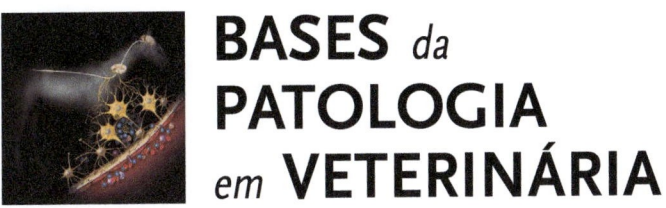

BASES *da* PATOLOGIA *em* VETERINÁRIA

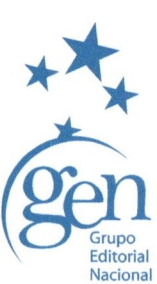

O GEN | Grupo Editorial Nacional – maior plataforma editorial brasileira no segmento científico, técnico e profissional – publica conteúdos nas áreas de ciências da saúde, exatas, humanas, jurídicas e sociais aplicadas, além de prover serviços direcionados à educação continuada e à preparação para concursos.

As editoras que integram o GEN, das mais respeitadas no mercado editorial, construíram catálogos inigualáveis, com obras decisivas para a formação acadêmica e o aperfeiçoamento de várias gerações de profissionais e estudantes, tendo se tornado sinônimo de qualidade e seriedade.

A missão do GEN e dos núcleos de conteúdo que o compõem é prover a melhor informação científica e distribuí-la de maneira flexível e conveniente, a preços justos, gerando benefícios e servindo a autores, docentes, livreiros, funcionários, colaboradores e acionistas.

Nosso comportamento ético incondicional e nossa responsabilidade social e ambiental são reforçados pela natureza educacional de nossa atividade e dão sustentabilidade ao crescimento contínuo e à rentabilidade do grupo.

6ª EDIÇÃO

BASES *da* PATOLOGIA *em* VETERINÁRIA

James F. Zachary, DVM, PhD, DACVP

Professor Emeritus of Veterinary Pathology
Department of Pathobiology
College of Veterinary Medicine
University of Illinois
Urbana, Illinois

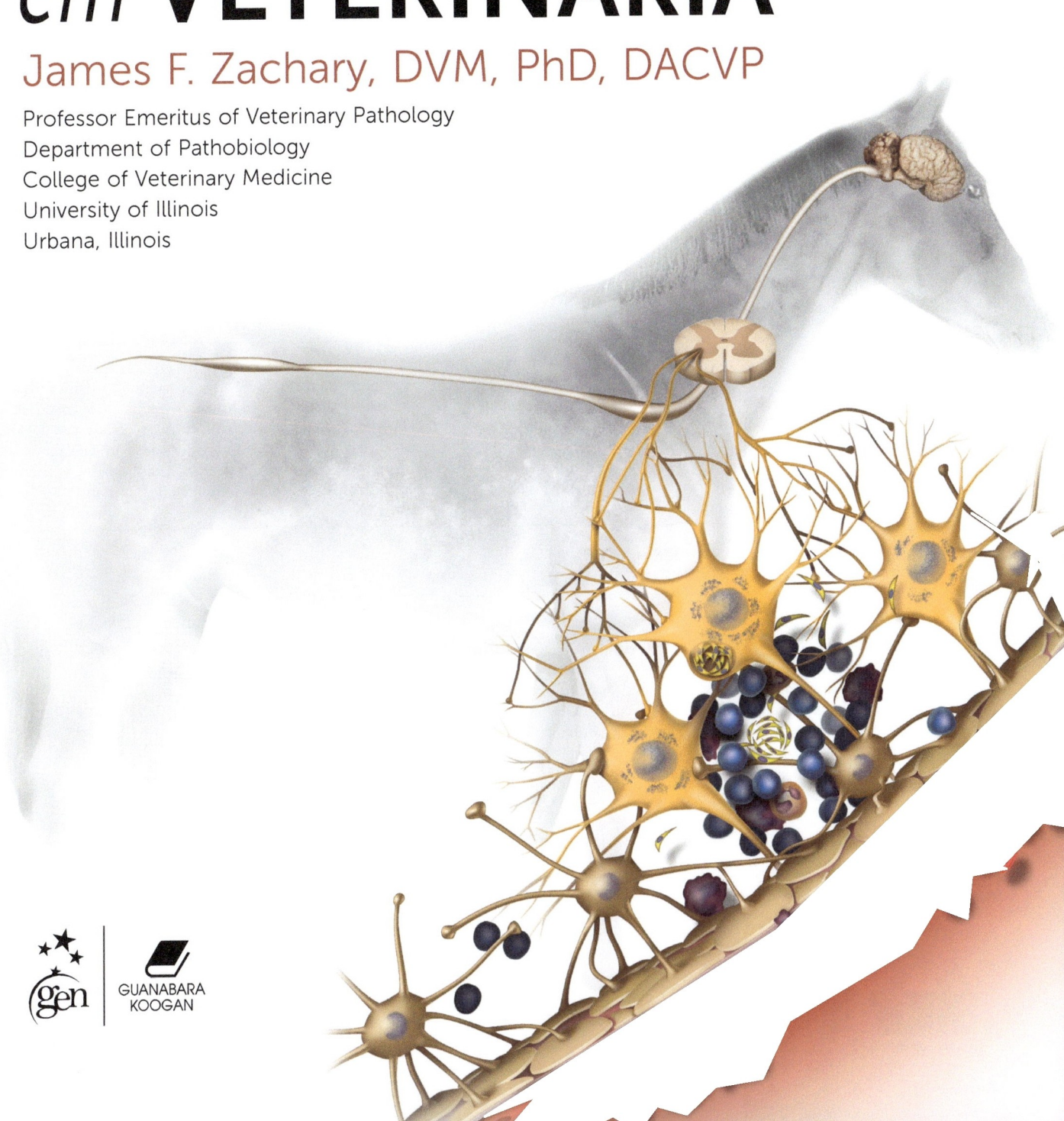

gen

GUANABARA
KOOGAN

- **Atendimento ao cliente:** (11) 5080-0751 | faleconosco@grupogen.com.br

- Traduzido de
PATHOLOGIC BASIS OF VETERINARY DISEASE, SIXTH EDITION
Copyright © 2017 by Elsevier, Inc.
All rights reserved.
This edition of Pathologic Basis of Veterinary Disease, sixth edition, by James F. Zachary, is published by arrangement with Elsevier Inc.
ISBN: 9780323357753
Esta edição de PATHOLOGIC BASIS OF VETERINARY DISEASE, 6ª ed., de James F. Zachary, é publicada por acordo com a Elsevier, Inc.

- Direitos exclusivos para a língua portuguesa
Copyright © 2018, 2023 (4ª impressão) by
GEN | Grupo Editorial Nacional S.A.
Publicado pelo selo Editora Guanabara Koogan Ltda.
Travessa do Ouvidor, 11
Rio de Janeiro – RJ – 20040-040
www.grupogen.com.br

- Capa: Studio Creamcrackers

- Editoração eletrônica: Thomson Digital

CIP-BRASIL. CATALOGAÇÃO NA PUBLICAÇÃO
SINDICATO NACIONAL DOS EDITORES DE LIVROS, RJ

Z15b
6. ed.

    Zachary, James F.
        Bases da patologia em veterinária / James F. Zachary ; tradução Alexandre Aldighieri Soares ... [et al.] ; revisão técnica Paulo César Maiorka ... [et al.]. – 6. ed. – [Reimpr.]. – Rio de Janeiro: GEN | Grupo Editorial Nacional. Publicado pelo selo Editora Guanabara Koogan Ltda., 2023.
        : il. ; 28 cm.

        Tradução de: Pathologic basis of veterinary disease, 6th edition
        Apêndice
        Inclui índice
        ISBN 978-85-352-8872-8

        1. Patologia veterinária. I. Soares, Alexandre Aldighieri. II. Maiorka, Paulo César. III. Título.

17-44982
                               CDD: 636.089607
                               CDU: 636.09

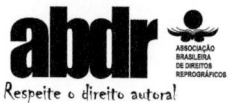

Respeite o direito autoral

Revisão Científica e Tradução

Tradução

Alexandre Aldighieri Soares (Capítulos 5 e 6)
Residência em Endocrinologia pelo Instituto Estadual de Diabetes e Endocrinologia Luiz Capriglione (IEDE), RJ.
Residência em Clínica Médica pelo Hospital Naval Marcílio Dias, RJ.
Graduado em Medicina pela Universidade Federal do Rio de Janeiro (UFRJ).

Felipe Gazza Romão (Capítulos 10, 12 e 16)
Professor das Faculdades Integradas de Ourinhos (FIO).
Mestre pelo Departamento de Clínica Veterinária da Faculdade de Medicina Veterinária e Zootecnia da Universidade Estadual Paulista (FMVZ-UNESP), Botucatu.

Flor de Letras Editorial (Capítulos 0, 20, 21 e Apêndice)
Empresa especializada em revisão e tradução técnicas.

Keila Dutka (Capítulos 11, 13, 15, 18 e 19)
Médica Veterinária.
Mestranda no Laboratório de Ornitopatologia pela Faculdade de Medicina Veterinária e Zootecnia da Universidade Estadual Paulista (UNESP), Botucatu.

Luiz Frazão Filho (Capítulos 2, 7, 8 e 9)
Curso de Formação de Tradutores e Intérpretes pela Universidade Estácio de Sá, RJ.
Curso de Interpretação Simultânea pela Brasillis Idiomas, RJ.
Certificate of Proficiency in English (University of Michigan – Ann Arbor, Michigan, USA).

Mariana Isa Poci Palumbo (Capítulo 17)
Professora doutora em Clínica Médica de Pequenos Animais.

Renata Scavone (Capítulos 1, 3, 4 e 14)
Médica veterinária pela Faculdade de Medicina Veterinária e Zootecnia da Universidade de São Paulo (FMVZ-USP).
Doutora em Imunologia pelo Instituto de Ciências Biomédicas da Universidade de São Paulo (USP).

Tatiana Ferreira Robaina (Índice)
Doutoranda em Ciências pela Universidade Federal do Rio de Janeiro (UFRJ).
Mestre em Patologia pela Universidade Federal Fluminense (UFF).
Odontóloga pela Universidade Federal de Pelotas (UFPEL).

Revisão Científica

Paulo César Maiorka (Coordenador da Revisão Científica)
Graduado em Medicina Veterinária pela UFSM.
Residência em Patologia pela Universidade Estadual Paulista (UNESP), Botucatu.
Mestre e Doutor pela Universidade de São Paulo (USP).
Pós-doutorado OMS, França.
Professor associado da Universidade de São Paulo (USP).

Adriana de Siqueira (Capítulos 1, 15, 19 e Apêndice)
Professora assistente, disciplina de Anatomia Patológica Geral, Universidade Cruzeiro do Sul (UNICSUL), São Paulo.
Pós-doutoranda pelo Departamento de Patologia da Faculdade de Medicina Veterinária e Zootecnia da Universidade de São Paulo (FMVZ-USP).
Doutora em Ciências pelo Programa de Patologia Experimental e Comparada, Faculdade de Medicina Veterinária e Zootecnia da Universidade de São Paulo (FMVZ-USP).
Mestra em Ciências pelo Programa de Patologia Experimental e Comparada, Faculdade de Medicina Veterinária e Zootecnia da Universidade de São Paulo (FMVZ-USP)
Graduada em Medicina Veterinária pela Universidade Federal do Paraná (UFPR), Campus Curitiba.

Adriano Tony Ramos (Capítulos 12, 18, 20 e 21)
Doutorado em Patologia Veterinária pela Universidade Federal de Santa Maria (UFSM), RS.
Mestrado em Patologia Animal pela Universidade Federal de Pelotas (UFPel), RS.
Graduado em Medicina Veterinária pela Universidade da Região da Campanha (URCAMP), Bagé, RS.
Professor da Universidade Federal de Santa Catarina (UFSC), Curitibanos, SC.

Atilio Sersun Calefi (Capítulos 4 e 5)
Pós-doutorado pelo Departamento de Patologia da Faculdade de Medicina Veterinária e Zootecnia da Universidade de São Paulo (FMVZ-USP).
Doutor em Ciências pelo Programa de Patologia Experimental e Comparada da Faculdade de Medicina Veterinária e Zootecnia da Universidade de São Paulo (FMVZ-USP).
Mestre em Ciências pelo Programa de Patologia Experimental e Comparada da Faculdade de Medicina Veterinária e Zootecnia da Universidade de São Paulo (FMVZ-USP).
Graduado em Medicina Veterinária pela Universidade Estadual de Londrina (UEL).

Bruno Cogliati (Capítulo 8)
Professor doutor do Departamento de Patologia da Faculdade de Medicina Veterinária e Zootecnia da Universidade de São Paulo (FMVZ-USP).
Coordenador do Laboratório de Patologia Morfológica e Molecular (LAPMOL) do Departamento de Patologia da Faculdade de Medicina Veterinária e Zootecnia da Universidade de São Paulo (FMVZ-USP).
Pós-doutor em Gastroenterologia Clínica e Experimental pela Faculdade de Medicina da Universidade de São Paulo (FMUSP).
Doutor em Ciências pelo Programa de Pós-graduação em Patologia Experimental e Comparada da Faculdade de Medicina Veterinária e Zootecnia da Universidade de São Paulo (FMVZ-USP).
Graduação em Medicina Veterinária pela Faculdade de Medicina Veterinária e Zootecnia da Universidade de São Paulo (FMVZ-USP).

Claudia Momo (Capítulo 13)
Professora doutora do Departamento de Patologia da Faculdade de Medicina Veterinária e Zootecnia da Universidade de São Paulo (FMVZ-USP).
Mestre e Doutora em Patologia Animal pela Universidade Estadual Paulista (UNESP), Jaboticabal.
Residente em Patologia Veterinária pela Universidade Estadual Paulista (UNESP), Jaboticabal.
Médica veterinária pela Universidade Estadual Paulista (UNESP), Araçatuba.

Eduardo Kenji Masuda (Capítulo 17)
Patologista sênior e diretor técnico do Laboratório Axys Análises, Porto Alegre, RS.
Especialista Certificado pela Associação Brasileira de Patologia Veterinária (ABPV).
Doutor em Patologia Veterinária pela Universidade Federal de Santa Maria (UFSM).
Mestre em Patologia Veterinária pela Universidade Federal de Santa Maria (UFSM).
Graduado em Medicina Veterinária pela Universidade Federal do Paraná (UFPR).

Frederico Costa Pinto (Capítulos 2, 3 e 10)
Professor doutor do Departamento de Patologia da Faculdade de Medicina Veterinária e Zootecnia da Universidade de São Paulo (FMVZ-USP).

Geovanni Dantas Cassali (Capítulo 6)
Professor titular do Departamento de Patologia Geral, ICB-UFMG.
Coordenador do Laboratório de Patologia Comparada.
Especialista em patologia veterinária pela Associação Brasileira de Patologia Veterinária.
Pesquisador 1A do CNPq.

Leonardo Mesquita (Capítulos 11 e 16)
Doutor em Patologia Experimental e Comparada pela Faculdade de Medicina Veterinária e Zootecnia da Universidade de São Paulo (FMVZ-USP).
Mestre em Ciências Veterinárias pela Universidade Federal de Lavras (UFLA).
Graduado em Medicina Veterinária pela Universidade Federal de Lavras (UFLA).

Mariana Martins Flores (Capítulo 9)
Professora adjunta do Departamento de Patologia da Universidade Federal de Santa Maria (UFSM).
Doutora em Patologia Veterinária pela Universidade Federal de Santa Maria (UFSM).
Mestre em Patologia Veterinária pela Universidade Federal de Santa Maria (UFSM).
Graduação em Medicina Veterinária pela Universidade Federal de Santa Maria (UFSM).

Colaboradores

Mark R. Ackermann, DVM, PhD, DACVP
Professor, Department of Veterinary
  Pathology
Iowa State University
Ames, Iowa
Inflammation and Healing

Katie M. Boes, DVM, MS, DACVP
Clinical Assistant Professor
Department of Biomedical Sciences and
  Pathobiology
Virginia-Maryland Regional College of
  Veterinary Medicine
Virginia Polytechnic Institute and State
  University
Blacksburg, Virginia
*Bone Marrow, Blood Cells, and the Lymphoid/
  Lymphatic System*

Erin M. Brannick, DVM, MS, DACVP
Assistant Professor
Department of Animal and Food Sciences
University of Delaware
Newark, Delaware
Neoplasia and Tumor Biology

**Melanie A. Breshears, DVM, PhD,
DACVP**
Associate Professor
Veterinary Pathobiology
Oklahoma State University
Stillwater, Oklahoma
The Urinary System

Danielle L. Brown, DVM, DACVP, DABT
Charles River Laboratories
Head, Specialty Pathology Services
Durham, North Carolina
Hepatobiliary System and Exocrine Pancreas

Cathy S. Carlson, DVM, PhD, DACVP
Professor
Veterinary Population Medicine
University of Minnesota
Saint Paul, Minnesota
Bones, Joints, Tendons, and Ligaments

**Anthony W. Confer, DVM, MS, PhD,
DACVP**
Regents Professor
Endowed Chair of Food Animal Research
Veterinary Pathobiology
Oklahoma State University
Stillwater, Oklahoma
The Urinary System

John M. Cullen, VMD, PhD, DACVP, FIATP
Professor
Population Health and Pathobiology
North Carolina State University College
  of Veterinary Medicine
Raleigh, North Carolina
Hepatobiliary System and Exocrine Pancreas

Amy C. Durham, MS, VMD, DACVP
Assistant Professor
Department of Pathobiology
University of Pennsylvania
School of Veterinary Medicine
Philadelphia, Pennsylvania
*Bone Marrow, Blood Cells, and the Lymphoid/
  Lymphatic System*

**Robert A. Foster, BVSc, PhD,
MANZCVS, DACVP**
Professor
Department of Pathobiology
Ontario Veterinary College
University of Guelph
Guelph, Ontario, Canada
*Female Reproductive System and Mammae Male
Reproductive System*

Arnon Gal, DVM, PhD, DACVIM, DACVP
Senior Lecturer in Small Animal Internal
  Medicine
Institute of Veterinary, Animal and
  Biomedical Services
Massey University
Palmerston North, New Zealand
Cardiovascular System and Lymphatic Vessels

Howard B. Gelberg, DVM, PhD, DACVP
Professor Emeritus of Pathology
Department of Biomedical Sciences
College of Veterinary Medicine
Oregon State University
Corvallis, Oregon
Professor Emeritus of Pathology
Veterinary Diagnostic Laboratory
College of Veterinary Medicine
Oregon State University
Corvallis, Oregon
*Alimentary System and the Peritoneum, Omentum,
  Mesentery, and Peritoneal Cavity*

Ann M. Hargis, DVM, MS, DACVP
Affiliate Associate Professor
Department of Comparative Medicine
University of Washington
School of Medicine
Seattle, Washington
Owner
Dermato Diagnostics
Edmonds, Washington
The Integument

Donna F. Kusewitt, DVM, PhD, DACVP
Research Professor
Department of Pathology
School of Medicine
University of New Mexico Health Sciences
  Center
Albuquerque, New Mexico
Neoplasia and Tumor Biology

Philippe Labelle, DVM, DACVP
Adjunct Professor
Department of Pathobiology
University of Illinois
Urbana, Illinois
Anatomic Pathologist
Antech Diagnostics
Lake Success, New York
The Eye

Alfonso López, MVZ, MSc, PhD
Professor Emeritus
Department of Pathology and Microbiology
Atlantic Veterinary College
University of Prince Edward Island
Charlottetown, Prince Edward Island,
  Canada
Respiratory System, Mediastinum, and Pleurae

**Shannon A. Martinson, DVM, MVSc,
DACVP**
Assistant Professor
Department of Pathology and Microbio-
  logy
Atlantic Veterinary College
University of Prince Edward Island
Charlottetown, Prince Edward Island,
  Canada
Respiratory System, Mediastinum, and Pleurae

M. Donald McGavin, MVSc, PhD, FACVSc, DACVP
Professor Emeritus of Veterinary Pathology
Department of Pathobiology
College of Veterinary Medicine
University of Tennessee
Knoxville, Tennessee
Photographic Techniques in Veterinary Pathology

Andrew D. Miller, DVM, DACVP
Assistant Professor
Department of Biomedical Sciences,
    Section of Anatomic Pathology
Cornell University College of Veterinary
    Medicine
Ithaca, New York
Nervous System

Lisa M. Miller, DVM, PhD, DACVP, MEd
Professor of Anatomic Pathology (retired, adjunct)
Department of Pathology and Microbiology
Atlantic Veterinary College
Charlottetown, Prince Edward Island, Canada
Cardiovascular System and Lymphatic Vessels

Margaret A. Miller, DVM, PhD, DACVP
Professor
Department of Comparative Pathobiology
Purdue University
West Lafayette, Indiana
Pathologist
Indiana Animal Disease Diagnostic
    Laboratory
Purdue University
West Lafayette, Indiana
Mechanisms and Morphology of Cellular Injury, Adaptation, and Death
Endocrine System

Derek A. Mosier, DVM, PhD, DACVP
Professor
Diagnostic Medicine/Pathobiology
Kansas State University
Manhattan, Kansas
Vascular Disorders and Thrombosis

Sherry Myers, DVM, MVetSc, DACVP
Adjunct Professor
Veterinary Pathology
Western College of Veterinary Medicine
Saskatoon, Saskatchewan, Canada
Diagnostic Pathologist
Prairie Diagnostic Services Inc.
Saskatoon, Saskatchewan, Canada
The Integument

Kimberly M. Newkirk, DVM, PhD, DACVP
Associate Professor
Department of Biomedical and Diagnostic
    Sciences
College of Veterinary Medicine
University of Tennessee
Knoxville, Tennessee
Neoplasia and Tumor Biology

Bradley L. Njaa, DVM, MVSc, DACVP
Associate Professor
Oklahoma Animal Disease Diagnostic
    Laboratory
Center for Veterinary Health Sciences
Oklahoma State University
Stillwater, Oklahoma
The Ear

Erik J. Olson, DVM, PhD, DACVP
Associate Professor
Department of Veterinary Population
    Medicine
College of Veterinary Medicine
University of Minnesota
St. Paul, Minnesota
Bones, Joints, Tendons, and Ligaments

Paul W. Snyder, DVM, PhD, DACVP, Fellow IATP
Senior Pathologist
Experimental Pathology Laboratories, Inc.
West Lafayette, Indiana
Diseases of Immunity

Beth A. Valentine, DVM, PhD, DACVP
Professor
Department of Biomedical Sciences
Oregon State University
Corvallis, Oregon
Skeletal Muscle

Arnaud J. Van Wettere, DVM, MS, PhD, DACVP
Assistant Professor
Department of Animal, Dairy & Veterinary Sciences
School of Veterinary Medicine
Utah State University
Logan, Utah
Hepatobiliary System and Exocrine Pancreas

James F. Zachary, DVM, PhD, DACVP
Professor Emeritus of Veterinary Pathology
Department of Pathobiology
College of Veterinary Medicine
University of Illinois
Urbana, Illinois
Mechanisms and Morphology of Cellular Injury, Adaptation, and Death
Mechanisms of Microbial Infections
Nervous System

Prefácio

Esta 6ª edição de *Bases da Patologia em Veterinária* continua com mesmos objetivos da 4ª e da 5ª edições: manter os alunos atualizados sobre as mais recentes informações a respeito da patogênese de doenças veterinárias existentes, novas e reemergentes. Esta edição foi atualizada utilizando-se a filosofia das edições anteriores: "explicar a patologia e suas lesões no contexto da compreensão da doença na sequência cronológica dos eventos, sob perspectivas morfológicas e mecanicistas, com ênfase nas respostas de células, tecidos e órgãos à lesão".

O livro, dividido em duas seções: Seção 1, *Patologia Geral*, e Seção 2, *Patologia dos Sistemas Orgânicos*. A Seção 1, *Patologia Geral*, descreve as causas subjacentes e os mecanismos de lesão de células e tecidos e as respostas resultantes à lesão (isto é, a doença). O assunto é dividido em seis capítulos que focalizam os conceitos-chave nas áreas de adaptações celulares (degenerativas, regenerativas ou restauradoras) e morte celular, distúrbios vasculares, inflamação, mecanismos de doenças infecciosas, distúrbios de imunidade e neoplasia. A Seção 2, *Patologia dos Sistemas Orgânicos*, é um estudo das doenças que acometem tecidos, órgãos e sistemas orgânicos específicos. O material é dividido em 15 capítulos que abordam a doença e sua patogênese em cada sistema orgânico.

Novidades da 6ª edição

Todos os 21 capítulos desta edição foram atualizados; 10 foram extensivamente reescritos e são um reflexo dos esforços dos novos colaboradores para esta edição. Quase todos os materiais esquemáticos foram substituídos por novas ilustrações adaptadas à prática da medicina veterinária. Além disso, agora, cada capítulo tem seu próprio "Sumário de Leituras-chave" para ajudar os alunos a identificar e localizar rapidamente informações relevantes para seus cursos.

Cada um dos seis capítulos da seção *Patologia Geral* inclui novas seções, chamadas "Conceito Essencial", que resumem sucintamente o assunto na forma de uma "educação continuada", como, por exemplo, morte celular, trombose, inflamação aguda, portas de entrada, respostas imunes inapropriadas e metástase. Nos capítulos da seção *Patologia dos Sistemas Orgânicos*, as doenças específicas das espécies são descritas de acordo com os principais animais domésticos afetados — cavalos, ruminantes (bovinos, ovinos e caprinos), suínos, cães e gatos. Esses distúrbios e doenças não exclusivos de uma única espécie (ou seja, que ocorrem em várias espécies) são agrupados sob o título "Distúrbios dos Animais Domésticos". Nas seções desses capítulos que compreendem estrutura, função, disfunção/respostas à lesão, portas de entrada/vias de disseminação e mecanismos de defesa/sistemas de barreira, novas informações sobre o envelhecimento foram acrescentados diagramas esquemáticos, e fotografias coloridas das lesões foram atualizadas e substituídas conforme necessário para dar ênfase à patogênese da doença. Esta edição também inclui a separação do Capítulo 20, *Orelha e Olhos*, em dois capítulos distintos: Capítulo 20, *Orelha*, e Capítulo 21, *Olhos*.

Por fim, a terminologia em patologia veterinária continua a evoluir a cada nova edição. Nesta, os alunos encontrarão, em cada capítulo, o uso de termos diferentes, como exame pós-morte, necropsia e autópsia para descrever métodos usados para examinar tecidos e sistemas orgânicos. Embora sejam termos sinônimos, essa inconstância reflete uma discussão contínua dentro da profissão. Há opiniões veementes que apoiam cada termo, e provavelmente serão necessárias várias edições para a classificação de uma terminologia própria.

Agradecimentos

O sucesso da 4ª e da 5ª edições de *Bases da Patologia em Veterinária* é resultado direto das substantivas contribuições de um grupo de "educadores" que, diariamente, consegue transformar assuntos intensos e desafiadores em assuntos compreensíveis e conceitos significativos e, em seguida, apresentá-los aos alunos em um útil formato de "educação continuada". Esses patologistas são dedicados à "aprendizagem do aluno" e à transmissão de conceitos fundamentais sobre a doença e os processos de doença e às dinâmicas e constantes mudanças na disciplina de patologia veterinária de forma emocionante, integrada e bem organizada. Além disso, estabelecem a excelência e a base para a clínica dos alunos e as oportunidades de pós-graduação em carreiras relacionadas com a medicina veterinária. Esses "professores" também são patologistas veterinários de renome internacional que, doando livremente sua experiência, seu tempo e seus recursos para este livro, inspiram estudantes de veterinária a despontar alto e alcançar a excelência em suas carreiras.

É com grande admiração que reconhecemos e honramos as contribuições de nossos colegas em edições anteriores. Essas contribuições serviram, na maioria dos casos, como material de base para as revisões de capítulos das edições subsequentes.

5ª Edição

Dr. Ronald K. Myers, *Capítulo 1: Adaptações, Lesões e Morte Celular: Bases Morfológicas, Bioquímicas e Genéticas*

Dr. M. Donald McGavin, *Capítulo 1: Adaptações, Lesões e Morte Celular: Bases Morfológicas, Bioquímicas e Genéticas*

Dr. John F. Van Vleet, *Capítulo 10: Sistema Cardiovascular e Vasos Linfáticos*

Dr. Shelley J. Newman, *Capítulo 11: Sistema Urinário*

Dr. Krista M.D. La Perle, *Capítulo 12: Sistema Endócrino*

Dr. Michael M. Fry, *Capítulo 13: Medula Óssea, Células Sanguíneas e Sistema Linfático*

Dr. M. Donald McGavin, *Capítulo 13: Medula Óssea, Células Sanguíneas e Sistema Linfático*

Dr. M. Donald McGavin, *Capítulo 15: Músculo Esquelético*

Dr. Steven E. Weisbrode, *Capítulo 16: Ossos, Articulações, Tendões e Ligamentos*

Dr. Pamela Eve Ginn, *Capítulo 17: O Tegumento*

Dr. Brian P. Wilcock, *Capítulo 20: Orelha e Olhos*

4ª Edição

Dr. Laura J. Rush, *Capítulo 6: Neoplasia e Biologia Tumoral*

Dr. Anthony W. Confer, *Capítulo 11: Sistema Urinário*

Dr. Roger J. Panciera, *Capítulo 11: Sistema Urinário*

Dr. Charles C. Capen, *Capítulo 12: Sistema Endócrino*

3ª Edição (como Patologia Veterinária Especial de Thomson)

Dr. William W. Carlton, *Coeditor*

Dr. H. J. Van Kruiningen, *Capítulo 1: Sistema Alimentar*

Dr. Richard Dubielzeg, *Capítulo 1: Seção sobre Dentes: Sistema Alimentar*

Dr. N. James MacLachlan, *Capítulo 2: Fígado, Sistema Biliar e Pâncreas Exócrino*

Dr. Victor J. Ferrans, *Capítulo 4: Sistema Cardiovascular*

Dr. Gene P. Searcy, *Capítulo 7: Sistema Hemopoiético*

Dr. Ralph W. Storts, *Capítulo 8: Sistema Nervoso*

Dr. Donald L. Montgomery, *Capítulo 8: Sistema Nervoso*

Dr. Cecil E. Doige, *Capítulo 10: Ossos e Articulações*

Dr. Helen M. Acland, *Capítulo 12: Sistema Reprodutor da Fêmea*

Dr. Helen M. Acland, *Capítulo 13: Sistema Reprodutor do Macho*

Dr. James A. Render, *Capítulo 14: Orelha e Olhos*

Dr. William W. Carlton, *Capítulo 14: Orelha e Olhos*

Agradecemos também aos colegas de todo o mundo (verdadeiramente um esforço internacional), que tão generosamente forneceram seus materiais ilustrativos para uso nesta 6ª edição. Embora as limitações de espaço nos impeçam de enumerá-los aqui, os seus nomes são citados nos créditos das legendas das figuras. Também agradecemos aos Drs. Barry G. Harmon, Elizabeth W. Howerth e R. Keith Harris, que, como diretores do Noah's Arkive, da Faculdade de Medicina Veterinária da Universidade da Geórgia, apoiaram os nossos esforços ao longo das últimas duas décadas. Tentamos creditar cada ilustração à sua fonte original, no entanto, inadvertidamente, um livro didático deste tamanho pode conter erros em sua montagem. Por favor, encaminhe as reclamações sobre créditos para <zacharyj@illinois.edu>. Faremos todos os esforços para confirmar a origem da imagem e corrigir o crédito antes da próxima impressão.

Finalmente, agradecemos a ampla contribuição da equipe da Elsevier: Jolynn Gower, Gerente de Desenvolvimento de Conteúdo; Brandi Graham, Especialista em Desenvolvimento de Conteúdo; Laura Klein, Especialista em Desenvolvimento de Conteúdo Associada; David Stein, Gerente de Projeto Sênior; Lois Lasater e Dan Hays, Revisores; e Amy Buxton, Designer Sênior. Queremos também agradecer aos nossos artistas médicos pela paciência e dedicação à arte para esta edição, Theodore G. Huff & Associates, ilustração médica e biológica; Robert Britton, ilustrador médico; e Giovanni Rimasti, GR Illustrations Inc. (ilustração da capa). Também estamos muito gratos pela orientação de Penny Rudolph, Diretora de Estratégia de Conteúdo da Elsevier. Seu trabalho árduo, paciência e colaboração tornaram o processo de revisão gerenciável e bem-sucedido.

Sobre a Capa

A encefalomielite protozoária equina, uma doença importante e geralmente fatal dos cavalos, é causada pelo protozoário *Sarcocystis neurona*. O merozoíto, forma primária do protozoário no sistema nervoso central (SNC), é pequeno (3 a 5 μm no comprimento), tem a forma crescente a circular, um núcleo bem definido e muitas vezes organiza-se em agregados ou rosetas dentro do neurópilo e/ou de neurônios e outras células neurais. A doença pode ser caracterizada clinicamente por depressão, alterações comportamentais, convulsões, anormalidades da marcha, ataxia, paralisia do nervo facial, inclinação da cabeça, paralisia da língua, incontinência urinária, disfagia e atrofia dos músculos masseter, temporal e quadríceps e/ou glúteo, dependendo da(s) localização(ões) das lesões.

Estudos mostram que o gambá é o hospedeiro definitivo, entretanto o hospedeiro intermediário natural é desconhecido. Vários mamíferos, incluindo cavalos, são hospedeiros intermediários aberrantes. Apenas os estágios de merozoítos e esquizontes foram encontrados nos tecidos dos hospedeiros intermediários aberrantes. Não está claro como o organismo atinge o sistema nervoso, entretanto especula-se que, depois da ingestão de esporocistos presentes na alimentação contaminada por fezes de gambá, ele se replica nas células endoteliais do sistema digestório. O esquizonte em desenvolvimento acaba por liberar merozoítos, que são transportados por leucócitos, provavelmente macrófagos, para o SNC.

Uma vez no SNC, os leucócitos infectados com merozoítos parecem interagir com as células endoteliais, e os merozoítos escapam e entram nas células endoteliais da barreira hematoencefálica, onde se desenvolvem em esquizontes. As interações ligante-receptor podem determinar o tropismo no SNC e quais áreas da vasculatura serão infectadas. Posteriormente, a esquizogonia resulta na lise dessas células endoteliais e na liberação de merozoítos no neurópilo, onde infectam células contíguas adjacentes como neurônios, células microgliais e células endoteliais. No neurópilo, os merozoítos estão localizados extracelularmente em cistos e intracelularmente em neurônios ou macrófagos. Os mecanismos que controlam a ativação da lise celular durante a esquizogonia são incertos, mas os resultados, a destruição tecidual e a liberação de antígenos parasitários são prováveis fatores que iniciam o recrutamento de células inflamatórias do sistema vascular como parte de um mecanismo de defesa. Esses processos lesionam o endotélio e o neurópilo, levando a inflamação, vasculite, hemorragia e necrose, com o recrutamento de macrófagos e ativação de células microgliais residentes. Inflamação subaguda grave caracterizada por acumulação de linfócitos, macrófagos, neutrófilos, eosinófilos e algumas células gigantes multinucleadas ocorre em áreas perivasculares ao longo do neurópilo e resulta em necrose de ambas as áreas branca e cinzenta. Edema devido à lesão vascular, acompanhado de necrose e hemorragia, pode ser bastante proeminente adjacente aos vasos sanguíneos. Lesões macroscópicas são mais comuns na medula espinhal, particularmente nas intumescências cervicais e lombares, do que no cérebro, e se evidenciam como regiões de hemorragia e malacia. No cérebro, as lesões são mais comumente observadas no tronco encefálico.

Conclusão

Não pode haver maior impacto nos alunos em sua educação veterinária do que aquele vindo dos professores que estão dispostos a partilhar a sua experiência e o seu conhecimento com eles. Esperamos que a 6ª edição de *Bases da Patologia em Veterinária* e sua abordagem mecanicista da doença auxilie nesse processo, cultive o interesse dos alunos e a compreensão das patogêneses das doenças e, talvez, transforme a forma como a patologia é ensinada nos currículos veterinários.

James F. Zachary

Agradecimento ao Dr. M. Donald McGavin

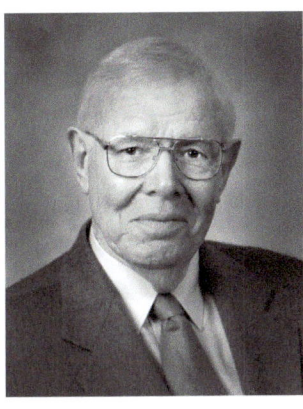

Depois de trabalhar incansável e meticulosamente nas últimas três décadas como editor e colaborador, o Dr. McGavin escolheu renunciar a essas funções e suas demandas para perseguir outros interesses. É uma honra e um privilégio reconhecê-lo por seu papel de liderança na evolução deste livro, bem como por suas contínuas contribuições editoriais e criativas ao seu estilo filosófico e materiais informativos e ilustrativos. Suas contribuições incluíram a coautoria do Capítulo 1, *Adaptações, Lesões e Morte Celular: Bases Morfológicas, Bioquímicas e Genéticas*; do Capítulo 13, *Medula Óssea, Células Sanguíneas e Sistema Linfático*; e do Capítulo 15, *Músculo Esquelético*, na 5ª edição. Além disso, é autor de um apêndice, *Técnicas Fotográficas em Patologia Veterinária*, que fornece informações detalhadas sobre os métodos adequados para se obter as melhores imagens fotográficas a partir de amostras histopatológicas macroscópicas para uso no ensino, na pesquisa e em publicações. Em todas as edições, atuou como editor *hands-on* e ajudou os colaboradores a organizarem e revisarem os elementos textuais de seus capítulos, bem como as figuras e legendas, e se assegurarem de que o complexo campo da nomenclatura veterinária foi usado corretamente.

O Dr. McGavin recebeu seu diploma de veterinário da University of Queensland em 1952. Como havia recebido uma bolsa do Queensland Department of Agriculture em troca das mensalidades, foi obrigado a trabalhar no interior e nas áreas rurais por seis anos após se graduar. Em 1953, foi destacado em Townsville, Queensland (área tropical), como oficial de campo e trabalhou com pesquisas em campo sobre tuberculose, babesiose e mortalidade de bovinos de corte por plantas venenosas. Em 1954, foi transferido para a Animal Health Station em Oonoonba, um pequeno laboratório de diagnóstico veterinário fora de Townsville. Como não havia suporte histológico no laboratório, ele aprendeu a preparar as próprias lâminas histológicas. Este "treinamento em serviço" rendeu-lhe apreço e empatia por preparações histotécnicas de seções histológicas, especialmente em condições tropicais, sem ar-condicionado e com os problemas de fixação, processamento e coloração de tecidos com os quais se deparava rotineiramente. Sempre foi profundamente grato à orientação que recebeu desde cedo, em sua carreira, dos médicos patologistas da University of Queensland Medical School da University of Queensland e do Townsville General Hospital.

De 1956 a 1961, foi patologista diagnóstico no Animal Research Institute em Yeerongpilly, Brisbane, um laboratório superior de diagnóstico e pesquisa veterinária, com equipe completa para fornecer suporte bacteriológico, toxicológico, bioquímico, parasitológico e histológico. Ali completou os estudos neuropatológicos de intoxicação experimental por *Cycas*, que produziu ataxia *dying back* na medula espinhal em bovinos. Para atingir esse objetivo, desenvolveu uma habilidade com corantes neurológicos especiais, como o Marchi, de prata; Sevier-Munger, Nauta e Gygax para o tecido nervoso; e os corantes para fibras reticulares Gordon e Sweets. Paralelamente a essa pesquisa, conquistou o Diploma em Fotografia do Central Technical College de Brisbane para auxiliar na fotomicrografia em preto e branco e na fotografia macroscópica de amostras.

Recebeu um Fulbright Student Travel Grant em 1961 e foi aceito no programa de pós-graduação em patologia veterinária na Michigan State University. Durante os três anos seguintes, conduziu experimentos sobre a patogenicidade do que então eram chamados "micobactérias atípicas" (principalmente *Mycobacterium avium-intracellulare*) em bovinos. Passou no exame para se tornar diplomata do American College of Veterinary Pathologists em 1963 e recebeu o título de PhD em Patologia Veterinária em maio de 1964. Ele e sua família voltaram para Brisbane, na Austrália; no entanto, um ano depois, recebeu convites para retornar aos Estados Unidos. Depois de cumprir rigorosos requisitos de imigração, chegou aos Estados Unidos em 1968 e começou uma faculdade na Kansas State University, onde permaneceu até 1976. Durante esse período, esteve envolvido na patologia de vários modelos animais, incluindo distrofia muscular ovina progressiva em ovelhas com defeitos congênitos na excreção de bilirrubina (síndrome de Gilbert em ovelhas mutantes de Southdown e síndrome de Dubin-Johnson em ovelhas mutantes de Corriedale).

Em 1976, ele aceitou o convite para ser membro do corpo docente da fundação da College of Veterinary Medicine, University of Tennessee, como professor titular, onde ficou até a aposentadoria, em 2002. Durante a sua permanência lá, foi o principal autor de *Patologia Veterinária Especial*, a 1ª edição (1988) deste livro, o coeditor da 2ª edição e editor sênior da 3ª edição. Em seguida, foi editor sênior do *Bases da Patologia em Veterinária* (4ª edição) e coeditor da 5ª edição. Também foi membro do Comitê de Exame do American College of Veterinary Pathologists, de 1975 a 1978, e presidente da seção de Patologia Anatômica em 1978; editor associado (1983 a 1988) e editor-chefe da revista *Veterinary Pathology*, de 1989 a 1993; membro do Conselho Editorial da *Veterinary Dermatology*, de 2002 a 2006; e consultor em desenho de autópsia na Austrália, no Canadá, na Irlanda, em Israel e nos Estados Unidos. Em 1988, em colaboração com o Dr. S.W. Thompson, publicou um livro sobre fotografia macroscópica de amostras, *Dissecção e Fotografia de Espécimes* (Springfield, IL, editor Charles C. Thomas).

De 1990 a 2001, foi membro da Faculty of Discussants da Charles L. Davis DVM Foundation e fez palestras nos Estados Unidos, na Europa, no Reino Unido, no Brasil e na Austrália sobre resposta do músculo à lesão, fotomicrografia e fotografia macroscópica de amostras. Recebeu o *Distinguished Lecturer Award* da Davis Foundation em 2008. Em 1998, foi eleito *Fellow* do Australian College of Veterinary Scientists e, em 2011, *Distinguished Member* do American College of Veterinary Pathologists.

Por meio dessas experiências, o Dr. McGavin adquiriu sua experiência na prática da medicina veterinária, surtos de doenças em bovinos e perdas, plantas tóxicas, histotecnologia, medicina veterinária diagnóstica e patologia veterinária. Ele, pessoalmente, observou, diagnosticou, tratou e fotografou as doenças que muitos conheceram apenas lendo suas descrições ou vendo fotografias em livros. Mais importante ainda, o Dr. McGavin foi capaz de fazer a transição de médico para educador. Foi desafiado pelos processos educacionais em currículos veterinários e patologia veterinária e procurou desenvolver e implementar novos métodos de ensino para transmitir informações aos alunos enfatizando a resposta do tecido à lesão e a sequência dessas mudanças. Como consequência da progressão de suas experiências, o Dr. McGavin fez de *Bases da Patologia em Veterinária* um livro-texto em patologia veterinária.

Por fim, o Dr. McGavin é um homem gentil, generoso e bem-humorado, disposto a compartilhar seus conhecimentos e experiências altruisticamente para tornar este livro um sucesso. Por isso, é ao Dr. McGavin que dedicamos a 6ª edição de *Bases da Patologia em Veterinária*.

Sumário

xiii

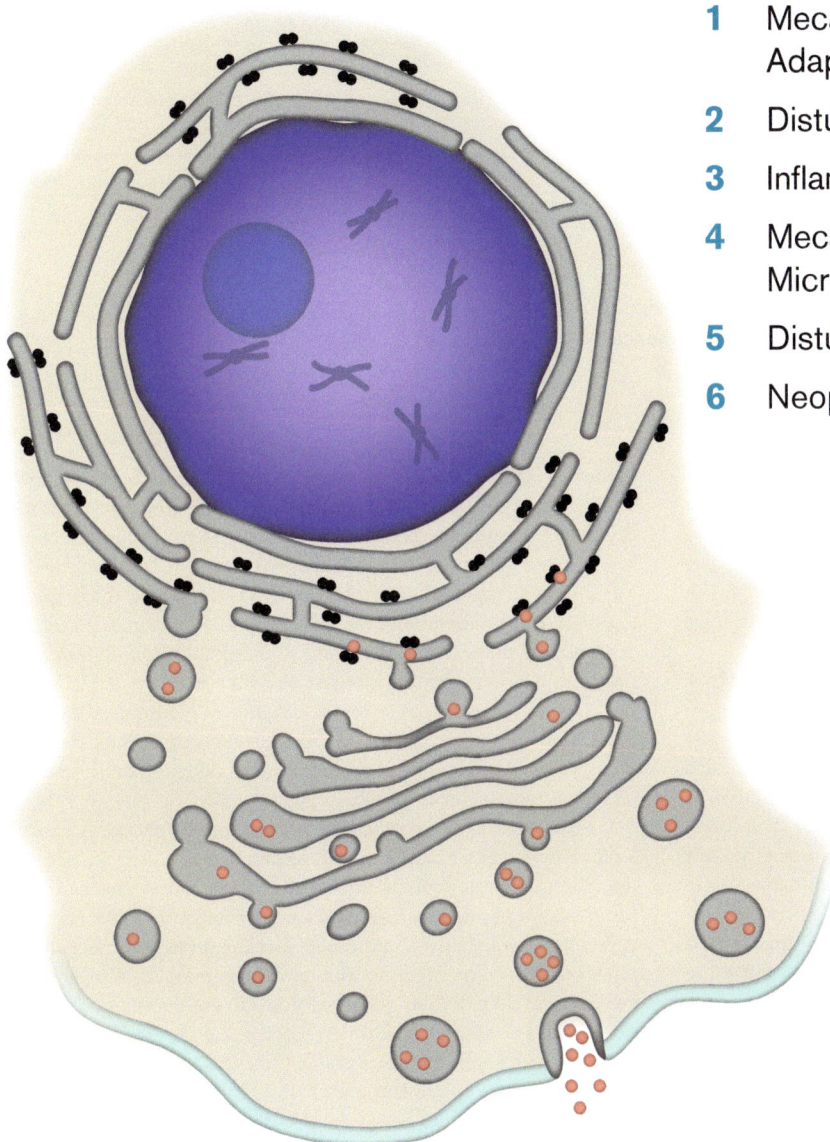

PARTE I

Patologia Geral

CAPÍTULO 1

Mecanismos e Morfologia de Lesão, Adaptação e Morte Celular

Margaret A. Miller e James F. Zachary

Sumário de Leituras-Chave

Os objetivos deste capítulo são explicar e ilustrar a estrutura e a função de células, e como estão interconectadas com os mecanismos e as respostas à lesão celular e tecidual, como adaptação, degeneração e morte. Estas informações serão a base dos materiais apresentados nos capítulos sobre patologia geral e das discussões abrangentes acerca dos mecanismos e patogênese das doenças nos capítulos sobre a patologia de sistemas orgânicos.

A patologia é o estudo da doença a partir de todas as perspectivas. Este livro começa com uma parte geral de 6 capítulos e, a seguir, há 15 capítulos de patologia de sistemas orgânicos (patologia sistêmica). Embora este formato seja paralelo ao ensino da patologia em muitas escolas de medicina veterinária, é um pouco artificial. A patologia geral é o estudo da reação de células ou tecidos à lesão, com enfoque nos mecanismos desta resposta. Nos primeiros seis capítulos deste livro, as respostas à lesão são classificadas como adaptações celulares (degenerativas, regeneradoras ou restauradoras), doenças vasculares, inflamação ou neoplasia, com um capítulo adicional sobre os mecanismos de doenças infecciosas e um sobre as doenças da imunidade. Estas categorizações simplificam o ensino e o aprendizado da patologia geral. Porém, no corpo vivo, a lesão celular provoca diversas respostas vasculares, inflamatórias e imunomediadas, além de distúrbios do crescimento. Estas reações não somente se estendem além da célula danificada ao órgão ou organismo, mas também podem ocorrer simultaneamente ou em sucessão rápida. Este primeiro capítulo enfoca as respostas celulares à lesão, não somente na degeneração que pode ocorrer após a morte celular, mas também nas adaptações das células sobreviventes. Nos capítulos subsequentes de patologia geral da Parte I, a interação entre células de diferentes tipos é enfatizada, assim como a interação de células com seu estroma, outros sistemas orgânicos e células e moléculas circulantes.

A patologia sistêmica é o estudo da doença sistêmica (ou seja, que afeta o sistema, indicando o organismo por inteiro). Não é uma disciplina separada da patologia geral, mas uma abordagem diferente ao estudo da doença, na qual os princípios da patologia geral são aplicados aos tecidos ou órgãos ou até mesmo ao corpo inteiro. Como na patologia geral, o processo de aprendizado é simplificado pela categorização e, assim, a Parte II deste livro é dividida em capítulos com base em cada sistema orgânico. Novamente, esta subdivisão é arbitrária e o aluno deve ter em mente que é raro, se possível, que uma doença afete apenas um órgão ou tecido. É útil também lembrar que a maioria dos órgãos ou tecidos responde de maneira similar a um determinado tipo de lesão; por isso, é muito importante dominar os conceitos da patologia geral antes da abordagem aos sistemas orgânicos. Não existe uma disposição ideal para os capítulos sobre sistemas orgânicos, de modo que a patologia deles pode ser ensinada em diversas sequências, em diferentes currículos de curso.

Os patologistas são especialistas na disciplina de patologia. Embora a patologia geral e a sistêmica sejam divisões educacionais úteis da disciplina, os patologistas raramente são categorizados como patologistas gerais ou patologistas sistêmicos, mas, ao invés disso, de modo geral, são classificados como especialistas em um determinado sistema orgânico. Por exemplo, um dermatopatologista é especialista em doenças de pele; um neuropatologista, em doenças do sistema nervoso. Na América do Norte, os patologistas são certificados como anátomo-patologistas, interessados principalmente nas alterações morfológicas macroscópicas e na histopatologia (patologia microscópica dos tecidos) ou como patologistas clínicos, que trabalham mais com as avaliações microscópicas e bioquímicas de sangue, urina e outros fluidos corpóreos ou com amostras citológicas, nas quais células individuais, e não o tecido inteiro, são estudadas. Embora haja uma sobreposição entre a patologia anatômica e clínica, o foco deste livro é a anatomia patológica; a patologia clínica é ensinada separadamente na maioria dos currículos dos cursos de medicina veterinária. Após a certificação, muitos patologistas se especializam ainda mais. Os patologistas de diagnósticos participam de autopsias (sinônimo: necropsia; exame macroscópico e histológico *postmortem* e correlação com resultados de exames auxiliares) e o exame histológico de amostras de biópsia cirúrgica. Alguns patologistas de diagnósticos limitam seu trabalho à patologia cirúrgica (biópsia). Os patologistas toxicológicos e outros patologistas experimentais estudam os mecanismos teciduais, celulares e moleculares da doença no ambiente de pesquisa.

Na prática da patologia, o objetivo é responder a uma pergunta ou resolver um problema. A pergunta depende da natureza da investigação. Na patologia diagnóstica, uma necropsia pode ser realizada para determinar a causa da morte de um indivíduo ou grupo de animais ou para explicar a menor produção em um rebanho, grupo de aves, canil ou gatil. Na patologia forense, o objetivo de uma necropsia é determinar a natureza da morte a partir da perspectiva legal. A patologia cirúrgica (exame histológico de amostras teciduais obtidas em procedimentos cirúrgicos) não somente facilita o diagnóstico e o prognóstico de um animal vivo, mas também pode ser a base do tratamento. Os patologistas experimentais contribuem ao delineamento ao resultado da pesquisa, com o objetivo de correlacionar as alterações morfológicas com os parâmetros clínicos, funcionais e bioquímicos e elucidar os mecanismos de doença.

A maioria dos estudantes de medicina veterinária preferirá trabalhar com medicina interna ou cirurgia, não com patologia, ainda que esta disciplina seja uma parte integral da educação e da prática veterinária. A patologia é o elo entre as ciências básicas, como a anatomia e a fisiologia, e as ciências clínicas, e é o fundamento para uma vida de aprendizado, diagnóstico e compreensão da doença em animais vivos e mortos. O veterinário clínico e o patologista formam uma equipe na linha de frente da saúde animal e pública.

A Célula Normal

O conhecimento da anatomia e das variações anatômicas normais é um pré-requisito ao reconhecimento e interpretação da lesão. A estrutura é resumida ao início de cada capítulo sobre a patologia do sistema orgânico na Parte II. Neste capítulo, o enfoque anatômico é sobre a célula.

Componentes das Células Normais e Suas Vulnerabilidades

O bom entendimento da estrutura e função da célula normal é essencial ao estudo das respostas celulares à lesão. A célula pode ser vista de maneira simplificada, como uma estrutura limitada por membranas e subdividida em unidades funcionais menores (organelas) por estas membranas (Fig. 1-1). Este sistema interconectado de compartimentos limitados por membranas é chamado *rede citocavitária*. A função de cada organela depende, em grande parte, da bioquímica de sua membrana e matriz intracelular (p. ex. componente gelatinoso do citoplasma que sustenta as funções da organela). As membranas e organelas celulares são alvos da lesão por micróbios e de diversas doenças genéticas, metabólicas e tóxicas, discutidas em mais detalhes nos capítulos sobre a patologia dos sistemas orgânicos.

Membranas Celulares (Sistema Citocavitário)

As membranas celulares são bicamadas fluidas fosfolipídicas que circundam as células e suas organelas (Fig. 1-2). As duas funções principais destas membranas são (1) atuar como barreiras seletivas (ou seja, sistemas de barreira [Capítulo 4]) e (2) formar a base estrutural das proteínas associadas a membranas (enzimas e receptores) que determinam a função celular. O termo fluido indica que as proteínas e os lipídios da membrana não são imóveis, mas podem trafegar como parte do *sistema citocavitário* (Fig. 1-3) por meio da extensão física da célula. Como exemplo deste processo de movimento "do fluido", as proteínas transmembranas usadas como receptores de superfícies celulares são sintetizadas e montadas no retículo endoplasmático rugoso (rER) inserido nas membranas do complexo de Golgi e se movem (no fluido) até a superfície celular, na membrana plasmática, por meio do sistema citocavitário (Fig. 1-3).

A *membrana plasmática* circunda toda a célula e, assim, é seu primeiro contato com substâncias ou agentes tóxicos e micróbios infecciosos. Os microvilos e cílios (Fig. 1-1) são áreas especializadas da membrana plasmática geralmente alteradas em caso de doença. A membrana plasmática separa o interior da célula do ambiente externo, das células vizinhas ou da matriz extracelular (ECM). As proteínas de superfície, como a fibronectina, atuam nas interações entre as células e das células com a ECM. As *proteínas transmembranas* embebidas na bicamada fosfolipídica atuam em diversas funções estruturais essenciais, de transporte e enzimáticas (Fig. 1-4). As interações entre ligantes e receptores desempenham papéis importantes nestas funções. Os ligantes são moléculas de sinalização (também conhecidas como *primeiros mensageiros)* (ou seja, sinais autócrinos, parácrinos e endócrinos [Fig. 12-1]) que se ligam a receptores na membrana plasmática (receptores de superfícies celulares), no citoplasma (receptores citoplasmáticos) ou no núcleo (receptores nucleares). Os ligantes podem ser associados à célula, como aqueles na superfície de micróbios infecciosos (Fig. 4-31), ou extracelulares, como hormônios, fatores de crescimento, citocinas, moléculas de reconhecimento celular e neurotransmissores.

Os receptores citoplasmáticos e nucleares, por meio do controle da expressão gênica, regulam o desenvolvimento, a homeostasia, o metabolismo e o envelhecimento celulares. Os ligantes que se ligam a estes receptores incluem substâncias lipofílicas, como hormônios esteroides, vitaminas e desreguladores endócrinos xenobióticos, que atravessam as membranas plasmáticas e nucleares por difusão passiva.

Os receptores de superfícies celulares são essenciais à patogênese de muitas doenças discutidas neste livro. Como uma extensão da proteína transmembrânica, os receptores de superfícies celulares recebem e interpretam os sinais extracelulares (p. ex. ligantes) do ambiente. Quando o ligante interage com um receptor adequado na superfície, as alterações conformacionais na proteína transmembrana geram o processo chamado transdução de sinal (molécula de sinalização → proteína receptora específica na membrana plasmática → o segundo mensageiro transmite o sinal na célula → resposta fisiológica) e a ativação (ou seja, sistema de segundo mensageiro [ver a discussão a seguir]) ou inibição da via bioquímica do receptor. Há centenas de diferentes tipos de receptores transmembranas glicoproteicos e lipoproteicos; cada tipo é associado a uma via bioquímica intracelular específica e cada célula apresenta muitos destes receptores conforme sua função, de acordo com o determinado por seu genoma. Os *receptores transmembranas* geralmente são empregados por micróbios infecciosos para invadir as células ou usar os sistemas celulares durante seus ciclos de vida, iniciando, assim, o processo que pode danificar a célula do hospedeiro. Estes receptores e seus papéis nos mecanismos das doenças infecciosas são discutidos em detalhes no Capítulo 4.

Um determinado receptor proteico transmembrana participa da *via de sinalização notch*. A ativação da sinalização *notch* pelo ligante resulta na formação de um segundo mensageiro citoplasmático que entra no núcleo e modifica a expressão gênica durante o desenvolvimento embrionário e a homeostasia. Durante o desenvolvimento, a sinalização *notch* permite o desenvolvimento, a organização e o crescimento de tipos específicos de células e tecidos. Caso um tipo celular determinado expresse uma característica essencial ao desenvolvimento de certo tipo de tecido, os ligantes são liberados da célula "essencial" e se ligam aos receptores *notch* nas células adjacentes. A transdução de sinal e o sistema de segundos mensageiros são ativados, resultando na inibição da divisão e do desenvolvimento das células "em repouso" afetadas. Isto permite o aumento numérico de tipos específicos de células durante o desenvolvimento, ao mesmo tempo em que inibe outros tipos celulares menos essenciais. As vias de sinalização *notch* participam do desenvolvimento do tecido nervoso, vasos sanguíneos, coração, pâncreas, glândula mamária, linfócitos T, linhagens

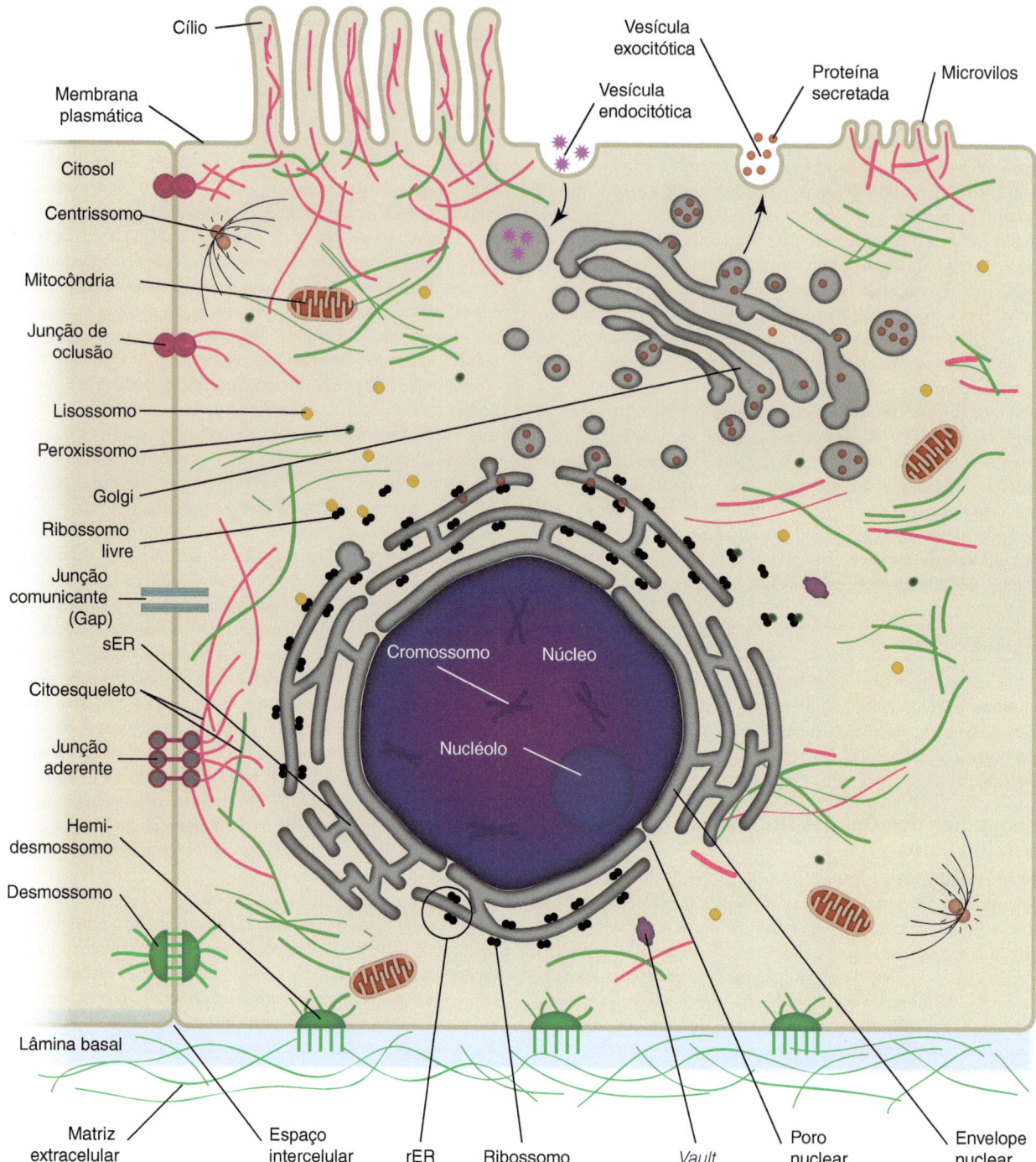

Figura 1-1 **Estrutura Celular e Organização de Organelas, Citoesqueleto e Projeções da Membrana.** *rER*, Retículo endoplasmático rugoso; *sER*, retículo endoplasmático liso. (Cortesia de Dr. M. A. Miller, College of Veterinary Medicine, Purdue University; e Dr. J. F. Zachary, College of Veterinary Medicine, University of Illinois.)

hematopoiéticas e outros tipos celulares. As vias de sinalização *notch* também atuam em animais adultos. Estas vias parecem determinar, por exemplo, se as células-tronco entéricas se diferenciam em enterócitos dos vilos com funções de secreção ou absorção. As doenças que matam ou danificam as células-tronco da cripta entérica (p. ex. parvovírus) ou os enterócitos dos vilos (p. ex. coronavírus) provavelmente alteram as vias de sinalização *notch*, o que resulta na ausência de enterócitos de secreção ou de absorção durante a cicatrização, com dificuldade de retorno à função "normal" (Capítulo 7).

Sistema de Segundos Mensageiros. As células estão em contato contínuo com uma ampla gama de moléculas extracelulares (ver a discussão anterior sobre primeiros mensageiros). Exemplos de moléculas que são primeiros mensageiros incluem os ligantes microbianos (Capítulo 4), hormônios, fatores de crescimento, neurotransmissores e xenobióticos. As interações com o primeiro mensageiro geralmente envolvem a ligação do ligante ao seu receptor proteico transmembrana, o que ativa o sistema de segundo mensageiro. Exemplos de moléculas que são segundos mensageiros incluem Ca^{2+}, monofosfato cíclico de adenosina (cAMP), monofosfato cíclico de guanosina (cGMP), inositol trifosfato, diacilglicerol, ácido araquidônico e óxido nítrico (NO). O segundo mensageiro inicia uma cascata intracelular de transdução de sinal que estimula ou altera a via metabólica. Assim, o sistema de segundos mensageiros traduz as "primeiras mensagens"

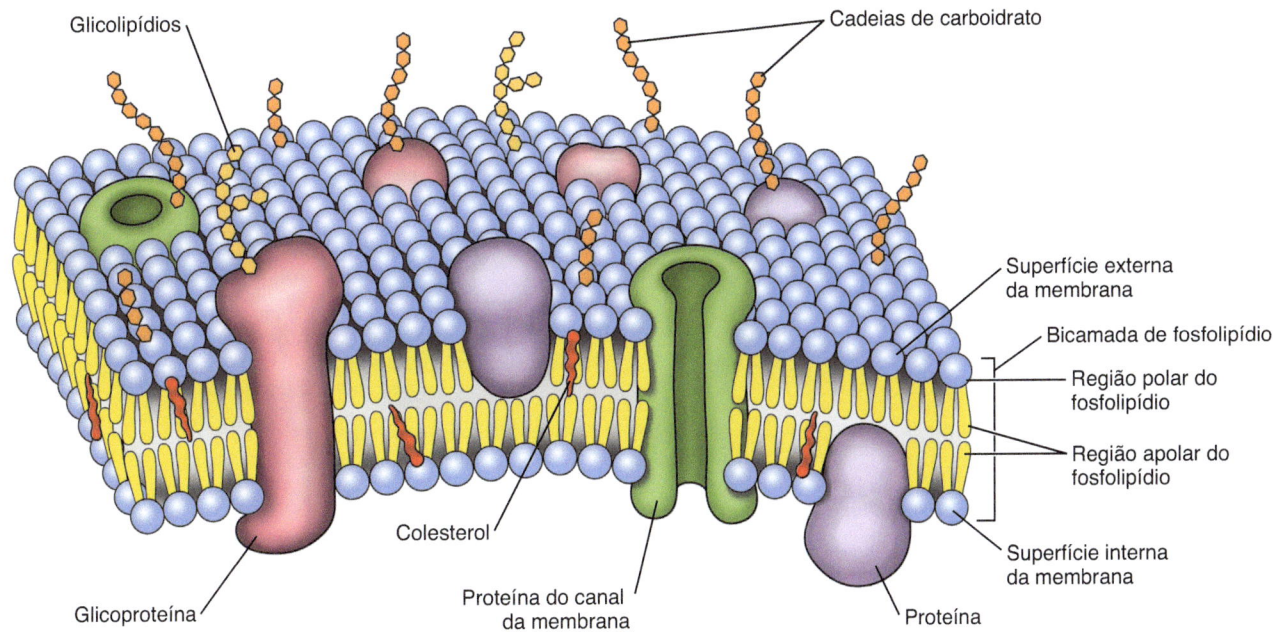

Figura 1-2 Modelo do Mosaico Fluido da Estrutura da Membrana Celular. A bicamada lipídica forma uma estrutura básica e é uma barreira relativamente impermeável à maioria das moléculas hidrossolúveis.

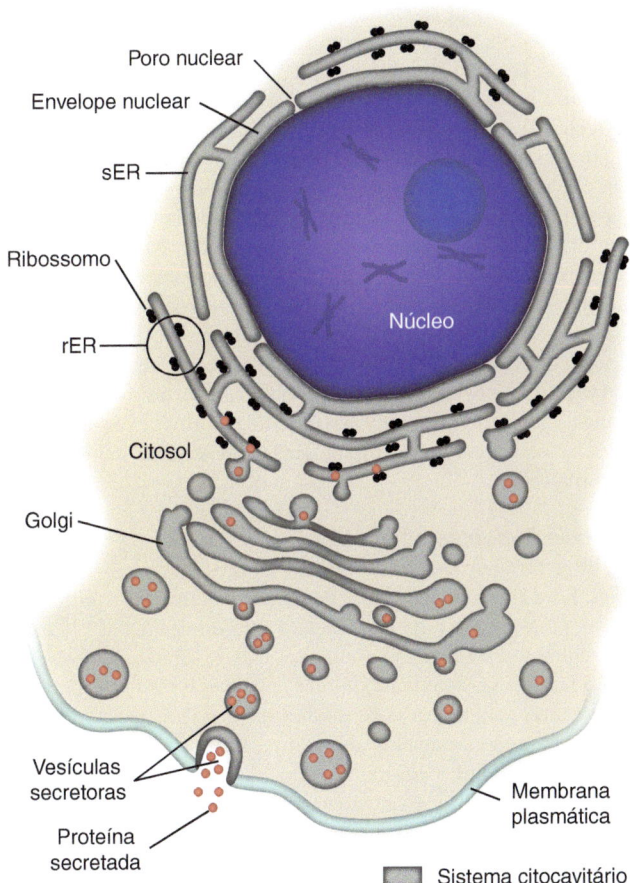

Figura 1-3 Sistema Citocavitário. O retículo endoplasmático rugoso (rER) e o complexo de Golgi atuam na síntese de proteínas e glicoproteínas usadas pelas células e por elas secretadas. A transcrição, a tradução, a montagem, a modificação e a embalagem destas moléculas ocorrem em uma sequência ordenada, do núcleo para a membrana plasmática, como mostrado. O retículo endoplasmático liso (sER) participa da síntese de lipídios, esteroides e carboidratos e do metabolismo de substâncias exógenas. (Cortesia de Dr. M. A. Miller, College of Veterinary Medicine, Purdue University; e Dr. J. F. Zachary, College of Veterinary Medicine, University of Illinois.)

da membrana plasmática em ações específicas no interior da célula e suas organelas para manter a homeostasia ou defendê-la de infecções ou outras lesões.

Citosol ou Citoplasma

Enquanto o termo citoplasma se refere à porção visível à microscopia óptica da célula que está no interior da membrana plasmática e fora do envelope nuclear (ver a seção a seguir), o termo citosol especifica a matriz citoplasmática (ou seja, a porção gelatinosa do citoplasma que cerca as organelas). O citosol contém água, íons dissolvidos e macromoléculas, como proteínas.

Núcleo

Os animais são formados por células eucarióticas, o que indica que as células têm núcleos, que, à exceção dos eritrócitos de mamíferos, são retidos por toda a vida celular. O núcleo (Fig. 1-1) é facilmente visível à microscopia óptica por apresentar cromatina (complexo de DNA e histonas), que é bastante corada por hematoxilina. A cromatina não condensada é chamada *eucromatina*, está dispersa pelo núcleo e participa ativamente da produção de RNA mensageiro (mRNA). A cromatina bem condensada é chamada *heterocromatina*, se aglomera ao redor da membrana nuclear interna e está inativa. O núcleo é cercado por uma membrana nuclear interna e uma membrana nuclear externa que, juntas, formam o envelope nuclear. A membrana nuclear interna e a membrana nuclear externa se fundem nos complexos do poro nuclear, o que permite o tráfego bidirecional entre o núcleo e o citoplasma. A membrana nuclear interna é mais "nuclear" em sua bioquímica, separa e mantêm a bioquímica única do núcleo, enquanto a membrana nuclear externa apresenta características mais similares às do retículo endoplasmático (ER), com o qual é contínua. Esta diferenciação e arranjo é essencial para a tradução do material genético (DNA e RNA) em produtos gênicos (proteínas).

Nucléolo. O nucléolo (Fig. 1-1) é uma estrutura não ligada à membrana no interior do núcleo que se forma ao redor dos *loci* cromossômicos dos genes do RNA ribossomal (rRNA), conhecidos como regiões de organização nucleolar (NORs). O nucléolo é o lugar de transcrição e processamento do rRNA e da montagem de subunidades

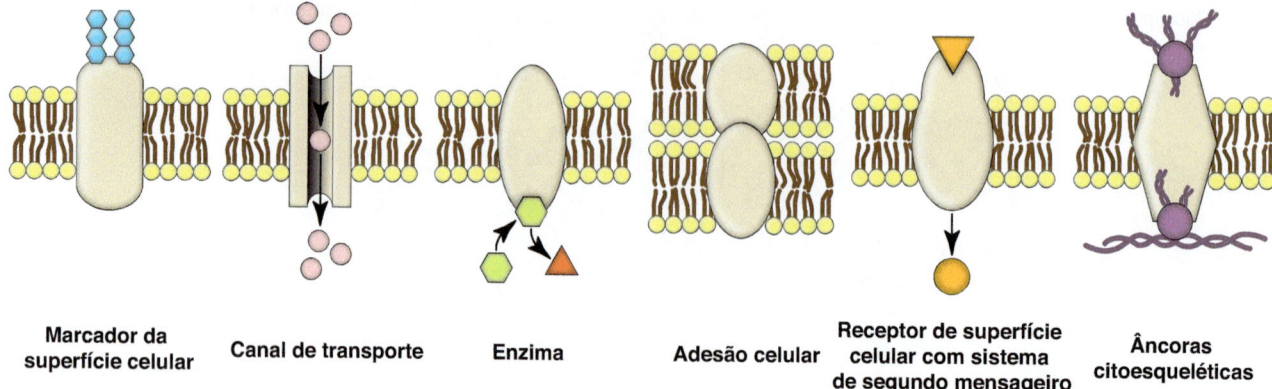

Marcador da superfície celular **Canal de transporte** **Enzima** **Adesão celular** **Receptor de superfície celular com sistema de segundo mensageiro** **Âncoras citoesqueléticas**

Figura 1-4 **Funções das Proteínas Transmembrana.** As proteínas transmembrana, que se distribuem pela bicamada fosfolipídica das membranas celulares, têm diversas funções estruturais, de transporte, sinalização e enzimáticas. (Cortesia de Dr. M. A. Miller, College of Veterinary Medicine, Purdue University; e Dr. J. F. Zachary, College of Veterinary Medicine, University of Illinois.)

pré-ribossomais. Assim, é composto por DNA ribossomal, RNA e proteínas ribossomais, incluindo RNA polimerases, importadas do citosol. À microscopia óptica, o nucléolo pode ser inconspícuo em células inativas ou bastante proeminentes em células com alta produção proteica.

Retículo Endoplasmático Rugoso

O ER é uma rede ligada à membrana de cisternas saculares achatadas (Figs. 1-1 e 1-3). A membrana do rER é contínua à membrana nuclear externa, de modo que o conteúdo luminal do rER e do envelope nuclear se comunicam. O rER é assim chamado por causa dos ribossomos anexos, que conferem uma aparência rugosa (em nível ultraestrutural) à sua membrana, diferentemente da aparência do ER liso (sER), que não apresenta ribossomos em sua superfície. A principal função do rER é a síntese proteica. A tradução do mRNA com montagem de aminoácidos em peptídeos começa nos ribossomos, que estão livres no citosol. Quando o peptídeo em desenvolvimento é detectado por uma partícula de reconhecimento de sinal, a tradução é pausada até que o complexo peptídeo ribossomal-mRNA fique aderido à superfície externa do rER. A formação de proteína continua na membrana ou no lúmen do rER até que a sinal peptidase remova o sinal do peptídeo, quando a proteína recém-formada pode ser transportada até o local celular ou extracelular onde é necessária ou ao complexo de Golgi, para processamento posterior (Fig. 1-3). A microscopia eletrônica é geralmente necessária à visualização do rER; porém, as células que produzem proteína em grandes quantidades e, assim, apresentam rER abundante, tendem a ter citoplasma mais basofílico devido à profusão de ácido nucleico (RNA) nos ribossomos.

Ribossomos. Os ribossomos facilitam a síntese de proteínas nas células (ou seja, a tradução) (Figs. 1-1 e 1-3). Sua função é "traduzir" as informações codificadas no mRNA em cadeias polipeptídicas de aminoácidos que formam as proteínas. Há dois tipos de ribossomos, livres e fixos (também conhecidos como ligados à membrana). Estes ribossomos apresentam estrutura idêntica, mas suas localizações no interior das células são diferentes. Os ribossomos livres estão localizados no citosol e são capazes de se mover por toda a célula, enquanto os ribossomos fixos são aderidos ao rER. Os ribossomos livres sintetizam proteínas que são liberadas no citosol e usadas pela célula. Os ribossomos fixos produzem proteínas que são (1) inseridas na membrana celular (proteínas transmembrana), no rER e, a seguir, transportadas (modelo do mosaico fluido da membrana) até os seus destinos finais, geralmente na membrana plasmática ou (2) colocadas em vesículas ligadas à membrana e transportadas pelo complexo de Golgi (a seguir) até a membrana plasmática e liberadas via exocitose no ambiente extracelular.

Complexo de Golgi

O complexo de Golgi, também comumente chamado aparelho de Golgi, constitui-se em uma série de sacos achatados ligados à membrana com sua face interna (*cis* ou face de entrada) próxima ao rER na posição paranuclear (Fig. 1-3). As proteínas feitas no rER são liberadas na face de entrada do complexo de Golgi por vesículas de transporte. Conforme as proteínas atravessam o complexo de Golgi, são processadas (p. ex. adição de moléculas de carboidrato por glicosilação) e embaladas em vesículas secretoras que são liberadas na face externa (*trans*) do complexo de Golgi no citosol, seja para uso da célula que as produziu, como no caso das enzimas lisossomais, ou (o que é mais comum) transportadas até a membrana plasmática para exportação. A microscopia eletrônica de transmissão é geralmente necessária à visualização do complexo de Golgi. Porém, um complexo de Golgi ativo, como aquele necessário ao processamento e embalagem de moléculas de imunoglobulina, é grande o suficiente para modificar a palidez eosinofílica paranuclear de plasmócitos em cortes histológicos corados com hematoxilina e eosina (HE).

Retículo Endoplasmático Liso

O sER é formado por uma rede de túbulos ligados à membrana (Figs. 1-1 e 1-3) sem ribossomos de superfície. O sER não participa da síntese proteica. Sua principal função é a síntese de lipídios, esteroides e carboidratos, assim como o metabolismo de substâncias exógenas, como fármacos ou toxinas. Células, como os hepatócitos, que são importantes para a síntese de lipídios e o metabolismo de fármacos ou toxinas apresentam sER abundante, assim como as células que produzem hormônios esteroidais, como as células adrenocorticais e determinadas células testiculares ou ovarianas. As células com sER abundante apresentam citoplasma eosinofílico pálido, com vacúolos delicados.

Mitocôndria

As mitocôndrias são organelas dinâmicas que podem mudar de formato, sofrer fissão e fusão, e se movimentar dentro da célula. As mitocôndrias podem ser grandes o suficiente (até 1 μm) para serem visualizadas à microscopia óptica, principalmente nos músculos de animais atletas, como os cavalos de corrida. Uma vez que a maioria dos processos celulares requer "energia", a principal função mitocondrial é a geração de energia como adenosina trifosfato (ATP) por meio da fosforilação oxidativa. As mitocôndrias também participam da morte celular programada (p. ex. apoptose), sinalização, diferenciação celular e crescimento celular. As mitocôndrias contêm seu próprio genoma, composto principalmente por DNA circular que codifica RNA transportador e rRNAs, assim como algumas proteínas mitocondriais. Porém, a maioria dos genes que codifica proteínas mitocondriais está localizada no núcleo da célula. As mitocôndrias apresentam membrana externa e interna bioquimicamente distintas. A membrana interna é dobrada em cristas que se projetam na matriz central da mitocôndria (Figs. 1-1 e 1-5). Algumas proteínas estruturais e enzimas mitocondriais são feitas em ribossomos livres e, então, importadas do citosol ao compartimento mitocondrial adequado (membrana externa, espaço intermembranoso, membrana interna ou matriz). As mitocôndrias também estabelecem contato próximo, talvez por adesão proteica, com o ER.

Vaults

Os *vaults* são organelas em formato de barril e foram recentemente descobertas (Fig. 1-1). Acredita-se que atuem no transporte de moléculas grandes (p. ex. mRNA ou proteínas) entre o núcleo e outros locais intracelulares. Seu perfil octogonal pode facilitar a ancoragem aos poros nucleares.

Lisossomos e Peroxissomos

Os lisossomos são vesículas ligadas à membrana (Fig. 1-1) que contêm enzimas (hidrolases ácidas) que podem digerir a maioria das substâncias químicas (ácidos nucleicos, carboidratos, proteínas ou lipídios) endógenas da célula ou as substâncias extracelulares incorporadas por endocitose ou fagocitose. As enzimas contidas nos lisossomos são sintetizadas pelo rER (p. ex. ribossomos fixos), processadas e embaladas no complexo de Golgi e liberadas em vesículas na superfície externa do complexo de Golgi no citosol.

Os peroxissomos (Fig. 1-1) são vesículas ligadas à membrana que são especializadas na β-oxidação de ácidos graxos e degradação, mediada por catalase, do peróxido de hidrogênio produzido. Podem ser diferenciados dos lisossomos pelo centro eletrodenso. Os peroxissomos podem importar grandes complexos proteicos; sua função depende da comunicação com o complexo de Golgi, as mitocôndrias e o citosol. Os peroxissomos são gerados *de novo* por brotamento do ER, mas também são capazes de se replicar por fissão. As enzimas presentes nos peroxissomos são sintetizadas por ribossomos livres no citosol e, então, transportadas aos peroxissomos.

O Citoesqueleto: Microfilamentos, Filamentos Intermediários e Microtúbulos

O citoesqueleto (Fig. 1-5) é uma rede estrutural que regula o formato e o movimento da célula e suas organelas, a divisão celular e as vias bioquímicas. O citoesqueleto é composto por três componentes integrados: microfilamentos de actina (6 a 7 nm de diâmetro), filamentos intermediários (de aproximadamente 10 nm de diâmetro) de diferentes tipos, dependendo da população celular, e microtúbulos (de aproximadamente 25 nm de diâmetro). A função da maioria das organelas requer sua interação com o citoesqueleto.

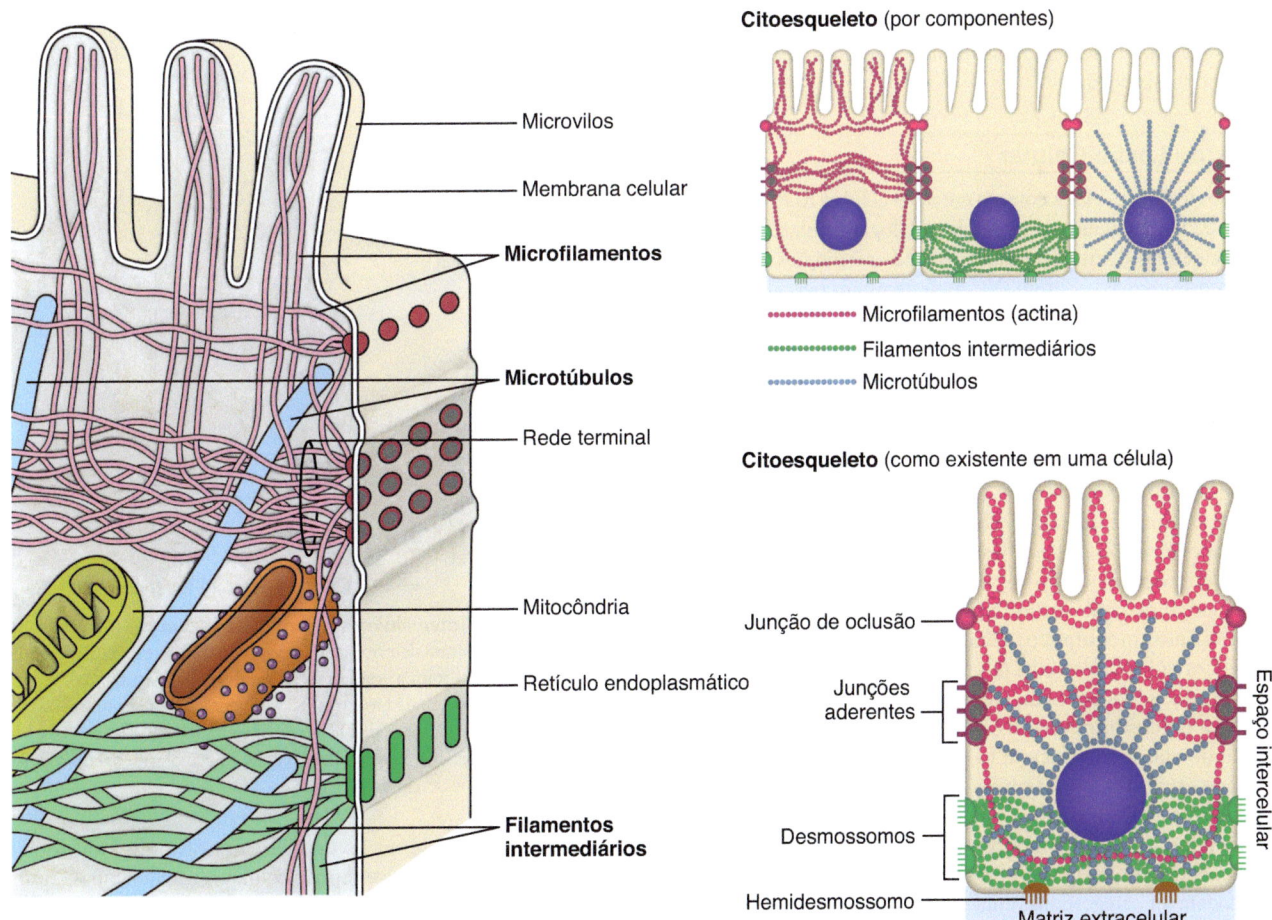

Citoesqueleto (por componentes)

Microfilamentos (actina)
Filamentos intermediários
Microtúbulos

Citoesqueleto (como existente em uma célula)

- Microvilos
- Membrana celular
- **Microfilamentos**
- **Microtúbulos**
- Rede terminal
- Mitocôndria
- Retículo endoplasmático
- **Filamentos intermediários**

- Junção de oclusão
- Junções aderentes
- Desmossomos
- Hemidesmossomo
- Espaço intercelular
- Matriz extracelular

Figura 1-5 Citoesqueleto. São demonstradas a complexidade e as inter-relações de microfilamentos, filamentos intermediários e microtúbulos com a membrana plasmática e outras organelas.

Os seguintes conceitos são gerais: (1) os microfilamentos facilitam a motilidade celular (p. ex. movimento ameboide [quimiotaxia], cílios, pseudópodes); (2) os filamentos intermediários conferem a resistência física e o formato das células e tecidos, geralmente por meio de complexos juncionais; e (3) os microtúbulos movimentam organelas e vesículas no citosol da célula e os cromossomos via fusos mitóticos durante a divisão celular.

Inclusões Celulares

As inclusões celulares são compostas por moléculas, como glicogênio, proteínas, ácidos nucleicos, lipídios, hemossiderina e cálcio, que se acumulam como metabólitos, produtos de degradação de complexos macromoleculares ou em decorrência da lesão celular. Determinados micróbios infecciosos, principalmente vírus, também podem produzir inclusões intranucleares ou citoplasmáticas (Figs. 1-11, 1-32 e 9-83). As inclusões celulares são "livres" no citosol (ou seja, não ligadas à membrana).

Junções Intercelulares e Matriz Extracelular

A célula se conecta e se comunica com as células vizinhas de mesmo tipo por meio de junções intercelulares (Fig. 1-6). Determinados tipos celulares (p. ex. células epiteliais basilares) também se ligam à lâmina basal e seu tecido conjuntivo contíguo por meio de hemidesmossomos, literalmente meio desmossomo, na ECM. Estes tipos celulares interagem com a ECM através de adesões mediadas por integrina entre ligantes da ECM, como a fibronectina ou diversos colágenos, e o citoesqueleto de actina da célula. A ECM (Capítulo 3) é produzida por fibroblastos e diversas outras células mesenquimais de sustentação, e inclui componentes como colágenos e proteoglicanas das membranas basais e o interstício. As conexões com as células vizinhas e com a ECM são essenciais para a estrutura e função celular normal, incluindo proliferação, migração e sinalização.

Causas de Lesão Celular

A lesão aos tecidos e órgãos começa em nível celular. Rudolf Virchow (1821-1902), conhecido como pai da patologia celular, baseou seu estudo de células doentes na observação de alterações estruturais (lesões morfológicas). Porém, Virchow também percebeu que as alterações bioquímicas da célula, que precedem o aparecimento de lesões, explicavam de forma mais completa os distúrbios funcionais em células doentes e, em alguns casos, eram a única alteração detectável. Assim, o patologista deve sempre correlacionar as lesões com suas bases bioquímicas e lembrar que a célula pode ser danificada funcionalmente (bioquimicamente), mas não apresentar alterações morfológicas aparentes.

De forma simples, a lesão celular prejudica a homeostasia da célula. As células são danificadas por causas numerosas e diversas (agentes etiológicos) de fontes intrínsecas e extrínsecas; porém, todas estas causas, que são milhares, ativam um ou mais de quatro mecanismos bioquímicos comuns finais que provocam lesão celular (Conceito Essencial 1-1). Estes mecanismos bioquímicos fundamentais subjacentes da lesão celular são (1) a depleção de ATP, (2) a permeabilização das membranas celulares, (3) o desequilíbrio de vias bioquímicas e (4) o dano ao DNA. Estes quatro mecanismos serão discutidos em mais detalhes nas seções posteriores deste capítulo.

As células apresentam um repertório limitado de respostas à lesão, dependendo do tipo celular e da natureza da lesão. Estas respostas podem ser categorizadas como (1) adaptação, (2) degeneração ou (3) morte. A célula pode se adaptar ao estímulo ou lesão subletal de forma positiva, com aumento de eficiência ou produtividade, ou sofrer degeneração com redução da capacidade funcional. A

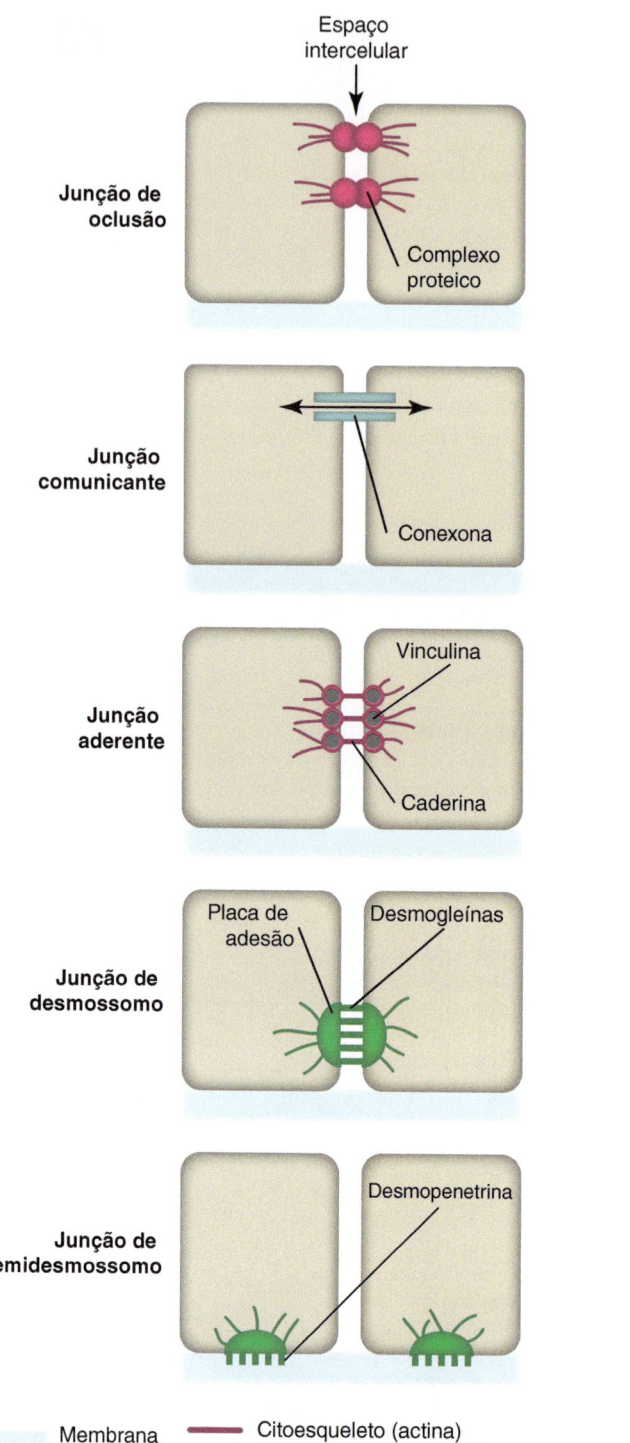

Espaço intercelular

Junção de oclusão

Complexo proteico

Junção comunicante

Conexona

Vinculina

Junção aderente

Caderina

Placa de adesão

Desmogleínas

Junção de desmossomo

Desmopenetrina

Junção de hemidesmossomo

Membrana basal
— Citoesqueleto (actina)
— Citoesqueleto (filamentos intermediários)

Figura 1-6 Junções Intercelulares e Hemidesmossomos. As diversas junções intercelulares conectam determinados tipos celulares (p. ex. células epiteliais) uns aos outros e facilitam a comunicação intercelular. Alguns tipos de célula (p. ex. as células epiteliais basilares) são conectadas à membrana basal por hemidesmossomos. (Cortesia de Dr. M. A. Miller, College of Veterinary Medicine, Purdue University; e Dr. J. F. Zachary, College of Veterinary Medicine, University of Illinois.)

resposta à lesão pode ser reversível, com restauro final (ou seja, cicatrização) da estrutura e função celular normal ou quase normal, ou irreversível, com progressão da degeneração à morte da célula (Fig. 1-7). O dano irreparável ao DNA pode resultar em uma parada permanente do crescimento (senescência), a morte celular ou a transformação maligna. Não surpreende que as mitocôndrias, que

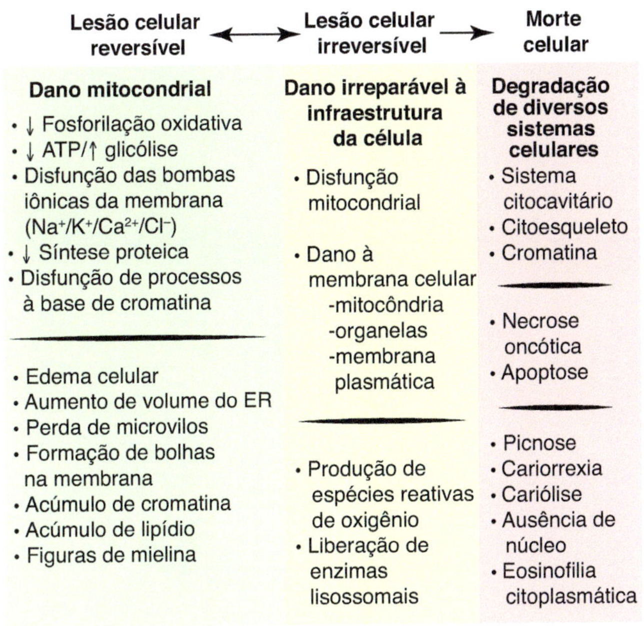

Lesão celular reversível ←→	Lesão celular irreversível →	Morte celular
Dano mitocondrial	**Dano irreparável à infraestrutura da célula**	**Degradação de diversos sistemas celulares**

• ↓ Fosforilação oxidativa
• ↓ ATP/↑ glicólise
• Disfunção das bombas iônicas da membrana ($Na^+/K^+/Ca^{2+}/Cl^-$)
• ↓ Síntese proteica
• Disfunção de processos à base de cromatina
	• Disfunção mitocondrial
	
	• Dano à membrana celular
	  -mitocôndria
	  -organelas
	  -membrana plasmática
		• Sistema citocavitário
		• Citoesqueleto
		• Cromatina
		
		• Necrose oncótica
		• Apoptose

• Edema celular • Aumento de volume do ER • Perda de microvilos • Formação de bolhas na membrana • Acúmulo de cromatina • Acúmulo de lipídio • Figuras de mielina	• Produção de espécies reativas de oxigênio • Liberação de enzimas lisossomais	• Picnose • Cariorrexia • Cariólise • Ausência de núcleo • Eosinofilia citoplasmática

Figura 1-7 Sequência Postulada de Eventos na Lesão Celular Isquêmica Reversível e Irreversível. Embora a diminuição da fosforilação oxidativa e a concentração de adenosina trifosfato (ATP) possam ter um papel central, a isquemia pode danificar diretamente as membranas. *ER*, Retículo endoplasmático. (Cortesia de Dr. M. A. Miller, College of Veterinary Medicine, Purdue University; e Dr. J. F. Zachary, College of Veterinary Medicine, University of Illinois.)

CONCEITO ESSENCIAL 1-1 Mecanismos de Lesão Celular

A patogênese fundamental da lesão celular é a perturbação da homeostasia. A lesão celular começa em nível molecular, e, embora as causas específicas sejam diversas e numerosas, os mecanismos básicos podem ser categorizados da seguinte maneira:

1. Depleção de adenosina trifosfato (ATP).
2. Permeabilização das membranas celulares.
3. Desequilíbrio das vias bioquímicas, principalmente aquelas da síntese proteica.
4. Dano ao DNA.

Embora determinados agentes lesivos possam causar depleção de ATP, dano à membrana por alteração ou dano isolado ao DNA, geralmente há interação destes mecanismos básicos. Qualquer situação que diminua o suprimento de oxigênio e outros nutrientes para a célula, ou que danifique a mitocôndria de forma direta, interrompe a fosforilação oxidativa, que causa depleção rápida de ATP, mesmo nas células que podem passar à glicólise anaeróbica. A depleção de ATP provoca outros danos celulares por causar problemas nas enzimas dependentes de energia, em particular as bombas iônicas de adenosina trifosfatase na membrana celular que controlam o volume celular e o equilíbrio eletrolítico. As mitocôndrias são o principal local de geração de ATP e são também uma das organelas mais vulneráveis da célula. É importante notar que a lesão mitocondrial provoca não somente depleção de ATP, mas também maior permeabilidade das membranas mitocondriais, com perda resultante da homeostasia de cálcio e da ativação de enzimas, como fosfolipases, proteases e endonucleases, causando, assim, dano mitocondrial e em outras membranas celulares, proteínas estruturais e enzimáticas e ácidos nucleicos.

talvez sejam as organelas mais suscetíveis à lesão, também sejam consideradas determinantes de muitos dos processos de adaptação, degeneração e morte celular por meio da apoptose ou necrose programada (Fig. 1-8).

As causas mais comuns (agentes etiológicos) da lesão celular são agrupadas, discutidas e ilustradas nas seções a seguir.

Deficiência de Oxigênio

A hipóxia, uma redução do suprimento de oxigênio, é uma das causas mais comuns e importantes de lesão; na verdade, geralmente é a causa final de lesão celular. A hipóxia pode ser decorrente da oxigenação inadequada do sangue devido à insuficiência cardíaca ou respiratória, redução da perfusão vascular (isquemia), menor transporte de O_2 por eritrócitos (como na anemia ou na toxicose por monóxido de carbono [CO]) ou inibição de enzimas respiratórias da célula (p. ex. intoxicação por cianeto).

Agentes Físicos

Os agentes físicos da lesão celular incluem trauma mecânico, extremos de temperatura, radiação e choque elétrico. O trauma pode danificar as células de forma direta (p. ex. esmagamento ou laceração) ou indireta, por alteração do suprimento de sangue para estas células e tecidos. O calor em baixa intensidade pode danificar vasos sanguíneos, acelerar determinadas reações celulares ou impedir as reações de enzimas termossensíveis. O calor extremo desnatura as enzimas e outras proteínas. O frio causa vasoconstrição, limitando o suprimento de sangue para as células e tecidos; o frio extremo literalmente congela as células, com formação de cristais de gelo no citosol, rompendo as membranas celulares. A radiação ionizante e ultravioleta são os tipos de radiação mais importantes como causa de lesão celular. A radiação ionizante, com suas frequências acima da faixa ultravioleta, ioniza átomos ou moléculas que, então, causam danos diretos à membrana ou organela celular ou a produção de radicais livres que reagem com outros componentes celulares, principalmente o DNA. A lesão por radiação ionizante é um efeito colateral localizado da radioterapia para o câncer. A lesão por radiação ultravioleta (frequências imediatamente acima da luz visível) se desenvolve após a exposição da pele glabra e pouco pigmentada (ou outros tecidos de pigmentação mínima, como a conjuntiva) à luz do sol. A radiação ultravioleta pode destruir as pontes celulares, com formação de espécies reativas de oxigênio (ROS). Também danifica o DNA, principalmente por meio da formação de dímeros de pirimidina. As correntes elétricas geram calor ao atravessarem os tecidos (p. ex. pele, com alta resistência), que pode causar queimaduras. Após a entrada da corrente no corpo, é conduzida pelos tecidos de menor resistência, principalmente o sistema nervoso, no qual a alteração dos impulsos nos centros respiratórios do tronco cerebral, no sistema de condução cardíaca ou nas junções neuromusculares provoca lesão indireta a células e tecidos.

Micróbios Infecciosos

Os micróbios infecciosos (Capítulo 4) diferem de outros agentes lesivos, já que podem se replicar após chegarem às células ou tecidos. Os agentes infecciosos variam de moléculas proteicas sem ácidos nucleicos (p. ex. príons), a micróbios (p. ex. vírus e bactérias) até parasitas macroscópicos e danificam as células de diversas formas. Os vírus tendem a subverter a síntese de DNA na célula do hospedeiro para a fabricação de seus próprios produtos gênicos; muitas bactérias produzem toxinas. A lesão é exacerbada em muitas doenças infecciosas pelas respostas inflamatórias (Capítulos 3 e 4) e imunológicas (Capítulo 5) contra o micróbio infeccioso.

Desequilíbrios Nutricionais

As deficiências, os excessos e os desequilíbrios nutricionais predispõem a célula à lesão. Os animais podem se adaptar a deficiências dietéticas de curto prazo de proteínas ou calorias por meio da glicólise, da lipólise e do catabolismo das proteínas musculares; porém, em longo prazo, a desnutrição resulta na atrofia de células e tecidos. Por outro lado, o excesso de calorias pode sobrecarregar as células com glicogênio e lipídios e causar obesidade e distúrbios metabólicos, o que predispõe o animal obeso a diversas doenças. Determinadas deficiências ou

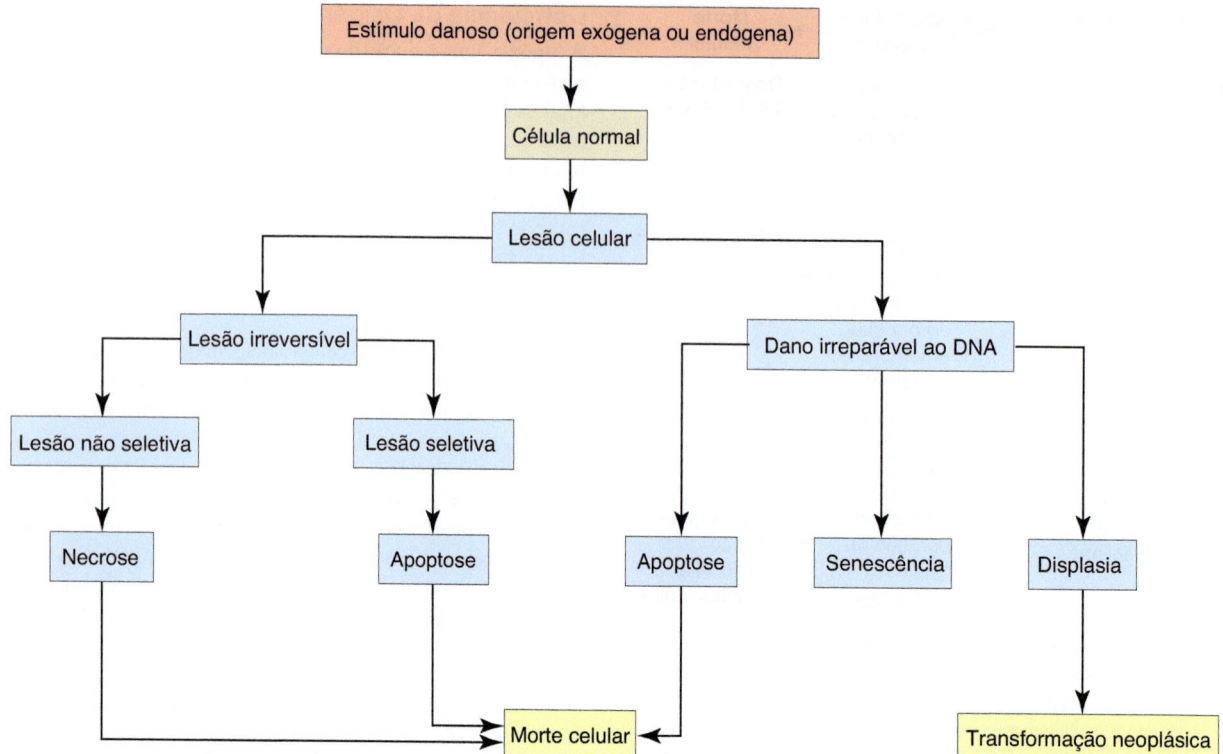

Figura 1-8 **Estágios na Resposta Celular à Lesão Irreversível ou Dano Irreparável ao DNA.** (Cortesia de Dr. M. A. Miller, College of Veterinary Medicine, Purdue University; e Dr. J. F. Zachary, College of Veterinary Medicine, University of Illinois.)

desequilíbrios dietéticos de aminoácidos essenciais, ácidos graxos, vitaminas ou minerais podem provocar enfraquecimento muscular, baixa estatura, maior suscetibilidade à infecção, distúrbios metabólicos e várias outras doenças, dependendo de quais os elementos estão ausentes ou estão em concentração desproporcional na dieta.

Distúrbio Genético

A reprodução seletiva de animais domésticos para um determinado fenótipo de conformação ou disposição, reduziu a diversidade genética em animais de raças puras e aumentou a prevalência de doenças congênitas (ver os capítulos pertinentes da Parte II), assim como a predileção familiar a doenças de herança mais complexa, como anormalidades metabólicas, neoplasias, doenças autoimunes e maior suscetibilidade à infecção. Desde o sequenciamento dos genomas dos animais domésticos, a base genética destes fenótipos e das doenças familiares a eles associadas foi ainda mais caracterizada. Por exemplo, o haplótipo único de fator de crescimento insulina-símile 1 (*IGF-1*) é comum em raças *toy* e em cães miniatura, mas tende a ser ausente em raças gigantes; o retrogene do fator de crescimento de fibroblastos 4 (*FGF4*) é associado à conformação condrodisplásica. Alguns fenótipos conformacionais são bastante associados a patologias (p. ex. a mutação *missense* da proteína morfogênica óssea 3 [*BMP3*] é associada ao fenótipo braquicefálico extremo em Cavalier King Charles Spaniels e Griffons de Bruxelas). É interessante notar que os genes da proteína morfogênica óssea também determinam o padrão de desenvolvimento do cérebro e da medula espinhal; assim, nestas raças, a conformação braquicefálica é associada a malformação similar à de Chiari no cerebelo e à siringomielia na medula espinhal cervical.

Desequilíbrio da Carga de Trabalho

As células podem compensar a maior carga de trabalho através do aumento de tamanho (hipertrofia [p. ex. músculo]) ou, se possível, numérico (hiperplasia [p. ex. córtex adrenal]). As células que não podem atender a uma maior demanda podem sofrer degeneração ou morte. Por outro lado, as células que não são mais necessárias ou que deixam de receber estímulos do exercício físico, da inervação, de hormônios ou de fatores de crescimento tendem a encolher, como na atrofia por desuso ou na atrofia por desnervação em músculos esqueléticos ou a atrofia fisiológica da glândula mamária após o término da amamentação da prole. As células em excesso, por exemplo, neurônios no cérebro em desenvolvimento, também são removidas por morte celular programada (apoptose).

Substâncias Químicas, Fármacos e Toxinas

As substâncias químicas, incluindo fármacos e toxinas, podem alterar a homeostasia celular. O efeito terapêutico dos agentes farmacológicos é obtido por meio da perturbação da homeostasia de populações selecionadas de células, de preferência em limites toleráveis. As substâncias químicas são consideradas toxinas caso alterem a homeostasia de maneira danosa (fora dos limites toleráveis), sem efeito farmacológico benéfico. Obviamente, muitas substâncias químicas são benéficas ou terapêuticas em determinadas doses e danosas em quantidades maiores. As substâncias químicas afetam as células por meio da interação com receptores, inibição ou indução de enzimas ou outras alterações das vias metabólicas, produção de radicais livres, aumento da permeabilidade da membrana ou dano de cromossomos ou componentes estruturais da célula. A suscetibilidade da célula à lesão induzida pela substância química depende destes fatores e também de sua taxa mitótica e capacidade de ligação, incorporação, concentração ou metabolismo da molécula.

Disfunção Imunológica

A disfunção imunológica pode causar lesão celular tanto por ausência de resposta eficaz (imunodeficiência) aos micróbios infecciosos (Capítulo 4) quanto por outros antígenos estranhos danosos ou pela resposta excessiva (reação alérgica ou de hipersensibilidade) a um antígeno estranho ou reação inadequada a autoantígenos (doença autoimune). Ver informações mais completas sobre imunodeficiências, reações de hipersensibilidade e doenças autoimunes no Capítulo 5.

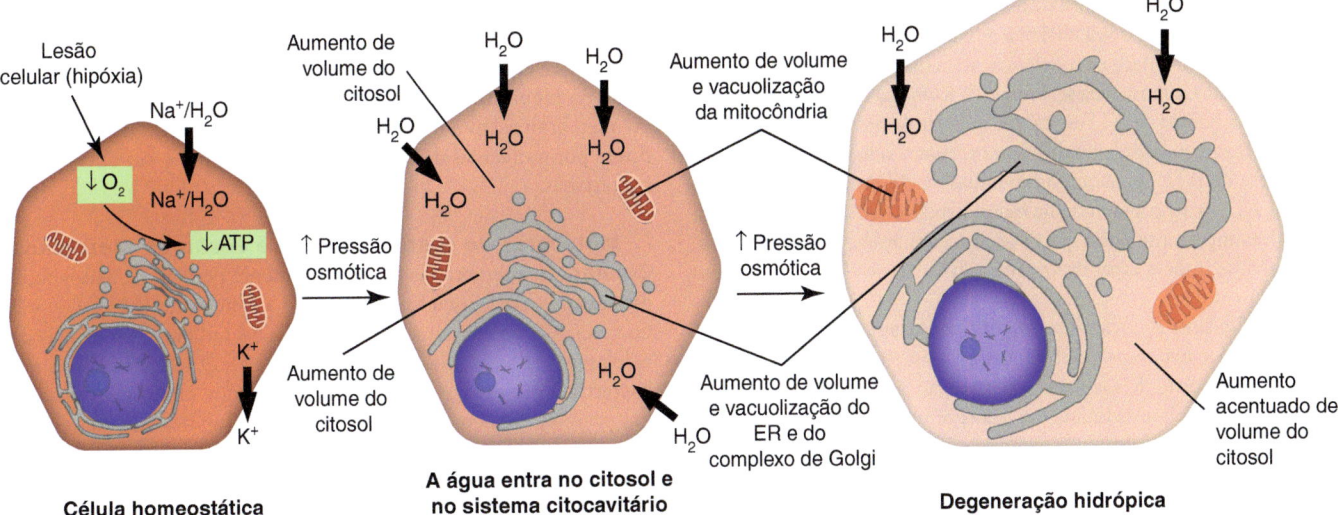

Figura 1-9 **Processo de Edema Celular Agudo (Degeneração Hidrópica).** *ATP,* Adenosina trifosfato; *ER,* retículo endoplasmático. (Cortesia de Dr. M. A. Miller, College of Veterinary Medicine, Purdue University; e Dr. J. F. Zachary, College of Veterinary Medicine, University of Illinois.)

Envelhecimento

As células e os tecidos envelhecem devido ao dano acumulado em suas proteínas, lipídios e ácidos nucleicos. Grande parte do dano de envelhecimento é atribuída a ROS, mutações no DNA e senescência celular (ver a seguir). O dano cumulativo ao DNA predispõe os animais idosos ao desenvolvimento de neoplasias. Nas células que podem se replicar, os telômeros nas extremidades dos cromossomos encurtam a cada divisão sucessiva o que, por fim, faz com que a célula pare de se dividir. Não surpreende que muitas células neoplásicas apresentem telomerase ativa para manutenção do comprimento de seus telômeros. Em células com pouca capacidade de regeneração, como os neurônios, o acúmulo de lipofuscina e outros produtos metabólicos contribui para sua degeneração e perda, o que causa atrofia cortical no cérebro de idosos. Porém, muitas das "lesões do envelhecimento" comuns em animais idosos (p. ex. hiperplasia nodular no fígado [Fig. 8-65], pâncreas [Fig. 8-91] ou baço [Fig. 13-90] em cães; granulomas de colesterol no plexo coroide de cavalos [Fig. 14-87]; placas siderofibróticas no baço de cães [Figs. 13-71 e 13-72]; e até mesmo os adenomas nas células C da tireoide em cavalos [Fig. 12-30]) são geralmente considerados como achados incidentais (ou seja, não a causa de morte) à necropsia.

Lesão Celular Reversível

A primeira resposta da célula à perturbação de homeostasia é o edema celular agudo. Se a lesão não for muito grave ou muito prolongada, a célula pode se recuperar e voltar à estrutura e função normal. Assim, o edema celular agudo é, até certo ponto, uma alteração reversível (Conceito Essencial 1-2).

Edema Celular Agudo

O edema celular agudo, uma expressão fundamental e comum da lesão celular (Fig. 1-9), é também conhecido como degeneração hidrópica, uma vez que é causado pelo influxo de água e íons de sódio em caso de disfunção das bombas iônicas de sódio-potássio, o que causa o edema. Se não interrompido, o edema celular agudo causa lise e morte da célula. O termo *degeneração hidrópica* é comumente usado quando a alteração ocorre em determinados tipos de células, como hepatócitos ou células epiteliais tubulares renais. Em outros tecidos (p. ex. os queratinócitos da epiderme), o edema celular pelo influxo de água é chamado *degeneração balonosa*. No sistema nervoso central (SNC), o aumento de volume celular de células da glia, mais proeminente

---

CONCEITO ESSENCIAL 1-2 Lesão Celular Reversível

A lesão celular é classificada como reversível se a célula danificada puder recuperar a homeostasia e voltar ao estado morfológico (e funcional) normal. O edema celular agudo é uma alteração morfológica clássica na lesão reversível; porém, é também uma alteração inicial típica da lesão celular irreversível. Independentemente da natureza da lesão inicial, a hipóxia geralmente é a causa final do edema celular agudo, pois resulta na depleção de adenosina trifosfato. A célula hipóxica, então, apresenta edema devido à perda do controle de volume quando há disfunção das bombas iônicas de adenosina trifosfatase na membrana. O edema celular agudo é também uma resposta ao dano direto à membrana celular causado pela peroxidação lipídica (por espécies reativas de oxigênio), à ligação de determinadas toxinas, danos de canais iônicos ou inserção de complexos transmembrana formadores de poros. Como o edema celular agudo é uma resposta inicial comum às lesões reversível e irreversível, é bom pensar nesta alteração morfológica como um marcador de *lesão celular possivelmente reversível*. As células, dependendo de suas capacidades de reparo ou regeneração, podem se recuperar da lesão celular possivelmente irreversível; porém, se a lesão for grave ou contínua, o edema celular agudo passa a ser a etapa inicial no processo de morte celular. Se a lesão não for tão grave a ponto de ser letal, então, a célula pode não sucumbir, mas (novamente, dependendo da natureza da lesão e da célula) é improvável que se recupere de forma completa ou volte a seu estado estrutural e funcional "normal".

---

nos astrócitos, é denominado edema citotóxico. Em qualquer tecido, o edema celular agudo é uma alteração degenerativa, em que o maior tamanho da célula é decorrente do maior volume de água. Portanto, o edema celular agudo é bastante diferente da hipertrofia, na qual o aumento no tamanho das células é causado por um aumento adaptativo no número e/ou tamanho das organelas.

Mecanismos de Edema Celular Agudo

Em células normais, as adenosinas trifosfatases de sódio-potássio (Na^+/K^+-ATPases) atuam como bombas iônicas, especificamente como transportadores ativos de cátions pelas membranas celulares (Fig. 1-9). Para cada molécula de ATP hidrolisada, a bomba iônica exporta (ou seja, retira da célula) três íons Na^+ e importa (ou seja, coloca dentro da célula) dois íons K^+. O gradiente eletroquímico resultante gera energia, que é muito importante no estabelecimento e na manutenção do potencial de membrana de neurônios e de células da musculatura cardíaca e esquelética, além da homeostasia do pH no citosol celular. Como a água se difunde de forma passiva pelo gradiente osmótico, a bomba de ATPase também controla o volume celular. Os modelos mais bem estudados de edema celular agudo são (1) a falência da síntese de ATP (e, assim, das bombas de ATPase) induzida pela hipóxia e (2) o dano à membrana induzido por tetracloreto de carbono (CCl_4). É importante notar que os glicosídeos cardíacos, os digitálicos e a ouabaína inibem especificamente as bombas de Na^+/K^+-ATPases.

Edema Celular Agudo Resultante da Lesão Hipóxica

A hipóxia é o resultado final da menor concentração de oxigênio em qualquer ponto de sua passagem do ar no trato respiratório até a incorporação na hemoglobina e o transporte vascular até as células, onde determina a fosforilação oxidativa mitocondrial. A isquemia é a diminuição local no suprimento sanguíneo ao tecido, que diminui a quantidade disponibilizada de oxigênio (hipóxia), glicose e outros nutrientes para a célula e também reduz a remoção de subprodutos metabólicos. Uma vez que qualquer lesão no sistema respiratório ou cardiovascular possa resultar em hipóxia, esta geralmente é a causa final do edema celular agudo. Em caso de depleção do oxigênio celular, a fosforilação oxidativa é interrompida e a célula passa a utilizar o metabolismo anaeróbico (ou seja, glicólise) ou morrer. Com o declínio da produção de ATP, a queda resultante estimula hexoquinases, fosfofrutoquinase 1 (PFK1) e outras enzimas da glicólise. A PFK1 catalisa a fosforilação de frutose 6-fosfato a frutose 1,6-bisfosfato, outra etapa integral da glicólise. Os produtos finais da glicólise são ATP, piruvato e calor. Esta geração anaeróbica de ATP (embora menos eficiente do que a fosforilação oxidativa) contribui para a sobrevida em curto prazo da célula. Além disso, o piruvato produzido pela glicólise pode entrar no ciclo do ácido tricarboxílico (TCA). Porém, determinadas células especializadas (p. ex. neurônios) não podem gerar ATP de forma anaeróbica e, assim, precisam de um suprimento contínuo de oxigênio e glicose. Esta dependência faz com que o neurônio seja uma das células mais suscetíveis à deficiência ou ausência de oxigênio.

Os primeiros eventos no edema celular agudo (Figs. 1-7 e 1-9) causado pela hipóxia ou pela isquemia podem ser revertidos se a lesão for branda ou de curta duração. Com a depleção de oxigênio celular, há interrupção da fosforilação oxidativa. A deficiência resultante de ATP altera as bombas de Na^+/K^+-ATPase, com influxo de Na^+, Ca^{2+} e água no citosol e perda de K^+ e Mg^{2+} do citosol. O desequilíbrio eletrolítico e o influxo de água expandem o citosol e aumentam o volume das mitocôndrias e da rede citocavitária. Ultraestruturalmente, a cromatina é condensada, o citosol é elétron-transparente, os ribossomos se descolam do rER e o ER apresenta vesículas. As membranas danificadas formam espirais (também conhecidas como "figuras de mielina"). O dano do citoesqueleto faz com que a membrana plasmática perca os microvilos ou outras estruturas especializadas e forme vesículas (múltiplas protuberâncias irregulares). À microscopia óptica, a célula com edema celular agudo apresenta perfil expandido e arredondado, com citoplasma eosinofílico pálido ou vacuolizado. A palidez citoplasmática e a vacuolização são decorrentes da dispersão de organelas e da diluição das proteínas citossólicas pelo influxo de água. A deficiência de ATP também promove a mudança para o metabolismo anaeróbico, com produção de ATP (e piruvato) por meio da glicólise. A glicólise depleta o glicogênio celular, resulta no acúmulo de lactato com diminuição do pH intracelular e produz calor, que, se excessivo, também pode danificar a célula.

Edema Celular Agudo Resultante de Tipos Específicos de Lesão da Membrana Celular

As membranas celulares também podem ser seletivamente danificadas pela modificação química de seus fosfolipídios por radicais livres (ou seja, peroxidação lipídica), pela ligação covalente de toxinas a macromoléculas, por interferência com canais iônicos e pela inserção de complexos transmembrana. O CCl_4 é um exemplo de lesão da membrana celular causada por modificações químicas. As membranas celulares também podem ser danificadas de forma direta por moléculas de defesa do sistema imune e por citotoxinas bacterianas.

Moléculas do Sistema Imune e Lesão da Membrana Celular. As membranas celulares também podem ser danificadas diretamente pelo complexo de ataque à membrana (MAC) da via do sistema complemento, por citolisinas bacterianas e moléculas de células *natural killer* (NK) (Capítulos 3, 4 e 5). O MAC, as citolisinas bacterianas e as células NK exercem seus efeitos, em parte, formando um poro ou canal que altera as bicamadas lipídicas da membrana plasmática. O MAC é formado por componentes terminais do sistema complemento, que são abundantes no sangue. A montagem do MAC começa com a clivagem enzimática do fragmento 5b (C5b) do sistema complemento a partir do componente 5 (C5) do mesmo sistema. O componente 6 (C6) do sistema complemento se liga ao sítio lábil de C5b para a produção de intermediários estáveis. A ligação subsequente do componente 7 (C7) do sistema complemento resulta em um precursor lipofílico do MAC. Com a ligação das subunidades α, β e γ do componente 8 (C8) do sistema complemento, o precursor do MAC penetra a bicamada lipídica da membrana celular adjacente. A ligação e a oligomerização do componente 9 (C9) do sistema complemento, então, completa a formação do MAC, que cria um poro lítico que é parte da resposta imune inata a bactérias. O grupamento de diferenciação 59 (CD59), um receptor glicoproteico na superfície de leucócitos, células epiteliais e células endoteliais (e superexpresso em algumas células neoplásicas), bloqueia a penetração das membranas celulares pelo precursor C5b-8 e também a incorporação de C9 no MAC, o que protege as células do hospedeiro contra a lesão da membrana celular.

Morfologia do Edema Celular Agudo

Aspecto Macroscópico. O edema celular agudo aumenta o volume e o peso dos órgãos parenquimatosos, e os torna pálidos. É importante diferenciar a degeneração hidrópica das adaptações mais positivas, como hipertrofia ou hiperplasia, que, se extensas, também aumentam o tamanho de um órgão. O fígado e o rim (principalmente o córtex renal) são dois órgãos nos quais as lesões de edema celular agudo podem ser exuberantes (Capítulos 8 e 11). O fígado afetado pesa mais do que o normal, é pálido e apresenta aumento de volume com bordas arredondadas e padrão lobular acentuado (Fig. 1-10, A). No SNC, o edema celular agudo no edema citotóxico apresenta pouco efeito sobre a cor do neuroparênquima, mas aumenta o peso e o volume do tecido acometido. Até mesmo um aumento discreto no volume do cérebro culmina em consequências catastróficas, já que há pouco espaço no crânio para acomodar o edema (Capítulo 14).

Aspecto Microscópico. O influxo de água na degeneração hidrópica dilui o citosol, separa suas organelas e distende a célula, que apresenta aumento de volume, palidez e aspecto discretamente vacuolizado. Nos túbulos proximais renais, o aumento de volume das células epiteliais altera o lúmen tubular. No fígado, o aumento de volume dos hepatócitos e células das endoteliais comprime os sinusoides hepáticos.

A degeneração hidrópica e tumefação turva são termos para o aspecto microscópico do edema celular agudo (Fig. 1-10, B). Além das células endoteliais, os hepatócitos e as células epiteliais tubulares renais, outras células epiteliais, os neurônios e as células da glia são bastante suscetíveis ao edema celular agudo. Os vacúolos citoplasmáticos claros nas células afetadas são, principalmente, mitocôndrias

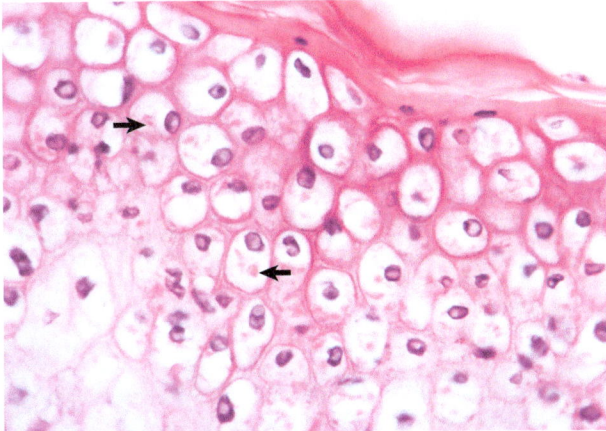

Figura 1-11 **Degeneração Balonosa, Estomatite Papular, Mucosa Oral, Boi.** As células infectadas por determinados poxvírus (p. ex. vírus da estomatite papular) não podem regular seu volume e sofrem degeneração hidrópica em determinados estágios da infecção. Estas células podem ficar tão distendidas (degeneração balonosa) que acabam se rompendo. Notar os corpúsculos de inclusão viral citoplasmática *(setas)*. Coloração por HE. (Cortesia de Dr. M. D. McGavin, College of Veterinary Medicine, University of Tennessee.)

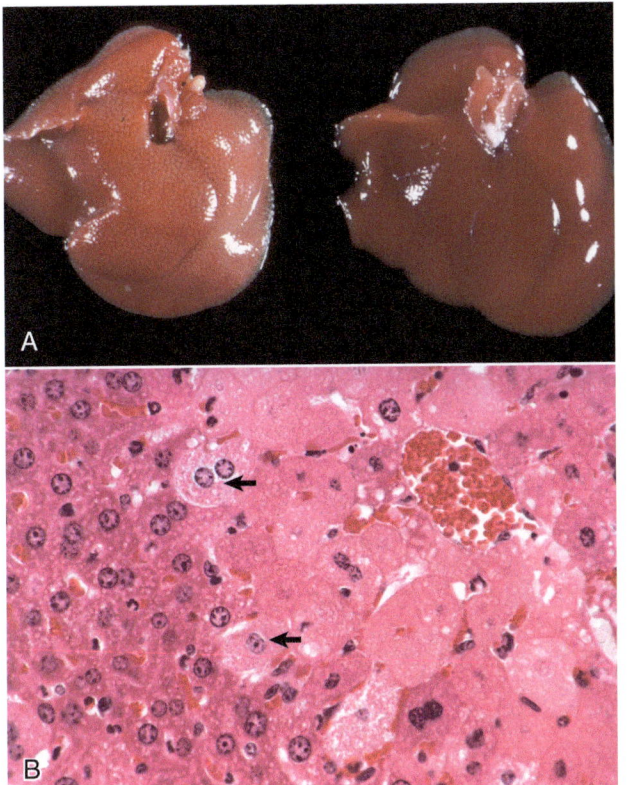

Figura 1-10 **Edema Celular Agudo, Fígado, Camundongo. A,** Aumento de volume hepático em camundongo exposto ao clorofórmio nas 24 horas anteriores. O padrão lobular acentuado e a palidez discreta do fígado à esquerda são o resultado do edema celular agudo (degeneração hidrópica) e da necrose de hepatócitos centrolobulares. O fígado à direita é normal. **B,** Fígado de um camundongo com intoxicação por clorofórmio. Embora muitos hepatócitos nas áreas centrolobulares *(à direita)* sejam necróticos, diversas células na interface entre o tecido normal e necrótico *(setas)* ainda estão sofrendo edema celular agudo (degeneração hidrópica). Coloração por HE. (Cortesia de Dr. L. H. Arp.)

ou cisternas do complexo de Golgi ou do ER distendidas por água; assim, estes vacúolos não são marcados por técnicas histoquímicas que detectam gordura ou glicogênio (outras duas causas de formação de vacúolos citoplasmáticos). A degeneração balonosa é uma variante extrema da degeneração hidrópica geralmente observada em queratinócitos do epitélio escamoso estratificado da pele. Os poxvírus são a causa clássica de degeneração balonosa de queratinócitos do epitélio escamoso estratificado da epiderme ou da mucosa (p. ex. esôfago) (Fig. 1-11).

Aspecto Ultraestrutural. Ultraestruturalmente, a célula epitelial com edema agudo perde as estruturas da membrana plasmática, como cílios e microvilos, e desenvolve "bolhas" citoplasmáticas nas superfícies celulares apicais. O citosol é elétron-transparente, as mitocôndrias apresentam aumento de volume e as cisternas do ER e do complexo de Golgi são dilatadas. A rede citocavitária se fragmenta em vesículas. Há precipitação de proteínas e Ca^{2+} no citosol e nas organelas, principalmente nas mitocôndrias. No SNC, o edema agudo apresenta outras características distintas (Capítulo 14).

Significado e Destino do Edema Celular Agudo

Se a lesão for breve e branda, muitas células podem se recuperar e apresentar estrutura e função normal ou quase normal. As células recuperadas podem fagocitar suas próprias organelas danificadas (autofagia); estes autofagossomos podem, por fim, ser observados como grânulos de lipofuscina, indicativos de lesão prévia. Porém,

mesmo com a lesão reversível, a alteração da regulação de água e do equilíbrio eletrolítico nas membranas celulares geralmente é acompanhada pelo desequilíbrio de outros processos celulares. O efeito final sobre o animal depende do número de células afetadas, de suas capacidades de reparo e regeneração e da importância dos processos bioquímicos alterados, como a síntese de ATP. Na lesão grave, prolongada ou repetitiva, o edema celular agudo pode progredir além do ponto em que passa a ser irreversível e é o primeiro estágio no processo de morte celular. Em resumo, o edema celular agudo na degeneração hidrópica reflete a lesão celular possivelmente reversível e subletal. Porém, a não ser que a lesão de células essenciais de órgãos vitais (p. ex. cérebro, coração, pulmão, fígado ou rim) seja rapidamente interrompida, pode progredir à morte celular e tecidual, perda de funções fisiológicas essenciais e, talvez, à morte do animal (Fig. 1-12).

Lesão Celular Irreversível e Morte Celular

Os principais mecanismos de edema celular agudo, como anteriormente discutidos e ilustrados, são (1) hipóxia (incluindo a isquemia) e (2) lesão da membrana causada por peroxidação lipídica ou formação de poros líticos através da inserção do MAC do sistema complemento ou de citolisinas bacterianas. A resposta celular à lesão depende (1) do tipo de célula danificada e sua suscetibilidade e/ou resistência à hipóxia e lesão direta da membrana e (2) da natureza, gravidade e duração da lesão. Por exemplo, os neurônios, os cardiomiócitos, o endotélio e o epitélio do túbulo proximal do rim são células extremamente suscetíveis à hipóxia, enquanto fibroblastos, adipócitos e outras células estruturais mesenquimais são menos suscetíveis.

A resposta à lesão pode ser degenerativa, adaptativa ou completamente reversível, com restauro da estrutura e função normal da célula afetada; porém, se a lesão for mais grave ou persistente, o edema celular agudo pode progredir à lesão celular irreversível e à morte celular. As alterações celulares que diferenciam a lesão celular reversível da lesão celular irreversível foram e são extensamente estudadas.

Morte Celular

A morte de células é uma parte essencial, de "valor agregado" do desenvolvimento embrionário e maturação do feto e da homeostasia das populações de células somáticas adultas. Nestes exemplos

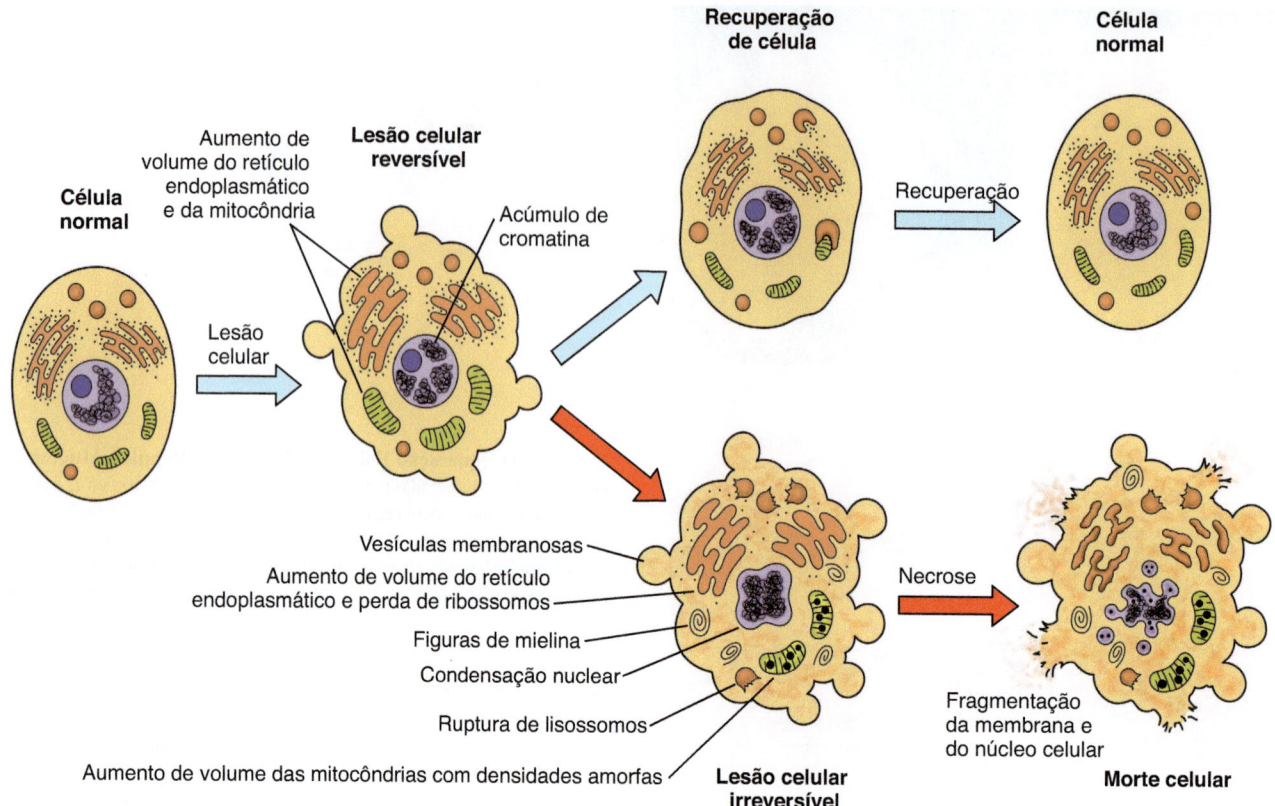

Figura 1-12 Célula Normal e Alterações na Lesão Celular Reversível e Irreversível. A lesão reversível é caracterizada pelo aumento de volume generalizado da célula, suas organelas (principalmente a mitocôndria) e da rede citocavitária. Outras alterações incluem formação de vesículas na membrana plasmática, descolamento de ribossomos do retículo endoplasmático (ER) e acúmulo de cromatina nuclear. A lesão irreversível é caracterizada por maior aumento do volume celular, destruição de lisossomos, formação de densidades amorfas em mitocôndria, ruptura da membrana na rede citocavitária e graves alterações nucleares. As alterações nucleares irreversíveis incluem picnose (condensação acentuada da cromatina), seguida por cariorrexia (fragmentação nuclear) e cariólise (dissolução nuclear). As estruturas laminadas (figuras de mielina), derivadas das membranas celulares danificadas, podem aparecer na lesão reversível, mas se tornam mais pronunciadas nas células com dano irreversível.

fisiológicos de morte celular, as células que não são mais necessárias são removidas durante o desenvolvimento ou o remodelamento dos tecidos. Porém, a morte celular é também uma resposta sem volta à lesão grave e é esta forma patológica de morte celular que será discutida nesta seção. A morte celular geralmente assume uma de duas formas morfológicas (Fig. 1-13): necrose ou apoptose. O termo necrose evoluiu e hoje significa a morte por aumento de volume da célula (oncose) que acaba com a ruptura das membranas celulares. A morte celular necrótica tende a envolver grupos ou zonas de células e estimula uma reação inflamatória devido à liberação do conteúdo celular na ECM. A apoptose, por outro lado, é determinada por cascatas de sinalização celular e tende a afetar células isoladas. A apoptose é o processo de condensação e encolhimento da célula e de suas organelas e, por fim, fragmentação da célula. É importante notar que os fragmentos da célula apoptótica continuam ligados à membrana; assim, não há liberação de componentes celulares que poderiam induzir a inflamação. A autofagia é o terceiro mecanismo possível de morte celular, mas tende a ser uma forma de sobrevivência celular.

Enquanto a apoptose é reconhecida há muito tempo como um processo regulado ou programado, responsável não somente pela remoção fisiológica das células em excesso, mas que também ocorre como uma reação a determinadas lesões, a necrose já foi considerada uma resposta completamente acidental e aleatória à lesão. Porém, com a descoberta de que a inibição da apoptose pode induzir as células da morte apoptótica a um processo regulado de morte oncótica, surgiu a ideia de que a necrose poderia, pelo menos em certas situações, ser regulada por vias de sinalização celular.

Morte Celular por Oncose (Necrose Oncótica)

A morte celular oncótica é causada pela lesão celular irreversível que é causada, por exemplo, por hipóxia, isquemia ou dano direto às membranas celulares (Conceito Essencial 1-3). A isquemia causa lesão celular bastante extensa, já que a diminuição da perfusão provoca não somente déficit de oxigênio (hipóxia), mas também deficiência de glicose e outros nutrientes, além do acúmulo de metabólitos tóxicos. O edema celular, decorrente da perda de controle do volume (ver a seguir), é um mecanismo fundamental de necrose oncótica e a diferencia da apoptose. Como no edema agudo reversível, o déficit inicial de O_2 no edema agudo irreversível provoca o desacoplamento da fosforilação oxidativa e a mudança para a glicólise anaeróbica com acúmulo de ácido láctico e consequente diminuição do pH do citosol. A bomba de troca de Na^+/H^+ exporta o H^+ em excesso em troca por Na^+. Porém, uma vez que a glicólise é menos eficiente na produção de ATP do que a fosforilação oxidativa, a menor concentração de ATP resulta na disfunção das bombas iônicas de ATPase e a perda do controle do volume (ou seja, disfunção das bombas de Na^+/K^+-ATPase com influxo de Na^+, Ca^{2+} e água). Além disso, a função normal de enzimas, proteínas contráteis, bombas de membrana e outros mecanismos celulares proteicos ocorre em uma faixa muito estreita de pH, de aproximadamente 7,0. Com a glicólise, o citosol fica ácido, limitando ou bloqueando, assim, estes mecanismos e exacerbando a disfunção celular.

A alteração do equilíbrio intracelular de íons de cálcio (Fig. 1-14) é essencial à transição do aumento agudo e possivelmente reversível do volume celular à lesão irreversível e morte celular. A concentração

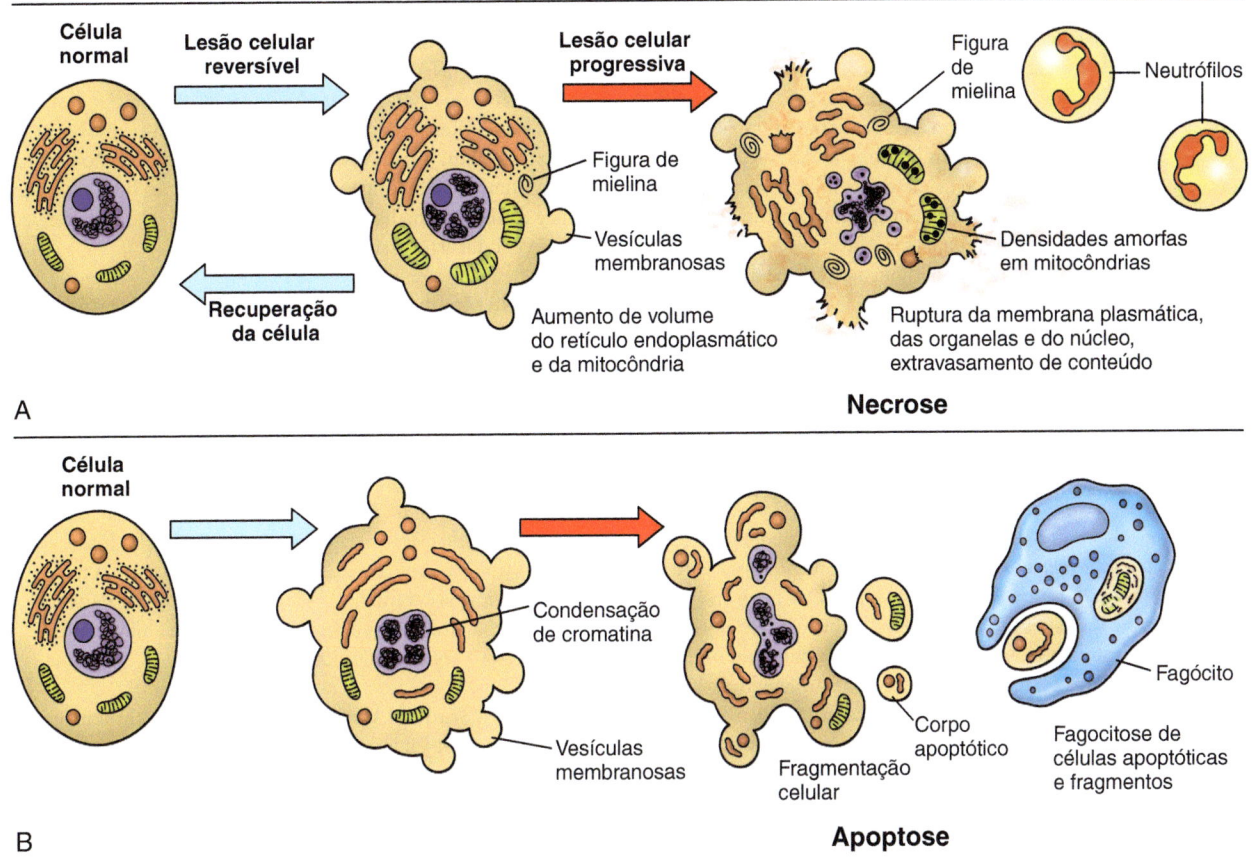

Figura 1-13 Sequência de Alterações Ultraestruturais na Necrose e na Apoptose. A, Na necrose, o extravasamento do conteúdo da célula pela membrana plasmática rompida na matriz extracelular causa inflamação. **B,** Na apoptose, os fragmentos celulares são expulsos como corpos apoptóticos ligados à membrana plasmática, que são reconhecidos por fagócitos, mas não causam inflamação.

CONCEITO ESSENCIAL 1-3 Morte Celular

A lesão grave ou persistente pode sobrepujar a capacidade celular de restauro da homeostasia, em que o edema celular agudo potencialmente reversível pode se tornar irreversível e progredir à morte celular. As características morfológicas da morte celular mudam com o passar do tempo e dependem da maneira de morte (necrose oncótica ou apoptose) e o tipo de célula ou tecido. A *necrose oncótica* é um processo de aumento de volume celular e, portanto, distinto da morte celular por apoptose, que é um processo de encolhimento e fragmentação celular. Caso uma célula com edema agudo não consiga corrigir o desequilíbrio eletrolítico e a perda de controle do volume, então, a lesão celular potencialmente reversível pode passar a ser o primeiro estágio de necrose oncótica. Uma vez considerada sempre não regulada, a necrose oncótica, como a apoptose, pode ser um processo programado (necroptose). A morte celular programada, seja por necroptose ou apoptose, apresenta muitos desencadeantes extrínsecos e intrínsecos (que agem principalmente através das mitocôndrias). A morte celular programada é um processo complexo e variado que inclui estágios de início, propagação e execução. As células que morrem por necrose oncótica tendem a fazê-lo em grupos, enquanto a apoptose comumente afeta células isoladas. Além disso, a necrose oncótica provoca a ruptura de membranas celulares e a liberação do conteúdo citoplasmático na matriz extracelular, o que provoca inflamação. Por outro lado, a célula que morre por apoptose encolhe e se fragmenta, mas os fragmentos permanecem ligados à membrana e, assim, não estimulam o desenvolvimento de uma resposta inflamatória, embora sejam alvos da fagocitose.

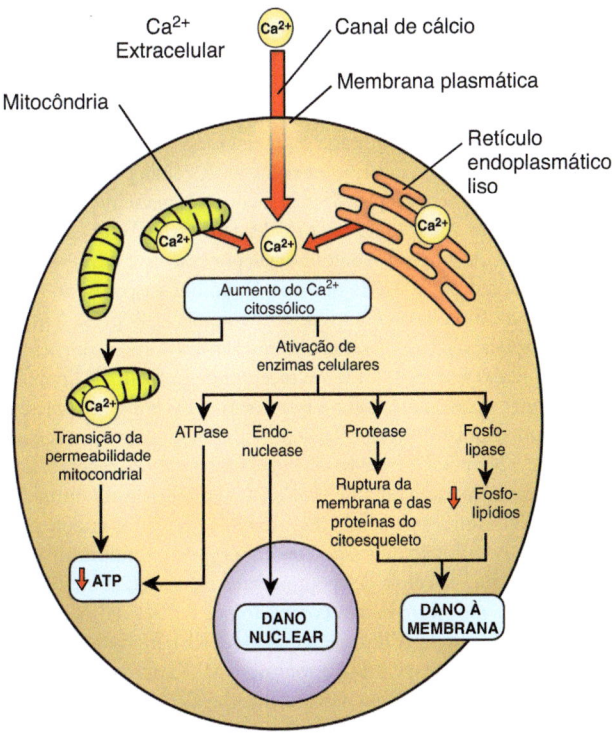

Figura 1-14 Fontes e Consequências do Aumento da Concentração Citoplasmática de Cálcio na Lesão Celular. *ATP,* Adenosina trifosfato; *ATPase,* adenosina trifosfatase.

intracelular de cálcio geralmente equivale a um quarto da concentração extracelular de cálcio.

Em uma célula de função normal, o cálcio é sequestrado em três compartimentos principais: o citosol (em concentração baixa), o ER (em concentração média) e as mitocôndrias (em concentração alta). Cada compartimento tem suas próprias bombas de ATPase na membrana. A isquemia abre os canais de cálcio da membrana plasmática, o que aumenta a concentração intracelular de cálcio no citosol, que ativa a proteína quinase C, as endonucleases, as fosfolipases e diversas proteases, incluindo as calpaínas. Elas abolem a atividade da proteína quinase C e clivam as bombas de troca de Na^+/Ca^{2+} nas membranas mitocondriais e plasmáticas, o que reduz o efluxo de cálcio e sua incorporação pelo ER; assim, há sobrecarga de cálcio no citosol e, pior ainda, nas mitocôndrias. Embora o momento em que este processo não possa mais ser desfeito ainda não tenha sido determinado, caso a célula não consiga recuperar a função mitocondrial, o edema celular agudo passa a ser irreversível, o que causa morte celular.

Paradoxalmente, o restauro do fluxo sanguíneo e do suprimento de oxigênio podem exacerbar a lesão celular isquêmica. Este fenômeno é chamado *lesão por isquemia da reperfusão* e pode continuar por vários dias após a reperfusão. É atribuído ao *"estresse oxidativo"*, que envolve a formação de ROS, desequilíbrio de cálcio, abertura do poro de transição da permeabilidade mitocondrial (MPT), dano endotelial, trombogênese e chegada de leucócitos no tecido danificado. A lesão por reperfusão é correlacionada com a duração da isquemia, mas a suscetibilidade dos órgãos (cérebro > coração > rim > intestino > musculatura esquelética) é variável. O cérebro é bastante sensível à isquemia devido à sua alta atividade metabólica, requerimento absoluto de glicose, alta concentração de ácidos graxos poli-insaturados e liberação de neurotransmissores excitatórios. Os tecidos menos suscetíveis (p. ex. tecido adiposo, tecido fibroso) podem, em certo grau, sofrer atrofia ou entrar em um estado quiescente em resposta à menor perfusão, com uso de autofagia e apoptose como formas de remoção de organelas esgotadas ou células mortas, respectivamente.

Anteriormente considerada um processo não regulado, a necrose pode, pelo menos em algumas circunstâncias, ser regulada por vias de sinalização. De fato, a necrose regulada pode ser uma forma predominante de morte celular oncótica. O processo regulado de morte celular necrótica começa com um desencadeante (p. ex. ligação de fator de necrose tumoral [TNF] ou Fas ligante [FasL] ao receptor de morte [DR; ou seja, proteína transmembrana da membrana plasmática]), e, em sequência, há início, propagação e execução. A célula pode responder à ligação do TNF a seu receptor de pelo menos três maneiras diferentes: (1) sobrevida por ativação do fator nuclear κB (NFκB), (2) apoptose ou (3) necrose. A apoptose é determinada por caspases. É interessante notar que foi a descoberta de que a inibição das caspases, ao invés de proteger a célula da morte, pode redirecionar a apoptose à morte celular necrótica. Diversos desencadeantes de necrose regulada incluem TNF, FasL, dano ao DNA, CD3 via receptor de linfócito T, lipopolissacarídeo via receptores *Toll-like* e interferon γ. O termo *necroptose* se refere à morte celular necrótica regulada que começa com a ativação do receptor de TNF por TNF e é iniciada pela interação do receptor com proteína serina/treonina quinase (RIPK) 1. O estado de ubiquitinação de RIPK1 determina se a célula irá sobreviver ou sofrer apoptose ou necroptose. A inibição de caspase 8, em especial, é importante no redirecionamento da célula de apoptose à necroptose, com montagem do assim chamado necrossomo, composto por RIPK1, RIPK3 e pelo domínio quinase-símile de linhagem mista (MLKL). Embora ainda haja muito a aprender sobre a via da necroptose, o MLKL foi proposto como principal mediador da cascata descendente de RIPK3.

Outra via de necrose regulada é iniciada pela abertura do poro de MPT, que resulta no aumento da permeabilidade das membranas mitocondriais internas e externas e ao aumento de volume mitocondrial, produção de ROS e depleção de dinucleotídeo de nicotinamida e adenina (NAD^+) oxidada. A produção mitocondrial de ROS, principalmente por formas reduzidas de dinucleotídeo de nicotinamida e adenina fosfato (NADPH) oxidases, é considerada um requisito para a necrose induzida por TNF-α. As ROS, assim como a desregulação de Ca^{2+} e a depleção de NAD^+ e ATP, propaga o sinal na necrose regulada. Por fim, a fase de execução, com sua depleção catastrófica de ATP, aumento de volume celular, peroxidação lipídica e permeabilidade da membrana lisossomal com liberação de catepsinas, resulta em lesão celular irreversível e morte.

Lesão da Membrana Celular que Resulta na Morte Celular. A incapacidade de restauro da função mitocondrial e de reparo do dano à membrana celular é um componente essencial da lesão celular irreversível. Em especial, a fosforilação oxidativa não acoplada e a alteração mitocondrial do sequestro de cálcio aumentam, de forma significativa, o risco de morte celular. As membranas celulares danificadas apresentam maior permeabilidade e, assim, quando há disfunção das bombas iônicas de ATPase na membrana, o cálcio extracelular entra na célula. O desequilíbrio de cálcio exacerba o dano às mitocôndrias e ao citoesqueleto e ativa endonucleases, proteases e fosfolipases. A fosfolipase A hidrolisa, de forma catalítica, os fosfolipídios das membranas celulares, o que exacerba ainda mais o dano à membrana celular e mitocondrial e a progressão à lesão celular irreversível.

Lesão por Radical Livre. Os radicais livres contribuem para a lesão mitocondrial e a morte celular por necrose oncótica, principalmente quando há reperfusão após a isquemia (ver a seção anterior, que discute a lesão por isquemia e reperfusão). Os radicais livres danificam os lipídios (principalmente os fosfolipídios das membranas celulares), as proteínas e os ácidos nucleicos da célula (Fig. 1-15). Um radical livre é qualquer molécula com um elétron não pareado. Os radicais livres incluem ROS (p. ex. radical superóxido [O_2^-]) e espécies reativas de nitrogênio (p. ex. NO). Tais moléculas são altamente reativas, produtos de vida curta do metabolismo oxidativo e ocorrem nas membranas das mitocôndrias e outras organelas. A NADPH oxidase, uma enzima complexa encontrada nas membranas de diversos tipos celulares, principalmente fagócitos, como neutrófilos e macrófagos, atua na produção de ROS.

Os radicais livres endógenos, como espécies reativas de oxigênio ou nitrogênio, têm funções fisiológicas na sinalização celular e na defesa contra micróbios, mas também podem danificar as células, principalmente na presença da lesão de isquemia/reperfusão. Os radicais livres, com seu elétron não pareado, tendem a extrair o H^+ de seus ácidos graxos poliinsaturados em membranas celulares. O ácido graxo que perde seu H^+ passa a ser, em si, um radical livre que pode, então, ser oxidado a um radical ainda mais reativo que extrairá H^+ do ácido graxo vizinho, propagando uma reação em cadeia que resulta na desintegração da membrana. Antioxidantes, como a superóxido dismutase (SOD), a catalase, a glutationa peroxidase e as vitaminas A, C e E, são protetores, uma vez que removem radicais livres e podem interromper a reação em cadeia da peroxidação lipídica.

Aspecto Morfológico das Células e Tecidos Necróticos (Necrose Oncótica). O aspecto das células necróticas depende do tipo de necrose (ver a seguir), dos tecidos envolvidos, da causa de morte celular e do tempo transcorrido. Neste capítulo, necrose (ou necrótico) geralmente implica em morte celular oncótica.

Aspecto Macroscópico do Tecido Necrótico. Logo após a morte da célula, o tecido necrótico pode apresentar as mesmas características macroscópicas (aspecto macroscópico) observadas no edema celular agudo, ou seja, aumento de volume e palidez. Com o tempo, a necrose passa a ser mais óbvia, com perda de detalhes estruturais e da demarcação do tecido viável adjacente. A necrose zonal, como a necrose hepática centrolobular (Fig. 8-15) ou a necrose tubular

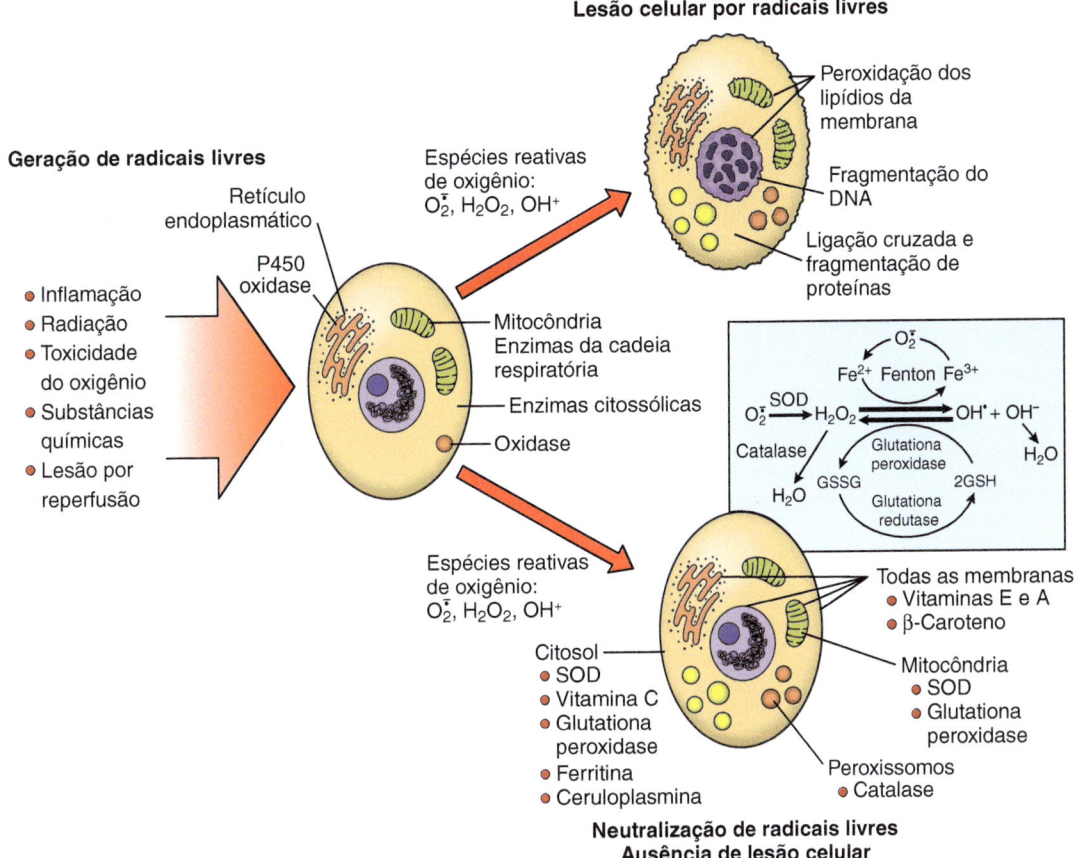

Figura 1-15 O Papel de Espécies Reativas de Oxigênio na Lesão Celular. *GSH*, Glutationa reduzida; *GSSG*, glutationa oxidada; *SOD*, superóxido dismutase.

proximal renal (Figs. 11-10 e 11-11), principalmente se difusa, ao invés de segmentar ou focal, pode não ser passível de diferenciação nos estágios iniciais da degeneração reversível. Por outro lado, a necrose unifocal ou multifocal (com distribuição aleatória) ou a necrose zonal segmentar é mais facilmente reconhecida ao exame macroscópico, exatamente por ser diferente do tecido adjacente viável. A necrose hepática multifocal, por exemplo, pode ser reconhecida, em parte, porque os focos necróticos diferem do tecido adjacente viável e cada lóbulo hepático é afetado de forma distinta. Da mesma forma, a necrose cerebrocortical laminar segmentar é reconhecida porque somente segmentos do córtex cerebral apresentam alteração na coloração ou modificação de textura ou estrutura. Um infarto, uma necrose decorrente da perda regional de suprimento sanguíneo, é reconhecido por assumir o formato do campo vascular — romboide em muitos tecidos (p. ex. pulmão ou pele) ou cônico (cuneiforme em duas dimensões) com sua base na borda do baço (Fig. 13-64) ou na superfície cortical do rim (Figs. 2-37 e 2-38).

Alterações Histológicas na Necrose (Necrose Oncótica). As alterações microscópicas da necrose (Fig. 1-16) foram descritas no século XIX por Rudolf Virchow. As principais características são a picnose (condensação nuclear com encolhimento e basofilia intensa), cariorrexia (fragmentação nuclear) ou cariólise (dissolução ou perda nuclear). As células mortas também tendem a apresentar eosinofilia citoplasmática intensa devido à desnaturação de proteínas e à perda de ribossomos, o que resulta na perda da basofilia. Mais tarde, a célula morta pode apresentar palidez citoplasmática, aumento de volume, formato arredondado e descolamento da membrana basal ou das células adjacentes.

Ultraestrutura das Células Necróticas (Necrose Oncótica). A princípio, a célula necrótica apresenta aumento de volume, formato arredondado e descolamento das células adjacentes e da lâmina basal, no caso do epitélio, ou da ECM, no caso de células mesenquimais. A cromatina é condensada. O citosol é elétron-transparente. As mitocôndrias apresentam aumento de volume e desenvolvem densidade flocular. O ER e o restante da rede citocavitária apresentam aumento de volume e se fragmentam em vesículas. Por fim, o aumento do volume celular rompe as membranas, incluindo a membrana plasmática, a um ponto em que a célula literalmente explode e, então, colapsa.

Tipos de Necrose Oncótica. A classificação da necrose por suas características morfológicas em cortes de tecido pode ser útil ao diagnóstico, embora seja um pouco arbitrária. Esta classificação depende do tecido envolvido, da natureza do agente lesivo e do tempo transcorrido após a morte celular. A necrose é tradicionalmente classificada como coagulativa, caseosa, liquefativa ou lítica e gangrenosa. O aluno deve lembrar que o aspecto morfológico das células e tecidos necróticos mudam com o passar do tempo. As características morfológicas da necrose coagulativa, por exemplo, podem progredir às observadas na necrose lítica com liquefação, principalmente em determinados tecidos ou quando há chegada de leucócitos.

Necrose Coagulativa. O termo necrose coagulativa se refere à desnaturação de proteínas citoplasmáticas, que, ao nível histológico, faz com que as células necróticas apresentem citoplasma opaco e com eosinofilia intensa. A necrose coagulativa é uma resposta inicial típica à hipóxia, isquemia ou lesão tóxica. Parece que a lesão inicial ou a acidose celular subsequente desnatura não somente proteínas estruturais, mas também enzimas lisossomais na célula afetada. Normalmente, as enzimas lisossomais provocam desintegração proteolítica de toda a célula, mas o resultado desta desnaturação, a desintegração proteolítica da célula, é retardada. Porém, a degradação de ácidos nucleicos não é prejudicada. Assim, a célula que sofreu necrose coagulativa apresenta as características nucleares esperadas na morte celular por oncose (ou seja, picnose, cariorrexia ou cariólise), mas os contornos celulares ainda são visíveis à análise histológica (Fig. 1-16). A

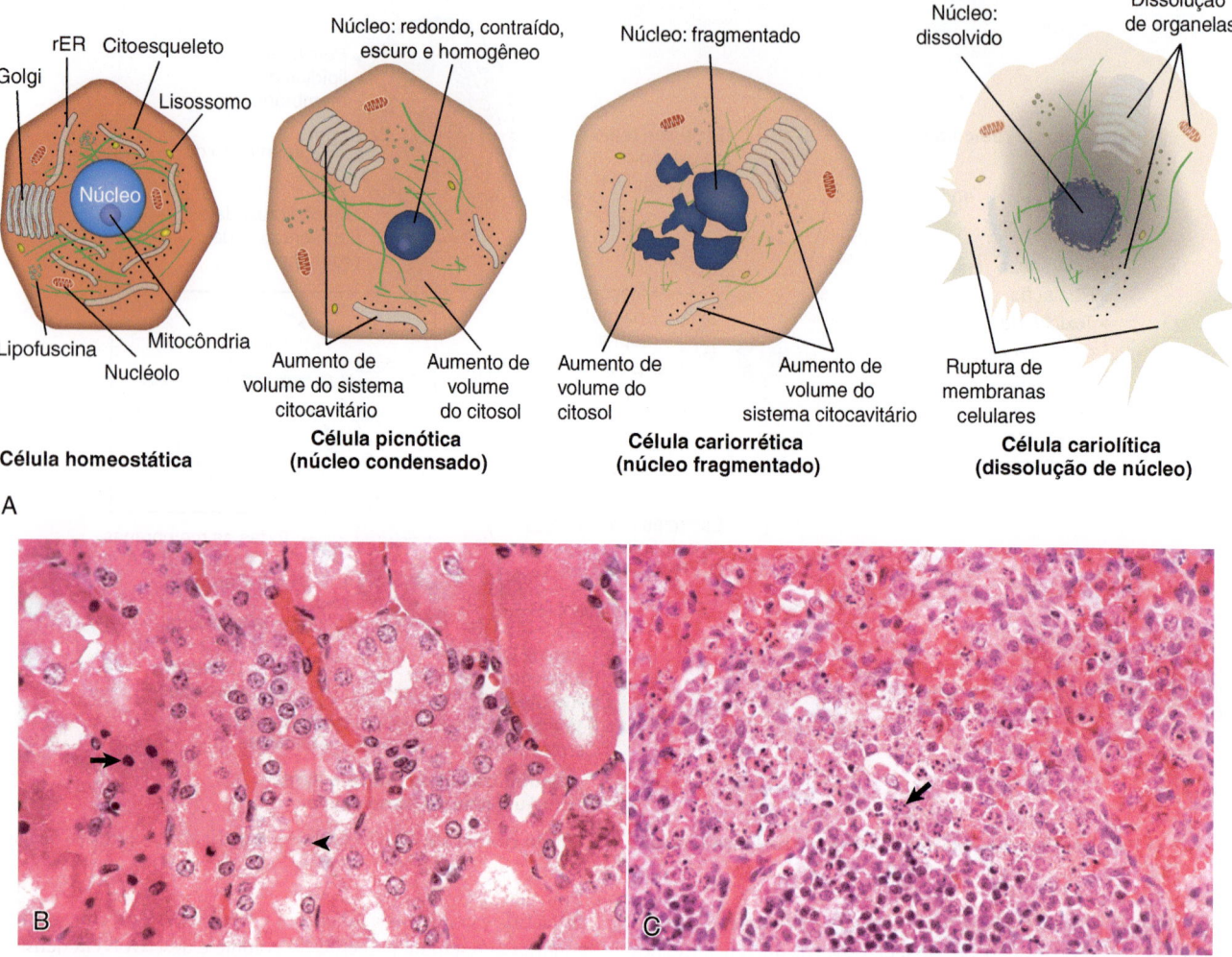

Figura 1-16 Citoarquitetura da Necrose Celular. A, Representação esquemática das alterações nucleares e citoplasmáticas nos estágios da necrose. *rER*, retículo endoplasmático rugoso. **B,** Picnose e cariólise, córtex renal, intoxicação por clorofórmio, camundongo. Algumas células epiteliais tubulares sofreram degeneração hidrópica; outras são necróticas, com picnose *(seta)* ou cariólise *(ponta de seta)*. Coloração por HE. **C,** Cariorrexia, linfócitos, baço, cão. Os linfócitos necróticos apresentam núcleos fragmentados *(seta)* devido à infecção pelo parvovírus. Coloração por HE. (**A** Cortesia de Dr. M. A. Miller, College of Veterinary Medicine, Purdue University; e Dr. J. F. Zachary, College of Veterinary Medicine, University of Illinois; **B** e **C** Cortesia de Dr. L. H. Arp.)

necrose coagulativa é mais facilmente reconhecida no fígado, no rim, no miocárdio ou na musculatura esquelética, em que a preservação temporária dos contornos celulares também preserva a arquitetura tecidual, de modo que os contornos das placas hepáticas, dos túbulos renais ou dos feixes musculares são visíveis à microscopia óptica. Os neurônios também sofrem necrose coagulativa antes de desaparecerem por necrose lítica. Macroscopicamente, a necrose coagulativa é uma área acastanhada-pálida a cinza-pálida que tende a ser bem demarcada em relação ao tecido adjacente viável, que apresenta cor normal e é sólido (sem desagregação, destruição, liquefação ou outra perda óbvia de estrutura aparente).

O infarto geralmente começa como necrose coagulativa, principalmente em tecidos como o rim (Fig. 1-17), em que o arcabouço formado pelas membranas basais tubulares e o tecido fibroso intersticial mantêm a estrutura tecidual. A princípio, o tecido que perde seu suprimento sanguíneo fica esbranquiçado, mas, em minutos, há entrada de sangue no tecido infartado devido ao restauro do fluxo sanguíneo do vaso obstruído ou à circulação colateral (assim, infartos em órgãos com suprimento sanguíneo duplo, como o pulmão, tendem a ser hemorrágicos) ou extravasamento de veias no tecido não afetado e adjacente ao tecido danificado. Em um órgão arterial final, como o rim, os macrófagos removem o sangue de infartos hemorrágicos agudos

em alguns dias e a área do infarto passa a ser pálida e bem demarcada por uma borda vermelha, atribuída à hiperemia, hemorragia e inflamação aguda, do parênquima renal adjacente.

Necrose Caseosa. O termo caseoso, derivado da palavra latina para queijo, se refere ao aspecto macroscópico semelhante a queijo coalhado desta forma de necrose. Em comparação à necrose coagulativa, a necrose caseosa é uma lesão mais antiga, com perda completa da arquitetura celular ou tecidual (Fig. 1-18). Macroscopicamente, o cáseo pode ser observado como um exsudato branco-amarelado de aspecto coalhado, granular ou laminado no centro do granuloma ou do abscesso crônico. Histologicamente, a lise de leucócitos e células parenquimatosas converte o tecido necrótico em substância eosinofílica granular a amorfa — cujos contornos celulares não são visíveis — com *debris* nucleares basofílicos. A calcificação do tecido necrótico pode contribuir ao aspecto granular basofílico.

A necrose caseosa é proeminente nos granulomas da tuberculose bovina, causada por *Mycobacterium bovis*. O M. *bovis* se replica em macrófagos, protegido por componentes de sua parede celular da destruição por enzimas lisossomais até que, com o desenvolvimento da hipersensibilidade mediada por células (tipo IV), linfócitos T citolíticos destroem os macrófagos infectados, assim como as células parenquimatosas do órgão infectado (Capítulos 3, 4 e 5).

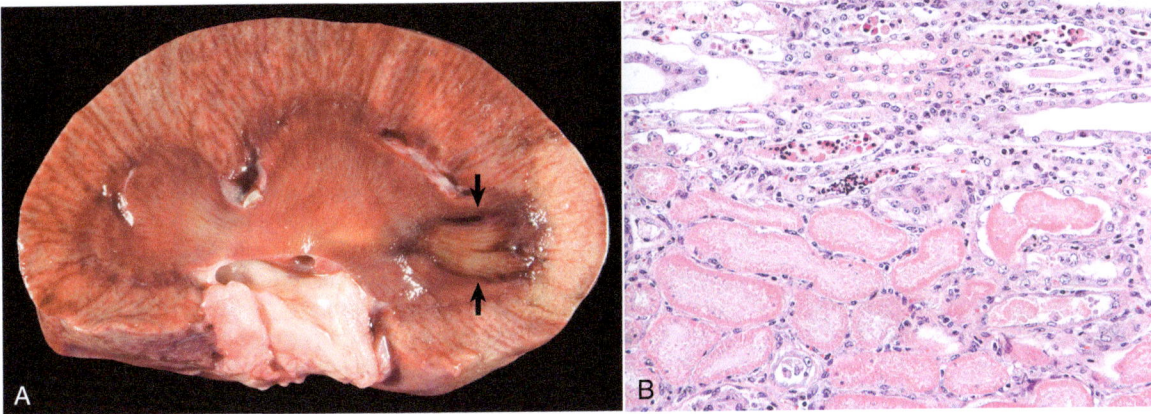

Figura 1-17 **Necrose Coagulativa, Infarto, Rim, Boi. A,** Uma área empaledecida de necrose coagulativa se estende da medula à superfície capsular do rim. A porção apical (medular) deste infarto renal apresenta uma borda vermelha escura de hiperemia reativa e inflamação (*setas*). **B,** Necrose coagulativa de células epiteliais tubulares renais. As células necróticas (*metade inferior da figura*) apresentam citoplasma eosinofílico homogêneo e picnose ou cariólise, mas são mantidos os contornos celulares com coloração tênue e a arquitetura tubular. Coloração por HE. (**A** Cortesia de Dr. M. A. Miller, College of Veterinary Medicine, Purdue University. **B** Cortesia de Dr. J. F. Zachary, College of Veterinary Medicine, University of Illinois.)

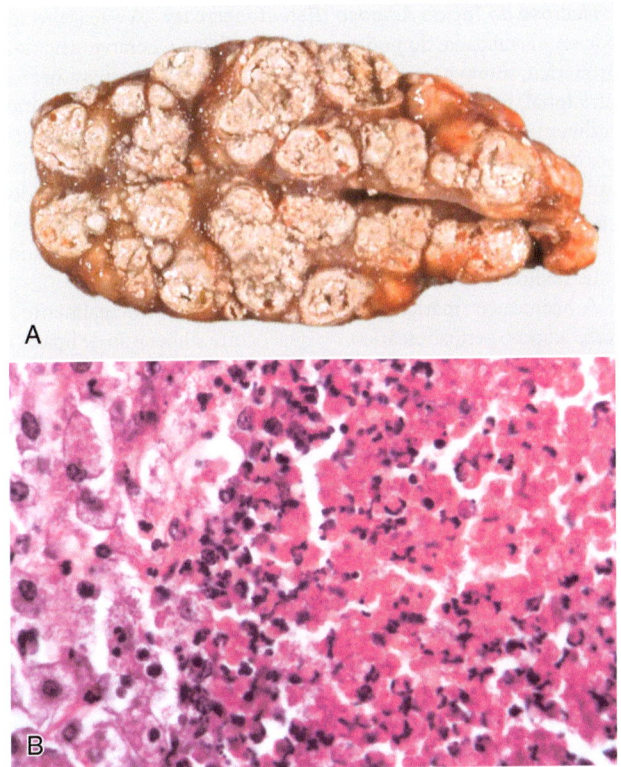

Figura 1-18 **Tuberculose (Necrose Caseosa), Linfonodo, Corte Transversal, Boi. A,** O linfonodo contém granulomas caseosos coalescentes. A necrose caseosa é caracterizada por exsudato esbranquiçado e friável. **B,** Inflamação granulomatosa na necrose caseosa. As paredes celulares estão rompidas e há perda da arquitetura tecidual. Leucócitos degenerados ou lisados, incluindo muitos neutrófilos, estão no centro (*à direita*) do granuloma; notar os macrófagos epitelioides à esquerda. Coloração por HE. (**A** Cortesia de Dr. M. Domingo, Autonomous University of Barcelona; e Noah's Arkive, College of Veterinary Medicine, The University of Georgia. **B** Cortesia de Dr. M. D. McGavin, College of Veterinary Medicine, University of Tennessee.)

Corynebacterium pseudotuberculosis, que causa da linfadenite caseosa em ovinos e caprinos, é outro micróbio que pode se replicar em fagossomos de macrófagos sem ser destruído por enzimas lisossomais. No estágio crônico da infecção, há abscessos caseosos em linfonodos periféricos ou internos (linfadenite caseosa, Capítulo 13 e Figs. 13-79 e 13-80) ou outros órgãos, como os pulmões.

Necrose Liquefativa. Na necrose liquefativa, as células são lisadas e o tecido necrótico é convertido a uma fase fluida. Esta manifestação geralmente é o estágio final da necrose no parênquima do cérebro (Fig. 1-19; Capítulo 14) ou da medula espinhal devido à ausência de interstício fibroso para sustentação da estrutura do tecido e porque as células do SNC tendem a ser ricas em lipídios e enzimas líticas. O termo atribuído ao aspecto macroscópico da necrose no cérebro e na medula espinhal é malácia. Os neurônios geralmente são a células mais suscetíveis à necrose, principalmente em decorrência da hipóxia ou isquemia e desenvolvem (logo no início do processo de morte celular) as características morfológicas da necrose coagulativa. Com o passar do tempo, porém, as células da glia também sofrem necrose e se inicia a liquefação do neurópilo. A princípio, a malácia pode meramente resultar em transparência do tecido afetado, mas, em alguns dias, o tecido necrótico passa a apresentar coloração amarelada, amolecimento ou edema. A liquefação progride com a chegada dos macrófagos (células *gitter*), que fagocitam os *debris* de mielina e outros componentes do tecido necrótico. Por fim, as células parenquimatosas são completamente lisadas ou fagocitadas e tudo o que resta é a vasculatura com espaços intercalados parcialmente preenchidos por células *gitter* quase cheias de lipídios e *debris*. Em órgãos ou tecidos fora do SNC, a necrose liquefativa é mais frequentemente encontrada como parte da infecção bacteriana piogênica (com formação de pus) e da inflamação supurativa (rica em neutrófilos) (Capítulo 3), e é observada nos centros de abscessos ou outras coleções de neutrófilos.

Necrose Gangrenosa. A gangrena indica o tipo de necrose que tende a se desenvolver no aspecto distal das extremidades, como os membros, a cauda ou os pavilhões auriculares ou em porções dependentes dos órgãos, como as glândulas mamárias ou os lobos pulmonares. A gangrena pode ser designada úmida ou seca; estas formas não são relacionadas. Se o tecido necrótico dependente for infectado por determinadas bactérias, há o desenvolvimento de gangrena úmida. Se tais bactérias forem formadoras de gás (p. ex. *Clostridium* spp.), a gangrena úmida passa a ser uma gangrena gasosa. No pulmão, a gangrena úmida geralmente é decorrente da necrose lítica da pneumonia por aspiração. O material aspirado pode ser um material estranho (alimento ou medicamento) ou o conteúdo gástrico (a mistura de bolo alimentar e secreções gástricas). Tais materiais, por si só, podem ser cáusticos e também, provavelmente, levam bactérias do ambiente ou da orofaringe para o pulmão. A infecção estafilocócica da glândula mamária de ruminantes pode causar mastite gangrenosa (Fig. 1-20, A), uma forma de gangrena úmida. Macroscopicamente, os tecidos infectados apresentam cor vermelha-enegrecida e são úmidos.

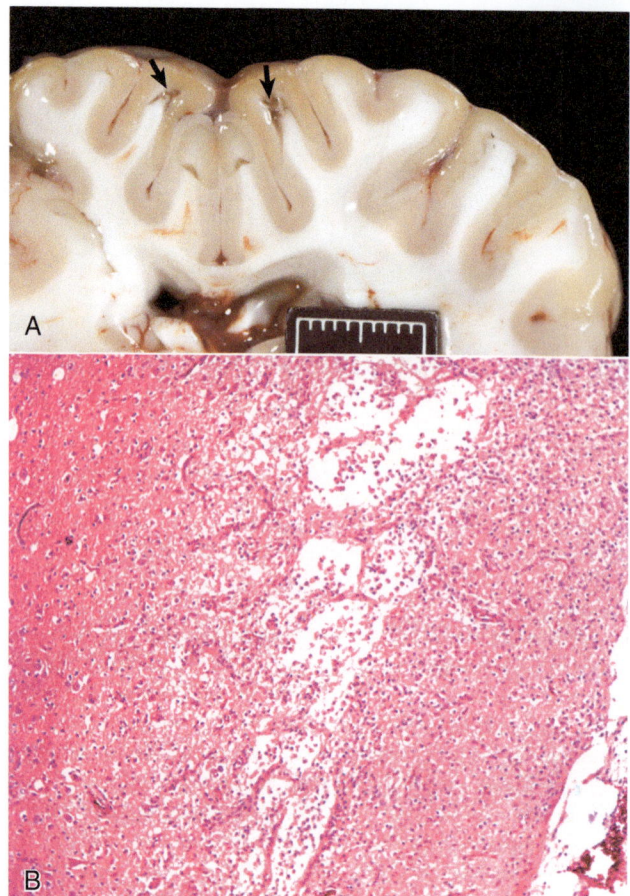

Figura 1-19 Necrose Liquefativa. A, Polioencefalomalácia aguda, cérebro, cabra. A deficiência de tiamina resultou no desenvolvimento de malácia cerebrocortical, que, microscopicamente, é a necrose liquefativa com separação focal do tecido *(setas)*. Notar a coloração amarela do córtex afetado. Barra de escala = 2 cm. **B,** Necrose cortical, cérebro, cão. A zona pálida na lâmina profunda do córtex cerebral é uma área de *necrose liquefativa* com perda de parênquima. Tudo o que resta é a vasculatura com células *gitter* nos espaços intercalados. Coloração por HE. (**A** Cortesia de Dr. R. Storts, College of Veterinary Medicine, Texas A&M University. **B** Cortesia de Dr. L. H. Arp.)

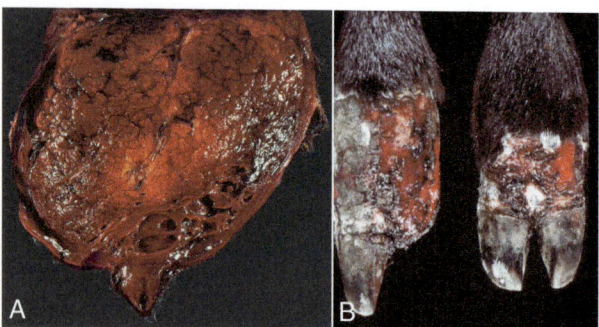

Figura 1-20 Necrose Gangrenosa. A, Gangrena úmida, glândula mamária (corte longitudinal pelo teto), ovelha. A infecção estafilocóccica causou a mastite gangrenosa nesta ovelha. Notar a necrose úmida e hemorrágica do tecido mamário e da pele subjacente, principalmente no aspecto distal (ventral) do úbere. **B,** Gangrena seca, dígitos, boi. A vasoconstrição causada por alcaloides do ergot em gramíneas infectadas por endófitos causou esta necrose isquêmica nos aspectos distais dos membros pélvicos. Notar que houve perda de uma das garras (*à esquerda*) devido ao processo. (**A** Cortesia de Dr. M. A. Miller, College of Veterinary Medicine, Purdue University. **B** Cortesia de Dr. R.K. Myers, College of Veterinary Medicine, Iowa State University.)

Histologicamente, a lesão da gangrena úmida lembra à da necrose liquefativa, mas geralmente é acompanhada por um número maior de leucócitos, principalmente neutrófilos.

A gangrena seca é decorrente da diminuição da perfusão vascular e/ou perda do suprimento sanguíneo. É uma forma de infarto que resulta em necrose coagulativa e confere uma textura seca, similar à do couro, ao tecido necrótico desde que não haja colonização por bactérias putrefativas. A trombose arterial (p. ex. formação de "trombo em sela" na bifurcação ilíaca da aorta de gatos) e a ulceração por frio são causas da gangrena seca nos membros. A gangrena seca é também a lesão da "claudicação por festuca" (*fescue foot*) em bovinos (Fig. 1-20, *B*), causada pelo efeito vasoconstritor dos alcaloides do ergot produzidos pela festuca infectada por endófitos.

Necrose do Epitélio. A necrose que se desenvolve em superfícies epiteliais (p. ex. epiderme ou epitélio da córnea) ou nos revestimentos epiteliais (p. ex. epitélio da mucosa dos tratos respiratório, digestório ou reprodutivo) causa esfoliação ou remoção de células mortas, resultando na erosão do epitélio, ou, em caso de necrose de espessura total, ulceração. Traumas, determinados micróbios (p. ex. herpesvírus) e perda de suprimento sanguíneo estão entre as muitas causas da necrose epitelial.

Necrose do Tecido Adiposo (Esteatonecrose). A esteatonecrose pode ser classificada, do ponto de vista etiológico, como nutricional, enzimática, traumática e idiopática (Capítulo 7). A esteatonecrose nutricional, também conhecida como esteatose ou lipidose hepática, geralmente é decorrente da alimentação com dietas ricas em ácidos graxos não saturados e pobres em vitamina E ou outros antioxidantes, resultando na produção de ROS e à peroxidação lipídica. A lipidose hepática geralmente é observada em carnívoros, como gatos ou visons, que recebem dieta baseada em peixes. O tecido adiposo afetado é firme, nodular e castanho-amarelado.

A necrose enzimática da gordura é observada principalmente no tecido adiposo peripancreático, no qual ocorre a liberação de lipases de células pancreáticas acinares necróticas (Fig. 1-21; Figs. 8-88 e 8-89). Macroscopicamente, tecido adiposo necrótico se torna firme e nodular, com depósitos calcáreos esbranquiçados, decorrente da saponificação (formação de sabão). Microscopicamente, a esteatonecrose estimula o desenvolvimento de inflamação, composta principalmente por macrófagos ricos em lipídios e números variáveis de neutrófilos. Os lipídios são removidos por solventes durante o processamento histológico e, assim, o citoplasma dos adipócitos normais não é corado, enquanto os adipócitos necróticos tendem a apresentar citoplasma eosinofílico pálido a anfofílico, com depósitos dispersos de saponificação intensamente basofílica.

A esteatonecrose traumática geralmente ocorre após traumas por contusão ou pressão crônica do tecido adiposo contra proeminências ósseas, como a compressão do tecido adiposo subcutâneo contra o esterno em bovinos em decúbito. Acredita-se que a isquemia contribua para o desenvolvimento da lesão celular. A inflamação e a saponificação são inconspícuas nesta forma de esteatonecrose.

A necrose da gordura abdominal de bovinos é um exemplo de esteatonecrose idiopática. Esta lesão tende a se desenvolver no tecido adiposo abundante do mesentério e no tecido retroperitoneal de vacas supercondicionadas. Alguns autores atribuíram a esteatonecrose retroperitoneal à isquemia associada ao consumo de fescutas altas infectadas com endófitos. A esteatonecrose idiopática também é observada no peritônio parietal ventral de cavalos e pôneis (Fig. 7-15).

Sequelas da Necrose Oncótica. A necrose oncótica resulta no desenvolvimento de uma reação inflamatória na maioria dos tecidos. No SNC, a reação inflamatória se desenvolve de forma lenta e é composta principalmente por um influxo de macrófagos que se transformam em células *gitter*. Na maioria dos outros tecidos, uma banda de hiperemia (hemorragia e inflamação aguda) circunda o tecido necrótico e atrai leucócitos para o local. Os neutrófilos e macrófagos

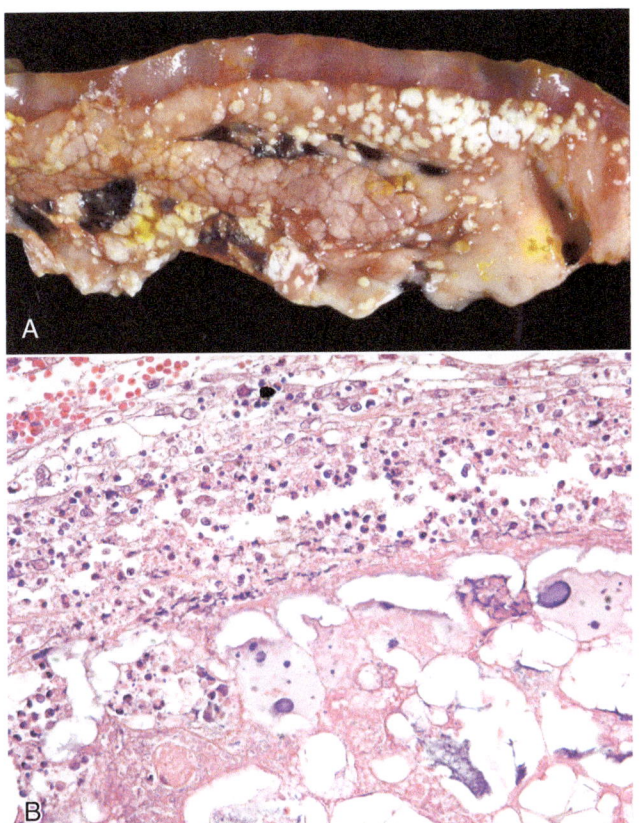

Figura 1-21 Esteatonecrose. A, Necrose enzimática da gordura (esteatonecrose); duodeno, pâncreas e tecido adiposo peripancreático, cão. Episódios recorrentes de pancreatite com extravasamento de lipases e outras enzimas causam a saponificação do tecido adiposo necrótico, que apresenta aspecto calcáreo e esbranquiçado. **B,** Tecido adiposo peripancreático, cão. Notar o tecido adiposo necrótico (*inferior*) com saponificação (áreas basofílicas) e a borda de neutrófilos e macrófagos (*superior*). Coloração por HE. (**A** Cortesia de Dr. J. Wright, College of Veterinary Medicine, North Carolina State University; e Noah's Arkive, College of Veterinary Medicine, The University of Georgia. **B** Cortesia de Dr. J. F. Zachary, College of Veterinary Medicine, University of Illinois.)

fagocitam e lisam o tecido necrótico, convertendo a necrose coagulativa em necrose liquefativa e acelerando (em muitos casos) a remoção do tecido danificado. Em outros casos, o material estranho ou fragmentos de ossos resistem à digestão e formam um sequestro. Cavitações menores deixadas pela necrose liquefativa podem se resolver sem cicatrização, dependendo da capacidade regenerativa do tecido afetado. O fígado é um órgão com alta capacidade regenerativa e, devido a seu suprimento sanguíneo duplo, não é suscetível a infartos. Por outro lado, nos infartos renais, os néfrons perdidos raramente são reparados de maneira eficaz e, de modo geral, são substituídos por uma cicatriz fibrosa.

A necrose epitelial focal, que resulta em ulceração, pode ser reparada pela hiperplasia de células epiteliais normais adjacentes sem cicatrização, caso o defeito seja pequeno ou superficial, e se as células basais ou outras células progenitoras permaneçam nas adjacências para preencher a falha (p. ex. cicatrização nas infecções por coronavírus ou parvovírus no intestino delgado [Figs. 4-39 e 7-180]). O tecido adiposo, por outro lado, é mal-equipado para repor os lóbulos adiposos necróticos devido à baixa capacidade regenerativa dos adipócitos.

Morte Celular por Apoptose

Diferentemente da necrose oncótica, em que as células que estão morrendo incham até literalmente explodirem, a morte celular apoptótica é um processo de condensação e encolhimento. A apoptose é uma forma de morte celular programada importante no desenvolvimento embrionário, na homeostasia e na involução de órgãos ou tecidos privados da estimulação por hormônios ou fatores de crescimento. É também uma forma regulada de morte celular determinada por vias de sinalização em resposta a certos tipos de lesão.

Desencadeantes da Apoptose. Os desencadeantes de apoptose incluem a interação com ligantes, como TNF, a DRs da superfície celular, diversos estressores ou lesão por toxinas ou ROS, privação nutricional ou remoção de fatores de crescimento ou hormônios, dano ao DNA ou lesão imunomediada por linfócitos T citolíticos ou células NK. A apoptose (Fig. 1-22) ocorre por meio de uma *via extrínseca* (iniciada pela interação entre o ligante e seu DR) ou uma *via intrínseca* (iniciada na mitocôndria em resposta a diversos estressores ou dano ao DNA) e quase sempre envolve a ativação de *caspases*. As caspases são cisteína proteases que clivam peptídeos após resíduos de aspartato. As caspases iniciadoras, que começam o processo de apoptose, incluem a caspase 8 (ativada pelo complexo de sinalização indutor de morte [DISC] da via extrínseca), a caspase 9 (ativada com o *apoptossomo* na via intrínseca) e a caspase 2 (ativada por p53 após o dano ao DNA). As caspases iniciadoras ativam as caspases efetoras-caspase 3, caspase 6 e caspase 7 que, então, executam a apoptose.

A Via Extrínseca (Iniciada pelo Receptor de Morte). A apoptose extrínseca (Fig. 1-22) começa com a trimerização induzida pelo ligante da superfície celular DR. Os DRs incluem Fas, receptor do fator de necrose tumoral (TNFR) 1 e receptor do ligante de indutor de apoptose relacionado com TNF (TRAILR). A próxima etapa é a internalização e o recrutamento de domínios de morte intermediários associados às proteínas do receptor de TNF na membrana (TRADD), do domínio de morte associado a Fas (FADD) e de caspase 8 para formação do DISC citoplasmático. Lembrar que RIPK1, dependendo de sua ubiquitinação, pode se associar ao DR trimerizado e levar a célula à necrose regulada (em caso de inibição de caspases) ou à sobrevida por meio da ativação de NFκB e possui um domínio de morte (DD) N-terminal que o associa à via apoptótica através de proteínas adaptadoras, como TRADD ou FADD. TRADD interage com FADD, que, por sua vez, ativa a procaspase 8. A caspase 8 suficientemente ativa, então, ativa as caspases efetoras (executoras) caspase 3 e caspase 7 para fazer a apoptose. A caspase 8 também pode truncar Bid, uma proteína Bcl-2 pró-apoptótica, que se transloca da mitocôndria para desencadear a apoptose intrínseca (ver a seguir). É importante notar que a proteína FLIP bloqueia a via extrínseca ao se ligar à procaspase 8 sem ativá-la. Se a atividade de caspase 8 for insuficiente, a apoptose mediada por DR pode ser aumentada pelas mitocôndrias, quase sempre por meio de proteínas Bcl-2, como Bak pró-apoptótica (antagonista de Bcl-2/*killer*) e Bax (proteína X associada a Bcl-2). Até mesmo as células que não podem iniciar ou propagar a sinalização apoptótica ainda podem morrer, mas isto ocorre através de vias de morte celular independentes de caspase, como a necrose regulada.

A Via Intrínseca (Mitocondrial). A via intrínseca ou mitocondrial de apoptose (Fig. 1-22) não requer a ligação do DR da superfície celular e pode ser desencadeada por diversos estressores celulares ou pelo dano ao DNA que resulta na ativação do modulador de apoptose p53 de regulação positiva (PUMA). O principal evento da apoptose intrínseca é a permeabilização da membrana externa mitocondrial (MOMP). A MOMP pode ser desencadeada por ativação, modificação após a tradução e regulação positiva das proteínas pró-apoptóticas BH3-apenas (p. ex. proteína PUMA). As proteínas BH3-apenas geralmente induzem MOMP por meio da oligomerização de Bax e Bak, que formam canais na membrana mitocondrial externa. Esta permeabilização da membrana mitocondrial externa libera o citocromo *c* do espaço intermembranoso no citosol. O citocromo *c* promove a montagem do *complexo ativador de caspase* ou apoptossomo, que é composto pela caspase 9 e fator ativador de protease apoptótica 1

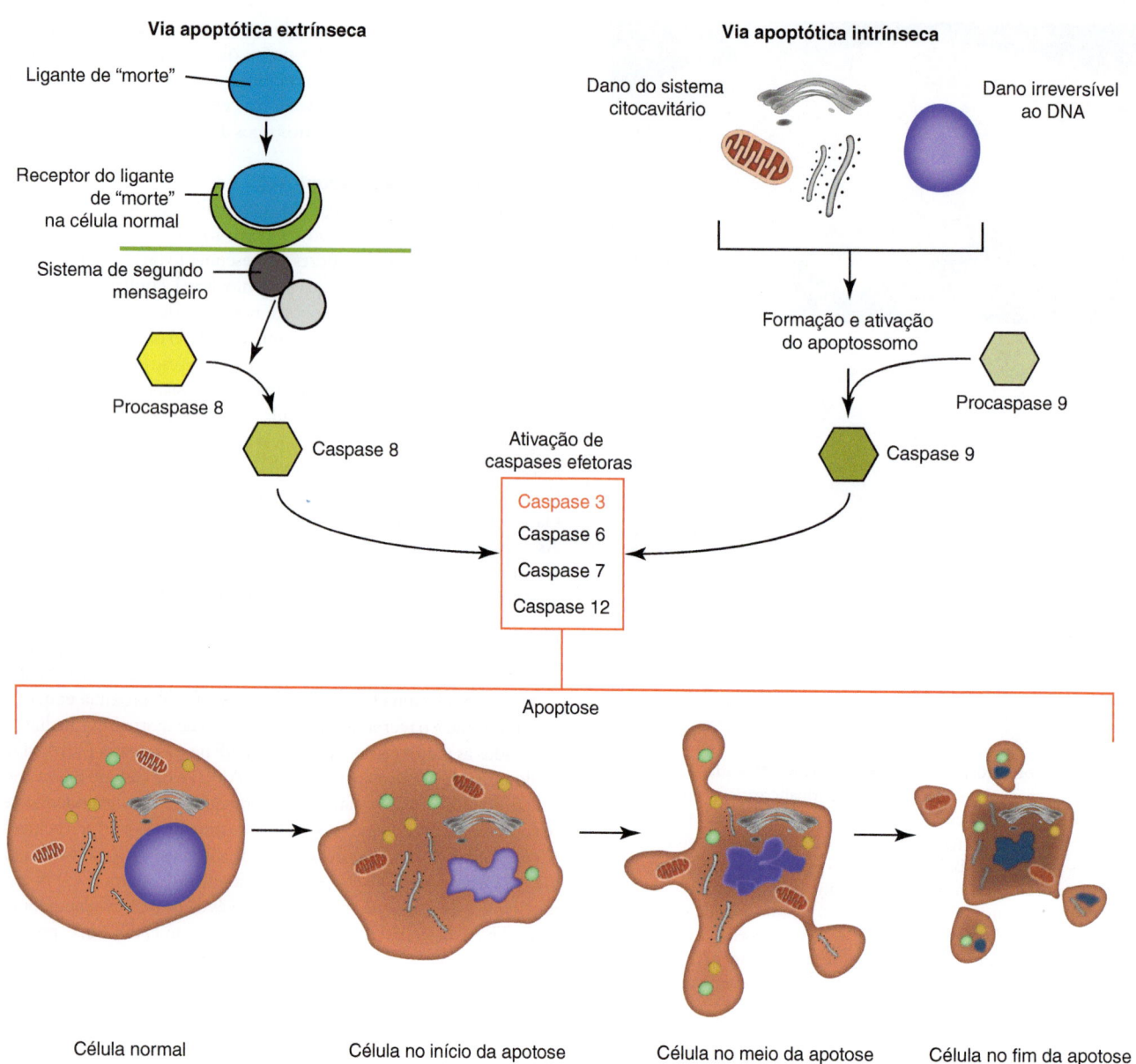

Figura 1-22 Apoptose. Na via extrínseca (*à esquerda*), a apoptose é desencadeada pela interação de um ligante ao receptor de morte na superfície celular, com subsequente formação de um complexo citoplasmático de sinalização indutor de morte que ativa uma caspase iniciadora (p. ex. caspase 8). A via intrínseca (*à direita*) da apoptose é desencadeada pelo dano ao DNA ou por diversos estressores à célula, principalmente aqueles que causam permeabilização da membrana mitocondrial externa, e resultam em formação de um complexo ativador de caspase ou apoptossomo. A caspase iniciadora da via interior geralmente é a caspase 9. Tanto na via extrínseca quanto na via intrínseca, as caspases iniciadoras ativam as caspases efetoras (executoras), resultando na morte celular com as características morfológicas da apoptose (*mostrada na porção inferior*). (Cortesia de Dr. M. A. Miller, College of Veterinary Medicine, Purdue University; e Dr. J. F. Zachary, College of Veterinary Medicine, University of Illinois.)

(Apaf-1). A MOMP também libera o segundo ativador mitocondrial de caspases (SMAC), assim como hidrolases catabólicas, fator indutor de apoptose (AIF) e endonuclease G.

Lembre-se da seção sobre a necrose regulada: a abertura do poro de MPT é um evento importantíssimo na morte celular, uma vez que dissipa o gradiente de prótons necessários à fosforilação oxidativa. Em baixas concentrações, a abertura do poro de MPT pode induzir a autofagia protetora para remoção de mitocôndrias disfuncionais. Porém, a MOMP é a permeabilização letal que inicia a apoptose intrínseca.

A Fase de Execução da Apoptose. As caspase iniciadoras (2, 8, 9 ou 10) clivam as caspases efetoras (executoras) mais abaixo na cascata (principalmente 3, 6 e 7), que, então, executam a apoptose por meio da clivagem das proteínas celulares após resíduos de aspartato. A granzima B dos linfócitos T citolíticos e das células NK também pode

desencadear a apoptose através da ativação da caspase 3 e da caspase 7. As caspases efetoras clivam as proteínas nucleares e citoplasmáticas, o que causa desintegração do núcleo e destruição do citoesqueleto.

Aspecto Morfológico da Apoptose. Morfologicamente, a morte celular apoptótica é um processo de condensação e fragmentação do núcleo (picnose e cariorrexia) com formação de vesículas na membrana plasmática para formação de corpos apoptóticos ligados à membrana, que contêm fragmentos nucleares, organelas e citosol condensado (Fig. 1-23; Fig. 1-22). A membrana plasmática que cerca os corpos apoptóticos impede o desenvolvimento da inflamação decorrente da morte celular necrótica, mas expressa fatores que atraem fagócitos e estimulam a heterofagia. Não é surpresa que a morte celular apoptótica e necrótica possam coexistir no mesmo tecido.

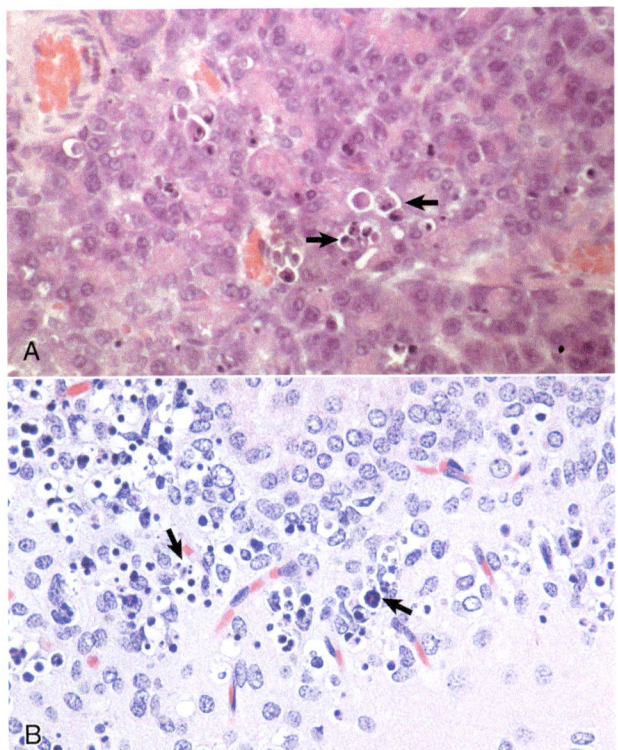

Figura 1-23 **Apoptose, Características Citológicas. A,** Pâncreas, rato. Células acinares individuais estão contraídas, condensadas e fragmentadas *(setas)*. Os corpos apoptóticos estão em células adjacentes, mas há ausência de inflamação. Coloração por HE. **B,** Hipocampo, cérebro, camundongo. Neurônios individuais estão contraídos, condensados e fragmentados *(setas)*. Coloração por HE. (**A** Cortesia de Dr. M.A. Wallig, College of Veterinary Medicine, University of Illinois. **B** Cortesia de Drs. V.E. Valli e J. F. Zachary, College of Veterinary Medicine, University of Illinois.)

Lesão Celular Crônica e Adaptações Celulares

Na seção anterior, discutiu-se a lesão reversível com edema celular agudo e a lesão irreversível com morte celular. Nesta seção, será examinada a lesão subletal crônica, em que a célula pode se adaptar, sofrendo hipertrofia (aumento do tamanho celular devido ao aumento do número e do tamanho de organelas), hiperplasia (aumento do número de células devido à proliferação das células capazes de mitose), metaplasia (alteração do tipo celular) ou displasia (desenvolvimento de atipia celular). Alternativamente, as células podem sofrer alterações degenerativas, como atrofia (redução do número e do tamanho das organelas com menor tamanho celular e massa tecidual) ou acúmulo de substâncias normais ou anormais.

Sobrevida Celular durante a Isquemia ou Involução Subletal

Autofagia

A *autofagia* evoluiu como um mecanismo de sobrevida celular durante a isquemia em resposta à perda de fatores de crescimento ou estímulos hormonais. Na autofagia, as células consomem suas próprias organelas danificadas, em uma função de automanutenção, e proteínas e carboidratos citossólicos, como fonte de nutrientes. Assim, a autofagia é distinta da heterofagia (Fig. 1-24), na qual uma célula fagocita outra célula de forma parcial ou total. A autofagia geralmente inibe a apoptose; porém, caso não controlada, pode causar morte celular. A autofagia pode ser categorizada como macroautofagia, microautofagia (fagocitose direta pelo lisossomo) e autofagia auxiliada por chaperona. Na macroautofagia, partes do citosol e das organelas são envelopadas no *autofagossomo* ligado à membrana dupla, que subsequentemente se

funde ao lisossomo para a formação de um autofagolisossomo ligado a uma única membrana.

A via de sinalização da autofagia começa com a formação do complexo ULK1, composto por ULK1 (quinase UNC-51–símile), FIP 200 (uma proteína que interage com a quinase) e os produtos gênicos relacionados com autofagia (ATG) 13 e 101. O complexo ULK1 direciona a formação da membrana de isolamento; o complexo 1 do alvo mamífero de rapamicina (mTOR), uma proteína-serina/treonina quinase, inibe o complexo ULK1. O complexo Beclina 1-VPS34 (proteína de classificação vacuolar 34, uma fosfatidilinositol-3 quinase) resulta na nucleação da membrana de isolamento ou fagoforo, geralmente no ponto de contato entre a mitocôndria e o ER, embora outras membranas celulares possam contribuir. ATG9 e VMP1 (proteína da membrana vacuolar 1) transmembranas recrutam lipídios da membrana de isolamento. A membrana de isolamento de camada dupla envolve a parte do citosol com organelas. Dois sistemas de conjugação proteica similares à ubiquitina (UBL) — o sistema ATG12-UBL e o sistema 3-UBL de cadeia leve (LC) proteica — clivam LC3 e catalisam a conjugação das proteínas de ATG. Por fim, as proteínas similares ao receptor solúvel NSF (proteína de fusão sensível a *N*-etilmaleimida) da proteína de ligação (SNARE)-símile participam da ancoragem e da fusão do lisossomo ao autofagossomo. O resultado final é um único autofagolisossomo ligado à membrana que contém uma parte do citosol com organelas disfuncionais. Ver mais adiante a aparência histológica dos autofagolisossomos.

De modo geral, a autofagia permite o escape da morte celular ao facilitar a remoção de organelas esgotadas e proteínas celulares desnecessárias e dar nutrientes à célula privada. Porém, mesmo quando a célula autofágica morre (por apoptose, necrose oncótica ou autofagia descontrolada), a autofagia protege os tecidos da inflamação desnecessária ao promover a secreção de lisofosfatidilcolina, um fator quimiotático para fagócitos, e a expressão de superfície de fosfatidilserina, que marca a célula para sofrer heterofagia.

Adaptações que Alteram o Tamanho, o Número ou o Aspecto da Célula

Os tecidos se adaptam à lesão crônica de formas positivas ou negativas, dependendo da natureza da lesão e do tipo de célula (Conceito Essencial 1-4). Algumas alterações, como o aumento do tamanho (hipertrofia) ou do número celular (hiperplasia), podem aumentar a função do órgão ou do tecido, ao menos temporariamente, e são consideradas adaptações positivas. Em outros casos, as células encolhem (atrofia) e a função do órgão ou do tecido se reduz, mas esta adaptação aparentemente negativa pode ter um efeito benéfico ao evitar a morte celular. A alteração do tipo celular (metaplasia) geralmente diminui a função celular normal, mas pode conferir maior proteção aos tecidos subjacentes. As alterações displásicas (displasia) do aspecto celular, por outro lado, têm efeito protetor limitado ou nulo e podem ser precursoras de neoplasias. Estas alterações são ilustradas na Figura 1-25.

Atrofia

A atrofia é a diminuição na massa do tecido ou do órgão devido ao menor tamanho e/ou número de células após a obtenção do tamanho normal (Fig. 1-25, B). A atrofia deve ser diferenciada da hipoplasia, um termo aplicado aos tecidos ou órgãos que são menores do que o normal por nunca terem se desenvolvido de forma completa. O encolhimento do tecido atrofiado é causado pela redução do tamanho ou pela perda de suas células principais. As causas de atrofia celular ou tecidual incluem a privação nutricional ou a perda de estimulação hormonal, a menor carga de trabalho (atrofia por desuso), a desnervação (principalmente em músculos esqueléticos) e a compressão (p. ex. adjacente a neoplasias, outras massas ou cavidades corpóreas distendidas). A autofagia e a morte celular apoptótica podem contribuir

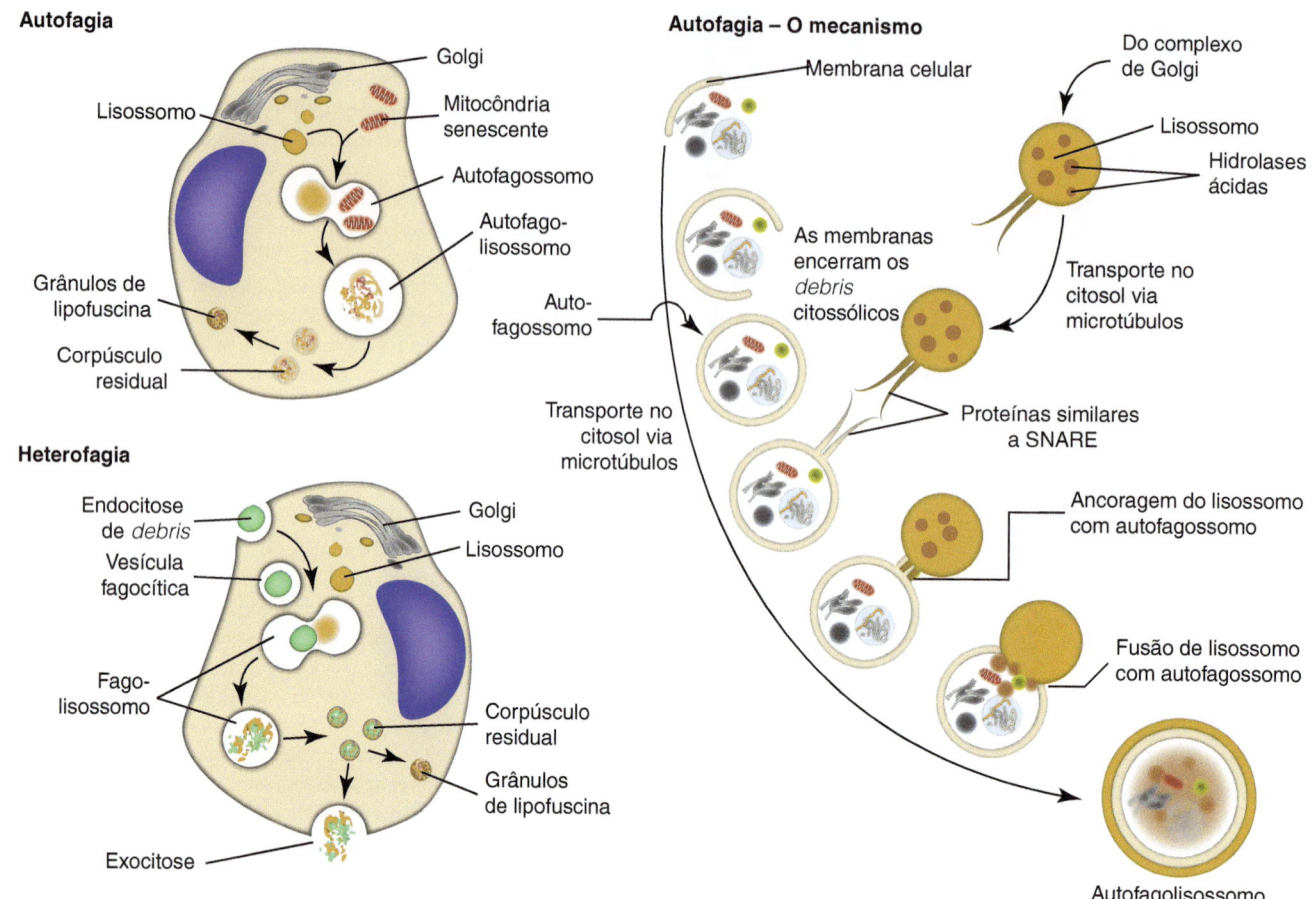

Figura 1-24 Autofagia e Heterofagia. Comparação esquemática da autofagia (*canto superior esquerdo*) e heterofagia (*canto inferior esquerdo*). Também é ilustrado o mecanismo de autofagia. *SNARE*, receptor de proteína solúvel de ligação NSF (proteína de fusão sensível à *N*-etilmaleimida). (Cortesia de Dr. M. A. Miller, College of Veterinary Medicine, Purdue University; e Dr. J. F. Zachary, College of Veterinary Medicine, University of Illinois.)

CONCEITO ESSENCIAL 1-4 Adaptações à Lesão Celular Crônica

No caso de lesão repetitiva ou contínua que não é letal de modo inerente ou imediato, as células de muitos tipos diferentes podem sobreviver, até mesmo sem recuperação completa, por meio da adaptação. Dependendo do tipo celular – nem todas as células são capazes de todas as respostas possíveis – as adaptações celulares à lesão crônica incluem:

1. Hipertrofia, um aumento no tamanho celular decorrente do aumento de número e tamanho das organelas.
2. Hiperplasia, um aumento no número celular, que somente as células capazes de realizar a mitose podem sofrer.
3. Metaplasia, a alteração de um tipo celular diferenciado em outro da mesma camada germinativa (p. ex. do epitélio ciliado ao epitélio estratificado escamoso no trato respiratório).
4. Displasia, a diferenciação anormal com características de atipia celular.

5. Atrofia, a diminuição do tamanho celular decorrente da redução do número e tamanho das organelas.
6. Acúmulos intracelulares de substâncias endógenas ou exógenas.

Determinadas adaptações (p. ex. hipertrofia miocárdica) podem aumentar a capacidade funcional de células ou tecidos, pelo menos temporariamente, mas, de modo geral, as adaptações celulares à lesão crônica atuam na proteção (p. ex. o epitélio estratificado escamoso queratinizado confere maior proteção ao tecido subjacente do que o epitélio ciliado pseudoestratificado) ou na sobrevida (uma alternativa à morte celular) e alteram ou reduzem a função de células ou tecidos. A displasia é uma adaptação sem vantagens aparentes para o hospedeiro. Na verdade, a displasia pode ser um precursor de neoplasia maligna (câncer).

---

para o encolhimento ou a perda de células, respectivamente, em um órgão atrofiado. Histologicamente, as principais células do tecido são pequenas e apresentam pouca ou nenhuma atividade mitótica. Ultraestruturalmente, as células atrofiadas possuem poucas mitocôndrias ou outras organelas.

A atrofia ocorre na maioria dos sistemas orgânicos do corpo do animal (ver mais detalhes nos capítulos de Patologia dos Sistemas Orgânicos). A atrofia da tireoide (Fig. 1-26) pode ser idiopática ou decorrente da destruição autoimune de células foliculares (Capítulo 12). Uma vez que a veia aorta é a principal responsável pelo supri-

mento sanguíneo para o fígado, um *shunt* portossistêmico provoca atrofia hepática (Capítulo 8, Fig. 8-38). A atrofia pode ser muito marcante no timo, com perda rápida e drástica de tecido decorrente da apoptose de linfócitos. A atrofia tímica é tão consistente e grave em determinadas infecções virais (p. ex. cinomose ou infecções pelo parvovírus canino e felino), com predileção por células em divisão rápida, que é uma lesão macroscópica que auxilia o diagnóstico, mas muitas vezes deixa de ser observada (Capítulo 13). A atrofia serosa da gordura em animais com inanição resulta na redução de volume e a aparência translúcida, semifluida a gelatinosa do tecido adiposo de todo o corpo, mas principalmente na fenda coronária do coração (Fig. 10-59) ou na medula de ossos longos.

Hipertrofia

A hipertrofia, da palavra grega para designar aumento do crescimento, se refere ao aumento de tamanho e volume do tecido ou órgão devido ao aumento do tamanho celular (Fig. 1-25, A). É importante notar que o aumento da massa tecidual se deve ao aumento de tamanho das células parenquimatosas, e não de células do estroma ou de leucócitos. A hipertrofia geralmente acompanha um aumento no número de células (hiperplasia) decorrente da proliferação celular, mas, como fenômeno isolado, é observada principalmente em órgãos ou tecidos como o coração (Capítulo 10) ou a musculatura esquelética (Capítulo 15), na qual as células principais são pós-mitóticas e incapazes de se replicar. Quando o termo hipertrofia é aplicado em nível celular, indica um aumento no tamanho celular devido ao aumento do tamanho ou número de organelas, diferentemente do maior tamanho celular pelo aumento hidrópico do volume celular (perda de controle do volume) ou pelo acúmulo de substâncias endógenas ou exógenas. A hipertrofia celular é o processo pelo qual as células pós-mitóticas, como os cardiomiócitos ou os miócitos esqueléticos, podem crescer durante o desenvolvimento do animal jovem. É também uma resposta fisiológica do músculo estriado à maior carga de trabalho, como ocorre em cavalos treinados para corridas. As células da musculatura lisa (p. ex. na túnica média das artérias) também sofrem hipertrofia em resposta à maior carga de trabalho. Embora a hipertrofia muscular aumente a capacidade funcional em curto prazo, as alterações que a acompanham, como o aumento do estroma fibroso ou a perfusão vascular diminuída, no miocárdio, por exemplo, podem descompensar o órgão afetado.

Hiperplasia

A hiperplasia implica em um aumento no número de células principais do tecido ou órgão (Fig. 1-25, A). Esta resposta pode ocorrer somente na população celular capaz de sofrer mitose (ver a seção sobre o ciclo celular). Muitas células epiteliais (p. ex. hepatócitos e epitélio da epiderme e das mucosas intestinais) rapidamente sofrem hiperplasia em resposta à estimulação hormonal, inflamação ou trauma físico. A hiperplasia do epitélio glandular (p. ex. epitélio folicular da tireoide) pode ser marcante, gerando grande aumento de volume macroscópico da tireoide (Fig. 1-27). É importante notar que a hiperplasia é diferente da proliferação celular neoplásica porque, de modo geral, é interrompida quando o estímulo é removido. Os músculos estriados e os tecidos do sistema nervoso têm capacidade insignificante de proliferação e tendem a não sofrer hiperplasia. Outros tecidos, como os músculos lisos, os ossos e as cartilagens, apresentam capacidade intermediária de proliferação.

A hiperplasia é considerada fisiológica quando é uma resposta à estimulação hormonal cíclica, como no desenvolvimento endometrial ou mamário observado na prenhez e na lactação, respectivamente. A hiperplasia da cicatrização de feridas não é um evento normal, mas é uma resposta adequada e compensatória de fibroblastos e células endoteliais à lesão traumática. Da mesma forma, o bócio hiperplásico não é uma alteração normal na tireoide (Fig. 1-27; Capítulo 12), mas é uma resposta adequada à geração de hormônios tireoidiano em caso de deficiência de iodo. A hiperplasia nodular idiopática (de causa desconhecida) é relativamente comum em determinados órgãos (p. ex. fígado, pâncreas ou baço), em especial em cães idosos e, de modo geral, não tem significado clínico. Por outro lado, a elevação inadequada de hormônios tróficos ou de fatores de crescimento pode resultar em hiperplasia persistente que pode ser precursora da transformação neoplásica (Capítulo 6).

Metaplasia

A metaplasia (Fig. 1-25, B) é a alteração de um tipo celular diferenciado (maduro) a outro tipo celular diferenciado da mesma linhagem germinativa. De modo geral, a metaplasia escamosa é uma resposta de reparação à inflamação crônica (p. ex. nos ductos mamários na mastite crônica), ao desequilíbrio hormonal (p. ex. metaplasia escamosa induzida por estrógeno na próstata; Fig. 19-26, C), à deficiência de vitamina A ou ao trauma. Embora o epitélio escamoso estratificado crie uma barreira protetora entre o estímulo irritante e o tecido subjacente, há consequências negativas. Por exemplo, a metaplasia escamosa do epitélio respiratório da traqueia ou dos brônquios é associada à perda de células ciliadas e células caliciformes, que são importantes na depuração mucociliar e na resistência a doenças pulmonares.

Displasia

A displasia (Fig. 1-25, B) implica em uma anomalia da formação do tecido. Por exemplo, a displasia renal (Capítulo 11) é a formação anormal do rim; a displasia coxofemoral (Capítulo 16) é a formação anormal da articulação coxofemoral. Quando aplicada ao epitélio, a displasia implica no aumento do número de células pouco diferenciadas ou imaturas e pode ser precursora de neoplasias (Capítulo 6). Microscopicamente, as células epiteliais displásicas apresentam características atípicas, como variação anormal de tamanho (anisocitose) e formato (poiquilocitose), núcleos hipercromáticos, maior tamanho nuclear (cariomegalia) e maior número de figuras mitóticas.

Acúmulos Intracelulares

As células danificadas podem acumular subprodutos endógenos e substâncias exógenas devido às anomalias metabólicas, mutações genéticas ou exposição a uma substância exógena não passível de digestão. Alguns destes acúmulos são relativamente inofensivos; outros promovem degeneração celular e podem causar a morte da célula.

Lipídios

A lipidose (esteatose) é o acúmulo de lipídios em células parenquimatosas. O acúmulo intracelular de lipídios pode se desenvolver em muitos órgãos e tecidos, mas, uma vez que o fígado é tão importante no metabolismo lipídico, a lipidose hepática é muito comum (Capítulo 8). As causas da lipidose hepática (Fig. 1-28) incluem maior mobilização de ácidos graxos livres, anomalias do metabolismo hepatocelular (de ácidos graxos, triglicérides e apoproteínas) e alteração da liberação de lipoproteínas. Macroscopicamente, na lipidose hepática, observam-se aumento de volume do fígado, que apresenta coloração amarelada e textura gordurosa (Fig. 1-29, A). A lipidose grave pode alterar a gravidade específica do parênquima hepático a ponto de provocar a flutuação de cortes de fígado em formalina (ou água). Histologicamente, os vacúolos lipídicos (bem-definidos e não corados, já que o lipídio é removido pelos solventes do processamento histológico) distendem o citoplasma hepatocelular e deslocam o núcleo para a periferia da célula (Fig. 1-29, B).

Glicogênio

Em homeostase, o glicogênio é armazenado principalmente em hepatócitos e células da musculatura esquelética, embora tais depósitos tendam a ser depletados em animais desnutridos ou doentes. Por outro lado, o acúmulo de glicogênio pode ser excessivo em determinadas anomalias metabólicas da musculatura esquelética (Capítulo 15), em diversos órgãos ou tecidos nas raras doenças do armazenamento de glicogênio e no fígado de pacientes com diabetes melito ou cães com hiperadrenocorticismo (Capítulo 12). A resposta hepática ao hiperadrenocorticismo, chamada hepatopatia por glicocorticoide, faz com que o fígado apresente aumento de volume, coloração marrom pálida e aparência pontilhada (Fig. 1-30, A). Histologicamente, os vacúolos hepatocelulares de glicogênio (Fig. 1-30, B) são menos bem-definidos e têm formato mais irregular do que os vacúolos observados na lipidose hepática.

A quantidade de glicogênio que pode ser microscopicamente observada nos hepatócitos é uma função de sua concentração original, o tempo transcorrido entre a morte do animal e a fixação (durante o qual

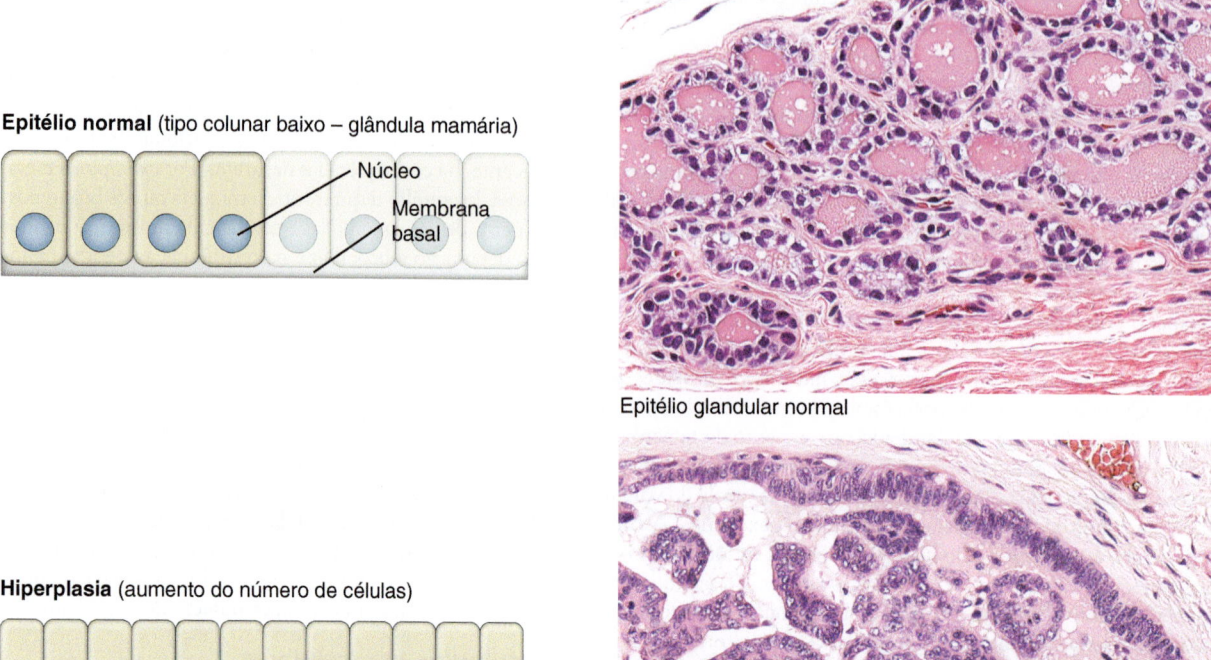

Epitélio normal (tipo colunar baixo – glândula mamária)

Núcleo

Membrana basal

Epitélio glandular normal

Hiperplasia (aumento do número de células)

Hiperplasia ductal mamária

Hipertrofia (aumento do tamanho das células)

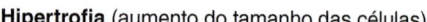

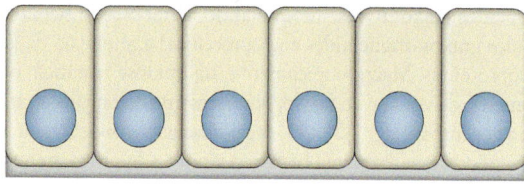

A

Hipertrofia ductal epitelial

Figura 1-25 Alterações Adaptativas Ilustradas no Epitélio Mamário Canino. Diagramas esquemáticos das adaptações epiteliais pareadas a exemplos histológicos de glândulas mamárias caninas. **A,** Epitélio normal, hiperplasia e hipertrofia.

o glicogênio é metabolizado) e o procedimento de fixação. Embora os fixadores alcóolicos tenham sido recomendados para preservação do glicogênio, o uso de formalina neutra tamponada a 10% a 4°C retém a maior parte do glicogênio sem o encolhimento excessivo e a distorção do tecido observados com os fixadores à base de álcool e evita a polarização do glicogênio em um lado da célula. A técnica histoquímica de periódico ácido de Schiff (PAS) pode ser usada na observação do glicogênio (Fig. 1-31). A reação do PAS quebra as ligações 1,2-glicol, formando aldeídos que são, então, revelados pelo reagente de Schiff. As ligações de glicol ocorrem em outras substâncias além do glicogênio, de modo que a técnica do PAS geralmente é usada com e sem diástase pré-tratamento. A diástase digere o glicogênio e o remove do corte histológico. Assim, se o glicogênio for um material PAS-positivo, o pré-tratamento com diástase o removerá e o resultado será negativo.

Proteínas

Histologicamente, as proteínas são eosinofílicas; assim, dependendo de sua natureza bioquímica (ou seja, níveis de organização estrutural [de primária a quaternária]), as proteínas têm coloração entre rosa, laranja e vermelho em cortes corados com HE.[1] Em algumas doenças, as proteínas são responsáveis pela aparência "*hialina*" observada à coloração por HE. O adjetivo hialino é usado para indicar a aparência homogênea, eosinofílica e translúcida de uma substância celular ou extracelular. Os acúmulos anormais de proteínas hialinas intracelulares são observados em diversas doenças. As vesículas de reabsorção de

---

[1]Como regra geral, na coloração por HE, a hematoxilina cora os ácidos nucleicos em azul e a eosina cora as proteínas em vermelho.

Atrofia (diminuição do tamanho das células)

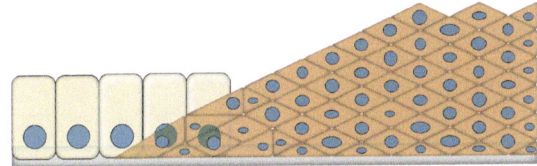

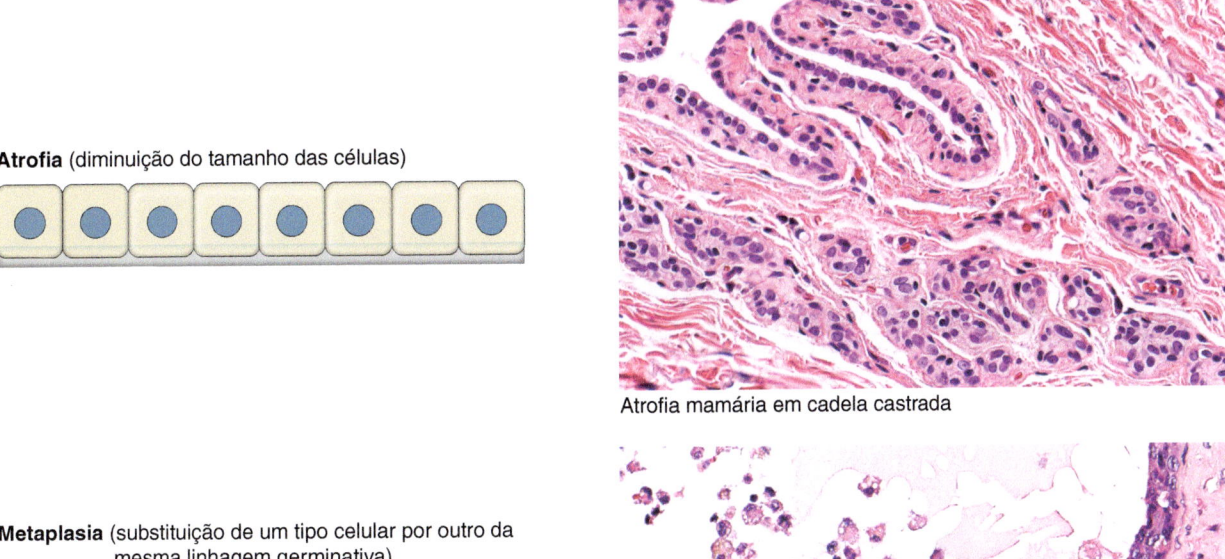

Atrofia mamária em cadela castrada

Metaplasia (substituição de um tipo celular por outro da mesma linhagem germinativa)

Cicatrização após a mastite
(colunar baixo → escamoso)

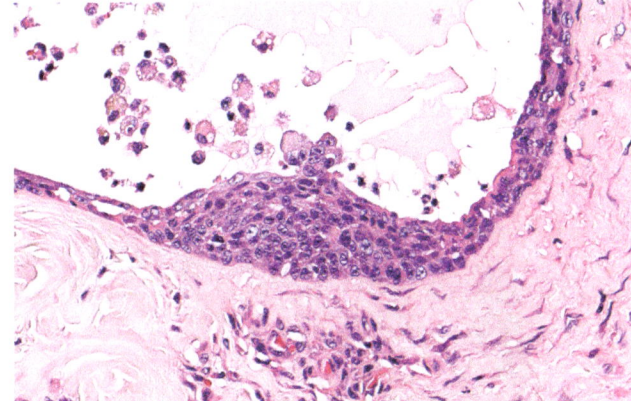

Metaplasia escamosa em um ducto mamário ectático

Displasia (padrão anormal de crescimento tecidual, com arranjo desordenado das células no epitélio)

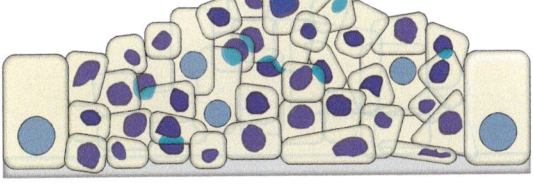

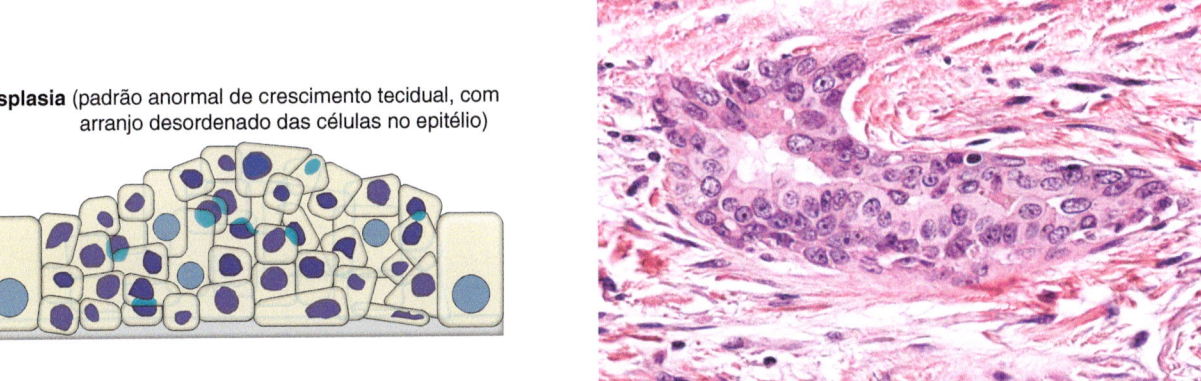

B

Displasia (hiperplasia ductal atípica)

Figura 1-25 *(cont.)* **B,** Atrofia, metaplasia e displasia. Coloração por HE. (Cortesia de Dr. M. A. Miller, College of Veterinary Medicine, Purdue University; e Dr. J. F. Zachary, College of Veterinary Medicine, University of Illinois.)

proteína no citoplasma apical das células epiteliais tubulares proximais do rim na nefropatia com perda proteica (Capítulo 11) são vistas como gotículas hialinas (Fig. 1-32, A). Os acúmulos hialínicos também podem ser um achado normal em tipos celulares específicos (p. ex. os corpos globulares de Russell [proteína contendo imunoglobulina no rER distendido] de plasmócitos).

Defeitos no Dobramento de Proteína. Após a síntese ribossomal, as novas proteínas são levadas para o lúmen do ER para dobramento e adição de pontes dissulfídicas antes da translocação,

embalagem e secreção pelo complexo de Golgi. Assim, o ER é bem-desenvolvido em células, como os hepatócitos, os plasmócitos e as células β pancreáticas, que sintetizam proteínas para serem exportadas de forma sistêmica. As proteínas podem ser dobradas em conformação globular (p. ex. mioglobina) ou existirem em estado relativamente não dobrado ou desordenado (Fig. 1-33). Ainda assim, a função proteica normal requer a conformação tridimensional correta (ou seja, o dobramento correto no ER e no complexo de Golgi). A homeostasia da proteína é auxiliada por chaperonas moleculares que albergam o estado solúvel e funcional das proteínas, acompanham as proteínas

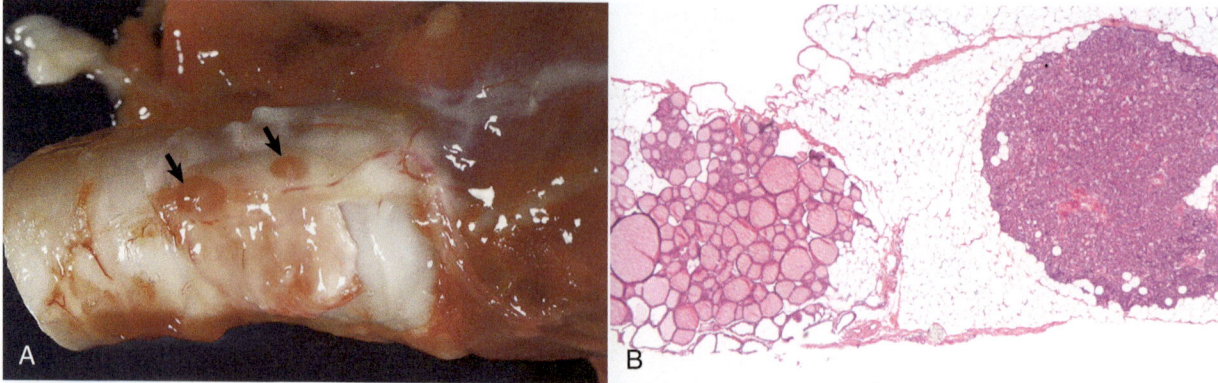

Figura 1-26 Atrofia, Tireoide, Traqueia, Cão. A, A tireoide é delgada, translúcida e pouco perceptível. Notar as paratireoides macroscopicamente normais (*setas*). **B,** Os folículos tireoidianos atrofiados têm tamanho e conteúdo coloide variável, mas geralmente apresentam um aumento relativo no diâmetro luminal e diminuição da altura do epitélio folicular. Grande parte do estroma de suporte foi substituída por tecido adiposo. A paratireoide (*à direita*) é de tamanho normal. Coloração por HE. (**A** Cortesia de Dr. W. Crowell, College of Veterinary Medicine, The University of Georgia; e Noah's Arkive, College of Veterinary Medicine, The University of Georgia. **B** Cortesia de College of Veterinary Medicine, University of Illinois.)

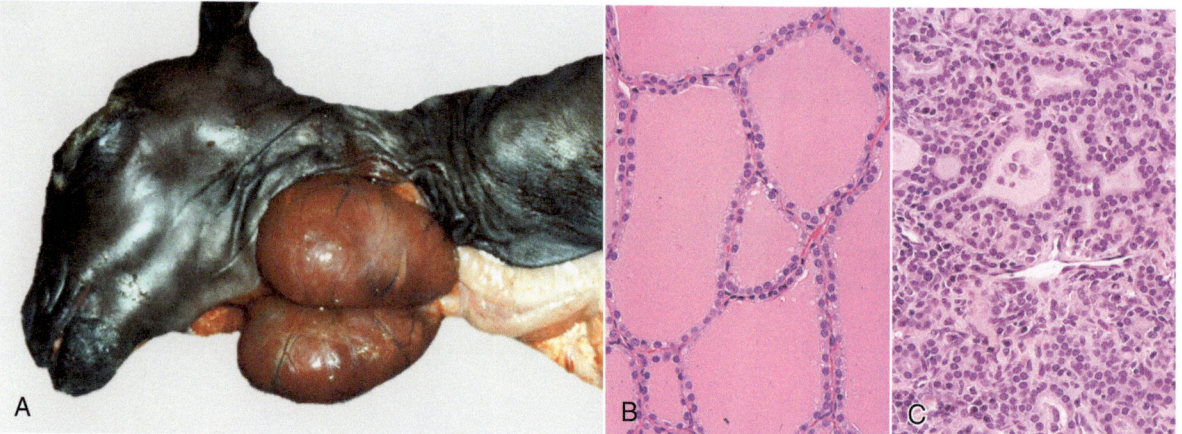

Figura 1-27 Hiperplasia, Tireoide, Cabra. A, A deficiência materna de iodo causou hiperplasia (e hipertrofia) das células epiteliais foliculares da tireoide neste caprino neonato, resultando em um aumento massivo de volume (bócio) de ambos os lobos. **B,** Células epiteliais foliculares da tireoide normal. Coloração por HE. **C,** Células epiteliais foliculares da tireoide de um caso de bócio. Notar o aumento no número (e tamanho) das células epiteliais foliculares. Coloração por HE. (**A** Cortesia de Dr. O. Hedstrom, College of Veterinary Medicine, Oregon State University; e Noah's Arkive, College of Veterinary Medicine, The University of Georgia. **B** e **C** Cortesia de Dr. B. Harmon, College of Veterinary Medicine, The University of Georgia; e Noah's Arkive, College of Veterinary Medicine, The University of Georgia.)

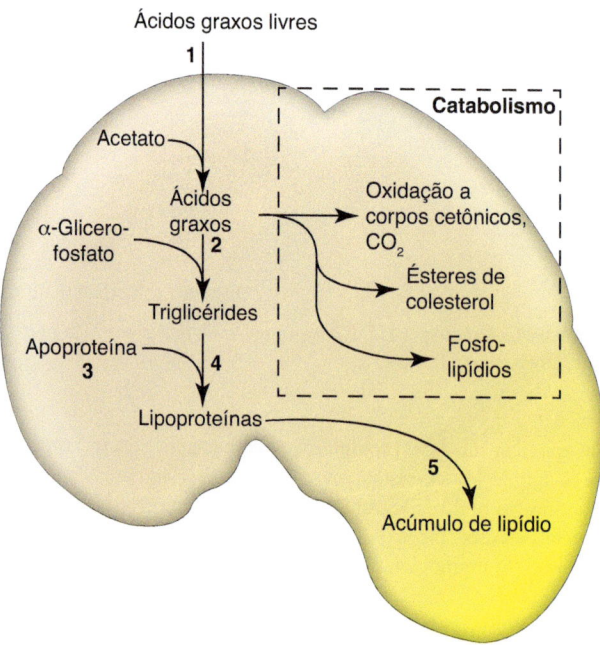

Figura 1-28 Esteatose Hepática (Lipidose). Esquema do metabolismo hepático de lipídios (incorporação, catabolismo e secreção) e possíveis mecanismos que causam o acúmulo de lipídio. *1,* Liberação excessiva de ácidos graxos livres (FFAs) de depósitos de gordura ou da dieta. *2,* Menor oxidação ou uso de FFAs. *3,* Diminuição da síntese de apoproteína. *4,* Diminuição da combinação de proteínas e triglicérides para formação de lipoproteínas. *5,* Diminuição da liberação de lipoproteínas dos hepatócitos. (Cortesia de Dr. M. A. Miller, College of Veterinary Medicine, Purdue University; e Dr. J. F. Zachary, College of Veterinary Medicine, University of Illinois.)

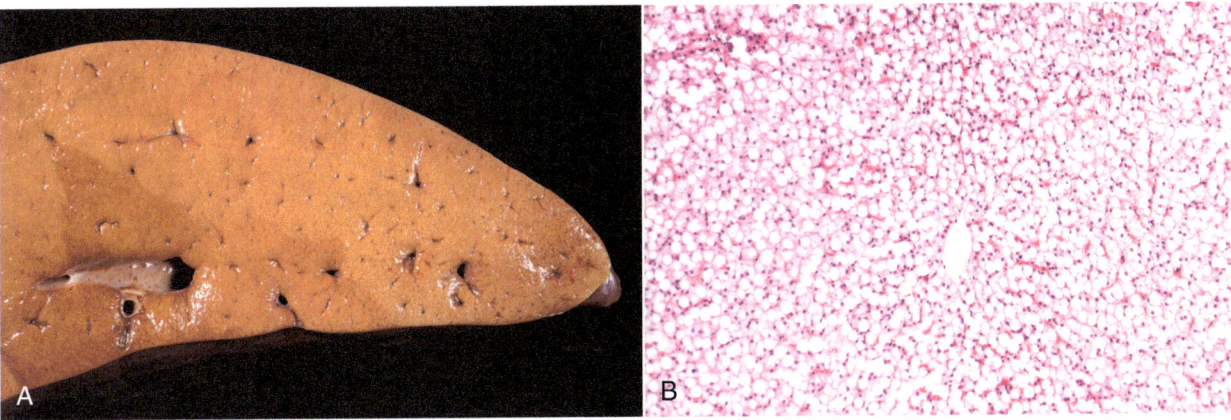

Figura 1-29 **Esteatose (Fígado Gorduroso, Alteração Gordurosa, Lipidose Hepática), Fígado, Boi. A,** Notar a coloração uniforme, castanha-amarelada e pálida. O fígado apresenta aumento de volume com bordas arredondadas, protrui à incisão e pode parecer engordurado. **B,** Neste fígado acentuadamente acometido, todos os hepatócitos contêm vacúolos lipídicos citoplasmáticos não corados e bem-definidos que deslocam o núcleo para a periferia da célula. Coloração por HE. (Cortesia de Dr. M. D. McGavin, College of Veterinary Medicine, University of Tennessee.)

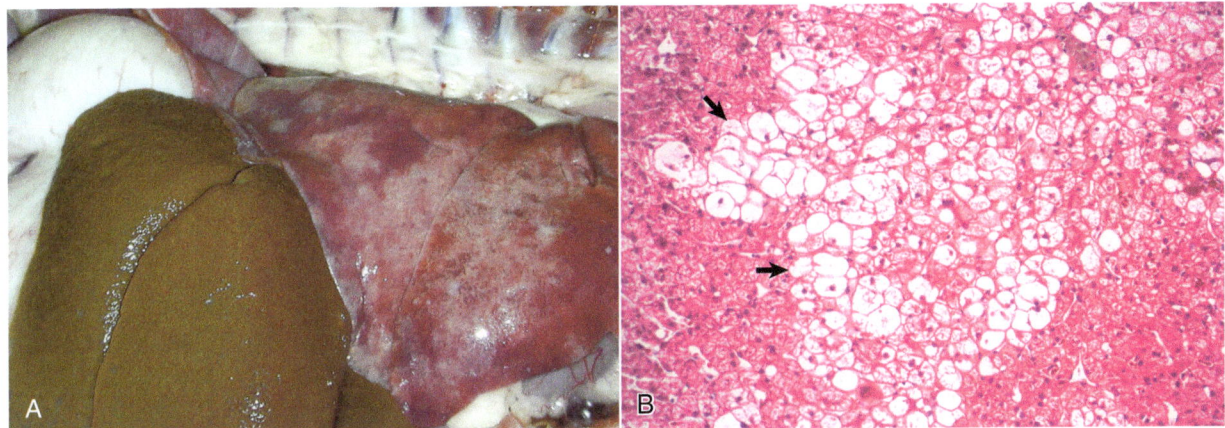

Figura 1-30 **Hepatopatia por Glicocorticoide, Fígado, Cão. A,** O extenso acúmulo de glicogênio hepatocelular resulta no aumento de volume do fígado, que apresenta coloração castanha empalidecida em cães com excesso de glicocorticoide por fontes endógenas ou exógenas. **B,** Notar o aumento de volume dos hepatócitos (*setas*) com extensa formação de vacúolos citoplasmáticos. Coloração por HE. (**A** Cortesia de Dr. K. Bailey, College of Veterinary Medicine, University of Illinois. **B** Cortesia de Dr. J.M. Cullen, College of Veterinary Medicine, North Carolina State University.)

a seu local de ação, auxiliam o dobramento da proteína, marcam peptídeos mal-dobrados para redobramento ou degradação e, de modo geral, fazem a proteção contra a agregação proteica patológica.

Hepatócitos, plasmócitos, células das ilhotas pancreáticas e outras células secretoras "profissionais" possuem um sistema sofisticado que responde à presença de proteínas não dobradas. As doenças do dobramento de proteínas se desenvolvem quando estas células respondem de forma ineficaz às proteínas não dobradas. As proteínas não dobradas podem causar "doenças com perda de função"[2] e geralmente são resolvidas por ubiquitinação e degradação no proteassomo. Nestas situações "resolvidas", não há acúmulo de proteína. Porém, determinadas doenças do dobramento de proteínas causam acúmulo intracelular ou deposição extracelular (ver na seção sobre Acúmulos Extracelulares) de proteínas relativamente insolúveis, das quais algumas, como o amiloide, são tóxicas para células ou tecidos (Fig. 1-33).

Outras Inclusões Intracelulares

Vacúolos Autofágicos. A autofagia é uma resposta comum à lesão celular subletal na qual as membranas celulares são envoltas em porções do citoplasma para formação de um *autofagossomo*. Em nível ultraestrutural, o autofagossomo parece uma vesícula ligada à membrana dupla com uma parte de citosol e uma organela (p. ex. mitocôndria) em seu interior. À microscopia óptica, o autofagossomo é uma inclusão citoplasmática eosinofílica. A fusão subsequente com o lisossomo resulta na digestão pelo menos parcial do autofagolisossomo. O material residual pode ser extruído da célula ou permanecer como lipofuscina (ver a discussão a seguir).

Inclusões Proteicas Cristalinas. As inclusões proteicas cristalinas romboides, também conhecidas como cristaloides (Fig. 1-32, B), são comuns em hepatócitos e células epiteliais tubulares do rim de cães idosos. Seu significado, além de marcador de envelhecimento, é desconhecido.

Corpúsculos de Inclusão Viral. Alguns tipos de vírus produzem corpúsculos de inclusão intranuclear ou citoplasmática característicos. Determinados DNA vírus (p. ex. herpesvírus, adenovírus e parvovírus) produzem exclusivamente inclusões intranucleares, que são redondas a ovais e variam de eosinofílicas a basofílicas ou anfofílicas. Outros DNA vírus (p. ex. poxvírus) produzem grandes corpúsculos de inclusão citoplasmáticos eosinofílicos. Os corpúsculos de inclusão de RNA vírus (p. ex. vírus da raiva e da cinomose) são eosinofílicos e citoplasmáticos. As inclusões virais da raiva, chamadas corpúsculos

---

[2]Caso a proteína não seja adequadamente formada (dobrada), não é capaz de realizar a função a ela atribuída e, assim, o resultado é chamado "doença com perda de função".

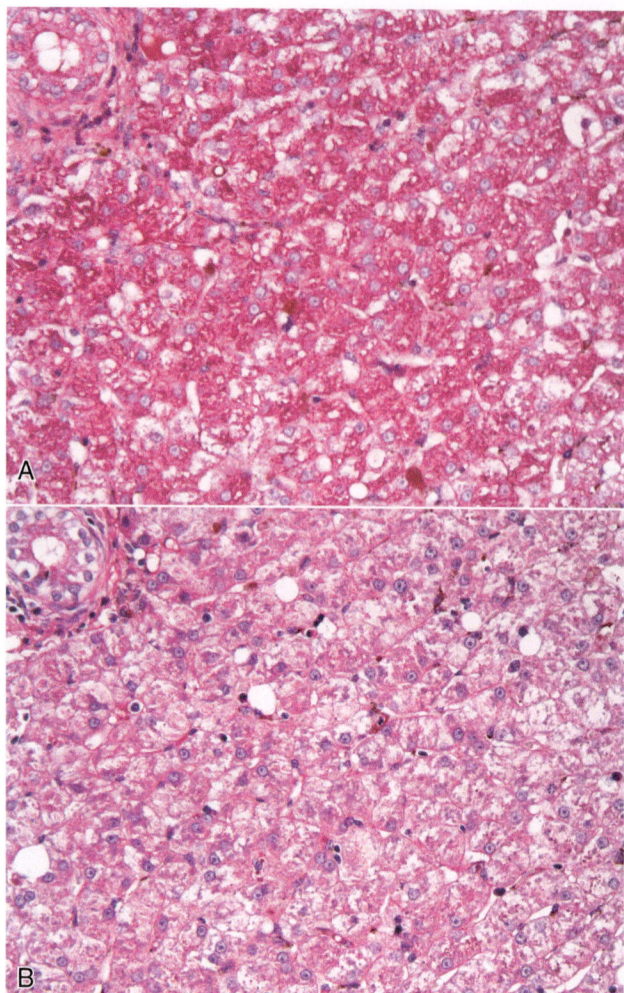

Figura 1-31 **Acúmulo de Glicogênio, Fígado, Cão. A,** O glicogênio, acumulado no citoplasma dos hepatócitos, é observado como grânulos magenta com a técnica de ácido periódico-Schiff. **B,** O glicogênio hepatocelular foi removido do corte histológico com o pré-tratamento com diastase antes da aplicação da técnica de ácido periódico-Schiff. (Cortesia de Dr. M. A. Miller, College of Veterinary Medicine, Purdue University.)

de Negri, são observadas no citoplasma do corpo neuronal. O vírus da cinomose produz inclusões citoplasmáticas e intranucleares (Fig. 1-32, C). A localização intranuclear das inclusões nesta infecção por RNA vírus foi atribuída proteínas de choque térmico.

Inclusões de Chumbo. Em alguns casos de intoxicação por chumbo, as inclusões intranucleares se desenvolvem nas células epiteliais tubulares do rim. As inclusões são uma mistura de chumbo e proteína e são mais facilmente observadas em colorações ácido-álcool resistentes do que em cortes corados com HE (Fig. 1-32, D).

Acúmulos Extracelulares

Substâncias Hialinas

As proteínas são responsáveis pela aparência "*hialina*" em cortes corados com HE. As proteínas são eosinofílicas (ou seja, têm afinidade pelo corante eosina da coloração por HE). A palavra hialina é usada para substâncias proteináceas intracelulares (ver a seção anterior) ou extracelulares que incorporam o corante eosina de forma homogênea. Diversos acúmulos proteináceos extracelulares têm aparência hialina em cortes histológicos. Exemplos incluem os cilindros proteicos (albumina, hemoglobina ou mioglobina) no lúmen dos túbulos renais; soro ou plasma nos vasos sanguíneos; proteínas plasmáticas nas paredes vasculares; fibras colágenas em algumas cicatrizes ou fibras de colágeno

incrustadas com proteínas de eosinófilos desgranulados; espessamento das membranas basais; as "membranas de hialina" do dano alveolar difuso na síndrome do desconforto respiratório agudo (Capítulo 9); trombos de fibrina na microvasculatura na coagulação intravascular disseminada (Capítulo 2); e o amiloide (descrito a seguir).

Amiloide. Um crescente número de doenças é reconhecido por ser decorrente do mal-dobramento de peptídeos ou proteínas solúveis e funcionais, que são convertidos em agregados relativamente insolúveis e não funcionais. A amiloidose é uma das doenças do mal-dobramento de proteínas mais bem-estudada. As proteínas agregadas podem ser ultraestruturalmente bastante amorfas; porém, no caso de amiloidose, as proteínas mal-dobradas e agregadas têm estrutura fibrilar característica, altamente organizada, embora sua sequência de aminoácidos seja variável. Assim, a amiloidose é um grupo de doenças bioquimicamente diversas que têm uma patogênese comum (o mal-dobramento da proteína) e aspecto morfológico genérico. Não apenas há perda da função biológica da proteína mal-dobrada, como também o tecido em que o amiloide se deposita pode ser danificado.

A mecanismos de amiloidose (Fig. 1-33) incluem (1) propagação das proteínas mal-dobradas, que servem como modelos para a autorreplicação (p. ex. doenças priônicas), (2) acúmulo de proteínas precursoras mal-dobradas devido a erros em sua degradação, (3) mutações genéticas que promovem o mal-dobramento de proteínas precursoras, (4) produção excessiva de proteínas devido a uma anomalia ou a proliferação das células sintetizadoras (p. ex. discrasia ou neoplasia de plasmócitos) e (5) perda de moléculas chaperonas ou outros componentes essenciais do processo de montagem da proteína. O amiloide geralmente é formado por proteínas ou fragmentos peptídicos não dobrados de forma total ou parcial, apresenta estrutura altamente ordenada, genérica (independente da sequência de aminoácidos) de cadeias polipeptídicas fibrilares que são ricas em β-lâminas cruzadas (dispostas de maneira perpendicular ao eixo das fibrilas) e podem se autorreplicar graças à formação deste modelo. A amiloidose foi reconhecida como doença por Virchow, que deu ao material ofensor o nome de amiloide (similar a amido) porque os depósitos teciduais se coravam com iodo. O iodo ainda é ocasionalmente usado como técnica macroscópica para coloração do amiloide (Fig. 11-40), apesar de os depósitos de amiloide serem compostos principalmente por proteínas (que, de modo geral, são associadas a outras moléculas, como carboidratos). Macroscopicamente, o amiloide é observado como depósitos nodulares coalescentes ou amorfos amarelos e céreos (Fig. 1-34). À microscopia óptica, o amiloide é homogêneo e caracteristicamente fibrilar e eosinofílico pálido (Fig. 1-35, A). Com a coloração de vermelho Congo, o amiloide assume tonalidade mais vermelha alaranjada (ou seja, congofilia) (Fig. 1-35, B). Devido à sua periodicidade molecular, ele é anisotrópico. As substâncias anisotrópicas são birrefringentes (ou seja, podem refratar a luz polarizada em dois raios que vibram em ondas perpendiculares). Assim, quando os cortes histológicos são vistos ao microscópio com luz polarizada (conseguida pela inserção de um filtro polarizante entre a fonte de luz e o corte histológico), os depósitos de amiloide ou outras substâncias anisotrópicas (p. ex. cristais, colágeno) podem rotacionar um plano de luz que passa pelo analisador (um segundo filtro polarizante entre o corte histológico e as oculares), enquanto a luz insignificante passa por substâncias isotrópicas (a maior parte do restante do corte). O amiloide apresenta birrefrigência característica de cor verde-maçã à luz polarizada, principalmente com a coloração de vermelho Congo (Fig. 1-35, C). Ultraestruturalmente, o amiloide é observado como feixes extracelulares de filamentos não ramificados com 7 a 10 nm de diâmetro.

Classificação e Localização da Amiloidose. O amiloide pode ser classificado pela identidade bioquímica de seu peptídeo precursor ou proteína. O amiloide AL é composto por cadeias leves de

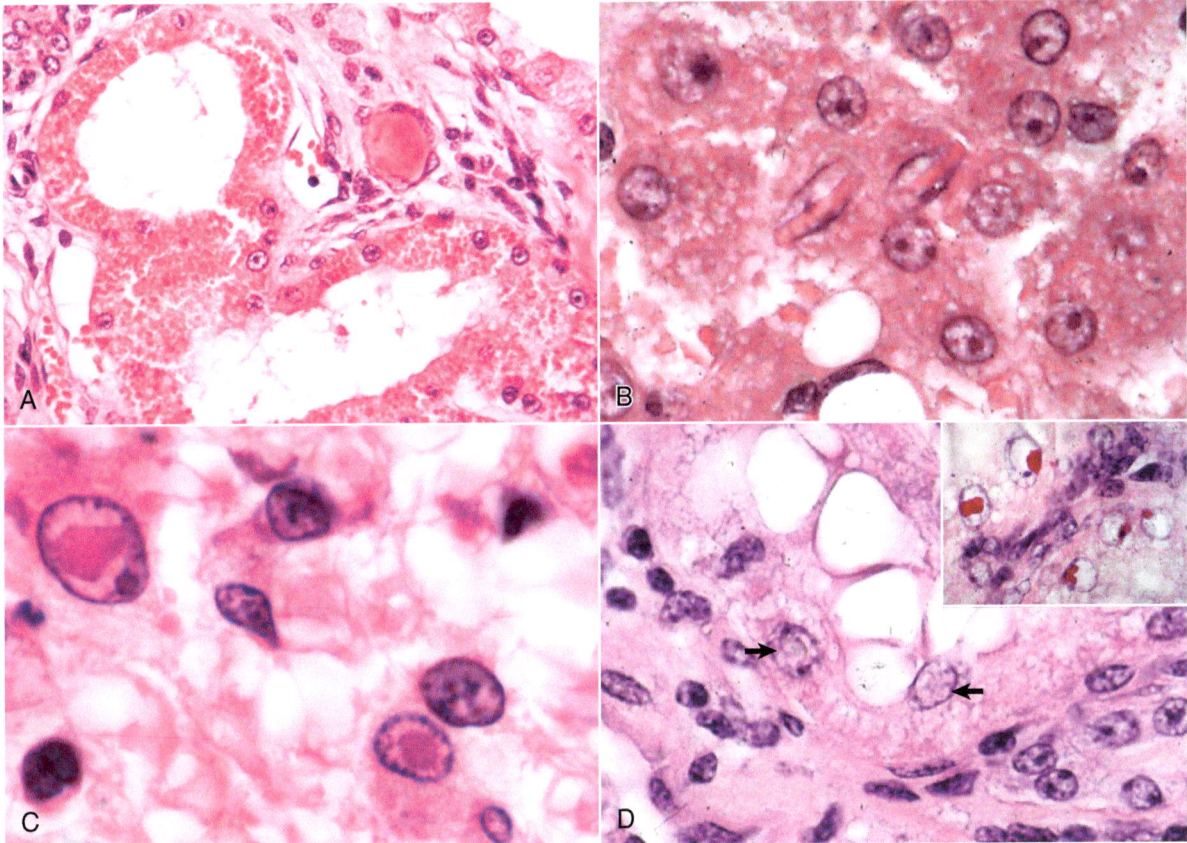

Figura 1-32 Gotículas Celulares e Corpúsculos de Inclusão. A, Gotículas de reabsorção de proteína, rim, cão. O citoplasma de células epiteliais tubulares proximais é preenchido por gotículas eosinofílicas — a proteína que foi reabsorvida pelas células a partir do filtrado glomerular. Coloração por HE. **B,** Cristaloides, hepatócitos, cão. Notar as inclusões cristalinas eosinofílicas alongadas no núcleo de dois hepatócitos. **C,** Corpúsculos de inclusão viral, cinomose, cérebro, cão. Notar os corpúsculos de inclusão eosinofílica intranuclear em astrócitos. Coloração por HE. **D,** Corpúsculos de inclusão de chumbo, rim, cão. As inclusões intranucleares *(setas)* em células epiteliais tubulares renais são difíceis de observar à coloração por HE. *Inserto,* Os corpúsculos de inclusão de chumbo são álcool-ácido resistentes *(em vermelho)* e facilmente observados à coloração de Ziehl-Neelsen. (**A** e **C** Cortesia de Dr. M. D. McGavin, College of Veterinary Medicine, University of Tennessee. **B** Cortesia de Dr. D. D. Harrington, College of Veterinary Medicine, Purdue University; e Noah's Arkive, College of Veterinary Medicine, The University of Georgia. **D** Cortesia de Dr. W. Crowell, College of Veterinary Medicine, The University of Georgia; e Noah's Arkive, College of Veterinary Medicine, The University of Georgia. Inserto Cortesia de Dr. W. Crowell, College of Veterinary Medicine, The University of Georgia; e Noah's Arkive, College of Veterinary Medicine, The University of Georgia.)

imunoglobulinas derivadas de plasmócitos. Na amiloidose de cadeia leve (AL), plasmócitos anormais secretam fragmentos de cadeia leve na circulação e o amiloide pode se depositar em quase qualquer lugar do corpo. A amiloidose é considerada primária quando discrasias ou proliferações neoplásicas de plasmócitos (Capítulo 5) são a fonte da substância. A amiloidose AL pode ser sistêmica, mas em alguns plasmocitomas extramedulares (p. ex. cutâneos), a deposição de amiloide é limitada ao estroma da neoplasia. Os depósitos localizados na amiloidose nasal dos cavalos (Fig. 1-35) são compostos por amiloide AL. A conjuntiva (Fig. 1-34) e a pele são também afetadas em alguns cavalos com amiloidose AL nasal. O amiloide AL retém sua congofilia e birrefringência verde-maçã após o pré-tratamento com permanganato de potássio.

Na amiloidose sistêmica associada à inflamação crônica e, assim, classificada como secundária, a proteína sérica amiloide A (AA) (produzida principalmente por hepatócitos) é clivada em fragmentos que são depositados como fibrilas de amiloide em diversos tecidos, em especial o rim (notadamente nos glomérulos renais; Capítulo 11 e Figs. 11-32, 11-33 e 11-34), o fígado (principalmente no espaço de Disse; Capítulo 8 e Fig. 8-44) e na polpa branca do baço (Fig. 13-61). Também são reconhecidas as formas hereditárias ou familiares de amiloidose AA. Em cães Shar-Pei e gatos Abissínios, os depósitos de AA de amiloide geralmente são mais abundantes no interstício medular renal, e não nos glomérulos dos rins. O amiloide A é sensível

ao permanganato de potássio (ou seja, a congofilia e a birrefringência verde-maçã se perdem ou diminuem após o pré-tratamento com permanganato de potássio).

Os depósitos de amiloide podem ser sistêmicos (depósitos extracelulares em múltiplos órgãos ou tecidos, independentemente do local de síntese da proteína precursora) ou localizados (restritos aos tecidos onde a proteína precursora ou o peptídeo é sintetizado). A amiloidose sistêmica tem maior tendência a ser fatal, dependendo dos órgãos ou tecidos envolvidos e do volume de depósitos de amiloide. Assim, a amiloidose glomerular renal difusa e grave provoca nefropatia com perda proteica (Capítulo 11).

Diferentemente da amiloidose sistêmica, a gravidade da doença na amiloidose localizada pode depender mais da natureza bioquímica das fibrilas de amiloide. Na verdade, acredita-se que os peptídeos precursores ou oligômeros intermediários, ao invés das fibrilas maduras de amiloide, sejam o agente lesivo em pelo menos algumas formas de amiloidose localizada. O amiloide depositado nas ilhotas pancreáticas de gatos e seres humanos é derivado do peptídeo amiloide da ilhota e é secretado por células β. A amiloidose da ilhota pode ser associada ao diabetes melito resistente à insulina (tipo 2), mas é também observada em gatos com tolerância normal à glicose (Capítulo 12). Outro exemplo de amiloidose localizada é o acúmulo de β-amiloide (Aβ) no córtex cerebral de cães idosos com doença cognitiva e em seres humanos com mal de Alzheimer.

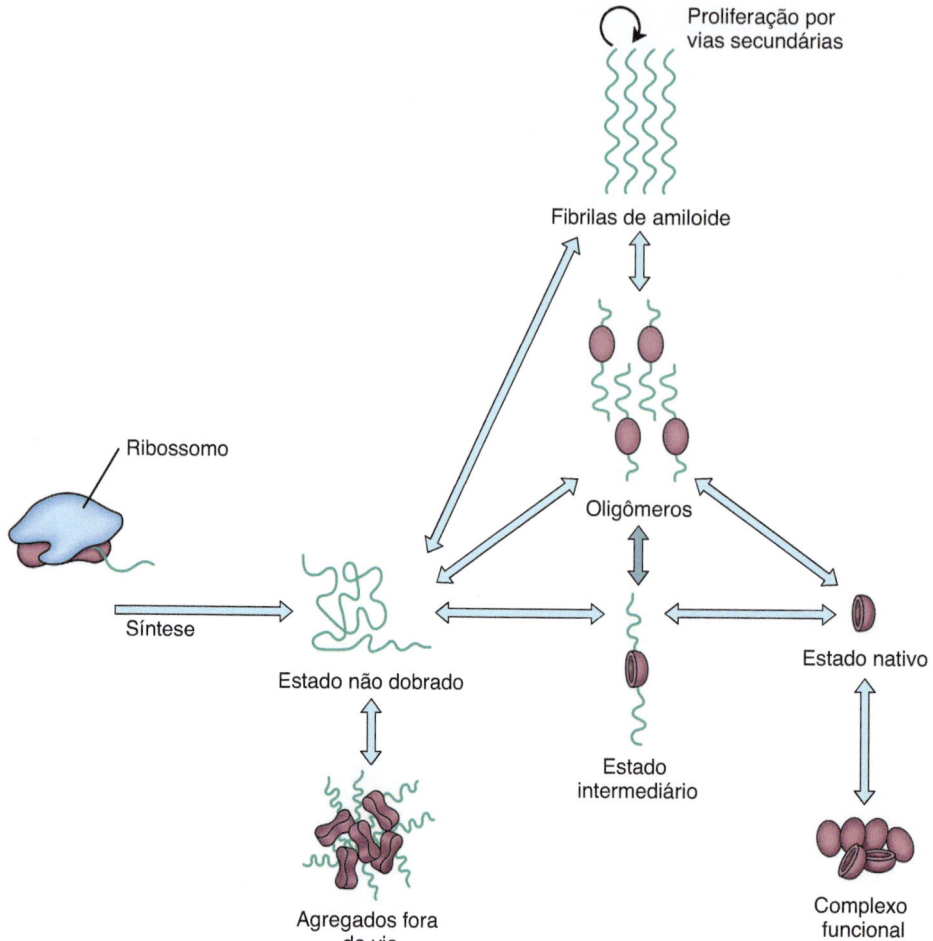

Proliferação por
vias secundárias

Fibrilas de amiloide

Oligômeros

Ribossomo

Síntese

Estado não dobrado

Estado nativo

Estado
intermediário

Agregados fora
da via

Complexo
funcional

Figura 1-33 Mecanismos do Dobramento de Proteínas e Resposta de Proteínas Não Dobradas. As proteínas apresentam diferentes estados conformacionais de acordo com as propriedades termodinâmicas, taxas de síntese e degradação, interação com chaperonas e modificações pós-tradução. A amiloidose é uma doença de dobramento de proteína, na qual os peptídeos não dobrados ou parcialmente não dobrados formam fibrilas ricas em lâminas β e capazes de autorreplicação.

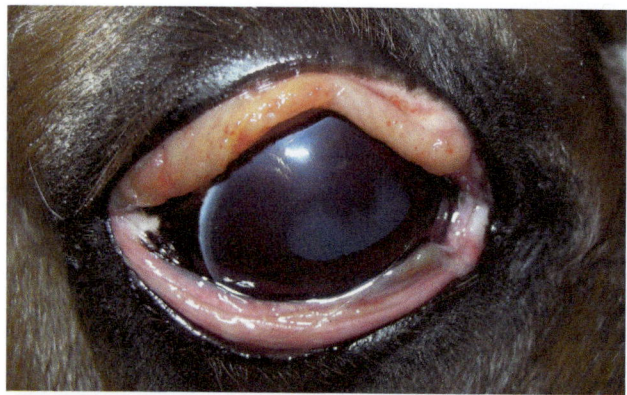

Figura 1-34 Amiloidose, Conjuntiva, Cavalo. A conjuntiva palpebral (pálpebra superior) neste cavalo com amiloidose nasal e conjuntival está espessada por nódulos coalescentes, cerosos e amarelos de amiloide no tecido subepitelial. (Cortesia de Dr. E.D. Conway, College of Veterinary Medicine, Purdue University.)

Outros Acúmulos Extracelulares

Alteração Fibrinoide. A alteração fibrinoide é decorrente do extravasamento de proteínas plasmáticas, como imunoglobulina, componentes do sistema complemento ou fibrina, na parede do vaso sanguíneo. Esta lesão é observada na vasculite séptica ou imunomediada. A lesão, como aquela causada por vírus ou endotoxinas, em células endoteliais, membranas basais ou células da musculatura lisa da túnica média pode ativar a fase aguda da resposta inflamatória, exultando na deposição circunferencial de proteínas plasmáticas nas paredes dos vasos sanguíneos. Estas proteínas, em especial a fibrina, são intensamente eosinofílicas e podem ser acompanhadas por infiltração leucocitária (Fig. 1-36; Capítulo 3).

Colágeno (Fibrose). A fibrose é um excesso de colágeno fibroso, predominantemente de fibras de colágeno de tipo I, no interstício de órgãos ou tecidos. A necrose, principalmente quando destrói as membranas basais epiteliais, mas também a necrose de tecidos mesenquimais, tende a induzir a proliferação de fibroblastos. Em muitos tecidos danificados, em especial abaixo de úlceras ou na cicatrização de feridas, a proliferação fibroblástica é acompanhada por proliferação endotelial com formação de tecido de granulação (fibrose mais neovascularização [Capítulos 3 e 17]). Com o amadurecimento do tecido de granulação, a neovascularização é interrompida, os fibroblastos ficam quiescentes, as fibras de colágeno persistem e o tecido cicatricial é o resultado final. No fígado (Capítulo 8), as células perissinusoidais são a fonte do colágeno na fibrose. Os macrófagos (como as células de Kupffer no fígado, os histiócitos ou outros macrófagos teciduais) estimulam a fibrose por meio da liberação de citocinas e fatores de crescimento, como TNF-α e TGF-β.

Infiltração Gordurosa. A infiltração gordurosa é um aumento no número e/ou volume de adipócitos no interstício de um órgão ou

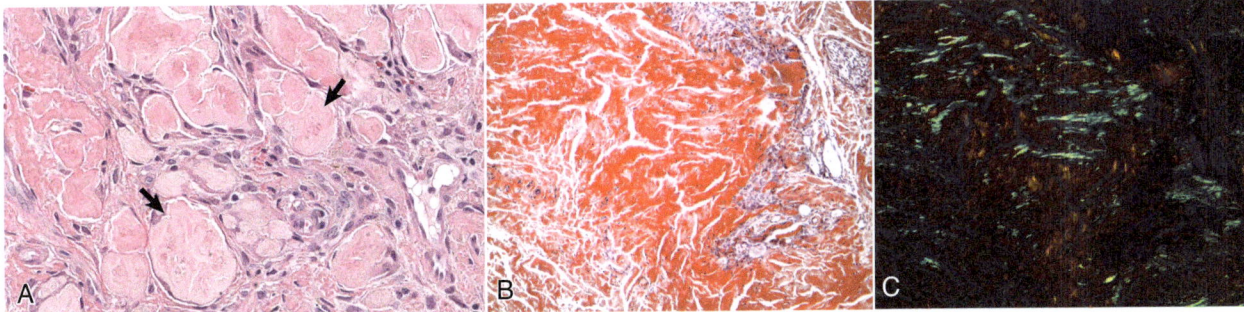

Figura 1-35 Amiloidose Nasal Equina. A, O amiloide é observado como depósitos eosinofílicos, pálidos, homogêneos e fracamente fibrilares (*setas*) no interstício da mucosa nasal. Coloração por HE. **B,** As substâncias congofílicas, como o amiloide, são laranja-avermelhadas à coloração de vermelho Congo. **C,** À luz polarizada, o amiloide é birrefringente e de cor "verde-maçã". Coloração de vermelho Congo, mesmo campo e mesmo aumento de **B**. (Cortesia de Dr. M. A. Miller, College of Veterinary Medicine, Purdue University.)

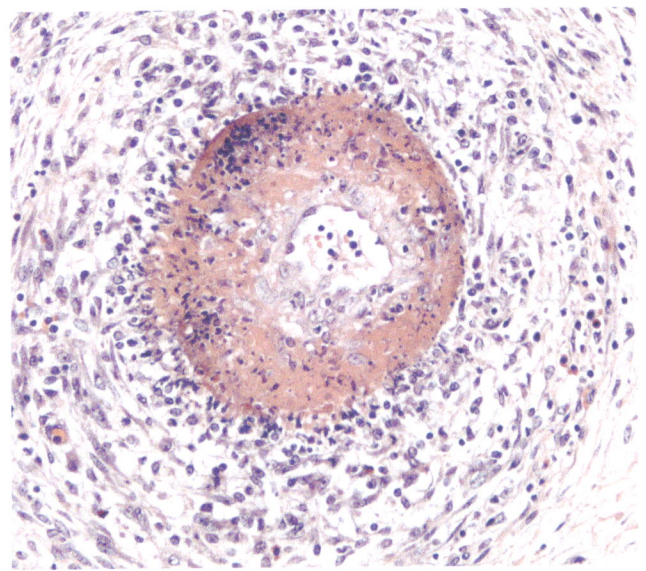

Figura 1-36 Alteração Fibrinoide, Artéria. Notar os depósitos circunferenciais acentuadamente eosinofílicos na túnica média arterial. A alteração fibrinoide é acompanhada por infiltração leucocitária e necrose medial. Coloração por HE. (Cortesia de Dr. J. F. Zachary, College of Veterinary Medicine, University of Illinois.)

tecido. Assim, é distinta dos acúmulos intracelulares conhecidos como lipidose ou esteatose. Normalmente, os adipócitos são observados em pequenos números no interstício miocárdico, em especial nas áreas próximas ao epicárdio, e em feixes da musculatura esquelética. Os adipócitos podem sofrer aumento de tamanho e número na obesidade e em determinadas cardiomiopatias (Capítulo 10) ou miopatias esqueléticas (Capítulo 15 e Fig. 15-9). Os adipócitos também se acumulam em tecidos atrofiados, como a musculatura esquelética (principalmente nos casos em que houve desnervação; Capítulo 15), o timo e a tireoide (Fig. 1-26, *B*).

Colesterol. Os cristais de colesterol são dissolvidos e removidos da amostra de tecido durante o processamento histológico, deixando fendas aciculares (em formato de agulha) características nos cortes histológicos. Em três dimensões, os cristais são placas romboides delgadas, com cantos chanfrados. Os cristais de colesterol geralmente se formam nos tecidos em locais de hemorragia ou necrose. São observados em ateromas (placas degeneradas da camada íntima da artéria na aterosclerose); porém, à exceção em cães hipotireoideos, a aterosclerose não é comum em mamíferos domésticos. Os cristais de colesterol geralmente provocam inflamação granulomatosa (Fig. 1-37) e são comuns nos granulomas de colesterol ("colesteatomas") no plexo

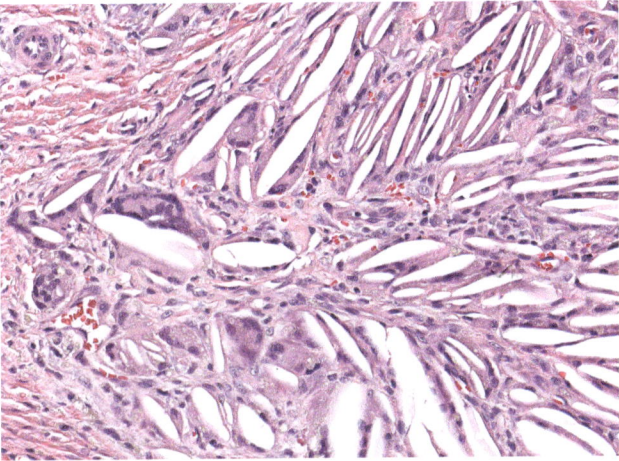

Figura 1-37 Granuloma de Colesterol, Glândula Mamária, Cão. Notar as fendas aciculares de colesterol (o colesterol é removido do corte histológico no processamento) com inflamação granulomatosa. Coloração por HE. (Cortesia de Dr. M. A. Miller, College of Veterinary Medicine, Purdue University.)

coroide de cavalos idosos; estes granulomas podem ser grandes a ponto de obstruírem o fluxo de fluido cerebroespinhal, mas tendem a ser um achado incidental. Macroscopicamente, o granuloma de colesterol tem a aparência de nódulos friáveis, de cor amarela pálida, no plexo coroide dos ventrículos laterais ou dos quartos ventrículos (Capítulo 14 e Fig. 14-87).

Calcificação Patológica

A calcificação patológica se refere à deposição de sais de cálcio, geralmente como fosfatos ou carbonatos, em tecidos moles (ou seja, tecidos que não seriam calcificados em indivíduos saudáveis). A calcificação do tecido mole decorrente de alta concentração sérica de cálcio é chamada calcificação metastática, enquanto a calcificação de tecido morto como parte do processo de necrose é chamada calcificação distrófica. Se a calcificação for extensa, apresenta-se macroscopicamente como depósitos brancos calcários (Fig. 1-38) com textura quebradiça ou arenosa. Os depósitos de cálcio, que também contêm hemossiderina ou outros pigmentos sanguíneos (ver a seção a seguir), podem apresentar cor marrom-amarelada.

Calcificação Distrófica

A revisão dos eventos bioquímicos da morte celular explica a calcificação distrófica. Vale lembrar que a perda da capacidade de regulação do equilíbrio celular de Ca^{2+} é o ponto crítico que converte a lesão reversível em irreversível. A isquemia abre os canais de cálcio da membrana, o que aumenta a concentração intracelular de cálcio, que é normalmente sequestrada no citosol, no ER e nas mitocôndrias, que possuem suas próprias bombas de Ca^{2+}-ATPase nas membranas. A maior concentração intracelular de cálcio ativa calpaínas, que clivam os trocadores de Na$^+$/Ca^{2+} nas membranas mitocondriais e outras membranas celulares, reduzindo o efluxo de Ca^{2+} e a recaptação de Ca^{2+} pelo ER. Assim, a sobrecarga de cálcio é uma sequela esperada da morte celular. A calcificação distrófica é mais proeminente na mitocôndria e, a princípio, é histologicamente evidente como um pontilhado basofílico na célula morta. Com o aumento da deposição de sais de cálcio, toda a célula e até mesmo o tecido extracelular podem ser calcificados, provocando basofilia mais intensa e disseminada. A calcificação é a lesão macroscópica que deu o nome de doença do músculo branco para a necrose miocárdica e da musculatura esquelética causada pela deficiência de vitamina E ou selênio em ruminantes (Fig. 1-38). A calcificação é também proeminente em outras formas de necrose (p. ex. na necrose caseosa de granulomas tuberculoides), nos granulomas parasitários e em esteatonecrose ou lipomas (neoplasias benignas de adipócitos).

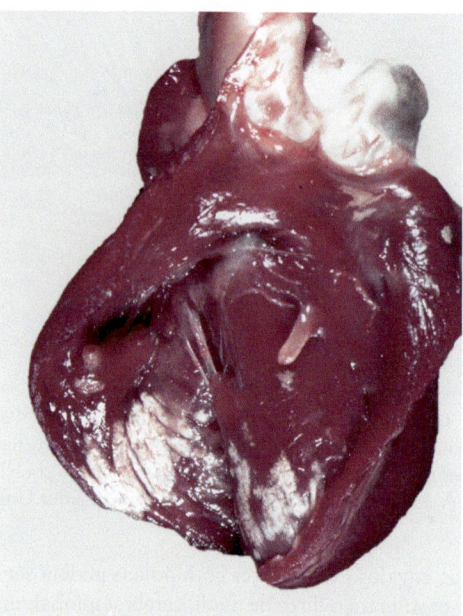

Figura 1-38 Calcificação, Deficiência de Vitamina E ou Selênio, Coração, Cordeiro. As lesões esbranquiçadas, calcárias, são áreas de necrose miocárdica que foram calcificadas. (Cortesia de Dr. M. D. McGavin, College of Veterinary Medicine, University of Tennessee.)

A calcificação da pele (Capítulo 17) é categorizada como (1) calcinose cutânea, uma forma pouco compreendida da calcificação epitelial e colagenosa observada principalmente no hiperglicocorticoidismo canino e (2) calcinose circunscrita. A calcinose circunscrita é um depósito localizado de sais de cálcio na derme ou subcútis e, com menor frequência, em outros tecidos moles ou na língua. É comum sobre proeminências ósseas dos aspectos distais dos membros em cães jovens de raças de grande porte, mas pode ocorrer em outras espécies (p. ex. cavalos). É provável que seja uma forma de calcificação distrófica e geralmente atribuída ao trauma repetitivo.

Calcificação Metastática

A calcificação metastática tem como alvos a íntima e a túnica média dos vasos, principalmente naqueles dos pulmões, na pleura, no endocárdio, nos rins e no estômago. O defeito primário é um desequilíbrio nas concentrações de cálcio e fosfato no sangue.

Na doença renal crônica, a retenção de fosfato é a causa do desequilíbrio de cálcio-fosfato (Capítulo 11). Na "gastropatia urêmica", o dano às artérias e arteríolas gástricas provoca uma lesão isquêmica e calcificação metastática na mucosa gástrica. A calcificação metastática da insuficiência renal é também proeminente nos pulmões, na pleura e no endocárdio. Em um corte corado com HE, a calcificação metastática forma um pontilhado basofílico sutil (Fig. 1-39, A). A técnica histoquímica de von Kossa faz com que os sais de fosfato de cálcio ou carbonato de cálcio fiquem pretos (Fig. 1-39, B).

A intoxicação por vitamina D ou seus análogos é também caracterizada por um desequilíbrio de cálcio e fosfato. *Cestrum diurnum*, uma planta introduzida das Índias Ocidentais na Costa do Golfo dos Estados Unidos, é venenosa para herbívoros por conter glicosídeos de 1,25-diidroxicolecalciferol (1,25-(OH)$_2$D$_3$), que elevam a concentração sérica de cálcio e tendem a causar calcificação metastática grave em pulmões, rim e coração, principalmente no endocárdio atrial e na aorta ascendente. Os cães e gatos podem ser intoxicados pelo consumo de rodenticidas que contêm colecalciferol.

As concentrações inadequadamente elevadas de paratormônio (PTH) e a secreção de peptídeo relacionado com o PTH causam hipercalcemia e calcificação metastática (Capítulo 12). O hiperparatireoidismo primário, geralmente decorrente de neoplasia nas paratireoides, é incomum. Determinadas neoplasias não relacionadas com as paratireoides são associadas à hipercalcemia humoral da malignidade (também chamada pseudo-hiperparatireoidismo), seja porque as células neoplásicas secretam peptídeo relacionado com o PTH ou pela invasão e lise de ossos pela neoplasia. O linfoma e o carcinoma

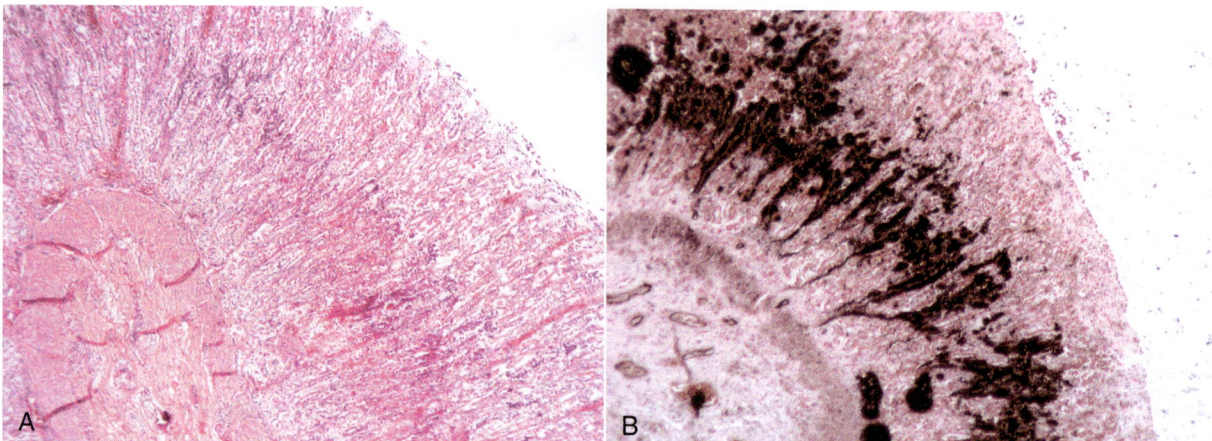

Figura 1-39 Calcificação Urêmica, Estômago, Cão. A banda de calcificação está no meio da mucosa gástrica. **A,** Os sais de cálcio são basofílicos (corados em azul com hematoxilina). Coloração por HE. **B,** Os sais de cálcio são pretos à técnica de von Kossa para mineralização. (A e B Cortesia de Dr. M. D. McGavin, College of Veterinary Medicine, University of Tennessee.)

apócrino das glândulas do saco anal de cães são dois tumores que podem secretar o peptídeo relacionado com o PTH.

Ossificação Heterotópica

A ossificação heterotópica é a formação de tecido ósseo em um local extraesquelético. Há deposição de osteoide (matriz óssea) por osteoblastos e remodelamento e mineralização para formação de osso. Embora a calcificação seja parte do processo de ossificação, seja esquelética ou extraesquelética, e a ossificação heterotópica possa se desenvolver em lesões crônicas de calcificação de tecido mole, a calcificação patológica do tecido mole não necessariamente está relacionada com ossificação.

À análise macroscópica, a ossificação heterotópica é observada como espículas ou nódulos endurecidos. Pequenas espículas ósseas são comumente observadas como achados incidentais no interstício pulmonar (Fig. 1-40) de cães idosos. Os depósitos nodulares de cartilagem e osso podem formar a maior parte do tumor mamário misto canino (Capítulo 18). Se acredita que as células mioepiteliais dão origem a condrócitos e osteoblastos.

Pigmentos

Diversas substâncias exógenas e endógenas podem alterar a cor dos tecidos. Estas alterações de cor podem ser clinicamente evidentes ou, pelo menos macroscopicamente, à necropsia e podem auxiliar o diagnóstico. Embora algumas substâncias pigmentadas desapareçam dos cortes histológicos, outras persistem e devem ser interpretadas pelo patologista.

Substâncias Pigmentadas Exógenas

Carbono e Outros Particulados. A doença pulmonar causada pela poeira de minas de carvão, também conhecida como doença do pulmão preto, o exemplo mais bem-estudado de pneumoconiose (doença pulmonar causada pela inalação de particulados; Capítulo 9). O principal particulado inalado por pessoas que trabalham em minas de carvão é o carbono, de modo que esta forma de pneumoconiose é chamada antracose. As partículas de carbono no pulmão são responsáveis pela coloração preta observada na antracose. Muitos casos, principalmente com a menor exposição em pessoas ou animais que vivem em ambientes urbanos e respiram ar poluído, não são associados à doença clínica, mas fazem com que o pulmão apresente um discreto pontilhado de cor cinza a preta (Fig. 1-41, A), visível através da pleura visceral, além da coloração cinza-escura de linfonodos traqueobrônquicos. As partículas de carbono depositadas nos espaços alveolares são fagocitadas por macrófagos e, então, transportadas para o tecido linfoide brônquico associado e para os linfonodos traqueobrônquicos. Histologi-

camente, as partículas de carbono, que não são passíveis de digestão, e outros particulados inalados são observados como um material granular, preto e fino, e como material cristalino em macrófagos dos tecidos extracelulares adjacentes às vias aéreas intrapulmonares e à vasculatura (Fig. 1-41, B). Este achado geralmente é incidental em animais idosos, mas as poeiras de carvão e de outros minérios, principalmente a sílica,[3] podem estimular o desenvolvimento de uma resposta inflamatória com liberação de TNF-α e interleucina 1 (IL-1) e interleucina 6 (IL-6). Estas citocinas podem promover fibrose progressiva. Acredita-se que os macrófagos carregados de partículas de carbono tenham menor capacidade de fagocitose e destruição de agentes infecciosos.

Pigmentos Carotenoides. Os pigmentos carotenoides, como o β-caroteno, são abundantes em plantas de folhas verdes e conferem a coloração amarela do plasma, do tecido adiposo e de outras células ricas em lipídios. A cor amarela intensa do tecido adiposo de herbívoros alimentados com pastagens verdes pode ser notável, principalmente em equinos e bovinos de raças que produzem leite com altas quantidades de gordura, como Jersey (Fig. 1-42). Esta coloração não é uma lesão, mas apenas um indicador dietético. Na verdade, os carotenoides armazenados na gordura são uma fonte de antioxidantes. Uma vez que os carotenoides são lipossolúveis, são removidos dos cortes histológicos pelos solventes usados no processamento.

Tetraciclina. O antibiótico tetraciclina se liga ao fosfato de cálcio em dentes e ossos. Caso administrada a animais durante a mineralização dos dentes, a tetraciclina provoca descoloração permanente. A princípio, a coloração é amarela, mas, após a erupção dos dentes

---

[3]Os cristais de sílica são transparentes, de modo que não são um exemplo de substância pigmentada.

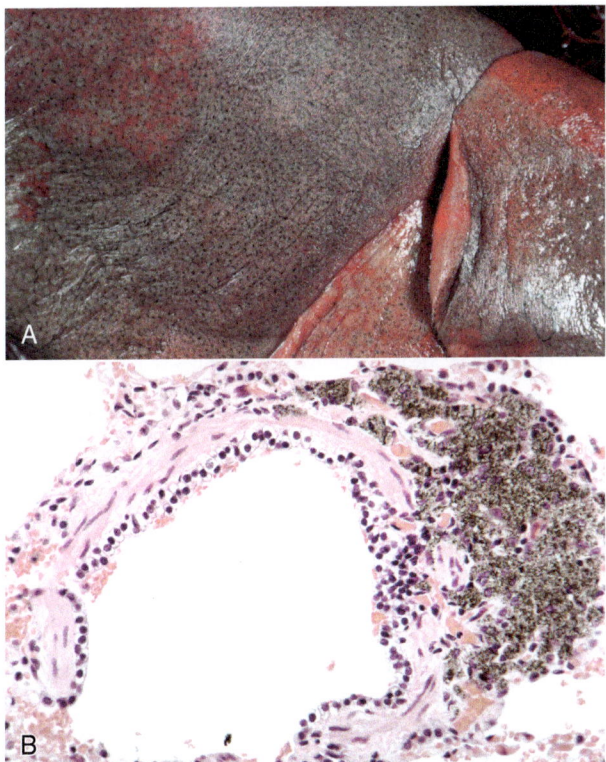

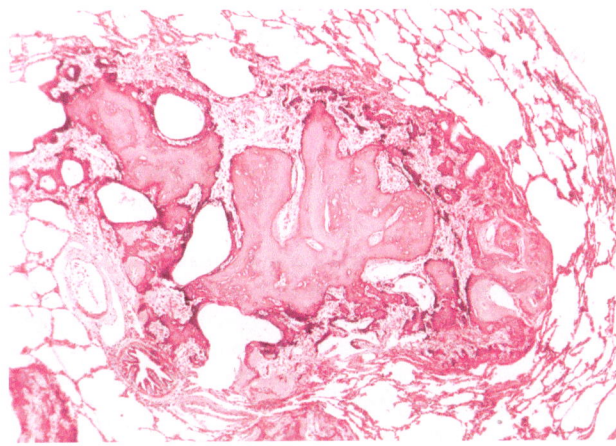

Figura 1-40 Osso Ectópico, Pulmão, Cão. Um nódulo de osso maduro no tecido conjuntivo do pulmão. Coloração por HE. (Cortesia de Dr. M. D. McGavin, College of Veterinary Medicine, University of Tennessee.)

Figura 1-41 Antracose, Pulmão, Cão Idoso. A, O pontilhado fino subpleural preto representa depósitos peribronquiolares de carbono. **B,** O carbono inalado (*preto*) foi fagocitado por macrófagos e transportado para o tecido peribrônquico/peribronquiolar. Coloração por HE. (**A** e **B** Cortesia de Dr. M. D. McGavin, College of Veterinary Medicine, University of Tennessee.)

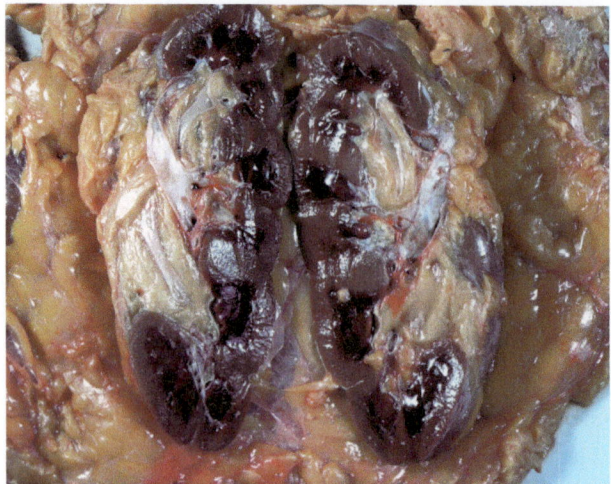

Figura 1-42 Carotenose, Rim e Gordura Perirrenal, Bovino Jersey. O acúmulo de carotenoides nos adipócitos tingiu a gordura de amarelo a amarelo escuro. (Cortesia de Dr. M. D. McGavin, College of Veterinary Medicine, University of Tennessee.)

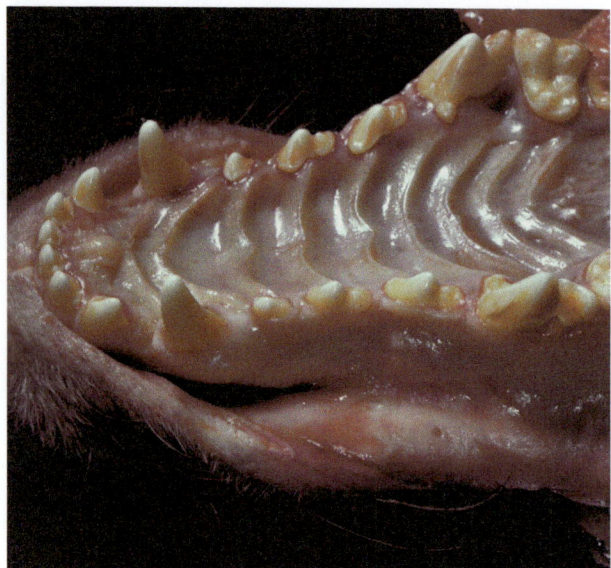

Figura 1-43 Coloração por Tetraciclina, Dentes, Cão Jovem. A coloração castanho-amarelada dos dentes permanentes é decorrente do tratamento com tetraciclina durante seu desenvolvimento. (Cortesia de Dr. M. D. McGavin, College of Veterinary Medicine, University of Tennessee.)

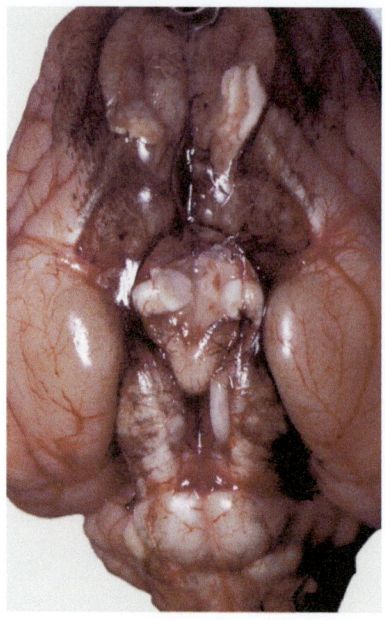

Figura 1-44 Melanose Congênita, Leptomeninges, Ovino Suffolk. As leptomeninges apresentam áreas pretas difusas de melanina. Esta pigmentação é normal em ruminantes de cor preta. (Cortesia de Dr. M. D. McGavin, College of Veterinary Medicine, University of Tennessee.)

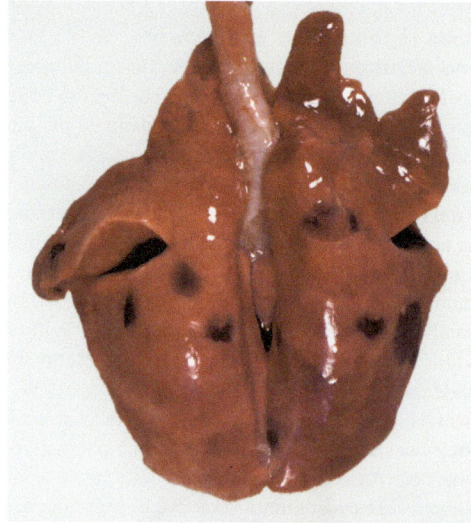

Figura 1-45 Melanose Congênita, Pulmão, Suíno. Os depósitos de melanina são subpleurais e se estendem ao parênquima pulmonar. Esta pigmentação, observada principalmente em suínos vermelhos ou pretos, não tem consequências deletérias. (Cortesia de Dr. M. D. McGavin, College of Veterinary Medicine, University of Tennessee.)

e a exposição à luz, a oxidação muda a cor para marrom (Fig. 1-43). A coloração amarelada (com fluorescência amarela brilhante sob luz ultravioleta) é também observada nos ossos.

Pigmentos Endógenos Não Hematógenos

Melanina. A melanina é o pigmento responsável pela cor dos pelos, da pele e da íris. Também colore as leptomeninges de ovinos (Fig. 1-44) e bovinos de face pigmentada, e pode estar presente de forma multifocal na mucosa oral em diversas espécies. Os depósitos localizados de melanina (melanose) são comuns na íntima da aorta de ruminantes com pelame pigmentado e nos pulmões (Fig. 1-45) de suínos de cor vermelha ou preta. Os depósitos localizados da melanose congênita são meramente uma alteração de cor e não uma lesão, já que não são uma resposta à lesão e não tem efeito deletério sobre o animal.

Os melanócitos que sintetizam e secretam melanina são derivados da crista neural e migram para o local de produção do pigmento durante o desenvolvimento embrionário da estrutura. Na pele, os melanócitos residem no estrato basal da epiderme e do epitélio folicular. A melanina é formada em organelas chamadas melanossomos e, então, transferida pelos processos da célula dendrítica aos queratinócitos adjacentes. Nos queratinócitos, os grânulos melanina se localizam principalmente no citoplasma apical, onde podem proteger o núcleo da luz ultravioleta. À análise histológica, os grânulos de melanina são pequenos (geralmente com menos de 1 μm de diâmetro), marrons e não refratários.

A concentração do pigmento de melanina pode ser menor ou maior em caso de doença. A primeira etapa na síntese de melanina é a conversão de tirosina em diidroxifenilalanina (DOPA), catalisada pela enzima tirosinase, que contém cobre. Assim, a ausência de tirosinase provoca albinismo (falta de pigmentação por melanina) e ovinos e bovinos com deficiência de cobre apresentam tirosinase defeituosa e diminuição da coloração do pelame. O albinismo parcial na síndrome de Chédiak-Higashi (CHS) (que afeta pessoas, visons, gatos Persas, camundongos e outras espécies) é causado por uma mutação do gene *LYST* que codifica a proteína reguladora do tráfego lisossomal. A mutação provoca anomalias na estrutura e função lisossomal de leucócitos e melanócitos. Os melanócitos de animais com CHS apresentam melanossomos grandes, mas o pigmento de melanina não é transferido de forma eficaz para os queratinócitos, de modo que a cor do pelame tem tonalidade mais pastel do que deveria ser. A pele e os pelos normalmente pigmentados também podem perder a pigmentação devido ao ataque imunomediado aos melanócitos (vitiligo) ou aos queratinócitos basilares (Capítulo 17). Os queratinócitos mortos liberam sua melanina na derme adjacente, em um processo chamado incontinência pigmentar, em que é fagocitada por macrófagos (melanófagos).

O termo hiperpigmentação implica no excesso de melanina. Este achado pode ser uma resposta epidérmica comum à lesão crônica e é observado como o escurecimento da pele. A doença cutânea endócrina, principalmente o hiperadrenocorticismo, tende a ser associada à hiperpigmentação. Histologicamente, os grânulos de melanina são numerosos, não somente nos queratinócitos basilares, mas em todas as camadas da epiderme, até mesmo no estrato córneo. As neoplasias de melanócitos podem apresentar pigmentação escura ou não apresentar pigmentação (amelanóticas) (Capítulos 6 e 17).

Lipofuscina e Ceroide. A lipofuscina é uma lipoproteína de coloração castanho-amarelada que se acumula como corpos residuais em lisossomos secundários, principalmente em células pós-mitóticas de vida longa, como neurônios e cardiomiócitos (Fig. 1-46), em especial em animais idosos. A lipofuscina é conhecida como um pigmento de envelhecimento de "desgaste" — seu acúmulo no miocárdio canino tem correlação linear com a idade do cão — e, de modo geral, acredita-se ter pouco ou nenhum efeito deletério sobre a célula. A lipofuscina é autofluorescente, com comprimento de onda de excitação entre 320 e 480 nm e comprimento de onda de emissão entre 460 e 630 nm. É aproximadamente dois terços proteína heterogênea e um terço lipídio (principalmente triglicérides, ácidos graxos livres, colesterol e fosfolipídios). Devido a seu conteúdo lipídico, a lipofuscina reage com colorações de gordura, como *Sudan black* B ou *Oil Red* O; suas moléculas de carboidrato também a tornam PAS-positiva.

O ceroide é um pigmento similar à lipofuscina (ou seja, de mesma aparência morfológica) que se acumula em doenças como a ceroide-lipofuscinose neuronal (um grupo de doenças hereditárias do armazenamento lisossomal), caquexia, deficiência de vitamina E ou outros tipos de estresse oxidativo. O ceroide pode ser macroscopicamente evidente na túnica muscular do intestino delgado de cães com deficiência de vitamina E (leiomiometaplasia [intestino pardo canino]; Fig. 7-111) ou cães com ceroide-lipofuscinose (Fig. 1-47).

A lipofuscina e o ceroide têm características histológicas e bioquímicas muito similares, mas são distintos. Ambos são lipoproteínas autofluorescentes com espectro parecido, mas não idêntico. Ultraestruturalmente, a lipofuscina tem aparência granular, enquanto o ceroide tende a formar pilhas ou espirais membranosas ("figuras de mielina"). Embora ambas as substâncias apresentem proteínas, lipídios, dolicois, carboidratos e metais, sua composição exata é variável. Enquanto o conteúdo proteico da lipofuscina é heterogêneo, a subunidade c da ATP sintase mitocondrial é o componente predominante do ceroide no ceroide-lipofuscinose neuronal. A histoquímica com lectina auxilia a diferenciação entre o ceroide e a lipofuscina neuronal por suas moléculas de açúcar.

Pigmentos Hematógenos

Os pigmentos hematógenos são derivados de eritrócitos. Dentre estes pigmentos, incluem-se a hemoglobina, as hematinas, a hemossiderina, a hematoidina, a bilirrubina, a biliverdina e as porfirinas.

Hemoglobina. A molécula hemoglobina é composta por quatro subunidades proteicas globulares, cada uma dobrada e fortemente associada a um grupo heme central, não proteico e que contém ferro. A oxiemoglobina, formada quando o oxigênio se liga ao grupo heme, dá ao sangue oxigenado (arterial) sua cor vermelha e confere uma tonalidade rosada aos tecidos bem-perfundidos e bem-oxigenados. A hemoglobina desoxigenada explica a matiz azulada do sangue venoso e é responsável pela coloração azul a roxa, conhecida como cianose (Fig. 1-48), dos tecidos hipóxicos. A palavra cianose vem da palavra grega para azul escuro.

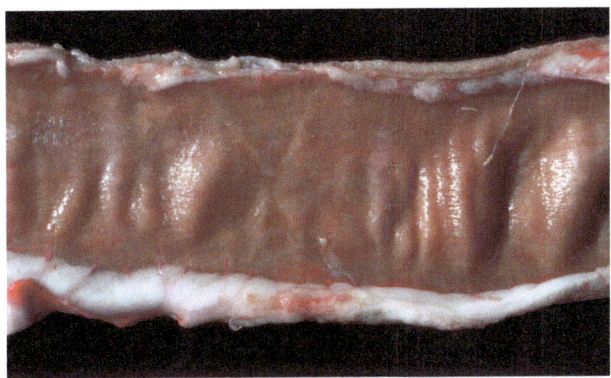

Figura 1-47 **Ceroide, Intestino, Serosa, Cão.** Notar a coloração marrom da camada muscular. Esta condição foi chamada lipofuscinose intestinal, mas não está relacionada com a idade. (Cortesia de Dr. M. D. McGavin, College of Veterinary Medicine, University of Tennessee.)

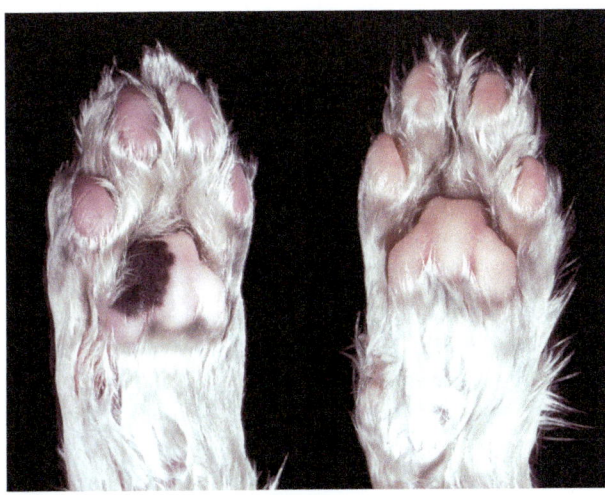

Figura 1-48 **Cianose, Pata, Gato.** Os coxins da pata à esquerda são azulados devido à hemoglobina desoxigenada, decorrente da obstrução da artéria ilíaca por um trombo em sela na bifurcação aórtica. Os coxins da pata normal (à *direita*) são rosados. (Cortesia de Dr. M. D. McGavin, College of Veterinary Medicine, University of Tennessee.)

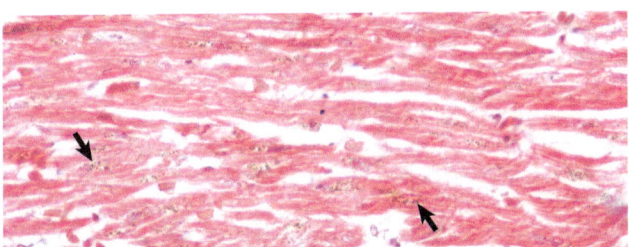

Figura 1-46 **Lipofuscinose, Coração, Cão.** Notar os grânulos marrons de lipofuscina (*setas*) no citoplasma dos cardiomiócitos. Coloração por HE. (Cortesia de Dr. J. F. Zachary, College of Veterinary Medicine, University of Illinois.)

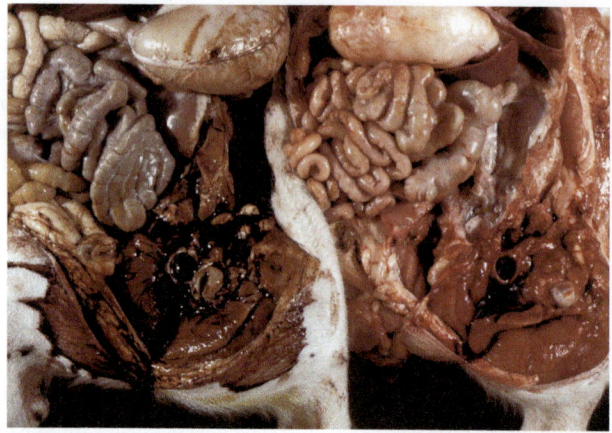

Figura 1-49 Metemoglobinemia, Intoxicação Experimental por Nitrito, Quartos Posteriores, Suíno. *Esquerda,* A metemoglobina faz com que o sangue e a musculatura apresentem coloração marrom-chocolate. *Direita,* Controle normal. (Cortesia de Dr. L. Nelson, College of Veterinary Medicine, Michigan State University.)

Distúrbios Tóxicos ou Outros Distúrbios Metabólicos da Hemoglobina

Cianeto. O cianeto (CN^-) é um composto tóxico que, quando ingerido, bloqueia a fosforilação oxidativa nas mitocôndrias por meio da interação com a citocromo oxidase. Como resultado, as células não podem usar o oxigênio na hemoglobina, de modo que o sangue venoso, em casos de intoxicação por cianeto, tende a ser tão vermelho quanto o sangue arterial. A intoxicação por cianeto em herbívoros geralmente é causada pelo consumo de plantas que contêm glicosídeos cianogênico.

Monóxido de Carbono. A hemoglobina tem afinidade muito maior por CO do que por oxigênio, de modo que uma pequena quantidade de CO reduz a capacidade de transporte de oxigênio. Quando a hemoglobina se liga ao CO, forma carboxiemoglobina, que confere a cor vermelho-cereja brilhante ao sangue e rosa brilhante aos tecidos até mesmo nos casos de intoxicação fatal por CO.

Intoxicação por Nitrito. A intoxicação por nitrito pode ser associada ao consumo de plantas que acumulam nitrato pelo gado, geralmente ruminantes, ou de água de fontes contaminadas por nitrato derivado de campos fertilizados. O nitrato é convertido a nitrito no rúmen, que pode oxidar o ferro no grupo heme da molécula de hemoglobina ao estado Fe^{+3} (férrico), convertendo a hemoglobina em *metemoglobina*, que tem baixa afinidade pelo oxigênio. A metemoglobina faz com que o sangue passe a apresentar coloração marrom-chocolate (Fig. 1-49).

Hemólise Intravascular (Hemoglobinúria). Se os eritrócitos forem lisados no interior dos vasos (hemólise intravascular), a hemoglobina liberada confere uma tonalidade rosada transparente ao plasma ou soro. Nos rins, a hemoglobina intravascular passa pelos capilares glomerulares no filtrado urinário, com a formação de "cilindros" de hemoglobina nos túbulos renais e coloração avermelhada da urina. A hemoglobinúria faz com que o parênquima renal fique vermelho-escuro a azul-acinzentado metálico (Fig. 1-50; Fig. 11-39, A e B). Uma coloração similar ou mais acastanhada do rim e da urina ocorre com a mioglobinúria; a mioglobina é derivada das fibras danificadas da musculatura esquelética.

Hematina. A hematina é um pigmento preto-acastanhado, que contém Fe^{+3} formado pela oxidação da hemoglobina.

Hematina Ácida (Pigmento de Formalina). A hematina "ácida" que se forma nos tecidos fixados em formalina não tamponada e, assim, ácida (pH <6), é observada como um material marrom-escuro a quase preto, granular ou cristalino, principalmente em vasos ou outras áreas do corte do tecido em que há muitos eritrócitos (e hemoglobina) (Fig. 1-51). A presença de hematina ácida é uma alteração

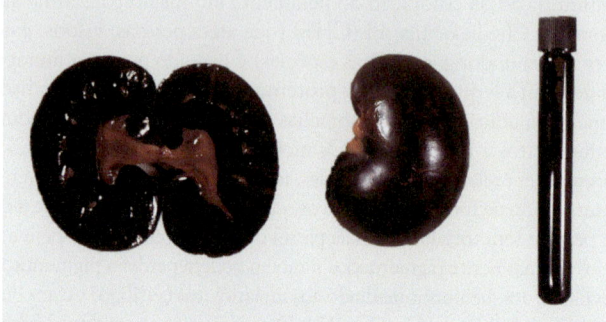

Figura 1-50 Crise Hemolítica na Intoxicação Crônica por Cobre, Rins e Urina, Ovinos. A coloração azul-escura do rim e vermelha-escura da urina são causadas pela hemoglobinúria (excreção de hemoglobina pelo rim). (Cortesia de Dr. M. D. McGavin, College of Veterinary Medicine, University of Tennessee.)

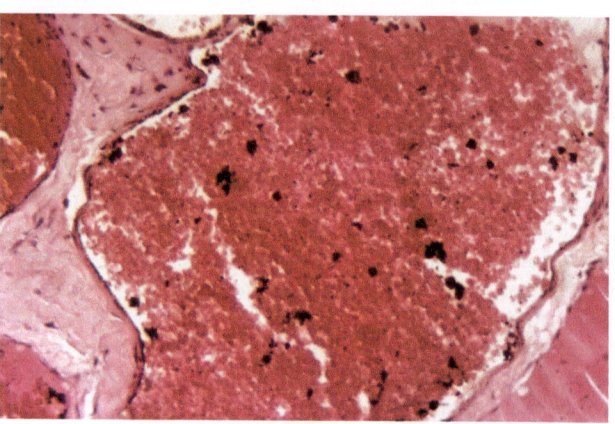

Figura 1-51 Pigmento de Formalina, Sangue. Notar as pequenas manchas pretas de hematina ácida no interior e ao redor dos eritrócitos, decorrente da fixação em formalina não tamponada (ácida). Coloração por HE. (Cortesia de Dr. M. D. McGavin, College of Veterinary Medicine, University of Tennessee.)

postmortem e, assim, não é uma lesão, mas sim um indicador de que a solução de formalina não foi adequadamente tamponada. A formalina tamponada com fosfato a 10% preparada da maneira correta deve ter pH de 6,8. A hematina ácida pode ser tão abundante em tecidos congestos que impossibilita a avaliação histológica. Nestes casos, a hematina pode ser removida pela colocação do corte de tecido desparafinado em uma solução alcóolica saturada de ácido pícrico antes da coloração por HE.

Hematina Parasitária. Os parasitas que infectam (p. ex. *Plasmodium* spp.) ou consomem (p. ex. *Haemonchus contortus*) eritrócitos liberam o heme durante a proteólise da hemoglobina. O heme livre é tóxico, mas os parasitas evoluíram para agregá-lo em dímeros de heme chamados hemozoína ou β-hematina. A hematina é responsável pelo enegrecimento dos tratos de migração de larvas de parasitas (*Fascioloides magna*) em ruminantes (Fig. 1-52; Figs. 8-60 e 8-61) e pelas pequenas manchas pretas dos pulmões em macacos infestados com o ácaro pulmonar *Pneumonyssus simicola*.

Hemossiderina. O ferro livre é tóxico para as células porque catalisa a formação de ROS por meio da reação de Fenton. Porém, a ferritina, uma proteína globular de armazenamento de ferro, presente em todos os tecidos e, principalmente, no fígado, no baço e na medula óssea, se liga ao ferro livre e o armazena em uma forma não tóxica para ser usado pela célula. A ferritina é uma proteína principalmente intracelular, mas as concentrações séricas são correlacionadas com os depósitos de ferro. Os acúmulos de ferritina ligada ao ferro, em especial

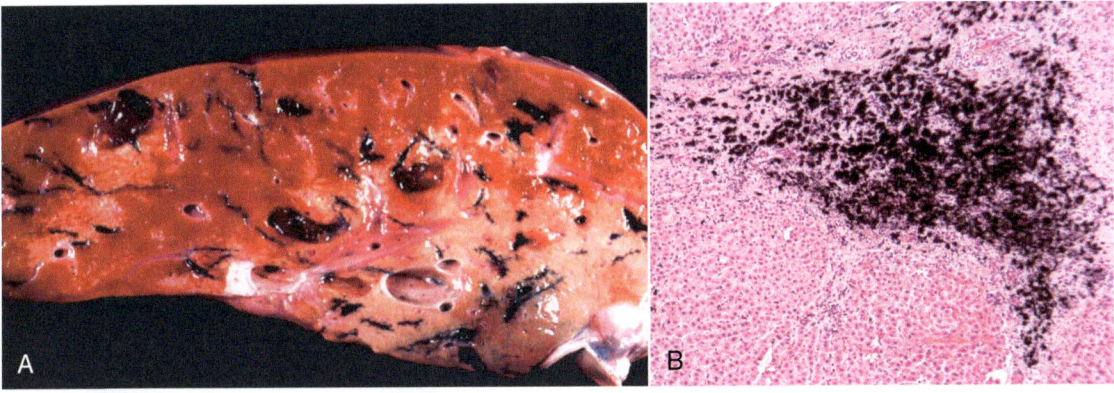

Figura 1-52 **Pigmento de Hematina de** *Fascioloides magna*, **Fígado, Bovino. A,** As áreas enegrecidas no fígado são decorrentes da excreção do pigmento hematina por larvas de trematódeo em migração. **B,** O pigmento hematina (*preto*) no trajeto de migração do parasita. Coloração por HE. (**A** Cortesia de Dr. J. Wright, College of Veterinary Medicine, North Carolina State University; e Noah's Arkive, College of Veterinary Medicine, The University of Georgia. **B** Cortesia de Dr. M. D. McGavin, College of Veterinary Medicine, University of Tennessee.)

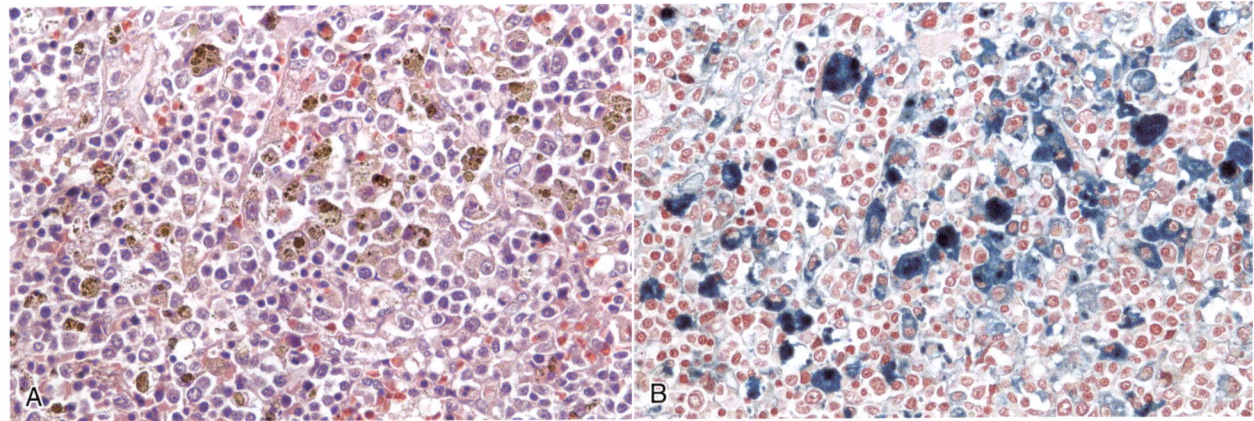

Figura 1-53 **Hemossiderose, Baço, Cão. A,** A hemossiderina se apresenta como grânulos de cor marrom-dourada nos macrófagos. Coloração por HE. **B,** Os grânulos de hemossiderina são corados em azul pela reação de azul da Prússia, que é específica para o ferro. Reação de azul da Prússia. (**A** e **B** Cortesia de Dr. J. F. Zachary, College of Veterinary Medicine, University of Illinois.)

em macrófagos, são convertidos em grânulos castanho-dourados de hemossiderina (Fig. 1-53, A). A reação de azul da Prússia detecta o ferro na hemossiderina (Fig. 1-53, B) em cortes histológicos de tecido.

A hemossiderina é um complexo de armazenamento intracelular de ferro, bastante comum em macrófagos e um menos comum em hepatócitos e células epiteliais tubulares dos rins. Os depósitos de ferro são mais conspícuos no baço e são excessivos (hemossiderose) quando há uma maior taxa de destruição de eritrócitos. Em raros casos, o excesso de ferro pode ser derivado da dieta (p. ex. hemocromatose, a mais grave dentre as doenças de armazenamento de ferro) ou outras fontes externas. A presença de macrófagos ricos em hemossiderina também pode ser um indicador de congestão passiva crônica (Fig. 1-54, A). Se abundante, a hemossiderina confere uma coloração acastanhada aos tecidos, que deveriam ser rosados (Fig. 1-54, B). A hemossiderina é também um dos pigmentos que caracteriza o hematoma (Fig. 1-55).

Hematoidina. A hematoidina é um pigmento cristalino amarelo-brilhante derivado da hemossiderina, talvez no interior de macrófagos, mas não apresenta ferro. Bioquimicamente, é similar ou idêntica à bilirrubina e se deposita nos tecidos de locais de hemorragia.

Bilirrubina. A bilirrubina normalmente é encontrada em baixas quantidades no plasma como um produto de degradação dos eritrócitos (Capítulos 8 e 13). Os eritrócitos exauridos são fagocitados e lisados por macrófagos. Os componentes da proteína globular da hemoglobina são degradados em aminoácidos. Após a remoção do ferro, o restante do heme é convertido pela heme oxigenase em biliverdina e, então, pela biliverdina redutase, em bilirrubina. A bilirrubina não conjugada é liberada no sangue para ser transportada como um complexo albumina-bilirrubina para o fígado, onde é conjugada com ácido glucurônico e secretada nos canalículos biliares, passando a ser um componente da bile.

Caso a elevação sérica ou plasmática de bilirrubina (hiperbilirrubinemia) seja suficiente, os tecidos passarão a apresentar coloração amarela, chamada icterícia. De modo geral, a icterícia é patologicamente classificada como pré-hepática, hepática ou pós-hepática (Capítulo 8). A icterícia pré-hepática é causada pela hemólise ou qualquer processo que aumente o *turnover* de eritrócitos e libere mais bilirrubina não conjugada do que o fígado pode acomodar. A icterícia hepática é decorrente da lesão hepatocelular que diminui a incorporação, a conjugação ou a secreção de bilirrubina. Na icterícia pós-hepática, a saída da bile do fígado para o intestino, através do sistema biliar, é reduzida por uma obstrução.

Ovinos mutantes das raças Corriedale (Fig. 1-56) e Southdown desenvolvem uma hiperbilirrubinemia conjugada que é atribuída a um defeito no sistema de transporte dependente de ATP de diversos ânions orgânicos, incluindo diglicuronato de bilirrubina. Os animais acometidos apresentam uma doença similar à síndrome Dubin-Johnson que ocorre em humanos e podem conjugar a bilirrubina, mas não podem secretá-la na bile de forma eficiente.

Macroscopicamente, a coloração amarela da icterícia é vista com maior facilidade em tecidos pálidos ou incolores, como o plasma, a esclera, a íntima dos grandes vasos, o tecido adiposo (a não ser que

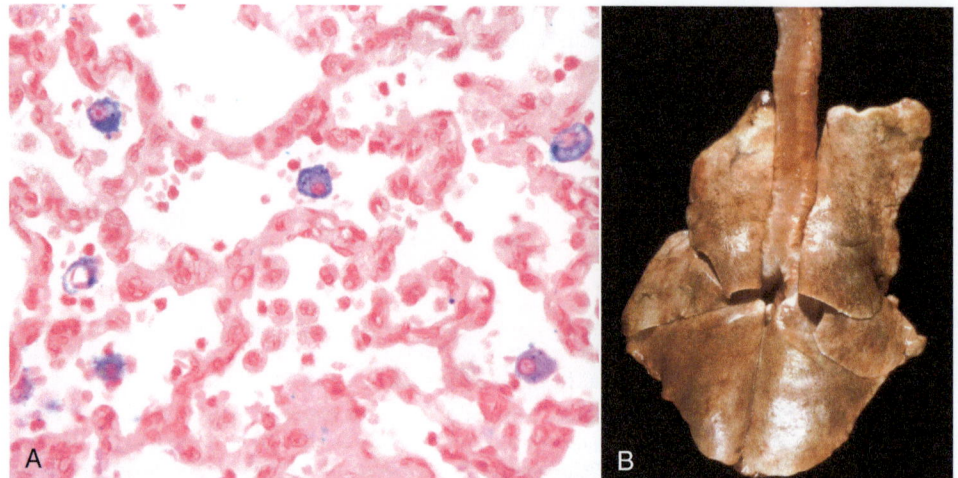

Figura 1-54   Congestão Passiva Crônica, Pulmão, Cão. A, Macrófagos contendo hemossiderina *(azul)* estão nos espaços alveolares. Reação de azul da Prússia. **B,** A congestão passiva crônica dos pulmões resulta uma coloração acastanhada devido aos numerosos macrófagos alveolares preenchidos com hemossiderina. Os mediadores inflamatórios produzidos por estes macrófagos induziram a fibrose intersticial, que impediram o colapso dos pulmões à abertura da cavidade torácica. Notar o aspecto listrado dos pulmões causado pelas marcas deixadas pela impressão costal. (**A** Cortesia de Dr. M. D. McGavin, College of Veterinary Medicine, University of Tennessee. **B** Cortesia de College of Veterinary Medicine, University of Illinois.)

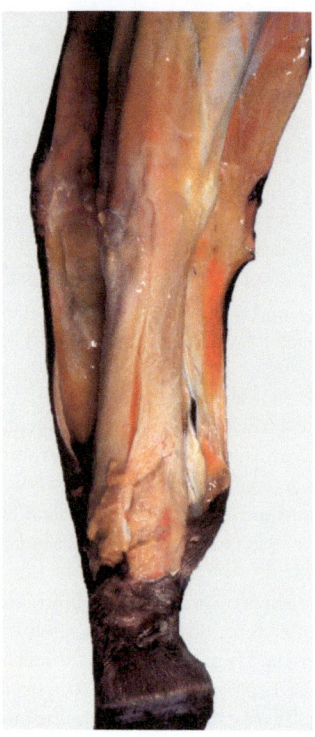

Figura 1-55   Tecido subcutâneo, Hematoma Antigo, Membro, Cavalo. A diversidade de cores — vermelha, amarela e marrom — se deve à hemoglobina, à bilirrubina e à hemossiderina, respectivamente, formadas pela degradação dos eritrócitos. (Cortesia de Dr. M. D. McGavin, College of Veterinary Medicine, University of Tennessee.)

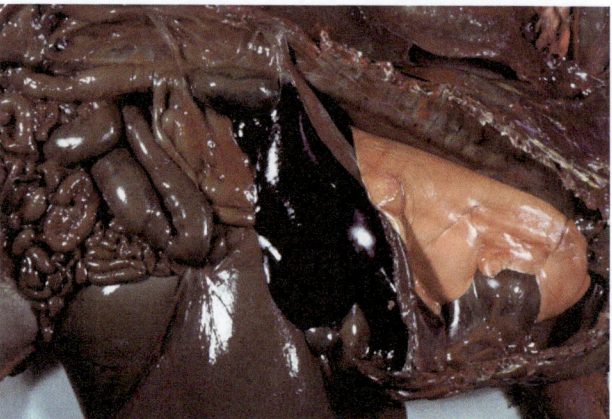

Figura 1-56   Defeito na Excreção de Bilirrubina, Ovinos Corriedale Mutantes, Modelo Animal da Síndrome de Dubin-Johnson. Notar a coloração amarela empaledecida do pulmão por bilirrubina. Os outros tecidos apresentam coloração verde-escura por filoeritrina, devido a um defeito similar na excreção pelo fígado. (Cortesia de Dr. M. D. McGavin, College of Veterinary Medicine, University of Tennessee.)

já seja amarelado pelos carotenoides) e até mesmo no fígado pálido (Figs. 1-57 e 1-58, A). A icterícia não é observada histologicamente, mas tende a ser associada à colestase, uma distensão de canalículos por "cilindros" castanho-amarelados de bile (Fig. 1-58, B).

Porfiria. As porfirias são doenças da síntese de heme que causam deposição dos pigmentos de porfirina nos tecidos. O anel de porfirina na molécula da hemoglobina é composto por quatro porções pirrol unidas ao redor do íon central de ferro. As porfirias eritropoiéticas congênitas de bovinos, gatos e suínos são decorrentes de defeitos

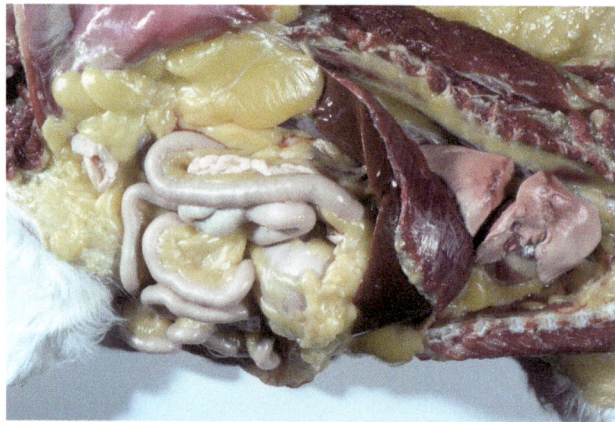

Figura 1-57   Icterícia, Anemia Hemolítica, Vísceras Abdominais e Torácicas, Cão. A coloração amarela pela bilirrubina é particularmente evidente na gordura e no mesentério. (Cortesia de Dr. M. D. McGavin, College of Veterinary Medicine, University of Tennessee.)

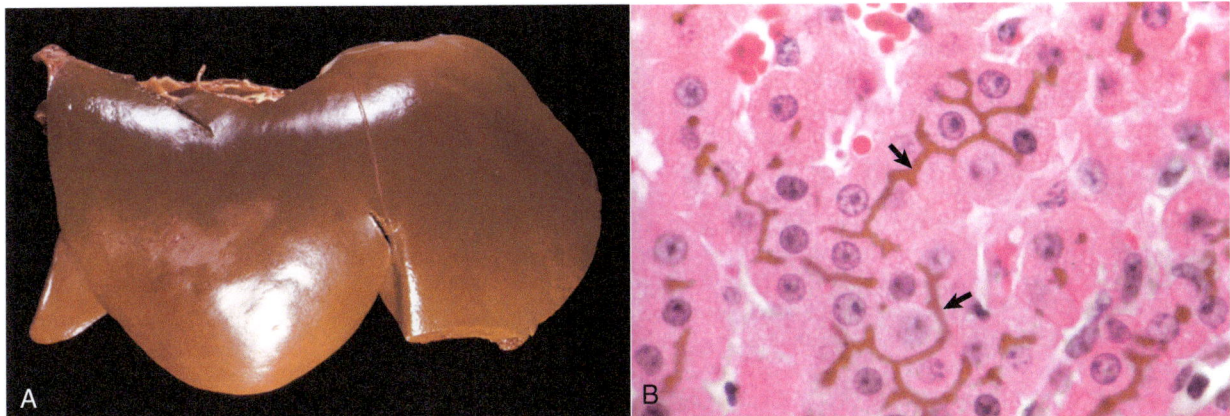

Figura 1-58 **Icterícia. A,** Icterícia, fígado, gato. O fígado apresenta aumento de volume, bordas arredondadas e coloração marrom-alaranjada causada pela retenção da bilirrubina. **B,** Anemia hemolítica aguda, babesiose, fígado, bovino. Os cilindros de bile distendem os canalículos *(setas)*. A colestase, neste caso, foi secundária à hemólise intravascular, com liberação excessiva de bilirrubina não conjugada pelo fígado. Coloração por HE. (**A** Cortesia de College of Veterinary Medicine, University of Illinois. **B** Cortesia de Dr. M. D. McGavin, College of Veterinary Medicine, University of Tennessee.)

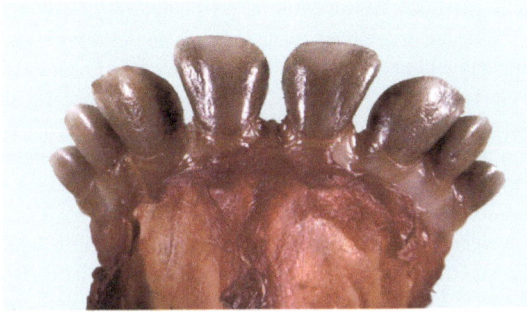

Figura 1-59 **Dentes Róseos, Porfiria Congênita, Incisivos Mandibulares, Bovino.** Os dentes apresentam coloração marrom devido ao acúmulo de porfirinas na dentina. (Cortesia de Dr. M. D. McGavin, College of Veterinary Medicine, University of Tennessee.)

genéticos causados pela deficiência de uroporfirinogênio III sintase. A doença de nome *dente róseo* é causada pela coloração da dentina e dos ossos (Fig. 1-59; Capítulo 7). Os dentes, os ossos e a urina dos animais acometidos têm cor castanho-avermelhada e fluorescem em vermelho à luz ultravioleta. A doença felina foi mapeada em duas mutações gênicas *missense* na uroporfirinogênio III sintase.

Ciclo Celular

O estudo do ciclo celular é fundamental para o entendimento do desenvolvimento, da homeostasia e da proliferação celular em resposta a estímulos fisiológicos ou patológicos, doenças genéticas e efeitos de envelhecimento celular, que incluem tanto a proliferação celular descontrolada de neoplasias quanto a interrupção permanente da replicação celular, conhecida como senescência. O ciclo celular é composto por intérfase (G_1, S e G_2) e mitose (M). A intérfase, dependendo do tipo celular, geralmente dura pelo menos 12 a 24 horas; por outro lado, a mitose pode ser realizada em 1 a 2 horas. As células entram no ciclo celular em Gap 1 (G_1), em que crescem e produzem proteínas, seguindo, em sequência à fase de síntese (S), na qual o DNA é replicado, o segundo gap (pré-mitótico) (G_2) para continuação do crescimento e da produção de proteínas e, por fim, a fase M, de mitose e citocinese, com divisão do conteúdo celular em duas células filhas.

Uma vez que a replicação celular descontrolada perpetua o dano ao DNA e pode resultar em neoplasia, a regulação do ciclo celular é essencial. O ciclo celular é controlado por uma família de quinases dependentes de ciclina (CDKs) que são ativadas por *ciclinas*. As células entram em G_1 em resposta aos fatores de crescimento que também causam o acúmulo sequencial de ciclinas, cujos papéis são modular o progresso de G_1. A ativação de ciclina D de CDK4/6 resulta na fosforilação da proteína do retinoblastoma (RB), que, por sua vez, libera o fator de transcrição E2F e permite que a célula passe pelo assim chamado ponto de restrição em G_1 e, a seguir, a célula é independente de sinais extracelulares de crescimento. Este ponto de restrição é próximo ao ponto de verificação de G_1, em que a detecção do DNA danificado resulta na interrupção do crescimento antes da fase S (ou seja, antes da replicação do DNA). Outros pontos importantes de verificação que interrompem o ciclo celular ocorrem nas fases G_2 e M, caso o DNA seja replicado de forma incorreta na fase S ou se o fuso mitótico não se formar adequadamente na fase M.

A *interrupção do crescimento* durante o ciclo celular é determinada por muitos fatores que atuam nos pontos de verificação, mas p53 desempenha um papel fundamental. A interrupção do crescimento pode ser uma pausa para a célula reparar o DNA danificado e, então, retomar a divisão celular. Alternativamente, em caso de dano irreparável do DNA, a célula morre, geralmente por apoptose, ou entra em senescência, que é a interrupção permanente do crescimento (ver a seguir). É importante notar que as mutações em p53 são um evento comum no câncer (Capítulo 6) e explicam, parcialmente, a proliferação descontrolada, que é a essência da neoplasia.

Em indivíduos saudáveis, muitos dos tecidos maduros são uma mistura de células em divisão contínua (lábeis), células quiescentes, células completamente diferenciadas (pós-mitóticas) e células-tronco. A homeostasia é o equilíbrio entre a replicação celular (de células-tronco, células lábeis e células quiescentes), a diferenciação celular e a morte celular. Os tecidos lábeis, como a epiderme, o epitélio da mucosa e o tecido hematopoiético, possuem células germinativas que ciclam de forma contínua por toda a vida do animal. Estes tecidos lábeis, assim, respondem de maneira rápida a estímulos fisiológicos ou patológicos com o aumento da taxa de divisão celular (hiperplasia).

Os tecidos quiescentes ou estáveis são compostos principalmente por células (p. ex. as células parenquimatosas de muitos órgãos, as células mesenquimais ou linfócitos em repouso) que não se dividem de forma contínua e, assim, permanecem em G_0 (ou seja, fora do ciclo celular). Porém, as células quiescentes podem reentrar no ciclo celular em resposta a estímulos hormonais ou fatores de crescimento, e são capazes de proliferação extensa em determinados estados fisiológicos (p. ex. o útero gravídico ou a glândula mamária em lactação), assim como na substituição de tecidos danificados pela doença (p. ex.

regeneração do tecido hepático após a lobectomia). O recrutamento de células quiescentes no ciclo celular, o principal mecanismo para aumento da replicação celular, requer que os sinais fisiológicos ou patológicos superem as barreiras à proliferação.

Outros tecidos adultos (p. ex. o SNC, a musculatura esquelética e o miocárdio) são compostos principalmente por células completamente diferenciadas (p. ex. neurônios, miócitos esqueléticos e cardiomiócitos) que não se dividem mais. É óbvio que tais células devem ter vida média maior do que as células completamente diferenciadas dos tecidos lábeis, mas, se destruídas, geralmente não podem ser substituídas pelo mesmo tipo de célula. Dito isso, mesmo tecidos relativamente permanentes, como os do SNC, apresentam nichos de células-tronco.

As células-tronco nos tecidos adultos apresentam capacidade ilimitada de proliferação, embora sua taxa de divisão celular tenda a ser muito menor do que as das células mais diferenciadas. É importante notar que a divisão de células-tronco é assimétrica, produzindo uma célula filha que pode se diferenciar nos diversos tipos celulares maduros, e outra célula filha com propriedades de célula-tronco.

O grau de diferenciação celular afeta o tamanho da população celular e seu potencial de proliferação. Nos tecidos lábeis, como a medula óssea, a epiderme ou o epitélio da mucosa, as células maduras se diferenciam de forma completa, com incapacidade de replicação e vida curta, mas são substituídas por novas células originárias da população germinativa, que cicla de forma contínua. A maioria das células em tecidos estáveis, como o parênquima hepático ou renal, estão em G_0, mas mantêm a capacidade de proliferação quando necessário. Por outro lado, os tecidos relativamente permanentes, como o cérebro, a medula espinhal, o miocárdio ou a musculatura esquelética, são compostos principalmente por células completamente diferenciadas sem capacidade de replicação.

Envelhecimento Celular

Com o avanço da idade, a função de células e tecidos diminui do nível molecular ao corpóreo. O DNA, principalmente o DNA telomérico (ver a seção a seguir) e os componentes das vias metabólicas afetam a vida média das células em culturas de tecido e em camundongos de laboratório. A teoria do envelhecimento de células-tronco postula que o encurtamento crítico dos telômeros provoca a resposta ao dano ao DNA (DDR), que ativa p53 e resulta na interrupção do crescimento, à senescência ou à apoptose da célula afetada. Uma teoria que combina vias genéticas e metabólicas postula que até mesmo o dano indireto ao DNA, por meio de alterações epigenéticas, lesão oxidativa ou outros estressores celulares, podem iniciar a DDR, e que a DDR persistente provoca uma lesão mitocondrial que gera uma alça de pré-alimentação (*feed-forward*).[4]

Base Genética do Envelhecimento

Telômeros

Desde a descoberta de que telômeros funcionais eram um fator limitante para a replicação de fibroblastos em culturas de células, os telômeros estiveram na linha de frente das pesquisas sobre o envelhecimento celular. A maioria das células somáticas tem um número finito de divisões celulares que, pelo menos em parte, é determinado pelo comprimento dos telômeros. Os telômeros são sequências repetitivas de nucleotídeos (TTA-GGG) que revestem as extremidades dos cromossomos lineares, formando um modelo para a replicação completa do DNA cromossômico e evitando que estas extremidades sejam erroneamente interpretadas como quebras do DNA de dupla fita. O DNA telomérico é protegido do reparo inadequado por proteínas associadas que formam o *complexo "shelterin"*. Os telômeros são truncados (encurtados) a cada divisão celular porque as DNA polimerases precisam de um *primer* principal e, assim, não podem replicar todo o DNA até o final da molécula. Em células "imortais", como as células germinativas ou determinadas células-tronco, leucócitos (p. ex. linfócitos T ativados) ou células neoplásicas, a telomerase ativa repõem os telômeros. A telomerase é composta por um componente de modelo de subunidade de RNA (TERC) e um componente catalítico (TERT), que é uma transcriptase reversa. As mutações destes componentes foram associadas a síndromes de envelhecimento e outras doenças. Os telômeros disfuncionais sinalizam a DDR com ativação de p53 e interrupção do ciclo celular. A interrupção do ciclo celular pode ser uma pausa temporária para reparo do DNA ou progredir à senescência (uma interrupção irreversível do crescimento) ou à morte celular por meio da apoptose. As vias de reparo do DNA que são desencadeadas por telômeros disfuncionais tendem a causar reparos anormais (p. ex. fusões cromossômicas), que exacerbam o dano ao DNA e resultam em DDR persistente.

A teoria puramente telomérica do envelhecimento não explica o envelhecimento em tecidos ou órgãos compostos principalmente por células pós-mitóticas quiescentes (p. ex. neurônios e células musculares), nas quais os telômeros seriam menos importantes. Uma teoria mais ampla combina o dano ao DNA e anormalidades metabólicas e propõe que fatores endógenos e exógenos contribuem para a disfunção dos telômeros, a alteração da DDR ou o aumento de ROS, que podem, de forma independente, ativar p53, que, por sua vez, compromete a função mitocondrial por meio da repressão de coativadores do receptor ativado pelo proliferador de peroxissomo γ (PPARγ), um receptor nuclear que regula muitas vias metabólicas. A interação entre a DDR e o metabolismo é complexa; porém, a indução da DDR persistente ativa p53. A repressão de coativadores de PPARγ por p53 exacerba a lesão oxidativa e diminui a produção de energia. Embora p53 também reprima as vias de insulina/fator de crescimento insulina-símile 1 (IGF-1) e mTOR[5], esta repressão pode proteger as células por meio da ativação dos fatores de transcrição da proteína *forkhead box* O (FOXO) e dos coativadores de PPARγ que promovem a fosforilação oxidativa, a produção antioxidante e a inativação de p53.

Senescência Celular

O declínio funcional gradual em animais idosos está associado a alterações degenerativas e proliferativas, que estão fortemente relacionadas com a resposta de estresse conhecida como senescência celular. Geneticamente, a senescência parece ser uma situação de pleiotropia antagônica, em que um grupo de genes é benéfico no início da vida, promovendo a sobrevida durante os anos reprodutivos, embora os mesmos genes contribuam para a debilidade e outras doenças apresentadas por animais idosos.

Os estressores que geralmente causam senescência incluem o dano ao DNA (em especial o encurtamento de telômeros), o dano epigenômico, os oncogenes e outros estímulos mitogênicos e a ativação de determinados genes de supressão tumoral. É importante notar que o estresse oxidativo pode causar, de forma indireta, quebras no DNA de dupla fita, principalmente no DNA telomérico rico em guanina. A senescência celular é uma parada essencialmente irreversível do ciclo celular, regulada por duas vias de supressão tumoral: p53-p21 e p16[INK4a]-RB. Quando a DDR passa a ser persistente, p53 provoca a interrupção do crescimento por meio do inibidor do ciclo celular p21. Além disso, a DDR persistente, por meio de p38 MAPK (um componente da via

---

[4]A alça de pré-alimentação é um efeito positivo ou negativo que um processo ou substância da via metabólica pode ter em outra substância ou etapa no processo que ocorre mais tarde na via.

[5]O alvo mamífero de rapamicina (mTOR) é um regulador do crescimento que pode ser inibido pela restrição calórica (ou por rapamicina, por isso seu nome) com efeito protetor sobre as mitocôndrias.

de proteína quinase ativada por mitógeno), proteína quinase C e ROS, ativa p16^{INK4a}, que, por sua vez, ativa a proteína RB, interrompendo o ciclo celular.

Os benefícios da senescência celular são a possibilidade de prevenção da formação de neoplasias e a promoção da cicatrização de feridas com menor formação de tecido cicatricial. Porém, a senescência celular também pode promover as doenças degenerativas relacionadas com a idade e, ironicamente, contribuir para a progressão tumoral em animais idosos (Capítulo 6).

Alterações Estruturais e Bioquímicas Associadas ao Envelhecimento Celular

Em células pós-mitóticas de vida longa, como os neurônios e as células da musculatura estriada, a lipofuscina tende a se acumular com o avanço da idade. As células senescentes (ou seja, células que eram mitóticas, mas pararam de se dividir devido ao dano acumulado ao DNA ou outros fatores) apresentam focos de heterocromatina detectáveis à análise citológica, maior volume e perfil achatado se aderentes à membrana basal ou outras estruturas.

Bioquimicamente, as células senescentes são reconhecidas, em parte, por sua ausência de expressão de marcadores de proliferação. As células senescentes assumem o que é conhecido como o fenótipo secretor associado a senescência (SASP). Estas células superexpressam a enzima lisossomal ácida β-galactosidase. Outro marcador de senescência comumente usado é p16^{INK4a}. O SASP está associado à secreção de numerosas citocinas pró-inflamatórias, assim como quimiocinas, fatores de crescimento e proteases, incluindo, por exemplo, oncogenes regulados pelo crescimento, fator de crescimento endotelial vascular (VEGF), proteína secretada relacionada com *frizzled* 1, que modula Wnt, IL-6 e IL-8 e metaloproteinases de matriz. Alguns fatores de SASP promovem ou inibem a proliferação, dependendo do caso. Outros fatores de SASP podem estimular a inflamação ou induzir a transição epitelial a mesenquimal, que pode ser parte da progressão ao câncer invasivo. É importante notar que nem todas as células senescentes assumem o SASP; esta é, principalmente, uma resposta ao dano ao DNA ou às perturbações epigenômicas. O NFκB tem efeito positivo sobre o SASP; p53, por outro lado, o inibe.

Base Genética da Doença

As doenças genéticas são causadas por alterações no número, na estrutura e/ou na função de cromossomos e seus genes e produtos gênicos (proteínas). Os genes determinam a diferenciação, o desenvolvimento, a maturação e o envelhecimento de 200 a 210 tipos celulares do corpo de um animal e dos tecidos e sistemas orgânicos que o formam. Além disso, estabelecem (1) os papeis estruturais e funcionais desempenhados por cada um destes tipos celulares na formação dos sistemas de barreira e dos mecanismos de defesa contra doenças não infecciosas e infecciosas e (2) como cada um destes tipos celulares e suas organelas respondem em homeostasia e à adaptação celular, à lesão, ao envelhecimento e à neoplasia. As alterações na estrutura e/ou na função de genes e produtos gênicos podem ter graves efeitos sobre as células, os tecidos e os sistemas orgânicos, que se refletem nos padrões de lesões exclusivos às células afetadas e, assim, os sinais clínicos indicativos da doença. As doenças específicas com bases genéticas serão discutidas em detalhes nos capítulos sobre a Patologia de Sistemas Orgânicos.

A interação entre os genes microbianos e os genes do hospedeiro na determinação da resistência a doenças infecciosas será discutida no Capítulo 4. O papel dos genes no controle das respostas imunes e na transformação neoplásica será discutido nos Capítulos 5 e 6, respectivamente. Exemplos de doenças genéticas conhecidas ou suspeitas em animais domésticos são discutidos nos capítulos sobre a patologia dos sistemas orgânicos.

Tipos de Diagnósticos

Os anátomo-patologistas e os patologistas clínicos se empenham para desenvolver diagnósticos morfológicos claros e concisos, que descrevam as lesões observadas em tecidos frescos (exame *postmortem* – lesões macroscópicas) e em cortes de tecido e impressões citológicas (lesões microscópicas). A nomenclatura do diagnóstico morfológico tenta descrever e categorizar as lesões com base nos padrões estabelecidos, que tendem a caracterizar as seguintes observações na lesão: grau, duração, distribuição, exsudato, modificadores, e tecido (GDDEMT). A nomenclatura de cada uma destas observações GDDEMT na lesão é descrita em mais detalhes na Tabela 3-6 e no Capítulo 3.

Resumo

Este capítulo enfoca a resposta à lesão em nível celular, mas o aluno deve se lembrar que uma célula danificada é afetada não somente por sua lesão direta, mas também por células adjacentes e distantes, pelo estroma e pela vasculatura e que a célula danificada, por sua vez, afeta as células e os tecidos a seu redor (e em locais distantes). Nos capítulos subsequentes, será visto como o fluxo sanguíneo, a resposta inflamatória, a resposta imune e outros fatores interagem e será compreendido como todo o corpo, não apenas uma ou algumas células, responde à lesão.

CAPÍTULO 2

Distúrbios Vasculares e Trombose

Derek A. Mosier

Sumário de Leituras-Chave

Os organismos unicelulares de vida livre obtêm nutrientes a partir dos produtos do metabolismo e eliminam esses produtos diretamente no ambiente externo. Os organismos multicelulares, por outro lado, exigem um sistema circulatório para fornecer nutrientes às células e delas remover produtos residuais. O movimento do fluido e das células através do sistema circulatório mantém a homestasia e integra as funções das células e tecidos em organismos multicelulares complexos. Este capítulo contém uma descrição das anomalias básicas que afetam a circulação e o equilíbrio de fluido em um animal.

Sistema Circulatório

O sistema circulatório consiste em sangue, uma bomba central (o coração), uma rede de distribuição (arterial) e coleta (venosa) de sangue e um sistema para a troca de nutrientes e produtos da excreção entre o sangue o tecido extravascular (microcirculação [também conhecido como microvasculatura]) (Fig. 2-1). Uma rede de vasos linfáticos paralela às veias também contribui para a circulação através da drenagem do fluido dos espaços extravasculares para o sistema vascular sanguíneo.

O coração produz a força para a distribuição do sangue. Volumes iguais de sangue normalmente se distribuem para a circulação pulmonar pelo lado direito e para a circulação sistêmica pelo lado esquerdo. O volume de sangue bombeado por minuto (débito cardíaco) por cada metade do coração é determinado pelo número de batimentos por minuto (frequência cardíaca) e pelo volume de sangue bombeado por minuto pelo ventrículo (volume de ejeção). Normalmente, cada metade do coração bombeia o equivalente ao volume total de sangue do animal por minuto.

As artérias têm um lúmen de diâmetro relativamente maior para facilitar um rápido fluxo sanguíneo com uma resistência mínima. As paredes das artérias são espessas e consistem predominantemente em fibras musculares lisas para a tensão de estiramento e em fibras elásticas para fins de elasticidade. As fibras elásticas permitem às artérias agir como reservatórios de pressão, expandindo-se para sustentar o sangue ejetado pelo coração durante a contração e recuando passivamente para produzir fluxo e pressão contínuos para as arteríolas entre as contrações cardíacas.

As arteríolas são os vasos com maior resistência existentes no sistema circulatório; a pressão intravascular pode cair para aproximadamente a metade depois que o sangue passa por uma arteríola. Elas possuem um lúmen relativamente estreito, cujo diâmetro é controlado pelas células dos músculos lisos, os principais componentes de suas paredes. A inervação simpática extrínseca e os estímulos intrínsecos locais regulam o grau de contração do músculo liso arteriolar, resultando na dilatação e contração das artérias para distribuir seletivamente o sangue para as áreas de maior necessidade.

Os capilares são os locais de troca de nutrientes e produtos do metabolismo entre o sangue e os tecidos. Eles são os vasos mais numerosos no sistema circulatório, com uma área total equivalente a aproximadamente 1.300 vezes à da aorta. Entretanto, eles normalmente contêm apenas 5% do volume total de sangue. A velocidade do volume sanguíneo através dos capilares é muito baixa, e os glóbulos vermelhos geralmente circulam pelos capilares em fila indiana para facilitar ainda mais a difusão de nutrientes e resíduos originários do metabolismo. Os capilares possuem um lúmen estreito (aproximadamente 3 a 10 µm) e paredes delgadas (cerca de 1 µm) e consistem em uma única camada de células epiteliais (endotélio). Nas junções entre as camadas endoteliais dos capilares encontram-se os poros interendoteliais, que tornam os capilares semipermeáveis para facilitar a difusão de nutrientes e produtos do metabolismo entre o sangue e os tecidos. Existem três tipos de capilares: contínuos, fenestrados e descontínuos. A Figura 2-2 ilustra as funções básicas e a localização dos tecidos desses tipos de capilares, os quais se encontram detalhados nos capítulos que tratam das doenças dos sistemas de órgãos.

A viagem de retorno do sangue ao coração começa nas vênulas pós-capilares. As vênulas apresentam uma composição semelhante à dos capilares, mas podem apresentar finas camadas de músculos à medida que se distanciam do leito capilar. As veias são compostas principalmente por colágeno com uma pequena quantidade de elastina e músculo liso. As vênulas e as veias oferecem uma via de baixa resistência para o retorno do sangue ao coração. Em razão de sua distensibilidade, elas são capazes de armazenar grandes quantidades de sangue; cerca de 65% do volume total de sangue normalmente encontram-se presentes nas veias sistêmicas. A pressão e a velocidade de fluxo são baixas no interior das vênulas e veias. Por essa razão, outros fatores são necessários para auxiliar no movimento de retorno do sangue venoso para o coração, tais como válvulas venosas para evitar o refluxo do sangue, contração do músculo esquelético, vasoconstrição venosa, aumento do gradiente de pressão em virtude da queda de pressão no coração durante o enchimento (efeito de sucção cardíaca) e redução da pressão

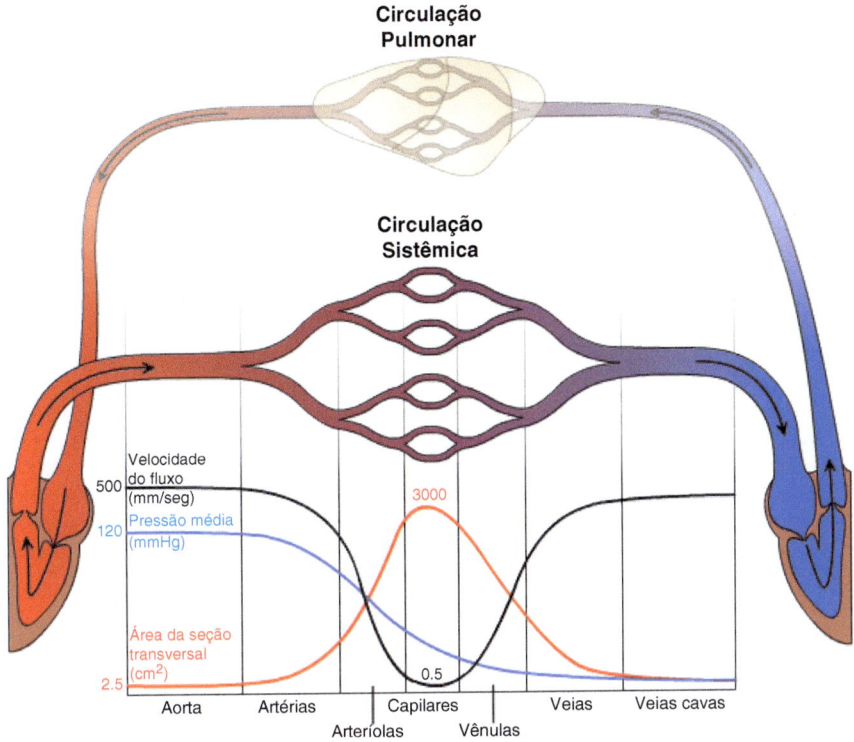

Figura 2-1 O Sistema Vascular. O sangue desloca-se do lado esquerdo do coração para o lado direito por meio da circulação sistêmica e do lado direito para o lado esquerdo através da circulação pulmonar. A vazão e a pressão do fluxo sanguíneo na circulação arterial sistêmica diminuem juntamente com o aumento da área arterial da seção transversal. Na circulação venosa sistêmica, a vazão do fluxo sanguíneo – mas não a pressão – aumenta juntamente com a redução da área venosa. As relações entre o fluxo, a pressão e a área da seção transversal são similares, mas invertidas (p. ex. as veias fornecem sangue e as artérias coletam sangue) na circulação pulmonar. (Cortesia de dr. D.A. Mosier e L. Schooley, College of Veterinary Medicine, Kansas State University.)

nas veias torácicas em decorrência da pressão negativa no interior da cavidade torácica (bomba respiratória).

O sistema linfático origina-se de capilares linfáticos de fundo cego que permeiam o tecido em torno da microcirculação (arteríolas, metarteríolas, capilares e vênulas pós-capilares [Fig. 2-3]). Os capilares linfáticos possuem células endoteliais sobrepostas e grandes lacunas interendoteliais, de modo que a pressão externa permite o movimento do fluido e as moléculas no interior do vaso. Entretanto, a pressão linfática intravascular comprime essas terminações que se sobrepõem para evitar a saída do fluxo de linfa do vaso. As aberturas nos capilares linfáticos são muito maiores do que aquelas entre o endotélio dos capilares sanguíneos, o que lhes permite suportar o movimento de partículas e substâncias maiores. Os capilares linfáticos convergem para vasos linfáticos progressivamente maiores que escoam para os linfonodos e, por fim, para o sistema venoso. A exemplo dos vasos venosos, os linfáticos são vasos distensíveis de baixo pressão que requerem válvulas linfáticas e a contração dos músculos circundantes para facilitar o retorno do fluido para o sangue.

Todos os componentes do sistema circulatório são revestidos por uma camada simples de endotélio, que forma uma interface dinâmica entre o sangue e o tecido e é um participante fundamental na distribuição de fluido, inflamação, imunidade, angiogênese e hemostasia (Fig. 2-4). O endotélio normal tem propriedades antitrombóticas e pró--fibrinolíticas e ajuda a manter o sangue em estado fluido, mas quando lesionado, o endotélio torna-se pró-trombótico e antifibrinolítico. A ativação endotelial por estresse oxidativo, hipóxia, inflamação, agentes infecciosos, dano tecidual ou eventos similares resulta na produção e liberação de várias substâncias com grande participação na fisiologia e patologia (Quadro 2-1). A atividade endotelial normalmente é localizada para restringir uma resposta do hospedeiro a uma área específica e não afetar a função normal do endotélio e do fluxo sanguíneo em outras partes do corpo.

Microcirculação, Interstício e Células

A troca de fluido, nutrientes e produtos residuais entre o sangue e as células ocorre através do interstício — o espaço entre as células — e da microcirculação. O interstício é formado por componentes estruturais, aderentes e absorventes coletivamente denominados *matriz extracelular* (ECM, na sigla em inglês). O colágeno do tipo I é o principal componente estrutural da matriz extracelular e forma a estrutura em que as células residem; ele está intimamente associado ao colágeno do tipo IV das membranas basais das células. As glicoproteínas aderentes oferecem lugares de ligação para os componentes estruturais, agindo também como receptores para as células, como os fagócitos e linfócitos, que se deslocam através do interstício. Os complexos aderentes de dissacarídeos (glicosaminoglicanos) e os complexos de proteínas e polímeros de dissacarídeos (proteoglicanos) são hidrofílicos e podem ligar grandes quantidades de água e outras moléculas solúveis. Na maioria dos casos, o espaço intersticial que separa uma célula de um capilar é de, no máximo, 1,0 mm.

Distribuição de Fluido e Homeostasia

A água constitui aproximadamente 60% do peso do corpo, dos quais cerca de dois terços são intracelulares e um terço é extracelular (80% residem no interstício e 20% no plasma). As barreiras físicas, bem como a dos gradientes de pressão e concentração entre cada compartimento, controlam a distribuição de fluidos, nutrientes e produtos do metabolismo entre o sangue, o interstício e as células. A membrana plasmática é uma barreira seletiva que separa os compartimentos intersticial e intracelular. As substâncias lipossolúveis apolares (não carregadas), como o O_2, o CO_2 e os ácidos graxos, circulam de forma relativamente livre pela membrana plasmática, seguindo os seus gradientes de pressão ou concentração. As partículas não lipossolúveis

A Endotélio contínuo

- Cérebro (barreira hematoencefálica)
- Músculo
- Pulmão
- Osso

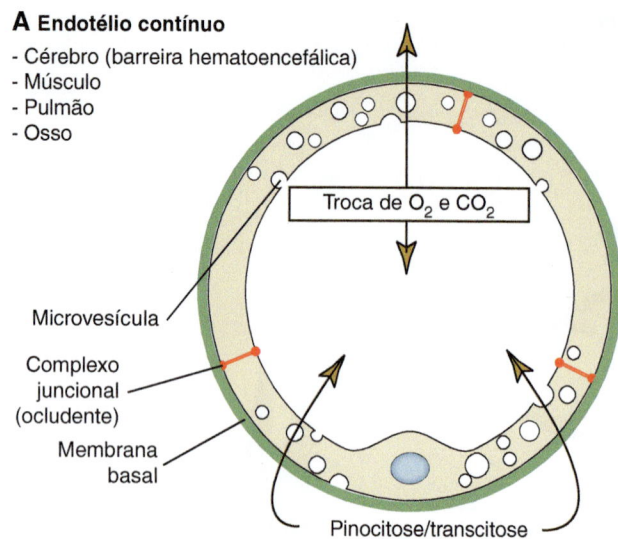

Troca de O_2 e CO_2

Microvesícula
Complexo juncional (ocludente)
Membrana basal

Pinocitose/transcitose

B Endotélio fenestrado

- Glômerulos renais
- Vilosidades intestinais
- Glândulas endócrinas
- Plexos coroides
- Processos ciliares dos olhos

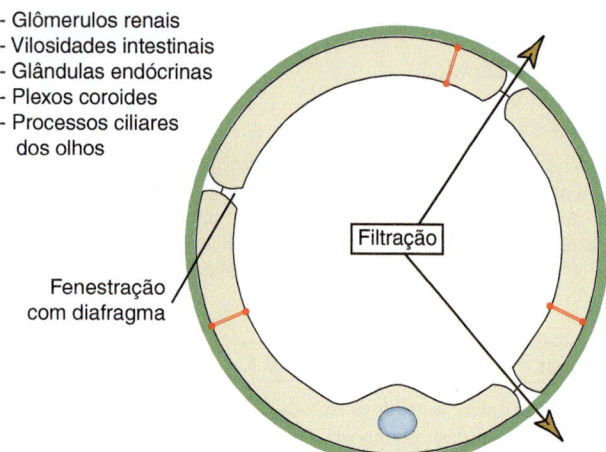

Filtração

Fenestração com diafragma

C Endotélio (sinusoidal) descontínuo

- Sinusoides do fígado
- Sinusoides do baço
- Medula óssea
- Linfonodos

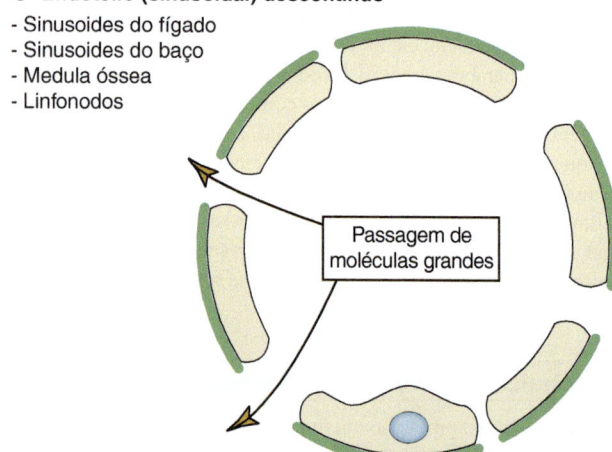

Passagem de moléculas grandes

Figura 2-2 Tipos de Endotélio que Recobrem os Capilares. A, Endotélio contínuo. Esse tipo de endotélio forma um sistema de barreira que controla rigorosamente a transferência de moléculas através da célula, permitindo somente a transferência de H_2O, O_2 e CO_2 e íons no interior endotélio ou entre os seus complexos juncionais. **B,** Endotélio fenestrado. Esse tipo de endotélio apresenta fenestras (poros) nas células endoteliais que são ligadas por uma fina membrana, permitindo a transferência controlada de moléculas pequenas e quantidades limitadas de proteína entre as fenestras (mecanismo de filtração). **C,** Endotélio (sinusoidal) descontínuo. Os complexos juncionais nesse tipo de endotélio apresentam grandes aberturas ("lacunas") (30 a 40 μm de diâmetro) entre as células endoteliais. Essas lacunas permitem a "livre" transferência de proteínas plasmáticas, glóbulos brancos e vermelhos, água e da maioria das moléculas entre as células endoteliais em órgãos que necessitam da migração em "massa" de matéria, como o fígado. Além disso, a transferência dessas moléculas no interior do endotélio é facilitada por uma lâmina basal descontínua. (Cortesia de dr. D.A. Mosier e L. Schooley, College of Veterinary Medicine, Kansas State University; e dr. J.F. Zachary, College of Veterinary Medicine, University of Illinois.)

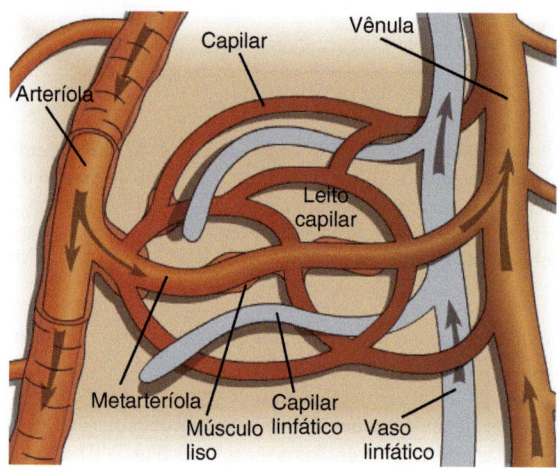

Capilar
Vênula
Arteríola
Leito capilar
Metarteríola
Músculo liso
Capilar linfático
Vaso linfático

Figura 2-3 A Microcirculação. A microcirculação consiste em arteríolas (pequenas artérias proximais a um leito capilar), metarteríolas (capilares arteriais), capilares (vasos finos semipermeáveis que conectam as arteríolas e vênulas) e vênulas pós-capilares (pequenos vasos que se fundem para formar veias depois de coletar sangue de uma rede de capilares). O músculo liso das arteríolas e das metarteríolas regula o fluxo de sangue para o leito capilar. Ocorre uma drástica queda da pressão e da vazão do lado arterial para o lado venoso da microcirculação, facilitando as interações entre o sangue capilar e o fluido intersticial. Os vasos linfáticos de fundo cego que se originam próximo aos leitos capilares interagem intimamente com a microcirculação. (Cortesia de dr. D.A. Mosier e L. Schooley, College of Veterinary Medicine, Kansas State University.)

polares (carregadas) e moléculas, como os eletrólitos, o cálcio, a glicose e os aminoácidos, entram na célula por transporte mediado por carreadores. A água circula facilmente pela membrana plasmática, seguindo o seu gradiente de concentração. Embora aproximadamente o equivalente a 100 vezes o volume de água contido em uma célula atravesse a membrana plasmática em 1 segundo, o conteúdo líquido da célula permanece relativamente estável em decorrência da atividade das bombas de membrana dependentes de energia (p. ex. bomba de Na^+/K^+ adenosina trifosfatase [ATPase]) e do equilíbrio entre as pressões osmóticas exercidas pelos solutos intersticial e intracelular.

A parede capilar é uma barreira semipermeável que influencia o movimento de fluidos, nutrientes e produtos do metabolismo entre o sangue e o interstício. As substâncias lipossolúveis podem atravessar o endotélio capilar por dissolução na bicamada lipídica da membrana,

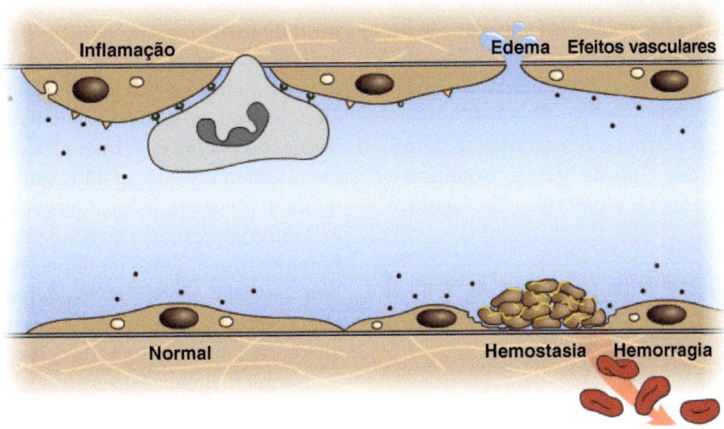

Figura 2-4 Estrutura e Função do Endotélio. O endotélio é uma barreira física entre os espaços intravascular e extravascular, e um importante mediador da distribuição de fluidos, hemostasia, inflamação e cicatrização. (Cortesia de dr. D.A. Mosier e L. Schooley, College of Veterinary Medicine, Kansas State University.)

Quadro 2-1	Funções e Respostas das Células Endoteliais na Homeostasia e na Doença

DISTRIBUIÇÃO DE FLUIDO E FLUXO SANGUÍNEO

Membrana semipermeável para a distribuição de fluido:
- Junções interendoteliais

Vasodilatação
- Óxido nítrico
- Prostaciclina (PGI$_2$)
- Fator hiperpolarizante derivado do endotélio
- Peptídeo natriurético do tipo C

Vasoconstrição
- Endotelina
- Espécies reativas de oxigênio
- Angiotensina II
- Produtos da prostaglandina H$_2$

HEMOSTASIA

Substâncias anti-hemostáticas:
- PGI$_2$
- Receptor da proteína C das células endoteliais
- Inibidor da via do fator tecidual (TFPI, na sigla em inglês)
- Ativador do plaminogênio tecidual (tPA, na sigla em inglês)
- Sulfato de heparano
- Adenosina difosfatase (ADPase) e adenosina trifosfatase (ATPase)
- Proteína S
- Trombomodulina

Substâncias pró-hemostáticas:
- Fator de von Willebrand
- Fator tecidual (TF, na sigla em inglês) (fator III)
- Inibidor-1 do ativador de plasminogênio (PAI-1, na sigla em inglês)
- Receptores ativados por proteases (PARs, na sigla em inglês)

INFLAMAÇÃO

Citocinas:
- Interleucina (IL) -1, IL-6, IL-8

Proteínas de Fase Aguda
- Proteína C reativa

Expressão aumentada do FT

Expressão das moléculas de adesão leucocitária:
- Família de moléculas de adesão celular
  - Molécula de adesão celular da adressina da mucosa do tipo 1 (MAdCAM-1, na sigla em inglês)
  - Molécula de adesão intercelular do tipo 1 (ICAM-1, na sigla em inglês)
  - Molécula de adesão celular vascular do tipo 1 (VCAM-1, na sigla em inglês)
  - Molécula de adesão celular endotelial plaquetária do tipo 1 (PECAM-1, na sigla em inglês)
- Família das selectinas
  - P-Selectina
  - E-Selectina

FATORES DE CRESCIMENTO

Fator de crescimento derivado de plaquetas (PDGF, na sigla em inglês)

Fator de estimulação de colônia (CSF, na sigla em inglês)

Fator de crescimento de fibroblastos (FGF, na sigla em inglês)

Fator-β de transformação do crescimento (TGF-β, na sigla em inglês)

Heparina

FIBRINÓLISE

Síntese e secreção de componentes fibrinolíticos em determinadas circunstâncias

Regulação da formação de plasmina

tPA

Receptor do ativador do plasminogênio do tipo uroquinase

PAI-1

Anexina II

---

enquanto as grandes proteínas podem circular pela célula por transporte dentro das vesículas. E o que é mais importante, a água e as moléculas polares circulam pelos poros interendoteliais. Naturalmente, esses poros são suficientemente grandes para permitir a passagem de água, pequenos nutrientes (íons, glicose, aminoácidos) e produtos do metabolismo, mas suficientemente pequenas para evitar o movimento das células e de grandes proteínas (albumina e outras proteínas plasmáticas, como complemento, cinina e proteínas de coagulação). Estímulos locais, como inflamações, podem provocar a contração das células endoteliais, alargando os poros interendoteliais e permitindo a passagem de moléculas maiores. Em condições normais, a composição do plasma e do fluido intersticial é muito semelhante, à exceção das grandes proteínas plasmáticas.

Em geral, o movimento das substâncias através dos poros interendoteliais e das membranas celulares é passivo em resposta aos gradientes de concentração e pressão. O sangue arterial rico em nutrientes contém O$_2$, glicose e aminoácidos, que se deslocam seguindo seus gradientes de pressão ou concentração para dentro do interstício, onde ficam disponíveis para uso das células. O CO_2 e os produtos do metabolismo gerados pelas células acumulam-se no interstício e seguem seus gradientes para dentro do sangue venoso. Esses gradientes são maiores nas áreas em que as células são metabolicamente ativas.

A distribuição de água entre o plasma e o interstício é determinada principalmente pelos diferenciais de pressão osmótica e hidrostática entre os compartimentos e é descrita pela seguinte fórmula (Fig. 2-5):

Filtração resultante através do endotélio=$K[(P_{cap} - P_{int}) - \sigma(\pi_{cap} - \pi_{int})]$

K = Constante de permeabilidade endotelial capilar
P = Pressão hidrostática
σ = Coeficiente de reflexão
π = Pressão osmótica coloidal

cap = capilar
int = interstício

Embora o sódio e o cloreto sejam responsáveis por aproximadamente 84% da osmolalidade total do plasma, o livre movimento desses eletrólitos através dos poros interendoteliais equilibra as suas concentrações no plasma e no interstício, razão pela qual a sua contribuição para as diferenças de pressão osmótica entre esses compartimentos é mínima. Por outro lado, as proteínas plasmáticas suspensas e impermeáveis compreendem menos de 1% da osmolalidade total do plasma. Entretanto, como essas proteínas (particularmente a albumina) não se deslocam facilmente através dos poros interendoteliais, elas exercem uma pressão osmótica coloidal que é responsável pela maior parte da diferença de pressão osmótica entre o plasma e o interstício.

Na microcirculação, as pressões osmóticas intravascular e intersticial e as forças hidrostáticas intersticiais permanecem relativamente constantes e favorecem a retenção intravascular de fluido. Entretanto,

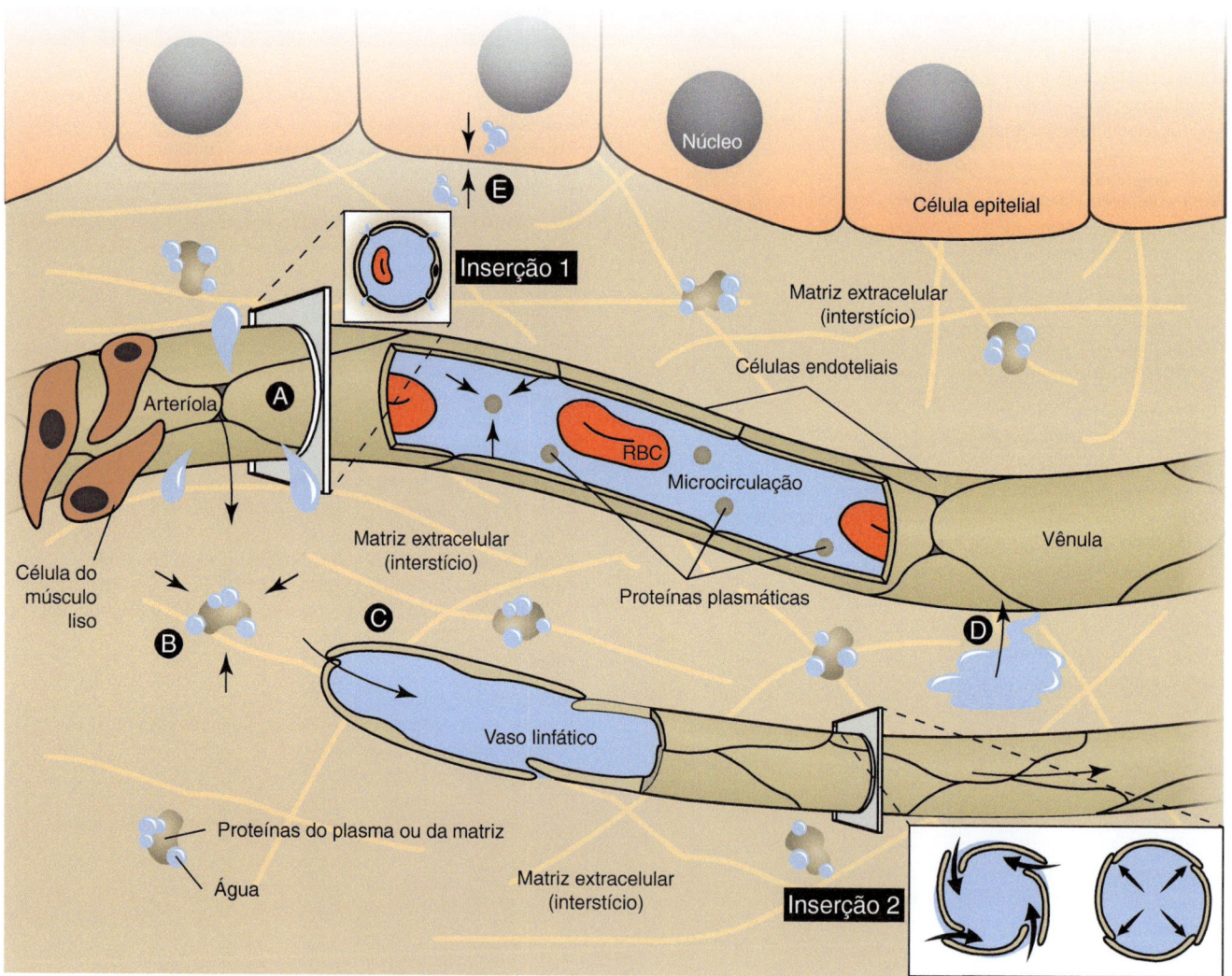

Figura 2-5 Fatores que Afetam o Equilíbrio dos Fluidos na Microcirculação. A distribuição de fluido é determinada pelas características físicas da microcirculação e dos vasos linfáticos e pelas forças osmótica e hidrostática no sangue e no fluido intersticial. Os espaços intercelulares entre o endotélio permitem a movimentação do fluido e de pequenas moléculas entre o sangue e o fluido intersticial (*inserções 1 e 2*). **A,** A pressão hidrostática arterial alta força o fluido para dentro do interstício. **B,** As proteínas plasmáticas (p. ex. albumina) e as moléculas na matriz extracelular exercem um efeito osmótico para atrair e reter água. **C,** A pressão hidrostática intersticial força o fluido intersticial para as vênulas de pressão mais baixa. **D,** O ligeiro excesso de fluido intersticial que não retorna às vênulas entra nos vasos linfáticos para ser drenado da área. **E,** A troca de fluido intracelular e intersticial é equilibrada pelas forças osmóticas e pelos gradientes de concentração de eletrólitos e outras moléculas na membrana plasmática. *Inserção 1,* Seção transversal de um capilar sanguíneo mostrando as junções interendoteliais. O endotélio forma junção de ponta a ponta para os movimentos de fluidos e pequenas moléculas. *Inserção 2,* Seção transversal de um capilar linfático mostrando as junções interendoteliais. O endotélio se sobrepõe para permitir o movimento de partículas maiores e se fecha quando a pressão intravascular comprime o endotélio sobreposto. (Cortesia de dr. D.A. Mosier e L. Schooley, College of Veterinary Medicine, Kansas State University.)

as altas pressões hidrostáticas no interior da porção do leito capilar próximo ao ramo arteriolar resultam na filtração do fluido para o interstício. As pressões hidrostáticas mais baixas em sua porção próxima ao leito venular resultam em pressão de absorção e reentrada do fluido na microvasculatura. Alternativamente, a filtração e a absorção podem não ocorrer devido a uma queda da pressão hidrostática nos leitos capilares individuais. Por outro lado, a filtração pode ocorrer em toda a extensão dos leitos capilares com altas taxas de fluxo sanguíneo, enquanto a absorção pode ocorrer em toda a extensão dos leitos capilares com baixas taxas de fluxo de sangue. O ligeiro excesso de fluido retido no interstício e quaisquer proteínas plasmáticas que tenham escapado da vasculatura entram nos capilares linfáticos para serem drenados da área.

O fluxo constante de fluido entre a microcirculação e o interstício permite a troca de nutrientes e produtos do metabolismo entre esses dois compartimentos de fluidos para manter as funções celulares. Além disso, o interstício age como um tampão do fluido para aumentar ou diminuir o volume plasmático e garantir uma função circulatória eficaz. A entrada excessiva de líquido expande o plasma e aumenta a pressão hidrostática, resultando em uma maior filtração para o interstício a fim de manter um volume plasmático relativamente constante. Uma entrada reduzida de fluido diminui o volume plasmático, alterando o movimento da água do interstício para o plasma para aumentar o volume de fluido circulante.

Distribuição Anormal de Fluido

A alteração de quaisquer dos fatores que regulam a distribuição normal de fluido entre o plasma, o interstício e as células pode resultar em desequilíbrios patológicos entre esses compartimentos.

Desequilíbrio entre os Compartimentos Intracelular e Intersticial

A distribuição de fluido entre o interstício e as células geralmente é dinâmico, mas estável. Essa estabilidade é necessária para manter um ambiente intracelular relativamente constante para a função celular. Condições generalizadas (p. ex. alterações do volume plasmático) e estímulos locais (p. ex. inflamação) podem resultar em alterações leves e normalmente transitórias na distribuição de fluido entre o interstício e as células. O excesso de volume plasmático (hipervolemia) resulta em movimento adicional de água dentro do interstício e, em última instância, para o interior da célula, juntamente com os gradientes de pressão osmótica e hidrostática, provocando inchaço celular. Por outro lado, o volume plasmático reduzido (hipovolemia) pode resultar em um fluxo de água na direção oposta, resultando na retração celular e redução do volume intersticial. O aumento do volume intersticial também causa um leve fluxo de fluido para o interior das células na região afetada.

A alteração de quaisquer dos mecanismos que mantêm a distribuição adequada de fluido entre a célula e o interstício pode ter sérias consequências para a célula. A falha em manter o equilíbrio osmótico adequado em decorrência de dano na membrana celular ou falha nas bombas da membrana plasmática dependentes de energia resulta em inchaço celular, o qual, se não for rapidamente corrigido, pode ocasionar a morte da célula por lise osmótica.

Desequilíbrio entre os Compartimentos Intravascular e Intersticial (Edema)

As alterações na distribuição de fluido entre o plasma e o interstício manifestam-se mais comumente como edema, que consiste em um acúmulo de excesso de fluido intersticial. O edema ocorre através de quatro mecanismos principais: (1) aumento da permeabilidade microvascular, (2) aumento da pressão hidrostática intravascular, (3) redução da pressão osmótica intravascular e (4) diminuição da drenagem linfática (Quadro 2-2).

Quadro 2-2	Causas de Edema

PERMEABILIDADE VASCULAR ELEVADA

Extravasamento vascular associado a inflamação:
Agentes infecciosos
- Vírus (p. ex. influenza e outros vírus respiratórios, adenovírus canino 1, arterivírus equino e suíno, morbilivírus)
- Bactérias (p. ex. *Clostridium* sp, *Escherichia coli* produtora de toxina tipo Shiga, *Erysipelothrix rhusiopathiae*)
- Riquétsia (p. ex. *Ehrlichia ruminantium, Neorickettsia risticii, Anaplasma phagocytophilum, Rickettsia rickettsii*)
Mediado pelo sistema imunológico
- Hipersensibilidade tipo III (p. ex. peritonite infecciosa felina, púrpura hemorrágica)
Neovascularização
Anafilaxia (p. ex. hipersensibilidade tipo I a vacinas, venenos e outros alérgenos)
Toxinas (p. ex. endotoxina, paraquat, gases nocivos, zootoxinas)
Anomalias de coagulação (p. ex. embolia pulmonar, coagulação intravascular disseminada)
Anomalias metabólicas (p. ex. microangiopatia causada por diabetes melito, encefalomalacia causada por deficiência de tiamina)

PRESSÃO HIDROSTÁTICA INTRAVASCULAR ELEVADA

Hipertensão portal (p. ex. insuficiência do lado direito do coração, fibrose hepática)
Hipertensão pulmonar (p. ex. insuficiência do lado esquerdo do coração, doença da altitude elevada [mal da montanha])
Obstrução venosa localizada (p. ex. dilatação e vólvulo gástrico, vólvulo e torção intestinal, torção ou prolapso uterino, trombose venosa)
Sobrecarga de fluidos (p. ex. iatrogênicos, retenção de sódio com doença renal)
Hiperemia (p. ex. inflamação, fisiológica)

PRESSÃO OSMÓTICA INTRAVASCULAR REDUZIDA

Produção reduzida de albumina (p. ex. má nutrição ou inanição, doenças debilitantes, doença hepática severa)
Perda excessiva de albumina (p. ex. doença gastrointestinal [enteropatias com perda de proteínas] ou parisitismo [hemoncose ou tricostrongilose em ovinos], doença renal [neofropatias com perda de proteínas], queimaduras graves)
Intoxicação por água (p. ex. hemodiluição causada por retenção de sódio, toxicidade por sal)

DRENAGEM LINFÁTICA REDUZIDA

Obstrução ou compressão linfática (p. ex. massas inflamatórias ou neoplásicas, fibrose)
Aplasia ou hipoplasia linfática congênita
Linfangiectasia intestinal
Linfangite (p. ex. paratuberculose, esporotricose, linfangite epizoóticas dos equinos)

Mecanismos da Formação de Edema

A formação de edema pode ser atribuída a quatro mecanismos básicos que agem de modo independente ou combinado, descritos nas seções que se seguem (Conceito Essencial 2-1).

Permeabilidade Microvascular Elevada

O aumento da permeabilidade microvascular é mais comumente associado a uma reação microvascular inicial a estímulos inflamatórios ou imunológicos. Esses estímulos induzem a liberação localizada de mediadores que causam vasodilatação e aumento da permeabilidade

CONCEITO ESSENCIAL 2-1 Edema (Fig. 2-5)

O edema ocorre quando há um desequilíbrio na distribuição de água (fluido) entre o interstício, as células e o espaço intravascular, resultando no acúmulo de excesso de fluido nessas estruturas. A condição se manifesta como edema intersticial (matriz extracelular, estroma), edema intracelular (citosol/citoplasma) ou hipervolemia (plasma sanguíneo) e é diagnosticada clinicamente e explicada patologicamente como distúrbios tal como edema generalizado, edema dependente, edema pulmonar, edema corneal, edema cerebral, linfedema e mixedema. Os quatro fatores mais importantes envolvidos na ocorrência de edema são a pressão hidrostática, a pressão oncótica (coloidosmótica), a integridade vascular (vasos linfáticos e sanguíneos) e a integridade da membrana celular (bombas de íons). A pressão hidrostática é a exercida pelo fluido intravascular (p. ex. plasma sanguíneo) ou pelo fluido extravascular na parede (p. ex. endotélio) do vaso sanguíneo. A pressão oncótica é a criada pelos coloides (p. ex. albumina) em um fluido, impedindo que a água se desloque de uma solução (p. ex. plasma), através de uma membrana semipermeável (p. ex. endotélio vascular), para outra (p. ex. fluido intersticial) ou vice-versa. As proteínas plasmáticas (p. ex. albumina) e as glicoproteínas absorventes contidas no interstício determinam o equilíbrio da pressão oncótica na microvasculatura. A integridade vascular refere-se à estrutura e função normais do sistema de barreira formado pela microvasculatura e ao seu tipo de revestimento endotelial (p. ex. contínuo, fenestrado e descontínuo) (Fig. 2-2). Do ponto de vista mecanístico, o edema ocorre a partir de um ou de uma combinação dos seguintes fatores: (1) pressão hidrostática intravascular elevada, (2) pressão oncótica intravascular reduzida, (3) permeabilidade microvascular elevada e (4) drenagem linfática reduzida. Consequentemente, (1) o edema intersticial resulta da pressão hidrostática intravascular elevada, da pressão oncótica intravascular reduzida, da pressão oncótica intersticial elevada ou de insuficiência de drenagem linfática; (2) o edema intracelular (p. ex. inchaço celular) normalmente ocorre em decorrência de lesão celular (p. ex. membrana plasmática ou bombas de membrana), podendo resultar da redução da pressão oncótica intersticial ou do aumento da pressão oncótica intracelular; e (3) a hipervolemia pode resultar do aumento da pressão oncótica intravascular, do aumento da pressão hidrostática intersticial ou da redução da pressão oncótica intersticial. Eventuais danos à microvasculatura e às suas junções celulares, bem como às membranas celulares de qualquer tipo de célula (p. ex. neurônios), podem resultar em uma redistribuição substancial do fluido de acordo com os gradientes de pressão ou concentração de fluidos e coloides entre os compartimentos intracelular, intersticial e intravascular.

microvascular. Mediadores como a histamina, a bradicinina, os leucotrienos e a substância P, que provocam a contração das células endoteliais e o alargamento das lacunas interendoteliais, induzem o aumento imediato da permeabilidade. A subsequente liberação de citocinas, como a interleucina 1 (IL-1), o fator de necrose tumoral (TNF, na sigla em inglês) e o interferon-γ induz a reorganização citoesquelética no interior das células endoteliais, o que resulta na retração das células endoteliais e no aumento contínuo das lacunas interendoteliais. O movimento do fluido intravascular através desses espaços em direção ao interstício resulta em um edema localizado capaz de diluir um agente inflamatório. A reação termina como um edema localizado e regride no caso de estímulos leves. Entretanto, a maioria dos casos progride para o extravasamento de proteínas plasmáticas e a migração de leucócitos como eventos iniciais na formação de um exsudato inflamatório agudo.

Pressão Hidrostática Intravascular Elevada

O aumento da pressão hidrostática intravascular geralmente se deve ao aumento do volume sanguíneo na microvasculatura. Essa condição pode ser resultante de um maior fluxo ativo de sangue para a microvasculatura (hiperemia), tal como ocorre na presença de inflamação aguda; entretanto, é mais comum ocorrer em razão do acúmulo passivo de sangue (congestão), geralmente causado por insuficiência cardíaca ou por compressão ou obstrução venosa localizada. O aumento do volume e da pressão microvasculares provoca o aumento da filtração e a diminuição, ou até mesmo a reversão, da absorção de fluido de volta para os vasos. Quando a pressão hidrostática aumentada afeta uma porção localizada da microvasculatura, o edema é localizado. No caso de insuficiência cardíaca, podem ocorrer congestão e aumento da pressão hidrostática no sistema venoso portal (insuficiência cardíaca direita), causando ascite; no sistema venoso pulmonar (insuficiência cardíaca esquerda), causando edema pulmonar; ou em ambos os sistemas venosos (insuficiência cardíaca generalizada), causando edema generalizado. O edema generalizado pode resultar na redução do volume de plasma circulante e em hipoperfusão renal, ativando diversas respostas compensatórias que regulam o volume. O volume plasmático aumenta com a retenção de sódio induzida pela ativação das vias da renina-angiotensina-aldosterona e com a retenção de água mediada pela liberação do hormônio antidiurético (ADH, na sigla em inglês) após a ativação dos receptores intravasculares de volume e pressão. A consequente sobrecarga do volume intravascular complica ainda mais a dinâmica da distribuição de fluido que acompanha a insuficiência cardíaca.

Pressão Osmótica Intravascular Reduzida

A redução da pressão osmótica intravascular geralmente resulta da diminuição das concentrações de proteínas plasmáticas, particularmente da albumina. A hipoalbuminemia reduz a pressão coloidosmótica intravascular, resultando no aumento da filtração de fluido e na redução da absorção, culminando com o edema. A hipoalbuminemia é causada pela redução da produção de albumina pelo fígado ou pelo excesso de perda do plasma. Em geral, a redução da produção hepática ocorre em razão da escassez de proteína adequada para a via sintética como resultado de desnutrição ou má absorção intestinal de proteínas. Com menos frequência, a doença hepática severa com redução da massa de hepatócitos ou deficiência da função dos hepatócitos pode resultar na produção inadequada de albumina. A perda de albumina do plasma pode ocorrer na presença de doenças gastrointestinais caracterizadas por uma perda severa de sangue, como aquela causada pelo parasitismo. A doença renal, com perda da função glomerular e/ou função tubular, pode resultar em perda de albumina na urina e diluição da albumina restante em decorrência da retenção de sódio e expansão do volume de fluido intravascular (p. ex. síndrome nefrótica). A exsudação plasmática que acompanha as queimaduras graves é uma causa menos frequente de perda de albumina. Em razão da natureza sistêmica da hipoalbuminemia, o edema causado pela redução da pressão osmótica intravascular tende a se generalizar.

Drenagem Linfática Reduzida

A diminuição da drenagem linfática reduz a capacidade do sistema linfático de remover o ligeiro excesso de fluido que normalmente se acumula no interstício durante a troca de fluido entre o plasma e o interstício. Isso pode ocorrer em razão da compressão dos vasos linfáticos por um inchaço neoplásico ou inflamatório, da constrição dos vasos linfáticos causada por fibrose ou do bloqueio interno de um vaso linfático por um trombo. O edema ocorre quando a capacidade dos vasos linfáticos danificados é excedida, e permanece localizado à área servida pelos vasos linfáticos afetados.

Características Morfológicas do Edema

O edema se caracteriza morfologicamente por um fluido ralo transparente a ligeiramente amarelado que pode conter pequenas quantidades de proteína e/ou pequeno números de células inflamatórias (transudato), que engrossa e expande o interstício afetado (Fig. 2-6). Quando o edema ocorre nos tecidos adjacentes às cavidades do corpo ou espaços abertos, como os lúmens alveolares, a pressão intersticial elevada

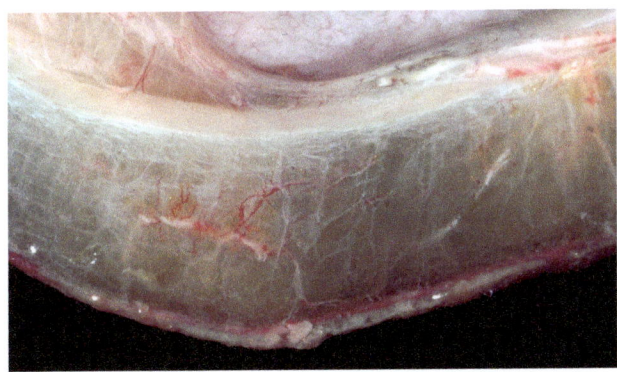

Figura 2-6 Edema, Intestino, Submucosa, Cavalo. Observa-se o fluido transparente e ligeiramente amarelado (que geralmente contém uma pequena quantidade de proteína [transudato]), que engrossa e expande a submucosa afetada. (Cortesia do Department of Veterinary Biosciences, The Ohio State University; e Noah's Arkive, College of Veterinary Medicine, The University of Georgia.)

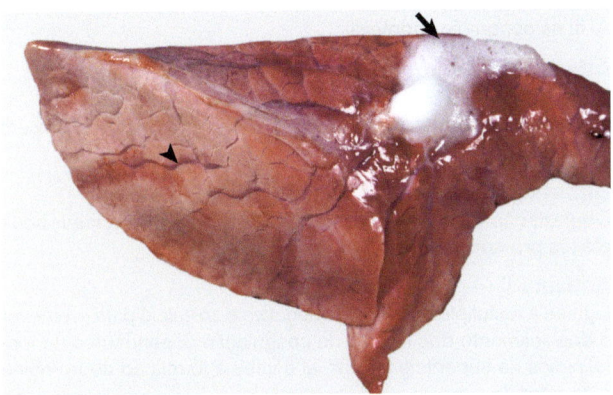

Figura 2-7 Edema Pulmonar, Pulmão, Porco. O pulmão não colapsa e se apresenta firme e pesado, fatos atribuídos ao fluido do edema nos alvéolos e no interstício. Observa-se o proeminente septo interlobular causado pelo edema (*ponta de seta*) e pelo fluido espumoso do edema que exsuda do brônquio (*seta*). (Cortesia de dr. M.D. McGavin, College of Veterinary Medicine, University of Tennessee.)

geralmente força o fluido para o interior dessas cavidades e espaços. Isso pode resultar na presença de fluido no interior dos lúmens alveolares (edema pulmonar; Fig. 2-7), da cavidade torácica (hidrotórax), do saco pericárdico (hidropericárdio) ou da cavidade abdominal (ascite ou hidroperitônio; Fig. 2-8). Do ponto de vista histológico, o edema é um fluido eosinofílico pálido e amorfo (coloração de hematoxilina e eosina [HE] em função de seu baixo conteúdo proteico (Fig. 2-9). A importância clínica do edema pode ser variável, dependendo principalmente de sua localização. O edema subcutâneo resulta em uma pele e um tecido subcutâneo de textura pastosa a flutuante, geralmente com temperatura mais baixa do que o tecido adjacente não afetado, mas que, isoladamente, tem um significativo clínico mínimo (Fig. 2-10). Do mesmo modo, a ascite geralmente não produz nenhum impacto na função dos órgãos abdominais. Por outro lado, o edema de um tecido contido em um espaço limitado, como o cérebro na caixa craniana, pode resultar na produção de pressão causadora de sérias disfunções do órgão. Da mesma forma, o preenchimento de um espaço confinado com fluido, como no hidrotórax ou no hidropericárdio, pode ter um impacto substancial na função dos pulmões e do coração, respectivamente. Nessas situações, o edema pode ter implicações imediatas e letais.

Hemostasia

A hemostasia é a parada do sangramento (Conceito Essencial 2-2). É uma resposta fisiológica a uma lesão vascular e funciona como

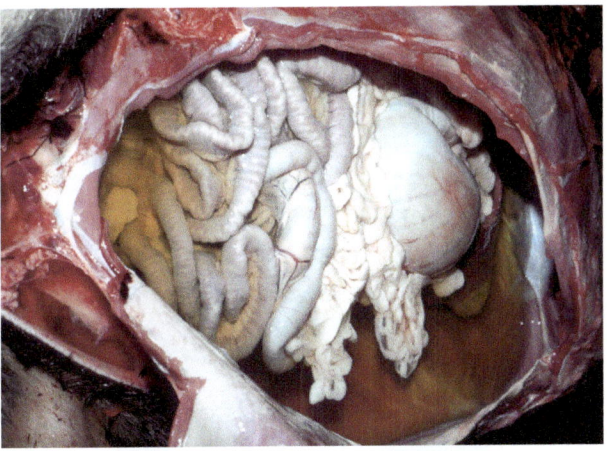

Figura 2-8 Ascite (Hidroperitônio), Cavidade Peritoneal, Cão. Observa-se a presença de um fluido ligeiramente amarelado na cavidade peritoneal. Quando o edema ocorre no tecido adjacente às cavidades do corpo, a pressão intersticial elevada força o fluido do edema, normalmente transparente a ligeiramente amarelado (transudato) para dentro dessas cavidades. (Cortesia de dr. D.A. Mosier, College of Veterinary Medicine, Kansas State University.)

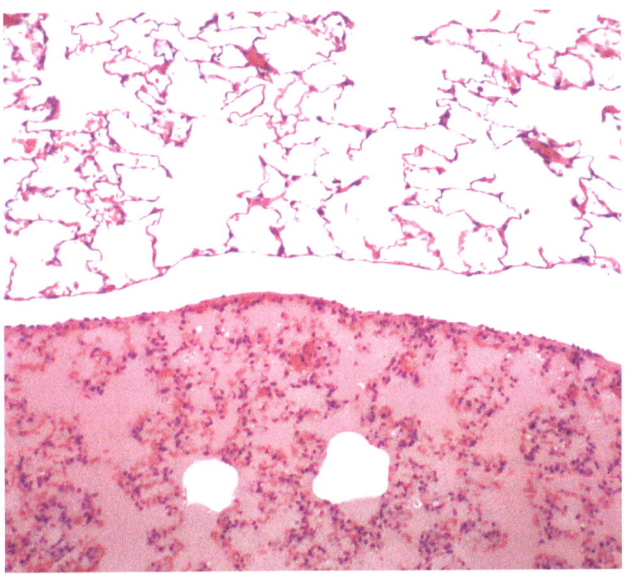

Figura 2-9 Edema Pulmonar, Pulmão, Rato. Na amostra inferior há um fluido eosinofílico (corado de rosa) distendendo os alvéolos. Histologicamente, o edema é um fluido eosinofílico pálido e amorfo, e a extensão da eosinofilia é proporcional ao seu conteúdo proteico. O fluido dessa amostra apresenta alto conteúdo proteico. A amostra superior é de um pulmão de rato normal. Coloração por HE. (Cortesia de dr. A. López, Atlantic Veterinary College; e Noah's Arkive, College of Veterinary Medicine, The University of Georgia.)

um mecanismo para selar um vaso lesionado e evitar perda de sangue. A hemostasia é um processo finamente regulado que envolve predominantemente as interações entre o endotélio, as plaquetas e os fatores de coagulação. A hemostasia fisiológica ocorre somente no local da lesão vascular, sem afetar a fluidez e o fluxo sanguíneo na vasculatura não danificada. A alteração do delicado equilíbrio da hemostasia pode resultar nos estados patológicos de perda de sangue (hemorragia) ou hemostasia inadequada e na formação de trombo (trombose).

O endotélio normal possui uma superfície que promove o fluxo suave e não turbulento do fluxo sanguíneo. Ele produz e responde aos mediadores que aumentam a vasodilatação e inibem a ativação plaquetária e a coagulação. Em contrapartida, após a lesão ou a ativação, o endotélio produz ou responde aos mediadores que induzem

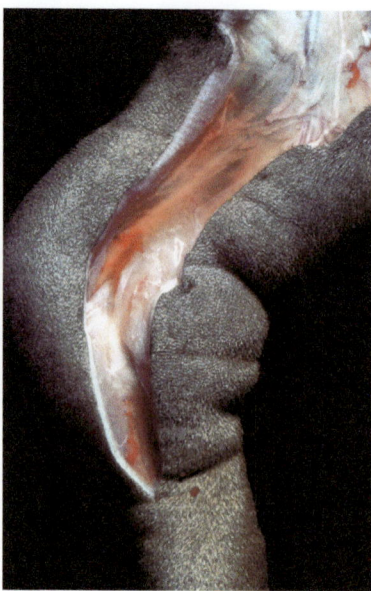

Figura 2-10 **Edema Subcutâneo, Linfedema Congênito, Pele, Cão.** Essa forma de edema resulta em uma pele e um tecido subcutâneo de textura pastosa a flutuante. A pele edemaciada geralmente é mais fria do que a pele adjacente não afetada. No linfedema congênito, os vasos linfáticos são hipoplásicos ou aplásicos. (Cortesia de dr. H. Liepold, College of Veterinary Medicine, Kansas State University.)

CONCEITO ESSENCIAL 2-2 Hemostasia (Fig. 2-11)

A hemostasia é uma resposta reparadora imediata a lesões do sistema vascular criada para evitar a perda de sangue. A resposta envolve interações interdependentes entre o endotélio, as plaquetas e os fatores de coagulação localizados no local da lesão. Após a lesão vascular, a hemostasia começa como uma vasoconstrição transitória e uma agregação plaquetária para formar um tampão de plaquetas no local da lesão (hemostasia primária). O estreitamento do lúmen dos vasos reduz o volume do fluxo de sangue na área lesionada, facilitando a aderência das plaquetas aos tecidos subendoteliais. As plaquetas misturam-se ao fibrinogênio e formam um agregado solto que recobre a lesão, e quando a lesão é mínima, os agregados plaquetários se contraem, formando um denso "tampão" que bloqueia a lacuna do vaso lesionado e corrige a lesão. Se a lesão for mais severa, os mediadores liberados da área lesionada e as plaquetas agregadas ativam a coagulação (Fig. 2-11), resultando na formação de um agregado fibrinoplaquetário (hemostasia secundária). A dissolução do agregado fibrinoplaquetário (trombólise/fibrinólise) ocorre concomitantemente com a cicatrização da parede do vaso e é iniciada imediatamente após a lesão do vaso, predominantemente pela clivagem da proteína plasmática plasminogênio em plasmina, a principal proteína fibrinolítica (Fig. 2-14).

a vasoconstrição, aumentam a aderência e a agregação plaquetária e estimulam a coagulação (Quadro 2-3).

As plaquetas são fragmentos anucleados de células, derivados dos megacariócitos, que circulam como um componente do sangue. Após a lesão vascular, as plaquetas aderem ao colágeno subendotelial e a outros componentes da matriz extracelular (p. ex. laminina, fibronectina e vitronectina). As plaquetas aderidas expressam receptores que promovem o recrutamento e a agregação de plaquetas adicionais e se tornam ativadas para liberar os produtos de seus grânulos citoplasmáticos e produzir outros mediadores da coagulação (Quadro 2-4). Os fosfolipídios plaquetários expostos durante a agregação das plaquetas (particularmente a fosfatidilserina e a fosfatidiletanolamina)

Quadro 2-3 Mediadores Endoteliais da Hemostasia

ANTICOAGULANTE
Prostaciclina (PGI$_2$)
Mantém o relaxamento vascular e inibe a aderência e a ativação plaquetária.

Óxido Nítrico (NO)
Mantém o relaxamento vascular e inibe a agregação plaquetária. Age sinergisticamente com a via da proteína C e a antitrombina III (ATIII) para suprimir a produção de trombina.

Trombomodulina
Proteína de membrana que se liga à trombina para iniciar a ativação da proteína C.

Proteína S
Cofator da via da proteína C; inibe de forma independente a ativação dos fatores VIII e X.

Moléculas Tipo Heparina
Os proteoglicanos de sulfato de haparano ligam e concentram ATIII na superfície endotelial.

Ativador do Plaminogênio Tecidual (tPA, na sigla em inglês)
Ativa a fibrinólise estimulando a conversão do plasminogênio em plasmina.

Difosfato de Adenosina (ADP, na sigla em inglês)
Degradação do difosfato de adenosina (ADP) para inibir seus efeitos pró-coagulantes.

Anexina V
Liga-se a fosfolipídios de carga negativa e ao cálcio para promover o deslocamento dos fatores de coagulação dependentes de fosfolipídios na superfície endotelial e inibir a formação de trombina e do fator Xa.

Inibidor-1 da Via do Fator Tecidual (TFPI-1, na sigla em inglês)
Proteína da superfície celular que inibe diretamente o fator complexo TF:VIIa e o fator Xa.

PRÓ-COAGULANTE
Fator Tecidual
Produzido após a ativação endotelial por substâncias como as citocinas, a endotoxina, a trombina, os complexos imunes e os mitógenos.

Fator de von Willebrand
Liberado após a exposição endotelial a substâncias como a trombina, a histamina e a fibrina.

Inibidor-1 do Ativador de Plasminogênio (PAI-1, na sigla em inglês)
Reduz a fibrinólise pela inibição do tPA e do ativador do plasminogênio do tipo uroquinase (uPA).

Receptores Ativados por Proteases (PARs, na sigla em inglês)
Receptor ativado por serino-proteases (p. ex. trombina) que resulta na ativação das células endoteliais.

REPARO VASCULAR
Fator de Crescimento Derivado de Plaquetas (PDFG, na sigla em inglês)
Estimula a mitogênese do músculo liso e dos fibroblastos.

Fator de Crescimento de Fibroblastos (FGF, na sigla em inglês)
Estimula a proliferação de fibroblastos.

Fator-β de Transformação do Crescimento (TFG-β)
Modula o reparo vascular pela inibição da proliferação de diversos tipos de células, incluindo o endotélio.

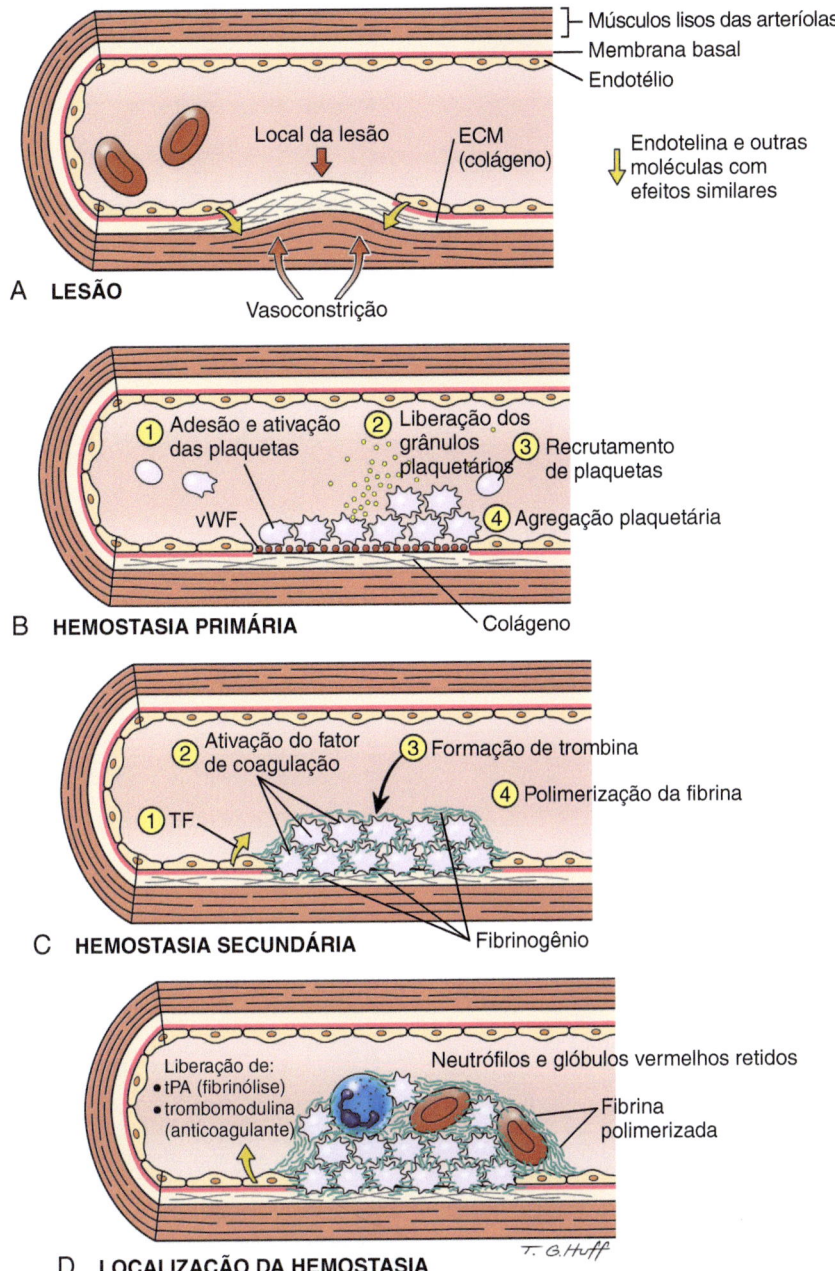

Músculos lisos das arteríolas
Membrana basal
Endotélio

Local da lesão
ECM (colágeno)

Endotelina e outras moléculas com efeitos similares

A LESÃO

Vasoconstrição

① Adesão e ativação das plaquetas
② Liberação dos grânulos plaquetários
③ Recrutamento de plaquetas
④ Agregação plaquetária

vWF

B HEMOSTASIA PRIMÁRIA

Colágeno

② Ativação do fator de coagulação
③ Formação de trombina
④ Polimerização da fibrina
① TF

Fibrinogênio

C HEMOSTASIA SECUNDÁRIA

Liberação de:
• tPA (fibrinólise)
• trombomodulina (anticoagulante)

Neutrófilos e glóbulos vermelhos retidos

Fibrina polimerizada

D LOCALIZAÇÃO DA HEMOSTASIA

T. G. Huff

Figura 2-11 Processo Hemostático. A, Após a lesão vascular, fatores neuro-humorais locais induzem uma vasoconstrição transitória. **B,** As plaquetas aderem à matriz extracelular (ECM, na sigla em inglês) subendotelial exposta por meio do fator de von Willebrand (vWF, na sigla em inglês) e são ativadas para liberar difosfato de adenosina, tromboxano A₂ e outros fatores pró-coagulantes, resultando na agregação de plaquetas adicionais e na formação de um tampão plaquetário (hemostasia primária). Os números indicam a ordem cronológica dos eventos. **C,** A liberação do fator tecidual (TF, na sigla em inglês) e ativação local dos fatores de coagulação (resultando na conversão de protrombina em trombina) resulta na polimerização da fibrina que estabiliza as plaquetas em uma malha fibrinoplaquetária (tampão hemostático secundário). Os números indicam a ordem cronológica dos eventos. **D,** Mecanismos reguladores como a liberação do ativador do plaminogênio tecidual (tPA; fibrinólise) e a ativação da trombomodulina (anticoagulante) limitam o processo hemostático ao local da lesão vascular.

desempenham um papel fundamental na criação de uma superfície biológica para a localização e concentração dos fatores de coagulação ativados. Além de seu papel na coagulação, as plaquetas participam também de reações imunológicas e inflamatórias.

Os fatores de coagulação são proteínas plasmáticas produzidas principalmente pelo fígado e encontram-se divididos em (1) um grupo de contato estruturalmente associado e funcionalmente interdependente (pré-calicreína, cininogênio de alto peso molecular [HMWK, na sigla em inglês] e fatores XI e XII); (2) um grupo dependente de vitamina K (fatores II, VII, IX e X); e (3) um grupo fibrinogênio altamente lábil (fatores I, V, VIII e XIII). Os fatores de coagulação são ativados pela hidrólise dos peptídeos ricos em arginina e lisina para convertê-los

em serinoproteases enzimaticamente ativas (à exceção do fator XIII, que possui sítios ativos ricos em cisteína). Os fatores de coagulação dependentes de vitamina K desempenham um papel importante na localização da coagulação pela γ-carboxilação dos resíduos de ácido glutâmico das extremidades N-terminais dos fatores precursores, para que eles possam se ligar ao cálcio para formar pontes de cálcio com os fosfolipídios plaquetários.

Processo Hemostático

Os eventos que contribuem para hemostasia são (1) a vasoconstrição transitória e a agregação plaquetária para formar um tampão no local da lesão (hemostasia primária), (2) a coagulação para formar uma

Quadro 2-4	Mediadores Plaquetários na Hemostasia

PRÓ-COAGULANTE

Tromboxano A$_2$ (TXA$_2$)
Induz a vasoconstrição e aumenta a agregação plaquetária.

Fosfolipídios (p. ex. fosfatidilserina e fosfatidiletanolamina)
Fornece locais para as reações de coagulação.

Difosfato de Adenosina (ADP, na sigla em inglês)
Medeia a agregação e a ativação plaquetária.

Cálcio
Atua como cofator em várias reações e promove a agregação plaquetária.

Fator Plaquetário 4
Promove a agregação plaquetária e inibe a ação da heparina.

Trombospondina
Promove a agregação plaquetária e inibe a ação da heparina.

Fibrinogênio
Precursor da fibrina, concentrado pela ligação ao receptor plaquetário GpIIb-IIIa.

Fatores V, XI e XIII
Fatores envolvidos nas reações de coagulação.

Fator de von Willebrand
Promove a aderência plaquetária ao colágeno subendotelial através do receptor plaquetário GpIb.

α$_2$-Antiplasmina e α$_2$-Macroglobulina
Inibição da plasmina.

Inibidor-1 do Ativador de Plasminogênio (PAI-1, na sigla em inglês)
Inibe o ativador do plasminogênio tecidual (tPA, na sigla em inglês) e a proteína C ativada para promover a estabilização do coágulo.

Inibidor de Fibrinólise Ativável por Trombina (TAFI; Procarboxipeptidase B)
Inibe a produção de plasmina pela redução da ligação do plasminogênio/tPA à fibrina.

Serotonina
Promove a vasoconstrição.

Receptores Ativados por Proteases (PARs, na sigla em inglês)
Receptor ativado por serino-proteases (p. ex. trombina) que resulta na ativação plaquetária.

ANTICOAGULANTE

Trifosfato de Adenosina (ATP, na sigla em inglês)
Inibe a agregação plaquetária.

Protease Nexina II
Inibe o fator XIa.

Inibidor da Via do Fator Tecidual (TFPI, na sigla em inglês)
Inibe o TF:fator VIIa da via extrínseca.

Proteína S
Cofator da via da proteína C para inibição dos fatores Va e VIIIa.

REPARO VASCULAR

Fator de Crescimento Derivado de Plaquetas (PDGF, na sigla em inglês)
Estimula a mitogênese dos músculos lisos e dos fibroblastos para o reparo dos vasos.

β-Tromboglobulina
Promove a quimiotaxia dos fibroblastos para o reparo dos vasos.

Fator de Crescimento Endotelial Vascular (VEGF, na sigla em inglês)
Estimula a proliferação das células endoteliais.

Fator-β de Transformação do Crescimento (TFG-β)
Modula o reparo vascular pela inibição da proliferação de diversos tipos de células, incluindo o endotélio.

Fator de Crescimento Epidérmico (EGF, na sigla em inglês)
Promove a proliferação de fibroblastos.

Trombospondina
Inibe a angiogênese.

---

malha de fibrina (hemostasia secundária), (3) a fibrinólise para remover o tampão fibrinoplaquetário (retração do trombo) e (4) o reparo do tecido no local lesionado (Fig. 2-11). Embora esses eventos sejam tradicionalmente descritos em sequência, existe uma considerável sobreposição e integração entre eles.

Hemostasia Primária

A hemostasia primária inclui as respostas iniciais vascular e plaquetária à lesão. Estímulos neurogênicos e mediadores liberados localmente pelo endotélio e pelas plaquetas provocam vasoconstrição imediatamente após a lesão (Fig. 2-11, A). A natureza e a eficácia da vasoconstrição são, em parte, determinadas pelo tamanho do vaso afetado, pela quantidade de músculo liso nele contida e pela integridade endotelial. O estreitamento do lúmen do vaso permite que superfícies opostas do endotélio entrem em contato e, eventualmente, venham aderir uma à outra para reduzir o volume do fluxo de sangue na área lesionada. As plaquetas podem aderir diretamente à matriz subendotelial de colágeno exposta, à fibronectina e a outras glicoproteínas e proteoglicanos (Fig. 2-11, B). Entretanto, a aderência mais eficiente ocorre quando o fator de von Willebrand (vWF; liberado pelo endotélio local ativado ou pela clivagem do fator VIII) recobre o colágeno subendotelial para formar uma ponte específica entre o colágeno e o receptor plaquetário da glicoproteína Ib (GPIb). Nesse estágio, e sem qualquer outro estímulo,

as plaquetas aderidas e agregadas podem se desagregar. Em contrapartida, os mediadores (p. ex. trombina) podem provocar uma agregação plaquetária adicional, estimular a liberação do conteúdo dos corpos densos e α-grânulos plaquetários e aumentam a produção de substâncias pró-coagulantes (p. ex. tromboxano) que aceleram a hemostasia. O difosfato de adenosina (ADP, na sigla em inglês) liberado a partir dos grânulos densos plaquetários desencadeia a ligação do fibrinogênio ao receptor plaquetário GPIIb-IIIa, resultando na formação de pontes de fibrinogênio que ligam as plaquetas em um agregado solto. A contração plaquetária, juntamente com pequenas quantidades de fibrina polimerizada, consolida esse agregado solto em um denso tampão, que cobre a área lesionada. Quando a lesão vascular é mínima, esses tampões compostos predominantemente por plaquetas podem ser suficientes para preencher o defeito e evitar perda de sangue proveniente da área lesionada. Caso contrário, a presença do fator tecidual (TF, na sigla em inglês), dos fosfolipídios plaquetários agregados e da pequena quantidade de fatores de coagulação ativados promove a formação de fibrina (hemostasia secundária [ver a próxima seção]) no local.

Hemostasia Secundária

Em muitos casos de lesão vascular, a fibrina, juntamente com o tampão plaquetário inicial, é necessária para a prevenção da perda de sangue. A fibrina é o produto final de uma série de reações enzimáticas que envolvem fatores de coagulação, cofatores não enzimáticos, cálcio e fosfolipídios derivados principalmente de plaquetas (e possivelmente de outras células, como o endotélio, os monócitos ou o músculo liso) (Fig. 2-11, C). Diversos modelos já foram utilizados para descrever a formação de fibrina, inclusive as clássicas cascatas de coagulação (cascatas intrínseca, extrínseca e comum [Fig. 2-12]) e um modelo celular (Fig. 2-13). Embora cada modelo ofereça uma perspectiva útil para que se entenda o processo de formação de fibrina, a complexidade do processo de coagulação e os vários papéis desempenhados por muitos dos reagentes desafia a explicação simples fornecida por um único modelo abrangente.

O início da coagulação se deve à exposição do sangue ao fator tecidual (fator III), presente nas células perivasculares (p. ex. fibroblastos) e nas micropartículas derivadas do endotélio ativado, das plaquetas, dos monócitos e/ou das células apoptóticas. O favor circulante VII ou VIIa (aproximadamente 1% do fator circulante VII se encontra no estado ativado [VIIa]) da via extrínseca forma um complexo TF:VII dependente de Ca^{2+} na superfície da área lesionada que expressa o TF e é ativada para se tornar TF:VIIa. Não se conhece ao certo o(s) principal(ais) ativador(es) do fator VII, mas pode incluir os fatores XIIa, Xa, IXa, VIIa (autoativação), a trombina, a plasmina e protease ativadora do fator VII. Subsequentemente, o TF:VIIa (isto é, complexo tenase extrínseco) ativa diretamente o fator X e o fator IX, um componente-chave do complexo tenase intrínseco (IXa/VIIIa). A ativação dos complexos tenases extrínseco e intrínseco resulta na formação de pequenas quantidades de trombina por meio da via comum de coagulação. A antitrombina III (ATIII) e o inibidor da via do fator tecidual (TFPI, na sigla em inglês) regulam rigorosamente essa fase inicial da coagulação (com base no modelo celular) (ver seção sobre Inibidores de Coagulação). Embora insuficiente para converter quantidades significativas de fibrinogênio em fibrina, a quantidade de trombina

gerada ativa as plaquetas ligadas ao vWF ou ao colágeno no local da lesão (ver seção sobre hemostasia primária) e ativa os fatores XI, VIII, V e XIII na, ou próximo à superfície plaquetária (fase de ampliação do modelo celular). A formação da tenase intrínseca induzida pelo fator XIa é 50 vezes mais eficaz para a ativação do fator X do que o TF:VIIa e desempenha um papel preponderante na fase de propagação do modelo celular da coagulação e na formação de grandes quantidades de trombina. As concentrações de trombina agora são suficientemente elevadas para começar a clivar em fibrinopeptídeos A e B quantidades substanciais de fibrinogênio (fator I) acumuladas entre as plaquetas agregadas, a fim de formar monômeros de fibrina. A remoção desses fibrinopeptídeos reduz as forças repulsivas intermoleculares para que os monômeros de fibrina formem espontaneamente pontes fracas de H^+ e se autopolimerizem em polímeros solúveis de fibrina. O fator XIIIa (ativado pelo fator Xa e pela trombina) catalisa a formação de ligações covalentes que fazem ligações cruzadas entre moléculas adjacentes de fibrina para formar o polímero insolúvel. A ligação cruzada da rede de fibrina, juntamente com a contração plaquetária concomitante e a presença de quantidades abundantes de cálcio, trombina e trifosfato de adenosina (ATP, na sigla em inglês), provoca a retração do trombo fibrinoplaquetário. A retração reduz o tamanho do trombo para permitir que o fluxo sanguíneo continue e puxe as extremidades danificadas dos vasos de modo a aproximá-las e permitir uma cicatrização eficiente.

Trombólise e Fibrinólise

A finalidade do agregado fibrinoplaquetário é formar um tampão temporário que se dissolve (trombólise) após a cura do vaso. A taxa de dissolução deve ser balanceada para que não ocorra de forma muito rápida e o sangramento retorne, mas também para que não se prolongue a ponto de que possa ocorrer a cicatrização permanente

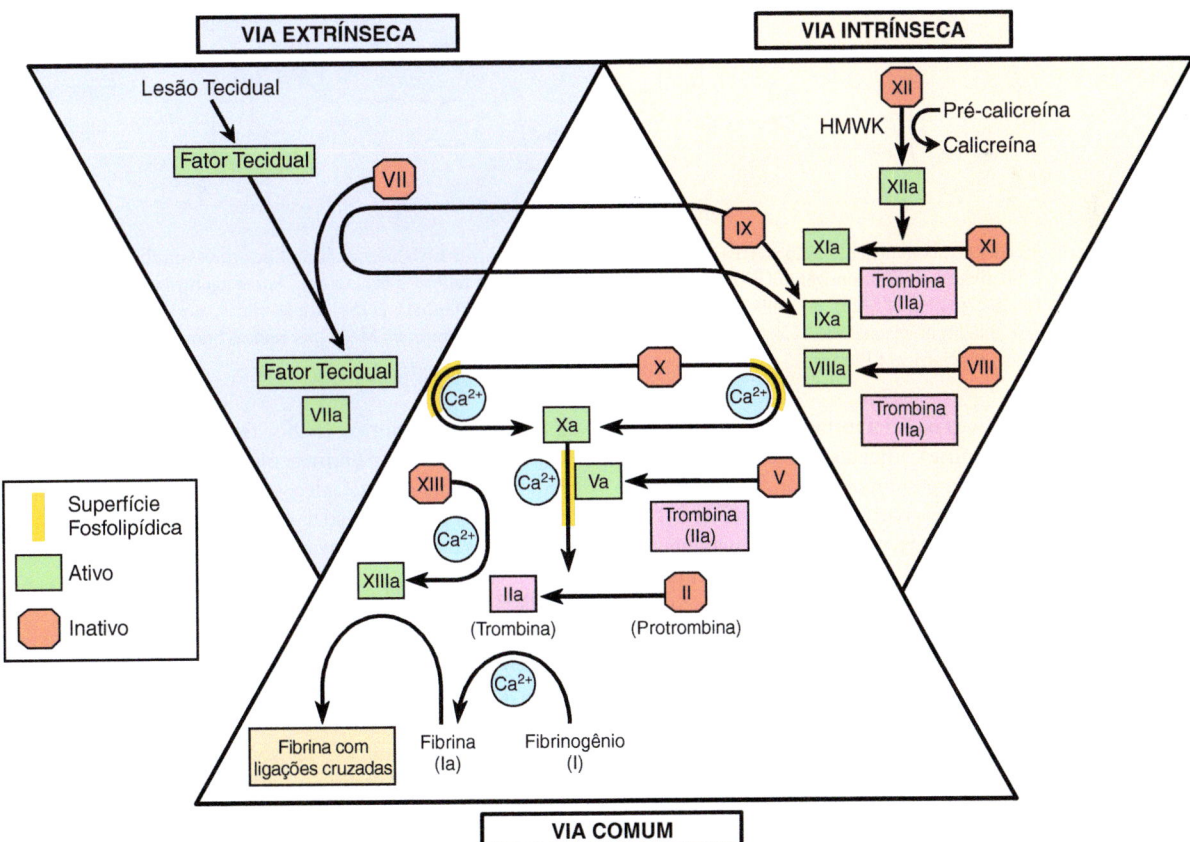

Figura 2-12 As Cascatas de Coagulação Clássicas (Intrínseca, Extrínseca e Comum). As vias intrínseca e extrínseca terminam tom a formação de complexos tenases (fator IXa/fator VIIIa/Ca^{+2}/fosfolipídios e fator VIIa/TF em qualquer superfície que expressa TF/Ca^{+2} para as vias intrínseca e extrínseca, respectivamente). A ativação do fator X por esses complexos inicia a via comum. Existe uma ligação comum entre as vias intrínseca e extrínseca na concentração do fator IXa. *HMWK*, Cininogênio de alto peso molecular; *TF*, fator tecidual.

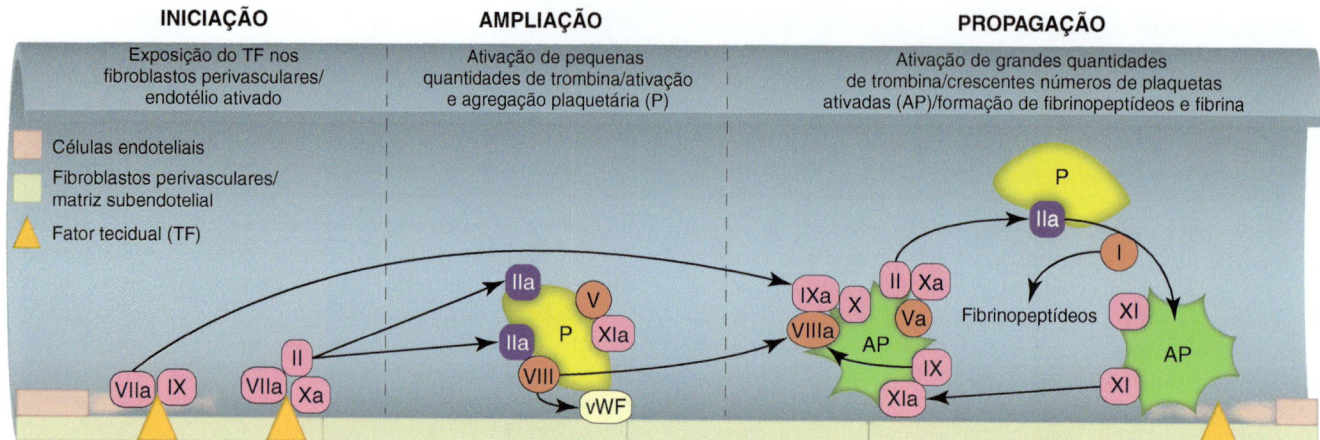

INICIAÇÃO
Exposição do TF nos fibroblastos perivasculares/ endotélio ativado

AMPLIAÇÃO
Ativação de pequenas quantidades de trombina/ativação e agregação plaquetária (P)

PROPAGAÇÃO
Ativação de grandes quantidades de trombina/crescentes números de plaquetas ativadas (AP)/formação de fibrinopeptídeos e fibrina

Figura 2-13 Modelo Celular de Coagulação. A lesão vascular resulta na exposição do fator tecidual (TF) e na produção de trombina e do fator IXa por meio da via extrínseca (iniciação). As pequenas quantidades de trombina formadas durante a iniciação clivam o fator de von Willebrand (vWF) a partir do fator VIII, aumentando a adesão plaquetária ao local lesionado. A trombina ativa as plaquetas (P), o que resulta na degranulação e agregação de plaquetas adicionais. A trombina resulta também na geração dos fatores Va, VIIIa e XIa (ampliação). Durante a propagação, as membranas plaquetárias ativadas (AP, na sigla em inglês) sustentam a formação do complexo tenase intrínseco (IXa/VIIIa), rapidamente induzido a partir do fator XIa. O fator Xa e seus correagentes formam a protrombinase para gerar grandes quantidades de trombina, liberada diretamente nas plaquetas para clivar o fibrinogênio em fibrinopeptídeos, que, por sua vez, fazem uma ligação cruzada para formar fibrina. (Cortesia de dr. D.A. Mosier, College of Veterinary Medicine, Kansas State University; e dr. J.F. Zachary, College of Veterinary Medicine, University of Illinois.)

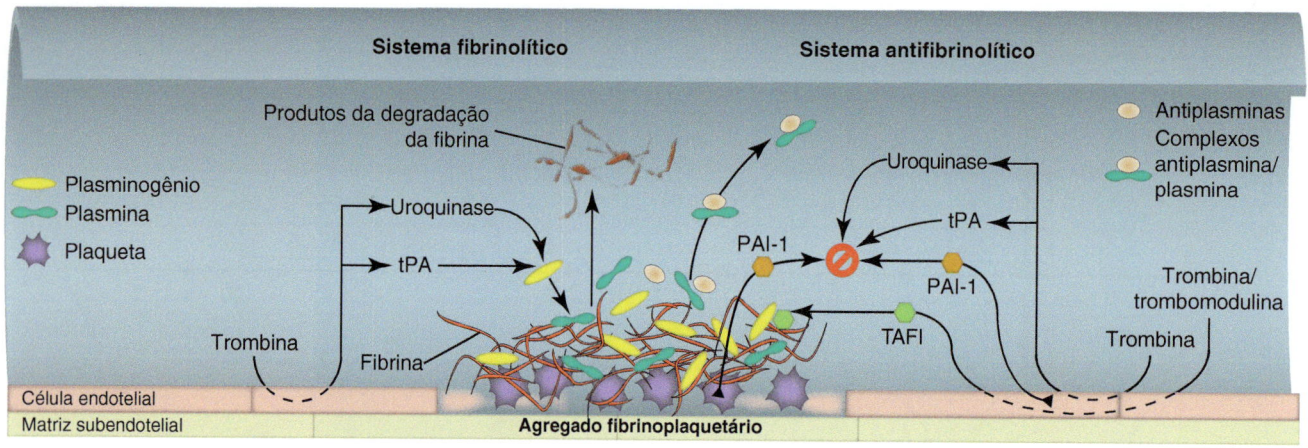

Figura 2-14 Fibrinólise. O ativador do plasminogênio tecidual (tPa) e a uroquinase são os principais ativadores da fibrinólise através da clivagem do plasminogênio em plasmina. O inibidor-1 do ativador de plasminogênio (PAI-1) inibe esses ativadores para reduzir a fibrinólise. Outros agentes antifibrinolíticos são (1) o inibidor de fibrinólise ativável por trombina (TAFI), que inibe a ligação do plasminogênio/tPA à fibrina e (2) as antiplasminas, que se ligam e inibem a atividade da plasmina dissociada do agregado fibrinoplaquetário. (Cortesia de dr. D.A. Mosier, College of Veterinary Medicine, Kansas State University; e dr. J.F. Zachary, College of Veterinary Medicine, University of Illinois.)

ou a oclusão do vaso. O aspecto mais importante da trombólise é a dissolução da fibrina (fibrinólise), iniciada imediatamente após a lesão do vaso pela clivagem da proteína plasmática plasminogênio em plasmina, um importante agente fibrinolítico (Fig. 2-14). Os ativadores fisiológicos do plasminogênio são predominantemente ativadores existentes no endotélio (tPA) e ativadores presentes na matriz extracelular e nos fluidos (p. ex. uroquinase). Uma ampla variedade de outras proteases, incluindo os fatores de coagulação ativados pelo grupo de contato (p. ex. fator XIIa), também podem ativar o plaminogênio. O plasminogênio adsorve a fibrina contida em um agregado fibrinoplaquetário, de modo que, durante a ativação, a plasmina permaneça localizada no sítio. A presença da fibrina aumenta quase duas vezes a eficiência da produção de plasmina dependente de tPA. Além disso, ligando-se à fibrina, a plasmina está protegida de seu principal inibidor (α_2-antiplasmina). A plasmina ligada restringe o tamanho do agregado fibrinoplaquetário pela degradação da ligação cruzada (insolúvel) de fibrina e fibrinogênio, inibindo a formação adicional de fibrina. A dissolução da fibrina insolúvel – mas não da fibrina solúvel – pela plasmina resulta na formação de produtos

da degradação da fibrina (FDPs, na sigla em inglês). Os FDPs são fragmentos de fibrina e fibrinogênio de diversos tamanhos que podem prejudicar a hemostasia. Coletivamente, os FDPs inibem a trombina, interferem na polimerização da fibrina e podem recobrir as membranas plaquetárias para inibir a agregação de plaquetas.

Regulação da Hemostasia

Os potentes efeitos biológicos dos produtos hemostáticos devem ser finamente regulados para alcançar a hemostasia adequada sem criar efeitos nocivos associados à insuficiência ou ao excesso de atividade. Os fatores de coagulação são continuamente ativados em concentrações basais baixas para manter o sistema pronto para uma resposta rápida a um estímulo lesivo. Proteínas que inibem ou degradam produtos hemostáticos ativados encontram-se presentes no plasma ou são produzidas localmente no sítio da hemostasia. Esses produtos ajudam a limitar a hemostasia ao local da lesão vascular e inibir as reações hemostáticas na vasculatura normal. Obtém-se a regulação também pela simples diluição dos agentes ativados à medida que o sangue os remove da área, enquanto os fatores são removidos da circulação pelo fígado e pelo baço.

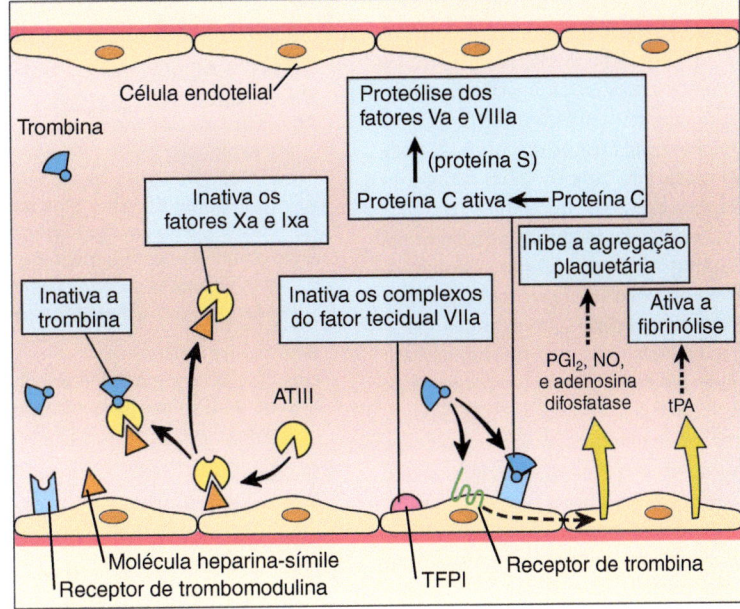

A **Eventos antitrombóticos**

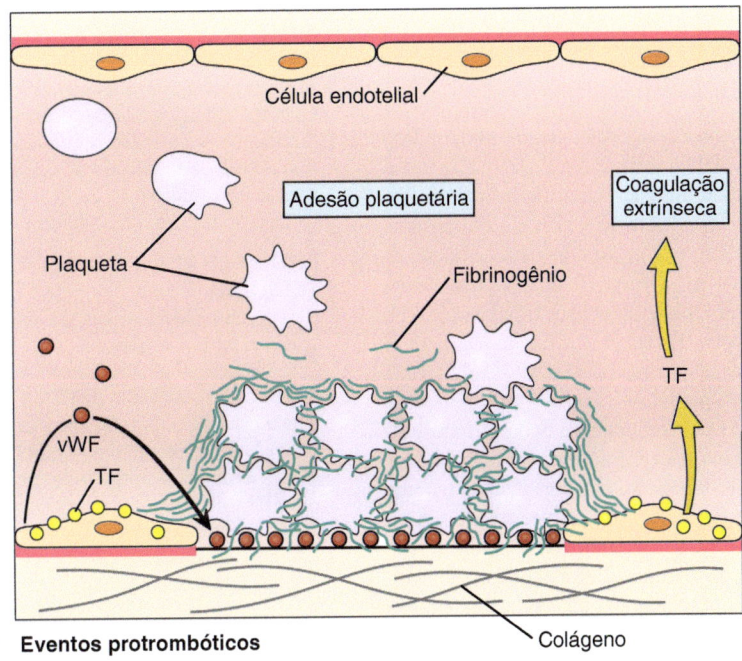

B **Eventos protrombóticos**

Figura 2-15 Propriedades Pró-Coagulantes e Anticoagulantes do Endotélio. A, Existem muitas propriedades do endotélio normal que criam um estado anticogulante que inibe a formação de trombos. **B,** O endotélio lesionado libera o fator de von Willibrand (vWF) e o fator tecidual (TF), que estimulam a adesão plaquetária e a coagulação, respectivamente, para promover a formação de trombos. *ATIII,* Antitrombina III; *NO,* óxido nítrico; *PGI$_2$,* prostaciclina; *TFPI,* inibidor da via do fator tecidual, *tPA,* ativador do plasminogênio tecidual.

Inibidores da Coagulação

Os principais anticoagulantes presentes nas células endoteliais são as moléculas do sistema proteína C–proteína S–trombomodulina e do sulfato de heparano endotelial ao qual a antitrombina (AT) e o inibidor da via do fator tecidual (TFPI) se encontram ligados (Fig. 2-15). A AT é o mais potente e clinicamente significativo dos inibidores de coagulação, responsável por aproximadamente 80% da atividade plasmática de inibição da trombina. A AT é uma serino-protease circulante produzida pelo endotélio e pelos hepatócitos que, até certo ponto, degrada praticamente todos os fatores de coagulação ativados (notadamente os fatores II, VII, IX, X, XI, XII), mas é reconhecida principalmente por sua ação de neutralização da trombina e do fator Xa. A AT pode se ligar ao sulfato de heparano presente na superfície do endotélio normal e das plaquetas para encontrá-lo no local em que ele mais se faz necessário para inativar a trombina e o fator Xa. Através dessa ligação, a heparina acelera a taxa de inativação dos inibidores da serino-protease induzida pela AT em 2.000 a 10.000 vezes. A AT inibe também a fibrinólise (por inativação da plasmina e da calicreína), a formação de cinina e a ativação do complemento (por inativação de C1s). Embora a heparina tenha como principal função ligar-se e aumentar a atividade da AT, ela também inibe a coagulação, aumentando a liberação de TFPI das células endoteliais e interferindo na ligação dos receptores plaquetários ao fator de von Willibrand (vWF).

A via da proteína C também tem um papel fundamental na prevenção da trombose. As proteínas C e S são glicoproteínas dependentes de vitamina K que, quando complexadas e unidas nas superfícies fosfolipídicas, inibem potentemente a coagulação mediante a destruição dos fatores Va e VIIIa. Um importante passo nesse processo é a ativação da proteína C pela trombina, uma reação que normalmente ocorre em baixa concentração basal, mas cuja eficiência aumenta aproximadamente 20.000 vezes após a ligação da trombina ao receptor endotelial trombomodulina. Essa reação é aumentada pela presença de um receptor de proteína C na superfície das células endoteliais. A proteína S, além de servir como um cofator não enzimático com a proteína C, é capaz de inibir de forma independente os fatores VIIIa, Xa e Va. A ligação da trombina à trombomodulina resulta também na perda das funções pró-coagulantes da trombina. O complexo de proteína C-S pode, também, aumentar a fibrinólise através da neutralização dos inibidores do ativador de plasminogênio.

O TFPI é um inibidor significativo da coagulação intrínseca, que funciona de forma sinergística com a proteína C e a AT para suprimir a formação de trombina. O TFPI é uma proteína plasmática derivada principalmente do endotélio e de células musculares lisas que forma um complexo com o fator Xa na ligação endotelial da molécula TF:VIIa para inibir a subsequente ativação do fator X. O TFPI pode interagir com o fator VIIa sem o fator Xa, mas de forma lenta. Por essa razão, o TFPI não inibe substancialmente a coagulação extrínseca até que as concentrações do fator Xa aumentem, depois que o TFPI fornece um feedback negativo para a geração adicional de fator Xa pelo complexo TF:VIIa.

Inibidores Fibrinolíticos

Os principais inibidores dos agentes fibrinolíticos são o inibidor-1 do ativador de plasminogênio (PAI-1) e as antiplasminas, que incluem a α_2-antiplasmina, a α_2-macroglobulina, a α_1-antitripsina, a AT e o inativador C-1 (Fig. 2-14). O PAI-1 inibe o tPA e a uroquinase, inibindo, desse modo, a fibrinólise e promovendo a estabilização da fibrina. Além disso, o PAI-1 inativa a proteína C ativada, a plasmina e a trombina. O inibidor de fibrinólise ativável por trombina (TAFI; procarboxipeptidase B) circula no plasma ou é liberado localmente em pequenas quantidades pelas plaquetas ativadas. O TAFI ativado pelo complexo trombina/trombomodulina cliva os locais de ligação plaminogênio/tPA (resíduos de lisina na extremidade C-terminal) a partir da fibrina, resultando em concentrações reduzidas de plasmina. O TAFI possui também propriedades anti-inflamatórias, como a inativação da bradicinina e os fragmentos de complemento C3a/C5a (Fig. 2-14). As antiplasminas funcionam de modo cooperativo para prevenir a atividade excessiva da plasmina, de tal modo que o agregado fibrinoplaquetário possa se dissolver em uma velocidade baixa e adequada. A α_2-antiplasmina é a primeira a se ligar e neutralizar a plasmina. Quando a sua capacidade de ligação está saturada, o excesso de plasmina é retirado pela α_2-macroglobulina. A α_2-macroglobulina também se liga a determinados fatores ativados, como a trombina, e captura fisicamente – mas não degrada – seus locais ativos. Quando a α_2-macroglobulina está saturada, a plasmina se liga a α_1-antitripsina, um fraco inibidor da fibrinólise, mas um potente inibidor do fator XIa. Além de suas funções fibrinolíticas, a α_1-antitripsina e a α_2-macroglobulina são os principais inibidores plasmáticos da proteína C ativada.

Hemostasia e Outras Respostas do Hospedeiro

As vias hemostáticas, anticoagulantes e fibrinolíticas são altamente integradas e muitos fatores dessas vias desempenham múltiplos papéis, muitos dos quais resultam em resultados opostos. A trombina é o melhor exemplo da complexidade dessas reações (Quadro 2-5). A trombina tem uma importante função pró-coagulante para clivar fibrinogênio e produzir monômeros de fibrina. A trombina também ativa os fatores V, VIII, XI e XIII e é um potente ativador plaquetário. Em altas concentrações, no entanto, ela destrói – em vez de ativar – os

---

Quadro 2-5	Funções da Trombina

COAGULAÇÃO
Pró-coagulante
Ativa as plaquetas mediante a ligação dos receptores ativados por proteases (PARs, na sigla em inglês) (ver propriedades das plaquetas ativadas no Quadro 2-4).
Ativa os fatores XI, VIII e V na superfície plaquetária.
Cliva fibrinogênio em fibrinopeptídeos.
Ativa o fator XIII para impactar a ligação cruzada de fibrina
Estimula a formação de micropartículas (vesículas da membrana celular que expressam fator tecidual [TF]).

Anticoagulante
Liga-se à trombomodulina endotelial para ativar a proteína C.
Liga-se à GPIb nas plaquetas para reduzir a adesão plaquetária através do fator de von Willibrand (vWF).

Fibrinolítica
Estimula a liberação do ativador do plasminogênio tecidual.

Antifibrinolítica
Estimula a liberação do inibidor-1 do ativador de plasminogênio (PAI-1, na sigla em inglês).
Ativa o inibidor de fibrinólise ativável por trombina (TAFI, na sigla em inglês).

INFLAMAÇÃO
Ativa o endotélio por meio da ligação dos PARs[1] das células endoteliais.
Ativa os monócitos e linfócitos T.
Estimula a desgranulação dos mastócitos.
Aumenta a quimiotaxia/migração/adesão dos leucócitos.
Aumenta a permeabilidade vascular.
Ativa o complemento.
Quimiotática para macrófagos e neutrófilos.

PROLIFERAÇÃO CELULAR/REMODELAÇÃO TECIDUAL
Liga-se aos PARS endoteliais e da musculatura lisa para estimular a mitogênese.
Estimula a angiogênese (expressão da metaloproteinase 1 [MMP-1] e metaloproteinase 2 [MMP-2] da matriz extracelular, do fator de crescimento endotelial vascular [VEGF], da angiopoietina 2).
Estimula a proliferação e migração de células tumorais.
Ativa a enzima degradante do colágeno do tipo IV.
Ativa a MMP-2.
Ativa os fibroblastos.
Aumenta a expressão gênica (proto-oncogenes, endotelina, DNA dos músculos lisos vasculares).

---

[1] As propriedades do endotélio ativado incluem, por exemplo, o aumento de adesão (ver propriedades adicionais do endotélio ativado no Quadro 2-3). Essas adesões abrangem a expressão da P-selectina e da molécula de adesão intercelular (ICAM)/molécula de adesão celular vascular (VCAM), a produção do fator de ativação plaquetária (PAF, na sigla em inglês) e a expressão de citocinas (p. ex. interleucina 1 [IL-1]).

---

fatores V e VIII. Além disso, quando se liga à trombomodulina nas superfícies endoteliais, a trombina ativa a proteína C, um potente anticoagulante (ver seção sobre Inibidores da Coagulação e Fig. 2-15).

A função das proteínas da coagulação não se limita à coagulação e à hemostasia. Embora os fatores de contato da coagulação intrínseca não sejam considerados participantes da hemostasia fisiológica, eles podem contribuir para a formação de fibrina, bem como para a formação de cinina, a ativação do complemento e a fibrinólise. Os ativadores *in vivo* dos fatores de contato pré-calicreína-HMWK-fator XII não são totalmente conhecidos, mas podem incluir o colágeno e os polifosfatos inorgânicos de cadeia longa derivados de grânulos densos de plaquetas ou de bactérias. Os polifosfatos inorgânicos são de particular interesse por serem também potentes ativadores da protrombina e do fator XI, podendo contribuir para a trombose. Durante a ativação do fator de contato, a pré-calicreína é convertida em calicreína, que é quimiotática para leucócitos, pode clivar diretamente C5 em C5a e C5b, clivar HMWK para formar bradicinina e converter plasminogênio em plasmina. A bradicinina contribui para a vasodilatação mediante a estimulação da produção de tPA, óxido nítrico, prostaciclina e fator hiperpolarizante derivado do endotélio. A plasmina resulta em fibrinólise, podendo também clivar C3 para gerar C3a e C3b, bem como para ativar fator XII adicional. Além disso, tanto a calicreína quanto a plasmina podem ativar diretamente o fator XII de modo a promover a autoamplificação de todas as vias do fator XIIa. Determinados estímulos (p. ex. proteínas mal-dobradas, como os amiloides) ativam as vias inflamatórias do fator XII (calicreína-cinina) sem ativar concomitantemente a coagulação (através da ativação subsequente do fator XI).

Um ambiente protrombótico é também pró-inflamatório. Os estímulos inflamatórios, como a IL-1 e o TNF, ativam o endotélio para produzir TF e aumentar a sua expressão de moléculas de aderência leucocitária. A trombina e a histamina liberadas pela degranulação dos mastócitos também estimulam a expressão da adesina P-selectina. Nos estágios iniciais da inflamação, os leucócitos podem formar ligações soltas e rolar pelo endotélio ou pelas plaquetas aderidas, interagindo com a P-selectina endotelial ou plaquetária. Durante essa interação, a integrina $\alpha_M\beta_2$ dos neutrófilos pode atraí-los ao fibrinogênio na superfície das plaquetas ativadas para promover a conversão de fibrinogênio em fibrina. Um ambiente protrombótico intensificado durante a inflamação ocorre também devido à atividade reduzida da trombomodulina, da proteína C e da AT em resposta a produtos inflamatórios, como a endotoxina, a IL-1, o TNF e o TGF-β. Além disso, os neutrófilos e plaquetas aderidos ou migrantes podem liberar proteases lisossomais (p. ex. elastase, colagenase e hidrolases ácidas), que clivam muitos produtos nas superfícies entotelial e plaquetária. Como as vias de coagulação e complemento derivam do mesmo sistema ancestral, elas compartilham muitos dos mesmos ativadores e inibidores. Os componentes do complemento podem ser ativados pelos produtos da ativação por contato, mas também pela trombina e pelo fator Xa, enquanto a trombomodulina/proteína C inibe a ativação do complemento. Os polifosfatos bacterianos, através da ativação das vias do fator de contato, podem resultar na geração de microtrombos ricos em fibrina que capturam as bactérias, evitam a sua disseminação e a invasão dos tecidos, e aumentam a sua remoção pelas vais imunológicas e inflamatórias (imunotrombose). Os fatores mitogênicos produzidos pelo endotélio e pelas plaquetas ativados (p. ex. fator de crescimento derivado de plaquetas [PDGF], TGF-β e fator de crescimento endotelial vascular [VEGF]) podem contribuir para o crescimento celular e para a angiogênese associada à cicatrização do tecido lesionado. Outros fatores, como o HMWK, são antiproliferativos, antiangiogênicos e pró-apoptóticos. As diversas atividades e numerosas interações entre reagentes na coagulação e a inflamação demonstram o fino equilíbrio e a inter-relação dessas respostas do hospedeiro.

Distúrbios da Hemostasia: Hemorragia e Trombose

A hemostasia tem por finalidade evitar a perda de sangue após uma lesão vascular, mantendo, ao mesmo tempo, o sangue em estado fluido para que ele circule livremente através de uma vasculatura normal. A falha na hemostasia pode resultar na perda extravascular de sangue (hemorragia) ou na formação inadequada de coágulos intravasculares (trombose).

Hemorragia

A hemorragia ocorre por causa da função ou integridade anormal de um ou mais dos principais fatores que influenciam a hemostasia – o endotélio e os vasos sanguíneos, as plaquetas ou os fatores de coagulação.

As anomalias nos vasos sanguíneos podem ser resultantes de diversos problemas herdados ou adquiridos. O trauma pode romper

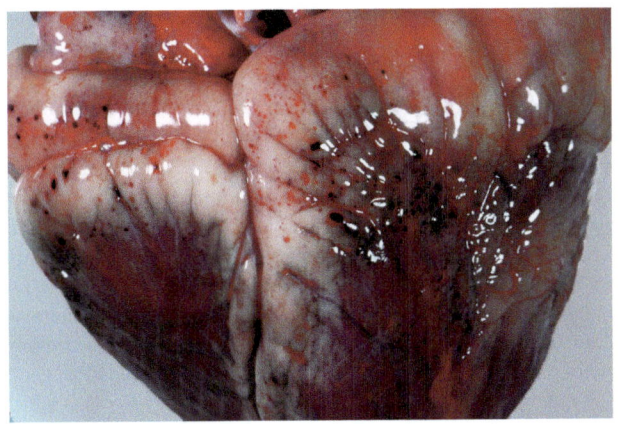

Figura 2-16 Hemorragia, Endotoxemia, Coração, Vaca. Observa-se a presença de hemorragia epicárdica e subepicárdica na gordura do sulco coronário (um sítio comum) em decorrência de lesão endotelial causada pela endotoxina (componente da parede celular das bactérias Gram-negativas). As hemorragias pontuais menores (1 a 2 mm) são petéquias. As manchas hemorrágicas maiores (3 a 5 mm) são equimoses. (Cortesia de dr. M.D. McGavin, College of Veterinary Medicine, University of Tennessee.)

fisicamente um vaso e causar hemorragia por rexis (*rhexis* = quebra por rompimento, ruptura). A hemorragia por ruptura pode ocorrer também após erosão vascular causada por reações inflamatórias ou neoplasias invasivas. Determinados fungos costumam invadir e danificar os vasos sanguíneos, causando extensa hemorragia local (p. ex. erosão da artéria carótida interna decorrente de micose na bolsa gutural em cavalos). Mais comum, ainda, é a ocorrência de pequenos defeitos nos vasos sanguíneos intactos que permitem que um pequeno número de eritrócitos escape por diapedese (*dia* = através, por meio de, *pedian* = salto). A endotoxemia é uma causa comum de lesão endotelial que resulta em pequenos pontos disseminados de hemorragia (Fig. 2-16). Os agentes infecciosos, como o adenovírus canino tipo 1, ou os agentes químicos, como as toxinas urêmicas, também podem lesionar o endotélio. Da mesma forma, os complexos imunes podem ser capturados entre as células endoteliais e ativar o complemento e a entrada de neutrófilos, lesionando o endotélio e a parede dos vasos (reação de hipersensibilidade tipo III). Os distúrbios de desenvolvimento do colágeno, como a síndrome de Ehlers-Danlos, ocorrem eventualmente acompanhados de hemorragia. Os vasos sanguíneos afetados contêm colágeno anormal em suas membranas basais e tecidos de sustentação circundantes, resultando em fragilidade vascular e predisposição a extravasamentos ou lesões. Hemorragias semelhantes ocorrem em razão de defeitos no colágeno em suínos ou primatas com deficiência de vitamina C.

O número reduzido de plaquetas (trombocitopenia) ou a função plaquetária anormal (trombocitopatia) pode causar hemorragia. A trombocitopenia pode resultar ser resultante da produção reduzida, da destruição elevada ou do uso intensificado das plaquetas. Em geral, a redução da produção ocorre após uma lesão ou destruição megacariocitária decorrente de lesão radioativa, toxicidade estrogênica, medicamentos citotóxicos e doenças virais ou outras doenças infecciosas (p. ex. parvovírus felino ou canino). O aumento da destruição plaquetária geralmente é imune-mediado. A destruição autoimune resultante da produção de anticorpos contra componentes da membrana plaquetária, como a GPIIb e a GPIIIa, pode ocorrer após uma desregulação imune (p. ex. lúpus eritematoso sistêmico). A alteração das membranas plaquetárias pela ação de medicamentos ou agentes infecciosos também pode estimular a destruição imune-mediada ou a remoção de plaquetas da circulação. Verificou-se a ocorrência de destruição isoimune de plaquetas em suínos recém-nascidos após a ingestão de colostro que continha anticorpos antiplaquetários. As doenças virais (p. ex. anemia infecciosa equina e síndrome da imunodeficiência felina) e os agentes transmitidos por artrópodes geralmente são associados à destruição de plaquetas e sua remoção pelo baço. Uma das causas mais comuns de aumento de plaquetas é a lesão endotelial generalizada ou a ativação plaquetária generalizada, que inicia a coagulação intravascular disseminada (CID). Com a CID, a coagulação intravascular e a ativação plaquetária são generalizadas, podendo resultar em consumo das plaquetas e dos fatores de coagulação (ver seção sobre Trombose). Esses eventos resultam em trombocitopenia progressiva e hemorragia generalizada à medida que a síndrome avança. Outra doença de consumo de plaquetas que não se apresenta acompanhada por coagulação é a púrpura trombocitopênica trombótica. Essa condição implica a formação de agregados plaquetários na microvasculatura, possivelmente resultante do aumento da liberação de substâncias pró-aglutinantes pelo endotélio normal ou lesionado.

A redução da função plaquetária normalmente é associada à incapacidade de aderência ou agregação em locais de lesão vascular. Os problemas herdados de função plaquetária em seres humanos incluem condições como deficiência na GPIb da superfície plaquetária (síndrome de Bernard-Soulier), deficiência ou defeito na GPIIb e na GPIIIa da superfície plaquetária (trombastenia de Glanzmann) e defeito na liberação do conteúdo dos grânulos das plaquetas ("doença de armazenamento"). A trombastenia de Glanzmann é uma doença rara relatada em cães das raças Otterhound e Cão dos Pirineus e em cavalos. Os animais afetados podem apresentar sangramento prolongado e formação de hematomas decorrentes de pequenas lesões e epistaxe espontânea causada por mutação que afeta um domínio de ligação ao Ca^{2+} da porção extracelular da GPIIb. Existem relatos de distúrbios de transdução de sinal que resultam em agregação plaquetária anormal e síntese ou liberação do conteúdo dos grânulos das plaquetas (distúrbios plaquetários do fator 1 de troca de cálcio-diacilglicerol-nucleotídeo de guanina) em gado Simmental, cães (Spitz, Basset Hound e American Foxhounds), gatos e ratos da raça *fawn-hooded*. Na síndrome de Chédiak-Higashi, ocorrem defeitos de armazenamento de plaquetas de ADP (marta aleutiana, gado, gatos persas, orcas). A inibição e disfunção plaquetária adquirida geralmente é associada à administração de fármacos anti-inflamatórios não esteroides, como a aspirina. Ela inibe a via da ciclo-oxigenase no metabolismo do ácido araquidônico, reduzindo, assim, a produção de tromboxano com consequente redução da agregação plaquetária. A função plaquetária também é inibida pela uremia decorrente de insuficiência renal. Pode ocorrer também disfunção plaquetária secundária por deficiência dos fatores necessários para a função plaquetária normal. Na doença de von Willebrand, ou nos distúrbios autoimunes ou mieloproliferativos em que se produzem autoanticorpos contra o fator de vWF, a quantidade de fator de vWF funcional é reduzida, o que resulta na diminuição da aderência plaquetária após uma lesão vascular, com hemorragia subclínica ou severa.

A redução das concentrações ou da função dos fatores de coagulação também pode resultar em hemorragia. Deficiências hereditárias dos fatores de coagulação têm sido identificadas em muitas raças de cães e, com menos frequência, em outras espécies. As mais comuns são as hemofilias A e B ligadas ao X. Menos comuns (às vezes, limitadas a apenas algumas famílias de uma raça específica) são as deficiências autossômicas. Algumas deficiências de fator de coagulação não são associadas a uma maior tendência de sangramento (p. ex. fator XII), outras podem resultar em hemorragia severa (p. ex. fator X) e existem aquelas, ainda, que podem variar de subclínicas a severas (p. ex. fatores VIII e IX). Em muitos casos, a deficiência de fator de coagulação é reconhecida pela presença de sangramento prolongado após uma cirurgia ou perfuração da veia (venipunctura), mas, por outro lado, tem importância mínima para o animal. Em outros casos, as deficiências podem apresentar-se como severos episódios de hemorragia que se iniciam logo após o nascimento.

Os defeitos adquiridos de coagulação podem ser causados pela produção reduzida ou pelo uso intensificado dos fatores de coagulação. A doença hepática severa resulta na síntese reduzida da maioria dos fatores de coagulação. A deficiência de vitamina K reduz a produção

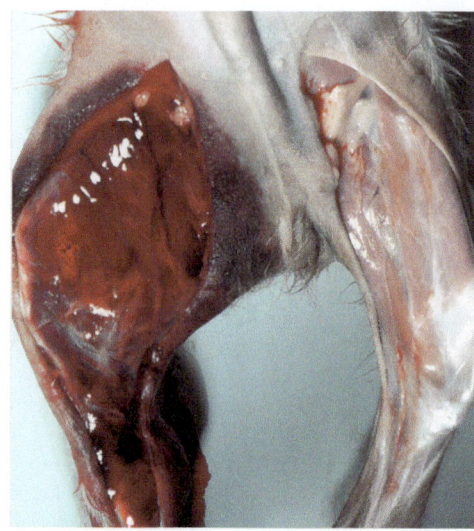

Figura 2-17 **Hemorragia, Toxicose por Rodenticida Anticoagulante (à base de Varfarina), Pele e Tecido Subcutâneo, Face Medial do Membro Posterior Direito, Cão.** Observa-se uma grande área com extensa hemorragia no tecido subcutâneo. Essa lesão foi atribuída à produção reduzida dos fatores de coagulação II, VII, IX e X e das proteínas C e S, decorrente de uma deficiência de vitamina K induzida pela varfarina. (Cortesia do dr. D.A. Mosier, College of Veterinary Medicine, Kansas State University.)

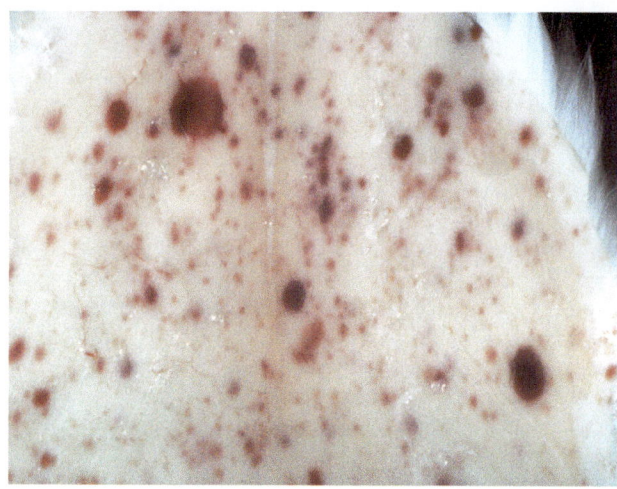

Figura 2-18 **Hemorragias Equimóticas (Equimoses), Tecido Subcutâneo, Coelho.** As equimoses são resultantes de lesão moderada das células endoteliais nos leitos capilares. (Cortesia do dr. D.A. Mosier, College of Veterinary Medicine, Kansas State University.)

dos fatores de coagulação II, VII, IX, X e das proteínas C e S. A produção, absorção ou função reduzida da vitamina K reduz a conversão dos resíduos de ácido glutâmico em ácido γ-carboxiglutâmico nesses fatores. As substâncias comuns que inibem competitivamente essa conversão são o dicumarol no trevo doce mofado (*Melilotus alba*), as rodenticidas à base de varfarina e a sulfatoquinoxalina (Fig. 2-17). Existem relatos de uma deficiência herdada de ligação da γ-glutamil carboxilase com a vitamina K em gatos British Devon Rex. Uma causa comum adquirida de redução dos fatores de coagulação é o aumento do consumo associado à coagulação intravascular disseminada.

A aparência da hemorragia depende de sua causa, localização e severidade. A hemorragia no interior do tecido geralmente é caracterizada com base no tamanho. Uma petéquia é uma hemorragia pontual (1 a 2 mm) atribuída principalmente à diapedese associada a pequenas lesões vasculares (Fig. 2-16). Uma equimose é uma hemorragia maior (2 a 3 cm de diâmetro) decorrente de lesões vasculares

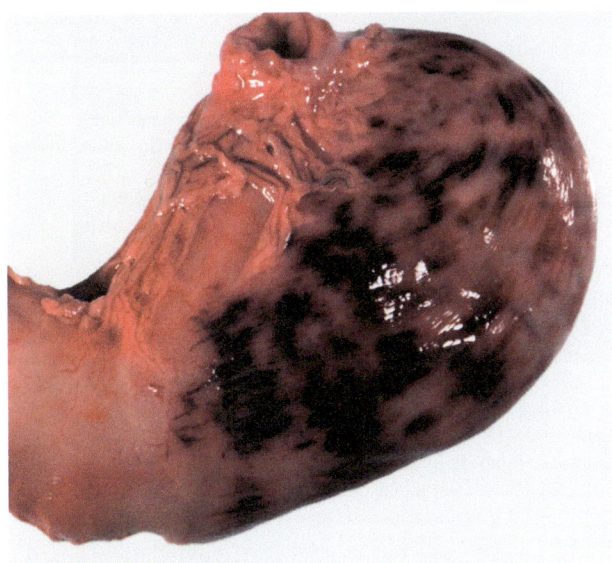

Figura 2-19 **Hemorragia Sufusiva, Serosa, Estômago, Cão.** A hemorragia sufusiva (sufusão) é resultante de lesão severa das células endoteliais nos leitos capilares. (Cortesia do dr. D.A. Mosier, College of Veterinary Medicine, Kansas State University.)

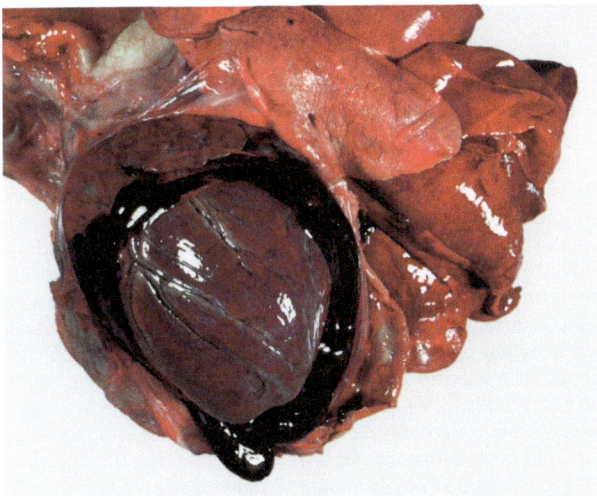

Figura 2-21 **Hemopericárdio, Saco Pericárdico, Cão.** A hemorragia no saco pericárdico causou a sua distensão. O hemopericárdio extenso pode interferir na dilatação e contração dos ventrículos, causando tamponamento cardíaco. Há presença tanto de sangue coagulado quanto não coagulado no saco pericárdico. (Cortesia do dr. D.A. Mosier, College of Veterinary Medicine, Kansas State University.)

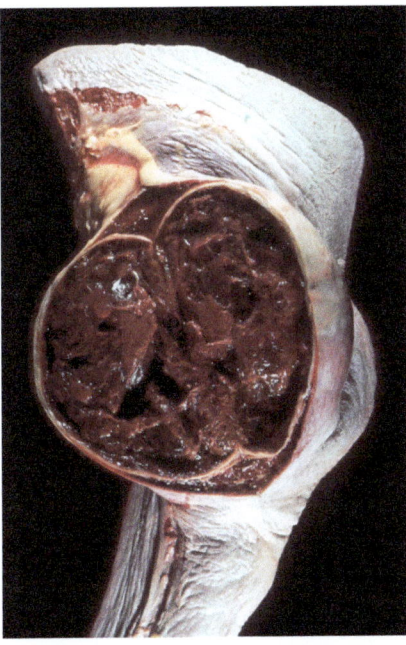

Figura 2-20 **Hematoma Organizado, Baço, Cavalo.** O traumatismo no baço lesionou a polpa esplênica vermelha e seus vasos, resultando em sangramento para o parênquima esplênico e formação de hematoma. Observa-se que esse hematoma não é agudo, mas subsiste há vários dias em função do processo de degradação do coágulo de sangue. O hematoma está contido na cápsula esplênica (Cortesia do dr. H.B. Gelberg, College of Veterinary Medicine, Oregon State University.)

mais extensas (Fig. 2-18), enquanto a hemorragia sufusiva afeta áreas contíguas de tecido maiores do que os outros dois tipos (Fig. 2-19). A hemorragia que ocorre em um espaço localizado e limitado forma um hematoma. Os mais comuns são nas orelhas de cães de orelhas compridas ou de porcos, bem como no baço após trauma da vasculatura (Fig. 2-20). O hematoma aumenta de tamanho até que a pressão exercida pelo sangue extravascular se equipare à pressão no interior do vaso lesionado ou que a hemostasia sele internamente o vaso. A hemorragia para o interior das cavidades corporais resulta no acúmulo de sangue coagulado ou não coagulado na cavidade e é classificada por termos como *hemoperitônio* (sangue na cavidade peritoneal),

hemotórax (sangue na cavidade torácica) e *hemopericárdio* (sangue no saco pericárdico) (Fig. 2-21).

A importância da hemorragia depende principalmente da quantidade, da intensidade e da localização da perda de sangue. Na maioria dos casos, a perda sanguínea ocorre localmente e é rapidamente contida por processos hemostáticos que selam o vaso lesionado. Nos casos mais severos, a perda de sangue persiste até que a pressão tecidual local se equipare à pressão intravascular e estanque a hemorragia (como ocorre com a formação de hematoma). Quando esses mecanismos não conseguem conter a perda de sangue, pode ocorrer uma hemorragia externa ou interna significativa para as cavidades do corpo. A perda rápida de quantidades substanciais de sangue, como ocorre no caso de lesão traumática de um grande vaso, pode resultar em hipovolemia, perfusão tecidual reduzida e choque hipovolêmico (ver discussão mais adiante neste capítulo). Por outro lado, as baixas taxas de perda sanguínea podem ser total ou parcialmente compensadas pelo aumento da hematopoese. Muitos casos de ulceração e hemorragia gástrica caracterizam-se por taxas de perda sanguínea persistentes, porém baixas. Algumas hemorragias podem gerar pressão capaz de interferir na função tecidual, uma ocorrência mais significativa em órgãos vitais ou no tecido com pouco espaço para se expandir em resposta à pressão, como o cérebro e o coração.

Trombose

Trombose é o termo usado para definir os mecanismos envolvidos na formação de um trombo em um vaso sanguíneo lesionado (Conceito Essencial 2-3). Um trombo é um agregado de plaquetas, fibrina e outros elementos do sangue (p. ex. eritrócitos e neutrófilos) formado em uma parede vascular. O trombo "fisiológico" faz parte da hemostasia normal e geralmente se resolve rapidamente após a cicatrização vascular. Um trombo persistente ou inadequado é aquele que se forma na parede de um vaso sanguíneo, linfático ou no coração (trombo mural), ou livremente em seus lúmens (tromboêmbolo). Os principais fatores determinantes da trombose são tradicionalmente conhecidos como a tríade de Virchow e consistem no endotélio e nos vasos sanguíneos (lesão vascular), nos fatores de coagulação e na atividade plaquetária (hipercoagulabilidade), e a dinâmica do fluxo sanguíneo (estase ou turbulência) (Fig. 2-11 e Quadro 2-6).

As alterações no endotélio são o fator mais importante na trombose, podendo resultar no aumento da produção de substâncias

CONCEITO ESSENCIAL 2-3   Trombose

Trombose é a formação de um agregado fibrinoplaquetário excessivo ou inadequado no endotélio de um vaso sanguíneo ou linfático (trombo mural), no coração (trombo cardíaco) ou livremente no lúmen dos vasos sanguíneos ou linfáticos (tromboêmbolo). Os principais fatores envolvidos na trombose são as lesões do endotélio e dos vasos sanguíneos, a atividade excessiva dos fatores de coagulação e das plaquetas (hipercoagulabilidade) e a dinâmica do fluxo sanguíneo (estase ou turbulência) (Tríade de Virchow; Fig. 2-22). Desses, as lesões do endotélio são as mais importantes; as causas de lesão incluem trauma, vasculite causada por infecção ou reações imunológicas, distúrbios metabólicos, neoplasia e ação de toxinas. Além disso, as alterações nos fatores de coagulação (p. ex. maior produção de substâncias pró-coagulantes e produção reduzida de substâncias anticoagulantes), a ativação plaquetária excessiva e a alteração dos proteoglicanos no glicocálice endotelial também podem resultar em trombose. O fluxo anormal de sangue pode ser resultante da redução de fluxo (p. ex. insuficiência cardíaca, obstrução vascular ou dilatação vascular) e da turbulência (alteração do fluxo sanguíneo laminar). A turbulência normalmente é maior nas áreas de ramificação dos vasos, nos pontos de estreitamento do lúmen dos vasos ou em locais em que há válvulas venosas ou linfáticas. A cor do trombo fornece informações sobre a sua gênese. Os trombos pálidos são compostos predominantemente por plaquetas e fibrina, enquanto aqueles com alto conteúdo eritrocitário são vermelhos. Os trombos pálidos tendem a se formar nas áreas de fluxo sanguíneo rápido em que ocorrem somente uma firme ligação de plaquetas e a subsequente incorporação da fibrina. O fluxo sanguíneo rápido no coração, nas artérias e nas arteríolas inibe a incorporação passiva de eritrócitos ao trombo (Figs. 2-23 a 2-25). Os trombos vermelhos tendem a se formar em áreas de fluxo sanguíneo lento ou de estase sanguínea, onde os eritrócitos são facilmente incorporados à malha solta de fibrina e plaquetas (Figs. 2-26 e 2-27). A importância de um trombo é determinada por sua localização, seu tamanho, sua taxa de desenvolvimento e sua capacidade de produzir isquemia devido à perfusão reduzida. Em alguns casos, um trombo ou porções de um trombo podem se soltar e entrar na circulação como um êmbolo, um corpo estranho flutuando livremente no sangue. Os tromboêmbolos (êmbolos derivados de fragmentos de um trombo) acabam por obstruir um vaso menor localizado a jusante e cujo diâmetro impeça a passagem do êmbolo. Os tromboêmbolos venosos normalmente se alojam na circulação pulmonar, resultando em infarto ou insuficiência cardíaca do lado direito, enquanto os tromboêmbolos arteriais costumam se alojar em uma artéria localizada a jusante do local do trombo, resultando em infarto do tecido dependente (Figs. 2-37 a 2-39).

Quadro 2-6   Causas da Trombose

LESÃO ENDOTELIAL

Vírus (p. ex. adenovírus canino tipo 1, morbilivírus equino, herpesvírus e arterivírus, orbivírus ovino, vírus da peste bovina e suína).

Bactérias (p. ex. *Salmonella typhimurium, Mannheimia haemolytica, Erysipelothrix rhusiopathiae, Haemophilus somnus).*

Fungos (p. ex. *Aspergillus, Mucor, Absidia, Rhizopus).*

Parasitas nematódeos (p. ex. larvas *Strongylus vulgaris, Dirofilaria, Spirocerca, Aelurostrongylus,* angiostrongilose).

Vasculite imuno-mediada (p. ex. púrpura hemorrágica, peritonite infecciosa felina).

Toxinas (p. ex. endotoxina, *Claviceps).*

Deficiência de vitamina E ou selênio (microangiopatia).

Extensão local de infecção (p. ex. abscessos hepáticos, metrite).

Coagulação intravascular disseminada (CID).

Injeções intravenosas incorretas.

Vasculopatia glomerular renal e cutânea do galgo.

ALTERAÇÕES NO FLUXO SANGUÍNEO

Estase local ou fluxo reduzido (p. ex. dilatação gástrica e vólvulo, torção intestinal e vólvulo, varicocele, compressão externa do vaso).

Doenças cardíacas (p. ex. cardiomiopatia, hipertrofia cardíaca).

Aneurisma (p. ex. deficiência de cobre em suínos, *Strongylus vulgaris, Spirocerca lupi).*

Hipovolemia (p. ex. choque, diarreia e queimaduras).

HIPERCOAGULABILIDADE

Inflamação.

Aumento da atividade plaquetária (p. ex. diabetes melito, síndrome nefrótica, neoplasia maligna, dirofilariose, uremia).

Aumento da ativação do fator de coagulação (p. ex. síndrome nefrótica, coagulação intravascular disseminada, neoplasia).

Deficiência de antitrombina III (p. ex. coagulação intravascular disseminada, doença hepática, amiloidose glomerular).

Anomalias metabólicas (p. ex. hiperadrenocorticismo, hipotireoidismo).

Glomerulopatias.

---

pró-coagulantes e na produção reduzida de substâncias anticoagulantes. As lesões endoteliais resultantes na exposição do sangue ao TF e aos componentes subendoteliais, como o colágeno e a laminina, são um potente estímulo para a agregação plaquetária e a coagulação. As causas de lesão variam muito e incluem trauma, vasculite causada por infecção ou reações imunológicas (resultantes na liberação de TNF e IL-1), distúrbios metabólicos, neoplasia e ação de toxinas (p. ex. endotoxina). A ativação endotelial normalmente resulta na perda das propriedades anticoagulantes do endotélio e no aumento da expressão das substâncias pró-coagulantes para a promoção da formação de fibrina. As plaquetas podem também aderir ao endotélio ativado intacto pela interação com os proteoglicanos alterados no glicocálice endotelial. A síntese reduzida da prostaciclina também pode aumentar a aderência das plaquetas ao endotélio.

O fluxo sanguíneo anormal aumenta o risco de trombose. O fluxo sanguíneo reduzido pode ocorrer em nível sistêmico na presença de insuficiência renal ou em uma região local de congestão causada por obstrução ou dilatação vascular. O fluxo sanguíneo reduzido é mais importante nas veias, nas quais o fluxo lento favorece o acúmulo de fatores de coagulação ativados e o contato das plaquetas com o endotélio. A trombose venosa é comum em cavalos com oclusão das veias intestinais decorrente de torção intestinal. A inatividade também pode resultar em estase venosa e trombose nos membros, um problema comum nos seres humanos, mas não nos animais. As câmaras cardíacas dilatadas (p. ex. cardiomiopatia dilatada) ou os vasos dilatados (p. ex. aneurismas) também são áreas em que o fluxo sanguíneo reduzido predispõe à trombose.

O fluxo sanguíneo turbulento também aumenta o potencial para a incidência de trombose. A turbulência altera o fluxo sanguíneo laminar, de modo que a fina camada de plasma que normalmente separa o endotélio dos elementos celulares, particularmente das plaquetas, se torna ausente, possibilitando a interação mais fácil das plaquetas com o endotélio. Da mesma forma, a turbulência resulta na mistura do sangue, oferecendo melhores oportunidades de interação entre os fatores de coagulação. Ela pode também lesionar fisicamente o endotélio, produzindo um forte estímulo para a aderência plaquetária e a coagulação. A turbulência, juntamente com o aumento do risco de trombose, normalmente é maior nas áreas de ramificação dos vasos, nos pontos de estreitamento do lúmen dos vasos ou em locais em que há válvulas venosas ou linfáticas.

O aumento da coagulabilidade do sangue (hipercoagulabilidade) é outro fator de predisposição à trombose. A hipercoagulabilidade normalmente reflete um aumento ou uma diminuição na concentração

Tríade de Virchow

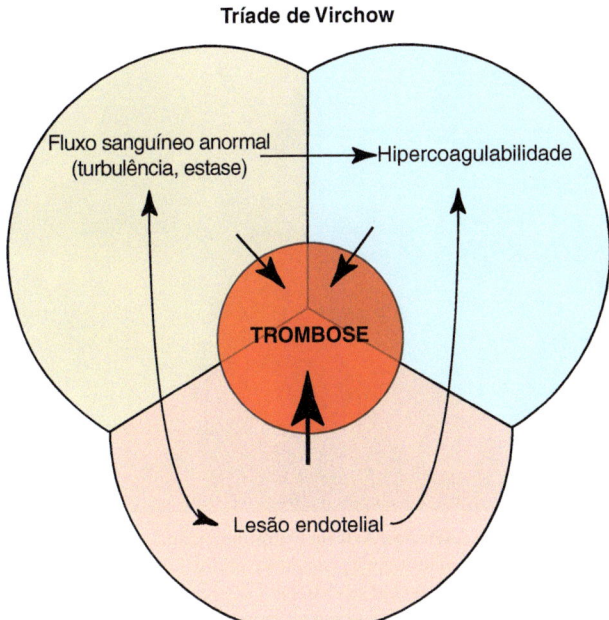

Figura 2-22 **Tríade de Virchow na Trombose.** Os componentes da tríade de Virchow podem agir de forma independente ou interagir de modo a causar trombose. Entretanto, as lesões do endotélio são o fator mais importante a contribuir para a trombose. (Cortesia de dr. D.A. Mosier, College of Veterinary Medicine, Kansas State University; e dr. J.F. Zachary, College of Veterinary Medicine, University of Illinois.)

de proteínas hemostáticas (p. ex. fatores de coagulação e inibidores fibrinolíticos ou da coagulação) causada pela ativação elevada ou pela degradação reduzida dessas proteínas. Com menor frequência, uma alteração na função das proteínas hemostáticas pode influenciar na coagulabilidade. A atividade das proteínas fibrinolíticas e de coagulação pode aumentar em determinadas condições, como em caso de inflamação, estresse, cirurgia, neoplasia, gravidez e doença renal (p. ex. síndrome nefrótica). A inflamação é a causa mais comum de hipercoagulabilidade e resulta em diversas alterações, como aumento do TF, ativação plaquetária elevada, maior concentração de fibrinogênio, maiores concentrações de fosfolipídios de membrana (p. ex. fosfatidilserina), maior concentração de PAI-1 e concentração reduzida de trombomodulina. Os produtos finais da ativação do complemento também podem aumentar a coagulabilidade do sangue pela indução das proteínas pró-coagulantes e antifibrinolíticas (p. ex. o complexo de ataque à membrana do complemento induz a expressão do TF). O aumento transitório da concentração de fibrinogênio pode ocorrer também sob condição de estresse e necrose tecidual. As concentrações do fatores I e VIII são elevadas por trauma, doença aguda, cirurgia e aumento do metabolismo que acompanha o hipertireoidismo. A deficiência de AT, um importante inibidor da trombina, ocorre com relativa frequência em cães com síndrome nefrótica. Nessa síndrome, ocorre a depleção da AT em razão da perda através dos glomérulos lesionados. Nos cães afetados, há uma crescente incidência de trombose venosa e embolia pulmonar. A ativação plaquetária elevada (p. ex. dirofilariose, síndrome nefrótica e neoplasia) também pode contribuir para a hipercoagulabilidade do sangue.

A aparência de um trombo depende de sua causa subjacente, sua localização (artéria, veia ou microcirculação) e sua composição (proporções relativas de plaquetas, fibrina e eritrócitos). Os trombos compostos predominantemente por plaquetas e fibrina tendem a ser pálidos, enquanto aqueles com alto conteúdo eritrocitário são vermelhos. Os trombos cardíacos e arteriais normalmente são causados por lesão endotelial. Essa lesão serve de fonte para uma firme ligação de plaquetas e a subsequente incorporação da fibrina. O fluxo sanguíneo

rápido nessas artérias e arteríolas inibe a incorporação passiva de eritrócitos ao trombo (Fig. 2-23). Os trombos cardíacos e arteriais são opacos e normalmente apresentam-se firmemente aderidos à parede do vaso e têm uma coloração vermelho-acinzentada (trombos pálidos) (Fig. 2-24). O trombo pode ou não ocluir o lúmen do vaso, e os trombos grandes tendem a ter caudas que se estendem no sentido do fluxo a partir do ponto de fixação ao endotélio. Os trombos cardíacos e arteriais geralmente têm uma aparência laminada criada pelo fluxo sanguíneo rápido e caracterizado por camadas alternadas de plaquetas, intercaladas pela fibrina misturada aos eritrócitos e leucócitos (linhas de Zahn) (Fig. 2-25).

Os trombos venosos geralmente ocorrem em áreas de estase, o que resulta na ativação elevada dos elementos da coagulação e na redução da taxa de depuração dos fatores de coagulação ativados. O aumento do número de eritrócitos nessas áreas pode aumentar a viscosidade do sangue e a marginação das plaquetas e leucócitos. Alguns eritrócitos expressam a fosfatidilserina, que promove a geração de trombina; outros reduzem a fibrinólise, inibindo a ativação do plasminogênio. Portanto, as interações específicas entre eritrócitos, leucócitos, plaquetas, endotélio e proteínas de coagulação podem contribuir para a malha solta de eritrócitos e fibrina característica dos trombos venosos (Fig. 2-26). Os trombos venosos normalmente são gelatinosos, moles, brilhantes e vermelho-escuros (trombos vermelhos) (Fig. 2-27). Eles geralmente são oclusivos e moldam-se ao lúmen do vaso, quase sempre se estendendo por uma distância considerável a montante de seu ponto de origem. Esses trombos costumam apresentar pontos de fixação à parede do vaso, mas geralmente muito soltos e difíceis de discernir. Os trombos venosos são morfologicamente semelhantes aos coágulos *post-mortem*. Comparados aos trombos venosos, os coágulos *post-mortem* são mais moles e não têm ponto de fixação vascular. Nos vasos maiores ou no coração, os eritrócitos podem sentar no fundo do coágulo, deixando uma camada superior amarela (coágulo de gordura de galinha) indicativa de formação *post-mortem*. A presença ou ausência de lesões associadas geralmente é um importante fator de distinção entre um trombo venoso ante-*mortem* e um coágulo *post-mortem*.

Os trombos microvasculares (na circulação; microtrombose) quase sempre são atribuídos a infecção sistêmica, neoplasia, resposta a êmbolos ou coagulação intravascular disseminada (discutida mais adiante neste capítulo). A microtrombose fisiológica ocorre supostamente como um mecanismo de defesa contra uma infecção sistêmica (imunotrombose). Esse processo pode ser iniciado pelo TF, pelo fator XII e pela elastase dos neutrófilos, resultando em microtrombos ricos em fibrina que podem localizar patógenos e produtos hospedeiros (p. ex. peptídeos antimicrobianos e produtos dos neutrófilos) para agir como um mecanismo de defesa do hospedeiro contra os patógenos intravasculares. Entretanto, a microtrombose ou a imunotrombose excessiva ou generalizada que pode progredir rapidamente para uma condição de coagulação intravascular disseminada.

A importância de um trombo é determinada por sua localização e capacidade de alterar a perfusão em um tecido dependente. A alteração da perfusão tecidual é influenciada principalmente pelo tamanho do trombo, pela sua taxa de formação, pelo seu método de resolução ou reparo e pelo número de vasos afetados. Em geral, os trombos que se desenvolvem rapidamente são mais prejudiciais do que aqueles que se desenvolvem lentamente. Um trombo de desenvolvimento lento cria um estreitamento progressivo do lúmen do vaso, mas o lento desenvolvimento oferece oportunidade para o aumento do fluxo sanguíneo colateral para a área afetada. Os trombos pequenos normalmente são menos nocivos do que os trombos grandes. Os trombos pequenos são removidos com mais facilidade por trombólise e causam poucos danos residuais aos vasos ou pouco comprometimento tecidual. Por outro lado, os trombos grandes estreitam substancialmente o lúmen do vaso, restringindo o fluxo sanguíneo, geralmente são oclusivos e

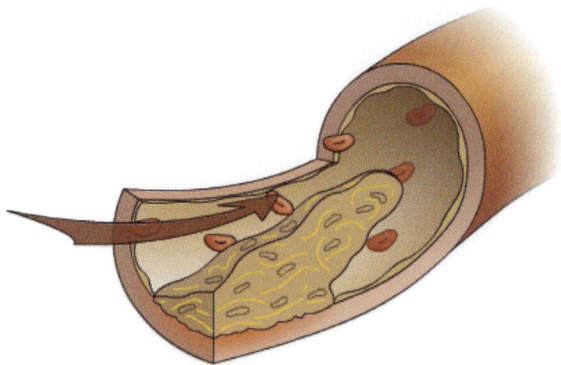

Figura 2-23 Trombo (Mural), Artéria. A formação do trombo normalmente é causada por lesão endotelial, com desenvolvimento de um local de fixação para o trombo. Ele cresce no sentido do fluxo, resultando em uma cauda não ligada à parede do vaso. Porções da cauda podem se desprender e formar tromboêmbolos. (Cortesia de dr. D.A. Mosier e L. Schooley, College of Veterinary Medicine, Kansas State University.)

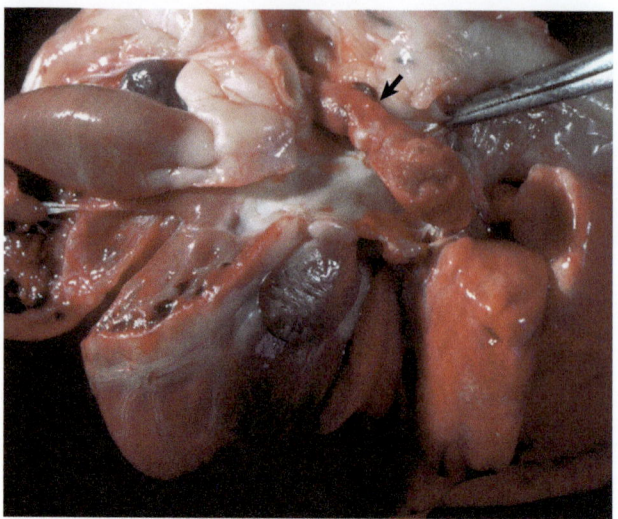

Figura 2-24 Trombo Arterial, Artéria Pulmonar, Cão. Os trombos arteriais são compostos basicamente por plaquetas e fibrina devido ao rápido fluxo sanguíneo, que tende a excluir os eritrócitos do trombo; consequentemente, eles normalmente são de cor castanho a cinza (*seta*). (Cortesia de dr. D.A. Mosier, College of Veterinary Medicine, Kansas State University.)

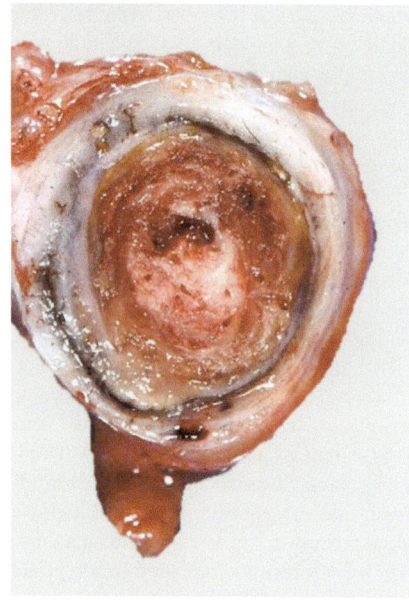

Figura 2-25 Trombo Arterial, Linhas de Zahn, Artéria Mesentérica Cranial, Cavalo. Os trombos cardíacos e arteriais de maior tamanho geralmente têm uma aparência laminada caracterizada por camadas alternadas de plaquetas (*cinza esbranquiçadas*) e fibrina (*branca*) misturadas aos eritrócitos e leucócitos (linhas de Zahn). Essas linhas são resultantes do fluxo sanguíneo rápido no coração e nas artérias/arteríolas que favorece a deposição de fibrina e plaquetas e a exclusão dos eritrócitos do trombo. Esse cavalo tinha arterite vermiótica (*Strongylus vulgaris*, quarto estágio larval) na artéria afetada. (Cortesia de dr. P.N. Nation, University of Alberta; e Noah's Arkive, College of Veterinary Medicine, The University of Georgia.)

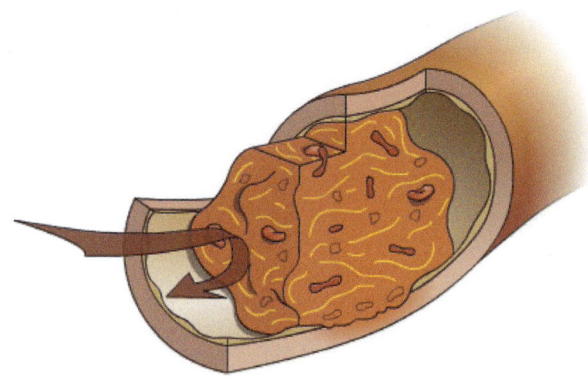

Figura 2-26 Trombo Venoso. A formação de trombos normalmente ocorre em áreas de fluxo sanguíneo lento ou de estase. Os trombos venosos são vermelho-escuros e gelatinosos em decorrência do alto conteúdo eritrocitário livremente incorporado ao trombo em razão do fluxo sanguíneo lento. A maioria dos trombos venosos é oclusiva. (Cortesia de dr. D.A. Mosier e L. Schooley, College of Veterinary Medicine, Kansas State University.)

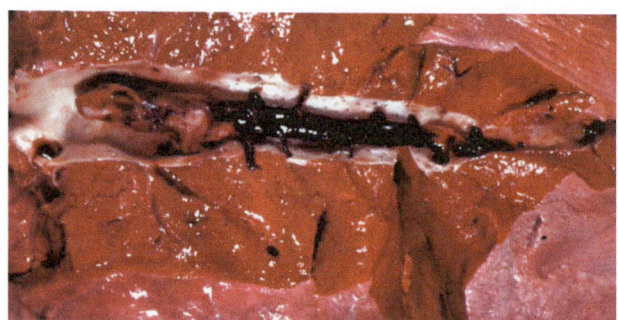

Figura 2-27 Trombos Venosos, Veia Pulmonar, Pulmão, Cavalo. Os trombos venosos amoldam-se à forma do lúmen da veia e crescem a montante do local de origem. (Cortesia de dr. J. King, College of Veterinary Medicine, Cornell University; e Noah's Arkive, College of Veterinary Medicine, The University of Georgia.)

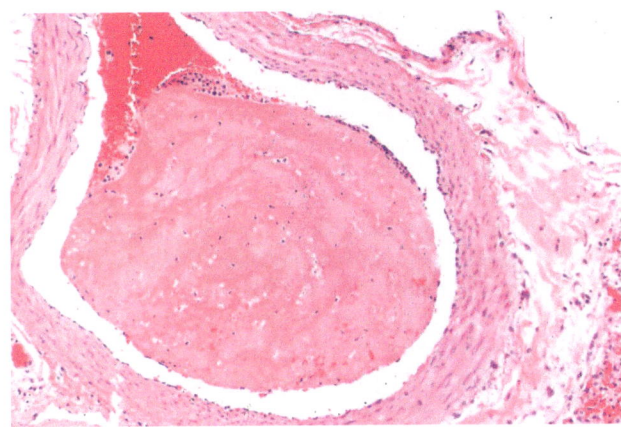

Figura 2-28 Trombo Grande, Artéria Pulmonar, Vaca. Os trombos grandes se dissolvem com menos facilidade por trombólise e, consequentemente, se resolvem por outros métodos. Esse trombo consiste em um grande coágulo de fibrina que sofreu pouca ou nenhuma resolução. Coloração por HE. (Cortesia de dr. M.A. Miller, College of Veterinary Medicine, University of Missouri; e Noah's Arkive, College of Veterinary Medicine, The University of Georgia.)

não se resolvem com tanta facilidade por trombólise (Fig. 2-28). Os trombos oclusivos bloqueiam o fluxo sanguíneo de entrada (trombo arterial oclusivo) ou saída (trombo venoso oclusivo) de uma área e geralmente resultam em isquemia (oxigenação reduzida dos tecidos) ou infarto (necrose tecidual causada por falta de oxigênio).

Na maioria as circunstâncias e após a remoção estímulo lesivo, os eventos bem-regulados da coagulação resultam no retorno à estrutura e função normais do vaso afetado (Fig. 2-29, A). Entretanto, o fluxo sanguíneo no vaso que contêm um trombo crônico grande ou oclusivo pode mudar com o tempo. O trombo fornece um estímulo constante para a aderência plaquetária e a coagulação, de modo que a propagação do trombo pode resultar no estreitamento progressivo e na possível oclusão do lúmen do vaso. Um trombo pode também incorporar-se à parede do vaso por um processo semelhante àquele utilizado para a substituição de tecido irreversivelmente lesionado. Os produtos das plaquetas agregadas estimulam a cicatrização permanente da área lesionada através do recrutamento de fibroblastos para a área lesionada. Os resíduos trombóticos são removidos pelos macrófagos, com formação de tecido de granulação e subsequente fibrose (organização) no local do trombo. Concomitantemente, ocorre a regeneração do endotélio sobre a superfície cicatricial. Embora haja um estreitamento permanente do lúmen do vaso, a regeneração do endotélio sobre o trombo cicatrizado reduz o estímulo para a continuidade da trombose (Fig. 2-29, B). Nos trombos oclusivos e em alguns trombos grandes, esse processo de cicatrização pode ser acompanhado pela invasão e crescimento dos canais sanguíneos rodeados por endotélio na área fibrosada (recanalização) (Fig. 2-29, C; Fig. 2-30). Esses canais oferecem rotas alternativas para o restabelecimento do fluxo sanguíneo através e ao redor do trombo original. Embora o restabelecimento do fluxo de sangue aumente a perfusão tecidual, o estreitamento vascular permanente e o fluxo sanguíneo alterado e mais turbulento no local da cicatrização do trombo resultam em um risco mais elevado para uma trombose subsequente nesse mesmo local.

Em alguns casos, um trombo ou porções de um trombo podem se soltar e entrar na circulação como um êmbolo, um corpo estranho flutuando livremente no sangue. Os tromboêmbolos (êmbolos derivados de fragmentos de um trombo) acabam por se alojar em um vaso menor quando o vaso alcança um diâmetro que impede a passagem do êmbolo – um processo chamado *embolização*. Os tromboêmbolos venosos normalmente se alojam na circulação pulmonar, onde podem causar infartos pulmonares ou insuficiência cardíaca do lado direito. Os tromboêmbolos arteriais quase sempre se alojam em uma artéria menor a jusante do local do trombo, geralmente próxima aos locais

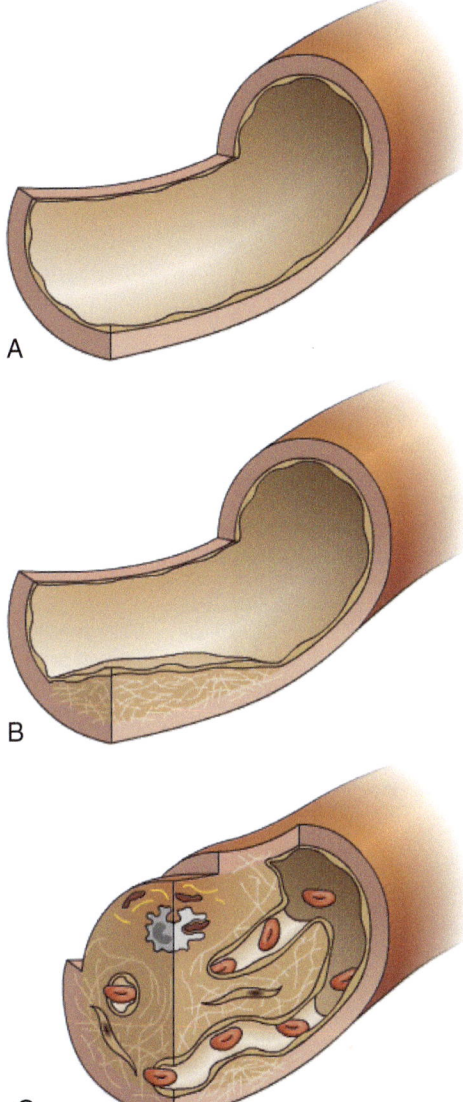

Figura 2-29 Resolução do Trombo. A, Os trombos pequenos são removidos por trombólise, e o vaso sanguíneo retorna à estrutura e função normais. **B,** Os trombos maiores e mais persistentes se resolvem com a remoção do resíduo trombótico pelos fagócitos com subsequente formação de tecido de granulação e fibrose com regeneração do endotélio acima da superfície para incorporar a área afetada à parede do vaso. **C,** Em trombos murais ou oclusivos grandes não removidos por trombólise ou fagocitose dos resíduos trombóticos, o trombo é organizado pela invasão de fibroblastos e, posteriormente, pela formação de novos canais vasculares (recanalização), fornecendo rotas alternativas para o fluxo de sangue através e ao redor do local do trombo original. (**A, B** e **C** Cortesia de dr. D.A. Mosier e L. Schooley, College of Veterinary Medicine, Kansas State University.)

de bifurcação vascular. Em geral, os êmbolos arteriais resultam em infarto do tecido dependente, dependendo do tecido e da natureza de seu suprimento vascular. Os tromboêmbolos cardíacos normalmente se alojam na bifurcação das artérias ilíacas externas, com uma porção do tromboêmbolo adentrando cada vaso ilíaco para formar um trombo em sela (Fig. 2-31).

Os êmbolos podem originar-se também de substâncias que não os trombos. A gordura da medula óssea pode ser liberada na corrente sanguínea após a fratura de um osso longo. A maior parte da gordura se aloja na circulação pulmonar. Os êmbolos fibrocartilaginosos consistem em porções de um disco intervertebral, liberado após a ruptura de um disco degenerativo. Esses êmbolos podem resultar na oclusão dos vasos locais e, às vezes, provocar infarto localizado da medula espinal.

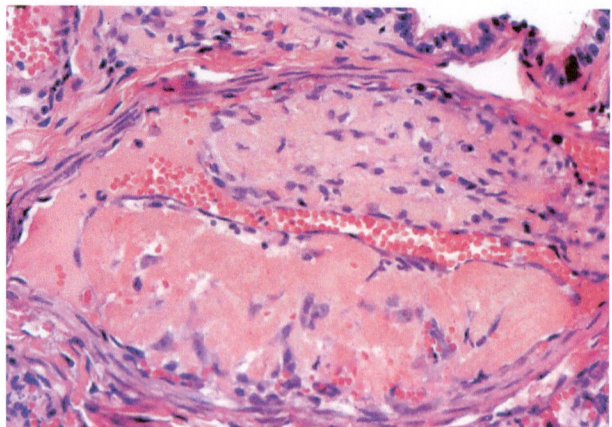

Figura 2-30 **Trombo Mural Oclusivo, Recanalização, Gato.** Nos trombos oclusivos e grandes, o processo de cicatrização pode ocorrer por fibrose, invasão e crescimento dos canais vasculares rodeados por endotélio na área fibrosada (recanalização). Observa-se o canal vascular, horizontalmente no meio do trombo. Essa condição fornece rotas alternativas para o restabelecimento do fluxo sanguíneo através ou em torno do trombo original. O estreitamento vascular permanente e o fluxo sanguíneo alterado e mais turbulento no local da cicatrização do trombo resultam em um risco mais elevado para uma trombose subsequente nesse mesmo local. Coloração por HE. (Cortesia de dr. B.C. Wand, College of Veterinary Medicine, University of Mississippi: Noah's Arkive, College of Veterinary Medicine, The University of Georgia.)

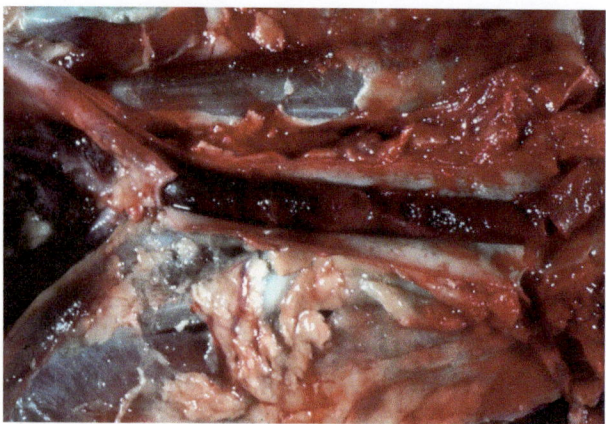

Figura 2-31 **Trombo em Sela, Bifurcação Aorto-Ilíaca, Gato.** Os tromboêmbolos cardíacos normalmente se alojam na bifurcação da aorta para as artérias ilíacas externas com uma porção do tromboêmbolo adentrando cada vaso ilíaco para formar um trombo em sela, que não adere à parede da aorta ou das artérias ilíacas e é facilmente removido na necropsia. O tromboêmbolo é composto por camadas de plaquetas e fibrina às quais existem eritrócitos emaranhados. (Cortesia de dr. M.D. McGavin, College of Veterinary Medicine, University of Tennessee.)

Bactérias provenientes de lesões inflamatórias, como a endocardite valvular vegetativa, ou abscessos podem entrar na corrente sanguínea para formar êmbolos bacterianos. Quando se alojam nos vasos, esses êmbolos podem causar infarto e locais secundários de infecção. Os parasitas intravasculares, como as filárias (p. ex. *Dirofilaria*) ou os platelmintos (p. ex. *Schistosoma*) podem formar êmbolos parasitários. As neoplasias malignas que invadem um vaso resultam na formação de êmbolos neoplásicos compostos por células neoplásicas. As fontes menos comuns de êmbolos incluem as células hematopoiéticas da medula óssea, o líquido amniótico, os eritrócitos aglutinados, os aglomerados de outras células, como os hepatócitos liberados após um trauma tecidual, ou as bolhas de ar (embolia gasosa) das injeções intravenosas. De qualquer modo, a importância desses êmbolos está no seu potencial para ocluir um vaso e inibir o fluxo sanguíneo para o tecido dependente.

Uma manifestação grave de coagulação anormal é a coagulação intravascular disseminada. Trata-se de uma dis-homeostasia causada pela perda de localização do processo de coagulação e pela produção de excesso de trombina. As causas fundamentais incluem ativação ou lesão endotelial generalizada e concentrações excessivas de TF circulante, presentes em diversas condições, inclusive trauma extenso ou lesão tecidual, choque, inflamação sistêmica, vasculite, sepse, queimaduras, neoplasia, insolação, cirurgia ou imunotrombose que não se limita a patógenos ou células lesionadas. O excesso de trombina provoca agregação plaquetária e ativação dos fatores de coagulação (p. ex. fatores V e VIII) para formar fibrina, resultando em trombos microvasculares disseminados. Concomitantemente, as altas concentrações de trombina estimulam as vias anticoagulantes e fibrinolíticas pela ligação à trombomodulina para ativação da proteína C e pela conversão de plasminogênio em plasmina. A progressão e o resultado da coagulação intravascular disseminada são determinados, em parte, pela causa subjacente e pela natureza do desequilíbrio entre as vias pró-coagulantes e anticoagulantes, e profibrinolíticas e antifibrinolíticas. Uma forma fibrinolítica de coagulação intravascular disseminada associada à ativação excessiva do tPA, juntamente com o consumo de plaquetas e os fatores de coagulação, resulta em hemorragias generalizadas. Por outro lado, a forma trombótica associada à atividade excessiva do PAI-1 resulta em microtrombose generalizada e falência múltipla dos órgãos decorrente de isquemia. Ambas as formas compartilham o desequilíbrio fundamental entre as vias pró-coagulantes e anticoagulantes, característico da coagulação intravascular disseminada. Os desequilíbrios extremos associados à coagulação intravascular disseminada e que resultam em hemorragias generalizadas, microtrombose ou ambas representam um dos exemplos mais profundos, evolutivos e dramáticos de dis-homeostasia em animais.

Fluxo Sanguíneo Normal, Distribuição e Perfusão

O coração fornece a pressão necessária para a distribuição do sangue. Os barorreceptores existentes no seio carotídeo e no arco aórtico sinalizam para o centro de controle cardiovascular localizado na medula para que se estabeleça um equilíbrio simpático e parassimpático dos sinais de manutenção da pressão arterial adequada. Os receptores de volume do átrio esquerdo e os osmorreceptores hipotalâmicos também ajudam a regular a pressão, alterando o volume de água e o balanço de sódio. A concentração de sódio é um importante contribuinte para o volume sanguíneo, a osmolalidade e a pressão, e é controlada pelo sistema renina-angiotensina-aldosterona. A secreção de ADH pelo hipotálamo em resposta ao déficit de água aumenta a reabsorção tubular renal da água para manter o volume sanguíneo.

A distribuição de sangue dentro do sistema circulatório é altamente variável. Os órgãos que alteram ou recondicionam o sangue (p. ex. pulmões, trato gastrointestinal, rins e fígado) recebem um fluxo de sangue substancialmente maior do que o necessário para as suas necessidades metabólicas. Há troca de O_2 e CO_2 nos pulmões, obtenção de nutrientes a partir do trato gastrointestinal e processamento pelo fígado, remoção de resíduos e balanceamento eletrolítico pelos rins, dissipação de calor na pele e entrada de hormônios reguladores a partir dos tecidos endócrinos. As influências sistêmicas neurais e hormonais podem provocar alterações gerais na distribuição sanguínea. Os receptores β_2 dos vasos sanguíneos, mais abundantes nos músculos cardíaco e esquelético, causam vasodilatação e aumento de fluxo quando estimulados pela epinefrina. Por outro lado, os receptores α dos vasos, notadamente ausentes no cérebro, induzem a vasoconstrição e o fluxo reduzido na maioria dos órgãos quando estimulados com norepinefrina. Os controles intrínsecos locais alteram o diâmetro arteriolar para ajustar o fluxo sanguíneo para um determinado tecido com base nas necessidades metabólicas desse tecido. Esses controles locais geralmente se sobrepõem a qualquer controle central para manter o fluxo sanguíneo adequado para sustentar a função celular normal. Em repouso, mais de 60% do volume sanguíneo circulante permanecem nas veias, fornecendo uma reserva que pode retornar rapidamente ao coração durante períodos de maior necessidade tecidual. Por outro lado, a maioria dos leitos capilares apresenta um fluxo sanguíneo mínimo em qualquer ocasião; o sangue circula através de apenas cerca de 10% do total de capilares do músculo esquelético em repouso. A orquestração da pressão central, da composição do sangue e distribuição sanguínea é fundamental para satisfazer às diversas necessidades de perfusão de todas as células do corpo, apesar das condições constantemente mutáveis.

Alterações no Fluxo Sanguíneo e na Perfusão

Aumento do Fluxo Sanguíneo

A hiperemia é um ingurgitamento ativo dos leitos capilares com um efluxo reduzido de sangue. Isso ocorre por conta do aumento da atividade metabólica dos tecidos, que resulta no aumento localizado das concentrações de CO_2, ácido e outros metabólitos, produzindo um estímulo local para a vasodilatação e aumento do fluxo (hiperemia). A hiperemia pode ocorrer como um mecanismo fisiológico existente na pele para dissipar calor, podendo ocorrer também em função de uma maior demanda, como um aumento do fluxo sanguíneo para o trato gastrointestinal após uma refeição. A hiperemia é também uma das primeiras alterações vasculares a ocorrer em resposta a um estímulo inflamatório (Fig. 2-32). Os reflexos neurogênicos e a liberação de substâncias vasoativas, como a histamina e as prostaglandinas, mediam as alterações para promover a distribuição dos mediadores inflamatórios para o local. Os tecidos com vasos hiperêmicos são vermelho-brilhantes e quentes, e há um ingurgitamento das arteríolas e capilares.

Fluxo Sanguíneo Reduzido

A congestão é o ingurgitamento passivo de um leito vascular geralmente causado por um efluxo reduzido de sangue e um influxo normal ou aumentado (Fig. 2-32). A congestão passiva pode ocorrer de forma aguda ou crônica. A congestão passiva aguda pode ocorrer no fígado e nos pulmões em resposta a uma insuficiência cardíaca aguda (Fig. 2-33), após a eutanásia ou em órgãos nos quais o relaxamento dos músculos lisos pela anestesia/eutanásia com barbitúricos resulta na dilatação da vasculatura e dos sinusoides vasculares, tal como no baço. A maioria das congestões passivas é reconhecida clinicamente como congestão passiva crônica e pode ocorrer localmente por causa da obstrução do efluxo venoso causado por uma massa neoplásica ou inflamatória, por deslocamento de um órgão ou por fibrose resultante de lesão cicatrizada. A congestão passiva generalizada ocorre em razão da redução da passagem de sangue pelo coração ou pelos pulmões. Trata-se de uma ocorrência geralmente atribuída a insuficiência cardíaca ou condições (p. ex. fibrose pulmonar) que inibem o fluxo sanguíneo nos pulmões. A insuficiência cardíaca do lado direito causa congestão hepática e da veia porta (Fig. 2-34). A insuficiência cardíaca do lado esquerdo resulta em congestão pulmonar (Fig. 2-35). Em caso de condição crônica, pode haver fibrose causada pela hipóxia e lesão celular que acompanham a congestão (p. ex. congestão hepática crônica). Os tecidos congestos são vermelho-escuros, inchados (edema) e mais frios do que o normal. A microvasculatura se enche de sangue, geralmente com a presença de edema nas áreas circundantes e, às vezes, hemorragia causada por diapedese.

Perfusão Tecidual Reduzida

A redução do fluxo sanguíneo para uma determinada área normalmente é causada por obstrução local de um vaso, congestão local ou débito cardíaco reduzido. A obstrução local resulta na redução do fluxo de entrada de sangue em uma área ou no fluxo inadequado de saída de sangue de uma área. A isquemia ocorre quando a perfusão tecidual na área afetada se torna inadequada para atender às necessidades metabólicas dos tecidos. A isquemia causada por doença arterial geralmente é resultante de

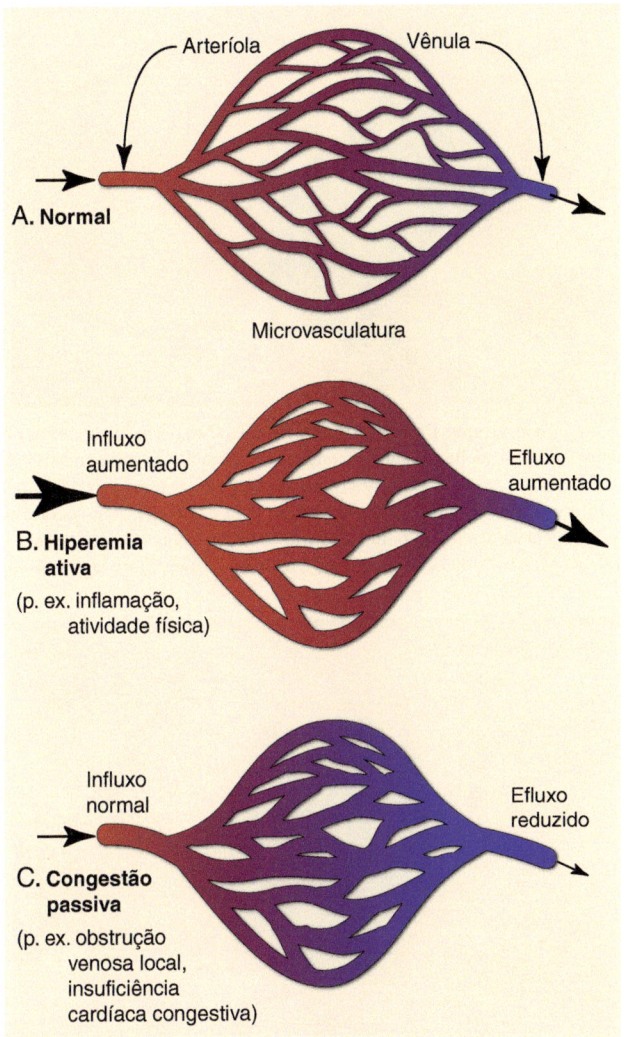

Figura 2-32 **Hiperemia Ativa e Congestão Passiva no Tecido Vascularizado.** A hiperemia e a congestão caracterizam-se morfologicamente pelo aumento do volume de sangue na microvasculatura de um tecido ou órgão. Os termos hiperemia ativa e congestão passiva são utilizados para identificar e caracterizar dois processos patológicos distintos que podem resultar nas mesmas características morfológicas. **A,** Influxo, efluxo e distensão normais da microvasculatura. **B,** Hiperemia ativa. Existe um aumento da entrada de sangue bem-oxigenado que resulta na distensão da microvasculatura. A hiperemia ativa ocorre em tecidos com (1) inflamação aguda ou (2) atividade metabólica aumentada, como ocorre com a contração muscular. A condição decorre de distensão arteriolar quando há aumento da demanda dos tecidos por sangue oxigenado, células sanguíneas efetoras, como os leucócitos, e outros metabólitos, como a glicose, e quando há necessidade de remoção de produtos do metabolismo, como o dióxido de carbono e o ácido láctico. **C,** Congestão passiva. A congestão passiva é um processo em que a distensão da microvasculatura resulta do comprometimento (redução) do efluxo vascular, (1) localmente, decorrente de obstrução causada pela presença de uma massa, como um tumor ou (2) resultante de insuficiência cardíaca que causa o ingurgitamento da microvasculatura em nível sistêmico. Na congestão passiva, o sangue é desoxigenado, resultando em cianose. Ela ocorre também de duas formas: aguda e crônica. A congestão passiva aguda manifesta-se repentinamente e é observada em caso de insuficiência cardíaca resultante de arritmias e após a eutanásia (Fig. 2-33). A crônica ocorre em animais quando o sangue é retido por períodos prolongados em órgãos como o fígado ou o pulmão, resultando em respostas de cicatrização reparadora, como fibrose e perda de tecido parenquimatoso (Figs. 2-34 e 2-35). (Cortesia de dr. D.A. Mosier, College of Veterinary Medicine, Kansas State University; e dr. J.F. Zachary, College of Veterinary Medicine, University of Illinois.)

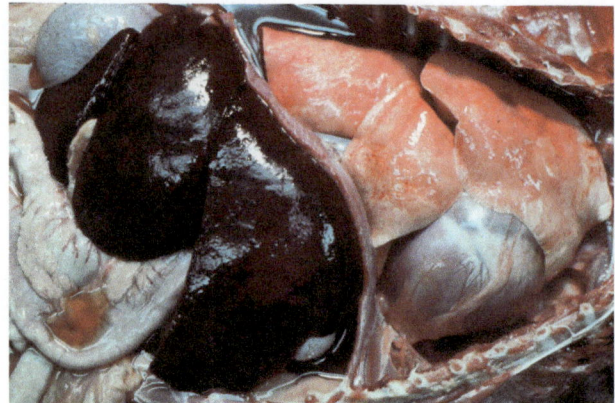

Figura 2-33 Congestão Passiva Aguda, Fígado, Cão. O fígado apresenta-se aumentado e vermelho-escuro. A congestão passiva aguda ocorre no sistema vascular e em órgãos dependentes (coração, pulmões, sistema portal) quando há interrupção brusca do retorno de sangue para o coração, como ocorre na insuficiência cardíaca resultante de arritmias e após a eutanásia. (Cortesia de dr. D.A. Mosier, College of Veterinary Medicine, Kansas State University.)

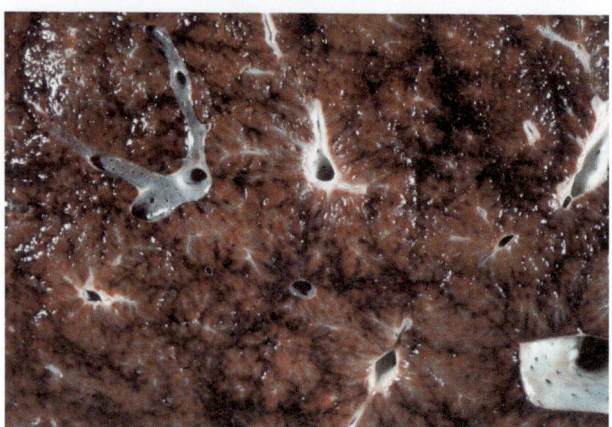

Figura 2-34 Congestão Passiva Crônica (Fígado em Noz-Moscada), Fígado, Superfície Cortada, Cão. A superfície cortada apresenta um padrão mosqueado e repetitivo vermelho e bronze (um padrão lobular acentuado). A congestão passiva crônica resulta em hipóxia persistente nas áreas centrolobulares e atrofia, degeneração e/ou, em última instância, necrose dos hepatócitos centrolobulares. As áreas vermelhas são veias centrais dilatadas e áreas adjacentes de dilatação sinusoidal e congestão causadas por necrose hepática centrolobular. As áreas bronze representam o parênquima normal não congesto. (Cortesia de dr. D.A. Mosier, College of Veterinary Medicine, Kansas State University.)

bloqueio luminal incompleto por um trombo ou êmbolo. O resultado é o fluxo reduzido de sangue oxigenado para a área em questão. A vasoconstrição arteriolar, se prolongada, também pode resultar em isquemia. A isquemia resultante de lesões venosas pode ser causada por obstrução intraluminal, como um trombo venoso. Entretanto, a pressão externa que oclui a veia, como as massas inflamatórias ou neoplásicas, é uma causa comum. A obstrução venosa resulta em congestão caracterizada pela redução da velocidade e estagnação do fluxo sanguíneo, com perda de oxigenação tecidual, aumento da pressão hidrostática local e vazamento de fluido para o interstício (edema). O aumento da pressão intersticial pode inibir parcialmente o influxo arterial para a área e agravar o problema. Os capilares também podem ser obstruídos por trombos ou pressão externa. A severidade da isquemia é determinada pela anatomia vascular local e pelo grau de anastomoses e circulação colateral, pelo número de vasos da microcirculação e grau de resistência da arteríola que sustenta os capilares, pela extensão da perfusão reduzida, pela velocidade de ocorrência da oclusão e pelas necessidades metabólicas do tecido. A isquemia pode ser tolerada em diferentes graus

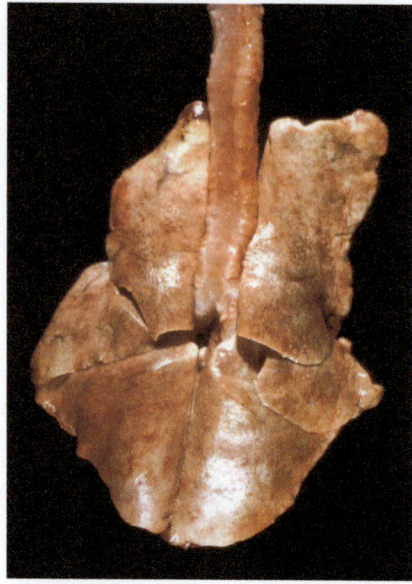

Figura 2-35 Congestão Passiva Crônica, Pulmão, Cão. Os pulmões são moderadamente firmes e amarelo-amarronzados por causa dos macrófagos alveolares que contêm hemossiderina. Os mediadores inflamatórios produzidos por esses macrófagos também induzem fibroplasia, daí a extensa formação de colágeno intersticial em longo prazo. Esse colágeno é a razão para os pulmões falharem e entrarem em colapso em seguida à perda de pressão negativa na cavidade pleural quando o diafragma sofre incisão na necropsia. (Cortesia da College of Veterinary Medicine, University of Illinois.)

pelos diferentes tecidos. O cérebro e o coração são mais suscetíveis por causa da alta necessidade de O_2 e nutrientes, combinada a uma baixa circulação colateral. Por outro lado, os órgãos que recondicionam o sangue (p. ex. pulmões, trato gastrointestinal, rins e pele) podem tolerar reduções substanciais no fluxo porque já recebem mais sangue do que necessário para as suas necessidades metabólicas. Outros tecidos recebem sangue com base em suas necessidades imediatas (p. ex. músculo esquelético durante a atividade física). A oclusão rápida e completa que afeta grandes áreas de tecido geralmente é mais severa, uma vez que a circulação colateral pode não ser capaz de restabelecer o fluxo para determinadas áreas com rapidez suficiente para evitar lesões teciduais.

No tecido em que tenha havido retorno do fluxo sanguíneo após uma breve isquemia, o tecido geralmente retorna ao normal. O ATP do tecido isquêmico é degradado em adenosina, um potente vasodilatador, o que alivia a isquemia e permite a recuperação da produção de ATP. Entretanto, após uma isquemia prolongada, o retorno do fluxo sanguíneo pode resultar em vários efeitos nocivos. O refluxo resulta em perda de fluido para o interstício, causando elevação da pressão tecidual, o que comprime as veias e inibe o retorno venoso local. Os capilares congestionados sofrem hemorragia, o TF é liberado e os vasos são obstruídos por trombos. Nas células isquêmicas, um produto da quebra do ATP é a hipoxantina. Na ausência de oxigênio, ela não é reativa. Entretanto, com o retorno do oxigênio, a xantina oxidase converte a hipoxantina em uratos, peróxido de hidrogênio e ânions superóxidos. A subsequente reação do superóxido resulta na formação de espécies reativas de oxigênio, como os radicais hidroxila. Coletivamente, esses radicais livres de oxigênio formados durante a reperfusão podem induzir danos, além daqueles causados pela isquemia e pela depleção de energia da célula.

Um infarto é uma área de isquemia peraguda que sofre necrose coagulativa. O infarto é causado pelos mesmos eventos que resultam em isquemia e é comum após a trombose ou a tromboembolia. As características de um infarto variam de acordo com o tipo e o tamanho do vaso obstruído (artéria ou veia), a duração da oclusão, o tecido afetado e a perfusão e vitalidade teciduais anteriores. O bloqueio arterial complexo normalmente resulta em infarto imediato (Fig. 2-36). Por

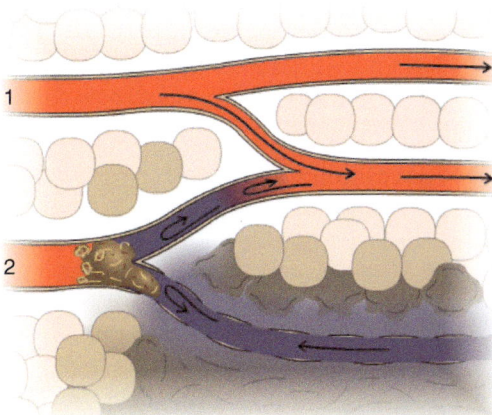

Figura 2-36 Infarto Decorrente de Obstrução Arterial. A obstrução arterial resulta na perda de fluxo sanguíneo para o tecido a jusante, resultando em necrose coagulativa abrupta. O grau de necrose depende de fatores como o tipo e a saúde anterior do tecido afetado, da sua taxa metabólica (neurônios *versus* miócitos e fibroblastos) e da quantidade de circulação colateral ou de suprimento sanguíneo alternativo. *1*, Fluxo arterial normal; *2*, fluxo arterial obstruído por um trombo arterial. (Cortesia do dr. D.A. Mosier e L. Schooley, College of Veterinary Medicine, Kansas State University.)

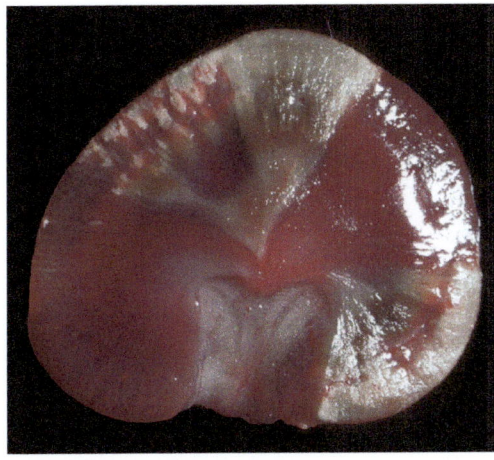

Figura 2-38 Infartos Agudos Pálidos, Rim, Coelho. Infarto múltiplo, branco-pálido a amarelado com formato piramidal, estendendo-se do córtex renal à medula. A saliência do infarto acima da superfície capsular (*parte superior central*) é indicativa de *tumefação celular* aguda. As áreas brilhantes à direita são reflexos das lâmpadas fotográficas. (Cortesia do dr. M.D. McGavin, College of Veterinary Medicine, University of Tennessee.)

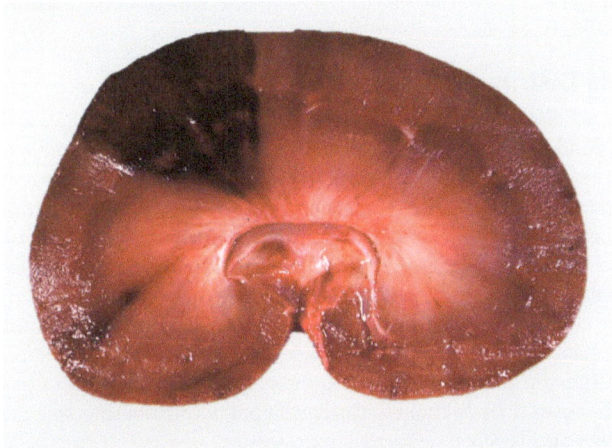

Figura 2-37 Infarto Hemorrágico Agudo, Rim, Cão. Há uma área hemorrágica localizada de necrose cortical em forma de cunha. A superfície capsular da saliência infartada acima do rim normal adjacente indica tumefação celular aguda e hemorragia. (Cortesia do dr. W. Crowell, College of Veterinary Medicine, The University of Georgia; e Noah's Arkive, College of Veterinary Medicine, The University of Georgia.)

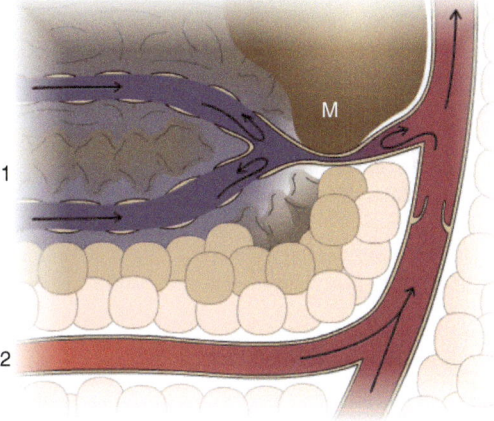

Figura 2-39 Infarto Decorrente de Obstrução Venosa. A obstrução venosa resulta na estagnação do fluxo sanguíneo e redução ou perda do retorno venoso. Há uma isquemia progressiva e, em última instância, necrose coagulativa do tecido a montante do local da obstrução do vaso. O grau de necrose depende de fatores como o tipo e a saúde anterior do tecido afetado, da taxa metabólica e da quantidade de circulação colateral ou suprimento sanguíneo alternativo. *1*, Retorno venoso para uma veia maior (observe a válvula) obstruída por uma massa (M); *2*, retorno venoso normal para uma veia maior. (Cortesia do dr. D.A. Mosier e L. Schooley, College of Veterinary Medicine, Kansas State University.)

outro lado, quando ocorre obstrução venosa, como no caso de torções ou deslocamentos do intestino, por exemplo, o intestino afetado sofre extensa congestão e a formação de edema, condições que precedem e promovem o infarto. A presença de doença concomitante, redução da função cardiovascular, anemia ou vitalidade tecidual reduzida aumenta a probabilidade de áreas localizadas de isquemia progredirem para um infarto. No tecido com suprimento sanguíneo único e anastomoses mínimas (p. ex. cérebro, coração, rins e baço), a oclusão de um vaso de quase qualquer tamanho normalmente resulta em infarto do tecido dependente (Fig. 2-37). No tecido com suprimento sanguíneo paralelo e várias anastomoses (p. ex. músculo esquelético e trato gastrointestinal), a menos que ocorra em um grande vaso, a oclusão é menos séria. Os tecidos com duplo suprimento sanguíneo (p. ex. fígado e pulmão) normalmente não são suscetíveis a infarto, salvo na presença de doença subjacente que comprometa o suprimento geral de sangue.

A maioria dos infartos é vermelho-escura após a sua ocorrência por causa da hemorragia dos vasos lesionado na área infartada e em decorrência do fluxo de retorno do sangue dos vasos vizinhos para a área afetada (Fig. 2-37). Quando as células sofrem necrose, ocorre o inchaço da área afetada, que pode forçar o sangue para fora da região infartada, dando-lhe uma aparência pálida (Fig. 2-38). Além disso, a hemólise dos eritrócitos e a degradação e difusão da hemoglobina dão ao infarto uma aparência progressivamente pálida. Essa alteração de cor pode ocorrer no espaço de 1 a 5 dias, dependendo do tecido e da extensão do infarto. Determinados tipos de tecido que apresentam uma consistência frouxa (esponjosa), como os pulmões e o baço (p. ex. cães e suínos), normalmente permanecem vermelhos devido às áreas intersticiais serem expansíveis e por não haver pressão induzida por necrose para forçar a saída do sangue da região infartada (Figs. 2-39 e 2-40). Os tecidos parenquimatosos com interstício menos expansível (p. ex. o rim) geralmente se tornam pálidos com o passar do tempo por causa da pressão que força o sangue para fora da área necrótica.

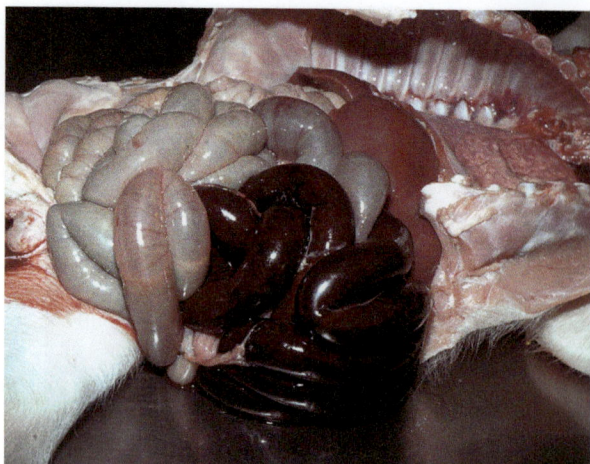

Figura 2-40 **Infarto Venoso, Vôlvulo no Intestino Delgado, Porco.** As alças do intestino delgado apresentam-se intensamente congestas após um infarto venoso recente. As veias foram espremidas por um vôlvulo que comprimiu as veias, mas não as artérias, impedindo, assim, o retorno venoso. Se a torção tivesse sido maior, o vôlvulo teria comprimido também as artérias. (Cortesia do dr. D.A. Mosier e L. Schooley, College of Veterinary Medicine, Kansas State University.)

A inflamação ocorre na periferia do tecido morto, de modo que os leucócitos, e depois os macrófagos, entram na área para retirar o resíduo necrótico; em seguida, ocorre a neovascularização e a granulação para substituir a região necrótica por tecido fibroso. Esse processo pode ocorrer por um período de semanas ou meses, dependendo da extensão do dano. Em contrapartida à necrose coagulativa causada pelo infarto na maior parte do tecido, o infarto do cérebro e tecido nervoso caracteriza-se pela necrose liquefativa. Em seguida, ocorre a remoção do tecido danificado pelas células da glia e a produção astrocitária de fibras gliais (astrogliose) para a reposição da área afetada.

Choque

O choque (colapso cardiovascular) é uma dis-homeostasia associada à perda de volume sanguíneo circulante, redução do débito cardíaco e/ou resistência vascular periférica inadequada. Embora as causas possam ser diversas (p. ex. hemorragia ou diarreia severa, queimaduras, trauma tecidual, endotoxemia), os eventos subjacentes do choque são similares. A hipotensão resulta em comprometimento da perfusão tecidual, hipóxia celular e desvio do metabolismo para anaeróbio, degeneração e morte celular (Fig. 2-41). Embora os efeitos celulares da hipoperfusão, a princípio, sejam reversíveis, a persistência do choque resulta em lesão celular e tecidual irreversível. O choque é rapidamente progressivo e letal quando as respostas compensatórias são inadequadas. O choque pode ser classificado em três tipos diferentes com base no problema fundamental subjacente: (1) cardiogênico, (2) hipovolêmico e (3) má distribuição sanguínea. O choque atribuído à má distribuição sanguínea pode se subdividir ainda em choque séptico, choque anafilático e choque neurogênico.

Choque Cardiogênico

O choque cardiogênico é resultante de falha do coração para bombear adequadamente o sangue. Pode ocorrer insuficiência cardíaca atribuída a infarto do miocárdio, taquicardia ventricular, fibrilação ou outras arritmias, cardiomiopatia dilatada ou hipertrófica, obstrução do fluxo sanguíneo proveniente do coração (p. ex. embolia pulmonar e estenose pulmonar ou aórtica) ou outras disfunções cardíacas. Em todos os casos, há uma redução tanto do volume sistólico quanto do débito cardíaco. A taxa de sucesso dos principais mecanismos compensatórios (p. ex. estimulação simpática do coração), que aumen-

tam a contratilidade cardíaca, o volume sistólico, o débito cardíaco total e a frequência cardíaca, é variável de acordo com a natureza da lesão cardíaca e da capacidade de resposta do coração lesionado. A compensação malsucedida resulta na estagnação do sangue e no hipoperfusão tecidual progressiva.

Choque Hipovolêmico

O choque hipovolêmico é ocasionado pela redução do volume sanguíneo circulante atribuída à perda de sangue decorrente de hemorragia ou à perda de fluido resultante de vômitos, diarreia ou queimaduras. A redução do volume sanguíneo circulante causa a queda da pressão vascular e a hipoperfusão tecidual. Os mecanismos compensatórios imediatos (p. ex. vasoconstrição periférica e deslocamento de fluido para o plasma) agem no sentido de elevar a pressão vascular e manter o fluxo de sangue para os tecidos críticos, como o coração, o cérebro e os rins. O aumento da pressão produz uma força motriz adequada à qual os mecanismos locais podem recorrer para aumentar o fluxo sanguíneo de acordo com as suas necessidades. Quando a lesão é leve, a compensação geralmente é bem-sucedida e o animal retorna à homeostasia. Pode ocorrer uma perda de aproximadamente 10% do volume sanguíneo sem redução da pressão arterial ou do débito cardíaco. Entretanto, no caso de perda de um volume maior, não é possível manter a pressão e a perfusão adequadas e o fluxo de sangue é insuficiente para atender às necessidades dos tecidos. Quando a perda sanguínea é próxima de 35% a 40%, a pressão arterial e o débito cardíaco podem cair drasticamente.

Má Distribuição Sanguínea

A má distribuição sanguínea caracteriza-se pela resistência vascular reduzida e pelo acúmulo de sangue nos tecidos periféricos, condições causadas por vasodilatação neural ou induzida por citocina e que podem resultar de situações como trauma, estresse emocional, hipersensibilidade sistêmica a alérgenos ou endotoxemia. A vasodilatação sistêmica resulta em um drástico aumento da área microvascular e, embora o volume sanguíneo seja normal, o volume sanguíneo efetivo em circulação é reduzido. A menos que os mecanismos compensatórios possam sobrepujar o estímulo para a vasodilatação, há acúmulo e estagnação do sangue com subsequente hipoperfusão do tecido. Os três principais tipos de choque ocasionados por má distribuição sanguínea são o anafilático, o neurogênico e o séptico.

O *choque anafilático* é uma hipersensibilidade do tipo I generalizada cujas causas comuns incluem a exposição a alérgenos de insetos ou plantas, fármacos ou vacinas. A interação da substância estimulante com a imunoglobina E ligada aos mastócitos resulta em desgranulação generalizada e liberação de histamina e outros mediadores vasoativos. Subsequentemente, ocorrem a vasodilatação sistêmica e o aumento da permeabilidade vascular, causando hipotensão e hipoperfusão tecidual.

O *choque neurogênico* pode ser induzido por trauma, particularmente do sistema nervoso; eletrocussão, como por um relâmpago; medo; ou estresse emocional. Ao contrário do que ocorre nos choques anafilático e endotóxico, a liberação de citocina não é um fator preponderante na vasodilatação periférica inicial. Em vez disso, ocorrem descargas autonômicas que provocam vasodilatação periférica com subsequente acúmulo de sangue venoso e hipoperfusão tecidual.

O *choque séptico* é o tipo mais comum de choque associado à má distribuição sanguínea. No choque séptico, a vasodilatação periférica é causada por componentes de bactérias ou fungos que induzem a liberação de uma quantidade excessiva de mediadores vasculares e inflamatórios. A causa mais comum de choque séptico é a endotoxina, um complexo de lipopolissacarídeo (LPS) existente na parede celular das bactérias Gram-negativas. Em uma situação menos comum, o choque é iniciado pela ação dos peptidoglicanos e ácidos lipoteicoicos de organismos Gram-positivos. A liberação de LPS das bactérias

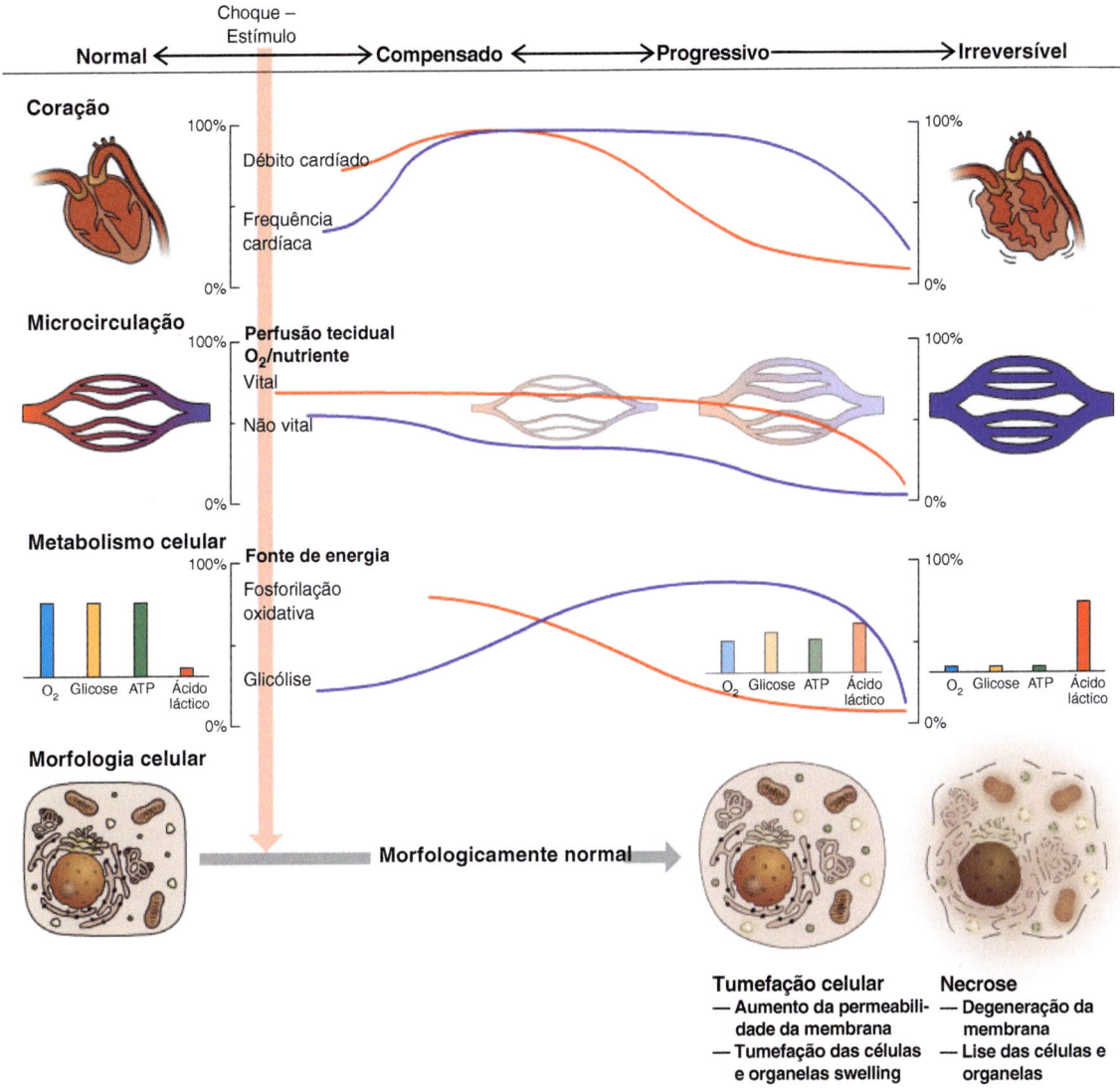

Figura 2-41 Choque. No choque hipovolêmico, existe inicialmente uma compensação caracterizada pelo aumento da frequência e do débito cardíacos, da vasoconstrição dos leitos vasculares não essenciais e do metabolismo predominantemente oxidativo produzido pelas células morfologicamente normais. Com a progressão, o débito cardíaco cai à medida que ocorre a vasodilatação periférica, e o metabolismo celular muda para glicólise com a deterioração morfológica progressiva das células. *ATP*, Trifosfato de adenosina. (Cortesia do dr. D.A. Mosier e L. Schooley, College of Veterinary Medicine, Kansas State University.)

degenerativas é um potente estímulo para muitas das respostas do hospedeiro induzidas pelo agente infeccioso. Muitas vezes, o LPS alcança a microbiota do intestino e entra na circulação do sistema reticuloendotelial, acumulando-se no fígado, no baço, nos alvéolos e nos leucócitos. O LPS ativa as células (principalmente o endotélio e os leucócitos) através de uma série de reações que envolvem a proteína ligante de LPS (uma proteína de fase aguda), o CD14 (uma proteína da membrana celular e proteína plasmática solúvel) e o receptor 4 do tipo Toll (TLR4, uma proteína transdutora de sinal). A ativação endotelial pelo LPS inibe a produção de substâncias anticoagulantes (p. ex. TFPI e trombomodulina). A ativação dos monócitos e macrófagos pelo LPS induz a liberação direta ou indireta de TNF e IL-1 e de outras citocinas (p. ex. IL-6, IL-8, quimiocinas). O LPS ativa diretamente o fator XII para iniciar a coagulação intrínseca e outras vias relacionadas com o fator XIIa (cininas, fibrinólise, complemento). O LPS pode ativar diretamente também a via da cascata do complemento para gerar as anafilatoxinas C3a e C5a. Embora esses eventos sejam importantes para o aumento da resposta inflamatória para controlar infecções localizadas associadas a concentrações relativamente baixas de LPS, eles podem ser prejudiciais se a resposta for mais pronunciada e generalizada. Isso pode ocorrer no caso de infecções por bactérias em

grande quantidade (gerando altas concentrações de LPS), ou quando uma isquemia intestinal prolongada decorrente de outros tipos de choque resulta na quebra da integridade da mucosa e no vazamento de bactérias e toxinas para o sangue. Essas concentrações mais elevadas de LPS induzem uma produção ainda maior de TNF, IL-1 e outras citocinas, em cujo caso os efeitos secundários dessas citocinas se tornam mais proeminentes. O TNF e a IL-1 induzem a expressão do TF e a ativação endotelial da coagulação extrínseca e aumentam a expressão das moléculas de adesão de leucócitos ao endotélio. A IL-1 estimula também a liberação do fator de ativação de plaquetas (PAF) e do PAI para aumentar a agregação plaquetária e a coagulação. O PAF liberado dos leucócitos, das plaquetas e do endotélio pode provocar agregação plaquetária e trombose, aumento da permeabilidade vascular e, a exemplo do TNF e da IL-1, estimulação da produção dos metabólitos do ácido araquidônico (particularmente de prostaciclina [PGI$_2$] e tromboxano). O TNF e a IL-1 aumentam a sua aderência ao endotélio, interferindo no fluxo sanguíneo através da microvasculatura. O resultado final da ativação dessa miríade de alterações vasculares, pró-inflamatórias e pró-coagulantes é a vasodilatação sistêmica profunda, a hipotensão e a hipoperfusão tecidual, características do choque séptico.

Estágios e Progressão do Choque

Independentemente da causa subjacente, o choque quase sempre progride através de três estágios diferentes: (1) um estágio não progressivo, (2) um estágio progressivo e (3) um estágio irreversível.

O *choque não progressivo* caracteriza-se por mecanismos compensatórios que contrabalanceiam o reduzido volume sanguíneo circulante funcional e a pressão vascular reduzida. Os barorreceptores respondem à pressão reduzida aumentando o rendimento do sistema nervoso simpático medular e a liberação de epinefrina/norepinefrina, o que aumenta o débito cardíaco e causa vasoconstrição arteriolar (resistência periférica elevada) na maioria dos tecidos na tentativa de aumentar a pressão vascular. Notáveis exceções são os tecidos críticos, como o coração, o cérebro e os rins, para os quais o fluxo sanguíneo é preservado. Os receptores de volume atrial esquerdo e os osmorreceptores hipotalâmicos ajudam a regular a pressão mediante alteração do equilíbrio de água e sódio. O volume plasmático reduzido estimula a liberação do ADH e a retenção de água e ativa a produção de angiotensina II pelo sistema renina-angiotensina, promovendo a liberação de aldosterona e a retenção de sódio. O ADH e a angiotensina II são também vasoconstritores e ajudam a contribuir para o aumento da resistência periférica. A vasoconstrição é resultante também da liberação endotelial de endotelina, frio, aumento de O_2 ou redução de CO_2. A diminuição da pressão microvascular resulta em uma mudança na movimentação de fluido do interstício para o plasma para auxiliar no aumento do volume sanguíneo. Os resultados dessas e de outras respostas são a elevação da frequência cardíaca e do débito cardíaco, bem como o aumento da pressão vascular, que servem como uma força motriz adequada à qual os mecanismos locais podem recorrer para aumentar o fluxo sanguíneo de acordo com as suas necessidades. Quando a lesão é leve, a compensação geralmente é bem-sucedida e o animal retorna à homeostasia.

No caso de hipovolemia severa ou prolongada ou de lesão cardíaca que iniba a capacidade do coração de aumentar o débito, os mecanismos de compensação são inadequados e o choque entra no estágio progressivo. Nesse estágio, verificam-se condições como acúmulo de sangue, hipoperfusão tecidual e lesão celular progressiva. O metabolismo celular perde eficiência e passa de aeróbio a anaeróbio, favorecendo a conversão de piruvato em lactato sem entrar no ciclo de Krebs. A deficiência na produção de ATP e a superprodução de ácido láctico inibem as funções celulares normais e resultam em acidose celular e sistêmica. Os produtos metabólicos (p. ex. adenosina e potássio), a osmolaridade local elevada, a hipóxia local e o aumento de CO_2 acabam por resultar em relaxamento e dilatação arteriolar. No caso do choque séptico, esses eventos exacerbam a vasodilatação microvascular pré-existente induzida por citocinas e mediadores. Nos choques hipovolêmico e cardiogênico, a resistência vascular reduzida inicia o acúmulo e a estagnação do sangue nos leitos vasculares anteriormente fechados. A dilatação arteriolar generalizada causada por influências locais sobrepuja os controles sistêmicos, contribuindo drasticamente para reduzir ainda mais volume e a pressão vasculares plasmáticos. Quando as reservas de oxigênio e energia das células se esgotam, os mecanismos de transporte da membrana são prejudicados, as enzimas lisossômicas são liberadas, a integridade estrutural se perde e a necrose celular se instala. Além dos nocivos efeitos metabólicos da oxigenação deficiente, as células e os tecidos são lesionados em resposta ao drástico acúmulo de mediadores característico do choque progressivo, independentemente de sua causa subjacente. Esses mediadores, que incluem a histamina, as cininas, o PAF, os fragmentos do complemento e uma ampla variedade de citocinas (p. ex. TNF, IL-1, IL-8), são associados à inflamação sistêmica inadequada e à ativação sistêmica do complemento, da coagulação, da fibrinólise e das vias de cinina.

Não se sabe ao certo o ponto exato em que o choque entra no estágio irreversível. Na concentração celular, a acidose metabólica resultante do metabolismo anaeróbio inibe os sistemas de enzimas necessários para a produção de energia. A reduzida eficiência metabólica permite o acúmulo de substâncias vasodilatadoras em nas células e tecidos isquêmicos. Quando esses produtos e reflexos locais sobrepujam a vasoconstrição centralmente mediada para produzir a vasodilatação, é pouco provável que o choque se reverta. A queda da resistência periférica em decorrência da vasodilatação periférica generalizada reduz ainda mais a pressão vascular. A irreversibilidade geralmente é indubitável quando o choque progride para a síndrome da disfunção múltipla de órgãos. À medida que cada sistema orgânico falha, particularmente o pulmão, o fígado, o intestino, o rim e o coração, há uma redução do suporte metabólico que cada sistema oferece aos demais. Ocorrem ciclos viciosos em que a falência de um órgão ou tecido contribui para a falência de outro (p. ex. a redução do débito cardíaco causa isquemia renal e pancreática; os desequilíbrios eletrolíticos causados pela isquemia renal resultam em arritmias cardíacas e na liberação do fator depressor miocárdico pelo pâncreas isquêmico, contribuindo para reduzir ainda mais o débito cardíaco). O resultado do choque irreversível geralmente se manifesta em forma de coagulação intravascular disseminada, uma profunda e paradoxal disfunção da hemostasia.

Características Clínicas e Morfológicas do Choque

As características clínicas do choque são rapidamente progressivas e incluem hipotensão, pulso fraco, taquicardia, hiperventilação com estertores pulmonares, débito urinário reduzido e hipotermia. A falência de órgãos e sistemas ocorre nos estágios posteriores, cada um manifestando-se com sinais específicos emitidos pelo órgão ou tecido em questão.

As lesões causadas pelo choque são variáveis e dependem da natureza e severidade do estímulo iniciador e do estágio de progressão do choque. Ocorrem caracteristicamente alterações vasculares acompanhadas por degeneração e necrose celular. A congestão generalizada e o acúmulo de sangue estão presentes na maioria dos casos, a menos que tenha ocorrido uma perda substancial de sangue. Edema, hemorragia (petequial e equimótica) e microtrombose são condições possivelmente presentes como reflexos da deterioração vascular que acompanha o choque. A microtrombose e o oclusão plaquetária dos capilares são ocorrências muito comuns no choque séptico. As anomalias vasculares são mais evidentes naqueles casos que progridem para uma coagulação intravascular disseminada. A degeneração e a necrose celular são mais proeminentes naquelas células mais suscetíveis à hipóxia, como os neurônios e os miócitos cardíacos, bem como nas células que não recebem um fluxo sanguíneo preferencial adequado durante o choque. Os hepatócitos, o epitélio tubular renal, o epitélio do córtex adrenal (ou suprarrenal) e o epitélio gastrointestinal geralmente são afetados. À exceção da perda de neurônios e miócitos, praticamente todas essas alterações teciduais podem reverter-se ao normal se o animal sobreviver. Alterações específicas podem envolver condições como congestão pulmonar severa, edema e hemorragia com necrose epitelial alveolar, exsudação de fibrina e formação de membranas hialinas. A congestão passiva e a necrose hepática centrolobular, bem como a necrose tubular renal, geralmente são condições presentes nesses órgãos metabolicamente importantes. Pode ocorrer congestão intestinal, edema e hemorragia com necrose da mucosa. No coração, a coagulação miofibrilar é causada pela hipercontração dos sarcômeros e muito provavelmente é uma resposta às altas concentrações de cálcio no sarcoplasma em decorrência de falta de energia e lesão das membranas. O edema cerebral e, em alguns casos, a necrose laminar cerebrocortical resultante de isquemia cerebral também são condições possivelmente presentes.

CAPÍTULO 3

Inflamação e Cicatrização

Mark R. Ackermann

Sumário de Leituras-Chave

A lesão ou morte de células causada por micróbios infecciosos, traumas mecânicos, calor, frio, radiação ou tumores pode iniciar uma bem-organizada cascata de alterações fluidas e celulares em tecidos vascularizados vivos, denominada *inflamação aguda* (Fig. 3-1). Estas alterações resultam no acúmulo de fluido, eletrólitos e proteínas plasmáticas, assim como de leucócitos, no tecido extravascular, e são clinicamente reconhecidas por rubor, calor, aumento de volume, dor e perda de função da área acometida. A inflamação geralmente é um mecanismo protetor cujo objetivo biológico é diluir, isolar e eliminar a causa da lesão e reparar o dano tecidual dela resultante. Sem a inflamação, os animais não sobreviveriam a suas interações diárias com micróbios ambientais, materiais estranhos, traumas e células degeneradas, senescentes e neoplásicas.

A inflamação aguda é uma reação progressiva do tecido vivo vascularizado à lesão ao longo do tempo. Este processo geralmente é uma cascata bem-ordenada, mediada por substâncias quimiotáticas, moléculas vasoativas, citocinas pró-inflamatórias e anti-inflamatórias e seus receptores e moléculas antimicrobianas ou citotóxicas. A inflamação aguda tem curta duração, indo de poucas horas a alguns dias, e suas principais características são a exsudação de eletrólitos, fluido e proteínas plasmáticas e a migração leucocitária, principalmente de neutrófilos da microvasculatura, seguidas pelo rápido reparo e pela cicatrização. Por conveniência, a inflamação aguda é dividida em três fases sequenciais: fluida, celular e reparadora.

A *inflamação crônica* é aquela de duração prolongada, geralmente de semanas a meses ou mesmo anos, em que a resposta é caracterizada predominantemente por linfócitos, macrófagos e necrose tecidual, sendo acompanhada por reparo tissular, como cicatrização, fibrose e formação de tecido de granulação, que podem ocorrer de forma simultânea. A inflamação crônica pode ser uma sequela da inflamação aguda em caso de falha na eliminação do agente ou da substância que incita o processo. Na presença de tais substâncias persistentes, a reação inflamatória e os exsudatos sofrem uma transição gradual, passando de fluidos seroproteicos e neutrófilos a macrófagos, linfócitos e fibroblastos com possibilidade de formação de granulomas. Alternativamente, algumas substâncias incitadoras podem provocar uma inflamação crônica de forma direta e quase imediata. Isto ocorre, por exemplo, nas infecções por *Mycobacterium* spp., na exposição a materiais estranhos, como silicatos e pólen de gramíneas, e em doenças imunemediadas, como a artrite.

Aspectos Benéficos e Danosos da Inflamação

Em geral, as respostas inflamatórias são benéficas das seguintes maneiras:
- Diluição e/ou inativação de toxinas biológicas e químicas.
- Morte ou sequestro de micróbios, material estranho, tecido necrótico (p. ex., sequestro ósseo) e células neoplásicas.
- Degradação de materiais estranhos.
- Fornecimento de fatores necessários à cicatrização de feridas em superfícies ulceradas e tecidos traumatizados.
- Restrição da movimentação de membros e articulações, dando tempo para a ocorrência da cicatrização e do reparo.
- Aumento da temperatura corpórea ou local para indução de vasodilatação e inibição da replicação de alguns agentes microbianos.

No entanto, em alguns casos, uma resposta inflamatória excessiva e/ou prolongada pode ser prejudicial e até mais danosa do que aquela provocada pelo agente/substância incitante. Em várias doenças de seres humanos, como o infarto do miocárdio, a trombose e o infarto cerebral e a aterosclerose, as respostas inflamatórias excessivas e prolongadas podem exacerbar a gravidade do processo nosológico.

Na medicina veterinária, as respostas inflamatórias exuberantes ou descontroladas que ocorrem nas doenças listadas no Quadro 3-1 podem também aumentar a gravidade da enfermidade.

Inflamação Aguda

A resposta inflamatória aguda (Fig. 3-2; Conceito Essencial 3-1) pode ser iniciada por diversas substâncias exógenas e endógenas que provocam lesões nos tecidos vascularizados e afetam as atividades de depuração fluida das bombas de sódio/potássio e adenosina

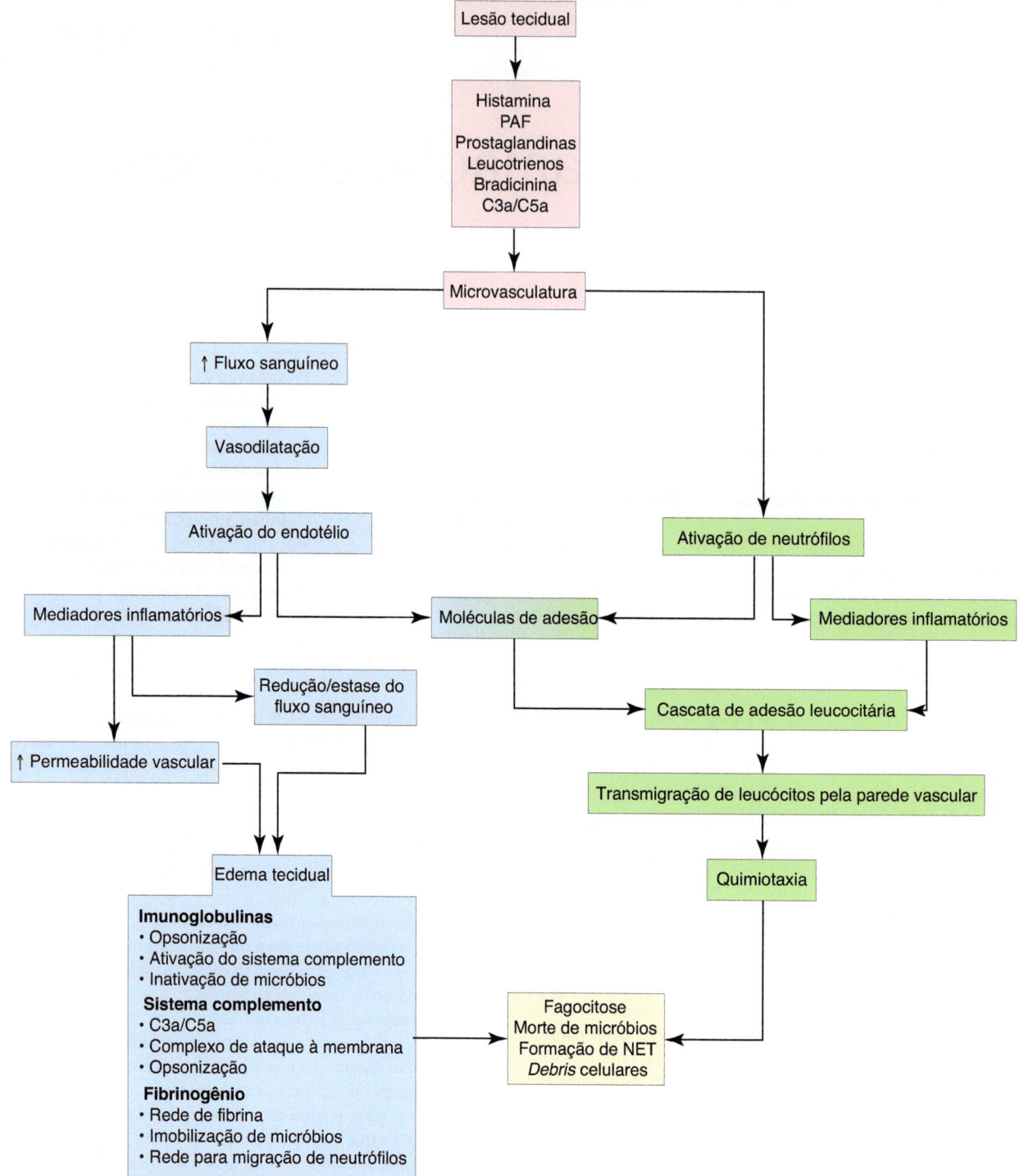

Figura 3-1 As Principais Etapas da Inflamação Aguda. *PAF*, Fator ativador de plaquetas; *NET*, armadilhas neutrofílicas extracelulares. (Cortesia de Dr. M. R. Ackermann, College of Veterinary Medicine, Iowa State University; e Dr. J. F. Zachary, College of Veterinary Medicine, University of Illinois.)

trifosfatase (ATPase), os canais acionados por sódio, cátions e nucleotídeos e os canais de aquaporina, a passagem transcelular de cloreto e a drenagem linfática. A resposta à lesão começa como hiperemia ativa, caracterizada por um aumento do fluxo de sangue ao tecido lesionado secundário à dilatação de arteríolas e capilares (vasodilatação) e é esta resposta que é responsável pelo rubor e pelo calor. Tal resposta é facilitada por mediadores químicos, como prostaglandinas, endotelina e óxido nítrico (NO; Quadro 3-2). Com a vasodilatação, a velocidade do fluxo vascular diminui (congestão vascular), dando tempo para o extravasamento de fluidos

resultante das alterações sofridas pelos complexos juncionais das células endoteliais, que são induzidas por aminas vasoativas, componentes C3a e C5a do sistema complemento, bradicinina, leucotrienos, prostaglandinas e fator ativador de plaquetas (PAF); assim, há extravasamento de plasma e proteínas plasmáticas no espaço extracelular (aumento de volume e dor [distensão de receptores de dor]), principalmente nas fendas endoteliais intercelulares das vênulas pós-capilares.

O volume e a concentração proteica do fluido extravasado são uma função do tamanho das fendas entre as células endoteliais e do peso

| **Quadro 3-1** | **Algumas Doenças que são Induzidas ou Exacerbadas por Respostas Inflamatórias** |

DOENÇAS EM QUE O MECANISMO DE LESÃO É A INFLAMAÇÃO

Seres humanos: Doença de Alzheimer, aterosclerose, dermatite atópica, doença pulmonar obstrutiva crônica (COPD), doença de Crohn, gota, rejeição de enxertos, tireoidite de Hashimoto, esclerose múltipla, pênfigo, psoríase, artrite reumatoide, sarcoidose, lúpus eritematoso sistêmico (LES), diabetes melito do tipo I, colite ulcerativa, vasculite (granulomatose de Wegener, poliarterite nodosa, doença de Goodpasture)

Gatos: Estomatite eosinofílica, síndrome linfoplasmocítica, pênfigo

Cães: Meningoencefalite granulomatosa, pênfigo, lúpus eritematoso sistêmico e discoide

Comuns a muitas espécies: Anafilaxia, espondilite, asma, lesão por reperfusão, osteoartrite, glomerulonefrite

DOENÇAS INFECCIOSAS EXACERBADAS PELA INFLAMAÇÃO

Seres humanos: Disenteria, doença de Chagas, pneumonia associada à fibrose cística, filariose, gastrite por *Helicobacter pylori*, hepatite C, pneumonia causada pelo vírus da influenza,

lepra, meningite causada por *Neisseria*/pneumococos, glomerulonefrite pós-estreptocóccica, esquistossomose, sepse, tuberculose

Cães: gastrite por *H. pylori*

Bovinos: pneumonia por *Mannheimia haemolytica*, mastite, *Mycobacterium bovis*, *Mycobacterium avium* subsp. *paratuberculosis*

Suínos: Circovírus

Furões/martas: Doença aleutiana das martas

Comuns a muitas espécies: Endocardite valvar vegetativa

DOENÇAS EM QUE HÁ FIBROSE PÓS-INFLAMATÓRIA

Seres humanos: Fibrose pulmonar provocada por bleomicina, rejeição de aloenxertos, fibrose pulmonar idiopática, cirrose hepática (pós-infecção viral ou causada por álcool ou toxinas), fibrose pulmonar induzida por radiação

Cães: Fibrose pulmonar idiopática (cães West Highland White Terrier)

Bovinos/ovinos/equinos: Toxinas vegetais (fibrose hepática)

Modificado de Nathan C: *Nature* 420:846-851, 2002.

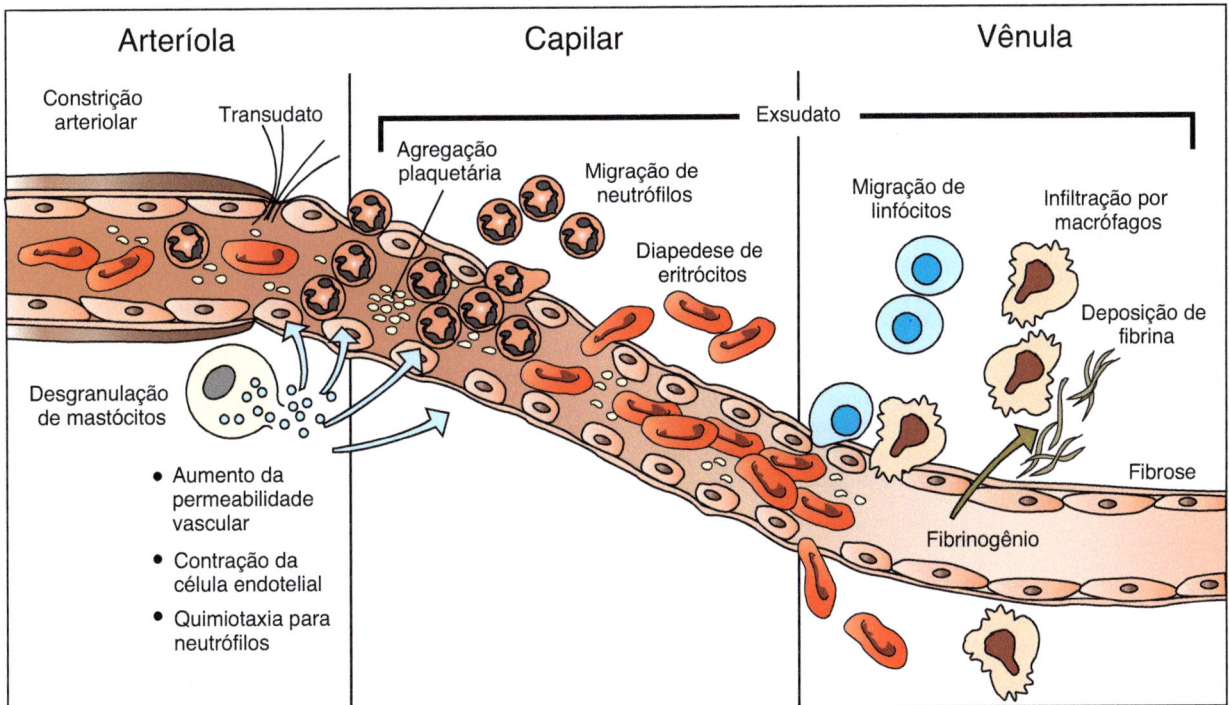

Figura 3-2 As Respostas Celulares e Vasculares Primárias Durante a Inflamação Aguda. A maioria destas respostas ocorre nos capilares e nas vênulas pós-capilares.

molecular, da extensão e da carga dos eletrólitos e das proteínas plasmáticas, como a albumina e o fibrinogênio. Em lesões mais graves, que causam destruição de células endoteliais, a hemorragia, assim como o plasma e as proteínas plasmáticas, pode sair diretamente através de uma ruptura na parede do capilar ou da vênula. Uma vez ativadas, as células endoteliais e perivasculares, assim como os mastócitos, as células dendríticas, os fibroblastos e os pericitos, podem produzir

citocinas e quimiocinas que regulam a expressão de receptores de mediadores inflamatórios e moléculas de adesão no interior das lesões.

As proteínas plasmáticas e o fluido que, a princípio, se acumulam no espaço extracelular em resposta à lesão são classificados como transudato. Um transudato é um fluido com pouca quantidade de proteína (gravidade específica <1,012 [<3 g de proteína/dL]) e elementos celulares (<1.500 leucócitos/mL) e é essencialmente uma

CONCEITO ESSENCIAL 3-1 Inflamação Aguda

A inflamação aguda é uma resposta vascular à lesão celular e tecidual desencadeada por diversos estímulos físicos e biológicos. No tecido acometido, seus objetivos são (1) matar e/ou eliminar a causa da lesão (p. ex. micróbios, material estranho, calor, radiação), (2) fagocitar e remover *debris* e (3) reparar o dano, restaurando a estrutura e a função normal do tecido. A inflamação aguda progride de forma cronológica em três fases sequenciais: fluida, celular e de reparação. O objetivo da fase fluida é diluir, cercar (isolar) e conter (aprisionar) o estímulo e o dano, limitando, assim, a extensão do acometimento das células e tecidos normais adjacentes. É causada por lesão direta ou indireta de microvasos (capilares) e provoca o aumento da permeabilidade vascular, o extravasamento "ativo" de proteínas plasmáticas (p. ex. fibrinogênio, albumina) e fluido do edema no tecido afetado. A lesão direta aos microvasos (ou seja, capilares) é comumente causada por estímulos físicos, como a lesão térmica (p. ex. por frio/calor) ou trauma, enquanto a lesão indireta ocorre em resposta à liberação de moléculas biológicas por um estímulo incitante, como micróbios, ou células danificadas. Estas moléculas se difundem para a periferia do local de lesão em todas as direções e interagem com os capilares no tecido normal adjacente, alterando a permeabilidade vascular. Ao mesmo tempo, estas moléculas também (1) iniciam e facilitam o recrutamento e a movimentação de neutrófilos pelas paredes dos capilares para o tecido afetado (ou seja, fase celular) e (2) formam um "gradiente de concentração direcional", maior na fonte e menor na periferia, que orienta os neutrófilos em migração até o estímulo incitante aprisionado (também conhecidas como moléculas quimiotáticas). O objetivo da fase celular é matar e/ou digerir (inativar) o estímulo, limitando a extensão e a gravidade da lesão e, assim, terminar a resposta microvascular provocada. A extensão e a intensidade deste processo causam graus variáveis de lesão ao estroma e epitélio normal adjacente. A lesão tecidual provoca uma fase de reparação da inflamação aguda e é caracterizada pela movimentação de macrófagos até as áreas de aprisionamento do estímulo e tecido danificado para maior processamento e remoção de *debris* celulares. Após a remoção dos *debris*, os macrófagos liberam moléculas que iniciam o reparo tecidual, reepitelizando o estroma de suporte em caso de perda mínima de tecido. Se a perda tecidual for mais extensa, as atividades de reparação podem incluir neovascularização, formação de tecido de granulação, reepitelização e formação de cicatriz (fibrose reparadora). Uma vez que o estímulo desencadeante pode se disseminar do primeiro foco ao tecido adjacente, diferentes áreas do tecido podem estar em diferentes estágios da inflamação aguda, mas cada área afetada progride por todas as três fases na mesma ordem cronológica.

Quadro 3-2 Principais Respostas da Inflamação Aguda e Mediadores Inflamatórios Mais Importantes que Participam destes Processos

VASODILATAÇÃO
Óxido nítrico
Bradicinina
Prostaglandinas: PGD_2
Leucotrienos: LTB_4

MAIOR PERMEABILIDADE VASCULAR
Aminas vasoativas: histamina, substância P, bradicinina
Fatores do sistema complemento: C5a, C3a
Fibrinopeptídeos e produtos da degradação da fibrina
Prostaglandinas: PGE_2
Leucotrienos: LTB_4, LTC_4, LTD_4, LTE_4
PAF, substância P
Citocinas: IL-1, TNF

CONTRAÇÃO DA MUSCULATURA LISA
Histamina
Serotonina
C3a
Bradicinina
PAF
Leucotrieno D_4

QUIMIOTAXIA, ATIVAÇÃO DE LEUCÓCITOS
Fatores do sistema complemento: C5a
Leucotrienos: LTB_4
Quimiocinas: IL-8
Defensinas: α- e β-defensinas
Produtos bacterianos: LPS, peptidoglicanas, ácido teicoico
Lectinas colagenosas: Ficolinas, proteínas surfactantes A e D, lectina ligante de manana
Citocinas: IL-1, TNF
Proteínas surfactantes A e D

FEBRE
Citocinas: IL-1, TNF, IL-6
Prostaglandinas: PGE_2

NÁUSEA
Citocinas: IL-1, TNF, fatores do grupo de alta mobilidade

DOR
Bradicinina
Prostaglandinas: PGE_2

DANO TECIDUAL
Conteúdo lisossomal/granular de neutrófilos e macrófagos: Metaloproteinases de matriz
Espécies reativas de oxigênio: Ânion superóxido, radical hidroxila, óxido nítrico

C3a, Fator do C3a sistema complemento; *C5a*, fator C5a do sistema complemento; *IL-1*, interleucina 1; *IL-6*, interleucina 6; *IL-8*, interleucina 8; *LTB₄*, leucotrieno B₄; *LPS*, lipopolissacarídeo; *LTC₄*, leucotrieno C₄; *LTD₄*, leucotrieno D₄; *LTE₄*, leucotrieno E₄; *PAF*, fator ativador de plaquetas; *PGD₂*, prostaglandina D₂; *PGE₂*, prostaglandina E₂; *TNF*, fator de necrose tumoral.

solução eletrolítica similar ao plasma. Mais comumente, a formação de um transudato ocorre em casos de hipertensão, hipoproteinemia e/ou no início da resposta inflamatória aguda. Nestas alterações, há aumento da permeabilidade devido às pequenas fendas fisiológicas existentes entre as células endoteliais. A hipertensão em veias e capilares pode ser secundária à hipertensão arterial ou à obstrução venosa/linfática. A hipoproteinemia geralmente se deve à perda de albumina, a principal proteína coloidal intravascular, e à incapacidade hepática de síntese rápida desta proteína para reposição de seus níveis. A perda de albumina permite que o fluido intravascular se mova em direção aos coloides extravasculares (proteínas extravasculares). A perda dela e de outras proteínas intracelulares pode ser secundária à doença renal (perda urinária), a queimaduras extensas e à grave doença hepática (diminuição da produção de albumina). Durante os primeiros estágios da resposta inflamatória aguda, há formação de fendas intercelulares entre as células endoteliais devido à sua contração. As fendas são muito pequenas e apenas permitem a passagem

de água e eletrólitos. Caso haja formação persistente e alargamento destas fendas ou lesão de células endoteliais, neutrófilos e outras proteínas podem adentrar as áreas danificadas, resultando a formação de um exsudato. Um exsudato é um fluido opaco e geralmente viscoso (gravidade específica >1,020) que contém mais do que 3 g de proteína por decilitro e mais de 1.500 leucócitos por mililitro. Como

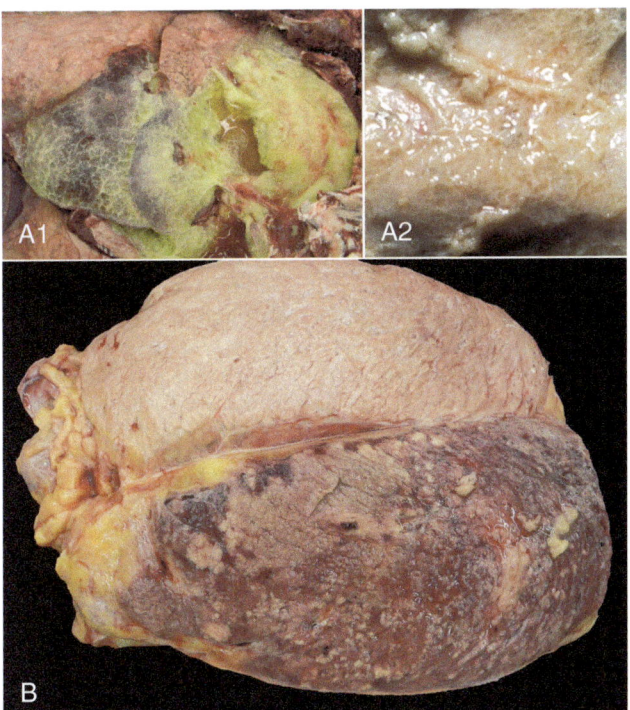

Figura 3-3 Exemplos da Aparência da Fibrina na Inflamação Aguda no Pulmão e na Glândula Mamária A1, Pulmões (*in situ*) de um boi com pleurite aguda. Os pulmões apresentam uma espessa cobertura de fibrina sobre a região cranioventral. Uma pequena área de fibrina foi removida, revelando a presença de fluido claro e amarelado. O revestimento de fibrina da superfície pulmonar foi liberado como fibrinogênio pelos vasos pleurais inflamados e polimerizado na superfície serosa. O restante da superfície pulmonar é menos afetado **A2,** Maior aumento da fibrina na superfície do pulmão. **B,** Mastite fibrinonecrótica aguda, glândula mamária, corte horizontal, vaca. Os quartos esquerdos da glândula mamária (*metade inferior da imagem*) apresentam aumento de volume devido ao edema e à exsudação de fibrina e estão avermelhados por causa da hiperemia, da congestão vascular e da hemorragia. Os quartos direitos (*metade superior da imagem*) não são acometidos. (**A1 e B** Cortesia de Dr. J. S. Haynes, College of Veterinary Medicine, Iowa State University; **A2** Cortesia de Dr. M. D. McGavin, College of Veterinary Medicine, University of Tennessee.)

será discutido em uma seção posterior, a classificação morfológica das respostas inflamatórias em categorias, como serosa, fibrinosa e/ou supurativa, é baseada nas características do fluido que extravasa de um vaso e dos leucócitos que migram do lúmen vascular para o espaço extracelular.

O fibrinogênio é uma importante proteína plasmática encontrada em exsudatos, que se polimeriza nos tecidos extravasculares, formando fibrina (Fig. 3-3). O plasma dilui os efeitos do estímulo incitante, enquanto a fibrina polimerizada confina o estímulo a uma área isolada, impedindo, assim, sua movimentação para o tecido adjacente. Este confinamento dá aos leucócitos um alvo bem-definido para sua migração durante a fase celular da resposta inflamatória aguda. Os neutrófilos são os primeiros leucócitos a entrar no exsudato e seu acúmulo neste fluido após sua liquefação é chamado *pus*. Estas células apresentam diversos grânulos citoplasmáticos, como lisossomos, que contêm peptídeos e proteínas de ação antimicrobiana, assim como metaloproteinases de matriz (MMPs), elastases e mieloperoxidases. Os neutrófilos matam patógenos e degradam o material estranho por dois mecanismos: (1) fagocitose e fusão com lisossomos primários e secundários e (2) secreção do conteúdo de grânulos no exsudato. Por liberarem enzimas, estas células podem participar da formação da lesão tissular. A fibrina e seus produtos têm outras atividades, incluindo

propriedades quimiotáticas e a formação de coágulos de sangue. A fibrina também forma um arcabouço para a migração de fibroblastos e células endoteliais durante os primeiros estágios da cicatrização de feridas.

Os neutrófilos e demais leucócitos deixam os capilares e as vênulas e migram para os exsudatos teciduais em resposta às moléculas quimiotáticas liberadas pelas células do hospedeiro e por micróbios, substâncias estranhas e algumas células neoplásicas. Como esperado, a maior concentração de quimiotáticos é encontrada nas áreas próximas aos micróbios ou à substância estranha, e tal concentração diminui de forma gradual com o aumento da distância da fonte. Isto forma um "gradiente quimiotático", que essencialmente cria uma via a ser seguida pelos leucócitos até o local de lesão tissular. Os quimiotáticos ativam receptores e moléculas presentes nos neutrófilos, fazendo com que (1) estas células se dirijam à superfície luminal de capilares e vênulas e se fixem a elas (2) migrem através das junções intercelulares formadas pelas fendas entre as células endoteliais e (3) migrem para o interior do exsudato até o gradiente de concentração da fonte de lesão. Este processo de transmigração, denominado *cascata de adesão leucocitária*, apresenta uma sequência bem-caracterizada de eventos que ocorrem na superfície luminal de células endoteliais. Estes acontecimentos, discutidos em detalhes a seguir, resultam na transmigração de leucócitos até o exsudato.

A fase de reparação da resposta inflamatória aguda começa cedo e apenas termina após a remoção do processo ou da substância causadora da lesão. Na fase de reparação, as células e os tecidos necróticos são substituídos por diferenciação e regeneração de células-tronco parenquimatosas e mesenquimatosas, associadas ao preenchimento do defeito com tecido conjuntivo e ao recobrimento de superfícies desnudas com membrana basal e reepitelização. Quando a resposta inflamatória aguda ocorreu na sequência adequada e o estímulo causador da lesão foi removido, o processo inflamatório termina. A não remoção do estímulo pode gerar uma lesão persistente, não resolvida, que passa a ser crônica e pode apresentar tecido de granulação ou fibrose.

Substâncias Indutoras da Resposta Inflamatória Aguda

Existem duas classes de substâncias, endógenas e exógenas, capazes de lesionar células e tecidos e induzir uma resposta inflamatória aguda. Dentre as substâncias endógenas, incluem-se aquelas que provocam, principalmente, respostas inflamatórias autorreativas, como as induzidas por antígenos recém-desenvolvidos e moléculas intracelulares liberadas por células degeneradas, displásicas ou neoplásicas e em reações de hipersensibilidade. Dentre as substâncias exógenas, incluem-se micróbios, como vírus, bactérias, protozoários e metazoários; corpos estranhos, como fibras vegetais e material de sutura; ações mecânicas, como as lesões traumáticas; ações físicas, como as lesões térmicas ou por congelamento, radiação ionizante e micro-ondas; substâncias químicas, como agentes cáusticos, peçonhas e venenos; e ações nutritivas, como a isquemia e as deficiências vitamínicas. Estas substâncias ou ações desencadeiam a liberação de mediadores celulares que provocam uma reação inflamatória aguda; tais mediadores químicos podem ser pré-formados (presentes nos grânulos citoplasmáticos) ou sintetizados (liberados imediatamente após sua produção) e são gerados por células efetoras, como mastócitos (histamina e fator de necrose tumoral α [TNF-α]), leucócitos (citocinas, enzimas de degradação), macrófagos (citocinas) e células endoteliais e epiteliais (quimiocinas, interferons). Estas células também produzem mediadores inflamatórios como prostaglandinas, leucotrienos e PAF a partir de produtos liberados das suas membranas plasmáticas.

A resposta inflamatória aguda a substâncias endógenas ou exógenas ocorre simultaneamente à ativação do sistema imune inato (Capítulo 5). A imunidade inata é a defesa não específica a substâncias ambientais possivelmente danosas e é composta por:

- Barreiras físicas e microambientes formados pelo epitélio cutâneo (pH baixo, presença de ácido láctico e ácidos graxos) e por mucosas, como nas vias respiratórias mucociliares, nos tratos reprodutivos (secreções) e no sistema alimentar (secreções gástricas e duodenais, peristaltismo, saliva).
- Produtos moleculares liberados por mucosas, incluindo lactoferrina, peptídeos antimicrobianos (α e β-defensinas, catelicidinas) e colectinas. Estes produtos apresentam atividade imunológica, mas, também atuam em reações pró-inflamatórias e anti-inflamatórias, na ativação de leucócitos e na cicatrização de feridas.
- Moléculas efetoras presentes no sangue, como proteases plasmáticas (sistema complemento, cinina e sistemas de coagulação) e mediadores inflamatórios liberados por fibras nervosas (fibras sensoriais, fibras C-reativas), como a substância P.

Os processos físicos e biológicos que ativam as respostas inflamatórias agudas e as respostas imunológicas inatas podem exercer suas ações diretamente em:

- Células efetoras das mucosas e do tecido conjuntivo vascularizado.
- Moléculas efetoras no sangue e nas células endoteliais.
- Uma combinação destes componentes.

A localização, a gravidade e os sinais clínicos da resposta inflamatória aguda dependem da via de exposição, que pode ser dérmica, alimentar, respiratória, urinária ou hematógena, e das características físicas ou biológicas do estímulo. Mais especificamente, as causas da resposta inflamatória aguda incluem, mas não são limitadas a:

- Luz do espectro visível e ultravioleta (queimadura solar e fotossensibilização).
- Radiação, trauma contundente (abrasão, hematoma, incisão e laceração).
- Lesão térmica (por calor ou frio).
- Quimioterápicos.
- Substâncias químicas ambientais.
- Moléculas microbianas (lipídios e proteínas).
- Venenos (insetos, cobras e répteis).
- Respostas do sistema imune adaptativo (hipersensibilidades de tipo I a IV) a antígenos microbianos e ambientais.

Deve haver penetração (espectro de luz, radiação, substâncias químicas) ou quebra/penetração (micróbios e corpos estranhos) das barreiras epiteliais da pele e dos sistemas alimentar, urinário e respiratório para irritar o tecido e incitar o desenvolvimento de uma resposta inflamatória aguda. Os micróbios apresentam alguns ligantes altamente conservados denominados *padrões moleculares associados a patógenos* (PAMPs) e, quando em contato com mucosas, imediatamente encontram células que expressam *receptores de reconhecimento de padrões* (PRRs), como os receptores *Toll-like* (TLRs), os receptores similares ao domínio de oligomerização ligante de nucleotídeos (NOD) (NLRs) (e inflamassomos), receptores de lectina do tipo C e receptores similares ao gene induzível por ácido retinoico I (RIG-I) em sua superfície ou no citoplasma. Dentre estes padrões, incluem-se o lipopolissacarídeo (LPS, presente na parede celular de bactérias Gram-negativas), os ácidos lipoteicoicos (parede celular de bactérias Gram-positivas), a manose, as peptidoglicanas, o DNA bacteriano, a *N*-formilmetionina (de proteínas bacterianas), o RNA dupla fita (dsRNA; vírus) e as glucanas (paredes celulares de fungos). Quando estes padrões moleculares são reconhecidos por receptores em macrófagos, leucócitos e nas células da mucosa epitelial, desencadeiam a liberação de quimiocinas e citocinas e a ativação celular, que iniciam e/ou participam da resposta inflamatória aguda e da resposta imune inata.

Diferentemente do sistema imune inato, a imunidade adaptativa resulta em uma resposta imunológica antígeno-específica caracterizada pela produção de anticorpos protetores e leucócitos efetores, que tentam eliminar a causa da lesão, e pela geração de células de memória, responsáveis pelas respostas imunológicas adaptativas subsequentes contra antígenos microbianos específicos que são mais eficientes e eficazes (Capítulo 5). Uma vez que a inflamação aguda é uma resposta vasocêntrica, é possível assumir que qualquer causa exógena ou endógena é capaz de induzir a inflamação. Isto é verdade, mas, uma vez que a resposta inflamatória possui diversos mecanismos redundantes de controle e equilíbrio que regulam a ocorrência e a gravidade de sua expressão, os efeitos danosos da inflamação são minimizados.

Os efeitos da inflamação dependem de diversos mediadores químicos, incluindo os seguintes:

- Aminas vasoativas, como a histamina e a serotonina.
- Proteases plasmáticas, como os componentes do sistema complemento, a cinina e as proteínas da cascata de coagulação.
- Mediadores lipídicos, como os metabólitos do ácido araquidônico e o fator ativador de plaquetas (PAF).
- Citocinas.
- Quimiocinas.
- Quemerina.
- NO.

Os mastócitos são ricos em histamina e em muitos dos mediadores químicos anteriormente listados e distribuem-se de forma ampla no tecido conjuntivo adjacente aos vasos sanguíneos. Alterações na permeabilidade destes vasos na fase fluida da resposta inflamatória aguda geralmente são resultantes da ativação de mastócitos. A histamina, pré-formada nos grânulos mastocitários, é liberada através de um processo denominado *desgranulação*. A bradicinina, outra amina vasoativa, é produzida onde há lesão vascular e/ou de células endoteliais. Estas duas moléculas provocam alterações no calibre de arteríolas, capilares e vênulas pós-capilares e na permeabilidade de capilares e vênulas pós-capilares. Tais alterações ocorrem no início da fase fluida da resposta inflamatória aguda e são rapidamente seguidas pela fase celular.

Fase Fluida (Exsudativa) da Resposta Inflamatória Aguda

A principal função da fase fluida da resposta inflamatória aguda é a diluição e a localização do agente ou da substância incitante. Nesta fase, há uma reação vasocêntrica imediata (arteríolas, capilares e vênulas pós-capilares) ao agente/substância. A sequência de eventos vasculares da resposta inflamatória aguda inclui:

- Aumento do fluxo sanguíneo (hiperemia ativa) para o local de lesão.
- Crescimento da permeabilidade de capilares e vênulas pós-capilares às proteínas plasmáticas e leucócitos através da liberação de mediadores inflamatórios.
- Migração de leucócitos (através da cascata de adesão leucocitária) para a área perivascular.

A princípio, as arteríolas são dilatadas e os leitos capilares da área afetada se expandem para acomodar o aumento do fluxo sanguíneo (calor e rubor) em resposta ao estímulo. A seguir, devido às alterações de permeabilidade induzidas pelos mediadores inflamatórios, a velocidade do fluxo sanguíneo através dos leitos capilares é reduzida pelo aumento da viscosidade e da hemoconcentração decorrente do extravasamento de água destas áreas para o espaço extracelular. Devido à redução do fluxo sanguíneo e da pressão, microscopicamente, os capilares são preenchidos por eritrócitos, e este microambiente facilita a marginação leucocitária pela superfície luminal das células endoteliais. Este estágio precede a migração de leucócitos através das junções intercelulares das células endoteliais para o espaço extravascular. Os mediadores inflamatórios induzem a contração da célula endotelial, o que forma fendas entre as células endoteliais, permitindo o maior extravasamento de fluidos e migração dos leucócitos. De modo geral, o endotélio dos capilares vasculares normais limita a troca de moléculas àquelas com menos de 69.000 MW, o tamanho da albumina. A troca de pequenas moléculas e água entre o lúmen vascular e o espaço intersticial é extremamente rápida. A água do plasma, por exemplo, é trocada com aquela do espaço intersticial 80 vezes antes que o plasma possa se movimentar por toda a extensão do capilar. Fisiologicamente, maiores quantidades de fluido podem atravessar a parede vascular quando há (1) pressão hidrostática excessiva causada por hipertensão e/ou retenção de sódio, (2) diminuição da concentração de proteínas plasmáticas (coloide) ou (3) obstrução linfática e/ou venosa. Caso o extravasamento de fluidos seja excessivo, há o desenvolvimento de edema (transudato). Se o extravasamento não for excessivo e as vênulas pós-capilares e os vasos linfáticos funcionarem normalmente, todo o fluido liberado pelas arteríolas e pelos pequenos capilares retorna à circulação através de fendas paracelulares existentes nas vênulas pós-capilares e nos vasos linfáticos. Durante respostas inflamatórias agudas, há um fluxo total de fluido das arteríolas, dos capilares e das vênulas para o tecido extracelular que supera a capacidade de reabsorção das vênulas pós-capilares e dos vasos linfáticos.

Dinâmica das Células Endoteliais durante a Resposta Inflamatória Aguda

As células endoteliais são a interface entre o plasma luminal e o tecido conjuntivo perivascular. São células polarizadas, apresentando superfícies luminais e abluminais específicas, que atendem às necessidades fisiológicas do leito vascular de cada órgão. O transporte através da camada de células endoteliais ocorre por (1) transcitose (passagem transcelular) por pequenas vesículas e cavéolas ou (2) passagem paracelular. A transcitose, o processo de transporte de substâncias através do endotélio por incorporação em vesículas revestidas e liberação, facilita o transporte de albumina, lipoproteínas de baixa densidade (LDL), metaloproteinases e insulina. A passagem paracelular permite o transporte de água e íons entre as células (junções celulares). Ela é especialmente ativa nas vênulas pós-capilares. Cerca de 30% das junções de células endoteliais das vênulas pós-capilares podem se abrir a uma largura de 6 micrômetros (μm), aproximadamente a mesma de um eritrócito. O extravasamento de fluido da vasculatura pode ocorrer segundos após a indução da resposta inflamatória aguda.

Os mecanismos de extravasamento (Fig. 3-4) dependem das características biológicas e físicas do agente ou substância incitante e incluem:

- Abertura dos complexos juncionais (fendas endoteliais) entre as células endoteliais em resposta aos mediadores inflamatórios.
- Lesão direta que causa necrose e descolamento das células endoteliais, como observado em determinadas infecções virais e protozoóticas e em casos de exposição a toxinas e radiação.
- Lesão dependente de leucócitos, resultando em necrose e descolamento de células endoteliais, que é induzida por enzimas e mediadores liberados de leucócitos durante a fase de transmigração da resposta inflamatória aguda.
- Aumento da transcitose pelas células endoteliais, que é mediado pelo fator de crescimento endotelial vascular (VEGF).

Formação das Fendas Endoteliais

As fendas endoteliais, causadoras do extravasamento vascular, podem ocorrer (1) por contração (mediada por actina/miosina) de células endoteliais adjacentes e (2) através da reorganização das proteínas microtubulares e microfilamentosas do citoesqueleto das células endoteliais. Nestas duas alterações, as fendas são provocadas pela abertura de complexos juncionais entre as células endoteliais. Nas vênulas pós-capilares, as fendas por contração celular ocorrem quando há alta densidade de receptores de histamina, serotonina, bradicinina e angiotensina II. As fendas formadas por reorganização do citoesqueleto são mais comumente observadas nas vênulas pós-capilares e, em menor extensão, nos capilares, em resposta a citocinas, como a interleucina 1 (IL-1) e o TNF, e à hipóxia. A formação das fendas é transiente e perdura por 15 a 30 minutos após a ocorrência do estímulo.

O extravasamento vascular decorrente da lesão direta às células endoteliais pode provocar seu descolamento da membrana basal subjacente. Tais danos geram condições favoráveis para a ativação e a adesão de plaquetas e também para a ativação das cascatas de coagulação e do sistema complemento. Este tipo de extravasamento tende a ocorrer imediatamente após a indução de uma lesão necrótica por, por exemplo, lesão térmica, drogas quimioterápicas, radiação, citotoxinas bacterianas e gases inalados, como o sulfito de hidrogênio. Este extravasamento afeta arteríolas, capilares e vênulas pós-capilares. O extravasamento vascular causado por danos induzidos por leucócitos é secundário à interação de neutrófilos e outros leucócitos com as células endoteliais durante a cascata de adesão leucocitária. Os leucócitos ativados liberam espécies reativas de oxigênio, como o oxigênio *singlet* e os radicais livres de oxigênio, e enzimas proteolíticas, como as metaloproteinases de matriz (MMPs) e a elastase lisossomal durante a desgranulação celular, que, então, provocam necrose e descolamento das células endoteliais, assim como aumento da permeabilidade vascular. Este tipo de extravasamento geralmente afeta capilares e vênulas pós-capilares.

Fase Celular da Resposta Inflamatória Aguda

A principal função da fase celular da resposta inflamatória aguda é enviar leucócitos para o exsudato no local de lesão para que estas células possam internalizar agentes/substâncias através da fagocitose e, se necessário, matá-los e/ou degradá-los. Neutrófilos, eosinófilos, basófilos, monócitos, mastócitos, linfócitos, linfócitos T *natural killer* (NK-T) e células dendríticas desempenham um importante papel na proteção de mucosas, da pele e de outras superfícies corpóreas, assim como da pleura, do pericárdio e do peritônio, da infecção por micróbios, através da fagocitose ou da liberação de enzimas proteolíticas degradantes, mediadores químicos e espécies reativas de oxigênio. Os neutrófilos também desempenham um importante papel na resposta a materiais estranhos, toxinas e células neoplásicas.

Cascata de Adesão Leucocitária

A movimentação de leucócitos do lúmen dos capilares e das vênulas pós-capilares para o tecido conjuntivo intersticial ocorre através de um processo denominado *cascata de adesão leucocitária* (Fig. 3-5). Quimiocinas, citocinas e outros mediadores inflamatórios influenciam este processo, modulando a expressão e/ou a avidez de moléculas de adesão na superfície das células endoteliais e dos leucócitos. A sequência de eventos desta cascata é bem-caracterizada, incluindo marginação, rolamento, ativação, adesão estável e transmigração dos leucócitos em direção a um estímulo quimiotático.

- *Marginação*. Com a vasodilatação e a redução da pressão hidrostática e do fluxo sanguíneo, os leucócitos saem da região central do lúmen vascular e se movem até a periferia, se aproximando da superfície da célula endotelial (marginação).

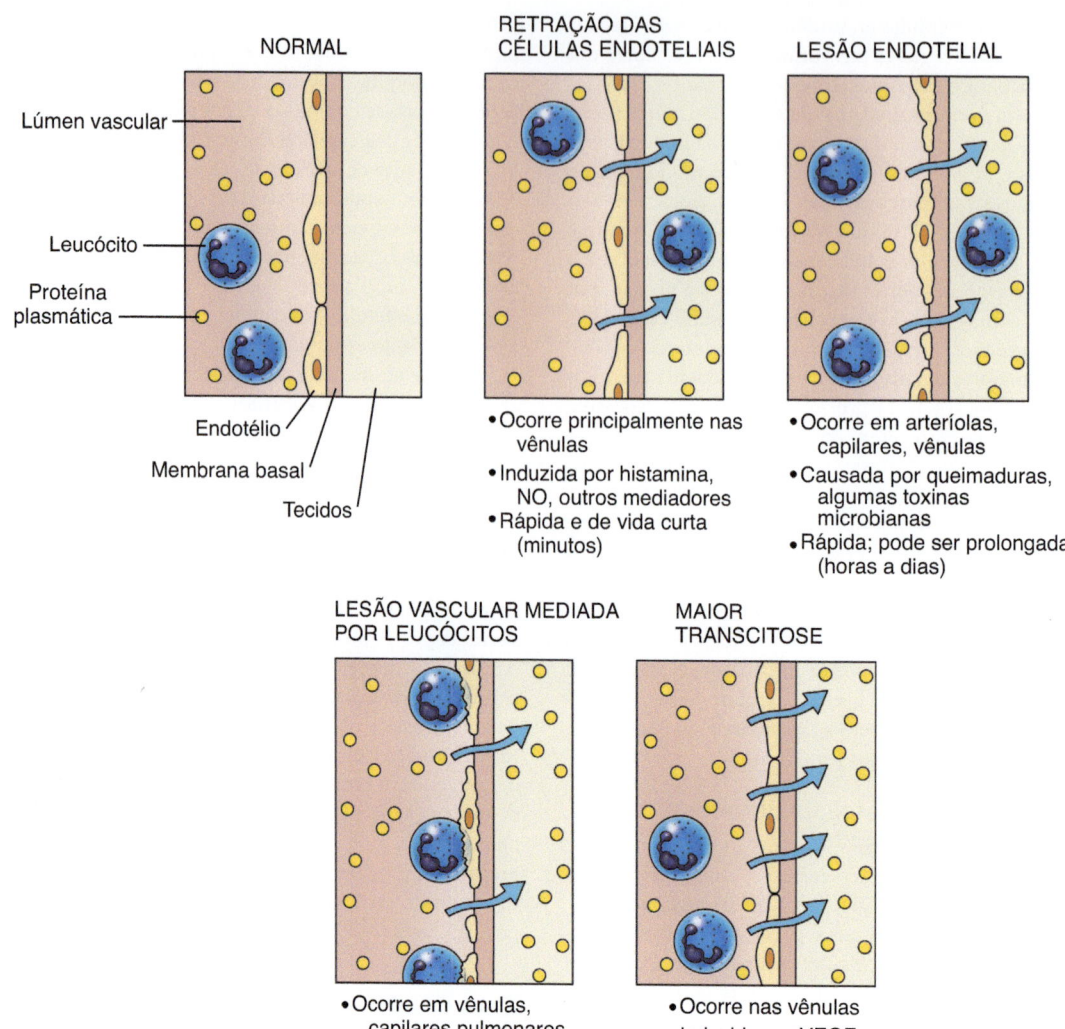

NORMAL

Lúmen vascular

Leucócito

Proteína plasmática

Endotélio

Membrana basal

Tecidos

RETRAÇÃO DAS CÉLULAS ENDOTELIAIS

- Ocorre principalmente nas vênulas
- Induzida por histamina, NO, outros mediadores
- Rápida e de vida curta (minutos)

LESÃO ENDOTELIAL

- Ocorre em arteríolas, capilares, vênulas
- Causada por queimaduras, algumas toxinas microbianas
- Rápida; pode ser prolongada (horas a dias)

LESÃO VASCULAR MEDIADA POR LEUCÓCITOS

- Ocorre em vênulas, capilares pulmonares
- Associada aos estágios tardios da inflamação
- Prolongada (horas)

MAIOR TRANSCITOSE

- Ocorre nas vênulas
- Induzida por VEGF

Figura 3-4 Mecanismos da Maior Permeabilidade Vascular Durante a Inflamação. *NO*, Óxido nítrico; *VEGF*, fator de crescimento endotelial vascular.

- *Rolamento*. O primeiro contato entre os leucócitos e as células endoteliais ocorre por meio de interações transientes e fracas entre moléculas de adesão da família da selectina e seus receptores. Durante o rolamento, leucócitos se ligam temporariamente ao endotélio e, então, são liberados, o que os aproxima da superfície da célula endotelial e reduz sua velocidade de trânsito. Este processo é mediado por selectinas, incluindo a L-selectina expressa por neutrófilos e a P-selectina, uma molécula ligante de carboidrato armazenada nos corpos Weibel-Palade das células endoteliais e nos grânulos α das plaquetas, assim como a E-selectina expressa pelas células endoteliais. A L-selectina é expressa por todos os leucócitos, mas é encontrada em baixas concentrações em neutrófilos humanos normais, e se liga ao receptor sialil Lewis X (e a outros receptores) das células endoteliais. As moléculas de P-selectina expressas nas superfícies das células endoteliais se ligam à glicoproteína ligante de P-selectina 1 (proteínas sialil Lewis X modificadas) presentes em neutrófilos, eosinófilos, monócitos e linfócitos. A E-selectina também media a adesão entre leucócitos e células endoteliais e é expressa nas superfícies destas últimas para interação com receptores de glicoproteína presentes nos leucócitos. As adesões mediadas por selectina são formadas na borda principal do leucócito em rolamento e se desfazem na porção oposta. Até

mesmo distúrbios discretos, como a manipulação cirúrgica, o calor, a isquemia temporária e os produtos de mastócitos, induzem o rolamento de neutrófilos pela superfície das células endoteliais. Ao reduzir o tempo de trânsito dos leucócitos pelos capilares e vênulas pós-capilares, em combinação à contínua proximidade destas células ao endotélio e à constante liberação de quimiocinas e citocinas pró-inflamatórias, forma-se um microambiente adequado à progressão ao estágio de "adesão estável".

- *Adesão estável*. Para que a adesão seja estável, os neutrófilos e as células endoteliais devem ser ativados por diversas citocinas (tais como IL-1, interleucina 6 [IL-6], TNF), fatores do sistema complemento (C5a), PAF, fator de crescimento derivado de plaquetas (PDGF), quimiocinas e outros mediadores inflamatórios. Após a ativação dos neutrófilos, as moléculas de L-selectina são clivadas por proteólise da superfície celular por ADAM17, estas células passam a expressar um novo conjunto de proteínas de membrana (integrinas) devido à rápida exocitose das vesículas citoplasmáticas. A adesão firme entre neutrófilos e células endoteliais é mediada pela ligação de moléculas de β_2-integrinas, como o antígeno macrofágico 1 (Mac-1) (CD11a/CD18), que são expressas por neutrófilos estimulados em conformação ativa, à molécula de adesão intercelular 1 (ICAM-1) e outras ICAM encontradas

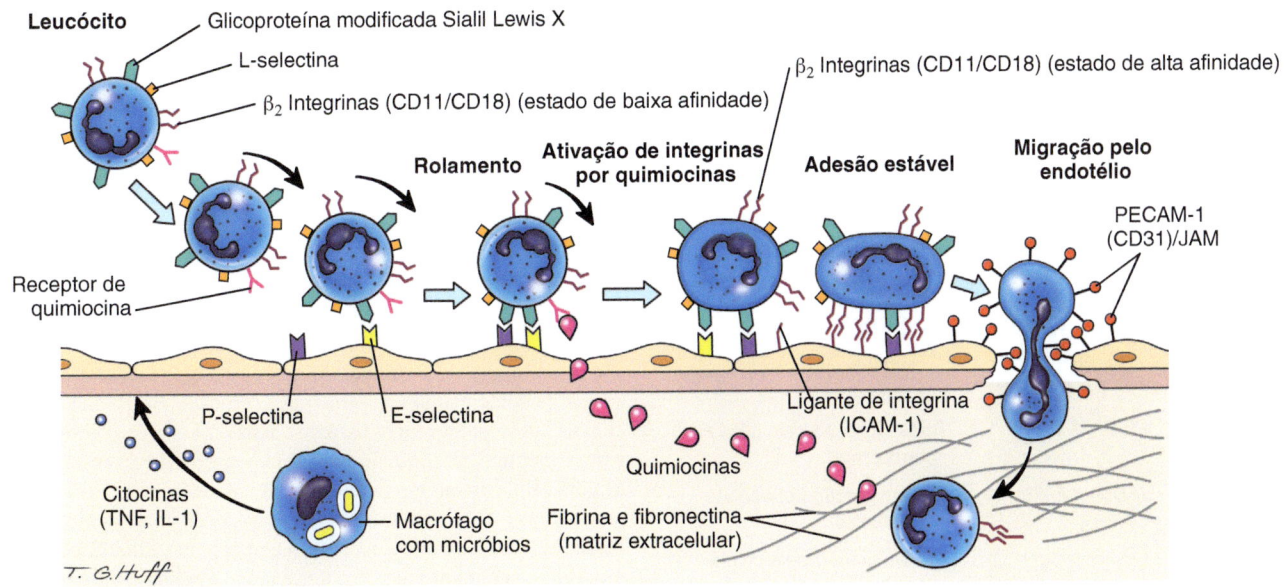

Figura 3-5 **Cascata de Adesão Leucocitária (Neutrófilos).** A cascata de adesão leucocitária ilustra a sequência cronológica das etapas envolvidas na migração de neutrófilos (leucócitos) pelo endotélio vascular. Estas etapas são: (1) rolamento, (2) ativação por quimiocinas, (3) adesão estável e (4) migração pelo endotélio. **Rolamento:** Os neutrófilos expressam receptores que se ligam a E e P-selectina expressas pelas células endoteliais. A L-selectina é também expressa por neutrófilos de outras espécies em graus variáveis. O rolamento diminui a velocidade de movimentação dos neutrófilos nos capilares e aproxima estas células da superfície das células endoteliais vasculares. **Ativação:** A ativação é induzida por mediadores inflamatórios, incluindo quimiocinas (p. ex. interleucina 8 [IL-8]) e citocinas (p. ex. interleucina 1β [IL-1β]) e fator de necrose tumoral α [TNF-α]. Os mediadores inflamatórios são liberados pelos leucócitos e células endoteliais adjacentes. **Adesão estável:** A ativação de neutrófilos e células endoteliais pelos mediadores inflamatórios induz alterações conformacionais nas integrinas, aumentando a avidez de ligação aos receptores de integrinas e a maior expressão de outras moléculas de adesão. A adesão estável dos neutrófilos à superfície da célula endotelial ocorre por meio da ligação de β₂ integrinas de alta afinidade (Mac-1; CD11a/CD18) expressas pelos leucócitos à molécula de adesão intercelular 1 (ICAM-1) manifestada pelas células endoteliais. **Migração:** Após a ligação dos neutrófilos ao endotélio vascular, estas células aderem à molécula de adesão plaqueta-célula endotelial 1 (PECAM-1) e a outras moléculas de adesão presentes na junção do tipo *gap* da célula endotelial. Subsequentemente, os neutrófilos transmigram por uma junção até o tecido perivascular, onde expressam β₁ integrinas, que aderem às proteínas da matriz extracelular, como laminina, fibronectina, vitronectina e colágeno. Este processo é mediado por quimiocinas (CXCL8; IL-8), fragmentos do sistema complemento, aminas vasoativas, citocinas e mediadores derivados da membrana, como fator ativador de plaquetas (PAF) e leucotrienos. *JAM,* Molécula de adesão juncional.

em células endoteliais. A interação entre P e E-selectina também participa deste processo de adesão firme. Há quatro β₂-integrinas (antígeno de função linfocitária 1 [LFA-1], Mac-1, p150,95 e αdβ₂), que são heterodímeros diferenciados apenas por suas subunidades CD11 a, b, c e d, encontradas em LFA-1, Mac-1, p150,95 e αdβ₂, respectivamente. O CD18 (a subunidade β) é idêntico em todas as quatro β₂-integrinas. Três β₂-integrinas (LFA-1, Mac-1 e p150,95) participam da adesão leucocitária; no entanto, a β₂-integrina αdβ₂, primeiro identificada em cães e subsequentemente em seres humanos, parece não atuar, de forma significativa, na adesão de neutrófilos ou outros leucócitos ao endotélio. Após a obtenção da adesão estável, os neutrófilos passam entre as junções da célula endotelial, por meio da migração transcelular.

- *Transmigração pela célula endotelial.* Nas vênulas pós-capilares, a velocidade dos neutrófilos diminui de 10 μm/s à parada completa após a marginação. Os leucócitos firmemente aderidos migram (transmigram) através da camada endotelial, passando entre as células. Diversas moléculas de adesão leucocitárias participam deste processo (Tabela 3-1). A atividade e a expressão das moléculas de adesão são ligeiramente diferentes em tecidos e tipos celulares distintos. Na pele não inflamada, por exemplo, há maior expressão de E e P-selectina nas células endoteliais, o que facilita o rolamento dos leucócitos. No fígado inflamado, o CD44 de neutrófilos interage com a proteína sérica associada à hialuronana (SHAP), que é ligada ao ácido hialurônico presente na superfície luminal das células endoteliais. Linfócitos e monócitos não ativados utilizam a L-selectina para mediar a adesão às vênulas de endotélio alto (HEV) dos linfonodos. Estas células também usam α₄β₁ (antígeno muito tardio 4 [VLA-4]) para mediar a adesão estável ao ligante endotelial, a molécula de adesão a células vasculares 1 (VCAM-1). Os neutrófilos e outros leucócitos transmigram entre as células endoteliais nas junções intercelulares. A molécula de adesão plaqueta-célula endotelial 1 (PECAM-1), presente nas membranas das células endoteliais, e as moléculas de adesão juncional (JAMs) A, B e C medeiam as atividades e o processo de adesão. A β₂-integrina ligante de ICAM-1 e o ligante de E-selectina também participam deste processo. Os pseudópodes de neutrófilos e outros leucócitos se estendem entre as células endoteliais até entrarem em contato e se ligarem à membrana basal (composta por laminina e colágenos) e às proteínas da matriz extracelular (ECM) subjacente (proteoglicanas, fibronectina e vitronectina). Esta interação é mediada, pelo menos em parte, pelas β₁-integrinas. Os neutrófilos que atravessam a parede vascular se acumulam no estroma do tecido conjuntivo perivascular em um exsudato inflamatório. Uma vez no estroma perivascular, os neutrófilos migram pela via estabelecida pelos gradientes quimiotáticos e mediadores inflamatórios.

Este processo se inicia, na verdade, durante a fase fluida da resposta inflamatória aguda e é mediado por quimiocinas, citocinas e substâncias quimiotáticas, como fragmentos do sistema complemento. Do ponto de vista temporal, a marginação, o rolamento, a ativação, a adesão firme e a transmigração ocorrem de forma concomitante, envolvendo diferentes leucócitos nos mesmos capilares e vênulas pós-capilares. O processo é, em grande parte,

Tabela 3-1	Moléculas de Adesão entre a Célula Endotelial e o Neutrófilo	
Molécula Endotelial	**Receptor nos Leucócitos**	**Principal Papel**
P-selectina	Sialyl Lewis X PSGL-1	Rolamento (neutrófilos, monócitos, linfócitos)
E-selectina	Sialyl Lewis X ESL-1, PSGL-1	Rolamento, adesão ao endotélio ativado (neutrófilos, monócitos, linfócitos T)
ICAM-1	CD11/CD18 (integrinas) (LFA-1, Mac-1)	Adesão, parada, trans-migração (todos os leucócitos)
PECAM-1	PECAM-1	Transmigração pela célula endotelial
JAM A	JAM A, LFA-1	Transmigração pela célula endotelial
JAM C	JAM B, Mac-1	Transmigração pela célula endotelial

ESL-1, Ligante de E-selectina 1; *ICAM-1*, molécula de adesão intercelular 1; *JAM*, molécula de adesão juncional; *LFA-1*, antígeno de função linfocitária 1; *Mac-1*, antígeno neutrofílico 1; *PECAM-1*, molécula de adesão plaqueta-célula endotelial 1; *PSGL-1*, glicoproteína ligante de P-selectina 1; *VCAM-1*, molécula de adesão celular vascular 1; *VLA*, antígeno muito tardio.
De Cotran RS, Kumar V, Collins T, et al: *Robbins pathologic basis of disease,* ed. 7, Philadelphia, 2005, Saunders.

mediado pela interação de ligantes expressos na superfície de neutrófilos, linfócitos e macrófagos e seus receptores expressos nas superfícies luminais das células endoteliais ativadas (Tabela 3-1). As moléculas de adesão são divididas em (1) selectinas (E, L e P-selectina), (2) integrinas (β_1-integrinas da família VLA e β_2-integrinas [Mac-1, LFA-1, p150,95, $\alpha d\beta_2$]), (3) família das citoadesinas (vitronectina, β_3-integrinas e β_7-integrinas usadas predominantemente por linfócitos), (4) superfamília das imuno-globulinas (ICAM-1 a ICAM-3, VCAM-1, PECAM-1) e molécula de adesão de mucosa adressina 1 (MAdCAM-1) e (5) outras moléculas, como CD44).

Células Efetoras da Resposta Inflamatória Aguda

Células Endoteliais Vasculares

As células endoteliais são extremamente importantes na manu-tenção da integridade da vasculatura e em qualquer tipo de infla-mação aguda. Uma vez considerada a célula que, em uma visão mais simplista, separa o sangue e o tecido adjacente, as células endoteliais são agora conhecidas por desempenharem um papel muito sofisticado na regulação (1) da hemostasia/coagulação, (2) da pressão vascular, (3) da angiogênese durante a cicatrização de feridas, (4) da carcinogênese, (5) do *homing* de leucócitos e (6) da inflamação. Em condições fisiológicas, a transcitose (passagem transcelular) de albumina, LDL, metaloproteinases e insulina ocorre através de pequenas vesículas e cavéolas no citoplasma da célula endotelial. A passagem paracelular (entre as junções celulares) de água e íons se dá por contração da célula endotelial secundária a estímulos fisiológicos e/ou mediadores inflamatórios. As células endoteliais são ativadas por mediadores inflamatórios e se contraem, permitindo o extravasamento de fluido para os tecidos extravas-culares. O tônus vascular é mantido, em parte, pela endotelina, uma molécula vasoconstritora, e pela angiotensina II, que são produzidas pelas células endoteliais, assim como por substâncias vasodilatadoras, como o NO e a prostaciclina (PGI_2). As células

endoteliais ativadas liberam estes mediadores químicos e expressam moléculas de adesão e receptores, incluindo E-selectina, P-selec-tina, ligante de L-selectina, PECAM-1, JAM A, JAM B e JAM C e proteínas da superfamília das imunoglobulinas, como ICAM-1. Estas moléculas atuam como ligantes na adesão leucocitária. Com o desenvolvimento da inflamação, as células endoteliais tendem a aumentar suas propriedades pró-coagulantes por meio da liberação de fator tecidual e outras substâncias pró-coagulantes.

Mastócitos e Basófilos

A origem e a relação entre mastócitos e basófilos é um tradicional ponto de debate e confusão. As pesquisas atuais claramente indicam que os mastócitos e os basófilos representam tipos celulares distintos, apesar de compartilharem várias características morfológicas e fun-cionais. Os mastócitos e os basófilos, assim como outros granulócitos e os monócitos, se originam e diferenciam na medula óssea a partir de uma célula precursora comum CD34[+]. A diferenciação das células precursoras CD34[+] em mastócitos ou basófilos depende do fator de célula-tronco, uma glicoproteína que atua com outras citocinas e é produzida na medula óssea por fibroblastos e células endoteliais vas-culares. Não há evidências que sugiram que os basófilos se diferenciem em mastócitos tissulares.

Os mastócitos mamíferos normalmente se distribuem por todo o tecido conjuntivo adjacente a pequenos vasos sanguíneos e linfáti-cos da pele e das membranas mucosas. Nestes locais, os mastócitos respondem rapidamente a proteínas estranhas, micróbios e outras substâncias, contribuindo de forma significativa para o desenvol-vimento da inflamação aguda. Esta localização também permite que os mastócitos interajam com células dendríticas residentes e liberem mediadores inflamatórios que ativam as células endoteliais. Estudos experimentais sugerem que os mastócitos cutâneos dos tecidos vivem por, em média, 4 a 12 semanas, dependendo de sua localização. Os mastócitos representam uma população celular extremamente heterogênea. Na década de 1960, Enerback identi-ficou dois tipos distintos de mastócitos: os de mucosa e os de tecido conjuntivo. Os mastócitos de mucosa geralmente se localizam nas mucosas respiratórias e intestinais e podem aumentar em número durante alguns tipos de respostas imunológicas dependentes de linfócitos T *helper* de tipo 2 (T_H2). Os mastócitos de tecido con-juntivo, por outro lado, apresentam pouca ou nenhuma depen-dência de linfócitos T. Os mastócitos expressam receptores de alta afinidade para imunoglobulina E (IgE; Fc ϵ-RI) em sua superfície e a liberação dos grânulos mastocitários é estimulada pela ligação cruzada entre receptores de IgE e por agrupamento de receptores Fc ϵ-RI por antígenos, como pólens, alérgenos e parasitas. A subs-tância P liberada das fibras nervosas sensoriais (C-reativas) e pelos macrófagos também provoca a desgranulação de mastócitos. A des-granulação resulta na liberação das moléculas pré-formadas TNF-α, histamina, proteases neutras, proteoglicanas (sulfato de condroitina e heparina), serotonina (em roedores, mas não em seres humanos), triptase, quimase, diversas citocinas e fatores de crescimento (TNF, IL-4,βfator de crescimento de fibroblastos [βFGF], VEGF, fator transformador do crescimento β [TGF-β], fator de crescimento nervoso [NGF], IL-5, IL-6, IL-15) e fator de célula-tronco no tecido. A atividade da histamina e da substância P parece ser inter-rela-cionada, uma vez que a histamina liberada por mastócitos pode regular, de forma negativa, a liberação de substância P pelas fibras nervosas, reduzindo, assim, as quantidades excessivas das duas moléculas pró-inflamatórias. A inter-relação entre os mastócitos e as fibras produtoras de substância P é um exemplo bastante citado de uma via neuroinflamatória-neuroimune.

Os mastócitos também sintetizam leucotrieno (LT) C_4 (LTC_4), PAF, prostaglandina (PG) D_2 (PGD_2), numerosas citocinas, serotonina (em algumas espécies), heparina e quimiocinas CC (proteína inflamatória de macrófagos [MIP]-1-α e proteína quimiotática de macrófagos [MCP]-1). A liberação destes mediadores contribui significativamente para o desenvolvimento da resposta inflamatória aguda. Além disso, em concentrações fisiológicas, é provável que estes produtos compensem os efeitos das densas populações de mastócitos nos tecidos e, assim, auxiliem a regulação da permeabilidade vascular. Os mastócitos também liberam enzimas proteolíticas, como a triptase e a quimase, que participam do remodelamento da ECM. A triptase é mitogênica para células epiteliais e provavelmente participa da proliferação desta população celular durante o reparo de feridas. Os grânulos dos mastócitos contêm diversas enzimas lisossomais (hexosaminidase, glucuronidase, glucosaminidase, galactosídeos, arilsulfatase, catepsinas [B, C, L, D, E], histamina, serotonina, dopamina, poliaminas e carboxipeptidase A3 [CPA3]).

Os basófilos são similares aos neutrófilos e aos eosinófilos, já que amadurecem na medula óssea, circulam no sangue periférico, são recrutados nos tecidos e apresentam sobrevida tissular de vários dias. Os basófilos expressam receptores de IgE de alta afinidade, como os mastócitos, e liberam grânulos e mediadores inflamatórios. Os basófilos parecem não apresentar heparina, possuem repertório de citocinas mais limitado do que os mastócitos e liberam principalmente IL-4 e IL-13. Estas células expressam CD40L e CCR3 (receptor de eotaxina). A presença destes receptores sugere que os basófilos podem entrar nos locais de inflamação, onde liberam citocinas reguladoras, que aumentam a expressão de VCAM-1 nas células endoteliais e fazem os linfócitos B passarem a sintetizar IgE, contribuindo para o desenvolvimento das respostas mediadas por este isótipo. Os basófilos podem ser proeminentes na infiltração de leucócitos mediada por IgE na mucosa nasal, nos seios da face, no trato respiratório e na pele, e todos estes locais são bastante predispostos ao desenvolvimento de doenças alérgicas.

O papel dos mastócitos e basófilos nas reações de hipersensibilidade mediadas por IgE é conhecido há décadas. Estas células são efetores extremamente importantes em hipersensibilidades imediatas do tipo I dependentes de IgE (Capítulo 5). A liberação de seus grânulos e mediadores em concentrações inflamatórias no pulmão, por exemplo, causa a secreção de muco, o acúmulo de fluido seroproteináceo nas vias aéreas, a broncoconstrição e a vasodilatação. A liberação excessiva de triptase e quimase por mastócitos pode aumentar a degradação da ECM, o que contribui para o desenvolvimento de fibrose e o remodelamento tecidual. As quimiocinas e citocinas de mastócitos e basófilos participam das defesas imunes inatas por estimularem a quimiotaxia e a liberação de peptídeos antimicrobianos. Os mediadores também aumentam a expressão de molécula de adesão nas células endoteliais de vasos sanguíneos próximos e dos leucócitos que entram na área.

Neutrófilos

Os neutrófilos geralmente são o primeiro tipo de leucócito recrutado para o exsudato inflamatório. Seu objetivo é (1) matar micróbios, como bactérias, fungos, protozoários e vírus; (2) matar células tumorais; ou (3) eliminar materiais estranhos. As atividades biológicas dos neutrófilos são principalmente projetadas para matar micróbios através da degradação lisossomal, mas, caso isso não seja possível, os neutrófilos podem limitar o crescimento dos microrganismos, dando tempo para o desenvolvimento de respostas imunológicas adaptativas.

Os neutrófilos realizam duas importantes funções para cumprirem seu papel: (1) a fagocitose de micróbios ou materiais estranhos e, então, fusão do fagossomo com lisossomos primários, formando um fagolisossomo onde os micróbios ou materiais estranhos são, respectivamente, mortos ou degradados (Capítulos 1 e 5; Fig. 4-13) e (2) secreção e/ou liberação do conteúdo de seus grânulos no exsudato

inflamatório, estimulando a resposta inflamatória aguda. Os neutrófilos também se infiltram em áreas de necrose tecidual aguda, como aquelas observadas nos infartos, e em áreas necróticas de tumores. Estas células são produzidas na medula óssea, circulam na corrente sanguínea e, se não recrutadas aos tecidos por uma resposta inflamatória aguda, podem entrar em tecidos onde são destruídas por macrófagos, via apoptose e fagocitose, ou são perdidas, por migração através de mucosas, como as dos tratos alimentar e respiratório. Seu tempo médio de trânsito no sangue é de 10 horas e sua meia-vida sanguínea varia entre as espécies animais, mas é de 5 a 10 horas; os neutrófilos presentes em tecidos sobrevivem por 1 a 4 dias. Citocinas, como IL-1 e TNF, e fatores de crescimento, como o fator estimulador de colônias de granulócitos e neutrófilos (GM-CSF), o fator estimulador de colônias de granulócitos (G-CSF) e a IL-3, mantêm as concentrações de neutrófilos em níveis estáveis em condições fisiológicas normais, mas, com as respostas inflamatórias agudas, a granulopoiese emergencial pode aumentar a liberação de neutrófilos da medula óssea, induzindo granulopoiese em 2 a 4 dias por meio da ação de GM-CSF e G-CSF, que também impedem a apoptose dos neutrófilos tissulares. Em áreas de inflamação intensa, os neutrófilos e demais leucócitos devem atuar sob condições hipóxicas, e o fazem por meio da estabilização do fator induzível por hipóxia 1α (HIF-1α). O HIF-1α induz a transcrição de genes que promovem a fagocitose, a inibição de apoptose e a liberação de peptídeos antimicrobianos, proteases granulares, VEGF, citocinas e NO sintase induzível (iNOS). A retirada do fator de crescimento, que ocorre durante a resolução da inflamação aguda, induz apoptose, e este efeito pode ser acelerado por TNF. Durante a apoptose, os neutrófilos perdem a capacidade de desgranular e serem ativados, o que impede a liberação de suas enzimas lisossomais e, assim, o dano tecidual excessivo, permitindo sua fagocitose por macrófagos.

Os neutrófilos que entram em vênulas ativadas podem examinar a área para encontrar plaquetas ativadas e mediadores inflamatórios e, então, distribuir os receptores de maneira polarizada para direcionar a migração para o sítio inflamatório para fagocitose, morte de micróbios e liberação de mediadores inflamatórios. Os mediadores se ligam aos receptores dos neutrófilos, como os receptores de PAF, C5a, IL-8 e substância P (o receptor de neurocinina 1), leucotrienos, calicreína, GM-CSF e citocinas, como o TNF. Muitos destes mediadores induzem quimiotaxia; quando moléculas de adesão leucocitárias, como as selectinas e as integrinas, interagem com seus ligantes respectivos, provocam a indução de proteína quinase ativada por mitógenos (MAPK) e proteínas G, o que resulta na migração de neutrófilos, geralmente em direção a um gradiente quimiotático, e sua ativação.

Os neutrófilos podem internalizar grandes partículas, de até 0,5 μm de diâmetro, por meio da fagocitose, incluindo micróbios, corpos estranhos, células senescentes e *debris* celulares. Embora os neutrófilos possam internalizar partículas não opsonizadas, a opsonização facilita muito a fagocitose. Os principais receptores de opsoninas encontrados nas membranas dos neutrófilos são para o sistema complemento (CR1 e CR3) ou de Fc (Fc γ-receptor I, IIA, IIIB), que se ligam a fragmentos do sistema complemento (C3b e C3bi) e à porção Fc de imunoglobulinas como a IgG1 e a IgG3. Tal interação inicia a atividade da guanosina trifosfatase (GTPase) Rac1 e da β2-integrina Mac-1 (CD11b/CD18), que também se liga ao fragmento C3bi e ativa a GTPase-ρ. Tais proteínas ligantes indutoras e quinases lipídicas (p. ex. proteína quinase C e fosfatidilinositol 3 quinase) mediam a montagem da actina para formação de filópodes ou lamelípodes, que cercam e, então, internalizam as partículas por meio da fagocitose realizada por neutrófilos ativados. O processo de ativação também causa a liberação do cálcio armazenado no retículo endoplasmático, que induz a explosão (*burst*) respiratória ou oxidativa (Tabela 3-2). A explosão oxidativa é o processo pelo qual

Tabela 3-2 Mecanismos Antimicrobianos nos Vacúolos Fagocíticos

Mecanismos antimicrobianos independentes de oxigênio	Dano às membranas microbianas
Catepsina G e elastase	
Defensinas de baixo peso molecular	
Proteínas catiônicas de alto peso molecular	
Proteína de aumento de permeabilidade bactericida	
Lactoferrina	Forma complexos com ferro
Lisozima	Degrada proteoglicanos
Hidrolases ácidas	Degradam micróbios mortos
Mecanismos antimicrobianos dependentes de oxigênio	
Sequência de Reações Geradas por NADPH Oxidase:	

$$Glicose + NADP \xrightarrow{Hexose\,monofosfato\,shunt}$$

$$Hexose\,monofosfato\,shunt + NADPH$$

Explosão de O_2 mais geração de ânion superóxido

$$NADPH + O_2 \xrightarrow{NADPH\,oxidase} NADP^+ + O_2^-$$

$$2O_2^- + 2H^+ \xrightarrow{dismutationa\,espontânea} H_2O_2 + O_2^1$$

Formação espontânea de outros agentes microbianos

$$O_2^- + H_2O_2 \rightarrow OH + OH^- + O_2^1$$

$$H_2O_2 + Cl^- \xrightarrow{mieloperoxidase} OCl^- + H_2O$$

Geração de moléculas microbicidas por ação da mieloperoxidase

$$OCl^- + H_2O_2 \rightarrow O_2^1 + Cl^- + H_2O$$

$$2 \bullet O_2O_2^- + 2H^+ \xrightarrow{superóxido\,dismutase} O^2 + H_2O_2$$

Mecanismos protetores usados por hospedeiros e muitos micróbios

$$2H_2O_2 \xrightarrow{catalase} O_2 + 2H_2O + O_2$$

Sequência de Reações do Óxido Nítrico

$$O_2 + L\text{-arginina} \xrightarrow{NO\,sintase} NO^-$$

Espécies reativas

$$NO + O_2^- \rightarrow \bullet ONOO^-$$

$$NO + Fe/RSH \rightarrow Fe(RS)_2 NO_2$$

Forma complexos com ferro

As espécies microbicidas são colocadas em negrito. *Fe/RSH*, Complexo formado por ferro e uma molécula geral de sulfidrila; *Fe(RS)*$_2$, Fe/RSH oxidado; O_2^-, ânion superóxido; $^1O_2$, oxigênio *singlet* (ativado); •*OH*, radical livre hidroxila; *NADPH*, nicotinamida adenina dinucleotídeo fosfato reduzida; *NADP*$^+$, NADPH oxidada; H_2O_2, peróxido de hidrogênio; *OCl*$^-$, ânion hipoclorito; *NO*, óxido nítrico; •*ONOO*$^-$, radical peroxinitrito.
De Goering R, Dockrell H: *Mims' medical microbiology,* ed 5, St. Louis, 2012, Saunders.

a nicotinamida adenina dinucleotídeo fosfato (NADPH) oxidase, composta por cinco subunidades da proteína *phox* na membrana dos fagossomos, é formada. A NADPH oxidase catalisa a formação do radical livre superóxido, usado para matar micróbios ou degradar materiais internalizados. O superóxido pode reagir, formando peróxido de hidrogênio e outros radicais livres, como o radical hidroxila e o ácido hipocloroso. Os neutrófilos também expressam iNOS, que gera NO e mieloperoxidase, que também produz ácido hipocloroso. O ânion superóxido e o NO podem formar peroxinitrito, que é altamente reativo.

Após a internalização de uma partícula, os fagossomos podem "amadurecer", fundindo-se a lisossomos e endossomos ou removendo partes do material internalizado. É provável que o processo de fusão seja mediado pela calmodulina, uma proteína ligante de cálcio, e pela ligação com a proteína de fusão sensível ao receptor de ligação com N-etilmaleimida solúvel-NSF (SNARE; uma proteína de fusão), que interagem com os ligantes de outra vesícula, aproximando as membranas para a fusão. O processo de maturação reduz o pH no interior do fagossomo e ativa enzimas microbicidas, incluindo NADPH oxidase e complexos de mieloperoxidase. As partículas menores são internalizadas por meio de endocitose mediada por receptor.

A capacidade de matar micróbios ou degradar materiais estranhos apresentada pelos neutrófilos depende, em grande parte, do conteúdo dos grânulos neutrofílicos, que armazenam enzimas de degradação e peroxidação, moléculas de adesão e peptídeos e/ou proteínas antimicrobianas. A mieloperoxidase é uma enzima usada na conversão de peróxido de hidrogênio a ácido hipocloroso. O ácido hipocloroso, o peróxido de hidrogênio e um cofator haleto (o cloreto) formam o sistema da mieloperoxidase, que é um mecanismo microbicida eficaz empregado pelos neutrófilos para matar micróbios e degradar substâncias internalizadas. Defensinas, catelicidinas e proteínas antimicrobianas participam da degradação de micróbios, formando poros nas membranas destes microrganismos. Estas moléculas também afetam a quimiotaxia e a ativação da resposta imunológica adaptativa. A lactoferrina inibe o crescimento de bactérias fagocitadas por meio do sequestro do ferro livre e a elastase hidrolisa paredes celulares de bactérias e a elastina tissular. O conteúdo enzimático dos grânulos, como a gelatinase (metaloproteinase de matriz 9 [MMP-9]) e a mieloperoxidase, e substâncias não enzimáticas, como os peptídeos antimicrobianos e a lactoferrina, são também comumente liberadas pela célula no espaço extracelular e participam da morte de patógenos microbianos extracelulares e da degradação da ECM. Os efeitos das proteases extracelulares neutrofílicas, se não inativados, podem provocar graves lesões teciduais; portanto, inibidores de proteases são encontrados no plasma e nas lesões inflamatórias após o extravasamento vascular.

A formação dos grânulos neutrofílicos começa durante a diferenciação das células mieloides na medula óssea. Os grânulos são primeiramente observados em mieloblastos e promielócitos, quando vesículas de transporte imaturas brotam do complexo de Golgi e se fundem, dando origem aos grânulos primários. Eles são também denominados grânulos azurófilos, por sua afinidade pelo corante azure A. Estes grânulos contêm mieloperoxidase, elastase, defensinas e pequenas quantidades de lisozima. Mielócitos e metamielócitos apresentam grânulos secundários (específicos), que contêm defensinas, lactoferrina, lisozima e quantidades menores de mieloperoxidase, CD11b/CD18 e elastase. Neutrófilos não segmentados, no penúltimo estágio de desenvolvimento desta população celular, apresentam grânulos terciários (de gelatinase), que contêm lisozima, gelatinase (MMP-9), proteína secretora rica em cisteína 3 (CRISP-3) e a molécula de adesão CD11b/CD18 (Mac-1), mas quantidades menores de mieloperoxidase, lactoferrina, proteinase 3, elastase e defensinas. Os neutrófilos não segmentados e maduros também possuem vesículas secretoras que contêm proteínas plasmáticas, fosfatase alcalina e diversos antígenos CD, incluindo as moléculas de adesão CD11b/CD18. As vesículas secretoras são rapidamente mobilizadas após a ativação de neutrófilos, resultando na pronta expressão de moléculas de adesão, que medeiam a infiltração de leucócitos.

Os grânulos neutrofílicos evoluíram de forma filogenética e são especialmente adaptados em cada espécie. Na maioria dos mamíferos, as enzimas liberadas em um exsudato pelos grânulos neutrofílicos provoca a liquefação deste material, formando pus. Répteis e aves não apresentam tais enzimas ou as possuem em concentrações reduzidas, principalmente mieloperoxidase, e não podem liquefazer o exsudato. Assim, há formação de um material caseoso, que é degradado pela próxima linha de células inflamatórias, os macrófagos. Os grânulos dos heterófilos das aves (as células equivalentes a neutrófilos observadas em aves, coelhos e cobaias são chamadas heterófilos) possuem pouca mieloperoxidase, mas tal molécula também é encontrada em baixas concentrações em neutrófilos de bovinos e suínos. Os neutrófilos de bovinos e ovinos apresentam níveis limitados de lisozima. As α-defensinas são encontradas em neutrófilos de coelhos, cobaias, hamsters, ratos e bovinos, mas não foram identificadas em neutrófilos de cães, gatos, camundongos, suínos e equinos. Os efeitos destas diferenças entre os grânulos de diversas espécies animais na defesa do hospedeiro e na função dos neutrófilos não são completamente compreendidos.

Ao morrerem, os neutrófilos podem liberar armadilhas neutrofílicas extracelulares (NET), compostas por um arcabouço de DNA embebido por peptídeos e proteínas antimicrobianas e outras moléculas, como histonas, conteúdo dos grânulos primários, lactoferrina, gelatinase, catelicidinas e α-defensinas. As NET prendem as bactérias e podem ser microbicidas. Alguns patógenos podem escapar das NETs. O *Staphylococcus aureus* pode liberar enzimas que degradam as NETs, como a desoxiadenosina, que é capaz de induzir apoptose dos leucócitos próximos por meio da ativação de caspase 3. A actina é também liberada por neutrófilos mortos e, no pulmão, pode aumentar a viscosidade do muco respiratório, podendo ocluir as vias aéreas de animais desidratados.

Eosinófilos

Os eosinófilos são recrutados da corrente sanguínea para os tecidos conjuntivos vascularizados da maioria dos órgãos em resposta a quimiotáticos específicos presentes em doenças alérgicas e parasitárias. Os eosinófilos tendem a entrar nas lesões durante a transição da inflamação aguda para a inflamação crônica. Estas células possuem grânulos proeminentes que liberam proteínas básicas e, quando ativadas, produzem citocinas, quimiocinas, proteases e radicais oxidativos. Esta gama de mediadores geralmente é liberada na resposta a helmintos e, recentemente, a infiltração eosinofílica foi implicada na resistência ao desenvolvimento de alguns cânceres. Por outro lado, os produtos eosinofílicos contribuem para o desenvolvimento de dano tecidual em vários órgãos, incluindo os pulmões (asma), o coração, a pele e o trato gastrointestinal.

A princípio, os eosinófilos foram reconhecidos como células sanguíneas (leucócitos) por apresentarem numerosos grânulos citoplasmáticos com afinidade por corantes ácidos, como a eosina.

Assim, o nome *eosinófilo* ("amigo da eosina") foi proposto por Ehrlich, no final do século XIX, para estas células únicas. Em 1939, postulou-se a atuação dos eosinófilos na resposta imunológica a helmintos e, na década de 1970, reconheceu-se que o número destas células no sangue aumenta (eosinofilia) nas doenças parasitárias e alérgicas. Os eosinófilos são ligeiramente maiores do que os neutrófilos. Seu núcleo é lobulado (bilobado) e composto, principalmente, por heterocromatina (condensada). Os grânulos eosinofílicos são conhecidos por seu grande tamanho, especialmente em equinos, e são ricos em arginina, com propriedades corantes marrom-avermelhados.

Os eosinófilos possuem diversos tipos de grânulos incluindo pequenos grânulos, grânulos primários e grandes grânulos específicos (secundários). Os grandes grânulos específicos, os mais importantes dos eosinófilos, contêm quatro proteínas básicas distintas: (1) a proteína básica principal (MBP), (2) a proteína catiônica eosinofílica, (3) a neurotoxina derivada de eosinófilos e (4) a peroxidase eosinofílica. Estas proteínas exercem efeitos biológicos em micróbios e nos tecidos em que há replicação de microrganismos, danificando as membranas lipídicas. Além disso, a histaminase e diversas enzimas lisossomais hidrolíticas, como a colagenase e a gelatinase, são também encontradas nos grandes grânulos específicos. Os pequenos grânulos contêm enzimas como as arilsulfatases, as fosfatases ácidas, as MMPs e as gelatinases. Os eosinófilos também sintetizam citocinas, como IL-1 a IL-6, IL-8, IL-10, IL-12, IL-16, GM-CSF, TGF-α e TGF-β e quimiocinas. O conteúdo dos grânulos eosinofílicos é liberado na resposta a estímulos inflamatórios de maneira similar àquela usada na ativação de neutrófilos. No entanto, os produtos dos grânulos eosinofílicos podem provocar extensa degradação tecidual, incluindo a degradação de colágeno, que é comumente observada nos granulomas eosinofílicos de gatos, equinos e cães. Quase todos os tumores mastocitários de cães e alguns tumores mastocitários de gatos contêm eosinófilos.

Os principais quimiotáticos de eosinófilos são a histamina e o fator quimiotático eosinofílico A (de mastócitos), C5a, algumas citocinas (IL-4, IL-5 e IL-13) e quimiocinas (CCL-5, conhecida como *regulada à ativação, expressa e secretada por linfócitos T normais* [RANTES] e CCL11 [conhecida como *eotaxina*]) liberadas por células epiteliais, eosinófilos, mastócitos e helmintos. O 5-Oxo-6, 8, 11, 14-ácido eicosatetraenoico (5-oxo-ETE) é um potente ativador de eosinófilos humanos, com potência quimiotática comparável à da eotaxina e da RANTES, que aumentam a quimiotaxia induzida por 5-oxo-ETE. O 5-oxo-ETE e estas quimiocinas contribuem para o acúmulo de eosinófilos no sistema respiratório em doenças como a asma.

Células Natural Killer e Linfócitos T Natural Killer

As células *natural killer* (NK) são sentinelas do sistema imune e têm este nome porque lisam células tumorais e células infectadas por vírus sem encontro prévio. Estas células entram em regiões de inflamação aguda horas ou mesmo dias após o início da lesão. As células NK matam as células-alvo através da liberação de perforina dos grânulos citoplasmáticos. As células NK expressam CD161, uma lectina de tipo C, mas não expressam CD3, o antígeno dos linfócitos T. Cerca de 95% das células NK expressam CD56 e produzem interferon-γ (IFN-γ); estas são as células NK de tipo I. As células NK de tipo II não expressam CD56 e produzem IL-4, IL-5 e IL-13, auxiliando, assim, as respostas T_H2.

A IL-21 regula a diferenciação e a morte por apoptose induzida pelas células NK. As células NK inativas podem ser estimuladas pelo ligante Flt-3, uma citocina hematopoiética que estimula a proliferação de células dendríticas e respostas imunológicas antitumorais, e também por IL-4, IL-12, IL-15 e IL-21. Após a ativação, a IL-21 induz a diferenciação da célula NK e a regulação positiva de CD16, o receptor de IgG de baixa afinidade necessário à citotoxicidade celular dependente de anticorpo (ADCC) e também a liberação de IFN-γ por esta população celular, necessária à ativação de neutrófilos e células dendríticas. Por fim, a IL-21 inicia um programa apoptótico tardio nas células NK diferenciadas e impede o recrutamento de outras NK não envolvidas no processo. Os linfócitos NK-T são linfócitos T (que expressam o antígeno CD3) que apresentam propriedades de células T e células NK. Os linfócitos NK-T reconhecem a molécula CD1d, que é uma molécula apresentadora de antígeno que se liga a lipídios e glicolipídios próprios e estranhos e, após a ativação da célula, induz a liberação de IFN-γ, IL-4 e GM-CSF. Devido a esta grande distinção de próprio e não próprio, os linfócitos NK-T podem ter importantes papéis no desenvolvimento de doenças autoimunes.

Monócitos e Macrófagos

Os macrófagos são originários de monócitos derivados da medula óssea, que circulam pelo sangue; alguns monócitos, porém, são fisiologicamente localizados nos tecidos. Estas células entram em lesões inflamatórias agudas cerca de 12 a 48 horas após seu início, dependendo do agente/substância incitante. A diferenciação das células-tronco monocíticas em monócitos do sangue ocorre rapidamente na medula óssea (em 1,5 a 3 dias) e é regulada por fatores de crescimento e diferenciação, citocinas e moléculas de adesão, como IL-3, fatores estimuladores de colônias e TNF. Em condições fisiológicas, os monócitos do sangue são encontrados em todo o corpo e se diferenciam em macrófagos tissulares. Recentemente, foram identificados monócitos não clássicos; estas células migram lentamente pelo lado luminal do endotélio e monitoram tecidos saudáveis. Quando estes monócitos percebem a presença de dano ou infecção, migram rapidamente para o tecido.

Existem dois tipos de macrófagos tissulares: os que residem no interior de órgãos/tecidos específicos (macrófagos livres e macrófagos fixos) e os derivados de monócitos em resposta a estímulos inflamatórios. A princípio, os macrófagos residentes em órgãos/tecido conjuntivo entram nestes locais como monócitos do sangue, sob condições fisiológicas (e não inflamatórias). Estes macrófagos formam o sistema monocítico-macrofágico e incluem os macrófagos do tecido conjuntivo (histiócitos [macrófagos livres]), do fígado (células de Kupffer [macrófagos fixos]), do pulmão (macrófagos alveolares [macrófagos livres] e macrófagos intravasculares [macrófagos fixos]), dos linfonodos (macrófagos livres e fixos), do baço (macrófagos livres e fixos), da medula óssea (macrófagos fixos), dos fluidos serosos (macrófagos pleurais e peritoneais [macrófagos livres]), do cérebro (células da micróglia) e da pele (histiócitos [macrófagos fixos]). O número de macrófagos no tecido é mantido por (1) influxo de monócitos do sangue, (2) proliferação local de monócitos recrutados para o tecido e (3) substituição biológica de macrófagos por apoptose (sua sobrevida nos tecidos é inferior a 3 semanas). Trabalhos recentes também mostram que algumas populações de macrófagos teciduais adultos se desenvolvem a partir de progenitores embrionários (independentes da medula óssea) e podem se autorrenovar ao longo da vida.

Durante as respostas inflamatórias, os monócitos expressam receptores (domínios Fc de IgG, C3b) para mediadores químicos da inflamação que exercem atividades migratórias, quimiotáticas, pinocíticas e fagocíticas em resposta ao estímulo inflamatório. No interior das lesões inflamatórias, os receptores dos monócitos interagem com citocinas, antígenos e outros estímulos, o que rapidamente ativa a maturação destas células em macrófagos. Este processo pode ocorrer praticamente em qualquer local do corpo e tende a preceder o desenvolvimento da inflamação crônica. Nas lesões inflamatórias crônicas, os macrófagos são as células de último recurso e se acumulam nos locais de persistência de antígenos ou micróbios, presença de material estranho ou repetição da lesão. Funcionalmente, os macrófagos são um componente do sistema imune inato devido a seu papel na fagocitose e à liberação de citocinas durante a resposta inflamatória aguda. No entanto, os macrófagos são uns dos principais desencadeadores da resposta imunológica adaptativa, devido à sua capacidade de processar e apresentar antígenos e de regular a atividade dos linfócitos T. Os receptores de Fc dos macrófagos e das células dendríticas são ativados pela interação com Ig. Existem receptores de Fc para IgM, IgA, IgG e IgE. O receptor de Fc da IgG (γ) apresenta diversos subtipos que são regulados por domínios intracelulares, como ITAM (motivo de ativação baseado no imunorreceptor de tirosina) e ITIM (motivo de inibição baseado no imunorreceptor de tirosina). O domínio ITAM, presente no receptor FcγI, medeia a ativação do macrófago por meio da interação com Ig, enquanto o domínio ITIM, presente no receptor Fcγ IIB, inibe a ativação.

Mediadores Químicos da Resposta Inflamatória Aguda

Dentre os mediadores químicos da resposta inflamatória aguda, incluem-se moléculas como a histamina, a serotonina, a bradicinina e as taquicininas. Muitos destes mediadores são produzidos como moléculas pré-formadas ou sintetizadas pelo fígado e por neutrófilos, basófilos, macrófagos/monócitos, plaquetas, mastócitos, células endoteliais, células da musculatura lisa, fibroblastos e a maioria das células epiteliais. As moléculas pré-formadas são transcritas, traduzidas, processadas e armazenadas, geralmente em grânulos ou vacúolos, no interior das células inflamatórias. Estas moléculas podem ser liberadas imediatamente após a ativação celular e são, portanto, ativas em segundos. Outras moléculas, como a maioria das citocinas, das moléculas de adesão e das prostaglandinas, são sintetizadas, em grande parte, após a ativação ou lesão de uma célula inflamatória. As células endoteliais, por exemplo, geralmente expressam níveis baixos e basais da molécula de adesão ICAM-1, mas, após serem ativadas (por citocinas, como a IL-1), rapidamente transcrevem o gene de ICAM-1, gerando o RNA mensageiro (mRNA) da molécula, que é traduzido na proteína ICAM-1, que, por sua vez, é processada, transportada e expressa na superfície celular. Este é um processo rápido, resultando na expressão de ICAM-1 em horas; no entanto, não é tão rápido quanto a liberação de histamina, que ocorre em segundos. Os mediadores inflamatórios originários de proteínas plasmáticas, como a cinina e as proteínas do sistema de coagulação e do sistema complemento, são constantemente secretados pelo fígado na forma de precursores, que devem ser ativados via clivagem proteolítica no sistema circulatório em suas formas ativas; no entanto, após o início da clivagem proteolítica, a atividade da cinina e das proteínas do sistema complemento é imediata, similar ao observado com a histamina.

Os mediadores inflamatórios, sejam pré-formados, sintetizados ou derivados do plasma, de modo geral se ligam a receptores em células-alvo e as ativam ou fazem com que secretem outros mediadores inflamatórios. Neste último caso, os mediadores podem amplificar ou suprimir a secreção de outros mediadores pelas células-alvo. Uma vez ativados e liberados ou secretados, muitos mediadores inflamatórios:

- Apresentam meias-vidas curtas e seu decaimento é rápido.
- São destruídos por enzimas.
- São removidos por mecanismos protetores, como antioxidantes.
- São bloqueados por inibidores endógenos, como inibidores do sistema complemento e receptores "falsos".

Este arranjo forma um sistema de checagem e equilíbrio para a gravidade da resposta inflamatória aguda e também pode ser explorado no desenvolvimento de drogas que inibem as respostas inflamatórias excessivas. Os mediadores inflamatórios, se excessivamente não regulados, podem provocar graves lesões nos tecidos com resposta inflamatória aguda e áreas adjacentes.

Além da histamina, outras proteínas inflamatórias pré-formadas são a serotonina, a bradicinina e as taquicininas (substância P e neurocininas). Os mastócitos e os basófilos são as principais fontes de histamina e serotonina. A bradicinina é liberada por leucócitos e células endoteliais vasculares e a substância P é liberada por mastócitos, basófilos e fibras nervosas (sensoriais) C-reativas. Como anteriormente mencionado, os mediadores são rapidamente ativos (em segundos a minutos) e participam do aumento da permeabilidade vascular, que perdura por minutos a horas.

A histamina aumenta rapidamente a permeabilidade vascular e foi um dos primeiros mediadores da inflamação reconhecidos. Experimentos conduzidos por Dale e Laidlaw, em 1911, e por Sir Thomas Lewis, em 1927, indicaram o possível papel da histamina e de outros mediadores locais na inflamação aguda. A histamina é derivada do aminoácido histidina através da ação da histidina descarboxilase. Esta enzima catalisa a descarboxilação da histidina para histamina e dióxido de carbono. A histamina é armazenada em grânulos de mastócitos, basófilos e plaquetas.

Como mediador da inflamação, os principais efeitos da histamina são (1) vasodilatação (hiperemia ativa), (2) aumento das respostas microvasculares, (3) reflexos neurais e vagais e constrição brônquica, (4) liberação de $PGF_{2\alpha}$, (5) dor e prurido, (6) taquicardia e (7) quimiotaxia de eosinófilos. Os efeitos vasculares agudos da histamina são imediatos (em minutos) e transientes (perduram cerca de 30 a 90 minutos). Não se sabe se a histamina participa da inflamação crônica, mas esta molécula pode modular a resposta inflamatória e a reatividade de diversos leucócitos, incluindo linfócitos. Há quatro receptores acoplados à proteína G (GPCR) para a histamina. Dois destes receptores, H_1 e H_4, são encontrados em leucócitos, enquanto H_2 e H_3 estão observados na mucosa gástrica e nas terminações nervosas, respectivamente.

A liberação de histamina pelos mastócitos é uma resposta a diversos estímulos, incluindo IgE, C3a, C5a, calor, frio, substância P, adenosina trifosfato (ATP) e produtos de leucócitos, células endoteliais e plaquetas. A histamina livre reage, em minutos, com receptores H_1 do endotélio venular, provocando contração e formação de fendas (reorganização do citoesqueleto [filamentos de actinomicina]) e, assim, aumento da permeabilidade vascular. A ativação do receptor de histamina H_1 pode resultar na produção de citocinas e anticorpos por linfócitos T e linfócitos B, respectivamente. Além disso, os receptores H_1 são também encontrados em diversos leucócitos do sangue, como linfócitos T, linfócitos B e monócitos.

Há uma grande sobreposição de atividades destes receptores em muitos tipos de células. Muitas das ações da histamina podem ser mimetizadas por agonistas dos receptores H_1 e H_2 (uma molécula ou fármaco que se liga ao receptor e desencadeia uma resposta celular) e estas ações podem ser bloqueadas por antagonistas H_1 e H_2, moléculas ou fármacos que bloqueiam o receptor e impedem a resposta celular. Este último efeito é a base das terapias usadas hoje em medicina veterinária. Os receptores de histamina, por exemplo, participam da patogênese das alergias, e os antagonistas dos receptores H_1 (anti-histamínicos) reduzem os sintomas associados à rinite alérgica, como espirros, prurido e rinorreia. Nas bronquiolites alérgicas de gatos e equinos, a ativação do receptor H_1 aumenta a permeabilidade vascular, provocando uma inflamação serosa nos brônquios e bronquíolos. Se esta resposta puder ser bloqueada, os efeitos dos alérgenos nos pacientes acometidos podem ser minimizados. Os eosinófilos produzem histaminases que degradam a histamina.

A serotonina (5-hidroxitriptamina) é uma importante amina vasoativa pré-formada com ações similares àquelas descritas para a histamina. A serotonina é também um importante neurotransmissor. Esta molécula é encontrada nos grânulos mastocitários de roedores e nas plaquetas de mamíferos. A serotonina e a histamina são liberadas das plaquetas após sua ativação por:

- Agregação e após o contato com o colágeno em uma membrana basal exposta de áreas de necrose endotelial e descolamento de células.
- Trombina, pela ativação da cascata de coagulação.
- Adenosina difosfato liberado de células endoteliais danificadas.
- Ativação da cascata do sistema complemento por imunecomplexos (C3a, C5a).

As cininas, como as taquicininas e a bradicinina, são mediadores químicos da resposta inflamatória aguda e também modulam as respostas da cascata de coagulação e da cascata do sistema complemento. A ativação do sistema das cininas pode causar a formação de bradicinina, uma cinina prototípica e um peptídeo vasoativo que possui propriedades pró-inflamatórias (que pioram a doença), causando:

- Aumento da permeabilidade vascular.
- Vasodilatação (vênulas).
- Aumento da sensibilidade à dor.
- Contração da musculatura lisa.
- Aumento do metabolismo do ácido araquidônico (estimulação de fosfolipase A_2).
- Hipotensão.
- Broncoconstrição.

As cininas são formadas por duas vias distintas: a das cininas plasmáticas e a das cininas teciduais. A via das cininas plasmáticas é ativada pelo contato de um complexo proteico formado por cininogênio de alto peso molecular (HMWK), fator XI e pré-calicreína em superfícies de carga negativa, como membranas basais expostas. Quando o fator XII (fator de Hagemann [HF]) se liga a esta superfície e interage com o complexo proteico, há ativação/geração recíproca de HF ativado (HFa) e calicreína (sistema de ativação por contato). A calicreína, então, atua sobre o HMWK, gerando bradicinina, um oligopeptídeo contendo nove resíduos de aminoácidos.

A via das cininas tecidual é gerada pela ação da calicreína tecidual sobre o cininogênio de baixo peso molecular (LMWK), produzindo lisil bradicinina e, por fim, bradicinina. A calicreína tecidual é química e antigenicamente distinta da calicreína plasmática, embora seja capaz de agir sobre HMWK ou LMWK para geração de bradicinina. A bradicinina se liga a dois GPCR, B1R no tecido inflamado e B2R em tecidos normais. O controle dos efeitos pró-inflamatórios das cininas se deve à rápida inativação da bradicinina e da calicreína. A bradicinina é degradada pela aminopeptidase M, pela endopeptidase neutra, pela carboxipeptidase (cininase I) e pela enzima conversora de angiotensina (cininase II). A calicreína plasmática é inibida pela esterase C1-INH (uma α_2-macroglobulina sérica), um membro da família serpina de proteases. Esta família de proteases forma aproximadamente 20% das proteínas encontradas no plasma, incluindo a α_1-antiquimotripsina, a α_1-antitripsina e a antitrombina III. Estas proteases bloqueiam a atividade proteolítica do sistema de coagulação e do sistema complemento e, assim, os regulam.

As taquicininas são uma família de neuropeptídeos vasoativos, incluindo a substância P, a neurocinina A e B, o neuropeptídeo Y e a hemocinina 1. A substância P e a NK A e B são sintetizadas por fibras nervosas sensoriais aferentes dos pulmões e do sistema alimentar. Estas substâncias participam de reações alérgicas e da asma. A substância P pode induzir vasoconstrição, vasodilatação, aumento das alterações da permeabilidade, causando edema, ativação de leucócitos e quimiotaxia. A substância P também induz a ativação e a desgranulação de mastócitos, basófilos e eosinófilos e a liberação de histamina e outros mediadores inflamatórios. A histamina liberada, em um mecanismo de *feedback*, se liga aos receptores H_3 das fibras nervosas e inibe, parcialmente, a produção de substância P, regulando, assim, o nível de atividade. Um dos principais receptores de substância P, o receptor de neurocinina 1 (NK-1R), é expresso por diversas células, incluindo mastócitos, células epiteliais, células endoteliais e macrófagos. O NK-1R é regulado pela expressão de substância P. De modo geral, as maiores concentrações de substância P reduzem a expressão de NK-1R. Os receptores de neurocinina 2 e 3 apresentam afinidade menor pela substância P do que NK-1R.

A liberação de substância P pelas fibras nervosas sensoriais aferentes da pele e das membranas mucosas pode também ser induzida por capsaicinoides, como a capsaicina e diidrocapsaicina. Os capsaicinoides são compostos naturais presentes nas pimentas do gêneero *Capsicum*, que provocam a sensação de queimadura dos *sprays* comerciais de pimenta (armas não letais de autodefesa). A capsaicina se liga ao receptor vaniloide 1 das fibras sensoriais aferentes, liberando substância P. Assim, as taquicininas induzem respostas inflamatórias quando liberadas por mastócitos, basófilos e eosinófilos ativados e desgranulados e também por fibras nervosas estimuladas.

Cascata do Sistema Complemento

A cascata do sistema complemento é uma sequência única de eventos moleculares que ocorrem no sistema vascular, em que proteínas plasmáticas inativas sintetizadas pelo fígado são ativadas por lesões tissulares (Fig. 3-6), inflamação, coagulação ou respostas imunológicas. Esta cascata resulta na geração de numerosas moléculas biologicamente ativas, com efeitos pró-inflamatórios, quimiotáticos, de opsonização, solubilização de antígeno, indução de anticorpos, aumento de permeabilidade e microbicidas (lise celular), geralmente benéficas ao animal (Tabela 3-3). Um grande número de proteínas plasmáticas forma o sistema complemento e aproximadamente 10% das proteínas séricas são fatores desta cascata. Dividido em vias "clássica", "alternativa" e das lectinas, a ativação ou "fixação" das proteínas do sistema complemento leva à formação de um complexo de ataque à membrana (MAC) que perfura as membranas celulares de invasores e células imaturas (que ainda não encontraram o antígeno) do hospedeiro. Na geração do MAC, são elaborados diversos componentes do sistema complemento que exercem importantes efeitos inflamatórios e imunológicos.

As proteínas do sistema complemento C1 a C9 são componentes inativos do plasma que são ativados por diversas substâncias, incluindo moléculas microbianas (como as endotoxinas), imunoglobulina agregada, polissacarídeos complexos e venenos. A etapa crítica no desenvolvimento das funções biológicas da cascata do sistema complemento é a ativação de C3 pelas vias de ativação clássica ou alternativa. A cascata da via clássica do sistema complemento pode ser ativada por complexos de anticorpos. A ativação ocorre quando IgG e/ou IgM se ligam de forma cruzada a C1. O C1 possui três componentes: C1q, r e s. O C1q se liga às regiões Fc da IgG e/ou da IgM e aproxima C1r, que é proteolítico, de C1s, que é clivado, através de interações com C4 e C2. Isto resulta na formação de C3 convertase da via clássica (C4b2a) e, por fim, à formação de C5 convertase da via clássica (C4b2a3b). A C3 convertase da via clássica converte C3 a C3a e a C5 convertase da via clássica converte C5 a C5a.

A via alternativa é iniciada por produtos de microrganismos, incluindo LPS de bactérias Gram-negativas e polissacarídeos de paredes celulares de fungos (Fig. 4-18). Além disso, outras proteínas plasmáticas ativadas, incluindo a calicreína, a plasmina e o fator XII ativado, podem clivar C3, levando à sua ativação a C3b. O C3b se combina ao fator B e, associado à atividade do fator D, forma a C3 convertase da via alternativa (C3bBb). A C3 convertase da via alternativa converte C3 a C3b. O C3b se combina à C3 convertase da via alternativa, formando a C5 convertase da via alternativa (C3bBb3b), que converte C5 a C5a. Uma vez que a via alternativa pode ser ativada por fatores das cascatas de coagulação e da cinina, após a ativação destes sistemas, o complemento é ativado, e vice-versa. Assim, os sistemas da coagulação, da cinina e do complemento interagem bastante entre si e, de modo geral, a ativação de um sistema ativa outros (Fig. 3-7). Quando interage com um produto microbiano, as lectinas ligantes de manose (MBLs) e as ficolinas podem também ativar o sistema complemento, através de serina proteases associadas à MBL (MASP). A MASP-2 cliva C4 e C2, ativando as etapas da via clássica.

O C3a aumenta a permeabilidade vascular por induzir a liberação de histamina pelos mastócitos. O C5a, uma vez formado, é liberado no exsudato inflamatório e se comporta como anafilatoxina (uma molécula que provoca a liberação de histamina e outros mediadores químicos por mastócitos ou basófilos), quimiotático para leucócitos e indutor da expressão de molécula de adesão por células endoteliais. C3b e C3bi são importantes opsoninas e aumentam a fagocitose por neutrófilos através da interação com os receptores CR1 e CR3. O C3 pode se ligar covalentemente a alguns patógenos virais e bacterianos intracelulares e desencadear a sinalização antiviral mitocondrial (MAVS) depois que estes microrganismos entrarem no citosol. A enzima plasmática carboxipeptidase pode degradar C3a e C5b.

O MAC é resultante da clivagem de C5 por C5 convertase, formando C5a e C5b. O C5b atua como âncora para a montagem de uma única molécula composta por C6, C7 e C8. Este MAC (C5b com C6, C7, C8) facilita a polimerização de C9 (até 18 moléculas de C9) em um tubo que é inserido na bicamada lipídica da membrana plasmática de, por exemplo, uma bactéria. Há formação de um canal na membrana celular, permitindo a passagem de íons, pequenas moléculas e água para o interior da bactéria, por osmose. Isto causa a lise da bactéria. Este processo pode também danificar células imaturas do hospedeiro, como ocorre na anemia hemolítica.

Metabólitos do Ácido Araquidônico

Quando a inflamação ou os mediadores inflamatórios danificam as células, os lipídios da membrana celular são rapidamente rearranjados, criando diversos mediadores lipídicos biologicamente ativos derivados do ácido araquidônico. Os metabólitos do ácido araquidônico são mediadores inflamatórios autacoides derivados de lipídios (com ações de hormônios locais [Fig. 12-1]) que atuam como sinais intracelulares e extracelulares, influenciando a cascata de coagulação e mediando quase todas as etapas da resposta inflamatória aguda (Fig. 3-8). Estes efeitos são de curta duração, uma vez que estes metabólitos lipídicos são rapidamente degradados ou destruídos por enzimas. Dentre os metabólitos do ácido araquidônico, incluem-se as prostaglandinas, os leucotrienos e as lipoxinas, que são produzidos pelas vias das enzimas cicloxigenase (COX) e lipoxigenase.

O ácido araquidônico (ácido eicosapentaenoico) é um ácido graxo essencial poli-insaturado que contém 20 carbonos, derivado do ácido linoleico e encontrado em membranas plasmáticas de carnes vermelhas. O ácido araquidônico é um componente integral de fosfolipídios esterificados de membrana que, quando clivado da membrana plasmática pela fosfolipase, é o principal precursor dos eicosanoides. Os eicosanoides são sintetizados por duas classes principais de enzimas: (1) COXs e (2) lipoxigenases, além das (3) enzimas do citocromo P450. Seus respectivos produtos (eicosanoides) são (1) prostaglandinas e tromboxanos e (2) leucotrienos e lipoxinas. Estas moléculas são sintetizadas por células endoteliais, leucócitos e plaquetas e exercem seus efeitos

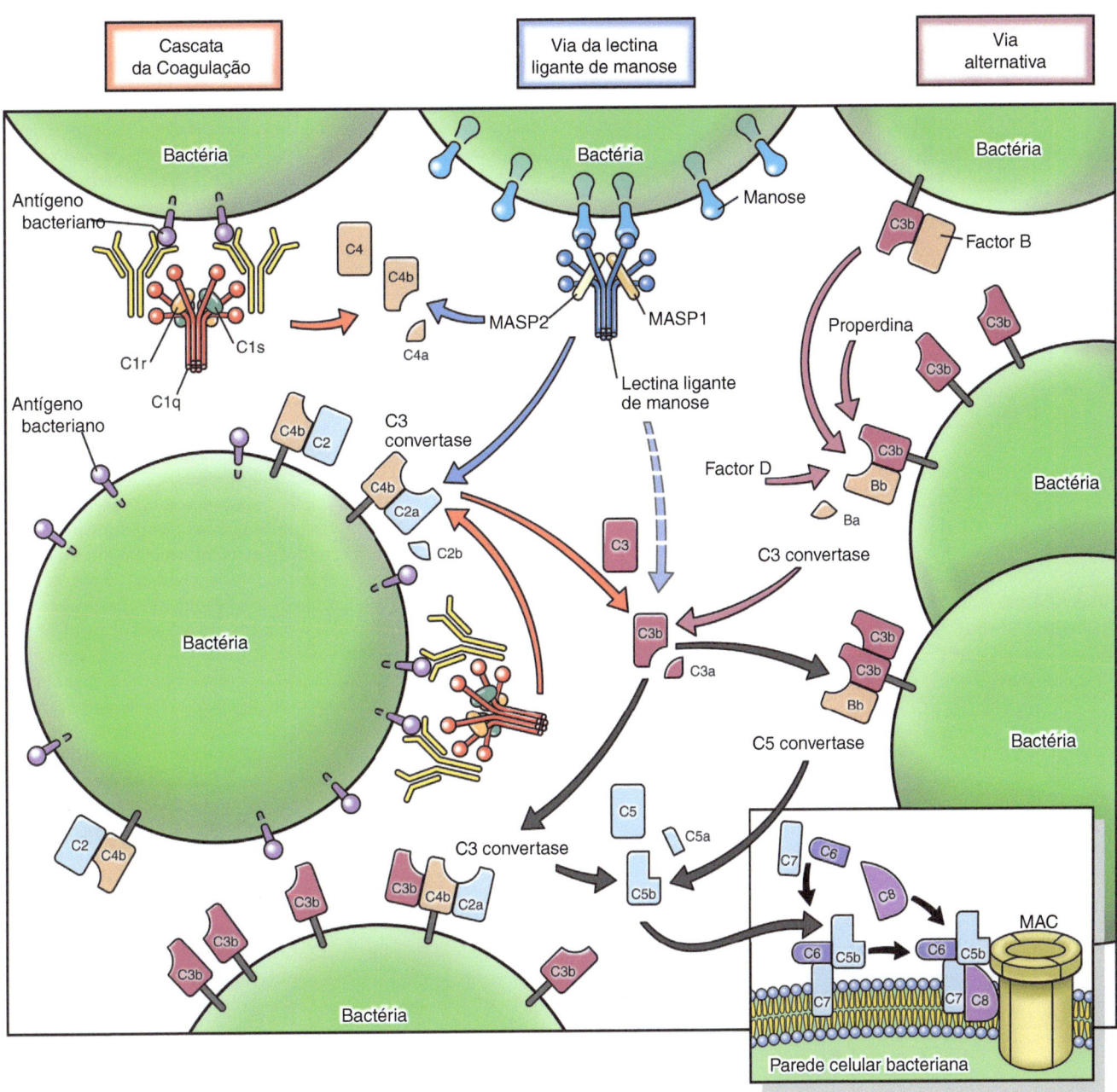

Figura 3-6 Ativação da Cascata do Sistema Complemento. O sistema complemento é ativado pelas vias clássica, lectina ligante de manose e alternativa. A via clássica é desencadeada pela opsonização por anticorpos, a via ligante de manose é induzida pela interação entre a lectina ligante de manose e resíduos de manose na superfície de micróbios e a via alternativa é primeiramente iniciada pela ligação de C3b aos resíduos de grupo hidroxila de carboidratos e proteínas, com subsequente clivagem por fator D do C3b no plasma. Após iniciada por estas três vias, a cascata do sistema complemento continua, com formação de C5a e C3a, que induzem inflamação através da atração de leucócitos, C3b, que opsoniza patógenos e induz fagocitose, e pela formação do complexo de ataque à membrana (MAC), que cria um poro na superfície microbiana. (Redesenhado de MJ Walport: Complement. *N Engl J Med* 344:1058-1066, 2001.)

biológicos principalmente em células da musculatura lisa vascular e das vias aéreas, células endoteliais e plaquetas durante a resposta inflamatória aguda.

O ácido araquidônico é liberado por fosfolipídios de membrana de muitos tipos celulares, mas, principalmente, de células endoteliais e leucócitos, através da ação da fosfolipase citoplasmática A_2 (cPLA$_2$) e, em menor grau, da fosfolipase solúvel (extracelular) A_2 (sPLA$_2$). Isto ocorre em resposta a estímulos físicos e químicos, incluindo C5a. A cPLA$_2$ é translocada do retículo endoplasmático à membrana plasmática quando há aumento das concentrações intracelulares de cálcio. A atividade da sPLA$_2$ também requer a participação do cálcio; no entanto, sua contribuição na formação do ácido araquidônico

intracelular varia entre os diferentes tipos celulares em comparação à cPLA$_2$. Os fosfolipídios de membrana contêm um arcabouço de glicerol, que geralmente é composto por um ácido graxo saturado na posição sn-1, um ácido graxo não saturado na posição sn-2 e uma base na posição sn-3. O ácido araquidônico geralmente está na posição sn-2 e é liberado pela cPLA$_2$ ou pela sPLA$_2$, tornando-se ácido araquidônico livre.

O ácido araquidônico livre é metabolizado em uma de três vias: (1) a via da COX, para formação de prostaglandinas e tromboxanos, (2) a via da lipoxigenase, para formação de leucotrienos e lipoxinas e (3) a via do citocromo p450, para formação de ácidos epoxieicosatrienoicos (ácido hidroperoxieicosatetraenoico

Tabela 3-3	As Principais Funções do Sistema Complemento
Atividade	**Proteína Associada do Sistema Complemento**
DEFESA DO HOSPEDEIRO	
Opsonização	Fragmentos C3 e C4
Quimiotaxia e ativação de leucócitos	C5a, C3a, C4a e receptores de leucócitos
Lise da parede celular microbiana	Complexo de ataque à membrana (C5b-C9)
LIGAÇÃO ENTRE A IMUNIDADE INATA E A IMUNIDADE ADAPTATIVA	
Aumento da resposta anticórpica	Complexos imunes e antígeno com C3b, C4b; receptores de C3 em linfócitos B e células apresenta-doras de antígenos.
Aumento da memória imunológica	Complexos imunes e antígeno com C3b, C4b; receptores de C3 em células dendríticas foliculares
ELIMINAÇÃO DE DETRITOS	
Depuração de com-plexos imunes	C1q; fragmentos C3 e C4
Depuração de células apoptóticas	C1q; fragmentos C3 e C4

Adaptado de Mackay IR, Rosen FS: *N Engl J Med* 344:1058, 2001.

[HPETE] e ácido hidroxieicosatetranoico [HETE]). Existem três isoenzimas COX — COX-1, COX-2 e COX-3 — que são, na verdade, componentes da prostaglandina H sintase e atuam jun-tamente a um grupo heme da peroxidase. A isoenzima COX-1 é constitutivamente expressa, estando presente em quase todos os tecidos, e é considerada uma enzima *housekeeping* (de manutenção de homeostasia), desempenhando papéis fisiológicos na hemos-tasia e na proteção da mucosa gástrica. A expressão da isoenzima COX-2 é induzida por estímulos exógenos e endógenos e ocorre em locais de inflamação. A COX-2 é encontrada em leucócitos, células endoteliais de vasos sanguíneos e fibroblastos sinoviais. A isoenzima COX-3 é uma variante *splice* da COX-1 (sendo também chamada *COX-1b* ou *COX-1v*). É encontrada em maior abun-dância no córtex cerebral de cães e seres humanos e também é detectada em aortas humanas e no endotélio cerebral, no coração, nos rins e nos tecidos neuronais de roedores.

Formação e Inibição das Prostaglandinas

Os metabólitos do ácido araquidônico derivados das isoenzimas COX induzem uma prostaglandina intermediária, a PGH_2, que é convertida em pelo menos cinco metabólitos (PGD_2, PGF_2, PGE_2, PGI_2 e tromboxano A_2 [TXA_2]) por enzimas prostanoides sintases únicas a cada um destes cinco metabólitos. A concentração rela-tiva destes tipos de prostaglandinas sintetizada após estimulação depende do tipo celular estimulado. A PGI_2, uma prostaglandina tromborresistente chamada *prostaciclina*, por exemplo, é produzida por células endoteliais por meio da PGI_2 sintase, enquanto o TXA_2, uma prostaglandina trombogênica chamada *tromboxano*, é produzido por plaquetas por meio da TXA_2 sintase. A PGD_2 é o principal pros-tanoide produzido por mastócitos; a PGE_2 é o principal prostanoide produzido por células epiteliais, fibroblastos e células da musculatura lisa. Prostaglandinas específicas inibem (PGI_2) ou induzem (TXA_2) a coagulação e a trombose, enquanto outras afetam a permeabilidade vascular (PGD_2 e PGE_2). As prostaglandinas se ligam a GPCR que

são específicos a cada molécula. Receptores ativados de prostaglan-dina desencadeiam as ações da monofosfato cíclico de adenosina (cAMP) ou aumentam a concentração citoplasmática de cálcio. A PGE_2 é bastante conhecida por sua atividade imunomoduladora; em relação a seu mecanismo biológico, os trabalhos recentes sugerem que o receptor de PGE_2 EP4 promove a diferenciação de linfócitos T CD4+ *helper* 1 (T_H1) e *helper* 17 (T_H17). As prostaglandinas par-ticipam da:

- Febre (via PGE_2).
- Taquicardia inflamatória.
- Resposta do hormônio adrenocorticotrópico (ACTH) (libe-ração de ACTH por neurônios do núcleo paraventricular do cérebro).
- Síndrome de estresse comportamental (redução da movimentação e perda do contato social).
- Coagulação/hemostasia (via prostaciclina e tromboxano).

O ácido acetilsalicílico, a indometacina, o ibuprofeno e o naproxeno são inibidores de COX-1. Os três primeiros destes fármacos também inibem COX-2, assim como os inibidores alta-mente seletivos de COX-2 celecoxib, rofecoxib, valdecoxib, lumi-racoxib e etoricoxib. Acreditava-se que o acetaminofeno inibia COX-3; no entanto, a atividade deste fármaco em seres humanos e roedores não é completamente compreendida. Uma vez que a COX-3 é encontrada em maior abundância no córtex cerebral e o acetaminofeno atravessa a barreira hematoencefálica (diferen-temente de outros fármacos anti-inflamatórios não esteroidais [AINEs]), acreditava-se que estas observações explicavam porque o acetaminofeno era, às vezes, mais eficaz no tratamento de cefa-leias e no alívio da dor do que na inibição da inflamação. Embora isto possa ocorrer em cães, a base do mecanismo da atividade do acetaminofeno em seres humanos ainda não é completamente entendida. O acetaminofeno pode inibir a COX-2 em menor grau e também inibe, de forma discreta, COX-3 (COX-1b), além de exercer outras atividades. Grande parte do efeito anti-inflamatório dos corticosteroides se deve à inibição da fosfolipase A_2, a enzima que libera o ácido araquidônico dos fosfolipídios da membrana. Os corticosteroides sinalizam a síntese celular do polipeptídio conhecido como lipocortina (lipomodulina), que, então, inibe a fosfolipase A_2. Assim, o efeito anti-inflamatório dos corticos-teroides é tardio. Diversos outros compostos naturais e sintéticos podem inibir a fosfolipase A_2.

Fator Ativador de Plaquetas

O PAF é outra potente molécula de origem fosfolipídica derivada de membranas celulares de plaquetas, basófilos, mastócitos, neu-trófilos, macrófagos e células endoteliais. O PAF exerce potentes efeitos patofisiológicos e atua na inflamação, no choque endotó-xico e nas reações alérgicas (asma), provocando vasoconstrição, broncoconstrição, agregação plaquetária e adesão leucocitária, quimiotaxia e desgranulação. No entanto, em baixas concentrações (experimentalmente induzidas), o PAF pode causar vasodilatação e aumentar a permeabilidade vascular. Ele também atua na resposta inflamatória por aumentar a explosão oxidativa em neutrófilos após a fagocitose de bactérias, e a síntese de eicosanoides pelos leucócitos. Durante a reação de hipersensibilidade mediada por IgE no pulmão, o PAF induz a liberação de serotonina e histamina por mastócitos, assim como a agregação plaquetária. Desta maneira, a agregação plaquetária pode aumentar a permeabilidade vascular durante as respostas imunológicas adquiridas, desenvolvendo a inflamação.

Duas enzimas, a lisoPAF acetiltransferase (lisoPAF-AT) e a fosfocolinatransferase sintetizadora de PAF (PAF-PCT), contro-lam a síntese final de PAF nas membranas lipídicas, promovendo, assim, a produção desta molécula. O PAF medeia seus efeitos em

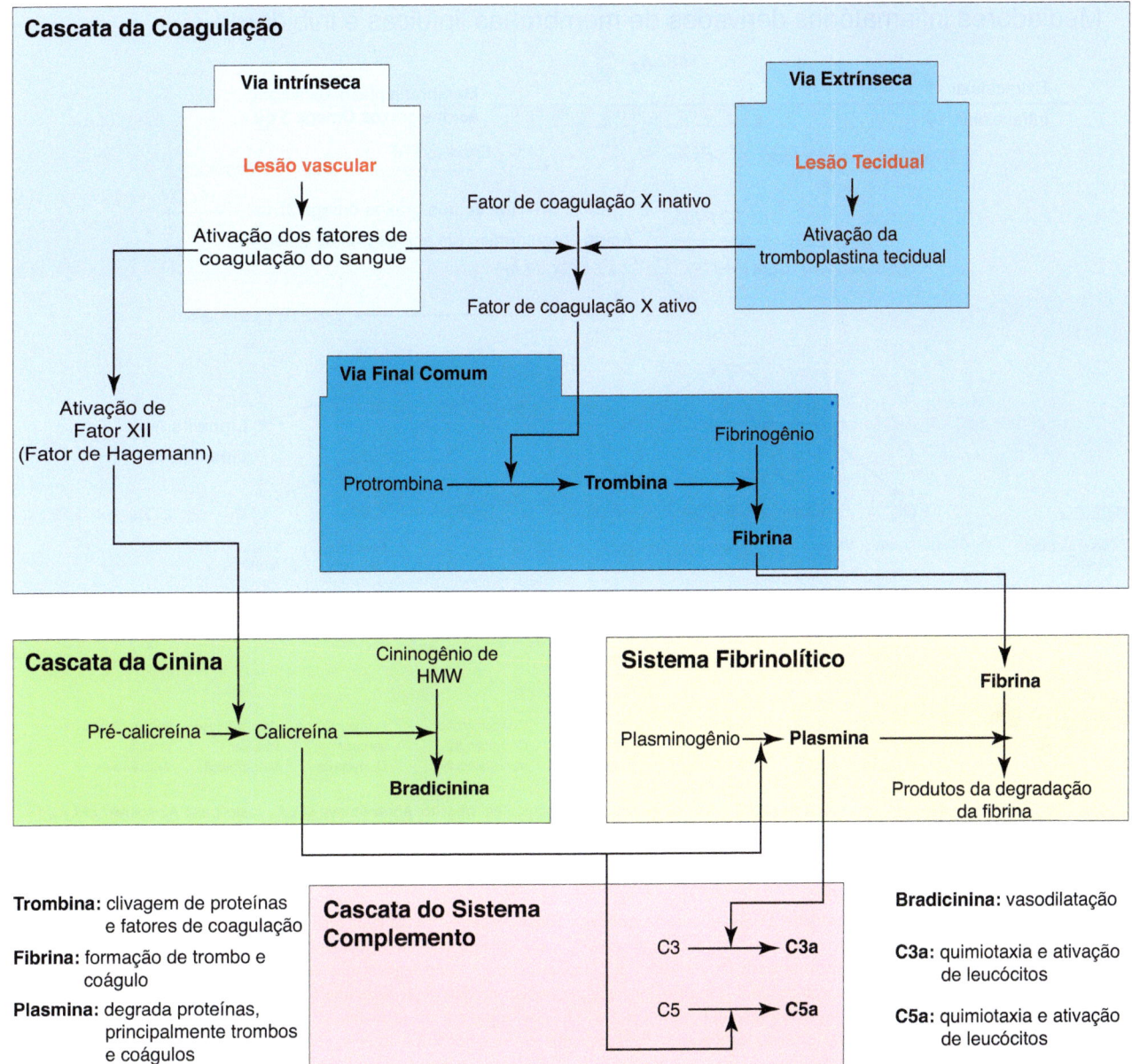

Figura 3-7 **Interações entre os Quatro Sistemas de Mediadores Plasmáticos.** *HMW,* Alto peso molecular. (Cortesia de Dr. M. R. Ackermann, College of Veterinary Medicine, Iowa State University; e Dr. J. F. Zachary, College of Veterinary Medicine, University of Illinois.)

células-alvo através de um único GPCR. Estes receptores foram identificados no endotélio, nos neutrófilos, nos eosinófilos, nos macrófagos, na musculatura lisa e nas células da glia do cérebro. A atividade do PAF é reduzida/regulada pela PAF acetilidrolase, que é expressa por células que contêm o receptor de PAF. A PAF acetilidrolase degrada o PAF através da hidrólise de suas porções de acetato na posição sn-2 do glicerol, inibindo as atividades pró--inflamatórias da molécula. A PAF acetilidrolase é, assim, uma enzima que pode vir a ser usada no desenvolvimento de drogas para redução das respostas inflamatórias.

Família das Citocinas
Participação na Inflamação e na Indução de Subtipos de Linfócitos T_H CD4
As citocinas são um grupo de proteínas produzidas por muitos tipos celulares, incluindo linfócitos, macrófagos, células endoteliais, neutrófilos, basófilos, mastócitos, eosinófilos, células epiteliais e células do tecido conjuntivo. O objetivo primário das citocinas é

modular, por estimulação ou supressão, a expressão funcional de outros tipos celulares durante a resposta inflamatória. As quimiocinas são produzidas por quase todos os tipos celulares e são citocinas que promovem a quimiotaxia e a migração de leucócitos através dos capilares e das vênulas pós-capilares. As citocinas também desempenham papéis importantes na (1) hematopoiese, incluindo a granulopoiese, por citocinas como IL-3, G-CSF e GM-CSF; e (2) imunidade adaptativa, como na proliferação de linfócitos por citocinas, incluindo a IL-2, e a ativação de respostas T_H1 ou T_H2. As respostas celulares mediadas por linfócitos T_H CD4 são realizadas por subtipos de linfócitos T caracterizados pela secreção de diferentes citocinas, incluindo células T_H1 produtoras de IFN-γ e células T_H2 produtoras de IL-4, que participam da imunidade celular ou humoral, respectivamente. As citocinas foram organizadas nas seguintes categorias, de acordo com suas atividades funcionais principais:
- Fatores de crescimento hematopoiéticos, incluindo IL-3, G-CSF, GM-CSF, e, talvez, IL-9, IL-11 e fator de célula-tronco.

Mediadores inflamatórios derivados de membranas lipídicas e inibidores

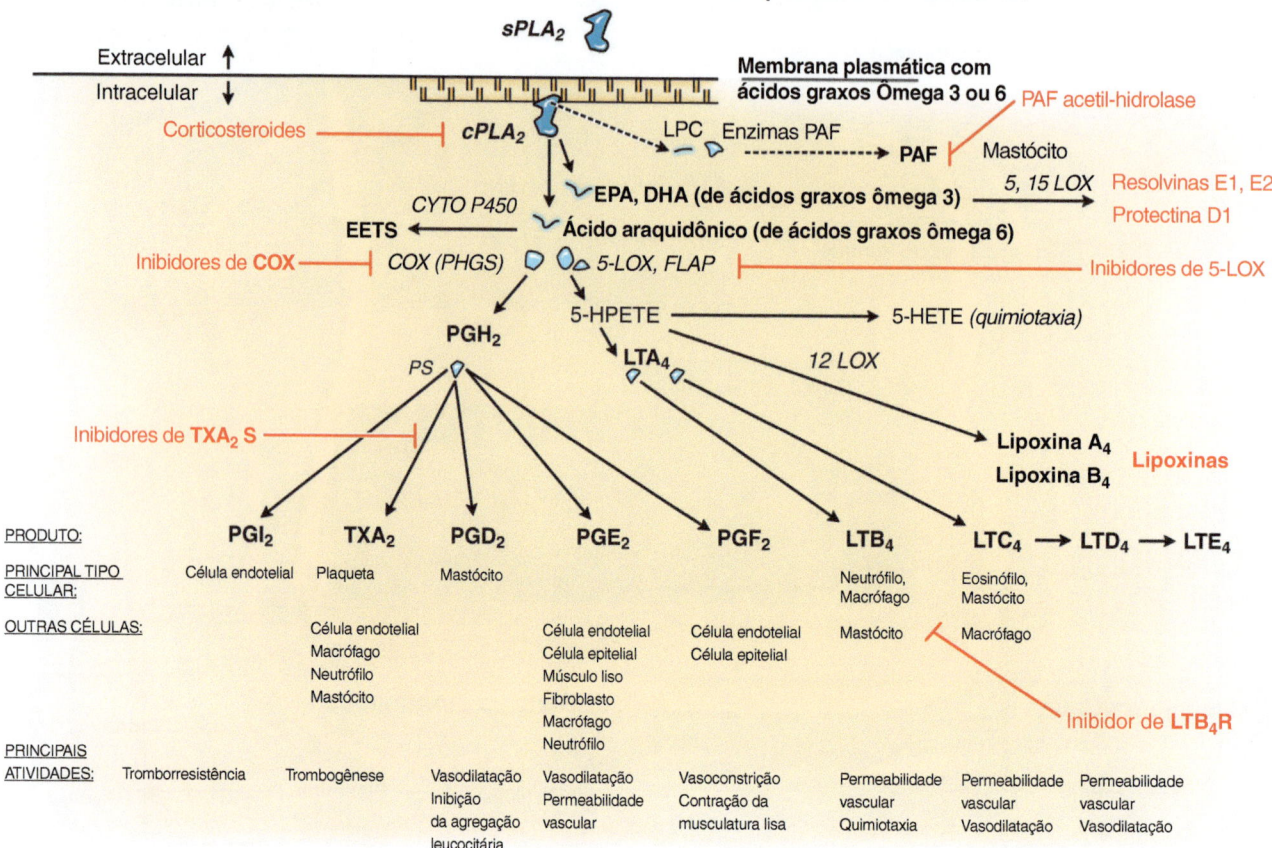

Enzimas estão em *itálico* e representadas pelo símbolo (▽). Os **produtos** estão escritos em **negrito**. Abreviaturas: sPLA$_2$, fosfolipase A2 solúvel; cPLA$_2$, fosfolipase A2 citoplasmática; LPC, lisofosfatidilcolina; PAF, fator ativador de plaquetas; AA, ácido araquidônico; COX, cicloxigenase; LOX, lipoxigenase; FLAP, proteína lipoativadora de 5-lipoxigenase; PG, prostaglandina; TX, tromboxano; LT, leucotrieno; PS, prostanoide sintase; LTA4H, leucotrieno A4 hidrolase; LTC4S, leucotrieno C4 sintase; EPA, ácido eicosapentaenoico; DHA, ácido docosapentaenoico. Inibidores estão listados em vermelho e linhas ‘vermelhas indicam locais de inibição.

Figura 3-8 **Principais Mediadores Inflamatórios Derivados da Membrana Plasmática.** A atividade da fosfolipase A$_2$ citoplasmática (*cPLA$_2$*) na membrana plasmática gera ácido araquidônico livre *(AA)* e lisofosfatidilcolina *(LPC)*. Dentre os metabólitos do ácido araquidônico, estão as prostaglandinas e os leucotrienos; já o LPC é um substrato para a formação do fator ativador de plaquetas *(PAF)*. O tipo de prostaglandina formado por uma célula depende do tipo celular. As plaquetas, por exemplo, formam tromboxano, enquanto as células endoteliais produzem prostaciclina. Os leucotrienos são formados por leucócitos. Inibidores específicos de diversas enzimas ou produtos são indicados pelo texto e pelas linhas em cor vermelha. COX, Cicloxigenase; *CYTO P450*, citocromo P450; *DHA*, ácido docosapentaenoico; *EETS*, epoxieicosatrienoicos; *FLAP*, proteína ativadora de 5-lipoxigenase; *HETE*, ácido hidroxieicosatetranoico; *HPETE*, ácido hidroperoxieicosatetranoico; *LOX*, lipoxigenase; *LTA$_4$*, leucotrieno A 4; *LTA$_4$H*, leucotrieno A$_4$ hidrolase; *LTB$_4$*, leucotrieno B$_4$; *LTC$_4$*, leucotrieno C$_4$; *LTC$_4$S*, leucotrieno C$_4$ sintase; *LTD$_4$*, leucotrieno D$_4$; *LTE$_4$*, leucotrieno E$_4$; *PGD$_2$*, prostaglandina D$_2$; *PGE$_2$*, prostaglandina E$_2$; *PGF$_2$*, prostaglandina F$_2$; *PGH$_2$*, prostaglandina H$_2$; *PGI$_2$*, prostaglandina I$_2$ (também chamada prostaciclina); *PGHS*, prostaglandina H sintase; *PS*, prostanoide sintase; *sPLA$_2$*, fosfolipase A$_2$ solúvel; *TXA$_2$*, tromboxano A$_2$. (Modificado de Dr. M. R. Ackermann, College of Veterinary Medicine, Iowa State University.)

- Mediadores inflamatórios, que induzem reagentes de fase aguda e a imunidade natural (IL-1, IL-6, TNF-α e TNF-β).
- Citocinas quimiotáticas (IL-8).
- Citocinas de proliferação, ativação e diferenciação de linfócitos T (IL-2, IL-4, IL-5, IL-7, IL-9, IL-10, IL-12 e IL-17 até IL-29).

Os estímulos que provocam a expressão destas famílias de citocinas são variados e secundários à ativação de uma ampla gama de receptores, incluindo aqueles solúveis, de superfície celular, endossômicos e citoplasmáticos, que ativam o fator nuclear (NF) κ B (NFκB), a quinase relacionada com sinalização extracelular (ERK), Jun, p38 e outras vias de sinalização.

Em relação à atividade dos linfócitos T, há citocinas e proteínas que a regulam (IFN-γ, TGF-β). De particular importância é a apresentação de antígeno por células dendríticas aos linfócitos T, que liberam citocinas que mediam a formação de linhagens de linfócitos T *helper* células (linfócitos T$_H$1, T$_H$2, T$_H$17 e T reguladoras [T reg]). As células

dendríticas são encontradas nos tecidos em que há contato com o ambiente, como as células de Langerhans da pele e as células dendríticas das superfícies mucosas dos sistemas respiratório e alimentar. Estas células dendríticas são sentinelas, constantemente monitorando a presença de micróbios e materiais estranhos e fagocitando-os. Na cooperação de linfócitos e macrófagos em tecidos linfoides, as células dendríticas atuam como células apresentadoras de antígenos, ativando linfócitos T *helper*, linfócitos T citotóxicos e linfócitos B. A linhagem T$_H$1 de linfócitos T CD4, normalmente ativada por IL-12, expressa o fator de transcrição T-bet, libera IFN-γ e induz respostas imunológicas mediadas por células em determinadas doenças, como a resposta inflamatória granulomatosa às infecções micobacterianas. Já as células CD4 T$_H$2 são formadas em resposta a IL-4, IL-6 e linfopoietina do estroma tímico (TSLP); estes linfócitos expressam o fator de transcrição GATA-3, produzem IL-4, IL-5, IL-10 e IL-13 e induzem respostas humorais e doenças a elas relacionadas, como a asma e a atopia.

Os linfócitos CD4 T_H17 se formam em resposta a TGF-β, IL-6 e IL-23, expressam o fator de transcrição Rorγt e liberam IL-17. Estas células conectam as respostas imunológicas inatas e adaptativas através da produção de IL-17, que promovem respostas inflamatórias, como o recrutamento de neutrófilos e o desenvolvimento de autoimunidade. Os linfócitos T reg se desenvolvem no timo e também na resposta à estimulação antigênica na presença de TGF-β, que induz a expressão transiente ou estável do fator de transcrição *forkhead box* P3 (FOXP3). Os linfócitos T reg modulam as respostas adaptativas através da liberação de IL-10. Os linfócitos T CD4 foliculares (T_{FH}) se desenvolvem na presença de IL-6 e IL-21, expressam os fatores de transcrição Bcl6 e cMaf (sendo que BLIMP-1 é inibidor) e liberam IL-21. Através da secreção de IL-21, os linfócitos T_{FH} auxiliam o desenvolvimento de linfócito B e a produção de anticorpos. As células dendríticas foliculares são encontradas nos folículos dos linfonodos e apresentam antígenos aos linfócitos B.

Bioquimicamente, as citocinas podem ser divididas em tipo I e II. As citocinas de tipo I apresentam quatro unidades α-hélice. As citocinas do tipo II apresentam seis unidades α-hélice e é provável que sejam derivadas de um único gene ancestral. As citocinas de tipo I e II se ligam a receptores específicos a estruturas I ou II. Apesar das semelhanças observadas entre as citocinas de tipo I e II e seus receptores, ainda há grande diversidade estrutural e funcional em cada tipo.

Proteínas Inflamatórias

Interferons. Os interferons são glicoproteínas produzidas por linfócitos e muitos outros tipos celulares na resposta a vírus, células infectadas por vírus, parasitas e células neoplásicas. Os interferons inibem a replicação viral no interior das células do hospedeiro, ativam células NK e macrófagos, aumentam a apresentação de antígenos aos linfócitos T e elevam a resistência das células do hospedeiro à infecção viral. Os interferons de tipo I (IFN-α e IFN-β) se ligam a receptores de IFN-α (IFNAR), que tem duas subunidades, 1 e 2 e sinalizam através de quinases JAK1 e TYK2. Estas quinases fosforilam STAT1 e STAT2 que, então, dimerizam e se juntam ao fator regulador de IFN 9 (IRF9), formando um complexo de fator gênico estimulado por IFN (ISGF3). ISGF3 se liga a elementos de resposta a IFN no DNA para transcrição de genes estimulados por IFN (ISGs) para mediar as respostas antivirais; os interferons de tipo II (IFN-γ) se ligam a receptores de IFN-γ (IFNGR) 1 e 2, sinalizam através de JAK1, JAK2 e STAT1 e induzem respostas T_H1 e T_H17. Os interferons de tipo III se ligam a receptores de IL-10 e foram descritos, mas sua função não foi completamente esclarecida. A maioria das células produz IFN-β, mas as células hematopoiéticas produzem predominantemente IFN-α, principalmente as células dendríticas plasmocitoides. A atividade antiviral dos interferons de tipo I envolve a ativação da expressão da via ISGliação, da proteína MxA e da ativação da 2',5'-oligoadenilato sintetase 1 (OAS1) e a expressão de ribonuclease L (RNaseL) e proteína quinase R (PKR). A ISGliação é um processo em que a proteína do gene estimulado por interferon 15 (ISG15) se liga a importantes proteínas antivirais associadas ao interferon (p. ex. JAK1, STAT1, MxA, PKR e RNaseL) e impede sua degradação, o que aumenta a resposta antiviral. A proteína MxA se liga aos vírus, aprendendo-os. O processo OAS1/RNaseL cliva o RNA viral e a proteína PKR se dimeriza sozinha e, na presença de RNA viral, é fosforilada, inibindo, assim, o fator iniciador da tradução 2α (EIF-2α) nas células do hospedeiro, o que bloqueia a replicação viral.

Os interferons de tipo III incluem IFN-λ 1, 2 e 3, também chamados IL-29, IL-28A e IL-28B, respectivamente. Em resposta a infecções virais, as células epiteliais respiratórias e intestinais produzem estes interferons. A liberação de RNA viral de tripla fosforilação em células infectadas pode ativar RIG-I, que pode, então, mediar MAVS em mitocôndrias e peroxissomos, ativando p38, NFκB e IRF3 para a produção de IFNs de tipo III. Os IFNs de tipo III se ligam a receptores exclusivos (IFNLR1 e IL10R2) de genes de resposta a IFN (ISGs) (p. ex. IRF7, IRF3), causando uma resposta similar à dos IFNs de tipo II (p. ex. MxA, OAS, PKR).

IFN-ε é outra família de IFNs que são produzidos no trato reprodutivo feminino e medeiam as respostas de IFN.

Proteína do Grupo Box de Alta Mobilidade 1. A proteína do grupo *box* de alta mobilidade 1 (HMGB-1) é uma citocina pró-inflamatória liberada por monócitos e macrófagos. Esta molécula é uma proteína nuclear não histona que se liga ao DNA e regula a expressão gênica e a arquitetura cromossômica. A HMGB-1 é liberada por quase todas as células durante a necrose e, uma vez fora da célula, é uma alarmina, uma molécula endógena que desencadeia respostas inflamatórias. A HMGB-1 se liga a receptores de produtos finais da glicosilação avançada (RAGE) e TLR 2 e 4 de macrófagos, ativando o sistema imune inato e as respostas patológicas, incluindo a liberação de IL-1, TNF-α e IFN-γ. A HMGB-1, citocinas (como a IL-1, o TNF e a IL-6) e as prostaglandinas (como a PGE_2) participam da função hipotalâmica responsável pela aversão a alimentos, pela hipofagia, pela anorexia, pela perda de peso e pelo comportamento doente e amplificam a resposta inflamatória.

Quimiocinas

As quimiocinas, liberadas em resposta ao estímulo inflamatório, são proteínas secretadas que induzem a quimiotaxia de linfócitos para os exsudatos inflamatórios (Fig. 3-9). As quimiocinas também ativam células inflamatórias, induzem atividades antivirais, regulam as respostas imunológicas e induzem a hematopoiese, a angiogênese e o crescimento celular. Estas moléculas são produzidas por todas as células nucleadas do corpo, incluindo células epiteliais, fibroblastos, macrófagos, mastócitos, queratinócitos, células dendríticas e células endoteliais. Os leucócitos secretam todos os tipos de quimiocinas, à exceção da fractalquina (usada na quimiotaxia de monócitos), que é produzida por células não hematopoiéticas, como células endoteliais vasculares.

Radicais Livres Derivados de Oxigênio e Óxido Nítrico

Os radicais livres, como o ânion superóxido, o radical hidroxila e os derivados de NO, podem (1) lesar células endoteliais vasculares, aumentando a permeabilidade vascular; (2) inativar antiproteases, como a $α_1$-antitripsina, danificando as proteínas da ECM; (3) aumentar a expressão de citocinas e quimiocinas secundária às alterações de sinalização e ao dano celular; (4) ativar células endoteliais e aumentar a expressão de moléculas de adesão; e (5) aumentar a formação de fatores quimiotáticos (LTB_4). Os radicais livres também podem inativar neurotransmissores (adrenalina e noradrenalina), provocando hipotensão.

Os radicais livres derivados de oxigênio são liberados por neutrófilos e macrófagos após a exposição a quimiocinas e complexos imunes e após a fagocitose por leucócitos (Tabela 3-2). Estes radicais livres danificam as células através da peroxidação de lipídios da membrana celular, ligação cruzada de proteínas, oxidação de grupos tiol em metionina e cisteína e clivagem de glicoconjugados, com lesão direta sobre o arcabouço de fosfato e as bases do DNA e induzindo a formação de adutos de DNA. Devido ao dano proteico, as atividades de importantes enzimas e fatores de transcrição necessários por uma célula podem ser prejudicadas. Felizmente, o corpo possui antioxidantes que são (1) enzimáticos, como as isoformas 1, 2 e 3 da superóxido dismutase (SOD), a catalase, a tioredoxina, as peroxiredoxinas e a glutationa redutase; (2) substâncias endógenas não enzimáticas, como

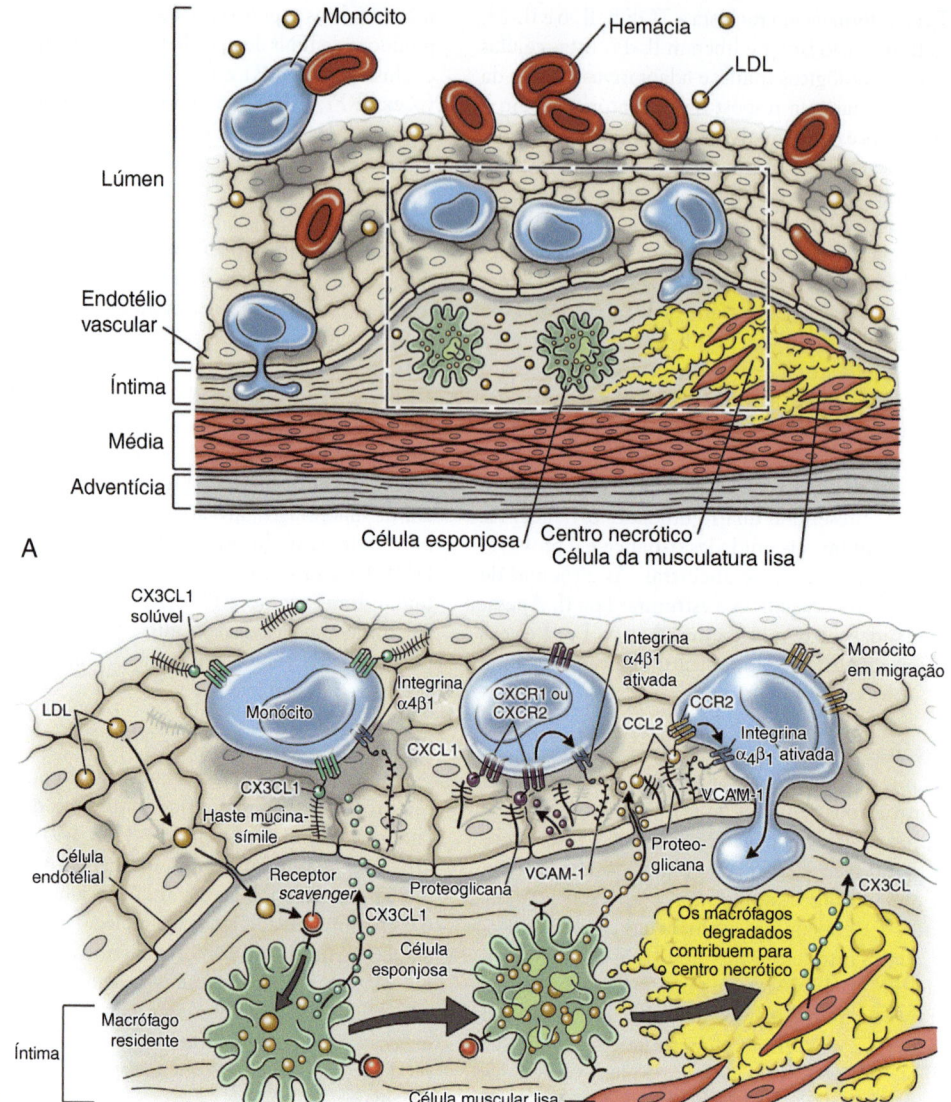

Figura 3-9 Respostas das Quimiocinas à Lesão Vascular. A, A placa aterosclerótica ilustra as interações de ligantes de quimiocina com seus receptores durante uma reação inflamatória. Enquanto os neutrófilos respondem a IL-8 (uma quimiocina CC), os monócitos respondem a CX3CL1, CXCL1, CCL2 e seus respectivos receptores, atraindo as células pela parede vascular por meio de molécula de adesão e resultando na infiltração de leucócitos. **B,** Maior aumento da área definida pelo quadro mostrado em **A.** *LDL,* Lipoproteína de baixa densidade; *VCAM-1,* molécula de adesão de célula vascular 1. (Redesenhado de Charo IF, Ransohoff RM: The many roles of chemokine and chemokine receptors in inflammation. *N Engl J Med* 354:610-621, 2006.)

a ceruloplasmina, a transferrina, a metalotioneina, o ácido úrico e a melatonina; e (3) substâncias não enzimáticas presentes na dieta, como as vitaminas A, C e E, os licopenos, os flavonoides, o resveratrol, a genisteína, as antocianinas, a naringenina e as reserpinas. Todas estas moléculas minimizam o dano tecidual provocado por radicais livres.

O NO é um mediador químico da inflamação que provoca vasodilatação por relaxamento das células vasculares da musculatura lisa. Na resposta à lesão e ao estímulo inflamatório, os derivados do NO são sintetizados por células endoteliais, macrófagos e populações específicas de neurônios no cérebro a partir de L-arginina, oxigênio molecular, NADPH, outros cofatores e a enzima NO sintetase (NOS). Existem três formas de NOS que medeiam a formação de NO: neuronal (nNOS), iNOS e endotelial (eNOS). Além de suas atividades vasodilatadoras, o NO inibe a agregação e a adesão plaquetária, inibe a inflamação induzida por mastócitos, oxida lipídios e outras moléculas e regula a quimiotaxia de linfócitos.

Receptores para Estímulos Inflamatórios Exógenos e Endógenos e Receptores Toll-Like

As respostas inflamatórias são induzidas por substâncias endógenas e exógenas. A reação inflamatória do organismo a patógenos exógenos é compreendida e estudada há muitos anos. Cada vez mais, fica claro que o corpo também produz reações inflamatórias a moléculas endógenas do hospedeiro, liberadas em doenças estéreis. Assim, estímulos endógenos e exógenos produzem sinais de "perigo", chamados *padrões moleculares associados ao perigo* (DAMPs).

Produtos microbianos exógenos, geralmente de estrutura molecular redundante, são chamados PAMPs e incluem substâncias como o LPS, as peptidoglicanas e o ácido lipoteicoico. Os PAMPs podem se ligar a vários tipos de PRR (Tabela 3-4). Dentre estes receptores, incluem-se receptores secretados, que circulam no sangue (proteína ligante de LPS), receptores de superfície (receptores de manose de neutrófilos e TLRs), NLRs e

| Tabela 3-4 | Tipos de Ligantes Exógenos de Padrões Moleculares Associados a Patógenos (PAMP), Seus Receptores de Reconhecimento de Padrões (PRR) e Subsequente Ação Relacionada com Inflamação Aguda |||

Ligantes Exógenos de PAMP	PRR Secretados	Ação
Manose	MBL	Ativação do sistema complemento
Membranas microbianas	CRP e SAP	Opsonina, ativação do sistema complemento
LPS	LBP	Ligação ao LPS
	C1q	Ativação do sistema complemento
	Ficolinas	Ativação do sistema complemento
PRR de Superfície Celular		
LPS, peptidoglicanas	CD14	Resposta não transcricional; medeia endocitose
Manose	Receptor de manose em macrófagos	Fagocitose
Paredes celulares bacterianas	MARCO	Fagocitose
β-glucana	Dectina 1	IL-10 e NFκB
Lipopeptídeos	TLR1	NFκB, MAPK
Ácido lipoteicoico, lipoarabinomanana, zymosan	TLR2	NFκB, MAPK
LPS	TLR4	NFκB, MAPK
Flagelina	TLR5	NFκB, MAPK
Diacil lipopeptídeos	TLR6 TLR10 TLR11 TLR12 TLR13	NFκB, MAPK
PRRs Intracelulares		
DNA	TLR9	IFN de tipo 1, NFκB
dsRNA	TLR3	IFN de tipo 1, NFκB
ssRNA	TLR7/8, RIG-1, MDA5	IFN de tipo 1, NFκB
Muramil tripeptídeo peptidoglicanas (bactérias Gram-negativas)	NOD-1	IL-1 β
Muramil dipeptídeo peptidoglicanas (e Bactérias Gram-negativas)	NOD-1	IL-1 β
Baixa concentração de K+, ácido úrico, sílica, β amiloide, produtos microbianos, dsRNA	NALP3	IL-1β, IL-18, IL-33
Sulfato de heparina, ácido hialurônico, proteínas de choque térmico 60 e 70, glicoproteína 96 do retículo endoplasmático, fibronectina, fibrinogênio, proteína surfactante A, células apoptóticas, fluxo de K+ via P2X e panexina 1, adenosina	Receptores para fatores de crescimento, CD44, TLRs, TGFβR, gp IIb/IIIa, receptor 210 de proteína surfactante (miosina XVIIIA), NALP3, receptor de adenosina	Numerosas respostas celulares, incluindo ativação, proliferação, e/ou apoptose, produção de IL-1β, IL-18, IL-33, respostas TH2

Estímulos inflamatórios endógenos são aqueles produzidos por células do hospedeiro.
CRP, proteína C reativa; *dsRNA*, RNA dupla fita; *gp*, glicoproteína; *IFN*, interferon; *IL*, interleucina; *LBP*, proteína ligante de LPS; *LPS*, lipopolissacarídeo; *MAPK*, proteína quinase ativada por mitógeno; *MARCO*, receptor macrofágico *scavenger* de classe A com estrutura colagenosa; *MDA5*, gene associado à diferenciação do melanoma; *MBL*, lectina ligante de manana; *NALP3*, Proteína contendo domínios de NACHT, LRR e PYD 3; *NFκB*, fator nuclear κB; *NOD1*, domínio de ligação e oligomerização de nucleotídeos; *PAMP*, padrão molecular associado a patógenos; *PRR*, receptor de reconhecimento de padrão; *RIG-1*, gene induzível por ácido retinoico I; *SAP*, proteína amiloide sérica; *ssRNA*, RNA de fita simples; *TGFβR*, receptor do fator transformador do crescimento β; *TLR4*, receptor *Toll-like* 4. Dados de Medzhitov R: *Nat Rev Immunol* 1:135-142, 2001.

receptores endossômicos (TLRs e receptores endossômicos virais). Estes receptores ativam as células por diferentes mecanismos, sendo que alguns trabalham juntos. O LPS, por exemplo, interage com a proteína ligante de LPS (LBP), que, por sua vez, se liga a CD14 para endocitose e TLR4 para respostas de citocinas e inflamassomos. A formação de um complexo PRR-PAMP inicia a sinalização transmembrânica, que geralmente envolve a proteína MyD88, o que ativa a sinalização por NFκB e MAPK (p38). A

família dos fatores de transcrição NFκB inicia a transcrição e a tradução gênica, resultando na expressão de proteínas envolvidas em muitos processos celulares, como proliferação, diferenciação, apoptose e respostas celulares à lesão, ao estresse e a patógenos externos. O NFκB e o p38, então, podem induzir a fagocitose por leucócitos, a ativação de células dendríticas, a liberação de citocinas e quimiocinas inflamatórias e a ativação do sistema imune inato (defensina e liberação de peptídeos antimicrobianos) e do sistema imune adaptativo (atividade de T_H1, T_H2, T_H17, T_{FH}). Alternativamente, a sinalização por TLR4 não ativa MyD88 (sinalização independente de MyD88) e forma IFN-β e produtos gênicos induzíveis por IFN.

Além da LBP, outros PRRs secretados que podem desencadear reações inflamatórias através da ativação do sistema complemento ou da interação com receptores incluem as lectinas colagenosas, como as lectinas ligantes de mananas A e C, as ficolinas, as proteínas surfactantes A (SP-A) e D (SP-D) e a conglutinina (presente em bovinos), que se ligam a glicanas de quitina, cápsulas bacterianas, vírus, proteína C-reativa e proteína ligante de amiloide sérico. A SP-A, por exemplo, pode se ligar e se agregar ao vírus sincicial respiratório, inibindo-o, e também ativar macrófagos.

Os leucócitos, as células epiteliais, as células do revestimento mucoso e outras células também podem expressar PRR nas membranas plasmáticas, incluindo TLR1, TLR2, TLR4, TLR5, TLR6 e TLR11. Os TLRs pertencem a uma família de PRRs de mamíferos que podem diferenciar, quimicamente, diversas classes de produtos microbianos geneticamente conservados (Tabela 3-4). A lipoproteína bacteriana, por exemplo, se liga a TLR1 e TLR2/6, a flagelina se liga a TLR5 e o LPS se liga a TLR4. Estes receptores desempenham um papel central na liberação de citocinas inflamatórias do sistema imune inato em resposta a estruturas microbianas, como substâncias microbianas exógenas e produtos endógenos. Além disso, é provável que os TLR atuem na resposta imunológica adaptativa, que se desenvolve durante a resposta inflamatória aguda.

Os receptores de lectina do tipo C também são encontrados na superfície de monócitos, macrófagos, neutrófilos e células dendríticas e incluem a dectina 1, que se liga à β-1,3 glucana, assim como a dectina 2, a MBL e a molécula de adesão intercelular não integrina específica de células dendríticas (DC-SIGNs), que se ligam a manose e frutose; os resíduos de glucanas e manose/frutose são produzidos e liberados por micobactérias e fungos. Uma vez ligados, os TLR e as lectinas de tipo C regulam uma ampla gama de respostas imunológicas inatas e adaptativas, através de NFκB, proteína ativadora do fator de transcrição 1 (TFAP-1) e fatores reguladores de interferon (IRF).

Os receptores intracelulares, como os NLRs, apresentam um domínio rico em repetições de leucina que se ligam a PAMPs e xenocompostos, induzindo e/ou regulando a inflamação. NOD1 é encontrado em muitos tipos celulares e se liga a estruturas tripeptídicas derivadas de peptidoglicanas (ácido gama-D glutamil-meso-diaminopimélico [iE-DAP]) de bactérias Gram-negativas e algumas bactérias Gram-positivas (*Listeria* e *Bacillus* spp.). NOD2 é expresso predominantemente por células hematopoiéticas. Pelo epitélio intestinal se liga a dipeptídeos muramil derivados de peptidoglicanas. A ligação de NOD1 e NOD2 ativa a família da proteína de interação com receptor (RIP) da serina/treonina proteína quinase (RIPK2) que, então, induz a ativação de NFκB e resulta na secreção de peptídeos antimicrobianos e mediadores inflamatórios, como TNF, IL-6, CCL2, IL-8 e CXCL2, causando inflamação e também ativação de MAPK para a transcrição gênica e regulação da autofagia em algumas células.

Os produtos microbianos, como os dipeptídeos muramil e DAMPs, também podem se ligar a NLRs, que, junto com diversos xenocompostos, podem ativar os inflamassomos. Eles são unidades proteicas multiméricas compostas por uma molécula que detecta NLR, a proteína adaptadora ASC e caspase 1. Por meio da ativação de caspase 1, os inflamassomos mediam a liberação de IL-1β, IL-18 e IL-33. Os NLRs de inflamassomos incluem NLRP1, NLRP3, NLRP6, NLRP7 e NLRP12 (ou NNLRC4). O LPS de bactérias Gram-negativas se liga a TLR4, que ativa os inflamassomos NLR e a produção de IL-1β. O LPS também se liga a CD14, que ativa a endocitose. Um LPS recém-identificado também se liga à caspase 11 em camundongos, ativando um inflamassomo específico.

Dentre os PRRs ativos em certas infecções virais, incluem-se o RIG-I (p. ex. paramixovírus, vírus da influenza) e o gene de diferenciação associado ao melanoma 5 (MDA-5) (picornavírus). Estas moléculas detectam o RNA viral, alteram a atividade mitocondrial através de MAVS e ativam NFβB e IRF3, para liberação de IFNα e β, e de NFκB, para produção de citocinas inflamatórias e peptídeos antimicrobianos.

Os endossomos expressam PRRs que também desempenham importantes papéis na detecção de infecções virais e no desencadeamento de respostas celulares que geralmente provocam atividades inflamatórias e imunológicas. TLR3, TLR7, TLR8 e TLR9 são encontrados na membrana endossômica interna e se ligam ao dsRNA (TLR3) ou ao RNA/DNA de fita simples (ssRNA/DNA) (TLR7, TLR8, TLR9) e ativam IRF7 e NFκB.

As moléculas endógenas (não produzidas por micróbios) são liberadas em resposta a lesões não infecciosas (traumas, toxinas, neoplasias, necrose ou irritação). Uma vez que as moléculas endógenas podem desencadear reações inflamatórias, foram denominadas *alarminas*. Dentre as alarminas, incluem-se o sulfato, a hialuronana, a proteína de choque térmico (HSP) 60 (mitocôndrias), a HSP70 (citoplasma), a Gp 96 (retículo endoplasmático), a fibronectina, o fibrinogênio e a SP-A, que podem se ligar a PRRs ou outros receptores e iniciar a sinalização celular, a inflamação e a ativação do sistema imune inato (Tabela 3-4). Estas moléculas são geralmente subestimadas ao se considerar a inflamação aguda no contexto de infecções, uma vez que os produtos microbianos, como o ácido teicoico e o LPS, são ativadores muito potentes deste processo. No entanto, é provável que as moléculas endógenas desempenhem um papel significativo na inflamação gerada contra células neoplásicas, toxinas e lesões mecânicas. Diversos xenocompostos, incluindo células apoptóticas, toxinas (maitotoxina, valinomicin, nigericina, aerolisina), moléculas geradas por estresse (radiação ultravioleta, urato monossódico, pirofosfato de cálcio, fibrilas de beta amiloide), compostos xenogênicos (silicatos, amianto, hidróxido de alumínio), assim como produtos microbianos (ácido lipoteicoico, LPS), por exemplo, podem afetar a função lisossomal que, por sua vez, induz a ativação de NLRP3 (NALP3) (Fig. 3-10). Além disso, a adenosina, um subproduto da lesão celular, com hidroxilação de ATP por CD39, pode se ligar a receptores de adenosina presentes na superfície membrana de leucócitos e modular respostas inflamatórias e imunológicas. As moléculas endógenas mitigam a intensidade da resposta inflamatória por regulação da intensidade da sinalização.

Peptídeos Antimicrobianos e Colectinas

Os peptídeos antimicrobianos, como as α e β-defensinas, as catelicidinas e outras moléculas, como peptídeos aniônicos, histantina e dermacidinas, são pequenos peptídeos com atividade microbicida contra bactérias Gram-negativas e Gram-positivas, fungos, micobactérias e alguns vírus envelopados, como o vírus da imunodeficiência humana (HIV). Estas moléculas são codificadas por genes das células envolvidos na resposta inflamatória, especialmente neutrófilos, e por células epiteliais da pele e das barreiras mucosas do sistema respiratório e do sistema alimentar. É provável que a atividade microbicida ocorra através da formação de poros em membranas bacterianas e envelopes virais. Além da atividade microbicida, os peptídeos antimicrobianos são cada vez mais conhecidos por seu papel em outras atividades relacionadas com inflamação e reparo de feridas. Dentre estas atividades, incluem-se a quimiotaxia de leucócitos e células dendríticas, a proliferação celular, o reparo da ferida, a liberação de citocinas e o equilíbrio protease-antiprotease. Além disso, existem muitas evidências de que os peptídeos antimicrobianos conectam as respostas imunológicas inatas e adaptativas.

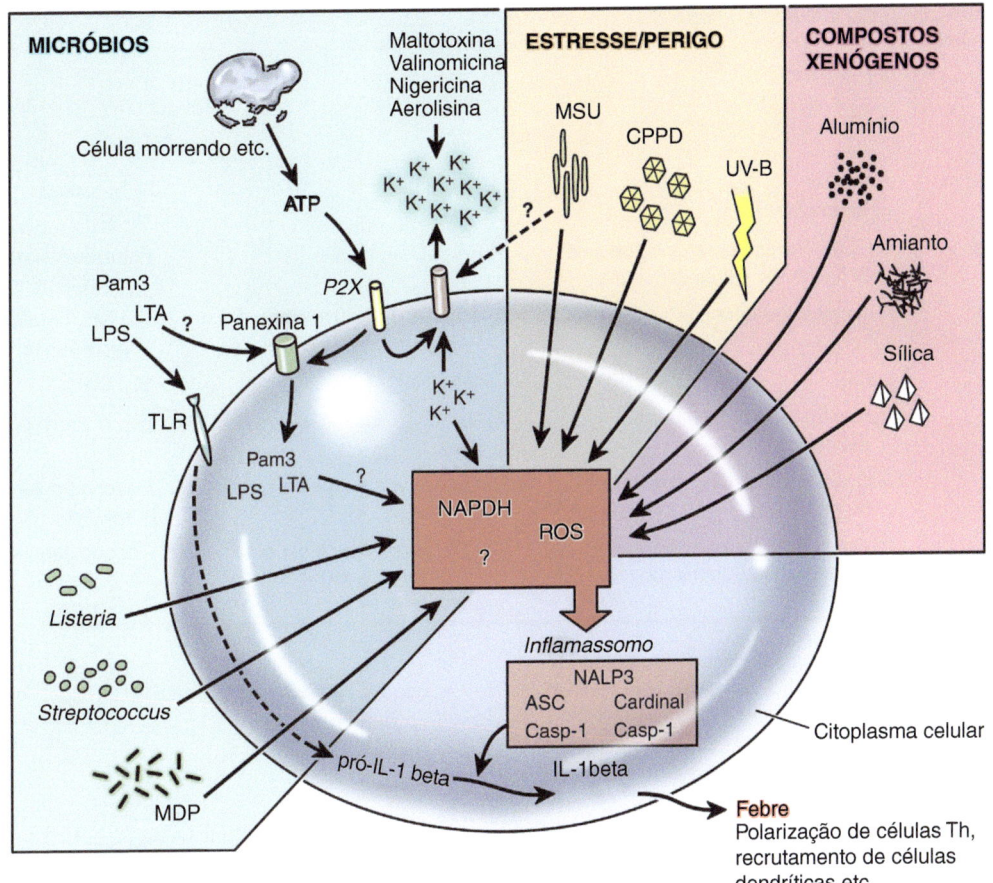

Figura 3-10 **Ativação de Inflamassomos por Estímulos Exógenos e Endógenos.** Diversos estímulos podem ativar o inflamassomo NALP3. Dentre os estímulos exógenos, incluem-se o lipopolissacarídeo (LPS), o ácido lipoteicoico (LTA), toxinas, cristais de urato monossódico (MSU), cristais de pirofosfato de cálcio desidratado (CPPD), ondas ultravioletas (UV) B, alumínio, amianto e sílica. Dentre os estímulos endógenos, incluem-se adenosina trifosfato (ATP), potássio, nicotinamida adenina dinucleotídeo fosfato (NADPH) e espécies reativas de oxigênio (ROS). Após a interação, NALP3 ativa caspase 1, que cliva a pró-IL-1β em IL-1β e também ativa IL-18 (não mostrado). IL, Interleucina; MDP, Muramil dipeptídeo; TLR, receptor *Toll-like* (Redesenhado de Benko S, Philpott DJ, Girardin SE: The microbial and danger signals that activate Nod-like receptors, *Cytokine* 43(3):368-373, 2008.).

Há uma grande variedade de peptídeos antimicrobianos; no entanto, as defensinas receberam maior atenção por realizarem atividades que não a morte microbiana. Existem três tipos de defensinas: α, β e θ-defensinas. As α-defensinas são produzidas por neutrófilos e células de Paneth. As β-defensinas são produzidas por neutrófilos e células epiteliais. As θ-defensinas são produzidos por neutrófilos de primatas. As defensinas são proteínas catiônicas com três pares de pontes de dissulfeto intramoleculares. As α-defensinas e β-defensinas podem estimular a desgranulação de mastócitos, induzir a síntese de IL-8, induzir a quimiotaxia e a ativação de linfócitos T, macrófagos e células dendríticas e, por fim, interconectar a imunidade inata e a imunidade adaptativa. A importância das defensinas na imunidade é enfatizada pelo fato que indivíduos infectados pelo HIV-1 que são saudáveis e em "remissão" apresentam altas concentrações de α-defensinas; acredita-se que estas moléculas aumentam a atividade de linfócitos T e podem também exercer efeitos diretos anti-HIV-1. Trabalhos recentes também mostraram que os adipócitos da derme cutânea expressam catelicidinas e outros peptídeos antimicrobianos para proteção contra as infecções causadas por *Staphylococcus aureus*.

Proteínas de Fase Aguda

As proteínas de fase aguda são proteínas plasmáticas sintetizadas no fígado, cujas concentrações aumentam (ou diminuem) em 25% ou mais durante a inflamação. Estas proteínas atuam como inibidores ou mediadores de processos inflamatórios e incluem a proteína C-reativa, a glicoproteína ácida α₁, a haptoglobina, a proteína ligante de manose, o fibrinogênio, a α₁-antitripsina e os componentes C3 e C4 do sistema complemento. A concentração destas proteínas de fase aguda geralmente aumenta durante a inflamação, enquanto a concentração de pré-albumina e albumina (também proteínas de fase aguda) diminui durante a inflamação. As doenças inflamatórias agudas que são graves o suficiente para elevar as concentrações plasmáticas de citocinas, como a IL-1 e o TNF, aumentam os níveis sanguíneos de proteínas de fase aguda; além disso, o aumento da concentração de fibrinogênio no sangue de bovinos é clinicamente usado como indicador da presença de inflamação sistêmica. A proteína C-reativa recentemente recebeu atenção como marcador de doenças inflamatórias, especialmente da aterosclerose em seres humanos. Além de seu papel diagnóstico, a proteína C-reativa se liga a bactérias e fungos e também ativa o sistema complemento. Com a elevação das concentrações de proteínas de fase aguda e dos níveis sistêmicos das citocinas inflamatórias, a frequência cardíaca, a pressão arterial e a regulação hipotalâmica da temperatura (por estimulação direta ou indireta de neurônios do núcleo hipotalâmico) são afetadas. As alterações anteriormente descritas também afetam a frequência respiratória e a troca gasosa.

Mediadores Anti-inflamatórios

Os mediadores anti-inflamatórios incluem a adiponectina, as lipoxinas, as resolvinas, as maresinas, as protectinas, a anexina

Tabela 3-5   Exemplos de Diferentes Tipos de Respostas Inflamatórias e Clínicas a Substâncias

| | TIPO DE SUBSTÂNCIA INFLAMATÓRIA | | |
	Alérgeno Cutâneo	Infecção Dérmica por Bactérias Gram-Negativas	Septicemia por Bactérias Gram-Negativas
Substância	Alérgeno	LPS, toxinas	LPS, toxinas
Local	Epiderme/derme	Derme	Sangue
Molécula desencadeadora	Ligação cruzada de imunoglobulina E, ligante de célula dendrítica	TLR4, CD14, NOD1	Fator de Hagemann, sistema complemento, TLR4
Resposta principal	Histamina, leucotrienos	IL-1, IL-18, TNF, prostaglandinas, PAF, produtos de neutrófilos	Cininas, bradicinina, PAF, prostaglandinas, IL-1, TNF
Extensão da resposta	Local	Local	Sistêmica
Achados clínicos	Aumento de volume, prurido (broncoconstrição)	Aumento de volume, exsudato (pus)	Febre, náusea, mal-estar
Resolução desejada	Reação limitada, que se resolve em horas/dias	Reação limitada, que se resolve em dias	Reação transiente, que se resolve
Possíveis sequelas	Reações cutâneas graves e exacerbações, anafilaxia	Celulite que provoca e, por fim, desenvolvimento de fibrose/granuloma	Choque séptico

CD14 = receptor da proteína ligante de LPS.
Fator de Hagemann = fator de coagulação.
IL-1, Interleucina 1; *IL-18*, interleucina 18; *LPS*, lipopolissacarídeo (endotoxina); *NOD1*, domínio de ligação e oligomerização de nucleotídeo; *PAF*, fator ativador de plaquetas; *TLR4*, receptor *Toll-like* 4; *TNF*, fator de necrose tumoral.

A1, o sulfito de hidrogênio e as citocinas reguladoras. A regulação destes mediadores inflamatórios ocorre por meio de diversos mecanismos, que incluem (1) a perda do estímulo incitante, (2) a degradação de mediadores inflamatórios, (3) a regulação negativa de receptores, (4) a desfosforilação de moléculas de sinalização e (5) a liberação de outros mediadores com atividade anti-inflamatória. A adiponectina é uma adipocina que, além de sua atividade anti-inflamatória, também tem potentes ações de sensibilização à insulina, antilipotóxicas e antiapoptóticas. A adiponectina se liga a dois receptores, AdipoR1 e AdipoR2, que podem reduzir a inflamação e o estresse oxidativo em adipócitos. As lipoxinas ativam macrófagos e alteram a migração de neutrófilos. As resolvinas inibem a transmigração de neutrófilos pelas paredes vasculares. As maresinas são lipídios produzidos por macrófagos que participam do reparo de feridas e reduzem a sensibilidade nervosa a estímulos dolorosos. As protectinas inibem a liberação de mediadores inflamatórios. A anexina A1 é liberada por neutrófilos que estão em processo de morte e inibem a maior infiltração por estas células. O sulfito de hidrogênio é um gás que induz a apoptose de neutrófilos. A IL-10 e muitas outras citocinas regulam os linfócitos T e as células da resposta imune adaptativa.

Resumo dos Mediadores Químicos da Inflamação Aguda

Diversos estímulos exógenos e endógenos podem ativar receptores solúveis, de superfície, citoplasmáticos e endossômicos, ou simplesmente provocar danos mecânicos ou de outra natureza que levem ao desenvolvimento de uma resposta inflamatória aguda. Esta resposta pode ocorrer muito rapidamente devido à liberação de mediadores inflamatórios pré-formados ou ativados, como a histamina, as cininas, fatores do sistema complemento (como C3a e C5a) e as taquicininas (substância P). Estas moléculas, de modo geral, afetam o calibre e a permeabilidade vascular e ativam leucócitos e células endoteliais. Ao mesmo tempo, produtos lipídicos, como as prostaglandinas, os leucotrienos e o PAF influenciam a quimiotaxia, o tônus vascular e a atividade leucocitária, que atuam junto com as quimiocinas e citocinas na ativação de células endoteliais e leucócitos e aumentam a infiltração neutrofílica. O NO liberado por macrófagos e células endoteliais induz vasodilatação e também pode contribuir para o dano tecidual causado por outras espécies reativas de oxigênio. Os mediadores inflamatórios se ligam a receptores que, subsequentemente, induzem a sinalização citoplasmática e a ativação celular, produzindo outras citocinas, quimiocinas, moléculas de adesão, peptídeos antimicrobianos e outros mediadores inflamatórios que podem exacerbar ou inibir o processo inflamatório. Os neutrófilos ativados que expressam moléculas de adesão, como as integrinas, entram no tecido inflamado e podem liberar enzimas hidrolíticas e outras substâncias presentes nos grânulos que aumentam ainda mais o dano tissular. Sistemicamente, há aumento da concentração de proteínas de fase aguda, citocinas, quimiocinas, fragmentos do sistema complemento e proteínas inflamatórias, que podem afetar a temperatura corpórea, a função cardiovascular, a locomoção, o sono, o apetite e outras atividades (Tabela 3-5).

Fase de Reparação da Resposta Inflamatória Aguda

Resultados da Resposta Inflamatória Aguda

Os quatro principais resultados da inflamação aguda são os seguintes:
- Resolução (o retorno à estrutura e função normal).
- Cicatrização por fibrose.
- Formação de abscessos.
- Progressão à inflamação crônica.

A gravidade do dano tecidual, a capacidade de regeneração celular e as características físicas ou biológicas da causa da lesão determinam tais resultados. Na resposta inflamatória aguda (Fig. 3-11), o resultado desejado é o retorno completo à normalidade estrutural e funcional. A resolução ocorre se:
- A resposta inflamatória aguda for completada na sequência correta.
- Os macrófagos e os vasos linfáticos removerem o exsudato.

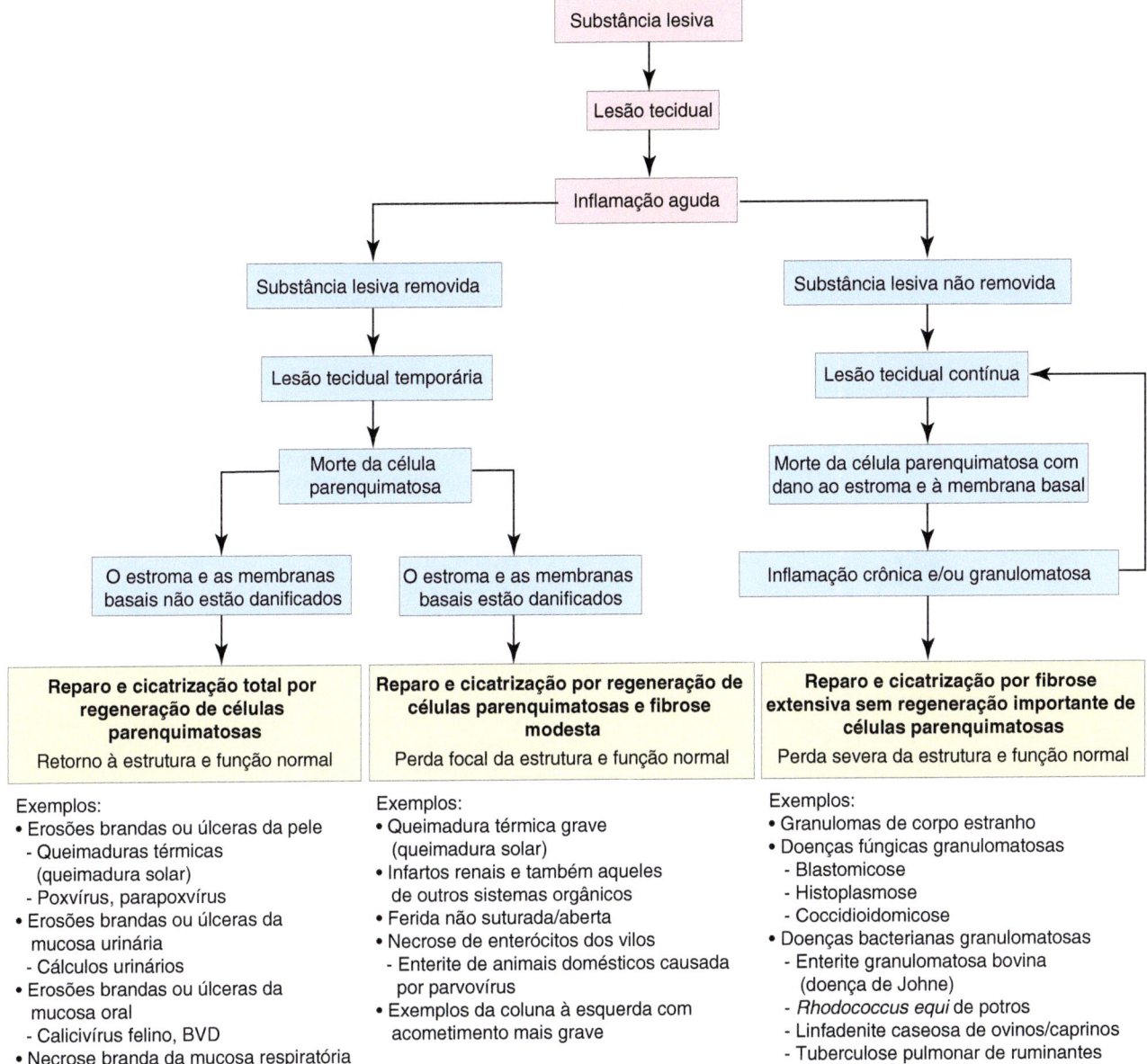

Figura 3-11 Reparo, Regeneração e Fibrose após Lesão e Inflamação. *BVD,* Diarreia viral bovina. (Cortesia de Dr. M. R. Ackermann, College of Veterinary Medicine, Iowa State University; e Dr. J. F. Zachary, College of Veterinary Medicine, University of Illinois.)

- O agente ou a substância incitante for eliminado.
- O estroma (tecido conjuntivo) do tecido acometido estiver intacto e puder sustentar a regeneração das células epiteliais.
- As células epiteliais ulceradas ou necróticas forem substituídas por regeneração das células epiteliais adjacentes, localizadas em membrana basal intacta.

Do ponto de vista do mecanismo biológico, o primeiro estágio crítico da resolução envolve a morte e/ou a remoção da causa incitadora, a remoção de mediadores químicos por neutralização ou decaimento, o retorno ao fluxo vascular e à permeabilidade capilar normal, a interrupção da migração de leucócitos, a morte por apoptose dos neutrófilos restantes no exsudato, a remoção do exsudato por meio da fagocitose monocítica-macrofágica e da drenagem aos linfonodos regionais (Fig. 3-12). As respostas inflamatórias de neutrófilos, monócitos e macrófagos são ainda inibidas pela inativação por quimiocinas e pela liberação de produtos como a lipoxina A4, as resolvinas, a anexina A, a lactoferrina e a lisofosfatidilcolina.

A regeneração é o segundo estágio de resolução e depende da disponibilidade de células epiteliais progenitoras e da presença de estroma de suporte e membranas basais intactas para a ocorrência de migração celular ordenada. Como exemplo, a necrose tubular renal aguda pode ser causada por antibióticos da classe dos aminoglicosídeos e resulta no descolamento e na necrose de células epiteliais tubulares da membrana basal tubular. Se o estroma e a membrana basal estiverem intactos, as células epiteliais progenitoras podem se dividir e migrar, substituindo as células perdidas e recuperando a função normal do túbulo. Se a membrana basal não estiver intacta para orientar a proliferação

celular, não haverá formação de túbulos funcionais. Em vez disso, as células epiteliais tubulares regenerativas sofrem atrofia ou formam pequenos agregados com células sinciciais gigantes. Simultaneamente, o suprimento microvascular regional deve ser restaurado; o mecanismo biológico responsável por este efeito é a proliferação de células endoteliais em resposta a moléculas como o VEGF.

Nomenclatura da Resposta Inflamatória (Diagnósticos Morfológicos)

A nomenclatura, um sistema de nomes atribuídos a estruturas e processos em uma disciplina científica, usada na patologia veterinária dá aos clínicos diagnósticos morfológicos, descrições precisas do processo, do tipo de inflamação e da doença. Um diagnóstico morfológico possui seis componentes, listados na seguinte sequência: tecido, modificador, exsudato, distribuição, duração e grau de gravidade (Tabela 3-6). Com base nos resultados de um exame *post-mortem* e/ou da avaliação histológica de amostras teciduais, o patologista constrói o diagnóstico morfológico incluindo, em ordem sequencial, os componentes da nomenclatura que melhor descrevem as amostras. Por exemplo, usando o rim como tecido lesionado, o componente central do diagnóstico morfológico é o nome do tecido, derivado de seu termo em latim, "nefro-". Se o rim está inflamado, o prefixo "nefro-" é combinado ao sufixo "ite" (inflamação ou doença de), formando a palavra "nefrite", que significa inflamação do rim. Os outros componentes do diagnóstico morfológico, como modificador, exsudato, distribuição, duração e grau, sucedem a nefrite e são usados para descrever as características do processo inflamatório. O padrão de distribuição da lesão inflamatória não apenas indica sua localização, mas também, em muitos casos, o mecanismo de lesão. Estes padrões de distribuição, mostrados na Figura 3-13, incluem focal, multifocal, localmente extenso e difuso. Estes termos são discutidos em detalhes em cada sistema orgânico. As sutilezas deste processo são aprendidas durante o treinamento avançado na disciplina de patologia e os termos que descrevem o grau e a duração da inflamação evoluem nos anos de experiência profissional; é improvável que sejam completamente dominados por estudantes de medicina veterinária durante sua formação.

Os diagnósticos morfológicos podem também usar o sufixo "ose" (doença ou condição anormal) ou "opatia" (doença). Neste contexto, tais doenças ou alterações se referem àquelas provocadas por processos degenerativos ou relacionados com o envelhecimento, sem inflamação. Assim, a mesma nomenclatura pode ser usada no diagnóstico de uma doença degenerativa no rim, usando o termo *nefrose* ou *nefropatia*. Os outros componentes são, então, adicionados à nefrose ou nefropatia, descrevendo as características

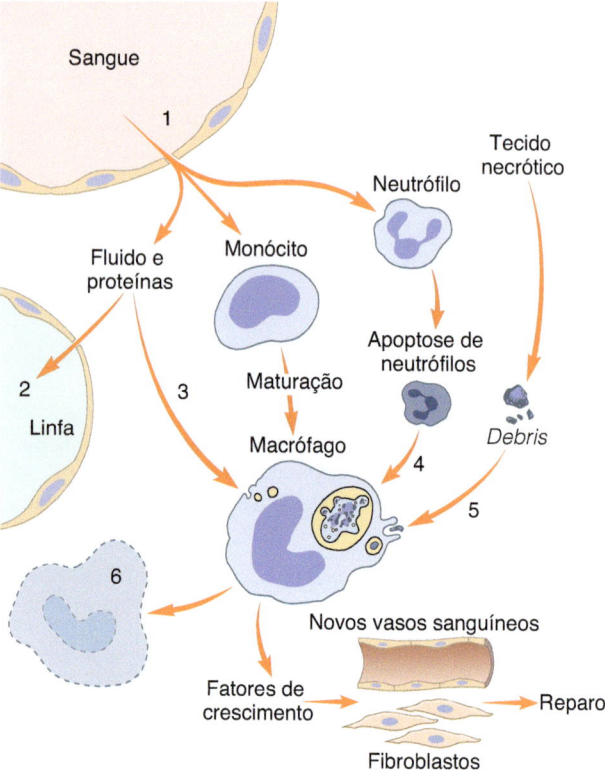

Figura 3-12 Eventos na Resolução da Inflamação. *1*, Retorno da permeabilidade vascular normal; *2*, drenagem do fluido e das proteínas presentes no edema por vasos linfáticos ou *3*, por pinocitose em macrófagos; *4*, fagocitose de neutrófilos apoptóticos e *5*, fagocitose de *debris* necróticos; e *6*, eliminação de macrófagos. Os macrófagos também produzem fatores de crescimento que iniciam o subsequente processo de reparo. Note o papel central dos macrófagos na resolução. (Redesenhado de Haslett C, Henson PM: Resolution of inflammation. In Clark R, Henson PM, editores: *The molecular and cellular biology of wound repair*, Novos York, 1996, Plenum Press).

Tabela 3-6	A Nomenclatura de um Diagnóstico Morfológico				
Tecido	**Modificador**	**Exsudato**	**Distribuição**	**Duração**	**Grau**
Nefrite	Necrótico	Seroso	Focal	Aguda	Mínimo
Cistite	Broncointersticial	Catarral	Multifocal	Subaguda	Brando
Enterite	Hemorrágico	Fibrinoso	localmente extenso	Crônica	Moderado
Pneumonia*	Embólico	Supurativo	Difusa (intersticial)	Ativa crônica	Intenso (grave)
Hepatite		Granulomatoso	Cranioventral†		

Esta tabela é um exemplo de como a nomenclatura pode ser usada na construção de um diagnóstico morfológico, mas não pretende incluir todas as alterações e pode ser diferente dos esquemas empregados em outras escolas de medicina veterinária.
*No pulmão, é comum usar o termo pneumonia para indicar a inflamação do órgão.
†Termo usado apenas em doenças pulmonares.

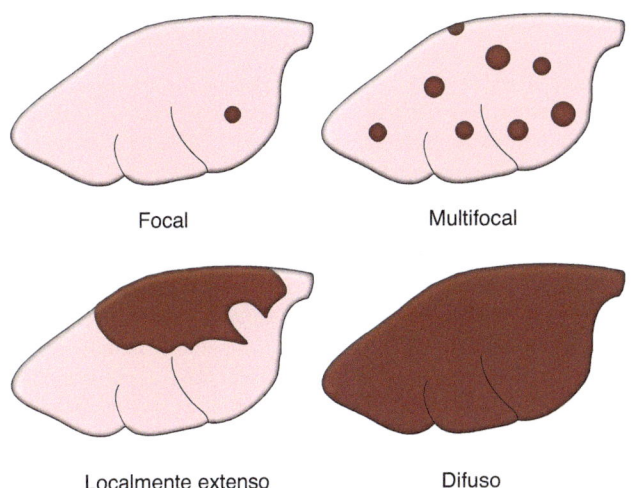

Focal

Multifocal

Localmente extenso

Difuso

Figura 3-13 Padrões de Distribuição de Lesão Usados na Construção de Diagnósticos Morfológicos, por Exemplo, no Pulmão. (Cortesia de Dr. J. F. Zachary, College of Veterinary Medicine, University of Illinois.)

do processo degenerativo. Por fim, algumas doenças metabólicas e neoplásicas não se encaixam nesta nomenclatura, mas diagnósticos morfológicos igualmente válidos podem ser construídos. O fígado que apresenta aumento de volume, consistência macia e friável, coloração amarelada e acúmulo de tecido adiposo pode ser morfologicamente diagnosticado como lipidose hepática, enquanto uma massa sólida, firme, branca e expansível no fígado pode ser morfologicamente diagnosticada como "linfoma hepático maligno".

Classificação Morfológica dos Exsudatos nas Lesões Inflamatórias Agudas

A aparência macroscópica e microscópica de diferentes tipos de reações inflamatórias agudas no tecido geralmente pode ser classificada de acordo com os componentes vasculares e celulares da resposta, formando, assim, uma base para o entendimento da patogênese. As lesões histopatológicas da inflamação aguda são mais comumente agrupadas em cinco categorias: serosa, catarral, fibrinosa, supurativa ou purulenta e hemorrágica, ou ainda combinações destas categorias, como fibrinossupurativa. Padrões histopatológicos similares também são observados na inflamação crônica (linfoistiocítico ou granulomatoso [macrófagos, células gigantes multinucleadas (MGCs), linfócitos, plasmócitos, fibrose]).

Deve-se notar que as lesões histopatológicas da inflamação aguda geralmente representam (1) um contínuo de alterações progressivas do mesmo tipo de inflamação, desenvolvidas com o passar do tempo ou (2) diferentes tipos de respostas inflamatórias que ocorrem ao mesmo tempo, nas mesmas áreas ou não de um tecido. Assim, a rinite, por exemplo, pode progredir em uma sequência de serosa a catarral a mucopurulenta a purulenta. Se o estímulo incitante for grave, as alterações podem rapidamente progredir de serosas a fibrinosas a hemorrágicas.

Inflamação Serosa

Inflamação serosa é o termo usado para descrever um padrão de inflamação aguda em que a resposta tecidual consiste no extravasamento ou acúmulo de fluido com baixa concentração de proteína plasmática e baixos números ou ausência de leucócitos. Este material aquoso é liberado de pequenas fendas entre as células endoteliais e pela hipersecreção de glândulas serosas inflamadas. Esta resposta é essencialmente um transudato (gravidade específica <1,012) e é observada em casos de (1) lesão térmica cutânea, como em queimaduras e fotossensibilizações, em que podem ser observadas bolhas preenchidas por fluido ou (2) respostas alérgicas agudas caracterizadas por lacrimejamento e rinorreia, com transudato transparente e incolor.

Macroscopicamente, as lesões com inflamação serosa apresentam, por exemplo, (1) quantidade excessiva de fluido aquoso transparente a ligeiramente amarelado, que extravasa de cortes do tecido ou (2) vesículas protuberantes e preenchidas por líquido acima da superfície da membrana mucosa da cavidade nasal (rinite serosa) ou da pele (Fig. 3-14). À microscopia, as fibras do tecido conjuntivo são separadas, geralmente por grandes espaços, e os capilares e as vênulas pós-capilares são dilatadas e contêm eritrócitos (hiperemia ativa). As células endoteliais que revestem estes vasos podem ser achatadas ou hipertrofiadas.

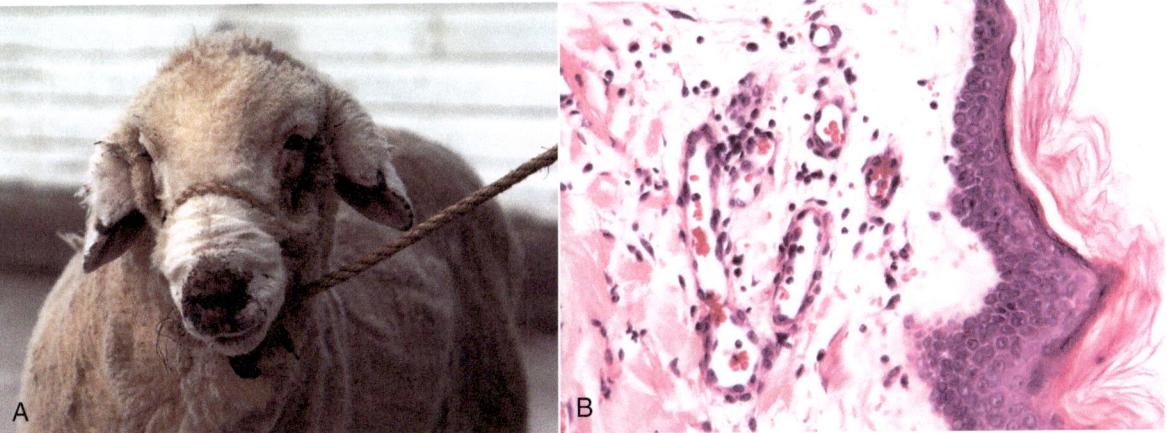

Figura 3-14 Exsudato Seroso/Edema Subcutâneo, Fotossensibilização, Pele das Narinas e dos Pavilhões Auriculares, Ovelha. A, A pele não pilosa das narinas é recoberta por uma crosta resultante da desidratação do exsudato seroso liberado de vasos sanguíneos lesionados após uma curta exposição ao sol. Os pavilhões auriculares apresentam edema e estão caídos. B, Microscopicamente, há moderada expansão da derme superficial, com edema secundário ao extravasamento vascular (inflamação serosa). As vênulas pós-capilares estão dilatadas (hiperemia ativa) e há leucócitos ao redor das células endoteliais. Coloração por HE. (Cortesia de Dr. M. D. McGavin, College of Veterinary Medicine, University of Tennessee.)

Inflamação Catarral

Inflamação catarral ou mucoide é o termo usado para descrever um padrão de inflamação aguda em que a resposta tecidual é composta por secreção ou acúmulo de um fluido gelatinoso espesso, contendo muco abundante e mucinas de membranas mucosas. Esta resposta é mais comumente observada em tecidos ricos em células caliciformes e glândulas de muco, assim como em certos tipos de doenças alérgicas crônicas e doenças autoimunes gastrointestinais e em inflamações crônicas das vias aéreas do trato respiratório (asma crônica). Macroscopicamente, a superfície ou a superfície de corte do tecido acometido pode ser recoberta ou conter fluido transparente a ligeiramente opaco e espesso (Fig. 3-15). À microscopia, a lesão pode apresentar hiperplasia das células epiteliais de glândulas de muco e células caliciformes, assim como fibras de tecido conjuntivo separadas por mucinas.

Inflamação Fibrinosa

Inflamação fibrinosa é o termo usado para descrever um padrão de inflamação aguda em que a resposta tecidual é composta pelo acúmulo de fluido com alta concentração de proteínas plasmáticas (gravidade específica >1,02) e baixos números ou ausência de leucócitos. Esta resposta é um exsudato. A inflamação fibrinosa é observada em lesões mais graves de células endoteliais que permitem o extravasamento de proteínas de grande peso molecular, como o fibrinogênio. Ele transborda de capilares e vênulas pós-capilares durante a fase fluida da resposta inflamatória aguda e é polimerizado, fora dos vasos, em fibrina, uma proteína homogênea e de coloração rosa vívida (eosinofílica) quando corada com hematoxilina e eosina (HE). Esta lesão é mais comumente causada por micróbios infecciosos e é observada nas membranas serosas das cavidades corpóreas, como aquelas revestidas por pleura (pleurite fibrinosa), pericárdio (pericardite fibrinosa), peritônio (peritonite fibrinosa), membranas sinoviais articulares (sinovite fibrinosa) e meninges (leptomeningite fibrinosa). Exemplos comuns incluem lesões em alvéolos pulmonares na pneumonia fibrinosa (*Mannheimia haemolytica*), na pneumonia intersticial atípica (3-metil indol) e infecções virais respiratórias (herpesvírus bovino 1). A camada distinta formada por fibrina que recobre uma úlcera é denominada *pseudomembrana fibrinosa* e, ao revestir a superfície dos pneumócitos de modo curvilíneo e conter *debris* celulares necróticos, como observado nas infecções pelo vírus sincicial respiratório bovino (BRSV), é denominada *membrana hialina*.

Macroscopicamente, as superfícies do tecido acometido apresentam coloração vermelha (hiperemia ativa) e são recobertas por um exsudato espesso, que forma cordões, elástico e de coloração branco-acinzentada a amarela que pode ser removido (diferentemente do observado em respostas fibrosas) (Fig. 3-16; Fig. 3-3). Um clássico exemplo de inflamação fibrinosa é observado na pneumonia fibrinosa causada pela infecção aguda por M. *haemolytica*, em que os alvéolos e o tecido conjuntivo do estroma (septos interlobulares e pleura) contêm um exsudato notavelmente fibrinoso que rapidamente passa a ser infiltrado por neutrófilos, com formação de exsudato fibrinossupurativo. Outro exemplo de inflamação fibrinosa ocorre na infecção pelo herpesvírus bovino 1. Este vírus danifica as células epiteliais do trato respiratório, provocando uma resposta inflamatória fibrinosa aguda. Etiologias não infecciosas, como o calor e a inalação de fumaça, podem formar exsudato fibrinoso na traqueia. Microscopicamente, os capilares e as vênulas pós-capilares apresentam dilatação, eritrócitos (hiperemia ativa) e reatividade (hipertrofia) das células endoteliais. O estroma do tecido conjuntivo ou as superfícies mesoteliais do órgão afetado contêm ou são recobertos por camadas de fibrina, albumina e outras proteínas plasmáticas coaguladas e/ou polimerizadas, de vívida coloração vermelha. O exsudato fibrinoso geralmente é logo infiltrado por neutrófilos, resultando em uma inflamação fibrinossupurativa.

Inflamação Supurativa

Inflamação supurativa é o termo usado para descrever um padrão de inflamação aguda em que a resposta tecidual é composta pelo acúmulo de fluido com alta concentração de proteínas plasmáticas (gravidade específica >1,02) e altos números de leucócitos, predominantemente neutrófilos. Este material é um exsudato comumente conhecido como *pus*. Ele pode ser um líquido cremoso, mas, se desidratado, tem a possibilidade de ser mais caseoso e apresentar consistência firme e, ocasionalmente, é laminado em doenças como a linfadenite caseosa ovina. Uma coleção de pus circunscrita por uma cápsula fibrosa que é macroscopicamente visível é denominada *abscesso*; se visível apenas à microscopia, é denominada *microabscesso*.

O denso acúmulo neutrofílico (pus) pode também ser distribuído em camadas teciduais, como planos fasciais e tecidos conjuntivos

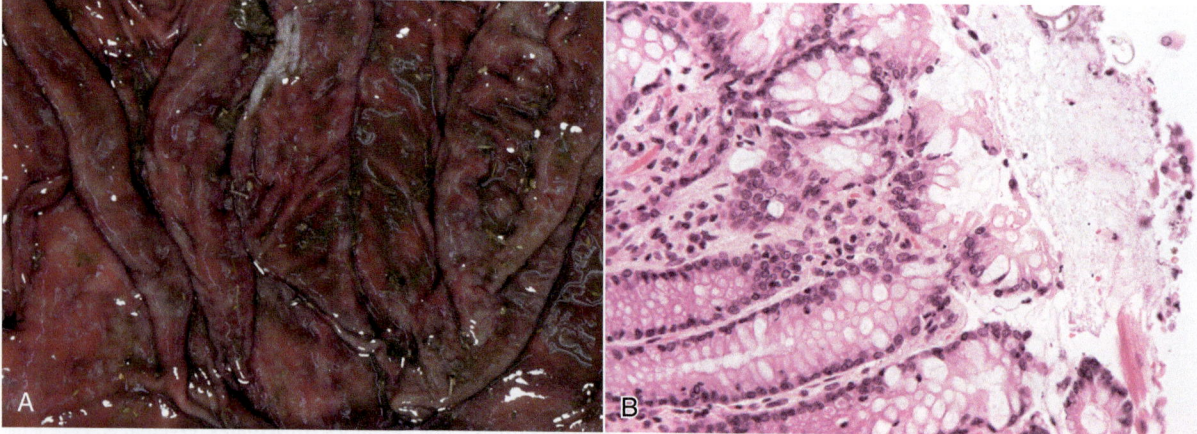

Figura 3-15 Inflamação Catarral. A, Abomaso, vaca. A mucosa epitelial está moderadamente espessada, recoberta por uma brilhante camada de muco transparente, e apresenta uma sutil aparência nodular causada pelo acúmulo de produtos secretados mucinosos (exsudato catarral) nas pregas gástricas. **B,** Cólon, vaca. Microscopicamente, observa-se colite catarral com hiperplasia das células epiteliais mucosas e aumento do acúmulo de muco na superfície mucosa. Coloração por HE. (Cortesia de Dr. M. D. McGavin, College of Veterinary Medicine, University of Tennessee.)

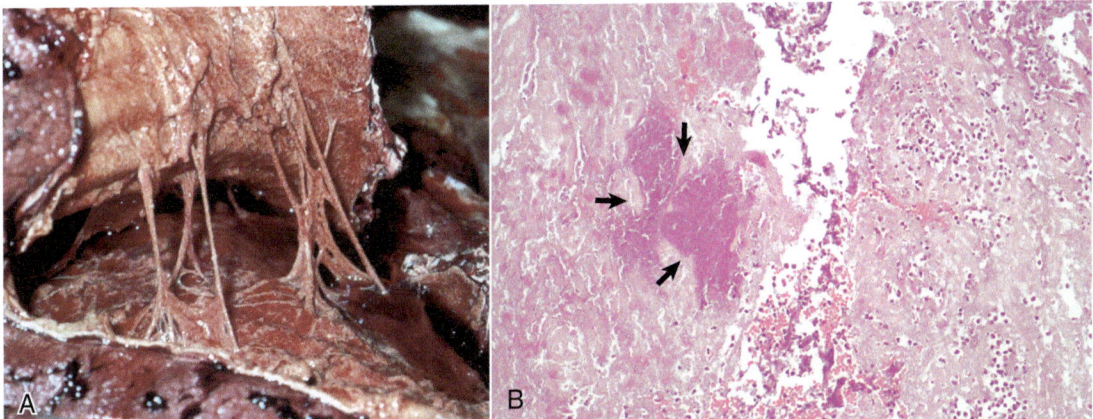

Figura 3-16 **Inflamação fibrinosa, Cavidade Pleural, Pleuras Visceral e Parietal, Cavalo. A,** As superfícies pleurais estão recobertas por um exsudato amarelo-acinzentado, espesso e friável, composto por fibrina e outras proteínas plasmáticas. Este exsudato pode ser facilmente removido e não deve ser confundido com adesões fibrosas. Esta última resposta se desenvolve com o passar do tempo e consiste em um material de aparência semelhante, contendo fibras de colágeno que dão força tensora e formam adesões entre superfícies opostas que só podem ser desfeitas com certa dificuldade. **B,** Microscopicamente, há camadas de material vermelho homogêneo (exsudato fibrinofibrinoso), contendo alguns neutrófilos e um foco de bactérias *(setas)*. Coloração por HE. (Cortesia de Dr. J. F. Zachary, College of Veterinary Medicine, University of Illinois.)

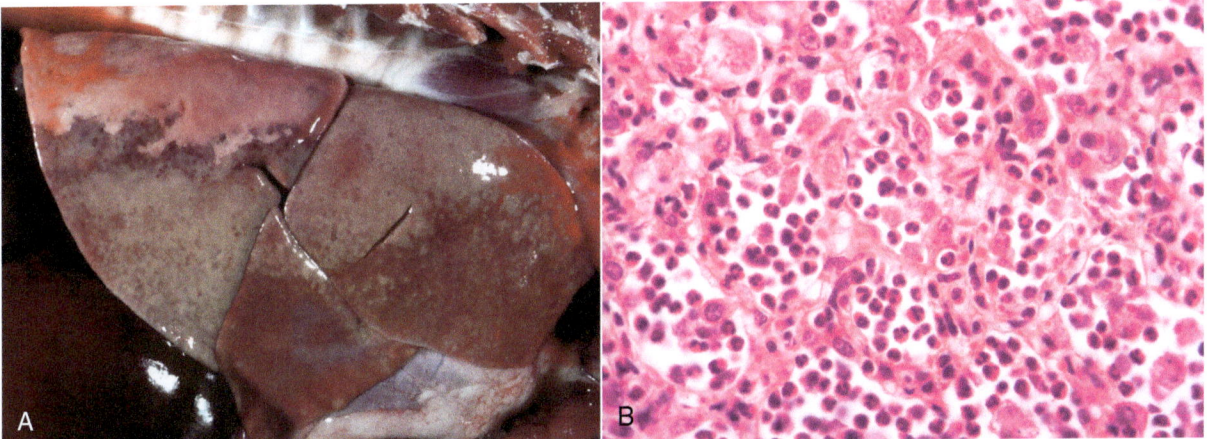

Figura 3-17 **Inflamação Supurativa (Purulenta), Broncopneumonia Bacteriana Secundária, Cinomose, Filhote de Cão. A,** As áreas cranioventrais do pulmão estão firmes e apresentam coloração entre o bege e o marrom. Esta lesão é causada por neutrófilos que migraram para os alvéolos em uma resposta inflamatória aguda secundária à infecção bacteriana do órgão. **B,** Microscopicamente, o alvéolo contêm numerosos neutrófilos (exsudato supurativo) e pneumócitos destruídos. Coloração por HE. (Cortesia de Dr. M. D. McGavin, College of Veterinary Medicine, University of Tennessee.)

subcutâneos, sendo denominado *celulite* ou *inflamação flegmonosa* (*flegmão*). Ao invés de produzir um abcesso focal, os neutrófilos evocam um exsudato aquoso supurativo que se distribui pelos planos fasciais e espaços tissulares, como em alguns casos de infecção por *Clostridium* em ruminantes ou extensas infecções Gram-positivas (estafilocóccicas). A inflamação supurativa, os microabscessos, os abscessos e os exsudatos são mais comumente causados por bactérias, incluindo *Staphylococcus* spp., *Streptococcus* spp. e *Escherichia coli*, e podem ocorrer em muitos órgãos. Estes gêneros de microrganismos podem também provocar meningite bacteriana supurativa no sistema nervoso central. Os abscessos no cérebro de equinos, causados por *Streptococcus equi*, e os microabscessos cerebrais em bovinos, provocados por *Listeria monocytogenes*, são bons exemplos de inflamação supurativa. A inflamação supurativa induzida por bactérias também é comum (1) na pele e nos túbulos renais (pielonefrite), (2) nos brônquios pulmonares (broncopneumonia), (3) nas cavidades nasais e sinusais (rinite e sinusite), (4) no epitélio glandular da próstata (prostatite), (5) no lúmen da vesícula biliar (colecistite) e da bexiga urinária (urocistite) e (6) nos ácinos e dutos da glândula mamária

(mastite). A inflamação supurativa não resolvida pode progredir à inflamação crônica.

Macroscopicamente, as superfícies e/ou os tecidos conjuntivos dos órgãos afetados são hiperêmicos e recobertos por, respectivamente, pus espesso de coloração branco-acinzentada a amarela (Fig. 3-17). Em alguns casos, o pus pode ser misturado à fibrina, formando um exsudato fibrinossupurativo. À microscopia, os tecidos acometidos apresentam grandes números de neutrófilos; muitos são degenerados e combinados a *debris* de células necróticas, bactérias, proteínas plasmáticas e fibrina.

Inflamação Crônica

A inflamação crônica (Conceito Essencial 3-2) é aquela de duração prolongada (semanas, meses, anos) que ocorre (1) quando a resposta inflamatória aguda não consegue eliminar o estímulo incitante, (2) depois de repetidos episódios de inflamação aguda ou (3) em resposta a características bioquímicas únicas e/ou fatores de virulência presentes no estímulo incitante ou no micróbio. A

Tabela 3-7 lista algumas das causas mais comuns de inflamação crônica em animais domésticos. Os mecanismos biológicos que provocam a inflamação crônica incluem persistência/resistência, isolamento no tecido, não responsividade, autoimunidade e mecanismos não identificados.

CONCEITO ESSENCIAL 3-2 Inflamação Crônica

A inflamação crônica ocorre (1) quando a resposta inflamatória aguda não consegue eliminar o estímulo incitante, (2) depois de repetidos episódios de inflamação aguda em que há extensa lesão tecidual e necrose ou (3) em resposta a características bioquímicas únicas e/ou fatores de virulência presentes no estímulo incitante ou no micróbio. Os mecanismos que resultam na inflamação crônica incluem (1) persistência/resistência à fagocitose por neutrófilos e macrófagos, (2) isolamento ("esconder-se") das respostas imunes e fármacos antimicrobianos em exsudatos, (3) incapacidade de destruição (ou morte) por fagocitose e/ou degradação enzimática, (4) disfunção "genética" da morte oxidativa de leucócitos ou das respostas imunes adaptativas e (5) causas desconhecidas. A inflamação crônica é microscopicamente caracterizada por um desvio de elementos celulares da resposta inflamatória, de neutrófilos para linfócitos, células *natural killer*, macrófagos, plasmócitos e células gigantes multinucleadas (p. ex. inflamação granulomatosa ou granulomas) e por (1) proliferação de fibroblastos e deposição de colágeno (desmoplasia e/ou fibroplasia) e (2) angiogênese e neovascularização (formação de tecido de granulação). Citocinas, quimiocinas e outros mediadores inflamatórios mantêm a resposta inflamatória crônica. A inflamação crônica é caracterizada por dois processos simultâneos: infiltração celular e fibroplasia, tentativas de sobrepujar o agente/substância incitante com diversas células e a resposta imune adaptativa e retorno do tecido ao estado em que não é mais danoso ao animal. Em caso de insucesso destas respostas, o agente/substância incitante é "isolado" por densos acúmulos de células inflamatórias crônicas e fibroblastos em um exsudato granulomatoso ou em um granuloma. Se este processo não for eficaz, o agente/substância incitante é, então, "emparedado" pelo colágeno produzido por fibroblastos, encapsulando o agente/substância e, funcionalmente, colocando-o "fora" do corpo.

- Persistência/resistência: Infecções persistentes, como aquelas causadas por *Mycobacterium* spp., *Nocardia* spp., micoses profundas (como as provocadas por *Blastomyces dermatitidis* e *Histoplasma capsulatum*) e parasitoses (como aquelas causadas por larvas de *Toxocara canis*), podem evitar e/ou resistir à fagocitose por neutrófilos e macrófagos; alternativamente, após internalizados por estas células, estes microrganismos podem impedir a fusão de lisossomos primários e secundários ou a morte por lisossomos. Tais micróbios não costumam produzir moléculas biológicas que causam grave lesão tissular, mas sua presença contínua incita o desenvolvimento de respostas inflamatórias e imunológicas crônicas. Alguns agentes microbianos podem induzir a apoptose de macrófagos e sua subsequente internalização por macrófagos adjacentes. A destruição tecidual, a inflamação granulomatosa e a fibrose são sequelas comuns de agentes infecciosos persistentes/resistentes.
- Isolamento: Alguns micróbios, como *Streptococcus* e *Staphylococcus* spp., não são naturalmente resistentes à fagocitose e/ou à destruição, mas são capazes de se isolar das respostas imunológicas inatas e adaptativas e de fármacos antimicrobianos, "escondendo-se" no pus.
- Não responsividade: Certos materiais estranhos são praticamente indestrutíveis e, portanto, não são responsivos à fagocitose e/ou à degradação enzimática. Dentre eles, incluem-se materiais vegetais, pólen de gramíneas, pó de sílica, fibras de amianto, alguns materiais de sutura e próteses cirúrgicas.
- Autoimunidade e defeitos leucocitários: Alterações na regulação das respostas imunológicas adaptativas a antígenos próprios resultam no desenvolvimento de doenças autoimunes, como a poliarterite nodosa, acompanhadas por respostas inflamatórias crônicas. Os defeitos de função leucocitária podem também provocar inflamações crônicas. A perda da função oxidativa de NADPH em pacientes humanos acometidos por doenças granulomatosas crônicas, por exemplo, prejudica a formação de radicais livres e a morte oxidativa, permitindo, assim, a persistência dos agentes microbianos ou dos materiais internalizados.

Tabela 3-7	Alguns Exemplos de Doenças que Podem Causar ou Originar Inflamações Crônicas em Animais Domésticos			
Agentes Microbianos	**Toxinas**	**Doenças Autoimunes**	**Corpos Estranhos**	**Outros**
Bactérias:	*Vicia villosa* (ervilhaca pilosa)	Lúpus eritematoso	Suturas retidas	Meningoencefalite granulomatosa canina
Brucella spp.		Dermatite alérgica de contato	Fibras vegetais	Granuloma por lambedura
Mycobacteria spp.: lepra canina/felina		Dermatite de contato por irritação	Sílica	Granuloma nodular estéril
M. avium-intracellulare		Artrite reumatoide	Amianto	Granuloma espermático
M. bovis tuberculosis atípica (p. ex. *M. marinum*)		Poliarterite nodosa	Berílio	Calázio
Rhodococcus equi			Fumaça inalada	Granulomas eosinofílicos de cães, gatos, equinos (Tabela 3-8)
Vírus: Circovírus suíno			Pó inalado	
Fungos:				
Trichophyton spp.				
Microsporum spp.				
Aspergillus spp.				
Protozoários/parasitas:				
Leishmania spp.				
Trypanosoma spp.				
Draschia spp.				
Habronema spp.				

- Mecanismos não identificados: Em algumas doenças, como a meningoencefalite granulomatosa canina, a causa da inflamação crônica ainda é desconhecida.

A resposta inflamatória crônica é mantida por citocinas, quimiocinas e outros mediadores inflamatórios que são liberados e incitam (1) a inflamação contínua mediada por infiltração e ativação de linfócitos, macrófagos, plasmócitos e MGCs; (2) a destruição tecidual (necrose); (3) a proliferação de fibroblastos e a deposição de colágeno (desmoplasia e/ou fibroplasia); (4) a angiogênese e a neovascularização (formação de tecido de granulação) e (5) o início da cicatrização de feridas (reepitelização e reparo tissular).

Aspectos Benéficos e Danosos da Inflamação Crônica

A princípio, o corpo responde à lesão através da inflamação aguda. Uma vez que a resposta inflamatória aguda não consegue destruir o agente incitante ou a substância persistente, a inflamação crônica tenta fazê-lo através de diversas células, como células NK, linfócitos, macrófagos e da resposta imunológica adaptativa. Caso tais respostas sejam ineficazes, o agente ou a substância incitante é, então, "emparedada" com o colágeno produzido por fibroblastos, encapsulando-a e, funcionalmente, "retirando-a" do organismo. Alguns tipos de respostas, como as reações granulomatosas lepromatosas (difusas), não formam cápsulas fibrosas ou paredes definidas e, ao invés disso, separam o agente ou a substância por densos acúmulos de macrófagos e fibroblastos que são dispostos de forma irregular. De modo geral, esta resposta pode ser benéfica e, com o passar do tempo, pode resultar no retorno da atividade normal. Pequenos granulomas ou abscessos no pulmão, no fígado ou mesmo em algumas áreas da pele, com o tempo, passam a não ser percebidos pelo sistema imune inato e adaptativo e não provocam dor ou interferência mecânica à movimentação ou função.

Por outro lado, a inflamação crônica pode ser prejudicial. Os leucócitos mononucleares (macrófagos, linfócitos e células NK) infiltrados nas áreas de inflamação crônica ocupam espaço e geralmente deslocam, substituem e, às vezes, obliteram o tecido original. Ao mesmo tempo, há formação de novos vasos sanguíneos, proliferação de fibroblastos e deposição de colágeno e, caso a lesão se expanda, a resposta inflamatória pode afetar a função dos tecidos e/ou células adjacentes e, por fim, o funcionamento de todo o órgão. As lesões inflamatórias intestinais crônicas em cães e gatos com doença inflamatória intestinal (IBD), por exemplo, podem induzir perda de peso e debilidade progressiva. Além disso, a inflamação crônica em cérebros de cães com meningoencefalite granulomatosa pode destruir neurônios e células da glia, prejudicar e obstruir o fluxo de líquor no sistema ventricular e elevar a pressão intracraniana, o que pode alterar a cognição e a movimentação do animal.

A extensão de debilidade observada em animais com lesões inflamatórias crônicas depende da localização do processo e do grau de acometimento tecidual. Até mesmo lesões cerebrais crônicas muito pequenas podem rapidamente provocar sinais clínicos, seja pela destruição do neuroparênquima ou, talvez, por alteração do fluxo ou da reabsorção de líquor. Por outro lado, algumas lesões inflamatórias crônicas disseminadas, como aquelas observadas na doença inflamatória intestinal de cães e gatos e na doença de Johne dos bovinos, podem acometer extensas áreas do intestino e geralmente precedem os sinais clínicos (diarreia) por meses ou mesmo anos. Outras doenças, como os abscessos embólicos hepáticos ou pulmonares ou ainda os granulomas tuberculoides disseminados, podem ser debilitantes com o passar do tempo por

provocarem perda de função parenquimatosa e liberação contínua de mediadores inflamatórios, como TNF e IL-1, que afetam a temperatura e o apetite.

Na inflamação crônica, a primeira intervenção clínica é a remoção, se possível, do fator incitante. Assim, antibióticos e antifúngicos são usados em casos de infecções bacterianas e micóticas. Alguns corpos estranhos podem ser cirurgicamente removidos e alérgenos imunológicos, antígenos e substâncias não degradáveis podem ser identificados, opsonizados, quelados ou sequestrados. Infelizmente, poucas terapias médicas resolvem certos tipos de inflamação crônica de maneira completa, em especial após o desenvolvimento de granulomas e/ou tecido cicatricial extenso. No futuro, talvez a remoção cirúrgica de grandes lesões possa ser seguida por terapias gênicas ou com células-tronco que eliminem, de forma eficaz, determinados tipos de granulomas, como aqueles causados por infecções micobacterianas, ou induzam a apoptose de fibroblastos, miofibroblastos e macrófagos.

Progressão da Resposta Inflamatória Aguda à Inflamação Crônica, à Fibrose e à Formação de Abscessos

As respostas inflamatórias agudas podem ser completamente resolvidas, com o retorno do tecido à sua estrutura e função normal ou reparo por cicatrização (Fig. 3-18). Caso a resolução completa da resposta inflamatória aguda não seja possível, quatro desfechos podem ser observados: (1) progressão à inflamação crônica/granulomatosa, (2) cicatrização por fibrose, (3) cicatrização com aumento da celularidade (gliose cerebral, hiperplasia de células de Kupffer ou hiperplasia de células mesangiais glomerulares) ou (4) formação de abscessos. Estes desfechos são determinados pela gravidade do dano tecidual, capacidade de regeneração das células e características biológicas do agente/substância (p. ex. ceras micobacterianas, fibras vegetais pouco degradáveis) responsável pela lesão.

Progressão à Inflamação Crônica/Granulomatosa

A progressão à inflamação crônica/granulomatosa ocorre quando a resposta inflamatória aguda não é eficaz. Esta incapacidade é caracterizada por:

- Persistência do estímulo incitante por longos períodos (semanas a meses).
- Lesão tissular e necrose extensa (queimadura de terceiro grau).
- Desvio dos elementos celulares da resposta inflamatória de neutrófilos a linfócitos, macrófagos e, às vezes, MGCs.
- Reorganização extensa do tecido conjuntivo seguida por fibrose (fibroplasia).

Exemplos de agentes e substâncias que geralmente provocam respostas inflamatórias crônicas incluem as micoses sistêmicas, como as provocadas por *B. dermatitidis* e *H. capsulatum*, patógenos bacterianos intracelulares, como *Nocardia*, *Brucella*, *Mycobacterium* ou *Salmonella* spp., protozoários, como *Leishmania* ou *Trypanosoma* spp., parasitas, como larvas de *Toxocara* ou *Habronema*, autoantígenos, como aqueles relacionados com granulomas espermáticos ou doenças autoimunes, como o lúpus eritematoso, e corpos estranhos (pólens de plantas, gravetos, metais, amianto ou material de sutura). Tais agentes induzem a liberação contínua de mediadores inflamatórios de células parenquimatosas indígenas e leucócitos, provocando infiltração e ativação de macrófagos, infiltração de linfócitos T, células NK e, talvez, mastócitos ou eosinófilos e proliferação de fibroblastos e células endoteliais. Algumas citocinas inflamatórias, como o TGF-β, podem interferir na regeneração de células epiteliais e parenquimatosas (ver a seção Cicatrização de Feridas e Angiogênese).

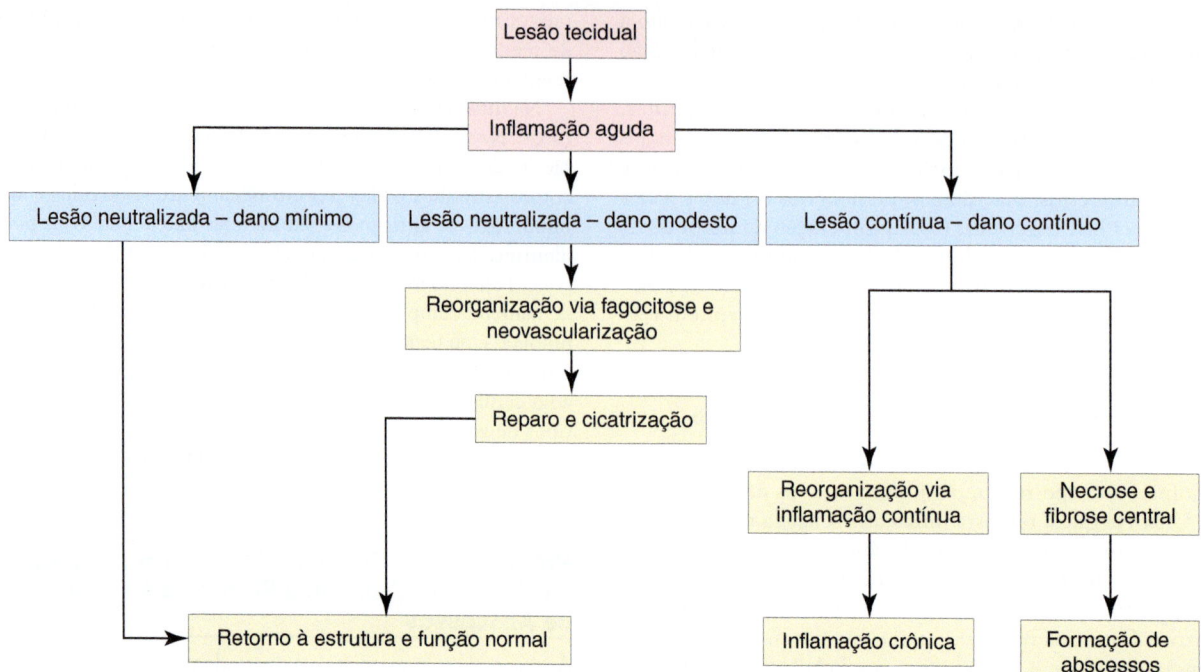

Figura 3-18 Os Resultados da Lesão Tissular e da Inflamação Aguda Não Resolvida. (Cortesia de Dr. M. R. Ackermann, College of Veterinary Medicine, Iowa State University; e Dr. J. F. Zachary, College of Veterinary Medicine, University of Illinois.)

Cicatrização por Fibrose

A cicatrização por fibrose ocorre após lesões tissulares em que há necrose da estrutura tecidual formada por elementos do estroma (tecido conjuntivo) e de células epiteliais necessárias à regeneração e reconstituição eficaz dos elementos parenquimatosos do tecido (Conceito Essencial 3-3). Após a necrose, o tecido morto e o exsudato inflamatório agudo são removidos por macrófagos (fagocitose por células do sistema monocítico-macrofágico) e o espaço é preenchido pelo tecido fibrovascular (tecido de granulação) comumente observado no processo de cicatrização. O tecido de granulação acaba sendo substituído por tecido conjuntivo fibroso imaturo, que possui pouco colágeno e, então, por tecido conjuntivo maduro, que é bastante colagenizado, com cicatrização da ferida e formação de uma cicatriz. A integridade estrutural pode ser reestabelecida, mas a integridade funcional depende da extensão da perda de células parenquimatosas. Em graves queimaduras cutâneas ou lacerações extensas, por exemplo, a cicatriz dérmica acaba substituindo as estruturas dérmicas perdidas e, em extensão limitada, restaura a integridade estrutural; no entanto, a integridade funcional da pele é extremamente limitada, devido à perda de glândulas anexas e folículos pilosos e à redução da amplitude de movimentação, pela presença do tecido cicatricial, das articulações de membros e dedos. O grau e a extensão da proliferação de fibroblastos e miofibroblastos em tais feridas depende, em grande parte, de mediadores como o TGF-β e a IL-13 (ver a seção Cicatrização de Feridas e Angiogênese).

Formação de Abscessos

A formação de abscessos (Fig. 3-19) ocorre quando a resposta inflamatória aguda não é capaz de rapidamente eliminar o estímulo incitante e as enzimas e os mediadores inflamatórios dos neutrófilos presentes no exsudato liquefazem o tecido acometido e os neutrófilos, gerando pus. A enzima mieloperoxidase dos neutrófilos atua na necrose e liquefação destas células. A presença de mieloperoxidase é um fenômeno evolutivo; répteis e aves não a possuem e são, portanto, incapazes de liquefazer os neutrófilos e formar pus. Os abscessos podem ser de origem séptica ou estéril. Os abscessos sépticos são mais comumente originários de infecções bacterianas, enquanto os abscessos estéreis são provocados por corpos estranhos incompletamente degradados ou por falhas na absorção de medicamentos administrados de forma injetável. Bactérias piogênicas, como *Staphylococcus* e *Streptococcus* spp., comumente provocam abscessos sépticos. Estas bactérias entram no tecido por via hematógena ou extensão cutânea direta após traumas. O pus presente em um abscesso pode apresentar consistência serosa a purulenta a caseosa e cor branca a amarela a verde, dependendo do agente/substância incitante. A cor do exsudato geralmente depende dos pigmentos produzidos pelas bactérias e suas espécies; por exemplo, exsudatos amarelos são observados em abscessos causados por *Staphylococcus, Streptococcus* spp. e *Corynebacterim ovis*; o exsudato verde é causado por *Pseudomonas aeruginosa*; e, por fim, o exsudato vermelho é encontrado em abscessos formados por *Serratia marcescens*.

Após o estabelecimento de uma resposta inflamatória aguda, o desenvolvimento de um abscesso neste lugar é composto por uma coleção de neutrófilos misturados a *debris* celulares, macrófagos e fibroblastos com infiltrado linfocítico variável. Experimentalmente, tal processo pode se formar em 2 a 3 dias, dependendo do agente/substância. Os fibroblastos presentes neste local começam a produzir colágeno e proteínas da ECM que podem formar uma área "delgada" de tecido conjuntivo vascularizado. Neste ponto, os antibióticos podem penetrar esta área e entrar no exsudato. Em caso de persistência de um abscesso séptico, esta área inicial de tecido conjuntivo "delgado" adjacente aos exsudatos pode amadurecer e formar uma cápsula fibrosa, que é espessa e, em grande parte, impermeável, em uma tentativa de "emparedar" os exsudatos do tecido normal. A formação de uma parede capsular leva semanas. Abscessos com esta resposta podem ser problemas graves na antibioticoterapia sistêmica (hematógena) ou local (difusão tópica). Em abscessos extensos, com muito pus, o próprio pus pode diluir o antibiótico e impedir que o fármaco atinja a concentração ideal para matar as bactérias. É por estas razões que abscessos extensos geralmente são lancetados, para drenagem do pus. Abscessos estéreis não exigem o uso de antibióticos ou outros fármacos para destruição do agente/substância incitante,

CONCEITO ESSENCIAL 3-3 Reparo, Cicatrização e Sequestro da Lesão Tecidual	

A cicatrização tecidual no contexto da inflamação é um contínuo de respostas "reparadoras" que são desencadeadas pela gravidade da lesão tissular e pelas condições metabólicas no local de lesão. As respostas de "cicatrização" dos tecidos afetados incluem (1) o retorno à estrutura e função normal, (2) a cicatrização por fibrose de reposição e (3) a cicatrização por sequestro. Esta última categoria inclui a cicatrização por abscesso ou formação de granulomas com ou sem fibrose formadora de cápsula e a cicatrização por isolamento ou diluição do agente causador em um exsudato granulomatoso com ou sem fibrose. A cicatrização ocorre na inflamação aguda e crônica, mas os desfechos podem ser dramaticamente diferentes e dependem da gravidade do dano tecidual, da capacidade de regeneração das células e das características biológicas do agente/substância incitante. A inflamação aguda completamente resolvida geralmente provoca mínimo dano ao estroma e às membranas basais (a estrutura tissular) e o tecido acometido cicatriza e volta a apresentar estrutura e função normal por meio de regeneração, migração celular e reepitelização por células-tronco do tecido normal adjacente (ou seja, cicatrização de feridas por primeira e segunda intenção). No entanto, na presença de necrose e perda da estrutura tissular e das células epiteliais necessárias à reconstituição dos elementos estruturais básicos de um tecido, há cicatrização por fibrose. O exsudato e os *debris* são removidos por macrófagos e o espaço é, a princípio, preenchido por tecido conjuntivo fibroso imaturo e, depois, por tecido conjuntivo maduro (fibrose) (ou seja, cicatriz) ou tecido de granulação. Caso o agente/substância incitante não seja removida pela inflamação aguda, a resposta inflamatória passa à inflamação crônica (Conceito Essencial 3-2). Se a inflamação crônica não for capaz de remover o agente/substância incitante, o tecido afetado tenta "se curar", usando mecanismos de defesa que isolam e sequestram a lesão e limitam a disseminação do dano tissular. A cicatrização por sequestro defensivo inclui (1) a cicatrização por abscesso ou formação de granulomas com fibrose e (2) a cicatrização por inflamação granulomatosa com ou sem fibrose. Nestes desfechos não é a cicatrização que devolve a estrutura e a função normal ao tecido, mas atua como mecanismo compensatório de defesa para proteção do animal contra a causa. A cicatrização por formação de abscessos ocorre quando enzimas e mediadores inflamatórios de neutrófilos no exsudato liquefazem o tecido afetado e os neutrófilos, formando pus, mas não conseguem eliminar a causa incitante. Subsequentemente, os fibroblastos produzem colágeno e proteínas da matriz extracelular que formam uma parede "delgada" de tecido conjuntivo vascularizado e, então, se necessário, amadurecem em uma cápsula fibrosa que cerca (encapsula) e isola a causa. Um processo similar ocorre na cicatrização por formação de granulomas, que, mais uma vez, isola a causa. No entanto, a resposta inflamatória granulomatosa é característica da dificuldade de morte e/ou remoção de um agente/substância incitante. Nestes últimos casos, há cicatrização por fibrose e o exsudato é cercado e encapsulado por tecido conjuntivo. A resposta é a última tentativa de isolar e diluir a causa; porém, o desfecho da cicatrização tende a ser desfavorável e há lesão e perda tecidual substancial com o passar do tempo.

mas requerem degradação da cápsula com uso de lanceta ou outros métodos.

Inflamação Granulomatosa e Formação de Granulomas

A inflamação granulomatosa é um tipo distinto de inflamação crônica em que as células do sistema monocítico-macrofágico são predominantes e assumem a forma de macrófagos, macrófagos epitelioides (macrófagos ativados) e MGCs. Na inflamação granulomatosa, as células são dispersas em lâminas distribuídas de forma aleatória (difusas ou lepromatosas) no interior de planos parenquimatosos e de tecido conjuntivo (Fig. 3-20, A), enquanto em um granuloma (granuloma tuberculoide), estas lâminas são dispostas em massas ou nódulos distintos (Fig. 3-20, B).

A inflamação granulomatosa é secundária à resposta a antígenos endógenos ou exógenos ou é idiopática, como observado na meningoencefalite granulomatosa de cães. O desenvolvimento e a regulação da inflamação granulomatosa requerem múltiplos fatores: (1) o agente incitante, geralmente antígenos não digeríveis, pouco degradáveis e persistentes (p. ex. *Mycobacterium* spp.), (2) a resposta imunológica do hospedeiro (p. ex. mediada por T_H e macrófagos) e (3) a interação de diversas citocinas, quimiocinas e outros mediadores pró-inflamatórios e anti-inflamatórios produzidos pelas células presentes na lesão inflamatória crônica.

A classificação patológica da inflamação granulomatosa evoluiu ao longo dos anos devido ao aumento do entendimento da patogênese da doença e aos avanços da biologia molecular. Em nome da simplicidade, este capítulo discute duas formas morfológicas de inflamação granulomatosa: os granulomas difusos (lepromatosos), que são atualmente creditados ao desenvolvimento de respostas imunológicas com tendência a T_H2, e os granulomas nodulares (tuberculoides), hoje considerados decorrentes de respostas imunológicas de predominância T_H1. Estes dois termos são derivados das lesões granulomatosas observadas em seres humanos, que são

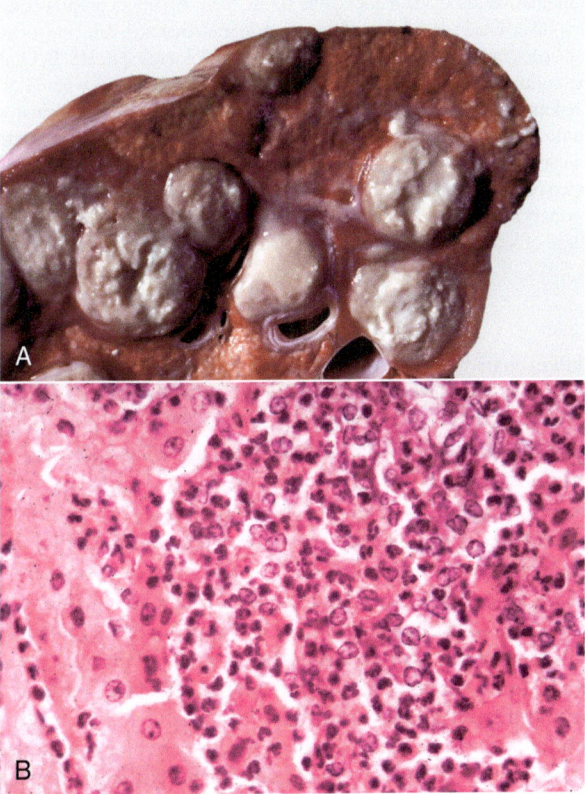

Figura 3-19 **Formação de Abscessos. A,** Abscesso, pulmão, vaca. Corte de pulmão apresentando numerosos abscessos. Note o exsudato de coloração branco-acinzentada e sua protrusão a partir da superfície de corte. **B,** O exsudato mostrado em **A** é composto por *debris* celulares e um grande número de neutrófilos, além de alguns macrófagos degenerados, linfócitos e bactérias (estas últimas não são visíveis à coloração por HE). Coloração por HE. (Cortesia de Dr. M. D. McGavin, College of Veterinary Medicine, University of Tennessee.)

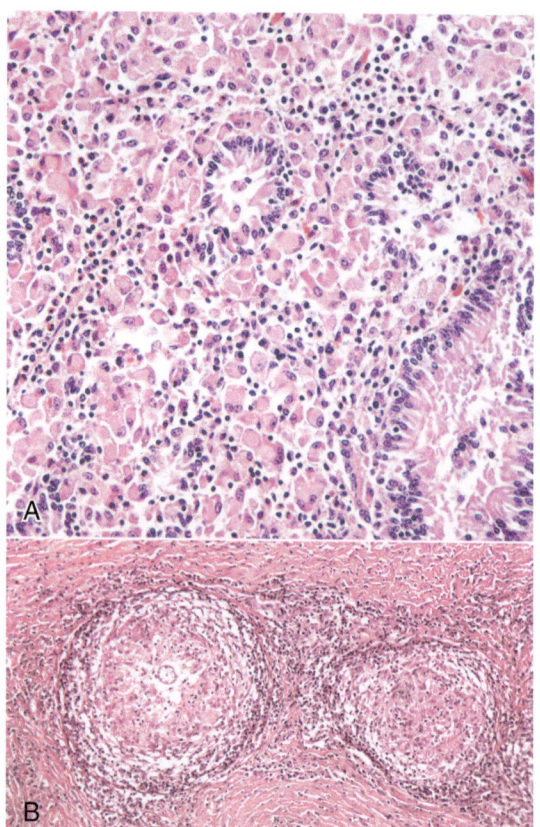

Figura 3-20 **Inflamação Granulomatosa e Granulomas. A,** Inflamação granulomatosa associada à doença de Johne, íleo. A lâmina própria contém uma sólida camada de células inflamatórias granulomatosas, características da inflamação granulomatosa lepromatosa (difusa). Coloração por HE. **B,** Granuloma nodular (tuberculoide) associado à coccidioidomicose. Os granulomas são redondos a ovais e apresentam um centro formado por células inflamatórias granulomatosas e uma zona periférica de fibroblastos, que podem produzir uma cápsula fibrosa. O granuloma à esquerda contém um único elemento fúngico central. Coloração por HE. (**A** Cortesia de Dr. J. F. Zachary, College of Veterinary Medicine, University of Illinois. **B** Cortesia de Dr. M. D. McGavin, College of Veterinary Medicine, University of Tennessee.)

cada vez mais bem-definidos e considerados imunológica e molecularmente distintos.

Granulomas Nodulares (Tuberculoides) (Granulomas com Tendência a T_H1)

Dentre os exemplos de granulomas nodulares (tuberculoides), estão aqueles classicamente provocados por *Mycobacterium bovis* ou *Mycobacterium tuberculosis* (Fig. 3-21) e por algumas micoses sistêmicas, como a coccidioidomicose. Macroscopicamente, os granulomas nodulares apresentam coloração cinza a branca, são redondos ou ovais e firmes a endurecidos; já a inflamação granulomatosa difusa geralmente é cinza a branca, passível de expansão, mas mal-demarcada em relação ao tecido adjacente e firme. Os granulomas tuberculoides (nodulares) se desenvolvem em respostas linfocitárias de tipo T_H1 e são observados em muitas espécies, mas foram extensamente descritos em seres humanos, bovinos e macacos rhesus infectados. Uma vez que o portal de entrada do patógeno geralmente é o trato respiratório, estas lesões são observadas no pulmão, com acometimento secundário de outros órgãos parenquimatosos, e induzem a formação de granulomas. À microscopia, os granulomas nodulares (tuberculoides) podem ou não apresentar uma porção central de *debris* celulares necróticos

(granulomas caseosos e não caseosos) (Fig. 3-21). Os granulomas de ambos os tipos geralmente são ovais a redondos e podem ser irregulares e multinodulares, com tamanhos variáveis, de microscópicos a macroscópicos e muito extensos.

Os granulomas não caseosos geralmente são redondos a ovais e, à microscopia, compostos por numerosos macrófagos e números variáveis de macrófagos epitelioides, talvez MGCs, com uma zona periférica formada por fibroblastos, linfócitos e plasmócitos. Os granulomas caseosos apresentam as mesmas características morfológicas que os granulomas não caseosos; no entanto, seu centro é formado por uma pasta de coloração acinzentada, esbranquiçada ou amarelada (espessa e desidratada) composta por *debris* necróticos, de aparência semelhante a queijo (*caseus*, em latim). Os granulomas caseosos são mais comumente observados na tuberculose. Microscopicamente, os granulomas caseosos apresentam uma porção central de *debris* celulares, que é cercada por uma densa zona de macrófagos, que podem ser epitelioides; nas camadas mais externas da lesão, estes macrófagos são cada vez mais associados a linfócitos, plasmócitos e fibroblastos.

As zonas mais externas dos granulomas caseosos e não caseosos tendem a ser similares e compostas por fibroblastos que depositam colágeno e proteínas da ECM, criando uma densa região fibrosa que pode formar uma cápsula. Assim, um granuloma bem-formado apresenta três áreas morfológicas distintas. A área mais interna dos granulomas tende a conter (embora isso nem sempre ocorra) uma região central formada por macrófagos e MGCs nas lesões não caseosas e de necrose celular nas lesões caseosas; este centro é cercado por uma área medial composta por macrófagos, macrófagos epitelioides e MGCs. A área mais externa, que cerca toda a lesão, é composta por linfócitos T e B, plasmócitos, macrófagos e uma cápsula fibrosa (Fig. 3-22).

As micobactérias e seus antígenos são encontrados nestes granulomas de forma muito esparsa e não são comumente detectados em colorações ácido-álcool resistentes e imunoistoquímicas para antígenos micobacterianos. Granulomas tuberculoides podem apresentar mineralização, mas isto depende da espécie animal afetada. A mineralização é comum em bovinos, menos frequente em suínos e incomum em ovinos. As micobactérias "atípicas", como a *Mycobacterium marinum*, também podem provocar granulomas nodulares (tuberculoides) em tecidos subcutâneos de cães, gatos e outras espécies, e pouquíssimos microrganismos são detectados pelas colorações. Lesões causadas por certos antígenos persistentes e pouco degradáveis, como os de corpos estranhos e micróbios, como *Nocardia* spp., podem apresentar agregados proteináceos eosinofílicos de imunoglobulinas em suas superfícies externas; estes agregados podem ser observados à histologia e recebem o nome *proteínas de Splendore-Hoeppli*.

As etapas de formação de um granuloma tuberculoide (nodular) (Fig. 3-21) são as seguintes:
1. Granuloma de estágio I. Dias após a infecção, o local da lesão é infiltrado por neutrófilos, monócitos, macrófagos, linfócitos T γ/δ e células NK. Também há formação de macrófagos epitelioides.
2. Granuloma de estágio II. Dentre cerca de 48 horas e diversos dias e semanas, as lesões passam a conter macrófagos, macrófagos epitelioides, bordas delgadas de tecido conjuntivo fibroso, números variáveis de células NK e linfócitos Tγ/δ, assim como linfócitos Tα/β e B. Além disso, pode haver formação de MGCs.
3. Granuloma de estágio III. De semanas a 1 mês, a área central pode vir a apresentar cáseo ou se tornar densa, contendo macrófagos, e sofrer mineralização. Linfócitos, plasmócitos, uma zona de fibroblastos e uma cápsula de tecido conjuntivo fibroso cercam esta área.

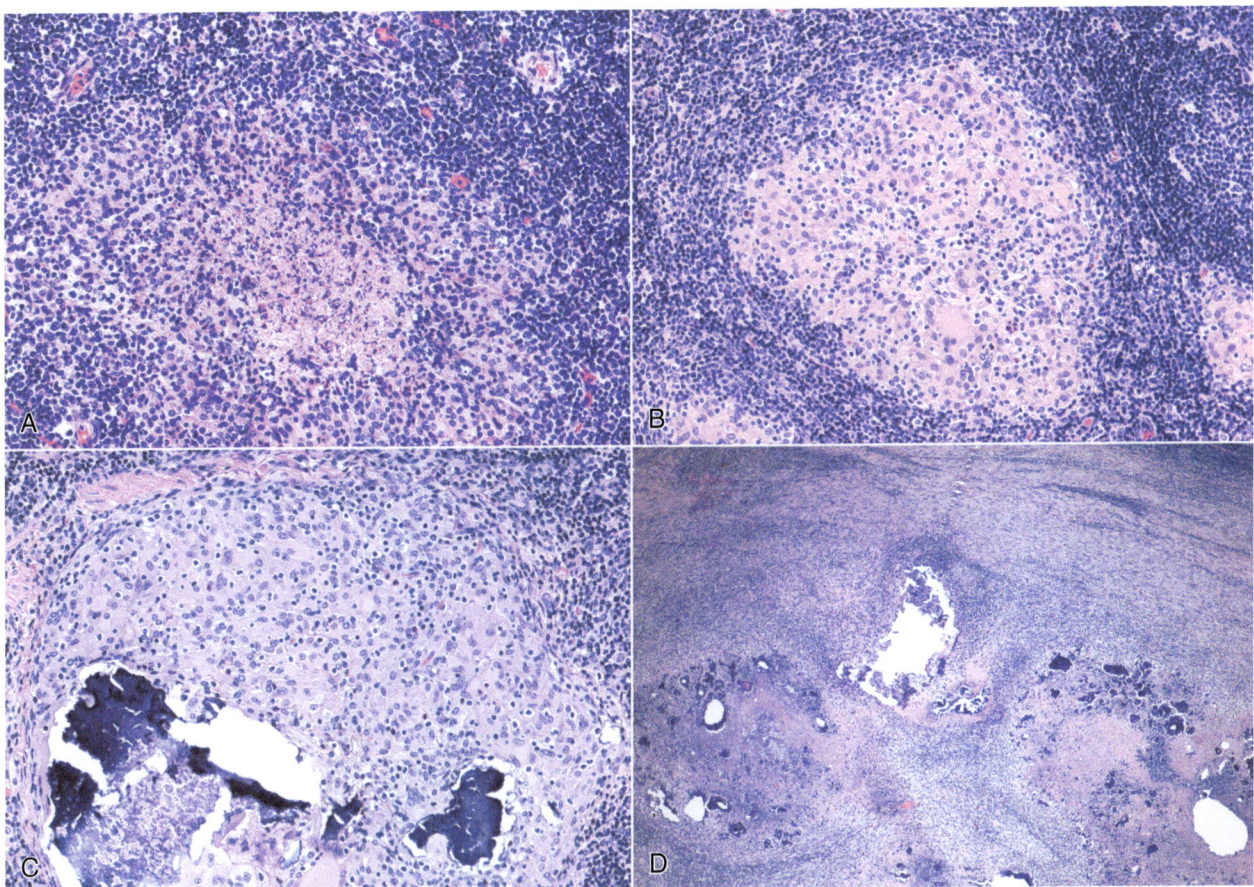

Figura 3-21 Inflamação Granulomatosa de Tipo Nodular (Tuberculoide, Linfócito T Auxiliar Tipo 1 [T$_H$1]). Uma série de micrografias de linfonodos de bovinos experimentalmente infectados com *Mycobacterium bovis* ilustra os estágios da formação de granulomas T$_H$1. **A,** Granuloma em estágio I. As primeiras lesões apresentam uma região central de *debris* celulares com ocasionais neutrófilos e macrófagos cercados por uma zona de macrófagos de disposição irregular e ainda linfócitos densamente associados. **B,** Granuloma em estágio II. Dias depois, os granulomas são compostos por numerosos macrófagos agregados em uma região oval com alguns macrófagos epitelioides e pequenas células gigantes multinucleadas. Este centro é cercado por densos infiltrados de linfócitos. **C,** Granuloma em estágio III. O granuloma maduro apresenta uma área central de mineralização e numerosos macrófagos, células gigantes multinucleadas e macrófagos epitelioides. **D,** Granuloma em estágio IV. Com a persistência prolongada do antígeno, as reações granulomatosas com áreas de mineralização coalescem, acometem outros tecidos adjacentes e são cercadas por densos infiltrados de linfócitos. Coloração por HE. (Cortesia de Dr. M. Palmer, USDA/ARS-National Animal Disease Center, Ames, Iowa.)

4. Granuloma de estágio IV. De várias semanas a meses, a lesão pode ser emparedada por uma densa cápsula, e as regiões no seu interior podem sofrer mineralização e acometer o tecido adjacente. A parede da cápsula ocasionalmente é degradada quando os microrganismos são liberados das regiões internas da lesão.

Granulomas Difusos (Lepromatosos) (Granulomas com Tendência a T$_H$2)

A *Mycobacterium leprae*, o agente etiológico da lepra humana, produz agregados não caseosos de macrófagos e células inflamatórias crônicas, geralmente localizados ao redor de fibras nervosas da porção distal dos membros e da mucosa do trato respiratório superior (locais de temperaturas mais baixas do que a temperatura corpórea central) de seres humanos infectados. Este tipo de inflamação granulomatosa parece ser formado em respostas imunológicas adaptativas com predominância T$_H$2 e, na medicina veterinária, é observado durante os estágios clínicos de doença de Johne em bovinos e ovinos.

Estas lesões podem ser mal-delineadas (p. ex. bordas mal-definidas) e ter distribuição disseminada, alta carga bacteriana intracelular, relativamente poucos linfócitos, numerosos macrófagos que se estendem ao tecido adjacente e, de modo geral, ausência de cápsula distinta e graus variáveis de fibrose; além disso, não apresentam cáseo. Lesões granulomatosas similares são observadas em animais. As lesões da lepra felina e dos granulomas lepromatosos caninos são formados de maneira similar às da lepra humana. A *Mycobacterium avium-intracellulare paratuberculosis* — o agente etiológico da doença de Johne em bovinos, ovinos e caprinos — também induz uma inflamação granulomatosa difusa (lepromatosa), composta por lâminas difusas de macrófagos com poucos linfócitos e plasmócitos. Esta lesão é mais comumente observada na lâmina própria do íleo e do cólon (Fig. 3-23) e nos linfonodos mesentéricos. Colorações especiais, como a ácido-álcool resistente e a imunoistoquímica específica para antígenos bacterianos, podem ser usadas para identificar este patógeno no interior do citoplasma de macrófagos e nas áreas extracelulares. Uma vez que, nestas doenças, as bactérias são encontradas em grande número, são comumente identificadas através destas técnicas. Os granulomas nodulares (tuberculoides), definidos a seguir, não são observados em lesões da doença de Johne. Por fim, a infecção por *Mycobacterium avium* subsp. *paratuberculosis* também é observada no pulmão e em outros órgãos de aves e geralmente induz lesões compostas por lâminas similares de macrófagos contendo

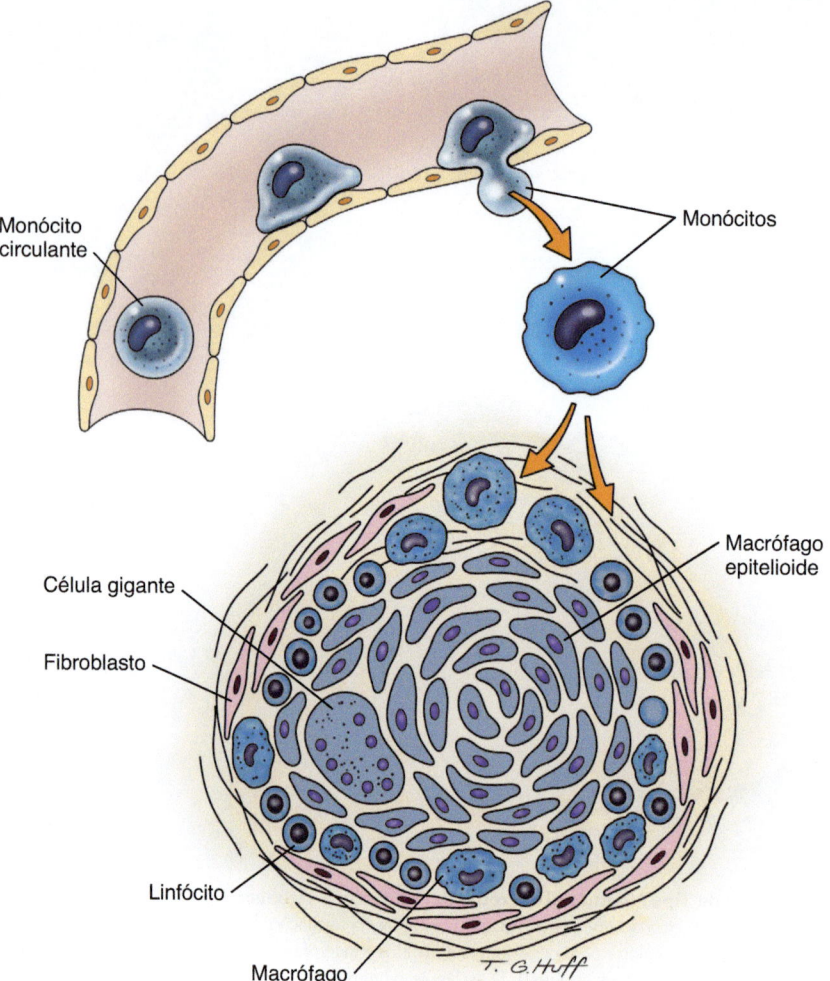

Monócito circulante

Monócitos

Célula gigante

Fibroblasto

Macrófago epitelioide

Linfócito

Macrófago

T. G. Huff

Figura 3-22 Formação de um Granuloma. Os monócitos circulantes atraídos por quimiocinas e mediadores inflamatórios à lesão extravascular aderem à parede vascular, transmigram entre as células endoteliais até o estroma da matriz extracelular perivascular e migram para formar o granuloma.

quantidades abundantes de bactérias, detectáveis por meio do uso de colorações especiais.

Sarcoides Equinos

Os sarcoides observados em pacientes humanos são lesões granulomatosas. Por outro lado, os sarcoides equinos não são correlatos dos sarcoides humanos. Os sarcoides que se desenvolvem na pele de equinos não são granulomas, como em seres humanos, mas sim tumores cutâneos localmente agressivos e a neoplasia dermatológica mais comumente relatada nesta espécie. São compostos por fibroblastos em proliferação e não contêm os numerosos macrófagos, linfócitos e plasmócitos observados nos sarcoides humanos. O papilomavírus bovino (BPV) de tipos 1 e 2 e a proteína transformadora principal, E5, são associados aos sarcoides equinos, mas parecem não produzir víríons infecciosos. A proteína E5 pode auxiliar a persistência do vírus e o desenvolvimento da lesão por regular negativamente a expressão do complexo de histocompatibilidade principal (MHC) de classe I, reduzindo, assim, a vigilância imunológica. O modo de transmissão da infecção por BPV não foi determinado.

Granulomas Eosinofílicos

Certos tipos de inflamação crônica apresentam densos infiltrados de eosinófilos com macrófagos e números variáveis de linfócitos

e plasmócitos. Devido à presença de eosinófilos, estas lesões são chamadas *granulomas eosinofílicos* (Tabela 3-8). Alguns granulomas ricos em eosinófilos se desenvolvem na resposta a parasitas em migração, como *T. canis* (*larva migrans*). No granuloma eosinofílico de gatos, na estomatite eosinofílica de cães e na dermatite eosinofílica de equinos, suspeita-se que a resposta ao antígeno é direcionada a T_H2; no entanto, nenhum antígeno específico foi identificado.

Macroscopicamente, os granulomas eosinofílicos de gatos se apresentam como pápulas, nódulos, placas (ocasionalmente lineares) e úlceras na pele. Estas lesões também podem ser nodulares ou ulceradas e acometer a mucosa oral e os coxins. À microscopia, a resposta inflamatória é composta por eosinófilos, macrófagos e áreas de densa eosinofilia ao redor de colágeno (Fig. 3-24). Por muitos anos, as áreas ricas em colágeno e densamente eosinofílicas foram consideradas regiões de degradação desta molécula; no entanto, o material eosinofílico é composto, em grande parte, por MBP, uma proteína presente em abundância nos grânulos dos eosinófilos. Aparentemente, há desgranulação de eosinófilos nestas regiões, liberando MBP, que se acumula com o passar do tempo. Alguns granulomas eosinofílicos não formam granulomas nodulares distintos e o conteúdo celular das lesões (p. ex. os números de macrófagos e eosinófilos) pode ser bastante variável. No entanto, as lesões são de natureza crônica e contêm quantidades suficientes

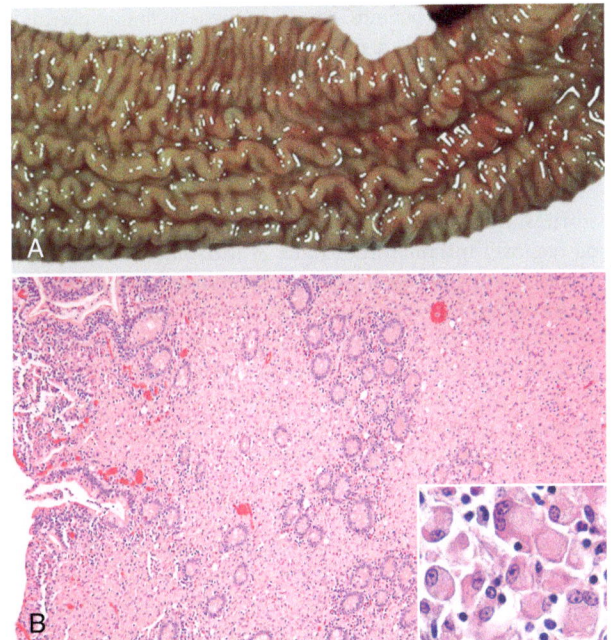

Figura 3-23 Inflamação Granulomatosa de Tipo Difuso (Lepromatoso), Doença de Johne (*Mycobacterium avium* Subsp. *paratuberculosis*), Íleo, Vaca. A, A mucosa é espessada devido à presença de um denso infiltrado de células inflamatórias granulomatosas na lâmina própria. O lúmen do intestino está à esquerda. B, A lâmina própria contém numerosos macrófagos dispostos em lâminas. O lúmen do íleo está à esquerda; algumas criptas ainda podem ser observadas na área central da amostra. Coloração por HE. **Inserto**, Maior aumento de macrófagos presentes no exsudato inflamatório granulomatoso. Coloração por HE. (**A** Cortesia de Dr. M.D. McCracken, College of Veterinary Medicine, University of Tennessee; e Noah's Arkive, College of Veterinary Medicine, The University of Georgia. **B** Cortesia de Dr. J. Hostetter, College of Veterinary Medicine, Iowa State University. **Inserto** Cortesia de Dr. M. D. McGavin, College of Veterinary Medicine, University of Tennessee.)

Tabela 3-8	Granulomas Eosinofílicos dos Animais Domésticos
Espécie	**Tipo de Granuloma Eosinofílico**
Felina	Placa, granuloma e dermatite eosinofílica
Canina	Granuloma eosinofílico da cavidade oral de Huskies e outros cães
Equina	Granuloma colagenolítico equino, necrose nodular axilar e dermatose papular unilateral
Todas as espécies	Granulomas eosinofílicos (T_H2) secundários a infecções parasitárias

T_H2, Linfócito T auxiliar do tipo 2.

de macrófagos e outras células inflamatórias crônicas para serem classificadas como granulomas pela maioria dos patologistas.

Lesões Macroscópicas e Microscópicas e Nomenclatura da Resposta Inflamatória Crônica

O termo *inflamação crônica* implica dois processos subjacentes e geralmente simultâneos: a fibroplasia e a infiltração celular. Uma destas respostas tende a ser predominante. A fibroplasia,

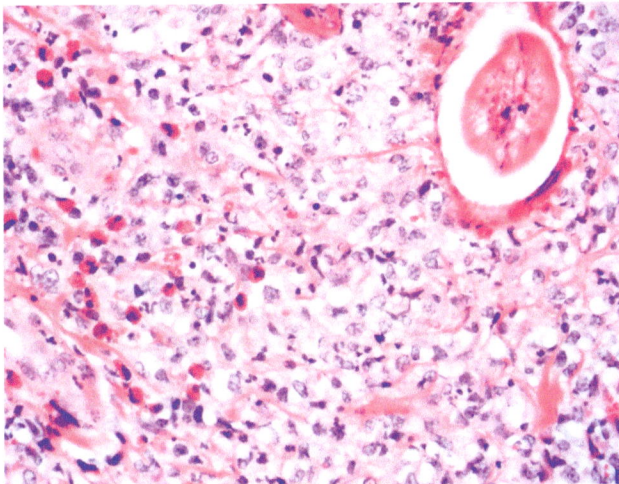

Figura 3-24 **Granuloma com Eosinófilos.** Região cutânea de um cavalo, onde há um parasita (*Habronema* sp) (canto superior direito) que provocou intensa reação granulomatosa, composta por macrófagos bastante próximos e eosinófilos (terço esquerdo da fotomicrografia). Coloração por HE (Cortesia de Dr. M. R. Ackermann, College of Veterinary Medicine, Iowa State University.)

a formação de tecido conjuntivo fibroso, inclui qualquer estágio deste processo, do tecido "imaturo", com vasos sanguíneos recém-formados, ao "maduro", que é bem-colagenizado e contém o tecido de granulação remodelado. Os infiltrados celulares são compostos predominantemente por macrófagos, linfócitos e plasmócitos, dependendo do agente/substância incitante e da duração do processo inflamatório. É importante entender o mecanismo destes processos para aplica-los aos diagnósticos macroscópicos e histopatológicos. Para os clínicos, estes termos implicam duração da enfermidade, mas, para os patologistas, indicam as características da resposta tissular à lesão.

Macroscopicamente, as lesões inflamatórias crônicas apresentam coloração cinza a branca e são firmes, com superfície nodular no caso dos granulomas ou superfície irregular ou pontilhada no caso da fibrose. A cor acinzentada ou esbranquiçada é, em grande parte, resultante da infiltração de macrófagos e linfócitos, da proliferação de fibroblastos e da deposição de tecido conjuntivo fibroso. A textura firme é atribuída ao tecido conjuntivo fibroso (fibroblastos e células endoteliais) e à consolidação (ou seja, solidificação) dos leucócitos no exsudato. O formato irregular se deve ao acúmulo aleatório de leucócitos, à fibrose/cicatrização e à contração da lesão por miofibroblastos presentes no tecido conjuntivo fibroso (ver a seção Cicatrização de Feridas e Angiogênese).

Os pulmões de cães infectados por *B. dermatitidis* geralmente têm aparência nodular devido à formação de numerosos granulomas e/ou piogranulomas. O uso e a diferença de termos como *granuloma* e *piogranuloma* dependem do número de neutrófilos presentes no exsudato inflamatório ou no centro do granuloma e geralmente refletem a interpretação do patologista.

A superfície pontilhada dos rins de cães, gatos ou animais de outras espécies pode ser observada, por exemplo, na nefrite intersticial crônica ou na pielonefrite crônica. De modo geral, estas superfícies correspondem a áreas onde o tecido fibroso, formado no interior do parênquima renal durante a resposta inflamatória crônica, traciona a cápsula renal como parte do processo de cicatrização. Na pielonefrite crônica, as bandas inflamatórias geralmente se irradiam da medula ao córtex e à cápsula renal e obliteram ou cercam e separam os túbulos corticais e os glomérulos. Adesões fibrosas entre o córtex e a cápsula renal podem ser observadas.

Este tecido conjuntivo fibroso pode também conter linfócitos, plasmócitos e macrófagos.

Macroscopicamente, os abscessos, os granulomas e as áreas de fibrose que se desenvolvem devido à persistência da inflamação crônica tendem a ser observados com facilidade. A fibrose grave resulta em uma área de coloração cinza a branca, com extensa contração; já os abscessos tendem a ser redondos, com uma cápsula fibrosa e uma área central de pus. Macroscopicamente, os três principais diagnósticos diferenciais de uma massa nodular branca, firme, oval a irregular são abscesso, granuloma e neoplasia. Mais comumente, a realização de histopatologia é necessária à diferenciação destes três diagnósticos, uma vez que sua aparência macroscópica pode ser muito similar.

À microscopia, as respostas inflamatórias crônicas são classificadas em categorias baseadas no tipo e na distribuição de células inflamatórias no exsudato. Estas categorias são (1) inflamação crônica linfocitária/linfoistiocítica, (2) inflamação crônica fibrótica, (3) inflamação crônica ativa (purulenta), (4) inflamação granulomatosa (não caseosa), (5) inflamação piogranulomatosa, (6) granulomas e (7) piogranulomas.

- A **inflamação crônica** é composta por linfócitos e plasmócitos misturados a macrófagos e é comumente observada (Fig. 3-25). Ocasionalmente, há predominância de linfócitos e macrófagos em relação aos plasmócitos, e tais lesões podem ser denominadas linfoistiocíticas. *Histiocítico* é um termo usado para indicar a infiltração macrofágica; alguns patologistas, porém, usam o termo *macrofágico*. Este tipo de resposta inflamatória é caracteristicamente observado nos primeiros estágios da resposta inflamatória crônica e na resposta a micróbios específicos, como vírus, e em superfícies mucosas, em resposta à estimulação antigênica.
- A **inflamação crônica fibrótica** é uma região de inflamação crônica predominantemente composta por tecido conjuntivo fibroso. Este tipo de inflamação pode ser observado na pericardite trau-

mática crônica de bovinos, em que há áreas de fibrose pericárdica recobertas por fibrina, e na fibrose crônica adjacente a regiões de necrose pulmonar, se forma na pleura de bovinos acometidos pela pleuropneumonia contagiosa e nas pneumonias crônicas causadas por M. *haemolytica*.

- A **inflamação crônica ativa** possui os mesmos componentes celulares que a inflamação crônica, mas também contém neutrófilos, fibrina e proteínas plasmáticas que são constituintes da resposta inflamatória aguda. A inflamação crônica ativa é observada quando o estímulo incitante não foi removido do exsudato na resposta inflamatória crônica e continua a provocar uma resposta inflamatória aguda. Deve-se ter cuidado para não confundir o diagnóstico morfológico de inflamação crônica ativa com a doença hepática de cães denominada *hepatite crônica ativa*.
- A **inflamação granulomatosa** possui um exsudato celular básico composto, predominantemente, por macrófagos ativados e, em alguns casos, também macrófagos epitelioides, MGCs e números menores de linfócitos e plasmócitos. A inflamação granulomatosa pode ser disposta de forma difusa ou aleatória, como observado em mucosas intestinais espessadas (ou seja, na lâmina própria) de bovinos acometidos pela doença de Johne (Fig. 3-23). Embora a presença de poucos macrófagos em uma lesão seja indicativa de inflamação crônica, a inflamação é considerada granulomatosa quando há agregados de macrófagos, que começam a substituir partes do estroma normal.
- A **inflamação piogranulomatosa** apresenta o mesmo exsudato celular que a inflamação granulomatosa, mas também contém infiltrados multifocais/aleatórios de neutrófilos, fibrina e proteínas plasmáticas, que são constituintes da resposta inflamatória aguda. A inflamação piogranulomatosa ocorre quando o estímulo incitante não foi removido do exsudato na resposta inflamatória granulomatosa e continua a provocar uma resposta inflamatória aguda. A área granulomatosa de aparência nodular contendo neutrófilos é chamada *piogranuloma* (ver a seguir). A inflamação piogranulomatosa é geralmente observada em infecções causadas por B. *dermatitidis* e tende a ser multinodular. O termo piogranulomatoso é, às vezes, usado com pouco critério, podendo ser, por exemplo, empregado em lesões que estão em transição da inflamação aguda à inflamação crônica ou durante a fase de "limpeza" da cicatrização.
- Os **granulomas** são um tipo distinto de resposta inflamatória granulomatosa e observados na presença de infiltração macrofágica em uma área bem-definida, formando, assim, uma massa distinta de macrófagos agregados ao exame macroscópico. Os granulomas podem ser, como anteriormente descrito, caseosos ou não caseosos.
- O **piogranuloma** é um granuloma nodular com uma área central de neutrófilos.

Mecanismos Celulares das Respostas Inflamatórias Crônicas

Linfócitos

Os linfócitos desempenham um importante papel na maioria das lesões inflamatórias crônicas, especialmente nas doenças autoimunes e naquelas em que há persistência do antígeno. Como os macrófagos, os linfócitos entram em áreas de inflamação aguda não resolvida em 24 a 48 horas, sendo atraídos por quimiocinas, citocinas e outros estímulos. À histologia, os linfócitos tendem a estar agregados ao redor de vasos sanguíneos e granulomas, ou distribuem-se de forma aleatória no tecido lesionado (Fig. 3-25). Nas encefalites virais, os linfócitos são comumente distribuídos em

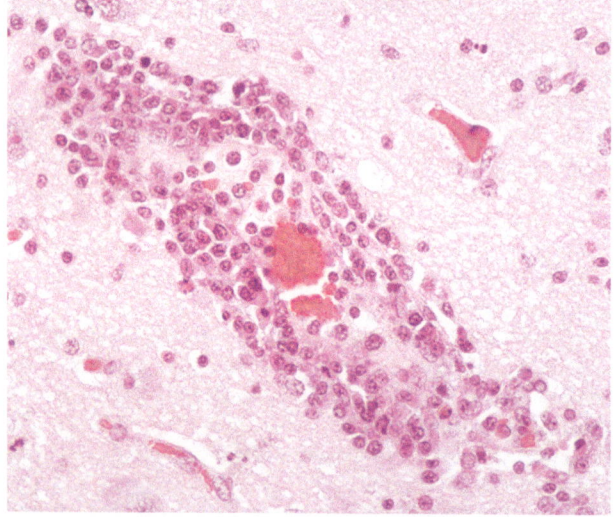

Figura 3-25 Inflamação Crônica, Cinomose, Cérebro, Guaxinim. Em sua forma mais simples, a inflamação crônica, como observada em algumas infecções virais, consiste de um exsudato de linfócitos com ocasionais macrófagos e plasmócitos. Em muitos tecidos, especialmente no sistema nervoso central, estas células podem apresentar um padrão de distribuição perivascular. Em determinadas espécies animais (silvestres, equinos) e doenças de certas etiologias (parasitárias, protozoóticas, virais), os exsudatos inflamatórios perivasculares crônicos podem também conter números variáveis de eosinófilos. Coloração por HE (Cortesia de Dr. J. F. Zachary, College of Veterinary Medicine, University of Illinois.)

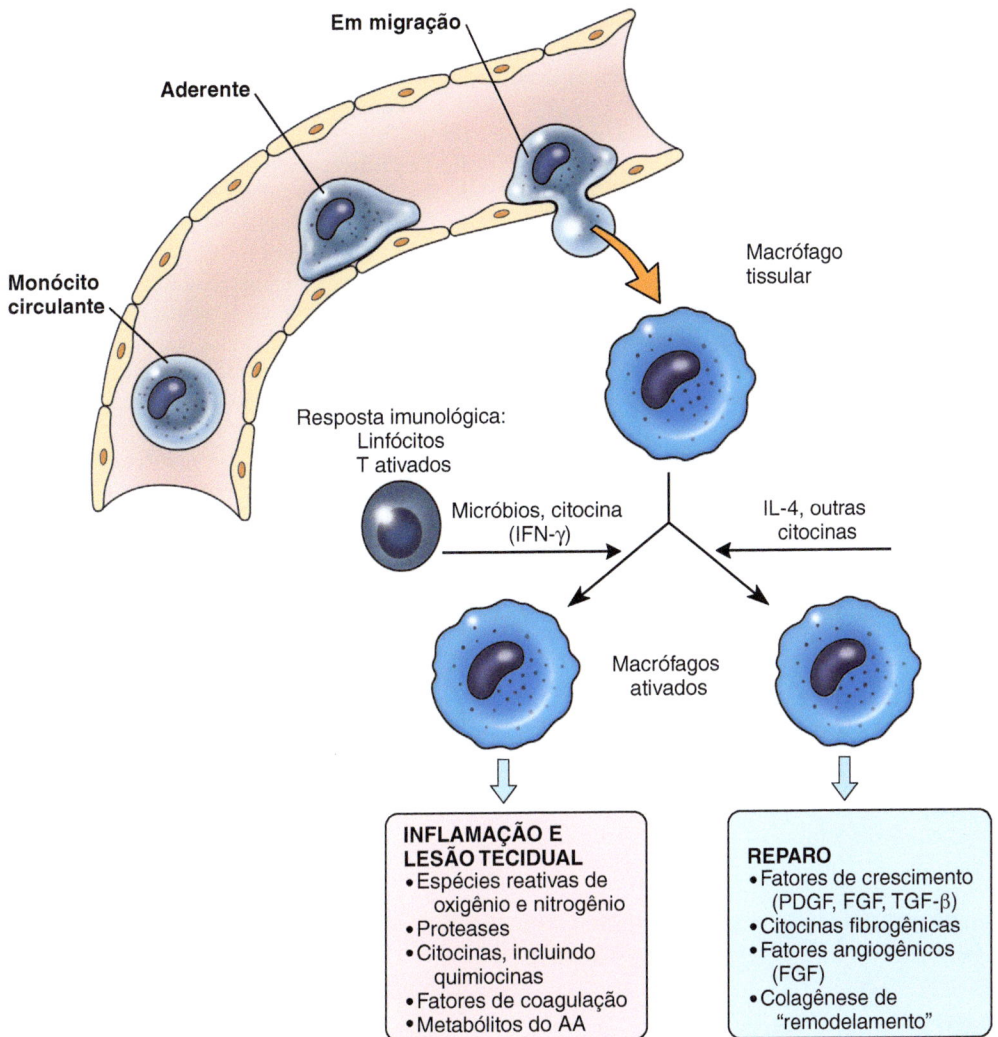

Figura 3-26 **Os Papéis de Macrófagos Ativados na Inflamação Crônica.** Os macrófagos são ativados por produtos microbianos ou citocinas produzidas por linfócitos T ativados (principalmente interferon © [IFN-γ]). Estes produtos ainda mediam a inflamação e a lesão tissular, enquanto os macrófagos ativados pela interleucina 4 (IL-4) liberada pelos linfócitos T mediam a fibrose e o reparo. Os produtos sintetizados por macrófagos ativados que provocam lesão tecidual e fibrose incluem o ácido araquidônico (AA), o fator de crescimento derivado de plaquetas (PDGF), o fator de crescimento de fibroblastos (FGF) e o fator transformador do crescimento β (TGF-β).

padrão perivascular, principalmente na substância cinzenta. Em outros tipos de doenças, como a estomatite linfoplasmocitária e a pododermatite de gatos, os linfócitos e os plasmócitos são os tipos predominantes nas lesões.

Monócitos/Macrófagos

Os monócitos/macrófagos são os tipos celulares mais característicos da inflamação crônica (Fig. 3-26). Estas células produzem uma ampla gama de mediadores inflamatórios, incluindo quimiocinas, citocinas e NO, geralmente estão situadas em locais estratégicos do corpo e (1) rapidamente percebem o início da atividade inflamatória aguda, (2) migram na resposta a quimiotáticos, (3) removem e matam agentes microbianos por fagocitose, (4) removem e degradam material particulado por fagocitose, (5) processam antígenos e os apresentam às células efetoras da resposta imunológica adaptativa e (6) facilitam a angiogênese e remodelam a ECM (Fig. 3-26).

Epitélio

As células epiteliais podem participar das respostas inflamatórias crônicas de diversas maneiras. Em modelos experimentais de formação de granulomas, por exemplo, demonstrou-se que as micobactérias liberam o antígeno secretor precoce 6 (ESAT-6), que induz a liberação de MMP-9 pelo epitélio e é vital para o recrutamento da infiltração macrofágica. O epitélio pode também liberar interferons de tipo I, citocinas, peptídeos antimicrobianos e quimiocinas e expressar moléculas de adesão.

Maturação e Tráfego das Células Mononucleares na Resposta Inflamatória Crônica

Os macrófagos são importantes no desenvolvimento e na persistência da inflamação crônica. Os monócitos, derivados da medula óssea, formam o sistema monocítico-macrofágico e, após sua entrada nos tecidos, se diferenciam em macrófagos (p. ex. células de Kupffer, macrófagos alveolares e células da micróglia); além disso, são essenciais para o sistema imune inato e adaptativo. Trabalhos recentes também mostram que o baço é um reservatório significativo de monócitos, que podem ser liberados em grandes quantidades em caso de lesão tissular. Os monócitos são, então, recrutados da corrente sanguínea, entram nos tecidos e se diferenciam em macrófagos, que também podem responder à lesão tissular. Em condições não inflamatórias, o reabastecimento de macrófagos tissulares ocorre através de proliferação local, e não influxo de monócitos. No entanto, na presença de estímulo inflamatório, os monócitos são recrutados do sangue para o tecido na resposta aos agentes/substâncias incitantes.

No tecido não inflamado, os monócitos que expressam os receptores de quimiocinas CX3CR1 e CCR5 são atraídos aos tecidos que expressam seus respectivos ligantes (ou seja, fractalquina (CX3CL) e MIP-1-α [CCL3]). Nas áreas de inflamação, os monócitos que expressam o receptor de quimiocinas CCR2 são atraídos por MCP-1 (CCL2). Os monócitos atraídos entram nestas áreas de maneira similar à descrita na cascata de adesão leucocitária de neutrófilos. O rolamento lento é mediado por E e P-selectinas e a adesão firme dos monócitos às células endoteliais é mediada, em grande parte, por LFA-1 (CD11a/CD18), VLA-4 ($\alpha_4\beta_1$-integrina) e também Mac-1 (CD11b/CD18), que aderem aos respectivos ligantes de células endoteliais: ICAM-1/2, VCAM-1 e ICAM-1/2. A transmigração dos monócitos entre as células endoteliais é mediada por moléculas de adesão leucocitária expressas pelos monócitos, como LFA-1, VLA-4, Mac-1, PECAM-1 e JAM A, JAM B e JAM C. Estas moléculas se ligam às de adesão, como PECAM-1 e JAM, expressas por células endoteliais na junção intracelular. Conforme os monócitos e os demais leucócitos passam entre as células endoteliais, separam as junções firmes e as caderinas vasculares-endoteliais (VE) permitem a passagem dos leucócitos.

Os linfócitos T_H1, T_H2, T_H17 e T reg, assim como os mediadores inflamatórios liberados por células somáticas e macrófagos durante a lesão e/ou infecção, afetam a diferenciação de monócitos e macrófagos não comprometidos em células com função específica. Em condições favoráveis à influência T_H1, os macrófagos respondem ao IFN-γ liberado por linfócitos T_H1 e NK e ao TNF secretado pela célula apresentadora de antígeno, gerando macrófagos classicamente ativados (Tabela 3-9). Em condições T_H2, os macrófagos respondem à IL-4 liberada por linfócitos T_H2 e granulócitos (p. ex. mastócitos, basófilos), formando macrófagos de cicatrização de ferida (reparo tissular). Sob a secreção de IL-10 e outras substâncias por linfócitos T reg, assim como na presença de complexos imunes, prostaglandinas, glicocorticoides e células apoptóticas, os macrófagos se diferenciam em macrófagos reguladores (células anti-inflamatórias), que secretam IL-10 para suprimir a inflamação. Os macrófagos comprometidos com a ativação clássica, a cicatrização de feridas/reparo tissular ou as vias reguladoras influenciam muito a estrutura anatômica (histopatológica), a função da resposta inflamatória crônica e a formação de granulomas (Fig. 3-27).

Os macrófagos ativados no interior de lesões entram nos vasos linfáticos que drenam para linfonodos próximos através dos vasos linfáticos aferentes. Além disso, alguns macrófagos de lesões localizadas na porção caudal do corpo podem entrar no ducto torácico, que drena na veia cava cranial ou em um de seus ramos. Os macrófagos da cabeça e do pescoço podem entrar nos dutos linfáticos traqueais direito ou esquerdo. O ducto linfático traqueal direito é esvaziado na veia cava cranial, e o esquerdo, no ducto torácico. Uma vez no sangue, os macrófagos são disseminados por todo o corpo.

Estes diferentes tipos de ativação macrofágica geram as seguintes respostas específicas (Fig. 3-27):
- A ativação inata pode liber espécies reativas de oxigênio, NO e IFN-α e IFN-β.

Tabela 3-9	Estímulos que Afetam o Estado de Ativação de Macrófagos		
Tipo de Ativação	**Fator Ativador**	**Resposta Macrofágica**	**Atividade Macrofágica**
Ativação inata por micróbios	Receptor *Toll-like* CD14 (ligante de LPS) Receptor de β-glucana TREM	Expressão de coestimuladores Expressão de ROS, NO Liberação de citocinas	Inflamação, apresentação de antígeno a linfócitos T de memória
Ativação humoral	Receptor de Fc Receptores do sistema complemento	Internalização de Ig/Fc Atividade citolítica Liberação de citocinas	Inflamação, apresentação de antígeno a linfócitos B de memória
Ativação clássica por T_H1	IFN-γ	Expressão de MHC II Liberação de citocinas (IL-1, IL-6, TNF) Explosão respiratória Liberação de NO	Imunidade mediada por células Morte de micróbios HTT
Ativação alternativa por T_H2	IL-4 IL-13	Expressão de MHC II Expressão do receptor de manose	Imunidade humoral Resposta alérgica Resposta a parasitas Reparo por arginase
Desativação por estímulo inato/adaptativo	IL-10 TGF-β IFN-α, IFN-β GM-CSF CD47 CD200R CD36 (receptor *scavenger*) $\alpha_5\beta_3$-Integrina Receptor de glicocorticoide ox LDL internalizada	Regulação negativa por MPH II PGE$_2$ Liberação de IL-10 Liberação de TGF-β Inibição de NFκB por PPAR	Imunossupressão

HTT, hipersensibilidade do tipo tardio; *GM-CSF*, Fator estimulador de colônias de granulócitos e neutrófilos; *IFN*, interferon; *Ig*, imunoglobulina; *IL*, interleucina; *MHC*, complexo de histocompatibilidade principal; *MPH*, Macrófago; *NF*, fator nuclear, *NO*, óxido nítrico; *ox LDL*, lipoproteína de baixa densidade oxidada; *LPS*, lipopolissacarídeo; *PGE$_2$*, prostaglandina tipo E$_2$; *PPAR*, receptor de peroxissomo ativado por proliferação; *ROS*, espécies reativas de oxigênio; *TGF*, fator transformador do crescimento ; *T_H1*, resposta de linfócitos T *helper* de tipo 1; *T_H2*, resposta de linfócitos T *helper* de tipo 2; *TNF*, fator de necrose tumoral; *TREM*, receptor desencadeador expresso por células mieloides.

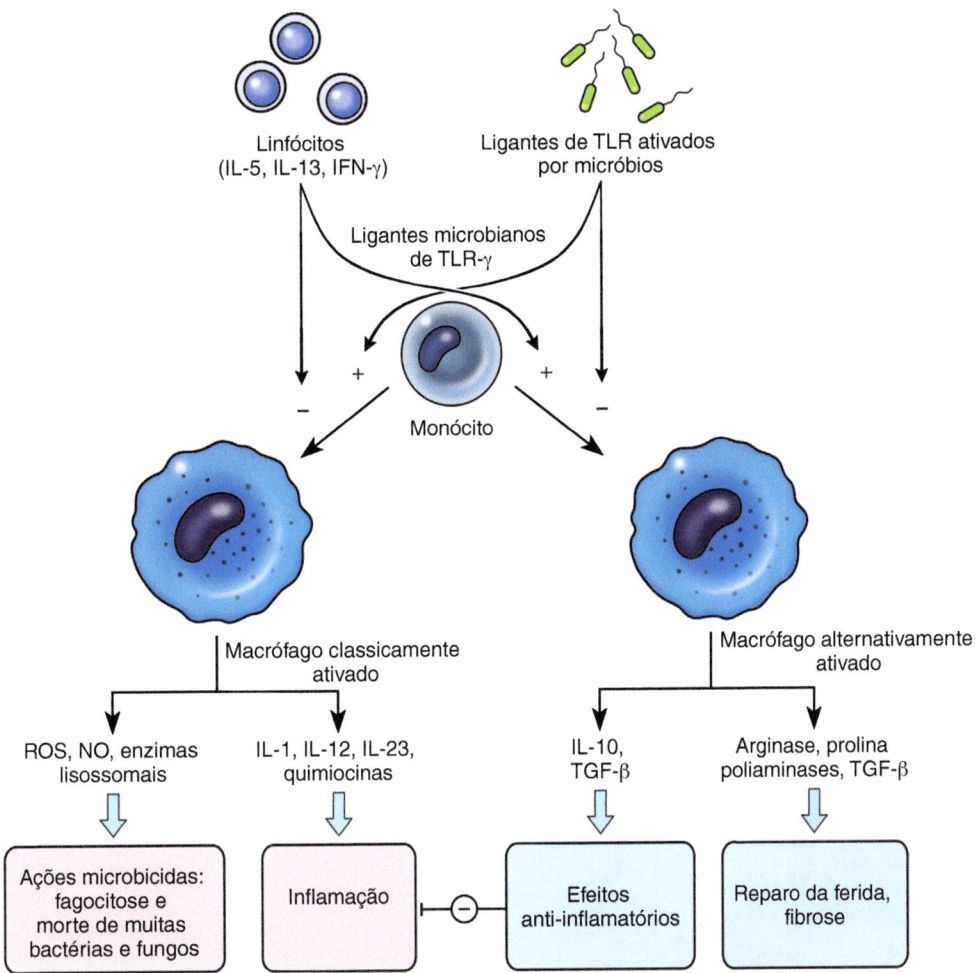

Figura 3-27 Subtipos de Macrófagos Ativados. Populações funcionalmente distintas de monócitos/macrófagos surgem em resposta a diferentes estímulos, como produtos microbianos e citocinas. Os macrófagos classicamente ativados são induzidos por produtos microbianos e citocinas, em especial interferon-γ [IFN-γ]. Estas células atuam na fagocitose, matam micróbios e participam da inflamação. Os macrófagos alternativamente ativados são induzidos por citocinas (p. ex. interleucina [IL]-5 e IL-13) e em resposta a helmintos. Estes macrófagos são importantes no reparo tissular, na resolução da inflamação e na defesa contra helmintos parasitas. *NO*, Óxido nítrico; *ROS*, espécies reativas de oxigênio; *TGF-β*, fator transformador do crescimento β; *TLR*, receptor *Toll-like*.

- A ativação clássica por IFN-γ resulta na expressão do antígeno de MHC II, na explosão respiratória, na liberação de IL-1 e TNF para morte microbiana, na imunidade celular e na hipersensibilidade de tipo tardio.
- A ativação alternativa aumenta a expressão do MHC de classe II e do receptor de manose para desenvolvimento da imunidade humoral e das respostas alérgicas.
- A desativação inata e a redução das respostas inflamatórias podem ser observadas após a incorporação de células apoptóticas ou o armazenamento de LDL oxidada nos lisossomos e a liberação de IL-10.

Além dos linfócitos T reg e dos macrófagos reguladores, trabalhos recentes mostraram que moléculas sialiladas de IgG podem regular a função macrofágica. Este fato deriva da observação de que certos tipos de inflamação crônica, principalmente nas doenças autoimunes de seres humanos, respondem favoravelmente à administração intravenosa de IgG policlonal. O mecanismo de ação desta terapia é mal-compreendido. Recentemente, evidências sugeriram que a atividade da IgG policlonal pode ser causada por um subtipo de moléculas de IgG sialiladas em sua cadeia Fc. Acredita-se que as IgG sialiladas interagem com receptores específicos ao ácido siálico presentes em macrófagos reguladores, controlando positivamente a expressão do receptor de Fc IIB, que é inibidor, em macrófagos efetores.

Formação de Macrófagos Epitelioides e de Células Gigantes Multinucleadas

Os macrófagos ativados nos tecidos são, à histologia, células relativamente grandes (20 a 25 mm de diâmetro) com abundante citoplasma, geralmente claro, e um único núcleo oval ou poligonal, um pouco excêntrico e reniforme (Fig. 3-28). Com o tempo, os macrófagos ativados podem se diferenciar em macrófagos epitelioides e MGC (Fig. 3-29).

Os macrófagos epitelioides e as MGCs geralmente se formam na resposta a corpos estranhos ou patógenos intracelulares persistentes. Os mecanismos moleculares pelos quais os macrófagos epitelioides e as MGCs são desenvolvidos são mal-compreendidos. Este é um fenômeno biológico fascinante que requer a fusão da membrana e a integração dos citoplasmas e núcleos de múltiplas células. Estudos conduzidos em pacientes humanos com sarcoidose, um tipo especial de inflamação granulomatosa, elucidaram alguns dos importantes fatores e condições que contribuem na formação de MGC. Os macrófagos epitelioides são maiores do que os macrófagos ativados. Estas células apresentam citoplasma

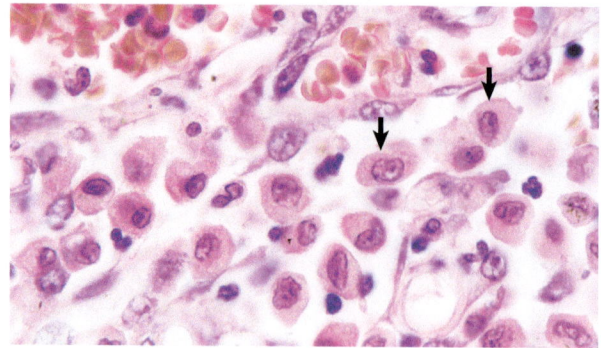

Figura 3-28 Macrófagos, Pulmão, Cão. Os macrófagos apresentam abundante citoplasma e núcleo ligeiramente excêntrico, geralmente reniforme *(setas)*. Note os pequenos vacúolos no citoplasma, provavelmente contendo material fagocitado. Coloração por HE (Cortesia de Dr. N. Cheville, College of Veterinary Medicine, Iowa State University.)

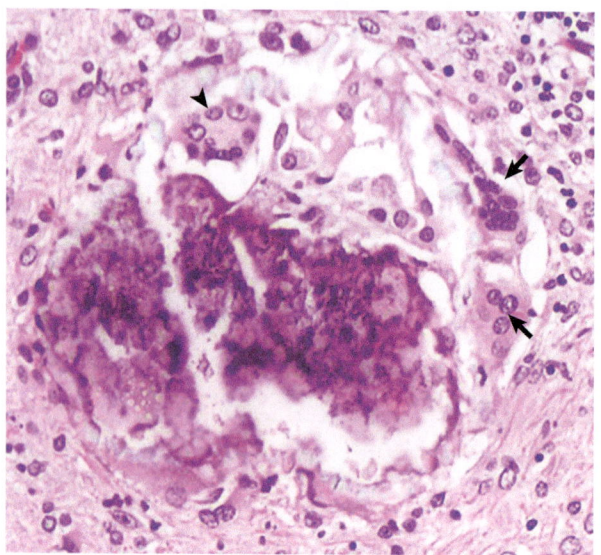

Figura 3-29 Células Gigantes Multinucleadas, Inflamação Granulomatosa Crônica, Sistema Nervoso Central, Coelho. Este foco contém células gigantes multinucleadas de tipo corpo estranho *(setas)* e de Langhans *(ponta de seta)*. Coloração por HE. (Cortesia de Dr. A. Loretti, Ontario Veterinary College, University of Guelph.)

abundante, sua membrana celular às vezes assume formato poligonal a alongado e dispõem-se em lâminas lembrando, de certa forma, o epitélio basocelular. Tais macrófagos têm menor capacidade fagocítica, mas contêm grandes quantidades de retículos endoplasmáticos rugosos (rER), complexos de Golgi, vesículas e vacúolos. Estas últimas estruturas sugerem que a principal função dos macrófagos epitelioides é a secreção extracelular; no entanto, a atividade fisiológica destas células é mal-compreendida e requer outras investigações.

As MGC são frequentemente observadas na inflamação granulomatosa. As MGC são células sinciciais formadas pela fusão de dois ou mais macrófagos ativados em uma grande célula com dois ou mais núcleos (Fig. 3-29). Estes núcleos podem ser distribuídos pela célula de maneira aleatória ou serem agregados no centro do citoplasma. Esta forma é denominada uma MGC de *tipo corpo estranho*. O núcleo pode também estar disposto em semicírculo, similar a uma ferradura, na periferia celular. Esta forma é denominada *tipo Langhans*. As células gigantes de tipo Langhans não devem ser confundidas com as células de Langerhans, que são células

dendríticas (ver a discussão a seguir) da pele. Embora os macrófagos epitelioides, as MGCs de corpo estranho e as MGCs de Langhans apresentem morfologia celular distinta, sua atividade fisiológica é mal-compreendida.

O processo de formação de MGC (fusão de macrófagos) não é completamente compreendido. Este processo requer que os macrófagos estejam em um microambiente inflamatório crônico e, assim, provavelmente expostos a citocinas, como IFN-γ, IL-3, IL-4, IL-13 e GM-CSF, fatores patogênicos, como o muramil dipeptídeo, a porção peptidoglicana das paredes bacterianas, e outros mediadores inflamatórios. Nesta grande proximidade, as membranas de macrófagos adjacentes expressam moléculas fusogênicas, como DC-STAMP (um receptor transmembrânico de sete domínios), β1 e β2-integrinas, CD44 (receptor do ácido hialurônico), CD47 (proteína associada à integrina), receptor de fusão macrofágica (MFR), proteínas reguladoras de fusão (FRP-1; CD98) e P2X7 (um ligante associado canal iônico ativado por ATP, que forma um poro). O processo de fusão é similar ao de formação de osteoclastos.

Células Dendríticas

As células dendríticas são essenciais ao processamento e à apresentação de antígenos e à estimulação da imunidade adaptativa (Fig. 3-30). Funcionalmente, estas células são sentinelas da resposta imunológica adaptativa. Quase todos os tecidos e órgãos contêm células dendríticas; no entanto, estas células são mais abundantes nos tecidos que recobrem o corpo, como a pele e as membranas mucosas que revestem o trato respiratório e o trato alimentar. Embora as células dendríticas tenham certa semelhança com os macrófagos, apresentam numerosos filópodes distintos, que se estendem de sua superfície. Cada vez mais subtipos de células dendríticas são identificados (Tabela 3-10). De modo geral, as células dendríticas imaturas (CD34⁺) migram para os locais de exposição antigênica, incorporam o antígeno e migram para um órgão linfoide, onde amadurecem e apresentam o antígeno a linfócitos T e B. Este processo de migração é mediado por quimiocinas e moléculas de adesão, e muitas células dendríticas entram nos linfonodos através dos vasos linfáticos aferentes sob influência de quimiocinas, principalmente CCL21. Uma vez nos linfonodos, as células dendríticas geralmente se localizam na área parafolicular (linfócitos T), nas proximidades das HEV, que é o local de entrada de linfócitos T imaturos. Nestes locais, as células dendríticas ativam os linfócitos T imaturos. As células dendríticas foliculares, localizadas nos folículos do linfonodo, incorporam o antígeno da linfa e o apresenta a linfócitos B foliculares. Além de sua atividade como célula apresentadora de antígenos, as células dendríticas também participam de respostas imunológicas adaptativas, através da liberação de quimiocinas e citocinas. Fora dos linfonodos, as células dendríticas e suas citocinas e quimiocinas também participam das respostas inflamatórias e imunológicas; no entanto, sua contribuição a estas respostas é menor do que a dos macrófagos, já que há muito mais macrófagos nas lesões inflamatórias do que células dendríticas.

Embora os macrófagos também apresentem antígenos a linfócitos T imaturos, este fenômeno é mais eficiente para linfócitos T de memória do que linfócitos T imaturos, ao contrário das células dendríticas. Através do recrutamento de linfócitos T imaturos no interior ou não dos linfonodos e da apresentação de antígenos, as células dendríticas contribuem para a contínua persistência de estímulo em lesões inflamatórias crônicas. Por outro lado, as células dendríticas tolerogênicas podem suprimir as respostas imunológicas. Estas células o fazem através da obtenção de pequenas quantidades de antígenos próprios e de antígenos ambientais inofensivos e incitam a deleção de linfócitos T autorreativos.

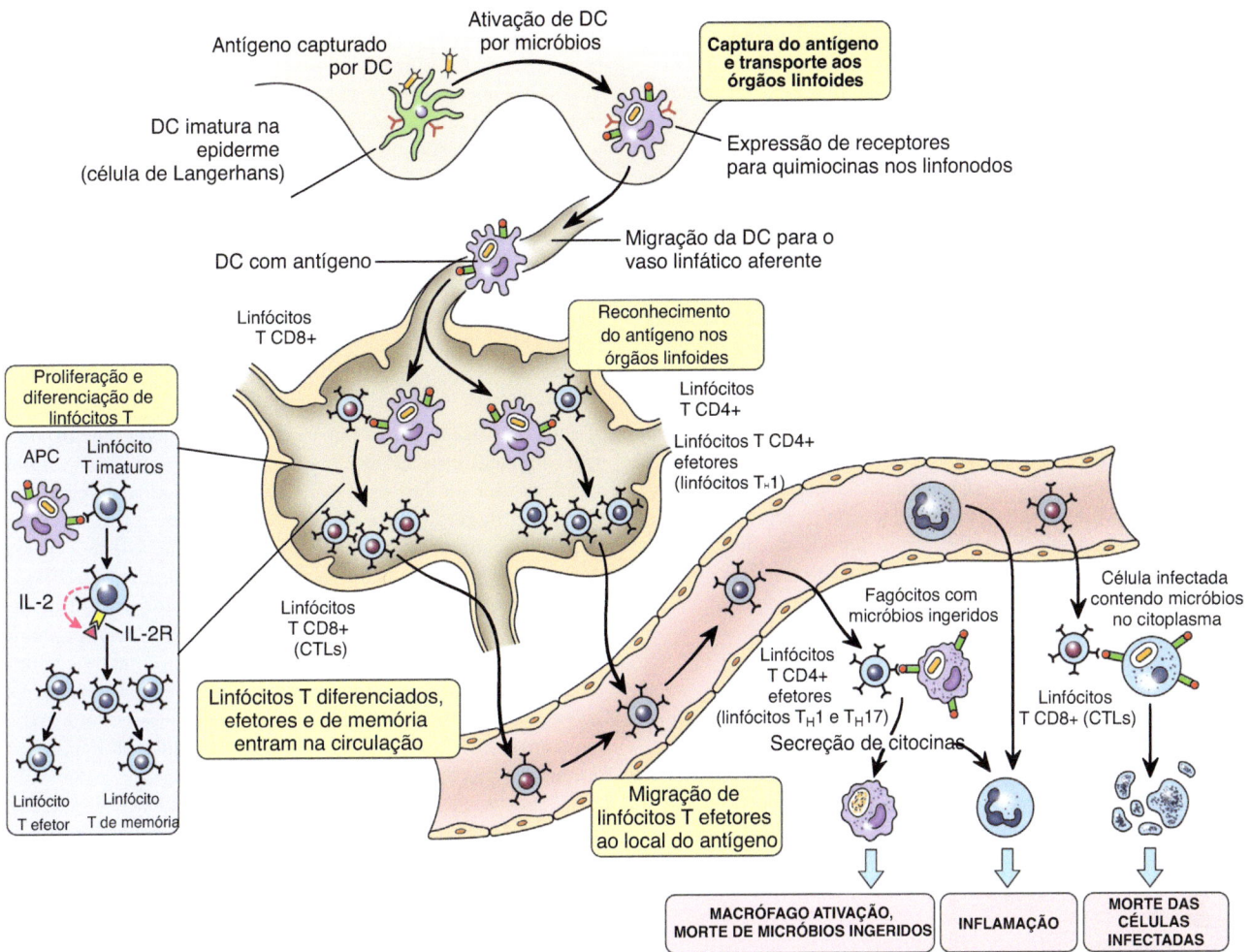

Figura 3-30 **Células Dendríticas (DC).** As células dendríticas presentes na mucosa, na pele e em outros tecidos fagocitam ou endocitam antígenos microbianos e os transportam aos linfonodos regionais e sistêmicos. Durante este processo, as células dendríticas amadurecem e expressam altas concentrações de moléculas do complexo de histocompatibilidade principal (MHC) e coestimuladores. Os linfócitos T imaturos reconhecem os ligantes peptídicos associados ao MHC presentes nas células dendríticas. Os linfócitos T são ativados, proliferam e se diferenciam em células efetoras e de memória, que migram para as fontes de infecção para facilitar a imunidade mediada por células. O subgrupo de linfócitos T CD4+ auxiliares de tipo 1 [T_H1] efetores reconhece os antígenos dos micróbios ingeridos por fagócitos e ativam estas células, que, então, matam o patógeno e induzem inflamação. Além disso, os linfócitos T CD8+ citotóxicos migram do sistema vascular para os tecidos adjacentes e matam as células infectadas por micróbios. *APC*, Célula apresentadora de antígeno; *CTL*, linfócitos T citotóxicos; *IL*, interleucina. Célula ou células T são utilizadas como abreviaturas para os termos adequados linfócito ou linfócitos T.

Tabela 3-10	Subpopulações de Células Dendríticas (DC) e Atividades		
Subpopulação de DC	**Localização**	**Atividade**	**Outras Atividades**
DCs CD8+	T, B, LN, PP, F	$\downarrow T_H1$, $\uparrow T_H2$, $\downarrow IL-12$	Apresentação de antígeno
DCs CD8+	T, B, LN, PP, F	$\uparrow T_H1$, $\downarrow T_H2$, $\uparrow IL-12$	Apresentação de antígeno
DCs CD8^{int}	LN	Entra no LN pela circulação linfática	
Células de Langerhans	Epiderme cutânea	Captura de antígeno	Migração para o LN
DCs dérmicas	Derme cutânea	Captura de antígeno	Migração para o LN
DCs plasmocitoides	T, B, LN, PP	Vírus induzem produção de IFN de tipo I	Atividade antiviral

DC, Célula dendrítica; *IFN*, Interferon; *IL-12*, interleucina 12; *F*, fígado; *LN*, linfonodo; *PP*, placa de Peyer; *B*, baço; *T*, timo; T_H1, resposta de linfócitos T *helper* de tipo 1; T_H2, resposta de linfócitos T *helper* de tipo 2.

Tráfego de Células Dendríticas. As células dendríticas monocíticas imaturas liberadas da medula óssea, quando em trânsito, expressam os receptores de quimiocinas CCR1 e CCR5 e são recrutadas pelos ligantes CCL3 e CCL4 liberados de linfócitos e macrófagos no tecido (Fig. 3-30). Existem vários subtipos de células dendríticas e aquelas que expressam o antígeno CD11c também expressam CCR2, que responde a CCL2, CCL7, CCL8, CCL12 e CCL13. Após a incorporação do antígeno pelas células dendríticas e sua exposição a mediadores endógenos (p. ex. TNF-α) ou exógenos (um ligante de TLR), a célula dendrítica amadurece e expressa CCR7. As células dendríticas maduras que expressam CCR7 migram do local da lesão inflamatória para a vasculatura e, então, se disseminam por via hematógena por todo o corpo até serem recrutadas pelas HEV nas áreas paracorticais dos linfonodos, onde os linfócitos expressam CCL19 e CCL20. Neste local, as células dendríticas apresentam o antígeno e, assim, auxiliam a amplificação da resposta imunológica adaptativa. As células dendríticas maduras de sítios lesionais que entram nos vasos linfáticos vão até o seio subtrabecular do linfonodo, que drena o local de lesão, e apresentam os antígenos no interior das regiões paracorticais. Algumas células dendríticas também são drenadas dos vasos linfáticos para o ducto torácico e, então, entram no sangue. As células dendríticas foliculares residem nos folículos dos linfonodos e incorporam os antígenos presentes na linfa para apresentá-los aos linfócitos B.

Linfócitos B

Os linfócitos B participam da inflamação crônica de pelo menos duas formas principais. Os linfócitos B podem (1) incorporar e apresentar antígenos e (2) se diferenciar em células produtoras de imunoglobulinas (plasmócitos ou imunócitos), que secretam anticorpos que se ligam a antígenos, opsonizando-os e facilitando a fagocitose. Os linfócitos B estão presentes nas lesões inflamatórias crônicas e nos granulomas. Também povoam o seio medular de linfonodos, onde produzem imunoglobulina, ou deixam este local através do fluxo linfático eferente.

Plasmócitos

Sob a estimulação adequada, como na presença de intensa estimulação antigênica e apresentação de antígenos por linfócitos B, estes linfócitos se diferenciam em plasmócitos que podem secretar imunoglobulinas; estas moléculas, por sua vez, se ligam a antígenos, opsonizando-os e facilitando a fagocitose. Os plasmócitos se formam no interior dos linfonodos, nas superfícies mucosas e em locais de lesão. A medula óssea também contém uma população residente de plasmócitos, que pode aumentar em certas doenças. Agrupamentos destas células devem ser diferenciados de acúmulos neoplásicos, como os observados nos mielomas múltiplos. Os plasmócitos da medula óssea podem facilmente migrar pelas paredes venulares da medula óssea e entrar na circulação. Da mesma maneira, os plasmócitos no interior do seio medular dos linfonodos podem entrar em vasos linfáticos eferentes e ser drenados para o sangue; no entanto, o sangue periférico geralmente contém poucos plasmócitos. No exsudato inflamatório crônico, os plasmócitos são geralmente combinados a linfócitos e macrófagos, embora em números menores. Os plasmócitos predominam em certas doenças inflamatórias crônicas, como a doença intestinal inflamatória de cães e gatos, a estomatite linfoplasmocitária e a pododermatite de gatos, as dermatites crônicas de quaisquer espécies domésticas e a nefrite intersticial de cães e gatos.

Eosinófilos

Diferentes tipos de doenças inflamatórias crônicas e granulomas contêm números baixos a altos de eosinófilos. Os eosinófilos são recrutados e estimulados a proliferar no interior de exsudatos inflamatórios crônicos por vários mediadores, principalmente a IL-5 e a eotaxina. Em algumas doenças inflamatórias crônicas que contêm eosinófilos, como na asma dos seres humanos, há um desvio T_H2 que aumenta as concentrações de quimiocinas, como eotaxina, no tecido, o que contribui para o recrutamento de outros eosinófilos e exacerba a resposta T_H2. É provável que o mesmo fenômeno ocorra em outras doenças ainda mal-caracterizadas, como o complexo eosinofílico dos gatos, os infiltrados eosinofílicos da base da língua de Huskies Siberianos e outros cães, a enterite eosinofílica em cães Boxer e as lesões inflamatórias eosinofílica cutâneas de equinos. Nestas doenças, é possível que haja presença local de algum tipo de antígeno persistente, ainda não identificado, indutor de respostas T_H2.

Mastócitos

Os mastócitos são muito importantes no desenvolvimento de reações inflamatórias agudas. Na inflamação crônica, os mastócitos tendem a ser similares aos macrófagos em tecidos corados por HE e, portanto, geralmente não são considerados integrantes destas lesões. No entanto, colorações especiais, como Giemsa, de lesões inflamatórias crônicas ou granulomatosas tendem a revelar um número surpreendentemente grande de mastócitos, identificados por seus característicos grânulos metacromáticos. Em lesões pulmonares crônicas (p. ex. fibrose e hiperplasia epitelial alveolar) que se desenvolvem após graves pneumonias causadas por M. *haemolytica*, por exemplo, geralmente há números maiores de mastócitos e menores concentrações de fibras de substância P, resultando em resposta imunológicas persistentemente alteradas.

O motivo da presença de mastócitos em doenças inflamatórias crônicas é provavelmente relacionada com sua produção de enzimas proteolíticas, como a quimase e a triptase. É provável que tais enzimas auxiliem o remodelamento fisiológico e a seleção fina de componentes da ECM. Em caso de inflamação persistente e fibrose, pode haver aumento da proliferação de mastócitos. A elevação dos números de mastócitos em tais lesões ocorre por aumento da infiltração e também da proliferação *in situ* destas células. Na inflamação grave, pode haver perda de fibras de substância P; os mastócitos podem responder a esta perda por meio do aumento da expressão de c-kit, um importante regulador da proliferação destas células.

Células Natural Killer

As células NK estão presentes nas lesões inflamatórias crônicas, mas seu papel varia conforme as características do estímulo inflamatório. As células NK podem matar células reconhecidas como estranhas na ausência de exposição prévia ao antígeno e, assim, não tem a especificidade antigênica necessária aos linfócitos T. As células NK são ativadas por interferons de tipo I e IL-12 e podem ativar macrófagos e células dendríticas, participando da inflamação crônica. A ativação de linfócitos NK-T pode ser desencadeada por antígenos lipídicos na presença de CD1d e participar de respostas autoimunes.

Fibroblastos

Os fibroblastos são células multifuncionais cuja função tende a ser subestimada na resposta tecidual à lesão. Os fibroblastos são células alongadas que auxiliam a manutenção da integridade estrutural do tecido e apresentam abundante rER, que é usado na síntese de colágeno e proteínas da ECM. Além disso, também produzem citocinas, MMPs e quimiocinas que regulam a composição do microambiente extracelular em condições fisiológicas e patológicas.

Na lesão tissular ou em certas condições hipóxicas, há proliferação de fibroblastos em resposta à liberação de fatores de crescimento de

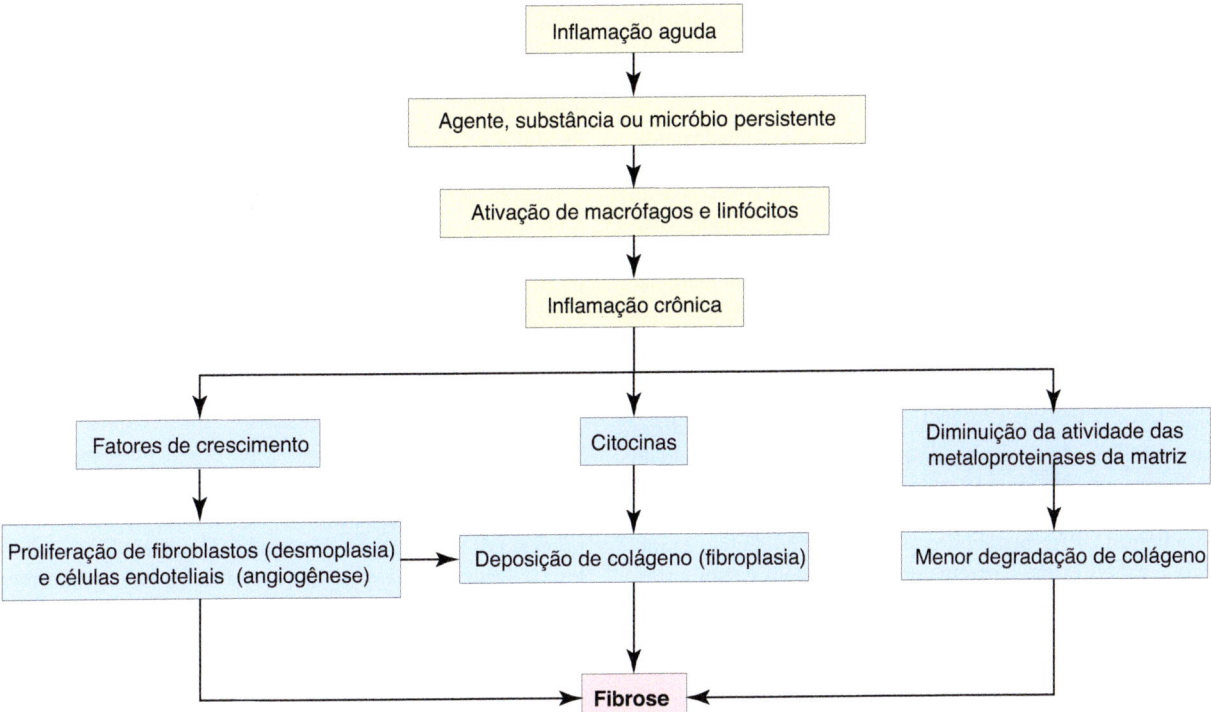

Figura 3-31 Desenvolvimento de Fibrose na Inflamação Crônica. O estímulo persistente da inflamação crônica ativa macrófagos e linfócitos, resultando na produção de fatores de crescimento e citocinas, que aumentam a síntese de colágeno. A deposição de colágeno é aumentada pela diminuição da atividade das metaloproteinases (Cortesia de Dr. M. R. Ackermann, College of Veterinary Medicine, Iowa State University; e Dr. J. F. Zachary, College of Veterinary Medicine, University of Illinois.)

fibroblastos (FGFs), TGF-β, IL-13, PDGF, VEGF e outros mediadores/moléculas. A liberação contínua destas substâncias em resposta ao estímulo inflamatório crônico provoca a fibrose extensa característica da inflamação crônica (Fig. 3-31).

Células Endoteliais

As células endoteliais são essenciais à neovascularização das lesões inflamatórias crônicas. Nestas lesões, o processo de angiogênese (neovascularização) é similar ao que ocorre durante a cicatrização de feridas (ver a seção Cicatrização de Feridas e Angiogênese) e é induzido por hipóxia e pela liberação de fatores de crescimento de células endoteliais, como FGF, VEGF e PDGF.

As células endoteliais são interconectadas por junções firmes, compostas por ocludinas, claudina e JAMs, assim como por junções aderentes, compostas por VE-caderinas. Conforme os leucócitos migram entre as células endoteliais, suas moléculas de adesão se ligam a algumas destas moléculas intercelulares. A LFA-1 (CD11-α/CD18), por exemplo, se liga a JAM A, a VLA-4 (α-4/β-1) interage com VCAM-1 e JAM B e Mac-1 (CD11b/CD18) se ligam à JAM C, mediando a passagem dos leucócitos entre as células endoteliais. Estas moléculas são especialmente importantes na transmigração de monócitos e linfócitos através das junções das células endoteliais em locais de inflamação crônica, formando um processo estável, ainda que temporário, de adesão dos filópodes e lamelópodes dos leucócitos.

Tipos Especiais de Inflamação
Septicemia e Choque Endotóxico

Septicemia. A septicemia é uma forma clinicamente significativa de bacteremia complicada por toxemia, febre, mal-estar e, muitas vezes, choque (Tabela 3-5). A septicemia é caracterizada pela multiplicação de microrganismos na corrente sanguínea e pela disseminação hematógena de microcolônias fixas presentes em um ou mais tecidos. Na septicemia, a inflamação não é uma reação localizada à lesão, mas sim aos mediadores inflamatórios gerados de forma sistêmica, resultando no "extravasamento" difuso de plasma no interstício e ao sequestro de leucócitos na microvasculatura. A geração de citocinas, cininas, aminas vasoativas e mediadores lipídicos da inflamação, combinada ao dano endotelial disseminado, provoca graves distúrbios circulatórios. Devido à natureza sistêmica desta interação entre o hospedeiro e os micróbios, grandes quantidades de células fagocitárias, anticorpos, componentes do sistema complemento, proteínas de coagulação e plaquetas podem ser depletadas a não ser que a septicemia seja controlada em seus primeiros estágios. O choque séptico e a coagulação intravascular disseminada (DIC) são sequelas comuns da septicemia bacteriana.

A septicemia deve ser diferenciada da embolia bacteriana. Algumas cepas de *Streptococcus* spp., por exemplo, podem se libertar de lesões vegetativas (endocardite valvar), enquanto as grandes colônias são protegidas por *debris* celulares e fibrina. O êmbolo bacteriano pode, então, se alojar mecanicamente no pulmão, no fígado, no rim ou no cérebro, produzindo um foco secundário de infecção (abscesso), mas o processo todo permanece subclínico. Em tais casos, a hemocultura geralmente não apresenta bactérias viáveis.

Choque Séptico (Endotóxico). A interação sistêmica de microrganismos e seus produtos (toxinas) com as células e os mediadores químicos do hospedeiro resulta em uma síndrome clínica conhecida como sepse ou choque séptico (Tabela 3-5). Os mediadores e sistemas de amplificação do hospedeiro que iniciam a síndrome variam de acordo com o tipo de microrganismo e a natureza do processo infeccioso (local ou sistêmica). Independentemente da causa específica, os principais elementos do choque séptico são um contínuo, incluindo (1) desequilíbrios hemodinâmicos (redução da pressão arterial e aumento da frequência cardíaca), (2) alteração da temperatura corpórea, (3) hipoperfusão microvascular progressiva, (4) lesão hipóxica de células suscetíveis, (5) ajustes quantitativos dos leucócitos e plaquetas do sangue, (6) coagulação intravascular disseminada, (7) falência múltipla de órgãos e (8) morte.

A endotoxina bacteriana, o LPS da membrana externa de bactérias Gram-negativas, tem sido extensamente estudada como iniciador do choque séptico. A camada de peptidoglicanas de bactérias Gram-positivas e as exotoxinas bacterianas podem iniciar muitas das mesmas respostas do hospedeiro. Outros importantes indutores são produtos da interação de neutrófilos, macrófagos e plaquetas com os microrganismos presentes no tecido. A endotoxina é ligada no soro por LBP, que se liga a CD14. A endotoxina têm numerosas formas de induzir a ativação sistêmica de mediadores inflamatórios. Três efeitos diretos da endotoxina são a ativação do fator de Hagemann (HF) (um fator de coagulação), a cascata do sistema complemento e a indução da via de TLR4. Estas vias podem ativar bradicinina, PAF, metabólitos do ácido araquidônico e citocinas (IL-1 e TNF), que participam das alterações coagulantes, hemodinâmicas, termorreguladoras e leucocitárias observadas no choque séptico. O TNF é capaz de produzir muitas das características clínicas e patológicas do choque séptico, incluindo hipotensão, acidose metabólica, hemoconcentração, hemorragia intestinal, febre, ativação neutrofílica e endotelial e predisposição à trombose. A IL-1 compartilha muitas das atividades biológicas do TNF na mediação do choque séptico. A secreção de TNF por macrófagos ativados pode ser parcialmente inibida pelo pré-tratamento com glicocorticoides, como a dexametasona. Esta tática foi usada terapeuticamente, mas com sucesso limitado. Além disso, o choque letal é impedido pela administração de anticorpos anti-TNF ou inibidores do receptor de TNF. Quelantes de endotoxina e outros produtos bacterianos também estão sendo desenvolvidos para uso na intervenção terapêutica.

Na septicemia grave, pode haver o desenvolvimento de *síndrome da resposta inflamatória sistêmica* (SIRS), em que há extenso acúmulo de citocinas, neutrófilos ativados e plaquetas no sistema circulatório. Isto resulta na falência múltipla de órgãos (MOF) e em choque. Muitos pacientes sobrevivem aos primeiros insultos da síndrome da resposta inflamatória sistêmica, mas são mais suscetíveis a infecções secundárias ou oportunistas, devido à *síndrome da resposta anti-inflamatória compensatória* (CARS). A primeira ativação da imunidade inata pode reduzir a atividade de macrófagos e provocar anergia de linfócitos T e apoptose de linfócitos, contribuindo para o desenvolvimento de síndrome da resposta anti-inflamatória compensatória.

A síndrome da disfunção de múltiplos órgãos (MODS) representa o último estágio do choque séptico e é responsável por grande parte da falência orgânica irreversível. A isquemia e a hipóxia tecidual sistêmica, associadas aos distúrbios cardiovasculares progressivos, ao aumento do extravasamento vascular e à DIC, causam falência generalizada de órgãos. Os órgãos que são mais sensíveis a estes efeitos são o coração, o cérebro, o rim, o pulmão, o fígado e a mucosa intestinal. As células danificadas pela isquemia passam a produzir energia por anaerobiose (glicólise), resultando em rápida depleção de substratos (glicogênio, glicose), acúmulo de lactato e deficiência de ATP. Sem ATP suficiente, as bombas iônicas das membranas celulares não são capazes de manter o equilíbrio eletrolítico, a integridade da membrana e a síntese proteica. O influxo de sódio faz com que as células absorvam muita água, com maior perda de função. O influxo de íons de cálcio ativa muitas enzimas intracelulares, incluindo a fosfolipase, que degrada as membranas celulares e gera produtos do ácido araquidônico. A perda do gradiente de prótons da membrana mitocondrial interna impossibilita a fosforilação oxidativa. Acredita-se que as lesões celulares irreversíveis sejam bastante relacionadas com falência generalizada das mitocôndrias e perda da permeabilidade seletiva das membranas celulares. Em cães, a sepse de origem abdominal pode induzir a síndrome de disfunção de múltiplos órgãos e a disfunção de qualquer sistema orgânico é associada ao aumento do risco de morte; as taxas de mortalidade aumentam conforme o número de órgãos afetados.

Os animais que morrem devido ao choque séptico geralmente apresentam evidências de fluido em cavidades corpóreas, edema pulmonar, hemorragia em petéquias, congestão hepática e intestinal e desidratação. Dentre as lesões microscópicas comumente observadas, incluem-se a necrose aguda de túbulos renais, hepatócitos centrolobulares, miócitos cardíacos, adrenais e extremidades de vilos intestinais.

Cicatrização de Feridas e Angiogênese

Quase imediatamente após a ocorrência de um ferimento, o processo de cicatrização é iniciado (Conceito Essencial 3-3). O tecido lesionado passa por quatro fases temporais de reparo da ferida: hemostasia, inflamação, proliferação e remodelamento (maturação e contração). Estas fases ocorrem nesta sequência, mas podem progredir em diferentes velocidades. Mesmo em um único local de lesão, diferentes áreas podem estar em fases distintas de reparo.

A hemostasia ocorre imediatamente após lesão a não ser que haja um distúrbio da coagulação. Logo após a lesão, a hemostasia é controlada por vasoespasmo, um processo em que vasos sanguíneos se contraem em resposta à lesão. No entanto, este espasmo rapidamente termina e os vasos sanguíneos seccionados (transectados) se relaxam, permitindo mais sangramento caso não haja ativação de plaquetas. No início da vasoconstrição, as plaquetas se agregam e aderem ao colágeno exposto, em especial ao o colágeno da membrana basal subjacente às células endoteliais lesionadas. Depois de aderidas, as plaquetas secretam substâncias vasoconstritoras para (1) manter a constrição dos vasos transectados, (2) iniciar o processo de trombogênese para conter o extravasamento e impedir outro sangramento e (3) iniciar a cicatrização do vaso sanguíneo (angiogênese) através de, em parte, liberação de PDGF e TGF-β. Este processo também ocorre nos grandes vasos sanguíneos, mas envolve outros fatores fisiológicos, como o desvio do fluxo de sangue e a diminuição da pressão arterial.

Vinte e quatro horas após a lesão vascular, a fase inflamatória (inflamação aguda) da cicatrização de feridas é completamente estabelecida, podendo durar até 96 horas ou mais caso o processo de cicatrização seja interrompido por infecção, trauma ou alguma outra perturbação. É nesta fase que os "sinais cardeais" da inflamação — rubor, tumor (aumento de volume), calor, dor e perda de função — são observados. Os neutrófilos e macrófagos, através da fagocitose e de suas enzimas, degradam e removem ("limpam") os *debris* celulares resultantes da lesão tissular. Os neutrófilos liberam CXCL1, CXCL8, PDGF e TGF-β e os macrófagos secretam diversos quimiotáticos e fatores de crescimento, CS3CL1, CCL2, PDGF, VEGF, fator de crescimento epidérmico (EGF), IL-1, TNF-α e TGF-α que estabelecem o microambiente para a fase de proliferação (granulação). A atividade de "limpeza" de neutrófilos e macrófagos no interior das feridas é necessária, embora a infiltração excessiva de células inflamatórias reduza a cicatrização.

Algumas moléculas da ECM, como algumas proteoglicanas, têm carga negativa e, assim, atraem e se ligam a fatores de carga mais positiva, como os fatores de crescimento, as quimiocinas, as citocinas, as MMPs e outras moléculas. Além disso, fragmentos de colágeno, fibrina e outras moléculas presentes na ferida podem induzir quimiotaxia, proliferação celular e angiogênese. Portanto, na degradação da ECM nas feridas, há liberação destas moléculas, que participam da degradação da matriz, da quimiotaxia e da proliferação celular.

Durante a fase de proliferação, nos tecidos revestidos por epitélio, a migração de células basais do epitélio sobrejacente começa no início do processo de cicatrização e não requer a presença de uma matriz colagenosa subjacente. Estas células são originadas das bordas transectadas do epitélio, que rapidamente sofrem hiperplasia em resposta a EGF, FGFs, IL-1, fator de crescimento de hepatócitos (HGF), VEGF, IL-1β e TGF-β, que são liberados por células epiteliais, células endoteliais e fibroblastos. As células basais migrantes se proliferam e disseminam, na tentativa de fechar a ferida, e algumas também se diferenciam; no entanto, após a diferenciação, a proliferação e a migração são interrompidas. A fase de proliferação pode durar até 3 a 4 semanas ou mais, dependendo do tamanho da ferida. Esta fase é caracterizada pela geração de novo endotélio (angiogênese), epitélio (epitelização) e estroma de tecido conjuntivo (fibroplasia/desmoplasia) para restauro da estrutura e da função normal do tecido lesionado. A cicatrização da pele após queimaduras de terceiro grau ou ulcerações graves é um excelente exemplo deste processo. O retorno da estrutura e da função normal depende (1) da retenção de elementos do estroma normal da ECM, dando um arcabouço estrutural para o reparo e (2) da presença de fibroblastos, miofibroblastos (fibroblastos contráteis), células endoteliais, pericitos (componentes não endoteliais dos vasos sanguíneos) e células epiteliais de função normal. A deposição inicial de colágeno e de outras importantes moléculas da ECM começa após a proliferação de fibroblastos e da fortificação de regiões da ferida. A deposição de fibras de colágeno, por si só, não é suficiente para o reparo completo da matriz sem fibroblastos proliferativos e funcionais.

O papel das células-tronco do epitélio e do estroma mesenquimatoso na cicatrização de feridas é cada vez mais compreendido. No epitélio, as células-tronco residem na camada basal e se agrupam em regiões específicas. Na córnea do olho, as células-tronco são localizadas no limbo. Na pele, os agrupamentos estão no bulbo do folículo piloso (na porção média inferior da parede folicular da derme). No pulmão, as células-tronco estão presentes na junção bronquíolo-alveolar. No intestino, as células-tronco são observadas no interior das criptas. As células-tronco geralmente estão em estágio quiescente (senescente) pela influência da proteína morfogênica óssea (BMP), que inibe sua proliferação. A β-catenina (wnt) liberada por células-tronco ativas nas papilas dérmicas dos folículos pilosos, por exemplo, induz a proliferação das células quiescentes, que formam novas estruturas. As células do estroma mesenquimatoso subjacente ao epitélio também sofrem proliferação e se comunicam com as células epiteliais e as células inflamatórias e o estroma subjacente. As células do estroma mesenquimatoso atuam da mesma maneira que as células do blastema embrionário.

A fase de remodelamento (maturação, contração) começa aproximadamente 3 a 4 semanas após a lesão, mas apenas após o término e o sucesso das fases de inflamação e proliferação. Esta fase inclui o remodelamento do tecido de granulação por tecido conjuntivo imaturo e a conversão do tecido conjuntivo imaturo a maduro através da formação extracelular de colágeno em resposta a TGF-β, PDGF, FGF-2, MMPs e inibidores teciduais de MMP (TIMPs). O remodelamento pode durar 2 anos ou mais. Em essência, este processo dá a alguns tecidos e órgãos, como os ossos, o tempo necessário ao retorno da força tensora quase normal exigida para o bom funcionamento do esqueleto axial e apendicular.

Um importante componente do reparo da ferida é a ECM e as células-tronco do estroma (fibroblastos, miofibroblastos). Em lesões brandas a moderadas, o colágeno parcialmente degradado, as proteoglicanas e a elastina são completamente destruídos por MMPs e outras enzimas, removidas por macrófagos e, então, ressintetizadas pelos fibroblastos sobreviventes. Ao mesmo tempo, há proliferação de fibroblastos e células endoteliais para preenchimento dos defeitos tissulares (tecido de granulação) e de células epiteliais, células endoteliais, algumas células parenquimatosas e membranas basais para restauro da estrutura normal do tecido. Caso haja degradação das membranas basais pela lesão e o processo de cicatrização seja interrompido, a cicatrização completa é retardada, uma vez que há necessidade de deposição de uma nova membrana basal, alinhada e contígua à restante, por células endoteliais. Em caso de retardo contínuo (infecção) ou impedimento (grande defeito tissular com perda de estroma e membrana basal) da cicatrização, o processo cicatricial pode ocorrer de forma desregulada, com fibrose extensa (cicatrizes hipertróficas) e disposição aleatória e/ou metaplasia das células epiteliais sobrejacentes.

As quatro fases da cicatrização de feridas são aplicáveis a todos os tecidos e sistemas orgânicos, mas cada sistema possui tipos celulares mesenquimatosos e parenquimatosos únicos que influenciam o processo de cicatrização. A cicatrização óssea com formação de calos e a cicatrização cutânea com reepitelização são bons exemplos da cicatrização e da especialização dos tipos celulares envolvidos (Capítulos 16 e 17). De modo geral, o sucesso da cicatrização de feridas, especialmente na pele, é determinado pela ocorrência do processo por primeira ou segunda intenção. Em outros tecidos, a cicatrização é similar. Nos ossos, por exemplo, a cicatrização ideal ocorre em fragmentos que são estabilizados e colocados em justaposição direta.

Cicatrização por Primeira e Segunda Intenção

A cicatrização por primeira intenção na pele ocorre quando as bordas de uma lesão são diretamente apostas, reunidas e cicatrizam com rapidez (Fig. 3-32). As feridas que não apresentam tal justaposição próxima e íntima passam pela *cicatrização por segunda intenção*. Nas feridas mais simples, como um corte ou incisão cutânea por um cirurgião, há hemorragia inicial da vasculatura danificada e retração e constrição dos vasos sanguíneos. Na área ferida, há deposição de fibrina, extravasamento de proteínas plasmáticas, formação de coágulo, agregação plaquetária e infiltração neutrofílica. A natureza do reparo depende de vários fatores, incluindo a proximidade das bordas de corte, a presença ou não de corpos estranhos ou micróbios infecciosos e a saúde geral do animal para reparo das feridas. Em condições ideais, como nas cirurgias, a cicatrização por primeira intenção é desejada (Fig. 3-32). A cicatrização por primeira intenção é observada em feridas não sépticas, enquanto a cicatrização por segunda intenção ocorre em feridas sépticas, com corpos estranhos ou bordas sem justaposição. Caso o processo de cicatrização de feridas seja interrompido ou retardado, é desviado à cicatrização por segunda intenção. A cicatrização por primeira e segunda intenção é também discutida no Capítulo 17.

Cicatrização por Primeira Intenção

A cicatrização por primeira intenção ocorre em 2 a 3 dias na pele, caso as bordas de corte de uma ferida não séptica sejam corretamente posicionadas por suturas ou bandagens. Durante este tempo, a hemorragia, as proteínas plasmáticas e os *debris* celulares no interior da ferida são fagocitados e removidos por macrófagos, novos vasos sanguíneos brotam e crescem na lesão e a ECM é sintetizada, preenchendo a fenda entre as bordas teciduais justapostas. Com o passar do tempo (semanas), esta interconexão dérmica estável é substituída por fibras de colágeno que sofrem contínua maturação, dando à pele uma força tensora quase normal após a cicatrização da ferida. Ao mesmo tempo, células basais do epitélio espinocelular sofrem hiperplasia e recobrem o defeito em 3 a 5 dias. Este tipo de reparo deixa

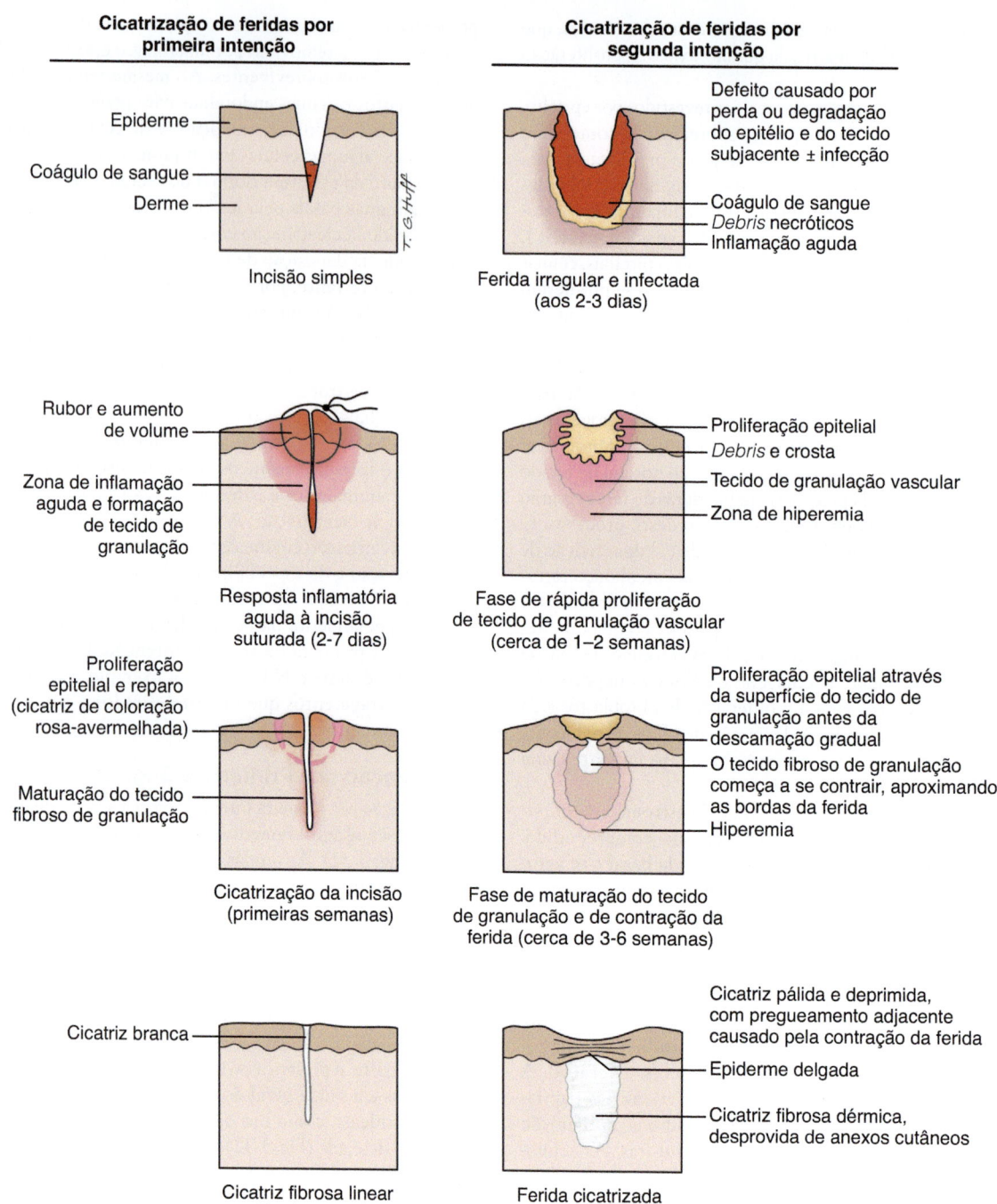

Cicatrização de feridas por primeira intenção

- Epiderme
- Coágulo de sangue
- Derme

Incisão simples

Cicatrização de feridas por segunda intenção

- Defeito causado por perda ou degradação do epitélio e do tecido subjacente ± infecção
- Coágulo de sangue
- *Debris* necróticos
- Inflamação aguda

Ferida irregular e infectada (aos 2-3 dias)

- Rubor e aumento de volume
- Zona de inflamação aguda e formação de tecido de granulação

Resposta inflamatória aguda à incisão suturada (2-7 dias)

- Proliferação epitelial
- *Debris* e crosta
- Tecido de granulação vascular
- Zona de hiperemia

Fase de rápida proliferação de tecido de granulação vascular (cerca de 1–2 semanas)

- Proliferação epitelial e reparo (cicatriz de coloração rosa-avermelhada)
- Maturação do tecido fibroso de granulação

Cicatrização da incisão (primeiras semanas)

- Proliferação epitelial através da superfície do tecido de granulação antes da descamação gradual
- O tecido fibroso de granulação começa a se contrair, aproximando as bordas da ferida
- Hiperemia

Fase de maturação do tecido de granulação e de contração da ferida (cerca de 3-6 semanas)

- Cicatriz branca

Cicatriz fibrosa linear (6–12 meses)

- Cicatriz pálida e deprimida, com pregueamento adjacente causado pela contração da ferida
- Epiderme delgada
- Cicatriz fibrosa dérmica, desprovida de anexos cutâneos

Ferida cicatrizada

Figura 3-32 Fases da Cicatrização de Feridas. As feridas podem cicatrizar por primeira intenção (*à esquerda*) e/ou segunda intenção (*à direita*). A cicatrização por primeira intenção ocorre quando as bordas dos tecidos afetados são aproximadas (suturadas/coladas), de modo que são adjacentes em uma associação estável. A cicatrização por segunda intenção ocorre quando as bordas dos tecidos afetados não são bem-associadas e são instáveis durante o processo de cicatrização. A cicatrização ocorre por meio da formação de tecido de granulação abundante, que aproxima e preenche fendas na ferida e estabiliza as superfícies opostas, permitindo a ocorrência das outras fases da cicatrização. Grandes quantidades de tecido de granulação e contração da ferida podem ocorrer durante a cicatrização por segunda intenção. A cicatrização de feridas é um processo dinâmico, com três fases: inflamação aguda, proliferação epitelial e maturação. Não é um processo linear, uma vez que a cicatrização de feridas tende a progredir e regredir pelas fases dependendo de forças intrínsecas (p. ex. deficiências estruturais ou funcionais) e extrínsecas (p. ex. infecção microbiana) que a afetam. A **inflamação aguda** é a resposta normal à lesão. Os vasos sanguíneos de uma ferida sofrem constrição e há formação de um coágulo de sangue. Após a hemostasia, os vasos sanguíneos dilatam e há inflamação aguda, com seus sinais característicos: rubor (eritema), calor, edema, dor e perda de função. Neutrófilos e macrófagos são ativos na remoção do tecido morto. Na fase seguinte, de **proliferação**, o tecido de granulação composto por colágeno, matriz extracelular e vasos sanguíneos (angiogênese) preenche o defeito e adere as superfícies opostas da ferida. Por fim, células epiteliais revestem a ferida (epitelização). A **maturação** ocorre quando a ferida está funcional e estruturalmente fechada e envolve o remodelamento e fortalecimento do colágeno, a regressão da angiogênese e a epitelização e resolução da inflamação.

pouco vestígio da ferida, à exceção de, talvez, uma discreta fibrose na derme superficial e perda de anexos (p. ex. folículos pilosos, glândulas sebáceas e sudoríparas) no local da ferida. A força tensora é quase a mesma observada no tecido adjacente. A cicatrização por primeira intenção é o objetivo do cirurgião no reparo de locais de incisão feitos durante a cirurgia.

Cicatrização por Segunda Intenção

A cicatrização por segunda intenção ocorre quando as bordas de corte da pele, por exemplo, não são suficientemente aproximadas para a cicatrização (Fig. 3-32). Em tais feridas, o tecido conjuntivo é sintetizado e disposto de forma aleatória e o processo cicatricial apresenta pouca ou nenhuma organização; no entanto, o tecido conjuntivo fibroso preenche o defeito na derme superficial e profunda. Esta desorganização pode também retardar ou impedir a migração de células epiteliais que tentam recobrir a superfície da ferida e prejudicam a deposição ordenada de ECM na ferida. Além disso, o novo tecido conjuntivo fibroso não apresenta anexos (folículos pilosos, glândulas sebáceas e sudoríparas). Em alguns casos, o tecido conjuntivo fibroso pode se formar no tecido de granulação (ver a seção a seguir), onde, à histologia, os fibroblastos em proliferação são dispostos perpendicularmente a novos capilares e os eixos longos dos novos capilares são dispostos perpendicularmente à superfície da pele (Fig. 3-33). A força tensora do tecido de granulação é menor e as lesões podem ser laceradas ou abertas. Assim, na cicatrização por segunda intenção, o local pode permanecer ulcerado, não apresentar pelos e, em alguns casos, o tecido conjuntivo fibroso pode sofrer proliferação contínua e protruir da superfície cutânea como uma cicatriz hiperplásica.

Alterações da Cicatrização de Feridas

Além das alterações de ocorrência espontânea da cicatrização de feridas, como corpos estranhos, infecção e neoplasias, algumas outras condições podem impedir ou prejudicar este processo, até mesmo a cicatrização por primeira intenção (Conceito Essencial 3-3). A cicatrização é afetada por variáveis específicas à ferida (sítio corpóreo, infecção, suprimento vascular/oxigenação, estresse mecânico e dessecação); variáveis sistêmicas (nutrição, idade, sexo e imobilidade); medicamentos e exposições ambientais (fármacos para tratamento de câncer, AINEs, glicocorticoides, radiação, fumaça/tabagismo, álcool); e outras doenças e condições orgânicas. O diabetes, as doenças autoimunes, a estase venosa, a obesidade e as neuropatias, por exemplo, podem influenciar a cicatrização. Além disso, a deposição alterada de colágeno e proteínas da ECM pode ser observada na osteogênese imperfeita devido à redução da produção de colágeno do tipo I. Da mesma maneira, a menor síntese, a ligação cruzada, a hidroxilação ou o processamento pós-tradução do colágeno pode retardar a cicatrização de feridas em indivíduos com a síndrome de Ehlers-Danlos. A hiperglicosilação de proteínas, que pode ocorrer no diabetes melito prolongado, pode alterar a vasculatura, formando úlceras diabéticas, e inibe a cicatrização de feridas.

Como anteriormente discutido, os fármacos quimioterápicos também podem impedir a proliferação celular e reduzir a cicatrização. Diversos novos quimioterápicos são especificamente direcionados à proliferação endotelial, o que pode influenciar muito o processo de neovascularização tão vital ao reparo eficiente da ferida. Em seres humanos, cobaias e outras espécies que obtêm vitamina C da dieta, as deficiências desta molécula pode provocar escorbuto, uma doença em que há diminuição da síntese de hidroxiprolina para colágeno e má-cicatrização de feridas. O jejum extremo, a desnutrição e a caquexia associadas ao câncer ou a grave perda de peso relacionada com quimioterapia podem prejudicar a síntese e a deposição de proteínas da ECM devido ao equilíbrio energético negativo e à ausência de substratos de aminoácidos, normalmente sintetizados no fígado. Além disso, tais

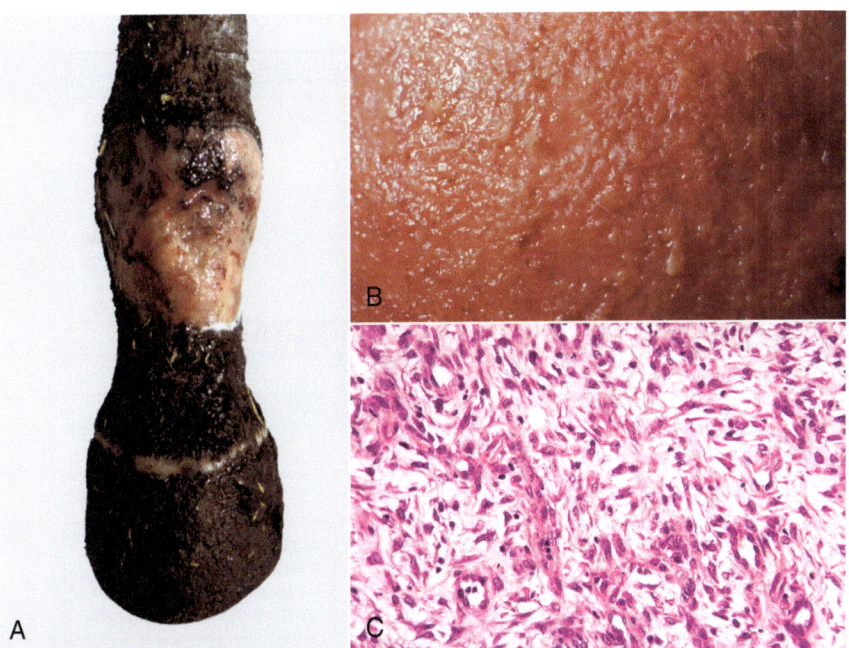

Figura 3-33 **Tecido de Granulação, Úlcera Não Cicatrizada, Pele, Membro Distal, Cavalo. A,** No leito da úlcera, há extensa fibrose e tecido de granulação. **B,** Fotografia da superfície do tecido de granulação. Note os delgados nódulos ou "granulações" presentes na superfície, que originam o termo *tecido de granulação*. Estes nódulos são compostos por vasos sanguíneos recém-formados, matriz extracelular (ECM) e fibroblastos, com deposição de colágeno mínima ou ausente, e são a base para o reparo da ferida e o remodelamento por fibroplasia e reepitelização. **C,** Fotomicrografia do tecido de granulação. Note como os novos fibroblastos são dispostos perpendicularmente aos vasos sanguíneos recém-formados em um rico leito de ECM (*espaços em branco*). (Cortesia de Dr. M. D. McGavin, College of Veterinary Medicine, University of Tennessee.)

indivíduos, assim como vítimas de queimaduras graves, geralmente não apresentam níveis adequados de proteínas séricas como a albumina, o que diminui a pressão osmótica do plasma, prejudica a reabsorção de fluidos da ferida e aumenta o acúmulo de fluido e o edema.

Expressão dos Genes Responsáveis pelo Reparo da Ferida

O reparo da ferida requer a ativação de genes de células viáveis, como macrófagos, fibroblastos e células endoteliais adjacentes aos locais de lesão tissular. Como já discutido, os macrófagos internalizam, por fagocitose, os *debris* celulares, "limpando" a área, e degradam a ECM. Junto com os fibroblastos, os macrófagos liberam fatores de crescimento que aumentam a proliferação de (1) células endoteliais, para neovascularização, (2) fibroblastos, para deposição de nova ECM, (3) miofibroblastos, para contração da ferida e (4) células parenquimatosas, para retorno da estrutura e da função normal do tecido acometido.

A expressão gênica pelas células da ferida é regulada, em grande parte, pelas concentrações de oxigênio (Fig. 3-34). No microambiente da ferida, a tensão de oxigênio tende a ser menor, devido ao dano vascular. Nos tecidos normais, os níveis de oxigênio são acima de 90% da saturação do gás e há maior atividade de oxigenases dependentes de 2-oxoglutarato (2-OG) sem ferro heme, que percebem as concentrações de oxigênio e usam dioxigênio como co-substrato. Dentre estas moléculas, incluem-se a proteína contendo domínio de prolil hidroxilase 1 (PHD-1), PHD-2, PHD-3 e fator inibidor de HIF (FIH). Estas enzimas colocam um grupo hidroxila nos aminoácidos prolina e asparagina da proteína HIF-1α. A HIF-1α hidroxilada é degradada pela via da ubiquitina quando as concentrações de oxigênio são altas. No tecido hipóxico, no entanto, como nas feridas, massas neoplásicas e áreas de inflamação, há menor atividade de PHD e FIH e, assim, menor hidroxilação de HIF-1α. A HIF-1α não hidroxilada se agrega à HIF-1β e induz a transcrição de elementos responsivos à hipóxia (HREs) no genoma.

Os HRE incluem genes de fatores de crescimento, incluindo VEGF, proteínas ligantes de ferro, reguladores de apoptose, eritropoiese, angiogênese, regulação do pH e do metabolismo de glicose e energia. O gene de resposta inicial ao crescimento 1 (EGR-1) é outro fator de transcrição ativado nas feridas que provoca a expressão de fatores de crescimento e citocinas. Assim, a atividade de HIF-1α e EGR-1 em condições hipóxicas aumenta a transcrição celular que regula positivamente os genes de energia (transportadores de glicose, hexoquinase 1 e 2, lactato desidrogenase, fosfofrutoquinase), da proliferação de fibroblastos e células endoteliais (TGF-β, VEGF) e sequestro de ferro (ceruloplasmina, receptor de transferrina). Estes genes promovem a sobrevida de células em condições hipóxicas, aumentam a proliferação celular, especialmente de células vitais ao reparo (células endoteliais, fibroblastos) e retardam ou alteram a diferenciação de outras células (células epiteliais ou parenquimatosas), até que a proliferação de fibroblastos e células endoteliais seja bem-estabelecida.

Degradação de Componentes Celulares e Teciduais nas Feridas

As feridas geralmente apresentam um centro composto por (1) células degeneradas e/ou necróticas, como células parenquimatosas, fibroblastos e células endoteliais, além de leucócitos infiltrados, como neutrófilos, plaquetas, linfócitos, mastócitos e macrófagos; (2) produtos inflamatórios (citocinas, eicosanoides, quimiocinas e seus respectivos receptores); (3) proteínas séricas (albumina, proteínas de fase aguda, sistema complemento); (4) proteínas de coagulação (fibrina); e (5) proteínas e substâncias da ECM. Muitas destas células e mediadores precisam ser removidos antes da cicatrização ideal. As células fagocíticas, como neutrófilos e macrófagos, são muito importantes no processo de limpeza por fagocitose de materiais particulados e na subsequente degradação lisossomal

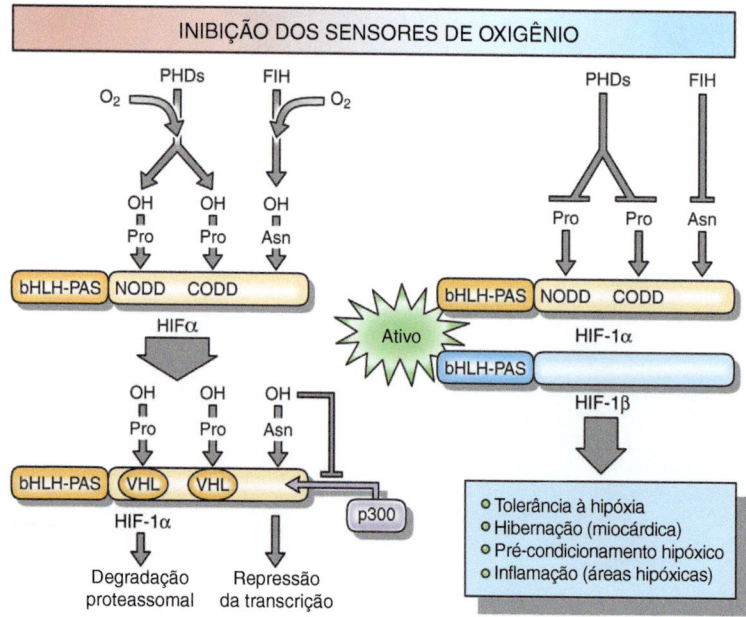

Figura 3-34 **Regulação da Atividade Transcricional do Fator Induzível por Hipóxia (HIF) por Proteínas com Domínios Prolil Hidroxilase (PHDs) e pelo Fator de Inibição de HIF (FIH).** Na presença de oxigênio suficiente (*à esquerda*), a proteína HIF-1α é hidroxilada por PHDs e FIH, o que resulta em degradação. Em caso de insuficiência de oxigênio (*à direita*), a proteína HIF-1α não é hidroxilada e forma um complexo ativo com HIF-1β, resultando em transcrição de genes que participam da cicatrização de feridas e da angiogênese, incluindo a transcrição do fator de crescimento endotelial vascular (VEGF). *bHLH-PAS*, Proteínas hélice-alça-hélice básica/PAS; *CODD*, Domínio C-terminal de degradação de oxigênio; *NODD*, Domínio N-terminal de degradação de oxigênio; *VHL*, gene de supressão tumoral de von Hippel-Linday. (Redesenhado de Fraisl P, Aragones J, Carmeliet P: *Nat Rev Drug Discovery* 8:139-151, 2009.)

e na liberação de enzimas digestivas no tecido. Além disso, os macrófagos desempenham um importante papel na incorporação de células apoptóticas que se formam em resposta ao TNF-α ou outros estímulos inflamatórios pró-apoptóticos. A degradação da ECM pode ser especialmente difícil. No entanto, os macrófagos e os fibroblastos são importantes neste processo, já que liberam MMPs que degradam a ECM.

Degradação da Matriz Extracelular em Feridas

A ECM é composta por (1) proteínas e (2) o gel hidratado de proteoglicanas em que repousa. Cerca e interconecta as células do tecido conjuntivo, como fibroblastos, vasos sanguíneos, vasos linfáticos, mastócitos, macrófagos residentes, células dendríticas e células parenquimatosas e/ou epiteliais próximas. A ECM influencia o desenvolvimento celular, a polaridade (organização) e a função das células epiteliais. Proteoglicanas e fragmentos de glicosaminoglicanas (GAGs) solúveis podem ativar TLRs e as proteoglicanas e a hialuronana podem facilitar a adesão leucocitária. Além disso, a ECM se liga a citocinas, quimiocinas e fatores de crescimento, que são liberadas durante sua degradação, sequestrando-os.

Na lesão tissular, geralmente há destruição e degradação da ECM. Este processo ocorre através de separação física ou laceração, diluição de proteínas plasmáticas, infiltração por células inflamatórias e degradação por enzimas, principalmente MMPs. Macrófagos, fibroblastos, mastócitos e muitos leucócitos produzem MMPs (Tabela 3-11). Muitas MMPs foram inicialmente nomeadas conforme o tipo de proteína da ECM que degradam (p. ex. colagenase), mas, uma vez que estas enzimas são agora conhecidas por não serem específicas a um determinado substrato, foram reclassificadas de maneira numérica, de MMP-1 a MMP-20.

Por exemplo, a colagenase é a MMP-1, a gelatinase é a MMP-2, a estromelisina é a MMP-3 e a matrilisina é a MMP-7. As MMPs degradam colágeno, gelatina, elastina, agrecana, versicana, proteoglicana, tenascina, laminina, fibronectina e outros componentes da ECM. O domínio enzimático da MMP contém três resíduos de histidina que formam um complexo com o zinco. Um domínio regulador é responsável pela latência e permite a ativação na presença de zinco. A atividade das MMPs é também regulada por TIMP. A ADAM (uma disintegrina e metaloproteinase) é uma família de proteinases de zinco capaz de degradar moléculas da matriz como a catepsina G, o ativador tecidual de plasminogênio (tPA) e a uroquinase ativadora de

plasminogênio (uPA). Fragmentos de proteínas degradadas por MMP, tPA, uPA e outros processos são removidos da ferida por drenagem linfática e fagocitose por macrófagos e neutrófilos. As proteoglicanas são degradadas principalmente por enzimas lisossomais de macrófagos e neutrófilos, incluindo as hialuronidases, heparinases e galactosidases. Como já discutido, as enzimas de degradação da ECM também (1) liberam fatores de crescimento latentes e outras moléculas latentes ligadas às moléculas da ECM, (2) inativam algumas moléculas presentes na região, (3) destroem membranas basais e (4) clivam moléculas de adesão intercelular entre as células epiteliais.

Ressíntese de Matriz Extracelular na Cicatrização de Feridas

Síntese de Colágeno e Proteínas da Matriz

Com o reparo da ferida, o corpo tenta reestabelecer a ECM. As proteínas estruturais da ECM incluem vários tipos de colágenos, elastina e proteínas de adesão, como a fibronectina, a laminina, a versicana, a tenascina e a vitronectina. Os colágenos fibrilares (tipos I, II, III, V e XI) são estruturas em tripla hélice agregadas em fibrilas no espaço extracelular e cercadas por colágenos IX e XII, que interconectam as fibrilas umas às outras e à ECM. A maioria dos tecidos apresenta predominância de um tipo de colágeno. O colágeno de tipo I é encontrado em ossos, pele e tendões; o colágeno de tipo II, em cartilagens e no humor vítreo; o colágeno de tipo III, na pele, ao redor dos vasos e em feridas recentes; os colágenos de tipo V e VI, em tecidos intersticiais; o colágeno de tipo VI, próximo ao epitélio; o colágeno de tipo VIII, próximo às células endoteliais; e os colágenos de tipo X e XI, em cartilagens.

O colágeno de tipo IV é encontrado principalmente na lâmina basal, assim como a laminina, a entactina, uma proteoglicana de heparan sulfato e a perlecana. Por toda a ECM, há moléculas de elastina, que distendem, encolhem e dão flexibilidade ao tecido. As fibras de colágeno, laminina, fibronectina, tenascina e outras proteínas da ECM se ligam às células do tecido conjuntivo pelo domínio extracelular das moléculas de integrina das células por meio de uma sequência específica de aminoácidos, a sequência RGDS. Por exemplo, a laminina se liga a $\alpha_2\beta_1$-integrinas das células endoteliais, alguns colágenos se ligam a $\alpha_6\beta_1$-integrinas de células epiteliais e a fibronectina e a vitronectina se ligam a $\alpha_5\beta_3$-integrinas. A porção intracelular das moléculas de integrina interage com o citoesqueleto celular (ou seja, a montagem de actina) e, portanto, vincula o ambiente extracelular às atividades celulares, como crescimento, diferenciação, proliferação e senescência.

Produção de Colágeno por Fibroblastos

A deposição de colágeno em um local de reparo da ferida forma uma estrutura para restabelecimento da ECM e do estroma. Os fibroblastos são induzidos por TGF-β e outras citocinas a sintetizar colágeno. Os ribossomos dos fibroblastos produzem aproximadamente 30 tipos de colágeno de cadeia α, compostos por segmentos repetitivos de glicina-x-y. No entanto, no rER, os resíduos de pralina e lisina destas cadeias são hidroxiladas e este processo de hidroxilação requer vitamina C. As cadeias são, então, glicosiladas, dispostas em tripla hélice e, por fim, liberadas no espaço extracelular como procolágeno. As extremidades do procolágeno são clivadas enzimaticamente, resultando na formação de fibrilas chamadas *tropocolágeno*. Ligações cruzadas entre fibrilas de colágeno ocorrem nos resíduos lisina e hidroxilisina, pela atividade da enzima lisil oxidase, e este processo dá força tensora ao colágeno.

Síntese de Proteoglicanas

As proteoglicanas são produzidas por fibroblastos. Retêm água e são vitais à hidratação da ECM. As proteoglicanas apresentam um

---

Tabela 3-11	**Atividade, Regulação e Produção Celular de Metaloproteinases de Matriz (MMP)**

Função: Degradação da membrana basal e das proteínas da matriz extracelular
Cofatores necessários: Zinco (Zn^{2+})
Regulação: Síntese celular, degradação de lisossomos, liberação de seu conteúdo e inibidores tissulares de metaloproteinases

Tipo de MMP	Tipo Celular
MMP 1, 2, 3, 11, 14	Fibroblastos
MMP 9, 12	Macrófagos
MMP 9	Neutrófilos
MMP 2, 3, 9	Células endoteliais
MMP 9	Pericitos
MMP 1, 3, 7, 9, 13	Algumas células tumorais

MMP, Metaloproteinase de matriz.

arcabouço proteico cercado por uma rede de cadeias de GAG. As GAGs são cadeias polissacarídicas de carga negativa, altamente sulfatadas, e ligadas de forma covalente a resíduos de serina em um arcabouço proteico. A maioria das GAGs contém altas concentrações de N-acetilglicosamina. As GAGs são importantes na propriedade de retenção de água apresentada pelas proteoglicanas e, assim, pela hidratação do microambiente extracelular. A hidratação das proteoglicanas da ECM permite que os tecidos sejam pliáveis e elásticos.

Proteoglicanas de heparan sulfato, como sindecana, decorina e perlecana, cercam as células e a lâmina basal. A sindecana é uma proteína transmembrânica integral que pode se ligar a quimiocinas. Com a inflamação, esta molécula libera quimiocinas, que, então, induzem a infiltração de leucócitos.

Fibroblastos e Base do Mecanismo de Fibrose

Os fibroblastos se alinham nos planos de estresse tecidual durante o desenvolvimento (linhas de Langer ou de tensão). Em quadrúpedes, estas linhas tendem a ser dorsoventrais no tórax e no abdômen (plano corpóreo axial) e paralelas aos eixos longos dos membros (plano corpóreo apendicular). As incisões cirúrgicas feitas nas linhas de Langer se estendem entre as bandas de tecido conjuntivo fibroso, sem transectá-las, e tendem a aproximar as margens das incisões cutâneas. Tais incisões reduzem o grau de formação de cicatrizes pós-cirúrgicas.

Os fibroblastos de gatos parecem ser especialmente responsivos à lesão e inflamação. Na verdade, nestes animais, a lesão de fibroblastos foi associada à sua transformação neoplásica. Por exemplo, a ruptura traumática da lente ocular pode provocar inflamação intraocular e proliferação de fibroblastos e, em alguns casos, fibrossarcomas. Além disso, a proliferação de fibroblastos e o desenvolvimento de fibrossarcomas são comuns nos locais de vacinação em gatos.

A princípio, durante as fases de hemostasia e inflamação do reparo da ferida, a fibrina e as proteínas séricas formam uma estrutura gelatinosa para a migração de fibroblastos e células endoteliais para a ferida para formação de tecido de granulação. Simultaneamente, os leucócitos e outras células, como os fibroblastos e as células endoteliais, são estimulados por HIF-α e EGF para a síntese e liberação de diversos fatores de crescimento que provocam a proliferação e a migração de fibroblastos. Estes fatores incluem FGF-1 e FGF-2, PDGF, EGF e TGF-β1, 2 e 3. FGF, PDGF, IL-13 e TGF-β induzem a produção de colágeno pelos fibroblastos, enquanto FGF, VEGF, TGF-β, angiopoietina e triptase mastocitária induzem a proliferação e migração das células endoteliais para produção da membrana basal e formação de novos capilares.

Com o passar do tempo, o tecido conjuntivo provisório recém-formado é remodelado em uma matriz mais madura. Em todo o processo, o papel do TGF-β na atividade de fibroblastos e na deposição de colágeno é essencial, uma vez que esta citocina é produzida por plaquetas e macrófagos e induz a quimiotaxia de macrófagos, a migração de fibroblastos e a proliferação e a síntese de colágeno e proteínas da ECM. O TGF-β se liga ao receptor II de TGF-β (TGF-βRII), que se dimeriza com o TGF-βRI. O receptor de TGF, então, fosforila R-SMAD e Co-SMAD, superando a inibição de SMAD 7. Este processo de sinalização induz a atividade de fibroblastos e a regulação da sinalização pode ser usada como estratégia terapêutica no controle da cicatriz e/ou fibrose. Os fibroblastos podem sofrer senescência por meio da maior expressão de inibidor de quinase p16 dependente de ciclina (INK 4a) e assumir o fenótipo secretor associado a senescência (SASP). Estes fibroblastos senescentes podem liberar PDGF-A, que aumenta a formação de miofibroblastos nas feridas.

Além da produção de colágeno, os fibroblastos podem migrar em certo grau e este processo é mediado por moléculas de adesão que se ligam à ECM. Esta ligação é um evento complicado, já que a adesão é essencial à migração celular e à sua ancoragem às proteínas extracelulares. Durante o reparo da ferida, os fibroblastos em proliferação geralmente se alinham paralelamente às linhas de estresse tensor.

Morfologia do Tecido de Granulação e do Tecido Conjuntivo Fibroso

Tecido de Granulação

Algumas lesões desenvolvem um tipo distinto de disposição de fibras de tecido conjuntivo, fibroblastos e vasos sanguíneos, chamado *tecido de granulação*. Ele é o tecido conjuntivo exposto que se forma na ferida em cicatrização. De modo geral, é vermelho e hemorrágico e sangra facilmente quando traumatizado devido à fragilidade dos capilares recém-formados (Fig. 3-33). É especialmente comum em equinos. Quando observado com lupa, a superfície do tecido de granulação tem aparência granular e, assim, surgiu o termo tecido de granulação. Nele, os fibroblastos e as fibras de tecido conjuntivo crescem paralelas à superfície da ferida e são dispostas perpendicularmente aos capilares em proliferação. Os vasos sanguíneos penetrantes tendem a ser espaçados a intervalos regulares. A granulação excessiva pode gerar um tipo de cicatriz hipertrófica chamada de *exuberante* ou *"carne esponjosa"*. Em gatos, a fasciotomia e a excisão da fáscia induzem a formação precoce de tecido de granulação em feridas cutâneas e podem ser eficazes no aumento do fechamento de feridas secundárias.

Cicatrizes Hipertróficas. As cicatrizes hipertróficas são resultantes da proliferação exuberante de fibroblastos e colágeno em feridas que não cicatrizam adequadamente. O melhor exemplo disso é a ferida cutânea do membro distal de equinos, conhecida como granulação exuberante ou "carne esponjosa", em que o tecido conjuntivo em proliferação forma uma grande massa papilomatoide que não pode ser recoberta por epitélio (Fig. 3-35). Não se sabe por que esta lesão é mais comum em equinos; no entanto, a epiderme destes animais geralmente é muito "firme" e apresenta elasticidade limitada.

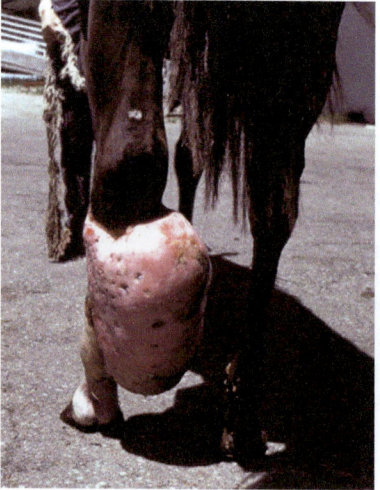

Figura 3-35 Tecido de Granulação Exuberante (Carne Esponjosa), Úlcera Crônica, Pele, Membro Posterior Distal, Cavalo. Note a grande massa de proliferação de tecido fibroso na porção inferior de membro posterior esquerdo. De modo geral, não há epitélio superficial. (Cortesia de Dr. M. D. McGavin, College of Veterinary Medicine, University of Tennessee.)

O queloide é um tipo especial de depósito excessivo de tecido conjuntivo que ocorre em seres humanos. Após traumas cutâneos, sua incidência é de 5% a 16% em populações de alto risco, como negros, hispânicos e asiáticos. O tratamento clínico das cicatrizes hipertróficas, do tecido granular e dos queloides pode ser difícil, mas inclui corticosteroides intralesionais, compressão, bandagens oclusivas, terapia com *laser* pulsado, criocirurgia, excisão cirúrgica, radioterapia, quimioterapia com fluorouracil, silicone tópico, interferons e fármacos, como imiquimod, que induzem IFN-γ.

Tecido Conjuntivo Fibroso

O tecido conjuntivo fibroso é um denso acúmulo de fibroblastos e colágeno formado no local da ferida. Suas características histológicas dependem da gravidade e da duração da ferida. O tecido conjuntivo fibroso contém número variável de fibroblastos e colágeno, além de células inflamatórias (Fig. 3-36). Nas feridas recentes, o colágeno pode ser muito imaturo e edematoso com diversas células inflamatórias, possivelmente neutrófilos. Com o tempo, o tecido conjuntivo fibroso amadurece e torna-se denso devido ao colágeno, com poucas células inflamatórias. Uma vez formado e amadurecido, o tecido conjuntivo fibroso geralmente persiste por anos, talvez pela vida toda.

Contração da Ferida
A Reação Cirrótica

Em graves queimaduras térmicas/químicas ou extensas abrasões de uma grande área superficial de pele, o processo de cicatrização e a formação de tecido conjuntivo passam a ser extensos. Com o tempo, estas áreas de tecido conjuntivo se contraem e exercem tensão sobre a pele normal adjacente, gerando uma reação cirrótica que pode imobilizar a pele adjacente e, talvez, os membros, sendo associada à dor e à deformação. A contração de tais feridas é mediada principalmente por miofibroblastos.

Da mesma maneira, nas áreas de necrose e/ou inflamação no fígado, pulmão, baço e rim, a fibrose excessiva de áreas parenquimatosas pode formar feixes de tecido conjuntivo entre a área de cicatrização e o tecido conjuntivo capsular e intersticial. Quando este novo tecido conjuntivo se contrai durante o processo de cicatrização, macroscopicamente há endentação local ou formação de sulcos na superfície do órgão, como ocorre nos infartos corticais renais crônicos. Na presença de múltiplas destas áreas, a aparência da superfície do órgão é ondulada e/ou nodular, como no fígado cirrótico. A contração de tais feridas é, mais uma vez, mediada principalmente por miofibroblastos.

Miofibroblastos. Os miofibroblastos são fibroblastos especializados com atividade contrátil. Estas células se formam no interior de feridas na resposta ao estresse do plano tecidual e à secreção de TGF-β por plaquetas e macrófagos com o desenvolvimento da ferida, e aumentam em número conforme o tempo e a gravidade da lesão. Fibroblastos e células endoteliais senescentes na ferida que apresentam fenótipo secretor associado a senescência também podem induzir a formação de miofibroblastos e acelerar a cicatrização das feridas através da secreção de PDGF-AA. Sua função é contrair a ferida e, assim, aproximar o tecido lesionado separado por edema e inflamação. Fisiologicamente, os miofibroblastos também são encontrados em tecidos com contratilidade, como a submucosa uterina, os vilos intestinais, o estroma testicular, os ovários, os ligamentos periodontais, o estroma ósseo, os capilares e os pericitos.

Os miofibroblastos apresentam fibras de estresse, fibras de actina e miosina, junções comunicantes e fibronexo. O fibronexo é a região de mecanotransdução da membrana plasmática, que

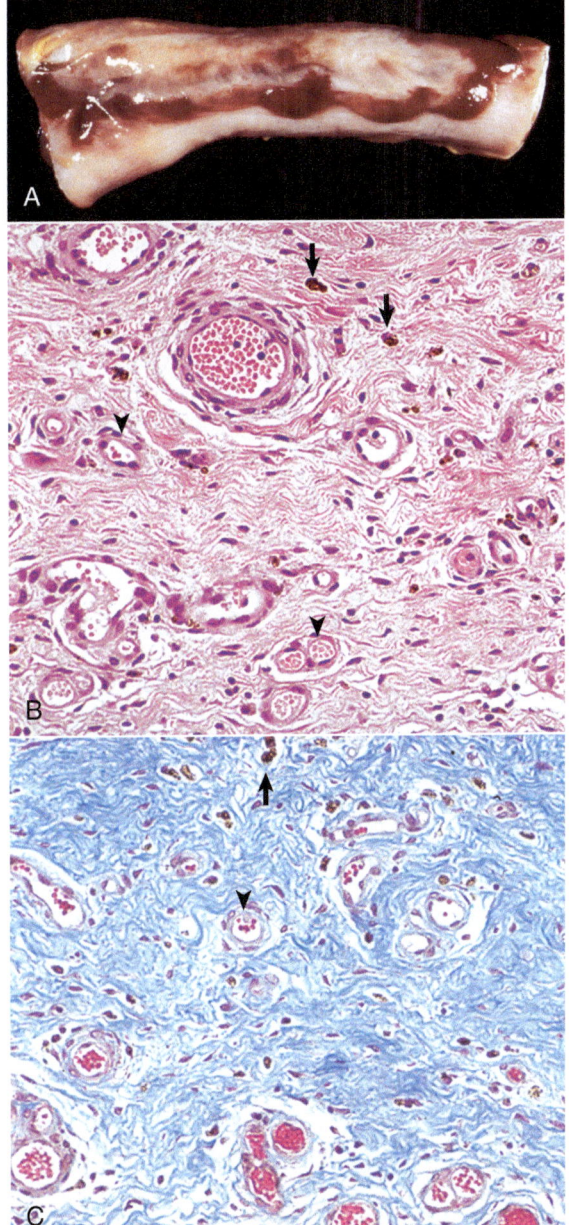

Figura 3-36 Tecido Conjuntivo Fibroso. A, Hemomelasma do íleo, íleo, superfície serosa antimesentérica, cavalo. Esta lesão tem aproximadamente 1 a 2 semanas. A lesão induzida por *Strongylus edentatus* na vasculatura da serosa provoca hemorragia, seguida pela cicatrização da ferida. Note as áreas elevadas de fibrose (*áreas elevadas de coloração cinza-esbranquiçada*), a presença de hemossiderose (*áreas amarelo-amarronzadas*) e a hemorragia (*áreas vermelho-amarronzadas*). **B,** Resposta cicatricial no hemomelasma. Note os abundantes capilares recém-formados (*ponta de seta*) e o tecido conjuntivo fibroso entremeado (*bandas de fibras vermelhas*). Esta resposta cicatricial é a etapa seguinte à fase do tecido de granulação, mostrada na Figura 3-33. A hemossiderina (*setas*) é observada no tecido conjuntivo e é indicativa da ocorrência prévia de hemorragia na lesão (semanas). Coloração por HE. **C,** Tecido conjuntivo fibroso na resposta cicatricial. O colágeno é facilmente observado no tecido conjuntivo fibroso por meio da coloração tricrômica (*fibras coradas em azul*). Hemossiderina (*seta*); capilares recém-formados (*ponta de seta*). Coloração de tricromo de Masson. (Cortesia de Dr. J. F. Zachary, College of Veterinary Medicine, University of Illinois.)

é rica em moléculas de integrina. O fibronexo interconecta as fibras intracelulares de actina às proteínas extracelulares, como a fibronectina. Esta conexão é um ponto de ancoragem durante a contração do miofibroblasto. Por outro lado, os fibroblastos não possuem miofilamentos contráteis e fibronexo. A polimerização e contratilidade da actina dos miofibroblastos é estimulada por Rho GTPases. A sinalização Rho que induz a contratilidade dos miofibroblastos resulta na contração contínua dos filamentos dos miofibroblastos. A contração contínua pelos miofibroblastos difere da contratilidade periódica observada em células da musculatura lisa. Tais contrações condensam os locais da ferida e tendem a ser benéficas ao reparo. Mas, em excesso, como nas queimaduras graves, induz a contração intensa e, às vezes, perda de mobilidade de articulações adjacentes; assim, os pacientes precisam fazer fisioterapia para manter a amplitude de movimentação dos membros onde estão as articulações afetadas.

Angiogênese no Reparo da Ferida

A angiogênese é a formação de novos vasos sanguíneos a partir de vasos preexistentes. É um processo essencial a todos os organismos que possuem sistema cardiovascular e envolve uma série de etapas, como ilustrado na Figura 3-37, para a formação de novos capilares, incluindo as seguintes:

- Proteólise da ECM e da membrana basal de vasos parentais nas margens da ferida, com formação de um novo "botão" capilar e início da migração celular.
- Migração de células endoteliais imaturas para a ferida.
- Proliferação de células endoteliais, formando "tubos endoteliais" sólidos.
- Maturação dos tubos endoteliais em novos capilares, com formação de lúmen.
- Formação de células "seguidoras" (células endoteliais proliferativas que revestem os vasos em desenvolvimento) e células "líderes" ao final dos botões vasculares.
- Adesão da célula endotelial à células adjacentes e à lâmina basal e expressão de receptores/ligantes responsáveis pela cascata de adesão leucocitária na superfície luminal das células endoteliais.

- Recrutamento de pericitos e células da musculatura lisa para suporte do estágio de diferenciação final do vaso recém-formado.

Este processo ocorre durante a cicatrização da ferida, já que novos vasos são necessários ao suprimento da lesão com oxigênio, à remoção de dióxido de carbono e outros produtos de degradação, à drenagem do excesso fluido e à formação de uma via vascular para as células e as células-tronco na ferida. Este mesmo processo benéfico foi adaptado para o crescimento de células neoplásicas primárias e metastáticas e sua disseminação pelos tecidos do corpo.

Início da Proliferação de Células Endoteliais

Fatores de Crescimento da Célula Endotelial. A formação de novos vasos sanguíneos nas feridas começa com a proliferação de botões de células endoteliais dos vasos sanguíneos no tecido viável adjacente à ferida ou podem ser derivados de células precursoras endoteliais (EPCs) da medula óssea (Fig. 3-38). Estes botões crescem na ferida em "cicatrização", formam estruturas tubulares vasculares alongadas na ferida, se interconectam e revascularizam a ferida e, por fim, se diferenciam em vasos maduros. A princípio, há formação dos botões de células endoteliais e as células migram para as feridas sob a influência autócrina de HIF-1α e EGF (ver a seção Expressão dos Genes Responsáveis pelo Reparo da Ferida), que aumentam a expressão dos genes que melhoram a sobrevida celular em condições hipóxicas.

Ao mesmo tempo, fatores de crescimento, como PDGF, FGF, VEGF-A, angiogeninas, proteína morfogênica óssea (BMP) e efrinas, liberados por macrófagos, células endoteliais e fibroblastos se ligam a receptores nas células endoteliais e induzem a formação vascular (Fig. 3-39). O VEGF-A e suas diversas isoformas estimulam os primeiros estágios da proliferação de células endoteliais por meio da interação com o receptor VEGF-R2 nas células endoteliais. Os efeitos proliferativos de VEGF são regulados por ligantes e receptores Notch. O VEGF aumenta a expressão de DII4, um ligante das células *líderes* vasculares e produzido por esta população celular que interage com os receptores Notch expressos por células *seguidoras*. A ligação de DII4 ao

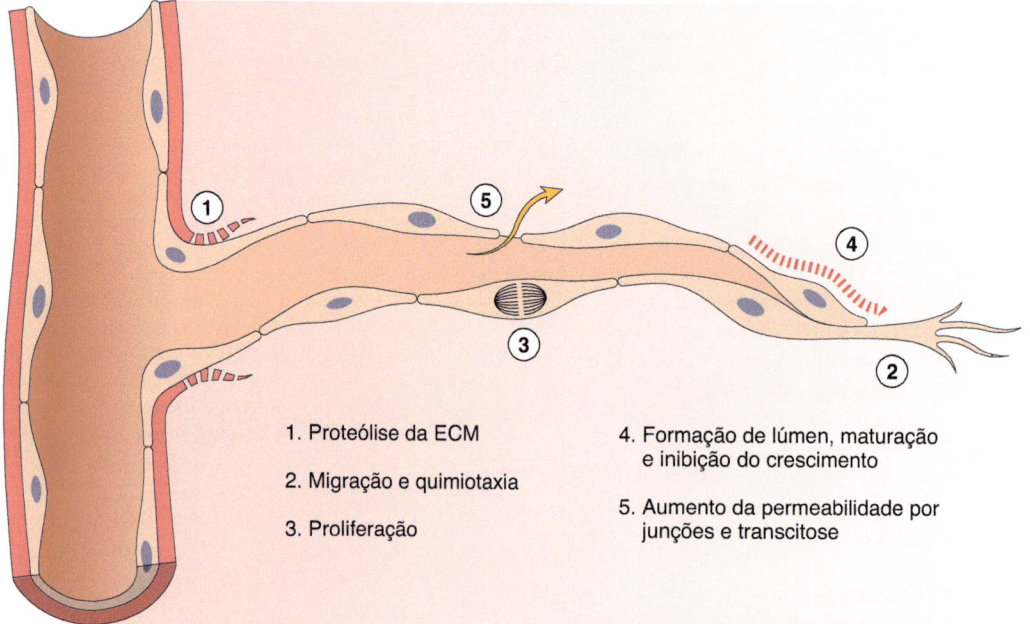

Figura 3-37 **Etapas no Processo de Angiogênese.** ECM, Matriz extracelular. (Redesenhado de Motamed K, Sage EH: *Kidney Int* 51:1383, 1997.)

1. Proteólise da ECM
2. Migração e quimiotaxia
3. Proliferação
4. Formação de lúmen, maturação e inibição do crescimento
5. Aumento da permeabilidade por junções e transcitose

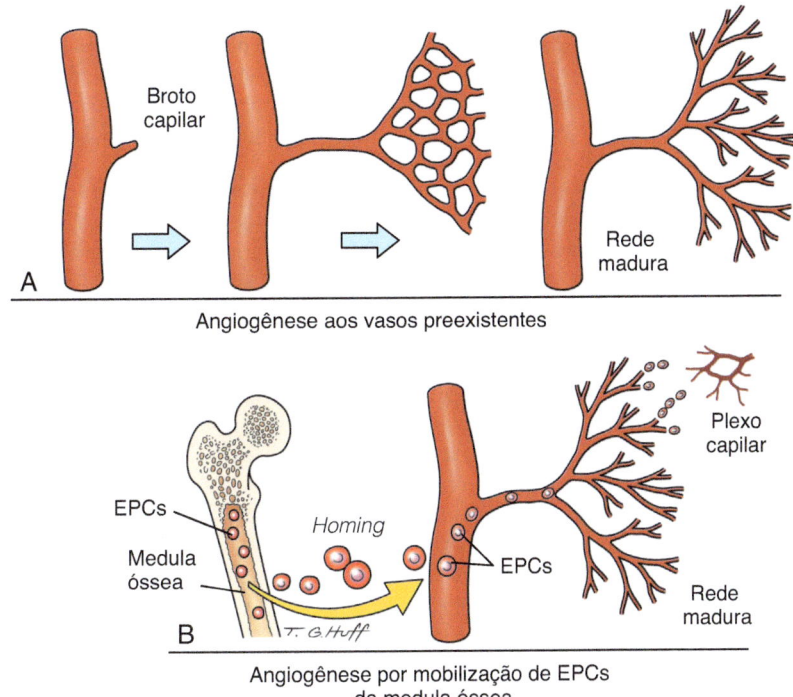

Figura 3-38 **Angiogênese por Mobilização de Precursores de Células Endoteliais. A,** Vasos preexistentes (brotos capilares). Os brotos capilares surgem por angiogênese de precursores de célula endotelial em vasos preexistentes que passam a ser móveis e se proliferam, formando estes brotos. A nova rede capilar se desenvolve e amadurece com o recrutamento de pericitos e células da musculatura lisa para formação da camada periendotelial. **B,** Medula óssea. As células progenitoras de precursores de célula endotelial (EPCs) migram da medula óssea para o local de lesão, mas os mecanismos não foram esclarecidos. Neles, as EPCs se diferenciam, formam as células endoteliais e liberam fatores pró-angiogênicos que contribuem para a maturação da rede capilar por meio da anastomose com os vasos existentes.

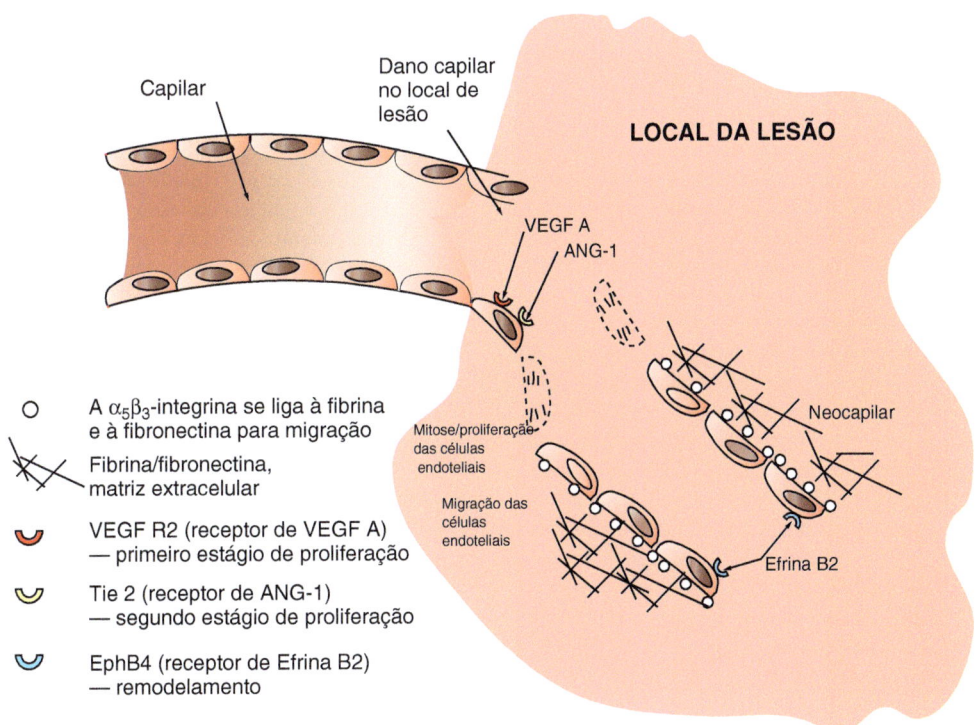

Figura 3-39 **Mecanismos Moleculares da Angiogênese.** Fatores de crescimento, como o fator de crescimento endotelial vascular (VEGF-A) e a angiopoietina (ANG-1), se ligam a receptores em células endoteliais, induzindo sua proliferação e migração. A migração é mediada por $\alpha_5\beta_3$-integrinas expressas por células endoteliais, que se ligam a moléculas como a fibrina e a fibronectina. Fatores como Efrina B2 se ligam a receptores Efrina B4 presentes nas células endoteliais e medeiam o remodelamento vascular. *PEDF,* fator derivado de pigmento epitelial. (Redesenhado de Dr. M. R. Ackermann, College of Veterinary Medicine, Iowa State University.)

receptor Notch resulta na expressão de genes pelas células *seguidoras* que reduzem a expressão de VEGF-R e a proliferação celular. Os estágios secundários de proliferação das células endoteliais envolvem angiopoietina 1 e seu receptor, Tie2, que estabelecem a estabilização vascular através do recrutamento de pericitos e de células da musculatura lisa e a deposição de proteínas da ECM. A estabilização vascular continua com PDGF e TGF-β. Trabalhos recentes mostraram que moléculas específicas de microRNA, como microRNA-92a (MiR-92a), controlam a angiogênese em camundongos. MiR-92a têm como alvo os mRNAs com atividade pró-angiogênica e, ao interagirem com estas moléculas, diminuem sua atividade.

A Migração das Células Endoteliais É Mediada por Integrinas.

As células endoteliais e os fibroblastos recém-formados migram para os locais da ferida e se ligam ao fibrinogênio e às proteínas plasmáticas, assim como às substâncias recém-depositadas na ECM, como heparan sulfato, sulfato de condroitina, colágeno de tipo III, laminina, vitronectina e fibronectina. Esta adesão é mediada por moléculas de adesão expressas pelas novas células endoteliais e fibroblastos. Estas moléculas de adesão incluem as α_5 e β_3-integrinas, que unem fibrina e fibronectina. É interessante que, no reparo da ferida, o aumento da angiogênese é benéfica e vital; porém, nas neoplasias, a inibição da angiogênese e, assim, do crescimento do tumor tem possíveis benefícios terapêuticos.

Remodelamento Vascular.

Quando os vasos sanguíneos começam a se formar, são dispostos de forma aleatória e precisam ser remodelados para amadurecer. Com o remodelamento, as células endoteliais produzem uma membrana basal madura. Além disso, pode haver formação de células da musculatura lisa e pericitos no interior da parede e os fibroblastos podem formar fibras adventícias dependendo de o vaso ser um capilar, uma artéria, uma veia ou um vaso linfático. Outros fatores de crescimento de células endoteliais e receptores participantes do remodelamento vascular incluem angiopoietina 2, que também se liga a Tie2 e efrina B2 (EphB2) e seu receptor, EphB4. A proliferação de células endoteliais linfáticas é mediada principalmente por VEGF-C e seu receptor, VEGF-R3, assim como pela expressão do gene Prox-1. Durante a angiogênese, BMP-1 inibe Prox-1 e, assim, a linfangiogênese.

Reguladores/Inibidores do Crescimento de Células Endoteliais.

Os inibidores da angiogênese são produzidos por células endoteliais, macrófagos e fibroblastos. Estes inibidores equilibram as respostas cicatriciais proliferativas da angiogênese e impedem a proliferação excessiva de células endoteliais. Estes inibidores incluem a angiostatina, a endostatina, a trombospondina e quimiocinas CXC especializadas (que não apresentam o motivo ELR). Além disso, certas isoformas de VEGF podem se ligar a receptores e reduzir a sinalização e a atividade mediada por esta molécula. Tais inibidores da angiogênese estão sendo intensamente estudados por seu potencial quimioterápico contra certos tipos de câncer e a vascularização exuberante que pode ocorrer na retina, por exemplo. O bevacizumab (Avastin®, Genetech, Inc., South San Francisco) é um inibidor de VEGF e pode reduzir a vascularização em tumores e na retina.

Epitelização no Reparo da Ferida.

A epitelização (reepitelização) é o processo pelo qual a pele e as membranas mucosas substituem células epiteliais superficiais danificadas ou perdidas pelo ferimento. As células epiteliais da borda de uma ferida proliferam quase imediatamente após a lesão, recobrindo a área desnuda. Em condições normais, este processo é rápido e a cicatrização por primeira intenção ocorre em 3 a 5 dias para reparo da ferida. Durante o reparo da ferida, queratinócitos e células epiteliais da mucosa devem se mover lateralmente através da superfície, para preencher os espaços vazios.

Antes que este movimento lateral possa ocorrer, as células epiteliais devem desmontar suas conexões à membrana basal subjacente e seus complexos juncionais com as células vizinhas. Estas células devem também expressar receptores de superfície que permitam a movimentação sobre a ECM da superfície da ferida.

A Presença de Membranas Basais Intactas Aumenta a Reepitelização

A presença ou a deposição rápida da membrana basal na ferida facilita muito a proliferação de células epiteliais viáveis nas margens da lesão. A perda de enterócitos que recobrem a superfície dos vilos intestinais ou as células tubulares renais que revestem os túbulos convolutos proximais, por exemplo, provoca uma resposta imediata, em que as células epiteliais normais adjacentes se estendem sobre a membrana basal desnuda e recobrem a área; se esta região for extensa, as células se tornam delgadas e alongadas, como necessário. Ao mesmo tempo, há proliferação (mitose) de células epiteliais adjacentes viáveis, que migram pela membrana basal, recobrem a superfície desnuda e substituem as células perdidas. Sem a membrana basal, as células proliferativas não têm uma via clara de migração. As células imaturas podem permanecer no local de proliferação e se fundir, formando assim células sinciciais, como as observadas na lesão tubular renal e na falha de migração do epitélio tubular.

Da mesma maneira, células da musculatura esquelética e axônios transectados regeneram dentro de um tubo cercado por lâmina basal e endoneuro. Componentes da membrana basal, incluindo laminina, colágeno de tipo III e as proteoglicanas associadas, formam um substrato para ligação de células epiteliais e outros tipos celulares à membrana basal, via integrinas, e que proliferam e migram pela superfície da membrana basal.

Início da Proliferação Celular no Epitélio

Os fatores de crescimento são vitais à proliferação de queratinócitos, mucosas epiteliais, células tubulares renais e outras células parenquimatosas epiteliais. Na pele e outras superfícies epiteliais, por exemplo, o fator de crescimento de queratinócitos (KGF) e o EGF se ligam a receptores em células epiteliais e induzem a transdução de sinal, que ativa MAPK e induz as células que estão na fase não proliferativa G_0 a entrarem no ciclo celular e proliferam (Capítulos 1 e 6). O fator de crescimento de hepatócitos (HGF) induz a proliferação de hepatócitos e o fator de crescimento de nervos (NGF) aumenta o crescimento de fibras nervosas. A proliferação celular é regulada (1) pela quantidade produzida de fator de crescimento; (2) pelo nível de expressão do receptor do fator de crescimento; (3) pela presença de sinais inibidores de outros fatores de crescimento; (4) pelo microambiente, incluindo a disponibilidade de oxigênio e nutrientes; e (5) pela ligação da integrina a uma membrana basal estabelecida. Embora o TGF-β induza a proliferação de fibroblastos e a deposição de colágeno, inibe a proliferação de células epiteliais em muitos órgãos parenquimatosos.

Diferenciação dos Epitélios

Após o preenchimento da fenda no epitélio de um tecido ou órgão pelas células epiteliais, a diferenciação celular é necessária ao retorno do tecido ou órgão à função normal. O FGF-10 é um importante iniciador do reparo da ferida na pele e no epitélio pulmonar. O FGF-10 se liga a FGF-RIII que, através de BMP4 e *sonic hedgehog* (uma proteína de sinalização do padrão de desenvolvimento) aumenta a expressão de vários fatores de transcrição, incluindo GATA-6, fator de transcrição tireoidiano 1 (TTF-1), fator nuclear de hepatócitos β (HNF-β) e fator homólogo de hepatócitos 4 (HFH-4). Cada um destes fatores de transcrição aumenta a expressão de genes que regulam uma função específica de uma determinada célula. No pulmão, por exemplo, TTF-1 induz a produção das proteínas surfactantes A, B e C e HFH-4 estimula a formação de cílios. A atividade destes fatores de transcrição é reduzida na presença de NFκB, um importante mediador da inflamação. Assim, a inflamação concomitante pode prejudicar a diferenciação de células epiteliais e parenquimatosas e, assim, inibir ou retardar a reepitelização.

Metaplasia no Reparo de Feridas

Algumas feridas não cicatrizam adequadamente e podem se transformar em cicatrizes hipertróficas, que prejudicam o crescimento de células epiteliais e parenquimatosas. Tais feridas podem permanecer ulceradas ou estar localizadas em órgãos parenquimatosos; o lugar lesionado pode ser substituído por fibroblastos e células inflamatórias, ao invés de células parenquimatosas. De qualquer forma, células-tronco epiteliais e parenquimatosas podem continuar a tentar recobrir ou preencher o defeito. Com o tempo, estas células podem se converter em outro tipo celular ou tecidual. As regiões do pulmão constantemente expostas à fumaça, por exemplo, podem passar a apresentar epitélio espinocelular estratificado em vez de epitélio pseudoestratificado, e a porção inferior do esôfago continuamente exposta à acidez gástrica pode sofrer metaplasia em células espinocelulares. A metaplasia óssea e condroide pode ocorrer em feridas persistentes. De modo geral, as células que sofrem metaplasia apresentam (1) maior expressão de um conjunto alterado de fatores de transcrição e/ou (2) menor expressão de fatores de transcrição geralmente ativos no tecido acometido. O resultado é a conversão do fenótipo celular em um novo fenótipo. Após a remoção do estímulo incitante, as células tendem a voltar a apresentar o fenótipo original.

CAPÍTULO 4

Mecanismos das Infecções Microbianas

James F. Zachary

Sumário de Leituras-Chave

O objetivo deste capítulo é introduzir uma visão geral mecanicista das principais etapas envolvidas no entendimento da patogênese das doenças infecciosas causadas por microrganismos (ou seja, bactérias, vírus, fungos, protozoários e príons). Este capítulo não tem a intenção de ser enciclopédico; doenças específicas foram escolhidas por ilustrarem um mecanismo básico ou serem de importância primária à prática da medicina veterinária. Uma vez que a base de conhecimento de algumas doenças é limitada, determinadas seções deste capítulo são condicionais e baseadas em (1) extrapolações de sistemas experimentais conhecidos, (2) mecanismos de lesão estabelecidos e discutidos nos capítulos de patologia básica deste livro e (3) suposições ancoradas nas características das lesões macroscópicas e microscópicas associadas a cada doença. Este capítulo também discute e ilustra alguns "microrganismos especialmente perigosos e contagiosos", já que as doenças provocadas por estes patógenos podem ter impactos desastrosos na saúde e na produção de animais para consumo humano e nas economias dos países afetados.

Sequência Cronológica de Etapas nas Doenças Microbianas

A lista a seguir mostra, em ordem cronológica, a sequência "típica" de etapas[1] que levam à doença causada por microrganismos (Fig. 4-1):

1. Acesso por um portal de entrada.
2. Encontro de "alvos" em mucosas, junções mucocutâneas ou na pele, como células epiteliais, leucócitos associados ao tecido ou substâncias associadas ao tecido, como o muco.
3. Colonização de alvos para manutenção e/ou amplificação do encontro[2] ou cruzamento do sistema de barreiras, formado pelas mucosas, junções mucocutâneas ou pele, para acessar os alvos localizados na lâmina própria, na submucosa ou na derme/subcutâneo.
4. Disseminação local na matriz extracelular (ECM) para encontrar e colonizar novas populações de células-alvo, incluindo linfócitos, macrófagos (monócitos) e células dendríticas, bem como os vasos sanguíneos e linfáticos e suas células circulantes.

---

[1]Dependendo do microrganismo, apenas as duas ou três primeiras etapas podem ser necessárias para causar uma doença específica.

[2]Alguns microrganismos não se disseminam além das células encontradas nos portais de entrada, uma vez que estas células são suas células-alvo "finais" em mucosas, junções mucocutâneas ou na pele.

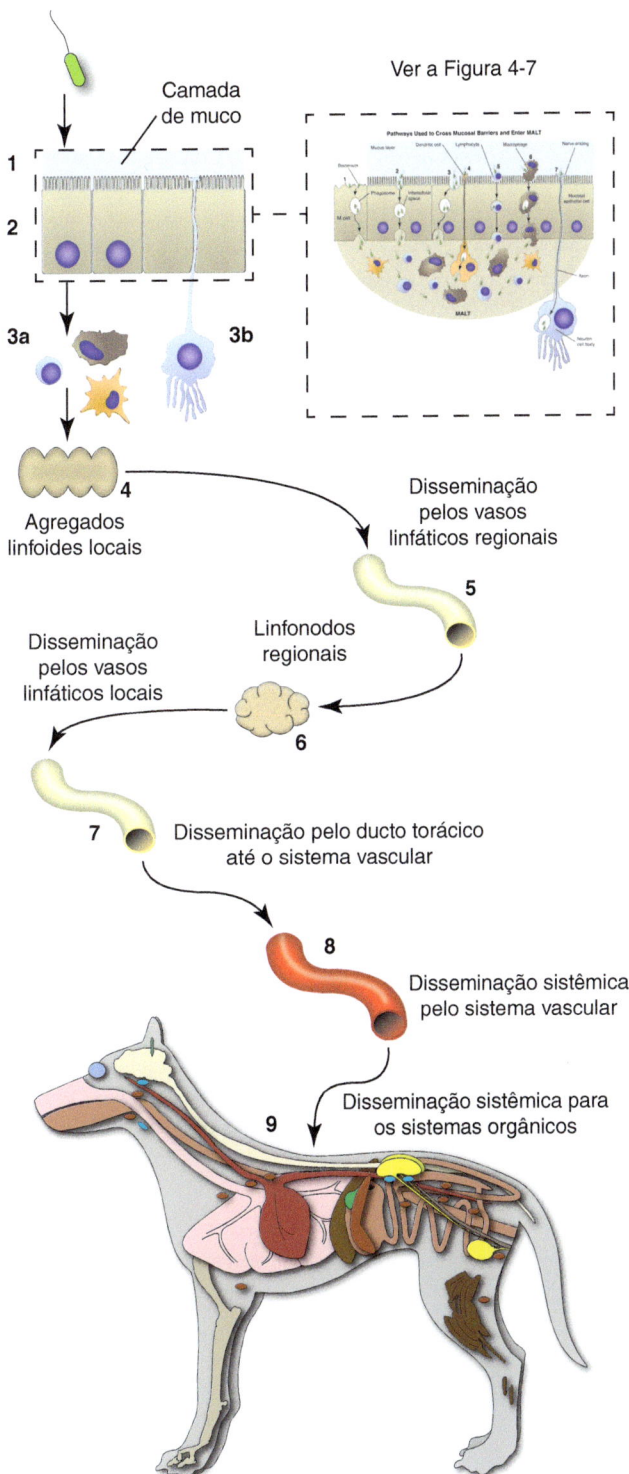

Figura 4-1 Disseminação dos Microrganismos aos Sistemas Orgânicos. *1*, Os microrganismos (aqui, bactérias para ilustração) devem penetrar a camada de muco caso presente. *2*, Os microrganismos atravessam as barreiras mucosas, serosas ou tegumentares (Fig. 4-7). *3a*, Os microrganismos encontram as células associadas à mucosa (p. ex. linfócitos, macrófagos e células dendríticas). *3b*, Os microrganismos encontram receptores do sistema nervoso embebidos nos sistemas de barreira. *4*, Os microrganismos se disseminam localmente até os tecidos linfoides (p. ex. tecido linfoide associado à mucosa [MALT], como as tonsilas e as placas de Peyer) nos sistemas de barreiras. *5*, Os microrganismos se disseminam regionalmente pelos vasos linfáticos aferentes. *6*, Os microrganismos encontram as células dos linfonodos regionais. *7*, Os microrganismos se disseminam sistemicamente pelos vasos linfáticos eferentes até o ducto torácico e a veia cava anterior. *8*, Os microrganismos se disseminam sistemicamente pelo sistema vascular. *9*, Os microrganismos encontram células-alvo nos sistemas orgânicos. (Cortesia do Dr. J. F. Zachary, College of Veterinary Medicine, University of Illinois.).

5. Entrada nos vasos sanguíneos e/ou linfáticos.
   a. Tráfego no interior de linfócitos, macrófagos (monócitos) ou células dendríticas no interior destes vasos, protegidos dos mecanismos de defesa do animal.[3]
   b. Tráfego como microrganismos "livres de células" (ou seja, não no interior ou associados às células) no interior destes vasos.
6. Disseminação aos linfonodos regionais e/ou, então, sistemicamente no sistema vascular para encontrar, colonizar e invadir novas populações de células-alvo que são exclusivas a um sistema orgânico específico.
7. Causa disfunção e/ou lise de células-alvo e doença.

Estas etapas e, assim, a capacidade dos microrganismos de causar doença (patogenicidade), são controladas por "fatores de virulência" expressos por seus genes. A aquisição de genes novos e/ou mais "virulentos" por meio da recombinação e/ou seleção natural de genes mutantes permite que os microrganismos (1) completem uma ou mais das etapas listadas com maior rapidez e/ou eficiência, (2) escapem ou reduzam os efeitos dos mecanismos de defesa de um animal e/ou (3) desenvolvam resistência a antibióticos específicos. Estes resultados podem provocar maior lesão celular e tecidual (e, assim, doença) em um sistema orgânico alvo de um animal ou maior patogenicidade da doença em um rebanho. A recombinação gênica também parece ser responsável por "surtos" de doenças consideradas contidas por programas de vacinação em ambientes rurais e urbanos e, como exemplo, foi também usada como premissa científica da trama do filme *Contágio* (*Contagion*, 2011).

Portais de Entrada

Os portais de entrada dos microrganismos são os sistemas alimentar, respiratório, urogenital e tegumentar e os ouvidos e olhos (Fig. 4-2; Conceito Essencial 4-1). Os microrganismos acessam estes portais por meio de ingestão (sistema alimentar), inalação (sistema respiratório), entrada ascendente (sistema urogenital), penetração (tegumentar sistema, olho) e contato direto (tegumentar sistema, ouvido e olho). Após a primeira entrada, os microrganismos podem, então, ganhar acesso a (1) maiores áreas da mucosa, através de processos fisiológicos normais, como ingestão (deglutição, peristaltismo), inalação (forças centrífugas, turbulência), ascensão (pressões de refluxo, movimento browniano simples [p. ex., trato urogenital]) ou contato direto (piscar reflexo, lacrimejamento) ou (2) áreas mais profundas (e/ou extensas) da pele e das junções mucocutâneas, através de abrasões decorrentes de traumas ou penetração causada, por exemplo, por picadas de inseto ou arranhaduras e mordeduras.

O conceito central da patogênese de doenças infecciosas é a capacidade apresentada pelos microrganismos de atingir um local do corpo que apresenta "células ou substâncias-alvo" adequadas ao seu crescimento e replicação. Estas estruturas serão discutidas em uma seção posterior. Além disso, um segundo conceito central da patogênese de doenças infecciosas é a frase "fator de virulência". Uma vez que esta será usada de forma extensa nas seções subsequentes, seu significado precisa ser resumido aqui, mas será discutido em detalhes a seguir. Os fatores de virulência são moléculas (e, assim, genes) microbianos que permitem que os agentes se repliquem e causem doença. Dentre os fatores de virulência, estão glicoproteínas, glicolipídios ou outros tipos de moléculas presentes na estrutura de microrganismos, assim como moléculas derivadas da transcrição e/ou tradução do genoma microbiano. Alguns destes fatores de virulência são essenciais à estrutura biológica dos microrganismos; outros são sintetizados pelos microrganismos, conforme a necessidade de replicação, através de processos metabólicos da célula-alvo. Estes fatores atuam na:

- **Colonização** (p. ex. adesinas) de substâncias, células e/ou tecidos-alvo nos portais de entrada.
- **Invasão** (p. ex. invasinas) de substâncias, células e/ou tecidos-alvo nos portais de entrada.
- **Evasão** (p. ex. enzimas, moléculas tóxicas) dos sistemas de barreira e mecanismos de defesa.
- **Supressão** (p. ex. enzimas, moléculas tóxicas) das respostas imunes inatas e adaptativas.
- **Aquisição** (p. ex. sideróforos) da nutrição de substâncias, células e/ou tecidos-alvo.

A capacidade dos microrganismos de se replicar e causar doença é decorrente de suas interações com substâncias, células e/ou tecidos nos portais de entrada. Estas interações são facilitadas pelos fatores de virulência controlados pelo genoma microbiano.

Dependendo do comportamento biológico do microrganismo (fatores de virulência expressos por seus genes), o portal de entrada e sua(s) célula(s) ou substância(s)-alvo(s) podem ser:

- Locais (ou seja, as células e os tecidos encontram os microrganismos pela primeira vez no portal de entrada).

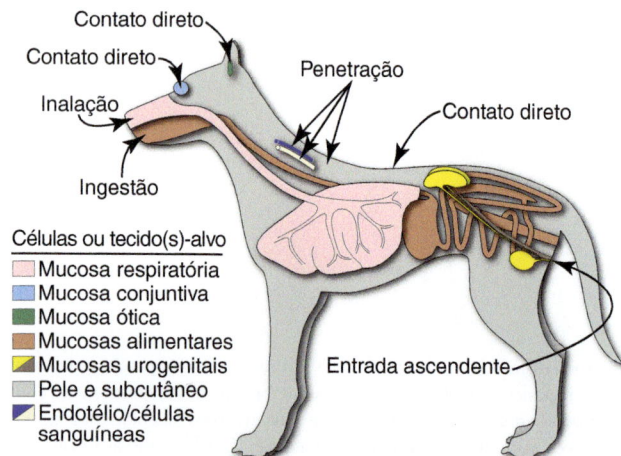

Figura 4-2 Portais de Entrada. Os microrganismos entram no corpo por meio de ingestão, inalação, contato direto, penetração cutânea e infecção ascendente e, então, encontram células epiteliais, macrófagos, células dendríticas e linfócitos de barreiras formadas por mucosas, junções mucocutâneas ou pele. (Cortesia do Dr. J. F. Zachary, College of Veterinary Medicine, University of Illinois.)

Labels in figure:
- Contato direto
- Contato direto
- Inalação
- Ingestão
- Penetração
- Contato direto
- Entrada ascendente

Células ou tecido(s)-alvo
- Mucosa respiratória
- Mucosa conjuntiva
- Mucosa ótica
- Mucosas alimentares
- Mucosas urogenitais
- Pele e subcutâneo
- Endotélio/células sanguíneas

CONCEITO ESSENCIAL 4-1 Portas de Entrada

Os portais de entrada são as vias usadas pelos microrganismos para acessar e adentrar o corpo de um animal. Estes portais incluem os sistemas alimentar, respiratório e urogenital, a pele, os ouvidos e os olhos. Os locais dos primeiros encontros nestes portais são os seguintes:

1. Mucosas e junções mucocutâneas da cavidade oral (sistema alimentar), cavidade nasal (sistema respiratório) e orifício uretral (sistema urogenital)
2. Epiderme (também derme e/ou subcutâneo, via penetração) da pele (sistema tegumentar)
3. Epiderme do meato acústico externo do ouvido (sistema auditivo)
4. Epitélio da córnea e da conjuntiva do olho (sistema ocular)

As células e as substâncias (ou seja, epitélio, células imunológicas, terminações nervosas, lâmina própria, proteínas da matriz extracelular e muco) destes locais dos encontros iniciais formam "sistemas de barreira" que atuam como mecanismos de defesa para proteção das células do animal contra a colonização e infecção por microrganismos.

- Regionais (ou seja, os microrganismos encontram as células e os tecidos vizinhos durante sua disseminação pelos vasos linfáticos e linfonodos regionais que drenam o portal de entrada).
- Sistêmicos (ou seja, os microrganismos encontram as células e os tecidos durante sua disseminação distal através do sistema circulatório e/ou linfático até outros sistemas orgânicos).

As práticas de manejo e o contato físico geralmente colocam os animais suscetíveis bastante próximos aos animais "contagiosos (portadores)" e os microrganismos podem se disseminar em gotículas de água, aerossóis e fluidos corpóreos, como secreção nasal, esputo, urina e fezes, através de contato direto, lambedura, arranhaduras e mordeduras, espirros e outros processos fisiológicos corporais. À exceção do contato com animais portadores, a sequência cronológica de eventos que levam à doença causada por microrganismos não é um evento aleatório. Estes eventos são bem-projetados (fatores de virulência) e participam da colonização de células e tecidos por inibição, alteração ou evasão dos mecanismos de defesa e dos sistemas de barreira (ver a seguir) que protegem os animais das doenças infecciosas.

Em cada portal de entrada, diversos locais (assim como em todo o sistema) contêm possíveis células-alvo para os "primeiros encontros" com os microrganismos. As células-alvo e o local do portal de entrada colonizados por um determinado microrganismo dependem de seus genes (fatores de virulência — ver a seguir) e da disponibilidade de células-alvo com substratos e/ou receptores adequados ao agente e seus produtos microbianos. No sistema alimentar, por exemplo, há doenças que ocorrem na cavidade oral, nas tonsilas, no esôfago, no estômago, no intestino delgado, no ceco e no intestino grosso. Assim, alguns microrganismos devem trafegar pelo sistema alimentar, geralmente por grandes distâncias, para chegar ao seu "primeiro encontro" com as células-alvo. A disenteria suína (*Brachyspira hyodysenteriae*) é uma doença bacteriana que coloniza a camada de muco e as células caliciformes do cólon e do ceco. O portal de entrada do microrganismo é o sistema alimentar, mas suas células-alvo primárias estão em segmentos distais do trato e, assim, ele precisa atravessar uma área extensa para atingi-las.

Quando os microrganismos encontram as células e os tecidos pela primeira vez nos portais de entrada, a colonização (infecção) depende da criação de um "forte" para estabelecimento, manutenção, amplificação e, se necessário, disseminação do microrganismo. Nestes fortes, alguns se ligam, entram e se replicam sobre ou no interior de células epiteliais mucosas, mucocutâneas e cutâneas, enquanto outros atravessam estas células, por meio de endocitose (fagocitose) ou passam entre as células pelas junções intercelulares. Em outros casos, os microrganismos encontram leucócitos e células dendríticas associadas à mucosa e, pela fagocitose (ou endocitose), atravessam a mucosa ou a pele. Através de um destes mecanismos, os microrganismos chegam ao lado basal das células epiteliais e, então, encontram outras células e tecidos mucosos, mucocutâneos e cutâneos, incluindo diferentes macrófagos teciduais, linfócitos e células dendríticas, ECM e terminações nervosas, onde podem, mais uma vez, se replicarem para manter, amplificar e/ou disseminar a infecção. É a partir destes fortes que os microrganismos, então, se disseminam de forma local (submucosa e derme e tecidos linfoides associados), regional (linfonodos) e/ou sistêmica (sistemas orgânicos) para outras células-alvo e causam doença.

De modo geral, o primeiro forte se estabelece nas mucosas ou na pele:

Mucosas (também junções mucocutâneas)
- Sistema alimentar (cavidade oral, faringe oral, esôfago, estômago, intestino delgado e grosso [Capítulo 7]).
- Sistema respiratório (cavidade nasal, faringe nasal, componente de condução [Capítulo 9]).
- Sistema urinário inferior (uretra, bexiga, ureteres [Capítulo 11]).
- Sistemas reprodutivos (tratos reprodutivos [Capítulos 18 e 19]).

- Ouvido (meato acústico externo [Capítulo 20]).
- Olho (córnea, conjuntiva [Capítulo 21]).

Pele (também junções mucocutâneas)
- Epiderme/derme, células endoteliais, vasos sanguíneos e linfáticos (Capítulos 10, 13 e 17).
- Junções mucocutâneas, células endoteliais, vasos sanguíneos e linfáticos (Capítulos 7, 9, 10, 13 e 17).
- ECM subcutânea e células do sistema imunológico, como macrófagos, linfócitos e células dendríticas (Capítulos 3, 5, 13 e 17).
- Células musculares, células endoteliais, vasos sanguíneos e linfáticos subcutâneos (Capítulos 10, 13, 15 e 17).

As mucosas dos sistemas alimentar e respiratório são recobertas por um muco gelatinoso protetor secretado pelas células caliciformes e que forma um sistema de barreiras contra a colonização por microrganismos. Esta importante barreira é discutida em detalhes na próxima seção e nas seções seguintes acerca dos sistemas alimentar e respiratório.

Sistema Alimentar (Ingestão)

Os microrganismos entram no sistema alimentar (Capítulo 7) por meio da ingestão e acessam as mucosas, principalmente dos epitélios das tonsilas, dos vilos, das criptas, além daqueles que contêm as células microfenestradas (células M) revestindo as placas de Peyer através da mastigação, deglutição e peristaltismo. Os microrganismos ficam aprisionados na camada de muco das mucosas da faringe oral e dos intestinos e devem penetrar esta camada para atingir alvos, como as células epiteliais, os macrófagos e as células dendríticas. As células M da mucosa do intestino delgado não apresentam o revestimento de muco e, assim, são um portal único à entrada no sistema alimentar (ver a seguir em Células-alvo). O muco do sistema alimentar é produzido por célula caliciformes distribuídas entre as células epiteliais mucosas nos vilos e criptas, onde reveste e protege os microvilos. A camada de muco é uma (1) barreira física e (2) biológica que protege o intestino de microrganismos por meio de (1) sua espessura e viscosidade, (2) ligação a adesinas bacterianas, (3) atuação como reservatório de imunoglobulina A (IgA) e lisozima e (4) como removedor de radicais livres. Além disso, a camada de muco é um hábitat favorável para a microbiota entérica benéfica e competitiva.

De modo geral, há mais células caliciformes no intestino grosso do que no intestino delgado, mais nas criptas do que nos vilos e mais no íleo do que no jejuno ou no duodeno. Parece que o muco reveste todas as superfícies epiteliais intestinais em graus variáveis de espessura e viscosidade; o muco é composto por uma camada gelatinosa interna e uma camada solúvel externa. A camada de muco é mais espessa no cólon ($\approx$830 μm) e delgada no jejuno ($\approx$123 μm). É menos proeminente sobre os enterócitos de absorção com microvilos em comparação aos enterócitos da cripta. A camada de muco não reveste as células M; assim, os microrganismos podem logo interagir com suas membranas celulares. Uma vez aprisionados na camada de muco, os microrganismos devem, então, penetrá-la e acessar as células-alvo para a infecção. Além disso, os microrganismos também encontram fluidos mucosos, como o ácido gástrico, as mucinas, secreções como a lisozima e mediadores humorais, como as imunoglobulinas, e devem também competir com a microbiota normal pelos recursos e receptores expressos pelas células-alvo.

O tecido linfoide associado à mucosa (MALT) é um termo geral usado para categorizar os nódulos linfoides localizados nas mucosas e submucosas de muitos sistemas orgânicos. Os MALTs são importantes mecanismos de defesa de mucosas e discutidos em maior detalhe a seguir. No sistema alimentar, por exemplo, os nódulos linfoides submucosos localizados na porção distal do jejuno e no íleo que cercam grupos de criptas intestinais recebem um nome específico, tecido linfoide associado ao intestino (GALT), mas são também comumente conhecidos como placas de Peyer (Fig. 4-3). Estes nódulos são

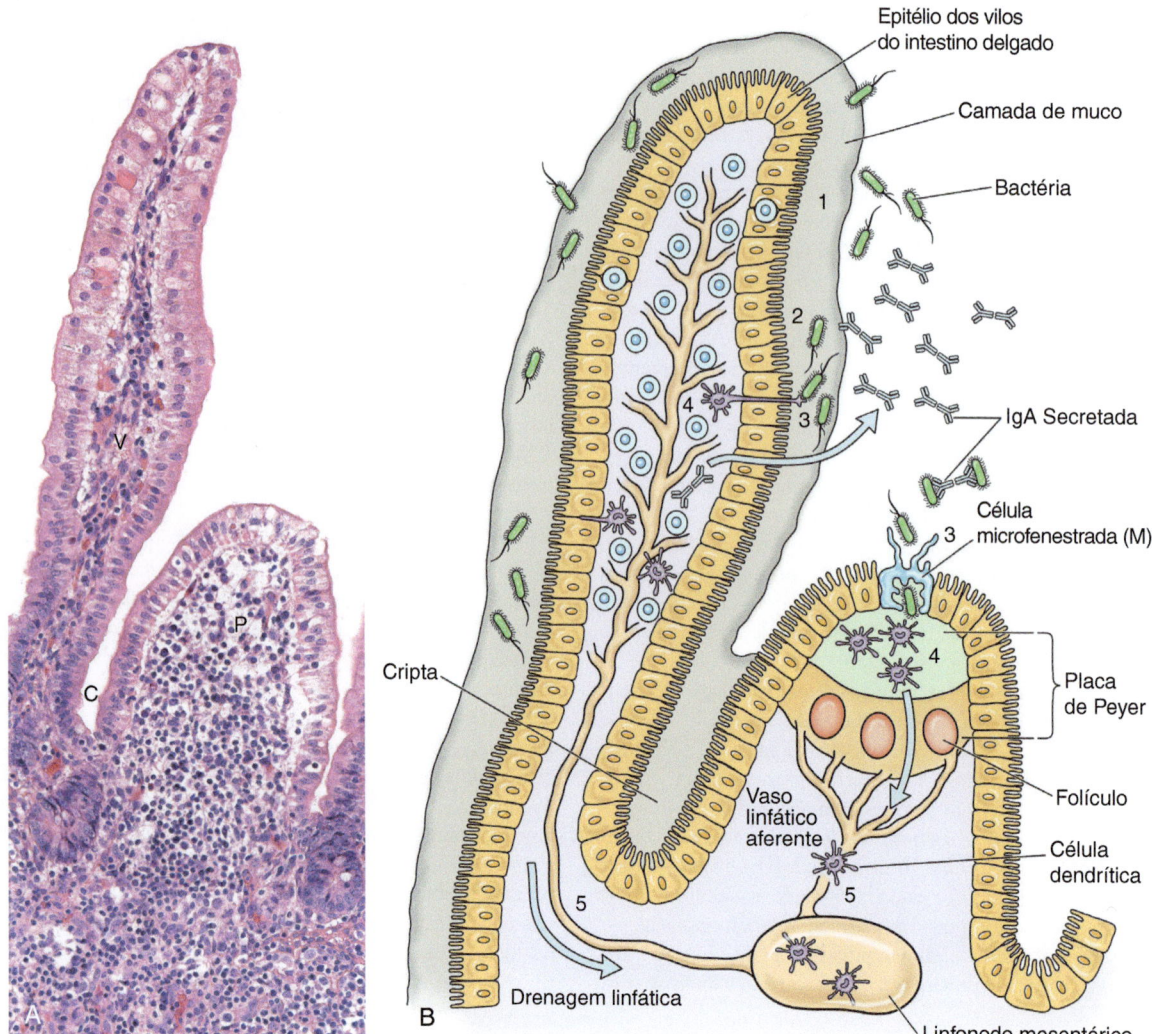

Figura 4-3 **Interações Microbianas com os Sistemas de Barreiras: Mucosa Intestinal. A,** A mucosa que reveste os vilos intestinais (*V*), as placas de Peyer (*P*) e as criptas (*C*) forma sistemas de barreira que tentam impedir a disseminação de microrganismos pela lâmina própria subjacente. Coloração por HE. **B,** Diagrama esquemático das respostas de bactérias (ou vírus) aprisionadas na camada de muco (*1*). As proteínas bacterianas (fatores de virulência) permitem a penetração do microrganismo pela camada de muco e o contato com o epitélio mucoso (*2*). A imunoglobulina (IgA) secretada por plasmócitos maduros na lâmina própria atravessa as células epiteliais da mucosa até o lúmen e pode atuar como um mecanismo de defesa de "opsonização", impedindo, assim, a infecção. A seguir, as bactérias interagem com células epiteliais, células dendríticas ou células das microfenestradas (células M) da mucosa (*3*). Os microrganismos, então, encontram as células linfoides na lâmina própria ou nas placas de Peyer (*4*) e se disseminam pelos linfócitos ou como vírus vivos na linfa, deste local até os linfonodos regionais através dos vasos linfáticos aferentes (*5*). Note a ausência da camada de muco sobre as células M e o epitélio associado ao folículo. Veja também, na Figura 4-7, um exemplo de sistemas de barreiras: a mucosa respiratória. (**A** Cortesia do Dr. J. F. Zachary, College of Veterinary Medicine, University of Illinois.)

compostos por linfócitos, macrófagos e células dendríticas. No GALT (placas de Peyer), os nódulos são revestidos por células epiteliais modificadas das criptas intestinais chamadas epitélio associado ao folículo (FAE) e suas células microfenestradas (células M). As células M são a interface entre materiais no lúmen das criptas intestinais e os nódulos linfoides e participam da transferência de antígenos do lúmen do intestino, através da mucosa, até as células dendríticas e imunológicas, como os macrófagos e linfócitos do nódulo. As placas de Peyer (GALT) apresentam vasos linfáticos aferentes que drenam para os linfonodos mesentéricos regionais. É provável que células similares às M recubram os nódulos linfoides na maioria das mucosas e desempenhem uma função similar na interface luminal.

Sistema Respiratório (Inalação)

No sistema respiratório (Capítulo 9), os microrganismos são inalados através das narinas (Fig. 4-2) e depositados nas mucosas dos turbinados nasais, da faringe nasal e/ou do sistema de condução (traqueia, brônquios) conforme suas propriedades físicas, como tamanho, formato,

peso e carga eletrostática (Fig. 4-4). Os grupos de microrganismos, dos menores aos maiores, são vírus ($\approx$5 a 300 nm [1×10^{-9} m] de diâmetro), príons ($\approx$16 nm de diâmetro), bactérias ($\approx$0,5 a 5 μm [1×10^{-6} m] de diâmetro), fungos ($\approx$5 a 60 μm de diâmetro) e protozoários ($\approx$1 a 300 μm de diâmetro). Embora seja conveniente comparar os microrganismos com base em seu tamanho, raramente estes são inalados em sua forma livre. De modo geral, os microrganismos são encontrados em fômites (ou seja, objetos inanimados ou substâncias capazes de carrear microrganismos infecciosos), como partículas de poeira, solo, septos ou fluidos corpóreos. Assim, as propriedades físicas dos fômites infecciosos (ou seja, que contêm microrganismos) determinam onde será a deposição nas superfícies mucosas do sistema respiratório e o desenvolvimento da doença. Quando inalados, fômites maiores, como os que apresentam bactérias e fungos, são depositados e aprisionados nos turbinados nasais, enquanto, em gradiente de tamanho descendente, os menores são capazes de atingir a faringe, a laringe, a traqueia e os brônquios antes do depósito e aprisionamento na mucosa. A cavidade nasal e os turbinados aprisionam 70% a 80% dos particulados com diâmetro igual ou maior que 3 a 5 µm e 60% dos particulados de diâmetro igual ou maior que 2 µm, mas não apreendem partículas com menos de 1 µm de diâmetro. Em um sistema respiratório funcionalmente normal, apenas fômites de aproximadamente 1 µm ou menos de diâmetro, como vírus e algumas bactérias, podem ser inalados até os bronquíolos, os ductos alveolares e os alvéolos, que são o local de troca de oxigênio e dióxido de carbono (O_2-CO_2) do sistema respiratório.

Quando os fômites infecciosos são inalados, primeiro encontram os turbinados nasais. A movimentação do ar através dos turbinatos provoca uma turbulência centrífuga, que força os fômites contra a mucosa, onde são aprisionados na camada de muco para posterior remoção pelo aparato mucociliar. Caso o tamanho do fômite permita sua passagem através dos turbinados e sua chegada à faringe, à laringe, à traqueia ou aos brônquios, a turbulência por inércia ou força contra a mucosa das vias aéreas, onde é aprisionado na camada de muco para

remoção. A turbulência por inércia ocorre quando o fluxo laminar de ar é interrompido pelo septo, na porção de condução do sistema respiratório, na área de ramificação das vias aéreas. Quando o fluxo é dividido pelo septo, o fluxo sofre uma rotação em direção centrífuga, dos dois lados da estrutura, e o fômite é forçado em direção à mucosa. Dependendo da espécie animal, as vias aéreas podem se ramificar até 23 vezes entre a traqueia e um alvéolo. A porção de troca de O_2-CO_2 do sistema respiratório (bronquíolos, ductos alveolares e alvéolo) não é ciliada e não apresenta a camada protetora de muco, devido a seu papel na troca gasosa. O resultado destes mecanismos de turbulência é o aprisionamento de fômites infecciosos na camada de muco que reveste as células epiteliais ciliadas da mucosa. Quando os fômites infecciosos são aprisionados na camada de muco, são (1) suscetíveis a outros componentes do sistema imune inato, como fagócitos, como os macrófagos alveolares e os neutrófilos, e moléculas microbicidas, como a lisozima e as imunoglobulinas, e (2) removidos pelo aparato mucociliar (Capítulo 9).

O aparato mucociliar é composto pela camada de muco e pelas células epiteliais ciliadas da mucosa e é um importante mecanismo de defesa do sistema respiratório (Fig. 4-5). A camada de muco, produzida por células caliciformes e glândulas submucosas, é bifásica e composta por uma área viscoelástica ou gelatinosa luminal, que aprisiona os fômites infecciosos, e uma porção interna serosa, em que batem os cílios das células epiteliais da mucosa. As pontas dos cílios pouco entram na camada de gel, e seu batimento movimenta o muco e os fômites. Na cavidade nasal e nos seios nasais, os cílios levam o muco e os *debris* para baixo, em direção à faringe, para deglutição; na porção de condução do sistema respiratório, os cílios movimentam o muco e os *debris* para cima, em direção à faringe, para deglutição. A direção do fluxo de muco é determinada pelo padrão de batimento rítmico e unidirecional dos cílios. Em caso de disfunção da camada de muco e/ou do aparato mucociliar, a gravidade influencia a deposição dos fômites infecciosos. Na porção de condução do sistema respiratório, o muco se distribui em padrão de fluxo anterior e ventral, conforme os efeitos da gravidade. Assim, a lesão de células epiteliais da mucosa por determinados microrganismos, como os vírus da influenza e da rinotraqueíte bovina, pode prejudicar a função do aparato mucociliar, exacerbando uma doença existente ou criando uma oportunidade para

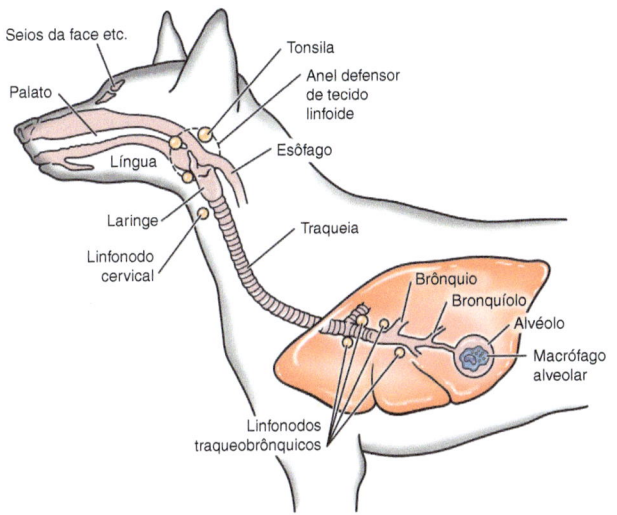

Figura 4-4 Deposição de Microrganismos. Os microrganismos inalados pelas narinas são depositados na mucosa dos turbinados nasais, da faringe nasal e/ou do sistema de condução do trato respiratório. O local de deposição depende das propriedades físicas do agente, como tamanho, formato, peso e carga eletrostática.

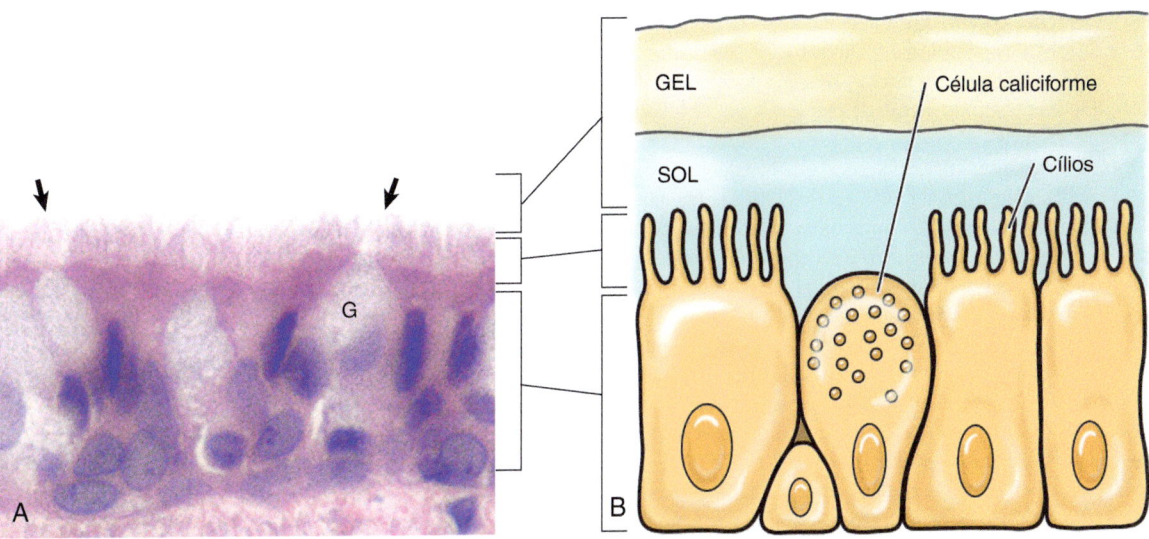

Figura 4-5 Aparato mucociliar. A, Os cílios (*setas*) das células epiteliais da mucosa dos bronquíolos e a camada de muco (não visível) formam o aparato mucociliar do componente de condução do sistema respiratório. A camada de muco não é visível por ter sido removida durante o processamento histológico do tecido. Coloração por HE. **B,** Diagrama do aparato mucociliar. A camada de muco é bifásica e composta por uma camada viscoelástica luminal ou gelatinosa, usada para aprisionar as bactérias, e uma camada serosa interna, onde os cílios das células epiteliais da mucosa batem de forma unidirecional, movendo os microrganismos para a porção superior das vias aéreas, para serem deglutidos ou expectorados. *G,* Célula caliciforme; *SOL,* solução coloidal. (Cortesia do Dr. J. F. Zachary, College of Veterinary Medicine, University of Illinois.)

o desenvolvimento de infecções microbianas secundárias no pulmão dependente, através da deposição atribuída à gravidade, que, de modo geral, é prevenida por este mecanismo de depuração. A patogênese de muitas broncopneumonias é baseada neste mecanismo. A deglutição do muco infectado por microrganismos pode ser um mecanismo de depuração de certas bactérias da porção de condução do sistema respiratório; no entanto, dá a outras bactérias, como *Rhodococcus equi*, a oportunidade de acessar o sistema alimentar e causar doença.

A mucosa da porção de condução do sistema respiratório também contém células dendríticas e macrófagos teciduais e alveolares, que comumente migram através da mucosa e da camada de muco durante seus padrões normais de tráfego de leucócitos (Capítulos 5, 9 e 13). Uma vez que estas células podem fagocitar e matar microrganismos, atuam como mecanismo primário de defesa contra infecções. No entanto, certos microrganismos possuem fatores de virulência que permitem que escapem à morte por fagócitos, que são usados como "cavalos de Troia", disseminando o agente e infectando outras células e tecidos. Estas células são alvos comuns de microrganismos e, junto com a mucosa epitelial, são as primeiras áreas de infecção antes da disseminação local, geralmente para as tonsilas, regional, até os linfonodos, e sistêmica, para os outros sistemas orgânicos. Os tecidos linfoides associados aos brônquios (BALTs) são nódulos linfoides submucosos localizados abaixo das mucosas ciliadas, geralmente nas áreas em que a turbulência por inércia faz com que o material estranho se deposite nas mucosas. Os nódulos são compostos por linfócitos, macrófagos e células dendríticas e funcionam de maneira muito similar às placas de Peyer. O BALT possui vasos linfáticos aferentes que drenam para o linfonodo traqueobrônquico regional.

Sistema Urogenital (Infecção Ascendente)

Os microrganismos podem entrar no sistema urinário inferior e nos sistemas reprodutivos e encontrar mucosas por infecção ascendente durante o coito ou o uso de instrumentos contaminados, pipetas de inseminação ou sêmen. A lesão traumática da mucosa, devido a abrasões ou feridas penetrantes, aumenta a probabilidade de colonização por microrganismos. Os mecanismos de colonização e infecção são similares aos anteriormente discutidos e aos debatidos a seguir em Vias de Disseminação.

Pele (Contato Direto e Penetração Cutânea)

Por simplicidade, este capítulo usa a palavra "pele" nas discussões. O leitor deve se lembrar, porém, que a pele é composta por epiderme, derme, anexos (folículos pilosos, glândulas sebáceas, glândulas sudoríparas) e subcutâneo. Diferentes microrganismos podem usar um ou mais destes componentes como portais de entrada, o que será discutido nas seções sobre doenças específicas. A pele é uma barreira (1) física, espessa e forte (principalmente a epiderme) e (2) biológica, que protege o corpo contra microrganismos através de (1) sua baixa umidade e alta acidez, (2) sebo (óleos) e (3) microbiota normal, que compete com os microrganismos pelos recursos e receptores expressos pelas células-alvo. Os microrganismos encontram a pele (e também as junções mucocutâneas) por meio de contato direto e a derme e os tecidos subcutâneos (Capítulo 17) por meio da penetração através de abrasões, arranhaduras e mordeduras ou picadas (probóscide) de insetos vetores, como mosquitos, que disseminam o agente para os tecidos subcutâneos, como músculos, vasos sanguíneos e linfáticos e ECM e tecido conjuntivo. Nestes tecidos, os microrganismos encontram uma gama limitada de células-alvo, como as células epiteliais da pele, as células dendríticas (células de Langerhans), os macrófagos teciduais, as terminações nervosas, as células endoteliais do sistema vascular e linfático e os tecidos conjuntivos e musculares da derme e da hipoderme. Os microrganismos podem também ser depositados diretamente no sistema vascular por meio da penetração de capilares ou vênulas pela probóscide de insetos. Além disso, na ECM destes tecidos, os microrganismos encontram fluidos corpóreos, como sangue e proteínas plasmáticas,

que são recursos para sua sobrevivência, infecção e replicação. Os mecanismos de encontro, colonização, infecção e disseminação são similares àqueles anteriormente discutidos e debatidos na seção Vias de Disseminação.

Ouvido e Olho (Contato Direto e Penetração Cutânea)

Os microrganismos encontram o olho através do contato direto com a córnea e a conjuntiva (e também com o ducto lacrimal, por meio de sua conexão com a conjuntiva) e, ocasionalmente, por penetração, enquanto encontram o ouvido por contato direto com o meato acústico externo. Os mecanismos de encontro, colonização, infecção e disseminação são similares àqueles anteriormente discutidos e debatidos na seção Vias de Disseminação.

Células e Substâncias-Alvo

Os microrganismos geralmente colonizam e lesionam populações específicas de células chamadas "células-alvo" (e/ou as substâncias biológicas que sintetizam e liberam em seu ambiente) que são exclusivas a um sistema orgânico específico (p. ex. células epiteliais ciliadas do sistema respiratório) ou uma linhagem celular (p. ex. células M no sistema alimentar) (Fig. 4-6; Conceito Essencial 4-2). As células e substâncias específicas usadas como alvos pelos microrganismos são geralmente baseadas nas interações ligantes-receptores, onde as proteínas (ligantes) expressas na superfície dos microrganismos se ligam a receptores nas membranas de células-alvo, no muco associado a estas células, na ECM vascularizada que contém estas células ou em macrófagos, linfócitos e células dendríticas que sustentam estas células. Os receptores expressos pelas células-alvo são geralmente aqueles envolvidos em seu funcionamento normal e os exemplos podem incluir receptores para componentes do sistema complemento, fosfolipídios e carboidratos. Após a ligação das proteínas aos receptores, a sequência de etapas facilitadas pelos fatores de virulência é iniciada e resulta na colonização da superfície destas células ou na invasão celular, geralmente por endocitose/fagocitose. O microrganismo, então, passa a controlar os sistemas metabólicos normais destas células e usa tais sistemas ou seus recursos para se replicar e/ou disseminar a outras células e/ou sistemas orgânicos. De modo geral, o resultado deste processo é a disfunção e/ou lise das células infectadas e, assim, a doença clínica e a lesão de populações de células-alvo específicas em sistemas orgânicos tendem a serem refletidas nos resultados de análises bioquímicas séricas (p. ex. aumento das concentrações de enzimas hepáticas) e avaliações hematológicas (p. ex. leucopenia).

As células-alvo que são exploradas pelos microrganismos podem ser colocadas em três grupos funcionais:
- As células-alvo inicialmente encontradas nos portais de entrada.
- As células-alvo usadas na disseminação local, regional ou sistêmica dos microrganismos.
- As células-alvo localizadas sistemicamente em outros sistemas orgânicos.

Os microrganismos podem usar as células em um, alguns ou todos estes grupos para realização de seus ciclos de vida. Como regra geral, as células-alvo inicialmente encontradas nos portais de entrada (mucosas, junções mucocutâneas e pele) tendem a ser células epiteliais e macrófagos associados à mucosa (monócitos), linfócitos, células dendríticas e terminações nervosas. As células-alvo usadas na disseminação local, regional ou sistêmica dos microrganismos costumam ser macrófagos (monócitos), linfócitos ou células dendríticas que migram pelo corpo e encontram outros sistemas orgânicos. Este mecanismo de disseminação é chamado "tráfego de leucócitos". A partir destes locais, os linfócitos e macrófagos infectados se disseminam pelos vasos linfáticos até os linfonodos regionais, onde

CÉLULAS-ALVO

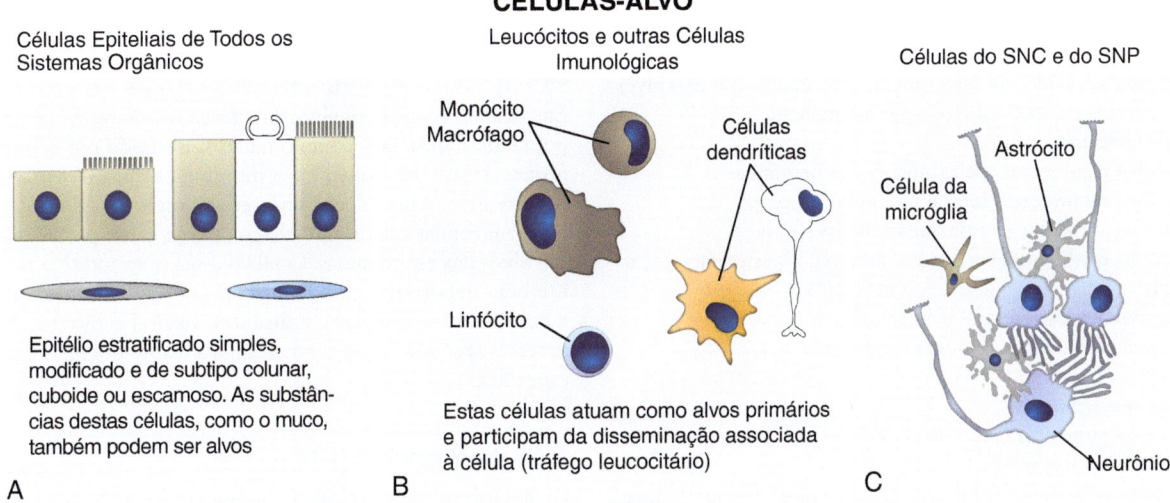

Células Epiteliais de Todos os Sistemas Orgânicos

Epitélio estratificado simples, modificado e de subtipo colunar, cuboide ou escamoso. As substâncias destas células, como o muco, também podem ser alvos

A

Leucócitos e outras Células Imunológicas

Monócito Macrófago

Células dendríticas

Linfócito

Estas células atuam como alvos primários e participam da disseminação associada à célula (tráfego leucocitário)

B

Células do SNC e do SNP

Astrócito

Célula da micróglia

Neurônio

C

Figura 4-6 **Células-alvo. A,** As células-alvo formam os "sistemas de barreira". As células-alvo encontradas nos portais de entrada (ou seja, sistemas de barreira) e nos sistemas orgânicos do corpo após a disseminação sistêmica incluem o epitélio simples ou estratificado (tipo espinocelular, cuboide ou colunar). Estas células revestem superfícies (pleura, pericárdio, vias aéreas, ductos), formam o parênquima de sistemas orgânicos, como os hepatócitos do fígado, recobrem órgãos (endotélio, sinóvia) e formam glândulas (endócrinas, exócrinas [p. ex. adrenal, pâncreas]). Além disso, substâncias biológicas, como o muco, sintetizadas e liberadas por estas células em seu ambiente, podem ser usadas por alguns microrganismos como substâncias-alvo (não mostradas na Figura). **B,** As células-alvo usadas para disseminação dos microrganismos. As células-alvo usadas por microrganismos para disseminação através do tráfego em leucócitos, regional ou sistemicamente, a outros sistemas orgânicos, incluem as células do sistema monócito-macrófago, os linfócitos e as células dendríticas. Estas células também podem ser as células-alvo primárias dos microrganismos, além de serem usadas para a disseminação pelo corpo. **C,** Células-alvo exclusivas do sistema nervoso. Alguns microrganismos podem entrar nas terminações nervosas do sistema nervoso periférico (SNP) (nervos cranianos e espinhais) na mucosa e na derme/subcutâneo nos portais de entrada e usar o transporte axonal retrógrado e anterógrado para a disseminação até os neurônios do sistema nervoso central (SNC). Outras células, incluindo células da micróglia (como parte do sistema monócito-macrófago) e os astrócitos podem, então, se tornar alvos da infecção. (Cortesia do Dr. J. F. Zachary, College of Veterinary Medicine, University of Illinois.)

CONCEITO ESSENCIAL 4-2 Células e Substâncias-Alvo

Cada tipo de microrganismo requer um tipo específico de célula ou substância para se replicar e completar seu ciclo de vida. Assim, os termos "células-alvo" e "substâncias-alvo" são aplicados pela conveniência de criação de grupos definidos. As células epiteliais simples e estratificadas (pavimentosas, cuboides ou colunares) tendem a ser as células mais usadas como alvos pelos microrganismos nos portais de entrada. Nos sistemas orgânicos, estas células formam o epitélio de cobertura, revestimento e glandular (incluindo o fígado). Além disso, os leucócitos associados à mucosa (linfócitos, macrófagos [monócitos] e células dendríticas), que formam agregados e nódulos linfoides (tecido linfoide associado à mucosa [MALT]) nestes sistemas orgânicos também podem atuar como (1) células-alvo "primárias" para doenças causadas por alguns microrganismos ou (2) alvos "secundários" usados na disseminação local, regional ou sistêmica de microrganismos, via tráfego leucocitário, para o encontro com células epiteliais (ou substâncias) de outros sistemas orgânicos. As terminações nervosas embebidas no epitélio também podem ser usadas como alvos para a entrada no sistema nervoso central (SNC) e no sistema nervoso periférico (SNP). Substâncias, como o muco produzido por células caliciformes, são geralmente quimiotáticos potentes para tipos específicos de microrganismos, uma vez que atuam como matrizes físicas e substratos químicos para a colonização. A colonização, a invasão e a lesão de células e/ou substâncias-alvo são baseadas nas interações entre ligantes e receptores, onde as proteínas (ligantes) expressas na superfície de microrganismos se ligam aos receptores em células ou substâncias-alvo. Os receptores nas células geralmente são proteínas transmembrânicas que participam das funções celulares normais; nas substâncias, os receptores tendem a ser moléculas estruturais. Após a adesão do microrganismo, começa uma sequência de etapas que pode levar à colonização ou invasão das células (ou substâncias). A seguir, o microrganismo pode passar a controlar os sistemas metabólicos das células de forma parcial ou completa e terminar seu ciclo de vida. Os resultados das infecções microbianas eficazes nas células-alvo incluem morte celular, disfunção celular direta, inflamação, lesão estrutural, infecção persistente, infecção latente, proliferação celular e transformação maligna.

---

outras células são infectadas e, então, se alastram pelos vasos linfáticos até o ducto torácico e o sistema circulatório. A partir daí, as células infectadas se disseminam sistemicamente a outros sistemas orgânicos, onde células-alvo específicas são infectadas, incluindo órgãos linfoides, como o baço, os linfonodos e a medula óssea. Além disso, os microrganismos podem usar terminações e fibras nervosas (que atingem todos os sistemas orgânicos através do sistema nervoso central [SNC] e o sistema nervoso periférico [SNP]) para sua disseminação no sistema nervoso e/ou sistêmica. Por fim, as células-alvo localizadas sistemicamente em outros sistemas orgânicos tendem a ser células epiteliais, macrófagos (monócitos), linfócitos, células dendríticas e/ou células nervosas. Em algumas doenças, o tráfego

leucocitário acaba por devolver os microrganismos para as mucosas, as junções mucocutâneas ou a pele inicialmente encontrada no portal de entrada. Porém, é importante lembrar que a área de mucosa ou pele envolvida no primeiro forte encontro representa uma porcentagem muito pequena da área total destes sistemas orgânicos; assim, sempre há uma grande população de novas células-alvo disponíveis para a infecção.

Células Epiteliais como Alvos Microbianos

As células epiteliais (e sua ECM), o tipo celular mais comumente usado como alvos pelos microrganismos, são categorizadas em dois grupos: o epitélio simples (uma camada de células) ou o epitélio estratificado (duas ou mais camadas de células). Cada grupo ainda pode ser subdividido em: tipo pavimentoso, cuboide ou colunar, com base em sua estrutura morfológica. Porém, para o melhor entendimento dos mecanismos das infecções microbianas, as células epiteliais alvos também podem ser classificadas da seguinte maneira:

Epitélio de cobertura
- Sistema tegumentar (pele, junções mucocutâneas).
- Sistema respiratório (serosa: mesotélio [pleura]).[4]
- Sistema alimentar (serosa: mesotélio [peritônio]).[5]
- Sistema cardiovascular (serosa: mesotélio [pericárdio/epicárdio]).
- Sistema nervoso (serosa: mesotélio [meninges]).
- Músculo (sinóvia das bainhas tendíneas).
- Olho (córnea).

Epitélio de revestimento
- Sistema alimentar (mucosas: cavidade oral, faringe, esôfago, estômago, intestinos).
- Sistema respiratório (mucosas: cavidade nasal, faringe, laringe, traqueia, brônquios, pulmões).
- Sistema urinário (mucosas: uretra, bexiga, ureter, pelve, túbulos).
- Sistema cardiovascular (endotélio [vasos sanguíneos, endocárdio, vasos linfáticos]).[6]
- Sistema reprodutivo (mucosas: tratos).
- Sistema esquelético (sinóvia de cápsulas articulares).[7]
- Olho (mucosa: conjuntiva).
- Ouvido (mucosa: meato acústico externo).

Epitélio glandular
- Sistema endócrino (glândulas endócrinas).
- Sistema hepatobiliar (fígado [placas hepáticas que formam os lóbulos], vesícula biliar).
- Sistema alimentar (glândulas exócrinas [salivares]).
- Sistema reprodutivo (gônadas, glândulas exócrinas).

Tecidos Linfoides Associados à Mucosa como Alvos Microbianos

MALT é o termo geral usado para categorizar os nódulos linfoides compostos por linfócitos, macrófagos e células dendríticas e que são localizados nas mucosas e submucosas de muitos sistemas orgânicos. Estes tipos celulares, sozinhos ou associados, podem ser células-alvo de doenças específicas. Em alguns casos, estas células são os alvos primários onde o microrganismo completa seu ciclo de vida, enquanto, em outros casos, são as células-alvo usadas na disseminação local, regional e sistêmica dos microrganismos (tráfego leucocitário [ver a seguir]) para encontro de células e tecidos de outros sistemas orgânicos. Mais especificamente, o MALT inclui o BALT, o tecido linfoide associado à conjuntiva (CALT), o tecido linfoide associado às narinas (NALT), o tecido linfoide associado à laringe (LALT) e o tecido linfoide associado à tuba auditiva (ATALT), assim como os nódulos linfoides (sem nome específico) da mucosa do trato genital, da glândula mamária e da bexiga. No GALT, os nódulos são revestidos por células epiteliais modificadas das criptas intestinais, chamadas células microfenestradas (células M). As células M são a interface entre os materiais presentes no lúmen das criptas intestinais e os nódulos linfoides e transferem os antígenos presentes no lúmen intestinal para a mucosa, para que possam ser reconhecidos por células dendríticas e outras células do sistema imunológico, como os macrófagos e linfócitos nos nódulos. É provável que células similares às células M revistam nódulos linfoides na maioria das mucosas e desempenhem função similar na interface

luminal. Tecidos similares ao MALT, com funções parecidas àqueles das mucosas, também existem na pele.

Substâncias Biológicas como Alvos Microbianos

Em algumas doenças, os alvos da infecção são substâncias produzidas por células epiteliais, como o muco sintetizado por células caliciformes do sistema alimentar. A disenteria suína (*B. hyodysenteriae*) por exemplo, é uma doença bacteriana onde a camada de muco e, assim, as células caliciformes do cólon e do ceco (portal de entrada) são alvos das espiroquetas. O muco é um quimiotático potente e é também importante como matriz física e substrato químico para a colonização. O muco e a disenteria suína serão discutidos em diversas seções a seguir e na seção acerca de doenças bacterianas específicas.

Vias de Disseminação

Os microrganismos exploram um número limitado de vias para: (1) colonizar células, tecidos e/ou substâncias no local inicial de encontro em um portal de entrada e causar doença ou (2) atravessar o "sistema de barreiras", como as mucosas do sistema alimentar ou respiratório, para atingir e colonizar células, tecidos e/ou substâncias localizados nas mucosas e causar doença ou se disseminarem regional ou sistemicamente até células, tecidos, e substâncias localizados em outros sistemas orgânicos e causar doença (Conceito Essencial 4-3). A travessia do sistema de barreiras mucosas (ou cutâneas) é uma importante etapa no processo e os microrganismos podem usar um ou mais dos sete mecanismos distintos mostrados na Fig. 4-7 para realizar esta tarefa:

1. Endossomos e transcitose via células M.
2. Junções intercelulares.
3. Endossomos e transcitose via outros tipos de células epiteliais (ciliadas, borda dos microvilos).
4. Células dendríticas associadas à mucosa.
5. Linfócitos em migração associados à mucosa.

CONCEITO ESSENCIAL 4-3 Vias de Disseminação

As vias de disseminação são aquelas usadas pelos microrganismos para atingir as células ou substâncias-alvo necessárias à sua replicação e ciclos de vida. Para alguns microrganismos, estas vias podem começar e terminar no portal de entrada e, para outros, podem acabar em um sistema orgânico distante. Em geral, a maioria das vias de disseminação segue este padrão: portal do primeiro encontro → cruzamento do sistema de barreiras → encontro com leucócitos associados à mucosa → disseminação até os agregados linfoides locais → vasos linfáticos aferentes → linfonodos regionais → vasos linfáticos eferentes → ducto torácico e veia cava anterior → sistema vascular → célula-alvo no sistema orgânico.[8] Ao longo destas vias, os microrganismos encontram diversos sistemas de barreira, mecanismos de defesa e células e/ou substâncias. Assim, adquirem fatores de virulência que permitem que atravessem os sistemas de barreira, escapem dos mecanismos de defesa, como aqueles envolvidos com a fagocitose e a morte de microrganismos, e colonizem e invadam as células e/ou substâncias por meio de interações ligantes-receptores no local do primeiro encontro, em locais distantes dos portais de entrada ao longo das vias de disseminação e no sistema orgânico alvo. Os mecanismos usados para cruzar os sistemas de barreira incluem a passagem em células M, a motilidade microbiana entre junções intercelulares, a passagem através das células por meio de endossomos (transcitose), o tráfego leucocitário, a passagem pelos sistemas vasculares sanguíneos e linfáticos como microrganismos livres de células e a passagem em terminações e processos nervosos.[9]

[4, 5, 6, 7]O endotélio e o mesotélio (ambos derivados do mesoderma) são considerados epitélio pelos histologistas, mas, na patologia, tais tipos celulares não são considerados epitélios verdadeiros na área de diagnóstico tumoral e, assim, são classificados como sarcomas, não carcinomas.

[8] Consulte as variações e exceções no texto.
[9] Ver mais detalhes no texto e na Figura 4-7.

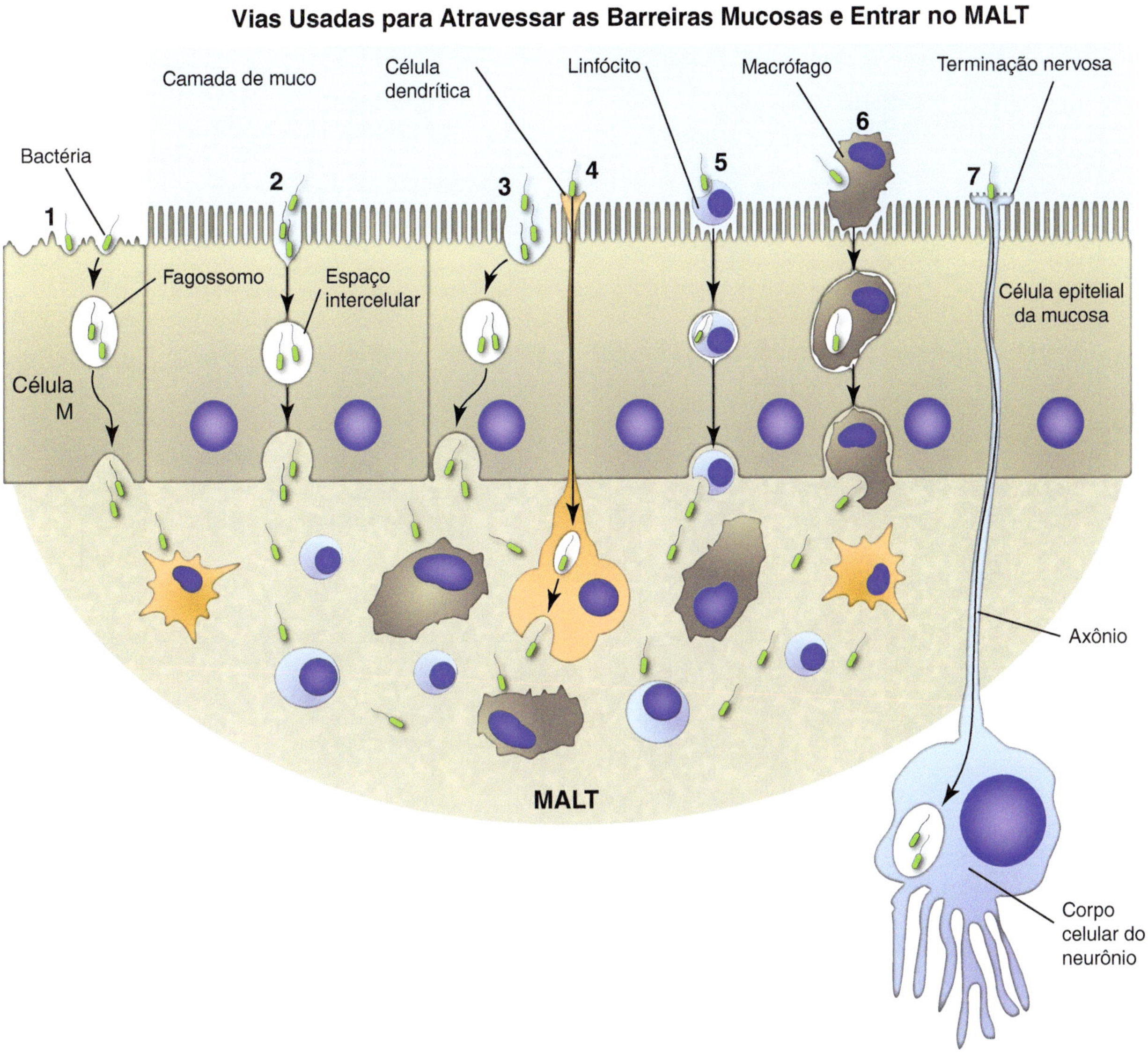

Vias Usadas para Atravessar as Barreiras Mucosas e Entrar no MALT

Figura 4-7 Mecanismos Usados para Atravessar os Sistemas de Barreiras Mucosas. *1*, Transcitose (células M, que não apresentam camada de muco). *2*, Motilidade microbiana via junções intercelulares. *3*, Transcitose. *4*, Processos de células dendríticas embebidos nas mucosas. *5*, Tráfego leucocitário (linfócitos) via junções intercelulares. *6*, Tráfego leucocitário (monócitos ou macrófagos) via junções intercelulares. *7*, Terminações nervosas e processos nervosos via transporte axonal em nervos cranianos ou espinhais. Uma vez no MALT, os microrganismos podem interagir com e/ou ser fagocitados por leucócitos para continuar os processos de colonização e disseminação. Os exemplos ilustrados aqui são também, em geral, aplicáveis à pele e às junções mucocutâneas. Determinados vírus, fungos, protozoários ou príons podem usar alguns destes mecanismos. *MALT*, Tecido linfoide associado à mucosa; *célula* M, célula microfenestrada. (Cortesia do Dr. J. F. Zachary, College of Veterinary Medicine, University of Illinois.)

6. Macrófagos em migração associados à mucosa.
7. Terminações nervosas associadas à mucosa.

A transcitose e os endossomos (microvesículas) são discutidos em mais detalhes na seção sobre Transcitose e Endocitose/Exocitose e no Capítulo 1.

Como exemplos, as vias de disseminação do sistema alimentar e respiratório são mostradas na Fig. 4-8 e do sistema tegumentar (pele), na Figura 4-9. Para alguns microrganismos, os mecanismos e as vias de colonização, replicação e disseminação ocorrem em um local, geralmente restrito às mucosas ou à pele (também junções mucocutâneas) no local do primeiro encontro; para outros, os processos ocorrem em diversos locais, incluindo as mucosas ou a pele no local do primeiro encontro, assim como tecidos e células locais, regionais e sistêmicas. Embora estes últimos processos ocorram em múltiplas localidades, os microrganismos têm um número limitado de "pontos de entrada", como através das células M, nos leucócitos e células dendríticas associadas à mucosa (cavalo de Troia), por transcitose (em endos-

somos [microvesículas]) no interior de células epiteliais ou através de terminações nervosas. Alguns microrganismos móveis também podem entrar nas mucosas por movimentação direta através ou entre as epiteliais, por meio de complexos juncionais intracelulares, para disseminação aos MALTs subjacentes. Os microrganismos usam uma ou mais vias para atingir suas células ou substâncias-alvo primários (ou seja, célula ou substâncias biológicas onde se replicam) (Figs. 4-1 e 4-7). Estas vias e células e substâncias-alvo são discutidos em mais detalhes a seguir.

Mecanismos Usados para a Colonização de Mucosas (ou Substâncias Biológicas) nos Portais de Entrada

Colonização do Muco (Células caliciformes)

A disenteria suína (*B. hyodysenteriae*) (Figs. 7-169 e 7-170) é um exemplo de doença bacteriana onde a camada de muco e, assim, as células caliciformes do cólon e do ceco (portal de entrada) são

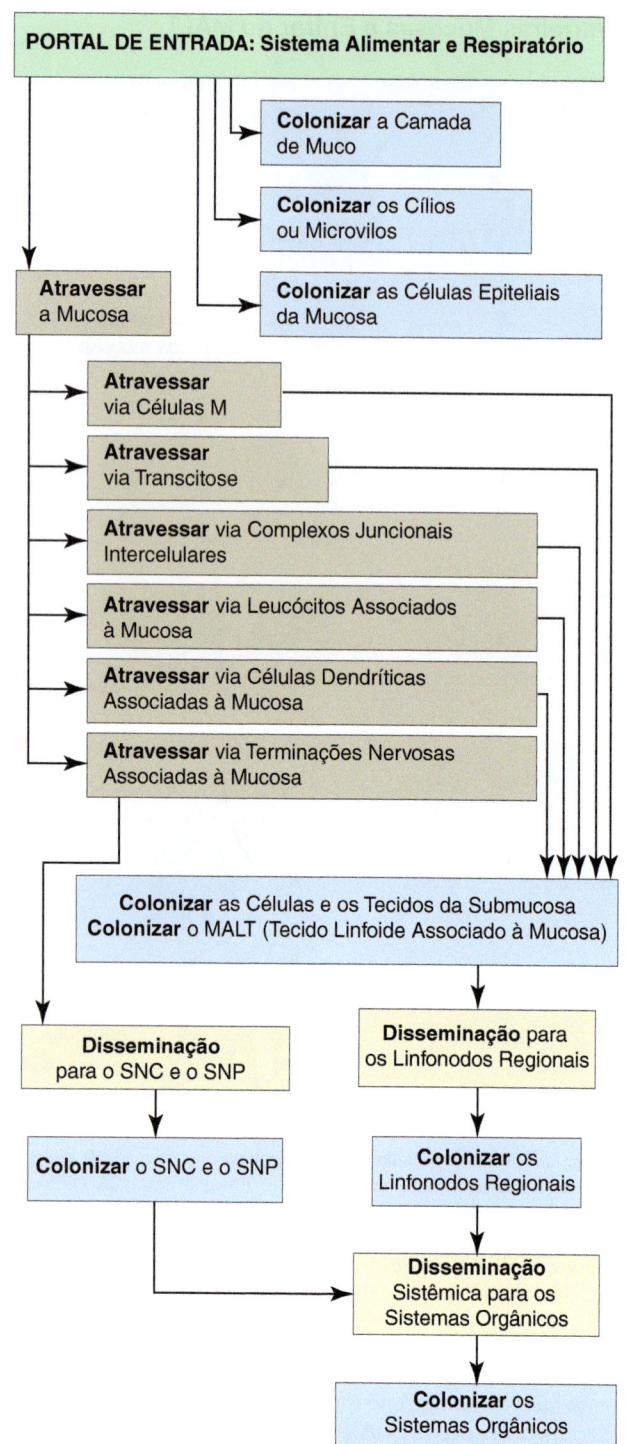

Figura 4-8 Vias de Disseminação Usadas pelos Microrganismos no Sistema Alimentar e Respiratório. *SNC*, Sistema nervoso central; *SNP*, sistema nervoso periférico. (Cortesia do Dr. J. F. Zachary, College of Veterinary Medicine, University of Illinois.)

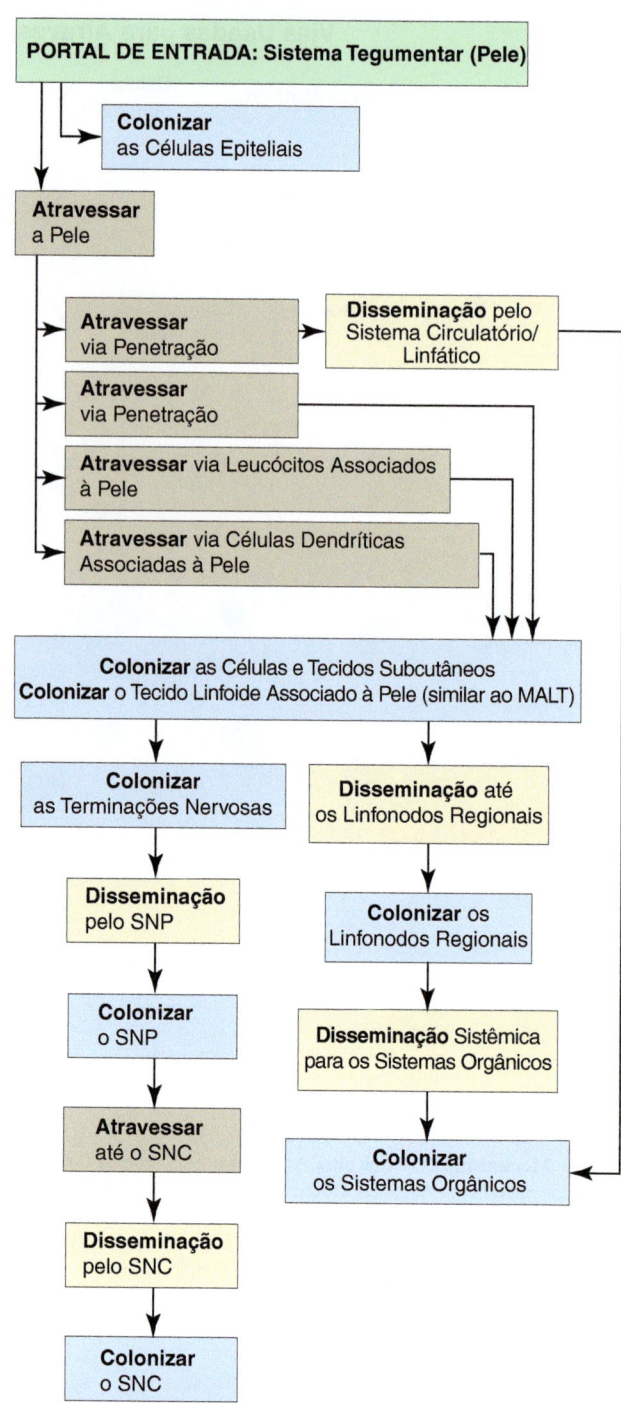

Figura 4-9 Vias de Disseminação Usadas pelos Microrganismos no Sistema Tegumentar. *SNC*, Sistema nervoso central; *MALT*, tecido linfoide associado à mucosa; *SNP*, sistema nervoso periférico. (Cortesia do Dr. J. F. Zachary, College of Veterinary Medicine, University of Illinois.)

os alvos primários para a colonização e a replicação microbiana. O encontro desenvolve colite e tiflite necrofibrinosa mucoemorrágica, causadas por hemolisinas e proteases bacterianas e pela inflamação e seus mediadores e enzimas de degradação. O muco é um quimiotático potente para as espiroquetas e é também importante como matriz física e substrato químico para a colonização. Esta doença é discutida em mais detalhes na seção Doenças Bacterianas dos Sistemas Orgânicos; Sistema Alimentar e o Peritônio, Omento, Mesentério e Cavidade Peritoneal; Distúrbios dos Suínos; Disenteria Suína.

Colonização de Cílios (ou Microvilos) das Células Epiteliais da Mucosa

A pneumonia enzoótica suína (*Mycoplasma hyopneumoniae*) (Fig. 9-96) é um exemplo de doença bacteriana onde os cílios das células epiteliais ciliadas da mucosa do sistema respiratório (ou, com uma bactéria diferente, os microvilos do sistema alimentar) são os alvos primários para a colonização e replicação microbiana. A bactéria adere aos cílios das células epiteliais dos brônquios e dos bronquíolos e esta interação provoca disfunção dos cílios (ciliostase), lise das células epiteliais, menor função do aparato mucociliar e broncopneumonia. Outras bactérias, como *Mannheimia (Pasteurella) haemolytica*, causam o mesmo após colonizar as células epiteliais ciliadas da mucosa e produzir toxinas, como a neuraminidase (fatores de virulência), que danifica e destrói os cílios e mata as células epiteliais ciliadas. A pneumonia enzoótica suína é discutida em mais detalhes na seção Doenças Bacterianas dos Sistemas Orgânicos; Sistema Respiratório, Mediastino e Pleura; Distúrbios dos Suínos; Pneumonia Enzoótica Suína (*Mycoplasma hyopneumoniae*).

Colonização da Célula (Endocitose)

A enterite proliferativa/síndrome intestinal hemorrágica dos suínos (*Lawsonia intracellularis*) (Fig. 7-171) é um exemplo de doença bacteriana onde a bactéria entra por endocitose (fagocitose) e coloniza as células epiteliais das criptas intestinais localizadas na zona proliferativa do íleo. A bactéria reside no fagossomo, no interior do citoplasma, mas escapa do fagossomo antes da fusão fagossomo-lisossomo, ficando livre no citoplasma celular para, então, iniciar um mecanismo que causa proliferação celular. A enterite proliferativa/síndrome intestinal hemorrágica é discutida em mais detalhes na seção Doenças Bacterianas dos Sistemas Orgânicos; Sistema Alimentar e o Peritônio, Omento, Mesentério e Cavidade Peritoneal; Distúrbios dos Suínos; Enterite Proliferativa/Síndrome Intestinal Hemorrágica Suína (*Lawsonia intracellularis*).

Mecanismos Usados para Atravessar as Mucosas nos Portais de Entrada

Entrada nas Células M

A síndrome debilitante multissistêmica pós-desmame (circovírus suíno de tipo 2) (Capítulos 9 e 13) é um exemplo de doença viral onde o vírus usa o sistema alimentar como portal de entrada para, a seguir, ser fisiologicamente transportado pelo sistema até chegar ao intestino delgado e encontrar, entrar e atravessar a mucosa através das células M que recobrem as placas de Peyer (GALT). Por meio das células M, o vírus, então, acessa os linfócitos ligados à mucosa e linfócitos do GALT, infectando estas células. O tráfego leucocitário dissemina o vírus sistemicamente, através dos vasos linfáticos, até os linfonodos regionais e, então, sistemicamente, pelas vênulas pós-capilares ou vasos linfáticos e o ducto torácico e, daí, até o sistema circulatório, para os linfócitos no baço, nos linfonodos e outros tecidos linfoides. A síndrome debilitante multissistêmica pós-desmame (circovírus suíno de tipo 2) é discutida em mais detalhes na seção Doenças Virais dos Sistemas Orgânicos; Medula Óssea, Células Sanguíneas e Sistema Linfático; Distúrbios dos Suínos; Síndrome Multissistêmica de Debilidade Pós-Desmame (Circovírus Suíno de Tipo 2, DNA Vírus Não Envelopado).

Entrada em Leucócitos como Cavalo de Troia

A pneumonia por *Rhodococcus* (*R. equi*) (Fig. 9-82) é um exemplo de doença bacteriana onde a bactéria atravessa a mucosa e entra no sistema respiratório usando leucócitos (cavalos de Troia) e o tráfego subsequente. Quando inalada, a bactéria se deposita na camada de muco da mucosa das vias aéreas e, então, é fagocitada por macrófagos associados à mucosa (e provavelmente células dendríticas associadas à mucosa), carreada pelo tráfego leucocitário aos tecidos linfoides locais, como BALT (no tecido pulmonar) e, então, até os linfonodos traqueobrônquicos (regionais) através dos vasos linfáticos aferentes. A pneumonia por *Rhodococcus* (*R. equi*) é discutida em mais detalhes na seção Doenças Bacterianas dos Sistemas Orgânicos; Sistema Respiratório, Mediastino e Pleura; Distúrbios dos Equinos; Pneumonia por *Rhodococcus* (*Rhodococcus equi*).

Entrada nas Células Dendríticas

A varíola ovina e a varíola caprina (poxvírus) (Fig. 17-64) são exemplos de doenças virais onde os vírus usam as células dendríticas das mucosas do sistema respiratório e alimentar como portais de entrada. O vírus encontra as mucosas oronasais via inalação ou ingestão, infecta as células dendríticas associadas à mucosa e, então, usa estas células para se transferir da mucosa para o MALT e seus leucócitos, incluindo os macrófagos. Através do tráfego leucocitário, o vírus se dissemina para os linfonodos regionais e, sistemicamente, para outros linfonodos, o baço e a medula óssea. A varíola ovina e a varíola caprina são discutidas em mais detalhes na seção Doenças Virais dos Sistemas Orgânicos, Sistema Tegumentar, Distúrbios dos Ruminantes (Bovinos, Ovinos e Caprinos), Varíola (Varíola Bovina [Ortopoxvírus], Varíola Ovina e Varíola Caprina [Capripoxvírus], Varíola Suína [Suipoxvírus], DNA Vírus Envelopados).

Entrada por Transcitose

A erisipela suína (*Erysipelothrix rhusiopathiae*) (Fig. 10-80) é um exemplo de doença bacteriana onde é provável, mas não comprovado, que o microrganismo use a entrada por transcitose. A bactéria provavelmente interage com a membrana celular na superfície luminal da célula, entra em uma vesícula formada por uma invaginação da membrana, atravessa o interior da célula na vesícula, se funde às membranas basolaterais da célula e é, então, ejetada da vesícula para os tecidos ao redor das áreas basolaterais. A bactéria, um microrganismo comensal que reside no biofilme das mucosas faríngeas, se replica em números suficientes para colonizar as mucosas quando os suínos sofrem estresse. A disseminação ocorre da inalação ou ingestão até o epitélio das mucosas faríngeas e a tonsila até as células de MALT em suínos suscetíveis. A bactéria, então, se dissemina de forma local, regional e sistêmica, via tráfego leucocitário, para infectar as células sanguíneas endoteliais vasculares da pele e causar a erisipela suína. A erisipela suína (*E. rhusiopathiae*) é discutida em mais detalhes na seção Doenças Bacterianas dos Sistemas Orgânicos, Sistema Tegumentar, Distúrbios dos Suínos, Erisipela Suína (*Erysipelothrix rhusiopathiae*).

Entrada Direta (Motilidade)

A leptospirose (*Leptospira* spp.) (Fig. 11-66) é um exemplo de doença bacteriana que usa a entrada direta (motilidade) para atravessar as mucosas. A bactéria é uma espiroqueta altamente móvel e é capaz de se mover de forma direta pelas mucosas ou células epiteliais da pele ou entre as células, por meio de complexos juncionais intracelulares, e atingir tecidos bem-vascularizados da ECM. Na ECM, estas espiroquetas usam a motilidade invasiva (um fator de virulência) para penetrar nas células endoteliais e paredes vasculares de capilares e vênulas pós-capilares, acessar o sistema circulatório e causar doença. A leptospirose (*Leptospira* spp.) é discutida em mais detalhes na seção Doenças Bacterianas dos Sistemas Orgânicos, Sistema Urinário, Distúrbios dos Animais Domésticos, Leptospirose Renal (*Leptospira* spp.).

Entrada pelas Terminações Nervosas

A meningoencefalite por herpesvírus bovino (herpesvírus bovino 5) é um exemplo de doença viral que usa as terminações nervosas localizadas nas mucosas para atravessar estas estruturas. A princípio, o vírus é inalado ou ingerido e se deposita nas mucosas da cavidade oral, nasal e faríngea e no componente de condução do sistema respiratório. O vírus entra nas terminações nervosas que se estendem pelas superfícies luminais das mucosas entre as células epiteliais. Por meio destas terminações nervosas, o vírus entra em neurônios, como os dos nervos trigêmeos e olfatórios, e se dissemina através do transporte axonal retrógrado a outros neurônios e células da glia do sistema nervoso. A meningoencefalite por herpesvírus bovino é discutida em mais detalhes na seção Doenças Virais dos Sistemas Orgânicos, Sistema Nervoso, Distúrbios dos Ruminantes (Bovinos, Ovinos e Caprinos), Meningoencefalite por Herpesvírus Bovino (Herpesvírus Bovino 5: Alfa-herpesvírus, DNA Vírus Envelopados).

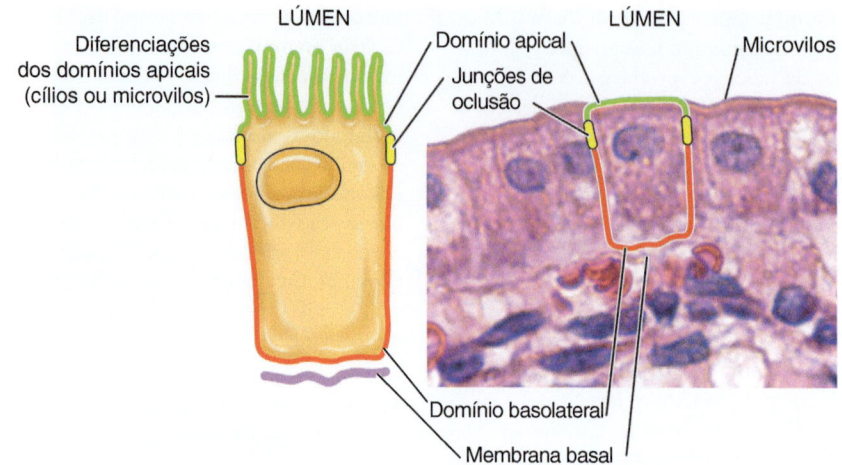

Figura 4-10 **Domínios de Células Epiteliais Polarizadas em Barreiras Mucosas.** Os microrganismos usam os domínios apicais ou basolaterais das células epiteliais da mucosa para entrar e sair destas células. Receptores presentes nas superfícies celulares apicais ou basolaterais podem facilitar a entrada dos microrganismos nas células. (Cortesia do Dr. J. F. Zachary, College of Veterinary Medicine, University of Illinois.)

Mecanismos de Adesão, Colonização, Invasão e Replicação

A seguir, neste capítulo, as doenças são agrupadas em seções, sob os cabeçalhos: Doenças Bacterianas, Doenças Virais, Doenças Fúngicas (Micoses), Doenças Protozoóticas e Doenças Causadas por Príon. No início de cada uma destas seções, os mecanismos usados pelos microrganismos de cada grupo para colonização das células e realização de seus ciclos de vida são discutidos e ilustrados em mais detalhes.

Polaridade Celular

No sistema alimentar e respiratório (e, provavelmente, em outras mucosas), a superfície de uma célula epitelial localizada acima de seus complexos juncionais e exposta ao lúmen é denominada *domínio apical*, enquanto a superfície abaixo dos complexos juncionais, nas laterais e na base formam o *domínio basolateral* (Fig. 4-10). Esta relação estabelece a polaridade da célula; experimentalmente, foi demonstrado que tal polaridade tende a ser refletida na expressão de diferentes grupos de receptores de membranas celulares, que podem ser usados por microrganismos para se ligar às células, adentrá-las e também sair delas. São exemplos disso o parvovírus, que usa receptores expressos apenas nas superfícies basolaterais para infectar as células das criptas do intestino delgado por meio da disseminação de células localizadas nas placas de Peyer, e o vírus da influenza, que utiliza receptores expressos somente nas superfícies apicais para infectar as células epiteliais respiratórias das vias respiratórias.

Transcitose e Endocitose/Exocitose

A *transcitose* é uma função normal das células epiteliais, células endoteliais e muitos outros tipos celulares do corpo usada na movimentação de macromoléculas através das células em microvesículas (também conhecidas como endossomos) (Capítulo 1). Usando fatores específicos de virulência, os microrganismos entram nas células através de um processo chamado *endocitose mediada por receptor*, geralmente na superfície apical, e saem da célula pela superfície basolateral, através de um mecanismo chamado *exocitose*, para a lâmina própria e/ou derme e encontram o tecido linfoide associado à mucosa (MALT) ou à derme ou outros tecidos da ECM (Fig. 4-7).

Disseminação Sistêmica

A disseminação sistêmica pode ocorrer (1) de maneira passiva, por meio da dispersão de microrganismos livres de células na linfa, através do sistema linfático, ou no plasma, através do sistema circulatório, para encontro aleatório da(s) célula(s)-alvo ou (2)

de maneira ativa, por meio da infecção de macrófagos, linfócitos e células dendríticas mucosas ou submucosas (também dérmicas/subcutâneas), com dispersão de microrganismos associados às células no sistema linfático ou circulatório, para encontro aleatório da(s) célula(s)-alvo. Esta última forma de disseminação é chamada *tráfego leucocitário* (Fig. 4-11) e ocorre conforme estas células migram por todos os sistemas orgânicos durante suas atividades normais de vigilância no sistema linfoide (imune). Quando, durante sua migração, os leucócitos em trânsito encontram a(s) célula(s)-alvo adequada(s), há uma série de etapas que permitem o escape de microrganismos associados às células (geralmente por lise da célula em trânsito) que, então, infectam a(s) célula(s)-alvo adequada(s) através de interações entre ligantes e receptores (discutidas a seguir). Para os microrganismos que usam o tráfego leucocitário como forma de disseminação, o primeiro encontro com as células nas mucosas, junções mucocutâneas ou pele pode ser uma etapa inicial e muito limitada na formação do forte, onde o único objetivo é a replicação de microrganismos em números suficientes para a infecção dos leucócitos-alvo adequados, por meio de fagocitose ou endocitose, para o tráfego subsequente. Outra forma de disseminação sistêmica de alguns microrganismos é pelo sistema nervoso. Os microrganismos podem interagir com as terminações nervosas nas mucosas, junções mucocutâneas ou na pele durante o primeiro encontro no forte, entrar nestas terminações nervosas, provavelmente via endocitose, se proteger dos mecanismos de defesa do animal no interior do neurônio e, então, usar os mecanismos de transporte axonal retrógrado e anterógrado para a disseminação pelo sistema nervoso, protegidos nos neurônios, para atingirem sua célula-alvo final (geralmente, mas nem sempre, localizadas no SNC ou no SNP).

Mecanismos de Defesa

Nos portais de entrada, os microrganismos encontram diversos mecanismos de defesa estrutural, funcional, fisiológica e inata (Conceito Essencial 4-4).

Sistemas de Barreira
Barreiras Estruturais (Físicas)

As barreiras estruturais impedem que os microrganismos acessem as células e os tecidos-alvo. Embora existam muitas importantes barreiras estruturais macroscópicas no corpo, como aquelas formadas por ossos (crânio, coluna vertebral) e meninges (dura-máter), por exemplo, esta seção discutirá as barreiras estruturais microscópicas formadas

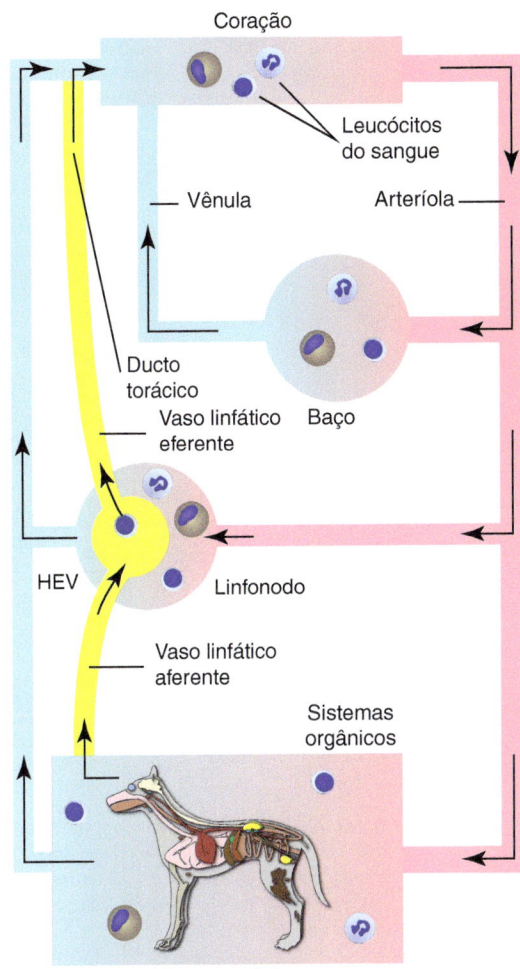

Figura 4-11 Tráfego leucocitário. Os microrganismos geralmente usam macrófagos, linfócitos e/ou células dendríticas em sua disseminação a outros sistemas orgânicos, já que tais células migram a estes sistemas durante suas atividades normais de vigilância imunológica. As vênulas de endotélio alto (HEVs) são revestidas por células endoteliais especializadas que permitem que os linfócitos circulantes no sangue entrem no linfonodo, atravessando-as. (Cortesia do Dr. J. F. Zachary, College of Veterinary Medicine, University of Illinois.)

por mucosas, junções mucocutâneas e pele. Os mecanismos, como traumas e feridas penetrantes, que permitem que os microrganismos atravessem as barreiras estruturais, são relativamente diretas; outros mecanismos usados para cruzar as mucosas, as junções mucocutâneas e a pele são muito mais complexos e discutidos aqui.

O epitélio de cobertura e revestimento (discutido nas seções anteriores) do sistema alimentar, respiratório, tegumentar e urogenital, assim como do olho e do ouvido, são a interface ("barreiras estruturais") entre o ambiente[5] e a porção interna do corpo e são unidos (um ao outro) por junções de oclusão, desmossomos e junções aderentes e à membrana basal e à ECM por junções de ancoragem.

A pele é protegida dos microrganismos por (1) sua espessura física (cinco faixas de epitélio estratificado e pseudoestratificado) ancorada por complexos juncionais; (2) queratinização, acidez e oleosidade (sebo) do estrato córneo externo e estrato lúcido (propriedades antibacterianas e antifúngicas); e (3) liberação de células queratinizadas do estrato córneo no ambiente. Por outro lado, os atributos físicos (espessura) de defesa das mucosas não são tão substanciais quan-

---

[5]O sistema alimentar, respiratório e urogenital (e também os ouvidos e os olhos) são funcionalmente considerados "fora" do corpo, uma vez que apresentam orifícios que os conectam ao ambiente externo.

Nos portais de entrada, pelas vias de disseminação e nos sistemas orgânicos, os microrganismos encontram diversos mecanismos de defesa e sistemas de barreira. Estes mecanismos são projetados para impedir, limitar e retardar a adesão microbiana e/ou a colonização de células e substâncias e, então, isolar e conter sua disseminação, permitindo que a inflamação aguda e as respostas imunológicas adaptativas as controlem e eliminem.

Estas defesas incluem:
1. Defesas estruturais, como aquelas formadas pelo crânio e pela coluna vertebral e pela dura-máter das meninges
2. Defesas estruturais e funcionais, aquelas formadas por mucosas, junções mucocutâneas e pele (epitélio) dos sistemas de barreira
3. Defesas funcionais, como muco, bile, moléculas bacteriostáticas/bactericidas, lisozima, defensinas, surfactante, ácido gástrico, ácidos biliares e enzimas digestivas
4. Defesas fisiológicas, como vômitos, peristaltismo exagerado (diarreia), depuração mucociliar, lacrimejamento e descamação
5. Defesas inatas, como aquelas que ocorrem na inflamação aguda (p. ex. fagocitose, explosão respiratória, grânulos antimicrobianos, fusão fagossomo-lisossomo)

A inflamação aguda dilui, isola e mata os microrganismos através da fagocitose por neutrófilos e macrófagos (monócitos) recrutados aos portais de entrada ou locais ao longo das vias de disseminação. Além disso, estes fagócitos apresentam antígenos microbianos para os linfócitos, as células dendríticas e outras células participantes das respostas imunes adaptativas.

to aqueles da pele. A pele (de cães, por exemplo) tem entre 0,5 e 5,0 mm de espessura, enquanto as mucosas apresentam espessura de 10 a 100 μm. Assim, pele é uma barreira física substancial para os microrganismos em comparação às mucosas.

Barreiras Funcionais (Biológicas)

Os mecanismos funcionais (biológicos) de defesa das mucosas (sistema alimentar, respiratório e urogenital, além dos ouvidos e dos olhos) e da pele são extensos. Estes mecanismos incluem as funções fisiológicas do peristaltismo (sistema alimentar, sistema urinário) e da depuração mucociliar (sistema respiratório) e as funções biológicas de substâncias como o muco (sistema alimentar, respiratório e urogenital [discutidos a seguir]), substâncias bacteriostáticas e bactericidas, como a lisozima, as defensinas, o surfactante, o ácido gástrico, os ácidos biliares e as enzimas digestivas (sistema alimentar e respiratório). Substâncias e processos, como as lágrimas (lacrimejamento [olho]), o cerume (ouvido) e a descamação de células cutâneas "removem" os microrganismos das mucosas, da pele e do sistema orgânico. Por fim, o muco dá nutrientes para a microbiota residente, que compete pelos recursos necessários aos microrganismos, e forma um ambiente adequado para que os leucócitos associados à mucosa fagocitem e matem os patógenos.

Camada de Muco. As mucosas do sistema alimentar e respiratório são recobertas por um muco gelatinoso protetor composto predominantemente por glicoproteínas, as mucinas, sintetizadas e secretadas pelas células caliciformes (Fig. 4-12). A camada de muco forma um sistema de barreiras que tenta:
- Impedir que os microrganismos atinjam as células-alvo.
- Aprisionar os microrganismos, para que possam ser fagocitados por macrófagos e neutrófilos da mucosa.
- Aprisionar os microrganismos, para que possam ser expostos a moléculas bacteriostáticas e bactericidas sequestradas na matriz de mucina.

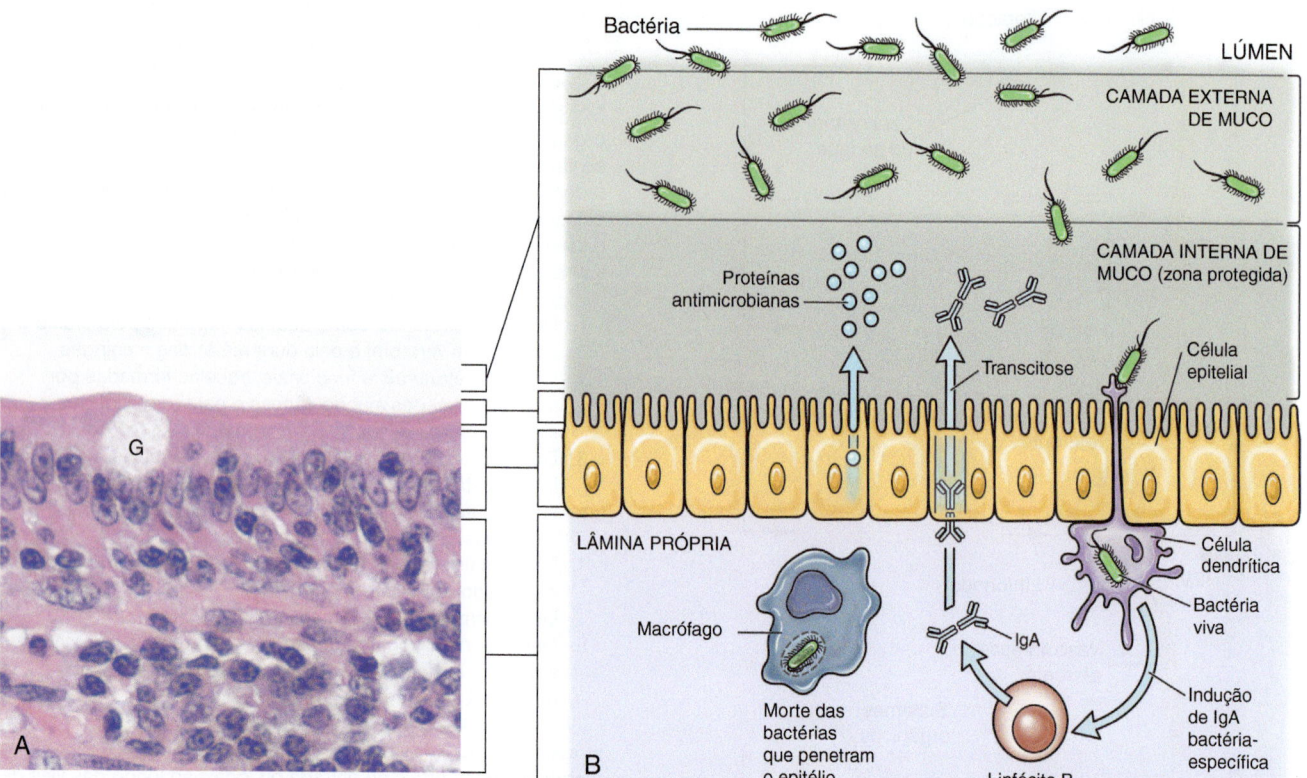

Figura 4-12 Camada de Muco da Mucosa Alimentar e Respiratória. A, A mucosa intestinal (mostrada aqui) e das vias aéreas de condução respiratória é recoberta por uma camada de muco (não visível em cortes corados por HE) secretada por células caliciformes (G). O muco recobre os microvilos ou os cílios destes sistemas. Coloração por HE. **B,** O muco possui uma camada externa, que apreende os microrganismos (infecciosos e não infecciosos) e outras partículas, e uma camada interna, onde batem os cílios e contém substâncias antimicrobianas que se difundem até a camada externa. As células dendríticas e os macrófagos e linfócitos associados à mucosa desempenham papéis extremamente importantes na prevenção de infecções de mucosa. *IgA,* Imunoglobulina A. (**A** Cortesia do Dr. J. F. Zachary, College of Veterinary Medicine, University of Illinois.)

- Facilitar a fagocitose dos microrganismos por macrófagos associados à mucosa, células dendríticas da mucosa e células M.
- Levar os antígenos microbianos para os tecidos linfoides locais, como as placas de Peyer ou o BALT e, então, para os linfonodos regionais, através da drenagem linfática aferente.

A microbiota normal, composta por bactérias, é observada na zona luminal externa da camada de muco, indicando a importância deste gel mucoso na prevenção da adesão direta destas bactérias às células epiteliais. Alterações na função das células caliciformes e na composição química do muco podem ser decorrentes da liberação de fatores bioativos de microrganismos ou ativação de células do sistema imunológico. Além disso, fatores que predispõem ao estresse, como desidratação, transporte, umidade e ventilação, combinados a mudanças climáticas, podem também alterar a função das células caliciformes e a composição química do muco, tornando a mucosa mais suscetível à infecção.

Os microrganismos usam três mecanismos para penetrar a camada de muco e acessar as células-alvo. A interação de bactérias com a camada de muco é mais conhecida do que a de outros microrganismos, principalmente vírus. Dentre estes mecanismos, incluem-se a penetração por motilidade, a digestão enzimática do muco e seu consumo como fonte de energia e a evasão da camada de muco em áreas ao redor das placas de Peyer e das células M, em que esta é ausente. O muco também dá vantagens patogênicas às bactérias, da seguinte maneira: (1) os oligossacarídeos da mucina representam uma fonte direta de carboidratos, peptídeos e nutrientes exógenos, incluindo vitaminas e sais minerais; (2) as bactérias que colonizam o muco impedem sua rápida expulsão do sistema alimentar pelo peristaltismo e (3) a adesão a moléculas específicas da mucina facilita a colonização da camada de muco por microrganismos. A mucólise

microbiana, a capacidade de degradação enzimática do muco, parece ser uma característica comum entre as bactérias (fator de virulência), permitindo o acesso a fontes de carbono e energia de disponibilidade fácil e à superfície das células epiteliais. As mucinas são classificadas como neutras e ácidas, sendo estas últimas ainda categorizadas como sulfatadas (sulfomucinas) ou não sulfatadas (sialomucinas). É provável que estas diferenças bioquímicas expliquem parte da especificidade à célula-alvo (ou seja, a localização em uma área do órgão em relação à outra) observada em algumas doenças do sistema alimentar e do sistema respiratório. A localização e a colonização de zonas específicas de muco por determinados microrganismos provavelmente dependem da expressão de moléculas de adesão únicas a tipos específicos de mucinas.

Em bovinos, por exemplo, a doença do sistema respiratório mannheimiose é causada pela bactéria *Mannheimia haemolytica*. Um de seus fatores de virulência é a neuraminidase (uma enzima glicosídeo hidrolase), que reduz a viscosidade do muco, tornando-o menos denso e mais fluido. Esta mudança melhora o acesso das bactérias às membranas celulares por meio da gravidade e do movimento browniano aleatório. Ao mesmo tempo, a neuraminidase cliva o ácido siálico presente na superfície das membranas celulares, reduzindo, assim, a carga negativa total e permitindo o contato mais próximo entre as bactérias e as membranas na camada de muco funcionalmente degradada.

Respostas Imunes Inatas e Adaptativas

As respostas imunes inatas e adaptativas são discutidas, em detalhes, nos Capítulos 3 e 5. Em resumo, a inflamação aguda (Capítulo 3) é a primeira linha de defesa contra as tentativas microbianas de colonização e replicação na mucosa, nas junções mucocutâneas e na pele (barreiras estruturais). A inflamação aguda é a resposta do tecido vascularizado destas três barreiras estruturais à lesão e/ou lise celular e ocorre quando os microrganismos tentam colonizar as células-alvo. As moléculas liberadas de células danificadas ou mortas (ou células da área, como células *natural killer* [NK], basófilos, mastócitos, eosinófilos e plaquetas) iniciam uma cascata de eventos humorais e celulares projetados para impedir ou limitar colonização por um microrganismos até o recrutamento de fagócitos para o local e a utilização de mecanismos de defesa mais eficazes. Além disso, os inflamassomos (Capítulos 3 e 5) são componentes exclusivos do sistema imune inato que detectam microrganismos e participam da ativação das respostas inflamatórias através de receptores de reconhecimento de padrão (PRRs), como as moléculas sensoras de inflamassomos. Estas estruturas ativam uma cascata de citocinas pró-inflamatórias, como a interleucina 1β (IL-1β) e a IL-18.

Na lesão celular e tecidual, a fase fluida (fase vascular) da inflamação aguda dilui, isola e mata aos microrganismos por meio de edema fluido, fibrina e fatores humorais do sistema complemento e do sistema de coagulação e outros fatores, como lactoferrina e transferrina, interferons, lisozima e IL-1. Alguns destes fatores e *debris* microbianos são quimiotáticos e recrutam neutrófilos e macrófagos (monócitos) para o local. A fase fluida dificulta a colonização e a disseminação dos microrganismos a partir do portal de entrada e os isola, para que possam, subsequentemente, ser fagocitados e mortos por neutrófilos e macrófagos (monócitos) durante a fase celular da resposta inflamatória aguda. Além disso, estes fagócitos apresentam antígenos microbianos para as células do sistema imune adaptativo, como macrófagos (monócitos), linfócitos e células dendríticas.

Os fagócitos interagem com os microrganismos por meio de interações entre ligantes e receptores que são discutidos em mais detalhes nas seções acerca de classes específicas de microrganismos, como bactérias, vírus, fungos, protozoários e príons. Em resumo, os fagócitos aderem (1) diretamente aos microrganismos, através de ligantes expressos especificamente por um microrganismo ou (2) indiretamente aos microrganismos, por meio da interação com substâncias biológicas que revestem o microrganismo durante a fase fluida da inflamação aguda. No primeiro mecanismo listado, proteínas microbianas chamadas padrões moleculares associados a patógenos (PAMPs) se ligam a PRRs (como os receptores *Toll-like* [TLRs]) que são expressos pelas membranas celulares de fagócitos associados à mucosa. PAMPs e PRRs desempenham importantes papéis na fagocitose e morte ("ativação") por fagócitos de tipos e classes específicas de microrganismos. Além disso, estes fagócitos "ativados" liberam moléculas, como as citocinas inflamatórias IL-1, IL-6 e fator de necrose tumoral (TNF)-α, que recrutam outras células fagocíticas para o local. No segundo mecanismo listado, os microrganismos são revestidos por diversas substâncias biológicas, como a imunoglobulina G (IgG), C3b do sistema complemento, poliânions e outras moléculas, durante a fase fluida de inflamação aguda. Os fagócitos apresentam receptores de membrana celular para estes ligantes e tentam fagocitar e matar estes microrganismos recobertos.

O resultado esperado da inflamação aguda é matar microrganismos e permitir a ativação ampla de uma resposta imune adaptativa eficaz. Porém, muito deste capítulo discutirá os processos usados pelos microrganismos para bloquear e escapar das respostas imunes inatas e adaptativas e completar seus ciclos de vida e causar doença em animais (Quadro 4-1).

Sistema Monócito-Macrófago

O sistema monócito-macrófago (também conhecido como sistema fagocítico mononuclear [MPS]) é discutido em detalhes no Capítulo 5. Em condições normais, os macrófagos teciduais são derivados de duas fontes: os monócitos do sangue e as células progenitoras de macrófagos teciduais que são distribuídas pelos tecidos corpóreos durante a organogênese do embrião. Os precursores de monócitos na medula óssea são capazes de formar monócitos que migram e se diferenciam em macrófagos nos tecidos. Os macrófagos teciduais são também localmente repostos, e em grande número, pela proliferação

Quadro 4-1	Mecanismos Usados pelos Microrganismos para Bloquear as Atividades de Defesa dos Fagócitos
Mecanismo Usado pelos Microrganismos	**Efeito nos Fagócitos**
Escape	Entrada em tecidos inacessíveis aos fagócitos
Comportamento clandestino	O microrganismos evita causar uma resposta inflamatória aguda (inata)
Toxina	Inibição da quimiotaxia por fagócitos
Cápsula de polissacarídeo	Bloqueio do encontro com o fagócito (impede a fagocitose)
Opsonina	Bloqueio do encontro com o fagócito (impede a fagocitose)
Moléculas do tráfego pelas membranas	Bloqueio da fusão do fagossomo ao lisossomo na célula fagocítica
Componentes da superfície ou moléculas extracelulares	Bloqueio da morte no interior do fagolisossomo
Enzima/toxina	Escape do fagossomo ou fagolisossomo e, a seguir, replicação no citoplasma
Toxina	Morte do fagócito antes ou após a fagocitose
Antioxidante	Resistência à morte por fagócitos

de células progenitoras de macrófagos teciduais. Estas duas populações de células dão origem aos macrófagos teciduais que formam a base funcional das respostas inatas e adaptativas aos microrganismos nos tecidos e nos órgãos (Capítulos 5 e 13).

Em resumo, as células do sistema monócito-macrófago são importantes na fagocitose morte de microrganismos (Fig. 4-13) e, então, na "apresentação" de antígenos microbianos para os linfócitos, as células dendríticas e outras células envolvidas na resposta imune adaptativa. As células do sistema monócito-macrófago são originárias da medula óssea e entram no sistema circulatório como monócitos do sangue. Os monócitos (e macrófagos), então, (1) podem ser recrutados nos tecidos, por meio do gradiente quimiotático, durante a inflamação aguda e se diferenciar em macrófagos (ver a seção anterior) ou células gigantes multinucleadas (macrófagos fundidos) ou (2) podem migrar para a ECM e outros tipos de tecidos de suporte nos diversos sistemas orgânicos para estabelecimento e manutenção de uma população residente de células fagocíticas. Estas últimas incluem as células (1) do pulmão (macrófagos alveolares), (2) dos sinusoides hepáticos (células de Kupffer), (3) dos linfonodos (macrófagos livres e fixos), (4) do baço (macrófagos livres e fixos), (5) da medula óssea (macrófagos fixos), (6) do tecido conjuntivo (histiócitos), (7) dos fluidos serosos (macrófagos pleurais e peritoneais), (8) da pele (histiócitos), (9) das mucosas (macrófagos associados à mucosa), (10) do cérebro (células da micróglia) e (11) dos ossos (osteoclastos) (Quadro 4-2). Os monócitos e macrófagos são também parte de uma rede sistêmica de células fagocíticas e imunológicas (linfócitos, células dendríticas) que migram pelos órgãos através do sistema circulatório e linfático. Este processo migratório é chamado *tráfego leucocitário* (Fig. 4-11) e estas células se comportam como "observadores" de microrganismos e outras estruturas, como *debris* celulares (células danificadas por microrganismos). Quando encontram microrganismos, facilitam respostas como a inflamação aguda e "apresentam" antígenos para a imunidade adaptativa, para proteger o animal contra microrganismos. Porém, alguns microrganismos adquiriram fatores de virulência que permitem sua entrada nos leucócitos em trânsito e a disseminação, protegida em seu interior, até as células-alvo em outros sistemas orgânicos. Este

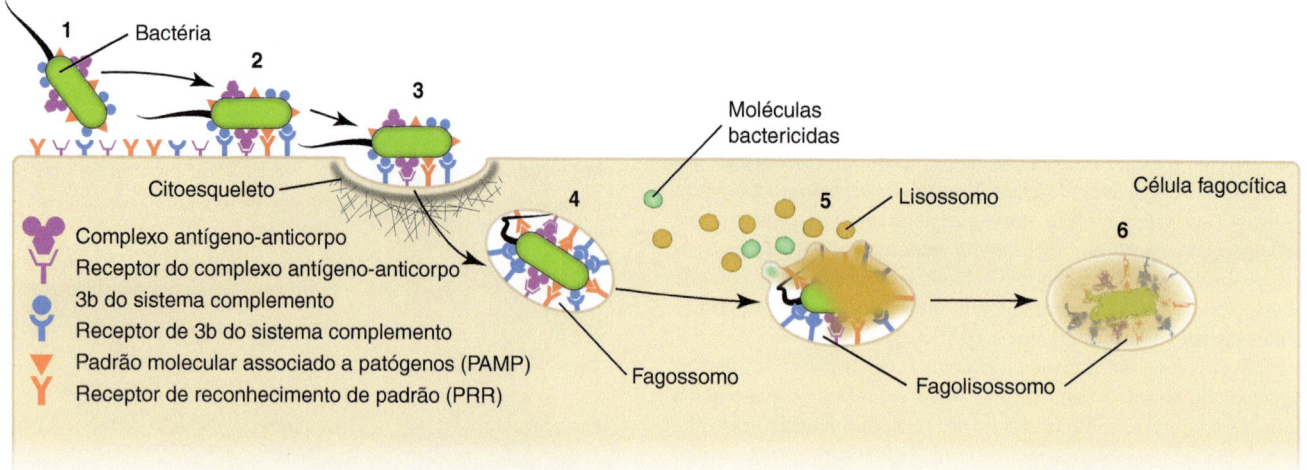

Figura 4-13 Fagocitose. *1*, Os microrganismos encontram as células fagocíticas, como os macrófagos e os neutrófilos, nos portais de entrada e na matriz extracelular dos tecidos. *2*, As superfícies de microrganismos contêm diversos ligantes, como opsoninas, C3b e padrões moleculares associados a patógenos (PAMPs), que permitem seu reconhecimento e a ligação aos fagócitos. Os fagócitos possuem receptores complementares a estes ligantes. Em caso de interação eficaz entre ligantes e receptores, o microrganismo adere firmemente à superfície do fagócito. *3*, A interação entre ligante-receptor inicia uma cascata de segundos mensageiros da membrana e de elementos do citoesqueleto (Capítulo 1), que começa um processo de internalização do microrganismo. *4*, O microrganismo é confinado ao citoplasma em um fagossomo (vacúolo fagocítico) e transportado para o interior da célula. *5*, O fagossomo se funde aos lisossomos e se transforma em um fagolisossomo. Os lisossomos contêm diversas enzimas e outras moléculas microbiostáticas e microbicidas, como espécies reativas de oxigênio e óxido nítrico. *6*, Estas moléculas são liberadas no fagossomo e matam o microrganismo. (Cortesia do Dr. J. F. Zachary, College of Veterinary Medicine, University of Illinois.)

Quadro 4-2	**Células do Sistema Monócito-Macrófago**
Tipo Celular	**Local**
Promonócito	Medula óssea
Monócito do sangue	Sistema linfático e circulatório
Célula de Kupffer	Sinusóides hepáticos
Célula mesangial	Glomérulo renal
Macrófago alveolar	Barreira ar-sangue do alvéolo pulmonar
Histiócito do tecido	Matriz extracelular, superfícies revestidas por mesotélio
Célula da micróglia	SNC
Macrófago esplênico	Polpa vermelha e branca do baço
Macrófagos teciduais (histiócito)	Cordões medulares dos linfonodos
Macrófagos associados à mucosa	Mucosas

SNC, Sistema nervoso central.

mecanismo será discutido em mais detalhes em seções posteriores e no material a respeito das doenças individualizadas.

Células Dendríticas

As células dendríticas são discutidas em detalhes nos Capítulos 3 e 5. Em resumo, as células dendríticas são células fagocíticas processadoras e apresentadoras de antígenos que são comumente encontradas entremeadas às células epiteliais das mucosas e da pele (p. ex. células de Langerhans), assim como em outros tecidos e sistemas orgânicos. Estas células desempenham um papel central no desenvolvimento de uma resposta imune adaptativa aos microrganismos. Porém, uma vez que as células dendríticas são fagocíticas e migratórias, os microrganismos também podem usá-las para completar seus ciclos de vida. Eles utilizam mecanismos similares àqueles empregados em macrófagos para infectar as células dendríticas. Uma vez infectadas, as células dendríticas podem migrar da mucosa e da pele para os tecidos linfoides locais e regionais

através dos vasos linfáticos. Os microrganismos, com suas proteínas de superfície, são capazes de se ligar a receptores expressos nos domínios apicais destas células e infectá-las, para depois sair pelo domínio basolateral por exocitose, acessando os nódulos linfoides (tecidos comumente associados às células dendríticas) e estabelecendo a infecção local em linfócitos e macrófagos. Os linfócitos e macrófagos infectados disseminam o agente através do tráfego de leucócitos, dos locais aos linfonodos regionais e, então, sistemicamente, a outros sistemas orgânicos.

Fusão Fagossomo-Lisossomo

A fusão fagossomo-lisossomo é um processo intracelular usado por fagócitos para matar os microrganismos. Os lisossomos são organelas celulares (Capítulo 1, Fig. 1-1 e Fig. 4-13) que contêm diversas enzimas e moléculas tóxicas. Os microrganismos entram células fagocíticas, através da fagocitose ou da endocitose, e são encontrados em vesículas intracelulares (fagossomos ou endossomos). Estas vesículas se fundem aos lisossomos e estes lisossomos liberam várias enzimas de degradação e moléculas tóxicas na vesícula fundida, agora chamada fagolisossomo, para matar o microrganismo. Os microrganismos possuem fatores de virulência que bloqueiam a fusão fagossomo-lisossomo ou, caso esta ocorra, neutralizam os efeitos das moléculas tóxicas liberadas pelos lisossomos, permitindo que colonizem células e tecidos, se repliquem e completem seus ciclos de vida (Fig. 4-14). Exemplos destes mecanismos são discutidos na seção sobre a doença de Johne (*Mycobacterium avium* subsp. *paratuberculosis*) e em outras doenças neste capítulo.

Resistência Genética dos Animais às Doenças Infecciosas

A resistência dos animais à doença depende da interação eficaz de muitos componentes estruturais e funcionais (fisiológicos) do corpo, incluindo as barreiras cutâneas e mucosas e o sistema imune, respectivamente. Diferentes redes de genes desempenham papéis importantes nas atividades estruturais e funcionais do organismo. Estes genes controlam o desenvolvimento, a maturação e a manutenção das células epiteliais, do muco e dos tecidos de sustentação da ECM, como o colágeno, que formam sistemas de barreira. Além disso, também controlam atividades estruturais similares de diversas linhagens celulares do sistema imune

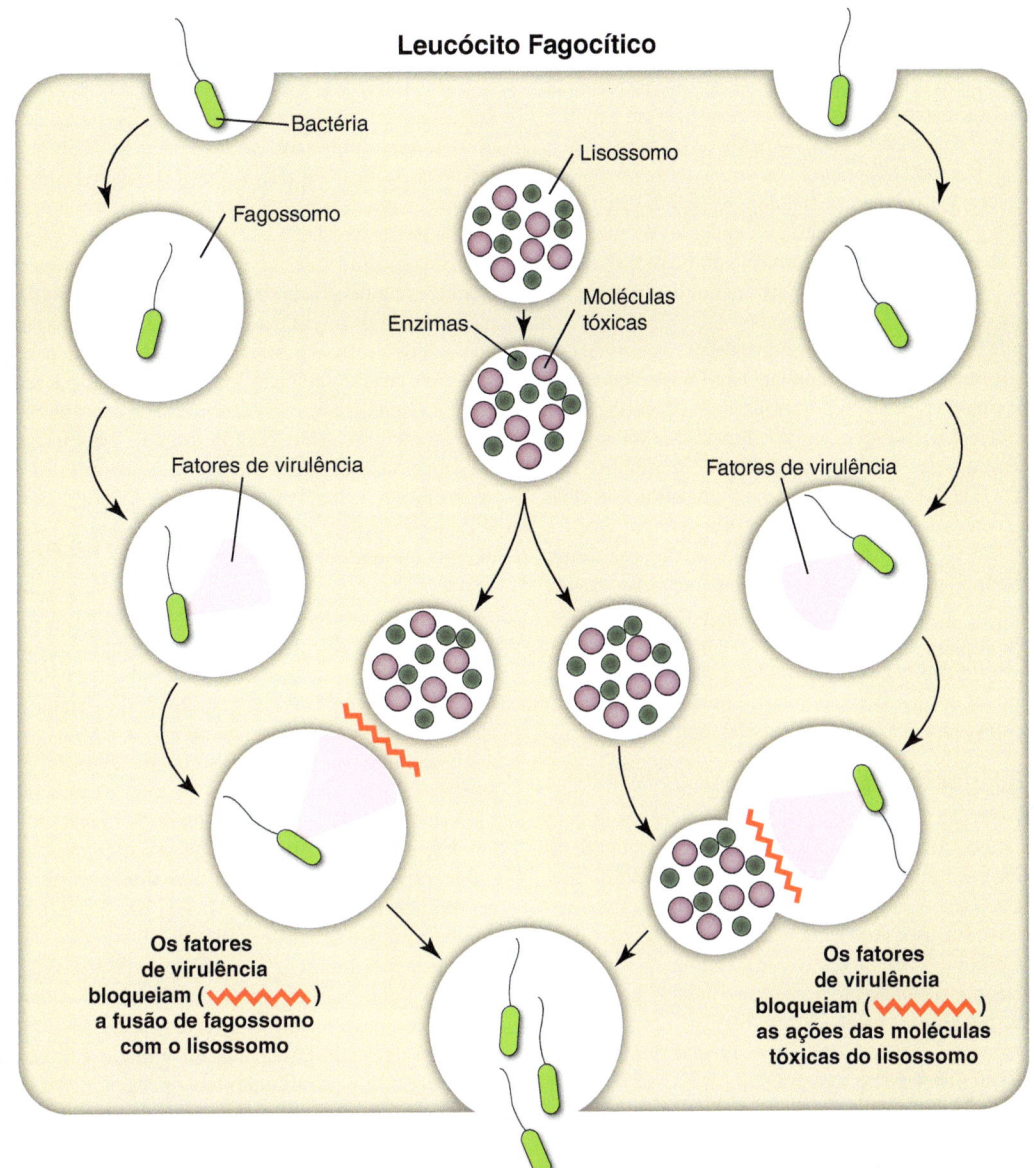

Figura 4-14 Os Fatores de Virulência Bloqueiam as Ações dos Lisossomos nos Fagócitos. Os microrganismos entram nos leucócitos, como macrófagos, através da fagocitose e são protegidos em vesículas intracelulares (fagossomos). Como mecanismo de defesa, os leucócitos possuem lisossomos que se fundem aos fagossomos e liberam uma gama de enzimas de degradação e moléculas tóxicas na vesícula fundida, agora chamada fagolisossomo, para matar o microrganismo. Os microrganismos apresentam fatores de virulência que bloqueiam a fusão fagossomo-lisossomo ou, se houver fusão, neutralizam os efeitos das moléculas tóxicas liberadas pelos lisossomos, permitindo que os microrganismos colonizem as células e os tecidos, se repliquem e completem seus ciclos de vida. (Cortesia do Dr. J. F. Zachary, College of Veterinary Medicine, University of Illinois.)

inato e do sistema imune adaptativo, como linfócitos T, macrófagos, neutrófilos e células dendríticas, e a expressão de proteínas que formam os receptores de reconhecimento de proteínas que formam os PRRs nas membranas destas células (Capítulo 5). Estes receptores reconhecem PAMPs expressos por microrganismos e são discutidos, em detalhes, nos Capítulos 3 e 5. Os genes também são importantes em processos funcionais das células, incluindo adesão, quimiotaxia, fagocitose, fusão fagossomo-lisossomo, morte intracelular de microrganismos e processamento de antígenos (Capítulos 3 e 5) envolvidos nas respostas inatas e adaptativas do sistema imune. Assim, a resistência genética a doenças infecciosas é um traço poligênico regulado principalmente pelo sistema imune e suas interações com sistemas de barreira e fatores ambientais, como as condições climáticas e o estado nutricional.

Nos animais, a genética da resistência a doenças é mais associada ao complexo de histocompatibilidade principal (MHC), um grupo de genes fortemente ligados que codifica as proteínas envolvidas nas respostas imunológicas. Em bovinos, esta região genética recebeu o nome

abreviado *BoLA*, e regiões similares foram identificadas em outras espécies animais. Poucos genes específicos ou marcadores genéticos relacionados com a resistência a doenças foram identificados em animais domésticos; no entanto, os genes envolvidos no processamento de antígenos parecem ser importantes na resistência a doenças infecciosas.

Doenças Relacionadas com os Sistemas de Barreira

Os sistemas de barreira mais comumente envolvidos nas doenças infecciosas de animais são a mucosa do trato alimentar e respiratório e a pele e foram anteriormente discutidos. Além disso, as mucosas da conjuntiva e do sistema urinário e a pele do ouvido também atuam como uma barreira a microrganismos. Estes sistemas e suas barreiras físicas se desenvolvem embriologicamente sob estrito controle genético e, quando maduros, são funcionalmente mantidos, regulados e reparados por meio de processos dependentes da transcrição e tradução de genes. Alterações estruturais e/ou funcionais destas barreiras podem tornar os animais mais suscetíveis aos microrganismos.

Um exemplo de doença genética que predispõe os animais a infecções e se deve a uma alteração no desenvolvimento da estrutura básica da barreira é a epiteliogênese imperfeita. A epiteliogênese imperfeita é uma doença autossômica recessiva hereditária observada em equinos, bovinos e suínos jovens, caracterizada pela perda de epitélio na pele e na mucosa da cavidade oral e da língua, provavelmente provocada por alterações na placa sub-basal e seus hemidesmossomos e laminina 5 (Capítulo 17). A perda de pele ou mucosa expõe os tecidos vascularizados da ECM subjacente à contaminação ambiental por fezes e outros materiais, permitindo o acesso de patógenos bacterianos aos tecidos matriciais e aos leitos capilares.

Um exemplo de doença genética que predispõe os animais ao desenvolvimento de infecções por uma alteração na função da barreira é discinesia ciliar primária de cães. A discinesia ciliar primária parece ser uma doença autossômica recessiva hereditária de cães jovens, embora a existência de uma mutação autossômica dominante não tenha sido excluída. Esta doença é provocada por uma disfunção ciliar atribuída à imobilidade ou discinesia dos cílios, causada por defeitos nas proteínas dos braços externos e/ou internos de dineína destas estruturas, que conferem sua capacidade de movimentação. Isto resulta na disfunção do aparato mucociliar e à retenção de microrganismos no sistema respiratório, provocando bronquite e pneumonia bacteriana. Outros exemplos de alterações genéticas nas barreiras que aumentam a suscetibilidade dos animais a doenças infecciosas são discutidos nos capítulos deste livro acerca dos diversos sistemas orgânicos.

Doenças da Resposta Imune Inata

O sistema imune inato (ou seja, inflamação aguda) confere aos animais uma defesa imediata contra microrganismos e é discutido, em detalhes, nos Capítulos 3 e 5 e nas seções anteriores deste capítulo. Em resumo, este sistema envolve o primeiro encontro dos microrganismos com as mucosas, junções mucocutâneas e da pele no portal de entrada. É, em essência, a inflamação aguda e (1) os mediadores celulares e químicos associados ao processo, como células fagocíticas, como macrófagos, neutrófilos e células dendríticas; (2) as células efetoras, como linfócitos T e mastócitos; (3) os mediadores químicos do sistema complemento; e (4) o sistema vascular. O objetivo da inflamação aguda é a diluição e o isolamento de microrganismos no fluido e na fibrina presentes no edema, sua fagocitose e morte e, por fim, o processamento e a apresentação de seus antígenos às células efetoras de resposta imune adaptativa. Quando células epiteliais, células endoteliais ou macrófagos mucosos ou cutâneos dos sistemas de barreira são danificados ou infectados por microrganismos, liberam grandes quantidades de citocinas nos tecidos adjacentes. Estas citocinas recrutam, por quimiotaxia, as células inflamatórias dos capilares de tecidos vascularizados da ECM e provocam vasodilatação e aumento da permeabilidade destes vasos sanguíneos (ou seja, causam edema, composto por fluido e fibrina). As células inflamatórias também liberam citocinas e outros mediadores químicos que recrutam outras células inflamatórias, ativam a cascata do sistema complemento para identificar bactérias e matar microrganismos, promovem a fagocitose de células mortas e microrganismos por células fagocitárias e ativam o sistema imune adaptativo através do processamento de antígenos e sua apresentação a células do sistema imunológico, como linfócitos T e B. As células fagocíticas e efetoras da resposta inflamatória aguda são recrutadas dos capilares e migram pelo gradiente quimiotático formado por mediadores químicos e moléculas liberadas pelos microrganismos até o foco inflamatório. Nos focos inflamatórios, estas células expressam receptores TLRs, também conhecidos como *receptores de reconhecimento de padrão* (PRRs), que reconhecem moléculas, presentes nos agentes infecciosos, denominadas PAMPs (Capítulos 3 e 5). Estas células também expressam receptores de interleucina 1 (IL-1), que atuam com os PRRs para iniciar e manter a resposta imunológica inata através da fagocitose.

As doenças genéticas podem afetar todas as etapas envolvidas na resposta imunológica inata, como anteriormente resumido, do primeiro reconhecimento de microrganismos à sua fagocitose e morte, e são discutidas em muitos capítulos deste livro. Exemplos de doenças genéticas do sistema imune inato que predispõem os animais ao desenvolvimento de doenças infecciosas, mais comumente doenças bacterianas, são as deficiências de adesão leucocitária e as síndromes granulocitopáticas. A deficiência de adesão leucocitária ocorre em cães e bovinos e é herdada de modo autossômico recessivo. Esta doença é caracterizada por alterações na cascata de adesão leucocitária (Capítulo 3) por deficiência ou disfunção de integrinas e selectinas, resultando na incapacidade de adesão dos neutrófilos às células endoteliais da parede dos vasos sanguíneos e sua migração aos locais de infecção bacteriana. A síndrome granulocitopática é observada em cães e bovinos e é herdada de modo autossômico recessivo. Esta síndrome é caracterizada por alterações na capacidade de morte de bactérias no interior de fagossomos de neutrófilos e é associada a menores concentrações de nicotinamida adenina dinucleotídeo fosfato (NADPH) que podem ser decorrentes de uma anomalia metabólica no *shunt* de hexose monofosfato. Esta deficiência pode reduzir as concentrações de peróxido de hidrogênio no fagossomo-lisossomo e a capacidade bactericida dos neutrófilos. O processo de fagocitose geralmente é normal. Os animais acometidos apresentam menor expectativa de vida, doença febril prolongada, dermatite, úlceras orais, linfadenite e má cicatrização, que podem ser atribuídas a infecções bacterianas não resolvidas e repetidas.

As doenças genéticas do sistema imune inato podem também ser provocadas por falhas no desenvolvimento e no amadurecimento corretos dos leucócitos na medula óssea. A hematopoiese cíclica ocorre em cães e é herdada de modo autossômico recessivo. Esta doença é provocada por uma anomalia nas células-tronco da medula óssea, gerando declínios periódicos, a cada 10 a 12 dias, nas concentrações de neutrófilos, seguidos por hiperplasia e retorno à normalidade. As concentrações anormais de metabólitos de purina e pirimidina encontradas nas células-tronco acometidas sugerem que um desarranjo no metabolismo destas duas moléculas pode ser a causa desta doença genética. Isto aumenta a suscetibilidade a infecções bacterianas, frequentemente provocando febre periódica, dor articular ou outros sinais relacionados com infecções oculares, respiratórias ou cutâneas. Outros exemplos de alterações genéticas da resposta imunológica inata que aumentam a suscetibilidade a doenças infecciosas são discutidos nos capítulos deste livro referentes aos sistemas orgânicos.

Doenças da Resposta Imune Adaptativa

As doenças genéticas da resposta imune adaptativa são aquelas em que os animais acometidos não são capazes de gerar respostas imunológicas antígeno-específicas (Capítulo 5). Tais doenças genéticas são bastante associadas aos genes que regulam a expressão do MHC, especialmente os envolvidos no processamento e na apresentação de antígenos. Exemplos deste tipo de doença são a agamaglobulinemia (uma imunodeficiência de linfócitos B) e a imunodeficiência grave combinada (uma imunodeficiência de linfócitos T e B). Existem também imunodeficiências relacionadas com linfócitos T, macrófagos e sistema complemento, mas estas enfermidades não serão discutidas aqui. A agamaglobulinemia é herdada de modo recessivo e ligada ao cromossomo X e, assim, é uma doença de potros jovens. É provável que a agamaglobulinemia seja causada por uma disfunção da tirosina quinase citoplasmática, que bloqueia a diferenciação de linhagens de linfócitos B e resulta na ausência quase completa destas células e de plasmócitos. Clinicamente, este tipo de imunodeficiência faz com que os potros apresentem doenças bacterianas crônicas, com desenvolvimento de pneumonia, enterite, dermatite, artrite e laminite. A imunodeficiência grave combinada é observada em cães e equinos árabes e é herdada de forma autossômica recessiva. Em cães, esta doença também foi associada ao cromossomo X. Os animais acometidos não produzem anticorpos após infecções ou imunizações devido à ausência de linfócitos B; os linfócitos T estão ausentes ou não são funcionais. Esta doença genética ocorre quando os precursores de linfócitos não se diferenciam em linfócitos T ou B maduros, provavelmente devido a mutações nos genes que ativam a recombinase ou que codificam a proteína quinase dependente de DNA; é possível também que a imunodeficiência grave combinada se deva à incapacidade de transdução de sinal em decorrência de defeitos nos receptores celulares de interleucina. Outros exemplos de alterações genéticas da resposta imune adaptativa que aumentam a suscetibilidade a doenças infecciosas são discutidos nos capítulos referentes aos sistemas orgânicos deste livro.

Doenças Bacterianas

Patogenicidade

A patogenicidade (ou seja, a capacidade de causar doença) de uma bactéria é regulada por seus fatores de virulência. Em resumo, eles são usados pelos microrganismos para matar células fagocíticas, bloquear a fagocitose, escapar da fusão com lisossomos e da morte microbiana no interior dos fagócitos e aumentar sua replicação nestas células. Os fatores de virulência são moléculas, geralmente glicoproteínas ou glicolipídios, derivadas de genes bacterianos. Sua expressão estabelece os processos usados pelas bactérias para colonizar a mucosa, infectar células, crescer, se replicar e provocar a lise celular.

Dentre as importantes ações dos fatores de virulência e das substâncias biológicas com as quais interagem, incluem-se as seguintes:

- Produção de toxinas bacterianas que matam os fagócitos.
- Síntese de proteínas bacterianas que impedem a fagocitose por bloqueio da interação das opsoninas com os fagossomos.
- Síntese da cápsula bacteriana, que pode bloquear o contato com os microrganismos e impedir a fagocitose.
- Inibição de fusão do fagossomo que contém microrganismos com lisossomos.
- Facilitar o escape do microrganismo para o citoplasma antes que seja morto no fagolisossomo.
- Produção de antioxidantes bacterianos (ou seja, catalases) que bloqueiam a morte em fagolisossomos.

A interação entre um animal e um patógeno bacteriano é bidirecional, onde ambos influenciam as atividades e as funções do outro. O resultado desta interação depende da virulência (ou seja, dos fatores de virulência) do patógeno e da resistência ou suscetibilidade (ou seja, dos genes) do animal. A resistência ou suscetibilidade à doença em animais saudáveis é derivada (1) das defesas inatas, como as barreiras celulares e de muco, a inflamação aguda (incluindo a fagocitose por neutrófilos), o sistema monócito-macrófago (fagocitose) e a microbiota normal e (2) das defesas adaptativas dadas pelo sistema imune, como a imunidade passiva conferida pelo colostro e a imunidade ativa dependente de linfócitos T e B. De modo geral, a patogenicidade bacteriana é determinada por duas características: (1) sua capacidade de colonizar as células e (2) sua capacidade de produzir toxinas e danificar células e os tecidos da ECM, como o colágeno. Para colonizar as células, as bactérias empregam mecanismos como adesão, multiplicação, colonização, invasão tissular e escape dos mecanismos de defesa do hospedeiro. Para danificar as células com toxinas, os microrganismos usam mecanismos como a citólise e a invasão de tecidos vascularizados da ECM (local ou sistemicamente), que são estimuladas por exotoxinas (bactérias Gram-positivas) e endotoxinas (bactérias Gram-negativas) bacterianas. Os fatores de virulência determinam a soma das características que permitem que as bactérias provoquem a doença e, assim, formam o perfil ou "impressão digital" de patogenicidade de cada bactéria.

Fatores de Virulência

Os fatores de virulência bacterianos são moléculas que influenciam as interações entre as bactérias e as células e/ou substâncias-alvo, incluindo eventos como a adesão a membranas celulares, a colonização e a invasão da pele ou das mucosas, a entrada na célula por endocitose ou fagocitose, o crescimento, a replicação e outros processos metabólicos, a disseminação local, regional e sistêmica e a lesão e/ou lise celular (Fig. 4-15; Tabela 4-1). Além disso, inibem respostas imunes inatas e adaptativas e permitem que a bactéria escape dos mecanismos de defesa e também se prolifere em ambientes hostis. Os fatores de virulência bacteriana atuam como proteases, lipases, desoxirribonucleases (DNases), toxinas, mediadores fisiológicos (inibidores ou estimuladores), agentes líticos, fatores de adesão, biofilmes, cápsulas bacterianas compostas por carboidratos e fatores antifagocíticos (Tabela 4-1). A virulência bacteriana é determinada, em parte, pelo tipo e pelo número de fatores expressos pela bactéria para completar seu ciclo de vida em um animal. De modo geral, os fatores de virulência são codificados por mais de um gene bacteriano. Outras coisas que podem influenciar indiretamente o sucesso destes fatores de virulência são fatores de estresse físico e ambiental, como o clima, o acesso a alimento e água e o manejo (transporte) ou as condições de alojamento (ventilação, umidade ou superpopulação).

Primeiros Encontros nos Portais de Entrada

Antes de infectar as células epiteliais nas mucosas (à exceção das áreas com células M), as bactérias devem penetrar a camada de muco da barreira para chegar até elas. Durante sua migração pela camada de muco, as bactérias podem ser fagocitadas por macrófagos e células dendríticas. Como estes fagócitos contendo bactérias migram, interagem com células epiteliais, fagocitóticas e imunológicas na lâmina própria e na submucosa, na ECM e nas células endoteliais. Estas interações permitem que as bactérias, caso "escapem" dos fagócitos, interajam com todos estes tipos celulares e infectem aqueles necessários para completar seus ciclos de vidas. No entanto, em muitas doenças, não se sabe exatamente como as bactérias invadem ou penetram a camada de muco e acessam as células epiteliais da mucosa (células-alvo). É provável que diversos mecanismos, alguns regulados por fatores de virulência, sejam usados para chegar às células epiteliais da mucosa, incluindo (1) motilidade, (2) digestão e consumo da camada de muco e (3) descoberta aleatória de uma área da mucosa que não apresenta camada de muco. No sistema alimentar, por exemplo, algumas bactérias, como a espiroquetas, são móveis e podem penetrar a camada de muco e chegar às células-alvo. Outras bactérias, como *Clostridium septicum*, digerem a camada de muco com enzimas e, então, consomem oligossacarídeos, como *N*-acetilglicosamina, galactose e *N*-acetilgalactosamina, presentes na camada de muco como fonte de carbono durante intensos períodos de replicação. Por fim, algumas bactérias usam as células M para acessar as células-alvo; estas células não são recobertas por muco e suas membranas e receptores estão disponíveis para a passagem dos microrganismos.

Adesão, Colonização, Toxigênese e Invasividade

A adesão, a colonização, a toxigênese e a invasividade são processos que ocorrem nos primeiros encontros entre as bactérias e as células da mucosa/pele nos portais de entrada.

- **Adesão bacteriana** — o processo de adesão das bactérias às células, tecido e substâncias biológicas.
- **Colonização bacteriana** — a adesão, a multiplicação e o estabelecimento de bactérias no portal de entrada.
- **Toxigênese bacteriana** — a capacidade bacteriana de produção de toxinas.
- **Invasividade bacteriana** — a capacidade bacteriana de invasão dos tecidos.

Estes processos, facilitados por fatores de virulência bacteriana, são também afetados por outros elementos que agem de forma indireta para minimizar as ações dos mecanismos de defesa do animal ao permitir a resistência a antibióticos, estimulando as propriedades antifagocíticas e enfraquecendo ou inibindo as respostas imunes.

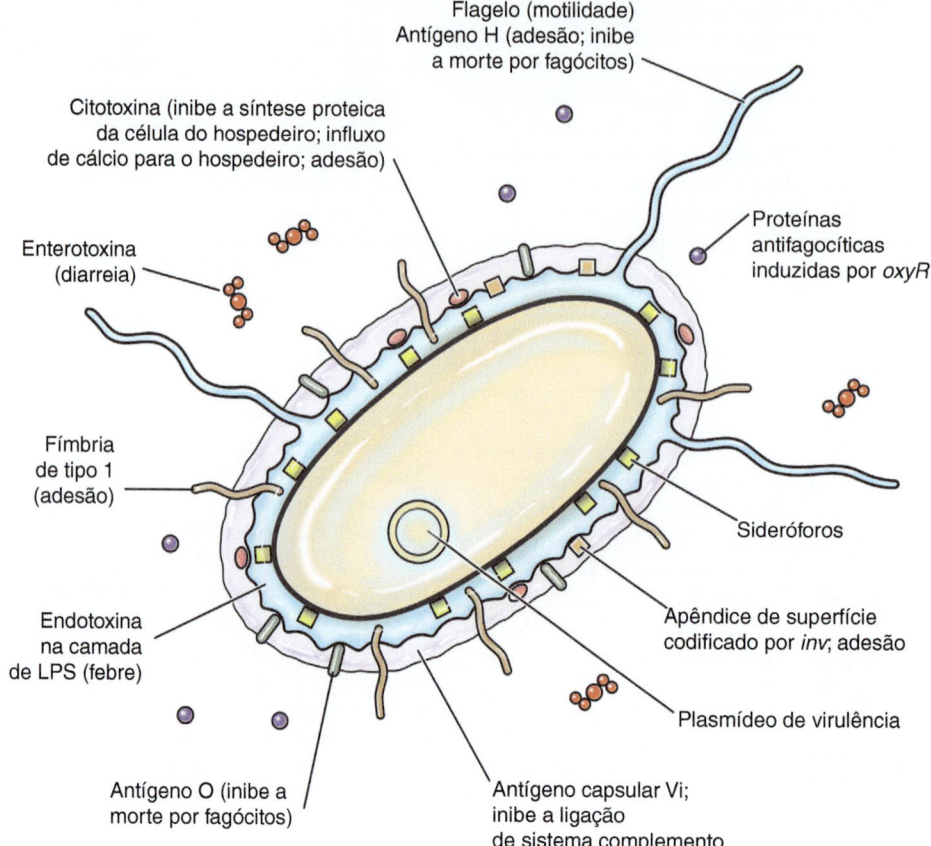

Flagelo (motilidade)
Antígeno H (adesão; inibe
a morte por fagócitos)

Citotoxina (inibe a síntese proteica
da célula do hospedeiro; influxo
de cálcio para o hospedeiro; adesão)

Proteínas
antifagocíticas
induzidas por *oxyR*

Enterotoxina
(diarreia)

Fímbria
de tipo 1
(adesão)

Sideróforos

Endotoxina
na camada
de LPS (febre)

Apêndice de superfície
codificado por *inv*; adesão

Plasmídeo de virulência

Antígeno O (inibe a
morte por fagócitos)

Antígeno capsular Vi;
inibe a ligação
de sistema complemento

Figura 4-15 Fatores de Virulência Usados pelas Bactérias para Causar Doença. *LPS,* Lipopolissacarídeo.

Tabela 4-1	Exemplos de Fatores de Virulência e Suas Ações Biológicas
Fator(es) de virulência	**Ação**
Adesinas	Ligam-se aos receptor(es) nas membranas celulares ou substâncias como muco, mucinas ou proteínas da ECM; também facilitam a entrada na célula por endocitose/fagocitose
Invasinas	Disseminam-se pelas membranas celulares, células ou tecidos através de interações entre ligantes e receptores, causam disfunção e lise celular ou degradação da ECM
Endotoxinas (lipopolissacarídeos)	Estimulam a síntese de citocinas pró-inflamatórias e óxido nítrico por macrófagos e células endoteliais; causam disfunção e lise celular
Exotoxinas	Inibem as vias bioquímicas na célula
Excitotoxinas	Causam disfunção e lise de neurônios e outros tipos celulares
Micotoxinas	Causam disfunção e lise celular
Imunoglobulina (Ig) proteases	Degradam as imunoglobulinas usadas nos mecanismos de defesa imune adaptativa
Hemolisinas	Causam lise celular
Lipases	Degradam os lipídios das células (membranas celulares) e prejudicam o metabolismo destas moléculas
Hialuronidases	Degradam a hialuronana (ácido hialurônico) na ECM de mucosas, pele, tecido conjuntivo e tecido nervoso; algumas bactérias usam a hialuronana como fonte de carbono para seu crescimento e replicação; outras bactérias podem usar a hialuronidase para se disseminarem pelos sistemas de barreira e pela ECM
Colagenases	Degradam fibras de colágeno da ECM, principalmente em tecidos musculares
Neuraminidases	Degradam o ácido neuramínico (ácido siálico) das células e membranas celulares; a neuraminidase viral é usada pelo vírus da influenza para escapar das células-alvo através do brotamento pela membrana celular
Hemaglutininas	Proteínas de adesão localizadas na superfície do vírus da influenza que facilitam a adesão à membrana celular e a entrada em células-alvo
Quinases	Digerem a fibrina e impedem a coagulação de sangue necessária ao isolamento das bactérias do restante do organismo
Lecitinases	Provocam a formação de orifícios nas membranas celulares ou a destruição destas estruturas
Fosfolipases	Provocam a formação de orifícios nas membranas celulares ou a destruição destas estruturas

ECM, Matriz extracelular.

PILI OU FÍMBRIAS   ADESINAS AFÍMBRIAS

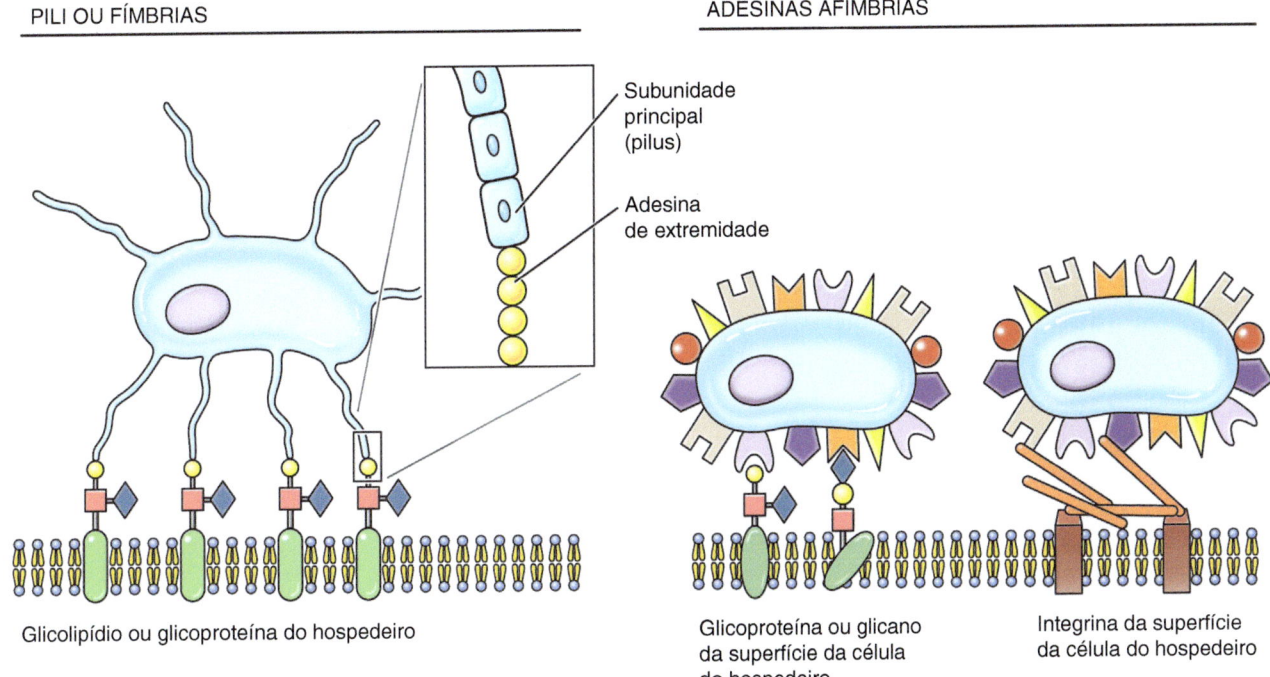

Subunidade
principal
(pilus)

Adesina
de extremidade

Glicolipídio ou glicoproteína do hospedeiro

Glicoproteína ou glicano
da superfície da célula
do hospedeiro

Integrina da superfície
da célula do hospedeiro

Figura 4-16 Adesinas Fímbrias (Pili) e Afímbrias. Estas estruturas são usadas pelos microrganismos para adesão e ligação a receptores proteicos das membranas das células-alvo (principalmente células epiteliais da mucosa) ou moléculas da camada de muco ou da matriz extracelular vascularizada dos tecidos (conjuntivos).

Os fatores de virulência, derivados de proteínas da membrana bacteriana, cápsulas de polissacarídeos, proteínas secretadas, parede celular, componentes externos da membrana e diversas outras proteínas bacterianas, auxiliam estes microrganismos na adesão, colonização e invasão do epitélio nos portais de entrada (a toxigênese será discutida na próxima seção). Porém, uma vez que as células epiteliais da pele e das mucosas são continuamente substituídas (vida média de ≈ 48 horas) e estes sistemas apresentam mecanismos de defesa, como peristaltismo, ondulações mucociliares unidirecionais e micção, as bactérias devem ser capazes de aderir, colonizar (replicar) e/ou invadir estas células epiteliais para evitar sua remoção. A adesão ocorre quando proteínas da membrana das bactérias, denominadas *adesinas* (um termo amplo), se ligam a receptores presentes nas membranas celulares das mucosas e da pele. A adesão é uma clássica interação ligante-receptor; a proteína presente na bactéria se liga ao receptor na célula-alvo. Algumas bactérias expressam adesinas, como moléculas de adesão à matriz microbiana e reconhecimento da superfície celular, que ligam a bactéria à superfície da célula. Outras bactérias utilizam extensões de suas membranas celulares, denominadas *fímbrias* ou *pili*, que se ligam às células animais. As fímbrias e pili possuem adesinas, como as proteínas associadas aos pili, os antígenos das fímbrias ou as adesinas das fímbrias, que se ligam a receptores presentes nos microvilos do glicocálice ou na camada de muco (Fig. 4-16). As fímbrias e os pili podem também inibir a fagocitose. A *Escherichia coli* uropatogênica e enterotóxica, por exemplo, que provoca infecções no trato urinário e diarreia em animais, expressa adesinas das fímbrias (tipo I, P e S/F1C) e dos pili (K99), respectivamente. No trato urinário, a fímbria P é uma adesina importante e permite que a bactéria se prenda ao epitélio de transição (mucosa) da bexiga e cause a doença conhecida como urocistite necroemorrágica aguda. Posteriormente, outros fatores de virulência, como α-hemolisina e o fator citotóxico necrótico de tipo 1, provocam necrose e hemorragia. No intestino delgado, a adesina K99 dos pili permite que a *E. coli* se fixe aos enterócitos e reduza sua perda numérica provocada pelo peristaltismo. Quando grandes números de *E. coli* estão aderidos ao intestino delgado, há produção de outros fatores de virulência, como a enterotoxina, que age diretamente sobre os enterócitos, provocando diarreia.

É provável que as interações entre ligantes e receptores sejam comuns na maioria das doenças bacterianas; porém, em muitas doenças veterinárias, ligantes bacterianos específicos e seus receptores nas células-alvo não foram identificados. A adesão de quantidades suficientes de bactérias em um portal de entrada adequado dá início ao primeiro estágio da infecção bacteriana, chamado *colonização*. Após a colonização, as bactérias produzem outros grupos de fatores de virulência, denominados invasinas ou fatores de disseminação. Dentre estes fatores, incluem-se a hialuronidase, a colagenase, as quinases, a lecitinase e a fosfolipase, que degradam os sistemas de barreira formados pela mucosa (camada de muco) e pela pele, os complexos juncionais celulares e as moléculas da ECM, como o colágeno. Além disso, outros fatores de virulência que danificam e/ou matam células incluem as proteases e lipases, as DNases, que degradam o DNA e as hemolisinas, que destroem células como as hemácias. A invasividade e as invasinas permitem a rápida disseminação das bactérias nos espaços intercelulares e as protegem em áreas seguras, como a lâmina própria isolada de ambientes desfavoráveis do hospedeiro ou moléculas de defesa derivadas do hospedeiro. O *Clostridium chauvoei*, a bactéria responsável pelo carbúnculo em bovinos, por exemplo, sintetiza lecitinases e fosfolipases suficientes para provocar orifícios nas membranas celulares da musculatura esquelética e causar morte de miócitos e células endoteliais. A *Listeria monocytogenes*, o agente etiológico da listeriose no sistema nervoso de bovinos, produz invasinas que induzem a endocitose da bactéria para colonização microbiana, por atuar nos filamentos de actina das células do hospedeiro. Outras proteínas bacterianas, como componentes da superfície e cápsulas de polissacarídeo, são fatores de virulência que permitem que as bactérias escapem à fagocitose e ao reconhecimento por células do sistema imune inato e/ou adaptativo. Tais proteínas interrompem ou bloqueiam uma ou mais das etapas usadas por neutrófilos, monócitos ou macrófagos durante o processo de fagocitose, como o contato inicial, o engolfamento, a formação de fagossomos, a fusão do fagossomo ao lisossomo e a morte e digestão.

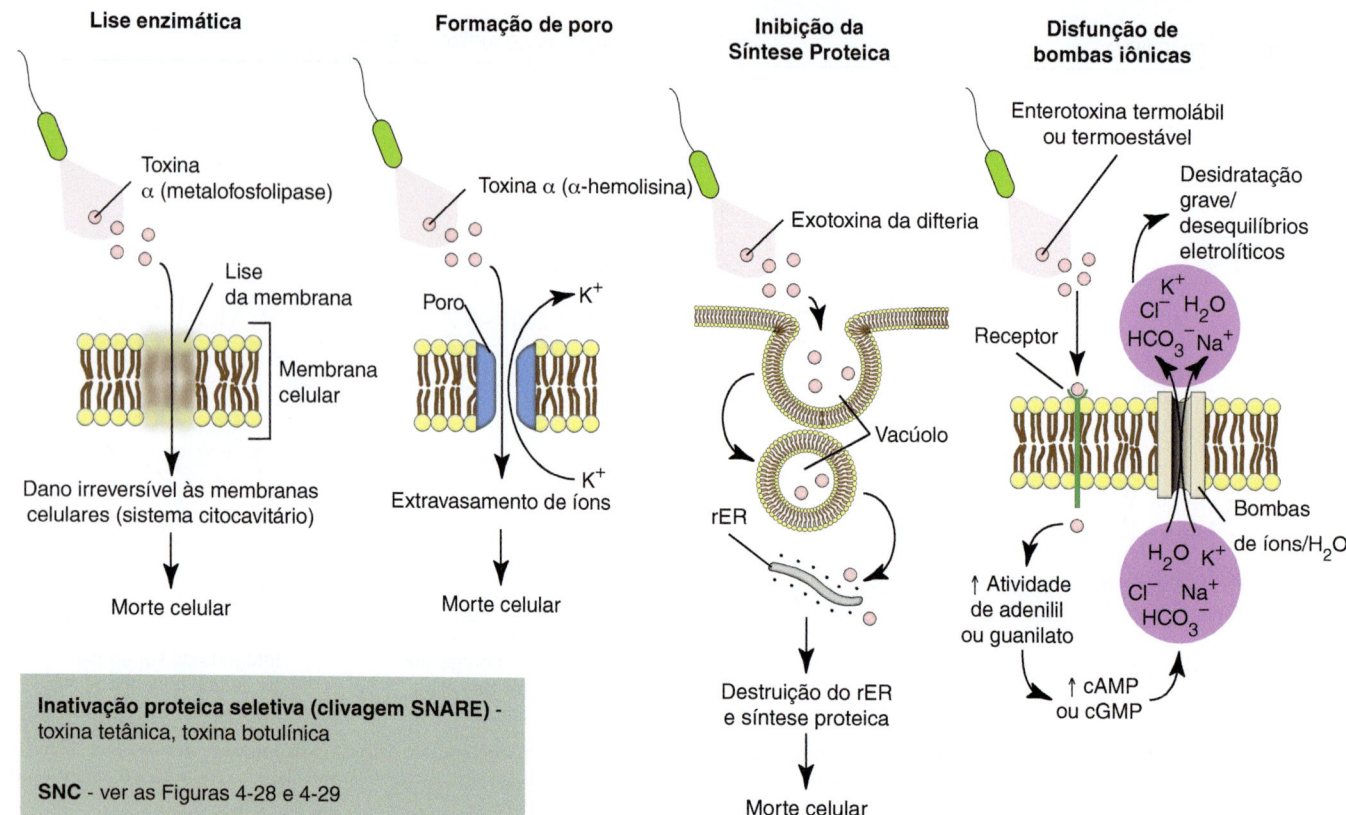

Figura 4-17 **Ações de Toxinas Bacterianas (Fatores de Virulência) sobre a Estrutura e a Função de Células-alvo** (Fig. 4-6). Exemplos de tais toxinas em animais incluem as seguintes (ver mais detalhes no texto): **lise enzimática:** miosite por clostrídios em equinos (edema maligno; gangrena gasosa) — toxina α de *Clostridium perfringens*; **formação de poro:** piodermite superficial cutânea em cães — toxina α de *Staphylococcus aureus*; **inibição da síntese proteica:** linfadenite caseosa em ruminantes — toxina similar à diftérica de *Corynebacterium pseudotuberculosis*; **disfunção de bombas iônicas:** enterite enterotoxigênica em todas as espécies de animais domésticos — enterotoxinas termolábeis e termoestáveis de *Escherichia coli*; **inativação proteica seletiva (clivagem de SNARE):** tétano em equinos — tetanoespasmina de *Clostridium tetani* (neurotoxina); botulismo em equinos — neurotoxina de *Clostridium botulinum*. *cAMP*, Monofosfato cíclico de adenosina; *cGMP*, monofosfato cíclico de guanosina; *rER*, retículo endoplasmático rugoso; *SNARE*, receptor da proteína de ligação solúvel sensível a *N*-etilmaleimida. (Cortesia do Dr. J. F. Zachary, College of Veterinary Medicine, University of Illinois.)

O *Streptococcus pyogenes*, responsável pela mastite bovina, por exemplo, utiliza a proteína M e sua cápsula de ácido hialurônico para inibir a fagocitose e esta mesma cápsula para escapar do reconhecimento pelo sistema imune. Por fim, algumas bactérias apresentam fatores de virulência que são proteases de imunoglobulina. Estas proteases degradam as imunoglobulinas que participam das respostas imunes adaptativas e, assim, reduzem os mecanismos de defesa.

Toxigênese (Toxinas)

Determinados fatores de virulência são toxinas, como as exotoxinas, o ácido lipoteicoico e as endotoxinas (lipopolissacarídeo [LPS]). As exotoxinas são secretadas por bactérias Gram-positivas viáveis; o ácido lipoteicoico é liberado por bactérias Gram-positivas mortas (ou seja, bacteriólise por moléculas e antibióticos bactericidas); e as endotoxinas são liberadas por bactérias Gram-negativas mortas (ou seja, *turnover* bacteriano normal, bacteriólise por moléculas e antibióticos bactericidas). Estas toxinas ativam diversas cascatas bioquímicas envolvidas em sistemas da membrana celular e organelas, levando à disfunção e/ou morte celular (Fig. 4-17; Quadro 4-3). Estas moléculas são expressas por bactérias Gram-negativas e Gram-positivas (Fig. 4-18) e danificam e/ou matam as células e alteram suas proteínas da ECM, como o colágeno. Estruturalmente, estas ações permitem a colonização e invasividade. Funcionalmente, estas moléculas também matam as células de forma direta, por citólise (p. ex. formação de poro) ou apoptose ou de maneira indireta, por meio da ativação da inflamação aguda, geralmente iniciada por uma via do sistema complemento. Em determinadas doenças, estas toxinas são nomeadas (e agrupadas) de acordo com sua atividade biológica, como leucotoxinas (pasteurelose/mannheimiose pulmonar bovina) e neurotoxinas (botulismo e toxina botulínica [*Clostridium botulinum*], tétano e tetanoespasmina [*Clostridium tetani*]) (ver as seções sobre doenças bacterianas e virais específicas). Os fungos também apresentam fatores de virulência que produzem toxinas responsáveis por lesão tecidual e lise como, por exemplo, as micotoxinas/aflatoxinas.

Exotoxinas e Ácido Lipoteicoico. As exotoxinas (geralmente derivadas de bactérias Gram-positivas) são secretadas por bactérias viáveis e são potentes toxinas. Algumas agem diretamente sobre as células, provocando citólise; outras atuam pelo sistema de toxinas A-B e se ligam às membranas celulares por um receptor (subunidade B) e liberam uma segunda molécula tóxica (subunidade A) no citoplasma. Estes sistemas são usados, por exemplo, no botulismo (*C. botulinum*), no tétano (*C. tetani*) e nas doenças provocadas por *Corynebacterium* spp. A toxina formadora de vacúolos de *Helicobacter pylori*, a hemolisina de *E. coli* e os superantígenos de *S. pyogenes* e *Staphylococcus aureus* são exotoxinas de ação superficial. Estas toxinas se ligam a membranas celulares e formam poros, provocando a lise celular. O *S. aureus* também possui citotoxinas formadoras de poros, denominadas toxinas α. Outro fator de virulência, o ácido lipoteicoico se liga a células endoteliais, interage com os anticorpos circulantes, ativa a cascata do sistema complemento e desencadeia a liberação de espécies reativas de nitrogênio e oxigênio, hidrolases ácidas, proteinases altamente catiônicas, peptídeos catiônicos bactericidas, fatores de crescimento e citocinas citotóxicas de neutrófilos e macrófagos. O

Quadro 4-3	Exemplos dos Efeitos de Toxinas (Fatores de Virulência) Causadoras de Doenças em Animais (Fig. 4-17)

Resultado biológico	Doença	Patogênese
Lise enzimática	Miosite por clostrídios em equinos (edema maligno; gangrena gasosa)	A toxina α do *Clostridium perfringens* tem atividade de fosfolipase C e causa a lise de membranas celulares (morte celular).
Formação de poro	Piodermite superficial cutânea em cães	A toxina α de *Staphylococcus aureus* rompe a membrana através da hemolisina, que cria poros na membrana e causa lise celular (morte celular).
Inibição de síntese proteica	Linfadenite caseosa em ruminantes	A toxina de *Corynebacterium pseudotuberculosis* similar à toxina diftérica inibe a síntese proteica por funcionar como um inibidor da tradução de RNA e causa morte celular.
Disfunção de bombas iônicas	Enterite enterotoxigênica em todas as espécies de animais domésticos	As enterotoxinas termolábeis e termoestáveis de *Escherichia coli* aumentam a atividade de adenilil e guanilato ciclase na membrana, elevando as concentrações intracelulares membranosas de cAMP e cGMP, respectivamente, o que causa a ativação de bombas de íons e água e a perda de eletrólitos e água das células afetadas. Estas enterotoxinas se comportam de forma similar às toxinas do cólera e pertussis.
Inativação proteica seletiva (clivagem de SNARE)	Tétano e botulismo em equinos	A tetanoespasmina (neurotoxina) de *Clostridium tetani* cliva a proteína SNARE, componente do complexo de fusão sináptica, impedindo a liberação dos neurotransmissores inibidores glicina e ácido γ-aminobutírico (GABA) na fenda sináptica. Isto provoca espasmos musculares exagerados e frequentes e contrações "tetânicas" devido aos efeitos do neurotransmissor excitatório (acetilcolina) que não são contrabalançados de forma eficaz pelos neurotransmissores inibidores. A neurotoxina do *Clostridium botulinum* cliva a proteína SNARE, componente do complexo de fusão sináptica, impedindo a fusão de vesículas de neurotransmissor (acetilcolina) com as membranas terminais do neurônio e as junções mioneurais. Isto provoca fraqueza muscular, paralisia flácida e morte atribuída à insuficiência respiratória.

cAMP, Monofosfato cíclico de adenosina; *cGMP*, monofosfato cíclico de guanosina; SNARE, receptor da proteína de ligação ao fator solúvel sensível a *N*-etilmaleimida.

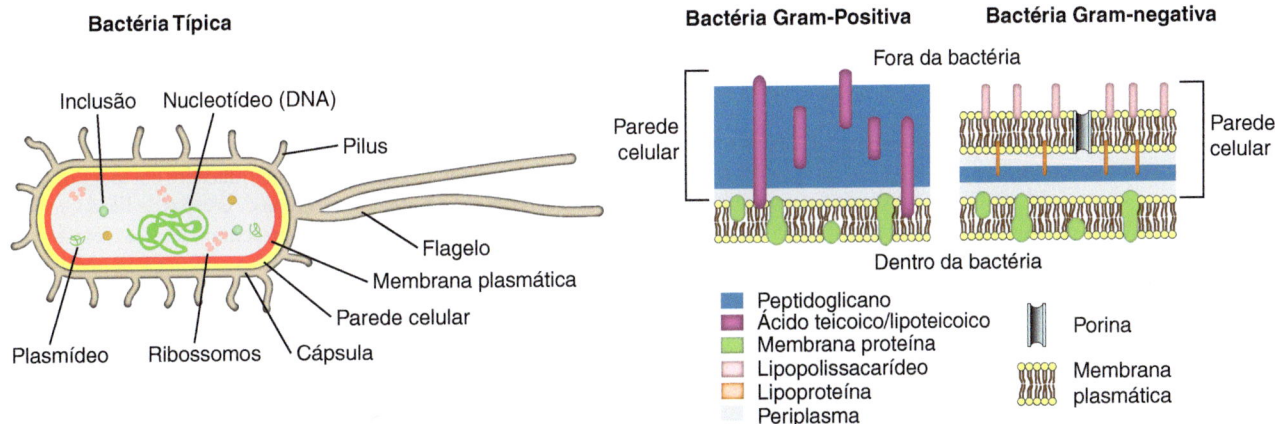

Figura 4-18 **Características Morfológicas e Moléculas de Bactérias Gram-Positivas e Gram-negativas.** A estrutura da bactéria típica é mostrada à esquerda. A membrana plasmática e a parede celular de bactérias Gram-negativas e Gram-positivas contêm moléculas como endotoxinas (lipopolissacarídeo [LPS]), exotoxinas e ácido teicoico/lipoteicoico. Estas moléculas agem como fatores de virulência (Fig. 4-17) que danificam células-alvo e suas matrizes extracelulares, como o colágeno, e, assim, são importantes na patogênese de diversas doenças. As bactérias Gram-positivas apresentam uma espessa camada reticular externa de peptidoglicana (também conhecida como mureína), composta por açúcares e aminoácidos. Esta camada dá forma estrutural à formação da parede celular. As bactérias Gram-negativas têm uma delgada camada de peptidoglicana e uma membrana externa de LPS. As porinas são proteínas da membrana celular formam poros pelos quais as moléculas podem se difundir. (Cortesia do Dr. J. F. Zachary, College of Veterinary Medicine, University of Illinois.)

ácido lipoteicoico, também se localiza na parede celular de bactérias Gram-positivas, como o *S. aureus*, e se comporta como uma endotoxina Gram-positiva, já que suas ações mimetizam as do LPS.

Endotoxinas. Bactérias Gram-negativas, como *E. coli*, *Salmonella* spp., *Pseudomonas* spp., *Haemophilus* spp. e *Bordetella* spp., podem liberar endotoxinas nos tecidos vascularizados quando morrem. Endotoxina é um termo geral usado para caracterizar qualquer toxina associada à membrana externa da parede celular (Figs. 4-15, 4-17 e 4-18). Porém, o termo geralmente se refere ao complexo do LPS. A toxicidade do LPS é atribuída a seu componente lipídio A, enquanto a imunogenicidade (produção de bacterina [imunização]) é atribuída

aos componentes polissacarídicos do LPS. A membrana externa das bactérias atua como uma barreira protetora contra moléculas grandes e danosas e compostos hidrofóbicos no ambiente, como sais biliares, moléculas tóxicas, lisozima e fármacos antimicrobianos. A membrana também (1) impede a fagocitose por macrófagos, (2) facilita a colonização de células-alvo e (3) participa do processo de variação genômica (ver a seção sobre doenças virais) onde a membrana externa adquire componentes de polissacarídeos simples e escapa das respostas imunes inatas e adaptativas do hospedeiro.

As endotoxinas são liberadas após a destruição da parede celular bacteriana e são tóxicas para a maioria das células (principalmente as células endoteliais, plaquetas e macrófagos), dos tecidos e órgãos do animal e podem ser letais caso grandes quantidades sejam absorvidas ou liberadas no sistema circulatório, causando a ativação de citocinas pró-inflamatórias e óxido nítrico (NO) de macrófagos e células endoteliais. Isto resulta na ativação do sistema complemento e das cascatas da coagulação e ao choque endotóxico (Capítulo 3), caracterizado por febre, hipoglicemia, trombose (coagulação intravascular disseminada [DIC]), choque hipotensivo e morte.

Toxina A-B. Algumas bactérias, como *Bacillus anthracis* (antraz) e *C. botulinum* (botulismo), produzem uma exotoxina (fator de virulência) chamada toxina A-B. As toxinas A-B são compostas por duas partes. Cronologicamente, a parte B atua como ligante e facilita o reconhecimento da superfície de células-alvo e a entrada celular da parte A via endocitose. Na célula, a parte A desencadeia uma reação enzimática tóxica que interfere em uma ou mais funções metabólicas celulares e permite a colonização e replicação da bactéria. Ver mais detalhes na seção Doenças Bacterianas dos Sistemas Orgânicos; Sistema Alimentar e o Peritônio, Omento, Mesentério e Cavidade Peritoneal; Distúrbios dos Animais Domésticos; Antraz Alimentar (*Bacillus anthracis*).

Outros Fatores de Virulência

Sistemas de Secreção. Os sistemas de secreção, dos quais seis tipos (I a VI) foram descritos, são organelas bacterianas que secretam ou injetam toxinas no citoplasma das células-alvo. O sistema de secreção do tipo III é o mais bem-conhecido, sendo observado em algumas bactérias Gram-negativas, como *Salmonella* spp. e *E. coli*. Este sistema injeta, como uma agulha, proteínas bacterianas especializadas, como as exotoxinas, no citoplasma das células. Estas toxinas proteicas geralmente interrompem a transdução de sinal e outros processos celulares, levando à lise da célula.

Sideróforos. Algumas bactérias necessitam de ferro para colonizarem a mucosa. O ferro é abundante nas células, mas inacessível às bactérias, por ser fortemente ligado as moléculas heme, de ferritina, da transferrina ou da lactoferrina. Os sideróforos são fatores de virulência que mediam a liberação de ferro de seus depósitos intracelulares (Fig. 4-15). Um exemplo é a enterobactina de *E. coli* e *Salmonella* spp.; esta molécula retira o ferro ligado das células animais e o disponibiliza às bactérias. Em outro exemplo, os sideróforos também atuam na patogênese do antraz (*B. anthracis*). A bactéria libera dois sideróforos, a bacilibactina e a petrobactina, na ECM, onde adquirem ferro para ser usado pela bactéria.

Biofilmes/Comunidades Bacterianas Intracelulares. A colonização bacteriana pode ocorrer através de fatores de virulência que formam uma matriz exopolissacarídica denominada *biofilme* nas superfícies mucosas que revestem, por exemplo, a cavidade oral e as narinas e o sistema de ductos mamários. As bactérias embebidas em biofilmes não são suscetíveis à fagocitose por macrófagos e podem também se tornar resistentes a antibióticos. Uma proteína de superfície, a proteína associada a biofilmes (Bap), por exemplo, foi implicada na formação de biofilmes de *S. aureus* na mastite bovina crônica. Da mesma maneira, infecções provocadas por certas cepas de *E. coli* uropatogênica, por exemplo, podem levar à formação de comunidades bacterianas intracelulares nas células epiteliais da mucosa da bexiga, cujo comportamento funcional é muito similar ao de um biofilme.

Cápsulas. As cápsulas bacterianas são fatores de virulência que protegem as bactérias da fagocitose por células como neutrófilos e macrófagos durante as respostas imunes inflamatórias agudas e adaptativas. As cápsulas são secretadas pela bactéria e são bastante aderidas à parede celular bacteriana. Também auxiliam a adesão às mucosas e à pele e são uma reserva de nutrientes, inclusive de água. As cápsulas

são comuns em bactérias Gram-negativas, como *E. coli* e *Salmonella* spp., mas também ocorrem em fungos, como *Cryptococcus neoformans*.

Papel dos Genes Bacterianos na Suscetibilidade e/ou Resistência à Doença

Os microrganismos adquirem, por meio da recombinação gênica (ver a seguir), genótipos e produtos gênicos de virulência (fatores de virulência) que permitem seu escape de mecanismos de defesa e a disseminação local, regional e sistêmica para encontrar novas célula-alvo e causar doença.

Fatores de Virulência

Os fatores de virulência são codificados em e traduzidos de genes do DNA cromossômico, do DNA bacteriofágico ou de plasmídeos bacterianos. Estes genes podem ser facilmente transferidos de forma horizontal entre as bactérias (p. ex. fatores de virulência de resistência a antibióticos) por meio de ilhas de patogenicidade (PAIs) e/ou plasmídeos de virulência. As PAIs são grupos de genes que codificam fatores de virulência encontrados nos cromossomos bacterianos. Os plasmídeos de virulência são grupos de genes extracromossômicos autorreplicantes que codificam fatores de virulência e se localizam em plasmídeos, no citoplasma das bactérias. A maioria das bactérias apresenta apenas um cromossomo, mas pode conter centenas de cópias de plasmídeos específicos de virulência. Os plasmídeos se replicam independentemente da divisão celular; quando a bactéria que apresenta plasmídeos se divide, estas estruturas se distribuem de forma aleatória entre as duas novas bactérias. Genes cromossômicos ou de plasmídeos expressam fatores de virulência como adesinas bacterianas, fatores de colonização, toxinas proteicas, como as hemolisinas e outros tipos de toxinas, e moléculas que afetam as respostas imunológicas inatas e adaptativas. Cepas de bactérias que não apresentam PAIs e/ou plasmídeos de virulência geralmente não causam doença. O número e o tipo de fatores de virulência encontrados em uma determinada cepa bacteriana estão sempre mudando, geralmente através da seleção genômica daqueles que favoreçam a sobrevivência da bactéria no hospedeiro animal. Cada gênero e cepa bacteriana apresenta seu próprio perfil de fatores de virulência; o número total de fatores identificados em todos os gêneros de bactérias, portanto, chega a centenas. As cepas de *Rhodococcus equi* que causam doença, por exemplo, apresentam fatores cromossômicos de virulência que codificam polissacarídeo capsular, colesterol oxidase, fosfolipase C, lecitinase e ácidos micólicos de parede celular, além de plasmídeos que codificam a proteína associada à virulência (VAP).

Resistência a Antibiótico

A resistência a antibióticos, a capacidade das bactérias de sobreviver a antibióticos bacteriostáticos ou bacteriolíticos, se deve à seleção natural de genes bacterianos com mutações aleatórias. Tais genes codificam moléculas bacterianas (ou seja, fatores de virulência) que provocam a resistência através dos quatro seguintes importantes mecanismos (Fig. 4-19):

1. Desativação enzimática (inativação ou modificação do antibiótico), por produção de β-lactamases e β-lactamases de amplo espectro (que confere resistência a cefalosporinas e monobactâmicos) por bactérias como *Klebsiella pneumoniae*, *Pseudomonas aeruginosa*, *E. coli* e *Salmonella typhimurium*.
2. Alteração dos locais de ligação do antibiótico (produção de proteínas ligantes de penicilinas [PBPs]), como observado em infecções causadas por *S. aureus* resistente à meticilina (MRSA) e outras bactérias resistentes à penicilina/meticilina/oxacilina, como *Streptococcus pneumoniae*, enterococos resistentes à vancomicina (VRE) e *S. pneumoniae* resistente à penicilina (PRSP).
3. Alteração da via metabólica, como observado em algumas bactérias resistentes a sulfonamidas, que utilizam o ácido fólico pré-formado no lugar do ácido para-aminobenzoico (PABA), um precursor da síntese de ácido fólico em bactérias que é inibido pelas sulfonamidas.

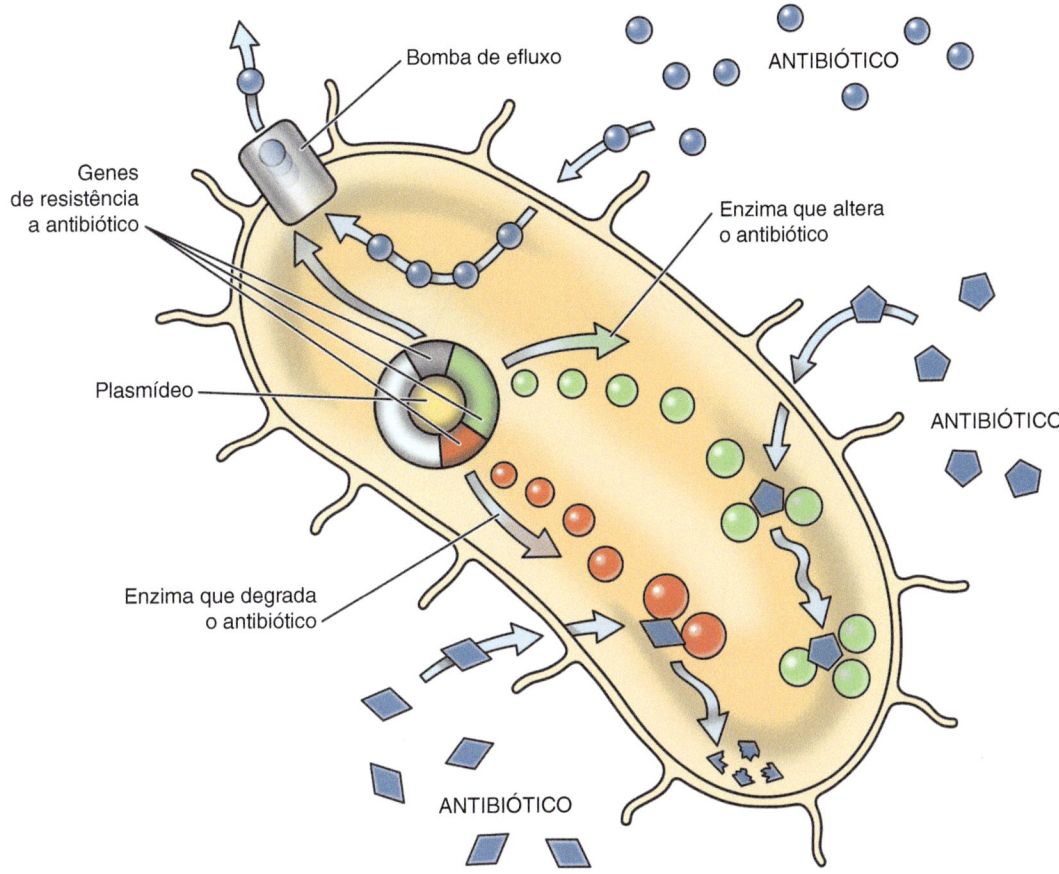

Figura 4-19 Mecanismos Usados pelas Bactérias no Estabelecimento da Resistência a Antibióticos.

4. Redução do acúmulo de antibióticos nas bactérias, por diminuição da permeabilidade da membrana à droga e/ou por aumento de seu efluxo por bombas de membrana.

Transferência Bacteriana da Resistência a Antibióticos. O tempo necessário à divisão de uma bactéria ou ao dobramento numérico de uma colônia é denominado *tempo de geração* e pode ser curto, de apenas 15 minutos. Embora as mutações genéticas que conferem resistência a antibióticos sejam eventos muito raros, devido aos rápidos tempos de geração e a capacidade de obtenção de números absolutos de bactérias extremamente altos por fissão binária em curtos períodos de tempo, em caso de ausência de tratamento, o desenvolvimento de resistência a antibióticos pode ser logo observado. A taxa de mutação espontânea para geração da resistência a antibióticos é de, aproximadamente, 1×10^8 a 1×10^9; isto significa que uma a cada 100 milhões a 1 trilhão de bactérias presentes em uma infecção desenvolve resistência através de uma mutação. O uso de antibióticos é uma forma de pressão ambiental sobre as bactérias; aquelas que apresentam uma mutação genética favorável (ou seja, um fator de virulência para a resistência a antibióticos) sobrevivem ao tratamento e continuam a se reproduzir.

Caso a bactéria apresente vários genes de resistência a antibióticos, é denominada um microrganismo multirresistente. Embora uma doença humana, infecções por MRSA estão começando a ser observadas em animais. Tais patógenos apresentam múltiplos genes de resistência que os protegem de praticamente todos os antibióticos de amplo espectro comumente usados no tratamento. Tais genes de resistência são transferidos entre bactérias de gêneros aparentados ou não pela transferência gênica vertical e horizontal.

Transferência Gênica Bacteriana

Transferência Gênica Vertical. A transferência gênica vertical é o processo pelo qual as bactérias transferem fatores de virulência,

como a resistência a antibióticos, a seus descendentes (reprodução assexuada) durante a replicação do DNA. Esta transferência faz com que as novas bactérias sejam completamente resistentes a um antibiótico. Devido a este processo, o abuso de antibióticos de amplo espectro em seres humanos e animais é muito preocupante.

Transferência Gênica Horizontal. As bactérias podem também transferir os genes de resistência a antibióticos entre si por meio da transferência gênica horizontal (Fig. 4-20), das seguintes maneiras:

1. Contato direto entre bactérias (conjugação) por meio de plasmídeos (a forma mais comum).
2. DNA cromossômico (transformação), onde trechos do DNA que codificam a resistência a antibióticos, livres no fluido extracelular devido à morte de sua bactéria hospedeira, são incorporados por microrganismos viáveis.
3. Vírus específicos de bactérias (bacteriófagos), que transferem o DNA (transdução) entre duas bactérias semelhantes.

Mecanismos de Alteração Genômica

Os mecanismos de variações genômicas, deriva antigênica (deriva genética) e desvio antigênico são discutidos na próxima seção, Doenças Virais, Mecanismos de Alteração Genômica. Os conceitos discutidos são intercambiáveis àqueles que ocorrem nas doenças bacterianas.

Doenças Bacterianas dos Sistemas Orgânicos

Embora a mesma doença bacteriana geralmente afete diversos sistemas orgânicos, as doenças desta seção são colocadas em um sistema orgânico específico, com base em qual sistema orgânico apresenta as principais lesões macroscópicas que tendem a ser usadas no reconhecimento inicial e na identificação da enfermidade.

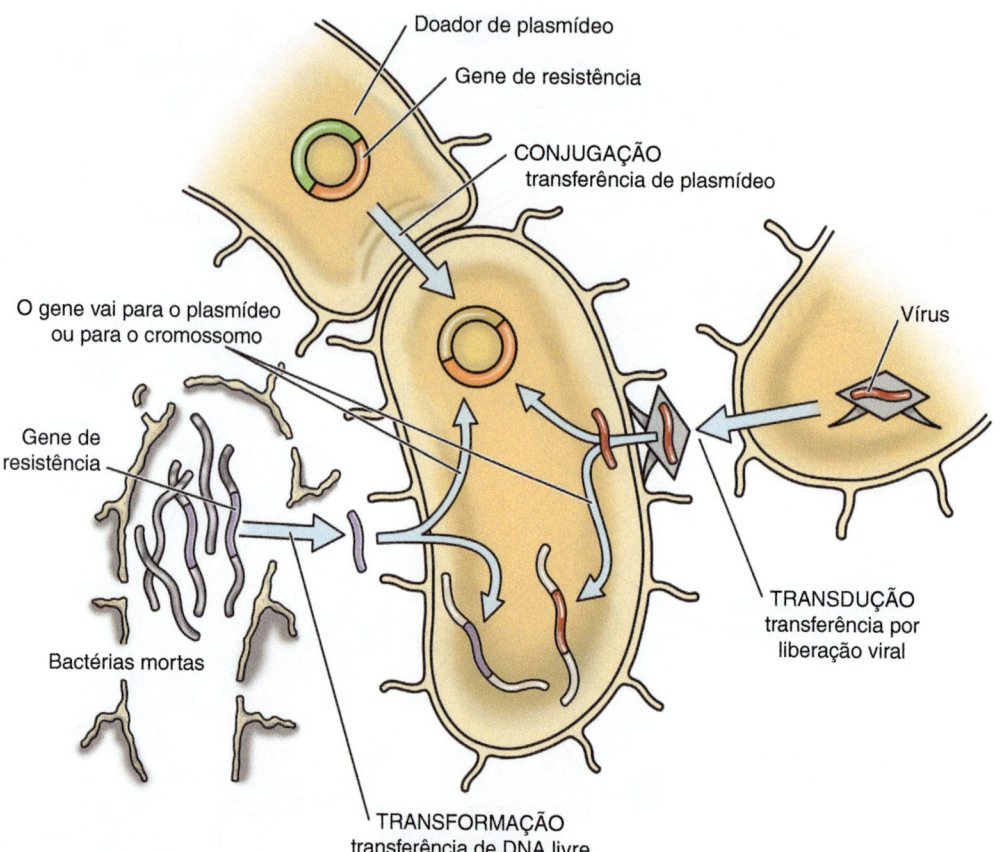

Doador de plasmídeo

Gene de resistência

CONJUGAÇÃO
transferência de plasmídeo

O gene vai para o plasmídeo
ou para o cromossomo

Vírus

Gene de
resistência

Bactérias mortas

TRANSDUÇÃO
transferência por
liberação viral

TRANSFORMAÇÃO
transferência de DNA livre

Figura 4-20 Transferência Gênica Horizontal. Mecanismos empregados pelas bactérias na transferência da resistência a um antibiótico a outras bactérias.

Sistema Alimentar e Peritônio, Omento, Mesentério e Cavidade Peritoneal

Distúrbios dos Animais Domésticos

Colibacilose Entérica (Escherichia coli). As cepas de *E. coli* que provocam doenças em animais foram denominadas enterotoxigênica (ETEC), enteropatogênica (EPEC) e entero-hemorrágica (EHEC) com base nos mecanismos e nos fatores de virulência que utilizam para causar diarreia. Em resumo, os mecanismos de lesão na colibacilose entérica são (1) alterações não estruturais na função dos sistemas de transporte de íons e fluidos na membrana celular (ETEC) e (2) alterações estruturais das membranas celulares caracterizada por necrose coagulativa aguda das células, provocada por toxinas bacterianas e pela inflamação aguda, seus mediadores e enzimas de degradação (EPEC e EHEC). As cepas enterotoxigênicas e enteropatogênicas não invadem os enterócitos da mucosa, mas as cepas entero-hemorrágicas, sim. As cepas enterotoxigênicas secretam toxinas que provocam alterações funcionais, mas não estruturais, na secreção de eletrólitos e fluidos dos enterócitos, resultando em diarreia secretória. As cepas enteropatogênicas afetam a estrutura das bordas das microvilosidades dos enterócitos, que alteram a secreção de eletrólitos e fluidos, levando ao desenvolvimento de diarreia osmótica (por má absorção) e, de forma menos significativa, de diarreia secretória. As cepas entero-hemorrágicas afetam a estrutura dos enterócitos do cólon, causando lise celular (necrose), inflamação e hemorragia, que reduzem a absorção de fluidos nesta região do intestino e provocam diarreia por má absorção. É provável que as endotoxinas (como o LPS) atuem de forma direta ou indireta nas doenças provocadas por estas três cepas. Não são observadas lesões macroscópicas na colibacilose enterotoxigênica, mas, nas formas enteropatogênicas e entero-hemorrágicas da doença, a mucosa é irregular e granular (necrose de enterócitos, atrofia de vilos) e apresenta áreas de hemorragia, inflamação aguda e exsudação de fibrina.

Os animais entram em contato com a *E. coli* através da ingestão de bactérias presentes em fômites contaminados com material fecal. A bactéria é deglutida e chega à camada de muco e à mucosa intestinal através do peristaltismo. É provável que os flagelos expressos por algumas cepas de *E. coli* facilitem a penetração do microrganismo na camada de muco e o acesso aos microvilos dos enterócitos.

Escherichia coli **Enterotoxigênica.** A ETEC expressa as adesinas fímbrias K99 (F5) ou F41, que permitem sua ligação a moléculas receptoras na camada de muco e a gangliosídeos e glicoproteínas nas membranas celulares das microvilosidades dos enterócitos. Quando a mucosa é colonizada, grandes números de bactérias são produzidos (Fig. 4-21) e estes microrganismos secretam enterotoxinas termolábeis (LT) e termoestáveis (ST) que se difundem pela camada de muco e pelas microvilosidades, se ligam receptores específicos nas bordas dos enterócitos, prejudicam a função dos sistemas de transporte de eletrólitos e fluidos na membrana celular e provocam diarreia secretória. Este processo resulta em lesão funcional e alterações estruturais não são observadas ao exame macroscópico. As enterotoxinas LT e ST se ligam a receptores glicolipídicos presentes nas superfícies apicais dos enterócitos. Após tal ligação, estes complexos são endocitados e interagem com diversos sistemas de segundos mensageiros (sistemas de transdução de sinal das células epiteliais) que acabam por aumentar as concentrações intracelulares de monofosfato de adenosina cíclico (cAMP, enterotoxina LT) e monofosfato de guanosina cíclico (cGMP, enterotoxina ST). Estas moléculas abrem os canais de cloreto (regulador transmembrânico da fibrose cística) nas membranas celulares dos enterócitos, agindo de modo irreversível na saída dos íons cloreto do meio intracelular para o lúmen intestinal. A secreção excessiva de cloreto também resulta na saída de água para o lúmen intestinal, aumentando o volume de fluido no órgão. Este volume acaba por exceder a capacidade de absorção intestinal.

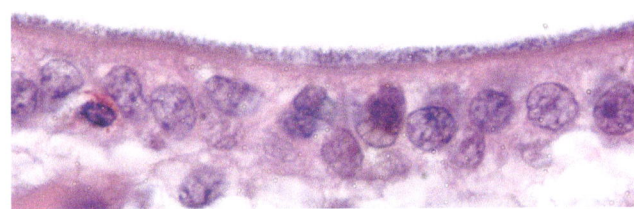

Figura 4-21 Colonização da Mucosa na Colibacilose Entérica. A *Escherichia coli* se liga aos microvilos, formando uma camada uniforme de cocobacilos que se coram em azul (hematoxilina). Note a ausência de lesão de células epiteliais. Coloração por HE. (Cortesia do Dr. J. F. Zachary, College of Veterinary Medicine, University of Illinois.)

Escherichia coli Enteropatogênica. A EPEC coloniza a mucosa de maneira similar à usada pela ETEC. A EPEC não produz as enterotoxinas LT ou ST, mas expressa adesinas como as fímbrias P e S, o fator de adesão de EPEC e a intimina (proteína não fímbria da membrana externa). As integrinas podem atuar como receptores-alvo nas membranas celulares para a intimina e esta interação parece produzir uma firme ligação entre a bactéria e o enterócito. Após a colonização e o crescimento, os fatores de virulência bacterianos danificam a borda em escova, levando à perda de microvilos no local de colonização. Tais fatores de virulência parecem participar de processos que prejudicam as funções do citoesqueleto dos microvilos, por meio de interferência nos filamentos de actina, na polimerização desta molécula e em outros componentes do citoesqueleto, alterando, assim, as concentrações intracelulares de cálcio. Este tipo de alteração foi denominado *lesão por ligação e obliteração*, fazendo com que a bactéria passasse a ser chamada de *E. coli* de ligação e obliteração. A lesão e a perda de microvilos reduz a atividade de enzimas digestivas no glicocálix (diarreia osmótica) e prejudica os sistemas de transporte de íons (diarreia secretória). A EPEC também secreta proteínas bacterianas e é provável que as injete no citoplasma dos enterócitos através de um sistema de secreção de tipo III. Estas proteínas, EspA, EspB e EspD, ativam diversas vias de transdução de sinal nas células-alvo e parecem participar da patogênese de destruição dos microvilos. Além disso, há desenvolvimento de inflamação aguda no local de ligação entre a bactéria e os microvilos, o que provavelmente participa da lesão por ligação e obliteração. Algumas destas cepas também secretam um fator de virulência denominado *verotoxina*, que mata enterócitos e células da lâmina própria (tecidos vascularizados da ECM), provocando erosões e úlceras na mucosa, edema e hemorragia intestinal e maior desnudamento das superfícies mucosas para absorção de endotoxinas (LPS).

Escherichia coli Entero-hemorrágica. A EHEC parece colonizar a camada de muco e as mucosas de maneira similar à empregada pelas outras duas cepas; no entanto, os enterócitos de cólon são as células-alvo primárias. Esta especificidade pode ser mediada por interações ligante-receptor e as fímbrias bacterianas atuam como adesinas e se ligam às membranas celulares dos enterócitos. Gradientes químicos, como a concentração de ferro nas células-alvo, podem também ser responsáveis por esta especificidade pelo cólon. Uma vez ligadas aos enterócitos do cólon, as bactérias se replicam em grandes números e secretam verotoxina, que estimula uma intensa resposta inflamatória aguda. A verotoxina é também capaz de invadir os enterócitos e mata-los. A EHEC não produz enterotoxinas LT ou ST, mas sim toxinas Shiga (Stxs) ou similares a Shiga que são fatores de virulência em algumas cepas bacterianas. Assim, as lesões mucosas (colite hemorrágica) características desta cepa parecem ser provocadas pela combinação de enzimas, mediadores inflamatórios e toxinas, que causam lise celular e expõem a lâmina própria desnuda subjacente a diversas moléculas luminais perigosas, como o LPS, que podem ser imediatamente absorvidas. A endotoxina, especialmente quando no sangue, pode levar ao desenvolvimento de inflamação, dano capilar, vasculite, trombose, coagulação intravascular, degradação e infarto tecidual, choque endotóxico e morte. É provável que estes mecanismos sejam responsáveis pelo desenvolvimento de hemorragia e necrose aguda do córtex da adrenal observado na endotoxemia por *E. coli* e outras infecções por coliformes.

Colibacilose Enterotoxêmica e Septicêmica. A colibacilose septicêmica, provavelmente causada por uma cepa enteropatogênica de *E. coli*, pode ser primeiro observada como uma manifestação alimentar e, então, progride à colibacilose enterotoxêmica ou septicêmica. Nestas formas, as enterotoxinas (e as bactérias) tendem a acessar o sistema circulatório por meio de invasão e absorção nos leitos capilares da lâmina própria das mucosas intestinais acometidas. A colibacilose enterotoxêmica e suas toxinas provocam edema no sistema nervoso (ver a seção Sistema Nervoso e o Capítulo 14), levando ao desenvolvimento de arteriopatia/arteriolopatia fibrinoide, isquemia e malácia cerebral, enquanto a colibacilose septicêmica está relacionada com alterações do sistema cardiovascular (Capítulo 10) levando à morte por choque tóxico e endotóxico e colapso cardiovascular.

Salmonelose (Salmonella spp.). O mecanismo de lesão na salmonelose é a necrose coagulativa aguda de células provocada por toxinas bacterianas e pela inflamação aguda e seus mediadores e enzimas de degradação. Existem três formas de salmonelose: peraguda, aguda e crônica. As lesões macroscópicas observadas na forma peraguda incluem a formação de petéquias e a descoloração azulada (cianose) da pele e o desenvolvimento de polisserosite fibrinosa e coagulopatia intravascular disseminada (Fig. 7-117). Estas lesões são derivadas de danos no sistema vascular, com vasculite e trombose provocadas por toxinas bacterianas. Na forma aguda, as lesões afetam a mucosa do intestino delgado, do intestino grosso e do ceco (ileotiflocolite fibrinonecrótica) e são caracterizadas por superfície mucosa irregular e granular (necrose), com presença de muco, fibrina e, ocasionalmente, sangue (Fig. 7-117). O conteúdo da lesão apresenta odor desagradável (odor de tanque séptico). Este padrão de lesão é provocado por toxinas bacterianas, pela inflamação aguda e seus efeitos nos enterócitos e nos vasos sanguíneos da lâmina própria. Muitos destes processos são permitidos por fatores de virulência codificados pelas "ilhas de patogenicidade da *Salmonella*" em seu cromossomo. As bactérias podem se disseminar pela veia porta até o fígado, levando à formação de focos de necrose e inflamação, que são induzidos pela *Salmonella* e suas toxinas (nódulos paratifoides) (Fig. 8-54). Esta disseminação provavelmente se dá durante o tráfego de leucócitos e a infecção das células de Kupffer, mas pode haver bacteremia. O tráfego de leucócitos também dissemina as bactérias até o mesentério, os linfonodos sistêmicos e a vesícula biliar (colecistite fibrinosa). Na forma crônica, a lesão é associada a discretos focos de necrose e ulceração da mucosa (úlceras em botão). Estas lesões são derivadas de danos no sistema vascular, pelo desenvolvimento de vasculite e trombose associadas à difusão de toxinas bacterianas na submucosa intestinal.

Os animais entram em contato com a *Salmonella* spp. por meio da ingestão de bactérias em fômites contaminados com material fecal. A bactéria é deglutida e chega à camada de muco e à mucosa dos intestinos através do peristaltismo. A *Salmonella* spp. parece usar dois mecanismos para colonizar a mucosa e acessar a lâmina própria e seus leitos capilares. No primeiro mecanismo, são usadas as células M das criptas intestinais. Uma vez que estas células não são recobertas por muco, as bactérias entram em contato direto com as membranas celulares apicais das células M. No segundo mecanismo, as membranas celulares apicais dos enterócitos são usadas para acessar as células; no entanto, estas células são recobertas pela camada de muco. Uma vez que a *Salmonella* spp. é uma bactéria móvel (os flagelos são fatores de virulência), provavelmente são capazes de penetrar a camada de muco e acessar estas membranas. A bactéria deve aderir às superfícies apicais das células M e dos enterócitos para começar o processo de colonização intestinal, que é mediado por interações ligante-receptor. Embora este fenômeno não tenha sido comprovado, é provável que uma ou mais das fímbrias da *Salmonella* spp. participem da adesão inicial entre a bactéria e estas células. Acredita-se, embora não tenha sido confirmado, que as fímbrias podem determinar a suscetibilidade das espécies animais e células-alvo específicas de cada espécie a diversas cepas de *Salmonella* spp. As fímbrias usadas para a adesão às células do hospedeiro podem variar dependendo da célula-alvo, uma célula M ou um enterócito. Além disso, a participação de PAMPs e PRRs (também conhecidos como TLRs [receptores *Toll-like*]) é provável. Uma vez ligado à membrana celular alvo, o sistema de secreção do tipo III é usado para injetar as proteínas bacterianas na célula-alvo, estimulando a fagocitose pela mobilização dos filamentos de actina no citoplasma. A colonização das mucosas depende da presença de LPS na parede celular bacteriana e é provável que esta molécula participe da adesão às células-alvo por meio de sua ação na estabilidade da parede celular e na resistência aos sais biliares, hidrofobicidade da superfície celular e inserção e dobramento correto das proteínas de membrana, como aquelas das fímbrias.

Após atingir as superfícies luminais (apicais) das células epiteliais da mucosa (epitélio dos vilos ou células M), a *Salmonella* spp. tem diversas opções para a interação com estas células. A bactéria pode (1) colonizar e se replicar nas superfícies apicais, (2) entrar por endocitose e colonizar e se replicar nas células epiteliais ou (3) migrar pelas células através de uma via endocitótica-exocitótica, saindo do lado basal da célula, entrar na lâmina própria e colonizar e se replicar no interior de células, como aquelas do GALT. Além disso, os macrófagos e as células dendríticas associadas à mucosa podem interagir com as células epiteliais e as bactérias e fagocitar e carrear os patógenos através do tráfego leucocitário até as células linfoides associadas à mucosa e, pelos vasos linfáticos aferentes, até as placas de Peyer.

Após a internalização do microrganismo via fagocitose ou endocitose, a *Salmonella* spp. sobrevive e se replica em um "vacúolo contendo *Salmonella* (SCV)". A *Salmonella* spp. é capaz de inibir a fusão fagossomo-lisossomo, bloqueando, assim, sua morte por macrófagos (Fig. 4-14). Em caso de ocorrência da fusão fagossomo-lisossomo, as bactérias são capazes de bloquear os efeitos das enzimas lisossomais, da acidez e dos radicais livres. Na verdade, a bactéria reside e replica no fagossomo e/ou no fagolisossomo (SCV) até que seja liberada do macrófago, após a lise desta célula por toxinas produzidas pela bactéria. Uma vez nas placas de Peyer, os macrófagos infectados com bactérias morrem e liberam os microrganismos que irão infectar outros macrófagos, através de interações ligante-receptor. A *Salmonella* spp. pode matar os macrófagos por apoptose, usando o sistema secretório de tipo I, que ativa a caspase 1 destas células. Estes macrófagos são geralmente recrutados como monócitos da circulação sistêmica como componentes da resposta inflamatória aguda. Uma vez infectados pela bactéria, os macrófagos migram pelos vasos linfáticos eferentes, através do tráfego leucocitário, até os linfonodos mesentéricos regionais, utilizando mecanismos similares àqueles descritos para as placas de Peyer e, então, se disseminam de forma sistêmica, através do ducto torácico e do sistema circulatório. É provável que os macrófagos também acessem a circulação sistêmica através de capilares e vênulas pós-capilares dos linfonodos. Parece também que as células dendríticas da mucosa intestinal são infectadas pela bactéria, e é provável que estas células disseminem a infecção às placas de Peyer.

Em todas estas situações, a inflamação aguda ocorre simultaneamente em resposta às toxinas e aos antígenos bacterianos, provocando alterações da permeabilidade vascular, lesões e recrutamento de neutrófilos e suas enzimas de degradação que, por sua vez, podem causar outras lesões teciduais. Como parte desta resposta, a interação de células M e enterócitos com as bactérias parece provocar a liberação de quimiocinas e outros quimiotáticos de neutrófilos na ECM vascularizada adjacente. Parece que a forma da doença (peraguda, aguda

ou crônica) depende de quais etapas cronológicas (anteriormente descritas) são enfatizadas pela expressão de fatores de virulência por diferentes cepas de *Salmonella* spp. É provável que a forma peraguda favoreça a disseminação aos linfonodos regionais e, então, a disseminação sistêmica, com liberação de toxinas que provoca lesão vascular, insuficiência do sistema circulatório e morte. A forma aguda provavelmente favorece a adesão e a colonização da mucosa, causando necrose mediada por toxinas bacterianas. Através deste processo e da inflamação aguda, os leitos capilares da lâmina própria passam a ser permeáveis, e é provável que as bactérias, as toxinas bacterianas e os macrófagos infectados entrem na circulação venosa e sejam disseminados, pela veia porta, até o fígado. A forma crônica provavelmente favorece a invasão da lâmina própria e da submucosa (bactérias móveis), exercendo efeitos diretos sobre a vasculatura que supre o intestino. No entanto, é possível que as úlceras em botão observadas nesta forma sejam uma manifestação da septicemia, e que a adesão das bactérias ao endotélio vascular provoque vasculite, trombose, isquemia e infarto. As lesões e os sinais clínicos observados nas doenças provocadas por *Salmonella* spp. são, em parte, atribuíveis a (1) uma enterotoxina (exotoxina) responsável pela diarreia secretória, (2) uma citotoxina que inibe a síntese proteica e (3) endotoxinas e LPS, que causam lesão na membrana e morte celular. A inflamação aguda e as alterações celulares e tissulares são também importantes causas de lesão.

Enterotoxemia (Clostridium perfringens). O mecanismo de lesão na enterotoxemia é necrose coagulativa aguda de células e tecidos, causada por toxinas bacterianas. Dentre as lesões macroscópicas, incluem-se coloração vermelho-escura a roxo-escura de segmentos do intestino delgado ou de todo o órgão (enterite hemorrágica), acompanhado por edema e hemorragia na mucosa, submucosa e serosa (Figs. 7-120, 7-121 e 7-161). O *Clostridium perfringens* se liga de modo laminar às superfícies mucosas e libera toxinas, que se difundem pela mucosa e pela lâmina própria, e provocam, além de necrose, trombose dos vasos da mucosa e da submucosa. De modo geral, não se observa inflamação. O *Clostridium perfringens* provoca síndromes que são categorizadas com base no tipo bacteriano (tipos A a E), no tipo de toxina (α, β, ε e ι), na espécie afetada e/ou na idade do animal acometido. Estes sistemas de classificação estão sempre mudando, conforme novas toxinas são identificadas nas cepas da bactéria. Pelo menos 16 diferentes toxinas e enzimas (fatores de virulência) foram identificadas nos cromossomos e plasmídeos de diferentes cepas de clostrídios; porém, nenhuma cepa da bactéria produz todos estes fatores. A discussão mais aprofundada destes sistemas de classificação está além do escopo deste capítulo.

Bovinos, ovinos, caprinos, suínos e equinos entram em contato com o *Clostridium perfringens* através da ingestão de esporos bacterianos no solo ou por meio de fômites contaminados com a forma vegetativa da bactéria, originária de animais portadores. A forma vegetativa do *C. perfringens* pode ser um habitante normal do sistema alimentar dos animais domésticos. Parece que, em condições adequadas no intestino, geralmente associadas a alterações na dieta ou à ingestão de uma fonte de energia rica em carboidratos, os esporos germinam em formas vegetativas e proliferam ou, ainda, a forma vegetativa ingerida se prolifera. Experimentalmente, foi demonstrado que a tripsina dietética pode inativar a toxina β e, assim, acredita-se que dietas pobres em tripsina podem aumentar a suscetibilidade à doença. Além disso, alterações dietéticas súbitas podem também mudar a composição da microbiota intestinal autóctone, permitindo a proliferação das formas vegetativas da bactéria e a produção de toxinas. As formas vegetativas não são móveis e chegam à mucosa pela movimentação aleatória do peristaltismo. Estas bactérias colonizam a camada de muco, utilizando proteases bacterianas para expor receptores no muco e, então, se ligam a estas moléculas por meio de adesinas. Na camada de muco, as bactérias são protegidas de ácidos e enzimas do conteúdo intestinal. A bactéria também consome o muco como uma fonte de energia para seu crescimento e replicação; acredita-se que este processo ative genes bacterianos que regulam a produção de toxinas. Após a colonização da camada de muco, as bactérias, então, interagem com os microvilos de enterócitos por adesão e retração de pili do tipo IV (motilidade por deslizamento) e eventualmente acabam por se ligar às superfícies apicais destas células. A adesão é provavelmente mediada por interações ligante-receptor.

Estudos experimentais sugerem que as toxinas bacterianas que se difundem pelas mucosas podem, primeiramente, danificar as células endoteliais dos capilares da lâmina própria antes da adesão das bactérias às superfícies apicais dos enterócitos, e que esta adesão pode requerer alterações nas membranas apicais das células, que são induzidas diretamente pelas toxinas e indiretamente pela isquemia. Nesta fase da doença, a lesão é primariamente limitada aos enterócitos. Após a colonização da mucosa, as bactérias se replicam em números imensos e a doença entra em sua segunda fase, caracterizada pela abundante produção de citotoxinas potentes, que se disseminam por difusão como uma onda na mucosa, na lâmina própria, na submucosa e nas camadas musculares. Algumas formas clínicas de enterotoxemia permanecem na primeira fase de doença; outras progridem à segunda fase. A discussão destas diversas formas clínicas está fora do escopo deste capítulo. Dentre as citotoxinas potentes produzidas pelas bactérias, incluem-se as toxinas α, β, ε e ι (alfa [CPA], beta [CPB], épsilon [ETX] e iota [ITX]), que se comportam, nas membranas dos enterócitos, como fosfolipases, lecitinases e toxinas formadoras de poros (α e β), assim como toxinas da ECM, como colagenase, hialuronidase e sialidase. A toxina ε apresenta a capacidade única de aumentar a permeabilidade dos enterócitos e das células endoteliais, agindo no citoesqueleto e provavelmente alterando a função dos complexos juncionais, o que afeta a absorção de toxinas pelo sistema vascular e gera efeitos sistêmicos. A toxina ι destrói o citoesqueleto, o que resulta em morte celular. Devido à abundância de toxinas produzidas na segunda fase da enterotoxemia, estas moléculas se movimentam livremente no lúmen intestinal, via peristaltismo, e interagem com enterócitos normais não colonizados; assim, as lesões rapidamente se disseminam a outras áreas do intestino. As toxinas provocam morte dos enterócitos e destruição de seus vilos e criptas; a seguir, há nova colonização, proliferação e produção de toxinas e indução de extensa necrose, com degradação estrutural e hemorragia de toda a parede intestinal. Uma vez que a toxina ε é uma permease que altera a permeabilidade celular, os leitos vasculares dos tecidos intestinais acometidos absorvem imediatamente as toxinas do lúmen do órgão, de onde passam para o sistema circulatório. Elas são, então, levadas ao cérebro, aos rins e a outros tecidos, em que o aumento da permeabilidade vascular provoca a liberação de plasma contaminado no interstício e nas cavidades corpóreas, com desenvolvimento de edema e efusões. No cérebro e nos rins, estas toxinas provocam encefalomalácia focal simétrica (Fig. 14-96) e doença do rim polposo (Fig. 11-49), respectivamente. No entanto, parece que os mecanismos que levam ao desenvolvimento destas duas doenças ocorrem na primeira fase ou no início da segunda fase da enterotoxemia, antes da extensa necrose intestinal induzida por toxinas.

Antraz Alimentar (*Bacillus anthracis*). O mecanismo da lesão no antraz alimentar é a necrose coagulativa aguda de células, provocada por toxinas bacterianas. Dentre as lesões macroscópicas, são observados coloração vermelho-escura a roxo-escura em segmentos do intestino delgado ou todo o órgão (enterite hemorrágica), acompanhado por edema e hemorragia em mucosas, submucosas e serosas (Fig. 7-123). Além disso, os linfonodos mesentéricos podem apresentar aumento de volume, edema e hemorragia. As bactérias se replicam em grande número e são bastante associadas às mucosas do intestino delgado; porém, os mecanismos de adesão e colonização são desconhecidos. As bactérias produzem uma toxina A-B que se difunde pela mucosa e pela lâmina própria, provocando, além de necrose,

trombose dos vasos da mucosa e da submucosa. Tal lesões levam ao desenvolvimento de necrose isquêmica (necrose coagulativa aguda) nos tecidos supridos por estes vasos sanguíneos. De modo geral, não há inflamação.

Os animais, mais comumente bovinos, entram em contato com o *B. anthracis* através da ingestão de fômites contaminados com endosporos e/ou formas vegetativas das bactérias. A bactéria é geralmente encontrada no solo e na água como endosporo, uma forma dormente e não reprodutiva resistente à radiação UV, à desidratação, a temperaturas extremamente baixas ou altas e a desinfetantes químicos. Estas condições danificam a forma vegetativa, que produz toxinas e provoca a doença. Os animais podem ingerir os endosporos que subsequentemente germinam em formas vegetativas no trato alimentar. No entanto, os animais podem também ingerir as formas vegetativas devido às condições ambientais que permitem a persistência destes microorganismos por um período limitado. Chuvas fortes após secas podem provocar a germinação de endosporos em áreas contaminadas e a multiplicação das formas vegetativas. Os endosporos presentes em resíduos de carnes malcozidas ou processadas e produtos de degradação podem germinar em formas vegetativas, persistir por um período limitado, e, então, ser ingeridos durante a alimentação dos animais.

Os endosporos e/ou as formas vegetativas são deglutidas, escapam da destruição pela acidez gástrica e chegam à mucosa do intestino delgado através do peristaltismo. A sequência de etapas entre a ingestão de endosporos ou formas vegetativas e a ocorrência de lesões é, em grande parte, desconhecida. Foi sugerido que os endosporos podem chegar à mucosa e à lâmina própria por meio de úlceras, cortes e ferimentos no sistema alimentar, geminar em formas vegetativas, colonizar o tecido e secretar as toxinas que provocam a doença. É também provável que as formas vegetativas acessem os linfonodos mesentéricos regionais através dos vasos linfáticos aferentes, como bactérias livres de células ou no interior de macrófagos, que migram pelos vasos linfáticos até estes órgãos. As formas vegetativas provavelmente utilizam os mecanismos discutidos a seguir para provocar doença na mucosa lesionada. Alternativamente, a necessidade de ocorrência de uma lesão na mucosa como etapa inicial da doença é possível. Hipoteticamente, três possíveis mecanismos provocam a produção de formas vegetativas, toxinas e lesões:

1. Os endosporos podem ser aprisionados na camada de muco da mucosa e germinar em formas vegetativas, que utilizam o muco para crescer e se replicar e produzem toxinas que se difundem pela mucosa e pela submucosa, causando as lesões.
2. Os endosporos podem ser aprisionados na camada de muco da mucosa, ser fagocitados por macrófagos ou células dendríticas e carreados às placas de Peyer, onde germinam em formas vegetativas, que produzem toxinas que se difundem pela mucosa e pela submucosa, causando as lesões.
3. Os endosporos são fagocitados por células M e carreados às placas de Peyer, onde germinam em formas vegetativas, que produzem toxinas que se difundem pela mucosa e pela submucosa, causando as lesões.[6]

Os fatores de virulência primários produzidos por *B. anthracis* estão localizados em genes do plasmídeo e incluem aqueles que formam a cápsula e as toxinas do antraz. A cápsula é importante no estabelecimento da infecção, enquanto as toxinas do antraz são responsáveis pelas lesões, pela doença e pela morte. A cápsula é composta por ácido poli-D-glutâmico, que é não tóxico, mas protege a bactéria de anticorpos destrutivos e componentes bactericidas do plasma e inibe a fagocitose, a morte e a digestão das formas vegetativas da bactéria por macrófagos e neutrófilos. As toxinas do antraz se comportam

[6]Em caso de ingestão das formas vegetativas, propõe-se a ocorrência de três mecanismos similares, mas é provável que a progressão da doença seja mais rápida.

como um sistema de toxina A-B e consistem em três exotoxinas que agem juntas para matar a célula. Uma exotoxina, denominada *antígeno protetor* (PA), a parte B da toxina A-B, facilita sua entrada nas células por endocitose e, então, cria um poro na membrana celular, através do qual as duas outras toxinas, o *fator de edema* e o *fator letal*, o componente A da toxina A-B, podem entrar na célula. As exotoxinas devem primeiro se ligar a receptores nas células-alvo. O PA se liga a dois diferentes receptores na superfície celular, o marcador tumoral endotelial 8 (TEM8) e a proteína de morfogênese capilar 2 (CMG2). Estes receptores parecem explicar a orientação vascular da doença e o subsequente colapso do sistema circulatório. Além dos tecidos vasculares, estes receptores são também comumente expressos por células de muitos outros sistemas orgânicos, sendo provavelmente responsáveis pelas diversas formas (inalatória, cutânea e gastrointestinal) do antraz. Uma vez no interior das células, o PA se combina ao fator de edema, formando a toxina de edema, que interrompe o funcionamento dos sistemas de transporte de água e eletrólitos na membrana celular e provoca edema, e também bloqueia a fagocitose de formas vegetativas por neutrófilos e macrófagos. Além disso, o PA se combina ao fator letal, formando a toxina letal. Esta toxina estimula a produção de diversas citocinas que provocam lise celular, afetando, principalmente, células fagocíticas, como macrófagos e células endoteliais dos capilares. Devido à lesão na mucosa e na lâmina própria, os leitos capilares da ECM podem absorver o edema e as toxinas letais, assim como diversas endotoxinas intestinais. As citocinas, as toxinas do antraz e as endotoxinas exercem profundos efeitos no sistema cardiovascular, que contribuem para a ocorrência de choque cardiogênico e circulatório e morte. Os genes cromossômicos das formas vegetativas da bactéria também expressam o fator de virulência da cápsula, que torna o microrganismo resistente à fagocitose por macrófagos teciduais associados à mucosa. Além disso, a bactéria apresenta vários fatores cromossômicos de virulência, que codificam hemolisinas, fosfolipases e proteínas de aquisição de ferro, que podem auxiliar ou provocar a lise celular.

Distúrbios dos Equinos

Enterite por *Rhodococcus* (*Rhodococcus equi*). A patogênese da infecção causada por *R. equi* é também discutida na seção Doenças Bacterianas dos Sistemas Orgânicos; Sistema Respiratório, Mediastino e Pleura; Distúrbios dos Equinos. Em resumo, as lesões macroscópicas incluem (1) enterite ulcerativa (Fig. 7-137) caracterizada por discretos focos de ulceração e hemorragia principalmente nas placas de Peyer e (2) linfadenite piogranulomatosa crônica ativa (Fig. 7-138) caracterizada por linfonodos com aumento de volume e consistência firme que, à superfície de corte, apresentam áreas discretas e coalescentes de exsudato de coloração branca-amarelada que infiltra e comprime o parênquima contíguo.

No sistema alimentar, os potros entram em contato com o *R. equi* por deglutição de muco (esputo), exsudato e *debris* celulares contaminados com bactérias, que se movem pela faringe oral graças à pressão positiva da tosse e ao movimento ascendente rítmico dos cílios do aparato mucociliar. A bactéria, então, chega ao sistema alimentar através do peristaltismo intestinal. É provável que as bactérias se liguem a receptores presentes nas superfícies luminais das células M e sejam, então, transportadas em vesículas endocíticas às membranas basais destas células e liberadas nas placas de Peyer, onde podem ser fagocitadas por macrófagos teciduais ou células dendríticas. Diferentemente da maioria das outras regiões intestinais, a superfície luminal das células M não apresenta a camada de muco. Assim, as bactérias têm acesso direto às células M. É provável que mecanismos mediados pela interação entre ligantes e receptores (como discutido na seção Sistema Respiratório, Mediastino e Pleura) sejam usados nas células M e nos macrófagos teciduais das placas de Peyer. Uma vez que os macrófagos teciduais são infectados, a patogênese da doença parece

progredir de maneira muito similar à observada no pulmão, levando ao desenvolvimento de enterite e linfadenite piogranulomatosa. Do ponto de vista do mecanismo biológico, *R. equi* possui fatores de virulência no PAI e no plasmídeo que bloqueiam (1) a fusão de fagossomos com lisossomos (proteínas associadas à virulência [Vaps]), (2) as ações de enzimas lisossomais e toxinas e (3) a explosão respiratória usada por macrófagos para matar a bactéria. A bactéria pode, então, se replicar no interior do fagossomo do macrófago. Enterite piogranulomatosa é atribuída aos ciclos repetidos de fagocitose, disfunção de fagossomos, crescimento e replicação bacteriana, lise de macrófagos, liberação de grandes números de novas bactérias, recrutamento de novas células inflamatórias imaturas e respostas de reparação, como a fibrose, que provavelmente perpetuam e expandem o escopo do processo nosológico. A enterite ulcerativa, característica da forma alimentar da doença, é observada nas placas de Peyer acometidas. Embora um mecanismo desconhecido, é provável que mediadores e enzimas de degradação da inflamação se difundam em tecidos contíguos, causando lesões diretas à mucosa ou atuando de forma indireta, através de lesões vasculares e oclusões, que levam ao desenvolvimento de infarto e ulceração. Os macrófagos teciduais infectados podem também se disseminar pelo tráfego de leucócitos nos vasos linfáticos aferentes, do mesentério intestinal aos linfonodos mesentéricos, provocando linfadenite piogranulomatosa e, então, sistemicamente, aos linfonodos e tecidos linfoides, como o baço.

Doença de Tyzzer (*Clostridium piliforme [Bacillus piliformis]*). Veja Doenças Bacterianas dos Sistemas Orgânicos, Sistema Hepatobiliar e Pâncreas Exócrino, Distúrbios dos Equinos, Doença de Tyzzer (*Clostridium piliforme [Bacillus piliformis]*).

Distúrbios dos Ruminantes (Bovinos, Ovinos e Caprinos)

Doença de Johne (*Mycobacterium avium ssp. paratuberculosis [MAP]*). Os mecanismos de lesão na doença de Johne são (1) disfunção e lise de células epiteliais e alteração das proteínas da ECM, que formam os sistemas de barreiras juncionais da mucosa do intestino delgado, (2) disfunção da drenagem de vasos linfáticos aferentes na lâmina própria dos vilos do intestino delgado e (3) lise das células do sistema monocítico-macrofágico e de todas as populações celulares presentes na lâmina própria dos vilos intestinais, que é causada pela inflamação e seus mediadores e enzimas de degradação. Lesões macroscópicas incluem enterite granulomatosa e linfadenite granulomatosa mesentérica, linfangite e linfangiectasia (Fig. 7-160). A enterite granulomatosa é caracterizada pelo espessamento da parede intestinal, que mais comumente afeta o íleo e a junção ileocecal com um exsudato de cor branca-amarelada exemplificado pela infiltração de células inflamatórias granulomatosas. A linfadenite granulomatosa mesentérica é caracterizada por aumento de volume dos linfonodos mesentéricos que, à superfície de corte, apresentam áreas discretas e coalescentes de exsudato caseoso de coloração branca-amarelada, ocasionalmente mineralizado, infiltrando e comprimindo o parênquima contíguo.

Bovinos, ovinos e caprinos jovens entram em contato com *M. avium* ssp. *paratuberculosis* através da ingestão da bactéria presente em fômites contaminados com esterco no ambiente. Não se sabe por que animais jovens são mais suscetíveis a este microrganismo. Foi sugerido que a maior permeabilidade intestinal observada nas primeiras 24 horas após o nascimento, onde as imunoglobulinas do colostro são absorvidas por pinocitose, é um mecanismo que também pode ser usado pela bactéria para atravessar a barreira mucosa e entrar na submucosa. Os animais jovens também podem ser mais suscetíveis à infecção devido às respostas imunes inatas e/ou adaptativas imaturas. É provável que a suscetibilidade também seja bastante influenciada pelo manejo e fatores ambientais e, em menor grau, pelos genes do animal.

A bactéria é deglutida e chega ao sistema alimentar através do peristaltismo. As bactérias parecem se ligar a receptores nas superfícies luminais (apicais) das células M e provavelmente são translocadas em vesículas endocíticas ou fagossomos até as membranas basais das células e liberadas nas placas de Peyer, onde podem ser fagocitadas por macrófagos teciduais. Diferentemente da maioria das demais regiões do intestino, a superfície luminal das células M não são recobertas por muco. Assim, as bactérias têm acesso direto às células M. As lesões parecem seguir um padrão segmentar, com acometimento principalmente da região ileocecal. Embora a adesão e a fagocitose das bactérias pelas células M provavelmente envolva interações ligante-receptor, este mecanismo não explica por que as lesões são mais graves no íleo e no ceco. Uma segunda via de disseminação, mas menos provável, também pode ser decorrente da ingestão. A mastigação de fômites infectados com *Mycobacterium* coloca a bactéria em contato com as tonsilas palatinas. Experimentalmente, foi demonstrado que a bactéria pode infectar as células mucosas e submucosas da tonsila, com provável disseminação via tráfego leucocitário para os linfonodos regionais e, então, novamente pelo tráfego leucocitário, para os vasos linfáticos eferentes até os linfonodos mesentéricos (linfonodos ileocecais) e a mucosa e a submucosa do íleo e da junção ileocecal.

O *M. avium* ssp. *paratuberculosis* requer ferro para crescer dentro dos fagossomos dos macrófagos teciduais. Por um motivo desconhecido, a concentração e a disponibilidade de ferro são maiores nos macrófagos teciduais do íleo e do ceco do que nos demais macrófagos teciduais. Assim, este gradiente de ferro parece estabelecer a especificidade tecidual das lesões da doença de Johne. Nos macrófagos, o ferro é armazenado como ferritina, mas não é acessível às bactérias. As micobactérias secretam proteínas quelantes de ferro denominadas exoquelinas, redutases férricas e, possivelmente, sideróforos, e utilizam estas enzimas para adquirir o ferro da ferritina armazenada nos macrófagos. Além disso, com o aumento da gravidade da inflamação, há uma elevação concomitante da concentração de ferritina disponível para uso pela bactéria nas células e nos tecidos das áreas inflamadas. Os sideróforos ou as redutases micobacterianas podem também bloquear as reações bactericidas dependentes de ferro dos macrófagos teciduais, como a conversão dependente de Fe^{3+} de H_2O_2 em radicais hidroxila altamente tóxicos.

Nos tecidos ileocecais, a fagocitose das bactérias por macrófagos teciduais provavelmente é mediada por interações ligante-receptor. Os TLRs podem também participar da adesão e da fagocitose. As paredes celulares das micobactérias contêm diversas lipoglicanas, glicoproteínas e lipoproteínas complexas, como a lipoarabinomanana (LAM), uma lipoproteína de 19 kDa, e o complexo micolil-arabinogalactana-peptidoglicana, que podem atuar como ligantes. As membranas celulares dos macrófagos teciduais expressam receptores específicos a estas moléculas, que provavelmente participam do reconhecimento, da ligação e da adesão das bactérias às membranas celulares dos macrófagos. Além disso, receptores do sistema complemento e outros receptores, incluindo aqueles de manose e CD14, expressos pelos macrófagos teciduais, são os principais receptores envolvidos na fagocitose da bactéria, enquanto os receptores de integrina, TLRs, manose, CD14, do tipo *scavenger* e da porção Fc de imunoglobulinas participam do reconhecimento inicial e da sinalização celular em resposta à interação com os microrganismos. De modo geral, estas vias de sinalização iniciam a produção de diversas citocinas, quimiocinas e metabólitos antimicrobianos que controlam as infecções micobacterianas; no entanto, através destas vias de sinalização, a bactéria é capaz de atenuar a ativação dos macrófagos induzida por interferon γ (IFN-γ) e a secreção desta molécula. Os linfócitos T auxiliar do tipo 1 tentam aumentar a morte de micobactérias intracelulares por meio da liberação de citocinas, como o IFN-γ, que ativa os macrófagos para matar a bactéria.

Estas interações não envolvem a fagocitose mediada por opsoninas e, assim, não há indução da explosão respiratória para matar as bactérias internalizadas, que persistem no interior do fagossomo. Os receptores de opsoninas expressos por macrófagos teciduais podem também atuar na fagocitose das bactérias. A fibronectina pode se ligar à superfície dos macrófagos e atuar como ligante, facilitando a fagocitose por estas células. No entanto, ao empregar a opsonização para sua entrada no fagossomo, a bactéria deve também usar um mecanismo de inibição da explosão respiratória, impedindo sua lise.

O tempo transcorrido entre o primeiro encontro com a bactéria e a expressão da doença clínica é de, geralmente, 12 meses ou mais. O motivo de tal retardo não é conhecido; é possível que o crescimento bacteriano simplesmente seja lento. Porém, é provável que este crescimento envolva (1) a interação de macrófagos teciduais infectados e células do sistema imune, mediada por citocinas pró e anti-inflamatórias, (2) a migração de macrófagos teciduais das placas de Peyer à lâmina própria e aos tecidos submucosos, (3) o tempo necessário à replicação da bactéria em quantidades suficientes para ativação da resposta imune adaptativa e (4) a progressão da gravidade, levando à lise dos macrófagos infectados e o recrutamento de outros macrófagos.

Após a fagocitose por macrófagos teciduais nas placas de Peyer, a bactéria é confinada em fagossomos e fagolisossomos (Fig. 4-13). O microrganismo parece ser capaz de interromper a fusão fagossomo-lisossomo e, caso esta ocorra, bloquear as ações de degradação das enzimas lisossomais, graças à composição e à estrutura de seu envelope celular e à produção de peroxidases. Após a formação do fagolisossomo, o lisossomo fundido libera seu citosol ácido, proteases e substâncias antibacterianas, como defensinas e intermediários tóxicos de oxigênio e nitrogênio, no fagossomo, que podem danificar e matar as bactérias. De modo geral, as espécies de micobactérias podem (1) inibir a acidificação do fagossomo, a fusão do fagossomo ao lisossomo e as atividades das enzimas lisossomais; (2) bloquear as ações tóxicas dos reativos intermediários de oxigênio e nitrogênio; e (3) suprimir a capacidade de ativação dos macrófagos por citocinas como o IFN-γ. Embora altamente provável, não se sabe se algum destes mecanismos é usado pela *M. avium* ssp. *paratuberculosis*. Os macrófagos teciduais, uma vez infectados pela bactéria, são ativados e começam a secretar citocinas pró-inflamatórias que recrutam e ativam outros macrófagos. Além disso, já que a vida de um macrófago tecidual completamente diferenciado é de aproximadamente 10 a 30 dias, a lise destas células, relacionada com o envelhecimento, e as lesões induzidas pela bactéria liberam os microrganismos nos tecidos adjacentes, onde são fagocitados por macrófagos recém-recrutados, somente para repetir, indefinidamente, este processo. Há o desenvolvimento de inflamação granulomatosa e células gigantes multinucleadas observadas à análise histológica do exsudato (Capítulos 3 e 5).

A gravidade e a extensão da resposta inflamatória, concomitante à lesão tissular, são aumentadas pelo recrutamento de outros monócitos e macrófagos teciduais do sistema circulatório e dos linfonodos regionais. Este processo repetitivo é responsável pelo grande espessamento da mucosa e da submucosa do íleo e da junção ileocecal, característico da lesão macroscópica da doença de Johne. Também destrói a integridade dos sistemas de barreiras mucosas, assim como a drenagem linfática, geralmente provocando enteropatia com perda de proteína. Este processo provavelmente também é um importante fator no desenvolvimento da má absorção grave, diarreia, perda de peso e emaciação. Os macrófagos teciduais infectados podem também disseminar a bactéria através do tráfego de leucócitos pelos vasos linfáticos aferentes, do mesentério intestinal aos linfonodos mesentéricos (linfonodos ileocecais), provocando linfadenite piogranulomatosa e linfangiectasia por meio do mesmo mecanismo de inflamação progressiva.

Tuberculose Intestinal Bovina (*Mycobacterium bovis*). A patogênese da infecção por *Mycobacterium bovis* é também discutida na seção Doenças Bacterianas dos Sistemas Orgânicos; Sistema Respiratório, Mediastino e Pleura; Distúrbios dos Ruminantes (Bovinos, Ovinos e Caprinos). Em resumo, a patogênese e as lesões de tuberculose intestinal bovina são idênticas àquelas observadas na forma pulmonar. Além disso, veja também a doença de Johne, na seção anterior, uma vez que sua patogênese é similar à da tuberculose intestinal. Parece que a tuberculose intestinal comumente começa como a forma pulmonar da doença e é disseminada ao intestino (1) pela tosse e deglutição do esputo contendo macrófagos infectados com bactérias e/ou bactérias "livres" e (2) pela disseminação hematógena ou linfática de macrófagos infectados pelo tráfego de leucócitos aos linfonodos intestinais e placas de Peyer. Na via alimentar, as células M e, possivelmente, as células dendríticas, são usadas para fagocitar as bactérias e, então, as liberam por exocitose nas superfícies basolaterais das placas de Peyer, onde são fagocitadas por macrófagos, com subsequente desenvolvimento de inflamação granulomatosa e formação de granulomas. A tuberculose intestinal é associada à ulceração da mucosa que recobre as placas de Peyer. A ulceração parece ser resultante da vasculite, da trombose, da isquemia e do infarto secundários à inflamação das placas de Peyer, mas também pode ser provocada diretamente por mediadores inflamatórios liberados dos granulomas, que se difundem e danificam vasos sanguíneos ou as mucosas.

Língua de Pau (Actinobacillus lignieresii). Os mecanismos de lesão na língua de pau são a inflamação piogranulomatosa persistente e as respostas fibróticas de reparação. As lesões macroscópicas incluem o aumento de volume e a consistência firme da língua, que se protrui da cavidade oral. As superfícies de corte apresentam numerosos granulomas de coloração branca-amarelada, distribuídos de forma aleatória e combinados a amplas bandas de tecido conjuntivo fibroso (Figs. 7-51 e 7-52). O *Actinobacillus lignieresii* é uma bactéria comensal normal das mucosas da cavidade oral de bovinos e ovinos, as espécies que tendem a ser acometidas pela doença. Porém, a língua de pau foi, embora muito raramente, relatada em equinos, suínos e cães. Durante a mastigação, a bactéria é carreada da mucosa aos tecidos conjuntivos submucosos por meio de feridas por penetração, como aquelas provocadas por corpos estranhos pontiagudos, como lascas de madeira e arame. A bactéria coloniza o tecido conjuntivo submucoso e o LPS de sua parede celular é, provavelmente, parcialmente responsável pela inflamação piogranulomatosa e pelas respostas fibróticas concomitantes observadas. Pouco se sabe acerca de como os fatores de virulência, as interações ligante-receptor, as células-alvo, as toxinas, as moléculas antifagocíticas da cápsula bacteriana ou outros fatores participam da patogenicidade destas bactérias. Porém, parece provável que a bactéria é capaz de escapar à morte por neutrófilos e macrófagos, colonizando os abscessos nos tecidos da língua e da cavidade oral. Ciclos repetidos de fagocitose, crescimento e replicação bacteriana, lise de macrófagos, liberação de grandes números de novas bactérias, recrutamento de outras células inflamatórias imaturas e respostas de reparação, como a fibrose, provavelmente perpetuam e expandem o escopo do processo nosológico. A fibrose e o encapsulamento ocorrem ao mesmo tempo e parecem representar uma última tentativa de isolamento da bactéria e do exsudato do tecido vascularizado da língua e da cavidade oral. O *Actinobacillus lignieresii* pode se disseminar pelos vasos linfáticos até os linfonodos regionais e provocar lesão e resposta inflamatória similares nestas estruturas.

Antraz Alimentar (Bacillus anthracis). Veja Doenças Bacterianas dos Sistemas Orgânicos; Sistema Alimentar e o Peritônio, Omento, Mesentério e Cavidade Peritoneal; Distúrbios dos Animais Domésticos; Antraz Alimentar (*Bacillus anthracis*).

Distúrbios dos Suínos

Enterite Proliferativa/Síndrome Intestinal Hemorrágica Suína (Lawsonia intracellularis). Embora a enterite proliferativa/síndrome hemorrágica intestinal seja mais comumente reconhecida como uma doença de suínos, uma síndrome similar à forma proliferativa desta doença também é observada em equinos (enteropatia proliferativa equina [EPE]), com patogênese provavelmente semelhante à descrita

em suínos. A *Lawsonia intracellularis* parece provocar duas síndromes distintas em uma única doença contínua. O mecanismo de lesão da primeira síndrome é caracterizado por eventos biológicos que causam proliferação celular (ou seja, enterite proliferativa), enquanto o mecanismo da segunda síndrome é caracterizado por eventos biológicos que causam lise celular e hemorragia (ou seja, síndrome hemorrágica intestinal). Parece que a primeira síndrome pode ocorrer e se resolver sem o desenvolvimento da segunda síndrome, mas o cenário inverso é improvável. A forma proliferativa desta doença é também conhecida como *adenomatose intestinal suína, ileíte proliferativa, ileíte regional* e outros nomes similares. A forma hemorrágica é também conhecida como *enterite necrótica* ou *enteropatia proliferativa hemorrágica aguda*. O mecanismo de lesão é, a princípio, hipertrofia e hiperplasia celular (proliferação), que podem ser seguidas por lise celular causada por isquemia e necrose. Dentre as lesões macroscópicas da enterite proliferativa, incluem-se espessamento firme e circunferencial do íleo, preenchimento do lúmen pela mucosa e protrusão da mucosa à superfície de corte (Fig. 7-171). Na síndrome hemorrágica intestinal, as lesões macroscópicas incluem necrose e hemorragia segmentar, com adesão de membranas fibrinosas e diftéricas à mucosa, presença de coágulos de sangue no lúmen do órgão e adelgaçamento das paredes intestinais (Fig. 7-173).

Os suínos entram em contato com a *L. intracelularis* através da ingestão de bactérias em fômites contaminados com esterco. A bactéria é deglutida e chega, por peristaltismo, às mucosas do intestino delgado. Não se sabe como a bactéria começa a colonizar a camada de muco e as mucosas e por que tem como alvos as células epiteliais do íleo. É provável que interações ligante-receptor estejam envolvidas nesta especificidade ileal e o antígeno de superfície da *Lawsonia* (LsaA) pode atuar como adesina ou invasina no início da colonização. Outras adesinas bacterianas específicas ou receptores de membrana celular não foram identificados. Alternativamente, talvez em conjunção com as interações ligante-receptor, tal especificidade possa ser atribuída a fatores metabólicos ou de crescimento não identificados, porém necessários à bactéria, sejam encontrados apenas nas células da cripta intestinal (ver mais detalhes na próxima seção). Além disso, não está claro como a bactéria é capaz de penetrar a camada de muco e acessar diretamente a membrana luminal das células epiteliais.

A *L. intracellularis* é considerada uma bactéria não móvel; no entanto, existem algumas evidências experimentais que sugerem que este microrganismo desenvolve um apêndice bacteriano transiente, que se comporta como um flagelo e pode permitir sua movimentação pela camada de muco. A colonização também parece ser maior na presença de outras espécies de bactérias anaeróbicas na camada de muco. O significado destes achados não está claro, mas é possível que estas espécies sintetizem moléculas necessárias à colonização e replicação pela *L. intracellularis*.

A *L. intracellularis* infecta células da cripta, localizadas na zona proliferativa (Fig. 4-22). Após a colonização, a bactéria interage com a borda em escova e, então, é endocitada pela célula e reside no fagossomo do citoplasma. A bactéria rapidamente escapa do fagossomo antes de sua fusão com o fagolisossomo, e vive livre no citoplasma celular. É possível que uma fosfolipase, um fator de virulência, através de um sistema de secreção de tipo III, participe deste mecanismo de escape. Uma vez livres no citoplasma, as bactérias permanecem próximas à membrana celular apical (luminal), onde crescem e se replicam no citoplasma (Fig. 7-174). Neste local, as bactérias parecem se agregar próximas às mitocôndrias; assim, foi sugerido que o crescimento bacteriano pode depender de trifosfatos pré-formados.

Uma característica exclusiva da patogênese da enterite proliferativa é que a proliferação intracelular das bactérias (crescimento e replicação) ocorre durante a proliferação dos enterócitos da cripta (hipertrofia e hiperplasia) (Fig. 7-172). Um processo não ocorre sem o outro. Em condições normais, as células da cripta na zona

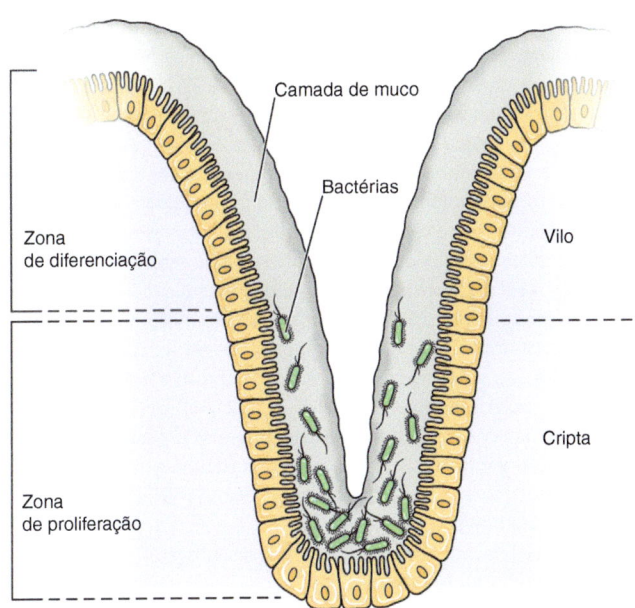

Figura 4-22 Patogênese da Enterite Proliferativa em Suínos. A *Lawsonia intracellularis* infecta células das criptas localizadas na zona proliferativa.

proliferativa são células em divisão que se diferenciam em células que não se dividem da zona de diferenciação enquanto migram, pela membrana basal, dos vilos até os ápices (Fig. 4-22). Parece que, ao serem infectadas pelas bactérias, a maturação normal das células da cripta da zona proliferativa é inibida, provavelmente pela interrupção do ciclo celular. Além disso, a infecção de células da cripta aumenta, de forma dramática, sua taxa de divisão.

Assim, quando as células da cripta são infectadas, não amadurecem, permanecendo em um estado proliferativo não diferenciado e se dividindo de modo contínuo, o que resulta em grande espessamento da superfície mucosa por células da cripta em proliferação. As células em proliferação continuam a migrar até os ápices dos vilos, onde morrem, e seus conteúdos, incluindo grandes números de bactérias, caem no lúmen intestinal. Isto constitui uma fonte de bactérias que infectam outros enterócitos e permitem a disseminação do microrganismo no ambiente, através das fezes. A estrutura normal dos vilos é perdida e substituída por um padrão glandular ramificado; até 10 a 15 camadas de células epiteliais revestem as glândulas hiperplásicas na mucosa. A atividade mitótica é proeminente, mas não há desenvolvimento de inflamação.

A literatura veterinária não traz nenhuma discussão acerca da relação entre a enterite proliferativa e a síndrome hemorrágica intestinal e como (e se) a primeira se transforma na segunda. Histologicamente, demonstrou-se que as lesões da enterite necrótica (síndrome hemorrágica intestinal) incluem necrose coagulativa aguda do epitélio em proliferação das criptas. Esta lesão é consistente com a isquemia ou os efeitos diretos das toxinas (lesão similar a queimaduras). A enterite necrótica pode simplesmente ser uma manifestação das células em proliferação, que crescem além do suprimento sanguíneo disponível, sofrem isquemia e, então, morrem por necrose coagulativa aguda. Nenhuma célula do corpo é capaz de sobreviver a mais de 100 μm de distância de uma fonte de oxigênio, seja um capilar ou algum fluido corpóreo altamente oxigenado. Além disso, a *L. intracellularis* é uma bactéria Gram-negativa e endotoxinas ou outras moléculas tóxicas podem diretamente causar lesão e morte celular consistentes com a necrose coagulativa aguda. A inflamação aguda com hemorragia e a fibrinogênese geralmente ocorrem ao mesmo tempo que a necrose coagulativa aguda.

Disenteria Suína (Brachyspira hyodysenteriae). O mecanismo da lesão na disenteria suína é a lise de células epiteliais da mucosa do cólon e do ceco provocada por hemolisinas e proteases bacterianas e pela inflamação e seus mediadores e enzimas de degradação. Dentre as lesões macroscópicas, incluem-se a colite e a tiflite muco-hemorrágica necrofibrinosa e a presença de membranas diftéricas que recobrem a mucosa intestinal, formadas por muco abundante, hemorragia, fibrina, proteínas plasmáticas e *debris* celulares originários da necrose de células epiteliais da mucosa e de células inflamatórias (Fig. 7-169).

Os suínos encontram a *B. hyodysenteriae* (anteriormente chamada *Serpulina hyodysenteriae* e *Treponema hyodysenteriae)* através da ingestão da bactéria em fômites contaminados por esterco. A bactéria é deglutida e chega, por peristaltismo, ao intestino, principalmente ao ceco e ao cólon. Os fatores de virulência que bloqueiam sua destruição, pela bile e enzimas digestivas, por exemplo, durante o trânsito no intestino delgado até o ceco e o cólon não são conhecidos. As células caliciformes da mucosa são importantes matrizes físicas e substratos químicos para a colonização da camada de muco pela bactéria e, assim, desempenham um papel importantíssimo na patogênese das lesões que afetam as células epiteliais da mucosa e seus complexos juncionais. A *B. hyodysenteriae*, uma espiroqueta anaeróbica móvel, é capaz de se movimentar ativamente através da camada de muco e acessar as células epiteliais e caliciformes da mucosa. Não se sabe por que a bactéria infecta o ceco e o cólon, mas parece que prefere primeiro se replicar em gotículas de mucigena das células caliciformes. Estas gotículas preenchem o citoplasma apical das células caliciformes, deslocando o núcleo para a região basal. Já que o número relativo de tais células é muito maior no ceco e no cólon do que em outros segmentos do sistema alimentar, esta diferença quantitativa pode ser responsável pela localização das lesões. Além disso, as mucinas (p. ex. a fucose e a L-serina) são fortes quimiotáticos para as espiroquetas e, como há significativas diferenças bioquímicas e de pH entre as mucinas, como aquelas sintetizadas e liberadas pelas células caliciformes, é plausível que sua composição química possa ser responsável pela localização das lesões. Uma vez que a bactéria infecta as gotículas de mucigena nas células caliciformes, parece ser capaz de ativar estas células e aumentar a produção de muco. Assim, há um grande aumento no volume de muco secretado por estas células, de modo que as superfícies mucosas são recobertas por uma espessa camada gelatinosa acinzentada. Não se sabe como a bactéria ativa a produção e a liberação de grandes quantidades de muco pelas células caliciformes. É plausível que um ou mais fatores de virulência influenciem os processos celulares de transcrição, tradução, montagem e embalagem destas gotículas, produzindo, assim, quantidades abundantes de muco e aumentando suas oportunidades de colonização da mucosa. Ao mesmo tempo em que infecta as células caliciformes, a bactéria começa o processo de colonização da espessa camada de muco que recobre o epitélio. Parece que o muco e suas mucinas são essenciais aos processos de colonização e replicação, levando ao acúmulo de grandes números de bactérias nas proximidades das membranas celulares e dos complexos juncionais das células epiteliais da mucosa.

Recentemente, experimentos demonstraram que as cepas mais virulentas da bactéria expressam maiores números de genes envolvidos no metabolismo e no transporte de carboidratos e aminoácidos, o que poderia estar relacionado com as fontes de energia e carbono disponíveis na camada de muco. Além disso, alimentos de alta fermentação favorecem a colonização da camada de muco por bactérias. A fermentação pode dar uma fonte de energia ou outras moléculas necessárias à colonização e à replicação. A colonização é também aumentada pela presença de outras espécies bacterianas anaeróbicas na camada de muco. O significado deste achado não foi esclarecido, mas, novamente, pode ser relacionado com o fornecimento das moléculas necessárias à colonização e à replicação de *B. hyodysenteriae*. Por fim, uma vez que a bactéria é anaeróbica, sintetiza altas concentrações de nicotinamida adenina dinucleotídeo hidrogênio (NADH) oxidase (um fator de virulência), que é usada na proteção do contra o estresse oxidativo e as moléculas tóxicas de oxigênio no ambiente rico neste gás da camada de muco.

A bactéria não se liga às membranas luminais (apicais) das células epiteliais do cólon e do ceco; no entanto, estudos experimentais relataram que a bactéria invade o epitélio e a lâmina própria, tendo sido identificada nestas áreas. A maior quantidade de bactérias parece estar na camada de muco imediatamente acima do epitélio. Assim, não se sabe se esta invasão é um processo direto e direcionado ou meramente um fenômeno concomitante inocente, onde a motilidade da bactéria a carreia até estes locais. A lesão e lise das células epiteliais do cólon e do ceco (enterócitos), assim como a penetração através dos complexos juncionais na lâmina própria superficial, são provavelmente provocadas por uma ou mais proteases e hemolisinas e pelos efeitos endotóxicos do lipoligossacarídeo (LOS) da parede celular bacteriana. A lise e a perda do epitélio mucoso provocam hemorragia e permitem que outros microrganismos, como outras bactérias anaeróbicas e o protozoário *Balantidium coli*, invadam a lâmina própria. A mucosa desnuda também é um mecanismo para a absorção de endotoxinas, citotoxinas de células inflamatórias e outras moléculas tóxicas, que podem causar choque endotóxico local e sistêmico através do sistema vascular.

Polisserosite Suína (*Haemophilus suis/parasuis, Actinobacillus suis, Streptococcus suis* **ou** *Escherichia coli*). Veja Doenças Bacterianas dos Sistemas Orgânicos; Sistema Respiratório, Mediastino e Pleura; Distúrbios dos Suínos; Polisserosite Suína (*Haemophilus suis/parasuis, Actinobacillus suis, Streptococcus suis* ou *Escherichia coli*).

Sistema Hepatobiliar e Pâncreas Exócrino
Distúrbios dos Animais Domésticos

Leptospirose Hepática (*Leptospira spp.*). A patogênese da leptospirose hepática começa como a leptospirose vascular provocada por *Leptospira* spp. A patogênese é discutida na seção Doenças Bacterianas dos Sistemas Orgânicos, Sistema Cardiovascular e Vasos Linfáticos, Distúrbios dos Animais Domésticos. Os mecanismos usados pela *Leptospira* spp. para infectar o fígado provavelmente são similares àqueles usados nos rins e discutidos na seção Sistema Urinário deste capítulo. Dentre as lesões macroscópicas, são observados focos discretos e coalescentes de necrose hepática, com coloração entre branca e cinza, disseminados de forma aleatória por todo o parênquima hepático e associados à hemorragia.

Distúrbios dos Equinos

Doença de Tyzzer (*Clostridium piliforme* [*Bacillus piliformis*]). O mecanismo de lesão na doença de Tyzzer é a necrose coagulativa aguda de hepatócitos, células epiteliais da mucosa intestinal e dos tecidos vasculares e estroma adjacentes e a inflamação e seus mediadores e enzimas de degradação. Dentre as lesões macroscópicas observadas, incluem-se hepatomegalia e numerosos focos de coloração branca, cinza ou amarela (<2 mm de diâmetro) de necrose de hepatócitos, distribuídos de forma aleatória, geralmente por todos os lobos do fígado (Fig. 8-53). Em casos graves, o centro destes focos pode ser deprimido e vermelho (hemorragia).

Animais jovens de todas as espécies animais podem contrair a doença de Tyzzer; no entanto, os potros parecem ser mais suscetíveis, e entram em contato com o *Clostridium piliforme*, uma bactéria intracelular obrigatória, através da ingestão de esporos presentes no solo ou de formas vegetativas em fômites contaminados com material fecal de animais infectados. A doença é menos comum em cães, gatos e bovinos. Embora a bactéria use a mucosa intestinal como seu primeiro forte, acaba por infectar, se replicar e provocar lesão no fígado. O mecanismo da disseminação até este órgão não foi esclarecido. Em outras doenças provocadas por *Clostridium* spp., como o carbúnculo, as células do sistema monócito-macrófago e as células M são provavelmente usadas na disseminação de esporos e/ou formas vegetativas, além de esconderem as bactérias das respostas imunes inatas e adaptativas. Após a ingestão, é provável que os esporos ou

as formas vegetativas sejam carreadas pelas atividades peristálticas normais através da faringe oral, do esôfago e do estômago a seu destino final, o intestino delgado (íleo). Não se sabe como a bactéria interage e invade as células epiteliais e/ou os macrófagos da mucosa intestinal. As formas vegetativas da bactéria são móveis e podem ser capazes de penetrar a camada de muco e entrar em contato com as células epiteliais da mucosa do intestino delgado. Não se sabe como os microrganismos entram nestas células, embora a penetração direta ou a endocitose mediada por receptores possam estar envolvidas. Os esporos podem ser incorporados por endostose pelas células epiteliais da mucosa intestinal, mas não se sabe como penetram a camada de muco e acessam tais células. Os esporos podem ser fagocitados por macrófagos de mucosa na camada de muco e transportados pelo tráfego de leucócitos. Além disso, os esporos podem se ligar a receptores na superfície das células M, que não apresentam a camada de muco, adentrá-las por endocitose, germinar em formas vegetativas, infectar e se replicar nestas células e, então, se disseminar às células epiteliais adjacentes da mucosa.

Em ambos os casos, os esporos ou as formas vegetativas são capazes de infectar as células epiteliais da mucosa intestinal através de suas superfícies apicais e, então, se replicam. Não se sabe quais tipos de interações ligante-receptor participam deste processo de entrada na célula. A bactéria parece aderir à membrana celular apical, ser fagocitada e, então, escapar do fagossomo para residir e se replicar no citoplasma da célula.

Não foi demonstrado como a bactéria se dissemina das células epiteliais da mucosa ou das células M sistemicamente até o fígado. Uma vez que o *C. piliforme* é uma bactéria móvel, foi sugerido que os microrganismos deixam as células epiteliais do intestino (talvez por suas superfícies basais), entram na lâmina própria subjacente, encontram e penetram os capilares e, então, entram no sistema circulatório e são carreados no plasma pela veia porta até o fígado. A bactéria pode também ser transportada até o fígado no interior de fagossomos de macrófagos (tráfego leucocitário). Caso a bactéria seja capaz de infectar e se replicar nas células M, a integração destas às placas de Peyer permite sua interação com macrófagos ou o acesso aos capilares dos tecidos submucosos da ECM. Os macrófagos podem fagocitar a bactéria, usando interações ligante-receptor, e carreá-las pelo tráfego de leucócitos nos vasos linfáticos aferentes até os linfonodos mesentéricos e, então, sistemicamente, pelo ducto torácico e pelo sistema venoso, até o sistema circulatório e, por fim, até o fígado, pela artéria hepática. No entanto, em um modelo murino da doença de Tyzzer, a depleção de macrófagos não alterou a progressão da infecção. Isto sugere que o tráfego de leucócitos pode não participar da disseminação da bactéria do intestino ao fígado.

Uma vez no fígado, a bactéria entra em contato com as células endoteliais que revestem os sinusoides hepáticos. Como uma bactéria móvel, o *Clostridium* é livre no sistema circulatório e pode (1) penetrar diretamente o endotélio, entrar e infectar os hepatócitos, (2) infectar as células endoteliais e nelas se replicar e, então, se disseminar até os hepatócitos adjacentes ou (3) infectar e se replicar nas células de Kupffer e, então, se disseminar até os hepatócitos adjacentes. Na doença de Tyzzer, observa-se hemorragia, o que sugere que a lesão vascular ocorre por penetração direta de vasos sanguíneos ou lise das células endoteliais após a replicação das bactérias. Embora a penetração direta das células endoteliais e dos hepatócitos seja um possível mecanismo de entrada nestas células, as clássicas interações ligante-receptor podem também estar envolvidas. A bactéria entra nos hepatócitos, provavelmente por meio da endocitose mediada por receptores, e, então, escapa do fagossomo para residir e se replicar no citoplasma. A replicação de *C. piliforme* nos hepatócitos acaba provocando necrose hepatocelular, porém os mecanismos que a provocam não são conhecidos. Proteínas bacterianas citotóxicas e várias citocinas celulares, como as interleucinas e o TNF, foram responsabilizadas pela necrose hepatocelular, mas os resultados experimentais não são conclusivos. Parece que a bactéria primeiramente provoca necrose aguda de hepatócitos, que, então, estimula o desenvolvimento de uma resposta inflamatória aguda com neutrófilos abundantes e ocasionais macrófagos nos tecidos acometidos. No mesmo modelo murino da doença de Tyzzer, o número de bactérias nos hepatócitos e a gravidade das lesões foram muito piores em camundongos submetidos à depleção de neutrófilos e células NK. Este resultado sugere que a inflamação aguda desempenha um importante papel, como mecanismo de defesa inata, nesta doença.

Distúrbios dos Ruminantes (Bovinos, Ovinos e Caprinos)

Hemoglobinúria Bacilar (Clostridium haemolyticum). O mecanismo de lesão da hemoglobinúria bacilar apresenta um componente local e um componente sistêmico. A lesão local é a lise celular (necrose coagulativa aguda) de hepatócitos (hepatite necrótica), enquanto a lesão sistêmica é a lise de eritrócitos no sistema vascular. Em ambos os componentes, a lesão é provocada pela fosfolipase C e por outras toxinas liberadas pelo *Clostridium haemolytica*. Dentre as lesões macroscópicas, incluem-se vasculite, infarto, necrose coagulativa e hemorragia hepática (Fig. 8-73) e hemoglobinúria no sistema urinário.

Os bovinos e ovinos provavelmente entram em contato com o *C. haemolyticum* através da ingestão de esporos presentes no solo. Embora a bactéria acabe por se fixar no fígado, seu mecanismo de disseminação, da ingestão até este órgão, é desconhecido. Em outras doenças provocadas por *Clostridium* spp., como o carbúnculo, as células do sistema monócito-macrófago, as células M e as células dendríticas são provavelmente usadas na disseminação dos esporos, que também as utilizam como esconderijo das respostas imunes e de outros mecanismos de defesa. É plausível que, após a ingestão, os esporos sejam carreados pelas atividades peristálticas normais através da faringe oral, do esôfago, do abomaso e do rúmen a seu destino final, o intestino delgado. Não se sabe como os esporos interagem com as células epiteliais e os macrófagos da mucosa e os invadem. A camada de muco do intestino delgado é, provavelmente, uma barreira significativa aos esporos; portanto, estas estruturas podem se ligar a receptores na superfície das células M ou das células dendríticas e, por transcitose, acessar os macrófagos e os linfócitos localizados nas placas de Peyer contíguas a estas células. Os macrófagos associados à mucosa podem também fagocitar os esporos por meio de interações ligante-receptor e carreá-los, pelo tráfego de leucócitos nos vasos linfáticos aferentes, até os linfonodos mesentéricos e, então, sistemicamente, pelo ducto torácico, até a circulação. Embora este fenômeno não tenha sido comprovado, é provável que os esporos sejam a forma da bactéria que se dissemina sistemicamente até o fígado. Os macrófagos em trânsito, contendo esporos em seus fagossomos, podem entrar nos sinusoides do fígado e transferir os esporos às células de Kupffer embebidas no endotélio. Os esporos, então, se escondem nas células de Kupffer até que sejam ativados, germinem e produzam bactérias vegetativas. O tropismo pelas células de Kupffer é provavelmente mediado por interações entre ligantes e receptores.

A hemoglobinúria bacilar ocorre após a lesão hepática provocada pela migração de trematódeos (*Fasciola hepatica, Fascioloides magna*). Assim, a hemoglobinúria bacilar apenas é observada em regiões em que existem estes trematódeos. Estes parasitas migram pelo fígado e danificam as veias intra-hepáticas, causando trombose, isquemia e infarto dos hepatócitos associados. As áreas de infarto hepático são anaeróbicas e apresentam menor potencial de oxidação-redução (redox), necessário à germinação dos esporos liberados por células de Kupffer mortas. Os esporos germinam em bactérias vegetativas e produzem grandes quantidades de fosfolipase C (também conhecida como *lecitinase C*, uma toxina α) e hemolisinas, que destroem as membranas celulares e provocam a lise de hepatócitos. Estas toxinas são também absorvidas pelo sistema venoso do fígado viável, entrando na circulação sistêmica e provocando lesões nas membranas de eritrócitos, a lise destas células, a liberação de hemoglobina e a hemoglobinúria.

Hepatite Necrótica Infecciosa (Clostridium novyi). A patogênese e as lesões da hepatite necrótica infecciosa são similares àquelas da hemoglobinúria bacilar, discutida na seção anterior; no entanto, a doença não provoca hemoglobinúria, provavelmente devido à ausência de toxinas que danificam as membranas dos eritrócitos e lisam a membrana destas células.

Distúrbios dos Suínos

Polisserosite Suína (Haemophilus suis/parasuis, Actinobacillus suis, Streptococcus suis ou Escherichia coli). Veja Doenças Bacterianas dos Sistemas Orgânicos; Sistema Respiratório, Mediastino e Pleura; Distúrbios dos Suínos; Polisserosite Suína (*Haemophilus suis/parasuis, Actinobacillus suis, Streptococcus suis ou Escherichia coli*).

Sistema Respiratório, Mediastino e Pleura
Distúrbios dos Animais Domésticos

Estreptococose (Streptococcus equi subsp. zooepidemicus). O mecanismo de lesão na estreptococose é a lesão e morte de células epiteliais da mucosa e da serosa e de células endoteliais vasculares por toxinas bacterianas e pela inflamação e seus mediadores e enzimas de degradação. Dentre as lesões macroscópicas, inclui-se a vasculite e, assim, (1) o pulmão apresenta textura firme, devido ao extravasamento de quantidades variáveis de fibrina nos alvéolos e septos alveolares (pneumonia fibrinosa) dos vasos sanguíneos danificados e (2) há o aparecimento de quantidades variáveis de material friável de coloração branca-acinzentada (fibrina), geralmente associada à hemorragia das superfícies serosas (polisserosite fibrinosa) dos pulmões (pleurite fibrinosa), do coração (pericardite fibrinosa) e da cavidade abdominal (peritonite fibrinosa) (Fig. 10-60). As cavidades formadas por estas estruturas anatômicas podem conter exsudato fibrinoso e edema combinado à hemorragia. As superfícies serosas opostas são frequentemente pouco aderidas entre si por um exsudato fibrinoso, o que dificulta processos fisiológicos normais, como a respiração. A serosa e as cavidades de meninges, articulações e testículos podem também ser afetadas. Existem poucas informações acerca dos mecanismos usados por estas bactérias. Assim, partes desta seção são especulativas e baseadas (1) no que se conhece sobre os fatores de virulência usados por outros membros da família Streptococceae, especialmente *Streptococcus equi* ssp. *equi* para causar doença (ver a seção Medula Óssea, Células Sanguíneas e Sistema Linfático, Distúrbios dos Equinos, Adenite Equina [*Streptococcus equi* subsp. *equi*]) e (2) na probabilidade razoável de que a inflamação, as respostas à lesão e as lesões que foram descritas na estreptococose serem resultantes de mecanismos patobiológicos subjacentes e conhecidos.

A doença causada por *S. equi* ssp. *zooepidemicus* é uma zoonose. Equinos e cães provavelmente entram em contato com *S. equi* ssp. *zooepidemicus* através da inalação da bactéria em fômites ou gotículas de fluidos de animais "portadores" ou infectados. A bactéria parece ser um microrganismo comensal das membranas mucosas da faringe nasal e oral, provavelmente existente em biofilmes de animais saudáveis. Estresses ambientais, como superpopulação, má ventilação e umidade ou alterações bruscas da temperatura do ar ambiente, alteram a camada de muco e a relação comensal, permitindo que as bactérias se repliquem em números suficientes à colonização da mucosa respiratória e à disseminação da bactéria a outros animais. Infecções virais prévias ou concomitantes podem também danificar o aparato mucociliar, permitindo que as bactérias colonizem a camada de muco ou as mucosas. No sistema respiratório, as bactérias se depositam na mucosa do componente de condução pela turbulência centrífuga e inercial e ficam aprisionadas na camada de muco. Embora o *S. equi* subsp. *zooepidemicus* possa expressar muitos dos fatores de virulência observados em *S. equi* subsp. *equi*, a relação causal entre estes fatores e a doença não foi determinada.

Estas bactérias não são móveis e não foi claramente demonstrado como penetram a camada de muco; chegam às células epiteliais ou aos cílios da mucosa; expressam fatores de virulência, como adesinas, moléculas capsulares, fímbrias e proteínas da membrana externa (p. ex. proteína ligante de fibronectina), necessárias às interações ligante-receptor; e colonizam a mucosa. Algumas cepas da bactéria apresentam SzP, uma proteína de superfície similar à proteína M, que pode, por meio dos fenômenos entre receptores e ligantes, determinar qual sistema orgânico é colonizado e quais tipos de células naquele sistema orgânico são colonizadas. Outras cepas da bactéria podem ter supostos fatores de virulência, como C5a peptidase, invasinas e proteína ligante de fibronectina, que são consideradas participantes da formação de biofilmes e da adesão celular. Foi demonstrado que alguns destes fatores de virulência podem ser transferidos entre as cepas da bactéria através de PAIs, por transferência gênica horizontal. Após a colonização da mucosa e a lesão de células epiteliais, há desenvolvimento de inflamação aguda, provocando a lise destas células e a perda da barreira mucosa ciliada. A lesão das células epiteliais ciliadas provavelmente altera a função do aparato mucociliar, permitindo que as bactérias cheguem aos bronquíolos e alvéolos terminais por deposição dependente por meio da gravidade. A partir daí as bactérias colonizam as mucosas dos bronquíolos e dos alvéolos terminais, se disseminam aos tecidos vascularizados da ECM, interagem com os vasos sanguíneos da barreira ar-sangue, danificando-os, e provocam o extravasamento de fibrinogênio nos alvéolos (pneumonia fibrinosa). Este processo causa pneumonia fibrinosa, mas pode não ser satisfatoriamente responsabilizado pela polisserosite fibrinosa tão característica desta doença.

Por um mecanismo indeterminado, as bactérias provavelmente chegam até a lâmina própria do sistema respiratório e têm acesso direto à ECM vascularizada. Não foi esclarecido como as bactérias realmente cruzam esta barreira alterada, chegam aos leitos capilares, penetram o endotélio e se disseminam pelo sistema vascular. Alguns mecanismos, como a bacteremia de livre de células ou tráfego em leucócitos (macrófagos alveolares ou intravasculares, linfócitos ou células dendríticas), são possibilidades hipotéticas. As características lesões macroscópicas da polisserosite fibrinoemorrágica sugerem que estas bactérias podem apresentar tropismo por células endoteliais vasculares da serosa. Não está claro por que isto ocorre, mas este fenômeno é provavelmente associado à expressão de fatores de virulência bacterianos e a interações ligante-receptor com as células endoteliais do hospedeiro em locais específicos do corpo. Além disso, é possível que as toxinas bacterianas possam participar da lesão vascular e das alterações de permeabilidade, levando ao extravasamento de fibrinogênio e sua polimerização em fibrina nas superfícies serosas e, em alguns casos, à formação de microtrombos e ao desenvolvimento de coagulação intravascular disseminada em outros sistemas orgânicos.

A doença causada por *S. equi* subsp. *zooepidemicus* em cães parece seguir a mesma sequência cronológica observada em equinos, mas os fatores de virulência envolvidos parecem provocar lesões mais graves no sistema vascular e maior grau de hemorragia.

Antraz Respiratório (*Bacillus anthracis*). Veja Doenças Bacterianas dos Sistemas Orgânicos; Sistema Alimentar e o Peritônio, Omento, Mesentério e Cavidade Peritoneal; Distúrbios dos Animais Domésticos; Antraz Alimentar (*Bacillus anthracis*) para informações detalhadas sobre a patogênese e os fatores de virulência.

O mecanismo da lesão no antraz respiratório é a lise celular provocada por toxinas bacterianas que agem diretamente sobre as membranas celulares, provocando necrose coagulativa aguda. Dentre as lesões macroscópicas, são observados edema nos pulmões e linfonodos, hemorragia e necrose.

Os animais entram em contato com o *B. anthracis* através da inalação de fômites contaminados com endosporos do solo. Estes fômites devem ter menos do que 5 µm de diâmetro para atingir a porção de troca de O_2-CO_2 do sistema respiratório. Os fômites infectados são depositados na mucosa, onde são, então, fagocitados por macrófagos alveolares que migram pela superfície das mucosas ou por células dendríticas. Os macrófagos e as células dendríticas infectadas disseminam a bactéria até os linfonodos regionais (bronquiolares e mediastinais) por meio dos vasos linfáticos aferentes, através do tráfego de leucócitos. Durante o processo de migração, os endosporos germinam em bactérias vegetativas, de modo que, ao chegar aos linfonodos, as bactérias já produzem as toxinas do antraz, que matam as células infectadas e liberam os patógenos na ECM destas estruturas. Nos linfonodos, as bactérias continuam a se replicar e a produzir as toxinas do antraz, matam outras células linfoides e endoteliais, provocando edema e hemorragia. A bactéria e suas toxinas entram nos vasos linfáticos e se disseminam pelo ducto torácico até o sistema circulatório, causando septicemia, com lesão das células endoteliais e das células de outros sistemas orgânicos, provocando edema, hemorragia e necrose celular.

Distúrbios dos Equinos

Pneumonia por *Rhodococcus (Rhodococcus equi)*. Veja Doenças Bacterianas dos Sistemas Orgânicos; Sistema Alimentar e o Peritônio, Omento, Mesentério e Cavidade Peritoneal; Distúrbios dos Equinos; Enterite por *Rhodococcus* (*Rhodococcus equi*) para mais informações sobre a patogênese e fatores de virulência.

O mecanismo de lesão na pneumonia por *Rhodococcus* é a lise de células do sistema monócito-macrófago e de todas as populações celulares do sistema respiratório, secundária à inflamação e seus mediadores e enzimas de degradação. Dentre as lesões macroscópicas, são observadas (1) pneumonia piogranulomatosa crônica ativa cranioventral caracterizada por consolidação e coloração branca-amarelada do parênquima pulmonar, atribuída à infiltração de células inflamatórias e à formação de abscessos e granulomas no tecido pulmonar acometido (Fig. 9-82) e (2) linfadenite piogranulomatosa necrótica dos linfonodos traqueobrônquicos do pulmão, caracterizada por aumento de volume e textura firme destas estruturas que, à superfície de corte, apresentam áreas coalescentes discretas com infiltrado exsudativo amarelo-esbranquiçado e compressão do parênquima contíguo (Fig. 7-138). Esta última lesão se deve ao tráfego leucocitário de macrófagos alveolares infectados por bactérias, como será descrito a seguir.

Os potros entram em contato com o *R. equi* através da inalação da bactéria em fômites contaminados com esterco ou gotículas de água do ambiente. O *Rhodococcus* é uma bactéria comumente encontrada no solo, de crescimento ideal à temperatura de 30°C do esterco da maioria das espécies animais e cujo tempo de geração é muito curto. Quando inalada, a bactéria se deposita na mucosa dos sistemas de condução e troca pela turbulência centrífuga e inercial. Aqui, as bactérias encontram as células do sistema monócito-macrófago, incluindo macrófagos alveolares e células dendríticas, que as fagocitam na camada de muco do aparato mucociliar. Estas células carreiam as bactérias até os tecidos linfoides locais, como o BALT, através dos tecidos conjuntivos dos septos peribrônquicos e alveolares e até os linfonodos regionais através dos vasos linfáticos aferentes. O *R. equi* se replica no interior de outros macrófagos alveolares e teciduais. Os macrófagos alveolares fagocitam o *R. equi* por meio de interações entre ligantes e receptores. A bactéria deve, a princípio, aderir aos macrófagos, o que requer sua opsonização por anticorpos ou fragmentos do sistema complemento, por fixação de complemento e a ativação de sua via alternativa. Em potros não imunes, o sistema complemento é a opsonina primária. A bactéria também expressa moléculas de superfície não caracterizadas, que se ligam a receptores das membranas de macrófagos alveolares, como receptor leucocitário de complemento, Mac-1, outros receptores do sistema complemento, receptores de manose e, talvez, TLRs, antes que a fagocitose possa ocorrer.

As bactérias opsonizadas e os produtos da fixação do sistema complemento facilitam o processo de adesão e invasão por meio da fagocitose por macrófagos alveolares. A fagocitose é mediada por fatores de virulência bacterianos que parecem restringir o tropismo a determinados tipos de células fagocíticas. Após a fagocitose por macrófagos alveolares, a bactéria é confinada em fagossomos. Os resultados experimentais dos estudos sobre a fusão dos fagossomos com os lisossomos e a subsequente formação de fagolisossomos são contraditórios. Alguns estudos sugerem que o *R. equi* pode bloquear a fusão de lisossomos e fagossomos, o que permite a sobrevivência, a persistência e a replicação intracelular das bactérias. Outros estudos sugerem que o *R. equi* não é capaz de bloquear a fusão fagossomo-lisossomo; no entanto, a bactéria pode produzir moléculas que suprimem a acidificação dos fagolisossomos, permitindo a sobrevivência e a replicação das bactérias nos macrófagos alveolares. O mecanismo usado no bloqueio da fusão é desconhecido, mas parece envolver a compartimentalização, determinada pela bactéria, do processo, de modo que estas são seletivamente isoladas das moléculas lisossomais efetoras, como ácidos, oxigênio reativo, NO e hidrolases nos fagossomos. Outras proteínas e moléculas parecem contribuir para a persistência e a replicação das bactérias nos macrófagos alveolares. Por exemplo, as cepas de *R. equi* que provocam doença possuem fatores cromossômicos de virulência que codificam polissacarídeo capsular, colesterol oxidase, fosfolipase C, lecitinase e ácidos micólicos da parede celular, além de fatores plasmídicos de virulência (ilhas de patogenicidade) para a VAP. Também é provável que os ácidos micólicos da parede celular bacteriana participem da patogênese da pneumonia piogranulomatosa característica desta doença.

Uma vez que *R. equi* é capaz de impedir sua morte (lise) no fagossomo-lisossomo de macrófagos alveolares e a geração da explosão oxidativa que pode matá-lo, consegue persistir e se replicar. Estudos sugerem que a rápida replicação da bactéria nos fagossomos e moléculas, como a colesterol oxidase produzida pelo patógeno, contribuem para a lise prematura dos macrófagos alveolares, levando à liberação de grandes números de microrganismos nos tecidos adjacentes. Além disso, uma vez que a vida média de macrófagos alveolares completamente diferenciados é de aproximadamente 10 a 30 dias, a lise destas células relacionada com seu envelhecimento e pela lesão induzida pelos patógenos libera grandes números de bactérias no tecido adjacente, onde são fagocitadas por macrófagos, apenas para repetir, indefinidamente, o processo. A gravidade e a extensão da resposta inflamatória concomitante à lesão tecidual aumentam por meio do recrutamento de outros monócitos e macrófagos teciduais do sistema circulatório e dos linfonodos regionais.

Os neutrófilos são ativos na resposta inflamatória aguda contra *R. equi*. Estas células são capazes de fagocitar a bactéria, fundir o fagossomo ao lisossomo para formar um fagolisossomo, iniciar a explosão oxidativa e matar a bactéria. No entanto, este processo é um mecanismo ineficaz de controle da doença e causa extensa destruição tecidual devido à liberação de enzimas lisossomais e espécies reativas de oxigênio, contribuindo, assim, para a destruição cíclica e progressiva do parênquima pulmonar. Este dano permite que grandes números de bactérias acessem os alvéolos e os bronquíolos e cheguem ao muco das membranas mucosas e ao aparato mucociliar. De modo geral, o aparato mucociliar não é diretamente afetado pelo *R. equi*; assim, a bactéria ascende pelo sistema de condução até a nasofaringe, onde é deglutida e chega, por peristaltismo, ao sistema alimentar (ou seja, enterite por *Rhodococcus*).

Estreptococose (*Streptococcus equi subsp. zooepidemicus*). Veja Doenças Bacterianas dos Sistemas Orgânicos; Sistema Respiratório, Mediastino e Pleura; Distúrbios dos Animais Domésticos; Estreptococose (*Streptococcus equi* subsp. *zooepidemicus*).

Adenite Equina (*Garrotilho [Streptococcus equi subsp. equi]*). Veja Doenças Bacterianas dos Sistemas Orgânicos; Medula Óssea, Células Sanguíneas e Sistema Linfático; Distúrbios dos Equinos; Adenite Equina (Garrotilho [*Streptococcus equi* subsp. *equi*]).

Distúrbios dos Ruminantes (Bovinos, Ovinos e Caprinos)

Complexo Respiratório Bovino. O complexo respiratório bovino (BRDC) é o termo aplicado a um grupo de doenças respiratórias causadas por quatro vírus e três cepas bacterianas que atuam de forma conjunta e simultânea em diversas combinações (ou seja, doenças respiratórias polimicrobianas) para provocar diversas doenças respiratórias em bovinos (ruminantes). O BRDC ocorre em bovinos de idades e práticas de manejo variáveis; os microrganismos envolvidos também variam conforme a idade, as práticas de manejo e as localizações geográficas. O complexo é caracterizado pelas interações entre o patógeno viral primário e o patógeno bacteriano secundário. O patógeno viral primário pode alterar a função do aparato mucociliar e/ou prejudicar a fagocitose e a morte por macrófagos alveolares e intravasculares. Isto permite que o patógeno bacteriano secundário colonize e se replique no sistema respiratório e altere o funcionamento da camada mucociliar e de macrófagos, provocando a doença. A inflamação aguda também pode contribuir para a lesão de células e tecidos do sistema respiratório. Os vírus envolvidos incluem o vírus da rinotraqueíte infecciosa bovina (IBR), o vírus da diarreia viral bovina (BVD), o vírus da parainfluenza (PI3) e o vírus sincicial respiratório bovino (BRSV). As bactérias envolvidas incluem *Pasteurella multocida*, *M. haemolytica* e *Histophilus somni*. As patogêneses e os mecanismos de lesão de cada um destes microrganismos são discutidos individualmente em outras seções deste capítulo.

Pasteurelose/Mannheimiose Pulmonar Bovina (*Mannheimia [Pasteurella] haemolytica*). Veja também o complexo respiratório bovino anteriormente discutido. O mecanismo de lesão na pasteurelose/mannheimiose pulmonar bovina é a lesão e lise (necrose de coagulação) de todas as populações celulares do sistema respiratório. Além da lesão provocada pelas toxinas bacterianas (leucotoxina), a inflamação aguda e seus mediadores e enzimas de degradação participam de forma significativa da patogênese da doença. A *M. haemolytica* pode provocar grave pneumonia, independente de outros fatores contribuintes; no entanto, a suscetibilidade e a gravidade da doença podem ser aumentadas por estresses ambientais e pelo acometimento prévio ou concomitante por infecções virais. Dentre as lesões macroscópicas, são observadas pneumonia fibrinonecrótica grave (frequentemente hemorrágica) e vasculite atribuídas à necrose e apoptose, especialmente de pneumócitos do tipo I e células endoteliais de capilares que formam a barreira ar-sangue entre os septos alveolares e o sistema vascular (vasculite necrótica grave) (Figs. 9-72, 9-85 e 9-86).

Os bovinos (e, provavelmente, ovinos e caprinos) entram em contato com a *M. haemolytica* através da inalação da bactéria presente em fômites ou gotículas de fluidos. A bactéria é um microrganismo comensal que reside na nasofaringe e nas tonsilas de animais saudáveis, mas fatores ambientais de estresse, como desmame, condições climáticas adversas, alterações dietéticas e transporte, podem alterar a relação comensal, permitindo que as bactérias se repliquem em números suficientes, colonizem a mucosa respiratória e se disseminem a outros animais. A colonização parece ser um processo em dois estágios, primeiro afetando o componente de condução (vias aéreas) e, então, o componente de troca de O_2-CO_2 (bronquíolos e alvéolos terminais). Quando inaladas, as bactérias se depositam e são aprisionadas na camada de muco da mucosa do componente de condução pela turbulência centrífuga e inercial. A *M. haemolytica* não é móvel e não foi claramente mostrado como penetra a camada de muco e chega aos cílios das células epiteliais da mucosa.

Diversos fatores de virulência foram identificados na patogênese da mannheimiose, incluindo leucotoxina (LKT), LPS, adesinas, polissacarídeos capsulares, proteínas da membrana externa e diversas proteases, como a neuraminidase. A neuraminidase reduz a viscosidade do muco, tornando-o menos denso e mais fluido, facilitando seu acesso às membranas celulares por meio da gravidade e do movimento browniano aleatório. Além disso, as neuraminidases clivam o ácido siálico presente na superfície das membranas celulares, reduzindo a carga total negativa e permitindo o contato mais próximo entre as bactérias e as membranas. Uma vez em contato com as membranas celulares, as bactérias aderem e se ligam a receptores, por meio de fímbrias, pili e adesinas, via interações entre ligantes e receptores. Este processo provoca a colonização bacteriana da mucosa. Os tipos de adesinas (ligantes) e os receptores usados na colonização não foram determinados. Após a colonização, as bactérias se replicam em grandes números no componente de condução do sistema respiratório e produzem enzimas (fatores de virulência), como a neuraminidase, e toxinas (fatores de virulência), como a leucotoxina e o LPS, que danificam o aparato mucociliar.

Além disso, os polissacarídeos da cápsula bacteriana (fatores de virulência) inibem a fagocitose da bactéria por neutrófilos e macrófagos da mucosa. Devido à disfunção mucociliar, as bactérias se disseminam por meio da gravidade a porções dependentes do pulmão, incluindo os bronquíolos e os alvéolos terminais do componente de troca de O_2-CO_2. Depois da chegada a este local, o segundo estágio do processo, que é mais grave do que o primeiro, é iniciado. A diferença de gravidade é, em parte, devida a três fatores: (1) a replicação extensa das bactérias no estágio um, no componente de troca de O_2-CO_2, e sua subsequente amplificação, (2) a grande área superficial de acometimento do tecido pulmonar e (3) a maior vulnerabilidade da barreira ar-sangue e dos septos provocada pela lesão no componente de troca de O_2-CO_2. Todos estes fatores contribuem para a gravidade da resposta inflamatória aguda e da lesão tissular.

O mais importante fator de virulência da mannheimiose pulmonar bovina é a leucotoxina. A leucotoxina da *Mannheimia* (LKT), um membro do grupo de toxinas RTX, é a citotoxina que provoca lise e apoptose de macrófagos alveolares e neutrófilos. As toxinas RTX se ligam às células por adsorção passiva e receptores de superfície celular da classe das β-2 integrinas; estes últimos são os receptores transmembrânicos CD18. Em altas concentrações, provoca necrose, por meio da criação de poros nas membranas celulares, com aumento de volume e lise celular (necrose oncótica), e, em níveis baixos, causa apoptose. Além disso, em concentrações baixas, a leucotoxina ativa neutrófilos e induz a produção de citocinas pró-inflamatórias. Quando as bactérias são fagocitadas por macrófagos alveolares, a leucotoxina é usada para matá-los e liberar os patógenos no tecido vascularizado da ECM e nos espaços alveolares. O ferro também é necessário ao crescimento da bactéria e à produção de leucotoxina. O LPS e a leucotoxina também ativam o sistema complemento e a liberação de citocinas pró-inflamatórias, provocando lesão vascular e grave inflamação aguda. A lesão vascular altera a permeabilidade, causando edema e a liberação de fibrinogênio, que se polimeriza em fibrina nos espaços alveolares, nos septos interalveolares, nos septos interlobulares e interlobares e nas superfícies pulmonares serosas (pneumonia fibrinonecrótica). A lesão vascular pode também provocar hemorragia pulmonar.

A inflamação aguda é caracterizada pelo recrutamento de grandes números de neutrófilos da circulação no tecido pulmonar acometido, seguido pela ativação destas células por explosão respiratória e pela liberação de enzimas de degradação. A bactéria possui vários mecanismos (ver a seguir) que minimizam os efeitos dos neutrófilos, mas o tecido pulmonar, como um espectador inocente, assim como os bronquíolos terminais e as células que formam a barreira ar-sangue, é gravemente danificado pelas moléculas e enzimas liberadas por estes fagócitos ativados. Os polissacarídeos capsulares, as proteínas da membrana externa e o LPS de bactéria são também importantes na patogênese de doença, principalmente em relação à inflamação aguda e à lesão vascular. Os polissacarídeos são fatores de virulência que facilitam a adesão, a colonização e a provável invasão da mucosa respiratória, inibem a fagocitose por neutrófilos e interrompem a lise de bactérias mediada pelo sistema complemento. As proteínas da membrana externa são quimiotáticas para neutrófilos, mas, quando em contato com estas células, interrompem sua fagocitose e a morte intracelular das bactérias. O LPS se liga a CD14, β2-integrinas e TLR da superfície de macrófagos alveolares, induzindo a síntese de citocinas pró-inflamatórias, metabólitos do ácido araquidônico e NO,

que danificam as células inflamadas. O LPS pode também danificar as células endoteliais de maneira direta ou através de moléculas liberadas de macrófagos, como aquelas listadas na frase anterior.

Histofilose Pulmonar (*Histophilus somni*). Veja também o complexo respiratório bovino anteriormente discutido.

A patogênese de histofilose pulmonar provavelmente é muito similar aos mecanismos previamente discutidos para a pasteurelose/mannheimiose pulmonar bovina. Veja também Doenças Bacterianas dos Sistemas Orgânicos, Sistema Nervoso, Distúrbios dos Ruminantes (Bovinos, Ovinos e Caprinos), Meningoencefalite Trombótica (*Histophilus somni*).

Pneumonia Enzoótica Bovina (*Pasteurella multocida subsp. multocida do sorogrupo A*). Veja também o complexo respiratório bovino anteriormente discutido.

Do ponto de vista do mecanismo biológico, os fatores de virulência e os mecanismos usados por *Pasteurella multocida* ssp. *multocida* para causar a pneumonia enzoótica bovina são muito similares, funcionalmente, aos empregados por *M. haemolytica* na mannheimiose pulmonar bovina. No entanto, na pneumonia enzoótica bovina, a patogenicidade bacteriana é bastante reduzida, refletindo-se na resposta inflamatória insidiosa e de desenvolvimento lento e na ausência quase completa de necrose celular, vasculite, alterações de permeabilidade e fibrinogênese. O mecanismo de lesão na pneumonia enzoótica bovina é a lesão de todas as populações celulares no sistema respiratório, que é atribuída à inflamação e seus mediadores e enzimas de degradação.

A suscetibilidade e a gravidade da pneumonia enzoótica bovina por *P. multocida* subsp. *multocida* do sorogrupo A pode ser aumentada por estresses ambientais e pelo acometimento prévio ou concomitante por um patógeno viral primário, como o vírus sincicial respiratório bovino, o vírus da diarreia bovina, o vírus da rinotraqueíte infecciosa bovina ou o vírus da parainfluenza III. Dentre as lesões macroscópicas, são observadas consolidações (textura firme) de coloração cinza-amarelada nos lobos pulmonares anteriores e ventrais (Fig. 9-69). As superfícies pleurais geralmente não são acometidas, indicando que a lesão vascular e as alterações de permeabilidade, bem como sua associação à expressão de fatores de virulência bacterianos, não são significativas na patogênese da doença. Em alguns casos, *Mycoplasma bovis* e *Mannheimia varigena* foram relatados como patógenos bacterianos secundários. A patogenicidade das bactérias na pneumonia enzoótica bovina/complexo respiratório bovino é determinada por seus fatores de virulência, que podem incluir adesinas, polissacarídeos capsulares, proteínas da membrana externa, proteínas ligantes de ferro, LPSs, LOSs, enzimas e toxinas.

Pleuropneumonia Contagiosa Bovina (*Mycoplasma mycoides var. mycoides Pequenas Colônias*). Pouco se sabe acerca dos mecanismos usados por *Mycoplasma mycoides* var. *mycoides* pequenas colônias (SC) para provocar doença no sistema respiratório de bovinos; assim, grande parte desta seção é especulativa e baseada na probabilidade razoável de que as lesões são resultantes de mecanismos patobiológicos subjacentes e conhecidos. O mecanismo de lesão da pleuropneumonia contagiosa bovina é a lise celular, provavelmente provocada pela inflamação e seus mediadores e enzimas de degradação e pela vasculite, o que causa trombose, isquemia e infarto do tecido pulmonar. As lesões macroscópicas incluem (1) efusão pleural fibrinosa e pleurite fibrinosa com hemorragia e (2) pleuropneumonia fibrinosa com proeminência dos septos interlobulares, que são preenchidos por efusões fibrinosas e trombos de fibrina (Fig. 4-23). Os infartos observados nos tecidos pulmonares acometidos são provavelmente originários da lesão vascular, que altera a permeabilidade e provoca vasculite, com ativação das cascatas de coagulação, trombose e infarto. O pulmão infartado frequentemente parece sequestrado, talvez devido aos mecanismos de reparação, que isolam, por fibrose, os tecidos mortos. Não se sabe como o tecido pulmonar sofre infarto, já que seu

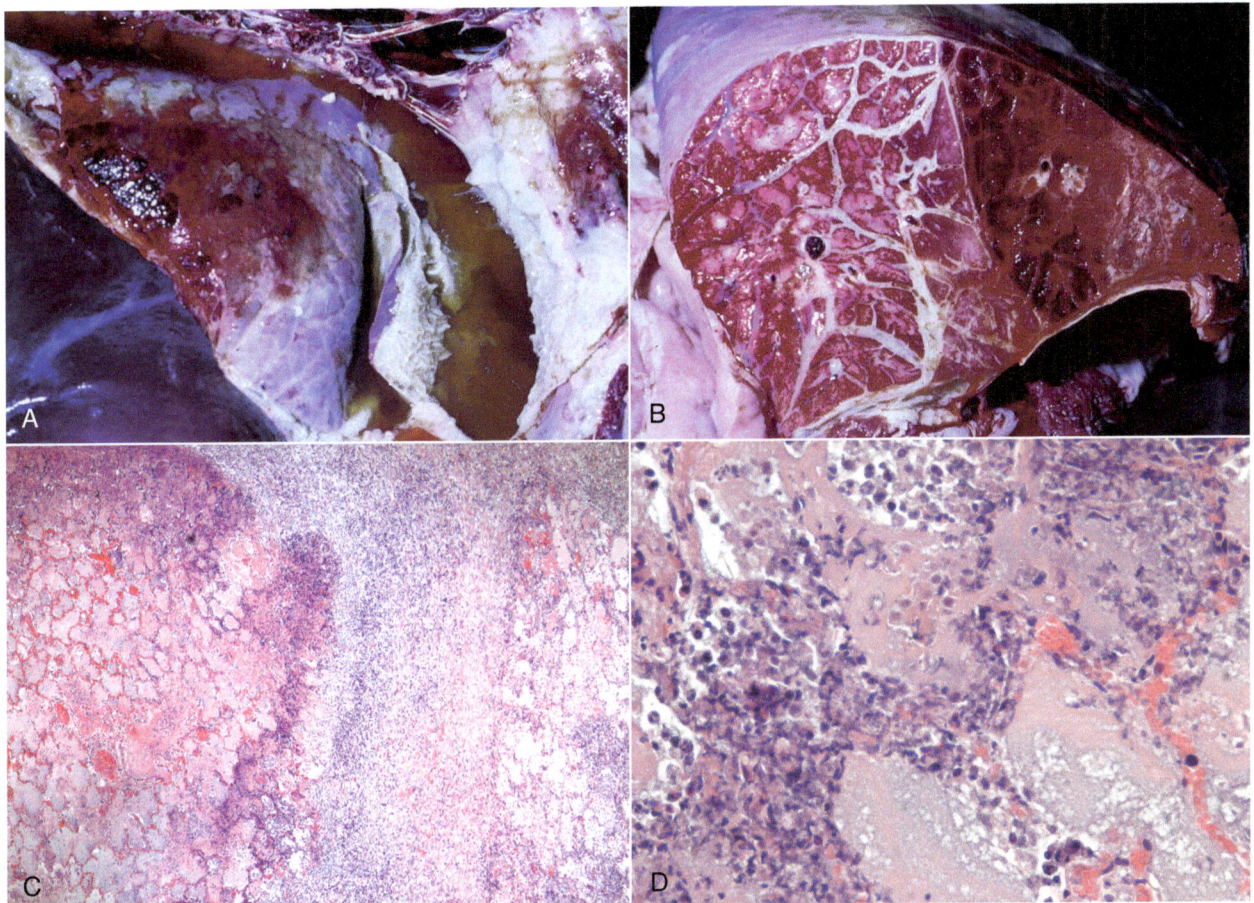

Figura 4-23 Pleuropneumonia Contagiosa Bovina. A, Cavidade torácica. A cavidade torácica é preenchida por uma efusão pleural fibrinosa, e a pleura visceral e a pleura parietal são recobertas por fibrina (pleurite fibrinosa). Note também as áreas de hemorragia na pleura e no pulmão. **B,** Corte transversal de pulmão. Note os septos interlobulares proeminentes preenchidos por uma efusão fibrinosa e por trombos de fibrina, além da área de hemorragia *(metade direita do corte)*. Infartos com sequestros pulmonares (não mostrados aqui) podem ser observados nos tecidos pulmonares acometidos, sendo provavelmente devidos à lesão vascular que provocou o infarto. **C,** O septo interlobular *(ao centro)* é preenchido por uma população de células inflamatórias agudas e pela efusão fibrinosa. Os alvéolos contêm edema fluido altamente proteico, efusão fibrinosa e células da inflamação aguda. Há extensa necrose de todos os tecidos na interface entre o alvéolo e o septo interlobar *(banda de coloração azul escura)*. Coloração por HE. **D,** Maior aumento de **C.** A cor azul escura pode ser atribuída à necrose celular, inclusive de neutrófilos, com escape e coagulação de ácidos nucleicos de núcleos degenerados no exsudato inflamatório. Os alvéolos contêm fluido edematoso e células da inflamação aguda. Coloração por HE. (**A** e **B** Cortesia de Dr. D. Gregg, Plum Island Animal Disease Center e Noah's Arkive, College of Veterinary Medicine, The University of Georgia. **C** e **D** Cortesia do Dr. J. F. Zachary, College of Veterinary Medicine, University of Illinois.)

suprimento sanguíneo é duplo, a não ser que os infartos ocorram em áreas que não apresentam tal suprimento duplo ou sejam acometidos por vasculite e trombose, que afetam os vasos de cada fonte arterial de forma concomitante.

Os bovinos (e, provavelmente, os ovinos e os caprinos) entram em contato com o M. *mycoides* var. *mycoides* SC através da inalação de fômites e gotículas de fluidos. Estas gotículas se depositam na mucosa do componente de condução do sistema respiratório devido à turbulência centrífuga e inercial, onde são aprisionadas na camada de muco e, subsequentemente, são fagocitadas por macrófagos alveolares. É provável que interações ligante-receptor sejam responsáveis pela especificidade da célula-alvo, através de adesinas. É muito provável que os macrófagos alveolares disseminem a bactéria no tecido linfoide local, como o BALT, onde a bactéria se replica e mata os macrófagos infectados, o que libera o *Mycoplasma* no interstício bronquiolar e alveolar, provocando inflamação aguda grave, as características lesões fibrinosas e a vasculite. Não se sabe como a bactéria escapa da morte pela fusão fagossomo-lisossomo, produz as moléculas tóxicas que danificam e matam células, se dissemina pelos vasos sanguíneos e causa vasculite e trombose. A lipoproteína LppQ, presente na membrana bacteriana, é um antígeno comum do *Mycoplasma mycoides* ssp. *mycoides*, e pode participar de alguns destes processos. As cepas

altamente virulentas da bactéria são conhecidas por produzirem e liberarem grandes quantidades de H_2O_2, que é citotóxico para todas as células. A liberação de H_2O_2 parece ser correlacionada com a adesão da bactéria às membranas das células-alvo. Parece também que os macrófagos podem disseminar sistemicamente a bactéria, através do tráfego de leucócitos, levando-as a linfonodos e à sinóvia e ao espaço articular, como no carpo, onde a inflamação característica da doença também é observada. Como supostos fatores de virulência, as proteínas da superfície externa e/ou as proteínas da membrana plasmática de *Mycoplasma* spp. contêm lipoproteínas, polissacarídeos capsulares (p. ex. galactana) e biofilmes de carboidrato que provavelmente protegem o microrganismo de mecanismos de defesa e causam a resposta inflamatória fibrinoide aguda tão característica da doença. O *Mycoplasma mycoides* var. *mycoides* SC é a única bactéria que, aparentemente, não apresenta fatores de virulência que podem ser caracterizados como toxinas ou invasinas. Na verdade, os fatores de virulência parecem ser originários de vias metabólicas ou catabólicas da bactéria ou de componentes intrínsecos da superfície externa e/ou membrana celular do microrganismo, como os polissacarídeos capsulares.

Tuberculose Bovina (*Mycobacterium bovis*). O mecanismo de lesão na tuberculose bovina é a lise de células do sistema monócito-macrófago e de todas as populações celulares do pulmão e dos linfonodos regionais associados secundariamente à inflamação granulomatosa e seus mediadores e enzimas de degradação. As lesões macroscópicas incluem (1) aumento de volume dos linfonodos, que contêm granulomas discretos e coalescentes (tubérculos) formados por um exsudato caseoso seco e mineralizado de coloração branca-amarelada a branca-esverdeada, frequentemente encapsulado em tecido conjuntivo fibroso (Fig. 1-18) e (2) granulomas similares no parênquima pulmonar, distribuídos de forma aleatória em alguns ou todos os lobos pulmonares (Fig. 9-80).

Bovinos (e, provavelmente, ovinos e caprinos) encontram M. *bovis* através da inalação de fômites e gotículas de fluidos contaminados pelas bactérias. Estas gotículas se depositam na mucosa do componente de condução do sistema respiratório pela turbulência centrífuga e inercial, onde são aprisionadas na camada de muco e, subsequentemente, fagocitadas por macrófagos alveolares e teciduais. É provável que interações entre ligantes e receptores participem da especificidade das células-alvo por meio das adesinas. Os macrófagos parecem utilizar diversas vias para disseminar a bactéria através das barreiras mucosas e, então, para os linfonodos regionais e o pulmão. Nas mucosas das tonsilas, os macrófagos atravessam a barreira mucosa, migram para a tonsila e disseminam a bactéria para infecção dos macrófagos imaturos nos tecidos tonsilares. Em outras mucosas da faringe, os macrófagos encontram e fagocitam as bactérias e as disseminam aos tecidos linfoides locais e, então, através dos vasos linfáticos aferentes, para os linfonodos regionais, como os linfonodos retrofaríngeos e parotídeos, infectando os macrófagos imaturos presentes nestas estruturas. Por fim, nos brônquios e nos bronquíolos, as bactérias depositadas na camada de muco das mucosas são fagocitadas por macrófagos alveolares e se disseminam para os tecidos linfoides locais (BALT) e, então, através dos vasos linfáticos aferentes, para os linfonodos regionais, como os linfonodos traqueobrônquicos e mediastinais, infectando os macrófagos imaturos nestes órgãos.

O objetivo primário do M. *bovis* é ser fagocitado por macrófagos. Na camada de muco, os macrófagos encontram as bactérias aprisionadas, através de sua movimentação aleatória. Quando as bactérias entram em contato com os macrófagos, aderem aos PRRs das membranas celulares destes fagócitos. O processo usado pelos macrófagos para a fagocitose do M. *bovis* envolve interações entre ligantes e receptores. Na verdade, a bactéria parece utilizar múltiplos PRRs de membrana, como aqueles do sistema complemento (CR1, 3 e 4), manose, proteína surfactante e CD14, para entrar nos macrófagos. Alguns receptores são provavelmente usados nas primeiras fases da infecção mucosa, quando a inflamação é mínima, enquanto outros receptores, como os do sistema complemento, são usados quando as alterações vasculares nos linfonodos e no pulmão, induzidas pela inflamação, modificam a permeabilidade e provocam a liberação de proteínas plasmáticas e de fragmentos do sistema complemento nos tecidos inflamados.

O M. *bovis* é capaz de ativar a via alternativa do sistema complemento e usa os fragmentos C3b e C3bi para opsonizar sua superfície e, então, se liga aos receptores específicos CR1, 3 e/ou 4 nas membranas celulares dos macrófagos. Esta ligação faz com que a bactéria seja fagocitada em fagossomos. Os receptores de manose, as proteínas surfactantes e seus receptores e a LAM e os receptores de CD14 também participam da fagocitose. Parece que o uso de diversos ligantes e PRRs garante que a bactéria, uma vez que inalada ou ingerida, possa ser fagocitada por monócitos, macrófagos e até mesmo neutrófilos, que migram para a fonte de infecção local em resposta às quimiocinas secretadas por macrófagos infectados. Subsequentemente, estas células podem, então, ser usadas para disseminar a infecção a outras fontes regionais ou sistêmicas, como o fígado, o baço, os linfonodos e os intestinos, através do tráfego de leucócitos no sangue ou no sistema linfático.

Uma vez no fagossomo, o M. *bovis* é capaz de impedir a fusão fagossomo-lisossomo e impedir a ativação de mecanismos antimicrobianos macrofágicos, como a produção de intermediários reativos de oxigênio ou nitrogênio e a acidificação do fagossomo (Figs. 4-13 e 4-14). A bactéria é capaz de crescer e se replicar no fagossomo, mas, com o envelhecimento celular, os macrófagos infectados morrem e liberam as bactérias nos tecidos vascularizados da ECM. Isto gera ciclos repetitivos de inflamação e recrutamento de outros monócitos, macrófagos e neutrófilos no granuloma (tubérculo). A formação dos granulomas (tubérculos) é discutida, em detalhes, no Capítulo 3, mas componentes da parede celular rica em ceras e pouco digerível da bactéria, como os sulfolipídios e a LAM, parecem contribuir para o tipo de resposta inflamatória crônica que se desenvolve e pela formação do granuloma.

Interações entre ligantes e receptores são também importantes para iniciar e prolongar a resposta inflamatória. Os PRRs nos macrófagos são ativados por PAMPs na bactéria. Assim, os macrófagos produzem e liberam quantidades abundantes de citocinas pró-inflamatórias e quimiocinas, que recrutam, através dos gradientes quimiotáticos, mais macrófagos/monócitos, neutrófilos e células dendríticas para o local. Uma vez que vida média de macrófagos alveolares completamente diferenciados é de aproximadamente 10 a 30 dias, a lise destas células por seu envelhecimento e pela lesão induzida pelos patógenos libera grandes números de bactérias no tecido adjacente, onde são fagocitadas por macrófagos recém-recrutados, apenas para repetir, indefinidamente, o processo. Há desenvolvimento de inflamação granulomatosa e células gigantes multinucleadas são observadas à análise histológica do exsudato (Capítulos 3 e 5); estas células tentam degradar e eliminar a parede celular rica em ceras e pouco digerível da bactéria. As células dendríticas também fagocitam a bactéria, migram para os linfonodos regionais e apresentam os antígenos micobacterianos para os linfócitos, levando ao desenvolvimento de uma resposta imune adaptativa que, por fim, é ineficaz.

Distúrbios dos Suínos

Complexo Respiratório Suíno. Complexo respiratório suíno (PRDC) é o termo aplicado a um grupo de doenças respiratórias causadas por três vírus e duas cepas bacterianas que atuam de forma conjunta e simultânea em diversas combinações (ou seja, doenças respiratórias polimicrobianas) para provocar diversas doenças respiratórias em suínos. Ocorre em suínos de idades e práticas de manejo variáveis; os microrganismos envolvidos também variam conforme a idade, as práticas de manejo e as localizações geográficas. O complexo é caracterizado pelas interações entre o patógeno viral primário e o patógeno bacteriano secundário. O patógeno viral primário pode alterar a função do aparato mucociliar e/ou prejudicar a fagocitose e a morte por macrófagos alveolares e intravasculares. Isto permite que a patógeno bacteriano secundário colonize e se replique no sistema respiratório e altere o funcionamento da camada mucociliar e de macrófagos, provocando a doença. A inflamação aguda também pode contribuir para a lesão de células e tecidos do sistema respiratório. Os vírus envolvidos incluem o da síndrome reprodutiva e respiratória suína (PRRSV), o da influenza suína (SIV) e circovírus suíno de tipo 2 (PCV2). As bactérias envolvidas incluem P. *multocida* e M. *hyopneumoniae*. As patogêneses e os mecanismos de lesão de cada um destes microrganismos são discutidos individualmente em outras seções deste capítulo.

Pleuropneumonia Suína (*Actinobacillus pleuropneumoniae*). O mecanismo da lesão na pleuropneumonia suína é a lesão e lise (necrose de coagulação) de todas as populações celulares do sistema respiratório, principalmente daquelas do sistema vascular (vasculite necrótica grave), secundárias aos efeitos das toxinas bacterianas e da inflamação aguda e seus mediadores e enzimas de degradação. Dentre as lesões macroscópicas, que podem ser atribuídas à lesão vascular que acomete o pulmão e os linfonodos regionais, são observados (1) edema e alterações da permeabilidade vascular; (2) hemorragia; e (3) efusões fibrinosas e hemorrágicas pulmonares, pleurais e pericárdicas e inflamação e pneumonia necrótica aguda (Fig. 9-97). Embora todos os lobos do pulmão possam ser afetados, o local comum das lesões é a área dorsal dos lobos pulmonares caudais. Na verdade, uma grande área de pleuropneumonia fibrinoemorrágica no lobo caudal do pulmão suíno é considerada quase diagnóstica desta doença.

Os suínos entram em contato com o *A. pleuropneumoniae* através da inalação da bactéria em fômites ou gotículas de fluidos contaminados. No sistema respiratório, a bactéria parece primeiro colonizar as células epiteliais da mucosa das tonsilas (provavelmente no biofilme) e, então, via inalação, se deposita na mucosa do sistema de condução e provavelmente no sistema de troca pela turbulência centrífuga e inercial. O característico padrão de distribuição (dorsal-diafragmático) das lesões macroscópicas pode refletir a deposição inicial nas proximidades dos ramos das vias aéreas de condução devido ao tamanho das gotículas e da turbulência inercial. A bactéria deve, primeiramente, colonizar a mucosa, aderindo às membranas das células epiteliais por meio de interações entre ligantes e receptores, mediadas pelas fímbrias de tipo 4 e, provavelmente, adesinas (processo de ligação em múltiplas etapas). A bactéria também se liga ao muco, mas não se sabe com qual finalidade. Após a colonização, o crescimento e a replicação do *A. pleuropneumoniae* são dependentes de ferro, e o patógeno é capaz de utilizar a transferrina suína como fonte deste elemento. No entanto, parece que o ferro também é obtido a partir da lise de hemácias causada por hemolisinas e proteases bacterianas. Após a lise das hemácias, LPS e as proteínas da membrana externa da parede celular bacteriana podem se ligar à hemoglobina e auxiliar a transferência das moléculas de ferro necessárias ao crescimento e à replicação das bactérias. Em parte, este requerimento pode explicar a grave hemorragia observada nesta doença. Outros fatores de virulência (LPSs, exotoxinas) parecem participar da aquisição dos nutrientes essenciais necessários à colonização e replicação.

Foi demonstrado que a bactéria se liga mal aos cílios e ao epitélio da traqueia e dos brônquios, mas adere fortemente aos cílios e às membranas dos bronquíolos terminais e das células epiteliais alveolares (pneumócitos de tipo I). Este padrão seletivo de ligação e a turbulência inercial (ver a discussão anterior) podem ser responsáveis pela distribuição das lesões, com acometimento dos lobos pulmonares caudais, observada na pleuropneumonia suína.

O LPS e o LOS são conhecidos por atuarem de forma importante na patogênese de infecções Gram-negativas; no entanto, seu papel na pleuropneumonia suína não foi esclarecido e pode envolver a ligação a receptores das superfícies das células-alvo. Os glicoesfingolipídios das membranas das células epiteliais podem atuar como receptores destes ligantes. Não se sabe se e como o *A. pleuropneumoniae* penetra a camada de muco para acessar os cílios e as membranas das células epiteliais. A supressão da produção de muco e da atividade ciliar aumenta a gravidade da pleuropneumonia suína por reduzir a depuração das bactérias pelo mecanismo do aparato mucociliar. A fagocitose e as imunoglobulinas parecem ser importantes mecanismos de defesa na resposta de suínos a esta bactéria. Ela é capaz de produzir proteases que degradam IgA e IgG; porém, o significado deste mecanismo de defesa na patogênese da doença é incerto. Assim, parece que os neutrófilos, as células do sistema monócito-macrófago, a fagocitose e a fusão fagossomo-lisossomo são mecanismos muito importantes na defesa contra esta bactéria.

Uma vez que o *A. pleuropneumoniae* se liga aos cílios e às membranas celulares dos bronquíolos terminais e das células epiteliais alveolares, a bactéria pode ser fagocitada por macrófagos alveolares, intersticiais e intravasculares. Embora todos estes tipos de macrófagos sejam fagocíticos, os macrófagos intravasculares também apresentam potentes atividades citolíticas, que podem ser responsáveis, em parte, pela hemorragia característica das lesões vasculares pulmonares.

Os neutrófilos não participam da resposta fagocítica inicial à bactéria, mas, após o processo ter sido começado pelos macrófagos

ativados, que liberam citocinas e quimiocinas (interleucinas e TNF), os neutrófilos são recrutados da vasculatura pela resposta inflamatória e fagocitam os microrganismos. Após a fagocitose, foi demonstrado que os neutrófilos podem matar, imediatamente, o *A. pleuropneumoniae*, mas os macrófagos, não. Na verdade, a bactéria pode sobreviver por mais de 90 minutos no fagossomo do macrófago e, enquanto isso, cresce, se replica e sintetiza e libera toxinas Apx, provocando a lise destas células e sua liberação. Além disso, durante este período, os macrófagos infectados podem migrar para os septos alveolares e lobulares, o lúmen alveolar e os tecidos perivasculares e peribrônquicos. Assim, quando um macrófago infectado é morto, grandes números de bactérias são liberados na ECM vascularizada, provocando mais inflamação, recrutamento de neutrófilos e macrófagos e exacerbação da lesão nos tecidos adjacentes.

O *A. pleuropneumoniae* possui vários fatores de virulência que são responsáveis por sua sobrevivência em fagossomos e sua resistência aos efeitos da fusão fagossomo-lisossomo (Fig. 4-14), incluindo a cápsula de polissacarídeo, o LPS da parede celular, a superóxido dismutase de cobre e zinco, as proteínas de estresse e a amônia. A cápsula, as moléculas da parede celular e a superóxido dismutase participam da remoção de radicais livres de oxigênio. A bactéria produz amônia nos fagossomos através da liberação da potente urease, que inibe a fusão fagossomo-lisossomo e interrompe a atividade da hidrolase ácida nos lisossomos. Por fim, as toxinas Apx, exotoxinas formadoras de poros que lisam as células, são importantes fatores de virulência na patogênese da doença. Em baixas concentrações, provavelmente no início do processo nosológico, as toxinas Apx (ApxI a ApxIII) produzidas pela bactéria também prejudicam a quimiotaxia e a fagocitose por macrófagos e neutrófilos, talvez por interromper os movimentos celulares dependentes da actinomiosina ou destruir suas organelas. Em concentrações elevadas, como aquelas observadas após diversos ciclos de replicação da bactéria e morte dos macrófagos, as moléculas ApxI e ApxIII são altamente tóxicas, enquanto ApxII é moderadamente tóxica para macrófagos e neutrófilos. Além disso, as ApxI a III são altamente tóxicas para os tecidos adjacentes, como os vasos sanguíneos e linfáticos e os tecidos da ECM, destruindo os sistemas de barreira, aumentando a permeabilidade vascular (que é acompanhada por extravasamento de fibrina e sua polimerização), hemorragia e vasculite. Na verdade, deve ser lembrado que todas estas células infectadas, além das células e tecidos não acometidos, estão a centenas de micrômetros umas das outras e do sistema vascular. A lesão vascular, em especial, parece ser resultante da ativação e da morte de macrófagos intravasculares e células endoteliais por toxinas Apx e LPS. A ativação libera radicais livres de oxigênio (ânion superóxido, peróxido de hidrogênio e radical hidroxila), assim como enzimas proteolíticas e diversas citocinas que podem danificar as células endoteliais dos capilares e das vênulas pós-capilares. A lesão ativa os sistemas de coagulação, fibrinólise e sistema cinina (Capítulos 2, 3 e 5), provocando, concomitantemente, hemorragia, edema, efusões, ativação plaquetária e formação de trombos, isquemia e, a seguir, necrose coagulativa do pulmão.

Rinite Atrófica (*Bordetella bronchiseptica* e *Pasteurella multocida*). Embora a *Bordetella bronchiseptica* e a *P. multocida* possam causar, separadamente, formas clínicas de rinite atrófica em suínos, a forma clássica da doença, segundo a perspectiva dos patologistas, parece ser provocada pela interação sinérgica destas duas bactérias. Existem poucas informações acerca dos mecanismos usados por *B. bronchiseptica* e *P. multocida* para causar a rinite atrófica. Assim, trechos desta seção são especulativos e baseados (1) no que se conhece sobre os mecanismos de outras doenças do sistema respiratório causadas por *Pasteurella* spp. e (2) na probabilidade razoável de que a inflamação, as respostas à lesão e as lesões que foram descritas na rinite atrófica serem resultantes de mecanismos patobiológicos subjacentes e conhecidos. O mecanismo de lesão é (1) a lise de células epiteliais ciliadas e do estroma das mucosas dos turbinatos e (2) a ativação e supressão concomitante de, respectivamente, osteoclastos e osteoblastos, levando à osteólise dos turbinatos e, assim, sua atrofia. Dentre as lesões macroscópicas, são observados graus variáveis de perda (atrofia) e remodelamento dos turbinatos e do septo nasal, com tendência a acometimento mais grave da porção ventral (Fig. 9-33).

Os suínos encontram a *B. bronchiseptica* e a *P. multocida* através da inalação de bactérias em fômites ou gotículas de fluidos. Estas bactérias provavelmente são microrganismos comensais residentes na nasofaringe de suínos saudáveis, mas estressores ambientais, como superpopulação, má ventilação e umidade ou alterações bruscas da temperatura do ar ambiente, alteram a relação comensal, permitindo que as bactérias se repliquem em números suficientes à colonização da mucosa respiratória e à disseminação das bactérias a outros animais. A colonização parece ser um processo em dois estágios, com uma fase inicial causada por *B. bronchiseptica* e uma segunda fase provocada por *P. multocida*. Quando inalada, a *B. bronchiseptica* se deposita e é aprisionada na camada de muco de mucosas. A bactéria não é móvel e não foi claramente demonstrado como penetra a camada de muco, chega aos cílios das células epiteliais da mucosa e coloniza as mucosas nasais. A *B. bronchiseptica* produz uma toxina dermonecrótica (DNT) (fator de virulência) e, talvez, a toxina adenilato ciclase hemolisina, que provavelmente afeta a camada de muco e as células epiteliais ciliadas, tornando-as mais suscetíveis à colonização. Por fim, o epitélio colunar ciliado da mucosa nasal é substituída por epitélio estratificado pavimentoso. Os tipos de adesinas (ligantes) e receptores usados na colonização não foram determinados, mas podem incluir adesinas como a hemaglutinina filamentosa, a pertactina e as proteínas da fímbria. A bactéria apresenta uma proteína em sua membrana externa denominada pertactina, que pode atuar como adesina, permitindo a colonização da mucosa dos turbinatos que foram danificados pela DNT. Os receptores de pertactina das células epiteliais da mucosa não foram identificados, mas, uma vez em contato com as membranas celulares, é provável que as bactérias se liguem a um receptor de membrana celular por meio de fímbrias e pili. Este processo resulta na colonização da mucosa pela *B. bronchiseptica*.

Em condições normais, *P. multocida* produz poucos e fracos fatores de virulência para aderir e colonizar as mucosas dos turbinatos. A colonização inicial por *B. bronchiseptica* destrói a camada de muco e os sistemas de barreiras das mucosas, tornando-a mais suscetível à infecção por *P. multocida* na segunda fase da infecção. As lesões mucosas começam como erosões e ulcerações focais acompanhadas por inflamação aguda (neutrófilos), que, subsequentemente, se disseminam pela lâmina própria, pelos tecidos da ECM e pelo osso dos turbinatos. Estas lesões alteram os mecanismos de depuração das células epiteliais ciliadas e expõem sua lâmina própria, onde a *P. multocida* pode aderir e colonizar os tecidos vascularizados da ECM. Após a colonização da mucosa e da lâmina própria, um fator de virulência primário é expresso por esta bactéria, chamado toxina de *P. multocida* (PMT), uma DTN. A PMT, uma clássica toxina A-B, provoca atrofia dos turbinatos e deformação das narinas pelo desenvolvimento de inflamação crônica, com remodelamento ósseo e osteodistrofia fibrosa originária de fibroblastos periósteos. Do ponto de vista do mecanismo biológico, a toxina inicialmente estimula os osteoblastos, que, por sua vez, se multiplicam (hiperplasia) e ativam os osteoclastos. Conforme as concentrações da toxina aumentam, há bloqueio da função dos osteoblastos, com subsequente degeneração e lise celular. De modo geral, a toxina da *P. multocida* provoca atrofia dos turbinatos por aumentar o número e a atividade dos osteoclastos, com osteólise do turbinato, bem como por inibição das atividades osteoblásticas e da formação de novo tecido ósseo.

Pneumonia Enzoótica Suína (*Mycoplasma hyopneumoniae*).
Veja também o complexo respiratório suíno anteriormente discutido.

O mecanismo da lesão na pneumonia enzoótica suína é o dano de células epiteliais ciliadas dos brônquios e bronquíolos, provocando sua disfunção e lise. A princípio, isto causa disfunção e perda de cílios e, então, lise celular seguida por uma infecção bacteriana secundária, provocando a lise de todos os tipos celulares no pulmão devido à inflamação crônica e seus mediadores e enzimas de degradação. A suscetibilidade e a gravidade da pneumonia enzoótica suína podem ser aumentadas por estressores ambientais (alterações abruptas ou prolongadas na ventilação, temperatura e/ou umidade) e infecções virais (vírus reprodutor e respiratório dos suínos, vírus da influenza suína) ou bacterianas (*P. multocida*). As lesões macroscópicas características desta doença são as consolidações (conferindo textura firme) de cor entre castanho, amarelo e cinza dos lobos pulmonares anteriores e ventrais (Fig. 9-96). As superfícies pleurais geralmente não são acometidas, indicando que a lesão vascular e as alterações de permeabilidade e sua associação à expressão de fatores de virulência bacterianos não são significativas na patogênese da doença.

Os suínos entram em contato com o *M. hyopneumoniae* através da inalação da bactéria em fômites ou gotículas de fluidos. As bactérias se depositam na mucosa do componente de condução pela turbulência centrífuga e inercial e ficam aprisionadas na camada de muco. Estas bactérias não são móveis e não foi claramente mostrado como penetram a camada de muco, chegam aos cílios das células epiteliais da mucosa e colonizam as mucosas. A colonização do sistema respiratório parece envolver a adesão e a ligação da bactéria a receptores de membranas celulares, usando fímbrias e pili, já que foi demonstrado que a bactéria se liga aos cílios e se alinha de forma paralela à superfície das células. Uma molécula denominada *adesina ciliar*, expressa na superfície da bactéria, parece participar do processo de adesão, e se acredita que interaja com a glicosaminoglicana e a heparina encontradas nas membranas celulares. Além disso, a bactéria provavelmente expressa glicosaminoglicanas, como heparina, heparan sulfato e sulfato de condroitina B, ou se recobre com tais moléculas, que se ligam a moléculas da ECM, como fibronectina, vitronectina, laminina e colágeno, mas pouco se sabe sobre este processo. Esta interação finalmente resulta em disfunção ciliar (ciliostase) e lise das células epiteliais e reduz a função do aparato mucociliar. A seguir, há um aumento da quantidade de muco (produzido pelas células caliciformes) que revestem estas células epiteliais ciliadas. Isto sugere que a bactéria pode usar o muco de alguma maneira ainda desconhecida para facilitar a colonização dos cílios, como fonte nutricional ou para se proteger das respostas imunes.

Os fatores de virulência usados pela bactéria para causar disfunção e lise destas células não foram determinados. O *M. hyopneumoniae* não produz toxinas, mas pode sintetizar algumas moléculas de toxicidade branda. Devido à disfunção do aparato mucociliar, o *M. hyopneumoniae* e outras bactérias são capazes de chegar aos aspectos distais dos bronquíolos e dos alvéolos terminais, por meio da sedimentação induzida pela gravidade. As bactérias se replicam nestes local e provocam broncopneumonia anterior-ventral crônica (ativa), gerando um contínuo de inflamação aguda e crônica simultâneas, com seus mediadores e enzimas de degradação.

Polisserosite Suína (*Haemophilus suis/parasuis, Actinobacillus suis, Streptococcus suis* ou *Escherichia coli*).
Várias bactérias provocam a polisserosite suína, mas esta doença é mais comumente associada ao *Haemophilus suis/parasuis*, a bactéria que causa a doença de Glasser. O mecanismo da lesão é a vasculite que afeta membranas serosas e a inflamação aguda e seus mediadores e enzimas de degradação. As lesões macroscópicas são caracterizadas por quantidades variáveis de material friável branco-acinzentado (fibrina) em superfícies serosas (polisserosite fibrinosa) dos pulmões (pleurite fibrinosa), do coração (pericardite fibrinosa) e da cavidade abdominal (peritonite fibrinosa) (Fig. 7-17). Cavidades corpóreas também podem conter um exsudato fibrinoso e fluido de edema. As superfícies serosas opostas são tendem a ser pouco unidas entre si por exsudatos fibrinosos,

dificultando processos fisiológicos normais, como a respiração e a contração cardíaca. Com a cronicidade e a cicatrização, estas superfícies opostas podem aderir entre si, devido à fibrose e, consequentemente, restringir os movimentos normais de "deslizamento" das superfícies serosas da cavidade torácica e pericárdica, impedindo, assim, a função respiratória ou cardíaca normal. A serosa e as cavidades das meninges, articulações e testículos podem também ser afetadas. Existem poucas informações acerca dos mecanismos usados por estas bactérias para causar a polisserosite suína. Assim, partes desta seção são especulativas e baseadas (1) no que se conhece sobre os mecanismos de outras doenças do sistema respiratório causadas pelas bactérias da família Pasteurellaceae e (2) na probabilidade razoável de que a inflamação, as respostas à lesão e as lesões que foram descritas na polisserosite suína são resultantes de mecanismos patobiológicos subjacentes e conhecidos.

Os suínos provavelmente encontram esta espécie de bactérias através da inalação destas bactérias em fômites contaminados ou gotículas de fluidos. Estes microrganismos parecem ser comensais da mucosa respiratória, sendo encontrados em biofilmes da nasofaringe e da tonsila de suínos saudáveis. Estressores ambientais, como superpopulação, má ventilação e umidade ou alterações bruscas da temperatura do ar ambiente, alteram a camada de muco e a relação comensal, permitindo que as bactérias se repliquem em números suficientes para a colonização da mucosa respiratória e sua disseminação a outros animais. Infecções virais prévias ou concomitantes (ou seja, PRRSV ou SIV) podem também danificar o aparato mucociliar, permitindo que as bactérias colonizem a camada de muco ou as mucosas de forma mais extensa. No sistema respiratório, as bactérias se depositam na mucosa do componente de condução pela turbulência centrífuga e inercial e ficam aprisionadas na camada de muco. Estas bactérias não são móveis e não foi claramente demonstrado como penetram a camada de muco, chegam aos cílios das células epiteliais da mucosa, expressam fatores de virulência, como adesinas, moléculas capsulares, fímbrias e proteínas da membrana externa, necessárias às interações ligante-receptor; e colonizam as mucosas. Foi sugerido que os receptores necessários à colonização podem ser expostos por uma molécula que se comporta como neuraminidase. Após a colonização da camada de muco e/ou das mucosas, células epiteliais ciliadas e não ciliadas são danificadas pelo LPS e, talvez, por uma suposta neuraminidase e toxina bacteriana. O desenvolvimento da inflamação aguda é rápida e é seguida, em extensão limitada, pela lise destas células.

Foi também sugerido que as bactérias acessam a lâmina própria por alteração da função dos complexos juncionais, permitindo sua movimentação entre células epiteliais adjacentes da mucosa. O resultado destes processos é a perda das barreiras mucosas normais, que permitem o acesso direto das bactérias à ECM vascularizada da lâmina própria. Não se sabe como as bactérias realmente cruzam esta barreira alterada, chegam aos leitos capilares, encontram e penetram o endotélio e se disseminam pelo sistema vascular. Alguns mecanismos, como a bacteremia livre de células ou tráfego de leucócitos em macrófagos alveolares ou intravasculares, linfócitos ou células dendríticas, são possibilidades hipotéticas de disseminação. Um estudo com *Haemophilus suis* mostrou que os macrófagos de mucosa contêm estruturas similares a fagolisossomos, indicativo de atividade fagocítica. As lesões sugerem que estas bactérias podem apresentar tropismo por células endoteliais vasculares da serosa. Não se sabe por que isto ocorre, mas este fenômeno é provavelmente associado à expressão de fatores de virulência bacterianos e a interações ligante-receptor com células endoteliais do hospedeiro. Além disso, acredita-se que as endotoxinas bacterianas (LPS) possam participar da lesão vascular e das alterações de permeabilidade, levando ao extravasamento de fibrinogênio e sua polimerização à fibrina nas superfícies serosas e, em alguns casos, à formação de microtrombos e ao desenvolvimento de coagulação intravascular disseminada em outros sistemas orgânicos.

Distúrbios dos Cães

Traqueobronquite Aguda *(Bordetella bronchiseptica)*. O mecanismo da lesão na traqueobronquite aguda é a lise de células epiteliais ciliadas das mucosas da traqueia, dos brônquios e dos bronquíolos e a inflamação aguda e seus mediadores e enzimas de degradação. As lesões macroscópicas são caracterizadas por mucosas eritematosas, ásperas e granulares (necrose) que podem, dependendo da gravidade de lesão, ser recobertas por muco, fibrina e, ocasionalmente, sangue.

A *B. bronchiseptica* é inalada, depositada e aprisionada na camada de muco das mucosas do componente de condução do sistema respiratório através da turbulência centrífuga e inercial. A bactéria coloniza o epitélio ciliado por meio de adesinas fímbrias e não fímbrias, como a hemaglutinina filamentosa e a pertactina. Não se sabe como a bactéria penetra as camadas de muco para chegar às células epiteliais ou se há participação de macrófagos e/ou células dendríticas da mucosa. Após a colonização de células ciliadas, a *B. bronchiseptica* libera exotoxinas, como adenilato ciclase-hemolisina e DNT, e endotoxinas, que pioram ainda mais a função do aparato mucociliar, permitindo a maior colonização das mucosas pela bactéria em novos locais. Estes resultados, principalmente a disfunção do aparato mucociliar, contribuem para a "sedimentação dependente", por gravidade, das bactérias nos brônquios dos lobos pulmonares dependentes, provocando broncopneumonia secundária. Este dano provoca uma resposta inflamatória aguda que também lesiona a mucosa do pulmão. As toxinas de *B. bronchiseptica* podem também interromper fagocitose e/ou a morte de bactérias por macrófagos alveolares e neutrófilos e suprimem as respostas imunológicas celulares e humorais. A bactéria também pode invadir as células epiteliais, evadir os mecanismos imunológicos de defesa e estabelecer uma infecção persistente.

A traqueobronquite infecciosa canina é a doença onde a lesão primária causada pelo vírus da parainfluenza canina aumenta a suscetibilidade à infecção secundária por *B. bronchiseptica* (ou outras bactérias). A patogênese e os mecanismos de lesão desta e de outras doenças respiratórias causadas por *B. bronchiseptica* são também discutidos em outras seções deste capítulo; veja Doenças Virais dos Sistemas Orgânicos; Sistema Respiratório, Mediastino e Pleura; Distúrbios dos Cães; Traqueobronquite Infecciosa Canina (Tosse dos Canis; Vírus da Parainfluenza Canina, RNA Vírus Envelopado); veja também Doenças Bacterianas dos Sistemas Orgânicos; Sistema Respiratório, Mediastino e Pleura; Distúrbios dos Suínos; Rinite Atrófica *(Bordetella bronchiseptica* e *Pasteurella multocida)*.

Sistema Cardiovascular e Vasos Linfáticos
Distúrbios dos Animais Domésticos

Vasculopatia/Vasculite Embólica *(Actinobacillus equuli, Escherichia coli, Staphylococcus spp., Streptococcus spp., Fusobacterium necrophorum)*. Esta seção discute diversas doenças em que um importante componente da patogênese é a embolização do sistema vascular, provocando vasculite e, talvez, trombose e isquemia. Tais doenças embólicas tendem a começar na pele/subcutâneo ou nas mucosas, mas terminam em diversos dos sistemas orgânicos altamente vascularizados. Exemplos de doenças embólicas incluem a doença do "rim manchado de branco" *(E. coli)*, a nefrite embólica (shigelose dos potros [*Actinobacillus equuli*]), os pontos brancos no fígado *(E. coli)*, a endocardite bacteriana *(E. coli)* e a hepatite bacteriana *(Fusobacterium necrophorum)*. A embolia também ocorre nas doenças provocadas por fungos angioinvasivos, que são discutidas na seção sobre doenças fúngicas. O mecanismo de lesão na vasculopatia/vasculite embólica é a lise celular, provavelmente por necrose coagulativa aguda, provocada por toxinas bacterianas e pela inflamação e seus mediadores e enzimas de degradação. Dentre as lesões macroscópicas, são observados focos branco-acinzentados de necrose e inflamação distribuídos de forma aleatória (padrão de embolia vascular) no tecido, como ocorre na actinobacilose renal dos potros (Fig. 11-35).

As bactérias são capazes de entrar e se disseminar no sistema vascular por três mecanismos: (1) entrada direta no vaso sanguíneo; (2) estabelecimento de infecção local, seguido pela invasão do sistema vascular; e (3) tráfego leucocitário em macrófagos, linfócitos e células dendríticas. Esta primeira categoria geralmente decorre do acesso direto das bactérias a vasos sanguíneos ou linfáticos, secundário a traumas penetrantes, feridas por mordedura ou lacerações; a segunda categoria tende a ser provocada por lesões traumáticas, que causam inflamação local e formação de abscessos após a entrada vascular; a última categoria é decorrente da endocitose ou fagocitose dos microrganismos por leucócitos. No mecanismo de entrada direta, o acesso ao sistema vascular, a embolia e o aprisionamento em leitos capilares provavelmente se devem às interações físicas baseadas na anatomia dos padrões de distribuição vascular (ou seja, ângulos retos [90 graus] de curvatura), na fisiologia do fluxo e das pressões vasculares, provavelmente, à distribuição e quantidade de receptores adequados na superfície da célula endotelial nos destinos finais. No córtex cerebral, por exemplo, as lesões provocadas por êmbolos bacterianos tendem a ser observadas na interface entre a substância cinza e a substância branca. Anatomicamente, neste ponto, os capilares penetram a substância cinzenta a partir das meninges sobrejacentes e, ao se encaminharem para a substância branca, fazem curvas abruptas (de 90 graus), de modo a seguirem paralelos aos tratos de fibras da substância branca. Tal alteração de fluxo provoca turbulência vascular e perturba a superfície das células endoteliais, e, em condições propícias, a ativação da tríade de Virchow pode levar à formação de superfícies endoteliais vasculares que podem ser muito adesivas ou conterem fibrina, que podem aprisionar as bactérias, respectivamente. Muitos dos fatores de virulência bacterianos discutidos neste capítulo, assim como as interações ligante-receptor, provavelmente estão envolvidos, em algum grau, na origem, no aprisionamento e no crescimento dos êmbolos bacterianos no mecanismo de entrada direta.

Durante o estabelecimento do mecanismo de infecção local, a contaminação do umbigo ao nascimento e da pele/subcutâneo por práticas de manejo, como caudectomia, castração e marcação de pavilhões auriculares, é comumente observada. Lesões mucosas, como as encontradas no abomaso de animais com acidose láctica por sobrecarga de grãos, também permitem a entrada das bactérias no sistema porta vascular e, então, a embolia e colonização do fígado. Por fim, as bactérias que induzem biofilmes ou provocam processos inflamatórios que não se resolvem, como observado na dermatite, na otite, na celulite, na doença periodontal, na artrite ou nos abscessos, podem originar locais de bacteremia intermitente e embolia. Muitos dos fatores de virulência bacterianos discutidos neste capítulo, assim como as interações ligante-receptor, provavelmente participam, em algum grau, na origem, no aprisionamento e no crescimento dos êmbolos bacterianos no mecanismo de infecção local. Um terceiro mecanismo de entrada e disseminação no sistema vascular é o tráfego leucocitário, discutido nas seções anteriores deste capítulo.

Leptospirose Vascular (Leptospira spp.). O mecanismo de lesão na leptospirose vascular é a lise celular provocada pelas (1) propriedades físicas (movimentos penetrantes, por motilidade) das bactérias, que prejudicam as funções das células endoteliais e (2) toxinas bacterianas, que agem diretamente sobre as membranas das células endoteliais dos pequenos vasos sanguíneos, incluindo os capilares de todos os sistemas orgânicos, provocando necrose coagulativa das células acometidas. As lesões macroscópicas incluem vasculite aguda (necrose de células endoteliais) com hemorragia sistêmica com petéquias e equimoses, edema e coagulação intravascular disseminada, afetando todos os sistemas orgânicos e superfícies serosas (Fig. 2-18).

Os animais entram em contato com a Leptospira spp. por meio do contato direto de suas membranas mucosas orais ou conjuntivas, ou ainda da pele, com urina, água de reservatórios ou poças de drenagem contaminadas com a urina. A ingestão também pode ser um portal

de entrada em caso de consumo de água contaminada com leptospiras; neste caso, as bactérias entram em contato com a mucosa intestinal. Durante a mastigação e a deglutição, é provável que as mucosas da faringe oral aprisionem as bactérias em sua camada de muco. Após a deglutição, as bactérias entram em contato com os vilos e as criptas, onde provavelmente são aprisionadas na camada de muco, e encontram os enterócitos. Na conjuntiva, é também provável que a mucosa aprisione as bactérias na camada de muco. Foi sugerido que o desenvolvimento da infecção depende da presença de pequenos cortes ou abrasões na pele e nas mucosas, que permitem a penetração das bactérias na lâmina própria vascularizada, na derme e nos tecidos conjuntivos submucosos ou subcutâneos vascularizados, com acesso aos capilares e/ou vênulas pós-capilares. Porém, a Leptospira spp. é uma bactéria móvel e, provavelmente, capaz de penetrar as camadas de muco e invadir a mucosa por movimentação direta através das células epiteliais da mucosa ou dos complexos juncionais intracelulares. Em todos estes portais de entrada, o objetivo das bactérias é chegar aos tecidos bem-vascularizados da ECM. Como grupo, estas espiroquetas são bastante móveis e invasivas e, usando sua motilidade (fator de virulência), conseguem penetrar a parede vascular e as células endoteliais dos capilares e das vênulas pós-capilares para chegarem ao sistema circulatório. A Leptospira spp. pode também invadir vasos linfáticos e, através dos ramos aferentes e eferentes e do ducto torácico, acaba por chegar ao sistema circulatório. As Leptospira spp. são capazes de crescer e se replicar no sistema circulatório, se disseminam de forma sistêmica e se ligam às membranas de células endoteliais nos outros sistemas orgânicos, por meio de adesinas, antes de invadirem estas células e a ECM subjacente. Estes encontros e a penetração dos vasos sanguíneos causam as hemorragias sistêmicas com petéquias e equimoses características da leptospirose vascular.

As proteínas associadas à superfície (proteína da membrana externa da Leptospira) parecem participar das interações entre ligantes e receptores que facilitam a adesão a receptores, como as moléculas de adesão celular e proteínas da ECM (família de proteínas Len), nas células endoteliais. A adesão também parece aumentar a expressão de receptores de adesão, como E-selectina nas células endoteliais, aumentando a adesão de bactérias, plaquetas e neutrófilos (resposta inflamatória aguda). Esta resposta pode ser atribuída ao LPS, aos peptidoglicanos e às proteínas da membrana externa da parede bacteriana, que promovem a inflamação nos capilares, causando vasculite e hemorragia. O LPS bacteriano provavelmente ativa as células por meio da interação com TLRs nas membranas de células-alvo. A Leptospira spp. também produz hemolisinas formadoras de poros, proteases, esfingomielinases e colagenases que podem participar deste processo, mas seu papel na lesão de células endoteliais ainda não foi determinado.

Antraz Septicêmico (Bacillus anthracis). As seções deste capítulo sobre o antraz alimentar e respiratório devem ser revistas, por trazerem informações básicas pertinentes ao entendimento do antraz septicêmico (Fig. 7-123). Após a entrada de formas vegetativas das bactérias na circulação, a partir do sistema respiratório ou do sistema alimentar, há o desenvolvimento de septicemia e colapso vascular, com grande liberação de toxinas no plasma. O antraz septicêmico é caracterizado pelo achado inesperado de animais mortos, frequentemente na clássica posição de cavalete e com hemorragia (não coagulada) dos orifícios corpóreos (Fig. 4-24). Em caso de realização inadvertida de necropsia, observam-se esplenomegalia, com saída de sangue não coagulado da superfície de corte do baço, aumento de volume, edema e hemorragia dos linfonodos e edema e hemorragia de tecidos corpóreos e superfícies serosas (Fig. 4-24). Em caso de suspeita de antraz, os animais não devem ser submetidos à necropsia, já que as formas vegetativas da bactéria proliferam em grandes números no sangue. Quando os vasos sanguíneos são seccionados e o sangue drena

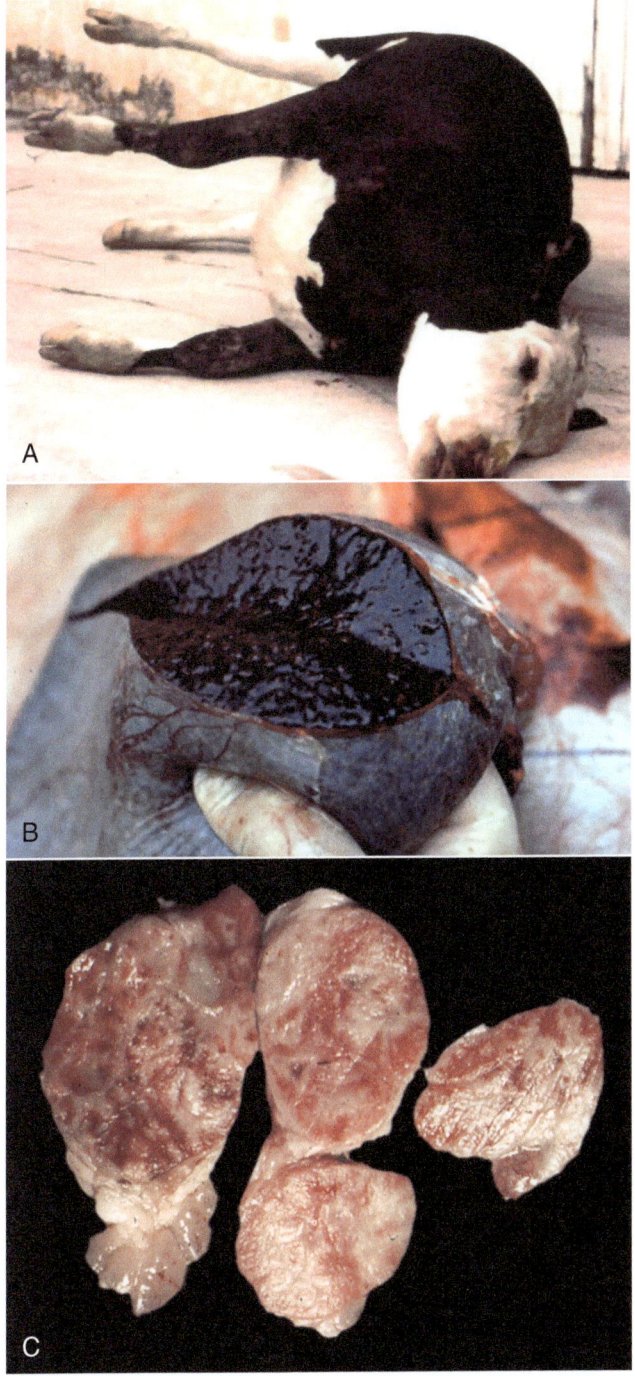

Figura 4-24 Antraz, boi. A, Devido à febre alta, os cadáveres dos bovinos mortos por antraz se decompõem rapidamente, com excessiva formação de gás no trato gastrointestinal, distensão abdominal e posição em "sela" dos membros posteriores. **B,** O baço apresenta aumento de volume e hemorragia (esplenomegalia). Exames *post-mortem* não devem ser realizados em animais com suspeita de morte por antraz. Esfregaços de sangue obtidos por impressão de orifícios externos ou veias do pavilhão auricular, secos ao ar, podem ser corados, permitindo a identificação da bactéria (Fig. 7-123). **C,** Os linfonodos também apresentam aumento de volume e hemorragia, já que as toxinas do antraz destroem células endoteliais vasculares (Fig. 13-57). A toxina do antraz pode também provocar grave lesão intestinal (Fig. 7-123) e pulmonar. (**A** Cortesia de Dr. D. Driemeier, Universidade Federal do Rio Grande do Sul, Brasil. **B** e **C** Cortesia do Dr. J. King, College of Veterinary Medicine, Cornell University.)

em estruturas ou no solo, as formas vegetativas logo se transformam em endosporos, que contaminam a área por períodos prolongados.

No sistema circulatório, as formas vegetativas proliferam em grandes números e são dispostas em longas cadeias nos leitos capilares de muitos sistemas orgânicos, incluindo o baço (Fig. 13-57). Grandes quantidades de toxinas EF e LF são liberadas no sangue, provocando disfunção e lise das células endoteliais e de seus sistemas de barreiras; assim, as toxinas aumentam a permeabilidade da parede capilar, o que causa edema, vasodilatação e hemorragia nos sistemas orgânicos acometidos. As toxinas do antraz também interrompem a cascata de coagulação, provavelmente pela intensa ativação de coagulação intravascular disseminada e consumo dos fatores da coagulação. Isto é responsável pela presença de sangue não coagulado nos orifícios corpóreos (e em tecidos e órgãos), uma observação clínica (e macroscópica) também característica do antraz.

Distúrbios dos Equinos

Mormo *(Burkholderia mallei).* O mecanismo de lesão no mormo é a lise celular provocada por inflamação piogranulomatosa e seus mediadores e enzimas de degradação. O mormo é uma doença de vasos linfáticos (e dos tecidos linfoides locais e da pele) e do sistema respiratório. Dentre as lesões macroscópicas, são observadas úlceras, pústulas e nódulos que podem surgir em qualquer parte do corpo, mas, com maior frequência, acometem a pele e os vasos linfáticos dos membros posteriores e dos flancos (mormo cutâneo) e causam linfangite e linfadenite piogranulomatosa (Fig. 4-25). Os nódulos geralmente seguem o trajeto dos vasos linfáticos, com aparência similar a um colar de contas sob a pele. Estes nódulos frequentemente se rompem devido ao trauma cutâneo ou à necrose por pressão provocada pela expansão do volume do exsudato. Este processo forma úlceras cutâneas similares a crateras, com liberação de material purulento espesso, amarelo-esbranquiçado, viscoso e aderente, rico em bactérias (Fig. 4-25). No sistema respiratório, piogranulomas e úlceras podem ser observados na mucosa da cavidade nasal e em todos os lobos pulmonares (padrão aleatório) (mormo respiratório).

O mormo é uma zoonose. Equinos, mulas e burros provavelmente entram em contato com a *Burkholderia mallei* através de fômites contaminados com exsudato purulento liberado de vasos linfáticos ulcerados da pele. A pele e os pelos ao redor das úlceras são recobertos por exsudato, que pode ser transferido para a pele de outros animais por meio do contato direto. Além disso, os comportamentos de autolimpeza podem levar à inalação ou ingestão da bactéria. Assim, o sistema tegumentar (pele), respiratório e alimentar são portais de entrada para a bactéria, enquanto o sistema tegumentar e respiratório são os destinos finais do microrganismo. Os mecanismos intermediários envolvidos nas possíveis vias de disseminação não foram esclarecidos.

Na pele, a epiderme e a derme formam barreiras estruturais e funcionais que bloqueiam o acesso aos vasos linfáticos da derme e da hipoderme. Parece que a pele deve ser penetrada e a bactéria carreada por extensão direta para a derme e a hipoderme para que haja o desenvolvimento de linfangite piogranulomatosa. Assim, a bactéria entra e age localmente. No sistema respiratório, as possíveis vias de disseminação são mais complicadas. Após a inalação, a bactéria encontra o muco e as mucosas da cavidade nasal e do componente de condução do pulmão. O resultado destas interações é provavelmente controlado por fatores de virulência, que determinam se a mucosa nasal e os pulmões e/ou os vasos linfáticos cutâneos são os alvos finais da infecção. Na mucosa nasal e nos pulmões, a bactéria parece entrar e agir localmente. Enquanto a disseminação da mucosa nasal para a pele requer uma série complicada de etapas, como endocitose, fagocitose e tráfego leucocitário (ou bacteremia livre de células), por exemplo, para atravessar a mucosa, se disseminar, atingir e colonizar

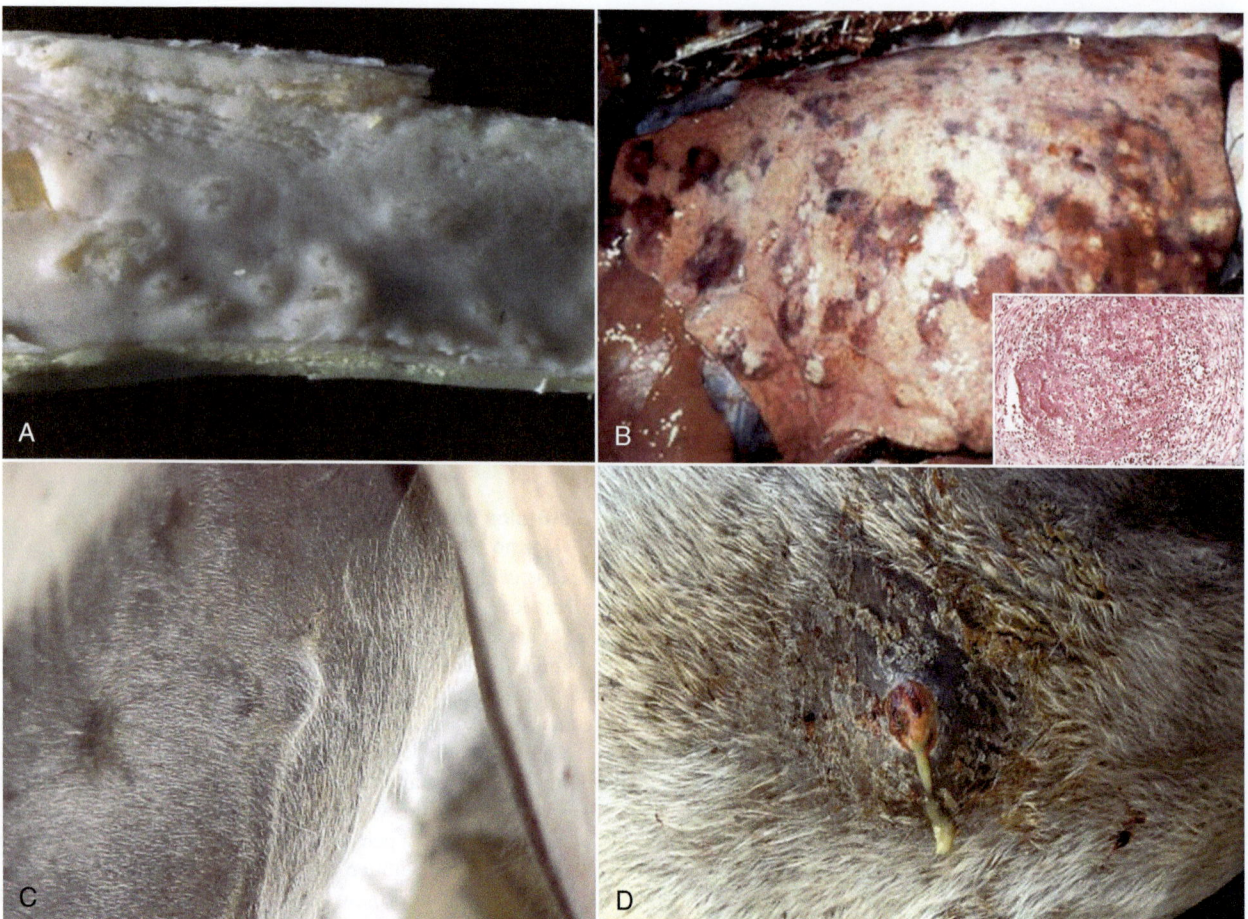

Figura 4-25 Mormo. A, Mucosa, turbinados nasais, múltiplas úlceras e granulomas nasais. A *Burkholderia mallei* coloniza os turbinados nasais, provocando inflamação piogranulomatosa, necrose e ulceração da mucosa. **B,** Quando a bactéria coloniza a mucosa do sistema de condução do pulmão, se dissemina pelo parênquima do órgão, resultando na formação disseminada de piogranulomas *(inserto)* pelo pulmão. *Inserto,* Coloração por HE. **C,** Na disseminação cutânea da bactéria, há colonização dos vasos linfáticos subcutâneos, com formação de nódulos piogranulomatosos, geralmente no trajeto vascular (linfangite piogranulomatosa), levando ao aparecimento de lesões elevadas, similares a contas, na pele. **D,** Estes nódulos tendem a se romper, devido a traumas cutâneos ou à necrose por pressão, pela expansão do volume do exsudato. Este processo forma úlceras semelhantes a crateras na pele, com liberação de material purulento espesso, viscoso e de coloração amarelo-esbranquiçada com grandes quantidades de bactérias. (**A** Cortesia do Dr. D. D. Harrington, School de Veterinary Medicine, Purdue University; e Noah's Arkive, College of Veterinary Medicine, The University of Georgia. **B** Cortesia da United States Animal Health Association, St. Joseph, MO. Inserto Cortesia do Dr. J. Tyler, College of Veterinary Medicine, University of Georgia e Noah's Arkive, College of Veterinary Medicine, University of Georgia. **C** Cortesia do Dr. D. Driemeier, Universidade Federal do Rio Grande do Sul, Brasil. **D** Cortesia do Dr. R. Mota, Universidade Federal Rural de Pernambuco, Recife, Brasil e Dr. M. Brito, Universidade Federal Rural do Rio de Janeiro, Brasil.)

as células-alvo em vasos linfáticos cutâneos. Por fim, no sistema alimentar, após a ingestão e a passagem para o intestino delgado através da deglutição e do peristaltismo, as possíveis vias de disseminação de volta aos vasos linfáticos cutâneos (caso existam) são mais complicadas e, em grande parte, desconhecidas. Os mecanismos podem incluir fatores de virulência que facilitam a passagem pela camada de muco e barreiras mucosas em células epiteliais da mucosa ou células M (endocitose, fagocitose, macrófagos associados à mucosa) e o tráfego leucocitário (ou bacteremia livre de células), por exemplo, para a disseminação e colonização das células-alvo nos vasos linfáticos cutâneos.

Muitos dos mecanismos listados foram discutidos e ilustrados nas seções anteriores deste capítulo e não serão detalhados aqui. Porém, alguns pontos importantes serão debatidos. Parece que o processo de colonização nas mucosas pode envolver o desenvolvimento de biofilmes; adesinas, como pili, também foram identificadas (fatores de virulência). A interação da bactéria com as membranas celulares é um pré-requisito para a ocorrência da infecção. A proteína pilina-símile de tipo IV pode participar da adesão da bactéria às células-alvo. Além disso, a bactéria pode ter diferentes conjuntos de

fatores de virulência que permitem a entrada em células fagocíticas (macrófagos, células dendríticas) ou células não fagocíticas (células epiteliais da mucosa e da pele) através da fagocitose e da endocitose, respectivamente, e atravessa estes sistemas de barreira para chegar ao BALT/GALT (MALT) e, então, se dissemina sistemicamente até a pele (vasos linfáticos) por meio do tráfego leucocitário. Em macrófagos e células epiteliais da mucosa, os sistemas de secreção de tipo III e IV (fatores de virulência) parecem participar da invasão celular, da motilidade baseada em actina e na transferência, pelas membranas, de célula a célula. Existem fatores de virulência exclusivos de células não fagocíticas (células epiteliais da mucosa e da pele) que permitem que a bactéria entre nas células-alvo por meio de endocitose, escape das vesículas endocitóticas e se replique no citoplasma da célula-alvo, passe do citoplasma para a membrana celular (motilidade baseada em actina) e entre em novas células-alvo através de protrusões da membrana (motilidade baseada em actina), transferindo os microrganismos de uma célula para a outra. Este último mecanismo pode ser importante quando a bactéria interage com as células endoteliais dos vasos linfáticos cutâneos, provocando linfangite piogranulomatosa ulcerativa.

É provável que células do sistema monócito-macrófago e, talvez, células dendríticas da mucosa participem da infecção, da replicação e da disseminação das bactérias. Uma vez nos MALTs, as bactérias podem se disseminar, pelos vasos linfáticos, aos linfonodos regionais (1) por meio da bacteremia livre de células ou (2) através do tráfego de leucócitos, em macrófagos, e, após a infecção de tecidos linfoides e sua replicação nestas áreas, os microrganismos são capazes, então, de se disseminar sistemicamente, pelos vasos linfáticos e pelo ducto torácico, até o sistema circulatório. Pelo sistema circulatório, a bactéria acaba por chegar (em forma livre de células ou no interior de macrófagos) aos leitos capilares da pele, atravessar as células endoteliais (tráfego de leucócitos, endocitose ou transcitose), entrar nos tecidos subcutâneos, encontrar as células endoteliais dos vasos linfáticos cutâneos e provocar o desenvolvimento de uma resposta inflamatória piogranulomatosa nestes tecidos. Além disso, é possível que os piogranulomas no pulmão sejam decorrentes da disseminação da bactéria pelo sistema circulatório como bacteremia livre de células ou em macrófagos, como previamente discutido.

Em macrófagos e células gigantes multinucleadas, não se sabe como a bactéria escapa da morte pela fusão fagossomo-lisossomo (Figs. 4-13 e 4-14), se replica e se dissemina até os vasos linfáticos cutâneos através do sistema circulatório. Os sistemas de secreção de tipo III e IV (fatores de virulência) podem ser mecanismos de invasão, escape de lisossomos ou fagolisossomos e sobrevivência nas células-alvo. A bactéria é circundada por um polissacarídeo O antigênico de tipo I (capsular), um fator de virulência, que pode também bloquear a fagocitose ou a fusão fagossomo-lisossomo (Figs. 4-13 e 4-14). O LPS, que provavelmente contém o componente lipídico A, pode participar da lesão tissular. Há células gigantes multinucleadas no exsudato inflamatório e acredita-se que as bactérias tenham fatores de virulência que provocam a fusão dos macrófagos, permitindo seu escape das respostas imunes adaptativas e a replicação nestas células fundidas.

Distúrbios dos Suínos

Doença do Edema (*Escherichia coli*). A patogênese de doença do edema começa como uma enterotoxemia alimentar e progride à arteriopatia/arteriolopatia fibrinoide do sistema vascular, especialmente do cérebro, provocando isquemia e malácia. A fase de enterotoxemia é discutida na seção sobre doenças bacterianas do sistema alimentar; a fase do sistema nervoso é discutida na seção sobre as doenças bacterianas do sistema nervoso. O mecanismo da lesão é a lise (necrose coagulativa) das células endoteliais e da musculatura lisa de artérias e arteríolas, causada pela toxina Shiga 2e (também conhecida como *verotoxina 2e*), que é produzida por cepas hemolíticas de *E. coli*. Após a colonização das mucosas intestinais, a toxina é absorvida no sistema alimentar e circula pelo sistema vascular. Dentre as células suscetíveis aos efeitos desta toxina, incluem-se as células endoteliais e da musculatura lisa de artérias e arteríolas que expressam receptores para esta toxina, como globotetraosilceramida, galactosilglobosídeo e globotriaosilceramida. A toxina interrompe a síntese proteica, provocando alterações da permeabilidade vascular e lise celular e, assim, edema dos órgãos afetados, mais notavelmente das pálpebras, da porção ventral do pescoço, dos mesentérios gástricos e do cólon e do sistema nervoso (Figs. 7-167 e 7-168). Além disso, a lesão endotelial causada por esta toxina pode causar hemorragia, coagulação intravascular, microtrombose e infarto.

Sistema Urinário
Distúrbios dos Animais Domésticos

Urocistite Necroemorrágica (*Escherichia coli, Corynebacterium renale, Pseudomonas spp., Proteus vulgaris* ou *Klebsiella pneumoniae*). Urocistite necroemorrágica é um termo usado aqui para agrupar as doenças causadas por bactérias cujos fatores de virulência podem provocar inflamação aguda e hemorragia da mucosa da bexiga,

acometendo, principalmente, as células epiteliais de transição e a lâmina própria e seus leitos capilares. Devido à natureza complicada da estrutura e da função envolvidas nesta doença, uma pequena introdução é necessária (Capítulos 1 e 11). O uroepitélio (urotélio), a mucosa formada pelo epitélio de transição, é um sistema exclusivo de barreiras entre a urina e seus componentes no espaço urinário e a lâmina própria bem-vascularizada subjacente. O epitélio da mucosa forma uma barreira ao fluxo de íons, solutos e água, assim como à entrada de microrganismos. O epitélio de transição é composto por três camadas, de células em guarda-chuva, intermediárias e basais. A camada mais externa, de células em guarda-chuva, é uma camada única de células altamente diferenciadas e polarizadas com domínios apicais e basolaterais distintos demarcados por junções de oclusão. As camadas de células intermediárias e basais são conectadas uma à outra e à camada sobrejacente de células em guarda-chuva por desmossomos e, provavelmente, por junções comunicantes. A camada basal se conecta à membrana basal e sua lâmina própria subjacente através de moléculas de adesão do substrato.

Uma vez que os fatores de virulência da *E. coli* uropatogênica (UPEC) são mais conhecidos, esta bactéria será discutida em detalhes; no entanto, as outras bactérias listadas neste grupo provavelmente utilizam mecanismos similares ou relacionados para causar a doença na bexiga. É provável que o mecanismo da lesão seja a lise celular (necrose coagulativa) causada por toxinas bacterianas que atuam diretamente sobre as células epiteliais da mucosa e os capilares da lâmina própria da bexiga e a inflamação crônica aguda e suas moléculas efetoras e enzimas de degradação. As lesões macroscópicas da bexiga incluem edema das mucosas, que também são ásperas e granulares, de cor vermelha a vermelha escura e revestidas por flocos de fibrina de cor branca-acinzentada misturados a *debris* celulares da inflamação (Fig. 11-57). Os vasos sanguíneos da parede e da serosa da bexiga são proeminentes; esta alteração se deve à hiperemia ativa da fase fluida vascular da inflamação aguda.

Os animais entram em contato com estas bactérias através de fômites ou gotículas de fluidos de origem urinária ou fecal. Tais microrganismos geralmente são comensais e residem nas membranas mucosas da vagina e do prepúcio, provavelmente em biofilmes. Alterações físicas de pressão nos componentes tubulares do sistema urinário e do sistema reprodutivo, provocadas pelo parto e pela reprodução, parecem forçar estas bactérias comensais, por meio de mecanismos de refluxo, para a uretra e a bexiga. O comprimento da uretra, em parte, parece explicar por que as fêmeas são mais acometidas por cistites do que os machos. Estressores ambientais, como pico de lactação, lesões traumáticas da mucosa e ingestão de dietas ricas em proteínas, aumentam o pH da urina, tornando a mucosa mais suscetível à colonização, e alteram a relação comensal, permitindo que as bactérias se repliquem em números suficientes à colonização das mucosas do sistema urinário e do sistema reprodutivo e à disseminação dos microrganismos a outros animais.

Uma vez no lúmen da bexiga, as bactérias acessam as superfícies mucosas através do movimento aleatório da urina. A mucosa urinária não possui células caliciformes e, assim, não há camada de muco a ser penetrada. Estas bactérias entram em contato com a superfície apical das células epiteliais de transição e, pelas interações ligantes-receptores características de outras doenças bacterianas, começam o processo de adesão e colonização da mucosa. A UPEC expressa adesinas, como as fímbrias de tipo 1, as fímbrias P e as fímbrias S, que participam deste processo. Estas fímbrias (também conhecidas como *pili*) se ligam aos conjuntos hexagonais de receptores de manosil-glicoproteína conhecidos como uroplaquinas. Tais receptores são expressos nas superfícies apicais (e luminais) das células especializadas do epitélio de transição, denominadas *células em guarda-chuva*. As extremidades das fímbrias de tipo 1 expressam um ligante denominado *adesina FimH*, que se liga a estes receptores de uroplaquina. As uroplaquinas são proteínas integrais da membrana das células em guarda-chuva e podem ser usadas pelos microrganismos como adesinas (proteína adesina FimH) para colonizar e invadir o uroepitélio. As células em guarda-chuva apresentam um receptor conhecido (UPIa) e outros, menos caracterizados, que são proteínas manosiladas (integrinas) para esta adesina (FimH). Processos similares de internalização induzida pela bactéria provavelmente ocorrem nas camadas de células intermediárias e basais subjacentes como um mecanismo para cruzar a barreira mucosa. Uma vez internalizada, a bactéria é aparentemente capaz de se replicar em vesículas endocitóticas e pode formar comunidades bacterianas intracelulares, onde escapam dos mecanismos de defesa imune inata e adaptativa.

Quando a *E. coli* uropatogênica se adere e coloniza as superfícies apicais das células em guarda-chuva, as células epiteliais se achatam e a bactéria é internalizada por meio de endocitose, que é um processo complicado de entrada e colonização de células e da mucosa, que ocorre por meio de uma série de alterações conformacionais na superfície apical das células em guarda-chuva e causa rearranjos do citoesqueleto e a entrada na célula por um mecanismo em zíper. Os flagelos bacterianos podem também participar deste mecanismo. Este processo resulta na colonização da mucosa e no desenvolvimento de uma estrutura similar a um biofilme (comunidades bacterianas intracelulares) que afeta a mucosa. Após a formação do biofilme, as bactérias podem matar as células em guarda-chuva infectadas, empregando hemolisinas que produzem poros nas membranas, o que libera os microrganismos no lúmen da bexiga, onde colonizam novas células em guarda-chuva e repetem o processo infeccioso ou são liberadas no ambiente, durante a micção.

O edema, a hemorragia e a necrose característicos da urocistite necroemorrágica parecem ser provocados pela inflamação aguda e pelos diversos fatores de virulência das cepas altamente patogênicas de UPEC e, provavelmente, das demais bactérias anteriormente listadas. A inflamação aguda é provavelmente induzida via TLRs, que recrutam neutrófilos do sistema vascular na lâmina própria e na mucosa, e em resposta à necrose celular, à perda da barreira mucosa e à interação entre a lâmina própria vascularizada e as toxinas bacterianas. Nas células em guarda-chuva infectadas pelas bactérias, toxinas bacterianas, como as toxinas LT e ST, as toxinas Shiga-símile, as citotoxinas e a endotoxina, provavelmente se difundem pela mucosa e provocam lesões nas membranas, provocando lise celular (necrose) e perda do sistema de barreira mucosa. Estas toxinas podem também estimular a lise celular por apoptose, com liberação de bactérias na urina. Mortas, estas células são expelidas pela urina, e as endotoxinas e demais moléculas tóxicas logo podem ser absorvidas pela lâmina própria altamente vascularizada, o que causa lesão nos capilares e vasculite aguda com hiperemia ativa.

Outros fatores de virulência que participam da patogênese da urocistite necroemorrágica são as moléculas da superfície bacteriana, como os antígenos capsulares K e o LPS, que bloqueiam a fagocitose e a morte das bactérias por neutrófilos e macrófagos. A UPEC geralmente produz sideróforos, que atuam na aquisição de ferro para as bactérias durante e após a colonização. As ações líticas das hemolisinas também aumentam a disponibilidade de ferro e outros nutrientes para o crescimento bacteriano na mucosa colonizada. As hemolisinas também podem matar linfócitos e bloquear a fagocitose e a quimiotaxia de células fagocíticas. Algumas cepas de UPEC apresentam um fator de virulência para a produção de urease, que hidrolisa a amônia da urina em ureia, alcalinizando a urina, o que também danifica a mucosa. Por fim, estas bactérias podem trocar, facilmente, informações genéticas com cepas bacterianas menos virulentas, por transdução e conjugação, por meio de plasmídeos de resistência a fármacos, de toxinas e outros fatores de virulência. Estes fatores são algumas das razões da dificuldade de tratamento de certos tipos de infecções vesicais agudas e crônicas.

Como possível mecanismo de defesa, foi demonstrado que as células em guarda-chuva infectadas pelas bactérias sofrem apoptose, provavelmente induzida por LPS e TLRs, com eliminação das células acometidas na urina. Este processo pode ser um mecanismo protetor para remoção de células infectadas; porém, a perda de células apoptóticas na urina libera bactérias neste fluido, que encontram outras células em guarda-chuva.

Leptospirose Renal *(Leptospira spp.).* A patogênese da leptospirose renal começa com a leptospirose vascular (ver os portais de entrada na seção Doenças Bacterianas dos Sistemas Orgânicos, Sistema Cardiovascular e Vasos Linfáticos, Leptospirose Vascular [*Leptospira* spp.]) causada por *Leptospira* spp. O mecanismo da lesão na leptospirose renal é lise celular causada por (1) propriedades físicas (movimentos penetrantes) das bactérias, que danificam as células endoteliais, (2) toxinas bacterianas que agem diretamente nas membranas das células epiteliais tubulares e (3) inflamação aguda e crônica e suas moléculas efetoras e enzimas de degradação. As lesões macroscópicas incluem focos discretos e coalescentes, frequentemente lineares a radiais, de coloração branca a cinza, de necrose tubular cortical e inflamação, combinados à hemorragia (Fig. 11-66). Na leptospirose renal crônica, as lesões são compostas por focos discretos e coalescentes, frequentemente lineares a radiais, de coloração branca a cinza, de inflamação crônica e fibrose (Fig. 11-14).

No rim, as células-alvo primárias da infecção parecem ser as células epiteliais dos túbulos contorcidos proximais (córtex) (Fig. 4-26, A) e, então, mais tarde, as células epiteliais das alças de Henle (medula) (Fig. 4-26, B). Após chegar ao sistema circulatório, a *Leptospira* spp. se dissemina pelos capilares glomerulares e, então, pelos capilares intertubulares dos túbulos contorcidos proximais. As bactérias podem acessar as células do túbulo proximal por suas superfícies apicais ou basolaterais, através de duas vias: (1) vascular, por meio dos capilares glomerulares e migração até o lúmen do espaço urinário (apical) ou (2) vascular, pelos capilares intertubulares, e migração até o interstício (basolateral). Uma vez que as alterações glomerulares geralmente são muito discretas e as bactérias e a inflamação são observadas no interstício, parece que as células epiteliais dos túbulos contorcidos proximais são infectadas através de suas superfícies basolaterais, pela migração através dos capilares intertubulares.

Para infectar as células epiteliais tubulares do rim, parece que a bactéria deve, primeiramente, se ligar às superfícies luminais (apicais) das membranas das células endoteliais, entrar nestas células (endocitose) e atravessar o citoplasma (transcitose), sair pelas superfícies basais (exocitose) e acessar a ECM vascularizada adjacente às células epiteliais tubulares. É provável que as bactérias se liguem às membranas das células endoteliais dos capilares intertubulares por meio de adesinas e, então, penetrem a parede vascular por movimentação direta através das células ou seus complexos juncionais, até chegarem ao interstício. Na verdade, a distância intersticial entre os capilares e as células epiteliais do túbulo proximal é, provavelmente, inferior a 100 μm, e a movimentação até as células epiteliais tubulares seria derivada da propulsão pelos flagelos destas bactérias móveis. Não se sabe por que as bactérias têm como alvo da infecção as células epiteliais do túbulo proximal. A princípio, a *Leptospira* spp. se dissemina pelo sistema vascular para todos os tecidos do corpo e não parece ter o rim como alvo específico de seu mecanismo de tropismo (atração a um tipo específico de célula ou tecido).

No contexto da interação com as células endoteliais capilares e, provavelmente, do epitélio renal, proteínas associadas à superfície (proteína da membrana externa da *Leptospira*) parecem participar das interações entre ligantes e receptores que facilitam a adesão a receptores da célula-alvo, como as moléculas de adesão celular e proteínas da ECM (família de proteínas Len). A adesão também parece aumentar a expressão de receptores de adesão, como E-selectina nas células endoteliais, aumentando a adesão de bactérias, plaquetas e neutrófilos

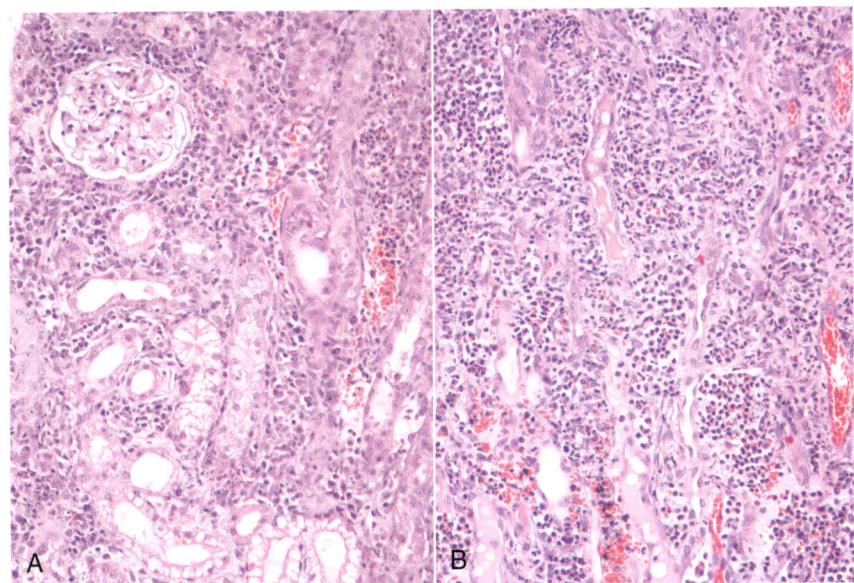

Figura 4-26 Leptospirose Renal. A, Rim, córtex externo. Note a infiltração de células mononucleares, principalmente macrófagos, linfócitos e plasmócitos, no interstício entre os túbulos proximais contorcidos, devida à infecção das células destas estruturas pelas bactérias após sua saída dos capilares intertubulares. Coloração por HE. **B,** Rim (mesmo de **A**), córtex interno. Numerosos neutrófilos distendem o interstício entre as alças de Henle. Esta resposta inflamatória aguda bem abaixo do néfron da área mostrada em **A** apoia o conceito de que as células das alças de Henle são infectadas depois dos túbulos contorcidos proximais. Coloração por HE. (**A** e **B** Cortesia do Dr. J. F. Zachary, College of Veterinary Medicine, University of Illinois.)

(resposta inflamatória aguda). Esta resposta pode ser atribuída ao LPS, aos peptidoglicanos e às proteínas da membrana externa da parede bacteriana, que promovem a inflamação nos capilares, causando vasculite e hemorragia. O LPS bacteriano provavelmente ativa as células por meio da interação com TLRs nas membranas de células-alvo. A *Leptospira* spp. também produz hemolisinas formadoras de poros, proteases, esfingomielinases e colagenases que podem participar deste processo, mas seu papel na lesão de células endoteliais ainda não foi determinado. Porém, após a infecção das células epiteliais, o motivo da dominância das lesões nestes órgãos é desconhecido e pode estar relacionado com algum trofismo essencial (nutrição dos tecidos) conferido por estas células às bactérias para a colonização e a proliferação. Além disso, embora não determinada, tal especificidade pode ser atribuída a interações entre ligantes e receptores ou a um gradiente químico, como a concentração de ferro, que pode ser necessário ao crescimento e à replicação bacteriana.

É provável que a causa da lise das células do túbulo proximal seja multifatorial, envolvendo vasculite e isquemia, trauma por lesões físicas decorrentes da motilidade bacteriana, mediadores inflamatórios e enzimas de degradação e toxinas bacterianas (LPS). As bactérias são encontradas no citoplasma destas células; a endocitose e a fusão fagossomo-lisossomo não participam da entrada na célula. Parece que as bactérias são capazes de entrar diretamente nestas células através de sua motilidade. As células inflamatórias desta lesão são, a princípio, neutrófilos (inflamação supurativa), passando a linfócitos, macrófagos e plasmócitos (inflamação crônica) e fornecem diversas moléculas que podem danificar e lisar as células epiteliais tubulares. Os biofilmes (fatores de virulência) formados pela *Leptospira* spp. podem participar da lesão tubular. As células epiteliais que revestem a alça de Henle podem também ser infectadas por uma via capilar intertubular-interstício. Este mecanismo não foi confirmado. Além disso, e com base nas respostas inflamatórias celulares, não se sabe por que as células dos túbulos proximais parecem ser infectadas antes das células da alça de Henle. Quando as células do túbulo proximal morrem, liberam as bactérias no lúmen urinário, onde são carreadas na urina e se disseminam no ambiente através da micção. Durante este trânsito luminal, as bactérias também encontram as superfícies apicais das células epiteliais que revestem a alça de Henle. É plausível que

a *Leptospira* spp. infecte as células epiteliais da alça de Henle através de suas superfícies apicais, projetando-se no lúmen urinário por meio de mecanismos similares àqueles anteriormente descritos. A infecção parece ser resultante das mesmas cascatas de alterações celulares e respostas inflamatórias descritas para as células do túbulo proximal. Estes resultados, tanto nas células do túbulo proximal quanto nas da alça de Henle, baseiam a caracterização desta doença como nefrite tubulointersticial.

Distúrbios dos Ruminantes (Bovinos, Ovinos e Caprinos)

Pielonefrite Bovina Contagiosa (*Corynebacterium renale, Trueperella pyogenes* [anteriormente *Arcanobacterium pyogenes*] ou *Escherichia coli*). A pielonefrite bovina contagiosa é causada por um grupo de bactérias *Corynebacterium renale* (*C. renale, Corynebacterium cystitidis* e *Corynebacterium pilosum*), mas *Trueperella pyogenes* (anteriormente chamada *Arcanobacterium pyogenes*) e *E. coli* também podem provocar esta doença. Dependendo da região, *T. pyogenes* pode ser mais comum. É provável que estas bactérias sejam comensais que residam no biofilme e nas membranas mucosas da vagina e do prepúcio. Os mecanismos que contribuem para a ocorrência da cistite que precede a pielonefrite são discutidos na seção sobre urocistite necroemorrágica e UPEC. Existem poucas informações acerca dos mecanismos usados por *C. renale* ou *E. coli* para causar a pielonefrite bovina contagiosa. Assim, partes desta seção são especulativas e baseadas (1) no que se conhece sobre os mecanismos de outras doenças causada por *Corynebacterium* spp. ou *E. coli* e (2) na probabilidade razoável de que a inflamação, as respostas à lesão e as lesões que foram descritas em casos de pielonefrite bovina contagiosa são resultantes de mecanismos patobiológicos subjacentes e conhecidos.

O mecanismo da lesão na pielonefrite bovina contagiosa provavelmente é a lise celular (necrose coagulativa aguda) causada por (1) toxinas bacterianas que agem diretamente sobre o epitélio de transição da mucosa da bexiga e o epitélio da pelve e dos túbulos renais e (2) inflamação aguda e crônica e suas moléculas efetoras e enzimas de degradação. As lesões macroscópicas incluem estrias acastanhadas combinadas a delgadas estrias vermelhas (hemorragia) que se irradiam da pelve, atravessam a medula e geralmente se estendem até a junção corticomedular ou áreas mais profundas do córtex (Fig. 11-46).

De muitas maneiras, estas lesões lembram infartos corticais renais invertidos, com sua base contra a pelve e ápices que se estendem até a medula.

Os bovinos (e, provavelmente, ovinos e caprinos) entram em contato com estas bactérias por fômites ou gotículas de fluidos contaminados por material de origem urinária ou fecal. Estressores ambientais, como parto, pico de lactação, lesões traumáticas da mucosa e ingestão de dietas ricas em proteínas, que aumentam o pH da urina, parecem alterar a relação comensal (biofilme) das bactérias nas membranas mucosas da vagina e do prepúcio, tornando-as mais suscetíveis à colonização. Foi proposto que a pielonefrite bovina contagiosa é secundária à cistite crônica e geralmente insidiosa (ver a seção Urocistite Necroemorrágica [*Escherichia coli*, *Corynebacterium renale*, *Pseudomonas* spp., *Proteus vulgaris* ou *Klebsiella pneumoniae*]) sendo provavelmente resultante do refluxo de bactérias até a uretra e, então, a bexiga, através de alterações nas pressões luminais uretrais causadas por parto, reprodução ou esforço à defecação. Subsequentemente, a bactéria deve atingir a pelve renal através dos ureteres e, então, se disseminar pela barreira mucosa formada pelo epitélio de transição da pelve renal até encontrar o interstício (ECM vascularizada) da medula renal e dos túbulos renais. Não se sabe, exatamente, como ocorre cada um destes eventos; no entanto, é provável que as mesmas interações entre ligantes e receptores características de outras doenças bacterianas e sua interação com as mucosas sejam observadas na pielonefrite bovina contagiosa (ver a seção Urocistite Necroemorrágica [*Escherichia coli*, *Corynebacterium renale*, *Pseudomonas* spp., *Proteus vulgaris* ou *Klebsiella pneumoniae*]).

Embora *C. renale* não seja uma bactéria móvel, algumas cepas de *E. coli* são móveis e este fator de virulência pode auxiliar a ascensão das bactérias do ureter até o rim. Foi demonstrado que *C. renale* precisa de pili para aderir ao epitélio de transição do sistema urinário e se ligar e colonizar as mucosas do sistema reprodutivo. Além disso, os pili podem prejudicar a fagocitose das bactérias por neutrófilos e macrófagos. Supostas adesinas, como a proteína adesina FimH e outras invasinas, provavelmente são fatores de virulência (ver a seção Urocistite Necroemorrágica [*Escherichia coli*, *Corynebacterium renale*, *Pseudomonas* spp., *Proteus vulgaris* ou *Klebsiella pneumoniae*]). A ligação às células epiteliais da mucosa da vulva e da vagina é mais intensa. Isto permite a disseminação da bactéria a outros animais suscetíveis durante a estação de monta ou quando outras práticas invasivas de manejo ou exames são realizados. Os receptores responsáveis pela ligação à mucosa não foram identificados; no entanto, a colonização das mucosas começa após a adesão. Após a replicação das bactérias em números suficientes, os microrganismos se disseminam por ascensão no trato urinário inferior, até encontrarem e colonizarem a mucosa da uretra e da bexiga e, então, por refluxo vesicoureteral, ascendem aos ureteres e à pelve renal. O desenvolvimento da urocistite insidiosa crônica geralmente é um estágio intermediário da doença, que produz grandes números de bactérias. Após a colonização da pelve renal, não se sabe como estas bactérias cruzam a mucosa e chegam ao interstício medular. Enzimas de degradação e mediadores inflamatórios combinados a fatores de virulência bacteriana, como a Renalina, uma proteína citolítica extracelular produzida por *C. renale*, podem facilitar a disseminação pelas barreiras mucosas e a inflamação e lise celular na medula. Foi sugerido que as lesões medulares (que lembram infartos corticais renais invertidos) podem, na verdade, começar como vasculite decorrente da inflamação, que provoca trombose, isquemia e necrose. Foi demonstrado que as toxinas (LPS) de *E. coli* podem estimular a lise celular por apoptose das células tubulares renais na pielonefrite.

Doença do Rim Polposo (*Clostridium perfringens*). A patogênese da doença do rim polposo começa com a enterotoxemia do sistema alimentar causada por *C. perfringens* e deve ser revista na seção sobre o sistema alimentar antes da leitura do texto a seguir. A

toxina ε parece ser um importante fator de virulência na patogênese da doença do rim polposo. Uma vez que a toxina ε é uma permease que altera a permeabilidade celular (uma toxina formadora de poros), os leitos vasculares dos tecidos intestinais acometidos imediatamente absorvem as toxinas no sistema circulatório. Parece que a sequência de etapas que resulta na doença do rim polposo ocorre na primeira fase ou no início da segunda fase da enterotoxemia alimentar, antes do desenvolvimento da extensa necrose intestinal induzida pela toxina. O mecanismo da lesão na doença do rim polposo é a lise celular causada por toxina ε, que age diretamente nas membranas celulares do epitélio endotelial e epitelial tubular renal, provocando alterações na permeabilidade vascular e necrose coagulativa aguda das células epiteliais tubulares e, provavelmente, das células endoteliais. A ocorrência de microtrombose e isquemia decorrentes da lesão endotelial capilar é um mecanismo plausível, mas não comprovado, de lise das células tubulares. As lesões macroscópicas incluem rins macios e friáveis com hemorragias; porém, as lesões são geralmente atribuídas à alteração *postmortem*. Resultados experimentais sugerem que as células endoteliais vasculares, como aquelas do córtex renal que suprem as células epiteliais dos túbulos renais, expressam receptores (interações ligante-receptor) para a toxina ε. Uma vez que a toxina ε é uma permease angiotóxica, aumenta a permeabilidade das células endoteliais, permitindo que o plasma que a contém extravase para a ECM dos túbulos renais adjacentes. As células epiteliais do túbulo renal também expressam receptores para a toxina ε, e esta interação pode provocar citotoxicidade mediada pela membrana e lise celular.

Medula Óssea, Células Sanguíneas e Sistema Linfático
Distúrbios dos Animais Domésticos

Brucelose (*Brucella spp.*). O mecanismo da lesão na brucelose é a lise celular causada pela inflamação e seus mediadores e enzimas de degradação. A *Brucella* spp. não possui fatores de virulência, como exotoxinas ou endotoxinas, que provoquem lesão celular direta. Dentre as lesões macroscópicas, observa-se linfadenite piogranulomatosa ativa crônica; os linfonodos apresentam aumento de volume e consistência firme e, à superfície de corte, áreas discretas e coalescentes de exsudato caseoso amarelo-esbranquiçado, que infiltram e comprimem o parênquima contíguo.

Os animais (ruminantes [bovinos, ovinos e caprinos], suínos e cães) entram em contato com a *Brucella* spp. através da inalação ou ingestão das bactérias em fômites contaminados por exsudatos infectados de outros sistemas orgânicos, como o trato reprodutivo feminino. A bactéria entra em contato com a mucosa e sua camada de mucos por turbulência centrífuga e aprisionamento na camada de muco da faringe nasal e por meio da mastigação, gravidade e aprisionamento na camada de muco da faringe oral. As bactérias são fagocitadas por macrófagos associados à mucosa ou células dendríticas em migração pelas mucosas e se disseminam aos tecidos linfoides locais por meio do tráfego de leucócitos nos vasos linfáticos, chegando aos linfonodos regionais através dos vasos linfáticos aferentes e, então, sistemicamente, até os linfonodos superficiais e viscerais e outros órgãos, como baço, fígado, medula óssea, glândulas mamárias e órgãos reprodutores. A *Brucella* spp. também pode entrar e atravessar a barreira mucosa por endocitose, sair pela superfície basal das células epiteliais da mucosa por exocitose e se disseminar em forma livre pelos vasos linfáticos até os linfonodos e nódulos linfoides locais e regionais, onde é fagocitada por macrófagos e, então, se dissemina sistemicamente, como anteriormente discutido. Por ingestão, deglutição e peristaltismo, a *Brucella* spp. pode também chegar ao sistema alimentar, onde entra em contato com as células M. As bactérias infectam as células M por endocitose, sofrem transcitose e saem pelas superfícies basais por exocitose, chegando aos macrófagos das placas de Peyer. Estes macrófagos são, então, infectados e usados na disseminação sistêmica das bactérias. Os objetivos destes três tipos de encontros na mucosa são prover à *Brucella* spp. grande oportunidade de infectar macrófagos e, subsequentemente, acessar os linfonodos e nódulos linfoides locais, regionais e sistêmicos.

Nos linfonodos, os macrófagos infectados são mortos pela bactéria ou morrem por envelhecimento, liberando a *Brucella* spp. na ECM vascularizada. Estas bactérias estimulam o desenvolvimento de uma resposta inflamatória aguda, que é rapidamente substituída pela inflamação piogranulomatosa devido à presença de LPS na parede celular bacteriana. O LPS não é facilmente degradável e há recrutamento de macrófagos (como monócitos) da circulação sistêmica, para fagocitá-lo e degradá-lo e também matar as bactérias. A *Brucella* spp. é capaz de escapar dos mecanismos de morte quando fagocitada por neutrófilos e macrófagos. Além disso, pode crescer e se replicar em macrófagos e células dendríticas. Quando a *Brucella* spp. entra em contato com as membranas celulares dos macrófagos, usa interações ligante-receptor para aderir às células e adentrá-las, mas os detalhes deste fenômeno não são conhecidos. É provável que a membrana proteica externa da parede celular e os receptores *scavenger* de classe A das células-alvo participem deste processo, mas não necessariamente juntos. Os TLRs provavelmente também estão envolvidos na adesão e na entrada das bactérias nos macrófagos. A entrada ocorre por endocitose, através do fagossomo, mas não há fusão fagossomo-lisossomo, já que as bactérias são capazes de bloqueá-la por meio da rápida acidificação do fagossomo (Figs. 4-13 e 4-14). O LPS (um PAMP), um sistema de secreção de tipo IV e uma longa lista de outros possíveis fatores de virulência, como a β-1,2-glucana cíclica e as proteínas de choque térmico, podem também participar do bloqueio da fusão fagossomo-lisossomo, promovendo o crescimento e a replicação bacteriana. A virulência das cepas de *Brucella* spp. parece ser relacionada com a composição do LPS de suas cápsulas, e os fenótipos encapsulados de forma regular tendem a ser mais virulentos. Além disso, a presença desta cápsula regular aumenta o crescimento e a replicação das bactérias nos fagossomos.

Quando a *Brucella* spp. se dissemina sistemicamente, pelo tráfego de leucócitos em macrófagos, e consegue acessar os tecidos do sistema reprodutivo masculino, do sistema reprodutivo feminino e da glândula mamária (Fig. 4-27; Fig. 19-18). Em resumo, os macrófagos infectados interagem com os trofoblastos dos placentomas e as células epiteliais de outros tecidos reprodutores, infectando-as. A seguir, é provável que as bactérias infectem células fetais similares a macrófagos, que as disseminam no feto e em outros tecidos linfoides dos órgãos reprodutores. (Fig. 4-27, C e D). A *Brucella* spp. também sobrevive nos macrófagos destes tecidos por inibir a fusão fagossomo-lisossomo. O crescimento e a replicação bacteriana, acompanhados pela lise dos macrófagos infectados, resulta em desenvolvimento de uma inflamação piogranulomatosa nestes tecidos e sistemas orgânicos.

Distúrbios dos Equinos

Adenite Equina (Garrotilho [*Streptococcus equi subsp. equi*]).

O mecanismo da lesão na adenite equina é a lise (necrose coagulativa) de células de vasos linfáticos, linfonodos e do sistema monócito-macrófago atribuída à inflamação supurativa aguda e seus mediadores e enzimas de degradação. As lesões macroscópicas incluem a formação de abscessos nos linfonodos regionais, que apresentam aumento de volume e consistência firme e, à superfície de corte, áreas discretas e coalescentes de exsudato supurativo amarelo-esbranquiçado, que infiltram e comprimem o parênquima contíguo (Fig. 13-77). Os linfonodos retrofaríngeos e mandibulares acometidos podem também apresentar fístulas até a superfície cutânea, as bolsas guturais, a cavidade nasal e os seios nasais, resultando na liberação das bactérias no ambiente. Isto ocorre devido à liberação de enzimas de degradação de neutrófilos mortos nos abscessos, que digerem a cápsula do linfonodo e as estruturas de todos os tecidos contíguos até a formação da fístula.

Os potros entram em contato com *S. equi* ssp. *equi* através da inalação ou ingestão de fômites ou fluidos corpóreos contaminados com a bactéria. O microrganismo se deposita na mucosa da faringe nasal (turbulência centrífuga) e oral, sendo aprisionado na camada de muco. A bactéria não é móvel e não foi claramente demonstrado como penetra a camada de muco e chega às células epiteliais da mucosa. As células epiteliais da mucosa das tonsilas e das criptas tonsilares parecem ser células-alvo importantes para a adesão da bactéria e tal especificidade pode ser determinada pelas interações entre ligantes e receptores. Uma vez em contato com as membranas celulares, diversas proteínas da parede celular bacteriana, como as proteínas M-símiles (SeM, SzPSe), podem agir como adesinas e se ligar a receptores expressos nas membranas destas células. As características de tais receptores são desconhecidas. Não se sabe se a bactéria precisa primeiramente colonizar a superfície mucosa antes de se disseminar aos tecidos linfoides locais subjacentes. Além disso, não se sabe como a bactéria cruza a barreira mucosa da tonsila. Os macrófagos de mucosa podem fagocitar as bactérias na camada de muco e carreá-las, pelo tráfego de leucócitos, através da barreira mucosa até os tecidos linfoides locais; é também possível que, após sua interação com receptores da célula-alvo, a bactéria possa ser transportada por transcitose e liberada por exocitose nas membranas basais das células nos tecidos linfoides locais da tonsila. As células dendríticas também podem participar na disseminação das bactérias na barreira mucosa e nos tecidos linfoides e linfonodos locais e regionais. Nos tecidos linfoides tonsilares, a bactéria é capaz de escapar do sistema imune inato, se replicar no meio extracelular e, então, se disseminar aos linfonodos regionais, como os mandibulares ou retrofaríngeos. É possível que a bactéria se dissemine, através de macrófagos, dos vasos linfáticos até estes linfonodos regionais, ou o faça por bacteremia (migração livre de células). A bactéria se multiplica no meio extracelular dos tecidos linfoides e dos linfonodos e o exsudato contém grandes números de microrganismos viáveis.

Do ponto de vista do mecanismo biológico, diversos fatores de virulência bacteriana contribuem para o caráter deste exsudato (supurativo) e o grande número de bactérias viáveis. Os fatores de virulência bacteriana que atuam como quimiotáticos de neutrófilos e impedem a fagocitose e a morte mediadas por tais células parecem explicar, respectivamente, a abundância de exsudato e de bactérias viáveis. No início da sequência de eventos, quando a bactéria encontra os macrófagos na mucosa e nos tecidos linfoides e linfonodos locais e regionais, uma proteína da parede celular bacteriana, denominada SeeH, interage com estas células, causando a liberação de citocinas pró-inflamatórias, o aumento da permeabilidade vascular e a formação de edema. O desenvolvimento de inflamação aguda supurativa é também facilitado por vários fatores de virulência. Quando a peptidoglicana da parede bacteriana interage com o fragmento C3 do sistema complemento no fluido do edema, pela via alternativa, produz fatores quimiotáticos que atraem grandes números de neutrófilos dos leitos capilares até os tecidos conjuntivos vascularizados locais (ECM). Além disso, a estreptoquinase bacteriana interage com o plasminogênio no edema, formando plasmina ativa, que hidrolisa a fibrina. Este processo parece aumentar a disseminação e a dispersão das bactérias no tecido. Normalmente, a fibrina confina os microrganismos, isolando-os em sua rede polimerizada, de modo que possam ser fagocitadas e mortas por neutrófilos e macrófagos, mas, quando a fibrina é hidrolisada, grandes quantidades de bactérias podem se acumular no exsudato do abscesso e ser liberadas no ambiente (ver a seguir). O resultado destes processos também contribui para o início da fase celular (leucocitária) da inflamação aguda e o acúmulo de exsudato supurativo, que são características clínicas da adenite equina.

A superfície de *S. equi* subsp. *equi* é recoberta por diversos fatores de virulência, como o ácido hialurônico e as proteínas SeM e Se18.9, que impedem sua fagocitose e morte. A bactéria também secreta a

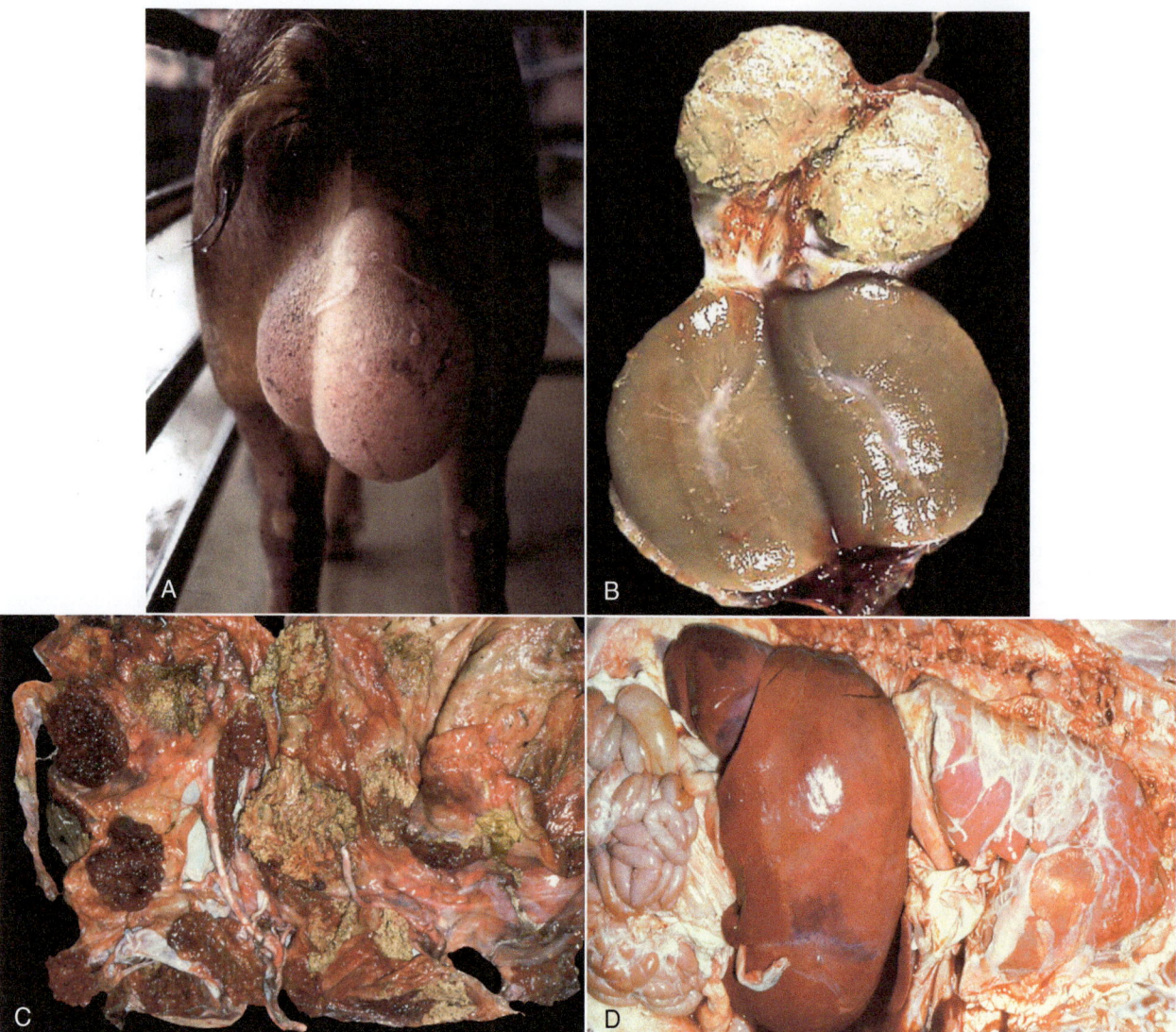

Figura 4-27 Brucelose. A brucelose é uma doença em que a bactéria tem como alvos, a princípio, os linfócitos e os macrófagos dos tecidos linfoides associados a mucosas, dos linfonodos regionais, dos linfonodos sistêmicos e do baço para sua replicação e aumento de número. A bactéria usa os macrófagos para se disseminar até estes tecidos e, então, sistemicamente, infectando células e tecidos na placenta, nos órgãos sexuais dos machos e das fêmeas e dos fetos. Assim, a brucelose é, desde o início da infecção, caracterizada por uma linfadenite piogranulomatosa ativa crônica com sequelas que afetam o sistema reprodutivo. **A,** Suíno, aumento de volume testicular. O aumento de volume testicular se deve à inflamação piogranulomatosa ativa crônica. A *Brucella* spp. se dissemina pelos macrófagos via tráfego de leucócitos, passando dos tecidos linfoides para os testículos. **B,** O epidídimo pode conter exsudato piogranulomatoso, que obstrui o fluxo de espermatozoides e provoca infertilidade. Os animais infectados podem também atuar como carreadores e disseminar a bactéria através do contato sexual (Fig. 19-18). **C,** Cotilédones fetais. Note a superfície irregular e granular de cor amarelo-amarronzada dos cotilédones (*exemplo: centro do campo*) infectados. Esta lesão é provocada pela inflamação piogranulomatosa, que causa grave necrose dos cotilédones acometidos. Os cotilédones normais apresentam coloração vermelha escura e superfície regular e brilhante. **D,** Brucelose fetal, hepatomegalia e polisserosite fibrinosa. Acredita-se que a bactéria seja disseminada dos cotilédones infectados aos órgãos fetais por meio do tráfego de leucócitos, nas células fetais similares a macrófagos. A bactéria provoca extensa lesão do sistema vascular e dos órgãos, graças às respostas inflamatórias induzidas no feto. (**A** Cortesia do Dr. C. Wallace, College of Veterinary Medicine, The University of Georgia; e Noah's Arkive, College of Veterinary Medicine, The University of Georgia. **B** Cortesia do Dr. K. McEntee, Reproductive Pathology Collection, University of Illinois; e Dr. J. King, College of Veterinary Medicine, Cornell University. **C** e **D** Cortesia do Dr. K. McEntee, Reproductive Pathology Collection, University of Illinois.)

toxina leucocida e a estreptolisina S, que formam poros em membranas celulares, matando leucócitos e impedindo a fagocitose. Estes processos levam ao acúmulo de grandes números de bactérias viáveis no exsudato de tecidos linfoides e linfonodos. Proteínas bacterianas específicas são também quimiotáticas e levam ao recrutamento de grandes números de neutrófilos no tecido e à formação de abscessos. Além disso, o ácido hialurônico presente na cápsula do microrganismo parece bloquear as interações entre as bactérias e os neutrófilos ao aumentar a carga negativa e a hidrofobia da superfície bacteriana e por reduzir a concentração de oxigênio no ambiente, protegendo a atividade das proteases e das toxinas, como a estreptolisina S, que

são sensíveis a esta molécula. É provável, mas não comprovado, que o garrotilho se deva à disseminação da bactéria aos linfonodos sistêmicos e aos sistemas orgânicos através do tráfego de leucócitos ou por migração livre nos vasos linfáticos eferentes e/ou capilares ou vênulas pós-capilares dos linfonodos, chegando à circulação sistêmica.

Linfadenite Mesentérica por *Rhodococcus* (*Rhodococcus equi*). A patogênese da linfadenite mesentérica por *Rhodococcus* começa como uma infecção do sistema respiratório (ver a seção Doenças Bacterianas dos Sistemas Orgânicos; Sistema Respiratório, Mediastino e Pleura; Distúrbios dos Equinos), seguida pela infecção do sistema alimentar (ver a seção Doenças Bacterianas dos Sistemas

Orgânicos; Sistema Alimentar e Peritônio, Omento, Mesentério e Cavidade Peritoneal; Distúrbios dos Equinos). O mecanismo da lesão na linfadenite mesentérica por *Rhodococcus* é a lise de células do sistema monócito-macrófago e de todas as populações celulares no linfonodo secundária à inflamação e seus mediadores e enzimas de degradação. As lesões macroscópicas incluem linfadenite piogranulomatosa ativa crônica (Fig. 7-138); os linfonodos apresentam aumento de volume e consistência firme e, à superfície de corte, áreas discretas e coalescentes de exsudato caseoso amarelo-esbranquiçado, que infiltram e comprimem o parênquima contíguo. O *R. equi* entra no sistema alimentar através das células M e é liberado nas placas de Peyer, onde é fagocitado pelos macrófagos teciduais. Os macrófagos teciduais infectados pelas bactérias as disseminam através do tráfego de leucócitos, passando pelos vasos linfáticos do mesentério intestinal até os linfonodos mesentéricos, provocando linfadenite piogranulomatosa, e, então, sistemicamente, pelo ducto torácico e pelo sistema vascular, a outros linfonodos e tecidos linfoides, como o baço. A patogênese da linfadenite piogranulomatosa parece progredir de maneira similar à observada no pulmão (ver a seção Sistema Respiratório, Mediastino e Pleura).

Linfadenite Caseosa (*Corynebacterium pseudotuberculosis*). A doença similar à que ocorre em bovinos, ovinos e caprinos é também observada em equinos (ver a seção Doenças Bacterianas dos Sistemas Orgânicos; Medula Óssea, Células Sanguíneas e Sistema Linfático; Distúrbios dos Ruminantes [Bovinos, Ovinos e Caprinos]; Linfadenite Caseosa [*Corynebacterium pseudotuberculosis*]).

Distúrbios dos Ruminantes (Bovinos, Ovinos e Caprinos)

Linfadenite Caseosa (*Corynebacterium pseudotuberculosis*). O mecanismo da lesão na linfadenite caseosa é a lise celular atribuída à inflamação e seus mediadores e enzimas de degradação que afeta células do sistema monócito-macrófago e populações celulares nos linfonodos e outros sistemas orgânicos. As lesões macroscópicas incluem linfadenite piogranulomatosa crônica ativa (Figs. 13-79 e 13-80); os linfonodos apresentam aumento de volume e consistência firme e, à superfície de corte, áreas discretas e coalescentes de exsudato caseoso amarelo-esbranquiçado, que infiltram e comprimem o parênquima contíguo, e abundante tecido conjuntivo. Em outros órgãos, como o pulmão, abscessos encapsulados por densas bandas de tecido conjuntivo fibroso e com exsudato caseoso de coloração branca-amarelada são achados comuns.

Os ovinos e caprinos encontram a *Corynebacterium pseudotuberculosis* através de feridas penetrantes e, talvez, por ingestão. A bactéria é um contaminante ambiental comum, geralmente devido à presença de animais acometidos pela forma cutânea da linfadenite caseosa, que provoca fístulas em linfonodos cutâneos drenantes. As feridas penetrantes mais comumente são observadas na pele e nas membranas mucosas da cavidade oral. Práticas de manejo, como a tosquia, podem provocar abrasões cutâneas, enquanto objetos como arames, farpas e pregos de celeiros ou cercas podem perfurar a pele. Lesões similares podem ser observadas na cavidade oral, sendo causadas pelos mesmos objetos e mecanismos. Quando a bactéria atinge a submucosa ou a derme, é fagocitada por neutrófilos e macrófagos e disseminada, via tráfego de leucócitos, até os linfonodos regionais, através dos vasos linfáticos aferentes. A bactéria se replica nos linfonodos e a resposta inflamatória provoca múltiplos piogranulomas (abscessos) que crescem e, com o tempo, ficam extremamente grandes e afetam todo o linfonodo. Os macrófagos infectados pelas bactérias deixam o linfonodo através do tráfego de leucócitos e se disseminam, pelos vasos linfáticos eferentes e, provavelmente, pelo ducto torácico, ou ainda pela circulação capilar ou venosa dos linfonodos, à circulação sistêmica. Os macrófagos, então, disseminam a bactéria a outros linfonodos viscerais, especialmente os mediastinais e brônquicos, e

aos tecidos de diversos sistemas orgânicos, principalmente o pulmão. Uma vez que a bactéria é capaz de se replicar em grandes números em macrófagos e neutrófilos, a lise destas células, atribuída à presença de ácido micólico ou pelo envelhecimento celular, resulta na liberação de microrganismos nos tecidos vascularizados da ECM. Este processo ativa as integrinas e adesinas do endotélio vascular e provoca extenso recrutamento de outros neutrófilos e macrófagos para os tecidos, como parte da resposta inflamatória crônica ativa, repetindo, assim, a formação de piogranulomas (abscessos).

Os mecanismos usados por *C. pseudotuberculosis* para chegar aos linfonodos por ingestão (caso tal fenômeno ocorra) são desconhecidos. Duas possíveis vias podem ser empregadas, ambas dependentes de macrófagos e do tráfego de leucócitos. Na primeira via, as bactérias podem interagir com a camada de muco e a mucosa da faringe oral, ser fagocitadas por macrófagos associados à mucosa e carreadas às tonsilas, aos linfonodos regionais e, então, são sistemicamente disseminadas. Na segunda via, as bactérias podem ser deglutidas e, pelo peristaltismo alimentar, entrar em contato com as células M das criptas do intestino delgado, se disseminar das células M para os macrófagos das placas de Peyer contíguas e, então, para os linfonodos regionais e, daí, para todo o organismo. É provável que os mecanismos e as respostas à lesão descritos quando o portal de entrada é formado por lesões penetrantes também se apliquem a estes dois cenários.

A *C. pseudotuberculosis* possui dois fatores de virulência conhecidos, a fosfolipase D e o ácido micólico, que permitem a colonização de tecidos e a produção de piogranulomas. A fosfolipase D aumenta a permeabilidade vascular, o que provavelmente auxilia a migração dos macrófagos nos tecidos infectados, favorecendo a disseminação sistêmica das bactérias. Como uma exotoxina potente, a fosfolipase D também danifica as membranas celulares, alterando a função de macrófagos e neutrófilos, lisando estas células e prejudicando a quimiotaxia neutrofílica. A *C. pseudotuberculosis* não possui cápsula protetora, mas apresenta um revestimento ceroso de ácido micólico na parede celular. O ácido micólico induz inflamação aguda, participa da formação de granulomas, é tóxico para os macrófagos e impede a morte da bactéria após a fusão fagossomo-lisossomo (Fig. 4-14), provavelmente por protegê-la das enzimas hidrolíticas lisossomais.

Brucelose (*Brucella* spp.). Veja a seção Doenças Bacterianas dos Sistemas Orgânicos; Medula Óssea, Células Sanguíneas e Sistema Linfático; Distúrbios dos Animais Domésticos; Brucelose (*Brucella* spp.).

Distúrbios dos Suínos

Linfadenite Mesentérica por *Rhodococcus* (*Rhodococcus equi*). A doença similar à observada em equinos também ocorre em suínos. Veja a seção Doenças Bacterianas dos Sistemas Orgânicos; Medula Óssea, Células Sanguíneas e Sistema Linfático; Distúrbios dos Equinos; Linfadenite Mesentérica por *Rhodococcus* (*Rhodococcus equi*).

Brucelose (*Brucella* spp.). Veja a seção Doenças Bacterianas dos Sistemas Orgânicos; Medula Óssea, Células Sanguíneas e Sistema Linfático; Distúrbios dos Animais Domésticos; Brucelose (*Brucella* spp.).

Distúrbios dos Cães

Brucelose (*Brucella* spp.). Veja a seção Doenças Bacterianas dos Sistemas Orgânicos; Medula Óssea, Células Sanguíneas e Sistema Linfático; Distúrbios dos Animais Domésticos; Brucelose (*Brucella* spp.).

Sistema Nervoso
Distúrbios dos Animais Domésticos

Botulismo e Tétano (*Clostridium botulinum, Clostridium tetani*). O mecanismo da lesão no botulismo é a interrupção da exocitose de vesículas de neurotransmissores nas *junções mioneurais* pela toxina botulínica, o que causa paralisia flácida. O mecanismo da lesão no tétano é a interrupção da exocitose de vesículas de neurotransmissores nas *junções neuroneurais* pela toxina tetanoespasmina, o que causa paralisia espástica. Estas toxinas, categorizadas como neurotoxinas, são produzidas em microambientes anaeróbicos (com baixo potencial de oxidação-redução [redox]), como em tecidos necróticos após feridas por traumas (p. ex. penetração de pregos em solas de cascos, úlceras gástricas, necrose muscular). Lesões macro ou microscópicas não são observadas no sistema nervoso de animais com estas doenças.

Os animais entram em contato com estas bactérias na forma de endosporos bacterianos presentes no solo e em objetos. Os esporos são carreados nas feridas e, nas condições anaeróbicas adequadas, germinam em formas vegetativas. As neurotoxinas são produzidas pela forma vegetativa e são liberadas nos tecidos adjacentes. Exemplos de tais feridas incluem penetração da pele ou da sola do casco ou úlceras gástricas. Além disso, a neurotoxina botulínica pode também ser liberada de formas vegetativas lisadas no ambiente anaeróbico de materiais vegetais em decomposição (p. ex. silagem, feno [disautonomia equina] ou grãos) e de carcaças degradadas, sendo absorvidas pela circulação do sistema alimentar após sua ingestão. Da ferida (ou do sistema alimentar), as neurotoxinas chegam às junções mioneurais (neurotoxina botulínica) e neuroneurais (neurotoxina tetânica) por duas vias, a hematógena (neurotoxina botulínica) ou por meio do transporte retrógrado por axônios (neurotoxina tetânica).

A neurotoxina botulínica entra no sangue a partir (1) de feridas, difundindo-se por um gradiente de concentração da periferia da lesão às áreas com circulação adequada, de onde é absorvida no sangue por meio de capilares e (2) da absorção pelos vilos intestinais e transferência aos leitos capilares na lâmina própria destas estruturas. A neurotoxina botulínica chega às junções mioneurais por meio dos leitos capilares que suprem os tecidos musculares. Ao ser liberada dos capilares, a neurotoxina se difunde pelos fluidos intersticiais até chegar às membranas celulares de nervos periféricos (p. ex. neurônio motor inferior) e adentra o citoplasma dos neurônios através da formação de vesículas endocitóticas.

Por outro lado, a neurotoxina tetânica (tetanoespasmina) entra no sistema nervoso e chega às junções neuroneurais após adentrar o citoplasma dos processos distais dos neurônios, através da formação de vesículas endocitóticas em terminações nervosas viáveis localizadas nos tecidos adjacentes à ferida. As vesículas endocitóticas são transportadas no sistema nervoso central (SNC) por meio do transporte retrógrado por axônios, e a neurotoxina tetânica é liberada no fluido intersticial das junções neuroneurais por exocitose. A neurotoxina tetânica livre se liga à membrana celular dos interneurônios inibidores da medula espinhal, é internalizada por endocitose e interrompe a liberação de neurotransmissores inibidores, através do mesmo mecanismo usado pela toxina botulínica, a destruição do complexo de fusão sináptica. Os neurônios pré-sinápticos (neurônios motores superiores) excitam os neurônios pós-sinápticos (neurônios motores inferiores) de forma praticamente contínua. Os interneurônios inibidores que atuam sobre os neurônios motores inferiores compensam e reduzem os efeitos excitadores da acetilcolina liberada pelos neurônios pré-sinápticos (neurônios motores superiores) para excitar estes mesmos neurônios motores inferiores. Assim, grupos de músculos esqueléticos (flexores e extensores opostos) têm tempo para relaxar; em decorrência disso, as contrações da musculatura esquelética iniciadas por neurônios motores inferiores são bem-reguladas e coordenadas. A ausência da inibição adequada dos interneurônios inibidores pela regulação conferida pelos neurônios motores inferiores provoca a paralisia espástica observada no tétano.

Embora a toxina botulínica e a toxina tetânica acessem seus alvos no sistema nervoso por mecanismos diferentes, daqui em diante compartilham um mecanismo de lesão comum, a interrupção da exocitose de vesículas de neurotransmissores por destruição do complexo de fusão sináptica. Os mecanismos de ação da toxina botulínica e da toxina tetânica são respectivamente mostrados, respectivamente, nas

Figuras 4-28 e 4-29. Assim, as doenças (sinais clínicos) observadas são o resultado direto da interrupção da função das junções mioneurais (paralisia flácida) e neuroneurais (paralisia espástica). Estas toxinas possuem cadeias pesadas e cadeias leves, comportando-se como típicas toxinas A-B, sendo compostas por duas unidades: o domínio B de ligação (cadeia pesada), que medeia o transporte por endocitose e exocitose, e um domínio A (cadeia leve) com ação enzimática, que cliva proteínas da célula-alvo. A cadeia pesada se liga à membrana neuronal das junções mioneurais (toxina botulínica) e das terminações nervosas (toxina tetânica), e a molécula inteira entra no neurônio por meio da endocitose mediada por receptores. O domínio A é clivado do domínio B na vesícula endocitótica da célula-alvo e, então, é liberado no citoplasma, onde é ativo. O domínio A (cadeia leve), uma endopeptidase contendo zinco, deixa a vesícula endocitótica e entra no citoplasma do neurônio, onde cliva as proteínas que formam o complexo de fusão sináptica. Este complexo, formado pela fusão de proteínas da vesícula sináptica com proteínas pré-sinápticas da membrana plasmática, aproxima as vesículas de neurotransmissores da membrana celular neuronal nas junções mioneurais (toxina botulínica) e neuroneurais (toxina tetânica), facilitando a fusão da membrana e levando à liberação de neurotransmissores de excitação (acetilcolina) e inibição (glicina e ácido γ-aminobutírico [GABA]), respectivamente.

Diferentes tipos de proteínas ancoradas por glicosilfosfatidilinositol podem ser expressas em diversos tipos de neurônios, o que pode explicar por que o domínio B da toxina tetânica se liga somente aos interneurônios inibidores e não a outros tipos de neurônios. A destruição do complexo de fusão sináptica impede a fusão das vesículas de neurotransmissores à membrana, o que, por sua vez, impede a liberação destas moléculas na fenda sináptica. Dentre as proteínas que formam o complexo de fusão sináptica (proteínas do receptor da proteína de ligação ao fator solúvel sensível a N-etilmaleimida [SNARE]) estão as proteínas das vesículas de neurotransmissores (como as proteínas membrânicas associadas às vesículas [VAMP]/sinaptobrevina) e as proteínas pré-sinápticas da membrana plasmática (sintaxina, proteína associada ao sinaptossomo [SNAP-25]). Diferentes tipos de *C. botulinum* produzem diferentes tipos de toxinas (de A a G), que têm como alvos e clivam tipos específicos de proteínas SNARE, sinaptobrevina (clivada pelas toxinas de tipos B, D, F e G), sintaxina (clivada pela toxina de tipo C) e proteína associada ao sinaptossomo (clivada pelas toxinas de tipos A, C e E). A toxina botulínica aparentemente não cruza a barreira hematoencefálica; portanto, as funções das junções neuroneurais do SNC não são alteradas. Apesar dos profundos sinais neurológicos da paralisia espástica e da paralisia flácida observadas no tétano (*C. tetani*) e no botulismo (*C. botulinum*), respectivamente, lesões macro ou microscópicas não são observadas no sistema nervoso.

Meningite (*Escherichia coli* e Outras Espécies Bacterianas). A patogênese da meningite compartilha muitos dos mecanismos discutidos na polisserosite suína (ver a seção Doenças Bacterianas dos Sistemas Orgânicos; Sistema Respiratório, Mediastino e Pleura; Distúrbios dos Suínos) e Vasculopatia/Vasculite Embólica (ver a seção Doenças Bacterianas dos Sistemas Orgânicos, Sistema Cardiovascular e Vasos Linfáticos, Distúrbios dos Animais Domésticos).

Distúrbios dos Ruminantes (Bovinos, Ovinos e Caprinos)

Listeriose (*Listeria monocytogenes*). O mecanismo de lesão na listeriose é a lise celular provocada pela inflamação aguda e seus mediadores e enzimas de degradação. As lesões macroscópicas geralmente não são observadas, mas, quando presentes, são compostas por nódulos e bandas lineares de exsudato cinza-amarelado (microabscessos perivasculares formados por neutrófilos), hiperemia ativa e/ou hemorragia, que tendem a apresentar padrão perivascular e se localizar apenas no tronco cerebral (Fig. 14-88).

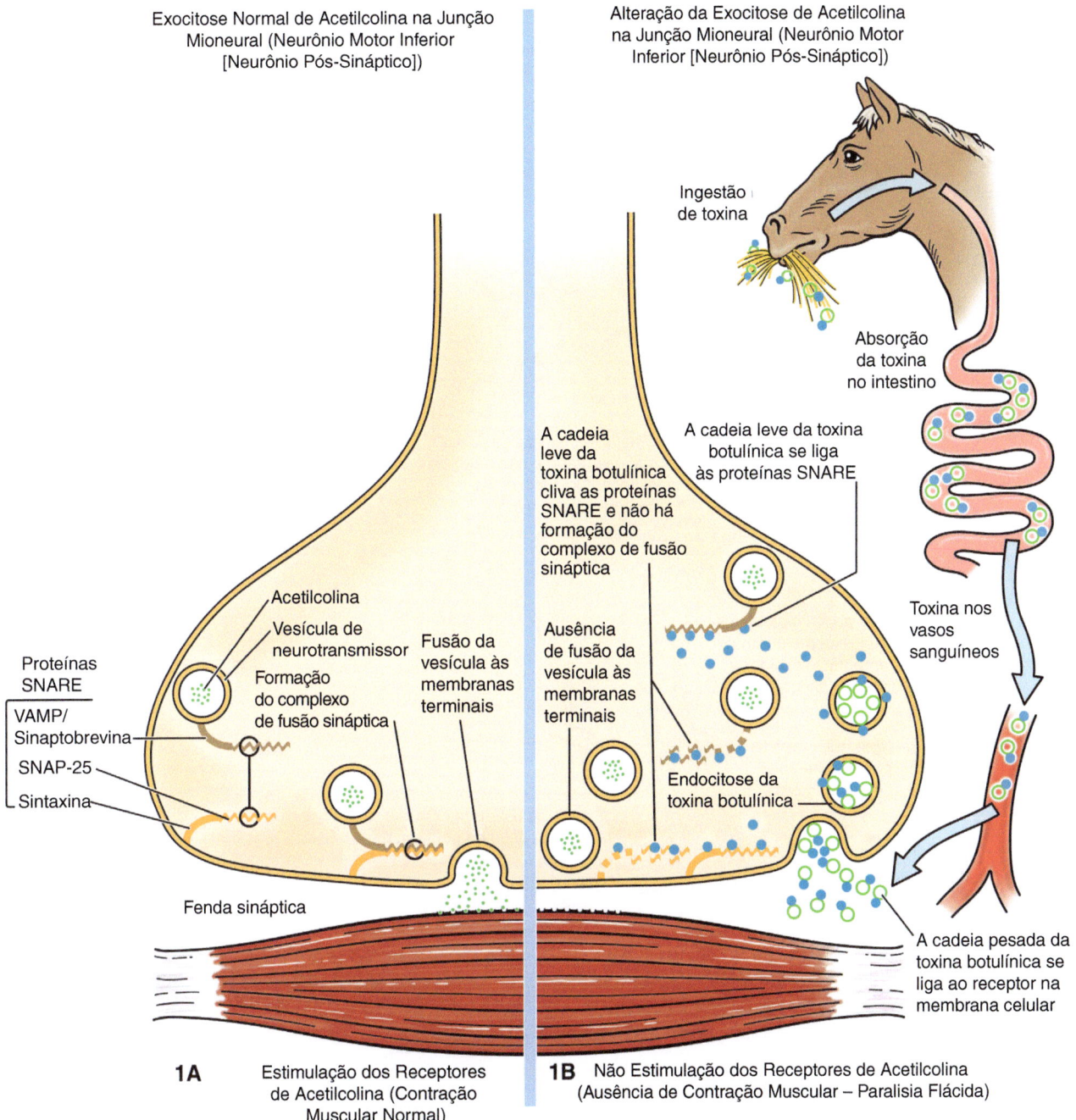

Botulismo

Musculatura Esquelética (p. ex. Músculo do Diafragma)

Exocitose Normal de Acetilcolina na Junção Mioneural (Neurônio Motor Inferior [Neurônio Pós-Sináptico])

Alteração da Exocitose de Acetilcolina na Junção Mioneural (Neurônio Motor Inferior [Neurônio Pós-Sináptico])

Ingestão de toxina

Absorção da toxina no intestino

A cadeia leve da toxina botulínica cliva as proteínas SNARE e não há formação do complexo de fusão sináptica

A cadeia leve da toxina botulínica se liga às proteínas SNARE

Acetilcolina

Vesícula de neurotransmissor

Fusão da vesícula às membranas terminais

Ausência de fusão da vesícula às membranas terminais

Proteínas SNARE

VAMP/ Sinaptobrevina

SNAP-25

Sintaxina

Formação do complexo de fusão sináptica

Toxina nos vasos sanguíneos

Endocitose da toxina botulínica

Fenda sináptica

A cadeia pesada da toxina botulínica se liga ao receptor na membrana celular

1A Estimulação dos Receptores de Acetilcolina (Contração Muscular Normal)

1B Não Estimulação dos Receptores de Acetilcolina (Ausência de Contração Muscular – Paralisia Flácida)

Figura 4-28 Mecanismo de Disfunção da Junção Mioneural no Botulismo. Note que a toxina botulínica atinge a junção mioneural via sistema circulatório. *SNAP*, Proteína associada ao sinaptossomo; *SNARE*, receptor da proteína de ligação solúvel sensível a *N*-etilmaleimida; *VAMP*, proteína de membrana associada à vesícula. (Cortesia do Dr. J. F. Zachary, College of Veterinary Medicine, University of Illinois.)

Os bovinos, ovinos e caprinos encontram a *Listeria monocytogenes* no solo, na alimentação animal, na água e nas fezes; no entanto, o risco de contaminação é maior quando os ruminantes são alimentados com silagem armazenada de forma inadequada, cujo pH não é suficientemente ácido para impedir o crescimento das bactérias. O consumo de silagens contaminadas por *L. monocytogenes* não é suficiente para provocar a doença no SNC, a não ser que haja uma lesão penetrante da cavidade oral causada por uma farpa ou outro objeto (como um prego), que carreie a bactéria da silagem até o tecido conjuntivo submucoso da boca ou da língua. Neste ponto, a bactéria coloniza os tecidos orais, entra nas terminações nervosas da cavidade oral e ascende ao SNC via transporte retrógrado por axônios, até chegar aos nervos cranianos.

A cavidade oral é primariamente inervada pelo nervo trigêmeo e por outros nervos cranianos que terminam no tronco cerebral. Assim, a *L. monocytogenes* acaba migrando para o tronco cerebral (ou seja, a ponte, a medula oblonga e a porção proximal da medula espinhal cervical). O mecanismo de entrada da bactéria nas terminações nervosas não é conhecido; no entanto, foi experimentalmente demonstrado, em culturas celulares, que a *L. monocytogenes* entra em células normalmente não fagocíticas por endocitose e vesículas endocíticas. A internalização bacteriana, o processo de entrada, é mediada por internalinas (tipo A e B), que utilizam o receptor E-caderina, uma glicoproteína transmembrânica, das células-alvo. Uma vez que *L. monocytogenes* reside nos endossomos intracelulares, nos corpos dos neurônios, ao

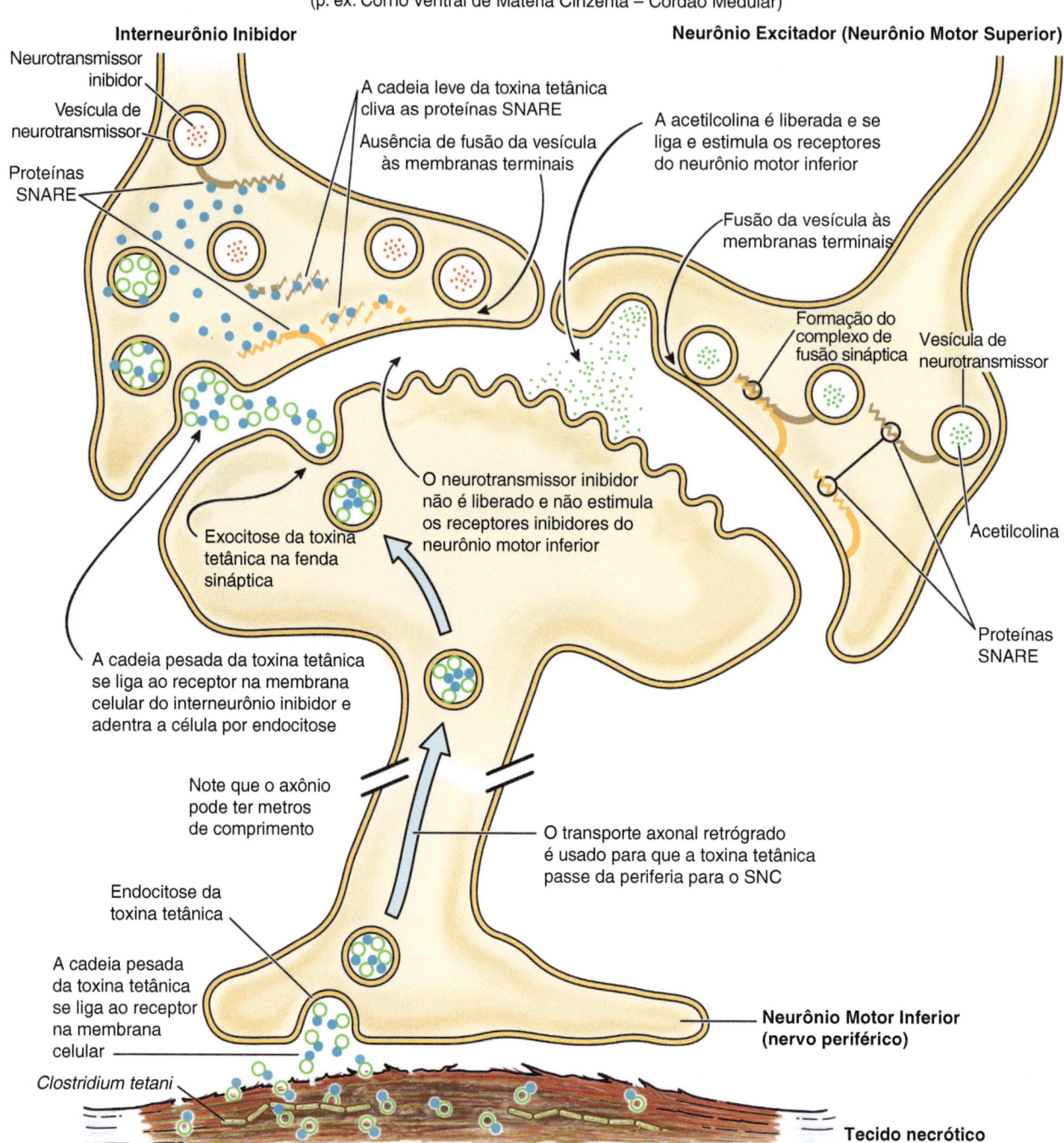

Tétano
(p. ex. Corno Ventral de Matéria Cinzenta – Cordão Medular)

Interneurônio Inibidor

Neurotransmissor inibidor

Vesícula de neurotransmissor

Proteínas SNARE

A cadeia leve da toxina tetânica cliva as proteínas SNARE

Ausência de fusão da vesícula às membranas terminais

Neurônio Excitador (Neurônio Motor Superior)

A acetilcolina é liberada e se liga e estimula os receptores do neurônio motor inferior

Fusão da vesícula às membranas terminais

Formação do complexo de fusão sináptica

Vesícula de neurotransmissor

Acetilcolina

Proteínas SNARE

O neurotransmissor inibidor não é liberado e não estimula os receptores inibidores do neurônio motor inferior

Exocitose da toxina tetânica na fenda sináptica

A cadeia pesada da toxina tetânica se liga ao receptor na membrana celular do interneurônio inibidor e adentra a célula por endocitose

Note que o axônio pode ter metros de comprimento

O transporte axonal retrógrado é usado para que a toxina tetânica passe da periferia para o SNC

Endocitose da toxina tetânica

A cadeia pesada da toxina tetânica se liga ao receptor na membrana celular

Clostridium tetani

Neurônio Motor Inferior (nervo periférico)

Tecido necrótico

Figura 4-29 Mecanismo de Disfunção da Junção Neuroneural no Tétano. Note que a toxina tetânica atinge a junção neuroneural via transporte retrógrado por axônios. A seletividade da toxina tetânica pelos interneurônios inibidores é provavelmente mediada pela expressão de diferentes proteínas ancoradas em glicosilfosfatidilinositol em diferentes tipos de neurônios. O domínio B da toxina tetânica parece se ligar somente ao tipo de proteína ancorada em glicosilfosfatidilinositol expressa pelos interneurônios inibidores. *SNC*, Sistema nervoso central; *SNARE*, receptor da proteína de ligação solúvel sensível a *N*-etilmaleimida. (Cortesia do Dr. J. F. Zachary, College of Veterinary Medicine, University of Illinois.)

chegar ao tronco cerebral, não há, a princípio, rompimento da barreira hematoencefálica e, assim, não há ativação dos mecanismos de defesa formados pelas respostas imunes inatas (inflamação) e adaptativas. O citoplasma dos corpos celulares infectados dos neurônios parece ser permissivo e permitir a livre proliferação das bactérias. Tal ambiente permissivo também parece ser promovido por um fator de virulência denominado *listeriolisina* O, que inibe as respostas imunológicas e permite que as células infectadas se escondam dos mecanismos de defesa.

Uma vez livre no citoplasma, a bactéria se replica em números suficientes e, então, começa o processo de infecção de outras células.

No citoplasma, o tempo de dobramento da bactéria é de aproximadamente 1 hora. Quando o número de bactérias no citoplasma é suficiente à infecção das células adjacentes, estas se movimentam, auxiliadas por um fator de virulência citoplasmático, para o lado interno da membrana celular, por meio da polimerização e despolimerização dos filamentos de actina da célula-alvo. Quando próximos à membrana celular, os agregados bacterianos usam uma proteína de sua superfície, denominada *proteína de superfície actA*, para se propelirem, via polimerização da actina (motilidade listeriana baseada em actina) e pseudópodes nas membranas, para chegar às

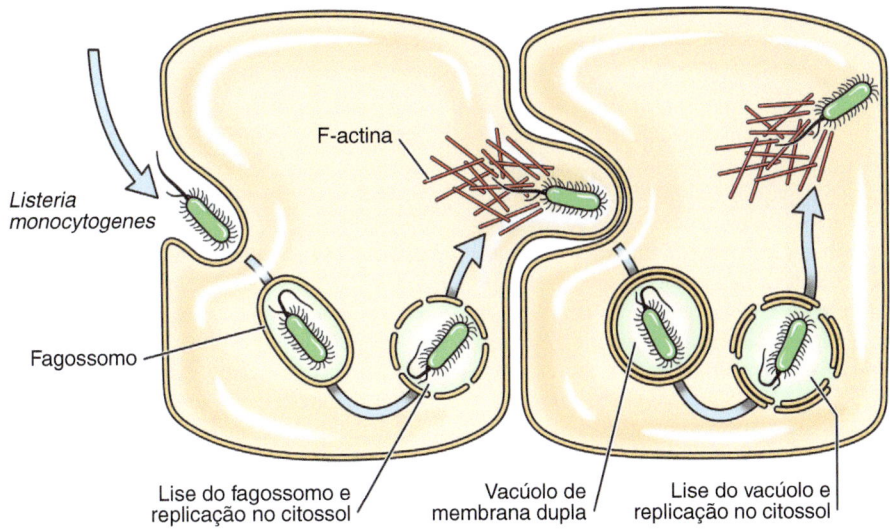

Figura 4-30 Mecanismo de Infecção na Listeriose. A *Listeria monocytogenes* se propele por meio da polimerização da actina (motilidade de *Listeria* baseada em actina) nos pseudópodes de membranas celulares das células nervosas adjacentes, formando invaginações que levam à formação das vesículas endocíticas fagocíticas de membrana dupla.

células adjacentes, formando invaginações que produzem vesículas endocíticas fagocíticas de membrana dupla (Fig. 4-30). Este processo é aleatório, de modo que não parece ter como alvo células específicas do sistema nervoso, apenas as células vizinhas. Tais vesículas endocíticas fagocíticas de membrana dupla são lisadas por listeriolisina O, fosfolipase C e lecitinase, o que libera as bactérias no citoplasma das células recém-infectadas. Experimentalmente, foi demonstrado que a *L. monocytogenes* infecta neutrófilos, macrófagos, fibroblastos, células endoteliais e diversos tipos de células nervosas, incluindo neurônios e células da micróglia. Parece que a infecção e a lesão de células endoteliais dos capilares iniciam o processo inflamatório. A seguir, a barreira hematoencefálica é perdida e há ativação de toda a cascata inflamatória. Os neutrófilos são as células efetoras primárias utilizadas pelos mecanismos de defesa para matar as bactérias. Experimentalmente, as células endoteliais infectadas pela *L. monocytogenes* expressam quantidades exuberantes de moléculas de adesão endotelial (P e E-selectina, molécula de adesão intercelular 1 [ICAM-1] e molécula de adesão celular vascular 1 [VCAM-1]), o que ativa a cascata de adesão e a ligação de neutrófilos, que compõe a resposta inflamatória aguda. A bactéria pode também se disseminar dos macrófagos para as células endoteliais.

Meningoencefalite Trombótica (*Histophilus somni*). A patogênese de meningoencefalite trombótica (TME) começa como a histofilose pulmonar (ver a seção Doenças Bacterianas dos Sistemas Orgânicos; Sistema Respiratório, Mediastino e Pleura; Distúrbios dos Ruminantes [Bovinos, Ovinos e Caprinos]). O mecanismo da lesão no sistema nervoso é o infarto (lise celular) secundário à isquemia oclusiva causada pela arterite (vasculite) induzida pela bactéria e à subsequente trombose provocada pela inflamação aguda e seus mediadores e enzimas de degradação. As lesões macroscópicas são infartos hemorrágicos de coloração vermelha e tamanhos variados, distribuídos de forma aleatória por todo o tecido nervoso, especialmente no córtex cerebral (Fig. 14-89).

Os bovinos entram em contato com o *Histophilus somni* (anteriormente denominado *Haemophilus somnus*) pela inalação de fômites ou gotículas de água contaminada pelas bactérias. É provável que este microrganismo exista em biofilmes nasais ou orais, como comensais da mucosa. Estresses ambientais, como superpopulação, combinados a outros fatores, como a má ventilação e umidade ou alterações bruscas da temperatura do ar ambiente, podem alterar a relação comensal, permitindo que as bactérias se repliquem em números suficientes

à colonização da mucosa respiratória e à sua disseminação a outros animais. Após a colonização da mucosa respiratória, a bactéria se dissemina para o pulmão (ver a seção Sistema Respiratório, Mediastino e Pleura; Distúrbios dos Ruminantes [Bovinos, Ovinos e Caprinos]; Histofilose Pulmonar) e, então, chega ao sistema vascular nas áreas de inflamação pulmonar, emboliza para o SNC (septicemia) e infecta as pequenas arteríolas, provavelmente por meio de interações entre ligantes e receptores. O primeiro contato com as células endoteliais das arteríolas ocorre nos locais anatômicos do cérebro em que há alterações abruptas do fluxo laminar do sangue, resultando em turbulência, como na interface entre a substância cinzenta e a substância branca do córtex cerebral. A turbulência parece tornar a superfície luminal da membrana da célula endotelial mais aderente às bactérias e às plaquetas. Experimentalmente, foi demonstrado que o *H. somni* e seu LOS de membrana (uma forma truncada de LPS) ativam plaquetas bovinas e aumentam a expressão de moléculas de adesão, como ICAM-1 e E-selectina, e do fator tecidual (fator III) nas células endoteliais (a superfície é procoagulante). O fator tecidual é uma proteína necessária à ativação das cascatas de coagulação. Assim, como as cepas de *H. somni* possuem fatores de virulência que aumentam a adesão da bactéria às células endoteliais, tais áreas são suscetíveis à lesão endotelial, à exposição do colágeno, à agregação e ativação plaquetária, à ativação das cascatas de coagulação, à trombose arterial, à obstrução e ao infarto (a lesão da meningoencefalite trombótica).

Encefalomalácia Simétrica Focal (*Clostridium perfringens*). A patogênese da encefalomalácia simétrica focal começa como uma enterotoxemia causada por *C. perfringens* no intestino delgado do sistema alimentar (ver a seção Doenças Bacterianas dos Sistemas Orgânicos; Sistema Alimentar e Peritônio, Omento, Mesentério e Cavidade Peritoneal; Distúrbios dos Animais Domésticos; Enterotoxemia [*Clostridium perfringens*]). O mecanismo da lesão é a necrose coagulativa aguda de células e tecidos causada por toxinas bacterianas, principalmente toxina ε. Uma vez que a toxina ε é uma permease que altera a permeabilidade celular, os leitos vasculares dos tecidos intestinais acometidos logo absorvem as moléculas tóxicas para o sistema circulatório. O mecanismo da lesão é a lise celular causada por toxinas bacterianas que atuam diretamente nas membranas das células endoteliais e nos neurônios, o que provoca necrose coagulativa aguda das células afetadas (angiotoxina). As lesões macroscópicas incluem malácia bilateralmente simétrica (necrose coagulativa aguda de corpos celulares de neurônios) e necrose liquefativa dos gânglios da base, da cápsula interna, do tálamo e da substância nigra, com edema e hemorragia. O edema cerebral causa ausência de distinção dos sulcos e achatamento de giros e, em casos graves, conificação do verme cerebelar pelo forame magno.

Parece que a sequência de eventos que provocam a encefalomalácia focal simétrica ocorre na primeira fase ou no início da segunda fase da enterotoxemia, antes da extensa necrose intestinal induzida pela toxina (ver a seção Doenças Bacterianas dos Sistemas Orgânicos; Sistema Alimentar e Peritônio, Omento, Mesentério e Cavidade Peritoneal; Distúrbios dos Animais Domésticos; Enterotoxemia [*Clostridium perfringens*]). Uma vez que os leitos microvasculares do sistema alimentar danificado por enterotoxinas são mais permeáveis, absorvem grandes quantidades de toxinas, que são carreadas até o cérebro pelo sistema vascular. No SNC, estas toxinas aumentam a permeabilidade dos leitos capilares, levando à liberação, no neurópilo, de plasma contendo toxinas, o que provoca extenso edema cerebral vasogênico generalizado grave. A toxina ε circulante se acumula preferencialmente no cérebro, via interações entre ligantes e receptores. Receptores expressos por diferentes populações de células endoteliais no corpo e no cérebro podem determinar, em parte, a especificidade a certos neurônios e grupos nucleares do sistema nervoso. A membrana celular das células endoteliais cerebrais é um provável local de ligação da toxina e parece que a lesão induzida pela toxina aumenta a expressão de receptores para a toxina ε circulante. A lesão endotelial prejudica a integridade da barreira hematoencefálica, o que aumenta a permeabilidade vascular, causa edema vasogênico e difunde a toxina aos neurópilos, onde esta molécula entra em contato com os corpos celulares dos neurônios. A necrose coagulativa aguda dos corpos celulares dos neurônios é atribuída à microtrombose capilar induzida pela toxina, resultando em isquemia neuronal e ação citotóxica direta sobre os neurônios e outras células neurais. A natureza seletiva da lise neuronal provocada pela toxina ε pode ser explicada por interações ligante-receptor, pela vulnerabilidade metabólica seletiva de populações específicas de neurônios e pela concentração da molécula tóxica.

Meningoencefalite por *Mannheimia (Mannheimia haemolytica A1).* A patogênese da meningoencefalite por *Mannheimia* compartilha muitos dos mecanismos discutidos nas seções a seguir: (1) Doenças Bacterianas dos Sistemas Orgânicos; Sistema Respiratório, Mediastino e Pleura; Distúrbios dos Ruminantes (Bovinos, Ovinos e Caprinos); Pasteurelose/Mannheimiose Pulmonar Bovina (*Mannheimia [Pasteurella] haemolytica*); (2) Doenças Bacterianas dos Sistemas Orgânicos; Sistema Respiratório, Mediastino e Pleura; Distúrbios dos Suínos; Polisserosite Suína (*Haemophilus suis/parasuis, Actinobacillus suis, Streptococcus suis ou Escherichia coli*); e (3) Doenças Bacterianas dos Sistemas Orgânicos, Sistema Cardiovascular e Vasos Linfáticos, Distúrbios dos Animais Domésticos, Vasculopatia/Vasculite Embólica (*Actinobacillus equuli, Escherichia coli, Staphylococcus* spp., *Streptococcus* spp., *Fusobacterium necrophorum*).

Distúrbios dos Suínos
Doença do Edema *(Escherichia coli).* Veja a seção Doenças Bacterianas dos Sistemas Orgânicos, Sistema Cardiovascular e Vasos Linfáticos, Distúrbios dos Suínos, Doença do edema (*Escherichia coli*); veja também a seção Doenças Bacterianas dos Sistemas Orgânicos; Sistema Alimentar e Peritônio, Omento, Mesentério e Cavidade Peritoneal; Distúrbios dos Suínos; Doença do Edema (*Escherichia coli*).

Os suínos entram em contato com a *E. coli* por ingestão e, a seguir, há a colonização das mucosas intestinais (fase de enterotoxemia). A fase de enterotoxemia é discutida na seção Doenças Bacterianas dos Sistemas Orgânicos; Sistema Alimentar e Peritônio, Omento, Mesentério e Cavidade Peritoneal; Distúrbios dos Animais Domésticos. Esta doença é causada por uma cepa específica de *E. coli* hemolítica que possui fatores de virulência, como a enterotoxina bacteriana chamada *toxina Shiga 2e* (também conhecida como *verotoxina 2e*). Inicialmente,

era chamada *doença do princípio do edema*. A toxina é absorvida no sistema alimentar e circula pelo sistema vascular, sendo levada pelo sistema circulatório até o cérebro. O mecanismo da lesão é a lise de células endoteliais e da musculatura lisa de arteríolas (arteriopatia/arteriolopatia fibrinoide); assim, biologicamente, a toxina se comporta como uma angiotoxina. No cérebro, as lesões vasculares são seguidas de isquemia e necrose secundária das células neurais, principalmente de neurônios do núcleo do tronco cerebral. Dentre as lesões macroscópicas, são observadas áreas simétricas de cor amarela-acinzentada (bilaterais) de malácia em núcleos específicos do tronco cerebral. Não se sabe por que as lesões são simétricas; porém, esta observação sugere que interações entre ligantes e receptores ou outros mecanismos participam da especificidade celular. Especula-se que os receptores de toxina Shiga 2e podem ser expressos por populações específicas de células endoteliais localizadas nos núcleos afetados. Algumas células endoteliais e da musculatura lisa das artérias e arteríolas expressam receptores para esta toxina. A toxina provoca alterações da permeabilidade vascular e edema, seguidos por lesão endotelial e lise, que causam hemorragia, coagulação intravascular, microtrombose e infarto (macroscopicamente, malácia). A toxina Shiga 2e prejudica a síntese proteica nas células afetadas, provocando sua lise.

Músculo
Distúrbios dos Ruminantes (Bovinos, Ovinos e Caprinos)
Carbúnculo *(Clostridium chauvoei).* O mecanismo da lesão do carbúnculo é a necrose (miosite gangrenosa aguda) dos tecidos musculares, conjuntivos e nervosos, causada pelas toxinas α e β liberadas pelas formas vegetativas de *C. chauvoei*. As lesões macroscópicas são observadas em grandes grupos de músculos estriados, que apresentam coloração vermelho-escura a negra, desidratação e bolhas de gás (Fig. 15-37). Os músculos acometidos podem exalar um odor rançoso (semelhante à manteiga estragada).

Os bovinos, ovinos e caprinos entram em contato com os esporos por meio da ingestão de material vegetal e da camada superior do solo contaminado, geralmente após distúrbios (escavações) do solo e do leito de pastagem. Os esporos são carreados por deglutição e peristaltismo através da faringe oral, do esôfago, do abomaso e do rúmen até seu destino final, o intestino delgado. Parece que os esporos podem permanecer dormentes ou germinar em formas vegetativas no intestino delgado, passando a ser habitantes normais do sistema alimentar. Não se sabe como os esporos interagem com a mucosa e acessam as células epiteliais e os macrófagos de mucosa. Outros patógenos similares usam as células M para entrar nas placas de Peyer, de modo que é plausível que os esporos possam entrar nas células M e usar a endocitose/transcitose para acessar e infectar os macrófagos das placas de Peyer. Foi sugerido, mas não comprovado, que os esporos são a forma da bactéria que se dissemina sistemicamente, da entrada nas células M e, então, pelo tráfego leucocitário até os músculos, onde ficam dormentes em endossomos (ou citoplasma) de macrófagos e células dendríticas. No entanto, é possível que as formas vegetativas da bactéria se disseminem aos músculos como previamente discutido e, por fim, fiquem "dormentes" e produzam esporos nas células dendríticas e macrófagos. Em caso de ocorrência de um ou mais destes mecanismos, o tropismo por macrófagos e células dendríticas dos músculos é provavelmente mediado por interações entre ligantes e receptores. O carbúnculo geralmente ocorre após alguma forma de lesão traumática muscular. Acredita-se que a lesão crie um microambiente anaeróbico, com redução do potencial de oxidação-redução (redox), adequado à germinação dos esporos. É provável que a lesão traumática e as condições anaeróbicas provoquem lise dos macrófagos e células dendríticas infectadas, com liberação de esporos no microambiente. Os esporos germinam em formas vegetativas da bactéria e produzem grandes quantidades de diversas toxinas, como a toxina A do *C. chauvoei* (toxina α formadora de poros), a hemolisina estável em oxigênio, a DNase (toxina β), a hialuronidase (toxina δ), a hemolisina lábil em oxigênio e a neuraminidase. Estas toxinas se difundem e saem do local de replicação bacteriana, coagulando o tecido muscular e seu suprimento vascular, o que provoca miosite gangrenosa aguda.

Edema Maligno (Clostridium septicum). A patogênese de edema maligno é similar à do carbúnculo, discutido na seção anterior, quanto à replicação bacteriana, à produção de toxinas, à lesão tissular e às lesões macroscópicas que acometem o músculo estriado e os vasos sanguíneos. No entanto, o mecanismo de disseminação até a musculatura é diferente. Os bovinos, ovinos e caprinos entram em contato com esporos através de feridas provocadas por objetos penetrantes, como arame, que os carreiam. As feridas derivadas de castração, caudectomia, vacinação não sanitária e outras práticas de manejo podem também ser infectadas por esporos. A lesão deve ser suficiente à criação de um microambiente anaeróbico, com redução do potencial de oxidação-redução (redox), sendo adequada à germinação dos esporos. Após a germinação dos esporos, as formas vegetativas liberam toxinas que danificam e coagulam os músculos e os tecidos vasculares, provocando necrose e edema muito similares aos observados no carbúnculo.

Cabeça Inchada e Hepatite Necrótica Infecciosa (Clostridium novyi). A patogênese da "cabeça inchada" e da hepatite necrótica infecciosa é muito similar à do edema maligno e do carbúnculo, respectivamente. Na "cabeça inchada" dos ovinos, feridas penetrantes na pele da cabeça, provocadas pelos cornos durante brigas, estabelecem o microambiente anaeróbico necessário à germinação dos esporos. A patogênese resultante é similar à observada no edema maligno. A hepatite necrótica infecciosa dos bovinos e ovinos (também chamada doença negra) se deve à migração de um trematódeo (*Fasciola hepatica*) através do fígado (Figs. 8-60 e 8-61), o que provoca necrose hepatocelular e estabelece o microambiente anaeróbico adequado à germinação dos esporos. É provável que as células de Kupffer contenham os esporos dormentes. Como no carbúnculo, os esporos são provavelmente ingeridos, entram na mucosa (células M) do intestino delgado, são fagocitados por células do sistema monócito-macrófago e são disseminados pelo tráfego de leucócitos até as células de Kupffer do fígado.

Ossos, Articulações, Tendões e Ligamentos
Distúrbios dos Ruminantes (Bovinos, Ovinos e Caprinos)

Actinomicose (Actinomyces bovis). O mecanismo da lesão na actinomicose é a lise celular atribuída à inflamação piogranulomatosa e seus mediadores. Dentre as lesões macroscópicas, são observados aumento de volume e alteração do formato dos ossos da mandíbula e/ou do maxilar, causados por abscessos, fibrose e fístulas (ou seja, osteomielite piogranulomatosa). A superfície de corte do osso afetado apresenta numerosos granulomas discretos e coalescentes, de coloração branca-amarelada, distribuídos de forma aleatória e cercados por osso remodelado e bandas de tecido conjuntivo fibroso (Fig. 16-55). O *Actinomyces bovis* é uma bactéria comensal da mucosa da cavidade oral de bovinos e ovinos, sendo provavelmente encontrado em biofilmes. Esta bactéria pode infectar os ossos por diversas vias: (1) defeitos genéticos ou do desenvolvimento da raiz e/ou do alvéolo do dente, permitindo o acesso ao tecido ósseo, (2) lesão dentária e de seu alvéolo, permitindo o acesso ao osso e (3) feridas penetrantes, que possibilitam o acesso do microrganismo ao osso e seu periósteo. Durante a mastigação, a bactéria é carreada por extensão direta através da mucosa até os tecidos conjuntivos submucosos, por meio de feridas penetrantes, como aquelas provocadas por corpos estranhos pontiagudos, como farpas ou pedaços de arame. O objeto pode penetrar o periósteo e o osso, permitindo ao acesso direto a estes tecidos. A bactéria coloniza o tecido conjuntivo submucoso e é provável que o LPS da parede celular participe, em parte, da patogênese da resposta inflamatória granulomatosa. Pouco se sabe acerca de fatores de virulência, interações ligante-receptor, células-alvo, toxinas, moléculas antifagocíticas da cápsula ou outras substâncias que possam contribuir para a patogenicidade destas bactérias. O *A. bovis* pode se disseminar pelos vasos linfáticos até os linfonodos regionais e causar uma resposta inflamatória similar nestes tecidos.

Sistema Tegumentar
Distúrbios dos Suínos

Dermatite Exsudativa dos Suínos (Staphylococcus hyicus). O mecanismo da lesão na dermatite exsudativa dos suínos é a lise celular e a esfoliação das células da pele secundária à inflamação e seus mediadores e enzimas de degradação. Dentre as lesões macroscópicas, são observadas áreas eritematosas na pele (hiperemia ativa da inflamação aguda), com subsequente espessamento cutâneo e formação de máculas, vesículas e pústulas de coloração vermelho-amarronzada, primeiro ao redor dos olhos, das narinas, dos lábios e dos pavilhões auriculares e, então, nos flancos e no abdômen (Fig. 17-69). A pele acometida, principalmente devido à inflamação, libera grandes quantidades de um exsudato gorduroso, composto por soro e sebo misturados a células inflamatórias, enzimas de degradação e *debris* celulares. Este exsudato dá o nome de dermatite exsudativa à doença.

Os suínos entram em contato com *Staphylococcus hyicus* através de fômites e fluidos corpóreos contaminados pelas bactérias. É provável que esta bactéria seja um microrganismo comensal (biofilme) residente na pele e nos folículos pilosos de suínos saudáveis. Estressores ambientais, como traumas cutâneos provocados pela superpopulação, combinados a outros fatores, como má ventilação e umidade ou alterações bruscas da temperatura do ar ambiente, podem alterar a relação comensal, permitindo que as bactérias se repliquem em números suficientes à colonização da pele, à disseminação dos microrganismos a outros animais e ao desenvolvimento da doença. As gotículas infectadas se depositam na superfície cutânea, mas a bactéria, na maioria das condições, não é capaz de infectar e colonizar a pele intacta. Parece que o trauma cutâneo é um pré-requisito à colonização, já que abrasões nas patas e nos membros posteriores ou ainda lacerações no corpo precedem o aparecimento da doença.

O papel de fatores de virulência, interações entre ligantes e receptores e células do sistema monócito-macrófago é mal-compreendido na patogênese da doença. As exotoxinas indutoras de esfoliação e dermatite causam a separação das células epiteliais dos estratos córneos e espinhosos, o que facilita a invasão bacteriana da pele. Isto expõe os tecidos vascularizados da ECM da pele traumatizada. As proteínas ligantes de fibronectina expressas na superfície das bactérias parecem agir como adesinas, permitindo que as bactérias se liguem à fibronectina presente no colágeno, na fibrina e nas proteoglicanas de heparan sulfato da pele traumatizada. A fibronectina é uma glicoproteína de tecidos vascularizados da ECM e é produzida por células como os fibroblastos. Após a colonização da pele, a infecção parece se disseminar para os folículos pilosos, provocando inflamação supurativa e hiperplasia e hipersecreção das glândulas sebáceas (o que confere ao animal a aparência gordurosa). Parece também que a inflamação aguda e suas células efetoras, como os neutrófilos, são extremamente importantes no aparecimento e na progressão das lesões cutâneas. Os polissacarídeos da cápsula e a proteína A da parede bacteriana parecem bloquear a fagocitose do microrganismo pelos neutrófilos e aumentar a capacidade de sobrevivência e replicação das bactérias na ECM dos tecidos vascularizados cutâneos.

Erisipela Suína (Erysipelothrix rhusiopathiae). O mecanismo da lesão na erisipela suína é a lise celular e o infarto cutâneo, secundários à vasculite cutânea. Dentre as lesões macroscópicas, são observadas hiperemia ativa e coloração vermelho-arroxeada da pele, acometendo os pavilhões auriculares, o abdômen ventral e os membros posteriores, seguidas por trombose, isquemia e infarto, que originam áreas romboides (em formato de diamante) de cor vermelha-arroxeada na pele (infartos cutâneos) (Figs. 17-70 e 10-80).

Os suínos entram em contato com *Erysipelothrix rhusiopathiae* através da ingestão de fômites e fluidos corpóreos contaminados com a bactéria. Este microrganismo provavelmente é um comensal que reside no biofilme da mucosa da faringe e do epitélio tonsilar de suínos saudáveis. Estressores ambientais, como superpopulação, combinados a outros fatores, como má ventilação e umidade ou alterações bruscas da temperatura do ar ambiente, podem modificar a relação comensal, permitindo que as bactérias se repliquem em números suficientes à colonização da mucosa e sua disseminação a outros animais. As gotículas infectadas se depositam na mucosa faríngea, onde as bactérias entram em contato com a camada de muco e as células epiteliais da mucosa. Não se sabe como esta bactéria não móvel é capaz de penetrar a camada de muco e acessar de forma direta a membrana luminal das células epiteliais. Além disso, não se sabe como a bactéria coloniza a camada de muco e as mucosas. Parece que a neuraminidase pode ser um fator de virulência da *E. rhusiopathiae* e esteja envolvida nas primeiras interações com a camada de muco das mucosas faríngeas e sua invasão. A neuraminidase remove o ácido siálico de glicoproteínas, glicolipídios e oligossacarídeos expressos pelas células do hospedeiro, o que pode expor novos receptores para as bactérias. Além disso, esta molécula provavelmente é importante em fases posteriores da doença, na adesão, colonização e invasão das células endoteliais pela bactéria, provocando vasculite, trombose, infarto e coagulação intravascular disseminada.

Outros fatores de virulência envolvidos na colonização da mucosa e na disseminação sistêmica da bactéria incluem polissacarídeos capsulares (com propriedades antifagocíticas), proteínas de superfície (adesinas, propriedades antifagocíticas e formação de biofilme), invasinas (como a hialuronidase, para acesso aos tecidos da ECM) e enzimas, como a superóxido dismutase e a catalase (que bloqueia os efeitos da explosão respiratória e dos radicais livres de oxigênio). A transcitose pode levar as bactérias até a superfície basal das células epiteliais da mucosa, onde entram em contato com macrófagos locais e células linfoides das tonsilas. Alternativamente, os macrófagos da mucosa podem fagocitar as bactérias na camada de muco, migrar pela barreira mucosa e disseminá-las através do tráfego de leucócitos para as mesmas células.

É provável que os macrófagos das tonsilas sejam usados pela bactéria em sua replicação e crescimento e, então, sua disseminação, pelo tráfego de leucócitos, dos vasos linfáticos até os linfonodos regionais, para infecção de outros macrófagos. Interações ligante-receptor devem participar destes fenômenos, e proteínas da superfície bacteriana parecem atuar como adesinas em receptores da membrana de macrófagos e células endoteliais. As adesinas bacterianas e os receptores de macrófagos e células endoteliais não foram identificados. Após se ligar à membrana celular, a bactéria é fagocitada e retida no fagossomo, no interior do citoplasma. A *E. rhusiopathiae* cresce e se replica no meio intracelular, em fagossomos e fagolisossomos. Os polissacarídeos capsulares são capazes de inibir a fagocitose da bactéria por neutrófilos e, em certo grau, macrófagos. No entanto, os macrófagos são usados pela bactéria para se isolar das respostas imunes inatas e adaptativas do hospedeiro. Apesar da possibilidade de fusão fagossomo-lisossomo, os polissacarídeos capsulares parecem bloquear a explosão oxidativa e impedir a morte da bactéria pelas moléculas lisossomais (Figs. 4-13 e 4-14). Embora este fenômeno não tenha sido comprovado, os macrófagos infectados por bactérias nos linfonodos regionais podem disseminá-las sistemicamente, através do tráfego de leucócitos, empregando os vasos linfáticos e o ducto torácico ou as vênulas pós-capilares e o sistema venoso para acessar a circulação sistêmica e, então, os leitos capilares cutâneos. Os infartos cutâneos (assim como as lesões vasculares em outros órgãos, como o rim) sugerem que estas bactérias podem ter tropismo pelas células endoteliais vasculares. Não se sabe por que isto ocorre, mas este fenômeno é provavelmente associado à expressão de fatores de virulência e das interações ligante-receptor com as células endoteliais do hospedeiro. Assim, em decorrência da lise celular atribuída à infecção direta das células endoteliais

pela bactéria, a neuraminidase bacteriana pode também ativar a via alternativa do sistema complemento e induzir trombocitopenia e a produção de fatores quimiotáticos derivados do complemento, que podem participar da lesão dos leitos capilares dos tecidos conjuntivos vascularizados locais. Estes mecanismos podem contribuir, em parte, para o desenvolvimento da endocardite valvular vegetativa e da artrite observadas na forma septicêmica crônica desta doença.

Distúrbios dos Cães

Piodermite Canina (*Staphylococcus intermedius*). A patogênese de piodermite canina parece ser similar à da dermatite exsudativa dos suínos (ver a seção Doenças Bacterianas dos Sistemas Orgânicos, Sistema Tegumentar, Distúrbios dos Suínos, Dermatite Exsudativa dos Suínos [*Staphylococcus hyicus*]). O trauma cutâneo provocado pelo prurido e por uma doença preexistente expõe os tecidos vascularizados da ECM e permite sua colonização por bactérias. Embora não completamente caracterizados, é provável que diversos fatores de virulência atuem na piodermite canina, incluindo proteínas de superfície (colonização dos tecidos do hospedeiro), invasinas (como a leucocidina, as quinases e a hialuronidase, que promovem a disseminação bacteriana nos tecidos), fatores de superfície como polissacarídeos da cápsula e proteína A (que inibem fagocitose) e exotoxinas e toxinas esfoliativas, como as hemolisinas, a leucotoxina e a leucocidina (responsável pela lise celular).

Sistema Reprodutivo Feminino e Glândula Mamária
Distúrbios dos Animais Domésticos

Brucelose (*Brucella spp.*). A patogênese de brucelose começa como uma infecção de linfonodos regionais e sistêmicos, que é facilitada pela entrada nas mucosas do sistema respiratório e alimentar (ver a seção Doenças Bacterianas dos Sistemas Orgânicos; Medula Óssea, Células Sanguíneas e Sistema Linfático; Distúrbios dos Animais Domésticos; Brucelose [*Brucella* spp.] para mais detalhes). O mecanismo da lesão é lise celular causada por inflamação piogranulomatosa e seus mediadores e enzimas de degradação. As lesões macroscópicas incluem aborto de fetos, necrose, inflamação e exsudação fibrinoide dos carúnculos uterinos e dos cotilédones fetais (Fig. 4-27) e a presença de um exsudato uterino de coloração branca-amarelada. As bactérias se disseminam em macrófagos, via tráfego de leucócitos, dos linfonodos regionais para o lado caruncular dos placentomas, quando provavelmente deixam o sistema vascular e migram para estes tecidos. Embora não se saiba se outras células do placentoma são infectadas durante a disseminação transplacentária para o feto, os trofoblastos são invadidos pelas bactérias. Outros tipos celulares podem estar envolvidos. As bactérias, então, podem se disseminar nas células similares a macrófagos do sistema circulatório fetal, através do cordão umbilical ou das membranas alantoides e amnióticas, infectando o feto por contato com a mucosa de seu sistema respiratório e sistema alimentar; no entanto, não se sabe se tal fenômeno realmente ocorre ou quais células o facilitam.

Distúrbios dos Ruminantes (Bovinos, Ovinos e Caprinos)

Mastite Bovina (*Staphylococcus aureus, Streptococcus agalactiae, Streptococcus dysgalactiae* e *Escherichia coli*). O mecanismo da lesão na mastite bovina é lise de todas populações celulares na glândula mamária causada por (1) toxinas bacterianas, (2) inflamação e seus mediadores e enzimas de degradação e (3) indução de respostas de reparação, como a fibrose. Dentre as lesões macroscópicas da mastite aguda, são observados aumento de volume, edema e ocasionalmente hemorragia das glândulas, ectasia de ductos e presença de exsudato amarelo-esbranquiçado nos tetos (Figs. 18-49 a 18-51, 18-54 e 18-55). Na mastite crônica, os tecidos são firmes e contêm grandes zonas de tecido conjuntivo fibroso, que substituem e deslocam as glândulas normais remanescentes (Fig. 18-52). É difícil observar o exsudato inflamatório, a não ser que haja formação de abscessos. Os ductos dos tetos podem apresentar ectasia.

Os animais entram em contato com estas bactérias através do contato físico com fômites ou gotículas de fluidos da glândula mamária, de origem uterina ou fecal, presentes nas ordenhadeiras e nas mãos humanas. Estas bactérias geralmente passam a ser comensais que residem em biofilmes das membranas mucosas do canal lactífero, do ducto mamário e dos tetos. Traumas à mucosa da glândula, induzidos por alterações de pressão nos ductos pela ordenha, provavelmente facilitam a colonização e modificam a relação comensal, permitindo que as bactérias se repliquem em números suficientes à sua disseminação por esta estrutura e a outros animais, de forma mecânica, durante a ordenha. A mastite é uma infecção ascendente e o leite presente nos canais e tetos é um meio de cultura adequado para o início do crescimento das bactérias. Este ambiente não é apropriado à sobrevivência prolongada dos patógenos e, assim, estes tentam colonizar a mucosa para manter a infecção. Interações ligante-receptor provavelmente participam da adesão destas bactérias às células epiteliais da mucosa; no entanto, adesinas bacterianas e receptores nas células-alvo do hospedeiro não foram claramente identificados. Após a colonização da mucosa, as bactérias empregam mecanismos de manutenção da infecção. O *S. aureus*, por exemplo, produz toxinas, como superantígenos, leucocidinas, hemolisinas, coagulase e, provavelmente toxinas α, β e δ (fatores de virulência), que provocam lesão da membrana celular, lise celular, ativação dos macrófagos de mucosa e inflamação. A gravidade desta lesão e sua progressão à mastite gangrenosa na forma peraguda e na forma aguda da doença são dependentes do tipo e da quantidade de toxinas secretadas pela bactéria, que são determinados por seus fatores de virulência. Além disso, os macrófagos ativados da mucosa secretam citocinas pró-inflamatórias, o que resulta no recrutamento de neutrófilos da circulação sistêmica, que chegam à mucosa e, por fim, ao leite, aumentando a contagem de células somáticas. No foco inflamatório da mucosa, as células epiteliais e suas membranas basais subjacentes são danificadas, mortas e destruídas, permitindo o acesso das bactérias aos tecidos vascularizados da ECM da glândula. Usando as proteínas de sua superfície, as bactérias são capazes de aderir aos tecidos da ECM e colonizá-los, provavelmente utilizando receptores para moléculas como fibronectina, vitronectina, laminina e colágeno na matriz. Este processo permite que as bactérias escapem de muitas das ações danosas das respostas imunes inatas e adaptativas. Além disso, os polissacarídeos capsulares bloqueiam a fagocitose por neutrófilos e macrófagos. Assim, a inflamação aguda progride com o passar do tempo à inflamação crônica com fibrose (Capítulo 3), que é uma manifestação comum da mastite causada por *S. aureus*.

A mastite crônica é frequentemente associada à formação de biofilmes na mucosa. Na mastite provocada por *Streptococcus agalactiae* e *Streptococcus dysgalactiae*, as bactérias usam muitos dos mecanismos empregados pelo *S. aureus*, com uma importante exceção. Estes patógenos não apresentam fatores de virulência que danificam a mucosa, permitem a invasão dos tecidos vascularizados da ECM e a colonização desta área. Assim, a colonização é limitada à mucosa, provocando inflamação na barreira mucosa. O resultado deste processo é a perda das células epiteliais da mucosa que reveste as glândulas, o colapso destas estruturas e sua substituição por tecido conjuntivo fibroso. Na mastite provocada por *E. coli* e outros coliformes, a bactéria utiliza muitos dos mecanismos discutidos anteriormente. No entanto, nas fases iniciais da colonização da mucosa, as endotoxinas (LPS) e outras moléculas tóxicas liberadas por bactérias Gram-negativas provocam lesão tissular e lise celular, acometendo a mucosa, a lâmina própria, a submucosa e os leitos capilares. A resposta inflamatória aguda concomitante, com neutrófilos e suas enzimas de degradação, exacerbam a gravidade da lesão. Isto provoca necrose, edema e hemorragia do tecido. A endotoxina é também absorvida pelos capilares e pode causar choque endotóxico do sistema circulatório e morte dos animais acometidos (Capítulos 2 e 3).

Sistema Reprodutivo Masculino
Distúrbios dos Animais Domésticos
Brucelose *(Brucella spp.).* A patogênese de brucelose começa como uma infecção de linfonodos regionais e sistêmicos, que é facilitada pela entrada nas mucosas do sistema respiratório e alimentar (ver Doenças Bacterianas dos Sistemas Orgânicos; Medula Óssea, Células Sanguíneas e Sistema Linfático; Distúrbios dos Animais Domésticos; Brucelose [*Brucella* spp.] para mais detalhes). O mecanismo da lesão é a lise celular causada pela inflamação piogranulomatosa e seus mediadores e enzimas de degradação. *Brucella* spp. se dissemina pelos macrófagos através do tráfego leucocitário dos linfonodos regionais para os testículos, epidídimos e outros tecidos reprodutivos masculinos. As lesões macroscópicas incluem aumento de volume e deformação dos testículos e epidídimos, que são atribuídos ao exsudato piogranulomatoso de cor branca-amarelada, decorrente da resposta inflamatória contra as bactérias nos tecidos (Fig. 4-27).

Doenças Virais

Os vírus são cerca de centenas de vezes menores do que as bactérias e, como estas, são geneticamente programados para se multiplicarem infinitamente, desde que todos os fatores de crescimento, requerimentos metabólicos e microambientes de replicação sejam satisfatórios. No entanto, os vírus são incapazes de produzir energia e contêm um número limitado de enzimas, sendo, portanto, completamente dependentes das células animais para obtenção de tais recursos e parasitas intracelulares obrigatórios. Os vírus evoluíram especificamente para utilizar células-alvo de animais que são suscetíveis e adequados a seu ciclo de replicação.

Células-Alvo
O termo *célula-alvo* designa a especificidade de quais células (Fig. 4-6), de quais sistemas orgânicos, serão infectadas pelo vírus. Este processo é geralmente baseado em interações entre ligantes e receptores (ver a seção Células e Substâncias-Alvo no começo deste capítulo), onde a adesão e a ligação ocorrem entre proteínas de adesão do envelope ou do capsídeo na superfície dos vírus e receptores nas membranas das células-alvo (Fig. 4-31). Os receptores são geralmente expressos em padrões únicos nas células-alvo e estes padrões podem determinar as vias usadas pelo vírus para infectar as células-alvo. O parvovírus e os herpesvírus, por exemplo, usam receptores específicos, com padrões específicos de distribuição, para aderir e adentrar as células-alvo. O parvovírus (enterite canina) infecta as células epiteliais da cripta intestinal por meio de receptores expressos na superfície basolateral das células, usando, assim, uma via tortuosa, através do tráfego leucocitário, até as placas de Peyer e células M para chegar a esta superfície. Embora esta via provavelmente não seja a mais direta para as células epiteliais da cripta, pode ser vantajosa para a sobrevida do vírus, evitando o contato com os ácidos gástricos, a bile e outras possíveis moléculas tóxicas do lúmen intestinal. O herpesvírus bovino 1 (rinotraqueíte infecciosa bovina [IBR]) infecta as células epiteliais do sistema respiratório por meio de receptores expressos nas superfícies apicais e laterais das células. Estes receptores se distribuem acima dos complexos juncionais formados com as células epiteliais adjacentes; assim, o vírus no lúmen do trato respiratório pode encontrar os receptores adequados nas mucosas.

No total, estudos experimentais sugerem que há aproximadamente 10^4 a 10^6 de possíveis receptores para vírus expressos em uma única célula-alvo. Este total é composto por muitos tipos ou categorias de receptores, de modo que o número de receptores de um tipo específico é muito menor do que este valor. Os receptores em células-alvo incluem os de sistema complemento, fatores de crescimento, neurotransmissores, integrinas, moléculas de adesão, proteínas reguladoras do sistema complemento, fosfolipídios e carboidratos. De modo geral,

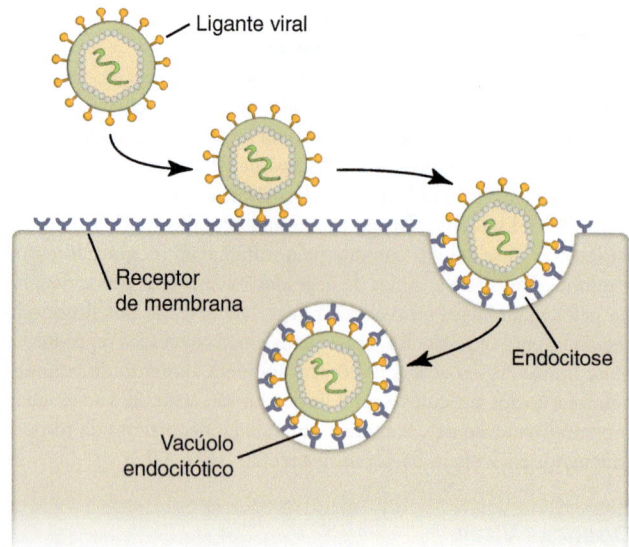

Ligante viral

Receptor de membrana

Endocitose

Vacúolo endocitótico

Figura 4-31 Interações Ligante-Receptor. As interações entre ligantes (proteínas do capsídeo ou do envelope viral) e receptores (proteínas de membranas celulares do hospedeiro) comuns a todas as células são usadas pelo vírus em sua adesão e infecção de células-alvo específicas. (Cortesia do Dr. J. F. Zachary, College of Veterinary Medicine, University of Illinois.)

vírus específicos usam um destes tipos de receptores para infectar tipos celulares específicos; porém, alguns vírus utilizam diversos receptores (correceptores), que permitem a invasão de diversos tipos celulares (vírus pantrópicos, como o da cinomose).

No contexto das doenças causadas por vírus, as células-alvo que permitem a replicação do vírus são chamadas *células permissivas*, enquanto aqueles que não permitem são chamadas células não permissivas. De modo geral, as células permissivas infectadas por vírus geralmente são mortas pelo vírus (lise celular), enquanto as células não permissivas infectadas não o são. A patogênese da doença provocada pelo lentivírus, a maedi-visna, por exemplo, é determinada, em parte, por células não permissivas (progenitores imaturos de monoblastos e pró-monócitos da medula óssea) e células permissivas (monócitos e macrófagos maduros no sistema vascular e nos tecidos). A infecção das células progenitoras não permissivas da medula óssea é usada para formar um reservatório de células infectadas pelo vírus e imunologicamente protegidas que passam a ser permissivas quando amadurecem em monócitos e macrófagos no sistema vascular e migram para tecidos e órgãos específicos. Estes macrófagos permissivos acabam sendo mortos pela replicação viral e são lisados, liberando vírus em áreas com novas células-alvo, como o pulmão, o cérebro, a glândula mamária e a sinóvia.

Patogenicidade Viral e Ciclo de Replicação

Patogenicidade viral é o termo usado para expressar a gravidade relativa da doença, de seus sinais clínicos e das lesões provocadas pelo vírus. A patogenicidade é determinada, em grande parte, pela expressão de genes virais que são usados na produção de proteínas estruturais ou funcionais necessárias à manutenção ou ao aumento do ciclo de replicação viral. Como observado em bactérias, estes genes e proteínas virais apresentam comportamento biológico de fatores de virulência; no entanto, a complexidade e a diversidade dos fatores de virulência viral são bem inferiores às de seus correspondentes bacterianos. Nos vírus, os fatores de virulência atuam principalmente (1) na adesão, na replicação e na eliminação do vírus das células-alvo e (2) nos processos de modulação e/ou evasão dos mecanismos de defesa. Assim, o tipo, a quantidade e a disposição dos ácidos nucleicos virais são a base da diversidade genômica e da transferência dos fatores de virulência entre os vírus (ver a seguir).

Durante a replicação viral, a patogenicidade da doença e a sobrevida de células-alvo são determinadas por (1) como o vírus utiliza e/ou altera as funções das organelas celulares e processos de transcrição e tradução e (2) como escapa das células das células-alvo, por exemplo, através da lise. A expressão *ciclo de replicação viral* é usada aqui para fundir, em um único conceito importante, a sequência cronológica de eventos que ocorre quando o vírus entra em contato com as células, as invade, controla as funções das organelas celulares e dos processos metabólicos, produz novos vírus e, por fim, danifica ou lisa as células e provoca a doença. Os resultados dos encontros entre os vírus e as células-alvo geralmente se refletem nos sistemas orgânicos específicos como sinais clínicos e alterações em análises bioquímicas em amostras de sangue.

O ciclo de replicação viral tem cinco etapas principais (Fig. 4-32):
- Adesão
  - O vírus expressa proteínas de adesão em seus capsídeos ou envelopes que interagem com receptores específicos nas membranas das células-alvo.
- Entrada (Penetração)
  - Após a ligação, o vírus entra nas células por endocitose/fagocitose e libera seu conteúdo na célula.
- Disseminação (Desnudamento)
  - O ácido nucleico (RNA ou DNA) e/ou as proteínas virais passam para locais específicos dentro da célula.
- Replicação
  - O ácido nucleico (RNA ou DNA) e/ou as proteínas virais passam controlar as funções da célula normal para síntese e agregação de novas cópias destes componentes.
- Eliminação (Liberação ou Egresso)
  - Os vírus são remontados a partir dos componentes sintetizados e escapam das células por brotamento ou lise celular.

Certos grupos de vírus (os não envelopados) aderem às células-alvo por meio de um revestimento proteico (revestimento viral, capsídeo ou capsômeros) (Fig. 4-33); em outros vírus, a adesão se dá no envelope viral (vírus envelopados) (Fig. 4-33). Moléculas proteicas, derivadas de genes virais e expressas no capsídeo ou no envelope, são denominadas *proteínas de adesão*. As proteínas de adesão são fatores de virulência viral que formam a base da diversidade genômica entre os vírus e desempenham um papel central em sua replicação e existência. Porém, as vantagens "infecciosas" conferidas pelas proteínas de adesão ao vírus são contrabalançadas por desvantagens específicas. As proteínas de adesão viral do vírus e das células-alvo infectadas são reconhecidas como estranhas pelo sistema imune inato e adaptativo através de mecanismos de defesa formados por TLRs, NK células, linfócitos T citolíticos e inflamação aguda, por exemplo. Após a adesão, os vírus podem entrar nas células-alvo por meio de um de dois mecanismos principais: (1) a endocitose mediada por receptores (fagocitose) ou (2) a fusão. Uma vez dentro das células-alvo, o vírus inicia uma série de processos específicos para completar seu ciclo de replicação, como a replicação de seu genoma, proteínas principais e proteínas do capsídeo e do envelope e a montagem e a liberação de novos vírus a partir da célula.

Quando um DNA vírus entra na célula-alvo e libera seus componentes no citoplasma, seu genoma é transferido para o núcleo, onde as organelas nucleares são usadas na transcrição do RNA mensageiro (mRNA) viral e, a seguir, na replicação de um novo DNA viral (Fig. 4-32). O mRNA viral deixa o núcleo e, no citoplasma, é traduzido em proteínas estruturais e não estruturais do vírus pelas organelas da célula-alvo. Após a tradução de todas as proteínas virais no citoplasma da célula-alvo, o novo DNA viral é replicado (transcrito), transferido para o citoplasma e montado com as proteínas estruturais e não estruturais, formando novos vírus.

Quando um RNA vírus entra na célula e libera seus componentes no citoplasma, seu genoma, dependendo da espécie viral, pode (1) se

Ciclo de Replicação Viral   **Resultado da Replicação Viral**

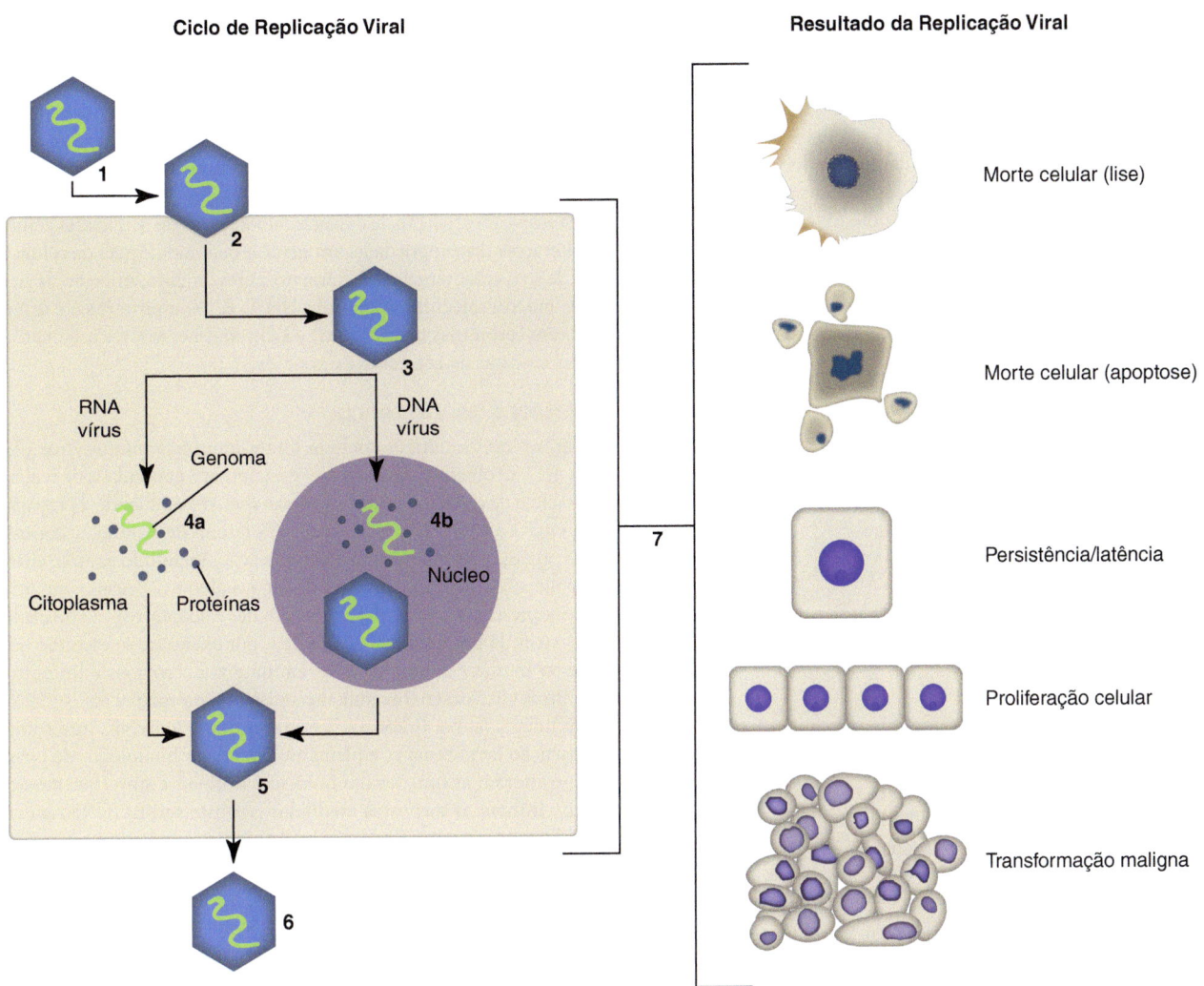

Figura 4-32 Ciclos de Replicação Viral. Os vírus não se replicam por divisão; ao invés disso, usam as organelas e os processos bioquímicos das células-alvo para produzir cópias de seu genoma e proteínas e montá-las em sua progênie. *1,* Interação com a célula-alvo e "reconhecimento" da célula-alvo. *2,* Adesão à membrana celular alvo por meio de interações ligante-receptor (Fig. 4-31). *3,* Entrada na célula-alvo via endocitose/fusão da membrana e disseminação de componentes genômicos e proteicos por meio do "desnudamento" em locais específicos dentro da célula. *4a,* Os RNA vírus tendem a se replicar no citoplasma. *4b,* Os DNA vírus tendem a se replicar no núcleo. *5,* Os RNA vírus são montados no citoplasma, enquanto os DNA vírus são montados no núcleo e transportados pelo sistema citocavitário (Fig. 1-3) para a liberação na membrana celular. *6,* Liberação da progênie da célula-alvo por brotamento ou lise celular. *7,* Resultados da infecção viral: morte celular (lise) (p. ex. parvovírus — enterite parvovirótica canina); morte celular (apoptose) (p. ex. morbilivírus — cinomose); infecção persistente (p. ex. lentivírus — pneumonia progressiva ovina); infecção latente (p. ex. herpesvírus — rinotraqueíte infecciosa bovina); proliferação celular (p. ex. papilomavírus — sarcoides cutâneos em equinos); transformação maligna (p. ex. retrovírus — leucemia felina). (Cortesia do Dr. J. F. Zachary, College of Veterinary Medicine, University of Illinois.)

replicar em novo RNA viral a partir do RNA citoplasmático, utilizando sua própria RNA polimerase dependente de RNA ou (2) formar DNA viral a partir de RNA viral, utilizando uma DNA polimerase dependente de RNA (transcriptase reversa viral) e, então, utilizar as organelas nucleares e citoplasmáticas do hospedeiro na transcrição e tradução de novas proteínas e do RNA viral (Fig. 4-32). Assim, o genoma do RNA vírus deve expressar genes que codificam enzimas, como a RNA polimerase e a DNA polimerase dependentes de RNA. A descrição detalhada destes processos está fora do escopo deste capítulo e pode ser revista em livros de virologia; no entanto, estes processos de replicação frequentemente provocam lesão e lise celular.

De modo geral, os vírus não envelopados (que apresentam revestimento proteico ou capsídeos) são liberados das células-alvo do hospedeiro somente após a lise celular, enquanto os vírus envelopados são liberados e células-alvos por brotamento da membrana celular e a célula, geralmente, não sofre lise (continuando viável), à exceção das infecções por herpesvírus (ver a seguir). Os vírus envelopados, que apresentam envelope glicoproteico, devem adquirir o envelope

por brotamento através das membranas celulares, como a membrana plasmática, as membranas do complexo de Golgi ou retículo endoplasmático rugoso ou a membrana nuclear. Durante a transcrição e a tradução dos genes e proteínas virais, novos envelopes glicoproteicos virais são inseridos em membranas-alvo do retículo endoplasmático e do aparelho de Golgi, por exemplo (ou seja, sistema citocavitário) e, então, são transferidos para locais específicos na membrana da célula. Estes são os locais em que os vírus brotam da membrana celular alvo e adquirem o envelope glicoproteico. A maioria dos vírus que brotam da membrana celular não causam lise celular, à exceção daqueles que brotam do complexo de Golgi ou do retículo endoplasmático rugoso (flavivírus, coronavírus, arterivírus e buniavírus) ou da membrana nuclear (herpesvírus).

As proteínas do capsídeo e as glicoproteínas do envelope são usadas em imunologia, como forma de clinicamente impedir (p. ex. vacinação) ou controlar (p. ex. produtos farmacêuticos) as doenças provocadas por vírus, por meio do desenvolvimento de estratégias de bloqueio de uma ou mais etapas da adesão viral ou do ciclo de replicação. Os antibióticos não agem contra os vírus; no entanto, felizmente, as infecções virais (antígenos virais) geralmente ativam os mecanismos de defesa inata e adaptativa do hospedeiro e provocam uma resposta imunológica (mediada por células) que pode eliminar o vírus por completo ou impedir a infecção (vacinação). Porém, estas respostas de defesa também podem danificar e lisar as células-alvo, causando a doença. A lista de efeitos estruturais e bioquímicos provocados pelos vírus sobre as células-alvo é extensa. Tais efeitos são geralmente denominados *efeitos citopáticos* e, como regra, muitas infecções virais levam à lise das células-alvo. Dependendo do vírus e de seu ciclo de replicação, a lesão e a lise das células-alvo podem ocorrer em qualquer ponto durante as fases de adesão, fusão, penetração, síntese, montagem ou liberação. De modo geral, os vírus provocam lesão e lise por dois mecanismos: (1) por se apossarem dos processos de transcrição e tradução da célula e (2) quando saem das células infectadas. Além disso, dentre as causas da lise celular, estão as alterações estruturais e funcionais da membrana celular, inclusive dano direto das membranas celulares (p. ex. fosfolipídios líticos, endolisinas, holinas e espaninas), formação de poros (viroporinas), do transporte de íons e dos sistemas de mensageiros secundários; alterações dos processos metabólicos, inclusive da ativação de cascatas, modificando as atividades celulares; alterações das propriedades antigênicas ou imunológicas da célula-alvo e de suas características de formato e crescimento; inibição da síntese de macromoléculas, incluindo DNA, RNA e proteínas; e ativação direta (proteínas mensageiras) e indireta (mediadores inflamatórios) das cascatas de lise celular e apoptose.

Fatores de Virulência

Fatores de virulência também foram identificados em vírus (Tabela 4-1). O objetivo destes fatores é aumentar a capacidade de realização do ciclo de replicação viral na célula-alvo, disseminando e propagando o vírus a animais não imunizados. Os fatores de virulência controlam os processos envolvidos na (1) replicação, incluindo adesão, entrada, replicação e liberação do vírus de células-alvo e (2) evasão, modulação ou supressão das respostas imunes inatas e adaptativas do hospedeiro. O vírus da imunodeficiência felina, por exemplo, se esconde no sistema imune e se replica e dissemina em macrófagos e linfócitos T. Outros vírus desenvolveram mecanismos para escapar da lise das células infectadas por linfócitos T citotóxicos e células NK, interromper a ativação do sistema complemento, sintetizar homólogos de citocina que alteram as funções imunológicas normais e sintetizar moléculas que inibem as respostas mediadas por interferons ou bloqueiam a indução de apoptose nas células infectadas por vírus. Outros fatores de virulência viral incluem proteínas virais, assim como subprodutos da replicação viral, como as caspases e moléculas similares, que se acumulam na célula e agem como toxinas nas células-alvo (Fig. 4-34; Quadro 4-4). Um exemplo de toxina viral é a *NSP4*, secretada por enterócitos infectados por rotavírus no lúmen intestinal. Os enterócitos não infectados adjacentes absorvem esta toxina, que age sobre

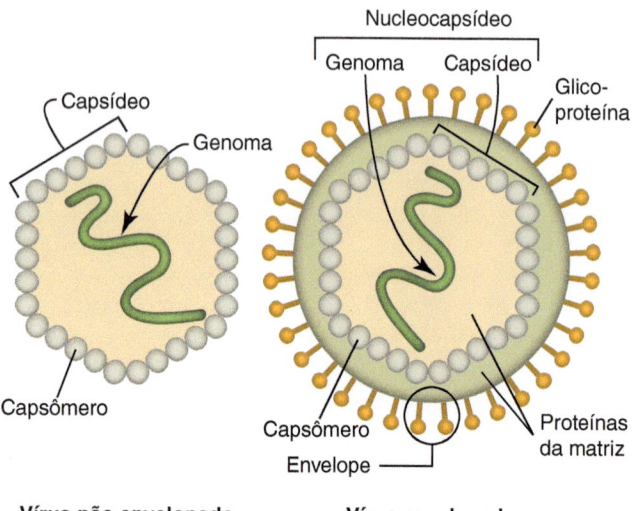

Figura 4-33 **Características Morfológicas dos Vírus.** Os vírus não envelopados aderem às células do hospedeiro por meio de capsômeros e capsídeos, enquanto os vírus envelopados aderem através do envelope viral. (Cortesia do Dr. J. F. Zachary, College of Veterinary Medicine, University of Illinois.)

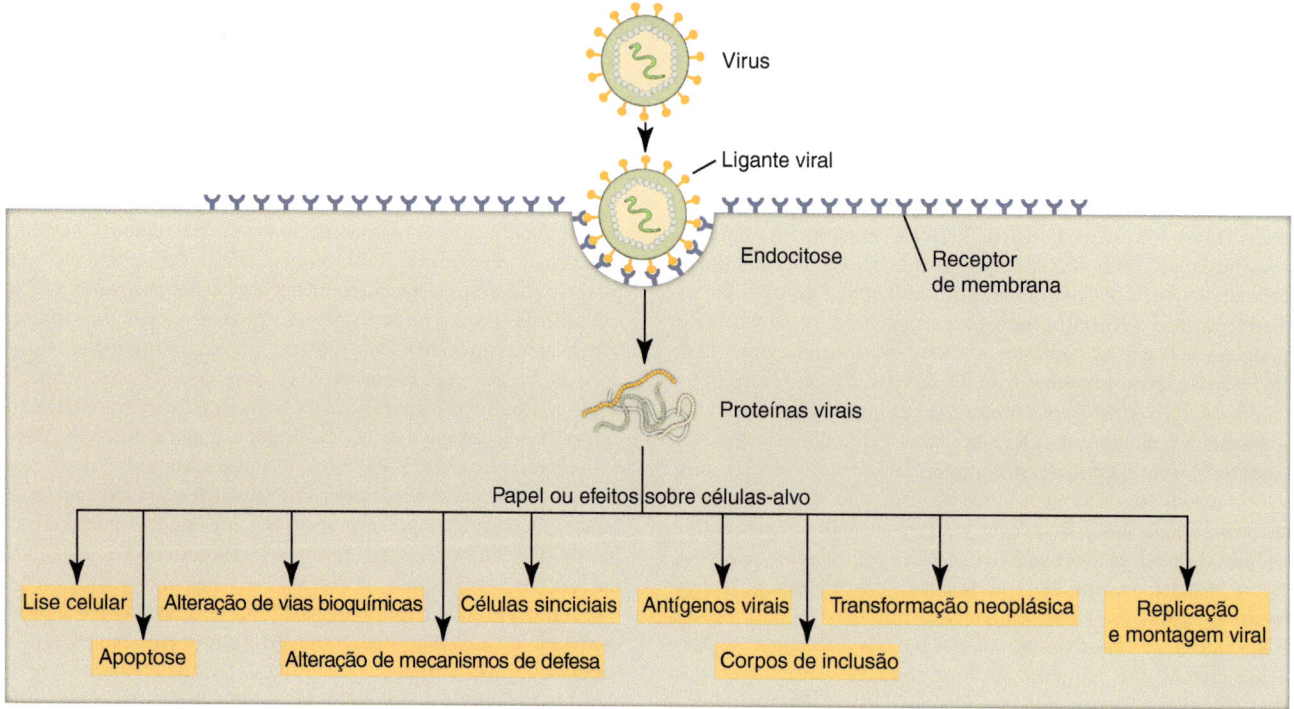

Figura 4-34 **Proteínas Virais — Papel ou Efeitos em Células-Alvo.** (Cortesia do Dr. J. F. Zachary, College of Veterinary Medicine, University of Illinois.)

Quadro 4-4	Proteínas Virais – Atuação ou Efeitos em Células-Alvo (Fig. 4-34)
Ação ou efeitos	**Proteínas envolvidas**
Corpos de inclusão	Agregados de proteínas virais de produção excessiva – inclusões citoplasmáticas (RNA vírus) vs. inclusões intranucleares (DNA vírus)
Células sinciciais	Formação de sincícios – proteínas de fusão viral (vírus sincicial respiratório bovino)
Lise celular	Viroporinas, fosfolipídios líticos, endolisinas, holinas e espaninas
Apoptose	Proteínas apoptóticas (inibição ou ativação) – caspases
Replicação e montagem viral	Ciclo de replicação – proteínas de adaptação da célula-alvo Proteínas estruturais usadas na construção da nova progênie (proteínas de membrana e do capsídeo) Proteínas estruturais usadas na entrada na célula-alvo (proteínas de membrana e envelope, proteínas de fusão à membrana) Enzimas funcionais necessárias à transcrição e replicação do genoma viral (sintetizadas pelo vírus no interior da célula-alvo) (p. ex. RNA polimerase dependente de RNA, transcriptase reversa)
Antígenos virais	Proteínas do envelope e do capsídeo
Alteração de vias bioquímicas	Fatores inibidores que interrompem a síntese de DNA, RNA e proteínas pela célula do hospedeiro
Alteração de mecanismos de defesa	Fatores inibidores que bloqueiam os efeitos de interferon, da fagocitose e das respostas imunes adaptativas (imunoglobulina proteases)
Transformação neoplásica	Inserção de oncogenes virais diretamente no genoma da célula-alvo ou inserção de genes virais que aumentam a atividade de genes oncogênicos (proto-oncogenes) existentes no genoma da célula-alvo

os sistemas mensageiros citoplasmáticos e provoca diarreia secretória. Esta diarreia ocorre antes da lise dos enterócitos infectados por vírus.

O número de fatores de virulência dos vírus é extremamente pequeno quando comparado ao de bactérias e é diretamente relacionado com o número de genes nos respectivos microrganismos. Nos vírus, o número de genes em vírus varia de 10^1 a 10^2, mas é de 10^3 a 10^4 nas bactérias. Da mesma maneira, o número de fatores de virulência é baixo em vírus e muito elevado nas bactérias. A introdução de novos fatores de virulência viral em uma família destes microrganismos é causada por variação genômica, decorrente da deriva genética, do reagrupamento, da recombinação ou da interferência defeituosa (ver a seção Mecanismos de Alteração Genômica). As falhas da proteção normalmente conferida por vacinas comerciais, ou ainda o reaparecimento da doença em animais vacinados/protegidos em certas regiões de um país, tendem a ser resultantes da variação genômica do vírus local e da introdução de uma nova cepa viral, como foi observado na cinomose canina e nas infecções por parvovírus.

Mecanismos de Alteração Genômica

Os vírus são normalmente classificados como DNA ou RNA vírus, conforme o ácido nucleico que compõe seus genes. De modo geral, as vantagens competitivas para a infecção de células-alvo favorecem os RNA vírus, já que estes apresentam taxa de mutação extremamente alta, aumentando a chance de expressão de fatores de virulência que aumentam sua capacidade de completar seu ciclo de replicação. Porém, é provável que esta vantagem seja compensada por sua menor veloci-

dade de replicação, o que permite a intervenção dos mecanismos de defesa do hospedeiro no processo de replicação e na morte do vírus ou das células infectadas. *Variação genômica* é um termo amplo usado para categorizar o grupo de processos biológicos que permitem a aquisição de novos fatores de virulência (diversidade genética) pelo vírus, que favoreçam sua sobrevivência por meio de mecanismos de infecção e replicação nas células-alvo. A forma mais comum de variação genômica é chamada *deriva antigênica (deriva genética)*, uma mutação natural do genoma viral com o passar do tempo. A deriva antigênica é causada por uma mutação pontual espontânea de bases de ácido nucleico no DNA ou RNA viral. Estas mutações pontuais geralmente são silenciosas e não alteram a proteína codificada pelo gene afetado; no entanto, algumas mutações podem gerar uma nova proteína (p. ex. do capsídeo ou do envelope), dando uma oportunidade de aumento das chances de infecção, replicação e disseminação do vírus durante seu ciclo de replicação. Por exemplo, uma "nova cepa" de vírus originária da deriva antigênica pode ter uma "nova" proteína de adesão em seu capsídeo ou envelope. Devido ao tempo necessário ao desenvolvimento de uma resposta imune eficaz à nova proteína, o sistema imunológico não consegue defender o animal da adesão e entrada do vírus nas células-alvo. Da mesma maneira, as mutações que ocorrem nos genes virais associados aos processos biológicos envolvidos na disseminação, replicação ou eliminação podem tornar o vírus mais patogênico.

O *desvio antigênico* ocorre quando duas ou mais cepas diferentes do mesmo vírus ou cepas de dois ou mais vírus diversos se combinam (um processo também conhecido como reagrupamento) para formar um novo vírus que possui uma mistura dos genes das duas, ou mais cepas, originais. Um exemplo de desvio antigênico ocorre com o vírus da influenza A (RNA vírus), que causa influenza em equinos, suínos, cães, seres humanos e outras espécies animais domésticas e silvestres (ver a seção Doenças Virais dos Sistemas Orgânicos; Sistema Respiratório, Mediastino e Pleura; Distúrbios dos Equinos; Influenza Equina [Ortomixovírus, RNA Vírus Envelopado]). Quando as células-alvo são infectadas ao mesmo tempo por dois vírus diferentes da influenza, cada cepa viral tem genes que dão uma vantagem competitiva para a infecção das células-alvo e a finalização de seu ciclo de vida. Porém, quando os genes destes vírus parentais se misturam sob reagrupamento genômico na célula-alvo, o vírus recém-criado adquire a maioria dos genes patogênicos das duas cepas parentais. Assim, quando o vírus é remontado, pode ser significativamente mais patogênico (fatores de virulência) do que quaisquer das cepas parentais (Fig. 4-35). Esta maior patogenicidade pode dar ao novo vírus, por exemplo, proteínas de adesão (glicoproteínas do envelope) que são imunologicamente únicas em uma fazenda, região ou país. Assim, os animais que não são imunes a este novo vírus, cujos sistemas imunes inatos e adaptativos não interagiram com estas proteínas, não têm memória imunológica do patógeno. Os mecanismos imunes de defesa formam, então, uma resposta de eficácia limitada contra a patogenicidade desta nova cepa viral. Da mesma maneira, o reagrupamento também pode afetar os genes associados aos processos envolvidos na entrada, desnudamento, disseminação, replicação ou eliminação do vírus. Dependendo da virulência e do efeito dos genes reagrupados, os novos vírus podem ser significativamente mais patogênicos do que quaisquer das cepas parentais.

O *reagrupamento* é somente observado em RNA vírus, que possuem segmentos genômicos distintos, semelhantes aos dos cromossomos, que se comportam de forma independente uns dos outros. Estes segmentos genômicos podem sofrer reagrupamento durante a replicação viral, resultando na formação de novos vírus com genomas diferentes do vírus infectante original. Os genomas segmentados conferem vantagens evolutivas aos RNA vírus. O desvio antigênico também ocorre a partir de um processo chamado *recombinação*. A recombinação ocorre em DNA vírus e provoca rearranjos no genoma viral e deleção ou duplicação de genes virais, assim como a aquisição de material genético não relacionado. A recombinação genética é observada quando a fita

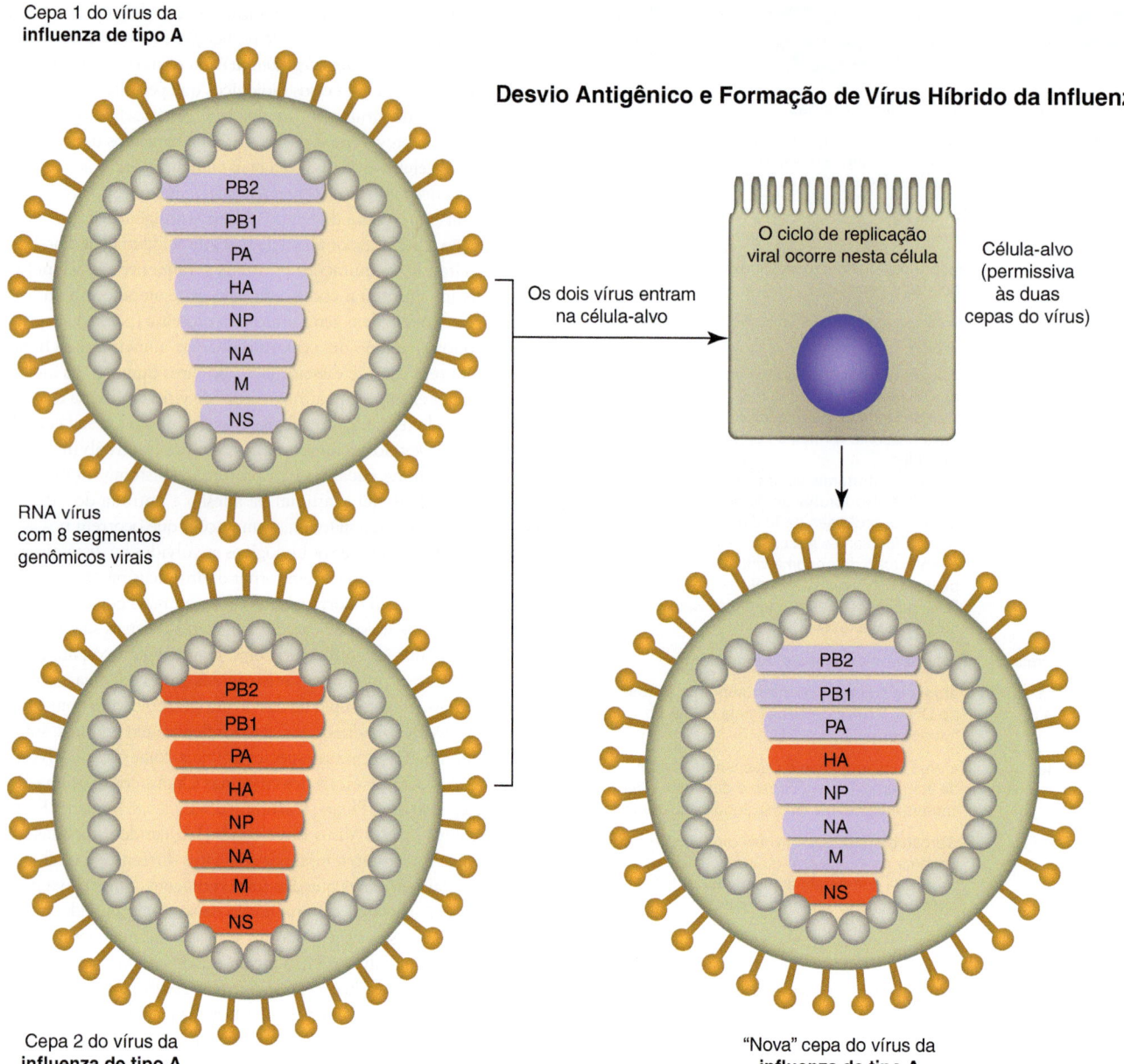

Desvio Antigênico e Formação de Vírus Híbrido da Influenza

Figura 4-35 **Desvio Antigênico no Vírus da Influenza.** O desvio antigênico ocorre quando dois diferentes vírus da influenza coinfectam uma célula-alvo de um animal permissiva a ambos. Quando novos vírus são produzidos e liberados, contêm fitas de RNA resultantes da mistura das fitas de ambos os vírus infectantes, com produção de um vírus híbrido. Neste exemplo, o vírus híbrido contém novas informações genéticas que aumentam sua eficácia de adesão e ligação às células-alvo e evasão da imunidade que normalmente confere proteção parcial contra a infecção. Segmento genômico PB2 — polimerase viral envolvida no ciclo de replicação; segmento genômico PB1 — polimerase viral envolvida no ciclo de replicação; segmento genômico PA — polimerase viral envolvida no ciclo de replicação; segmento genômico HA — adesão e interação com a célula-alvo; segmento genômico NP —proteína estrutural do vírus; segmento genômico NA — adesão e interação com a célula-alvo; segmento genômico M — regula os processos envolvidos no ciclo de replicação; segmento genômico NS — evasão das defesas imunes (bloqueia as respostas antivirais). (Cortesia do Dr. J. F. Zachary, College of Veterinary Medicine, University of Illinois.)

do DNA é partida e, então, reunida em uma extremidade diferente da molécula. Um último mecanismo de alteração genômica, observado em RNA e DNA vírus, é composto pelos *vírus de interferência defeituosa*, que não podem se replicar sozinhos e, portanto, competem com genomas virais não defeituosos pelo suprimento limitado de enzimas de replicação. Estes vírus podem interferir na replicação do vírus completo nas células-alvo e diminuir, significativamente, o número de vírus recém-replicados, favorecendo o sucesso dos novos mutantes que podem ser originários do processo de replicação viral.

Mecanismos de Defesa

Os mecanismos de defesa incluem os sistemas de barreira, os processos imunológicos e biológicos, as células efetoras (principalmente as células NK citotóxicas e os linfócitos T citolíticos, que matam células-alvo infectadas por vírus) e outras moléculas efetoras descritas nas primeiras seções deste capítulo, nas seções sobre bactérias e nos Capítulos 3 e 5. É provável que o genoma do animal determine a suscetibilidade a algumas infecções virais por meio da expressão ou não de receptores da membrana viral ou efeitos sobre sistema imune. O estresse (superpopulação), o estado nutricional e os fatores ambientais, como temperatura, umidade e ventilação, também afetam a suscetibilidade dos animais às infecções virais. Os mecanismos inatos e adaptativos participam de forma ativa na proteção contra o vírus. No entanto, é importante lembrar que as ações do sistema imunológico inato e adaptativo, especialmente dos linfócitos T e das células NK, contra as infecções virais têm resultados benéficos e danosos. Dentre os resultados benéficos, estão incluídos o retorno à função e estrutura normais das células e dos tecidos-alvo infectados e a cura e proteção completa (vacinação) do animal contra o vírus. Os resultados danosos incluem a ausência de retorno à função e estrutura normais das células-alvo infectadas devido à degradação de células, tecidos, células-tronco, estroma de sustentação, membrana basal e tecidos vascularizados da ECM por enzimas de neutrófilos da inflamação aguda ou macrófagos da inflamação crônica e sua substituição por tecido conjuntivo fibroso. O sistema imune inato e os TLR, em resposta aos antígenos virais, induzem respostas inflamatórias, provocam a secreção de citocinas e interferon e ativam o sistema imunológico adaptativo.

A imunidade mediada por células (células NK citotóxicas e linfócitos T citolíticos) é o mecanismo adaptativo de defesa mais importante contra as infecções virais. O sistema monócito-macrófago, através da fagocitose (endócitose), contém a disseminação do vírus, mas a fagocitose por neutrófilos não é importante. As deficiências de anticorpos geralmente não afetam o resultado das infecções virais, apesar de os anticorpos serem importantes na prevenção da reinfecção (autoimunização ou vacinação). Embora os vírus sejam parasitas intracelulares obrigatórios, desenvolveram mecanismos sofisticados para controle dos processos de transcrição e tradução da célula-alvo. Esta abordagem à replicação altera as membranas celulares, que passam a ser reconhecidas como estranhas pelos linfócitos do sistema

imunológico. A replicação e a disseminação viral são abruptamente interrompidas quando as células-alvo infectadas são mortas por células NK e linfócitos T citotóxicos. Os interferons, um grupo de moléculas que age sobre as células infectadas por vírus e inibe a replicação viral, induzem a síntese de proteínas que inibem a tradução dos vírus (Fig. 4-36). A síntese de interferon é induzida pela infecção viral das células-alvo e pela ação de moléculas pró-inflamatórias sobre estas células. A infecção viral das células-alvo pode também ativar a cascata do sistema complemento, independentemente da presença de respostas de anticorpos. Os componentes do sistema complemento podem agir como opsoninas (p. ex. facilitando a fagocitose do vírus) e podem provocar a morte do vírus ou das células infectadas. Muitos do vírus discutidos neste capítulo são capazes de infectar as células linfoides, do sistema monócito-macrófago e as células dendríticas. Em condições normais, tais células são imunovigilantes em migração, comportando-se como sentinelas do sistema imunológico adaptativo e monitorando a presença de antígenos estranhos expressos por microrganismos ou células-alvo infectadas de todo o corpo. Como parte de suas funções normais de imunovigilância, estas células migram pelo sistema linfático e pelo sistema vascular para todos os tecidos e órgãos do corpo, inclusive o cérebro. É através destas vias normais de migração que os vírus presentes nas células infectadas são capazes de se disseminar a outros tecidos e órgãos. Este processo é chamado *viremia associada à célula* ou *ao tráfego de leucócitos*. O vírus pode também se

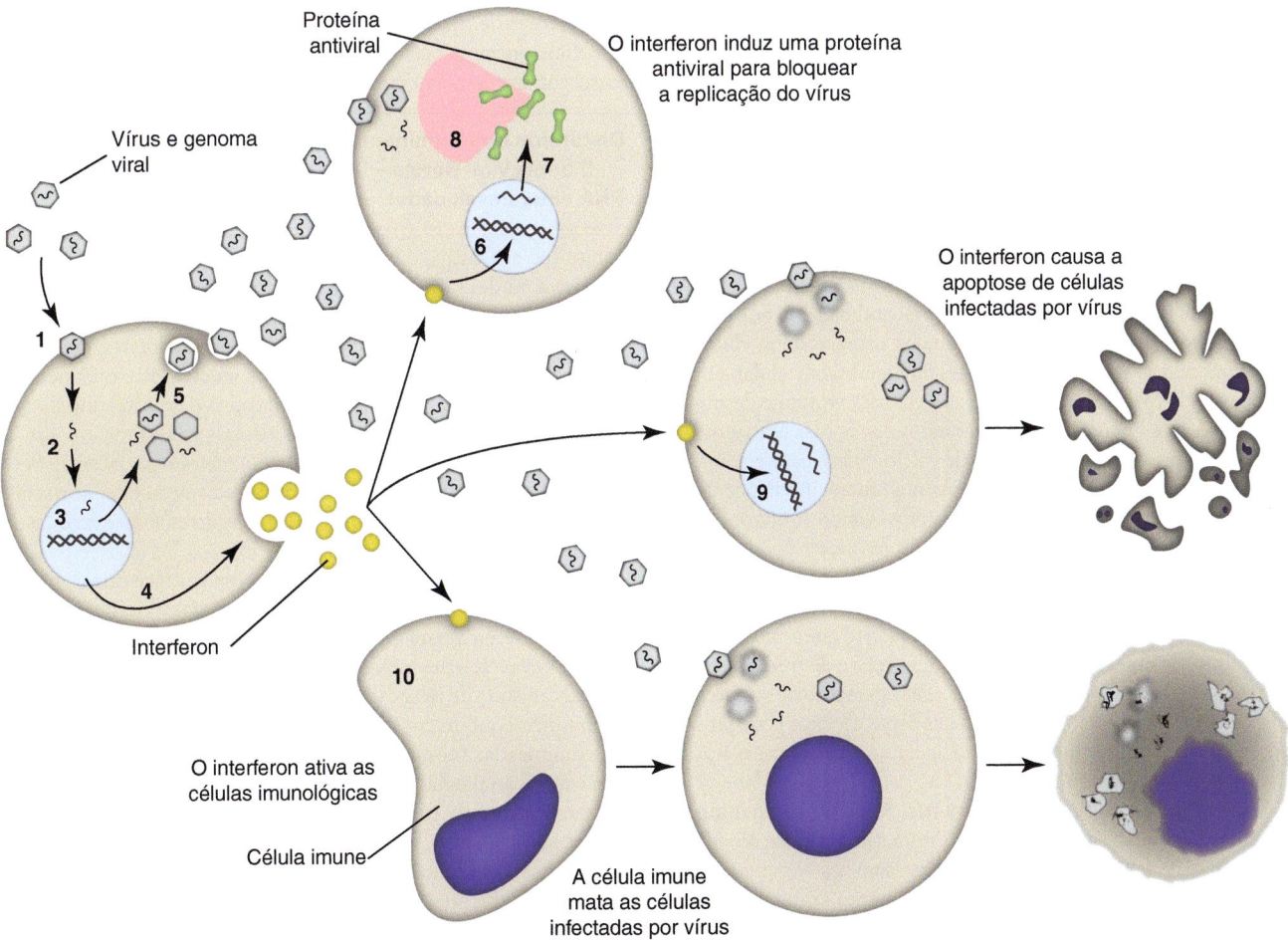

Figura 4-36 **Ações do Interferon na Infecção Viral de Células-alvo.** *1*, O vírus se liga e entra na célula-alvo. *2*, O genoma viral entra no núcleo para replicação. *3*, O genoma viral ativa, de forma indireta, o genoma do hospedeiro para produção do RNA mensageiro (mRNA) de interferon. *4*, O interferon é traduzido e secretado pela célula infectada. *5*, O vírus é montado e liberado da célula para infecção de outras células-alvo. *6*, O interferon estimula o genoma da célula-alvo para a síntese de mRNA de uma proteína antiviral. *7*, A proteína antiviral é traduzida e dispersa no citoplasma. *8*, A proteína antiviral bloqueia a adesão, a entrada e a desmontagem do vírus na célula-alvo. *9*, O interferon estimula o genoma da célula-alvo para a ocorrência de apoptose. *10*, O interferon ativa e modula as células imunológicas para matar as células infectadas por vírus. (Cortesia do Dr. J. F. Zachary, College of Veterinary Medicine, University of Illinois.)

disseminar a outras células pela viremia livre no sangue vascular ou no sistema linfático.

Doenças Virais dos Sistemas Orgânicos

Embora as doenças virais geralmente afetem diferentes sistemas orgânicos, as doenças discutidas nesta seção são agrupadas por sistema orgânico, com base naquele que apresenta as lesões macroscópicas primárias mais comumente usadas no reconhecimento inicial e na identificação da doença viral. O cabeçalho de cada doença viral inclui informações se o vírus é envelopado ou não (tipo de lesão celular durante a eliminação viral) sobre o tipo de ácido nucleico (fatores de virulência, diversidade genômica) apresentado. Tais informações são importantes no entendimento dos mecanismos de lesão das doenças virais.

Sistema Alimentar e Peritônio, Omento, Mesentério e Cavidade Peritoneal

Distúrbios dos Animais Domésticos

Enterite por Rotavírus (Rotavírus, RNA Vírus Não Envelopado). O mecanismo da lesão e a patogênese da enterite por rotavírus são similares aos da gastroenterite transmissível em suínos (ver mais detalhes na seção Doenças Virais dos Sistemas Orgânicos; Sistema Alimentar e Peritônio, Omento, Mesentério e Cavidade Peritoneal; Distúrbios dos Suínos; Gastroenterite Transmissível [Coronavírus, RNA Vírus Envelopado]). Porém, os resultados clínicos e a patogenicidade (fatores de virulência) são muito menos graves (Fig. 4-39). As proteínas de adesão do capsídeo viral, VP4 e VP7, parecem participar da adesão e da entrada do vírus nos enterócitos dos vilos através de um processo em múltiplos estágios, mediado por receptores, de ligação às proteínas das membranas das células-alvo, como os ácidos siálicos, as integrinas, as proteínas de choque térmico e os gangliosídeos localizados nas superfícies apicais. A replicação do rotavírus nos enterócitos dos vilos resulta na produção de NSP4, uma enterotoxina que (1) induz a diarreia secretória, (2) estimula o sistema nervoso entérico e provoca hipermotilidade intestinal e (3) eleva a concentração intracelular de cálcio, alterando o sistema citoesquelético e as junções de oclusão, aumentando a permeabilidade da mucosa. A NSP4 também parece causar disfunção dos sistemas de modulação da movimentação de água e eletrólitos da membrana celular, como da secreção de cálcio dependente de cloreto, das proteínas de transporte de sódio e glicose, das dissacaridases das bordas em escova e dos reflexos secretórios dependentes de cálcio. Subsequentemente, o rotavírus completa seu ciclo de replicação nos enterócitos infectados e é eliminado destas células por lise celular, provocando atrofia dos vilos intestinais e hiperplasia das células epiteliais da cripta. A capacidade de absorção dos vilos e sua atividade de dissacaridase são alteradas. Os dissacarídeos dietéticos não digeridos e/ou absorvidos se acumulam no lúmen do intestino, criando um gradiente osmótico que atrai os fluidos do intestino para o lúmen, causando má absorção e diarreia osmótica (Capítulo 7). O desvio antigênico por reagrupamento de segmentos de RNA do genoma viral de duas ou mais cepas do vírus pode ser um importante mecanismo subjacente no aparecimento de cepas novas e mais patogênicas de rotavírus.

Estomatite Vesicular (Vesiculovírus, RNA Vírus Envelopado). Uma vez que os sinais clínicos da estomatite vesicular são idênticos àqueles da febre aftosa (um microrganismo bastante perigoso), os animais acometidos devem ser cuidadosamente examinados para identificação da causa das lesões. O mecanismo da lesão na estomatite vesicular é a disfunção e lise celular, que provoca edema intercelular com vesiculação, erosão e ulceração das mucosas e da pele. As lesões macroscópicas são observadas na língua, na cavidade oral, nas bandas coronárias do casco e na pele interdigital e dos tetos. A patogênese da doença não foi determinada a ponto de esclarecer a sequência cronológica dos eventos que causam a doença. O vírus, um arbovírus, se dissemina a bovinos, equinos e suínos primariamente por mutucas e borrachudos e raramente por instrumentos ou equipamentos. Os animais entram em contato com o vírus através da picada destes insetos, que danifica vasos e capilares sanguíneos e deposita o vírus diretamente no plasma dos vasos sanguíneos e/ou nos fluidos intersticiais (plasma extravasado pela punção venosa) da ECM vascularizada dos tecidos submucosos e subcutâneos (conjuntivos). Parece que as lesões vesiculares são próximas aos locais de picadas de insetos ou no mesmo lugar, sugerindo que o vírus infecta localmente as células-alvo, sem se disseminar de forma sistêmica até a mucosa ou a pele através do tráfego de leucócitos ou da viremia. As células epiteliais escamosas da mucosa e da pele são as células-alvo primárias da infecção viral, mas as células de Langerhans (células dendríticas) e do sistema monócito-macrófago, embora prováveis alvos, não foram claramente assim identificadas. Além disso, é provável, mas não comprovado, que a migração local das células dendríticas e das células do sistema monócito-macrófago disseminam o vírus a outras células-alvo locais, como descrito a seguir. As lesões sugerem que as células epiteliais do estrato basal e/ou espinhoso devem ser alvos da infecção, da replicação e do escape do vírus (através da lise celular). A lise destas células forma espaços intercelulares preenchidos por fluido, gerando vesículas. Os traumas provavelmente rompem as vesículas e provocam a erosão/ulceração da mucosa ou da pele sobrejacente; no entanto, a inflamação aguda pode também participar deste processo. O vírus parece usar a glicoproteína G do envelope como proteína de adesão para se ligar a receptores de lipoproteína de baixa densidade (LDL) nas células epiteliais, entrar nas células por endocitose, se replicar no citoplasma e escapar da célula por citólise.

Distúrbios dos Ruminantes (Bovinos, Ovinos e Caprinos)

Diarreia Viral Bovina – Doença Mucosa (Vírus BVD, Pestivírus, RNA Vírus Envelopado). As doenças causadas pelo vírus BVD são diversas e complexas. Algumas destas doenças serão discutidas neste capítulo e em outros deste livro. A diarreia viral bovina – doença mucosa aqui discutida se refere à enfermidade que afeta as mucosas do sistema alimentar da cavidade oral até o intestino delgado. O mecanismo da lesão na diarreia viral bovina – doença mucosa é a disfunção e lise das células epiteliais da mucosa da cavidade oral e do esôfago (epitélio escamoso estratificado) e do intestino delgado (enterócitos [epitélio colunar]), precedidas por disfunção e lise dos linfócitos submucosos do MALT, como aqueles nas placas de Peyer. As lesões macroscópicas incluem erosão, ulceração e hemorragia de mucosas da cavidade oral/nasal e da faringe, do esôfago e do intestino delgado (Figs. 7-34, 7-156, 7-157 e 7-158).

A patogênese clássica da doença mucosa envolve duas formas do vírus BVD, a *forma não citopática* e a *forma citopática*, que atuam de maneira sinérgica para causar as lesões. A forma não citopática do vírus é provavelmente introduzida nos bovinos pela chegada de novos animais, mistura de rebanhos, sêmen ou outras práticas de manejo que permitam o contato com animais portadores. Quando vacas prenhes não imunizadas (com respostas imunes normais, não vacinadas e sem exposição prévia) têm contato com animais portadores, podem ser infectadas pela forma não citopática do vírus. Estas vacas são assintomáticas, mas, funcionalmente, são uma forma para o vírus infectar os fetos, gerando animais "persistentemente infectados (PI)". Estes bezerros PI, presentes em pequenos números, geralmente morrem antes de 1 ano de idade, mas atuam como reservatórios do vírus não citopático, já que constantemente o eliminam nas secreções corpóreas (saliva, lágrimas) e nas fezes, contaminando o ambiente. A forma citopática do vírus comumente se origina da forma não citopática que existe no rebanho por meio de mutações (desvio ou deriva antigênica) de seu genoma viral ou é introduzida no rebanho como um novo vírus através de um animal portador. A forma não citopática torna os bovinos imunotolerantes às formas citopáticas do vírus BVD e a doença mucosa ocorre quando bovinos imunotolerantes são expostos à forma citopática. Os bovinos que não foram expostos à forma não citopática do vírus não são imunotolerantes e desenvolvem uma resposta imune adaptativa normal à forma citopática. Assim, tendem a ser capazes de impedir ou limitar a gravidade da doença mucosa, a não ser que a cepa viral possua diversos fatores de virulência altamente patogênicos.

Por uma questão de conveniência, começaremos a sequência mecânica de eventos que acaba por levar ao desenvolvimento da doença mucosa pela exposição das vacas gestantes à forma não citopática do vírus. As vacas entram em contato com esta forma em fômites contaminados por fluidos corpóreos ou dejetos e pelo contato direto com bezerros PI ou animais portadores. A forma não citopática é inalada ou ingerida e se deposita nas mucosas da cavidade oral, da cavidade nasal e da faringe; as mucosas tonsilares são especialmente favorecidas. Não se sabe se e como o vírus penetra a camada de muco para chegar às células epiteliais da mucosa ou os macrófagos, linfócitos e/ou células dendríticas da submucosa, mas este processo pode ser facilitado pela fagocitose, na camada de muco, por macrófagos associados à mucosa, linfócitos e/ou células dendríticas em migração. O vírus não citopático provavelmente infecta e replica em monócitos, macrófagos, linfócitos e células dendríticas, e se dissemina, via tráfego de leucócitos, pelos vasos linfáticos da tonsila e dos nódulos linfoides submucosos até os linfonodos regionais e, então, por via sistêmica, para o lado caruncular dos placentomas. O vírus não citopático pode infectar os trofoblastos do placentoma e provavelmente completa seu ciclo de replicação nestas células. Não se sabe como o vírus sai dos trofoblastos e chega ao feto; porém, é provável que haja participação de células fetais similares a macrófagos. É possível que o vírus infecte estas células durante sua migração até os carúnculos e/ou cotilédones e, então, entre no sistema vascular fetal e se dissemine pelo feto. Além disso, o vírus não citopático pode infectar as membranas alantoides e amnióticas e, então, infectar o feto, mas não se sabe exatamente quais células facilitam esta disseminação.

Os fetos bovinos, infectados *in útero*, passam a ser imunotolerantes (Capítulo 5) à forma não citopática do vírus. Estes animais também não reconhecem os antígenos da forma citopática do vírus como estranhas e, por isso, não há desenvolvimento de resposta imune adaptativa eficaz. Assim, em caso de exposição do vírus citopático, estes bezerros apresentam a doença mucosa. Do ponto de vista do mecanismo biológico, a sequência de eventos que desenvolve a doença mucosa começa quando estes bezerros imunotolerantes inalam ou ingerem o vírus citopático, que se deposita na mucosa da cavidade oral, da cavidade nasal, da faringe e da tonsila. O mecanismo de infecção e disseminação do vírus da camada de muco sistemicamente ao MALT do sistema alimentar, principalmente para as placas de Peyer (MALT), é similar ao anteriormente descrito para o vírus não citopático. O vírus citopático infecta as células dendríticas foliculares e os linfócitos B do MALT e, por tráfego leucocitário infectam e lisam as células epiteliais espinhosas estratificadas e/ou os enterócitos da cripta, levando ao desenvolvimento de erosões, ulcerações e hemorragia nas mucosas. No intestino delgado, devido à lise dos enterócitos da cripta, não há substituição das células destruídas das extremidades dos vilos após o *turnover* normal desta população. Isto pode, em parte, explicar as lesões mucosas e iniciar a formação das úlceras. A hemorragia que acompanha as úlceras pode ser resultante da exposição dos leitos capilares às endotoxinas ou outras moléculas tóxicas que são absorvidas pelos sistemas abertos de barreira intestinal (junções celulares). A diarreia pode também ser secundária à absorção de grandes quantidades de endotoxinas pela lâmina própria e pelo estroma de sustentação mais profundo, que contém o sistema nervoso entérico,

causando disautonomia adquirida (Capítulo 14). Recentemente, foi relatado que certas moléculas liberadas de linfócitos e/ou monócitos infectados pelo vírus citopático podem induzir a apoptose de linfócitos e monócitos não infectados. O papel da apoptose na ulceração da mucosa não foi determinado. Além disso, a vasculopatia que acomete as arteríolas e as pequenas artérias do tecido submucoso das placas de Peyer foi relatada e é caracterizada por necrose segmentar das paredes vasculares e perivasculite linfoistiocítica. É possível que tais lesões provoquem lesão endotelial e trombos oclusivos, com subsequente infarto dos enterócitos das mucosas sobrejacentes às placas de Peyer. A princípio, as células linfoides das placas de Peyer proliferam quando infectadas, mas, a seguir, há grande morte de linfócitos, como parte do ciclo de replicação viral, provavelmente provocada por um mecanismo apoptótico induzido pelo vírus.

Interações entre ligantes e receptores participam dos contatos das duas formas do vírus com todos os tipos de suas células-alvo. Estudos sugerem que as glicoproteínas (E1 e E2) presentes na membrana externa do vírus podem atuar como proteínas de adesão. A clatrina, a proteína de membrana associada ao lisossomo 2 e os receptores de manose podem atuar na entrada em células-alvos através da endocitose mediada por receptor.

Peste Bovina (Morbilivírus, RNA Vírus Envelopado). Devido às similaridades de apresentações clínicas, lesões, agentes etiológicos e mecanismos de infecção e disseminação observados na peste bovina e em outras doenças virais, os seguintes materiais devem ser revistos: (1) morbilivírus — infecção e disseminação local, regional e sistêmica e suas células-alvo, na seção sobre a cinomose; (2) diarreia viral bovina – doença mucosa — apresentação clínica e lesões; e (3) parvovírus —mecanismos usados na infecção e disseminação entre as células.

O mecanismo da lesão na peste bovina é a disfunção e a lise das células epiteliais da mucosa, células dendríticas (células de Langerhans [cavidade oral]), células M, linfócitos e macrófagos do sistema alimentar, da cavidade oral até o intestino delgado. Dentre as lesões macroscópicas, são observadas erosões, ulcerações e hemorragias da cavidade oral, incluindo as gengivas, os lábios, o palato duro, o palato mole, as bochechas e a base da língua, o esôfago e o intestino delgado nas placas de Peyer (Fig. 4-37). Os linfonodos, principalmente os mesentéricos, apresentam aumento de volume, hemorragia e edema.

Os bovinos (e, provavelmente, os ovinos e caprinos) entram em contato com o vírus em fômites de fluidos corpóreos e dejetos, como fluidos nasais e oculares, saliva, urina e fezes, através do contato direto com animais infectados. O vírus é inalado, depositado e aprisionado na mucosa dos componentes de condução e troca do sistema respiratório devido à turbulência centrífuga e inercial. Não se sabe se e como o vírus penetra a camada de muco para chegar às células epiteliais da mucosa, aos macrófagos de mucosa e às células dendríticas. O vírus provavelmente infecta macrófagos de mucosa e células dendríticas que migram pela camada de muco, se replica nestas populações celulares e, então, se dissemina, através do tráfego de leucócitos, para a submucosa, onde infecta e se replica em macrófagos teciduais, linfócitos e células dendríticas. Tais células, então, disseminam o vírus, via tráfego de leucócitos, através dos vasos linfáticos aferentes até os linfonodos regionais. Células similares são infectadas e usadas na disseminação sistêmica do vírus através dos vasos linfáticos, do ducto torácico e do sistema vascular, chegando aos linfonodos e a outros sistemas orgânicos, inclusive o sistema alimentar e o sistema respiratório. Sistemicamente, dentre as células-alvo primárias, estão incluídas aquelas das placas de Peyer do intestino delgado e dos nódulos linfoides, como as células de Langerhans da camada de Malphigi do epitélio escamoso estratificado da cavidade oral e do esôfago.

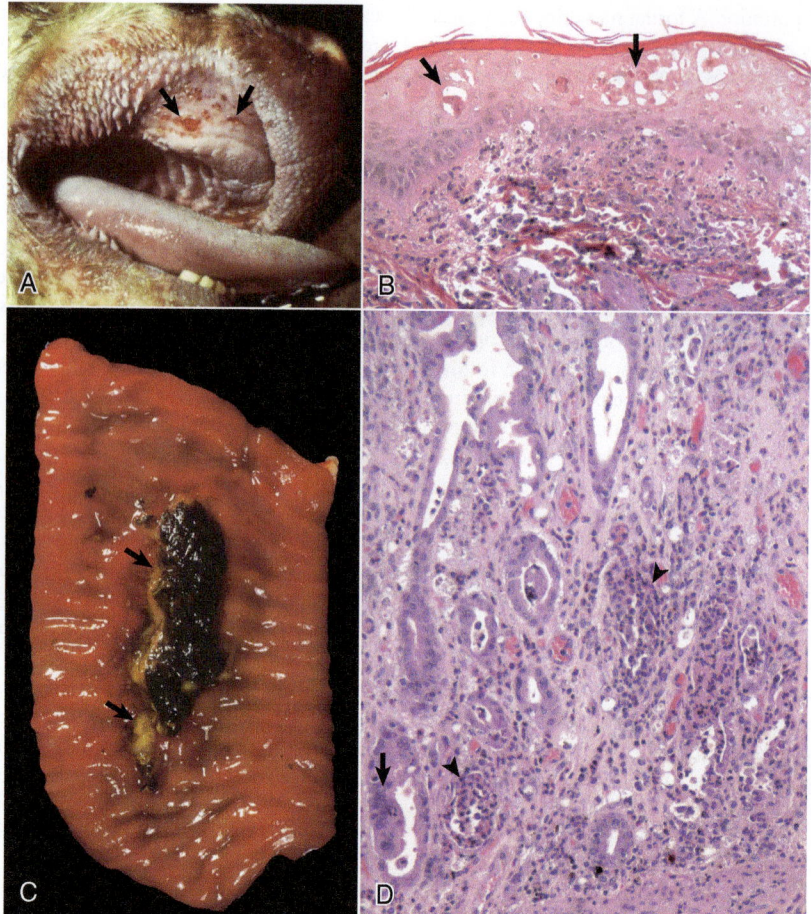

Figura 4-37 Peste bovina. A, Mucosa oral, coxim dentário. Note as erosões e úlceras *(setas)* adjacentes ao coxim dentário, provocadas pelo vírus da peste bovina. **B,** Mucosa oral. Na mucosa, as células epiteliais formam agregados e apresentam aumento de volume e necrose; algumas células estão destacadas *(setas)*. Em caso de lesão por alimentos ou outros traumas, a força mecânica aplicada sobre a lesão pode separar o epitélio sobrejacente, provocando úlceras ou abrasões, dependendo da profundidade da perda epitelial. Note a resposta inflamatória aguda na lâmina própria. Coloração por HE. **C,** Íleo. A mucosa que reveste as placas de Peyer é ulcerada e recoberta por fibrina e apresenta hemorragia *(setas)*. Esta lesão parece ser decorrente da disseminação do vírus dos linfócitos das placas de Peyer às células epiteliais das criptas. **D,** As células epiteliais das criptas apresentam hiperplasia e formam sincícios *(seta)*. Em outras áreas, os enterócitos da cripta e as células da lâmina própria adjacente apresentam necrose *(ponta de seta)* e inflamação aguda. Este processo resulta em ulceração da mucosa intestinal. Coloração por HE. (**A** e **C** Cortesia do Dr. C. Brown, College of Veterinary Medicine, The University of Georgia. **B** e **D** Cortesia de Dr. J. F. Zachary, College of Veterinary Medicine, University of Illinois.)

As lesões erosivas da mucosa oral, faríngea e lingual começam na camada de Malpighi (estrato basal [germinativo], espinhoso e granuloso). As células de Langerhans (células dendríticas) estão localizadas na camada de Malpighi, são sentinelas e migram para monitorar a presença de antígenos estranhos. Embora seja um fenômeno não comprovado, as células de Langerhans provavelmente são infectadas com o vírus da peste bovina pelo contato com macrófagos infectados que migram por estas mucosas. As células de Langerhans da mucosa oral, quando infectadas, também disseminam o vírus às células epiteliais espinhosas contíguas. Aqui, o ciclo de replicação viral provoca lise das células epiteliais espinhosas infectadas (ulceração da mucosa oral, faríngea e lingual) e a liberação do vírus no sistema alimentar. As lesões erosivas da mucosa intestinal provavelmente se desenvolvem por meio de um mecanismo similar, que é facilitado pela infecção e migração sistêmica de macrófagos, monócitos e células dendríticas para as placas de Peyer e, então, os enterócitos contíguos. A entrada do vírus da peste bovina nos enterócitos da mucosa tem padrão polarizado, restrito às áreas basolaterais, mais próximas às placas de Peyer e às células M. O ciclo de replicação viral provoca lise dos enterócitos infectados (ulceração da mucosa do intestino delgado) e a liberação do vírus no sistema alimentar.

Assim como o vírus da cinomose, o vírus da peste bovina apresenta envelope e hemaglutinina/glicoproteínas de fusão superficial para adesão e fusão, respectivamente, ao receptor glicoproteico CD150 (molécula de ativação e sinalização de linfócitos [SLAM]) das membranas celulares do hospedeiro. A proteína SLAM é encontrada em membranas de linfócitos, monócitos e macrófagos e das células epiteliais do sistema respiratório, do sistema alimentar e do sistema tegumentar.

Ectima Contagioso (Afta Bucal, Dermatite Pustular: Parapoxvírus; DNA Vírus Envelopado). O mecanismo de lesão no ectima contagioso é (1) a disfunção e lise das células epiteliais espinhosas da mucosa oral (epitélio escamoso) e/ou da pele por replicação viral e citólise e (2) hiperplasia (proliferação) exuberante das células epiteliais da mucosa oral e/ou da pele, devido à modulação das atividades de regulação do ciclo de divisão celular por fatores de virulência expressos no genoma viral. Dentre as lesões macroscópicas, são observadas (1) máculas, pápulas, vesículas, pústulas, crostas e cicatrizes e, em casos de lesão extensa, vesículas e pústulas e (2) uma resposta de reparo, com proliferação de células epiteliais espinhosas da mucosa, que adquire aspecto espessado e similar ao do tecido de granulação (Figs. 7-150 e 17-65). As lesões são mais facilmente observadas nas áreas glabras, como a mufla (lábios e boca) e o úbere (tetos), mas também podem ocorrer na pele do períneo, da virilha, do prepúcio, do escroto, da axila e da vulva. Esta doença é uma zoonose.

Os ovinos e caprinos entram em contato com o vírus em fômites contaminados por fluidos de máculas, vesículas e pústulas rompidas e *debris* e crostas cutâneas, através do contato direto com animais infectados. O vírus pode também ser disseminado através do contato mecânico com vestimentas, instrumentos e tesouras contaminadas. O vírus chega à camada de Malpighi do epitélio escamoso através de abrasões traumáticas, lacerações ou queimaduras e infecta as células de Langerhans (células dendríticas) e as células endoteliais capilares. A infecção de outras células de Langerhans ocorre quando as células dendríticas infectadas migram pela derme e pela hipoderme da camada de Malpighi. A infecção das células endoteliais pode ser facilitada pela migração das células dendríticas infectadas através da parede capilar. O vírus parece usar as proteínas F1L do envelope como molécula de adesão, ligando-se ao receptor de glicosaminoglicana e heparan sulfato da superfície das células-alvo. As células endoteliais são danificadas e lisadas (mortas) pelo vírus e a lesão é acompanhada por dilatação vascular, extravasamento de fluido (edema) e hiperemia ativa, o que provavelmente contribui para a formação das máculas, vesículas e pápulas na pele. As respostas de reparo e regeneração participam do desenvolvimento das lesões proliferativas (hiperplasia) das mucosas e da pele. A hiperplasia é aparentemente provocada por (1) síntese do fator de crescimento endotelial vascular pelas células endoteliais capilares infectadas, (2) proliferação de novos capilares, como na angiogênese e (3) proliferação concomitante das células epiteliais da mucosa, similar ao observado no tecido de granulação. O vírus também infecta as células do estrato basal (germinativo) que estão se regenerando (por divisão [mitose] ativa) durante a resposta de reparo da lesão inicial da mucosa; no entanto, a relação entre a infecção destas células epiteliais e as respostas proliferativas não foi esclarecida.

Estomatite Papular Bovina (Parapoxvírus, DNA Vírus Envelopado). A patogênese e o mecanismo de lesão na estomatite papular bovina são similares aos do ectima contagioso, discutido na seção anterior. A doença ocorre principalmente em bovinos e também em ovinos e caprinos (Figs. 7-147 e 7-148).

Febre Aftosa (Aftovírus, RNA Vírus Não Envelopado). A patogênese e os mecanismos de lesão na febre aftosa em bovinos e suínos (menos comumente, em ovinos e caprinos) são quase similares aos observados na doença vesicular suína e no exantema vesicular dos suínos (ver Doenças Virais dos Sistemas Orgânicos; Sistema Alimentar e Peritônio, Omento, Mesentério e Cavidade Peritoneal; Distúrbios dos Suínos). Em resumo, o vírus entra em contato com as células-alvo por inalação ou ingestão, estabelece uma infecção local na mucosa oronasofaríngea, em especial na tonsila, e, a seguir, infecta células linfoides, macrófagos e células dendríticas da submucosa. O vírus, então, se dissemina por tráfego leucocitário ou viremia livre de células pelos vasos linfáticos aferentes até os linfonodos regionais para manter e amplificar a infecção, e, sistemicamente, por tráfego leucocitário ou viremia livre de células, infecta, se replica e lisa as células epiteliais do estrato esponjoso da mucosa e da pele, formando vesículas (Fig. 4-38). As proteínas do capsídeo usados pelo vírus em sua adesão e ligação às células-alvo parecem incluir as proteínas de adesão VP1-4, enquanto as α integrinas (Vβ1, Vβ3 e Vβ6) expressas pelas células-alvo são usadas como receptores.

Distúrbios dos Suínos

Gastroenterite Transmissível (Coronavírus, RNA Vírus Envelopado). O mecanismo da lesão na gastroenterite transmissível (TGE) é a disfunção e lise das células epiteliais (enterócitos dos vilos) que revestem as extremidades e as laterais dos vilos intestinais (Fig. 4-39, A). As lesões macroscópicas incluem congestão e adelgaçamento da parede do intestino delgado e encurtamento (atrofia) dos vilos (Fig. 4-39, B; Figs. 7-164, 7-165 e 7-166).

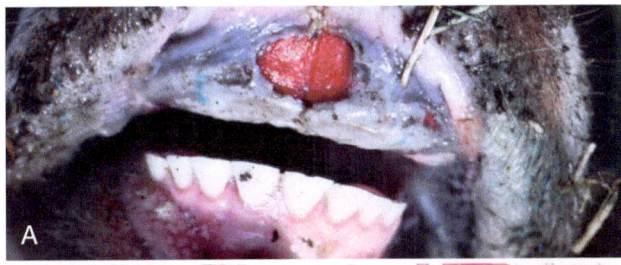

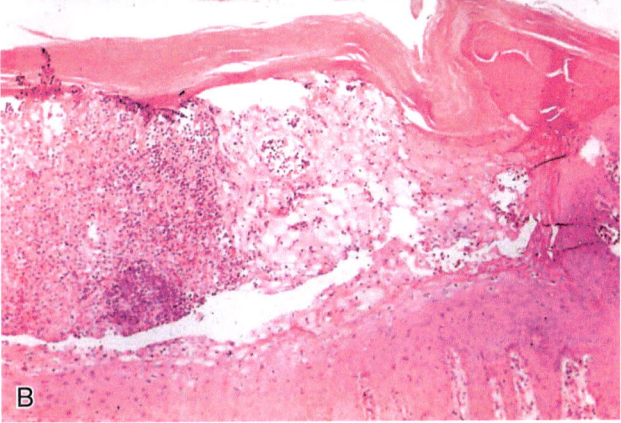

Figura 4-38 Febre Aftosa. A, Boi. Note a úlcera na mucosa do coxim dentário superior. Tais úlceras começam como vesículas preenchidas por fluido, que se rompem, geralmente por traumas à mastigação ou à preensão. As vesículas e úlceras resultantes da ruptura podem ser observadas em todas as mucosas do corpo, incluindo o coxim dentário, a língua, a gengiva, as bandas coronárias e os tetos, por exemplo. **B,** A mucosa apresenta um grande foco de uma vesícula anterior, que agora é parcialmente preenchida por edema, fibrina, *debris* celulares e células inflamatórias agudas, formando uma pústula. Coloração por HE. (A Cortesia do Dr. M. Adsit, College of Veterinary Medicine, The University of Georgia; e Noah's Arkive, College of Veterinary Medicine, The University of Georgia. B Cortesia do Dr. C. Brown, College of Veterinary Medicine, The University of Georgia.)

Os leitões entram em contato com o vírus presente em fômites contaminados por fezes, através do contato direto com suínos infectados. O vírus é ingerido e, por deglutição e peristaltismo, é carreado pela faringe oral, pelo esôfago e pelo estômago até o intestino delgado, onde é aprisionado na camada de muco. Não se sabe como o vírus é capaz de escapar das ações das enzimas digestivas, dos ácidos biliares e das outras moléculas que lisam os microrganismos. A camada de muco possui mucinas e glicoproteínas similares que contêm ácido siálico. O envelope viral expressa a proteína S, que se liga ao ácido siálico da camada de muco. Não se sabe como o vírus penetra a camada de muco e chega aos enterócitos. Quando em contato com a membrana celular, a proteína S também se liga a um receptor glicoproteico, a aminopeptidase N, que é expresso nas superfícies apicais dos enterócitos dos vilos localizados nas extremidades e laterais dos vilos. Acredita-se que a proteína E2, também presente no envelope do vírus, facilite a entrada do vírus no citoplasma do enterócito. Estas interações permitem a adesão e a entrada do vírus no citoplasma dos enterócitos dos vilos, onde o vírus se replica. O vírus, então, lisa os enterócitos nas extremidades e laterais dos vilos e escapa para o lúmen do intestino delgado, sendo eliminado nas fezes. Os enterócitos danificados e mortos são removidos, resultando em colapso (atrofia) dos vilos. As membranas basais não são danificadas e os enterócitos da cripta se dividem e migram até os vilos desnudos, para recobrir as membranas basais expostas (Fig. 4-39, A). Logo no início do processo de reparação, estas células migratórias são similares a células escamosas e achatadas, distendendo-se sobre a membrana basal. Com o aumento da densidade e da maturidade das

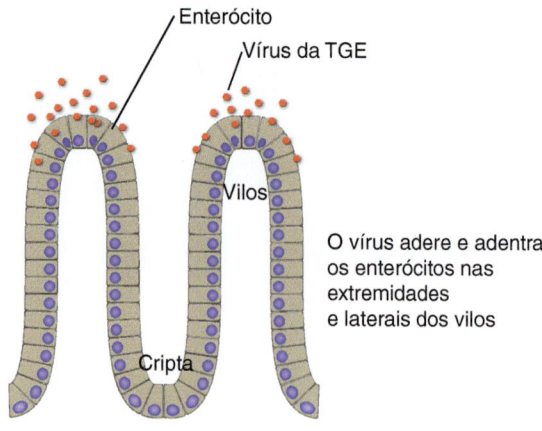

Enterócito

Vírus da TGE

Vilos

Cripta

O vírus adere e adentra
os enterócitos nas
extremidades
e laterais dos vilos

Dia 0 pós-infecção

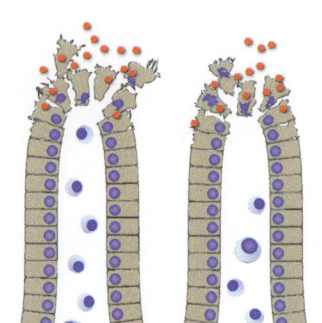

O vírus se replica nos
enterócitos e, então, escapa
por meio da lise; células
inflamatórias mononucleares
chegam como mecanismo
de defesa

Dias 2-4 pós-infecção

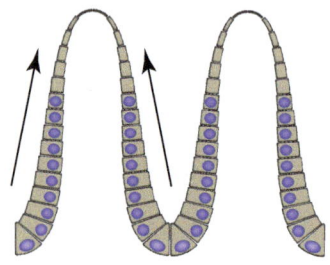

Os vilos se encurtam (atrofia)
e os enterócitos remanescentes
se achatam, tentando recobrir
a membrana basal; as células
da cripta se proliferam e migram
(setas) para os vilos para substituir
os enterócitos perdidos

Dias 6-7 pós-infecção

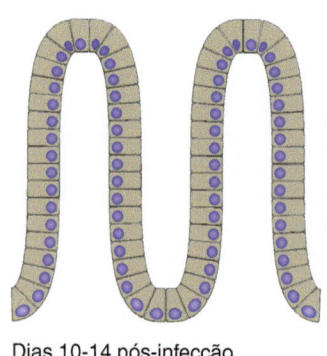

Os vilos recuperam a altura,
estrutura e função normal caso
não haja lesão da membrana
basal ou da lâmina própria
subjacente

Dias 10-14 pós-infecção

A

Figura 4-39 **Mecanismo das Infecções Virais cujos Alvos são os Vilos de Absorção dos Enterócitos. A,** O vírus da gastroenterite transmissível (TGE) e o rotavírus usam mecanismos similares para infectar os enterócitos dos vilos e causar doença. **B,** Intestino delgado, atrofia de vilos. Após a perda dos enterócitos das extremidades *(setas)*, os vilos se contraem, reduzindo a área superficial a ser reepitelializada. Note que o epitélio da cripta apresenta hiperplasia e numerosas mitoses, e que os vilos são recobertos por um epitélio menos especializado, geralmente cuboide baixo. Os vilos da lâmina própria são infiltrados por células inflamatórias agudas. Coloração por HE. (**A** e **B** Cortesia do Dr. J. F. Zachary, College of Veterinary Medicine, University of Illinois.)

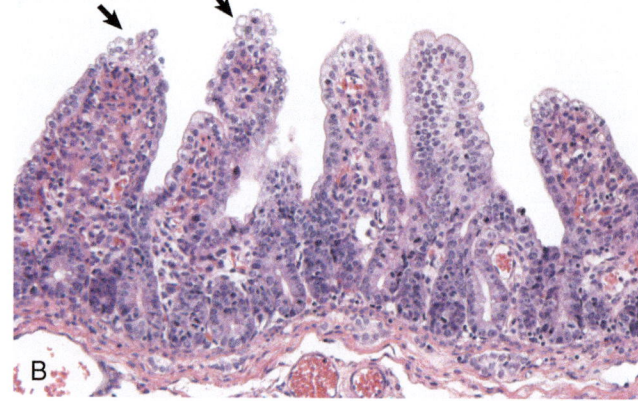

B

células, sua estrutura passa a ser mais colunar. Além disso, a perda de enterócitos e a exposição da membrana basal permitem que as endotoxinas e outras moléculas possivelmente tóxicas presentes no bolo digestivo atravessem a lâmina própria e entrem nos capilares e nos vasos linfáticos; a absorção destas substâncias provoca efeitos cardiovasculares e hemodinâmicos sistêmicos. Por fim, a diarreia osmótica por má absorção também ocorre devido à perda das células epiteliais intestinais e à digestão incompleta de carboidratos (pela menor hidrólise) e outras moléculas do bolo digestivo. O glicocálix da borda em microvilos (Capítulo 7), formada pelos enterócitos acometidos, contém enzimas que são usadas na digestão de açúcares. Esta atividade é perdida quando os enterócitos são lisados e perdidos no lúmen intestinal e levam à fermentação de substratos, como a glicose, pela microbiota bacteriana residente (má digestão). Os metabólitos da fermentação criam um gradiente osmóticos que atrai fluidos pela mucosa intestinal até o lúmen, diluindo os metabólitos da fermentação. Este processo provoca diarreia osmótica.

Diarreia Epidêmica Suína (Coronavírus, RNA Vírus Envelopado). A diarreia epidêmica suína (PED) é uma "doença bastante perigosa e contagiosa", causada pelo vírus da diarreia epidêmica suína (PEDV). A diarreia epidêmica suína foi diagnosticada nos Estados Unidos em maio de 2013 e no Canadá no inverno de 2014. Além disso, uma nova cepa viral, provavelmente originária de deriva e/ou desvio antigênico (ver a seção Doenças Virais, Mecanismos de Alteração Genômica), foi detectada em janeiro de 2014 no estado de Ohio, Estados Unidos. As perdas econômicas aos suinocultores dos Estados Unidos e do Canadá, por exemplo, no momento de elaboração deste texto, não haviam sido determinadas, mas estima-se que sejam substanciais ($\approx$900 milhões a 1,8 bilhões de dólares). O vírus afeta os leitões ainda não desmamados com maior gravidade; as perdas por morte de 75% a 100% são comumente relatadas em granjas infectadas. A patogênese e o mecanismo da lesão são muito similares aos da gastroenterite transmissível, discutida na seção anterior. As lesões na diarreia epidêmica suína e na gastroenterite transmissível são similares (Fig. 4-39); porém, as perdas por morte são muito mais graves com a diarreia epidêmica suína, uma vez que todos os animais expostos ao vírus não apresentam imunidade e não adquiriram os mecanismos de defesa imune através de anticorpos do colostro (imunidade passiva) ou da imunização (imunidade adaptativa) após a exposição natural ou a vacinação (atualmente disponível apenas na Coreia do Sul, no Japão e na China), como existe para a gastroenterite transmissível.

Doença Vesicular Suína (Enterovírus, RNA Vírus Não Envelopado). O mecanismo da lesão na doença vesicular suína é a disfunção e lise celular que provoca edema intercelular (vesiculação), ruptura de vesículas e subsequente erosão e ulceração da mucosa e da pele. Dentre as lesões macroscópicas, são observadas vesículas, erosões e úlceras na mucosa e na pele do focinho, boca, língua, bandas coronárias do casco, interdígitos e tetos. Os suínos entram em contato com o vírus por meio de (1) contato com fluidos vesiculares infectados, (2) contato com vestimentas ou instrumentos contaminados ou (3) ingestão de subprodutos porcinos ou produtos cárneos. Parece que o vírus pode entrar no corpo através da inalação, ingestão ou contato com a pele lesionada.

Por inalação ou ingestão, o vírus entra em contato com a mucosa oronasofaríngea, especialmente da tonsila. Não foi determinado se, e como, o vírus penetra a camada de muco para acessar as células epiteliais da mucosa, os macrófagos de mucosa e as células dendríticas. O papel das células epiteliais da mucosa na infecção não foi esclarecido. O vírus provavelmente infecta macrófagos de mucosa, linfócitos e/ou células dendríticas e se replica nestas células durante sua migração pela camada de muco e pela mucosa e, então, se dissemina pelo tráfego de leucócitos para a lâmina própria e a submucosa, onde infecta e se replica em macrófagos teciduais, os linfócitos e as células dendríticas de linfonodos e agregados linfoides. A seguir, o vírus se dissemina pelos

vasos linfáticos até os linfonodos regionais e infecta células similares, se dissemina sistemicamente nestas células a outros sistemas orgânicos, incluindo as mucosas e a pele, através dos vasos linfáticos, do ducto torácico e do sistema vascular.

Através da ingestão, o vírus entra em contato com a mucosa do intestino delgado, especialmente das placas de Peyer. Embora este fenômeno não seja comprovado, é provável que o vírus infecte as células M, que o dissemina aos macrófagos teciduais, células dendríticas e outras células das placas de Peyer. Aqui, células similares são infectadas, migram via tráfego leucocitário e disseminam o vírus através dos vasos linfáticos até os linfonodos regionais e, então, sistemicamente, para os outros sistemas orgânicos, incluindo a mucosa e a pele.

Por fim, foi sugerido que o vírus pode infectar as células de Langerhans (células dendríticas) ou outras células da camada de Malpighi em caso de trauma da pele das bandas coronárias dos cascos e exposição das células epiteliais do estrato basal e/ou espinhoso ao ambiente. O vírus pode se replicar nestas células epiteliais espinhosas e, provavelmente, também em células de Langerhans. Assim, estas células podem ser fontes de infecção local e, a seguir, os vírus se disseminam até os linfonodos regionais através dos vasos linfáticos e daí a outros sistemas orgânicos, incluindo as mucosas e a pele.

Independentemente da via usada no estabelecimento, manutenção e amplificação da infecção sistêmica, parece que o vírus pode infectar, danificar e lisar a as células epiteliais espinhosas (mucosa) e as células dendríticas da pele, formando vesículas. Os mecanismos envolvidos na formação de vesículas não foram identificados, mas podem ser similares àqueles usados nas infecções por poxvírus e na estomatite vesicular. Não se sabe se a disseminação se dá por viremia livre de células ou tráfego de leucócitos; ambos os mecanismos foram demonstrados em infecções por enterovírus. O vírus parece usar as proteínas do capsídeo, VP1-4, como proteínas de adesão, ligando-se a receptores glicoproteicos, como ICAM, expressos na superfície das células-alvo. Ao interagir com os receptores celulares, as proteínas do capsídeo viral sofrem alterações conformacionais que fundem o vírus à membrana celular e levam à internalização do vírus pela célula-alvo. A diversidade dos receptores ICAM expressos por várias membranas celulares provavelmente determina a especificidade da célula-alvo. Além disso, os receptores de coxsackievírus-adenovírus e de glicosaminoglicanas sulfatadas, como o heparan sulfato, podem também ser usados como receptores nas células-alvo.

Exantema Vesicular dos Suínos (Calicivírus, RNA Vírus Não Envelopado). A patogênese e os mecanismos de lesão no exantema vesicular dos suínos são provavelmente similares aos da doença vesicular suína, discutida na seção anterior. As proteínas do capsídeo usadas pelo vírus para adesão e ligação às células-alvo e os receptores para os vírus nas células-alvo não foram claramente identificados. As vesículas são mostradas na Figura 7-33.

Febre Aftosa (Aftovírus, RNA Vírus Não Envelopado). Veja Doenças Virais dos Sistemas Orgânicos; Sistema Alimentar e Peritônio, Omento, Mesentério e Cavidade Peritoneal; Distúrbios dos Ruminantes (Bovinos, Ovinos e Caprinos); Febre Aftosa (Aftovírus, RNA Vírus Não Envelopado).

Distúrbios dos Cães

Enterite por Parvovírus (Parvovírus, DNA Vírus Não Envelopado). Enterite por parvovírus é o nome geral usado para agrupar duas cepas similares de parvovírus que provocam a enterite por parvovírus canina e a panleucopenia felina (enterite por parvovírus felina). O mecanismo de lesão é a lise das células epiteliais das criptas e dos linfócitos, inclusive aqueles da medula óssea. A especificidade por estas células em mitose ativa se dá porque os parvovírus necessitam do molde duplo de transcrição da célula-alvo, presente apenas durante a fase S do ciclo celular. Os parvovírus são incapazes de iniciar a síntese de DNA nas células-alvo, de modo que devem esperar que estas entrem na fase S do ciclo celular antes de infectá-las. As lesões macroscópicas incluem áreas segmentares da mucosa que são irregulares e granulares (necrose de enterócitos, atrofia de vilos) e áreas de hemorragia, inflamação aguda e exsudação de fibrina (Fig. 7-178).

Os cães e os gatos entram em contato com o parvovírus em fômites de fluidos corpóreos contaminados por matéria fecal, por meio do contato direto com os animais infectados. O vírus é inalado ou ingerido, se deposita nas mucosas das cavidades oral, nasal e faríngea e é aprisionado na camada de muco. Não se sabe se e como o vírus penetra a camada de muco para chegar às células epiteliais da mucosa, aos macrófagos de mucosa, aos linfócitos e/ou às células dendríticas. O vírus provavelmente infecta macrófagos ou células dendríticas em migração na camada de muco e na superfície da mucosa. O vírus se replica nestas células e é, então, disseminado, por meio do tráfego de leucócitos, para a lâmina própria das tonsilas. Aqui, outros macrófagos e linfócitos são infectados e disseminam o vírus, via tráfego de leucócitos, pelo sistema linfático e vascular até os linfonodos regionais, e sistemicamente, até o baço, o timo, os linfonodos, a medula óssea e os tecidos linfoides associados à mucosa, como as placas de Peyer do intestino delgado. Os vírus podem também ser disseminados pela viremia livre de células, na linfa, pelos vasos linfáticos até os linfonodos regionais.

Nestas doenças, a maioria das células epiteliais intestinais infectadas é encontrada nas criptas vizinhas às placas de Peyer, no intestino delgado. Estudos experimentais mostraram que o vírus chega às placas de Peyer antes de acessar os enterócitos das criptas contíguas. Embora ainda não demonstrado na infecção pelo parvovírus canino ou felino, outros vírus similares se disseminam das placas de Peyer às células M adjacentes. Morfologicamente, os processos das células M se estendem pela mucosa e são contíguos aos enterócitos que formam as criptas intestinais. Além disso, a entrada do vírus nas células epiteliais intestinais ocorre em padrão polarizado, sendo restrita às áreas basolaterais dos enterócitos da cripta, que são mais próximas das placas de Peyer e das células M. Coletivamente, estes achados sugerem que o vírus primeiro se dissemina para o intestino através do sistema vascular e não pela ingesta, por meio do peristaltismo. Não se sabe se a chegada do vírus se dá por viremia livre de células ou por meio de células do sistema monócito-macrófago e/ou linfoide; no entanto, (1) o vírus infecta tais células nas mucosas orais, nasais, faríngeas e tonsilares e nos linfonodos regionais e (2) o tráfego de leucócitos é comumente usado por outros vírus para sua disseminação sistêmica aos tecidos linfoides e de outros sistemas orgânicos, sugerindo que os parvovírus chegam ao intestino via tráfego de leucócitos.

A infecção começa pela adesão mediada por proteínas do capsídeo a um ou mais receptores glicosilados nas membranas das células-alvo; a seguir, o vírus entra na célula por endocitose mediada por receptores. Parece que o receptor canino de transferrina precisa estar presente nas células-alvo dos canídeos. Além disso, os parvovírus parecem usar correceptores nos processos de adesão e entrada. Os receptores de adesão podem auxiliar a agregação viral nas proximidades da membrana celular, enquanto os receptores de entrada podem ajudar a penetração dos vírus na membrana celular. No cão, este processo requer proteínas do capsídeo, que se ligam a receptores de transferrina; no gato, o processo requer a ligação das proteínas do capsídeo ao ácido neuramínico e a receptores de transferrina. Tais receptores parecem determinar quais células e espécies animais são infectadas por cepas do parvovírus. Os parvovírus são liberados dos enterócitos infectados da cripta quando estas células são lisadas, após o término do ciclo de replicação. Por isso, a enterite por parvovírus provoca diarreia osmótica com má absorção e má digestão. A diarreia se deve à ausência de substituição dos enterócitos absortivos que recobrem os vilos, perdidos pelo *turnover* normal (vida média de ≈ 48 horas). Assim, há colapso e atrofia dos vilos acometidos, com perda de todas as superfícies de absorção e digestão; desta forma, os carboidratos da

dieta podem ser utilizados na fermentação pelas bactérias intestinais. Em condições normais, os enterócitos que recobrem os vilos são substituídos por células mitóticas das criptas epiteliais, que ascendem e revestem estas estruturas. A perda dos enterócitos que recobrem os vilos também abre os sistemas de barreira que normalmente impedem a absorção de endotoxinas pelos leitos capilares da lâmina própria dos vilos. O choque endotóxico e a coagulação intravascular disseminada podem ocorrer e matar o animal acometido. Também há o desenvolvimento de panleucopenia, devido à citólise, induzida pelo vírus, das células-tronco em rápida mitose da medula óssea. Os efeitos dos parvovírus em órgãos do sistema linfático são discutidos na seção Doenças Virais dos Sistemas Orgânicos; Medula Óssea, Células Sanguíneas e Sistema Linfático; Distúrbios dos Cães e os efeitos dos parvovírus sobre o coração são discutidos na seção Doenças Virais dos Sistemas Orgânicos, Sistema Cardiovascular e Vasos Linfáticos, Distúrbios dos Cães.

Coronavirose Entérica Canina (Coronavírus Canino, RNA Vírus Envelopado). A patogênese e o mecanismo de lesão na coronavirose entérica canina provavelmente são similares, mas muito menos graves, do que os da enterite por parvovírus canina, discutida na seção anterior. A lise de enterócitos dos vilos pode ser decorrente da apoptose induzida pelo vírus. Além disso, o coronavírus canino pode tornar os enterócitos dos vilos mais suscetíveis à infecção pelo parvovírus. Assim, a coinfecção pode causar uma doença mais grave do que a provocada por cada vírus de forma independente.

Cinomose (Morbilivírus, RNA Vírus Envelopado). A patogênese e os mecanismos de lesão na cinomose no intestino delgado são discutidos na seção Doenças Virais dos Sistemas Orgânicos, Sistema Nervoso, Distúrbios dos Cães, Cinomose (Morbilivírus, RNA Vírus Envelopado).

Distúrbios dos Gatos

Peritonite Infecciosa Felina (Vírus da Peritonite Infecciosa Felina, RNA Vírus Não Envelopado). Veja a seção Doenças Virais dos Sistemas Orgânicos, Sistema Cardiovascular e Vasos Linfáticos, Distúrbios dos Gatos, Peritonite Infecciosa Felina (Coronavírus Entérico Felino/Vírus da Peritonite Infecciosa Felina, RNA Vírus Envelopado).

Enterite por Parvovírus (Parvovírus, DNA Vírus Não Envelopado). A doença causada pelo parvovírus em gatos é chamada panleucopenia felina ou enterite por parvovírus felina. A patogênese e os mecanismos da lesão na enterite por parvovírus felina provavelmente são muito similares aos observados na enterite por parvovírus canina (ver a seção Doenças Virais dos Sistemas Orgânicos; Sistema Alimentar e Peritônio, Omento, Mesentério e Cavidade Peritoneal; Distúrbios dos Cães; Enterite por Parvovírus [Parvovírus, DNA Vírus Não Envelopado]).

Sistema Hepatobiliar e Pâncreas Exócrino
Distúrbios dos Ruminantes (Bovinos, Ovinos e Caprinos)
Doença de Wesselsbron (Flavivírus, RNA Vírus Envelopado). O mecanismo da lesão na doença de Wesselsbron é a destruição e lise dos hepatócitos de ovinos, bovinos e caprinos (ruminantes) jovens a muito jovens. Dentre as lesões macroscópicas, são observados aumento de volume do fígado (hepatomegalia), que apresenta coloração amarela a marrom-alaranjada, e focos branco-acinzentados, distribuídos de forma aleatória (≈1 mm de diâmetro), de necrose miliar dos hepatócitos. Os ruminantes entram em contato com este arbovírus através de picadas de mosquitos infectados; os herbívoros domésticos são, provavelmente, reservatórios animais do patógeno. Variações sazonais de temperatura e precipitação influenciam a densidade populacional dos mosquitos e, assim, a ocorrência da doença. Os vírus podem entrar no sistema circulatório através da penetração direta do vaso sanguíneo pela picada, com infecção dos monócitos. O microrganismo pode também ser depositado na ECM dos tecidos vascularizados (conjuntivos),

chegando ao sangue e aos fluidos cutâneos e às células de Langerhans (células dendríticas) e aos macrófagos teciduais em trânsito.

Independentemente da via, os monócitos, macrófagos e células dendríticas infectadas disseminam os vírus pelos vasos linfáticos até os linfonodos regionais, onde células similares são infectadas. Estas células, então, disseminam sistemicamente o vírus por meio dos vasos linfáticos e do ducto torácico ou das vênulas pós-capilares para o sistema vascular e outros tecidos linfoides, como o baço, e outros sistemas orgânicos, como o fígado. O vírus usa os hepatócitos e as células de Kupffer (parte do sistema monocítico-macrofágico) como células-alvo. A hipertrofia e a hiperplasia das células de Kupffer são experimentalmente relatadas; no entanto, seu papel na patogênese da doença de Wesselsbron não foi determinado. Os vírus podem também se disseminar pela viremia livre de células. Parece que as glicoproteínas do envelope viral atuam como proteínas de adesão para receptores expressos em populações específicas de células-alvo, o que provavelmente determina o tropismo celular do patógeno.

Febre do Vale do Rift (Flebovírus, RNA Vírus Envelopado). A patogênese e os mecanismos de lesão na febre do Vale do Rift são similares aos da doença de Wesselsbron, discutida na seção anterior.

Distúrbios dos Cães

Hepatite Infecciosa Canina (Infecção pelo Adenovírus Canino, Adenovírus Canino de Tipo 1, DNA Vírus Não Envelopado). O mecanismo de lesão na hepatite infecciosa canina é lise (citólise) das células epiteliais do fígado e dos rins e das células endoteliais de todos os sistemas orgânicos. Dentre as lesões macroscópicas, são observados focos branco-acinzentados distribuídos de forma aleatória (≈ 1 mm de diâmetro) de necrose miliar, assim como hiperemia e hemorragia da mucosa e da serosa e edema de múltiplos sistemas orgânicos, incluindo o fígado, os rins, os linfonodos, o timo, a serosa gástrica, o pâncreas e os tecidos subcutâneos (Fig. 8-79). O edema da parede da vesícula biliar é proeminente e provavelmente causado pela lesão das células endoteliais vasculares, que altera a permeabilidade. O aumento de volume das tonsilas, uma característica da doença, é provavelmente causado pela proliferação dos linfócitos, como parte da resposta imune inata e/ou adaptativa contra as células infectadas por vírus, por hiperplasia dos linfócitos não infectados em resposta aos mediadores inflamatórios ou recrutamento destas células de outros tecidos e órgãos linfoides.

Os cães entram em contato com o vírus em fômites de fluidos corpóreos, como saliva, urina ou fezes. O vírus entra no organismo através de ingestão e provável inalação e é aprisionado na camada de muco da mucosa oral e faríngea, especialmente das tonsilas. Não se sabe se e como o vírus penetra a camada de muco para acessar as células epiteliais da mucosa, os macrófagos de mucosa e/ou as células dendríticas. O vírus provavelmente infecta e se replica nos macrófagos de mucosa e nas células dendríticas que migram pela camada de muco e pela mucosa. É, então, disseminado localmente por estas células, através do tráfego de leucócitos, para a lâmina própria, a submucosa e a tonsila, onde infecta e se replica em outros macrófagos teciduais, linfócitos e células dendríticas e, daí, dissemina-se pelos vasos linfáticos até os linfonodos regionais e infecta células similares. A viremia livre de células foi também proposta como mecanismo de disseminação.

Embora este mecanismo não tenha sido comprovado, parece que o vírus pode ser deglutido e, através do peristaltismo, entra em contato com as células M e as infecta, se dissemina e infecta macrófagos, células dendríticas e linfócitos das placas de Peyer e, então, chega aos linfonodos mesentéricos regionais. Não se sabe como o vírus é capaz de escapar das ações de enzimas digestivas, ácidos biliares e outras moléculas que lisam microrganismos. A proteína do capsídeo viral denominada *proteína fibra* pode atuar como molécula de adesão, ligando-se aos receptores da célula-alvo, como os receptores de coxsackievírus-adenovírus ou integrinas.

Pela via inalatória ou digestiva de infecção e disseminação, em macrófagos infectados ou viremia livre de células, o vírus chega aos linfonodos regionais e, sistemicamente, infecta as células endoteliais e as células epiteliais contíguas de muitos sistemas orgânicos, incluindo o fígado, os rins, o baço e os pulmões. A infecção, replicação e liberação dos vírus nas células endoteliais e epiteliais provocam sua lise e subsequente necrose. A adesão do vírus ou de macrófagos infectados às células endoteliais é provavelmente facilitada por moléculas da cascata de adesão leucocitária (Capítulo 3). O vírus infecta e se replica em células endoteliais, provocando lesão e lise endotelial (necrose-vasculite). Dependendo da gravidade da lesão endotelial, a vasculite pode ser seguida por hemorragia e edema (maior permeabilidade vascular) e coagulação intravascular disseminada. A infecção das células epiteliais do fígado e do rim é provavelmente facilitada por interações ligante-receptor, embora nenhuma tenha sido identificada. A infecção e lise dos linfócitos nos tecidos linfoides e, provavelmente, na medula óssea, podem ser responsáveis pelo desenvolvimento de leucopenia logo no início da doença.

Sistema Respiratório, Mediastino e Pleura
Distúrbios dos Equinos

Influenza Equina (Ortomixovírus, RNA Vírus Envelopado). O mecanismo da lesão na influenza equina é a lise das células epiteliais da mucosa oral, nasal, faríngea e respiratória. Dentre as lesões macroscópicas, são observados hiperemia ativa, hemorragia, edema e necrose, que provocam erosões e úlceras mucosas geralmente recobertas por uma membrana mucofibrinosa.

Os equinos entram em contato com o vírus em fômites contendo fluidos corpóreos contaminados, através do contato direto com animais infectados. O vírus é inalado, depositado e aprisionado na camada de muco das mucosas da cavidade nasal e da cavidade faríngea e do componente de condução do sistema respiratório, através da turbulência centrífuga e inercial. O vírus deve penetrar a camada de muco para acessar as células epiteliais ciliadas (aparato mucociliar); no entanto, o muco contém receptores glicoproteicos que se ligam ao vírus e impedem sua adesão a estas células. Este mecanismo de defesa permite a remoção do vírus pelo aparato mucociliar e a fagocitose e morte por macrófagos da mucosa. Para compensar este mecanismo de defesa, o vírus expressa a neuraminidase viral, que destrói os receptores que mimetizam os receptores glicoproteicos virais no muco. No entanto, não se sabe como o vírus penetra a camada de muco para chegar às células epiteliais da mucosa. Quando o vírus entra em contato com estas células, as glicoproteínas hemaglutinina e a neuraminidase do envelope viral se ligam a receptores das membranas das células-alvo, compostos por sialiloligossacarídeos. Tal interação ligante-receptor permite a adesão e a entrada do vírus nas células epiteliais ciliadas. A estrutural geral dos receptores de sialiloligossacarídeo determina, em parte, a especificidade celular e interespecífica. A princípio, antes que a lise afete a função celular, o aparato mucociliar dissemina o vírus a outras células-alvo. Este mecanismo de disseminação passa a ser menos eficaz quando o vírus mata as células epiteliais ciliadas e não ciliadas da mucosa e a continuidade fisiológica do aparato mucociliar é destruída. Parece também que o vírus pode se disseminar pelos vasos linfáticos até os linfonodos regionais via viremia livre de células ou tráfego de leucócitos e infectar linfócitos e macrófagos. É provável que a lise das células linfoides (imunossupressão) e das células epiteliais ciliadas e a destruição do aparato mucociliar torne os equinos mais suscetíveis a doenças bacterianas secundárias do sistema respiratório. A hemaglutinina (HA) e a neuraminidase (NA) são glicoproteínas de superfície dos RNA vírus que são muito importantes em sua patogênese em todas as espécies animais. O reagrupamento (desvio antigênico) do genoma RNA segmentado geralmente envolve genes de HA e NA, que são os dois fatores de virulência mais associados às epidemias e pandemias de influenza em seres humanos. A hemaglutinina participa de interações entre ligantes e receptores que permitem a adesão e a entrada do vírus em populações específicas de células-alvo, enquanto a neuraminidase participa da eliminação dos vírus das células infectadas.

Um grave surto de influenza equina ocorreu em 2007, na Austrália. Um grupo de equinos que entrou no país para uma exposição carregava uma cepa de vírus da influenza que era geneticamente diferente (deriva e/ou desvio antigênico) das cepas presentes nos equinos locais; assim, os equinos residentes tinham imunidade inata ou adaptativa nula ou limitada a esta cepa de vírus. Além disso, a deriva e/ou o desvio antigênico com vírus heterólogos da influenza, incluindo o vírus da influenza equina, parecem ser um mecanismo subjacente responsável pelos surtos de doença respiratória grave em Greyhounds de corrida e Foxhounds ingleses. Experimentalmente, foi demonstrado que o epitélio respiratório canino e equino expressa sialiloligossacarídeos semelhantes. Este achado sugere que os receptores reconhecidos pelo vírus da influenza equina são expressos por células epiteliais do sistema respiratório de cães; ainda assim, é possível que existam sutis diferenças na especificidade destes receptores.

Rinopneumonia Viral Equina (Herpesvírus Equino, Alfa-herpesvírus, DNA Vírus Envelopado). A patogênese e os mecanismos da lesão na rinopneumonia viral equina são similares aos da rinotraqueíte infecciosa bovina; veja Doenças Virais dos Sistemas Orgânicos; Sistema Respiratório, Mediastino e Pleura; Distúrbios dos Ruminantes (Bovinos, Ovinos e Caprinos); Rinotraqueíte Infecciosa Bovina (Herpesvírus Bovino, Alfa-herpesvírus, DNA Vírus Envelopado).

Arterite Viral Equina (Arterivírus, RNA Vírus Envelopado). Uma vez que alguns sinais clínicos da doença causada pelo vírus da arterite viral equina são decorrentes de alterações no sistema respiratório, esta enfermidade era considerada uma doença respiratória. Porém, as células-alvo primárias no pulmão são células endoteliais e, assim, esta doença é discutida na seção Doenças Virais dos Sistemas Orgânicos, Sistema Cardiovascular e Vasos Linfáticos, Distúrbios dos Equinos, Arterite Viral Equina (Arterivírus, RNA Vírus Envelopado).

Distúrbios dos Ruminantes (Bovinos, Ovinos e Caprinos)

Rinotraqueíte Infecciosa Bovina (Herpesvírus Bovino, Alfa-herpesvírus, DNA Vírus Envelopado). O herpesvírus bovino tem como alvos as células do sistema respiratório, mas também podem infectar células do sistema nervoso (ver Doenças Virais dos Sistemas Orgânicos, Sistema Nervoso, Distúrbios dos Ruminantes (Bovinos, Ovinos e Caprinos), Meningoencefalite por Herpesvírus Bovino [Herpesvírus Bovino 5: Alfa-herpesvírus, DNA Vírus Envelopados]). O mecanismo da lesão na rinotraqueíte infecciosa bovina no sistema respiratório é a lise de células não ciliadas e ciliadas (aparato mucociliar) da mucosa oral, nasal, faríngea e respiratória. As lesões macroscópicas incluem hiperemia ativa, hemorragia, edema e necrose, provocando grandes áreas de erosões e úlceras mucosas, geralmente recobertas por uma membrana fibrinosa (Fig. 9-22).

Os bovinos entram em contato com o herpesvírus bovino em fômites contendo fluidos corpóreos contaminados com vírus, através do contato direto com animais infectados. O vírus pode ser (1) inalado ou ingerido, depositado e aprisionado na camada de muco das mucosas orais, nasais e faríngeas; (2) inalado, depositado e aprisionado na camada de muco da mucosa do componente de condução do sistema respiratório, pela turbulência centrífuga e inercial; ou (3) depositado na mucosa conjuntiva. Não se sabe se e como vírus penetra as camadas de muco destas mucosas para chegar às células epiteliais ou se os macrófagos de mucosa e/ou células dendríticas participam do tráfego do vírus às células-alvo. As glicoproteínas B, C e D do envelope viral são usadas na adesão e entrada do vírus em diversas células-alvo, através da interação com uma gama geral de receptores de glicosaminoglicana, como o mediador de entrada do herpesvírus A, as nectinas 1 e 2 (proteínas de entrada do herpesvírus C e B) e o 3-O-sulfatado heparan sulfato, mais comumente expressos por células epiteliais da mucosa e também pelas terminações nervosas sensoriais que inervam a mucosa. Estes receptores são expressos em um padrão polarizado, sendo encontrados apenas nas superfícies apicais e laterais das células epiteliais da mucosa, acima dos complexos juncionais; portanto, a inalação do vírus dá ótimas oportunidades de interações com os receptores adequados. O vírus infecta as células epiteliais ciliadas e não ciliadas da mucosa, completa seu ciclo de replicação nestas células, brota das membranas celulares e nucleares e, por lise celular ou brotamento das membranas, é liberado das células infectadas nas mucosas para infectar outras células ou ser disseminado por fômites no ambiente. O mecanismo de lise celular não foi esclarecido; porém, (1) o brotamento pelas membranas nucleares e celulares pode ser suficiente para, por fim, causar a lise da célula e (2) os produtos de genes virais "líticos" transcritos e traduzidos no final do ciclo de replicação também pode causar lise celular.

O herpesvírus bovino pode também entrar nas terminações nervosas sensoriais do nervo trigêmio e do nervo olfatório na mucosa respiratória. A seguir, o vírus se dissemina pelo transporte retrógrado por axônios nestes nervos e atinge outros neurônios no SNC. Os neurônios são reservatórios, onde a infecção viral é latente. Além disso, uma vez que os neurônios não expressam moléculas de MHC de classe II e têm baixas concentrações de moléculas de MHC de classe I, é menos provável, mesmo em caso de infecção pelo vírus, que estas células sejam reconhecidas por linfócitos T citotóxicos e auxiliares, macrófagos em trânsito pelo sistema nervoso e células residentes da micróglia. Durante a latência, os genomas virais ficam no núcleo dos neurônios infectados, mas não há síntese de proteínas virais (antígenos). Com a ativação, o vírus reestabelece seu ciclo de replicação e, por meio dos mecanismos de transporte axonal, volta às terminações nervosas das membranas mucosas, são liberados e podem infectar as células epiteliais adjacentes da mucosa e transmitir a doença. O herpesvírus bovino produz proteínas que (1) interrompem a síntese de interferon, (2) bloqueiam o reconhecimento das células infectadas por vírus por linfócitos T citolíticos e (3) bloqueiam o *homing* de linfócitos T ativados pelas células infectadas por vírus. O vírus pode também infectar linfócitos T auxiliar, induzindo altos níveis de apoptose nesta população celular, o que resulta em supressão da resposta imune adaptativa. É provável que a combinação destes mecanismos imunossupressores e a destruição do aparato mucociliar pela lise das células epiteliais ciliadas infectadas por vírus da mucosa torne os animais acometidos mais suscetíveis a muitas doenças bacterianas secundárias do sistema respiratório, como a pasteurelose ou mannheimiose, que são observadas após surtos de rinotraqueíte infecciosa bovina.

Pneumonia por Vírus Sincicial Respiratório Bovino (Pneumovírus, RNA Vírus Envelopado). O mecanismo da lesão na pneumonia provocada pelo vírus sincicial respiratório bovino é a disfunção e lise das células da mucosa respiratória, incluindo as células ciliadas do sistema de condução e os pneumócitos alveolares de tipo II do componente de troca de O_2-CO_2, provocadas pela infecção e pela inflamação aguda e seus mediadores e enzimas de degradação. Dentre as lesões macroscópicas, são observados hiperemia ativa, edema intersticial e inflamação (bronquiolite proliferativa e exsudativa) e enfisema subpleural e intersticial. As células sinciciais com corpos intracitoplasmáticos de inclusão são encontradas nas lesões microscópicas (Fig. 9-83).

Os bovinos entram em contato com o vírus sincicial respiratório bovino em fômites de fluidos corpóreos contaminados, pelo contato direto com animais infectados. O vírus é inalado, depositado e aprisionado na camada de muco da mucosa do componente de condução do sistema respiratório pela turbulência centrífuga e inercial, mas não se sabe se e como o vírus penetra tal camada e acessa as células epiteliais ou ainda se macrófagos de mucosa e/ou células dendríticas são envolvidos. O vírus infecta e se replica em todas as células epiteliais; no entanto, as células ciliadas são as células-alvo primárias. Quando o vírus entra em contato com as células ciliadas, se liga aos receptores de glicosaminoglicana da membrana por domínios de ligação de heparina da glicoproteína G do envelope (proteína de adesão) e adentra as células por meio da glicoproteína F de envelope (proteína de fusão). A proteína de fusão também parece induzir a formação de células sinciciais, a forma pela qual as células infectadas com vírus são capazes de interagir com as células não infectadas e a disseminação do vírus pelas células. Foi também demonstrado que o vírus pode infectar e se replicar em células dendríticas e macrófagos alveolares e provocar a síntese de interferons e interleucinas. A infecção de todos os tipos celulares anteriormente mencionados parece induzir a cascata de quimiocinas e citocinas pró-inflamatórias, que recrutam neutrófilos, linfócitos e macrófagos e provocam lesão celular e tecidual (inflamação). Além disso, TLR3 e TLR4 podem iniciar esta cascata. Em experimentos com culturas celulares, o vírus parece provocar pouca ou nenhuma lesão nas células epiteliais ciliadas, sugerindo que as alterações podem ser resultantes, em parte, de mecanismos de defesa do hospedeiro, como aqueles modulados pelas respostas imunes inatas e adaptativas. O vírus sincicial respiratório bovino é parte do complexo respiratório bovino (febre do transporte) (ver a seção Doenças Bacterianas dos Sistemas Orgânicos; Sistema Respiratório, Mediastino e Pleura; Distúrbios dos Ruminantes (Bovinos, Ovinos e Caprinos); Complexo Respiratório Bovino). Este complexo é cronologicamente caracterizado por (1) fatores ambientais ou de manejo que provocam estresse e suprimem os mecanismos protetores do sistema respiratório, como a produção de muco protetor, (2) uma infecção viral primária que danifica os mecanismos estruturais de proteção, como o aparato mucociliar e (3) uma infecção bacteriana secundária, que causa inflamação grave, geralmente acompanhada por exsudação com fibrina.

Influenza Bovina (Ortomixovírus, RNA Vírus Envelopado). A patogênese e os mecanismos de lesão na influenza bovina são similares aos da influenza equina (ver a seção Doenças Virais dos Sistemas Orgânicos; Sistema Respiratório, Mediastino e Pleura; Distúrbios dos Equinos; Influenza Equina [Ortomixovírus, RNA Vírus Envelopado]).

Pneumonia Progressiva Ovina, (Maedi; Vírus Maedi-Visna [Lentivírus Ovino], RNA Vírus Envelopado). O mecanismo da lesão na pneumonia progressiva ovina é a disfunção e lise das células do sistema respiratório, causada pela infecção com vírus e pela inflamação granulomatosa intersticial crônica ativa e seus mediadores e enzimas de degradação. O lentivírus ovino infecta, de forma persistente, as células precursoras de monócitos, os monócitos sistêmicos, os macrófagos alveolares e teciduais e as células dendríticas. Dentre as lesões macroscópicas, observa-se aumento de volume dos lobos pulmonares, que são densos, consistência elástica e uniformemente acometidos e apresentam coloração amarela-acinzentada a azul-acinzentada (Figs. 9-75 e 9-92). As superfícies de corte apresentam protrusão e elasticidade, mas não edema ou exsudação, embora possa haver excesso de muco nas vias aéreas.

Ovinos provavelmente entram em contato com o vírus em fômites de fluidos respiratórios, através do contato direto com animais infectados. No fluido, o vírus pode ser livre ou estar no interior de macrófagos alveolares. No entanto, qualquer condição que facilite a transferência mecânica do sangue infectado para o sistema circulatório ou as mucosas de animais não infectados pode também disseminar o vírus. O patógeno é inalado, depositado e aprisionado na camada de muco da mucosa do componente de condução do sistema respiratório, pela turbulência centrífuga e inercial. O vírus livre inalado é provavelmente fagocitado por macrófagos alveolares da camada de muco, enquanto os vírus inalados em macrófagos são liberados por exocitose ou lise das células pelo patógeno ou pelas células do sistema imune do animal. Após estes processos, o vírus livre é fagocitado por macrófagos alveolares na camada de muco. Então, estas células migram para os tecidos linfoides locais (BALT) e liberam o vírus por exocitose ou

lise celular; a seguir, os vírus infectam macrófagos imaturos. Estes se disseminam por meio do tráfego leucocitário, pelos vasos linfáticos aferentes, até os linfonodos regionais, onde mais macrófagos são infectados e, então, sistemicamente, o vírus chega a todos os sistemas orgânicos, incluindo a medula óssea.

Na medula óssea, o vírus infecta células precursoras imaturas de monócitos (monoblastos ou pró-monócitos e, provavelmente, células similares no baço e nos linfonodos), onde pequenos números de células precursoras infectadas atuam como reservatórios biológicos para a distribuição (via sistema circulatório e linfático) de monócitos infectados pelo vírus de volta para o sangue. Os monócitos infectados migram pelo sistema circulatório até os tecidos, onde entram na ECM, amadurecem em macrófagos teciduais e liberam o vírus para a infecção de macrófagos teciduais residentes, como os macrófagos alveolares. O vírus provavelmente utiliza glicoproteínas do envelope em sua adesão, ligação e fusão aos macrófagos alveolares e outras células-alvo que expressam os receptores A ou B do lentivírus de pequenos ruminantes ou algum outro receptor de membrana. Todas as células infectadas por vírus são permanentemente infectadas (infecção persistente), já que o vírus insere seu genoma no DNA cromossômico das células-alvo.

A capacidade de replicação viral na célula é diretamente relacionada com a maturidade da célula com infecção persistente. Na medula óssea, o vírus é integrado aos precursores de monócitos (monoblastos ou pró-monócitos) e infecta de forma persistente um diminuto número destas células. Porém, o vírus não é capaz de se replicar nestes precursores de monócitos. Conforme estas células se diferenciam em monócitos, migram para os tecidos e sistemas orgânicos que utilizam os serviços do sistema monocítico-macrofágico, e, então, se diferenciam em macrófagos. Os monócitos infectados do sangue periférico não conseguem produzir o vírus. No entanto, quando os monócitos infectados amadurecem e se diferenciam em macrófagos nos tecidos, o vírus é capaz de se replicar nestas células, produzindo proteínas virais e quimiocinas e citocinas pró-inflamatórias que iniciam e mantêm a inflamação; além disso, estas células liberam o vírus na ECM. Estes vírus podem, agora, infectar e ativar outros macrófagos teciduais suscetíveis, como os macrófagos alveolares, e tal interação inicia e mantém o processo inflamatório granulomatoso ativo crônico.

A resposta inflamatória granulomatosa crônica ativa, tão característica da pneumonia progressiva ovina, é um processo recorrente associado à vida média dos macrófagos teciduais, normalmente de 6 a 16 dias, mas que pode ser menor devido ao ciclo de replicação viral. Quando os macrófagos teciduais morrem devido à infecção viral, o vírus e as proteínas virais são liberados na ECM, iniciam a inflamação e recrutam outros macrófagos do local para fagocitose de vírus livres. Este processo cíclico cria e mantém uma resposta inflamatória extensa nos tecidos afetados. Com o recrutamento de macrófagos teciduais imaturos na ECM, novos monócitos infectados com o vírus chegam à medula óssea, se diferenciam em macrófagos teciduais e, após a replicação, o vírus é eliminado na ECM para infectar estes macrófagos teciduais imaturos, o que, consequentemente, mantém o vírus e a resposta inflamatória contra o patógeno. Além disso, o vírus no interior destes monócitos recém-chegados pode sofrer variação genética (deriva/desvio antigênico [reagrupamento]) na medula óssea. Uma vez que os animais acometidos têm imunidade inata ou adaptativa nula ou limitada a esta "nova" cepa viral, o processo inflamatório começa de novo. Os monócitos infectados trafegam por todos os tecidos e sistemas orgânicos do corpo; no entanto, a inflamação crônica ativa é apenas observada em determinados tecidos. Parece que a seletividade e a especificidade ao pulmão, cérebro, glândula mamária e sinóvia ocorrem em tecidos onde os macrófagos são permissivos à integração genômica. As células de Kupffer do fígado não são permissivas e não permitem a transcrição do RNA viral; assim, não há desenvolvimento de lesões hepáticas. Com base neste mecanismo, o acometimento do pulmão (maedi) e do cérebro (visna) deve ocorrer nos mesmos ovinos, ao mesmo tempo; no entanto, isto não é comum. O mecanismo que gera este resultado é desconhecido.

A pneumonia intersticial é causada por macrófagos alveolares infectados por vírus que expressam altas concentrações da quimiocina pró-inflamatória IL-8, que recruta células inflamatórias (não infectadas) para o pulmão. Estes linfócitos, plasmócitos, macrófagos e neutrófilos recrutados e não infectados produzem outras citocinas pró-inflamatórias capazes de manter a inflamação e propagar a pneumonia intersticial. Assim, um pequeno número de macrófagos alveolares infectados por vírus, que respondem a estas moléculas através de receptores específicos nas membranas celulares, utiliza as cascatas da membrana, citoplasmático e dos sistemas de mensageiros nucleares para controlar e manter a grande resposta inflamatória. Além disso, vários estudos sugerem que as lesões da pneumonia progressiva ovina são, em parte, imunemediadas, e que linfócitos T citotóxicos podem ser importantes células efetoras. Os macrófagos infectados por vírus apresentam antígenos virais aos linfócitos T e tais células, quando ativadas, liberam citocinas, que provocam a diferenciação de monócitos em macrófagos e o recrutamento de outras células inflamatórias. Os mecanismos de defesa do hospedeiro não são capazes de eliminar a infecção viral, já que (1) o genoma viral passa a ser parte do genoma da célula-alvo, (2) a infecção viral das células do sistema monócito-macrófago altera o funcionamento destas células, fazendo com que a resposta imune adaptativa seja ineficaz (Capítulos 3 e 5) e (3) o vírus parental pode modificar sua progênie por meio de ciclos repetidos de recombinação genética (variação genética), de modo que os novos vírus são capazes de escapar da resposta imune adaptativa (infecção cíclica [recorrente]).

Pneumonia Caprina (Vírus da Artrite-Encefalite Caprina, RNA Vírus Envelopado). A patogênese e o mecanismo de lesão na pneumonia caprina são similares aos da pneumonia progressiva ovina (ver as seções Doenças Virais dos Sistemas Orgânicos; Sistema Respiratório, Mediastino e Pleura; Distúrbios dos Ruminantes [Bovinos, Ovinos e Caprinos], Pneumonia Progressiva Ovina [Maedi; Vírus Maedi-Visna (Lentivírus Ovino), RNA Vírus Envelopado]) e Encefalite Caprina (ver Doenças Virais dos Sistemas Orgânicos, Sistema nervoso, Distúrbios dos Ruminantes [Bovinos, Ovinos e Caprinos], Encefalite Caprina [Vírus da Encefalite-Artrite Caprina, RNA Vírus Envelopado]).

Distúrbios dos Suínos

Síndrome Reprodutiva e Respiratória Suína (Doença Misteriosa dos Suínos; Vírus PRRS [PRRSV], Arterivírus, RNA Vírus Envelopado). O mecanismo da lesão na síndrome reprodutiva e respiratória suína (PRRS) é a lise de todas as populações celulares do pulmão e dos linfonodos regionais associados secundariamente à inflamação aguda (pneumonia intersticial) e seus mediadores e enzimas de degradação. As lesões macroscópicas incluem lóbulos pulmonares distribuídos aleatoriamente por todos os lobos pulmonares, que apresentam consistência firme (consolidação) e coloração bege a marrom-avermelhada com edema septal. Os linfonodos, principalmente aqueles que drenam os pulmões, apresentam aumento de volume, consistência firme e edema; suas superfícies de corte têm coloração branca a bege e se protruem. Estas lesões podem, em parte, ser atribuídas à infecção secundária por uma bactéria, como *P. multocida*.

A síndrome reprodutiva e respiratória suína ocorre em dois estágios sequenciais: um agudo e, a seguir, um persistente (ou seja, infecção persistente). No estágio agudo, os suínos entram em contato com o vírus em fômites de fluidos corpóreos por meio do contato direto com animais infectados. O vírus é inalado, depositado e aprisionado na camada de muco da mucosa do sistema respiratório de condução e seus componentes de troca de O_2-CO_2, por meio da turbulência centrífuga e inercial. Os macrófagos alveolares pulmonares provavelmente fagocitam o vírus na camada de muco e, então, o disseminam pelo tráfego leucocitário até o BALT, os macrófagos alveolares dos septos pulmonares, os pneumócitos dos alvéolos e as células epiteliais dos bronquíolos, onde há infecção e replicação, além do desenvolvimento de inflamação aguda (pneumonia intersticial e alveolite aguda). Neste contexto, o vírus parece ser capaz de escapar de ser morto por estas células. Os possíveis mecanismos são discutidos a seguir. Ao mesmo tempo, os macrófagos infectados pelo vírus migram pelos vasos linfáticos aferentes até os linfonodos regionais (traqueobrônquicos) e infectam macrófagos e linfócitos. Foi também sugerido, mas não comprovado, que as células dendríticas podem ser infectadas e disseminar o vírus. A infecção viral causa (1) hipertrofia e hiperplasia de macrófagos e linfócitos, levando ao aumento de volume dos linfonodos; (2) produção de citocinas pró-inflamatórias, que provocam a lise das células infectadas, liberando o vírus na ECM adjacente para manutenção da infecção, o que causa inflamação aguda e edema; e (3) início de uma resposta imune adaptativa. A disseminação a outros sistemas orgânicos (talvez até o sistema reprodutivo) ocorre neste estágio, mas não se sabe se a disseminação é livre de células ou associada a células, como macrófagos (este último caso parece o mais provável). Nestes sistemas orgânicos, o vírus também infecta as células do sistema monócito-macrófago.

No estágio persistente, o vírus, através do tráfego leucocitário, estabelece reservatórios nos tecidos, como a tonsila, o baço, os linfonodos e o pulmão, e nas células do sistema monócito-macrófago, como os macrófagos alveolares. Em parte, a infecção de células do sistema monócito-macrófago é provavelmente determinada por interações entre ligantes e receptores e pode estar relacionada com a presença de sialoadesina, um receptor glicoproteico específico a macrófagos e expresso nas células da linhagem monócito-macrófago, e também do receptor *scavenger* CD163 e de receptores de heparan sulfato. Como um vírus envelopado, o PRRSV escapa das células sem causar sua lise, mas os macrófagos alveolares infectados liberam citocinas pró-inflamatórias, o que causa inflamação aguda e o recrutamento de outras células inflamatórias, seguida pela lise celular atribuída a mediadores e enzimas de degradação da resposta inflamatória. Assim, os alvéolos são preenchidos por neutrófilos, *debris* celulares necróticos originários da morte de células pelas atividades de degradação das enzimas de células inflamatórias e edema. A inflamação aguda também pode causar lesão limitada no aparato mucociliar, aumentando a chance de desenvolvimento de pneumonia bacteriana secundária causada por bactérias como *Pasteurella* ou *Mannheimia*.

Parece que o PRRSV, talvez por efeitos mediados por proteínas do nucleocapsídeo, tem atividades supressoras e estimuladoras sobre as células que infecta no sistema imune. Por outro lado, é capaz de alterar as funções do sistema imune inato e adaptativo, especificamente de células do sistema monócito-macrófago, por suprimir a capacidade destas células de (1) matar as células infectadas por vírus, (2) fagocitar e matar os vírus e apresentar seus antígenos às células efetoras, (3) estimular outras células efetoras e (4) secretar citocinas, como IFN-α e TNF-α, que são necessárias ao estabelecimento de uma resposta imune eficaz. O vírus também parece ser capaz de modular e/ou minimizar os efeitos do interferon nas células imunológicas ativadas para ação contra o patógeno e as células infectadas. Por outro lado, durante a fase aguda da infecção, o vírus é capaz de estimular as células para aumento significativo da produção de IL-10 pelas células infectadas. Esta citocina é imunossupressora e interage com uma ampla gama de células imunológicas, incluindo as do sistema monócito-macrófago e os linfócitos, o que inibe a imunidade inata e adaptativa, principalmente as respostas imunes mediadas por células.

Influenza Suína (Ortomixovírus, RNA Vírus Envelopado). A patogênese e os mecanismos da lesão na influenza suína são similares aos da influenza equina (ver a seção Doenças Virais dos Sistemas Orgânicos; Sistema Respiratório, Mediastino e Pleura; Distúrbios dos Equinos; Influenza Equina [Ortomixovírus, RNA Vírus Envelopado]).

Rinite por Corpos de Inclusão – Infecção pelo Citomegalovírus Suíno (Herpesvírus-Citomegalovírus, DNA Vírus Envelopado). A patogênese da infecção pelo citomegalovírus suíno não foi suficientemente estudada para que a sequência cronológica de eventos característica da doença possa ser discutida com base em evidências. É provável que o mecanismo da lesão seja a disfunção e lise das células epiteliais da mucosa nasal e respiratória, provocadas pela infecção, especialmente das células epiteliais que formam as glândulas de muco da cavidade nasal, e pela inflamação aguda e seus mediadores e enzimas de degradação. Dentre as lesões macroscópicas, podem ser observadas hiperemia ativa e hemorragia, congestão e exsudato mucopurulento que reveste as superfícies mucosas do septo e dos turbinatos nasais.

Os suínos entram em contato com o citomegalovírus suíno em fômites de fluidos corpóreos contaminados, pelo contato direto com animais infectados. O vírus é inalado, depositado e aprisionado na camada de muco da mucosa do componente de condução do sistema respiratório, pela turbulência centrífuga e inercial, mas não se sabe se e como o vírus penetra tal camada para acessar as células epiteliais ou ainda se macrófagos e/ou células dendríticas da mucosa estão envolvidos. Assim, parece que o vírus encontra as células epiteliais que formam as glândulas mucosas por contato direto do vírus com as superfícies apicais destas células ou através dos macrófagos associados à mucosa (ou células dendríticas) que carreiam o vírus até estas células. A conjuntiva pode também ser uma fonte de vírus, que mais tarde infectam os turbinatos e o septo nasal através do ducto lacrimal. As glicoproteínas de adesão e fusão, presentes no envelope viral, e os receptores de proteínas da membrana celular provavelmente participam da infecção, replicação e disseminação do vírus a outras células e tecidos. Não se sabe como o vírus se dissemina sistemicamente da cavidade nasal aos demais sistemas orgânicos; no entanto, em outros modelos animais e em seres humanos, o tráfego de leucócitos e as células do sistema monócito-macrófago participam da disseminação de vírus similares. Além disso, o vírus parece ser capaz de persistir em células do sistema monócito-macrófago; infectar as células endoteliais, o que provoca lise e hemorragia; e infectar e danificar as células precursoras de hemácias na medula óssea, o que causa anemia neonatal.

Distúrbios dos Cães

Complexo Respiratório Infeccioso Canino. O complexo respiratório infeccioso canino é uma doença onde há lesão primária do componente de condução do sistema respiratório causada por um vírus, o que aumenta a suscetibilidade à infecção por outras bactérias, como *B. bronchiseptica*. Veja mais detalhes na próxima seção.

Traqueobronquite Infecciosa Canina (Tosse dos Canis; Vírus da Parainfluenza Canina, RNA Vírus Envelopado). A traqueobronquite infecciosa canina é uma doença onde há lesão primária causada pelo vírus da parainfluenza canina, o que aumenta a suscetibilidade à infecção secundária por *B. bronchiseptica* (ou outras bactérias). Outros vírus (adenovírus canino de tipo 2, coronavírus respiratório canino, reovírus, herpesvírus canino, vírus da cinomose) e outras bactérias (*Mycoplasma* spp., *Streptococcus equi* subsp. *zooepidemicus*) foram implicadas na traqueobronquite infecciosa canina; assim, a expressão *complexo respiratório infeccioso canino* foi usada para categorizar esta patogênese multifatorial. O mecanismo da lesão é a disfunção e lise das células epiteliais ciliadas do aparato mucociliar, a princípio induzidas por citólise e, secundariamente, pela inflamação aguda (bronquite/bronquiolite) e seus mediadores e enzimas de degradação. Dentre as lesões macroscópicas, são observados hiperemia ativa e granularidade (necrose) da mucosa respiratória e inflamação concomitante da mucosa e da submucosa (Fig. 9-101).

Os cães entram em contato com o vírus da parainfluenza em fômites de fluidos oronasofaríngeos, através do contato direto com cães infectados. O vírus é inalado, depositado e aprisionado na camada de muco da mucosa do componente de condução do sistema respiratório, através da turbulência centrífuga e inercial, mas não se sabe se e como o vírus penetra tal camada para acessar as células epiteliais ou se este processo conta com a participação de macrófagos e/ou células dendríticas da mucosa. O vírus infecta e se replica em todas as células epiteliais; no entanto, as células ciliadas da mucosa são as células-alvo primárias. Parece que o vírus adere a estas células e as invade por meio de glicoproteínas virais de adesão (glicoproteínas HN e F), que se ligam aos receptores de ácido siálico nas superfícies apicais e laterais das células do epitélio ciliado. A infecção viral causa disfunção do aparato mucociliar. Assim, as células epiteliais ciliadas ou não e danificadas ou normais são mais suscetíveis à infecção secundária por bactérias, em especial *B. bronchiseptica*, uma vez que a bactéria não é completamente removida pela depuração mucociliar do componente de condução do sistema respiratório.

A *B. bronchiseptica* é inalada, depositada e aprisionada na camada de muco da mucosa do componente de condução do sistema respiratório, pela turbulência centrífuga e inercial. A bactéria coloniza o epitélio ciliado usando adesinas fímbrias e não fímbrias, como a hemaglutinina filamentosa e a pertactina. Não se sabe se e como a bactéria penetra a camada de muco para acessar as células epiteliais ou se há participação de macrófagos e/ou células dendríticas da mucosa neste processo. Após a colonização das células ciliadas, a *B. bronchiseptica* libera exotoxinas, como a adenilato ciclase-hemolisina e a DNT, e endotoxinas, que danificam ainda mais o aparato mucociliar, permitindo a colonização bacteriana da mucosa destes novos locais. Isto, e principalmente a disfunção do aparato mucociliar, contribuem para a "sedimentação dependente" por gravidade das bactérias nos brônquios de lobos pulmonares dependentes, provocando broncopneumonia secundária. Este dano provoca uma resposta inflamatória aguda que lesiona ainda mais as mucosas de todo o pulmão. As toxinas de *B. bronchiseptica* podem também interromper a fagocitose e/ou a morte de bactérias por macrófagos alveolares e neutrófilos e suprimem as respostas imunológicas celulares e humorais. A bactéria pode também invadir as células epiteliais, evadir os mecanismos imunológicos de defesa e estabelecer uma infecção persistente.

Cinomose (Morbilivírus, RNA Vírus Envelopado). A patogênese e os mecanismos da lesão do sistema respiratório na cinomose são discutidos na seção Doenças Virais dos Sistemas Orgânicos, Sistema Nervoso, Distúrbios dos Cães, Cinomose (Morbilivírus, RNA Vírus Envelopado).

Influenza Canina (Ortomixovírus, RNA Vírus Envelopado). A patogênese e os mecanismos da lesão na influenza canina são similares aos da influenza equina (ver a seção Doenças Virais dos Sistemas Orgânicos; Sistema Respiratório, Mediastino e Pleura; Distúrbios dos Equinos; Influenza Equina [Ortomixovírus, RNA Vírus Envelopado]).

O vírus da influenza canina (H3N8) foi diagnosticado pela primeira vez em Greyhounds de corrida em janeiro de 2004, em uma pista da Flórida, nos Estados Unidos e, a seguir, o vírus se disseminou aos outros 11 estados daquele país que possuem pistas de corrida de cães. O vírus da influenza canina (H3N8) parece ser resultante da mutação do genoma viral (deriva/desvio antigênico) do vírus da influenza equina (H3N8). Recentemente, um surto de influenza canina ocorreu entre o inverno e a primavera de 2015 no norte de Illinois e nos estados do meio-oeste dos Estados Unidos. O vírus subsequentemente se disseminou à Nova Inglaterra e outras áreas. Este surto foi causado por um vírus da influenza canina H3N2, a princípio limitado à Coreia, à China e à Tailândia.

Quando uma nova cepa viral, como o vírus da influenza canina H3N8, surge por recombinação, seleção natural ou deriva/desvio antigênico dos genes do vírus, como aqueles do vírus da influenza equina H3N8, os cães infectados são expostos a diversas novas proteínas virais. Muitas destas proteínas se comportam como "novos" fatores de virulência, que aumentam a patogenicidade do vírus e, assim, a capacidade de causar doença. Outras proteínas atuam somente como imunógenos exclusivos ao vírus da influenza. Em caso de desenvolvimento de uma nova cepa do vírus, os cães têm imunidade inata limitada e nenhuma resposta imune adquirida para usar como mecanismos de defesa. Porém, se o cão recebeu a vacina baseada na cepa H3N8, a resposta imune pode conferir certa proteção cruzada contra uma cepa recém-introduzida, como o vírus da influenza canina H3N2.

Distúrbios dos Gatos

Complexo Respiratório Felino. O complexo respiratório felino é uma síndrome causada pelo vírus da rinotraqueíte felina e pelo calicivírus felino, que agem ao mesmo tempo e de forma sinérgica para causar a doença. O mecanismo da lesão é a disfunção e lise das células epiteliais ciliadas do aparato mucociliar, principalmente pela citólise induzida pelo vírus e, de forma secundária, pela inflamação aguda (bronquite/bronquiolite) e seus mediadores e enzimas de degradação. A patogênese e os mecanismos de lesão de cada vírus são discutidos nas próximas duas seções.

Rinotraqueíte Viral Felina (Herpesvírus Felino, Alfa-herpesvírus, DNA Vírus Envelopado). A patogênese e os mecanismos da lesão na rinotraqueíte viral felina são similares aos da rinotraqueíte infecciosa bovina e da rinopneumonia viral equina, anteriormente discutidas. Além disso, o vírus também infecta macrófagos de mucosa, se dissemina e infecta células similares nos linfonodos regionais e, então, por tráfego de leucócitos ou viremia livre de células, infecta ossos, olhos e pulmões, provocando a lise de osteoblastos e osteócitos dos turbinatos, necrose das células epiteliais da conjuntiva e da córnea e necrose dos macrófagos alveolares, respectivamente. A glicoproteína G do envelope viral adere e se liga aos receptores de quimiocinas das células-alvo.

Calicivírus Felino (Calicivírus, RNA Vírus Não Envelopado). A patogênese e os mecanismos de lesão na infecção pelo calicivírus felino são similares aos da rinotraqueíte viral felina, da rinotraqueíte infecciosa bovina e da rinopneumonia viral equina, anteriormente discutidas. Embora o mecanismo da lesão provavelmente seja a necrose e lise celular, estudos experimentais sugeriram que a síntese de caspases pode ser induzida nas células infectadas por vírus, resultando em sua apoptose. O vírus infecta e se replica nas células epiteliais da mucosa e, provavelmente, nos macrófagos de mucosa e, então, se dissemina pelos vasos linfáticos até os linfonodos regionais via tráfego de leucócitos (ou viremia livre de células) para infectar outros linfócitos e macrófagos. Estas células, então, disseminam o vírus sistemicamente, que infecta macrófagos sinoviais e alveolares, provocando sinovite e, provavelmente, pneumonia intersticial, respectivamente. É possível que as interações ligante-receptor estejam envolvidas no tropismo a tipos celulares específicos. Não se sabe se a pneumonia intersticial (1) é causada por inalação e infecção das membranas apicais das células epiteliais da mucosa e dos macrófagos alveolares das mucosas de condução e do componente de troca de O_2-CO_2 do sistema respiratório, (2) é resultante do tráfego de leucócitos dos linfócitos, macrófagos e monócitos infectados por vírus até o pulmão, após a infecção e amplificação da doença em linfonodos regionais e sistêmicos e órgãos linfoides ou (3) pode ser atribuída à combinação de ambos os mecanismos.

A síndrome denominada *infecção sistêmica pelo calicivírus felino virulento* foi clinicamente caracterizada. Além do tropismo por células epiteliais, esta cepa virulenta adquiriu tropismo para as células endoteliais. Esta síndrome provoca lesão vascular sistêmica, microtrombose e coagulação intravascular disseminada, causando falência múltipla de órgãos. Esta alteração da patogenicidade viral provavelmente se deve à recombinação de genes do capsídeo viral (desvio antigênico), aumentando os fatores de virulência que modulam a adesão e a entrada e, talvez, a replicação nas células endoteliais. Além disso, outro fator de virulência parece contribuir para o desenvolvimento de uma exuberante resposta mediada por citocinas nas células-alvo, que é um mecanismo de defesa contra as células endoteliais e epiteliais infectadas por vírus. Assim, as lesões vasculares podem, em parte, ser imunemediadas e piorar graças às ações das citocinas.

Sistema Cardiovascular e Vasos Linfáticos
Distúrbios dos Equinos

Arterite Viral Equina (Arterivírus, RNA Vírus Envelopado). O mecanismo de lesão na arterite viral equina é a lise das células endoteliais, dos miócitos e dos pericitos das pequenas arteríolas e vênulas musculares de múltiplos sistemas orgânicos. Dentre as lesões macroscópicas, são observados (1) congestão, edema e hemorragia dos tecidos subcutâneos dos membros e do abdômen; (2) hidroperitônio, hidropericárdio e hidroabdômen; e (3) edema e hemorragia em linfonodos e intestinos.

Os equinos inalam o vírus em fômites de fluidos corpóreos, mais comumente a urina, através do contato direto com animais infectados. O vírus é depositado na mucosa de condução e no sistema de troca de O_2-CO_2, através da turbulência centrífuga e inercial, e aprisionado na camada de muco. O vírus é provavelmente fagocitado por macrófagos bronquiolares e alveolares que migram pela camada de muco e pelas mucosas e se dissemina localmente através do tráfego de leucócitos para a submucosa (BALT), onde infecta outros macrófagos teciduais. A seguir, os macrófagos disseminam o vírus para os linfonodos regionais através dos vasos linfáticos, onde outros macrófagos são infectados. Interações ligante-receptor provavelmente participam do tropismo a certos tipos celulares. O vírus expressa glicoproteínas do envelope e uma proteína do nucleocapsídeo; no entanto, seu papel na ligação às células-alvo não foi claramente definido. Além disso, os receptores de membrana para o vírus não foram identificados. Os macrófagos deixam os linfonodos regionais e entram no sistema circulatório pelas vênulas pós-capilares ou pelos vasos linfáticos e o ducto torácico. Durante a migração vascular, os macrófagos infectados entram em contato com as células endoteliais, os miócitos e os pericitos das pequenas arteríolas (e vênulas) e suas interações são facilitadas por moléculas da cascata de adesão leucocitária (Capítulo 3). Foi observado que os monócitos contendo antígenos virais aderem às células endoteliais; os vírus parecem se disseminar dos monócitos às células endoteliais, miócitos e pericitos destes vasos.

Os monócitos em migração também encontram e infectam hepatócitos, células do córtex adrenal, células dos túbulos seminíferos e células foliculares da tireoide. A lesão vascular induzida pelo vírus resulta em lise celular, caracterizada por aumento de volume, degeneração e necrose endotelial, inflamação aguda e crônica (linfomonocítica), necrose de miócitos e formação de trombos, provocando edema e hemorragia em muitos tecidos e órgãos. A replicação viral ocorre nas células endoteliais e a expressão de glicoproteínas do envelope por estas células provavelmente ativa a inflamação aguda, a fibrinogênese e a cascata do sistema complemento e causa o recrutamento de neutrófilos na íntima e na túnica média vascular; em casos graves, há desenvolvimento de necrose fibrinoide e vasculite. O papel das quimiocinas e citocinas pró-inflamatórias na lesão vascular não foi definido. Uma população de células inflamatórias linfomonocíticas é também comumente encontrada na túnica média e na adventícia dos vasos sanguíneos, sugerindo que linfócitos T citolíticos podem induzir a citólise das células endoteliais infectadas por vírus. Não se sabe por que a morte das células endoteliais e dos miócitos é superior à morte das células epiteliais, como aquelas dos túbulos renais. No entanto, a infecção e a morte das células epiteliais do túbulo renal, com liberação do vírus na urina, parecem ser o mecanismo de disseminação do vírus a equinos não imunizados.

Peste Equina Africana (Orbivírus, RNA Vírus Não Envelopado). A patogênese e mecanismo de lesão na peste equina africana são similares aos da doença da língua azul, discutida a seguir. O mecanismo

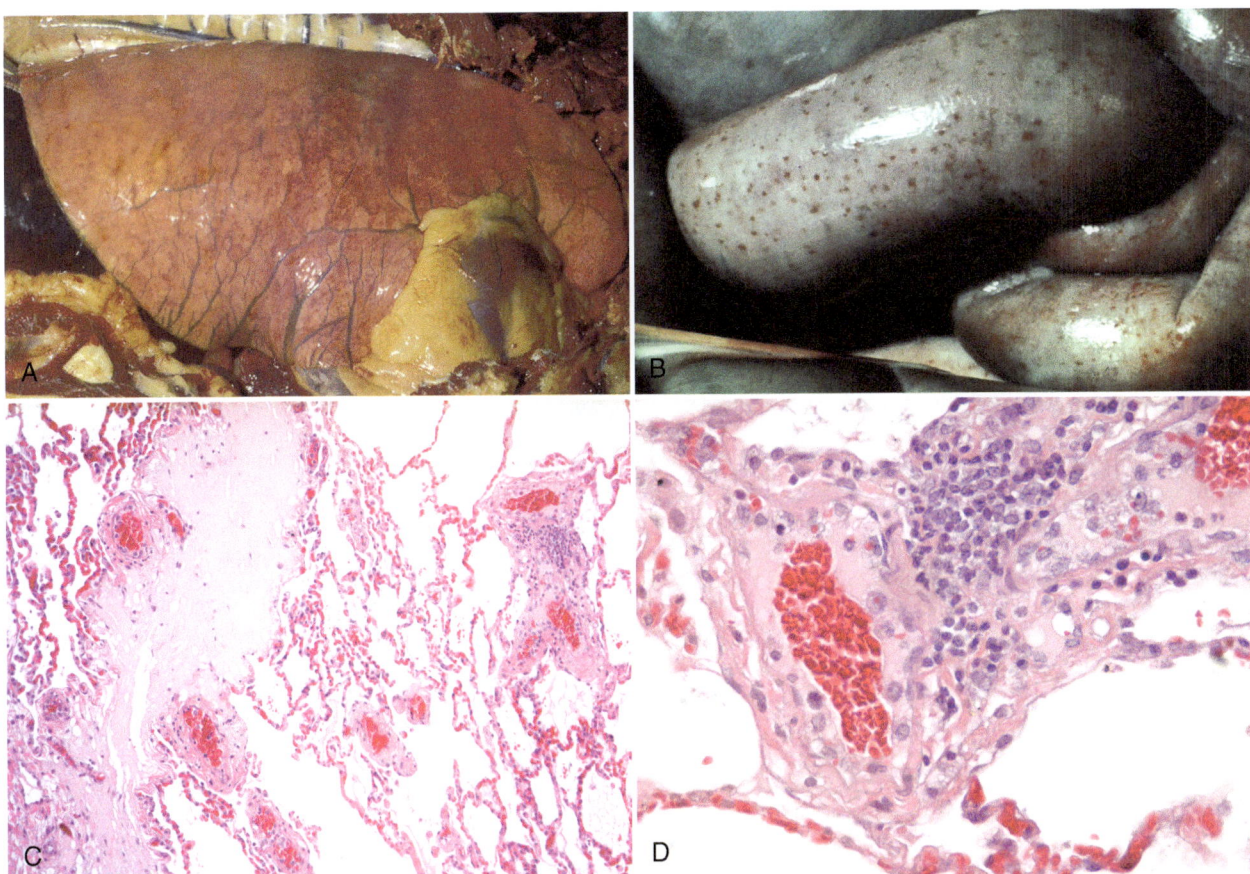

Figura 4-40 Peste Equina Africana. A, Edema pulmonar. Os septos interlobulares são amplamente separados e distendidos pelo edema. O edema também é observado nos alvéolos e septos alveolares. Note a sufusão hemorrágica da pleura visceral. Estas lesões são provocadas pela infecção das células endoteliais dos capilares dos septos interlobulares e alveolares pelo vírus da peste equina africana, causando disfunção da barreira endotelial e morte das células endoteliais. **B,** Serosa do cólon, hemorragia acompanhada por hemorragias em petéquias e equimoses. Estas lesões são também provocadas pela infecção e lesão das células endoteliais. **C,** Pulmão, edema interlobular. O septo interlobular e os alvéolos apresentam edema. Os capilares e vênulas são cercados por tecido linfoide associado ao brônquio (BALT). Coloração por HE. **D,** Maior aumento de **C.** As células endoteliais das vênulas apresentam aumento de volume, vacuolização e reticulação do citoplasma e grandes núcleos reativos, consistente com as respostas à lesão provocada pela infecção destas células pelo vírus da peste equina africana, mas tais alterações não são patognomônicas. Note o BALT. Coloração por HE. (**A** Cortesia do Dr. D. Gregg, Plum Island Animal Disease Center; e Noah's Arkive, College of Veterinary Medicine, The University of Georgia. **B** Cortesia do Dr. R. Breeze, Plum Island Animal Disease Center; e Noah's Arkive, College of Veterinary Medicine, The University of Georgia. **C** e **D** Cortesia do Dr. J. F. Zachary, College of Veterinary Medicine, University of Illinois.)

de lesão é a disfunção da barreira endotelial e a disfunção e lise, induzidas pelo vírus, das células endoteliais. Existem quatro formas clínicas da peste equina africana; no entanto, em cada forma, as lesões macroscópicas são características da lesão vascular (célula endotelial), incluindo edema (pulmonar, sistêmico, subcutâneo, intramuscular, da fossa supraorbitária, das pálpebras, dos lábios, das bochechas, da língua, do espaço intermandibular e da laringe), hiperemia ativa, hemorragia acompanhada por petéquias e equimoses (serosa [epicárdica, endocárdica], subcapsular [baço], cortical [rim] e mucosa [intestinos]), hidrotórax, hidropericárdio e ascite e necrose de rabdomiócitos (Fig. 4-40). A expressão destas formas pode estar relacionada com diferenças do tropismo viral aos vários tipos de células endoteliais vasculares nos sistemas orgânicos ou à permissividade de diferentes tipos de células endoteliais, permitindo a replicação eficiente ou em grandes números do vírus. O vírus da peste equina africana também infecta células dendríticas, linfoides e do sistema monócito-macrófago.

A peste equina africana é uma doença não contagiosa de equinos, burros e mulas. Os animais entram em contato com o vírus pela picada de mosquitos-pólvora. Após a penetração cutânea, o vírus pode entrar no sistema circulatório ou ser depositado na ECM dos tecidos vascularizados (conjuntivos). Em caso de penetração do vaso sanguíneo, o vírus pode entrar no sistema circulatório e infectar macrófagos e linfócitos ou ser carreado aos tecidos linfoides sistêmicos em sua

forma livre. Se depositado no tecido conjuntivo, o vírus chega ao sangue e aos fluidos cutâneos, assim como às células dendríticas da pele (células de Langerhans) e aos macrófagos teciduais. Embora este fenômeno não seja comprovado, é provável que o vírus infecte estas células e que macrófagos ou células dendríticas infectadas disseminem o patógeno, via tráfego de leucócitos, dos vasos linfáticos até os linfonodos regionais. Aqui, o vírus infecta linfócitos e outras células dendríticas e macrófagos. O vírus da peste equina africana possui duas proteínas de adesão, as proteínas estruturais do capsídeo (VP2 e VP5). Estas proteínas se ligam a glicosaminoglicanas das membranas das células-alvo e facilitam a adesão e a entrada do vírus.

Dos linfonodos regionais, o vírus se dissemina sistemicamente em macrófagos, via tráfego de leucócitos, para o sistema circulatório, através de vênulas pós-capilares e/ou vasos linfáticos e o ducto torácico, para infectar, danificar e matar as células endoteliais vasculares nos pulmões, no coração, no baço, nos linfonodos, no fígado e nos rins. Os macrófagos infectados provavelmente interagem com as células endoteliais destes órgãos por adesão e migram pelo endotélio, talvez por ativação da cascata de adesão leucocitária (Capítulo 3). O vírus se dissemina a partir dos macrófagos, infecta e se replica em células endoteliais, resultando em lesão direta e indução de resposta inflamatória aguda. As lesões vasculares são provavelmente líticas e caracterizadas por aumento de volume, degeneração e necrose endotelial e, dependendo de sua gravidade, a vasculite pode provocar hemorragia e edema (maior permeabilidade vascular) nos pulmões e trombose vascular, com subsequente infarto tecidual. A necrose de rabdomiócitos cardíacos é atribuída à liberação de catecolaminas endógenas, mas achados experimentais sugerem que a necrose é provocada pela microtrombose de capilares miocárdicos, o que provavelmente causa isquemia dos miócitos. A coagulação intravascular disseminada é raramente relatada na peste equina africana. Além disso, NS3, a proteína viral inserida nas membranas das células-alvo, pode ser citotóxica (agindo como viroporina e alterando a permeabilidade destas estruturas) e participar do dano à membrana e da liberação do vírus das células endoteliais infectadas.

Distúrbios dos Ruminantes (Bovinos, Ovinos e Caprinos)

Língua Azul (Orbivírus, RNA Vírus Não Envelopado). O mecanismo de lesão na língua azul é a disfunção e lise das células endoteliais. Dentre as lesões macroscópicas, são observados hemorragia sistêmica, edema e vasculite. Tais lesões são mais graves em ovinos do que em bovinos, aparentemente por diferenças interespecíficas na suscetibilidade das células endoteliais à infecção e à gravidade da lesão endotelial. A língua azul é uma doença não contagiosa de ovinos, bovinos e outros ruminantes (cervo). O vírus é encontrado em fluidos de *Culicoides* hematófagos (mosquitos-pólvora), seu inseto vetor. Após a penetração cutânea, o vírus chega ao sangue e aos fluidos cutâneos, como as células dendríticas da pele (células de Langerhans), monócitos e macrófagos teciduais. Embora tal fenômeno não tenha sido comprovado, é provável que o vírus infecte estas células e os monócitos e macrófagos infectados migram para os linfonodos locais e/ou agregados linfoides e, então, aos linfonodos regionais, via vasos linfáticos aferentes. A seguir, o vírus infecta linfócitos e outras células dendríticas, monócitos e macrófagos. Os macrófagos, então, entram no sangue vascular e no sistema linfático (pelo ducto torácico) e migram pela circulação até chegarem a todos os sistemas orgânicos. A partir deste ponto, os macrófagos aderem às paredes dos vasos sanguíneos, as atravessam e passam a residir nestas áreas, ficando em contato direto com as células endoteliais. O vírus lisa os macrófagos, escapa dessas células e se liga a receptores das células endoteliais.

O vírus da língua azul possui duas proteínas de adesão, que são proteínas estruturais do capsídeo (VP2 e VP5). Estas proteínas se ligam a glicosaminoglicanas das membranas das células-alvo e facilitam a adesão e a penetração do vírus nos macrófagos e, provavelmente, nas células endoteliais. Sistemicamente, a adesão de macrófagos infectados por vírus às células endoteliais é provavelmente facilitada por moléculas da cascata de adesão leucocitária (Capítulo 3). O vírus presente em monócitos/macrófagos infectados que aderem às células endoteliais escapa (via lise celular) destas células fagocíticas e adere, infecta e se replica nas células endoteliais, o que aumenta a permeabilidade do endotélio e provoca lesão e lise endotelial (necrose-vasculite). As alterações de permeabilidade também podem ser atribuídas, em parte, à produção de citocinas vasoativas, como TNF-α, por monócitos/macrófagos infectados, aumentando a permeabilidade do endotélio vascular. O extravasamento excessivo de fluidos pode levar ao desenvolvimento de choque hipovolêmico (circulatório). Por fim, dependendo da gravidade da lesão endotelial, a vasculite pode ser seguida por hemorragia e edema, acometendo o pulmão; a trombose vascular provoca ulcerações na mucosa oral, infarto tecidual e coagulação intravascular disseminada, causando a morte do animal acometido.

Febre Catarral Maligna Bovina (Herpesvírus Ovino 2 e Herpesvírus Alcelafino 1 [γ-Herpesvírus], DNA Vírus Envelopado). O mecanismo da lesão na febre catarral maligna bovina é disfunção e lise de células endoteliais vasculares e hiperplasia, disfunção e lise de linfócitos em tecidos linfoides. As lesões macroscópicas incluem (1) lesões erosivas, ulcerativas e hemorrágicas das mucosas da gengiva, da língua, das papilas orais, do palato duro, do palato mole, da faringe oral, do esôfago, dos turbinatos, da traqueia, do rúmen, do retículo e do omaso (Fig. 7-35); (2) aumento de volume dos órgãos e tecidos linfoides, com subsequente atrofia; e (3) aumento de tamanho dos órgãos e tecidos viscerais, pelo acúmulo perivascular de linfócitos (vasculite linfoproliferativa).

Em todo o mundo, os ovinos são reservatórios animais do herpesvírus ovino 2 (OvHV-2), que provoca a febre catarral maligna em bovinos, bisões, suínos e cervos. Na África, os gnus azuis são o reservatório animal do herpesvírus alcelafino 1 (AlHV-1), que provoca febre catarral maligna em bovinos. Estes vírus persistem nos animais carreadores sem causar sinais clínicos.

A sequência cronológica dos eventos que levam ao desenvolvimento da febre catarral maligna não foi claramente determinada. Os animais provavelmente entram em contato com estes vírus através da inalação e ingestão de fômites de fluidos oronasais, faríngeos e oculares (também fluido seminal) de reservatório animais que eliminam o vírus de forma ativa. Nos reservatórios animais, o OvHV-2 é eliminado predominantemente pelas secreções nasais derivadas dos turbinados e os episódios de disseminação são induzidos por estresse e mais frequentes em cordeiros do que em ovinos adultos. O vírus é depositado nas mucosas das cavidades orais, nasais e faríngeas, da conjuntiva ou do componente de condução do sistema respiratório, pela turbulência centrífuga e inercial. O patógeno é aprisionado na camada de muco e, aparentemente, fagocitado por macrófagos de mucosa e se dissemina à submucosa e ao BALT via tráfego de leucócitos. O acometimento de células dendríticas não foi confirmado. Na submucosa, o vírus infecta linfócitos (possivelmente linfócitos B), macrófagos e monócitos e se dissemina em linfócitos T CD8$^+$ via tráfego de leucócitos até os linfonodos regionais e, então, a outros sistemas orgânicos e tecidos linfoides. Interações ligante-receptor provavelmente estão envolvidas no tropismo por tipos celulares específicos, mas as glicoproteínas do envelope viral, ou seus receptores celulares, não foram identificadas.

Os linfócitos T CD8$^+$ infectados se distribuem nos tecidos íntimo, médio e adventício dos vasos sanguíneos (padrão vascular e perivascular) dos sistemas orgânicos. Este tropismo pode ser determinado por (1) interações ligante-receptor ou (2) permissividade de certas células vasculares à infecção e replicação viral. Como parte deste tropismo, os linfócitos T CD8$^+$ infectados produzem citocinas pró-inflamatórias e expressam glicoproteínas virais em suas membranas celulares. As citocinas pró-inflamatórias podem atuar como moléculas citotóxicas, danificando e matando células próximas, como aquelas da vasculatura, e as glicoproteínas virais são capazes de recrutar linfócitos, macrófagos e monócitos e, em menores números, neutrófilos e plasmócitos aos tecidos perivasculares e vasculares, provocando vasculite necrótica linfoproliferativa e necrose da parede vascular. Não se sabe como o vírus pode infectar, danificar e matar diretamente as células endoteliais. A causa das lesões erosivas, ulcerativas e hemorrágicas não foi determinada; porém, o infarto de vasos sanguíneos da mucosa, secundário à trombose induzida pela vasculite necrótica, pode ser responsável por este efeito. Além disso, os grandes linfócitos granulares e outros linfócitos citotóxicos e macrófagos recrutados e infectados pelo vírus podem atuar na lesão vascular, já que são citotóxicas para as células endoteliais vasculares.

A atrofia dos tecidos linfoides após a infecção viral provavelmente não é causada pela lise celular induzida pelo patógeno. Uma vez que os linfócitos são células efetoras de vida curta, a atrofia provavelmente é resultante do envelhecimento e do *turnover* normal das células após a extensa proliferação.

Aparentemente, o vírus não se dissemina entre animais suscetíveis, devido à morte dos hospedeiros finais. A disseminação viral parece requerer vírus livres em fluidos corpóreos e, em animais suscetíveis, o vírus se replica de forma associada às células (linfócitos, macrófagos, monócitos), sem que haja produção de partículas virais livres. Uma vez que as células infectadas não produzem vírus infecciosos durante o

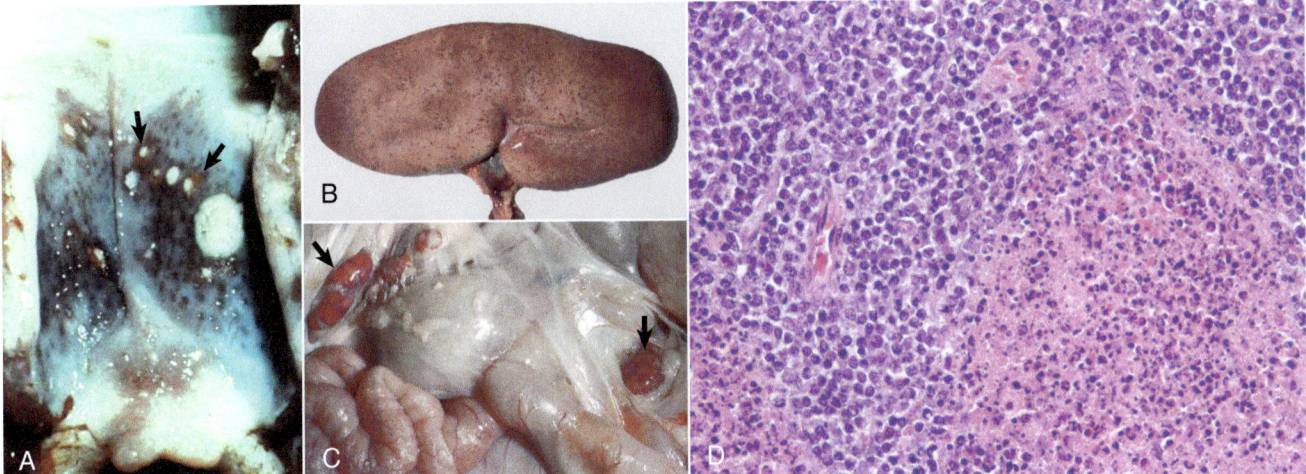

Figura 4-41 **Febre Suína Clássica (Cólera Suína).** As lesões da febre suína clássica são similares àquelas observadas na febre suína africana, mas tendem a ser menos graves. (Ver na Fig. 4-42 as lesões da febre suína africana.) **A,** A tonsila (do palato mole), o tecido de escolha para o isolamento e a identificação do vírus, contém focos de hemorragia e necrose (*setas*) devido à necrose das células epiteliais da mucosa das criptas tonsilares e da necrose das células endoteliais adjacentes e dos linfócitos na lâmina própria, provocada pela infecção viral. **B,** Rim. A superfície cortical apresenta numerosas petéquias distribuídas de forma aleatória e provocadas pela lesão e subsequente necrose das células endoteliais após sua infecção pelo vírus da febre suína clássica. **C,** Os linfonodos mesentéricos (*setas*) apresentam aumento de volume e congestão, devido à lesão vascular provocada pelo vírus, com acúmulo de sangue nos seios subcapsulares. **D,** Linfonodos da cripta tonsilar. Note a necrose focal de linfócitos (*metade direita inferior da imagem*) nos linfonodos, provocada pela infecção viral. Coloração por HE. (**A** Cortesia do Dr. R. Breeze, Plum Island Animal Disease Center; e Noah's Arkive, College of Veterinary Medicine, The University of Georgia. **B** Cortesia do Dr. D. Gregg, Plum Island Animal Disease Center e Noah's Arkive, College of Veterinary Medicine, The University of Georgia. **C** Cortesia do Dr. M. D. McGavin, College of Veterinary Medicine, University of Tennessee. **D** Cortesia do Dr. J. F. Zachary, College of Veterinary Medicine, University of Illinois.)

ciclo de replicação viral, estas espécies não são capazes de transmiti-los a outros animais (ver os animais carreadores anteriormente mencionados).

Distúrbios dos Suínos

Febre Suína Clássica (Cólera Suína, Pestivírus, RNA Vírus Envelopado). O mecanismo de lesão na febre suína clássica é a disfunção e lise das células endoteliais de múltiplos sistemas orgânicos, macrófagos e monócitos e células hematopoiéticas, provavelmente induzidas por citocinas. Dentre as lesões macroscópicas, são observados descoloração azul-avermelhada da pele, hidropericárdio, hidrotórax e hidroperitônio, hemorragia e necrose da tonsila palatina e hemorragia acompanhada por petéquias e equimoses na maioria dos órgãos, especialmente nos rins (Fig. 4-41).

Os suínos entram em contato com vírus através de (1) ingestão e provavelmente inalação de fômites de fluidos corpóreos, dejetos corporais ou subprodutos cárneos contaminados e (2) transferência mecânica em veículos, roupas/botas, instrumentos e agulhas contaminados. O vírus se deposita nas mucosas da faringe oral e nasal, especialmente da tonsila, onde infecta e se replica nas células epiteliais das criptas tonsilares. Não se sabe como o vírus penetra a camada de muco para acessar as células epiteliais da mucosa ou se macrófagos de mucosa ou células dendríticas o fagocitam na camada de muco e se disseminam, pelo tráfego de leucócitos, até a lâmina própria e a submucosa. As glicoproteínas E^{rns} e E2 do envelope, assim como outras glicoproteínas do envelope, parecem participar da ligação e entrada do patógeno nas células epiteliais da mucosa e nos macrófagos, através de receptores de glicosaminoglicana da superfície celular, como o heparan sulfato. Embora o mecanismo não tenha sido comprovado, o vírus provavelmente brota das superfícies basais das células epiteliais das tonsilas e infecta os macrófagos da mucosa subjacente em agregados linfoides (MALT). Os macrófagos infectados migram via tráfego de leucócitos aos vasos linfáticos aferentes dos linfonodos regionais, como o submandibular e o faríngeo. A seguir, por meio da liberação de quimiocinas e citocinas pró-inflamatórias, estas células provavelmente recrutam outros macrófagos (ou seja, monócitos) da circulação sistêmica e também causam hiperplasia linfoide nos linfonodos e tecidos linfoides acometidos.

Os macrófagos infectados dão origem a vírus que infectam estes outros macrófagos e linfócitos. Além do aumento de volume decorrente da hiperplasia, os linfonodos apresentam edema e hemorragia devido à lesão endotelial nos capilares, que é causada pelas ações de citocinas e mediadores de inflamação aguda (ver a seguir), que foram iniciadas e moduladas pelos macrófagos teciduais infectados pelo vírus.

A seguir, os macrófagos infectados deixam os linfonodos regionais e entram no sistema circulatório, via vênulas pós-capilares ou vasos linfáticos e ducto torácico, migrando para todos os sistemas orgânicos. Os macrófagos infectados provavelmente interagem com as células endoteliais de todos os órgãos por meio de adesão e migração endotelial, um processo que se acredita ser mediado por citocinas (TNF-α e IL-1) e pela ativação da cascata de adesão leucocitária (Capítulo 3). A princípio, acreditava-se que a lise das células endoteliais era causada pela replicação viral nestas células; porém, hoje, a lise é atribuída aos efeitos das citocinas liberadas pelos macrófagos. A replicação viral em macrófagos (e linfócitos) parece levar à produção e liberação de grandes quantidades de citocinas pró-inflamatórias na ECM subjacente às células endoteliais por macrófagos intactos ou lisados. Isto provoca lesão e lise de células endoteliais por estas citocinas e/ou pelos mediadores e enzimas de degradação decorrentes do desenvolvimento da resposta inflamatória aguda. Além disso, as lesões vasculares são caracterizadas por aumento de volume, degeneração e necrose endotelial (citólise); inflamação aguda e crônica (linfomonocítica); necrose de miócitos; e formação de trombos, que causa edema e hemorragia em muitos tecidos e órgãos. Este padrão de lesão é a base da hemorragia observada macro e microscopicamente nos rins.

Os macrófagos também disseminam o vírus para os tecidos linfoides (baço e linfonodos) e a medula óssea, onde infecta e lisa estas células ou causa lise através de um mecanismo apoptótico ou mediado por citocinas, o que resulta em grave alteração das respostas imunes adaptativas, com menor produção de anticorpos neutralizantes, redução dos números de fagócitos, diminuição das respostas imunes celulares e redução dos números de plaquetas. É provável que o vírus também cause grave perda de monócitos, macrófagos e linfócitos em todos os sistemas orgânicos devido à lise celular e à apoptose, que

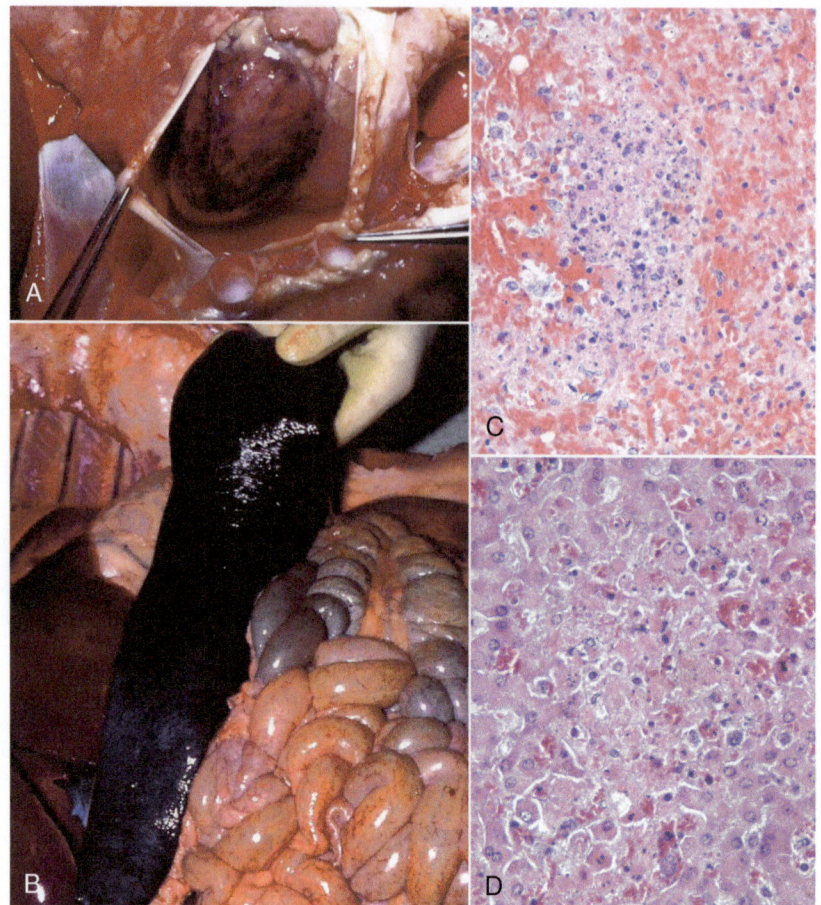

Figura 4-42 **Febre Suína Africana.** As lesões da febre suína africana são similares àquelas observadas na febre suína clássica, mas tendem a ser muito mais graves. (Ver as lesões da febre suína clássica na Figura 4-41.) **A,** Epicárdio e cavidade pericárdica. O epicárdio e o miocárdio subjacente apresentam numerosas equimoses distribuídas de forma aleatória, provocadas pela lesão, e subsequente necrose das células endoteliais decorrente da infecção pelo vírus da febre suína africana. Note o acúmulo de efusão fibrinosa na cavidade pericárdica. **B,** Esplenomegalia, acúmulo de sangue no baço. O baço apresenta congestão com sangue e é friável devido ao dano vascular provocado pelo vírus. Os linfonodos (não mostrados aqui) também apresentam congestão e edema (ver a febre suína clássica). **C,** Há necrose das células endoteliais e das células linfoides da polpa branca do baço (p. ex. picnose, cariólise). Coloração por HE. **D,** As células endoteliais que revestem os sinusoides hepáticos apresentam necrose (p. ex. picnose, cariólise). Observe também a necrose de alguns hepatócitos. Coloração por HE. (**A** Cortesia do Dr. C. Brown, College of Veterinary Medicine, The University of Georgia. **B** Cortesia do Dr. D. Gregg, Plum Island Animal Disease Center; e Noah's Arkive, College of Veterinary Medicine, The University of Georgia. **C** e **D** Cortesia do Dr. J. F. Zachary, College of Veterinary Medicine, University of Illinois.)

são induzidas por citocinas pró-inflamatórias. A disfunção e perda destes mecanismos de defesa torna os suínos mais suscetíveis a outras doenças infecciosas.

Febre Suína Africana (Asfivírus, DNA Vírus Envelopado). A patogênese, os mecanismos de lesão e os sinais e sinais clínicos da febre suína africana são muito similares àqueles observados na febre suína clássica, mas a patogenicidade (fatores de virulência) do vírus e, assim, a doença e as lesões por ele provocadas são muito mais graves (Fig. 4-42). Além disso, o vírus da febre suína africana pode acessar o sistema vascular e infectar, de modo direto, os macrófagos, por meio de picadas de carrapatos. As glicoproteínas p12, p54 e p30 do envelope viral parecem estar envolvidas na adesão e entrada do patógeno nas células-alvo, através de receptores celulares. Os receptores da célula-alvo não foram claramente identificados. As citocinas liberadas pelos macrófagos provavelmente são responsáveis pela lise de células endoteliais em todos os sistemas orgânicos, provocando vasculite, hemorragia sistêmica com petéquias e equimoses, coagulação intravascular disseminada, colapso do sistema circulatório, choque e morte dos suínos infectados pelo vírus.

Distúrbios dos Cães

Miocardite por Parvovírus (Parvovírus, DNA Vírus Não Envelopado). Consulte a seção Doenças Virais dos Sistemas Orgânicos;

Sistema Alimentar e Peritônio, Omento, Mesentério e Cavidade Peritoneal; Distúrbios dos Cães; Enterite por Parvovírus (Parvovírus, DNA Vírus Não Envelopado) para informações acerca da patogênese da disseminação e replicação viral antes da chegada do vírus ao coração. O mecanismo da lesão na miocardite por parvovírus é a lise celular (necrose de rabdomiócitos) atribuída à infecção pelo vírus. As lesões macroscópicas incluem áreas de coloração branca-acinzentada de tamanhos variados distribuídas no miocárdio (Fig. 10-81). É provável que o vírus se dissemine via tráfego de leucócitos ou viremia livre de células em vasos linfáticos ou sanguíneos das placas de Peyer aos linfonodos regionais e, então, sistemicamente, pelo sistema circulatório, até as células endoteliais dos capilares e os rabdomiócitos cardíacos. As células endoteliais são células mitóticas e estudos sugerem que, no coração, o vírus, a princípio, infecta e se replica nestas células e, então, se dissemina e atinge os rabdomiócitos cardíacos contíguos. Os rabdomiócitos são células ativamente mitóticas em cães com menos de 15 dias de idade; portanto, podem ser infectadas pelo vírus e lisadas, liberando novos patógenos. Isto provoca necrose de rabdomiócitos e desenvolvimento de focos ectópicos irritáveis e arritmias cardíacas, com morte súbita dos filhotes. Caso os filhotes sobrevivam a este estágio, os mecanismos de cicatrização provocam fibrose cardíaca, que pode contribuir clinicamente para a disfunção do sistema de condução e a contração da musculatura cardíaca, verificadas mais tarde durante a vida do animal. A especificidade por estas células em mitose ativa se deve à necessidade de moldes de transcrição dupla, derivados de células do hospedeiro, pelo parvovírus; tais moldes apenas são encontrados durante a fase S do ciclo celular (ver mais detalhes na seção sobre a enterite por parvovírus). É provável este processo seja mediado por interações entre ligantes e receptores, mas estes fenômenos não foram comprovados. Parece que as células-alvo precisam apresentar o receptor canino de transferrina.

Infecção pelo Herpesvírus Canino (Herpesvírus Canino de Tipo 1, DNA Vírus Envelopado).

O mecanismo da lesão na infecção pelo herpesvírus canino é a lise das células endoteliais sistêmicas e das células epiteliais de múltiplos sistemas orgânicos (pantropismo). Dentre as lesões macroscópicas, são observados hemorragia mucosa e serosa e focos de necrose miliar, de coloração branca-acinzentada, distribuídos de forma aleatória (≈ 1 mm de diâmetro) nos sistemas orgânicos, especialmente nos rins (Fig. 11-67). A necrose miliar pode também ser observada no baço, nos linfonodos, no pulmão e no fígado.

Os filhotes ingerem e inalam o vírus presente em fômites de fluidos corpóreos do canal vaginal ou da cavidade naso-oral de cadelas durante a autolimpeza. O vírus é depositado na mucosa da faringe nasal e oral, especialmente da tonsila, e acredita-se que infecte as células epiteliais da mucosa. Não se sabe se e como o vírus penetra a camada de muco para acessar as células epiteliais da mucosa. Embora pareça que o vírus infecta os linfócitos da tonsila, não se sabe se e como o vírus se dissemina das células epiteliais da mucosa aos linfócitos ou se o tráfego de leucócitos, através de macrófagos ou células dendríticas, também participam deste processo. Não se tem conhecimento se ou como vírus migra para os linfonodos regionais ou sistêmicos, o timo ou o baço antes de se disseminar sistemicamente para infectar as células endoteliais e epiteliais de outros sistemas orgânicos; no entanto, o vírus parece se disseminar sistemicamente em linfócitos, via tráfego de leucócitos. Não foi determinado de forma satisfatória (1) como os linfócitos infectados interagem com as células endoteliais e epiteliais ou se esta interação é facilitada por moléculas da cascata de adesão leucocitária (Capítulo 3); (2) como o vírus infecta e se replica nas células endoteliais, levando à lesão e lise celular; e (3) se a lesão provoca vasculite e trombose vascular, com subsequente infarto tecidual e coagulação intravascular disseminada. Além disso, o possível papel de citocinas, derivadas de linfócitos ou macrófagos infectados por vírus, como causadoras ou contribuintes à lesão e lise de células endoteliais, não foi determinado. O herpesvírus canino expressa as glicoproteínas de envelope B, C e D; no entanto, seu papel na adesão e ligação às células-alvo não foi claramente definido. O heparan sulfato pode atuar como receptor do herpesvírus canino na célula-alvo. A doença é mais grave em filhotes com menos de 5 semanas de idade; acredita-se que as baixas temperaturas corpóreas dos filhotes aumentem a patogenicidade do vírus por aumentar sua capacidade de entrada e replicação nas células e disseminação.

Infecção pelo Circovírus Canino (Circovírus, DNA Vírus Não Envelopado).

Esta doença de cães foi reconhecida pela primeira vez no outono de 2013 em Ohio, nos Estados Unidos. Seu mecanismo de lesão e patogênese são desconhecidos; porém, as lesões macroscópicas caracterizadas por vasculite fibrinonecrótica sugerem que as células endoteliais vasculares são uma de suas células-alvo. Reveja a discussão anterior sobre a infecção pelo herpesvírus canino. Não se sabe se este vírus é a causa primária desta doença ou se a enfermidade é decorrente da coinfecção com outros patógenos, como o coronavírus entérico canino ou um dentre outros seis patógenos.

Distúrbios dos Gatos

Peritonite Infecciosa Felina (Coronavírus Entérico Felino/Vírus da Peritonite Infecciosa Felina, RNA Vírus Envelopado).

A suposta mutação (deriva/desvio antigênico) do gene 3c do genoma do coronavírus entérico felino parece gerar uma "nova" forma de virulência (biotipo), o vírus da peritonite infecciosa felina, que causa a doença de mesmo nome (PIF). Esta mutação, que se acredita ocorrer nos macrófagos da mucosa e/ou monócitos do sangue, parece inibir ou bloquear a(s) função(ões) do gene 3c, permitindo que o vírus mutante assuma maior patogenicidade devido ao aumento do tropismo celular e da internalização e replicação em macrófagos. O mecanismo de lesão é a inflamação piogranulomatosa crônica ativa (vasculite e perivasculite) e seus mediadores e enzimas de degradação. Dentre as lesões macroscópicas, são observados nódulos branco-acinzentados de tamanhos variados, com padrão de distribuição perivascular e, em alguns casos, linear, seguindo os vasos sanguíneos da serosa e do mesentério (Figs. 7-16, 11-68 e 14-105). As cavidades corpóreas podem conter um espesso exsudato amarelo, que apresenta fibrina e células inflamatórias piogranulomatosas (Fig. 7-16).

Os gatos entram em contato com o coronavírus entérico felino por ingestão de fômites contaminados, por duas vias: (1) contato com fezes contaminadas em caixas sanitárias e (2) contato com gatos carreadores, geralmente fêmeas. Fômites de saliva ou gotículas respiratórias provavelmente são fontes de vírus que infectam animais não imunizados, através da ingestão; portanto, o comportamento de autolimpeza aumenta a probabilidade de entrada do patógeno na cavidade oral. O coronavírus entérico felino é deglutido e passa pelo sistema alimentar por peristaltismo, chegando às mucosas. A replicação do coronavírus entérico é primariamente restrita a células epiteliais maduras do intestino (totalmente diferenciadas, com vida média de 3 a 8 dias); no entanto, o vírus pode entrar em estado portador e persistir em células não identificadas da mucosa intestinal. É provável que estas células sejam progenitoras (ou seja, células-tronco da cripta) de vida média infinita, de modo que a lise celular pelo *turnover* normal dos enterócitos não afeta o estado de portador do vírus. O coronavírus entérico felino se dissemina aos enterócitos e células carreadoras da lâmina própria e, então, aos macrófagos das placas de Peyer. Não se sabe como o vírus penetra a camada de muco para acessar as células epiteliais da mucosa ou se macrófagos, células dendríticas ou células M da mucosa participam deste processo. O tráfego de leucócitos pela submucosa explicaria como o vírus se dissemina para os macrófagos das placas de Peyer.

O coronavírus entérico felino provavelmente usa as proteínas, como a proteína S1 e, talvez, outras glicoproteínas, como S2, M e E, para se ligar à aminopeptidase-N felina, um receptor da membrana celular de monócitos e macrófagos. Outras proteínas de adesão e receptores de célula-alvo não tão bem-caracterizados foram descritos em outras cepas do vírus mutante. Nos macrófagos de mucosa das placas de Peyer e nos monócitos da circulação, o coronavírus entérico felino sofre uma mutação e se transforma no vírus da peritonite infecciosa felina. Assim, o genoma de cada nova variante do vírus da peritonite infecciosa felina é exclusivo a um determinado gato. Quando o coronavírus entérico felino se transforma no vírus da peritonite infecciosa felina, há aquisição de fatores de virulência que permitem a infecção e a replicação em células do sistema monócito-macrófago, levando à rápida disseminação do patógeno pelo organismo.

Monócitos e macrófagos infectados pelo vírus da peritonite infecciosa felina se disseminam das placas de Peyer para os linfonodos regionais via tráfego de leucócitos nos vasos linfáticos, infectando outros macrófagos. A seguir, migram pelos vasos linfáticos até o ducto torácico, chegam ao sistema circulatório e a todos os tecidos do corpo e infectam outras populações de macrófagos livres e teciduais fixos. Os macrófagos infectados por vírus parecem ter como alvos as veias de calibre pequeno e médio das membranas serosas e dos tecidos, danificando as células endoteliais, e são reconhecidos como estranhos pelos por mecanismos de defesa inatos (inflamação) e adaptativos (mediados por células e humorais) do gato (Capítulos 3 e 5). Este processo provavelmente envolve a ativação da cascata de adesão leucocitária e a ligação de macrófagos e monócitos às células endoteliais, facilitada por interações ligante-receptor, e a ativação da inflamação aguda por meio da síntese de citocinas pró-inflamatórias por macrófagos e monócitos ativados. Todos estes processos provocam lesão dos tecidos vasculares e perivasculares (vasculite).

Gatos que apresentam forte resposta mediada por células não desenvolvem a peritonite infecciosa felina. Já os indivíduos com baixa resposta mediada por células desenvolvem a forma seca (não efusiva) da doença, enquanto aqueles acometidos por deficiências da imunidade celular apresentam a forma úmida (efusiva). A potente resposta humoral parece aumentar a gravidade da doença. Os macrófagos teciduais são fontes de antígenos virais nas vênulas e suas adjacências que, na presença de anticorpos, formam complexos antígenos-anticorpos, levando ao desenvolvimento de uma reação de hipersensibilidade de tipo III. Não se sabe exatamente qual o local de formação destes complexos imunes (p. ex. a membrana basal das células endoteliais) ou se tais complexos são livres ou associados às células. Estes complexos ativam o sistema complemento, provocando quimiotaxia e acúmulo de neutrófilos através da cascata de adesão leucocitária. Além disso, também ativam macrófagos teciduais, com subsequente secreção de diversas citocinas pró-inflamatórias, que agem sobre as células endoteliais e aumentam a quimiotaxia de neutrófilos e células mononucleares e abrem as junções de oclusão das células endoteliais (o que aumenta a permeabilidade), permitindo, assim, o extravasamento de plasma e fibrina nas cavidades corpóreas. Tais mecanismos levam ao desenvolvimento de piogranulomas vasocêntricos e inflamação piogranulomatosa, efusões fibrinosas e polisserosite fibrinosa (polisserosite associada à coronavirose felina), característicos da peritonite infecciosa felina. A reação de hipersensibilidade de tipo IV pode estar envolvida na patogênese de alguns piogranulomas. Parece que a comum classificação das formas úmida e seca e das hipersensibilidades de tipo III e tipo IV é mais baseada em características clínicas e exames imunológicos, respectivamente, do que em qualquer critério morfológico. Estudos experimentais mostraram que não há distinção nas lesões histopatológicas que diferenciem as formas úmidas e secas, as hipersensibilidades de tipo III ou IV ou ainda os casos agudos/subagudos dos crônicos.

Medula Óssea, Células Sanguíneas e Sistema Linfático
Distúrbios dos Equinos

Anemia Infecciosa Equina (Vírus da Anemia Infecciosa Equina, RNA Vírus Envelopado). O mecanismo de lesão na anemia infecciosa equina (AIE) é a inflamação (e proliferação [hipertrofia e hiperplasia]) dos sistemas monócito-macrófago e linfoide, principalmente do baço e dos linfonodos, com desenvolvimento de esplenite ativa crônica e linfadenite. O vírus não causa lise celular. Dentre as lesões macroscópicas, observa-se aumento de volume do baço (esplenomegalia) e dos linfonodos (linfoadenomegalia), com abundante tecido linfoide de coloração branca-acinzentada e disposto em folículos e lâminas celulares sólidos, que tendem a ser protruídas da superfície de corte.

A anemia infecciosa equina é uma infecção transmitida pelo sangue. Os equinos entram em contato com o vírus através de feridas penetrantes no sistema vascular, por picadas de moscas (tabanídeos) ou mosquitos ou ainda agulhas contaminadas. No sangue, o vírus livre infecta monócitos, mas, como estas células não são macrófagos completamente diferenciados, a replicação viral não é total. Assim, os monócitos disseminam o vírus, via tráfego de leucócitos, no sistema circulatório a todos os sistemas orgânicos. Os monócitos infectados, então, migram pelas paredes vasculares e entram na ECM dos tecidos, onde se diferenciam em macrófagos teciduais (células permissivas). Nestas células, os vírus podem se replicar e infectar outros macrófagos e linfócitos, principalmente em tecidos linfoides, como o baço e os linfonodos. Parece que o vírus expressa diversas glicoproteínas de envelope, como a proteína da superfície do envelope (gp120) e a gp90 (e, provavelmente, outras) que aderem e interagem com o receptor do lentivírus equino 1 presente nas membranas celulares de monócitos e

macrófagos. Os macrófagos infectados produzem quimiocinas e citocinas pró-inflamatórias que recrutam outros monócitos e linfócitos, levando ao desenvolvimento de esplenomegalia e linfoadenomegalia. O vírus não causa lise celular.

A anemia infecciosa equina apresenta duas fases clínicas, aguda e crônica. Na fase aguda, há febre recorrente, anemia, trombocitopenia e petéquias, com períodos intercalados de inatividade. A febre é atribuída à liberação de citocinas pró-inflamatórias e pirógenos endógenos por macrófagos ativados durante os estágios de tráfego de leucócito da doença. A anemia é provocada pela fagocitose e pela lise, mediada pelo sistema complemento, de hemácias com membranas alteradas por vírus, anticorpos, proteínas do sistema complemento e/ ou fibrinogênio. Os macrófagos intravasculares pulmonares, as células de Kupffer e os macrófagos fixos que revestem os sinusoides vasculares do baço e dos linfonodos são reservatórios de vírus e os liberam na corrente sanguínea de forma contínua. O vírus livre é adsorvido nas superfícies das hemácias (e, provavelmente, das plaquetas) do sistema circulatório. As proteínas virais adsorvidas atuam como haptenos, que são reconhecidos como estranhos pelas células do sistema monócito-macrófago e são fagocitados. Além disso, o hapteno é processado e apresentado aos linfócitos, levando ao desenvolvimento de resposta imunológica humoral e à geração de plasmócitos que secretam anticorpos contra o hapteno e outros antígenos na membrana das hemácias (resposta de hipersensibilidade de tipo II). Se houver fixação do sistema complemento pelo complexo hapteno-anticorpo, as hemácias são lisadas no meio intravascular. Em caso de ausência de fixação do sistema complemento, as hemácias são fagocitadas por células do sistema monócito-macrófago e são lisadas no meio extravascular. Estes dois mecanismos provocam anemia grave. A causa da trombocitopenia é menos clara, e acredita-se que se deva à ativação de plaquetas e concomitante ligação do fibrinogênio na superfície das plaquetas durante as fases de viremia aguda da doença. É provável que as plaquetas ativadas sejam rapidamente fagocitadas pelo sistema monócito-macrófago, provocando trombocitopenia. As hemorragias com formação de petéquias podem ser atribuídas à lesão vascular causada pela infecção direta das células endoteliais pelo vírus ou, mais provavelmente, por uma resposta secundária à lesão induzida por mecanismos inatos e adaptativos de defesa.

Na anemia infecciosa equina crônica, a recidiva da doença é provocada pela variação antigênica (deriva/desvio antigênico) das glicoproteínas de superfície do vírus. Esta variação genética gera um "novo" vírus, que expressa novas glicoproteínas de superfície, começando, assim, um processo de desenvolvimento de respostas imunes celulares e humorais. A "imunidade" duradoura contra a anemia infecciosa equina parece requerer que a resposta imune adaptativa controle a doença antes da ocorrência desta variação antigênica. Grandes quantidades de vírus são replicadas pelas células do sistema monócito-macrófago e, durante a fase aguda da doença, não há eliminação dos patógenos. Com o desenvolvimento das respostas imunes adaptativas, acredita-se que os linfócitos T citotóxicos controlem, em certa extensão, a viremia e a replicação viral em monócitos e macrófagos infectados. No entanto, parece que o controle da doença (ou, no mínimo, da anemia e da trombocitopenia) é associado a uma resposta de anticorpos eficaz contra o vírus, que leva cerca de 6 a 8 meses para se desenvolver.

Distúrbios dos Ruminantes (Bovinos, Ovinos e Caprinos)

Linfoma Enzoótico Bovino (Linfossarcoma, Linfoma Maligno Associado ao Vírus da Leucose Bovina, Deltarretrovírus: Vírus da Leucemia Bovina, RNA Vírus Envelopado). O mecanismo de lesão no linfoma enzoótico bovino é transformação maligna de linfócitos B induzida pelo provírus. Dentre as lesões macroscópicas, observam-se proliferação de células neoplásicas e sua infiltração em espaços perivasculares dos sistemas orgânicos, que causam (1) aumento de volume generalizado do órgão acometido, acompanhado por palidez ou (2) formação de um ou mais nódulos sólidos de coloração branca, que se distribuem de forma aleatória no tecido acometido (Figs. 7-89, 10-46, 10-47, 13-60, 13-87 e 13-88). Além disso, as células podem ocupar e se proliferar nestes espaços confinados, causando atrofia por compressão tecidual, como nos axônios da medula espinhal, nas células hematopoiéticas da medula óssea e na retina do olho. Os sistemas orgânicos que comumente apresentam lesões são os linfonodos viscerais e superficiais, o timo, a pele, o abomaso, o coração, o baço, os rins, o útero (carúnculos), as meninges da coluna vertebral, o tecido linfático retrobulbar, os ossos e a medula óssea. A transformação maligna é uma sequência de eventos em que células normais adquirem o comportamento biológico de células neoplásicas, como crescimento descontrolado, invasão tissular e metástases. Em bovinos, esta transformação leva anos para ocorrer e se manifestar como linfoma franco. Este longo pródromo é provavelmente decorrente da complexidade e da interação de processos de lesão e reparação induzidos pelo provírus, que, por fim, causam disfunção ou mutação de genes reguladores do ciclo celular. O vírus da leucemia bovina infecta linfócitos B e, assim, não está livre no sangue ou nos fluidos corpóreos, sendo um provírus associado a células e integrado no genoma da célula-alvo. Ao completar seu ciclo de replicação, novos vírus são liberados dos linfócitos B infectados pelo provírus. Os novos vírus mantêm e amplificam a infecção, disseminando-se a linfócitos B e células imaturas do sistema monócito-macrófago não acometidas.

Os bovinos e bezerros entram em contato com sangue, exsudatos inflamatórios e colostro ou leite contendo linfócitos B infectados pelo provírus. Os linfócitos B infectados por provírus devem chegar ao sangue vascular e/ou ao sistema linfático e daí, aos tecidos e células-alvo adequados à infecção. Ao chegarem aos tecidos, não se sabe se os linfócitos B (1) comportam-se como leucócitos em trânsito e migram pelo sistema vascular e/ou linfático para disseminar o novo vírus a outras células e tecidos ou (2) sofrem citólise e liberam o vírus nos tecidos para infectar macrófagos teciduais locais, linfócitos ou células dendríticas, como as células de Langerhans. O uso de agulhas ou instrumentos cirúrgicos contaminados com sangue (contendo linfócitos B infectados pelo provírus) pode transferir estas células diretamente ao sistema vascular ou colocá-las nos tecidos vascularizados subcutâneos ou musculares, nas proximidades dos leitos vasculares capilares e linfáticos. Tal exposição pode requerer a ocorrência de lesão traumática na pele ou nas membranas mucosas. Aparentemente, as picadas de insetos podem ter o mesmo resultado. Em ambos os casos, os linfócitos B infectados por provírus se depositam nestes locais e entram em contato com as células do sistema monócito-macrófago e linfoide e células dendríticas. Foi demonstrado que o vírus pode infectar estas células, mas não se sabe se estas células disseminam o vírus ou o provírus aos linfonodos regionais e, então, sistemicamente, através do tráfego de leucócitos nestas células ou em linfócitos B.

A disseminação transplacentária do vírus da leucemia bovina de vacas a bezerros também se dá através do sangue. Os linfócitos B infectados pelo provírus podem também ser encontrados em exsudatos inflamatórios, como aqueles que se desenvolvem na metrite ou vaginite pós-parto, e devem acessar os leitos capilares e linfáticos dos hospedeiros, como anteriormente descrito. Por fim, os linfócitos B infectados por provírus podem ser encontrados no colostro ou no leite, e foi sugerido que o linfoma enzoótico bovino pode ser provocado pela entrada do vírus no organismo pelo sistema alimentar, de onde chega ao sistema vascular. No entanto, o papel, por exemplo, do peristaltismo alimentar, da acidez gástrica, dos sistemas de barreiras das membranas mucosas, da imunidade de mucosa e das células M não foi adequadamente determinado em estudos experimentais. Embora seja uma hipótese, os linfócitos B infectados por provírus presentes no colostro ou no leite podem se comportar como típicos leucócitos em trânsito e, assim, aderir e migrar pelas mucosas da faringe oral e nasal e chegar aos MALTs locais, vasos linfáticos, linfonodos regionais e tecidos linfoides sistêmicos.

Parece que qualquer que seja a via usada pelos linfócitos B infectados por provírus para a entrada no organismo, o patógeno deve chegar ao sistema vascular para estabelecer, manter e amplificar, regional e sistemicamente, a infecção. O vírus emprega as glicoproteínas de seu envelope (gp51, gp30) para aderir e invadir linfócitos B imaturos que expressam uma nova proteína de membrana, denominada *receptor ligante do vírus da leucemia bovina*. Outros estudos mostraram que os linfócitos B que expressam imunoglobulina M e os marcadores celulares CD5 e CD11b em sua superfície são mais suscetíveis à infecção; no entanto, o papel destas moléculas como receptores não foi esclarecido.

O mecanismo de transformação dos linfócitos B não foi estabelecido. A transformação pode ser associada ao mecanismo denominado *transativação gênica*. Quando o genoma do vírus da leucemia bovina (provírus) é integrado ao genoma do linfócito B, o provírus passa a controlar as organelas e os processos de transcrição e tradução da célula-alvo. Os genes do provírus da leucemia bovina expressam uma proteína denominada proteína Tax do vírus da leucemia bovina (p34tax), que parece estimular a proliferação (mitose) dos linfócitos B e aumentar a replicação viral nas células-alvo. A proteína Tax também interage com genes da célula-alvo e parece transativar genes que expressam proteínas que modulam o crescimento celular, como a divisão e a diferenciação celular, e participam de etapas reguladoras da proliferação e da longevidade celular. Experimentalmente, foi demonstrado que a proteína Tax é capaz de imortalizar fibroblastos de embriões de ratos em cultura e de cooperar com um oncogene para transformação das células cultivadas, que podem, então, crescer como tumores em animais vivos. Coletivamente, estes achados sugerem que a transformação dos linfócitos B que causa o desenvolvimento do linfoma bovino é associada às ações prolongadas de p34tax nos genes reguladores da célula-alvo, mas os estágios cronológicos da transformação não foram determinados. Estudos sugerem que a transformação pode também levar à formação de complexos da proteína Tax e outras moléculas derivadas de genes de supressão tumoral, como o p53, enquanto outras pesquisas sugerem que mutações pontuais no gene p53 podem ser um dos eventos mais importantes no desenvolvimento do linfoma. As proteínas traduzidas de genes de supressão tumoral têm efeito inibidor na regulação do ciclo e da função celular, inibindo a divisão celular (inclusive de células com DNA danificado), estimulando a apoptose de células com DNA danificado e amplificando a adesão celular (supressão de metástases). Quando as atividades do gene p53 e de seus produtos proteicos são alteradas ou inibidas, as células acometidas podem sofrer transformação.

Distúrbios dos Suínos

Síndrome Multissistêmica do Definhamento do Leitão Desmamado (Circovírus Suíno de Tipo 2, DNA Vírus Não Envelopado). O mecanismo de lesão na síndrome multissistêmica do definhamento do leitão desmamado (PMWS) é a disfunção e lise, induzidas por vírus, de linfócitos, levando à depleção destas células e à imunossupressão. O vírus parece precisar de células mitóticas, como linfócitos, na fase S do ciclo celular para a infecção e replicação. Dentre as lesões macroscópicas, são observados linfonodos sistêmicos com aumento de volume, de tamanho normal e pequenos e atróficos, que são o contínuo das alterações na resposta dos linfócitos à infecção, replicação e liberação viral. A infecção é provavelmente correlacionada com replicação viral e intensa hiperplasia (linfoadenomegalia). Após a hiperplasia, há liberação do vírus dos linfócitos infectados, um processo que mata estas células e provoca atrofia. As lesões microscópicas são únicas, já que a inflamação é granulomatosa e apresenta células gigantes sinciciais derivadas de macrófagos.

Os suínos entram em contato com o vírus em fômites de fluidos corpóreos oronasais e faríngeos, fezes e urina de animais infectados. O vírus é inalado ou ingerido e depositado na mucosa. No sistema respiratório, o vírus é depositado e aprisionado na camada de muco por turbulência centrífuga e inercial e entra em contato com a mucosa das tonsilas. Não se sabe se e como o vírus penetra a camada de muco para acessar as células epiteliais da mucosa, os macrófagos de mucosa e/ ou as células dendríticas. No sistema alimentar, o vírus é deglutido, chega ao intestino delgado pelo peristaltismo e entra em contato com as células M sobrejacentes às placas de Peyer. As células M não apresentam a camada de muco e o vírus tem acesso direto às membranas celulares.

Parece que o vírus estabelece a infecção nos tecidos linfoides da tonsila e das placas de Peyer, infectando as células dendríticas, os macrófagos e os linfócitos da mucosa. À exceção das células M, não se sabe como vírus se dissemina através da mucosa epitelial e chega às células da lâmina própria e da submucosa (MALT), mas é provável que o tráfego de leucócitos participe deste processo. A disseminação através da mucosa epitelial pode também ocorrer por interações ligante-receptor, seguidas por transcitose viral às superfícies basais e liberação no lado abluminal. Após a infecção local de macrófagos, células dendríticas e linfócitos, o vírus se dissemina por tráfego de leucócitos em macrófagos e células dendríticas, via vasos linfáticos aferentes, até os linfonodos regionais e, então, sistemicamente, através das vênulas pós-capilares ou dos vasos linfáticos e do ducto torácico, para o sistema circulatório, chegando aos linfócitos do baço, dos linfonodos e de outros tecidos linfoides.

O vírus usa a proteína de seu capsídeo para aderir ao heparan sulfato e ao sulfato de condroitina B (receptores de glicosaminoglicanas [ácidos siálicos]) presentes em macrófagos, células dendríticas e linfócitos e, então, entrar nestas células e infectá-las. Os macrófagos não são permissivos ao vírus e parecem servir primariamente como células em trânsito para disseminação do patógeno a outros locais; os linfócitos, por outro lado, são permissivos ao vírus e permitem a replicação viral. Assim, os linfócitos são danificados e mortos durante a replicação e liberação viral. Embora a necrose induzida pelo vírus seja sugerida como mecanismo de lise celular, a apoptose pode ser a causa principal, já que uma proteína viral ativa as vias de caspases. Outros estudos sugerem que a perda linfoide pode reduzir a produção de células linfoides na medula óssea ou sua proliferação em tecidos linfoides secundários, o que lresulta na depleção de todos os tipos de linfócitos T e B, imunossupressão e maior suscetibilidade a infecções por oportunistas secundárias. Embora não haja prova que este é o agente etiológico, o circovírus suíno de tipo 2 (PCV2) foi também associado a várias outras doenças, incluindo pneumonia, enterite, falhas de reprodução e a dermatite suína por PCV2 e síndrome de nefropatia. Muitas destas doenças são associadas a infecções concomitantes provocadas por outros microrganismos. Tais enfermidades foram agrupadas sob o termo doenças associadas ao PCV2 e não serão discutidas neste capítulo devido a escassez de informações sobre estas doenças.

Distúrbios dos Cães

Cinomose (Morbilivírus, RNA Vírus Envelopado). Veja a discussão sobre a patogênese e os mecanismos de disseminação e lesão em Doenças Virais dos Sistemas Orgânicos, Sistema Nervoso, Distúrbios dos Cães, Cinomose (Morbilivírus, RNA Vírus Envelopado). Em resumo, a atrofia tímica e a depleção linfoide (linfopenia) são manifestações da infecção pelo vírus da cinomose. O linfotropismo viral pode levar à perda (lise) de células linfoides (e macrófagos), inclusive de tipos específicos de linfócitos T e B, provocando imunossupressão grave. Além disso, a perda de células linfoides SLAM-positivas e células específicas relacionadas com imunidade celular e humoral provavelmente contribui para este resultado. A perda de linfócitos (e macrófagos) parece ser causada por citólise/apoptose induzida pelo vírus (e, provavelmente, não pelos efeitos de citocinas) de células linfoides infectadas.

Distúrbios dos Gatos

Leucemia Felina (Vírus da Leucemia Felina, Retrovírus, RNA Vírus Envelopado). O mecanismo de lesão na leucemia felina é a disfunção e lise celular e a transformação neoplásica, todas induzidas pelo vírus, de células linfoides (hemopoiéticas), o que provoca (1) linfoma (linfossarcoma) e leucemia, (2) disfunção dos sistemas orgânicos viscerais, dos tecidos linfoides ou da medula óssea, geralmente por atrofia por compressão das células parenquimatosa, em decorrência da proliferação de células neoplásicas e (3) imunossupressão, aumentando a suscetibilidade a outras doenças microbianas. Dentre as lesões macroscópicas, são observados proliferação de células neoplásicas e sua infiltração nos espaços perivasculares dos sistemas orgânicos, resultando em (1) aumento de volume generalizado e palidez dos órgãos afetados ou (2) a formação de um ou mais nódulos sólidos de coloração branca, distribuídos de forma aleatória no tecido acometido (Figs. 7-87, 13-83 e 13-94). Além disso, as células podem se proliferar e ocupar espaços confinados, causando atrofia por compressão de tecidos como os axônios da medula espinhal, as células hematopoiéticas da medula óssea e a retina do olho. A discussão das síndromes e lesões causadas pelo vírus da leucemia felina (FeLV) está fora do escopo deste capítulo; porém, incluem (1) linfoma (linfossarcoma) e todas as suas formas (alimentar, tímica, mediastinal anterior, multicêntrica, atípica) com base na distribuição anatômica, (2) leucemia, (3) doenças mieloproliferativas, (4) anemia não regenerativa, (5) síndrome similar à panleucopenia e (6) glomerulonefrite.

Os gatos entram em contato com o FeLV-A (ver a seguir) em fômites de fluidos corpóreos, como secreções salivares e nasais, através do contato direto com indivíduos infectados. Assim, os comportamentos de autolimpeza são importantes na transmissão da doença. O vírus é ingerido ou inalado e é depositado nas membranas mucosas da faringe oral e nasal e adere, infecta e se replica localmente nas células epiteliais da mucosa e nos linfócitos e macrófagos associados à mucosa, principalmente em áreas com tonsilas. O vírus se dissemina através do tráfego leucocitário em linfócitos e macrófagos, pelos vasos linfáticos aferentes, até os linfonodos faríngeos (linfonodos regionais), onde infecta e se replica em outros linfócitos e macrófagos. Não se sabe como o vírus penetra a camada de muco para chegar e atravessar o epitélio da mucosa ou se as células dendríticas participam da infecção ou disseminação.

Os linfócitos B parecem ser as células primárias usadas na disseminação do vírus via tráfego de leucócitos, enquanto os linfócitos T parecem ser as células-alvo primárias da infecção. Portanto, a disfunção de linfócitos T é a principal causa dos sinais clínicos da doença. Dos linfonodos regionais, o vírus se dissemina sistemicamente em linfócitos B, pelo tráfego leucocitário, até o sistema circulatório, através das vênulas pós-capilares ou dos vasos linfáticos e do ducto torácico, até os linfonodos e os órgãos linfoides sistêmicos, como o baço e as placas de Peyer, e, então, à medula óssea e à mucosa das glândulas salivares. Como anteriormente mencionado, as secreções da glândula salivar e os comportamentos de autolimpeza são importantes mecanismos de disseminação do vírus a gatos não imunizados.

Há quatro subgrupos de FeLV, chamados FeLV-A, FeLV-B, FeLV-C e FeLV-T. O sucesso da replicação requer a infecção de células em divisão rápida, como os linfócitos, e a oportunidade de estabelecimento de infecção persistente nestas células. As síndromes clínicas causadas pelo FeLV são decorrentes da infecção persistente de linfócitos T na medula óssea. As infecções persistentes são decorrentes da modulação da expressão gênica celular e viral e da modificação da resposta imune do gato pelo vírus. A persistência é duradoura, geralmente por toda a vida do gato, e ocorre quando o vírus não é eliminado pela resposta imune adaptativa devido à disfunção de linfócitos T citotóxicos.

O FeLV-A é o único subgrupo que pode ser transmitido entre os gatos. Este vírus é observado principalmente na saliva. Depois que os gatos são infectados pelo subgrupo FeLV-A, o vírus estabelece a infecção persistente das células da medula, provavelmente linfócitos T ou seus precursores. Porém, o vírus não se integra no genoma do gato. Uma vez que a replicação viral ocorre nestas células de forma contínua, há maior oportunidade para a ocorrência de variações genômicas (deriva/desvio antigênico) e a introdução de novos fatores de virulência viral. O subgrupo FeLV-B parece ter surgido por recombinação (desvio antigênico) de genes endógenos do subgrupo FeLV-A, enquanto o subgrupo FeLV-C parece ter sido criado por mutações pontuais (deriva antigênica) de genes endógenos do subgrupo FeLV-A. Os gatos apenas podem ser infectados pelo subgrupo FeLV-A ou pela combinação de subgrupo FeLV-A e FeLV-B e/ou FeLV-C. Em geral, o subgrupo FeLV-A provoca imunossupressão e é encontrado em aproximadamente 100% dos gatos infectados pelo vírus; o subgrupo FeLV-B causa transformação neoplásica e é observado em aproximadamente 50% dos gatos infectados pelo vírus; e o subgrupo FeLV-C provoca anemia e é encontrado em aproximadamente 1% a 2% dos gatos infectados pelo vírus. FeLV-T é criado por variações genômicas de FeLV-A, infecta linfócitos T e causa uma síndrome de imunodeficiência.

Todos os subgrupos de vírus usam glicoproteínas de envelope, provavelmente glicoproteína de superfície (SU) e uma proteína transmembrânica (TM), para se ligarem aos receptores e entrarem em linfócitos T, outros linfócitos e células epiteliais da mucosa. Dentre os receptores de glicoproteínas virais nestas células, incluem-se (1) a proteína transportadora de tiamina felina (FeTHTR1), como receptor de FeLV-A; (2) as proteínas transportadoras de fosfato felinas 1 e/ou 2 (FePit1 ou FePit2), como receptores de FeLV-B; e (3) o receptor celular de FeLV-C (FeLVCR), uma proteína transportadora heme, como receptor de FeLV-C. O FeLV-T usa duas proteínas na adesão, entrada e infecção das células. A FePit1 é empregada como receptor, enquanto a FeLIX, uma proteína secretada primariamente por linfócitos T, é usada para restringir o tropismo aos linfócitos T. Os retrovírus também possuem glicoproteínas de envelope que formam múltiplos sistemas transmembrânicos para adesão a sistemas similares de linfócitos. Na infecção dos linfócitos T, o FeLV-T expressa, em seu envelope viral, diversas glicoproteínas transmembrânicas que se ligam a receptores transmembrânicos do hospedeiro (FePit1). Parece também que a expressão de receptores celulares específicos do hospedeiro, o número total de receptores expressos e o uso de cofatores solúveis determinam quais células serão infectadas pelos FeLVs. Além disso, a infecção persistente de células da medula óssea pelo FeLV-A dá muitas oportunidades de mutação do gene do envelope, levando à expressão de novos subgrupos virais, que apresentam glicoproteínas de envelope que reconhecem novos receptores nas membranas celulares. É provável que os quadros clínicos provocados por estes subgrupos sejam relacionados com a variação genômica, pela expressão de glicoproteínas de superfície do envelope que determinam e restringem as células-alvo a serem infectadas.

A imunossupressão e a linfopenia coincidem com o acometimento sistêmico de tecidos linfoides, principalmente de linfócitos T. Os gatos com infecção persistente pelo FeLV-A geralmente morrem por infecções secundárias oportunistas bacterianas e virais. A imunossupressão, principalmente da imunidade mediada por células, parece ser resultante (1) da redução do número de linfócitos, em especial de linfócitos T citotóxicos e auxiliares, por lise celular induzida pelo vírus, (2) da supressão de linfocinas (interferon δ e interleucina) secretadas por linfócitos T ativados, que podem eliminar os vírus e as células infectadas, (3) da produção da proteína FeLV p15, que suprime a função linfocitária (controverso); (4) da disfunção da ativação de macrófagos induzida por linfocinas e (5) da disfunção da fagocitose por neutrófilos. Estimativas sugerem que cerca de 50% dos gatos acometidos por certas infecções bacterianas e hemobartonelose (*Mycoplasma haemofelis*) e 75% dos gatos com toxoplasmose (*Toxoplasma gondii*) são infectados pelo FeLV e apresentam imunossupressão provocada pelo vírus. Além disso, a imunossupressão induzida pelo vírus foi também associada à peritonite infecciosa felina, a doenças orais e gengivais crônicas, más respostas de reparação à inflamação, recidiva de abs-cessos e infecções cutâneas, doenças respiratórias, enterite aguda, otite e tumores malignos induzidos pelo vírus, como sarcomas.

A transformação neoplásica ocorre após a infecção persistente dos linfócitos T, geralmente na medula óssea. O vírus (um retrovírus) produz transcriptase reversa, que transcreve o RNA viral em DNA proviral e facilita a inserção deste último no DNA cromossômico dos linfócitos T ou de outras células da medula óssea. Depois que o vírus integra seu genoma no DNA da célula-alvo, o genoma viral é passado a todas as novas gerações celulares durante a mitose. A transcriptase reversa é carreada pelo vírus e liberada no citoplasma da célula-alvo junto com seu RNA viral após a fase de adesão e entrada do patógeno. A transformação neoplásica de linfócitos T ou outras células da medula óssea ocorre quando o DNA do provírus é integrado ao DNA cromossômico em regiões críticas, que (1) contêm oncogenes, como o gene celular c-myc ou (2) são próximas a genes que influenciam a expressão dos genes c-myc. A ativação destes genes e a expressão de seus produtos gênicos resultam em uma série de alterações na regulação celular, modificando de forma irreversível o comportamento da célula, característico da transformação neoplásica (Capítulo 6). O antígeno do oncornavírus felino associado à membrana celular (FOCMA) é expresso nas membranas celulares das células transformadas e não é encontrado em células normais (não transformadas), mesmo se infectadas pelo vírus.

Síndrome da Imunodeficiência Adquirida Felina (Vírus da Imunodeficiência Felina, Lentivírus, RNA Vírus Envelopado).

O mecanismo de lesão na síndrome da imunodeficiência adquirida felina é a disfunção e lise, induzidas pelo provírus, de linfócitos T CD4$^+$, o que causa imunossupressão. Dentre as lesões macroscópicas, observa-se aumento de volume transiente de linfonodos (linfoadenomegalia) e, a seguir, infecções microbianas oportunistas secundárias. O vírus da imunodeficiência felina provoca a depleção persistente e gradual de linfócitos T CD4$^+$ (linfócitos T auxiliares[T$_H$], linfócitos T efetores), o que causa uma síndrome de imunodeficiência caracterizada por estomatite e gengivite crônicas, síndrome de definhamento (desnutrição), manifestações neurológicas e maior incidência de linfoma. A causa da depleção de linfócitos T CD4$^+$ é desconhecida. Este fenômeno pode ser multifatorial, incluindo a morte das células diretamente pela infecção viral, lise (*turnover*) após a replicação extensa e rápida de células infectadas e não infectadas estimuladas por antígenos virais e/ou citocinas pró-inflamatórias ou outras moléculas, supressão da proliferação celular induzida pelo provírus, lise dos linfócitos T CD4$^+$ infectados pelo provírus devido às respostas imunes adaptativas ou apoptose das células infectadas pelo provírus.

Os gatos entram em contato com o vírus no sangue, mais comumente como provírus em linfócitos T CD4$^+$ infectados e, muito raramente, como vírus livre em fômites de saliva. Em brigas que resultam em feridas por mordedura com sangramento, o sangue contaminado por linfócitos T CD4$^+$ infectados pelo provírus entra em contato com (1) a mucosa oral (macrófagos e células dendríticas), especialmente das tonsilas, através da contaminação superficial e (2) macrófagos e células dendríticas (células de Langerhans) da pele através de feridas penetrantes. Parece que o vírus é capaz de estabelecer uma infecção local nas células dendríticas, nos macrófagos e nos linfócitos da mucosa; no entanto, não se sabe como o vírus penetra a camada de muco para acessar as células epiteliais da mucosa, os macrófagos de mucosa e/ou as células dendríticas e migra pela mucosa epitelial para acessar as células na submucosa (MALT). Nas mucosas, vários mecanismos de disseminação podem estar envolvidos (1) migração (tráfego de leucócitos) dos linfócitos T CD4$^+$ infectados pelo provírus pelo epitélio da submucosa, (2) infecção das células epiteliais da mucosa, por meio de um mecanismo de endocitose mediado pela interação entre ligantes e receptores celulares em linfócitos T CD4$^+$ infectados pelo provírus, (3) infecção das células epiteliais da mucosa pela interação entre ligantes e receptores da célula-alvo por vírus livres ou (4) transferência do vírus livre por transcitose viral, um processo onde o patógeno é transportado no interior da célula em vesículas e liberado na superfície basal, do lado abluminal. Na pele, o vírus livre ou os linfócitos T CD4$^+$ infectados pelo provírus podem ser transportados pelo sangue ou pela saliva em feridas penetrantes da derme e da subcutâneo, onde, por meio da lise celular, exocitose ou extensão direta, o vírus ou o provírus podem chegar às células de Langerhans e macrófagos teciduais.

Parece que, independentemente da via usada pelo vírus ou provírus para entrar no corpo, deve chegar aos tecidos linfoides associados à mucosa (MALT) ou à pele (similar ao MALT) e aos linfócitos T CD4$^+$, macrófagos e células dendríticas para o estabelecimento da infecção. Depois que as células são infectadas, o vírus é, então, disseminado pelo tráfego de leucócitos via vasos linfáticos aferentes até os linfonodos regionais e, então, sistemicamente, chega ao baço e a outros tecidos linfoides pelas vênulas pós-capilares ou vasos linfáticos e ducto torácico. Alguns estudos sugerem que o vírus pode também ser disseminado para a cavidade oral e a mucosa tonsilar através da saliva, seja por linfócitos T CD4$^+$ infectados pelo provírus ou por viremia livre de células, especialmente quando gatos com estomatite e gengivite crônica participam do comportamento de autolimpeza ou brigas. As células-alvo da infecção incluem linfócitos T CD4$^+$, linfócitos T CD8$^+$, linfócitos B, células do sistema monócito-macrófago, células dendríticas, megacariócitos e astrócitos. As glicoproteínas do envelope viral, provavelmente a glicoproteína de superfície (SU) e a proteína transmembrânica (TM), se ligam a receptores nas membranas das células-alvo e facilitam a infecção por adesão e entrada do patógeno nas células-alvo. Diferentes cepas virais parecem expressar diferentes glicoproteínas de envelope (e outras proteínas) e, assim, é provável que estas moléculas participem da patogenicidade viral. As células-alvo expressam o receptor felino CD134 e o cofator CXCR4 (receptor de quimiocina) em suas membranas, que atuam como correceptores e são necessários à adesão, ligação e entrada do vírus nas células-alvo.

Sistema Nervoso
Distúrbios dos Animais Domésticos
Raiva (Lyssavírus, RNA Vírus Envelopado). O mecanismo de lesão na raiva é disfunção neuronal, talvez provocada por um dos vários mecanismos propostos, como o sequestro viral da transcrição e da tradução do RNA nos neurônios, alteração das funções dos neurotransmissores, disfunção dos canais iônicos e/ou indução da síntese de óxido nítrico. O vírus da raiva infecta neurônios de todas as espécies mamíferas. No sistema nervoso, não são observadas lesões macroscópicas; no entanto, corpos de inclusão (corpos de Negri) e uma inflamação linfomonocítica perivascular crônica, característica das infecções virais, são encontrados (Fig. 14-45). Além de neurônios, o vírus infecta células da glia no sistema nervoso e células epiteliais, como aquelas das glândulas salivares.

Os animais entram em contato com o vírus em fômites de saliva, por feridas penetrantes causadas por mordeduras de animais doentes. O vírus chega aos fluidos corpóreos intersticiais (extracelulares) e ao plasma (ferida por mordedura com hemorragia), se difunde e entra em contato, adere e invade células da musculatura estriada, por ligação da proteína G do envelope do vírus da raiva a receptores de neurotransmissores, como os receptores de acetilcolina, nas membranas de células musculares. A proteína G do envelope é um importante fator de neurovirulência do vírus da raiva e determina quais vias nervosas serão infectadas. O vírus, então, se replica em músculos, brota das membranas celulares, entra nos fluidos intersticiais das junções mioneurais (junções neuromusculares) e, de forma aleatória, encontra e se liga a receptores de acetilcolina, receptores de moléculas de adesão celular neuronal, receptores de neurotrofina ou outros tipos de gangliosídeos nas membranas celulares de terminações axonais não mielinizadas (terminações nervosas) de neurônios motores inferiores

de nervos periféricos. Processos similares são também usados na disseminação e replicação do vírus em nervos cranianos depois de feridas por mordedura na face. Após ligados, os vírus entram no citoplasma das terminações nervosas por pinocitose, por meio de fendas revestidas por clatrina e a formação de vesículas. Os vírus presentes nas vesículas se disseminam de forma centrípeta, das junções mioneurais ao corpo celular dos neurônios, através do transporte axonal retrógrado rápido, provavelmente utilizando um sistema de transporte microtubular com cadeia leve de dineína (Capítulo 14). O vírus se replica no corpo dos neurônios e segue pelos dendritos, através do transporte axonal, onde brota da membrana celular dos processos dendríticos das fendas sinápticas das junções neuroneurais. De forma aleatória, o patógeno encontra receptores de terminações nervosas motoras na substância cinzenta do cérebro e nos cornos cinzentos ventrais da medula espinhal. Do ponto de vista mecânico, a replicação e a disseminação viral nos neurônios motores da medula espinhal e do cérebro são idênticas àquelas que ocorrem nos nervos periféricos espinhais. O mecanismo exato que facilita a disseminação transináptica do vírus da raiva é desconhecido. Tal mecanismo pode ser associado, em parte, à montagem viral, onde a proteína M encapsula o vírus e auxilia sua movimentação pelas membranas celulares, como aquelas da sinapse, que contêm glicoproteínas essenciais à formação do envelope viral e ao brotamento viral. A proteína G do envelope é também necessária à adesão à membrana celular e à disseminação transináptica do vírus para o próximo neurônio da via neural.

O vírus emprega mecanismos de transporte axonal em sua disseminação sistêmica, por vias nervosas aferentes e eferentes vias nervosas, infectando as células epiteliais das glândulas salivares (Fig. 14-44). O vírus da raiva, através destas vias nervosas, pode também infectar outras células, como as das papilas gustativas, da cavidade nasal, da pele e dos folículos pilosos, da adrenal, do pâncreas, do rim, do músculo cardíaco e da retina e da córnea. Na verdade, as formas "furiosa" e "silenciosa" da raiva em animais domésticos (Capítulo 14) são provavelmente causadas pela infecção de populações e vias neuronais específicas, como as do hipocampo ou do cerebelo, respectivamente. O vírus se dissemina às glândulas salivares através do transporte axonal, usando nervos parassimpáticos presentes nos nervos cranianos facial (VII) e glossofaríngeo (IX) e nervos simpáticos dos segmentos torácicos T1-T3 da medula espinhal. Além da disseminação viral para as glândulas salivares, a infecção de nervos parassimpáticos e simpáticos também aumenta a secreção das glândulas salivares: (1) de forma direta, por estimulação de receptores β-adrenérgicos nas células dos ácino e ductos salivares, com aumento da concentração de cAMP e, consequentemente, da secreção de saliva, e (2) de forma indireta, pela estimulação de nervos dos vasos sanguíneos que suprem as glândulas salivares. O vírus brota das membranas celulares destas terminações nervosas, infecta as células acinares salivares por meio de receptores celulares específicos para a proteína G do envelope, se replica e amplifica, em grandes quantidades, nestas células. O vírus, então, brota das superfícies apicais (luminais) das membranas celulares da glândula salivar, se mistura à saliva e pode ser transmitido em feridas por mordedura. A especificidade apical do brotamento viral é estabelecida durante o estágio de montagem da replicação viral. O genoma e as proteínas virais formam complexos em "envelope" no citoplasma das células acinares, que se agrupam em áreas da membrana celular que contêm seus respectivos receptores glicoproteicos e, então, o vírus brota da membrana no lúmen da glândula salivar para, por fim, entrar no sistema de ductos e na saliva.

Distúrbios dos Equinos
Polioencefalite-Polioencefalomielite Equina (Alfavírus, RNA Vírus Envelopado). O mecanismo de lesão na polioencefalite-polioencefalomielite equina é a destruição e lise dos neurônios no SNC. Dentre as lesões macroscópicas, são observadas hiperemia ativa,

vasculite, hemorragia e áreas de necrose de cor branca, amarelada ou acinzentada na substância cinzenta do sistema nervoso, especialmente na medula espinhal (Fig. 14-79). Uma vez que os neurônios são as células-alvo primárias, as lesões tendem a ser observadas na substância cinzenta (ou seja, pólio), áreas em que se localizam os corpos celulares dos neurônios, e, assim, estas doenças são classificadas como polioencefalites ou polioencefalomielites. O termo polioencefalite-polioencefalomielite equina é aqui usado para agrupar as doenças provocadas por três cepas bastante semelhantes de alfavírus, que são responsáveis pela encefalomielite equina oriental, pela encefalite equina ocidental e pela encefalomielite equina venezuelana. A encefalomielite de St. Louis é o correspondente humano destas doenças equinas. Estas enfermidades também foram denominadas *polioencefalite-polioencefalomielite por arbovírus*. O termo *arbovírus* é derivado da expressão em língua inglesa "*arthropod-borne*" (transmissão por artrópodes), que foi encurtado com *arbo* e é usado como acrônimo.

Os equinos entram em contato com o vírus através de feridas cutâneas penetrantes por picadas de mosquitos infectados. Os mosquitos se infectam ao picarem e consumirem o sangue infectado de aves, que são reservatórios do vírus. Variações sazonais de temperatura e precipitação influenciam muito a densidade populacional de mosquitos e, assim, a ocorrência da doença. Nos equinos, após a penetração cutânea, o vírus pode entrar diretamente no sistema circulatório e infectar monócitos ou ser depositado na ECM de tecidos vascularizados (conjuntivos) e infectar células dendríticas (células de Langerhans) e macrófagos teciduais. Nestas células, o vírus se dissemina via tráfego de leucócitos aos linfonodos regionais, seja pelo sistema circulatório ou pelos vasos linfáticos aferentes, onde infecta linfócitos. O vírus também pode se disseminar aos linfonodos regionais via viremia livre de células nos vasos linfáticos.

O envelope viral contém três glicoproteínas ancoradas à membrana, E1, E2 e E3. A proteína de adesão E2 é usada na adesão ao receptor da célula-alvo, enquanto a proteína de fusão E1 do envelope viral é empregada na entrada do patógeno nas células, por endocitose. Os receptores das proteínas E1 e E2 são encontrados em diversos tipos celulares e provavelmente determinam quais células, como linfócitos, são usadas pelo tráfego leucocitário e, por fim, quais sistemas orgânicos, como o sistema nervoso, são alvos da infecção pelo vírus. O vírus, então, se dissemina sistemicamente, via tráfego de leucócitos, em linfócitos e macrófagos pelas vênulas pós-capilares ou vasos linfáticos e ducto torácico para o sistema circulatório, chegando aos linfonodos sistêmicos, ao baço, ao timo, à medula óssea, às placas de Peyer, ao pâncreas e à musculatura esquelética. A infecção provoca necrose de células mieloides na medula óssea e de linfócitos nos linfonodos e no baço. Citocinas pró-inflamatórias, como IFN-γ, e citocinas anti-inflamatórias, como a IL-10, produzidas por linfócitos infectados, podem provocar a lise celular. As citocinas liberadas no sistema vascular podem também atuar na barreira hematoencefálica, tornando-a mais suscetível à infecção viral devido a alterações em suas funções de barreira e permeabilidade. Na encefalomielite equina oriental, os osteoblastos parecem ser as células-alvo usadas na amplificação viral, possibilitando a disseminação do patógeno para o sistema nervoso. Nesta doença específica, as células dendríticas, as células linfoides e as células do sistema monócito-macrófago não são tão suscetíveis à infecção e, assim, os linfonodos sistêmicos e o baço são infectados em grau limitado e apresentam lesão e lise mínima. Embora não se saiba como o vírus se dissemina para o SNC, o tráfego de leucócitos por linfócitos e macrófagos (monócitos) parece ser o mecanismo provável. A viremia livre de células pode também ser observada.

Polioencefalite-Polioencefalomielite Provocada pelo Vírus do Oeste do Nilo (Flavivírus, RNA Vírus Envelopado).

A patogênese e o mecanismo de lesão na polioencefalite-polioencefalomielite provocada pelo vírus do oeste do Nilo são similares aos da polioencefalite-polioencefalomielite equina, anteriormente discutida.

Mieloencefalopatia Causada pelo Herpesvírus Equino (Herpesvírus Equino 1: Alfa-herpesvírus, DNA Vírus Envelopado).

O mecanismo de lesão na mieloencefalopatia provocada pelo herpesvírus equino é a disfunção e lise das células endoteliais das pequenas arteríolas do cérebro e da medula espinhal; no entanto, seu mecanismo é incerto, sendo provavelmente relacionado com replicação viral. Imunocomplexos (reações de hipersensibilidade de tipo III) e fixação do sistema complemento (vasculite induzida por imunocomplexos) foram também sugeridos. Dentre as lesões macroscópicas, são observados focos de edema, hemorragia e malácia vasocêntrica distribuídos de forma aleatória (áreas brancas, amareladas e acinzentadas) consistentes com a oclusão vascular, que provocam infarto (Fig. 14-80).

Os equinos entram em contato com o vírus em fômites de fluidos corpóreos por meio do contato direto com animais infectados. O vírus é inalado ou ingerido e depositado nas mucosas das cavidades oral, nasal e faríngea ou inalado e depositado nas mucosas do componente de condução do sistema respiratório, pela turbulência centrífuga e inercial. O vírus infecta e se replica nas células epiteliais e endoteliais da mucosa e, então, em nos linfócitos da mucosa e da submucosa contígua e, provavelmente, em macrófagos, monócitos e células dendríticas (MALT); a seguir, se dissemina via tráfego de leucócitos, passando pelos vasos linfáticos aferentes até chegar aos linfonodos regionais. Não se sabe como o vírus penetra a camada de muco para chegar células epiteliais e endoteliais da mucosa ou ainda como macrófagos de mucosa e/ou células dendríticas são acometidos, embora sua participação seja muito provável. Embora ligantes e receptores específicos não tenham sido identificados, as glicoproteínas do envelope viral provavelmente aderem aos receptores de glicosaminoglicana nas membranas das células-alvo e utilizam tal interação para entrar nestas células. A infecção parece ser mantida e amplificada em linfócitos e, provavelmente, em macrófagos e monócitos dos linfonodos regionais. O vírus, então, se dissemina sistemicamente, pelos vasos sanguíneos e linfáticos nos linfócitos infectados através do tráfego de leucócitos no sistema circulatório. Os linfócitos e macrófagos infectados provavelmente usam moléculas de adesão do envelope viral para se ligarem a receptores do endotélio vascular e, durante a migração pela parede vascular, interagem com suas membranas celulares. Estas interações parecem fazer com que o vírus infecte e se replique nas células endoteliais, nos miócitos e nos pericitos das pequenas arteríolas do cérebro e da medula espinhal, causando vasculite e trombose. Não se sabe por que estas células, principalmente as células endoteliais, são alvos da infecção viral; no entanto, as interações ligante-receptor ou a permissividade destas células são prováveis mecanismos. A ativação de moléculas de adesão endotelial e leucocitária é uma importante etapa na disseminação do vírus às células endoteliais e, assim, pode contribuir para o tropismo por células endoteliais da infecção viral.

Distúrbios dos Ruminantes (Bovinos, Ovinos e Caprinos)

Hipoplasia Cerebelar Bovina (Vírus BVD, Pestivírus, RNA Vírus Envelopado).

A síndrome, que provavelmente envolve mecanismos similares aos observados em animais infectadas *in utero* pelo parvovírus, ocorre em bezerros infectadas no útero pelo vírus diarreia viral bovina – doença mucosa (Fig. 14-36). Para mais detalhes, veja as seções a seguir:

- Doenças Virais dos Sistemas Orgânicos, Sistema Nervoso, Distúrbios dos Gatos, Hipoplasia Cerebelar Induzida pelo Parvovírus.
- Doenças Virais dos Sistemas Orgânicos; Sistema Alimentar e Peritônio, Omento, Mesentério e Cavidade Peritoneal; Distúrbios dos Ruminantes (Bovinos, Ovinos e Caprinos); Diarreia Viral Bovina – Doença Mucosa (Vírus BVD, Pestivírus, RNA Vírus Envelopado).
- Doenças Virais dos Sistemas Orgânicos; Sistema Alimentar e Peritônio, Omento, Mesentério e Cavidade Peritoneal; Distúrbios dos Cães; Enterite por Parvovírus (Parvovírus, DNA Vírus Não Envelopado).

Meningoencefalite por Herpesvírus Bovino (Herpesvírus Bovino 5: Alfa-herpesvírus, DNA Vírus Envelopado).

Do ponto de vista do mecanismo biológico, o herpesvírus bovino do tipo 5 se comporta de forma muito similar ao herpesvírus bovino do tipo 1. O vírus infecta, se dissemina e se replica nas mesmas células-alvo, mas é mais neurovirulento e induz encefalite grave e geralmente fatal. Veja a discussão sobre a rinotraqueíte infecciosa bovina (herpesvírus bovino 1) em Doenças Virais dos Sistemas Orgânicos; Sistema Respiratório, Mediastino e Pleura; Distúrbios dos Ruminantes (Bovinos, Ovinos e Caprinos). O mecanismo da lesão na meningoencefalite por herpesvírus bovino é a disfunção e lise de neurônios e astrócitos, causada por replicação viral e mediadores químicos de inflamação. Estes mediadores são quimiocinas e citocinas pró-inflamatórias de linfócitos T citolíticos, sintetizadas como parte da resposta inflamatória linfomonocítica (respostas imunes inatas e adaptativas). As lesões macroscópicas incluem áreas de edema cerebral, hiperemia ativa, hemorragia e malácia distribuídas de forma aleatória.

Os bovinos entram em contato com o vírus em fômites de fluidos corpóreos, através do contato direto com animais infectados. O vírus é inalado ou ingerido e depositado na mucosa das cavidades orais, nasais e faríngeas e da conjuntiva ou é inalado e depositado nas mucosas do componente de condução do sistema respiratório, pela turbulência centrífuga e inercial. As glicoproteínas do envelope viral B, C, D e E provavelmente aderem a receptores nas terminações nervosas sensoriais que suprem estas mucosas. Estas proteínas provavelmente se ligam a receptores de diversas outras células-alvo. Dentre estes receptores, estão as glicosaminoglicanas, como o mediador da entrada de herpesvírus mediador A, as nectinas 1 e 2 (proteínas C e B de entrada de herpesvírus) e o 3-O-sulfatado heparan sulfato. Não se sabe como o vírus penetra a camada de muco para acessar as terminações nervosas sensoriais da mucosa. Através destas terminações nervosas, o vírus entra nos neurônios, como aqueles dos nervos cranianos trigêmeo e olfatório, e se disseminam via transporte retrógrado por axônios a outros neurônios e células da glia do SNC. Parece que as glicoproteínas de envelope E e 3-O-sulfatado heparan sulfato podem amplificar a adesão viral, a entrada e a disseminação do patógeno no SNC. O mecanismo da malácia continua desconhecido, mas, aparentemente, esta alteração não é provocada por lesões vasculares óbvias. As lesões neuronais são consistentes com a necrose e provavelmente provocadas lesão e lise celular ou por mediadores químicos de inflamação. Além disso, a superprodução de óxido nítrico por neurônios e astrócitos infectados pode levar à disfunção e morte destas células e das células contíguas não infectadas. O herpesvírus bovino do tipo 5 pode entrar em latência no sistema nervoso, através de mecanismos provavelmente idênticos aos do herpesvírus bovino 1.

Visna (Vírus Maedi-Visna [Lentivírus Ovino], RNA Vírus Envelopado).

A sequência cronológica de eventos que caracteriza a patogênese da lesão no visna é similar àquela observada na pneumonia progressiva ovina (maedi). Veja a discussão sobre o maedi em Doenças Virais dos Sistemas Orgânicos; Sistema Respiratório, Mediastino e Pleura; Distúrbios dos Ruminantes (Bovinos, Ovinos e Caprinos). No SNC, o mecanismo de lesão é a inflamação crônica ativa (granulomatosa), com desenvolvimento de encefalite com desmielinização. Dentre as lesões macroscópicas, são observados focos de malácia branca-amarelada distribuídos de forma aleatória no SNC. O vírus se dissemina pelo SNC por meio do tráfego leucocitário de monócitos e macrófagos infectados no pulmão e na medula óssea. O lentivírus ovino infecta de forma persistente as células do sistema monócito-macrófago, incluindo células da micróglia (macrófagos teciduais locais do SNC) e todos estes tipos celulares são essenciais à gênese da resposta inflamatória no SNC.

Encefalite Caprina (Vírus da Encefalite-Artrite Caprina, RNA Vírus Envelopado).

A patogênese e o mecanismo de lesão na encefalite caprina são similares àqueles observados na pneumonia progressiva ovina (maedi) (ver a seção Doenças Virais dos Sistemas Orgânicos; Sistema Respiratório, Mediastino e Pleura; Distúrbios dos Ruminantes [Bovinos, Ovinos e Caprinos]); no entanto, a via inicial de exposição é a ingestão de leite ou colostro infectado pelo vírus. O mecanismo de lesão é a inflamação crônica ativa (granulomatosa) do SNC, com desenvolvimento de mielite com desmielinização. Dentre as lesões macroscópicas, são observados focos de malácia branca-amarelada distribuídos de forma aleatória no SNC, especialmente na medula espinhal (Fig. 14-90). O vírus da artrite-encefalite caprina infecta células do sistema monócito-macrófago de forma persistente; assim, as células da micróglia (macrófagos teciduais locais) e os monócitos em trânsito são os principais tipos celulares na gênese da resposta inflamatória. Os cabritos são primariamente expostos ao vírus através da ingestão do leite ou colostro infectado. Embora tal fenômeno não tenha sido comprovado, é provável que o vírus infecte as células M sobrejacentes às placas de Peyer. Após a infecção, o vírus é transferido e liberado nas superfícies basilares das células M, acessando os macrófagos e os linfócitos das placas de Peyer. Nestes locais, os macrófagos são infectados com o vírus e, então, o disseminam para as células precursoras de monócitos da medula óssea e, por fim, para o SNC.

Distúrbios dos Suínos

Pseudorraiva (Doença de Aujeszky) (Alfa-herpesvírus, DNA Vírus Envelopado).

O mecanismo de lesão na pseudorraiva é a destruição e lise dos neurônios, que são provavelmente provocadas pelas ações de células do sistema imune, como os linfócitos T citotóxicos, que interagem com os neurônios infectados pelo vírus. Uma vez que os neurônios (e seus corpos celulares) são o alvo primário da infecção viral, as lesões são mais comumente observadas na substância cinzenta (pólio) e, por isso, a doença é denominada polioencefalite ou polioencefalomielite. Lesões macroscópicas características geralmente não são observadas, mas, em casos graves, podem incluir áreas de hiperemia ativa e hemorragia distribuídas de forma aleatória.

Os suínos entram em contato com o vírus em fômites de fluidos corpóreos oronasais e faríngeos, mais comumente por inalação, e, talvez, pela contaminação de feridas cutâneas penetrantes decorrentes de mordeduras. Quando inalado, o vírus é depositado na mucosa das cavidades orais, nasais e faríngeas, especialmente da tonsila, ou na mucosa do componente de condução do sistema respiratório, pela turbulência centrífuga e inercial. Na tonsila, os vírus podem infectar e se replicar nas células epiteliais da mucosa e nos macrófagos e nas células dendríticas de mucosa e submucosa (MALT). No pulmão, o vírus também infecta e se replica em células similares (BALT), incluindo macrófagos alveolares, que são mortos, levando ao desenvolvimento de broncopneumonia secundária. A adesão e a entrada viral são provavelmente mediadas pela interação de glicoproteínas do envelope viral com receptores das membranas das células-alvo. Na mucosa e na submucosa nasal e faríngea, principalmente da tonsila, o vírus infecta terminações nervosas sensoriais dos nervos cranianos olfatórios, glossofaríngeos e trigêmeos, usando o transporte retrógrado por axônios para entrar no cérebro. O vírus pode se disseminar por via transináptica por todo o SNC, empregando mecanismos similares àqueles descritos na raiva, e infectam e se replicam em muitos tipos de neurônios. As glicoproteínas do envelope viral C, B, D, H e L são usadas na adesão, fusão e entrada nas membranas das terminações nervosas. Estas glicoproteínas também participam da disseminação transináptica do vírus a outros neurônios do SNC e outras células nervosas, como astrócitos, células da micróglia, células ependimais e monócitos/macrófagos em trânsito, assim como da formação de células sinciciais e da modulação das respostas imunes inatas e adaptativas.

O vírus não pode se replicar nestas células e, assim, são incapazes de disseminar a infecção a outras células do SNC. Isto pode representar um mecanismo de defesa local intrínseco e/ou imune inato que isola, por fagocitose, o vírus em astrócitos, monócitos-macrófagos e células da micróglia, restringindo sua disseminação a outras células. As infecções latentes envolvem os nervos trigêmeos e os gânglios, mas linfonodos tonsilares podem também ser acometidos. É possível que terminações nervosas periféricas na pele, no subcutâneo e nos músculos possam ser expostas à infecção por meio de feridas por mordedura e ser usadas pelo vírus para acessar o SNC por mecanismos similares àqueles descrito na raiva.

As glicoproteínas do envelope viral nas membranas de neurônios infectados são alvos de anticorpos neutralizantes, linfócitos T citotóxicos e células NK ativadas por linfocinas, sendo parte da resposta inflamatória linfomonocíticas perivascular crônica característica das infecções virais. Estas células podem ser significativas na lesão e morte de neurônios observada na pseudorraiva. A hipertrofia e hiperplasia de astrócitos, células da micróglia e monócitos-macrófagos são espacial e temporalmente relacionadas com a gravidade da lesão neuronal; no entanto, o possível papel de moléculas biologicamente ativas, como citocinas (p. ex. TNF-α), secretadas por estas células não foi esclarecido.

Distúrbios dos Cães

Cinomose (Morbilivírus, RNA Vírus Envelopado). O mecanismo de lesão na cinomose, causada por um vírus pantrópico,[7] é a disfunção e lise de células neuronais, epiteliais, mesenquimatosas, neuroendócrinas e hematopoiéticas de muitos tecidos e sistemas orgânicos. O sistema nervoso é o sistema orgânico primário afetado pelo vírus da cinomose; porém, o vírus deve infectar e se replicar em células-alvo do sistema respiratório e/ou sistema alimentar antes de se disseminar para o sistema nervoso. Assim, o vírus da cinomose também pode causar doença nestes sistemas orgânicos. Lesões macroscópicas não são observadas no sistema nervoso. Os linfonodos (e o baço) apresentam, a princípio, aumento de volume, hemorragia e edema, mas, então, sofrem lise celular, o que causa a perda de linfócitos T e B no baço, nos linfonodos, no MALT, nas tonsilas e no timo (imunossupressão). As alterações na medula óssea são mínimas, mas a trombocitopenia pode ser observada. As regiões anteriores e ventrais do pulmão podem ser firmes (consolidação) e apresentar coloração bege, amarelada ou acinzentada (broncopneumonia secundária); as superfícies de cortes apresentam áreas discretas e coalescentes de exsudato bege amarelado ou acinzentado que infiltra e comprime o parênquima pulmonar contíguo. As vias aéreas são hiperêmicas e geralmente revestidas por um exsudato mucopurulento. As superfícies pleurais podem ou não ser afetadas. O intestino delgado pode apresentar congestão, paredes delgados e encurtamento de vilos (atrofia).

Os cães entram em contato com o vírus em fômites de fluidos corpóreos da cavidade nasal e da cavidade oral, através do contato direto com indivíduos infectados. Para chegar ao SNC, o vírus precisa infectar linfócitos, macrófagos e, provavelmente, células dendríticas da mucosa em um ou mais portais de entrada e, então, se disseminar através do tráfego leucocitário para encontrar células-alvo no SNC (ver a seguir) e também em muitos outros sistemas orgânicos. Os portais de entrada para encontro com as células-alvo e as vias de disseminação incluem a faringe oronasal, o pulmão e o intestino delgado e são discutidos ao final desta seção. Em resumo, o vírus é inalado e depositado no muco e nas mucosas dos sistemas de condução (brônquios/bronquíolos) e de troca de O_2-CO_2 (alvéolos) pela turbulência centrífuga e inercial. É também provável que o vírus seja ingerido e, por deglutição e peristaltismo, encontre enterócitos (e o muco) e as células M (no muco) do intestino delgado.

Os linfócitos e macrófagos infectados disseminam o vírus da cinomose através do sistema vascular até o SNC, por meio do tráfego leucocitário e da viremia livre de células. Na barreira hematoencefálica, as células infectadas e o vírus provavelmente interagem com as células

endoteliais por meio da cascata de adesão leucocitária (Capítulo 3), aderem e migram pelo endotélio. O vírus também infecta e se replica em células endoteliais, provocando a resposta inflamatória linfomonocítica perivascular característica das infecções virais no SNC. O vírus, então, infecta e se replica em pericitos vasculares, células da micróglia e processos podais dos astrócitos perivasculares, assim como em células epiteliais do plexo coroide. Neste ponto, dependendo de como é capaz de se disseminar no SNC, o vírus pode causar doença na substância cinzenta (neurônios: polioencefalomielite), na substância branca (oligodendrócitos da glia: leucoencefalomielite com desmielinização) ou em ambas. O local (ou seja, substância cinzenta ou substância branca) da infecção viral parece ser determinado pela vacinação e pela imunidade adaptativa (grau de imunossupressão) no cão infectado e pela patogenicidade (fatores de virulência) da cepa do vírus da cinomose. Além disso, os sinais clínicos que acompanham a infecção do SNC pelo vírus da cinomose são mais provavelmente relacionados, em parte, ao grau de lesão em neurônios e oligodendrócitos da glia ou em uma combinação de ambos os tipos celulares.

- **Infecção de neurônios** — A infecção neuronal provavelmente ocorre após a disseminação do vírus para os neurônios a partir de pericitos e processos podais dos astrócitos perivasculares infectados. Os astrócitos infectados também podem atuar como reservatórios para a disseminação do vírus no SNC (ver os astrócitos no Capítulo 14). A infecção viral de neurônios provoca necrose neuronal e subsequente neuronofagia via células residentes da micróglia e monócitos, macrófagos e linfócitos em trânsito.

- **Infecção de oligodendrócitos da glia** — A disseminação do vírus para os oligodendrócitos da glia provavelmente se dá pela infecção de células ependimais. O vírus escapa do epitélio do plexo coroide via lise celular e é transportado pelo líquor para infectar as células ependimais através de suas superfícies apicais e, então, se dissemina por transcitose até os oligodendrócitos da glia contígua na substância branca subependimal. Porém, a infecção pelo sistema vascular, capilares e vênulas pós-capilares e pericitos e processos podais dos astrócitos perivasculares infectados pelo vírus não foi excluída como possível mecanismo infeccioso. O acometimento de oligodendrócitos da glia provoca leucoencefalomielite com desmielinização, que tem uma fase aguda e uma fase crônica. Dois mecanismos foram propostos para a fase aguda da leucoencefalomielite com desmielinização: (1) lise de oligodendrócitos da glia por infecção ou (2) reação de hipersensibilidade do tipo II contra proteínas como a proteína mielínica básica e a glicoproteína associada à mielina.

  - Quanto ao mecanismo de lise celular, não há evidências de apoptose ou necrose de oligodendrócitos da glia induzida pelo vírus e, embora o vírus possa infectar os oligodendrócitos da glia, nenhuma proteína viral é observada nestas células. Os astrócitos e as células da micróglia podem ser infectadas e demonstrar ativação, como hipertrofia e hiperplasia. Segundo uma hipótese, moléculas tóxicas, como citocinas pró-inflamatórias produzidas por estas células da glia, prejudicam a função dos oligodendrócitos da glia e matam as células.

  - Quanto ao mecanismo da reação de hipersensibilidade, as lesões microscópicas de vacuolização (edema intramielínico) de lamelas de mielina ao redor dos axônios da substância branca, acompanhadas por astrócitos reativos, macrófagos (monócitos), células residentes da micróglia e ocasionais células gigantes multinucleadas são consistentes com este tipo de lesão imunemediada. Com a progressão desta lesão, a resposta inflamatória fica mais intensa e é caracterizada por infiltrados mononucleares perivasculares. A mielina é fagocitada por macrófagos (monócitos) e células da micróglia e a lesão é reparada pela proliferação de processos astrocíticos, formando placas densas (cicatrizes astrocíticas).

---

[7]Capacidade de infecção de muitos tipos de células e tecidos.

A fase crônica da leucoencefalomielite com desmielinização parece ser o mecanismo espectador de inflamação e respostas imunes induzidas pelo vírus, como as reações mediadas por células e dependentes de anticorpos (linfócitos T citotóxicos) contra proteínas virais expressas pelas membranas celulares de oligodendrócitos, que provocam a separação, o dano e a fagocitose das lamelas de mielina mediados por macrófagos. O dano à mielina é provavelmente decorrente de enzimas proteolíticas, radicais livres de oxigênio e citocinas de macrófagos, monócitos e micróglia residente ativados. Os lipídios das lamelas danificadas estimulam uma intensa resposta fagocítica e provavelmente iniciam o recrutamento de outros monócitos e macrófagos para as lesões. A destruição da barreira hematoencefálica por enzimas proteolíticas parece atuar no influxo de células inflamatórias, que é provavelmente mediado pela infecção viral de astrócitos através de seus processos podais envolvidos na estrutura e na função desta barreira.

O vírus da cinomose pode encontrar e entrar em macrófagos, linfócitos e células dendríticas através do sistema respiratório e alimentar, principalmente na faringe oronasal, nos brônquios, nos bronquíolos, no pulmão e no intestino delgado.

- **Faringe oronasal** — A infecção da faringe oronasal começa na camada de muco, onde o vírus é provavelmente fagocitado por linfócitos e macrófagos associados à mucosa e, talvez, células dendríticas, e se dissemina via tráfego leucocitário pela mucosa tonsilar até o MALT das tonsilas. Aqui, os linfócitos e macrófagos imaturos são infectados pelo vírus e migram pelos vasos linfáticos aferentes até os linfonodos regionais, onde infectam novas células e, então, migram sistemicamente pelas vênulas pós-capilares ou vasos linfáticos eferentes e ducto torácico até o sistema circulatório. Estas células infectadas deixam o sistema circulatório e entram no baço, no timo, nos linfonodos, na medula óssea, nos nódulos linfoides associados à mucosa e nas placas de Peyer e no fígado (células de Kupffer) para infectar outros linfócitos e macrófagos imaturos. A infecção de células também pode ocorrer pela viremia livre de células e por meio de plaquetas infectadas pelo vírus. Após a infecção do tecido linfoide sistêmico, as células infectadas (tráfego leucocitário) ou os vírus livres se disseminam para os órgãos parenquimatosos, incluindo o sistema nervoso, respiratório, alimentar e urinário. Ao mesmo tempo, a extensa lise de linfócitos também pode ocorrer, provocando imunossupressão e disfunção das respostas imunes a vírus. Nestes sistemas, o vírus infecta diversas células epiteliais e mesenquimatosas (vírus pantrópico) e lisam estas células ao se replicar e escapar para o meio extracelular. O vírus também chega aos ameloblastos durante o desenvolvimento embrionário dos dentes adultos, infecta e lisa estas células e causa uma doença chamada *hipoplasia do esmalte* (Fig. 7-45).
- **Pulmão** — A infecção do pulmão começa na camada de muco do componente de condução do sistema respiratório e no componente de troca de O_2-CO_2. As células-alvo primárias são células epiteliais ciliadas e não ciliadas da mucosa dos brônquios e bronquíolos. Não se sabe como o vírus penetra a camada de muco para chegar às células epiteliais da mucosa ou se isto ocorre através do contato direto do vírus com estas células ou pelo contato com leucócitos em trânsito. Nos brônquios e bronquíolos, o vírus é capaz infectar linfócitos associados à mucosa, macrófagos alveolares, células dendríticas e células epiteliais ciliadas e não ciliadas da mucosa. Após a replicação, estas células são lisadas, o que prejudica a função do aparato mucociliar e a remoção de *debris* particulados e bactérias secundárias. Isto contribui para o desenvolvimento de broncopneumonia supurativa secundária. Além disso, no componente de troca de O_2-CO_2, as células-alvo primárias são pneumócitos e macrófagos alveolares e, com a replicação e a lise destas células, a função da barreira ar-sangue e a oxigenação do sangue também são prejudicadas. A perda do aparato mucociliar, a lise de macrófagos e linfócitos, que causa redução da fagocitose e da apresentação de antígenos por macrófagos, e a alteração das respostas imunes inatas e adaptativas contribuem para o desenvolvimento de broncopneumonia supurativa secundária em cães com cinomose. Os *debris* celulares da lise, os antígenos virais e a ativação de linfócitos T também podem contribuir para a inflamação aguda e a liberação de citocinas pró-inflamatórias na ECM, perpetuando a resposta inflamatória. Estes mecanismos também causam lesão tecidual e lise celular substanciais.
- **Intestino delgado** — A infecção do intestino delgado e a disseminação do vírus deste órgão para o SNC não são bem-definidas ou caracterizadas e não se sabe se realmente ocorrem. Porém, o vírus pode causar doença apenas no sistema alimentar. Acredita-se que o vírus seja ingerido, deglutido e, por peristaltismo, transportado pela faringe oral, pelo esôfago e pelo estômago até o intestino delgado, onde é aprisionado na camada de muco. Não se sabe como o vírus é capaz de escapar das ações de enzimas digestivas, ácidos biliares e outras moléculas que lisam microrganismos e, então, penetrar a camada de muco e encontra os enterócitos. O vírus é provavelmente fagocitado por linfócitos e macrófagos associados à mucosa e, talvez, células dendríticas e se dissemina via tráfego leucocitário até os enterócitos. O vírus é provavelmente capaz de se replicar nos enterócitos. Porém, estas células são lisadas quando o vírus se replica em seu interior, o que causa a diarreia por má absorção/osmótica devido à perda de enterócitos e a alterações na digestão de carboidratos (alteração da hidrólise) e de outras moléculas no bolo alimentar. O vírus que atravessa a mucosa pelo tráfego leucocitário provavelmente chega ao MALT. Aqui, células similares são infectadas e migram, via tráfego leucocitário, para disseminar o vírus através dos vasos linfáticos até os linfonodos regionais e, então, sistemicamente, outros sistemas orgânicos. Embora isto não seja comprovado, o vírus provavelmente também infecta células M, que disseminam o patógeno para os macrófagos teciduais, as células dendríticas e outras células das placas de Peyer e, então, sistemicamente, para os outros sistemas orgânicos, através do tráfego leucocitário, como previamente discutido.

O vírus usa duas proteínas do envelope viral: uma proteína de adesão chamada *proteína viral H* e a proteína de fusão chamada *proteína viral F*, que se liga aos receptores de glicoproteína na membrana celular. As proteínas de fusão viral participam da penetração de vírus em linfócitos não infectados, da disseminação do vírus de célula a célula e da formação de células sinciciais (p. ex. proteína transmembrânica CD9) caracteristicamente observadas nos pulmões. Experimentalmente, foi demonstrado que, quando linfócitos infectados pelo vírus encontram linfócitos e outros tipos celulares não infectados, são induzidos a expressar novos receptores celulares de SLAM e/ou em números maiores. As moléculas secretadas por linfócitos infectados pelo vírus provavelmente mediam este processo e, assim, podem atuar na amplificação da infecção em cães. O receptor de glicoproteína CD150 (SLAM) ocorre em membranas de linfócitos, monócitos, macrófagos, células epiteliais em transição, células endoteliais e células não especificadas do estômago, do intestino delgado e do pulmão.

Distúrbios dos Gatos

Hipoplasia Cerebelar Induzida pelo Parvovírus (Parvovírus, DNA Vírus Não Envelopado).

Veja as informações sobre os mecanismos de disseminação e replicação viral antes do acometimento do SNC na enterite por parvovírus na seção Doenças Virais dos Sistemas Orgânicos; Sistema Alimentar e Peritônio, Omento, Mesentério e Cavidade Peritoneal; Distúrbios dos Cães.

Em gatas gestantes, o parvovírus é capaz de atravessar a placenta e infectar células mitóticas do cerebelo em desenvolvimento dos filhotes, provocando em hipoplasia cerebelar (Fig. 14-35). Seja por tráfego de leucócitos ou viremia livre de células, os parvovírus são capazes de acessar as células da placenta. O vírus infecta e se replica em trofoblastos placentários e se dissemina, infecta e se replica em citotrofoblastos e células do estroma mesenquimatoso da placenta fetal. Destas células, o vírus chega ao sistema vascular fetal e se dissemina às células hematopoiéticas e outras células mitóticas, infectando-as e se replicando nestas populações. Foi também sugerido que os macrófagos da placenta (ou células similares) e as células endoteliais fetais provavelmente participam da replicação e disseminação do vírus no SNC em desenvolvimento dos fetos. Embora o vírus possa infectar um grande número de diferentes células fetais, não se sabe por que a infecção fetal é clinicamente dominada pela lesão das células do cerebelo, especificamente células da camada granular externa e células de Purkinje. Interações entre ligantes e receptores podem contribuir para esta especificidade; no entanto, a capacidade de divisão de células específicas e outros mecanismos desconhecidos provavelmente estão envolvidos.

O parvovírus infecta e se replica em células mitóticas. No feto, as células da camada granular externa do cerebelo são mitóticas, mas não as células de Purkinje. No entanto, a lise celular é observada nestas duas populações celulares, embora apenas uma esteja em divisão. As células precursoras da camada granular externa do cerebelo são as principais células-alvo da replicação do parvovírus durante o período perinatal, já que são capazes de entrar na fase S do ciclo mitótico. As células de Purkinje também são infectadas, mas são células não em divisão e pós-mitóticas. Parece que o vírus infecta as células de Purkinje através do receptor de transferrina das membranas das células-avos, que é comumente usado pelos parvovírus na entrada em outros tipos de células. O vírus é incapaz de se replicar nas células de Purkinje pós-mitóticas, mas há transcrição de proteínas virais. Foi sugerido que a proteína não estrutural NS1 do parvovírus seja produzida em baixas concentrações durante as fases G_0 e G_1 do ciclo celular. Uma vez que a NS1 é conhecida por ser altamente citotóxica e capaz de induzir alterações no citoesqueleto, pode provocar lesão e citólise das células de Purkinje durante a infecção viral *in utero*.

Embriologicamente, as células da camada granular externa são células-tronco que participam da formação do cerebelo, principalmente a camada de células granulares totalmente diferenciadas. Este processo é complicado e envolve a migração e a diferenciação de células granulares da camada externa do córtex cerebelar, determinando assim, em parte, seu tamanho, formato e estrutura "normal". A infecção e a lise destas células pelo parvovírus podem alterar gravemente o desenvolvimento do cerebelo, provocando hipoplasia cerebelar. A extensão e a gravidade da hipoplasia depende da precocidade da infecção e lise destas células durante o processo de migração e diferenciação.

Embora não se acredite que a hipoplasia cerebelar ocorra na infecção por parvovírus *in utero* da espécie canina, um estudo recente identificou o DNA do parvovírus no tecido cerebral de filhotes com a doença. No entanto, o significado desta informação ainda não foi esclarecido, já que proteínas estruturais do parvovírus não foram identificadas nestes mesmos tecidos. Uma síndrome similar, de mecanismos provavelmente semelhantes, é observada em bezerros infectado *in utero* com o vírus da diarreia viral dos bovinos – doença mucosa (Fig. 14-36).

Osso, Articulações, Ligamentos e Tendões
Distúrbios dos Ruminantes (Bovinos, Ovinos e Caprinos)

Artrite Caprina (Síndrome da Artrite e Encefalite Caprina, RNA Vírus Envelopado). O mecanismo de lesão na artrite caprina é a inflamação crônica ativa (granulomatosa) da sinóvia, levando ao desenvolvimento de sinovite proliferativa. A sequência cronológica dos eventos que caracterizam a patogênese da lesão da artrite caprina é similar àquela observada na pneumonia progressiva ovina (maedi) (ver a seção Doenças Virais dos Sistemas Orgânicos; Sistema Respiratório, Mediastino e Pleura; Distúrbios dos Ruminantes [Bovinos,

Ovinos e Caprinos]; Pneumonia Progressiva Ovina [Maedi; Vírus Maedi-Visna (Lentivírus Ovino); RNA Vírus Envelopado]).

Sistema Tegumentar
Distúrbios dos Animais Domésticos

Estomatite vesicular (Vesiculovírus, RNA Vírus Envelopado). Veja a seção estomatite vesicular na seção Doenças Virais dos Sistemas Orgânicos; Sistema Alimentar e Peritônio, Omento, Mesentério e Cavidade Peritoneal; Distúrbios dos Animais Domésticos; Estomatite Vesicular (Vesiculovírus, RNA Vírus Envelopado).

Febre Aftosa (Aftovírus, RNA Vírus Não Envelopado). Veja a febre aftosa na seção Doenças Virais dos Sistemas Orgânicos; Sistema Alimentar e Peritônio, Omento, Mesentério e Cavidade Peritoneal; Distúrbios dos Ruminantes (Bovinos, Ovinos e Caprinos); Febre Aftosa (Aftovírus, RNA Vírus Não Envelopado).

Papilomas Virais (Verrugas, Sarcoides, Papilomavírus, DNA Vírus Não Envelopado). O mecanismo de lesão nos papilomas virais é a disfunção de genes que regulam a proliferação, a diferenciação e a adesão celular, que provocam a transformação neoplásica benigna das células epiteliais infectadas por vírus. As células do estrato basal (germinativo) desempenham um papel central na patogênese dos papilomas virais. Dentre as lesões macroscópicas, observa-se a formação de lesões papilomatosas exofíticas e, ocasionalmente, endofíticas nas mucosas ou na pele (Fig. 17-43). Os papilomavírus são espécie-específicos e (1) em bovinos, provocam verrugas na pele e papilomas nas mucosas do sistema alimentar, dos tetos, do úbere e do pênis; (2) em equinos, burros e mulas, provocam sarcoides e (3) em cães, provocam papilomas no epitélio da mucosa da cavidade oral e do sistema reprodutivo.

Os animais entram em contato com vírus através de contato direto com indivíduos da mesma espécie que apresentam verrugas, papilomas ou sarcoides. A partir destas massas, o vírus é liberado no ambiente por disseminação e lise de células envelhecidas e infectadas por vírus do estrato lúcido e do estrato córneo. O vírus deve, então, encontrar as células do estrato basal em animais não desafiados; assim, a infecção viral deve ser precedida pela lesão das camadas superficiais do epitélio estratificado das mucosas ou da pele, levando à exposição física das células-alvo no estrato basal. Devido à vida média curta das células da pele e das mucosas, as células-tronco do estrato basal se dividem de forma contínua e repõem as células das camadas suprabasilares. A maturação destas células começa pela camada menos diferenciada, o estrato basal e segue pelas camadas suprabasilares: os estratos espinhoso, granuloso, lúcido e córneo. As células das camadas suprabasilares não se dividem e, assim, não podem ser infectadas pelo vírus. O vírus provavelmente usa proteínas do capsídeo, como a proteína principal do capsídeo bovino L1 e a proteína menor do capsídeo L2, para aderir e invadir as células do estrato basal. Os receptores virais nas células do estrato basal não foram claramente identificados; porém, uma integrina ($\alpha_6\beta_4$) e, talvez, proteoglicanas de heparan sulfato mediam a adesão e a entrada de vírions nas células-alvo.

As células mitóticas do estrato basal são alvos da infecção viral; porém, são células não permissivas. Uma vez que estas células perduram por toda a vida do animal, são reservatórios de células infectadas por vírus (ou seja, infecção persistente) e replica seu genoma em extensão limitada no núcleo destas células-tronco. Porém, uma vez que estas células não são permissivas, o vírus é incapaz de produzir vírions infecciosos. A maturação do vírus ocorre quando as células do estrato basal se diferenciam em células do estrato espinhoso, granuloso, lúcido e córneo (camadas suprabasilares). Estas células diferenciadas são permissivas e permitem que o vírus complete seu ciclo de replicação e produza vírions infecciosos. O vírus é liberado de células do estrato espinhoso, granuloso, lúcido e córneo no ambiente para a disseminação da doença, provavelmente quando estas células envelhecem e são perdidas. É provável que um processo similar ocorra nas mucosas infectadas do sistema alimentar.

A transformação neoplásica das células epiteliais por papilomavírus pode levar à formação de tumores benignos, como papilomas, verrugas e sarcoides e tumores malignos, como carcinomas. Quando o vírus infecta as células-tronco do estrato basal, a expressão dos genes virais é mantida em baixos números (aproximadamente 20 a 100 cópias extracromossômicas do DNA viral por célula), onde se replica em sincronia com o ciclo celular durante a divisão celular. Normalmente, quando as células epiteliais deixam o estrato basal e amadurecem (se diferenciam), desligam os genes endógenos e a síntese de proteínas necessários à divisão celular. Quando células-tronco infectadas por vírus do estrato basal se dividem, os genomas virais são carreados em células que se diferenciam em células das camadas suprabasilares. As proteínas virais impedem que estas células diferenciadas interrompam o ciclo celular e, assim, as células das camadas suprabasilares, especialmente dos estratos espinhos e granuloso, agora podem se dividir. Uma vez que as células da camada suprabasilar são permissivas e permitem a replicação viral e a produção de vírions infecciosos, grandes quantidades de genes virais e proteínas reguladoras são encontradas nestas células-alvo em divisão.

Como regra geral, a transformação neoplásica das células epiteliais infectadas por vírus parece ser associada à expressão quantitativa e qualitativa de genes virais e produtos gênicos, como oncoproteínas, à interação destas moléculas com genes e produtos gênicos das células-alvo que regulam a proliferação, a diferenciação e a adesão celular. Aparentemente, as cepas de papilomavírus incapazes de se integrar nos genes das células-alvo tendem a provocar transformações benignas (papilomas, verrugas e sarcoides) nas células epiteliais infectadas por vírus, enquanto as cepas que se integram nos genes das células-alvo tendem a causar transformação maligna (carcinomas). Assim, a transformação benigna é geralmente observada nas células não permissivas do estrato basal, enquanto a transformação maligna envolve as células permissivas das camadas suprabasilares. Nas células não permissivas, os vírus não integram os genes das células-alvo e os genes e produtos gênicos virais, como as oncoproteínas, são expressos em baixos números. Assim, a probabilidade de os papilomavírus (1) ativarem genes promotores do crescimento (oncogenes) no DNA da célula-alvo, (2) inativarem os genes supressores que inibem a proliferação celular e (3) alterarem a expressão funcional de genes que regulam a apoptose é muito baixa. A transformação maligna é mais observada em células suprabasilares, onde o vírus integra os genes das células-alvo e os genes e produtos gênicos virais, como oncoproteínas, que são expressos em altos números. Assim, a probabilidade de os papilomavírus (1) ativarem genes promotores do crescimento (oncogenes) no DNA da célula-alvo, (2) inativarem os genes supressores que inibem a proliferação celular e (3) alterarem a expressão funcional de genes que regulam a apoptose é muito alta. Um processo similar provavelmente ocorre nas mucosas infectadas do sistema alimentar.

Distúrbios dos Ruminantes (Bovinos, Ovinos e Caprinos)

Varíola (Varíola Bovina [Ortopoxvírus], Varíola Ovina e Varíola Caprina [Capripoxvírus], Varíola Suína [Suipoxvírus], DNA Vírus Envelopado). O termo varíola é usado aqui para agrupar doenças, como a varíola bovina, a varíola ovina, a varíola caprina, a varíola suína e a doença cutânea nodosa, que são causadas por cepas similares de poxvírus. O mecanismo de lesão é a disfunção e a lise de células dendríticas e células epiteliais da pele. Dentre as lesões macroscópicas, são observadas máculas, pápulas, vesículas, pústulas, descamações e cicatrizes (Figs. 17-64 e 17-68). As lesões são mais facilmente observadas em áreas glabras (Fig. 4-43). De modo geral, a varíola ovina e a varíola caprina são mais virulentas e provocam doença sistêmica, enquanto a varíola bovina e a varíola suína geralmente não o fazem. Nesta última espécie, a disseminação do vírus é resultante do contato

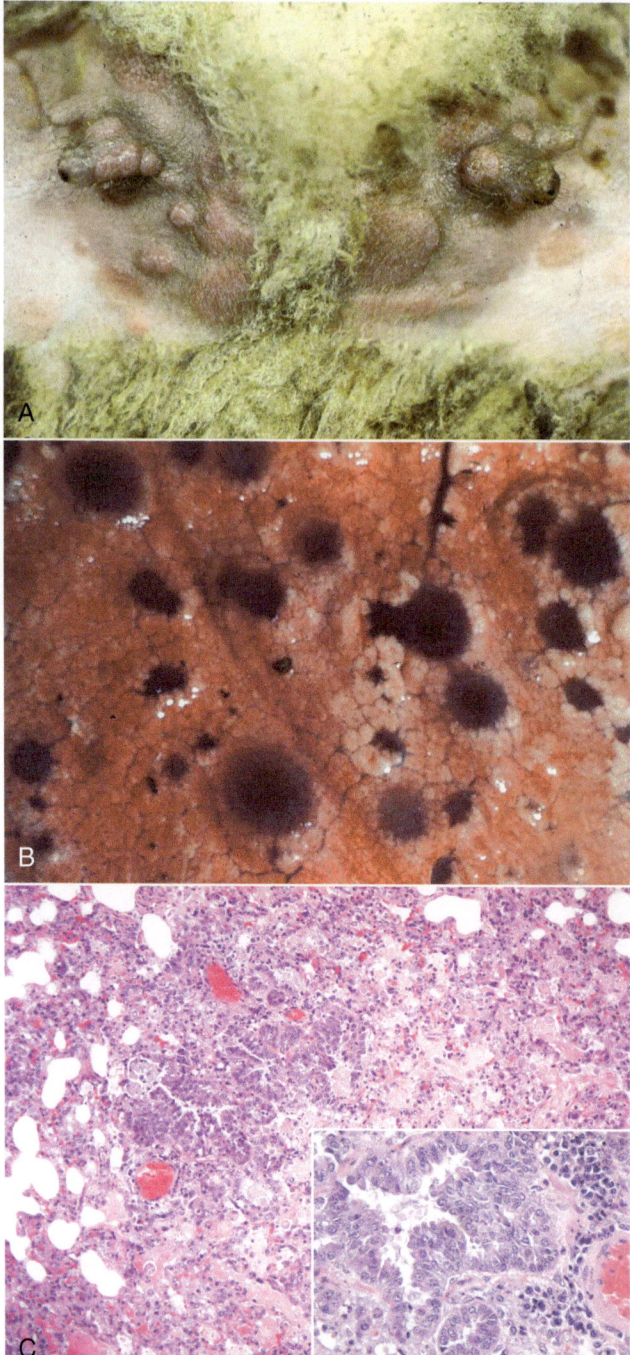

Figura 4-43 Varíola Ovina e Varíola Caprina. A, Pele, tetos, área inguinal. Máculas, pápulas, vesículas, crostas (descamações) e papilomas (hiperplasia epidérmica) são observados na pele da área inguinal e dos tetos. Outras informações acerca do desenvolvimento e da progressão das lesões induzidas pelo poxvírus são esquematicamente ilustradas na Figura 17-32 e macroscópica e microscopicamente nas Figuras 17-64 (varíola ovina) e 17-68 (varíola suína). **B,** Pulmão, lesões da varíola. Estas lesões de expansão circunferencial, de coloração vermelho-escura a arroxeada e tamanhos variados, são áreas de proliferação de células epiteliais da mucosa brônquica e bronquiolar, necrose de células epiteliais, *debris* celulares e da inflamação mostrada em **C. C,** Pulmão, bronquíolo. Há proliferação das células epiteliais da mucosa do sistema de condução pulmonar, que são infectadas pelo poxvírus. Note a inflamação mononuclear provavelmente relacionada com o tecido linfoide associado ao brônquio (BALT) no estroma de sustentação adjacente. *Inserto,* Maior aumento de **C.** Coloração por HE. (**A** Cortesia do Dr. D. Gregg, Plum Island Animal Disease Center; e Noah's Arkive, College of Veterinary Medicine, The University of Georgia. **B** Cortesia do Dr. R. Breeze, Plum Island Animal Disease Center; e Noah's Arkive, College of Veterinary Medicine, The University of Georgia. **C** Cortesia do Dr. J. F. Zachary, College of Veterinary Medicine, University of Illinois.)

entre animais ou com roupas ou ferramentas/instrumentos contaminados com pele, descamações ou outros *debris* cutâneos infectados. Parece que a pele precisa ser danificada (abrasões traumáticas), de modo que as células endoteliais capilares, os leucócitos em trânsito ou as células de Langerhans (células dendríticas) sejam expostos e possam entrar em contato com o vírus e ser infectadas.

A varíola bovina, por exemplo, é mais comumente observada nos tetos de vacas em lactação, as áreas mais danificadas por traumas de ordenha no gado leiteiro. Picadas de insetos provocam feridas penetrantes que podem também carrear o vírus às células-alvo suscetíveis. No entanto, na varíola ovina e na varíola caprina, os animais entram em contato com o vírus através de inalação ou ingestão. O vírus é depositado nas mucosas, especialmente da tonsila e infecta e se replica em células epiteliais, linfócitos e macrófagos das mucosas e células dendríticas (MALT). Não se sabe como o vírus penetra a camada de muco para acessar as células epiteliais da mucosa, os macrófagos e/ou as células dendríticas, mas é provável que seja fagocitado pelos leucócitos em trânsito na camada de muco, quando estas células entram em contato com o vírus durante a migração. Os macrófagos da lâmina própria e da submucosa são infectados e o vírus se dissemina nestas células, via vasos linfáticos aferentes, até os linfonodos regionais, como os submandibulares e faríngeos. Nestes locais, quimiocinas e citocinas pró-inflamatórias são liberadas por macrófagos infectados pelo vírus e recrutam linfócitos e macrófagos imaturos, que são infectados. O vírus, então, se dissemina sistemicamente, via tráfego de leucócitos, nestes linfócitos e macrófagos, passando por vênulas pós-capilares, vasos linfáticos e o ducto torácico, chegando ao sistema circulatório e, então, aos linfonodos sistêmicos, ao baço e à medula óssea, onde infectam e se replicam em células similares, usando os mecanismos previamente discutidos. O vírus, então, se dissemina dos tecidos linfoides sistêmicos, via tráfego de leucócitos, para a pele, o pulmão, o fígado e outros sistemas orgânicos.

Na pele, o vírus se dissemina por macrófagos e linfócitos em migração e infecta e se replica nas células endoteliais, provocando lesão vascular direta e o desenvolvimento de resposta inflamatória aguda. A lesão endotelial é acompanhada por dilatação vascular, hiperemia ativa e inflamação aguda e é provável que, em parte, seja responsável pelas máculas e pápulas observadas nas primeiras lesões cutâneas. As células de Langerhans (células dendríticas) são muito próximas das células endoteliais na camada de Malpighi da pele. Parece que o vírus das células endoteliais capilares e dos leucócitos em trânsito é capaz de infectar as células de Langerhans e, então, se disseminar às células cutâneas contíguas, do estrato basal e espinhoso. Todas estas células permitem a replicação do vírus; assim, quando as células epiteliais do estrato basal e espinhoso são mortas, o espaço anteriormente ocupado por estas células coalesce e é preenchido por *debris* celulares e edema intercelular, formando vesículas. A lesão desenvolve inflamação aguda e estágio pustular. Por meio das respostas imunes adaptativas, a infecção viral é resolvida e as lesões pustulares descamam, com formação de tecido de granulação, que se transforma em cicatrizes.

É provável que a imunidade humoral e a imunidade celular sejam importantes na proteção e resolução das varíolas; no entanto, estas respostas podem causar lesão e lise de células-alvo infectadas por vírus. Lesões de progressão e características similares podem afetar as membranas mucosas orais. A pneumonia é relatada nas doenças sistêmicas causadas por poxvírus. Os pulmões acometidos apresentam lesões pustulosas de tamanhos variáveis e distribuição aleatória, formando grandes áreas de consolidação lobular de formato irregular (Fig. 4-43). Este padrão é consistente com a disseminação hematógena do vírus via tráfego de leucócitos em macrófagos infectados até as células endoteliais pulmonares e, então, as células epiteliais bronquiolares e alveolares, que é seguida por lise celular e inflamação aguda. Embora os hospedeiros reservatórios dos poxvírus sejam roedores silvestres, os gatos são hoje os reservatórios mais comumente conhecidos. Os gatos

são infectados com o vírus pela pele, por um mecanismo indireto, ao caçarem roedores infectados; no entanto, a infecção, como anteriormente descrita, por mecanismo direto (inalação) e disseminação sistêmica em monócitos e macrófagos é relatada.

Os poxvírus usam proteínas de adesão para interagirem com receptores de glicosaminoglicanas na superfície das células-alvo. Devido ao volume de informações relacionadas com as proteínas de adesão e os receptores nestas infecções, sua discussão está fora do escopo deste capítulo.

Ectima Contagioso (Vírus Orf: Parapoxvírus, DNA Vírus Envelopado). Veja o ectima contagioso na seção Doenças Virais dos Sistemas Orgânicos; Sistema Alimentar e Peritônio, Omento, Mesentério e Cavidade Peritoneal; Distúrbios dos Ruminantes (Bovinos, Ovinos e Caprinos).

Estomatite Papular Bovina (Parapoxvírus, DNA Vírus Envelopado). Veja a estomatite papular bovina na seção Doenças Virais dos Sistemas Orgânicos; Sistema Alimentar e Peritônio, Omento, Mesentério e Cavidade Peritoneal; Distúrbios dos Ruminantes (Bovinos, Ovinos e Caprinos).

Distúrbios dos Suínos

Doença Vesicular Suína (Enterovírus, RNA Vírus Não Envelopado). Veja a doença vesicular suína na seção Doenças Virais dos Sistemas Orgânicos; Sistema Alimentar e Peritônio, Omento, Mesentério e Cavidade Peritoneal; Distúrbios dos Suínos.

Exantema Vesicular dos Suínos (Calicivírus, RNA Vírus Não Envelopado). Veja o exantema vesicular dos suínos na seção Doenças Virais dos Sistemas Orgânicos; Sistema Alimentar e Peritônio, Omento, Mesentério e Cavidade Peritoneal; Distúrbios dos Suínos.

Sistema Reprodutivo Feminino
Distúrbios dos Equinos

Aborto Causado pelo Herpesvírus Equino (Herpesvírus equino 1 e 4: Alfa-herpesvírus, DNA Vírus Envelopado). Veja a rinopneumonia viral equina na seção Doenças Virais dos Sistemas Orgânicos; Sistema Respiratório, Mediastino e Pleura; Distúrbios dos Equinos. Em resumo, as lesões macroscópicas incluem abortos (fraqueza ao nascimento) e mortes fetais (mumificação, natimortos). Após a inalação, o vírus infecta macrófagos, linfócitos e células dendríticas da mucosa e estas células provavelmente migram pelos vasos linfáticos, via tráfego de leucócitos, e disseminam o vírus para os linfonodos regionais, como os traqueobrônquicos. Destes locais, há infecção de macrófagos e linfócitos e disseminação sistêmica, através de viremia livre de células ou tráfego de leucócitos, por vênulas pós-capilares ou vasos linfáticos e ducto torácico. Além disso, a infecção de células endoteliais vasculares e linfáticas parece ocorrer. No sistema circulatório, o vírus acaba por atingir o útero e a placenta. Não se sabe como o vírus se dissemina do útero para a placenta, e, então, para o feto, mas, é provável que alguma forma de célula fetal similar a macrófagos participe deste processo nos placentomas. Acredita-se que os abortos (e também a mumificação e a natimortalidade) possam ser decorrentes da (1) infecção e lise de células no feto, (2) vasculite e trombose da vasculatura placentária, que são induzidas pelo vírus (infecção do endotélio endometrial) e causam separação placentária ou (3) combinação de ambos os mecanismos. Os tipos celulares envolvidos e o(s) mecanismo(s) da lesão não foram determinados, assim como as proteínas de adesão e receptores das célula-alvo no feto ou no endotélio uterino.

Exantema do Coito (Herpesvírus Equino 3: Alfa-herpesvírus, DNA Vírus Envelopado). O mecanismo de lesão no exantema do coito é a disfunção e lise da pele e/ou das células epiteliais da mucosa (junções mucocutâneas) do sistema reprodutivo masculino e feminino. Dentre as lesões macroscópicas, são observadas hiperemia ativa, hemorragia, erosões e ulceração da mucosa acometida, com resposta inflamatória aguda (Fig. 18-31). Os equinos entram em contato com o vírus através de contato direto (doença venérea) com indivíduos infectados durante a reprodução. A mucosa não precisa ser danificada para que haja infecção. O vírus pode também se disseminar mecanicamente, via mãos, luvas, instrumentos, luvas de palpação e esponjas contaminadas. Picadas de insetos, principalmente tabanídeos, também podem ser formas de disseminação do vírus. É provável que o herpesvírus equino 3 expresse proteínas de adesão em seu envelope, ainda não identificadas, que interajam com receptores específicos de células das mucosas do trato reprodutivo.

Arterite Viral Equina (Arterivírus, RNA Vírus Envelopado). Veja informações sobre os portais de entrada e os primeiros encontros do vírus com as células-alvo na arterite viral equina na seção Doenças Virais dos Sistemas Orgânicos, Sistema Cardiovascular e Vasos Linfáticos, Distúrbios dos Equinos. Em resumo, as lesões macroscópicas incluem abortos (fraqueza ao nascimento) e mortes fetais (mumificação, natimortos). Macrófagos infectados pelo vírus, nos portais de entrada, disseminam o patógeno via tráfego leucocitário até o endométrio, onde encontram células endoteliais, linfócitos e macrófagos. Estas células são infectadas pelo vírus. Não se sabe como o vírus se dissemina do útero para a placenta e, então, o feto, mas alguma forma de células fetais semelhantes a macrófagos provavelmente intervém no placentoma e dissemina o vírus no feto. Além disso, no placentoma, as células endoteliais infectadas e seus miócitos de suporte são lisados pelo vírus, o que causa a vasculite necrótica. Os trofoblastos também podem ser infectados com o vírus. Acredita-se que os abortos (também a mumificação e a natimortalidade) podem ser decorrentes da (1) infecção e lise das células no feto, (2) vasculite e trombose da vasculatura placentária, que são induzidas pelo vírus (infecção do endotélio endometrial) e causam separação da placenta ou (3) combinação de ambos os mecanismos. Os tipos celulares envolvidos e o(s) mecanismo(s) de lesão não foram determinados, assim como as proteínas de adesão e receptores de células-alvo no feto ou no endotélio do útero.

O sêmen é também uma provável fonte de vírus (glândulas sexuais acessórias). O vírus é depositado nas mucosas e provavelmente infecta e se replica em macrófagos de mucosa, que migram por estes tecidos e, então, se disseminam localmente pelo tráfego de leucócitos até a lâmina própria e a submucosa, onde o vírus infecta e se replica em macrófagos teciduais e linfócitos. Tais células, então, migram pelos vasos sanguíneos e danificam as células endoteliais do endométrio/placentoma, como descrito anteriormente. As proteínas de adesão e receptores das células-alvo nas mucosas reprodutivas são desconhecidas.

Distúrbios dos Ruminantes (Bovinos, Ovinos e Caprinos)
Aborto Causado pelo Herpesvírus Bovino (Herpesvírus 1: Alfa-herpesvírus, DNA Vírus Envelopado). Veja informações sobre os portais de entrada e os primeiros encontros do vírus com as células-alvo na rinotraqueíte infecciosa bovina na seção Doenças Virais dos Sistemas Orgânicos; Sistema Respiratório, Mediastino e Pleura; Distúrbios dos Ruminantes (Bovinos, Ovinos e Caprinos). Em resumo, as lesões macroscópicas incluem abortos (fraqueza ao nascimento) e mortes fetais (mumificação, natimortos). A partir dos portais de entrada, os macrófagos, linfócitos ou células dendríticas da mucosa e infectados pelo vírus migram pelos vasos linfáticos, através do tráfego leucocitário, e disseminam o vírus para os linfonodos regionais, como os traqueobrônquicos. Destes locais, o vírus infecta macrófagos e linfócitos, que se disseminam pelo sistema circulatório e pela placenta via viremia livre de células ou tráfego de leucócitos, por vênulas pós-capilares ou vasos linfáticos e ducto torácico. Não se sabe como o vírus se dissemina do útero para a placenta, e, então, para o feto, mas é provável que alguma forma de célula fetal similar a macrófagos participe deste processo nos placentomas. Estudos experimentais mostraram que as células no fígado fetal são alvos primários da infecção viral. Além disso, mas em grau muito menor, as células endoteliais do coração, do cérebro e da placenta são também infectadas. O papel

da vasculite e da trombose do vasculatura placentária induzidas pelo vírus (infecção do endotélio endometrial) e que provoca separação placentária, se existente, não foi determinado.

Vulvovaginite/Balanopostite Pustular Infecciosa (Herpesvírus Bovino 1: Alfa-herpesvírus, DNA Vírus Envelopado). Veja informações sobre os portais de entrada e os primeiros encontros do vírus com as células-alvo na rinotraqueíte infecciosa bovina na seção Doenças Virais dos Sistemas Orgânicos; Sistema Respiratório, Mediastino e Pleura; Distúrbios dos Ruminantes (Bovinos, Ovinos e Caprinos). Em resumo, as lesões macroscópicas incluem erosão e ulcerações com hemorragia das mucosas reprodutivas (Fig. 18-29). A partir dos portais de entrada, os macrófagos, linfócitos ou células dendríticas da mucosa e infectados pelo vírus migram pelos vasos linfáticos, via tráfego leucocitário, e disseminam o vírus para os linfonodos regionais, como os traqueobrônquicos. Destes locais, o vírus infecta macrófagos e linfócitos, que se disseminam pelo sistema circulatório e pela placenta via viremia livre de células ou tráfego de leucócitos, por vênulas pós-capilares ou vasos linfáticos e ducto torácico. O vírus, então, se dissemina às células epiteliais das membranas mucosas do pênis, do prepúcio, da vulva ou da vagina via viremia livre de células ou tráfego de leucócitos. Uma vez que o vírus lisa as células infectadas e causa erosões e ulcerações da mucosa, podem também ser disseminados por contato direto (doença venérea) da mucosa peniana ou do prepúcio infectada com mucosa da vulva ou da vagina, ou vice-versa, durante a reprodução.

Distúrbios dos Suínos
Síndrome Reprodutiva e Respiratória Suína (Vírus PRRS, RNA Vírus Envelopado). Veja informações sobre os portais de entrada e os primeiros encontros do vírus com as células-alvo na síndrome reprodutiva e respiratória suína na seção Doenças Virais dos Sistemas Orgânicos; Sistema Respiratório, Mediastino e Pleura; Distúrbios dos Suínos. Embora desconhecidos, o mecanismo e o tipo das lesões que ocorrem nos pulmões provavelmente afetam diversas células da placenta, das membranas fetais e do feto. A lesão pode ser observada em miócitos fetais; no entanto, não se sabe se a perda dos miócitos é atribuível à necrose, à apoptose ou à atrofia. As lesões macroscópicas incluem abortos (fraqueza ao nascimento) e mortes fetais (mumificação, natimortos). O vírus provavelmente se dissemina para a placenta por macrófagos infectados, através do sistema circulatório, via tráfego leucocitário, do primeiro local de replicação viral a outro sistema corpóreo, como o pulmão ou o útero. É provável que os macrófagos infectados pelo vírus o transfiram a células fetais similares a macrófagos no placentoma, que, então, disseminam o patógeno a todos os sistemas orgânicos do feto. Embora seja possível que nem todos os fetos de uma ninhada sejam acometidos, foi demonstrado que a infecção pode ocorrer em todos os estágios da gestação e ser acompanhada por replicação do vírus, levando ao nascimento de animais normais, fracos, natimortos e mumificados.

Aborto Causado pelo Parvovírus Suíno (Parvovírus, DNA Vírus Não Envelopado). Veja as seguintes seções sobre Doenças Virais para informações sobre os portais de entrada e primeiros encontros do vírus com células-alvo:

- Doenças Virais dos Sistemas Orgânicos; Sistema Alimentar e Peritônio, Omento, Mesentério e Cavidade Peritoneal; Distúrbios dos Cães; Enterite por Parvovírus (Parvovírus, DNA Vírus Não Envelopado).
- Doenças Virais dos Sistemas Orgânicos, Sistema Cardiovascular e Vasos Linfáticos, Distúrbios dos Cães, Miocardite por Parvovírus (Parvovírus, DNA Vírus Não Envelopado).
- Doenças Virais dos Sistemas Orgânicos, Sistema Nervoso, Distúrbios dos Gatos, Hipoplasia Cerebelar Induzida pelo Parvovírus (Parvovírus, DNA Vírus Não Envelopado).

O mecanismo de lesão é a disfunção e, talvez, a lise de células placentárias e fetais. As lesões macroscópicas incluem dificuldades reprodutivas, morte embrionária, reabsorção fetal, natimortalidade e mumificação fetal (Fig. 18-56).

Os suínos entram em contato com o vírus através do contato direto com fômites de fluidos ou tecidos do sistema reprodutivo, placenta ou fetos abortados. O vírus pode também ser transferido mecanicamente, via mãos, luvas e instrumentos contaminados por fluidos corpóreos infectados. O vírus é ingerido ou inalado e depositado nas mucosas das cavidades oral, nasal e faríngea, especialmente da tonsila. Não se sabe como o vírus penetra a camada de muco para acessar as células epiteliais da mucosa tonsilar. É provável que o vírus infecte e se replica em macrófagos e células dendríticas da mucosa ao migrar pela camada de muco e pelas mucosas e, então, se dissemina por estas células, pelo tráfego de leucócitos para a submucosa, onde infecta e se replica em macrófagos teciduais, linfócitos e células dendríticas das tonsilas (MALT). A viremia livre de células pode também ser observada. Estas células disseminam o vírus em vasos linfáticos aferentes, via tráfego de leucócitos, até os linfonodos regionais, onde o patógeno infecta e se replica em células similares e se dissemina para o sistema circulatório e sistemicamente, até os linfonodos, através das vênulas pós-capilares ou vasos linfáticos e ducto torácico.

A partir do sistema circulatório, não se sabe como o vírus se dissemina do útero para a placenta e, então, para o feto; no entanto, estudos sugerem que a disseminação do vírus para o feto ocorre via tráfego de leucócitos, mediado por células fetais similares a macrófagos. É provável que o parvovírus suíno possua proteínas de adesão em seu capsídeo, que se ligam receptores glicosilados das membranas celulares (talvez contendo ácido siálico) das células-alvo no útero, na placenta e no feto, embora estas moléculas não tenham sido caracterizadas. O vírus foi identificado em células endoteliais placentárias e fetais e em muitos dos tecidos dos fetos infectados. O parvovírus somente infecta e se replica em células mitóticas, por necessitarem do molde duplo de transcrição da célula-alvo, presente quando as células se dividem durante a fase S do ciclo celular. Os parvovírus não são capazes de iniciar a síntese de DNA nas células-alvo, de modo que devem esperar que estas células entrem na fase S do ciclo celular antes que consigam infecta-las. É provável que a alta taxa mitótica dos tecidos em crescimento e desenvolvimento do feto permita a infecção pelo vírus. A lise de células fetais, induzida pelo patógeno durante os primeiros 35 dias de gestação, causa lise (morte) embrionária e reabsorção fetal, enquanto a infecção entre 35 e 70 dias de gestação provoca morte fetal (natimortalidade) e mumificação dos fetos.

Aborto Causado pelo Citomegalovírus Suíno (Herpesvírus-Citomegalovírus, DNA Vírus Envelopado). Consulte a rinite por corpos de inclusão – infecção pelo citomegalovírus suíno na seção Doenças Virais dos Sistemas Orgânicos; Sistema Respiratório, Mediastino e Pleura; Distúrbios dos Suínos para informações sobre os portais de entrada e os primeiros encontros do citomegalovírus suíno com as células-alvo. As vias de disseminação e os mecanismos e tipos de lesão na placenta, nas membranas fetais e no feto provavelmente são similares aos anteriormente discutidos no aborto provocado pelo parvovírus suíno e na síndrome reprodutiva e respiratória suína.

Sistema Reprodutivo Masculino
Veja a seção Sistema Reprodutivo Feminino.

Olho
Distúrbios dos Gatos
Ceratite Herpética Felina (Herpesvírus Felino 1: Alfa-herpesvírus, DNA Vírus Envelopado). Veja informações sobre os portais de entrada e os primeiros encontros do vírus com as células-alvo nas seguintes seções sobre Doenças Virais:

- Doenças Virais dos Sistemas Orgânicos; Sistema Respiratório, Mediastino e Pleura; Distúrbios dos Equinos; Rinopneumonia Viral Equina (Herpesvírus Equino, Alfa-herpesvírus, DNA Vírus Envelopado).
- Doenças Virais dos Sistemas Orgânicos; Sistema Respiratório, Mediastino e Pleura; Distúrbios dos Ruminantes (Bovinos, Ovinos e Caprinos); Rinotraqueíte Infecciosa Bovina (Herpesvírus Bovino, Alfa-herpesvírus, DNA Vírus Envelopado).
- Doenças Virais dos Sistemas Orgânicos; Sistema Respiratório, Mediastino e Pleura; Distúrbios dos Gatos; Rinotraqueíte Viral Felina (Herpesvírus Felino, Alfa-herpesvírus, DNA Vírus Envelopado).

O mecanismo de lesão na ceratite herpética felina é a lise das células epiteliais da córnea. Dentre as lesões macroscópicas, são observadas ulcerações córneas; no entanto, o grave acometimento do estroma córnea subjacente pode levar ao desenvolvimento de edema, neovascularização, colagenização e inflamação. Estas lesões secundárias são atribuídas à inflamação e seus mediadores, principalmente aqueles derivados de linfócitos T citotóxicos. Os gatos entram em contato com o vírus em fômites de fluidos corpóreos, como saliva e secreções oculares e nasais contaminadas pelo contato direto (comportamentos de autolimpeza) com animais infectados. O vírus se deposita nas mucosas da conjuntiva, onde infecta e se replica no epitélio. As glicoproteínas do envelope viral são usadas na adesão e entrada do vírus nestas células, por meio de receptores de glicosaminoglicana das células epiteliais da conjuntiva. O vírus se replica nestas células e, com a lise celular, é liberado e se dissemina nos fluidos conjuntivais. O vírus é carreado nestes fluidos e encontra outras células epiteliais da conjuntiva e da córnea, onde se replica e escapa através da lise celular. Nestas últimas células, em caso de acometimento grave, a córnea pode apresentar inflamação, edema e ulceração.

Doenças Fúngicas (Micoses)

Os portais de entrada, as células e substâncias-alvo, as vias de disseminação, os fatores de virulência, os mecanismos de adesão, colonização, invasão e replicação, as toxinas e os mecanismos de defesa nas doenças fúngicas são similares aos discutidos nas primeiras seções deste capítulo e nas seções sobre doenças bacterianas e virais.

Os fungos, microrganismos comuns no ambiente e na microbiota das mucosas, existem como leveduras ou hifas e pseudo-hifas filamentosas e ramificadas (bolores). A maioria dos fungos discutidos nesta seção passa pelas duas formas durante seu ciclo de vida, sendo conhecidos como *fungos dimórficos* (Fig. 4-44). As doenças provocadas por fungos podem ser classificadas como micoses superficiais (candidíase, aspergilose) e micoses sistêmicas ou profundas (histoplasmose, coccidioidomicose, blastomicose, micoses angioinvasivas e criptococose) com base na "profundidade" relativa de acometimento de um ou mais sistemas orgânicos.

Os fungos contêm diversas moléculas complexas que são dispostas e formam paredes e cápsulas celulares que auxiliam a colonização dos tecidos e protegem o microrganismo da fagocitose e de outros mecanismos de defesa. Devido a esta complexidade, estas moléculas e paredes celulares não podem ser completamente degradadas e removidas pela inflamação aguda e a resposta logo progride à inflamação granulomatosa. As moléculas específicas e seus papéis nos mecanismos da doença serão discutidos nas seções sobre cada enfermidade. Em resumo, substâncias, como glucanos e glicoproteínas, geralmente bloqueiam a fagocitose e, quando esta ocorre, são de difícil degradação a materiais inertes em macrófagos e neutrófilos, graças a sua estrutura física e constituintes biológicos. Uma vez que os macrófagos apresentam vida curta (6 a 16 dias), estes materiais não degradados são liberados de macrófagos mortos nos tecidos e levam ao recrutamento de outros macrófagos para os tecidos para a remoção dos *debris*. Além disso, os macrófagos que fagocitam estes *debris* são "ativados", provocando a síntese e a secreção de quimiocinas e citocinas que recrutam outros macrófagos do sistema vascular para o local de inflamação. Como este

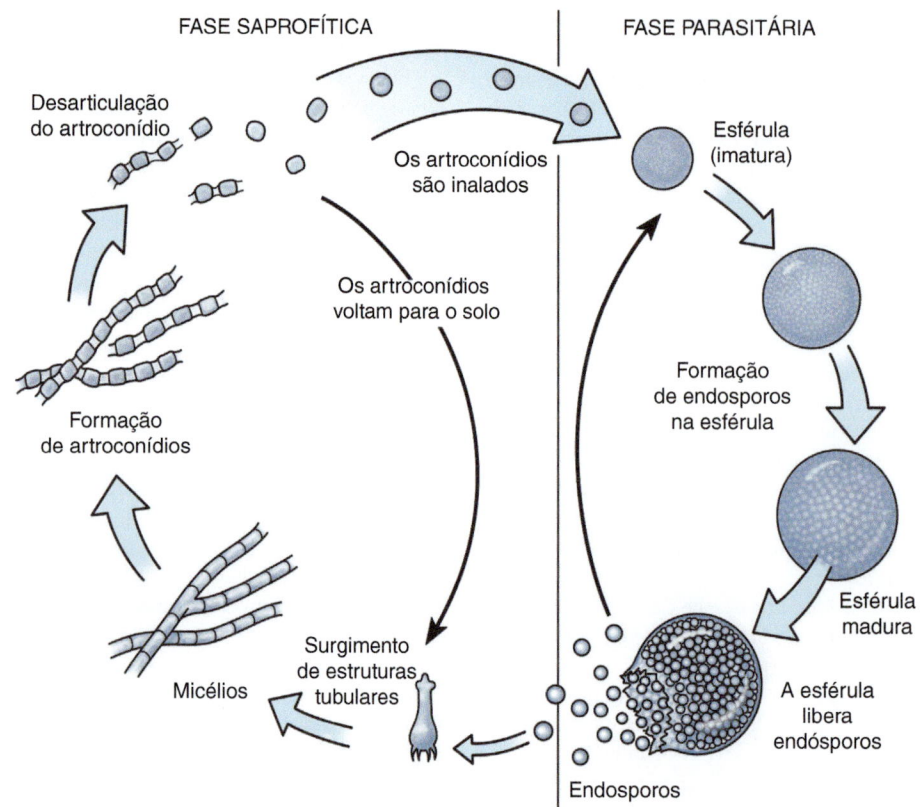

FASE SAPROFÍTICA

Desarticulação
do artroconídio

Os artroconídios
são inalados

Os artroconídios
voltam para o solo

Formação
de artroconídios

Micélios

Surgimento
de estruturas
tubulares

FASE PARASITÁRIA

Esférula
(imatura)

Formação
de endosporos
na esférula

Esférula
madura

A esférula
libera
endósporos

Endosporos

Figura 4-44 Ciclo de Vida do *Coccidioides immitis* e de Outros Fungos Dimórficos.

processo é repetitivo, com ciclos recorrentes de replicação em macrófagos, morte de macrófagos e liberação de fungos e *debris* e antígenos fúngicos e fagocitose destes materiais por macrófagos recém-recrutados e imaturos, a resposta inflamatória granulomatosa, característica das doenças fúngicas, ocorre nos tecidos afetados.

Doenças Fúngicas de Sistemas Orgânicos

Sistema Alimentar e Peritônio, Omento, Mesentério e Cavidade Peritoneal

Distúrbios dos Animais Domésticos

Glossite por Candida – Candidíase Orofaríngea (Candidíase) (*Candida albicans*). O mecanismo de lesão na glossite por *Candida* é (1) a proliferação e invasão de hifas e pseudo-hifas filamentosas na mucosa da língua e (2) destruição e lise da mucosa, que são causadas pela inflamação e seus mediadores químicos e enzimas de degradação. As lesões macroscópicas incluem glossite pseudomembranosa aguda com extensas pseudomembranas brancas a amarelas, compostas por células epiteliais descamadas, fibrina e hifas fúngicas sobre a superfície dorsal da língua (Figs. 7-7 e 7-8).

A *Candida albicans* pode ser observada em duas formas: (1) leveduras que são comensais e não patogênicas e (2) hifas e pseudo-hifas filamentosas que são patogênicas. Os animais entram em contato com as leveduras por ingestão (e, provavelmente, inalação) e o patógeno persiste como levedura comensal que coloniza a mucosa, sem que cause lesão ou doença, e passa a ser parte da microbiota autóctone associada a superfícies mucosas (ou seja, biofilme). O equilíbrio entre o comensalismo e a doença é tênue e perturbações das mucosas e/ou alterações na condição fisiológica do animal podem alterar este equilíbrio em favor da doença (ou seja, formas em hifas e/ou pseudo-hifas filamentosas). Através de um processo denominado troca morfológica ou fenotípica, a fase leveduriforme dá lugar à fase invasiva e patogênica de formas em hifas e/ou pseudo-hifas filamentosas. Este processo parece ocorrer por meio de rearranjos cromossômicos induzíveis no

genoma da levedura em resposta a alterações no ambiente da mucosa. A troca fenotípica parece ser um processo reversível. Em condições normais, a temperatura da mucosa da cavidade oral é próxima à temperatura ambiente (25°C). Esta temperatura favorece o crescimento da levedura, enquanto as pseudo-hifas e/ou hifas preferem crescer a 37°C. A levedura é capaz de se adaptar a esta dependência da temperatura para o crescimento por meio de rearranjos cromossômicos, de modo que as pseudo-hifas e/ou hifas podem se desenvolver a 25°C. A troca fenotípica é atribuída a fatores de virulência seletivamente expressos em determinadas condições predisponentes nas leveduras (deriva/desvio antigênico), combinados à degradação da mucosa, ao uso excessivo de antibióticos de amplo espectro e corticosteroides, à hiperglicemia, a danos teciduais secundários à quimioterapia ou à radioterapia e à imunossupressão. Além disso, a imunidade inata (fagocitose por neutrófilos e macrófagos) e adaptativa (mediada por células) são importantes mecanismos de defesas no controle da candidíase e, em caso de alteração de algum destes processos, a troca também é favorecida.

Um grande grupo de fatores de virulência participa dos processos de troca fenotípica, infecção e invasão, mas nenhum fator é o único responsável pela virulência e nem todos os fatores expressos podem ser necessários por um determinado estágio de infecção. A levedura parece ter seu próprio grupo de fatores de virulência, assim como as pseudo-hifas e hifas. A levedura persiste na cavidade orofaríngea ao aderir e colonizar a mucosa por meio de interações ligantes-receptores e/ou hidrofóbicas. A levedura e as formas em pseudo-hifas e hifas apresentam ligantes em suas paredes celulares, como os da família aglutinina-símile (AL) e da família de proteínas de parede das hifas (Hwp), que permitem a adesão destes microrganismos às células epiteliais e a invasão da mucosa. A manose e as manoproteínas também podem atuar como adesinas. Os receptores expressos por células epiteliais da mucosa podem incluem E-caderina, fibrinogênio, fibronectina, trombina, colágeno, laminina e proteínas ligantes de vitronectina. As pseudo-hifas e hifas aderem e invadem a mucosa (células epiteliais) usando fatores de virulência, como as proteínas "invasinas" fúngicas, por exemplo. As pseudo-hifas e hifas também expressam novos ligantes de adesina e aspartil proteinases hidrolíticas que danificam a mucosa e permitem o contato com novos tipos de receptores de adesina e receptores de entrada na mucosa e na submucosa para invasão da camada. Embora não caracterizado, o dano epitelial, além daquele produzido pela inflamação, também pode ser causado pela apoptose induzida por fatores de virulência das pseudo-hifas e/ou hifas.

Distúrbios dos Cães

Histoplasmose *(Histoplasma capsulatum).* O mecanismo de lesão na histoplasmose é a lise celular via inflamação granulomatosa crônica e piogranulomatosa e suas moléculas efetoras e enzimas de degradação. O *Histoplasma capsulatum* é um fungo dimórfico; a fase micelial(microconínio) é observada em ambientes extracelulares (25°C) e fase leveduriforme, no meio intracelular, em células do sistema monócito-macrófago (37°C). Dentre as lesões macroscópicas, são observados espessamento das paredes do intestino delgado e aumento de volume de fígado, pulmão, baço e linfonodos mesentéricos (Figs. 7-180, 8-56, 13-91 e 14-48, *C*). As lesões são provocadas pelo acúmulo de células inflamatórias granulomatosas nos espaços perivasculares, que causa (1) aumento de volume generalizado de órgãos afetados, acompanhado por palidez ou (2) formação de um ou mais nódulos sólidos, branco-amarelados, distribuídos de forma aleatória pelo tecido acometido. As lesões são mais proeminentes no intestino delgado, onde há acúmulo de células inflamatórias na lâmina própria dos vilos e da submucosa, o que provoca espessamento da parede e ulcerações mucosas. Os linfonodos sistêmicos, a medula óssea e os olhos podem também ser infectados pelo fungo, via tráfego de leucócitos, com desenvolvimento de resposta inflamatória granulomatosa.

Cães (e gatos) entram em contato com o fungo pela inalação de microconídios (esporos de 2 a 5 μm de diâmetro), que podem chegar ao trato respiratório inferior (ou seja, brônquios e bronquíolos). Estes microconídios são encontradas em aerossóis do solo de ambientes úmidos. Os microconídios se depositam na mucosa da cavidade nasofaríngea e dos componentes de condução do sistema respiratório pela turbulência centrífuga e inercial. Neutrófilos e macrófagos alveolares fagocitam as microconídios aprisionadas na camada de muco da mucosa. Uma vez que os microconídios podem ser mortos pelos macrófagos e neutrófilos, há uma rápida transição para a forma leveduriforme, o que protege o patógeno das respostas imunes inatas e adaptativas. O reconhecimento, a adesão e a internalização de microconídios por fagócitos são provavelmente mediados por interações ligante-receptor, mas as moléculas específicas não foram identificadas. Após a fagocitose, caso não tenham sido mortos, os microconídios germinam nos fagossomos como leveduras. A transição de microconídio à levedura é necessária para a patogenicidade fúngica. Os fagossomos tentam matar a levedura fundindo-se a lisossomos celulares para a formação de fagolisossomos. Os lisossomos têm pH ácido e hidrolases ácidas que matam as leveduras ou restringem seu crescimento. A levedura é capaz de impedir sua lise por meio da síntese de proteínas que inibem a acidificação do fagolisossomo e as atividades das proteases lisossomais. A levedura fica protegida das defesas do hospedeiro desde que fique escondida nos fagossomos de macrófagos viáveis. As leveduras são disseminadas pelos macrófagos alveolares via tráfego de leucócitos, chegando aos tecidos linfoides locais, como o BALT, onde outros macrófagos são infectados. Deste ponto, os macrófagos infectados se disseminam pelos vasos linfáticos aferentes até os linfonodos regionais e, então, sistemicamente, pelos sistemas linfático e vascular, aos linfonodos mesentéricos e placas de Peyer. É provável que os macrófagos contendo leveduras se disseminem das placas de Peyer pela lâmina própria e pela submucosa contígua do intestino delgado e, pelos vasos linfáticos, cheguem aos linfonodos mesentéricos.

As interações entre ligantes e receptores que determinam a especificidade local não foram identificadas. O sistema imune inato identifica os fungos, em parte, por meio do reconhecimento de PAMPs (Capítulos 3 e 5) formados por polissacarídeos α e β-glucanos da parede celular da levedura. Os macrófagos reconhecem estes padrões através de TLRs e outros PRRs e usam estas informações no desenvolvimento da resposta imunológica adequada. Os fungos desenvolveram mecanismos de escape e/ou neutralização da detecção por PRRs de macrófagos, neutrófilos e células dendríticas, como aqueles que modificam os polissacarídeos de superfície por variações genômicas. Além disso, muitos supostos fatores de virulência foram identificados, inclusive adesinas e invasinas, moléculas envolvidas na homeostase de ferro e moléculas que podem impedir a fusão entre o fagossomo e o lisossomo.

Como os macrófagos têm vida curta (6 a 16 dias), os antígenos leveduriformes e polissacarídicos derivados de sua superfície são liberados pelos macrófagos mortos na lâmina própria do intestino delgado. Tais polissacarídeos, além das quimiocinas e citocinas secretadas pelos macrófagos infectados, provocam o recrutamento de outros macrófagos e de células inflamatórias piogranulomatosas na lâmina própria. Este processo é repetitivo; as lesões características da histoplasmose se desenvolvem devido aos ciclos recorrentes de replicação em macrófagos, morte destas células e liberação de leveduras e fagocitose de leveduras por macrófagos recém-recrutados e imaturos. Assim, o volume de exsudato inflamatório cresce com o passar do tempo, espessando a parede intestinal, prejudicando a drenagem linfática vascular e danificando os complexos juncionais das células epiteliais dos vilos, o que resulta em enteropatia com perda proteica característica da histoplasmose.

Distúrbios dos Gatos

Histoplasmose *(Histoplasma capsulatum).* Veja a seção anterior sobre a histoplasmose.

Sistema Respiratório, Mediastino e Pleura
Distúrbios dos Animais Domésticos

Aspergilose *(Aspergillus fumigatus).* A patogênese da aspergilose é similar à de outras doenças fúngicas discutidas nesta seção. O mecanismo de lesão é a destruição e lise das mucosas da cavidade nasal e do sistema respiratório pela inflamação, seus mediadores e enzimas de degradação e a concomitante proliferação e invasão das hifas fúngicas. A imunossupressão, a redução da fagocitose, a quimioterapia ou o tratamento prolongado com corticosteroides podem aumentar a suscetibilidade do animal a este fungo. Dentre as lesões macroscópicas, são observadas rinite e sinusite pseudomembranosa aguda. Uma pseudomembrana extensa de coloração cinza-enegrecida, composta por células epiteliais descamadas, fibrina e hifas fúngicas, pode recobrir a superfície mucosa dos turbinados, seios nasais e vias aéreas (Fig. 9-34, A). Os ossos e cartilagens subjacentes podem apresentar necrose devido à invasão por hifas (Fig. 9-34, B). Nos pulmões, granulomas de cor branca-amarelada de tamanhos variados se distribuem de forma aleatória no parênquima ou podem ser orientados ao redor das vias aéreas.

Os animais, principalmente os cães, entram em contato com o fungo pela inalação de conídios (≈2 a 3 μm de diâmetro), que se depositam na mucosa da nasofaringe e do componente de condução do sistema respiratório devido à turbulência centrífuga e inercial. O fungo é saprófita de matéria morta ou decomposta. As conídias são encontradas em aerossóis derivados destes materiais, e quando inaladas, são aprisionadas na camada de muco da mucosa. Nas condições adequadas de crescimento, o fungo produz conídios, que são inalados e aprisionados na camada de muco de mucosas. Estes conídios interagem com o aparato mucociliar e moléculas de defesa (Capítulo 3) liberadas de células epiteliais da mucosa e são, por fim, fagocitados por neutrófilos e macrófagos alveolares e de mucosa. O reconhecimento, a adesão e a internalização por fagócitos são provavelmente mediados por interações entre ligantes e receptores, como resíduos de ácido siálico e padrões moleculares (PAMPs) nos conídios e PRRs (TLRs) expressos por macrófagos alveolares e neutrófilos. Em animais saudáveis, este processo provoca a liberação de citocinas pró-inflamatórias, que, em parte, recrutam outros neutrófilos que fagocitam e matam as conídios e hifas aprisionadas no muco. Se os fagócitos do animal não forem capazes de fagocitar e matar as conídios (p. ex. função neutrofílica defeituosa), estas germinam na camada de muco e na mucosa e começam os processos de colonização da cavidade nasal e dos seios nasais. Os conídios e hifas secretam proteases, gliotoxina, fumagilina, verruculogena e ácido helvólico, que diminuem a velocidade de batimento dos cílios do aparato mucociliar e danificam as células epiteliais ciliadas da mucosa. Isto provoca o descolamento e a perda destas células, com exposição e lesão da membrana basal subjacente (laminina). Assim, quando os conídios germinam em hifas, a mucosa e a membrana basal desnudas e danificadas formam um ambiente favorável para que as hifas invadam as mucosas. O fibrinogênio, a fibronectina e os fragmentos C3 do sistema complemento, liberados pela inflamação e que recobrem a membrana basal exposta como uma resposta de reparação, assim como a laminina e colágeno expostos, podem ser receptores de ácido siálico e outras glicoproteínas de conídios e hifas, contribuindo, assim, para a patogenicidade da infecção por aumento da adesão e da colonização das mucosas e membranas basais danificadas. Através destes mecanismos, o fungo é capaz de invadir e se disseminar no tecido acometido e provocar graves danos aos tecidos normais. As células dendríticas são também capazes de fagocitar conídios e hifas e processar antígenos para o desenvolvimento de respostas imunes inatas e adaptativas eficazes e mediadas por citocinas pró-inflamatórias. Porém, as cepas patogênicas do fungo apresentam fatores de virulência que parecem prejudicar estas respostas imunes por alteração das funções das células efetoras.

Em cães, a aspergilose ocorre nas cavidades nasais, nos seios paranasais e no sistema respiratório. Em outras espécies animais, a aspergilose começa como uma infecção do sistema respiratório, geralmente assintomática e, então, se dissemina a outros locais, provavelmente pelo tráfego de macrófagos infectados com conídios. Estes locais incluem o pulmão, a glândula mamária e a placenta em bovinos, as bolsas guturais em equinos e os pulmões em gatos. Os biofilmes de *Aspergillus* nas mucosas do trato respiratório podem participar da patogênese da doença pulmonar. A capacidade de disseminação a outros órgãos é modulada, em parte, pela habilidade de conídios e hifas bloquear as respostas imunológicas e evasão à morte por fagócitos. Os macrófagos alveolares fagocitam conídios e hifas, através do processo mediado pelo reconhecimento de PAMPs por PRRs (TLRs) expressos por estas células e outros fagócitos, como discutido na histoplasmose. O *Aspergillus fumigatus* usa β-glucanos, melanina e outras moléculas para bloquear a morte por espécies reativas de oxigênio, a acidificação do fagolisossomo e outros mecanismos de macrófagos e neutrófilos.

Os conídios e as hifas podem se disseminar sistemicamente a outros sistemas orgânicos em macrófagos, através do tráfego leucocitário. As hifas podem também se disseminar pelo sistema circulatório, acessando outros sistemas orgânicos, através do processo denominado angioinvasão. As hifas podem invadir as células endoteliais que revestem os capilares, chegar ao sistema circulatório, cair na corrente sanguínea, circular, aderir e invadir o endotélio de outros locais. É provável que as interações entre ligantes e receptores participem deste processo, determinando os sistemas orgânicos e tipos teciduais a serem infectados pelo fungo.

Coccidioidomicose (*Coccidioides immitis*). A patogênese da coccidioidomicose é similar à da histoplasmose, anteriormente discutida. O mecanismo de lesão é a lise celular pela inflamação granulomatosa a piogranulomatosa crônica e suas moléculas efetoras e enzimas de degradação. O fungo é dimórfico (Fig. 4-44). As lesões macroscópicas incluem pneumonia intersticial piogranulomatosa com granulomas amarelo-esbranquiçados de tamanhos variados distribuídos de forma aleatória nos pulmões e granulomas expansíveis similares em linfonodos (Fig. 3-20, B). A medula óssea e os olhos também podem apresentar inflamação granulomatosa após a infecção, via tráfego de leucócitos, por macrófagos infectados. O fungo é encontrado no solo e, em condições adequadas de crescimento, produz artroconídios (≈3 a 6 μm de diâmetro) que são carreadas no ar pela perturbação do terreno, como ocorre durante construções ou plantações.

Os animais entram em contato com as artroconídios por inalação; a seguir, estas estruturas são depositadas e aprisionadas na camada de muco das mucosas das vias aéreas pela turbulência centrífuga e inercial. Na camada de muco, os artroconídios podem ser fagocitados e mortos por neutrófilos e macrófagos alveolares. Porém, há a rápida transição de artroconídios em esférulas, o que as protege da fagocitose (fator de virulência). Além disso, a transformação em esférulas causa a expressão de outros fatores de virulência que causam inflamação aguda e lesão e colonização da mucosa. As esférulas, aprisionadas na camada de muco, crescem a 20 a 60 μm de diâmetro (às vezes, até 100 μm) e formam um pequeno número de endosporos intraesferulares (≈1 a 5 μm de diâmetro) por meio de um processo denominado *endosporulação*. As esférulas parecem escapar à fagocitose por serem muito grandes para serem fagocitadas por neutrófilos, macrófagos e células dendríticas. Ao amadurecerem ou serem danificadas por células inflamatórias, mediadores químicos e enzimas de degradação, liberam novos endosporos na mucosa intacta ou na mucosa danificada e desnuda e sua ECM. Os endosporos têm aproximadamente 1 a 5 μm de diâmetro e podem ser fagocitados por macrófagos alveolares, macrófagos de mucosa e células dendríticas. Estes endosporos, então, transformam-se em esférulas de segunda geração, protegidas no interior do citoplasma destas células. Estas esférulas são, agora, capazes de produzir uma média de 200 a 300 endosporos, que são liberados na mucosa quando as células infectadas são lisadas. Este processo rapidamente amplifica o número de endosporos e esférulas na mucosa respiratória e a oportunidade de colonização eficaz das vias aéreas e do pulmão.

Uma vez que a endosporulação e a lise celular são um processo repetitivo, as citocinas pró-inflamatórias liberadas por macrófagos "ativados" auxiliam o recrutamento de outros macrófagos e neutrófilos no pulmão (ou seja, inflamação granulomatosa). Além disso, os macrófagos infectados por endosporos provavelmente disseminam o patógeno via tráfego de leucócitos em vasos linfáticos e no sistema circulatório, até os tecidos linfoides locais, os linfonodos regionais e, sistemicamente, para outros tecidos, como a pele, os ossos, os músculos, os linfonodos, as adrenais e o SNC. Em raros casos, a infecção cutânea primária também ocorre por infecção direta da pele danificada. Cada forma do fungo (artroconídios, esférulas e endosporos) apresenta fatores de virulência que conferem a capacidade de evasão dos mecanismos de defesa e dos sistemas de barreira, completar sua parte no ciclo de vida do fungo e passar à próxima forma do patógeno. Dentre os fatores de virulência, incluem-se (1) a produção de uma parede externa glicoproteica nas esférulas, que modula a resposta imunológica e compromete a imunidade mediada por células, (2) a depleção da parede externa de glicoproteína na superfície dos endosporos, o que impede sua fagocitose e (3) a produção de arginase I e urease coccídica no tecido do hospedeiro, que participam do dano tecidual nos locais da infecção. Além disso, a laminina e o colágeno expostos podem atuar como receptores de ligantes fúngicos que aumentam a adesão, a colonização e a invasão das mucosas e membranas basais danificadas.

Blastomicose (*Blastomyces dermatitidis*). A patogênese e o mecanismo da lesão na blastomicose são similares aos da histoplasmose e da coccidioidomicose, anteriormente discutidos. Dentre as lesões macroscópicas, são observadas pneumonia intersticial piogranulomatosa com granulomas amarelo-esbranquiçados de tamanhos variados distribuídos de forma aleatória nos pulmões (Fig. 9-103) e granulomas expansíveis de aparência similar nos linfonodos. Na forma dissemina-da, os linfonodos, a pele, os tecidos subcutâneos, os olhos, o cérebro e os ossos podem também ser infectados por disseminação da levedura em macrófagos, via tráfego de leucócitos, e desenvolver uma resposta inflamatória piogranulomatosa. A infecção cutânea primária pode também, raramente, ocorrer por infecção direta da pele danificada.

O fungo é encontrado no solo e, em condições adequadas de cres-cimento, produz conídios (≈ 2 a $10\ \mu m$ de diâmetro) que são carreados no ar pela perturbação do terreno. Os animais inalam os conídios, que são depositadas e aprisionadas na camada de muco da mucosa das vias aéreas pela turbulência centrífuga e inercial. Na camada de muco, os conídios se ligam aos macrófagos alveolares por meio de adesinas de superfície, como BAD1 (fator de adesão de *Blastomyces* 1). Diversos eventos concomitantes podem agora ocorrer, incluindo (1) a fagoci-tose e morte dos conídios por macrófagos da mucosa e neutrófilos, que são iniciados pela interação superficial, (2) disseminação de conídios via tráfego leucocitário até as mucosas e (3) inflamação aguda com dano tecidual, facilitada por citocinas pró-inflamatórias liberadas por macrófagos. A inflamação com degradação da mucosa e da ECM auxilia o fungo a encontrar células e tecidos por todo o parênquima pulmonar e se disseminar na lâmina própria, na submucosa e nos tecidos mais profundos da ECM.

Após serem rapidamente mortos pelos macrófagos da mucosa, as conídios logo de transformam em leveduras (≈ 12 a $15\ \mu m$ de diâme-tro), que são mais resistentes à fagocitose e à morte por macrófagos e neutrófilos. A levedura faz isso ao descartar suas adesinas de superfície e/ou produzir cápsulas disfarçadas que permitem evitar o reconhecimento por macrófagos e neutrófilos e escapar da fagocitose e morte. Porém, uma vez que os macrófagos têm vida média curta (6 a 16 dias), *debris* de leveduras e derivados de leveduras, como polissacarídeos, são liberados por macrófagos mortos nos tecidos pulmonares. Estes materiais agem como quimiocinas e citocinas e ajudam a recrutar outros macrófagos e neutrófilos nos tecidos pulmonares acometidos. Este processo é repetiti-vo e as lesões características da blastomicose se desenvolvem conforme o aumento de volume do exsudato inflamatório piogranulomatoso na lâmina própria, na submucosa e nos tecidos mais profundos da ECM.

Na fase leveduriforme, o fungo possui fatores de virulência imuno-moduladores (p. ex. glucanos) em sua parede celular e outros fatores de virulência (p. ex. melanina) que conferem resistência à fagocitose e morte. A levedura escapa do sistema imunológico adaptativo ao mudar seus polissacarídeos de superfície e se esconder nos fagossomos. Além disso, a levedura possui a proteína de adesão chamada BAD1, que medeia a interação com receptores CR3 e CD14 das membranas celulares de macrófagos alveolares.

Distúrbios dos Cães
Histoplasmose *(Histoplasma capsulatum).* Veja Doenças Fún-gicas de Sistemas Orgânicos; Sistema Alimentar e Peritônio, Omento, Mesentério e Cavidade Peritoneal; Distúrbios dos Cães; Histoplasmose *(Histoplasma capsulatum)*.

Blastomicose *(Blastomyces dermatitidis).* Veja Doenças Fún-gicas de Sistemas Orgânicos; Sistema Respiratório, Mediastino e Pleura; Distúrbios dos Animais Domésticos; Blastomicose (*Blastomyces dermatitidis*).

Sistema Cardiovascular e Vasos Linfáticos
Distúrbios dos Animais Domésticos
Fungos Angioinvasivos. Os fungos angioinvasivos são um grupo de microorganismos que podem colonizar e invadir os sistemas de barreira, como as mucosas e a pele, invadir o sistema vascular destes sistemas de barreira, se disseminar a outros sistemas orgânicos e causar doença. Os fungos deste grupo incluem *Aspergillus* spp., *Candida* spp., *Fusarium* spp., *Absidia* spp., *Rhizopus* spp. e *Mucor* spp. Os esporos ou conídios destes fungos compõem a microbiota normal da pele, dos fluidos

corpóreos, das superfícies mucosas e do conteúdo intestinal. Para chegar ao sistema vascular, a barreira formada pela pele ou pelas mucosas deve ser danificada. Os processos que causam abrasões, feridas penetrantes e lise celular são comumente envolvidos. A lesão provoca a perda de células epiteliais e a exposição da membrana basal e da ECM do tecido conjuntivo vascularizado subjacente. Assim como ocorre com o *Aspergillus fumigatus* (ver Doenças Fúngicas de Sistemas Orgânicos; Sistema Respiratório, Mediastino e Pleura; Distúrbios dos Animais Domésticos; Aspergilose [*Aspergillus fumigatus*]), as hifas invadem os tecidos vascularizados e chegam ao sistema circulatório ao se multiplicarem e invadirem as paredes vasculares e as células endoteliais, chegarem ao sistema circulatório, caírem na corrente sanguínea, circularem e se ligarem e invadirem o endotélio e a ECM de outros sistemas orgânicos. O tráfego de leucócitos também pode ser usado na disseminação sistêmica dos fungos. É provável que interações entre ligantes e receptores participem deste processo, determinando os sistemas orgânicos e tipos teciduais a serem infectados pelos fungos. Nos sistemas orgânicos acometidos, o mecanismo da lesão é a lise celular, por inflamação granulomatosa a piogranulomatosa crônica e suas moléculas efetoras e enzimas de degradação.

A ruminite micótica (seguida pela hepatite micótica) dos bovinos, por exemplo, é causada por várias das espécies fúngicas anteriormente listadas. A doença geralmente começa por práticas de manejo, como (1) dietas ricas em grãos, como o milho ou (2) o uso prolongado de antibióticos nas rações. No primeiro caso, os bovinos de engorda são alimentados com quantidades crescentes de milho, que são fontes de carboidratos para a microbiota ruminal, que os convertem, em parte, a ácido láctico. O excesso de grãos na dieta (sobrecarga de grãos) aumenta a quantidade de ácido láctico (acidose láctica) no rúmen e, em caso de privação hídrica, há acúmulo deste ácido, o que reduz o pH dos fluidos da mucosa do rúmen. Isto causa queimaduras, com perda de epitélio e exposição da membrana basal e do tecido conjuntivo vas-cularizado da lâmina própria e da ECM. Além disso, o uso prolongado de antibióticos nas rações pode alterar o ambiente protetor criado pela microbiota normal e resultar em colonização e invasão da mucosa por estes fungos. Os fungos angioinvasivos (ou seja, hifas ou outros elemen-tos fúngicos) são capazes de invadir e colonizar a mucosa danificada (rumenite e/ou abomasite micótica) e invadir a vasculatura da ECM e, então, se disseminam regionalmente a outros sistemas orgânicos, como o fígado (hepatite fúngica granulomatosa) (Figs. 8-51 e 14-51). Os materiais biológicos nas paredes celulares de fungos estimulam, caracteristicamente, o desenvolvimento de uma resposta inflamatória granulomatosa, já que sua degradação por fagócitos é difícil. Assim, nes-te exemplo, há o desenvolvimento de hepatite fúngica granulomatosa.

Sistema Nervoso
Distúrbios dos Animais Domésticos
Criptococcose *(Cryptococcus neoformans).* A patogênese da criptococose é muito similar à da histoplasmose, da coccidioidomicose e da blastomicose, anteriormente discutidas. O mecanismo da lesão é a lise celular provavelmente provocada pela atrofia secundária à distorção e compressão tecidual pela expansão os cistos criptoco-cóccicos no neuropilo cerebral. A inflamação é discreta ou ausente. O *Cryptococcus neoformans* é dimórfico. A fase micelial (basidios-poros) ocorre em ambientes extracelulares (25°C), enquanto a fase leveduriforme ocorre no meio intracelular, em células do sistema monócito-macrófago (37°C). Dentre as lesões macroscópicas, são observadas a formação de cistos passíveis de expansão preenchidos por uma matriz gelatinosa (cápsula) no cérebro e na medula espinhal, com distorção e compressão tecidual (Figs. 14-49 e 14-50).

Os animais entram em contato com o *C. neoformans* (fungo dimórfico) através da inalação de basidiosporos ou células leveduri-formes pouco encapsuladas ($\approx 1,8$ a $3,0\ \mu m$ de diâmetro), que podem chegar ao trato respiratório inferior e aos alvéolos. Estes fungos são encontrados em aerossóis derivados dos solos de ambientes úmidos e excrementos e ninhos de pássaros. Os basidiosporos são depositados na superfície das mucosas da cavidade nasofaríngea e do componente de condução do sistema respiratório pela turbulência centrífuga e inercial. São imediatamente fagocitados e mortos por neutrófilos e macrófagos alveolares. Para sua sobrevivência, os basidiosporos rapidamente germinam na mucosa ou nos fagossomos de macrófagos alveolares, transformando-se em leveduras. A glucosilceramida sintase da levedura é essencial à sobrevivência do microrganismo nas mucosas, mas não é necessária após a fagocitose por macrófagos alveolares, já que a levedura usa outras formas para escapar da morte (discutidas a seguir). As células leveduriformes também produzem fosfolipases que danificam as células epiteliais alveolares de tipo II e prejudicam a produção e a função do surfactante, aumentando, assim, a adesão aos pneumócitos e melhorando suas chances de fagocitose por macrófagos alveolares.

É provável que o reconhecimento, a adesão e a internalização por macrófagos sejam mediados por interações entre ligantes e receptores, mas moléculas específicas não foram identificadas. A cápsula polissacarídica da levedura tem propriedades antifagocíticas e pode ser imunossupressora. O grau de encapsulamento confere resistência à fagocitose e à morte por macrófagos. Nas mucosas, as células leveduriformes não encapsuladas ou mal-encapsuladas são imediatamente fagocitadas e mortas, mas aquelas encapsuladas são mais resistentes a fagocitose e morte. A carga negativa da cápsula inibe a fagocitose e a morte por neutrófilos e macrófagos e provoca depleção do sistema complemento, não responsividade aos anticorpos e desregulação da secreção de citocinas por monócitos e macrófagos. A cápsula também pode inibir o reconhecimento da levedura por macrófagos e neutrófilos e a quimiotaxia de leucócitos da corrente sanguínea para as áreas de inflamação. Esta última resposta pode ser responsável pela ausência de inflamação nos cistos. Após a fagocitose e a fusão fagossomo-lisossomo, a levedura sintetiza outros polissacarídeos da cápsula no fagolisossomo do macrófago. A cápsula dilui as hidrolases e outras moléculas tóxicas dos lisossomos, separando fisicamente a levedura e a membrana do fagossomo que contêm os compostos microbicidas. Este processo continua até que os macrófagos são macroscopicamente distendidos pela cápsula (>30 μm de diâmetro) e é o mecanismo de formação dos cistos expansíveis com matriz gelatinosa observados à inspeção macroscópica do cérebro. A cápsula é composta primariamente por dois polissacarídeos, a glucuronoxilomanana e a galactoxilomanana, e por quantidades menores de manoproteína. Estas moléculas também suprimem a resposta imunológica.

As células leveduriformes parecem se disseminar da cavidade nasofaríngea para o SNC por extensão direta nas meninges e no neuropilo, após o remodelamento por compressão e a osteólise da placa cribriforme, causada pela infecção local dos seios nasais. Porém, o tráfego leucocitário, por macrófagos infectados pela levedura, do sistema respiratório até o sistema circulatório, com disseminação no neuropilo, também pode ocorrer. Este mecanismo é hipotético, mas provável com base no que se sabe sobre a biologia do fungo. É provável que macrófagos infectados pela levedura estabeleçam interações ligante-receptor com as células endoteliais capilares do SNC. Os polissacarídeos da cápsula são também usados na adesão e ligação às células endoteliais cerebrais e medeiam a endocitose pela barreira hematoencefálica no neuropilo.

No tecido nervoso, os macrófagos migram pelo neuropilo. Já que os macrófagos têm vida média curta, as leveduras, seus antígenos e o polissacarídeo da cápsula são liberados de macrófagos mortos no neuropilo. Este fenômeno, associado à liberação de quimiocinas e citocinas, recruta outros macrófagos para o sistema nervoso. Este processo é repetitivo; assim, há aumento do volume da cápsula polissacarídica e os espaços císticos expansíveis e preenchidos por matriz gelatinosa podem ser macroscopicamente observados no cérebro. Além disso, a melanina é um importante fator de virulência destes fungos, que facilita a sobrevivência das leveduras durante a infecção do SNC. A melanina é antioxidante e elimina espécies reativas de oxigênio que podem matar a levedura. No sistema nervoso, a levedura pode usar neurotransmissores, como dopamina, noradrenalina e adrenalina, como substratos para a produção de melanina.

Doenças Causadas por Protozoários

Os portais de entrada, as células e substâncias-alvo, as vias de disseminação, os fatores de virulência, os mecanismos de adesão, colonização, invasão e replicação, as toxinas e os mecanismos de defesa nas doenças por protozoários são similares aos discutidos nas primeiras seções deste capítulo e nas seções sobre doenças bacterianas e virais.

Doenças por Protozoários de Sistemas Orgânicos

Sistema Alimentar e Peritônio, Omento, Mesentério e Cavidade Peritoneal

Distúrbios dos Animais Domésticos

Criptosporidiose (*Cryptosporidium parvum*). O mecanismo de lesão na criptosporidiose é a disfunção e lise das células epiteliais que recobrem as extremidades e as laterais dos vilos intestinais, o que provoca (1) disfunção dos microvilos da borda em escova, (2) citólise dos enterócitos dos vilos após a liberação do microrganismo das células infectadas e (3) efeitos de degradação da inflamação e seus mediadores químicos. Lesões macroscópicas não são observadas; no entanto, dentre as lesões microscópicas, incluem-se necrose das células epiteliais, atrofia dos vilos e inflamação mucosa.

Os animais entram em contato com *Cryptosporidium parvum* por meio do contato direto com os oocistos em água e alimento contaminados por fezes de animais infectados. Os oocistos são ingeridos e carreados, pelo peristaltismo normal, pela faringe oral, esôfago, estômago e intestino delgado, onde interagem com ácidos gástricos, enzimas pancreáticas e sais biliares. Uma ou mais destas substâncias podem desencadear um processo chamado *excistação*, onde os esporozoítos são liberados dos oocistos e, de forma aleatória, encontram as bordas apicais em escova (microvilos com glicocálix) dos enterócitos que revestem as extremidades e laterais de vilos intestinais. Os esporozoítos têm tropismo por enterócitos dos vilos do jejuno e do íleo, aparentemente mediado por interações entre ligantes e receptores envolvidos na adesão, na invasão e no desenvolvimento intracelular do protozoário. O complexo apical e as proteínas de superfície expressas pelos esporozoítos atuam como ligantes, enquanto o ligante de esporozoíto de *C. parvum* (CSL [glicoproteína similar a circunsporozoíto]) e, provavelmente, outras proteínas da membrana celular, expressas nas superfícies apicais dos enterócitos dos vilos, agem como receptores. Além disso, as extremidades apicais dos esporozoítos também aderem aos microvilos das bordas em escova de enterócitos dos vilos por meio de fatores de adesão a lectinas específicas aos esporozoítos, como a glicoproteína 900 (GP900). Os esporozoítos e os merozoítos também expressam outras glicoproteínas de superfície (p. ex. complexo da proteína da superfície celular de esporozoítos e merozoítos gp15/40/60, P23, TRAP-C1 [proteína adesiva relacionada com a trombospondina de *Cryptosporidium* 1]), que são fatores de virulência que aumentam a patogenicidade do microrganismo.

Depois da ligação à membrana celular, os esporozoítos infectam os enterócitos dos vilos por meio de um mecanismo dependente da motilidade do parasita ("motilidade em deslizamento"), através de atividades de seu complexo apical e secreção de enzimas das organelas apicais. Os esporozoítos são cercados pelas membranas celulares dos microvilos, formando vacúolos parasitóforos. Tais vacúolos são retidos nos microvilos camada e não entram, mas se comunicam diretamente com o citoplasma do enterócito do vilo por uma organela de alimentação. Nos vacúolos parasitóforos, os esporozoítos se diferenciam em trofozoítos e, então, sofrem multiplicação assexual, formando esquizontes que contêm seis a oito merozoítos. Há ruptura dos vacúolos dos esquizontes, liberação dos merozoítos e, assim, lise dos enterócitos infectados. Os merozoítos se disseminam distalmente, pelo peristaltismo alimentar, até o intestino delgado e infectam outros enterócitos dos vilos através de interações entre ligantes e receptores. É provável que tais interações determinem as "novas" populações de células epiteliais e qual segmento intestinal será infectado. Após a infecção, novos esquizontes são formados através de (1) multiplicação assexuada, formando esquizontes e (2) reprodução sexual (gametogonia) por diferenciação em microgamontes masculinos ou macrogamontes femininos. Os microgamontes liberam microgametas que fertilizam os macrogametas dos macrogamontes, levando à formação de oocistos com esporozoítos que podem reinfectar "novos" enterócitos dos vilos ou são eliminados nas fezes, para disseminação da infecção a outros animais. Estes processos de multiplicação e reprodução causam lise celular e atrofia dos vilos e, consequentemente, amplificação da gravidade da lesão. Foi também sugerido que a lise das células e a atrofia dos vilos podem ser provocadas por disfunção celular e dano mediado por citocinas e moléculas inflamatórias liberadas por linfócitos T e macrófagos durante a inflamação. Este último mecanismo provoca maior permeabilidade intercelular e pode alterar as funções secretórias e prejudicar a absorção dos enterócitos dos vilos. A infecção, lesão e perda de enterócitos dos vilos causam diarreia, provavelmente por uma combinação de mecanismos, incluindo a diarreia osmótica (má absorção), a diarreia secretória e a maior permeabilidade intercelular decorrente da inflamação. As enterotoxinas podem participar da diarreia secretória, mas não foram identificadas.

É provável que a má absorção seja causada pela disfunção das enzimas digestivas presentes na borda em escova de enterócitos dos vilos infectadas por esporozoítos e a subsequente lise destas células, o que modifica a digestão de carboidratos (alteração da hidrólise) e outras moléculas no bolo alimentar. Isto resulta na fermentação bacteriana dos substratos e na diarreia osmótica. Os enterócitos dos vilos danificados pelos esporozoítos são removidos, provocando colapso (atrofia) da estrutura dos vilos, enquanto a membrana basal abaixo destas células geralmente não é afetada e continua funcionalmente normal. Uma vez que a membrana basal não é danificada e permanece estruturalmente intacta, os enterócitos dos vilos derivados dos enterócitos da cripta regenerativa podem se dividir e substituir as células destruídas. Estas células de regeneração migram das criptas até os vilos para, a princípio, recobrir as membranas basais expostas; assim, são reconhecidas logo no início do processo de reparação como células espinhosas, de aparência achatada, distendidas sobre a membrana basal. Conforme a densidade e a maturação das células aumentam, recuperam a estrutura colunar mais normal. Além disso, a perda de enterócitos permite a chegada de endotoxinas e outras moléculas possivelmente tóxicas até os capilares e vasos linfáticos da lâmina própria do vilos; estas substâncias, ao serem absorvidas, causam efeitos cardiovasculares e hemodinâmicos sistêmicos.

Coccidiose (*Eimeria spp., Isospora spp.*). A patogênese da coccidiose é muito similar à da criptosporidiose. O mecanismo da lesão é a proliferação adenomatosa (hipertrofia e hiperplasia) dos enterócitos infectados que recobrem as extremidades e as laterais dos vilos do intestino delgado; a seguir, há lise das células infectadas e liberação de protozoários. Dentre as lesões macroscópicas, são observados espessamento focal da mucosa em padrão adenomatoso a cerebriforme e, a seguir, hiperemia ativa, hemorragia e necrose, geralmente com cilindros fibrinosos e/ou fibrino-hemorrágicos no lúmen intestinal (Figs. 7-124 a 7-128).

Os animais (bovinos, ovinos, caprinos e suínos) entram em contato com o protozoário na grama, solo e pisos ou superfícies contaminadas com oocistos não esporulados das fezes de animais infectados. Estes oocistos não são infecciosos e, portanto, sobrevivem em pastos e outras áreas. Os oocistos coccidianos não são infecciosos (não esporulados) e,

assim, sobrevivem em pastos e outras áreas de confinamento. Em condições adequadas (concentrações de oxigênio, umidade e temperatura), os oocistos esporulam e passam a ser infecciosos. Os oocistos esporulados são ingeridos e carreados através da faringe oral, esôfago, estômago e intestino delgado pelo peristaltismo, onde excistam, liberando os esporozoítos. Nas proximidades dos vilos intestinais, os esporozoítos são liberados e aleatoriamente entram em contato com enterócitos que recobrem as extremidades e os laterais dos vilos intestinais. Os esporozoítos têm tropismo por espécies animais específicas e populações especiais de enterócitos de segmentos dos vilos em determinados segmentos do intestino delgado e grosso. Este tropismo é determinado por proteínas do micronema de superfície (MICs), que parecem ser exclusivas a cada espécie do protozoário. O ácido siálico, a galactose e muitas formas destas moléculas agem como receptores e são dispostos nas membranas dos enterócitos. É provável que os padrões destes receptores determinem a especificidade às proteínas do micronema exclusivas a cada espécie de *Coccidia*. Outras interações entre ligantes e receptores provavelmente participam da invasão e do desenvolvimento intracelular do protozoário. Os esporozoítos passam por uma ou mais gerações assexuadas e por uma única geração sexuada em diferentes segmentos do intestino delgado (ver a seção Criptosporidiose). A replicação e a liberação de gerações destes protozoários nos enterócitos dos vilos da mucosa são responsáveis pelas lesões observadas na macroscopia.

Giardíase (*Giardia spp.*). A patogênese de giardíase é muito similar à da criptosporidiose e da coccidiose, anteriormente discutidas. Os mecanismos de lesão na giardíase são (1) a disfunção dos microvilos e do glicocálix das bordas em escova e (2) a morte celular por apoptose das células epiteliais que revestem as extremidades e as laterais dos vilos do intestino delgado. Isto causa aumento da permeabilidade das mucosas dos sistemas de barreiras, deslocamento dos íons de cloreto, provavelmente por hipersecreção mediada por enterotoxina, disfunção das enzimas digestivas presentes na borda em escova, provocando diarreia por má absorção, e inflamação aguda. Lesões macroscópicas geralmente não são observadas; porém, as lesões microscópicas podem incluir perda de células epiteliais, atrofia de vilos e inflamação da mucosa.

Os animais (equinos, bovinos, ovinos, caprinos, suínos, cães e gatos) encontram a *Giardia* spp. por meio do contato direto com cistos do parasita em água e alimentos contaminados por fezes de animais infectados. Após a ingestão, a excistação ocorre no intestino delgado por meio das ações do ácido gástrico e das enzimas pancreáticas. Um excizoíto é liberado no lúmen intestinal, onde amadurece em dois trofozoítos, que subsequentemente se ligam à borda em escova das células epiteliais dos vilos por meio de uma organela do citoesqueleto chamada *disco adesivo*. Os trofozoítos se movem, através dos flagelos, mas não invadem as células epiteliais. O segmento anatômico do intestino (duodeno, jejuno ou íleo) usado na adesão é espécie-específico, sugerindo que a colonização é facilitada por interações exclusivas entre ligantes e receptores, principalmente ligantes na membrana externa do parasita. Os trofozoítos se replicam aderidos às células epiteliais, encistam e, então, são liberados nas fezes.

Os fatores de virulência da *Giardia* spp. não foram bem-caracterizados; porém, a colonização de segmentos específicos do intestino delgado envolve os genes do disco adesivo, dos flagelos e das proteínas pequenas variáveis (VSP) na membrana externa do parasita. Além disso, os trofozoítos parecem ser capazes de causar apoptose das células epiteliais colonizadas que recobrem as extremidades e as laterais dos vilos do intestino delgado, por meio de vias apoptóticas intrínsecas e extrínsecas e, assim, contribuem para os desfechos discutidos no primeiro parágrafo. A infecção, a lesão e a perda de enterócitos dos vilos causam (1) má absorção da glicose e fermentação bacteriana, com diarreia osmótica; (2) hipersecreção de Cl^- e (3) alterações sistêmicas em outros eletrólitos (Na^+) e concentrações de soluto, que alteram a hidratação e a osmolaridade vascular sistêmica. O efeito cumulativo da lesão e os antígenos da *Giardia* também iniciam uma resposta inflamatória aguda, mediada por diversas substâncias químicas, que contribuem para a disfunção das junções celulares e aumentam a permeabilidade intercelular e, assim, provocam edema mucoso e intestinal.

Sistema Nervoso
Distúrbios dos Equinos

Encefalomielite Protozoótica *(Sarcocystis neurona).* O mecanismo da lesão na encefalomielite protozoótica é a destruição e lise de neurônios e células nervosas pela replicação e liberação do protozoário e pela inflamação e seus mediadores e enzimas de degradação. Dentre as lesões macroscópicas, são observadas áreas amarelo-esbranquiçadas de malácia e hemorragia na substância cinza e na substância branca do cérebro e da medula espinhal (Figs. 14-81 e 14-82).

A discussão a seguir é provisória e baseada, em parte, nos mecanismos conhecidos usados por *T. gondii*, *C. parvum* e outros protozoários. Os equinos e outros animais entram em contato com os esporocistos em alimentos, água, gramíneas ou solo e pisos ou superfícies contaminadas com fezes de gambás infectados. Os esporocistos são ingeridos e deglutidos e, através do peristaltismo, chegam às mucosas dos intestinos. A seguir, os esporozoítos são liberados dos esporocistos, que, então, devem chegar às células endoteliais para amadurecem em merozoítos, uma forma que se dissemina para o SNC. A infecção e o acometimento de células endoteliais parece ser a etapa central da patogênese da doença. Porém, pouco se sabe sobre o mecanismo de interação com a mucosa ou a disseminação para o cérebro e a medula espinhal. Os esporozoítos podem (1) ser fagocitados por macrófagos associados à mucosa (tráfego leucocitário) e, subsequentemente, disseminados de forma local para encontrarem células endoteliais nos capilares da lâmina própria de suporte dos enterócitos ou (2) interagir e penetrar a mucosa para chegarem às células endoteliais da lâmina própria. Parece que o tráfego leucocitário, através dos macrófagos associados à mucosa, é o mecanismo mais provavelmente envolvido na disseminação às células endoteliais, mas isto não foi comprovado. Em contato com as células endoteliais, os esporozoítos as invadem e amadurecem em esquizontes contendo merozoítos, que se rompem e liberam os merozoítos no sangue e na ECM vascular adjacente. Estes merozoítos, então, infectam as células endoteliais adjacentes e repetem o processo de replicação. A lesão das células endoteliais provavelmente causa inflamação vascular focal, que recruta macrófagos para o local de lesão, onde estas células podem fagocitar os merozoítos.

Nesse local, há três possíveis mecanismos para a disseminação sistêmica até o SNC. Primeiro, os merozoítos livres de células podem entrar no sistema venoso, chegar ao coração e ser carreados pelo sistema arterial até o SNC para interação com as células endoteliais. Segundo, os merozoítos livres de células podem entrar no sistema linfático, ser carreados até o ducto torácico e entrar no sistema venoso, chegar ao coração e ser carreados pelo sistema arterial até o SNC para interação com as células endoteliais. Terceiro, os merozoítos podem ser fagocitados por macrófagos e carreados, via tráfego leucocitário, até chegarem e entrarem nos capilares da lâmina própria e se disseminarem sistemicamente pelo sistema circulatório até o SNC ou serem transportados até as placas de Peyer ou pelos vasos linfáticos até os linfonodos regionais e, então, migrar pelos vasos linfáticos e o ducto torácico até o sistema circulatório e se disseminar sistemicamente até o SNC. Com base nos conhecidos mecanismos usados por *T. gondii*, *C. parvum* e outros protozoários e a necessidade de escape das respostas imunes inatas e adaptativas, parece mais provável que os esporozoítos tentem acessar as áreas intracelulares das células epiteliais da mucosa ou os macrófagos de mucosa assim que possível durante a doença. Assim, o último dos três mecanismos de disseminação parece mais provável.

Não se sabe como os merozoítos entram no SNC; porém, os merozoítos livres de células ou os macrófagos infectados por merozoítos provavelmente interagem com as células endoteliais do SNC que, a seguir, são infectadas. As interações entre ligantes e receptores podem determinar o tropismo pelo SNC e as áreas da vasculatura a serem infectadas. Os esquizontes contendo merozoítos provavelmente se desenvolvem em células endoteliais do SNC e, quando estas células são lisadas, os merozoítos se disseminam no neuropilo. Este processo, sem dúvidas, danifica a barreira hematoencefálica e causa inflamação. Além disso, os macrófagos, via tráfego leucocitário, podem carrear os merozoítos no neuropilo, onde podem infectar neurônios, células da micróglia ou outras células neuronais. Em todas estas células infectadas, os esquizontes contendo merozoítos lisam a célula infectada quando os merozoítos são liberados. Este processo danifica o endotélio e o neuropilo, o que causa inflamação, vasculite e trombose, hemorragia e malácia e o recrutamento de outros macrófagos (a partir dos monócitos circulantes) e a ativação de células residentes da micróglia, provocando as lesões características da encefalomielite protozoária.

Sistema Reprodutivo
Distúrbios dos Ruminantes (Bovinos, Ovinos e Caprinos)

Toxoplasmose *(Toxoplasma gondii).* O mecanismo da lesão na toxoplasmose é disfunção e lise de células epiteliais da placenta e do feto, provocando em aborto, mortalidade neonatal e má formação fetal, predominantemente em ovinos e caprinos e menos comumente em bovinos. Em gatos, a toxoplasmose geralmente não tem consequências e, por isso, não será discutida aqui. As lesões macroscópicas incluem hiperemia ativa, irregularidade e aspecto granular das mucosas, consistentes com a necrose, e mineralização de carúnculos do útero e de cotilédones das membranas fetais (Fig. 18-47). O componente desta lesão inclui a inflamação aguda. Os tecidos intercarunculares e intercotiledonários não são acometidos.

Os animais, à exceção dos gatos, e os seres humanos são hospedeiros intermediários de *T. gondii* e entram em contato com os oocistos do solo contaminado. Os gatos são os hospedeiros definitivos; assim, suas fezes são fontes de oocistos. Os oocistos são resistentes à degradação e podem sobreviver no ambiente por anos. Nas condições adequadas (concentrações de oxigênio, umidade e temperatura), os oocistos esporulam e passam a ser infecciosos. Os oocistos esporulados são ingeridos e carreados pelo peristaltismo normal até a faringe oral, o esôfago e o estômago e, então, o intestino delgado, onde excistam e liberam esporozoítos no lúmen intestinal, nas proximidades dos enterócitos dos vilos da mucosa do intestino. As infecções são caracterizadas pela capacidade de atravessamento dos sistemas de barreiras, como as mucosas intestinais, a barreira hematoencefálica, a barreira hematorretiniana e a placenta. Este processo parece envolver a motilidade parasitária (miosina linear, filamentos de F-actina e proteínas associadas ao deslizamento) e interações entre adesinas do parasita e receptores da célula-alvo que facilitam a transferência do microrganismo pela mucosa. Muitas evidências também sugerem que o *T. gondii* usa os leucócitos em migração em sua disseminação (tráfego leucocitário) por todo o animal, evitando as defesas imunológicas adaptativas. Os esporozoítos infectam e completam sua replicação assexuada em vacúolos parasitóforos, formando taquizoítos. Nos vacúolos parasitóforos, o protozoário inicia a produção das citocinas anti-inflamatórias IL-10 e fator transformador do crescimento β (TGF-β), que inibem a produção das citocinas pró-inflamatórias IL-12 e TNF-α. Os taquizoítos são liberados pela lise celular, infectam e se replicam em outros enterócitos e, então, invadem a lâmina própria subjacente, infectam as células do sistema monócito-macrófago e entram nos vasos linfáticos. Os parasitas se disseminam localmente aos tecidos linfoides locais (provavelmente as placas de Peyer) e, regionalmente, aos linfonodos mesentéricos via vasos linfáticos e, então, sistemicamente, pelos vasos linfáticos e ducto torácico (ou capilares ou vênulas pós-capilares), para o sistema circulatório e, então, sistemicamente, às células epiteliais dos carúnculos e aos trofoblastos dos cotilédones.

O *T. gondii* precisa de um local intracelular para seu crescimento e replicação. O tropismo de taquizoítos e, provavelmente, esporozoítos, pelas células-alvo parece ser mediado por interações entre ligantes e receptores. A infecção dos enterócitos dos vilos intestinais por esporozoítos e taquizoítos é um processo bem-estudado, que envolve seis etapas, começando pelo reconhecimento das células-alvo e terminando com a formação de vacúolos parasitóforos nas mesmas células. Estes vacúolos parasitóforos são o mecanismo usado na modulação das funções celulares, auxiliando a replicação do parasita e a infecção. Os taquizoítos (e, provavelmente, os esporozoítos) expressam proteínas de superfície associadas a glicosilfosfatidilinositol (SAGs) que são ligantes, enquanto os enterócitos parecem apresentar proteínas receptoras de laminina, lectina e SAG1. Proteínas, como a SAG1 e a SAG3, são abundantes nos taquizoítos e atuam na adesão e imunomodulação das células-alvo e também podem causar lesão direta no epitélio intestinal.

Quando os taquizoítos se disseminam sistemicamente dos tecidos linfoides para outros tecidos, como a placenta, encontram células do carúnculo uterino e, provavelmente, usam as interações entre ligantes e receptores e o processo em seis etapas, descrito anteriormente, para infectar as células dos carúnculos e, então, se disseminar aos trofoblastos dos cotilédones adjacentes. Os taquizoítos se replicam nestas células placentárias, acabam causando sua lise. A lise provoca alterações na estrutura da placenta (necrose e mineralização de carúnculos e cotilédones), distúrbios do fluxo vascular e disfunção placentária que danifica os fetos em desenvolvimento. As lesões causadas por taquizoítos também foram descritas no cérebro (inflamação e malformações congênitas) e em outros tecidos do feto. Não se sabe como e qual mecanismo é empregado na disseminação da placenta para o feto (provavelmente, células fetais similares a macrófagos); porém, os taquizoítos parecem infectar diversas populações de células fetais, provocando lesão e lise. Se a infecção ocorrer no início da gestação, há morte e reabsorção fetal. A infecção em meados da gestação causa morte fetal, com mumificação, e também fetos fracos, mas vivos. No final da gestação, a infecção geralmente não prejudica o feto devido à boa resposta imune adaptativa.

Neosporose *(Neospora caninum).* A patogênese e os mecanismos de lesão na neosporose são similares aos da toxoplasmose, anteriormente discutida. O cão é o hospedeiro definitivo do *Neospora caninum*; todos os outros animais são hospedeiros intermediários. Assim como a toxoplasmose, o aborto é a doença primária causada por *N. caninum* em bovinos, ovinos, caprinos e suínos.

Doenças Causadas por Príon

Os portais de entrada, as células e substâncias-alvo, as vias de disseminação, os fatores de virulência, os mecanismos de adesão, colonização, invasão e replicação, as toxinas e os mecanismos de defesa nas doenças causadas por príon são similares aos discutidos nas primeiras seções deste capítulo e nas seções sobre doenças bacterianas e virais.

Doenças Causadas por Príons de Sistemas Orgânicos
Sistema Nervoso
Distúrbios dos Animais Domésticos

Encefalopatias Espongiformes Transmissíveis (Doenças Causadas por Príon). O mecanismo de lesão nas encefalopatias espongiformes transmissíveis (TSEs) é a disfunção metabólica de neurônios e células nervosas provocada pela conversão da proteína príon celular normal (PrP^C) a uma forma anormal (PrP^{Sc}) e o acúmulo de PrP^{Sc} em neurônios, células nervosas e, extracelularmente, no neuropilo (Fig. 4-45). Atualmente, há alguns dados de pesquisa que sugerem um "possível" papel de *Spiroplasma* spp., um grupo de pequenas bactérias sem paredes celulares, ao invés de príons na patogênese das TSEs. Estes dados são controversos e serão discutidos na próxima década.

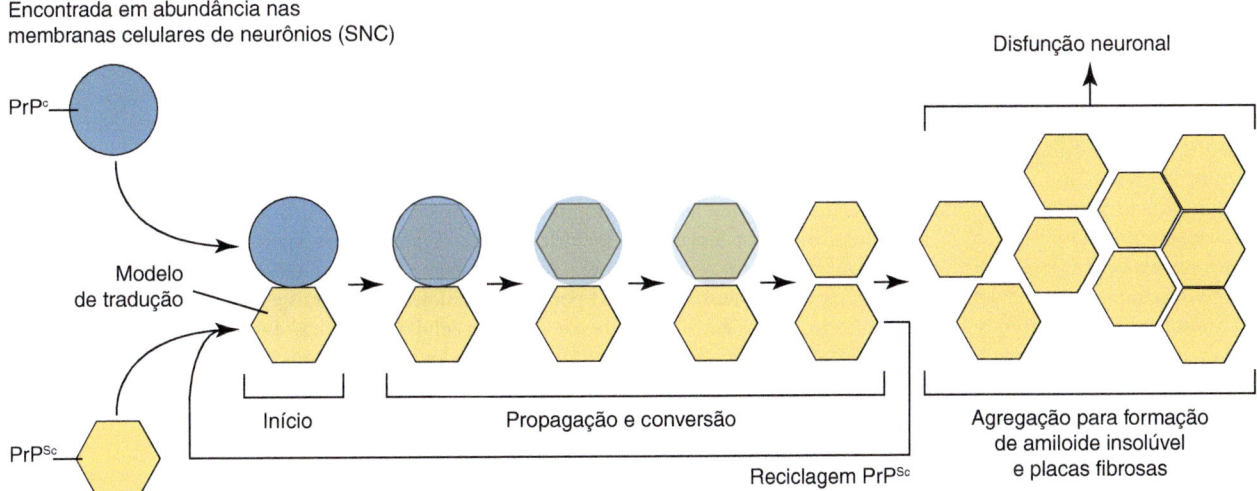

Encontrada em abundância nas membranas celulares de neurônios (SNC)

PrP^c

Modelo de tradução

PrP^{Sc}

Início

Propagação e conversão

Reciclagem PrP^{Sc}

Disfunção neuronal

Agregação para formação de amiloide insolúvel e placas fibrosas

Portal de entrada: sistema alimentar (células M)
Colonização: GALT, FDC (células dendríticas foliculares)
Disseminação: SNP/SNA (transporte axonal retrógrado)
Célula-alvo: neurônio

Figura 4-45 Etapas do Processo de Conversão das Proteínas do Príon em Amiloide e Placas Fibrosas. Quando a forma infecciosa da proteína do príon (PrP^{Sc}) atinge o sistema nervoso central (SNC) (Fig. 4-46), se comporta como um modelo de tradução que converte a PrP^C normal a PrP^{Sc}, uma isoforma mal-dobrada e agregada, rica em folhas β, de PrP^C. Uma vez que os neurônios apresentam grandes concentrações de PrP^C em suas membranas celulares em comparação a outras células do corpo, a agregação e o acúmulo de PrP^{Sc} afeta o sistema nervoso em extensão muito maior. Isto provoca a degeneração de neurônios e neuropilos. A tradução segue um processo gradual de início, propagação, conversão e agregação, terminado com o acúmulo de grandes quantidades de amiloide insolúvel e placas fibrosas nos neurônios e neuropilos. Além disso, a PrP^{Sc} que não é agregada na isoforma rica em folhas β é "reciclada" para interagir com PrP^C no processo de autoamplificação, levando ao acúmulo de altas concentrações de PrP^{Sc}. Os formatos das proteínas do príon são usados somente para fins ilustrativos e não representam sua estrutura molecular. *SNA,* Sistema nervoso autônomo; *GALT,* tecido linfoide associado ao intestino; *célula M,* célula microfenestrada; *SNP,* sistema nervoso periférico. (Cortesia do Dr. J. F. Zachary, College of Veterinary Medicine, University of Illinois.)

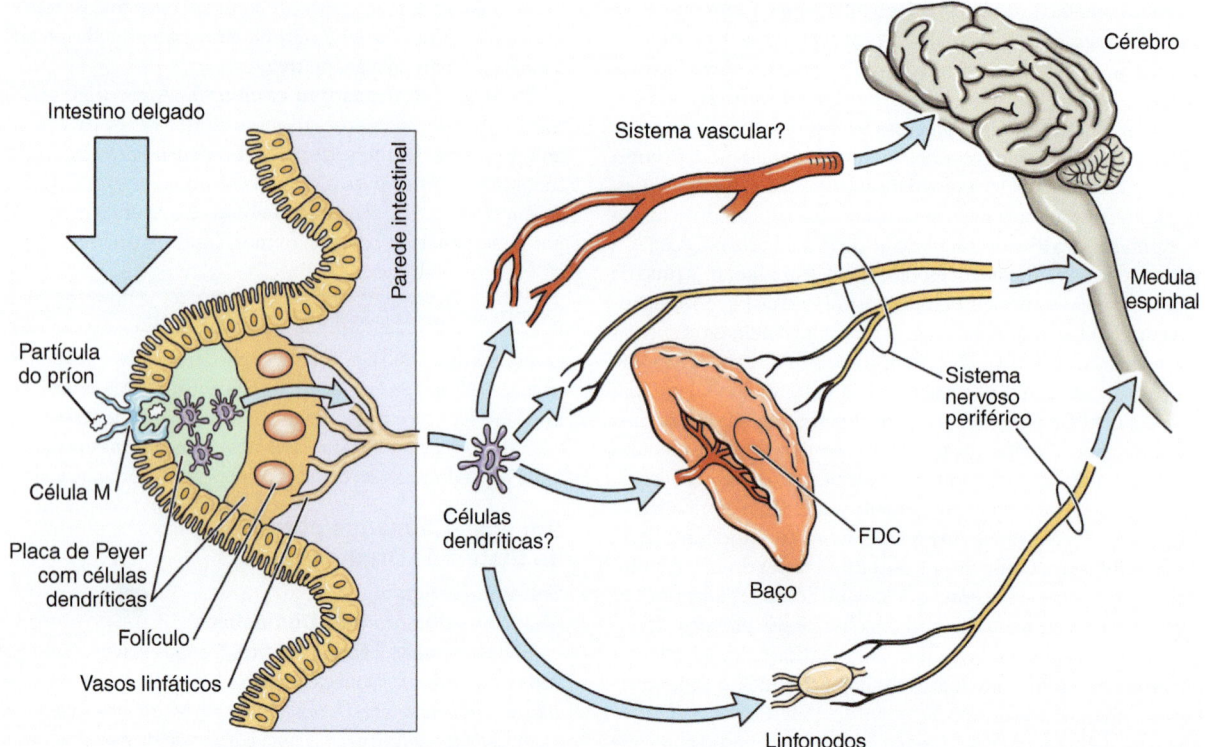

Figura 4-46 Patogênese das Encefalopatias Espongiformes Transmissíveis. Os príons parecem usar as células microfenestradas (células M) (e também macrófagos) para entrar nas placas de Peyer e infectar células dendríticas, macrófagos e linfócitos. As células dendríticas (e, provavelmente, os macrófagos), então, disseminam os príons através do tráfego de leucócitos, pelos vasos linfáticos, até os nódulos linfoides, os linfonodos locais, regionais e sistêmicos e o baço, onde a infecção é mantida e amplificada, especialmente nas células dendríticas foliculares (FDC) do baço e nos linfócitos B. Os príons liberados pelas células dendríticas são capazes de entrar nas terminações nervosas dos tecidos linfoides e, por meio do transporte axonal retrógrado e anterógrado, são disseminados por todo o sistema nervoso central (SNC). Existe uma hipótese de que os príons podem também se disseminar para o SNC por via hematógena, mas a existência desta via não foi confirmada.

Lesões macroscópicas não são observadas à exceção de casos crônicos, em que pode haver atrofia cerebral. Dentre as lesões microscópicas características, estão os vacúolos intracitoplasmáticos em neurônios e no neuropilo (alteração espongiforme), a perda neuronal, a gliose e a ausência de inflamação leucocitária. Nos animais, estas doenças são o *scrapie* (ovinos e caprinos), a encefalopatia espongiforme bovina (BSE), a doença do definhamento crônico (CWD) de cervídeos e alce, a encefalopatia transmissível do vison, a encefalopatia espongiforme felina e a encefalopatia espongiforme dos ungulados. A fonte dos príons que disseminam as encefalopatias espongiformes transmissíveis entre os animais e as vias naturais de transmissão dos príons entre os indivíduos não foram determinadas. O solo pode ser um reservatório destas proteínas.

É provável que os animais entrem em contato com os príons por ingestão. Alternativamente, a inalação ou o contato direto (membranas mucosas da conjuntiva) podem também ser importantes vias de disseminação de doenças específicas causadas por príons, como o *scrapie* e a doença do definhamento crônico. Os príons podem ser encontrados em ambiente livres de tecidos (urina, saliva, sangue e restos corpóreos) como fonte direta de microrganismos ou no ambiente associado aos tecidos (subprodutos [ou seja, entranhas e órgãos internos de animais abatidos], placentas ou carcaças em decomposição) como fonte indireta de microrganismos. Esta última fonte parece ser a via primariamente observada em bovinos e no vison. No Reino Unido, os bovinos foram infectados com príons por ingerirem subprodutos de ovinos ou bovinos infectados e não submetidos a tratamentos adequados para inativação do príon. As mucosas da faringe oral, principalmente da tonsila, do intestino delgado, da faringe nasal e da conjuntiva, são consideradas o provável local de contato inicial com os príons. Não está claro se e como príons são aprisionados na camada de muco e, em caso positivo, como acessam as células epiteliais da mucosa, os macrófagos e as células dendríticas na camada de muco. Parece que príons são capazes de aderir às superfícies apicais das células epiteliais da mucosa, das células M e, talvez, das células dendríticas das mucosas das tonsilas, do trato alimentar e do trato respiratório, respectivamente. A transcitose ou migração em células dendríticas (talvez também em macrófagos) é provavelmente usada pelos príons para atravessar as células epiteliais da mucosa e as células M por suas superfícies basolaterais e acessar e infectar linfócitos T e B, macrófagos e células dendríticas das placas de Peyer (GALT) ou de nódulos e agregados linfoides, como o BALT. É provável que, então, os príons sejam disseminados de forma sistêmica, através do tráfego leucocitário, por linfócitos, monócitos e células dendríticas para outros órgãos linfoides, como o baço e os linfonodos sistêmicos. No tecido linfoide, as células dendríticas foliculares e os linfócitos B são essenciais à replicação, amplificação e acúmulo dos príons em grandes números antes da disseminação para o sistema nervoso.

Nas TSEs, embora os alvos finais sejam os neurônios e o neuropilo, os mecanismos usados por doenças específicas para colonizar e disseminar os príons até estes alvos podem variar conforme a espécie animal. Nos bovinos, os príons da BSE encontram e colonizam as células do MALT nas tonsilas palatinas e placas de Peyer do íleo distal. Os príons se replicam em números suficientes para entrar nas terminações nervosas do MALT. A seguir, se disseminam via transporte axonal retrógrado para o SNC e o cérebro, seguindo, principalmente, as fibras nervosas parassimpáticas e simpáticas do sistema nervoso autônomo. Os príons da BSE se amplificam em grandes números quase que exclusivamente no SNC e no SNP. Por outro lado, em ovinos, os príons do *scrapie* parecem se amplificar em grandes números nas células do sistema linfoide e monócito-macrófago antes de entrar nas terminações nervosas e chegar ao cérebro através do sistema nervoso autônomo.

Os príons são capazes de infectar terminações nervosas do nervo vago, dos nervos simpáticos e dos nervos sensoriais que inervam os tecidos linfoides e os órgãos e, então, usam o transporte retrógrado por axônios para acessar o SNC e se disseminar no sistema nervoso através de neurônios ligados por sinapses (Fig. 4-46). Acredita-se que os macrófagos e as células dendríticas infectados levem os príons a estas terminações nervosas; no entanto, não se sabe se a endocitose participa da entrada dos príons nas terminações nervosas ou da disseminação entre as membranas celulares das sinapses. Nos macrófagos e nas células dendríticas, os príons estão localizados nos endossomos multivesiculares (ou seja, vesículas ligadas às membranas no interior das células) e podem ser transferidos entre as células por exossomos (ou seja, vesículas extracelulares derivadas das células). Tal mecanismo pode estar envolvido na disseminação interneuronal da doença no sistema nervoso. Proteínas de adesão dos príons ou receptores das membranas das células-alvo não foram identificados. Porém, PRRs semelhantes ao Toll podem atuar como receptores para a entrada dos príons nas células. Os príons têm tropismos para diferentes espécies animais que são provavelmente determinados por sua estrutura terciária e quaternária, provocando sua ligação ou interação com diferentes moléculas (receptores) e, assim, diferentes células-alvos. O tropismo celular pode também ser restrito àquelas células que expressam cofatores compatíveis com a respectiva cepa do príon.

A maioria das células do corpo apresentam PrP^C; no entanto, as maiores concentrações são encontradas no sistema nervoso, especialmente nas membranas sinápticas, como glicoproteína na membrana neuronal. A PrP^C é também expressa por células do sistema imune (Figs. 4-45 e 4-46). A função de PrP^C é desconhecida, mas sua ação fisiológica pode incluir imunorregulação, transdução de sinal, ligação ao cobre, transmissão sináptica, indução de apoptose ou proteção contra estímulos apoptóticos. Nos neurônios, PrP^{Sc} atua como molde de tradução que converte (alteração conformacional) a PrP^C normal a PrP^{Sc}, uma isoforma mal-dobrada, agregada e rica em folha β de PrP^C. Este padrão de dobramento torna a PrP^{Sc} resistente à ação de proteases, causando sua agregação e acúmulo como amiloide insolúvel em neurônios e no neuropilo, sob a forma de grandes placas amiloides e fibrosas. Não se sabe como a PrP^{Sc} causa degeneração neuronal; no entanto, menor proteção antioxidante, maior estresse oxidativo, perda de função da PrP^C normal ou toxicidade por PrP^{Sc}, todos eventos relacionados com o acúmulo de placas amiloides, foram propostos. A ativação (hipertrofia e hiperplasia) das células da micróglia pode também sugerir que suas atividades biológicas e moléculas efetoras participam da degeneração neuronal. Os príons não apresentam fatores específicos de virulência.

CAPÍTULO 5

Distúrbios da Imunidade

Paul W. Snyder

Sumário de Leituras-Chave

Características Gerais do Sistema Imune

O sistema imune é um sistema defensivo cujas funções primárias são a proteção contra organismos infecciosos, tais como bactérias, vírus, fungos e parasitas, assim como o desenvolvimento de cânceres. A complexidade através das quais essas funções ocorrem é evidenciada não somente pelos tipos celulares, pelas moléculas de identificação, fatores solúveis envolvidos e pelas interações com outros sistemas (p. ex. endócrino, nervoso), como também pela capacidade de identificar virtualmente qualquer antígeno estranho. As respostas imunológicas resultam de processos patológicos, primariamente respostas inflamatórias, como resultado de respostas imunes normais a antígenos estranhos (p. ex. patógenos microbianos) ou de aberrações do sistema imune, como no caso das reações de hipersensibilidade e doenças autoimunes. Finalmente, a importância de um sistema imune funcionalmente normal se torna mais evidente nas situações nas quais ele se torna deficiente como resultado de um defeito genético ou como resultado de uma doença de imunodeficiência adquirida.

A imunidade é o resultado de respostas inespecíficas (inatas) e específicas (adaptativas) que, em conjunto, proporcionam uma proteção efetiva. As capacidades de identificação e resposta do sistema imune são componentes fundamentais tanto da resposta imune inata quanto da adaptativa. As capacidades de identificação são altamente específicas e permitem que as respostas imunes se desenvolvam contra um grupo diverso de antígenos estranhos (não próprios), e previnem o desenvolvimento das respostas imunes a antígenos próprios. As respostas imunes inata e adaptativa exibem mecanismos efetores para a eliminação ou neutralização de antígenos, enquanto a imunidade adaptativa possui a característica adicional da memória. Um paradigma comum compartilhado pelos mecanismos antigênicos específicos e inespecíficos da imunidade é a capacidade de polarizar as respostas no sentido daquelas mais eficientes na eliminação do patógeno. Infelizmente, essa polarização pode ser mal-direcionada, resultando em respostas imunes inadequadas, como, por exemplo, alergias e autoimunidade. A ênfase desse capítulo está nas doenças que são o resultado de respostas imunes inadequadas ou inapropriadas. Antes de serem compreendidos os mecanismos patogênicos dessas enfermidades, deve-se, em primeiro lugar, possuir uma compreensão dos elementos básicos do sistema imune. O capítulo começa com uma visão geral do nosso entendimento atual relativo à imunidade inata e adaptativa, às células do sistema imune, às citocinas e às moléculas do complexo de histocompatibilidade principal (MHC). Esta visão geral facilita a discussão relativa aos distúrbios do sistema imune, que incluem as reações de hipersensibilidade, autoimunidade e imunodeficiência. Este capítulo é concluído com uma discussão relativa à amiloidose, um grupo de condições diversas caracterizado pela deposição patológica de uma proteína extracelular. Uma das condições está associada ao depósito de componentes de imunoglobulinas. Conquanto o foco desse texto esteja na base patológica das doenças veterinárias, com ênfase nas espécies domésticas, neste capítulo nós empregamos o vasto conhecimento relativo à imunologia humana e de roedores (aplicáveis à maior parte das espécies de mamíferos estudadas até o momento) como nossa base, interpondo as principais diferenças relevantes das espécies conforme o apropriado.

Imunidade Inata (Imunidade Inespecífica)

Conforme anteriormente afirmado, a função do sistema imune é proteger contra patógenos infecciosos e contra o desenvolvimento do câncer. Existem duas categorias de resposta imune que se baseiam em parte na sua especificidade para o antígeno: (1) imunidade inata e (2) imunidade adaptativa (específica) (Fig. 5-1). As respostas imunes inatas são consideradas os mecanismos de primeira linha de defesa e são inespecíficas para o antígeno, não possuindo memória (Conceito Essencial 5-1). Esses mecanismos de defesa constituem o resultado de propriedades anatômicas (p. ex. pele, epitélio mucoso e cílios) e fisiológicas (p. ex. pH do estômago e temperatura corporal) e de respostas fagocitárias e inflamatórias. Os principais componentes da imunidade inata são as barreiras epiteliais intactas, as células fagocitárias, as células linfoides inatas (CLIs) [ver discussão posterior] e uma série de proteínas plasmáticas, sendo as mais importantes as proteínas do sistema complemento. As células fagocitárias são recrutadas para os locais de infecção durante uma resposta inflamatória, onde possuem uma série de funções, duas das quais é a de fagocitar e destruir organismos patogênicos e neutralizar toxinas. Neutrófilos, monócitos e macrófagos teciduais são as principais células envolvidas na fagocitose. Essas células identificam componentes de patógenos microbianos através da expressão de diversos receptores de membrana, incluindo receptores para resíduos de manose e peptídeos contendo N-formil-metionina e uma família de receptores de reconhecimento de padrão (PRRs) que, quando ativados por componentes microbianos, sinalizam a ativação de fatores de transcrição que facilitam mecanismos microbicidas da célula fagocitária e que serão discutidos posteriormente. Células linfoides inatas são células da imunidade inata e também serão discutidas posteriormente. O sistema complemento, discutido no Capítulo 3, é uma cascata complexa de

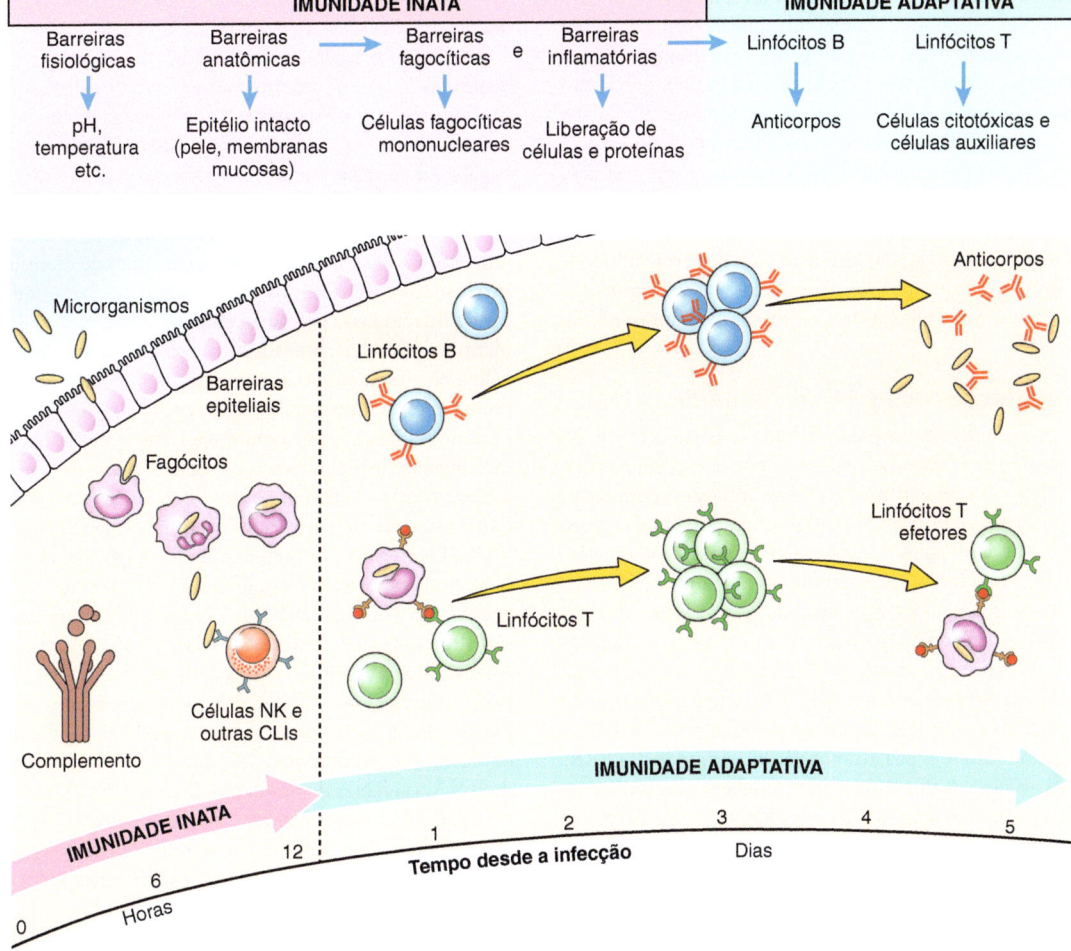

Figura 5-1 Imunidade Inata (Inespecífica) e Adaptativa (Imunidade Específica). A imunidade inata constitui a primeira linha de defesa contra organismos infecciosos e abrange barreiras químicas e físicas, proteínas como o complemento e células mononucleares não específicas para antígenos como as células linfoides inatas (CLIs) e células fagocitárias. A imunidade adaptativa é o braço de defesa específico para antígenos da imunidade direcionada por linfócitos T e B que foram "preparados" por células do sistema imune inato e resultam em mecanismos efetores para a eliminação de organismos infecciosos. NK, *natural killer*.

CONCEITO ESSENCIAL 5-1 Imunidade Inata

A imunidade inata constitui um grupo de mecanismos de defesa inespecíficos que ocorrem imediatamente ou dentro de um intervalo de tempo muito curto (isto é, minutos ou horas) subsequente à exposição a antígenos (de microrganismos [também células tumorais – consulte o Capítulo 6]). Essas defesas e mecanismos incluem (1) sistemas de barreira (Capítulo 4) proporcionados pela pele ou mucosas; (2) propriedades fisiológicas dessas barreiras, tais como pH, camada mucosa e temperatura corporal; e (3) respostas inflamatórias e fagocitárias dentro dessas barreiras. Os componentes estruturais chave são células epiteliais das barreiras intactas; células fagocitárias, tais como neutrófilos, monócitos e macrófagos teciduais no interior dessas barreiras; células linfoides inatas (CLIs) e células dendríticas no interior dessas barreiras; e proteínas plasmáticas, tais como aquelas do sistema complemento. Quando o epitélio de um sistema de barreira é penetrado por um microrganismo, ele encontra uma matriz extracelular muito vascularizada (células endoteliais) na lâmina própria, submucosa, ou derme/subcutâneo.

Os microrganismos expressam padrões únicos de moléculas biológicas (ligantes) nas suas membranas, denominadas *padrões moleculares associados aos patógenos* (PAMPs). Os PAMPs incluem moléculas como, por exemplo, glicanos, glicoconjugados e lipopolissacarídeos que são expressados por grandes grupos de diferentes tipos de microrganismos, tornando, assim, a resposta imune inespecífica para um gênero particular de microrganismo, conforme ocorre na imunidade adaptativa. As células endoteliais, as células fagocitárias e as CLIs possuem *receptores de reconhecimento de padrões* (PRRs), incluindo os receptores *Toll-like* (TLRs),

que identificam e respondem aos PAMPs e a outras moléculas da superfície celular microbiana. Essas interações ligante-receptor iniciam a inflamação aguda e o recrutamento de células fagocitárias a partir da vasculatura, resultando em fagocitose, fusão do fagossomo-lisossomo, neutralização de toxinas e digestão de microrganismos. Os TLRs (1) regulam o recrutamento celular para os locais de infecção por meio de moléculas de adesão, quimiocinas e receptores de quimiocinas durante uma resposta inflamatória; (2) leucócitos ativados (primariamente neutrófilos e células assassinas naturais do sistema imune inato) e células epiteliais, endoteliais e hematopoiéticas; e (3) são essenciais para a vinculação entre a resposta imune inata e as respostas imunes adaptativas (Conceito Essencial 5-2).

O sistema imune inato também pode distinguir entre microrganismos intracelulares (p. ex. vírus) e extracelulares (p. ex. bactérias extracelulares) e iniciar diferentes tipos de respostas para controlá-los por meio de mecanismos de identificação intrínsecos e extrínsecos às células, nas células infectadas ou não infectadas, respectivamente. As CLIs estão comumente localizadas no interior dos sistemas de barreira cutâneo ou da mucosa, agindo pela interação PRR-PAMP para iniciar a inflamação aguda e outros efeitos citotóxicos e não citotóxicos sobre os microrganismos, assim como para iniciar e manter respostas adaptativas imunes, primariamente contra microrganismos. Finalmente, o sistema imune inato pode ativar o sistema complemento pela via alternativa ou da manose/lecitina (Capítulo 3). Este mecanismo resulta na formação de um complexo de ataque a membrana (Capítulo 3) que mata os microrganismos através da perfuração das suas membranas.

proteínas que possui uma série de funções biológicas, incluindo a formação do complexo de ataque a membrana que de forma eficiente lisa as membranas plasmáticas dos patógenos microbianos. O sistema complemento pode ser ativado pelo sistema imune inato (vias alternativa e da manose/lecitina), ou pelo sistema imune adaptativo (via clássica). Outras proteínas plasmáticas importantes do sistema imune inato incluem a proteína ligadora de manose e a proteína C reativa; duas das funções dessas proteínas são facilitar a fagocitose através da opsonização de patógenos e ativação do complemento. As respostas inflamatórias abrangem as fases vascular, de permeabilidade e celular, que agem em resposta à lesão do tecido vascularizado. As características da resposta inflamatória também estão apresentadas no Capítulo 3.

Moléculas de Reconhecimento da Imunidade Inata

As moléculas de reconhecimento da imunidade inata oferecem a oportunidade da identificação dos patógenos por outras células que não os linfócitos. Essas moléculas codificadas na linhagem germinativa atuam percebendo as estruturas moleculares compartilhadas pelos microrganismos e de moléculas endógenas associadas à inflamação. As moléculas de reconhecimento associadas aos microrganismos geralmente são denominadas *padrões moleculares associados a patógenos* (PAMPs). A função do sistema imune inato se estende além da identificação do patógeno microbiano para incluir moléculas endógenas associadas à lesão celular e à inflamação, que geralmente são denominadas padrões moleculares associados ao dano (DAMPs). A ativação do sistema imune inato através dessas variantes dos PRRs não só precede a ativação linfocitária como é também necessária para iniciar as respostas imunes adaptativas. Os padrões moleculares dos PRRs estão associados a patógenos microbianos e classificados como formas secretada, transmembrana e citoplasmática. As colectinas e a pentraxina são exemplos de PRRs secretados que funcionam em grande parte através da ligação às superfícies bacterianas, ativando o sistema complemento. As colectinas, que possuem propriedades do colágeno e das lectinas, incluem as lectinas ligadoras de manose e os surfactantes pulmonares A e D. A pentraxina é composta por cinco subunidades idênticas que formam um pentâmero e incluem a proteína C reativa, um ativador da via clássica do complemento. Os receptores *Toll-like* (TLRs) e as lectinas do tipo C constituem exemplos de PRRs transmembrana, possuindo distribuição celular limitada, incluindo macrófagos, células *natural killer* (NK) e células dendríticas. Os TLRs são expressados sobre a membrana citoplasmática ou por organelas endossômicas/lisossômicas. Os PRRs são mais amplamente distribuídos, incluindo todas as células nucleadas, e incluem os receptores do gene indutor do ácido retinóico (RIG) do tipo I (RLRs) e o domínio de oligomerização de ligação de nucleotídeos (NOD) e os receptores tipo NOD (NLRs). Essas moléculas de identificação conferem ao hospedeiro a capacidade de reconhecer o "perigo" ou por meio dos PAMPs, em infecções bacterianas, ou por meio dos DAMPs, na presença de um dano ou estresse celular. Isso permite que o sistema imune inato detecte e inicie reações imunes em resposta a causas infecciosas e não infecciosas. As moléculas NLR como sensores imunes não são exclusivas de mamíferos, uma vez que foram encontradas em plantas e ouriços-do-mar. As moléculas são nomeadas com base na estrutura da molécula NLR com um sufixo de P (domínio pirina) ou C (domínio de ativação e recrutamento caspase [CARD]), em referência à fração N-terminal seguido por um número (p. ex. NLRP1, NLRP2 ou NLRP3). A função dessas moléculas de reconhecimento padrão também se estende além do início da imunidade adaptativa para incluir a regulação da morte celular (apoptose). Como é frequente o caso em imunologia, a nossa compreensão das respostas imunes é muito ampliada pela identificação de distúrbios imunológicos genéticos. Deficiências em componentes dos NLRs foram descritos em seres humanos e estão associados com mais frequência a distúrbios inflamatórios (p. ex. doença de Crohn e doença inflamatória intestinal).

Análoga à resposta imune adaptativa, que desenvolveu a capacidade de defender o hospedeiro contra uma gama diversificada de patógenos microbianos (respostas humorais *versus* mediadas por células), o sistema imune inato é atualmente visto como também possuindo uma capacidade de diferenciar tipos específicos de patógenos. Patógenos intracelulares (p. ex. vírus) e extracelulares (bactérias extracelulares) exigem tipos diferentes de resposta imune para controlá-los. O sistema imune inato desenvolveu mecanismos de identificação celulares intrínsecos e extrínsecos dependendo se este é mediado por uma célula infectada ou por uma célula não infectada. Os mecanismos de identificação celulares extrínsecos constituem um modo pelo qual uma célula não infectada pode participar na resposta imune e são mediados por receptores transmembrana (p. ex. TLRs) em células especializadas do sistema imune, tais como macrófagos e células dendríticas. Os mecanismos de reconhecimento celular intrínseco são essenciais para a identificação de patógenos intracelulares e envolvem a sinalização da transcrição do gene do interferon tipo I (IFN) por membros dos RLRs. Os três membros da família RLR são RIG-I, gene 5 associado à diferenciação de melanoma (MDA-5) e o gene 2 de laboratório de genética e fisiologia (LPG-2). No reconhecimento viral, os RLRs são altamente discriminadores relativos à localização citoplasmática e sensibilidade para RNAs específicos. Ele detecta especificamente padrões moleculares de RNA não presentes normalmente no citoplasma. Padrões anormais de RNA incluem modificações químicas, conformações secundárias e terciárias de RNA, sequências específicas de RNA, ou RNA de fita dupla. Embora grande parte do que atualmente é sabido relativamente aos RLRs esteja centrado ao redor da sensibilidade à vírus RNA, existem evidências preliminares de que mecanismos intracelulares possam existir para a identificação de vírus de DNA e a algumas bactérias intracelulares.

Os membros do NLR são reguladores centrais da imunidade e inflamação em grande parte através da ativação de fatores de transcrição tais como o fator nuclear (NF) κB, o fator regulador do interferon (IRF), ou o fator nuclear de linfócitos T ativados (NFAT). Alguns membros da família NLR formam complexos multiproteicos com a cisteína protease procaspase 1 e a molécula adaptadora ASC (proteína semelhante à partícula associada à apoptose contendo domínio CARD) denominados *inflamassomos* (Fig. 3-9). O inflamassomo é um complexo multiproteico que ativa a caspase 1. PAMPs e DAMPs percebidos através da ativação do complexo do inflamassomo, resultando na ativação da caspase 1 que evoca funções efetoras através da clivagem proteolítica de citocinas pró-inflamatórias no citoplasma (p. ex. pró-interleucina [IL]-1β e pró-IL-18), que são, então, secretadas na sua forma ativa. O modelo do inflamassomo é análogo ao modelo de ativação das caspases apoptóticas pelo complexo de sinalização indutor de morte CD95/Fas (DISC) e pelo apoptossomo Apaf-1. A IL-1β funciona em respostas localizadas e sistêmicas a infecções e lesões, provocando febre, a ativação dos linfócitos e o extravasamento de leucócitos nos locais de lesão ou de infecção. A IL-18 age induzindo o IFN-γ através de linfócitos T e células NK ativados durante a resposta do linfócito T auxiliar do tipo 1 (T_H1), e induzindo citocinas inflamatórias secundárias, quimiocinas, moléculas de adesão celular e a síntese de óxido nítrico (NO). Outros membros da família do NLR estão envolvidos nas respostas imunes inatas independentes do inflamassomo (não inflamassômicas) e da sinalização por meio de diferentes sinalossomos multicomponentes como, por exemplo, respostas imunes nodossomas, transcriptossomas e mitossinalossomas. As respostas imunes inatas mediadas por não inflamassomas ocorrem pela ativação do NF-κB, ativação da proteína quinase ativada por mitógeno (MAPK), produção de citocinas e quimiocinas, produção de espécies reativas do oxigênio antimicrobianas, produção de IFN (IFN-α e IFN-β) e atividade da ribonuclease L.

Receptores *Toll-like*

Os TLRs são os homólogos mamíferos do receptor Toll originalmente identificado na *Drosophila*. Esse possui não apenas uma função embriológica, como também uma função imunológica. Nos mamíferos, os TLRs são moléculas de membrana que funcionam na ativação celular por uma ampla gama de patógenos microbianos. Os TLRs são classificados como PRRs porque reconhecem os PAMPs e sinalizam para o hospedeiro a presença de uma infecção. As moléculas associadas ao patógeno incluem lipopolissacarídeos (LPS) de bactérias Gram-negativas, peptidoglicanos de bactérias Gram-positivas, RNA de fita dupla de vírus, ou α-glucanos de fungos (Tabela 5-1). Em geral, os TLRs 1, 2, 4 e 6 identificam produtos bacterianos únicos que são encontrados na superfície celular, e os TLRs 3, 7, 8 e 9 estão envolvidos na detecção viral e identificação de ácidos nucleicos no interior dos endossomos. A especificidade dos TLRs para os produtos microbianos depende das interações entre moléculas adaptadoras TLRs e não TLRs. Todos os TLRs contêm um domínio extracelular caracterizado por um motivo repetido rico em leucina, flanqueado um motivo rico em cisteína (Fig. 5-2). Eles também contêm um domínio de sinalização intracelular, um receptor Toll/IL-1 (TIR), que é idêntico ao domínio citoplasmático dos receptores IL-1 e IL-18. A Figura 5-2 ilustra como os TLRs funcionam na identificação do LPS. No sangue ou líquido extracelular a ligação do LPS à proteína de ligação do LPS (LBP) facilita a ligação entre o LPS ao CD14, uma proteína plasmática e a proteína de membrana vinculada ao glicofosfatidilinositol presente na maior parte das células. A ligação do LPS ao CD14 resulta na dissociação da LBP e na associação do complexo LPS-CD14 ao TLR4. Uma proteína acessória, a MD2, forma complexos com a molécula LPS-CD14-TLR4 resultando em uma sinalização celular induzida pelo LPS.

Resumidamente, a sinalização via TLR pela ligação do PAMP com um TLR acarreta a ativação do TIR, que forma um complexo com a proteína adaptadora citoplasmática MyD88, uma quinase associada ao receptor de IL-1 (IRAK), e com o fator 6 associado ao receptor do fator de necrose tumoral (TNF) (TRAF 6). O TRAF ativado ativa, então, a cascata do MAPK, levando à ativação do NF κB, um fator de transcrição. O MyD88 é uma molécula de sinalização universal para a ativação do NF κB, e os camundongos deficientes de MyD88 são incapazes da ativação por TLR, IL-1 e IL-18. Informações recentes sugerem que também haja um mecanismo de sinalização exclusivo para TLRs individuais.

Os TLRs e os seus ligantes associados a patógenos são importantes moléculas de identificação para o sistema imune inato e desencadeiam uma série de respostas antimicrobianas e inflamatórias. Até 15 diferentes genes TLR foram identificados. A importância desses receptores na imunidade é adicionalmente sustentada pela observação de polimorfismos nos genes que os codificam.

Embora os TLRs individuais exibam especificidade para os ligantes, eles diferem nos seus padrões de expressão celular e nas vias de sinalização que eles ativam, de modo semelhante àquele descrito para as citocinas, que exibem pleiotropia, redundância, sinergia e antagonismo. Existem TLRs constitutivos e expressados por indução em diferentes tecidos. Os TLRs regulam o recrutamento celular para os locais de infecção por meio do aumento da regulação da expressão de moléculas de adesão, quimiocinas e receptores de quimiocinas durante a resposta inflamatória. Os TLRs ativam leucócitos (primariamente neutrófilos e células NK do sistema de resposta imune inato), e células epiteliais, endoteliais e hematopoiéticas. Também se especula que os TLRs sejam essenciais para a vinculação entre a resposta imune inata e as respostas imunes adaptativas. Central a esta hipótese é o controle da ativação

Tabela 5-1	**Receptores *Toll-like* (TLRs) e Ligantes do TLR e a sua Fonte Microbiana**	
TLR	**Ligante**	**Fonte Microbiana**
TLR2	Lipoproteínas	Bactéria
	Peptidoglicano	Bactérias Gram-positivas
	Zymosan	Fungos
	LPS	*Leptospira*
	Âncora GPI	Tripanossomos
	Lipoarabinomanana	*Mycobacterium* spp.
	Dimanosídeo de fosfatidilinositol	*Mycobacterium* spp.
TLR3	RNA de fita dupla	Vírus
TLR4	LPS	Bactérias Gram-negativas
	HSP60	Clamídia
TLR5	Flagelina	Bactérias diversas
TLR6	DNA CpG	Bactérias, protozoários
TLR7	RNA de fita simples	Vírus
TLR8	RNA de fita simples	Vírus
TLR9	DNA CpG	Bactérias, vírus
TLR10	Desconhecido	Desconhecido
TLR11	Profilina	*Toxoplasma* spp., bactérias uropatogênicas
TLR12	Profilina	*Toxoplasma* spp.
TLR13	rRNA	Bactérias diversas

CpG, oligonucleotídeo ligado à citosina e à guanina; *GPI*, glicosilfosfatidilinositol; *HSP60*, proteína de choque térmico 60; *LPS*, lipopolissacarídeo.

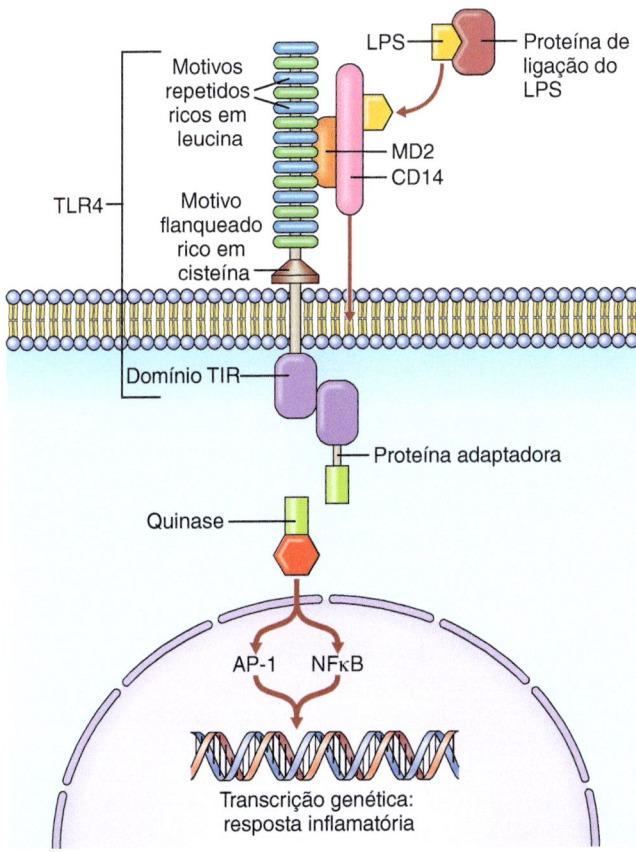

Figura 5-2 **Receptor *Toll-like* (TLR4) Sinalizando em Resposta ao Lipopolissacarídeo (LPS) bacteriano.** O LPS é transferido da molécula da proteína de ligação do LPS para o TLR4, resultando na ativação da cascata das vias de transdução do sinal acarretando o aumento da regulação dos genes que controlam as respostas celular inflamatória e não celular. *NF κB*, Fator nuclear κB; *TIR*, Receptor *Toll*/interleucina 1.

dos linfócitos T mediado pelas células dendríticas dependente do TLR. As células dendríticas são importantes células apresentadoras de antígenos para a ativação dos linfócitos T. As células dendríticas captam antígenos microbianos nos tecidos periféricos e migram para linfonodos regionais, onde apresentam fragmentos peptídicos, dentro do contexto das moléculas do MHC, a linfócitos T não ativados. Além da expressão da sinalização peptídeo-MHC, as células dendríticas também são necessárias para proporcionar um segundo sinal, coestimulatório, através da expressão do B7, o ligante para a molécula CD28 nos linfócitos T não ativados. As vias de ativação e maturação relacionadas com sinalização coestimulatória ocorrem por meio do reconhecimento pelo TLR dos PAMPs.

Existem diferenças específicas na especificidade do ligante dos TLRs e nas respostas celulares produzidas. Embora tenham sido identificadas sequências do TLR4 para caninos, felinos e aves, nenhum dado funcional foi publicado. No que diz respeito aos animais domésticos, há um significante conjunto de literatura relativos aos TLRs em bovinos.

Finalmente, os TLRs foram implicados na "autoimunidade inata" com vários relatos de TLRs identificando fibrogênio, proteínas do choque térmico ou DNA. Também existem relatos de TLR se ligando ao DNA como um fator no direcionamento da produção de anticorpos por linfócitos B autorreativos, contribuindo para a patogênese da artrite reumatoide e do lúpus eritematoso sistêmico (LES). Estudos adicionais são necessários para compreender completamente essas observações e sua imunopatogênese.

Imunidade Adaptativa (Imunidade Específica)

A imunidade adaptativa consiste, em geral, da imunidade mediada por células, mediada pelos linfócitos T contra patógenos intracelulares, e pela imunidade humoral, mediada pelos linfócitos B contra patógenos e toxinas extracelulares (Fig. 5-3; Conceito Essencial 5-2). A resposta imune adaptativa é um mecanismo de segunda linha de defesa e se caracteriza pela especificidade antigênica, diversidade, memória e identificação do próprio/não próprio. A especificidade antigênica e o reconhecimento do próprio/não próprio são o resultado de moléculas distintas de membrana. Os linfócitos B maduros são ativados por uma molécula específica de ligação de antígeno na sua membrana. O receptor do antígeno é uma imunoglobulina ligada à membrana. Os linfócitos T maduros expressam uma molécula ligadora de antígenos específica, o receptor de linfócitos T (TCR), na sua membrana. Ao contrário da imunoglobulina ligada à membrana no linfócito B, que pode identificar antígenos isolados, os TCRs só podem identificar antígenos que estejam associados às proteínas da membrana celular, denominadas *moléculas do* MHC. A identificação próprio/não próprio é o resultado das moléculas MHC. Existem dois tipos principais de moléculas MHC. As moléculas da Classe I estão presentes em todas as células nucleadas e as moléculas da classe II estão primariamente presentes nas células apresentadoras de antígenos. Os linfócitos T e os linfócitos B constituem as principais células da imunidade adaptativa.

Células e Tecidos do Sistema Imune

Células Linfoides Inatas (CLIs)

A nossa compreensão de como as respostas imunes são iniciadas e mantidas foi muito ampliada pela identificação das CLIs. As CLIs constituem uma população heterogênea de linfócitos não B e não T que não são antígeno-específicos. As CLIs se desenvolvem em uma via Id2 dependente e através de fatores de transcrição adicionais e se diferenciam em subpopulações celulares que não apenas iniciam e mantêm a resposta imune, como também são importantes reguladores da manutenção da integridade tecidual. As funções primárias das CLIs envolvem defesas contra microrganismos infecciosos, a formação de tecido linfoide e o remodelamento tecidual subsequentemente à lesão. Embora primeiramente identificadas como componentes do

---

CONCEITO ESSENCIAL 5-2 Imunidade Adaptativa

A imunidade adaptativa constitui um grupo de respostas específicas de segunda linha de defesa que ocorrem dias a semanas após a exposição aos antígenos microbianos durante a resposta imune inata (Conceito Essencial 5-1) nos sistemas de barreira proporcionados pela pele ou mucosas (Capítulo 4). Ao contrário das respostas imunes inatas, as respostas adaptativas são altamente específicas para os antígenos de gêneros ou espécies particulares de microrganismos que os induzem e a resposta é "lembrada" pelo sistema imune. As respostas imunes adaptativas são concebidas para destruir microrganismos e as toxinas/enzimas que eles produzem; portanto essas respostas devem ser contra as moléculas que são estranhas ao animal e não contra moléculas estruturais e/ou funcionais do próprio animal. Por meio do sistema MHC, o sistema imune adaptativo é capaz de distinguir as moléculas estranhas das moléculas próprias. Os mecanismos de defesa da imunidade adaptativa incluem (1) imunidade mediada por células, mediada por linfócitos T contra patógenos intracelulares, e (2) imunidade humoral, mediada por linfócitos B contra patógenos extracelulares e toxinas.

As respostas imunes inatas e as moléculas expressadas por células linfoides inatas (CLIs) iniciam e mantêm as respostas do sistema imune adaptativo. Os linfócitos (CLIs e outros tipos), as células dendríticas e outros tipos de células apresentadoras de antígenos no local da lesão nos sistemas de barreira afetados entregam antígenos microbianos aos tecidos linfoides tais como os tecidos linfoides associados à mucosa e os equivalentes cutâneos e, então, através dos vasos linfáticos, para órgãos linfáticos secundários, tais como o baço, linfonodos e nódulos linfáticos. Esses tecidos são responsáveis pela resposta imune aos antígenos, como, por exemplo, a produção de anticorpos e reações imunes mediadas por células (Capítulos 5 e 13). Os linfócitos são ativados por antígenos microbianos específicos e sofrem seleção clonal, proliferação e diferenciação de modo que respondem especificamente a espécies ou gêneros únicos de microrganismos. Este processo serve como base para a imunização de animais domésticos.

---

desenvolvimento do tecido linfoide, as CLIs atualmente são também identificadas como importantes iniciadores da inflamação nas superfícies mucosas e epiteliais em resposta à infecção microbiana ou à lesão tecidual (Fig. 5-4). De modo semelhante a subgrupos de células T auxiliares CD4+, as CLIs podem ser polarizadas para perfis de citocinas restritos, permitindo uma imensa plasticidade (Fig. 5-5). Esta plasticidade é dirigida por sinais exógenos que não estão completamente compreendidos, mas que são, em parte, direcionados por moléculas de reconhecimento da imunidade inata expressas nas superfícies das CLIs. Um paradigma comum tanto para a imunidade inata quanto para a adaptativa é a capacidade dos sinais exógenos (p. ex. antígenos microbianos no caso da imunidade adaptativa) de polarizarem (isto é, focar as respostas imunes na maior parte das situações em uma resposta imune altamente eficaz. Atualmente foi identificado que essas respostas também podem ser polarizadas para respostas indesejadas (desreguladas) em alguns casos, contribuindo para a patogênese de determinadas doenças alérgicas, inflamatórias e autoimunes, tais como atopia, doença inflamatória intestinal e artrite reumatoide, respectivamente.

As CLIs representam uma das três grandes populações celulares que constituem a imunidade inata. As outras duas populações celulares incluem células fagocitárias (macrófagos e neutrófilos) e as células dendríticas. As CLIs, como os linfócitos T e B, são derivados de uma linhagem de células precursoras linfoides comuns. Ao contrário das suas contrapartes linfoides adaptativas, as CLIs carecem de genes ativadores da recombinação (RAGs) e receptores de antígenos recombinados mediados pelo RAG e, portanto, não expressam receptores específicos para o antígeno. Semelhante às suas contrapartes celulares linfoides adaptativas, as

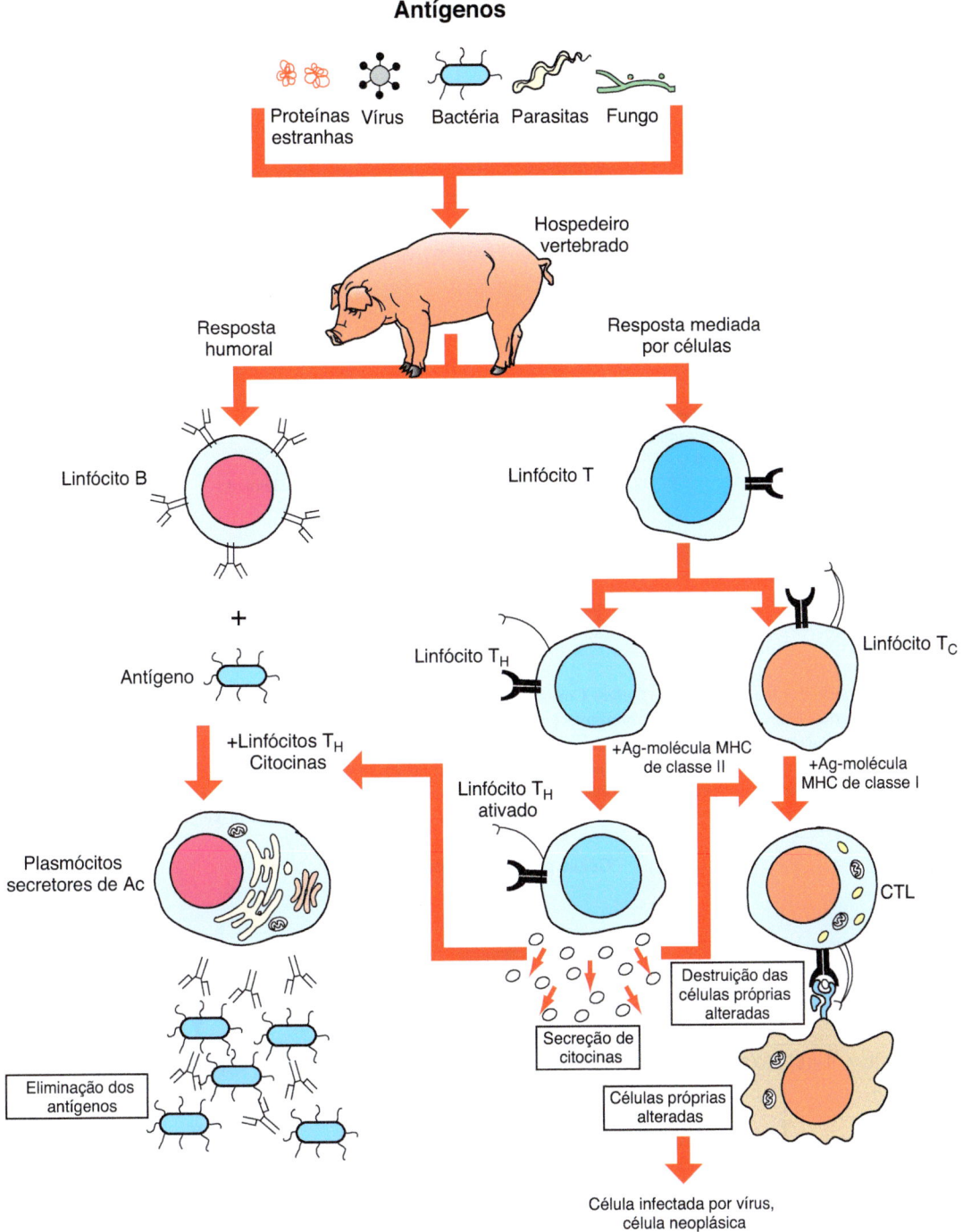

Figura 5-3 **Visão Geral dos Braços Humoral e Mediado por Células da Imunidade Adaptativa (Imunidade Específica).** *Ac*, Anticorpo; *Ag*, antígeno; *CTL*, linfócito T citotóxico; *MHC*, complexo principal de histocompatibilidade; T_C, linfócito T citotóxico; T_H, linfócito T auxiliar. (Modificado de Goldsby RA, Kindt TJ, Osborne BA: *Kuby immunology*, ed. 4, New York, 2000, WH Freeman.)

CLIs frequentemente não são definidas por marcadores celulares específicos, maspor perfis de citocinas e, em algumas situações, por reguladores transcricionais que estão envolvidos no seu desenvolvimento e função. As CLIs são amplamente classificadas como duas linhagens distintas: CLIs citotóxicas e CLIs não citotóxicas (Fig. 5-6). As CLIs citotóxicas são as células NK convencionais (células cNK, também conhecidas como CLIs assassinas ou citotóxicas), enquanto as CLIs não citotóxicas são adicionalmente subdivididas em três grupos distintos: CLIs do grupo 1, CLIs do grupo 2 e CLIs do grupo 3. As CLIs citotóxicas serão discutidas posteriormente. As CLIs do grupo 1 são transcricionalmente reguladas pelo T-bet e produzem IFN-γ e TNF. As CLIs do grupo 1 constituem importantes defesas contra bactérias e parasitas intracelulares. As CLIs

do grupo 2 são transcricionalmente reguladas pelo GATA-3 e produzem IL-4, IL-5, IL-9 e IL-13. As CLIs do grupo 2 são importantes defesas contra helmintos e contribuem na patogênese de determinados tipos de asma e de doenças alérgicas. As CLIs do grupo 3 são transcricionalmente reguladas pelo RORγ$_t$ e são adicionalmente subdivididas pelo regulador transcricional T-bet em células indutoras do tecido linfoide (LTi) que produzem IL-17A, IL-22 e o fator estimulador de colônias de granulócitos e macrófagos (GM-CSF), e em uma segunda população que produz TNF, IFN-γ, IL-22 e GM-CSF. Ambas as populações de CLIs do grupo 3 estão envolvidas no desenvolvimento do tecido linfoide e na homeostase intestinal, constituindo importantes mecanismos de defesa contra bactérias extracelulares. Em resumo, as CLIs dos grupos 1 e 3 promovem respostas

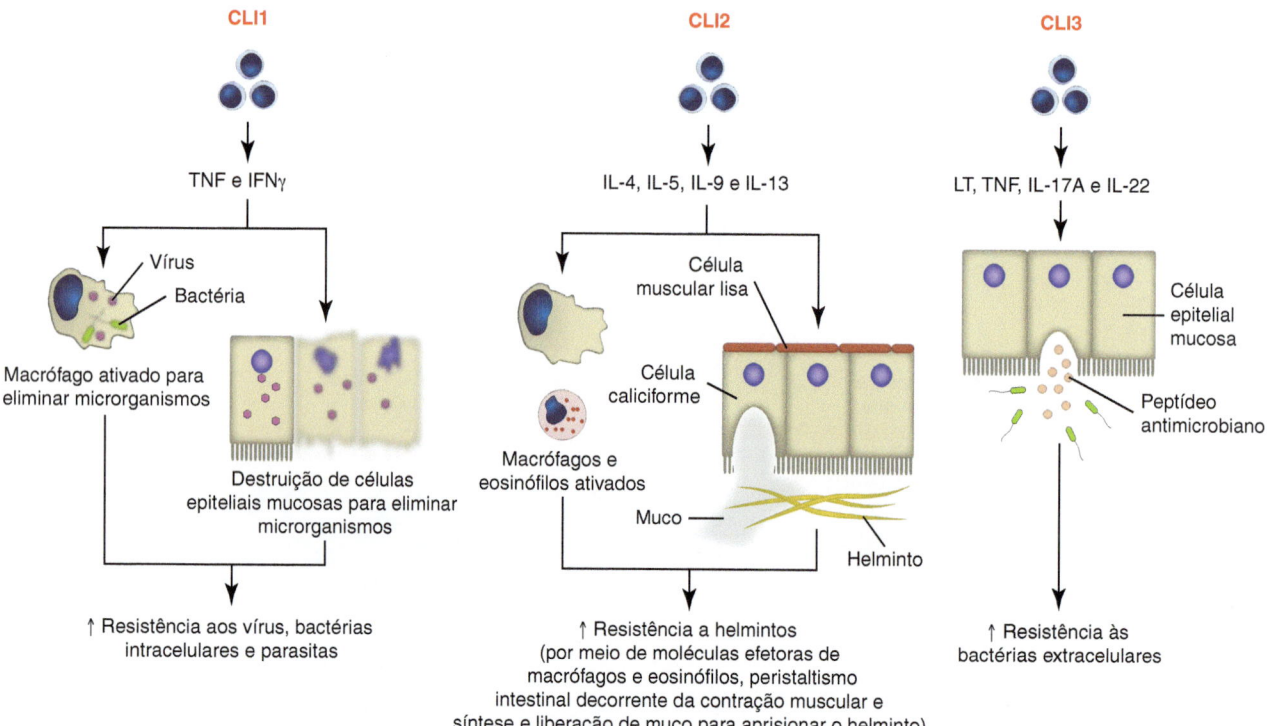

Figura 5-4 **Papel das Células Linfoides Inatas (CLIs) na Defesa Contra Microrganismos.** As CLIs possuem um importante papel na inicialização das respostas inflamatórias nas barreiras superficiais em resposta a organismos infecciosos. As células linfoides inatas do grupo 1 (CLI1) proporcionam um aumento da resistência aos vírus, bactérias intracelulares e parasitas através da produção do fator de necrose tumoral (TNF) e do interferon-γ (IFN-γ). As células linfoides inatas do grupo 2 (CLI2) proporcionam um aumento da resistência aos helmintos através da produção de interleucina (IL)-4, IL-5, IL-9 e IL-13. As células linfoides inatas do grupo 3 (CLI3) proporcionam um aumento da resistência a bactérias extracelulares através da produção de linfotoxina (LT), TNF, IL-17A e IL-22. (Cortesia do Dr. P.W. Snyder, School of Veterinary Medicine, Purdue University; e do Dr. J.F. Zachary, College of Veterinary Medicine, University of Illinois.)

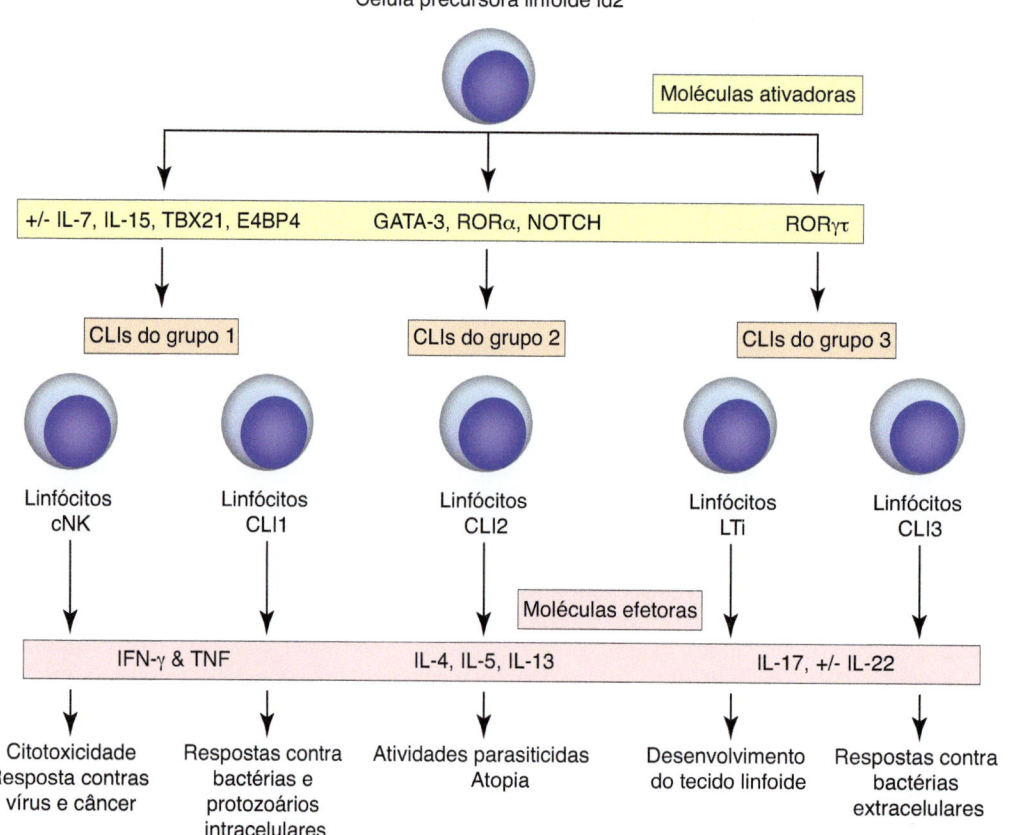

Figura 5-5 **Subclassificação dos Linfócitos e das Células Linfoides.** Células linfoides inatas baseadas em fatores de transcrição e perfis de citocinas e as suas principais moléculas efetoras. (Cortesia do Dr. P.W. Snyder, School of Veterinary Medicine, Purdue University; e do Dr. J.F. Zachary, College of Veterinary Medicine, University of Illinois.)

CLI Citotóxicas

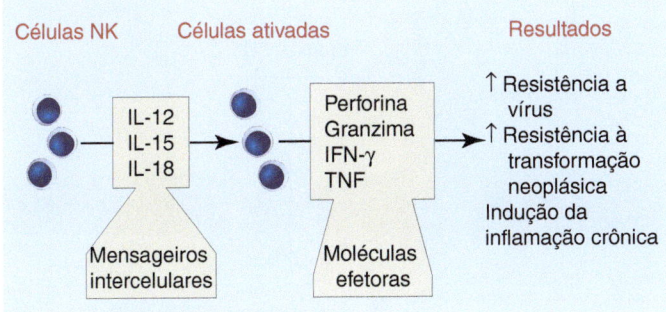

CLIs Não Citotóxicas

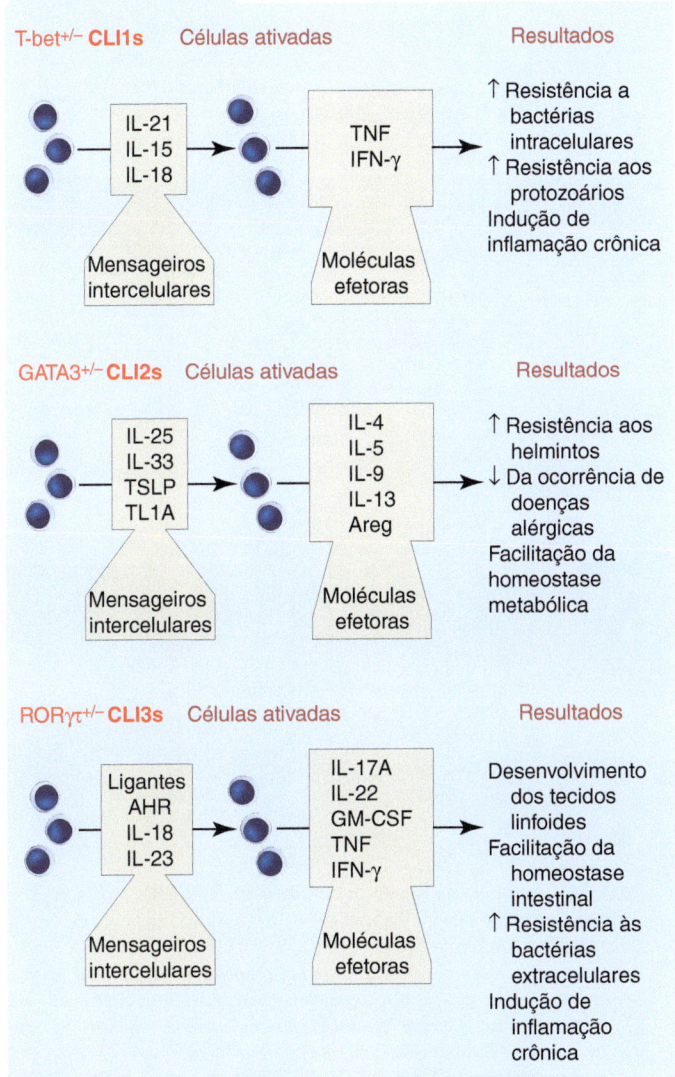

Figura 5-6 Células Linfoides Inatas Citotóxicas e Não Citotóxicas. As células linfoides inatas (CLIs) são amplamente classificadas como citotóxicas e não citotóxicas. As CLIs citotóxicas incluem as células *natural killers* (NK) que proporcionam um aumento da resistência aos vírus e à transformação neoplásica. As CLIs não citotóxicas são adicionalmente classificadas em Grupo 1 (CLI1), Grupo 2 (CLI2), ou Grupo 3 (CLI3) com base em marcadores da superfície celular, fatores de transcrição (p. ex. T-bet, GATA-3 e RORγt) e perfis de citocinas. As CLI1s proporcionam um aumento da resistência a bactérias e protozoários intracelulares, induzindo inflamação crônica. A CLI2 oferece uma maior resistência aos helmintos e influencia as doenças alérgicas. A CLI3 proporciona um aumento da resistência às bactérias extracelulares, atua sobre o desenvolvimento do tecido linfoide e tem um papel na homeostase intestinal. *AHR*, receptor para aril hidrocarboneto; *Areg*, anfirregulina; *GM-CSF*, fator estimulador de colônias de granulócitos e macrófagos; *IFN-γ*, interferon-γ; *IL*, interleucina; *TL1A*, ligante 1A semelhante ao TNF; *TNF*, fator de necrose tumoral; *TSLP*, linfoproteína estromal tímica. (Cortesia do Dr. P.W. Snyder, School of Veterinary Medicine, Purdue University; e do Dr. J.F. Zachary, College of Veterinary Medicine, University of Illinois.)

imunes inatas a vírus, bactérias e parasitas intracelulares, assim como fungos, enquanto as CLIs do grupo 2 promovem respostas imunes inatas a helmintos extracelulares.

Linfócitos T

Os linfócitos T são pequenas células agranulares que constituem 50% a 70% das células mononucleares do sangue periférico. Elas se originam na medula óssea e migram para o timo (por isso a designação "T"), onde elas sofrem processos de diferenciação, seleção e maturação antes de saírem para a periferia como linfócitos efetores.

Nos tecidos linfoides secundários elas se localizam primariamente nas regiões paracorticais dos linfonodos e na bainha linfoide periarteriolar (BLPA) do baço. Esses locais anatômicos específicos elaboram citocinas quimioatrativas (quimiocinas), para as quais os linfócitos T expressam receptores. O marcador definitivo para os linfócitos T é o TCR, a molécula polimórfica ligadora de antígeno. A especificidade antigênica de linfócitos individuais é atribuída ao seu respectivo TCR, que é geneticamente determinado. Os TCRs são classificados como αβ-TCR ou γδ-TCR com base na composição dos seus heterodímeros ligados por pontes dissulfetos. As cadeias polipeptídicas individuais dos heterodímeros contêm regiões variáveis (de ligação antigênica) e constantes. Em mamíferos, a maior parte dos linfócitos T do sangue periférico expressa αβ-TCR; no entanto, em ruminantes e em suínos, esses linfócitos representam, apenas, 10% a 50% e 10% dos linfócitos T do sangue periférico, respectivamente. Ambos os TCRs estão associados ao CD3 e, em conjunto, eles formam o complexo TCR-CD3. Existem diferenças significativas funcionais e de ativação entre os linfócitos que expressam TCR-αβ e TCR-γδ. Ao contrário da imunoglobulina ligada à membrana nos linfócitos B que podem identificar antígenos solúveis, o TCR-αβ só pode identificar o antígeno depois que este foi processado em fragmentos peptídicos e foi associado a moléculas do MHC (o MHC será discutido mais adiante). Na maior parte dos casos, o antígeno está associado ao MHC na superfície da célula apresentadora de antígeno, em uma célula infectada por vírus, em uma célula neoplásica, ou em um enxerto de tecido estranho. Os TCR-αβ individuais são covalentemente ligados a um agrupamento de cinco cadeias polipeptídicas, três constituintes da molécula CD3 e duas constituintes da cadeia β. A molécula CD3 e a cadeia β são invariáveis e, embora não se liguem a antígenos, funcionam na transdução do sinal após a ligação antigênica ao TCR. Cada linfócito T expressa um TCR único quanto à sua estrutura e especificidade antigênica. Os genes que codificam as cadeias α, β, γ e δ do TCR podem sofrer rearranjos somáticos durante o seu desenvolvimento no timo, resultando em uma tremenda diversidade para o reconhecimento antigênico. Não somente esses rearranjos são importantes para a diversidade, como eles também podem ser usados para fenotipagem molecular das populações de linfócitos T proliferantes como uma ferramenta diagnóstica para a identificação de populações clonais (neoplásicas) e populações policlonais (não neoplásicas) (Capítulo 6).

Na maior parte das espécies, a minoria dos linfócitos T expressa TCR-γδ. Os linfócitos TCR-γδ se desenvolvem no timo e migram para o epitélio da pele e intestino, glândula mamária e órgãos reprodutores. Embora essas células possam se encontradas dentro de linfonodos regionais e na lâmina própria, nesses órgãos elas residem primariamente como linfócitos intraepiteliais. Conforme afirmado, em algumas espécies, notadamente os ruminantes, os linfócitos TCR-γδ constituem a população circulante predominante de linfócitos T. Ao contrário dos linfócitos TCR-αβ, os linfócitos TCR-γδ podem identificar antígenos nativos na ausência de ligação do MHC e não dependem exclusivamente da cadeia δ como transdutor de sinal após a ativação. A diversidade dos antígenos identificados pelo TCR-γδ é limitada na maior parte das espécies, com exceção dos ruminantes e suínos, indicando a sua importância nessas espécies. Alguns sugeriram que eles possam fornecer respostas imunes precoces mediadas por células em neonatos. A função exata dos linfócitos TCR-γδ permanece desconhecida. Outro pequeno subgrupo de linfócitos T, denominados *linfócitos NK-T,* expressam moléculas encontradas nas células NK além de uma diversidade limitada de TCRs. Os linfócitos NK-T reconhecem primariamente glicolipídeos que estão associados a uma molécula semelhante ao MHC, o CD1. A função dos linfócitos NK-T permanece desconhecida.

Conquanto todos os linfócitos T expressem o complexo TCR-CD3, eles são adicionalmente classificados de acordo com as moléculas acessórias CD4 e CD8. Essas moléculas acessórias não polimórficas incluem o CD4, CD8, CD2, integrinas e CD28. O CD4 e CD8 subdividem funcionalmente os linfócitos T em linfócitos T citotóxicos CD8⁺ (CTLs ou T_C) e linfócitos T auxiliares CD4⁺ (T_H). Durante a apresentação antigênica, os linfócitos CD4⁺ só identificam antígenos ligados a moléculas do MHC de classe II (Fig. 5-7), enquanto os linfócitos CD8⁺ só identificam antígenos ligados a moléculas do MHC de classe I. Essa exigência de um correceptor é comumente denominada como *restrição do MHC de classe I e do MHC de classe II,* a base para uma seleção positiva no timo. Embora haja relatos em algumas espécies de linfócitos CD4 que são funcionalmente citotóxicas e de

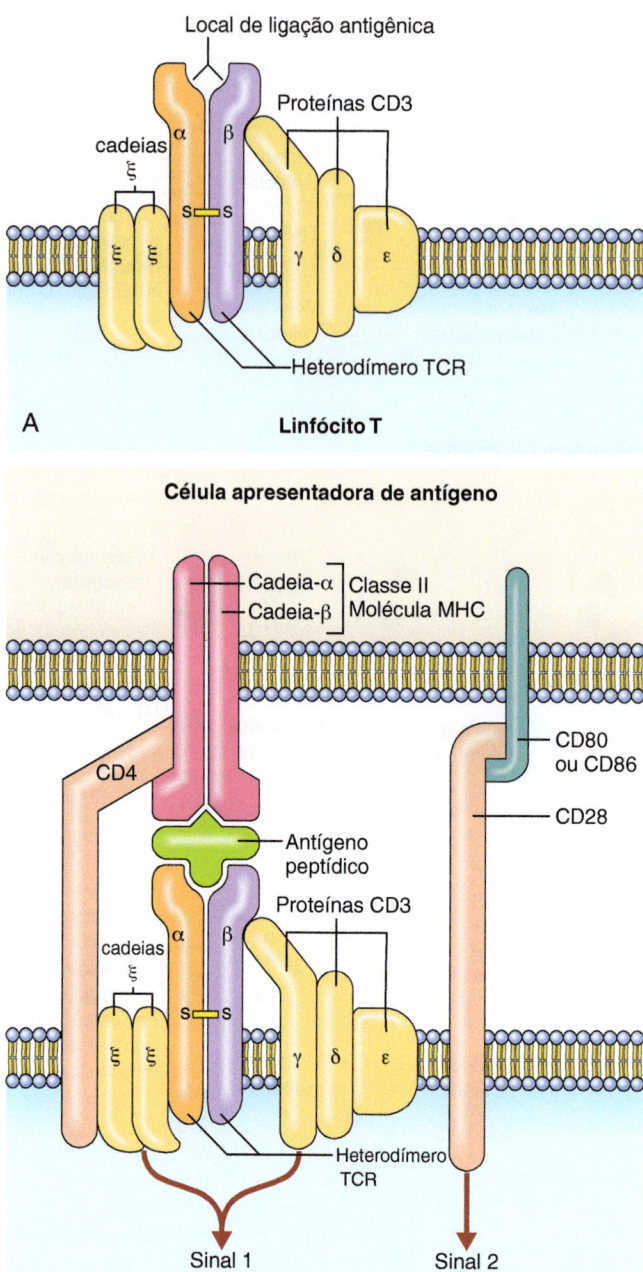

A **Linfócito T**

B **Linfócito T CD4⁺**

Figura 5-7 Complexo do Receptor do Linfócito T (TCR). A, O complexo TCR em um heterodímero (cadeias αα e β) que forma um ponto de ligação do antígeno e está ligado a outras proteínas. O TCR identifica peptídeos dos antígenos processados que são expressos nas células apresentadoras de antígenos na forma de complexos entre o complexo principal de histocompatibilidade (MHC) e peptídeos que estão ligados a outras moléculas essenciais à ativação dos linfócitos T. **B,** Moléculas adicionais e seus ligantes são essenciais para a completa ativação do linfócito T (p. ex. CD80 e ligante do CD80; CD4).

linfócitos CD8 que são funcionalmente do tipo "auxiliar", estas parecem ser anomalias e, para os propósitos desse texto, serão excluídos. Na maioria das espécies, os linfócitos T do sangue periférico expressam CD4 ou CD8. Com exceção dos ruminantes e suínos, os linfócitos negativos tanto para CD4 quanto para CD8 — "duplo negativos" — são raros no sangue periférico, os linfócitos "duplo positivos", positivos tanto para CD4 quanto para CD8, são raros, com exceção dos suínos, nos quais eles podem se aproximar de 25% dos linfócitos T na circulação periférica. Os linfócitos T exigem dois sinais para a sua ativação. O primeiro sinal é fornecido pelo TCR e pelo complexo MHC-antígeno e pelo complexo CD4 ou CD8 com o MHC. O segundo sinal é fornecido por outra molécula acessória expressada pelos linfócitos T, a molécula CD28. Os ligantes para CD28 são B7-1 (CD80) e B7-2 (CD81) expressados em células dendríticas ativadas, linfócitos B e macrófagos (Fig. 5-6). Uma incapacidade de liberar o segundo sinal resulta em uma irresponsividade dos linfócitos T que sofrem apoptose ou permanecem anérgicos. Essas moléculas proporcionam um importante sinal coestimulatório para a ativação dos linfócitos T e serão discutidas em maiores detalhes posteriormente neste capítulo relativamente à anergia e ao desenvolvimento de tolerância relativamente à autoimunidade. Quando os linfócitos T são ativados pelo antígeno e recebem os sinais coestimulatórios apropriados, eles se expandem clonalmente como resultado da sua liberação de IL-2. Esta população clonalmente expandida de linfócitos T, de mesma especificidade antigênica, se diferencia em populações de linfócitos efetores e linfócitos de memória.

Os linfócitos T_H podem ser classificados com base na sua capacidade funcional e habilidade de evocar primariamente uma resposta de anticorpos ou uma resposta imune mediada por células (Fig. 5-8). Após a ativação dos linfócitos T_H, pela identificação do antígeno relacionado com moléculas do MHC de classe II vinculadas na superfície de uma célula apresentadora de antígeno, há uma expansão clonal dos linfócitos T_H de mesma especificidade antigênica. Esses linfócitos clonalmente expandidos são importantes no direcionamento da resposta imune seja como uma resposta primária por meio de anticorpos ou como uma resposta celular. O tipo de resposta é ditado por um perfil de citocinas que ativa primariamente os linfócitos B no caso de uma resposta por anticorpos que ativa as CTL e macrófagos em uma resposta celular. O perfil de citocinas restrito dos linfócitos T_H permite a sua classificação como os linfócitos T_H1 e T_H2. Os linfócitos T_H1 sintetizam e secretam IL-2 e IFN-γ, estimulando as CTLs e macrófagos, induzindo uma resposta imune mediada por células. Os linfócitos T_H2 sintetizam e secretam IL-4, IL-5, IL-6 e IL-13, que estimula os linfócitos B a se desenvolverem em plasmócitos secretores de anticorpos e inibirem as funções macrofágicas e induzirem uma resposta mediada por anticorpos. O tipo de resposta imune (anticorpo *versus* mediada por célula) pode ter uma influência profunda sobre o resultado de uma doença. Na hipótese de uma infecção por um protozoário intracelular, um tipo de resposta T_H2 resulta na rápida proliferação do organismo e morte do hospedeiro, enquanto um tipo de resposta T_H1 resulta na eliminação do organismo e na sobrevivência do hospedeiro. De modo semelhante, uma resposta T_H2 a um alérgeno resulta na elaboração de imunoglobulina (Ig) E, pela produção de IL-4, estimulação dos eosinófilos, pela produção de IL-5 e do desenvolvimento de uma reação alérgica. A regulação exata da resposta linfocitária T_H1 versus a resposta T_H2 é desconhecida, mas estudos sugerem que a IL-12, produzida por macrófagos ativados, estimule a resposta T_H1, enquanto a IL-4 iniba a resposta T_H1, permitindo que a resposta T_H2 predomine. Os linfócitos T_H predominantemente dirigem a resposta imune para patógenos microbianos por meio da ativação de macrófagos ou linfócitos B. Outra subpopulação funcionalmente distinta de linfócitos T CD4$^+$ se dá através do linfócito T regulador (Treg). A função do linfócito Treg é suprimir a resposta de linfócitos autorreativos CD4 que escaparam do processo de seleção negativa no timo. Eles se distinguem de outros linfócitos T CD4 através da expressão de CD25 na superfície celular. Assim como os linfócitos T_H1 e T_H2, a diferenciação do linfócito Treg é dirigida pelas citocinas no ambiente; contudo, enquanto a ativação dos linfócitos T_H1 e T_H2 ocorre através dos ativadores transcricionais

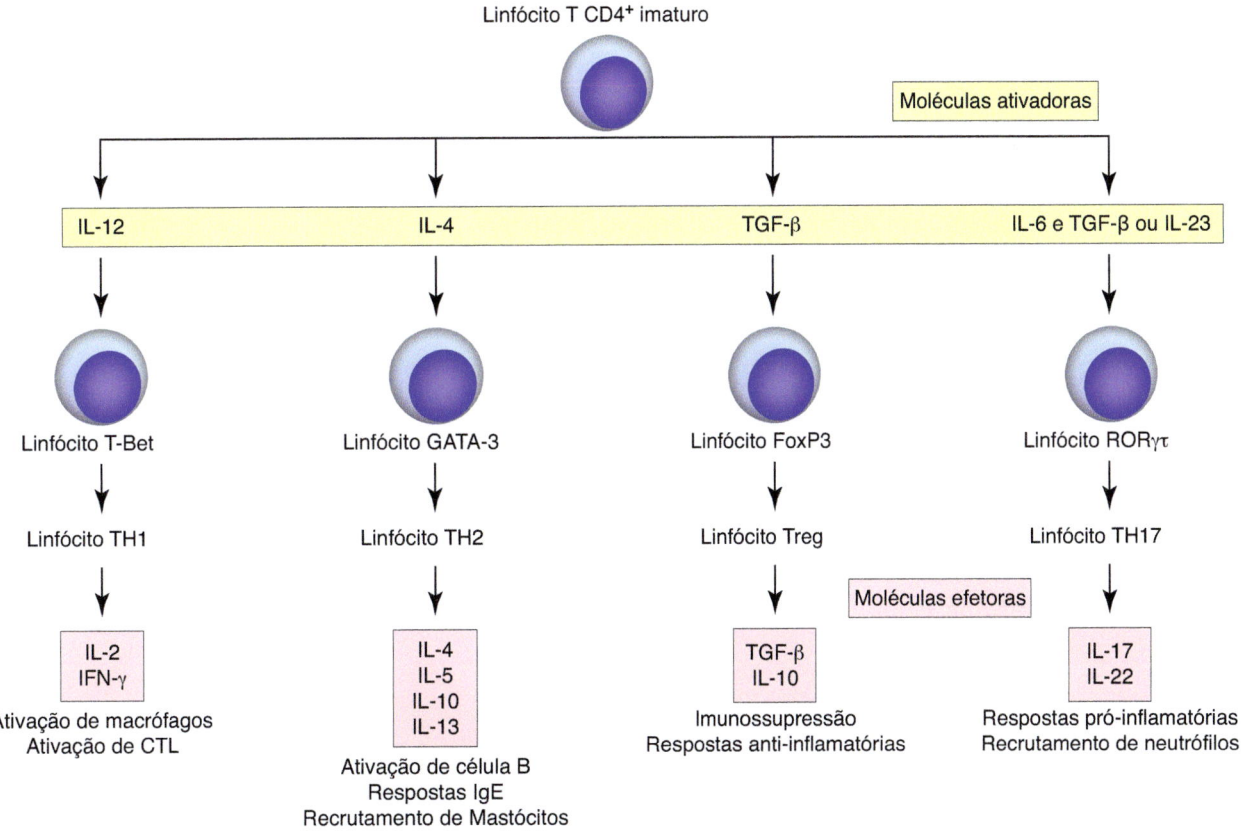

Figura 5-8 Subclassificação dos Linfócitos e Células Linfoides. Linfócito T CD4$^+$ baseado nos fatores de transcrição e perfis de citocinas e suas principais moléculas efetoras e funções. (Cortesia do Dr. P.W. Snyder, School of Veterinary Medicine, Purdue University; e do Dr. J.F. Zachary, College of Veterinary Medicine, University of Illinois.)

T-bet e GATA-3, respectivamente, os linfócitos Treg são ativados através do repressor transcricional FoxP3 (Fig. 5-8). Esta subpopulação de linfócitos Treg é frequentemente denominada linfócitos FoxP3 e produz as citocinas imunossupressoras e anti-inflamatórias IL-4, IL-10 e o fator de transformação do crescimento β (TGF-β). Os linfócitos FoxP3 constituem uma área de intensa investigação em virtude do seu papel como linfócitos supressores da imunidade e da inflamação. Os linfócitos Treg demonstraram possuir um papel na prevenção de doenças autoimunes órgão-específicas e na modulação das respostas imunes a patógenos microbianos a fim de prevenir reações inflamatórias devastadoras. Finalmente, uma subpopulação de linfócitos CD4 caracterizada pela capacidade de produzir IL-17 é designada como linfócitos T_H17. A diferenciação dos linfócitos T_H17 é dirigida pelo TGF-β, IL-6, IL-1 e IL-23. Os linfócitos T_H17, por meio da produção das quimiocinas IL-17 e IL-22, induzem o recrutamento de monócitos e neutrófilos para os locais de inflamação. Novamente, deve-se reconhecer que isso é uma simplificação excessiva de um mecanismo regulatório complexo e que, à medida que conhecimento adicional é obtido relativo às respostas dos linfócitos T_H1, T_H2, Treg e T_H17, nós seremos capazes de compreender os mecanismos patogênicos das doenças, o que nos levará ao desenvolvimento de alvos terapêuticos mais específicos.

Linfócitos B

Os linfócitos B constituem 5% a 20% das células mononucleares do sangue periférico. O desenvolvimento dos linfócitos B ocorre em duas fases, uma fase dependente de antígeno nos tecidos linfoides primários, seguida por uma fase dependente de antígenos nos tecidos linfoides secundários. Os linfócitos B podem ser encontrados em tecidos linfoides primários, como, por exemplo, a medula óssea e as placas de Peyer ileais (um tecido linfoide primário em algumas espécies, uma vez que é o local de desenvolvimento de linfócitos B e não a medula óssea), e em tecidos linfoides secundários, tais como o baço, os linfonodos, as tonsilas e as placas de Peyer. No interior de tecidos linfoides secundários, os linfócitos B são agregados sob a forma de folículos linfoides distintos, que, com a ativação, se expandem formando regiões proeminentes claras denominadas de *centros germinativos* (Fig. 5-9). Esta localização anatômica, semelhante aos linfócitos T nas bainhas linfoides periarteriolares e no paracórtex, resulta da elaboração de quimiocinas para as quais o linfócito B possui receptores. O receptor antigênico do linfócito B é a imunoglobulina ligada à membrana. Após a fase dependente de antígeno do desenvolvimento, o linfócito B expressa IgM e IgD na sua superfície, o que significa um linfócito maduro. Na fase dependente de antígeno, os linfócitos B maduros ativados por antígeno se diferenciam em plasmócitos secretores de IgM ou trocam para outro isotipo de anticorpo. As imunoglobulinas podem ser geradas contra um número praticamente ilimitado de determinantes antigênicos através do rearranjo dos genes que codificam os componentes das cadeias leve e pesada. Como no caso do TCR, uma avaliação dos genes rearranjados de um linfócito B pode ser usada para a fenotipagem molecular das neoplasias de linfócitos B (Capítulo 6).

Assim como o linfócito T, o linfócito B também possui moléculas acessórias que atuam para formar o complexo do receptor antigênico (Fig. 5-10). Essas moléculas não polimórficas são heterodímeros não polimórficos compostos de Ig-α (CD79a) e Ig-β (CD79b) que não se ligam a antígenos, mas que interagem com a porção transmembrana

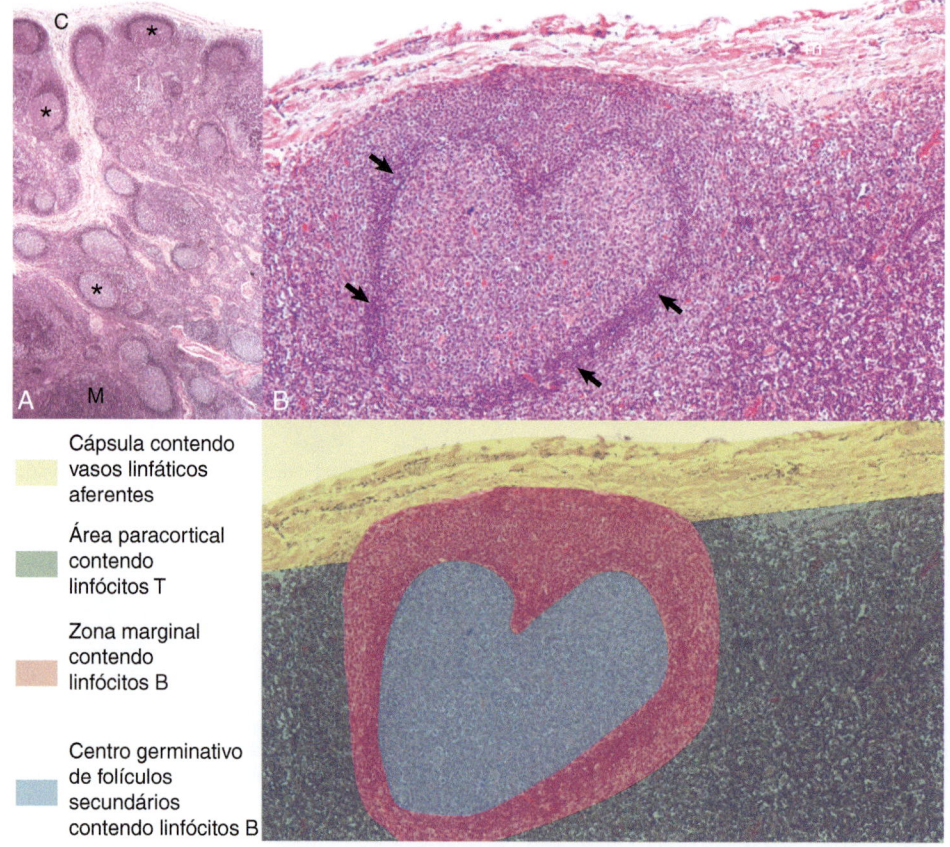

Cápsula contendo vasos linfáticos aferentes

Área paracortical contendo linfócitos T

Zona marginal contendo linfócitos B

Centro germinativo de folículos secundários contendo linfócitos B

Figura 5-9 Linfonodo Hiperplásico. A, O córtex externo contém diversos folículos secundários (*asteriscos*). Os folículos secundários provêm dos folículos primários no córtex primário que foi estimulado por antígenos que chegam através de vasos linfáticos aferentes na cápsula (*C*). Coloração por HE. **B,** Folículo secundário. Ele possui uma área central menos celular (*coloração mais clara*) que é denominada zona marginal com o seu manto (*setas*). Coloração por HE. *I,* Córtex interno; *M,* cordões medulares. (Cortesia do Dr. P.W. Snyder, *School of Veterinary Medicine, Purdue University*; e do Dr. J.F. Zachary, *College of Veterinary Medicine, University of Illinois*.)

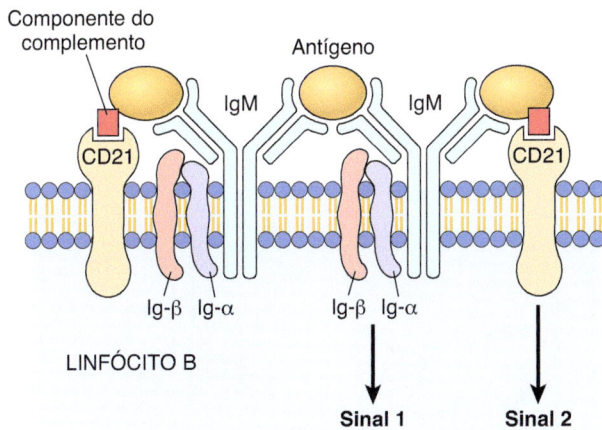

Figura 5-10 Complexo Linfócito B – Receptor de Antígeno. IgM da membrana (ou IgD, não mostrada) e as moléculas sinalizadoras Ig-α e Ig-β. CD21, também conhecido como receptor dois do complemento, se liga a componentes do complemento e ativa os linfócitos B. *Ig.,* imunoglobulina. (Cortesia do Dr. Alex McPherson, University of California, Irvine.)

da imunoglobulina envolvida na ativação celular. Os linfócitos B, ao contrário dos linfócitos T, podem identificar antígenos solúveis. Moléculas não polimórficas adicionais que são importantes para as funções do linfócito B são o CD21 e o CD40. A molécula CD21 é a molécula 2 do receptor do complemento cujos ligantes são C3b e C3d. As respostas do linfócito B aos antígenos proteicos são dependentes das citocinas produzidas por linfócitos T ativados (CD4⁺). A molécula CD40 interage com o ligante CD40 na superfície dos linfócitos T$_H$ e atua permitindo o desenvolvimento do linfócito B em plasmócitos secretores de anticorpos. A falha na expressão do ligante CD40 foi associada a uma incapacidade de troca de isotipo, resultando em uma síndrome hiper IgM. Os linfócitos B ativados por antígenos se desenvolvem em plasmócitos secretores de anticorpos e linfócitos de memória de mesma especificidade antigênica.

Sistema Fagocitário Mononuclear (Sistema Monócito-Macrófago)

O termo preferido atualmente para a população funcionalmente e fenotipicamente diversificada de células fagocitárias mononucleares é o *sistema fagocitário mononuclear* (SFM). Ele também é denominado como o sistema monócito-macrófago. Essas células possuem uma ampla gama de funções contribuindo para a imunidade, inflamação e remodelamento tecidual. Uma breve história da identificação do mecanismo defensivo da fagocitose não apenas facilita nossa atual compreensão de como essas células desempenham um papel crucial nas imunidades inata e adquirida, mas também explica um pouco da terminologia que frequentemente leva confusão aos estudantes. Elie Metchnikoff (1845-1916), um zóologo do desenvolvimento comparado, é creditado pelo reconhecimento e estabelecimento do processo de fagocitose, um importante mecanismo de defesa para os organismos. Ele identificou a associação entre a eliminação sistêmica de microrganismos e a presença de microrganismos no baço e no fígado. Estudos subsequentes avaliando a eliminação sistêmica de corantes sugere que as células de Kupffer e as células endoteliais que revestem os sinusoides hepáticos foram responsáveis porque ambos os tipos celulares internalizaram os contrastes. Uma vez que os investigadores consideraram os macrófagos (células de Kupffer) e as células endoteliais possuem uma função biológica comum, a fagocitose, eles propuseram que elas fossem englobadas como um sistema, o sistema reticuloendotelial. Nós atualmente compreendemos que os mecanismos de captação das células endoteliais não se dão através de fagocitose e, como resultado, a expressão *sistema reticuloendotelial* não é mais

usado. A expressão *sistema fagocitário mononuclear* foi desenvolvido para diferenciar as células linfoides (linfócitos T e B mononucleares), granulócitos (leucócitos polimorfonucleares) e células endoteliais a partir de precursores derivados de linhagem na medula óssea, monócitos sanguíneos e macrófagos teciduais e as células dendríticas que atualmente compõem o SFM. É muito provável que, à medida que aprendamos mais sobre os precursores e células diferenciadas que constituem o SFM, venham a surgir propostas para novos esquemas de classificação, mais específicos.

Em geral, uma célula SFM circulante no sangue é designada como monócito, enquanto a célula residente nos tecidos é denominada de macrófago. O processo de diferenciação de monócito sanguíneo para macrófago tecidual é bem-identificado, embora os mecanismos que permitem a diferenciação do conjunto dos monócitos circulantes em um conjunto de base tecidual ainda sejam, em grande parte, desconhecidos. O monócito é uma célula derivada da medula óssea de linhagem mieloide que é a célula precursora para o macrófago diferenciado que possui capacidade de recirculação e de replicação limitadas. A célula dendrítica mieloide representa um tipo específico de célula mononuclear presente em tecidos não linfoides com propriedades migratórias únicas e serão discutidas separadamente. Ao contrário das células mieloides granulocíticas, os macrófagos possuem uma vida longa (dias a meses) e podem existir como células quiescentes "residentes" amplamente distribuídas por todo o corpo. Está se tornando cada vez mais claro que há uma heterogeneidade no conjunto dos monócitos circulantes que corresponde à última localização tecidual dos macrófagos residentes. A caracterização fenotípica do conteúdo das células do SFM é frequentemente usada em uma tentativa de identificar populações específicas do SFM (Fig. 5-11). Morfologicamente, os monócitos possuem tamanho variável com formato irregular, núcleos ovalados ou em forma de rim, vesículas citoplasmáticas proeminentes e elevada relação entre citoplasma e núcleo. Essas características não são exclusivas dos monócitos, e, como resultado, elas são difíceis de distinguir das células dendríticas circulantes, dos linfócitos ativados e das células NK com base nas características morfológicas ou por dispersão de luz (citometria de fluxo). Esta seção cobre os conceitos básicos atribuíveis aos monócitos, macrófagos teciduais e células dendríticas mieloides e se refere a sistemas orgânicos específicos. Determinados sistemas orgânicos possuem nomes específicos para os seus macrófagos residentes, enquanto outros sistemas orgânicos só se referem a eles como macrófagos (Tabela 5-2).

O crescimento e a diferenciação dos monócitos são regulados por fatores de crescimento específicos, tais como a IL-3, o fator estimulador de colônias 1(CSF-1), GM-CSF, IL-4 e IL-13, assim como inibidores como, por exemplo, IFNs e TGF-β. O CSF-1 é o mais importante uma vez que controla a proliferação, a diferenciação e a sobrevivência dos monócitos. Os monócitos representam aproximadamente 4% a 10% dos leucócitos sanguíneos e são identificados em mamíferos, aves, anfíbios e peixes. Eles são amplamente vistos como células acessórias que vinculam de modo importante às respostas imunes inatas à imunidade adaptativa.

As células-tronco hematopoiéticas (CTHs) dão origem ao progenitor mieloide comum (PMC), a célula precursora do progenitor de granulócitos/macrófagos (PGM) e do progenitor do macrófagos/células dendríticas (PMD). O PMD é a célula progenitora comum para os monócitos, macrófagos e células dendríticas convencionais. Os monócitos expressam o receptor CSF-1 (CD115) e o receptor de quimiocina CX3CR1, são diferenciados a partir de células polimorfonucleares (PMNs), células NK e células linfoides, e não expressam CD3, CD19 ou CD15. A heterogeneidade monocitária baseada na expressão e função de marcadores superficiais identificou subconjuntos que estão em uma área de interesse investigativo e que são melhor caracterizadas em seres humanos e em roedores. Subpopulações de monócitos sanguíneos podem ser fenotipadas com base na expressão

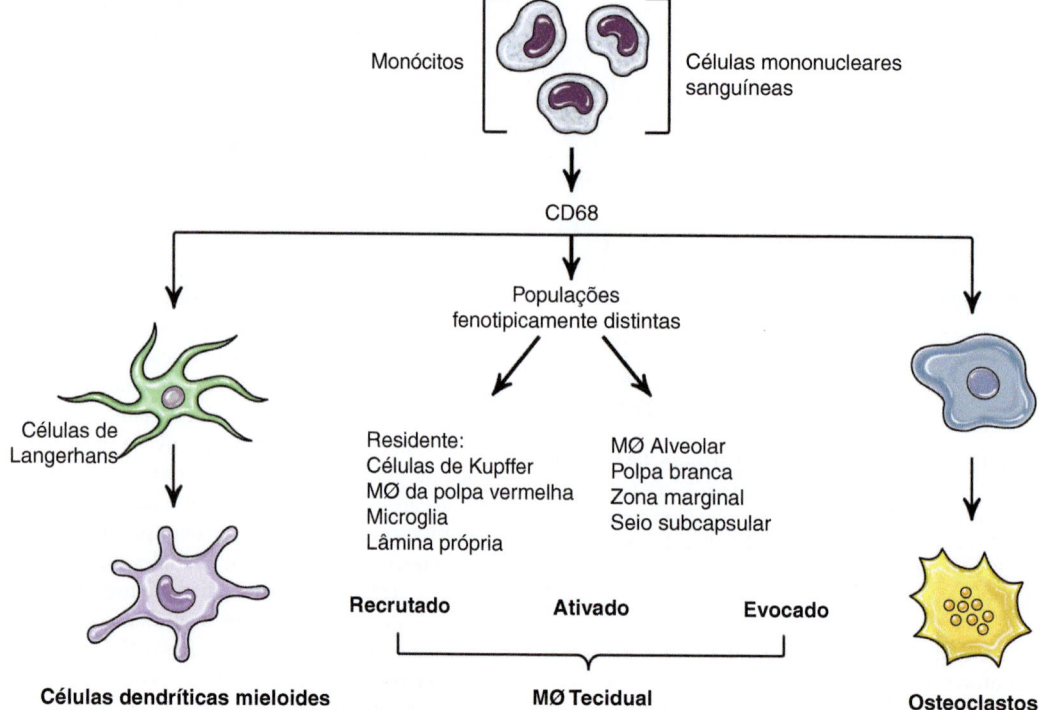

Figura 5-11 **Diferenciação dos Fagócitos Mononucleares com Base nos Marcadores Antigênicos.** MØ, Macrófago. (Modificado de Paul WE: *Fundamental immunology*, ed. 6, Filadélfia, 2008, Lippincott Williams & Wilkins.)

Tabela 5-2	Nomenclatura e Localização dos Tipos Celulares Mononucleares-Macrofágicos Não Linfoides	
Órgão/Tecido	**Nome**	**Localização**
Pulmão	Macrófagos alveolares	Espaços alveolares
	Macrófagos intravasculares pulmonares	Capilares pulmonares
Tecidos conjuntivos	Histiócitos	Interstício
Rim	Células mesangiais	Tufos glomerulares
Cérebro	Células da microglia	Parênquima nervoso e áreas perivasculares
Osso	Osteoclasto	Medula óssea
Sangue	Monócitos	Circulação
Fígado	Células de Kupffer	Sinusoides hepáticos

de marcadores de superfície CD14 e CD16 (FcγR-III). Duas subpopulações adicionais de células monocíticas sanguíneas são as células dendríticas mieloides sanguíneas, que são negativas para CD14 e CD16. No camundongo o principal subgrupo de monócitos CD115⁺ é caracterizado como células grandes que expressam Ly6C, o receptor de quimicina CCR2 e a molécula de adesão L-selectina (CD62L) assim como CX3CR1 (Fig. 5-12). Estes são denominados monócitos inflamatórios ou macrófagos derivados de monócitos inflamatórios que, são preferencialmente recrutados para os tecidos inflamados e linfonodos onde estes produzem altos níveis de TNF-α e IL-1. A emigração de monócitos Ly6C⁺ a partir da medula óssea para a periferia depende do receptor quimiocina CCR2 e dos seus ligantes CCL7 e CCL2. Os monócitos negativos para Ly6C possuem uma menor influência nas reações inflamatórias e parecem

atuar mais importantemente como células residentes teciduais e como células envolvidas na cicatrização e regeneração associadas à lesão vascular. Naquelas espécies caracterizadas até o momento, parece haver duas subpopulações de monócitos funcionais, uma que é recrutada e diferenciada em macrófagos no local da inflamação e expressam altos níveis de MHC de classe II e moléculas de adesão e uma que é responsável pela repopulação dos macrófagos residentes teciduais. Ambas as populações dão origem a células dendríticas (Fig. 5-12). Os esquemas de classificação estão em constante evolução e existem espécies definidas que podem explicar as diferenças nas taxas de infecção e nos tipos de doenças clínicas associadas a agentes microbianos específicos. Existe uma heterogeneidade fenotípica e funcional semelhante com os macrófagos de base tecidual.

O SFM dos órgãos hematopoiéticos e linfoides são diversificados, com subpopulações paralelas, funcional e fenotipicamente distintas, em seres humanos, roedores e em suínos. Nos órgãos linfoides primários, os macrófagos maduros estão envolvidos na produção, diferenciação e destruição de todas as linhagens de células hematopoiéticas na medula óssea e em processos de seleção positiva e negativa no timo. Nos órgãos linfoides secundários, os macrófagos estão posicionados de forma singular para aumentar as suas propriedades fagocitárias para materiais endógenos e exógenos, assim como para influenciar outros tipos celulares através dos seus produtos. Os macrófagos residentes no baço diferem na sua localização microscópica, fenótipo e função. O motivo para esta complexidade é em grande parte atribuível ao papel do baço como órgão hematopoiético e como órgão linfoide secundário. Subpopulações distintas de macrófagos estão presentes na polpa vermelha, polpa branca e zona marginal com algumas diferenças identificadas entre as espécies (Capítulo 13). Os macrófagos da polpa vermelha realizam a fagocitose de patógenos hematógenos e eritrócitos senescentes. A eritrofagocitose ocorre primariamente no baço e no fígado e permite a remoção de eritrócitos senescentes e reciclagem do ferro, muitas vezes evidente como acúmulos citoplasmáticos de pigmentos. Os macrófagos da polpa branca também são ativamente fagocitários e uma célula morfologicamente distinta, o "macrófago de corpo tingível" pode ser facilmente identificado histologicamente

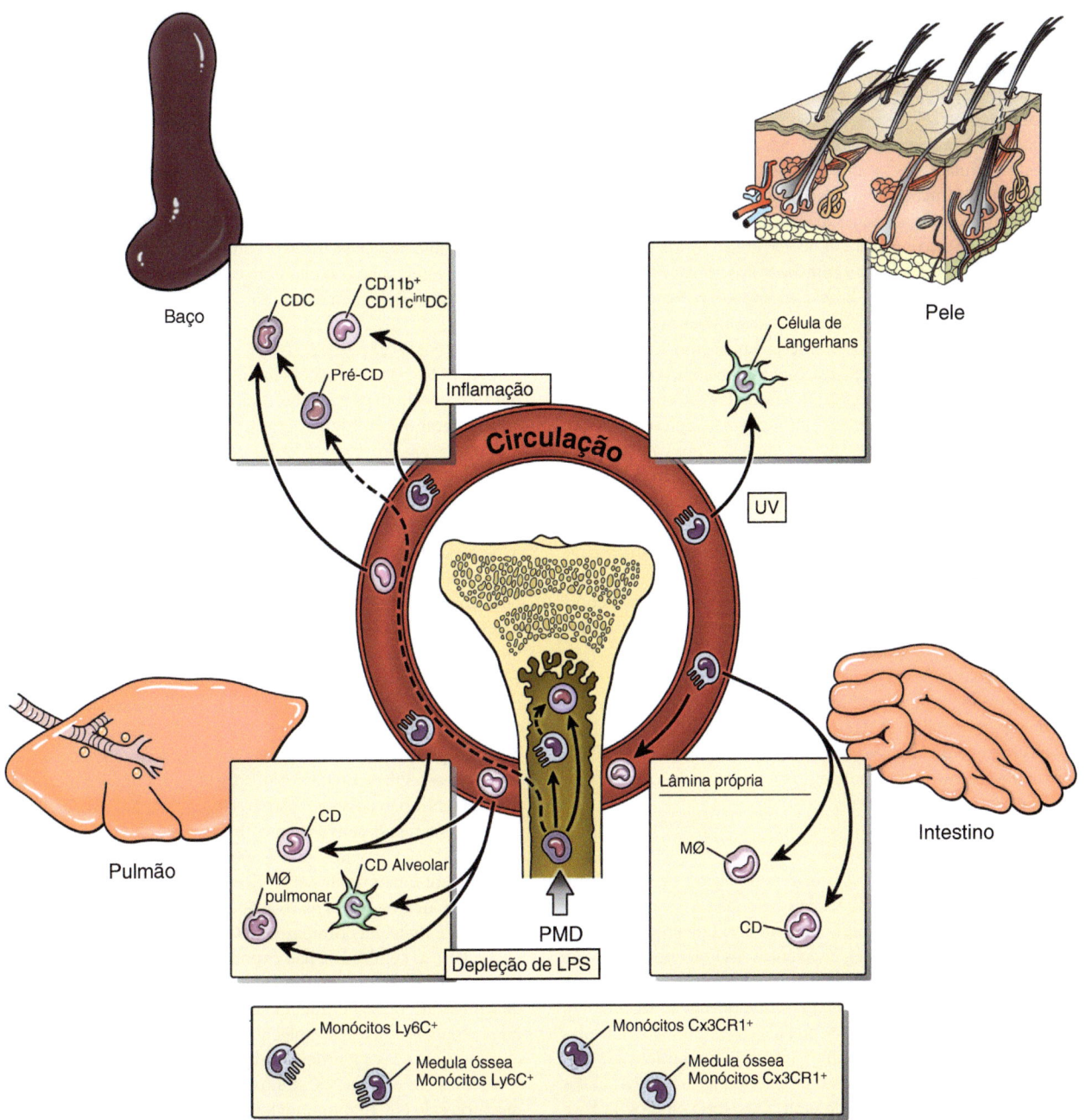

Figura 5-12 Diferenciação dos monócitos em células dendríticas (CDs). *CDC*, Célula dendrítica convencional; *LPS*, lipopolissacarídeo; *PMD*, progenitor dos macrófagos/células dendríticas; *MØ*, macrófago; *UV*, ultravioleta. (Redesenhado e modificado por Serbina NV, Jia T, Hohl H M, et al: *Ann Rev Immunol* 26:421-452, 2008.)

envolvido na captação e remoção de linfócitos T e B apoptóticos. A zona marginal do baço oferece um ambiente complexo para a interface entre a polpa vermelha e branca, especificamente uma importante área de trânsito para as células que estão deixando a circulação e que penetram na polpa branca e para a diferenciação dos linfócitos B. O desenvolvimento de reações inflamatórias granulomatosas no baço como resposta a microrganismos hematogênicos frequentemente se inicia na zona marginal. As duas subpopulações de macrófagos presentes na zona marginal são os macrófagos metalofílicos e o macrófago da zona marginal. Os macrófagos da zona marginal expressam altos níveis de PRRs e receptores *scavanges* que facilitam a eliminação de patógenos da circulação. A função dos macrófagos metalofílicos é desconhecida. Os macrófagos teciduais são derivados de uma combinação de precursores no sangue (monócitos) e da proliferação local de precursores que variam para sistemas orgânicos individuais.

Muito foi escrito relativo à relação entre monócitos, macrófagos e células dendríticas. A inclusão das células dendríticas como um componente do SFM é, em parte, atribuível, ao fato de que elas são derivadas de um precursor mieloide comum, influenciadas por fatores de crescimento semelhantes (p. ex. CSF-1), expressam marcadores superficiais comuns e não possuem propriedades únicas como células apresentadoras de antígenos que lhes permitam se diferenciarem em macrófagos. Assim como os macrófagos, as células dendríticas em sistemas orgânicos específicos podem ser nomeadas especificamente ou serem designadas apenas como células dendríticas sucedidas pelo órgão ou, em alguns casos, por uma localização anatômica específica no interior de um órgão. Os subgrupos de células dendríticas também constituem uma intensa área de investigação relativa à heterogeneidade fenotípica e funcional. As assim chamadas células dendríticas convencionais estão presentes em tecidos intersticiais de todos os órgãos, com exceção do cérebro.

Macrófagos

As células fagocitárias mononucleares incluem os monócitos circulantes e os macrófagos teciduais. No baço, os macrófagos estão localizados na zona marginal, polpa branca e polpa vermelha, onde agem como primariamente como células fagocitárias. Nos linfonodos, os macrófagos estão localizados no seio subcapsular, que é análogo à zona marginal do baço e da medula. Essas localizações físicas, o seio subcapsular dos linfonodos e a zona marginal do baço, facilitam a sua exposição a potenciais antígenos. Os macrófagos de tecidos não linfoides possuem diferentes funções e são nomeados de acordo com o tecido no qual eles residem (Tabela 5-2). Uma função primária dessas células é a fagocitose, conforme discutido no Capítulo 3. Os macrófagos expressam receptores Fc (FcRs) para os anticorpos e podem fagocitar antígenos opsonizados por anticorpos ou componentes do sistema complemento. Outra função primária é o seu envolvimento na resposta imune como células apresentadoras de antígenos. Neste caso, eles fagocitam os antígenos e os processam em fragmentos peptídicos, que são, então, apresentados aos linfócitos T, induzindo respostas imunes mediadas por células. Conquanto todas as células nucleadas expressem moléculas MHC de classe I e possam ser consideradas células apresentadoras de antígenos, apenas três tipos celulares expressam normalmente moléculas do MHC de classe II e são considerados como as principais células apresentadoras de antígenos. Elas são os macrófagos, as células dendríticas e os linfócitos B. Enquanto os linfócitos B e as células dendríticas expressam constitutivamente moléculas MHC da classe II, os macrófagos só expressam as moléculas do MHC de classe II sob ativação.

Os macrófagos também possuem um importante papel na geração de uma resposta imune mediada por células, sendo essenciais para as reações de hipersensibilidade do tipo IV. Os linfócitos T_H1 sintetizam IFN-γ, um potente ativador dos macrófagos. Sob a influência do IFN-γ, os macrófagos apresentam um aumento da atividade fagocitária e se tornam mais eficientes matando.

Células Dendríticas

As células dendríticas constituem uma população celular distinta que se caracteriza por processos celulares alongados. A maior parte das células dendríticas são células apresentadoras de antígenos, que processam antígenos e apresentam fragmentos aos linfócitos T. Elas são mais eficientes do que os macrófagos e os linfócitos B na apresentação antigênica. As células dendríticas apresentadoras de antígenos são células não fagocitárias derivadas da medula óssea. Elas são as células apresentadoras de antígeno mais importantes para o início das respostas imunes primárias aos antígenos proteicos (Fig. 5-13). As células dendríticas expressam uma série de moléculas, tais como os TLRs e os receptores de manose, que as tornam eficientes na captura e resposta aos antígenos. Elas também expressam altas concentrações de moléculas do MHC de classe II e de moléculas coestimulatórias B7. Através da expressão de receptores quimiocínicos semelhantes aos linfócitos T, elas possuem a capacidade de se localizar em regiões dos linfócitos T no tecido linfoide. Através da colocalização nessas áreas, elas se tornam unicamente posicionadas para apresentar antígenos aos linfócitos T recirculantes. As células dendríticas apresentadoras de antígenos agem capturando-os e, então, migram para áreas de linfócitos T de órgãos linfoides secundários, onde elas apresentam fragmentos de antígenos na sua superfície e aumentam a sua expressão de moléculas coestimulatórias que ativam linfócitos T. Especificamente, as células dendríticas em migração, derivadas das células de Langerhans que capturaram antígenos, penetram nos linfonodos através de vasos linfáticos eferentes e se localizam em órgãos linfoides, onde elas apresentam os peptídeos antigênicos aos linfócitos T que facilitam a ativação de linfócitos B e a produção de plasmócitos secretores de anticorpos. Além da sua função como célula apresentadora de antígeno, elas também são importantes no processo de seleção negativa no timo e na manutenção da tolerância periférica.

Quatro tipos de células dendríticas apresentadoras de antígenos e as suas localizações estão listadas na Tabela 5-3. As células dendríticas circulantes, também conhecidos como *células ocultas* compõem menos de 1% de todas as células mononucleares no sangue periférico. O segundo tipo de células dendríticas, a célula dendrítica folicular, está primariamente localizada em folículos linfoides. Essas células não são derivadas da medula óssea, não expressam moléculas do MHC de classe II e não atuam como células apresentadoras de antígenos. As células dendríticas foliculares possuem receptores FcR para C3b. Elas armazenam complexos antígeno-anticorpo e antígeno-C3b e acredita-se que estejam envolvidas com o desenvolvimento e manutenção dos linfócitos B de memória.

Células Natural Killers (NK)

As células NK são células citotóxicas inespecíficas que são importantes nas respostas iniciais a células tumorais e infecções virais. As células NK são grandes linfócitos granulares, derivados da medula óssea que compõem de 5% a 15% das células mononucleares do sangue periférico. O seu tamanho, ligeiramente maior do que aquele de um pequeno linfócito, e a presença de um citoplasma granular abundante as distinguem dos linfócitos T (Fig. 5-14). Elas são comumente denominadas grandes linfócitos granulares. O citoplasma das células NK e do CTL se caracteriza por grânulos citotóxicos que contêm perforina e granzimas, duas potentes vias que medeiam a lise das célula-alvo. As células NK e os linfócitos T expressam numerosas moléculas de superfície similares e matam células infectadas por vírus e células tumorais por mecanismos semelhantes. Duas moléculas de membrana, CD16 e CD56, são comumente usadas para identificar as células NK. As células NK expressam FcγR (CD16) e a subunidade β do receptor da IL-2 (CD2). Elas não expressam moléculas de TCR antígeno-específicas ou CD3. Ao contrário dos linfócitos citotóxicos, as células NK não possuem restrição do MHC, são constitutivamente citolíticas e não desenvolvem células de memória. Uma vez que as células NK são ativadas precocemente em uma resposta imune e não exigem uma fase de sensibilização prévia para desenvolverem células de memória após a ativação, elas são as células citotóxicas da imunidade inata, a contraparte ao CTL da resposta adaptativa.

Embora as células NK não expressem quaisquer moléculas antígeno-específicas, elas são muito eficientes no reconhecimento e morte de células alteradas ou infectadas por vírus. A atividade das células NK é regulada através de moléculas receptoras ativadoras e inibitórias expressas em suas superfícies celulares (Fig. 5-15). Essas moléculas receptoras das células NK se situam em duas categorias distintas: os receptores de NK tipo imunoglobulina e os receptores de NK tipo C semelhantes à lecitina. Os ligantes para estes receptores são moléculas da superfície celular cuja expressão foi alterada como resultado da infecção ou lesão. Os ligantes para os receptores ativadores que estimulam a atividade das células NK comumente incluem proteínas induzidas pelo estresse e por vírus. Os ligantes para os receptores inibitórios que bloqueiam a atividade das células NK mais comumente envolvem moléculas do MHC de classe I. Uma expressão reduzida das moléculas do MHC de classe I tornam as células suscetíveis à lise mediada pela célula NK. Uma redução da expressão do MHC classe I frequentemente ocorre em células infectadas por vírus e em células neoplásicas, tornando-as suscetíveis ao ataque pelas células NK. As células normais são protegidas da morte provocada pela NK porque todas as células nucleadas expressam moléculas do MHC de classe I. Esta é uma simplificação do modelo de "sinais opostos" da regulação das células NK, de como a atividade citotóxica é limitada as células próprias alteradas. Recentes estudos relativos aos mecanismos moleculares da regulação das células NK indicam que a ausência de um estímulo inibitório por si mesmo é insuficiente para desencadear a morte celular pela célula NK. As células NK também exigem a deflagração de receptores ativadores. Vários receptores ativadores

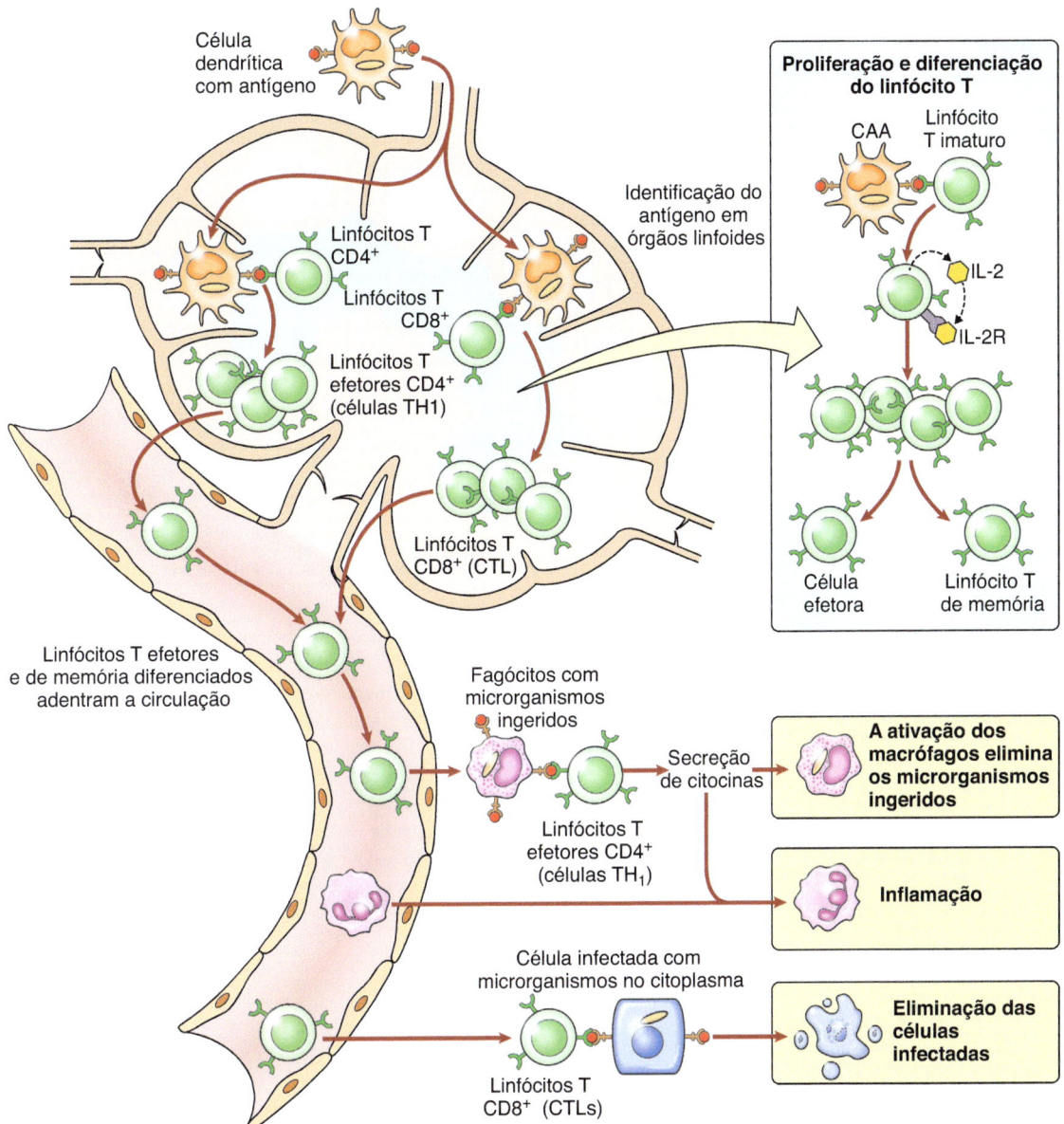

Figura 5-13 Funções das células dendríticas. As células dendríticas são células apresentadoras profissionais de antígenos a partir dos locais de infecção até os linfonodos. As células dendríticas apresentam complexos peptídeo-MHC a linfócitos T específicos presentes em áreas específicas do linfonodo e iniciam as respostas imunes adaptativas produzindo a imunidade mediada por células. *CAA*; célula apresentadora de antígeno; *CTL*, linfócito T citotóxico; *IL*, interleucina; *MHC*, complexo principal de histocompatibilidade; T_H, T auxiliar.

Tabela 5-3	Células Dendríticas Apresentadoras de Antígenos e a sua localização primária
Células Dentríticas	**Locação**
Células de Langerhans	Pele, membranas mucosas, íris, corpo ciliar
Células dendríticas intersticiais	Na maioria dos órgãos
Células Interdigitantes	Área dos linfócitos T no tecido linfoide secundário e na medula tímica
Células dendríticas circulantes	Sangue periférico

foram identificados. Um deles é o receptor NKG2D, uma molécula semelhante a lecitina do tipo C que identifica uma série de proteínas induzidas pelo estresse. Essas proteínas induzidas pelo estresse normalmente só são constitutivamente expressadas no epitélio intestinal ou como o resultado de um sofrimento celular causado por infecção ou pela transformação neoplásica. Existem vários receptores ativadores adicionais, alguns dos quais identificam proteínas virais, que são estruturalmente semelhantes às moléculas do MHC de classe I.

Uma vez que as células NK expressam FcγR (CD16), elas também podem atuar na citotoxicidade celular dependente de anticorpos (CCDA). No caso das células NK, a CCDA permite que alvos ligados a anticorpos sejam identificados e se tornem alvos para a lise induzida pelas células NK.

As células NK facilitam a resposta inicial às infecções virais, não somente pela resposta às citocinas produzidas inicialmente em uma infecção viral, como também pela produção de citocinas que auxiliam a resposta imune direta. As células NK são ativadas pelo IFN-α e IFN-β, liberados por células infectadas por vírus, e pela IL-12, liberada pelos macrófagos. Após a ativação, as células NK apresentam a habilidade de produzir IFN-γ, a principal citocina que direciona o desenvolvimento da resposta imune do tipo T_H1 no início da infecção. A IL-2 e a IL-5 estimulam a proliferação das células NK e a IL-12 intensifica a morte celular mediada pela célula NK.

Citocinas: Moléculas Mensageiras do Sistema Imune

Propriedades Gerais das Citocinas

As citocinas compõem um amplo grupo de glicoproteínas solúveis de baixo peso molecular que são produzidas por células imunes e não imunes, são em grande parte produzidas localmente e agem localmente, direcionando a resposta imune. A expressão dos receptores de citocinas e dos seus respectivos ligantes é altamente regulada e contribui para a complexidade da organização sistêmica da resposta imune.

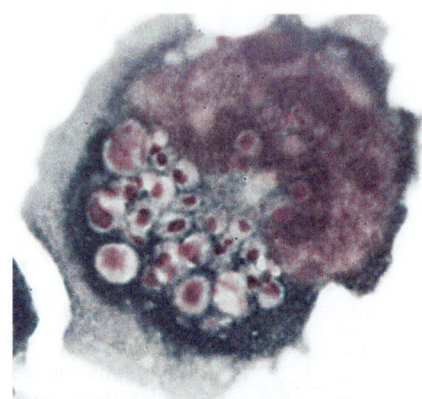

Figura 5-14 **Célula Natural Killer Ativada com Numerosos Grânulos Citoplasmáticos que São Característicos desses Grandes Linfócitos Granulares.** (Cortesia da Dra. Noelle Williams, Departamento de Patologia, University of Texas Southwestern Medical School, Dallas.)

Estrutura e Função dos Antígenos de Histocompatibilidade

O MHC representa um complexo de genes que codificam moléculas especializadas envolvidas na identificação e na distinção entre o próprio e o não próprio. Essas moléculas da superfície celular possuem funções imunológicas e não imunológicas. A designação de histocompatibilidade foi originada a partir da identificação dessas moléculas na determinação da compatibilidade de tecidos transplantados. O MHC é um componente essencial na imunidade humoral e mediada por células.

Complexo Principal de Histocompatibilidade e Associação Patológica

O MHC influencia a aceitação dos transplantes ou a sua rejeição, a responsividade imune e a patogênese de uma série de doenças. O MHC representa um complexo de genes que codificam moléculas especializadas envolvidas na apresentação antigênica e, portanto, regulam as respostas imunes.

Distúrbios do Sistema Imune

Conforme anteriormente discutido, a imunidade é um sistema defensivo complexo de reconhecimento e de mecanismos efetores para a proteção do hospedeiro contra patógenos infecciosos e câncer. Durante a resposta imune normal estes são mecanismos para a eliminação de antígenos estranhos, associado a isso está algum grau de lesão tecidual que evoca uma resposta inflamatória de duração e intensidade apropriadas para o antígeno. Todavia, existem várias situações nas quais a resposta imune evoca uma resposta inflamatória que não é apropriada para o antígeno deflagrador e estas recaem em três categorias gerais. A maior dessas categorias é a das reações de hipersensibilidade, que estão associadas a um grande número de doenças abordadas ao longo

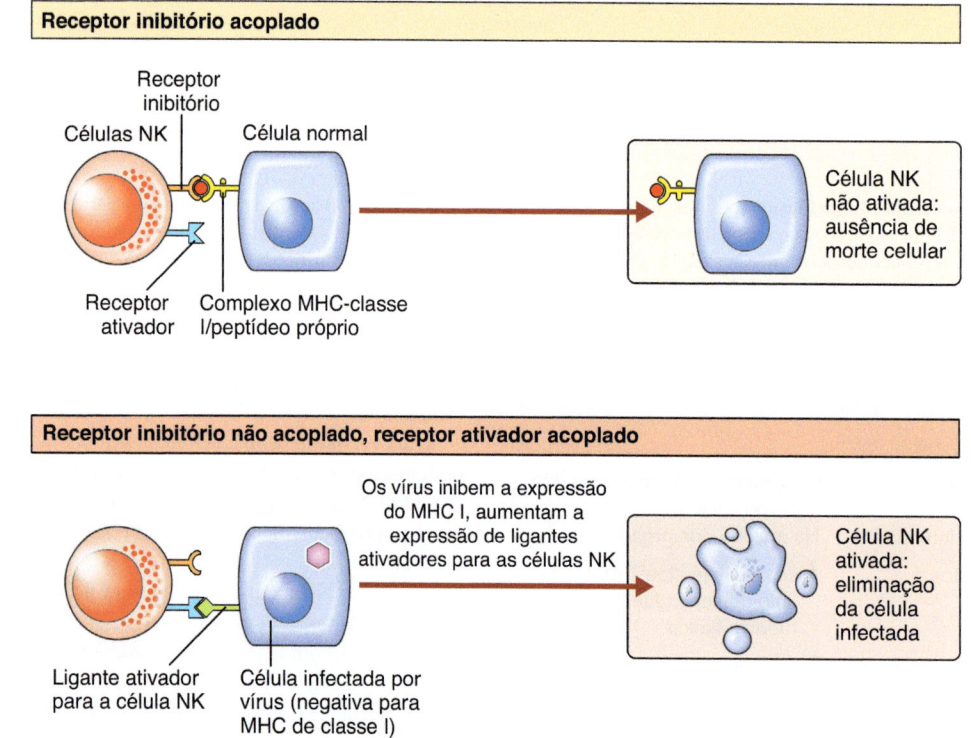

Figura 5-15 **Regulação da Atividade das Células** *Natural Killer* **(NK).** A ativação das células NK é mediada através da ativação de receptores inibitórios. Células sadias normais expressam moléculas MHC-próprias que funcionam inibindo a ativação das células NK. As células anormais ou enfermas não conseguem expressar moléculas MHC-próprias e aumentam a expressão de ligantes ativadores que resultam na ativação das células NK e na eliminação da célula anormal ou enferma. MHC, complexo principal de histocompatibilidade.

deste texto. A segunda categoria é a das doenças autoimunes, na qual a resposta imune é inapropriadamente direcionada para um antígeno próprio, resultando na lesão de órgãos ou tecidos normais. A terceira categoria é a das doenças de imunodeficiência, nas quais um defeito genérico ou adquirido resulta em uma inabilidade de construir uma resposta imune e, então, controlar as infecções, resultando em inflamação sistêmica grave. O capítulo enfocará, agora, as características gerais da lesão tecidual imunológica, com a discussão relativa a algumas doenças imunológicas específicas que são atribuíveis a distúrbios do sistema imune. Finalmente, concluiremos com uma discussão relativa à amiloidose, uma condição que resulta de uma série de mecanismos, alguns dos quais possuem uma base imunológica.

Mecanismos de Lesão Tecidual Imunológica: Reações de Hipersensibilidade

A reação de hipersensibilidade é definida como uma reatividade alterada a um antígeno específico que resulta em reações patológicas consequentes à exposição de um hospedeiro sensibilizado àquele antígeno específico (Conceito Essencial 5-3). A designação dessas respostas imunes como "hiper" é bastante inadequada, uma vez que as reações evocadas são melhor caracterizadas como respostas inapropriadas ou mal-direcionadas. Uma resposta imune pode ser benéfica ou maléfica. Através da caracterização das respostas de hipersensibilidade como inapropriadas ou mal-direcionadas, nós não estamos deduzindo que estas respostas sejam de algum modo diferentes daquelas que ocorrem em mecanismos de defesa "benéficos" normais. Para deixar isso mais claro: Se a resposta imune for benéfica, isto é imunidade, se for prejudicial, isto é hipersensibilidade. Todas as reações de hipersensibilidade se caracterizam pela sensibilização e por fases efetoras. A fase de sensibilização exige que o hospedeiro deva ter uma fase de exposição prévia ou uma exposição prolongada a um antígeno, de modo que ele possa desenvolver uma resposta imune ao antígeno incitante. A resposta patológica associada às reações de hipersensibilidade ocorre na fase efetora, mais comumente se manifesta como uma reação inflamatória ou como lise celular.

As reações de hipersensibilidade foram historicamente classificadas com base no mecanismo imunológico que medeia a doença como do tipo I, tipo II, tipo III, ou tipo IV. Os tipos I, II e III são mediados por anticorpos e o tipo IV é mediado por macrófagos e linfócitos T. O tipo I também é conhecido como *hipersensibilidade do tipo imediata* e mais frequentemente resulta de resposta à IgE que é direcionada contra um antígeno ambiental ou exógeno (também conhecido como *alérgeno*). O resultado é a liberação de mediadores vasoativos a partir de mastócitos sensibilizados pela IgE e esses mediadores produzem uma resposta inflamatória aguda. O tipo II também é conhecido como hipersensibilidade citotóxica e mais frequentemente ocorre quando IgG ou IgM são direcionadas contra uma proteína própria alterada ou um antígeno estranho ligado à um tecido ou célula. O resultado pode levar à destruição do tecido ou da célula por CCDA, lise mediada pelo complemento, ou função alterada sem evidências de lesão tecidual ou celular. O tipo III também é conhecido como *hipersensibilidade por complexo imune* e é devido à formação de complexos antígeno-anticorpo insolúveis (também conhecidos como *complexos imunes*). O resultado é a ativação do sistema complemento e o desenvolvimento de uma reação inflamatória nos locais de deposição dos complexos imunes. O tipo IV também é conhecido como *hipersensibilidade do tipo tardia* (DTH) e resulta de ativação de linfócitos T sensibilizados para um antígeno específico. As respostas imunes resultantes são mediadas por citotoxicidade direta ou pela liberação de citocinas que agem primariamente através de macrófagos. Esta classificação original, conforme proposta por Gell e Coombs foi amplamente baseada no evento inicializador primário envolvido nas reações individuais e não na real patogênese, correlacionando-se com o que é observado clinicamente ou patologicamente.

CONCEITO ESSENCIAL 5-3 Reações de Hipersensibilidade

As reações de hipersensibilidade são respostas inapropriadas e mal-direcionadas para um antígeno específico que resultam em reações prejudiciais subsequentes à exposição de um hospedeiro a um antígeno específico. Os animais afetados exigem uma fase de sensibilização na qual o animal deve ter uma exposição prévia ou uma exposição prolongada ao antígeno de modo que ele possa desenvolver uma resposta imune ao antígeno incitante. Os efeitos nocivos resultantes das reações de hipersensibilidade ocorrem na fase efetora e são mais comumente manifestados por meio da inflamação ou da lise celular. As reações de hipersensibilidade são classificadas com base no mecanismo imunológico que medeia a doença. Os tipos I, II e III são mediados por anticorpos e o tipo IV é mediado por macrófagos e linfócitos T.

O tipo I, também conhecido como hipersensibilidade do tipo imediato, é mais frequentemente o resultado de uma resposta de uma imunoglobulina (Ig) E direcionada contra antígenos ambientais ou exógenos (alérgenos), causando a liberação de mediadores vasoativos de mastócitos sensibilizados pela IgE e uma resposta inflamatória aguda. Pode haver formas sistêmicas (p. ex. anafilaxia [picada de abelha]) e respostas localizadas (p. ex. dermatite alérgica).

O tipo II, também conhecido como hipersensibilidade citotóxica, ocorre mais frequentemente quando IgG ou IgM são dirigidas diretamente contra uma proteína própria alterada ou um antígeno estranho ligado a um tecido ou célula (hapteno) causando (1) a destruição do tecido ou célula por meio de citotoxicidade celular dependente de anticorpos ou da lise mediada pelo complemento ou (2) alteração da função celular sem evidências de lesão tecidual ou celular.

O tipo III, também conhecido como hipersensibilidade por complexos imunes, é causada pela formação de complexos antígeno-anticorpo insolúveis (complexos imunes) resultando na ativação do sistema complemento e no desenvolvimento de uma reação inflamatória nos locais de deposição do complexo imune. Podem haver formas generalizadas (p. ex. artrite reumatoide e lúpus eritematoso sistêmico) e localizadas (p. ex. reação cutânea de Arthus [uveíte anterior com olho azul em cães]).

O tipo IV, também conhecido como hipersensibilidade do tipo tardia é o resultado da ativação de linfócitos T sensibilizados por um antígeno específico. A resposta imune resultante é mediada por citotoxicidade direta por linfócitos ou pela liberação de citocinas que agem por meio dos macrófagos para produzirem inflamação crônica. Este é o mecanismo subjacente para o teste da tuberculina nos bovinos para a tuberculose bovina (*Mycobacterium bovis*) e para a hipersensibilidade de contato e as respostas inflamatórias granulomatosas.

Conquanto a classificação original das reações de hipersensibilidade ainda esteja válida, versões mais "novas" que se baseiam na patogênese ilustram melhor a complexidade dessas reações e a alteração patológica específica (lesões) associadas a elas. Para os propósitos da nossa discussão, nós utilizaremos a versão original de Gell e Coombs apresentada na Tabela 5-4, compreendendo que muitas das doenças associadas às reações de hipersensibilidade são realmente complexas e podem envolver mais de um tipo. Em seres humanos, os estudos de mapeamento genético da maior parte das doenças caracterizadas por uma reação de hipersensibilidade sugerem que existam diversos genes de susceptibilidade associados à doença, sustentando adicionalmente a complexa patogênese dessas enfermidades. Finalmente, a patogênese de muitas doenças raramente envolve uma única reação de hipersensibilidade e, de fato, algumas doenças podem se iniciar como uma hipersensibilidade imediata, mas progredir para uma reação predominantemente como DTH. Para maior clareza, as doenças de hipersensibilidade são discutidas no contexto do seu mecanismo predominante, exceto quando é adequado elaborar sobre a progressão de uma doença.

Tabela 5-4	Mecanismos das Doenças de Hipersensibilidade				
Tipo	Componente Imunológico	Antígeno	Tipo de Distúrbio	Mecanismos Imunes	Lesões Patológicas
Hipersensibilidade Imediata (tipo I)	Mediado por IgE	Alérgenos	Anafilaxia; alergias (formas atópicas)	Produção de anticorpos IgE • Liberação imediata de aminas vasoativas e de outros mediadores pelos mastócitos; recrutamento de células inflamatórias (reação de fase tardia)	Dilatação vascular, edema, contração da musculatura lisa, produção de muco, inflamação
Hipersensibilidade mediada por anticorpos (hipersensibilidade do tipo II)	Mediada por IgG e IgM	Antígenos associados as células ou a matriz extracelular Receptor de superfície celular	Anemia hemolítica autoimune; isoeritrólise neonatal; reações transfusionais; reações a fármacos; pênfigo	Produção de IgG, IgM • Se liga ao antígeno na célula ou tecido alvo • Fagocitose ou lise da célula-alvo pelo complemento ativado ou por receptores Fc; recrutamento de leucócitos	Lise celular; inflamação
Hipersensibilidade mediada por complexos imunes (tipo III)	Mediado por IgG e IgM	Antígenos solúveis (p.ex. antígenos bacterianos e virais)	Lúpus eritematoso sistêmico; algumas formas de glomerulonefrite; doença do soro; reação de Arthus	Deposição de complexos antígeno-anticorpo • Ativação do complemento • Recrutamento de leucócitos por produtos do complemento e receptores Fc • Liberação de enzimas e de outras moléculas tóxicas	Vasculite necrotizante (necrose fibrinoide); inflamação
Hipersensibilidade mediada por células (tipo IV)	Mediado por linfócitos T	Antígeno solúvel (p. ex. antígenos bacterianos e virais) Antígenos de contato Antígeno associado à célula	Dermatite de contato; rejeição de transplante; tuberculose; doenças alérgicas crônicas	Linfócitos T ativados • Liberação de citocinas e ativação de macrófagos • Citotoxicidade mediada por linfócitos T	Infiltrados celulares perivasculares; edema; destruição celular; formação de granuloma

IgE, Imunoglobulina E; *IgG*, imunoglobulina G; *IgM*, imunoglobulina M.

Hipersensibilidade do Tipo I (Hipersensibilidade Imediata)

As reações de hipersensibilidade do tipo I são mais comumente resultantes de respostas imunes mediadas por IgE direcionadas contra antígenos ambientais (p. ex. alérgenos) e antígenos parasitários. Respostas nocivas mediadas por IgE a antígenos ambientais inócuos resultando em reações alérgicas são denominadas *hipersensibilidade*, enquanto respostas protetivas mediadas por IgE a antígenos parasitários são consideradas imunidade. A distinção enfatiza o fato de que estas não são respostas imunológicas únicas, mas, antes, respostas imunes "normais" erroneamente direcionadas ou inapropriadas.

A hipersensibilidade do tipo I ocorre em um hospedeiro previamente sensibilizado e é inicialmente manifestada como um processo inflamatório agudo que ocorre em um intervalo de minutos ("hipersensibilidade imediata") após a exposição a um antígeno específico. Em muitos casos, a reação progride a partir de uma resposta inflamatória aguda inicial para uma resposta de fase tardia e/ou uma lesão inflamatória crônica que persiste (Figs. 5-16 e 5-17). A patogênese básica envolve uma fase de sensibilização e uma fase efetora. A fase de sensibilização ocorre durante a exposição inicial ao antígeno, quando o hospedeiro desenvolve uma resposta IgE antígeno específica, que resulta na sua sensibilização através da vinculação da IgE antígeno específica aos receptores Fcε na superfície

dos mastócitos (Fig. 5-18). O hospedeiro agora está sensibilizado e, ou por meio de uma segunda exposição, ou de uma exposição prolongada ao antígeno IgE específico, há uma ligação cruzada de duas ou mais moléculas IgE na superfície do mastócito. Isso resulta na sua ativação e liberação de mediadores pré-formados ou recém-sintetizados, resultando na fase efetora. A fase efetora pode estar limitada a uma reação inflamatória aguda (que ocorre em um intervalo de minutos), resultando primariamente pela liberação de mediadores pelos mastócitos, ou pode progredir para uma reação de fase tardia (ao longo de um período de horas), ou a uma reação crônica (persistindo por dias a anos). A reação de fase aguda se caracteriza por respostas associadas à liberação de aminas vasoativas pelos mastócitos e inclui um aumento da permeabilidade vascular, contração da musculatura lisa e pelo influxo de células inflamatórias. A fase tardia ou reações crônicas, frequentemente associadas a exposições antigênicas repetidas ou prolongadas, são em grande parte o resultado de uma infiltração celular mais intensa (principalmente por eosinófilos, neutrófilos, macrófagos e linfócitos T) e lesão tecidual. Uma vez que o mastócito é central para a patogênese de uma reação de hipersensibilidade do tipo I, suas características biológicas e as funções primárias serão revistas.

Os mastócitos são uma população heterogênea de células da medula óssea que residem no tecido vascularizado. Os mastócitos

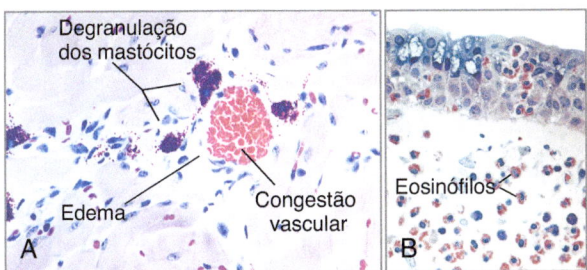

Figura 5-16 Reação de Hipersensibilidade Imediata. A, Reação inicial (minutos) caracterizada pela degranulação dos mastócitos e pela liberação de substâncias vasoativas pré-formadas que causam vasodilatação e aumento da permeabilidade vascular, resultando em edema do tecido intersticial. **B,** A medida que a lesão progride para a fase tardia (horas), o infiltrado inflamatório é primariamente composto por eosinófilos e poucos linfócitos e neutrófilos. (**A** e **B** cortesia do Dr. Daniel Friend, Departamento de Patologia, *Brighamand Women's Hospital, Boston.*)

são facilmente identificados através da sua abundância de grânulos citoplasmáticos metacromáticos. A metacromasia é definida como a coloração de um componente tecidual de modo que a cor (espectro de absorção) do complexo corante/tecido difere da cor do corante original e do outro tecido corado. Em outras palavras, a substância metacromática é de uma cor diferente daquela do corante e do outro tecido corado. Por exemplo, o azul de toluidina é um corante metacromático e ele cora a maioria dos tecidos em azul, mas os grânulos dos mastócitos são roxos. Outros corantes metacromáticos comumente usados incluem o azul de metileno e a tionina. Os corantes de Wright e de Giemsa são misturas de corantes que incluem um corante metacromático. Os mastócitos podem ser divididos em subpopulações mucosas e conjuntivas com base não apenas na sua localização como também nas suas características fenotípicas, morfológicas, histoquímicas e funcionais. Isso sugere que subpopulações individuais de mastócitos possam possuir funções específicas em respostas normais e patológicas que são o resultado da sua ativação. O receptor c-kit, expressado nos mastócitos, seus precursores e no seu ligante — o fator das células tronco — é essencial para o desenvolvimento e função dos mastócitos. Alterações no c-kit foram usadas para identificação molecular de tumores mal-diferenciados de mastócitos.

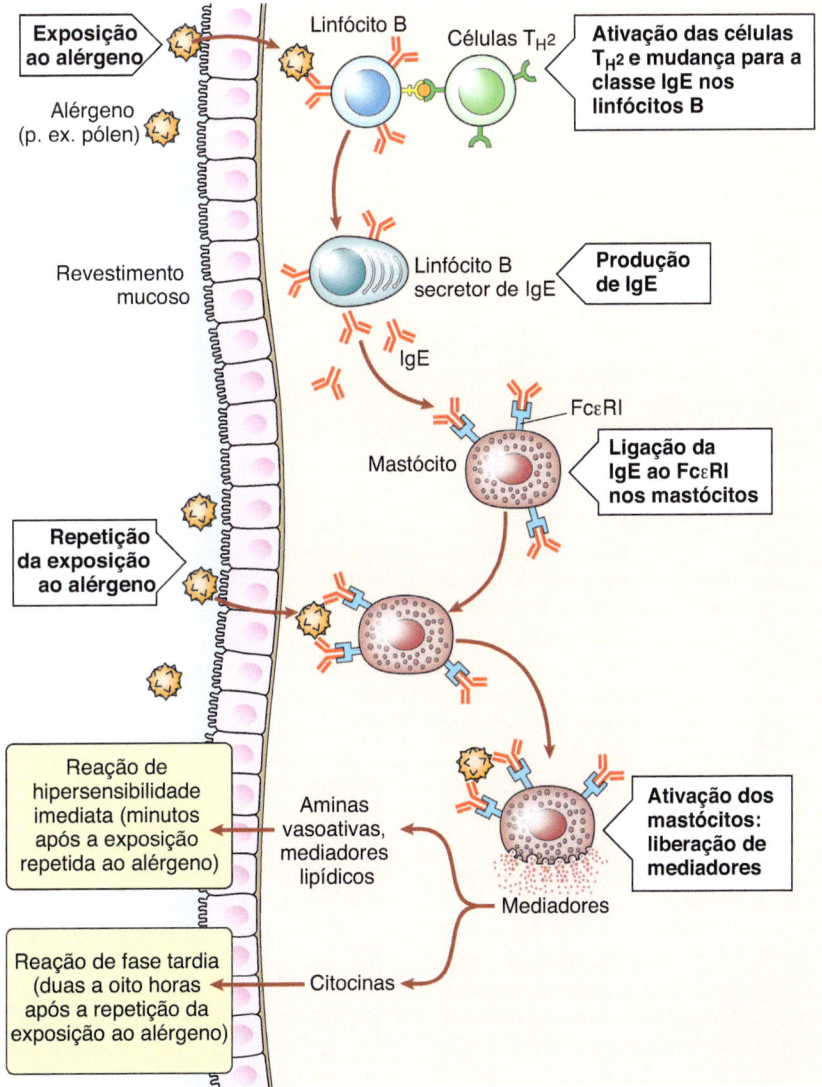

Figura 5-17 Reação de Hipersensibilidade do Tipo I. A patogênese de uma reação de hipersensibilidade do tipo I começa com a exposição ao antígeno (alérgeno) que resulta na ativação do linfócito T auxiliar do tipo dois (T$_{H}$2) e dos linfócitos B, levando à produção de imunoglobulina E (IgE) e à sensibilização dos mastócitos. A exposição continuada ao antígeno resulta em uma ligação cruzada da IgE ligada aos mastócitos provocando ativação e liberação de mediadores inflamatórios.

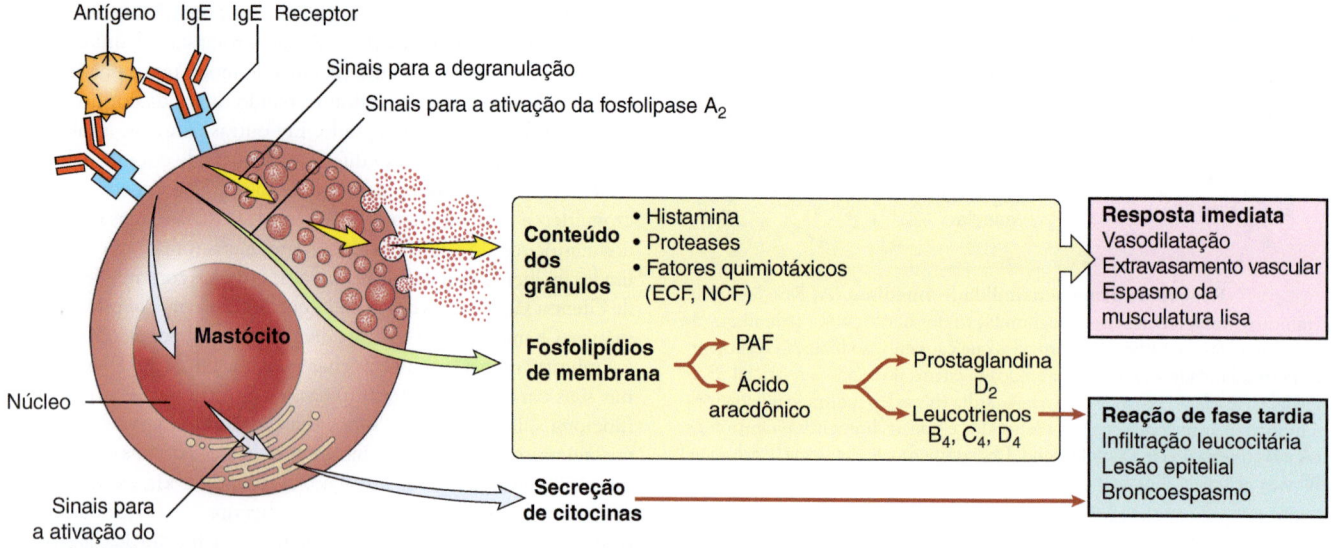

Figura 5-18 Degranulação e Ativação dos Mastócitos. Quando um animal é sensibilizado contra um antígeno em uma reação de hipersensibilidade do tipo 1, ele tem moléculas de imunoglobulina E (IgE) ligadas a receptores na superfície dos mastócitos. Quando exposto ao antígeno, a IgE ligada à superfície dos mastócitos provoca uma reação cruzada, resultando na ativação do mastócito. Isso acarreta a degranulação de mediadores pré-formados e a síntese de mediadores em grande parte através da ativação da fosfolipase A2, o que acarreta respostas inflamatórias. *ECF,* fator quimiotáxico dos eosinófilos; *NCF,* fator quimiotáxico dos neutrófilos; *PAF,* fator ativador das plaquetas.

A ativação dos mastócitos pode ocorrer através de uma série de mecanismos imunológicos e não imunológicos. Além da ativação dos mastócitos pela ligação cruzada de IgE ligadas à membrana por antígenos, outras substâncias e estímulos também podem ativá-los. Os mastócitos podem ser ativados por mecanismos independentes do receptor Fcε, incluindo citocinas (IL-8), produtos do complemento (as anafilatoxinas C3a e C5a), fármacos (medicamentos anti-inflamatórios não esteroidais, codeína e morfina), estímulos físicos (calor, frio e trauma). A ativação dos mastócitos não mediada por IgE é denominada uma *reação anafilactoide,* enquanto a ativação mediada por IgE é denominada como *hipersensibilidade do tipo I.* Existem diferenças teciduais e entre as espécies e de como as reações do tipo I são manifestadas e estas são atribuíveis aos tipos e proporções dos mediadores produzidos pelos mastócitos. Os mastócitos constituem uma população heterogênea de células relativamente à sua estrutura e função. Conquanto geralmente sejam divididos em populações baseadas na mucosa e no tecido conjuntivo, em ambos os casos elas são primariamente encontradas adjacentes aos vasos sanguíneos e nervos onde os seus mediadores têm uma maior influência. Os mediadores liberados pelos mastócitos são amplamente classificados como pré-formados (primários) ou recém-sintetizados (secundários) e, conforme apresentados na Figura 5-18, influenciam tecidos locais e outros tipos celulares. Os mediadores primários são armazenados em grânulos citoplasmáticos e incluem aminas vasoativas, histamina, serotonina e adenosina; fatores quimiotáxicos para os eosinófilos e neutrófilos; enzimas, incluindo proteases neutras e hidrolases ácidas; e proteoglicanos, tais como a heparina e a os sulfatos de condroitina. Mediadores recém-sintetizados consistem principalmente pelos produtos de mediadores lipídicos do metabolismo do ácido aracdônico através da cicloxigenase e da lipoxigenase (Capítulo 3), de uma série de citocinas e do fator de ativação plaquetária (PAF). Os principais produtos do metabolismo do ácido aracdônico são as prostaglandinas e os leucotrienos, dos quais a prostaglandina D2 e os leucotrienos C4, D4 e E4 são os mais importantes. As principais citocinas liberadas a partir dos mastócitos durante uma reação do tipo I incluem IL-4, IL-5, IL-6 e TNF-α. A IL-4 e a IL-5 contribuem para a ativação dos linfócitos B e para a síntese de IgE. A IL-5 é quimiotáxica para os eosinófilos. A IL-6 e o TNF-α estão envolvidos na patogênese do choque durante a reação sistêmica do

tipo I (anafilática). Os eventos bioquímicos envolvidos na ativação mediada pela IgE e na liberação pelos mastócitos são semelhantes àqueles descritos para a ativação dos leucócitos no Capítulo 3. As ações primárias dos mediadores pré-formados e recém-sintetizados são atribuíveis à infiltração celular, a respostas vasoativas e à contração da musculatura lisa. O PAF, que foi primeiramente identificado como um iniciador da agregação plaquetária e degranulação, atua não apenas na fase aguda por meio de um aumento da vasodilatação e da permeabilidade vascular como é igualmente importante no início da fase tardia recrutando e ativando células inflamatórias. Finalmente, devemos observar que estudos recentes identificaram as vias do TLR que medeiam as interações entre as células dendríticas, os linfócitos T e os mastócitos, modelando, assim, as respostas do tipo I.

Uma reação do tipo I se inicia como uma reação inflamatória aguda mediada, em grande parte, pelas aminas vasoativas liberadas pela degranulação dos mastócitos. É durante este estágio inicial que os mastócitos também liberam grandes quantidades de fatores quimiotáxicos e citocinas. Esses mediadores recrutam e ativam as células inflamatórias que irão não apenas manter a resposta inflamatória na ausência de antígenos, como também provocar a lesão tecidual. A resposta imediata se caracteriza por um aumento do fluxo sanguíneo, por um aumento da permeabilidade vascular (edema) e espasmo da musculatura lisa. À medida que a reação progride, leucócitos adicionais são recrutados e essas substâncias biologicamente ativas podem provocar lesão celular. Desses leucócitos, os eosinófilos são particularmente importantes.

Os eosinófilos são recrutados para os locais das reações de hipersensibilidade do tipo I pelas quimiocinas, tais como a eotaxina, e a sua sobrevivência é influenciada pela IL-3, pela IL-5 e apelo GM-CSF, que são, em grande parte, derivados dos linfócitos T$_H$2. Os eosinófilos recrutados durante a resposta inicial desempenham um papel ativo na resposta de fase tardia através da liberação de componentes dos seus grânulos, sintetizando mediadores lipídicos e produzindo citocinas. As proteínas básicas liberadas pelos eosinófilos são tóxicas para os parasitas e para o tecido do hospedeiro. Em particular, a principal proteína básica do eosinófilo é tóxica não apenas para os parasitos como também para células tumorais e células normais. Essas proteínas contribuem para a lesão das células epiteliais associada a reações crônicas do tipo I. Mediadores lipídicos sintetizados por eosinófilos ativados incluem o PAF, leucotrienos e lipoxinas. As citocinas produzidas e liberadas pelos eosinófilos incluem fatores de crescimento, quimiocinas, citocinas envolvidas na inflamação e reparo, e citocinas regulatórias. Os macrófagos e os linfócitos participam da resposta da fase tardia em graus variáveis.

As células epiteliais contribuem adicionalmente para a inflamação ao se tornarem ativadas e produzirem fatores que recrutam e ativam células inflamatórias adicionais. É essa complexa série de ativação celular, recrutamento e liberação de mediadores que amplifica a resposta imune e sustenta a reação inflamatória muito após o antígeno não mais existir.

Os fatores que determinam se um hospedeiro desenvolverá uma reação de hipersensibilidade do tipo I são complexos. A composição genética do hospedeiro, assim como a carga e a via da exposição antigênica são o mais importante. Esses fatores influenciam se o indivíduo apresentará uma resposta T_H1 ou T_H2. O desenvolvimento de um linfócito B secretor de IgE a partir de um linfócito B imaturo depende de linfócitos CD4$^+$ ativados do tipo T_H2. As citocinas que definem uma resposta linfocitária T_H2 possuem importantes papeis na regulação das células envolvidas na reação de hipersensibilidade dos tipos I. IL-3, IL-4 e IL-10 influenciam a produção de mastócitos; a Il-4 está envolvida na troca do isotipo para IgE e a IL-3 e a IL-5 influenciam a maturação e a ativação eosinofílica. A principal citocina que define a resposta T_H1, o IFN-γ, inibe a resposta T_H2. Portanto, um animal que desenvolve uma resposta predominantemente T_H2 a um antígeno particular mais provavelmente desenvolveria uma reação de hipersensibilidade do tipo I em comparação com outro que desenvolvesse uma resposta predominantemente T_H1. O linfócito CD4$^+$ desempenha um papel central na patogênese de uma hipersensibilidade do tipo I. Em seres humanos, influências genéticas adicionais podem ser vinculadas aos genes de resposta imune ligados ao antígeno leucocitário humano (HLA). Esses genes parecem controlar respostas IgE específicas para o alérgeno. Conforme anteriormente mencionado, foi proposta uma associação entre moléculas específicas do MHC de classe I com um aumento da susceptibilidade à atopia em cães. Assim como no mastócito e no eosinófilo, um papel para o linfócito T CD4$^+$ na resposta de fase tardia também foi descrito. Estudos sugerem que a produção continuada de citocinas T_H2 contribua para a inflamação crônica associada a algumas reações crônicas de hipersensibilidade do tipo I.

Em resumo, a hipersensibilidade do tipo I constitui um processo patológico complexo que ocorre em hospedeiros sensibilizados, que pode resultar em três tipos de respostas: (1) uma resposta inflamatória aguda, (2) uma resposta de fase tardia e (3) uma resposta inflamatória crônica. Em hospedeiros sensibilizados a ligação cruzada da IgE na superfície dos mastócitos resulta na liberação imediata de mediadores que influenciam o tecido local e recrutam células inflamatórias adicionais. A resposta aguda é dependente dos mastócitos residentes, enquanto as respostas de fase tardia e crônica são dependentes de células recrutadas, especialmente os eosinófilos. Fundamentais na patogênese das reações de hipersensibilidade do tipo I são os linfócitos T_H2 e as citocinas que eles produzem, que influenciam a produção de IgE e o recrutamento e ativação dos leucócitos.

Reações de hipersensibilidade do tipo I sistêmicas e localizadas ocorrem em animais. A patogênese de muitas doenças infecciosas e não infecciosas envolve a produção de IgE e o desenvolvimento de uma reação de hipersensibilidade do tipo I. A hipersensibilidade do tipo I é uma reação alérgica que ocorre em um intervalo de minutos após a exposição a um antígeno ao qual o hospedeiro tenha sido anteriormente sensibilizado. A alergia se tornou sinônimo de hipersensibilidade do tipo I. Por definição, as reações de hipersensibilidade do tipo I são mediadas pela IgE. Reações sistêmicas de hipersensibilidade do tipo I são denominadas de *anafilaxia*. A atopia é a predisposição genética ao desenvolvimento de reações de hipersensibilidade localizadas do tipo I a antígenos inócuos. A atopia frequentemente está limitada a um órgão ou tecido como, por exemplo, a dermatite ou a rinite alérgica, as alergias alimentares e a asma. Reações de tipo alérgicas não mediadas por IgE são denominadas reações anafilactoides.

Hipersensibilidade Sistêmica do Tipo I (Anafilaxia). O termo *anafilaxia* se refere a uma reação de hipersensibilidade sistêmica aguda a um antígeno que é mediada pela IgE e que envolve a ativação dos mastócitos, resultando em um estado semelhante ao choque que frequentemente envolve múltiplos sistemas orgânicos. Os sinais clínicos e as alterações patológicas atribuíveis à reação anafilática sistêmica variam por espécie e frequentemente se correlacionam com o órgão de choque primário na sua manifestação mais grave — morte. Essa variação reflete as diferenças na distribuição dos mastócitos, o mediador contido nos seus grânulos, que é único para cada espécie, e no tecido-alvo primário. Os tecidos-alvo primários são os vasos sanguíneos e o músculo liso. Os leitos vasculares sanguíneos e a musculatura lisa variam no seu conteúdo de receptores histamínicos e, portanto, alguns são mais suscetíveis do que outros às influências da histamina. Devido a este fato, os sinais iniciais de anafilaxia podem ser variáveis. Os sinais cutâneos incluem prurido, hiperemia a angioedema. Os sinais cardiovasculares incluem hipotensão e taquicardia sinusal concomitante (característica de uma resposta vasovagal). Os sinais respiratórios incluem broncoespasmos, edema de laringe e dispneia. À medida que a reação anafilática progride, a hipotensão ou a hipóxia poderão acarretar inconsciência. Anafilaxia fatal poderá ocorrer como resultado de asfixia secundária ao edema das vias superiores, à falência circulatória como resultado da dilatação do leito vascular esplâncnico, ou à hipoxemia resultante de broncoespasmos graves. Em seres humanos, um conjunto de evidências também relaciona os mastócitos cardíacos na anafilaxia miocárdica como um mecanismo primário. Com exceção dos casos com edema das vias aéreas superiores ou de hiperinflação pulmonar (enfisema), não existem lesões patognomônicas da anafilaxia. A espécie mais sensível ao desenvolvimento de anafilaxia é o porquinho-da-índia. Os achados patológicos mais comuns na maior parte das espécies são o edema pulmonar e o enfisema, exceto no cão, para o qual o principal órgão de choque é o fígado e uma congestão hepática grave, com hemorragia visceral constituem os achados mais comuns.

Os tipos de antígenos que podem evocar uma reação anafilática sistêmica são variados, mas mais comumente incluem fármacos (especialmente antibióticos penicilínicos), vacinas, veneno da picada de insetos e soro heterólogo. Conquanto o maior risco para o desenvolvimento da reação anafilática ocorra durante a administração parenteral, deve ser observado que, em alguns casos, mesmo uma pequena quantidade de antígeno, em um hospedeiro altamente sensibilizado, poderá evocar uma resposta sistêmica.

Hipersensibilidade do Tipo I Localizada. Em uma reação de hipersensibilidade localizada do tipo I, os sinais clínicos e os achados patológicos estão restritos a um tecido ou órgão específico. As reações localizadas mais comumente ocorrem nas superfícies epiteliais tais como as superfícies cutânea e mucosa dos tratos respiratório e gastrointestinal. Conforme anteriormente descrito, as diferenças entre as espécies relativas à localização dos mastócitos, os mediadores contidos no seu interior e a distribuição dos receptores histamínicos no tecido-alvo podem explicar o diferente espectro de doenças observado entre as diferentes espécies.

A dermatite alérgica é uma manifestação cutânea de uma reação de hipersensibilidade do tipo I que resulta na inflamação da pele. A via de exposição ao antígeno poderá ser a inalação, a ingestão, ou a absorção percutânea. Acredita-se que a dermatite alérgica possua uma predisposição genética, então a doença será denominada dermatite atópica. As reações de hipersensibilidade dietéticas do tipo I no cão e no gato mais comumente se apresentam como uma doença cutânea ao invés de uma doença gastrointestinal. Outras manifestações cutâneas comuns da hipersensibilidade do tipo I são as picadas de pulgas e de outros artrópodes, assim como urticária e angioedema. Todas essas doenças se caracterizam por uma reação inflamatória aguda, frequentemente perivascular, provocada por mediadores liberados por mastócitos sensibilizados. Em alguns casos, como em uma dermatite atópica, a lesão poderá progredir para uma resposta de fase tardia ou para uma inflamação crônica caracterizada por infiltrados inflamatórios mais intensos (p. ex. dermatite atópica) ou por um tipo de reação de hipersensibilidade do tipo IV (picadas de artrópodes). Outras alterações secundárias, tais como acantose, hiperpigmentação, metaplasia de glândulas sebáceas e pioderma, ocorrem em casos de duração prolongada ou em animais que apresentam um trauma significante relacionado com o prurido.

A rinite alérgica é uma manifestação respiratória de uma reação de hipersensibilidade do tipo I que mais comumente se desenvolve em ruminantes. Os antígenos mais comuns são os polens de grama e de ervas daninhas, assim como esporos do mofo (*Saccharopolyspora rectivirgula*). Esta doença também progride com frequência a partir de uma doença inflamatória aguda para uma resposta de fase tardia e inflamação crônica. Em bovinos, a rinite alérgica de longa duração pode progredir para uma reação de hipersensibilidade do tipo IV com a formação de granulomas nasais. Esporos de mofo (*S. rectivirgula*) estão mais frequentemente associados à reação de hipersensibilidade do tipo III, resultando em pneumonite alérgica (alveolite alérgica extrínseca).

Conquanto uma predisposição hereditária tenha sido implicada em alguns pacientes, o modo exato de herança permanece por ser determinado. Em seres humanos um vínculo entre os genes que codificam a IL-4 e determinados antígenos do MHC, importantes componentes das doenças alérgicas, foi estabelecido.

Hipersensibilidade do Tipo II (Hipersensibilidade Citotóxica)

Na classificação original de Gell e Coombs, a reação de hipersensibilidade do tipo II foi designada como hipersensibilidade citotóxica mediada por anticorpos. Esse tipo de hipersensibilidade mais frequentemente ocorre como resultado do desenvolvimento de anticorpos direcionados contra antígenos na superfície de uma célula ou em um tecido, tendo como resultado a destruição da célula ou do tecido. Os antígenos podem ser endógenos (proteína celular ou tecidual normal) ou exógenos (p. ex. proteína medicamentosa ou microbiana adsorvida à célula). Em algumas situações, o antígeno pode ser um receptor de superfície celular e o anticorpo pode ativar ou bloquear a ativação da célula ao invés de provocar citotoxicidade. A patogênese de muitas das doenças imunomediadas e autoimunes está centrada no desenvolvimento de anticorpos antirreceptor ou antiantígenos teciduais e em uma reação de hipersensibilidade do tipo II. O maior grupo de reações de hipersensibilidade "citotóxica" envolve doenças hematológicas, com anticorpos direcionados contra antígenos presentes na superfície de hemácias e plaquetas. As reações de hipersensibilidade do tipo II são mediadas por anticorpos direcionados contra antígenos na superfície de tecidos ou células de modo que esse tecido ou célula é destruído ou a função celular seja alterada. As reações de hipersensibilidade do tipo II mais frequentemente envolvem IgM e IgG e ocorrem em um intervalo de horas após a exposição em um hospedeiro sensibilizado.

Existem três mecanismos básicos mediados por anticorpos que resultam em hipersensibilidade do tipo II (Fig. 5-19). As reações dependentes do complemento ocorrem como resultado da capacidade de ativação do complemento pela IgG e pela IgM. A ativação do complemento pode mediar a citotoxicidade através da formação de um complexo de ataque à membrana, resultando em lise celular, ou da fixação de fragmentos C3b (opsonização) à superfície, facilitando a fagocitose (Capítulo 3). As reações dependentes de anticorpos podem, de modo semelhante, opsonizar as células, facilitando a fagocitose, ou resultar na lise celular através de citotoxicidade celular dependente de anticorpos. A opsonização das células por anticorpos os torna suscetíveis à destruição por macrófagos, neutrófilos, células NK e eosinófilos, todos os quais são portadores de FcR. Isso é comumente denominado *citotoxidade celular dependente de anticorpos* (CCDA). Finalmente, anticorpos direcionados contra os receptores superficiais podem resultar em uma alteração da função celular ou tecidual. Os anticorpos antirreceptor podem atuar como agonistas, estimulando a função celular, ou antagonistas, bloqueando a função do receptor.

Doenças com uma patogênese de hipersensibilidade do tipo II estão apresentadas na Tabela 5-5. As propriedades físicas e bioquímicas das hemácias, plaquetas e leucócitos os tornam suscetíveis a reações citotóxicas. Duas propriedades das hemácias as tornam singularmente suscetíveis a serem envolvidas nas reações do tipo II. Primeiro, a sua superfície contém uma arranjo complexo de antígenos dos grupos sanguíneos que podem se tornar alvos de respostas aos anticorpos, como é comumente o caso das reações transfusionais ou da doença hemolítica imunomediada do neonato. Em segundo lugar, as propriedades bioquímicas das hemácias as tornam propensas a absorver substâncias tais como fármacos ou componentes antigênicos de agentes infecciosos ou tumores. Nessas situações, a hemácia pode ser marcada diretamente porque a substância altera uma proteína de superfície até um ponto em que esta passa a ser identificada como estranha, ou marcada indiretamente se houver uma resposta com anticorpos à própria substância. Finalmente, em formas autoimunes de anemia hemolítica, agranulocitose e trombocitopenia, ocorre uma quebra da tolerância e o subsequente desenvolvimento de anticorpos a células normais e, como resultado, elas são destruídas.

A maior parte das doenças citotóxicas do tipo II resulta em uma redução ou perda de uma população de células (p. ex. anemia, trombocitopenia). Doenças não tóxicas do tipo II são inicialmente caracterizadas pela ativação ou inibição da função da célula ou do tecido seguida pela inflamação, que pode provocar lesão inflamatória do órgão marcado. Em uma reação do tipo II a patogênese comumente começa com os antígenos da superfície celular evocando uma resposta por anticorpos, na qual o anticorpo se liga à célula e a mesma é lisada ou os componentes do complemento atraem células fagocíticas que lesam tecidos através da liberação de enzimas proteolíticas.

Hipersensibilidade do Tipo III (Hipersensibilidade por Complexos Imunes)

A hipersensibilidade do tipo III é designada hipersensibilidade por complexos imunes. Essa reação ocorre através da formação de complexos antígeno-anticorpo que ativam o complemento e resultam em lesão tecidual. A lesão celular ou tecidual é semelhante a uma reação de hipersensibilidade do tipo II, embora a patogênese subjacente seja diferente. Na reação do tipo III a célula ou tecido está sendo destruído não porque o anticorpo é direcionado contra esta célula ou tecido, mas, ao invés disso, porque os complexos imunes "grudam" naquela célula ou são depositados naquele tecido. Pense nela como uma reação do tipo "espectador inocente": O tecido marcado não é um alvo direto da resposta imune. A patogênese começa com a formação de complexos imunes que são alojados, formados ou depositados no tecido e que são capazes de ativar o sistema do complemento. A ativação dos produtos do complemento, tais como as anafilatoxinas e os fatores quimiotáxicos resultam em infiltração e ativação neutrofílica. Quando da ativação, os neutrófilos liberam as suas enzimas e isso resulta em

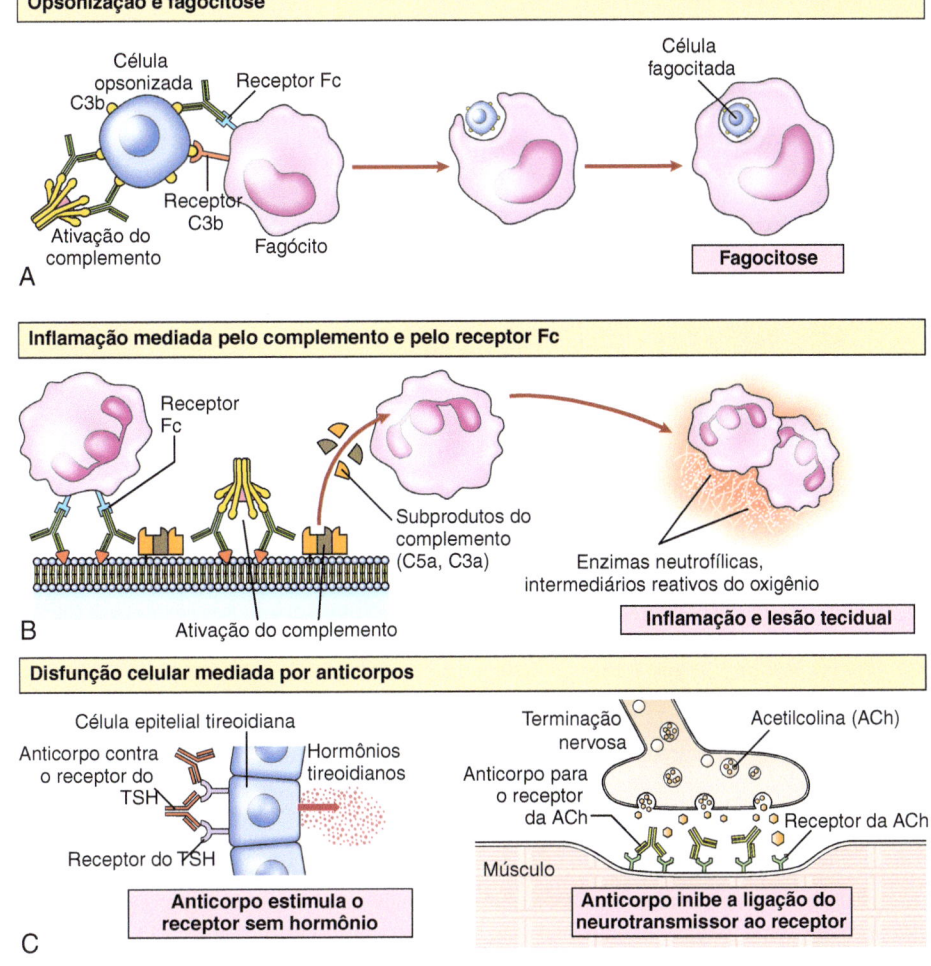

Figura 5-19 Os Três Principais Mecanismos de Lesão de Hipersensibilidade Mediada por Anticorpos (Hipersensibilidade do Tipo II). Os principais mecanismos de lesão tecidual durante uma reação de hipersensibilidade do tipo II envolvem a fagocitose mediada pela opsonização (A), a inflamação mediada pelo complemento e receptor Fc (B) e a disfunção celular mediada por anticorpos através da inibição ou ativação dos receptores celulares (C). *TSH*, Hormônio estimulante da tireoide.

Tabela 5-5	Doenças com uma Patogênese de Hipersensibilidade Citotóxica Primária (Hipersensibilidade do Tipo II)		
Doença	**Antígeno-Alvo**	**Mecanismos da Doença**	**Manifestações Clínico-Patológicas**
Anemia hemolítica autoimune	Proteínas da membrana eritrocitária (antígenos dos grupos sanguíneos)	Opsonização e fagocitose de eritrócitos	Hemólise, anemia
Isoeritrólise neonatal	Proteínas da membrana eritrocitária (antígenos dos grupos sanguíneos)	Opsonização e fagocitose de eritrócitos	Hemólise, anemia
Púrpura trombocitopênica autoimune	Proteínas da membrana plaquetária (integrina GPIIb/IIIa)	Opsonização e fagocitose de plaquetas	Hemorragia
Doenças penfigóides	Proteínas nas junções intercelulares das células epidérmicas (p. ex. a caderina desmogleína 1 epidérmica)	Ativação de proteases mediadas por anticorpos, ruptura das adesões intercelulares	Vesicobolhosa (doenças cutâneas)
Vasculite provocada por ANCA	Proteínas dos grânulos neutrofílicos, presumivelmente liberadas por neutrófilos ativados	Degranulação e inflamação dos neutrófilos	Vasculite
Miastenia gravis	Receptor de acetilcolina	Anticorpos inibem a ligação da acetilcolina, diminuindo a regulação dos receptores	Fraqueza e paralisia muscular
Anemia perniciosa	Fator intrínseco das células parietais gástricas	Neutralização do fator intrínseco, redução da absorção de vitamina B_{12}	Eritropoiese anormal, anemia
Penfigoide bolhoso	Colágeno do tipo XVII no interior dos hemidesmossomos	Anticorpos contra células basais	Vesículas subepidermais caracterizadas por fendas na membrana basal

ANCA, Anticorpo anticitoplasma de neutrófilos.

lesão tecidual. Assim como nas reações de hipersensibilidade do tipo II, as reações do tipo III mais frequentemente envolvem IgM e IgG e ocorrem em um intervalo de horas após a exposição em um hospedeiro sensibilizado.

Os complexos antígeno-anticorpo se formam como parte de uma resposta imune normal e geralmente facilitam a eliminação do antígeno através do sistema fagocitário sem resultar em uma reação de hipersensibilidade do tipo III. Conquanto uma série de fatores determine se uma reação do tipo III irá ocorrer, o mais importante é a relação entre a resposta por anticorpos e a quantidade de antígenos. Quando os anticorpos estão em excesso em relação aos antígenos, os complexos antígeno-anticorpo formados são grandes e insolúveis, sendo facilmente removidos pelo sistema fagocítico. Quando os antígenos estão em um maior quantidade em relação aos anticorpos, os complexos antígeno-anticorpo formados são pequenos demais para serem capazes de se alojar nos tecidos ou de ativar o sistema do complemento. Todavia, quando o antígeno está com um discreto aumento em relação a quantidade de anticorpos, esses pequenos complexos solúveis podem ficar alojados no tecido e ativar o sistema do complemento. Quando esse tipo de complexo antígeno-anticorpo solúvel é formado na circulação, o seu acúmulo no tecido é essencialmente o resultado de processos anatômicos e fisiológicos, não possuindo base imunológica. Finalmente, também foi sugerido que, em alguns casos, a hipersensibilidade por complexos imunes possa ser o resultado de uma pressão excessiva do sistema fagocítico normal. A deposição dos complexos imunes pode ser localizada em um tecido ou generalizada se os complexos imunes forem formados na circulação. Os vasos sanguíneos, membranas sinoviais, glomérulos e plexos coroides são particularmente vulneráveis ao depósito de complexos imunes. A concentração e o tamanho dos complexos determinam os locais de deposição.

As reações do tipo III podem se desenvolver a partir de respostas dos anticorpos a antígenos endógenos ou exógenos, e os complexos imunes podem ser depositados em uma série e tecidos (Tabela 5-6). Embora uma variedade de doenças de espécies domésticas envolva uma patogênese de hipersensibilidade do tipo III, a maior parte das doenças resulta de infecções persistentes, doenças autoimunes, ou da inalação de antígenos estranhos. Os organismos que resultam em infecções persistentes são frequentemente caracterizados por uma resposta fraca por anticorpos e pelo desenvolvimento da formação de complexos imunes. Uma série de doenças autoimunes e imunomediadas resultam no desenvolvimento de respostas por anticorpos a antígenos próprios ou a antígenos que formam complexos com proteínas próprias e esses são capazes de gerar complexos imunes ativadores do complemento. Os complexos imunes formados contra os antígenos ambientais comumente inalados podem levar ao desenvolvimento de uma alveolite alérgica. As reações de hipersensibilidade do tipo III são mediadas através da formação de complexos antígeno-anticorpo, o que resulta na ativação do complemento acarretando um influxo de neutrófilos e a subsequente destruição celular ou tecidual. Os complexos antígeno-anticorpo podem ser formados na circulação e se alojarem nos tecidos, ou serem formados diretamente nos tecidos. A lesão celular ou tecidual é em grande parte determinada por propriedades fisiológicas ou anatômicas e não por uma base imunológica. A patogênese de uma série de doenças em animais domésticos tem por base uma hipersensibilidade do tipo III.

Hipersensibilidade Localizada do Tipo III. As reações de hipersensibilidade localizada do tipo III são melhor exemplificadas pela reação de Arthus. A administração parenteral de um antígeno para um animal que possua anticorpos circulantes específicos para aquele antígeno resulta em uma resposta inflamatória localizada aguda. Os complexos são formados dentro dos tecidos, no local da deposição antigênica, ou se localizam no interior dos vasos sanguíneos à medida que os anticorpos se difundem para parede vascular. Inicialmente, em um intervalo de horas, a reação se caracteriza pela

Tabela 5-6	Doenças com Patogênese de Hipersensibilidade Primária do Tipo III (Hipersensibilidade por Complexos Imunes)		
Doença	**Antígeno Envolvido**	**Manifestações Clínico-Patológicas**
Lúpus eritematoso sistêmico	DNA, nucleoproteínas, outros	Glomerulonefrite, atrite, vasculite
Olho azul	Antígeno do adenovírus canino do tipo 1	Uveíte anterior
Anemia infecciosa equina	Antígenos virais	Anemia, trombocitopenia
Hipersensibilidade pós-estafilocócica	Antígenos da parede das células estafilocócicas	Dermatite
Vasculite cutânea	Antígenos bacterianos, antígenos virais, fármacos	Vasculite
Hipersensibilidade pós-estreptocócica (*Streptococcus equi* subesp. *equi*)	Proteína M	Púrpura hemorrágica, glomerulonefrite
Glomerulonefrite aguda	Antígenos bacterianos; antígenos parasitários; antígenos virais; antígenos tumorais	Nefrite
Artrite reativa	Antígenos bacterianos	Artrite aguda
Reação de Arthus	Diversas proteínas estranhas	Vasculite cutânea
Doença do soro	Diversas proteínas (p. ex. soro estranho)	Artrite, vasculite, nefrite
Pneumonite de hipersensibilidade	Esporos fúngicos, poeira	Alveolite, vasculite
DPOC	Esporos fúngicos, poeira	Bronquite
Doença das martas das aleutas	Antígenos virais	Glomerulonefrite, vasculite
Atrite reumatoide	IgG	Poliartrite erosiva

DPOC, Doença pulmonar obstrutiva crônica; *IgG*, imunoglobulina G.

marginação e emigração dos neutrófilos para e a partir dos vasos sanguíneos, progressivamente resultando em lesão tecidual e vascular. A quantidade de complexos antígeno-anticorpo formados na parede do vaso determina a extensão da lesão tecidual. Pequenas quantidades de complexos podem somente resultar em hiperemia e edema discretos. Grandes quantidades de complexos podem resultar em necrose tecidual e vascular como um resultado da liberação do conteúdo dos grânulos dos neutrófilos. Em alguns casos a lesão à parede pode ser tão grave que pode provocar trombose e lesão isquêmica localizada. A reação de Arthus ainda é usada nos dias de hoje como um modelo experimental de reação localizada do tipo III. Estudos recentes utilizando a reação cutânea de Arthus em camundongos com deficiência de complemento, documenta a necessidade de da ativação FcR para a evocação de uma resposta inflamatória e uma revisão da hipótese do mecanismo de inflamação mediada por complexos imunes. Os componentes do complemento, tais como C5a, são gerados como resultado da ativação FcR. Inversamente, o uso de camundongos deficientes de FcR e a reação de Arthus estabelecem a necessidade desse receptor, uma vez que os complexos imunes e o C3 isoladamente não são suficientes para desencadear uma resposta inflamatória e a lesão tecidual.

Muitas doenças apresentam um curso clínico progressivo e as reações por complexo imune frequentemente desempenham um papel, embora elas possam não estar envolvidas na resposta imunológica inicial. Existem exemplos clínicos limitados de doenças caracterizadas primariamente por uma reação localizada por complexos imunes. Um exemplo dramático é o olho azul no cão, que é uma uveíte anterior que se desenvolve em uma pequena porcentagem de cães naturalmente infectados ou vacinados contra o adenovírus canino do tipo I. Outros órgãos comumente afetados pela doença localizada por complexos imunes incluem os pulmões e a pele. No pulmão, a exposição crônica das vias aéreas inferiores aos antígenos inalados pode levar ao desenvolvimento de anticorpos antígeno-específicos que formam complexos nas paredes alveolares. Essa forma de doença pulmonar alérgica é comumente denominada *pneumonite alérgica* (alveolite alérgica extrínseca). Antígenos comuns incluem organismos formadores de esporos (p. ex. alguns actinomicetos e fungos). As doenças alérgicas das vias aéreas inferiores frequentemente acarretam uma hiperplasia

pneumocítica do tipo II, enfisema e fibrose, que são, todas, secundárias à inflamação e à lesão tecidual mediadas pela hipersensibilidade do tipo III. A doença pulmonar obstrutiva crônica (DPOC) em cavalos pode ser provocada, em parte, por uma reação localizada do tipo III a organismos formadores de esporos ou poeira que resulta em bronquioloite (Capítulo 9). Em cães, as infecções estafilocócicas da pele podem desenvolver uma reação do tipo I, III ou IV. Na hipótese de uma reação do tipo III, uma vasculite dérmica neutrofílica é evidente com frequência (Capítulo 17).

Hipersensibilidade Generalizada do Tipo III. Quando o antígeno está presente na circulação em concentrações apropriadas em relação às concentrações de anticorpos circulantes (conforme anteriormente descrito), o resultado é a formação de complexos imunes capazes de gerar uma reação de hipersensibilidade do tipo III. A doença do soro é a doença prototípica, com uma patogênese de hipersensibilidade do tipo III. Exemplos iniciais dessa doença resultaram da administração de soro heterólogo que resulta na formação de complexos imunes circulantes que ficaram alojados primariamente nos vasos sanguíneos, glomérulos e articulações. Vasos sanguíneos, glomérulos, ou articulações não seriam alvos da resposta imune, mas, antes, "observadores inocentes" uma vez que a inflamação resultante ocorreu como resultado da capacidade de ativação do complemento pelos complexos imunes que se alojaram ali.

A patogênese de uma doença por complexos imunes sistêmica é melhor ilustrada nas três fases descritas na Figura 5-20. A primeira fase, conforme anteriormente descrito, ocorre quando o hospedeiro desenvolve uma resposta por meio de anticorpos a um antígeno de modo que a relação antígeno-anticorpo seja adequada para a formação de pequenos complexos solúveis circulantes que não são adequadamente eliminados pelo sistema monócito-macrófago. Uma vez que a formação de complexos antígeno-anticorpo podem ser um componente normal de uma resposta imune, a presença de complexos imunes na circulação por si mesma não é suficiente para diagnosticar uma doença por complexos imunes. Na segunda fase, os complexos aderem às células ou se alojam em tecidos que são singularmente suscetíveis a complexos imunes circulantes. As propriedades bioquímicas dos complexos antígeno-anticorpo (p. ex. a

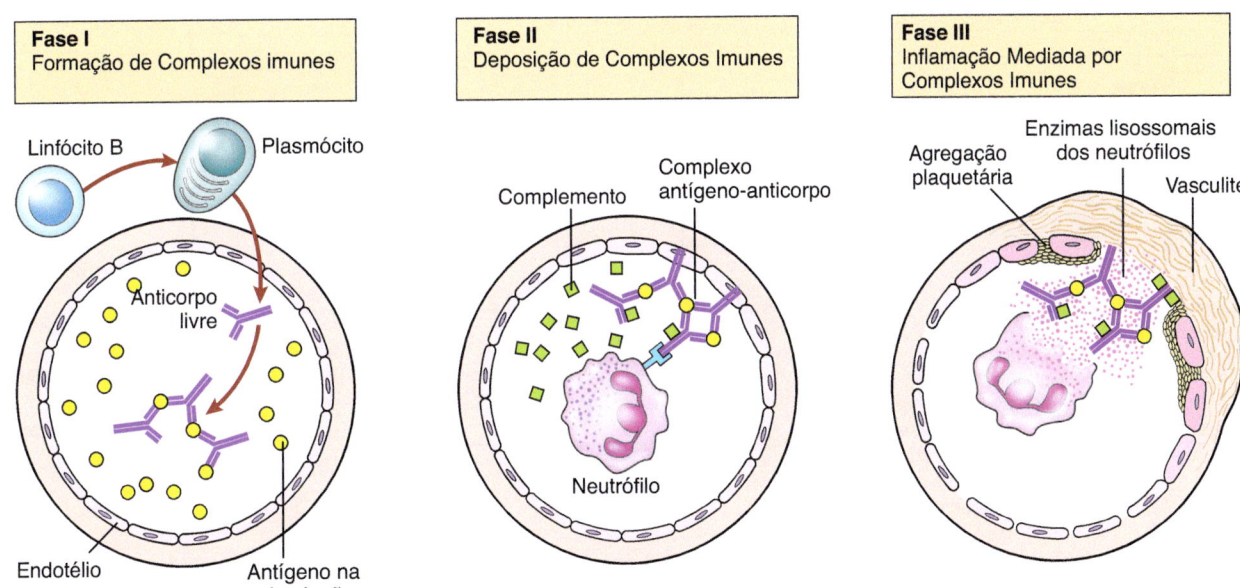

Figura 5-20 As Três Fases de Uma Reação de Hipersensibilidade Sistêmica do Tipo III. As três fases sequenciais de uma reação de hipersensibilidade do tipo III estão representadas a partir da formação de complexos imunes até a deposição dos complexos imunes e a inflamação mediada por complexos imunes.

quantidade total e o tamanho, a carga) e as características fisiológicas e anatômicas de algumas células e tecidos são responsáveis pela sua susceptibilidade única à deposição de complexos imunes. Outros fatores também podem contribuir para a formação ou deposição de complexos imunes em determinados tecidos. Por exemplo, na artrite reumatoide, foi proposto que os linfócitos intra-articulares possam produzir uma molécula de IgG alterada que estimula a produção do fator reumatoide (anti-IgG). Os complexos ficam alojados nas paredes dos vasos sanguíneos e tecidos extravasculares como resultado de um aumento da permeabilidade vascular provocado pelas anafilatoxinas e aminas vasoativas liberadas pelos neutrófilos, ativadas através da ligação dos complexos antígeno-anticorpo ao complemento e FcR na sua superfície. O resultado é a fase três: a ativação do sistema do complemento centralizada na vasculatura. Os neutrófilos e macrófagos são ativados de modo semelhante através do FcR e produzem uma série de citocinas inflamatórias que atraem e ativam células inflamatórias adicionais. As células inflamatórias e os mediadores foram minuciosamente discutidos no Capítulo 3. Os complexos imunes que se alojam nos vasos sanguíneos, glomérulos ou articulações resultam em vasculite, glomerulonefrite e artrite, respectivamente. A lesão aos vasos também resulta em lesão da íntima e na exposição do colágeno, o que inicia a formação de microtrombos através da ativação da cascata da coagulação e das plaquetas.

Os dois tipos celulares primários envolvidos em uma reação de hipersensibilidade do tipo III são os neutrófilos portadores de FcR e os macrófagos (Fig. 5-21). A ativação do complemento leva à elaboração de fatores (primariamente C5a) que são quimiotáxicos e atraem neutrófilos e macrófagos para o local. Essas células são ativadas e produzem uma série de citocinas pró-inflamatórias. Inicialmente em sua resposta, essas células liberam aminas vasoativas que provocam um aumento da permeabilidade vascular, permitindo que os complexos imunes se alojem no interior da parede vascular. Muitas dessas células fagocíticas também são estimuladas para liberar as sua as enzimas proteolíticas e radicais livres e este processo resulta em lesão tecidual e vascular. As plaquetas também contribuem para o desenvolvimento da reação inflamatória através da liberação de aminas vasoativas e outros constituintes pró-inflamatórios.

As doenças associadas às reações de hipersensibilidade do tipo III são mais comumente associadas a uma única exposição a uma grande quantidade de antígenos (p. ex. administração de soro heterólogo ou a partir de uma resposta imune a infecções sistêmicas) ou em decorrência da exposição contínua a pequenas quantidades de antígeno, como na hipótese das doenças autoimunes (p. ex. artrite reumatoide e lúpus eritematoso sistêmico). Em qualquer dessas situações, o desenvolvimento da hipersensibilidade do tipo III dependerá da existência de um antígeno e o excesso de anticorpos.

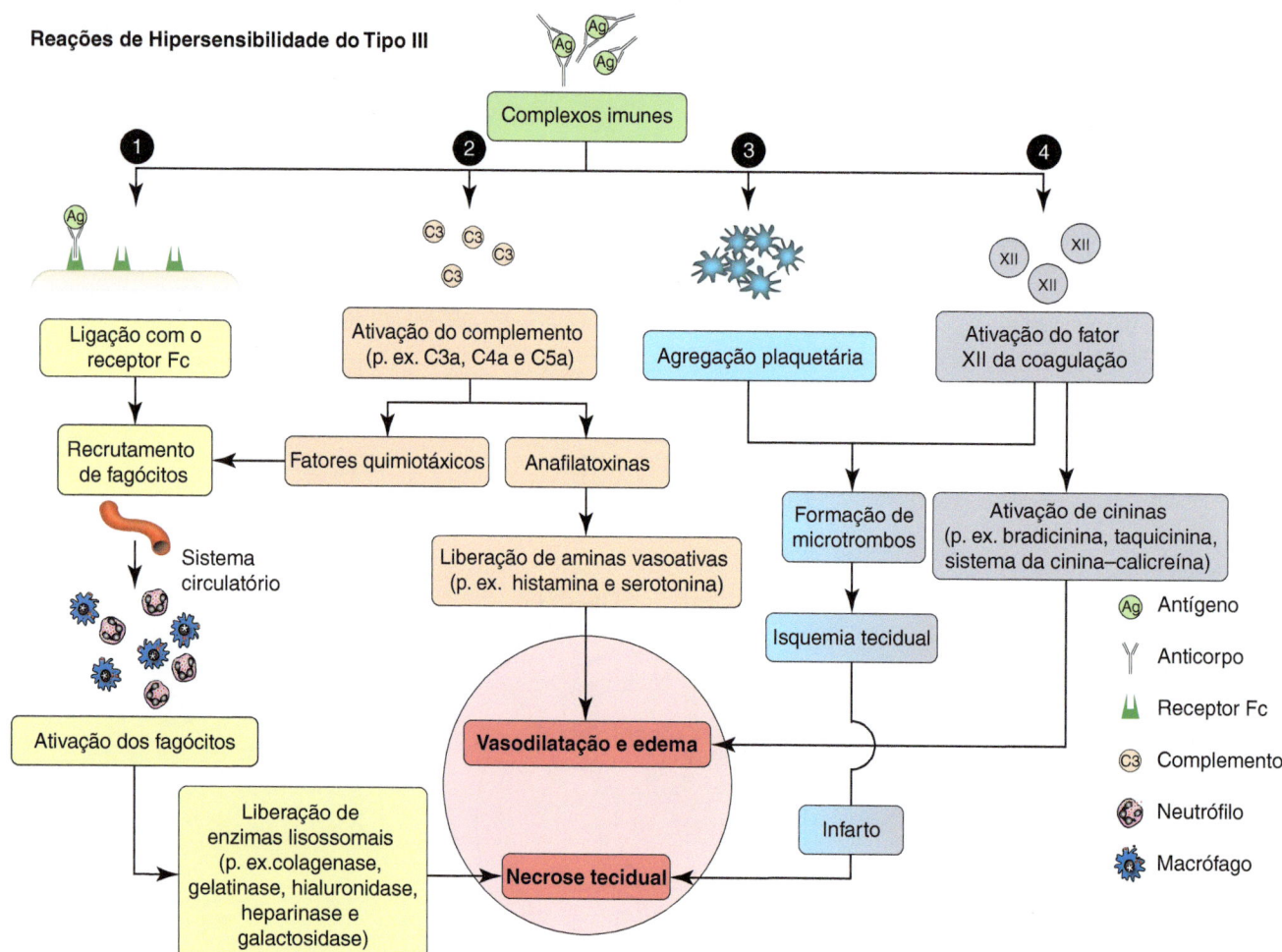

Figura 5-21 **Patogênese das Reações de Hipersensibilidade do Tipo III e as Consequências Morfológicas.** Os complexos imunes podem ativar outras cascatas inflamatórias e processos celulares, resultando em inflamação e lesão tecidual. *1*, Ativação pelo complexo imune das células fagocitárias expressando receptores Fc, acarretando a lesão tecidual. *2*, Ativação dos complexos imunes da cascata do complemento levando à produção de moléculas efetoras da quimiotaxia e anafilaxia. *3*, Complexos imunes ativam a cascata da coagulação acarretando a formação de mediadores inflamatórios, resultando em lesão tecidual. (Cortesia do Dr. P.W. Snyder, School of Veterinary Medicine, Purdue University e do Dr. J.F. Zachary, College of Veterinary Medicine, University of Illinois.)

Hipersensibilidade do Tipo IV (Hipersensibilidade do Tipo Tardia)

A hipersensibilidade do Tipo IV também é conhecida como *hipersensibilidade mediada por células* porque ela resulta de uma interação entre os linfócitos T e o antígeno específico para o qual elas foram sensibilizadas. A resposta imune resultante é mediada através de citotoxicidade direta por linfócitos T CD8+, ou pela liberação de citocinas solúveis a partir de linfócitos CD4+ que, acredita-se, atuem através de células mediadoras (primariamente macrófagos) para produzir reações inflamatórias crônicas (Fig. 5-22). Uma vez que essas respostas são dependentes de linfócitos T sensibilizados e exigem 24 a 48 horas para se desenvolverem, elas também são denominadas *hipersensibilidade do tipo tardia* (DTH). Ao contrário das reações de hipersensibilidade dos tipos I, II e III, a hipersensibilidade do tipo IV não é dependente de anticorpos. Nós discutimos em primeiro lugar a resposta mediada primariamente por linfócitos CD4+ ativados. A reação DTH protótipica é a da resposta localizada à tuberculina. Após uma exposição intradérmica de tuberculina, um derivado proteico purificado (PPD) do bacilo da tuberculose, um hospedeiro previamente sensibilizado desenvolverá uma reação localizada do tipo IV no local da inoculação em 24 a 72 horas. Os antígenos intradérmicos são captados e processados por células dendríticas de Langerhans, que apresentam peptídeos antigênicos a linfócitos CD4+ antígeno-específicos que são ativados para produzir e secretar citocinas que atraem e ativam outras células inflamatórias.

Macroscopicamente, o local tem o aspecto de um nódulo edemaciado e rígido. Microscopicamente, o nódulo é composto por edema intersticial e por um infiltrado mononuclear que é principalmente localizado ao redor dos vasos sanguíneos. Inicialmente (<12 horas), o infiltrado é predominante neutrofílico, sendo em grande parte substituído por macrófagos e linfócitos (>12 horas). A resposta de DTH geralmente é mínima e de curta duração porque a concentração de PPD injetada é pequena e rapidamente degradada. Uma reação DTH semelhante pode ser usada para testar exposições prévias a uma série de organismos intracelulares.

Além da resposta à tuberculina, a hipersensibilidade do tipo IV é o mecanismo patogênico relacionado com hipersensibilidade alérgica de contato e das respostas inflamatórias granulomatosas. Conforme mencionado em relação às demais reações de hipersensibilidade, os componentes de uma reação de hipersensibilidade do tipo IV podem ser considerados benéficos (imunidade protetora) quando ocorrem como uma resposta apropriada a organismos intracelulares, ou podem ser considerados prejudiciais (hipersensibilidade), por exemplo, quando ocorrem como uma resposta inapropriada a produtos químicos ou substâncias exógenas que formam complexos com as proteínas, como na hipótese da sensibilidade alérgica por contato.

Na reação da tuberculina a quantidade de antígenos limita a extensão da resposta inflamatória e a resolução da inflamação geralmente ocorre em 5 a 7 dias. Isso contrasta com as infecções crônicas com organismos intracelulares persistentes ou antígenos

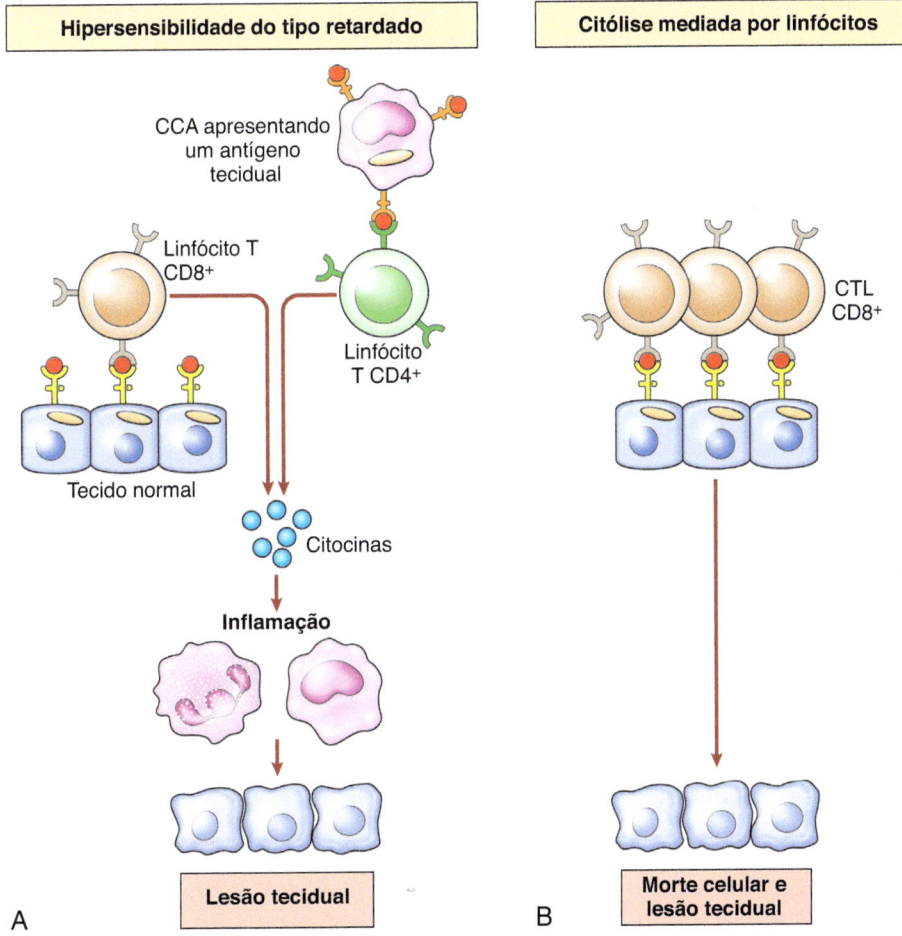

Figura 5-22 **Reação de Hipersensibilidade do Tipo IV: os Mecanismos e Papéis dos Linfócitos T.** A patogênese de uma hipersensibilidade do tipo IV está centrada na ativação de linfócitos CD4+ (linfócito T auxiliar do tipo 1) acarretando a ativação de linfócitos CD8+ e a produção de citocinas, resultando em lesão tecidual e morte celular. *A,* hipersensibilidade do tipo retardado; *B,* citólise mediada por linfócito T. *CAA,* Célula apresentadora de antígeno; *CTL,* linfócito T citotóxico.

intracelulares insuficientemente degradados (Tabela 5-7) que se desenvolvem em um tipo específico de resposta inflamatória denominada *inflamação granulomatosa*. As reações de DTH frequentemente ocorrem em resposta a organismos intracelulares e provocam lesão tecidual extensa. Essas doenças se caracterizam por uma inflamação granulomatosa. Neste tipo de resposta, o hospedeiro é incapaz de destruir ou eliminar o organismo, resultando na persistência do antígeno. Em comparação com a reação da tuberculina, o tipo de infiltrado inflamatório é diferente. Conforme discutido no Capítulo 3, a inflamação granulomatosa designa que o infiltrado inflamatório possui atributos específicos, notadamente a presença de macrófagos morfologicamente transformados em células do tipo epitelial, comu-

Tabela 5-7	Doenças com Patogênese de Hipersensibilidade Primária do Tipo IV (Hipersensibilidade do Tipo Tardia)	
Doença	**Especificidade dos linfócitos T Patogênicos**	**Manifestações Clínico-Patológicas**
Tuberculose	Antígenos de *Mycobacteria* spp.	Formação de granulomas
Dermatite por contato alérgico	Haptenos	Dermatite perivascular
Artrite reumatoide	Antígeno desconhecido na sinóvia articular (colágeno do tipo II?); papel dos anticorpos e hipersensibilidade do tipo III?	Artrite crônica com inflamação, destruição da cartilagem e do osso articular
Doença de Johne	Antígenos do *Mycobacterium paratuberculosis*	Enterite granulomatosa
Rejeição de aloenxerto	Moléculas do MHC	Inflamação do tecido do enxerto
Uveíte equina recorrente	Desconhecido	Uveíte

MHC, Complexo principal de histocompatibilidade.

mente denominadas *macrófagos epitelioides* (Figs. 5-23 e 5-24). Concomitantemente, pode haver muitas células gigantes multinucleadas que representam macrófagos fusionados. Uma série de proteínas de superfície relacionadas com os monócitos foram identificadas, incluindo os receptores para a manose e integrina β_1, domínio de homologia Src do tipo 2 contendo o substrato um da proteína tirosina fosfatase (SHPS-1) e o ligante 2 de quimiocina quimioatrativa. Os linfócitos também podem representar um componente significativo do infiltrado inflamatório. Geralmente linfócitos CD4$^+$ encontram-se entremeados com os macrófagos e os linfócitos CD8$^+$ estão localizados na periferia. À medida que essas lesões progridem, elas podem se tornar organizadas em módulos comumente denominados *granulomas* (Fig. 5-23, A). Dependendo do antígeno incitante, também pode haver proporções variáveis de necrose (frequentemente com um centro necrótico), calcificação do tecido necrótico e encapsulamento fibrótico periférico. Essas características são em grande parte o resultado de enzimas líticas liberadas pelos macrófagos ativados. Os granulomas não imunológicos podem ocorrer em casos de granulomas do tipo corpo estranho, que, tipicamente, possuem menos linfócitos. Em um ou outro caso, o corpo está tentando limitar a disseminação ou isolar o antígeno incitante.

A reação de hipersensibilidade do tipo IV é imunologicamente específica e, como todas as reações de hipersensibilidade envolvem uma fase de sensibilização e uma fase efetora. A fase de sensibilização ocorre com a exposição inicial ao antígeno e resulta no desenvolvimento de linfócitos T de memória antígeno-específicos. Esses linfócitos CD4$^+$ identificam peptídeos apresentados no contexto das moléculas classe II sobre a superfície de células apresentadoras de antígenos. Nesse contexto, os linfócitos T CD4$^+$ imaturos se desenvolvem em linfócitos funcionais T$_H$1. Esses linfócitos ativados T$_H$1 são algumas vezes denominados linfócitos T$_{DTH}$. Uma vez que o hospedeiro tenha sido sensibilizado, uma exposição prolongada ou a exposição repetida ao antígeno resulta no desenvolvimento de uma fase efetora. A fase efetora pode ocorrer como uma resposta citotóxica mediada por linfócitos CD8$^+$ ou, mais comumente, uma resposta T$_H$1 pela elaboração de citocinas pelos linfócitos CD4$^+$ (Fig. 5-24). As citocinas T$_H$1 (mais importantes, IL-2, IL-3, IFN-γ e TNF-β) e as quimiocinas (IL-8, fator quimiotáxico e ativador dos macrófagos, e fator inibidor dos macrófagos) intensificam a função dos linfócitos T produtores de citocinas (padrão autócrino e parácrino), atraindo e ativando macrófagos. A IL-2 induz a proliferação

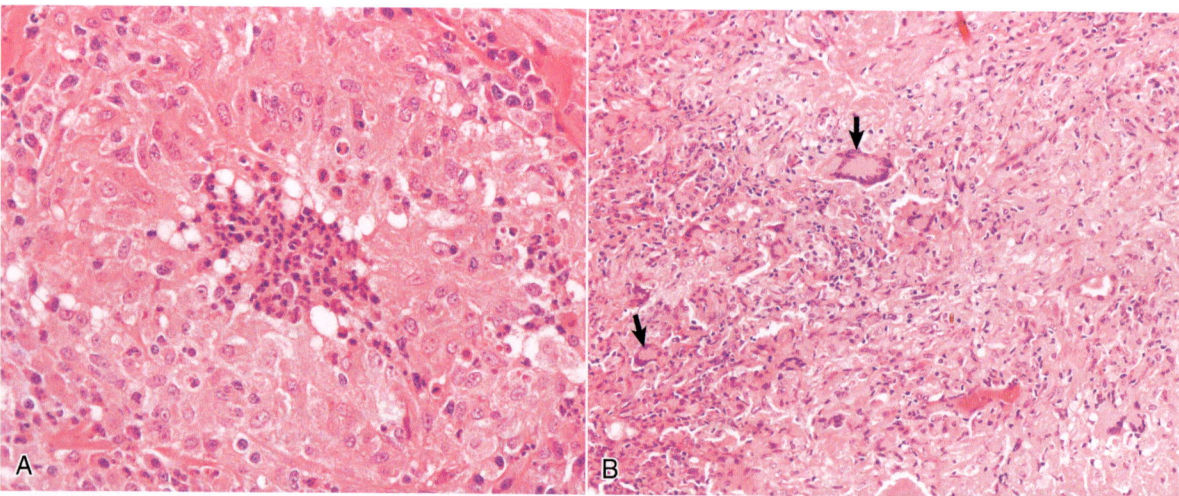

Figura 5-23 Inflamação Granulomatosa Associada a Infecções Crônicas. A, Blastomicose, pele, cão. Observe o granuloma composto por lâminas de macrófagos epitelioides e o foco central de neutrófilos. Coloração por HE. **B,** Micobacteriose, pulmão, gazela. Diversos macrófagos epitelioides e células gigantes tipo Langerhans *(setas)* constituem o tecido granulomatoso que substituiu o parênquima pulmonar normal. Coloração por HE. (**A** e **B** Cortesia do Dr. P.W. Snyder, School of Veterinary Medicin, Purdue University.)

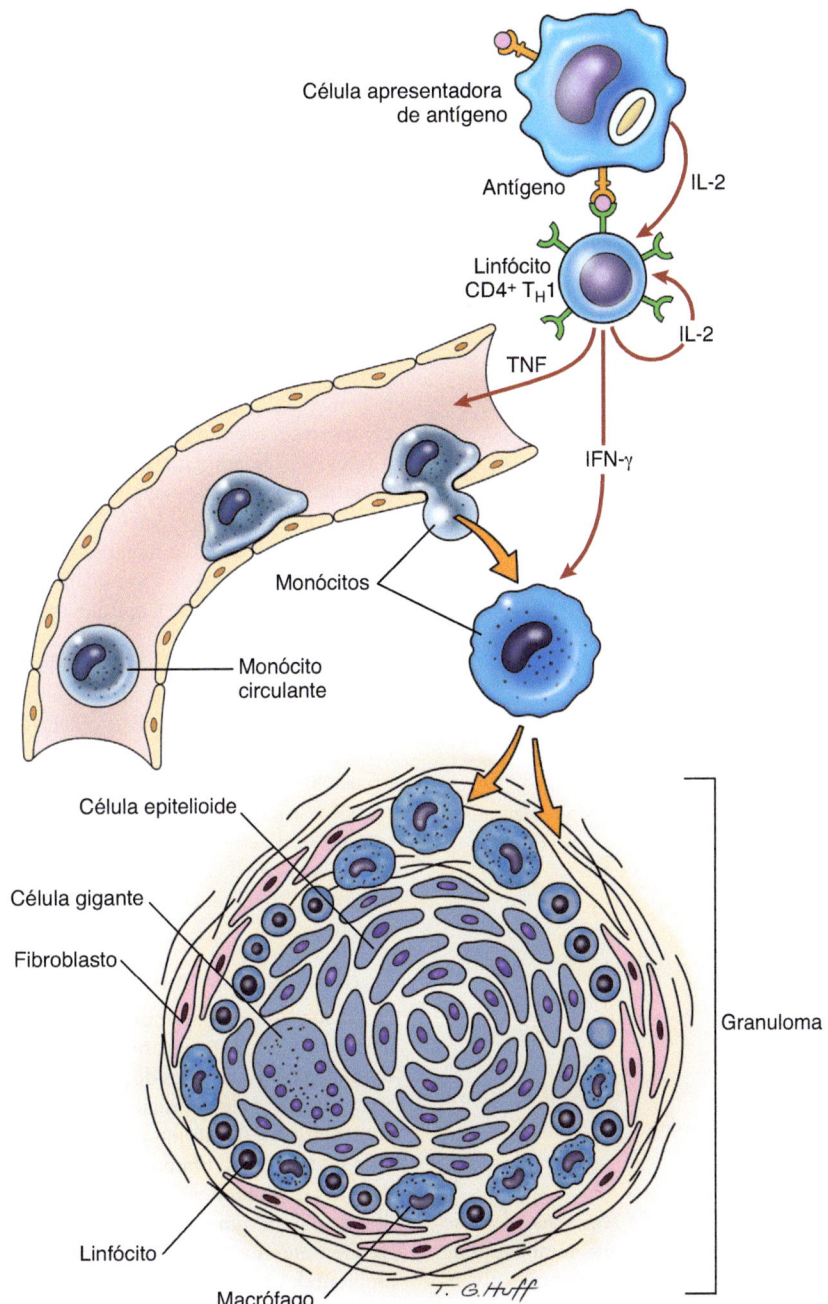

Célula apresentadora de antígeno

Antígeno

IL-2

Linfócito CD4+ T$_H$1

IL-2

TNF

IFN-γ

Monócitos

Monócito circulante

Célula epitelioide

Célula gigante

Fibroblasto

Granuloma

Linfócito

Macrófago

T. G. Huff

Figura 5-24 Formação de Granuloma em uma Reação de Hipersensibilidade do Tipo IV. O linfócito T *helper* ativado do tipo um (T$_H$1) é fundamental para o início da resposta inflamatória que caracteriza a formação de um granuloma. *IFN-γ*, Interferon-γ; *IL*, interleucina; *TNF*, fator de necrose tumoral.

e a sobrevida de longo prazo dos linfócitos T. A IL-3 sustenta o crescimento e a diferenciação dos linfócitos T$_H$1 e das células NK. O IFN-γ, o mediador-chave da hipersensibilidade do tipo IV, ativa os macrófagos e não apenas intensifica os seus mecanismos fagocitários e assassinos como também aumenta a sua capacidade de apresentar antígenos induzindo o aumento da expressão das moléculas de classe II do MHC. Macrófagos e células dendríticas ativadas produzem IL-12, que também facilita o desenvolvimento dos linfócitos T$_H$1. Os macrófagos ativados também produzem IL-1 e TNF-α, ambos os quais agem localmente para aumentar a expressão de moléculas de adesão nas células endoteliais, o que facilita ainda mais o extravasamento de células inflamatórias adicionais. A produção de citocinas e quimiocinas pelos linfócitos T$_H$1 CD4+ influencia a função macrofágica e medeia a produção de citocinas que influenciam os linfócitos CD4+, resultando em uma resposta que potencialmente vai desde uma res-

posta protetiva benéfica (imunidade) até uma resposta prejudicial que resulta em uma lesão tecidual (hipersensibilidade).

A resposta protetora benéfica da hipersensibilidade mediada pelos linfócitos T não está apenas limitada a organismos intracelulares. Ela também pode constituir um componente primário da rejeição dos transplantes e da imunidade ao câncer. Existem outras respostas nocivas mediadas pelos linfócitos T que resultam em doenças. Um exemplo é a hipersensibilidade alérgica por contato. Na hipersensibilidade alérgica por contato, o antígeno frequentemente é muito pequeno para evocar uma resposta imune por si mesmo. Esses antígenos devem formar complexos com outras proteínas maiores, para que se tornem antigênicos, sendo especificamente denominados *haptenos* ou genericamente denominados *antígenos de contato* (Quadro 5-1). A hipersensibilidade alérgica por contato também depende do processamento e apresentação de antígenos pelas células dendríticas de

Quadro 5-1   Patógenos e Antígenos de Contato Comumente Associados às Reações de Hipersensibilidade do Tipo IV em Animais Domésticos

FONTES DE ANTÍGENOS
Agentes Infecciosos
Bactérias
- *Mycobacterium tuberculosis*
- *Mycobacterium bovis*
- *Mycobacterium avium* subespécie *paratuberculosis*
- *Mycobacterium avium* ssp.
- *Listeria monocytogenes*
- *Yersinia* spp.
Vírus
- Vírus da coriomeningite linfocítica
Fungos
- *Blastomyces dermatidis*
- *Histoplasma capsulatum*
- *Cryptococcus neoformans*
Protozoários
- *Toxoplasma gondii*
- *Leishmania* spp.

Antígenos de Contato (Haptenos)
Componentes de inseticidas em:
- Colares antipulgas
- Sprays
- Imersões
Componentes químicos de plásticos, couro, metais e corantes
Componentes de xampus
Fármacos de aplicação tópica
Pólens
Plantas domésticas

Tecidos e Células de Aloenxertos
Moléculas do MHC

Células Neoplásicas
Antígenos associados a tumores
Antígenos tumorais específicos

MHC, Complexo principal de histocompatibilidade.

Langerhans aos linfócitos CD4$^+$ em linfonodos regionais. No caso da dermatite alérgica por contato, o queratinócito também pode participar através da produção de uma serie de citocinas que ativam as células de Langerhans, os mastócitos e outras células inflamatórias. Na fase de sensibilização, o complexo proteína-hapteno é captado e processado pelas células de Langerhans que migram para os linfonodos regionais. Na região paracortical do linfonodo (área dos linfócitos T), eles apresentam os componentes antigênicos aos linfócitos CD4$^+$. O hospedeiro desenvolve uma população de linfócitos de memória que agora está sensibilizado para o antígeno. Em um hospedeiro sensibilizado, a exposição contínua a um antígeno, ou mais comumente, a exposição repetida ao antígeno, resulta em uma resposta de fase efetora observada como a formação de vesículas epidérmicas com infiltrados dérmicos e epidérmicos de células inflamatórias mononucleares. O resultado é a lesão tecidual que é desproporcional a quaisquer efeitos benéficos da resposta imune.

Finalmente, conforme anteriormente mencionado, outra forma de DTH que pode ocorrer é aquela mediada por citotoxicidade direta através dos linfócitos T CD8$^+$. Esta resposta é mais comumente associada a infecções virais. Os linfócitos T CD8$^+$, portadores de TCRs específicos para antígenos virais, matam as células-alvo que expressam esses antígenos. Essas células são comumente denominadas CTLs. A expressão de proteínas virais sobre a superfície de uma célula infectada em associação com moléculas do MHC de classe I serve como sinal de identificação para o complexo de membrana TCR-CD3. Subsequente à identificação do antígeno pelo CTL, ocorre um aumento na regulação das moléculas de adesão no CTL e na célula-alvo, resultando no conjugado CTL/célula-alvo. Isso estimula uma via sinalizadora ativadora que resulta na morte da célula-alvo por apoptose. Os dois principais mecanismos da apoptose mediados pelo CTL são (1) a liberação direcionada de proteínas citotóxicas e (2) a interação do ligante Fas ligado à membrana (FasL) no CTL com o receptor Fas na célula-alvo. Ambos dependem da ativação das caspases. As perforinas e as granzimas são proteínas citotóxicas pré-formadas contidas nos grânulos citoplasmáticos do CTL. A perforina, liberada entre o conjugado CTL e a célula-alvo, é polimerizada na presença de Ca^{2+} e forma poros na membrana plasmática da célula-alvo, provocando não apenas a lise, como também permitindo a liberação de granzimas. Elas ativam as caspases, normalmente presentes na forma de uma proenzima inativa, que, por fim, resultará na morte celular apoptótica. A ligação cruzada do Fas com o seu ligante, o FasL ligado à membrana, resulta na ativação de uma via extrínseca de apoptose (morte iniciada por receptor), que está coberta em maiores detalhes no Capítulo 1.

Doenças Relacionadas com as Citocinas

Uma série de doenças se caracteriza por desequilíbrios graves, seja através da produção excessiva ou deficiente de citocinas ou de receptores de citocinas. Um dos exemplos mais profundos é a elaboração excessiva de citocinas durante a septicemia bacteriana e o choque. A patogênese básica envolve uma infecção por bactéria Gram-negativa produtora de endotoxinas que estimula os macrófagos a produzir excessivamente IL-1 e TNF-α acarretando respostas sistêmicas como, por exemplo, febre, coagulação intravascular disseminada (CID) e choque.

Características Gerais da Doença Autoimune

A autoimunidade é, por definição, uma resposta imune específica a autoantígenos. A autoimunidade reflete a perda da tolerância imunológica a antígenos de tecidos ou células próprias e se caracteriza pela atividade anormal ou excessiva de células efetoras imunes autorreativas. A autoimunidade pode ser órgão específica, localizada ou sistêmica. Ela pode ser mediada tanto por autoanticorpos quanto por linfócitos T autorreativos. A causa da maior parte das doenças autoimunes permanece desconhecida, uma vez que esta é frequentemente multifatorial, possuindo componente genético e ambiental. Os critérios para o diagnóstico de doenças autoimunes podem incluir (1) prova direta, como, por exemplo, o fato de que a doença pode ser transferida através de células ou autoanticorpos; (2) prova indireta, como, por exemplo, a identificação do antígeno e, então, o isolamento do antígeno homólogo em um modelo animal e a reprodução da doença através da administração do antígeno; (3) isolamento de anticorpos autorreativos ou de linfócitos T; e (4) evidências circunstanciais, como, por exemplo, a ocorrência familiar, infiltrados linfocitários, associações a MHC e melhora clínica com terapia imunossupressora. A complexidade das doenças autoimunes também é sustentada pelo fato de que linfócitos T autorreativos que não induzem doenças e anticorpos podem ser encontrados em indivíduos normais. A maior parte das doenças autoimunes possui uma tendência a se caracterizarem por períodos alternados de doença e convalescência, um aumento da susceptibilidade em fêmeas e uma predisposição a fenômenos autoimunes múltiplos, como no caso dos distúrbios mistos do tecido conjuntivo.

Como a perda da autotolerância ocorre? Para compreender os mecanismos relacionados com a perda da autotolerância, devemos primeiramente compreender os conceitos básicos da manutenção da tolerância aos antígenos próprios.

Tolerância Imunológica

Quando exposto a um antígeno, o sistema imune pode ser responsivo e desenvolver uma resposta imune, ou pode não ser responsivo e desenvolver um estado de tolerância. Em um ou outro caso, responsivo ou não responsivo, a reação é imunologicamente específica e tem de ser cuidadosamente regulada, uma vez que a resposta a um antígeno próprio ou a não resposta a um patógeno microbiano podem ser igualmente prejudiciais. A tolerância imunológica é um processo fisiológico ativo e não simplesmente a ausência de uma resposta imune. A tolerância imunológica é definida como a falha do sistema imune em responder a um antígeno específico após a exposição prévia àquele antígeno. Ela é uma ausência de uma resposta funcional e não a absoluta ausência de resposta. O desenvolvimento da autoimunidade (posteriormente discutida) pode ser simplesmente descrito como um escape do mecanismo através do qual a autotolerância é mantida.

Tolerância Central. A tolerância central ocorre durante o desenvolvimento dos linfócitos T no timo, na qual os linfócitos T autorreativos são clonalmente eliminados. A tolerância central foi mais extensivamente estudada no timo, onde os linfócitos T em desenvolvimento sofrem dois processos de seleção que são essenciais para o seu desenvolvimento em células efetoras maduras e que estão baseados na capacidade dos linfócitos em desenvolvimento de identificarem peptídeos próprios em associação com as moléculas do MHC. A seleção positiva é a expansão clonal daquelas células capazes de restrição do MHC próprio. A seleção negativa é a deleção clonal daquelas células que expressam TCRs capazes de identificar autoantígenos em associação a moléculas do MHC. Os linfócitos T e B em desenvolvimento que expressam receptores de alta avidez por autoantígenos são removidos de um desenvolvimento adicional, resultando em uma população de células efetoras periféricas sem células autorreativas. Os linfócitos autorreativos são eliminados por meio de um mecanismo apoptótico. Para os linfócitos T é a interação de um linfócito imaturo com uma célula apresentadora de antígenos que deflagra o processo de deleção clonal dos linfócitos T autorreativos. Este processo de deleção clonal envolve uma via apoptótica mediada por Fas-FasL. Os sinais moleculares que deflagram a via apoptótica permanecem desconhecidos. Acredita-se que a expressão de antígenos periféricos no timo seja parcialmente mediada por uma proteína denominada *regulador autoimune* (AIRE), que, acredita-se, seja essencial para a eliminação de linfócitos T imaturos autorreativos. A seleção negativa para os linfócitos B em desenvolvimento também ocorre através de um processo de deleção clonal envolvendo uma via apoptótica para aquelas células que possuem uma estimulação "excessiva" das suas moléculas receptoras antigênicas durante o desenvolvimento. Conquanto os mecanismos que regulam a tolerância durante o desenvolvimento linfocítico sejam muito efetivos na identificação e eliminação de linfócitos T e B autorreativos, eles não são perfeitos uma vez que linfócitos autorreativos podem ser identificados em indivíduos normais. Finalmente, o desenvolvimento da tolerância central exige a exposição ao antígeno durante o desenvolvimento linfocitário e muitos autoantígenos não estão presentes no timo ou na medula óssea. Esses autoantígenos são comumente denominados antígenos sequestrados porque não são observados pelos linfócitos em desenvolvimento. Alguns dos antígenos teciduais que recaem nessa categoria de antígenos incluem a proteína básica da mielina, as proteínas do cristalino e a proteína do sêmen, para mencionar somente algumas. Esses antígenos podem ser liberados como resultado de infecção ou trauma e resultam em uma resposta imunológica por linfócitos autorreativos contra a mielina, o cristalino e o sêmen, respectivamente.

Uma vez que o desenvolvimento de linfócitos autorreativos pode escapar dos mecanismos de tolerância central, o sistema imune desenvolveu mecanismos de tolerância periférica para impedir que essas células se tornem ativas e se desenvolvam em células efetoras capazes de causar a autoimunidade.

Tolerância Periférica. Na tolerância periférica, os linfócitos T autorreativos que não são eliminados, como resultado do processo de seleção negativa no timo, têm o potencial de provocar lesão tecidual quando saem do timo e adentram os tecidos periféricos. No interior dos tecidos periféricos existem mecanismos para impedir a ativação desses linfócitos autorreativos e estes ocorrem em consequência da resposta imune normal ao antígeno e envolvem os mesmos sinais necessários para a ativação dos linfócitos durante uma resposta imune. A regulação da ativação celular ocorre primariamente através desses três mecanismos, que serão resumidamente discutidos a seguir.

Anergia. A anergia é a inativação funcional dos linfócitos que encontram antígenos. Conforme anteriormente discutido, dois sinais são necessários para a ativação dos linfócitos T imaturo pelas células apresentadoras de antígenos. O primeiro é gerado através da interação do antígeno peptídico em associação a moléculas do MHC sobre a superfície das células apresentadoras de antígenos no interior do complexo TCR-CD3 e o segundo é gerado pela presença de moléculas coestimulatórias. As moléculas coestimulatórias são essenciais para a ativação dos linfócitos T imaturos e envolvem a interação entre linfócitos T e moléculas (CD28) e os seus ligantes (B7-1 e B7-2) sobre as células apresentadoras de antígenos. A interação entre CD28 e B7 resulta na ativação dos linfócitos T e na sua sobrevida. Todavia, se uma célula apresentadora de antígenos não oferecer o sinal coestimulatório, o linfócito T receberá um sinal negativo e a célula se tornará anérgica. Outro mecanismo para a indução de anergia envolve a entrega de um sinal inibitório específico pelas moléculas CTLA-4 nos linfócitos T que também se ligam às moléculas B7. A interação do CTLA-4 com B7 resulta na inibição da ativação através do bloqueio da produção de IL-2. O processo de anergia é irreversível. A expressão limitada de moléculas coestimulatórias pelo tecido normal facilita a manutenção da tolerância periférica aos linfócitos autorreativos. Em geral, o CD28 é expresso em linfócitos T em repouso e ativados, enquanto o CTLA-4 é só é expresso em linfócitos T ativados. O que direciona um linfócito T, expressando moléculas CD28, a identificar moléculas B7 que acarretam a ativação ou à expressão de moléculas CTLA-4 que identificam as mesmas moléculas B7 que levam à anergia é desconhecido. A anergia dos linfócitos B ocorre em grande parte através da ausência da ativação específica de linfócitos T_H, embora a seleção negativa de linfócitos B autorreativos sabidamente ocorra. Uma incapacidade dos linfócitos B em receberem sinais adequados a partir dos linfócitos T_H, subsequente à exposição antigênica, resulta na sua deleção nos tecidos linfoides.

Supressão Através de Linfócitos T Regulatórios. Este mecanismo de tolerância periférica ocorre através da ativação de células regulatórias que impedem reações imunes a autoantígenos. A supressão pode ocorrer como resultado de uma regulação cruzada dos linfócitos CD4+ T_H1 por uma população específica de linfócitos Treg CD4+ que foram anteriormente discutidos. Especificamente, o CD25+ e o Treg CD4+ produtores de IL-4, IL-10 e TGF-β diminuem a resposta T_H1, inibindo efetivamente a ativação linfocitária e a sua função efetora.

Deleção Clonal por meio da Indução da Morte Celular. Conforme discutido anteriormente, um dos possíveis resultados após a ativação linfocitária como resultado da identificação antigênica durante uma resposta imune é a proliferação linfocitária. Um segundo possível resultado após a exposição antigênica é a morte celular. Para os linfócitos CD4+, os dois resultados — proliferação ou morte — são em grande parte regulados pela expressão de moléculas coestimulatórias acessórias. A morte celular induzida por ativação (MCIA) dos linfócitos T ocorre pela sinalização Fas-FasL subsequente à estimulação persistente por células apresentadoras de antígenos expressando o antígeno. Durante a resposta imune normal, a MCIA atua para diminuir as respostas imunes e resulta no retorno à homeostase imune. Os linfócitos podem ser induzidos a expressar Fas (CD95), um membro da família dos receptores do TNF. O ligante para o Fas, o FasL, é expresso primariamente em linfócitos T ativados. A ligação do Fas ao FasL resulta na apoptose dos linfócitos T ativados. Os antígenos que são expressos em um alto nível no tecido normal resultariam na estimulação persistente de linfócitos T autorreativos, resultando, assim, na deleção através das apoptose mediada por Fas-FasL. No caso de linfócitos B autorreativos expostos a antígenos solúveis na periferia, a célula se torna anérgica. Se o linfócito B autorreativo anérgico for identificado por um linfócito T específico para o autoantígeno, a interação do FasL no linfócito T ligando-se à molécula Fas no linfócito B resulta na morte celular induzida por ativação do linfócito B. Duas linhagens de camundongos foram identificadas com uma mutação na molécula do Fas (camundongo lpr) ou no FasL (camundongo gld). As linhagens lpr e gld possuem doença autoimune grave se desenvolvendo com um fenótipo semelhante àquele de seres humanos com lúpus eritematoso sistêmico.

Sequestro Antigênico. Os antígenos que não são expressos no timo ou que são "crípticos" na natureza têm o potencial para induzir uma resposta imune autorreativa. Considera-se que determinadas características fisiológicas de alguns tecidos (p. ex. testículos, olhos e cérebro) os tornem "locais imunologicamente privilegiados" devido à dificuldade de evocar uma resposta imune nesses tecidos. Os antígenos nesses locais não podem ser observados pelo sistema imune por que estão sequestrados. O sequestro dos antígenos pode ocorrer através da barreira hematoencefálica, por uma ausência de drenagem linfática, ou por uma capacidade limitada de expressar moléculas do MHC. O mecanismo para o olho é denominado como desvio imune associado à câmara anterior (DIACA), o qual se acredita seja, em parte, resultante de citocinas inibitórias, como, por exemplo, a TGF-β, produzida por células da íris e pelo corpo ciliar. Todavia, se os antígenos desses tecidos forem liberados como resultado de um trauma ou de uma infecção, eles terão o potencial para provocar uma resposta imune grave como consequência da ativação de linfócitos autorreativos. Acredita-se que uveíte e a orquite pós-traumáticas sejam o resultado da liberação de antígenos sequestrados.

Mecanismos da Autoimunidade

Embora a tolerância central seja importante no desenvolvimento do linfócito, são os mecanismos de tolerância periférica que têm a maior influência sobre o desenvolvimento da autoimunidade. Nós descrevemos as complexidades das tolerâncias central e periférica e, por conseguinte, é compreensível que os mecanismos responsáveis por permitir que linfócitos autorreativos se tornem ativados e se desenvolvam em linfócitos T autorreativos ou em plasmócitos produtores de autoanticorpos são igualmente complexos (Fig. 5-25). Conquanto autoantígenos tenham sido descritos para uma série de doenças autoimunes, é a identificação do antígeno inicializador que permanece desconhecida. A causa da maior parte das doenças autoimunes permanece desconhecida, uma vez que elas são com frequência multifatoriais, possuindo componentes genéticos e ambientais (Fig. 5-26).

Falha na Tolerância Periférica

Os mecanismos de autotolerância, conforme anteriormente discutido, servem como uma base para a apresentação de como a falha na manutenção desses mecanismos possa contribuir para a patogênese da autoimunidade.

Fatores Genéticos na Autoimunidade

A maior parte das doenças autoimunes em seres humanos possui uma forte predisposição genética. O componente genético que foi melhor estudado está em torno das moléculas do MHC. Conforme anteriormente discutido, as moléculas do MHC são importantes para o desenvolvimento dos linfócitos e na regulação dos linfócitos efetores periféricos. Assim como linfócitos autorreativos foram identificados em indivíduos normais sem doença autoimune, a presença de determinadas moléculas MHC por só não é suficiente para resultar

em doença autoimune. Essas observações sugeririam que a expressão de um fenótipo autoimune provavelmente não seja o resultado de um defeito em um único gene. Outros genes que regulam as proteínas envolvidas em outros aspectos da resposta imune, ou que estão envolvidas na resposta inflamatória ou na cicatrização também podem estar envolvidos. Adicionalmente, variações experimentais na expressão e atividade dos fatores de transcrição podem influenciar a expressão de determinadas doenças autoimunes.

Várias linhagens de camundongos com mutações genéticas específicas de fatores envolvidos na manutenção da tolerância central ou periférica que resultam em doença autoimune foram identificadas. Camundongos com defeitos do Fas ou do FasL possuem quebra da sinalização da morte celular induzida por ativação nos linfócitos, resultando em uma doença autoimune. Os camundongos que carecem do fator transcricional AIRE, que é responsável pela expressão tímica de antígenos próprios, e camundongos com defeitos na expressão do receptor inibitório CTLA-4 envolvido na anergia do linfócito T, também podem desenvolver autoimunidade. Importante citocina regulatória — a IL-2, o principal fator de crescimento para os linfócitos — também é necessário para o desenvolvimento e função dos linfócitos Treg. Camundongos que carecem da IL-2 ou do receptor IL-2 desenvolvem doença autoimune caracterizada por doença inflamatória intestinal, anticorpos anti-DNA e anemia hemolítica autoimune. Acredita-se que o mecanismo proposto para a autoimunidade nesses camundongos envolva linfócitos T e seja o resultado de uma falha da supressão pelos linfócitos Treg e de uma falha da ativação da morte celular induzida pela ativação, dois mecanismos de tolerância periférica. Esses modelos murinos de doença autoimune facilitaram a identificação da patogênese da autoimunidade. Embora todos esses mecanismos atualmente tenham sido identificados em doenças autoimunes humanas, é provável que seja somente uma questão de tempo antes que elas sejam identificadas em outras espécies.

Das espécies domésticas, já foram documentadas várias doenças autoimunes em cães que apresentam uma tendência familiar e o mecanismo é, em parte, atribuído a determinados alelos do MHC. Essas associações identificadas entre doenças autoimunes específicas e as moléculas MHC foram limitadas a poucas raças específicas. Também deve ser observado que outras doenças da imunidade, por exemplo, imunodeficiência e atopia, também apresentam uma incidência mais alta em algumas raças.

Agentes Microbianos na Autoimunidade

O reconhecimento de que determinadas infecções podem resultar no desenvolvimento de uma doença autoimune é o resultado de duas observações. Em primeiro lugar, experimentalmente, uma vez que é possível induzir autoimunidade em linhagens específicas de camundongos através da infecção com determinadas cepas de vírus. Em segundo lugar, muitas doenças autoimunes espontâneas ocorrem após infecções virais, embora tentativas de isolar e identificar os agentes virais em pacientes com doenças autoimunes tenha sido dúbia. Novamente, essas observações sugeririam que essas doenças possuam uma patogênese complexa com componentes genético e ambiental.

O papel das infecções como fatores ambientais na patogênese das doenças autoimunes pode ser explicado através da compreensão de como os agentes infecciosos podem provocar uma ruptura da anergia às moléculas próprias (perda da autotolerância). Conforme anteriormente discutido, nem todos os linfócitos B e T autorreativos são eliminados durante os processos de diferenciação e desenvolvimento. Esses linfócitos potencialmente autorreativos são regulados na periferia através de anergia clonal. Portanto, uma perda dessa regulação poderia explicar como as doenças autoimunes se desenvolvem. Mecanismos plausíveis do porquê os agentes infecciosos causam aberrações da anergia clonal periférica são duplos (Fig. 5-27). Um mecanismo pode ser o resultado de uma alteração inespecífica das células regulatórias,

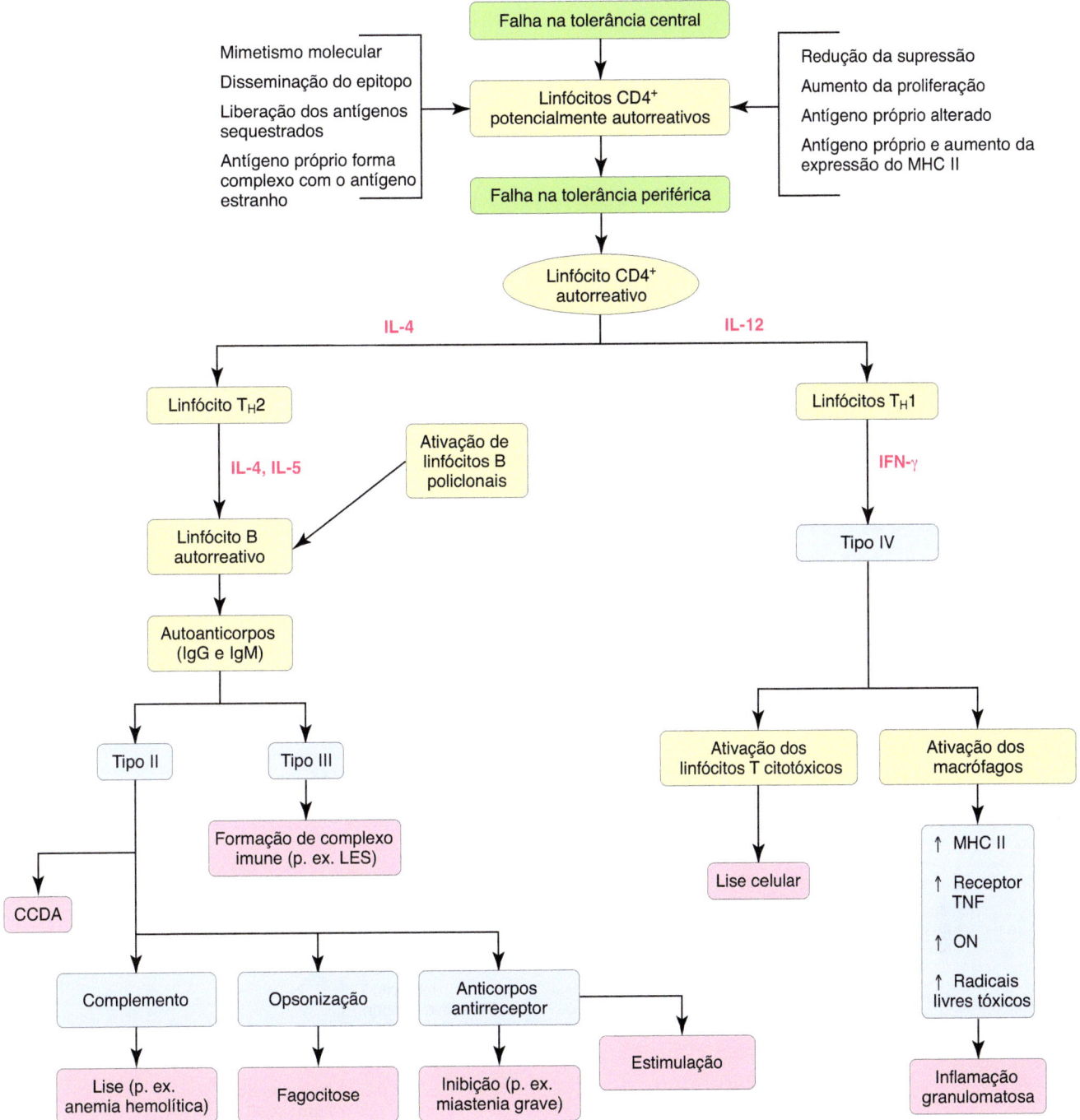

Figura 5-25 **Autoimunidade.** Mecanismos patogênicos de autoimunidade mediada pela ativação dos linfócitos T (CD4⁺). *CCDA*, Citotoxicidade celular dependente de anticorpos; *IFN-γ*, interferon-γ; *Ig*, imunoglobulina; *IL*, interleucina; *MHC*, complexo principal de histocompatibilidade; *ON*, óxido nítrico; *LES*, lúpus eritematoso sistêmico; *TH*, linfócito T auxiliar; *TNF*, fator de necrose tumoral.

que pode resultar na indução de moléculas coestimulatórias nas células apresentadoras de antígenos que estão expressando moléculas próprias. Este mecanismo é inespecífico para os antígenos do agente infeccioso e provavelmente resulta de uma resposta inflamatória global ao patógeno. Adicionalmente, durante uma resposta inflamatória, algumas células são induzidas pela citocina inflamatória IFN-γ para aumentarem a sua expressão de moléculas do MHC. Isso pode resultar na expressão de moléculas MHC por células que normalmente não as expressam. Embora a expressão das moléculas MHC na ausência de moléculas coestimulatórias não ative os linfócitos T, ela aumenta o potencial para que isso ocorra se as moléculas coestimulatórias forem inadequadamente expressadas. O segundo mecanismo é específico para os antígenos do agente infeccioso e resulta da reatividade cruzada com

linfócitos T com um antígeno de agente infeccioso e um autoantígeno. Muitos agentes infecciosos expressam antígenos que possuem sequências peptídicas semelhantes àquelas dos peptídeos normais como parte do seu mecanismo de evasão imune. Portanto, existe um potencial para que a resposta imune a um agente infeccioso estabeleça uma reação cruzada com um peptídeo normal, resultando em uma resposta imune dirigida contra células-alvo ou tecidos próprios. Este mecanismo é denominado *mimetismo molecular*. O resultado é a ativação de linfócitos T que identificam o complexo peptídeo do agente infeccioso–MHC. Esses linfócitos podem, potencialmente, atacar complexos peptídeos próprios–MHC que apresentam reação cruzada.

Uma vez que uma doença autoimune seja iniciada, o curso clínico geralmente é progressivo e caracterizado por períodos cíclicos de

Suscetibilidade genética

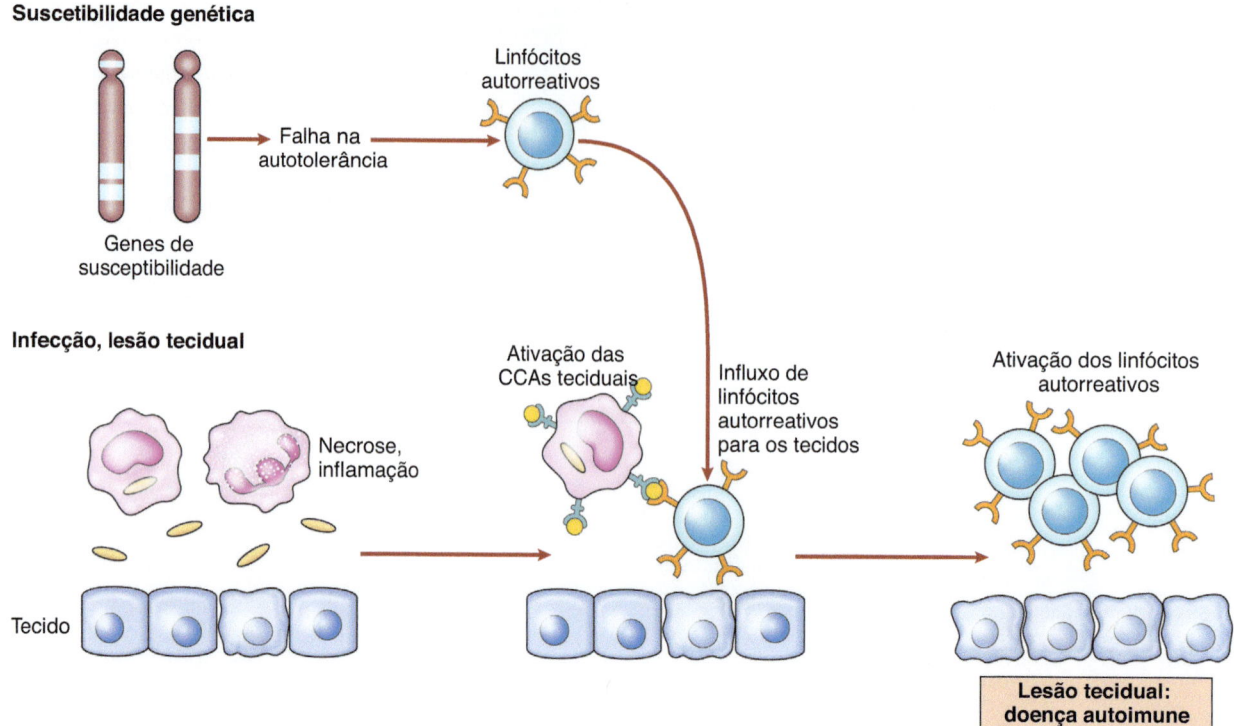

Genes de susceptibilidade → Falha na autotolerância → Linfócitos autorreativos

Infecção, lesão tecidual

Tecido — Necrose, inflamação → Ativação das CCAs teciduais / Influxo de linfócitos autorreativos para os tecidos → Ativação dos linfócitos autorreativos → **Lesão tecidual: doença autoimune**

Figura 5-26 Patogênese da Autoimunidade. A autoimunidade é uma doença multifatorial que envolve fatores genéticos (tolerância) e ambientais (p. ex. infecção) que resultam na ativação de linfócitos autorreativos, acarretando a lesão tecidual. CAA, Célula apresentadora de antígeno.

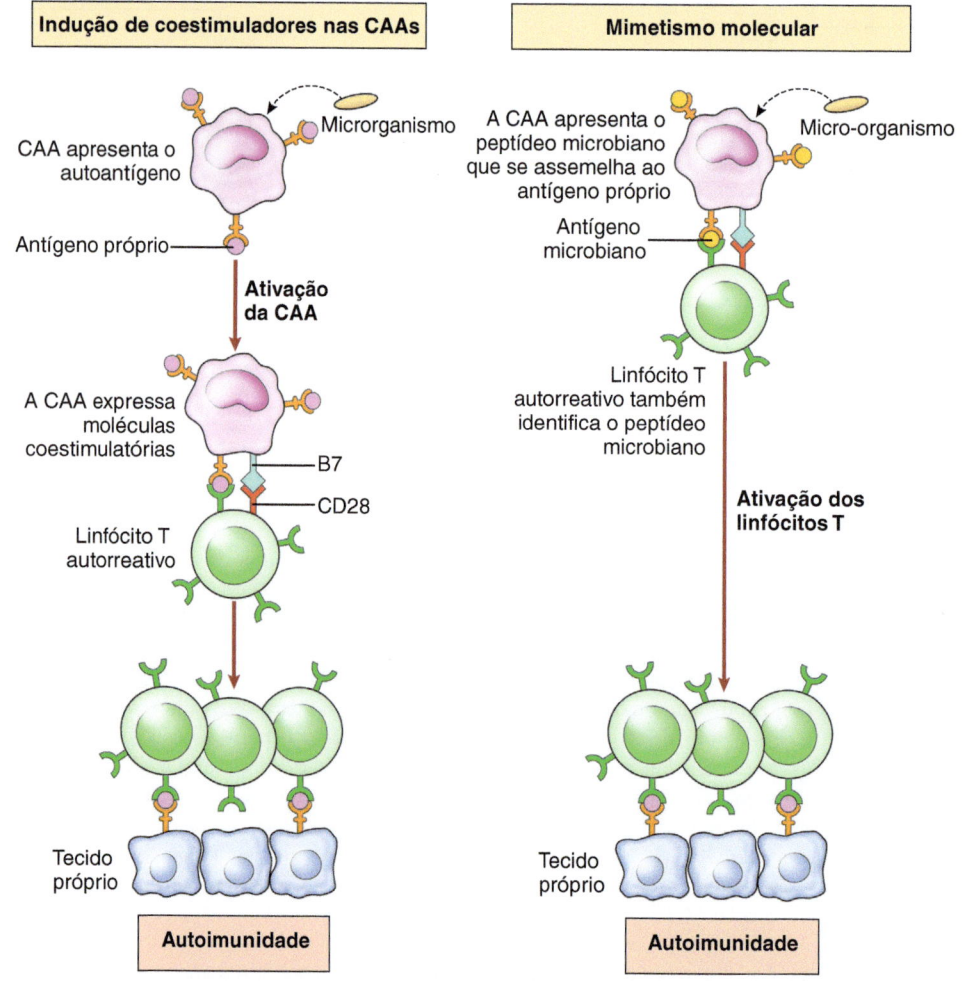

Indução de coestimuladores nas CAAs

CAA apresenta o autoantígeno / Microrganismo

Antígeno próprio

Ativação da CAA

A CAA expressa moléculas coestimulatórias — B7 — CD28

Linfócito T autorreativo

Tecido próprio

Autoimunidade

Mimetismo molecular

A CAA apresenta o peptídeo microbiano que se assemelha ao antígeno próprio / Micro-organismo

Antígeno microbiano

Linfócito T autorreativo também identifica o peptídeo microbiano

Ativação dos linfócitos T

Tecido próprio

Autoimunidade

Figura 5-27 O Potencial Papel das Infecções Microbianas na Patogênese da Autoimunidade. Os microrganismos podem provocar a autoimunidade através da ativação inapropriada de linfócitos autorreativos ou através da ativação de linfócitos que não conseguem distinguir entre peptídeos microbianos e peptídeos próprios (mimetismo molecular). CAA, célula apresentadora de antígeno.

exacerbação e remissão. Assim como em qualquer doença imunomediada, a persistência do antígeno é necessária para a manutenção de uma resposta imune funcional. Nas doenças autoimunes, acredita-se que a persistência antigênica ocorra, em parte, através da disseminação do epitopo. A disseminação do epitopo é o processo através do qual a resposta imune se espalha de um epitopo de uma molécula de antígeno para outro epitopo, sem reação cruzada, da mesma molécula antigênica, ou de um epitopo de diferentes peptídeos que são parte de um complexo grande. Os epitopos envolvidos são frequentemente aqueles para os quais não houve desenvolvimento de tolerância na resposta imune porque eles não são normalmente apresentados pelas moléculas do MHC em concentrações suficientes. Esses assim chamados epitopos crípticos normalmente não são expressos em concentrações suficientes ou são "escondidos" durante a diferenciação e desenvolvimento dos linfócitos. Todavia, durante uma infecção ou resposta inflamatória, pode haver lesão tecidual ou celular que resulte na liberação ou expressão de epitopos crípticos ou escondidos dos autoantígenos. Uma vez que esses epitopos foram escondidos, o sistema imune não desenvolveu tolerância a eles. Acredita-se que a disseminação do epitopo mantenha a resposta imune iniciada através de um recrutamento contínuo de linfócitos T autorreativos específicos para autopeptídeos "crípticos".

Com esta compreensão básica da autotolerância e dos possíveis mecanismos moleculares envolvidos na patogênese da autoimunidade, poderemos apresentar algumas das doenças autoimunes mais comuns nas espécies domésticas. As doenças autoimunes podem ser órgão-específicas ou sistêmicas. Em várias das doenças órgão-específicas, uma patogênese imunologicamente mediada é suspeitada devido ao achado de uma reação inflamatória linfocitária no interior do tecido afetado. Raramente, autoanticorpos podem ser identificados na circulação. As doenças autoimunes órgão-específicas serão discutidas nos capítulos apropriados que cobrem os sistemas orgânicos individuais. Este capítulo enfoca das algumas das doenças autoimunes sistêmicas das espécies domésticas, começando com o lúpus eritematoso sistêmico.

Doenças Autoimunes Específicas

Lúpus Eritematoso Sistêmico

O lúpus eritematoso sistêmico é uma das doenças autoimunes mais bem-estudadas em seres humanos e se caracteriza pela produção de autoanticorpos direcionados contra uma ampla gama de tecidos normais e componentes celulares. O autoanticorpo predominante, comumente conhecido como *anticorpo antinuclear* (ANA), é dirigido contra antígenos nucleares. A doença foi descrita em seres humanos, primatas não humanos, camundongos, equinos, cães, gatos, serpentes e iguanas. Assim como em muitas doenças autoimunes, o lúpus eritematoso sistêmico possui um curso clínico altamente variável e frequentemente progressivo caracterizado por uma variedade de anomalias imunológicas. Ao contrário dos seres humanos, nos quais a doença afeta predominantemente as mulheres, não há uma clara predileção de gênero nas espécies domésticas. Existem determinadas linhagens de cães que apresentam uma incidência mais alta. A média etária do diagnóstico é de, aproximadamente, cinco anos. Os dados epidemiológicos em outras espécies são limitados.

Etiologia e Patogênese. A causa do lúpus eritematoso sistêmico permanece indeterminada, embora a presença de autoanticorpos dirigidos contra uma série de tecidos e componentes celulares sugira que a anomalia imunológica subjacente seja uma falha na manutenção da autotolerância. Os anticorpos contra componentes nucleares e citoplasmáticos, que nem são órgão-específicos nem espécie-específicos, e aqueles direcionados contra antígenos da superfície celular, particularmente os antígenos eritrocitários, são centrais para a patogênese da doença. A detecção de autoanticorpos também facilita o diagnóstico

e o monitoramento de pacientes humanos com lúpus eritematoso sistêmico. Os autoanticorpos para antígenos próprios formam complexos imunes, que podem ser depositados nos glomérulos (glomerulonefrite), vasos sanguíneos (vasculite), pele (dermatite) e articulações (artrite), resultando nos principais sinais clínicos associados à doença.

Os ANAs são encontrados em uma elevada porcentagem dos pacientes com lúpus eritematoso sistêmico. Em seres humanos, os anticorpos antinucleares são agrupados em quatro categorias: (1) anticorpos contra o DNA, (2) anticorpos contra as histonas, (3) anticorpos para proteínas não histonas ligadas ao RNA e (4) anticorpos contra antígenos nucleolares. O método mais comum de dosagem dos anticorpos antinucleares é a imunofluorescência indireta. O padrão de imunofluorescência é usado para ajudar a identificar o tipo de autoanticorpo presente. Outros métodos podem ser usados para identificar mais especificamente o alvo dos ANA. Em seres humanos a maior parte dos ANAs é direcionada contra os ácidos nucleicos no DNA de fita dupla nativo, ao contrário do cão, no qual a maior parte dos ANAs é direcionada contra proteínas nucleares tais como as histonas e os antígenos nucleares extraíveis (ENAs). Os ANAs também são encontrados em pacientes normais e em pacientes com outras doenças; no entanto a sua frequência é muito mais baixa. No cão, a incidência de ANA em animais normais e naqueles com outras doenças caninas é de 16% e de 20%, respectivamente, em comparação com 97% e 100% em nos cães com lúpus eritematoso sistêmico. O teste de imunofluorescência indireta para ANA é sensível, mas não específico, devido à alta incidência relativa em cães normais e naqueles com doenças que não o lúpus eritematoso sistêmico. Dois anticorpos anti-ENA parecem ser específicos para o lúpus eritematoso canino. Eles são os autoanticorpos anti-Sm e o anti-T1.

Os pacientes com lúpus eritematoso sistêmico frequentemente apresentam autoanticorpos em uma gama de tecidos e células. Muitos pacientes apresentam fatores reumatoides e, portanto, exibem resultados positivos para o teste de Coombs para anticorpos anti-IgG. Os anticorpos direcionados contra antígenos celulares em hemácias, plaquetas e linfócitos são frequentemente observados. Nesses casos, eles podem levar a sinais clínicos de anemia hemolítica (anticorpos anti-hemácias), trombocitopenia (anticorpos antiplaquetas) e anomalias do sistema imune (anticorpos antilinfócitos). Outros autoanticorpos para componentes do músculo (miosite) e pele (dermatite) também são detectados com frequência. Conquanto possa haver um extenso número de autoanticorpos identificados em pacientes com lúpus eritematoso sistêmico, os principais sinais clínicos são atribuídos à deposição de complexos imunes na articulação, pele e rim e à elaboração de uma reação de hipersensibilidade do tipo III. Os tecidos mais frequentemente envolvidos são a articulação, a pele e o rim.

O lúpus canino afeta primariamente cães na meia-idade e, em alguns estudos, foi descrito ocorrendo mais frequentemente em machos do que em fêmeas. Raças com maior representação são o Pastor-de-Shetland, o Pastor-Alemão, o Pastor-Inglês, o Galgo-Afegão, o Beagle, o Setter-Irlandês e o Poodle. Os cães afetados geralmente apresentam um espectro de sinais clínicos e a doença apresenta um curso progressivo. Achados comuns incluem febre, poliartrite não erosiva, glomerulonefrite, lesões mucocutâneas, aumento de linfonodos e baço e anomalias hematológicas (p. ex. anemia, trombocitopenia e leucopenia). Os ANAs são o achado imunológico mais comum. Em alguns relatos, até 100% dos animais afetados foram positivos para ANAs. Os cães também podem apresentar anticorpos antieritrocitários (Coombs positivos), anticorpos anti-IgG (positividade para o fator reumatoide) e complexos imunes circulantes com depósito destes na pele. Só o teste de Coombs direto é válido no cão. Neste, assim como em outras espécies, as anomalias imunológicas envolvem tanto a imunidade humoral quanto a celular. As anomalias da imunidade humoral são em grande parte atribuídas à já discutida presença de autoanticorpos e se centram na ativação de linfócitos B autorreativos.

As anomalias da imunidade celular incluem uma linfopenia que se caracteriza pela redução da porcentagem e do número absoluto de linfócitos $CD8^+$ e por um aumento concomitante da porcentagem e uma redução do número absoluto de linfócitos $CD4^+$. Isso se traduz em uma elevada proporção $CD4^+/CD8^+$ (da ordem de 6:1 em cães com lúpus eritematoso sistêmico em comparação a <2:1 em cães normais).

Lesões do Lúpus Eritematoso Sistêmico. Um amplo espectro de lesões morfológicas está associado ao lúpus eritematoso canino. O achado mais comum, a poliartrite, que se caracteriza como uma lesão não erosiva que comumente afeta as articulações intervertebrais, carpais, tarsais e temporomandibulares. A artrite aguda é caracterizada pela exudação de neutrófilos e fibrina na membrana sinovial e o concomitante manguito perivascular por células mononucleares. O diagnóstico diferencial primário para a artrite é a artrite reumatoide, que é uma lesão erosiva. A lesão renal, a resultante da deposição dos complexos imunes, envolve o glomérulo, os vasos sanguíneos e as membranas basais dos túbulos renais. A glomerulonefrite resultante é de aspecto variável e pode se manifestar desde alterações mesangiais discretas até lesões proliferativas difusas. As lesões renais possuem um mecanismo patogênico comum que é o resultado do depósito de complexos imunes e da ativação do complemento (hipersensibilidade do tipo III). As lesões glomerulares são frequentemente indicadas por uma proteinúria persistente (>0,5 g/dL).

As lesões cutâneas são muito variáveis e inespecíficas no lúpus eritematoso sistêmico canino. A face, as orelhas e as extremidades digitais estão frequentemente envolvidas e se caracterizam por eritema, ulceração e dermatite esfoliativa. A distribuição das lesões sugere que a fotossensibilização pode desempenhar um papel. Histologicamente, a epiderme é caracterizada por vacuolização e necrose das células basais e a derme apresenta edema variável, com um infiltrado superficial de células inflamatórias mononucleares na junção derme-epiderme (dermatite da interface). Adicionalmente pode haver uma paniculite, composta principalmente por linfócitos e plasmócitos, e vasculite, com necrose fibrinoide da parede do vaso. Através da imunofluorescência indireta existem depósitos de imunoglobulina e de componentes do complemento na junção derme-epiderme. Outras variantes dermatológicas do lúpus estão abordadas no Capítulo 17. O diagnóstico definitivo do lúpus eritematoso sistêmico se baseia nos critérios aceitos e não em achados patognomônicos. Com o emprego dos 11 critérios estabelecidos em cães, modificados a partir da *American Rheumatism Association* para seres humanos, um diagnóstico definitivo exige a presença de quatro ou mais critérios. Um diagnóstico "provável" se baseia na presença de três critérios ou da presença de poliartrite com identificação de ANAs. Outros esquemas diagnósticos, utilizando sinais "maiores" e "menores" juntamente com ANA positivo ou resultados de testes preparados para o lúpus eritematoso sistêmico, também são usados para estabelecer diagnósticos definitivos e prováveis.

No gato, o lúpus eritematoso é menos bem-identificado e se manifesta com febre, glomerulonefrite, dermatite e anemia hemolítica. O teste para ANAs em gatos é menos confiável uma vez que muitos gatos normais apresentam resultados positivos para os testes. Equinos com lúpus eritematoso sistêmico se apresentam, de modo semelhante, com doença cutânea generalizada e também podem apresentar glomerulonefrite, artrite e anemia hemolítica.

Fatores Genéticos. O lúpus eritematoso sistêmico em seres humanos se caracteriza como uma doença com um componente genético complexo com múltiplos genes envolvidos do MHC e não MHC. Faltam estudos genéticos extensos em animais domésticos, contudo, é razoável sugerir que a doença em outras espécies também se caracterize pelo envolvimento de múltiplos genes. A associação do lúpus eritematoso sistêmico a determinados alelos MHC em seres humanos indica que os genes do MHC que regulam a produção de anticorpos específicos estejam envolvidos — especificamente, alelos do MHC que estão ligados à produção de anticorpos anti-DNA de fita dupla, anti-Sm e antifosfolipídios. Além da observação das predileções por raças para cães e gatos e do relato da uma associação ao alelo do MHC canino DLA-A7, não existem estudos genéticos definitivos semelhantes àqueles descritos em seres humanos. De modo interessante, uma baixa porcentagem de seres humanos com lúpus eritematoso sistêmico também apresenta deficiências hereditárias de componentes do complemento tais como C2, C4, ou C1q. Uma vez que os componentes do complemento são importantes na remoção de complexos imunes circulantes pelo sistema monócito-macrófago, essa deficiência pode contribuir para a deposição de complexos imunes circulantes nos tecidos e não na sua remoção. Existe um aumento da autoimunidade semelhante ao lúpus em camundongos que carecem de determinados componentes do complemento. Finalmente, um modelo animal bem-descrito de lúpus eritematoso sistêmico é a linhagem de camundongos NZB ∞ NZW, na qual uma série de *loci* genéticos foram identificados como associados ao desenvolvimento da doença.

Fatores Ambientais. Além dos fatores genéticos, o lúpus eritematoso sistêmico em seres humanos também foi associado a uma série de fatores ambientais. Especificamente, fármacos como, por exemplo, hidralazina, procainamida e d-penicilamina podem induzir uma doença semelhante ao lúpus eritematoso sistêmico. Em animais domésticos, suspeita-se da exposição a fármacos específicos e infecções virais. A exposição à luz ultravioleta (UV) sabidamente exacerba a doença no cão. Esses pacientes se apresentam com doença dermatológica localizada em áreas expostas à luz solar (p. ex. face e regiões dorsais) ou em áreas que carecem de uma cobertura pilosa adequada (p. ex. região axilar). Uma associação semelhante foi observada em seres humanos com lúpus eritematoso sistêmico. A influência da radiação UV pode ser atribuída à lesão tecidual e à inflamação que resultam da ativação dos queratinócitos e da elaboração de IL-1, ou da modificação do DNA através da indução da apoptose que torna o DNA imunogênico. A influência dos hormônios sexuais sobre a ocorrência e manifestações do lúpus eritematoso sistêmico em seres humanos não foi documentada em espécies domésticas.

Fatores Imunológicos. Conforme anteriormente discutido, o lúpus eritematoso sistêmico se caracteriza por uma série de anomalias imunológicas e é clinicamente observado como manifestações atribuíveis a componentes imunes específicos. É, portanto, razoável sugerir que a patogênese do lúpus eritematoso sistêmico envolva aberrações da imunidade humoral e/ou mediada por células. Anteriormente, como resultado da documentação de autoanticorpos em pacientes com lúpus eritematoso sistêmico, teorizou-se que a patogênese decorresse de em um defeito intrínseco do linfócito B. Adicionalmente, a ativação policlonal dos linfócitos B constitui uma anomalia imunológica comumente observada em pacientes com lúpus eritematoso sistêmico e em animais que são modelos para a doença. Estudos recentes, no entanto, indicam que os autoanticorpos associados ao desenvolvimento do lúpus eritematoso sistêmico clínico não resultam da ativação policlonal de linfócitos B, mas, ao invés disso, resultam de respostas de linfócitos B antígeno-específicos dependentes de linfócitos T_H. Esta observação é compatível com a nossa compreensão global da autoimunidade e a hipótese atual é de que essas doenças sejam mais provavelmente o resultado de uma desregulação imune dos linfócitos T_H. O modelo atualmente proposto para a patogênese do lúpus eritematoso sistêmico está apresentado na Figura 5-28. Este modelo é uma simplificação extrema de uma doença complexa com fatores genéticos e não genéticos que contribuem para o desenvolvimento de uma doença multissistêmica complexa com diversas apresentações clínicas, um curso clínico progressivo e a ausência de uma causa específica.

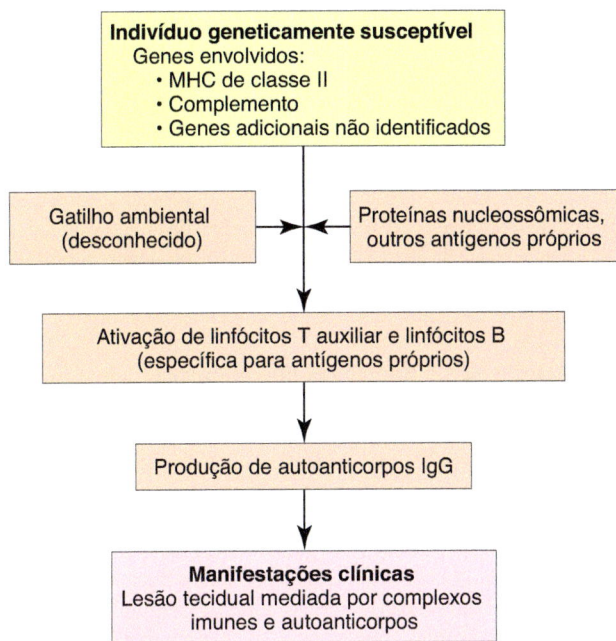

Figura 5-28 Lúpus Eritematoso Sistêmico. Modelo proposto para a patogênese do lúpus eritematoso sistêmico. *IgG*, Imunoglobulina G; *MHC*, complexo principal de histocompatibilidade. (Modificado de Kotzin BL: *Cell* 65:303-306, 1996.)

Conquanto a causa subjacente da produção de anticorpos no lúpus eritematoso sistêmico permaneça indeterminada, a elaboração de complexos anticorpo-peptídeo é fundamental no mecanismo de lesão tecidual. A maior parte das lesões no lúpus eritematoso sistêmico resulta de uma doença por complexos imunes (hipersensibilidade do tipo III). Os anticorpos dirigidos contra a superfície celular também levam à destruição dos leucócitos, hemácias e plaquetas através de lise celular direta e do aumento da opsonização e da fagocitose. Os ANAs se ligam aos núcleos celulares livres para produzirem os característicos corpos de hematoxilina ou do lúpus eritematoso (LE). Esses corpos são frequentemente encontrados na pele, rins, pulmões, linfonodos, baço e coração dos pacientes com lúpus eritematoso sistêmico. Esses ANAs também podem levar à formação de células LE, que estão tipicamente presentes na medula óssea e são uma célula fagocítica (macrófago e neutrófilo) que engoliu um núcleo opsonizado. Esse fenômeno também é usado como um teste diagnóstico *in vitro* para demonstrar a presença de ANA (testes LE ou preparação LE).

Em resumo, o lúpus eritematoso sistêmico representa a doença autoimune multiórgãos prototípica com uma apresentação clínica altamente variável, uma causa complexa e uma patogênese que envolve múltiplos fatores genéticos e ambientais. A patogênese corrente sugere que esses fatores contribuam para a ativação dos linfócitos T e B, resultando na produção de autoanticorpos direcionados contra uma série de autoconstituintes, isto é, moléculas no interior do núcleo, no citoplasma, ou sobre a superfície celular.

Artrite Reumatoide

A artrite reumatoide é uma doença autoimune caracterizada pela presença de fatores reumatoides (anticorpos anti-IgG) e é identificada na maior parte das espécies. A doença está discutida no Capítulo 16.

Síndrome Semelhante ao Sjögren

A síndrome semelhante ao Sjögren é uma doença autoimune sistêmica que se caracteriza por ceratoconjuntivite seca, xerostomia e adenite linfoplasmocítica. Em seres humanos, a síndrome de Sjögren pode se manifestar isoladamente ou em associação a outras doenças autoimunes ou imunomediadas, como, por exemplo, a artrite reumatoide, o pênfigo, o lúpus eritematoso sistêmico, a polimiosite e a tireoidite imunomediada. Uma síndrome tipo Sjögren foi descrita no cão e no gato.

Etiologia e Patogênese. A ceratoconjuntivite seca (olhos secos) e a xerostomia (boca seca) resultam da infiltração e da fibrose das glândulas lacrimais e salivares (sialoadenite linfoplasmocítica). Em seres humanos o infiltrado é primariamente composto por linfócitos ativados CD4⁺ e por menos linfócitos B e plasmócitos. Os cães afetados frequentemente apresentam hipergamaglubulinemia e, menos frequentemente, exibem ANAs e fatores reumatoides identificáveis. Muitos pacientes humanos apresentam ANAs e fatores reumatoides assim como autoanticorpos não órgão-específicos. Dois autoanticorpos específicos para a síndrome de Sjögren em seres humanos são direcionados contra ribonucleoproteínas, SS-A (Ro) e SS-B (La), que são considerados marcadores sorológicos da doença. Conquanto autoanticorpos possam ser identificados, não existem evidências diretas de que eles constituem a causa primária da lesão tecidual em qualquer uma das espécies avaliadas até o momento. Com a identificação de autoanticorpos e a presença de linfócitos T no interior dos tecidos afetados, é provável que a doença seja o resultado de uma desregulação imunológica centrada nos linfócitos T auxiliar. A síndrome de Sjögren em seres humanos também está fracamente correlacionada com determinados alelos do MHC, sugerindo que, como no lúpus eritematoso sistêmico, a presença de determinados alelos do MHC possa predispor um paciente ao desenvolvimento da doença.

Assim como em muitas doenças autoimunes, os vírus são suspeitos como potenciais agentes causais. Na maior parte das espécies nas quais os vírus foram implicados, as evidências são, em grande parte, circunstanciais e os postulados de Koch raramente foram satisfeitos. Os mecanismos através dos quais os agentes infecciosos podem induzir a autoimunidade foram discutidos anteriormente.

Sinais e Lesões Clínicas. Cães com síndrome semelhante ao Sjögren apresentam um início quando adulto de conjuntivite e ceratite. Outros achados incluem gengivite e estomatite. Um relato de caso no gato foi caracterizado pelos olhos secos e aumento das glândulas salivares. A ceratoconjuntivite frequentemente resulta em blefarospasmo e à hiperemia conjuntival. A xerostomia leva à disfagia. O envolvimento de outros tecidos além das glândulas lacrimais, conforme o descrito em, aproximadamente, um terço dos casos humanos, não foi documentado no cão ou no gato. Os pacientes humanos apresentam um envolvimento dos linfonodos que se caracteriza por um infiltrado pleomórfico com aumento das mitoses e apresentam um aumento de quatro vezes do risco de desenvolvimento de malignidades linfoides. Microscopicamente, as glândulas salivar e lacrimal estão predominantemente infiltradas por linfócitos (Fig. 5-29). No gato, a análise imuno-histoquímica das lesões nessas glândulas indicou que o tipo celular predominante foi positivo para CD79 (marcador do linfócito B) com um menor número de linfócitos esparsos CD3⁺ (marcador dos linfócitos T) e plasmócitos. Uma fibrose intersticial discreta também foi observada.

Miopatias Inflamatórias

As miopatias inflamatórias em espécies domésticas constituem um grupo raro e heterogêneo de distúrbios que se caracterizam por lesão muscular esquelética e inflamação. Suspeita-se de um patógeno imunomediado. Quatro distúrbios distintos — miosite da musculatura mastigatória, miosite inflamatória generalizada, dermatomiosite e miosite extraocular — estão incluídas nesta categoria. Eles podem ocorrer isoladamente ou em associação a outras doenças imunomediadas. Dessas doenças, somente a dermatomiosite será abordada aqui; as demais doenças estão analisadas no Capítulo 15.

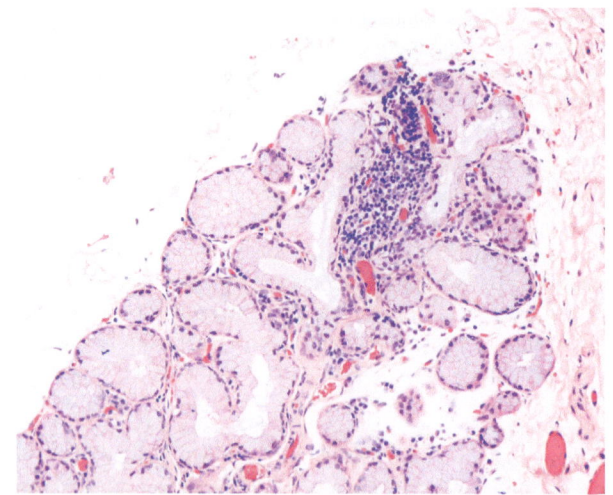

Figura 5-29 Sialoadenite Linfoplasmocitária, Síndrome de Sjögren, Glândula Salivar, Gato. Observe o foco de linfócitos e macrófagos ao redor de um grupo de ácinos salivares. Coloração por HE. (Cortesia do Dr. P.W. Snyder, School of Veterinary Medicine, Purdue University.)

Dermatomiosite. A dermatomiosite é uma doença inflamatória da pele, músculos e vasculatura, afetando primariamente cães jovens. A causa e a patogênese são desconhecidas. A doença possui uma maior incidência nas raças Collie e Pastor-de-Shetland e nelas é frequentemente denominada *dermatomiosite familiar canina*, uma doença inflamatória hereditária da pele e do músculo. A doença também foi diagnosticada em uma série de outras raças. Não foi descrita uma predileção por sexo. Os achados clínicos e patológicos sugerem que um mecanismo imunomediado ou autoimune esteja envolvido na patogênese.

Lesões. As manifestações dermatológicas da doença são variáveis, mas geralmente se iniciam em uma idade precoce (entre dois e seis meses) e se caracterizam por alopecia e dermatite eritematosa que envolvem a face, as orelhas e as proeminências ósseas das extremidades distais. As erosões e as úlceras são comuns no curso inicial da doença e as alterações cicatriciais e pigmentares são observadas nos casos crônicos. Na histopatologia, a degeneração e a necrose das células basais da epiderme e do epitélio folicular são características. Frequentemente, a vacuolização do epitélio basal acarreta a formação de fendas subepidérmicas. O infiltrado da derme superficial frequentemente é composto por linfócitos, plasmócitos e macrófagos com poucos mastócitos e neutrófilos. A atrofia folicular, a ulceração secundária e a fibrose também podem ser observadas. As manifestações musculares esqueléticas da doença são uma miosite composta por um infiltrado variável de células inflamatórias mononucleares e neutrófilos ocasionais. Existem graus variáveis de degeneração miofibrilar caracterizada por fragmentação das miofibrilas, vacuolização e hialinização. Nos casos crônicos, pode haver fibrose e evidências de regeneração das miofibrilas. Os músculos masseter e temporal estão comumente envolvidos, embora, em casos graves, possa haver um envolvimento muscular generalizado. O envolvimento da musculatura esofagiana pode acarretar o desenvolvimento de megaesôfago.

Vasculite

A vasculite é a inflamação das paredes dos vasos sanguíneos. Ela é mais frequentemente observada como um componente de um processo patológico sistêmico (p. ex. infeccioso ou neoplásico) ou como uma reação adversa a um fármaco ou à administração de uma vacina. Nessas situações a patogênese envolve uma reação de hipersensibilidade do tipo III com a formação de complexos imunes que são formados na parede dos vasos ou formados na circulação, alojando-se na parede vascular. A inflamação do vaso sanguíneo não é o resultado de uma resposta imunológica aos componentes do vaso sanguíneo, mas, ao

invés disso um fenômeno de observador com a formação ou deposição de complexos na parede e, então, a ativação do sistema do complemento. A patogênese da reação do tipo III foi coberta anteriormente no capítulo. Uma doença idiopática febril caracterizada por uma vasculite necrotizante sistêmica que ocorre principalmente em cães *beagle* jovens (4 a 10 meses de idade) tem a suspeita de ser imunomediada com base nos sinais clínicos e anomalias imunológicas, assim como nos achados patológicos. A síndrome foi designada poliarterite juvenil ou síndrome álgica do *beagle*, que parece constituir uma predisposição familiar em algumas colônias. Uma síndrome semelhante foi descrita em outras raças. Machos e fêmeas são igualmente afetados.

Sinais Clínicos e Anomalias Imunológicas. A apresentação clássica é uma febre (40° a 41,5°C) em cães jovens com anorexia, postura encurvada, dor cervical e falta de vontade de mover a cabeça e o pescoço. A doença possui um curso cíclico, com dois a sete períodos de sinais que se resolvem. Os cães apresentam uma leucocitose moderada a acentuada, com neutrofilia, anemia não regenerativa e hipoalbuminemia. A análise do líquido cefalorraquidiano indica uma pleocitose neutrofílica com aumentos moderados das microproteínas. Na eletroforese das proteínas séricas, eles apresentam uma elevada fração de α_2-globulinas. Testes para ANA, preparados LE e testes para o fator reumatoide geralmente são negativos. As anomalias imunológicas incluem um aumento da concentração sérica de IgA, um aumento percentual dos linfócitos B periféricos, um aumento na porcentagem de linfócitos T periféricos totais, uma acentuada supressão da resposta blastogênica à estimulação mitogênica, uma incapacidade de geração de plasmócitos secretores de imunoglobulinas após a estimulação policlonal e evidências de ativação de monócitos e macrófagos. Há um aumento da concentração de IL-6 no soro de cães agudamente afetados e estes retornam às concentrações basais durante períodos de remissão ou após a corticoterapia.

Lesões. A vasculite e a perivasculite necrotizante graves, com trombose dos vasos de pequeno e médio calibre nas leptomeninges e medula espinhal cervical, mediastino cranial e coração são comumente observados (Fig. 5-30). Em casos graves, ocorre uma distribuição mais disseminada das lesões vasculares que comumente envolvem a glândula tireoide, o intestino delgado, os testículos, o diafragma, o esôfago e a bexiga urinária. A maior parte dos pacientes experimenta múltiplos episódios, mas alguns desses apresentam apenas um a dois episódios antes de se tornarem normais e os sinais clínicos parecem se resolver em todos, menos nos pacientes mais gravemente afetados por volta de 12 a 18 meses de idade. Alguns cães que experimentam episódios agudos repetidos desenvolvem amiloidose esplênica,

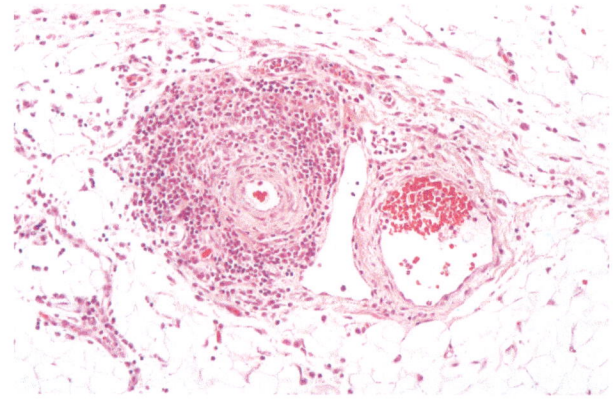

Figura 5-30 Perivasculite e Vasculite, Poliarterite, Cão da Raça Beagle. Observe o acúmulo de linfócitos e macrófagos ao redor da arteríola. Coloração por HE. (Cortesia do Dr. P.W. Snyder, School of Veterinary Medicine, Purdue University.)

hepática e renal, a patogênese da amiloidose é atribuída à produção do amiloide A sérico e ao desenvolvimento de amiloidose reativa sistêmica secundária à inflamação vascular.

Síndromes de Imunodeficiência

As doenças de imunodeficiência ocorrem quando há um insucesso do sistema imune em proteger o hospedeiro de organismos infecciosos ou do desenvolvimento de câncer. Uma síndrome de imunodeficiência que resulte de um defeito congênito ou genético em um componente do sistema imune é denominada uma imunodeficiência primária. Embora o defeito possa estar presente ao nascer, a doença pode não se manifestar até mais tarde na vida. Uma síndrome de imunodeficiência que é uma perda da função imune adquirida como uma complicação de infecções, desnutrição, ou envelhecimento, ou uma reação adversa da imunossupressão, irradiação, ou quimioterapia é denominada uma *imunodeficiência secundária*. É importante diferenciar entre um estado primário e um secundário de imunodeficiência relativamente ao tratamento e ao prognóstico. Em algumas situações é útil subclassificar as doenças de imunodeficiência entre aquelas que afetam as respostas imunes adaptativas (específicas) ou não inatas (inespecíficas). O estudo das doenças de imunodeficiência proporcionou percepções valiosas e aumentou a nossa compreensão relativamente às complexidades do sistema imune. A capacidade de identificar especificamente o componente defeituoso oferece um grande potencial para o desenvolvimento de testes de triagem e de tratamentos eficazes. Defeitos de ocorrência natural e experimentalmente induzidos trouxeram contribuições significantes para o campo da imunologia.

Existe um grande número de doenças de imunodeficiência bem-caracterizadas em seres humanos que provavelmente possuem uma contraparte animal que ainda não foi caracterizada. Com o advento de novos reagentes e metodologias para a caracterização de células e componentes do sistema imune em espécies domésticas, deverá haver uma melhor oportunidade de identificar as síndromes de imunodeficiência. A maior parte das doenças de imunodeficiência é herdada e o defeito genético foi identificado. Existem formas adicionais de imunodeficiência que resultam de defeitos do desenvolvimento que comprometem a função de um órgão do sistema imune. Finalmente, a imunodeficiência secundária é um componente de um grande número de doenças de espécies domésticas (variando desde a desnutrição até as infecções virais que têm como alvo células linfoides) e está além do escopo deste capítulo. Esta parte do capítulo cobre algumas doenças de imunodeficiência primária, melhor caracterizadas em animais domésticos.

Imunodeficiências Primárias

A maior parte das doenças de imunodeficiência primária são o resultado de um defeito genérico (herdado ou congênito) e afeta braços específicos (p. ex. humoral e mediado por células da resposta imune adaptativa) ou da imunidade inespecífica (p. ex. componentes das respostas imunes inatas, tais como o complemento, a fagocitose, as células NK e assim por diante). Defeitos específicos na resposta imune adaptativa podem ser divididos entre aquelas que afetam os linfócitos T, os linfócitos B, ou ambos (Fig. 5-31). Conforme anteriormente discutido, as interações entre linfócitos B e T são necessárias para o desenvolvimento de muitas respostas imunes. Em alguns casos, a distinção entre um defeito do linfócito B e um defeito do linfócito T pode não ser óbvia relativamente à imunidade humoral. Por exemplo, os defeitos dos linfócitos T quase sempre resultam em um comprometimento da síntese de anticorpos e, desse modo, são indistinguíveis dos defeitos dos linfócitos B ou de defeitos combinados dos linfócitos B e T. Em geral, a maior parte das deficiências primárias se manifesta precocemente na vida e os pacientes clinicamente afetados apresentam retardo de crescimento e uma susceptibilidade recorrente a infecções. Em muitos casos, o tipo de infecção sugere em algum grau o provável componente do sistema imune que está deficiente

(Tabela 5-8). Está além do escopo desse capítulo apresentar todas as formas de imunodeficiência humana e de roedores e, portanto, só faremos referência a umas poucas a fim de esclarecer e facilitar a compreensão de doenças que foram caracterizadas em espécies domésticas.

Imunodeficiências Primárias da Imunidade Específica

Doença de Imunodeficiência Combinada Grave. A doença de imunodeficiência combinada grave (DICG) é uma família de defeitos genéticos que possuem em comum deficiências tanto da imunidade humoral quanto mediada por células. Na sua forma extrema, a DICG resulta de um defeito da célula-tronco linfoide comum que resulta em um defeito das respostas imunes mediadas por células e humoral. Mais comumente, os defeitos da DICG afetam os linfócitos T ou os linfócitos B e T, sendo melhor caracterizados em seres humanos, camundongos, cães e equinos. Os defeitos dos linfócitos T frequentemente se apresentam clinicamente como imunodeficiência combinada, uma vez que há um comprometimento secundário da imunidade humoral que resulta de uma incapacidade do linfócito T em fornecer os sinais necessários para a ativação dos linfócitos B. Esses defeitos resultam em uma incapacidade de gerar uma resposta imune específica, podendo possuir um padrão de herança autossômico recessivo, ligado ao X, ou esporádico. Os tipos de defeitos subjacentes são diversos e podem envolver sistemas enzimáticos ou proteínas necessárias para o desenvolvimento e diferenciação linfocitários, ou as vias de transdução de sinal envolvidas na ativação dos linfócitos. Frequentemente, a manifestação infecciosa mais comum da DICG é uma infecção viral ou fúngica. A imunidade para infecções virais e fúngicas é em grande parte dependente da imunidade mediada por células. A imunidade da maior parte das infecções bacterianas (especialmente as bactérias extracelulares) depende, em grande parte, da imunidade humoral e os neonatos possuem uma imunidade humoral adequada decorrente da transmissão passiva de anticorpos maternos para os protegerem.

A DICG em cavalos é um distúrbio autossômico recessivo descrito na raça Árabe ou Árabe Meio-Sangue. O defeito resulta em uma linfopenia grave (menos de 1.000/mm³) atribuída à incapacidade de serem produzidos linfócitos T ou B funcionais. Ao nascer, antes que adquiram anticorpos maternos através do colostro, os animais afetados são deficientes em IgM sérica e, após o catabolismo dos anticorpos passivamente transferidos, eles desenvolvem agamaglobulinemia. As infecções recorrentes são típicas e a morte é comumente o resultado de uma infecção por adenovírus equino, *Pneumocystis carinii*, *Cryptosporidium pavum*, ou por uma variedade de patógenos bacterianos equinos comuns. Macroscopicamente, o timo é pequeno e pode ser indetectável. Microscopicamente, há uma profunda hipoplasia linfoide do tecido linfoide primário e secundário. O timo contém pequenos lóbulos sem diferenciação córtico-medular, poucos linfócitos, corpúsculos de Hassall e cistos ocasionais. Os baços se caracterizam por não possuírem folículos linfoides, bainhas linfoides periarteriolares, ou plasmócitos. Adicionalmente, foi observado que os locais dos folículos linfoides no baço carecem de estroma de tecido conjuntivo e esta característica pode ser usada para diferenciar a hipoplasia da atrofia. Os linfonodos não apresentam folículos linfoides, plasmócitos e diferenciação córtico-medular. A base molecular para o defeito foi identificada como uma mutação espontânea do gene que codifica a subunidade catalítica de uma proteína quinase dependente de DNA (DNA-PKcs) que está localizada no cromossomo 9. Os potros afetados apresentam uma completa ausência de DNA-PKcs funcional. A DNA-PK é necessária para a recombinação da cadeia pesada da imunoglobulina e dos genes TCR durante o desenvolvimento que, quando defeituosa, resulta em uma incapacidade para formar regiões funcionais V. É interessante observar que como resultado da mutação DNA-PKcs, os equinos afetados também são deficientes no mecanismo de reaparo do DNA. A importância dos mecanismos de reparo do DNA na prevenção do desenvolvimento do câncer (Capítulos 1 e 6) pode sugerir que os potros

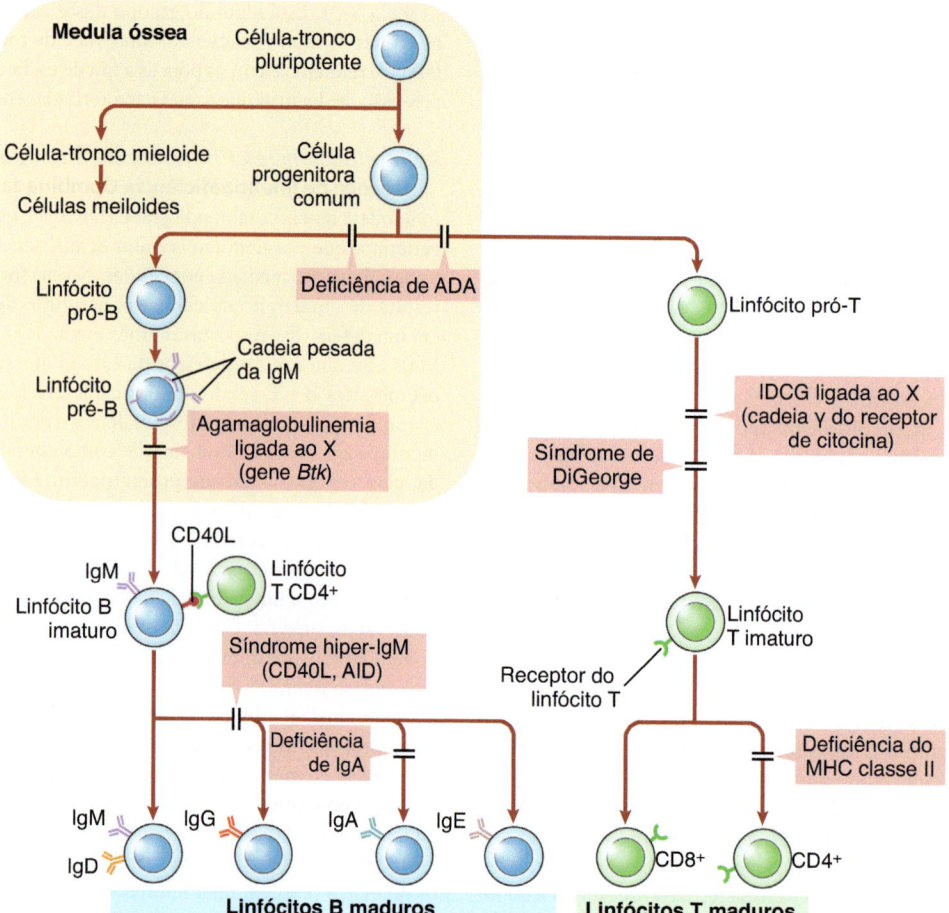

Figura 5-31 **Doenças de Imunodeficiência Primária.** Representação esquemática simplificada do desenvolvimento linfocitário e dos defeitos associados que resultam em doenças de imunodeficiência primária. *ADA,* Adenosina desaminase; *AID,* citidina desaminase induzida pela ativação; *MHC,* complexo principal de histocompatibilidade; *IDCG,* doença de imunodeficiência combinada grave.

Tabela 5-8	Exemplos de Infecções nas Imunodeficiências			
Tipo de Patógeno	**Defeito do Linfócito T**	**Defeito do Linfócito B**	**Defeito dos Granulócitos**	**Defeito do Complemento**
Bactérias	Sepse bacteriana	*Streptococcus* spp., *Staphylococcus* spp.	*Staphylococcus* spp., *Pseudomonas*	Infecções por bactérias piogênicas
Vírus	Infecções por citomegalovírus, crônicas, por vírus respiratórios e intestinais	Encefalite por enterovírus		
Fungos e parasitas	*Candida, Pneumocystis carinii*	Giardíase intestinal, aspergilose	*Candida, Nocardia, Aspergillus*	
Características especiais	Doença agressiva por patógenos oportunistas, falha na eliminação das infecções, reações adversas às vacinas atenuadas	Infecções gastrointestinais recorrentes crônicas, sepse, meningite	Neutrofilia	

afetados e os portadores heterozigotos podem apresentar um maior risco de câncer. Embora os potros afetados raramente vivam além dos cinco meses de idade, os portadores heterozigotos vivem, além disso, e foi observado que eles apresentam um maior risco para o desenvolvimento de sarcoides, uma neoplasia fibroblástica cutânea agressiva.

A DICG em cães foi primeiramente descrita em cães *basset* como um defeito ligado X (XDICG) caracterizado pela linfopenia, com aumento do número dos linfócitos B e poucos a nenhum linfócito T. A linfopenia não é tão profunda quanto nos potros com DICG. Em, aproximadamente, 6 a 8 semanas de idade, à medida que as concentrações de anticorpos maternalmente derivados declinam, eles desenvolvem infecções recorrentes na pele, vias respiratórias, ou do sistema gastrointestinal. Fenotipicamente, há uma redução do número de linfócitos CD8+ resultando em uma relação de CD4+ para CD8+ de, aproximadamente, 15:1 (comparados a 2:1 em cães normais) e porcentagens normais de linfócitos B. Cães com XDICG são hipogamaglobulinêmicos com concentrações séricas normais de IgM e concentrações reduzidas de IgG e IgA. Os cães afetados raramente vivem além dos 4 meses de idade e o óbito é frequentemente atribuído à septicemia ou a infecções virais sistêmicas. Na

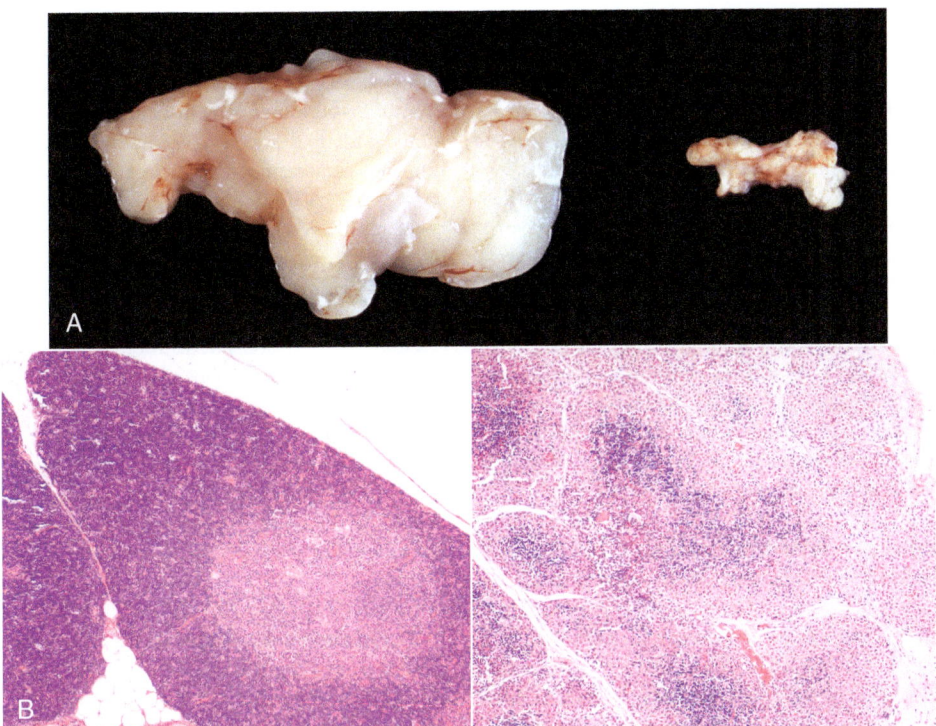

Figura 5-32 **Doença de Imunodeficiência Combinada Grave Ligada ao X (XIDCG) Timos, Cão Filhote Normal e Companheiro de Ninhada. A,** A glândula proveniente do filhote normal (*esquerda*) pesava 7,4 g e a glândula do filhote XIDCG (*direita*) pesava 0,2 g. **B,** O timo de um cão neonato normal (*esquerda*) e de um com XIDCG (*direita*). O lóbulo tímico normal possui uma região medular clara e uma região cortical escura que está densamente composta por pequenos linfócitos. O timo XIDCG possui pequenos lóbulos sem distinção córtico-medular e uma escassez de pequenos linfócitos. Coloração por HE. (**A** e **B** Cortesia do Dr. P.W. Snyder, School of Veterinary Medicine, Purdue University.)

necrópsia, os linfonodos, as tonsilas, as placas de Peyer e o timo são extremamente pequenos, podendo ser indetectáveis.

Microscopicamente, existe uma grave hipoplasia linfoide com características típicas similares, conforme anteriormente descrito para os tecidos linfoides no potro com DICG. O timo dos filhotes afetados são pequenos (aproximadamente 10% do peso para os controles pareados por idade) e se caracterizam por uma ausência de demarcação córtico-medular e pequenos lóbulos com poucos ou nenhum linfócito (Fig. 5-32). O timo possui porcentagens acentuadamente aumentadas de linfócitos CD8/CD4 (46% contra 16% em controles pareados pela idade), compatíveis com um bloqueio na diferenciação dos linfócitos T. A XDICG canina é devida a uma mutação da subunidade gama (γ_c) comum dos receptores da IL-2, IL-4, IL-7, IL-9 e da IL-15. Esses receptores, para cinco citocinas imunologicamente diferentes, pertence à família do receptor da citocina do tipo I. Uma deleção de quatro pares de bases resulta em um códon de parada que impede a plena tradução do RNA mensageiro (mRNA) do γ_c. Os linfócitos T são não funcionais devido à incapacidade de expressar um receptor de IL-2 funcional. Os linfócitos B só são ativados por antígenos independentes de linfócitos T e embora sejam capazes de sintetizar IgM, estes são incapazes de mudança da classe para IgG. Uma forma molecular semelhante de XDICG também foi descrita na raça Welsh Corgi. Uma mutação insercional, provocada pela inserção de uma citosina no éxon quatro, também resulta em um códon de parada, impedindo a completa tradução do mRNA do γ_c. Na DICG humana, as mutações do γ_c constituem o mecanismo molecular mais comum, com numerosas mutações distintas, pontuais, insercionais e por deleção identificadas. Uma forma autossômica recessiva de DICG foi descrita em *terriers* Jack Russell que é o resultado de uma mutação do DNA-PKcs semelhante àquela descrita anteriormente no cavalo Árabe e no camundongo CB-17.

A DICG em camundongos ocorre na linhagem CB-17 sendo uma característica autossômica recessiva caracterizado por uma ausência de linfócitos B e T maduros. A base molecular para o fenótipo da DICG é atribuída a um defeito resultante de uma redução da atividade da enzima DNA-PK. Embora os camundongos sejam altamente suscetíveis a infecções oportunistas, eles podem ser mantidos em ambientes que minimizem a sua exposição a agentes patogênicos que os mantenham vivos por mais de um ano de idade. Um achado imunológico interessante, embora pouco compreendido, em camundongos mais velhos (com mais de 6 meses de idade) com DICG é a capacidade de produzir pequenas quantidades de imunoglobulinas e um baixo número de linfócitos T maduros. Este fenótipo é denominado *DICG "leaky"*. Este fenótipo "leaky" não foi descrito em outras formas de DICG. Como em outras espécies com mecanismos defeituosos de reparo do DNA, há um aumento da sensibilidade à lesão por radiações ionizantes.

Imunodeficiência Variável Comum. A imunodeficiência variável comum é uma doença de imunodeficiência primária caracterizada pelo início na vida adulta com hipogamaglobulinemia atribuída a um defeito intrínseco do linfócito B, que resulta em uma incapacidade para produzir grande parte dos anticorpos. A doença foi descrita em uma ninhada de cães miniatura de Dachshund. Esses cães foram caracterizados como apresentando uma ausência de linfócitos B nos tecidos linfoides e poucas imunoglobulinas séricas. À necrópsia, os animais afetados apresentavam lesões caracterizadas como atrofia do tecido linfoide e pneumonia. Os linfonodos foram adicionalmente caracterizados como ausentes de folículos linfoides. A pneumonia foi provocada pelo *P. carinii*, um patógeno oportunista comum em animais e seres humanos imunocomprometidos. Em seres humanos existe uma série de defeitos identificados intrínsecos aos linfócitos B que impedem a sua diferenciação terminal e que afetam a sua capacidade de produzir imunoglobulina, por isso a designação de imunodeficiência variável. Uma doença semelhante também foi descrita em um cavalo quarto de milha com 12 anos de idade que se caracterizou por hipogamaglobulinemia e pela ausência de linfócitos B na circulação, medula óssea e baço.

Agamaglobulinemia. A agamaglobulinemia é uma imunodeficiência primária caracterizada por uma incapacidade de produzir imunoglobulinas e pela ausência de linfócitos B maduros e plasmócitos. A doença foi descrita em cavalos das raças puro-sangue inglês, quarto de milha e raças padrões. Até o momento, todos os casos ocorreram em machos, sugerindo que, como na doença humana, este seja um traço ligado ao X. Microscopicamente, há uma ausência de plasmócitos, de folículos primários e de centros germinativos nos linfonodos. Os cavalos afetados comumente apresentam infecções bacterianas extracelulares das articulações e do sistema respiratório. Em seres humanos há uma mutação do gene *BTK* localizado no cromossomo X, que codifica uma tirosina quinase que resulta em uma parada do desenvolvimento do linfócito B no estágio pré-B. A doença em seres humanos é denominada agamaglobulinemia ligada ao X (XLA).

Deficiências Seletivas de Imunoglobulinas. As deficiências seletivas são representadas por uma série de doenças caracterizadas por uma deficiência de uma classe individual de imunoglobulinas. Formas dessas doenças foram identificadas e descritas em cavalos e em cães. As formas mais comuns são a deficiência seletiva de IgM e a deficiência seletiva de IgA, caracterizada por um nível sérico de IgM ou IgA, respectivamente, que está, no mínimo, a dois desvios-padrão abaixo do normal. As concentrações séricas de outras classes de imunoglobulinas estão normais e o número dos linfócitos B é normal. Essas deficiências podem não resultar em sinais clínicos até que haja a degradação dos anticorpos maternos passivamente transferidos. Em equinos existem formas distintas de deficiência seletiva de IgM, com a maior parte dos animais sucumbindo à septicemia ou pneumonia por volta dos 10 meses de idade. Uns poucos potros afetados vivem além de 10 meses e comumente morrem de infecções respiratórias recorrentes antes de atingir a vida adulta. Alguns atingem a vida adulta antes que exibam sinais clínicos de deficiência seletiva de IgM. Uma deficiência seletiva de IgA foi descrita em uma série de raças caninas, incluindo o pastor Alemão, Shar-Pei, *setter*-irlandês e *beagle*. Devido à importância da IgA para a imunidade mucosa, muitos animais afetados apresentam infecções cutâneas. Alguns cães afetados, assim como os pacientes humanos com deficiência de IgA, têm uma predisposição para o desenvolvimento de doença atópica. Na maior parte dos casos existe um número normal de plasmócitos produtores de IgA, sugerindo uma incapacidade para a síntese ou secreção de IgA. Conquanto a base molecular para as deficiências seletivas de imunoglobulinas seja desconhecida, acredita-se que isso esteja relacionado com uma diferenciação dos linfócitos B imaturos em plasmócitos secretores de imunoglobulina.

Hipoplasia tímica. A hipoplasia tímica representa uma série de doenças de imunodeficiência caracterizadas por um fracasso do desenvolvimento de um timo funcional, resultando em uma deficiência de linfócitos T. Camundongos homozigotos para o traço genético nu (nu/nu) não possuem pelos e essa linhagem atímica é comumente denominada camundongo nu. Os camundongos afetados apresentam uma parada do desenvolvimento do timo, que ocorre por volta do 12° dia de gestação e que resulta em uma ausência de um timo funcional. Os camundongos nus apresentam um defeito das respostas imunes mediadas por células e são incapazes de desenvolver respostas imunes. As anomalias imunológicas são atribuídas a uma deficiência das respostas dos linfócitos T. Os animais heterozigotos (nu/+) são normais. Os poucos linfócitos T circulantes nos camundongos afetados apresentam TCRs do tipo γ/δ ao invés do tipo α/β. Sob condições de habitação convencionais, a mortalidade é alta durante as primeiras duas semanas de vida; todavia, quando mantido em um ambiente

livre de germes, eles podem sobreviver por um maior período. Essa linhagem de camundongos constitui um importante modelo animal, porque podem tolerar aloenxertos e xenoenxertos. De modo semelhante, embora menos bem-caracterizadas, condições sem pelos e atímicas foram descritas em outras espécies. Uma condição em seres humanos caracterizada por hipoplasia tímica é denominada *síndrome de DiGeorge*. A síndrome de DiGeorge é uma deficiência de linfócitos T que resulta de um defeito embrionário que afeta o desenvolvimento da terceira e quarta bolsas faringeais. Os seres humanos afetados apresentam defeitos do timo (quarta bolsa faríngea) e das paratireoides (terceira bolsa faríngea). Eles apresentam redução dos linfócitos T circulantes e nas áreas de linfócitos T dos tecidos linfoides (áreas paracorticais dos linfonodos e bainhas periarteriolares do baço) estão depletadas de linfócitos. Há ausência de respostas imunes mediadas por células. A síndrome de DiGeorge não é familiar, mas, ao invés disso, o resultado da deleção de um gene específico que é membro da família *T-box* dos fatores de transcrição. Especificamente como ou por qual motivo este fator de transcrição influencia o desenvolvimento do timo e paratireoide é desconhecido.

Imunodeficiências Primárias da Imunidade Inespecífica

Deficiências do Sistema do Complemento. O sistema do complemento contém mais de 30 proteínas solúveis e ligadas às células que influenciam as respostas imunes e inflamatórias. As vias de ativação e regulação do sistema complemento, assim como as consequências biológicas da ativação do complemento, foram anteriormente abordadas no Capítulo 3. Em seres humanos, as deficiências hereditárias foram descritas para quase todos os componentes e para dois dos inibidores. Embora a deficiência de C2 seja a mais comum, os seres humanos com deficiências dos componentes da via clássica apresentam pouco ou nenhum risco para infecções, sugerindo que as vias alternativas e da lecitina de ativação sejam suficientes para o controle de infecções. As deficiências dos componentes da via clássica estão associadas a um aumento da incidência de doença autoimune semelhante ao lúpus eritematoso sistêmico, o que foi atribuído a um comprometimento da eliminação de complexos imunes pelo sistema monócito-macrófago. Conquanto as deficiências dos componentes da via alternativa (properdina e fatores D e H) sejam raras, quando elas ocorrem, são associadas a infecções piogênicas recorrentes. A deficiência de C3, que é necessário para todas as três vias do complemento, é a deficiência mais grave e resulta em infecções recorrentes graves. Um traço autossômico recessivo resultando em uma deficiência geneticamente determinada de C3 foi descrito em cães Spaniel Bretões. Os cães homozigotos apresentam concentrações de séricas de C3 e também atividades de opsonização e quimiotáxicas que estão gravemente reduzidas em comparação com cães normais. Os cães afetados estão predispostos a infecções recorrentes e glomerulonefrite membranoproliferativa do tipo I. As infecções bacterianas por *Clostridium* spp., *Escherichia coli* e *Klebisiella* spp. resultando em pneumonia, septicemia e piometra, respectivamente, constituem as manifestações clínicas mais comuns.

A base molecular para a deficiência foi identificada como uma mutação por deleção que resulta em um códon de parada prematuro, impedindo a tradução adequada e resultando em uma redução da concentração de mRNA. Os cães heterozigotos apresentam concentrações séricas de C3 que são, aproximadamente, 50% do normal, mas esses cães são clinicamente normais. A deficiência de C3 também foi descrita em porcos-da-índia e em coelhos.

Um traço autossômico recessivo resultante em uma deficiência do fator H, um componente da via alternativa do complemento, foi descrito na raça de suínos Yorkshire Norueguês. O fator H é um regulador da ativação do complemento que bloqueia a formação da C3 convertase e é um cofator para a clivagem do C3b pelo fator I. As deficiências do fator H resultam em uma elaboração desregulada de

C3b quando da ativação da via alternativa. A manifestação clínica mais comum é a doença renal. Os suínos afetados desenvolvem um tipo de glomerulonefrite membranoproliferativa do tipo II caracterizada por alterações glomerulares apresentando as paredes capilares espessadas, proliferação das células mesangiais, depósitos intramembranosos densos e depósitos glomerulares de componentes C3. A doença é comumente denominada *doença suína de depósito denso*.

A base molecular para a redução da concentração sérica do fator H foi descrita como o resultado da alteração de uma sequência de nucleotídeos no gene do fator H que causa um bloqueio na secreção proteica. Os hepatócitos dos animais afetados apresentam um aumento das concentrações intracelulares de fator H. A deficiência hereditária do fator H em seres humanos pode ser caracterizada através de uma variedade de manifestações clínicas que vão desde infecções bacterianas recorrentes até a doença glomerular e a síndrome hemolítico-urêmica. As deficiências dos componentes humorais (C5, C6, C7 e C9), que são necessários para a formação do complexo de ataque à membrana e para a lise das membranas celulares, ocorrem e geralmente resultam em um aumento das infecções bacterianas.

As deficiências do inibidor C1 e de outras proteínas reguladoras do complemento, embora descritas em seres humanos, ainda estão por ser descritas em animais domésticos. A deficiência do inibidor C1 é um traço autossômico dominante que provoca angioedema hereditário. O inibidor do C1 é um inibidor das proteases que tem como alvo as enzimas C1r e C1s da via clássica do complemento, o fator de Hageman (fator XII) da via da coagulação e o sistema da calicreína. Conforme indicado no Capítulo 3, essas três vias estão intimamente vinculadas e resultam na elaboração de aminas vasoativas, notadamente a bradicinina. Os pacientes humanos afetados desenvolvem episódios de edema envolvendo a pele e as membranas mucosas como, por exemplo, as da faringe e do sistema gastrointestinal. As deficiências das proteínas reguladoras ligadas à membrana, como, por exemplo, o fator de aceleração do decaimento e o fator de restrição homóloga, resultam em hemoglobinúria paroxística noturna. Na ausência desses fatores regulatórios, as hemácias podem ser mais facilmente lisadas por concentrações do complemento que são muito mais baixas do que o normalmente necessário. O aumento da lise das hemácias provoca anemia hemolítica crônica e hemoglobinúria.

Síndrome de Chédiak-Higashi. A síndrome de Chédiak-Higashi é uma doença hereditária provocada por lisossomos defeituosos, melanossomos, grânulos plaquetários densos e grânulos citolíticos. A doença foi descrita em gatos, bovinos, baleias orcas, camundongos beges, ratos, martas das Aleutas e em seres humanos. Manifestações clínicas comuns da doença incluem hipopigmentação, uma tendência ao sangramento, anomalias oculares e infecções recorrentes. Algumas espécies são mais suscetíveis a infecções recorrentes do que outras. O traço característico da doença é a presença de grânulos aumentados no interior dos melanócitos, neutrófilos, eosinófilos e monócitos. Os grânulos aumentados são os melanossomos (melanócitos), lisos-

somos (muitos tipos celulares), ou grânulos citoplasmáticos (p. ex. grânulos neutrofílicos primários e secundários fusionados). Os neutrófilos contendo grânulos gigantes apresentam um comprometimento das suas funções como, por exemplo, defeitos da quimiotaxia ou da morte intracelular. As células NK também são defeituosas, podendo contribuir para o aumento da susceptibilidade às infecções descrita em algumas espécies. As martas com síndrome de Chédiak-Higashi apresentam um aumento da susceptibilidade à doença viral das martas das Aleutas. A hipopigmentação é o resultado de uma incapacidade dos melanócitos, contendo melanossomos anormalmente grandes, de migrarem e liberarem o seu conteúdo, resultando em uma deficiência de pigmentação, mais comumente evidente na pele, pelos e olhos. A tendência ao sangramento é uma coagulopatia resultante de plaquetas defeituosas. As contagens plaquetárias geralmente são normais. Na maior parte dos casos estudados, mais recentemente nos bovinos, há uma deficiência da agregação plaquetária devido a uma redução da resposta ao colágeno. As pesquisas sugerem que as vias de ativação plaquetária da glicoproteína GPIa/IIa ($\alpha_2\beta_1$-integrina) ou da rodocitina podem ser defeituosas. As anomalias oculares identificadas nos bovinos, gatos, martas, camundongos e seres humanos são semelhantes, caracterizando-se por pigmentação ocular anormal e fotofobia associada. Gatos com a síndrome de Chédiak-Higashi frequentemente desenvolvem catarata. A base molecular para a síndrome de Chédiak-Higashi foi identificada em algumas formas humanas, no camundongo bege e nos bovinos como resultado de uma mutação do gene *Lyst*. O gene *Lyst* codifica uma proteína associada à membrana que, acredita-se, regule o trânsito proteico intracelular. Exatamente como a proteína regula esse trânsito intracelular, permanece desconhecido.

Deficiência da Adesão Leucocitária. A deficiência de adesão leucocitária (DAL) é uma doença de imunodeficiência primária caracterizada pela incapacidade dos leucócitos para migrarem da circulação para os locais de inflamação, resultando em infecções bacterianas recorrentes (Capítulo 3).

Amiloidose

Conquanto não haja evidência que sugira que a amiloidose sempre resulte de uma anomalia imunológica primária, a sua patogênese pode envolver componentes do sistema imune. A amiloidose primária é a forma sistêmica mais comum de amiloidose sistêmica em seres humanos, sendo o tipo CL (ou seja, de cadeias leves [CL]), derivado das cadeias leves da imunoglobulina dos plasmócitos, o mais comum. Muitos casos de amiloidose de CL são atribuíveis à presença de algum tipo de discrasia imunocítica. A discrasia imunocítica mais comumente associada à amiloidose por CLs em espécies domésticas é uma neoplasia de plasmócitos. As neoplasias derivadas de plasmócitos incluem o plasmocitoma extramedular e o mieloma ou mais comumente o mieloma múltiplo que mais frequentemente está limitado à medula óssea.

CAPÍTULO 6

Neoplasia e Biologia Tumoral

Kimberly M Newkirk, Erin M. Brannick e Donna F. Kusewitt

Sumário de Leituras-Chave

A neoplasia constitui uma preocupação importante para os clínicos veterinários, profissionais de diagnósticos e pesquisadores. O diagnóstico e o tratamento individualizado de tumores de animais têm se tornado uma parte proeminente da clínica de pequenos animais. Em animais de produção, as neoplasias provocadas por agentes infecciosos ou ambientais podem ter um importante impacto na saúde do rebanho ou da manada, resultando em perdas econômicas devidas à condenação da carcaça ou de órgãos. Além disso, os modelos animais de neoplasia oferecem importantes esclarecimentos sobre à causa e tratamento do câncer humano.

Nomenclatura Geral

Neoplasia

Neoplasia é um processo de "novo crescimento" no qual células normais sofrem alterações genéticas irreversíveis, que as tornam não responsivas aos controles ordinários do crescimento exercidos a partir de células "transformadas" ou por células circundantes "normais". Com a contínua proliferação as células se expandem além dos seus limites anatômicos normais, criando uma *neoplasia* macroscopicamente ou microscopicamente detectada. Outros termos comuns para neoplasia tais como *tumor* ("inchaço") ou *câncer* ("caranguejo"), descrevem o aspecto clínico ou o comportamento infiltrativo desses crescimentos anormais. De fato, *oncologia*, o estudo da neoplasia, tem seu nome derivado da palavra grega *oncos* ("tumor"). Embora os termos "neoplasia" e "tumor" possam se referir a crescimentos benignos ou malignos, o termo "câncer" sempre denota um crescimento maligno. É importante observar que uma lesão maciça descrita clinicamente como um "tumor" ou uma "massa" pode ser uma neoplasia ou uma lesão não neoplásica como um granuloma.

Tumores *benignos* ("inofensivos") não invadem o tecido circundante ou se disseminam para novas localizações anatômicas no interior do corpo; por conseguinte, esses tumores geralmente são curáveis e raramente são responsáveis pela morte do animal. Tumores malignos ("nocivos"), se deixados sem tratamento, invadem localmente, se disseminam através de *metástases* ("*mudança de local*") e, finalmente, matam o animal ao interferirem com funções corporais fundamentais. Conquanto os tumores do sistema nervoso frequentemente sejam localizados e muito raramente se metastatizem, eles podem provocar sinais clínicos e óbito através da interrupção de vias neurológicas importantes através da compressão de axônios ou de aglomerados críticos de corpos celulares neuronais (Capítulo 14).

Alterações Pré-Neoplásicas

Com a identificação de que o desenvolvimento tumoral é um processo gradativo, alterações potencialmente pré-neoplásicas, incluindo hiperplasia, hipertrofia, metaplasia e displasia assumiram novos significados diagnósticos e clínicos (Fig. 6-1). Essas alterações pré-neoplásicas frequentemente indicam um aumento do risco ou da probabilidade de progressão para uma neoplasia no tecido afetado. *Hiperplasia* constitui um aumento do número de células em um tecido através da divisão mitótica, em outras palavras, através de proliferação celular. Ela deve ser diferenciada de *hipertrofia*, que é um aumento do tamanho da célula individual através da adição de citoplasma (citosol) e organelas associadas. A *metaplasia*, a transformação de um tipo celular diferenciado em outro, é mais comumente observada em tecidos epiteliais. Por exemplo, em várias espécies animais, a deficiência da vitamina A se caracteriza pela transformação dos epitélios colunar ou cuboidal respiratório e digestivo em epitélio escamoso (metaplasia escamosa). *Displasia* é um padrão anormal de

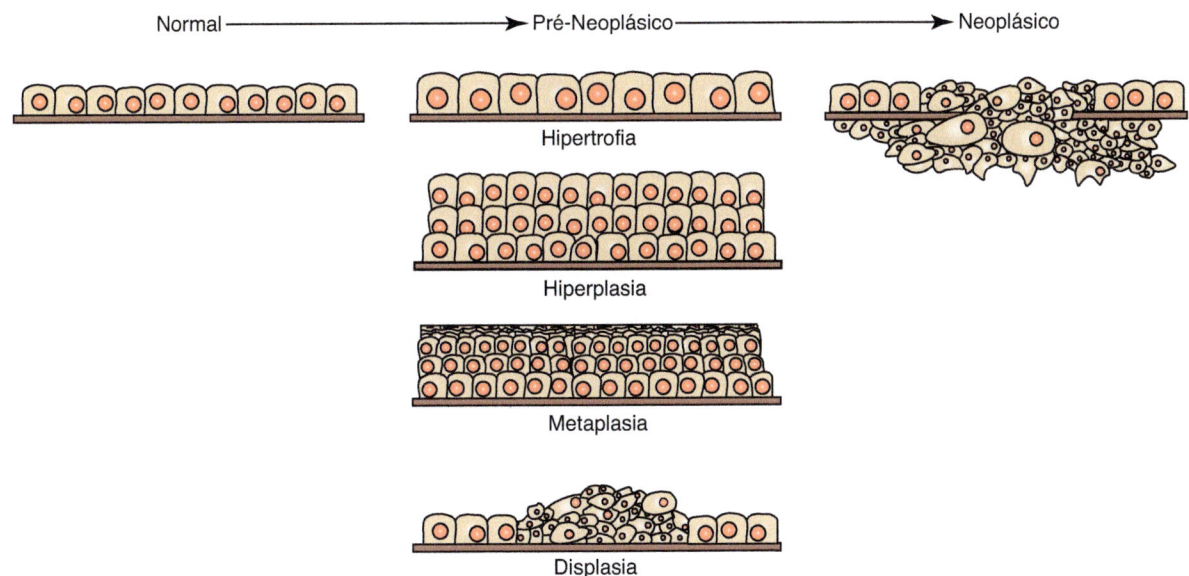

Normal ⟶ Pré-Neoplásico ⟶ Neoplásico

Hipertrofia

Hiperplasia

Metaplasia

Displasia

Figura 6-1 **Alterações Pré-Neoplásicas Precedendo o Surgimento Tumoral.** As alterações pré-neoplásicas nos tecidos incluem alterações do tamanho celular (hipertrofia) do número celular (hiperplasia) e organização (metaplasia, displasia). Neste exemplo, as alterações pré-neoplásicas estão ilustradas no epitélio cúbico simples, embora essas alterações também possam ser observadas em outros tipos histológicos epiteliais e mesenquimais. A alteração metaplásica mostrada é a metaplasia escamosa, ou seja, a conversão do epitélio cúbico simples em epitélio escamoso estratificado. (Redesenhado com permissão do Dr. D.F. Kusewitt, Health Sciences Center, University of New Mexico.)

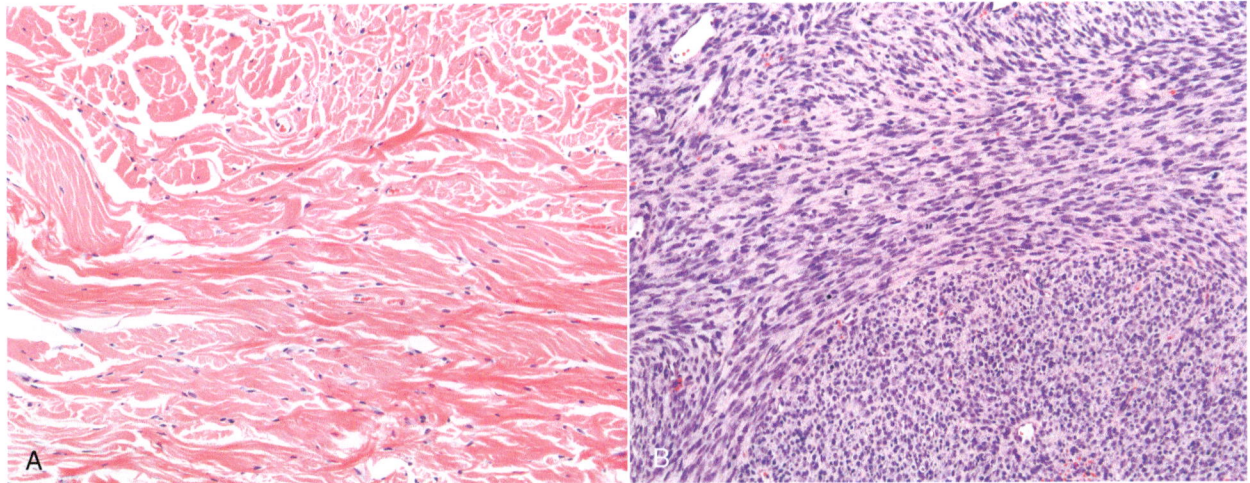

Figura 6-2 **Comparação Entre os Tumores Benignos e Malignos de Origem Fibroblástica. A,** Fibroma, subcutâneo, cão. O fibroma é primariamente composto por tecido conjuntivo colágeno maduro com relativamente poucos fibroblastos neoplásicos que são indistinguíveis dos fibroblastos normais. Coloração por HE. **B,** Fibrossarcoma, subcutâneo, cão. O fibrossarcoma é composto por feixes intercalados de fibroblastos grandes com núcleos alongados e volumosos assim como quantidades moderadas de citoplasma eosinofílico; o colágeno maduro está esparso ou é ausente. Coloração por HE. (Cortesia do College of Veterinary Medicine, University of Tennessee.)

crescimento tecidual e geralmente se refere a um arranjo desordenado de células dentro do tecido.

Em geral, as alterações pré-neoplásicas são reversíveis. Elas podem surgir em resposta a demandas fisiológicas, lesões, ou da irritação, mas frequentemente se resolvem com a remoção do fator incitante. Por exemplo, a hiperplasia epidérmica constitui uma parte normal do reparo da ferida e a hipertrofia muscular esquelética é uma resposta adaptativa ao aumento da carga de trabalho. Os termos "hiperplasia" e "hipertrofia" não são apropriados para a descrição das verdadeiras neoplasias, mas os termos "displasia" e "metaplasia" podem descrever as alterações que persistem durante a transição entre a pré-neoplasia e a neoplasia. *Anaplasia* é o termo usado para descrever a perda da diferenciação celular e a reversão para características morfológicas celulares mais primitivas; a anaplasia frequentemente indica uma progressão irreversível para a neoplasia.

Tipos Tumorais

Microscopicamente, a maior parte dos tumores consiste de um único tipo celular, mesenquimal ou epitelial, e o nome da neoplasia reflete o tipo celular a partir do qual se acredita que o tipo celular tenha se originado.

Tumores Mesenquimais

Os tumores mesenquimais provêm de células com origem no mesoderma embrionário. Esses tumores geralmente são compostos por células fusiformes arranjadas em grupos ou feixes. Os tumores benignos que se originam a partir de células mesenquimais geralmente recebem os seus nomes adicionando-se o sufixo *–oma* para designar a célula de origem. Desse modo, um fibroma é um tumor benigno de origem fibroblástica (Fig. 6-2, A). Um tumor maligno de origem mesenquimal é um *sarcoma* ("crescimento carnoso"). Um prefixo ou modificador indica a origem do tecido. Por exemplo, um fibrossarcoma é um tumor composto por fibroblastos malignos (Fig. 6-2, *B*). As células do sistema hematopoiético também são de origem mesenquimal; por conseguinte, os tumores provenientes dessas células são sarcomas. Por exemplo, um tumor maligno dos linfócitos é denominado linfossarcoma; por convenção, o linfossarcoma tem frequentemente o seu nome encurtado para linfoma, mas esse termo não deve ser confundido com o nome de um crescimento mesenquimatoso benigno. Esses sarcomas sólidos de origem celular hematopoiética são compostos por "lençóis" de células redondas (Fig. 6-3). As malignidades que se originam de células sanguíneas circulantes ou os seus precursores são denominadas *leucemias* ("sangue branco") quando caracterizada por grandes números de células hematopoiéticas no sangue periférico.

Tumores Epiteliais

Todas as três camadas embrionárias, endoderma, mesoderma e ectoderma, podem dar origem a tecidos epiteliais e a tumores derivados desses tecidos.

Os termos *adenoma*, *papiloma* e *pólipo* se referem a tumores epiteliais benignos. "Adenoma" denota ou um tumor proveniente do epitélio glandular, como o epitélio mamário, ou um tumor oriundo de tecido epitelial não glandular que exibe microscopicamente um padrão tubular, como, por exemplo, um adenoma tubular renal. O termo "papiloma" se refere a um crescimento benigno, geralmente exofítico ("crescimento para fora") proveniente de uma superfície cutânea ou mucocutânea, enquanto um "pólipo" é um tumor epitelial benigno, macroscopicamente visível, que se projeta a partir da superfície mucosa (Fig. 6-4, *A*); todavia, os termos "pólipo" e "papiloma" são, às vezes, usados de modo intercambiável.

Todos os tumores malignos de origem epitelial são denominados *carcinomas* ("cânceres"). Os tumores denominados "carcinomas" podem conter ninhos, cordões, ou ilhas de células epiteliais neoplásicas, enquanto o termo mais específico *adenocarcinoma* se refere a carcinomas com um padrão de crescimento glandular distinto, conforme o indicado pela presença de túbulos ou ácinos (Fig. 6-4, *B*). Por definição, os carcinomas são invasivos e apresentam um potencial

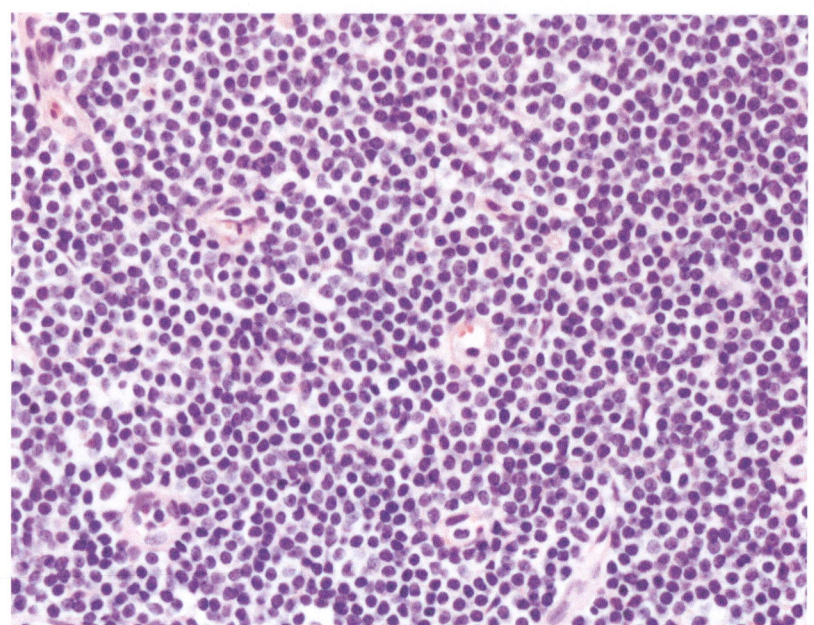

Figura 6-3 Linfoma (Linfossarcoma), Linfonodo, Cão. O tumor é composto por uma lâmina sólida de células neoplásicas arredondadas (linfócitos). As células neoplásicas são monomórficas, indicando que há uma pequena variação no tamanho ou formato das células ou do núcleo. Coloração por HE. (Cortesia do College of Veterinary Medicine, University of Tennessee.)

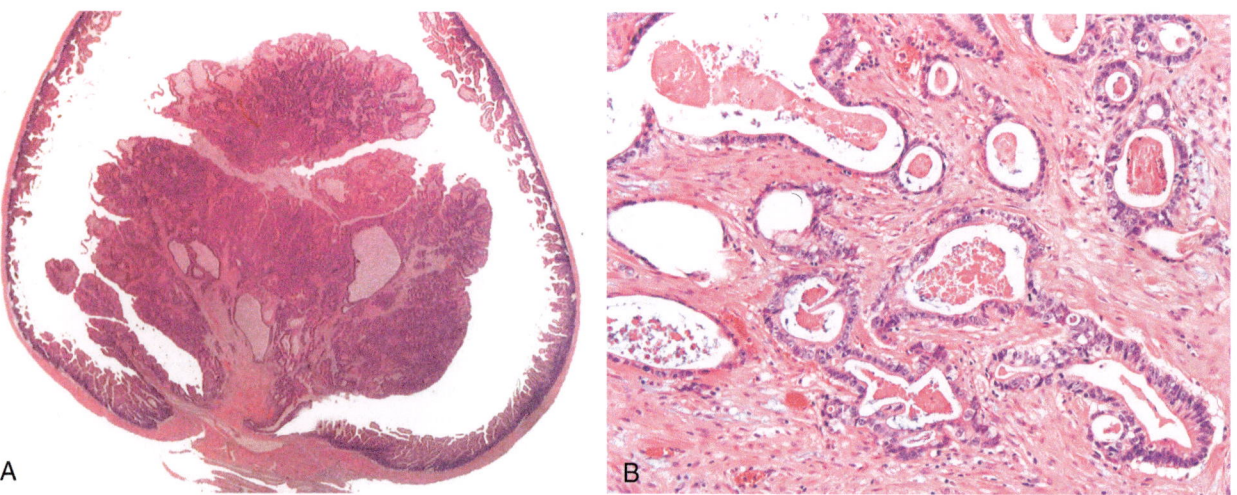

Figura 6-4 Comparação Entre Tumores Epiteliais Benignos e Malignos. A, Pólipo, intestino delgado, camundongo. O crescimento neoplásico se origina a partir da mucosa e se estende para o lúmen intestinal. Não há invasão da parede intestinal. Coloração por HE. **B,** Adenocarcinoma (carcinomatose), mesentério, gato. Ácinos irregulares de células epiteliais neoplásicas, presumivelmente de origem biliar ou pancreática, invadiram o tecido conjuntivo mesentérico. Coloração por HE. (**A** Cortesia do College of Veterinary Medicine, The Ohio State University. **B** Cortesia do College of Veterinary Medicine, University of Tennessee.)

para metastatizar. A expressão *carcinoma in situ*, contudo, se refere a uma forma pré-invasiva de carcinoma que permanece no interior da estrutura epitelial a partir da qual ele se origina e que não penetra a membrana basal ou invade o estroma subjacente.

Assim como com os tumores mesenquimais, os termos genéricos "adenoma" e "carcinoma" podem ser adicionalmente modificados para indicar o órgão de origem, como em "adenoma hepatocelular". Além disso, esses termos são frequentemente modificados por prefixos ou adjetivos que descrevem o seu aspecto microscópico. Por exemplo, o adjetivo "escamoso" é aplicado a uma neoplasia epitelial que demonstra diferenciação escamosa semelhante à observada no epitélio estratificado escamoso normal. As células epiteliais neoplásicas dos adenocarcinomas mucinosos produzem mucina abundante. Os carcinomas que estimulam uma *desmoplasia* significante, a formação de colágeno abundante no tecido conjuntivo circundante, podem ser denominados cirrosos.

Tumores Indiferenciados

O aspecto microscópico primitivo ou acentuadamente heterogêneo de alguns tumores malignos não fornece indícios da sua célula de origem; por conseguinte eles são denominados *indiferenciados* ou *neoplasias anaplásicas*.

Tumores Mistos

Um tumor que contenha múltiplos tipos celulares é denominado *um tumor misto*. Acredita-se que os tumores mistos provenham de uma única célula-tronco pluripotente ou totipotente capaz de se diferenciar em uma variedade de tipos celulares mais maduros. O tumor benigno misto da glândula mamária de cães constitui um bom exemplo de um tumor misto, uma vez que ele tipicamente contém uma mistura variável de elementos neoplásicos epiteliais ou glandulares, incluindo o epitélio luminal e o mioepitélio e elementos mesenquimais, incluindo o tecido conjuntivo fibroso, gordura, cartilagem e osso (Fig. 6-5). Os teratomas e os teratocarcinomas, que se originam de células germinativas totipotentes, contêm tecidos normalmente derivados de todas as três camadas de células embrionárias e, portanto, podem ser compostos por uma mistura inusitada de tipos teciduais adultos e embrionários.

Lesões Semelhantes a Tumores

Várias lesões podem parecer neoplásicas à macroscopia, mas são, de fato, crescimentos não neoplásicos quando examinados

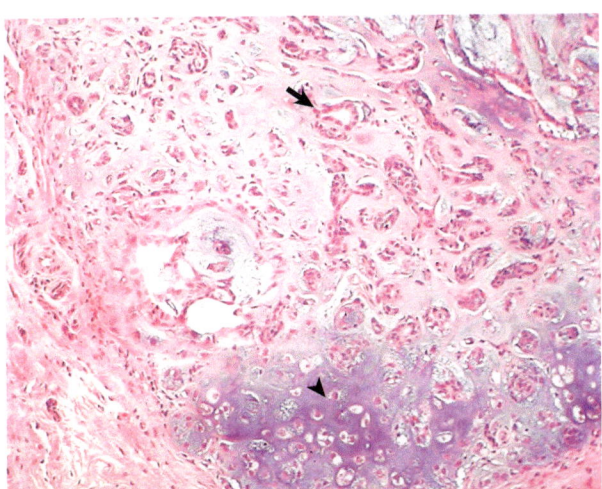

Figura 6-5 Tumor Mamário Misto, Glândula Mamária, Cão. Tumores mamários mistos em cães contêm tanto estruturas epiteliais (*seta*) e elementos mesenquimais, quanto, por exemplo, cartilagem e osso (*pontas de setas*). Coloração por HE. (Cortesia do College of Veterinary Medicine, The Ohio State University.)

microscopicamente. Os *hamartomas* são tecidos mesenquimais ou epiteliais desorganizados, mas maduros, encontrados na sua localização anatômica normal (Fig. 7-47). Muitos dos hamartomas identificados em animais consistem de proliferações anormais de vasos sanguíneos. Os hamartomas podem constituir o resultado da diferenciação aberrante no desenvolvimento ao invés de uma verdadeira neoplasia e o seu comportamento é completamente benigno. Os *coristomas* são compostos por tecido maduro normal localizado em uma localização ectópica. Um exemplo é o dermoide, uma massa constituída por pele madura e seus anexos, que podem ser encontrados em uma variedade de locais incomuns, incluindo a córnea (Fig. 21-34).

Nomenclatura Veterinária

Na Tabela 6-1 são mostrados os nomes das neoplasias benignas comuns em animais e as suas contrapartes malignas. As denominações dadas são aquelas comumente empregadas em medicina veterinária. Os termos usados por patologistas veterinários para descrever os tumores em animais podem diferir daqueles usados por patologistas médicos para descrever tumores humanos. Essa inconsistência se deve, parcialmente, ao fato de que o uso convencional desempenha um importante papel na nomenclatura tumoral; por conseguinte, a nomenclatura tumoral pode ser ditada pelo precedente histórico e não pela lógica. Além disso, os esforços para padronizar os termos diagnósticos para os tumores na medicina veterinária estão mais atrasados do que na medicina humana. Portanto, mais de um nome para um dado tipo de neoplasia pode estar descrito pela literatura médica. Por exemplo, uma diferença significativa entre a nomenclatura veterinária e humana é a de que um tumor benigno proveniente dos melanócitos seja denominado "melanoma benigno" ou "melanocitoma" pelos patologistas veterinários e de "nevo" pelos patologistas médicos. Os patologistas médicos reservam o termo "melanoma" para o tumor maligno de origem melanocítica, enquanto os patologistas veterinários denominam esses tumores "melanomas malignos". A consideração dos precedentes estabelecidos na nomenclatura tumoral e o uso de uma terminologia precisa são, portanto, fundamentais para uma comunicação precisa entre patologistas, médicos e pesquisadores através das disciplinas médicas.

Características tumorais (Conceito Essencial 6-1)

Tumores Benignos *versus* Malignos

Os tumores benignos geralmente são expansivos e podem comprimir o tecido adjacente, enquanto os tumores malignos geralmente são invasivos. Nos tumores malignos, as alterações da adesividade, da motilidade e da produção de protease celular permitem que as células

---

CONCEITO ESSECIAL 6-1 Características Tumorais

Os tumores podem se originar de, virtualmente, qualquer tecido normal do corpo. Os tumores benignos são massas expansivas e podem comprimir, mas não invadir, o tecido circundante, não se disseminando para outros locais no corpo. Em contrapartida, os tumores malignos são localmente invasivos e têm o potencial de se metastatizar para locais distantes. As características tumorais incluem:

1. Perda da diferenciação conforme o indicado pela variabilidade morfológica nas células tumorais, pela arquitetura tecidual anormal e pela perda de função celular especializada
2. Potencial proliferativo ilimitado devido à divisão celular contínua e à resistência à morte celular

Clinicamente, a graduação tumoral (grau de diferenciação) e o estadiamento (extensão e disseminação) são usados para estabelecer o prognóstico e determinar as opções terapêuticas.

Tabela 6-1	Nomenclatura Tumoral			
Origem	**Tecido de Origem**	**Célula de Origem**	**Benigno**	**Maligno**
MESENQUIMAL				
Tecido conjuntivo e tecidos relacionados	Tecido conjuntivo	Fibroblasto	Fibroma	Fibrossarcoma
	Gordura	Adipócito	Lipoma	Lipossarcoma
	Cartilagem	Condrócito	Condroma	Condrossarcoma
	Osso	Osteoblasto	Osteoma	Osteossarcoma
Endotélio e tecidos relacionados	Vaso sanguíneo	Endotélio vascular	Hemangioma	Hemangiossarcoma
	Vaso linfático	Endotélio linfático	Linfangioma	Linfangiossarcoma
	Sinóvia	Célula de revestimento sinovial	Sinovioma	Sarcoma sinovial
	Mesotélio	Célula mesotelial	*	Mesotelioma
	Meninges	Célula do tecido conjuntivo meníngeo	Meningioma	Meningioma maligno
	Ovário	Mesotélio modificado[+]	Adenoma	Adenocarcinoma
Tecidos hematopoiético e linfoides	Tecido linfoide	Linfócitos	*	Linfoma
	Medula óssea	Leucócitos e eritrócitos	*	Leucemia
	Tecido conjuntivo	Mastócito	Mastocitoma	Mastocitoma
		Histiócito	Histiocitoma	Sarcoma histiocítico (histiocitose maligna)
Músculo	Músculo liso	Célula muscular lisa	Leiomioma	Leiomiossarcoma
	Músculo esquelético	Célula muscular esquelética	Rabdomioma	Rabdomiossarcoma
EPITELIAL				
Epitélio de revestimento ou de cobertura	Pele	Célula epitelial escamosa	Papiloma	Carcinoma de células escamosas
		Células dos anexos	Adenoma	Adenocarcinoma Carcinoma
		Melanócito	Melanoma benigno (melanocitoma)	Melanoma maligno
	Trato alimentar superior (cavidade oral, esôfago)	Célula epitelial escamosa	Papiloma	Carcinoma
	Trato alimentar inferior (intestino)	Epitélio colunar	Adenoma	Adenocarcinoma Carcinoma
	Trato respiratório superior (cavidade nasal, traqueia)	Epitélio respiratório colunar	Adenoma	Adenocarcinoma Carcinoma
	Trato respiratório inferior (pulmão)	Epitélio colunar dos brônquios e bronquíolos	Adenoma	Adenocarcinoma Carcinoma
		Epitélio de revestimento alveolar		
	Trato Urinário	Epitélio transicional	Papiloma	Carcinoma de células transicionais
	Útero	Epitélio colunar	Pólipo uterino	Carcinoma endometrial Adenocarcinoma endometrial
	Revestimento das glândulas ou ductos	P. ex. próstata, tireoide, ductos biliares do fígado	Adenoma	Adenocarcinoma Carcinoma
Órgãos epiteliais sólidos	Glândulas	Pâncreas, glândulas salivares e outras	Adenoma	Adenocarcinoma
	Fígado	Hepatócito	Hepatoma	Carcinoma hepatocelular
	Rim	Célula tubular renal	Adenoma tubular renal	Carcinoma tubular renal
	Testículo	Células de Sertoli	Tumor das células de Sertoli	Tumor maligno das células de Sertoli
		Célula intersticial	Tumor de células intersticiais / Tumor das células de Leydig	*
		Células germinativas	Seminoma	Seminoma maligno
			Teratoma	Teratocarcinoma
	Ovário	Células estromais	Tumor de células da granulosa	*
			Luteoma	*
			Tecoma	*
		Células germinativas	Disgerminoma	Disgerminoma
			Teratoma	Teratocarcinoma

Tabela 6-1	Nomenclatura Tumoral *(Cont.)*			
Origem	**Tecido de Origem**	**Célula de Origem**	**Benigno**	**Maligno**
TECIDO NERVOSO				
Células gliais	Sistema nervoso central	Astrócito	*	Astrocitoma Glioblastoma
		Oligodendrócito	*	Oligodendroglioma
		Célula microglial	*	Microgliomatose
	Sistema nervoso periférico	Célula de Schwann	Tumor benigno da bainha de nervo periférico	Tumor maligno da bainha de nervo periféricoperiférica (schwannoma maligno)
Células neurais	Sistema nervoso central	Neurônio	*	Tumor neuroectodérmico primitivo
	Sistema nervoso periférico	Neurônio	Ganglioneuroma	*
TUMORES MISTOS				
Diversos	Glândula mamária	Epitélio e mioepitélio	Adenoma Tumor mamário misto benigno (cães)	Adenocarcinoma Carcinoma Tumor mamário misto maligno (cães)
	Testículo	Células germinativas	Teratoma	Teratocarcinoma
	Ovário	Células germinativas	Teratoma	Teratocarcinoma

*Geralmente não identificado.
†Em contraste com a nomenclatura para outros tumores mesenquimais, os tumores originados no mesotélio ovariano modificado (isto é., epitélio superficial, *rete ovarii*, ou estruturas epiteliais sub-superficiais) são designados adenomas/carcinomas com base na morfologia das células epitelioides em vez da morfologia celular fusiforme ou arredondada das células tumorais.

tumorais deixem a massa tumoral e penetrem no tecido circundante. Além disso, para que as células malignas invadam e, finalmente, metastatizem, estas deverão se tornar completamente independentes dos controles regulatórios de crescimento local e adquirir um suprimento sanguíneo independente. A aquisição dessas características permite que o tumor se dissemine para além de seu local de origem.

Embora os tumores benignos sejam, em última análise, distinguidos das suas contrapartes malignas com base na sua invasividade, uma variedade de características morfológicas e comportamentais é geralmente considerada para prever o potencial para um comportamento maligno (Tabela 6-2). Tanto os tumores benignos quanto os malignos são compostos por células em proliferação, mas os tumores malignos possuem um potencial essencialmente ilimitado de replicação. Os tumores malignos são relativamente independentes das moléculas exógenas estimulatórias do crescimento e são insensíveis aos sinais inibitórios do crescimento provenientes do seu ambiente. Além disso, as células malignas são mais capazes do que as células benignas para evadir da morte celular por apoptose (Capítulo 1). Em comparação com os tumores benignos, os tumores malignos estimulam uma acentuada angiogênese (a formação de novos vasos sanguíneos), o que assegura uma nutrição tumoral adequada e promove a invasão tumoral e as metástases. Todavia, devido à rápida taxa de crescimento de muitos tumores malignos, as áreas de necrose são frequentemente encontradas no interior desses tumores.

Uma vez que alguns tumores benignos evoluem para neoplasias malignas e alguns tumores malignos desenvolvem um comportamento cada vez mais agressivo ao longo do tempo em um processo denominado *progressão maligna*, os tumores podem ser graduados para refletir onde se situam na série contínua a partir da benignidade até a alta malignidade, ou estagiados para indicar a extensão da disseminação tumoral. Em conjunto, o grau e o estágio tumoral, discutidos posteriormente neste capítulo, indicam o risco que o tumor representa para o animal e ajudam a determinar uma estratégia terapêutica. Deve-se observar, contudo, que muitos tumores benignos, como, por exemplo, os adenomas das glândulas sebáceas em cães, possuem pouco, ou nenhum, potencial maligno e raramente evoluem para tumores malignos.

Diferenciação

Morfologia

Cada tecido maduro normal, plenamente diferenciado, possui uma característica macroscópica e um aspecto microscópico que variam pouco de indivíduo para indivíduo de uma espécie animal. Em um

Tabela 6-2	Comparações entre os Tumores Benignos e os Malignos	
Característica	**Benigno**	**Maligno**
Diferenciação	Características morfológicas e função bem-diferenciadas Estrutura semelhante à do tecido de origem Pouca ou nenhuma anaplasia	Características morfológicas e função pobremente diferenciadas Algumas vezes pouco claro qual o tecido de origem Graus variáveis de anaplasia
Taxa de crescimento	Expansão lenta e progressiva Raras figuras de mitose Figuras de mitose normais Pouca necrose	Crescimento rápido Figuras de mitose frequentes Figuras de mitose anormais Necrose se houver um suprimento sanguíneo insuficiente
Invasão local	Ausência de invasão Crescimento coeso e expansível Cápsula frequentemente está presente	Invasão local Crescimento infiltrativo Cápsula frequentemente ausente ou incompleta
Metástase	Ausência de metástases	Metástases algumas vezes presentes

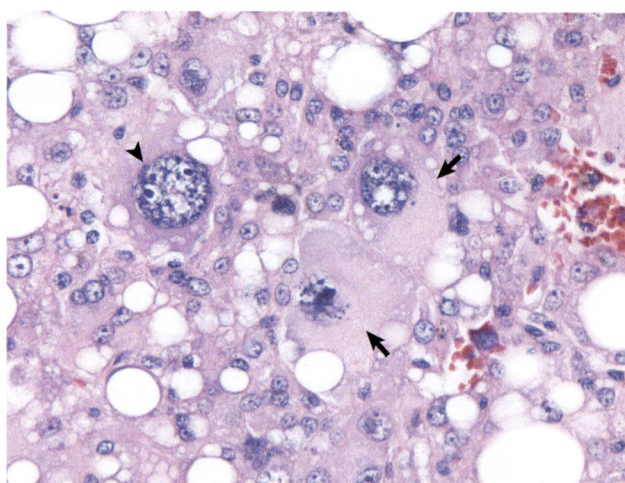

Figura 6-6 Lipossarcoma Anaplásico, Subcutâneo, Cão. Tumores anaplásicos de origem celular mesenquimal frequentemente contêm células gigantes tumorais bizarras tais como as células indicadas pelas setas. Observe também os grandes núcleos com cromatina abundante grosseiramente agregada e múltiplos nucléolos (*pontas de setas*). O termo "anaplásico" é usado porque as células neoplásicas possuem muito pouca semelhança com os adipócitos a partir dos quais o tumor se desenvolveu. Coloração por HE. (Cortesia do College of Veterinary Medicine, University of Illinois.)

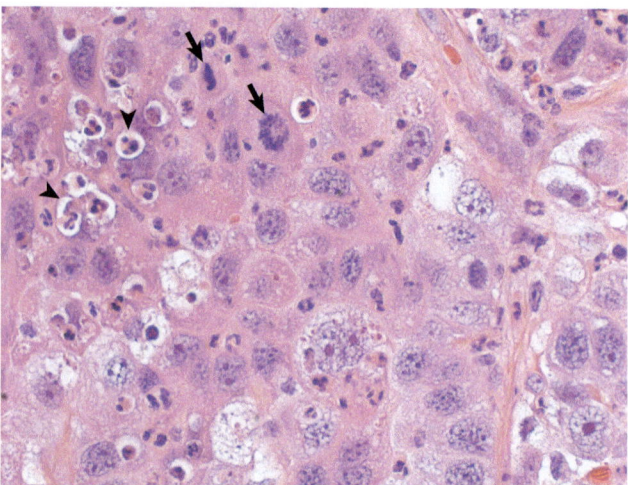

Figura 6-7 Carcinoma Broncoalveolar Anaplásico, Cão. Este tumor exibe acentuado pleomorfismo nuclear, conforme evidenciado através da variação do tamanho nuclear e celular. Observe as figuras mitóticas proeminentes (*setas*) e a fagocitose de neutrófilos pelas células tumorais (*pontas de setas*). Coloração por HE. (Cortesia do Dr. J. F. Zachary, College of Veterinary Medicine, University of Illinois.)

grau variável, os tecidos neoplásicos perdem essas características diferenciadas maduras de morfologia e organização celular. Em geral, os tumores malignos parecem menos diferenciados do que os tumores benignos. Muitas das alterações morfológicas observadas em células neoplásicas refletem a divisão celular, anomalias cromossômicas e o estado metabólico ativo que caracteriza essas células.

As células neoplásicas frequentemente exibem uma considerável variabilidade morfológica quando comparadas ao tecido normal do qual se originaram. As células tumorais, especialmente as células tumorais malignas, podem exibir *anaplasia* ou *atipia* celular. As células anaplásicas são células pobremente diferenciadas com uma ampla variação do tamanho celular (*anisocitose*) e da forma (*pleomorfismo*). Em alguns tumores, *células tumorais gigantes* bizarras com núcleos muito grandes (*cariomegalia*) são observadas (Fig. 6-6). Também pode haver uma extrema variabilidade do tamanho nuclear (*anisocariose*), forma e padrão de distribuição da cromatina e as células podem conter múltiplos núcleos (Fig. 6-7). Os núcleos anaplásicos frequentemente

possuem uma coloração escura (*hipercromasia*) devido ao aumento do conteúdo de DNA e são desproporcionalmente maiores em relação com o tamanho celular, resultando em um aumento de relação núcleo/ citoplasma. Nucléolos proeminentes ou múltiplos podem estar presentes. As *figuras mitóticas* observadas nas células em divisão podem ser numerosas e figuras mitóticas atípicas podem estar presentes.

Muitas células tumorais apresentam um citoplasma basofílico perceptível como resultado da presença de um grande número de ribossomos necessários para o rápido crescimento celular e a frequente divisão celular. As células neoplásicas frequentemente exibem perdas de características citoplasmáticas tais como cílios ou pigmentos. Todavia, mesmo em tumores pobremente diferenciados, colorações especiais ou colorações imuno-histoquímicas podem ser capazes de identificar uma característica morfológica conservada por, pelo menos, uma subpopulação de células tumorais. Por exemplo, embora os melanomas mal-diferenciados possam perder a sua pigmentação, frequentemente há uma coloração imuno-histoquímica positiva para os marcadores de melanoma Melan-A (MART1) ou dopachrome tautomerase (TYRP2) em melanomas amelanóticos (Fig. 6-8).

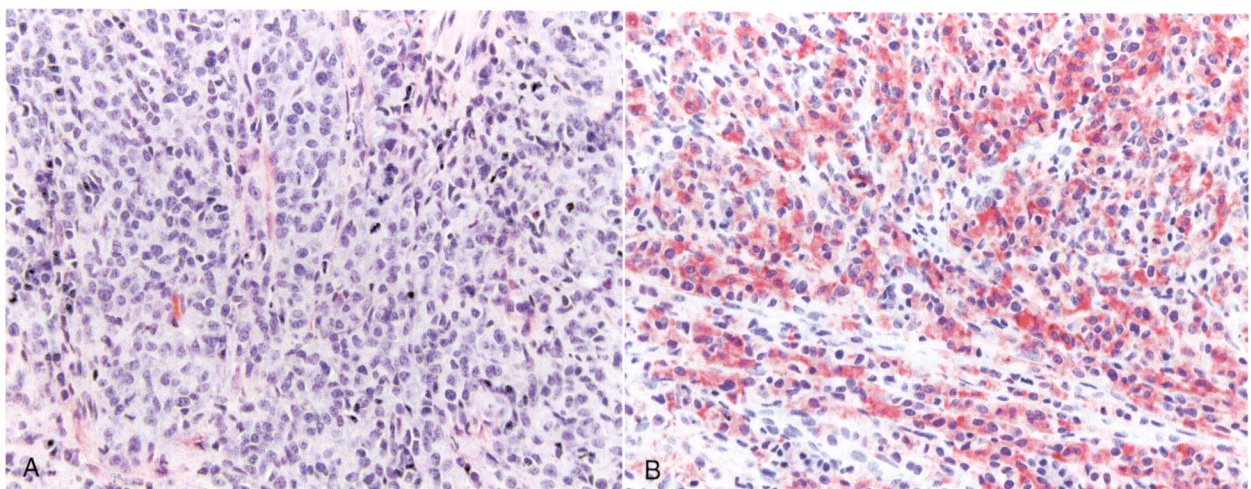

Figura 6-8 Melanoma Amelanótico, Cavidade Oral, Cão. A, O tumor é composto por células poligonais arredondadas relativamente uniformes sem a pigmentação citoplasmática esperada. Coloração por HE. **B,** Coloração imuno-histoquímica para Melan A (coloração vermelha), um marcador de melanócitos, confirmando que o tumor é um melanoma. IHC para Melan A. (Cortesia do College of Veterinary Medicine, University of Tennessee.)

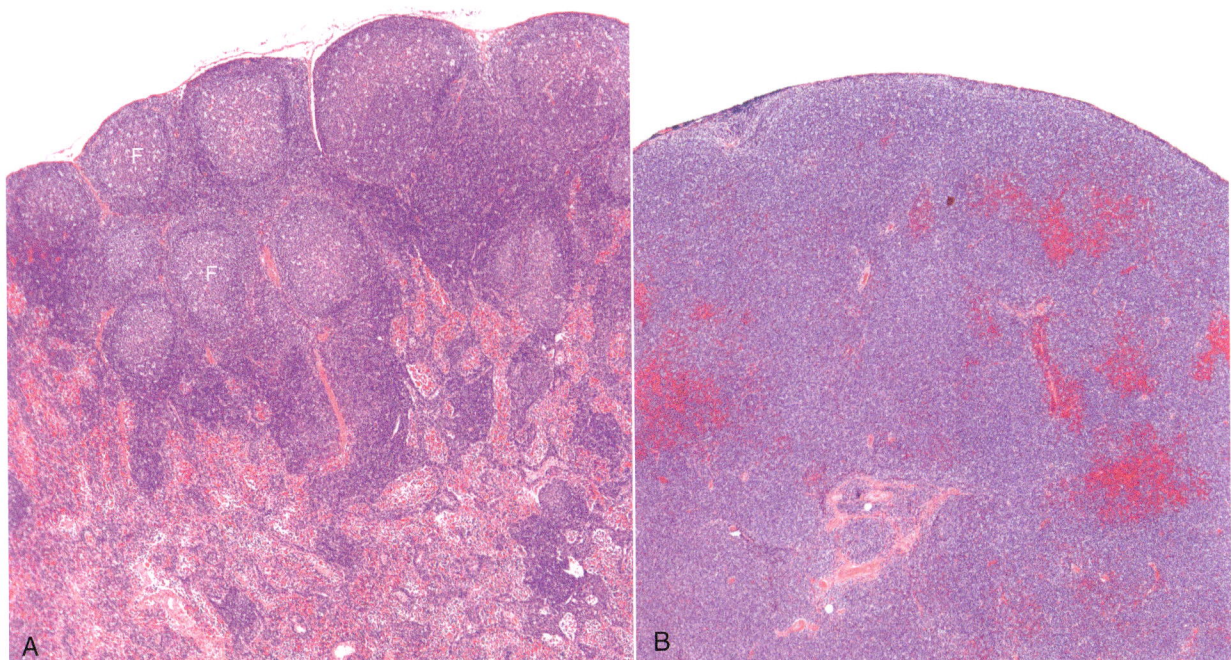

Figura 6-9 Comparação Entre a Hiperplasia Linfoide e o Linfoma. A, Hiperplasia linfoide, linfonodo, gato. Embora haja uma expansão dos elementos linfoides neste linfonodo, a sua arquitetura está conservada e vários folículos linfoides *(F)* estão evidentes. Apenas dois dos vários folículos estão rotulados. **B,** Linfoma (linfossarcoma), linfonodo, cão. Lâminas sólidas de linfonodos neoplásicos apagam completamente a arquitetura normal do linfonodo. Coloração por HE. (Cortesia do College of Veterinary Medicine, University of Tennessee.)

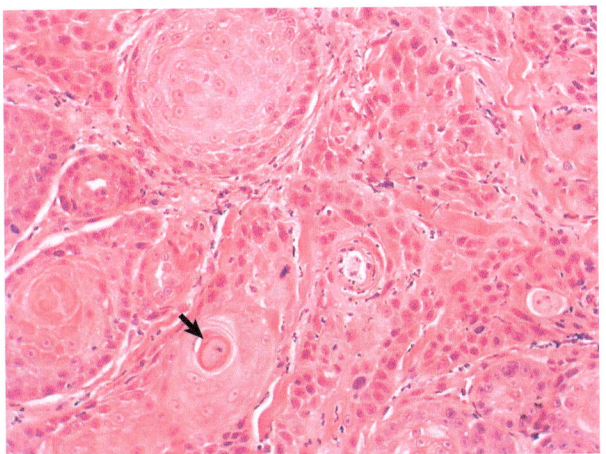

Figura 6-10 Carcinoma de Células Escamosas, Língua, Gato. O padrão de maturação epidérmica observado na mucosa oral normal está ausente desse carcinoma de células escamosas. Uma ocasional "pérola córnea" *(seta)* identifica a origem epitelial escamosa estratificada queratinizada desse tumor. Coloração por HE. (Cortesia do College of Veterinary Medicine, The Ohio State University.)

Em tumores, a organização do tecido normal é frequentemente perdida. O aumento da perda da arquitetura normal em tumores se correlaciona com o aumento da independência da célula tumoral dos seus tecidos circundantes. Como um exemplo, os linfomas originados em linfonodos frequentemente consistem em sólidos "lençóis" de células neoplásicas que, parcialmente ou completamente, apagam a arquitetura folicular normal do linfonodo (Fig. 6-9). Em tecidos que normalmente sofrem uma renovação contínua, como, por exemplo, a pele e a mucosa oral, a sequência de maturação normal pode estar alterada. Desse modo, nos carcinomas celulares escamosos a progressão morfológica ordenada a partir da camada celular basal até um estrato córneo completamente queratinizado pode não ocorrer (Fig. 6-10).

Função

A perda da função especializada frequentemente acompanha a perda das características morfológicas diferenciadas em tumores. As células neoplásicas que surgem no epitélio do intestino delgado podem carecer de microvilos e, por conseguinte, perder as suas capacidades absortivas. Contudo, em alguns tumores, aspectos da função normal podem ser conservados. Por exemplo, os adenomas de tireoide continuam a produzir hormônios tireoidianos e os tumores plasmocitários podem secretar imunoglobulinas. Todavia, na maior parte dos casos, essas funções não são mais adequadamente reguladas porque as células neoplásicas perderam a sua responsividade e a dependência das vias regulatórias normais. Portanto, os adenomas de tireoide podem produzir hipertireoidismo clínico e os tumores de plasmócitos podem provocar hipergamaglobulinemia.

Terapia de Diferenciação

Embora a maior parte das células tumorais geralmente seja menos diferenciada do que as células normais, algumas células tumorais podem ser forçadas a se diferenciar em células mais maduras, quase normais. Os derivados da vitamina A são rotineiramente empregados para tratar a leucemia promielocítica em pacientes humanos, os compostos da vitamina D estão revelando-se promissores na terapia de diferenciação dos tumores epiteliais humanos, e os compostos que alteram epigeneticamente as células tumorais através da modificação das histonas na cromatina também podem aumentar a diferenciação das células tumorais. A suposição subjacente às terapias de diferenciação é de que as células tumorais mais diferenciadas apresentarão um fenótipo menos semelhante às células-tronco e irão, portanto, apresentar um potencial proliferativo reduzido.

Proliferação

Crescimento Tumoral

Um potencial proliferativo essencialmente ilimitado é uma característica da neoplasia, especialmente das neoplasias malignas. Ao contrário das células normais, muitas células tumorais são imortais. Em geral, as células neoplásicas escapam dos limites normais da divisão celular, se tornam independentes do crescimento externo estimulatório e de fatores inibitórios, perdendo a sua susceptibilidade aos sinais apoptóticos. Essas características resultam em um desequilíbrio entre a produção celular e a perda celular e em um aumento líquido do tamanho tumoral. Todavia, deve-se observar que o crescimento de um tumor não é completamente exponencial. Uma proporção de células tumorais é continuamente perdida do conjunto replicativo devido à parada irreversível do ciclo celular, diferenciação e morte.

Divisão Celular

A proliferação celular normal é grandemente controlada por sinais solúveis ou dependentes de contato provenientes do microambiente que estimulam ou inibem a divisão celular. Um excesso de estimuladores ou uma deficiência de inibidores acarreta um crescimento líquido. Conforme discutido no Capítulo 1, o ciclo celular consiste nas fases de G_1 (pré-síntese), S (síntese de DNA), G_2 (pré-mitótico) e M (mitótico). As células quiescentes estão em uma condição fisiológica denominada G_0. No tecido adulto, muitas células permanecem em G_0 e são incapazes de entrar no ciclo celular ou de fazê-lo quando estimuladas através de fatores extrínsecos. Em resposta à lesão do DNA, mesmo as células normais em divisão ativa sofrem parada do ciclo, geralmente em um dos vários pontos de verificação do ciclo celular. A parada do ciclo celular é iniciada pelo produto do gene supressor funcional multifuncional p53 e dá à célula tempo para reparar o DNA, conforme discutido em maiores detalhes neste capítulo. Muitas células neoplásicas não mais respondem aos sinais extrínsecos ou intrínsecos dirigidos a elas na fase G_0 não expressando mais um p53 funcional. Desse modo, as células transitam continuamente através do ciclo celular. Além disso, uma vez que as células tumorais não sofrem parada do ciclo celular após a lesão do DNA, elas progressivamente acumulam lesões potencialmente mutagênicas do DNA (Fig. 6-11).

O *índice mitótico* geralmente é definido como o número médio de células tumorais por campo microscópico em um aumento de 400× que contêm cromossomos condensados e que carecem de membranas nucleares (Fig. 6-12). Essas células são interpretadas como estando em divisão ativa e o índice mitótico de um tumor é considerado

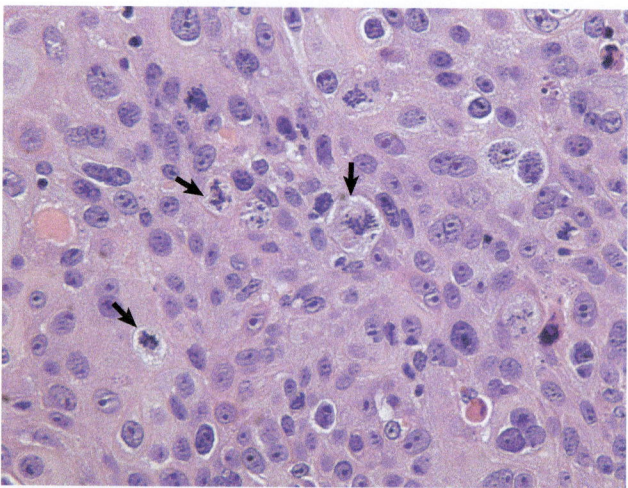

Figura 6-12 Neoplasia Anaplásica, Local Desconhecido, Cão. As setas identificam umas poucas figuras de mitose presentes. Este tumor possui um elevado índice mitótico. Coloração por HE. (Cortesia do College of Veterinary Medicine, University of Illinois).

indicativo do potencial maligno. Todavia, o índice mitótico pode ser enganoso. A fração de células tumorais observadas em mitose depende não somente do número de células que estão sofrendo mitose, mas também da duração de tempo necessário para completar o processo. Nas células tumorais, o tempo necessário para o término do ciclo celular geralmente é tão longo quanto, ou mesmo mais longo do que, aquele das células normais. As figuras de mitose podem persistir nas células cancerosas que são incapazes de completar a divisão celular; as figuras de mitose anormais também podem ser observadas.

Para a conservação da homeostase, as células normais devem manter um diálogo constante com o seu ambiente. Há uma constante troca de informações entre as células através de mediadores solúveis, incluindo fatores estimuladores do crescimento, fatores inibidores do crescimento e hormônios (Capítulos 1 e 12). Esses mediadores solúveis controlam rigidamente o crescimento das células não neoplásicas. As células neoplásicas, por outro lado, frequentemente perdem tanto a sua dependência de substâncias estimulatórias do crescimento extrínsecas quanto a sua susceptibilidade a sinais inibitórios do crescimento do seu ambiente. O resultado final é que as células tumorais não são mais responsivas às necessidades do organismo como um todo e desenvolvem a capacidade de dirigir a sua própria replicação.

Morte Celular

Senescência. Em resposta à lesão do DNA, do estresse oxidativo e do encurtamento telomérico, as células proliferativas podem sofrer uma parada permanente na fase G_1 do ciclo celular denominada *senescência celular*. Essa parada do crescimento limita a expectativa de vida das células neoplásicas e impede a proliferação tumoral ilimitada. A senescência é mediada pela ativação das vias do p53 ou do retinoblastoma de parada do ciclo celular. As células senescentes frequentemente expressam β-galactosidase associada à senescência.

Uma vez que o maquinário de replicação do DNA é incapaz de duplicar as extremidades distais dos moldes de DNA, os telômeros que se formam nas pontas dos cromossomos são encurtados a cada divisão. As células embrionárias expressam a telomerase, uma enzima riboproteica que permite que os telômeros sejam replicados e mesmo expandidos; todavia, a maior parte das células adultas não expressa essa proteína e seus telômeros se encurtam a cada ciclo de divisão celular. Telômeros muito curtos são incompatíveis com a continuação da divisão celular e deflagram a senescência em células normais. No entanto, muitas das células neoplásicas recuperam a capacidade de produzir telomerase e, portanto, de replicar os seus telômeros. A reexpressão

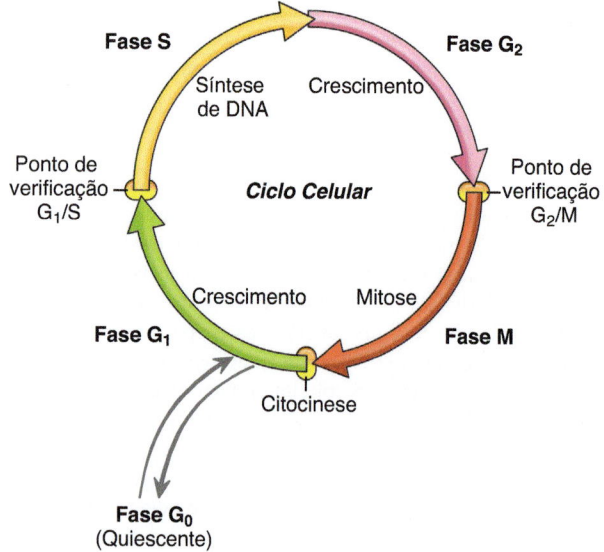

Figura 6-11 Fases do Ciclo Celular. Esta figura exibe as fases do ciclo celular (G_1, S, G_2 e M). Prófase, metáfase, anáfase e telófase constituem a fase M, enquanto a interfase abrange G_1, S e G_2. As células em divisão ativa realizam esse ciclo continuamente. Em condições apropriadas, as células podem sair do ciclo celular e entrar em G_0, um estado quiescente, ou as células em G_0 podem retornar ao ciclo celular. Os pontos de verificação G_1/S e G_2/M são locais nos quais ocorre a parada do ciclo celular em resposta a dano do DNA pode ocorrer.

da telomerase parece desempenhar um importante papel no escape das células tumorais da senescência e na sua consequente imortalidade.

Apoptose. *Apoptose* é uma forma de "morte celular programada" que serve tanto como um processo fisiológico normal quanto uma resposta aos estímulos nocivos (Capítulo 1). Em um tecido em proliferação, como, por exemplo, o epitélio intestinal, as células terminalmente diferenciadas sofrem apoptose e são, portanto, removidas da população celular. A apoptose pode ocorrer em resposta à retirada da sobrevivência ou de fatores de crescimento a partir do ambiente celular ou da ligação a fatores de morte, como o Fas ligante e o fator de necrose tumoral α (TNF-α) a receptores da superfície celular. A hipóxia celular e a ausência de nutrientes essenciais podem terminar em apoptose. A lesão do DNA também pode induzir apoptose; neste caso, a apoptose é deflagrada pelo p53. A apoptose pode ser estimulada pela atividade de células citotóxicas imunes, incluindo linfócitos T e células *natural killer* (NK). Os sinais para a apoptose ativam uma variedade de vias de sinalização, muitas das quais em última análise resultam na liberação de citocromo *c* pela mitocôndria. Os efetores finais da apoptose são as caspases, proteases intracelulares, que destroem seletivamente as organelas celulares, degradando o DNA genômico em fragmentos do tamanho de nucleossomos. As características morfológicas da apoptose incluem marginação da cromatina, condensação e fragmentação do núcleo e condensação da célula com preservação das organelas. Finalmente, a célula se rompe em corpos apoptóticos ligados à membrana que são engolfados pelas células circundantes sem estimular uma resposta inflamatória (Fig. 6-13).

Conquanto virtualmente todas as células normais no corpo possam sofrer apoptose em resposta a sinais fisiológicos apropriados, muitas células cancerosas adquirem resistência à apoptose. Uma vez que a apoptose é uma importante via de perda de células tumorais, essa resistência aumenta a taxa de crescimento global do tumor. Muitos tipos tumorais contornam a apoptose através da inativação funcional do gene *p53*, removendo, assim, uma molécula pró-apoptótica essencial. Adicionalmente, as células tumorais podem ativar constitutivamente vias de sinalização da sobrevivência, tornando as células independentes de fatores de sobrevivência exógenos. Finalmente, as células tumorais podem desenvolver mecanismos para a inativação das vias de sinalização do fator de morte, escapando, assim, da apoptose em resposta a sinais homeostáticos do ambiente celular.

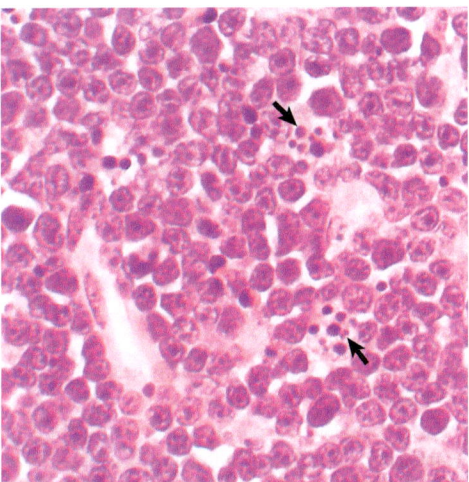

Figura 6-13 Linfoma (Linfossarcoma), Linfonodo, Cavalo. Histologicamente, a apoptose se caracteriza pela condensação e fragmentação dos núcleos (*setas*), encolhimento celular e engolfamento dos corpos apoptóticos pelas células circundantes. Observe a ausência de inflamação associada. Coloração por HE. (Cortesia do Dr. R. Tan, College of Veterinary Medicine, University of Illinois.)

Autofagia. *Autofagia* se refere à degradação das organelas da própria célula dentro de autofagossomos (Fig. 1-24). A autofagia pode constituir o mecanismo para a sobrevivência celular em face da privação de nutrientes, uma vez que ela poupa importantes componentes celulares para reutilização; todavia, uma autofagia extensiva também poderá resultar em uma forma de morte celular programada. A autofagia desempenha um papel pouco compreendido e bastante paradoxal no crescimento tumoral. Em muitos tumores, a autofagia está suprimida, presumivelmente impedindo, por conseguinte, a morte autofágica das células tumorais. O alvo da rapamicina quinase (mTOR) em mamíferos é o principal inibidor celular da autofagia e os inibidores da mTOR demonstraram ser limitadamente promissores na terapia do câncer. No entanto, em outros tumores, um aumento da autofagia também pode aumentar a sobrevivência celular nas condições de redução da disponibilidade de nutrientes que surgem durante a terapia.

Transformação Neoplásica (Conceito Essencial 6-2)

Latência

Conforme ilustrado na Figura 6-14, o *período latente* para um tumor é o tempo antes que um tumor se torne clinicamente detectável. A menor massa tumoral geralmente possui aproximadamente um centímetro de diâmetro e contém, aproximadamente, 10^9 células. Para formar um tumor desse tamanho, uma única célula transformada deve sofrer aproximadamente 30 ciclos de divisão celular, supondo-se que toda progênie permaneça viável e capaz de replicação. Portanto, no momento que os tumores se tornam clinicamente evidentes, eles provavelmente já estavam se desenvolvendo no hospedeiro há vários anos. No entanto, uma vez que os tumores atinjam um tamanho clinicamente detectável, o seu crescimento pode parecer ser muito rápido, uma vez que apenas 10 ciclos de duplicação subsequentes serão necessários para converter um tumor de um grama em um tumor de um quilo. De fato, os tempos de duplicação de volume para os tumores variam consideravelmente, dependendo da taxa com que as células tumorais se dividem, da fração de células tumorais que são replicativamente competentes e da taxa com que as células tumorais morrem. Em geral, as neoplasias benignas crescem mais lentamente do que os tumores malignos, embora haja uma variação considerável entre os tumores. Além do mais, os tumores podem crescer erraticamente, dependendo de vários fatores adicionais, incluindo a irrigação sanguínea, fatores reguladores do crescimento extrínsecos tais como os hormônios, da eficácia da resposta imune do hospedeiro e do surgimento de subpopulações de células tumorais particularmente agressivas.

Desenvolvimento Tumoral Gradativo

As neoplasias se desenvolvem como resultado de múltiplas alterações genéticas e epigenéticas que ocorrem ao longo de um curso relativamente longo de tempo. É o efeito cumulativo dessas alterações que, em última análise, cria o tumor. O desenvolvimento tumoral ocorre de uma forma gradual e é descrito pela expressão *desenvolvimento tumoral gradativo*. Outra expressão aplicada a este processo é *carcinogênese em*

CONCEITO ESSECIAL 6-2 Transformação Neoplásica

A neoplasia ocorre através de uma transformação gradual das células normais em células tumorais capazes de escapar dos mecanismos comuns de controle do crescimento. As etapas da transformação neoplásica incluem as seguintes:

1. Iniciação: Uma alteração irreversível do material genético
2. Promoção: Crescimento seletivo das células iniciadas para formar um tumor benigno
3. Progressão: O desenvolvimento gradual de características de malignidade devidas a uma combinação de alterações genéticas e epigenéticas

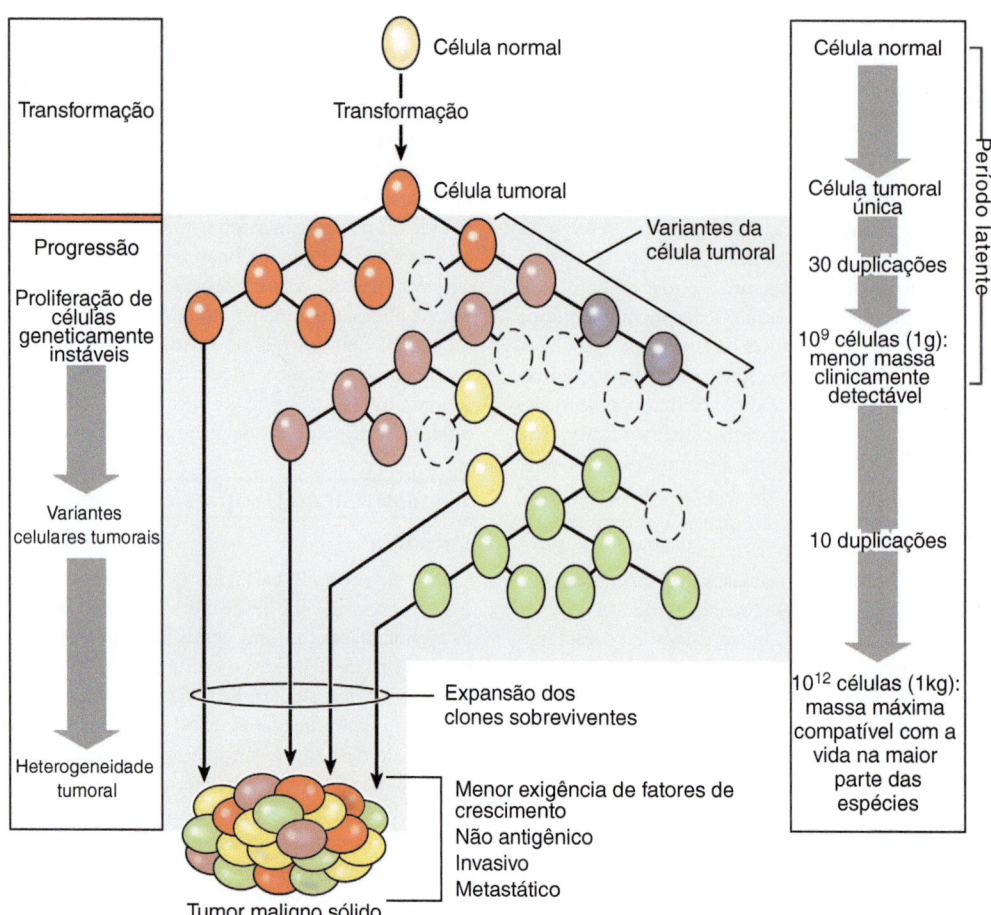

Figura 6-14 Biologia do Crescimento dos Tumores Sólidos. O painel central ilustra a evolução clonal e a geração de heterogeneidade celular no tumor. Os subclones surgem a partir dos descendentes da célula original transformada. A medida que esta cresce, o tumor se torna enriquecido por aqueles subclones variantes que proliferam mais rápido ou que são mais capazes de escapar das defesas do hospedeiro; esses clones tendem a ser mais agressivos, portanto, mais invasivos e mais propensos a metastatização. O painel da esquerda mostra os estágios correspondentes de progressão tumoral. O painel da direita exibe, resumidamente, duplicações das células tumorais que precedem a formação de um tumor clinicamente detectável. O tamanho tumoral máximo compatível com a vida depende, em alguma medida, da espécie afetada.

múltiplos estágios. Em muitos capítulos neste livro, expressões menos específicas *transformação neoplásica* e *carcinogênese* são usadas para descrever o processo de desenvolvimento gradativo de desenvolvimento tumoral discutido aqui. A evolução gradativa dos tumores foi estudada mais minuciosamente nos carcinomas. Existem vários tipos de carcinomas que se desenvolvem em um padrão ordenado e previsível. Por exemplo, o carcinoma de células escamosas surge a partir do epitélio da pálpebra em muitas espécies de animais, incluindo gado, cavalos, gatos e cães. Em todas as espécies, esses tumores se desenvolvem através da mesma sequência de etapas: Hiperplasia epidérmica, carcinoma *in situ* e carcinoma invasivo. Estudos extensivos de carcinomas de células escamosas da pele experimentalmente induzido revelaram um padrão morfológico semelhante de evolução tumoral (Fig. 6-15) e resultaram no desenvolvimento de um modelo gradativo de desenvolvimento do carcinoma (Fig. 6-16).

Nos poucos tipos tumorais bem-estudados, como, por exemplo, os tumores cutâneos quimicamente induzidos em camundongos e os carcinomas colônicos em seres humanos, as alterações moleculares gradativas que estão subjacentes às alterações morfológicas nos tumores também foram determinadas, conforme posteriormente discutido no capítulo. Muitas dessas alterações genéticas estão associadas à proliferação celular, ao reparo do DNA, à angiogênese e à invasividade.

Iniciação

A primeira etapa da carcinogênese é a *iniciação*, a introdução de uma alteração genética irreversível nas células normais através da ação de um

agente iniciante ou *iniciador*. Os iniciadores são carcinógenos químicos ou físicos que danificam ou DNA. A indução da mutação exige não apenas a introdução de uma lesão no DNA, mas também o pareamento defeituoso da lesão do DNA durante a subsequente replicação deste DNA, produzindo um filamento de DNA complementarmente alterado. Consequentemente, pelo menos um único ciclo de replicação do DNA é necessário para que a alteração genética se torne permanente. As células iniciadas podem ter um aspecto morfologicamente normal, podendo permanecer quiescentes por anos. Todavia, essas células albergam mutações que podem proporcionar-lhes uma vantagem de crescimento sob condições especiais. Por exemplo, as células iniciadas podem responder mais vigorosamente aos sinais mitógenos ou serem mais resistente aos estímulos indutores da apoptose do que as células vizinhas.

Promoção

O segundo estágio para o desenvolvimento tumoral é a *promoção*, o crescimento das células iniciadas em resposta a estímulos seletivos. A maior parte desses estímulos seletivos, denominados *agentes de promoção* ou *promotores*, resulta em proliferação. Em geral, os promotores não são mutagênicos; ao invés disso, eles podem criar um ambiente proliferativo no qual as células iniciadas possuem uma vantagem de crescimento. Uma vez que os promotores não são mutagênicos, seus efeitos geralmente são reversíveis. Todavia, a resposta proliferativa aos promotores cria uma grande população de células iniciadas em risco de mutações adicionais. O que aparece ao final da fase de promoção do desenvolvimento tumoral é um tumor benigno.

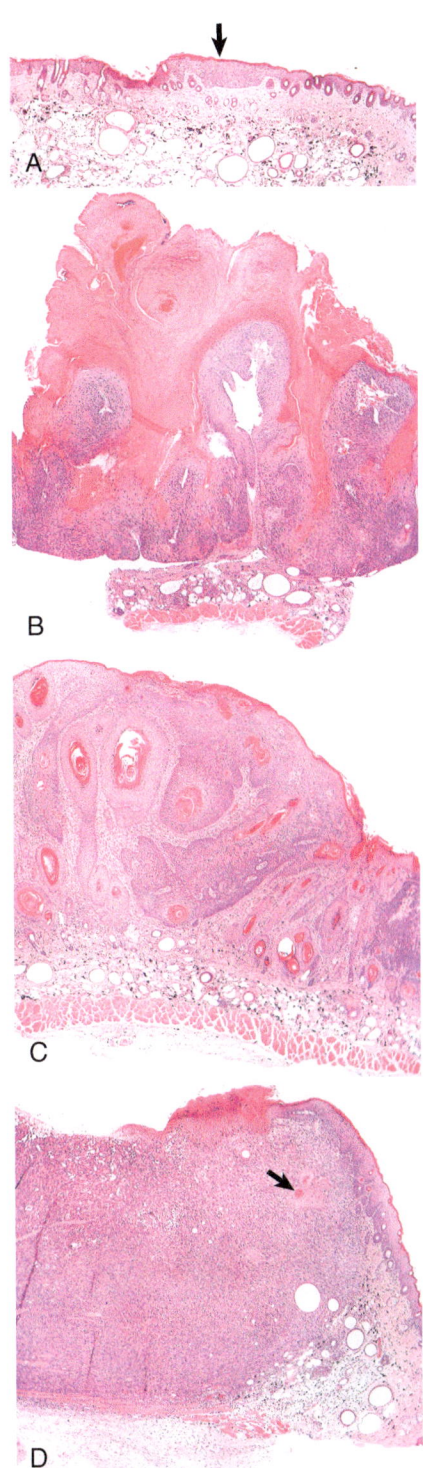

Figura 6-15 Desenvolvimento do Carcinoma de Células Escamosas, Pele, Camundongo Sem Pelo Cronicamente Exposto à Radiação Ultravioleta. A, Um foco de hiperplasia epidérmica (*seta*) constitui a lesão mais precoce a ser observada. **B,** Esta lesão se desenvolve em papiloma, um crescimento papilar exofítico benigno que é altamente queratinizado e que não penetra na derme subjacente. **C,** A medida que o papiloma sofre conversão para um carcinoma de células escamosas, ele começa a invadir a derme e a perder o padrão regular de diferenciação epitelial. **D,** Um carcinoma de células escamosas completamente desenvolvido perdeu a maior parte das características diferenciadas e se estende profundamente na derme e musculatura. Somente umas poucas "pérolas" de queratina (*seta*) identificam a origem desse tumor a partir da epiderme cutânea. Todas as figuras foram tiradas com o mesmo aumento. Coloração por HE. (Cortesia do Dr. T.M. Oberyszyn, The Ohio State University.)

Progressão

Na *progressão*, o estágio final do desenvolvimento tumoral, um tumor benigno evolui em um tumor progressivamente maligno em um processo denominado *transformação maligna*. Os tumores malignos podem finalmente se tornar metastáticos. A transformação maligna representa uma alteração irreversível na natureza do tumor em desenvolvimento. A progressão é um processo complexo e mal-compreendido que envolve tanto alterações genéticas quanto epigenéticas nas células tumorais, assim como as alterações no ambiente tumoral que seleciona clones progressivamente mais malignos. A instabilidade genética e uma heterogeneidade cada vez maior nas células tumorais são as características principais da progressão.

Heterogeneidade Tumoral e Seleção Clonal

Acredita-se que a maior parte dos tumores seja de origem *clonal*, ou seja, que sejam oriundos de uma única célula transformada. A heterogeneidade das células tumorais é gerada durante o curso do crescimento tumoral através do acúmulo progressivo de alterações hereditárias nas células tumorais (Fig. 6-14). A cada nova alteração genética, a progênie de uma única célula tumoral com esta nova mutação constituirá um subclone de células tumorais. A geração de subclones é estimulada pela acentuada instabilidade genômica das células tumorais em comparação com as células normais. Os subclones bem-sucedidos são aqueles que apresentam uma elevada taxa proliferativa, são capazes de escapar a resposta imune do animal, podem estimular o desenvolvimento de um suprimento sanguíneo independente e se tornam independentes de fatores de crescimento exógenos. Essas características proporcionam aos subclones bem-sucedidos uma vantagem seletiva sobre outros subclones de células no interior do tumor. Um subclone tumoral com uma vantagem seletiva eventualmente predominará e, se vier a adquirir traços adicionais, poderá se metastizar a partir do tumor de origem. Este processo global é denominado *seleção clonal* ou *evolução tumoral*.

Células-Tronco e Câncer

A maior parte dos tumores é composta por células que carecem de características morfológicas, funcionais e comportamentais plenamente diferenciadas. Além disso, muitas células neoplásicas adquirem características semelhantes às das células embrionárias que dão origem ao tecido maduro do qual o tumor se originou. Essa semelhança entre as células embrionárias e as células neoplásicas pode ser avaliada de dois modos diferentes. Em primeiro lugar, as células maduras normais podem perder a diferenciação à medida que evoluem para células tumorais, causando o ressurgimento de características mais primarias. Em segundo lugar, os tumores podem surgir diretamente a partir de uma pequena população de *células-tronco* encontradas em todos os tecidos adultos; essas células-tronco são necessárias para a renovação tecidual normal e frequentemente possuem um potencial replicativo ilimitado. O aspecto e o comportamento das células tumorais são determinados pelo estágio de diferenciação com a qual o fenótipo maligno é manifestado; diz-se que a célula-tronco neoplásica sofreu uma *parada da maturação* naquele estágio do desenvolvimento. A diversidade dos tipos celulares que podem provir de uma única célula-tronco progenitora é limitada pelo potencial de diferenciação daquela célula.

As células-tronco totipotentes, como, por exemplo, as células-tronco embrionárias, podem dar origem a todas as células do corpo, enquanto as células multipotentes ou pluripotentes podem dar origem a uma menor variedade de tipos teciduais. A plasticidade de algumas das células-tronco adultas é relativamente restrita. As leucemias oferecem excelentes exemplos de neoplasias oriundas de células-tronco. A leucemia quase sempre se origina de uma única célula-tronco hematopoiética que sofreu uma transformação neoplásica. Toda a progênie dessa célula-tronco exibe a mesma alteração genética, embora o tipo celular e o grau de diferenciação possam variar. Por conseguinte, na leucemia mielocítica uma célula-tronco

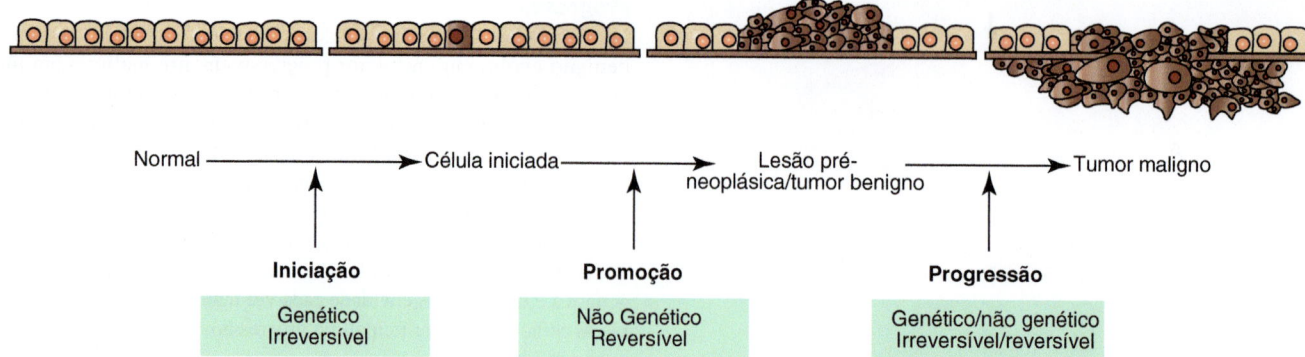

Figura 6-16 Desenvolvimento Tumoral Gradativo. As células iniciadas apresentam um dano genético irreversível. Na presença de um promotor, essas células iniciadas se expandem para formar uma lesão pré-neoplásica ou tumor benigno. Com alterações genéticas e epigenéticas adicionais, um tumor maligno emerge de um subclone celular no interior da lesão benigna precursora. (Redesenhado com permissão do Dr. D.F. Kusewitt, Health Sciences Center, University of New Mexico.)

multipotencial neoplásica dá origem a células leucêmicas tanto da série granulocítica quanto monocítica (Fig. 6-17). O conceito da origem do câncer a partir de uma célula-tronco explica não apenas as características embrionárias das células neoplásicas, mas também o sucesso de certas estratégias de tratamento que empregam agentes diferenciados, como, por exemplo, os retinoides, os derivados da vitamina A que são usados para induzir a maturação em algumas células leucêmicas.

Microambiente Tumoral (Conceito Essencial 6-3)

Estroma Tumoral

Composição do Estroma

Um tumor é constituído pelas células tumorais próprias, denominadas *parênquima*, e por uma estrutura de suporte não neoplásica denominada *estroma* (Fig. 6-18). O estroma é em grande parte composto por tecido conjuntivo extracelular e consiste de proteínas e glicoproteínas, como, por exemplo, o colágeno embebido em uma matriz complexa de proteoglicanos. Este agregado é denominado *matriz extracelular* (ECM) ao longo desse livro e é discutido em maiores detalhes no Capítulo 1. O estroma também contém os vasos sanguíneos que suprem os nutrientes para o tumor, fibroblastos que sintetizam colágeno e outros componentes da ECM, assim como uma variedade de células inflamatórias

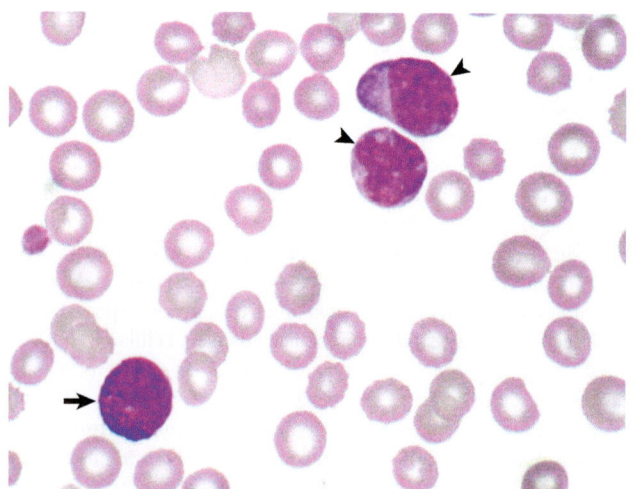

Figura 6-17 Leucemia Mielomonocítica, Sangue Periférico, Cão. Neste caso incomum, as células leucêmicas tanto de origem monocítica (*pontas de setas*) quanto granulocítica (basófilos) (*setas*) estavam presentes no sangue periférico. O animal apresentava uma leucocitose acentuada (103.000 leucócitos/μL) e trombocitopenia. Coloração de Wright. (Cortesia do Dr. M.J. Burkhard, College of Veterinary Medicine, The Ohio State University.)

> **CONCEITO ESSECIAL 6-3 Interações Tumorais com Outros Tecidos**
>
> As interações entre tumores e tecidos não neoplásicos e órgãos corporais incluem as seguintes:
> 1. Interações tumor-estroma: Um tumor é constituído por células tumorais próprias e por um estroma não neoplásico de sustentação composto por uma matriz extracelular, vasos sanguíneos fibroblastos, células inflamatórias e células imunes. As células tumorais e o seu estroma exercem um controle mútuo considerável. Um efeito particularmente importante dos tumores sobre o seu estroma é a sua capacidade de estimular a angiogênese, a formação de vasos novos que sustentam o seu crescimento continuado.
> 2. Imunidade tumoral: O sistema imune pode identificar antígenos tumorais como estranhos e destruir as células tumorais através de uma variedade de mecanismos. As células efetoras antitumorais incluem aquelas do sistema imune inato (células *natural killers*, macrófagos) e do sistema imune adaptativo (linfócitos T citotóxicos, linfócitos B). As células tumorais empregam uma série de estratégias para escapar da vigilância imune.
> 3. Efeitos paraneoplásicos: Uma vez estabelecido, o tumor primário ou metastático provoca doença clínica através de meios diretos como, por exemplo, a compressão ou a obliteração dos tecidos normais, ou através de efeitos paraneoplásicos tais como a secreção de hormônios pelo tumor. Os efeitos paraneoplásicos importantes em medicina veterinária incluem caquexia, hipercalcemia e anemia.

imunes. A quantidade de estroma associado ao tumor varia consideravelmente. O material extracelular no estroma dos tumores epiteliais é primariamente produzido pelas células mesenquimais circundantes não neoplásicas, enquanto muitos tumores mesenquimais produzem o seu próprio estroma. Por exemplo, muitos osteossarcomas produzem osso, uma forma especializada de estroma de tecido conjuntivo. O tecido estromal pode formar uma *cápsula* de tecido conjuntivo ao redor dos tumores (Fig. 6-19), que pode ajudar a limitar uma disseminação neoplásica. Em geral, os tumores encapsulados possuem um melhor prognóstico do que tumores não encapsulados.

Raramente, o estroma tumoral contém uma substância eosinofílica amorfa denominada *amiloide*. O amiloide consiste de uma variedade de proteínas fibrilares anormais dispostas em pregueamento β. As proteínas que formam amiloide geralmente são secretadas pelas próprias células tumorais. Por exemplo, a proteína de cadeia leve-λ secretada pelos plasmócitos neoplásicos formam o amiloide, algumas vezes observados em plasmocitomas extramedulares de diversas espécies. Consulte os Capítulos 1 e 5 para mais informações sobre o amiloide.

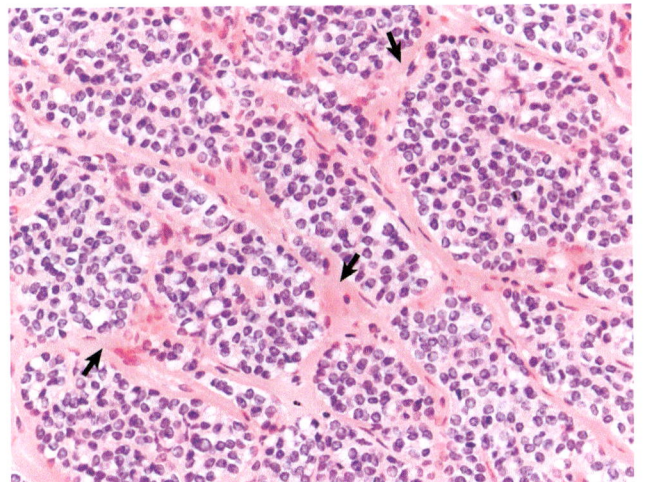

Figura 6-18 Tricoblastoma, Pele, Cão. As células epiteliais basais neoplásicas estão divididas em lóbulos incompletos pelo estroma tumoral (*setas*) compostos por colágeno e componentes da matriz extracelular nos quais vasos sanguíneos, fibroblastos e células inflamatórias e imunes estão embebidos. Coloração por HE. (Cortesia do College of Veterinary Medicine, University of Tennessee.)

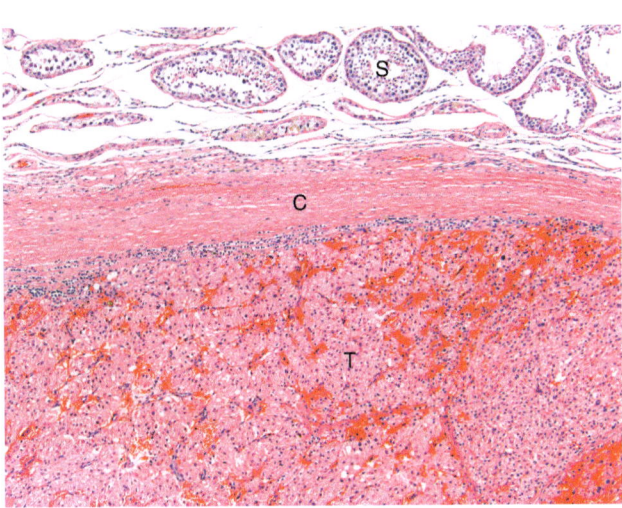

Figura 6-19 Tumor de Células Intersticiais, Cão. Este tumor (*T*) intersticial (Leydig) se situa no interior do testículo e está circundado por uma cápsula espessa de tecido conjuntivo (*C*). As capsulas fibrosas são mais comuns circundando os tumores benignos do que os tumores malignos. *S*, Túbulo seminífero. Coloração por HE. (Cortesia do College of Veterinary Medicine, The University of Tennessee.)

PRODUÇÃO TUMORAL

- Fatores de Crescimento
- Mediadores inflamatórios
- Proteases
- Antígenos tumorais

RESPOSTA ESTROMAL

CÉLULAS INFLAMATÓRIAS	FIBROBLASTOS ESTROMAIS	MATRIZ EXTRACELULAR	ENDOTÉLIO VASCULAR
• Migração em direção ao tumor • Liberação de mediadores inflamatórios • Resposta imune ao tumor	• Produção de fatores de crescimento • Formação da cápsula • Desmoplasia • Desenvolvimento dos miofibroblastos • Desenvolvimento de características tumorais específicas	• Liberação de fatores de crescimento • Perda da integridade estrutural	• Angiogênese • Permeabilidade alterada • Produção de fatores de crescimento

RESPOSTA TUMORAL

- Alteração da taxa de proliferação
- Alteração das características de diferenciação
- Alteração da invasividade local
- Alteração da capacidade metastática

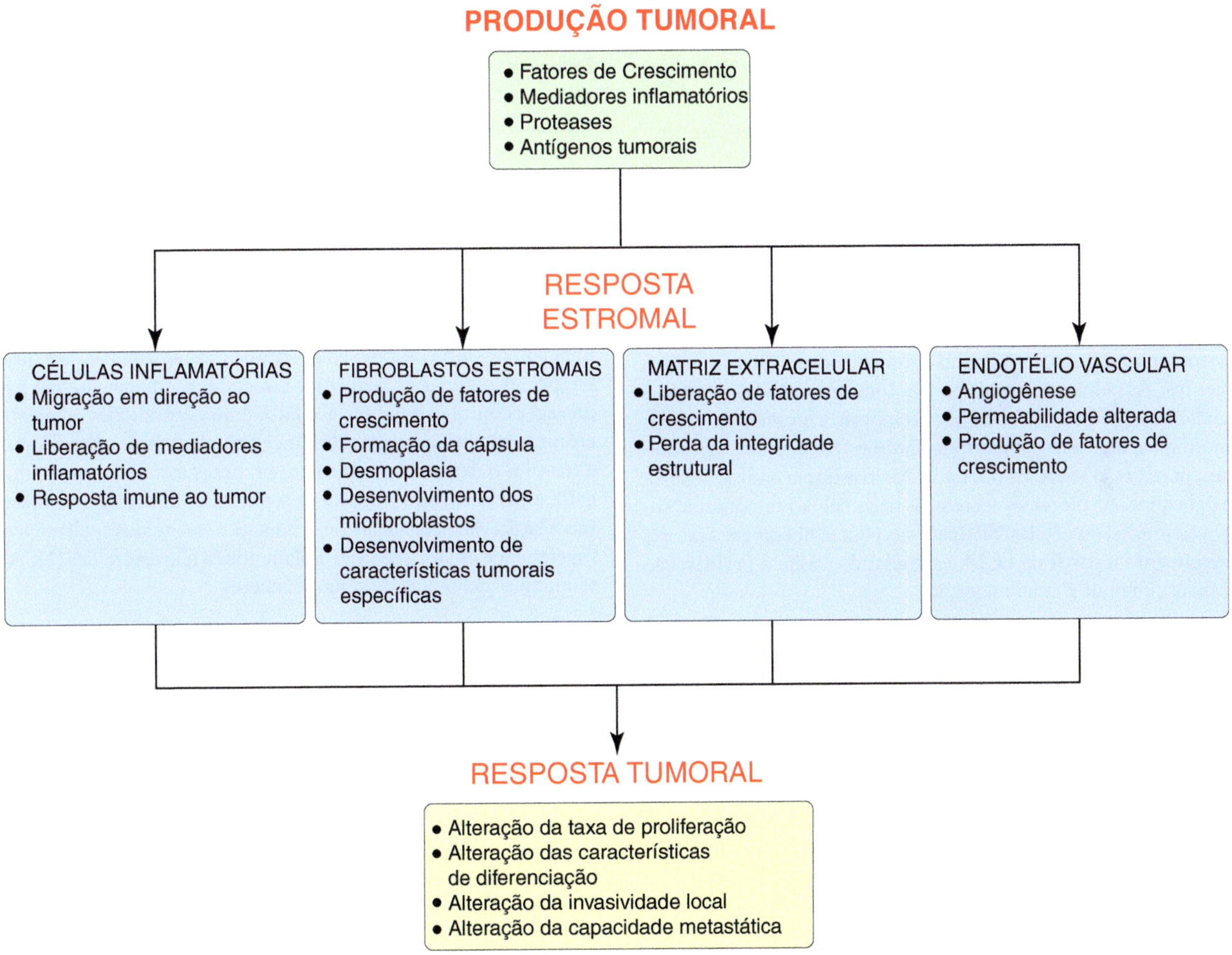

Figura 6-20 Interações Entre Tumor e Estroma. As células tumorais e o estroma no qual elas estão embebidas interagem de uma variedade de modos que servem para modificar o crescimento e o comportamento desses dois elementos. O estroma tumoral pode tanto aumentar quanto limitar o desenvolvimento e disseminação tumoral. (Redesenhado com permissão do Dr. D.F. Kusewitt, Health Sciences Center, University of New Mexico.)

Interações Tumor-Estroma

As células tumorais interagem com o seu estroma de um modo complexo, permutando uma ampla variedade de moléculas sinalizadoras, incluindo fatores de crescimento, citocinas, hormônios e mediadores inflamatórios (Fig. 6-20). Essas trocas modulam a taxa de crescimento, o estado de diferenciação e o comportamento tanto das células estromais quanto das células tumorais. Como um exemplo, o fator de crescimento derivado das plaquetas (PDGF) liberados por células tumorais estimula os fibroblastos associados ao tumor a aumentar a produção de colágeno. Em alguns casos, este processo acarreta uma

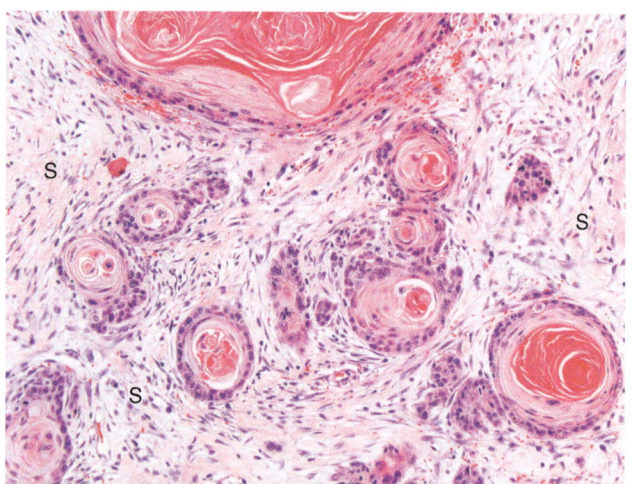

Figura 6-21 Carcinoma de Células Escamosas. Os carcinomas e os adenocarcinomas que estimulam a formação de colágeno abundante no tecido conjuntivo circundante (desmoplasia) podem ser denominados "esquirrosos". Os fibroblastos associados ao tumor podem secretar um tipo fetal de matriz extracelular e evoluírem conjuntamente com as células tumorais adjacentes. Nesta microfotografia, ninhos de células de carcinoma escamoso com perolas de queratina central estão separadas por estroma abundante contendo grande quantidade de fibroblastos imaturos e colágeno (S). Coloração por HE. (Cortesia do College of Veterinary Medicine, The University of Tennessee.)

extensa reação fibrosa, denominada resposta "esquirrosa" ou "desmoplásica," no estroma (Fig. 6-21). Alguns tumores produzem o fator de crescimento transformante-α (TGF-α), que estimula fibroblastos associados a tumor a se diferenciarem em miofibroblastos, que possuem capacidade contrátil. Os fibroblastos associados a tumores podem adquirir características especiais que os distinguem dos fibroblastos normais. Em alguns tumores, alterações genéticas e epigenéticas hereditárias em fibroblastos associados aos tumores permitem que estes sincronizem o seu crescimento com aquele as células tumorais adjacentes. As células tumorais podem induzir as células estromais circundantes a produzir citocinas que promovem a proliferação celular e a motilidade ou atrair células inflamatórias. Além disso, os fatores de crescimento são sequestrados na ECM do estroma onde se ligam a proteoglicanos. As proteases secretadas pelas células tumorais, fibroblastos estromais, ou células inflamatórias podem liberar esses fatores de crescimento a partir da ECM, estimulando, assim a proliferação das células tumorais e a sua migração.

Angiogênese

O crescimento contínuo dos tumores sólidos depende absolutamente de um suprimento sanguíneo adequado para proporcionar oxigênio e nutrientes para as células tumorais. Sem o desenvolvimento de novos vasos sanguíneos, um processo denominado *angiogênese* (Capítulo 2), os tumores são limitados a um diâmetro máximo de 1 a 2 mm. Em algum ponto durante o desenvolvimento tumoral, ocorre uma *ativação angiogênica* que permite que as células tumorais induzam e mantenham uma vasculatura tumoral nova. A angiogênese é um processo complexo que envolve o recrutamento de células endoteliais a partir de vasos sanguíneos preexistentes, da proliferação de células endoteliais, da migração direta de células endoteliais através da ECM e da maturação e diferenciação do broto capilar. A angiogênese é controlada por um equilíbrio entre uma pletora de fatores estimulantes da angiogênese e fatores inibidores da angiogênese. Os tumores iniciam a angiogênese produzindo fatores angiogênicos como, por exemplo, o fator de crescimento endotelial (VEGF), ou através da regulação descendente da produção de fatores antiangiogênicos, tais como a tromboplastina. Além disso, os fatores angiogênicos e antiangiogênicos ligados a componentes da ECM dentro do estroma podem

ser liberados e ativados através da atividade da protease tumoral. O VEGF e os fatores de crescimento dos fibroblastos (FGFs) estão entre os fatores angiogênicos mais potentes produzidos pelos tumores. Os vasos sanguíneos tumorais que se desenvolvem em resposta aos sinais angiogênicos geralmente são mais dilatados, mais sinuosos e mais permeáveis (porosos) do que os vasos sanguíneos normais (Fig. 6-22).

Além de suprir nutrientes, a vasculatura tumoral desempenha outros papéis no desenvolvimento tumoral. A permeabilidade vascular permite a deposição perivascular de uma rede de fibrina que promove a formação de estroma tumoral colagenoso. As células endoteliais dos vasos sanguíneos tumorais produzem fatores de crescimento, tais como o PDGF e a interleucina-1 (IL-1), que estimula a proliferação das células tumorais. Além disso, sem o acesso ao sistema circulatório, os tumores não conseguem se metastizar. Uma vez que o crescimento de um tumor sólido depende absolutamente da um suprimento sanguíneo adequado, estratégias terapêuticas para inibir a angiogênese foram desenvolvidas; todavia, os resultados clínicos empregando agentes antiangiogênicos, até o momento, foram desapontadores.

O desenvolvimento de uma vasculatura linfática em tumores, denominada *linfangiogênese*, compartilha muitas das características com a angiogênese tumoral. Os vasos linfáticos associados ao tumor brotam a partir de vasos linfáticos preexistentes em resposta a fatores secretados pelo tumor, tais como o VEGF. Os vasos linfáticos associados ao tumor são essenciais para a metástase de tumores sólidos para os linfonodos regionais. Em tumores humanos, há uma forte correlação entre os níveis de expressão de VEGF e as metástases linfáticas e, em camundongos geneticamente alterados que não expressam VEGF, as metástases linfáticas não ocorrem.

Inflamação

Muitos tumores são fortemente infiltrados por neutrófilos, eosinófilos, mastócitos, linfócitos, histiócitos, ou por uma combinação dessas células. As células inflamatórias são atraídas para os tumores por quimiocinas e citocinas liberadas por células tumorais. As células inflamatórias servem como uma fonte de prostaglandinas, leucotrienos e espécies reativas do oxigênio. Em geral, a inflamação não parece proteger contra os tumores. De fato, muitas condições inflamatórias crônicas aumentam o risco de câncer nos órgãos afetados. Como um exemplo, o desenvolvimento de sarcomas associados à vacina em gatos está claramente vinculada à presença de inflamação nos locais de inoculação. Além disso, em seres humanos, os estudos epidemiológicos sugerem que os fármacos anti-inflamatórios não esteroides (NSAIDs) reduzem a incidência de alguns cânceres.

Imunidade Tumoral (Conceito Essencial 6-3)
Vigilância Imunológica

O sistema imune dos vertebrados evoluiu para o propósito primário de identificar e destruir organismos infecciosos e as células hospedeiras que eles infectam. Todavia, o sistema imune também ataca tecidos transplantados de animais geneticamente diferentes da mesma ou de outra espécie. Os mesmos mecanismos usados para identificar e eliminar células infectadas por microrganismos ou células estranhas podem ser direcionados contra alguns antígenos próprios nas células tumorais. Este processo é denominado *vigilância imunológica*. Acredita-se que a uma vigilância imunológica eficaz suprima o desenvolvimento tumoral e que o seu fracasso permita o surgimento de tumores. A hipótese da vigilância imunológica é sustentada pelo dramático aumento da susceptibilidade tumoral nos humanos receptores de transplantes em condição de imunossupressão. A incapacidade de desses indivíduos para organizar respostas antitumorais efetivas aparentemente permite o surgimento de muitos tumores geralmente eliminados pela vigilância imunológica. A presença infiltrada de linfócitos e de macrófagos no interior e ao redor dos tumores de diversos tipos em muitas espécies

NORMAL
- **Estável**
- **Organizado**
- **Permeabilidade limitada**

TUMOR
- **Instável**
- **Desorganizado**
- **Permeável**

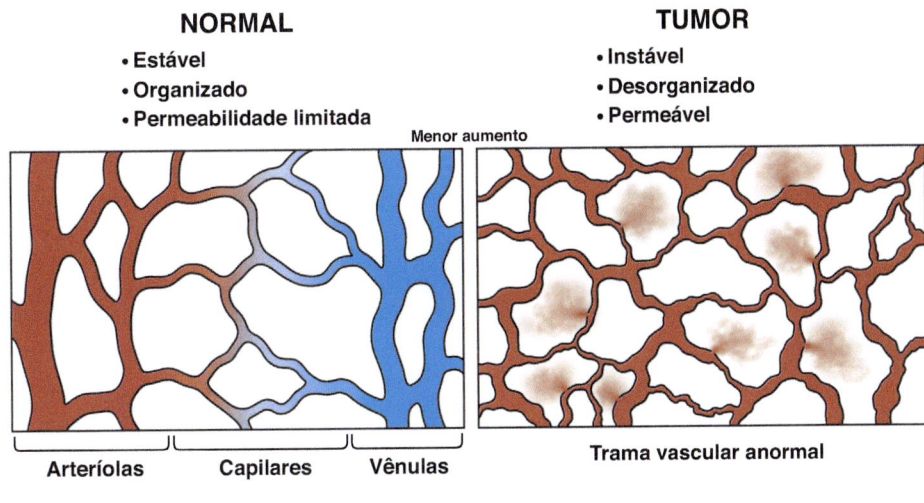

Menor aumento

Arteríolas   Capilares   Vênulas

Trama vascular anormal

Maior aumento

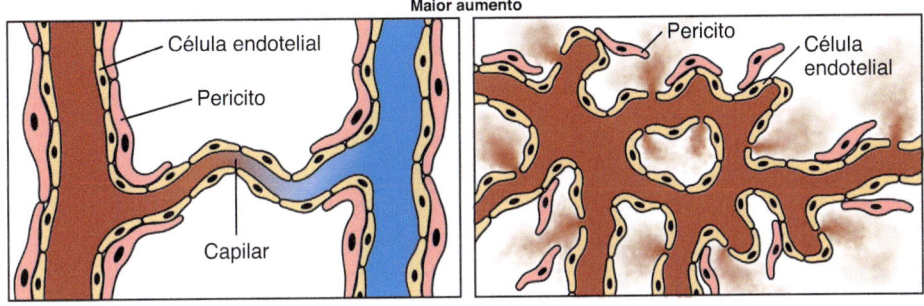

Figura 6-22 Angiogênese Tumoral. Em comparação com os vasos normais (*painéis esquerdos*), os vasos tumorais são tortuosos e de formato irregular (*painéis direitos*). As arteríolas, os capilares e as vênulas são claramente distinguíveis na vasculatura normal; nos tumores, os vasos são desorganizados e tipos específicos de vasos não podem ser identificados. Ao contrário da trama vascular estável do tecido normal, as tramas formadas pelos vasos tumorais são instáveis e permeáveis. Portanto, a estrutura e a função da vasculatura tumoral são anormais.

também sugere que os tumores possam incitar uma resposta imune. Finalmente, existem abundantes evidências de que camundongos possam organizar uma resposta imune eficaz contra alguns tumores quimicamente induzidos.

Antígenos Tumorais

Os *antígenos tumorais* são proteínas, glicoproteínas, glicolipídeos, ou carboidratos expressos sobre a superfície das células tumorais (Fig. 6-23). Eles incluem tanto *antígenos tumorais específicos* restritos a células tumorais quanto *antígenos associados a tumores* presentes, tanto em células tumorais quanto em células normais. Os antígenos tumorais podem ser explorados tanto para propósitos diagnósticos quanto terapêuticos. Os antígenos tumorais liberados na corrente sanguínea permitem a detecção não invasiva de tumores e o monitoramento da resposta tumoral ao tratamento. Em combinação com sofisticadas técnicas de imagem, anticorpos contra antígenos restritos a tumores podem ser usados para identificar a localização de tumores e detectar metástases. Alguns antígenos tumorais podem servir como alvos para uma vigilância imunológica efetiva. Todavia, muitos antígenos tumorais não constituem alvos terapêuticos adequados. Os antígenos podem não ser exclusivamente restritos às células tumorais ou podem não evocar uma forte resposta citotóxica por parte das células imunes.

Alguns antígenos tumorais específicos são moléculas recém-expressadas, tais como antígenos derivados de vírus oncogênicos, ou de produtos celulares alterados codificados por genes mutantes. Nessas hipóteses, a infecção viral produtiva ou a mutação genética estão restritos às células tumorais e à sua progênie. Os antígenos embrionários ou *antígenos oncofetais*, normalmente não são expressos no tecido adulto, mas que são reexpressados no tecido tumoral, podem também se comportar como antígenos tumorais. Por exemplo, os antígenos do desenvolvimento, o antígeno carcinoembrionário (ACE) e a α-fetoproteína, são reexpressados em alguns tumores em uma variedade de espécies, podendo ser liberados na circulação. Os testes sorológicos para esses antígenos são amplamente utilizados para verificar a recorrência de tumores hepáticos e intestinais em seres humanos. Os *antígenos tumor-específicos compartilhados* são codificados por genes que têm uma expressão muito limitada no tecido adulto, mas que são expressos por vários tipos de tecido tumoral. Um notável exemplo de antígenos tumor-específicos compartilhados é a família de proteínas MAGE, encontrada em seres humanos e em outras espécies animais. Esses antígenos não estão presentes na superfície de células adultas normais; contudo eles são expressos através de uma ampla variedade de tipos tumorais e são candidatos promissores para a imunoterapia antitumoral. Os *antígenos tecido-específicos* são compartilhados por tumores e por tecidos normais a partir dos quais eles surgem. Em alguns casos, esses antígenos só são expressos em estágios específicos de diferenciação em tecidos e são, portanto, denominados *antígenos de diferenciação*. Quando os antígenos tecido-específicos ou os antígenos de diferenciação são expressos em níveis consideravelmente mais altos nas células tumorais do que em células normais, eles podem atuar como antígenos tumor-específicos.

Mecanismos Efetores Antitumorais

O corpo pode organizar uma variedade de respostas imunes contra os antígenos tumorais, conforme ilustrado na Fig. 6-24. Para uma discussão mais detalhada, das respostas imunes, consulte o Capítulo 5. O tipo de resposta imune e a sua eficácia contra as células tumorais é em grande parte determinado pela responsividade imune inerente do animal e pelas características do antígeno tumoral sob ataque. A resposta imune menos específica para as células tumorais é realizada pelo *sistema imune inato*, que é responsável pelas respostas inflamatórias imediatas. Acredita-se que a resposta imune inata constitua a primeira linha de defesa contra as células cancerígenas. Os

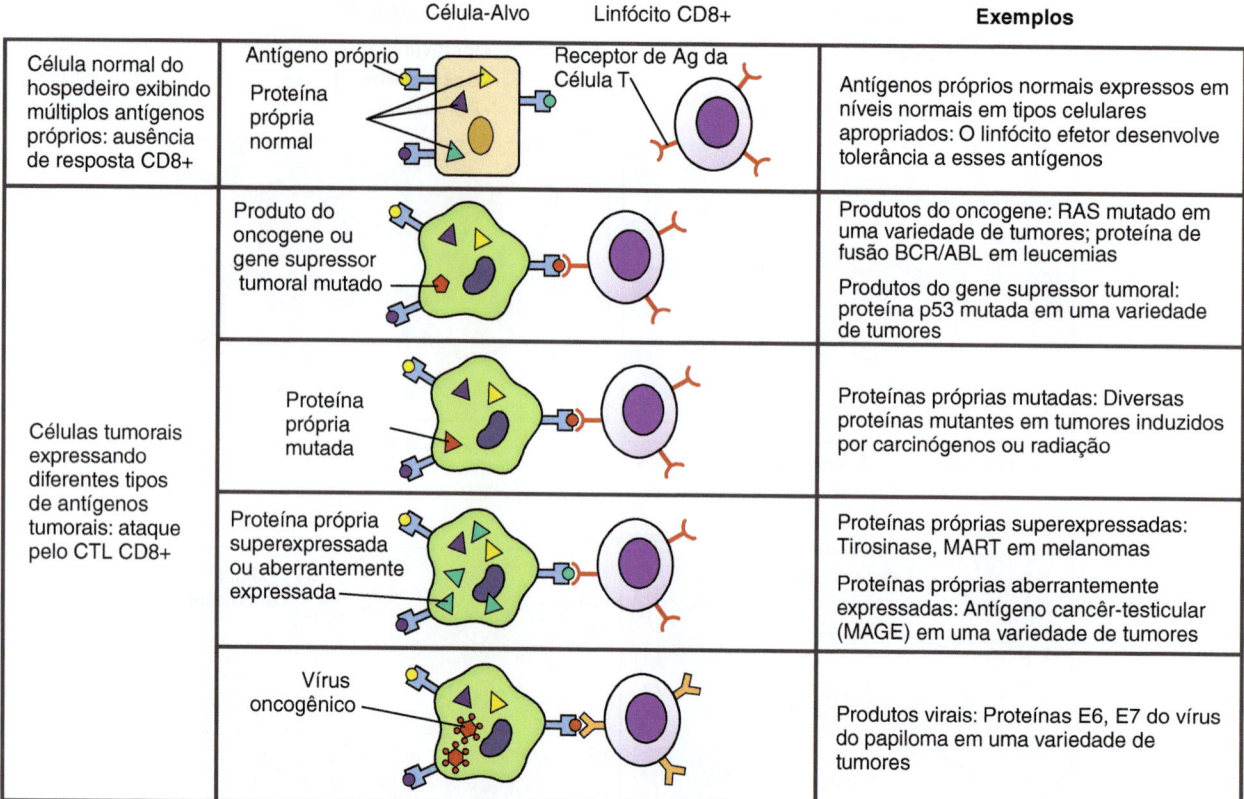

		Célula-Alvo	Linfócito CD8+	**Exemplos**
Célula normal do hospedeiro exibindo múltiplos antígenos próprios: ausência de resposta CD8+	Antígeno próprio / Proteína própria normal / Receptor de Ag da Célula T			Antígenos próprios normais expressos em níveis normais em tipos celulares apropriados: O linfócito efetor desenvolve tolerância a esses antígenos
Células tumorais expressando diferentes tipos de antígenos tumorais: ataque pelo CTL CD8+	Produto do oncogene ou gene supressor tumoral mutado			Produtos do oncogene: RAS mutado em uma variedade de tumores; proteína de fusão BCR/ABL em leucemias / Produtos do gene supressor tumoral: proteína p53 mutada em uma variedade de tumores
	Proteína própria mutada			Proteínas próprias mutadas: Diversas proteínas mutantes em tumores induzidos por carcinógenos ou radiação
	Proteína própria superexpressada ou aberrantemente expressada			Proteínas próprias superexpressadas: Tirosinase, MART em melanomas / Proteínas próprias aberrantemente expressadas: Antígeno câncer-testicular (MAGE) em uma variedade de tumores
	Vírus oncogênico			Produtos virais: Proteínas E6, E7 do vírus do papiloma em uma variedade de tumores

Figura 6-23 **Antígenos Tumorais Reconhecidos pelos Linfócitos T CD8+.** Todos os antígenos-alvo das células tumorais são apresentados para os linfócitos T citotóxicos CD8+ pelas moléculas de classe I do complexo principal de histocompatibilidade ligadas à superfície das células tumorais. Os receptores dos linfócitos T na superfície dos linfócitos CD8+ identificam os antígenos tumorais, mas não conseguem identificar antígenos próprios normais para os quais o sistema imune adquiriu tolerância.

efetores antitumorais do sistema imune, incluindo as células NK e os macrófagos, não exigem uma pré-ativação antígeno-específica pelas células dendríticas. As respostas imunes inatas não criam imunidade antitumoral duradoura.

Resposta imunes mais específicas são levadas a termo pelo *sistema imune adaptativo*, constituídas tanto por componentes mediados por células quanto por componentes humorais. Acredita-se que resposta imune mediada por células organize as defesas antitumorais mais eficazes. Qualquer resposta imune antitumoral adaptativa exige que os antígenos tumorais sejam apresentados para células efetoras imunes apropriadas em um contexto identificável. As células dendríticas capturam antígenos que são secretados por células tumorais viáveis, ou liberados por células tumorais moribundas. As células dendríticas ingerem esses antígenos, os fragmentam para um tamanho adequado, vinculam-nos aos antígenos do complexo principal de histocompatibilidade (MHC) das classes I ou II, e os apresentam na superfície celular em associação a moléculas coestimulatórias apropriadas. A célula dendrítica pode, então, interagir com muitos linfócitos diferentes a fim de pré-ativar a sua resposta a um antígeno tumoral específico apresentado pela célula dendrítica. Os linfócitos T CD8+ e CD4+ antígeno-ativados se desenvolvem em linfócitos T citotóxicos e linfócitos *T helper* (T_H) tumor-específicos, respectivamente, enquanto os linfócitos B se desenvolvem em plasmócitos secretores de imunoglobulinas. Os linfócitos CD8+ identificam antígenos tumorais no contexto de antígenos MHC classe I, enquanto as células CD4+ só identificam esses antígenos em associação às moléculas do MHC classe II.

Células Natural Killers

As *células* natural killers (NK) são linfócitos que não possuem muitos dos marcadores usuais dos linfócitos T ou B. As células NK exibem uma variedade de receptores, tanto inibidores quanto ativadores, que identificam moléculas MHC e ligantes induzidos por estresse em células tumorais. As células NK podem eliminar uma ampla variedade de células neoplásicas e infectadas por vírus. As células que expressam moléculas MHC classe I são preferencialmente poupadas pelas células NK, enquanto as células que carecem de moléculas MHC classe I são alvos específicos. Quando uma célula NK identifica e se liga à sua célula-alvo, uma estrutura bem-organizada, denominada *sinapse imunológica*, é rapidamente formada no local de contato célula-célula e persiste por mais de uma hora. Nesta interface, a célula NK libera grânulos líticos que contêm perforina, uma proteína formadora de poros, e granzimas, que são serina proteases. A perforina medeia a entrada das granzimas na célula-alvo. Uma vez no interior da célula-alvo, as granzimas desencadeiam apoptose caspase dependente ou independente. Este mecanismo de morte celular, denominado *citólise*, é compartilhado com os linfócitos T.

Macrófagos

Os *macrófagos* são células fagocíticas migratórias capazes de eliminar células tumorais através da liberação de intermediários reativos do oxigênio, enzimas lisossômicas, óxido nítrico e fator de necrose tumoral. A sua atividade antitumoral é estimulada pelo interferon-γ (IFN-γ), que é produzido tanto pelos linfócitos T quanto pelas células NK. A morte celular tumoral mediada por macrófagos é independente dos antígenos do MHC, de antígenos tumorais específicos e do tipo de célula transformada que está sendo alvo, mas o contato direto entre o macrófago e a célula tumoral é necessário.

Conquanto os macrófagos tenham por muito tempo sido considerados tumoricidas, evidências recentes sugerem que alguns macrófagos de fato promovam a tumorigênese. Foi demonstrado experimentalmente que macrófagos associados a tumores podem promover a angiogênese e estimular a invasão tumoral e as metástases. Além disso,

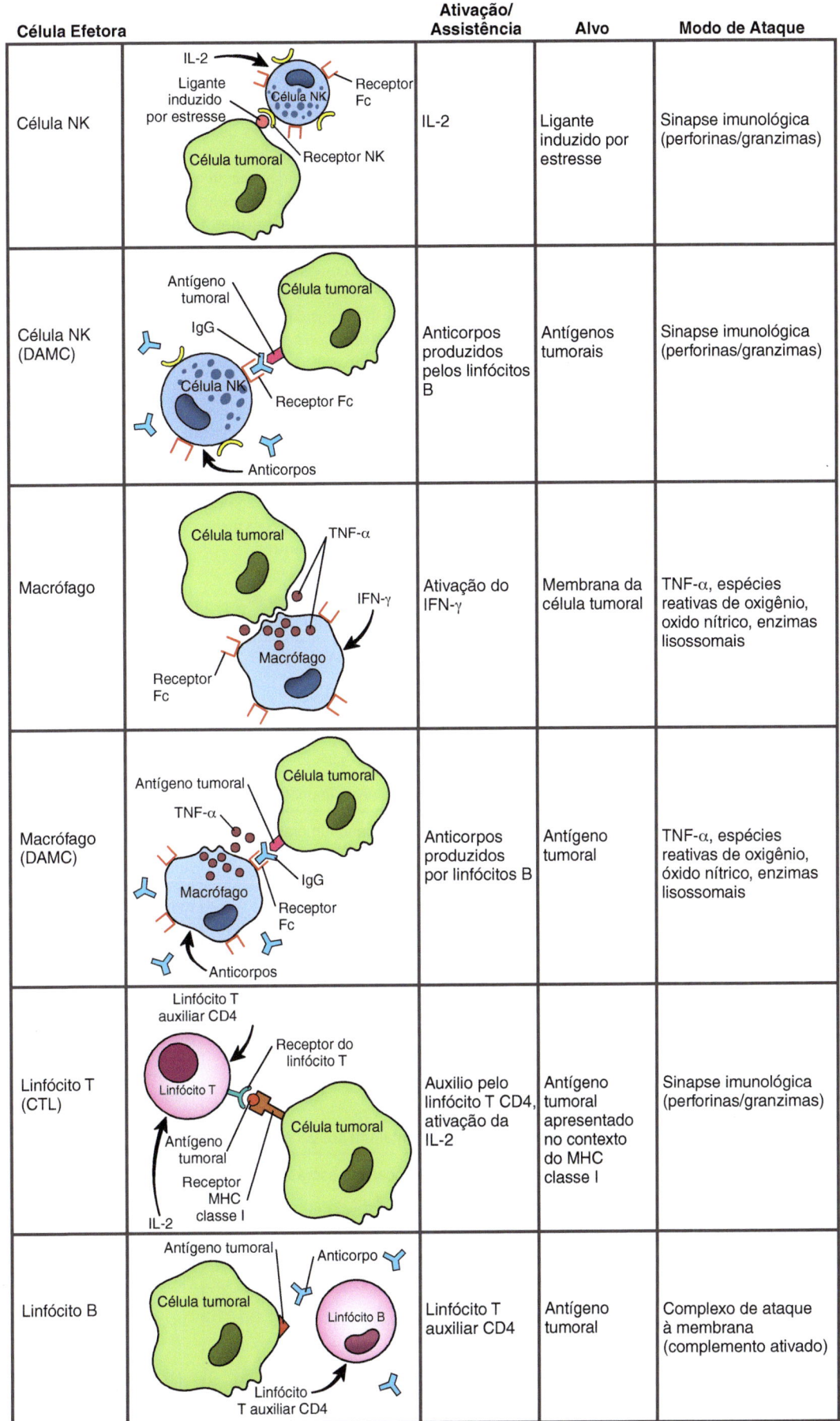

Célula Efetora		Ativação/Assistência	Alvo	Modo de Ataque
Célula NK		IL-2	Ligante induzido por estresse	Sinapse imunológica (perforinas/granzimas)
Célula NK (DAMC)		Anticorpos produzidos pelos linfócitos B	Antígenos tumorais	Sinapse imunológica (perforinas/granzimas)
Macrófago		Ativação do IFN-γ	Membrana da célula tumoral	TNF-α, espécies reativas de oxigênio, oxido nítrico, enzimas lisossomais
Macrófago (DAMC)		Anticorpos produzidos por linfócitos B	Antígeno tumoral	TNF-α, espécies reativas de oxigênio, óxido nítrico, enzimas lisossomais
Linfócito T (CTL)		Auxilio pelo linfócito T CD4, ativação da IL-2	Antígeno tumoral apresentado no contexto do MHC classe I	Sinapse imunológica (perforinas/granzimas)
Linfócito B		Linfócito T auxiliar CD4	Antígeno tumoral	Complexo de ataque à membrana (complemento ativado)

Figura 6-24 Células Envolvidas na Vigilância Imunológica Contra Tumores. As respostas antitumorais envolvem uma variedade de células imunes, incluindo as células *natural killer* (NK), os macrófagos e os linfócitos T e B. As células NK e os macrófagos podem atacar os tumores diretamente ou através do mecanismo da citotoxicidade dependente de anticorpos, mediada por células (DAMC). Na DAMC, os macrófagos e as células NK ligam anticorpos tumorais específicos através das suas regiões constantes, permitindo que as regiões variáveis dos anticorpos interajam com antígenos tumorais específicos. A maior parte dos linfócitos T citotóxicos (CTL) são linfócitos CD8+.

os macrófagos podem ser imunossupressivos, bloqueando a atividade antitumoral das células NK e dos linfócitos. Estudos iniciais sugerem que a depleção dos macrófagos associados aos tumores pode ser útil como parte do tratamento do câncer.

Linfócitos T

Os *linfócitos T citotóxicos* (CTLs) são as células efetoras primárias da resposta imune adaptativa antitumoral. A maioria dos CTLs são linfócitos CD8+ que foram estimulados especificamente por células dendríticas para reconhecer e se ligar a antígenos tumorais na superfície das células tumorais. As células tumorais são, então, eliminadas através de citólise. Os linfócitos T_H CD4+ intensificam a função dos CTLs CD8+ e dos linfócitos B produtores de anticorpos através da secreção de citocinas como, por exemplo, a IL-2 e o IFN-γ, que estimulam a proliferação e a diferenciação dos linfócitos CD8+.

Existe, contudo, uma população de células T composta por *células T regulatórias* (T reg), que, de fato, protege os tumores contra o ataque por outras células imunes. As células T reg se acumulam em tumores, onde elas induzem tolerância ao tecido tumoral. A tolerância é estabelecida através de um conjunto complexo de interações com outros tipos linfocitários, macrófagos e células dendríticas. Essas interações são mediadas tanto por fatores solúveis quanto pelo contato de célula a célula. Em seres humanos, a administração de anticorpos que bloqueiam os efeitos imunossupressores das células T permite uma vigorosa resposta antitumoral dos CTL contra o melanoma.

Linfócitos B

Muitos antígenos tumorais podem incitar tanto respostas imunes mediadas por células quanto humorais. Os *linfócitos B* produtores de anticorpos medeiam a resposta imune humoral aos tumores. Os anticorpos que identificam os antígenos tumorais eliminam as células tumorais ligando-se a essas células e ativando uma cascata local do complemento (Capítulos 3 e 5). A ativação da cascata do complemento produz um *complexo de ataque à membrana* (CAM) que induz a perda da integridade da membrana celular e a rápida morte celular com as características morfológicas da necrose. Além disso, os anticorpos antitumorais podem ser ligados através das suas regiões constantes às células NK ou aos macrófagos, deixando as regiões variáveis das imunoglobulinas disponíveis para o reconhecimento específico de antígenos tumorais. Esta disposição permite que as células efetoras reconheçam, se liguem e matem as células efetoras imunes através do mecanismo de *citotoxicidade celular dependente de anticorpos* (CCDA).

Evasão da Resposta Imune

Muitos tumores são capazes de evadir a vigilância imunológica, empregando um ou mais dos mecanismos ilustrados na Fig. 6-25 e discutidos nas seções seguintes.

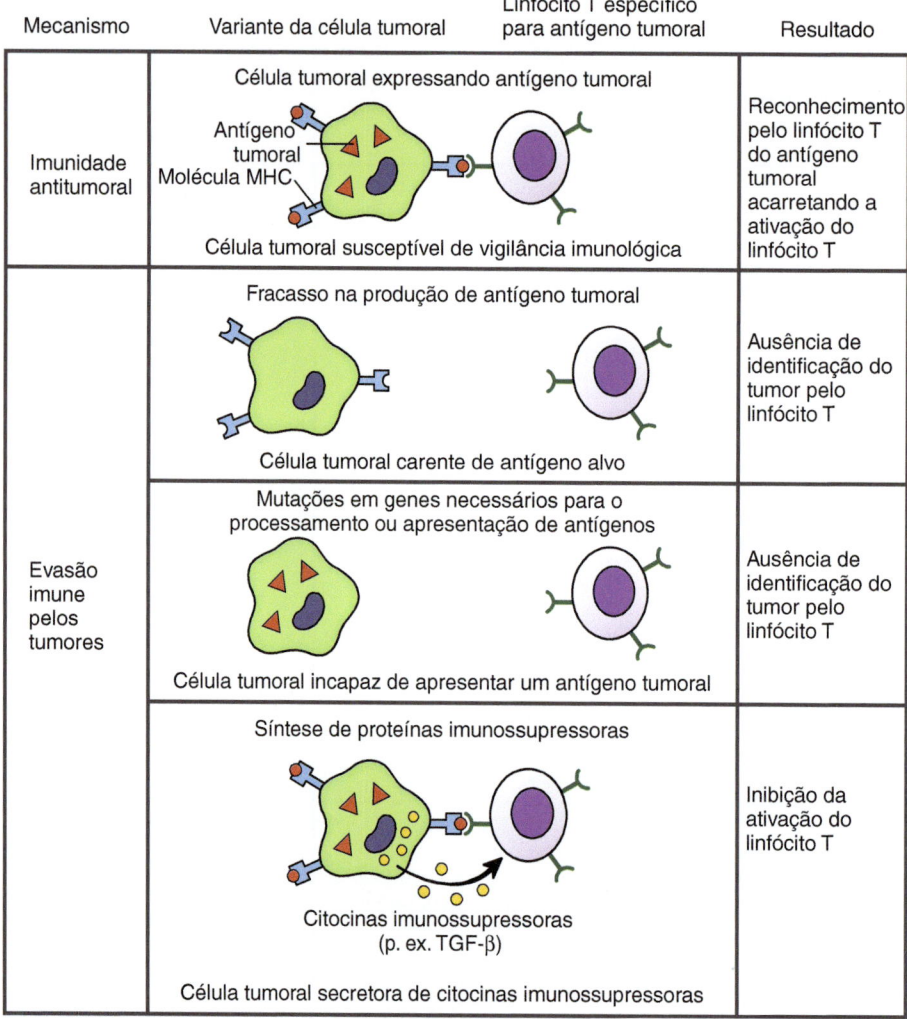

Figura 6-25 Mecanismos Através dos quais os Tumores Escapam do Sistema Imune. Os tumores empregam uma variedade de mecanismos para escapar do ataque dos linfócitos T citotóxicos. As células tumorais podem não mais expressar antígenos tumorais, não processar adequadamente esses antígenos, ou carecer da expressão dos principais antígenos de histocompatibilidade necessários para apresentar os antígenos celulares tumorais. As células tumorais também podem secretar citocinas como, por exemplo, o fator de crescimento transformante β (TGF-β) que inibe a ativação citotóxica do linfócito T.

Expressão alterada do Complexo Principal de Histocompatibilidade

O CTLs identificam os antígenos tumorais apenas em células tumorais que exibem os antígenos no contexto das moléculas do MHC classe I. Por conseguinte, os antígenos das células tumorais que perdem o sofrem uma infrarregulação dos antígenos do MHC classe I podem escapar da detecção e possuir uma vantagem seletiva distinta. No entanto, os tumores que fracassam em expressar antígenos da classe I também são mais suscetíveis a serem mortos pelas células NK. Os tumores também podem infrarregular a expressão dos antígenos do MHC classe II. Os antígenos do MHC classe II são necessários para a ativação dos linfócitos T$_H$ que estimulam a diferenciação dos CTLs e a perda desses antígenos impede a geração de uma resposta antitumoral ótima dos CTLs.

Mascaramento Antigênico

Os tumores podem se tornar invisíveis para o sistema imune através da perda ou mascaramento dos seus antígenos tumorais. O crescimento de clones tumorais variantes que não expressam antígenos tumorais é favorecido durante a evolução tumoral. Os antígenos tumorais sobre a superfície celular podem ser ocultados do sistema imune se eles tiverem formado complexos com moléculas do glicocálix, fibrina ou mesmo anticorpos. Desse modo, algumas respostas humorais a antígenos tumorais podem, de fato, promover a sobrevivência do tumor pela proteção dos antígenos tumorais do reconhecimento pelos CTLs.

Tolerância

Embora o sistema imune responda vigorosamente a antígenos não próprios, ele é tolerante para com os antígenos próprios. Portanto, os antígenos tumorais compartilhados com o tecido normal geralmente não são capazes de evocar uma resposta imune porque o corpo já estava "*tolerante*" ao antígeno. Se os antígenos não próprios forem apresentados na ausência das moléculas coestimulatórias necessárias para uma ativação efetiva dos linfócitos T, ou seja, em um contexto "tolerogênico", a tolerância também pode resultar. Além disso, recentemente foi demonstrado que as células T reg em tumores podem ativamente promover a tolerância ao tecido tumoral.

Imunossupressão

As células tumorais ou os seus produtos secretórios podem ser imunossupressores. Muitos tumores produzem TGF-α, que inibe a proliferação e a função dos linfócitos e dos macrófagos. Os tumores também podem produzir o ligante Fas. O ligante Fas, expresso pelas células tumorais, se liga aos receptores Fas em linfócitos T próximos e desencadeia a sua apoptose. Através desse mecanismo, os clones dos linfócitos T que identificam um tumor podem ser especificamente deletados, protegendo, assim, o tumor do ataque. Finalmente, as células tumorais podem liberar antígenos tumorais na circulação, que formam complexos imunes com os anticorpos e estes complexos imunes podem ser imunossupressores. Além disso, os macrófagos associados a tumores e as células T reg possuem funções imunossupressoras que protegem o tumor do ataque imune.

Imunoterapia Tumoral

O fato de que a resposta antitumoral ataca apenas as células tumorais e não o tecido normal torna-a uma candidata atraente para ser uma modalidade terapêutica. Além disso, a imunoterapia eficaz poderia reduzir ou eliminar a necessidade do uso de agentes quimioterápicos citotóxicos que atingem indiscriminadamente tanto células neoplásicas em divisão quanto células normais, provocando, assim, morbidade e mortalidade significativas nos pacientes com câncer. Em geral, as estratégias imunoterápicas objetivam (1) fornecer ao paciente células efetoras maduras ou anticorpos que identifiquem e destruam tumores (imunidade passiva), ou (2) estimular a resposta imune do animal contra o tumor (imunoterapia ativa).

A administração de anticorpos monoclonais produzidos contra o tecido acarreta uma imunidade tumoral passiva rápida, mas de curta duração. Contudo, o acoplamento de toxinas aos anticorpos monoclonais a pode permitir a administração específica de agentes terapêuticos às células tumorais. Os anticorpos monoclonais produzidos em outras espécies possuem utilidade limitada, uma vez que o hospedeiro tumoral poderá desenvolver uma resposta imune a esses anticorpos e anular a sua eficácia. Os linfócitos antitumorais são gerados através da remoção de linfócitos do sangue do paciente humano ou de tumor e da sua expansão *in vitro* através da sua incubação com IL-2; essas células imunes autólogas são, então, readministradas ao paciente.

Muitas abordagens para estimular a imunidade ativa de pacientes humanos contra os seus tumores foram tentadas, incluindo a vacinação com as células tumorais ou antígenos tumorais para gerar CTLs antitumorais, a administração de citocinas a fim de aumentar o número e a função das células efetoras, e a estimulação inespecífica do sistema imune por meio do tratamento com substâncias pró-inflamatórias como, por exemplo, produtos bacterianos. Essas abordagens se revelaram particularmente eficazes contra melanomas malignos. Uma vacina contra o melanoma para cães estimula uma resposta imune contra a tirosinase humana; anticorpos contra a proteína humana são formados e, então, atacam os melanócitos caninos. Conforme mencionado anteriormente, o bloqueio da atividade dos macrófagos associados a tumores e das células T reg constitui uma abordagem promissora para a imunoterapia tumoral.

Disseminação Tumoral (Conceito Essencial 6-4)

Significado das Metástases

Os tumores primários geralmente não são a causa imediata de óbito para o paciente animal ou humano com câncer. Ao invés disso, a morte geralmente é devida às metástases tumorais para órgãos distantes e da sua interferência com funções corporais críticas. Por exemplo, as metástases disseminadas para o pulmão oriundas de um osteossarcoma podem resultar em morte ou eutanásia devido à angústia respiratória provocada pela interferência com a troca de oxigênio. De fato, foi estimado que, em seres humanos, as metástases tumorais sejam responsáveis por, aproximadamente, 90% da mortalidade por câncer decorrente de tumores sólidos. Felizmente, a metastatização é um processo bastante ineficaz. Pouquíssimas células dentro do tumor primário são capazes de penetrar nos vasos sanguíneos ou linfáticos, só uma pequena parte das células circulantes são capazes de deixar os vasos e poucas daquelas que deixam os vasos são capazes de sobreviver nos novos locais no interior do corpo. Em alguns casos, o câncer metastático entra em um estado de *dormência* durante o qual as células metastáticas crescem lentamente ou não crescem. No entanto, as células cancerosas dormentes podem retomar o seu crescimento em um momento posterior, resultando em uma recidiva do câncer, algumas

---

CONCEITO ESSENCIAL 6-4 Disseminação Tumoral

Os tumores têm, primeiramente, um crescimento local, mas a aquisição de alterações genéticas e epigenéticas permite que ele se metastize. As metástases são responsáveis pela maior parte da mortalidade pelo câncer. As metástases podem ocorrer através de vasos linfáticos, vasos sanguíneos, ou através de disseminação direta através de uma cavidade corporal. Para metastizar, as células tumorais devem escapar da massa tumoral primária através da perda das ligações intercelulares e da aquisição de capacidades migratória e invasiva. A fim de evitar a detecção e a eliminação, as células tumorais devem também escapar da vigilância imunológica. Uma vez presente em um local distante, as células tumorais devem ser capazes de sair dos vasos e de se estabelecerem no novo tecido.

vezes após períodos prolongados de remissão. Os mecanismos através dos quais a dormência é estabelecida e os meios pelos quais essas células cancerosas dormentes são reativadas não são bem-compreendidos.

Mecanismos de Invasão e Metástase Tumoral

O potencial metastático de um tumor reflete o efeito cumulativo de uma ampla variedade de alterações genéticas e epigenéticas envolvendo a adesão das células tumorais, a sua motilidade e a produção de proteases.

Adesão

Como o primeiro evento na invasão e metástase, as células tumorais devem se desprender da massa tumoral principal, penetrar a membrana basal e adentrar a ECM. Para que as células se separem umas das outras, as estruturas de adesão, incluindo desmossomos e as junções de adesão, devem ser desfeitas. Em muitas células tumorais de origem epitelial, este processo é devido à perda de caderinas ou cateninas, moléculas que são elementos estruturais essenciais das junções intercelulares. Ao mesmo tempo em que as células tumorais se destacam umas das outras, elas também devem estabelecer contatos com elementos da ECM no interior do estroma tumoral. As integrinas e outros receptores específicos nas membranas celulares tumorais identificam e se ligam a uma variedade de componentes da ECM tais como a fibronectina, a laminina, o colágeno e a vitronectina. Durante a invasão e a metástase, as células carcinomatosas frequentemente expressam um número aumentado desses receptores. As células tumorais também são capazes de modular os tipos e distribuição dos receptores da ECM que elas expressam, permitindo que se adaptem a ECM de diferentes microambientes.

Migração

Em muitos pontos durante a invasão e a metástase, as células tumorais migram ativamente. Esta migração é mediada por alterações do citoesqueleto e das estruturas de adesão celular às quais os componentes do citoesqueleto estão ancorados. A migração das células tumorais é estimulada por fatores de crescimento autócrinos, tais como o fator de crescimento dos hepatócitos (HGF), também denominado "fator de dispersão" e pelos produtos de clivagem dos componentes da ECM, incluindo fragmentos de colágeno.

Invasão do Estroma

As células epiteliais normalmente repousam sobre uma estrutura extracelular denominada membrana basal, à qual elas estão firmemente fixadas através de hemidesmossomos (Figs. 1-5 e 1-6). Nos tumores epiteliais benignos, a membrana basal permanece intacta. Em contrapartida, as células epiteliais neoplásicas dos tumores malignos degradam ativamente a membrana basal e os componentes da ECM através do aumento da atividade da cascata de proteases na sua vizinhança (Fig. 6-26). Isso lhes permite penetrar na membrana basal e invadir o tecido circundante. A cascata das proteases é determinada pela interação de uma variedade de fatores, incluindo a taxa de síntese e ativação das proteases e da taxa de inibidores das proteases que são produzidos. As proteases e as antiproteases podem ser produzidas e ativadas através de das próprias células tumorais, ou as células tumorais podem induzir as células estromais não neoplásicas a produzirem essas enzimas. As proteases implicadas na promoção das metástases tumorais incluem metaloproteinases da matriz como, por exemplo, a colagenase do tipo IV e a uroquinase, uma protease serínica.

Transição Epitelial-Mesenquimal

A medida em que progridem, alguns carcinomas sofrem uma alteração denominada *transição epitelial-mesenquimal* (TEM). A TEM se caracteriza pela perda das estruturas de adesão intracelulares, por um aumento da expressão das proteases, pela aquisição de capacidades migratórias, pela redução de expressão das citoqueratinas epiteliais e

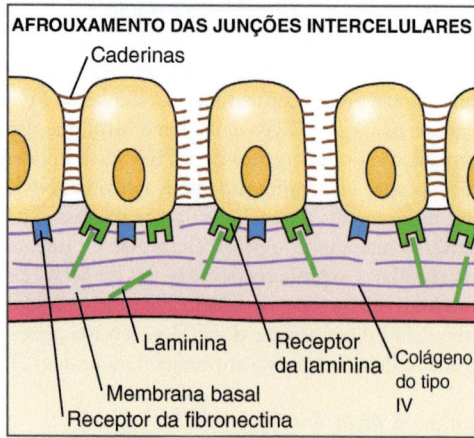

A

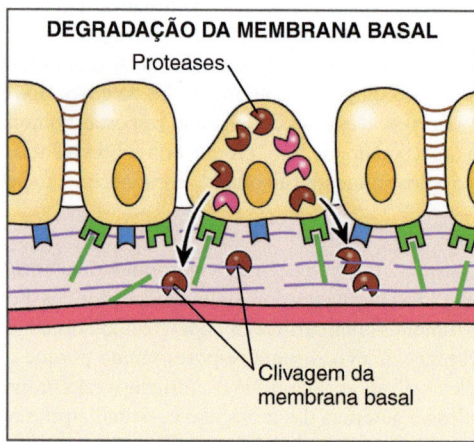

B

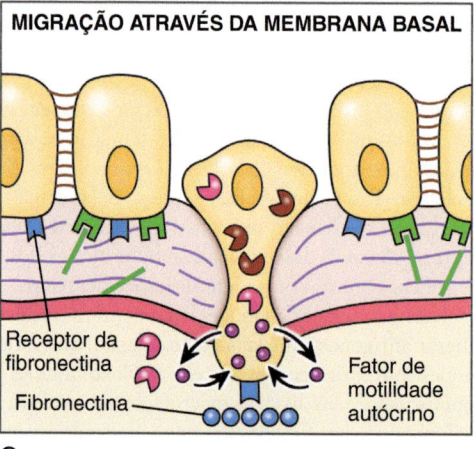

C

Figura 6-26 **Invasão Celular Tumoral da Membrana Basal. A,** As células tumorais se destacam umas das outras devido à dissolução das junções intracelulares. **B,** As enzimas proteolíticas, como, por exemplo, a colagenase do tipo IV e a uroquinase, secretadas pelas células tumorais degradam a membrana basal. **C,** Com a degradação da membrana basal, as células tumorais são capazes de migrar para o tecido subjacente. A migração é intensificada pela alteração da expressão dos receptores para os componentes da matriz extracelular nas células tumorais e da secreção de fatores de motilidade autócrinos.

pela reexpressão ("*de novo*") da vimentina, um marcador das células mesenquimais. Durante a TEM, células neoplásicas sésseis são transformadas em células móveis semelhantes a fibroblastos. As células que sofreram TEM são tipicamente fusiformes e expressam pouca ou nenhuma E-caderina, um componente das junções de adesão. A TEM permite que as células epiteliais neoplásicas se dissociem e migrem, estimulando a invasão local e as metástases à distância. A maioria dos indutores da TEM são fatores de transcrição, proteínas que determinam o momento e os níveis de transcrição do DNA em RNA. Esses fatores de transcrição coordenam a expressão dos genes envolvidos na adesão celular, migração e produção de proteases.

Intravasão

As células cancerosas invadem vasos sanguíneos ou linfáticos penetrando nas membranas basais endoteliais e passando entre ou através das células endoteliais até o lúmen vascular (Fig. 6-27). Este processo é denominado *intravasão*. As células tumorais são atraídas para os vasos por fatores quimiotáticos produzidos por múltiplos tipos celulares e migram através da ECM com o auxílio de proteases derivadas de tumores. A migração das células tumorais e a penetração nos vasos são facilitadas pelos macrófagos associados aos tumores que acompanham as células tumorais invasoras.

Êmbolos Tumorais

Uma vez no interior de um vaso linfático ou sanguíneo, as células tumorais tendem a se aglomerar e a formar pequenos êmbolos que se mantêm juntos através de um compartilhamento e moléculas de adesão. Quando nos vasos, as células tumorais podem ser reconhecidas e atacadas pelos linfócitos do hospedeiro ou podem ser envolvidas por plaquetas. É interessante observar que as plaquetas podem, de fato, proteger os êmbolos tumorais da destruição mediada pelo sistema imune, aumentando, assim, o potencial para a metástase.

Extravasamento

As células tumorais intravasculares deixam os vasos através de um processo de *extravasamento*. O local no qual as células tumorais deixam o sistema vascular sanguíneo ou linfático é determinado pela capacidade das células tumorais para interagirem com as moléculas de adesão nas células endoteliais. Uma vez fixadas ao endotélio tumoral, as células tumorais passam através das células endoteliais e penetram na membrana basal para penetrar na ECM, estabelecendo, assim, um sítio metastático. Os sítios metastáticos devem proporcionar um microambiente adequado para o crescimento celular, ou as células metastáticas tumorais não se estabelecerão. Alguns tumores metastatizam preferencialmente para locais específicos; por exemplo, os carcinomas prostáticos tanto em seres humanos quanto em cães frequentemente se disseminam para o osso (Fig. 6-28).

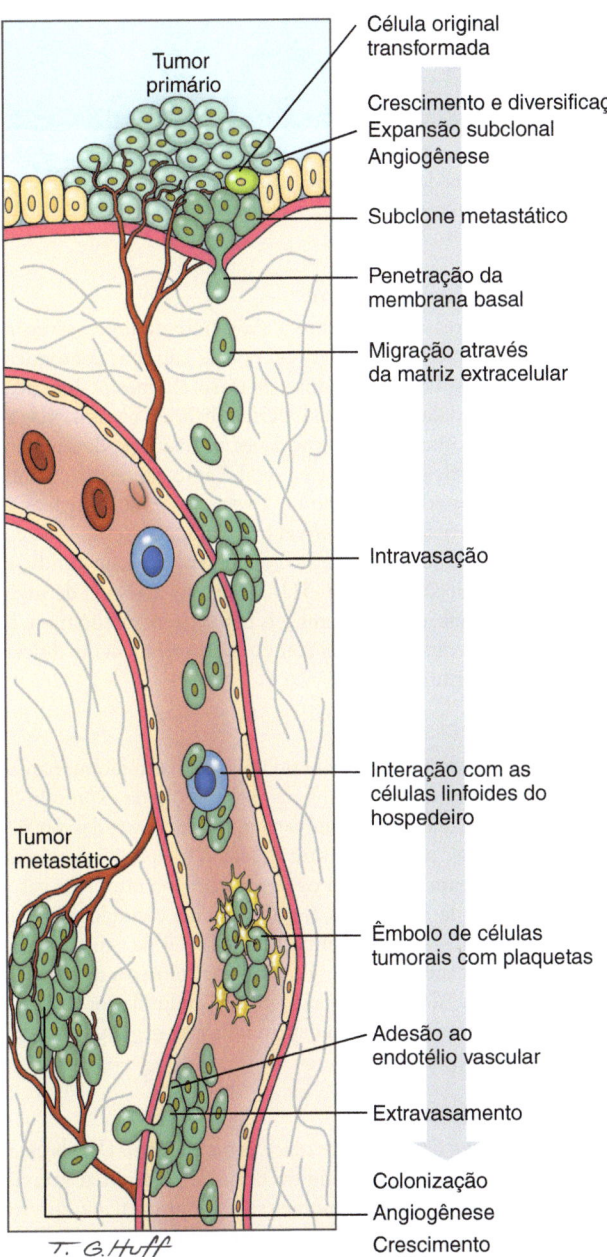

Figura 6-27 A Cascata Metastática. Conquanto essa figura ilustre as etapas sequenciais na disseminação hematogênica de um tumor epitelial, etapas semelhantes ocorrem durante a disseminação linfática. A metástase é um processo complexo que envolve múltiplas etapas e interações entre células tumorais com muitas células e tecidos normais diferentes. A falha em qualquer ponto do processo metastático impede a disseminação tumoral, portanto, a metástase é um processo usualmente ineficiente.

Labels in figure: Tumor primário; Célula original transformada; Crescimento e diversificação; Expansão subclonal; Angiogênese; Subclone metastático; Penetração da membrana basal; Migração através da matriz extracelular; Intravasação; Interação com as células linfoides do hospedeiro; Êmbolo de células tumorais com plaquetas; Adesão ao endotélio vascular; Extravasamento; Colonização; Angiogênese; Crescimento; Tumor metastático

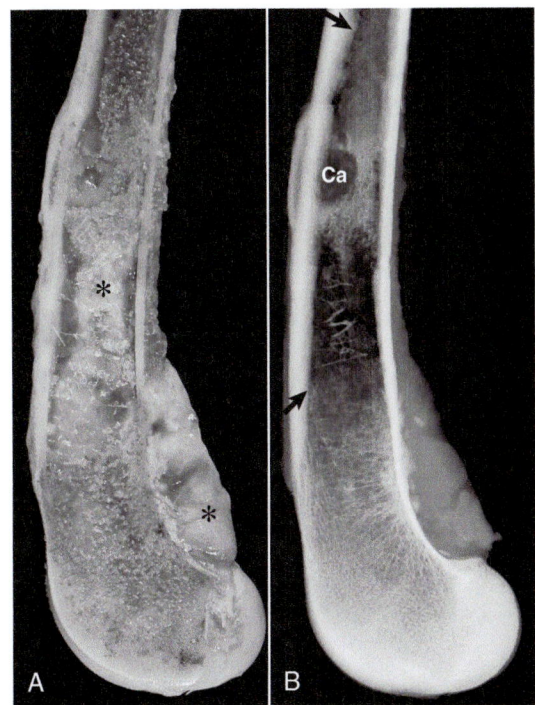

Figura 6-28 Carcinoma de Próstata, Metástase, Fêmur, Cão. A, Fotografia macroscópica de um fêmur seccionado revela um carcinoma de próstata metastático (*). **B,** A radiografia ilustra uma metástase óssea osteolítica (*Ca*). Na região entre as setas, uma proliferação extensa de osso novo ocorreu em resposta ao tumor. (Modificado de Rosol TJ, Tannehill-Gregg SH, LeRoy BE, et al: Animal models of bone metastasis. Em KellerET,ChungLWK, editores: Cancer treatment and research, Boston, 2004, Kluwer Academic Publishers.)

Vias de Metástases Tumorais

Disseminação Linfática

A maioria dos carcinomas e alguns sarcomas metastatizam através do sistema linfático. O padrão de envolvimento nodal geralmente é ditado por vias preexistentes de drenagem linfática normal. Os linfonodos mais próximos do tumor geralmente são afetados primeiramente e desenvolvem as maiores massas metastáticas tumorais (Fig. 6-29). Por exemplo, os adenocarcinomas intestinais geralmente metastatizam primeiramente para os linfonodos mesentéricos e, posteriormente, para outros linfonodos dentro e fora da cavidade abdominal. Presumiu-se por muitos anos que os cânceres se disseminassem de um modo progressivo, para um primeiro ponto nos linfonodos regionais e, então, para locais distantes como o pulmão, e que os linfonodos agiriam como uma barreira mecânica à disseminação do câncer. Com base nessa presunção, acreditou-se que a remoção de todos os linfonodos regionais afetados poderia prevenir uma disseminação adicional do tumor. Todavia, os linfonodos regionais podem ser contornados como resultado de anomalias da drenagem linfática, naturais, relacionadas com o tumor, ou induzidas pelo tratamento, que resultam em metástases à distância antes do desenvolvimento de metástases regionais. Estudos mais recentes sugerem que a disseminação linfática não ocorre em um padrão ordenado e que as metástases para os linfonodos regionais indicam que a disseminação sistêmica provavelmente já ocorreu.

Disseminação Hematogênica

Uma vez que os vasos linfáticos se conectam ao sistema vascular, a distinção entre disseminação linfática de hematogênica é bastante artificial. Contudo, os sarcomas tendem a usar da via hematogênica para a sua disseminação mais frequentemente do que os carcinomas. Os tumores geralmente invadem as veias ao invés das artérias uma vez que as paredes venosas são muito mais finas e fáceis de penetrar do que as paredes arteriais. As células tumorais que penetram nas veias acabam por alcançar a veia cava, passam pelo coração e se alojam nos leitos capilares, particularmente o pulmonar (Fig. 6-30). Os tumores que invadem os vasos portais tendem a se alojar no fígado. Alguns tumores têm uma notável predileção por invadir veias; por exemplo, os feocromocitomas, particularmente aqueles que se originam da glândula adrenal direita, frequentemente invadem a vaia cava caudal adjacente (Figs. 12-40 e 12-41).

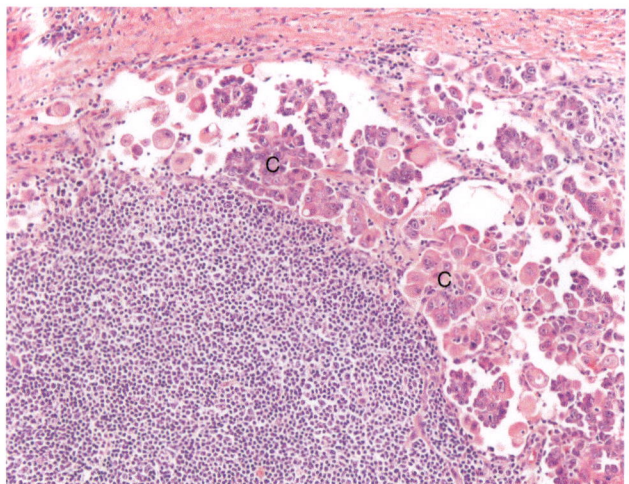

Figura 6-29 **Carcinoma Mamário, Metastático, Linfonodo Regional, Cão.** Células de carcinoma mamário (C) presentes no seio subcapsular de um linfonodo que drena a glândula mamária afetada. As células tumorais que se disseminam através dos vasos linfáticos tipicamente se alojam primeiramente nesta localização nos linfonodos que drenam o local tumoral. Coloração por HE. (Cortesia do College of Veterinary Medicine, The University of Tennessee.)

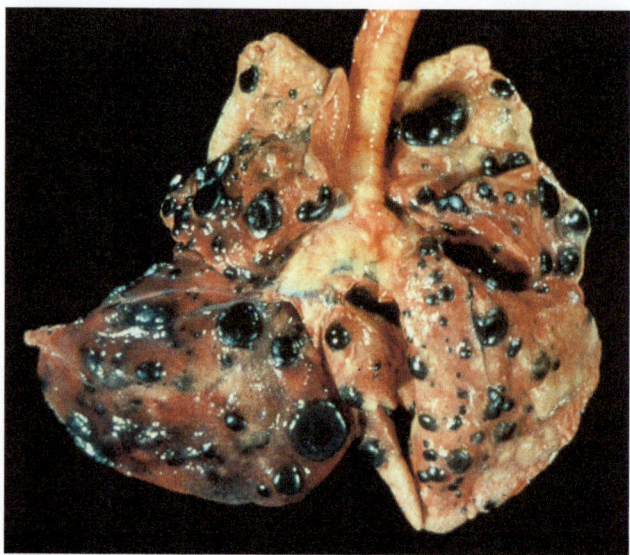

Figura 6-30 **Melanoma, Metastático, Pulmão, Cão.** A distribuição multifocal (embólica) dos nódulos tumorais por todo o pulmão é característica das metástases hematogênicas. (Cortesia do College of Veterinary Medicine, The University of Tennessee.)

Disseminação Transcelômica

Quando os cânceres surgem sobre a superfície de uma estrutura abdominal ou torácica, eles encontram poucas barreiras anatômicas à sua disseminação. Por conseguinte, os mesoteliomas podem ficar confinados às cavidades peritoneal, pericárdica, ou pleural, mas as células tumorais no interior dessas cavidades facilmente se disseminam recobrindo as superfícies visceral e parietal. Tanto em seres humanos quanto em cães, os adenocarcinomas ovarianos e pancreáticos se disseminam preferencialmente por via transcelômica, resultando em múltiplas massas tumorais por todo o abdômen, em uma condição denominada *carcinomatose* (Fig. 6-31). Mesmo na ausência de invasão dos órgãos subjacentes, tumores tais como os mesoteliomas e os adenocarcinomas ovarianos e pancreáticos são extremamente difíceis de tratar e geralmente são fatais.

Supressão Metastática

A expressão de alguns produtos genéticos nas células tumorais parece suprimir as metástases. Por exemplo, a manutenção da expressão da E-caderina, uma proteína transmembranar que forma parte das junções de adesão, conserva a aderência entre as células tumorais e as impede de se dissociarem para invadirem os tecidos circundantes e os vasos linfáticos. O gene da E-caderina é, portanto, um candidato a gene supressor de metástases. A determinação dos níveis de expressão dos genes supressores de metástases nos tumores pode fornecer informação prognóstica valiosa. Além disso, uma reativação induzida por fármacos dos genes supressores tumorais constitui uma estratégia terapêutica potencialmente valiosa.

Tumores Transmissíveis

Uns poucos tumores, denominados *cânceres transmissíveis clonalmente*, demonstraram se disseminar além do hospedeiro original através do transplante físico subsequentemente ao contato físico direito entre animais das mesmas espécies. Os exemplos incluem o tumor venéreo transmissível (TVT) dos cães e a doença tumoral facial do diabo-da-Tasmânia (TFDT). Nessas síndromes, os tumores isolados em múltiplos animais afetados possuem, essencialmente, características citológicas essencialmente idênticas, o que os difere das células do hospedeiro. Este achado indica que todos os tumores provêm de uma única célula tumoral que foi subsequentemente disseminada para múltiplos hospedeiros animais. Uma vez que a transmissão do

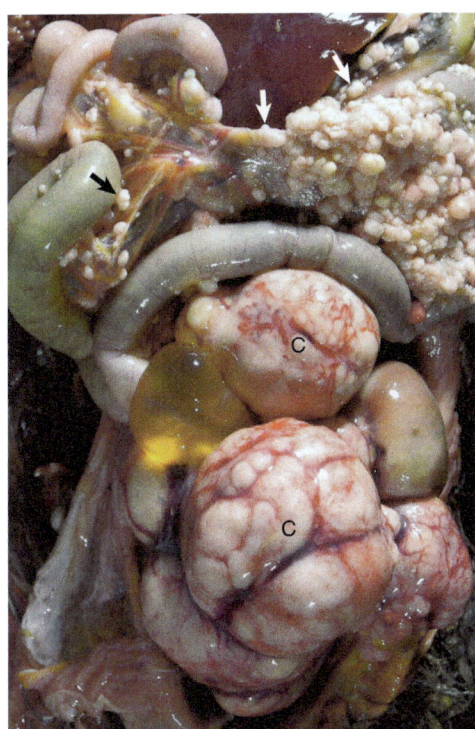

Figura 6-31 Carcinoma Ovariano, Cavidade Celômica, Frango. Esta figura ilustra a disseminação transcelômica de um carcinoma ovariano. O tumor primário *(C)* deu origem a múltiplos nódulos tumorais *(setas)* por toda a cavidade celômica. Esta condição é denominada "carcinomatose" (Cortesia do College of Veterinary Medicine, The University of Tennessee.)

TVT ocorre durante o acasalamento, os tumores são encontrados na genitália ou na face. A TFDT é transmitida durante lutas territoriais; por conseguinte, tende a ocorrer na cabeça e pescoço.

Efeitos Clínicos Sistêmicos no Animal (Conceito Essencial 6-3)

Efeitos Diretos

Os tumores comprometem diretamente a função dos órgãos nos quais eles surgem ao substituírem (obliteração) o tecido normal e rompendo as relações anatômicas normais dos órgãos afetados. Tanto no tecido de origem quanto nos sítios metastáticos, o tecido tumoral em expansão pode comprimir o tecido circundante normal ou os vasos sanguíneos que o envolvem, resultando em atrofia ou necrose. Esta situação é particularmente problemática no crânio onde o tumor em expansão rapidamente irá comprimir e lesionar o cérebro rapidamente, uma vez que o osso sobrejacente não pode se expandir para acomodar o crescimento tumoral. Portanto, mesmo os tumores benignos que surgem no cérebro que não sejam cirurgicamente acessíveis podem se revelar fatais. Alguma atividade convulsiva é uma manifestação comum dos tumores cerebrais. A invasão tumoral da parede de um órgão oco como, por exemplo, o estômago, pode obstruir ou romper o órgão. Os tumores também podem erodir as paredes dos vasos sanguíneos, provocando hemorragia aguda, ou se estender para os vasos sanguíneos, criando êmbolos tumorais que podem produzir infartos ou metástases em locais distantes.

Efeitos Paraneoplásicos

Além dos efeitos diretos discutidos anteriormente, os tumores podem provocar uma variedade de sinais clínicos sistêmicos denominados *síndromes paraneoplásicas*. Os distúrbios paraneoplásicos são efeitos indiretos e geralmente remotos provocados por produtos das células tumorais e não por um "efeito da massa" do tumor primário ou das suas metástases. Aproximadamente 75% dos pacientes humanos com câncer

desenvolvem síndromes paraneoplásicas, mas a sua incidência em pacientes com câncer na veterinária é desconhecida. Essas síndromes estão melhor descritas em cães, embora algumas que afetam gatos e cavalos também tenham sido descritas. O reconhecimento das síndromes paraneoplásicas é importante uma vez que (1) essas síndromes podem facilitar o diagnóstico tumoral precoce se elas surgirem nos estágios iniciais do desenvolvimento tumoral, (2) o tratamento das anomalias metabólicas associadas às síndromes paraneoplásicas pode ser necessário a fim de assegurar um tratamento efetivo do câncer, e (3) a gravidade das anomalias metabólicas associadas às síndromes paraneoplásicas pode refletir a carga tumoral; por conseguinte, o monitoramento dessas anomalias pode ser útil para a determinação da resposta tumoral a terapia e à identificação da recidiva tumoral ou da sua disseminação.

Caquexia

Muitos animais com câncer podem exibir uma notável perda de peso e debilidade, em uma condição denominada *caquexia*. Na caquexia cancerosa, tanto o músculo quanto a gordura são perdidos, enquanto na inanição simples, a gordura é preferencialmente perdida. A redução compensatória da taxa metabólica basal observada na inanição não é observada na caquexia cancerosa. As calorias extras não impedem ou revertem o estado catabólico da caquexia cancerosa. A etiologia da caquexia no câncer é complexa. A caquexia cancerosa é devida, em parte, às citocinas e aos hormônios, particularmente o TNF-α (também conhecido como caquexina), à IL-1, IL-6 e às prostaglandinas, que provocam anorexia e debilitação. Outros fatores contribuintes incluem o comprometimento da digestão, as demandas nutricionais do tecido tumoral, a perda de nutrientes nos derrames ou exsudatos correlacionados e uma variedade de desajustes metabólicos e endócrinos.

Endocrinopatias

Tumores Endócrinos. Um tumor endócrino funcionante produz produtos hormonais do tecido de origem. Por exemplo, os tumores foliculares tireoidianos produzem hormônio tireoidiano. Nas glândulas endócrinas com mais de um tipo celular, como, por exemplo, a ilhota pancreática, a hipófise anterior, a tireoide e a adrenal, geralmente apenas um único tipo celular se torna neoplásico. Desse modo, um adenoma de célula das ilhotas pancreáticas tipicamente produz um único tipo hormonal, como, por exemplo, a insulina, o glucagon, a gastrina, ou a somatostatina, e não uma combinação de hormônios. Um tumor funcional superproduz um hormônio como consequência de um aumento do número de células tumorais secretoras de hormônio, de um aumento da produção hormonal pelas células neoplásicas individuais, ou ambos.

Várias endocrinopatias clinicamente significativas ocorrem comumente em medicina veterinária e os seus efeitos e apresentações clínicas dependem dos hormônios que estão sendo produzidos. Os adenomas foliculares da tireoide em gatos provocam uma síndrome de hipertireoidismo caracterizada por um aumento da taxa metabólica. Os tumores funcionantes das células-β das ilhotas pancreáticas resultam em hiperinsulinemia com hipoglicemia subsequente. Devido à absoluta dependência do sistema nervoso da glicose como fonte energética, os sinais clínicos de hipoglicemia são principalmente neurológicos e podem incluir letargia, incoordenação, fraqueza muscular e convulsões. Uma hipoglicemia profunda de origem desconhecida também pode ocorrer com outros tipos tumorais.

Tumores Neuroendócrinos. Uma variedade de neoplasias neuroendócrinas também pode produzir substâncias hormonalmente ativas não normalmente encontradas no tecido tumoral de origem. Esta relação é denominada *produção tumoral ectópica*. O hormônio produzido pode ser idêntico ao hormônio normal, pode ser uma forma modificada de um hormônio normal, ou pode ser o produto de um gene que codifica uma proteína relacionada, mas não idêntica, ao verdadeiro hormônio. Em medicina veterinária, o exemplo mais comum de produção de ectópica de hormônios é a secreção de peptídeo relacionado com o paratormônio (PTHrP) pelas células tumorais, resultando em uma hipercalcemia humoral maligna. Em cães, a *hipercalcemia humoral maligna* é mais frequentemente observada no adenocarcinoma do saco anal (≈90% dos casos), no linfoma (≈20% dos casos) e no mieloma múltiplo (≈15% dos casos). A hipercalcemia maligna em gatos parece ser relativamente rara. Como o paratormônio, o PTHr eleva o nível sérico de cálcio aumentando a liberação de cálcio dos ossos e a reabsorção de cálcio pelos rins e estimulando a absorção de cálcio pelo intestino. Os sinais clínicos de hipercalcemia incluem fraqueza muscular, arritmia cardíaca, anorexia, vômitos e insuficiência renal. A hipercalcemia e os sinais clínicos associados também podem ocorrer como resultado da produção excessiva de paratormônio por uma neoplasia paratireoidiana. A hipercalcemia também pode ser devida a uma metástase tumoral para o osso e à resultante reabsorção óssea; entretanto, este não é um distúrbio paraneoplásico por se tratar de um efeito direto do tumor.

Síndromes Esqueléticas

A *osteopatia hipertrófica* é uma condição associada a extensa neoformação óssea periosteal, particularmente nas extremidades (Fig. 6-32). Ela está fortemente associada a lesões torácicas ocupantes de espaço tanto neoplásicas quanto não neoplásicas. Essa condição, que é observada em gatos, cães e cavalos, se apresenta como claudicação simétrica. A causa da osteopatia hipertrófica não é conhecida, embora se suspeite de anomalias da produção de hormônio do crescimento.

Outra manifestação esquelética da neoplasia é a *mielofibrose*. A mielofibrose resulta do crescimento excessivo de fibroblastos não neoplásicos na medula óssea, o que compromete a hematopoiese normal e resulta em citopenia. Ela pode estar associada à doença mieloproliferativa local, como o linfoma ou com tumores distantes. A causa da mielofibrose também é desconhecida.

Síndromes Vasculares e Hematológicas

O câncer não hematopoiético em animais pode resultar em uma variedade de síndromes vasculares e hematológicas, incluindo eosinofilia e neutrofilia. A causa dessas condições não está clara, mas elas provavelmente são devidas a alterações das concentrações das

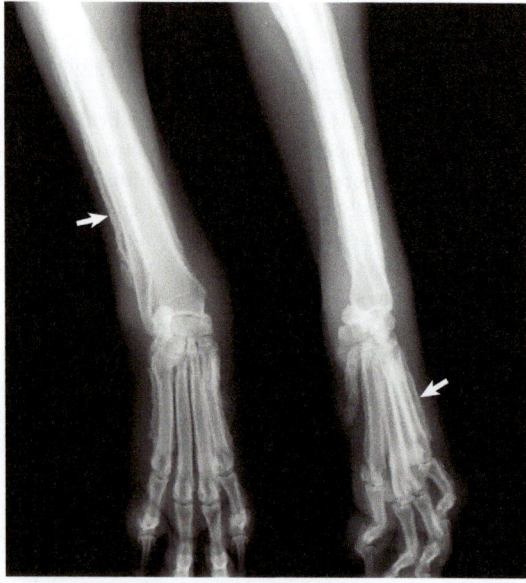

Figura 6-32 Osteopatia Hipertrófica, Membros Anteriores, Cão com um Tumor Pulmonar. Nesta radiografia, a seta indica osso recém-depositado que é menos denso do que o osso cortical normal. Observe que múltiplos ossos em ambos os membros são afetados e que depósitos de osso novo estão localizados primariamente na região diafisária dos ossos longos. (Cortesia do Dr. J. Mattoon, College of Veterinary Medicine, The Ohio State University.)

citocinas circulantes. Em veterinária, a anemia é comumente observada em pacientes com câncer. Existem diversas causas potenciais para a anemia nesses animais, incluindo a anemia da doença crônica, a invasão da medula óssea, a mielofibrose, a perda sanguínea e a hemólise. A policitemia associada à produção ectópica de eritropoietina foi descrita. A trombocitopenia é observada em, aproximadamente, um terço de todos os cães com câncer. A trombocitopenia pode ser devida ao rápido consumo de plaquetas. Por exemplo, a *coagulação intravascular disseminada* (CID) acarretando trombocitopenia e anemia concomitante é frequentemente observada em cães com hemangiossarcoma. Além disso, as plaquetas podem exibir antígenos superficiais semelhantes aos antígenos tumorais; anticorpos direcionados contra antígenos tumorais tem reação cruzada, então, com os antígenos plaquetários, resultando em trombocitopenia imunomediada (Capítulo 5). A produção excessiva de imunoglobulinas pelos tumores, particularmente as gamopatias monoclonais provocadas pelo mieloma múltiplo, podem resultar em hiperproteinemia massiva e em *síndrome de hiperviscosidade*, manifestada como alteração da função neurológica, insuficiência cardíaca congestiva, ou distúrbios hemorrágicos.

Alterações Hereditárias no Câncer (Conceito Essencial 6-5)

O câncer ocorre como resultado do acúmulo progressivo de anomalias genéticas e epigenéticas nas células. Essas anomalias acarretam mudanças do crescimento celular, da morte celular, da apoptose, alterações da diferenciação celular, reparo defeituoso do DNA e disfunção de outras vias críticas dotando a célula cancerosa com as suas características neoplásicas. As alterações da sequência do DNA, denominadas *mutações*, resultam de um reparo incorreto do DNA e são passadas ao longo de toda a progênie de células cancerosas (Capítulo 1). Algumas alterações epigenéticas também podem persistir ao longo de múltiplas divisões celulares. Por conseguinte, um fenótipo canceroso é *hereditário*. Genes específicos que desempenham papeis importantes no desenvolvimento do câncer estão discutidos em uma seção posterior deste capítulo.

Alterações Genéticas no Câncer

Conforme ilustrado na Figura 6-33, o DNA está suscetível a vários tipos de alterações químicas e físicas. Algumas dessas alterações são provocadas por agentes nocivos endógenos e exógenos. Além disso, as alterações do DNA também ocorrem como parte do processo normal de replicação, reparo e rearranjo genômicos.

Mutações Pontuais

A lesão do DNA isoladamente não constitui uma mutação. Todavia, quando um filamento de DNA contendo uma lesão não pareada ou erroneamente pareada é usado como um molde para a síntese de um

---

CONCEITO ESSECIAL 6-5 Alterações Hereditárias no Câncer

O câncer ocorre como resultado do acúmulo progressivo de anomalias celulares genéticas e epigenéticas hereditárias. A alteração inicial no material genético pode ser devida à mutações hereditárias na linhagem germinativa ou a mutações somáticas adquiridas como resultado da lesão do DNA por um carcinógeno químico, radiação, ou por um vírus oncogênico. As alterações genéticas que ativam oncogenes como os genes *ras* ou que inativam o gene *p53* são consideradas mutações que conduzem o desenvolvimento do câncer. Contudo, genes modificadores preexistentes, por exemplo, os genes que codificam as enzimas de reparo do DNA, podem afetar a susceptibilidade ao câncer e o seu desenvolvimento, embora menos dramaticamente.

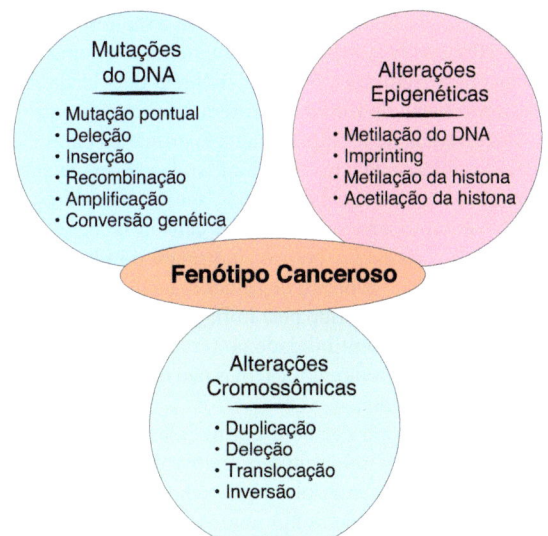

Figura 6-33 Alterações Hereditárias que Contribuem para a Carcinogênese. Muitas alterações genéticas provocadas por agentes extrínsecos e intrínsecos lesivos ao DNA, processos fisiológicos normais e o envelhecimento alteram as sequências de aminoácidos das proteínas codificadas e os níveis em que são expressadas. São as interações destas alterações que são, em última análise, responsáveis pelo fenótipo. (Redesenhado com permissão do Dr. D.F. Kusewitt, Health Sciences Center, University of New Mexico.)

filamento complementar de DNA, as DNA polimerases podem inserir uma base incorreta no filamento de DNA recém sintetizado. A sequência alterada de bases é reproduzida em todo o DNA subsequentemente sintetizado. Este processo, conhecido como *fixação da mutação*; ao menos em um e, algumas vezes, dois ciclos de replicação são necessários para que as mutações se tornem completamente fixadas ao genoma.

Se uma mutação pontual ocorrer em um éxon ou em um ponto de *splice* em um gene codificador de proteínas, ela poderá acarretar uma alteração da sequência de aminoácidos do produto genético. Uma mutação localizada em uma região no codificadora de um gene poderá afetar o nível de transcrição genética e a estabilidade do RNA transcrito, resultando, assim, em uma alteração do nível de expressão da proteína codificada. A alteração da expressão proteica pode, por sua vez, contribuir para a transformação neoplásica, para o crescimento tumoral, invasão e metástases.

Rupturas do Filamento de DNA

As rupturas dos filamentos simples ou duplos de DNA são provocadas por agentes físicos e químicos e por vírus; elas também ocorrem durante processos fisiológicos normais tais como a recombinação dos genes da imunoglobulina e os genes receptores dos linfócitos T. Embora as rupturas de filamento único geralmente sejam prontamente reparadas, algumas vezes elas desencadeiam a conversão genética, com a substituição de um gene ou de parte de um gene por DNA proveniente de um gene intimamente relacionado. A conversão genética é um mecanismo através do qual os animais rotineiramente geram diversidade em grandes famílias de genes relacionados, por exemplo, nos genes que codificam os antígenos do MHC. As rupturas de filamento duplo produzem extremidades não protegidas de DNA recombinogênico e frequentemente acarretam grandes anomalias cromossômicas, incluindo deleções e translocações. Claramente, essas alterações cromossômicas em larga escala têm o potencial de alterar o repertório da expressão genética de uma célula de um modo dramático.

Inserções e Deleções

Inserções, ou adições, de bases de DNA no genoma podem variar desde um único par de bases ou serem maiores do que um genoma viral. As *deleções* envolvem a perda de um segmento de DNA e variam desde um par de bases até o braço inteiro de um cromossomo. As deleções heterozigóticas ocorrem em apenas um cromossomo, enquanto as deleções homozigóticas ocorrem em ambos os cromossomos. As pequenas deleções e inserções de um ou dois pares de bases provocam um desvio do quadro de leitura durante a síntese proteica, em um processo denominado *mutação frameshift*. Essas mutações podem alterar as sequências de codificação proteica a partir do ponto de deleção em diante, eliminar ou criar locais de *splice*, ou gerar códons de parada prematuros, resultando em proteínas modificadas ou truncadas (Capítulo 1).

Os genomas retrovirais só replicam após se inserirem no genoma animal e essas grandes inserções podem interromper a sequência de codificação em genes animais, removendo a sua expressão ou acarretando a produção de produtos genéticos anormais. Por outro lado, a justaposição de elementos promotores virais adjacentes às sequências de codificação celular do hospedeiro pode ocasionar uma expressão desregulada, frequentemente acentuadamente aumentada, dos genes celulares que conduzem a tumorigênese. Talvez, o exemplo mais bem-estudado de ativação inserccional de genes do hospedeiro animal por um retrovírus seja o vírus do tumor mamário de camundongos, que pode integrar "à montante" de uma variedade de genes celulares para intensificar a sua expressão, resultando, finalmente, na formação de adenocarcinomas mamários.

Amplificações

As *amplificações* genômicas resultam na presença de mais de uma cópia de uma sequência de DNA. A região amplificada pode envolver grandes segmentos de um cromossomo e abranger milhões de pares de bases. Alternativamente, a região amplificada pode ser muito pequena e contida dentro de uma porção de um único gene, como, por exemplo, a duplicação interna em *tandem* do gene c-kit nos mastocitomas caninos.

A amplificação não programada de segmentos de DNA é um processo pobremente compreendido através do qual múltiplos ciclos de replicação localizada do DNA produzem centenas a milhares de cópias de segmentos de DNA de até várias megabases de comprimento. A expansão ou a contração de pequenas regiões de sequências de DNA repetidas em *tandem* pode ocorrer como resultado do deslizamento da DNA polimerase durante a replicação.

Aneuploidia

Muitas células cancerosas possuem número anormal de cromossomas, uma condição denominada *aneuploidia*. A aneuploidia frequentemente resulta da deleção ou duplicação de um ou de múltiplos cromossomos ou de segmentos cromossômicos. As alterações do número de cromossomos são, em grande parte, o resultado de erros na segregação cromossômica causadas por fusos multipolares, amplificações de centrômeros, disfunção do centrômero, ou citocinese anormal. A análise citogenética pode determinar o número de cópias de cada cromossomo. *Monossomia* é o termo usado quando apenas uma cópia de um cromossomo está presente, ao invés das duas habituais. *Trissomia* é o termo empregado quando existem três cópias de um cromossomo. Por exemplo, um quarto dos linfomas caninos exibe trissomia do cromossomo 13. Em camundongos, a trissomia do cromossomo 15 ocorre em quase todos os linfomas de linfócitos T e leucemias, sugerindo que a expressão excessiva de um gene ou genes neste cromossomo desempenha um importante papel no desenvolvimento tumoral.

Instabilidade Cromossômica

O número e a disposição dos cromossomos, denominado *cariótipo*, de muitas células tumorais são extremamente anormais. Essas alterações constituem o resultado da instabilidade cromossômica. Em tumores com instabilidade cromossômica acentuada, cada célula pode apresentar um cariótipo diferente e exibir um acentuado arranjo de duplicações, deleções e translocações. As *translocações* ocorrem quando partes de dois cromossomos separados se quebram e se reconectam inapropriadamente. Como resultado da posição anormal dos genes nos cromossomos rearranjados, muitos processos celulares ficam extremamente desordenados.

A instabilidade cromossômica frequentemente ocorre quando processos normais de reparo do DNA estão interrompidos. Os telômeros disfuncionais também contribuem para a instabilidade cromossômica (Fig. 6-34). Os telômeros são sequências de DNA que compõem as extremidades dos cromossomos e ajudam a proteger o DNA de um dano. Os mecanismos precisos através dos quais a resposta à lesão de um DNA intacto e a atividade normal das telomerases mantêm a integridade cromossômica não estão claros.

Em alguns casos, anomalias cromossômicas específicas estão associadas a entidades patológicas específicas. O exemplo melhor estudado disso é a translocação recíproca os cromossomos 9 e 22, que produz um cromossomo anormal denominado cromossomo Philadelphia, resultando em leucemia mieloide crônica em seres humanos. Essa translocação fusiona porções dos genes *BCR* e *ABL1*; o gene da fusão assim produzido codifica uma proteína anormal que é responsável pela transformação neoplásica das células mieloides.

Mutações da Linhagem Germinativa e Síndromes de Câncer

As *mutações da linhagem germinativa* que afetam os oncogenes ou os genes supressores tumorais são hereditárias. Essas mutações são transmitidas para a prole e estão presentes em todas as células da progênie afetada. Diz-se que as famílias humanas e os animais geneticamente relacionados com mutações da linhagem germinativa que resultam no desenvolvimento de um espectro específico de tipos tumorais apresentam uma *síndrome de câncer*. As síndromes de câncer hereditárias

devidas a mutações da linhagem germinativa são responsáveis por menos de 10% dos tumores em seres humanos. As características desses cânceres hereditários familiais incluem uma idade de início precoce, a formação de tumores bilaterais em órgãos pares, como os rins, a ocorrência de múltiplos tumores primários em órgãos não pares, como o colón e uma história familiar de câncer. As síndromes de câncer geralmente exibem um padrão autossômico dominante de herança. No entanto, algumas síndromes cancerosas apresentam um modo de herança recessivo. Nessas síndromes, o indivíduo afetado tem de herdar o defeito genético de ambos os genitores. Por exemplo, o gene mutante *ter* transmitido pela linhagem de camundongos 129/Sy-ter confere alta susceptibilidade ao teraroma testicular quando presente na condição homozigótica, mas não quando na presença da condição de heterozigose.

As síndromes de câncer bem-conhecidas em seres humanos incluem as mutações da linhagem germinativa do p53 na síndrome de Li-Fraumeni associada a múltiplos tipos tumorais, mutações do *NF1* e do *NF2* que produzem neurofibromatose, mutações do *BRCA1* e *BRCA2* associadas aos cânceres de mama e ovário, e mutações do *MEN1* e *RET*, que estão ligadas à neoplasia endócrina múltipla. Uma síndrome de câncer veterinária bem-documentada é a doença amplamente conhecida como "cistadenocarcinoma renal multifocal hereditário" que ocorre no cão pastor alemão. Esta doença se caracteriza por tumores renais bilaterais e multifocais, leiomiomas uterinos e nódulos cutâneos (dermatofibrose). O gene responsável foi mapeado em um lócus homólogo ao lócus *BHD* humano; mutações do *BHD* provocam uma doença fenotipicamente semelhante à humana.

Mutações Somáticas Adquiridas e Cânceres Esporádicos

Ao contrário das mutações da linhagem germinativa, as *mutações somáticas* adquiridas estão restritas a células individuais e a progênie dessas células. Essas mutações somáticas são responsáveis por tumores esporádicos na população em geral. As mutações somáticas se acumulam ao longo do tempo; portanto, o risco de câncer aumenta com a idade (Fig. 6-35). As alterações genéticas somáticas são provocadas tanto por processos metabólicos intrínsecos quanto por mutagênicos extrínsecos.

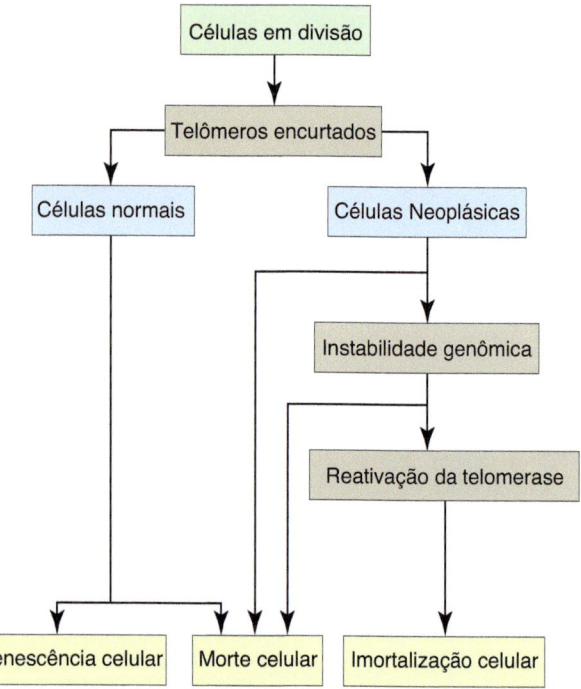

Figura 6-34 Respostas Celulares ao Encurtamento Telomérico. Esta figura ilustra a diferença entre as células normais e as neoplásicas na sua resposta ao encurtamento do telômero. Nas células normais, o encurtamento do telômero acarreta a morte celular ou a senescência. Nas células neoplásicas, contudo, o encurtamento do telômero pode acarretar uma instabilidade genômica a reativação das telomerases e a imortalização da célula. (Redesenhado com a permissão do Dr. D.F. Kusewitt, Health Sciences Center, University of New Mexico.)

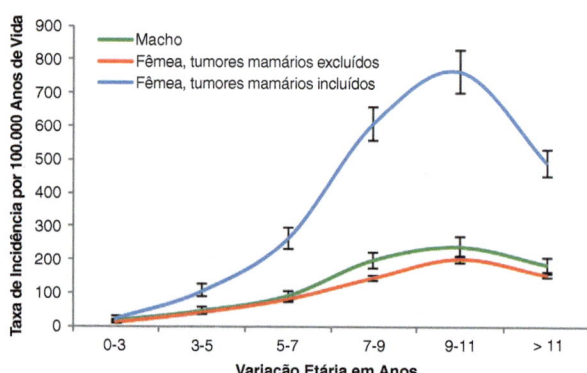

Figura 6-35 Incidência do Câncer por Idade em Cães. Esta figura mostra a incidência de tumores por 100.000 anos de vida para cães (*linha verde*) e cadelas (*linhas vermelhas e azuis*). A incidência tumoral em cadelas é mostrada tanto para a totalidade dos tumores (*linha azul*) quanto para a totalidade dos tumores com exclusão dos tumores mamários (*linha vermelha*). A diferença entre a incidência de todos os tumores em cadelas e a incidência de tumores com exclusão dos tumores das glândulas mamárias nas fêmeas indica a imensa contribuição dos tumores da glândula mamária para a incidência global de tumores em cadelas, especialmente se não castrada. Em ambos os sexos a incidência tumoral aumenta com a idade até os 11 anos. (Dados em cortesia do Dr. D.F Merlo, National Cancer Research Institute, Genoa, Italy [Merlo DF, et al: *J Vet Intern Med* 22:976-984, 2008].)

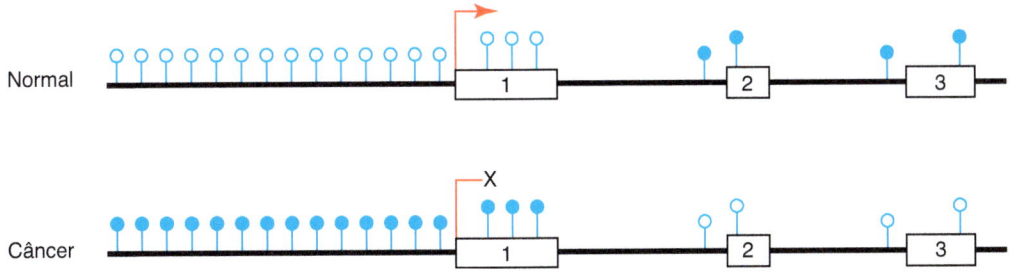

Figura 6-36 **Metilação da Ilha CpG.** Na maior parte dos tecidos normais, os densos aglomerados de locais CpG nas regiões 5′ dos genes (ilhas CpG) não são metilados (*placas brancas*), enquanto aquelas no corpo do gene estão metiladas (*placas pretas*). O oposto é observado no câncer, onde as ilhas 5′CpG se tornam hipermetiladas, havendo uma hipometilação concomitante de locais CpG no corpo do gene. As ilhas 5′ não metiladas estão associadas à transcrição ativa (*seta*), enquanto as ilhas 5′CpG metiladas estão associadas a uma repressão transcricional (*x*). O efeito final é uma alteração hereditária dos padrões de expressão genética. (Redesenhado com a permissão do Dr. L.J. Rush, College of Veterinary Medicine, The Ohio State University.)

Alterações Epigenéticas no Câncer

Além das alterações genéticas que ocorrem nas células cancerosas, existem também alterações epigenéticas. O termo *epigenético* se refere à alteração hereditária da expressão genética em células somáticas que resulta de algo mais do que uma alteração da sequência de DNA. As alterações epigenéticas recentemente se revelaram como sendo os principais atores na biologia tumoral. As alterações epigenéticas mais frequentemente estudadas são a metilação da citosina do DNA e as modificações da histona. Essas modificações epigenéticas intensificam ou suprimem a expressão genética e podem ser transmitidas para as células filhas durante a divisão celular. Embora a metilação do DNA e as modificações da histona sejam levadas a termo por enzimas celulares normais, a atividade e a especificidade dessas enzimas podem ser alteradas por agentes exógenos, tais como, os carcinógenos. Conquanto as alterações epigenéticas geralmente sejam estáveis e prontamente transmitidas das células tumorais para a sua progênie, elas podem ser moduladas ou revertidas por agentes farmacológicos. Esta resposta as torna alvos atraentes para a intervenção terapêutica concebida para restabelecer a expressão genética ao seu estado normal.

Metilação do DNA

A *metilação do* DNA envolve a adição de um grupo metil ao carbono 5 da citosina nas citosinas localizadas imediatamente 5′ à guanina (dinucleotídeo CpG). A metilação é essencial para a regulação da expressão genética em células normais, sendo realizada por diversas enzimas metiltransferases. Em geral, os genes da hipometilação, particularmente os das regiões promotoras, acarretam a ativação genética, enquanto a hipermetilação resulta no silenciamento genético. As células cancerosas possuem níveis mais baixos de metilação no genoma, denominados *hipometilação global*, com um aumento paradoxal da metilação gene-específica, denominada *hipermetilação*, de agrupamentos de locais de CpG localizados no promotor ou primeiro éxon dos genes (Fig. 6-36). A metilação aberrante do promotor é encontrada em todos os tipos de câncer humano estudados.

Modificação da Histona

O DNA é enovelado ao redor das histonas para formar a cromatina. A cromatina frouxamente compactada denominada *eucromatina* está em uma configuração denominada aberta; nesta configuração, o DNA é acessível aos fatores de transcrição. A cromatina em uma configuração fechada, compacta, é denominada *heterocromatina*, neste estado, o DNA é inacessível aos fatores de transcrição. As modificações pós-traducionais da histona, como a acetilação, a metilação e a fosforilação, alteram a transcrição do DNA associado. Essas modificações pós-traducionais da histona formam o "código de histona" que

Histonas acetiladas

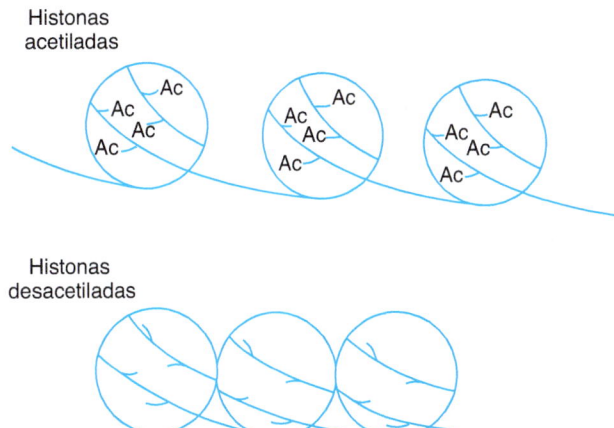

Histonas desacetiladas

Figura 6-37 **Acetilação da Histona.** O DNA é enrolado ao redor das histonas. A presença de grupos acetil (*Ac*) nas caudas de histona está associado a um relaxamento da cromatina, o que permite a transcrição genética. A remoção dos grupos acetil pelas desacetilases das histonas resulta em uma configuração em cromatina fechada que impede a transcrição genética. (Redesenhado com a permissão do Dr. L.J. Rush, College of Veterinary Medicine, The Ohio State University).

desempenha um importante papel na determinação e no nível com que esses genes são expressos. Por exemplo, a adição de um grupo acetil negativamente carregado a determinados resíduos de lisina na cauda da histona resulta em uma ligação mais fraca entre o DNA e a histona. Essa acetilação da histona resulta em uma configuração mais relaxada da cromatina, tornando o DNA mais acessível aos fatores de transcrição, aumentando, assim, a transcrição do gene associado (Fig. 6-37).

Imprinting

O *impriting genômico* se refere a expressão alélica específica de determinados genes na qual somente o alelo paterno é expresso. Esta expressão não alélica é controlada em parte pela metilação do DNA, mas esta regulação às vezes é perdida no câncer. A perda do imprinting pode fazer com que haja duplicação de um produto genético promotor do crescimento. Por exemplo, o fator de crescimento semelhante à insulina-2 (IGF-2) é uma gene de imprinting que só é expresso no alelo paterno na maior parte dos tecidos normais. Se uma célula cancerosa sofre um relaxamento do imprinting, o silenciamento mediado pela metilação do alelo materno é perdido, possibilitando uma expressão dialélica e níveis mais altos do que o normal desse produto do gene promotor do crescimento.

RNAs Não Codificantes e Câncer

Embora os genes codificantes de proteínas constituem apenas algo em torno de 2% do genoma dos mamíferos, no mínimo 90% do genoma é transcrito em RNA. Portanto, a imensa maioria dos transcritos de RNA não codificam proteínas. Duas classes desses transcritos *de RNA não codificante*, curtos (menos de 200 nucleotídeos de comprimento) e longos (200 a várias kilobases de comprimento), desempenham importantes papéis na regulação da transcrição, estabilidade e tradução do RNA mensageiro (mRNA) a partir de genes codificantes de proteínas. Através dessas atividades, os RNAs não codificantes modulam uma variedade de processos biológicos, incluindo o crescimento e a diferenciação normais. A expressão desregulada de alguns RNAs não codificantes contribui significativamente para o desenvolvimento do câncer.

Os *microRNAs* (MiRNAs) constituem a subclasse mais minuciosamente estudada de RNAs não codificantes. Essas pequenas moléculas não codificantes de RNA fazem a regulação pós-transcricional do RNA, geralmente bloqueando a expressão de outros genes. Os genes miRNA são encontrados por todo o genoma, tanto dentro de outros genes codificantes conhecidos quanto no interior de regiões intergênicas. Os genes miRNA são transcritos em grandes RNAs precursores que sofrem um processamento enzimático extenso tanto no interior do núcleo quanto após ter sido exportado para o citoplasma. O miRNAs maduros tem um comprimento de 18 a 25 nucleotídeos e se ligam a alvos nos mRNAs que possuem uma sequência complementar. Uma vez ligados, os miRNAs desencadeiam a degradação dos seus RNAs alvo ou impedem a tradução desses mRNAs em proteínas.

Aproximadamente 1.000 genes miRNAs estão presentes no genoma humano e cada miRNA pode regular a tradução de, aproximadamente, 200 espécies de mRNA alvo. No geral, os miRNAs controlam a tradução de, talvez, um terço de todos os genes codificantes de proteínas no genoma humano. O padrão de expressão do miRNA é extensivamente desregulado nos cânceres por uma ampla variedade de mecanismos genéticos e epigenéticos. Os padrões alterados de expressão do miRNA, por sua vez, criam alterações extensas dos processos moleculares relacionados com neoplasia, incluindo proliferação, apoptose, invasividade e estabilidade genômica. Um esforço intenso de pesquisa está atualmente sendo direcionado para a compreensão de como os padrões alterados de expressão do miRNA podem ser explorados para fins diagnósticos e terapêuticos.

Determinantes Moleculares do Câncer

Embora as células tumorais possam exibir uma ampla variedade de alterações genéticas, normalmente somente umas poucas dessas alterações, denominadas *mutações condutoras*, são predominantemente responsáveis pelo desenvolvimento tumoral. As mutações condutoras frequentemente envolvem genes supressores tumorais ou oncogenes. Todavia, é raro que uma única mutação condutora seja responsável pelo câncer; ao invés disso, múltiplas alterações genéticas e epigenéticas colaboram para transformar uma célula normal em uma célula tumoral e para permitir a transmissão de um fenótipo neoplásico. As alterações moleculares que ocorrem durante o desenvolvimento do câncer estão resumidas na Fig. 6-38.

Oncogenes

Os *proto-oncogenes* são genes celulares normais que regulam o crescimento e a diferenciação celulares. Eles frequentemente codificam produtos como, por exemplo, fatores de crescimento e seus receptores, reguladores do ciclo celular, proteínas de ligação do DNA, fatores de transcrição, proteínas quinases envolvidas na transdução do sinal e outras. Quando "ativadas" por hiperexpressão ou mutação, os proto-oncogenes são denominados *oncogenes*. Os oncogenes conduzem a proliferação e tornam a célula irresponsiva aos sinais inibidores normais, resultando, finalmente, na formação de um tumor.

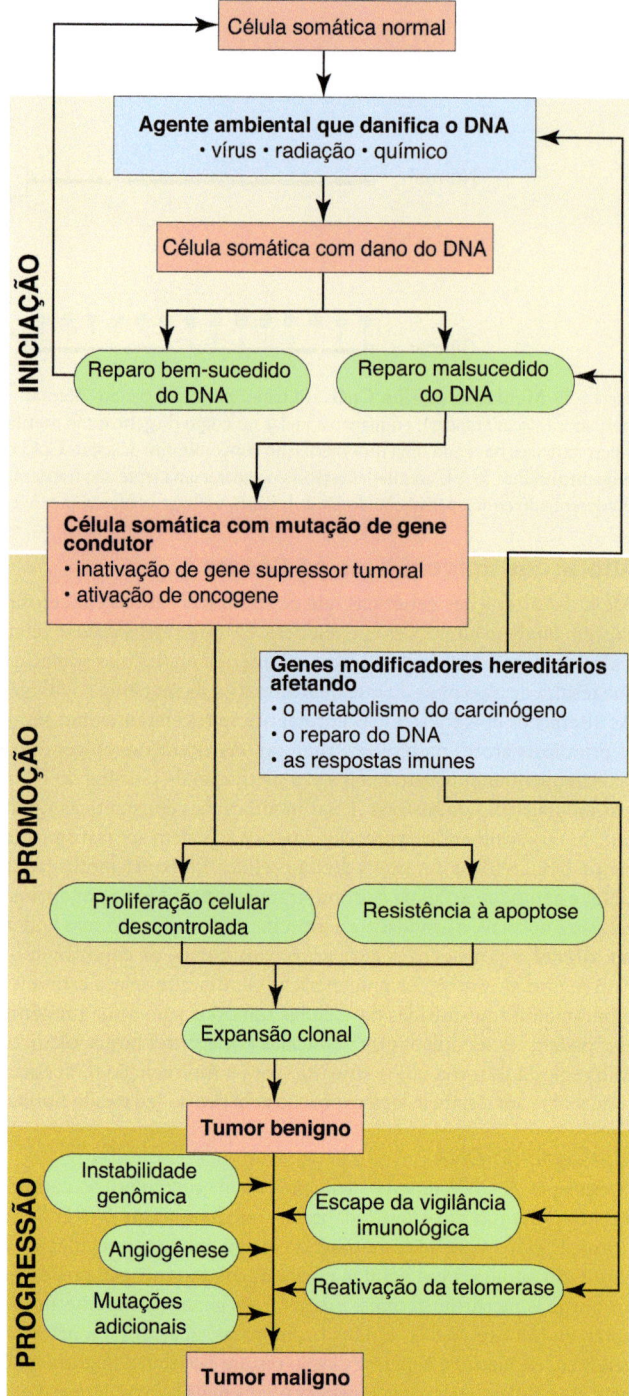

Figura 6-38 A Base Molecular do Câncer. Este diagrama destaca o desenvolvimento em múltiplas etapas do câncer. Embora as mutações, nos genes condutores, devidas a agentes ambientais danificadores do DNA possam iniciar o câncer, genes modificadores hereditários promovem significantes contribuições para a susceptibilidade e para a taxa de crescimento tumoral. Durante o estágio de promoção tumoral, emergem clones de células iniciadas capazes de proliferação celular continuada e resistentes à apoptose. Uma ampla variedade de alterações genéticas e epigenéticas adicionais convertem um tumor benigno em um tumor maligno agressivo. (Cortesia do Dr. D.F. Kusewitt, Health Sciences Center, University of NewMexico; e do Dr. J.F. Zachary, College of Veterinary Medicine, University of Illinois.)

Existem vários modos através dos quais os proto-oncogenes podem ser ativados. O gene pode ser amplificado, de modo que um sinal para a transcrição genética resulta na produção de mais cópias de mRNA do que o habitual. Os oncogenes podem sofrer mutações que provocam a ativação constitutiva da proteína codificada. Nesses casos, o produto

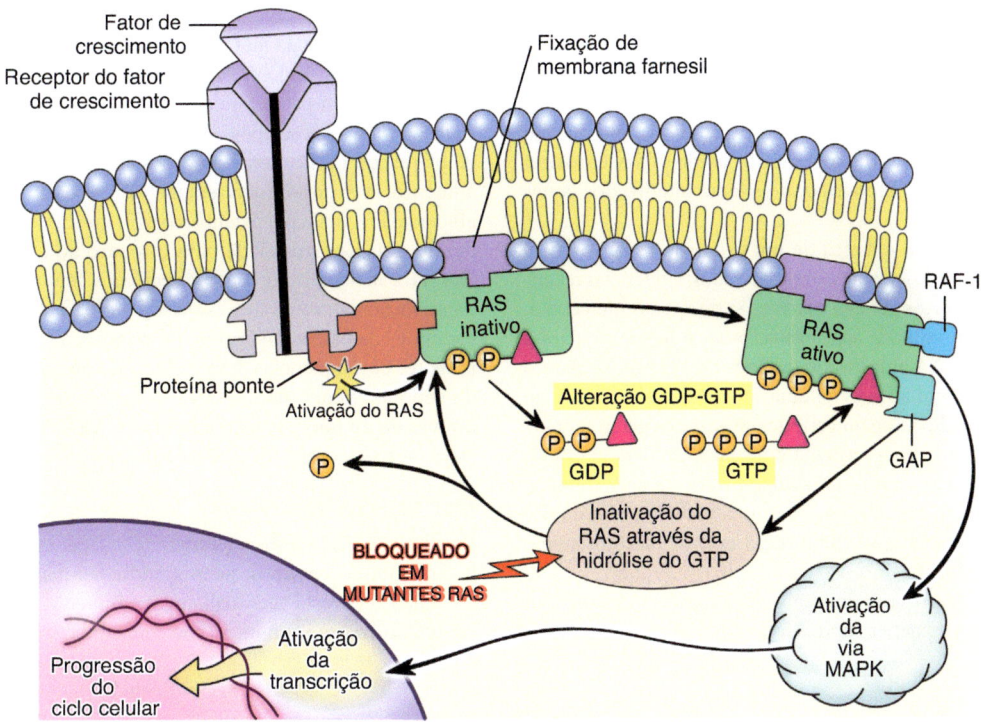

Figura 6-39 Modelo de Ação do RAS. Quando uma célula normal é estimulada através de um receptor do fator de crescimento, o RAS inativo é ativado para um estado ativo através da troca de difosfato de guanosina (GDP) por trifosfato de guanosina (GTP). O RAS ativado, por sua vez, ativa ao RAF-1 para estimular a sinalização através da via da proteína quinase ativada por mitógenos (MAPK), finalmente resultando na transcrição de genes que conduzem a progressão do ciclo celular. Em células normais o RAS ativado é inativado através da proteína ativadora da guanosina (GAP) trifosfatase (GTPase), que estimula a atividade GTPase do RAS, terminando, assim com a sinalização através da via RAS-RAF-MAPK. Todavia, em células cancerosas, proteínas RAS mutantes não podem ser inativadas desse modo; por conseguinte, elas estimulam a progressão contínua do ciclo celular. A fixação do RAS à membrana celular pela porção farnesil é essencial para esta ação.

proteico está sempre "ligado" e não responde a sinais inibitórios. Este cenário é comum para os receptores da tirosina quinase, como, por exemplo, o receptor do fator de crescimento epidérmico (EGFR). As mutações de ativação em genes que codificam esses receptores resultam em uma atividade constitutiva da quinase mesmo na ausência de deflagradores ou ligantes apropriados. As células tumorais também podem sintetizar grandes quantidades tanto de receptores da tirosina quinase quanto dos seus ligantes ativadores, formando uma alça autócrina de promoção do crescimento.

O protótipo dos oncogenes de transdução do sinal são os genes *ras*, que codificam a família RAS de proteínas de ligação do trifosfato de guanosina (GTP), proteínas de ligação (proteínas G) (Fig. 6-39). Em células normais, as proteínas RAS transmitem sinais estimuladores de crescimento a partir de receptores do fator de crescimento para o núcleo, ativando, finalmente, os genes de transcrição que regulam a proliferação celular. O RAS normalmente está localizado no lado citoplasmático da membrana celular e está intimamente associado à farnesil transferase. O RAS inativo se liga ao difosfato de guanosina (GDP). Após receber um sinal estimulatório de um receptor ativado do fator de crescimento, o RAS troca o GDP pelo GTP. O RAS ligado ao GTP é a forma ativa, que deflagra a cascata de sinalização das proteínas quinases ativadas por mitógeno RAS–RAF (MAPK) resultando na transcrição de genes que promovem a divisão celular. A ativação do RAS é normalmente de curta duração, uma vez que o RAS possui uma atividade guanosina trifosfatase (GTPase) intrínseca que hidrolisa GTP para GDP e converte o RAS para o seu estado inativo. Em muitos cânceres, a mutação RAS torna a ativação RAS independente da ativação à montante do receptor do fator de crescimento ou abole a atividade da RAS GTPase. Os membros da família RAS, a âncora de membrana-farnesil transferase, e outros

componentes subsequentes da via de transdução do sinal MAPK são todos alvos moleculares atraentes para intervenção terapêutica em pacientes com câncer.

Genes Supressores Tumorais

A designação *gene supressor tumoral* foi originalmente dada aos genes que inibiam a proliferação celular. Ao longo do tempo, a categoria dos genes supressores tumorais se expandiu para incluir muitos tipos diferentes de genes relacionados com câncer que, quando inativados por vias genéticas ou epigenéticas, permitem uma proliferação celular descontrolada e o crescimento tumoral. Os genes supressores incluem aqueles que controlam o ciclo celular, a apoptose, o reparo do DNA e outras vias fundamentais.

O conceito fundamental dos genes supressores tumorais foi postulado por Alfred Knudson em 1971, com base em suas observações de crianças com retinoblastoma familial e esporádico, um tumor raro que surge na retina. De acordo com a *hipótese das "two-hit"* (dois eventos) de Knudson, os dois alelos de um gene supressor tumoral devem sofrer mutação, um "golpe" genético para o desenvolvimento do câncer. Quando só um alelo é inativado, o alelo supressor tumoral remanescente impede a proliferação celular descontrolada e o desenvolvimento do tumor. Nas síndromes de câncer hereditárias, uma pessoa nasce com uma mutação da linhagem germinativa em um alelo do gene supressor tumoral em todas as células do corpo. O segundo evento ocorre como uma mutação somática do segundo alelo supressor tumoral remanescente. Quando ambas as cópias do gene supressor tumoral são inativadas na célula, um tumor surge a partir desta. Em contrapartida, o desenvolvimento de um tumor esporádico naqueles nascidos com dois alelos supressores tumorais normais exige um evento muito mais improvável do que o de uma única célula sofrer dois eventos, uma em cada alelo do gene supressor tumoral.

A perda de um alelo do gene supressor tumoral pode ocorrer devido a uma variedade de mecanismos, incluindo mutações pontuais no alelo, a deleção do alelo ou de um segmento cromossômico no qual ele resida, a deleção de todo o cromossomo contendo o alelo, ou uma recombinação mitótica que resulte na substituição do alelo normal por um alelo mutante. Além disso, a metilação do DNA constitui um método alternativo, epigenético, de silenciamento dos genes supressores tumorais.

Conquanto a definição clássica de um gene supressor tumoral determine que os dois alelos devam estar inativados, evidências recentes sugerem que para certos genes a inativação de apenas uma cópia, em uma condição denominada *haploinsuficiência*, é suficiente para o crescimento tumoral. A haploinsuficiência pode contribuir para o desenvolvimento tumoral através de uma série de mecanismos. Um mecanismo é o efeito de dosagem genética única, no qual a metade da quantidade normal da uma proteína é insuficiente para manter o equilíbrio homeostático normal na célula. Alternativamente, uma mutação em um alelo pode dar origem a uma proteína dominante negativa que bloqueia a função da proteína normal produzida pelo alelo normal remanescente.

Muitos genes supressores tumorais são componentes fundamentais do ciclo celular. Um dos genes supressores tumorais mais estudados é o *p53* (Fig. 6-40). Ele está inativado, mais comumente através de mutação, em mais da metade dos cânceres humanos. Ele é uma proteína que se liga ao DNA e regula a transcrição de diversos genes e desempenha um papel fundamental na parada do ciclo celular e na indução da apoptose após o dano do DNA. Os níveis intracelulares de p53 ficam rapidamente elevados em resposta à lesão do DNA. O aumento da expressão acarreta um aumento da transcrição dos genes alvo do p53, como, por exemplo, o p21, que interrompe o ciclo celular, dando uma oportunidade para o reparo do DNA. Se o reparo do DNA for malsucedido, o p53 direciona a célula para a morte através da ativação da proteína X associada à BCL2 (BAX), um importante elemento da cascata apoptótica. Portanto, a perda do p53 funcional pode ter consequências devastadoras na manutenção da integridade do genoma. Sem o p53, o DNA segue sem reparo, a célula procede através da divisão e as alterações genéticas se fixam ao genoma. Por estes motivos, o p53 foi chamado de "guardião do genoma".

Genes Modificadores

Em algumas síndromes cancerosas, como, por exemplo, a síndrome de Li-Fraumeni e a polipose adenomatosa familial em seres humanos, o risco de tumor está acentuadamente aumentado devido a alterações em um único gene condutor. Todavia, também existe uma diversidade

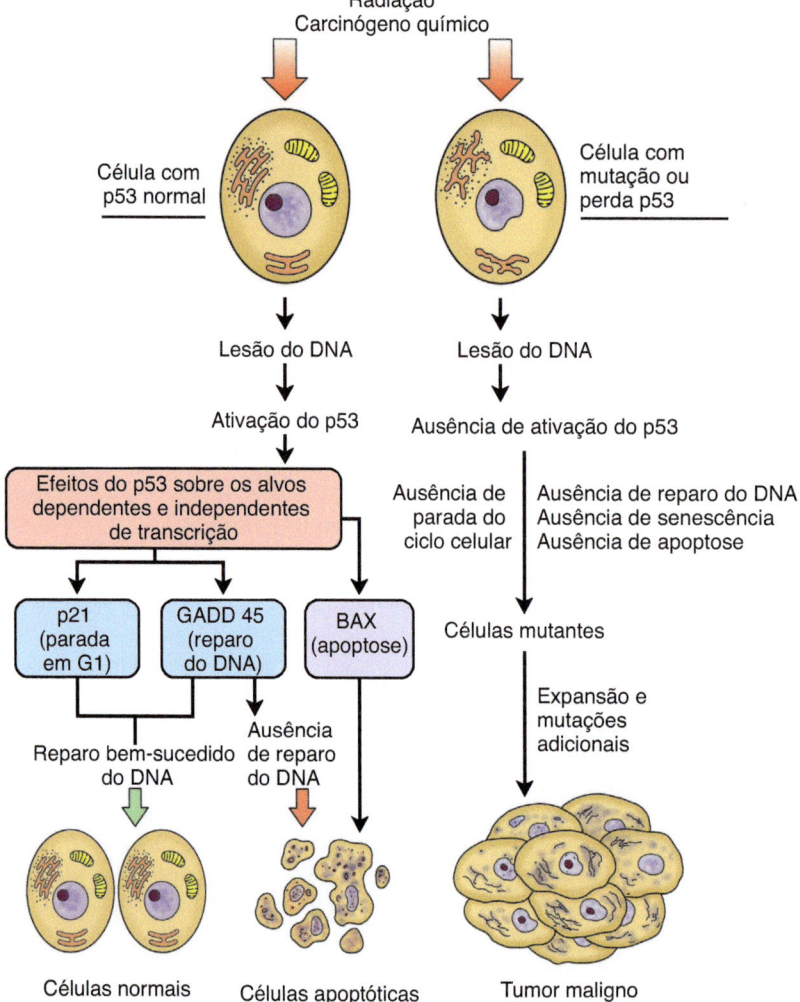

Figura 6-40 O p53 e a Manutenção da Integridade Genômica. O dano ao DNA ativa o p53 normal. O p53 age através tanto de vias dependentes da transcrição quanto independentes da transcrição provocando a parada em G1 através do p21 e da indução do reparo do DNA através da parada do crescimento e da proteína de interrupção do crescimento e dano ao DNA (GADD45). O reparo bem-sucedido do DNA permite que as células prossigam através do ciclo celular. Todavia, se o reparo do DNA falhar, a proteína X associada ao BCL-2 (BAX) promoverá a apoptose. Em contrapartida, a lesão do DNA celular com perda ou mutação do p53 não induz uma parada do ciclo celular ou um reparo do DNA. As células geneticamente danificadas proliferam, acumulam mutações e, eventualmente, podem dar origem a tumores.

de genes modificadores tumorais que alteram a susceptibilidade em uma menor extensão. Esses assim denominados *genes modificadores* ou *lócus de traço quantitativo* (LTQ) alteram a incidência e a progressão dos tumores com mutações condutoras. Na ausência de uma mutação condutora, os genes modificadores tipicamente não possuem seu próprio fenótipo. De fato, muitos genes modificadores representam genes polimórficos, como, por exemplo, aqueles que codificam enzimas metabolizadoras de fármacos ou enzimas de reparo do DNA, ocorrendo normalmente na população. Esses genes modificadores do câncer só alteram discretamente o fenótipo produzido pelos genes condutores do câncer, mas podem ter um impacto significativo na susceptibilidade ao câncer. Os seus efeitos são substancialmente modificados pelas interações entre si e com o meio ambiente. Por exemplo, a exposição ao sol constitui o principal fator etiológico para o carcinoma de células escamosas das orelhas em gatos brancos, mas a ausência de pigmentação nesses gatos contribui para a sua susceptibilidade ao desenvolvimento tumoral; portanto os genes que determinam a pigmentação cutânea são genes modificadores para este câncer. De modo semelhante, a susceptibilidade ao câncer quimicamente induzido em camundongos é altamente dependente da base genética da linhagem dos camundongos. Pelo menos 13 genes de susceptibilidade ao câncer cutâneo foram identificados que são responsáveis por esta variabilidade dependente da linhagem. Em cães, uma variedade de padrões de susceptibilidade ao câncer, presumivelmente devidas a diferenças dos genes modificadores, foi identificada (Tabela 6-3).

Em muitos casos, os genes modificadores tumorais são identificados devido à associação das suas variantes polimórficas à susceptibilidade ao câncer, determinada pelo sequenciamento de todo o genoma de grandes populações. Estudos adicionais são, portanto, necessários para determinar as características do gene e o modo como ele influencia a penetrância tumoral.

Defeitos do Reparo do DNA

A falha no funcionamento eficaz das enzimas de reparo do DNA resulta em mutações do DNA e em instabilidade genômica. Se essas mutações inativarem os genes supressores tumorais ou ativarem oncogenes, a célula pode desenvolver uma capacidade proliferativa descontrolada. Tipos específicos de mecanismos de reparo do DNA evoluíram para reparar lesões específicas do DNA. As enzimas de reparo de emparelhamento errôneo (*mismatch*), como, por exemplo, a MLH1 e a MSH2 revisam o DNA, de modo muito semelhante à função de correção ortográfica em um computador, a fim de localizar e reparar emparelhamentos errôneos que ocorrem em uma base regular durante a síntese normal de DNA. Por exemplo, se uma adenina for equivocadamente pareada a uma guanina durante a replicação do DNA, este erro será identificado e corrigido. Por exemplo, a luz ultravioleta (UV) acarreta uma ligação cruzada entre resíduos pirimidínicos e à formação de dímeros de pirimidina. Essas lesões são reparadas através do *reparo por excisão de nucleotídeos*, que exige uma grande coorte de proteínas de reparo do DNA. Este processo é semelhante à função recorta-e-cola em um computador onde a lesão do DNA é excisada e os nucleotídeos corretos são repostos. Genes adicionais de reparo do DNA em seres humanos incluem genes como *ATM*, *BRCA1* e *BRCA2*.

Conforme anteriormente descrito, os níveis intracelulares de p53 se elevam em resposta à lesão do DNA decorrente de qualquer número de agentes e interrompe o ciclo celular a fim de conceder à célula tempo para proceder aos processos de reparo. O fracasso do reparo do DNA pode ocasionar a fixação da mutação com ciclos subsequentes de divisão celular. Quando a própria função do gene de reparo do DNA é perdida, através de mutação, metilação do promotor, ou deleção, o resultado é um aumento exponencial das mutações por todo o genoma, resultando em uma instabilidade genômica disseminada e, finalmente, em um aumento da susceptibilidade ao câncer.

Carcinogênese em Múltiplos Estágios

Alguns tipos tumorais demonstram uma progressão morfológica ordenada da doença pré-maligna para a maligna, invasiva e metastática. As pesquisas em genética molecular desses diversos estágios trouxeram importantes contribuições para a nossa compreensão da biologia do câncer. Os eventos moleculares que ocorrem no desenvolvimento da polipose adenomatosa familial, uma forma de polipose de câncer colorretal humano, proporcionam um excelente exemplo de evolução genética que está subjacente às alterações morfológicas progressivas no câncer (Fig. 6-41). O evento iniciador é a perda ou a mutação do gene supressor tumoral da polipose adenomatosa do colón (*APC*), resultando na formação de um adenoma. Este evento é acompanhado por uma mutação ativadora de um oncogene RAS e da perda de

Tabela 6-3	Susceptibilidade ao Câncer em Cães	
Localização Tumoral	**Tipo Tumoral**	**Raças Suscetíveis**
Sistema hematopoiético	Linfoma	Boxer
	Sarcoma histiocítico (histiocitose maligna)	Bernese montanhês, Flat Coated retriever
Cérebro	Gliomas diversos	Boston Terrier, boxer, buldogue
Órgãos quimiorreceptores (Corpos aórtico e carotídeo)	Quemodectoma	Raças braquicefálicas (Boston Terrier, boxer, buldogue e outros)
Pele	Mastocitoma	Boxer, buldogue, retriever
Vasculatura	Hemangiossarcoma	Pastor Alemão, *golden retriver*, boxer
Glândula mamária	Diversos	Boxer, spaniel bretão, dachshund, setter inglês, Labrador retriever, pointer, springer spaniel
Nariz e seios da face	Diversos	Airedale, collie, terrier escocês
Orofaringe	Diversos	Boxer, Cocker spaniel, golden retriever
Ovário	Carcinoma	Pointer
Pâncreas	Carcinoma	Airedale terrier, poodle, boxer
	Insulinoma	Fox terrier, poodle standard, pastor Alemão, boxer
Tireoide	Carcinoma	Beagle, boxer, retrievers
Esqueleto	Osteossarcoma	Raças gigantes, boxer, dinamarquês, pastor Alemão, Rottweiler
Testículos		Boxer, collie, terrier escocês
Bexiga urinária	Carcinoma	Beagle, collie, terrier escocês

Modificado de McCullen JM, Page R, Misdorp W: *An overview of cancer pathogenesis, diagnosis, and management.* Em Meuten DJ, editor: *Tumors in domestic animals*, ed. 5, Hoboken, NJ, 2010, John Wiley and Sons, com material adicional de Meuten DJ, editor: *Tumors in domestic animals*, ed. 5, Hoboken, NJ, 2010, John Wiley and Sons, e Dobson JM: Breed-predispositions to cancer in pedigree dogs. *ISRN Vet Sci* 2013:941275, 2013.

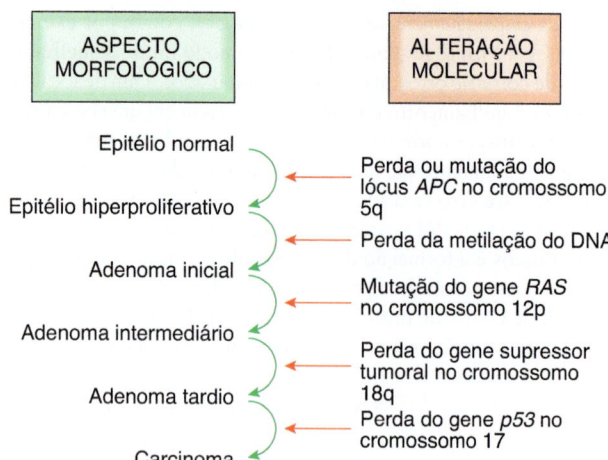

Figura 6-41 Evolução dos Cânceres Colorretais Humanos. Conquanto a mutação da polipose adenomatosa do cólon (*APC*) constitua um evento inicial e a perda do *p53* ocorra posteriormente no processo de tumorigênese, a ocasião para outras alterações pode exibir variações. Observe também que tumores individuais podem não apresentar todas as alterações listadas. (Adaptado de Vogelstein B, Kinzler KW: Colorectal tumors. Em Vogelstein B, Kinzler KW, editores: The genetic basis of human cancer, New York, 2002, McGraw-Hill.)

material genético envolvendo genes supressores tumorais adicionais. Finalmente, ocorre o surgimento de um carcinoma.

Implicações Terapêuticas

O câncer é frequentemente tratado usando fármacos citotóxicos ou radioterapia, as quais não diferenciam entre células tumorais e células normais. A eliminação celular não seletiva é responsável por muitas das reações adversas deletérias do tratamento do câncer. A compreensão da base molecular do câncer é crucial para o desenvolvimento de estratégias de intervenção para eliminar as células neoplásicas sem afetar as células saudáveis. Exemplos de terapias molecularmente direcionadas usadas em seres humanos incluem o mesilato de imatinibe (Gleevec®), que inativa o oncogene BCR/ABL na leucemia mieloide crônica, e o afatinibe (Gilotrif®), que tem como alvo o EGFR oncogênico no câncer pulmonar. Defeitos moleculares específicos também podem ser explorados para a detecção ou intervenção precoce em um estágio no qual o tumor seja mais responsivo ao tratamento. As mutações do gene *BRCA1* estão associadas a um alto risco de desenvolvimento de câncer de mama e ovário em mulheres. A identificação da condição de portador dá à mulher a opção de realizar uma mastectomia ou ooforectomia profiláticas. As mutações e outros defeitos moleculares também podem ser usados para estratificar os pacientes para fins terapêuticos ou prognósticos. De fato, com o advento do sequenciamento de todo o genoma, que permite a identificação de todas as mutações em um tumor, uma ênfase considerável no campo do câncer humano está sendo atualmente colocada na identificação e eliminação de mutações condutoras específicas. A era de uma terapia anticancerosa verdadeiramente individualizada chegou.

Mecanismos da Carcinogênese

Fatores Intrínsecos

Como um subproduto do metabolismo celular usual, uma variedade de metabólitos lesivos aos DNA, como, por exemplo, as espécies reativas do oxigênio e ácidos orgânicos são produzidas. Adicionalmente, no curso de muitos ciclos de replicação, as alterações do DNA são introduzidas como resultado de erros de cópias feitas pelas DNA polimerases. Uma recombinação ilegítima e a adição de nucleotídeos inapropriada realizadas por enzimas celulares normais, também pode acarretar alterações do DNA. As anomalias cromossômicas

surgem como resultado da redução do comprimento dos telômeros, da alteração da atividade das telomerases e de erros na segregação cromossômica. As lesões do DNA induzidas por esses produtos podem resultar em mutações em genes críticos relacionados com câncer e, finalmente, em neoplasia.

Fatores Extrínsecos

Os fatores extrínsecos que interagem com o DNA para provocar câncer incluem agentes ambientais físicos e químicos, assim como vírus oncogênicos. Os *agentes mutagênicos* criam danos no DNA que dão origem a mutações, enquanto os *carcinógenos* são agentes que causam câncer. Muitos agentes mutagênicos também são carcinógenos. Entretanto, existem carcinógenos com mecanismos de ação desconhecidos; esses carcinógenos podem ou não ser agentes mutagênicos.

Agentes Químicos

Uma ampla variedade de agentes químicos pode provocar câncer em animais. Como um exemplo, o ptaquilosídeo, uma toxina encontrada em samambaias, provoca câncer de bexiga no gado. Além disso, a susceptibilidade dos camundongos e ratos a cânceres quimicamente induzidos é explorada para os testes de segurança durante o desenvolvimento de fármacos. Os agentes carcinogênicos químicos de *ação direta* são efetivos na forma em que entram no corpo, mas a maior parte dos agentes carcinogênicos são pró-carcinógenos que exigem ativação metabólica através de enzimas celulares como, por exemplo, o citocromo P450 nos microssomos hepáticos, para formar os carcinógenos finais. Esses pró-carcinógenos são, portanto, denominados *carcinógenos de ação indireta*. Independentemente da sua composição variada, a forma efetiva da maior parte dos carcinógenos se liga covalentemente ao DNA para formar aductos de DNA.

Conforme discutido anteriormente, estudos de carcinogênese experimental foram fundamentais para elucidar o desenvolvimento gradual do câncer. Além disso, esses estudos definiram com clareza a contribuição dos agentes iniciadores em comparação com os agentes promotores para o desenvolvimento do câncer (Fig. 6-42). Em modelos de tumorigênese em múltiplos estágios, como, por exemplo,

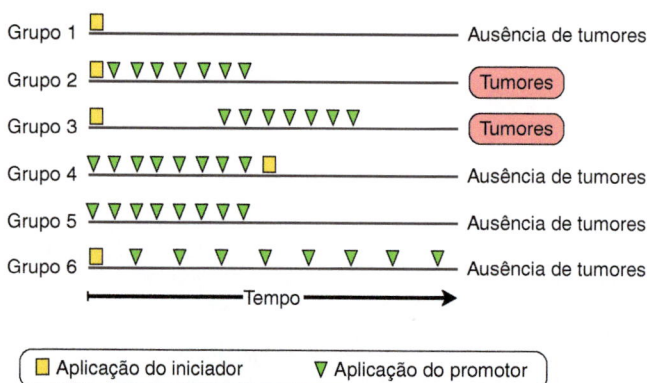

Figura 6-42 Experimentos Demonstrando as Fases de Iniciação e de Promoção da Carcinogênese Cutânea Química em Camundongos. Os tumores só surgiram se a aplicação de um iniciador foi seguida por múltiplas aplicações de um promotor. No grupo 2, a aplicação do promotor foi repetida duas vezes por semana por vários meses. No grupo 3, a aplicação do promotor foi postergada por vários meses e o promotor foi, então, aplicado duas vezes por semana. Quando o promotor foi aplicado mensalmente ao invés de duas vezes por semana (grupo 6), ele não promoveu eficazmente o surgimento tumoral. Na ausência da aplicação de um iniciador (grupo 5) ou de um promotor (grupo 1), ou se o tratamento com o promotor ocorreu antes da aplicação do iniciador (grupo 4), nenhum tumor se desenvolveu. Para esses estudos o iniciador empregado foi um hidrocarboneto e o promotor usado foi o óleo de cróton; todavia, resultados semelhantes são observados com uma variedade de combinações entre iniciadores e promotores.

no modelo de carcinogênese cutânea em camundongos, o iniciador deve ser administrado antes do agente promotor. Além do mais, o iniciador é ineficaz sem a aplicação subsequente de um promotor. Frequentemente, múltiplos tratamentos promotores muito próximos entre si são necessários para determinar o surgimento de um câncer.

Radiação

Ao contrário dos agentes químicos, todas as formas de radiação são *carcinógenos completos*, ou seja, elas tanto são capazes de iniciar e, com a exposição contínua, promover a tumorigênese. Por exemplo, tanto em seres humanos quanto em animais, os tumores secundários podem surgir em locais previamente tratados para o câncer com radiação. A lesão direta do DNA provocada pela radiação ionizante consiste primariamente de rupturas de filamentos simples e duplos e de eliminação de bases. A absorção da radiação UV pelo DNA resulta na formação dos dímeros de pirimidina característicos, que são potencialmente mutagênicos. A radiação ionizante, e a radiação UV em menor grau, também produzem espécies reativas do oxigênio a partir de muitas moléculas celulares. Estas moléculas altamente reativas provocam muitos tipos de dano ao DNA, incluindo alteração de bases, rupturas de filamentos e reações cruzadas entre DNA e proteínas. Uma vez que a radiação UV é um componente da luz solar, a exposição ao sol pode provocar o câncer em áreas não pigmentadas e relativamente sem pelos nos animais, tais como as orelhas dos gatos brancos e a conjuntiva do gado Hereford.

Vírus

Os vírus que provocam câncer são denominados *vírus oncogênicos* e empregam uma notável variedade de mecanismos diretos e indiretos que induzem o câncer.

Mecanismo Oncogênico Dominante. Os genomas de muitos vírus oncogênicos de transformação rápida incluem um oncogene dominante que conduz o desenvolvimento tumoral. Um vírus pode, de fato, adquirir um oncogene da célula hospedeira animal, através da incorporação de um proto-oncogene celular ao genoma do vírus infectante e, subsequentemente, transmitindo-o para novas células animais. Uma vez que o oncogene se torne parte do genoma viral, a sua expressão não estará mais sujeita aos controles celulares normais. A produção descontrolada de oncoproteínas a partir do oncogene viral conduz à proliferação celular e, finalmente, à carcinogênese. Os exemplos de oncogenes de origem animal incluem os genes *fes*, *fgr*, *abl*, *fms* e *kit* adquiridos através de retrovírus felinos do sarcoma oncogênico e da leucemia. Os vírus também podem conter oncogenes não derivados do genoma da célula-alvo hospedeira. Por exemplo, os genomas do papilomavírus incluem os genes endógenos *E6* e *E7* que codificam as proteínas que inibem as proteínas supressoras tumorais p53 e pRb, respectivamente.

Mecanismo Insercional de Mutagênese. Os vírus que não possuem seus próprios oncogenes podem, em vez disso, ativar a expressão de oncogenes na célula-alvo através de um processo denominado *mutagênese insercional*. A inserção de DNA viral nesses locais resulta na produção desregulada de oncoproteínas codificadas pela célula-alvo responsáveis pela carcinogênese. Por exemplo, a maior parte dos tumores provocados pelo vírus da leucose aviária só exibe alguns poucos locais de inserção viral próximos aos proto-oncogenes do hospedeiro, particularmente o gene *c-myc*, no qual os promotores virais conduzem a produção desregulada de oncoproteínas codificadas pela célula-alvo.

Mecanismo Hit-and-Run. Nos dois mecanismos discutidos anteriormente, o genoma viral ou porções desse genoma, persistem na célula-alvo hospedeira. Todavia, alguns vírus também provocam tumores simplesmente pela sua residência transitória nas células-alvo.

O papilomavírus bovino utiliza esse mecanismo *hit-and-run* de transformação celular. Nessas hipóteses, a presença do vírus é necessária para iniciar a carcinogênese, mas o vírus tipicamente não é mais detectável no próprio tumor. O mecanismo preciso através do qual isso poderia ocorrer não foi bem-elucidado.

Mecanismos Indiretos. Os vírus também podem estimular a tumorigênese através da supressão do sistema imune do animal ou pelo estímulo da proliferação das células-alvo. O herpes vírus que provoca a doença de Marek, um linfoma de células T em aves, constitui um exemplo de um vírus que suprime a capacidade do hospedeiro de eliminar as células transformadas; acredita-se que esta supressão seja devida à citólise dos linfócitos B e T durante a fase lítica inicial da infecção viral. Como um segundo exemplo, o genoma do vírus do fibroma de Shope, um poxvírus, codifica um homólogo do gene do fator de crescimento epidérmico (*EGF*), que conduz a proliferação celular do hospedeiro, promovendo, assim, o desenvolvimento tumoral.

Câncer em Animais

Modelos Animais de Câncer

Os modelos animais foram e permanecem ferramentas criticamente importantes para a compreensão da causa do câncer humano e para o teste de agentes terapêuticos. Os modelos animais de câncer incluem tanto tumores experimentalmente induzidos quanto aqueles de ocorrência natural. Nos modelos de câncer experimentalmente induzidos, a administração de substâncias carcinogênicas ou o transplante de células cancerosas humanas resulta no desenvolvimento *de novo* do câncer em animais de teste. Os modelos de câncer de ocorrência natural se baseiam no desenvolvimento espontâneo de tumores no animal de teste.

Tumores Experimentalmente Induzidos

A principal vantagem dos sistemas de modelo experimental é a indução rápida e reproduzível do câncer em uma grande proporção de animais experimentais. Roedores, camundongos em particular, são frequentemente utilizados para esses estudos. Os camundongos são pequenos e de manutenção relativamente barata, se reproduzem rapidamente e possuem uma composição genética que é altamente definida e facilmente manipulável. O genoma dos camundongos foi sequenciado na sua totalidade e mapas comparativos detalhados dos genomas humano e dos camundongos foram desenvolvidos. Muitas linhagens consanguíneas de camundongos, cada uma consistindo de indivíduos geneticamente idênticos ou singênicos, estão disponíveis. A homogeneidade genética dos camundongos padroniza as respostas, reduzindo, por conseguinte, o número de animais necessários para os estudos de pesquisa. Todavia, os camundongos possuem várias limitações inerentes como modelos de câncer humano. A homogeneidade genética dos camundongos consanguíneos não reflete o alto grau de diversidade genética da população humana em geral. Os tumores experimentalmente induzidos em camundongos raramente metastatizam, enquanto as metástases constituem uma importante causa de morbidade e mortalidade em seres humanos. Finalmente, a curta duração da vida e o pequeno tamanho dos camundongos os tornam menos que ideais para os testes de longo prazo das terapias tumorais.

Uma série de linhagens de camundongos consanguíneos foi desenvolvida que são particularmente adequadas para as necessidades específicas da pesquisa oncológica. Os camundongos *nude* e outras linhagens de camundongos profundamente imunodeficientes aceitam enxertos de tecido tumoral ou normal de outras espécies e proporcionam um ambiente no qual esses xenoenxertos podem ser mantidos, manipulados e estudados. Os camundongos Sencar e *hairless* são altamente suscetíveis aos tumores de origem queratinocítica, tendo sido, portanto, empregados em muitos estudos de carcinogênese da pele. Os camundongos consanguíneos foram extensivamente usados para determinar a carcinogenicidade de agentes físicos e químicos e testar a segurança e a eficácia das terapias anticancerosas. Os estudos em camundongos, particularmente os do câncer de pele quimicamente induzido, foram fundamentais para a definição dos estágios de progressão carcinomatosa. As diferenças da susceptibilidade das linhagens aos diferentes cânceres experimentalmente induzidos foram exploradas a fim de identificar os genes modificadores que afetam dramaticamente a incidência tumoral.

Com o advento de medidas eficazes para a criação de camundongos através de engenharia genética, genes de interesse específico poderão ser introduzidos ou inativados no genoma do animal. Um gene exógeno introduzido no genoma dos camundongos geralmente é denominado um *transgene*. Um camundongo que carece de um gene funcional normal é denominado *knockout* para aquele gene. Além disso, o momento, a localização e o nível de expressão genética nos camundongos geneticamente modificados atualmente podem ser precisamente controlados, permitindo, assim, que a expressão genética seja ligada ou desligada particularmente em um tecido, conforme o requerido para estudos específicos. A expressão genética modulada desse modo é denominada expressão genética *condicional*. Os camundongos geneticamente modificados têm sido essenciais para a identificação dos mecanismos através dos quais genes específicos agem para retardar ou aumentar o desenvolvimento, o crescimento e a disseminação tumoral.

Tumores de Ocorrência Natural

Vários cânceres de ocorrência natural em animais, incluindo a leucose aviária, o linfoma bovino e a leucemia felina, forneceram informações inestimáveis relativamente à causa, transmissão e prevenção de cânceres induzidos por vírus. Todavia, os cânceres viralmente induzidos não parecem representar uma grande proporção dos cânceres humanos.

Recentemente, o cão se tornou o foco de uma crescente atenção como um modelo animal útil para os cânceres humanos. O sequenciamento do genoma canino e o alinhamento comparativo com os genomas humano e murino aumentaram a utilidade dos cães como um modelo de câncer de ocorrência natural. A taxa de incidência anual para o câncer em cães é de 381 por 100.000. Esta taxa é comparável à incidência de câncer em seres humanos. Com o grande número de cães de estimação nos Estados Unidos, muitos casos de câncer estão, portanto, disponíveis para entrar em testes clínicos. Assim como os seres humanos, os cães são não consanguíneos (*outbred*). Além disso, os cães compartilham um ambiente comum com os seres humanos e estão expostos a muitos dos mesmos carcinógenos. Como em seres humanos, muitos tumores caninos metastatizam amplamente. Uma vez que esses tumores em cães progridem mais rapidamente do que os tumores humanos, os estudos podem ser completados dentro de um prazo razoável. Por outro lado, o período desenvolvimento tumoral é suficientemente longo para permitir uma comparação significativa dos tempos de resposta nos diferentes grupos de tratamento. Uma vez que os cães são relativamente grandes, eles proporcionam tecido tumoral abundante para fins diagnósticos e experimentais. Além disso, muitas abordagens terapêuticas que são difíceis de testar em pequenos roedores podem ser facilmente ser examinadas com o uso de cães maiores. Os experimentos clínicos em cães são muito mais fáceis de iniciar e de realização muito mais barata do que estudos comparáveis em seres humanos. Muitos donos de cães são participantes entusiastas de testes clínicos que possam beneficiar seus animais de estimação. Os tipos tumorais para os quais os cães são particularmente bons modelos de câncer humano incluem o osteossarcoma e o linfoma.

Diagnóstico e Prognóstico Tumoral

Tomados em conjunto, o tipo tumoral, grau, estágio e precisão da excisão, são usados pelo clínico veterinário para desenvolver o plano de tratamento mais adequado para o paciente. À medida que aprendemos mais sobre à patogênese molecular de determinados tumores, a necessidade de testes diagnósticos especializados certamente aumentará, uma vez que tratamentos moleculares guiados só serão eficazes se o alvo estiver presente no tumor do animal. Uma descrição completa das técnicas empregadas no diagnóstico do câncer está além dos objetivos desse capítulo. Todavia, é certo que o seu uso se tornará mais disseminado e rotineiro em medicina veterinária.

Diagnostico Histopatológico

Um diagnóstico definitivo de câncer é frequentemente obtido através de uma avaliação histopatológica padrão de amostras de biópsia tumoral ou estudos citológicos de aspirados tumorais. As amostras de biópsia para avaliação histopatológica são analisadas através da coloração de rotina pela hematoxilina e eosina (HE), enquanto as amostras citológicas são tipicamente coradas pelas colorações de Wright ou Diff-Quick. As células são avaliadas para características de malignidade, incluindo características morfológicas anormais, elevado índice mitótico, presença de mitoses anormais elevada relação entre núcleo e citoplasma e evidência de invasão ou metástases. O grau de diferenciação também é rotineiramente avaliado. As neoplasias malignas frequentemente são pouco a moderadamente diferenciadas e algumas podem ser tão anaplásicas que a célula de origem não pode ser determinada. A presença de produtos celulares, tais como a de matriz osteoide nos sarcomas, pode fornecer indícios para a identificação da célula de origem do tumor.

A imuno-histoquímica para marcadores celulares específicos pode ser usada para auxiliar o diagnóstico de alguns tumores. Por exemplo, a imuno-histoquímica é comumente usada para determinar se um linfoma se originou de linfócitos B ou T. Esse conhecimento pode ser útil para o clínico planejar o tratamento ou estabelecer o prognóstico. O tipo de filamentos intermediários presentes em uma neoplasia maligna indiferenciada podem indicar se o tumor é de origem epitelial (positivo para citoqueratina) ou mesenquimal (positivo para a vimentina). Algumas neoplasias, como, por exemplo, os mesoteliomas e os sarcomas de células sinoviais, são frequentemente positivos tanto para a citoqueratina quanto para a vimentina. Os carcinomas que sofreram TEM apresentarão áreas positivas para a citoqueratina ou para a vimentina e as áreas transicionais poderão ser positivas para ambos. Uma lista exaustiva de anticorpos está além do escopo deste capítulo, mas a imuno-histoquímica está se tornando uma ferramenta amplamente usada que auxilia os patologistas a oferecer um diagnóstico mais completo em casos nos quais a avaliação de rotina através da HE não proporciona um diagnóstico definitivo.

As colorações histoquímicas também auxiliam no diagnóstico. Os mastocitomas caninos pobremente diferenciados podem possuir grânulos que não são claramente visíveis através da coloração por HE. A coloração com o azul de toluidina frequentemente destaca os grânulos e confirma o diagnóstico em casos, que poderiam ser desafiadores.

Outras técnicas de diagnóstico

Ensaios de Clonalidade. Algumas vezes é difícil distinguir entre uma hiperplasia linfoide benigna e o linfoma somente pelas características morfológicas. Acredita-se que maior parte das neoplasias seja clonal, ou seja, elas são em última análise, oriundas de uma única célula transformada. Portanto, estabelecer que uma população de linfócitos é clonal dá mais peso a um diagnóstico de malignidade. A clonalidade pode ser avaliada através da análise dos linfócitos em busca de rearranjos dos receptores dos linfócitos T ou B, com o emprego da reação de cadeia de polimerase (PCR). Se toda a população linfocítica possuir um único rearranjo, a proliferação é clonal e mais provavelmente neoplásica. Inversamente, se cada linfócito possuir um rearranjo de receptores diferente, isso indica uma proliferação policlonal, que é mais consistente com a hiperplasia linfoide. Todavia, a presença de uma população clonal de linfócitos não garante, por si mesma, um linfoma. Algumas condições não neoplásicas, como, por exemplo, a erliquiose canina, pode dar origem a populações clonais de linfócitos. Portanto, os resultados devem ser interpretados em conjunto com os sinais clínicos e outros dados clínico-patológicos.

Análise Citogenética. A análise citogenética pode ser uma ferramenta útil para o diagnóstico, determinando a presença de doença residual após o tratamento e a estratificação de pacientes de alto e baixo risco. A descoberta de anomalias cromossômicas recorrentes nas translocações, particularmente nas leucemias e linfomas, auxiliará no diagnóstico e na compreensão da patogênese dessas doenças, assim como no planejamento de terapias direcionadas.

Análise do Heredograma (Pedigree). A identificação dos genes envolvidos nos cânceres hereditários pode ser realizada através de uma análise detalhada de heredogramas bem-descritos, particularmente em determinadas linhagens com propensão ao câncer. Como na hipótese dos seres humanos, a elucidação desses genes é importante não apenas no diagnóstico e triagem de animais de alto risco, como também para proporcionar um vislumbre sobre a patogênese dos tumores esporádicos.

Técnicas Diagnósticas Moleculares. Recentemente, novas técnicas foram desenvolvidas que permitem a análise da expressão genética global dos tumores. Os microarranjos, que permitem a mensuração de milhares de transcritos de mRNA simultaneamente, já estão disponíveis para uma ampla variedade de espécies. Novas técnicas de sequenciamento de alto rendimento podem determinar a identidade e a abundância de todos os mRNAs em um tumor. O sequenciamento de alto rendimento também pode ser usado para sequenciar todo o genoma de um tumor a fim de identificar mutações potencialmente oncogênicas. Os estudos utilizando estas novas técnicas são susceptíveis de identificar significativas alterações no sequenciamento genético e na expressão genética, que podem ser usados para facilitar o diagnóstico e a terapia.

Gradação

O *grau* de um tumor é atribuído por um patologista a fim de fornecer alguma indicação do quão semelhante ou dessemelhante as células neoplásicas são das suas contrapartes normais. A presunção subjacente é de que este grau forneça alguma indicação relativamente ao seu comportamento biológico. No entanto, essa presunção não é universalmente verdadeira e a experiência demonstrou que o estadio tumoral (ver a próxima seção) algumas vezes constitui uma medida prognóstica mais útil.

Todos os esquemas de gradação avaliam o grau de diferenciação das células tumorais. A classificação por grau tumoral geralmente inclui células bem-diferenciadas (muito semelhantes às células normais), moderadamente diferenciadas (algo semelhante às células normais) e pobremente diferenciadas (anaplásicas). Essas categorias se traduzem nos graus baixo, médio e alto, ou graus I, II e III, respectivamente. Outros critérios que podem ser incluídos nos esquemas de gradação incluem o índice mitótico, definido como o número de figuras de mitose por campo de $400 \times$ (geralmente uma média de 10 campos); pela extensão da necrose tumoral; pela invasividade tumoral e pela celularidade tumoral total. Os esquemas de gradação variam dependendo do tipo tumoral. Em um esquema ideal, os critérios de gradação são facilmente identificados em cortes corados por HE e o grau está fortemente vinculado ao prognóstico ou à resposta ao tratamento. Os critérios empregados devem ser periodicamente reavaliados à luz de novas descobertas e habilidades diagnósticas.

Estadiamento

O *estadio* tumoral fornece uma indicação da extensão do crescimento tumoral e da sua disseminação no animal. Em geral, o estadiamento orienta o clínico no desenvolvimento de um plano terapêutico e proporciona uma estimativa do prognóstico do cliente. Um dos esquemas mais amplamente utilizados é o sistema TNM, que se baseia no tamanho do tumor primário (T), no grau de envolvimento dos linfonodos (N) e na extensão das metástases (M). Dentro de cada categoria, um número é atribuído com base nas avaliações clínica, diagnóstica e histopatológica. A designação T0 é dada ao carcinoma *in situ*, enquanto T1 a T4 indicam o tamanho crescente do tumor primário. N0 indica a ausência detectável de envolvimento de linfonodo, enquanto N1 a N3 indicam o envolvimento progressivo. De modo semelhante, M0 significa a ausência de metástases detectáveis, enquanto M1 e M2 indicam metástases para um ou dois órgãos, respectivamente.

Em geral, o estadiamento TNM oferece uma medida padrão através da qual o curso natural da doença e o impacto das modalidades terapêuticas podem ser comparados. Contudo, há alguma variabilidade no estadiamento tumoral em diferentes instituições. Essa variação frequentemente reflete a disponibilidade de modalidades de imagem mais sofisticadas, tais como a tomografia computadorizada (TC) e as imagens de ressonância magnética (MRI), assim como técnicas mais sensíveis de detecção histológica, tais como a imuno-histoquímica para a citoqueratina a fim de detectar micrometástases nos linfonodos dos pacientes com carcinoma.

Margens Cirúrgicas

Com as *biópsias incisionais* a intenção é meramente obter tecido suficiente para estabelecer um diagnóstico, enquanto as *biópsias excisionais* são realizadas com a intenção de remover completamente a massa tumoral para a obter a cura. A avaliação microscópica das margens cirúrgicas para confirmar que o tumor foi completamente excisado tem sido um valioso serviço prestado pelo patologista diagnóstico (Figs. 17-34, 17-35 e 17-36). As células malignas residuais no local cirúrgico podem justificar um segundo procedimento cirúrgico. No entanto, a avaliação das margens nem sempre é simples. Frequentemente é difícil para o patologista orientar adequadamente a amostra macroscópica relativamente às margens lateral, profunda e superficial. O uso de suturas ou de cores diferentes de tinta juntamente com anotações adequadas é útil na indicação das margens. Também pode ser difícil diferenciar as verdadeiras margens cirúrgicas daquelas produzidas no processo de clivagem. A pintura das margens pelo cirurgião no momento da remoção frequentemente está recomendado a fim de distinguir as margens reais daquelas criadas após a remoção da amostra. Mais importante, a presença de margens cirúrgicas não comprometidas em uma lâmina histológica não garante que o paciente esteja livre do tumor. As neoplasias são lesões tridimensionais e só uma porção da massa é examinada em uma secção. Portanto, embora as margens examinadas possam estar livres de células neoplásicas, em outras áreas, as células neoplásicas podem se estender para a margem cirúrgica. Além disso, lesões multifocais ou multicêntricas podem não ser submetidas ao patologista. Finalmente, a disseminação linfática ou hematogênica pode não ser evidente no corte ou cortes examinados. A avaliação dos linfonodos regionais frequentemente é útil na determinação da disseminação tumoral.

Patologia dos Sistemas Orgânicos

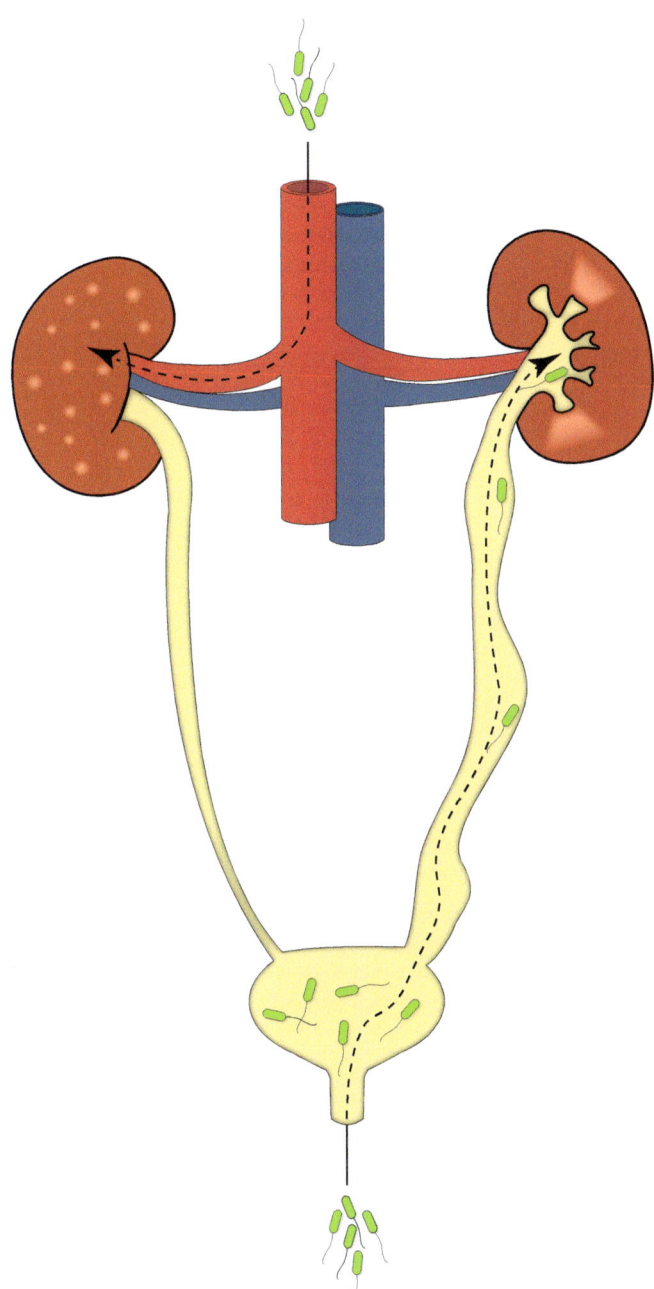

CAPÍTULO 7

Sistema Digestório, Peritônio, Omento, Mensentério e Cavidade Peritoneal

Howard B. Gelberg

Sumário de Leituras-chave

O sistema digestório é um tubo longo e complexo que varia em sua construção e função entre as espécies animais. Por exemplo, os herbívoros necessitam de uma câmara de fermentação (o rúmen ou um ceco expandido) para a digestão da celulose, uma característica ausente nos carnívoros. Embora uma grande variedade de distúrbios gastrointestinais (GI) tenha importância clínica em todas as espécies animais, a forma predominante de doença varia entre as espécies. Os carnívoros domésticos, em parte devido ao seu longo tempo de vida, à disponibilidade de vacinas eficazes e ao estilo de vida e a dieta semelhante à dos seres humanos, desenvolvem neoplasias GI com muito mais frequência do que os herbívoros. Os animais produtores de carne, leite e fibras (ruminantes e suínos) são hospedeiros de várias doenças infecciosas que são amplamente resistentes a vacinas. Esses patógenos podem ter evoluído com oportunidade de mutação dentro de uma população hospedeira socialmente estruturada em razão do instinto de formar rebanhos desses animais. Os equinos são mais propensos a deslocamentos das vísceras do trato digestório.

Em geral, o sistema digestório, incluindo as glândulas anexas salivares, o pâncreas e o fígado, funciona mediante o acréscimo de água, eletrólitos e enzimas à matéria ingerida. Em seguida, a matéria é misturada e moída para facilitar a sua degradação em nutrientes hidrossolúveis, que são absorvidos pela circulação sanguínea através das membranas mucosas e, subsequentemente, distribuídos pelo corpo. Embora o trato digestório seja um sistema terminal aberto, a maioria das substâncias ingeridas e as secreções produzidas pelo sistema GI é absorvida.

Grande parte da prática da medicina veterinária é dedicada ao diagnóstico e tratamento de distúrbios digestórios. Muitos métodos novos moleculares e de imagem foram criados especificamente para aumentar a capacidade do médico de fazer diagnósticos precisos das diversas condições do sistema digestório. Além disso, todo exame físico oferece a oportunidade de uma análise fecal que abre ao clínico uma janela para o funcionamento desse sistema como um todo.

A reação em cadeia da polimerase (PCR, de *polymerase chain reaction*) é uma ferramenta que permite diagnosticar rapidamente uma causa infecciosa de enterite sem que se faça necessário o exame de cultura do organismo da maneira tradicional. O diagnóstico da causa de uma doença infecciosa do sistema digestório pode ser feito também a partir do exame histopatológico de uma amostra de biópsia, ou por imuno-histoquímica ou por hibridização *in situ*, técnicas que permitam a demonstração do patógeno nas células-alvo.

A utilização de endoscópios de fibra ótica inseridos pela boca ou pelo ânus ou através de uma pequena incisão na parede abdominal (laparoscopia), auxilia a realização de exame clínico minucioso da maior parte do sistema digestório. Esse conhecimento é hoje uma necessidade na prática médica, porque permite a visualização da mucosa GI a partir da cavidade oral, passando pelo esôfago, estômago, duodeno, cólon maior e reto, e de toda a superfície serosa das vísceras abdominais, bem como a coleta direta de fragmentos no animal vivo.

O sistema digestório, para fins de discussão e ilustração, foi dividido nas seguintes subunidades anatômicas: cavidade oral; dentes; tonsilas; glândulas salivares; língua; esôfago; rúmen; retículo e omaso; estômago e abomaso; intestino; peritônio, omento, mesentério e a cavidade peritoneal.

Estrutura e Função

O aspecto mais importante que se deve ter em mente ao examinar o sistema digestório é o fato de que a mucosa normal e as superfícies serosas devem ser lisas e brilhantes (embora possam haver papilas, pregas e cristas). A exceção a essa regra é o rúmen, cuja superfície papilar pode ter aparência rugosa e opaca. Quando as superfícies serosa e mucosa não estão lisas e brilhantes, os animais devem passar por exame minucioso para que se determine a razão.

A função do sistema digestório como um todo é receber os alimentos ingeridos, triturá-los e misturá-los com várias secreções oriundas da cavidade oral, estômago, pâncreas, fígado e intestinos (digestão) e, então, os nutrientes constitutivos são absorvidos e seguem para a circulação sanguínea e vasos quilíferos. A ingesta não digerida, os neutrófilos descamados, o sangue não digerido (hematoquezia) ou digerido (melena) e o excesso de secreções são eliminados do corpo para o lúmen intestinal e, consequentemente, se transformam em componente das fezes. A qualidade e a quantidade das fezes e as alterações clínicas, como regurgitação e vômito, são geralmente indicadores precoces da disfunção digestória.

Cavidade Oral

A mucosa oral fisiologicamente normal é lisa, brilhante, rosada e composta por epitélio escamoso estratificado com variável queratinização (membranas mucosas). Nos animais em que a mucosa oral é marcadamente pigmentada (melanose), a avaliação da função circulatória (tempo de preenchimento capilar) e da cor como indicadores da concentração de eritrócitos (volume globular médio) pode ser difícil. Nesses casos, o exame da conjuntiva e das mucosas retal e urogenital pode ser uma alternativa. Na cavidade oral, o material ingerido é mastigado, misturado às enzimas digestivas, como àquelas contidas na saliva, e passado adiante por meio da orofaringe para o esôfago.

Dentes

Os dentes oferecem a vantagem mecânica para apreender, rasgar e/ou mastigar os alimentos. Entre os animais domésticos, existem diferenças quanto ao padrão de crescimento e ao número de dentes. Os dentes hipsodontes, como nos cavalos, seguem crescendo durante toda a vida, sendo o nivelamento das superfícies oclusais (desgaste corretivo com lima) um procedimento possivelmente necessário para evitar maloclusão e pontas afiadas que possam lacerar a mucosa oral adjacente e interferir na mastigação correta à medida que o animal envelhece. Os dentes braquidontes, como dos carnívoros, não continuam a crescer após a erupção completa. A maioria das espécies de mamíferos possui dentes decíduos que, próximo à maturidade, são substituídos por dentes permanentes. Em muitas espécies, é possível determinar a idade aproximada do animal pela data da erupção e pelo exame dos padrões de desgaste e da forma dos dentes.

Em geral, os dentes molares têm por finalidade triturar os alimentos, enquanto os incisivos dos ruminantes (somente inferiores) servem para cortar a forragem. Os dentes caninos servem para rasgar a carne. O dente braquidonte consiste em coroa, que é a porção acima da gengiva; colo, ligeiramente estreito; e, logo abaixo da gengiva, as raízes, inseridas na cavidade óssea (alvéolo) da mandíbula. O esmalte recobre a coroa, o cemento recobre as raízes e ambos recobrem a dentina. Além dos carnívoros, os dentes incisivos (inferiores) dos ruminantes e os dentes dos suínos, exceto os caninos do javali, são braquidontes.

Os dentes hipsodontes possuem o corpo alongado, mas o colo e as raízes podem se formar em uma fase posterior da vida. O cemento recobre o dente, e o esmalte fica por baixo do cemento. Embaixo do esmalte está a dentina. O cemento e o esmalte invaginam-se para dentro da dentina, formando o infundíbulo. As cristas no esmalte resultam do desgaste normal, sendo o esmalte a camada mais dura. Os dentes molares dos ruminantes, as presas dos javalis/varrões e os dentes dos cavalos são hipsodontes.

Em animais com dentes simples, como os carnívoros, a raiz dos dentes não é recoberta por esmalte. A gengiva recuada, portanto, expõe a dentina, resultando em dor e invasão por bactérias. As espécies de animais domésticos raramente têm cáries, embora o acúmulo de placa possa resultar em infecções gengivais, osteólise e perda de dentes.

Tonsilas

As tonsilas palatinas são estruturas linfoides faríngeas recobertas por epitélio escamoso estratificado e cuja função não se conhece ao certo, mas é provável que sirvam para a produção de linfócitos e formação de anticorpos (Capítulos 5 e 13). Nos carnívoros, elas são encontradas em criptas ou recessos na face dorsolateral da orofaringe caudal. Nos suínos, são planas e reconhecidas pela presença de minúsculos poros no epitélio superficial da porção caudal do palato mole. Equinos, ruminantes e suínos possuem tonsilas linguais, além das tonsilas palatinas.

Glândulas Salivares

Originárias do ectoderma oral, as glândulas salivares encontram-se em diferentes regiões da cabeça e do pescoço e seu número e localização variam entre as espécies. Em todas as espécies, as glândulas salivares principais (maiores) incluem as glândulas parótida, mandibular e sublingual. Os carnívoros possuem também a glândula zigomática. As glândulas salivares secundárias (menores) incluem as glândulas bucal, labial, lingual, palatina e outras denominadas de acordo com a sua localização.

A maioria das glândulas salivares constitui agregados distintos de tecido tubuloalveolar composto. A saliva, uma mistura de secreções serosa e mucosa, lubrifica a boca e o esôfago e umidifica a ingesta, além de dissolver os componentes hidrossolúveis dos alimentos para que as papilas gustativas possam atuar. O muco presente na saliva se liga ao alimento mastigado e forma um bolo que é deglutido com mais facilidade. O muco salivar também cobre o epitélio da cavidade oral, evitando lesões mecânicas no tecido. O fluxo salivar reduz a população bacteriana. A saliva contém lisozimas que lisam as bactérias. A digestão dos carboidratos inicia-se na cavidade oral como resultado da presença da enzima α-amilase, que transforma o amido em maltose. Essa enzima é encontrada em pequena quantidade nos carnívoros e bovinos. A saliva funciona também como um tampão eficaz nos ruminantes, nos quais os pré-estômagos não possuem glândulas. Nos carnívoros, a evaporação da saliva é o principal mecanismo de termorregulação.

Língua

A língua é um órgão muscular recoberto por epitélio estratificado e funcionalmente conectado ao esôfago por meio da epiglote. É um órgão necessário para a preensão, mastigação e deglutição dos alimentos e da água. O revestimento epitelial da língua é escamoso e estratificado, com diversos graus de queratinização na face dorsal, mas na face ventral, o epitélio não é queratinizado e a língua é ligada ao assoalho da cavidade oral por um frênulo. As papilas queratinizadas são mais proeminentes em ruminantes e felinos. Existem vários tipos de papilas, algumas com lamelas secundárias. As papilas valadas, por exemplo, encontram-se na superfície dorsal da língua, próximo à base, e são estruturas planas completamente rodeadas por um sulco. Algumas papilas superficiais macroscópicas contêm botões gustativos. A língua é um órgão altamente vascularizado (auxilia na perda de calor em muitos animais, especialmente nos carnívoros que não possuem glândulas sudoríparas) e sensível, que contém várias glândulas serosas e mucosas e células sensoriais (botões gustativos). A parte muscular é estriada, com fibras musculares distribuídas em feixes aleatórios. A lissa é uma estrutura semelhante a um cordão envolto por colágeno denso, que se estende longitudinalmente próximo à superfície ventral mediana da língua dos carnívoros. A língua de suínos e equinos apresenta estrutura semelhante. A lissa parece ser uma estrutura sem função. Historicamente, a lissa era removida como medida de "prevenção" contra a raiva. Os corpúsculos de lissa eram sinônimos de corpúsculos de Negri, e a raiva costumava ser chamada de lissa. O tecido adiposo torna-se mais abundante na parte caudal da língua, na maioria das espécies.

Esôfago

O lúmen esofágico é um espaço em potencial em circunstâncias normais. A parede colapsa quando o esôfago não está transportando a ingesta. O esôfago se estende da extremidade distal da orofaringe, atravessa o mediastino e o hiato diafragmático e termina no estômago. O órgão é revestido por epitélio escamoso estratificado não queratinizado nos carnívoros e queratinizado nos suínos, equinos e ruminantes. A queratinização é maior nos ruminantes, menor nos equinos e mínima nos suínos. As dobras longitudinais e oblíquas da mucosa estão presentes em vários graus. Os gatos apresentam sulcos transversais em formato de espinha de peixe.

A camada muscular é completamente estriada em ruminantes e cães. Em equinos, o terço distal do esôfago apresenta músculo liso. Os suínos são semelhantes aos equinos, exceto que o terço médio do esôfago apresenta uma mistura de músculo liso e estriado. Em gatos, gambás e primatas, os dois terços distais do esôfago são compostos por musculatura lisa. O músculo liso é disposto em camada circular interna e camada longitudinal externa. Os equinos não conseguem vomitar.

As glândulas mucinosas mistas estão presentes na camada submucosa dos suínos e cães. Nos suínos, as glândulas são mais abundantes na porção cranial do esôfago; nos cães, estão presentes em toda extensão. Nos gatos, equinos e ruminantes, estão presentes somente na junção do esôfago com a faringe.

É importante lembrar que, ao contrário do restante do tubo digestório, o esôfago é único a não apresentar serosa. Isso significa que não há camada serosa por onde passar plasma e fibrina para selar um ferimento resultante de perfuração por corpo estranho ou incisão cirúrgica. Da mesma forma, as suturas provavelmente não selam uma incisão. A combinação dessa característica às fortes contrações musculares peristálticas que caracterizam esse órgão, é fácil entender porque as cirurgias esofágicas não são realizadas com frequência e, com menos frequência ainda, logram êxito. Pelas mesmas razões anatômicas, a perfuração por corpos estranhos não fecha sozinha.

A inervação esofágica é proveniente do nervo vago. A musculatura lisa esofágica apresenta gânglios mioentéricos. A musculatura estriada esofágica é inervada por placas motoras terminais por meio das fibras eferentes do nervo hipoglosso e das neurofibras contribuidoras dos nervos cranianos V, IX e X, que controlam a função lingual voluntária.

Rúmen, Retículo e Omaso

O proventrículo dos ruminantes e camelídeos são dilatações e modificações do esôfago e têm por finalidade acomodar a microbiota digestiva responsável pela degradação da celulose em ácidos graxos de cadeia curta. O rúmen possui pequenas papilas cujo comprimento varia até 1.5 cm de acordo com a dieta. O comprimento, a forma e o grau de queratinização dessas papilas são afetados pela alimentação; elas são mais longas no caso de dietas ricas em fibras e mais curtas em dietas que contêm mais concentrado. Essas alterações são mais óbvias no compartimento ventral — o saco ruminal ventral. O retículo tem aparência de favo de mel, e o omaso consiste em uma série de aproximadamente 100 dobras longitudinais semelhantes às páginas de um livro. A mucosa estratificada escamosa não glandular do retículo, rúmen e omaso pode sofrer inflamação aguda quando o seu conteúdo apresenta pH ácido e o meio alterado permite o crescimento de bactérias e de fungos.

O revestimento epitelial do proventrículo funciona como uma barreira de proteção para os compartimentos, bem como para o metabolismo da ingesta e a absorção de ácidos graxos voláteis, Na^+ e Cl^-. Como o orifício retículo-omasal é mais dorsal do que o assoalho dos compartimentos, o retículo pode aprisionar corpos estranhos — especialmente densos e metálicos — que podem irritar ou penetrar na mucosa ("doença do prego" ou "retículo pericardite/peritonite traumática"). Os problemas de motilidade e desequilíbrios da microbiota do rúmen são as anomalias mais frequentes do funcionamento dos proventrículos. Em geral, as alterações na microbiota são provocadas por mudanças no substrato ingerido, promovendo o crescimento de determinados organismos. Essas mudanças alteram o pH ruminal e, consequentemente, afeta a integridade do revestimento da mucosa dos compartimentos do proventrículo ou causam uma produção excessiva de gases, resultando na distensão do rúmen.

Partes do compartimento 1 (C1) e dos compartimentos C2 e C3 do proventrículo dos camelídeos são revestidas por epitélio glandular mucinoso. Concreções da ingestão são ocasionalmente encontradas nos sáculos que contêm as glândulas. Os sáculos também são locais de armazenamento de água e outros solutos. As porções não glandulares de C1 e C2 são revestidas por epitélio estratificado escamoso não queratinizado sem papilas. O proventrículo dos camelídeos do Novo Mundo contrai-se a uma taxa duas ou três vezes maior do que a dos ruminantes (e em ordem reversa), e, a cada ciclo, os sáculos esvaziam-se e voltam a se encher. Isso resulta em alta eficiência digestiva ao longo das saculações.

Estômago e Abomaso

A mucosa gástrica dos animais com estômago simples contém várias dobras ou pregas que se aplainam quando o estômago está distendido. As favéolas ou fossetas gástricas comunicam-se com o lúmen do estômago e transportam as secreções das células gástricas. O estômago glandular atua na digestão enzimática e hidrolítica das substâncias alimentares ingeridas. O revestimento epitelial tem a espessura de uma célula, e os tipos celulares incluem células epiteliais colunares superficiais produtoras de muco e bicarbonato, células mucosas do pescoço dispostas em glândulas tubuloalveolares, células parietais secretoras de ácidos, células principais secretoras de pepsinogênio e células neuroendócrinas (enterocromafins, argentafins) que secretam gastrina, enteroglucagon e somatostatina (Fig. 7-1). As células neuroendócrinas não se comunicam com o lúmen gástrico. As células mucosas do pescoço são precursoras para todos os outros tipos epiteliais existentes no estômago, e são responsáveis pela substituição das células epiteliais superficiais que se perdem, seja ao final do ciclo de vida normal, seja por algum tipo de lesão.

Existem múltiplos folículos linfoides submucosos nos estômagos dos animais monogástricos. Os ruminantes apresentam uma única placa linfoide na dobra que separa o omaso do abomaso.

Em algumas espécies, como o cavalo e o rato, a região cranial ou proximal do estômago (parte aglandular ou *pars nonglandularis*) é revestida por epitélio estratificado escamoso, enquanto a porção distal (*pars glandularis*) é revestida por epitélio glandular. Nos cavalos, a linha divisória entre as duas denomina-se *margo plicatus* (margem pregueada). A parte aglandular nos suínos é uma pequena área quadrada e retangular do epitélio estratificado escamoso em torno do orifício esofágico.

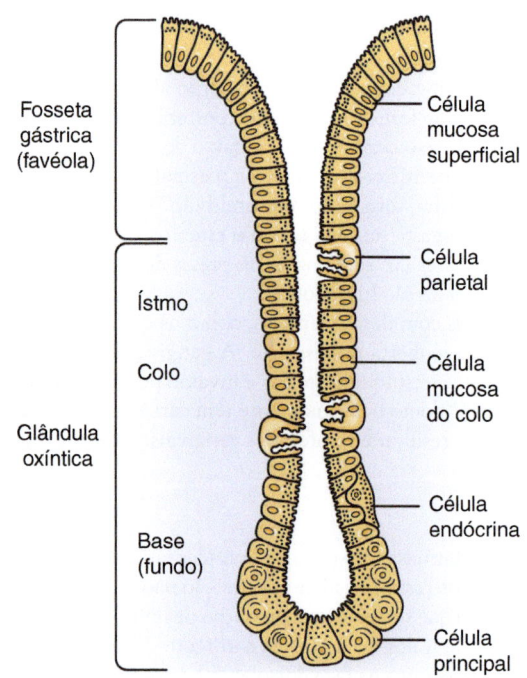

Figura 7-1 Microanatomia do Estômago.

Fosseta gástrica (favéola)

Ístmo

Colo

Glândula oxíntica

Base (fundo)

Célula mucosa superficial

Célula parietal

Célula mucosa do colo

Célula endócrina

Célula principal

Embora existam algumas diferenças, o estômago dos animais com estômago simples e o abomaso dos ruminantes (terceiro compartimento dos camelídeos do Novo Mundo) possuem estruturas e funções muito semelhantes. O fundo e o corpo formam a porção cranial revestida por várias dobras espirais e produzem ácido e pepsina. A porção aboral, a parte pilórica, é revestida por epitélio com glândulas secretoras de muco e células G que produzem gastrina. O estômago possui uma microbiota autóctone. A maioria desses microrganismos não tem como ser cultivada pelos métodos tradicionais. O C3 dos camelídeos do Novo Mundo é mais tubular do que o abomaso, com mais motilidade peristáltica do que de mistura. Os primeiros dois terços do C3 são fermentativos, com pH de aproximadamente 6,5. Na flexura caudal, a mucosa apresenta espessura de 7 a 10 mm e o pH é em torno de 2,0. A porção final que circunda o toro pilórico apresenta pH alcalino.

Intestino

Os intestinos podem ser considerados um tubo dentro da cavidade corporal que transporta material (ingesta/digesta) pelo corpo. A Figura 7-2 ilustra a organização geral anatômica e histológica desse tubo digestivo. Pela ação das enzimas, da microbiota residente e das secreções complementares do fígado e do pâncreas, a ingesta é partida em partes menores, os nutrientes são absorvidos pelo corpo e os produtos do metabolismo são excretados. Para desempenhar essas funções, o intestino necessita de uma área de superfície muito grande, o que é alcançado pelos três modos a seguir:

1. O intestino é uma estrutura enrolada sobre si mesmo no interior do abdome.
2. As numerosas pregas intestinais contêm vilosidades que aumentam acentuadamente o número de células em contato com a ingesta (Fig. 7-3, A e B).
3. Cada enterócito possui borda em microvilos, o que aumenta ainda mais a área de superfície disponível para os processos de digestão e absorção (Fig. 7-3, C).

Os herbívoros possuem um intestino mais longo do que os carnívoros ou os onívoros e necessitam de uma câmara de fermentação, que pode ser o rúmen ou o ceco, para digerir a celulose. Dentro das camada de musculatura lisa e das vilosidades está a rede neural do sistema nervoso entérico.

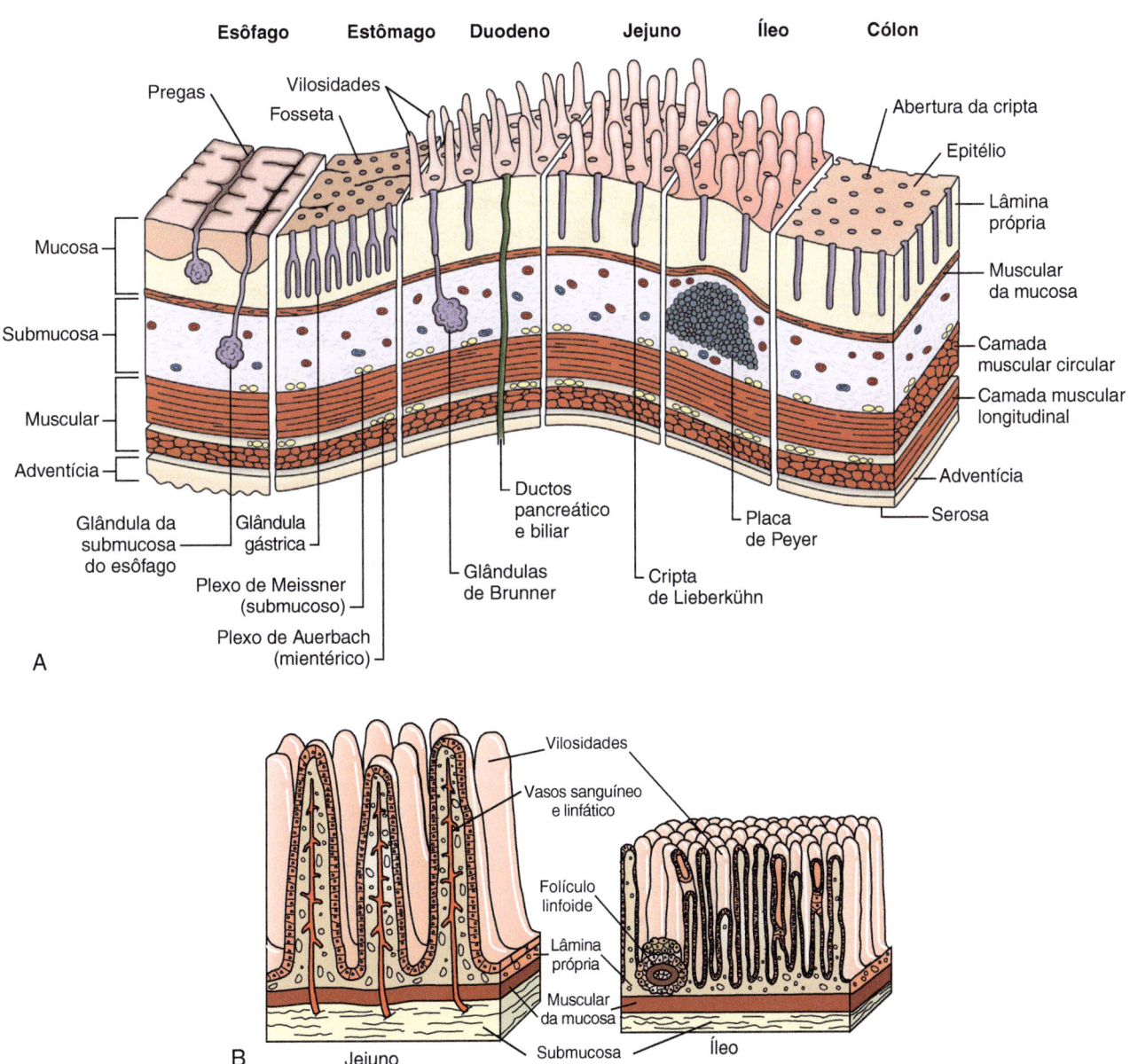

Figura 7-2 Organização Anatômica e Histológica do Tubo Digestório. A, Tubo digestório inteiro. **B,** Maior ampliação do jejuno e do íleo.

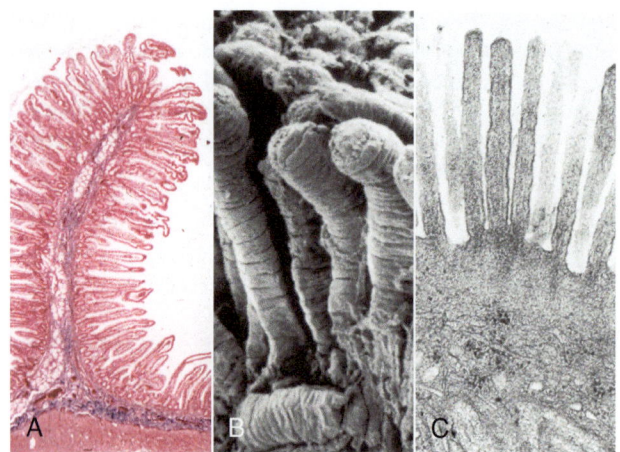

Figura 7-3 Organização do Intestino. As superfícies digestiva e absortiva do intestino são marcadamente aumentadas pela presença de vilosidades e microvilosidades nos enterócitos. **A,** Vilosidades intestinais. As células epiteliais das vilosidades estão presentes namembrana basal (não visualizada) sobre o eixo de lâmina própria. Coloração por hamatoxilina e eosina (HE). **B,** Intestino delgado, vilosidades intestinais, exame de microscopia eletrônica de varredura. Pulverização catódica de carbono. **C,** Microvilosidades dos enterócitos. Microscopia eletrônica de transmissão (TEM, na sigla em inglês). Coloração por acetato de uranila e citrato de chumbo. (Extraído de Damjanov I, Linder J: *Anderson's pathology*, ed 10, St. Louis, 1996, Mosby.)

A mucosa intestinal é formada por três camadas — uma camada de células epiteliais com espessura de uma única célula, que reveste o lúmen intestinal, uma camada de células mesenquimais que compõem a lâmina própria e uma camada muscular da mucosa. Uma lesão a qualquer dessas estruturas ou à sua inervação pode resultar em disfunção digestiva e consequente diarreia.

As células epiteliais funcionam como uma barreira seletivamente permeável que permite a absorção de nutrientes, eletrólitos e água, e que ao mesmo tempo exclui patógenos, toxinas e outros antígenos. É importante conhecer esses tipos de células e suas funções na digestão e absorção para entender os mecanismos das doenças intestinais. Da mesma forma, é importante conhecer a biologia desses tipos de células para prever os resultados clínicos e elaborar as estratégias terapêuticas para o tratamento das doenças intestinais.

Células Epiteliais

Existem seis tipos principais de células epiteliais polarizadas que revestem o intestino, todas oriundas das células progenitoras localizadas nas criptas por meio de sinalização Notch. As sinalizações Notch e Wnt combinadas são necessárias para a proliferação das células precursoras dos enterócitos, mas a diferenciação nos tipos celulares é independente da sinalização Wnt. A sinergia Wnt e Notch aparentemente induz adenomas intestinais. As vias de sinalização Notch são utilizadas pelas células (p. ex. comunicação célula-célula) para regular, por meio de seus genes, os processos de diferenciação celular que ocorrem durante a vida embrionária e a fase adulta. No intestino, a via de sinalização Notch influencia se as células-tronco irão se diferenciar em células com função secretora ou absortiva. Essas vias envolvem interações características receptor-ligante, nas quais o ligante é uma proteína transmembranar expressa em um determinado tipo de célula (Capítulo 1) que se liga ao receptor Notch (p. ex. proteína Notch) presente na membrana celular desta célula ou na membrana celular deoutro tipo celular. Essa interação de ligação resulta em modificações da expressão genética da célula que expressa o receptor, como a facilitação de sua diferenciação em um enterócito absortivo. Essa ligação receptor-ligante aparentemente resulta em células organizadas em grupos de tipos de células conforme necessário para a diferenciação em tecidos e órgãos específicos.

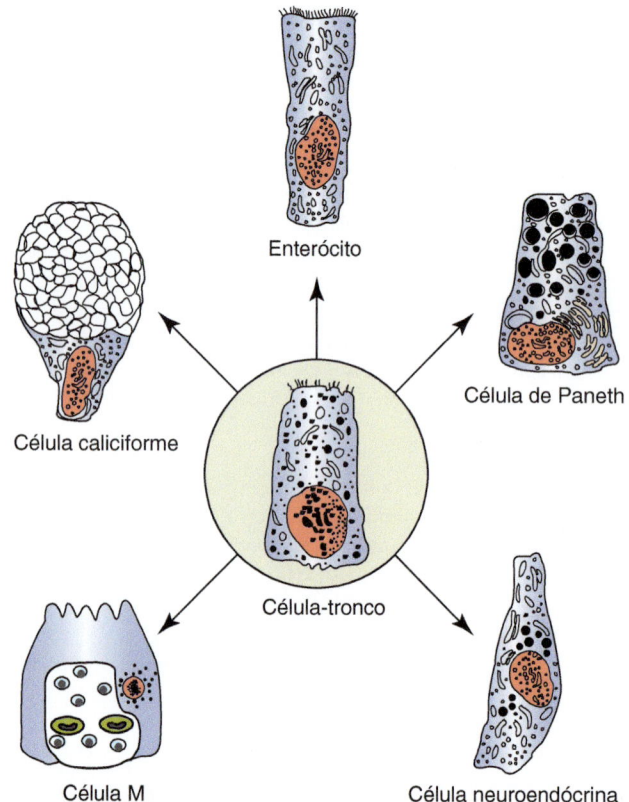

Figura 7-4 Tipos de Células Epiteliais do Intestino Delgado. As células progenitoras, localizadas nas criptas intestinais, originam todos os demais tipos de células epiteliais que revestem a cripta e recobrem as vilosidades.

As células epiteliais são enterócitos, células epiteliais não diferenciadas ou crípticas, células caliciformes, células de Paneth, células enterocromafins (neuroendócrinas, argentafins) e células M (*microfold cells*, células membranosas) (Fig. 7-4).

Os enterócitos são células altas e colunares com microvilosidades luminais. Eles contêm glicocálice na superfície que abriga as enzimas digestivas e absortivas. As células maduras não se proliferam, mas inibem por *feedback* a mitose de células crípticas via calônios. As células estão ligadas entre si por junções de oclusão compostas por mais de 40 proteínas ancoradas a filamentos de actina, com predominância da ocludina, das moléculas de adesão juncional e da claudina. Muitos nutrientes são absorvidos através dos espaços laterais existentes entre as células. Os enterócitos deslocam-se pela cripta e pela vilosidade intestinais até a zona de extrusão no ápice das vilosidades, onde os enterócitos senescentes são descartados no bolo fecal por um mecanismo apoptótico chamado *anoikis*. A taxa de renovação de enterócitos é a mais rápida de toda a população de células fixas do corpo. Nos suínos, por exemplo, a taxa de renovação é de 7 a 10 dias. Em suínos com 3 semanas de vida cuja microbiota tenha alcançado a maturidade ou o clímax, a taxa se acelera para 2 a 3 dias. Os enterócitos são capazes de fazer pinocitose nos neonatos, o que é importante na absorção do colostro e transferência materna da imunidade passiva. Os enterócitos contêm moléculas do complexo principal de histocompatibilidade (MHC, de *major histocompatibility complex*) classe II e enzimas de biotransformação do sistema complemento importantes para o metabolismo dos xenobióticos. As doenças inflamatórias intestinais em seres humanos ocorrem acompanhadas pela regulação negativa dos genes codificadores de algumas dessas enzimas, como o citocromo P450 nos enterócitos colônicos. Nas microvilosidades dos enterócitos, há liberação de receptores carregados de fosfatase alcalina e vesículas que contêm enzima catalase, os quais potencialmente interagem com patógenos e subsequentemente são eliminados nas fezes. Esse é um dos meios de proteção contra os patógenos.

A microbiota/microbioma do sistema GI inferior (cólon) consistem em 100 trilhões de bactérias (10 vezes o número de células de um animal) e 3,3 milhões de genes (150 vezes o número de genes de um animal). Essas bactérias secretam bacteriocinas (p. ex. toxinas proteináceas que inibem o crescimento de outras bactérias) e disputam por nutrientes e locais de ligação, limitando, assim, o potencial de crescimento de patógenos. A microbiota promove a maturação do sistema imune e contém enzimas de biotransformação, como β-glicoronidases, β-glucosidades, demetilases, hidrolases e redutases. Descobriu-se recentemente que existem três enterotipos (p. ex. tipos de ecossistemas bacteriológicos do microbioma GI) nos animais e que esses biotipos podem, em parte, ser responsáveis pela suscetibilidade ou pela resistência à determinadas doenças.

As células epiteliais indiferenciadas das criptas têm pouca ou nenhuma capacidade digestiva. Elas apresentam microvilosidades curtas e esparsas e são as células progenitoras que substituem todos os demais tipos de células epiteliais. As células crípticas são a fonte do componente secretor que age como receptor para a imunoglobulina A (IgA) e a imunoglobulina M (IgM) produzidas pelos plasmócitos presentes na lâmina própria intestinal. A taxa de migração das células crípticas para as vilosidades depende de vários fatores, entre os quais uma adaptação à microbiota intestinal. Em animais isentos de germes ou gnotobióticos, a taxa de substituição de enterócitos é semelhante à dos neonatos. As células crípticas são uma fonte de secreção de íons de cloreto no lúmen intestinal.

As células caliciformes, que secretam muco, estão presentes tanto na região vilosa quanto na região críptica em número que tende a aumentar aboralmente em toda a extensão do intestino. O muco exerce vários efeitos de proteção, inclusive o aprisionamento de bactérias para subsequente eliminação no bolo fecal e a redução das forças de cisalhamento de matéria particulada sobre os enterócitos.

As células de Paneth estão localizadas perto da base das criptas em algumas espécies, notavelmente em primatas, cavalos e roedores. Não há certeza se as células de Paneth estão presentes nos leitões. Diferentemente de quaisquer outras células da superfície intestinal, as células de Paneth apresentam tanto a função secretora quanto fagocítica. Experimentalmente, a função das células de Paneth e a composição da microbiota variam entre as espécies de camundongos, o que sugere influencia genética do hospedeiro.

As células de Paneth produzem criptidinas, lisinas, peptidases e lisozimas. Algumas dessas substâncias são tóxicas para as bactérias e provavelmente protegem as células crípticas proliferativas de infecções. Além disso, as células de Paneth têm ação parácrina que abre canais de ânions nos enterócitos e provoca a secreção de cloreto a partir de enterócitos das criptas. Já foi sugerido que as células de Paneth desempenham uma função importante na eliminação de metais pesados por serem seletivamente lesadas por metilmercúrio. Coletivamente, essas células constituem uma massa celular semelhante à do pâncreas.

As células enteroendócrinas são conhecidas também como células *enterocromafins* e células *argentafins* por sua afinidade com os corantes de prata. O sistema GI é o maior órgão endócrino do corpo (Quadro 7-1). As células enteroendócrinas residem basicamente nas criptas e produzem serotonina, peptídeo insulotrópico dependente de glicose, catecolaminas, gastrina, somatostatina, colecistocinina, secretina, bombesina, enteroglucagon e provavelmente outras substâncias em resposta a estímulos químicos e mecânicos. Elas secretam esses produtos no tecido, e não no lúmen intestinal, o que caracteriza sua natureza genuinamente endócrina. A serotonina, por exemplo, ativa tantos os neurônios aferentes primários intrínsecos e extrínsecos quanto os reflexos secretores transmitidos para o sistema nervoso central (SNC). Ocasionalmente, as células enteroendócrinas formam neoplasias chamadas *carcinoides*.

Quadro 7-1	Células Enterocromafins (Enteroendócrinas, Argentafins) do Sistema Gastrointestinal
ESTÔMAGO	
Gastrina	Estimula as células parietais a liberar HCl, ↑ motilidade
Grelina	Regulador do apetite
Neuropeptídeo Y	↑ Ingestão alimentar
Somatostatina	↓ Taxa de esvaziamento gástrico e ↓ contrações dos músculos lisos e fluxo sanguíneo no intestino
	↓ Liberação de gastrina, colecistocinina, motilina, secretina, peptídeo intestinal vasoativo, polipeptídeo inibitório gástrico
Enteroglucagon	↓ Liberação de hormônios pancreáticos
	↓ Ação secretora exócrina do pâncreas
Histamina	↑ Secreção de ácido gástrico
Endotelina	Contração dos músculos lisos
Glicentina	↑ Glicogenólise no fígado
Glucagon	↑ Concentração de glicose no sangue
INTESTINO	
Serotonina (90% do total presente no corpo são provenientes do trato GI)	Humor, apetite, sono
Colecistocinina	Esvaziamento da vesícula biliar, secreção pancreática, saciedade
Bombesina	*Feedback* negativo para se alimentar
Secretina	Regula as secreções do estômago, do pâncreas e o balanço hídrico
Enteroglucagon	Atraso no esvaziamento gástrico
Enterogastrona – glândula de Brunner	↓ HCl do estômago
Gastrina	Estimula as células parietais a liberar HCl, ↑ motilidade
Fator de crescimento de fibroblastos 19	Efeitos no fígado (produção de ácido biliar, glicose, glicogênio)
Substância P	Estimula o centro emético
Polipeptídeo intestinal vasoativo	Relaxa os músculos lisos do estômago, os esfíncteres esofágico e gástrico e a vesícula biliar, induzindo, ao mesmo tempo, a contração do músculo liso entérico
	Aumenta a secreção de água, inibe a gastrina e estimula a secreção pancreática de bicarbonato
Peptídeo inibitório gástrico = peptídeo inibitório dependente de glicose	↓ Gastrina, ↑ insulina
Motilina	Estimula o peristaltismo
Peptídeo YY	↓ Motilidade
Neurotensina	↑ Secreção pancreática, ↑ fluxo sanguíneo, ↓ motilidade
Peptídeo semelhante a glucagon	↑ Insulina, ↓ esvaziamento gástrico, ↓ secreção gástrica
Glicentina	↑ Glicogenólise no fígado
Glucagon	↑ Concentração de glicose no sangue
Urogastrona	↓ HCl
Oxintomodulina	↓ Secreção gástrica, ↓ crescimento da mucosa intestinal
Encefalinas	↑ Contração dos músculos lisos, ↓ secreção de água e eletrólitos

GI, Gastrointestinal; *HCl*, ácido clorídrico.

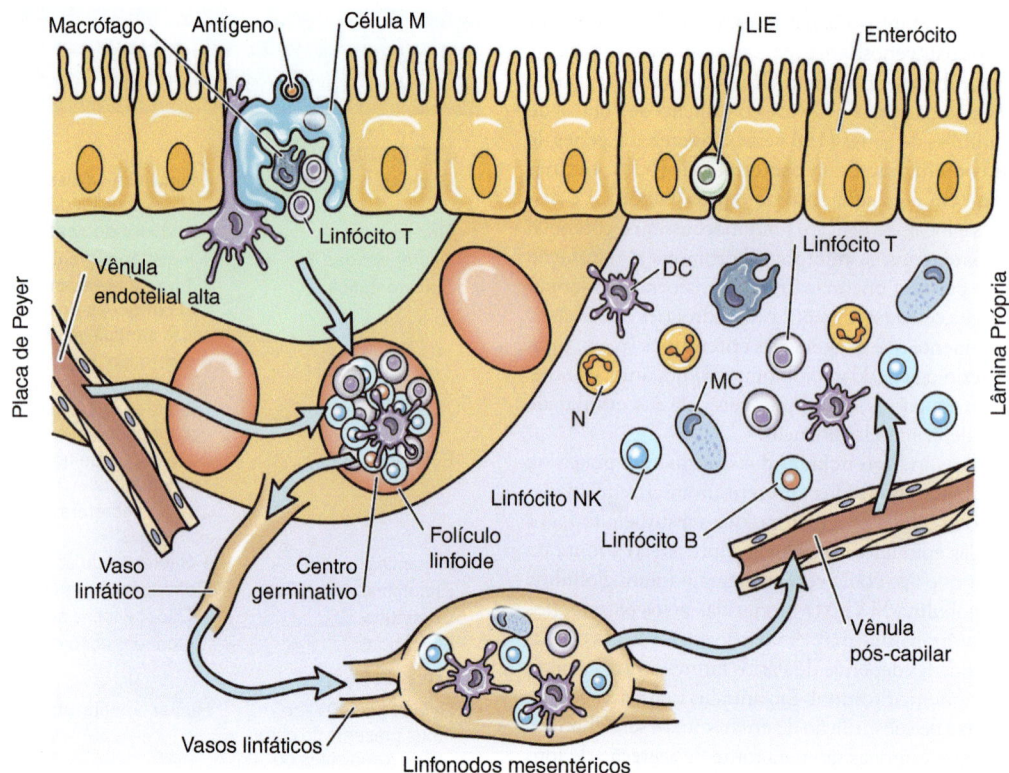

Figura 7-5 **Tecido Linfoide Associado ao Trato Gastrointestinal (GALT, na sigla em inglês).** *DC*, Célula dendrítica. *LIE*, linfócito intraepitelial; M, célula *microfold* (membranosa); MC, mastócito; N, neutrófilo; *NK*, célula *natural killer*.

As células M (células [membranosas] *microfold*) estão presentes na maioria das espécies. Essas células estão localizadas no chamado epitélio da cúpula ou associado ao folículo, que recobrem as placas de Peyer ou o tecido linfoide associado ao trato gastrointestinal (GALT, na sigla em inglês). Elas são importantes na absorção de antígenos, inclusive de particulados tóxicos (p. ex. amianto) do lúmen intestinal, e transporte para o sistema linfático. As células M possuem recessos basais que alojam as células linfoides que permitem uma interação mais rápida com os antígenos fagocitados, além de permitirem também o movimento bidirecional dos linfócitos entre a lâmina própria e o lúmen intestinal. As células M são exploradas para verificação da entrada de uma série de patógenos, como *Salmonella*, *Yersinia*, *Rhodococcus* e alguns vírus (diarreia viral bovina). A Figura 7-5 ilustra as relações anatômicas e mecânicas das células M com o tecido linfoide subjacente.

Células Mesenquimais

O tecido linfoide intestinal corresponde a 25% da massa linfoide do corpo (Fig. 7-6) e consiste em células linfoides localizadas na lâmina própria e no GALT. Esse volume é maior do que o do baço. Apesar do fato de as pessoas ingerirem, em média, 700 toneladas de antígenos durante toda a vida, o intestino está adaptado a não responder a esses antígenos alimentares. Os linfócitos da lâmina própria também desempenham uma função importante na diferenciação das células crípticas do intestino. Dados começam a ser acumulados quanto a identificação dos diferentes tipos de linfócitos T efetores e reguladores presentes na lâmina própria e da organização funcional do GALT (Fig. 7-5).

A classificação e as funções das células imunes inatas estão atualmente sendo elucidadas. Essas células são originárias da mesma célula progenitora que os linfócitos T *natural killer* (NK), não contêm receptores de linfócitos T e produzem uma série de interleucinas e outros mediadores solúveis que equivalem àqueles das células

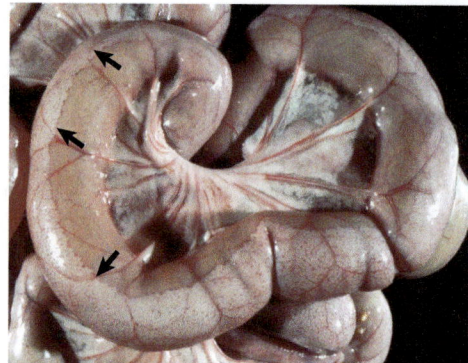

Figura 7-6 **Tecido Linfoide Associado ao Trato Gastrointestinal (GALT, na sigla em inglês) Normal, Intestino, Porco.** O tecido linfoide da superfície antimesentérica do intestino aparece delineado por setas e compõe um quarto da massa linfoide total do animal. (Cortesia de Dr. H. Gelberg, College of Veterinary Medicine, Oregon State University.)

antígeno-específicas efetoras da imunidade. De acordo com a teoria atual, as células linfoides inatas detêm as infecções até que respostas imunes específicas possam ser geradas. As células dendríticas podem ser linfoides inatas do grupo 3 e, juntamente com os macrófagos, possuir receptores do tipo *toll*.

As células mesenquimais residem na lâmina própria e originam-se do mesênquima primitivo, e não do ectoderma ou do endoderma. Entre essas células, existe uma população de linfócitos que aumenta com a exposição a antígenos, especialmente a microbiota. O sistema imunológico e a microbiota exercem profunda influência mútua no que concerne a manutenção da homeostase intestinal.

Os neutrófilos, que são transitórios na lâmina própria do intestino, têm vida curta no sangue e nos tecidos; a sua via normal de remoção do corpo consiste na migração através da parede do trato digestório para o lúmen para ser digerido ou excretado do corpo pelas fezes. Os neutrófilos humanos passam aproximadamente 5 dias na corrente sanguínea e cerca de 2 dias nos tecidos. Entretanto, existe acentuada variação no ciclo de vida dos neutrófilos, de acordo com a espécie. Nos camundongos, por exemplo, os neutrófilos têm aproximadamente 0,75 dias de vida.

Os eosinófilos, quando presentes na lâmina própria do intestino e na submucosa, indicam uma reação de hipersensibilidade, geralmente a antígenos alimentares ou a parasitas.

Os mastócitos compreendem de 2% a 3% das células da lâmina própria e, em condições normais, ajudam a regular a barreira epitelial do intestino. Os mastócitos intestinais diferem significativamente dos mastócitos de outras partes do corpo. Eles não contêm imunoglobulina E (IgE) ligada à membrana e liberam mediadores pró-inflamatórios através de citocinas via parácrina. Os mastócitos são muitos importantes para a manutenção da integridade intestinal e desempenham funções como regulação da barreira epitelial, controle do fluxo sanguíneo, coagulação, contração dos músculos lisos, estimulação do sistema nervoso entérico, peristaltismo e reconhecimento de parasitas e microrganismos por meio de mecanismos dependentes de anticorpos.

Os leucócitos globulares são grandes linfócitos granulares com localização interepitelial ou na lâmina própria. Muito comuns nas infecções parasitárias, esse tipo de leucócito é encontrado em todas as espécies e, ocasionalmente, formam neoplasmas, sobretudo nos felinos. A função e a origem dessas células são desconhecidas. Teorias incluem hipóteses de origem derivada de mastócitos, plasmócitos, linhagens de grandes linfócitos granulares ou de um precursor distinto.

Peritônio, Omento, Mesentério e Cavidade Peritoneal

O peritônio é uma membrana composta por estroma de tecido conjuntivo e um componente celular mesotelial separado por uma membrana basal. As células mesoteliais são permeáveis e funcionam como uma membrana de diálise. A sua rápida regeneração após uma lesão pode ser malinterpretada como neoplasia. Especula-se que a regeneração mesotelial ocorre a partir de células-tronco localizadas nos tecidos subserosos, e não da proliferação de células mesoteliais adjacentes não lesionadas. Consequentemente, o reparo de um peritônio lesionado ocorre ao longo de toda a superfície danificada, e não a partir somente das bordas, como ocorre com o epitélio das membranas mucosas e da pele. O peritônio reveste a cavidade abdominal (peritônio parietal), reflete-se em volta e recobre os órgãos viscerais e a cavidade escrotal (peritônio visceral). O omento, os mesentérios e os ligamentos são lâminas duplas de peritônio que conectam o peritônio visceral ao peritônio parietal. Os nervos e vasos atravessam essas estruturas para chegar às diversas estruturas viscerais. O peritônio visceral e o peritônio parietal recebem inervação aferente de diferentes fontes. A inervação visceral é autonômica e responde à pressão e tração com uma sensação incômoda de dor. Por outro lado, o peritônio parietal recebe nervos aferentes de fontes somáticas e viscerais, resultando em dor aguda quando há estimulação. As estruturas peritoneais são um local importante de armazenamento de gordura e de atrofia serosa quando o animal apresenta equilíbrio energético negativo. Os rins são recobertos por peritônio em apenas uma superfície, o que resulta na denominação *retroperitoneal*. Tal como outras superfícies serosas, as estruturas peritoneais são lisas e brilhantes quando não doentes.

Os omentos (maior e menor) conectam o estômago a outros órgãos ou à parede do corpo. Ligamentos partem da parede corporal ao órgão ou de órgão a órgão. Em sua definição ampla, o mesentério estende-se da parede abdominal ao intestino ou ao sistema reprodutor feminino. O peritônio e suas estruturas conectivas associadas produzem pequena quantidade de fluido, que é útil para a lubrificação das superfícies mesoteliais. Esse fluido não contém fibrinogênio e, portanto, não coagula quando exposto ao ar, exceto nos suínos e camelídeos.

Os omentos são capazes de localizar infecções e de atuar como uma importante fonte de revascularização aos tecidos cirurgicamente alterados. Infelizmente, eles servem também de suprimento sanguíneo para tumores metastáticos (p. ex. carcinomatose). Os equinos em geral possuem um omento pequeno e, por essa razão, são menos capazes de isolar infecções peritoneais do que os ruminantes. A omentectomia não parece ter efeito adverso na saúde em geral.

Corpúsculos Pacinianos

Os corpúsculos pacinianos são barorreceptores geralmente presentes no interstício pancreático (Fig. 8-87) e no mesentério dos felinos. Em geral, são estruturas visíveis macroscopicamente, podendo apresentar-se em um padrão espiral em forma de impressão digital ou como massas sólidas que se assemelham a parasitas (Fig. 8-87).

Disfunção/Respostas a Lesões

Envelhecimento Gastrointestinal

Geralmente sutis e sem importância clínica, as alterações no sistema digestório causadas pelo envelhecimento são observadas com mais frequência nos caninos. Na cavidade oral, não ocorrem alterações significativas decorrentes da idade, à exceção do acúmulo de placa dentária, geralmente mais grave e com mais tendência a evoluir para periodontite em raças de carnívoros domésticos de pequeno porte. Vários fatores podem contribuir para isso, como apinhamento dentário, dietas mais pastosas e maloclusões. O resultado pode ser a reabsorção óssea alveolar e a perda de dentes.

No trato intestinal, especialmente nos cães, a idade avançada resulta na redução da secreção de saliva e ácidos gástricos. A hiperplasia das glândulas mucosas do esôfago e a leiomiometaplasia dos músculos lisos do intestino são ocorrências mais comuns nos cães. O tamanho das vilosidades tende a diminuir, o esvaziamento gástrico e a renovação do epitélio intestinal são mais lentos, a motilidade é reduzida e ocorrem alterações na microbiota. Em geral, no entanto, essas alterações não estão relacionadas com as funções digestiva e absortiva do intestino. Experimentalmente, a restrição calórica permanente resulta no aumento da longevidade de várias espécies, inclusive dos caninos.

Cavidade Oral

A cavidade oral tem a importante função de evitar que substâncias xenobióticas nocivas (p. ex. substâncias químicas estranhas contidas em um organismo e que não sejam produzidas pelo organismo ou não devam estar presentes neste) entrem no corpo. Isso é possível por meio da sensação oral e do gosto. As substâncias cáusticas, o calor e a eletricidade podem resultar em erosões ou ulcerações químicas da mucosa oral, mas as membranas mucosas geralmente cicatrizam rapidamente.

O uso de antibióticos pode matar a microbiota normal no interior da cavidade oral. Essas alterações e/ou a presença de altas concentrações de glicose no sangue em decorrência da administração intravenosa de fluidos ou de transtornos metabólicos, como diabetes melito, por exemplo, permitem a colonização por organismos geralmente não presentes. Esse quadro pode resultar em uma condição, às vezes denominada candidíase, causada por um crescimento superficial de *Candida* spp. (Figs. 7-7 e 7-8).

A saliva contém eletrólitos, como sódio, potássio, cálcio, magnésio, cloreto, bicarbonato e fosfato; bem como iodo; muco, que serve como lubrificante; compostos antibacterianos, como tiocianato e peróxido de hidrogênio; IgA secretora; fator de crescimento epidérmico (EGF, de *epidermal growth factor*); e as enzimas digestivas α-amilase, lipase e calicreína. Entre as enzimas antimicrobianas secretadas, incluem-se a lisozima, a lactoperoxidase, as proteínas ricas em prolina, as fosfatases ácidas das classes A e B, a amidase *N*-acetilmuramoil-l-alanina, a forma reduzida da desidrogenase (quinona) fosfato-dinucleotídeo-nicotinamida-adenina (NAD[P]H), a superóxido dismutase, a

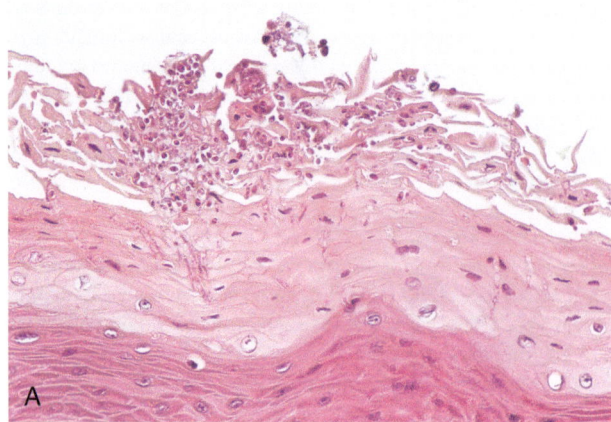

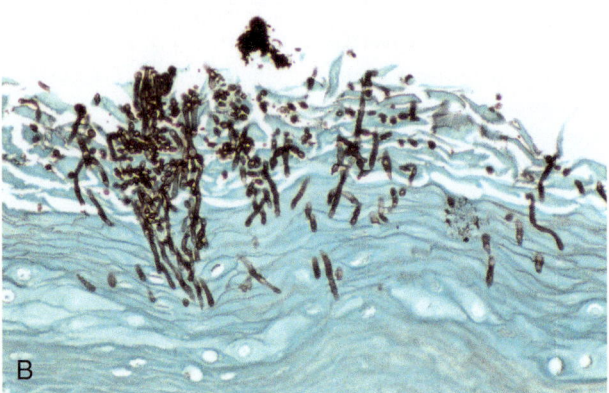

Figura 7-7 Candidíase (Candidíase Oral), Língua, Potro. A, Hifas de *Candida albicans* crescendo na queratinina superficial da língua. Coloração por HE. **B,** Mesmo corte que **A**. Coloração por prata metenamina de Gomori. (Cortesia de Dr. J.F. Zachary, College of Veterinary Medicine, University of Illinois.)

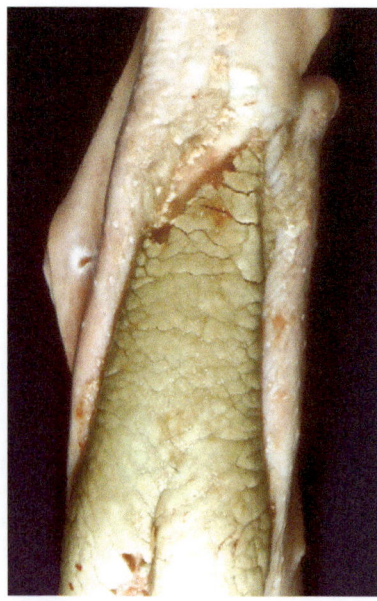

Figura 7-8 Candidíase, Língua, Potro. Sobre a superfície dorsal está presente pseudomembrana de hifas de *Candida*. A superfície rostral da extremidade da língua (*topo*) foi removida para revelar a mucosa normal por baixo do tapete fúngico. (Cortesia de Dr. H. Gelberg, College of Veterinary Medicine, Oregon State University.)

glutationa transferase, a aldeído desidrogenase classe 3, e a glicose-6-fosfato isomerase. A saliva contém também uma microbiota rica e, pelo menos nos seres humanos, um analgésico, opiorfina.

Dentes

O esmalte é a única substância existente no corpo incapaz de renovação e reparo. Apesar do que dizem os anúncios dos fabricantes de pastas de dente e outros remédios dentais, o esmalte é incapaz de cicatrizar. O esmalte se deposita nos dentes durante a amelogênese (p. ex. formação de esmalte nos dentes) e está totalmente formado por ocasião da erupção dos dentes, desta forma os patógenos e suplementos dietéticos, como aqueles que contêm fluoreto, não enfraquecem nem fortalecem o esmalte após a erupção dos dentes. O contato do esmalte com suco gástrico ácido nos episódios de vômitos ou da ingestão de substâncias ácidas, como bebidas carbonatadas, produz a perda permanente do esmalte.

Nas espécies com dentes hipsodontes, o crescimento contínuo durante toda a vida teoricamente resulta na renovação das superfícies oclusais para garantir a capacidade de trituração. Na prática, no entanto, o crescimento contínuo tem desvantagens, como o desgaste irregular e a formação de cristas. No caso de animais bem-cuidados, esse problema, especialmente nos equinos, é amenizado pelo nivelamento mecânico das superfícies oclusais, um processo conhecido como "desgaste corretivo". A atual popularidade das ferramentas motorizadas para esse fim tem resultado na atuação de operadores inexperientes e/ou não autorizados, causando consideráveis danos pelo exagero na aplicação. Nas espécies com dentição braquidonte, a perda das superfícies oclusais é irreversível.

Tonsilas

Por não possuírem vasos linfáticos aferentes, as tonsilas não agem como um filtro linfoide para as estruturas orais. As infecções se iniciam na corrente sanguínea ou pelo contato direto com substâncias dissolvidas na saliva. Consequentemente, as tonsilas podem servir como amostras antigênicas e ser afetadas por patógenos presentes no sangue ou nas secreções orais. A multiplicação inicial de alguns vírus entéricos (p. ex. parvovírus felino) ocorre nas tonsilas. A maioria das neoplasias que se desenvolvem nas tonsilas é originária do epitélio (carcinomas de células escamosas) ou do tecido linfoide (linfoma).

Glândulas Salivares

As lesões às glândulas salivares são acompanhadas pela regeneração incompleta, principalmente do epitélio ductular. Em geral, ocorre atrofia, fibrose e metaplasia escamosa do epitélio secretor, às vezes resultando em bloqueio dos ductos.

Língua

A língua é uma parte importante da cavidade oral e promove a mistura da saliva com xenobióticos para que as papilas gustativas possam determinar se vale a pena engolir o material ingerido. Da mesma forma, as terminações nervosas da língua fornecem informações sobre a qualidade do que foi ingerido.

Esôfago

Os equinos não conseguem vomitar, que é um mecanismo importante para a eliminação de ingesta tóxica ou indesejável do sistema digestório. A cicatrização esofágica é relativamente rápida; a taxa normal de renovação epitelial é de 5 a 8 dias.

Rúmen, Retículo e Omaso

Os três compartimentos do proventrículo dos ruminantes são o retículo, o rúmen e o omaso. As pregas e os compartimentos subdividem o proventrículo. A motilidade e, consequentemente, a inervação do proventrículo é fundamental para manter a homeostase digestiva. O proventrículo dos ruminantes é aglandular. A microbiota residente é responsável pela digestão e fermentação da celulose. Em geral, o rúmen é uma grande cuba de fermentação em que microrganismos, por ação mecânica e química, degradam a ingesta em ácidos graxos de cadeia curta que, por sua vez, são diretamente absorvidos pelo revestimento epitelial para o sangue. Esses ácidos graxos fornecem mais da metade da energia proveniente dos nutrientes absorvidos pelo trato digestório. O retículo e o omaso agem mecanicamente no sentido de reduzir a ingesta em finas partículas.

Estômago e Abomaso

A camada gástrica epitelial tem a espessura de uma única célula, e a sua taxa de renovação é de 2 a 4 dias. As células parietais produzem a renina que coagula a proteína do leite, o fator intrínseco responsável pela absorção de vitamina B_{12} e ácido clorídrico (HCl). O baixo pH luminal destrói muitos patógenos ingeridos, mas existe uma microbiota residente que não tem como ser cultivada pelos métodos convencionais. As células principais produzem o zimogênio e a pepsina envolvidos na digestão dos alimentos, enquanto as células enteroendócrinas produzem serotonina, gastrina, grelina, somatostatina, endotelina, histamina, enteroglucagon e outras substâncias envolvidas na regulação hormonal (Quadro 7-1). As células secretoras de muco produzem bicarbonato e uma camada protetora imóvel sobre a superfície celular.

Intestino

Inflamação

As lesões crônicas da lâmina própria que resultam em densa infiltração celular podem causar diarreia de várias maneiras, mas nenhuma destas é totalmente compreendida. Esses mecanismos incluem o impedimento físico simples da difusão através da mucosa devido ao efeito de células que ocupam o espaço, com consequente ruptura do epitélio sobrejacente levando ao aumento da permeabilidade. Constituem exemplos dessas doenças em animais domésticos a colite histiocítica ulcerativa canina (colite do boxer), doença de Johne (paratuberculose) de ruminantes, amiloidose e linfoma.

Processos Necrosantes

Os processos necrosantes primários da lâmina própria geralmente envolvem a necrose do GALT com extensão para o epitélio sobrejacente. Constituem exemplos das doenças com essas lesões a diarreia viral bovina (BVD, na sigla em inglês) e a infecção por *Rhodococcus equi* dos equinos.

Linfangiectasia

A dilatação dos vasos quilíferos é idiopática ou secundária à obstrução do fluxo. Essas lesões são observadas com mais frequência como parte da síndrome resultante de lesões que ocupam espaço da lâmina própria, tal como ocorre com a doença de Johne e o linfoma. Em ambos os casos, existe uma obstrução da drenagem de linfa — presença de linfangite granulomatosa e linfadenite na doença de Johne e de células tumorais na lâmina própria e linfonodos em casos de linfoma. Endotoxemia que resulta em lesão vascular e coagulopatia intravascular disseminada pode causar a formação de tromboembolismo de pequenos vasos e hemorragia, necrose e ulceração do intestino.

Distúrbios da Inervação

A aglangliose e a disautonomia, o mau funcionamento dos nervos cranianos, dos nervos espinais, dos gânglios e/ou do sistema nervoso autonômico, podem ter profundas influências na motilidade intestinal. Há uma grande variedade de agentes causadores dessas alterações, os quais variam desde a toxina botulínica até as doenças inflamatórias. Muitas causas são idiopáticas ou possivelmente hereditárias. Além disso, existe um intercâmbio neuro-hormonal bidirecional entre a microbiota intestinal e o cérebro. Consequentemente, a alteração da microbiota pode resultar em alterações no eixo intestino-cérebro. A disbiose (também conhecida como disbacteriose), um estado de desequilíbrio microbiano no sistema digestório, produz efeitos no desenvolvimento inicial do cérebro em camundongos, síndrome do intestino irritável, doença de Crohn, colite ulcerativa, desmielinização na presença de esclerose múltipla, encefalopatia hepática e distúrbios psiquiátricos, como autismo precoce. Por fim, as células intersticiais de Cajal são de origem mesenquimal e funcionam como um marca-passo do intestino. A inflamação ou a perda dessas células afeta o movimento coordenado do sistema digestório.

Diarreia

A diarreia é definida como a secreção de fezes anormalmente fluidas acompanhada pelo aumento do volume das fezes e da frequência de defecação. Os patógenos causadores da diarreia enquadram-se em três categorias principais: aqueles que induzem a secreção intestinal, como a *Escherichia coli* enterotóxica ou enterotoxigênica (ETEC) (diarreia não inflamatória ou secretória); aqueles que induzem inflamação, como a *Lawsonia*; e aqueles de natureza invasiva, como a *Salmonella*. Para simplificar, existem dois "tipos" de mecanismo de diarreia: não inflamatória e inflamatória. As diarreias não inflamatórias são produzidas por organismos que alteram os mecanismos absortivos ou secretores dos enterócitos sem destruir as células. Normalmente, mas nem sempre, as diarreias não inflamatórias afetam as porções mais proximais do intestino (*E. coli* enterotóxica, rotavírus e *Cryptospordium parvum*). A diarreias inflamatórias são causadas por organismos que produzem citotoxinas ou são invasivas e ativam as citocinas que iniciam as cascatas inflamatórias. As diarreias inflamatórias geralmente afetam o íleo, o ceco ou o cólon (*Salmonella*, *Brachyspira* e *Lawsonia*). As combinações destes mecanismos estão presentes na maioria das doenças entéricas tais como:

- A **má absorção** com ou sem fermentação provoca diarreia osmótica, se a causa for a perda de enzimas digestivas em decorrência da alteração das microvilosidades, da morte de células da cripta ou de células das vilosidades ou de lesões por células que ocupam espaço da lâmina própria. Em geral, esses eventos são um problema do intestinal delgado, mas disfunções colônicas secundárias podem ocorrer devido à má absorção de sais biliares e ácidos graxos que estimulam a secreção de fluidos no lúmen de intestino grosso. Por exemplo, a má absorção ocorre na presença de infecções por rotavírus e coronavírus em neonatos.
- **Hipersecreção de cloreto (Cl⁻)** pelo regulador de transmembrana de fibrose cística (CFTR, na sigla em inglês) de uma mucosa estruturalmente intacta. O CFTR é regulado por quinases, que dependem do monofosfato cíclico de adenosina (cAMP), que, por sua vez, age como um segundo mensageiro. Os prostanoides, as toxinas bacterianas e as quinases proteicas aumentam o cAMP e, consequentemente, a secreção de Cl⁻. O íon de cálcio (Ca^{2+}) também desempenha uma função importante na abertura de canais de Cl⁻, aumentando a interação da acetilcolina com os receptores epiteliais muscarínicos por meio dos nervos colinérgicos no plexo intestinal. Através de um mecanismo diferente, mas também envolvendo o CFTR, a secreção de bicarbonato também aumenta. Essa atividade osmótica resulta em uma rede de efluxo de fluidos e eletrólitos independentemente de alterações na permeabilidade, da capacidade de absorção ou dos gradientes de concentração gerados exogenamente (p. ex. diarreia osmótica). Como exemplo, a hipersecreção de cloreto ocorre na diarreia por *E. coli* enterotóxica.
- **Exsudação** causada por uma maior permeabilidade dos capilares (enteropatia com perda de proteína) em decorrência de passagem pelas junções de oclusão entre os enterócitos. Como exemplo, a exsudação ocorre em algumas infecções parasitárias em que a abertura das junções de oclusão permite a passagem de macromoléculas (anticorpos) para o lúmen intestinal.

- **Hipermotilidade**, em geral está envolvida com diarreia, mas normalmente não como um mecanismo primário em animais domésticos. A hipermotilidade é definida como um aumento da taxa, intensidade ou frequência do peristaltismo. Teoricamente, com o tempo reduzido de contato com a mucosa, a digestão e absorção de nutrientes e água devem ser menos eficientes. Suspeita-se que a motilidade reduzida em algumas doenças permita maior proliferação bacteriana (Fig. 7-9). Por outro lado, algumas enterotoxinas podem estimular a motilidade intestinal em alguns distúrbios de motilidade dos seres humanos, como a acalasia, a doença de Hirschsprung e as doenças inflamatórias intestinais. A diarreia ocorre quando há uma alteração na rede de células intersticiais de Cajal no interior dos músculos lisos da parede intestinal. Não se sabe se essa condição é uma causa ou um efeito dos distúrbios de motilidade intestinal.
- Os receptores *Toll-like* (TLRs) e as moléculas associadas produzidas pelos enterócitos e leucócitos são muito importantes na regulação da inflamação intestinal e na resposta do hospedeiro aos patógenos intestinais. A inflamação intestinal pode causar neoplasia.
- As células M regulam a apresentação de antígenos ao GALT.
- Outros fatores (prostaglandinas, leucotrienos e fator de ativação plaquetária) agem sobre os nervos entéricos no sentido de provocar a secreção intestinal pelas células crípticas induzida por neurotransmissores.
- A lesão celular é possivelmente uma consequência de inflamação mediada por linfócitos T ou proteases e oxidantes produzidos por mastócitos. Os linfócitos T podem afetar também a maturação das células epiteliais, causando atrofia vilosa e hiperplasia críptica.
- A morte celular pode resultar da invasão do enterócitos pelo patógeno, da multiplicação do patógeno e da extrusão dos enterócitos afetados. Essas alterações provocam uma distorção notável da arquitetura das vilosidades, com perda de enterócitos absortivos maduros acompanhada por má absorção de nutrientes e diarreia osmótica.
- Os mastócitos da lâmina própria estão intimamente associados aos neurônios entéricos e à vasculatura entérica. Eles liberam histamina, protaglandinas, 5-hidroxitriptamina (5-HT) e enzimas proteolíticas que desempenham um papel importante na produção da diarreia.

Os pormenores dos mecanismos citados, obviamente, são muito mais complexos. Os patógenos entram ou ligam-se aos enterócitos e podem liberar enterotoxinas. Essa ação aciona os enterócitos para libe-rarem citocinas (interleucina [IL]-8), que ativam os macrófagos residentes e recrutam novos macrófagos transportados pelo sangue (p. ex. monócitos) para a lâmina própria. Os macrófagos ativados liberam fatores solúveis (histamina, serotonina e adenosina) que aumentam a secreção intestinal de cloreto e água e inibem a absorção (Figs. 7-10 e 7-11). O recrutamento de células inflamatórias para as áreas de lesão resulta na liberação química de citocinas (Fig. 7-12). Outros fatores (prostaglandinas, leucotrienos, fator de ativação plaquetária) agem sobre os nervos entéricos para induzir a secreção intestinal mediada por neurotransmissores e a hipermotilidade. A subsequente lesão celular é possivelmente consequência de inflamação mediada por linfócitos T ou proteases e oxidantes secretados por mastócitos (Fig. 7-12). Os linfócitos T afetam também a proliferação das células epiteliais, produzindo atrofia vilosa e hiperplasia críptica. A morte celular resulta da invasão, multiplicação e extrusão de patógenos. O resultado é uma acentuada distorção da arquitetura das vilosidades, acompanhada por má absorção de nutrientes e por diarreia osmótica.

Existem causas não intestinais de diarreia que devem ser consideradas além das doenças do intestino. Dentro deste grupo estão o hipertireoidismo, a doença de Addison, a insuficiência pancreática, a pancreatite, a insuficiência renal crônica e outras. Essas doenças são discutidas em seus respectivos capítulos neste livro.

Consequências. As fezes normais consistem em 75% de água. As fezes diarreicas contêm mais de 85% de água. A consequência da perda excessiva de líquido nas fezes através da diarreia é a desidratação. A desidratação resulta em hipovolemia. A hipovolemia resulta em hemoconcentração, que, por sua vez, resulta na perfusão tecidual inadequada. A energia, portanto, é gerada nos tecidos por glicólise anaeróbia. A consequente hipoglicemia causa cetoacidose. A acidose é, por definição, uma redução no pH do sangue e dos tecidos. A acidose provoca a redução das funções do sistema enzimático dependentes do pH. A acidose é agravada pela perda fecal de bicarbonato na diarreia e pelos resultados da excreção renal inadequada de íons de hidrogênio e absorção inadequada de bicarbonato, que é um efeito tardio da perfusão renal inadequada. O consequente desequilíbrio eletrolítico resulta no aumento da concentração intracelular de íons de hidrogênio e na redução da concentração intracelular de íons de potássio. Os desequilíbrios reduzem o controle neuromuscular da contração do miocárdio, resultando em uma redução ainda maior da perfusão tecidual. O resultado é um ciclo vicioso que culmina com o choque hipovolêmico.

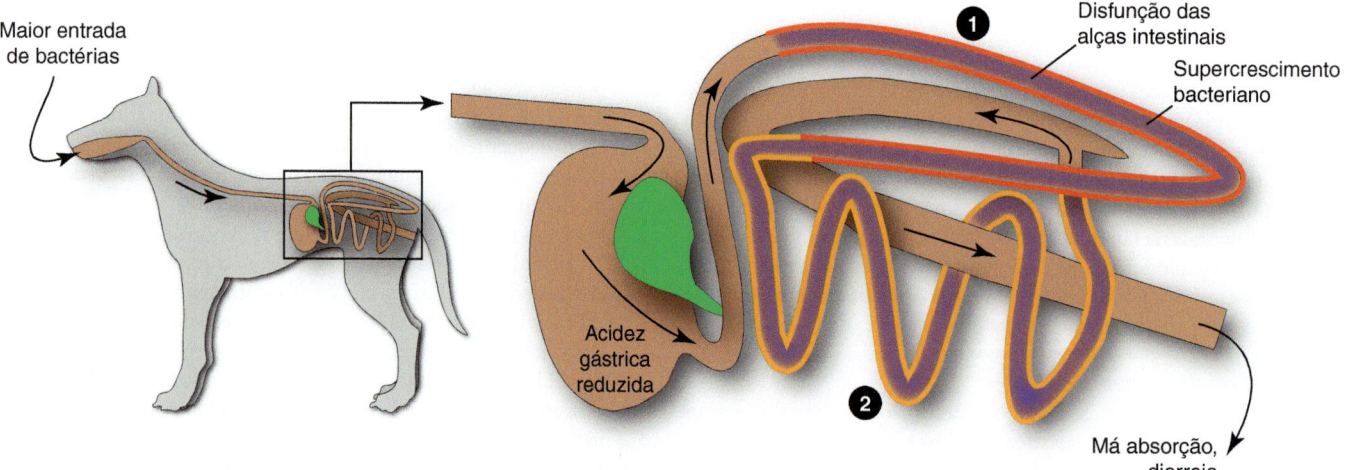

Figura 7-9 **Mecanismo de Como o Supercrescimento Bacteriano Intestinal Causa Má Absorção e Diarreia.** *1*, O supercrescimento bacteriano resulta de uma combinação de maior ingestão de bactérias, disfunção das alças intestinais e redução da depuração bacteriana. Esses processos resultam na multiplicação excessiva de bactérias e, consequentemente, em supercrescimento bacteriano nos intestinos. *2*, A má absorção e a diarreia ocorrem em consequência de supercrescimento bacteriano que resulta em deficiências de sais biliares, excesso de toxinas bacterianas e consumo excessivo de recursos pelas bactérias. (Cortesia de Dr. H. Gelberg, College of Veterinary Medicine, Oregon State University; e de Dr. J.F. Zachary, College of Veterinary Medicine, University of Illinois.)

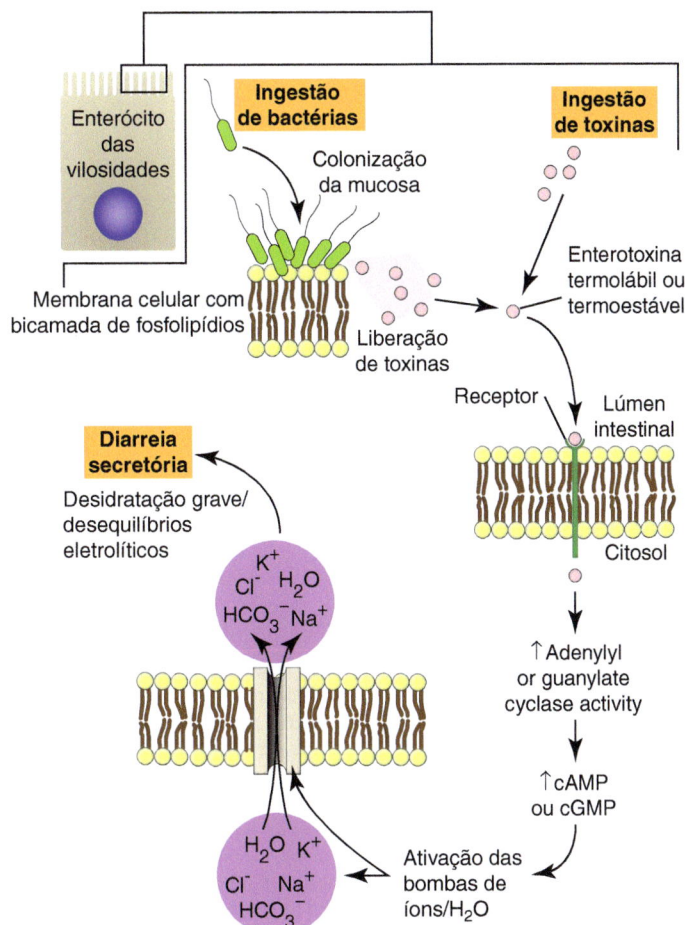

Figura 7-10 Mecanismo de Ação da Diarreia Bacteriana Mediada por Enterotoxinas. *cAMP*, Monofosfato cíclico de adenosina. *cGMP*, monofosfato cíclico de guanosina. (Cortesia de Dr. H. Gelberg, College of Veterinary Medicine, Oregon State University; e Dr. J.F. Zachary, College of Veterinary Medicine, University of Illinois.)

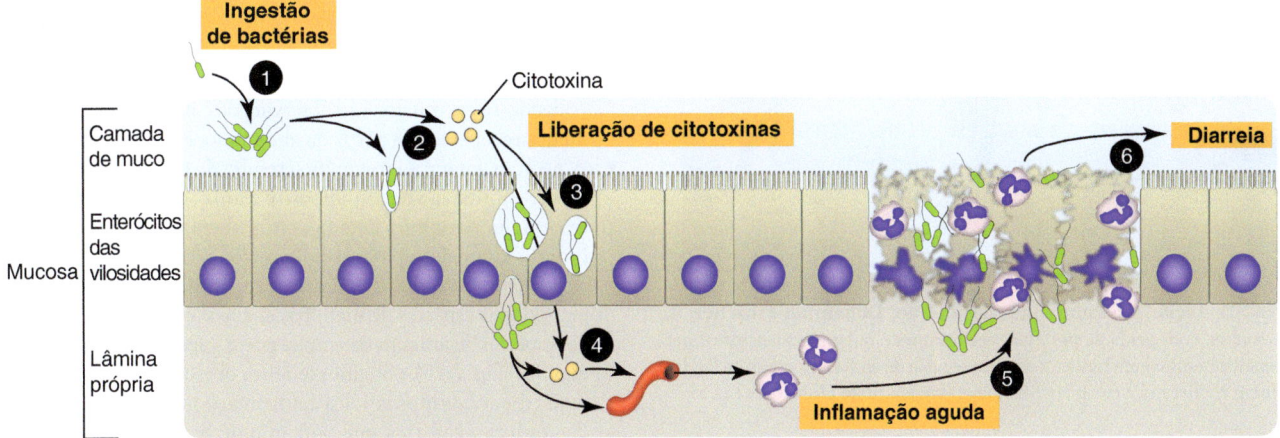

Figura 7-11 Mecanismo da Inflamação Bacteriana Invasiva e Mediada por Citotoxinas. *1*, Colonização da mucosa. *2*, Produção local de citotoxinas e invasão da mucosa por bactérias. *3*, As bactérias se reproduzem em grande número e espalham-se para as células epiteliais adjacentes. *4*, As citotoxinas bacterianas são liberadas e lesionam as células endoteliais adjacentes na mucosa, causando inflamação aguda. *5*, A inflamação aguda resulta em necrose da mucosa. *6*, A necrose da mucosa e as toxinas bacterianas causam diarreia. (Cortesia de Dr. H. Gelberg, College of Veterinary Medicine, Oregon State University; e de Dr. J.F. Zachary, College of Veterinary Medicine, University of Illinois.)

Peritônio, Omento, Mesentério e Cavidade Peritoneal

Ascite

A ascite ou hidroperitônio é definida como o excesso de fluido na cavidade peritoneal. A qualidade do fluido varia de acordo com a causa, de grossa e viscosa na peritonite infecciosa felina (PIF) e fina e aquosa nos casos de hipoproteinemia (Fig. 3-3). A ascite é inespecífica e pode resultar de qualquer causa de hipoproteinemia, como insuficiência cardíaca ou renal, enteropatias com perda de proteína, como doença de Johne, linfangiectasia (Fig. 7-13 e 7-14, A, B), bloqueio linfático, ruptura de ductos linfáticos, ruptura de bexiga (uroperitônio) e hipertensão. A avaliação do fluido obtida por abdominocentese é muito útil no animal vivo para o esclarecimento entre as diversas causas.

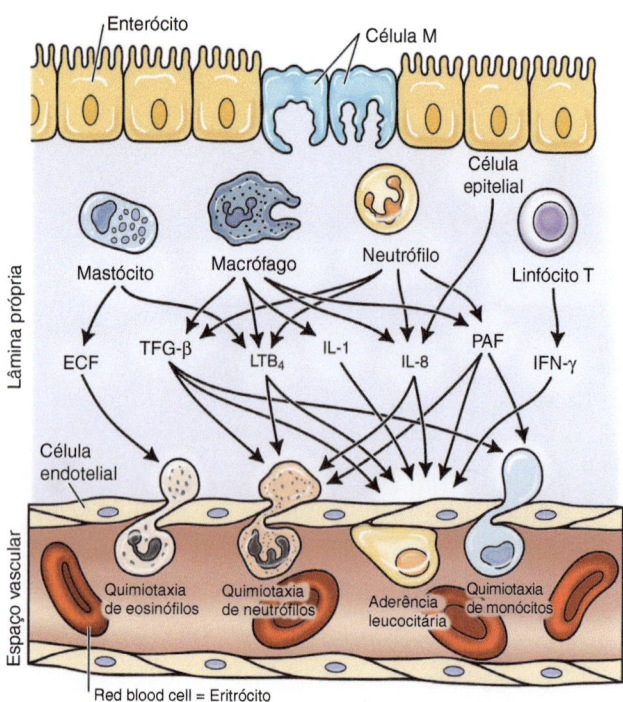

Figura 7-12 Fatores Quimiotáticos Ativos durante a Inflamação Intestinal. *ECF*, Fator quimiotático para eosinófilos; *IFN-γ*, interferon-γ; *IL*, interleucina; *LTB₄*, leucotrieno B₄; *PAF*, fator de ativação plaquetária; *TGF-β*, fator de transformação de crescimento-β.

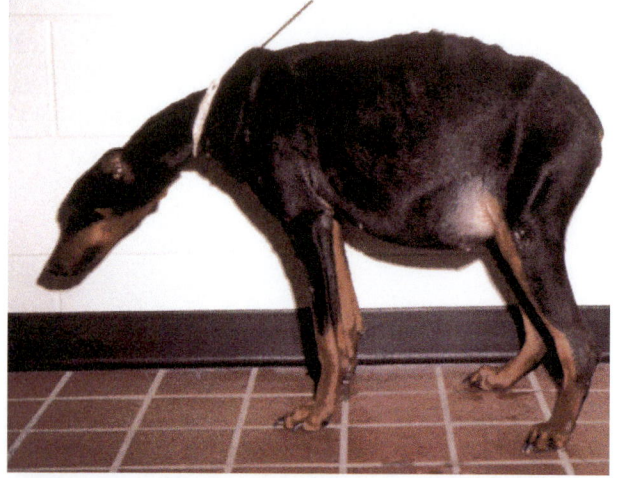

Figura 7-13 Ascite, Abdome, Emaciação, Cão, Doberman Pinscher. A enteropatia com perda de proteína, decorrente de linfangiectasia intestinal idiopática, resultou em hipoproteinemia seguida de ascite. (Cortesia de Dr. H. Gelberg, College of Veterinary Medicine, Oregon State University.)

Necrose Gordurosa

Existem quatro categorias principais de necrose de gordura. Essas são nutricional, pancreática, traumática e idiopática, como se segue:

- A necrose gordurosa nutricional, também chamada *esteatite* ou *doença da gordura amarela*, resulta na peroxidação dos lipídios, inclusive aqueles presentes nas membranas celulares. É mais comum em felinos, mas ocorre em várias espécies. Os radicais livres produzidos provocam uma resposta inflamatória. A causa incitante geralmente é uma dieta muito rica em lipídios e pobre em vitamina E ou outros tocoferois. Embora a esteatite dos felinos seja tradicionalmente uma sequela das dietas à base de peixe, as evidências empíricas sugerem que a doença pode ser causada também por algumas dietas não convencionais usadas atualmente.

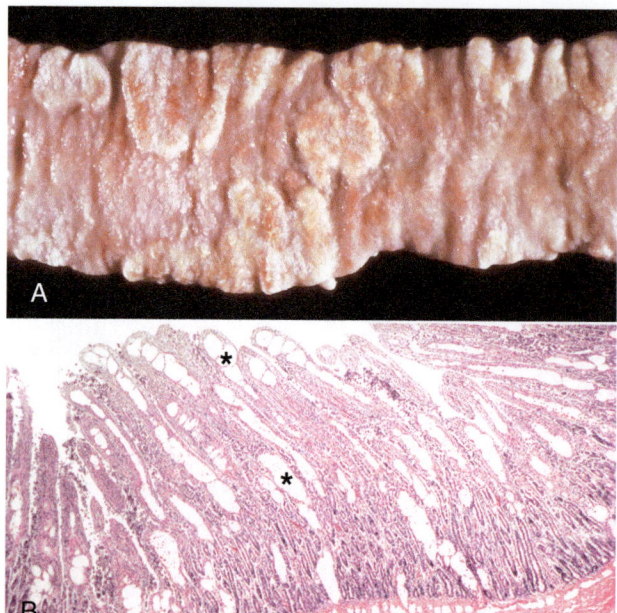

Figura 7-14 Linfangiectasia, Jejuno, Cão. A, As vilosidades intestinais são expandidas pela ectasia dos vasos linfáticos (*áreas brancas elevadas*). A linfangiectasia pode ser um distúrbio congênito de desenvolvimento dos vasos linfáticos ou pode ser adquirida secundária à obstrução dos vasos linfáticos causada por doenças granulomatosas ou neoplásicas. **B,** Os vasos quilíferos apresentam-se dilatados (*asteriscos*), resultando em menor absorção de linfa por esses vasos na lâmina própria e subsequente perda de proteínas (hipoproteinemia) e de outros nutrientes no lúmen intestinal. Coloração por HE. (**A** Cortesia de College of Veterinary Medicine, University of Illinois. **B** Cortesia de Dr. H. Gelberg, College of Veterinary Medicine, Oregon State University.)

- A necrose pancreática ou enzimática é iniciada pela liberação de enzimas pancreáticas (lipase) pela necrose pancreática (pancreatite). A lipase converte triglicerídeos em ácidos graxos e glicerol. Os ácidos graxos combinam-se com cálcio, magnésio e íons de sódio, formando sabões que resultam em depósitos esbranquiçados (giz branco) (Figs. 1-38 e 8-90). Trata-se de uma condição dolorosa, podendo-se eventualmente observar gotículas de lipídios livres nos fluidos recuperados a partir da abdominocentese.

- A necrose gordurosa traumática resulta de trauma direto, normalmente contuso, ao tecido adiposo e é uma ocorrência relativamente comum. A ruptura de adipócitos libera triglicerídeos, que são hidrolisados pelas lipases teciduais e/ou séricas.

- A necrose gordurosa idiopática pode ser focal ou maciça e ocorre em todas as espécies de mamíferos, mas é observada basicamente em espécies de animais de grande porte, especialmente em ovinos, equinos (Fig. 7-15) e bovinos leiteiros obesos. A necrose gordurosa maciça em bovinos resulta na formação de focos endurecidos de gordura necrótica que podem envolver as alças intestinais, resultando em estenose e bloqueio funcional da ingesta. A causa dessa condição é desconhecida, mas, de certa forma, pode estar relacionada com desequilíbrios nutricionais.

O tecido adiposo lesionado e necrótico geralmente tem aspecto esbranquiçado (como giz) e textura arenosa causados pela saponificação e calcificação da gordura. A presença e intensidade de células inflamatórias variam de acordo com as diversas causas de lesão tecidual e à área de gordura amostrada.

Inflamação: Peritonite

A inflamação do peritônio, ou peritonite, é causada por uma variedade de agentes, que podem ser virais (peritonite infecciosa felina) (Fig. 7-16), bacterianos (Fig. 7-17), parasitários (migração de ascarídeos)

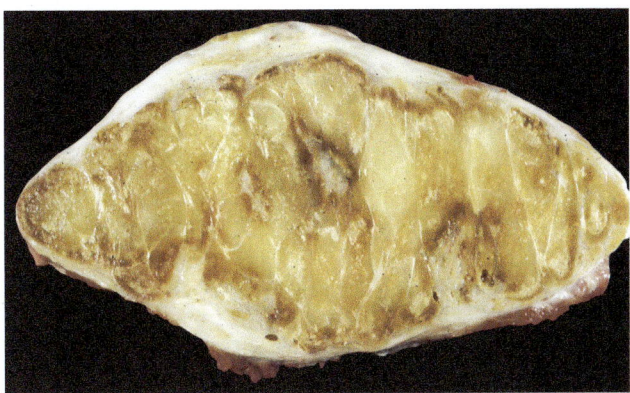

Figura 7-15 **Necrose de Gordura Idiopática, Porção Ventral do Peritônio Parietal, Cavalo.** Esse corte transversal de gordura necrótica apresenta-se mesclada por uma mistura de áreas de saponificação e adipócitos normais. A causa dessa esporádica condição é édesconhecida. (Cortesia de College of Veterinary Medicine, Cornell University.)

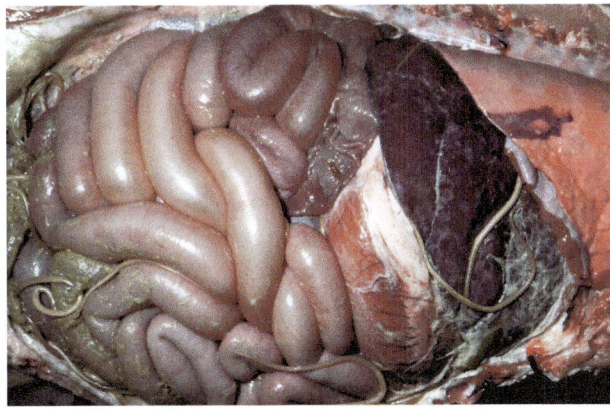

Figura 7-18 **Peritonite Fibrinosa, Abdome, Porco.** A presença de fibrina no abdome deste porco indica que a ruptura intestinal é anterior à morte. Há presença também de ascarídeos, mas isso não ajuda a determinar o tempo da ruptura. (Cortesia de Dr. M.D. McGavin, College of Veterinary Medicine, University of Tennessee.)

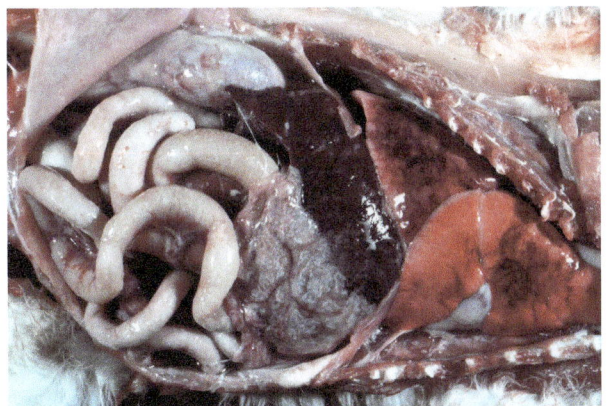

Figura 7-16 **Poliserosite Fibrinosa, Abdome, Gato.** Os filamentos de fibrina entre as vísceras e os tapetes de fibrina sobre as superfícies dos órgãos são característicos da "forma úmida" de peritonite infecciosa felina. O mesentério (*abaixo e à esquerda do fígado*) apresenta vários tratos lineares serpiginosos brancos, que são capilares e vênulas inflamados (hipersensibilidade tipo III, complexo imune). Observam-se pequenos nódulos (piogranulomas) na serosa intestinal e na superfície do rim. (Cortesia de Dr. H. Gelberg, College of Veterinary Medicine, Oregon State University.)

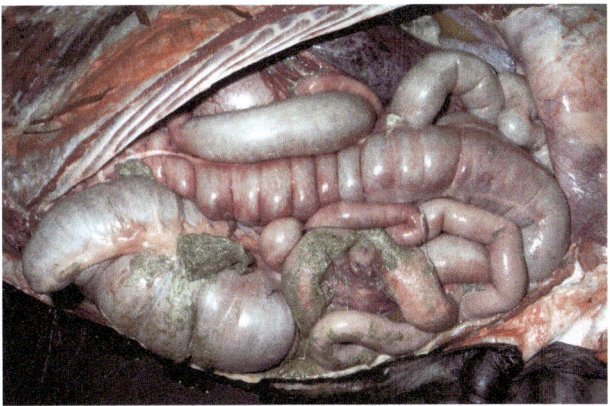

Figura 7-19 **Peritonite Fibrinosa, Abdome, Cavalo.** A presença de fibrina e conteúdo intestinal aderidos às superfícies serosas indica perfuração ou ruptura intestinal anterior à morte. (Cortesia de Dr. M.D. McGavin, College of Veterinary Medicine, University of Tennessee.)

(Fig. 7-18), mecânicos (peritonite traumática) e estéreis (peritonite biliar), ou mesmo a ruptura de órgão (Fig. 7-19). A peritonite é conhecida também como *serosite*, e quando múltiplas membranas serosas como as membranas das meninges, das articulações, da pleura, do pericárdio, do peritônio e do escroto são afetadas, a condição é denominada *poliserosite*. A doença de Glasser em suínos é um exemplo de poliserosite (Fig. 7-17). Na presença de peritonite, as diferentes espécies variam quanto ao seu acometimento e sobrevivência; os equinos demonstram mais dor e intolerância, enquanto os bovinos e felinos são capazes de viver por muito tempo com uma doença grave. A natureza do exsudato inclui aqueles abordados no Capítulo 3 que resultam em peritonite supurativa (Fig. 7-20) ou peritonite fibrinosa (Fig. 7-21), como exemplos. O exame citológico e a cultura bacteriana são instrumentos para determinar a causa da doença no animal vivo. Tal como em outras doenças, o peritônio responde à lesão por meio de inflamação aguda (Fig. 7-22) e, se necessário, inflamação crônica (Fig. 7-23) e/ou inflamação granulomatosa (Fig. 7-24), caso a fonte da lesão permaneça por ser resolvida.

Peritonite Parasitária. A migração aberrante de nematódeos e trematódeos na maioria das espécies animais pode causar fibrose focal no peritônio e nos mesentérios quando as larvas circulam pela cavidade abdominal (Fig. 8-52). A *Setaria*, por exemplo, um

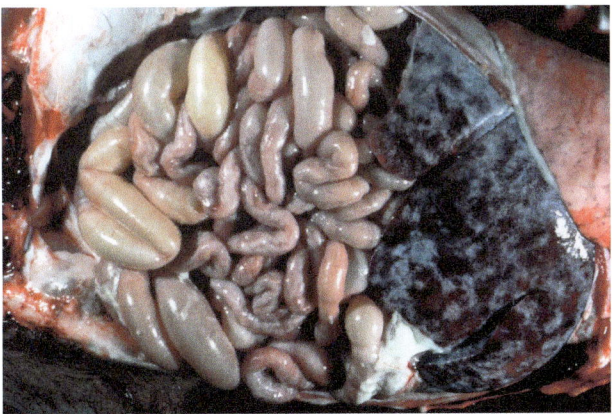

Figura 7-17 **Poliserosite Fibrinosa, Abdome, Porco.** Filamentos e aglomerados de fibrina espalhados pelas superfícies serosas. Observa-se também a presença de manchas leitosas no fígado. Bactérias como *Haemophilus suis/parasuis* (doença de Glasser), *Actinobacillus suis*, *Streptococcus suis* ou *Escherichia coli* podem causar poliserosite. (Cortesia de Dr. H. Gelberg, College of Veterinary Medicine, Oregon State University.)

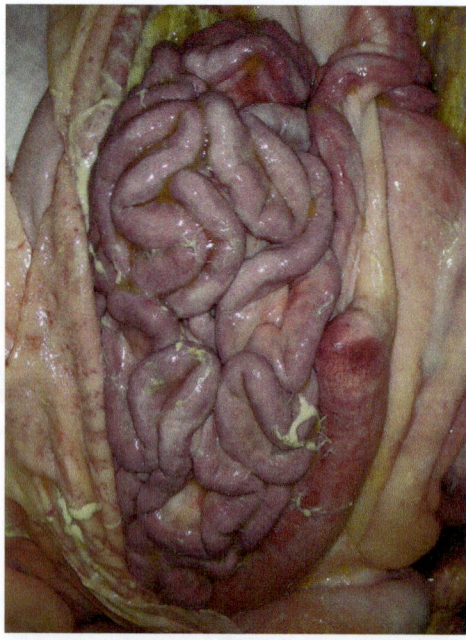

Figura 7-20 **Peritonite Supurativa Aguda, Infecção Bacteriana, Porco.** A superfície do peritônio apresenta-se irregular e granular, coberta com pontos cinzentos/amarelo-esbranquiçados de pus e fibrina. As áreas vermelhas indicam heperemia ativa e hemorragia. (Cortesia de College of Veterinary Medicine, University of Illinois.)

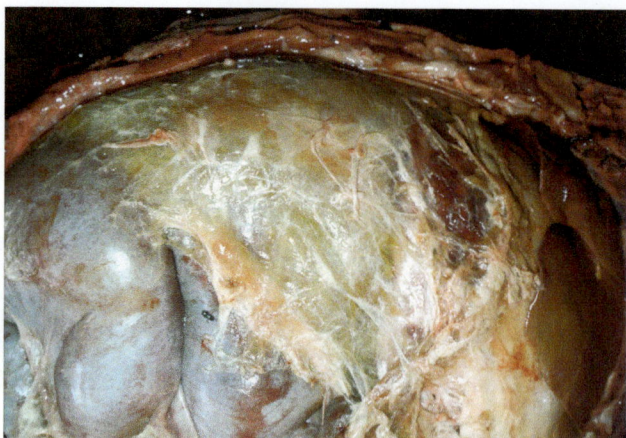

Figura 7-21 **Peritonite Fibrinosa, Inflamação Aguda, Infecção Bacteriana, Vaca.** Essa lesão resultou de extensa lesão aos capilares peritoneais, resultando na passagem de fibrinogênio e na polimerização em fibrina nas superfícies peritoneais. (Cortesia de Dr. M.D. McGavin, College of Veterinary Medicine, University of Tennessee.)

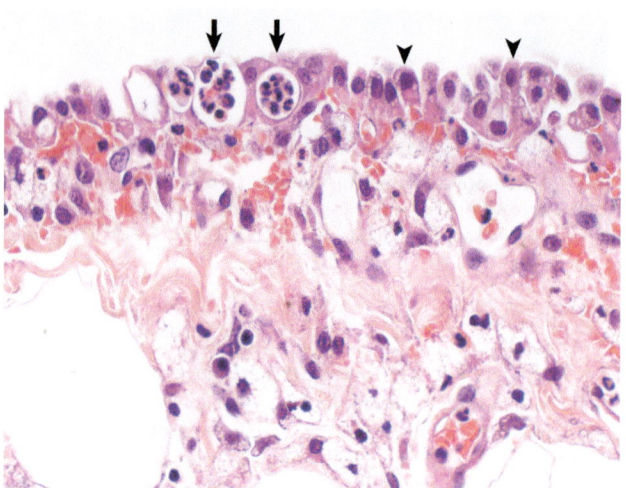

Figura 7-22 **Peritonite Aguda, Peritônio, Cão.** As células mesoteliais apresentam-se tumefeitas, vacuolizadas e disformes (*cabeças de seta*), indicando a sua resposta à lesão. Os capilares localizados abaixo das células mesoteliais estão dilatados (hiperemia ativa e cascata de aderência leucocitária). Os neutrófilos estão migrando pelas junções das células endoteliais e pelo interstício para alcançar o estímulo inflamatório na cavidade abdominal. É possível observar microabscessos nos espaços juncionais (*setas*). Coloração por HE. (Cortesia de Dr. J.F. Zachary, College of Veterinary Medicine, University of Illinois.)

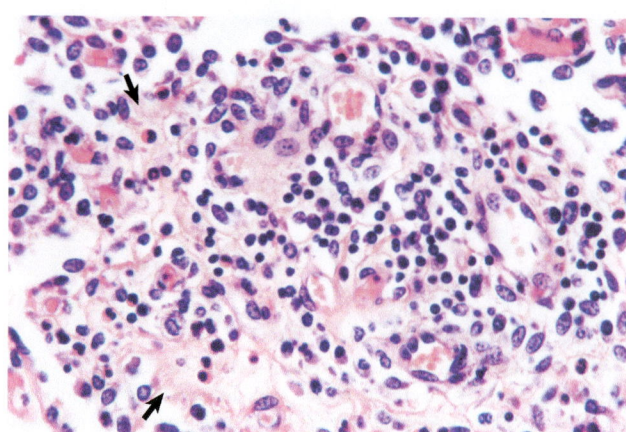

Figura 7-23 **Peritonite Crônica, Peritônio, Vaca.** Devido ao estímulo inflamatório na cavidade abdominal persistiu, a resposta inflamatória mudou para exsudato crônico na tentativa de resolver a lesão. Observe a abundância de fibras de colágeno imaturas (*setas*) no tecido areolar do peritônio. Coloração por HE. (Cortesia de Dr. M.D. McGavin, College of Veterinary Medicine, University of Tennessee.)

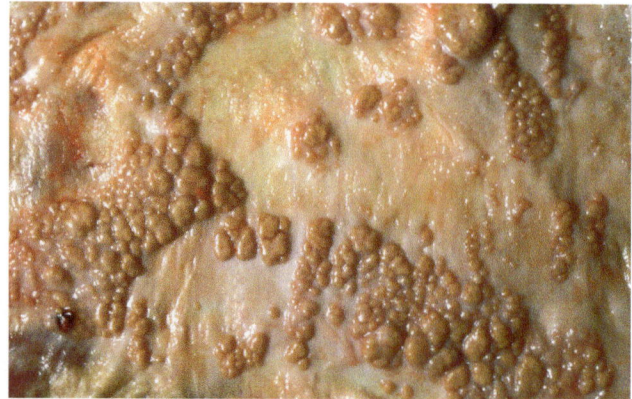

Figura 7-24 **Peritonite Granulomatosa, Peritônio, Tuberculose, Vaca.** Em casos prolongados de tuberculose, pode haver formação de granulomas no peritônio. (Cortesia de Dr. M.D. McGavin, College of Veterinary Medicine, University of Tennessee.)

nematódeo ocasionalmente encontrado na cavidade peritoneal dos ungulados, pode causar peritonite focal leve e raramente causar danos significativos. Além disso, vários cestódeos podem ser encontrados na cavidade abdominal de muitos animais. Alguns, como o *Echinococcus granulosus* (cistos hidáticos) são zoonóticos e podem levar de 20 a 30 anos para provocar sinais clínicos no ser humano. O *Mesocestoides* e o *Porocephalus* (pentastomíase) são encontrados nos carnívoros e a sua migração pode induzir uma reação piogranulomatosa (Fig. 7-25).

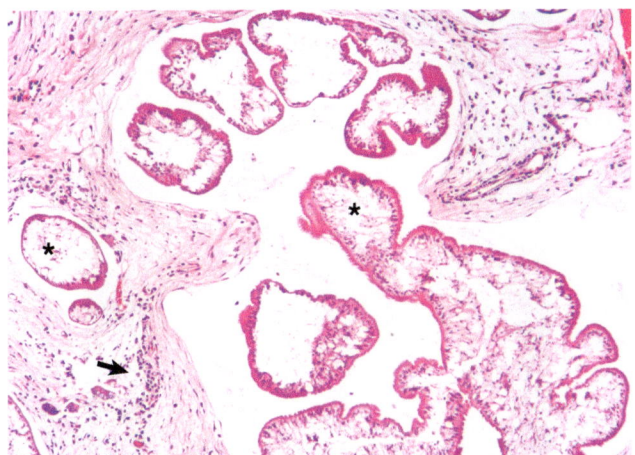

Figura 7-25 **Infecção por *Mesocestoides*, Peritônio, Cão.** As larvas de cestódeos encistadas (*asteriscos*) provocaram uma reação inflamatória granulomatosa (*seta*) no peritônio desse cão. Coloração por HE. (Cortesia de Dr. C. Löhr, College of Veterinary Medicine, Oregon State University.)

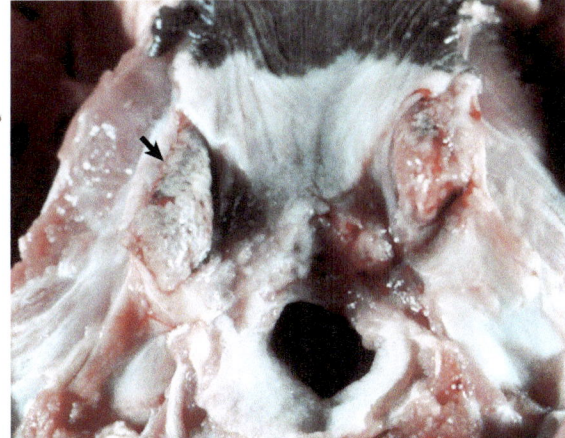

Figura 7-26 **Tonsilite Necrosante, Tonsilas, Cão.** As tonsilas palatinas apresentam-se aumentadas e com alteração da coloração. A tonsila direita está coberta por uma membrana diftérica (*seta*), e a tonsila esquerda, extensamente ulcerada. Devido à tonsila não apresentar vasos linfáticos aferentes, a infecção é primária (por disseminação direta) ou hematogênica. (Cortesia de Dr. M.D. McGavin, College of Veterinary Medicine, University of Tennessee.)

Quadro 7-2	Portas de Entrada no Sistema Digestório

- Ingestão
- Expectoração dos pulmões e deglutição
- Infecções sistêmicas hematotransmissíveis
- Migração parasitária

Pneumoperitônio

O pneumoperitônio espontâneo é secundário à perfuração dos tratos GI oureprodutor. As causas incluem neoplasia, medicamentos anti-inflamatórios não esteroidais (AINEs) e esteroidais. O pneumoperitônio traumático é causado por projéteis penetrantes (p. ex. balas, facas, dardos), traumatismo veicular, feridas penetrantes causadas por mordidas, causas iatrogênicas (cirurgia, diálise peritoneal, ventilação com pressão positiva, cateterização urinária com penetração, gastrotomia penetrante ou sondas de gastrostomia endoscópica percutânea [PEG, na sigla em inglês]) e causas idiopáticas. A menos que removido mecanicamente, o ar leva aproximadamente 30 dias para ser absorvido.

Portas de Entrada/Vias de Disseminação

Existe um número limitado de vias pelos quais os agentes patogênicos entram no sistema digestório (Quadro 7-2). A mais comum, obviamente, é por meio da ingestão. Entretanto, em determinadas circunstâncias, os patógenos podem ser expectorados dos pulmões para a faringe e deglutidos (*R. equi* em equinos); as infecções sistêmicas hemato transmissíveis causadas por vírus (viremia), bactérias (bacteremia) e toxinas sistêmicas (septicemia e toxemia) podem seguir o seu curso pela corrente sanguínea e ligar-se aos receptores específicos nas células do revestimento epitelial do sistema digestório. Os parasitas podem migrar ao longo de diversas regiões do corpo para alojar-se na mucosa ou circular livremente no lúmen do trato digestório.

Cavidade Oral

Qualquer substância colocada na cavidade oral tem oportunidade de afetar a mucosa. O fato de que as infecções orais são relativamente raras é evidenciado pela eficácia das secreções orais e da barreira epitelial. A penetração mecânica da mucosa oral permite aos patógenos a oportunidade de disseminar-se através da submucosa e entrar nos canais vasculares ou serem drenados pelos vasos linfáticos. Embora a maioria dos patógenos seja detida e morta durante o trajeto, alguns necessitam das superfícies epiteliais (vírus da diarreia viral bovina) ou dos tecidos linfoides (parvovírus dos carnívoros) para se multiplicar.

Dentes

O esmalte é inerte e, portanto, não tem participação na multiplicação ou disseminação de patógenos, tampouco tem capacidade de cicatrização. As espécies de animais domésticos raramente desenvolvem cáries, mas o acúmulo de placa e as doenças periodontais podem resultar em retração gengival, inflamação, reabsorção óssea e perda de dentes.

Tonsilas

As tonsilas não possuem vasos linfáticos aferentes e não funcionam como filtros linfáticos. Portanto, somente ocorrem infecções primárias (ou diretas) ou hematógenas (tonsilite) (Fig. 7-26), bem como neoplasias primárias do componente linfoide (linfoma) (Fig. 7-27) ou epitelial (carcinoma de células escamosas) (Fig. 7-28). Em muitas viremias de mamíferos, como a pseudorraiva dos suínos, o vírus pode ser isolado a partir das tonsilas.

Glândulas Salivares

Em geral, as glândulas salivares são afetadas por patógenos hematotransmissíveis, penetração direta por objetos estranhos, obstrução dos ductos excretores ou feridas causadas por mordidas. Um patógeno importante, o vírus da raiva, espalha-se por meio da saliva. Nos seres humanos, ocorrem infecções ascendentes provenientes dos ductos salivares, mas não existem evidências de que isso ocorra em animais domésticos. As porções serosas das glândulas salivares são radiossensíveis.

Língua

Os vírus epiteliotrópicos, dos quais muitos não existem nos Estados Unidos, como o vírus da febre aftosa, replicam-se no epitélio da cavidade oral, incluindo a língua. A perda do epitélio lingual e a exposição dos nervos podem resultar em dor, inapetência, ptialismo e bruxismo.

Esôfago

Os materiais — inclusive agentes químicos cáusticos — passam da cavidade oral para o estômago e o rúmen através do esôfago. Na cavidade torácica, a penetração ou a obstrução por corpos estranhos

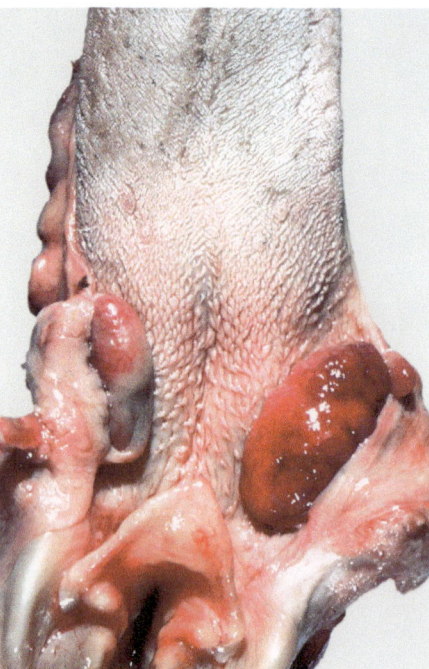

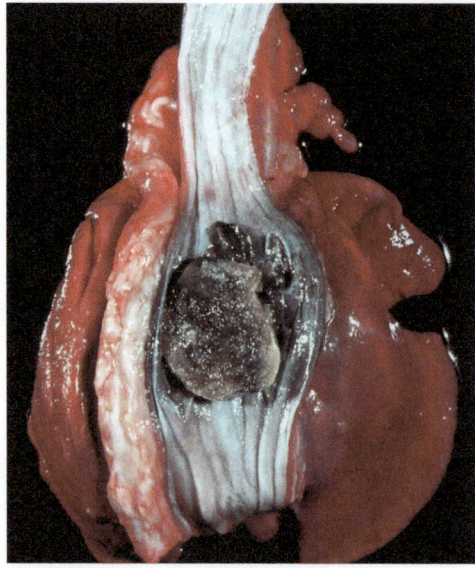

Figura 7-29 **Corpo Estranho com Necrose, Esôfago, Cão.** Um osso de pernil ficou alojado no esôfago desse cão em posição dorsal à base do coração causou dilatação esofágica e necrose compressiva da mucosa esofágica. (Cortesia de Dr. C.S. Patton, College of Veterinary Medicine, University of Tennessee.)

Figura 7-27 **Linfoma (Linfossarcoma), Tonsila, Cão.** A proliferação de linfócitos malignos aumentou o volume das tonsilas, que agora projetam-se além de suas criptas e apresentam-se vermelho-rosadas por estarem bem-vascularizadas. (Cortesia de Dr. M.D. McGavin, College of Veterinary Medicine, University of Tennessee.)

Rúmen, Retículo e Omaso

Nos ruminantes e camelídeos, os proventrículos são dilatações e modificações do esôfago e têm por finalidade alojar uma microbiota digestória necessária para a partir da ingestão de forragem produzir ácidos graxos de cadeia curta, os quais, em seguida, são absorvidos diretamente pela corrente sanguínea, juntamente com o sódio e o cloreto. A maioria das doenças clínicas dos proventrículos está relacionada com alterações na motilidade e no pH. Os proventrículos dos camelídeos possuem saculações glandulares. Os equinos têm o estômago dividido nas porções estratificada anterior e glandular posterior. Os suínos possuem apenas uma pequena porção estratificada que circunda diretamente o *ostio* esofágico. O abomaso e o C3 (um compartimento comparável ao abomaso) dos camelídeos funcionam de forma semelhante ao estômago dos mamíferos monogástricos.

Estômago e Abomaso

As úlceras gástricas e abomasais ocorrem em todas as espécies. Embora não se conheça precisamente a causa das úlceras, além dos agentes cáusticos e aqueles causados por bactérias capazes de sobreviver ao pH extremamente baixo do estômago (*Helicobacter* spp.), as condições necessárias para o desenvolvimento de úlceras incluem disfunções locais ou traumas à barreira epitelial da mucosa, acidez gástrica normal ou elevada e disfunções locais do fluxo sanguíneo, inclusive desvios arteriovenosos induzidos por estresse e mediados pelo sistema nervoso simpático que resultam em isquemia. Essas alterações fisiológicas permitem a entrada de pepsina e HCl na submucosa. Além disso, os esteroides exógenos e endógenos e os AINEs deprimem a prostaglandina E_1 (PGE_1) e a prostaglandina E_2 (PGE_2), reduzindo, assim, as secreções fosfolipídicas, que têm efeito gastroprotetor, e causando erosões e úlceras.

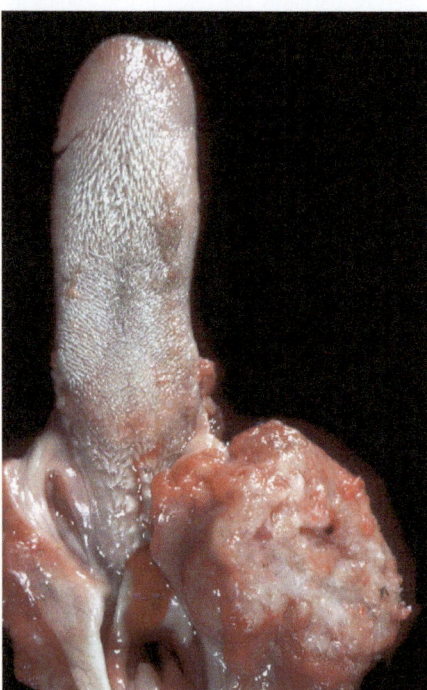

Figura 7-28 **Carcinoma de Células Escamosas, Tonsila, Gato.** A tonsila direita foi substituída por grande neoplasma expansivo. A tonsila esquerda apresenta-se normal e permanece em sua cripta. (Cortesia de Dr. R. Storts, College of Veterinary Medicine, Texas A&M University.)

Intestino

Alvos para Colonização Microbiana ou para Destruição da Mucosa Intestinal

Entre os alvos da mucosa incluem-se os enterócitos absortivos, as células crípticas indiferenciadas, as microvilosidades e o glicocálice, os complexos juncionais apicais, estruturas desconhecidas ou inespecíficas, e a lâmina própria, como ilustra a Figura 7-30.

esofágico é a porta mais comum de entrada no mediastino (Fig. 7-29). Alguns parasitas passam parte ou a totalidade de seu ciclo de vida no esôfago. A perfuração iatrogênica do esôfago não é uma sequela incomum da passagem de sondas estomacais. O refluxo gástrico é uma porta de entrada adicional para o esôfago.

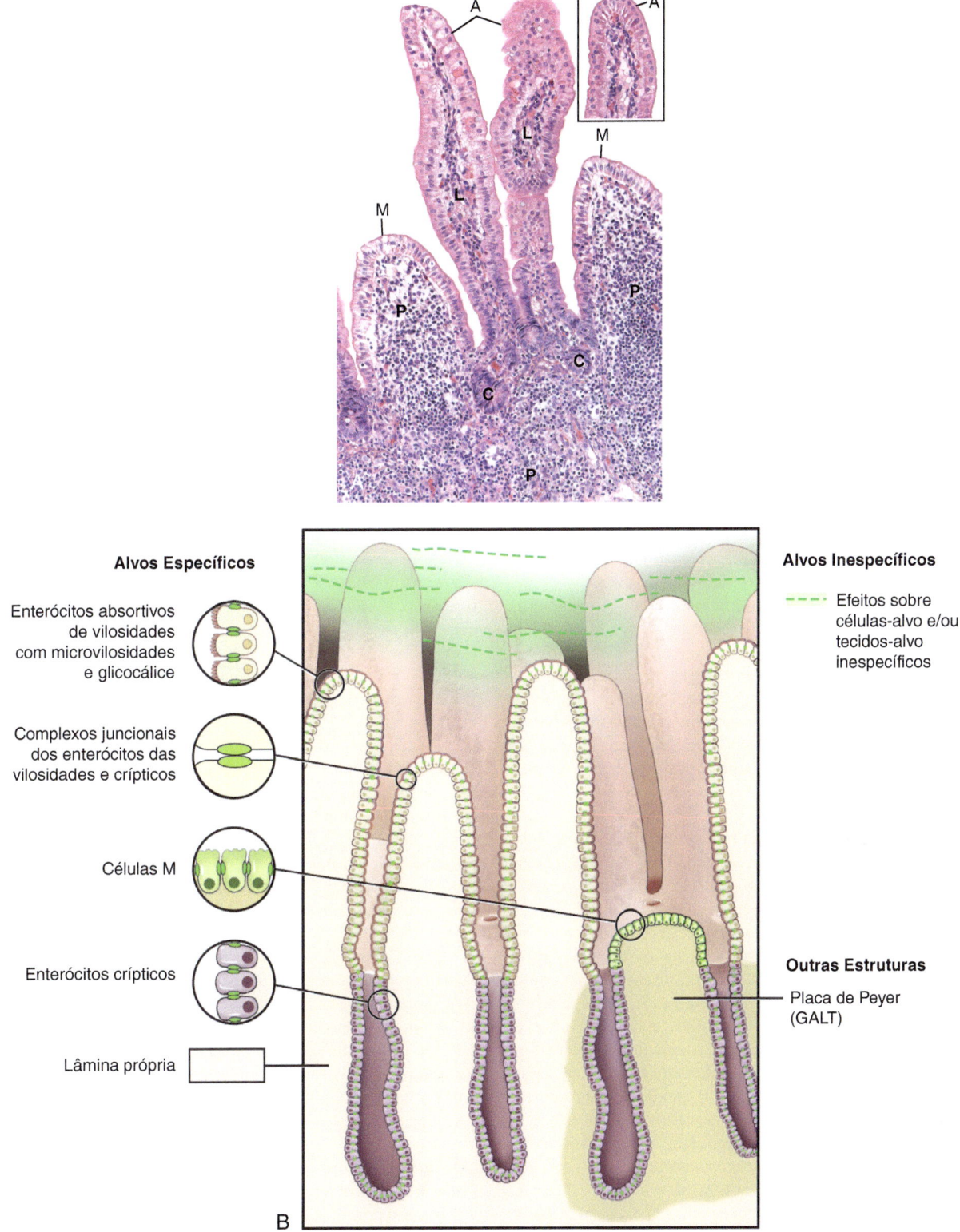

Figura 7-30 Alvos de Infecção Microbiana no Intestino. A, Fotomicrografia da mucosa do intestino delgado identificando alvos de infecção. Compare com o diagrama esquemático ilustrado na imagem **B**. *Inserção,* Maior aumento dos enterócitos com borda de microvilos localizados no ápice das vilosidades. **B,** Diagrama esquemático ilustrando os alvos para infecção. *A,* Enterócito absortivo; *C,* células crípticas indiferenciadas; *GALT,* tecido linfoide associado ao trato gastrointestinal; *L,* lâmina própria; *M,* células M; *P,* placa de Peyer. (**A** e inserção cortesia de Dr. J.F. Zachary, College of Veterinary Medicine, University of Illinois.)

Doenças do Epitélio Intestinal

Várias doenças são caracterizadas pela colonização ou destruição dos componentes epiteliais da mucosa intestinal. Embora os efeitos patogênicos sejam complexos e multifatoriais, um conhecimento simplificado da célula que se encontra sob ataque é útil para prever o desfecho da doença e a condução do tratamento.

Doenças dos Enterócitos Absortivos. Vários agentes têm um tropismo pelas células absortivas que revestem as vilosidades intestinais. Esses agentes incluem vírus como o rotavírus, o coronavírus entérico e o coronavírus da gastroenterite transmissível dos suínos. As bactérias e parasitas intracelulares podem igualmente invadir e multiplicar-se nas células epiteliais absortivas. Os exemplos incluem os agentes da disenteria suína (*Brachyspira hyodysenteriae*), os coccídios e o criptosporídio.

Alguns patógenos com tropismo pelas células absortivas de revestimento do intestino destroem essas células, o que resulta na perda de enterócitos e, pelo menos, em atrofia vilosa temporária. A perda dos enterócitos absortivos-digestivos das vilosidades causa má digestão e, por consequência, má absorção. Além disso, como a ingesta e as secreções alimentares normais não são absorvidas, elas são degradadas e fermentadas no intestino pelas bactérias, aumentando a osmolalidade do conteúdo intestinal, com subsequente aumento do conteúdo líquido do intestino.

Como as células crípticas regenerativas não são atacadas por patógenos com tropismo pelos enterócitos vilosos, as doenças que lesionam os enterócitos vilosos não são necessariamente fatais. A membrana basal desnuda se contrai, causando atrofia vilosa. Essa contração pode ser atribuída à musculatura lisa da lâmina própria. As células crípticas funcionalmente imaturas migram e recobrem as vilosidades. Em geral, essas células imaturas tornam-se escamosas na tentativa de cobrir a área máxima da membrana basal. Entretanto, se as membranas basais desnudas estiverem em contato entre si, ocorre aderência, resultando não apenas no encurtamento, mas também na fusão das vilosidades e impedindo a formação de novos vilos normais.

Doenças das Células Crípticas Indiferenciadas. A perda de células epiteliais indiferenciadas na base das criptas significa a perda das células com capacidade de mitose e consequente comprometimento da regeneração epitelial. Portanto, o efeito clínico da perda de células crípticas pode ser retardado por vários dias porque as vilosidades ainda estão inicialmente cobertas por enterócitos. Esse tipo de perda é mais grave e quase sempre fatal se comparado à perda de enterócitos vilosos. Os agentes que têm como alvo e destroem as células crípticas se denominam *radiomiméticos* por simularem os efeitos da radiação sobre os enterócitos que se dividem rapidamente. O parvovírus dos carnívoros, o vírus da diarreia viral bovina, o vírus da peste bovina e algumas micotoxinas, como a vomitoxina, são alguns exemplos desses agentes.

A infecção de suínos, bovinos, ovinos e seres humanos neonatos por *E. coli* enterotóxica causa a chamada diarreia secretória. Essas bactérias são capazes de colonizar os enterócitos do intestino delgado por meio de antígenos de sua superfície ou de antígenos de pilli, que os ancoram aos enterócitos. Os diferentes antígenos de pilli aderem aos receptores glicoconjugados presentes nos enterócitos em diferentes regiões do intestino delgado. Consequentemente, essas bactérias não são eliminadas pelo peristaltismo. Não há lesões, uma vez que os enterócitos não são danificados, embora, microscopicamente, as bactérias possam ser vistas aderidas à superfície epitelial. As bactérias produzem uma toxina que estimula os enterócitos a secretar água e eletrólitos. Embora o AMPc e o monofosfato cíclico de guanosina (GMPc) medeiem esse processo, desconhece-se o mecanismo exato pelo qual essa secreção é produzida. Algumas secreções, especialmente aquelas do Cl⁻, são produzidas por meio de células crípticas. A secreção intestinal supera a capacidade do cólon de absorver o fluido excedente, resultando em diarreia.

Anomalias das Microvilosidades e do Glicocálice. Devido às microvilosidades e ao glicocálice dos enterócitos vilosos serem, em grande parte, responsáveis pela imensa área de superfície, e as enzimas serem responsáveis pela digestão e absorção dos nutrientes, é possível que lesão a qualquer dessas duas estruturas resulte em mau funcionamento intestinal e consequente diarreia. Um exemplo clássico disso é a intolerância à lactose em seres humanos. Essas pessoas demonstram ausência de lactase no glicocálice, razão pela qual não conseguem digerir a lactose proveniente dos produtos lácteos. A falta da lactase resulta em defeito de absorção do açúcar do leite, e a lactose, por sua vez, é fermentada por bactérias no cólon. Isso resulta em uma drenagem osmótica do fluido para o intestino e, por conseguinte, em diarreia. Portanto, a má absorção neste caso está limitada a um simples substrato. Histologicamente, o intestino é normal.

Algumas bactérias, como a *E. coli attaching* e *effacing* danificam as microvilosidades por meio de sua adesão. Essa ligação altera os sistemas enzimáticos contidos nas microvilosidades e no glicocálice e causa diarreia. O antibiótico neomicina pode igualmente causar fragmentação das microvilosidades e destruição do glicocálice, com consequente diarreia. A suspensão da terapia com neomicina resulta na recuperação da estrutura e função normais.

Doenças nas Quais os Alvos Epiteliais São Desconhecidos ou Inespecíficos. Em várias doenças entéricas, a célula-alvo epitelial é desconhecida ou inespecífica. O *Clostridium perfringens* tipo C é um patógeno de porcos, ovelhas, bezerros e potros neonatos. Ao contrário da *E. coli* enterotóxica, que produz uma toxina que afeta os enterócitos, o *C. perfringens* produz uma citotoxina inespecífica. A toxina causa necrose das células absortivas vilosas, a qual se estende subsequentemente para a lâmina própria e os vasos sanguíneo. O resultado é uma enterite necro-hemorrágica maciça e aguda.

Separação dos Complexos Juncionais Apicais. Os complexos juncionais apicais, também chamados *junções de oclusão* ou *zona ocludente*, unem os enterócitos entre si. As proteínas de transmembrana, como a claudina, a ocludina, a tricelulina, as moléculas associadas à junção e o receptor de coxsackievírus e adenovírus (CAR), formam junções de oclusão. Normalmente, essas junções funcionam como uma barreira para o transporte transepitelial macromolecular. Em determinadas doenças, como a ostertagíase, a *Salmonella typhimurium in vitro*, o *C. perfringens*, o antraz alimentar e a *E. coli* entero-hemorrágica, essas junções de oclusão são abertas patologicamente pelos efeitos das toxinas bacterianas e dos produtos contidos nas proteínas de transmembrana, permitindo o transporte das macromoléculas para o lúmen intestinal (abomasal). Essa abertura das junções de oclusão é importante também para permitir a passagem das macromoléculas, como a imunoglobulina, para o lúmen, onde o patógeno pode ser atacado.

Doenças da Lâmina Própria

As lesões da lâmina própria podem ser infiltrativas, necrosantes ou vasculares e podem causar diarreia, embora o epitélio não seja o tipo de célula primariamente lesionado.

Peritônio, Omento, Mesentério e Cavidade Peritoneal

A maioria das infecções da cavidade peritoneal é de origem traumática resultante de ruptura no sistema digestório, urinário ou reprodutor. A extensão decorrente de infecção ou neoplasia de órgãos é outra fonte comum de introdução de agentes estranhos no peritônio. A lesão traumática da parede do corpo, como causada por um projétil, por exemplo, pode permitir a entrada de material estranho ou ar (pneumoperitônio). A lesão traumática de um vaso ou órgão ou a

Quadro 7-3	**Mecanismos de Defesa do Sistema Digestório**

- Papilas gustativas
- Vômito
- Saliva
  - Ação de lavagem para que patógenos potenciais sejam eliminados da orofaringe
  - Película protetora da mucosa
  - Contém lisozima antimicrobiana, lactoferrina, lactoperoxidase e imunoglobulinas
- pH gástrico
- Microbiota/microbioma – trato GI inferior (lesionado por agentes tóxicos; ativação carcinogênica)
  - 100 trilhões de bactérias (anaeróbias) (10 x hospedeiro); 3,3 milhões de genes (150 x hospedeiro)
  - Bacteriocinas
  - Disputa por nutrientes
  - Disputa por locais de ligação
  - Promover a maturação do sistema imunológico
  - Biotransformação
  - Enterócito
- Imunoglobulinas secretadas
- Secreções extraintestinais do fígado e do pâncreas
  - Lactoferrinas
  - Peroxidase
- Enzimas proteolíticas intestinais
- Biotransformação intestinal e enzimas metabólicas
- Fogócitos e outras células efetoras presentes na submucosa
- Alta taxa de renovação epitelial
- Eliminação de receptores ALP e vesículas que contêm catalase, originárias das microvilosidades
- Grande área de superfície
- Diluição com o conteúdo intestinal
- Maior peristaltismo resultante em diarreia
- Muco – contém fagos (bacteriófagos) que destroem as bactérias $>1 \times 10^4$
- Células de Paneth (peptídeos antimicrobianos, lisozimas, fosfolipase A2, defensinas/criptidinas)
- Células linfoides inatas
- Sistema imune adaptativo
- Células de Kupffer (fígado)
- Polimorfismos genéticos (HLA) e expressão gênica do hospedeiro.

ALP, Fosfatase alcalina; *GI*, gastrointestinal; *HLA*, antígeno leucocitário humano.

ruptura de um tumor ou ingestão ou administração de anticoagulantes pode causar hemoperitônio. O fígado é particularmente propenso a rupturas quando infiltrado por gordura ou amiloide.

Mecanismos de Defesa/Sistemas de Barreira

Considerando os tipos de material ingeridos pelos animais domésticos, é particularmente notável que eles não adoeçam com frequência. Essa resistência às doenças ocorre porque o sistema digestório está bem-preparado para se proteger contra agressões potencialmente patogênicas (Quadro 7-3). Esses mecanismos protetores incluem as secreções orais, como a saliva; microbiota residente "normal"; o pH gástrico; a abertura das junções de oclusão entre as células intestinais para permitir a passagem de macromoléculas, como as imunoglobulinas, para o lúmen; a êmese; as secreções do fígado e do pâncreas; as enzimas proteolíticas intestinais, os macrófagos e outras células efetoras — como os neutrófilos — presentes na submucosa, os quais são exsudados para o lúmen; a alta taxa de renovação epitelial; aumento do peristaltismo resultando em diarreia; as células de Paneth; e o sistema imunológico. As células de Paneth produzem peptídeos antimicrobianos e proteínas,

inclusive lisozima e fosfolipase A_2 secretora, além de produzirem também α-defensinas (criptidinas).

Cavidade Oral

Os mecanismos de defesa da cavidade oral incluem a superfície epitelial estratificada, que é resistente a traumas e alguns agentes irritativos; os botões gustativos, que rejeitam material potencialmente tóxico com base no gosto e na sensação da língua; a microbiota bacteriana autóctone que ocupa locais de ligação que, de outra forma, estariam sujeitos a ação de patógenos; e a saliva. A saliva proporciona a ação de lavagem, de modo que os patógenos potenciais são eliminados da orofaringe e deglutidos. Além disso, a saliva forma uma película protetora da mucosa e contém lisozima com ação antimicrobiana nos grânulos de zimogênio das células serosas e imunoglobulina, especialmente IgA, de maneira análoga aos enterócitos das criptas intestinais, mediante a produção de um componente secretor. A migração pelo trato digestório, incluindo a cavidade oral, elimina os neutrófilos que estão no final de seu ciclo de vida. A ausência da migração dos neutrófilos resulta em estomatite.

Dentes

Apesar da resistência biofísica do esmalte e do cemento à maioria dos patógenos, a placa se acumula nas superfícies dentárias e pode causar retração da gengiva (recessão gengival) decorrente de colonização bacteriana e inflamação (ver Distúrbios dos Animais Domésticos, Dentes, Doenças Periodontais).

Tonsilas

Amostras de antígenos tonsilares são dissolvidas na saliva e desenvolvem respostas imunes semelhantes a outros tecidos linfoides do corpo. A proteção de barreira para as tonsilas é proporcionada pelo epitélio escamoso estratificado não queratinizado.

Glândulas Salivares

A saliva contém eletrólitos, como sódio, potássio, cálcio, magnésio, cloreto, bicarbonato e fosfato; iodo; muco, que funciona como lubrificante; compostos antibacterianos, como tiocianato e peróxido de hidrogênio; imunoglobulina A secretora; EGF; e as enzimas digestivas α-amilase, lipase e calicreína. Entre as enzimas antimicrobianas secretadas estão a lisozima, a lactoperoxidase, as proteínas ricas em prolina, as fosfatases ácidas das classes A e B, a amidase N-acetilmuramoil-l-alanina, a forma reduzida da desidrogenase (quinona) fosfato-dinucleotídeo-nicotinamida-adenina (NAD[P]H), a superóxido dismutase, a glutationa transferase, a aldeído desidrogenase classe 3, e a glicose-6-fosfato isomerase. A saliva contém também microbiota rica em bactérias e, pelo menos nos seres humanos, em opiorfina, um analgésico.

Língua

A espessa barreira epitelial escamosa estratificada não queratinizada e não absortiva da língua oferece proteção contra a maioria dos xenobióticos. Os vírus epiteliotrópicos, as feridas penetrantes diretas e os agentes cáusticos podem lesionar o epitélio. A língua também remove substâncias das superfícies orais.

Esôfago

O epitélio escamoso estratificado de revestimento do esôfago é queratinizado nos suínos, equinos e ruminantes e não queratinizado em caninos e felinos (carnívoros). A taxa de renovação epitelial é de 5 a 8 dias; portanto, a cicatrização é relativamente rápida. A camada muscular é estriada nos ruminantes e nos caninos, lisa nos equinos (terço distal), que não conseguem vomitar, e variavelmente mista em outras espécies. As glândulas submucosas secretoras de muco estão presentes em todo o esôfago nos suínos e caninos e na junção faríngea nos felinos, equinos e ruminantes.

Rúmen, Retículo e Omaso

O espesso revestimento epitelial escamoso estratificado queratinizado oferece proteção contra os xenobióticos, incluindo as fibras ingeridas presentes no rúmen, no retículo e no omaso. Não existe aparelho secretor (p. ex. células caliciformes) no proventrículo dos ruminantes, como no abomaso, mas a absorção de ácidos graxos voláteis ocorre em todo o epitélio. A rica microbiota "normal" e o pH alcalino oferecem um mecanismo de prevenção de colonização e multiplicação de patógenos.

Estômago e Abomaso

A barreira mucosa gástrica desempenha uma função significativa na prevenção da autodigestão e do supercrescimento bacteriano. Existe, no entanto, uma microbiota residente que tem dificuldade de crescer em meios artificiais. O crescimento de microrganismos é evitado em condições fisiológicas normais pela motilidade abomasal ou gástrica, pela PGE_2, por uma camada protetora de muco e bicarbonato, IgA secretora, fator transformador de crescimento-α (TGF-α), fator de crescimento epidérmico, um pH luminal extremamente ácido e um esfíncter pilórico eficaz que evita a regurgitação de secreções do duodeno, do fígado e do pâncreas para o interior do estômago ou do abomaso. Uma camada epitelial intacta e um fluxo sanguíneo adequado evitam também lesões induzidas por ácido.

Intestino

Os mecanismos de defesa do trato intestinal são diversos e consistem em microbiota bacteriana autóctone (não patogênica), secreções intestinais e extraintestinais, acidez gástrica, motilidade intestinal, renovação de células epiteliais, sais biliares, mecanismos imunológicos e, embora um mecanismo secundário, as células de Kupffer do fígado.

As secreções da cavidade oral, da saliva e do intestino, chamadas mucinas, inibem a aderência de organismos à mucosa do sistema digestório. Além de aprisionar fisicamente os patógenos, o muco intestinal serve para cobrir os receptores de glicolipídios e glicoproteínas na superfície dos enterócitos (camada imóvel), prevenindo, assim, a ligação patogênica e lesões causadas por toxinas. As mucinas são viscosas e, como tal, ajudam a proteger o epitélio das forças de cisalhamento dos particulados lançados contra ele pelas ondas peristálticas. Por serem extensamente glicosiladas, as mucinas podem formar ligações cruzadas e aprisionar bactérias, tornando-as mais passíveis de depuração pela passagem através do sistema digestório. O muco também contém bacteriófagos (p. ex. vírus que infectam e replicam-se no interior das bactérias) que destroem as bactérias, reduzindo a população em mais de 1×10^4.

A acidez gástrica normal mata muitos organismos antes que eles tenham chance de alcançar o intestino delgado. Os animais muito jovens são aclorídricos e, por essa razão, podem estar mais suscetíveis a alguns organismos, como *E. coli* patogênica. As bactérias helicoidais presentes no estômago são a maior causa de úlceras gástricas em seres humanos. Embora organismos semelhantes possam ser encontrados no estômago de animais domésticos, particularmente dos carnívoros, o seu papel em gastrites é incerto. A acidez gástrica normal aparentemente não mata todas as bactérias potencialmente patogênicas (bactérias helicoidais) presentes no estômago e na porção proximal do intestino delgado dos animais domésticos.

A microbiota bacteriana autóctone (não patogênica) liga-se competitivamente aos locais de ligação nos enterócitos, ocupando-os, assim, antes de bactérias patogênicas. Esses simbiontes procarióticos coevoluíram com seus hospedeiros e são parte integrante dos mecanismos homeostáticos. A eliminação dessas bactérias com o uso de antibióticos, permite, às vezes, que os patógenos colonizem o intestino e produzam doenças. Por essa razão, os animais gnotobióticos são mais suscetíveis a infecções. O microbioma melhora o genoma do hospedeiro no sentido de contribuir para o funcionamento fisiológico normal e para a resistência e suscetibilidade a doenças. As bactérias presentes no intestino excedem o número total de células somáticas e germinativas do corpo por aproximadamente um fator de 10. Os probióticos são "bactérias amigas" ocasionalmente utilizadas para fins terapêuticos ou pró-profiláticos em vários produtos e nutracêuticos. Essas "bactérias amigas" também disputam o substrato com os patógenos, alteram o pH do microambiente — dificultando o crescimento de bactérias competitivas — e produzem ácidos graxos de cadeia curta e substâncias inibidoras do crescimento (bacteriocinas) que são tóxicas para outras bactérias. As colicinas são bacteriocinas produzidas pela *E. coli*. A lactoferrina e a peroxidase provenientes do pâncreas e a lisozima e as defensinas originárias das células de Paneth também inibem o crescimento bacteriano. A transferrina sérica e a lactoferrina produzidas por enterócitos e neutrófilos em locais de infecção servem para sequestrar o ferro necessário ao crescimento bacteriano.

O peristaltismo intestinal tem função protetora na medida em que a perda de motilidade pode levar ao supercrescimento bacteriano no intestino e aumentar a suscetibilidade dos enterócitos às toxinas não removidas do intestino. A diarreia pode, em parte, ser um mecanismo de defesa que livra o corpo de bactérias e toxinas. Por outro lado, algumas bactérias secretam toxinas que prejudicam a motilidade intestinal, permitindo aos patógenos uma maior oportunidade de ligação aos enterócitos.

As células epiteliais do intestino têm uma taxa de renovação maior do que qualquer população de células fixas existente no corpo. Na realidade, isso significa que os patógenos com um ciclo de vida mais longo do que o dos enterócitos provavelmente não terão êxito, uma vez que a sua célula hospedeira se renovará antes que o patógeno possa se reproduzir. Além disso, evidências experimentais indicam que as microvilosidades dos enterócitos formam vesículas unilaminares que contêm enzimas digestivas, como catalase e fosfatase alcalina, em sua superfície. Essas vesículas são eliminadas no lúmen intestinal, onde podem interagir com o(s) patógeno(s) e, desse modo, impedir o contato dos patógenos com os receptores de enterócitos, uma vez que elas são eliminadas nas fezes.

Os sais biliares inibem o crescimento de muitos organismos. As células de Kupffer do fígado agem como uma linha de defesa secundária. Como todo o sangue do intestino entra na veia porta e é percolado por meio dos sinusoides hepáticos, as células de Kupffer estão em perfeita posição para fagocitar as bactérias e endotoxinas com as quais têm contato. Em suínos, caprinos e bovinos (artiodáctilos), essas funções são desempenhadas pelos macrófagos pulmonares intravasculares.

A IgA e a IgM constituem mecanismos muito importantes de imunidade e função humoral, em grande parte, para prevenir a ligação de patógenos ao epitélio intestinal. As células epiteliais crípticas produzem o componente secretor da IgA. A IgA funciona por meio da aderência às células M que regulam o movimento transepitelial dos antígenos, mascarando, ao mesmo tempo, outros antígenos (Fig. 7-31).

Embora ainda em fase inicial, as pesquisas indicam que os polimorfismos genéticos do hospedeiro, incluindo o antígeno leucocitário humano (HLA), provavelmente desempenham um papel importante na suscetibilidade e na resistência a doenças.

Peritônio, Omento, Mesentério e Cavidade Peritoneal

As células mesoteliais produzem um lubrificante para permitir que as superfícies serosas deslizem facilmente umas contra as outras, evitando a adesão de células tumorais. As células mesoteliais são também ativamente fagocitárias, transportam fluido e células pelas superfícies serosas e desempenham uma função importante na apresentação antigênica, nos processos inflamatórios, no reparo tecidual, na coagulação e na fibrinólise.

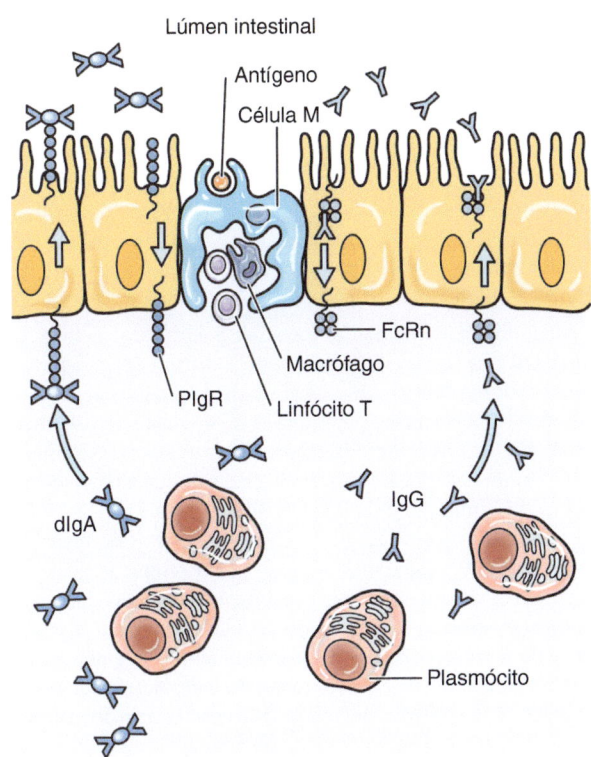

Figura 7-31 **Secreção de Imunoglobulina no Intestino.** A imunoglobulina dimérica A (dIgA), produzida por plasmócitos via interação com a IgR polimérico (PIgR) é transportada através do epitélio intestinal em associação ao componente secretor, que é uma porção da PIgR secretada no lúmen intestinal. O transporte da IgG é mediado pelo complexo principal de histocompatibilidade classe I (receptor Fc neonatal [FcRn]). O transporte de IgG é bidirecional; o de IgA não é. M, célula *microfold* (membranosa).

Distúrbios dos Animais Domésticos

Cavidade Oral

A cavidade oral é um dos locais que podem ser examinados diretamente pelo médico e pelo patologista e onde eles podem utilizar os mesmos critérios para determinar anomalias. O mesmo vale para a mucosa retal.

Anomalias de Desenvolvimento

Existe uma ampla variedade de anomalias de desenvolvimento na cavidade oral. Algumas são incompatíveis com a vida, a menos que corrigidas cirurgicamente. Apenas algumas dessas lesões congênitas provaram ter um componente hereditário; a maioria é de natureza idiopática. O exame físico completo dos neonatos deve incluir o exame da cavidade oral para verificação desses defeitos.

A palatosquise, ou fenda palatina, e a queilosquise, ou fenda labial, estão entre as anomalias de desenvolvimento mais comuns da cavidade oral. A queilosquise é ocasionalmente denominada *lábio leporino* por ser uma característica normal do coelho. Trata-se de uma falha de fusão do lábio superior ao longo da linha mediana ou do filtro. A palatosquise, por sua vez, pode ser de origem genética ou tóxica. A condição pode ser resultante de uma falha de fusão dos processos palatinos laterais e ter como causa a administração de esteroides durante a gestação nos primatas, inclusive em seres humanos. Dependendo do tamanho do defeito, que pode envolver apenas o palato mole ou tanto o palato mole quanto o duro (Figs. 7-32), a lesão pode ter correção cirúrgica. Existe uma preocupação ética de corrigir esses defeitos sem também esterilizar o paciente, dada a possibilidade de a fenda palatina ser de natureza genética. Sequelas importantes ao hospedeiro da fenda palatina são a inanição, resultante da incapacidade do animal lactente

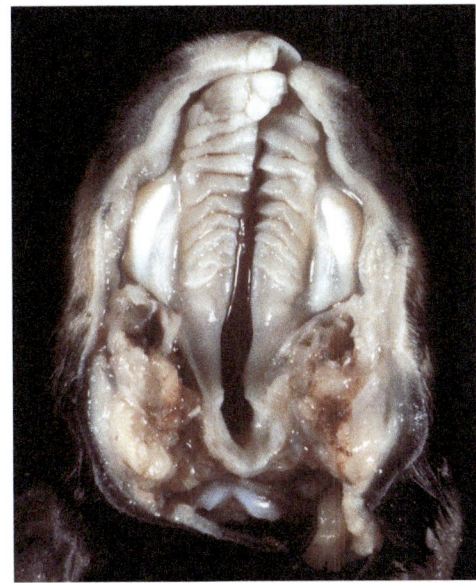

Figura 7-32 **Palatosquise e Queilosquise, Palato Duro e Palato Mole, Filhote de Cão.** Houve falha na fusão dos processos palatinos laterais durante o primeiro trimestre de gestação (palatosquise). Nos cães, a palatosquise tem sido atribuída a anomalias genéticas, absorção excessiva de vitamina A durante a gestação e administração de cortisona durante a gestação. O lábio superior também apresenta uma fenda (queilosquise). (Cortesia de Dr. H. Gelberg, College of Veterinary Medicine, Oregon State University.)

para produzir uma pressão negativa na boca, com consequente falha de sucção, e a pneumonia por aspiração, dada a ausência de uma separação eficaz entre as cavidades oral e nasal.

Estomatite e Gengivite

Estomatite e gengivite são a inflamação das mucosas da cavidade oral e da gengiva, respectivamente. Como a cavidade oral é constantemente bombardeada por substâncias ingeridas movimentadas pela língua, o resultado de várias agressões ao revestimento da cavidade oral é a perda da mucosa — erosões, ulcerações e necrose. Portanto, embora a inflamação seja aparente, é possível que não haja pistas quanto ao processo iniciante. As lesões podem apresentar-se em diferentes estágios e geralmente são classificadas como máculas, pápulas, vesículas, erosões, abscessos, granulomas e úlceras. Essas lesões podem ser causadas por agentes infecciosos, especialmente vírus; lesões químicas; trauma; agentes intoxicantes; ou doenças autoimunes ou sistêmicas. Em geral, elas resultam em anorexia causada pela mastigação dolorosa. A hipersalivação (ptialismo) também é aparente, seja por produção excessiva ou incapacidade de deglutir. Nos felinos, a gengivite é o sinal inicial e mais consistente de infecção pelo vírus da imunodeficiência felina (FIV, na sigla em inglês) (falha do sistema imunológico) associada a uma redução dos linfócitos CD4 e atrofia do timo e dos linfonodos.

Estomatite Vesicular — Doenças Virais

Embora utilizado corretamente para se referir à presença de vesículas e bolhas orais, o termo "estomatite vesicular" geralmente é reservado às lesões causadas por vírus epiteliotrópicos. A Tabela 7-1 relaciona as estomatites vesiculares, cuja gênese é proveniente de cistólise epitelial induzida por vírus, acompanhada por acúmulo de líquido e subsequente ruptura da respectiva vesícula. A formação de bolhas e vesículas do epitélio oral é uma condição presente no início do curso dessas doenças, todas induzidas por vírus e com aparência idêntica aos exames macroscópico e histopatológico. Nenhuma dessas condições é fatal. Elas produzem grande prejuízo econômico devido ao baixo ganho de peso dos animais afetados e, às vezes, à ocorrência de abortos sofridos pelas fêmeas prenhas. A causa exata dos abortos é desconhecida, mas

Tabela 7-1	Estomatites Vesiculares			
Doença	Causa	Ruminantes	Suínos	Cavalos
Febre aftosa	Picornavírus	+	+	–
Estomatite vesicular	Rabdovírus	++	+	+
Exantema vesicular dos suínos	Calicivírus (vesivírus)	–	++	–
Doença vesicular dos suínos	Enterovírus	–	++	–

+ , Espécies em que há ocorrência da doença; –, espécies em que não há ocorrência da doença.

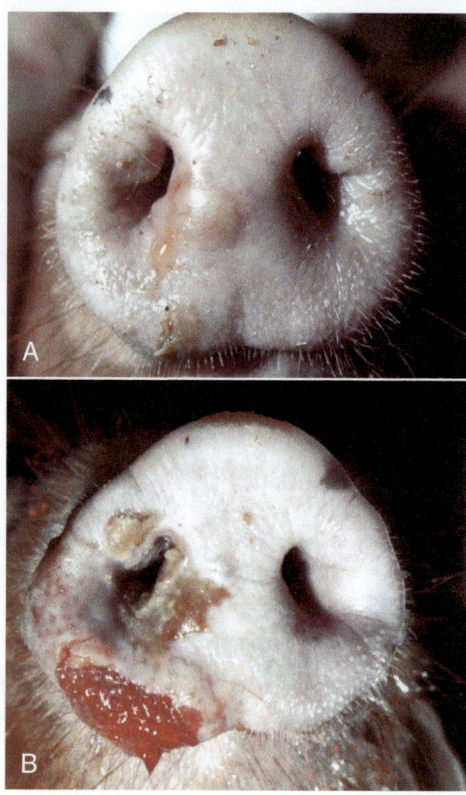

Figura 7-33 **Vesículas Cutâneas, Exantema Vesicular, Focinho, Porco. A,** Vesículas, tanto intacta (*vesícula superior*) quanto rompida (*vesícula inferior*), no plano nasal, causadas por infecção das células epiteliais da mucosa lesionadas pelo vírus do exantema vesicular dos suínos, um calicivírus (vesivírus). **B,** Vesículas rompidas com ulceração cutânea, exantema vesicular (estágio mais avançado da doença). Observa-se a presença de vesículas rompidas, o que pode causar dor e resultar em inapetência. (**A** Extraído de Gelberg H, Lewis RM: *Vet Pathol* 19:424-443, 1982. **B** Cortesia de Dr. H. Gelberg, College of Veterinary Medicine, Oregon State University.)

provavelmente está relacionada com o estresse induzido pelas dolorosas lesões orais, cutâneas e podais (casco ou pata). As infecções bacterianas secundárias dessas lesões — tanto Gram-negativas quanto Gram-positivas — podem provocar endotoxemia. Várias doenças, como a febre aftosa e o exantema vesicular, afetam as bandas coronárias dos dígitos e os espaços interdigitais, resultando em claudicação. Algumas dessas doenças (febre aftosa, exantema vesicular e doença vesicular dos suínos) são consideradas exóticas nos Estados Unidos e, por essa razão, são reportadas às autoridades estaduais ou federais, ou a ambas, caso o médico ou o patologista suspeite da doença. Essa exigência se deve à grande despesa envolvida na erradicação dessas doenças nos Estados Unidos e o seu possível uso como agentes de agroterrorismo. Em geral, criam-se barreiras de exportação/importação não tarifárias para evitar a introdução de agentes altamente contagiosos, como a febre aftosa, nas populações de animais de países com os quais mantemos relações comerciais.

As lesões macroscópicas das estomatites vesiculares são epiteliais. As vesículas preenchidas por fluido encontram-se presentes na cavi-

dade oral, nos lábios, na porção rostral do palato duro, na língua e no plano nasal (Fig. 7-33, A). Nesses casos, a entrada do vírus provavelmente ocorre por via oral nas áreas de perda temporária da mucosa em decorrência da mastigação normal e de traumatismo. Os vírus são citolíticos, e a consequente liberação do vírus das células infecta as células vizinhas. As lesões crescem em sentido centrípeto, formando vesículas. Há formação de bolhas causadas por coalescência, resultando em erosões e úlceras. Essas úlceras normalmente são hiperêmicas (Fig. 7-33, B). Às vezes, ocorre viremia, quase sempre transitória.

Lesões vesiculares semelhantes ocorrem na mucosa nasal, particularmente em suínos com exantema vesicular e na porção proximal do epitélio do sistema alimentar (esôfago e rúmen) de bovinos com febre aftosa. Alguns animais têm conjuntivite e dermatite vesicular das tetas e da vulva. As lesões microscópicas dessas quatro doenças (febre aftosa, estomatite vesicular, exantema vesicular e doença vesicular dos suínos) são semelhantes. O edema intracelular induzido por vírus progride para o inchaço das células da camada espinosa, lise celular e edema intercelular, e consequente formação de vesículas. O epitélio que recobre o fluido vesicular virulento é fino, e até mesmo uma leve fricção pode romper as vesículas e bolhas, criando úlcera. A cicatrização da úlcera progride dos estágios agudos normais ricos em fibrina e/ou neutrófilos (crosta) para os estágios de granulação mais crônicos.

As lesões e os sinais das estomatites vesiculares incluem vesículas, bolhas e descolamento de placas epiteliais, resultando em úlceras, ptialismo, claudicação, febre e anorexia. Além das lesões que se desenvolvem a partir das células inicialmente infectadas, o vírus se dissemina em sentido centrípeto para o epitélio suscetível adjacente, causando repetidos episódios desse ciclo infeccioso lítico. As estomatites vesiculares são diagnosticadas empiricamente com base nos sinais clínicos e lesões resultantes de ulceração oral e nasal, conjuntivite e ulceração da genitália e das glândulas mamárias. A claudicação é uma decorrência do envolvimento do casco concentrado na banda coronária. O diagnóstico definitivo é um procedimento importante realizado em laboratórios federais equipados para atender a potenciais surtos. A quarentena federal dos rebanhos infectados é um mecanismo de controle importante, seguido pela erradicação da doença, abate dos animais infectados e descarte das carcaças.

Febre Aftosa.   Ver Distúrbios dos Ruminantes (Bovinos, Ovinos e Caprinos).

Estomatites Vesiculares
Estomatite Vesicular. A estomatite vesicular é comum em bezerros, porcos e algumas espécies selvagens, mas não ocorre em ovinos ou caprinos. É a única doença vesicular à qual os equinos são suscetíveis. Na latitude norte, geralmente é uma doença de clima quente, sugerindo a ação de insetos como vetores. Como o nome indica, as vesículas na cavidade oral caracterizam a doença. Do ponto de vista clínico, a doença geralmente é reconhecida pela inapetência do animal afetado acompanhada por ptialismo.

Outras Estomatites Vesiculares. O exantema vesicular, uma doença específica dos suínos, é clínica e patologicamente indistinguível da febre aftosa. Essa doença é exclusivamente americana e acredita-se ter sido erradicada dos suínos em 1959 por meio da promulgação de leis federais que exigiam que o lixo orgânico que servia de alimento para os porcos fosse cozido. As evidências indicam que os sorovares de exantema vesicular dos suínos sejam variantes do vírus do leão-marinho de São Miguel. Esse segundo calicivírus marinho (vesivírus) infecta as populações de leões-marinhos e focas do litoral da Califórnia ao Alasca. A doença vesicular dos suínos é indistinguível de outras estomatites vesiculares e é considerada doença exótica nos Estados Unidos. Existem esforços no sentido de desenvolver *microarrays* de DNA para facilitar a rápida identificação de doenças vesiculares específicas a partir de uma única amostra.

Estomatites Erosivas e Ulcerativas

As erosões são definidas por perda de parte da espessura do epitélio superficial, enquanto as úlceras são perdas da espessura total do epitélio com exposição da membrana basal. Portanto, as erosões podem evoluir para úlceras, que, em órgãos ocos, podem transformar-se em úlceras perfurantes. As estomatites erosiva e ulcerativa podem ter diversas causas. Entre os agentes responsáveis, incluem-se os vírus da diarreia viral bovina (Fig. 7-34), da peste bovina, da febre catarral maligna (Fig. 7-35), da língua azul, o calicivírus felino e, nos equinos, os AINEs. Outras causas são a uremia (Fig. 7-36); a ingestão de corpos estranhos, como capim rabo-de-raposa; o complexo granuloma eosinofílico felino; e a deficiência de vitamina C em primatas e cobaias. Em geral, as lesões orais devem ser avaliadas no contexto dos sinais clínicos, juntamente com os achados histopatológicos e os exames auxiliares, para que se possa chegar a um diagnóstico definitivo. Além disso, as estomatites vesiculares podem progredir de ulceração secundária a abrasão para o ponto de impossibilitar sua diferenciação das estomatites ulcerativas.

Estomatites Causadas por Parapoxvírus

Ver Distúrbios dos Ruminantes (Bovinos, Ovinos e Caprinos).

Estomatites Necrosantes

A estomatite necrosante afeta bovinos, ovinos e suínos. Em bovinos, a condição é ocasionalmente conhecida como *difteria dos bezerros* (Fig. 7-37). A estomatite necrosante é o estágio final de todas as outras formas de estomatite que apresentam complicação pela infecção por *Fusobacterium necrophorum*, um bacilo anaeróbio Gram-negativo em forma de filamentos, bastonetes ou cocos. As toxinas bacterianas são responsáveis pelas extensas lesões. A estomatite necrosante caracteriza-se por focos redondos cinza-amarelados circundados por uma borda de tecido hiperêmico na cavidade oral, na laringe, na faringe ou na língua. Os focos bem-demarcados de necrose por coagulação tipificam a aparência histológica da estomatite necrosante. No caso de focos de inflamação, como é de se esperar há presença de uma borda circunferencial de leucócitos e hiperemia. Os sinais clínicos incluem bochechas inchadas, inapetência, pirexia e halitose. A infecção pode tornar-se sistêmica em casos graves, resultando em lesões por todo o sistema digestório e no tecido linfoide associado.

A noma é uma forma grave de necrose isquêmica oral com espiroquetas intralesionais e bactérias fusiformes. Embora rara, a doença é observada com mais frequência nos primatas, incluindo os seres

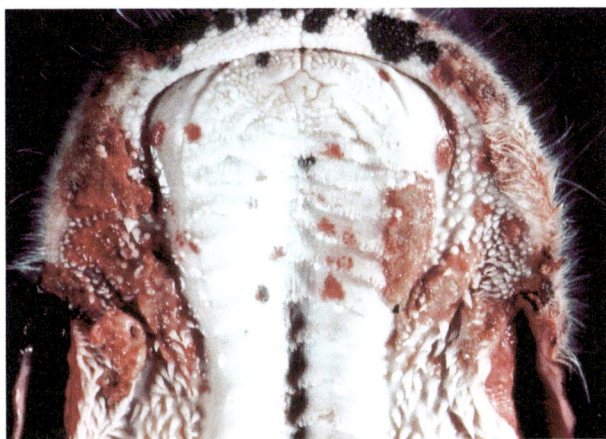

Figura 7-35 Erosões e Úlceras, Febre Catarral Maligna, Palato Duro, Pulvino Dentário e Papilas Orais, Vaca. As erosões e úlceras (*áreas vermelhas na superfície da mucosa*) são atribuídas ao vírus da febre catarral maligna, um herpesvírus, mas são características de muitas estomatites ulcerativas. (Cortesia de Dr. H. Gelberg, College of Veterinary Medicine, Oregon State University.)

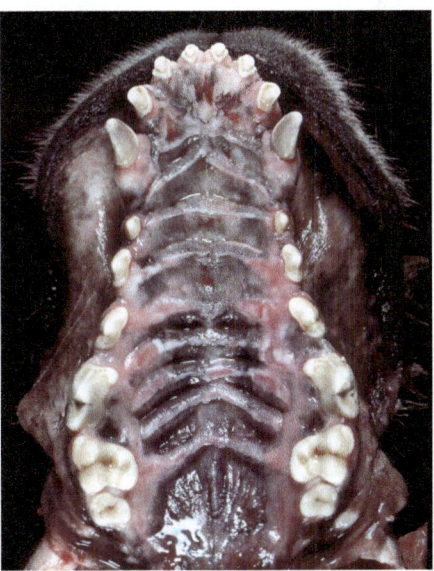

Figura 7-34 Erosões e Úlceras, Infecção pelo Vírus da Diarreia Viral Bovina (BVD, na sigla em inglês), Palato Duro, Vaca. As erosões e úlceras (*pequenas áreas vermelhas na superfície da mucosa*) causadas por esse pestivírus são particularmente evidentes na superfície epitelial da mucosa da porção caudal do palato duro. Essas lesões são características das estomatites ulcerativas, as quais, ao contrário dos vírus das doenças vesiculares, não formam vesículas. (Cortesia de Dr. M.D. McGavin, College of Veterinary Medicine, University of Tennessee.)

Figura 7-36 Úlceras Urêmicas, Palato Duro, Cão. As úlceras presentes nas cristas palatinas transversas e na gengiva periodontal são resultantes de lesão vascular associada a elevadas concentrações plasmáticas de ureia e creatinina no sangue, decorrentes de insuficiência renal. Os animais afetados geralmente têm hálito com odor de amoníaco ou urêmico. (Cortesia de Dr. H. Gelberg, College of Veterinary Medicine, Oregon State University.)

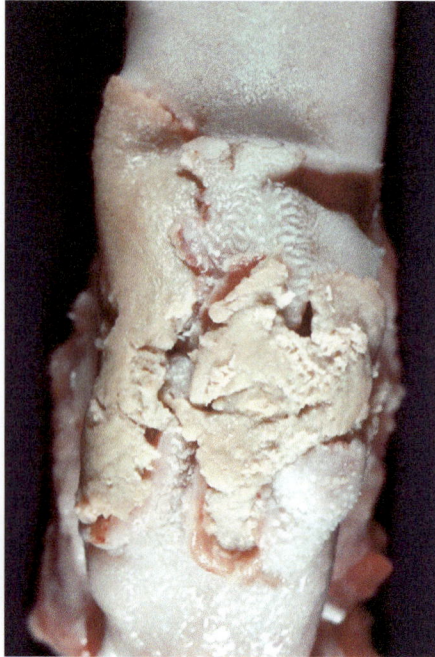

Figura 7-37 **Estomatite Necrosante, Difteria dos Bezerros, Língua, Bezerro.** A superfície dorsal da língua está ulcerada, e as úlceras apresentam-se cobertas por uma membrana diftérica branco-amarelada. A difteria dos bezerros é causada por infecção pela bactéria *Fusobacterium necrophorum* decorrente de abrasão e/ou traumatismo do epitélio da mucosa da cavidade oral ou da laringe. (Cortesia de Dr. M.D. McGavin, College of Veterinary Medicine, University of Tennessee.)

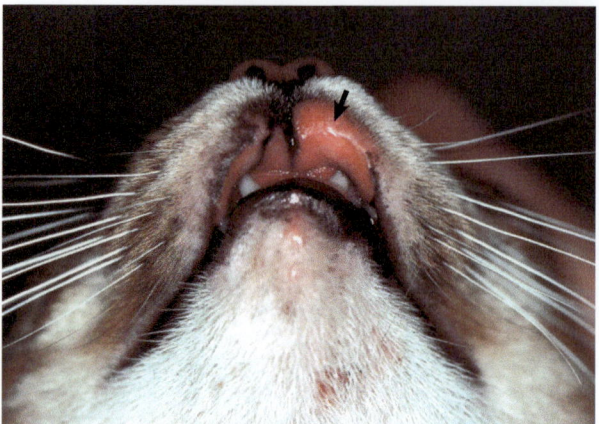

Figura 7-38 **Granuloma Eosinofílico, Pele, Lábio Superior, Gato.** Ulceração bilateral do lábio superior. O lábio superior esquerdo apresenta-se mais afetado (*seta*). (Cortesia de Dr. Ann M. Hargis, DermatoDiagnostics.)

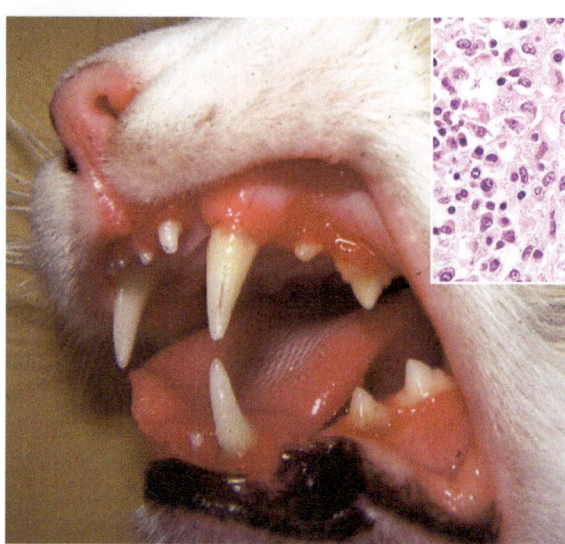

Figura 7-39 **Estomatite Linfoplasmacítica, Gengiva, Gato.** Essa condição crônica dos gatos caracteriza-se por gengiva vermelha e inflamada, hálito fétido e inapetência. A mucosa oral também pode apresentar-se hiperplásica e ulcerada. *Inserção*, há infiltrado abundante de células inflamatórias mistas, inclusive muitos linfócitos e plasmócitos na submucosa sob o epitélio. Coloração por HE. (Figura cortesia de Dr. C. Patrick Ryan, Veterinary Public Health, Los Angeles Department of Health Services; e Noah's Arkive, College of Veterinary Medicine, University of Georgia. Inserção cortesia de Dr. J.F. Zachary, College of Veterinary Medicine, University of Illinois.)

humanos, e nos caninos; caracteriza-se por gengivite necrosante grave que pode se espalhar para o osso adjacente, causando osteólise e, às vezes, morte.

A gengivite ulcerativa (boca de trincheira), causada por espiroquetas anaeróbias, afeta seres humanos, alguns primatas não humanos e, raramente, filhotes de cães. Além do *Fusobacterium* spp., a *Borelia vincentii* pode ser o agente etiológico. Os animais debilitados e aqueles com infecções intercorrentes correm mais risco de serem afetados por esses agentes infecciosos secundários, que podem fazer parte da microbiota oral normal. Clinicamente semelhante à estomatite necrosante, a gengivite ulcerativa caracteriza-se por inflamação aguda e necrose, ulceração oral e dor, halitose, mucosa oral frágil e ptialismo. O diagnóstico morfológico é de gengivite necrosante aguda. Ao contrário do que acontece na estomatite necrosante, os agentes causais são facilmente identificados por esfregaços teciduais ou por cultura.

Estomatites Eosinofílicas

A ocorrência de granulomas ou úlceras orais ("úlceras de roedores") é frequente nos gatos. Lesões semelhantes ocorrem esporadicamente em várias raças caninas. Nos felinos elas são denominadas *granulomas eosinofílicos orais*. Embora a causa dessa condição seja desconhecida, a aparência histológica das lesões sugere um mecanismo imune-mediado, possivelmente uma reação de hipersensibilidade a um antígeno desconhecido. Em geral, é possível demonstrar os anticorpos do material intercelular nas áreas afetadas. Na maioria dos casos com cães e gatos, há aumento de eosinófilos circulantes.

Nos gatos, as lesões labiais geralmente são visíveis próximo ao filtro, podendo estender-se pela pele pilosa adjacente (Fig. 7-38). As lesões orais podem ocorrer em qualquer parte da boca, incluindo a gengiva, os palatos duro e mole, as partes oral e nasal da faringe, a língua e, ocasionalmente, os tecidos linfoides drenantes, à exceção das tonsilas, que não possuem vasos linfáticos aferentes (Fig. 17-22, C). Nos cães, os granulomas eosinofílicos normalmente apresentam-se como massas elevadas nas porções ventral e lateral do epitélio lingual e no palato. A colagenólise (por ser acelular, o colágeno não sofre necrose) está caracteristicamente no centro da lesão. O tecido inflamatório circundante contém células inflamatórias mistas com elevado número de eosinófilos, mastócitos e células gigantes multinucleadas. Entre as lesões agrupadas como complexo granuloma eosinofílico dos gatos, incluem-se a úlcera eosinofílica, os granulomas lineares (colagenolíticos) e as placas eosinofílicas. As duas últimas lesões são estritamente cutâneas e não afetam a cavidade oral. Não há nenhuma comprovação da existência de qualquer ligação etiológica entre essas condições cutâneas (granulomas lineares e placas eosinofílicas) e os granulomas eosinofílicos orais. A causa das lesões caninas é desconhecida.

Estomatite Linfoplasmacítica

A estomatite linfoplasmacítica é uma condição idiopática dos felinos cuja denominação é baseada na aparência histológica das lesões (Fig. 7-39). Existem associações hipotéticas entre essa condição e a presença de bactérias ou calicivírus associado ao vírus da leucemia felina (FeLV) e/ou a infecção por FIV. Trata-se de uma condição crônica caracterizada por gengiva vermelha e inflamada, hálito fétido e inapetência. A mucosa oral pode apresentar-se hiperplásica e ulcerada. Uma resposta imune ineficiente pode ser responsável pela persistência das bactérias orais e pelo acúmulo de linfócitos e plasmócitos.

Estomatite Paradental Ulcerativa Crônica

A estomatite paradental ulcerativa crônica, uma condição dos cães também conhecida como *estomatite ulcerativa* e *estomatite linfocítica plasmocítica*, é causada pela aposição de "úlceras do beijo" à placa dentária. A condição é dolorosa e resulta em inapetência e anorexia. Os cães afetados babam e têm halitose. Essa condição acomete cães mais velhos de qualquer raça, mas o maltês e o cavalier king charles spaniel são particularmente suscetíveis. As lesões linfocíticas plasmocitárias observadas no exame histológico são sugestivas de causa inflamatória, e não infecciosa, possivelmente causada por mediadores liberados pela placa. Se não tratada, pode ocorrer reabsorção óssea.

Hiperplasia e Neoplasia da Mucosa Oral

Doenças Hiperplásicas. A hiperplasia gengival é um crescimento simples do tecido gengival, principalmente da submucosa fibrosa. A hiperplasia pode agravar-se o suficiente para enterrar os dentes incisivos (Fig. 7-40). A hiperplasia gengival é mais comum nas raças caninas braquicefálicas e está presente em 30% dos cães da raça boxer com mais de 5 anos.

Macroscopicamente, a hiperplasia gengival pode ser indistinguível de um epúlide (Fig. 7-41). O epúlide é um termo inespecífico que designa um crescimento da gengiva. A diferenciação dos vários tipos de epúlide somente é possível através de exame histopatológico. Entre os diferentes tipos, inclui-se o epúlide fibromatoso com origem no ligamento periodontal — um tumor benigno do mesênquima dentário. Essa distinção não é apenas um exercício acadêmico, uma vez que, embora todo epúlide seja considerado benigno, uma determinada forma, o epúlide acantomatoso ou ameloblastoma acantomatoso, é localmente invasivo; ele invade o osso e é bastante destrutivo. Esse crescimento origina-se de restos epiteliais de Malassez ou porção epitelial do germe dentário. Felizmente, esse tipo de epúlide pode ser tratado por meio terapêutico. Existem controvérsias se os epúlides representam hiperplasia fibrosa e epitelial ou neoplasias benignas do germe dentário.

Neoplasia. Nos cães, 70% dos tumores do sistema digestório ocorrem na cavidade oral e na orofaringe. O comportamento bio-lógico desses tumores varia de uma hiperplasia epitelial simples a neoplasias malignas com metástases para locais distantes. O carcinoma de células escamosas afeta a cavidade oral, particularmente de gatos idosos, nos quais representa 60% das neoplasias orais. Em geral, esse tipo de neoplasia ocorre na superfície ventrolateral da língua e das tonsilas. O carcinoma de células escamosas na língua é mais frequente nos gatos, enquanto o carcinoma de células escamosas na tonsila é mais comum nos cães. Embora, na maioria dos casos, com aparência histologicamente agressiva, apenas uma pequena porcentagem de neoplasmas linguais sofre metástase, geralmente para os linfonodos drenantes — mandibulares e retrofaríngeos mediais. Infelizmente, a maioria dos carcinomas das tonsilas sofre metástase, inicialmente para os linfonodos regionais, e depois para locais distantes.

Os carcinomas de células escamosas variam tanto em tamanho quanto em aparência — de planos a proliferativos (Fig. 7-42). Em geral, esses tumores são bastante agressivos localmente e invadem os tecidos subjacentes. Alguns contêm células mais diferenciadas, queratina — geralmente em formações concêntricas (pérolas córneas) e desmossomos visíveis (pontes intercelulares), enquanto outros são menos diferenciados, mas com significativa atividade mitótica. Nesses últimos casos, os marcadores imuno-histoquímicos intracelulares de citoqueratina são úteis para o diagnóstico definitivo. A quantidade de tecido fibroso contida em um tumor individual é variável. Alguns carcinomas induzem uma resposta esquirrosa, enquanto outros apresentam áreas de necrose causada por rápido crescimento tumoral, "necrose de colisão", das células proliferativas compactadas e perda da contiguidade com o suprimento sanguíneo.

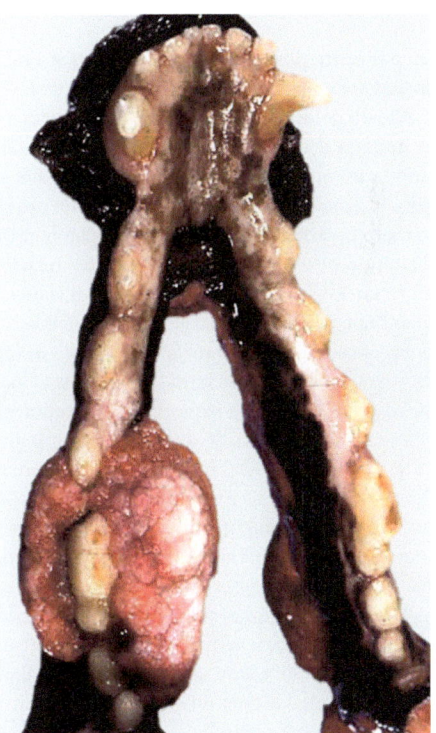

Figura 7-41 Epúlide Fibromatoso, Mandíbula Esquerda, Dentes Molares, Cão. Esse crescimento é um epúlide (tipo fibromatoso); entretanto, os epúlides são, com frequência, macroscopicamente indistinguíveis da hiperplasia gengival. Epúlide é um termo usado para designar um crescimento firme, de natureza periodontal e, normalmente, solitário da gengiva, ao contrário da hiperplasia gengival. Essa distinção não é apenas um exercício acadêmico, uma vez que, embora todo epúlide seja considerado benigno, uma determinada forma, o ameloblastoma acantomatoso, é localmente invasivo; ele invade o osso e é bastante destrutivo. (Cortesia de Dr. J. King, College of Veterinary Medicine, Cornell University.)

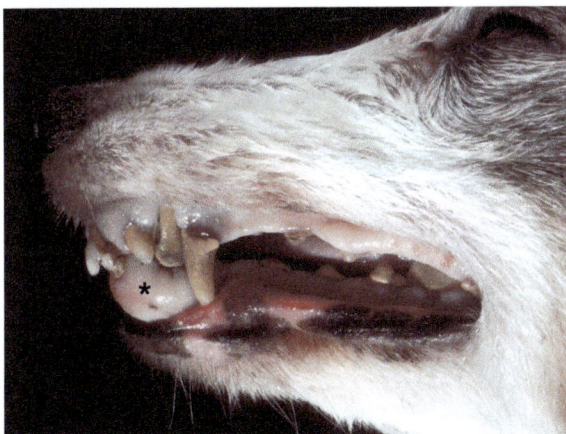

Figura 7-40 Hiperplasia Gengival, Gengiva, Cão. A gengiva hiperplásica (*asterisco*) envolveu o dente incisivo inferior. Observa-se também a presença de cálculo dentário (tártaro, *marrom*) nos dentes incisivos superior e inferior, caninos e molares. (Cortesia de Dr. H. Gelberg, College of Veterinary Medicine, Oregon State University.)

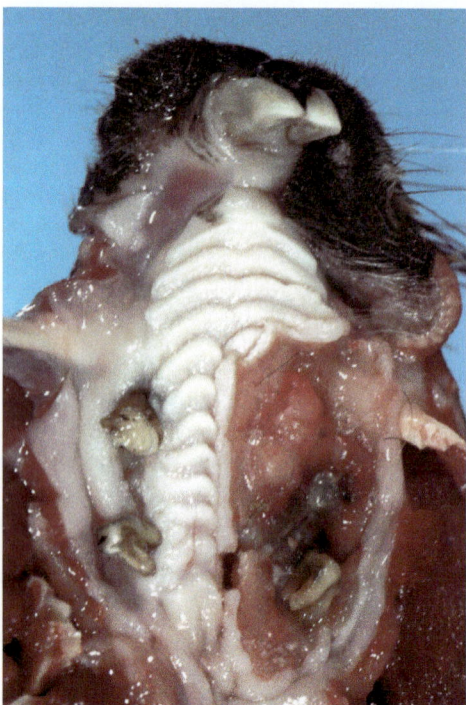

Figura 7-42 Carcinoma de Células Escamosas, Palato, Marmota. Massa de células epiteliais escamosas neoplásicas proliferativas deslocou e substitui a mucosa e o tecido subjacente do palato duro do lado esquerdo e da gengiva. (Cortesia de Dr. H. Gelberg, College of Veterinary Medicine, Oregon State University.)

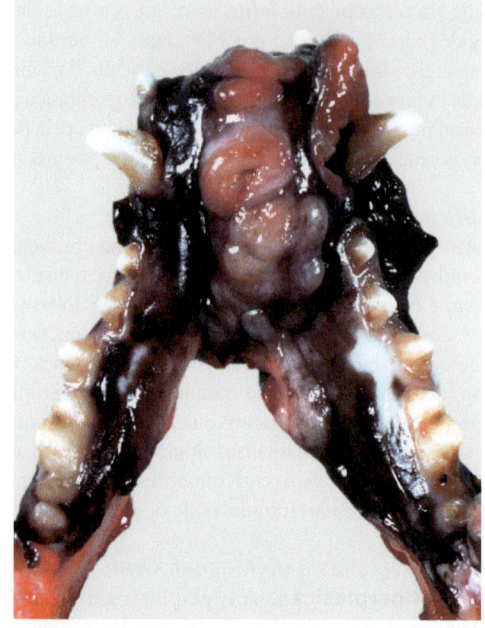

Figura 7-43 Melanoma Amelanótico, Sínfise Mandibular, Cão. Presença de massa neoplásica proliferativa não pigmentada e ulcerada na mucosa oral da sínfise mandibular, com projeção para dentro da cavidade oral, provavelmente resultando em maloclusão. Os dentes incisivos não estão presentes. Observa-se a ausência de pigmentação (melanina) nesse tumor. (Cortesia de Dr. M.D. McGavin, College of Veterinary Medicine, University of Tennessee.)

Noventa por cento dos melanomas da cavidade oral dos caninos são malignos. Existe uma predileção pelas raças scottish terrier, airedales, cocker spaniel, golden retriever, bedlington terrier, porcos Duroc e outras. A maioria dos melanomas contém generosa pigmentação intracelular e é visivelmente negra. Alguns melanomas sem pigmentos, chamados *melanomas amelanóticos*, apresentam um maior desafio diagnóstico tanto para o médico quanto para o patologista (Fig. 7-43). A coloração imuno-histoquímica para as proteínas relacionadas com a tirosinase (TRP-1, TRP-2), Melan-A e antígeno melanocítico PNL2 é útil para a identificação imuno-histoquímica de tumores amelanóticos. Os melanomas são compostos por melanócitos, que são originários da cristal neural. As características morfológicas das células que compõem os melanomas variam de fusiformes a epitelioides. Portanto, alguns neoplasmas são difíceis de diferenciar histologicamente dos carcinomas de células escamosas e outros dos fibrossarcomas.

A papilomatose oral canina é uma condição transmissível induzida por papovavírus que normalmente ocorre em animais com menos de 1 ano de idade. As lesões normalmente regridem espontaneamente e a imunidade é duradoura. As lesões são papiliformes ou em formato de couve-flor, podendo ser bastante numerosas. Em geral, são brancas e friáveis e podem afetar a boca, a língua, o palato, a laringe e a epiglote. Esses tumores orais normalmente são múltiplos, de coloração branca a cinzenta, e pedunculados com uma superfície queratinizada e um núcleo estromal. As células epiteliais que constituem a lesão podem ser acantóticas, hiperplásicas e estar localizadas sobre um estroma de tecido conjuntivo pregueado e hiperplásico. A camada espinosa também se apresenta hiperplásica e balonosa. Às vezes, há presença de corpúsculos de inclusão citoplasmáticos.

Os plasmocitomas extramedulares orais podem ocorrer em qualquer local das membranas mucosas da cavidade oral, e no esôfago ou no intestino. Na cavidade oral, eles se apresentam como neoplasmas de crescimento lento e, apesar da presença geralmente reconhecida de anisocariose, mitoses e células multinucleadas, raramente invadem

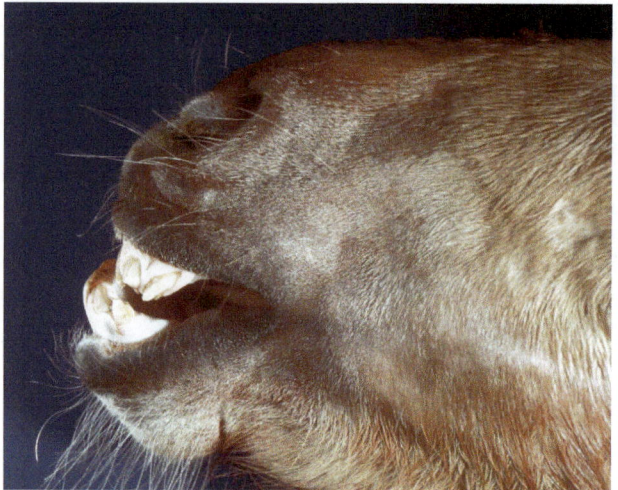

Figura 7-44 Prognatismo, Cabeça, Cavalo. A mandíbula é alongada quando comparada à maxila. (Cortesia de Dr. H. Gelberg, College of Veterinary Medicine, Oregon State University.)

os tecidos circundantes e não existem relatos de metástases. O exame histológico é necessário para um diagnóstico preciso (Fig. 13-84).

Os fibrossarcomas originam-se das células produtoras de colágeno (fibroblastos) da cavidade oral. Os fibrossarcomas são mais comuns nos gatos e representam 20% da incidência de neoplasias orais na espécie, podendo ocorrer em qualquer local da cavidade oral. Em cães de raças de grande porte, os fibrossarcomas da cavidade oral aparentemente são benignos do ponto de vista histológico, mas invadem o osso e metastatizam.

Dentes

Maloclusões

O desenvolvimento e o posicionamento anormais dos dentes podem afetar a função dental. A maloclusão é uma falha na oposição correta dos incisivos superiores e inferiores. Essa característica é "normal" para alguns cães, particularmente das raças braquicefálicas. Em casos extremos, as maloclusões podem causar dificuldade para a preensão e mastigação dos alimentos. As maloclusões são denominadas de acordo com a posição. A protrusão da mandíbula denomina-se *prognatismo* (Fig. 7-44), enquanto a mandíbula curta resultante da protrusão da maxila chama-se *braquignatismo* ou, ocasionalmente, *hipognatismo*. Às vezes, esses termos são utilizados de maneira incorreta, referindo-se a braquignatismo como prognatismo superior e a prognatismo como braquignatismo superior.

As maloclusões resultam da conformação anormal da mandíbula ou, raramente, de padrões anormais de erupção dos dentes. Em alguns animais, como roedores e coelhos, os dentes continuam a crescer durante toda a vida do animal. Se a alimentação desses animais não contiver uma quantidade suficiente de fibras, os dentes (tanto os incisivos quanto os dentes pré-molares e molares) crescem demais e "travam" a mandíbula ou, devido à ausência de superfícies oclusais trituradoras, impedem que o animal receba a nutrição adequada.

Anomalias do Desenvolvimento Dentário

A agenesia de um ou mais dentes acomete animais de dentes simples ou outros animais e geralmente não tem importância clínica (Fig. 17-37). O desenvolvimento de dentes supernumerário é menos comum do que a agenesia dentária e, da mesma forma, tem pouca importância clínica. Alguns animais, como os elasmobrânquios (tubarões), continuam a produzir fileira sobre fileira de dentes à medida que as fileiras externas se perdem. A disgenesia dentária pode ser atribuída basicamente à displasia do órgão formador do esmalte ou decorrente de trauma, infecção e hipertermia, toxicose ou outras irregularidades metabólicas durante a odontogênese.

Os cistos dentígeros são causados por disgenesia dentária e resultam na formação de estruturas císticas revestidas por epitélio nos tecidos, inclusive no osso mandibular. Os cistos dentígeros desenvolvem-se a partir da proliferação anormal dos restos celulares de Malassez. Eles aparecem como um aumento de volume de tamanho variável, por vezes flutuante, da mandíbula ou da maxila. Na maxila, invadem ocasionalmente os seios nasais. Embora raros, esses cistos geralmente são dolorosos e, apesar de nem sempre serem neoplásicos, podem destruir a mandíbula. Revestidos por epitélio, os cistos dentígeros podem se tornar preenchidos por queratina. Esses cistos podem conter dentes rudimentares e malformados com possível desenvolvimento de fístulas dolorosas, especialmente nos equinos. Esses tratos de drenagem são observados com mais frequência em uma posição rostroventral à orelha ("dente de orelha").

A hipoplasia segmentar do esmalte ocorre antes da erupção dos dentes permanentes nos cães, como resultado de hipertermia e infecção viral — geralmente infecção pelo vírus da cinomose canina. O esmalte está totalmente formado por ocasião da erupção dos dentes; portanto, para que ocorra hipoplasia do esmalte, a infecção viral dos amelobastos deve ocorrer durante a formação do esmalte, ou seja, antes que animal complete 6 meses. A infecção pelo vírus da cinomose canina causa necrose e desorganização do órgão formador do esmalte. Após a eliminação do vírus, a estrutura e a função do órgão formador do esmalte voltam ao normal. Portanto, a hipoplasia segmentar do esmalte resulta da falta de formação do esmalte durante o período da infecção viral (Fig. 7-45). Uma condição semelhante em bezerros é causada por infecção intrauterina pelo vírus da diarreia viral bovina.

Os agentes químicos, especialmente os antibióticos do grupo das tetraciclinas ingeridos durante o processo de calcificação do esmalte, podem causar uma descoloração amarelada permanente (Fig. 1-59). A porfiria congênita, um defeito na produção de glóbulos vermelhos, pode resultar na incorporação de porfirinas à dentina, causando uma descoloração rosada dos dentes ("dentes cor-de-rosa"). Tanto a tetraciclina quanto as porfirinas fluorescem sob a luz ultravioleta, demonstrando drasticamente essas lesões.

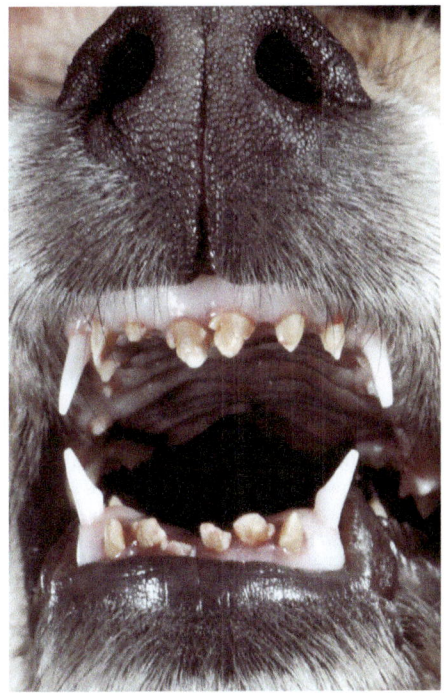

Figura 7-45 Hipoplasia do Esmalte, Dentes Incisivos Permanentes, Cão. Observa-se falha de formação do esmalte com a presença de fossetas profundas distintas e exposição da dentina (áreas de coloração amarelada a bege dos dentes), resultado de infecção pelo vírus da cinomose canina e necrose dos ameloblastos durante a formação do esmalte. Os dentes adultos permanentes (mostrados na ilustração) estão infectados por vírus antes de sua erupção e enquanto ainda se encontram em suas cavidades (alvéolos dentários). (Cortesia de Dr. H. Gelberg, College of Veterinary Medicine, Oregon State University.)

A incorporação de fluoreto ao esmalte e à dentina ocorre na toxicose por fluoreto, particularmente em bovinos e ovinos. No gado de corte, existe uma relação entre fluorose e suplementação com selênio, na qual a suplementação protege as áreas com altas concentrações de fluoreto, como aquelas localizadas a favor do vento em relação a usinas de fundição de alumínio ou com altas concentrações de fluoreto no aquífero freático. Concentrações excessivas de flúor na alimentação durante a odontogênese (de 6 a 36 meses de idade) podem resultar na incorporação de fluoreto ao esmalte e à dentina dos dentes permanentes. O resultado é a formação de um esmalte mole e descolorido com textura de giz, normalmente amarelo, marrom-escuro ou preto. A trituração oclusal dos dentes moles afetados contra o esmalte mais normal resulta no desgaste rápido dos dentes, a ponto de provocar o desgaste quase completo dos incisivos de ovinos gravemente afetados. É de surpreender, portanto, o efeito cumulativo da fluoretação das águas de abastecimento público, das vitaminas com adição de fluoreto, dos cremes dentais fluoretados, dos tratamentos dentários com fluoreto, dos refrigerantes reconstituídos e engarrafados produzidas com água fluoretada, e assim por diante. É difícil calcular a carga total de fluoreto ingerida pelas pessoas ou os possíveis efeitos dessa suplementação com fluoreto.

Lesões Causadas por Atrito e Desgaste Anormal

A perda da estrutura e da função dentária normal geralmente é resultante do desgaste rápido e irregular e/ou anormal das superfícies oclusais em muitas espécies de animais domésticos. Nas espécies com dentes hipsodontes, a atenção à dentição à medida que o animal envelhece geralmente é um fator importante na condição geral do corpo e da saúde (Fig. 7-46). O tratamento agressivo de limar as irregularidades da superfície oclusal na arcada dentária (desgaste dentário) pode prolongar sensivelmente a vida de um animal. Mastigar

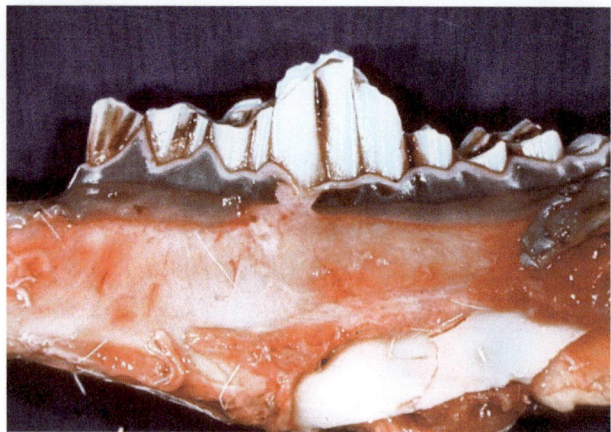

Figura 7-46 **Atrito Dentário, Dentes Molares, Antílope.** O desgaste dentário associado à idade resulta na mastigação incorreta dos alimentos e em desnutrição. Essa condição ocorre com mais frequência em equinos e é conhecida como "boca em degrau" ou "boca quebrada". (Cortesia de College of Veterinary Medicine, University of Tennessee.)

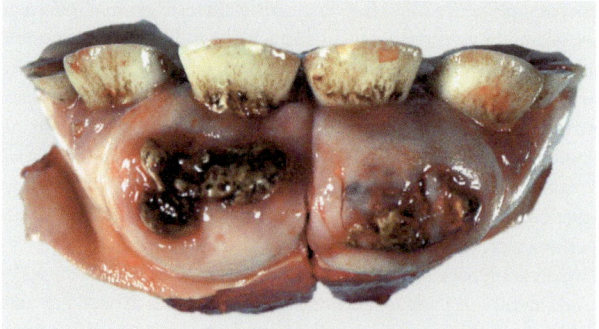

Figura 7-47 **Odontoma, Dentes Incisivos, Vaca.** Hamartoma (um nódulo benigno semelhante a um tumor) do órgão formador do esmalte que, nesse caso, expandiu-se bilateralmente na região rostral das mandíbulas. Há uma extensa ulceração hemorrágica sobre o tumor. O diagnóstico pode ser confirmado por exame radiográfico e histopatológico. (Cortesia de Dr. M.D. McGavin, College of Veterinary Medicine, University of Tennessee.)

pedras ou outros comportamentos orais compulsivos dos cães podem resultar no desgaste acelerado dos dentes. Da mesma forma, o hábito dos equinos de morder o cocho (*cribbing*) e animais herbívoros que pastam em solos arenosos são práticas que podem causar o desgaste prematuro dos dentes. Em todas as espécies, a exposição da dentina ou do canal pulpar pode resultar em infecção dentária com graves consequências.

Doenças Dentárias Diversas

Lesões de Reabsorção Externa do Colo Dentário em Felinos. Ver Distúrbios dos Felinos.

Reabsorção Odontoclástica e Hipercementose Equina. Ver Distúrbios dos Equinos.

Impactação Infundibular

A impactação do infundíbulo, também conhecida como *necrose infundibular* ou *cárie infundibular*, pode causar doença dentária grave em ruminantes e, mais raramente, em equinos. A formação incompleta do cemento infundibular antes da erupção do dente provavelmente predispõe à impactação infundibular. O mecanismo patogênico é comparável à cárie dentária em animais com dentes simples, que é incomum em animais domésticos. O alimento triturado entra no infundíbulo, onde as bactérias o metabolizam para formar ácido, causando desmineralização. As enzimas bacterianas digerem a matriz orgânica do esmalte e da dentina. Em razão dessa destruição, a cavidade pulpar é exposta e infectada, resultando em pulpite e endodontite. Podem formar abscessos e trajetos fistulosos que se rompem para o interior dos seios paranasais. As cavidades infundibulares inflamadas geralmente continuam a ser impactadas com alimento, criando um círculo vicioso.

Doença Periodontal

Mais de 200 espécies de bactérias e fungos já foram associadas à placa dentária (um filme de matriz orgânica, partículas de alimentos e bactérias que aderem à superfície dos dentes). Essa placa geralmente se calcifica (tártaro ou cálculo dentário). O material calcificado contribui para a atrofia e inflamação da mucosa gengival e do estroma de sustentação, agindo com um núcleo para o acúmulo adicional de placa. As bactérias residentes nos filmes da superfície dentária produzem ácidos e enzimas que podem danificar o substrato do esmalte (cavidades) e também destruir o tecido gengival subjacente e o ligamento periodontal (doença periodontal).

O local de início da inflamação destrutiva são as bolsas gengivais, que formam fendas onde as bactérias se alojam. Com o tempo, essa inflamação se espalha distalmente ao longo do dente, resultando na aderência gengivoepitelial apenas na raiz do dente, no fundo da cavidade alveolar. A progressão da inflamação pode destruir o tecido conjuntivo do ligamento periodontal, resultando no afrouxamento do dente. A infecção pode se espalhar, causando osteomielite alveolar e pulpite, e resultar em bacteremia e na formação de abscessos, com significativa dor oral, relutância em mastigar e halitose. A doença periodontal é comum em carnívoros e seres humanos. As dietas pouco abrasivas e a escovação dos dentes de carnívoros domésticos, combinadas ao exame dentário regular, é uma medida preventiva, como acontece nos seres humanos.

Neoplasia Dentária

Doenças proliferativas, císticas ou neoplásicas da arcada dentária podem originar-se de restos celulares que se formam a partir da lâmina dentária ou do órgão do esmalte (restos celulares de Malassez). As neoplasias dentárias normalmente surgem nas proximidades dos dentes, tanto profundamente na mandíbula quanto no epitélio oral. Existe um método relativamente preciso de denominação das neoplasias dentárias com base no tecido ou célula de origem e na extensão da diferenciação e na odontogênese presente no tecido neoplásico. A aparência dessas neoplasias é complexa; patologistas com experiência considerável na diferenciação dessas neoplasias incomuns devem ser consultados quando é indicado um diagnóstico preciso.

Os odontomas são hamartomas originários do órgão do esmalte, normalmente em filhotes de cães e potros (Fig. 7-47). Esses tumores geralmente apresentam dentina e esmalte facilmente reconhecíveis, bem como ameloblastos, odontoblastos e polpa dentária.

Ameloblastoma é um termo empregado para designar as neoplasias epiteliais originárias do órgão do esmalte. É possível distinguir vários subtipos histologicamente, como fibroma ameloblástico, odontoma ameloblástico, tumor odontogênico epitelial calcificante e outras neoplasias dentárias raras. O ameloblastoma aparece ao acaso na arcada dentária, normalmente em cães adultos. Essas neoplasias geralmente são osteolíticas e, portanto, localmente invasivas. Em geral, é necessário um exame histológico realizado por um especialista para distinguir ameloblastoma de epúlide acantomatoso (ameloblastoma acantomatoso) e carcinoma de células escamosas.

Tonsilas

A tonsilite é uma condição relativamente rara em espécies domésticas. Por não possuírem vasos linfáticos aferentes, as tonsilas não são secundariamente afetadas pela drenagem linfática decorrente de infecções em outro local da cavidade oral. Entretanto, a tonsilite pode ocorrer em consequência de agentes transmitidos pela saliva e pelo sangue, como hepatite infecciosa canina e cólera suína. Os tumores epiteliais (carcinomas de células escamosas) e as neoplasias linfoides ocorrem em todas as espécies.

Glândulas Salivares
Doenças Inflamatórias

A sialoadenite, inflamação de uma glândula salivar, é uma condição relativamente rara na medicina veterinária. Embora o diagnóstico de doenças sistêmicas não se faça por exame da glândula salivar, a raiva e a cinomose canina são duas doenças importantes que causam inflamação das glândulas salivares. A saliva é um meio especialmente importante de disseminação — por feridas causadas por mordida — do rabdovírus causador da raiva. Há presença de necrose, inflamação de células mononucleares e, às vezes, inclusões (corpúsculos de Negri) no núcleo das células ganglionares. No rato, um coronavírus denominado *vírus da sialodacrioadenite* é responsável pela inflamação da glândula salivar e de algumas glândulas oculares anexas. A *Salmonella typhisuis* tem causado sialoadenite parotídea supurativa em suínos.

As lesões macroscópicas da sialoadenite são sutis e incluem aumento de volume e edema. A sialoadenite pode ser acompanhada por dor à palpação. Ocasionalmente, há presença de abscessos, por vezes resultantes da migração de corpos estranhos (arestas de capim), e que são particularmente notáveis quando ocorrem na glândula zigomática retrobulbar, onde podem causar protrusão ocular (proptose).

Distúrbios Diversos

As alterações nas glândulas salivares são incomuns em espécies de animais domésticos. A rânula é uma distensão cística com retenção de saliva que afeta o ducto da glândula salivar sublingual ou mandibular e ocorre no assoalho da cavidade oral, ao longo da língua (Fig. 7-48). Portanto, é uma condição revestida por epitélio. A causa geralmente é desconhecida, embora alguns casos sejam atribuídos à presença de sialolitos. A mucocele salivar, por outro lado, é um pseudocisto não revestido por epitélio, mas preenchido por saliva. Essa lesão também tem causa desconhecida, mas pode resultar de ruptura traumática do ducto da glândula salivar sublingual com consequente extravasamento e encapsulação da saliva pelo tecido conjuntivo reativo.

Os sialolitos são raros em animais domésticos e, quando ocorrem, a causa é atribuída à inflamação da glândula salivar, sendo que as células descamadas ou o exsudato inflamatório formam o núcleo para a deposição de mineral (Fig. 7-49). Os sialolitos constituem, portanto, uma das causas da formação da rânula.

Neoplasia

As neoplasias das glândulas salivares, tanto benignas quanto malignas, são incomuns, mas ocorrem em todas as espécies (Fig. 7-50). Elas são compostas por elementos glandulares e ductulares ou por uma combinação de componentes epiteliais e mesenquimais semelhantes àqueles das neoplasias mamárias mistas. O infarto da glândula salivar, uma condição com aparência macroscópica semelhante à neoplasia, não é frequente em gatos e raramente acomete cães. A causa do infarto é desconhecida. A aparência macroscópica de aumento de volume firme de uma glândula com infarto deve ser diferenciada microscopicamente de uma neoplasia. No infarto da glândula salivar, existem focos distintos de necrose do parênquima com hemorragia periférica e células inflamatórias. A tentativa de regeneração incompleta da glândula a partir do epitélio ductal pode ser confundida com neoplasia, a menos que a pessoa esteja familiarizada com a primeira condição.

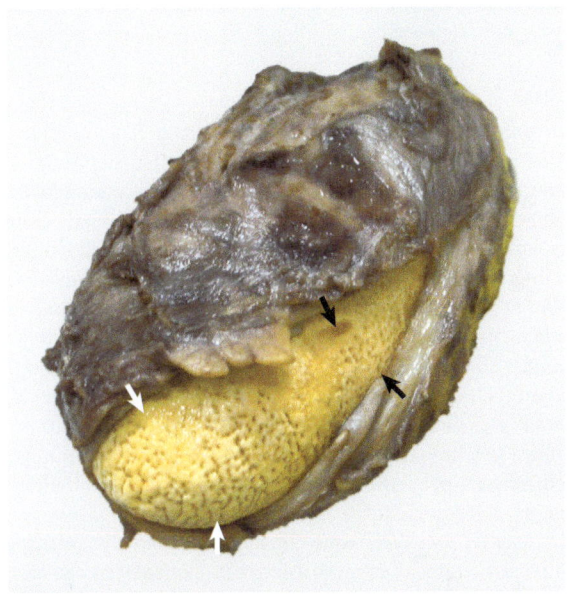

Figura 7-49 **Sialolito, Cavalo.** A necrose por compressão causada por essa grande massa, semelhante a uma pedra (*setas*), destruiu a glândula em que ela se formou. (Cortesia de Dr. B. Cooper, College of Veterinary Medicine, Oregon State University.)

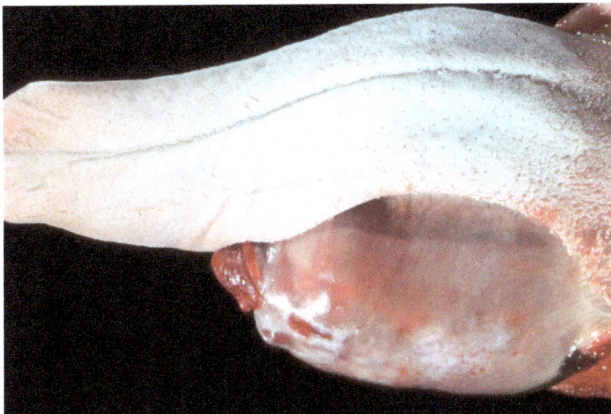

Figura 7-48 **Rânula, Ducto da Glândula Salivar Mandibular, Cão.** Distensão cística do ducto da glândula salivar mandibular esquerda, ao longo da superfície ventrolateral da língua. (Cortesia de Dr. P. Stromberg, College of Veterinary Medicine, The Ohio State University.)

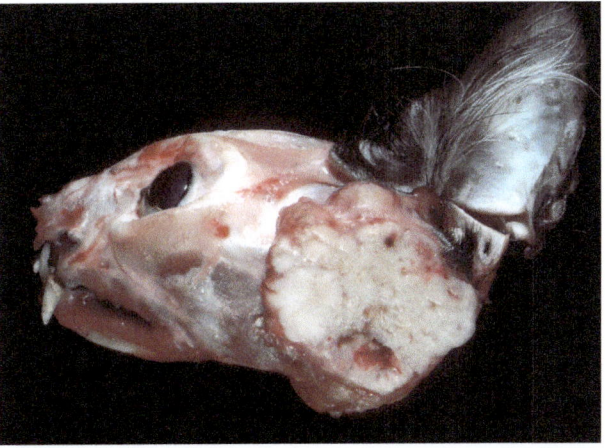

Figura 7-50 **Carcinoma da Glândula Salivar, Glândula Salivar Parótida Esquerda, Gato.** Um grande carcinoma da glândula salivar substituiu a glândula normal. (Cortesia de Dr. H. Gelberg, College of Veterinary Medicine, Oregon State University.)

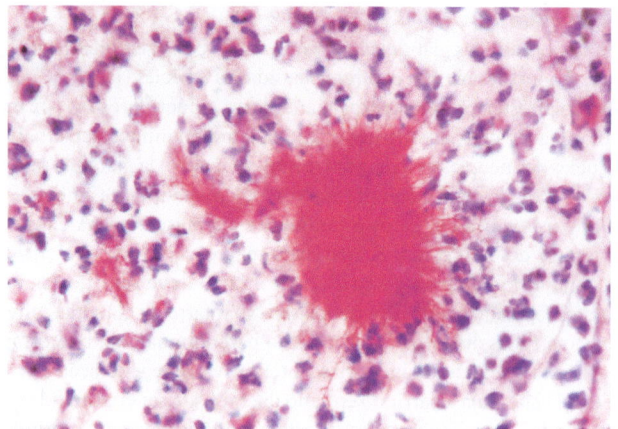

Figura 7-51 **Actinobacilose (Língua de Pau), Língua, Vaca.** Reação de Splendore-Hoeppli (colônia de bactérias rodeada por bastões ("clavas") radiados de imunoglobulina) circundada por inflamação supurativa. Coloração por HE. (Cortesia de Dr. M.D. McGavin, College of Veterinary Medicine, University of Tennessee.)

Língua

Anomalias de Desenvolvimento

As doenças congênitas da língua incluem defeitos epiteliais como fissuras, epiteliogênese imperfeita, macroglossia e microglossia, língua bífida e crescimento de pelos na língua (coristoma). O defeito glossofaríngeo letal, ou língua de pássaro dos caninos, caracteriza-se pela língua pontuda que não consegue envolver um mamilo e criar a pressão negativa necessária para a amamentação, e sem intervenção, resulta em inanição. Existem relatos de anquiloglossia ventral, fusão da língua com o assoalho da cavidade oral, em cães da raça pastor de anatólia. A causa dessas lesões congênitas é desconhecida, mas às vezes, elas ocorrem associadas a outros defeitos. Como no caso de outros defeitos congênitos, a ingestão de sustâncias teratogênicas desconhecidas pela mãe durante a gestação é uma possibilidade de etiologia, assim como a mutação dos genes T-box.

Os agentes patológicos que têm a língua como alvo principal são relativamente raros. A exceção a essa regra é o *Actinobacillus lignieresii*, um bacilo Gram-negativo que normalmente habita a cavidade oral. Trata-se de um invasor oportunista do tecido lingual lesionado, principalmente em bovinos e, ocasionalmente, em equinos e ruminantes de pequeno porte. Os granulomas resultantes de infecção contêm actinobacilos centralmente localizados circundados por estruturas amorfas, eosinofílicas e em forma de clava dispostas radialmente e compostas por moléculas de imunoglobulina originárias dos plasmócitos intralesionais (Fig. 7-51). Em geral, esses focos são circundados por células inflamatórias mononucleares mistas (fenômeno de Splendore-Hoeppli), inclusive por células gigantes multinucleadas de Langhans, e a infecção pode drenar e causar inflamação semelhante nos linfonodos mandibulares e retrofaríngeos. A quantidade de tecido fibroso presente depende da duração da inflamação e do aumento de volume. A inflamação e a fibrose causam maior firmeza e macroglossia, ou "língua de pau" (Fig. 7-52). Os equinos raramente são afetados por infecções por *A. lignieresii*, mas, quando o são, as lesões são cutâneas ou abscessos nos linfonodos, mastite e eventual glossite.

Doença Sistêmica: Envolvimento Secundário da Língua

A candidíase oral é uma infecção das membranas mucosas intactas da língua e do esôfago causada por *Candida albicans* (levedura) (Fig. 7-7) e que acomete principalmente ungulados, embora já tenha sido observada também em carnívoros. A candidíase não é uma doença primária, mas geralmente indica uma condição debilitante subjacente, sobretudo em animais jovens, e ocorre em consequência de tratamento com antibióticos que mata a microbiota normal, elevadas concen-

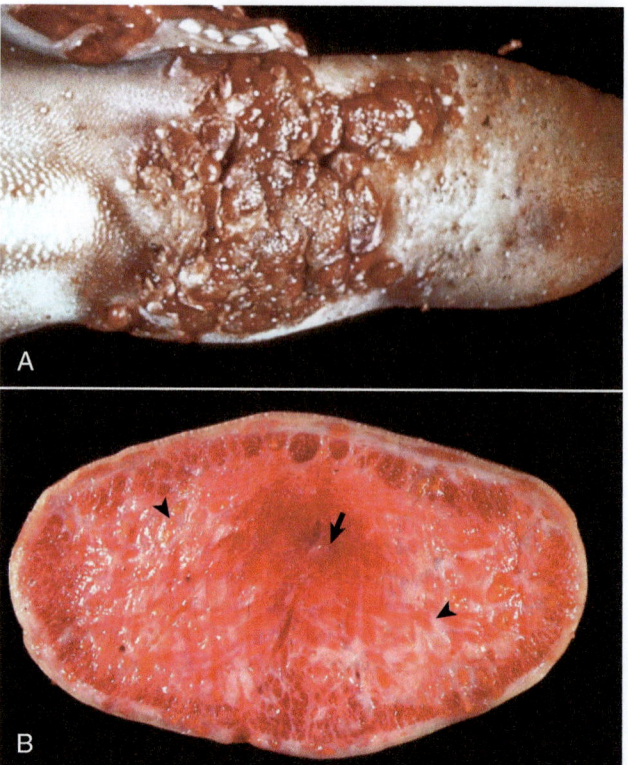

Figura 7-52 **Actinobacilose, Língua, Vaca. A,** Superfície dorsal. Observa-se na língua lesão inflamatória proliferativa e ulcerativa crônica-ativa, apresentando neutrófilos misturados a células inflamatórias mononucleares (linfócitos, macrófagos, plasmócitos) e tecido fibroso. **B,** Actinobacilose crônica (língua de pau). A inflamação crônica resulta na perda do músculo da língua e na sua substituição por tecido fibroso durante a cicatrização. Observam-se faixas brancas entrelaçadas de tecido fibroso (*cabeças de seta*) e o foco da inflamação granulomatosa (*seta*). (**A** Cortesia de Dr. M.D. McGavin, College of Veterinary Medicine, University of Tennessee.; **B** Cortesia de Dr. R.J. Panciera, School of Veterinary Medicine, Oklahoma State University; e Noah's Arkive, College of Veterinary Medicine, The University of Georgia.)

trações séricas de glicose em decorrência de diabetes melito, dieta rica em açúcares ou terapia endovenosa com glicose. A disponibilidade de ferro é um fator limitante para as bactérias locais, que disputam a colonização da mucosa com a levedura. Estados de imunodeficiência também contribuem para o desenvolvimento da candidíase. Todas essas situações oferecem condições teciduais propícias à proliferação de diferentes formas de levedura. Em raros casos, pode ocorrer infecção sistêmica. Os fatores de predisposição às infecções sistêmicas são o uso de múltiplos antibióticos, os cateteres internos e as sondas endotraqueais. Essa infecção apresenta-se como formação de uma pseudomembrana verde-acinzentada facilmente removível da mucosa subjacente intacta (Fig. 7-8).

Em geral, as lesões linguais são manifestações de doenças sistêmicas, como na diarreia viral bovina, na febre aftosa, na amiloidose multissistêmica e na uremia (Fig. 7-53; ver também Fig. 11-21). Estas doenças são abordadas em mais detalhes neste e em outros capítulos deste livro.

Condições Hiperplásicas e Neoplásicas

As neoplasias linguais (glossais) são raras, mas quando ocorrem geralmente são de origem epitelial. Os carcinomas das células escamosas são os mais comuns (Fig. 7-54; ver também Fig. 6-10), mas existem relatos também de papilomas (Fig. 7-55), rabdomiomas, rabdomiossarcomas, fibrossarcomas, melanomas e tumores de células granulares em animais domésticos.

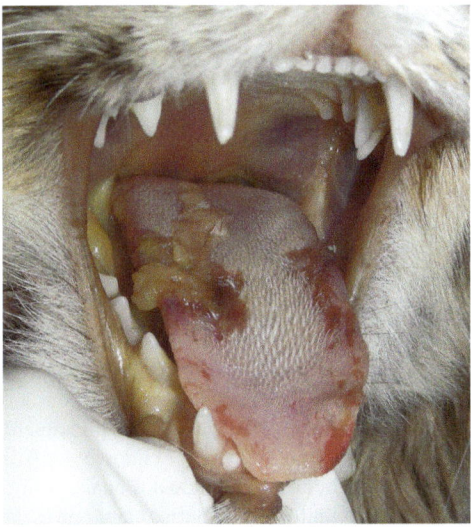

Figura 7-53 **Glossite Ulcerativa, Uremia (Glossite Urêmica), Língua, Gato.** Há extensa ulceração do epitélio da mucosa da língua associada a elevadas concentrações séricas de ureia e creatinina no sangue em decorrência de insuficiência renal. (Cortesia de Drs. R.L. Fredrickson e R.A. Dory, College of Veterinary Medicine, University of Illinois.)

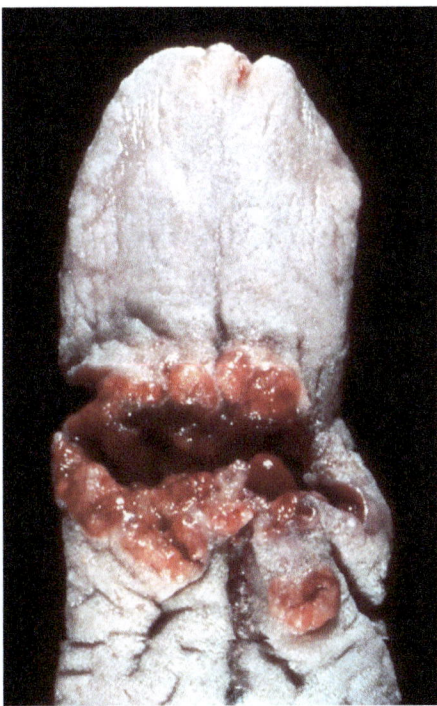

Figura 7-54 **Carcinoma de Células Escamosas, Língua (Superfície Dorsal), Cão.** Observa-se neoplasia proliferativa, ulcerada e hemorrágica crescendo transversalmente na superfície da língua. (Cortesia de Dr. H. Gelberg, College of Veterinary Medicine, Oregon State University.)

Parasitas

Os parasitas da língua são incomuns, à exceção daqueles que residem nos músculos, como o *Sarcocystis* spp. na maioria das espécies e a *Trichinella spiralis* em suínos e, ocasionalmente, em carnívoros selvagens, como os ursos polares. O *Gongylonema* spp., que pode estar presente na mucosa lingual de suínos e ruminantes, não tem importância clínica.

Esôfago
Anomalias de Desenvolvimento

Acalasia. Os distúrbios da motilidade esofágica são denominados *acalasia*. Nessa condição, a contratilidade sequencial do esôfago é

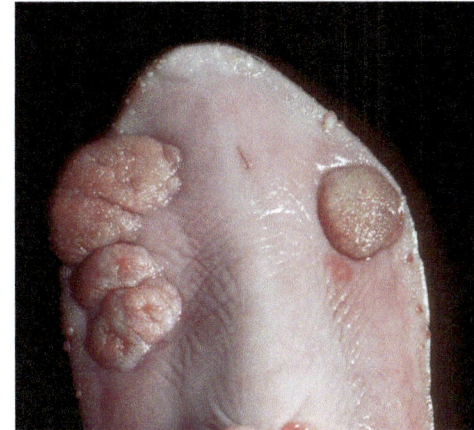

Figura 7-55 **Papilomas, Língua (Superfície Ventral), Vaca.** Os papilomas, geralmente causados por papilomavírus bovino, estão presentes na superfície ventral da língua. O vírus infecta as células traumatizadas do epitélio da mucosa e induz a proliferação de células epiteliais. (Cortesia de Dr. M.D. McGavin, College of Veterinary Medicine, University of Tennessee.)

defeituosa, e o esfíncter cricofaríngeo inferior não funciona corretamente. A acalasia resulta em dificuldade de deglutição, podendo ser responsável pela regurgitação e perda de peso.

A acalasia cricofaríngea é um distúrbio congênito, possivelmente neurogênico, do esfíncter superior (cricofaríngeo) do esôfago e acomete cães jovens de pequeno porte, particularmente das raças terrier, cocker spaniel e poodle miniatura. A disfagia pós-desmame e a regurgitação após uma refeição à base de alimentos sólidos são características desse distúrbio funcional. Em geral, os líquidos são deglutidos sem incidentes. O comportamento de ânsia de vômito ou engasgo do paciente após a deglutição é um bom indicador dessa condição no cão com idade condizente.

A acalasia canina adquirida é extremamente incomum. Nessa condição, geralmente existe uma anomalia visível da musculatura da deglutição (cricofaríngea). Aparentemente, não há uma alteração característica na musculatura afetada. A miotomia esofágica do apropriado músculo do esfíncter cricofaríngeo é paliativa para essas condições idiopáticas.

Megaesôfago

Megaesôfago ou ectasia esofágica é uma dilatação do esôfago em decorrência de peristaltismo insuficiente, ausente ou descoordenado nas porções média e cervical do esôfago. A condição já foi descrita em cães, gatos, vacas, furões, cavalos e camelídeos do Novo Mundo. As causas incluem distúrbios de inervação ou denervação e obstruções físicas parciais e estenose, resultantes de doenças inflamatórias da musculatura esofágica ou persistência do arco aórtico direito. Muitos casos são de natureza idiopática.

O megaesôfago congênito normalmente é atribuído ao bloqueio parcial do lúmen do esôfago pel persistência do quarto arco aórtico direito. Devido à persistência do arco, forma-se um anel vascular em torno do esôfago e da traqueia, impedindo a dilatação total do esôfago. O anel é formado pela aorta, pela artéria pulmonar e pelo ducto arterioso. Essa forma de megaesôfago é única na medida em que a obstrução esofágica, e, consequentemente, a dilatação, ocorre em sentido cranial ao coração devido à localização do anel vascular obstrutivo (Fig. 7-56; ver também Fig. 10-37). É provável que o arco aórtico direito persistente seja hereditário em cães das raças pastor alemão, setter irlandês e galgo (*greyhounds*). Todas as outras formas de megaesôfago resultam na dilatação em sentido cranial ao estômago.

O megaesôfago congênito ocorre também como uma denervação idiopática do esôfago, sobretudo em cães das raças dogue alemão, setter irlandês, schnauzer miniatura, labrador retriever, fox terrier pelo de arame, shar-pei, terra nova, gatos siameses e, em alguns casos de indigestão vagal, em bovinos. Alguns casos de miastenia grave (ver discussão adiante) são congênitos e podem ter origem genética.

O megaesôfago adquirido (acalasia esofágica) é resultante da falha de relaxamento do esfíncter esofágico distal (cárdia) do estômago. A obstrução e, consequentemente, a dilatação, ocorre em sentido cranial ao estômago (Fig. 7-57). Embora a aparência macroscópica do megaesôfago adquirido em animais seja semelhante àquela dos seres humanos, a causa da condição em animais não envolve o esfíncter do cárdia. As causas são idiopáticas ou secundárias a condições como polimiosite (inflamação do músculo esofágico), miastenia grave (doença congênita ou autoimune dirigia aos receptores de acetilcolina da junção neuromuscular), hipotireoidismo (que podem resultar em atrofia muscular e doença de denervação), miopatia congênita, intoxicação por chumbo e tálio (via efeito na inervação), neuropatias periféricas, indigestão vagal, esofagite e dilatação gástrica recorrente. Observa-se um risco maior em cães das raças pastor alemão, golden retriever e setter irlandês.

O megaesôfago é reconhecido clinicamente pela regurgitação após a ingestão de alimento sólido. Portanto, o megaesôfago congênito geralmente é reconhecido no desmame. Em geral, os animais são magros e podem apresentar pneumonia por aspiração. Radiograficamente, o esôfago está dilatado em sentido anterior à lesão e retém contraste radiopaco. A dilatação pode variar de difusa a localmente extensa, dependendo de sua causa. Os alimentos pútridos são, às vezes,

encontrados nas porções dilatadas e atônicas do esôfago. Embora ocasionalmente se encontrem fibras nervosas degeneradas nos nervos vagos, o megaesôfago pode ocorrer sem lesões histológicas detectáveis.

Hérnia de Hiato

A protrusão da porção abdominal do esôfago e do cárdia do estômago através do diafragma para o interior da cavidade torácica é denominada *hérnia de hiato*. Essa inversão geralmente ocorre para o interior do lúmen esofágico e é autorredutora. Às vezes, ocorre intussuscepção gastroesofágica.

Esofagite Eosinofílica

A esofagite eosinofílica é uma doença emergente em seres humanos. Em um único cão, os sinais clínicos incluem regurgitação, disfagia e tosse, acompanhadas por uma mucosa esofágica difusamente afetada, friável, hiperêmica e ulcerada visível por endoscopia. A inflamação é dominada por granulócitos — metade dos quais, eosinofílicos. O diagnóstico se faz por eliminação de outras causas de esofagite inflamatória. Setenta por cento dos seres humanos e o único cão descrito tiveram doença alérgica cutânea concomitantemente.

Parasitas Esofágicos

Com notáveis exceções, as doenças parasitárias do esôfago geralmente não têm importância clínica. Os parasitas mais comuns do esôfago são o *Gongylonema* spp., que afeta ruminantes, suínos, equinos, primatas e, ocasionalmente, roedores. Esses nematódeos residem na mucosa esofágica e são caracteristicamente finos, vermelhos e serpiginosos. Medindo de 10 a 15 cm de comprimento, eles são facilmente visíveis (Fig. 7-58). Os hospedeiros intermediários são as baratas e os besouros coprófagos.

O *Gasterophilus* spp. ocorre em cavalos. Essas larvas de mosca têm ciclos de vida interessantes porque os seus ovos são depositados em vários locais da pele. O calor e a umidade das lambidas servem para ativá-las. As larvas enterram-se na mucosa oral, sofrem muda e migram para o esôfago. Elas ocorrem tanto na porção distal do esôfago quanto no estômago, onde aderem à mucosa por meio de ganchos bucais. Por fim, elas se desprendem, deixando crateras no local de aderência, e são eliminadas nas fezes.

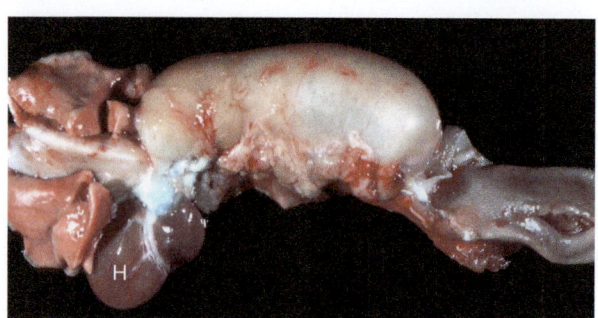

Figura 7-56 Megaesôfago Resultante de Arco Aórtico Direito Persistente, Esôfago, Cão. A dilatação do esôfago em sentido cranial ao coração (*H*) é resultante da falha em regredir o quarto arco aórtico durante a vida embrionária (anomalia do anel vascular). (Cortesia de Dr. C.S. Patton, College of Veterinary Medicine, University of Tennessee.)

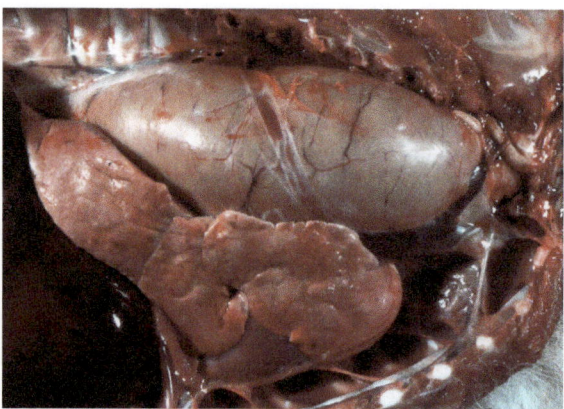

Figura 7-57 Megaesôfago, Porção Torácica do Esôfago, Cão. Uma acentuada dilatação da porção torácica do esôfago cranial ao diafragma deslocou caudal e ventralmente o pulmão direito. Essa forma de megaesôfago geralmente é atribuída a uma anomalia (massa, corpo estranho, distúrbio de inervação) que afeta o esfíncter do cárdia. (Cortesia de Dr. H. Gelberg, College of Veterinary Medicine, Oregon State University.)

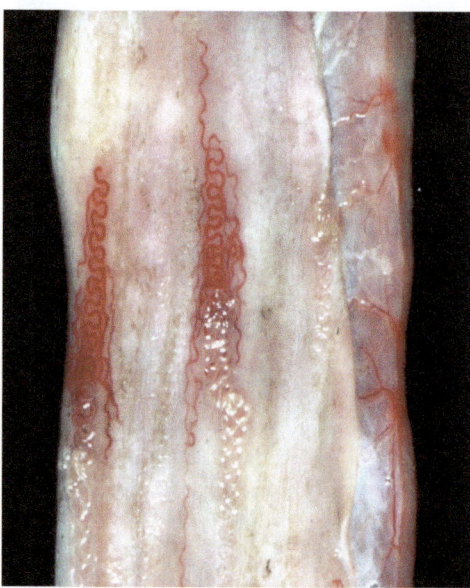

Figura 7-58 Gongilonemíase, Esôfago, Vaca. Os nematódeos intramucosos serpiginosos branco-avermelhados são característicos de *Gongylonema*, um nematódeo da superfamília Spirudoidea. (Cortesia de Dr. M.D. McGavin, College of Veterinary Medicine, University of Tennessee.)

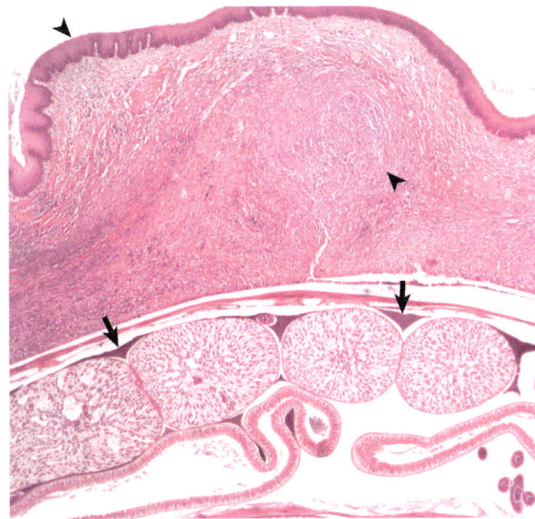

Figura 7-59 **Fibrossarcoma, Esôfago, Cão.** Presença de *Spirocerca lupi* (corte longitudinal) (*setas*) na submucosa esofágica profundamente aofibrossarcoma induzido pelo parasita (*cabeças de seta*). Coloração por HE. (Cortesia de Dr. H. Gelberg, College of Veterinary Medicine, Oregon State University.)

A *Hypoderma lineatum* é a larva da mosca-do-berne dos ruminantes. Esses parasitas acabam por migrar para a adventícia esofágica e, em seguida, para o tecido subcutâneo das costas.

O *Spirocerca lupi* dos caninos é provavelmente o mais patogênico dos parasitas esofágicos. Esses nematódeos alcançam a submucosa esofágica depois de migrar do estômago. Eles penetram na mucosa gástrica para alcançar a adventícia das artérias e depois migram na adventícia para a aorta abdominal e, em sentido aboral, para o segmento caudal da aorta, onde formam um granuloma na adventícia. De lá, eles migram para a submucosa esofágica adjacente. Forma-se uma passagem entre o lúmen esofágico e o granuloma que contém o parasita, permitindo a desova no lúmen no sistema digestório e, por fim, nas fezes. As sequelas clínicas da infestação incluem disfagia, aneurismas aórticos, hemotórax e, raramente, fibrossarcomas esofágicos ou osteossarcomas (Fig. 7-59). Ocasionalmente, os granulomas aórticos crônicos estendem-se para os corpos vertebrais torácicos adjacentes de cães cronicamente afetados, causando espondilose deformante na área adjacente aos granulomas aórticos. As infestações por *S. lupi* ocorrem em climas mais quentes. Os hospedeiros intermediários são os besouros coprófagos e os hospedeiros paratênicos são galinhas, répteis e roedores.

Distúrbios Esofágicos Diversos

A hipertrofia muscular idiopática da porção distal do esôfago é uma lesão peculiar dos cavalos e porcos que pode se mostrar bastante impressionante na necropsia (Fig. 7-60), mas normalmente não tem nenhuma importância clínica. A musculatura esofágica pode ter vários centímetros de espessura, e a lesão pode estender-se pelo quarto distal do esôfago. Raramente essa condição desempenha um papel importante na impactação esofágica. Da mesma forma, a dilatação das glândulas esofágicas presentes em todo o esôfago de cães idosos pode apresentar-se como uma lesão macroscópica impressionante, mas sem qualquer implicação clínica. É importante, portanto, avaliar cuidadosamente essas lesões na necropsia ou por endoscopia no animal vivo para determinar se o que parecem ser erosões e úlceras são, na realidade, elevações da mucosa causadas pelas glândulas preenchidas por muco. Como as lesões são subepiteliais, a mucosa sobrejacente é lisa e brilhante. As glândulas esofágicas dilatadas variam em número e localização, mas geralmente têm apenas alguns milímetros de diâmetro (Fig. 7-61) e são mais numerosas na porção distal do esôfago.

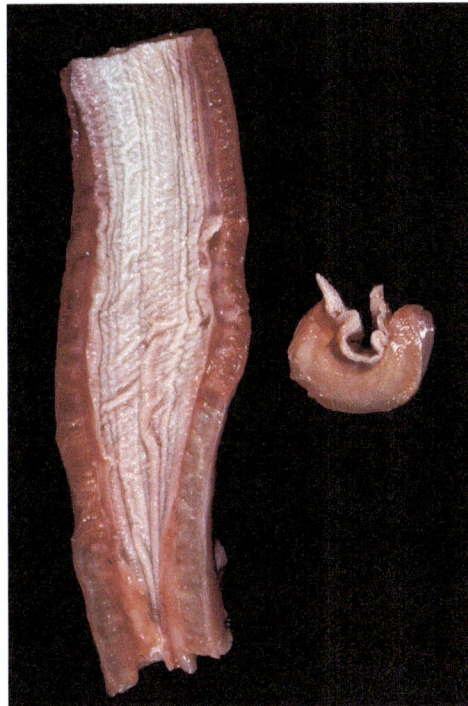

Figura 7-60 **Hipertrofia Muscular, Porção Distal do Esôfago, Cavalo.** Os cortes longitudinal (*esquerda*) e transversal (*direita*) do esôfago demonstram o acentuado aumento da espessura do músculo liso da túnica muscular na porção distal do esôfago. (Cortesia de Dr. C.S. Patton, College of Veterinary Medicine, University of Tennessee.)

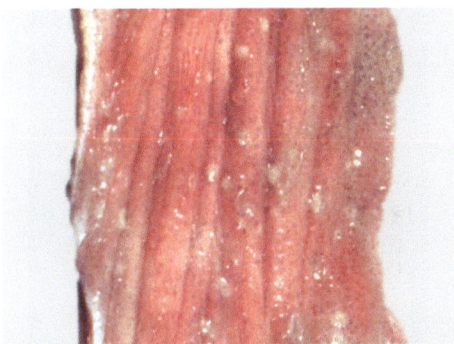

Figura 7-61 **Glândulas Esofágicas Císticas, Porção Distal do Esôfago, Cão.** Observam-se múltiplos cistos mucosos brancos nas glândulas esofágicas da mucosa e da submucosa. Esses cistos são comuns e constituem achados insignificantes em cães idosos. (Cortesia de Dr. H. Gelberg, College of Veterinary Medicine, Oregon State University.)

As erosões e úlceras esofágicas são relativamente comuns e têm várias causas. Uma das causas mais comuns é o refluxo do ácido estomacal. Esse refluxo dos ácidos gástricos causa queimação química na porção distal ou aboral do esôfago e normalmente é chamada *esofagite de refluxo ácido* (Fig. 7-62), ou, clinicamente, azia, nos seres humanos. Outras causas de úlceras esofágicas incluem o uso impróprio de sondas estomacais, que raspam linearmente as cristas das pregas longitudinais da mucosa esofágica (Fig. 7-63); corpos estranhos, como ossos, no caso dos cães; e doenças infecciosas, como a diarreia viral bovina (Fig. 7-64), que causa lesão da mucosa em outros locais também.

A leucoplasia do esôfago e estômago caracteriza-se por elevações distintas planas e esbranquiçadas da mucosa (placas epiteliais) sem importância clínica e de causa desconhecida. Às vezes, essas lesões são confundidas com lesões por candidíase ou neoplasia. Ao contrário das lesões por candidíase, no entanto, elas não descamam com facilidade,

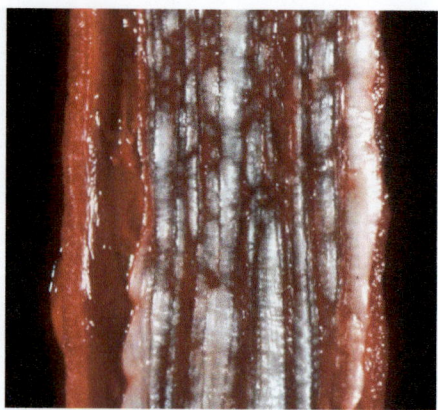

Figura 7-62 **Esofagite por Refluxo Ácido, Esôfago, Cavalo.** As estrias vermelho-escuras na superfície do esôfago são áreas de perda epitelial decorrente de refluxo de ácido gástrico. As estrias brancas e as áreas verticalmente lineares na superfície do esôfago são regiões de epitélio da mucosa não afetado e provavelmente hiperplásico. Como era de se esperar, as erosões são mais graves na mucosa esofágica adjacente ao cárdia, com extensão para a cavidade oral. Essa distribuição é diagnóstica de esofagite por refluxo ácido. (Cortesia de Dr. H. Gelberg, College of Veterinary Medicine, Oregon State University.)

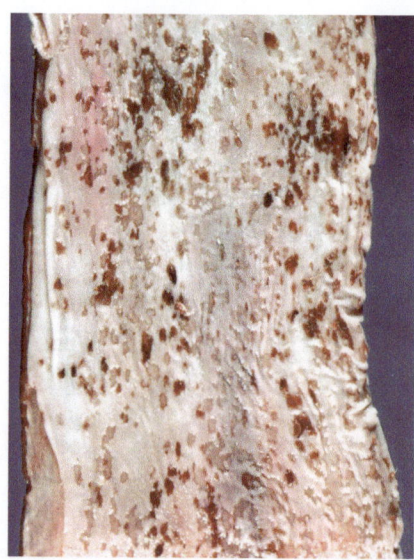

Figura 7-64 **Esofagite Ulcerativa, Diarreia Viral Bovina (BVD, na sigla em inglês), Esôfago, Vaca.** Observam-se múltiplas úlceras de tamanhos (escala milimétrica) e formas variáveis da mucosa esofágica causadas pelo pestivírus da diarreia viral bovina. (Cortesia de Dr. H. Gelberg, College of Veterinary Medicine, Oregon State University.)

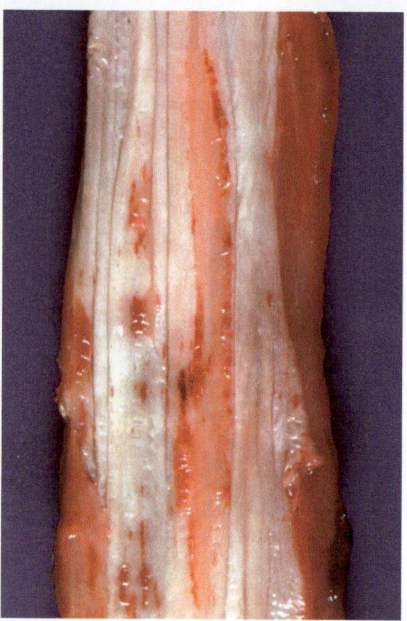

Figura 7-63 **Ulceração Esofágica Induzida por Trauma, Esôfago, Cavalo.** Essas úlceras lineares vermelhas são resultantes de abrasão pelo uso impróprio de sonda estomacal, seja pelo diâmetro excessivo da sonda, pela inserção demasiadamente vigorosa ou por ser uma sonda com borda afiada. (Cortesia de Dr. H. Gelberg, College of Veterinary Medicine, Oregon State University.)

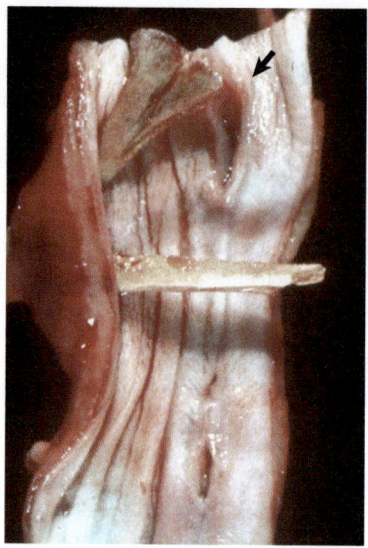

Figura 7-65 **Úlceras e Perfuração, Corpo Estranho, Esôfago, Cão.** O esôfago foi perfurado por um osso de galinha que foi ingerido. Observa-se que a extremidade do osso oposta ao local da perfuração causou uma úlcera profunda (*seta*). Existem também várias úlceras crônicas em posição caudal à perfuração, presumivelmente em decorrência de abrasão provocada pelo deslocamento de outros ossos esôfago abaixo. (Cortesia de Dr. C.S. Patton, College of Veterinary Medicine, University of Tennessee.)

e a sua regularidade, quantidade e localização as distinguem das neoplasias. Histologicamente, a camada basal e as camadas de células espinhosas estão acentuadamente espessas, e as células superficiais apresentam núcleos picnóticos e alguma paraqueratose. Nos seres humanos, aproximadamente 5% dessas lesões evoluem para câncer. Elas estão presentes na cavidade oral e no esôfago dos seres humanos e supostamente têm relação com irritação crônica, que é quase sempre associada ao fumo ou à mastigação de tabaco. O consumo de álcool e as restaurações dentárias de amálgama também podem predispor à leucoplasia.

Asfixia

Asfixia é o termo clínico para designar a obstrução esofágica subsequente a estenoses ou bloqueios. Em geral, a asfixia ocorre em locais anatômicos em que o esôfago não consegue se expandir totalmente. Esses locais são dorsais à laringe, craniais à primeira costela na entrada torácica, à base do coração e ao hiato diafragmático. A asfixia geralmente ocorre como resultado da ingestão de grandes corpos estranhos, como batatas, maçãs, ossos (Fig. 7-65), espigas de milho (Fig. 7-66) ou medicamentos, como grandes cápsulas gelatinosas ou comprimidos (*bolus* secos). Caso esses corpos se alojarem contra o epitélio por mais de 2 dias, a interação geralmente resulta em necrose por compressão circunferencial da mucosa esofágica (Fig. 7-67), o que resultará na formação de estenose durante a cicatrização. Essas estenoses, por sua vez, podem causar regurgitação após a ingestão de alimentos e possivelmente resultar em inanição ou pneumonia por aspiração.

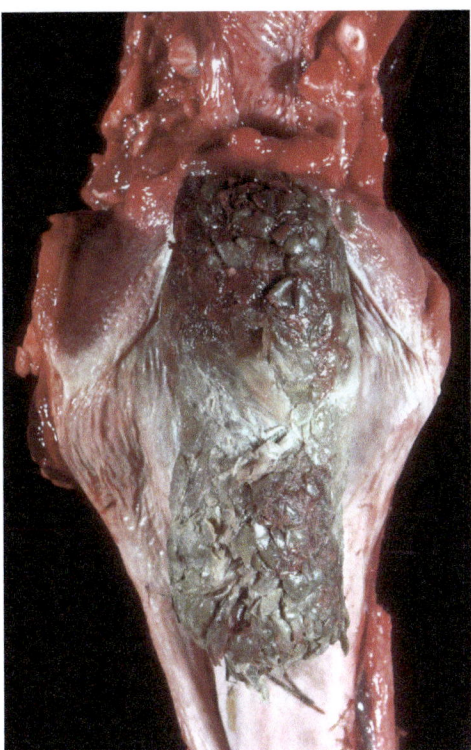

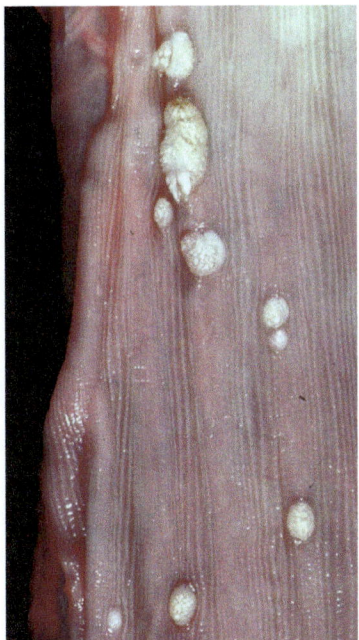

Figura 7-68 Papilomatose, Papilomavírus Bovino, Esôfago, Touro. Múltiplos papilomas, característica dessa doença induzida por vírus, formaram-se após traumatismo da mucosa esofágica e infecção das células epiteliais da mucosa. Pode haver presença concomitante de papilomas orais. (Cortesia de Dr. M.D. McGavin, College of Veterinary Medicine, University of Tennessee.)

Figura 7-66 Corpo Estranho (Asfixia), Esôfago, Vaca. Uma espiga de milho alojou-se no esôfago em posição subjacente à laringe. (Cortesia de Dr. H. Gelberg, College of Veterinary Medicine, Oregon State University.)

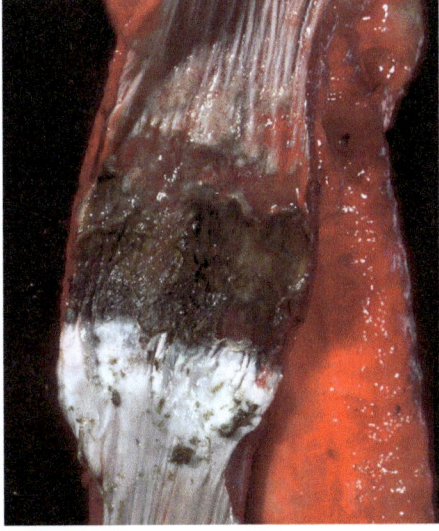

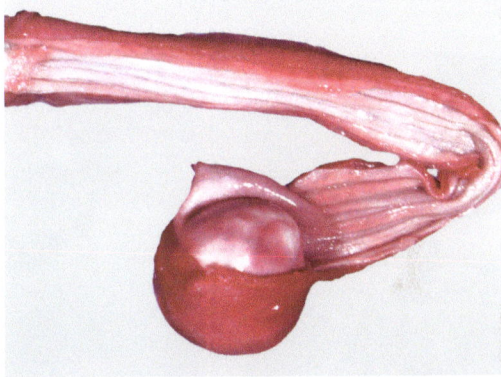

Figura 7-69 Leiomioma, Esôfago, Cão. Massa consiste de proliferação de células da musculatura lisa na submucosa e projeção para dentro da porção distal do lúmen esofágico, causando obstrução. (Cortesia de Dr. H. Gelberg, College of Veterinary Medicine, Oregon State University.)

Figura 7-67 Corpo Estranho (Asfixia), Esôfago, Cavalo. A necrose por compressão da porção proximal da mucosa esofágica adjacente à laringe ocorreu em decorrência do alojamento de um corpo de estranho (forragem compactada). Como regra geral, a necrose por compressão ocorre se o corpo estranho permanecer por mais de 2 dias alojado contra o epitélio da mucosa. (Cortesia de Dr. M.D. McGavin, College of Veterinary Medicine, University of Tennessee.)

Em cavalos mais velhos, a dentição precária contribui para a má mastigação dos alimentos, resultando em impactação no esôfago. As lesões neoplásicas ou inflamatórias do esôfago ou dos tecidos periesofágicos também causam obstrução. A persistência do arco aórtico direito já foi cogitada como causa de estenose esofágica e megaesôfago.

Neoplasia

As neoplasias do esôfago são raras. O consumo de broto de samambaia (*Pteridium aquilinum*), às vezes, combinado à presença a papilomavírus,

já foi associado a ocorrência de carcinomas de células escamosas em bovinos. Os sinais clínicos são semelhantes àqueles de outras causas de bloqueio esofágico e incluem disfagia, regurgitação, perda de peso e dilatação do esôfago em sentido proximal à massa. Os tumores de esôfago são ocasionalmente palpáveis, pois geralmente são intraluminais doque murais. Os tumores epiteliais incluem os papilomas (Fig. 7-68) e os carcinomas de células escamosas, sendo que os últimos apresentam elevado potencial metastático. Os tumores da musculatura do esôfago, sejam benignos ou malignos, também são raros, mas podem provocar sinais clínicos semelhantes (Fig. 7-69). Os fibrossarcomas esofágicos de cães geralmente desenvolvem-se em áreas infestadas por *S. lupi*. O linfoma esofágico ocorre esporadicamente na maioria das espécies (Fig. 7-70).

Rúmen, Retículo e Omaso

Ver Distúrbios dos Ruminantes (Bovinos, Ovinos e Caprinos).

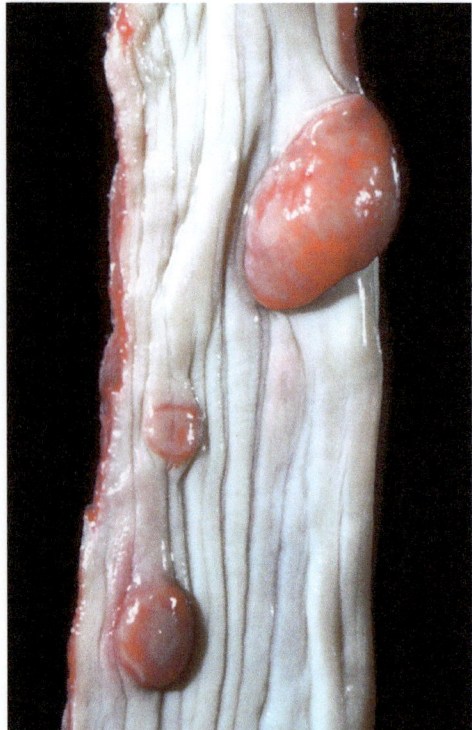

Figura 7-70 **Linfoma (Linfossarcoma), Esôfago, Cão.** Massas proliferativas de linfócitos malignos presentes na submucosa projetam-se para o lúmen esofágico, causando obstrução parcial. Observa-se que o epitélio da mucosa está intacto (liso e brilhante). (Cortesia de Dr. M.D. McGavin, College of Veterinary Medicine, University of Tennessee.)

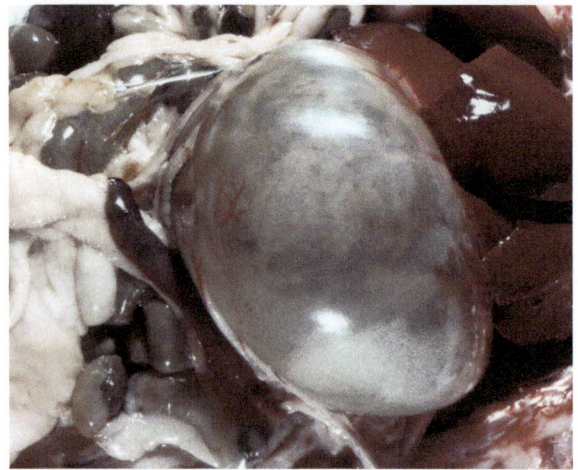

Figura 7-71 **Dilatação Gástrica Simples, Estômago, Coelho.** O estômago apresenta-se acentuadamente dilatado e cheio de gases. A dilatação geralmente é resultante de aerofagia ou superalimentação e é aliviada pela eructação ou vômito. (Cortesia de Dr. H. Gelberg, College of Veterinary Medicine, Oregon State University.)

Estômago e Abomaso

Dilatação Gástrica e Vólvulo

A dilatação gástrica simples ocorre em vários animais (Fig. 7-71). Nos cães, particularmente de raças de grande porte com tórax profundo, ocorre síndrome da dilatação gástrica aguda e vólvulo. Essa alteração ameaça a vida e não deve ser confundida com a dilatação gástrica simples, que é comum em filhos de cães após a ingestão excessiva de alimentos. Os fatores que predispõem à dilatação gástrica aguda incluem fonte distensora por gás, fluido ou alimentos; obstrução da cárdia, impedindo a eructação e êmese; e a obstrução do piloro, impos-

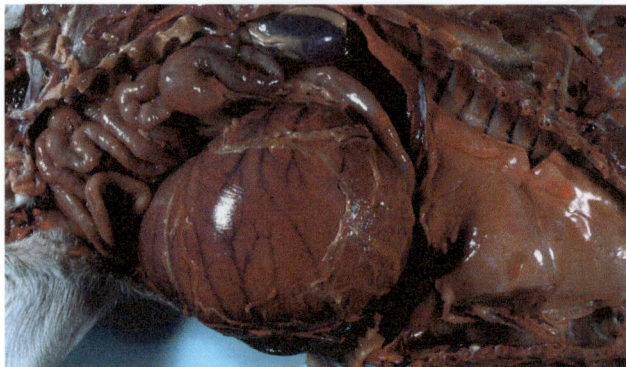

Figura 7-72 **Dilatação Gástrica e Vólvulo, Abdome, Cão.** O estômago está cheio de gases e a sua serosa está congesta (*vermelho-escura*). O duodeno e o baço ingurgitado foram deslocados para a direita. (Cortesia de Dr. M.D. McGavin, College of Veterinary Medicine, University of Tennessee.)

sibilitando a passagem do conteúdo gástrico para o intestino delgado. A fonte dos gases não é totalmente conhecida. As teorias incluem a produção de gases por C. *perfringens*, cujos esporos estão presentes nos alimentos; presença de dióxido de carbono produzido pelos mecanismos fisiológicos de digestão, ou a simples aerofagia.

O resultado de repetidos episódios de dilatação gástrica é o estiramento e o relaxamento do ligamento gastro-hepático. A dilatação recorrente, combinada ao excesso de alimentação, ao exercício pós-prandial e, talvez, a uma predisposição hereditária, resulta em rotação gástrica. A rotação gástrica é reconhecida pelo deslocamento esplênico e torção do esôfago, resultando em compressão vascular, drenagem venosa reduzida e hipoxemia (Fig. 7-72). O estômago geralmente rotaciona em sentido horário no eixo ventrodorsal, quando o abdome é observado a partir da superfície ventral. A rotação é de 180 a 360 graus. A combinação de hipoxemia gástrica, desequilíbrio ácido-base, obstrução do piloro e cárdia, e aumento da pressão intragástrica resulta em ondas antiperistálticas seguidas por atonia, isquemia cardiovascular, arritmias e choque. O retorno venoso portal reduzido resulta em isquemia pancreática e liberação do fator depressor do miocárdio, colapso cardíaco e morte.

As evidências epidemiológicas sugerem que as rações secas para cães que relacionam óleos ou gorduras entre os quatro primeiros ingredientes listados na sua fórmula, aumentam o risco de síndrome de dilatação gástrica e vólvulo. A dilatação gástrica e o vólvulo são, às vezes, associados à eversão ou intussuscepção gástrica para dentro da porção distal do esôfago. Essa última condição também pode ocorrer independentemente de da dilatação gástrica e vólvulo.

Deslocamento Abomasal

Ver Distúrbios dos Ruminantes (Bovinos, Ovinos e Caprinos).

Dilatação e Ruptura Gástrica

A dilatação gástrica acomete cavalos em consequência da ingestão de alimentos fermentáveis ou grãos, uma situação análoga ocorre no gado com sobrecarga de grãos e acidose láctica. Em cavalos, a dilatação gástrica aguda e a ruptura gástrica ocorrem com mais frequência como um evento terminal em caso de obstrução e deslocamento intestinal. Como a dilatação e a ruptura gástrica podem ocorrer após a morte, o desafio diagnóstico consiste em determinar se a ruptura ocorreu antes ou depois da morte. O único indicador confiável do momento da ruptura, em relação à morte do animal, é a presença de hemorragia e a evidência de inflamação, como a presença de filamentos de fibrina ao longo das margens da ruptura (normalmente a curvatura maior), uma vez que essa resposta inflamatória só ocorre em animais vivos (Figs. 7-73 e 7-74).

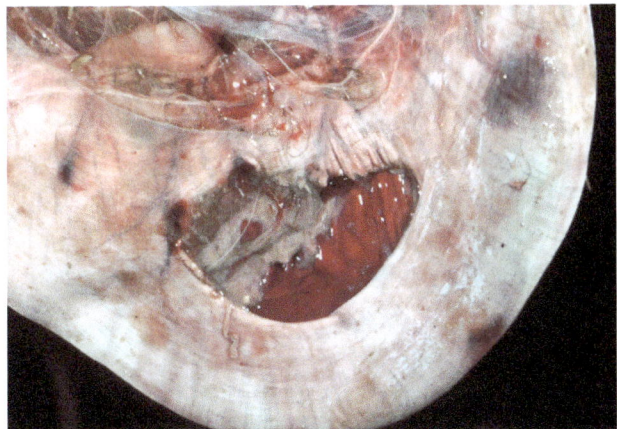

Figura 7-73 Ruptura, Abomaso, Bezerro. A presença de hemorragias multifocais ao longo da margem superior da ruptura e na serosa adjacente à curvatura maior indicam que a ruptura é anterior à morte. (Cortesia de Dr. M.D. McGavin, College of Veterinary Medicine, University of Tennessee.)

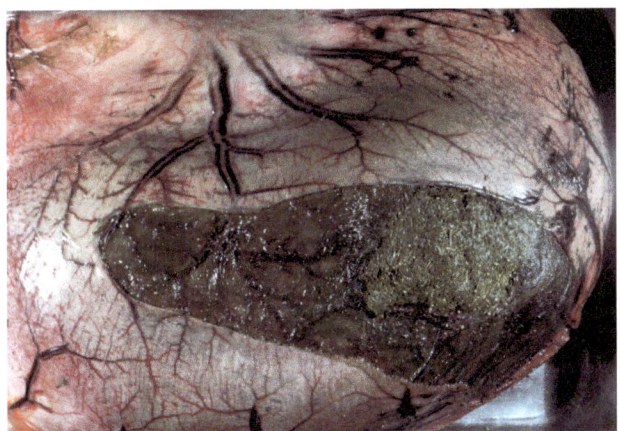

Figura 7-74 Ruptura, Estômago, Cavalo. A hemorragia visível na margem direita da ruptura indica que a ruptura ocorreu anteriormente à morte. Observa-se também que o rasgo na túnica muscular é mais longo do que o da mucosa, que ainda cobre o conteúdo gástrico nos lados esquerdo e direito. As superfícies mucosas e serosas estão congestas. (Cortesia de Dr. H. Gelberg, College of Veterinary Medicine, Oregon State University.)

Na Europa setentrional, a dilatação gástrica aguda acomete cavalos a pasto como parte da síndrome chamada doença da pastagem ou disautonomia. O estômago e o esôfago geralmente apresentam-se dilatados e atônicos. Embora as evidências sorológicas sugerirem associação da doença da pastagem com a enterotoxina do *C. perfringens* tipo A, a degeneração não inflamatória dos gânglios autonômicos também foi relatada. Essa condição pode ser produzida experimentalmente em equinos utilizando-se sangue total de animais afetados, sugerindo que uma toxina solúvel pode ser a causa.

A dilatação gástrica crônica está associada também à ingestão de substâncias indigeríveis. O hábito de morder o cocho e a aerofagia também podem contribuir.

A disautonomia acomete também carnívoros domésticos em decorrência da morte gangliônica nos nervos cranianos, espinais e autonômicos. Os peptídeos gangliônicos associados reduzem-se a níveis compatíveis com as aberrações funcionais. A ganglioneurite produz uma síndrome semelhante à disautonomia em várias espécies e é infrequentemente diagnosticada. Os sinais GI da disautonomia incluem xerostomia, redução do tônus anal, vômitos e regurgitação. Para uma descrição das lesões histológicas, ver Capítulo 14.

A dilatação abomasal e/ou ruminal crônica pode acometer vacas com doença de superalimentação, distocia, exaustão, dieta à base de

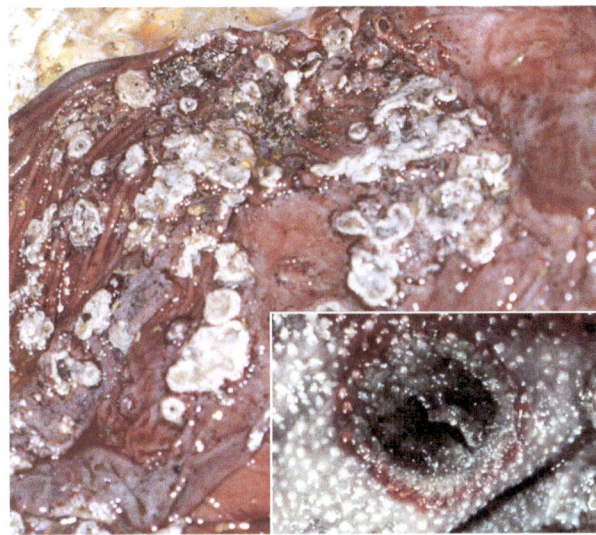

Figura 7-75 Abomasite e Omasite Micóticas, Bezerro. A superfície da mucosa do abomaso contém úlceras distintas e coalescentes cobertas por membranas diftéricas branco-amareladas e por uma borda externa vermelha de hiperemia ativa e inflamação. Essas lesões são indicativas de infartos e provavelmente resultantes de vasculite e trombose causada por fungos angioinvasivos, como *Aspergillus*, *Mucor*, *Rhizopus*, *Absidia* e *Mortierella* spp. As membranas diftéricas são uma mistura de restos celulares necróticos do infarto, células inflamatórias e hifas do fungo incitante. *Inserção*, Omasite micótica. A lesão é semelhante à do abomaso. A membrana diftérica se perdeu devido ao peristaltismo omasal, mas o centro necrótico (infarto) e a borda externa vermelha de hiperemia ativa e inflamação são proeminentes. (Figura cortesia de College of Veterinary Medicine, University of Illinois. Inserção cortesia de Dr. H. Gelberg, College of Veterinary Medicine, Oregon State University.)

alimentos de má qualidade ou congelados, úlceras abomasais com ou sem linfoma abomasal e indigestão vagal. Uma sequela da abomasite pode ser infecção micótica semelhante àquela que ocorre no rúmen (Fig. 7-75).

Em macacos, a frequência de episódios de dilatação gástrica aguda aumenta nos fins de semana, quando pode haver mudanças no manejo alimentar decorrentes da ação de tratadores não familiarizados com os animais. Estudos implicaram o supercrescimento de *C. perfringens* secundário ao aumento do consumo de alimentos fermentáveis na patogenia da dilatação gástrica em primatas.

A dilatação gástrica crônica em cães é usualmente secundária à úlcera gástrica, linfomas gástricos murais, uremia que afeta a estrutura e a função gástrica, estenose ou obstrução pilórica, dilatação gástrica aguda, doença do disco intervertebral ou vagotomia. A dilatação gástrica crônica caracteriza-se pela ingestão reduzida de alimento, pela motilidade gástrica reduzida e pelo maior acúmulo de gases gástricos, por vezes resultando em distensão abdominal semelhante ao do timpanismo.

Dilatação Abomasal e Timpanismo
Ver Distúrbios dos Ruminantes (Bovinos, Ovinos e Caprinos).

Impactação
A impactação do estômago monogástrico e do abomaso tem várias causas. As lesões intratorácicas, como pneumonia, pleurite, linfadenopatia e linfoma dos linfonodos mediastinais, podem infiltrar e lesionar o nervo vago, resultando em problema de motilidade e esvaziamento abomasal/gástrico. Material fibroso grosso, bolas de pelo e outros materiais estranhos também causam impactação. Os tricobezoares gástricos e os fitobezoares dos animais monogástricos são semelhantes àqueles que ocorrem no rúmen.

O defeito de esvaziamento abomasal também pode causar impactação. A condição, que acomete principalmente ovelhas Suffolk com 2 a 6 anos de idade, caracteriza-se pelo abomaso impactado e dilatado. Os sinais clínicos incluem anorexia, perda de peso e aumento das concentrações de cloreto no rúmen. Acredita-se que essa última característica seja resultante de refluxo abomasal. A cromatólise e da necrose neuronal disseminada nos gânglios celíacos e mesentéricos são alterações consistentes causadas por neurotoxicose. O processo provavelmente é mediado por excitotoxinas, embora a presença dos vírus não seja descartada. Grupos de animais afetados em um único rebanho sugerem causa de natureza ambiental. A inflamação é mínima. O defeito de esvaziamento abomasal pode ser uma forma de disautonomia adquirida.

Doenças Inflamatórias

A inflamação do estômago simples ou do abomaso denomina-se gastrite e abomasite, respectivamente, e deve ser diferenciada da hiperemia simples e das petéquias, que geralmente são lesões agônicas inespecíficas. Em geral, a gastrite é clinicamente associada a vômitos, desidratação e acidose metabólica. Hemorragia, edema, maior quantidade de muco, abscessos, granulomas, penetração por corpo estranho, parasitas, células inflamatórias de diversos tipos, erosões, ulcerações e necrose são condições que caracterizam as alterações ocorridas na superfície da mucosa, seguidas por reação inflamatória.

O *Clostridium septicum* é uma causa de abomasite hemorrágica com enfisema de submucosa em ovinos e bovinos, uma doença conhecida como *febre carbuncular* ou edema maligno de abomaso (*braxy*, em inglês). Embora mais comum no Reino Unido e na Europa, essa doença ocorre também na América do Norte. Em geral, ela resulta da ingestão de alimentos congelados contaminados por *Clostridium* spp., o agente causador. As lesões são produzidas pela exotoxina das bactérias, e a morte, portanto, é causada por exotoxemia.

Existem relatos de uma possível associação entre organismos semelhantes à Sarcina e a ocorrência de timpanismo abomasal em vários bezerros. As Sarcinas são cocos anaeróbios Gram-positivos não móveis encontrados em grupos com arranjo cúbico. Esses organismos são patógenos gástricos suspeitos em várias espécies animais. As lesões são semelhantes às observadas na febre carbuncular.

Em muitas septicemias de suínos, os êmbolos bacterianos alojam-se nos vasos da submucosa gástrica e causam trombose, resultando em hiperemia, hemorragia, infarto e ulceração. Isso ocorre na salmonelose (Fig. 7-76), disenteria suína, doença de Glasser e colibacilose. Determinados intoxicantes, como a vomitoxina produzida pelo *Fusarium* spp., podem causar lesões semelhantes.

A micose profunda que causa gastrite granulomatosa se deve ao *Histoplasma capsulatum* (ver doenças intestinais dos carnívoros). Muito raramente, o *Mycobacterium tuberculosis* causa gastrite granulomatosa em várias espécies. Na gastrite granulomatosa, ocorre desconforto epigástrico após a alimentação (pós-prandial), êmese, caquexia progressiva, fraqueza, vômito sanguinolento (hematêmese) e obstrução pilórica causada por reação inflamatória em que o infiltrado granulomatoso ocupa espaço da lâmina própria. Tanto na histoplasmose quanto na tuberculose, os linfonodos regionais (gástricos, esplênicos e hepáticos) podem ser afetados. As lesões gástricas e linfoides nodulares ou com espessamento difuso apresentam predominantemente macrófagos. As células inflamatórias mononucleares, os fibroblastos, os granulócitos (inclusive os eosinófilos) e as células gigantes multinucleadas também estão presentes. Em geral, os organismos causais podem ser demonstrados na inflamação granulomatosa, mas é necessária a utilização de colorações especiais, como a coloração álcool-ácido resistente para micobatérias, e a coloração de ácido periódico de Schiff (PAS, na sigla em inglês), ou a coloração com prata metenamina de Gomori, para evidenciar a presença de fungos.

A gastrite eosinofílica é incomum em todas as espécies de animais domésticos, mas já foi relatada em animais carnívoros domésticos.

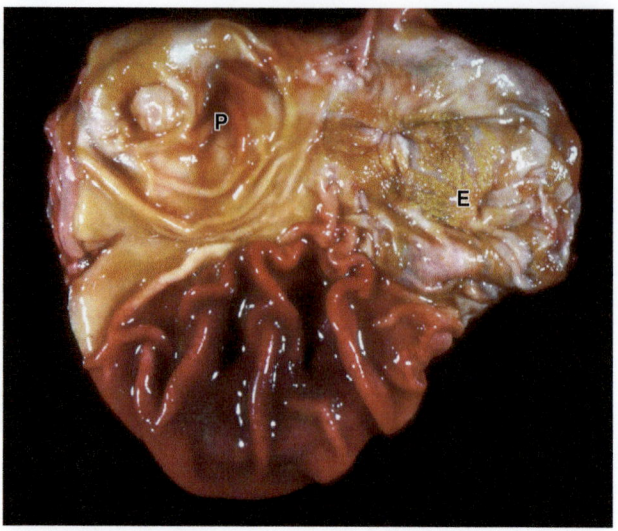

Figura 7-76 **"Gastrite Hemorrágica" Aguda, Estômago, Porco.** A região fúndica gástrica apresenta-se hemorrágica. Esse tipo de alteração gástrica geralmente é observado em suínos com septicemia aguda causada, por exemplo, por salmonela, e a congestão severa é atribuída ao infarto venoso resultante de endotoxemia. E, óstio esofágico; P, piloro. (Cortesia de Dr. H. Gelberg, College of Veterinary Medicine, Oregon State University.)

Em geral, a etiologia dessa condição não é conhecida muito bem. Os três tipos de gastrite caracterizados pelo influxo de eosinófilos são os seguintes:

- Infiltrado eosinofílico focal característico é ocasionalmente associado às larvas de nematódeos intramurais aprisionadas, especialmente o *Toxocara canis*. As larvas de *T. canis* são transmitidas aos filhotes de cães lactentes através do leite, de roupas de cama sujas de fezes ou de sujeira ou de outros fômites que abrigam ovos e larvas. Após a ingestão, a cutícula larval, as fezes e a saliva do parasita são antigênicas. Em cães e gatos, a reação tecidual a essas larvas na mucosa e na submucosa do intestino e no epitélio gástrico é a hiperplasia, resultando em uma proliferação tipo pólipo da mucosa antral. Às vezes, ocorre obstrução pilórica.

- Em outros casos de gastrite eosinofílica, a infiltração dos eosinófilos é mais difusa e acredita-se ser uma reação de hipersensibilidade. O antígeno ofensor é desconhecido. Em muitos desses casos, ocorre eosinofilia periférica, especialmente quando associada a infiltração eosinofílica do intestino delgado (gastroenterite eosinofílica). Essa forma de gastrite eosinofílica pode tornar-se transmural, com necrose e formação de cicatrizes.

- O terceiro tipo, a gastrite eosinofílica esquirrosa em cães e gatos, tem causas, em sua maioria, desconhecidas. A fibrose associada a alterações esquirrosas no estômago e nos linfonodos resulta em êmese persistente, perda de peso e desnutrição.

As lesões macroscópicas da gastrite eosinofílica são bastante inespecíficas e consistem em espessamentos murais difusos ou nodulares. As lesões microscópicas caracterizam-se por infiltrados de eosinófilos na mucosa e na submucosa e são visualizados extensivamente pela camada muscular do estômago. Lesões semelhantes encontram-se eventualmente presentes em segmentos do intestino delgado e do cólon. Nos cães, às vezes há a presença de perivasculite eosinofílica necroproliferativa e de linfadenopatia eosinofílica. Na forma esquirrosa, o infiltrado eosinofílico é seguido por fibroplasia transmural e formação de cicatrizes.

Gastrite Hipertrófica ou Hiperplásica

A gastrite hipertrófica, caracterizada por pregas espessadas, é resultante de hiperplasia das glândulas gástricas. Acredita-se que o efeito seja uma resposta à retenção crônica de fluido gástrico e refluxo da bile intestinal. Alterações semelhantes nas glândulas mucosas são observadas na gastrite linfoplasmacítica imune-mediada em cães. A gastrite hipertrófica já foi descrita também em primatas, equinos, suínos e roedores. O nematódeo *Nochtia nocti* causa essa lesão no estômago dos macacos. A gastrite hipertrófica equina é uma lesão focal ou mais difusa associada aos nematódeos *Habronema* spp. e *Trichostrongylus axei*, respectivamente.

A gastropatia hipertrófica crônica gigante dos cães afeta animais das raças Basenji, Beagle, Boxer e Bull Terrier, entre outras. A doença é semelhante à doença de Ménétrier em seres humanos. Os sinais clínicos incluem perda de peso, diarreia, vômitos e hipoproteinemia. A gastrite crônica resulta no aumento da permeabilidade da mucosa as proteínas séricas com subsequente gastropatia com perda de proteína. Diferentemente das pregas da mucosa gástrica normal, na gastropatia hipertrófica gigante, a mucosa não se aplaina com a distensão do órgão (Fig. 7-77). Microscopicamente, a mucosa apresenta-se hipertrófica e hiperplásica. A incorporação de pregas da submucosa e da muscular da mucosa é variável, assim como a presença de células inflamatórias, principalmente linfócitos e plasmócitos. A causa dessa condição é desconhecida.

Úlceras – Defeitos da Mucosa

Uma úlcera é um defeito da mucosa com perda de toda a espessura epitelial, incluindo a membrana basal. A penetração nas camadas teciduais restantes até a cavidade peritoneal é denominada úlcera perfurante. A perda parcial da espessura epitelial denomina-se *erosão*. As úlceras crônicas diferem das úlceras agudas pela presença de uma borda fibrótica endurecida e pelas tentativas de regeneração epitelial. A identificação das úlceras gástricas não é nenhum desafio, seja na necropsia ou por endoscopia. Essas lesões são cavidades com limites bem-definidos, geralmente recobertas por exsudato. Trombose dos vasos sanguíneos, às vezes, ocorre adjacente às úlceras em ruminantes que apresentam vasculite micótica secundária a acidose láctica ruminal. Portanto, estas lesões são infartos.

A patogênese da maioria das úlceras gástricas e duodenais em seres humanos já demonstrou ser decorrente de infecção por bactéria helicoidal, o *Helicobacter pylori*. A mesma bactéria já foi epidemiologicamente associada ao adenocarcinoma gástrico. O *Helicobacter pylori* age de forma semelhante em furões. Embora organismos semelhantes ao *Helicobacter* sejam facilmente evidenciados em cães e gatos, a sua relação com a formação de úlceras ou neoplasia não foi determinada.

Aparentemente, o estômago de animais sem gastrite ou úlcera é tão colonizado por essas bactérias quanto o daqueles que apresentam úlceras (Fig. 7-78). Mais de 90% dos gatos estão infectados por dois *Helicobacter* spp. O *Helicobacter felis* pode ser cultivado *in vitro*, mas o *Helicobacter heilmannii* não é cultivável e é o mais frequente. Os eventos patológicos e clínicos parecem depender de um número de fatores de virulência bacterianos, bem como da resposta do hospedeiro a esses agentes. As pesquisas sugerem uma possível ligação entre a presença do *Helicobacter* e outras doenças, inclusive doenças coronarianas e neurológicas.

São muitas as teorias para as causas da maioria das úlceras gástricas em animais, mas nenhuma foi comprovada. Pode haver um componente hereditário de suscetibilidade a úlceras. As condições necessárias para o desenvolvimento de úlceras se resumem a um desequilíbrio entre a secreção de ácidos e a proteção da mucosa. Esse desequilíbrio pode ser decorrente das seguintes causas:

- Distúrbios locais ou traumas à barreira epitelial da mucosa; essa lesão pode ser atribuída ao fluxo retrógrado de sais biliares do duodeno ou à ingestão de solventes lipídicos, como o álcool.
- Acidez gástrica normal ou elevada.
- Distúrbios locais do fluxo sanguíneo (desvios arteriovenosos induzidos por estresse e mediados pelo sistema nervoso simpático) que resultam em isquemia.
- Esteroides e anti-inflamatórios não esteroidais (AINEs) que deprimem a formação ou concentração de prostaglandinas (PGE_2, PGI_1), reduzindo, assim, as secreções fosfolipídicas, que têm caráter protetor.

Todos esses mecanismos permitem a passagem de pepsina e ácido hidroclórico para a submucosa. Às vezes, a hiperatividade gástrica marcante e as úlceras gástricas são associadas à presença de tumores de células das ilhotas produtoras de gastrina. Alguns desses tumores produtores de gastrina originam-se no duodeno, mas a maioria tem origem no pâncreas. Essas neoplasias liberam histamina na corrente sanguínea, a qual se liga aos receptores presentes nas células parietais do estômago, aumentado a secreção de HCl. A ulceração gástrica produzida em associação a esses tumores é conhecida como *síndrome de Zollinger-Ellison*.

Nos cães, a ulceração gástrica causa vômitos, inapetência, dor abdominal e anemia decorrente de sangramento gástrico (Fig. 7-79). Pode haver presença também de melena (sangue digerido nas fezes) se a ulceração persistir, e uma quantidade significativa de sangue é

Figura 7-77 Gastropatia Hipertrófica Crônica Gigante, Estômago, Cão. Observa-se massa cerebriforme da mucosa redundante no centro da mucosa gástrica. A inflamação crônica presente na massa resulta no aumento da permeabilidade da mucosa às proteínas séricas e em uma subsequente gastropatia com perda de proteína. (Cortesia de College of Veterinary Medicine, Cornell University.)

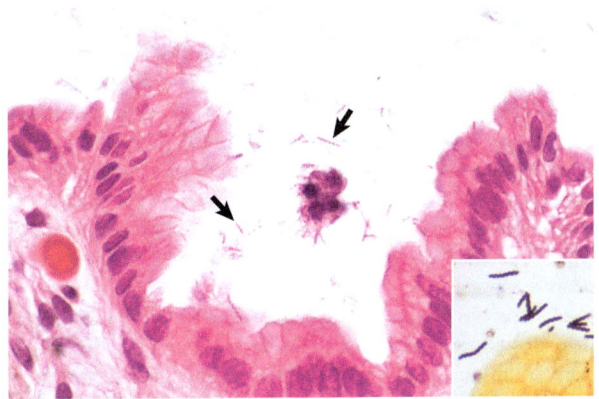

Figura 7-78 Infecção por *Helicobacter* spp., Estômago, Gato. Inúmeras bactérias em espiral (*setas*) presentes na camada mucosa superficial. Não há inflamação na mucosa adjacente; entretanto, em algumas áreas, o epitélio apresenta-se hiperplásico. Coloração por HE. *Inserção*, A forma helicoidal dos organismos helicobacter é evidenciada pela coloraçãode prata de Steiner. (Figura cortesia de Dr. H. Gelberg, College of Veterinary Medicine, Oregon State University. Inserção cortesia de Dr. C.S. Patton, College of Veterinary Medicine, University of Tennessee.)

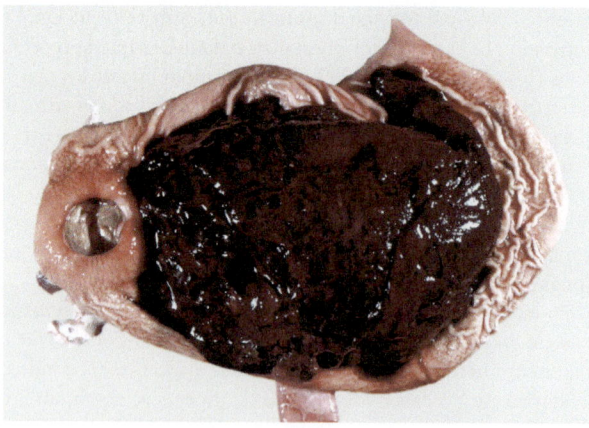

Figura 7-79 **Úlcera, Estômago, Cão.** O estômago contém um grande volume de sangue coagulado e não coagulado proveniente de uma úlcera gástrica (idiopática) com bordas arredondas visíveis no lado esquerdo da foto. A hemorragia foi tão grave que o cão morreu por exsanguinação. (Cortesia de Dr. H. Gelberg, College of Veterinary Medicine, Oregon State University.)

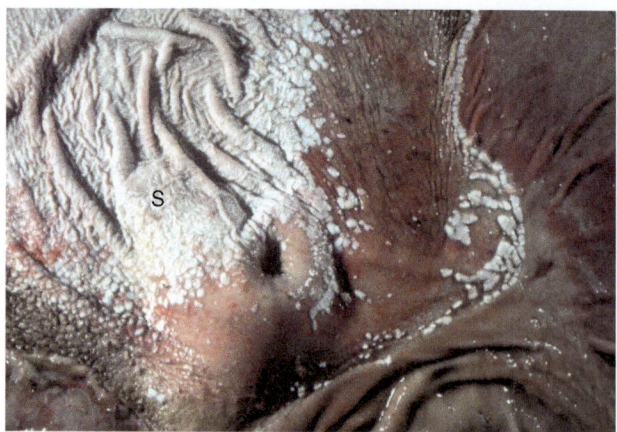

Figura 7-80 **Úlceras Gástricas, Estômago, Cavalo.** A administração de medicamentos anti-inflamatórios não esteroidais causou extensa ulceração do epitélio escamo estratificado (S) da mucosa aglandular. A ulceração estende-se do cárdia (*centro*) à margem pregueada (*direita*). (Cortesia de College of Veterinary Medicine, Cornell University.)

perdida no sistema GI. As úlceras gástricas em cães e gatos geralmente são idiopáticas, mas podem ocorrer em animais com mastocitomas que estimulam a secreção gástrica de HCl pela liberação de histamina e do seu efeito sobre os vasos sanguíneos circundantes ou de outra neoplasia que se infiltre e enfraqueça a parede gástrica.

As úlceras são idiopáticas em potros. Os potros com úlceras gástricas podem apresentar dor abdominal, bruxismo (ranger dos dentes), ptialismo e refluxo gástrico, podendo deitar-se em decúbito dorsal. As úlceras gástricas associadas à administração de AINEs são comuns em cavalos e, em menor extensão, em outras espécies (Fig. 7-80). A síndrome da úlcera gástrica equina acomete de 40% a 90% dos cavalos de competição e desempenho, e a maioria das úlceras graves ocorre naqueles animais mais trabalhados. Mais de um terço dos cavalos utilizados de forma menos vigorosa desenvolve úlceras leves.

Os bovinos com úlceras abomasais têm anorexia parcial ou total, redução da produção de leite, desconforto palpável à pressão aplicada na área xifoide direita e melena. Em qualquer espécie, o vômito em borra de café (hematêmese) ou a eliminação de melena é altamente sugestiva de úlcera gástrica. As úlceras abomasais dos ruminantes variam em importância, de subclínicas a fatais (Figs. 7-81 e 7-82). Em bezerros, as úlceras estão associadas a alterações alimentares ou irritação mecânica do abomaso causada pela ingestão de material fibroso grosseiro. As mudanças alimentares envolvem a substituição das fibras por leite ou sucedâneos, em conjunto com com o estresse associado. No gado leiteiro, as úlceras estão associadas ao pesado consumo de grãos (acidose láctica) no momento da parição, ao deslocamento do abomaso, à diarreia viral bovina, à impactação, à torção e à presença de linfoma gástrico. Devido aos bovinos possuírem um omento eficaz que sela as úlceras abomasais, eles podem viver por muito tempo com ulceração, a menos que ocorra uma grande perfuração que resulte em peritonite séptica.

Nos suínos, as úlceras gástricas são comuns e ocorrem em animais confinados alimentados com grãos de moagem fina. Essas úlceras sempre se limitam ao epitélio escamoso estratificado da porção esofágica da mucosa gástrica que circunda o cárdia (Fig. 7-83). A morte pode resultar de exsanguinação para o lúmen gástrico. As evidências sugerem que uma dieta rica em carboidratos por si só não é suficiente para produzir erosões e úlceras, mas que a alimentação adequada combinada a bactérias comensais fermentativas, como o *Lactobacillus* e o *Bacillus* spp., produz lesões. As lesões progridem de paraqueratose para hipequeratose através de queratólise a gastrite erosiva ou perfuração do estômago.

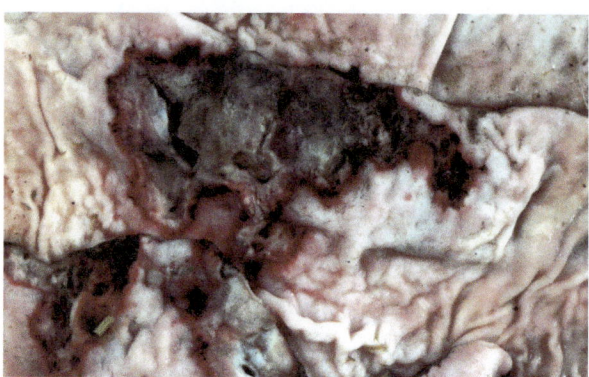

Figura 7-81 **Úlceras, Abomaso, Vaca.** As úlceras consistem em uma área central de necrose de cor cinza a vermelho-escuro circundada por uma borda externa vermelha característica de hiperemia ativa e inflamação. O contorno arredondado distinto dessas úlceras parece sugerir que são decorrentes de infartos, possivelmente resultantes de vasculite e trombose causadas por fungos angioinvasivos. (Cortesia de Dr. H. Gelberg, College of Veterinary Medicine, Oregon State University.)

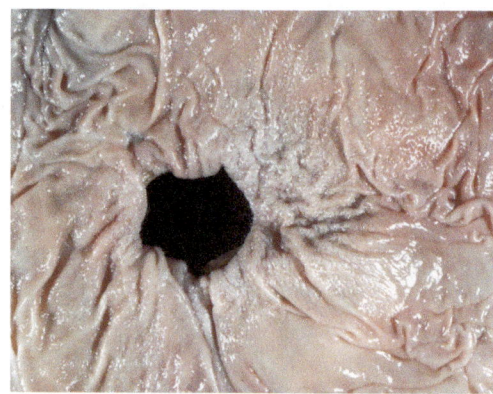

Figura 7-82 **Úlcera Perfurante, Abomaso, Vaca.** As bordas arredondadas da úlcera indicam uma tentativa de reparo e, portanto, crônica. A morte resultou de peritonite. (Cortesia de Dr. H. Gelberg, College of Veterinary Medicine, Oregon State University.)

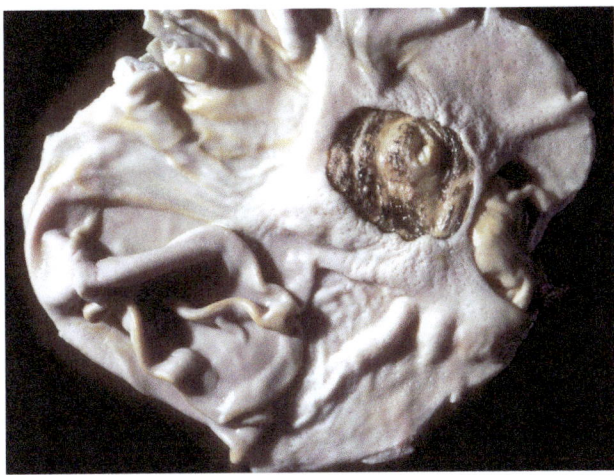

Figura 7-83 **Úlcera Gástrica (Pars Esophagea), Estômago, Porco.** Esse tipo de úlcera gástrica ocorre exclusivamente em suínos e, com muita frequência, naqueles criados em confinamento. A lesão limita-se ao epitélio escamoso estratificado que circunda o cárdia (pars esophagea). As úlceras nesse local são caracteristicamente de causa multifatorial, como a ingestão de grãos de moagem fina ou de ração peletizada (possivelmente deficiente em vitamina E), fermentação de açúcares na ração e estresse de confinamento. Essas úlceras geralmente sangram e podem causar exsanguinação. (Cortesia de Dr. M.D. McGavin, College of Veterinary Medicine, University of Tennessee.)

Distúrbios Variados

A gastrite urêmica ocorre com mais frequência em carnívoros em decorrência de insuficiência renal crônica (Fig. 7-84; ver também Figs. 1-39, 11-22 e 11-23). Nos ungulados, é uma ocorrência rara e normalmente resulta de doença renal obstrutiva (uremia pós-renal). A gastrite urêmica caracteriza-se pela calcificação das glândulas, dos vasos e da lâmina própria da mucosa gástrica e, às vezes, resulta na formação de úlcera.

Ocasionalmente, há presença de amiloidose no estômago, concomitantemente com infiltrados amiloides sistêmicos. A amiloidose A generalizada (AA)com depósitos gástricos de amiloide foi relatada em morcegos, gatos siameses e abissínios, caprinos, macacos Rhesus, ovinos e tigres siberianos.

A estenose pilórica pode ser de natureza anatômica ou fisiológica devido a uma incapacidade do esfíncter pilórico de funcionar corretamente. Essa condição pode ser congênita ou adquirida. Essa lesão acomete com mais frequência os cães (particularmente as raças braquicefálicas), os gatos siameses, os cavalos e os seres humanos. As estenoses pilóricas congênitas podem ser hereditárias, pelo menos em seres humanos. Em geral, a estenose pilórica é reconhecida inicialmente em animais recém-desmamados pelo vômito em jato, pela retenção do conteúdo gástrico, pela gastromegalia e pela presença de fortes ondas peristálticas gástricas. A hipertrofia muscular pilórica, o variável edema submucoso, a ectasia vascular e a degeneração das células ganglionares mioentéricas (disautonomia) podem ser identificados histologicamente em alguns casos. A estenose pilórica funcional pode ser uma característica da indigestão vagal dos ruminantes. Em geral, não são bem conhecidas as várias causas de estenose pilórica.

A gastropatia pilórica hipertrófica gigante, que não deve ser confundida com a gastropatia hipertrófica gigante dos basenjis e outros cães, é uma condição idiopática observada com mais frequência em cães mais velhos de raças pequenas. Para os não experientes, as características macroscópicas e microscópicas dessa lesão pilórica imitam facilmente casos de carcinoma (Fig. 7-85). Microscopicamente, observa-se notável hiperplasia foveolar e glandular com hipertrofia variável da musculatura pilórica lisa, pequenas erosões na mucosa e ulcerações. Geralmente, há infiltrado linfoplasmacítico de grau variável na lâmina própria.

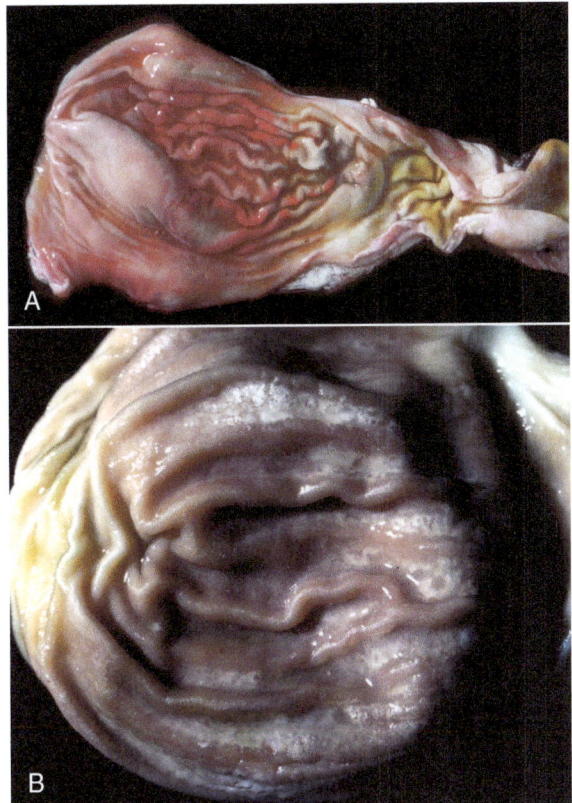

Figura 7-84 **Gastropatia Urêmica (Também Denominada Gastrite Urêmica), Estômago, Gato. A,** A lesão principal é a congestão e o edema da mucosa gástrica, causados por lesão aos capilares da lâmina própria em razão das elevadas concentrações, na circulação sistêmica, de produtos metabólicos derivados de nitrogênio devido à insuficiência renal. **B,** Com a cronicidade, ocorre a calcificação da mucosa gástrica, visível como pontos esbranquiçados finos e linhas na mucosa (**A** Cortesia de Dr. C.S. Patton, College of Veterinary Medicine, University of Tennessee. **B** Cortesia de Dr. M.D. McGavin, College of Veterinary Medicine, Unversity of Tennessee.)

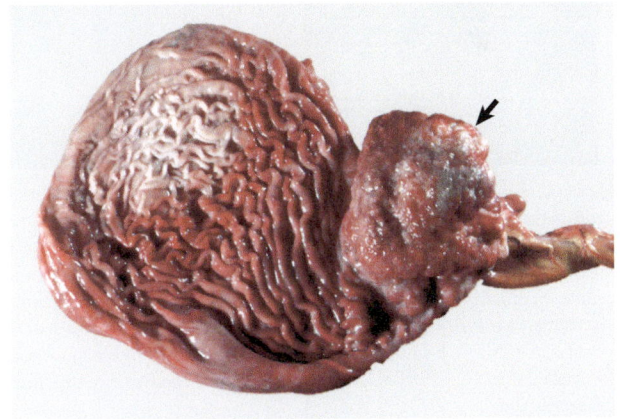

Figura 7-85 **Gastropatia Pilórica Hipertófica Gigante, Estômago, Cão.** A massa de tecido glandular hiperplásico (*seta*) no piloro poderia ser confundida com neoplasia. (Cortesia de Dr. H. Gelberg, College of Veterinary Medicine, Oregon State University.)

Neoplasias

As neoplasias gástricas, embora incomuns, manifestam-se de diferentes maneiras em animais domésticos. O leiomioma e, mais raramente, o leiomiossarcoma são originários da túnica muscular (Fig. 7-86). O linfoma pode ser de origem primária, metastática ou multicêntrica (Figs. 7-87 e 7-88; ver também Fig. 13-94). Nos bovinos, o linfoma

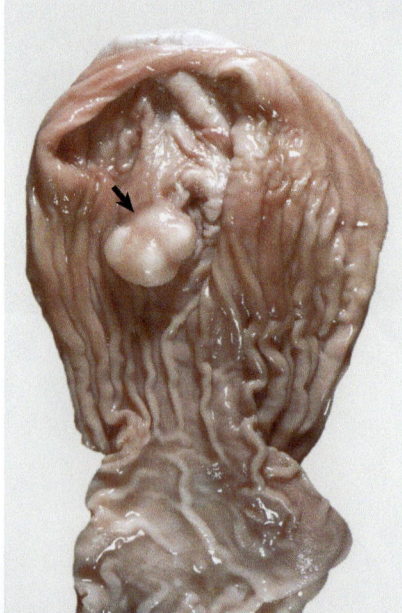

Figura 7-86 Leiomioma, Estômago, Cão. Esse tumor (*seta*) originou-se na musculatura lisa da túnica muscular e está coberto por mucosa intacta. (Cortesia de Dr. H. Gelberg, College of Veterinary Medicine, Oregon State University.)

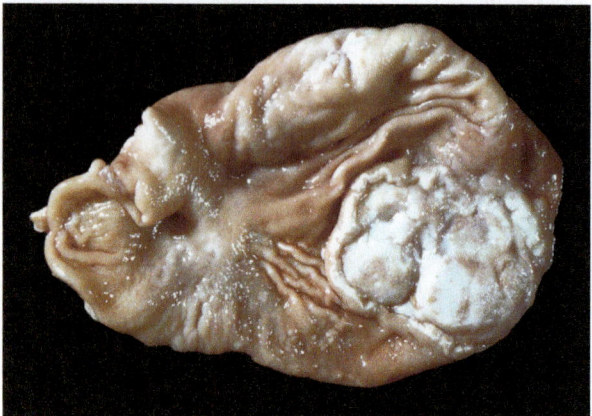

Figura 7-87 Linfoma, Estômago, Gato. Grande e expansiva massa branca presente na submucosa do estômago (*margem superior*), recoberta por epitélio mucoso intacto. A outra massa branca linfomatosa apresenta-se ulcerada (*abaixo à direita*). Essa última lesão é atípica nessa doença, visto que a ulceração é incomum e ocorre no estágio final da doença, quando a formação é relativamente grande e projeta-se para o lúmen gástrico. Na maioria dos casos de linfoma gástrico, o epitélio mucoso apresenta-se intacto e não ulcerado. (Cortesia de Dr. C.S. Patton, College of Veterinary Medicine, University of Tennessee.)

geralmente é causado pelo vírus da leucemia bovina e tem predileção pelo abomaso, pelo átrio direito e pelo útero (Fig. 7-89). O carcinoma de células escamosas da porção estratificada escamosa (esofágica) do estômago é relativamente comum em equinos (Fig. 7-90). Os neoplasmas glandulares, os adenomas e os adenocarcinomas ocorrem em todas as espécies, mas são observados com mais frequência em cães e gatos. Os cães e, raramente, os gatos podem, em certas ocasiões, desenvolver mastocitomas gástricos.

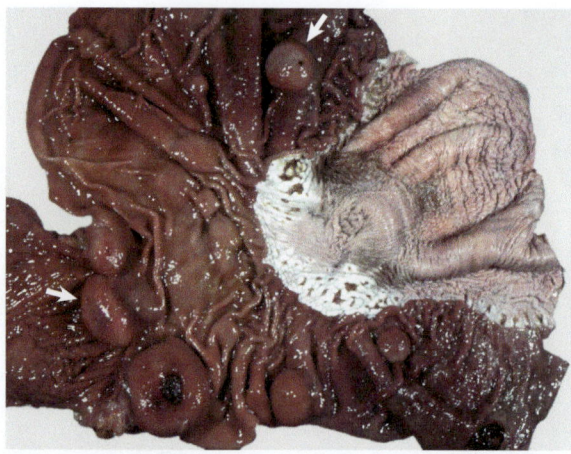

Figura 7-88 Linfoma, Estômago, Cavalo. Presença de nódulos submucosos grandes com superfície lisa (*setas*) na porção glandular do estômago, dois dos quais com úlcera hemorrágica central. As úlceras localizadas na porção escamosa estratificada (*áreas cinza-esbranquiçadas*) do estômago são locais de fixação de *Gasterophilus intestinalis.* (Cortesia de Dr. H. Gelberg, College of Veterinary Medicine, Oregon State University.)

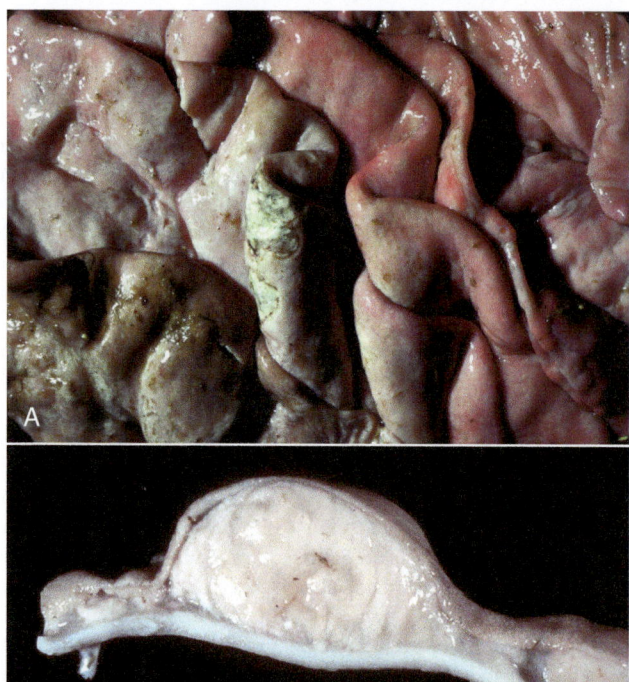

Figura 7-89 Linfoma, Abomaso, Vaca. A, Superfície mucosa das pregas abomasais. Observa-se que as pregas estão espessadas e com uma coloração rosa-esbranquiçada clara em decorrência da infiltração de linfócitos neoplásicos. A mucosa sobrejacente sofreu erosão e ulceração. **B,** Corte transversal. Esse fragmento demonstra massa submucosa esbranquiçada que ocupa espaço. A mucosa intacta está localizada no topo do fragmento. (**A** Cortesia de Dr. M.D. McGavin, College of Veterinary Medicine, University of Tennessee, **B** Cortesia de Dr. H. Gelberg, College of Veterinary Medicine, Oregon State University.)

Intestino

Anomalias de Desenvolvimento

Atresia. A oclusão do lúmen intestinal em decorrência do desenvolvimento anômalo da parede intestinal denomina-se *atresia* (Fig. 7-91). Em geral, a atresia é denominada de acordo com a parte do

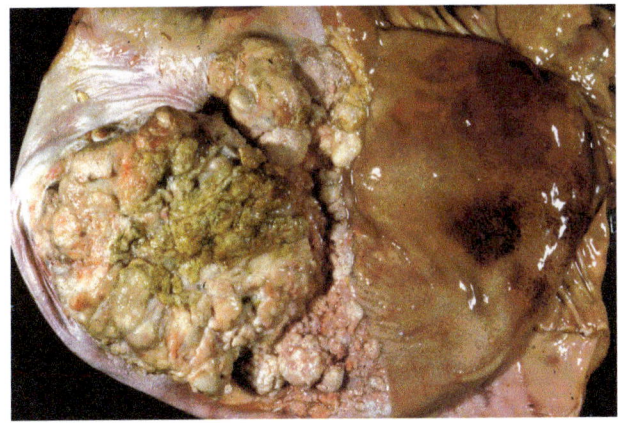

Figura 7-90 Carcinoma de Células Escamosas, Estômago, Cavalo. Grande massa ulcerativa e proliferativa originária do epitélio da mucosa aglandular (escamosa) do estômago. (Cortesia de Dr. A. Paulman, College of Veterinary Medicine, University of Illinois.)

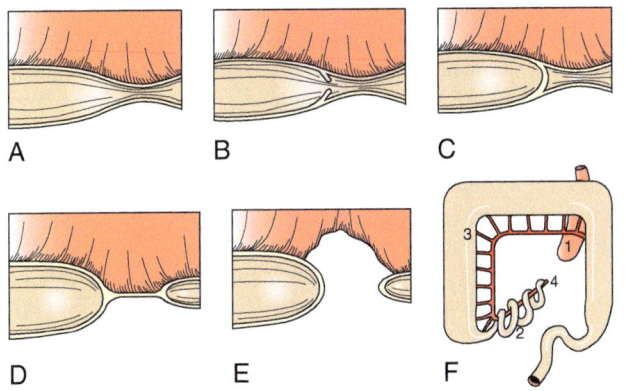

Figura 7-91 Tipos de Estenose e Atresia . **A,** Estenose. **B,** Estenose com membrana parcial. **C,** Atresia da membrana. **D,** Atresia do cordão. **E,** Atresia em fundo cego. **F,** Atresia em árvore de Natal (*1*, jejuno; *2*, íleo; *3*, cólon; *4*, artéria ileocólica). (Modificado de van der Gaag I, Tibboel D: *Vet Pathol* 17(5): 565-574, 1980.)

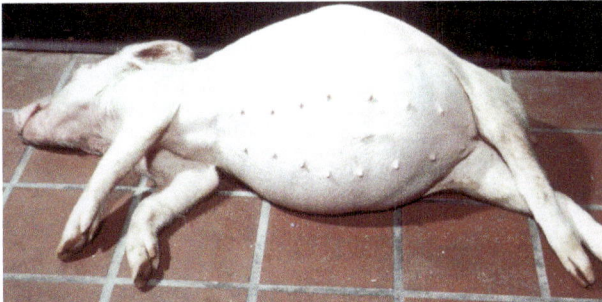

Figura 7-92 Distensão Abdominal, Atresia do Cólon, Porco de Engorda. Esse porco não conseguia defecar desde que nasceu devido à malformação (atresia) durante o desenvolvimento da porção distal do cólon. (Cortesia de Dr. J. King, College of Veterinary Medicine, Cornell University.)

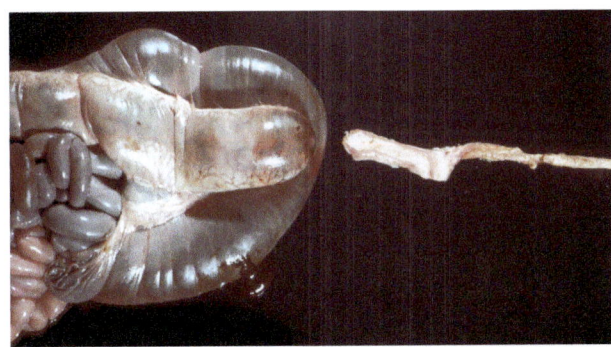

Figura 7-93 *Atresia Coli*, Cólon, Bovino. Existe um segmento em atresia em fundo cego do cólon espiral. O segmento menor à direita da foto é distal, a parte terminal do cólon. (Cortesia de Dr. H. Gelberg, College of Veterinary Medicine, Oregon State University.)

intestino ocluída, como atresia ani ou atresia coli. As causas de atresia nos animais domésticos não são totalmente conhecidas, mas podem ser resultantes de lesões mecânicas aos vasos sanguíneos fetais em uma porção do intestino, como aquelas causadas por mau posicionamento, que comprometem a circulação e resultam em acidentes vasculares e isquemias. A liberação de mecônio na cavidade abdominal do feto pode resultar em peritonite estéril e ser responsável por alguns casos de atresia, como na fibrose cística em seres humanos. Em outros casos ainda, as células embrionárias que normalmente ocluem o lúmen não se degradam, resultando em atresia. O resultado final é atresia segmentar em que há ausência total ou oclusão completa de um segmento do intestino por falta de desenvolvimento epitelial e pela falta de confluência entre duas porções contíguas (Figs. 7-92 e 7-93).

Divertículo de Meckel. O divertículo de Meckel é remanescente do ducto onfalomesentérico e geralmente desaparece após o primeiro trimestre de gestação, mas pode persistir em todas as espécies de mamíferos. Localizado próximo à terminação do íleo, representa o pedúnculo do saco vitelino e, devido à sua localização e por ter uma extremidade cega, pode ser confundido com o ceco.

Megacólon. O megacólon, como o próprio nome indica, é um cólon aumentado que usualmente está preenchido por fezes (Fig. 7-94 e 7-95) e que pode ser congênito ou adquirido. A forma congênita

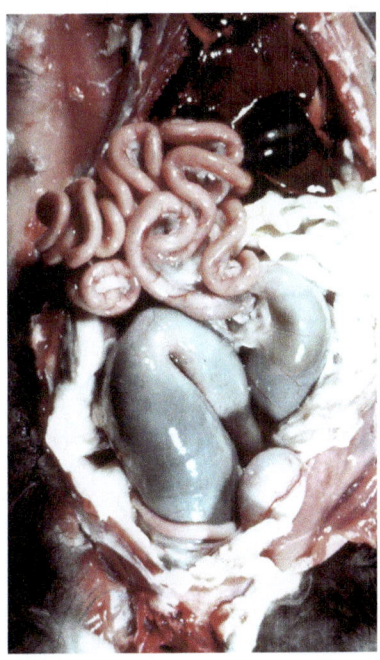

Figura 7-94 Megacólon, Cólon, Gato. Essa doença pode ser congênita devido à falta de inervação intestinal por atresia da porção distal do cólon ou do ânus. Pode ser também adquirida em decorrência de lesão do nervo. (Cortesia de Dr. H. Gelberg, College of Veterinary Medicine, Oregon State University.)

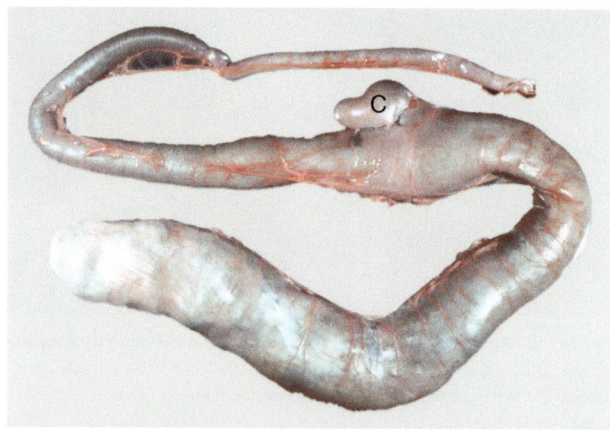

Figura 7-95 Megacólon, Cólon, Cão. O cólon maior, do ceco (C) para o ânus, apresenta-se dilatado com fezes. Em cães, essa doença tem patogenia semelhante àquela descrita nos gatos (Fig. 7-95). (Cortesia de Dr. H. Gelberg, College of Veterinary Medicine, Oregon State University.)

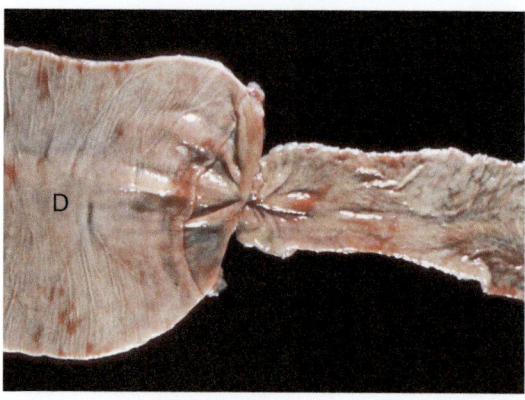

Figura 7-96 Estenose, Intestino, Cavalo. O intestino dilatado (*D*) é proximal à estenose. Essas estenoses podem ser causadas por todo tipo de ferida penetrante ou não penetrante da superfície luminal ou ser secundária à lesão vascular. (Cortesia de Dr. H. Gelberg, College of Veterinary Medicine, Oregon State University.)

ocorre em porcos, cães, gatos, potros overo (malhados) e seres humanos por deficiência de desenvolvimento de plexos mioentéricos (doença de Hirschsprung) secundária à falha de migração de neuroblastos da crista neural para os plexos mioentéricos colorretais.

O padrão overo de coloração equina é definido por manchas brancas da epiderme sobre a parte ventral ou lateral do abdome, estendendo-se dorsalmente até a linha mediana dorsal, mas sem incluí-la. A epiderme também não é pigmentada na lateral do pescoço e no flanco. O padrão overo normalmente inclui, pelo menos, uma pata pigmentada. Os potros afetados são brancos e parecem normais ao nascer. Eles não eliminam mecônio e, subsequentemente, desenvolvem cólica, morrendo até 72 horas após o nascimento. Esses potros brancos são não peristálticos devido à ausência do plexo mioentérico (plexo de Auerbach) ou do plexo submucoso (plexo de Meissner), particularmente no cólon e no reto. Por essa razão, essas anomalias podem ser denominadas aganglionose. O megacólon aganagliônico congênito é contraído e não peristáltico. A dilatação ou megacólon ocorre proximal à porção aganagliônica do intestino. O megacólon adquirido resulta de lesão à inervação colônica. Esses eventos normalmente são traumas, e mais comuns em carnívoros atingidos por automóveis. A atresia ani também pode ser uma consequência do megacólon.

Obstrução Intestinal

A obstrução mecânica do trato intestinal ocorre em todas as espécies de animais domésticos e selvagens. Embora corpos estranhos de todos os tipos tenham sido removidos dos animais por meio de procedimento cirúrgico, os efeitos sistêmicos de alguns corpos estranhos em longo prazo também são importantes, entre os quais a toxicose por cobre e zinco em cães, focas, ruminantes e cavalos, causada pela ingestão de moedas, e a intoxicação por chumbo em bovinos, causada pela ingestão de baterias velhas. Os primatas enjaulados em instalações obsoletas com pintura à base de chumbo ou grades de chumbo também podem sucumbir à intoxicação por chumbo. A infecção por *Pythium insidiosum* provocou obstrução intestinal em um filhote de cão por causa da inflamação associada à infecção.

Enterólitos e Impactação. Os enterólitos são raros em outras espécies, além dos equinos. Na raça Árabe, a incidência é maior e, em geral, os animais afetados têm mais de 4 anos de idade. Os cálculos normalmente são formados por fosfato de amônio e magnésio (estruvita) e acumulam-se em torno de um pequeno foco central, geralmente um corpo estranho metálico. Os enterólitos variam muito

em tamanho, podendo medir de alguns centímetros de diâmetro a mais de 20 cm e pesar vários quilos. Em geral, eles se alojam na flexura pélvica ou no cólon transverso. As dietas ricas em magnésio e fósforo predispõem à formação de enterólitos. No passado, os cavalos de moinhos de grão e ração tinham acesso a grandes quantidades de farelo barato, razão pela qual eram mais propensos a enterólitos. Na Califórnia, o consumo de feno de alfafa rico em proteína e magnésio pode explicar, em parte, a incidência mais elevada de enterólitos nos cavalos californianos.

A presença de ingesta compactada que não se movimenta pelo trato intestinal (impactação) ocorre em todas as espécies. É especialmente comum em equinos após a administração de anti-helmínticos e resulta da rápida eliminação de grandes números de nematódeos, particularmente ascarídeos. A impactação cecal ocorre em cavalos idosos devido a uma dieta rica em material fibroso grosseiro (indigerível), debilidade ou má dentição causada pela falta de nivelamento mecânico dos dentes (desgaste corretivo). A ingesta fibrosa pode resultar também em impactação ileal. Grandes quantidades de areia ingeridas podem acumular-se em qualquer parte do cólon equino, resultando em impactação (cólica por ingestão de areia).

Estenoses com Obstrução. As estenoses são resultantes do estreitamento do lúmen de um canal, nesse caso, o canal intestinal. Em geral, elas resultam da cicatrização de feridas penetrantes e não penetrantes de todos os tipos ou de lesão vascular causadora de infarto, seguida de cicatrização com fibrose (Fig. 7-96). Por exemplo, a estenose retal é uma sequela da salmonelose em suínos e resulta, em parte, de trombose da artéria hemorroidal cranial e da falta de circulação colateral (Fig. 7-97) que, de outro modo, poderia permitir que o segmento intestinal se mantivesse viável. As estenoses obstruem o intestino.

Intussuscepção. Quando um segmento do intestino é invaginado para dentro do segmento imediatamente distal do intestino, a lesão é denominada *intussuscepção* (Figs. 7-98 e 7-99). O intussuscepto é o segmento aprisionado, e o intussuscepiente é a porção que envolve o segmento do intestino. A causa geralmente é desconhecida, mas se acredita que esteja associada à irritabilidade e hipermotilidade do intestino. A irritabilidade e a hipermotilidade podem ser secundárias a enterite, irritação causada por parasitas de todos os tipos, e por debilidade geral. Os corpos estranhos, as neoplasias e alguns parasitas, como o verme nodular dos ovinos (*Oesophagostomum* spp.), que ocasionam nódulos subserosos, podem proporcionar um trampolim para que um segmento do intestino invagine para dentro de outro.

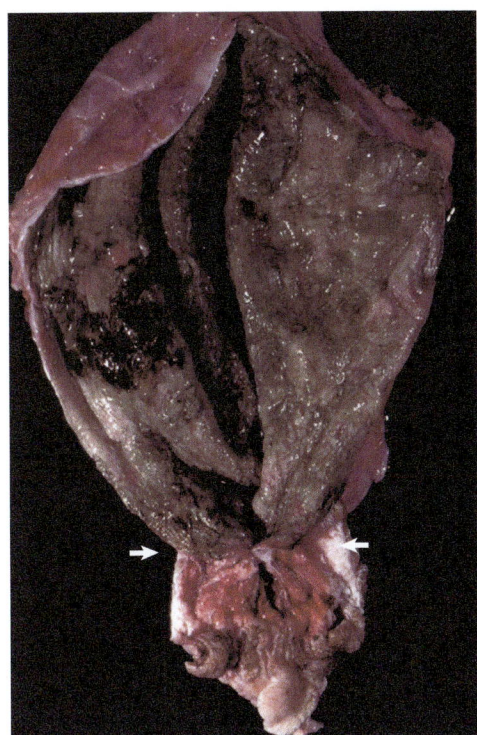

Figura 7-97 **Estenose, Cólon, Porco.** Essa lesão (*entre as setas*) em suínos tem sido atribuída a trombose da artéria hemorroidal cranial resultante de vasculite e trombose causada por salmonela. (Cortesia de Dr. C.S. Patton, College of Veterinary Medicine, University of Tennessee.)

Em cães, a intussuscepção do intestino tem relação ou é causada pela manipulação do intestino delgado durante um procedimento cirúrgico, por linfonodos aumentados de volume, por granulomas resultantes de doenças inflamatórias e parasitárias, por corpos estranhos lineares (barbante) (Fig. 7-100, A) e ascarídeos.

Em bovinos e equinos, os tumores, abscessos e granulomas podem ser causas de intussuscepção. Em equinos, a arterite verminótica pode causar intussuscepções. As intussuscepções ileoileal, ileocecal, cecocecal e cecocólicas, às vezes, são associadas a *Anoplocephala perfoliata*. Raramente, ocorrem intussuscepções duodenogástricas e gastroesofágicas.

As características clínicas da intussuscepção são semelhantes àquelas da obstrução intestinal. Em animais pequenos com parede abdominal fina, às vezes, é possível palpá-las. As intussuscepções são segmentos aumentados e espessados do intestino que variam em comprimento. Macroscopicamente, elas se apresentam como segmentos tumefeitos de consistência pastosa, que lembram as dobras de um acordeão (Fig. 7-101, B). A coloração de tom vermelho a preto depende do grau de comprometimento vascular, que varia de congestão a hemorragia e necrose. É possível observar a fixação mesentérica do intussuscepto estendendo-se a partir da lesão. Isso ocorre à medida que o mesentério vascular é puxado para dentro do intussuscepiente, comprimindo primeiro as veias de parede mais fina, e depois as artérias. Pode ocorrer exsudação de fibrina, necrose isquêmica, congestão e edema tanto no intussuscepto quanto no intussuscepiente. Em raras ocasiões, as intussuscepções ocorridas anteriormente à morte reduzem-se espontaneamente por descamação do intussuscepto infartado que é, subsequentemente, eliminado nas fezes. Em geral, o local da descamação é substituído por tecido fibroso, formando-se uma cicatriz ou estenose circunferencial. Como o peristaltismo continua após a morte, podem ocorrer invaginações intestinais posteriormente à morte. Antes de atribuir a morte a obstrução intestinal causada por

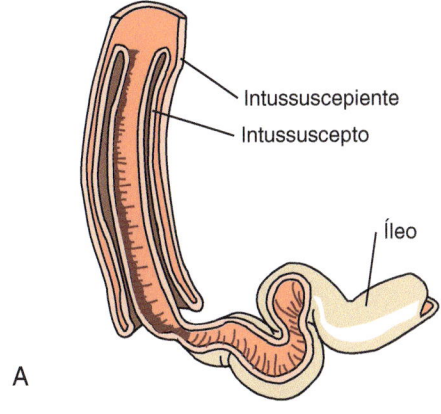

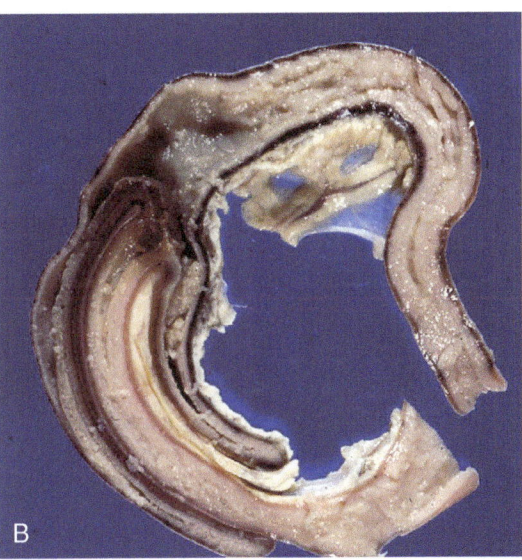

Figura 7-98 **Intussuscepção. A,** Diagrama esquemático mostrando o posicionamento anatômico de segmentos do intestino delgado em uma intussuscepção. **B,** Corte longitudinal da intussuscepção do intestino delgado demonstrando a posição do intussuscepto (segmento aprisionado) e do intussuscepiente (porção que envolve o segmento do órgão) do intestino delgado. (**A** Redesenhado com permissão de Dr. T. Boossinger. **B** Cortesia de Dr. T. Boossinger, College of Veterinary Medicine, Auburn University; e Noah's Arkive, College of Veterinary Medicine, The University of Georgia.)

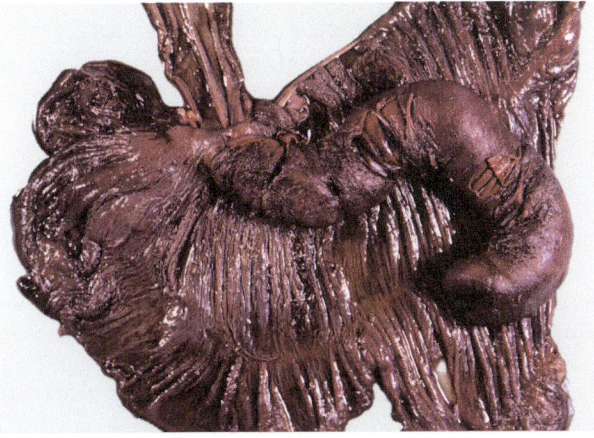

Figura 7-99 **Intussuscepção Ileocecal, Íleo, Cavalo.** O intussuscepiente necrótico está presente no lúmen do ceco aberto. (Cortesia de Dr. M.D. McGavin, College of Veterinary Medicine, University of Tennessee.)

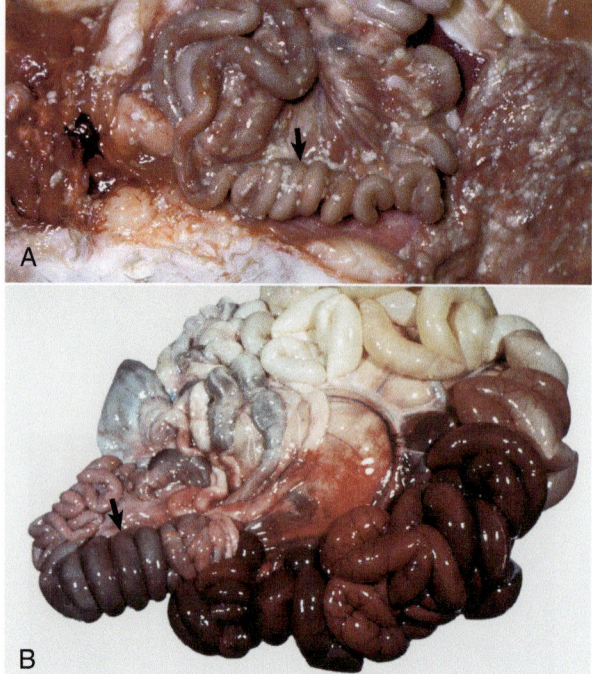

Figura 7-100 Intestinos em Pregas de Acordeão. A, Intestino delgado, gato. Um corpo estranho linear (barbante de carne assada) causou a aparência de prega de acordeão (sanfona) do intestino delgado (*seta*). O peristaltismo do intestino sobre o barbante, que está esticado, no lúmen intestinal provoca um efeito abrasivo de serradura e perfuração do intestino, resultando em peritonite. Observa-se a presença de um exsudato branco nas superfícies serosas. **B,** Intussuscepção, intestino, porco. A intussuscepção em pregas de acordeão (*seta*) é contígua ao intestino infartado de coloração vermelha a vermelho-escura, resultante de estrangulamento vascular. (**A** Cortesia de College of Veterinary Medicine, University of Illinois. **B** Cortesia Dr. H. Gelberg, College of Veterinary Medicine, Oregon State University.)

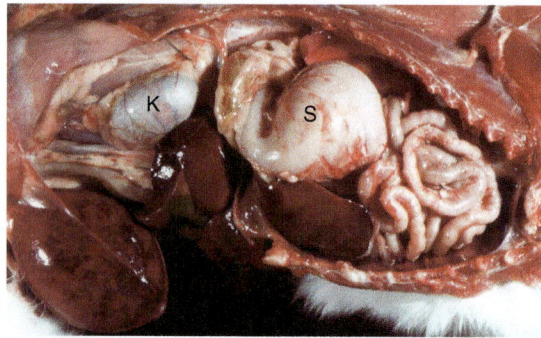

Figura 7-101 Hérnia diafragmática, Abdome, Gato. A ruptura traumática do diafragma permitiu a passagem do intestino, do estômago (S) e do fígado para a cavidade torácica, resultando em deslocamento e compressão das vísceras torácicas e consequente comprometimento da função cardiopulmonar. *K*, Rim. (Cortesia de Dr. H. Gelberg, College of Veterinary Medicine, Oregon State University.)

intussuscepção, é preciso determinar se a intussuscepção ocorreu antes ou depois da morte. Como só ocorre inflamação no organismo vivo, as invaginações posteriores à morte são facilmente reduzidas porque não existem aderências e elas não se apresentam acompanhadas por hiperemia ou fibrina nas superfícies peritoneais, que permanecem lisas e brilhantes.

Íleo. O íleo paralítico (íleo adinâmico) é uma hipomotilidade não mecânica que resulta na obstrução funcional do intestino (pseudo-obs-

trução), podendo ser causada por paralisia da parede do intestino (geralmente em decorrência da manipulação do intestino durante uma cirurgia), peritonite por qualquer causa, choque, dor grave, estimulação anormal dos nervos esplâncnicos, toxemia, desequilíbrio eletrolítico (especialmente hipocalemia), deficiência de vitamina do complexo B, uremia, tétano, diabetes melito ou intoxicação por metais pesados.

O intestino não está paralisado, mas devido à contínua descarga nervosa, torna-se refratário, o que resulta na falta de estimulação tônica da musculatura do intestino. Na maioria dos casos de íleo paralítico, não existem lesões macroscópicas além, talvez, da dilatação atônica do intestino. A condição ocorre na maioria das espécies animais.

A doença das pastagens em equinos na Europa, no sul da América do Sul e, raramente, nos Estados Unidos está associada a disfagia, hipomotilidade GI e subsequente cólica. As lesões degenerativas dessa condição idiopática estão presentes nos gânglios autonômicos, sugerindo tratar-se de diasautonomia adquirida. Surto ocasional em equinos está associado à ocorrência temporoespacial de lesões semelhantes em coelhos. Suspeita-se que a ingestão de *Clostridium botulinum* tipo C com subsequente produção de toxina seja a causa dessa condição.

Deslocamentos Intestinais

Os deslocamentos intestinais incluem herniações que provocam o encarceramento (fixação) do intestino deslocado e, por fim, estrangulamentos (interferência no fluxo sanguíneo) do segmento encarcerado do intestino e são categorizadas como internas e externas. As herniações internas são deslocamentos do intestino através de um forame normal ou patológico da cavidade abdominal. O deslocamento mais comum ocorre em equinos e consiste na herniação através do forame epiploico e de rupturas mesentéricas. A borda dorsal do forame epiploico é formada pelo lobo caudado do fígado pela veia cava caudal. O limite ventral é o lobo direito do pâncreas, o ligamento gastropancreático e a veia porta. O limite cranial é o ligamento hepatoduodenal e o limite caudal é a junção do pâncreas com o mesoduodeno. A cavidade epiploica é somente um espaço potencial. Postula-se que, em cavalos mais velhos, o lobo caudal do fígado se atrofia, aumentado o forame e permitindo que as alças do intestino deslizem e sejam encarceradas e estranguladas.

As hérnias externas se formam quando o saco hernial, formado por uma bolsa do peritônio parietal, projeta-se para fora da cavidade abdominal. Os tipos de herniação externa são umbilical, ventral, diafragmática (Fig. 7-101), inguinal, escrotal (Fig. 7-102) e perineal, denominados de acordo com o local das vísceras deslocadas. As hérnias perineais ocorrem em cães idosos machos com aumento da prostata e obstipação. Algumas dessas herniações (diafragmáticas, perineais) recebem a denominação mais correta de *eventrações* (protrusão do intestino através da parede abdominal ou do diafragma), pois não são acompanhadas da bolsa peritoneal. A deiscência pós-operatória da ferida de uma incisão ventral do abdome também causa eventração. Deve-se notar que as hérnias umbilicais geralmente são causadas por defeito da parede abdominal e não pela mastigação do cordão umbilical pela mãe. As hénias umbilicais podem ter base genética, de modo que pode haver alguma preocupação de natureza ética em relação ao reparo cirúrgico dessas hérnias em animais reprodutores e participantes de exposições. Nos bezerros, as infecções umbilicais também estão associadas a um maior risco de desenvolvimento de hérnias.

Pode ocorrer prolapso retal em decorrência de tenesmo ou esforço excessivo pós-parto (Fig. 7-103).

Vólvulo e Torção. Vólvulo é a rotação do intestino sobre o seu eixo mesentérico. Torção é a rotação de um órgão tubular em

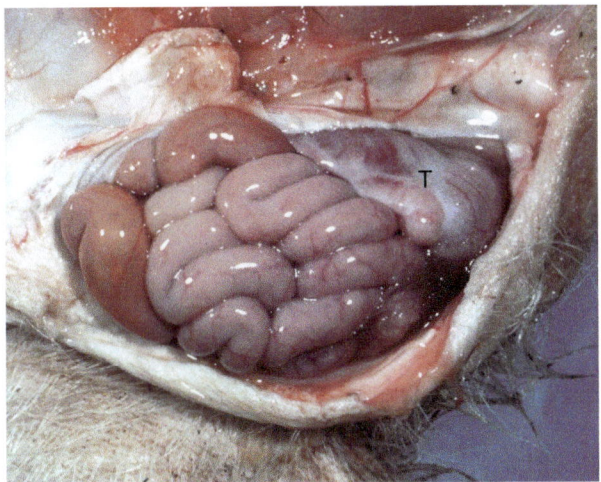

Figura 7-102 **Hérnia Escrotal, Escroto, Porco.** As alças do intestino presentes no escroto atravessaram o canal inguinal e alojaram-se na cavidade escrotal, deslocando caudalmente os testículos (*T*). (Cortesia de Dr. H. Gelberg, College of Veterinary Medicine, Oregon State University.)

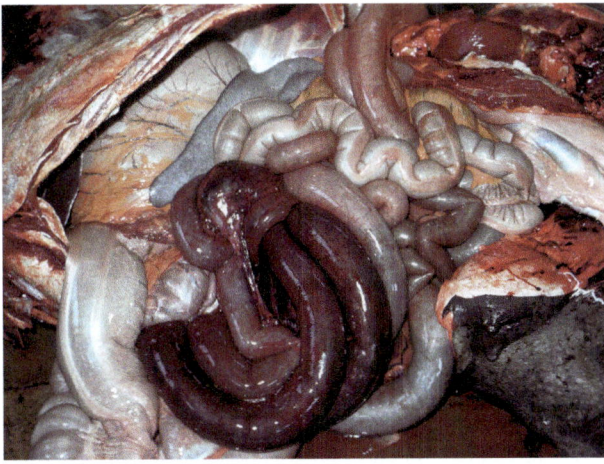

Figura 7-104 **Infarto, Intestino Delgado, Cavalo.** O vôlvulo do intestino resultou em comprometimento vascular e infarto (*intestino vermelho-escuro*) de várias alças intestinais. (Cortesia de Dr. M.D. McGavin, College of Veterinary Medicine, University of Tennessee.)

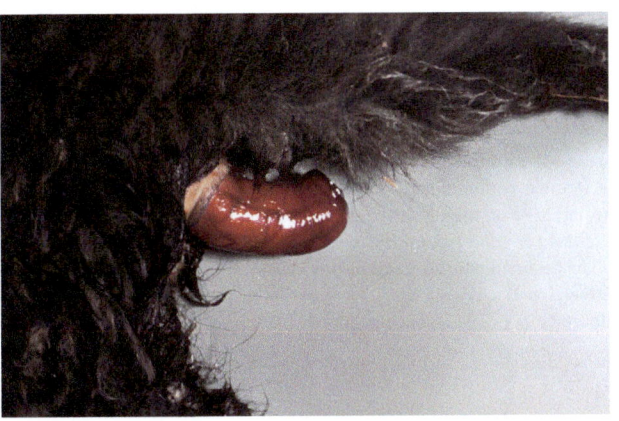

Figura 7-103 **Reto Prolapsado, Ânus, Gato.** Prolapso retal causado por tenesmo. (Cortesia de Dr. M.D. McGavin, College of Veterinary Medicine, University of Tennessee.)

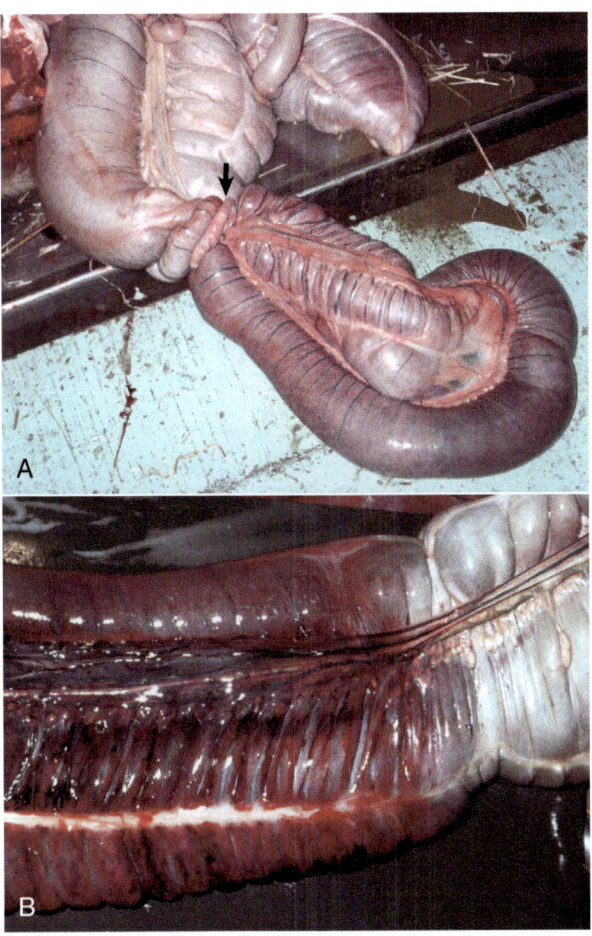

Figura 7-105 **Torção, Cólon Maior, Cavalo. A,** A rotação do cólon sobre o seu eixo longitudinal resultou em cólica grave e estrangulamento (*seta*) do segmento intestinal. Observa-se a descoloração de tom vermelho a azulado da porção distal do cólon devido à torção causada pela obstrução do fluxo sanguíneo venoso. **B,** Observa-se a linha de demarcação bem-definida (ponto em que ocorreu a torção) entre o cólon viável (*à direita*) e o cólon não viável (*à esquerda*) causada pela obstrução do fluxo sanguíneo venoso. Nesse caso, a torção não foi encontrada por ocasião da necropsia; entretanto, a torção comumente se desfaz (se reduz) durante o transporte do cadáver para a sala de necropsia. (**A** Cortesia de Dr. H. Gelberg, College of Veterinary Medicine, Oregon State University. **B** Cortesia de Dr. M.D. McCracken, College of Veterinary Medicine, University of Tennessee.)

seu eixo longitudinal. A segunda situação é mais comum no ceco de bovinos e equinos e, ocasionalmente, no abomaso de bezerros. Tanto o vôlvulo quanto a torção resultam na compressão das veias e artérias mesentéricas, causando isquemia inicialmente seguida por obstrução — primeiro das veias e depois, à medida que a pressão sobre os vasos mesentéricos aumenta, das artérias. O infarto é uma consequência da oclusão das veias mesentéricas de parede fina. Devido ao suprimento arterial mesentérico ser anatomicamente mais resistente à oclusão, o sangue é bombeado para o segmento rotacionado, mas não pode ser drenado. Edema, congestão, hemorragia e, por fim necrose, são ocorrências previstas (Figs. 7-104 e 7-105). É provável que o mecanismo da torção intestinal seja resultante do movimento das paredes da cavidade abdominal (p. ex. o intestino permanece imóvel e o cavalo rola ou movimenta-se em torno do intestino imóvel).

Na cirurgia ou na necropsia, o segmento rotacionado do intestino apresenta-se distendido por gases e fluido e vermelho-escuro ou negro (Fig. 2-40). Usualmente, existe uma linha de demarcação bem-definida entre o intestino afetado e o intestino normal. Essa linha marca o local para a ressecção cirúrgica. O vôlvulo pode resultar em rotação de até 720 graus do intestino, em sentido horário ou anti-horário, sobre o seu eixo mesentérico. Portanto, a correção cirúrgica de um vôlvulo pode ser difícil e complexa. É muito importante determinar a viabilidade do intestino após a redução de vólvulo. O segmento afetado do intestino geralmente apresenta-se necrótico, congesto e hemorrágico. O supercrescimento bacteriano e a necrose intestinal anóxica podem resultar em estase intestinal e toxemia e/ou bacteremia. Lesão por reperfusão também pode ocorrer. Toxemia e a ruptura intestinal podem resultar em morte.

Em equinos, o vólvulo do intestino grosso ocorre com mais frequência no cólon esquerdo. Nos cavalos, o cólon ventral esquerdo é uma extensão do cólon ventral direito que começa na flexura esternal. O cólon ventral esquerdo se dobra sobre si mesmo na entrada pélvica para formar o cólon dorsal esquerdo. Essa flexura pélvica pode ser palpada por via retal. O cólon dorsal esquerdo passa a ser o cólon dorsal direito na flexura diafragmática. A flexura diafragmática está em posição cranial à flexura esternal e normalmente contacta a parte ventral do corpo. O cólon dorsal esquerdo é saculado com apenas uma tênia; o cólon ventral esquerdo é saculado com quatro tênias. Usualmente, a rotação ocorre em sentido horário em torno do mesocólon, configurando, portanto, um vólvulo. Nas éguas, as torções de cólon maior representam a metade das ocorrências de deslocamentos intestinais no período periparto.

Um tipo peculiar de estrangulamento intestinal ocorre em equinos em que os lipomas, que são pedunculados, enrolam-se ao mesentério intestinal ou ao intestino, causando isquemia, cólica e morte (Fig. 7-106). Os lipomas pedunculados podem girar em torno de seu pedículo, interrompendo o seu próprio suprimento sanguíneo. Quando isso ocorre, eles sofrem mineralização e, às vezes, ossificação. O pedículo pode necrosar e romper, deixando o lipoma livre no interior da cavidade abdominal, onde aparentemente não causa nenhum dano. Entretanto, a maioria dos lipomas mesentéricos não tem nenhuma implicação clínica. Raramente, existem relatos de estrangulamento intestinal por lipomas pedunculados em cães.

Distúrbios Diversos

Ruptura do ceco ou do intestino grosso ocorre mais comumente em éguas pós-parturientes (Fig. 7-19), mas pode também resultar de impactação e de complicação anestésica. Os locais de ruptura variam e os mecanismos são desconhecidos. A ruptura retal iatrogênica pode ocorrer secundária à palpação retal (Fig. 7-107). A presença de sangue em uma luva de palpação retal após a palpação é motivo de preocupação, pois peritonite pode ser resultado da penetração na cavidade peritoneal, especialmente se a ruptura ocorrer ventralmente.

Os divertículos são cavidades revestidas por epitélio que se originam do epitélio da mucosa e se estendem pela muscular da mucosa, submucosa e muscular, geralmente alcançando a serosa, onde eventualmente se rompem, causando peritonite (Figs. 7-108 e 7-109). Isso pode ocorrer em qualquer parte do tubo digestivo, inclusive no esôfago e no ceco.

A hipertrofia muscular da porção distal do íleo é uma condição idiopática em cavalos e porcos. Embora geralmente seja um achado incidental, a hipertrofia da túnica muscular pode causar impactação e ruptura do íleo. A lesão em cavalos, às vezes, é segmentar, afetando o íleo e, variavelmente, o jejuno. Frequentemente, a lesão é uma sequela de hipertrofia muscular causada por estenose ou alteração da válvula ileocecal. A hipertrofia muscular dos cavalos pode afetar também o duodeno e o jejuno em associação aos divertículos nesses segmentos intestinais. Os cavalos com hipertrofia muscular da porção distal do íleo podem ter cólica leve, diarreia ocasional e perda de peso. Frequentemente, a hipertrofia muscular é assintomática. Em suínos, a hipertrofia muscular tende a ocorrer como uma lesão idiopática assintomática. Existem registros da ocorrência de hipertrofia muscular da túnica muscular associada à diverticulose de íleo em suínos jovens

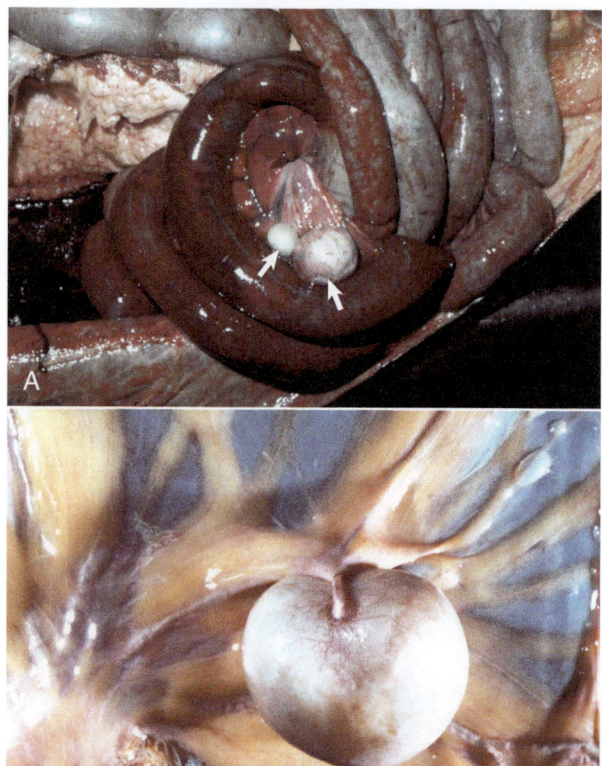

Figura 7-106 **Lipomas Pedunculados. A,** Estrangulamento intestinal causado por lipomas pedunculados, intestino delgado, cavalo. Dois lipomas (*setas*) enrolaram-se ao mesentério e estrangularam o intestino, causando infarto (*intestino vermelho-escuro*). **B,** Mesentério, cavalo. Imagem em close de um lipoma pedunculado. (**A** Cortesia de College of Veterinary Medicine, Cornell University. **B** Cortesia de College of Veterinary Medicine, University of Illinois.)

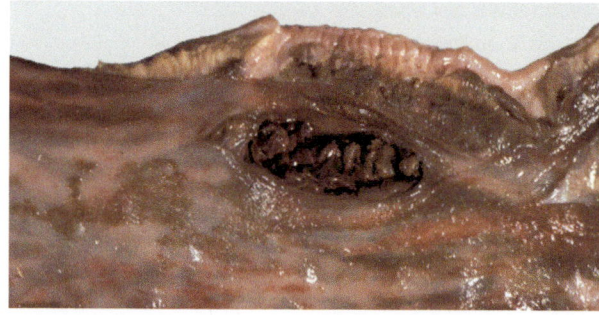

Figura 7-107 **Ulceração, Reto, Cavalo.** Hemorragia, úlceras e rupturas no reto são, geralmente, causadas por pessoas inexperientes ou por palpação retal excessivamente vigorosa. (Cortesia de Dr. M.D. McGavin, College of Veterinary Medicine, University of Tennessee.)

da raça Yorkshire e em ovinos das raças Romney Marsh e Hampshire. Suspeita-se de que a lesão seja secundária a uma obstrução funcional da válvula ileocecal. Diverticulose e/ou ruptura intestinal são possíveis consequências.

Os gatos podem sofrer hipertrofia grave da camada circular interna da túnica muscular do íleo e, às vezes, do jejuno. Em felinos com síndrome hipereosinofílica, uma doença caracterizada por infiltrados intramurais de eosinófilos, pode ocorrer hipertrofia do antro gástrico e da musculatura do intestino delgado. A hipertrofia muscular do intestino e a hiperplasia medial das artérias pulmonares acometem gatos que recebem grandes doses orais de larvas de *Toxocara cati*. Essas

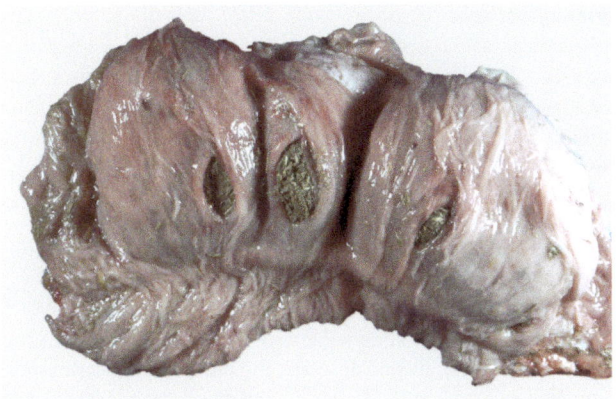

Figura 7-108 Divertículos, Ceco, Cavalo. Os divertículos são evaginações da mucosa para dentro das camadas subjacentes da musculatura lisa do cólon. São preenchidos por conteúdo intestinal e revestidos pela mucosa intacta. (Cortesia de Dr. H. Gelberg, College of Veterinary Medicine, Oregon State University.)

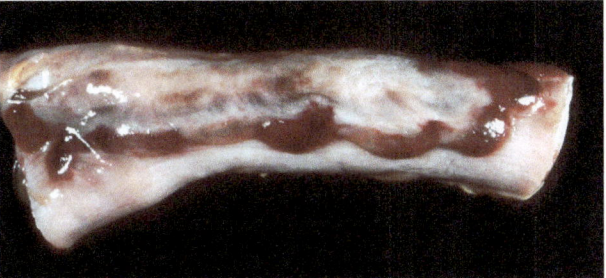

Figura 7-110 Hemomelasma Ileal, Íleo, Cavalo. As placas fibrovasculares hemorrágicas e sideróticas (*marrom-amareladas*) na serosa antimesentérica são atribuídas à migração de larvas de estrôngilos (*Strongylus edentatus*), mas essa associação nunca foi demonstrada. (Cortesia de Dr. H. Gelberg, College of Veterinary Medicine, Oregon State University.)

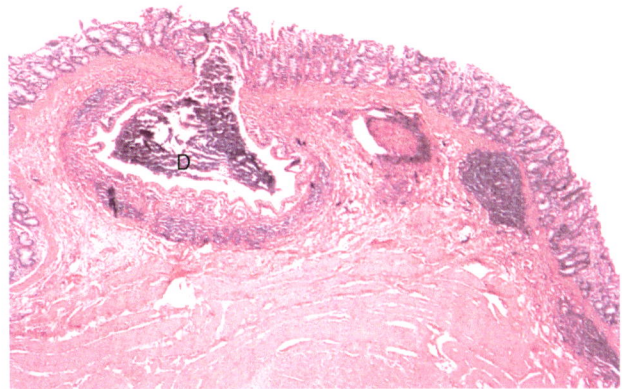

Figura 7-109 Divertículo, Cólon, Bovino. Um divertículo (*D*) revestido por mucosa superficial penetrou na submucosa e alojou-se próximo à muscular. Coloração por HE. (Cortesia de Dr. M.D. McGavin, College of Veterinary Medicine, University of Tennessee.)

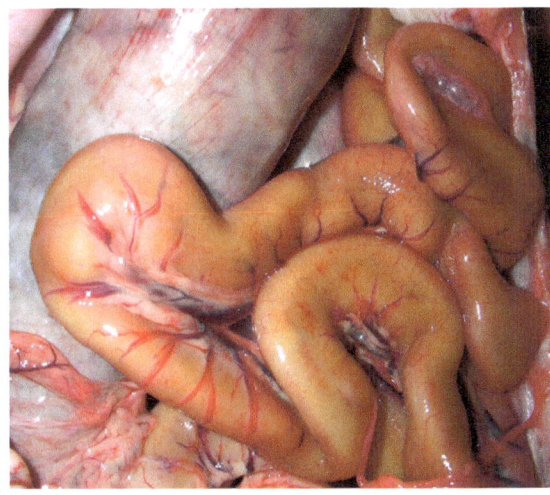

Figura 7-111 Leiomiometaplasia, Intestino, Cão. O "intestino marrom canino" é uma condição rara causada pelo acúmulo de pigmentos marrons – hoje conhecido como ceroide (anteriormente chamado *lipofuscina*) – nos lisossomos das células da musculatura lisa da túnica muscular. Trata-se de uma condição alimentar associada à deficiência de vitamina E. (Cortesia de Dr. L. Borst, College of Veterinary Medicine, University of Illinois.)

condições geralmente ocorrem acompanhadas por diarreia e enterite eosinofílica. A fibrose da lâmina própria e a hipertrofia da camada interna da túnica muscular podem resultar em intestino endurecido e espessado.

Outra lesão peculiar dos cavalos é o hemomelasma ilei. Essas lesões são placas de coloração rosada a negra e comprimento variável — de alguns milímetros a muitos centímetros — que podem ocorrer em qualquer local da subserosa intestinal, mas geralmente limitam-se ao íleo (Fig. 7-110; ver também Fig. 3-36). As lesões são atribuídas à migração de larvas de estrôngilos (usualmente *Strongylus edentatus*), e são localizadas na superfície serosa antimesentérica. Entretanto, não existem relatos de parasitas nas lesões e, portanto, a causa do hemomelasma ilei é desconhecida. Em geral, as lesões não têm nenhuma implicação clínica, mas podem ocasionalmente provocar estenoses intestinais e cólica intermitente.

A ceroidose intestinal ou leiomiometaplasia é também chamada *intestino canino marrom*. A descoloração da musculatura lisa do intestino pode ocorrer combinada a enterite crônica e pancreatite. Experimentalmente, a leiomiometaplasia pode ser produzida em cães pela deficiência de vitamina E em associação ao excesso de lipídios na dieta. A necessidade dietética de vitamina E é proporcional à concentração de ácidos graxos poli-insaturados na dieta. A ceroidose intestinal provavelmente não causa sinais clínicos, mas pode ser um indi-

cador de distúrbio metabólico ou nutricional. Nessa condição, a cor da serosa intestinal varia de castanho a marrom-escuro (Fig. 7-111). O estômago e o intestino grosso são afetados de diversas formas, assim como o intestino delgado. O acúmulo de ceroide granular marrom e que se cora por coloração álcool-ácido resistente nos lisossomos dos leiomiócitos é característico dessa condição.

Amiloidose está ocasionalmente presente nas paredes intestinais e vasculares da lâmina própria e das musculares, em associação a infiltrações de amiloide A sistêmica em várias espécies de animais de todas as idades.

As listras tigroides são uma congestão inespecífica das pregas colônicas secundária a diarreia e/ou tenesmo. As listras longitudinais vermelhas e claras são formadas pela congestão das extremidades das pregas, alternadas com a mucosa não congesta entre essas.

Substâncias Tóxicas ao Intestino Delgado

Devido à maioria das toxinas entrar no corpo pela ingestão, aquelas que são irritantes podem causar lesões de contato na cavidade oral, no esôfago, no estômago e no intestino. As lesões resultantes geralmente consistem em hemorragia e inflamação. Em muitos casos de intoxicação, a indução do vômito é contraindicada porque o que provoca queimação ao descer produz o mesmo efeito ao subir. Para alguns intoxicantes, os produtos genéticos de resistência a multifármacos

(*MDR1*) dos enterócitos fazem parte do processo de detoxificação. Além disso, as enzimas P450 estão presentes nos enterócitos vilosos, embora em quantidades muito menores do que no fígado. A maior concentração dessas enzimas está no jejuno, diminuindo em sentido aboral. Nos seres humanos, a ingestão de suco de toranja interfere na função dessas enzimas, resultando eventualmente em maior disponibilidade de fármacos orais.

Diante do número e dos tipos de agentes químicos e intoxicantes aos quais os animais estão expostos, a elaboração de uma lista dessas substâncias torna-se uma tarefa monumental. Alguns exemplos são o fósforo, o arsênico, o broto de samambaia (bovinos), o mercúrio, o carvalho, o cobre, o nitrato, o tálio e os besouros vesicantes.[1] Os besouros vesicantes, um intoxicante específico, às vezes incorporam-se ao feno cortado (Fig. 7-112). Eles contêm um irritante tópico chamado cantaridina. As lesões incluem descamação do epitélio do estômato e dos enterócitos da porção proximal do intestino delgado (Fig. 7-113). Além disso, a cantaridina pode causar úlceras hemorrágicas da bexiga urinária e necrose miocárdica.

Embora geralmente não sejam considerados intoxicantes, os corticosteroides causam perfuração colônica em alguns cães tratados e podem retardar a cicatrização GI. Isso se faz pela redução da renovação celular, redução da produção de muco e estimulação da secreção de gastrina, resultando no aumento da produção de ácidos. Os AINEs podem causar *colite dorsal direita* em cavalos. Essa colite é caracterizada por necrose, resultando em erosões e úlceras. A perda epitelial pode ser grave, permanecendo apenas ilhas arredondadas de mucosa normal em regeneração. O edema maciço do intestino desnudo provoca a ruptura da submucosa em formato de diamante alongado. O mecanismo de lesão é direito pela aplicação tópica (administração oral) e inibição da síntese de prostaglandinas. Os neutrófilos desempenham um papel importante, aumentando a síntese do fator-α de necrose tumoral, leucotrieno B$_4$ e regulação positiva das moléculas de aderência leucocitária.

Doenças Vasculares do Intestino
Strongylus Vulgaris. Ver Distúrbios dos Equídeos.

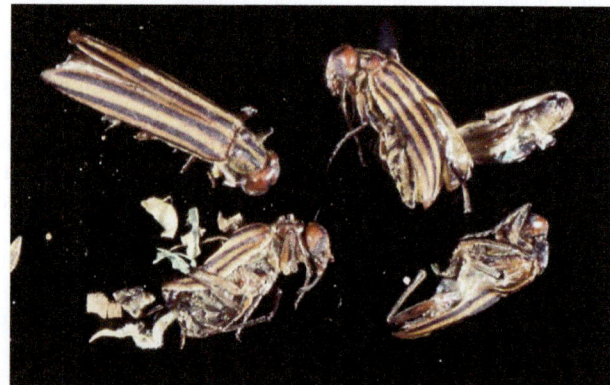

Figura 7-112 **Besouros Vesicantes Listrados.** Existem várias espécies de besouros vesicantes (*Epicauta* spp.), como o cinza, o preto e o listrado, nos Estados Unidos. Esses besouros apresentam toxina vesicante (substância causadora de bolhas) que causa inflamação e a formação de bolhas nas superfícies mucosas quando ingeridos. Esses besouros costumam ser aprisionados e esmagados no feno cortado. (Cortesia de Dr. W. Corwell, College of Veterinary Medicine, University of Georgia; e de Noah's Arkive, College of Veterinary Medicine, University of Georgia.)

---

[1]Nota da tradução: Coleópteros vesicantes da família Meloidae — meloídeos.

Linfangiectasia
A linfangiectasia (isto é., *dilatação* patológica dos vasos linfáticos) pode ser congênita em decorrência de má formação dos vasos linfáticos ou ser adquirida secundária às lesões que ocupam espaço da lâmina própria. A maioria dos casos são idiopáticos. Resulta em má absorção, esteatorreia e enteropatia com perda de proteína.

Distúrbios de Inervação
Ver Disfunção/Respostas à Lesão, Intestino, Distúrbios de Inervação.

Doenças Causadas por Patógenos Específicos
Numerosos patógenos afetam diferentes espécies animais de formas semelhantes. O mecanismo de lesão é semelhante entre essas espécies de animais e os patógenos. Portanto, é útil abordar as doenças causadas por esses organismos nas diferentes espécies. As doenças específicas que não possuem análogos em outras espécies encontram-se descritas mais adiante neste capítulo. Dependendo do mecanismo de lesão e reparo, os tipos morfológicos da enterite infecciosa incluem: necrosante, hemorrágico, fibrosante, linfoplasmacítico, eosinofílico, granulomatoso, proliferativo, catarral, pseudomembranoso, ou as combinações desses tipos.

Doenças Virais
Enterite por Rotavírus do Grupo A. Os rotavírus são patógenos ubiquitários presentes em qualquer lugar no meio ambiente, inclusive no ar e na água. Cada espécie de animal tem o seu rotavírus específico, e embora existam amplas semelhanças de patogenia entre os tipos de infecção viral de cada espécie, os vírus geralmente não causam infecção cruzada entre as espécies. Esses vírus são patógenos importantes. O rotavírus humano do grupo A, por exemplo, mata um milhão de crianças por ano nos países em desenvolvimento. Em todas as espécies, esses vírus causam doença associada a outros enteropatógenos em neonatos.

Em bezerros, a doença é mais importante durante a primeira semana de vida e, em leitões, nas primeiras 7 semanas. Essas idades correspondem à redução dos títulos de anticorpos antirrotavírus no colostro e no leite, que ocorre após o desmame. O diagnóstico específico dessas doenças é difícil por várias razões. O vírus é ubiquitário e, portanto, pode ser isolado e ou detectado em muitos animais, a maioria sem doença clínica. Além disso, como os vírus são citolíticos, alguns animais com diarreia viral podem ser negativos para esse vírus porque as células que o hospedavam foram eliminadas anteriormente nas fezes.

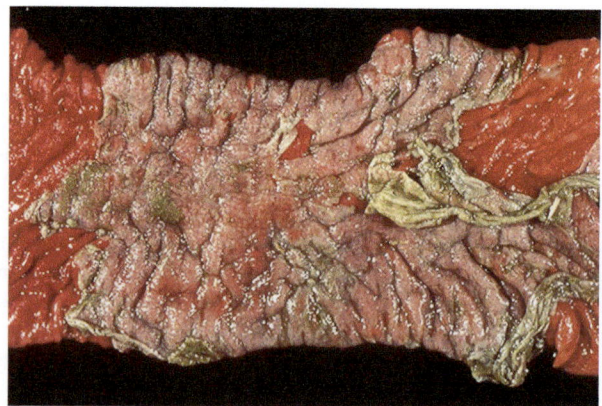

Figura 7-113 **Enterite Necro-Hemorrágica Aguda, Intestino Delgado, Cavalo.** A necrose marcante com descamação da mucosa intestinal é resultante da cantaridina, uma toxina presente nos besouros vesicantes ingeridos. (Cortesia de Dr. R. Panciera, School of Veterinary Medicine, Oklahoma State University; e de Noah's Arkive, College of Veterinary Medicine, The University of Georgia.)

Os rotavírus têm aproximadamente 70 nm de diâmetro e são constituídos por três camadas. Somente o vírion completo com três camadas é infeccioso. Os rotavírus contêm RNA de fita dupla em seu núcleo, com espículas proteicas projetadas da superfície. A partícula completa assemelha-se a uma roda, daí a denominação *rotavírus*. A via de infecção é oral, e as células-alvo são os enterócitos vilosos. Leitões e bezerros com doença causada por rotavírus desidratam-se, têm diarreia aquosa e amarelada e apresentam-se fracos e deprimidos. A doença clínica depende da quantidade perdida de epitélio viloso, o que varia de acordo com a espécie hospedeira.

Patogenia. As células epiteliais presentes nos dois terços superiores das vilosidades da porção proximal do intestino delgado são infectadas primeiro nas espécies acometidas de diarreia marcante causada pela infecção por rotavírus. A descamação das células vilosas resulta no encurtamento e, às vezes, na fusão das vilosidades, se as membranas basais forem expostas (Fig. 7-114). O interessante é que, além de causar diarreia malabsortiva, os rotavírus produzem uma proteína não estrutural (NSP4) enterotoxigênica que aumenta a secreção de cloreto através de um mecanismo cálcio-dependente. Além disso, essa toxina ativa o sistema nervoso entérico e bloqueia o cotransportador intestinal de sódio/glicose. Todos esses mecanismos aumentam o fluido e a taxa de peristaltismo no lúmen intestinal. Dependendo do grau de perda de enterócitos, a recuperação pode demorar ou ser incompleta, dependendo da extensão da superfície de absorção permanentemente perdida. Em caso de morte, a ocorrência geralmente está associada a infecções intercorrentes por aqueles organismos que também têm as células epiteliais vilosas como alvo, como coronavírus, *Cryptosporidium*, *E. coli*, coccídeos e outros.

Enterite Causada por Coronavírus. Os coronavírus responsáveis pela enterite em bezerros são maiores do que os rotavírus (de 100 a 120 nm). O seu núcleo genético contém RNA de fita simples. Os peplômeros projetam-se da superfície, resultando em uma aparência de coroa, como aquela criada pelo sol; daí a denominação *coronavírus*. O curso clínico da doença, as lesões histológicas, o mecanismo de produção de diarreia e a idade dos bezerros afetados são muito semelhantes aos da enterite causada por rotavírus, embora mais prolongados. A infecção viral é mais virulenta do que a enterite por rotavírus, e é mais comum resultar em morte. Há ocorrência de colite em adição aoenvolvimento do intestino delgado, mas os sinais principais e a patogenicidade da doença estão relacionados com lesões do intestino delgado. No cólon, a exemplo do que acontece com o intestino delgado, os enterócitos perdidos são inicialmente substituídos por células menos maduras e geralmente escamoides.

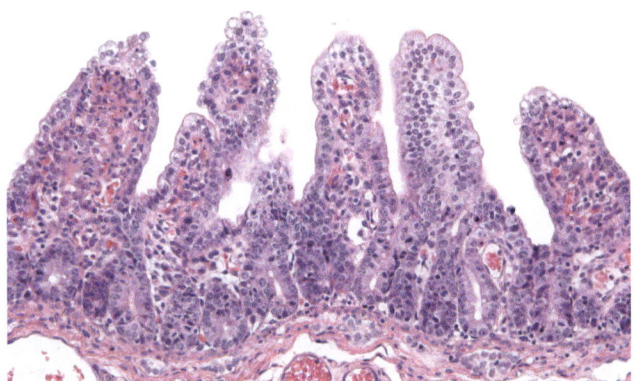

Figura 7-114 **Enterite Causada por Rotavírus, Jejuno, Leitão.** Acentuado emcurtamento e fusão das vilosidades intestinais secundários a citólise viral dos enterócitos que recobrem os ápices e as laterais das vilosidades intestinais. Coloração por HE. (Cortesia de Dr. J.F. Zachary, College of Veterinary Medicine, University of Illinois.)

Embora seja uma doença geralmente leve e autolimitante de neonatos, o coronavírus entérico felino tem sido associado a enterite fatal em uma série de gatos. As lesões consistem na degeneração e perda de enterócitos das extremidades dos vilos jejunais. Gatos com idades variando de 2 meses a 7 anos são afetados.

Patogenia. Ao contrário da enterite causada por rotavírus, o lúmen das criptas contém restos celulares e as células crípticas podem apresentar-se focalmente hiperplásicas, indicando tentativas de substituição dos enterócitos e reparo dos vilos. A lâmina própria e os linfonodos drenantes geralmente aumentam o número de células inflamatórias. Existem relatos de uma forma hemorrágica da doença com extensa colite.

Enterite Causada por Adenovírus. A infecção por adenovírus ocorre em bovinos, ovinos, suínos, íbex espanhol, cervídeos, equinos e o dragão barbudo (ou lagarto barbado).[2] Cada vírus é espécie-específico e causa doença respiratória não aparente e, em algumas circunstâncias, doença entérica clínica. Outros órgãos também podem ser afetados, como o fígado e os rins. As células endoteliais geralmente são afetadas. Em cavalos da raça árabe ou mestiça árabe, a enterite por adenovírus ocorre associada à imunodeficiência. O adenovírus é transmitido por aerossóis, fezes e fômites. Quando a enterite se produz, há presença de corpúsculos de inclusão intranucleares que variam de basofílicos a anfofílicos nos enterócitos vilosos, usualmente em animais jovens e imunossuprimidos. As células endoteliais também são afetadas e têm inclusões semelhantes. A perda de enterócitos resulta em encurtamento e fusão das vilosidades. Em geral, a infecção por adenovírus é subclínica, embora possa ocorrer doença entérica grave em bezerros.

Doenças Bacterianas

Doenças Causadas por Escherichia coli (Colibacilose). As bactérias coliformes chegam cedo dentre a microbiota normal que coloniza o trato intestinal de praticamente todos os animais. Os animais jovens são os que correm mais risco de diarreia causada por coliformes, especialmente suínos e bezerros. Existe uma interação de muitos fatores intrínsecos e extrínsecos que atuam em conjunto no sentido de determinar se a doença ocorrerá pela infecção. Alguns desses fatores são: a composição genética dos animais hospedeiros, a transferência passiva de anticorpos específicos no colostro, o constante banho do intestino com anticorpos do leite provenientes da amamentação, a contaminação ambiental e o plano nutricional do hospedeiro. Os estressores ambientais predispõem à produção da doença, entre os quais, temperaturas extremas, aglomerações e infecções intercorrentes por rotavírus, coronavírus, *Cryptosporidium*, coccídeos e outros. O desenvolvimento de sorotipos individualizados de *E. coli* pode causar problemas em ambientes específicos. A *E. coli* contém um grande número de elementos genéticos móveis. O ganho ou a perda desses elementos é responsável pela adaptabilidade da *E. coli* como agente comensal ou patogênico. No passado, as vacinas autógenas, produzidas sob encomenda para esses ambientes, eram razoavelmente eficazes para o controle de alguns surtos de doenças. Os probióticos que contêm vários tipos de *E. coli* e/ou *Lactobacillus* spp., também têm se mostrado promissores como medida de prevenção em bezerro. Fagos líticos também têm se mostrado promissores na eliminação de infecções.

Existem vários sistemas de classificação das *E. coli*, que incluem enterotóxica (ETEC), septicêmica (EIEC), doença do edema (enterotoxêmica), pós-desmame, êntero-hemorrágica (EHEC), enteroinvasiva e enteropatogênica/ *attaching and effacing* (EPEC/AAEC), entre outras (Capítulo 4).

---

[2]Nota da revisão científica: A espécie principal deste lagarto é a *Pogona viticeps*.

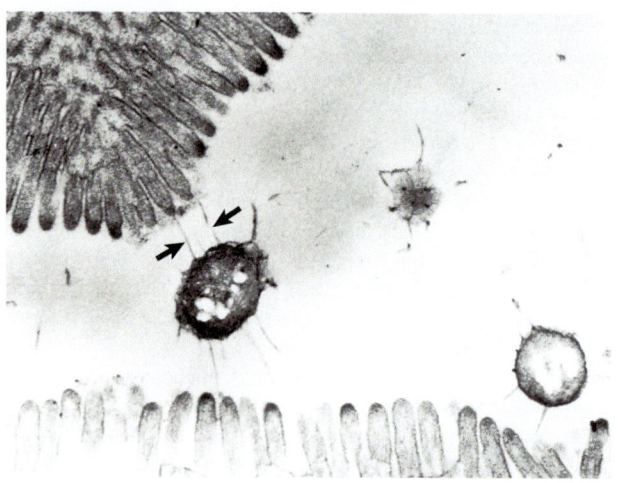

Figura 7-115 Colibacilose, Intestino, Leitão. *Pili* de *Escherichia coli* (*setas*) aderidos aos enterócitos. TEM. Coloração com acetato de uranila e citrato de chumbo. (Cortesia de Dr. R. Issacson, College of Veterinary Medicine, University of Minnesota.)

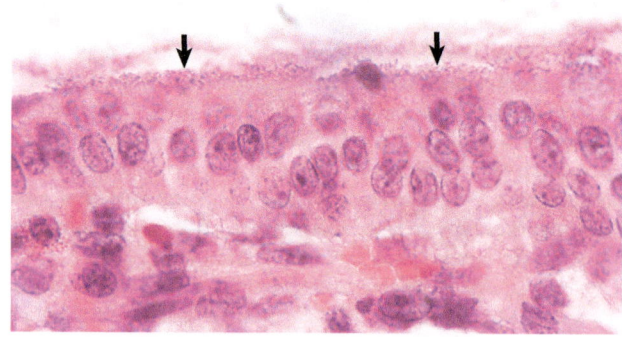

Figura 7-116 Colibacilose Enterotóxica, Jejuno, Leitão. Tapetes (*setas*) de *Escherichia coli* aderidos à superfície de microvilos dos enterócitos. Coloração por HE. (Cortesia de Dr. H. Gelberg, College of Veterinary Medicine, Oregon State University.)

A *E. coli* adere às células por um a variedade de pili ou fímbrias (Fig. 7-115). A *E. coli* enterotóxica pode apresentar antígenos fimbriais F4 (K88), F5 (K99), F6 (987P), 18 ou 41 e pode produzir até três enterotoxinas e shigatoxinas (STa, STb, LT). As adesinas fimbriais e não fimbriais, como as adesinas envolvidas na aderência difusa (AIDA-1), também podem estar presentes. Muitas *E. coli* produzem verotoxinas (*E. coli* verotóxica [VTEC]) importantes na patogenia da doença. Mais de 200 sorotipos de *E. coli* verotóxica já foram isolados somente de bovinos. O diagnóstico do *E. coli* produtor de toxina se faz por cultura seletiva de propriedades da bactéria, separação imunomagnética e outros imunoensaios baseados em anticorpos monoclonais para as verotoxinas e shigatoxinas. O desenvolvimento mais recente de técnicas é o uso de PCR em tempo real para a detecção de sequências de genes patogênicos. Muitos dos fatores de virulência da *E. coli* podem ser intercambiados entre a *E. coli* e outras espécies bacterianas por meio dos fagos e plasmídeos.

Colibacilose Enterotóxica. A colibacilose enterotóxica, ou enterotoxigênica, (ETEC) (F18ac) ocorre com mais frequência em animais com 2 dias a 3 semanas de idade. Os bezerros e os leitões são mais frequentemente afetados. Não se sabe ao certo porque a colibacilose enterotóxica é uma doença de neonatos. Especula-se que a colonização bacteriana entérica é atribuída à acidez gástrica e que o baixo pH do estômago dos animais pós-neonatais mate as bactérias.

A diarreia que ocorre é em grande parte atribuída à secreção de sódio e cloreto no lúmen intestinal, em função da indução por endotoxina bacteriana dependente de cGMP e de monofosfato cíclico de guanosina-adenosina (cGAMP) dependente de quinase. A água é atraída para o intestino para normalizar o cloreto de sódio resultante. Portanto, a diarreia ser denominada *secretória*. A diarreia é volumosa, de cor amarela a esbranquiçada e consistência aquosa a pastosa. Na necropsia, o intestino delgado apresenta-se dilatado, flácido e preenchido por fluido amarelo translúcido e, às vezes, por gases. Há presença de quilo nos vasos linfáticos mesentéricos, semelhante ao que ocorre com animais sem doença entérica, o que indica que, ao contrário das síndromes de má absorção do intestino delgado, a absorção transcorre normalmente em casos de colibacilose enterotóxica. Microscopicamente, o intestino também se apresenta normal. O diagnóstico pode ser feito por meio de microscopia de luz em animais recém-mortos, observando-se a presença de bactérias recobrindo a superfície luminal dos enterócitos (Fig. 7-116). Não há presença de inflamação. Os animais afetados apresentam-se desidratados, com o abdome "sugado" para dentro. Subsequentemente à desidratação, os olhos dos animais

afetados podem apresentar-se profundamente recuados na órbita (retração do globo ocular). Os animais que morrem de infecção por *E. coli* enterotóxica geralmente apresentam-se emaciados e com fezes diarreicas grudadas ao redor do períneo.

Colibacilose Septicêmica. A colibacilose septicêmica ou enteroinvasiva (EIEC) é uma doença que acomete bezerros, ovelhas e, ocasionalmente, potros recém-nascidos que não receberam colostro suficiente para desenvolver a imunidade. Embora as lesões produzidas geralmente sejam as mesmas da septicemia, semelhantes às causadas por outros organismos, a infecção pode localizar-se no intestino, causando enterite. Em geral, o diagnóstico é feito procurando-se a presença de fibrina em qualquer local do corpo, como os olhos, as articulações, o abdome, o pericárdio, as meninges e/ou o tórax. As bactérias têm acesso ao corpo através do sistema respiratório, da cavidade oral ou do umbigo. Artrite fibrinosa, oftalmite, serosite, meningite (poliserosite) e presença de focos brancos nos rins (abscessos corticais) são condições que caracterizam a septicemia (Fig. 11-63). As infecções bacterianas mistas são uma ocorrência frequente na presença de *E. coli* enterotóxica.

Doença do Edema. Ver Distúrbios dos Suínos.

Colibacilose Pós-Desmame. Ver Distúrbios dos Suínos.

Colibacilose Êntero-hemorrágica. Existem relatos de colibacilose êntero-hemorrágica (EHEC) em seres humanos, animais de laboratório e, ocasionalmente, bovinos e suínos. Ela não foi relatada como um problema de campo envolvendo rebanhos bovinos. A patogenia da doença é semelhante à de outras bactérias invasivas, como a *Salmonella* spp. Em seres humanos, o cólon é afetado. A *E. coli* produz um gene para shigatoxina, um lócus para destruição de enterócitos e um plasmídeo codificador de hemolisina, o que resulta em colite hemorrágica e, às vezes, síndrome urêmica hemolítica. Essas cepas também são denominadas *E. coli* verotóxica, que são cepas baseadas na linhagem de células Vero (rim de macaco-verde africano) na qual as bactérias, às vezes, são cultivadas. Os surtos de colibacilose enteroinvasiva em seres humanos geralmente são doenças de origem alimentar. Esses organismos são patogênicos por causa de sua resistência aos ácidos e capacidade de sobrevivência ao transporte através do estômago. A *E. coli* êntero-hemorrágica O157:H7 produtora de shigatoxina raramente causa doença de ocorrência natural em animais domésticos, mas geralmente contamina a carne moída. Levantamentos têm indicado que a soroprevalência de *E. coli* O157:H7 em gado leiteiro é 38,5%, com prevalência individual por bivinos de 6,5% e é mais frequentemente isolado da superfície da pele. Este fato é outro motivo importante para não se comer carne moída malcozida. Os bifes são diferentes, pois a contaminação bacteriana ocorre apenas na superfície, e as bactérias morrem pela ação do calor do preparo na superfície da carne.

Experimentalmente, os bezerros podem desenvolver diarreia necro-hemorrágica ou muco-hemorrágica. A doença humana pode ser grave, resultando em colite hemorrágica, púrpura trombocitopênica e síndrome urêmico-hemolítica. Cervídeos, ovinos, bovinos, equinos, cães e coelhos, inclusive os de laboratório, podem ser portadores. As moscas de estábulo e a contaminação fecal de uma variedade de substâncias podem gerar fômites.

Escherichia coli attaching and effacing. A ocorrência de *E. coli attaching and effacing* (AAEC), também chamada *E. coli* enteropatogênica (EPEC), tem sido infrequentemente relatada em coelhos, bezerros, porcos, ovelhas, cães e seres humanos. A incidência atual dessa doença em animais domésticos é desconhecida. As lesões caracterizam-se pela adesão de *E. coli* às microvilosidades da borda dos enterócitos e ao epitélio da vesícula biliar via formação de cálices e pedestais. A intimina, uma proteína presente na membrana bacteriana externa, facilita a ligação das bactérias à membrana da célula hospedeira, resultando em ligação e destruição (*attachment and effacement*, dos termos em inglês). Além disso, essas bactérias alteram várias proteínas presentes nas junções de oclusão e, consequentemente, causam passagem por essas junções de oclusão dos enterócitos. Não há lesões macroscópicas, a não ser pelo intestino dilatado e cheio de fluido. A colonização do epitélio por *E. coli attaching and effacing* é relativamente comum; a doença ocorre com mais frequência associada a outros enteropatógenos de bezerros dessa idade, tais como, rotavírus, *C. parvum*, *E. coli* enterotóxica, coronavírus, vírus da diarreia viral bovina e coccídeos. Ao contrário da infecção por *E. coli* enterotóxica, na infecção por *E. coli attaching and effacing*, a borda em escova dos enterócitos se rompe e pode ser observada em determinados enterócitos em fragmentos de tecido corados por hematoxilina e eosina (HE). A ruptura dos microvilos resulta na perda das enzimas digestivas do glicocálice, causando má digestão, má absorção e diarreia. Além disso, a *E. coli attaching and effacing* estimula a apoptose dos enterócitos, a secreção de Cl⁻ e muco e a produção de toxinas. A flagelina TLR5 da *E. coli attaching and effacing* estimula a liberação de interleucina (IL)-8 pelos enterócitos, desencadeando uma resposta inflamatória que resulta em morte celular e secreção de fluidos.

Escherichia coli Patogênica Extraintestinal. A *E. coli* patogênica extraintestinal (ExPEC) habita o intestino e apresenta genes de virulência que diferem das cepas de *E. coli* enteropatogênica ou de organismos comensais do intestino. ExPEC contêm adesinas fimbriais para ligação, citotoxinas e hemolisinas responsáveis pela necrose tecidual e hemorragia, e receptores de sideróforos para sequestrar ferro. A *E. coli* patogênica extraintestinal pode ser isolada a partir das fezes de muitos animais saudáveis, especialmente cães e gatos. Quando os animais estão estressados, como no grupo que é mantido em abrigos, as bactérias aerossolizadas podem ser inaladas, resultando em pleuropneumonia necro-hemorrágica fulminante. A septicemia pode resultar em infecções urogênicas. Além disso, existem relatos de meningite em seres humanos. Existe preocupação em relação ao potencial zoonótico desses organismos.

Salmonelose. A *Salmonella* spp. é uma bactéria enteroinvasiva. Todas as espécies conhecidas de *Salmonella* são patogênicas, e a salmonelose é importante como zoonose e infecção nosocomial. A salmonelose é uma causa significativa de diarreia aguda e crônica e de morte em várias espécies de animais e em seres humanos. A *S. typhimurium* é o segundo patógeno mais comum transmitido por ingestão alimentar em seres humanos. Na medicina veterinária, a salmonelose pode ocorrer de forma epizoótica, enzoótica ou esporádica. Os sorovares isolados com mais frequência a partir de animais doentes são o *S. typhimurium*, a *Salmonella enterica*, a *Salmonella dublin*, a *Salmonella choleraesuis* e a *Salmonella typhosa*.

As salmonelas são Gram-negativas, móveis e variam de aeróbias a facultativamente anaeróbias. Elas sobrevivem e se multiplicam em células fagocitárias, resultando em inflamação granulomatosa. Uma das maneiras de elas sobreviverem no ambiente hostil dos fagossomos dos fagócitos profissionais é produzindo por sua ilha de patogenicidade (SPI-2), um transportador de nitrito que neutraliza a produção de óxido nítrico pela célula fagocitante. A forma de ocorrência de salmolenose — septicêmica, entérica aguda ou entérica crônica — depende da dose de ataque da bactéria, da exposição anterior à bactéria e dos fatores de estresse, como aglomerações, transporte, baixas temperaturas, mudanças alimentares, gestação, parturição, cirurgias, anestesia e administração de antibióticos. Alguns animais recuperados passam a ser carreadores e eliminam o organismo nas fezes, especialmente após situações de estresse. Isso pode dificultar o diagnóstico por cultura, uma vez que os carreadores podem não estar necessariamente doentes. Por outro lado, o tratamento de animais doentes com antibióticos pode criar culturas bacterianas falso-negativas. Embora cães e gatos raramente contraiam salmonelose clínica, 10% são carreadores e podem infectar seus companheiros humanos. Existem registros de salmonelose fatal em gatos associada às dietas caseiras à base de carne crua.

A via de entrada mais comum das bactérias é orofecal. Lavar as mãos de forma eficaz é, portanto, de suma importância para aqueles que manipulam alimentos ("Maria tifoide"). Além de estar presente em alimentos contaminados, na água e em aerossóis, a salmonela pode ser transmitida por moscas e fômites. Pode ocorrer também infecção transplacentária. Após a ingestão, a salmonela pode colonizar o tecido linfoide regional da cavidade oral e do intestino com a ajuda de células dendríticas que expressam ilhas de patogenicidade, que são aglomerados de genes de plasmídeos codificadores de fatores de virulência, como fímbrias, motilidade, lipopolissacarídeos (LPS) e outras proteínas secretadas. Algumas espécies de *Samonella* são enteroinvasivas.

Tem sido demonstrado que a *S. choleraesuis* e a *S. typhimurium* em suínos aderem às membranas apicais das células M, dos enterócitos, das células caliciformes e dos locais de extrusão celular. As salmonelas produzem doença por meio das enterotoxinas, citotoxinas (verotoxinas) e endotoxinas, algumas das quais bloqueiam o fechamento dos canais de Cl⁻. Em adição, células inflamatórias reguladas positivamente por PGE_2 resultam em hipersecreção de cloreto. O resultado é a ocorrência de diarreia secretora, bem como diarreia por má absorção por morte dos enterócitos. As infecções experimentais de bezerros com *S. typhimurium* demonstram a regulação positiva de quimiocinas CXC (IL-8, oncogene-α relacionado com o crescimento [GRO-α] e proteína quimiotática de granulócitos tipo 2 [GCP-2], IL-1β, receptor-α de IL-1 (IL-1Rα) e IL-4 associados a um influxo neutrofílico. Uma vez em contato com os macrófagos da lâmina própria ou das placas de Peyer, os organismos são fagocitados e transportados para os linfonodos regionais ou por meio da circulação portal para o fígado. Os organismos colonizam o intestino delgado, o cólon, os linfonodos mesentéricos e a vesícula biliar, que podem servir de reservatórios para os animais carreadores. Salmonelose acomete os animais jovens com mais frequência; os jovens são afetados com mais gravidade do que os adultos e têm mais probabilidade de sucumbir à septicemia.

Septicemia Hiperaguda por *Salmonella*. A septicemia hiperaguda por *Salmonella* é uma doença dos bezerros, potros e porcos. Os animais jovens geralmente apresentam mais risco do que os animais mais velhos, embora as razões para essa diferença sejam desconhecidas. Em potros, as fezes dos animais afetados apresentam uma coloração caracteristicamente esverdeada. O sorovar da *Salmonella* envolvido com mais frequência na salmonelose septicêmica é a *S. choleraesuis*. As lesões macroscópicas dos animais que morrem de septicemia hiperaguda causada por *Salmonella* são mínimas e causadas por necrose fibrinoide dos vasos sanguíneos (Fig. 7-117). A necrose dos vasos sanguíneos causa petequiação generalizada e uma descoloração azulada (cianose) dos membros e do ventre de porcos brancos. Polisserosite fibrinosa pode estar presente. Em geral, a septicemia hiperaguda causada pela

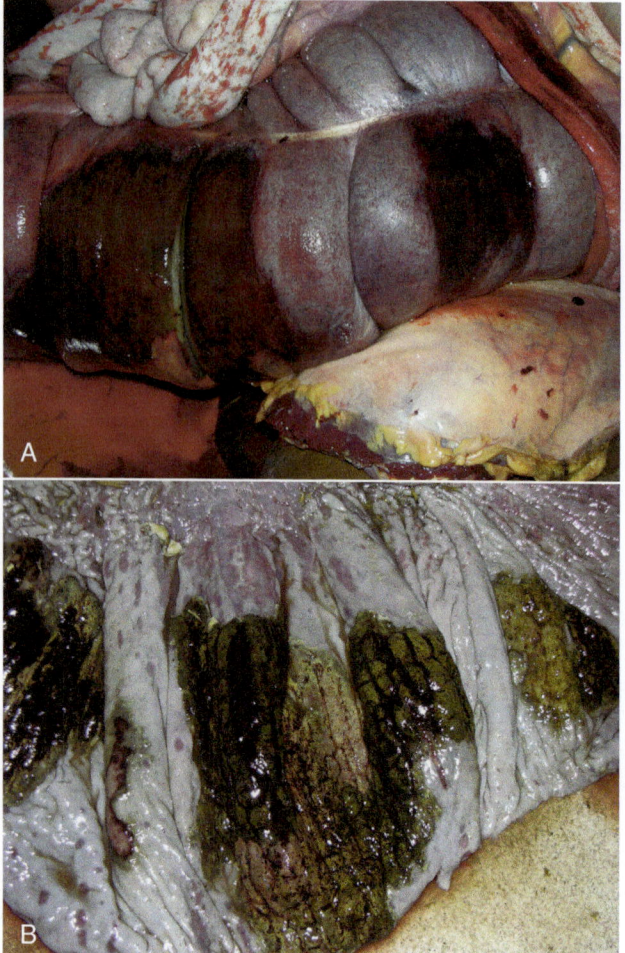

Figura 7-117 Salmonelose de Intensidade Hiperaguda a Aguda, Cólon, Cavalo. A, Superfícies serosas. Observam-se áreas de hemorragia e necrose afetando múltiplas saculações. Esse padrão é compatível com infartos colônicos resultantes de isquemias causadas por trombose vascular, o que pode ocorrer em casos de salmonelose hiperaguda e/ou aguda. **B,** Superfícies mucosas. Observam-se extenso edema da mucosa e áreas branco-acinzentadas de necrose da mucosa. O tecido corado em verde representa embebição *post-mortem*. Há presença também de erosões e ulcerações da mucosa. (Cortesia de Dr. A. Gillen, College of Veterinary Medicine, University of Illinois.)

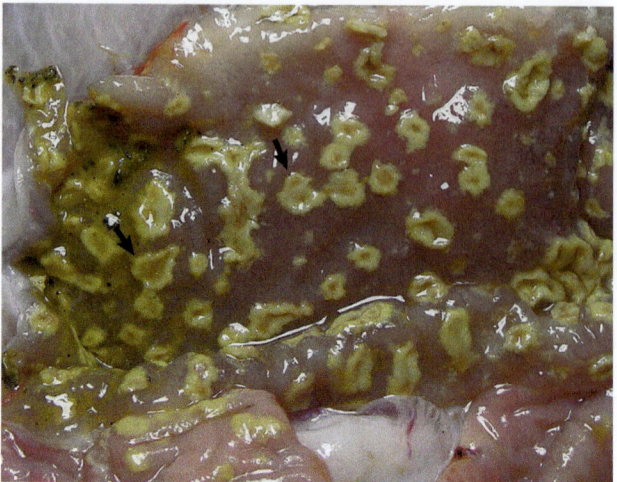

Figura 7-118 Úlceras em Botão, Cólon, Porco. Múltiplos focos de necrose (infartos [*setas*]) resultantes de samonelose entérica crônica são denominados *úlceras em botão* e são patognomônicos dessa doença na América do Norte e em outras regiões em que a cólera suína foi erradicada. As características morfológicas dessa lesão são atribuídas à vasculite bacteriana induzida por toxina e trombose dos vasos sanguíneos da lâmina própria e da submucosa, resultando em infartos intestinais focais. (Cortesia de Dr. D. Driemeier, Universidade Federal do Rio Grande do Sul, Brasil.)

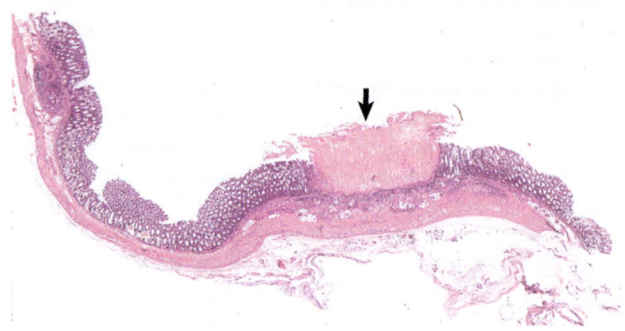

Figura 7-119 Salmonelose Entérica Crônica, Cólon, Porco. Múltiplos focos de necrose da mucosa (*seta*) são denominados *úlceras em botão* e são patognomônicos de salmonelose entérica crônica em regiões em que a cólera suína foi erradicada. Ver também Figura 7-118. Coloração por HE. (Cortesia de Dr. M.D. McGavin, College of Veterinary Medicine, University of Tennessee.)

Salmonella é fatal em animais com idades entre 1 a 6 meses. A morte é usualmente atribuída a coagulopatia intravascular disseminada decorrente de reação de Shwartzman generalizada.

Salmonelose Entérica Aguda. A salmonelose entérica aguda é causada principalmente pela *S. typhimurium* e ocorre em bovinos, suínos e equinos. Os carnívoros raramente são afetados. A característica da doença é a enterite catarral difusa com ileotiflocolite fibrinonecrótica difusa. O conteúdo intestinal é malcheiroso e contém muco, fibrina e, ocasionalmente, sangue. As fezes têm odor de fossa séptica. A *Salmonella* é enteroinvasiva por meio de antígenos bacterianos fimbriais específicos de superfície (adesina do *pilus*). Ocorre, então, a endocitose mediada por receptores. Os vacúolos ligados à membrana translocam as bactérias para os macrófagos presentes na lâmina própria. A *Salmonella* intacta induz a diarreia secretora por interferência nos canais de Cl⁻, além de induzirem também apoptose dos enterócitos e recrutamento de neutrófilos. As endotoxinas induzem trombose. Todas essas alterações inflamatórias e de aderência são reguladas por ilhas de patogenicidade. Os múltiplos focos de necrose hepatocelular e hiperplasia das células de Kupffer (nódulos paratifoides), quando presentes, são característicos da salmonelose entérica aguda (Fig. 8-54). Usualmente, há presença de linfadenopatia mesentérica.

Durante a necropsia, colecistite fibrinosa é uma lesão patognomônica de samonelose entérica aguda em bezerros (Fig. 8-85).

Salmonelose Entérica Crônica. A salmonelose entérica crônica ocorre em suínos, bovinos e equinos. As lesões são observadas principalmente em suínos que apresentam focos discretos de necrose e ulceração, principalmente no ceco e no cólon. Esses focos são chamados *úlceras em botão* (Figs. 7-118 e 7-119). Devido a salmonelose causar trombose vascular e os suínos têm pouco ou nenhum suprimento sanguíneo colateral para o reto (artéria hemorroidal cranial), os animais afetados desenvolvem estenoses retais, com secundária distensão abdominal resultante de retenção fecal.

Enterite Clostridial. Os organismos clostridiais causam muitas doenças que afetam animais e seres humanos. Esta discussão é limitada aos clostrídeos que produzem doença diarréica. Todas as enterites clostridiais produzem enterotoxemias.

O *C. perfringens* é um bacilo anaeróbio Gram-positivo que normalmente habita o trato GI e é ubiquamente presente no meio ambiente. É a causa mais importante de enterite clostridial nos animais domésticos. Pelo menos 17 exotoxinas foram descritas, mas se acredita que somente 4 estejam envolvidas na patogenia da doença. Os genes da toxina geralmente estão presentes nos plasmídeos. Esses bacilos formadores de esporos produzem suas toxinas quando as circunstâncias lhes fornecem excesso de nutrientes que promovem o crescimento bacteriano em um ambiente anaeróbio. As quatro toxinas principais — α (CPA), β (CPB), ε (ETX) e ι (ITX) — são utilizadas para classificar os tipos toxigênicos do *C. perfringens* em cinco grupos principais, de A a E. As toxinas são exotoxinas proteicas, algumas das quais são pró-enzimas, enquanto outras têm atividade enzimática. O *C. perfringens* do tipo A produz a toxina α responsável pela enterite necrótica em aves, enterotoxemia em bezerros e ovelhas, enterocolite necrosante em leitões, enterite hemorrágica canina e, possivelmente, colite equina. O tipo B produz as toxinas α, β e ε as doenças disenteria do cordeiro, enterite hemorrágica de bezerros e potros neonatos e enterotoxemia hemorrágica de ovinos. O tipo C produz as toxinas α e β e a enterite necrótica aviária, a enterotoxemia hemorrágica das espécies de animais de produção e a doença fulminante dos ovinos (em inglês, *struck*). O tipo D produz as toxinas α e ε e a doença do rim polposo dos ovinos e a enterocolite de caprinos de todas as idades. O tipo E produz as toxinas α e ι e a enterite dos lagomorfos e, possivelmente, enterotoxemia em bezerros e cordeiros.

As cepas enterotoxigênicas de *C. perfringens*, particularmente do tipo A, são responsáveis pela intoxicação alimentar clostridial. Em geral, isso ocorre quando alimentos cozidos são armazenados de maneira inadequada, e os esporos que sobrevivem ao ambiente de cozimento germinam e produzem enterotoxina.

Enterotoxemia. A enterotoxemia é produzida por um dos cinco tipos de *C. perfringens* anteriormente descritos. O tipo D ocorre com mais frequência. Em geral, a enterotoxemia clostridial afeta os animais com melhor desempenho em um grupo. Os surtos geralmente se seguem a uma mudança abrupta na quantidade ou na qualidade do alimento, como ocorre com o animal "terminado" para venda ou abate. Em potros, a enterotoxemia tem sido associada a produtos alimentícios ricos em carboidratos e proteínas. Essa dieta resulta em uma alteração no equilíbrio da microbiota intestinal. O *C. perfringens* prolifera e produz quantidade abundante de toxina. É possível que não haja presença de sinais clínicos antes da morte ou que um dos sinais seja diarreia, às vezes, com sangue. A glicosúria acomete somente ovinos com enterotoxemia e é uma característica útil no diagnóstico preliminar durante a necropsia. Existem *kits* de imunoensaio enzimático (ELISA, do inglês enzyme-linked immunosorbent assay) para a tipagem de toxinas (CPA, CPB, ETX) e de bactérias.

O intestino delgado, o órgão-alvo da enterotoxemia clostridial, tipicamente apresenta petéquias nas serosas e mucosas, equimoses ou hemorragia difusa de aparência semelhante à do estrangulamento intestinal. Os intestinos apresentam-se atônicos e dilatados. A presença de enterite enfisematosa é variável, assim como de necrose coagulativa do músculo esquelético. A esplenomegalia congestiva está presente. Ao serem expostos à enterotoxina, os enterócitos das extremidades vilosas e os enterócitos das vilosidades medianas degeneram-se e descamam para o lúmen intestinal, deixando desnudas as membranas basais. As membranas basais expostas permitem o extravasamento de fluido e atração de leucócitos para a lâmina própria. A morte usualmente ocorre rápido.

***Clostridium perfringens* Tipo A.** O *C. perfringens* tipo A é o clostrídio que ocorre com mais frequência em mamíferos e aves, além de ser também o clostrídio mais comum encontrado no meio ambiente. O *C. perfringens* tipo A produz doença entérica em vários animais. Essas doenças diarreicas geralmente são leves, com danos mínimos à mucosa intestinal. Além de enterite, a infecção produz gangrena gasosa e outras infecções anaeróbias de feridas. Na região oeste dos Estados Unidos, o organismo produz abomasite hemorrágica em ruminantes jovens, geralmente acompanhada por diarreia grave. Na região noroeste do Pacífico, principalmente nos estados de Washington e Oregon, a condição chamada doença do cordeiro amarelo é associada ao *C. perfringens* tipo A. A morte é rápida e acompanhada

por sinais clínicos e patológicos de hemólise, daí a descoloração amarelada da carcaça.

***Clostridium perfringens* Tipo B.** Ver Distúrbios do Ruminantes (Bovinos, Ovinos e Caprinos).

***Clostridium perfringens* Tipo C.** A enterite hemorrágica enterotóxica afeta bezerros, cordeiros e potros nos primeiros dias de vida e leitões nas primeiras 8 horas de vida. Equinos adultos também podem ser afetados. A suscetibilidade dos neonatos é, em parte, atribuída à atividade antitripsina do colostro, visto que a toxina β é suscetível à tripsina. Alguns alimentos também produzem efeitos antitripsina, e a tripsina, às vezes, não está presente nas doenças pancreáticas. Os sinais clínicos variam de inexistentes a diarreia sanguinolenta. Quando os leitões são afetados, toda a ninhada morre. As lesões observadas durante a necropsia incluem enterite hemorrágica ou necrosante do intestino delgado, às vezes, com a presença de gases no lúmen e nas paredes do intestino (Figs. 7-120 e 7-121). Nos leitões, foi demonstrado que a toxina β induz lesão endotelial importante na patogenia da doença. A doença fulminante dos ovinos (*struck*), também causado por *Clostridium perfringens* tipo C, afeta ovinos adultos, caprinos e gado de corte no inverno e início da primavera e caracteriza-se por enterite hemorrágica com ulceração, ascite e peritonite.

***Clostridium perfringens* Tipo D.** Ver Distúrbios dos Ruminantes (Bovinos, Ovinos e Caprinos).

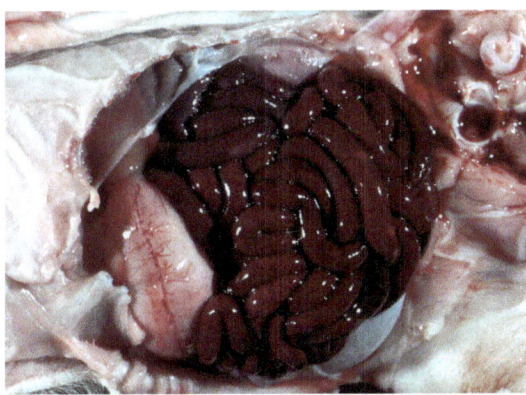

Figura 7-120 Enterotoxemia, Intestino Delgado, Leitão. Toda a mucosa do intestino delgado apresenta-se hemorrágica. A necrose pode estender-se pela muscular da mucosa e é causada pela ação direta das toxinas do grupo *Clostridium perfringens* tipo C na mucosa intestinal. Toda a ninhada de leitões foi afetada. (Cortesia de Dr. H. Gelberg, College of Veterinary Medicine, Oregon State University.)

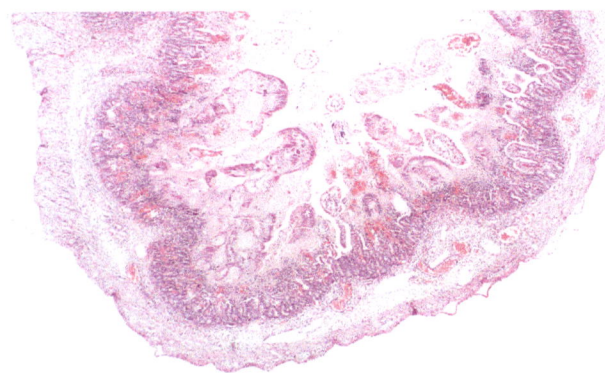

Figura 7-121 Enterite por Clostrídeos, Intestino Delgado, Porco. Enterite necrosante inespecífica resultante das toxinas produzidas por *Clostridium perfringens* tipo C. Observa-se a desorganização, o encurtamento e a coloração clara (coloração por HE) das vilosidades intestinais. Coloração por HE. (Cortesia de Dr. H. Gelberg, College of Veterinary Medicine, Oregon State University.)

Clostridium perfringens **Tipo E.** Os relatos de casos de diarreia necro-hemorrágica associada ao *C. perfringens tipo E* são escassamente documentados. É mais prudente afirmar que o *C. perfringens tipo E* pode raramente causar enterotoxemia em cordeiros, bezerros e coelhos.

Gastroenterite Hemorrágica Hiperaguda dos Caninos. Ver Distúrbios dos Caninos.

Enterite Antibiótica ou por Lincomicina. A enterite antibiótica ou causada por lincomicina é associada à administração de antibióticos e é observada com mais frequência em coelhos e cavalos ambos fermentadores cecais. Já foi sugerido, mas não provado, que a administração de antibióticos causa a morte da microbiota entérica normal, permitindo o supercrescimento de *C. perfringens tipo A*. Os sinais clínicos e as lesões macro e microscópicas são semelhantes àquelas observadas em animais com enterite por *Clostridium* spp., mas geralmente com ausência de organismos bacterianos.

Clostridium piliforme. O *Clostridium piliforme* afeta várias espécies de mamíferos e geralmente é conhecido como *doença de Tyzzer*. Os órgãos alvos do *C. piliforme* variam entre os animais afetados. Embora a entrada do patógeno usualmente ocorra via intestinal, o alvo principal é o fígado, podendo ocorrer lesões também no intestino e no coração. O envolvimento intestinal é variável e mais comum em roedores e coelhos. As manifestações entéricas da doença de Tyzzer geralmente ocorrem na porção distal do intestino delgado, particularmente no íleo. Em alguns gatos, ocorre colite. Necrose e edema da mucosa estendem-se para a muscular. O diagnóstico definitivo é realizado procurando-se o bacilo causador (de preferência, com corantes a base de prata, como a coloração de Dieterle ou Steiner) nas lesões hepáticas características (Fig. 7-122; ver também Fig. 8-53).

Clostridium difficile. Os esporos de *Clostridium difficile* são comuns no meio ambiente e no trato intestinal de muitos mamíferos. Eles causam colite pseudomembranosa em primatas, inclusive em seres humanos, enterocolite necrosante hemorrágica em potros, tiflocolite em equinos (colite X) e, possivelmente, em gatos, e enterite em vários animais de laboratório. O *C. difficile* afeta também suínos lactentes em surtos caracterizados por edema mesocolônico e tiflocolite. Os cães, especialmente aqueles hospitalizados, também podem eliminar o organismo. Não se conhece a capacidade do *C. difficile* para produzir doença em cães, mas o seu potencial zoonótico pode ser importante. A indução de doença pelo *C. difficile* provavelmente está relacionada com a dose, mas as razões para o supercrescimento bacteriano, além daqueles causados pela administração oral de antibióticos, são desconhecidas. As lesões são semelhantes àquelas produzidas pelo *C. perfringens*.

Lawsoníase. A *Lawsonia intracellularis* é a causa da enteropatia segmentar proliferativa em várias espécies, inclusive em seres humanos. A *Lawsonia* é uma bactéria intracelular Gram-negativa curva, móvel e obrigatória que não cresce em meios artificiais. As lesões da enteropatia proliferativa já foram relatadas em porcos, cães, cavalos, ovelhas, coelhos, cobaias, *hamsters*, ratos, furões, raposas, cervídeos, macacos, avestruzes e emas. Nos cães, a maioria dos casos envolve filhotes com menos de 3 meses de idade. O mecanismo de proliferação de enterócitos pode estar relacionado com a transcrição alterada — induzida por *Lawsonia* — dos genes de "resposta de defesa" do hospedeiro que afetam a regulação do ciclo celular e da diferenciação celular. As lesões consistem em erosões superficiais e na proliferação de enterócitos crípticos com a presença de bactérias no citoplasma apical das células afetadas. O diagnóstico depende dos achados histológicos característicos da proliferação de células crípticas e da presença de bactérias em forma de vírgula no citoplasma das células epiteliais das criptas intestinais. Clinicamente, a diarreia tem a duração de 5 a 15 dias. A diarreia é mucoide ou aquosa, com ou sem sangue, e ocorre acompanhada por anorexia parcial, vômitos e febre leve.

Campylobacter. As infecções por *Campylobacter* transmitidas por aves assintomáticas (*Campylobacter jejuni*) e suínos (*Campylobacter coli*) são uma questão importante na segurança alimentar e, consequentemente, uma doença zoonótica emergente importante. Embora presente em uma alta porcentagem de cães sem sinais clínicos, o *C. jejuni* tem sido associado a enterocolite leve em canis.

Yersiniose. A *Yersinia* é um cocobacilo Gram-negativo que varia de aeróbio a anaeróbio facultativo. As espécies *enterocolitica* e *pseudotuberculosis* são habitantes normais do intestino que podem causar diarreia leve a grave, septicemia ou linfadenite, primariamente em ruminantes. Suínos, cervídeos, equinos, ungulados selvagens, aves e seres humanos (transmitido por ingestão alimentar) também são suscetíveis a infecções e doença. Os estados de carreadores existem em muitas espécies, inclusive em cães e gatos, e os climas frios sustentam o crescimento bacteriano e a contaminação ambiental. As bactérias invadem o intestino através das células M que recobrem o GALT, por meio de invasinas e de células associadas à integrinas β_1, e depois se espalham sistemicamente. Há ocorrência aleatória de microabscessos e granulomas, incluindo células gigantes, na lâmina própria e nas criptas do intestino, bem como de necrose linfoide generalizada. As bactérias são extracelulares e intracelulares, e há um recrutamento maciço de neutrófilos do hospedeiro. O diagnóstico histológico com isolamento bacteriano é definitivo.

Micobacteriose Intestinal. A tuberculose intestinal, causada *M. tuberculosis* e *Mycobacterium bovis*, é uma doença incomum em bovinos, bezerros lactentes, primatas não humanos e seres humanos. Embora historicamente associada à ingestão de leite não pasteurizado, mais recentemente, a tuberculose intestinal passou a ser considerada uma doença importante associada à síndrome da imunodeficiência adquirida (AIDS) em seres humanos. As bactérias são ingeridas e depois absorvidas pelas células M do GALT, especialmente na porção distal do íleo. Tal como a doença de Johne dos bovinos, a tuberculose intestinal é uma doença crônica caquetizante caracterizada por uma aparência espessa e rugosa do intestino.

Em animais pequenos, é clinicamente possível, às vezes, palpar o intestino espessado. Ocasionalmente, em animais de grande porte, o cólon espessado é palpável por via retal. Em geral, há presença de linfadenopatia granulomatosa, ocasionalmente com mineralização e necrose. A lâmina própria e a submucosa do intestino, tal como na doença Johne, apresentam-se aumentadas e a arquitetura é distorcida por macrófagos epitelioides e células gigantes. A quantidade de organismos álcool-ácido-resistentes presentes é menor do que na doença de Johne. Na maioria dos casos de tuberculose intestinal induzida por *Mycobacterium avium-intracellulare*, ocorre inflamação granulomatosa lepromatosa (não caseante) semelhante à da doença de Johne em pequenos ruminantes.

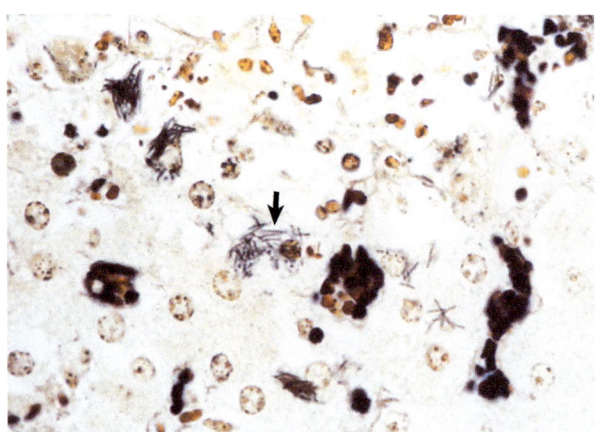

Figura 7-122 Doença de Tyzzer, Fígado, Potro. Os bacilos entrecruzados (*seta*) semelhantes a caracteres chineses ou *hashis* são diagnósticos de infecção por *Clostridium piliforme*. Coloração de Warthin-Starry. (Cortesia de Dr. H. Gelberg, College of Veterinary Medicine, Oregon State University.)

Em geral, os suínos contraem tuberculose intestinal em decorrência da prática agropecuária de alimentar os animais com cama de frango como fonte barata de proteína. Como era de se esperar, as lesões iniciais se desenvolvem nos linfonodos retrofaríngeos.

Antraz Alimentar. Antraz ocorre em todo o mundo, principalmente em ruminantes, mas qualquer mamífero, inclusive os seres humanos, podem ser afetados. Nos Estados Unidos, é uma doença reportável e é um agente em potencial de bioterrorismo e agroterrorismo. A maioria das aves, juntamente com os anfíbios, répteis e peixes, são resistentes à doença. Os herbívoros têm contato com a doença por meio da ingestão de vegetação contaminada por esporos, através de uma ferida cutânea ou pela inalação de esporos, enquanto os carnívoros normalmente são infectados pela ingestão de carcaças contaminadas. As moscas picadoras também transmitem a bactéria causadora, o *Bacillus anthracis*, ou seus esporos. Na doença hiperaguda, geralmente em ruminantes, ocorrem condições como bacteremia e septicemia, podendo haver falha de coagulação sanguínea devido à produção de toxinas pelas bactérias. O baço geralmente apresenta-se muito grande e sanguinolento (baço em "geleia de amora"), e o sangue não coagulado pode drenar de qualquer orifício. Os esfregaços de sangue e exsudato geralmente demonstram os organismos como cadeias curtas de células bacterianas, evitando, assim, a necessidade de necropsia. Os esporos, muito resistentes a condições ambientais extremas, são infectantes e conhecidos por sobreviverem ao processo de curtume de couros. O antraz pulmonar em seres humanos é conhecido também como *doença do laneiro* (*woolsorter's disease*, também conhecida como *doença do separador de lã*). O tipo de infecção que ocorre está diretamente relacionado com a via de infecção: cutânea, respiratória ou GI.

O antraz alimentar é mais comum em equinos, suínos, caninos e felinos, podendo ser do tipo orofaríngeo ou intestinal. O tipo orofaríngeo caracteriza-se pela presença de úlceras orais ou esofágicas com infecção dos linfonodos associados. Os sinais clínicos consistem em edema, dispneia e disfagia. A forma intestinal é mais grave na porção terminal do íleo ou no ceco e caracteriza-se por dor abdominal, hematêmese e febre. Mecanicamente, a infecção alimentar exige que a bactéria vegetativa atravesse o epitélio intestinal. *In vitro*, a antrolisina O produzida pelo *B. anthracis* rompe a ocludina da junção de oclusão do intestino. Os bovinos podem desenvolver abomasite hemorrágica ulcerativa ou enterite do intestino delgado, bem como lesões semelhantes no intestino grosso (Fig. 7-123). O baço, os linfonodos e o mesentério apresentam-se edematosos e hemorrágicos. Os suínos são relativamente resistentes ao antraz; eles geralmente desenvolvem edema da faringe e do pescoço, mas pode ocorrer enterite necro-hemorrágica. As vacinas vivas atenuadas para imunização do rebanho são seguras e, em geral, proporcionam aproximadamente 9 meses de imunidade.

Doenças Parasitárias. Os parasitas do trato intestinal são muitos em várias espécies de animais domésticos. Para informações específicas sobre os ciclos de vida e a identificação de diversas espécies, consulte um livro didático sobre parasitologia. O diagnóstico de parasitismo entérico geralmente se faz por meio de flutuação fecal ou de raspados intestinais.

Amebíase. A *Entamoeba* spp. é um parasita intracelular obrigatório com ciclo de vida direto. A porta de entrada é por via oral. Produzem-se tropozoítas que habitam o lúmen intestinal. Esses organismos podem também invadir a parede intestinal e dirigir-se para muitos outros órgãos, como o fígado, o cérebro e o pulmão, especialmente em seres humanos, nos quais pode haver formação de microabscessos. Os cistos são excretados nas fezes formadas e continuam seu ciclo de vida quando ingeridos por outro hospedeiro. Os trofozoítas têm mais probabilidade de serem observados em fezes diarreicas. Devido aos cistos serem a forma infectante, as fezes diarreicas dos cães normalmente não são consideradas especialmente perigosas para seres humanos ou outros animais. Os trofozoítas variam de 12 a 30 µm de diâmetro, e os

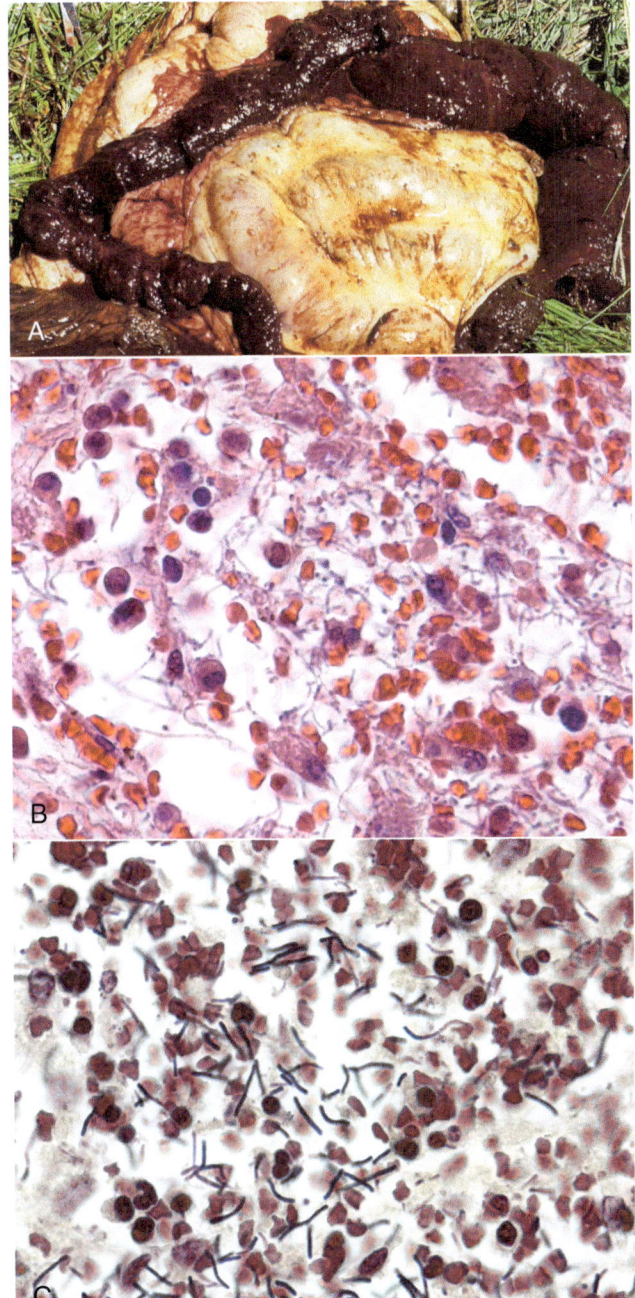

Figura 7-123 Enterite Necro-Hemorrágica, Intestino, Antraz Alimentar, Bovino. A, Observa-se hemorragia transmural massiva e necrose causadas pela toxina antraz. **B,** Decalque tecidual. Os bacilos azul-claros presentes nos restos celulares são bactérias *Bacillus anthracis*. Alguns bacilos possuem extremidades rombas (presumivelmente esporos). Coloração por HE. **C,** Decalque tecidual. Observam-se bacilos azul-escuros (Gram-positivos) nos restos celulares. Coloração de Gram. (**A** Cortesia de Dr. D. Driemeier, Universidade Federal do Rio Grande do Sul, Brasil. **B** e **C** Cortesia de Drs. V. Valli e J.F. Zachary, College of Veterinary Medicine, University of Illinois.)

cistos, de 10 a 20 µm com quatro núcleos. O contato da ameba com as células hospedeiras provavelmente é mediado pelas adesinas. Os fatores solúveis produzidos pelo parasita mediam a patogenicidade.

Entamoeba histolytica é zoonose em seres humanos, outros primatas, cães, gatos e outros animais. A doença é grave em seres humanos. As lesões incluem congestão colônica, petéquia e ulceração (colite ulcerativa). Essa colite pode ser aguda ou crônica, sanguinolenta ou mucoide. Nos tecidos, as amebas podem alcançar até 50 µm e geralmente formam úlceras características em forma de garrafa que se estendem por toda a mucosa e submucosa do cólon. Depois de penetrar no muco superficial e aderir ao enterócitos colônicos, a *E. histolytica* libera amebaporos (peptídeos formadores de canal) que lisam os enterócitos sem matar a ameba.

Balantidíase (*Balantidium coli*). Ver Distúrbios dos Suínos.

Tricomoníase. O *Tritrichomonas foetus* é um patógeno sexualmente transmissível dos bovinos. Os felinos, no entanto, especialmente aqueles com menos de 1 ano, e criados em grupos, têm tendência a diarreia do intestino grosso quando infectados por esse flagelado. O diagnóstico geralmente se faz pela visualização de flagelados móveis em preparados de fezes frescas. O diagnóstico histológico é mais preciso quando são examinadas, pelo menos, seis fragmentos de biópsia do cólon com o muco superficial. A PCR em tecidos embebidos em parafina também tem sido bem-sucedida, mesmo na ausência de evidência histológica do parasita. A infecção ocorre no íleo, no ceco e no cólon. As lesões incluem colite de leve a moderada, com microabscessos e ocasional extensão da infecção para a lâmina própria. Pode haver atenuação de enterócitos colônicos e/ou atividade mitótica elevada nas criptas. Em geral, é possível observar parasitas em forma de lágrima com 5 a 7 µm no muco superficial, no interior das glândulas colônicas e, ocasionalmente, nos macrófagos e vasos linfáticos. Portanto, o parasita é enteroinvasivo em determinadas circunstâncias. Os flagelos não são visíveis na coloração por HE. Não existe um tratamento eficaz e a doença diarréica em felinos geralmente se resolve no espaço de 2 anos após a manifestação.

Coccidiose. Os coccídeos são essencialmente hospedeiro e tecido específicos. Os coccídeos são patógenos intracelulares obrigatórios. As lesões variam de proliferativas em ovinos e caprinos (Fig. 7-124) a hemorrágicas em caninos, felinos e bovinos (Fig. 7-125). Em suínos, a presença de uma pseudomembrana fibrinonecrótica, sem sangue, em

animais com 5 a 7 dias de vida é característica da coccidiose entérica (Fig. 7-126). A *Eimeria macusaniensis* é uma causa relativamente comum de doença e morte em camelídeos do Novo Mundo de todas as idades. As lesões macroscópicas, mesmo em animais muito infestados, são mínimas ou inexistentes. Em muitos casos, os resultados dos exames fecais são negativos.

A maioria das espécies de *Eimeria* e *Isospora* infecta as células epiteliais vilosas ou crípticas e, mais raramente, os vasos quilíferos, a lâmina própria e os linfonodos regionais. Os coccídeos passam por um ou mais ciclos reprodutivos assexuados no interior dos enterócitos.

Os esporozoítas resultantes produzem esquizontes que contêm merozoítas, que infectam outros enterócitos. Os merozoítas produzem gamontes que se diferencial em microgametas e macrogametas (Fig. 7-127). Os microgametas fertilizam os macrogametas, produzindo zigotos que se desenvolvem e se transformam em oocistos. Quando um pequeno número de coccídeos parasita o intestino de animais jovens em fase de crescimento e até então saudáveis, há incidência de doença é pequena. Entretanto, quando animais mantidos em condições de confinamento e aglomeração associadas a saneamento precário, pode ocorrer a transmissão orofecal de grande número de organismos. Em tais circunstâncias, agravadas pela desnutrição e pela incidência de infecções ou parasitismo intercorrente, a doença clínica se instala. A ruptura dos enterócitos ocorre em todas as fases do ciclo de vida

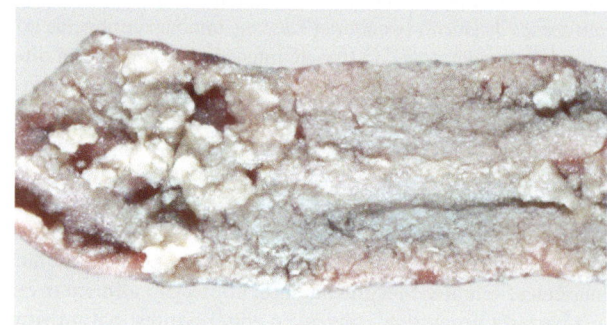

Figura 7-126 **Enterite Fibrinonecrótica, Intestino Delgado, Porco.** As pseudomembranas são características da coccidiose suína. (Cortesia de Dr. H. Gelberg, College of Veterinary Medicine, Oregon State University.)

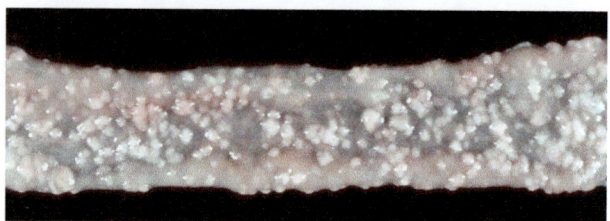

Figura 7-124 **Enterite Proliferativa Multifocal, Intestino Delgado, Cabra.** Os nódulos proliferativos (Fig. 7-128) na mucosa do intestino delgado são característicos de coccidiose ovina e caprina. Os esporozoítas e merozoítas infectam os enterócitos e se reproduzem, estimulando a hiperplasia dos enterócitos. (Cortesia de Dr. H. Gelberg, College of Veterinary Medicine, Oregon State University.)

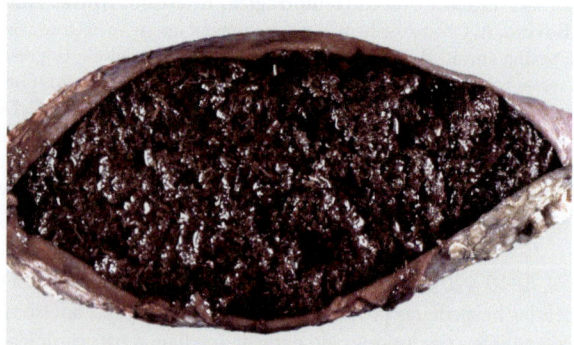

Figura 7-125 **Enterite Necro-Hemorrágica, Intestino Delgado, Bezerro.** A coccidiose em bovinos, caninos e felinos caracteriza-se por hemorragia intestinal. As fezes diarreicas hemorrágicas podem ser visíveis no períneo e nas patas traseiras. Em casos graves, pode haver incidência de anemia, que é evidenciada pela coloração clara das membranas mucosas externas. (Cortesia de College of Veterinary Medicine, Cornell University.)

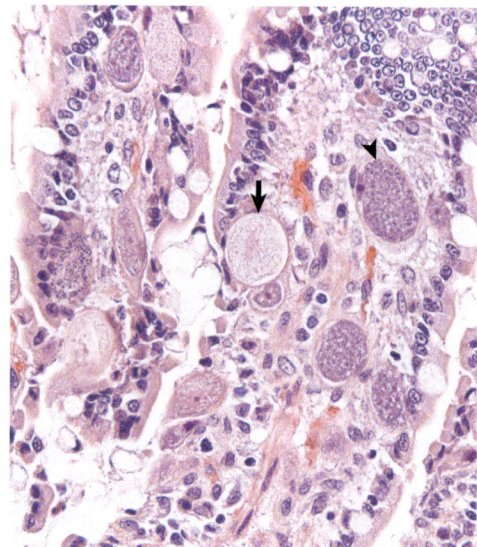

Figura 7-127 **Fases Sexuais da Coccidiose Intestinal, Intestino Delgado, Bovino.** Observam-se células epiteliais da mucosa distendidas pela presença de microgametas (*seta*) e macrogametas (*cabeça de seta*). Coloração por HE. (Cortesia de Dr. J.F. Zachary, College of Veterinary Medicine, University of Illinois.)

do parasita. A doença clínica depende da carga parasitária e varia de acordo com a espécie de animal. Devido à reduzida renovação epitelial em animais jovens, eles são mais suscetíveis à doença.

As lesões macroscópicas da coccidiose variam de acordo com a espécie hospedeira, a espécie do parasita e a localização no intestino. A presença de sangramento é variável tanto em uma mesma espécie quanto entre espécies diferentes. A coccidiose em ovinos e caprinos caracteriza-se pela proliferação de enterócitos, macroscopicamente visível como nódulos mucosos (Fig. 7-128). Os grandes esquizontes de algumas espécies também são, às vezes, visíveis macroscopicamente. A *Eimeria leuckarti* dos equinos é assintomática. Em cães e gatos, um organismo ligeiramente diferente, o *Cystoisospora*, é responsável pela doença. A toxoplasmose intestinal dos gatos é uma importante condição zoonótica, especialmente para mulheres gestantes.

O mau estado geral associado à diarreia é característico da coccidiose clínica. Dependendo das espécies hospedeiras e da região do intestino afetada, as fezes podem conter sangue fresco infectado. A presença de tenesmo é variável. Oocistos são usualmente demonstráveis nas fezes.

Criptosporidiose. *C. parvum* é um patógeno protozoário ubíquo dos mamíferos. Frequentemente transmitido pela água, é uma causa significativa de contaminação da água de abastecimento público. Embora cause infecção autolimitante em animais imunocompetentes, os animais muito jovens ou imunocomprometidos, como pacientes com síndrome da imunodeficiência adquirida, sofrem de diarreia intratável. Ao tratar bezerros, os veterinários e acadêmicos de medicina veterinária correm particular risco de infecção. Os criptosporídeos se ligam às células epiteliais da superfície do estômago, do intestino delgado e do cólon. Os protozoários deslocam as microvilosidades e são envolvidos pelas membranas celulares superficiais. Desse modo, o parasita vive em um ambiente peculiar descrito como intracelular, mas extracitoplasmático. Os microgametas, macrogametas, esquizontes, trofozoítas, merontes, merozoítas e oocistos podem ser demonstrados no intestino adjacente ou ligado às células epiteliais. Os oocistos têm de 4 a 5 μm de diâmetro e são eliminados nas fezes. Estudos indicam

que existem tropismos ou biótipos espécie-específicos de criptosporídeos. Anteriormente, acreditava-se que a contaminação fecal das fontes de abastecimento de água por ruminantes fossem a causa da maioria dos surtos humanos. A tipagem molecular do organismo tem demonstrado em muitos surtos da doença que a contaminação por fezes humanas e criptosporídeos espécie-específicos é causadora da maioria das epidemias humanas.

A presença de oocistos nas fezes pode ser identificada por flutuação em solução de sacarose de Sheather e um corante álcool-ácido-resistente modificado. A criptoporisdiose causa diarreia aquosa, ocasionalmente sanguinolenta, subaguda ou crônica. O mecanismo da diarreia não se limita apenas à perda celular. As prostaglandinas, talvez secretadas por macrófagos, aumentam a secreção aniônica (Cl⁻) por meio do cAMP e inibem a absorção de sódio e, consequentemente, a absorção de água. Além disso, o *C. parvum* interfere na expressão gênica do interferon-γ (IFN-γ) das células hospedeiras, contribuindo para a evasão imune do parasita. Verifica-se a ocorrência de desidratação e perda de eletrólitos associadas à condição. Embora possa ser fatal, especialmente na presença de outros patógenos, a doença geralmente é autolimitante em pacientes imunocompetentes. Nesses casos, a doença se resolve espontaneamente em aproximadamente uma semana.

As partes afetadas do trato GI apresentam-se difusamente avermelhadas e possuem conteúdo fluido. Os organismos têm a aparência de minúsculos pontos azuis (afinidade pelo corante de hematoxilina) ligados às células epiteliais dos segmentos afetados. Além das formas de pontos, observam-se também organismos circulares e em forma de banana nos fragmentos corados pelo método de Giemsa. As lesões da enterite ou da colite consistem em redução da altura da mucosa (vilosidades), espessura irregular da mucosa, necrose críptica, hiperemia e aumento do número de linfócitos e plasmócitos na lâmina própria. A atrofia e a fusão das vilosidades do intestino delgado compõem o resultado final. Devido à localização intracelular extracitoplasmática do parasita, a intervenção quimioterapêutica é ineficaz. Existem poucos agentes químicos que podem descontaminar o ambiente. O produto Clorox®, por exemplo, é utilizado experimentalmente para eliminar os parasitas.

Giardíase. Existem relatos de giardíase em muitas espécies, incluindo seres humanos, cães, gatos, cavalos, gado, coelhos, cobaias, *hamsters*, ratos, camundongos, chinchilas e periquitos. Na prática clínica veterinária, a giardíase geralmente é reconhecida em filhotes de cães e gatos e causa preocupação entre os proprietários por causa de seu potencial zoonótico. Estima-se que a prevalência do parasita em seres humanos em países desenvolvidos seja de 2% a 5%. A giardíase é causada por um protozoário em forma de pera com flagelos posteriores, uma ventosa ventral e quatro núcleos, dois dos quais se assemelham a olhos (Fig. 7-129). A *Giardia lamblia* (*Giardia intestinalis*, *Giardia duodenalis*) parasita o intestino delgado, particularmente o duodeno. A *Giardia* se liga à borda em microvilos das células epiteliais, danificando a membrana. Embora geralmente assintomática, animais muito jovens ou imunologicamente deficientes podem ser acometidos de diarreia.

A *Giardia* spp. já demonstrou induzir apoptose dos enterócitos, aumentando, assim, a permeabilidade da membrana. Em grande número, os parasitas reduzem a absorção de açúcares simples e dissacarídeos em decorrência da destruição dos microvilos. A ingesta é então fermentada pela microbiota bacteriana, criando gases e puxando água osmoticamente para o lúmen intestinal. Uma enterotoxina estimula a secreção de Cl⁻ no intestino. Casos clínicos de giardíase apresentam diarreia líquida de cor marrom e desconforto abdominal sem febre, perda de peso, melena e/ou esteatorreia. O diagnóstico se faz pela demonstração da *Giardia* em preparações de fezes frescas e fragmentos histológicos, identificando-se os organismos pela coloração de Giemsa ou HE.

Ascaríase. Os ascarídeos são facilmente reconhecidos como nematódeos lisos e brancos no lúmen da porção proximal do intestino.

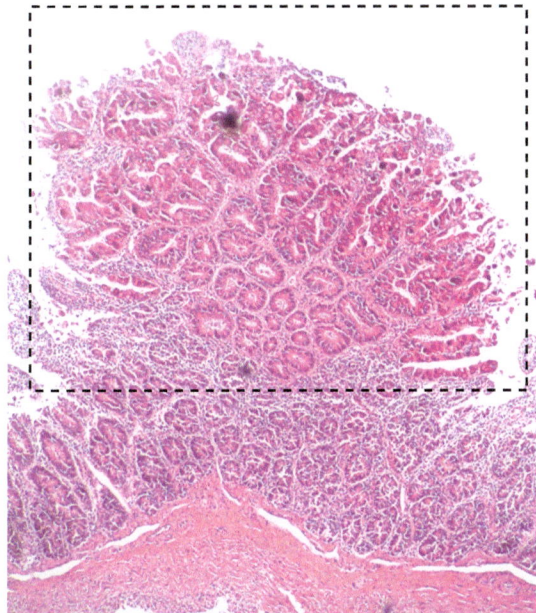

Figura 7-128 Enterite Proliferativa, Intestino Delgado, Cabra. A hiperplasia de enterócios induzida por coccídeos resulta na formação de nódulos (*área identificada por linhas pontilhadas*), como mostra a Figura 7-124. Observam-se enterócitos hiperplásicos revestindo as criptas no interior do nódulo. Coloração por HE. (Cortesia de Dr. H. Gelberg, College of Veterinary Medicine, Oregon State University.)

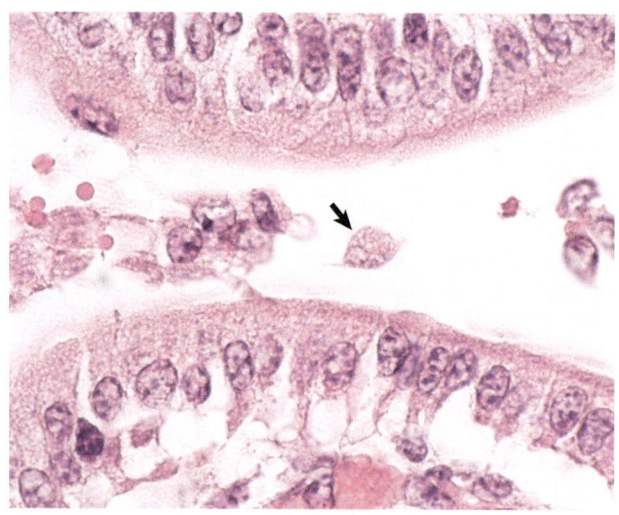

Figura 7-129 Giardíase, Intestino Delgado, Cão. Um único protozoário flagelado em forma de pera apresenta-se facilmente visível no lúmen intestinal (*seta*). Coloração por HE. (Cortesia de Dr. J.F. Zachary, College of Veterinary Medicine, University of Illinois.)

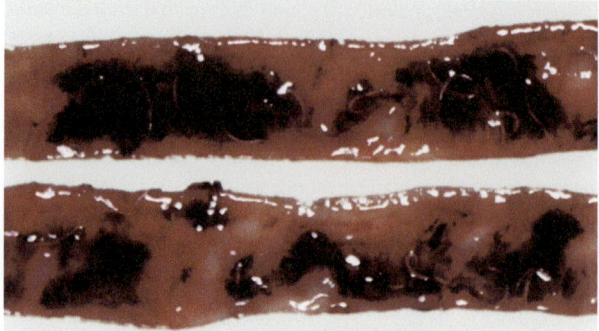

Figura 7-130 Ancilostomídeos, Enterite Hemorrágica, Intestino Delgado, Cão. Os locais de onde os ancelostomídeos se desprenderam apresentam hemorragia. (Cortesia de Dr. H. Gelberg, College of Veterinary Medicine, Oregon State University.)

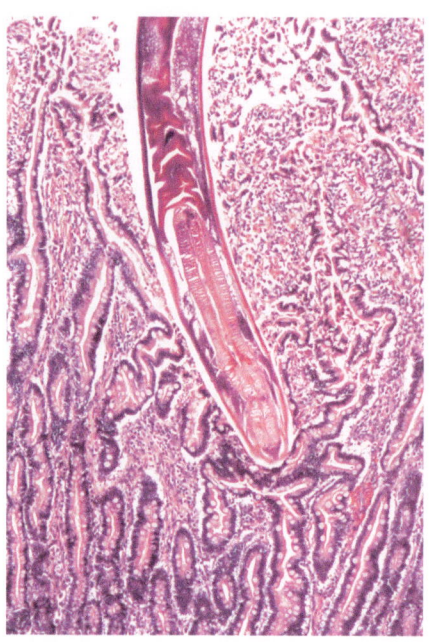

Figura 7-131 Enterite por Ancilostomídeos, Intestino, Cão. Um ancilostomídeo se enterrou profundamente e se fixou à mucosa. Coloração por HE. (Cortesia de College of Veterinary Medicine, Cornell University.)

Eles variam muito em comprimento; quanto maior a espécie hospedeira, maiores os ascarídeos, que têm de 3 a 4 cm de comprimento em animais pequenos e alcançam de 40 a 50 cm em porcos e cavalos. Os ascarídeos de animais domésticos pertencem aos gêneros *Ascaris* (porcos), *Parascaris* (cavalos) e *Toxocara* (cães, gatos e seres humanos). Os animais jovens dessas espécies adquirem larvas de ascarídeos por transmissão intrauterina durante os 7 a 10 dias de gestação, por meio do leite da mãe, e, mais tarde, através da contaminação ambiental por ovos dos parasitas. Após a ingestão, as larvas infectantes penetram no intestino e migram para o fígado através da circulação portal. De lá, migram pela veia cava caudal até os pulmões. Depois de deixar a circulação e entrar nos alvéolos, as larvas se desenvolvem e, em seguida, são expectoradas para a faringe e deglutidas. O desenvolvimento para a fase adulta ocorre no intestino. Os ovos eliminados nas fezes completam o ciclo de vida.

Alternativamente, a *Toxascaris leonina* de cães e gatos é ingerida através de um hospedeiro intermediário. Não ocorre migração hepatopulmonar. As lesões produzidas pela migração de larvas de ascarídeos incluem gastroenterite eosinofílica multifocal canina e larva *migrans* visceral. Os animais afetados por pesadas cargas de ascarídeos perdem peso, não crescem suficientemente devido à disputa por nutrientes entre os parasitas luminais e o hospedeiro, e geralmente apresentam um abdome em formato de pera quando erguidos verticalmente. Os vermes adultos podem ser eliminados por vômitos ou nas fezes diarreicas. Tosse seca, curta, intermitente e em golpes (*thumping*, em inglês) é sinal de larva *migrans* pulmonar, especialmente em suínos. A administração de anti-helmínticos pode causar a morte rápida de ascarídeos adultos, resultando em oclusão intestinal. Os ascarídeos continuam a migrar após a morte do hospedeiro, podendo encontrar-se em locais aberrantes, como o ducto biliar, o estômago, a cavidade oral, o ducto pancreático e o abdome (Fig. 7-18).

Ancilostomíase. O parasitismo causado por ancilostomídeos varia de assintomático a fatal, de acordo com a dose de desafio de parasitas, da idade, do estado nutricional e, provavelmente, do estado imunológico do hospedeiro. Quando ocorre morte, é por exsanguinação, uma vez que os ancilostomídeos são parasitas hematófagos (Fig. 7-130). A dose de desafio geralmente é exacerbada por condições nutricionais e sanitárias precárias, condições climáticas amenas e umidade. Em geral, os ancilostomídeos são pequenos nematódeos de 1 a 1,5 cm de comprimento que têm como habitat a porção proximal do intestino delgado. Os gêneros incluem o *Ancylostoma* e a *Uncinaria* em cães, o

Bunostomum em ruminantes, o *Globocephalus* em suínos e o *Ancylostoma* e o *Necator* em seres humanos. O *Ancylostoma caninum*, em cães, tem potencial zoonótico. A contaminação ambiental ocorre a partir do grande número de ovos produzidos no intestino. As larvas de primeiro a terceiro estádio se alimentam de bactérias ambientais. As larvas de terceiro estádio são infectantes e entram no hospedeiro por ingestão ou penetração dérmica direta. A partir de qualquer desses pontos, elas migram pelo sistema pulmonar, pelo tecido somático até o útero, ou pelo tecido mucoso. As larvas podem estar presentes também no colostro. O destino final é o intestino, onde os ovos são produzidos, completando, assim, o ciclo de vida.

Devido às infecções pré-natais por ancilostomídeos não serem patentes antes de 11 dias, os exames fecais podem ser negativos. Caso contrário, o exame fecal, especialmente em animais jovens com anemia, é diagnóstico dessa doença. Os ancilostomídeos adultos enterram-se nos vilos, ingerindo tecido, muco e sangue (Fig. 7-131). Quando o verme se desloca para outro local de fixação, o sangue pode continuar a fluir da ferida por 30 minutos.

Tricuríase. Os tricurídeos, ou "vermes-chicotes", são compridos e finos em suas extremidades anteriores e podem ser numerosos no ceco e no cólon. Os tricurídeos têm um ciclo de vida direto. O nome *Trichuris*

significa "cauda em chicote", que é um termo incorreto, uma vez que o parasita, na verdade, tem uma "cabeça em chicote" que invade a se liga à mucosa do ceco, do cólon e do reto. Embora o parasita ingira sangue, a anemia raramente é um sinal clínico. Diarreia sanguinolenta pode estar presente. Diferentes espécies são parasitas de carnívoros, ruminantes, suínos e seres humanos. A doença é semelhante em cada espécie. Os equinos não apresentam tricurídeos.

Os ovos de tricurídeos são alongados, ou em forma de bola de futebol americano, com um opérculo em cada uma das extremidades, e são muito resistentes às condições ambientais. A maioria das infecções é assintomática, e o ciclo de vida completo pode ter a duração de até 3 meses. Portanto, são necessárias repetidas desverminações para eliminar a infecção, mesmo na ausência de ovos nas fezes. Os sintomas podem ser vagos, com apenas diarreia paroxística. As lesões entéricas macroscópicas variam de discretas a erosivas e ulcerativas.

Estrongiloidose. *Strongyloides* spp. são singulares por apresentarem formas de vida livre e parasitária. As larvas rabditiformes podem se desenvolver partenogeneticamente. Os parasitas de vida livre são tanto machos quanto fêmeas e realizam reprodução sexuada. A enterite pode ser grave; as larvas ou os ovos larvados encontram-se nas fezes dos animais infectados.

O *Strongyloides stercoralis* dos cães é zoonótico. O *Strongyloides* spp. infecta também cavalos, porcos e gatos. As diferenças geográficas nas populações de parasitas são responsáveis pelas diferenças de virulência nas espécies hospedeiras. Podem ocorrer hiperinfecção e autoinfecção, contribuindo para aumentar a carga parasitária. As larvas podem entrar no hospedeiro por penetração da pele, ou, com menos frequência, por ingestão. A infecção por *Strongyloides* spp. pode ser adquirida *in utero* e por meio do colostro e do leite. As larvas migram para a corrente sanguínea e para os pulmões. Depois de terem acesso aos alvéolos, elas migram para as vias aéreas, onde são transportadas, via movimentos mucociliar, para a cavidade faríngea e são deglutidas. O parasitismo do intestino delgado tem como característica o fato de as larvas residirem na mucosa superficial. A destruição epitelial pelos parasitas pode resultar em atrofia das vilosidades e hiperplasia das criptas. Os sinais clínicos inespecíficos incluem diarreia, hipoproteinemia, perda de peso e desidratação, podendo ocorrer também dermatite rabditiforme.

Oxiurídeos. O *Oxyuris equi* é o oxiurídeo mais comum dos animais domésticos. Os parasitas ocupam o lúmen da porção distal do intestino dos equinos e, ocasionalmente, causam prurido retal ao depositar seus ovos na região perineal. O *Enterobius vermicularis* é o oxiurídeo dos primatas e grandes primatas não humanos. Não é um parasita zoonótico e geralmente tem pouca implicação clínica.

Cestódeos. As tênias, embora frequentemente encontradas no sistema digestório, geralmente tem pouca importância clínica. Elas necessitam de dois — às vezes, três — hospedeiros, quase sempre incluindo artrópodes e outros invertebrados, para completar o seu ciclo de vida. As tênias se ligam à parede do intestino por meio de seu escólex anterior, que pode conter ganchos além de quatro ventosas (Fig. 7-132). Embora possam causar algum dano ao local de ligação, esses organismos geralmente disputam nutrientes com o hospedeiro. Destituídos de sistema digestório, eles absorvem nutrientes pela sua superfície. Achatadas e hermafroditas, as tênias se reproduzem pela adição de segmentos ou proglotes. Constituem exemplos de tênias a *Anoplocephala* spp. em equinos, a *Moniezia* spp. em ruminantes e o *Diphyllobothrium* e o *Dipylidium* spp em cães e gatos. O *Mesocestoides* spp. pode infectar cães e gatos. Em alguns casos, esse parasita pode perfurar o intestino e proliferar-se na cavidade peritoneal (Fig. 7-25).

A *Taenia* e o *Echinococcus* spp. são os cestódeos mais destrutivos. Embora os carnívoros sejam os hospedeiros definitivos, as formas larvais residem nas vísceras e nas cavidades do corpo nos hospedeiros intermediários, normalmente ruminantes, suínos, equinos ou roedores (Fig. 8-59). Os seres humanos também podem ser infectados, e, às

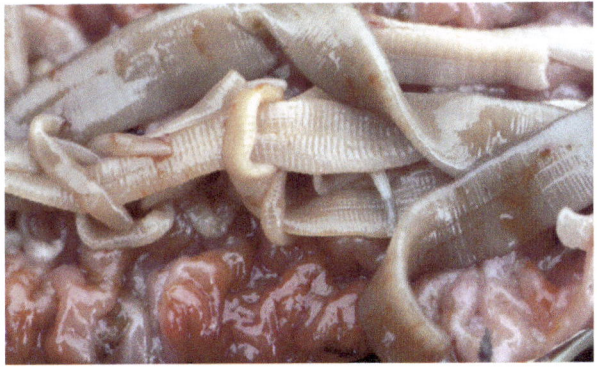

Figura 7-132 Cestodíase, Intestino Delgado, Foca. Observam-se tênias segmentadas nesse intestino, de outra forma, normal. (Cortesia de Dr. H. Gelberg, College of Veterinary Medicine, Oregon State University.)

vezes, a doença clínica leva 20 ou 30 anos para se manifestar. As lesões nos hospedeiros intermediários podem ser bastante graves.

Trematódeos. Os trematódeos são parasitas incomuns do trato digestório. A *Nanophyetus salmincola*, que usa um caramujo e um peixe como hospedeiros intermediários, transporta a riquétsia responsável pela intoxicação por ingestão de salmão no noroeste dos Estados Unidos. A lesão intestinal é a enterite hemorrágica.

A *Alaria* spp. pode ligar-se ao intestino delgado de cães e gatos, mas geralmente é inócua. As mesocercárias podem causar dano tecidual durante suas migrações através dos órgãos do corpo do hospedeiro. Os hospedeiros paratênicos são os sapos, as cobras e os camundongos.

A esquistossomíase dos ruminantes, suínos, equinos e caninos pode causar lesões intestinais granulomatosas com perda de proteína resultante da presença do parasita nas veias mesentéricas após a migração através do fígado. Os parasitas são adquiridos pela penetração direta da pele pelas cercárias.

Acantocéfalos. O verme de cabeça espinhosa dos suínos, o *Macracanthorhynchus hirundinaceus*, é um pequeno parasita intestinal com um hospedeiro intermediário artrópode que vive no solo, como os besouros coprófagos. Portanto, comuns é mais comum em animais criados ao ar livre, assim como muitos outros parasitas encontrados em várias espécies de mamíferos. Esses organismos são ocasionalmente identificados erroneamente como tênias, aos quais se assemelham superficialmente. Entretanto, não são parasitas verdadeiramente segmentados. Ocasionalmente, penetram na parede intestinal, provocando peritonite no local de ligação. O *Prosthenorchis* spp. é o acantocéfalo dos primatas. As baratas são os hospedeiros intermediários.

Neoplasias Intestinais

Neoplasmas de vários tipos ocorrem no sistema GI dos animais domésticos. Aquelas da cavidade oral e do estômago já foram discutidas. Os neoplasmas intestinais são diagnosticadas com mais frequência em cães e gatos, em grande parte devido ao ciclo de vida mais longo dessas espécies. Além disso, os animais domésticos vivem em estreita harmonia com suas companhias humanas, razão pela qual alguns dos mesmos fatores ambientais que podem contribuir para o câncer humano possam causar problemas semelhantes nos animais.

Nos cães, as neoplasias benignas mais comuns do trato intestinal são os adenomas ou os pólipos (Fig. 6-4), e os seus equivalentes malignos são os adenocarcinomas. Cães e gatos raramente desenvolvem mastocitomas e plasmocitomas intestinais. As neoplasias da musculatura lisa denominadas leiomiomas e leiomiossarcomas originam-se das camadas de músculos intestinais existentes. Uma ressalva importante ao diagnosticar esses tumores de células fusiformes é que alguns deles, quando examinados por meio imuno-histoquímico, são compostos por células indiferenciadas e de histogênese indefinida. Essas neoplasias, que já foram relatadas em cães, cavalos, ratos e primatas, denominam-se *tumores estromais do trato GI* (GISTs, na sigla em inglês). Supõe-se que essas neoplasias sejam originárias das células intersticiais de Cajal, que normalmente são as células marca-passo do intestino. A maioria é KIT (CD117) positivo (proto-oncogene c-kit).

O linfoma pode ser solitário, metastático (infiltrativo) ou multicêntrico. Nos gatos, as neoplasias mais comuns são o linfoma gastrointestinal (Fig. 7-133); os mastocitomas (Fig. 7-134), associados a ulceração; os adenomas; os adenocarcinomas; e os carcinoides. Nos cães, de 5% a 7% dos linfomas são GI. Aqueles do trato GI são epiteliotrópicos e têm origem primariamente de linfócitos T. Em seres humanos, a maioria dos linfomas gastrointestinais é originária de linfócitos B. Em ovinos, os adenocarcinomas do intestino são relativamente comuns e induzidos por vírus. Os equinos raramente desenvolvem neoplasias intestinais.

Algas

Clorelose e Prototecose. As algas unicelulares e, às vezes, aclorofílicas, foram relatadas como oportunisticamente causadoras de doença granulomatosa cutânea ou amplamente disseminada em várias espécies, incluindo seres humanos, cães, gatos, dromedários, gazelas, um castor, bovinos e ovinos. Essas algas são encontradas em vários locais, inclusive em fontes de água doce e salgada. Acredita-se que a infecção primária ocorra no trato digestório, com diarreia sanguinolenta crônica ou por feridas cutâneas. As lesões geralmente apresentam-se tingidas de verde se as algas contiverem clorofila.

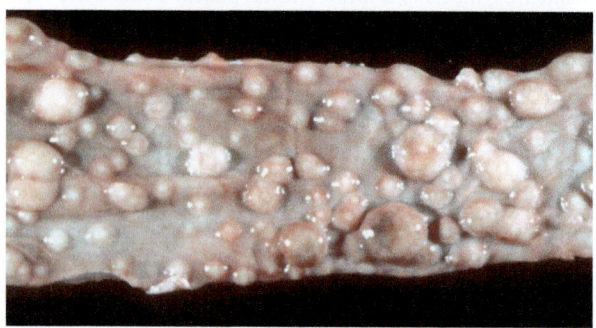

Figura 7-133 Linfoma (Linfossarcoma), Cólon, Gato. Vários nódulos submucosos contêm linfócitos neoplásicos. Observa-se que o epitélio da mucosa está intacto (liso e brilhante) e sem ulcerações. (Cortesia de Dr. H. Gelberg, College of Veterinary Medicine, Oregon State University.)

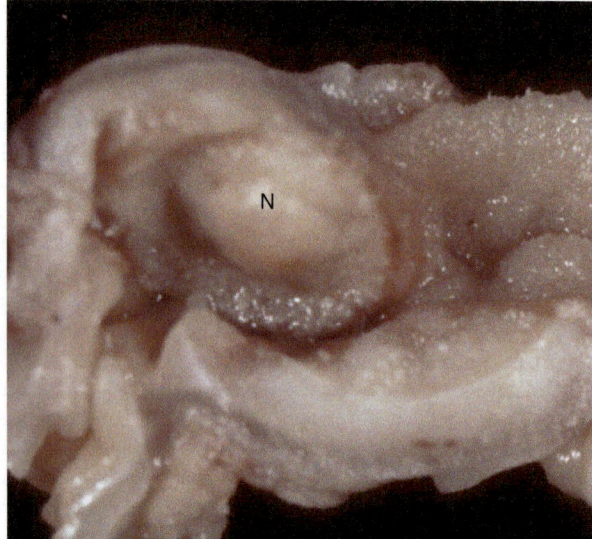

Figura 7-134 Mastocitoma, Intestino Delgado, Gato. O nódulo submucoso (*N*) contém mastócitos neoplásicos. (Cortesia de Dr. H. Gelberg, College of Veterinary Medicine, Oregon State University.)

No intestino, as lesões transmurais são aquelas da enterite granulomatosa e da linfadenite. As algas intracelulares que medem de 5 a 11 µm, incluindo as presentes nas células gigantes, são visualizadas pela coloração da cápsula espessa pelo método de coloração com prata metenamina de Gomori ou PAS. A *Chlorella*, ao contrário da *Prototheca*, considerada o seu mutante aclorofilado, contém corpos de amido e cloroplastos que são birrefringentes nos fragmentos corados por HE, são PAS-positivos e diástase-resistentes. A septação interna dos organismos está presente em 2 a 20 espongiósporos.

Peritônio, Omento, Mesentério e Cavidade Peritoneal

Doenças Parasitárias

A migração aberrante de nematódeos e trematódeos na maioria das espécies de mamíferos pode causar fibrose focal quando esses organismos circulam pela cavidade abdominal (Fig. 8-33). A *Setaria* é um nematódeo ocasionalmente encontrado na cavidade peritoneal de ungulados e raramente causam danos significativos nesse local. A peritonite focal leve, às vezes, é o resultado da movimentação desses organismos. A cavidade abdominal de muitas espécies de mamíferos pode conter uma ampla variedade de cestódeos. Alguns, como o *E. granulosus* (cistos hidáticos) são zoonóticos. O *Mesocestoides* e o *Porocephalus* (pentastomíase) são encontrados em carnívoros, nos quais a presença desses organismos pode induzir uma reação piogranulomatosa (Fig. 7-25).

Neoplasias

As neoplasias primárias do peritônio são incomuns, à exceção dos lipomas, que podem tornar-se pedunculados e resultar em estrangulamento intestinal (Fig. 7-106). Os mesoteliomas ocorrem esporadicamente em animais e, com mais frequência, em seres humanos (Fig. 7-135). Em seres humanos, os mesoteliomas estão associados à asbestose e outras fibras com propriedades físico-químicas semelhantes e são considerados um risco ocupacional para alguns setores. Grandes esforços têm sido feitos no sentido de reduzir a exposição ocupacional ao amianto. Existem relatos de mesoteliomas em bezerros como doença congênita. Todos os tumores de origem mesotelial são considerados malignos porque podem se espalhar transcelomicamente. Eles raramente se metastizam para os linfonodos drenantes ou locais distais. Esses tumores são bastante pleomórficos e podem ser similares tanto à adenocarcinoma e a papilíferos quanto a tumor de células fusiformes semelhantes a fibrossarcomas. É extremamente difícil distinguir o mesotélio neoplásico do mesotélio hiperplásico reativo.

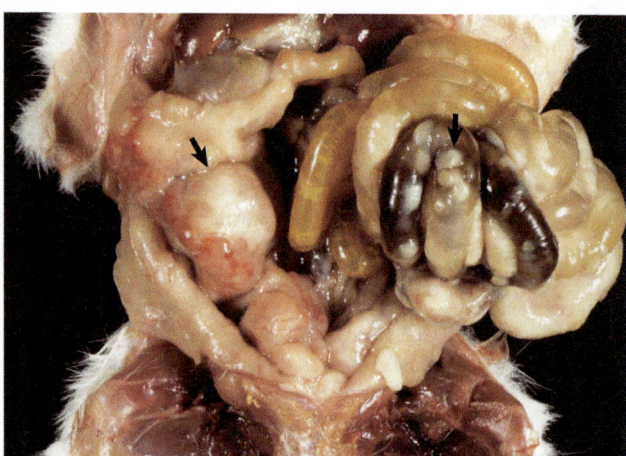

Figura 7-135 Mesotelioma, Cavidade Abdominal, Rato. Presença de nódulos elevados (*setas*) de células mesoteliais neoplásicas nas superfícies serosas dos órgãos abdominais. (Cortesia de College of Veterinary Medicine, University of Illinois.)

Distúrbios dos Equinos

Para distúrbios que acometem duas ou mais espécies de animais, ver Distúrbios dos Animais Domésticos.

Cavidade Oral

Ver Distúrbios dos Animais Domésticos, Cavidade Oral.

Dentes

Ver Distúrbios dos Animais Domésticos, Dentes, Impactação Infundibular.

Reabsorção Odontoclástica e Hipercementose Equina

A reabsorção odontoclástica e hipercementose equina (EOTRH, na sigla em inglês) é um distúrbio idiopático que afeta os dentes incisivos e caninos de equinos idosos. Em geral, é uma condição dolorosa com consequente periodontite e reabsorção e/ou proliferação de tecidos dentários calcificados. Como o nome indica, os osteoclastos são responsáveis pela reabsorção, o que é seguido por hipercementose (Fig. 7-136).

Tonsilas

Ver Distúrbios dos Animais Domésticos, Tonsilas.

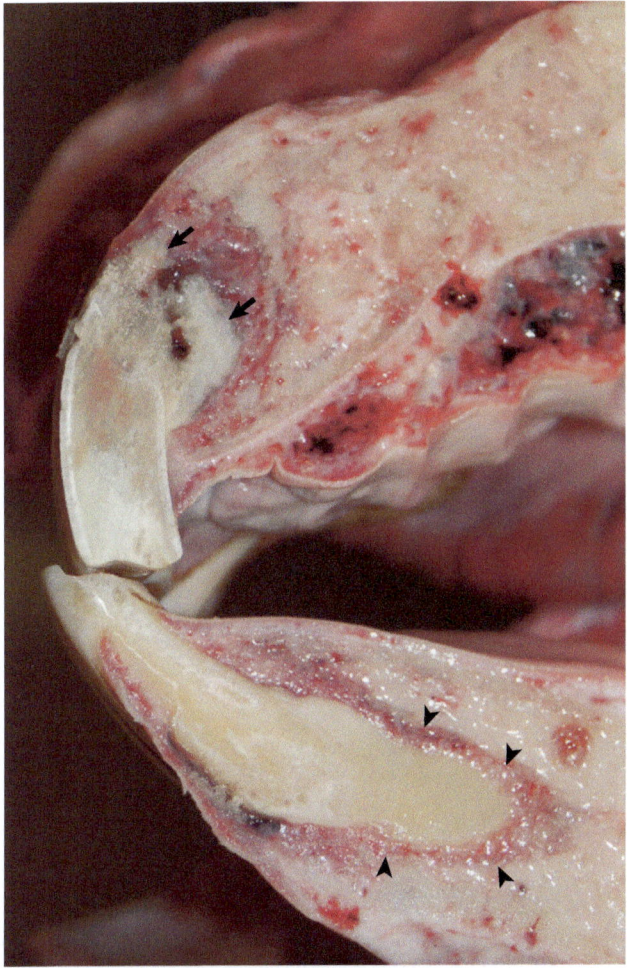

Figura 7-136 Reabsorção Odontoclástica e Hipercementose Equina, Cavidade Oral, Cavalo. Esse distúrbio idiopático afeta os dentes incisivos e caninos de cavalos idosos. Em geral, é uma condição dolorosa com consequente periodontite (*cabeças de seta*) e reabsorção e/ou proliferação de tecidos dentários calcificados (*setas*). (Cortesia de Dr. H. Gelberg, College of Veterinary Medicine, Oregon State University.)

Glândulas Salivares

A sialoadenite está associada a garrotilho em equinos.

Ver Distúrbios dos Animais Domésticos, Glândulas Salivares.

Língua

Ver Distúrbios dos Animais Domésticos, Língua.

Esôfago

Asfixia

Ver Distúrbios dosAnimais Domésticos, Esôfago, Asfixia.

Estômago

Ver Distúrbios dos Animais Domésticos, Estômago e Abomaso.

Intestino

Deslocamentos Intestinais

Encarceramento Nefroesplênico. O encarceramento nefroesplênico do cólon maior em equinos se deve ao deslocamento dorsal esquerdo da porção dorsal esquerda ou ventral esquerda do cólon entre o baço e a parede esquerda do corpo. O encarceramento ocorre no sentido dorsal sobre o ligamento nefroesplênico que se estende entre o rim esquerdo e o baço. A causa do deslocamento é desconhecida, mas possivelmente é resultado do comportamento de rolamento em equinos ou de distensão gasosa do cólon maior. Se não for corrigido por rolamento do cavalo ou por meio de cirurgia, pode resultar em ruptura intestinal ou morte.

Deslocamento Dorsal Direito. Na condição equina de deslocamento dorsal direito, as porções dorsal esquerda e ventral esquerda do cólon maior deslocam-se para a direita do ceco, podendo resultar em torção com sinais de cólica. É uma doença passível de correção cirúrgica.

Doenças Bacterianas

Enterite Causada por *Rhodococcus equi*. O *R. equi* é um saprófito do solo e habitante normal do intestino equino. A doença causada por esse bastonete grande, Gram-positivo, anaeróbio facultativo e potencialmente zoonótico geralmente caracteriza-se por piogranulomas pulmonares em potros com menos de 6 meses de idade (Fig. 9-82) e em cavalos adultos imunocomprometidos e seres humanos, ou aqueles com doença intercorrente (pacientes com síndrome da imunodeficiência adquirida). A bactéria não é resistente à destruição mediada por neutrófilos, mas é capaz de resistir ao ambiente intracelular dos macrófagos. Todo *R. equi* patogênico isolado de equinos, mas não de seres humanos, tem um plasmídeo grande e a lipoproteína VapA codificada expressa na superfície, que é associada a virulência. A frequente intercorrência de infecção por helmintos e *R. equi* sugere que as larvas migrantes ajudam na distribuição da bactéria pelo corpo do potro. O rigoroso controle das infecções por helmintos pode, portanto, ajudar a reduzir ou eliminar as infecções por *R. equi*.

O aborto, a pneumonia e a placentite em equinos já foram associados a infecção, assim como as infecções esporádicas, às vezes, fatais, de uma ampla variedade de espécies de mamíferos. O *R. equi* pode ser isolado a partir de um grande número de mamíferos saudáveis de diferentes espécies.

Quando expectorados e deglutidos em grande número, as bactérias entram nas células M intestinais que recobrem o GALT, resultando em linfadenite granulomatosa do GALT e dos linfonodos, e em enterotiflocolite ulcerativa piogranulomatosa.

A infecção intestinal começa nas placas de Peyer, que, em última análise, são substituídas por inflamação granulomatosa, formação de abscesso e tecido necrótico, e as placas são ulceradas. A infecção, então, se espalha para os linfonodos mesentéricos com resultado semelhante. Os macrófagos, geralmente carregados de bactérias intacta, preenchem a lâmina própria e a submucosa do intestino, resultando em um intestino marcadamente espessado e corrugado. Os abscessos e focos de necrose e ulceração macroscópicos geralmente correspondem à distribuição do GALT (Fig. 7-137).

Os linfonodos mesentéricos, cecais e colônicos apresentam-se aumentados, firmes e acinzentados (Fig. 7-138). Juntamente com o baço, eles podem conter granulomas e abscessos (Fig. 13-68). O grande número de macrófagos e células gigantes multinucleadas presentes na lâmina própria e no tecido linfoide é característico dessa infecção. É possível observar as bactérias nessas células com coloração pelos métodos de Giemsa e Gram. O infiltrado inflamatório variado expande as vilosidades intestinais e pode distorcer as criptas de todo o trato intestinal.

A contaminação das feridas cutâneas por *R. equi* podem resultar em linfangite ulcerativa cutânea em equinos. A linfadenopatia cervical suína também pode ser resultado de infecção.

Doenças Parasitárias

Muitos parasitas causam doença do estômago, especialmente em ungulados.

Miíase equina. As miíaases equinas, *Gasterophilus intestinalis* e *Gasterophilus nasalis*, são frequentemente observadas nos animais

sob regimes inadequados de desverminação (Fig. 7-139). Ambas as espécies migram nos tecidos da cavidade oral e geralmente residem em espaços infectados adjacentes aos dentes. A *G. intestinalis* coloniza a porção estratificada do estômago. A mosca adulta deposita ovos nos pelos dos membros distais do cavalo. A *G. nasalis* deposita seus ovos em torno das narinas do cavalo. As larvas eclodem depois de umedecidas e aquecidas pela lambedura; elas são deglutidas e vivem na porção glandular do estômago e no duodeno. Ambas as espécies se fixam à mucosa por meio de suas pinças anteriores. As larvas são eliminadas nas fezes, pupam e transformam-se em moscas.

Draschia. A *Draschia megastoma* é encontrada em nódulos fibrosos cavitários que formam galerias ("bolsas incubadoras") na mucosa glandular adjacente à margem pregueada (*margo plicatus*) (Fig. 7-140). A infecção, às vezes, é denominada *habronemíase*, baseada na nomenclatura taxonômica antiquada em que esses nematódeos eram classificados como *Habronema* spp. Os ovos produzidos nos nódulos são liberados para o lúmen gástrico através de um orifício existente no nódulo. Os ovos são eliminados com as fezes e consumidos pelas

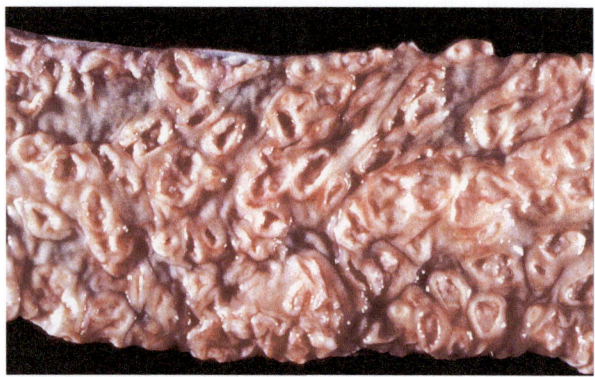

Figura 7-137 Colite Ulcerativa Multifocal, Cólon, Cavalo. A infecção por *Rhodococcus equi* causa múltiplas úlceras mucosas centradas sobre o tecido linfoide associado ao intestino. (Cortesia de Dr. H. Gelberg, College of Veterinary Medicine, Oregon State University.)

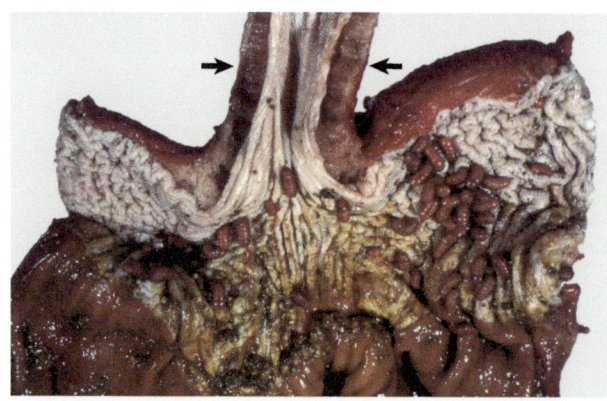

Figura 7-139 Gasterofilíase, Estômago, Cavalo. Presença de larvas de moscas (miíase) de *Gasterophilus intestinalis* ligadas ao epitélio da porção aglandular do estômago. Observa-se a hipertrofia muscular da porção distal do esôfago (*setas*). Embora não exibido na ilustração, o *Gasterophilus nasalis*, outro parasita gástrico equino semelhante, liga-se ao epitélio da porção glandular do estômago. (Cortesia de Dr. H. Gelberg, College of Veterinary Medicine, Oregon State University.)

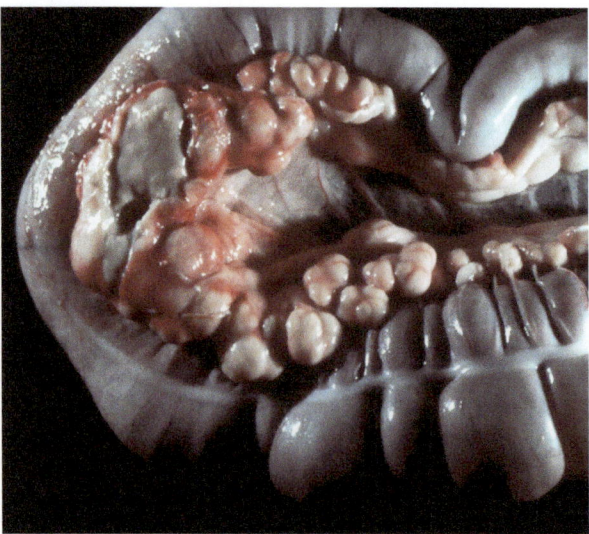

Figura 7-138 Linfadenite Mesentérica, Cólon, Cavalo. A infecção dos linfonodos cólicos por *Rhodococcus equi* causa linfadenomegalia piogranulomatosa. (Cortesia de Dr. H. Gelberg, College of Veterinary Medicine, Oregon State University.)

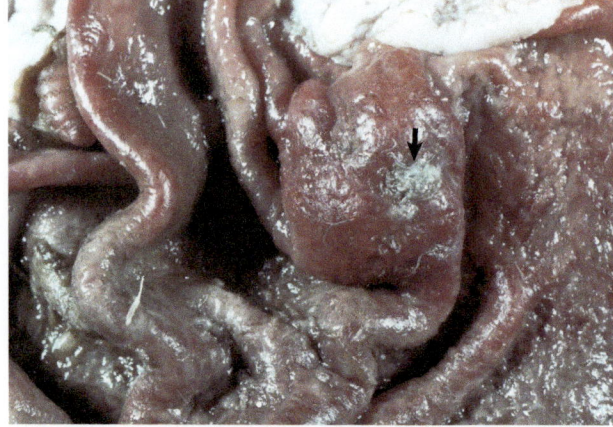

Figura 7-140 Gastrite Granulomatosa Focal, Nódulos de *Draschia*, Estômago, Cavalo. Presença de um grande nódulo de parasitas na mucosa glandular (*centro direito da ilustração*) adjacente à margem pregueada (*margo plicatus*) (*campo superior direito da ilustração*). Os nematódeos foram espremidos da bolsa e podem ser visualizados na superfície (*seta*). Histologicamente, a mucosa apresenta-se expandida pela inflamação granulomatosa focal que contém aglomerados de *Draschia megastoma* adulto. (Cortesia de Dr. H. Gelberg, College of Veterinary Medicine, Oregon State University.)

larvas de mosca que agem como hospedeiros intermediários. Tanto a *Draschia* quando o *Gasterophilus* spp. podem causar úlceras gástricas. Considerando a sua localização e os meios de sobrevivência no estômago, é notável que elas não causem danos graves com mais frequência.

Ciatostomíase. Em pôneis e cavalos com menos de 5 anos em climas temperados, o súbito aparecimento de grandes números de larvas de ciatóstomo de quinto estádio provenientes do ceco e do cólon resulta em tiflocolite hemorrágica necroulcerativa. Em geral, não são detectados ovos nas fezes, mas as larvas geralmente são visíveis.

Doenças Riquetsiais

Erliquiose Monocítica Equina. A erliquiose monocítica equina, também conhecida como *febre equina de Potomac*, foi relatada pela primeira vez em 1983. Aparentemente, a doença esteve presente durante, pelo menos, os 5 anos anteriores. Descrita inicialmente no vale do Rio Potomac de Maryland, Virgina e Pennsylvania, a doença hoje é encontrada em todos os Estados Unidos e em outros lugares. O denominador comum é a proximidade dos cavalos de corpos d'água que se movimentam lentamente.

O agente causador, a *Neorichettsia risticii* — uma rickétsia intracitoplasmástica de células epiteliais, de macrófagos e de monócitos — é encontrada em trematódeos de caramujos de água doce. Acredita-se que a redução dos níveis de poluição da bacia do Rio Potomac tenha resultado no aumento da população de caramujos de água doce. Moscas Ephemeroptera e Trichoptera já foram implicadas na transmissão. Acredita-se que os equinos sejam infectados ao ingerirem moscas mortas que possam se acumular em baldes de água e cochos, particularmente naqueles sob luz artificial. As *Rickettsia* são geralmente transmitidas por artrópodes, e é uma doença sazonal nas latitudes Norte (maio a setembro). Sem o tratamento, um terço dos animais com diarreia morrem devido a desidratação.

Evidências experimentais indicam que o *N. risticii* pode ser abortigênico. As lesões macroscópicas da febre equina de Potomac são sutis e consistem em congestão, petéquias e edema, basicamente no ceco e no cólon. Ocorre uma variável de enterocolite necrosante superficial. Às vezes, o intestino delgado é afetado. O conteúdo intestinal é acastanhado, aquoso e malcheiroso.

Devido a não ter sido realizada reprodução experimental da doença clínica em animais livres de patógenos, não se conhece ao certo as lesões microscópicas. As bactérias intercorrentes podem ser responsáveis por algumas das lesões relatadas. O interessante é que equinos com a febre equina de Potomac apresenta uma tiflocolite necrosante leve distribuída de forma semelhante à colite X e à salmonelose entérica. A natureza das lesões macroscópicas é um tanto controversa porque as infecções experimentais produzem resultados variáveis. Tal como a cólera suína, a febre equina de Potomac é ocasionalmente associada a infecção concomitante por *Salmonella*, talvez responsável pelas lesões semelhantes às *Salmonella*. Os monócitos e os macrófagos presentes em todas as camadas do intestino podem ser demonstrados com os organismos *Neorickettsia* utilizando coloração específica, como Giemsa.

Os sinais clínicos associados à febre equina de Potomac incluem febre, diarreia aquosa, depressão, desidratação, cólica variável, laminite e edema subcutâneo do tórax, abdome e patas traseiras. A erliquiose monocítica equina é aparentemente a mesma doença conhecida como diarreia equina (do original *churrido equino*), presente há mais de um século no Uruguai e no Brasil.

Distúrbios Idiopáticos

Enterite Granulomatosa Equina. A enterite granulomatosa equina caracteriza-se por emagrecimento progressivo e hipoalbuminemia e é relatada com mais frequência em cavalos puro-sangue e comuns com menos de 5 anos. A patogenia da doença é desconhe-

cida. Em alguns casos, foi isolado o *Mycobacterium avium* das lesões. A doença caracteriza-se por inflamação granulomatosa transmural não caseante segmentar do intestino delegado e, ocasionalmente, do intestino grosso. As células gigantes encontram-se presentes em aproximadamente metade dos casos. O resultado é um marcante espessamento do intestino (Figs. 7-141 e 7-142).

Enterite Clostridial (Colite X). A grave diarreia observada nos casos de colite X não contém sangue e é rapidamente fatal. A causa é desconhecida. Entretanto, a doença está associada a determinadas variáveis ambientais e clínicas, tais como exaustão, choque ou outros estressores, enterotoxemia, talvez associada ao suprecrescimento de *C. perfringens* tipo A (enterite causada por antibióticos); *Clostridium cadaveris*; *C. difficile*; anafilaxia; dietas ricas em proteínas e com baixo teor de celulose. As lesões estão limitadas à mucosa do ceco e do cólon e consistem em edema, congestão e hemorragia (Fig. 7-143). O local e a natureza dessas lesões coincidem com aqueles da salmonelose e da erliquiose monocítica equina. Por essa razão, é necessário eliminar a

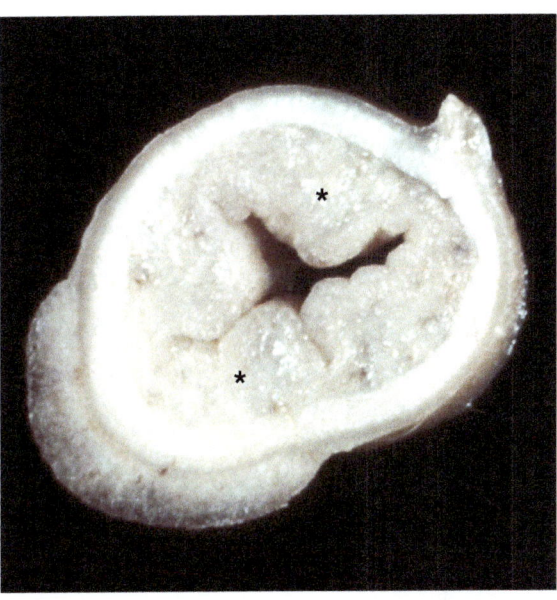

Figura 7-141 Enterite Granulomatosa Equina, Intestino Delgado (Fixado com Formalina), Cavalo. A lâmina própria (*asteriscos*) apresenta-se acentuadamente espessada por células inflamatórias granulomatosas. (Cortesia de Dr. H. Gelberg, College of Veterinary Medicine, Oregon State University.)

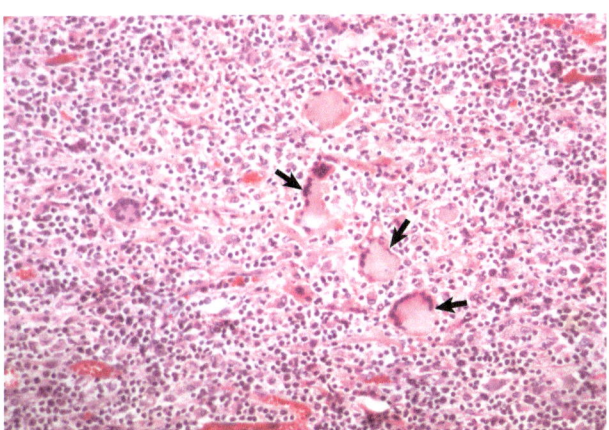

Figura 7-142 Enterite Granulomatosa Equina, Intestino Delgado, Cavalo. Presença de células inflamatórias mononucleares (macrófagos, linfócitos, plasmócitos) e células gigantes multinucleadas (*setas*) na lâmina própria e na submucosa. Coloração por HE. (Cortesia de Dr. H. Gelberg, College of Veterinary Medicine, Oregon State University.)

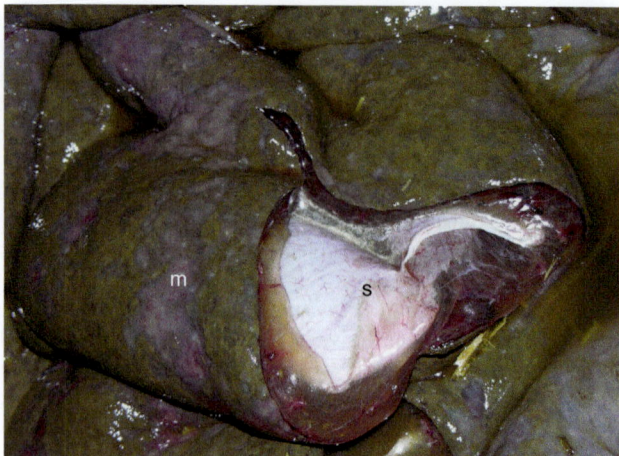

Figura 7-143 Enterite por Clostrídeos, Cólon, Cavalo. Comumente denominada *colite X*, essa doença se caracteriza por edema da mucosa, congestão e hemorragia. As lesões são atribuídas à endotoxemia causada por várias espécies de clostrídeos, provavelmente *Clostridium difficile*. Observam-se pontos de erosões e ulcerações na mucosa. *s*, Serosa; *m*, mucosa. (Cortesia de Drs. V. Hsiao e A. Gillen, College of Veterinary Medicine, University of Illinois.)

Salmonella spp. e a *N. risticii* como causas antes de se fazer um diagnóstico de colite X. Portanto, o diagnóstico de colite X se faz por exclusão de outras causas. Lesõescomo edema gelatinoso da parede intestinal, combinadas à variável congestão intestinal e hemorragia, diarreia esverdeada variavelmente sanguinolenta, tromboses submucosas e detecção de toxinas A-B, são consideradas diagnósticas. Durantes a necropsia, além das lesões intestinais, pode haver evidências de choque endotóxico, como coaguloção intravascular disseminada, trombose e hemorragia das corticais das adrenais (síndrome de Waterhouse-Friderichsen), como nos casos de salmonelose e em outras doenças septicêmicas.

Duodenite-Jejunite Proximal Fibrinonecrótica Hemorrágica. Na duodenite-jejunite proximal fibrinonecrótica hemorrágica, também conhecida como *enterite anterior* e *gastroduodenojejunite*, a descrição morfológica das lesões é a mesma que o termo designativo dessa doença idiopática. A doença é caracterizada microscopicamente por edema submucoso e por infiltrado neutrofílico da submucosa e da lâmina própria. As infecções por *Salmonella* e clostrídeos são causas suspeitadas. Essa doença acomete equinos com mais de 9 anos, e o diagnóstico definitivo se faz durante a necropsia com base nas lesões necrosantes hemorrágicas características presentes no intestino delgado. O duodeno é sempre envolvido; o envolvimento jejunal é variável.

Gastroenterite Eosinofílica Crônica e Doença Epiteliotrópica Eosinofílica Multissistêmica. Fezes amolecidas acompanhadas por perda de peso caracterizam a gastroenterite eosinofílica crônica e a doença epiteliotrópica eosinofílica multissistêmica, que são condições incomuns. A reação inflamatória consiste de eosinófilos entre outras células inflamatórias, tanto em acúmulos nodulares quanto difusos em todas as porções e camadas do sistema GI, nas glândulas salivares e nos linfonodos mesentéricos (Fig. 7-144). Pode haver presença de eosinofilia circulante. Os achados histológicos da condição, especialmente a presença de eosinófilos, sugerem uma reação de hipersensibilidade que, em pelo menos um caso, foi associado a infecção por *Pythium* spp. À exceção dos raros casos com a presença de um agente etiológico específico, os cavalos afetados morrem. A doença está associada a uma resposta regulada positivamente de linfócitos T auxiliares do tipo 2 (resposta imune Th2) e ao aumento da produção de IL-5.

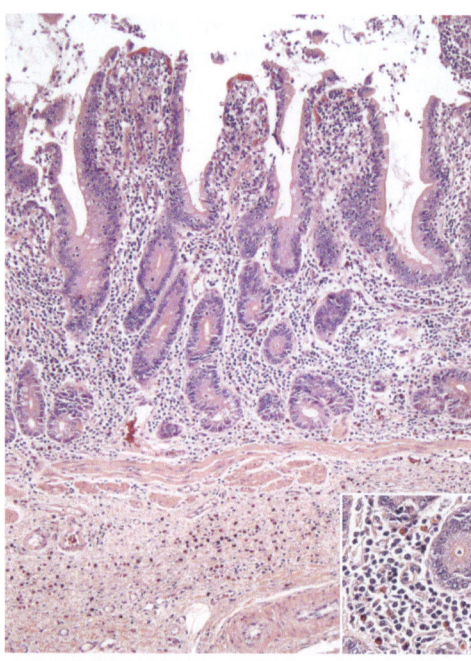

Figura 7-144 Enterite Eosinofílica, Intestino Delgado, Cavalo. Os eosinófilos são numerosos na lâmina própria profunda, na interface mucosa/submucosa e na submucosa superficial. Exceto em raros casos em que um agente etiológico é diagnosticado e tratado com êxito, os animais afetados morrem. *Inserção*, A lâmina própria contém uma mistura de eosinófilos, linfócitos, macrófagos e fibroblastos. Coloração por HE. (Cortesia de Dr. H. Gelberg, College of Veterinary Medicine, Oregon State University.)

Os sinais clínicos relacionados com o sistema GI podem incluir diarreia aquosa e hipoproteinemia secundária a enteropatia com perda de proteína. Em seres humanos, e, ocasionalmente, em equinos, os infiltrados linfoplasmacíticos dessa condição são precursores de linfoma.

Enterite Eosinofílica Focal Idiopática. A enterite eosinofílica focal idiopática caracteriza-se pela infiltração de eosinófilos juntamente com macrófagos e fibroblastos na mucosa e transmuralmente até aserosa (Fig. 7-145). A causa da condição é desconhecida e está associada à cólica obstrutiva. A ressecção da porção afetada do intestino é curativa na maioria dos casos.

Impactação da Porção Cranial do Ceco. Nessa condição incomum, a impactação da cúpula cecal (base do ceco) ocorre sem qualquer outro tipo de envolvimento do ceco ou intestino. As impactações do tipo I resultam de digesta seca; as do tipo II são decorrentes de distúrbios de motilidade, como do íleo, por exemplo. Os sinais característicos incluem cólica leve sem anomalias detectadas por exame retal. O tratamento bem-sucedido se faz por tiflotomia e remoção do material impactado.

Púrpura Anafilactoide. A vasculite leucocitoclástica associada aos vários focos distintos de necrose e hemorragia, em todo o intestino e na mucosa da laringe e dos músculos esqueléticos, é denominada *púrpura anfilactoide* em equinos, e *púrpura de Henoch-Schönlein* em seres humanos (ver Fig. 15-32). As evidências empíricas sugerem que uma reação de hipersensibilidade — semelhante à reação de Arthus — à uma infecção respiratória por estreptococos é o mecanismo de produção das lesões.

Enterite Parasitária
Ver Distúrbios dos Animais Domésticos, Intestino, Doenças Causadas por Patógenos Específicos, Doenças Parasitárias.

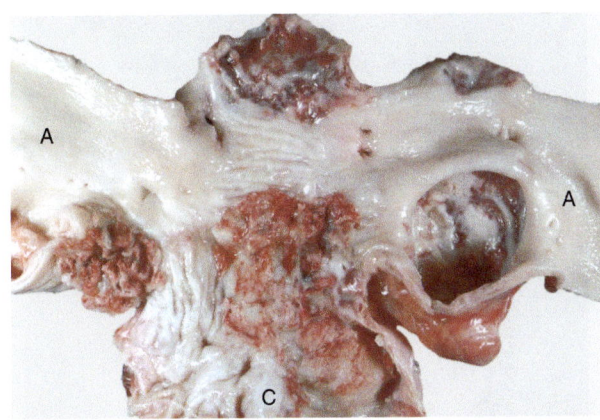

Figura 7-145 **Arterite Verminótica, Artéria Mesentérica Cranial (C), Cavalo.** A arterite proliferativa crônica e a trombose mural resultaram da migração de larvas de quarto estádio de *Strongylus vulgaris* através, e no próprio interior, da parede do vaso, na sua origem (ou próximo à sua origem) a partir da aorta (A). A arterite pode causar trombose mural, formação de aneurismas (*campo inferior direito*), calcificação arterial e infarto do intestino. (Cortesia de Dr. H. Gelberg, College of Veterinary Medicine, Oregon State University.)

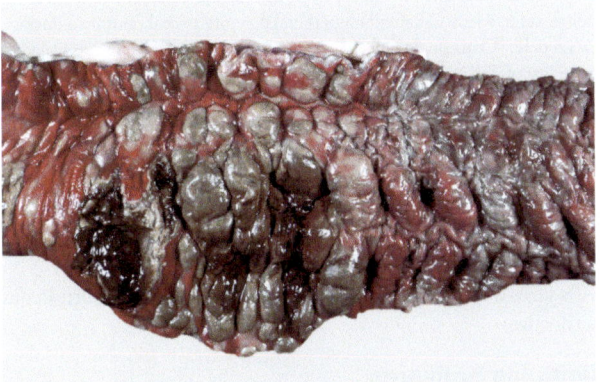

Figura 7-146 **Infartos, Intestino Delgado, Cavalo.** Trombo-êmbolos originários de locais de arterite verminótica na artéria mesentérica cranial geralmente alojam-se nas artérias terminais de segmentos do intestino delgado, resultando em oclusão vascular súbita e infarto intestinal (*áreas de mucosa tonalidade vermelha a vermelho-escura*). (Cortesia de Dr. H. Gelberg, College of Veterinary Medicine, Oregon State University.)

Doenças Vasculares do Intestino

Strongylus vulgaris. Em equinos, as larvas de quarto estádio de *Strongylus vulgaris* estão presentes na parede da artéria mesentérica cranial, resultando em arterite. Desenvolvem-se os chamados aneurismas (alguns com metaplasia óssea e de medula óssea) e tromboses murais (Fig. 7-145; ver também Fig. 10-73). Em muito casos, até mesmo a oclusão total da artéria mesentérica anterior (Fig. 2-25) não resulta em infarto intestinal, porque a circulação colateral se desenvolve quando o desenvolvimento da oclusão vascular for lento (Fig. 7-146). Portanto, é importante verificar se as artérias colônicas estão trombosadas antes de atribuir a causa da morte do intestino a infecção por *S. vulgaris*. Cólica grave e morte são resultantes do infarto intestinal secundário à arterite verminótica e à trombose.

As larvas de terceiro estádio são ingeridas e mudam para larvas de quarto estádio no intestino delgado. Em seguida, elas invadem as pequenas arteríolas em seu percurso para a artéria mesentérica anterior. As larvas permanecem nesse local por 3 a 4 meses até que as larvas de quinto estádio sejam formadas e migrem através dos vasos sanguíneos para a subserosa cecocolônica. Elas podem estar na parede de modo semelhante ao *Oesophagostomum* spp. em ruminantes e suínos. As larvas se tornam adultos no lúmen do intestino delgado. O

ciclo completo tem duração de 6 meses ou mais. Portanto, o período pré-patente em potros é considerável, e quando os ovos aparecem nas fezes, é possível que já tenha ocorrido um dano vascular significativo. Os regimes modernos de desverminação têm se mostrado bastante eficazes, e a esperança é que logrem êxito em transformar essa doença em apenas um significado histórico.

Neoplasias Intestinais

Ver Distúrbios dos Animais Domésticos, Intestino, Neoplasias Intestinais.

Peritônio, Omento, Mesentério e Cavidade Peritoneal

Ver Distúrbios dosAnimais Domésticos; Peritônio, Omento, Mesentério e Cavidade Peritoneal.

Distúrbios dos Ruminantes (Bovinos, Ovinos e Caprinos)

Para distúrbios que acometem duas ou mais espécies de animais, ver Distúrbios dos Animais Domésticos.

Cavidade Oral

Doenças Virais

Febre Aftosa. A febre aftosa é uma doença extremamente importante e é uma doença que ameaça artiodáctilos em todo o mundo, mas sem registros em rebanhos nos Estados Unidos desde de 1929, quando foi erradicada após um surto ocorrido na Califórnia. O vírus se espalha rapidamente, principalmente por meio de aerossóis. Em seu estágio inicial, a doença se caracteriza pela presença de vesículas no plano nasal, na cavidade oral e na língua. O picornavírus da febre aftosa se liga às células suscetíveis por meio das integrinas presentes na superfície celular. O fluido proveniente das vesículas rompidas espalha-se para áreas de pele esfolada, como a pele da glândula mamária, por exemplo. Quando as bandas coronárias e os cascos são afetados, as vesículas das bandas coronárias podem resultar em descamação do casco. Embora essa doença não seja fatal, a dor e a inapetência que a acompanha resultam em perda de peso. Se deixado cicatrizar, o casco cresce novamente formando uma estrutura semelhante a uma bola. Animais jovens com febre aftosa geralmente apresentam miocardite viral, sem outros sinais. A vacinação tem curta duração (6 meses) e demora para surtir efeito em cada animal, de forma que não há proteção imediata. Infecções persistentes acometem búfalos e bovinos anteriormente vacinados infectados.

Estomatites Vesiculares. Ver Distúrbios dos Animais Domésticos, Cavidade Oral, Estomatite Vesicular — Doenças Virais.

Estomatites Erosivas e Ulcerativas. Ver Distúrbios dos Animais Domésticos, Cavidade Oral, Estomatites Erosivas e Ulcerativas.

Estomatites Causada por Parapoxvírus. As duas principais doenças incluídas nessa categoria, a estomatite papular bovina e o ectima contagioso, são zoonoses. A estomatite papular bovina é reconhecida pela formação de pápulas nas narinas, no focinho, na gengiva, na cavidade oral, no palato e na língua (Fig. 7-147). Ocorrem lesões também no esôfago, no rúmen e no omaso. Microscopicamente, a acantólise é responsável pela mácula e pela degeneração baloniforme (ou balonosa) dessas células, que podem conter inclusões eosinofílicas intracitoplasmáticas de parapoxvírus em um estágio posterior (Fig. 7-148; ver também Fig. 1-11). A erosão das células infectadas, acompanhada por um infiltrado neutrofílico, cicatriza rapidamente a partir do epitélio basal não afetado. A doença é mais comum em animais imunossuprimidos, como aqueles persistentemente infectados

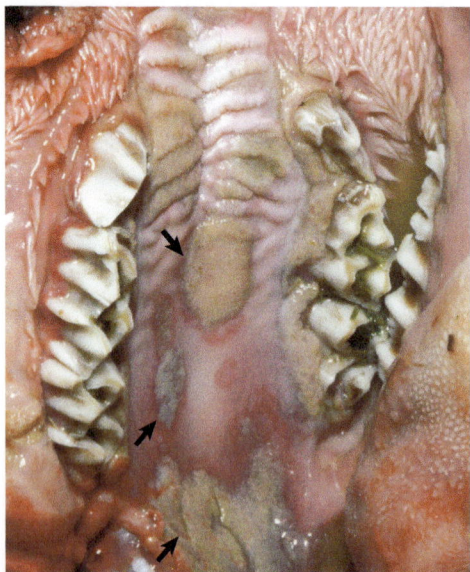

Figura 7-147 Placas Epiteliais, Estomatite Papular, Mucosa do Palato Duro, Bezerro. Presença de placas epiteliais e pápulas induzidas por vírus (parapoxvirus) no epitélio da mucosa do palato duro e na gengiva adjacente (*setas*). (Cortesia de Dr. M.D. McGavin, College of Veterinary Medicine, University of Tennessee.)

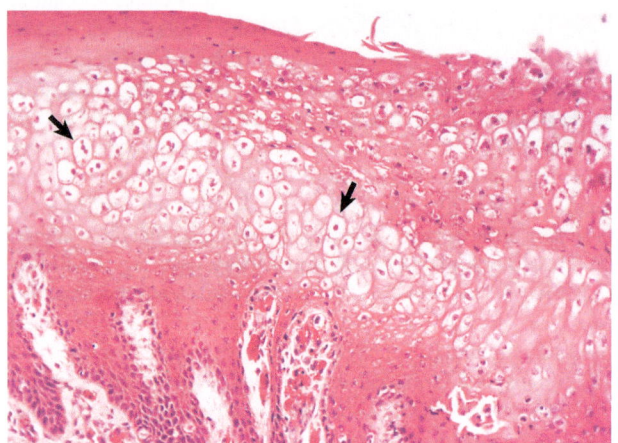

Figura 7-148 Alteração Hidrópica, Estomatite Papular, Mucosa do Palato Duro, Vaca. Observa-se tumefação citoplasmático massivo (*setas*) das células epiteliais da camada espinosa. No estágio inicial, essas células podem apresentar inclusões eosinofílicas intracitoplasmáticas de parapoxvirus (não visíveis na imagem). Coloração por HE. (Cortesia de Dr. M.D. McGavin, College of Veterinary Medicine, University of Tennessee.)

com o vírus da diarreia viral bovina. Em seres humanos, a doença é chamada *nódulos dos ordenhadores* (pseudovaríola) e caracteriza-se por pápulas nas mãos e nos braços.

O ectima contagioso, também conhecido como boqueira ou dermatite pustular infecciosa, é uma condição que acomete ovinos e caprinos e caracteriza-se pela progressão dos estágios característicos dos poxvírus — máculas, pápulas, vesículas, pústulas, crostas e cicatrizes em áreas de abrasões cutâneas, tais como os cantos da boca (Fig. 7-149; ver também Fig. 17-65), boca, úbere, tetos, bandas coronárias e ânus. Ocasionalmente, as mucosas do esôfago e do rúmen também podem ser afetadas. O vírus é bastante resistente e pode sobreviver por 50 a 60 dias no verão e mais tempo em clima frio. Em temperatura ambiente, as crostas com vírus podem manter a sua propriedade infectante por 10 anos. Os corpúsculos de inclusão eosinofílicos citoplasmáticos são visíveis ao exame microscópico das lesões no início do curso da doença. Em seres humanos, a condição é denominada *orf* em inglês e francês.

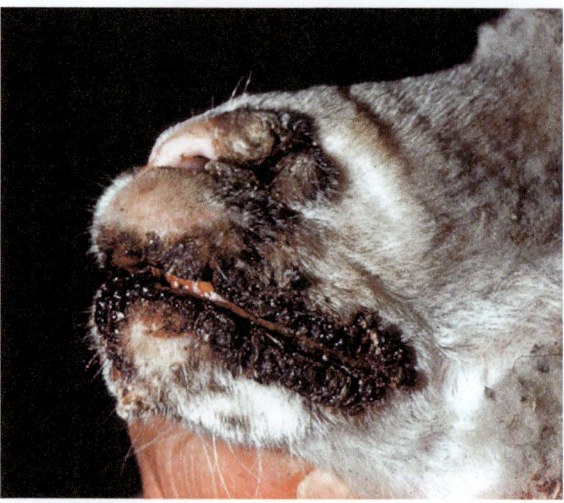

Figura 7-149 Ectima Contagioso, Mucosa Oral, Cordeiro. Observam-se crostas em torno das narinas e dos lábios. Múltiplas pústulas e pústulas rompidas coalescentes recobertas por crostas estão presentes na pele. O parapoxvírus induz a proliferação epitelial (acantose), seguida pela formação de vesículas. Essas vesículas se rompem e rapidamente são recobertas por crostas. As lesões se desenvolvem nos locais de trauma, como ocorre, por exemplo, com um cordeiro lactente, onde a lesão à camada superficial do epitélio oral permite a entrada do vírus na pele. (Cortesia de Dr. M.D. McGavin, College of Veterinary Medicine, University of Tennessee.)

Dentes

Ver Distúrbios dos Animais Domésticos, Dentes.

Tonsilas

Ver Distúrbios dos Animais Domésticos, Tonsilas.

Os vírus da diarreia viral bovina e da peste bovina multiplicam-se nas tonsilas.

Glândulas Salivares

Ver Distúrbios dos Animais Domésticos, Glândulas Salivares.

Língua

Ver Distúrbios dos Animais Domésticos, Língua.

Esôfago

Ver Distúrbios dos Animais Domésticos, Esôfago.

Rúmen, Retículo e Omaso

Timpanismo (Timpanismo Ruminal)

O timpanismo ruminal, ou simplesmente timpanismo, é, por definição, uma superdistensão do rúmen e do retículo provocada por gases produzidos durante a fermentação. A mortalidade dos animais afetados é de aproximadamente 50%. É possível que os bovinos tenham predisposição hereditária ao timpanismo, dado o registro de casos da condição em gêmeos monozigóticos. O timpanismo pode ser dividido em timpanismo primário e timpanismo secundário.

O timpanismo primário, também conhecido como *timpanismo das leguminosas*, *timpanismo alimentar* ou *timpanismo espumoso*, geralmente ocorre até 3 dias depois que os animais iniciam uma nova dieta. Determinadas leguminosas, como alfafa, trevo-ladino e concentrados de grãos, promovem a formação de espuma estável. Os ácidos não voláteis das leguminosas e a fermentação ruminal reduzem o pH do rúmen para entre 5 e 6, o que é ideal para a formação do timpanismo. A espuma mistura ao conteúdo ruminal bloqueia fisicamente o cárdia, impedindo a eructação e causando distensão do rúmen pelos gases da fermentação. Os sinais clínicos incluem distensão da fossa paralombar esquerda, distensão abdominal, aumento das frequências respiratória e cardíaca e, no estágio terminal da doença, redução dos movimentos ruminais. A morte, quando ocorre, é atribuída à distensão do abdome, que comprime o diafragma, movimentando-o cranialmente (em direção à cavidade oral), com consequente redução do tamanho da cavidade pleural e desconforto respiratório. Ocorre também aumento das pressões intra-abdominal e intratorácica em virtude do retorno venoso reduzido para o coração e, em última instância, congestão generalizada cranialmente à entrada torácica.

Em geral, é difícil detectar as lesões do timpanismo primário se houver um intervalo entre a morte e a necropsia porque a espuma pode desaparecer. Por outro lado, em um animal não acometido por timpanismo, pode ocorrer fermentação após a morte devido à produção abundante de gases. O indicador *post-mortem* mais confiável de timpanismo ocorrido anteriormente à morte é a acentuada linha de demarcação evidenciada principalmente na mucosa entre o esôfago pálido e sem sangue, em sentido distal à entrada torácica, e a congestão da porção proximal do esôfago, em sentido cranial (em direção à cavidade oral) a ela. Às vezes, essa linha pode se formar mesmo após a morte, antes da coagulação do sangue. Essa divisão é conhecida como *linha de timpanismo* (Fig. 7-150).

O timpanismo secundário, por outro lado, é causado por uma obstrução ou estenose física ou funcional do esôfago, impedindo a eructação. Alguns exemplos de causas físicas são o papiloma esofágico, o linfoma, os corpos estranhos esofágicos e os linfonodos mediastínicos ou traqueobrônquicos aumentados, normalmente em decorrência de linfoma ou tuberculose. A indigestão vagal ou outros distúrbios de inervação são exemplos de distúrbios funcionais.

A ocorrência de timpanismo em camelídeos do Novo Mundo é questionável.

Corpos Estranhos

Os corpos estranhos podem acumular-se ou alojar-se no rúmen e incluem os tricobezoares (bolas de pelos) e os fitobezoares (bolas de planta). Os tricobezoares são, às vezes, uma sequela do hábito dos bezerros — alimentados em baldes — de sugar a pele uns dos outros para satisfazer seus instintos de amamentação. Os tricobezoares podem se formar no útero, em razão dos pelos que circulam no líquido amniótico e são deglutidos pelo feto. Os fitobezoares, por sua vez, são resultantes do excesso de fibra indigerível. A ingestão de pregos e fios de arame, comum em locais em que os fardos de palha e feno são amarrados com arame, pode causar perfuração da parede do retículo e, por consequência, reticulite, peritonite ou até mesmo uma possível

pericardite ("doença da ferragem"; em inglês, *hardware disease*, termo comum para reticulopericardite/peritonite traumática dos bovinos) (Fig. 7-151). Frequentemente, em regiões dos Estados Unidos em que os ruminantes apresentam alto risco de desenvolver doença da ferragem em virtude das práticas de criação, colocam-se ímãs nos rúmens para evitar que os fios de arame e pregos ingeridos penetrem na mucosa reticular. Ocasionalmente, os ruminantes ingerem placas de baterias recarregáveis e sofrem intoxicação por chumbo.

Doenças Inflamatórias

A inflamação do rúmen, ou ruminite, geralmente é considerada sinônima de acidose láctica. Acidose láctica é sinônimo de sobrecarga de grãos, sobrecarga ruminal, ingurgitamento por carboidratos e ruminite química. Todos os ruminantes são suscetíveis. O processo fisiopatológico da acidose láctica usualmente envolve mudança alimentar súbita com adoção de uma dieta à base de alimentos facilmente fermentáveis ou mudança em relação ao volume de alimentos consumidos. A segunda situação tem mais probabilidade de ocorrer em caso de mudanças climáticas, especialmente em rebanhos de gado de corte, quando o resfriamento súbito causado por um temporal estimula a ingestão alimentar pelos animais que haviam perdido o apetite em razão das altas temperaturas e dos elevados níveis de umidade.

Em geral, a microbiota ruminal é rica em bactérias celulolíticas Gram-negativas, necessárias para a digestão do feno. Uma mudança repentina para uma dieta à base de alimentos facilmente fermentáveis e rica em carboidratos promove o crescimento de bactérias Gram-positivas, *Streptococcus bovis* e *Lactobacillus* spp. O ácido láctico produzido pela fermentação dos carboidratos ingeridos reduz o pH ruminal para menos de 5 (o normal é de 5,5 a 7,5). Esse pH ácido elimina a microbiota ruminal normal e danifica a mucosa ruminal. As concentrações elevadas de ácidos graxos dissociados causam atonia ruminal. A morte, nesse caso, quando ocorre, tem como causa a desidratação secundária ao aumento do efeito osmótico dos solutos ruminais (ácidos orgânicos), provocando o deslocamento de fluidos para o rúmen através da mucosa ruminal danificada, acidose (decorrente da absorção de lactato do rúmen) e colapso circulatório. A mortalidade entre animais com acidose láctica varia de 25% a 90% e usualmente ocorre em 24 horas.

Durante a necropsia, o conteúdo do rúmen e do intestino apresentam-se aquosos e ácidos. Em geral, encontra-se uma quantidade abundante de grãos no rúmen. A mucosa das papilas ruminais apresenta uma coloração marrom e textura friável e se desprende facilmente, sobretudo do saco ruminal ventral. Deve-se ter cuidado ao interpretar esse último achado como uma lesão, uma vez que a mucosa ruminal geralmente se desprende com facilidade mesmo em animais mortos há poucas horas sob temperatura ambiente elevada. As alterações hidrópicas e a necrose coagulativa do epitélio ruminal, seguidas por um

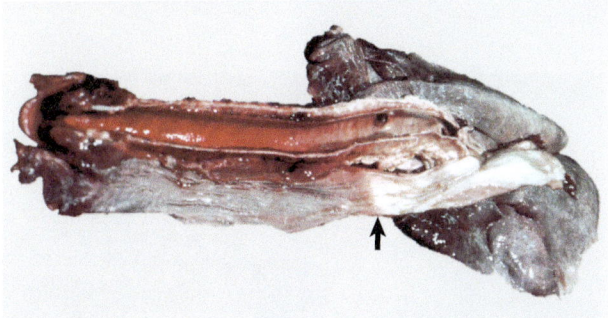

Figura 7-150 Linha de Timpanismo, Esôfago e Traqueia na Entrada Torácica, Bovino. Existe uma nítida demarcação entre as porções caudal (esbranquiçada) e cranial (congesta) da mucosa do esôfago (*seta*). Essa demarcação é causada pelo comprometimento do retorno venoso, resultante do rúmen visivelmente distendido que desloca o diafragma cranialmente, causando aumento da pressão intratorácica e impedindo o fluxo do sangue venoso para o tórax. Nessa ilustração, é possível observar uma demarcação semelhante na mucosa da traqueia. Os tecidos subcutâneos do pescoço e da cabeça também se apresentam congestos. (Cortesia de Department of Veterinary Pathology. Cornell University.)

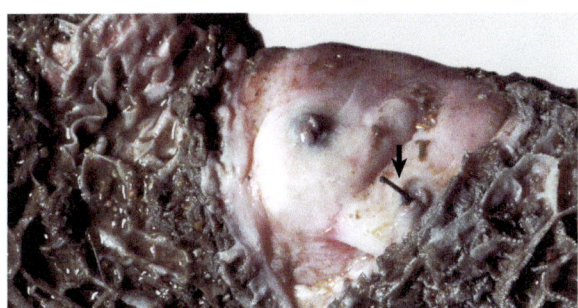

Figura 7-151 Reticulite Traumática, Retículo, Bovino. Vários pedaços de fios de arames ingeridos perfuraram a parede do retículo (*setas*) e alojaram-se na túnica muscular. Cada arame é circundando por um trato sinuoso que drena para a superfície do retículo. Uma úlcera crônica se formou em torno de cada área perfurada pelos fios de arame. (Cortesia de Dr. M.D. McGavin, College of Veterinary Medicine, University of Tennessee.)

influxo de neutrófilos, são lesões microscópicas comuns. Os animais que sobrevivem à acidose láctica desenvolvem cicatrizes estreladas visíveis devido à sua diferença de cor em relação à mucosa ruminal circundante não afetada. As cicatrizes são pálidas; a cor da mucosa intacta, por sua vez, pode variar de marrom-clara a marrom-escura e negra, dependendo da dieta original.

Os camelídeos do Novo Mundo parecem ser mais sensíveis do que os ruminantes a dietas ricas em carboidratos. Embora os seus compartimentos não possuam papilas, esses animais são acometidos de ulceração generalizada da mucosa escamosa em caso de acidose láctica. Os camelídeos do Novo Mundo retêm o alimento no estômago por mais tempo do que os ruminantes, possivelmente aumentando a fermentação e a produção de ácidos. Eles dependem do esvaziamento de fluidos para preservar o meio. Os alimentos com alto teor de energia podem impedir rapidamente a motilidade, promovendo a queda do pH.

A ruminite bacteriana geralmente ocorre secundariamente à acidose láctica ou à lesão mecânica à mucosa ruminal. As bactérias que colonizam a parede ruminal podem ser transportadas para a circulação portal e para o fígado, resultando na formação de múltiplos abscessos. O *Arcanobacterium* (*Corynebacterium*) *pyogenes* é uma causa comum de abscessos bacterianos no fígado. O *F. necrophorum*, também transportado do rúmen para o fígado, causa necrobacilose, que provoca lesões hepáticas características.

As infecções micóticas do rúmen resultam também de danos causados à mucosa ruminal por acidose láctica e lesões mecânicas. A ruminite micótica é provocada também pela administração de antibióticos, usualmente a bezerros, mas também a animais adultos, o que reduz a quantidade de microbiota normal e permite a proliferação de fungos. Nos casos de ruminite micótica, as lesões geralmente são circulares e bem-delineadas, causadas principalmente por infarto trombótico decorrente de vasculite fúngica (Fig. 7-152). Os fungos ofensores incluem *Aspergillus, Mucor, Rhizopus, Absidia* e *Mortierella* spp. Esses fungos podem espalhar-se para a placenta por via hematógena e causar placentite, que resulta em aborto.

A *candidíase ruminal* ocorre como um achado incidental durante a necropsia. Usualmente, existe condição debilitante subjacente, administração de terapia com glicose, sobrecarga de substitutos do leite (rúmen azedo) ou eliminação por antibióticos da microbiota residente. A candidíase raramente é diagnosticada em um animal vivo.

Distúrbios Diversos

As papilas ruminais variam em comprimento, tornando-se mais longas com dietas ricas em fibras grosseiras (Fig. 7-153). Essas dietas podem também fazer com que a papila assuma a forma de língua ou de folha. Os animais que consomem dietas com menos de 10% de fibras podem desenvolver paraqueratose ruminal. Esse tipo de rúmen possui papilas duras, marrons e geralmente aglomeradas. Essa lesão tem pouca ou nenhuma implicação clínica.

Os papilomas ruminais são induzidos por papilomavírus em alguns casos, mas em determinados países, o broto de samambaia já foi implicado como um cofator nessas neoplasias do proventrículo (Fig. 7-154).

Indigestão Vagal

A indigestão vagal resulta em um problema funcional de efluxo do proventrículo. Podem ocorrer danos ao nervo vago em qualquer local ao longo de sua extensão, resultando em estenose pilórica funcional e dilatação omasal. As causas da indigestão vagal incluem lesão ao nervo vago decorrente de reticuloperitonite traumática, abscessos hepáticos com peritonite secundária, vôlvulo do abomaso e broncopneumonia. A obstrução mecânica do proventrículo ou do efluxo abomasal pode

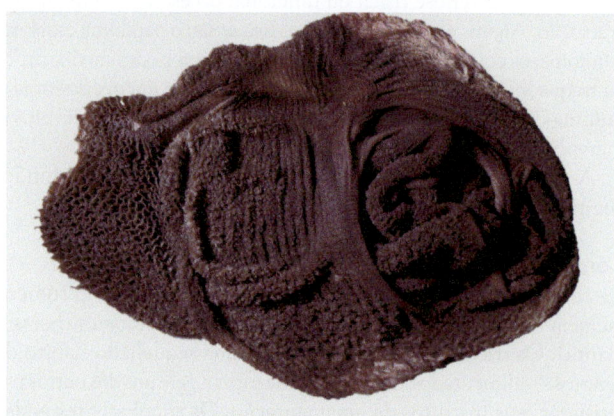

Figura 7-153 Paraqueratose, Rúmen-Retículo, Bezerro. Uma dieta praticamente destituída de fibras resultou em atrofia e paraqueratose das papilas ruminais. As papilas normais têm formato de folha, mas algumas assumiram formato de dedo (digitiformes), de couve-flor ou aglutinaram. O epitélio paraqueratótico apresenta-se tingido de marrom ou de preto pelos componentes da alimentação devido à falta de abrasão produzida pelos alimentos triturados. Essas lesões são particularmente acentuadas no assoalho ventral do saco ventral do rúmen. (Cortesia de Dr. M.D. McGavin, College of Veterinary Medicine, University of Tennessee.)

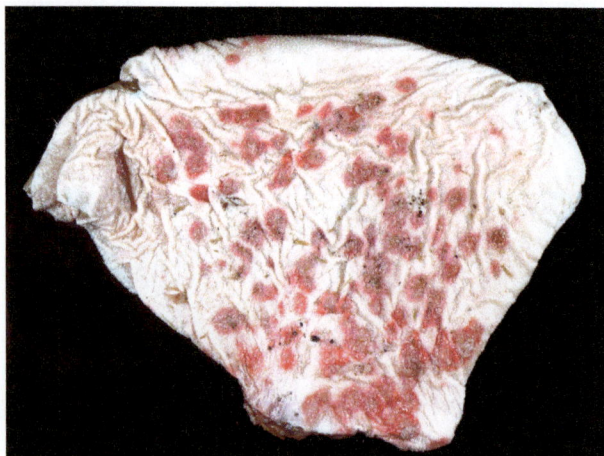

Figura 7-152 Ruminite Micótica, Rúmen, Bezerro. Observam-se focos vermelhos e bem-demarcados de necrose e hemorragia (infartos) na mucosa ruminal, possivelmente causados por fungos angioinvasivos, como *Aspergillus, Mucor, Rhizopus, Absidia* e *Mortierella* spp. Esse tipo de infecção micótica normalmente é precedido por uma ruminite química (acidose láctica) (superalimentação). (Cortesia de Dr. H. Gelberg, College of Veterinary Medicine, Oregon State University.)

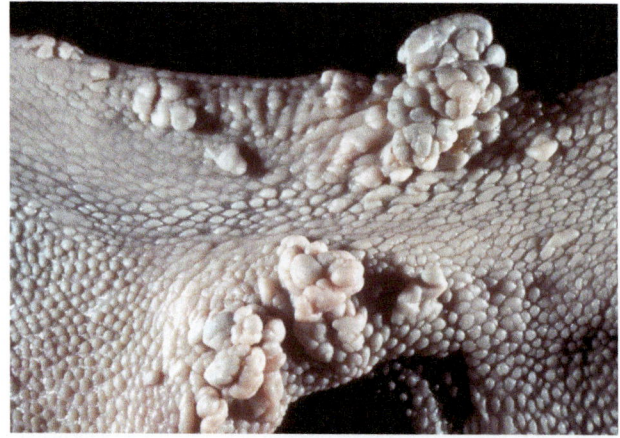

Figura 7-154 Papilomas, Rúmen, Vaca. Papilomas de superfície lisa escamosos na parede dorsal. (Cortesia de Dr. H. Gelberg, College of Veterinary Medicine, Oregon State University.)

ser decorrente de linfoma abomasal ou papilomas, ou de bloqueio após a ingestão de materiais estranhos indigeríveis. Dieta e o duarfismo, às vezes, estão associados à indigestão vagal e muitos casos são idiopáticos. Os sinais clínicos incluem distensão ruminorreticular. A presença de distensão abomasal depende da localização exata da lesão ao nervo vago. A indigestão vagal divide-se em quatro tipos, baseados na localização anatômica da obstrução funcional.

- O tipo I usualmente é causado por lesões inflamatórias em qualquer local em torno do nervo vagal e constitui uma falha de eructação, resultando em timpanismo.
- O tipo II é uma condição funcional ou anatômica que resulta em falha do transporta omasal para o abomaso. As causas comuns são as aderências e os abscessos presentes na parede medial do retículo, associados ou secundários a reticuloperitonite traumática. O linfoma abomasal e a obstrução física do canal omasal (p. ex. neoplasia ou placenta ingerida) também podem ser agentes causativos.
- O tipo III é causado por impactação física do abomaso atribuída à ingestão de fibras e, portanto, é de origem alimentar. Os deslocamentos abomasais e o vôlvulo também são possíveis causas.
- O tipo IV está relacionado com a gestação, talvez por consequência da mudança de posição do abomaso causada pela expansão uterina, causando compressão dos ramos abdominais do nervo vago.

Parasitismo Ruminal

A paranfistomíase é uma infestação do preventrículo dos ruminantes por trematódeos em regiões de latitudes quentes ao redor do mundo. Esses trematódeos são dos gêneros *Paramphistomum*, *Calicophoron* e *Cotylophoron*. Eles são semelhantes às papilas ruminais em tamanho e aparência (Fig. 7-155). Embora a presença de organismos adultos no proventrículo usualmente não tenha nenhuma implicação clínica, as infestações pesadas de larvas na porção proximal do intestino delgado, antes da migração para o rúmen e para o retículo, podem causar hipoproteinemia, anemia e morte. As larvas enterram-se profundamente e, às vezes, atravessam a parede do intestino delgado, podendo ser encontradas na cavidade peritoneal. O hospedeiro intermediário é um caramujo. As cercárias encistam-se na vegetação aquática e são comidas pelos ruminantes.

Abomaso

Deslocamento Abomasal

Normalmente, o abomaso localiza-se sobre o processo xifoide, na linha mediana ventral do abdome. O deslocamento abomasal

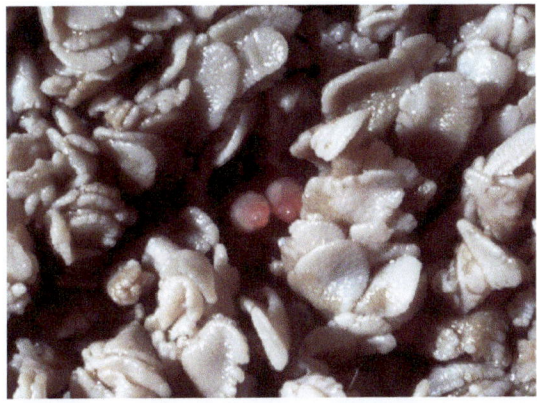

Figura 7-155 Paranfistomíase, Rúmen, Bovino. As estruturas cônicas cor-de-rosa localizadas no centro da ilustração são paranfistomídeos (trematódeos ruminais). Esses organismos são considerados inócuos, mas grande número de trematódeos imaturos no duodeno podem causar duodenite catarral grave. Note papilas ruminais em formato de folha, o que indica uma dieta rica em fibras. (Cortesia de Dr. M.D. McGavin, College of Veterinary Medicine, University of Tennessee.)

usualmente ocorre para o lado esquerdo, embora possam ocorrer também deslocamentos para o lado direito. O deslocamento do abomaso para o lado esquerdo geralmente é uma entidade não fatal observada em gado de alta produção leiteira nas 6 semanas após a parturição. Atividades que exigem esforço podem predispor as vacas não prenhas ao deslocamento. No período pós-parto, pode ocorrer atonia abomasal resultante de dieta rica em grãos (os ácidos graxos voláteis reduzem a motilidade) e hipocalcemia. Enquanto isso, o útero gravídico pode ter deslocado o rúmen e o abomaso cranialmente e para a esquerda, rompendo a ligação do omento maior ao abomaso. O abomaso passa, então, a ocupar o quadrante cranial esquerdo do abdome e desloca o rúmen distalmente. Essa alteração causa obstrução parcial do efluxo abomasal. A alcalose metabólica contribui para a atonia ruminal e para o comprometimento dos movimentos da ingesta. A hipocloremia associada é resultado da secreção de HCl e é comum juntamente com a hipocalemia. Em caso de deslocamentos crônicos, podem ocorrer úlceras abomasais e aderência peritoneais.

Quinze por cento dos deslocamentos abomasais são para o lado direito. O abomaso pode ser superdistendido, deslocado dorsalmente e rotacionado sobre o seu eixo mesentérico, e 20% desses casos desenvolvem vôlvulo abomasal. Os deslocamentos para o lado direito ocorrem em vacas leiteiras pós-parturientes e em bezerros.

As características clínicas do abomaso deslocado, seja para o lado direito ou esquerdo, incluem anorexia, caquexia, desidratação, ausência de fezes, cetonúria e um zunido agudo característico subsequente a percussão sobre o abomaso. O vôlvulo abomasal idiopático ocorre ocasionalmente em ruminantes e bezerros.

Dilatação Abomasal e Timpanismo

Dilatação abomasal e timpanismo é uma síndrome de bovinos jovens que geralmente acomete raças leiteiras com histórico de uma ou mais das seguintes características: apenas uma única ingesta de leite por dia, leite/substituto do leite frio, falta de livre escolha de água, irregularidade dos horários de alimentação, dosagem de soluções eletrolíticas orais de alta energia e, às vezes, falha de transferência passiva de imunidade. Presume-se que o processo fisiopatológico seja a fermentação abomasal de ingesta de alta energia por bactérias produtoras de gases. A hiperglicemia e a consequente glicosúria são condições presentes. Hemorragia, edema, necrose e, às vezes, enfisema do abomaso e de outros compartimentos do proventrículo são condições observadas durante a necropsia.

Defeito de Esvaziamento Abomasal

Ver Distúrbios dos Animais Domésticos, Estômago e Abomaso, Impactação.

Febre Carbuncular (Clostridium septicum) — Doenças Inflamatórias

Ver Distúrbios dos Animais Domésticos, Estômago e Abomaso, Doenças Inflamatórias.

Intestino

Doenças Virais

Diarreia Viral Bovina. A diarreia viral bovina, também conhecida como *doença das mucosas*, afeta bovinos de todas as idades, mas é mais comum em animais com idades entre 8 meses a 2 anos. Nesse aspecto, os casos clínicos tipicamente envolvem animais mais jovens do que aqueles suscetíveis à doença de Johne. Os animais, inclusive os camelídeos do Novo Mundo, infectados *in utero* ou no início da vida por pestivírus da diarreia viral bovina não citopático desenvolvem infecção persistente resultante de imunotolerância. Eles eliminam o vírus durante toda a vida. Mais tarde, se expostos a pestivírus citopático, eles podem desenvolver a doença. As erosões e úlceras multifocais acentuadamente demarcadas na língua, na gengiva, no palato (Fig. 7-35), no esôfago (Fig. 7-156), no rúmen, no abomaso e nas bandas coronárias dos cascos caracterizam a diarreia viral bovina. No intestino, as lesões características são os focos bem-demarcados de necrose do epitélio sobre o GALT (Figs. 7-157 e 7-158). As lesões do epitélio escamoso estratificado começam na camada espinosa. À necrose do epitélio logo se segue a formação de erosões e ulcerações. Os enterócitos das vilosidades e das criptas sofrem necrose. Observa-se linfólise no GALT. As regiões medulares foliculares do tecido linfoide do intestino podem se apresentar preenchidas por restos celulares e enterócitos mortos. Em geral, há uma pseudomembrana fibrinone-crótica sobre o GALT lesado.

Os sinais clínicos podem incluir anorexia, depressão, diarreia aquosa profusa que suja o períneo e a cauda, agalactia, pirexia, atonia ruminal, ptialismo, lacrimejamento e secreção nasal mucopurulenta. Os bezerros infectados podem ter hipoplasia cerebelar, catarata, microftalmia ou displasia renal, podendo desenvolver outros defeitos congênitos. Abortos, natimortos e fetos mumificados também podem ser consequências de infecções intrauterinas em camelídeos, cervídeos, ovinos, caprinos e bovinos. Os bezerros abortados geralmente apresentam linfonodos e nodos hemais aumentados. A morbidade em um rebanho varia de 2% a 50%, e todos os animais afetados morrem.

O desfecho mais comum da infecção por vírus da diarreia viral bovina envolve animais imunocompetente soronegativos na ocasião da exposição a vírus citopático ou não citopático. Estes animais desenvolvem sinais variáveis, mas principalmente leves ou subclínicos. A maior parte do rebanho bovino nos Estados Unidos apresenta evidência sorológica de exposição ao vírus não vacínico da diarreia viral bovina. Ruminantes exóticos também podem ser infectados. Em determinadas circunstâncias, suínos podem ser subclinicamente infectados. Esse é um assunto de interesse na medida em que os vírus da diarreia viral bovina e da cólera suína têm estreita relação antigênica, o que pode causar resultados sorológicos confusos ao submeter suínos ao teste de cólera. Os camelídeos do Novo Mundo também podem sucumbir à infecção pelo vírus da diarreia viral bovina, embora as infecções geralmente sejam subclínicas. O diagnóstico de infecção persistente se faz por exame imuno-histoquímico de biópsias de pele, porque os bezerros eliminam grandes quantidades de vírus por meio dela. Acredita-se que os rebanhos de gado de corte persistentemente infectados sejam mais suscetíveis a mannheimiose, síndrome de pneumonia crônica e, poliartrite, salmonelose, rinotraqueíte infecciosa bovina, vírus sincicial respiratório bovino e micoses. Outros meios

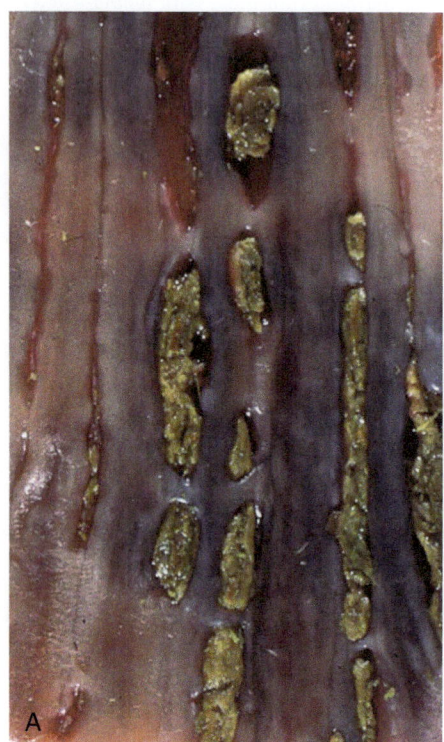

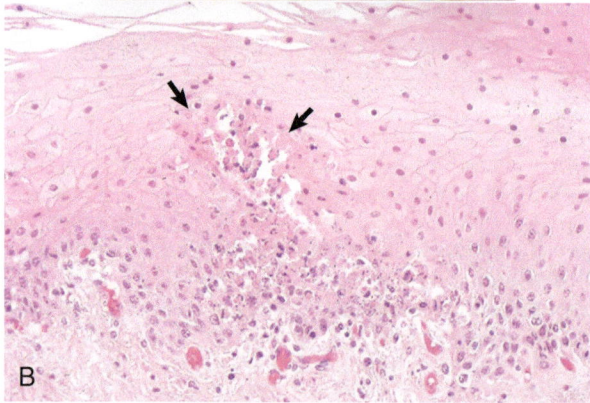

Figura 7-156 **Úlceras Multifocais Agudas, Esôfago, Bovino. A,** Macroscopicamente, existem múltiplas úlceras nitidamente demarcadas (*estrias verticalmente lineares vermelhas*) e áreas semelhantes recobertas por membranas diftéricas (*estrias verticalmente lineares marrom-amareladas*). A causa é o pestivírus da diarreia viral bovina. **B,** Microscopicamente, existe um foco de necrose (*setas*) das células da camada basal e da camada espinosa causado pelo pestivírus da diarreia viral bovina. Coloração por HE, (**A** Cortesia de Department of Veterinary Biosciences, College of Veterinary Medicine, The Ohio State University; e Noah's Arkive, College of Veterinary Medicine, The University of Georgia. **B** Cortesia de Dr. J.S. Haynes, College of Veterinary Medicine, Iowa State University; e Noah's Arkive, College of Veterinary Medicine, The University of Georgia.)

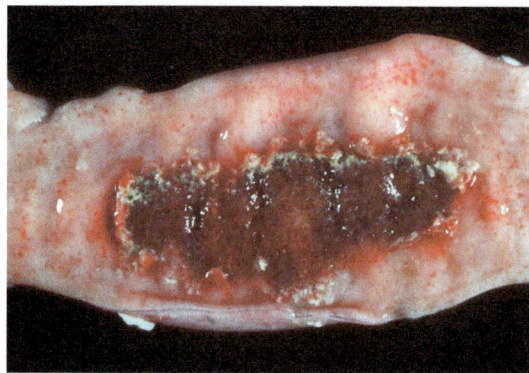

Figura 7-157 **Diarreia Viral Bovina, Íleo, Mucosa, Bovino.** As placas de Peyer e o epitélio sobrejacente apresentam-se necróticos (*área elíptica de cor vermelha a vermelho-escura*) e recobertos por exsudato supurativo (*material granular branco-amarelado*). (Cortesia de Dr. H. Gelberg, College of Veterinary Medicine, Oregon State University.)

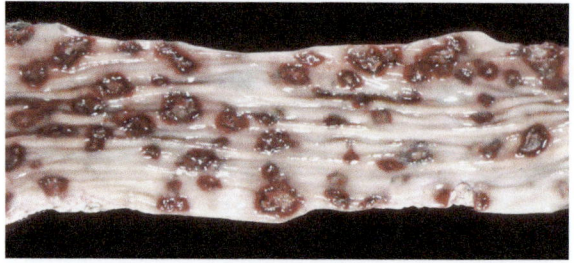

Figura 7-158 **Colite Ulcerativa Multifocal, Bisão, Cólon.** Múltiplas úlceras da mucosa causas pelo vírus da diarreia viral bovina. (Cortesia de Dr. H. Gelberg, College of Veterinary Medicine, Oregon State University.)

diagnósticos são o isolamento de vírus, a PCR com transcriptase reversa (RT-PCR) e o ELISA de captura de antígeno.

Peste Bovina. Lesões semelhantes àquelas do vírus da diarreia viral bovina acometem o gado com peste bovina. O morbilivírus associado a peste bovina infecta bovinos, ovinos, caprinos, suínos, búfalos, girafas, gnus e outros ruminantes selvagens. A disseminação da doença ocorre por aerossóis e contato com outras secreções do corpo. A replicação inicial do vírus ocorre nas tonsilas e nos linfonodos faríngeos e mandibulares, resultando em viremia. A necrose aguda é tipicamente grave em todos os linfonodos e no revestimento epitelial dos sistemas digestório, respiratório e reprodutor, incluindo erosões e ulcerações da cavidade oral e do plano nasal. Essas lesões são particularmente graves nas regiões do GALT, semelhantes às do vírus da diarreia viral bovina. Às vezes, observam-se corpúsculos de inclusão eosinofílicos claros citoplasmáticos e perinucleares circundados por halo nos macrófagos epiteliais e do tecido linfoide. As inclusões intranucleares são visíveis com menos frequências. A lesão típica são enterócitos multinucleados característicos nos tecidos epiteliais, incluindo as lesões intestinais que não ocorrem na diarreia viral bovina. A imunidade pós-infecção provavelmente é para a vida toda. A peste bovina não ocorre nos Estados Unidos ou na Europa, mas é significativa na África e na Ásia, e se acredita que esteja à beira da erradicação através de vacinação eficaz. Em populações de animais não imunes (imaturos), a morbidade e a mortalidade podem ser elevadas.

Peste dos Pequenos Ruminantes (*"Peste des Petits Ruminants"*). A peste dos pequenos ruminantes é uma doença distinta causada por morbilivírus que acomete ovinos e caprinos e causa lesões ulcerativas e pseudomembranosas na cavidade oral, semelhantes às da peste bovina, juntamente com tonsilite necrosante, enterite fibrino-hemorrágica e pneumonia broncointersticial. Há presença também de células sinciciais e corpúsculos de inclusão nucleares e citoplasmáticos dos tecidos epitelial e linfoide semelhantes àqueles encontrados na peste bovina. A peste dos pequenos ruminantes é enzoótico no Oriente Médio, no subcontinente indiano e no Norte da África.

Doença da Fronteira. O pestivírus causador da doença da fronteira em ovinos e caprinos está antigenicamente relacionado com o biótipo não citopático do vírus da diarreia viral bovina. A doença da fronteira usualmente é uma infecção congênita associada a falha de reprodução ou ao nascimento de cordeiros e cabritos anormais. Quando subsequentemente infectados por um vírus citopático, eles desenvolvem lesões semelhantes à diarreia viral bovina. Existem relatos de ocorrência da doença da fronteira nas Ilhas Britânicas, na Austrália, na Nova Zelândia e nos Estados Unidos.

Febre Catarral Maligna. A febre catarral maligna, causada por grupos de vírus intimamente relacionados e do gênero *Rhadinovirus* (herpesvírus γ), ocorre em várias espécies de ruminantes, incluindo os cervídeos e o bisão. A infecção persistente é comum nas espécies hospedeiras, e a doença ocorre em consequência de transmissão entre as espécies. A forma africana da doença, causada por *alcelaphine* herpesvírus-1 (AHV-1) é comum em gnus e outros ruminantes. Nos Estados Unidos e em todo o mundo, o herpesvírus ovino 2 (OvHV-2), o herpesvírus caprino 2 e o herpesvírus do veado-de-cauda-branca são relatados com mais frequência em ruminantes. A forma respiratória da doença, associada à queratoconjuntivite, é observada com mais frequência em bovinos nos Estados Unidos.

As lesões incluem linfadenomegalia generalizada, necrose das mucosas, arterite necrosante linfoplasmacítica e flebite do subcutâneo, e especialmente na *rete mirabile* que circunda a base da glândula pituitária. As paredes dos cascos podem ser eliminadas. A necrose por coagulação é encontrada nos linfonodos, e os infiltrados linfoplasmacíticos estão presentes na retina, no miocárdio, no cérebro, na medula espinal e nas meninges. A forma gastrointestinal da doença é caracterizada como estomatite ulcerativa multifocal (Fig. 7-35), glossite, esofagite, abomasite e enterotiflocolite associada a vasculite, podendo haver presença também de cistite hemorrágica.

Disenteria de Inverno. A disenteria de inverno é uma doença um tanto enigmática, aguda e geralmente não fatal que acomete bovinos adultos. Embora a sua causa seja desconhecida, o coronavírus já foi implicado como agente etiológico e, em alguns casos, pode-se demonstrar por imuno-histoquímica em enterócitos basais colônicos de animais afetados. À medida que a doença progride em um rebanho, praticamente todos os integrantes adoecem. Como o nome indica, trata-se de uma doença sazonal que ocorre somente na latitude norte. A ileíte catarral e a jejunite caracterizam essa doença altamente contagiosa.

Lesões leves são observadas no raro animal que morre de disenteria do inverno. A mucosa intestinal apresenta-se intacta, mas há presença de congestão variável e petéquias no abomaso e no intestino delgado. O intestino pode estar atônico. O cólon pode apresentar congestão e hemorragia das pregas da mucosa, sendo uma lesão inespecífica associada ao tenesmo (listras tigroides).

A manifestação aguda de diarreia profusa, redução da produção de leite no gado leiteiro, quadro variável de depressão e a presença de anorexia são condições características. A diarreia malcheirosa de coloração esverdeada a negra (melena) dura até 4 dias e pode apresentar sangue fresco e muco. A imunidade nos rebanhos leiteiros protege durante anos. Os animais mais velhos são afetados com mais gravidade do que os mais jovens, e os bezerros parecem ser refratários ao desenvolvimento da doença. O diagnóstico é realizado geralmente baseado nas informações epizóticas, nos sinais clínicos, na sua ocorrência sazonal e na ausência de mortalidade significativa.

Diarreia por Torovírus Bovino. A eliminação do torovírus bovino (BoTV), ou vírus Breda, já foi associada à diarreia neonatal de vitelos. O BoTV é um vírus RNA envelopado de fita simples, que até o momento não pode ser cultivado em cultura de células. O BoTV é associado à presença de outros enteropatógenos de neonatos, que incluem rotavírus, coronavírus, *Cryptosporidium*, *Salmonella* e *Giardia*. Embora as infecções intercorrentes que produzem diarreia em bezerros não sejam incomuns, especialmente na presença de imunossupressão, desnutrição e outros estressores, o BoTV pode causar doença de forma independente. A necrose e a descamação de enterócitos nas porções médias e inferiores nas vilosidadese se estendendo para as criptas, são observadas em exame histológico. O diagnóstico é confirmado por ELISA de captura de antígeno ou RT-PCR nas fezes na ausência de evidência de outros patógenos entéricos. A morte, quando ocorre, é resultante de desidratação.

Colite de Bezerros de Corte Causada por Coronavírus. Recentemente, a ocorrência de um tipo de colite hemorrágica, que pode ser fatal, em alguns casos, foi relatada em Nebraska, nos Estados Unidos, em bezerros de corte após o desmame. Um coronavírus bovino (clade 2) foi associado a essas lesões e que era similar ao coronavírus clade 2 isolado de bezerros de corte desmamados e que apresentavam doença respiratória ou não exibiam sintomas clínicos.

Doenças Bacterianas

***Clostridrium perfringens* Tipo B.** O *C. perfringens* tipo B é a causa da disenteria do cordeiro. Essa é geralmente uma doença que acomete cordeiros muito jovens, embora animais mais velhos possam ser afetados em surtos prolongados da doença. A morte inesperada é comum, mas, ocasionalmente, precedida de anorexia e dor abdominal, com ou sem marcante diarreia sanguinolenta. Outros ruminantes jovens e potros também podem ser afetados. Essa doença ocorre esporadicamente nos Estados Unidos, mas é mais comum na Europa, na África do Sul e no Oriente Médio.

Clostridrium perfringens Tipo D. O C. *perfringens* tipo D afeta ovinos, caprinos e bezerros de engorda. A doença está relacionada com a dieta e é associada à sobrecarga de grãos ou à "doença da superalimentação". As mudanças súbitas na dieta promovem o crescimento dos organismos no intestino delgado. A doença geralmente é caracterizada por morte súbita, em alguns casos, precedida de sinais do SNC (sistema nervoso central) ou de "cambaleios cegos". Lesões nas células endoteliais são produzidas por toxina bacteriana (angiotoxina). Essas lesões podem resultar em encefalomalácia simétrica bilateral, que, nos ovinos, distribui-se de forma semelhante à doença do edema nos suínos (angiopatia cerebral suína) (Fig. 14-96). As lesões da infecção por C. *perfringens* tipo D são hemorragias multissistêmicas, particularmente das superfícies serosas. Pode ocorrer também enterocolite fibrinonecrótica associada à toxina β-2, pelo menos em caprinos. Há presença de efusão pericárdica, juntamente com gastroenterite leve. A angiotoxina produz a "doença do rim polposo" dos ovinos (Fig. 11-42).

Paratuberculose (Doença de Johne).
A paratuberculose, ou doença de Johne, já foi descrita em várias espécies de ruminantes. Os ruminantes são infectados a partir do solo contaminado por fezes. Em bovinos, a doença caracteriza-se por diarreia intratável, emaciação e hipoproteinemia em animais com mais de 19 meses. Na média dos rebanhos infectados, de 32% a 42% dos animais são afetados. Em pequenos ruminantes (carneiros e cabras), a doença clínica é semelhante àquela observada em bovinos, exceto pelo fato de que não ocorre diarreia. A cabra pigmeia é uma exceção ao curso da doença em pequenos ruminantes na medida em que alguns animais desenvolvem diarreia explosiva e morrem subitamente. Em outros ruminantes, a doença segue um curso prolongado e é considerada uma doença caquetizante por causa da perda de massa corporal (Fig. 7-159). A bactéria causal é o *Mycobacterium avium* subsp. *paratuberculosis*.

Os organismos causais são muito resistentes aos estressores ambientais, especialmente em regiões com solos ácidos. Após a ingestão, os bacilos são transportados pelas células M e são absorvidos por macrófagos. As lesões na lâmina própria dos intestinos, particularmente no íleo, incluem o acúmulo de macrófagos. Existe pouca correlação entre a gravidade das lesões macroscópicas e a severidade da doença clínica. Animais com mais de 2 meses de idade desenvolvem resistência imune à infecção e à doença relacionada com a idade. Os fetos podem ser infectados, mas a doença é retardada

até os animais envelhecerem mais. O isolamento dos recém-nascidos da contaminação fecal é uma medida útil para reduzir a incidência da infecção em um rebanho em particular.

O diagnóstico se faz por observação dos sinais clínicos em conjunto com a história e perfil dos animais. A lesão macroscópica da doença de Johne é o espessamento segmentar crônico do íleo, do ceco e da porção proximal do cólon (Fig. 7-160); a região da válvula ileocecal usualmente é afetada. Os segmentos afetados apresentam a mucosa rugosa, irregular e variavelmente espessada, quase sempre com múltiplos focos de ulceração. Há ocorrência de linfadenopatia mesentérica.

Granulomas não caseosos contêm numerosos macrófagos espumosos com grande número de organismos álcool-ácido-resistentes (Fig. 7-160; ver também Figs. 3-21 e 13-82). Em contraste, ovinos, caprinos e cervídeos podem ter granulomas tuberculoides (caseosos) nos intestinos, nos vasos linfáticos e nos linfonodos. Às vezes, esses granulomas mineralizam e contêm acúmulos concêntricos de macrófagos epitelioides com número variável de células gigantes tipo Langhans. É mais difícil encontrar micobactérias álcool-ácido-resistentes nesses granulomas maduros.

O M. *avium* ssp. *paratuberculosis* pode ser isolado a partir das fezes de animais acometidos, dos intestinos e dos linfonodos regionais lesionados, e, eventualmente, de vários outros tecidos e fluidos, incluindo fígado, útero, feto, leite, urina e sêmen. Bactérias álcool-ácido-resistentes são encontradas em raspados da mucosa retal em 60% dos casos. Há ocorrência de microgranulomas hepáticos em aproximadamente 25% dos animais afetados. A calcificação aórtica e endocárdica (arteriosclerose), quando ocorre associada aos sinais clínicos e lesões da paratuberculose, é específica da doença de Johne em bovinos (Figs. 10-22 e 10-53). A patogenia dessa lesão vascular não é totalmente conhecida, mas tem relação com a marcante caquexia associada à doença. A epizootiologia da doença de Johne leva muitos a acreditarem tratar-se de uma das doenças mais importantes para a indústria de de laticínios. Especula-se há muitos anos que a doença de Johne seja zoonótica e, de algum modo, causadora de doença de Crohn em seres humanos.

Síndrome do Intestino Hemorrágico do Gado de Leite.
A síndrome do intestino hemorrágico, também conhecida como síndrome da hemorragia jejunal fatal, hemorragia intraluminal-intramural do intestino delgado e hematoma jejunal, caracteriza-se por hemorragia intraluminal que resulta na formação de coágulos de sangue causadores de obstrução intestinal. A condição é caracterizada pela presença de sangue coagulado e escuro nas fezes; distensão variável e multifocal do intestino delgado; intestino delgado adinâminco; e jejunite ou enterite necro-hemorrágica (Fig. 7-161). Essa doença hiperaguda fatal do gado de leite na fase inicial de lactação é empiricamente associada a infecções causadas por C. *perfringens* tipo A e/ou *Aspergillu fumigatus*. O histórico clínico normalmente inclui súbita perda de apetite, redução da produção de leite, distensão abdominal e melena. O histórico usualmente inclui mudança alimentar com a adoção de ração altamente digestível com baixo teor de fibras.

Doenças Clamidiais
Clamidiose. A clamídia bovina (*Chlamydophila pecorum*) foi isolada a partir da enterite espontânea de bezerros jovens. Após a inoculação experimental, os bezerros recém-nascidos desenvolveram febre e diarreia em 24 horas, tornando-se moribundos no espaço de 4 a 5 dias. Macroscopicamente, o íleo é afetado com mais gravidade, mas o jejuno e o intestino grosso também apresentam lesões. Nos segmentos afetados, a mucosa exibe congestão e está marcada com petéquias. A parede intestinal e o mesentério têm aspecto edematoso. O lúmen contém um fluido aquoso amarelo misturado a um material amarelo, viscoso e rico em fibrina aderida à superfície. Os sulcos colônicos apresentam-se hiperêmicos e com pequenas erosões. Sangramento

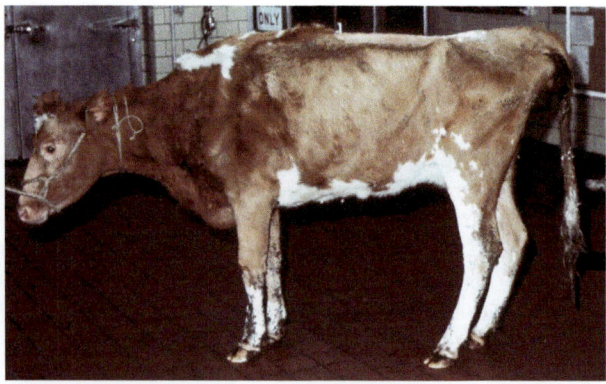

Figura 7-159 Enterite Granulomatosa, Doença de Johne (*Mycobacterium avium* subsp. *paratuberculosis***), Bovino.** Essa novilha de 18 meses apresenta emagrecimento crônico e diarreia. A idade em que esse animal demonstrou sinais clínicos não é típica da doença. Os sinais normalmente ocorrem 2 ou mais anos após a infecção inicial. (Cortesia de College of Veterinary Medicine, Cornell University.)

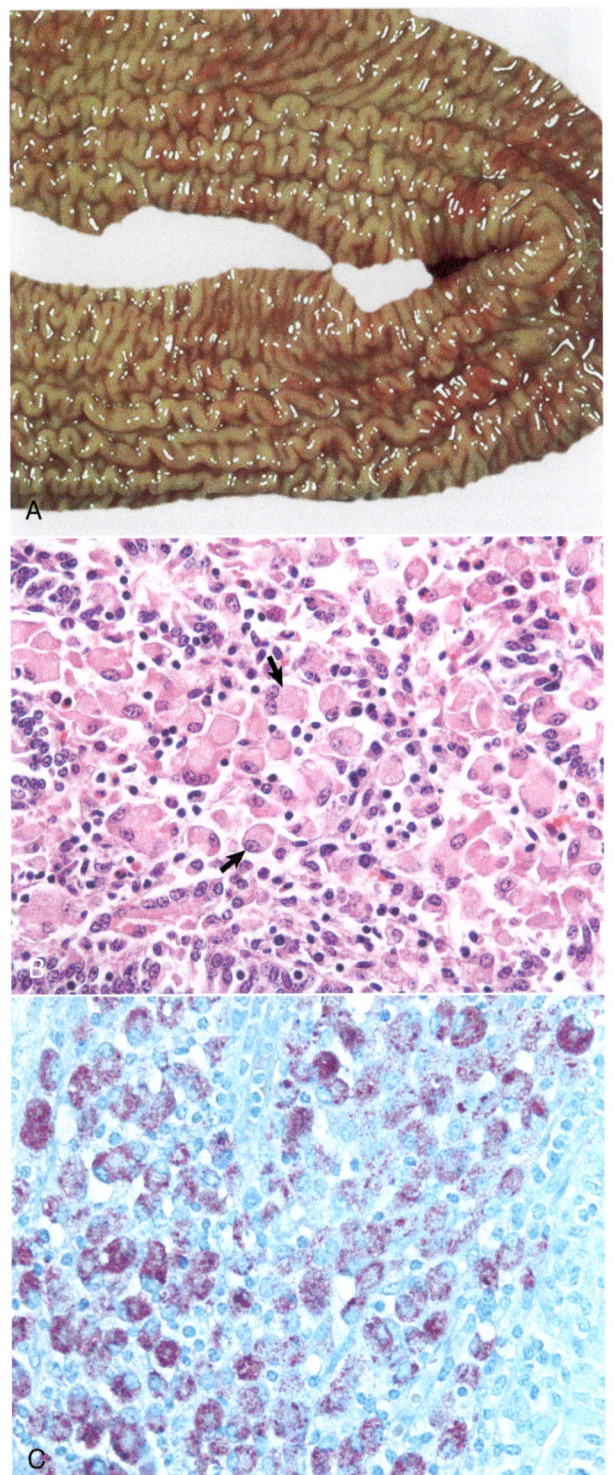

Figura 7-160 **Enterite Granulomatosa, Doença de Johne** (*Mycobacterium avium* **subsp.** *parabuberculosis*). **A,** Íleo, ovelha. Existe acentuado espessamento da mucosa, que está lisa e brilhante (intacta), e não ulcerada. **B,** Intestino delgado, bovino. A lâmina própria do intestino está acentuadamente expandida por células inflamatórias granulomatosas (*setas* = macrófagos), que comprimem as criptas e eventualmente resultam na sua perda (atrofia). Coloração por HE, **C,** Intestino delgado, bovino. Os macrófagos que contêm *Mycobacterium* distendem a lâmina própria. *Mycobacterium* cora em vermelho com a coloração de Ziehl-Neelsen. (**A** Cortesia de Dr. M.D. McCracken, College of Veterinary Medicine, University of Tennessee; e Noah's Arkive, College of Veterinary Medicine, The University of Georgia. **B** e **C** Cortesia de Dr. J.F. Zachary, College of Veterinary Medicine, University of Illinois.)

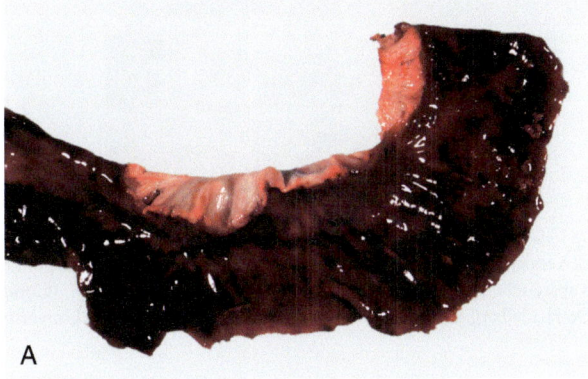

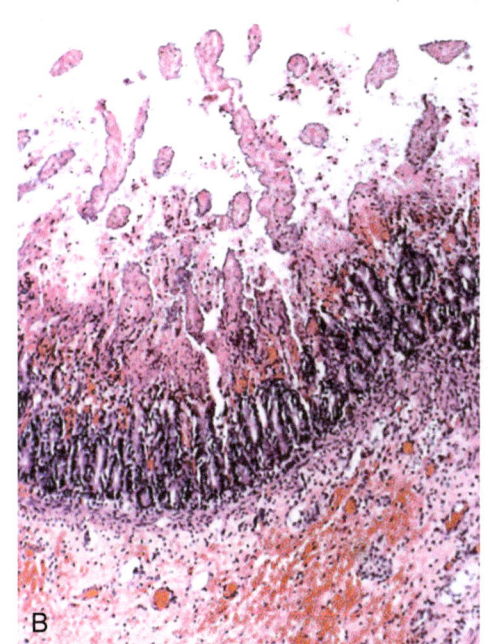

Figura 7-161 **Enterite Necro-Hemorrágica, Síndrome do Intestino Hemorrágico, Intestino Delgado, Bovino. A,** A hemorragia e a necrose massivas do intestino delgado são características de infecções intestinais por clostrídios. **B,** Note "banda" linear horizontal de necrose coagulativa aguda afetando a metade superficial da mucosa (*zona rosa-claro*) do intestino, causada por toxinas clostridiais. Coloração por HE. (**A** Cortesia de Dr. M.D. McGavin, College of Veterinary Medicine, University of Tennessee. **B** Cortesia de Dr. C.W. Qualls, College of Veterinary Medicine, Oklahoma State University, e de Noah's Arkive, College of Veterinary Medicine, The University of Georgia.)

proveniente daspetéquias e equimoses dos sulcos colônicos ou retais ocorrem infrequentemente. Os linfonodos regionais apresentam-se aumentados. Microscopicamente, as células epiteliais das vilosidades, as células enterocromafins, as células caliciformes, os macrófagos, os fibroblastos da lâmina própria e as células endoteliais dos vasos quilíferos estão infectados pela clamídia. As clamídias são endocitadas e se multiplicam nos ápices das células epiteliais. Subsequentemente, elas são liberadas na lâmina própria. As vilosidades estão distendidas pelos vasos quilíferos dilatados e infiltrados de células mononucleares e neutrófilos. As criptas dos intestinos delgado e grosso apresentam-se dilatadas e contêm células epiteliais descamadas e exsudato inflamatório (colite cística superficial). O centro dos folículos linfoides das placas de Peyer se apresenta necrótico. A mucosa e a submucosa dos intestinos estão espessadas por reação granulomatosa difusa. O abomaso também apresenta lesões e, em alguns bezerros, os focos de inflamação se estendem trasmuralmente, causando peritonite focal. Os bezerros afetados têm diarreia, febre, anorexia e depressão.

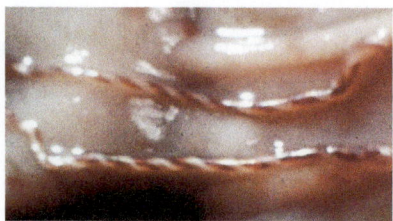

Figura 7-162 *Haemonchus contortus*, **Abomaso, Ovelha.** O trato reprodutor branco em espiral envolvendo o intestino preenchido por sangue é responsável pela aparência listrada, daí o termo "verme do mastro de barbearia". (Cortesia de Dr. H. Gelberg, College of Veterinary Medicine, Oregon State University.)

Doenças Parasitárias

Haemonchus contortus. O *Haemonchus contortus*, conhecido como *verme do mastro de barbearia*, é relativamente comum no abomaso dos ruminantes. O nome vulgar desse parasita está relacionado com o entrelaçamento visível a olho nu do intestino cheio de sangue e o útero branco na fêmea do verme (Fig. 7-162). Os pastos com contaminação excessiva que contêm numerosas larvas de terceiro estádio são locais de infecção. Os cordeiros, em particular, correm risco. As larvas presentes nas gramas são ingeridas pelo hospedeiro e entram no abomaso, onde podem permanecer dormentes no interior das glândulas gástricas. Depois de se desenvolverem e se tornarem adultas, elas saem e se fixam à superfície abomasal por meio de uma estrutura bucal similar ao dente. Os ovos são eliminados nas fezes, completando o ciclo de vida. O *Haemonchus* alimenta-se de sangue e pode causar anemia grave, hipoproteinemia e consequente edema. Esse edema está caracteristicamente presente no espaço intermandibular, assemelhando-se fisicamente a uma garrafa ("mandíbula em formato de garrafa"). Como em qualquer processo que resulte em anemia e hipoproteinemia, observam-se membranas mucosas pálidas, letargia e diarreia. O diagnóstico se faz pela contagem de ovos nas fezes e, durante a necropsia, por semiquantificação da carga parasitária abomasal e das consequentes lesões causadas pela anemia e pela hipoproteinemia. Durante a necropsia, a carcaça está pálida, com edema generalizado e fluido em todas as cavidades do corpo em decorrência de hipoproteinemia. O conteúdo abomasal é fluido e descolorido em razão do sangue livre. Há focos de hemorragia da mucosa presentes nos locais de fixação dos vermes.

Ostertagíase. Em climas temperados, a ostertagíase é considerada a doença parasitária mais importante de bovinos (*Ostertagia ostertagi*) e pequenos ruminantes (*Ostertagia circumcincta*). Os animais afetados são economicamente inviáveis por não crescerem adequadamente. A *Ostertagia* spp. tem ciclo de vida direto semelhante ao do *Haemonchus* spp. Os nematódeos são menores do que os do *Haemonchus* e uniformemente marrons. Larvas de terceiro, quarto e quinto estádio residem nas glândulas gástricas do abomaso. A *Ostertagia* spp. frequentemente apresenta-se juntamente com o *Trichostrongylus* spp. em outros locais do trato GI. O parasitismo GI intercorrente com outros tricostrongilídeos apresenta efeito aditivo sobre os sinais clínicos, podendo haver falha de crescimento e ganho de peso, inapetência, diarreia, hipoproteinemia e edema ventral. A aparência multinodular do abomaso de animais gravemente infestados lembra couro marroquino (Fig. 7-163). A aparência de superfície pavimentada por pedras arredondadas se deve ao aumento das glândulas gástricas causado por hiperplasia das células mucosas e dos nódulos linfoides na submucosa abomasal, elevando a mucosa sobrejacente. A abomasite produzida pela *Ostertagia* spp. é caracterizada por infiltrado de células inflamatórias mononucleares e de eosinófilos na lâmina própria. Existe também maior número de leucócitos globulares, redução do número de células parietais e principais, e hiperplasia das células mucosas abomasais. O diagnóstico diferencial inclui linfoma.

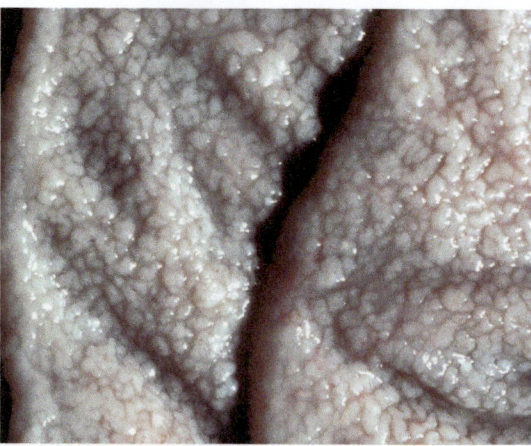

Figura 7-163 **Ostertagíase, Abomaso, Bovino.** A aparência granular de couro marroquino da mucosa abomasal é característica do ostertagíase crônica e se deve à hiperplasia epitelial das glândulas gástricas, que podem conter larvas de *Ostertagia* e hiperplasia linfoide. (Cortesia de Dr. H. Gelberg, College of Veterinary Medicine, Oregon State University.)

Cocciodiose. A ocorrência de coccidiose abomasal foi relatada em uma ovelha. As lesões da mucosa são nodulares e hemorrágicas, com hiperplasia das células mucosas do colo, atrofia das células parietais e fibrose linfoplasmacítica da lâmina própria associada a esquizontes gigantes de taxonomia indefinida.

Tricostrongilose. Os triconstrongilídeos são pequenos nematódeos que parasitam o intestino delgado de ruminantes. Os climas amenos promovem a doença clínica. Esses parasitas têm ciclo de vida direto. As larvas de terceiro estádio tornam-se infectantes no ambiente ácido do abomaso. Elas se enterram entre os enterócitos das criptas, mas, em geral, não penetram na membrana basal. Paradoxalmente, a hiperplasia das criptas é seguida por atrofia das vilosidades. Como na maioria de outros parasitismos, aglomerações, más condições de saneamento e nutrição inadequada potencializam a doença. O extravasamento de proteínas para o lúmen intestinal, juntamente com a perda de enterócitos absortivos, provoca diarreia, caquexia e suas consequências metabólicas, que podem ser graves e disseminadas em muitos sistemas orgânicos.

Nematodirose. Os nematódeos *Nematodirus* são parasitas da porção cranial do intestino delgado dos ruminantes. O ciclo de vida é direto. Diferentemente do que ocorre com outros estrôngilos, as larvas do *Nematodirus* nos ovos são resistentes ao frio. Na realidade, os ovos precisam sobreviver ao inverno para se tornarem infectantes. Isso é evolutivamente interessante, pois permite o acometimento de uma nova safra de hospedeiros suscetíveis, particularmente cordeiros e bezerros a cada ano. Larvas de quarto e quinto estádios residem em camadas mais profundas da mucosa do que os triconstrongilídeos. A atrofia das vilosidades da porção cranial do intestino delgado é a lesão histológica predominante. Em geral, o *Nematodirus* spp. não causa doença, a não ser que associado a outros parasitas. Os sinais incluem diarreia esverdeada, perda de peso e hipoproteinemia secundária a perda de peso e inapetência.

Cooperíase. Um parasita do intestino delgado dos ruminantes, o nematódeo *Cooperia*, diferentemente de outros tricostrongilídeos, não se enterra no intestino. Ao contrário, ele reside entre as vilosidades, causando necrose por compressão. O seu ciclo de vida e os sinais clínicos são semelhantes aos dos demais estrôngilos já descritos.

Esofagóstomo. Os vermes nodulares dos ruminantes (*Oesophagostomum columbianum*, *Oesophagostomum radiatum*) e dos suínos

(*Oesophagostomum dentatum*) produzem nódulos subserosos mineralizados característicos da doença. Esses nódulos geralmente não têm importância clínica alguma, mas tornam os intestinos inadequados para uso na fabricação de salsicha e linguiça. Ocasionalmente, eles estão associados às intessuscepções, podendo, inclusive, ser a sua causa.

As larvas de terceiro estádio de *O. columbianum* de ovinos são ingeridos, penetram profundamente na parede do intestino delgado, excistam e mudam para larvas de quarto estádio, que maturam no cólon. Essas larvas podem encistar-se na parede do cólon e transformar-se em nódulos subserosos calcificados ou maturar para indivíduos adultos. A doença é mais grave em animais nutricionalmente debilitados. A maioria das infestações é assintomática. O *O. radiatum* dos bovinos pode produzir inapetência, hipoproteinemia causada pelas lesões nas junções de oclusão dos enterócitos, anemia e hemorragia decorrentes de coagulopatia de consumo induzida por parasitas. Pode haver também formação de nódulos, como nas ovelhas. A esofagostomíase em suínos usualmente é assintomática, embora possa ocorrer deficiência de crescimento e desenvolvimento e mal-estar secundariamente à triflocolite.

Neoplasias Intestinais

O linfoma gastrointestinal é a neoplasia GI mais comum dos ruminantes e tem propensão a acometer o abomaso. Para mais informações, ver Capítulo 6.

Peritônio, Omento, Mesentério e Cavidade Peritoneal

Ver Distúrbios dos Animais Domésticos; Peritônio, Omento, Mesentério e Cavidade Peritoneal.

Distúrbios dos Suínos

Para distúrbios que acometem duas ou mais espécies de animais, ver Distúrbios dos Animais Domésticos.

Cavidade Oral

Ver Distúrbios dos Animais Domésticos, Cavidade Bucal.

Doenças Virais

Estomatites Vesiculares. Ver Distúrbios dos Animais Domésticos, Cavidade Bucal, Estomatite Vesicular — Doenças Virais.

Tonsilas

Pseudorraiva (Doença de Aujeszky)

O vírus da doença de Aujeszky, ou pseudorraiva, replica-se inicialmente nas tonsilas, das quais podem ser colhidas amostras para que se determine a presença de vírus. Para mais informações, ver Capítulo 4.

Glândulas Salivares

Ver Distúrbios dos Animais Domésticos, Glândulas Salivares.

Língua

A hiperplasia epitelial das bordas laterais da língua é comum em leitões antes da lactação, quando o epitélio com aparência de franja é removido.

Esôfago

Ver Distúrbios dos Animais Domésticos, Esôfago.

Estômago

Ver Distúrbios dos Animais Domésticos, Estômago e Abomaso.

Em suínos, as úlceras gástricas são comuns e acometem animais confinados e alimentados com grãos finamente moídos. Essas úlceras sempre se limitam ao epitélio escamoso estratificado da porção esofágica da mucosa gástrica que circunda o cárdia (Fig. 7-84).

Intestinos

As doenças entéricas dos suínos são as maiores causas de perdas econômicas. O diagnóstico rápido e preciso na própria fazenda é fundamental para o controle de surtos de doenças. Se levarmos em consideração a epizootiologia do surto, a idade dos animais afetados, a localização e a natureza das lesões, geralmente é possível chegar em um diagnóstico *in situ* relativamente preciso, pendendo de confirmação laboratorial. Essa lista de causas infecciosas específicas de enterite em suínos é exclusiva daqueles agentes já discutidos. Ao formular um diagnóstico diferencial, deve-se levar em consideração todas as causas de enterites, entre as quais deslocamento intestinal, colibacilose, rotavírus, *Salmonella*, clostrídeos, parasitas, toxinas e assim por diante.

Doenças Virais

Gastroenterite Transmissível. A gastroenterite transmissível (TGE, na sigla em inglês) é uma doença importante em suínos com menos de 10 dias de vida. Os animais mais velhos são, aparentemente, capazes de compensar as lesões do intestino delgado através da absorção de líquidos e ácidos graxos de cadeia curta no intestino grosso. O coronavírus que causa essa doença produz reação cruzada, mas de forma distinta, com o coronavírus causador da peritonite infecciosa felina. O vírus é inativado pela luz solar; consequentemente, a gastroenterite transmissível ocorre principalmente no inverno. As células-alvo do vírus são os enterócitos das vilosidades; portanto, as lesões consistem em atrofia acentuada das vilosidades do intestino delgado (Fig. 7-164). Em leitões, o tempo de substituição epitelial é muito maior do que em animais mais maduros, o que justifica a alta

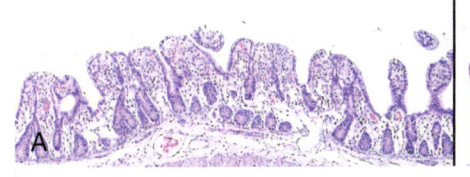
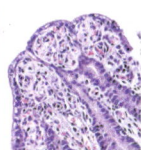

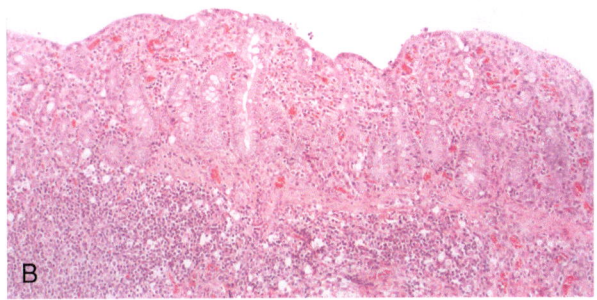

Figura 7-164 **Gastroenterite Transmissível, Intestino Delgado, Leitão. A,** Estágio inicial da doença. O vírus da gastroenterite transmissível tem por alvo as células epiteliais dos ápices e laterais superiores das vilosidades intestinais, causando necrose dos enterócitos e atrofia das vilosidades. Essas células descamam e são substituídas por células epiteliais achatadas que migram para a membrana basal a partir das células progenitoras localizadas nas criptas. *Inserção,* Observam-se as células epiteliais achatadas recobrindo os ápices e as laterais das vilosidades atróficas e a fusão das vilosidades adjacentes. A inflamação é mínima. Coloração por HE. **B,** Estágio tardio da doença. Ocorre severo encurtamento (acentuada atrofia das vilosidades) das vilosidades intestinal com a fusão de suas membranas basais. A inflamação crônica é proeminente na lâmina própria e na submucosa. Coloração por HE. (**A** Cortesia de Dr. B.G. Harmon, College of Veterinary Medicine, The University of Georgia; e de Noah's Arkive, College of Veterinary Medicine, The University of Georgia. **B** Cortesia de Dr. H. Gelberg, College of Veterinary Medicine, Oregon State University.)

mortalidade. O diagnóstico se faz por imuno-histoquímica positiva nos fragmentos do intestino em leitões com doença aguda.

Semelhante às infecções por rotavírus ou pelo coronavírus da gastroenterite não transmissível, o vírus é lítico, e os enterócitos descamados carreiam o vírus para as fezes. A diferença de patogenicidade entre as infecções por rotavírus, pelo coronavírus da gastroenterite não transmissível e pela gastroenterite transmissível é o número de enterócitos das vilosidades destruídos pelo vírus. Na gastroenterite transmissível, a maioria dos enterócitos das vilosidades é destruída e, consequentemente, a doença clínica é mais grave.

A diarreia contém leite não digerido e malcheiroso. A perda da maioria dos enterócitos das vilosidades resulta em má absorção intestinal contínua e significativa. Devido à fusão das vilosidades adjacentes, é possível que a massa de enterócitos nunca seja totalmente recuperada. Os animais afetados que sobrevivem permanecem cronicamente em baixa condição corpórea.

Os leitões que morrem de gastroenterite transmissível apresentam desidratação e o períneo sujo de fezes líquidas e amarelas. O intestino delgado, que se apresenta dilatado e com a parede adelgaçada devido à perda de enterócitos, apresenta conteúdo fluido amarelo e gases (Fig. 7-165). Os vasos linfáticos do mesentério estão sem quilo em decorrência da má absorção. O diagnóstico baseia-se, em parte, na presença de atrofia das vilosidades. A redução da proporção entre a altura das vilosidades e a profundidade das criptas é acentuada, podendo ser observada na submacroscopia (Fig. 7-166). A colibacilose, a coccidiose, a criptosporidiose, a infecção por rotavírus e a infecção pelo coronavírus da gastroenterite não transmissível estão entre os diagnósticos diferenciais.

Os leitões sofrem de diarreia aguda, perda de peso, vômitos e desidratação. A morbidade e a mortalidade, especialmente em neonatos, ficam próximas de 100% em rebanhos suscetíveis. A morte ocorre no espaço de 48 horas a 5 dias após o início dos sinais clínicos. Em suínos de engorda, a infecção pelo vírus da gastroenterite transmissível causa sinais clínicos transitórios com possível recuperação. As porcas são suscetíveis ao vírus, e a morbidade entre elas é de 100%, mas os sinais clínicos são brandos e transitórios (febre, vômito, inapetência e agalaxia), e não há ocorrência de mortes. A imunidade é sólida.

Diarreia Epidêmica Suína. O vírus da diarreia epidêmica suína (PEDV) foi reconhecido inicialmente na China em 2010 e rapidamente se espalhou pelo mundo, inclusive para, pelo menos, 10 estados dos Estados Unidos em 2013. O vírus da diarreia epidêmica suína é um coronavírus semelhante ao vírus causador da gastroenterite transmissível. A morbidade em rebanhos não imunes (imaturos) é de 100%, e a mortalidade entre leitões lactentes e recém-desmamados varia de 50% a 100%. A transmissão entre suínos é rápida (36 horas) e ocorre por diversas vias, entre as quais, orofecal, fômites e eólica (transmissão pelo vento). Os sinais clínicos são vômito, inapetência e diarreia aquosa e fétida em animais de todas as idades. As lesões características são atrofia do intestino delgado com ocasional formação de sincícios epiteliais. A gravidade da doença é variável e depende da idade; em animais mais velhos, a mortalidade é baixa.

Enterite Causada por Circovírus Suíno. O circovírus suíno (PCV, na sigla em inglês) é ubíquo em leitões em todo o mundo. O pequeno genoma de DNA de fita simples do vírus não envelopado é circular. Embora o PCV tipo 1 seja reconhecido como contaminante não patogênico de cultura em laboratório desde 1982; em 1988, surgiram variantes patogênicas em suínos comerciais, designadas PCV2 a e b. Essas variantes foram associadas à síndrome clínica denominada síndrome do emagrecimento multissistêmico pós-desmame. A doença associada ao circovírus suíno (PCVAD, na sigla em inglês) refere-se às diferentes manifestações da doença associada à infecção por PCV2, inclusive enterite. A soropositividade ao PCV2 é ubíqua e não corresponde à doença clínica.

Em casos confirmados de doença associada ao circovírus suíno, as lesões histológicas de depleção linfoide e/ou de infiltração linfo-histiocítica a inflamação granulomatosa devem estar presentes nos órgãos afetados, devendo-se identificar o PCV2 nas lesões através de PCR ou imuno-histoquímica (IHC). Os órgãos afetados e os sinais clínicos variam muito e são agravados por infecções intercorrentes causadas por diversos agentes infecciosos.

As lesões intestinais incluem a depleção dos centros germinais do GALT, com substituição por histiócitos e células gigantes multinucleadas. Os macrófagos contidos nas placas de Peyer podem conter corpúsculos de inclusão intracitoplasmáticos basofílicos botrioides. A infiltração linfo-histiocítica na inflamação granulomatosa pode se estender do GALT ao lúmen intestinal de ambos intestinos grosso e delgado. Em alguns casos, as lesões são semelhantes às da infecção por *Lawsonia*. O vírus se espalha horizontalmente no rebanho por meio de todas as secreções corporais.

Figura 7-165 Gastroenterite Transmissível, Intestino Delgado, Leitão. O intestino delgado está dilatado por gases, tem parede fina e contém leite não digerido. (Cortesia de Dr. V. Hsiao, College of Veterinary Medicine, University of Illinois.)

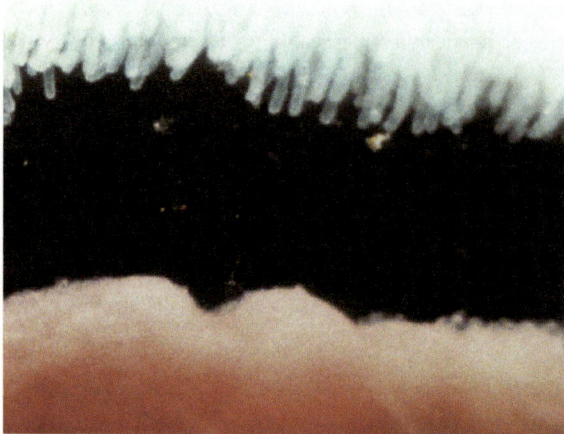

Figura 7-166 Preparação a Fresco, Vilosidades Intestinais, Gastroenterite Transmissível, Intestino Delgado, Leitão. Observa-se acentuada atrofia das vilosidades (*embaixo*) em comparação com o intestino normal (*em cima*). (Cortesia de Dr. H. Gelberg, College of Veterinary Medicine, Oregon State University.)

Doenças Bacterianas

Doença do Edema. A doença do edema, também conhecida como *colibacilose enterotoxêmica*, é uma infecção por *E. coli* (F18ab) específica dos suínos. A doença do edema é causada por uma enterotoxina bacteriana (verotoxina) produzida no intestino delgado e que se espalha via hematógena por indução de IL-8. Essa interleucina atrai os neutrófilos que transportam a toxina por todo o corpo. Essa doença geralmente acomete suínos de 6 a 14 semanas de idade e frequentemente está associada às alterações na dieta por ocasião do desmame. Em geral, observa-se que os melhores animais do grupo são os afetados. A doença do edema caracteriza-se por sinais neurológicos, como falta de coordenação motora e de equilíbrio, fraqueza, tremores e convulsões.

A *E. coli* hemolítica prolifera-se no intestino delgado após a ocorrência de alterações na dieta e produz uma exotoxina termolábil chamada *princípio da doença do edema*. Essa toxina sistêmica (angiotoxina) causa lesão endotelial vascular generalizada das arteríolas e artérias (Fig. 10-69), resultando em perda de líquido e edema. O edema pode estar presente em qualquer lugar, mas é mais característico na submucosa gástrica (Fig. 10-79), nas pálpebras (Fig. 7-167), na testa, na vesícula biliar e no mesentério do cólon espiral (Fig. 7-168). No cérebro, a lesão arterial causa malácia focal na medula, no tálamo e nos gânglios basais. Essas lesões do tecido nervoso são coletivamente conhecidas como encefalomalácia simétrica focal ou angiopatia cerebral suína e são responsáveis por vários sinais clínicos. A morte é decorrente de uma síndrome endotóxica semelhante ao choque. Alguns animais sofrem de uma necrose cortical renal bilateral tipo Shwartzman. A morbidade entre o rebanho é de aproximadamente 35%, e todos os animais afetados morrem.

Colibacilose Pós-Desmame. A colibacilose pós-desmame é outra doença específica dos suínos causada por uma *E. coli* hemolítica. A doença aparece de forma idêntica à colibacilose enterotóxica do neonato na medida em que produz diarreia secretora e, portanto, nenhuma lesão no intestino, embora os infartos gástricos sejam comuns. Trata-se, no entanto, de uma cepa distinta de *E. coli* associada às alterações da dieta e do manejo por ocasião do desmame.

Disenteria Suína. Diferente da maioria das outras doenças de intestino de suínos, a disenteria suína geralmente se limita ao intestino grosso. A bactéria causadora, a *Brachyspira hyodysenteriae*, anteriormente conhecida como *Treponema* e *Serpulina*, é uma espiroqueta Gram-negativa flagelada e anaeróbia que age sinergisticamente com a microbiota colônica, como o *F. necrophorum* ou o *Bacteroides vulgatus*, para produzir doença. Acredita-se que esse sinergismo seja, em parte, responsável pela restrição de idade (8 a 14 semanas) da doença, uma vez que os animais neonatos ainda não desenvolveram a microbiota intestinal anaeróbia adequada. A *B. hyodysenteriae* produz uma hemolisina citotóxica, que é um fator de virulência determinante.

As lesões macroscópicas da doença aproximam-se muito daquelas da salmonelose entérica aguda, exceto pelo fato de que as fezes sanguinolentas são mais comuns na disenteria. Os animais desmamados de 8 a 14 semanas de idade usualmente são afetados, e a doença se espalha rapidamente pelo rebanho. A morbidade é de aproximadamente 90%, e a mortalidade, de 30%. As lesões da enterite muco-hemorrágica estão presentes no cólon espiral, no cólon, no ceco e no reto. O intestino frequentemente apresenta pseudomembrana fibrinonecrótica correlacionada com uma grave diarreia caracterizada por fezes com sangue, muco e fibrina (Fig. 7-169). A diarreia e a perda eletrolítica que ocorrem são causadas por insuficiência absortiva colônica.

A *B. hyodysenteriae* é identificada por esfregaço por decalque (Fig. 7-170), microscopia de campo escuro, técnicas de imunomarcação e PCR. Supõe-se que exista um estado carreador, visto que a doença é enzoótica nos rebanhos afetados.

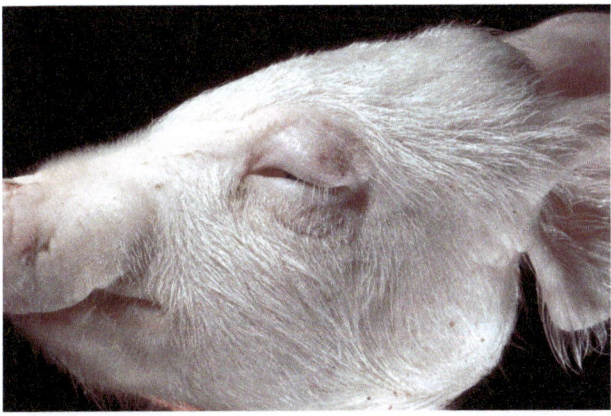

Figura 7-167 Doença do Edema, Cabeça, Porco. A pele das pálpebras, do focinho e da região submandibular apresenta-se edemaciadas em decorrência da produção de angiotoxina pela *Escherichia coli*, o que aumenta a permeabilidade dos capilares. (Cortesia de Dr. H. Gelberg, College of Veterinary Medicine, Oregon State University.)

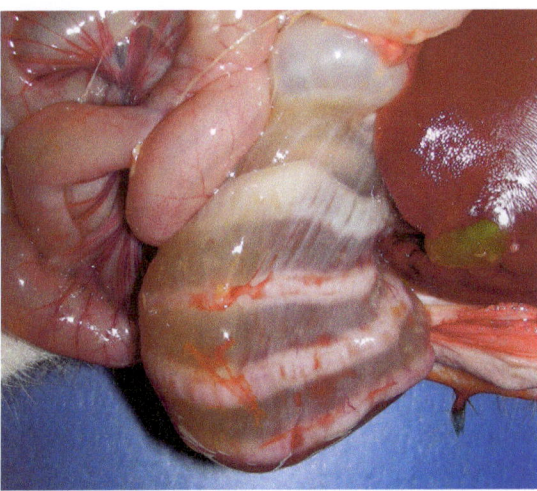

Figura 7-168 Doença do Edema, Cólon Espiral, Porco. O edema do mesentério é resultante de uma angiotoxina produzida pela *Escherichia coli*. (Cortesia de Drs. W. Hascheck-Hock e L. Borst, College of Veterinary Medicine, University of Illinois.)

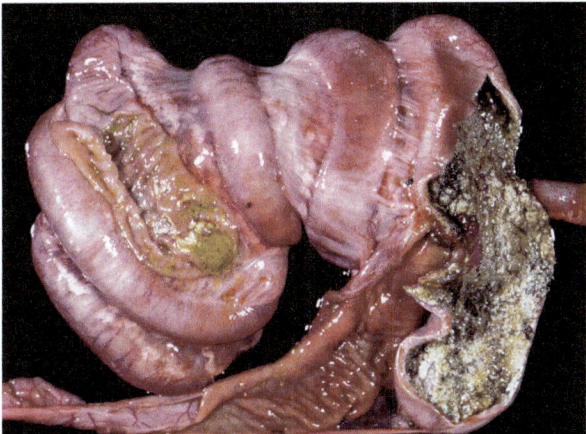

Figura 7-169 Enterocolite Necro-Hemorrágica, Disenteria Suína, Cólon Espiral, Porco. Existe acentuado quadro de necrose e hemorragia da mucosa intestinal causado pela bactéria *Brachyspira hyodysenteria*. (Cortesia de Department of Veterinary Biosciences, College of Veterinary Medicine, The Ohio State University; e de Noah's Arkive, College of Veterinary Medicine, The University of Georgia.)

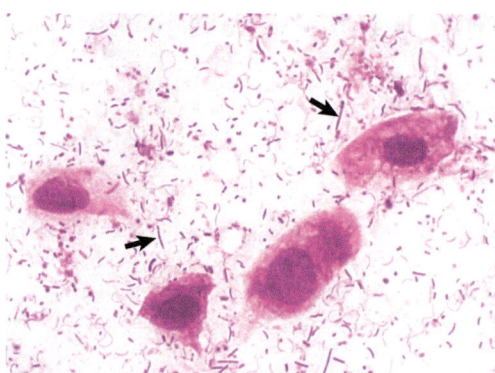

Figura 7-170 Disenteria Suína, Cólon, Porco. Esse esfregaço por decalque apresenta alguns enterócitos e numerosas bactérias. É possível notar bactérias espiraladas (*setas*) compatíveis com *Brachyspira* spp. Coloração Diff-Quik. (Cortesia de Dr. H. Gelberg, College of Veterinary Medicine, Oregon State University.)

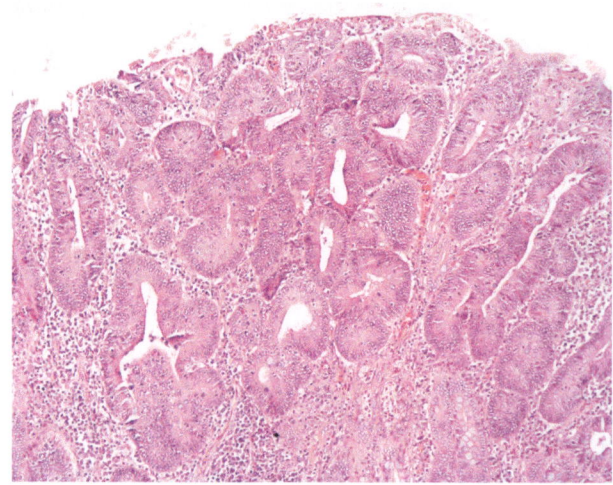

Figura 7-172 Enterite Causada por *Lawsonia*, Íleo, Porco. Há acentuada hiperplasia dos enterócitos, resultando na distorção da arquitetura normal e em "necrose por colisão" dos grupos próximos de enterócitos que se proliferam. Ver também Figura 7-171. Coloração por HE. (Cortesia de Dr. J.F. Zachary, College of Veterinary Medicine, University of Illinois.)

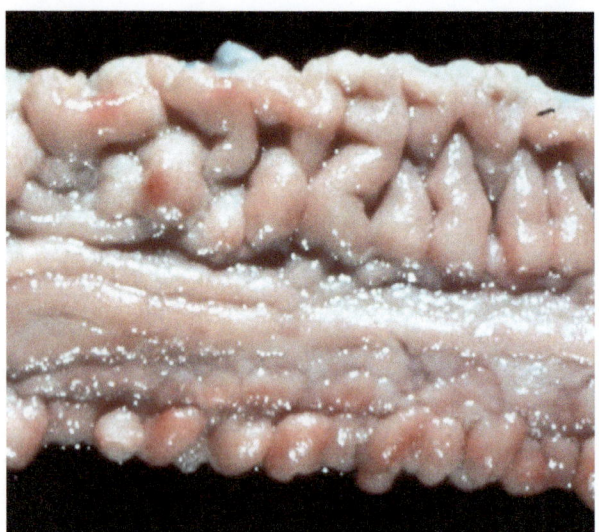

Figura 7-171 Enterite Proliferativa, Íleo, Porco. Note acentuada expansão da mucosa causada por hiperplasia epitelial induzida por *Lawsonia*. (Cortesia de Dr. H. Gelberg, College of Veterinary Medicine, Oregon State University.)

Enterite Causada por *Lawsonia*. A enterite causada por *Lawsonia* manifesta-se de várias maneiras, como indicado pelo número de termos usados para designá-la: enteropatia proliferativa, ileíte proliferativa, adenomatose intestinal, hipertrofia ileal distal, ileíte terminal e enteropatia hemorrágica proliferativa. O gênero do agente etiológico sofreu várias mudanças recentes de nomenclatura. Durante muitos anos, acreditou-se que a doença fosse causada por *Campylobacter* spp. (*Campylobacter mucosalis*, *C. jejuni*, *Campylobacter hyointestinalis*). Métodos mais novos de classificação bacteriana causaram a mudança do nome para *Ileobacter*, e hoje *L. intracellularis*, a única espécie do gênero. Suínos com mais de 4 semanas de idade são suscetíveis; daí essa condição ser uma doença da fase pós-desmame. Acredita-se que a doença seja causada por interação desconhecida da *Lawsonia* com a microbiota intestinal normal. A natureza das lesões é em função da extensão da necrose da mucosa intestinal. A doença começa com a estimulação bacteriana de células epiteliais das criptas do intestino delgado, particularmente do íleo (Figs. 7-171 e 7-172), onde as lesões geralmente são mais graves. Com o tempo, as lesões evoluem para necrose das células proliferativas das criptas com hemorragia (Fig. 7-173). Portanto, a aparência morfológica das lesões varia de um caso para outro. O mecanismo de produção das lesões não é totalmente conhecido. A infecção resulta em imunossupressão com redução de linfócitos T CD8$^+$ e linfócitos B. Na forma proliferativa da

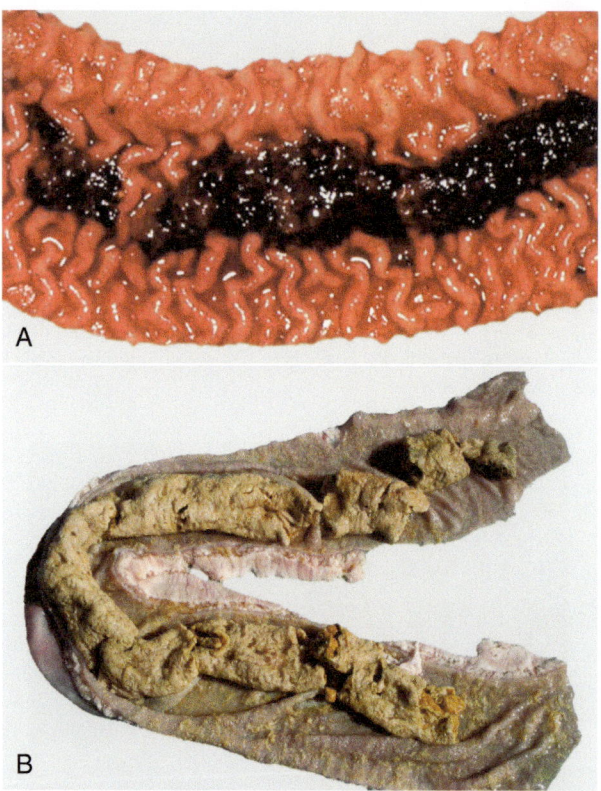

Figura 7-173 Enterite Causada por *Lawsonia*, Íleo, Porco. A, Apresentação da forma do intestino hemorrágico. Note proeminentes pregas da mucosa hiperplásica e a hemorragia concomitante formando um cilindro luminal. **B,** Necroproliferativa. É possível observar proeminente necrose da mucosa do íleo e a formação de membrana diftérica (cilindro luminal) formada por restos celulares e exsudato inflamatório (**A** Cortesia de Dr. D.D. Harrington, School of Veterinary Medicine, Purdue University; e de Noah's Arkive, College of Veterinary Medicine, The University of Georgia. **B** Cortesia de Dr. D. Driemeier, Universidade Federal do Rio Grande do Sul, Brasil.)

doença, as bactérias causadoras podem ser observadas no citoplasma apical dos enterócitos. O mecanismo de proliferação de enterócitos pode estar relacionado com a alteração induzida por *Lawsonia* da transcrição dos genes de "resposta de defesa" do hospedeiro, que afetam a regulação do ciclo celular e da diferenciação celular. A consequente hiperplasia dos enterócitos pode provocar a liberação de citocinas que atraem os macrófagos. Na doença grave, as bactérias estão presentes no citoplasma de macrófagos localizados na lâmina própria, o que pode resultar em liberação do fator de necrose tumoral alfa (TNF-α), causando permeabilidade vascular e hemorragia.

Durante o exame clínico e a necropsia, observam-se quantidades variáveis de sangue e cilindros intestinais nas fezes. Microscopicamente, as bactérias em forma de vírgula tornam-se visíveis no interior das células mitoticamente ativas das criptas do intestino delgado com colorações especiais, como a coloração de Steiner (Fig. 7-174). A intensa taxa de mitose das células da cripta, a consequente sobreposição celular nas criptas e necrose impedem a maturação de células para os enterócitos absortivos das vilosidades. Ocorre, como resultado, o encurtamento das vilosidades. A mitose pode ser tão intensa que as características histológicas sugerem neoplasia e um diagnóstico de "adenomatose intestinal".

A morbidade no rebanho é de 10% a 50%; a mortalidade é de aproximadamente 50%. Em casos fatais, os porcos afetados normalmente morrem um dia após o aparecimento dos sinais clínicos. Os animais que se recuperam geralmente ficam com condição geral deficitária. Um organismo semelhante com proliferação intestinal associada é encontrado em cavalos, *hamsters*, avestruzes, cervídeos, ovelhas, furões, ratos e macacos.

Doenças Clamidiais

Clamidiose. A *Chlamydia* foi encontrada nos enterócitos de porcos normais e porcos com diarreia. Em suínos gnotobióticos, a infecção por *Chlamydia trachomatis* e *Chlamydia suis* resulta em atrofia das vilosidades e necrose das extremidades das vilosidades. Essas lesões são mais graves na porção distal do jejuno e do íleo. Existem relatos também de infecção colônica.

Doenças Parasitárias

Balantidíase (*Balantidium coli*). O *Balantidium coli* é um habitante normal do ceco e do cólon de primatas, inclusive de seres humanos, e suínos. Trata-se de um organismo grande (50 a 60 µm × 25 a 45 µm) e ciliado. Cães infestados por tricurídeos ("vermes-chicotes") podem tornar-se infestados após o contato com porcos infectados. Em geral, o *Balantidium* é um patógeno oportunista associado a doença entérica (Fig. 7-175).

Hyostrongylus rubidus. O *Hyostrongylus rubidus* dos suínos é um parasita gástrico que causa espessamento da mucosa, com acúmulo de muco, hiperplasia das células mucosas e infiltrado inflamatório da lâmina própria por linfócitos, plasmócitos e eosinófilos. Trata-se de um parasita filamentoso vermelho. Clinicamente, a hiostrongilose está associada à "síndrome da porca magra". Macroscopicamente, a mucosa gástrica apresenta-se espessada, catarral e com forma de pavimento com pedras arredondadas, semelhante à ostertagíase dos ruminantes. Microscopicamente, há metaplasia mucosa das glândulas gástricas parasitadas e adjacentes. Em infecções crônicas, há desenvolvimento de folículos linfoides da submucosa.

Esofagóstomo. Ver Distúrbios dos Ruminantes (Bovinos, Ovinos e Caprinos), Intestino, Doenças Parasitárias, Esofagóstomo.

Distúrbios Diversos

Enfisema Intestinal. O enfisema intestinal (pneumatose cistoide intestinal) dos suínos e coelhos se traduz em vasos linfáticos da serosa intestinal e do mesentério cheios de gases. A causa dessa condição é desconhecida e não está associada a doença clínica (Fig. 7-176).

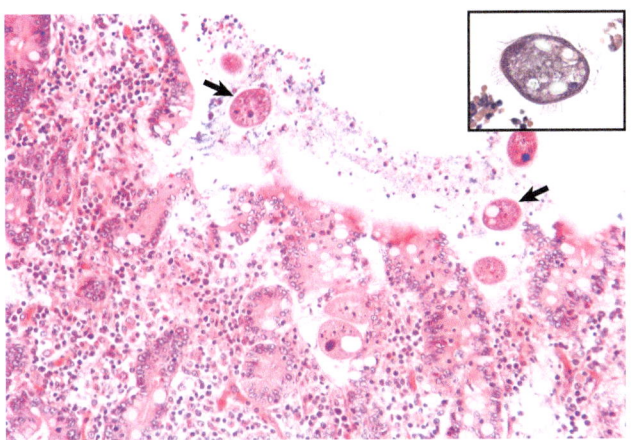

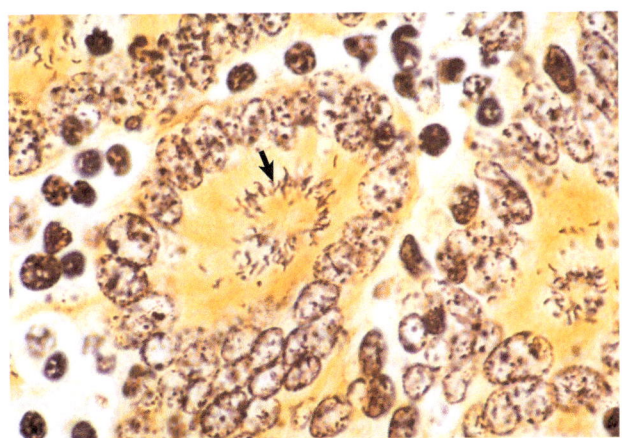

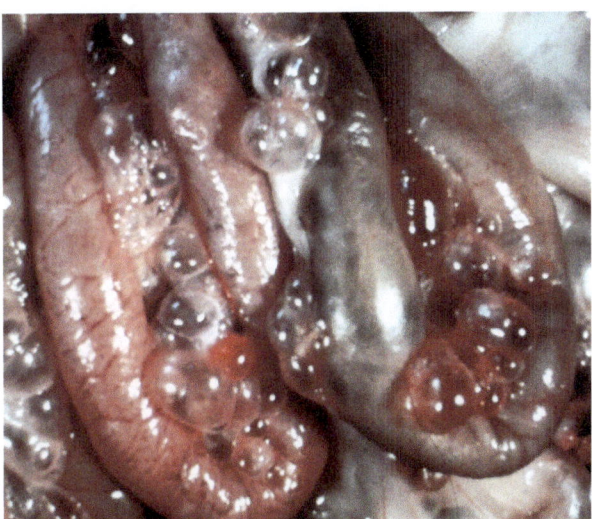

Neoplasias Intestinais

Ver Distúrbios dos Animais Domésticos, Intestino, Neoplasias Intestinais.

Peritônio, Omento, Mesentério e Cavidade Peritoneal

Doença de Glasser

A doença de Glasser caracteriza-se por polisserosite fibrinosa (pleurite, pericardite, peritonite, artrite e leptomeningite). Embora, de um modo geral, não se trate de doença diarreica, a condição causa inflamação da serosa intestinal (serosite). As lesões variam de artrite a peritonite e leptomeningite, dependendo da superfície serosa infectada. A doença de Glasser geralmente acomete suínos de 5 a 12 semanas de idade. A mortalidade entre os animais afetados em um rebanho é alta, mas a morbidade é baixa. Embora a doença de Glasser clássica seja causada por *Haemophilus suis* ou *Haemophilus parasuis*, a polisserosite suína pode ser causada por *Mycoplasma hyorhinis*, *Streptococcus suis* tipo II (zoonótico), salmonelose septicêmica e *E. coli* septicêmica (Fig. 7-17).

Distúrbios dos Cães

Para distúrbios que acometem duas ou mais espécies de animais, ver Distúrbios dos Animais Domésticos.

Cavidade Oral

Ver Distúrbios dos Animais Domésticos, Cavidade Oral.

Estomatites Eosinofílicas

Ver Distúrbios dos Animais Domésticos, Cavidade Bucal, Estomatites Eosinofílicas.

Dentes

Ver Distúrbios dos Animais Domésticos, Dentes.

Tonsilas

Ver Distúrbios dos Animais Domésticos, Tonsilas.

Glândulas Salivares

Ver Distúrbios dos Animais Domésticos, Glândulas Salivares.

Língua

Ver Distúrbios dos Animais Domésticos, Língua.

Esôfago

Acalasia

Ver Distúrbios dos Animais Domésticos, Esôfago, Anomalias de Desenvolvimento, Acalasia.

Estômago

Doenças Parasitárias

Vários gêneros de nematódeos, principalmente *Ollulanus*, *Gnathostoma* e *Cylicospirura*, causam gastrite em cães e gatos, mas essas infecções são raras. *Physaloptera* spp. frequentemente são implicados como parasitas gástricos dos carnívoros por serem, em alguns casos, encontrados no estômago ao exame endoscópico, ou durante a necropsia. Ocasionalmente responsáveis pela manifestação de vômitos, esses parasitas são semelhantes aos ascarídeos, mas geralmente se fixam pelos ganchos anteriores à mucosa da porção proximal do duodeno, na válvula gástrica (Fig. 7-177). Os hospedeiros intermediários são os besouros coprófagos.

Intestino

Linfangiectasia

A linfangiectasia, ou dilatação dos vasos quilíferos, é a causa relatada com mais frequência de enteropatia com perda de proteína em cães.

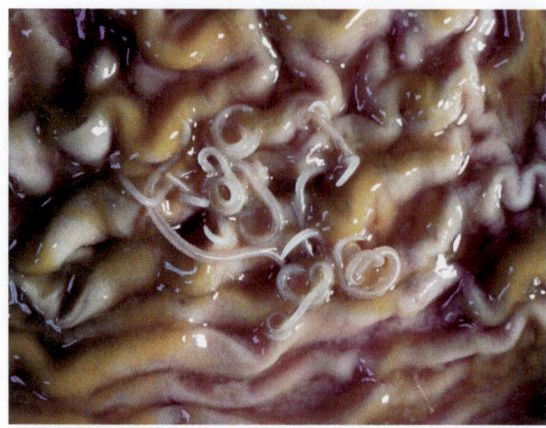

Figura 7-177 Fisalopteríase, Estômago, Cão. *Physaloptera canis*, nematódeos robustos espiralados, firmemente presos à mucosa gástrica por pseudolábios dentados. (Cortesia de Dr. M.D. McGavin, College of Veterinary Medicine, University of Tennessee.)

Os sinais clínicos incluem diarreia, esteatorreia, hipoproteinemia e ascite (Fig. 7-13). A linfangiectasia pode ter como causa um distúrbio congênito de desenvolvimento dos vasos linfáticos, ou ser adquirido secundário a obstrução dos vasos linfáticos causada por doenças granulomatosas ou neoplásicas. Suspeita-se de causa hereditária em algumas raças caninas. Um caso especial é a linfangiectasia lipogranulomatosa dos cães, cujo nome é descritivo das lesões presentes. A maioria dos casos de linfangiectasia adquirida é idiopática. As lesões macroscópicas e microscópicas são aquelas da linfangiectasia e incluem espessamento da mucosa intestinal com dilatação dos vasos linfáticos e quilíferos (Fig. 7-14). Existem aumentos variáveis do número de linfócitos e plasmócitos no tecido afetado.

Doenças Virais

Enterite por Parvovírus. Ver também Distúrbios dos Felinos, Intestino, Doenças Virais, Enterite por Parvovirus.

A enterite canina (e felina) causada por parvovírus é uma doença grave e usualmente fatal. Devido às células-alvo serem divididas rapidamente, no intestino, as células crípticas são as principais células afetadas. Esse tropismo denomina-se *radiomimético*. A replicação inicial do vírus ocorre no tecido linfoide. Embora exista muita sobreposição na síndrome da doença em cães e gatos, as diferenças justificam a discussão independente sobre cada espécie. Para complicar ainda mais as coisas, existe uma alta taxa de mutação entre os parvovírus canino e felino, tendo sido documentada a recombinação genética entre os dois vírus.

A enterite por parvovírus canino apareceu originariamente na Europa e nos Estados Unidos em 1978. A doença foi inicialmente reconhecida porque as lesões macro e microscópicas eram idênticas às da enterite por parvovírus felino. As vacinas contra panleucopenia mostraram-se eficazes para prevenir essa doença em cães e foram extensamente utilizadas até que fossem desenvolvidas vacinas contra o parvovírus específico dos cães. Os cães das raças rottweiler e doberman pinscher, geneticamente relacionadas, são os que correm mais risco de contrair doença por parvovírus, mesmo que devidamente vacinados.

A doença causada por parvovírus canino foi inicialmente descrita como uma ocorrência de três síndromes distintas. Filhotes com menos de 2 semanas tinham doença generalizada com focos de necrose induzida por vírus naqueles tecidos que continham células rapidamente divisíveis. Consequentemente, múltiplos órgãos e tecidos, como o fígado, o rim, o coração, os vasos, a medula óssea, o intestino e o pulmão, eram afetados. Filhotes com idades entre 3 a 8 semanas desenvolviam, às vezes, miocardite pela mesma razão. Em geral, a infecção inicial não era detectada, e esses animais morriam inesperadamente até 5 meses

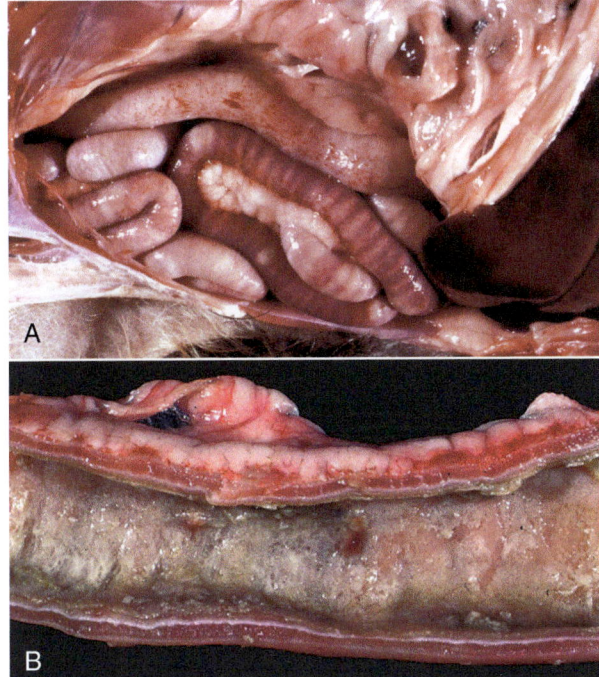

Figura 7-178 **Enterite por Parvovírus, Intestino Delgado, Cão. A,** Segmentos do intestino delgado apresentam-se difusamente avermelhados (hiperemia ativa da mucosa), e a superfície serosa espessada, levemente granular e com petéquias. **B,** A mucosa do intestino delgado está necrosada. Note mucosa espessada e granular com focos de petéquias e descamando. (**A** Cortesia de College of Veterinary Medicine, University of Illinois. **B** Cortesia de Department of Veterinary Biosciences, College of Veterinary Medicine, The Ohio State University; e de Noah's Arkive, College of Veterinary Medicine, The University of Georgia.)

depois em decorrência de cicatrização miocárdica e insuficiência de condução (Fig. 10-81). Em filhotes com 8 semanas ou mais, a doença é idêntica à dos gatos. A hipoplasia cerebelar congênita não foi induzida em filhotes de cães.

Durante a necropsia, o intestino delgado dilatado, flácido, preenchido por fluido, e hemorrágico com serosite semelhante à da panleucopenia é bastante característico (Fig. 7-178). O conteúdo do intestino delgado é marrom a marrom-avermelhado e fluido com exsudato fibrinoso e com ou sem hemorragia (Fig. 7-183, *B*). A linfadenomegalia mesentérica com hemorragia variável é uma condição presente. A medula óssea apresenta-se exaurida. Os cães — mas não os gatos — podem ter linfadenite coagulativa associada à infecção linfoide grave.

A lesão intestinal é a necrose das células epiteliais das criptas. As células epiteliais sobreviventes não são alvos do vírus, mas a sua configuração morfológica muda para escamoide para recobrir a superfície das criptas desnudas e, mais tarde, para recobrir temporariamente a membrana basal das vilosidades desnudas, uma vez que não há produção de células substitutivas, embora continue a haver extrusão do epitélio senil a partir das extremidades das vilosidades. As lesões graves consistem em vilosidades parcialmente desnudas sobre as criptas recobertas por restos celulares, algumas sem revestimento epitelial. Como a membrana basal das vilosidades é exposta durante o contínuo processo de extrusão, as vilosidades se fundem, resultando na ausência de uma estrutura de sustentação para a substituição dos enterócitos depois que as criptas se recuperam. Essa condição resulta em distorção e atrofia permanentes das vilosidades. Pode haver, portanto, epitélio críptico hiperplásico encarcerado. O tecido linfoide não contém corpúsculos de inclusão. Na medula óssea, a eritropoiese é normal, mas a granulopoiese é reduzida. Pode ocorrer colite necrosante, mas

é menos importante do que as lesões do intestino delgado. Cães com enterite hemorrágica por parvovírus têm diarreia sanguinolenta e morrem de choque em 24 horas. Acredita-se que as infecções bacterianas secundárias com endotoxemia estejam associadas à essa síndrome.

Circovírus. O circovírus canino (CV canino) é associado a vômitos, hematoquezia, gastroenterite hemorrágica, vasculite necrosante e linfadenite granulomatosa. As lesões histológicas em porcos infectados com circovírus suíno incluem corpúsculos de inclusão virais nos macrófagos e nas células gigantes multinucleadas, características não relatadas em cães. A partir de surtos de diarreia canina, o vírus foi isolado de cães saudáveis, de cães com vários outros problemas, como trombocitopenia ou febre neutropênica de origem desconhecida, e de alguns animais com carrapatos. Trata-se de um vírus redondo não envelopado com um núcleo de DNA circular de fita simples. Especula-se que patógenos intercorrentes potencializam a doença nas infecções por CV canino.

Parvovírus Diminuto dos Canídeos. O parvovírus canino tipo I produz miocardite e doença respiratória em filhotes jovens. O vírus tem ampla distribuição entre a população canina, mas a doença é diagnosticada apenas esporadicamente. O vírus se espalha por via oronasal. A morte fetal e a absorção embrionária ocorrem com 25 a 35 dias de gestação. Microscopicamente, as lesões intestinais consistem em hiperplasia dos enterócitos com corpúsculos de inclusão intranucleares eosinofílicos e anfofílicos nos enterócitos das extremidades das vilosidades do duodeno e do jejuno. Não há presença da necrose das criptas característica do parvovírus canino tipo 2.

Doenças Bacterianas
Enterite Clostridial

Gastroenterite Hemorrágica Hiperaguda Canina. A causa da gastroenterite hemorrágica hiperaguda canina, também conhecida como gastroenterite hemorrágica canina, ainda não foi descoberta, mas se considera que provavelmente seja decorrente de infecção por *C. perfringens* de tipo desconhecido. A doença ocorre com mais frequência em cães de raças toy e miniatura com menos de 2 anos. Observa-se a presença de sangue no ânus antes da morte. Como o nome da doença indica, ocorre necrose hemorrágica da mucosa GI em qualquer local do estômago em sentido caudal. Há um grande número de organismos clostridiais presentes nos restos intestinais, mas não presos à mucosa intacta. Ao contrário da enterite por parvovirus, na qual as criptas são preferencialmente destruídas, as criptas são poupadas na gastroenterite hemorrágica hiperaguda.

Colite Histiocítica Ulcerativa. Pelo fato de acometer cães da raça boxer e a raça geneticamente correlata buldogue francês, a colite histiocítica ulcerativa tem sido chamada *colite do boxer. Colite granulomatosa* é outro termo para designar essa doença, embora não haja presença de granulomas autênticos. A doença geralmente acomete cães de menos de 2 anos. O animal pode ter fezes amolecidas, mas, em geral, não se observa diarreia ou perda de peso. Em alguns casos, há evidência de muco e sangue nas fezes. As lesões, visíveis por proctoscopia, são nódulos ulcerativos elevados (Fig. 7-179). Microscopicamente, o cólon apresenta-se ulcerado e se observa acentuada infiltração por macrófagos com material PAS positivo.

Há macrófagos grandes com citoplasma eosinofílico espumoso abundante na lâmina própria colônica e na submucosa no início do curso da doença. Em menor número, pode haver células inflamatórias mononucleares menores, principalmente linfócitos e plasmócitos. O material PAS positivo contido nos macrófagos é visualizado por coloração de Gram, microscopia eletrônica e imuno-histoquímica. É provável que eles contenham bactérias e restos fagolisossômicos de células digeridas. As evidências sugerem que as bactérias provavelmente

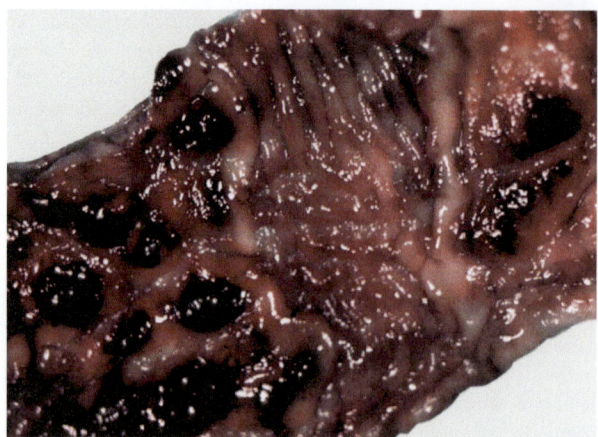

Figura 7-179 Colite Histiocítica Ulcerativa, Cólon, Cão Boxer. Existem numerosas úlceras arredondadas e coalescentes no cólon deste caso de "colite dos boxers". As pesquisas sugerem a *Escherichia coli* como o agente etiológico da colite dos boxers. (Cortesia de Dr. H. Gelberg, College of Veterinary Medicine, Oregon State University.)

são *E. coli*. O grande número de macrófagos ingurgitados no interior da lâmina própria resulta em uma lesão por ocupação de espaço que afeta os enterócitos sobrejacentes. A necrose dos enterócitos resulta em erosão e ulceração da mucosa colônica. Há ocorrência de linfadenopatia, tanto regional quanto generalizada, caracterizada por um influxo de macrófagos espumosos nos seios linfáticos.

Enterite Causada por *Citrobacter freundii*. A bacteremia e a septicemia associadas ao *Citrobacter freundii* têm sido relatadas como causas de diarreia muco-hemorrágica em cães com lesões hemorrágicas no intestino delgado e no cólon. Acredita-se que filhotes e cães imunocomprometidos sejam acometidos. Por se tratar de bacteremia e/ou septicemia, vários órgãos e tecidos são afetados, além do intestino. A condição é mais comum em seres humanos como uma infecção nosocomial com alta taxa de mortalidade. Em seres humanos, a via de infecção é pelo trato urinário, vesícula biliar, trato GI ou feridas cutâneas. As infecções por *Citrobacter* devem ser consideradas zoonoses potenciais.

Doenças Fúngicas

Histoplasmose Canina. A histoplasmose canina ocorre com mais frequência nos vales dos rios Ohio e Mississippi. Essa zoonose micótica sistêmica pode infectar o intestino, mas a pneumonia é mais comum. Portanto, a via de infecção é por inalação ou ingestão. Acredita-se que o reservatório seja o solo e as fezes de aves. A levedura invade o tecido, causa necrose e se replica nos macrófagos. Pode haver presença de lesões granulomatosas nos tecidos pulmonar, intestinal, linfoide, hepático e outros. Durante a necropsia ou a biópsia, o intestino apresenta-se espessado, e a mucosa irregular com ulceração. Outras condições presentes são hepatomegalia, linfadenopatia e linfadenomegalia do mesentério. Granulomas pulmonares disseminados podem estar presentes.

No íleo e no cólon afetados, a lâmina própria está expandida por macrófagos que contém *H. capsulatum* (Fig. 7-180). Com o tempo, a infecção pode se estender transmuralmente pelo intestino e para o sistema linfoide. Ocorre hiperplasia de linfonodos regionais, e os seios linfoides apresentam grande número de macrófagos (Figs. 13-59, 13-91 e 13-92). O fígado apresenta granulomas multifocais com fungos intracelulares que supostamente chegam via veia porta (Fig. 8-56).

Os sinais da histoplasmose intestinal em cães incluem diarreia crônica intratável com anorexia e consequente perda de peso, letargia, pelagem rala e anemia. Pode haver sinais respiratórios e linfadenite periférica.

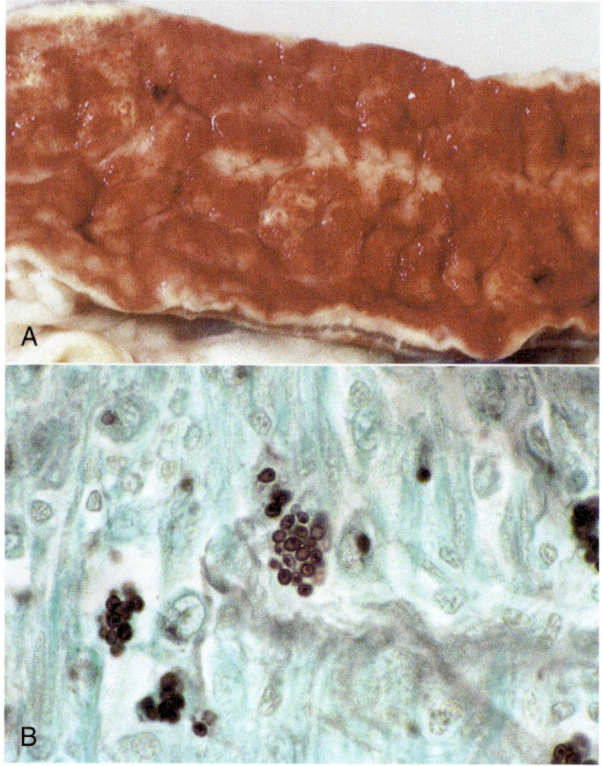

Figura 7-180 Histoplasmose, Enterite Granulomatosa, Intestino, Cão. A, A mucosa está congesta e significativamente espessada pela inflamação granulomatosa que expandiu a lâmina própria. **B,** Aglomerados de organismos *Histoplasma capsulatum* de 3 a 5 µm (corado de preto) com um nucleoide central estão no interior dos macrófagos. Coloração com prata de metenamina de Grocott-Gomori. (**A** Cortesia de Dr. R. Panciera, School of Veterinary Medicine, Oklahoma State University; e de Noah's Arkive, College of Veterinary Medicine, The University of Georgia. **B** Cortesia de Dr. H. Gelberg, College of Veterinary Medicine, Oregon State University.)

Doenças Rickettsiais

Intoxicação por Ingestão de Salmão. A intoxicação por ingestão de salmão é uma enterocolite granulomatosa hemorrágica aguda e fatal que acomete cães e raposas e resulta do consumo de salmão carreando o trematódeo *Nanophyetus salmincola*. Quando esse trematódeo hospeda *Neorickettsia helminthoeca*, uma rickettsia cocoide de 0,3 µm, pode ocorrer a doença. As lesões podem se estender do piloro ao ânus. As lesões entéricas consistem em hemorragia nos locais de necrose do GALT, especialmente próximo às válvulas ileocecais. No intestino delgado, os trematódeos podem entrar na mucosa. O diagnóstico é confirmado pela visualização dos macrófagos que contêm corpúsculos elementares corados pelo método de Giemsa ou Gram e encontram-se presentes em muitos tecidos, inclusive linfonodos, lâmina própria e cérebro.

De seis a oito dias após a ingestão do peixe parasitado, os cães se mostram febris e deprimidos, com secreção oculonasal, diarreia marcante, êmese, anorexia e esplenolinfadenopatia caracterizada pelo aumento das tonsilas, do baço e dos linfonodos. Os linfonodos mesentéricos frequentemente são mais afetados do que os linfonodos periféricos. Se não forem tratados, os animais afetados morrem em 10 dias.

Doenças Parasitárias

Gastroenterite Eosinofílica Multifocal Canina. A gastroenterite eosinofílica multifocal canina, uma doença incomum em cães geralmente com menos de 4 anos de idade. A doença é causada pela migração de larvas de *T. canis*. Consequentemente, a ocorrência dessa doença é associada ao manejo parasitário inadequado.

As larvas de *T. canis* são ingeridas, invadem a mucosa do estômago e do intestino delgado, acabando por se encarcerar e se localizar em sua própria inflamação autoinduzida. As larvas dormentes migram para o útero e para os fetos no final da gestação. Após o parto, as larvas são secretadas no leite da cadela ou ingeridas a partir de fezes presentes no meio ambiente. As larvas ingeridas penetram na mucosa gástrica e do intestino delgado, entram nos vasos linfáticos ou na veia porta e dirigem-se para o fígado e os pulmões. Em seguida, elas se desenvolvem e se transformam em larvas de terceiro estádio, são expectoradas e, por fim, deglutidas. No trato GI, elas podem maturar e tornar-se ascarídeos adultos. Na maioria dos filhotes, as larvas de ascarídeos completam o seu ciclo de vida em algumas semanas. Alternativamente, as larvas são envolvidas nos granulomas que matam o parasita após uma reatividade imune. Esses granulomas podem estar em qualquer lugar dos tratos de migração do parasita, incluindo a maioria dos órgãos abdominais, olhos, cérebro e pulmões. Os eosinófilos são um componente importante da reação inflamatória e se fixam ao local de encarceramento do parasita por meio de resíduos metabólicos das larvas. Subsequentemente, as larvas podem calcificar-se ou permanecer viáveis por até 4 anos. Essa condição, que é especialmente comum em espécies hospedeiras aberrantes, denomina-se *larva migrans visceral*. Trata-se de um perigo em ambiente em que as crianças brincam em areia ou terra contaminada pelas fezes de animais infectados. Os ovos são relativamente resistentes as condições ambientais extremas.

As lesões são microscópicas a macroscópicas e podem ser bastante numerosas. Como em outras doenças inflamatórias, pode haver linfadenopatia regional com ou sem nódulos que variam de principalmente granulomatosos a eosinofílicos ou uma mistura de ambos. As larvas, quando presentes, apresentam-se rodeadas por um material eosinofílico, amorfo e margeado que se cora positivamente por PAS (fenômeno de Splendore-Hoeppli).

Em geral, a gastroenterite eosinofílica multifocal canina é assintomática. Entretanto, diarreia crônica, perda de peso moderada, eosinofilia intermitente ou persistente e concentrações séricas elevadas de γ-globulina podem caracterizar esse distúrbio. A concentração sérica de albumina, os resultados dos testes de absorção e as radiografias contrastadas do intestino delgado geralmente são normais.

Distúrbios Imunológicos

Doença Inflamatória Intestinal. Em cães e gatos, a doença inflamatória intestinal é microscopicamente uma enterite linfoplasmacítica. O diagnóstico é feito por biópsia. As raças basenji e pastor alemão têm predileção por essa doença. A causa é desconhecida, mas a presença de um grande número de linfócitos e plasmócitos sugere distúrbio imunológico. Má absorção e enteropatia crônica com perda de proteína podem ser condições resultantes do acentuado infiltrado de linfócitos e plasmócitos na lâmina própria. Nos cães, a lâmina própria do intestino delgado contém números elevados de linfócitos B e T (Fig. 7-181). Nos gatos, mas não nos cães, os antígenos alimentares causam alguns casos de doença inflamatória intestinal; portanto, é possível controlar a doença com o manejo da dieta. Evidências empíricas sugerem que a enterite linfocítica plasmocítica nos felinos pode ser um evento preliminar para o linfoma intestinal.

Gastroenterite Eosinofílica Difusa. Embora com predileção pela raça pastor alemão, a gastroenterite eosinofílica difusa acomete outras raças de cães e gatos. A condição se caracteriza por episódios recorrentes de diarreia associada a eosinofilia tecidual e circulante. A maior concentração de eosinófilos na circulação e nas lesões sugere uma reação de hipersensibilidade a alguma substância ingerida ou à presença de parasitas. A causa não foi identificada e não existem lesões macroscópicas. Os eosinófilos, juntamente com os linfócitos e plasmócitos, infiltram fortemente todas as camadas da mucosa do estômago e do intestino (Fig. 7-182).

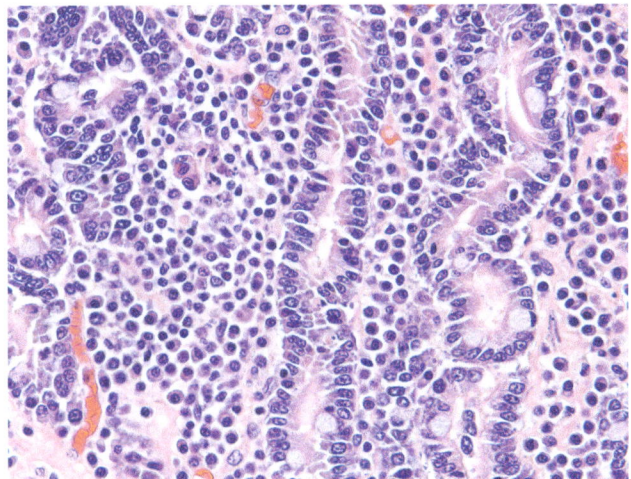

Figura 7-181 **Enteropatia Linfoplasmocítica, Intestino, Cão.** A lâmina própria apresenta-se expandida por linfócitos e plasmócitos. Coloração por HE. (Cortesia de Dr. H. Gelberg, College of Veterinary Medicine, Oregon State University.)

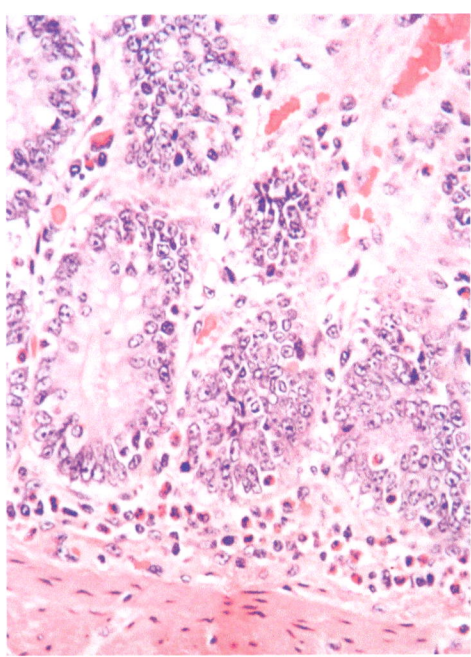

Figura 7-182 **Enterite Eosinofílica Difusa, Intestino Delgado, Cão.** Numerosos eosinófilos estão na lâmina própria profunda e na interface mucosa-submucosa (*quarto inferior da imagem*). A causa dessa reação de hipersensibilidade é desconhecida. Coloração por HE. (Cortesia de Dr. H. Gelberg, College of Veterinary Medicine, Oregon State University.)

Enteropatia Sensível ao Trigo dos Setters irlandeses. A enteropatia sensível ao trigo, uma condição hereditária semelhante à enteropatia sensível ao glúten dos seres humanos, é a primeira descrição existente de enteropatia canina induzida pela alimentação. A condição caracteriza-se por um número elevado de linfócitos intraepiteliais e de células caliciformes com posterior atrofia parcial das vilosidades, particularmente do jejuno. A terapia baseada na dieta é paliativa.

Distúrbios Idiopáticos

Amiloidose Gastrointestinal Senil Canina. Amiloide localizado no interior e ao redor dos vasos da submucosa e das camadas musculares do trato digestório e no mesentério, constitui uma condição relatada em cães. O mecanismo e a natureza química da deposição de amiloide não foram determinados. Não existem relatos de ocorrência de disfunção do trato digestório com amiloidose GI senil canina.

Enterites Parasitárias

Ver Distúrbios dos Animais Domésticos, Intestino, Doenças Causadas por Patógenos Específicos, Doenças Parasitárias.

Neoplasias Intestinais

Ver Distúrbios dosAnimais Domésticos, Intestino, Neoplasias Intestinais.

Peritônio, Omento, Mensentério e Cavidade Peritoneal

Ver Distúrbios dosAnimais Domésticos, Peritônio, Omento, Mensentério e Cavidade Peritoneal.

Peritonite Esclerosante Encapsulante

A peritonite esclerosante encapsulante é incomum em cães e rara em gatos. As superfícies serosas da cavidade abdominal são recobertas por tecido de granulação e/ou tecido fibroso, que geralmente encapsulam e, às vezes, distorcem as vísceras. Há presença de múltiplas aderências. Em pacientes clínicos, é possível, às vezes, palpar os órgãos afetados. O fluido abdominal contém números variáveis de eritrócitos, macrófagos, células inflamatórias mistas, células mesoteliais reativas e fibroblastos. A etiologia, em casos que não são idiopáticos, inclui esteatite, corpos estranhos e infecções bacterianas crônicas.

Distúrbios dos Gatos

Para distúrbios que acometem duas ou mais espécies de animais, ver Distúrbios dos Animais Domésticos.

Cavidade Oral
Estomatites Eosinofílicas

Ver Distúrbios dos Animais Domésticos, Cavidade Bucal, Estomatites Eosinofílicas.

A rinotraqueíte felina e o calicivírus felino podem causar ulceração oral.

Dentes
Lesões por Reabsorção Externa do Colo Dentário em Felinos

Os gatos que apresentam lesões de reabsorção externa do colo dentário geralmente sentem dor ao mastigar, que possivelmente reflete em inapetência e/ou movimentos mastigatórios anormais. A reabsorção externa de dentes outrora normais é causada pela reabsorção odontoclástica do cemento, particularmente na região do colo dentário ou da raiz do dente. O osteoclasto reveste total ou parcialmente a cavidade de reabsorção. A cavidade formada pode conter placa bacteriana, resultando em inflamação intensa e mais reabsorção osteoclática do tecido dentário, incluindo a dentina e o canal da raiz. A causa primária dessa condição é desconhecida.

Tonsilas

Ver Distúrbios dos Animais Domésticos, Tonsilas.

Glândulas Salivares

Ver Distúrbios dos Animais Domésticos, Glândulas Salivares.

Língua

Ver Distúrbios dos Animais Domésticos, Língua e Distúrbios dos Gatos.

Esôfago

Ver Distúrbios dos Animais Domésticos, Esôfago.

Estômago

Ver Distúrbios dos Animais Domésticos, Estômago e Abomaso.

Intestino
Doenças Virais

Enterite por Parvovírus. Ver também Distúrbios dos Cães, Distúrbios Intestinais, Doenças Virais, Enterite por parvovirus.

Nos gatos, martas e guaxinim, a panleucopenia, a cinomose felina, a enterite felina e a enterite das martas são sinônimos dessa importante doença. As lesões iniciais durante o curso da doença são depleção linfoide e involução tímica. Mais tarde, as lesões incluem intestino segmentarmente avermelhado e flácido com serosite. As lesões geralmente se limitam ao intestino delgado, mas a colite acomete alguns gatos. A atrofia das vilosidades ocorre secundariamente à destruição das células epiteliais crípticas (Fig. 7-183). Corpúsculos de inclusão basofílicos intranucleares encontram-se presentes nos enterócitos e linfócitos no início da infecção. Em gatos livres de patógenos e com baixa renovação de enterócitos, a doença causada pelo parvovírus felino é muito menos marcante. A infecção intrauterina causa hipoplasia cerebelar congênita nos filhotes. O vírus é citolítico e infecta as células que se dividem, alterando, assim, a diferenciação das camadas do cerebelo durante a organogênese. A doença clínica se caracteriza por desidratação, depressão, diarreia e vômitos. Como a medula óssea é um tecido que se divide rapidamente, a panleucopenia é o principal achado no laboratório clínico.

Distúrbios Imunológicos

Ver Distúrbios dos Cães, Distúrbios Intestinais, Distúrbios Imunológicos, Gastroenterite Eosinofílica Difusa.

Distúrbios Idiopáticos

Doença Inflamatória Intestinal. Ver Distúrbios dos Cães.

Colite Ulcerativa Felina. A colite ulcerativa felina é macroscópica e histologicamente análoga à sua equivalente canina, a colite histiocítica ulcerativa (Fig. 7-184). A causa é desconhecida.

Enterites Parasitárias

Ver Distúrbios dosAnimais Domésticos, Intestino, Doenças Causadas por Patógenos Específicos, Doenças Parasitárias.

Neoplasias Intestinais

Ver Distúrbios dosAnimais Domésticos, Intestino, Neoplasias Intestinais.

Peritônio, Omento, Mesentério e Cavidade Peritoneal
Doenças Virais

Peritonite Infecciosa Felina. A peritonite infecciosa felina é uma doença uniformemente fatal dos gatos. Uma doença causada por coronavírus quase idêntica foi descrita em furões. Embora afete gatos de todas as idades, a doença acomete principalmente os mais jovens e os mais velhos. Doze por cento das mortes de felinos estão associadas à peritonite infecciosa felina. A causa da doença é um coronavírus relacionado com o coronavírus da gastroenterite transmissível dos suínos. Acredita-se que o coronavírus da peritonite infecciosa felina seja um coronavírus entérico mutado. Depois de entrar no corpo, a primeira série de replicação viral ocorre no sistema linfoide. Os macrófagos são infectados e carreiam o vírus sistemicamente. As células endoteliais são ativadas secundariamente à regulação positiva do complexo principal

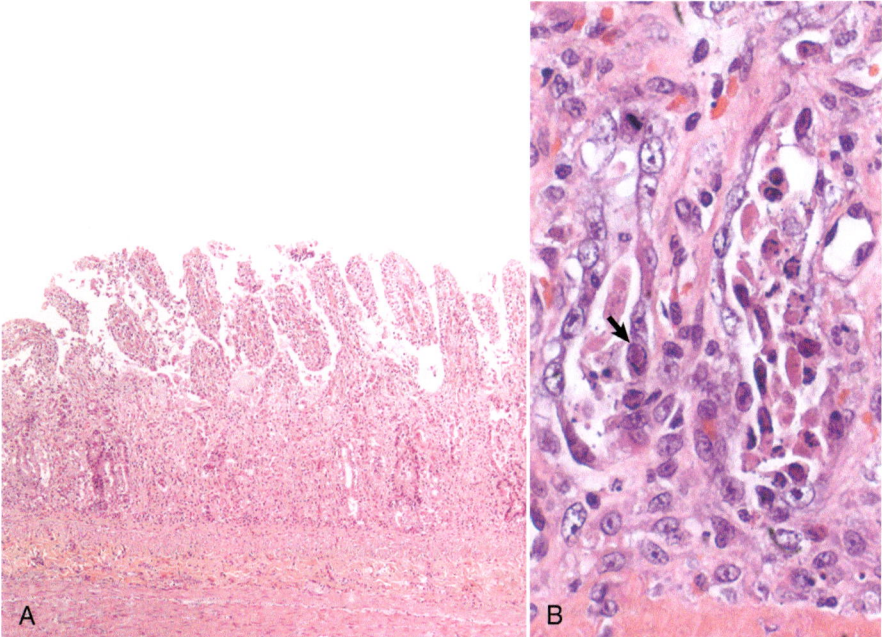

Figura 7-183 Enterite Causada pelo Vírus da Panleucopenia, Intestino Delgado, Gato. A, As vilosidades estão desnudas de epitélio e atróficas. Note que, devido à perda de células epiteliais das criptas, elas colapsaram, obstruindo os lúmens. Algumas criptas estão dilatadas. Coloração por HE. **B,** Maior ampliação das criptas. É possível observar as células epiteliais necróticas descamadas nos lúmens das criptas e as células epiteliais escamoides e células hiperplásicas revestindo as criptas (algumas com corpúsculos de inclusão intranucleares) (*seta*), todas indicativas de tentativas de reparo e regeneração epitelial. Presença de células inflamatórias crônicas na lâmina própria. Coloração por HE. (**A** e **B** Cortesia de Dr. J.F. Zachary, College of Veterinary Medicine, University of Illinois.)

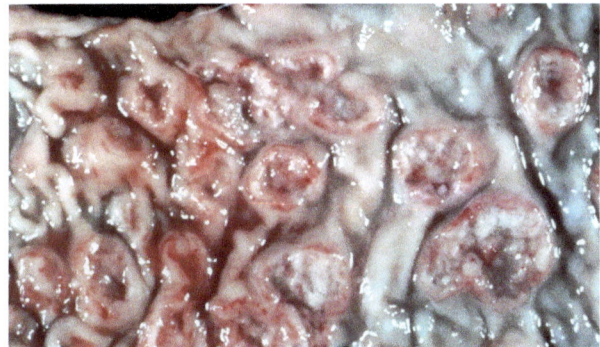

Figura 7-184 Colite Ulcerativa Felina, Cólon, Gato. Existem numerosas úlceras arredondadas na mucosa dessa doença idiopática. (Cortesia de Dr. H. Gelberg, College of Veterinary Medicine, Oregon State University.)

de histocompatibilidade classe II. As observações sugerem que os monócitos ativados são essenciais para o desenvolvimento da vasculite. As lesões são multifocais, e a maioria dos órgãos, incluindo o sistema nervoso central (SNC), pode ser afetada (Figs. 14-105, 14-106). Em alguns casos, as lesões na vascularização dos olhos são úteis para um diagnóstico provisório de peritonite infecciosa felina no animal vivo, mas outras doenças, como a toxoplasmose e os fungos sistêmicos, podem causar lesões semelhantes. A "forma úmida" da doença caracteriza-se por polisserosite fibrinosa (ver Fig. 7-16); a "forma seca" não apresenta o processo efusivo. Não se sabe ao certo por que uma forma se desenvolve e não a outra, mas a razão pode estar relacionada com o tipo principal de célula imune efetora. A doença frequentemente ocorre em gatil, e a disseminação do vírus entre os gatos ocorre pela saliva em tijelas e utensílios compartilhados ou pela mutação de um coronavírus endógeno.

Devido à presença de anticorpos não neutralizantes, imunecomplexos se desenvolvem e reações tipo Arthus se localizam nos vasos. A vasculite resulta em efusão proteica. Portanto, as lesões são vasocêntricas. O curso prodrômico da peritonite infecciosa felina é curto, e o desenvolvimento e a extensão das lesões são acelerados em gatos soropositivos. A peritonite infecciosa felina usualmente se caracteriza por caquexia progressiva decorrente da perda de proteína. Não é usual que o vírus produza lesões piogranulomatosas, mas na peritonite infecciosa felina, a deposição vasoconcêntrica de imunocomplexos resulta na formação de piogranulomas. Essas lesões são individuais ou múltiplas, brancas e elevadas. Na superfície do rim, elas geralmente são lineares, acompanhando claramente os vasos da superfície renal (Fig. 11-68). Em sua "forma úmida", a peritonite infecciosa felina é caracterizada por quantidade variável de efusão espessa, fibrinosa e rica em proteína nas cavidades corporais. Quando colocado entre os dedos enluvados, esse transudato pode ser desfeito em filamentos à medida que os dedos se separam. O transudato é estéril, o que elimina a maioria das outras causas de peritonite fibrinosa. Os granulomas são translúcidos e têm menos de 2 mm de diâmetro. A "forma seca" da doença é idêntica à forma úmida, mas apresenta apenas piogranulomas e não exsudatos.

CAPÍTULO 8

Sistema Hepatobiliar e Pâncreas Exócrino

Danielle L. Brown, Arnaud J. Van Wettere e John M. Cullen

Sumário de Leituras-Chave

Fígado e Sistema Biliar Intra-Hepático

Estrutura

Desenvolvimento

No início da embriogênese, as origens do fígado são evidentes. O divertículo hepático, também denominado *broto hepático*, origina-se do endoderma embrionário como uma evaginação oca do duodeno primitivo. As células epiteliais hepáticas primitivas do divertículo hepático estendem-se para o interior do estroma mesenquimal adjacente e dos vasos circundantes que formam o plexo venoso vitelino, um complexo de vasos que drenam o saco vitelino. Essa estreita relação entre as células epiteliais do fígado e os vasos vitelinos de pequeno calibre é a forma inicial de desenvolvimento dos sinusoides hepáticos. Subsequentemente, a parte caudal do divertículo hepático desenvolve-se para o interior da vesícula biliar e do ducto cístico. O tecido conjuntivo hepático é derivado do septo transverso, uma camada de células que separa parcialmente a cavidade pericárdica da cavidade peritoneal, e de um crescimento interno das células mesenquimais da cavidade celômica.

O epitélio biliar também se origina do divertículo hepático. Os ductos intra-hepáticos desenvolvem-se a partir de uma estrutura chamada *placa ductal*, composta inicialmente por uma camada de hepatoblastos que circundam os ramos da veia porta e recobrem o mesênquima do trato portal primitivo. Subsequentemente, forma-se uma segunda camada descontínua externa de hepatoblastos primitivos e as regiões com duas camadas de células remodelam-se em túbulos,

alguns dando origem ao sistema ductular biliar intra-hepático. As células supérfluas da placa ductal sofrem apoptose. O desenvolvimento dos ductos tem início no *hilo hepático* e estende-se às margens do fígado até os estágios finais da gestação. Da mesma forma, a artéria hepática também tem origem no hilo hepático e a sua extensão para o interior dos tratos portais normalmente ocorre de forma concomitante com o desenvolvimento dos ductos biliares maduros, sugerindo um processo indutivo entre as artérias e os ductos biliares em desenvolvimento. As porções residuais do divertículo hepático persistem, transformando-se nos ductos biliares extra-hepáticos.

Sabe-se que os hepatócitos e as células epiteliais biliares dividem uma origem embrionária comum, mas os fatores que resultam na morfologia final característica dos hepatoblastos primitivos não estão bem-elucidados. Acredita-se que interações epitélio-mensenquima desempenhem um papel nesse processo. As células epiteliais hepáticas, em contato com o endotélio vascular, são destinadas a transformar-se em hepatócitos, enquanto aquelas que estão em contato com o mesênquima em desenvolvimento dos tratos portais transformam-se em ductos biliares.

Estruturas Macroscópicas e Microscópicas

O fígado é o mais pesado órgão interno do corpo. Em carnívoros adultos, constitui aproximadamente de 3 a 4% do peso corporal. Em onívoros adultos e ruminantes de pequeno porte, corresponde a 1,5 a 2% do peso corporal, em herbívoros de grande porte, equivale a cerca de 1% do peso corpóreo. Nos neonatos de todas as espécies, o fígado representa uma porcentagem maior do peso corporal do que nos adultos. Nos animais monogástricos, o fígado toca o diafragma e ocupa a região central do abdome cranial. Nos ruminantes, o fígado apresenta-se deslocado para o lado direito da cavidade abdominal cranial. Uma série de ligamentos mantém o fígado em sua posição. O coronário conecta o fígado ao diafragma próximo ao esôfago. O ligamento falciforme conecta a linha média do fígado à linha média ventral do abdome. O ligamento redondo, um resíduo da veia umbilical, encontra-se incorporado ao falciforme. O fígado é suprido de sangue por duas fontes. A veia porta drena o trato digestório e fornece de 70% a 80% do total do fluxo sanguíneo hepático aferente, enquanto a artéria hepática fornece o restante do fluxo sanguíneo hepático. O sangue deixa o fígado por meio da veia hepática, que é muito curto, e entra na veia cava caudal. O fígado tem uma superfície capsular lisa e o parênquima consiste em um tecido friável castanho-avermelhado que se divide em lobos. A subdivisão macroscópica do fígado em lobos difere entre as espécies domésticas. Na periferia, os lobos afinam-se de modo a formar uma borda cortante.

A subunidade funcional clássica do fígado é o lóbulo hepático, uma estrutura hexagonal com 1 a 2 mm de largura (Figs. 8-1 e 8-2). No centro, o lóbulo tem uma veia central (também denominada vênula hepática terminal), que é um afluente da veia hepática, e nos ângulos do hexágono, apresenta os tratos portais (Figs. 8-3 e 8-4). Os tratos portais contêm os ductos biliares, os ramos da veia porta, a artéria hepática, os nervos e os vasos linfáticos, todos sustentados por um estroma colagenoso. A placa limitante, uma margem não contínua de hepatócitos, forma o limite externo do trato portal. Os lóbulos dividem-se nas regiões periportal, mediozonal (ou intermediária) e centrolobular (Fig. 8-5). O sangue flui para os sinusoides, proveniente dos ramos terminais de distribuição da artéria hepática e das veias portais que deixam os tratos portais e formam um perímetro externo do lóbulo (Figs. 8-3 e 8-4). O sangue portal e o sangue arterial hepático misturam-se nos sinusoides. O sangue drena dos sinusoides para as veias centrais e para as veias sublobulares progressivamente maiores, e então para as veias hepáticas.

Alternativamente, quando o fígado é visto como uma glândula secretora de bile, o ácino (*versus* o lóbulo hepático) é a subunidade anatômica do parênquima hepático (Fig. 8-6). Os ramos aferentes terminais da veia porta e da artéria hepática projetam-se para o parênquima como ramos do tronco de uma árvore, formando o longo eixo do ácino, que tem formato de diamante. Desse modo, os ramos aferentes terminais da veia porta e da artéria hepática situam-se no centro do ácino, e a vênula hepática terminal, na periferia (Fig. 8-3). Cada vênula hepática terminal (veia central) recebe sangue de vários ácinos. O ácino é constituído por três zonas. A zona 1 é a mais próxima do sangue aferente proveniente da artéria hepática e da veia porta. A zona 2 é periférica à zona 1, e a zona 3 limita a vênula hepática terminal (Fig. 8-5). Nessa unidade anatômica, o fluxo biliar começa nos canalículos dos hepatócitos na zona 3 e flui através das zonas 2 e 1, chegando, por fim, aos ductos biliares interlobulares das regiões portais.

Existem perspectivas adicionais da subdivisão da arquitetura do fígado, como os lóbulos portais centrados em uma tríade portal ou no lóbulo primário de Matsumoto.

A aparência ultraestrutural dos hepatócitos reflete o metabolismo ativo das células, a secreção da bile e o contato íntimo com o plasma.

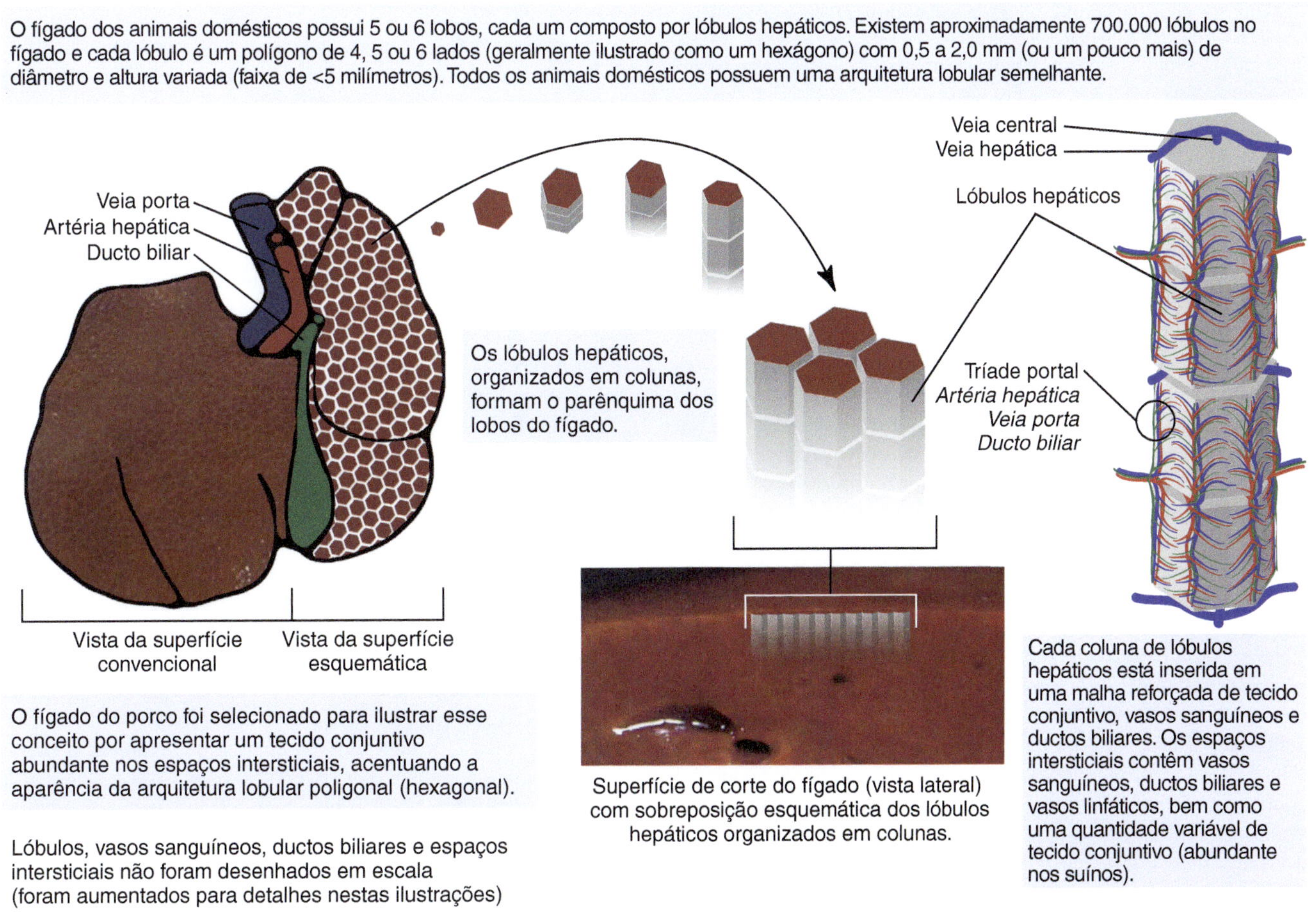

O fígado dos animais domésticos possui 5 ou 6 lobos, cada um composto por lóbulos hepáticos. Existem aproximadamente 700.000 lóbulos no fígado e cada lóbulo é um polígono de 4, 5 ou 6 lados (geralmente ilustrado como um hexágono) com 0,5 a 2,0 mm (ou um pouco mais) de diâmetro e altura variada (faixa de <5 milímetros). Todos os animais domésticos possuem uma arquitetura lobular semelhante.

Veia porta
Artéria hepática
Ducto biliar

Vista da superfície convencional
Vista da superfície esquemática

O fígado do porco foi selecionado para ilustrar esse conceito por apresentar um tecido conjuntivo abundante nos espaços intersticiais, acentuando a aparência da arquitetura lobular poligonal (hexagonal).

Lóbulos, vasos sanguíneos, ductos biliares e espaços intersticiais não foram desenhados em escala (foram aumentados para detalhes nestas ilustrações)

Os lóbulos hepáticos, organizados em colunas, formam o parênquima dos lobos do fígado.

Superfície de corte do fígado (vista lateral) com sobreposição esquemática dos lóbulos hepáticos organizados em colunas.

Veia central
Veia hepática
Lóbulos hepáticos
Tríade portal
Artéria hepática
Veia porta
Ducto biliar

Cada coluna de lóbulos hepáticos está inserida em uma malha reforçada de tecido conjuntivo, vasos sanguíneos e ductos biliares. Os espaços intersticiais contêm vasos sanguíneos, ductos biliares e vasos linfáticos, bem como uma quantidade variável de tecido conjuntivo (abundante nos suínos).

Figura 8-1 **Organização Lobular do Fígado dos Animais Domésticos.** (Cortesia do Dr. A.J. Van Wettere, School of Veterinary Medicine, Utah State University e Dr. J.F. Zachary, College of Veterinary Medicine, University of Illinois. Fotografia macroscópica da superfície do fígado do porco. Cortesia do Dr. Edward (Ted) Clark, College of Veterinary Medicine, University of Calgary.)

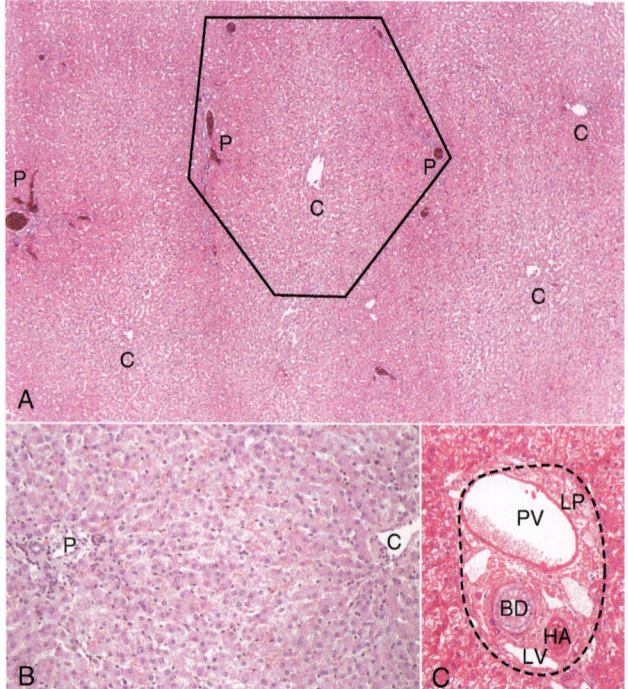

Figura 8-2 Fígado, Lóbulos Hepáticos, Cão Normal. A, Menor aumento. Uma veia central (C) está localizada no centro do lóbulo. Os ramos da veia porta, da artéria hepática, do ducto biliar e dos vasos linfáticos estão localizados na periferia do lóbulo nos tratos portais (P) (Fig. 8-2, C). Coloração por HE. **B,** Maior aumento. Trabéculas de hepatócitos organizadas radialmente entre os tratos portais (P) e uma veia central (C). Coloração por HE. **C,** Maior aumento, trato portal. O trato portal normal contém a artéria hepática (HA), o ducto biliar (BD), a veia porta (PV) e vários vasos linfáticos (LV). Essas estruturas são circundadas por uma matriz extracelular colagenosa que forma uma margem abrupta com uma fileira circunferencial de hepatócitos, denominada placa limitante (LP – linha pontilhada). Nota-se que o contorno da veia porta normalmente é maior do que o da artéria hepática e o do ducto biliar. Coloração por HE. (**A** e **C** Cortesia do Dr. J.M. Cullen, College of Veterinary Medicine, North Carolina State University. **B** Cortesia do Dr. J.F. Zachary, College of Veterinary Medicine, University of Illinois.)

A superfície do hepatócito voltada para o lúmen sinusoidal contém microvilosidades em abundância. A face basolateral dos hepatócitos caracteriza-se pela presença de canalículos, porções modificadas da membrana celular de dois hepatócitos adjacentes, que formam um lúmen para a secreção biliar. O citoplasma contém glicogênio e várias organelas, inclusive grande número de mitocôndrias, lisossomos e um abundante retículo endoplasmático liso e rugoso.

No fígado, os hepatócitos estão organizados em trabéculas ramificadas com espessura de uma célula, que se estendem radialmente a partir da vênula hepática terminal. As trabéculas hepáticas são separadas pelos sinusoides vasculares. O sangue oriundo dos ramos aferentes terminais da artéria hepática e da veia porta se mistura e flui para a vênula hepática terminal. Os sinusoides hepáticos diferem dos capilares na medida em que são revestidos por células endoteliais descontínuas (fenestradas) que não possuem uma membrana basal típica (Fig. 8-7), enquanto os capilares possuem um revestimento endotelial contínuo e encontram-se envoltos pela membrana basal. Os sinusoides são fundamentais para a função hepática adequada. A arquitetura dos sinusoides permite que os hepatócitos absorvam eficientemente os elementos constituintes do plasma e facilita a secreção hepatocelular. Um delicado suporte de membrana basal elétron-lucente que contém colágeno dos tipos III, IV e XVIII e outros componentes da matriz extracelular (ECM) sustenta as células endoteliais sinusoidais

(Fig. 8-7). Coletivamente, esses elementos formam a "reticulina" do fígado (Fig. 8-8).

Existe também uma lacuna entre as células endoteliais e os hepatócitos. Essa característica anatômica fundamental do fígado é denominada espaço de Disse. Embora as células sanguíneas normalmente sejam excluídas do espaço de Disse por serem demasiadamente grandes para passar pelos espaços endoteliais, as células endoteliais modificadas e a membrana basal permitem que o plasma passe livremente por esse espaço (Fig. 8-7). Dentro desse espaço, os elementos constituintes do plasma entram em contato com a superfície luminar dos hepatócitos. Ela se caracteriza pela presença de numerosas microvilosidades, o que aumenta a área de superfície dos hepatócitos e facilita a captação de uma variedade de substâncias carreadas pelo plasma, bem como a secreção de produtos sintetizados. Qualquer lesão nessa área produz um impacto significativo na função hepática.

O lúmen dos sinusoides contém os macrófagos hepáticos, denominados de *células de Kupffer* (Figs. 8-7 e 8-9). Essas células, que fazem parte do sistema monocítico-macrofágico, removem do sangue sinusoidal agentes infecciosos e células senescentes, como eritrócitos, material particulado, endotoxinas e outras substâncias. São células móveis capazes de migrar ao longo dos sinusoides e adentrar áreas de lesão tecidual e linfonodos regionais. As células de Kupffer estão envolvidas nas interações mediadas por citocinas com os hepatócitos, as células endoteliais, os linfócitos e as células estreladas, abordadas mais adiante. Essas células são capazes de expressar antígenos de histocompatibilidade classe II e funcionar como células apresentadoras de antígenos, embora não sejam tão eficientes quanto os macrófagos em outros tecidos. As células de Kupffer, que têm por função essencial a fagocitose e a remoção de complexos imunes da circulação, são oriundas da replicação *in situ* e do recrutamento de monócitos transportados pelo sangue.

As *células estreladas hepáticas* (anteriormente denominadas *células de Ito*) encontram-se no espaço de Disse e entre os hepatócitos no limite do espaço de Disse (Fig. 8-7). Normalmente, as células estreladas hepáticas são basicamente responsáveis por armazenar vitamina A em seus vacúolos citoplasmáticos característicos. Durante a lesão hepática, as células estreladas alteram a sua morfologia e função. Essas células estreladas hepáticas ativadas perdem o seu conteúdo de vitamina A, adquirem fenótipo semelhante à miofibroblastos e sintetizam colágeno e outros componentes da matriz extracelular que resultam em fibrose hepática. As células estreladas hepáticas também desempenham funções significativas no crescimento e na regeneração do fígado através da secreção dos fatores de crescimento e na resposta imunológica hepática.

A bile flui no interior do lóbulo na direção oposta ao fluxo sanguíneo, facilitando a concentração da bile. O sistema biliar começa como canalículos nas regiões centrolobulares (periacinares) do lóbulo hepático. As paredes dos canalículos são inteiramente formadas pelas membranas celulares dos hepatócitos adjacentes. Do lado de fora da placa limitante, os canalículos escoam para os canais de Hering, que são revestidos, em parte, por hepatócitos e, em parte, por epitélio biliar. Esses canalículos drenam para os colangíolos com epitélio biliar cuboide baixo. Os colangíolos convergem para os ductos biliares interlobulares revestidos por epitélio cuboide e localizados nas regiões portais. A bile, então, flui para os ductos lobares que se unem para formar o ducto hepático. A confluência entre o ducto hepático comum e o ducto cístico oriundo da vesícula biliar forma o ducto biliar comum pelo qual a bile é transportada para o duodeno. A vesícula biliar é responsável pelo armazenamento e pela concentração de bile na maioria das espécies. Está ausente no cavalo, no elefante e no rato.

Acredita-se que as células progenitoras bipotenciais capazes de se diferenciar em hepatócitos ou epitélio biliar residam na área do *colangíolo* (o canal de Hering). Essas células podem proliferar-se em

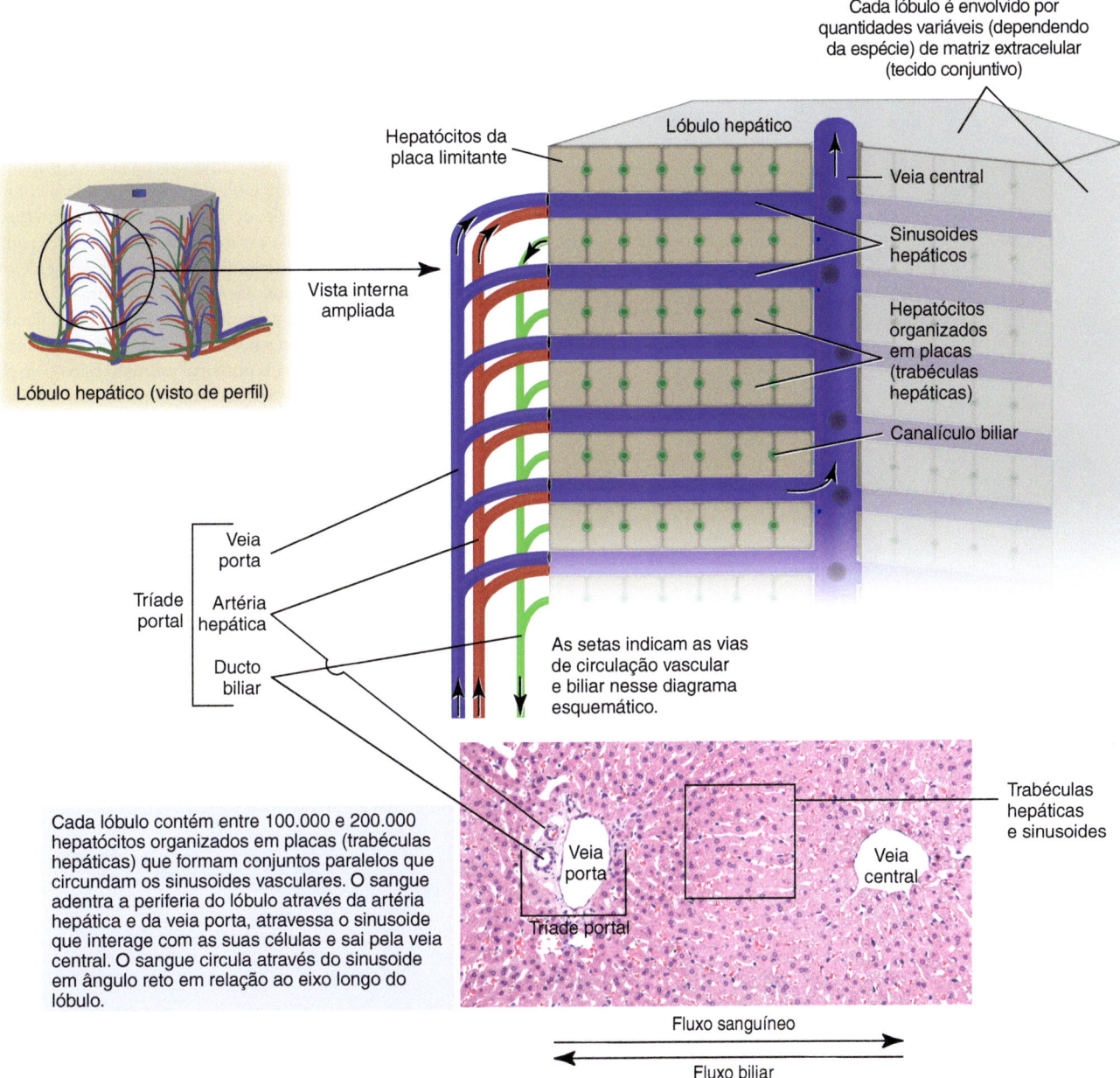

Figura 8-3 Fluxo de Sangue e Bile nos Lóbulos Hepáticos. Organização microscópica do fígado. Há uma veia central localizada no centro do lóbulo com trabéculas de hepatócitos organizadas radialmente. As tríades portais encontram-se localizadas na periferia do lóbulo e contêm ramos da veia porta, da artéria hepática e do ducto biliar. O sangue e a bile fluem em direções opostas no interior do lóbulo hepático. O sangue, oriundo da veia porta e da artéria hepática, permeia e mistura-se nos sinusoides. Os ductos biliares drenam a partir dos canalículos que correm entre os hepatócitos. (Cortesia do Dr. A.J. Van Wettere, School of Veterinary Medicine, Utah State University e do Dr. J.F. Zachary, College of Veterinary Medicine, University of Illinois.).

circunstâncias em que os hepatócitos maduros e o epitélio do ducto biliar não tenham como se replicar, como no caso de lesão grave ou deficiências nutricionais. Ao se proliferarem, essas células formam ilhas ou túbulos imaturos de pequenas células basofílicas encontradas inicialmente na margem da placa limitante. Essa proliferação é denominada *reação ductular* e é uma característica das lesões graves.

Tanto os nervos simpáticos quanto parassimpáticos que correm longitudinalmente à veia porta e à artéria hepática inervam o fígado. As fibras nervosas adentram o fígado no hilo e ramificam-se para o nível dos tratos portais, estendendo-se, em seguida, ao longo dos sinusoides. Acredita-se que o suprimento nervoso afete o fluxo sanguíneo sinusoidal, o equilíbrio do fluxo sanguíneo hepático oriundo da veia porta e a da artéria hepática, e as funções metabólicas do fígado.

Função

Produção e Excreção da Bile

A excreção da bile é a principal função exócrina do fígado (Quadro 8-1). A bile é composta por água, colesterol, ácidos biliares, bilirrubina, íons inorgânicos e outros componentes; a sua formação é contínua, mas a taxa de secreção pode variar significativamente. A síntese biliar tem três funções principais. A primeira é de natureza excretora; muitos dos resíduos do corpo, como o excesso de colesterol, bilirrubina e xenobióticos metabolizados, são eliminados na bile. A segunda finalidade é a facilitação da digestão; os ácidos biliares secretados no intestino auxiliam na digestão dos lipídios no intestino. E a terceira finalidade é o fornecimento de tampões neutralizadores do pH ácido da ingesta liberada pelo estômago.

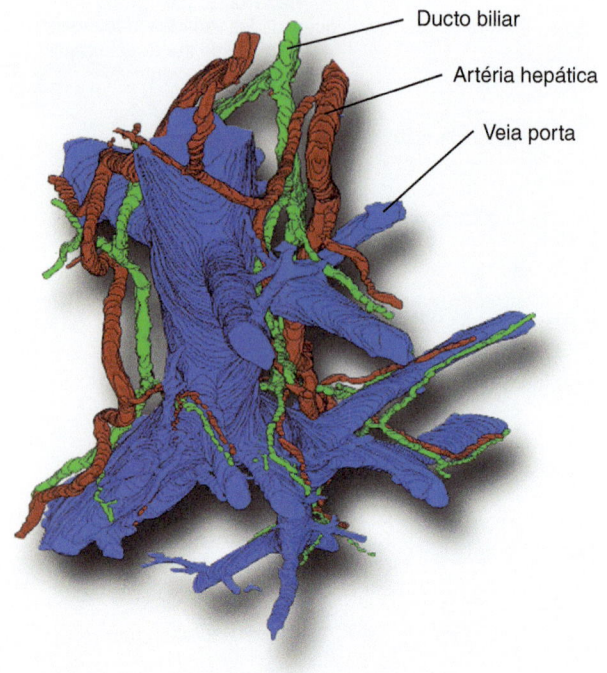

Figura 8-4 Visão Tridimensional das Estruturas Vasculares e Biliares na Tríade Portal. Reconstrução tridimensional das estruturas do trato portal normal de um cão demonstrando o tamanho relativo e a posição dos principais componentes: veia porta (*azul*), artéria hepática (*vermelho*) e ducto biliar (*verde*). (Cortesia dos Drs. D.P. Livingston e J.M. Cullen, College of Veterinary Medicine, North Carolina State University.)

As três funções principais dos ácidos biliares, importantes componentes da bile, são a manutenção da homeostase do colesterol, a estimulação do fluxo biliar e a absorção intestinal de gorduras e vitaminas lipossolúveis. Os ácidos biliares são sintetizados no fígado a partir do colesterol e conjugam-se à glicina ou à taurina para facilitar suas interações com outros componentes da bile e evitar sua precipitação e formação de cálculos quando secretados na bile. Os principais ácidos biliares são o ácido cólico e o ácido chenodeoxicólico, mas existem diversos tipos e proporções de ácidos biliares encontrados em diferentes espécies. Os ácidos biliares são ativamente secretados para os canalículos biliares a partir do citoplasma dos hepatócitos, por meio de bombas moleculares intramembranosas específicas, contra um gradiente de concentração, o que cria um gradiente osmótico, estimulando a entrada do fluxo de água e solutos nos canalículos biliares. Os ácidos biliares conjugados são, portanto, o principal estímulo fisiológico para a produção de bile através de um processo denominado *fluxo dependente de ácidos biliares*. Os ácidos biliares são eficazes detergentes que auxiliam na digestão dos lipídios no intestino, aumentando a solubilidade dos lipídios secretados para a bile. A quantidade de ácido biliar necessária excede em muito a capacidade do fígado de produzi-los. Por essa razão, os ácidos biliares são avidamente reabsorvidos a partir do íleo, extraídos do sangue portal e ressecretados na bile por meio de um processo conhecido como *circulação entero-hepática*. Esse processo é um sistema muito eficiente. Até 95% dos ácidos biliares são reciclados, e a proporção reabsorvida no fígado excede em muito aquela dos ácidos biliares recém-sintetizados. Os ácidos biliares podem ser reciclados 15 vezes por dia. A interrupção desse processo resulta na má absorção de gordura e em uma deficiência de vitaminas lipossolúveis.

Metabolismo da Bilirrubina

A bilirrubina, um importante componente da bile, é produzida a partir da degradação metabólica da hemoglobina e, em menor

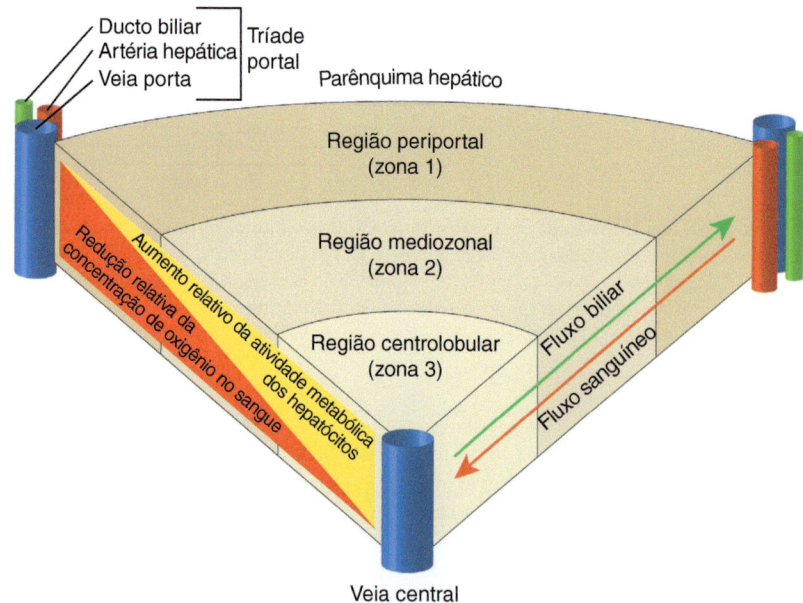

Figura 8-5 Zonas Metabólicas dos Lóbulos Hepáticos. Organização funcional do fígado. Tanto o lóbulo quanto o ácino aparecem representados (Fig. 8-6). O lóbulo é uma unidade hexagonal com regiões portais na margem e uma veia hepática terminal (veia central) no centro. O lóbulo é dividido em áreas periportal, mediozonal e centrolobular. O ácino é uma estrutura em formato de diamante com os ramos de distribuição dos vasos oriundos das regiões portais no centro da estrutura e as veias centrais nas extremidades. A zona 1 do ácino está localizada mais próximo do suprimento sanguíneo aferente, enquanto a zona 3 fica na extremidade da estrutura em formato de diamante, mais próximo da veia hepática terminal (veia central). A zona 2 está situada entre as zonas 1 e 3. A zona 3 é a que recebe menos sangue oxigenado e está, portanto, mais suscetível a hipóxia. Além disso, a zona 3 é a que apresenta maior atividade enzimática (oxidases de função mista), capaz de ativar muitos compostos em formas tóxicas. (Cortesia do Dr. A.J. Van Wettere, School of Veterinary Medicine, Utah State University e do Dr. J.F. Zachary, College of Veterinary Medicine, University of Illinois.)

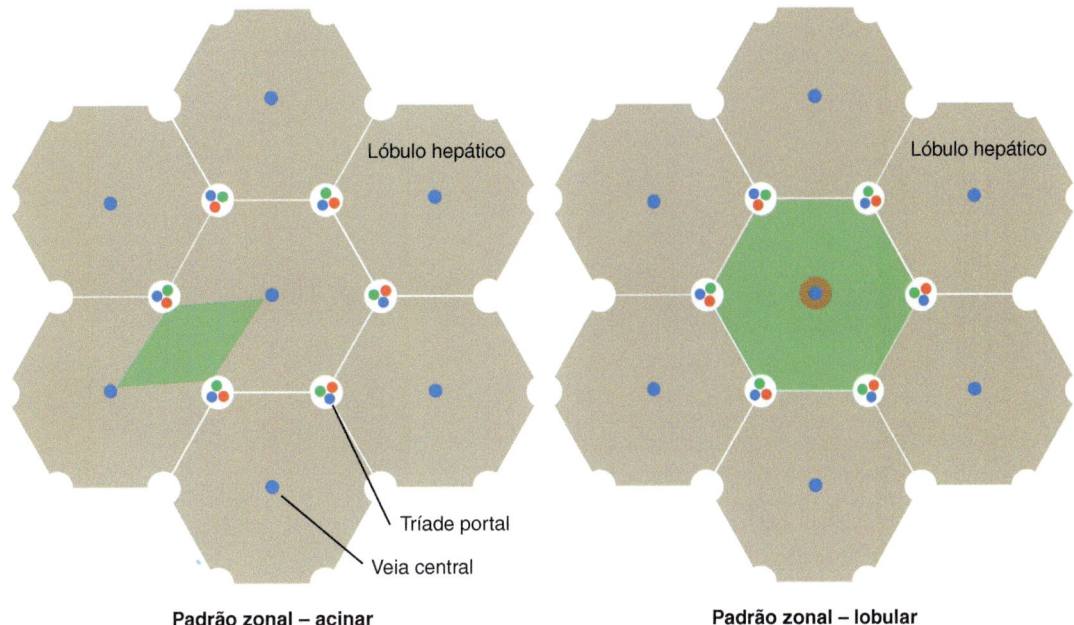

Padrão zonal – acinar

Padrão zonal – lobular

Figura 8-6 **Conceito de Lóbulo e Ácino Hepáticos.** No modelo lobular (*direita*), a veia hepática terminal ou veia central está no centro de um "lóbulo", enquanto os tratos portais estão na periferia. No modelo acinar, o ácino está centrado nos ramos terminais da veia porta, da artéria hepática e do ducto biliar, enquanto as veias centrais estão nas pontas do diamante. (Cortesia do Dr. A.J. Van Wettere, School of Veterinary Medicine, Utah State University e do Dr. J.F. Zachary, College of Veterinary Medicine, University of Illinois.)

Estrutura: O plasma sanguíneo é filtrado dos resíduos nitrogenados e toxinas (como exemplos), em parte, ao passar pelo endotélio fenestrado que forma as paredes dos sinusoides. Entremeadas com as células endoteliais estão as células de Kupffer e as células NK. As células estreladas estão localizadas no espaço de Disse.

Função:

Células endoteliais fenestradas — filtro dinâmico de proteínas plasmáticas, solutos e matéria particulada

Células de Kupffer — fagocitose

Células NK — *atividades das células NK* (Capítulo 5)

Células estreladas – armazenamento de lipídios e vitamina A, fibrose (resposta reparadora a lesões pela transformação miofibroblástica e fibrose).

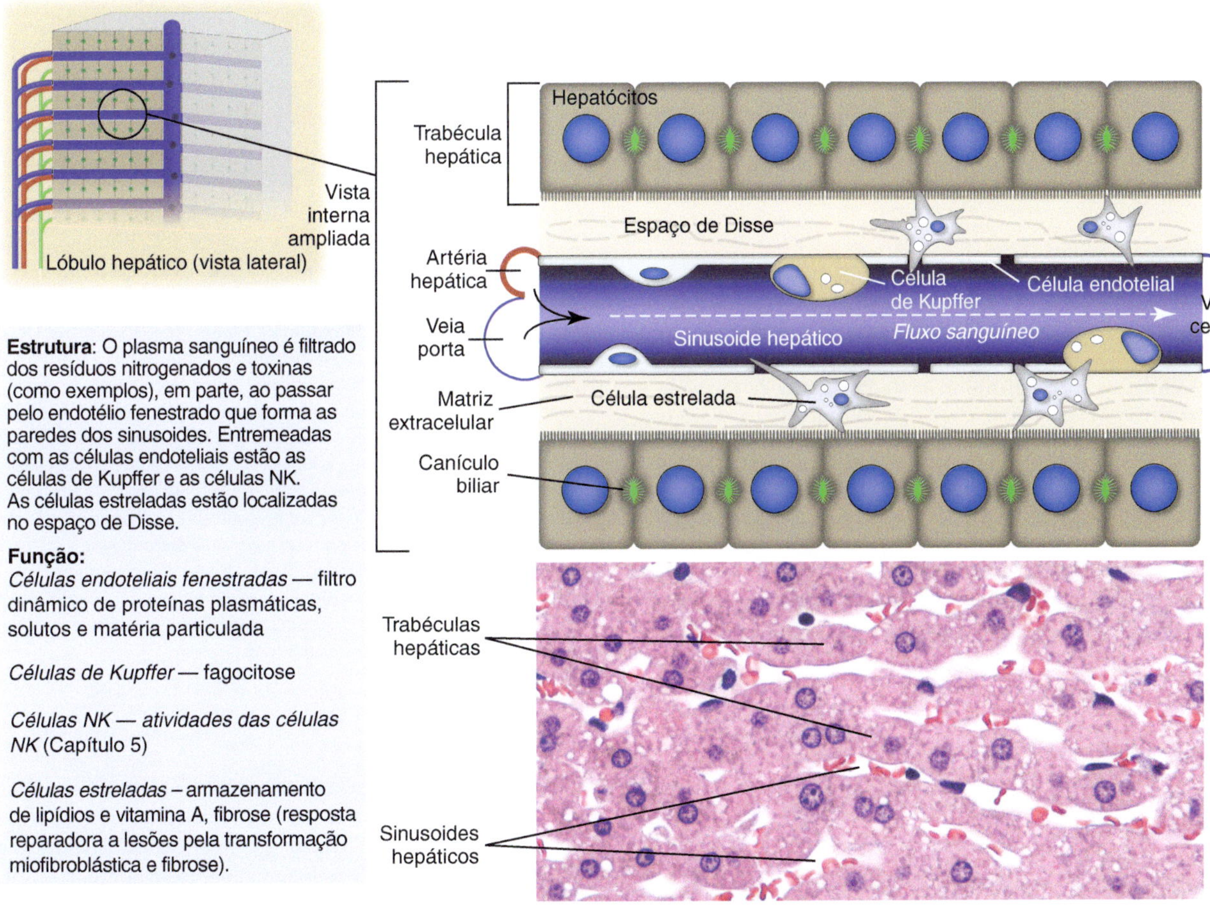

Figura 8-7 **Sinusoide Hepático.** Os espaços vasculares, denominados sinusoides, estão localizados entre as trabéculas (cordões) hepáticas. O lúmen vascular é revestido por capilares descontínuos (fenestrados). O sangue presente nos sinusoides é fornecido tanto pela artéria hepática quanto pela veia porta, e o fluxo direcional do sangue corre do trato portal para a veia central. As células de Kupffer apoiam-se nas células endoteliais sinusoidais e projetam-se para o sinusoide. Entre as células endoteliais e os hepatócitos existe uma lacuna chamada de espaço de Disse. As microvilosidades que se estendem a partir da face luminal dos hepatócitos encontram-se nesse espaço. As células estreladas hepáticas também estão situadas no espaço de Disse e estendem-se entre os hepatócitos. Os canalículos biliares correm entre os hepatócitos adjacentes. (Cortesia do Dr. A.J. Van Wettere, School of Veterinary Medicine, Utah State University e do Dr. J.F. Zachary, College of Veterinary Medicine, University of Illinois.)

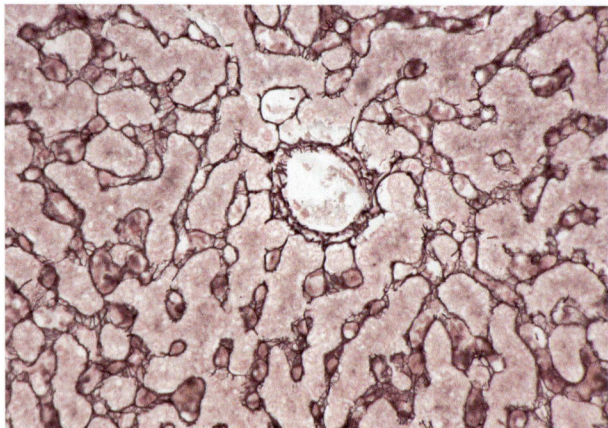

Figura 8-8 **Fibras de Reticulina (Coloração de Reticulina), Matriz Extracelular Hepática, Fígado, Cão Normal.** Essa coloração revela a "reticulina" (*preto*), composta pela matriz extracelular localizada no espaço de Disse, que forma a sustentação do parênquima hepático. Observa-se a organização radial das trabéculas hepáticas e sua espessura de apenas um hepatócito. Evidencia-se uma veia central no centro da imagem. Coloração de Gordon e Sweet com um contracorante vermelho rápido nuclear. (Cortesia do Dr. M.D. McGavin, College of Veterinary Medicine, University of Tennessee.)

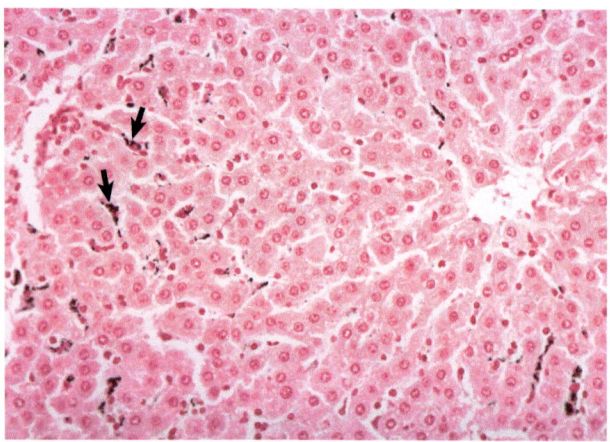

Figura 8-9 **Células de Kupffer, Absorção de Partículas de Carbono, Fígado, Bezerro Normal.** As partículas de carbono injetadas na veia porta foram fagocitadas pelas células de Kupffer (*setas*), tornando-as mais facilmente detectáveis ao longo dos sinusoides do fígado. Coloração vermelho rápido nuclear. (Cortesia do Dr. M.D. McGavin, College of Veterinary Medicine, University of Tennessee.)

Quadro 8-1	Funções Normais do Fígado

- Produção e excreção da bile
- Metabolismo da bilirrubina
- Metabolismo dos carboidratos
- Metabolismo dos lipídios
- Metabolismo dos xenobióticos
- Síntese de proteínas e da ureia
- Função imunológica

proporção, das proteínas heme, inclusive a mioglobina e as hemoproteínas hepáticas, como os citocromos (Fig. 8-10). A maior parte da bilirrubina é oriunda da degradação extra-hepática normal de eritrócitos senescentes, os quais normalmente são fagocitados pelos macrófagos do baço, da medula óssea e do fígado. No fagócito, a porção globina é degradada e os componentes retornam à reserva de

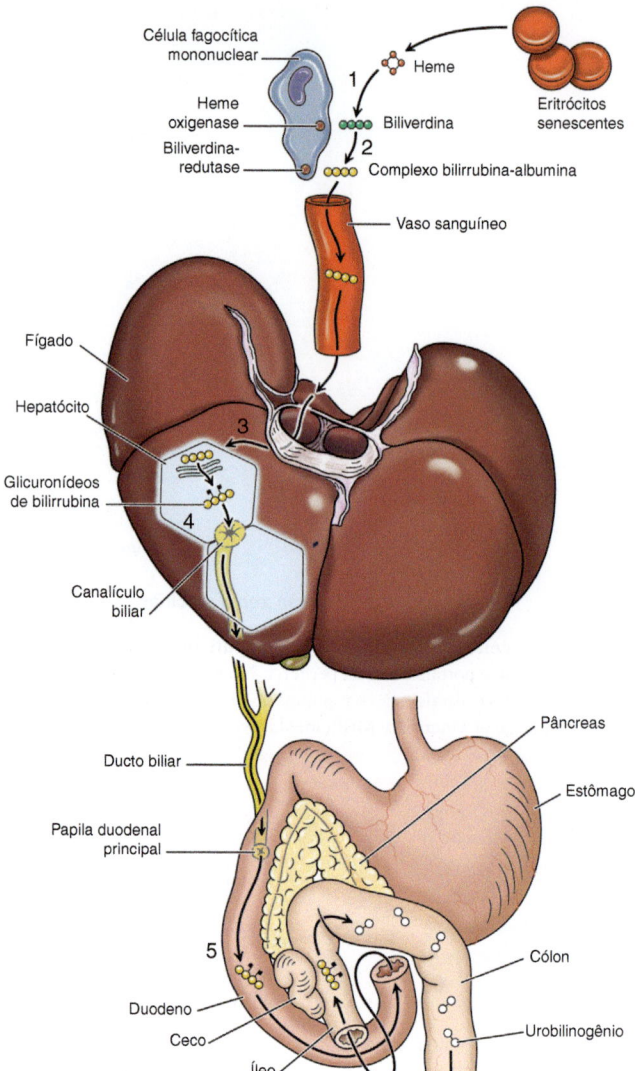

Figura 8-10 **Metabolismo da Bilirrubina e Eliminação (Conforme Descrito nos Seres Humanos).** *1,* A produção normal de bilirrubina a partir do heme (0,2 a 0,3 g por dia) é derivada basicamente da degradação de eritrócitos circulantes senescentes, com uma pequena contribuição a partir da degradação de proteínas teciduais que contêm heme. *2,* A bilirrubina circulante é ligada à albumina sérica e distribuída ao fígado. *3,* Captação hepatocelular. *4,* A glicuronidação no retículo endoplasmático gera monoglicuronídeos e diglicuronídeos de bilirrubina, os quais são hidrossolúveis e facilmente excretados na bile. *5,* As bactérias presentes no tubo digestório desconjugam a bilirrubina, degradando-a em urobilinogênios incolores. Os urobilinogênios são excretados nas fezes, com alguma reabsorção e excreção na urina. O urobilinogênio residual é metabolizado por bactérias na estercobilina de pigmentos marrons, responsável pela cor característica das fezes.

aminoácidos. O ferro heme é transferido para as proteínas ligadoras de ferro, como a transferrina, para ser reciclado. A porção restante do heme é primeiramente oxidada e convertida em biliverdina pela ação da hemeoxigenase. Na fase metabólica seguinte, a biliverdina-redutase converte a biliverdina em bilirrubina. Subsequentemente, a bilirrubina, pouco solúvel em meio aquoso, é liberada no sangue em sua forma não conjugada e se liga à albumina para aumentar a sua solubilidade no plasma.

O processo de eliminação da bilirrubina pode ser dividido em três fases: captação, conjugação e secreção. A captação se refere ao processo pelo qual os hepatócitos removem da circulação a bilirrubina ligada à albumina. A bilirrubina não conjugada separa-se da albumina na superfície sinusoidal e é absorvida pelos hepatócitos através de um processo mediado por transportadores. Na segunda fase de seu metabolismo, a bilirrubina é conjugada — principalmente com o ácido glicurônico — pela ação da bilirrubina UDP-glicuroniltransferase no retículo endoplasmático. Após a conjugação, a bilirrubina torna-se hidrossolúvel e menos tóxica e, em seguida, na terceira fase de seu metabolismo, é excretada na bile por transporte ativo através de porções especializadas das membranas dos hepatócitos que formam as margens dos canalículos biliares. A fase de excreção é a etapa limitante da taxa na maioria das espécies.

No trato gastrointestinal, a bilirrubina conjugada é convertida em urobilinogênio pela ação de bactérias, enquanto uma fração minúscula de urobilinogênio é reabsorvida no sangue portal — um processo chamado *circulação entero-hepática* — e retorna ao fígado. A maior parte do urobilinogênio tem baixo peso molecular e é filtrada livremente através do glomérulo, com pequenas quantidades normalmente encontradas na urina. O urobilinogênio não absorvido do intestino é oxidado e convertido em estercobilina, responsável pela cor das fezes.

Metabolismo dos Carboidratos
O fígado desempenha uma função importante na regulação das concentrações de glicose plasmática. Após as refeições, o fígado remove os carboidratos (p. ex. glicose e frutose) do plasma e os armazena em forma de glicogênio ou ácidos graxos. Nos períodos de necessidade, o equilíbrio energético é mantido pela glicólise do glicogênio armazenado ou por gliconeogênese. A produção de energia por fosforilação oxidativa e beta-oxidação de ácidos graxos nas mitocôndrias hepáticas é usada para manter as atividades dos hepatócitos.

Metabolismo dos Lipídios
O fígado desempenha um papel fundamental no metabolismo dos lipídios e é envolvido na produção e degradação de lipídios plasmáticos, como colesterol, triglicerídeos, fosfolipídios e lipoproteínas. O colesterol é sintetizado, secretado e degradado pelos hepatócitos, que podem sintetizar ácidos graxos quando os níveis de energia são altos, podendo oxidá-los como fonte de energia, quando necessário.

Metabolismo dos Xenobióticos
As substâncias estranhas (xenobióticos), como muitos farmacoterápicos, inseticidas e substâncias endógenas — como os esteroides lipofílicos — precisam ser convertidas em formas hidrossolúveis para serem eliminadas do corpo. As enzimas do citocromo P450 do retículo endoplasmático liso (microssomos) dos hepatócitos servem como o principal local de metabolismo dessas substâncias em preparação para a excreção na bile ou na urina. Este processo será discutido em detalhes na seção sobre Doença Hepática Induzida por Agentes Tóxicos.

Síntese de Proteína e Ureia
A síntese da maioria das proteínas plasmáticas, principalmente no retículo endoplasmático rugoso, é a principal função do fígado. As proteínas produzidas no fígado incluem as proteínas do plasma, como a albumina; várias proteínas transportadoras; as lipoproteínas; os fatores de coagulação II, V e VII a XIII; as proteínas fibrinolíticas; algumas proteínas de fase aguda; e os componentes do sistema complemento. O fígado é responsável pela síntese de aproximadamente 15% das proteínas do corpo.

O fígado é também o principal local de metabolismo da amônia. A altamente tóxica amônia é gerada através do catabolismo dos aminoácidos. A conversão metabólica da amônia em ureia, um composto muito menos tóxico, ocorre através do ciclo da ureia, que ocorre quase exclusivamente no fígado. A ureia então entra na circulação sistêmica (nitrogênio ureico sanguíneo) e é excretada na urina.

Função Imunológica
O fígado exerce uma função imunológica significativa na medida em que é envolvido na imunidade sistêmica, local e das mucosas. Os hepatócitos participam da resposta às inflamações sistêmicas através da síntese e liberação das proteínas de fase aguda. Cerca de 10% das células do fígado pertencem ao sistema imunológico adaptativo (linfócitos T e B) ou do sistema imunológico inato (células de Kupffer, linfócitos *natural killer* e linfócitos *natural killer* T). Comparado a outros órgãos, o fígado é particularmente enriquecido com células do sistema imunológico inato, provavelmente pelo fato de ser o local em que os antígenos estranhos do trato gastrointestinal encontram inicialmente as defesas do sistema imunológico inato. O fígado contém o maior grupo de fagócitos mononucleares e células *natural killer* (NK) do corpo na maioria das espécies. As células de Kupffer que revestem os sinusoides são a primeira linha de defesa contra agentes infecciosos, endotoxina e material estranho absorvido dos intestinos antes de ter acesso à circulação sistêmica. A maior parte do material estranho transportado pelo sangue é removida pelas células de Kupffer em todas as espécies domésticas, exceto membros da Ordem Artiodactyla (suínos, caprinos e bovinos), na qual essa função é desempenhada pelos macrófagos intravasculares nos capilares alveolares pulmonares. O descarte das moléculas residuais (p. ex. produtos de inflamação, como as citocinas e as imunoglobulinas) e a deleção dos linfócitos efetores T ativados também são funções importantes. O fígado também é envolvido no transporte de imunoglobulina A (IgA) secretora — a imunoglobulina primária das superfícies mucosas — dos plasmócitos para a árvore biliar e o intestino.

Disfunção/Respostas a Lesões
A alta taxa metabólica dos hepatócitos os torna altamente suscetíveis a distúrbios metabólicos que resultam em degeneração celular e necrose (Quadro 8-2). Esta seção trata dos padrões de degeneração hepática, respostas do fígado a lesões e inflamação hepática.

Classificação Morfológica das Doenças Hepatobiliares
A natureza e distribuição das lesões inflamatórias no fígado normalmente são ditadas pela via de entrada, pela resposta inflamatória do hospedeiro, pela natureza do agente infeccioso (p. ex. vírus, bactéria ou fungo) e por qualquer predileção que elas tenham pelo envolvimento com um determinado tipo de célula do fígado. A via hematógena de infecção tende a causar uma distribuição multifocal aleatória das lesões. Geralmente bacterianas, as infecções que ascendem pelo trato biliar a partir do intestino normalmente se concentram nos ductos biliares. As infecções graves da árvore biliar podem afetar todo o trato portal e estender-se para o parênquima adjacente. As feridas penetrantes criam áreas distintas de inflamação com ou sem necrose, evidentes na cápsula e que se estendem para o parênquima hepático. As lesões hepáticas devem ser caracterizadas pelo padrão de envolvimento (multifocal aleatório, zonal ou maciço), pelo tipo de células inflamatórias envolvidas (neutrófilos, linfócitos, plasmócitos,

---

| **Quadro 8-2** | **Mecanismos de Lesões Hepáticas** |

- Bioativação metabólica dos elementos químicos em espécies reativas através do citocromo P450
- Estimulação da autoimunidade
- Estimulação da apoptose
- Alteração da homeostase do cálcio, resultante na formação de vesículas na superfície celular e lise
- Lesão canalicular
- Lesão mitocondrial

Dados extraídos de Lee W: *N Engl J Med* 349:474-485, 2003.

eosinófilos e/ou macrófagos), pela evidência de necrose ou fibrose, pela severidade desses processos, pela evidência de regeneração e pela presença de um agente(s) etiológico(s). O tipo de resposta inflamatória e a duração da lesão podem auxiliar na identificação dos agentes infecciosos.

Hepatite Aguda. A inflamação do parênquima hepático é denominada *hepatite*. A hepatite aguda caracteriza-se por inflamação, necrose hepatocelular e apoptose. A proporção e o tipo de células inflamatórias envolvidas variam consideravelmente, dependendo da causa da inflamação, da resposta do hospedeiro e do estágio ou idade da lesão. A caracterização do tipo da inflamação normalmente requer uma avaliação microscópica. Em muitas formas de hepatite aguda, particularmente na presença de infecções por bactérias e protozoários, os neutrófilos acumulam-se em resposta aos estímulos quimiotáticos normais. Os focos aleatórios de hepatite neutrofílica, em consequência da localização embólica das bactérias, são relativamente comuns em todas as espécies. Em neonatos — especialmente bezerros, ovelhas e potros — as bactérias, como a *Escherichia coli*, normalmente se implantam no fígado através das veias umbilicais ou, com menos frequência, dos sistemas venoso portal ou arterial hepático. A hepatite aguda produzida por infecções virais, como a infecção por herpesvírus em muitas espécies, caracteriza-se, na maioria das vezes, por uma distribuição aleatória de necrose e apoptose com alguma inflamação ou infiltração de linfócitos.

Hepatite Crônica. A hepatite crônica ocorre quando existe uma inflamação contínua resultante da persistência de um estímulo antigênico. Na ausência desse tipo de estímulo, a inflamação se resolve rapidamente. A hepatite crônica caracteriza-se por fibrose; acúmulo de células inflamatórias mononucleares, incluindo linfócitos, macrófagos e plasmócitos; e, frequentemente, regeneração. Em geral, há presença de neutrófilos na inflamação hepática crônica não resolvida, tal como a que caracteriza algumas formas de hepatite crônica canina. A proporção e distribuição de cada um desses elementos variam de acordo com a causa incitante e a resposta do hospedeiro. Podem ocorrer também variações locais no fígado.

Diferentes termos são utilizados para distinguir os diferentes tipos de hepatite crônica. A hepatite granulomatosa pode ser macroscopicamente evidente quando produzir granulomas distintos de tamanho suficiente. Esses granulomas podem ser focais, multifocais ou difusos. A hepatite supurativa crônica normalmente se manifesta como abscessos únicos ou múltiplos. As lesões focais, como os abscessos ou granulomas, quase sempre são suficientemente localizadas, de modo que não há alteração na função hepática. Por outro lado, a hepatite crônica difusa e severa, como nos cães, normalmente resulta na perda do parênquima hepático e na distorção da arquitetura do fígado em consequência de fibrose e regeneração nodular do parênquima. Esse processo pode progredir para doença hepática em estágio terminal, com insuficiência hepática e seu conjunto associado de sinais clínicos.

Hepatite Reativa Não Específica. A hepatite reativa não específica é um processo difuso distribuído por todo o fígado em resposta a algumas doenças sistêmicas, geralmente no trato gastrointestinal, ou é o resíduo de inflamação hepática anterior. Normalmente, existe um infiltrado inflamatório leve no trato portal e possivelmente no parênquima, sem evidência de necrose. Em casos agudos, há presença de um infiltrado de neutrófilos de grau mínimo a brando no tecido conjuntivo dos tratos portais, cuja intensidade pode variar. As células mononucleares, basicamente linfócitos e plasmócitos, predominam em um maior número de manifestações crônicas. Os macrófagos pigmentados que contêm hemossiderina, lipofuscina ou ambos podem estar espalhados por todo o parênquima. As células inflamatórias mononucleares podem ser evidentes também no parênquima hepático

e na periferia das veias centrais. As células de Kupffer normalmente são reativas (p. ex. elas parecem bastante edemaciadas devido ao citoplasma abundante e exibem núcleos proeminentes também).

Colangite. A inflamação dos ductos biliares (intra-hepático ou extra-hepático) é denominada *colangite*. Existem vários padrões de colangite. A população de células inflamatórias e o grau de fibrose variam de acordo com o tipo e a duração da lesão. As formas específicas de colangite são tratadas a seguir.

Colangite Neutrofílica. A colangite neutrofílica (supurativa) é o tipo mais comum de colangite, caracterizada pela presença de neutrófilos no lúmen ou no epitélio dos ductos biliares (Fig. 8-11). Podem ocorrer formas agudas e crônicas desse processo. A fibrose e a adição das células inflamatórias mononucleares são características da forma crônica. A ruptura dos ductos biliares afetados pode resultar na formação de abscesso hepático. Acredita-se que a maioria dos casos de colangite neutrofílica seja causada por infecções bacterianas ascendentes provenientes do intestino. A cultura bacteriana da bile da vesícula biliar é a abordagem mais recompensadora e geralmente revela infecção com organismos entéricos, como *Escherichia coli*, *Enterococcus*, *Bacteroides*, *Streptococcus* ou *Clostridium*.

Colangite Linfocítica. A colangite linfocítica ocorre com mais frequência em gatos e encontra-se descrita em detalhes na seção Distúrbios dos Gatos.

Colangite Destrutiva. A colangite destrutiva é uma síndrome incomum caracterizada pela necrose do epitélio dos ductos biliares (Fig. 8-12). Em geral, a inflamação se apresenta em torno das áreas de destruição biliar, podendo estender-se ao longo dos colangíolos por fora do trato portal. Os macrófagos pigmentados são comuns também nos tratos portais. Determinadas substâncias químicas, como a sulfa-trimetoprima, já foram implicadas nessa síndrome em caninos.

Colangio-hepatite. A inflamação que afeta tanto os ductos biliares quanto o parênquima hepático é denominada *colangio-hepatite*. Na maioria dos casos de doença intra-hepática, o foco primário da inflamação pode ser identificado como capaz de afetar os hepatócitos ou a árvore biliar, mas, ocasionalmente, ambos os componentes do fígado são afetados, normalmente como extensão de uma doença biliar — como a colangite neutrofílica — para envolver os hepatócitos periportais; nesse caso, deve-se usar o termo *colangio-hepatite*.

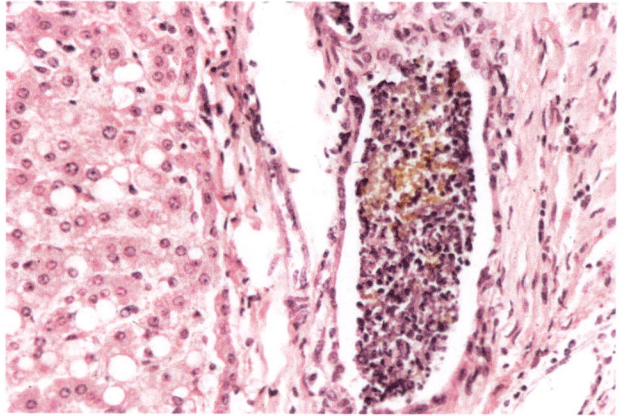

Figura 8-11 Colangite Neutrofílica (Intra-hepática), Fígado, Gato. Essa condição caracteriza-se pela presença de neutrófilos degenerados no lúmen (*centro direito da imagem*) ou nas paredes dos ductos biliares nas regiões portais. A causa mais comum é a infecção bacteriana ascendente proveniente do intestino por meio do ducto biliar comum. Coloração por HE. (Cortesia do Dr. M.D. McGavin, College of Veterinary Medicine, University of Tennessee.)

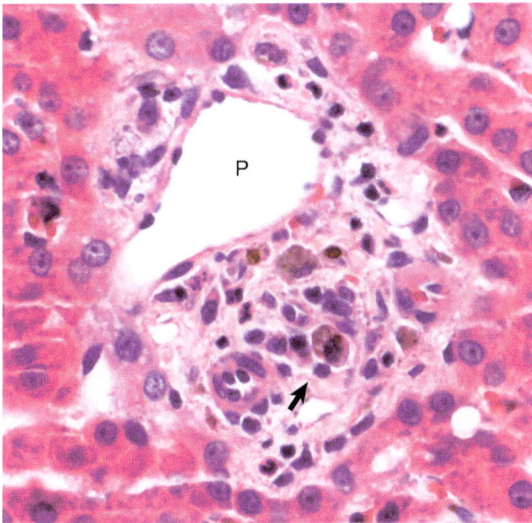

Figura 8-12 Colangite Destrutiva, Fígado, Cão. Essa condição é um distúrbio incomum que afeta os ductos biliares (*seta*) e caracteriza-se pela destruição do epitélio dos ductos biliares, seguida pela regeneração em alguns casos. O epitélio biliar necrótico ou ausente, os macrófagos pigmentados (hemossiderina) e um pequeno número de células inflamatórias mononucleares nos tratos portais são achados histológicos característicos. *P*, Veia porta. Coloração por HE. (Cortesia do Dr. J.M. Cullen, College of Veterinary Medicine, North Carolina State University.)

Necrose e Apoptose

As células epiteliais do fígado, os hepatócitos e o epitélio biliar, são os principais alvos da maioria das doenças hepáticas. As lesões subletais aos hepatócitos se caracterizam por edema celular (degeneração hidrópica), esteatose ou atrofia. As células que sofrem uma lesão subletal geralmente removem as organelas lesionadas formando autofagossomos. O material que não tem como ser mais digerido é retido como lipofuscina, razão pela qual após a lesão subletal esse pigmento geralmente pode ser encontrado nas células afetadas e nos fagócitos associados.

Por convenção, a morte celular é dividida em dois processos distintos. Esses processos são a necrose, caracterizada pelo inchaço do citoplasma, pela destruição das organelas e pela ruptura plasmática, e a apoptose, ou morte celular programada, caracterizada por um dos vários processos ativos que envolvem as caspases que resultam em encolhimento celular e uma membrana celular intacta. A necrose é desencadeada por uma lesão letal. As células necróticas normalmente incham e exibem cariorrexia, seguida pela ruptura e fragmentação do corpo celular. A necrose de coagulação resulta da desnaturação súbita dos hepatócitos e produz hepatócitos edemaciados com contorno citoplasmático eosinofílico preservado e cariorrexia ou cariólise. A necrose lítica caracteriza-se por perda de hepatócitos e afluência de eritrócitos e/ou células inflamatórias para o espaço vago ou condensação do suporte de tecido conjuntivo reticular (colágeno e outros componente da matriz extracelular) do fígado que antes sustentava os hepatócitos.

A apoptose clássica é desencadeada por uma interação entre o fator de necrose tumoral α (TNF-α) ou ligante Fas e receptores específicos existentes na membrana celular, causando ativação da caspase, embora tenham sido identificadas outras vias, inclusive as que envolvem o citocromo *c* mitocondrial. Microscopicamente, a apoptose é reconhecida pela formação de corpos apoptóticos, que são estruturas circulares claramente eosinofílicas, homogêneas, que podem ser encontradas entre os hepatócitos, no lúmen dos sinusoides ou nos macrófagos ou hepatócitos. O Capítulo 1 contém uma revisão detalhada sobre morte celular, assunto que foge aos objetivos desta seção. Entretanto, as evidências revelam que pode haver alguma sobreposição entre necrose e apoptose, dependendo do tipo de célula

Quadro 8-3	Padrões de Degeneração e/ou Necrose Hepatocelular

- Aleatória
- Zonal
  - Centrolobular
  - Paracentral/periacinar
  - Mediozonal
  - Periportal
- Em ponte
- Maciça

e do tipo e da dose do agente lesivo. Desse modo, tanto a necrose quanto a apoptose hepáticas podem ser produzidas pelo mesmo agentes e ocorrer no mesmo fígado.

Padrões de Degeneração Hepatocelular e Necrose. Embora o fígado esteja sujeito a uma ampla variedade de diferentes lesões, a consequente degeneração e/ou necrose celular ocorre invariavelmente de acordo com um dos seguintes padrões morfológicos (Quadro 8-3).

Degeneração e/ou Necrose Hepatocelular Aleatória. A degeneração e/ou necrose hepatocelular aleatória caracteriza-se pela presença de necrose em células isoladas por todo o fígado ou de áreas multifocais de hepatócitos necróticos. Essas áreas encontram-se distribuídas aleatoriamente por todo o fígado, sem localização previsível em um lóbulo. O padrão é característico de muitos agentes infecciosos, incluindo vírus, bactérias e determinados protozoários. As lesões podem ser evidentes a olho nu como focos distintos, pálidos ou, com menos frequência, vermelho-escuros claramente delineados a partir do parênquima adjacente (Fig. 8-13, A e B). O tamanho desses focos é variável e vai dos minúsculos (<1 mm) aos de vários milímetros. Nas áreas afetadas, os hepatócitos apresentam-se lesionados ou necróticos devido aos efeitos lesivos dos agentes infecciosos e dependendo da fase do processo (Fig. 8-13, C).

Degeneração e/ou Necrose Hepatocelular Zonal. A degeneração e/ou necrose hepatocelular zonal ou, como é denominada de forma mais simples, *alteração zonal*, afeta os hepatócitos em áreas definidas do lóbulo hepático. As zonas são centrolobular (periacinar), mediozonal (entre as áreas centrolobular e periportal) ou periportal (centroacinar). A extensa alteração zonal no fígado, independentemente da localização no lóbulo, normalmente produz um fígado pálido e ligeiramente aumentado, com bordas arredondadas, maior friabilidade e um acentuado padrão lobular nas superfícies capsular e de corte do órgão (Fig. 8-14). Os hepatócitos lesionados incham, e quando a maioria dos hepatócitos de uma zona é afetada, aquela porção do lóbulo se torna pálida. Por outro lado, depois que os hepatócitos de uma determinada zona do lóbulo necrosam, ocorre a dilatação e congestão dos sinusoides, conferindo uma coloração vermelha à zona afetada. Embora as alterações zonais normalmente produzam um padrão lobular acentuado, normalmente é necessário um exame microscópico para determinar o tipo da alteração zonal. Apresentamos a seguir uma descrição das formas específicas de alteração zonal.

Degeneração e/ou Necrose Centrolobular. A degeneração e a necrose centrolobulares dos hepatócitos são particularmente comuns (Fig. 8-15), uma vez que essa porção do lóbulo é a que recebe menos sangue oxigenado e, por essa razão, é mais suscetível a hipóxia, além de ser a porção que apresenta a maior atividade enzimática (oxidases de função mista) capaz de ativar compostos em formas tóxicas. A necrose centrolobular pode ser resultante de uma anemia súbita e severa ou uma insuficiência cardíaca no lado direito. Da mesma forma, a congestão passiva do fígado resulta em hipóxia devido a estase sanguínea e produz atrofia dos hepatócitos centrolobulares.

Degeneração e/ou Necrose Paracentral. A degeneração celular paracentral envolve apenas uma cunha do parênquima em torno

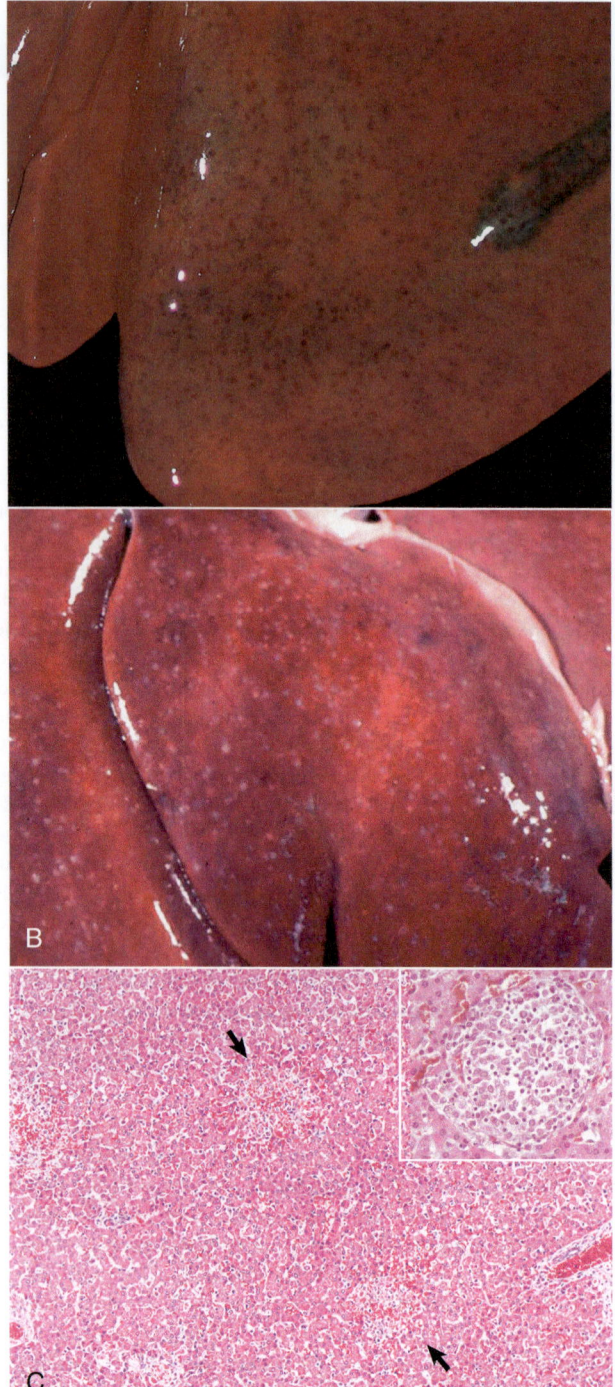

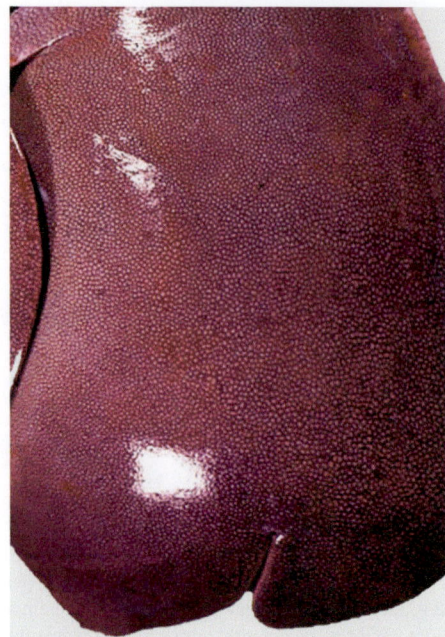

Figura 8-14　Lesão Hepatocelular Zonal, Fígado, Cavalo. A acentuação do padrão lobular normal é evidente na superfície capsular do fígado. Não é uma alteração específica, uma vez que pode estar associada a degeneração e/ou necrose hepatocelular (independentemente da localização lobular), congestão passiva ou infiltração celular difusa das regiões portal e periportal (geralmente refletindo o envolvimento hepático de neoplasias hematopoiéticas, como linfoma e distúrbios mieloproliferativos). (Cortesia do Dr. J. King, College of Veterinary Medicine, Cornell University.)

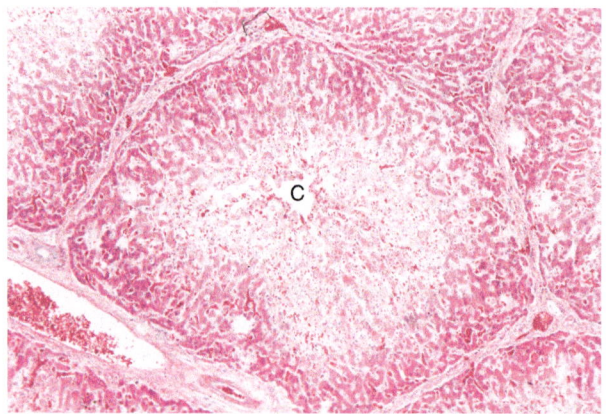

Figura 8-15　Necrose Centrolobular, Lesão Hepatocelular Zonal, Fígado, Porco. A necrose centrolobular (ou zona 3) caracteriza-se por uma zona circunferencial de necrose hepatocelular em torno da vênula hepática terminal (veia central [C]). Coloração por HE. (Cortesia do Dr. M.D. McGavin, College of Veterinary Medicine, University of Tennessee.)

Figura 8-13　Lesão Hepatocelular Aleatória, Fígado. A, Doença de Tyzzer em cavalo. Focos de necrose vermelhos a vermelho-escuros, com 1 a 2 mm, disseminados aleatoriamente devido à presença de infecção por *Clostridium piliforme*. **B**, Infecção por herpesvírus equino em potro. Focos aleatórios, brancos ou cinza, de necrose lítica induzida por vírus. **C**, Salmonelose, necrose focal e inflamação em porco. Os focos necróticos de padrão aleatório são infiltrados por macrófagos e formam granulomas distintos denominados nódulos paratifoides (*setas*) nos lóbulos hepáticos. Coloração por HE. *Inserção.* Maior aumento de um nódulo paratifoide. (**A** Cortesia do Dr. M. Stalker, College of Veterinary Medicine, University of Guelph; **B** Cortesia dos drs. J. King e L. Roth, College of Veterinary Medicine, Cornell University; **C** Cortesia do Dr. M.D. McGavin, College of Veterinary Medicine, University of Tennessee. Inserção cortesia do Dr. J. Simon, College of Veterinary Medicine, University of Illinois.)

da veia central porque somente a periferia de um ácino é afetada, geralmente refletindo a ação de uma toxina que requer bioativação (Fig. 8-16) ou de uma anemia aguda grave. Como vários ácinos bordejam uma única veia central (vênula hepática terminal), as alterações induzidas pela hipóxia podem não estar igualmente presentes em todos os ácinos e, portanto, os hepatócitos situados na periferia de um determinado ácino podem sofrer alterações mais severas do que aqueles localizados em ácinos adjacentes.

Degeneração e/ou Necrose Mediozonal. A degeneração e a necrose mediozonais são lesões incomuns em animais domésticos, mas já foram relatadas em suínos e equinos com aflatoxicose e em felinos expostos ao hexaclorofeno (Fig. 8-17).

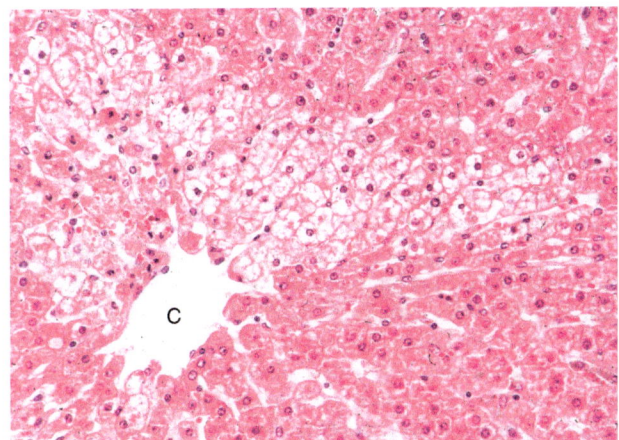

Figura 8-16 **Degeneração e Necrose Paracentrais, Lesão Hepatocelular Zonal, Fígado, Vaca.** Em vez de um padrão de necrose circunferencial completa, encontra-se lesionada uma área em formato de cunha contendo hepatócitos. Nesse caso, a lesão paracentral consiste em hepatócitos necróticos à esquerda e em outros hepatócitos com degeneração hidrópica. Essa cunha é o ápice do ácino hepático em formato de diamante (zona 3) e reflete a divisão do lóbulo com base na afluência de sangue proveniente de cada um dos tratos portais individuais que circundam o lóbulo. Essa alteração pode ser observada como uma manifestação precoce de hipóxia hepática em animais com anemia ou insuficiência cardíaca direita e precede a necrose centrolobular. C, Veia central. Coloração por HE. (Cortesia do Dr. M.D. McGavin, College of Veterinary Medicine, University of Tennessee.)

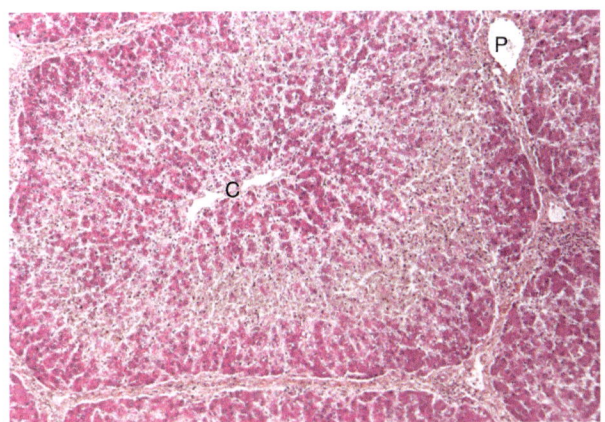

Figura 8-17 **Necrose Mediozonal, Lesão Hepatocelular Zonal, Fígado, Cavalo.** Necrose mediozonal (ou zona 2) é o padrão menos comum de lesão hepática. Os hepatócitos presentes na porção média do lóbulo são afetados, enquanto aqueles situados em outras regiões são preservados. C, Veia central; P, veia porta. Coloração por HE. (Cortesia do Dr. M.D. McGavin, College of Veterinary Medicine, University of Tennessee.)

Degeneração e/ou necrose periportal. Degeneração e necrose periportal são também incomuns, mas podem ocorrer após exposição a toxinas, como o fósforo, que não requerem metabolismo por oxidases de função mista (mais ativas nos hepatócitos centrolobulares) para causar lesão (Fig. 8-18). Alguns desses compostos podem ser metabolizados em intermediários prejudiciais pelas enzimas citoplasmáticas encontradas nos hepatócitos periportais. Alternativamente, algumas dessas toxinas podem não exigir metabolismo e produzem lesão hepatocelular nos primeiros hepatócitos que encontram à medida que fluem das áreas portais.

Necrose em ponte. A necrose em ponte é o resultado da confluência das áreas de necrose. As pontes podem ligar as áreas centrolobulares (ponte central) ou áreas centrolobulares a áreas periportais (Fig. 8-19).

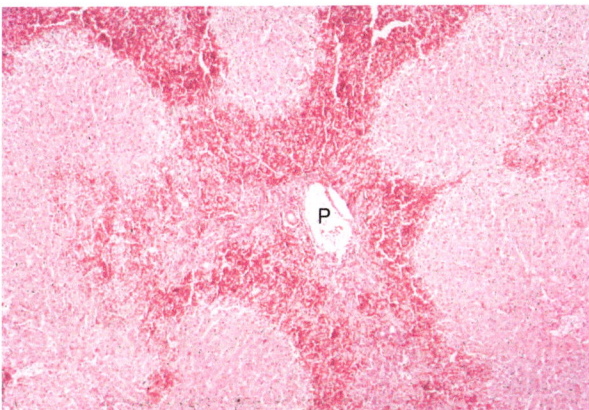

Figura 8-18 **Necrose Periportal, Lesão Hepatocelular Zonal, Fígado, Cavalo.** A necrose periportal (ou zona 1) é um padrão incomum de lesão hepatocelular. Os hepatócitos que circundam os tratos portais (P) são afetados. Coloração por HE. (Cortesia do Dr. M.D. McGavin, College of Veterinary Medicine, University of Tennessee.)

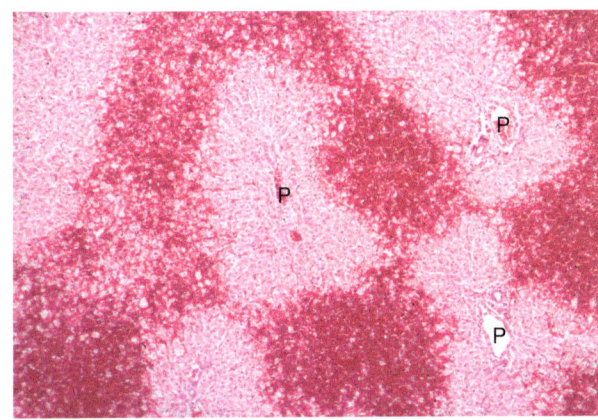

Figura 8-19 **Necrose em Ponte, Lesão Hepatocelular Zonal, Fígado.** A necrose em ponte refere-se a um padrão caracterizado pela conexão de áreas de necrose entre os diferentes lóbulos. Existem três padrões reconhecidos de necrose em ponte: central/central, conforme observado aqui; portal/portal; e central/portal. P, Região portal. Coloração por HE. (Cortesia do Dr. M.D. McGavin, College of Veterinary Medicine, University of Tennessee.)

Necrose Maciça. A necrose maciça não é necessariamente, como o nome pode sugerir, necrose de todo o fígado; ao contrário, o termo designa a necrose de um lóbulo hepático inteiro ou de lóbulos contíguos (Fig. 8-20, A). Todos os hepatócitos presentes nos lóbulos afetados apresentam-se necróticos. A aparência macroscópica do fígado varia de acordo com o grau de maturidade da lesão. Se, em casos agudos, a maior parte do parênquima for afetada, o fígado pode inicialmente apresentar um ligeiro aumento de tamanho com uma superfície externa lisa e um parênquima escuro devido à extensão congestão. A princípio, os hepatócitos necróticos sofrem lise e o estroma residual se condensa. Regra geral, a regeneração não ocorre porque praticamente todos os hepatócitos presentes no lóbulo foram afetados. Microscopicamente, as áreas afetadas consistem em espaços preenchidos com sangue em um estroma de tecido conjuntivo destituído de hepatócitos (Fig. 8-20, B). Mais adiante no decorrer do processo, as células estreladas ou outras células produtoras de matriz extracelular oriundas das regiões portal e centrolobular que possa sobreviver ou migrar para o local da lesão contribuem com colágeno novo (especialmente colágeno I). O resultado final é o colapso do lóbulo e a substituição do parênquima hepático perdido por uma cicatriz formada por estroma condensado, inclusive com quantidades e tipos variáveis de colágeno. Macroscopicamente, o fígado pode apresentar-se menor do que o normal, com uma cápsula

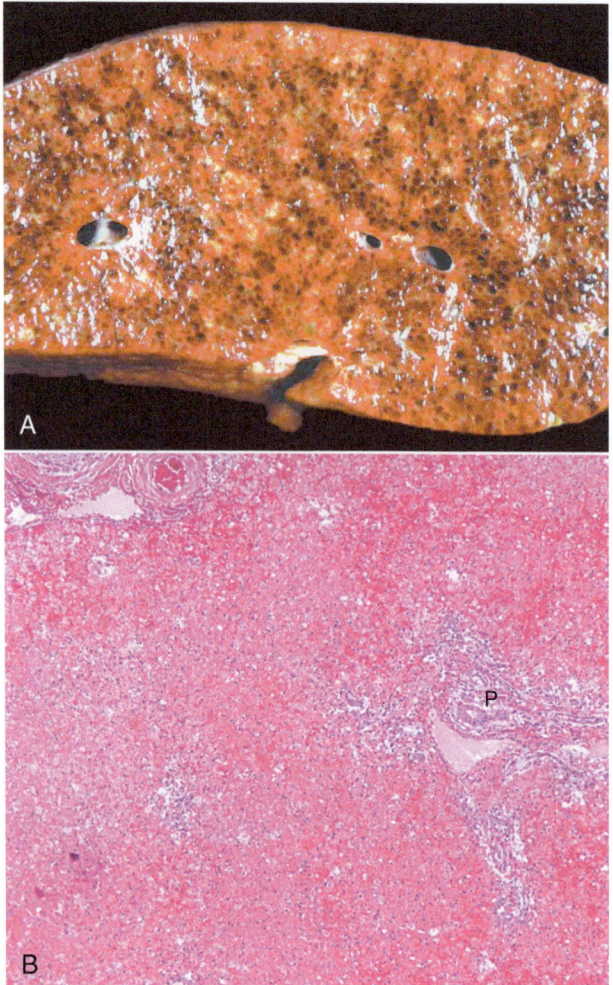

Figura 8-20 **Necrose Maciça, Fígado. A,** Porco, superfície de corte. A necrose maciça subentende um padrão de necrose que envolve lóbulos hepáticos inteiros, como mostra a figura. **B,** Cão. Em muitos lóbulos, toda a população de hepatócitos sofreu necrose. *P,* Região portal. Coloração por HE. (**A** Cortesia do Dr. D. Cho, College of Veterinary Medicine, Louisiana State University; e Noah's Arkive, College of Veterinary Medicine, The University of Georgia. **B** Cortesia do Dr. J.M. Cullen, College of Veterinary Medicine, North Carolina State University.)

enrugada. O envolvimento parcial do fígado caracteriza-se por áreas contraídas pela necrose parenquimatosa e congestão vascular distribuídas por todo o órgão.

Distúrbios do Fluxo Biliar e Icterícia

O distúrbio de fluxo de todos os componentes da bile é denominado *colestase*, enquanto *hiperbilirrubinemia* é o termo que designa especificamente um aumento na concentração sanguínea de bilirrubina conjugada ou não conjugada. Para fins práticos, esses processos podem ser considerados em conjunto. A colestase pode ser dividida em dois tipos: intra-hepática e extra-hepática. A colestase intra-hepática pode resultar de (1) um amplo espectro de lesões hepáticas que afetam a capacidade dos hepatócitos de metabolizar e excretar bile; (2) hemólise, que produz uma quantidade abundante de bilirrubina para excreção e diminui o suprimento de oxigênio para o metabolismo hepatocitário (também denominado *hiperbilirrubinemia pré-hepática*, discutido depois); ou (3) anomalias hereditárias da síntese biliar que inibem a excreção da bile. A colestase extra-hepática é produzida pela obstrução dos ductos biliares extra-hepáticos e pode ocorrer por obstrução intraluminal (causada por cálculos ou, possivelmente, parasitas) ou por constrição extraluminal causada por neoplasia ou inflamação adjacente, geralmente envolvendo o pâncreas. Se suficientemente severa, a colestase pode produzir uma coloração marrom-esverdeada do fígado (Fig. 8-21, A).

Histologicamente, a colestase intra-hepática aguda caracteriza-se pela formação de plugs biliares nos canalículos (Fig. 8-21, B). À medida que a colestase intra-hepática torna-se crônica, a bile liberada dos hepatócitos é absorvida pelas células de Kupffer, podendo ser detectada em seu citoplasma. A obstrução extra-hepática aguda caracteriza-se por edema das regiões portais, um leve infiltrado de células inflamatórias neutrofílicas e uma reação proliferativa do epitélio dos ductos biliares. Na obstrução biliar extra-hepática crônica, as regiões portais apresentam-se aumentadas pela deposição de fibrose, e há fibrose circunferencial laminar proeminente dos ductos biliares. Em geral, a hiperplasia biliar, caracterizada pela proliferação de ductos biliares de pequeno calibre, é notável (Fig. 8-22). Há presença também de macrófagos pigmentados — que contêm bile — e infiltrados inflamatórios mistos. Em casos graves, pode haver desenvolvimento de fibrose em ponte, conectando os tratos portais.

A obstrução biliar total resulta na má digestão de gorduras devido à redução dos ácidos biliares e na produção de fezes cor de argila — denominadas *fezes acólicas* — por falta da pigmentação escura normal, a estercobilina, um pigmento derivado da bilirrubina produzido pelo metabolismo bacteriano (Fig. 8-23).

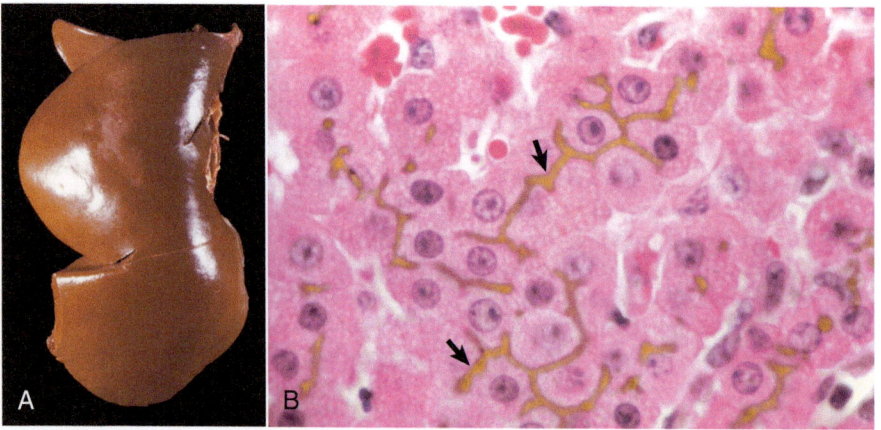

Figura 8-21 **Retenção da Bilirrubina Hepática, Colestase, Fígado. A,** Gato. O fígado apresenta-se acentuadamente amarelado pela bilirrubina retida. **B,** Bilirrubina canalicular (*setas*), anemia hemolítica aguda, bezerro. A hemólise aguda causada por babesiose levou a um acentuado aumento da produção de bilirrubina e à distensão dos canalículos, demonstrando claramente a localização dos canalículos entre os hepatócitos. Coloração por HE. (**A** Cortesia College of Veterinary Medicine, University of Illinois. **B** Cortesia do Dr. M.D. McGavin, College of Veterinary Medicine, University of Tennessee.)

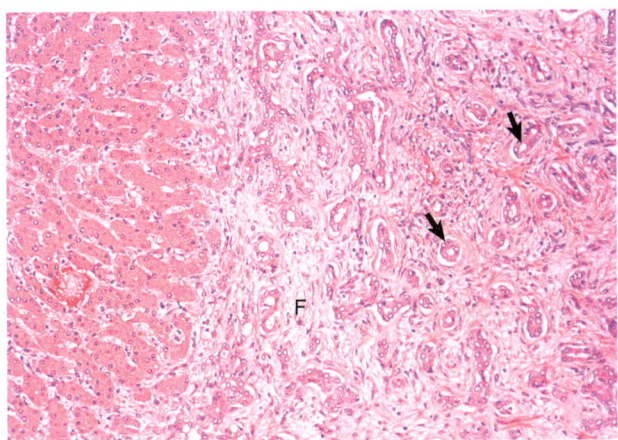

Figura 8-22 Colestase Extra-Hepática Crônica, Colelitíase, Fígado, Cavalo. Há uma reduplicação dos ductos biliares (*setas*) e extensa fibrose (*F*) em todo o trato portal (fibrose biliar) em decorrência da estase prolongada e subsequente vazamento (derrame) de bile. Coloração por HE. (Cortesia do Dr. J.M. Cullen, College of Veterinary Medicine, North Carolina State University.)

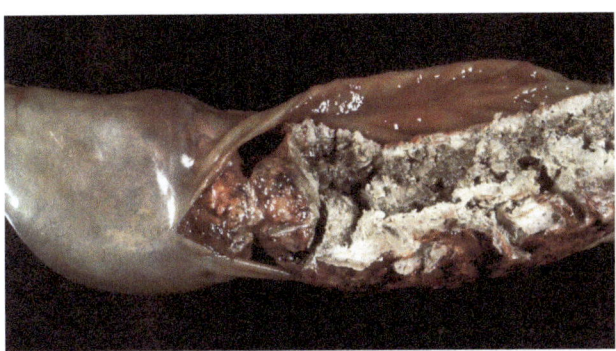

Figura 8-23 Obstrução Biliar Intra-Hepática, Intestino, Cão. Em casos de obstrução biliar total, a bile não é capaz de alcançar o intestino e, por essa razão, as fezes não apresentam a coloração escura característica produzida pelos pigmentos biliares (fezes brancas a cinza-pálidas). (Cortesia College of Veterinary Medicine, North Carolina State University.)

Icterícia é a coloração amarelada dos tecidos, especialmente aqueles com alto conteúdo de tecido elástico, incluindo a esclera e a aorta, devido ao aumento da bilirrubina chamado *hiperbilirrubinemia* (Fig. 8-24). Antes do desenvolvimento da icterícia, as concentrações de bilirrubina devem alcançar aproximadamente 2 mg/dL. Na maioria das espécies, pode ocorrer hiperbilirrubinemia quando a concentração excede 0,5 mg/dL; portanto, o paciente pode ter hiperbilirrubinemia sem ter icterícia. Entretanto, os equinos, que têm uma faixa de referência mais ampla para bilirrubinemia, podem não ter hiperbilirrubinemia nessa concentração. O acúmulo máximo de bilirrubina nos tecidos se estende por aproximadamente 2 dias, o que explica por que alguns animais com insuficiência hepática aguda podem ter apenas uma icterícia leve.

A disfunção hepática não é a única causa de hiperbilirrubinemia e icterícia. As causas pré-hepáticas, como a hemólise intravascular, podem causar icterícia. Trata-se de uma causa comum em ruminantes e provavelmente ocorre com mais frequência do que as lesões hepáticas. Os equinos geralmente manifestam icterícia com disfunção ou obstrução hepática aguda, mas a icterícia pode ou não ocorrer em equinos com doença hepática crônica. O interessante é que a "icterícia fisiológica" também é comum em equinos, e aqueles animais privados de alimento a vários dias podem ter icterícia devido à redução da captação de bilirrubina do plasma pelos hepatócitos. A icterícia em carnívoros ocorre em consequência de hemólise, disfunção hepática ou obstrução biliar. As anomalias metabólicas hereditárias podem resultar também em concentrações anormais de bilirrubina sérica, particularmente em ovinos

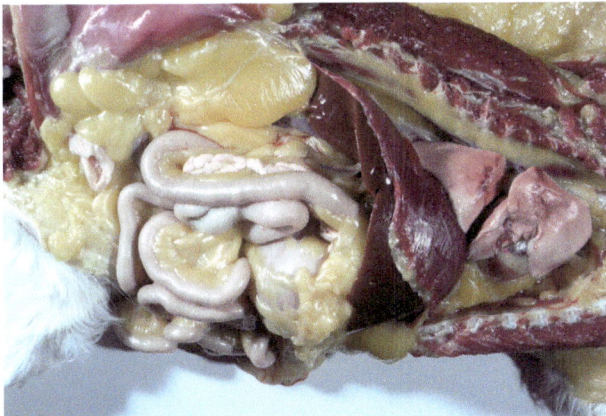

Figura 8-24 Icterícia, Cão. Icterícia é o termo que designa a coloração amarelada dos tecidos causada pela bilirrubina, nesse caso, evidente na gordura e na serosa. (Cortesia do Dr. M.D. McGavin, College of Veterinary Medicine, University of Tennessee.)

mutantes. Em ovinos da raça Southdown com determinadas mutações (síndrome de Gilbert), a bile é captada da circulação de forma ineficaz, desenvolvendo-se uma hiperbilirrubinemia não conjugada persistente, embora a icterícia raramente seja aparente porque há excreção suficiente, apesar da mutação. Os ovinos da raça Corriedale podem apresentar uma mutação que resulta na excreção deficiente de bilirrubina conjugada (síndrome de Dubin-Johnson). Os ovinos afetados apresentam concentrações de bilirrubina plasmática persistentemente elevadas, mas a icterícia não é aparente. Outros compostos normalmente excretados através da conjugação também se acumulam no fígado dos ovinos afetados. O fígado é escuro e descolorido por causa dos metabólitos de catecolomina polimerizada que se acumulam nos lisossomos. Esses resíduos assemelham-se histologicamente à lipofuscina.

Hiperplasia Biliar e Reação Ductular

Reação ductular é a proliferação das células progenitoras bipotenciais encontradas ao nível dos colangíolos, na periferia do trato portal, as quais podem amadurecer e se diferenciar em ductos biliares e/ou hepatócitos. Inicialmente, essas células basofílicas (também conhecidas como células ovais) formam ductos e túbulos tortuosos de pequeno calibre e geralmente destituídos de um lúmen distinto (Fig. 8-25). A reação ductular pode desenvolver-se em lesões que inibem a proliferação de hepatócitos maduros ou do epitélio do ducto biliar, na colestase e em regiões de hipóxia. Consequentemente, a reação ductular pode ser uma resposta relativamente inespecífica a diversas lesões hepáticas. As lesões graves dos hepatócitos ou dos ductos biliares geralmente ensejam a formação de dúctulos proeminentes no parênquima hepático. Na colestase, a hiperplasia dos ductos biliares é um tipo de reação ductular dos ductos portais e periportais que envolve a proliferação de células epiteliais biliares maduras (e não de células progenitoras). Do ponto de vista histológico, os ductos possuem calibres variáveis, geralmente pequenos, e podem apresentar empilhamento do epitélio e uma forma distorcida (Fig. 8-80). A hiperplasia biliar ou a reação ductular pode ocorrer rapidamente, sobretudo em animais jovens. Essas células podem amadurecer conforme necessário para substituir os hepatócitos ou o epitélio do ducto biliar.

Regeneração

Um aspecto característico do fígado é a capacidade de regenerar, de forma rápida e eficiente, a massa hepática perdida. Experimentalmente, dois terços do fígado podem ser excisados de um animal saudável sem que ocorram sinais de disfunção hepática, e a massa hepática regenera-se rapidamente por hiperplasia compensatória. Além da replicação dos hepatócitos, ocorre uma onda de replicação no epitélio do ducto biliar, no endotélio e nas células do revestimento sinusoidal de forma coordenada com a replicação hepatocitária.

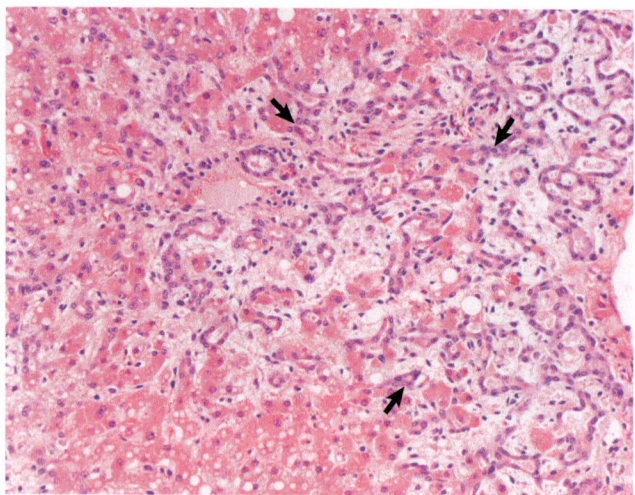

Figura 8-25 **Reação Ductular, Cabra.** A reação ductular caracteriza-se pela proliferação de células progenitoras basofílicas (*setas*), formando ductos mal-definidos de pequeno calibre e, possivelmente, destituídos de um lúmen distinto. Coloração por HE. (Cortesia do Dr. J.M. Cullen, College of Veterinary Medicine, North Carolina State University.)

A regeneração normalmente ocorre pela replicação de hepatócitos maduros. Na maioria dos casos, isso resulta em um aumento do tamanho dos lóbulos existentes; entretanto, dados recentes sugerem que podem ocorrer também a formação de alguns lóbulos novos. Após a remoção apenas dos lobos hepáticos, os lobos remanescentes persistem e não há formação de novos lobos.

A necrose de células individuais resulta na proliferação local pela regeneração de hepatócitos adjacentes. Os focos espalhados de hepatócitos necróticos são rapidamente substituídos através da divisão celular dos hepatócitos adjacentes. A necrose na região centrolobular do lóbulo resulta em uma onda de proliferação hepatocelular nas demais áreas do lóbulo, particularmente nos hepatócitos periportais. Em algumas circunstâncias, como na necrose de quase todos os hepatócitos ou na exposição a determinados agentes químicos tóxicos que inibem a replicação dos hepatócitos maduros, a substituição dos hepatócitos perdidos pela necrose ocorre através da reação ductular. Esse processo é mais proeminente nas manipulações experimentais em roedores de laboratório, podendo ser observado também em casos de ocorrência natural de hepatotoxicidade.

O corpo orquestra cuidadosamente a regeneração hepática para substituir a massa hepatocelular perdida, juntamente com ductos biliares e vasos, sem produzir fígado em excesso. Uma variedade de fatores de crescimento, como o fator transformador de crescimento α (TGF-α) e o fator de crescimento dos hepatócitos (HGF), estimulam a replicação hepatocelular. Estabelecida a massa hepática normal, os macrófagos liberam o fator transformador de crescimento β (TGF-β), que, juntamente com outros fatores menos caracterizados, interrompem a proliferação celular parenquimatosa hepática.

Um único episódio de necrose hepática extensa geralmente é seguido por regeneração parenquimatosa sem formação de cicatriz, desde que a estrutura da matriz extracelular normal (reticulina) da porção afetada permaneça intacta e não entre em colapso. Entretanto, uma lesão repetitiva ou necrose maciça pode alterar a arquitetura lobular normal, com possível colapso do parênquima após a remoção dos hepatócitos mortos e/ou o colapso do estroma com o reparo por meio da síntese de colágeno (cicatrização pós-necrótica) (Fig. 8-26). Mesmo quando a necrose dos hepatócitos é contínua, o fígado tenta regenerar a sua massa funcional. Todavia, o esforço regenerativo prolongado com lesão à estrutura da matriz extracelular normal do fígado quase sempre resulta em proliferações nodulares do parênquima — basicamente em caninos — que distorcem a arquitetura do órgão. Embora os nódulos regenerativos possam reconstituir uma parte proporcionalmente grande

de massa hepática, raramente obtém-se o funcionamento adequado. O fluxo de sangue para dentro dos nódulos regenerativos e o fluxo de bile para fora dos nódulos são anormais e, como tal, a função hepática suficiente não tem como se restabelecer. À medida que os nódulos se desenvolvem, os vasos do trato portal e as veias centrais desenvolvem comunicações no interior dos septos fibrosos entre os nódulos, resultando em derivações vasculares entre a veia porta e a veia central que se desviam dos hepatócitos no interior dos nódulos.

Fibrose

A fibrose é uma das consequências mais comuns das lesões hepáticas crônicas. O padrão de fibrose geralmente é um indicador útil do tipo de dano que produz a lesão. A importância da fibrose depende de seu efeito sobre a função hepática e de sua reversibilidade. Apesar da considerável capacidade de regeneração do fígado, a fibrose hepática, quando suficientemente grave, pode ser letal.

No fígado normal, os colágenos fibrilares I e III estão confinados basicamente ao tecido conjuntivo dos tratos portais e imediatamente em torno da vênula hepática terminal (veia central). O colágeno IV é o tipo mais abundante na estrutura de reticulina dos sinusoides. Um suporte delicado de colágeno e de outros componentes da matriz extracelular — produzidos pelas células estreladas, pelas células endoteliais e pelos hepatócitos — constitui a estrutura normal do sinusoide. Esse estroma no espaço de Disse sustenta as células endoteliais, mantendo a sua relação espacial com os hepatócitos.

A fibrose hepática é um aumento geral da matriz extracelular no fígado. Em um fígado fibrótico, ocorre um aumento da quantidade de matriz extracelular e uma alteração dos tipos de colágeno e de seu local de deposição. Um fígado gravemente fibrótico pode conterá até seis vezes mais colágeno e proteoglicano do que um fígado normal. A fibrose hepática caracteriza-se por um aumento dos colágenos fibrilares dos tipos I e III, e do colágeno não fibrilar do tipo XVIII no espaço de Disse, nas regiões portais e na área em torno das veias centrais. Além do aumento dos colágenos, há também um aumento comensurável de componentes da matriz extracelular, proteoglicanos, fibronectina e ácido hialurônico.

As células estreladas (células de Ito) desempenham um papel central na fibrose hepática, embora se deva notar que existem células miofibroblásticas com capacidades similares no tecido conjuntivo das regiões portais e no tecido conjuntivo em torno da veia central. No fígado normal, as células estreladas ocupam o espaço de Disse (uma posição subendotelial no sinusoide), aninhadas entre os hepatócitos e em torno da circunferência do endotélio dos sinusoides, já tendo sido comparadas aos pericitos em outros órgãos, como as células mensangiais do glomérulo renal. As células estreladas hepáticas já demonstraram ter uma função importante no controle do diâmetro dos sinusoides e, consequentemente, no fluxo de sangue através dos sinusoides. As células estreladas hepáticas caracterizam-se pela presença de um citoplasma repleto de grandes vacúolos com conteúdo lipídico. Os vacúolos são um local primário de armazenamento de ésteres de retinila, incluindo a vitamina A.

Quando o fígado é lesionado, as células estreladas sofrem uma alteração fenotípica progressiva, de célula típicas armazenadoras de lipídios para células com aparência miofibroblástica (Fig. 8-27). Ao serem ativadas, essas células expressam α-actina de músculo liso, um marcador normalmente encontrado nas células musculares. Após a mudança para o fenótipo de miofibroblastos, essas células iniciam a síntese do colágeno dos tipos I, III e IV. Elas produzem também outros componentes da matriz extracelular, tais como, fibronectina, laminina e proteoglicanos de sulfato de condroitina. Os hepatócitos sintetizam poucas ou nenhuma proteína da matriz, e o grande montante de proteínas da matriz é derivado das células estreladas hepáticas. O tipo de lesão hepática não parece ter importância na gênese da fibrose hepática. A lesão química, a obstrução biliar e a sobrecarga de ferro produzem padrões semelhantes de ativação das células estreladas hepáticas.

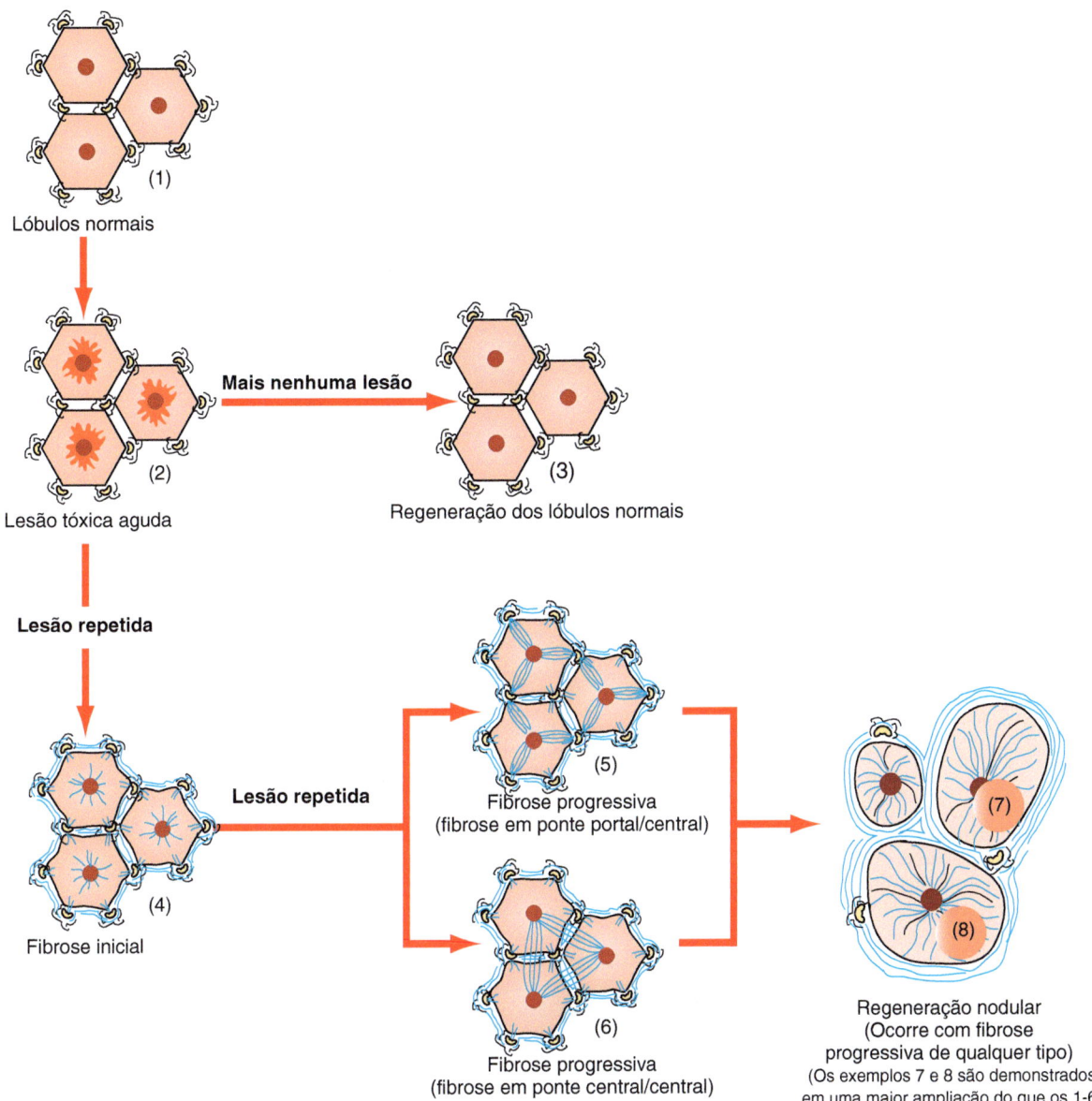

Figura 8-26 Efeitos das Lesões Hepáticas sobre o Desenvolvimento da Fibrose. A lesão centrolobular hepática aguda (*2*) que ocorre apenas uma vez normalmente se resolve e a arquitetura do fígado retorna ao normal (*1, 3*). Os surtos repetidos de lesões ou de lesões graves podem iniciar a fibrose hepática (*4*). Nos estágios iniciais, a fibrose pode ser reversível, mas à medida que progride, atinge um ponto em que a reparação é improvável. Em geral, a fibrose inicia-se como finos ramos de deposição de colágeno entre as regiões portais ou as regiões centrais, ou dissecando o parênquima hepático (*5, 6*). Com o tempo, quantidades maiores de colágeno e outras moléculas da matriz extracelular são depositadas e a arquitetura lobular torna-se progressivamente distorcida. No fígado em estágio terminal, a regeneração nodular e a extensa fibrose circunferencial são típicas (*7, 8*). Os nódulos regenerativos mostrados aqui (*7, 8*) encontram-se em um estágio inicial de regeneração. Como mostra a Figura 8-27, eles se regenerarão para formar nódulos que normalmente excedem o tamanho dos lóbulos hepáticos normais. Esses nódulos geralmente comprimem (*7*) a(s) veia(s) central(is) dos lóbulos hepáticos no interior e adjacentes àqueles que lhes deram origem.

O local em que o colágeno é depositado no fígado tem um impacto significativo na função hepática. A fibrose perissinusoidal pode ter um efeito grave sobre a função hepática. Além dos depósitos de colágeno e da matriz extracelular, há uma perda de lacunas nas células endoteliais e uma perda de microvilosidades na superfície luminal dos hepatócitos. Essas alterações são denominadas *capilarização dos sinusoides* porque as mesmas resultam em uma estrutura vascular que mais se assemelha a um capilar do que a um sinusoide. O efeito funcional dessa alteração microanatômica é profundo. A capacidade do fígado de desempenhar as suas funções de síntese, catabolismo e excreção é seriamente comprometida pela exposição reduzida dos hepatócitos ao plasma.

No lóbulo hepático, o local da fibrose pode ser indicativo do tipo de lesão. Em geral, a lesão tóxica crônica produz fibrose centrolobular (periacinar). Essa região é afetada porque os hepatócitos

centrolobulares são o local de metabolismo da maioria dos fármacos. A congestão hepática passiva crônica decorrente de insuficiência cardíaca direita de longa duração também pode causar fibrose na região centrolobular. A fibrose periportal (centroacinar) pode ser resultante de condições inflamatórias crônicas ou de um pequeno grupo de toxinas que afetam os hepatócitos periportais na medida em que não exigem que o metabolismo das enzimas do citocromo P450 produzam um metabólito lesionado. A fibrose pode limitar-se a lóbulos individuais, mas em lesões mais graves, as áreas de fibrose podem ser mais extensas. A fibrose em ponte, que é análoga à necrose em ponte, subentende a fibrose que se estende de um trato portal para outro ou dos tratos portais para as veias centrais. A fibrose em ponte tem mais probabilidade de prejudicar a função hepática do que as formas focais de fibrose hepática, mas todas as formas, se suficientemente severas,

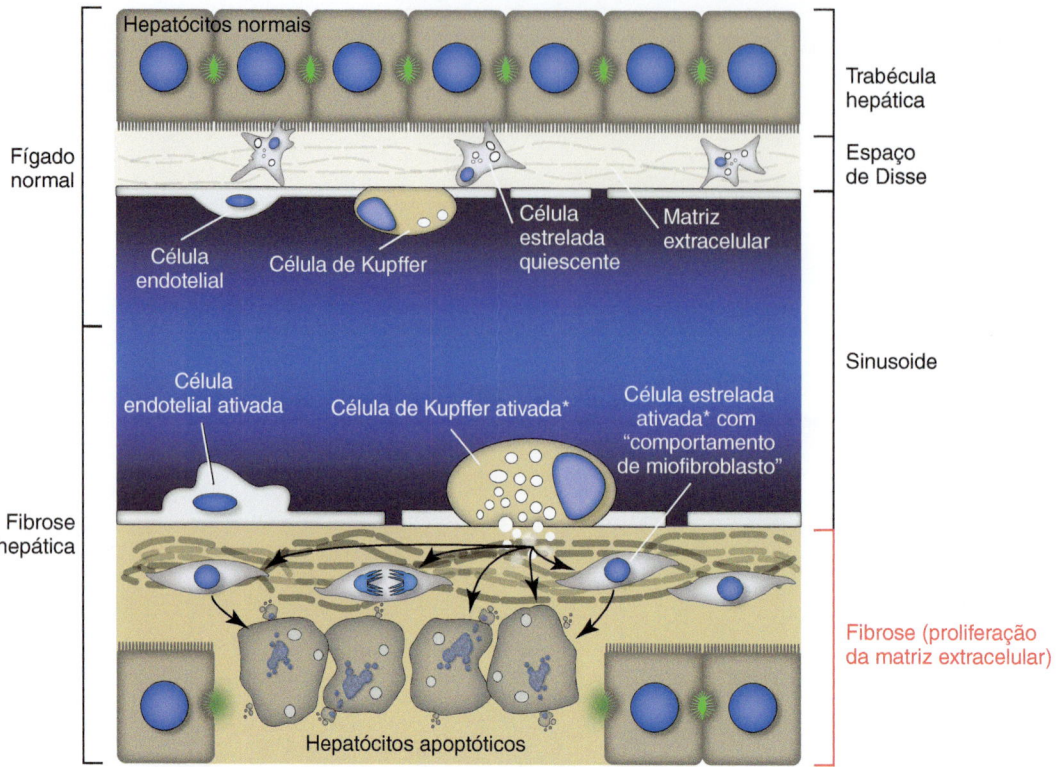

*As células de Kupffer e estreladas ativadas liberam citocinas que promovem
(1) disfunção e morte celular, (2) proliferação celular (PDGF, TNF),
(3) contração celular (ET-1), (4) quimiotaxia (MCP-1, PDFG) e
(5) fibrogênese (proliferação da matriz extracelular [fibrose]) (TFG-β).

Figura 8-27 **Sinusoide Hepático Fibrótico.** Existem vários eventos que ocorrem durante a lesão sinusoidal e a fibrose. As células endoteliais sinusoidais são ativadas e perdem suas fenestrações. A fibrose hepática (*parte inferior do diagrama*) reduz drasticamente o contrato entre o plasma sinusoidal e os hepatócitos. O espaço de Disse contém abundantes fibras de colágeno do tipo I sintetizadas pelas células estreladas hepáticas ativadas. A perda das fenestrações endoteliais e o aumento do tecido conjuntivo por baixo das células endoteliais resultam em uma condição denominada *capilarização* dos sinusoides e é responsável pelo decréscimo da função hepática. As células estreladas hepáticas eliminaram os seus vacúolos lipídicos e assumiram uma morfologia miofibroblástica com extensões celulares que geralmente circundam as células endoteliais (não mostradas aqui). As microvilosidades dos hepatócitos se perderam ao longo do sinusoide, como mostrado nos hepatócitos apoptóticos, e essa perda tem início com a manifestação da disfunção e degeneração hepatocelular. As células de Kupffer também foram ativadas e, juntamente com as células estreladas ativadas, liberam grande quantidade de citocinas pró-inflamatórias. (Cortesia do Dr. A.J. Van Wettere, School of Veterinary Medicine, Utah State University e do Dr. J.F. Zachary, College of Veterinary Medicine, University of Illinois.)

resultam no comprometimento da função hepática. Entretanto, devido à enorme capacidade de reserva do fígado, a fibrose normalmente é bastante extensa antes que haja sinais clínicos de disfunção hepática.

Às vezes, um único evento de necrose hepatocelular disseminada é seguido não pela resposta regenerativa usual, mas por fibrose ou condensação do estroma do tecido conjuntivo preexistente que resulta na formação de faixas de tecido conjuntivo denso. Esse processo é conhecido como *cicatrização pós-necrótica.*

Podem ocorrer outros padrões de fibrose hepática, tais como fibrose biliar (centrada nos ductos biliares nas tríades portais), fibrose hepática focal ou multifocal (distribuída aleatoriamente por todo o parênquima hepático) — produzida, por exemplo, por larvas de nematoides migrantes — e fibrose hepática difusa (afeta todas as regiões do lóbulo e está presente em todo o fígado). Diferentes lesões hepáticas podem produzir diferentes padrões de fibrose, mas quando a fibrose é grave (doença hepática em estágio terminal), é geralmente impossível determinar a causa ou o padrão inicial da fibrose.

Fígado em Estágio Terminal ou Cirrose

A definição mais aceita de cirrose foi apresentada pela Organização Mundial da Saúde (OMS) em 1977 como: "processo difuso caracterizado por fibrose e pela conversão da arquitetura normal do fígado em lóbulos estruturalmente anormais" (Fig. 8-28). Por ser o

resultado final irreversível de qualquer dos vários e diferentes tipos de doenças hepáticas, o termo *fígado em estágio terminal* é pertinente, especialmente porque o termo *cirrose* não tem significado descrito nem preciso e significa originalmente "amarelo-acastanhado". Outro especialista afirma que a condição tem por característica a total ausência de qualquer arquitetura lobular normal. A arquitetura do fígado é alterada pela perda do parênquima hepático, pela condensação da estrutura de reticulina e pela formação de tratos de tecido conjuntivo fibroso. A regeneração do tecido hepático entre as faixas fibrosas resulta na formação de nódulos regenerativos de tamanhos variáveis (Fig. 8-29). Todo o fígado, portanto, apresenta-se distorcido e consiste em nódulos de parênquima em regeneração separados por faixas fibrosas, que aparecem como depressões na superfície (Fig. 8-28).

Além da capilarização dos sinusoides, ocorrem nessa condição anomalias vasculares profundas com sérias consequências para a saúde dos pacientes afetados, inclusive múltiplas anastomoses vasculares anormais entre a veia porta e a vasculatura sistêmica, conhecidas como derivações portossistêmicas adquiridas, em consequência do aumento da pressão portal. Podem ocorrer também derivações venosas entre as veias portas e as veias centrais e derivações arteriovenosas entre as artérias hepáticas e as veias centrais no interior dos nódulos regenerativos ou dos septos fibrosos.

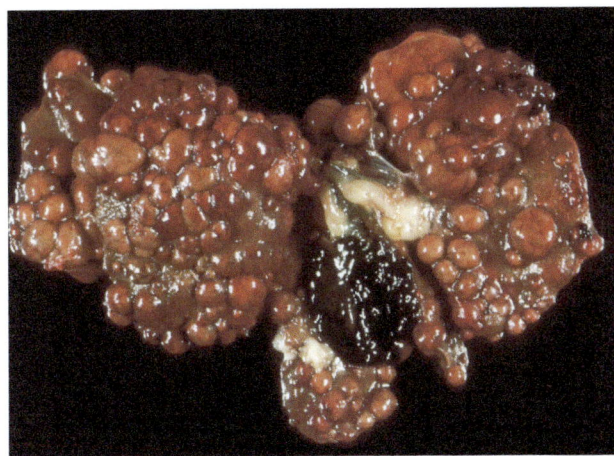

Figura 8-28 Fígado em Estágio Terminal (Cirrose), Cão. Fígado em estágio terminal de um cão que recebeu fenobarbital durante muitos anos. O fígado apresenta-se pequeno, firme e irregular, com nódulos de parênquima regenerativo separado por feixes de tecido conjuntivo fibroso. (Cortesia do Dr. J.M. Cullen, College of Veterinary Medicine, North Carolina State University.)

As causas potenciais de um fígado em estágio terminal (cirrótico) são numerosas (Quadro 8-4). A lesão tóxica crônica é resultante da ingestão continuada de qualquer hepatotoxina (p. ex. herbívoros que ingerem plantas tóxicas, como aquelas que contêm alcaloides de pirrolizidina, e a administração prolongada de fármacos com potencial hepatotóxico, como a primidona para cães). A obstrução biliar extra-hepática crônica e a colestase resultam em fibrose extensa, que afeta primariamente as tríades portais, mas a fibrose pode acabar estendendo-se para o parênquima hepático adjacente. A inflamação crônica do fígado (hepatite) ou do trato biliar (colangite) pode resultar em um fígado em estágio terminal. Embora a infecção do fígado normalmente seja focal ou multifocal, a hepatite difusa e a subsequente fibrose podem ocorre em entidades patológicas como a hepatite crônica canina. A congestão hepática passiva crônica pode resultar em fibrose da região próxima às veias centrais, uma condição ocasionalmente denominada *esclerose cardíaca* e que pode progredir para cirrose cardíaca, com fibrose em ponte entre as veias centrais. O armazenamento ou o metabolismo anormal de metais, particularmente do cobre, como ocorre em cães da raça Bedlington Terrier e de várias outras raças, pode produzir inflamação crônica e um fígado em estágio terminal. A hepatite lobular dissecante, uma forma específica de fígado em estágio terminal ou cirrose, é uma condição normalmente observada em caninos jovens e encontra-se descrita na seção sobre doenças caninas específicas. Várias outras entidades patológicas mal-definidas podem resultar em lesão hepatocelular progressiva e fibrose hepática, finalizando em doença hepática em estágio terminal.

O fígado em estágio terminal obviamente não é capaz de desempenhar as funções normais, de modo que os animais afetados invariavelmente apresentam as manifestações clínicas da insuficiência hepática. Entretanto, geralmente não se tem como determinar a causa da lesão hepática que resulta no fígado em estágio terminal no momento em que se observam os sinais de insuficiência hepática.

Insuficiência Hepática

O fígado possui uma reserva funcional e uma capacidade de regeneração consideráveis. Em animais saudáveis, é possível remover mais de dois terços do parênquima hepático sem comprometimento significativo da função hepática, enquanto a massa hepática pode se regenerar em questão de dias. Esse processo de remoção tecidual pode repetir-se várias vezes, especialmente em animais mais jovens, com preservação da função. Em todas as espécies, os sinais clínicos do transtorno hepático são semelhantes, independentemente da

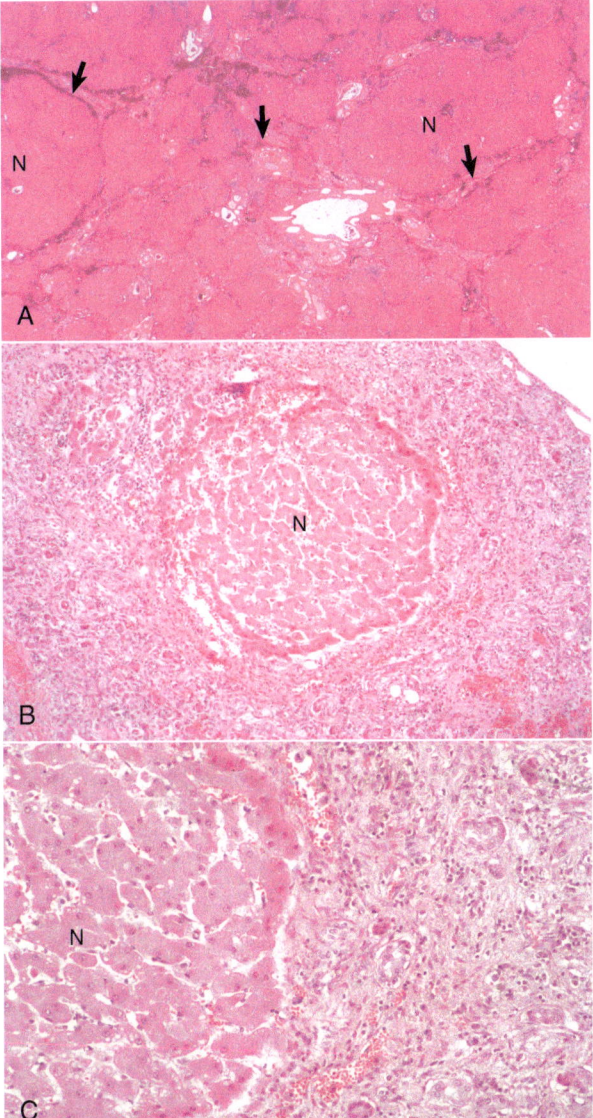

Figura 8-29 Fígado em Estágio Terminal, Fígado, Cão. A, Aparência histológica da doença hepática em estágio terminal. Os nódulos de parênquima regenerativo (*N*) apresentam-se separados por septos de reticulina colapsada e tecido conjuntivo fibroso (*setas*), os quais também contêm numerosos vasos sanguíneos e ductos biliares. Coloração por HE. **B,** Um único nódulo hepático regenerativo (*N*) apresenta-se cercado por bandas dispostas aleatoriamente de tecido conjuntivo fibroso que contém numerosos vasos sanguíneos e ductos biliares hipertrofiados e hiperplásicos. Coloração por HE. **C,** Maior aumento da Figura 8-29, B. Observa-se o nódulo regenerativo (*N*), as faixas de tecido conjuntivo fibroso, os ductos biliares hiperplásicos e as células inflamatórias mononucleares. Coloração por HE. (**A** Cortesia do Dr. J.M. Cullen, College of Veterinary Medicine, North Carolina State University. **B** e **C** Cortesia College of Veterinary Medicine, University of Illinois.)

Quadro 8-4	**Causas do Fígado em Estágio Terminal**

- Toxicidade crônica (agentes terapêuticos ou toxinas de ocorrência natural)
- Colangite e/ou obstrução crônica
- Congestão crônica (insuficiência cardíaca direita)
- Distúrbios hereditários do metabolismo de metais (cobre ou ferro)
- Hepatite crônica
- Idiopáticas

causa. Esses sinais clínicos, no entanto, manifestam-se somente quando as consideráveis reserva e capacidade de regeneração do fígado esgotam-se ou quando o efluxo biliar é obstruído. Somente as lesões que afetam a maior parte do parênquima hepático provavelmente produzem sinais de insuficiência hepática, uma vez que as lesões focais raramente destroem parênquima suficiente para esgotar a reserva do fígado. O termo *insuficiência hepática* subentende a perda da função hepática adequada em consequência de lesão hepática aguda ou crônica; entretanto, as funções hepáticas normalmente não se perdem todas ao mesmo tempo.

Encefalopatia Hepática. A insuficiência hepática pode resultar em um distúrbio metabólico do sistema nervoso central (SNC) chamado *encefalopatia hepática* (sinônimos: coma hepático ou encefalopatia portossistêmica). A elevada concentração de amônia no plasma que causa neurotransmissão anormal no SNC e no sistema neuromuscular é considerada um dos principais fatores na patogênese da encefalopatia hepática.

Distúrbios Metabólicos da Insuficiência Hepática. A insuficiência hepática pode manifestar-se através de vários distúrbios metabólicos. O tipo e a duração do distúrbio hepático podem influenciar a natureza da perturbação metabólica.

Alterações Vasculares e Hemodinâmicas da Insuficiência Hepática. A lesão hepática crônica normalmente é acompanhada por extensa fibrose difusa do fígado, o que aumenta a resistência ao fluxo sanguíneo portal através do fígado. Essa resistência, por sua vez, eleva a pressão na veia porta (hipertensão portal). Com o tempo, os canais vasculares colaterais se abrem para permitir que o sangue da veia porta se desvie do fígado normal (anastomoses vasculares portossistêmicas adquiridas, que conectam a veia porta e suas afluentes à circulação venosa sistêmica). A derivação do sangue da veia porta diretamente para a veia central pode ocorrer também no interior dos septos fibrosos que se formam no fígado. Além disso, o aumento da pressão no interior da vasculatura hepática causa transudação de fluido (transudato modificado) para a cavidade peritoneal, produzindo ascite em várias espécies, exceto em equinos na maioria dos casos. A transudação de fluido para a cavidade peritoneal pode ser acentuada pela hipoalbuminemia devido à redução da pressão coloido-osmótica do plasma. A hipoalbuminemia e a pressão coloido-osmótica reduzida do plasma podem surgir como resultado da perda acelerada de albumina no lúmen intestinal em decorrência da hipertensão portal ou devido à síntese hepática reduzida de albumina e outras proteínas plasmáticas pelo fígado doente. A ascite associada à fibrose hepática na doença hepática crônica (fígado em estágio terminal) ou outras causas de hipertensão portal, como insuficiência cardíaca direita, ocorrem com mais frequência em caninos e felinos, ocasionalmente em ovinos e raramente em equinos e bovinos.

Manifestações Imunológicas da Insuficiência Hepática. A insuficiência hepática crônica resulta no comprometimento da função imunológica hepática normal. Consequentemente, o paciente afetado geralmente desenvolve endotoxemia e maior risco de infecção sistêmica. Na maioria das vezes, esse comprometimento manifesta-se como uma redução da filtragem sanguínea pelas células de Kupffer, que resulta basicamente da derivação do sangue portal, e não da atividade fagocitária reduzida.

Envelhecimento

Estudos revelam que, com a idade, ocorrem alterações na estrutura e na função do fígado. O fígado de animais mais velhos apresenta redução no peso, fluxo sanguíneo, capacidade de regeneração e capacidade de detoxificação de fármacos e outras toxinas. A análise por microarranjos de DNA do fígado de cães idosos revelou maior quantidade de genes relacionados com inflamação e ao estresse oxidativo e uma quantidade reduzida de genes relacionados com regeneração e o metabolismo xenobiótico. Consequentemente, os animais idosos são mais suscetíveis a várias lesões hepáticas, incluindo distúrbios inflamatórios e tóxicos.

A lipofuscina é um pigmento insolúvel de coloração marrom-amarelada a marrom-escura originária do componente lipídico das organelas membranosas. As quantidades de lipofuscina presentes no fígado tendem a aumentar com a idade, e a substância é particularmente comum nos hepatócitos centrolobulares de felinos idosos. Ver descrição detalhada na seção Distúrbios Metabólicos e Acúmulos Hepáticos.

A presença de lipogranulomas geralmente é observada em caninos idosos e, com menos frequência, em outras espécies. Microscopicamente, os lipogranulomas apresentam-se como agregados distintos de macrófagos que contêm vacúolos lipídicos citoplasmáticos e pigmentação marrom (provavelmente uma mistura de lipofuscina, ceroide e hemossiderina). Os lipogranulomas tendem a se acumular com a idade e a reposição (*turnover*) hepatocelular, podendo ser observados também em caninos com derivações portossistêmicas.

A hiperplasia nodular hepatocelular, uma condição comum no fígado de caninos mais velhos, quase sempre começa por volta dos 6 anos de idade, geralmente com a presença de múltiplos nódulos hiperplásicos. Ver descrição detalhada na seção Lesões Proliferativas do Fígado.

Portas de Entrada/Vias de Disseminação

Os sistemas hepático e biliar estão expostos a infecções ou outras substâncias causadoras de lesões por três vias principais: hematógena, biliar e penetração direta (Tabela 8-1). O fígado recebe todo o fluxo da veia porta e, por consequência, é banhado por microrganismos potencialmente lesivos que habitam e penetram no sistema digestório e por substâncias tóxicas ingeridas ou produzidas pela microbiota intestinal. A distribuição da veia porta para os diferentes lobos do fígado provavelmente não é uniforme. O chamado fluxo portal refere-se ao conceito de que existe um fluxo diferencial de sangue portal de um segmento do trato digestório para determinados lobos do fígado, o que pode explicar por que alguns lobos do fígado são mais afetados com mais severidade pelas toxinas absorvidas pelo intestino delgado do que por aquelas absorvidas pelo intestino grosso. Um exemplo disso é a preponderância de lesões no lobo hepático esquerdo de ovinos que ingerem a micotoxina esporidesmina. As infecções ou intoxicações sistêmicas podem afetar o fígado também através do sangue da artéria hepática. Os animais neonatos e fetais também correm o risco de contrair infecções que ascendem pela veia umbilical. Agentes infecciosos, como bactérias entéricas e parasitas, também podem ter acesso ao fígado através da árvore biliar que está em contato direto com o duodeno. Por fim, a penetração direta na cavidade corpórea ou a partir do trato digestório (p. ex. reticuloperitonite traumática ou presença de corpos estranhos no retículo) pode transmitir lesões infecciosas ou traumáticas.

Depois que o agente infeccioso ou outra substância lesiva entra no fígado, ela pode se espalhar para outros hepatócitos ou lobos do fígado por meio dos sinusoides ou dos canalículos biliares, dependendo da via de entrada. As células de Kupffer presentes nos sinusoides fazem parte do sistema monocítico-macrofágico e podem trabalhar no sentido de remover o agente infeccioso ou a substância lesiva. Os agentes ou substâncias não removidos pelas células de Kupffer podem sair do fígado através das veias hepáticas e ser transportados para o coração e, subsequentemente, para outros tecidos através da circulação sistêmica. Os agentes ou as substâncias podem também

Tabela 8-1 Portas de Entrada	Fígado	Sistema Biliar	Pâncreas Exócrino
EXTENSÃO DIRETA			
Trauma penetrante através da parede abdominal ou da caixa torácica	Sim	Sim	Sim
Trauma penetrante através do lúmen do trato gastrointestinal	Sim	Sim	Sim
HEMATOGÊNICA			
Localização no interior dos sinusoides através da veia porta, da artéria hepática ou da veia umbilical em neonatos	Sim	Não	Não
Localização no interior das células de Kupffer	Sim	Não	Não
Localização no interior dos leitos capilares da parede da vesícula biliar ou da rede arteriolar da árvore biliar	Não	Sim	Não
Localização no interior dos leitos capilares do parênquima pancreático	Não	Não	Sim
TRANSPORTE BILIAR RETRÓGRADO			
As infecções bacterianas ou parasitárias ascendentes obtêm acesso ao órgão	Sim	Sim	Não
TRANSPORTE DUCTULAR PANCREÁTICO RETRÓGRADO			
As infecções bacterianas ou parasitárias ascendentes obtêm acesso ao órgão	Não	Não	Sim

Tabela 8-2 Mecanismos de Defesa contra Lesões e Agentes Infecciosos	Fígado	Sistema Biliar	Pâncreas Exócrino
BARREIRA ESTRUTURAL E FUNCIONAL			
Pele	Sim	Sim	Sim
Caixa torácica	Sim	Sim	Sim
Omento (barreira que limita o acesso de material lesivo ao órgão)	Sim	Sim	Sim
REPOSTAS IMUNOLÓGICAS			
Células de Kupffer	Sim	Não	Não
Células residentes e migrantes (monócitos recrutados), que fazem parte do sistema monocítico-macrofágico	Sim	Sim	Sim
Respostas imunológicas inatas e adaptativas (incluindo a imunoglobulina A secretora), que formam o sistema imunológico geral do corpo	Sim	Sim	Sim
DEFESAS BIOQUÍMICAS			
Inibidores de enzimas que reduzem o risco de ativação enzimática prematura e lesão tecidual	Não	Não	Sim

espalhar-se pela circulação biliar e sair do fígado através do ducto biliar comum, adentrando o duodeno. Em seguida, o agente ou a substância podem ser absorvidos pelo trato intestinal e entrar na circulação sistêmica.

Mecanismos de Defesa/Sistemas de Barreira

O fígado se defende bem das lesões transmitidas pelo sangue com a proteção das células de Kupffer, macrófagos residentes distribuídos intermitentemente pelo lúmen dos sinusoides na superfície das células endoteliais (Tabela 8-2). Essas células ingerem e degradam ativamente bactérias e outros organismos; células senescentes, como os eritrócitos; e material particulado presente no sangue sinusoidal. Elas são muito eficientes e capazes de depurar praticamente todo o material particulado em uma única passagem pelo fígado. As células de Kupffer são particularmente importantes na remoção de endotoxinas do sangue portal.

A árvore biliar, da mesma forma que o trato gastrointestinal superior, é protegida de infecções pela IgA secretada como parte da imunidade da mucosa. A maior parte da IgA biliar é sintetizada pelos plasmócitos gastrointestinais. A maioria da IgA liberada é levada para a linfa e, de lá, entra na corrente sanguínea. Em muitas espécies, os hepatócitos podem transportar a IgA do sangue através de suas membranas celulares por meio de endocitose mediada por componente secretor. Subsequentemente, as moléculas de IgA alcançam a bile por meio de sua secreção nos canalículos. As concentrações de IgA na bile são mantidas pela circulação êntero-hepática. No interior da árvore biliar, a IgA oferece a defesa contra agentes infecciosos e a depuração de antígenos prejudiciais como complexos antígeno-anticorpo. Além disso, a árvore biliar é protegida pelo esfíncter na extremidade terminal do ducto biliar comum, que oferece uma barreira física à ascensão das bactérias entéricas, e pelo fluxo contínuo da bile, que ajuda a empurrar as bactérias para fora dos ductos.

O fígado é protegido da penetração direta por sua localização anatômica, que conta com a proteção da caixa torácica. A parede do trato digestório também oferece certo grau de proteção contra a penetração por corpos estranhos ingeridos.

Vesícula Biliar e Ductos Biliares Extra-Hepáticos

Estrutura

A estrutura da vesícula biliar e dos principais ductos do sistema biliar é semelhante em todas as espécies (o cavalo, o rato e o elefante não possuem vesícula biliar). Essa estrutura consiste na adventícia, uma parede muscular (túnica muscular) e em uma mucosa revestida por epitélio colunar simples. O epitélio e a túnica muscular são separados apenas pela lâmina própria porque a vesícula biliar não possui a camada muscular da mucosa. Os ductos biliares transportam a bile dos diferentes lobos para o fígado; esses ductos e o ducto cístico da vesícula biliar unem-se para formar o ducto biliar comum. A localização da abertura do ducto biliar comum para o intestino difere um pouco entre as espécies domésticas; a partir do piloro, mede 2 cm nos suínos e 70 cm nos bovinos.

Função Normal

A vesícula biliar armazena e concentra bile. Quando o alimento que contêm gordura entra no trato intestinal, ele estimula a secreção de colecistoquinina do duodeno e do jejuno. Em resposta à colecistoquinina, a vesícula biliar se contrai e libera o seu conteúdo no ducto cístico, o qual, então, percorre o ducto biliar comum e adentra o duodeno. A bile emulsifica as gorduras e auxilia em sua absorção.

Uma concentração considerável (20 a 30 vezes) de bile produzida pelo transporte ativo de sódio e ânions nas células epiteliais da vesícula biliar ocorre em caninos e felinos, enquanto em suínos e ruminantes, a concentração é pequena. Os equinos não possuem vesícula biliar e liberam bile continuamente no duodeno.

Os animais que não se alimentam há 24-48 horas ou que estão em estado de inanição ou caquéticos podem apresentar uma vesícula biliar acentuadamente aumentada (Fig. 8-30). A razão é que esses animais não têm estímulo parácrino (p. ex. colecistoquinina) — e uma série de outros estímulos neurais e hormonais — para contrair a vesícula biliar e relaxar o esfíncter na terminação do ducto biliar comum, que regula o fluxo da bile para o duodeno.

Disfunção/Respostas a Lesões

Quando a entrada da vesícula biliar ou dos ductos biliares extra-hepáticos é obstruída por um colélito (cálculo biliar), a vesícula biliar não consegue liberar bile ao ser estimulada pela colecistoquinina. A obstrução pode resultar em hiperbilirrubinemia (discutida anteriormente) e colecistite (inflamação da vesícula biliar). Quando a vesícula biliar não libera bile, as gorduras são mal-digeridas, o que resulta em fezes acólicas (discutidas anteriormente). Um colélito maior pode causar necrose por pressão e ulceração da mucosa da vesícula biliar ou formação de divertículos saculares. Em casos graves, a vesícula biliar pode romper-se. A ruptura resulta no vazamento da bile para a cavidade peritoneal, o que tem um efeito muito irritativo e pode causar peritonite aguda.

Envelhecimento

Não existem alterações conhecidas da vesícula biliar relacionadas com a idade.

Portas de Entrada/Vias de Disseminação

Agentes infecciosos ou substâncias lesivas podem entrar na vesícula biliar através do refluxo de bactérias intestinais para o ducto cístico, particularmente em caso de disfunção ou lesão do esfíncter que regula o fluxo biliar para o intestino. A entrada pode ocorrer também por via

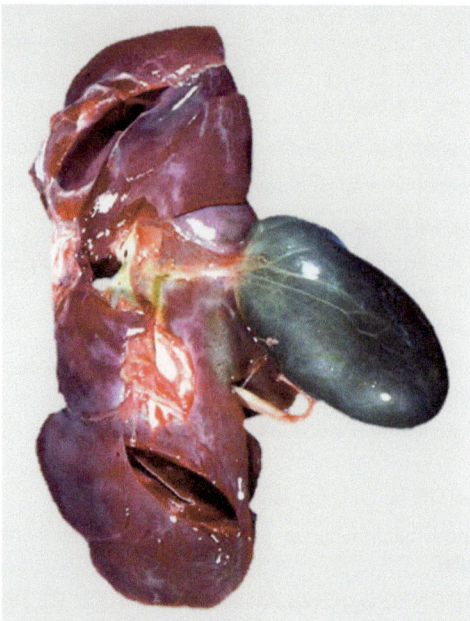

Figura 8-30 **Vesícula Biliar Distendida, Bezerro.** Observa-se a vesícula biliar distendida, que é comum em todas as espécies após um período prolongado de jejum porque não há estímulo para o esvaziamento da vesícula biliar. Portanto, trata-se de uma condição frequentemente observada na autópsia (ou necrópsia) de animais doentes. (Cortesia do Dr. J. King, College of Veterinary Medicine, Cornell University.)

hematógena a partir da circulação hepática. Os agentes infecciosos ou as substâncias lesivas podem espalhar-se da vesícula biliar para o intestino através da circulação venosa, e lá serem absorvidas e distribuídas por meio da circulação sistêmica. Como vimos anteriormente, a ruptura da vesícula biliar pode resultar em peritonite aguda devido ao vazamento de sais biliares irritativos para a cavidade abdominal.

Mecanismos de Defesa/Sistemas de Barreira

Da mesma forma que o fígado, a vesícula biliar é protegida da penetração direta por sua localização anatômica, que conta com a proteção da caixa torácica. Os lobos hepáticos circundantes também oferecem alguma proteção física. Além disso, a vesícula biliar é protegida pelo esfíncter na extremidade terminal do ducto biliar comum, que oferece uma barreira física à ascensão das bactérias intestinais, e pelo fluxo contínuo da bile, que ajuda a empurrar as bactérias para fora dos ductos. Os mecanismos de defesa da vesícula biliar são semelhantes àqueles citados para o sistema hepático biliar (Tabela 8-2).

Pâncreas Exócrino

Estrutura

Desenvolvimento

A origem embrionária do pâncreas começa como um broto dorsoventral do duodeno. Esses brotos se fundem durante a embriogênese para dar origem a todo o pâncreas. O ducto pancreático principal origina-se da fusão do ducto ventral com a porção distal do ducto dorsal.

Estrutura Macroscópica e Microscópica

O pâncreas é uma glândula tubuloalveolar lobulada, de coloração rosada a cinza, cuja grande porção encontra-se localizada no mesentério imediatamente adjacente ao duodeno. Os vasos sanguíneos, nervos e vasos linfáticos que servem ao pâncreas estão localizados nos delicados septos de tecido conjuntivo que separam os lóbulos do tecido pancreático. O pâncreas contém elementos endócrinos e exócrinos, e a porção endócrina é composta pelas ilhotas de Langerhans. A porção exócrina constitui a maior parte do pâncreas — de 80% a 85% do órgão — e consiste em ácinos compostos por células secretoras colunares a triangulares. As células acinares possuem núcleo e citoplasma orientados basalmente com uma margem basal profundamente basofílica e grânulos de zimogênio eosinofílicos que ocupam a porção apical. Quando as células são devidamente sinalizadas, os grânulos de zimogênio, que contêm as enzimas digestórias do pâncreas, são liberadas no lúmen do ácino. O sistema ductal, no qual as secreções do pâncreas exócrino são transportadas para o trato intestinal, começa como finos radicais no interior dos ácinos, progredindo para ductos intralobulares e interlobulares. Esses pequenos ductos acabam drenando para o ducto ou os ductos pancreáticos principais, cuja organização e maneira como escoam para o duodeno variam entre as espécies domésticas, sendo particularmente variável nos caninos, nos quais são reconhecidas, pelo menos, cinco organizações anatômicas diferentes. Nos felinos, o ducto pancreático principal entra no duodeno nas proximidades do ducto biliar comum, e essa relação pode predispor o animal a lesões pancreáticas.

Exame Pós-Morte

Depois de abrir a cavidade abdominal, o pâncreas e o tecido adiposo circundante são avaliados e examinados *in situ* para a verificação de aspectos como tamanho, alterações de cor, saponificação gordurosa, integridade, presença de massas (p. ex. granulomas e neoplasia) ou outras alterações. Os ductos pancreáticos também são examinados. No momento da remoção de dentro da cavidade abdominal, avaliam-se as alterações de cor e consistência ou a presença de massas, com coleta de amostras para exame histológico. Em caso de presença suspeita de um pequeno neoplasma, como um insulinoma, mas que não foi detectado macroscopicamente na autópsia (ou necrópsia), todo o pâncreas é fixado em formalina e, posteriormente, "fatiado" para facilitar a detecção e a coleta de amostras de pequenas massas no interior do parênquima. Coletam-se amostras do pâncreas, se necessário, para uma investigação diagnóstica complementar, como exames microbiológicos.

A autólise do pâncreas é muito rápida após a morte, especialmente se o pâncreas tiver sofrido traumatismo. A liberação e ativação pós-morte das enzimas proteolíticas do pâncreas podem acelerar a degradação tecidual. Consequentemente, a autólise do pâncreas pode ser antecipada, antes que se evidencie em outros órgãos. A autólise progride, a cor da glândula pode mudar de sua coloração rosada normal para vermelho-escuro ou verde. A atividade metabólica das bactérias intestinais, que podem facilmente ter acesso ao pâncreas, podem contribuir para a descoloração do pâncreas através de hemólise e decomposição tecidual.

Função

O pâncreas exócrino produz secreções que contribuem para a digestão. As secreções contêm uma variedade de enzimas que degradam os lipídios dietéticos (lipase e fosfolipase), as proteínas (tripsina e quimotripsina) e os carboidratos (amilase). Além disso, as secreções também contêm eletrólitos, que mantêm o pH do conteúdo intestinal dentro de uma faixa ideal para a atividade enzimática. As enzimas pancreáticas agem sobre os produtos da digestão gástrica depois de entrarem no duodeno. Essas enzimas geralmente são liberadas nas secreções como precursores inativos (proenzimas), o que ajuda a prevenir a degradação do pâncreas por suas próprias enzimas digestivas. Essas enzimas são ativadas no intestino. Além disso, inibidores das enzimas pancreáticas encontram-se presentes no tecido pancreático. A secreção é controlada pela estimulação neural regulada pelo nervo vago e pelos fatores humorais. A secretina é um dos hormônios mais importantes envolvidos na secreção pancreática e estimula a secreção de água e bicarbonato pelas células ductais. A substância é produzida pelas células neuroendócrinas no epitélio duodenal; o efluxo de ácido do estômago e a presença de ácidos graxos no duodeno estimulam a sua liberação. A colecistoquinina, outro hormônio importante, estimula a liberação das enzimas digestivas das células acinares e é produzida pelas células neuroendócrinas do duodeno em resposta à presença de ácidos graxos, peptídeos e aminoácidos.

Disfunção/Respostas a Lesões

Em geral, a disfunção do pâncreas manifesta-se como pancreatite. A patogênese da pancreatite encontra-se detalhada mais adiante neste capítulo (ver Distúrbios dos Animais Domésticos: O Pâncreas Exócrino). A lesão pancreática resulta na liberação de enzimas pancreáticas no parênquima circundante, o que resulta em uma maior ativação enzimática e à autodigestão do tecido pancreático. Uma enzima pancreática em particular, a tripsina, é capaz de ativar o sistema das cininas, o complemento e as cascatas de coagulação, resultando em inflamação exacerbada e necrose. Esse resultado pode acabar causando distúrbios como a coagulação intravascular disseminada.

O pâncreas possui uma capacidade de regeneração modesta após a necrose das células acinares do pâncreas exócrino, embora já tenha se verificado uma regeneração mais consistente após a pancreatectomia parcial. As células acinares podem sofrer replicação em caso de lesão limitada, enquanto em caso de lesões mais graves, as células precursoras originam-se no interior ou na área adjacente ao epitélio ductal. Após uma lesão pancreática aguda, normalmente há pouca evidência de regeneração do pâncreas exócrino se tiver havido um grau suficiente de destruição tecidual e a fibrose for a principal resposta. Após uma lesão significativa, há presença também de dúctulos proliferados e lóbulos pancreáticos exócrinos atróficos.

Envelhecimento

Os relatos de alterações do pâncreas exócrino relacionadas com a idade incluem a redução das taxas de fluxo e o decréscimo da produção de bicarbonato e enzimas pancreáticas. Entretanto, estudos têm demonstrado que essas alterações não são observadas em âmbito universal, não progridem continuamente e geralmente não ocorrem associadas a sinais clínicos.

A hiperplasia nodular do pâncreas exócrino é mais comum em caninos e felinos idosos, podendo ser ocasionalmente observada em bovinos. A lesão, que não tem importância clínica, encontra-se descrita de forma mais detalhada na seção Distúrbios dos Animais Domésticos: O Pâncreas Exócrino.

Portas de Entrada/Vias de Disseminação

As portas de entrada para o pâncreas exócrino estão relacionadas na Tabela 8-1.

Como vimos anteriormente, as lesões ao pâncreas resultam na ativação das enzimas pancreáticas e na autodigestão do parênquima pancreático. Essas enzimas ativadas, juntamente com os peptídeos vasoativos, os mediadores inflamatórios e os resíduos embólicos, podem também ser liberadas na circulação sistêmica, resultando em inflamação e necrose de outros tecidos, como o fígado e o pulmão, e à síndrome da resposta inflamatória sistêmica (SIRS). Se a pancreatite for iniciada pelo refluxo de bactérias intestinais através do(s) ducto(s) pancreático(s), o que é mais comum em seres humanos do que em animais domésticos, o agente infeccioso também pode ser liberado na circulação sistêmica, causando septicemia.

Mecanismos de Defesa/Sistemas de Barreira

Os mecanismos de defesa do pâncreas exócrino estão relacionados na Tabela 8-2. O pâncreas é protegido pelo fluxo contínuo de secreções para o duodeno, o que evita o refluxo do conteúdo duodenal. A secreção normal do pâncreas contém tripsina, quimotripsina, elastase, aminopeptidases, lipase, fosfolipases, amilase e nucleases. A tripsina é uma enzima fundamental por sua função na ativação de várias outras enzimas pancreáticas. Existem vários outros mecanismos de proteção do pâncreas saudável contra os efeitos das enzimas digestivas por ele produzidas. Antes da secreção, as enzimas são isoladas do citoplasma das células acinares nos grânulos de zimogênio ligados à membrana. A maioria das enzimas, exceto a amilase e a lipase, é secretada como proenzimas para prevenir lesões pancreáticas. Especificamente, a ativação da tripsina é rigorosamente controlada devido à sua função essencial na ativação de outras enzimas. Consequentemente, a proenzima tripsinogênio só é ativada quando entra no lúmen do duodeno por meio da enteropeptidase duodenal. Além disso, a chance de ativação inadequada da tripsina nas células acinares ou nos ductos do pâncreas é reduzida pela secreção dos inibidores protetores da tripsina. Em circunstâncias em que a tripsina e outras enzimas são inadequadamente ativadas, existem vários outros mecanismos de defesa a postos. As células acinares têm uma resistência inata a várias enzimas digestivas. A liberação intrapancreática de enzimas ativas deflagra a liberação de outras enzimas que degradam as enzimas digestivas agressoras, e as enzimas lisossomais podem degradar os grânulos de zimogênio quando a secreção pancreática é alterada, reduzindo a carga de enzimas potencialmente lesivas.

Distúrbios dos Animais Domésticos: O Fígado e o Sistema Biliar Intra-Hepático

Anomalias do Desenvolvimento e Achados Incidentais

As anomalias do desenvolvimento do fígado ocorrem em animais domésticos, embora, em sua maioria, com poucas consequências.

Cistos Biliares Congênitos

Os cistos biliares congênitos encontram-se com mais frequência no fígado de caninos, felinos e suínos, mas presumivelmente todas as espécies domésticas podem ser afetadas. Os cistos normalmente são um achado incidental e podem ser encontrados em animais de qualquer idade. Macroscopicamente, os cistos podem ser únicos ou múltiplos e apresentam-se preenchidos com fluido translúcido (Fig. 8-31). Histologicamente, os cistos possuem uma parede fina revestida por uma única camada de epitélio biliar. Devem-se distinguir os cistos congênitos dos cistos parasitários, particularmente cisticercos, que também possuem uma parede fina e são preenchidos com fluido. A presença de cestoide larval no interior dos cistos parasitários ajuda a distinguir as duas estruturas.

Os cistos múltiplos que afetam extensas áreas do fígado ocorrem em felinos e, ocasionalmente, em caninos; acredita-se que eles representem anomalias de desenvolvimento dos ductos biliares intra-hepáticos. Existem vários tipos dessas anomalias, coletivamente denominadas *malformações da placa ductal*. A doença policística congênita, caracterizada por vários cistos revestidos por epitélio no fígado, nos rins e, ocasionalmente, no pâncreas, ocorre em caninos, com predisposição das raças Cairn Terrier e West Highland White Terrier; felinos — acredita-se que os gatos persas sejam mais propensos ao distúrbio; e caprinos e ovinos. Os animais afetados podem morrer de insuficiência hepática ou renal.

Diferentes níveis da árvore biliar podem ser afetados, causando distúrbios dos ductos de pequeno calibre denominados fibrose hepática congênita, dos ductos de tamanho intermediário, que causam a doença hepática policística, e dos grandes ductos, que causam a síndrome de Caroli.

Deslocamento Hepático

O deslocamento do fígado para o interior da cavidade torácica, chamado *hérnia de diafragma*, pode ocorrer quando existe um defeito no diafragma. Uma malformação congênita que deixa uma abertura no diafragma ou um evento traumático que rompe o diafragma pode causar essa condição.

Lipidose de Tensão (Esteatose)

A presença de áreas discretas e pálidas no parênquima nas margens do fígado é comum em bovinos e equinos (Fig. 8-32). Esses focos normalmente ocorrem na região adjacente à inserção da conexão de um ligamento (seroso), e postula-se que, exercendo tensão sobre a cápsula, essas conexões impedem o suprimento sanguíneo para o parênquima hepático subsequente. Os hepatócitos afetados provavelmente acumulam gordura em seu citoplasma (esteatose) em consequência à hipóxia. As lesões não têm significado funcional.

Fibrose Capsular

Em geral, há presença de placas fibrosas na superfície diafragmática do fígado e no diafragma adjacente dos equinos (Fig. 8-33). Acreditava-se inicialmente que os tratos de migração de nematoides larvais fossem a causa dessa lesão, mas essa patogênese parece menos provável em vista do uso disseminado de tratamentos antiparasitários e da prevalência continuada da lesão. A resolução da peritonite não séptica, possivelmente em decorrência do contato entre o diafragma e a cápsula hepática adjacente, já foi proposta como a causa dessas zonas de fibrose capsular.

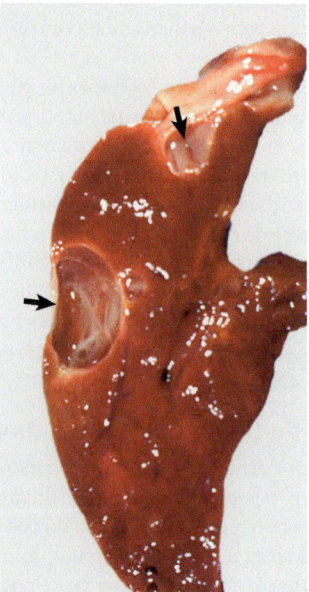

Figura. 8-31 **Cistos Biliares, Fígado, Porco.** Cistos biliares múltiplos (*setas*) no fígado de um porco. Os cistos uniloculares substituem uma parte do parênquima na porção afetada do fígado. (Cortesia do Dr. J. King, College of Veterinary Medicine, Cornell University.)

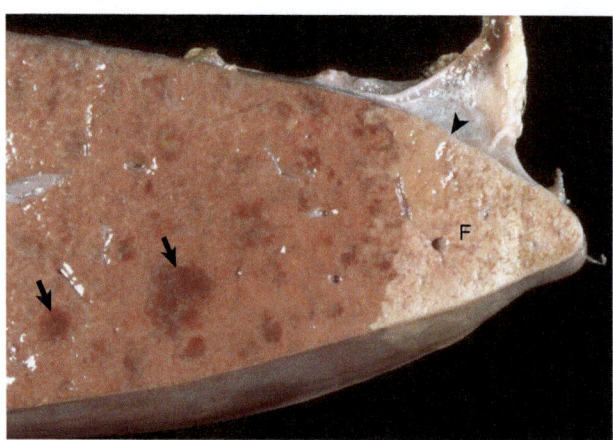

Figura 8-32 **Lipidose de Tensão (Esteatose), Fígado, Superfície de Corte, Vaca.** Observa-se a área de infiltração gordurosa (*F*), a conexão ligamentosa adjacente à porção afetada (*cabeça de seta*) e as áreas de telangiectasia (*setas*). (Cortesia College of Veterinary Medicine, North Carolina State University.)

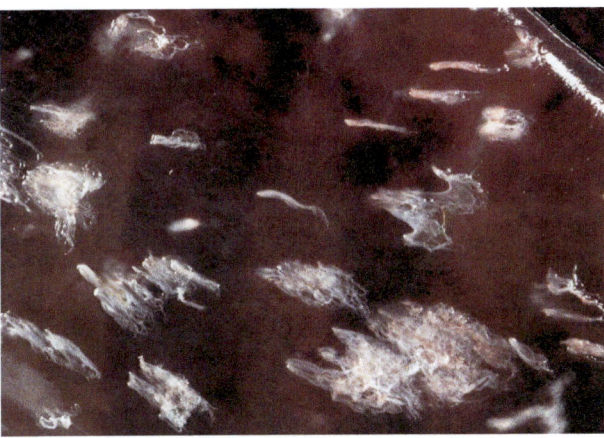

Figura 8-33 **Fibrose Capsular, Fígado, Cavalo.** Presença de numerosas placas fibrosas cinza-esbranquiçadas na superfície diafragmática do fígado. A causa dessas placas não é clara. (Cortesia College of Veterinary Medicine, North Carolina State University.)

Figura 8-34 **Congestão Passiva Crônica, Fígado, Cão.** Congestão passiva crônica no fígado de um cão com tumor na base do coração que impedia o retorno venoso para o coração. Os lobos do fígado apresentam-se aumentados e com as bordas arredondadas. (Cortesia College of Veterinary Medicine, North Carolina State University.)

Distúrbios Circulatórios

Distúrbios de Efluxo

Congestão Passiva (Aguda e Crônica). A congestão passiva do fígado pode ocorrer em quaisquer espécies, quase sempre em consequência de disfunção cardíaca. A insuficiência cardíaca direita produz a elevação da pressão na veia cava caudal, que mais tarde envolve a veia hepática e suas afluentes. A congestão passiva crônica é particularmente comum em cães idosos e ocorre secundariamente a insuficiência da válvula atrioventricular direita resultante de endocardiose valvular (degeneração mixomatosa). A congestão passiva aguda, por outro lado, pode ocorrer em consequência de insuficiência cardíaca direita aguda, que tem uma ampla variedade de causas.

A aparência do fígado difere de acordo com a duração e a gravidade da congestão. Inicialmente, a congestão passiva causa distensão das veias centrais e dos sinusoides centrolobulares. A hipóxia centrolobular persistente causa atrofia ou perda de hepatócitos e, eventualmente, fibrose centrolobular. Pode ocorrer também fibrose da veia central (flebosclerose).

A congestão aguda do fígado produz um ligeiro aumento do órgão e o sangue flui livremente a partir de qualquer superfície de corte. O padrão lobular intrínseco do fígado pode ser ligeiramente mais pronunciado, particularmente na superfície de corte, uma vez que as áreas centrolobulares estão congestionadas (vermelho-escuras), em contraste com a cor mais próxima do normal no restante do lóbulo.

O aumento difuso e as bordas arredondadas dos lobos do fígado são as principais características da congestão passiva crônica (Fig. 8-34). A congestão passiva crônica resulta em hipóxia persistente nas áreas centrolobulares, e por causa da privação de oxigênio e nutrientes, os hepatócitos centrolobulares atrofiam-se, degeneram-se ou, eventualmente, podem sofrer necrose. Consequentemnte, os sinusoides nessas áreas apresentam-se dilatados e congestionados e, macroscopicamente, de cor vermelha, enquanto os hepatócitos periportais geralmente sofrem esteatose (degeneração gordurosa) devido à hipóxia associada, fazendo com que essa área do lóbulo apresente uma coloração amarela. O resultado é a acentuação do padrão lobular do fígado, conhecido como *padrão lobular aumentado* ou *reticular*, especialmente evidente na superfície de corte do fígado. O padrão lobular aumentado que ocorre com a congestão passiva crônica já foi comparado à aparência da superfície de corte de uma noz-moscada, daí o termo *fígado em noz-moscada* (Fig. 8-35). Todavia, esse padrão não é exclusivo da congestão passiva, e ocorre com outros processos, como na necrose hepática zonal. Além do padrão lobular aumentado, a congestão passiva crônica caracteriza-se pelo espessamento fibroso focal da cápsula

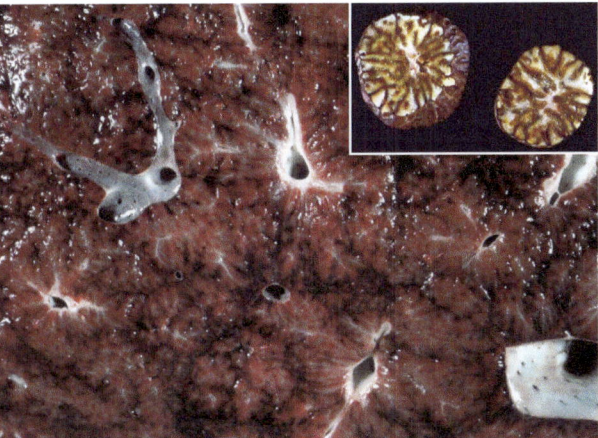

Figura 8-35 **Congestão Passiva Crônica (Fígado em Noz-Moscada), Fígado, Superfície de Corte, Vaca.** A congestão nas áreas centrolobulares e o acúmulo lipídico periférico dão ao fígado uma aparência característica que já foi comparada à da superfície de corte de uma noz-moscada, daí o termo fígado em noz-moscada. *Inserção,* Superfície de corte de uma noz-moscada para fins de comparação. (Figura cortesia do Dr. D.A. Mosier, College Veterinary Medicine, Kansas State University. Inserção cortesia do Dr. M.O. Howard, College of Veterinary Medicine, Iowa State University; e Noah's Arkive, College of Veterinary Medicine, The University of Georgia.)

e, em casos graves, fibrose hepática generalizada formando pontes entre as veias centrais (Fig. 8-36).

Doença Hepática Veno-oclusiva. O espessamento da íntima e a oclusão da veia central pelo tecido conjuntivo fibroso caracterizam as lesões carcacterísticas dessa síndrome. A consequência é a congestão hepática passiva e resultante lesão hepática, que pode progredir para insuficiência hepática e sua respectiva constelação de sinais. A lesão não é etiologicamente específica, mas pode seguir a lesão hepática induzida por alcaloide de pirrolizidina ou aflatoxina. Reconhece-se uma incidência extremamente elevada em felinos exóticos mantidos em cativeiro, como os guepardos, possivelmente devido à ingestão de grandes quantidades de vitamina A, embora não se conheça o mecanismo dessa lesão.

Distúrbios do Fluxo Sanguíneo para o Fígado

Anemia. A região centrolobular (periacinar) do lóbulo recebe sangue por último; consequentemente, é a menos oxigenada, e os

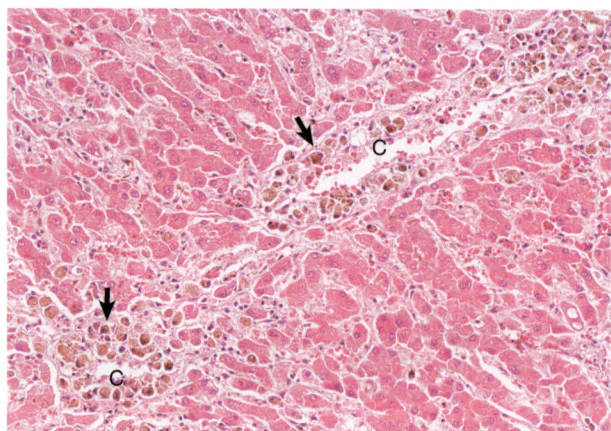

Figura 8-36 **Congestão Passiva Crônica, Fígado, Cão.** O fígado apresenta-se firme por causa da fibrose que é mais severa nas áreas centrolobulares (*setas*). A veia central (C) é circundada por uma pequena quantidade de tecido conjuntivo do qual se estendem finos septos fibrosos para o lóbulo. Observa-se a presença de macrófagos que contêm hemossiderina, resultante da degradação dos eritrócitos nessa área em decorrência da congestão crônica. Coloração por HE. (Cortesia do Dr. J.M. Cullen, College of Veterinary Medicine, North Carolina State University.)

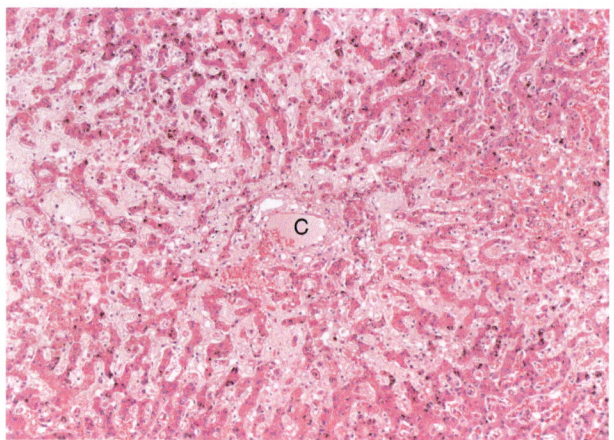

Figura 8-37 **Atrofia dos Hepatócitos Centrolobulares, Fígado, Cão.** Na anemia crônica, os hepatócitos centrolobulares, que são os últimos hepatócitos do lóbulo a receber sangue oxigenado, tornam-se atróficos e, como consequência, seus sinusoides apresentam-se mais dilatados. C, Veia central. Coloração por HE. (Cortesia do Dr. J.M. Cullen, College of Veterinary Medicine, North Carolina State University.)

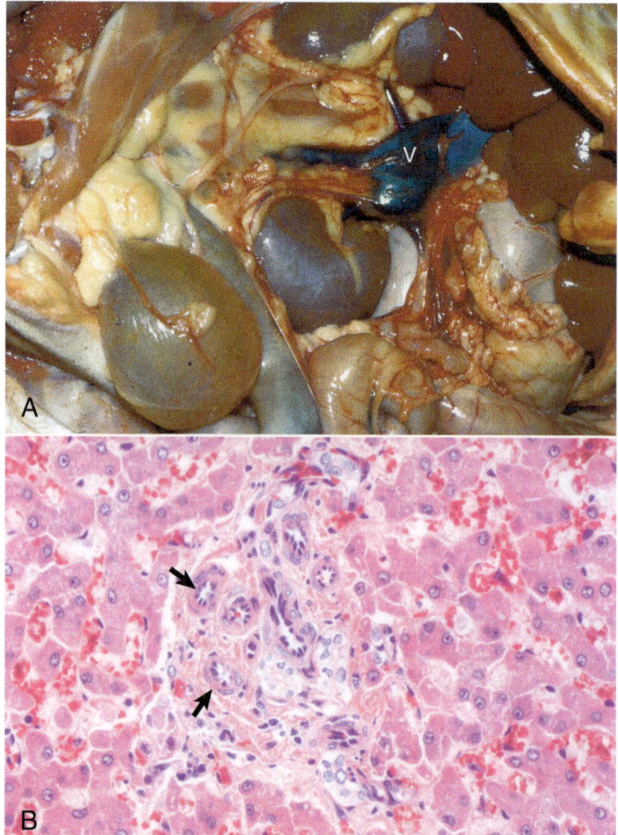

Figura 8-38 **Derivações Portossistêmicas, Fígado, Cão. A,** Um único vaso (V) anômalo que conecta a circulação portal à circulação sistêmica é a lesão característica da derivação portossistêmica congênita. Observa-se o pequeno tamanho, mas a cor normal, do fígado (sob a caixa torácica). **B,** Derivação portossistêmica congênita. As regiões portais são anormais porque não possuem veia porta e contêm várias arteríolas de pequeno calibre (*setas*). Coloração por HE. (**A** Cortesia do Dr. J. Sagartz, College of Veterinary Medicine, The Ohio State University; e Noah's Arkives, College of Veterinary Medicine, The University of Georgia; **B** Cortesia do Dr. J.M. Cullen, College of Veterinary Medicine, North Carolina State University.)

efeitos da hipóxia normalmente se manifestam primeiramente nessa área. A anemia severa, independentemente da causa, pode provocar degeneração centrolobular ou paracentral e, até mesmo, necrose dos hepatócitos. Isso normalmente ocorre no caso de anemia severa de manifestação súbita. A anemia crônica pode causar atrofia dos hepatócitos centrolobulares, o que resulta na dilatação e congestão dos sinusoides (Fig. 8-37). O fígado de animais com anemia severa, seja aguda ou crônica, normalmente apresenta um padrão lobular aumentado evidente nas superfícies capsular e de corte do órgão.

Derivações Portossitêmicas Congênitas. Uma derivação portossistêmica congênita é um canal vascular anormal que permite que o sangue do sistema venoso portal se desvie do fígado e drene na circulação sistêmica. Uma derivação congênita pode ser intra-hepática ou extra-hepática quanto à sua localização, mas normalmente limitada a um único vaso de calibre relativamente grande (Fig. 8-38, A). Várias derivações diferentes já foram descritas. Normalmente, as derivações portossistêmicas intra-hepáticas envolvem uma falha de

fechamento do ducto venoso ao nascimento. O ducto venoso é um vaso fetal normal que conduz sangue da veia umbilical para a veia cava caudal. As derivações intra-hepáticas, como o ducto venoso patente, geralmente encontram-se localizadas no lado esquerdo do fígado e são comuns em cães de raças grandes. As derivações extra-hepáticas congênitas, como as anastomoses da veia porta para a veia cava caudal e as anastomoses da veia porta para a veia ázigo, ocorrem com mais frequência em cães de raças pequenas e gatos. As derivações já foram descritas em várias espécies, mas são mais comuns em caninos e felinos. Os animais afetados normalmente são subdesenvolvidos e, em geral, apresentam sinais de encefalopatia hepática. O fígado é pequeno, possivelmente com uma aparência histológica característica de pequenas veias ou ausência de veias porta nos tratos portais, reduplicação das arteríolas e atrofia lobular (Fig. 8-38, B). É possível observar também a presença de esteatose microvesicular (lipidose) e lipogranulomas. Estudos demonstram que a aparência histológica do fígado não é uma característica útil para avaliação de prognóstico em animais com derivações portossitêmicas congênitas. A pressão da veia porta é normal nas derivações congênitas, sem ocorrência de ascite. Em geral, é difícil identificar as anastomoses vasculares anormais sem o benefício dos estudos de imagem *ante mortem*. Os cães afetados geralmente apresentam concentrações anormais de amônia no plasma e, consequentemente, eliminam cristais de biurato de amônio na urina (Fig. 8-39). Observa-se que o fígado tem uma resposta estereotipada

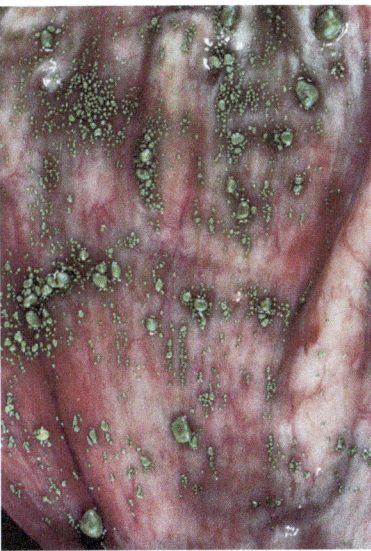

Figura 8-39 Cristais de Biurato de Amônio, Vesícula Urinária, Cão. A vesícula contém cristais de biurato de amônio. Esses cristais verdes podem resultar do metabolismo normal da amônia em cães com anastomoses vasculares portossistêmicas. (Cortesia College of Veterinary Medicine, North Carolina State University.)

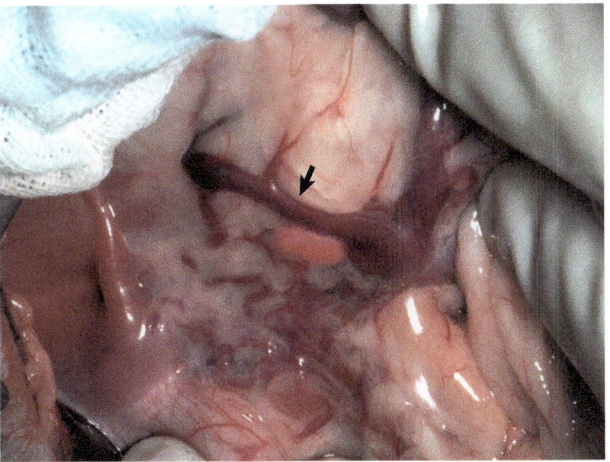

Figura 8-40 Anastomoses Portossistêmicas Adquiridas, Abdome, Cão. Anastomoses portossistêmicas adquiridas decorrentes de hipertensão portal (nesse caso, em consequência de hepatite crônica em um cão). As numerosas veias proeminentes (*setas*) presentes na superfície do rim permitem que o sangue do sistema venoso portal se desvie do fígado e entre diretamente na circulação sistêmica. (Cortesia do Dr. L. Hardy, College of Veterinary Medicine, North Carolina State University.)

à perfusão inadequada da veia porta. Por essa razão, a aparência histológica das derivações portossistêmicas congênitas e outras anomalias vasculares do fígado (discutidas mais adiante) apresentam considerável sobreposição. Dados clínicos, como a presença ou ausência de vasos derivados e a determinação da pressão da veia porta, podem ser necessários para que se possa chegar a um diagnóstico final.

Trombose da Veia Porta. A trombose da veia porta refere-se à obstrução total ou parcial do fluxo de sangue para o fígado em decorrência de trombose no sistema venoso portal extra-hepático. A condição pode resultar em hipertensão portal pré-hepática (discutida a seguir). A trombose da veia porta é incomum em todas as espécies, mas é relatada com mais frequência em caninos e pode ocorrer com doenças associadas à hipercoagulabilidade, como doença hepática, hiperadrenocorticismo, nefropatia com perda de proteína, enteropatia com perda de proteína, neoplasia e diversas doenças imunomediadas e infecciosas, podendo ser induzida também por lesão da veia porta ou por distúrbios inflamatórios locais, inclusive pancreatite.

Hipertensão Portal. O aumento da pressão na veia porta pode originar-se de distúrbios do fluxo sanguíneo venoso em qualquer dos seguintes locais:
- Pré-hepático.
- Intra-hepático.
- Pós-hepático.

A hipertensão portal pré-hepática é relativamente incomum e ocorre quando o fluxo sanguíneo através da veia porta é prejudicado antes de entrar no fígado, como ocorre com a trombose da veia porta. Os êmbolos tumorais também podem obstruir a veia porta. A compressão externa causada por tumores ou abscessos também pode restringir ou obstruir o fluxo da veia porta. A hipoplasia da veia porta (discutida mais adiante) que afeta o segmento extra-hepático da veia porta é outra causa.

A hipertensão portal intra-hepática é proveniente do aumento da resistência do fluxo sanguíneo aos sinusoides ou no interior dos sinusoides. A doença hepática crônica, que normalmente resulta em septos colagenosos em ponte, perda da arquitetura lobular normal e formação de nódulos regenerativos, é a causa intra-hepática

mais comum de hipertensão portal. A fibrose sinusoidal causada por doenças como a hepatite lobular dissecante também é outra causa. Distúrbios como doença veno-oclusiva, amiloidose e esquistossomíase e outros processos de doença granulomatosa também podem produzir hipertensão portal intra-hepática. As fístulas arteriovenosas (discutidas mais adiante) do parênquima hepático também podem causar hipertensão portal intra-hepática.

As causas pós-hepáticas da hipertensão portal são incomuns e incluem quaisquer anomalias que resultam no aumento da resistência ao efluxo venoso na veia hepática ou na veia cava adjacente. A trombose total ou parcial das veias hepáticas (síndrome de Budd-Chiari) ou da veia cava caudal adjacente são as causas mais prováveis de hipertensão portal pós-hepática, embora incomuns. A insuficiência cardíaca congestiva também pode causar hipertensão portal.

Independentemente da causa, a hipertensão portal persistente pode resultar em derivações portossistêmicas adquiridas, à exceção de congestão passiva, que raramente, ou nunca, resulta no desenvolvimento de vasos derivados. Essas derivações normalmente são numerosas e compostas por veias distendidas de paredes finas, as quais podem conectar as veias mesentéricas e a veia cava caudal (Fig. 8-40). A ascite é comum em condições que desenvolvem derivações adquiridas por causa da hipertensão portal associada.

Anomalias Vasculares que Podem Produzir Hipertensão Portal
Derivações Arteriovenosas Intra-Hepáticas (Anastomoses). As derivações arteriovenosas — adquiridas ou congênitas — ocorrem em caninos e felinos e constituem uma comunicação direta entre a artéria hepática e os ramos da veia porta, podendo ocorrer em qualquer local do fígado. As partes afetadas do fígado contêm artérias convolutas de paredes espessas e ramos distendidos da veia porta. A derivação do sangue das artérias para os ramos da veia porta pode causar hipertensão portal ou reversão da direção do fluxo sanguíneo portal, subsequente desenvolvimento de derivações portocavais adquiridas e ascite. A intensidade dos sinais clínicos varia, provavelmente em função do calibre dos vasos afetados e em consequência do grau de derivação portossistêmica do sangue.

Hipoplasia da Veia Porta (Displasia Microvascular, Hipertensão Portal Não Cirrótica). A hipoplasia da veia porta é uma anomalia congênita que ocorre em caninos e, ocasionalmente, em felinos. As raças caninas miniaturas, como Yorkshire Terrier e Poodle Toy, parecem ter predisposição. A condição caracteriza-se por veia porta

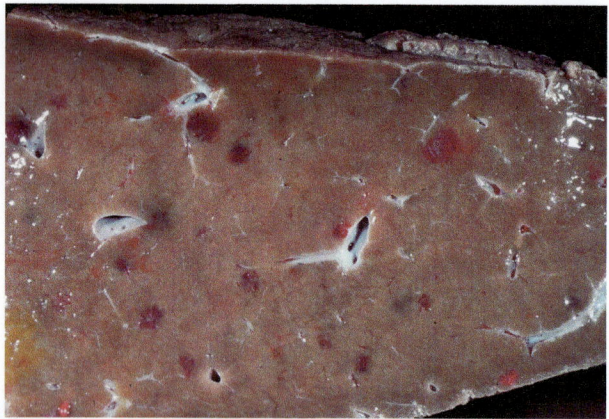

Figura 8-41 Telangiectasia, Fígado, Superfície de Corte, Vaca. A telangiectasia é uma condição em que os sinusoides hepáticos apresentam-se dilatados e preenchidos com sangue. Essas lesões podem ser observadas como áreas vermelhas a vermelho-escuras nas superfícies capsular e de corte do fígado. (Cortesia do Dr. M.D. McGavin, College of Veterinary Medicine, University of Tennessee.)

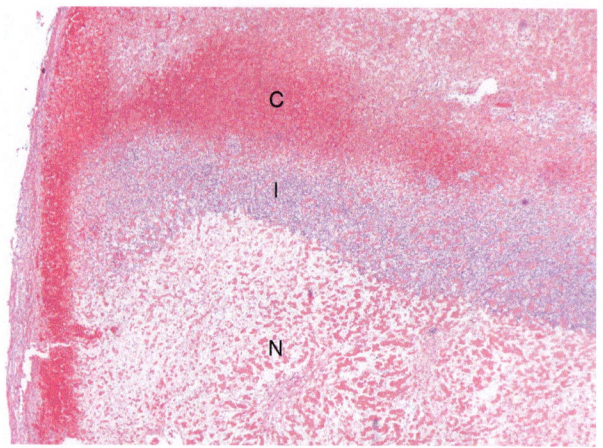

Figura 8-42 Infarto Hepático, Fígado, Cão. O infarto hepático é incomum e normalmente ocorre nas bordas do fígado, onde se encontram as divisões terminais do suprimento sanguíneo. O infarto hepático caracteriza-se por uma zona de necrose coagulativa (*N*) cercada por células inflamatórias (*I*) e uma zona externa de congestão (*C*) no fígado viável. Coloração por HE. (Cortesia do Dr. J.M. Cullen, College of Veterinary Medicine, North Carolina State University.)

extra-hepática ou intra-hepática anormalmente pequenas, que resultam na diminuição da perfusão hepática pelo fluxo sanguíneo da veia porta e no potencial para hipertensão portal. Normalmente, os animais afetados apresentam fígado pequeno e o padrão histológico típico de hipoperfusão da veia porta: veias portas pequenas ou ausentes, proliferação de arteríolas hepáticas (conhecida como reduplicação) e atrofia hepatocelular. Esse distúrbio assemelha-se histologicamente às derivações portossistêmicas, mas os animais afetados geralmente têm hipertensão portal e, por consequência, ascite. Em cerca da metade dos casos, ocorrem fibrose portal e hiperplasia biliar. Devido às semelhanças histológicas entre a hipoplasia da veia porta e as derivações portossistêmicas congênitas, geralmente são necessários dados clínicos, tais como exames de imagem para determinar a presença de uma derivação vascular, para que se faça um diagnóstico final a partir do material de biópsia.

Distúrbios Vasculares Incidentais

Telangiectasia. Telangiectasia é a dilatação acentuada dos sinusoides em áreas de perda de hepatócitos. Macroscopicamente, essas áreas apresentam-se como focos vermelho-azulado escuros e de tamanho variável no fígado, desde um ponto minúsculo a vários centímetros (Fig. 8-41). A telangiectasia é particularmente comum em bovinos e aparentemente não tem significado clínico. Também ocorre em felinos idosos, nos quais pode ser confundida com tumores vasculares, como hemangioma ou hemangiossarcoma. Histologicamente, há ectasia do espaço sinusoidal e perda de hepatócitos. Não há evidência de inflamação ou fibrose associada a essa lesão.

Infarto. O infarto hepático não é uma ocorrência frequente devido ao duplo suprimento sanguíneo do órgão oriundo da artéria hepática e da veia porta. Os infartos normalmente são bem-delineados e podem apresentar-se vermelho-escuros quando agudos ou pálidos quando mais antigos. Eles tendem a ocorrer nas bordas do fígado, na extremidade terminal da perfusão parenquimatosa, e podem afetar pequenas cunhas de apenas alguns centímetros de comprimento ou porções maiores de um lobo. A superfície de corte do fígado infartado tende a ser seca e granular. Histologicamente, o fígado infartado caracteriza-se por uma zona de necrose coagulativa limitada por uma faixa basofílica de células inflamatórias e uma faixa externa de hiperemia (Fig. 8-42). A torsão de lobos individuais do fígado, que não ocorre com frequência, pode resultar em oclusão vascular e infarto do lobo afetado.

Distúrbios Metabólicos e Acúmulos Hepáticos
Esteatose Hepatocelular (Lipidose)

Os lipídios normalmente são transportados do tecido adiposo e do trato gastrointestinal para o fígado em forma de ácidos graxos livres ou de quilomícrons, respectivamente. Nos hepatócitos, os ácidos graxos livres podem ser esterificados em triglicerídeos, que são convertidos em colesterol ou fosfolipídios. No interior dos hepatócitos, ocorre algum grau de oxidação de ácidos graxos em corpos cetônicos para a produção de energia. Os triglicerídeos podem ser complexados com apoproteínas para formar lipoproteínas de baixa densidade, as quais são liberadas no plasma como uma fonte de energia prontamente disponível para uso por uma ampla variedade de tecidos. À exceção dos ruminantes, o fígado também produz ativamente lipídios a partir dos aminoácidos e da glicose.

A presença de excesso de lipídios no fígado é chamada *esteatose* ou *lipidose* (também conhecida como fígado gorduroso ou alteração gordurosa) e ocorre quando a taxa de acúmulo de triglicerídeos nos hepatócitos excede a sua taxa de degradação metabólica ou a sua liberação como lipoproteínas. A esteatose hepatocelular, obviamente, não é uma entidade patológica específica, mas pode ocorrer como sequela de várias perturbações do metabolismo lipídico normal. Entre os possíveis mecanismos responsáveis pelo acúmulo excessivo de gordura no fígado, incluem-se os seguintes (ver também Lipidose Hepática, no Capítulo 1):

1. Entrada excessiva de ácidos graxos no fígado, que ocorre em consequência do excesso de ingestão alimentar de gordura ou da maior mobilização de ácidos graxos livres a partir do tecido adiposo devido ao aumento da demanda (p. ex. lactação, inanição e anomalidades endócrinas).
2. Ingestão alimentar excessiva de carboidratos, o que resulta na síntese de maiores quantidades de ácidos graxos com formação de excesso de triglicerídeos nos hepatócitos.
3. Função anormal dos hepatócitos causa acúmulo de triglicerídeos em seu interior em decorrência da redução de energia para a oxidação dos ácidos graxos, como ocorre na presença de hipóxia ou de lesões mitocondriais que prejudicam a oxidação dos ácidos graxos.
4. Maior esterificação de ácidos graxos em triglicerídeos em resposta às maiores concentrações de glicose e insulina, que estimulam a taxa de síntese de triglicerídeos a partir da glicose ou do aumento dos quilomícrons dietéticos.

5. Redução da síntese de apoproteínas e subsequente diminuição na produção e exportação de lipoproteínas pelos hepatócitos.
6. Comprometimento da secreção de lipoproteínas pelo fígado em consequência de defeitos produzidos por hepatotoxinas ou fármacos.

Deve-se enfatizar que os itens anteriores são mecanismos potenciais (alguns mais significativos do que outros, dependendo da condição do animal) e que pode ocorrer mais de um defeito em qualquer distúrbio hepático. Independentemente da causa, a aparência macroscópica da esteatose hepatocelular é altamente característica. Com o acúmulo progressivo de lipídios, o fígado aumenta de tamanho e torna-se amarelado (Fig. 8-43, A). Em casos brandos, os lipídios podem acumular-se somente em porções específicas de cada lóbulo, como nas regiões centrolobulares, por exemplo, conferindo ao fígado um padrão lobular acentuado. Em casos extremos, todo o fígado é afetado e o órgão pode apresentar-se consideravelmente aumentado e com uma textura extremamente gordurosa. Do ponto de vista histológico, o lipídio hepatocelular apresenta-se como um vacúolo redondo claro. Os vacúolos são claros porque o lipídio é removido no processamento de rotina do tecido para análise histológica. A esteatose macrovesicular é muito comum e caracteriza-se por grandes vacúolos que deslocam o núcleo do hepatócito (Fig. 8-43, B). A esteatose microvesicular caracteriza-se por múltiplos vacúolos pequenos, redondos e claros que não deslocam o núcleo e podem estar associados a uma significativa disfunção hepatocelular. Podem-se empregar cortes congelados e corantes especiais, como o Oil Red-O, para identificar lipídios.

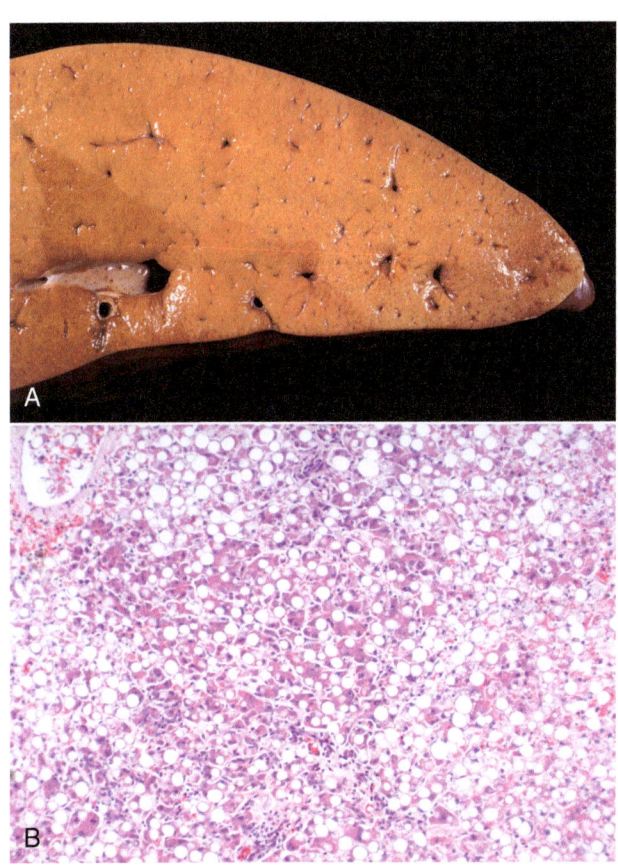

Figura 8-43 Síndrome do Fígado Gorduroso (Esteatose Hepática). A, Superfície de corte, vaca. O fígado apresenta-se edemaciado e amarelado devido a uma acentuada infiltração de lipídios nos hepatócitos. **B,** Esteatose ou degeneração gordurosa, gato. O acúmulo citoplasmático difuso de lipídios é evidente nos hepatócitos por todo o fígado. Coloração por HE. (**A** Cortesia do Dr. M.D. McGavin, College of Veterinary Medicine, University of Tennessee. **B** Cortesia do Dr. J.M. Cullen, College of Veterinary Medicine, North Carolina State University.)

As causas e síndromes específicas de esteatose hepatocelular em animais domésticos são as seguintes:

1. Causas alimentares, inclusive o simples excesso alimentar em animais monogástricos, como alimentação com alto teor de gordura e/ou colesterol, ou a deficiência alimentar de cobalto e vitamina B_{12} em ovinos e caprinos.
2. Causas tóxicas e atóxicas que resultam em lesão hepatocelular subletal (reversível),
3. Cetose, que é uma doença metabólica resultante do metabolismo prejudicado de carboidratos e ácidos graxos voláteis, um assunto tratado mais adiante neste capítulo (ver Distúrbios dos Ruminantes).
4. Síndrome do fígado gorduroso bovino, também conhecida como *doença do fígado gorduroso*, que é uma condição mecanicamente semelhante à cetose e especialmente comum em ruminantes com alta demanda energética, um assunto também discutido mais adiante neste capítulo (ver Distúrbios dos Ruminantes).
5. Síndrome do fígado gorduroso felino, que é uma síndrome distinta da esteatose hepatocelular idiopática reconhecida em felinos, um assunto abordado em detalhes mais adiante neste capítulo (ver Distúrbios dos Gatos).
6. Esteatose hepatocelular em pôneis, minicavalos e burros, assunto tratado mais adiante neste capítulo (ver Distúrbios dos Equinos)
7. Distúrbios endócrinos, como diabetes melito e hipotireoidismo, em várias espécies. Nesses casos, a esteatose hepatocelular é, obviamente, apenas uma das manifestações de anomalia metabólica. O acúmulo de lipídios no fígado do animal diabético é resultante da maior mobilização de gordura e do uso reduzido dos lipídios pelos hepatócitos lesionados.

Acúmulo de Glicogênio

A glicose normalmente é armazenada nos hepatócitos como glicogênio e, em geral, encontra-se presente em grandes quantidades após a alimentação. O acúmulo excessivo de glicogênio no fígado ocorre na presença de alterações metabólicas que envolvem a regulação da glicose, tais como o diabetes melito e as doenças de armazenamento do glicogênio. Nesses casos, o envolvimento hepático é apenas uma das manifestações de um processo patológico sistêmico. O acúmulo excessivo de glicogênio no fígado é uma condição observada também em caninos em consequência do excesso de glicocorticoides, explicado mais adiante na seção Distúrbios dos Cães.

Macroscopicamente, o acúmulo hepático de glicogênio pode resultar em graus variáveis de palidez e inchaço. Microscopicamente, os hepatócitos apresentam-se edemaciados devido a vacuolização rendilhada do citoplasma. Ao contrário dos vacúolos lipídicos, os vacúolos de glicogênio são mal-definidos e o núcleo dos hepatócitos não se apresenta deslocado para a periferia da célula.

Doenças do Armazenamento Lisossômico

Pode-se observar a vacuolização dos hepatócitos e das células de Kupffer em vários tipos de doenças do armazenamento lisossômico, as quais geralmente envolvem outros tecidos que resultam em vacuolização dos neurônios, de outros macrófagos (particularmente no baço) e/ou de outras células. Os animais afetados normalmente são jovens e apresentam um padrão anormal de crescimento e desenvolvimento.

Amiloidose

A amiloidose hepática ocorre na maioria das espécies de animais domésticos. A amiloidose não é uma única entidade patológica, mas um termo usado para designar diversas doenças que resultam na deposição de proteínas compostas por lâminas β-preguedas de fibrilas não ramificadas. O fígado afetado apresenta-se aumentado, fiável e pálido (Fig. 8-44, A). Histologicamente, a proteína amiloide hepática aparece em forma de depósitos eosinofílicos amorfos brilhantes que normalmente se encontram no espaço de Disse, ao longo dos sinusoides, podendo encontrar-se

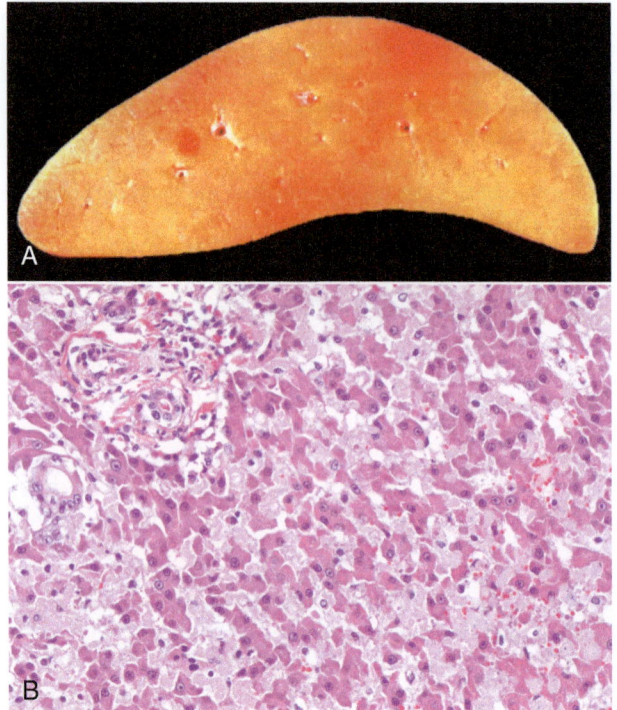

Figura 8-44 Amiloidose Hepática, Fígado. A, Superfície de corte, pato. A amiloidose hepática conferiu uma aparência firme e encerada e uma tonalidade acastanhada-pálida ao fígado afetado. **B,** Cão. Os espaços perissinusoidais (de Disse) adjacentes aos sinusoides apresentam-se revestidos por um material eosinofílico vítreo (hialina) – amiloide. Coloração por HE. (**A** Cortesia dos drs. J. King e L. Roth, College of Veterinary Medicine, Cornell University. **B** Cortesia do Dr. J. M. Cullen, College of Veterinary Medicine, North Carolina State University.)

também nos tratos portais e nas paredes dos vasos sanguíneos (Fig. 8-44, B). As propriedades físicas da proteína amiloide são responsáveis por sua birrefringência verde-maçã em cortes histológicos corados pelo vermelho-congo e visualizadas sob luz polarizada. Foram identificadas 15 proteínas amiloides distintas, mas a hepática normalmente é derivada de um entre três tipos. Na amiloidose primária, a fibrila amiloide é designada AL (amiloide de cadeia leve) e é composta por cadeias leves de imunoglobulina derivadas da região variável aminoterminal de cadeias leves κ e λ sintetizadas por plasmocitomas. A amiloidose secundária ou reativa ocorre em consequência de inflamação prolongada, como infecção crônica ou destruição tecidual. Na amiloidose secundária, o tipo mais comum a ocorrer na medicina veterinária, as fibrilas são compostas por amiloide A (AA). A proteína precursora é a proteína sérica associada à amiloide (SAA), uma apolipoproteína que é uma proteína de fase aguda sintetizada pelo fígado. A amiloidose hereditária ou familiar é incomum em animais, mas ocorre em cães da raça Shar-Pei e gatos das raças abissínio, siamês e outras raças orientais de felinos.

Em casos graves de amiloidose, os animais afetados podem apresentar sinais clínicos de disfunção ou insuficiência hepática porque o fígado é mais frágil; podem ocorrer ruptura do fígado e exsanguinação, especialmente em equinos. Em geral, a proteína amiloide deposita-se também nos rins, particularmente nos glomérulos. A insuficiência renal quase sempre ocorre antes que os sinais de disfunção hepática se manifestem.

Acúmulo de Cobre

A intoxicação por cobre é considerada um distúrbio metabólico porque as lesões hepáticas decorrentes de intoxicação por cobre em animais domésticos geralmente são resultantes do acúmulo progressivo de cobre no fígado. A condição acomete animais domésticos, especialmente ovinos, nos quais a regulação do armazenamento de cobre é insatisfatória. Além disso, os distúrbios de metabolismo do cobre já foram descritos em diversas raças caninas e, com menos frequência, em felinos.

O cobre é um oligoelemento essencial de todas as células, mas mesmo um pequeno excesso pode ser letal porque deve ser devidamente sequestrado para evitar toxicose. Normalmente, o cobre sérico está ligado à ceruloplasmina e a maior parte do cobre hepático está ligada à metalotioneína e armazenada nos lisossomos. Da mesma forma que o excesso de ferro, o excesso de cobre pode resultar na produção de espécies reativas de oxigênio que iniciam reações destrutivas de peroxidação lipídica, as quais afetam as mitocôndrias e outras membranas celulares. Em animais domésticos, a toxicose por cobre normalmente ocorre por uma das seguintes razões:

1. Excesso alimentar em ruminantes — particularmente em ovinos — e suínos, o que ocorre, por exemplo, devido à suplementação alimentar excessiva na tentativa de correção da deficiência de cobre ou à contaminação do pasto com o cobre proveniente de aerossóis ou fertilizantes. Pode ocorrer também em caprinos que tenham acesso aos blocos minerais contendo cobre formulados para bovinos.
2. Animais mantidos em pastos com concentrações normais de cobre, mas com concentrações inadequadas de molibdênio, o qual antagoniza a absorção de cobre.
3. Herbívoros que se alimentam em pastagens com plantas que contêm fitotoxinas hepatotóxicas, normalmente alcaloides de pirrolizidina. As espécies *Heliotropium*, *Crotalaria* e *Senecio* são exemplos comuns dessas plantas. Alcaloides pirrolizidínicos impedem a mitose hepatocelular. Essa falha em repor os hepatócitos necróticos causa uma carga de cobre cada vez maior nos hepatócitos sobreviventes, uma vez que esses hepatócitos absorvem o cobre liberado pelas células mortas.
4. Distúrbios de metabolismo do cobre, como os que ocorrem em caninos. O distúrbio é melhor caracterizado em cães da raça Bedlington Terrier que têm uma herança autossômica recessiva de uma mutação no gene COMMD1, a qual resulta em um comprometimento da excreção biliar do cobre e no acúmulo progressivo do mineral no fígado.

As consequências do acúmulo excessivo de cobre no fígado de animais domésticos dependem da espécie afetada. Para mais informações, consulte as seções sobre doenças espécie-específicas.

Acúmulo de Pigmentos

Os pigmentos são substâncias coloridas, alguns dos quais são componentes celulares normais, enquanto outros acumulam-se apenas em circunstâncias anormais. O Capítulo 1 descreve detalhadamente o assunto.

Pigmentos Biliares. Os pigmentos biliares podem acumular-se em quantidades excessivas em consequência de colestase extra-hepática ou intra-hepática e normalmente produzem icterícia e uma coloração esverdeada do fígado.

Hemossiderina. A hemossiderina é um pigmento granular marrom-dourado que contém ferro e deriva da ferritina, a proteína inicial de armazenamento do ferro. À medida que o ferro se acumula nas células, os agregados de moléculas de ferritina formam a hemossiderina. A maior parte da hemossiderina presente nas células de Kupffer e em outros macrófagos localizados nos tecidos de todo o corpo é derivada da degradação dos eritrócitos, enquanto na saúde, a maior parte da hemossiderina hepatocelular é derivada do ferro presente na transferrina e, em menor proporção, na hemoglobina. A hemossiderina forma-se no fígado quando existe um excesso local ou sistêmico de ferro, como no caso da degradação excessiva de eritrócitos (p. ex. anemia hemolítica) e em áreas de necrose hepática. A carga sistêmica excessiva de ferro caracterizada por uma quantidade abundante de hemossiderina em vários tecidos, sem comprometimento da função orgânica, é denominada hemossiderose. Por outro lado, a hemocromatose é um aumento anormal do armazenamento de ferro no corpo que pode causar disfunção hepática. O acúmulo acentuado de ferro pode conferir uma coloração marrom-escura ou, até mesmo, preta ao fígado.

Lipofuscina. A lipofuscina, um pigmento insolúvel de cor marrom-amarelada a marrom-escura, origina-se da oxidação incompleta de lipídios, como aqueles contidos nas membranas celulares. A lipofuscina oxida-se progressivamente com o tempo; portanto, trata-se, na verdade, de um grupo de pigmentos lipídicos formados por polímeros de lipídios, fosfolipídios e proteínas (e uma quantidade mínima de carboidratos nas formas iniciais). A quantidade de lipofuscina presente no fígado tende a aumentar com a idade.

Ceroide. O ceroide é um pigmento marrom-amarelado semelhante à lipofuscina associado à peroxidação de depósitos de gordura, podendo ser observado nos cistos de gordura que se formam na presença de esteatose hepatocelular severa.

Melanina. A melanina é um pigmento endógeno marrom-escuro ou preto. Os distúrbios benignos de pigmentação de melanina normalmente são designados melanose. A melanose congênita do fígado ocorre em suínos e ruminantes e produz áreas de tamanho variável de descoloração do fígado. A "melanose" adquirida dos ovinos foi descrita na Austrália e está associada à ingestão de determinadas plantas, mas não há comprovação de que o pigmento seja a melanina, podendo ser derivado de um componente das plantas ingeridas.

Hematina Parasitária. Os trematoides hepáticos produzem uma excreção muito escura que contém uma mistura de ferro e porfirina. Essa excreção produz a mudança de coloração característica que ocorre na fasciolose (*Fasciola hepatica*) e é especialmente pronunciada nos tratos migratórios produzidos pela *Fascioloides magna* no fígado bovino (Fig. 8-61).

Doenças Infecciosas do Fígado
Doenças Virais
Infecções por Herpesvírus. As infecções hepáticas por herpesvírus normalmente ocorrem em neonatos ou fetos. Existem descrições de vários herpesvírus abortivos, com cada espécie animal afetada por um vírus específico. Constituem exemplos desses vírus o herpesvírus abortivo equino (*herpesvirus equino 1*), o vírus da rinotraqueíte infecciosa bovina (*herpesvírus bovino 1*), o herpesvírus caprino, o herpesvírus canino (*herpesvírus canino 1*), o vírus da rinotraqueíte viral felina (*herpesvírus felino 1*) e o vírus da pseudorraiva (*herpesvírus suíno 1*).

A infecção pode ocorrer por várias vias, tais como exposição transplacentária, passagem pelo canal do parto, contato com filhotes contaminados da mesma ninhada e contato com secreções oronasais da mãe. Em neonatos, a infecção inicial geralmente ocorre no epitélio oronasal, o primeiro local em que ocorre a replicação do vírus. Após a replicação local, o vírus entra na corrente sanguínea através de células fagocitárias mononucleares infectadas. A viremia resulta em disseminação do vírus a vários órgãos e a infecção viral é citolítica.

Os herpesvírus abortivos induzem, caracteristicamente, pequenas (<1 mm) áreas multifocais de necrose, distribuídas aleatoriamente por vários órgãos do feto, incluindo o fígado (Fig. 8-45, A). Lesões semelhantes encontram-se ocasionalmente presentes em neonatos infectados com herpesvírus.

Histologicamente, o herpesvírus pode produzir necrose hepática multifocal com inflamação discreta em fetos e neonatos (Fig. 8-45, B). Em geral, o fígado é afetado, mas os focos de necrose estão presentes mais consistentemente nos rins, nos pulmões e no baço. O vírus geralmente afeta neonatos nas duas primeiras semanas de vida e é mais severo antes que eles desenvolvam uma termorregulação competente. Os animais que conseguem manter a temperatura normal do corpo têm menos probabilidade de ser afetados.

Outras Infecções Virais. A hepatite infecciosa canina, a febre do Vale Rift e a doença de Wesselsbron são assuntos abordados nas seções sobre doenças espécie-específicas, mais adiante neste capítulo.

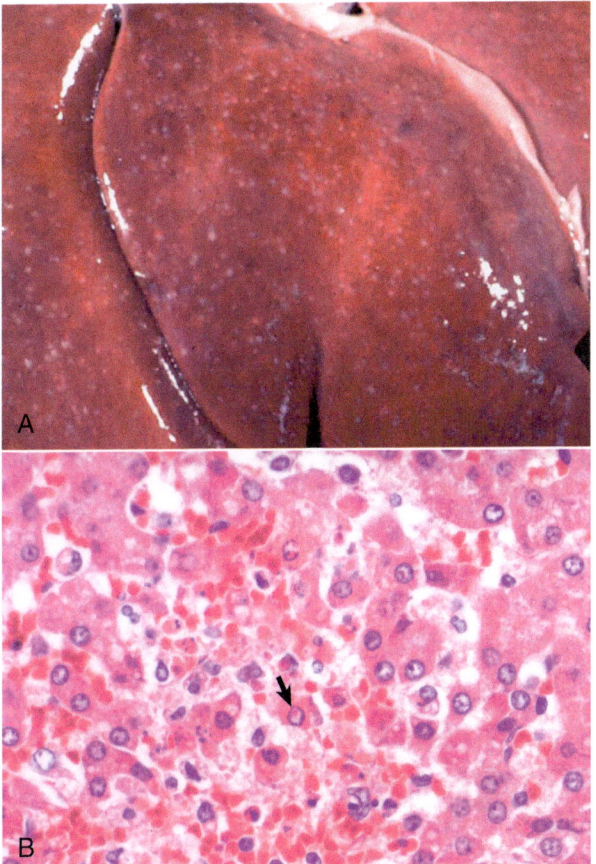

Figura 8-45 Hepatite por Herpesvírus Equino, Necrose Hepática, Fígado, Potro. A, Observam-se os focos de cor cinza a branca, arbitrariamente distribuídos, de necrose hepatocelular aleatória causada por herpesvírus equino. **B,** A infecção dos hepatócitos pelo herpesvírus equino produz inclusões intranucleares acidófilas características rodeadas por uma zona transparente que as separa da cromatina marginada (*setas*). Observa-se a necrose celular individual. Coloração por HE. (**A** Cortesia do Dr. J. King e L. Roth, College of Veterinary Medicine, Cornell University, **B** Cortesia do Dr. J.M. Cullen, College of Veterinary Medicine, North Carolina State University.)

Determinadas doenças virais podem envolver o fígado, mas o envolvimento hepático invariavelmente não ocorre ou, se ocorrer, pode ser apenas uma das manifestações de um processo sistêmico. Tais doenças incluem a peritonite infecciosa felina (FIP), caracterizada por focos de vasculite piogranulomatosa ou por acúmulos perivasculares de linfócitos e plasmócitos em vários órgãos, ocasionalmente incluindo o fígado. As formas subagudas e agudas da anemia infecciosa equina se caracterizam por acúmulos celulares, particularmente de linfócitos, nos sinusoides e no espaço de Disse. A infecção adenoviral sistêmica que acomete filhotes de ovinos, bovinos e caprinos pode produzir áreas multifocais de necrose hepatocelular, colangite e necrose do epitélio biliar. O *circovírus suíno* tipo 2 lesiona os hepatócitos e as células de Kupffer, podendo causar necrose de grau leve a severo.

Doenças Bacterianas
Abscessos e Granulomas Hepáticos. As bactérias podem alcançar o fígado por meio de várias vias e formar abscessos (Figs. 8-46 a 8-48). As vias são as seguintes:
- Veia porta.
- Veias umbilicais a partir de infecções umbilicais em animais neonatos.
- Artéria hepática, como parte de uma bacteremia generalizada.
- Infecção ascendente do sistema biliar.
- Migração parasitária.

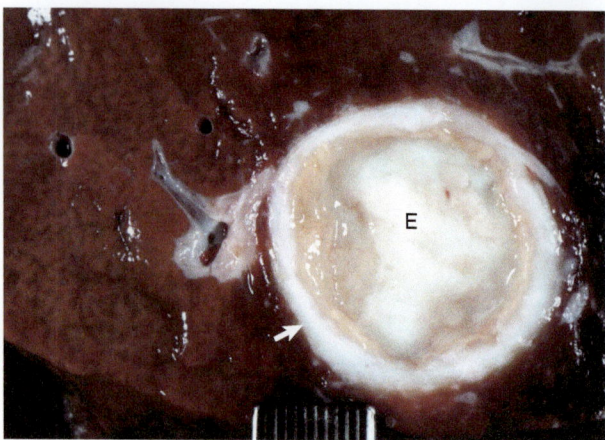

Figura 8-46 **Abscessos Hepáticos Crônicos,** *Corynebacterium Pseudotuberculosis,* **Fígado, Ovelha.** Observa-se a espessa cápsula fibrosa (*seta*) e o exsudato caseoso pálido (*E*) característico produzido por *Corynebacterium pseudotuberculosis* em ovinos. (Cortesia College of Veterinary Medicine, North Carolina State University.)

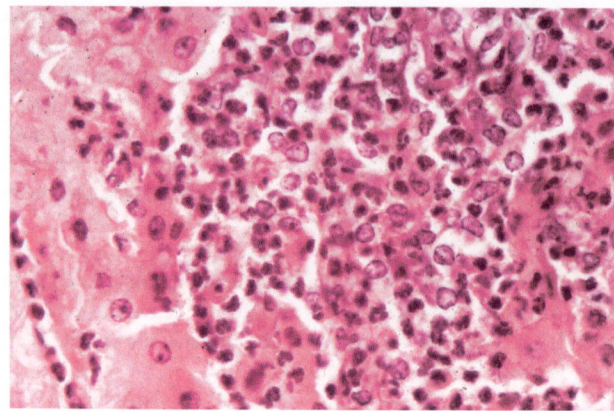

Figura 8-48 **Abscessos Hepáticos, Fígado, Vaca.** Um abscesso presente no fígado é semelhante àqueles presentes em outros tecidos e consiste em um infiltrado de neutrófilos, neutrófilos degenerados e debris de tecido necrótico. Coloração por HE (Cortesia do Dr. M.D. McGavin, College of Veterinary Medicine, University of Tennessee.)

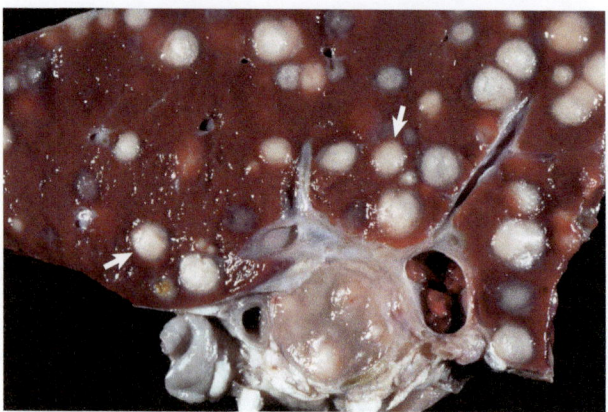
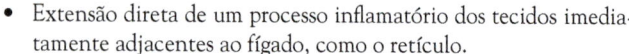

Figura 8-47 **Abscessos Hepáticos,** *Rhodococcus Equi,* **Fígado, Cabra.** Abscessos hepáticos disseminados (*setas*) em uma cabra causados por *Rhodococcus equi*. Essa lesão é mais comum em potros. (Cortesia do Dr. P. Stromberg, College of Veterinary Medicine, The Ohio State University.)

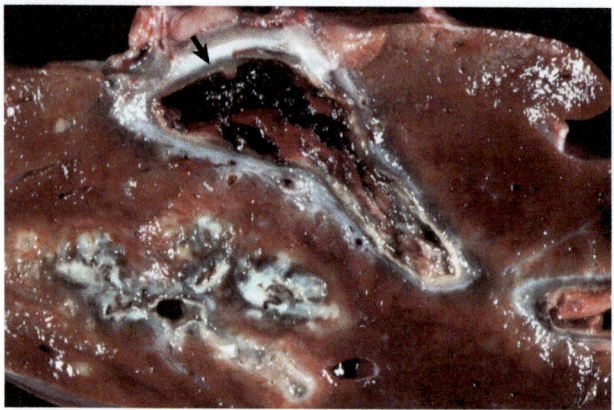

Figura 8-49 **Abscesso Hepático,** *Fusobacterium Necrophorum,* **Fígado, Vaca.** Focos de necrose e formação de abscesso (*seta*). Abscessos, como esse, podem erodir a parede de uma veia hepática ou da veia cava caudal, romper-se e liberar seu conteúdo na corrente sanguínea. (Cortesia do Dr. P. Stromberg, College of Veterinary Medicine, The Ohio State University.)

- Extensão direta de um processo inflamatório dos tecidos imediatamente adjacentes ao fígado, como o retículo.

Tanto microrganismos Gram-positivos quanto Gram-negativos podem causar abscessos hepáticos. Em animais pequenos adultos, os abscessos hepáticos geralmente são causados por quaisquer das várias espécies entéricas, bem como por *Francisella* spp., *Nocardia asteroides* e *Actinomyces* spp. As infecções bacterianas do fígado e a subsequente formação de abscessos hepáticos ou focos de necrose são especialmente comuns em potros e ruminantes neonatos, bem como em gado confinado. No gado confinado, os abscessos hepáticos normalmente ocorrem como uma sequela da rumenite tóxica, uma vez que a lesão da mucosa ruminal permite que a microbiota ruminal, particularmente o *Fusobacterium necrophorum*, entre na circulação portal. Depois de se alojarem inicialmente no fígado, as bactérias proliferam e produzem áreas focais de necrose hepatocelular e hepatite que, com o tempo, podem evoluir para abscessos hepáticos (Fig. 8-49). Os abscessos hepáticos em bovinos geralmente são lesões incidentais, mas podem causar perda de peso e redução na produção de leite. Com menos frequência, o abscesso hepático invade o lúmen de uma veia hepática ou da veia cava caudal, podendo causar flebite com consequente trombose mural, e devido à obstrução do efluxo para a drenagem venosa do fígado, podem ocorrer congestão passiva do fígado e hipertensão portal

(Fig. 8-50). A liberação de porções desses trombos murais pode produzir tromboêmbolos sépticos que se alojam nos pulmões. A ruptura dos abscessos hepáticos diretamente no interior da veia hepática ou da veia cava caudal é uma ocorrência esporádica em bovinos, podendo resultar em embolização séptica fatal dos pulmões. Às vezes, a morte pode ser súbita em decorrência do bloqueio de grandes áreas de capilares pulmonares pelo exsudato. Os abscessos hepáticos oriundos de bactérias que chegam através da veia porta podem não apresentar uma distribuição uniforme pelo fígado, possivelmente em razão da distribuição seletiva do sangue portal pelos diferentes lobos hepáticos, denominada de *fluxo portal*. Ocasionalmente, os fungos, como o *Mucor* sp., que proliferam nas áreas de ulceração do rúmen invadem a circulação portal e são transportados para o fígado, onde causam extensas áreas de necrose e inflamação (Fig. 8-51).

A tuberculose (*Mycobacterium bovis*) foi erradicada de quase todos os Estados Unidos, mas a sua ocorrência em outros países varia em função da eficácia das medidas de controle. O local primário das doenças são os pulmões, com subsequente disseminação para outros órgãos, inclusive o fígado. Outras espécies de animais domésticos podem ser infectadas por *Mycobaterium bovis*, que é também um microrganismo zoonótico. O complexo *Mycobaterium avium-intracellulare* pode acometer animais domésticos, especialmente cães, nas regiões meridionais

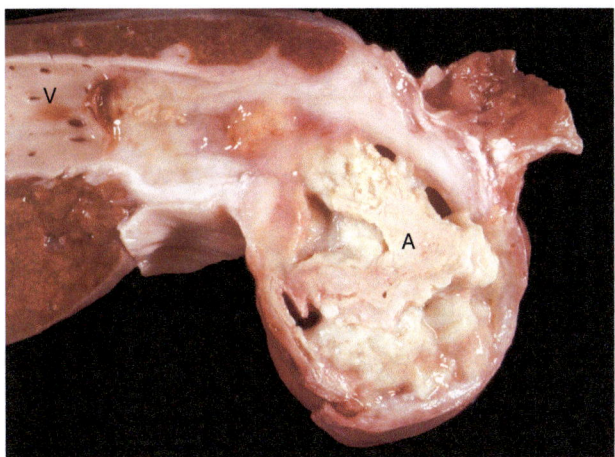

Figura 8-50 Abscesso Hepático, Veia Cava Caudal, Vaca. Um abscesso hepático (A) erodiu a parede da veia cava, rompeu-se e liberou o seu conteúdo na veia cava caudal (V). (Cortesia College of Veterinary Medicine, North Carolina State University.)

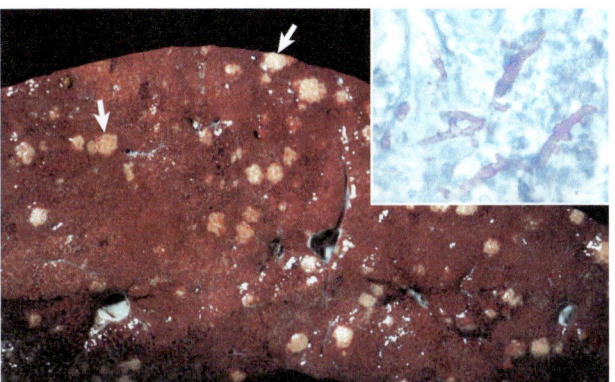

Figura 8-51 Múltiplos Focos Necróticos, Infecção Fúngica Disseminada (*Mucor* Spp.), Fígado, Vaca. O *Mucor* spp. entra no sangue portal depois de uma rumenite ulcerativa e causa necrose focal e inflamação no fígado (granulomas [*setas*]). *Detalhe*, As hifas do organismo causador (*cor-de-rosa*) normalmente são evidentes no granuloma. Reação com Ácido Periódico de Schiff (*PAS*). (Figura cortesia College of Veterinary Medicine, University of Illinois. Inserção cortesia do Dr. M.D. McGavin, College of Veterinary Medicine, University of Tennessee.)

dos Estados Unidos. Os granulomas distribuem-se aleatoriamente (p. ex. disseminação hematógena) pelo fígado. Eles possuem um núcleo central de resíduos celulares, caseificação e inflamação granulomatosa circundado por uma cápsula fibrosa (Fig. 8-52).

Doença de Tyzzer. Essa doença é causada por *Clostridium piliforme* (antigamente *Bacillus piliformis*), um parasita intracelular obrigatório Gram-negativo, bem-reconhecido em animais de laboratório, mas que ocorre apenas esporadicamente em animais domésticos. A infecção é mais comum em potros, mas já foi descrita em bezerros, gatos, cães e em muitas outras espécies. Em geral, somente animais muito jovens ou imunocomprometidos são afetados. As bactérias encontram-se no trato intestinal de roedores. A infecção provavelmente se dá por via oral. Os mecanismos de ligação e entrada nas células hospedeiras são desconhecidos. Após a colonização do trato gastrointestinal, os organismos penetram na drenagem venosa portal e entram no fígado. A doença caracteriza-se pela presença de linfonodos abdominais hemorrágicos, edemaciado e aumentado; pelo aumento do fígado; e pela presença de focos pálidos de necrose hepatocelular, aleatoriamente distribuídos e circundados por um infiltrado inflamatório de neutrófilos e células mononucleares de intensidade variável (Fig. 8-53, *A*).

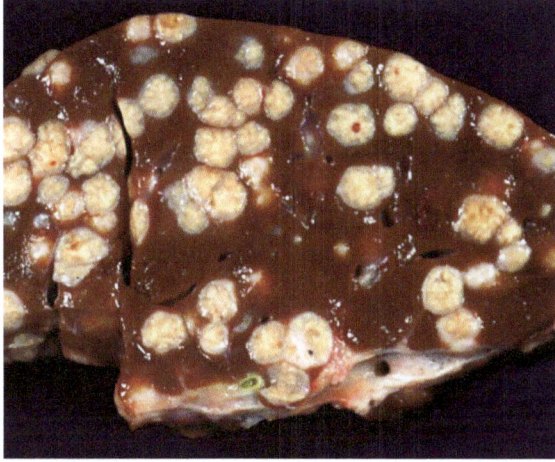

Figura 8-52 Múltiplos Granulomas Caseosos, Tuberculose, *Mycobacterium Bovis*, Fígado, Vaca. A tuberculose hepática caracteriza-se pela distribuição aleatória de granulomas multifocais de coloração branco-amarelada pálida nas superfícies capsular e de corte. (Cortesia do Dr. M. Domingo, Autonomous University of Barcelona; e Noah's Arkive, College of Veterinary Medicine, The University of Georgia.)

O diagnóstico requer a demonstração dos bacilos característicos, grandes e alongados, existentes no interior dos hepatócitos viáveis nas margens dos focos necróticos (Fig. 8-53, *B*). As colorações pela prata de Warthin-Starry ou de Gomori são frequentemente utilizadas para esse fim (Fig. 8-53, *C*).

Leptospirose. A leptospirose é causada pela infecção por uma bactéria Gram-negativa móvel, espiralada e fina do gênero *Leptospira*. Existem duas espécies, das quais a *Leptospira interrogans* é capaz de causar doença em animais. A taxonomia desses organismos é complicada por existirem mais de 23 sorogrupos patogênicos antigenicamente distintos e mais de 200 sorovares. Cada sorovar pode diferir no que tange às espécies afetadas, aos órgãos afetados e à gravidade da doença. As leptospiras entram no corpo através das mucosas ou da pele se suas funções de barreira estiverem comprometidas. Água, leitos de rio e solo contaminados são fontes comuns de infecção porque o organismo é eliminado na urina. Os fetos podem desenvolver infecção transplacentária e geralmente são abortados. A infecção pode envolver as hemácias, os rins, o fígado e vários outros tecidos, dependendo do sorovar infectante. Em geral, o fígado é envolvido na leptospirose aguda grave em todas as espécies domésticas porque vários sorovares causam anemia hemolítica intravascular que resulta em lesão isquêmica nas regiões centrolobulares. Além disso, os organismos podem ser detectados em grande número no fígado após a aplicação dos métodos de coloração pela prata, embora os efeitos diretos das toxinas da leptospira sobre os hepatócitos não estejam bem-definidos.

As lesões macroscópicas incluem icterícia quando os animais são infectados com sorovares que produzem hemólise. Podem ocorrer hemorragia hepática e ascite, dependendo do curso da infecção e do sorovar envolvido. Em alguns casos, a infecção aguda pode causar necrose focal, em vez de necrose centrolobular, ou ambas podem ocorrer simultaneamente. Uma alteração comum, mas inespecífica, no fígado de cães infectados é a dissociação dos hepatócitos. As células afetadas tornam-se arredondadas, possuem citoplasma granular eosinofílico e núcleo hiperbasofílico escuro e retraído. Os cilindros biliares presentes nos canalículos geralmente são aparentes. As células de Kupffer podem conter uma quantidade abundante de hemossiderina. Existem relatos de que a infecção de cães por *Leptospira grippotyphosa* produz hepatite crônica (crônica ativa), mas é improvável que haja envolvimento de leptospiras na patogênese de muitos casos de hepatite crônica espontânea.

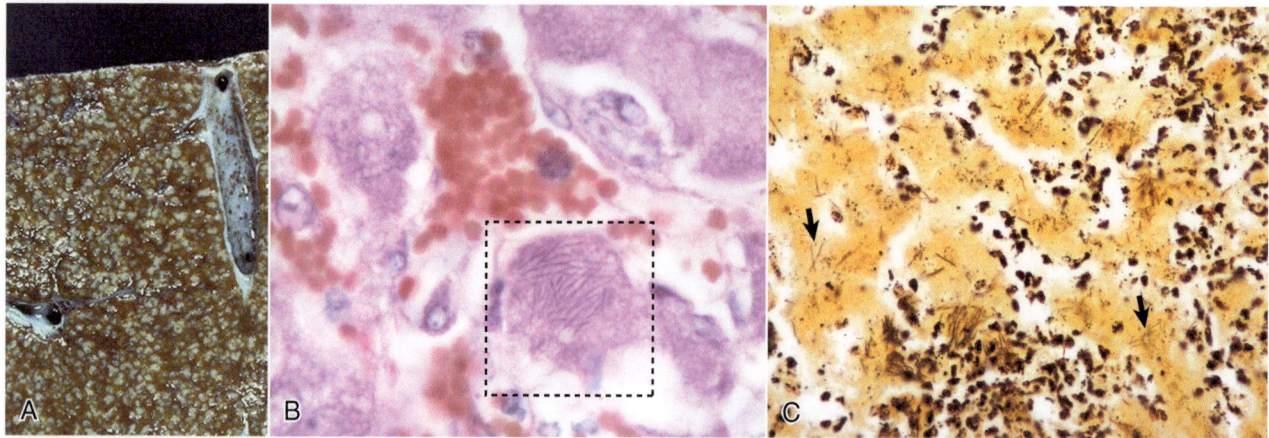

Figura 8-53 **Doença de Tyzzer (*Clostridium Piliforme*). A,** Fígado, cavalo. Focos de necrose disseminados de 1 a 2 mm e coloração branco-acinzentada circundados por inflamação supurativa. **B,** Potro. É possível identificar o *Clostridium piliforme* pela distribuição aleatória de bactérias filamentosas (*quadro tracejado*) no citoplasma dos hepatócitos. Coloração de Giemsa. **C,** Potro. O *Clostridium piliforme* (*setas*) é facilmente observado com colorações especiais, como as de Giemsa e Warthin-Starry. Coloração de Warthin-Starry. (**A** Cortesia do Dr. R.C. Giles, University of Kentucky; e Noah's Arkive, College of Veterinary Medicine, The University of Georgia. **B** e **C** Cortesia do Dr. M.D. McGavin, College of Veterinary Medicine, University of Tennessee.)

Outras Infecções Bacterianas. Essas doenças são agrupadas porque todas originam-se de uma bacteremia que ocorre durante uma infecção sistêmica. Uma lista abrangente de infecções sistêmicas que podem produzir necrose hepatocelular e hepatite extrapola o escopo deste capítulo, mas os exemplos incluem as infecções por *Yersinia pseudotuberculosis*, *Salmonella* spp. (as lesões presentes no fígado são infiltrações discretas de células inflamatórias mononucleares mistas, geralmente conhecidas como nódulos paratifoides) e *Brucella* spp. em muitas espécies (Fig. 8-54). A *Haemophilus agni*, a *Mannheimia haemolytica* e a *Bibersteinia trehalosi* podem apresentar-se como infecções em ovinos. Outros tipos de infecção incluem a infecção por *Trueperella pyogenes* (*Arcanobacter pyogenes*) do feto e do neonato bovinos, a infecção por *Campylobacter fetus* subsp. *fetus* em fetos e neonatos de ovinos (Fig. 8-55), a infecção por *Actinobacillus equuli* em potros neonatos e a infecção por *Nocardia asteroides* em cães. A *Francisella tularensis*, a causa da tularemia, pode acometer felinos, caninos, ovinos e muitas outras espécies. Essas infecções bacterianas podem produzir lesões no fígado que variam de pequenos focos de necrose hepática a múltiplos e grandes abscessos. A determinação do agente etiológico específico geralmente depende do isolamento e da caracterização da bactéria.

A hemoglobinúria bacilar e a hepatite necrótica infecciosa, ambas atribuídas a espécies de *Clostrídios*, encontram-se descritas detalhadamente na seção sobre Distúrbios dos Ruminantes.

Doenças Causadas por Protozoários

O fígado pode ser envolvido em infecções sistêmicas por *Toxoplasma gondii*, *Neospora* sp. e outros protozoários menos comuns. As lesões hepáticas normalmente caracterizam-se por necrose e inflamação multifocais. As células inflamatórias incluem neutrófilos, macrófagos e um menor número de outras células. As taquizoítas livres e os cistos que contêm bradizoítas podem encontrar-se em áreas necróticas ou adjacentes a eles. Embora haja diferenças físicas sutis entre os organismos, os testes moleculares ou imuno-histoquímicos são os meios mais confiáveis para separar os dois organismos.

Doenças Fúngicas

O envolvimento sistêmico por fungos geralmente inclui o fígado. Vários gêneros de fungos podem envolver o fígado, inclusive *Blastomyces*, *Coccidioides*, *Aspergillus* e *Histoplasma*. A histoplasmose é uma doença fúngica endêmica nos Estados Unidos e no Canadá, podendo ocorrer ocasionalmente em outras regiões. A doença é causada por *Histoplasma capsulatum*, um organismo que habita o solo. Os caninos

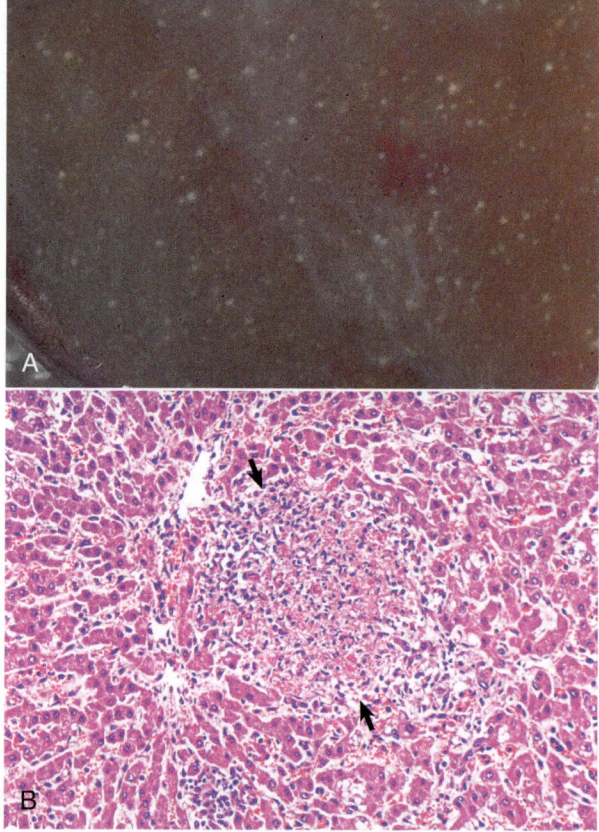

Figura 8-54 **Salmonelose Hepática, Fígado, Vaca. A,** Superfície diafragmática do fígado. Focos branco-cinza aleatórios de 1 a 2 mm de necrose focal em uma vaca com septicemia *por Salmonella*. São evidentes múltiplos focos pálidos subcapsulares. **B,** Foco necrótico infiltrado por macrófagos (*setas*), formando um granuloma distinto. Essas lesões são denominadas de nódulos paratifoides. Coloração por HE. (**A** Cortesia do Dr. M.D. McGavin, College of Veterinary Medicine, University of Tennessee; **B** Cortesia do Dr. A.J. Van Wettere, School of Veterinary Medicine, Utah State University).

são afetados com mais frequência. A via de infecção se dá basicamente por inalação, embora a ingestão também seja uma via possível. Em algumas circunstâncias, as infecções pulmonares podem disseminar-se e afetar vários órgãos viscerais, inclusive o fígado. As lesões hepáticas consistem em uma distribuição multifocal de granulomas com formas

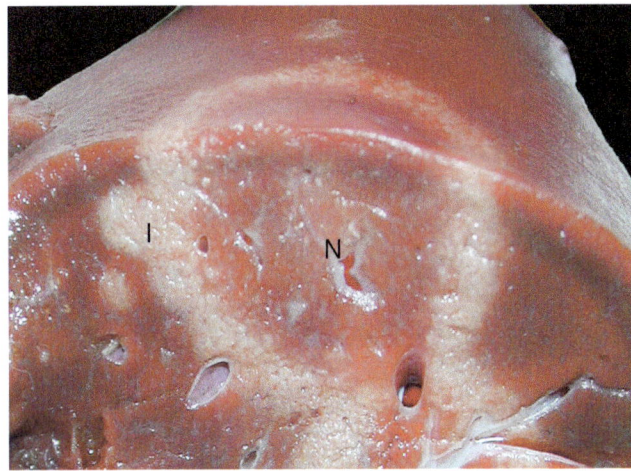

Figura 8-55 Campilobacteriose Hepática, Hepatite Necrosante Multifocal, Fígado, Superfícies Capsular e de Corte, Feto de Cordeiro. A lesão consiste em um centro necrótico (necrose de coagulação) (*N*), que em lesões mais velhas apresenta-se deprimida e exibe uma coloração acastanhada. Esse centro é circundado por uma borda branco-cinza de células inflamatórias (*I*). A superfície de corte ilustra as mesmas alterações e a extensão da necrose para o parênquima hepático. (Cortesia dos Drs. C. Lichtensteiger e R. Doty, College of Veterinary Medicine, University of Illinois.)

fúngicas intralesionais do organismo. Numerosas formas fúngicas podem ser encontradas no citoplasma dos macrófagos e facilmente coradas pela reação do ácido periódico de Schiff (PAS) (Fig. 8-56, A e B).

Doenças Parasitárias

Nematoides. A migração de larvas através do fígado é um componente comum do ciclo de vida dos nematoides em animais domésticos. À medida que percorrem o fígado, as larvas produzem áreas de necrose hepatocelular acompanhados por inflamação. Essas regiões são eventualmente substituídas por tecido conjuntivo que amadurece e forma cicatrizes fibrosas, especialmente proeminentes na superfície capsular (Fig. 8-57). Essas cicatrizes capsulares apresentam-se como áreas pálidas, e o termo *fígado manchado de leite* tem sido usado para descrever o fígado de suínos marcado por larvas migrantes de *Ascaris suum*. Ocasionalmente, as larvas ficam retidas no fígado ou em sua cápsula e são isoladas no interior de abscessos ou granulomas. Exemplos de hepatite crônica ou cicatrização hepática em consequência de migração larval incluem a migração de ascarídeos em várias espécies de animais domésticos, como o *Stephanurus dentatus* em suínos e o *Strongylus* spp. em equinos. A infecção hepática por nematoides adultos é consideravelmente menos comum do que a migração larval. O *Calodium hepaticum* (*Capillaria hepatica*) pode ser ocasionalmente encontrado no parênquima hepático de caninos e felinos, no qual os ovos provocam inflamação granulomatosa.

Caninos com infecção pelo verme do coração (*Dirofilaria immitis*) ocasionalmente desenvolvem síndrome da veia cava, também conhecia como síndrome pós-caval, caracterizada por DIC, hemólise intravascular e insuficiência hepática aguda. A síndrome normalmente acomete caninos, com grande número de vermes adultos na veia cava e em sua localização mais comum, no lado direito do coração e na artéria pulmonar (Fig. 8-58). O fígado é ingurgitado com sangue em consequência de congestão passiva grave resultante do bloqueio parcial da veia cava caudal. Postula-se que os fatores mecânicos produzidos pela presença de um grande número de vermes no átrio direito ou na veia cava caudal constituem a causa da hemólise intravascular, que caracteriza a síndrome da veia cava, embora outras teorias sugiram que pode haver uma reação de hipersensibilidade aos antígenos liberados pelos vermes.

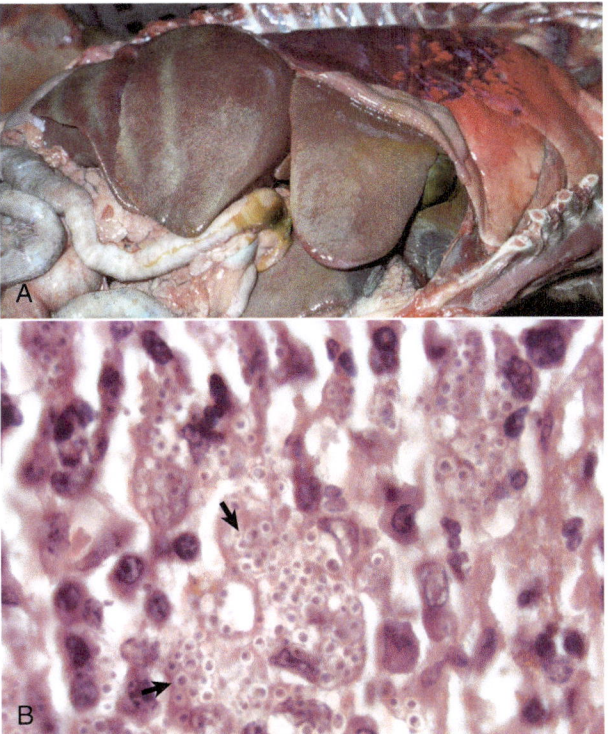

Figura 8-56 Histoplasmose Hepática, Fígado, Cão. A, Em casos disseminados, o *Histoplasma capsulatum* pode envolver o fígado. O fígado afetado tende a aumentar de tamanho e assumir uma coloração mogno-pálida em decorrência de hipertrofia difusa e da proliferação das células de Kupffer e de outros macrófagos. **B,** Observa-se a forma de levedura do *Histoplasma* (*setas*) no citoplasma das células de Kupffer e de outros macrófagos. Coloração por HE. (**A** Cortesia College of Veterinary Medicine, University of Illinois. **B** Cortesia do Dr. J. Simon, College of Veterinary Medicine, University of Illinois.)

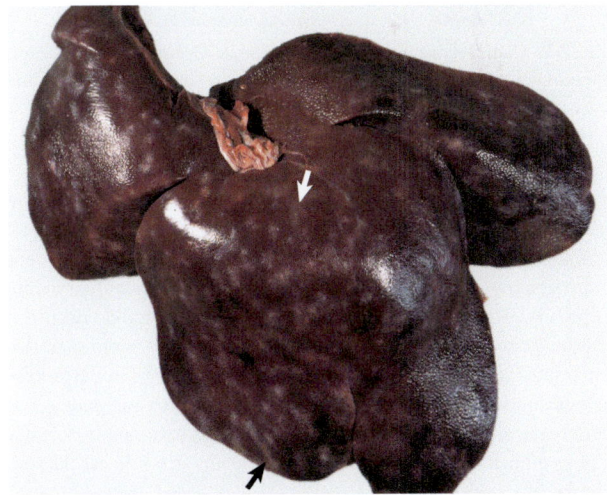

Figura 8-57 Fibrose Capsular e Portal (Fígado Manchado de Leite), Migração de Larvas de *Ascaris Suum*, Fígado, Superfície Diafragmática, Porco. O tecido fibroso (cicatrizes) depositou-se nos trajetos migratórios das larvas de ascarídeos e nas regiões portais adjacentes (*setas*). (Cortesia do Dr. M.D. McGavin, College of Veterinary Medicine, University of Tennessee.)

Cestoides. Uma série de cestoides ocorre no sistema hepatobiliar de animais domésticos. Aqueles parasitas de maior importância clínica desenvolvem formas encistadas no fígado dos hospedeiros intermediários. Os mais importantes são os cestoides larvais do gênero *Taenia*; os adultos habitam o trato gastrointestinal de carnívoros e

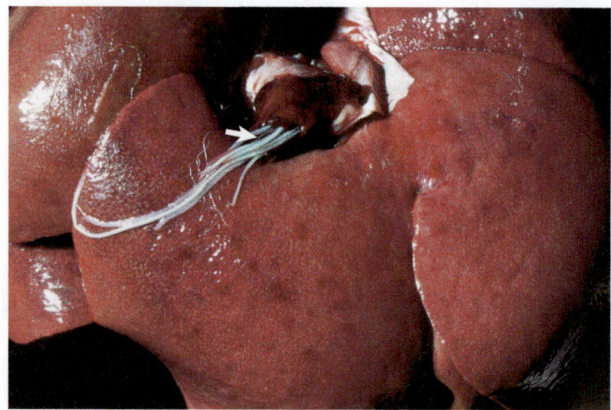

Figura 8-58 **Dirofilariose, Síndrome da Veia Cava, Veia Cava Caudal no Nível do Fígado, Cão.** Presença de grande acúmulo de *Dirofilaria immitis* (*setas*) adultos na veia cava caudal. A condição é rapidamente fatal se os nematoides não forem removidos. (Cortesia do Dr. C.S. Patton, College of Veterinary Medicine, University of Tennessee.)

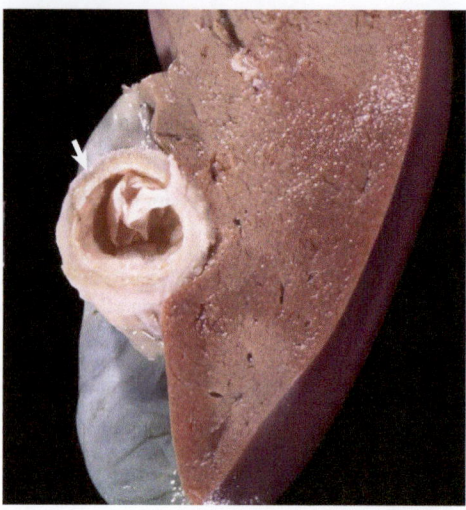

Figura 8-59 **Cisticercose, Fígado, Superfície de Corte, Ovelha.** A cápsula espessa e fibrosa (*seta*) normalmente indica a morte da larva. (Cortesia do Dr. K. Read, College of Veterinary Medicine, Texas A&M University; e Noah's Arkive, College of Veterinary Medicine, The University of Georgia.)

normalmente são inócuos para o seu hospedeiro definitivo. Os ovos ingeridos pelo hospedeiro intermediário desenvolvem-se e transformam-se em embriões, que penetram na parede intestinal e depois se distribuem através do sangue para praticamente qualquer local do corpo. Os cistos parasitários desenvolvem-se no tecido do hospedeiro intermediário, e o ciclo de vida do parasita se completa quando os cistos são ingeridos pelo hospedeiro definitivo. Embora o fígado seja apenas um dos órgãos do hospedeiro intermediário que pode ser afetado, o envolvimento hepático é comum porque o sangue portal, no qual os embriões migram, drena para o fígado antes de escoar para a circulação sistêmica.

O cestoide adulto *Taenia hydatigena* aparece no intestino delgado de caninos, enquanto o seu estágio intermediário, o *Cysticercus tenuicollis*, aparece na cavidade peritoneal de várias espécies, incluindo equinos, ruminantes e suínos (Fig. 8-59). Os cisticercos imaturos migram para o fígado e podem induzir uma lesão extensa se a infecção for maciça; as lesões presentes são comparáveis àquelas induzidas pela migração de *Fasciola hepatica* imatura.

A doença hepática hidatidose é comum em alguns países. O *Echinococcus granulosus* é um cestoide que parasita os caninos como hospedeiros definitivos, podendo desenvolver-se cistos hidátidos em muitas espécies animais de hospedeiros intermediários, inclusive em

seres humanos. O ciclo canino-ovino é mais importante em muitas regiões geográficas. O gado mantido no pasto também é frequentemente afetado em outras localidades geográficas. Os vermes adultos presentes no intestino canino eliminam proglotes nas fezes do cão e, consequentemente, contaminam os pastos. Os ovos, então, são ingeridos por ovinos, bovinos ou outras espécies. Os embriões podem se transformar em cistos hidátidos em praticamente qualquer órgão do hospedeiro intermediário, mas o fígado e os pulmões geralmente são afetados. Esses cistos normalmente medem menos de 10 cm de diâmetro, mas podem alcançar um tamanho notável, particularmente em seres humanos. Os cistos hidátidos, mesmo quando presentes em grande número, raramente causam sinais clínicos explícitos de doença em animais domésticos.

Os cestoides adultos que ocorrem no sistema hepatobiliar incluem a *Stilesia hepatica*, a *Stilesia globipunctata* e os *Thysanosoma actinoides* e todos podem habitar o ducto biliar de ruminantes. As infecções por esses parasitas podem resultar em inflamação crônica do trato biliar, mas normalmente não produzem sinais clínicos de disfunção hepática.

Trematoides. A maioria das lesões parasitárias causadas por trematoides é produzida por membros de três famílias principais: Fasciolidae, Dicrocoelidae e Opisthorchidae.

A principal doença hepática causada por trematoides que acomete ovinos e bovinos e, ocasionalmente outras espécies, é causada pela *Fasciola hepatica*. A fasciolose hepática ocorre em todo o mundo em regiões em que as condições climáticas, normalmente em áreas baixas e pantanosas, são propícias à sobrevivência de caramujos aquáticos, que servem de hospedeiros intermediários para os parasitas. A *Fasciola hepatica* adulta é um parasita em formato de folha que habita o sistema biliar; seus ovos passam para o trato intestinal através da bile e acabam sendo eliminados nas fezes. As larvas (miracidium), então, devem desenvolver-se no caramujo hospedeiro intermediário (gênero *Lymnaea*). As cercárias liberadas do caramujo encistam-se na pastagem, onde se desenvolvem em metacercárias infecciosas. As metacercárias são ingeridas pelo hospedeiro ruminante e penetram na parede do duodeno para entrar na cavidade peritoneal e, subsequentemente, entram no fígado. Elas migram no interior do fígado antes de instalar-se nos ductos biliares. A migração de trematoides imaturos através do fígado produz áreas hemorrágicas de parênquima hepático necrótico. Essa áreas são visíveis a olho nu e, nas infecções agudas, apresentam-se vermelho-escuros, mas com o tempo se tornam mais pálidas do que o parênquima circundante. Em geral, o reparo ocorre por fibrose. Várias sequelas adversas podem seguir-se a essas migrações, tais como peritonite aguda; abscessos hepáticos; morte do hospedeiro em consequência de necrose hepática difusa aguda produzida por uma infiltração maciça de trematoides imaturos; e proliferação de esporos de *Clostridium haemolyticum* ou *Clostridium novyi* no tecido necrótico, que causa o subsequente desenvolvimento de hemoglobinúria bacilar ou hepatite necrótica infecciosa, respectivamente.

Os trematoides maduros residem nos ductos biliares extra-hepáticos e intra-hepáticos maiores e causam colangite. A colangite crônica e a obstrução dos ductos biliares resulta em ectasia e estenose dos ductos, e em fibrose periductal, que provoca o espessamento das paredes de modo que os ductos se tornam cada vez mais proeminentes. Pode ocorrer mineralização, que produz a clássica aparência de haste de cachimbo dos ductos biliares afetados. O conteúdo dos ductos biliares geralmente é marrom-escuro e viscoso em decorrência de uma combinação de bile anormal, resíduos celulares e pigmento ferro-porfirina excretado pelos trematoides. A obstrução dos ductos causa colestase. Animais com doença hepática parasitária crônica geralmente apresentam condição corporal desfavorável.

A *Fasciola gigantica* e a *Fascioloides magna* são causas importantes de doença hepática parasitária em ruminantes em algumas regiões do mundo. A *Fasciola gigantica* é mais comum em regiões da África e países vizinhos, enquanto a *Fascioloides magna* é encontrada na América do Norte. As *Fasciola gigantica* e *Fasciola hepatica* adultas residem nos ductos biliares (Fig. 8-60). Por outro lado, a *Fascioloides magna* adulta, cujos hospedeiros normais são o alce e o veado-de-cauda-branca, residem no parênquima hepático de hospedeiros aberrantes, como bovinos e ovinos. Em bovinos, os trematoides *Fascioloides magna* causam extensa lesão tecidual à medida que migram através do fígado (Fig. 8-61), mas os adultos são envolvidos por tecido conjuntivo fibroso em cistos que contêm um fluido preto. Em ovinos e caprinos, os trematoides migram continuamente através do fígado, causando extensa lesão e eventual morte.

Outros trematoides que podem habitar os ductos biliares são o *Dicrocoelium dendriticum* em equinos, ruminantes, suínos, caninos e felinos; *Eurytrema pancreaticum* e *Eurytrema coelomaticum* em ruminantes; *Opisthorchis tenuicollis* em suínos, caninos e felinos e *Opisthorchis felineus* em caninos e felinos; e *Pseudamphistomum truncatum*, *Metorchis conjunctus*, *Metorchis albidus*, *Parametorchis complexus*, *Concinnum (Eurytrema) procyonis* e *Platynosomum fastosum* em caninos e felinos. Todos são capazes de induzir alterações semelhantes àquelas causadas pela *Fasciola hepatica*, mas normalmente mais brandas. Além disso, esses organismos ocasionalmente causam obstrução dos ductos biliares.

Os gatos, e, com menos frequência os cães, podem desenvolver pronunciada colangite crônica em decorrência de infecções por trematoides, geralmente Opisthorchiidae e *Platynosomum fastosum*. Microscopicamente, os ductos biliares intra-hepáticos maiores são drasticamente espessados pela fibrose concêntrica e o lúmen do ducto normalmente apresenta-se dilatado, geralmente com projeções papilares do epitélio biliar para o interior do lúmen (Fig. 8-62). Em geral, observa-se um infiltrado leve a moderado de neutrófilos e macrófagos no interior e periductal, e os tratos portais são infiltrados por neutrófilos, linfócitos e plasmócitos. Os eosinófilos geralmente são incomuns. Em geral, é difícil detectar trematoides adultos ou ovos nos animais afetados.

Os caninos podem ser infectados pelo esquistossoma *Heterobilharzia americana*, que normalmente é um parasita encontrado nos guaxinins. Os ovos despejados na água a partir das fezes eliminadas por guaxinins infectados liberam miracídios que penetram nos caramujos hospedeiros. Os caninos são infectados quando a pele é penetrada por cercárias, que são liberadas pelos caramujos hospedeiros intermediários. As lesões granulomatosas do fígado, do pâncreas, dos intestinos e do mesentério ocorrem quando os ovos liberados por esquistossomas adultos alojam-se no tecido afetado e incitam uma reação inflamatória. Recentemente, equinos demonstraram susceptibilidade a granulomas hepáticas induzidos por *Heterobilharzia americana* também, embora a infecção tenha se revelado subclínica em todos os casos.

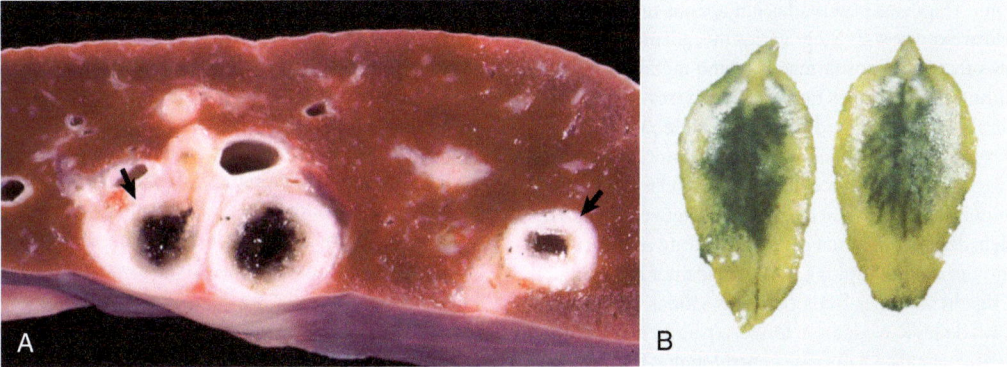

Figura 8-60 **Infecção por *Fasciola Hepatica*.** **A,** Colangite intra-hepática crônica (*Fasciola hepatica*), fígado, vaca. Quando ingeridas, as metacercárias de *Fasciola hepatica* migram para o fígado e, em seguida, alojam-se nos ductos biliares. Os trematoides maduros residem nos ductos biliares extra-hepáticos e intra-hepáticos maiores e causam colangite crônica e obstrução dos ductos biliares, que resulta em ectasia e estenose dos ductos e fibrose periductal, que por sua vez provoca o espessamento das paredes, fazendo com que os ductos se tornem cada vez mais proeminentes, como mostra a imagem (*setas*). **B,** A *Fasciola hepatica* adulta é um trematoide que habita o sistema biliar; seus ovos são liberados no trato intestinal através da bile e eventualmente são eliminados nas fezes. (**A** Cortesia do Dr. K. Read, College of Veterinary Medicine, Texas A&M University; e Noah's Arkive, College of Veterinary Medicine, The University of Georgia. **B** Cortesia do Dr. T. Boosinger, College of Veterinary Medicine, Auburn University; e Noah's Arkive, College of Veterinary Medicine, The University of Georgia.)

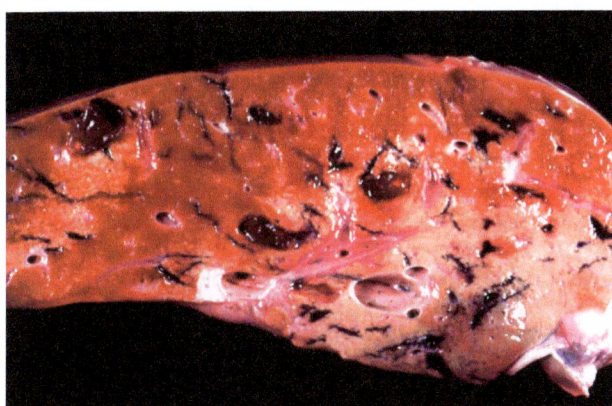

Figura 8-61 **Tratos de Migração de Trematoides, Fascioloidose, Fígado, Vaca.** A migração de *Fascioloides magna* através do fígado bovino produz extensa lesão parenquimatosa. Um pigmento excretório negro depositado pelo trematoide cora os trajetos migratórios de preto. (Cortesia do Dr. J. Wright, College of Veterinary Medicine, North Carolina State University; e Noah's Arkive, College of Veterinary Medicine, The University of Georgia.)

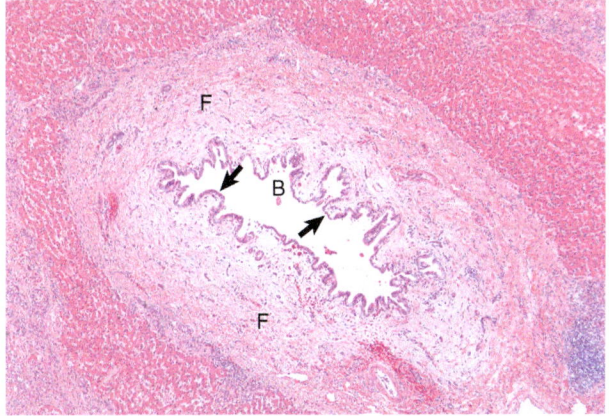

Figura 8-62 **Colangite Intra-hepática Crônica, Fígado, Gato.** As infestações da árvore biliar de felinos por trematoides produzem uma fibrose periductal caracteristicamente pronunciada (*F*), dilatação dos ductos biliares (*B*) e projeções papilares (*setas*) do epitélio biliar, embora seja difícil encontrar os trematoides. Coloração por HE. (Cortesia do Dr. J.M. Cullen, College of Veterinary Medicine, North Carolina State University.)

Doença Hepática Induzida por Agentes Tóxicos

O fígado está mais sujeito a lesões tóxicas do que qualquer outro órgão. Essa susceptibilidade não é de surpreender, uma vez que o sangue da veia porta que drena a superfície absorvente do trato intestinal escoa diretamente para o fígado. Por essa razão, o fígado está exposto a praticamente todas as substâncias ingeridas, como produtos vegetais, fúngicos e bacterianos, metais, minerais, fármacos e outras substâncias químicas absorvidas pelo sangue portal. A lesão hepatotóxica pode variar de uma lesão hepatocelular pura a uma lesão biliar pura ou um padrão misto de lesão que envolve ambos os componentes do fígado.

Os fármacos hepatotóxicos podem ser divididos em duas categorias básicas. Os agentes hepatotóxicos previsíveis são aqueles que afetam a grande maioria dos animais expostos, e o efeito é evidente dentro de uma faixa de dosagem semelhante. A maioria dos medicamentos hepatotóxicos reconhecidos em medicina veterinária enquadram-se nessa categoria; o paracetamol e os alcaloides de pirrolizidina são exemplos de fármacos hepatotóxicos previsíveis. Todavia, a lesão tóxica, mesmo com agentes previsíveis, nem sempre é uniforme. Vários fatores influenciam a gravidade da lesão induzida por um agente tóxico, tais como a idade, o sexo, a alimentação, a função endócrina, a constituição genética e os fatores diurnos. Não é de surpreender, portanto, que as respostas de cada animal exposto a um mesmo agente tóxico possam variar consideravelmente. As reações idiossincráticas aos fármacos se caracterizam como respostas observadas em apenas uma pequena minoria de indivíduos expostos. Existem vários mecanismos possíveis para as reações idiossincráticas aos fármacos, como metabolismo atípico resultante da herança de genes raros codificadores das enzimas envolvidas no metabolismo dos medicamentos, deleções de genes codificadores de determinadas enzimas ou respostas imunológicas aos medicamentos ou às proteínas hepatocelulares modificadas (haptenos). As interações com outros fármacos ou os efeitos da dieta e o estado de saúde também podem desempenhar um papel importante na toxicidade idiossincrática, cujo um dos exemplos é a toxicidade por diazepam.

A resposta do fígado às lesões hepatotóxicas agudas depende do mecanismo e do local da lesão tóxica. De longe, o padrão mais comum de intoxicação hepática aguda é a necrose centrolobular. Os mecanismos desse padrão de lesão envolvem o metabolismo pelo sistema do citocromo P450, discutido mais adiante. Determinadas substâncias químicas não encontradas com frequência produzem necrose periportal. Essas substâncias, capazes de produzir um efeito tóxico sem necessidade de metabolismo pelo sistema do citocromo P450, incluem o fósforo branco (outrora utilizado como rodenticida) e o álcool alínico.

Deve-se ter em mente que um episódio único de lesão hepatotóxica não letal em um animal saudável será difícil de ser detectado histologicamente no primeiro dia após o episódio. Em 48 a 72 horas, os macrófagos depuram os resíduos celulares e os hepatócitos começam a sofrer mitose para substituir as células perdidas. Em uma semana ou menos, o fígado recupera a sua aparência histológica normal, a menos que haja uma necrose maciça, o que pode resultar no colapso da sustentação do tecido conjuntivo hepático e em uma subsequente fibrose em torno da veia central. A lesão hepática tóxica crônica, manifestada como repetidas crises de exposição tóxica ou exposição diária mais regular (p. ex. através de contaminação alimentar) pode ativar células estreladas hepáticas no espaço de Disse ou dos miofibroblastos correlatos nas regiões portais e no tecido conjuntivo da região da veia central, o que pode, em seguida, iniciar a síntese da matriz extracelular e resultar em fibrose. Além disso, a lesão hepática crônica pode alterar a estrutura normal de sustentação da arquitetura hepática e causar fibrose hepática. Uma lesão suficiente pode também produzir nódulos de hepatócitos regenerativos rodeados por faixas de fibrose que conectam as áreas da veia central entre si, conectam os tratos portais entre si ou ligam os tratos portais às regiões centrolobulares. Esse padrão é reconhecido como cirrose.

Os hepatócitos não são o único tipo de célula presente no fígado que pode ser afetado por fármacos tóxicos. O epitélio biliar é suscetível a lesões causadas por sulfa-trimetoprima e pela micotoxina esporidesmina, as células de Kupffer, às endotoxinas, as células endoteliais sinusoidais, aos arsênicos e a alguns alcaloides de pirrolizidina, e as células estreladas hepáticas, ao excesso de vitamina A. A necrose dos ductos biliares pode alterar o fluxo biliar. As células de Kupffer ativadas podem liberar citocinas que afetam o tipo e o grau de inflamação no fígado. As células estreladas hepáticas desempenham papel central na fibrose hepática, como veremos mais adiante. As lesões às células endoteliais afetam o fluxo sanguíneo através do fígado.

As lesões hepáticas hepatotóxicas podem ser classificadas em uma das seguintes categorias com base no alvo celular envolvido:

1. O mecanismo mais frequente de lesão hepatocelular envolve a produção de metabólitos lesivos pelo sistema do citocromo P450. Essa família de enzimas está basicamente localizada no retículo endoplasmático liso (microssomos) dos hepatócitos, embora seja encontrada também em muitas outras células do organismo. Um papel importante das enzimas do citocromo P450 é a metabolização de substâncias químicas lipossolúveis em compostos hidrossolúveis para excreção na bile ou na urina. Na primeira etapa desse processo trifásico denominado de *biotransformação*, as substâncias químicas são bioativadas e transformadas em uma molécula intermediária reativa de alta energia, chamada *fase I*, em preparação para a segunda etapa, a *fase II*, que envolve a formação de ligações covalentes com moléculas polares, como o ácido glicurônico. Essa conjugação forma um metabólico hidrossolúvel que pode ser excretado. A *fase III* envolve o transporte dessas moléculas da membrana celular para o lúmen dos canalículos pelas bombas moleculares. Em algumas circunstâncias, como no caso de uma overdose, os metabólitos reativos de alta energia podem formar ligações covalentes com outros componentes celulares, como as proteínas, por exemplo, e com os ácidos nucleicos, denominados adutos. Na intoxicação aguda, os adutos com enzimas celulares essenciais podem resultar em lesão ou morte celular. A lesão hepatocelular tóxica dessa categoria ocorre com mais frequência na região centrolobular do fígado, uma vez que essa área é a região do fígado com a maior concentração de enzimas do citocromo P450. Por exemplo, o paracetamol é metabolizado pelas enzimas do citocromo P450 e convertido em *N*-acetil-*p*-benzoquinona imina (NAPQI), um radical livre responsável pela toxicidade do composto de origem. As lesões induzidas pelo paracetamol são mais severas nas regiões centrolobulares (periacinares), onde a forma ativa da substância química está presente em concentração mais elevada. Muitas intoxicações por plantas causam lesão hepática através desse mecanismo.

2. A formação de adutos entre os fármacos e as enzimas celulares, outras proteínas ou os ácidos nucleicos, pode alterar os componentes celulares suficientemente para que eles se tornem neoantígenos, como no caso de intoxicação após exposição ao halotano, um agente anestésico inalante utilizado antigamente. Esses neoantígenos, como outros neoantígenos estranhos, podem ser processados no citoplasma, transportados para a superfície celular, apresentados como antígenos e reconhecidos pelo sistema imunológico. Consequentemente, o sistema imunológico pode desenvolver uma resposta inflamatória aos hepatócitos ou ao epitélio biliar que contém os adutos. Tanto a imunidade celular quanto a imunidade humoral podem ser envolvidas. A lesão pode ocorrer através de citotoxicidade celular direta e citotoxicidade celular dependente de anticorpo. Embora não seja bem-caracterizado na medicina veterinária clínica, é provável que esse mecanismo ocorra ocasionalmente.

3. Determinados agentes tóxicos, incluindo os ácidos biliares hidrofóbicos retidos ou excessivos, podem desencadear apoptose. Alternativamente, a apoptose pode ser estimulada por eventos imuno-mediados, como aqueles discutidos anteriormente, que resultam em liberação de TNF-α ou ativam as vias do Fas.

4. A lesão que danifica as membranas celulares e incapacita as enzimas responsáveis pela homeostase do cálcio, como se observa na

intoxicação por tetracloreto de carbono, pode causar um influxo de cálcio. Uma das consequências da elevação das concentrações intracelulares de cálcio é a ativação de proteases que danificam os filamentos de actina, podendo resultar em vesiculação e lise das membranas celulares.

5. As substâncias químicas que se ligam às bombas moleculares que secretam componentes biliares para os canalículos e nelas provocam alterações, como o estrogênio e a eritromicina, podem produzir colestase. A lesão hepatocelular mais extensa que afeta as bombas canaliculares e os hepatócitos pode produzir colestase, rompendo os filamentos de actina situados em torno dos canalículos biliares e impedindo as contrações pulsáteis normais que deslocam a bile para os ductos biliares por meio do sistema canalicular.

6. A lesão ou morte dos hepatócitos pode seguir-se a uma lesão mitocondrial, como se observa com a administração de alguns nucleosídeos antivirais tóxicos ou de tetraciclina intravenosa. As lesões químicas ou induzidas por espécies reativas de oxigênio às membranas mitocondriais, às enzimas ou ao DNA podem inibir ou alterar a função mitocondrial. A alteração da cadeia de transporte de elétrons pode liberar espécies reativas de oxigênio, como o superóxido, capaz de produzir extenso dano celular. As mitocôndrias lesionadas não produzem trifosfato de adenosina (ATP) suficiente para impulsionar as funções essenciais dos hepatócitos. Além isso, a β-oxidação dos lipídios é reduzida quando as mitocôndrias são lesionadas, o que faz com que haja acúmulo intra-hepático de lipídios (esteatose microvesicular) e redução da produção de energia. As mitocôndrias lesionadas podem liberar citocromo *c*, desencadeando apoptose ou, se a alteração da função mitocondrial for suficiente, necrose hepatocelular.

Agentes Hepatotóxicos

Cianobactérias Hepatotóxicas (Algas Verde-Azuladas). As cianobactérias são classificadas no reino Monera, filo Cianobacteria; são consideradas mais próximas das bactérias; e não mais são consideradas membros da família vegetal. Vários gêneros de cianobactérias, como *Anabaena*, *Aphanizomenon*, *Microcystis* e *Nodularia*, podem causar intoxicação letal no gado e, com menos frequência, em animais como cães e gatos. A florescência cianobacteriana normalmente ocorre no final do verão e início do outono por causa das temperaturas quentes, das longas horas de luz solar e da abundância de nutrientes essenciais. As cianobactérias mortas, ou que estão morrendo, as quais contêm toxinas pré-formadas como a microcistina LR, um heptapeptídeo cíclico, acumulam-se na superfície dos corpos de água e são ingeridas pelo gado. O crescimento bacteriano secundário em algas que estão padecendo pode contribuir para a formação de toxinas. A microcistina liga-se às fosfatases proteicas 1 e 2A, causando hiperfosforilação das proteínas do citoesqueleto, redistribuição do filamento de actina e, em última instância, colapso citoesquelético e morte celular. Os sinais desenvolvem-se rapidamente e incluem diarreia, prostração e morte. As lesões macroscópicas incluem gastroenterite hemorrágica e fígado hemorrágico inchado e vermelho. Histologicamente, a presença de necrose hepática centrolobular ou, até mesmo, maciça e de hemorragia é evidente. Os animais que sobrevivem às manifestações agudas podem desenvolver sinais clínicos de doença hepática crônica. Outras toxinas pré-formadas que afetam diferentes sistemas orgânicos, incluindo o sistema nervoso, também já foram identificadas nas cianobactérias.

Plantas Hepatotóxicas. Uma grande variedade de plantas hepatotóxicas causa lesões hepáticas em animais domésticos. Uma discussão abrangente extrapola o escopo deste capítulo.

Plantas que Contêm Alcaloides de Pirrolizidina. Os alcaloides de pirrolizidina encontram-se em muitas famílias de plantas, como Compositae, Leguminosae e Boraginaceae, que ocorrem na maior parte do mundo. Os gêneros mais importantes são *Senecio*, *Cynoglossum*, *Amsinckia*, *Crotalaria*, *Echium*, *Trichodesma* e *Heliotropium*. Existem, aproximadamente, 100 alcaloides diferentes reconhecidos; os efeitos tóxicos dependem dos alcaloides presentes nas plantas ingeridas. Os alcaloides ingeridos são convertidos em ésteres pirrólicos pelas enzimas hepáticas do citocromo P450. Esses ésteres são agentes alquilantes que reagem com as proteínas citosólicas e nucleares e com os ácidos nucleicos. Os suínos são particularmente suscetíveis a intoxicação por alcaloides de pirrolizidina, os ovinos e caprinos, consideravelmente menos suscetíveis, e os bovinos e equinos apresentam grau intermediário de susceptibilidade. A maioria dos casos de intoxicação é resultante de intoxicação crônica, e a lesão macroscópica normalmente é a fibrose hepática (Fig. 8-63, A). As lesões histológicas características da intoxicação por alcaloides de pirrolizidina são a megalocitose, a fibrose hepática, a proliferação biliar e, em algumas circunstâncias, a regeneração nodular do parênquima. Os megalócitos são hepatócitos com o núcleo e volume citoplasmático aumentados, e podem ter muitas vezes o tamanho de um hepatócito normal (Fig. 8-63, B). Os megalócitos são resultantes dos efeitos antimitóticos dos alcaloides de pirrolizidina, que impedem a divisão celular, mas não a síntese do DNA, uma vez que os hepatócitos tentam dividir-se para substituir aqueles que

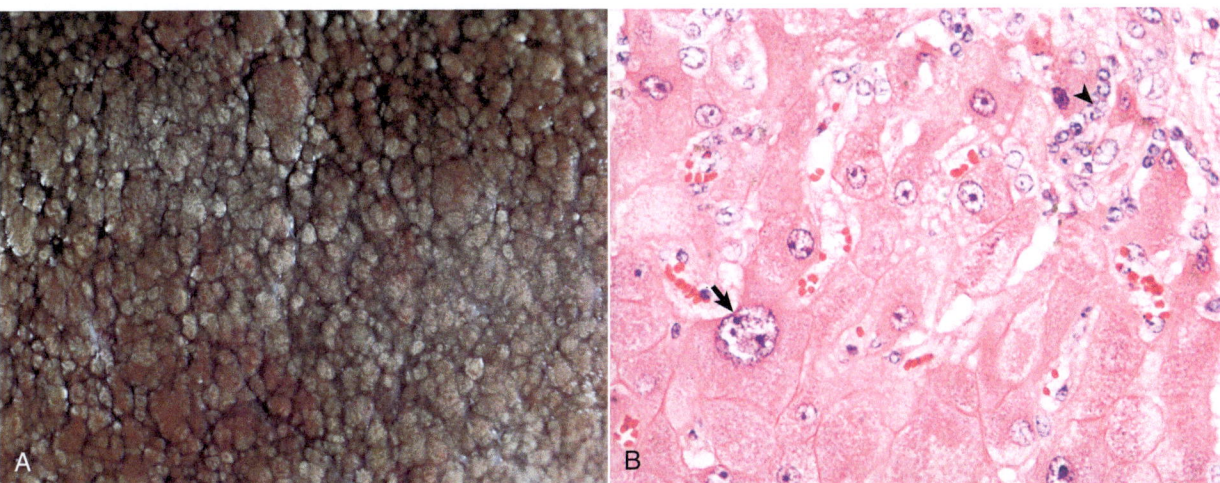

Figura 8-63 **Hepatotoxicidade Crônica por Pirrolizidina, Vaca. A,** A intoxicação crônica por pirrolizidina produz um fígado fibrótico e, às vezes, distorcido com uma superfície capsular irregular. **B,** Hepatócitos muito aumentados (megalócitos) (*seta*) e hiperplasia do epitélio biliar (*cabeça de seta*) no parênquima persistente são condições típicas de intoxicação por pirrolizidina. Coloração por HE. (**A** Cortesia do Dr. P. Carbonell, School of Veterinary Science, Melbourne. **B** Cortesia do Dr. M.D. McGavin, College of Veterinary Medicine, University of Tennessee.)

sofreram necrose. Essas alterações, embora indicativas de intoxicação por alcaloides de pirrolizidina, não são patognomônicas porque podem ser observadas também com outras toxinas, como as aflatoxinas e as nitrosaminas. A regeneração nodular nem sempre ocorre porque as pirrolizidinas podem inibir a proliferação dos hepatócitos; entretanto, a exposição provavelmente não é constante e pode haver períodos em que a replicação hepatocelular pode ocorrer, como no final da estação seca, quando as espécies de plantas mais desejadas reaparecem. As diferenças entre as espécies também podem ter efeito na resposta hepática às pirrolizidinas, considerando-se que a presença de nódulos regenerativos é mais frequente em bovinos do que em equinos. As lesões hepáticas crônicas podem causar insuficiência hepática e à sua constelação associada de sinais (descritas em detalhes anteriormente).

Cícadas. As cícadas são plantas primitivas, semelhantes a palmeiras, que habitam regiões tropicais e subtropicais. Elas contêm cicasina e macrozamina, glicosídeos não tóxicos que, após a ingestão, são desconjugados pelas bactérias intestinais para liberar um metabólito tóxico, o metilazoximetanol. Após a absorção pela veia porta, o metabolismo hepático desse composto produz agentes alquilantes, resultando em lesão hepática aguda ou crônica. As lesões agudas manifestam-se como necrose centrolobular aguda. As lesões hepáticas crônicas em bovinos incluem a megalocitose hepatocelular causada pelos efeitos antimitóticos dos agentes alquilantes, a hipercromasia nuclear e graus variados de fibrose hepática. Além da doença hepática, os sinais clínicos indicativos de doenças gastrointestinal são frequentes. As cícadas contêm também a neurotoxina β-metilamino-L-alanina (BMAA) e uma neurotoxina não identificada. Acredita-se que essa neurotoxina não identificada seja a causa de doença neurológica em bovinos com intoxicação crônica por cícadas, na qual os déficits proprioceptivos progressivos nos membros posteriores são atribuídos à morte de axônios (degeneração axonal) nos funículos dorsais e nos tratos espinocerebelar e corticoespinal. A intoxicação aguda é mais comum em ovinos do que em outras espécies e produz disfunção gastrointestinal aguda e necrose hepática centrolobular. Os caninos também podem ser intoxicados por cícadas.

Intoxicações por Plantas Colestáticas. O arbusto ornamental *Lantana camara* produz triterpenos pentacíclicos tóxicos — lantadeno A, B e C — que produzem essencialmente uma síndrome de colestase crônica em animais de pasto. O acúmulo de bile é evidente nos canalículos, nos hepatócitos e nas células de Kupffer.

Na Austrália e na Nova Zelândia, os bovinos e ovinos que pastejam plantas das espécies *Brassica* (p. ex. nabos, colza e couve) durante o verão e o outono desenvolveram colestase e fotossensibilização secundária (hepatógena). Microscopicamente, observa-se a presença de colangiectasia (dilatação) e fibrose peribiliar dos ductos biliares pequenos e médios no fígado. Os sinais clínicos geralmente simulam aqueles da intoxicação por esporidesmina. O fitoquímico hepatotóxico presente nas brássicas é desconhecido.

Principalmente na África do Sul, a ingestão de *Tribulus terrestris* (videira da punctura) por ovinos pode produzir uma doença fatal (*geeldikkop*) caracterizada pela presença de icterícia, lesão biliar e fotossensibilização secundária. Histologicamente, observa-se um abundante material cristalino no interior dos ductos biliares, obstruindo-os. Os cristais podem ser encontrados também nas células de Kupffer. Em diversas regiões do mundo, pode-se observar um padrão semelhante de deposição de cristais em ovinos e caprinos que pastam várias espécies de gramíneas, entre elas a *Panicum* sp., que contém sapogeninas esteroidais. O metabolismo ruminal dá origem a metabólitos que formam complexo com o cálcio, resultando na formação de cristais.

A fotossensibilização secundária e a icterícia podem ocorrer em todas essas condições em consequência da secreção biliar prejudicada.

Micotoxinas. As micotoxinas são metabólitos secundários produzidos por fungos — ou seja, a sua produção não é necessária para a sobrevivência do fungo. A quantidade de toxina sintetizada por uma determinada cepa de fungo reflete a constituição genética da cepa

específica e a presença do substrato, da temperatura, da umidade e dos nutrientes disponíveis adequados. Existem várias micotoxinas hepatotóxicas de importância veterinária.

Aflatoxina. O fungo *Aspergillus flavus* é a fonte mais importante de aflatoxinas. A aflatoxina B1 é a forma mais comum e também a mais potente aflatoxina e carcinógeno. As aflatoxinas normalmente são produzidas durante o armazenamento de alimentos contaminados por fungos, particularmente em condições úmidas, e podem estar presentes em muitos produtos agrícolas, como milho, amendoim e semente de algodão. Elas podem ser incorporadas a alimentos industrializados, resultando em significativos surtos de intoxicação aguda em caninos. A aflatoxinas são convertidas em intermediários tóxicos pelas enzimas do citocromo P450. Os efeitos teratogênicos, tóxicos e carcinogênicos das aflatoxinas refletem a ligação dos intermediários tóxicos ao DNA, ao RNA ou às proteínas celulares. Suínos, caninos, equinos, filhotes bovinos e espécies aviárias (p. ex. patos e perus), especialmente os animais mais jovens, são sensíveis aos efeitos tóxicos da aflatoxina, enquanto os ovinos e bovinos adultos são mais resistentes. A intoxicação aguda por aflatoxina é rara em equinos e bovinos, uma vez que seria necessária a ingestão de uma enorme quantidade de alimento contaminado para alcançar uma dose suficiente. A aflatoxicose aguda em caninos caracteriza-se por necrose hemorrágica central a maciça. Podem ocorrer também esteatose e proliferação biliar. A intoxicação crônica é mais comum do que a intoxicação aguda e resulta em déficit de crescimento, maior susceptibilidade a infecções e, ocasionalmente, sinais de insuficiência hepática. O fígado afetado apresenta-se firme e pálido, caracterizado microscopicamente por esteatose e necrose de hepatócitos, hiperplasia biliar, fibrose centrolobular ou em ponte, e atipia celular dos hepatócitos, caracterizada pelo tamanho variável das células e do núcleo (Fig. 8-64, A e B).

Fomopsinas. As fomopsinas são metabólitos tóxicos do fungo *Diaporthe toxica* (antigamente *Phomopsis leptostromiformis*). O fungo cresce nos tremoços (*Lupinus* sp.), fazendo com que bovinos, ovinos e, ocasionalmente, equinos que pastam restolho de tremoço contaminado desenvolvam lesão hepática. A disfunção hepática normalmente é crônica, e o fígado apresenta-se atrófico e fibrótico. A aparência microscópica do fígado afetado caracteriza-se pela presença de fibrose difusa e generalizada dos hepatócitos com um fundo de figuras mitóticas que, em geral, parecem estar presas à metáfase. Mais adiante, no decorrer da doença, predominam a fibrose difusa e a hiperplasia biliar. Os animais afetados podem apresentar sinais de insuficiência hepática, inclusive fotossensibilização. Não se deve confundir essa micotoxicose com a condição conhecida como *lupinose*, causada pelos alcaloides que ocorrem naturalmente nos tremoços (p. ex. anagirina) e são capazes de induzir deformidades no esqueleto, mas não lesão hepática óbvia em bezerros e ovelhas após a exposição uterina.

Esporidesmina. A micotoxina esporidesmina é produzida por *Pithomyces chartarum*, um fundo que cresce particularmente bem em azevém morto (*Lolium perenne*), uma planta comum em pastagens na Nova Zelândia e na Austrália. A maior parte da toxina se concentra em esporos de fungos, e quanto uma quantidade suficiente de esporos é ingerida por ovinos e, em menor proporção, pelo gado, a toxina é secretada na árvore biliar de uma forma não conjugada que produz necrose do epitélio dos grandes ductos biliares intra-hepáticos e extra-hepáticos com pequena inflamação. A colestase, com falha concomitante de excreção de filoeritrina, geralmente resulta em fotossensibilização com lesões cutâneas, predominantemente na cabeça, daí o nome vulgar eczema facial. Os casos agudos caracterizam-se por um fígado cor de bile com ductos biliares de pequeno calibre proeminentes. Os ductos apresentam-se dilatados pela bile nos lúmens e circundados por edema periductal. Nos casos crônicos de eczema facial, os ductos biliares tornam-se espessados por fibrose decorrente de necrose epitelial biliar e subsequentemente inflamação (colangite crônica). Talvez em decorrência do fluxo de sangue na veia porta, o lobo esquerdo do fígado (embora esse lobo ocupe a porção ventral do fígado dos ruminantes), que pode receber maior quantidade de sangue

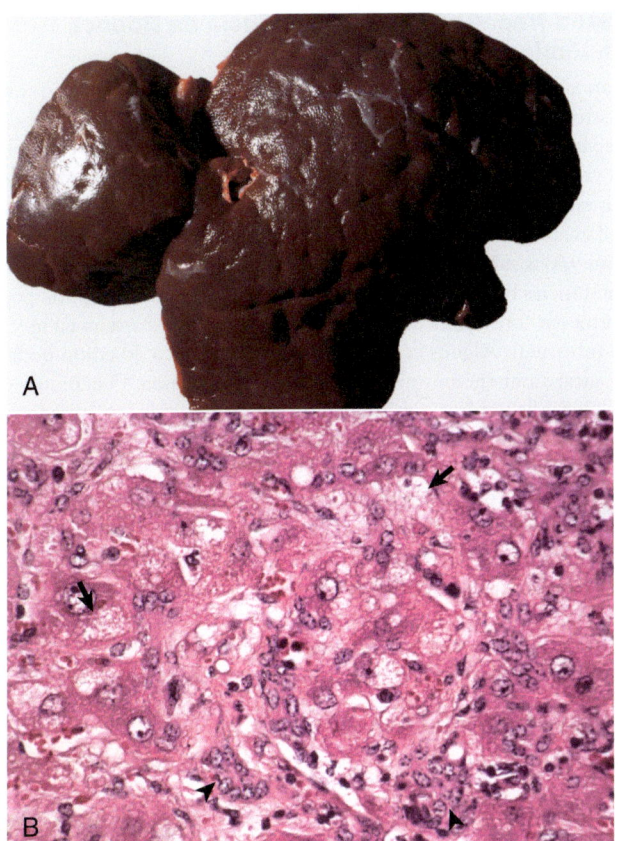

Figura 8-64 Aflatoxicose Hepática Crônica. A, Cicatrização pós-necrótica, porco. A aflatoxicose crônica produz um fígado retraído e fibrótico resultante do colapso de áreas de necrose maciça e condensação do estroma fibroso. **B,** Aparência histológica. A aflatoxicose crônica caracteriza-se por graus variáveis de esteatose (alteração gordurosa [*setas*]), hiperplasia biliar (*cabeças de seta*) e atipia celular nos hepatócitos. Coloração por HE. (**A** Cortesia do Dr. M.D. McGavin, College of Veterinary Medicine, University of Tennessee. **B** Cortesia do Dr. J. Simon, College of Veterinary Medicine, University of Illinois.)

drenado a partir do intestino delgado, normalmente é mais afetado e, em casos graves, sofre atrofia e fibrose.

Cogumelos. Os cogumelos venenosos, como os da espécie *Amanita* sp. e outros, podem causar necrose hepática aguda fatal. A intoxicação por *Amanita phalloides*, conhecida como "chapéu da morte", é causada por um grupo de toxinas chamadas ciclopeptídeos tóxicos. Essa espécie é particularmente tóxica; um único grama desse cogumelo é suficiente para matar um ser humano, e mesmo em quantidade menor provavelmente já pode ser fatal para os cães. A amatoxina, um octopeptídeo, é particularmente responsável pela lesão hepatocelular. O mecanismo de lesão é atribuído à inibição da função da RNA polimerase II, rompendo a transcrição de DNA e RNA. As lesões macroscópicas geralmente consistem em hemorragia hepática e fígado retraído pela perda de hepatócitos. Esteatose hepatocelular, hemorragia e necrose centrolobular a maciça são as lesões típicas. A morte por insuficiência hepática pode ocorrer 3 ou 4 dias após a manifestação dos sinais clínicos. A faloidina, um heptapeptídeo tóxico encontrado nas espécies de *Amanita* sp., causa ruptura dos filamentos intracelulares de actina, causando lesão ou morte celular. Trata-se de uma toxina de menor importância no que se refere a exposição natural em razão de sua limitada absorção pelo trato digestório. Outras espécies de cogumelos contêm diferentes agentes tóxicos.

Substâncias Químicas Hepatotóxicas

Xilitol. O adoçante artificial xilitol é usado em diversos produtos alimentícios e lanches preparados para diabéticos ou pessoas em dieta. O xilitol impede também que as bactérias bucais produzam ácidos que lesionam a superfície dos dentes e, por essa razão, é usado na produção de gomas de mascar que não contêm açúcar, pastas de dente e outros produtos de higiene bucal. Embora inócuo para os seres humanos, (p. ex. as pessoas que consomem mais de 130 g por dia podem desenvolver diarreia, mas sem outras anormalidades), o xilitol pode ser agudamente tóxico para os cães. Depois de ingerir apenas 0,5 g/kg, os animais afetados podem desenvolver hiperinsulinemia, hipoglicemia, icterícia e insuficiência hepática. Os sinais clínicos incluem vômitos, letargia e fraqueza. Os cães com hipoglicemia grave podem apresentam convulsões. As alterações hepáticas se caracterizam por necrose centrolobular ou mediozonal a maciça grave e degeneração vacuolar periportal. Com o tempo, ocorre perda e atrofia de grau moderado a acentuado dos hepatócitos centrolobulares, colapso lobular e desorganização. O mecanismo da lesão hepática não é totalmente conhecido, mas se acredita que esteja relacionado com a depleção de ATP durante o metabolismo do xilitol ou à produção de espécies reativas de oxigênio.

Fósforo. O fósforo apresenta-se de duas formas: fósforo vermelho e fósforo branco. O vermelho não tem importância como agente tóxico, mas o fósforo branco era usado no passado como rodenticida. O mecanismo da toxicidade do fósforo não é claro, embora se acredite na toxicidade direta. A intoxicação é inicialmente indicada por sinais de gastroenterite e, subsequentemente, por lesões microscópicas de esteatose hepatocelular e necrose periportal. O padrão de necrose periportal é incomum porque a maioria das lesões hepáticas tóxicas acomete a região centrolobular do fígado. Essa diferença se explica pelo fato de que o fósforo branco não requer transformação metabólica em um intermediário reativo pelas enzimas do citocromo P450, as quais estão mais concentradas na região centrolobular do lóbulo hepático.

Tetracloreto de Carbono. O tetracloreto de carbono é o exemplo clássico de um hepatotóxico que precisa ser bioativado pelo sistema oxidase de função mista para produzir uma forma intermediária tóxica. Tradicionalmente usado para diversos fins, inclusive como anti-helmíntico, o tetracloreto de carbono produz necrose hepática centrolobular e esteatose dos hepatócitos sobreviventes (Capítulo 1).

Metais. Vários metais podem causar lesões hepáticas tóxicas. A suplementação excessiva de ferro em animais pode resultar no armazenamento exagerado de ferro e, subsequentemente, em doença hepática causada por sobrecarga do metal, denominada *hemocromatose*. As duas síndromes específicas de intoxicação por ferro são a intoxicação de leitões por ferro dextrano e a de potros neonatos por fumarato ferroso. Os casos graves dessas toxicidades caracterizam-se por necrose hepática maciça. A intoxicação de potros com fumarato ferroso começou a ocorrer após o seu uso como componentes de um suplemento dietético específico e caracterizou-se por necrose maciça e um grau considerável de hiperplasia dos ductos biliares e colangíolos, possivelmente com proliferação de células progenitoras hepáticas (células ovais), apesar do breve curso da doença. O ferro dextrano geralmente é administrado por via intramuscular a leitões lactentes para prevenir anemia, mas a sua administração tem resultado em mortalidade significativa, e os animais afetados morrem logo após a injeção.

A toxicidade pelo cobre é discutida em seções separadas sobre Distúrbios dos Ruminantes e Hepatite Crônica Canina.

Fármacos Terapêuticos Hepatotóxicos. Existem vários fármacos com aplicação terapêutica comprovada, mas que podem causar lesões agudas ou crônicas em alguns animais. Obviamente, ele não seriam utilizados se a proporção de animais acometidos fosse elevada, mas é importante ter em mente que muitos fármacos têm o potencial de causar lesões hepáticas em alguns pacientes. Os mecanismos pelos quais esses fármacos causam lesões variam de acordo com a espécie e o indivíduo. Alguns fármacos terapêuticos são agentes tóxicos previsíveis, e todos os membros de uma determinada espécie são suscetíveis a lesões hepáticas se receberem uma dose suficiente. Entretanto, como o efeito terapêutico ocorre em uma dose mais baixa do que a dose tóxica, as lesões hepáticas ocorrem somente em caso de overdoses. É provável que o metabolismo hepático (bioativação) desses compostos esteja envolvido porque o local da lesão hepática normalmente é centrolobular. Os gatos são mais suscetíveis do que os cães a intoxicação por muitos agentes químicos em razão de relativa deficiência da atividade da glicuroniltransferase hepática. Essa enzima de fase II forma conjugados entre os xenobióticos bioativados (fase I) e a glutationa. Superado o metabolismo da fase II, os produtos bioativados lesivos causam lesão hepática. Devido à sua relativa deficiência enzimática, os gatos são mais sensíveis a intoxicação por paracetamol do que os cães. Outros fármacos terapêuticos são agentes tóxicos idiossincráticos e afetam apenas uma pequena minoria de pacientes. O mecanismo de lesão é desconhecido, mas pode ser uma consequência de diferenças hereditárias no conteúdo e na atividade das enzimas hepáticas, reações imunológicas atípicas a metabólitos dos fármacos ou novos antígenos criados quando os metabólicos dos fármacos se ligam às proteínas celulares. Por exemplo, o fármaco anti-inflamatório carprofeno pode ocasionalmente causar necrose hepática aguda em várias raças de cães, mas determinadas raças, como o Labrador Retriever, podem ser mais afetadas do que outras. O tranquilizante diazepam pode causar lesão hepática aguda fatal em alguns gatos, mas a maioria dos animais tratados não é afetada, e os cães não parecem ser adversamente afetados.

A toxicidade hepática crônica já foi descrita em cães que receberam anticonvulsivantes — primidona, fenitoína e fenobarbital — por períodos prolongados. O mecanismo da hepatotoxicidade é desconhecido. Somente uma pequena proporção de cães que recebem esses fármacos é afetada, e esses animais geralmente apresentam sinais de insuficiência hepática. O fígado apresenta-se pequeno com fibrose hepática generalizada e regeneração nodular (fígado em estágio terminal).

Lesão Hepática em Consequência de Doença Sistêmica

Vários distúrbios extra-hepáticos, que normalmente afetam o trato gastrointestinal, podem resultar em lesão hepatocelular e disfunção hepática. A pancreatite hemorrágica aguda em cães, por exemplo, às vezes ocorre acompanhada por icterícia e maior atividade sérica das enzimas hepáticas. A liberação de diversas toxinas e mediadores inflamatórios na veia porta pelo pâncreas lesionado inunda o fígado com várias substâncias lesivas. Da mesma forma, o movimento das substâncias hepatotóxicas, como as endotoxinas, na veia porta pode correr em consequência de doenças que rompem a barreira da mucosa intestinal. Alguns casos de inflamação crônica do cólon podem resultar também em inflamação hepática crônica. O acúmulo de células inflamatórias nas tríades portais pode ser acompanhado por infecção carreada pelo sangue ou sepse abdominal (hepatite reativa não específica).

O fígado é particularmente suscetível aos efeitos da hipóxia; consequentemente, qualquer doença que cause anemia pode produzir degeneração e necrose centrolobular ou paracentral. Além disso, as anemias hemolíticas precisam remover e conjugar maiores quantidades de bilirrubina e hemoglobina circulantes, enquanto as células de Kupffer precisam remover eritrócitos durante a hemólise extravascular ou fragmentos eritrocitários durante a hemólise intravascular.

Lesões Proliferativas do Fígado

A Tabela 8-3 apresenta um resumo da identificação e diferenciação de lesões nodulares do fígado.

Tabela 8-3	**Diferenciação de Lesões Nodulares no Fígado**		
Lesão	**Espécies Afetadas**	**Aparência Macroscópica**	**Características Histológicas**
Hiperplasia nodular	Principalmente cães idosos, ocasionalmente gatos	Geralmente múltipla Friável Bem-demarcada Compressiva	Contém todos os elementos do lóbulo normal Menos tratos portais e veias centrais do que o fígado normal Hepatócitos geralmente vacuolizados
Nódulos regenerativos	Principalmente cães, não relacionado com a idade	Restante do fígado apresenta-se anormal (fibrótico)	Normalmente contém apenas um único trato portal
Adenoma hepatocelular	Todas as espécies	Normalmente único Não encapsulado Compressivo Marrom-avermelhado	Hepatócitos bem-diferenciados Trabéculas com espessura de 2 ou 3 células Ausência de tratos portais ou veias centrais
Carcinoma hepatocelular	Todas as espécies	Normalmente único Pode ser grande (pode envolver todo o lobo) Possível presença de metástases intra-hepáticas Friável Cinza-esbranquiçado a marrom-amarelado Subdividido por feixes fibrosos	Trabéculas irregulares com espessura >3 células Pode apresentar um padrão pseudoglandular As células podem ter aspecto bizarro Procurar invasão nas margens
Adenoma colangiocelular	Mais comum em gatos	Distinto Firme Branco-acinzentado Pode ser cístico Compressivo	Epitélio biliar bem-diferenciado formando túbulos Pode ser cístico Estroma fibroso bem-desenvolvido
Carcinoma colangiocelular	Todas as espécies	Grande massa única ou múltiplos nódulos Geralmente depressão central (umbilicada) Castanho-cinza Não encapsulado Geralmente apresenta metástases em outros tecidos	Bem-diferenciado, com organização tubular ou acinar Pouco diferenciado, com massas sólidas de células Estroma fibroso abundante Múltiplos locais de invasão nas margens

Hiperplasia Nodular Hepatocelular

A hiperplasia nodular hepatocelular é comum somente no cão. A incidência aumenta com a idade, iniciando-se aproximadamente aos 6 anos, sem predileção por sexo ou raça. A hiperplasia nodular não é o resultado nem a causa de disfunção hepática significativa, mas deve se distinguir dos nódulos regenerativos e neoplasias hepáticas, com os quais geralmente é confundida. Em geral, há presença de nódulos hiperplásicos múltiplos. Os nódulos observados na superfície capsular normalmente são elevados e hemisféricos, amarelos a castanhos (embora possam ser vermelho-escuros quando congestionados), com 0,5 a 3 cm de diâmetro e mais friáveis do que o fígado normal. No momento da incisão, os nódulos hiperplásicos se apresentam bem-demarcados em relação ao parênquima normal e geralmente comprimem o parênquima adjacente (Fig. 8-65, A e B). Os nódulos hiperplásicos contêm todos os elementos do fígado normal, mas o padrão lobular é distorcido. Os lóbulos em áreas de hiperplasia nodular contêm maior proporção de hepatócitos e um número reduzido de tratos portais e veias centrais se comparado a um fígado normal. Os hepatócitos são de tamanhos variáveis e geralmente contêm vacúolos citoplasmáticos com lipídios ou glicogênio (Fig. 8-65, C).

Nódulos Regenerativos

Os nódulos regenerativos são outro tipo de lesão nodular hepatocelular. É improvável que os nódulos regenerativos tenham relação com a hiperplasia nodular, uma vez que são oriundos da proliferação de hepatócitos em resposta à perda de hepatócitos, e a incidência não está relacionada com a idade. Em geral, a lesão é desconhecida, mas a resposta em alguns cães a fármacos anticonvulsivantes, como fenobarbital ou fenitoína, é uma causa reconhecida. Os nódulos regenerativos são facilmente distinguidos da hiperplasia nodular porque o processo ocorre na presença de uma fibrose significativa e da alteração da arquitetura hepática normal do parênquima. Como essas lesões resultam do crescimento de hepatócitos sobreviventes, normalmente há apenas um único trato portal aparente nas seções dos nódulos regenerativos.

Neoplasia Hepática

As neoplasias primárias do sistema hepatobiliar podem originar-se de elementos epiteliais, tais como, hepatócitos, epitélio biliar dos ductos biliares ou da vesícula biliar; elementos mesenquimais, como tecido conjuntivo e vasos sanguíneos; e células neuroendócrinas. O fígado é um local comum de metástase para muitos tumores malignos; na realidade, as neoplasias que acometem o fígado são, em sua maioria, metástases oriundas de outros órgãos.

Adenoma Hepatocelular. Os adenomas hepatocelulares são neoplasias benignas dos hepatócitos. Os adenomas hepatocelulares têm sido descritos com mais frequência em ruminantes jovens, embora os adenomas hepáticos provavelmente sejam mal-diagnosticados em cães mais velhos, nos quais eles podem ser diagnosticados como carcinomas hepatocelulares bem-diferenciados. As neoplasias normalmente são massas únicas de cor vermelha ou marrom, não encapsuladas, de tamanho variável que comprimem o parênquima adjacente. Normalmente, são esféricos, mas podem ser pedunculados (Fig. 8-66). São compostos por hepatócitos bem-diferenciados que formam trabéculas uniformes com a espessura de duas ou três células. As trabéculas hepáticas nos adenomas tendem a fazer limite com os hepatócitos normais adjacentes em ângulos retos. Quando existem, os tratos portais e as veias centrais são escassos na neoplasia. Os critérios diagnósticos para distinguir adenomas hepatocelulares de hiperplasia nodular hepatocelular podem ser bastante subjetivos porque ambos se originam no fígado sem nenhuma anomalia preexistente, ao contrário dos nódulos regenerativos, que surgem no fígado lesionado. Do ponto de vista histológico, os adenomas caracterizam-se por apenas

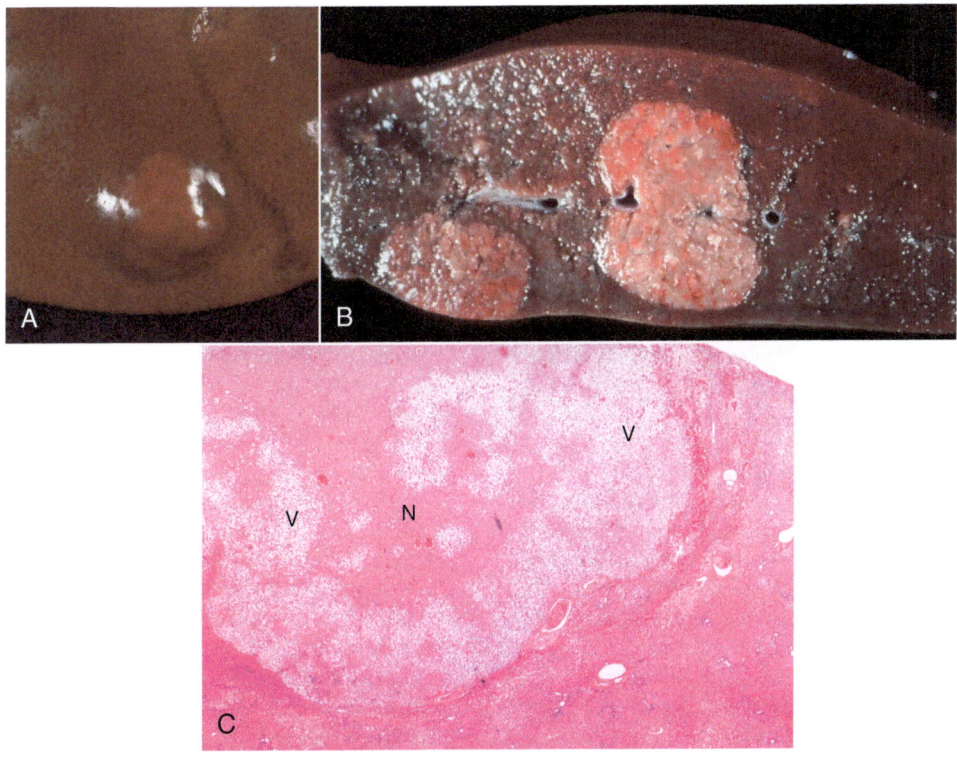

Figura 8-65 **Hiperplasia Nodular Hepática, Fígado, Cão. A,** Um nódulo projeta-se acima da superfície do parênquima normal adjacente. **B,** Hiperplasia nodular, superfície de corte do fígado. Aparecem dois nódulos hiperplásicos vermelho-rosados. **C,** Um único nódulo hiperplásico em expansão (*N*) comprime os hepatócitos normais adjacentes, e os hepatócitos do nódulo podem ser proeminentemente vacuolizados (*V*), como nesse caso. Coloração por HE. (**A** Cortesia do Dr. M.D. McGavin, College of Veterinary Medicine, University of Tennessee. **B** Cortesia do Dr. R. Fairley, Lincoln University. **C** Cortesia do Dr. J.M. Cullen, College of Veterinary Medicine, North Carolina State University.)

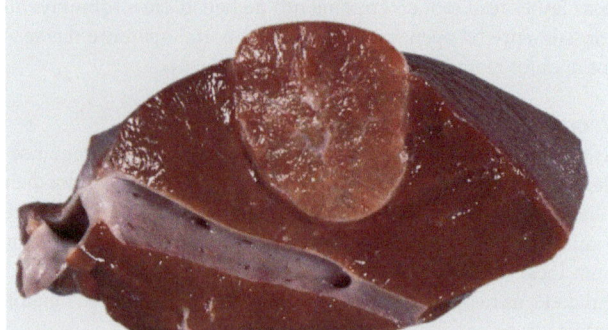

Figura 8-66 **Adenoma Hepatocelular, Fígado, Cão.** Os adenomas hepatoce-lulares formam massas distintas de hepatócitos que comprimem o parênquima normal adjacente. (Cortesia do Dr. J.M. Cullen, College of Veterinary Medicine, North Carolina State University.)

um ou muito poucos tratos portais, enquanto os nódulos hiperplásicos conservam elementos da arquitetura lobular normal, embora os tratos portais apresentem-se mais separados do que o normal.

Carcinoma Hepatocelular. Os carcinomas hepatocelulares ou hepatocarcinomas são neoplasias malignas dos hepatócitos. Eles são incomuns em todas as espécies domésticas, mas podem ocorrer com mais frequência em ruminantes, especialmente em ovinos, e caninos. A ocorrência em felinos, suínos e equinos é rara. Essas neo-plasias quase sempre são solitárias, geralmente envolvem todo um lobo e são bem-demarcadas. Em geral, elas consistem em tecido friável branco-acinzentado ou marrom-amarelado subdividido em lóbulos por múltiplas faixas fibrosas (Fig. 8-67, A). Os hepatócitos malignos formam caracteristicamente placas irregulares e variáveis (trabéculas) com a espessura de três ou mais células e espaços vasculares estão presentes entre as trabéculas (Fig. 8-67, B). Ocasionalmente, há presença de ácinos grosseiros que formam um padrão pseudoglandular de células neoplásicas. Em um mesmo tumor, é possível encontrar os padrões trabecular, pseudoglandular e sólido. As células presentes na neoplasia variam de hepatócitos bem-diferenciados a formas atípicas ou bizarras. Na ausência de metástase, obviamente um indicativo de malignidade, a distinção entre um carcinoma bem-diferenciado e um adenoma pode ser difícil, embora a invasão da margem dos hepatócitos normais adjacentes comprimidos, figuras mitóticas e atipia hepato-celular sejam indicadores úteis de malignidade. A metástase distante é incomum, mas pode ocorrer em vários locais, particularmente nos linfonodos presentes na porção cranial do abdome, nos pulmões e implantados no tecido da cavidade peritoneal. Alguns carcinomas hepatocelulares disseminam-se extensamente no interior do fígado (metástase intra-hepática).

Neoplasia Biliar Intra-Hepática

Adenoma Colangiocelular (Ducto Biliar). Os adenomas dos ductos biliares são incomuns na maioria das espécies. Normalmente, são massas distintas e firmes, de cor cinza ou branca, formadas por epitélio biliar bem-diferenciado. Os colangiomas são estruturas seme-lhantes a glândulas formadas por túbulos revestidos por epitélio cubói-de e quantidade moderada de estroma. Os túbulos podem ter lúmens estreitos ou apresentar-se distendidos por estruturas císticas formadoras de fluido de tamanhos variáveis. Os hepatócitos normalmente são comprimidos nas margens e não capturados pelos cistos em expansão. As variantes císticas, denominadas *cistoadenomas biliares* por alguns, são anomalias de desenvolvimento mais prováveis da árvore biliar.

Os cistos biliares congênitos são multiloculados e podem envolver extensas áreas do fígado. Normalmente, eles possuem um epitélio achatado e quantidade variável de tecido fibroso, e as ilhas de hepa-tócitos geralmente encontram-se espalhadas entre os cistos.

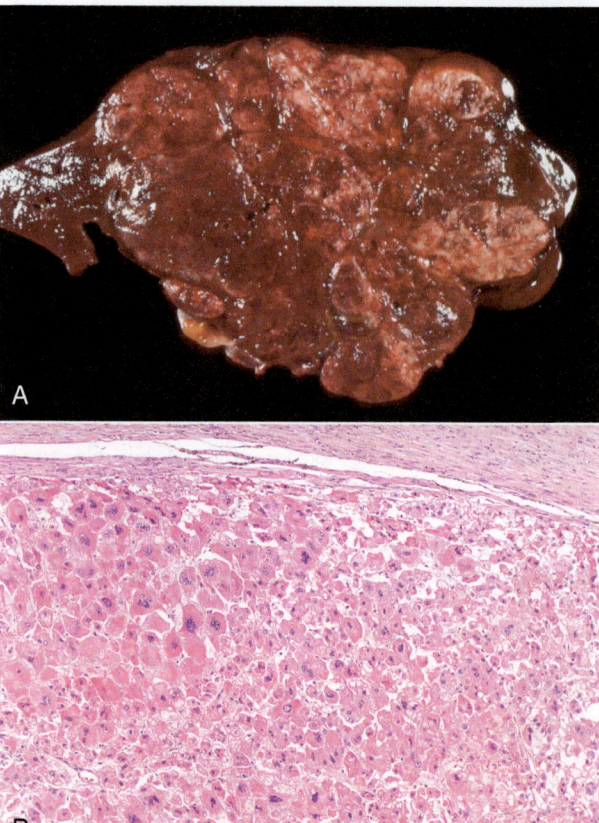

Figura 8-67 **Carcinoma Hepatocelular, Fígado, Cão. A,** Um carcinoma multilobular substituiu grande parte do fígado normal. **B,** Os carcinomas hepa-tocelulares contêm hepatócitos pleomórficos que podem formar trabéculas, um padrão glandular ou sólidas lâminas de células, como nesse caso. Coloração por HE. (**A** Cortesia College of Veterinary Medicine, North Carolina State University. **B** Cortesia do Dr. J.M. Cullen, College of Veterinary Medicine, North Carolina State University.)

Carcinoma Colangiocelular (Ducto Biliar). Os carcinomas colangiocelulares ou colangiocarcinomas são neoplasmas malignos do epitélio biliar, normalmente originam-se dos ductos intra-hepáticos, mas os ductos biliares extra-hepáticos podem ser afetados. Essas neo-plasias ocorrem em todas as espécies. Uma massa grande e única ou múltiplos nódulos podem estar presentes no fígado, o qual normalmente apresenta-se firme, elevado, quase sempre com uma depressão central (umbilicado), cinza pálido a castanho e não encapsulado (Fig. 8-68, A). Os tumores consistem em células que guardam uma semelhança com o epitélio biliar. Caracteristicamente, os carcinomas bem-diferenciados são organizados em um arranjo tubular ou acinar. Nas neoplasias menos diferenciadas, é possível detectar algumas organizações acinares entre massas sólidas de células neoplásicas. Os carcinomas pouco diferencia-dos são compostos por pacotes, ilhas ou cordões, podendo ocorrer áreas de diferenciação escamosa. Os componentes epiteliais das neoplasias normalmente são separados por tecido conjuntivo fibroso (Fig. 8-68, B). A quantidade de tecido conjuntivo varia entre os tumores, mas uma deposição abundante de colágeno, denominada *resposta esquir-rosa*, é relativamente comum e responsável pela textura firme dessas neoplasias. As margens dos colangiocarcinomas caracterizam-se por múltiplos locais de invasão local pelas células tumorais do parênquima hepático circundante. Os locais múltiplos de necrose hepática também são comuns no parênquima adjacente.

A metástase para locais extra-hepáticos é comum, particularmente para os linfonodos adjacentes da porção cranial do abdome, para os pulmões ou por implantação na cavidade abdominal. A metástase para a cavidade peritoneal pode produzir nódulos de tamanhos variáveis no

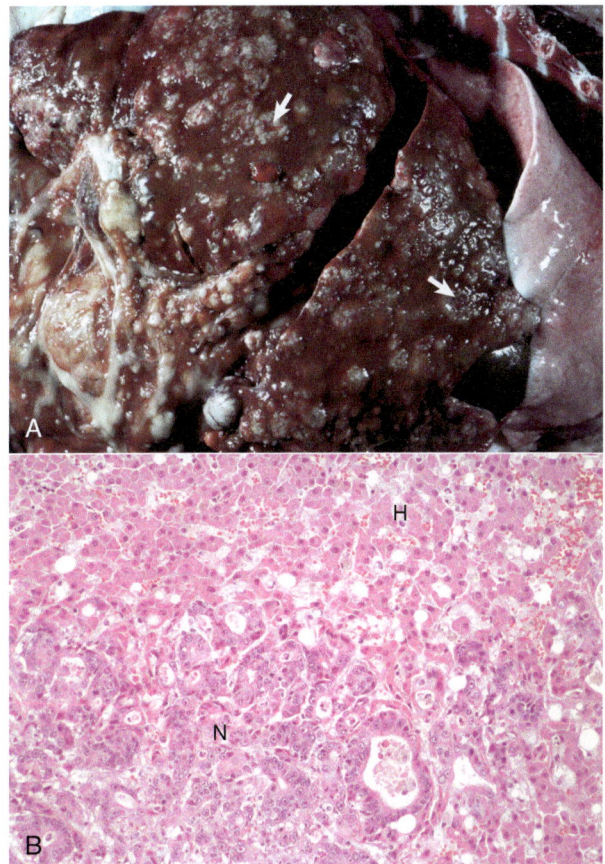

Figura 8-68 Carcinoma Colangiocelular (Ducto Biliar), Fígado. A, Cão. Múltiplos nódulos tumorais, alguns umbilicados (*setas*). **B,** Gato. Os cordões e ácinos das células epiteliais neoplásicas dos ductos biliares (*N*) aparecem invadindo o parênquima hepático normal adjacente (*H*). Coloração por HE. (**A** Cortesia do Dr. M.D. McGavin, College of Veterinary Medicine, University of Tennessee. **B** Cortesia do Dr. J. Simon, College of Veterinary Medicine, University of Illinois.)

interior do mesentério e na superfície serosa das vísceras abdominais. Pode-se observar uma peculiar síndrome paraneoplásica cutânea em gatos com adenocarcinoma pancreático ou colangiocarcinoma. Essa síndrome manifesta-se macroscopicamente como alopecia simétrica da face ventral do tronco e dos membros, com uma aparência brilhante. Histologicamente, as áreas afetadas apresentam acentuada atrofia dos folículos e anexos, e perda do estrato córneo da epiderme.

Carcinoides

Os carcinoides são tumores incomuns supostamente originários das células neuroendócrinas existentes no epitélio biliar e que podem se formar no sistema biliar intra-hepático ou extra-hepático. Em geral, os carcinoides formam uma massa única, podendo ocorrer múltiplos nódulos, provavelmente em decorrência de metástase intra-hepática. As células tendem a ser pequenas, alongadas ou fusiformes e formar faixas ou rosetas (Fig. 8-69). Pode-se utilizar a detecção imuno-histoquímica de marcadores neuroendócrinos, como a cromogranina *A*, para confirmar o diagnóstico.

Miscelânia de Neoplasias Mesenquimais Primárias do Fígado

As neoplasias primárias podem originar-se de quaisquer dos componentes celulares do fígado, como acontece com as neoplasias mesenquimais originárias do tecido conjuntivo do fígado (fibrossarcoma, leiomiossarcoma e osteossarcoma) e do endotélio (hemangioma e hemangiossarcoma). O hemangiossarcoma hepático primário é bastante conhecido em cães, embora seja um local de origem relativamente

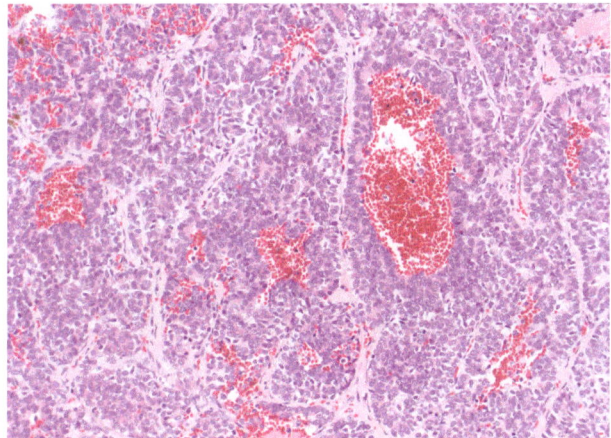

Figura 8-69 Tumores Neuroendócrinos, Carcinoide, Fígado, Cão. Os carcinoides são neoplasias malignas das células neuroendócrinas, inclusive aquelas do fígado ou dos ductos biliares. Histologicamente, o tumor é composto por células basofílicas alongadas ou fusiformes que formam faixas ou rosetas e contêm numerosos espaços vasculares. Coloração por HE. Para mais informações sobre os carcinoides (adenoma de células β), ver Capítulo 12 e Figs. 12-45 e 12-46. (Cortesia do Dr. J.M. Cullen, College of Veterinary Medicine, North Carolina State University.)

incomum para essa neoplasia quando comparado à pele, ao baço e ao coração. As neoplasias mesenquimais primárias do fígado devem ser diferenciadas das metástases; a presença de massas disseminadas por todo o fígado é mais característica de sarcomas metastáticos do que de sarcomas hepáticos primários.

Neoplasias Metastáticas

O fígado e o pulmão são os dois locais mais comuns para a disseminação metastática de neoplasias malignas. É preciso distinguir as neoplasias metastáticas da hiperplasia ou da neoplasia primária do tecido hepatobiliar. Portanto, quando se avalia uma neoplasia no fígado, é importante determinar se existe outro tumor em algum local extra-hepático que possa se configurar na neoplasia primária. Deve-se rever o histórico médico do animal para determinar se houve remoção anterior de massas. O linfoma maligno é a neoplasia metastática mais comum encontrada no fígado da maioria das espécies, se não de todas elas.

Algumas neoplasias metastáticas apresentam um aspecto peculiar no fígado; por exemplo, os melanomas geralmente são negros devido à presença de melanina, e os hemangiossarcomas normalmente são vermelho-escuros a castanhos por causa do sangue. As neoplasias hematopoiéticas, como o linfoma e os distúrbios mieloproliferativos, podem expandir difusamente o fígado e podem ser difusamente infiltrativas (Fig. 8-70, *A*), produzindo hepatomegalia e um padrão lobular maior na superfície de corte, ou podem ter uma aparência nodular (Fig. 8-70, *B*). Esse aspecto característico de envolvimento difuso é atribuído à degeneração hepatocelular centrolobular por causa da anemia observada tanto no linfoma quanto nos distúrbios mieloproliferativos e por causa da localização específica de acúmulos de células neoplásicas; os locais são as regiões portais e periportais, no caso dos linfomas (Fig. 8-70, *C*) e as regiões sinusoidais, no caso dos distúrbios mieloproliferativos. Em geral, os carcinomas metastáticos têm aspecto umbilicado, semelhante àquele observado nos carcinomas colangiocelulares, mas a umbilização raramente é uma característica dos sarcomas.

Linfoma Hepatoesplênico e Hepatocitotrópico de Células T

Dois tipos de linfoma de células T, descritos principalmente em cães, envolvem o fígado na ausência de linfadenopatia periférica: o linfoma hepatoesplênico e o linfoma hepatocitotrópico. No linfoma hepatoesplênico, os linfócitos neoplásicos estão centrados nos sinusoides hepáticos e esplênicos, e os animais afetados apresentam hepatomegalia

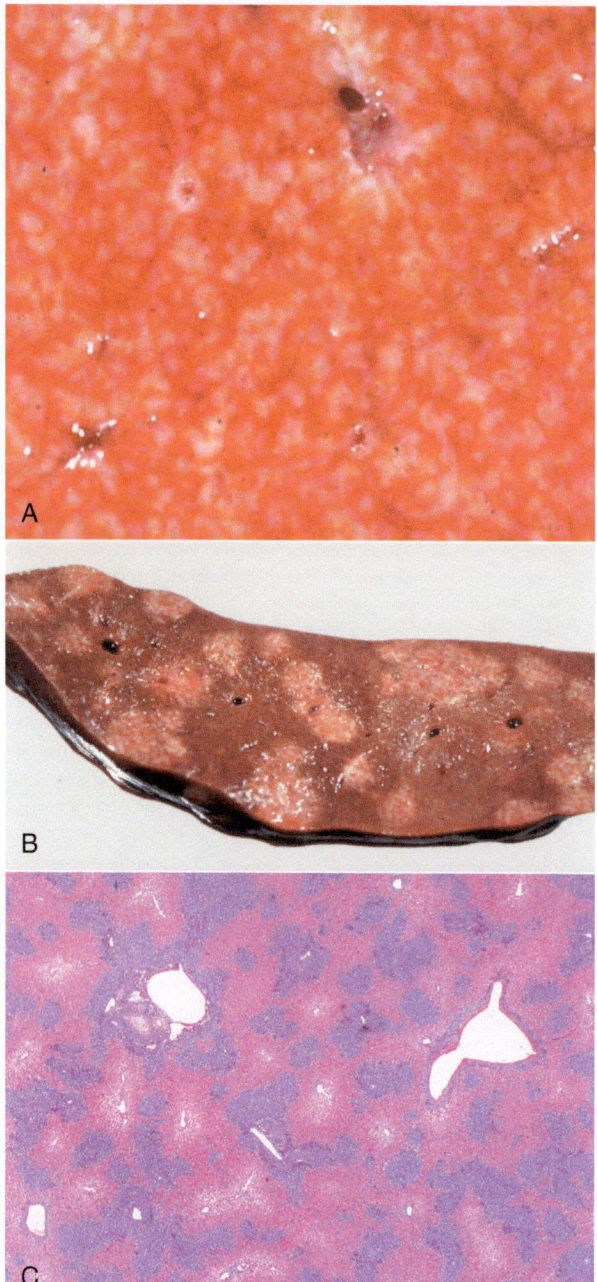

Figura 8-70 Linfoma Hepático, Fígado. A, Superfície de corte, grande aumento, cão. Todo o fígado apresenta-se aumentado (não aparece aqui), e existem múltiplos focos pálidos branco-acinzentados causados pela infiltração de linfócitos neoplásicos. A distribuição regular dos focos neoplásicos aparentes na superfície de corte se deve à infiltração preferencial dos tratos portais por células neoplásicas. **B,** Vaca. Como se vê aqui, o linfoma hepático pode ter um padrão nodular, e não difuso, como mostra a Figura 8-70, A. **C,** Cão. Os linfócitos (*áreas azuis*) normalmente encontram-se distribuídos no interior e em torno dos tratos portais e das veias centrais. Coloração por HE. Para mais informações sobre linfomas, ver Capítulo 6 e Figs. 6-3, 6-9 e 6-13 (**A e C** Cortesia do Dr. J.M. Cullen, College of Veterinary Medicine, North Carolina State University. **B** Cortesia College of Veterinary Medicine, University of Illinois.)

e/ou esplenomegalia, anemia regenerativa, trombocitopenia e hipoproteinemia. No linfoma hepatocitotrópico, as células neoplásicas estão presentes nos cordões hepáticos e nos sinusoides. A medula óssea e os pulmões têm um envolvimento consistente, mas variável, no linfoma hepatoesplênico.

Distúrbios dos Equinos

Hepatite Sérica Equina

A hepatite sérica equina foi descrita originariamente por Theiler, na África do Sul, no início do século XX, mas hoje é reconhecida em muitos países. A doença ocorre com frequência, mas não invariavelmente, em equinos que recebem uma injeção de um agente biológico que contenha soro equino — por exemplo, os antissoros equinos, como a antitoxina tetânica ou a gonadotropina sérica da égua prenha. Estudos recentes investigaram a possibilidade de uma etiologia infecciosa; entretanto, não foi identificado definitivamente um agente infeccioso causativo. O período de incubação é prolongado, mas o curso clínico da doença é muito rápido e invariavelmente fatal. Os equinos afetados normalmente apresentam insuficiência hepática, que se manifesta como encefalopatia hepática e icterícia. A hemólise intravascular ocorre nos estágios terminais da doença. O fígado dos animais afetados pode ter tamanho normal ou, até mesmo, aumentado, mas normalmente é pequeno, flácido e de coloração marrom-esverdeada a marrom-escura (Fig. 8-71, A). O fígado dos animais afetados apresenta um padrão lobular aumentado resultante de degeneração centrolobular difusa e necrose hepatocelular com subsequente congestão dessas áreas necróticas (Fig. 8-71, B). Em geral, somente restrita faixa de hepatócitos periportais sobrevivem, e essas

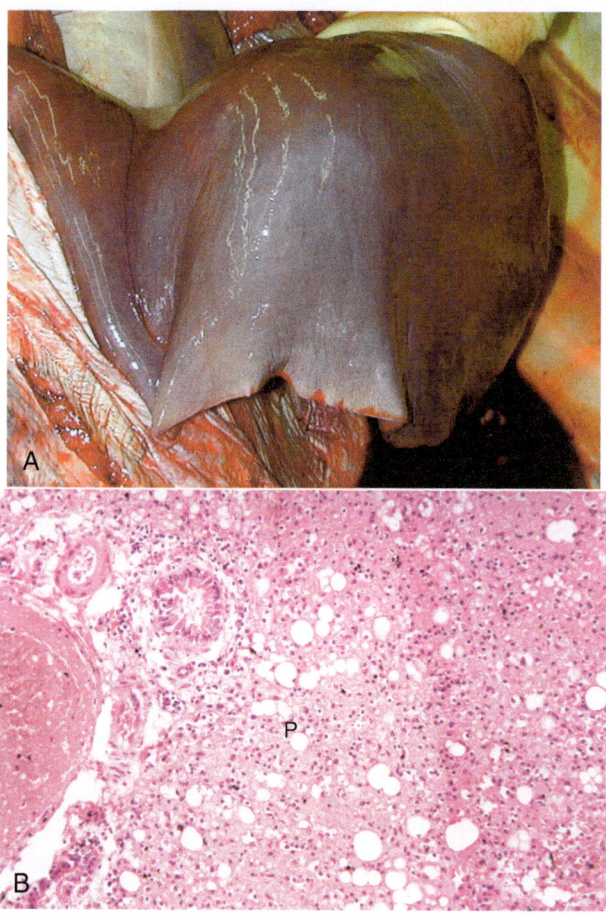

Figura 8-71 Hepatite Sérica Equina, Fígado, Cavalo. A, Cavalos acometidos pela hepatite sérica equina podem apresentar um fígado pequeno, flácido e pálido ou colorido pelo pigmento biliar. **B,** Nos animais com hepatite sérica equina, os hepatócitos são, em sua maioria, necróticos, embora possa haver alguns hepatócitos com vacúolos lipídicos nas regiões periportais (*P*). A inflamação consiste predominantemente em células mononucleares. Coloração por HE. (**A** Cortesia do Dr. K. Bailey, College of Veterinary Medicine, University of Illinois. **B** Cortesia do Dr. J.M. Cullen, College of Veterinary Medicine, North Carolina State University.)

células podem apresentar-se proeminentemente vacuolizadas com lipídios. As regiões centrolobulares normalmente contêm apenas resíduos de hepatócitos necróticos, corpos apoptóticos, células de Kupffer pigmentadas e sinusoides dilatados. Às vezes, as áreas portais contêm túbulos ou colunas de pequenas células basofílicas em proliferação, que provavelmente são uma resposta regenerativa das células progenitoras hepáticas bipotenciais, denominada *reação ductular*.

Esteatose Hepatocelular Equina

Uma forma de esteatose hepatocelular acomete pôneis, minicavalos e burros. Os pôneis Shetland e os burros têm predisposição. A condição normalmente acomete éguas prenhas ou lactantes acima do peso, geralmente depois de um evento que cause estresse ou anorexia. Além da acentuada esteatose hepatocelular, os pôneis afetados normalmente são hiperlipêmicos, podendo também manifestar sinais de insuficiência renal e ruptura hepática. Nos casos graves, podem ocorrer encefalopatia hepática e/ou DIC terminal. Os mecanismos da esteatose hepatocelular foram discutidos anteriormente.

Distúrbios dos Ruminantes (Bovinos, Ovinos e Caprinos)

Cetose

A cetose é uma doença metabólica resultante do metabolismo comprometido de carboidratos e ácidos graxos voláteis. Em tempos de demanda energética, os ácidos graxos livres são liberados dos estoques de gordura corporal e esterificados em acil-CoA graxo no fígado. Os corpos cetônicos (ácido acetoacético e ácido β-hidroxibutírico) são derivados do acil-CoA graxo por oxidação mitocondrial. Em animais prenhes e lactantes, há uma demanda contínua por glicose e aminoácidos, e a cetose se configura quando o metabolismo da gordura, que ocorre em resposta a uma maior demanda energética, torna-se excessivo. A cetose caracteriza-se pelo aumento das concentrações de corpos cetônicos no sangue (hipercetonemia), hipoglicemia e baixas concentrações de glicogênio hepático. A cetose é comum em ruminantes e normalmente ocorre no pico da lactação, enquanto a cetose dos ovinos normalmente ocorre no final da gestação, particularmente em ovelhas que carregam gêmeos; nesse caso, a doença é conhecida como toxemia da gestação.

Síndrome do Fígado Gorduroso Bovino

A síndrome do fígado gorduroso bovino, também conhecida como *doença hepática gordurosa*, é mecanisticamente semelhante a cetose e especialmente comum em ruminantes com alta demanda energética. No gado leiteiro, a doença normalmente acomete animais obesos no final da gestação, alguns dias após a parturição ou no pico da lactação, e geralmente é precipitada por um evento que cause anorexia, como placenta retida, metrite, mastite, deslocamento de abomaso ou paresia da parturiente. No gado de corte, os animais afetados normalmente se apresentam acima do peso e a doença ocorre alguns dias antes da parturição. O acúmulo de lipídios no fígado é resultante da maior mobilização dos lipídios a partir do tecido adiposo, que resulta em maior afluência de ácidos graxos para o fígado, e, em casos graves, função deficiente dos hepatócitos, o que resulta no decréscimo da exportação de lipoproteínas do fígado.

Intoxicação por Cobre

Nos ruminantes, particularmente nos ovinos, o cobre pode acumular-se no fígado por um determinado tempo em razão de excesso alimentar ou molibdênio insuficiente para antagonizar a biodisponibilidade do cobre. Quando esses animais ingerem hepatotoxinas, como plantas que contêm pirrolizidina ou micotoxinas, a consequente lesão hepatocelular pode, quando suficientemente grave, desencadear a súbita liberação de cobre, seguida por hemólise intravascular aguda grave e necrose hepatocelular, principalmente em consequência de anemia aguda. A necrose do fígado é extensa e afeta as regiões centrolobular e mediozonal, especialmente por causa de hipóxia, podendo ocorrer necrose maciça em casos graves. Os animais afetados apresentam icterícia e o fígado edemaciado, com uma coloração pálida a alaranjada; a hemoglobinúria é acentuada. Apesar da natureza aguda e fulminante do evento terminal, esse processo é conhecido como *intoxicação crônica por cobre*, para distingui-la da doença causada pela intoxicação simples por cobre, que causa gastroenterite.

Febre do Vale Rift

A febre do Vale Rift é uma doença viral zoonótica, aguda, transmitida por artrópode (mosquito) e que afeta principalmente os ruminantes, causando alta mortalidade entre bezerros e cordeiros, e aborto em ovelhas e vacas, embora animais adultos também possam ser afetados. O vírus causador é um membro da família Bunyaviridae do gênero *Phlebovirus*. A doença é enzoótica na África Meridional e Oriental, mas surtos significativos podem espalhar-se por grande parte da África e estender-se para o Oriente Médio. Trata-se de uma condição especialmente prevalente após períodos inusitadamente intensos de chuvas. As manifestações da doença normalmente são mais graves nos surtos epidêmicos do que nos casos enzoóticos. Em casos graves, os animais afetados apresentam-se febris, podem abortar e apresentam sinais respiratórios e gastrointestinais, inclusive diarreia acentuada. A mortalidade é mais alta entre os ovinos, e os cordeiros são afetados com mais severidade, mas mesmo entre os bovinos, um terço dos bezerros pode morrer.

O envolvimento hepático é uma condição regularmente presente em casos fulminantes, normalmente em neonatos, e caracteriza-se por hepatomegalia e coloração laranja-amarelada. Pode haver presença de áreas de congestão. Em animais mais velhos, os focos pálidos de 1 a 2 mm de necrose hepatocelular espalhados aleatoriamente pelo parênquima criam uma aparência manchada e, às vezes, um padrão lobular proeminente. As lesões microscópicas caracterizam-se pela presença de focos de necrose hepatocelular e apoptose aleatoriamente distribuídos. Secundariamente, pode desenvolver-se uma necrose zonal generalizada que varia de centrolobular a mediozonal (Fig. 8-72). Essas lesões, especialmente a necrose hepática aleatória, são mais graves e generalizadas em animais jovens e fetos abortados. A deposição de fibrina nos sinusoides é comum, mas a colestase não é uma característica consistente. Corpos de inclusão eosinofílicos intranucleares podem estar presentes nos hepatócitos degenerados nas áreas de necrose.

As petéquias difusas e equimoses também são características da doença, assim como os edemas e as hemorragias do trato intestinal e da parede da vesícula biliar. A DIC provavelmente contribui para a diátese hemorrágica e talvez para o desenvolvimento de necrose hepática zonal.

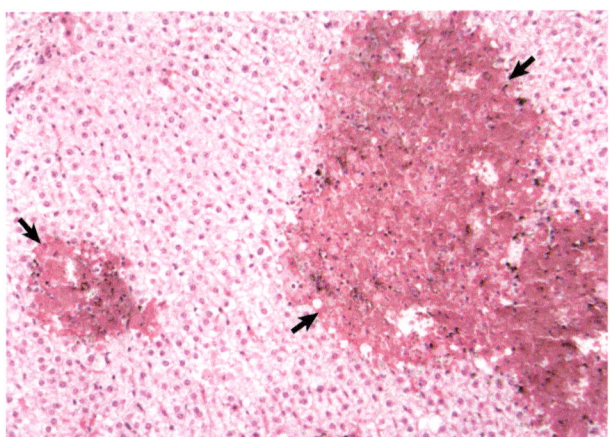

Figura 8-72 Necrose Hepática Focal, Febre do Vale Rift, Fígado, Ovelha. Essa doença produz áreas focais de necrose aleatoriamente distribuídas (*setas*) no fígado de cordeiros e fetos, geralmente com uma área central de necrose mais velha circundada por uma borda de hepatócitos, mortos em um estágio posterior da infecção. Coloração por HE. (Cortesia Armed Forces Institute of Pathology.).

Doença de Wesselsbron

A doença de Wesselsbron dos ovinos é causada pelo vírus Wesselsbron, um flavivírus, e como a febre do Vale Rift, é uma doença viral zoonótica transmitida por artrópodes (mosquito) que ocorre na África. O vírus pode causar doença em cordeiros recém-nascidos e aborto em ovelhas, mas os animais adultos raramente apresentam sinais clínicos. Os cordeiros afetados apresentam áreas multifocais de petéquias generalizadas, hemorragia intestinal e fígado aumentado de coloração pálida a alaranjada. O animal pode desenvolver icterícia. Em geral, a colestase canalicular é aparente e, ocasionalmente, proeminente. A necrose difusa de hepatócitos individuais e células de revestimento sinusoidal, acompanhada por macrófagos pigmentados e células inflamatórias mononucleares no interior do parênquima, é uma condição típica. Pode haver presença de inclusões eosinofílicas nos hepatócitos. Na doença de Wesselsbron, os focos de necrose hepática geralmente são menos extensos do que na febre do vale de Rift, embora a colestase normalmente seja mais proeminente.

Hemoglobinúria Bacilar

A hemoglobinúria bacilar é uma doença aguda e altamente fatal que acomete bovinos e ovinos em diversas regiões do mundo, podendo ser de natureza endêmica naquelas regiões em que ocorrem também infecções por trematoides hepáticos, particularmente por *Fasciola hepatica*. Os esporos de *Clostridium haemolyticum*, o agente causador da hemoglobinúria bacilar, são ingeridos e passam a residir nas células de Kuppfer, mas proliferam somente em áreas de baixa tensão de oxigênio. A migração dos trematoides hepáticos imaturos ou, com menos frequência, de outros parasitas, ou um evento como uma biópsia, produz um ninho de parênquima hepático necrótico em que os esporos bacterianos podem germinar. As bactérias se proliferam e liberam exotoxinas, inclusive a toxina β fosfolipase C, que induz necrose hepatocelular, hemólise intravascular, anemia e a hemoglobinúria que caracteriza a doença. Macroscopicamente, esses focos (ou geralmente uma única lesão grande), erroneamente denominados infartos, aparecem nitidamente delineados em relação ao parênquima adjacente e normalmente apresentam-se pálidos e circundados por uma zona intensamente hiperêmica (Fig. 8-73). Os organismos causadores, bastonetes Grampositivos contendo esporos, podem ser visíveis em seções histológicas. Os percursos de migração dos trematoides imaturos que normalmente disparam a doença podem estar presentes. As cavidades serosas (pleura, peritônio e pericárdio) podem apresentar-se com depósitos de fibrina.

Hepatite Infecciosa Necrótica

A hepatite infecciosa necrótica, também conhecida como doença negra, é mais comum em ovinos e bovinos, podendo acometer também suínos e equinos. Essa doença é, de certa forma, análoga à hemoglobinúria bacilar na medida em que esporos dormentes do *Clostridium* — nesse caso, *Clostridium novyi* (tipo B) — germinam em áreas de baixa tensão de oxigênio e liberam exotoxinas que produzem focos distintos de necrose de coagulação e hemorragia no fígado, hemólise e, possivelmente, a morte do hospedeiro. Nas áreas endêmicas, a germinação dos esporos normalmente é iniciada por necrose hepática causada pela migração de trematoides hepáticos imaturos; entretanto, vários outros fatores deflagradores que produzem baixa tensão de oxigênio no parênquima hepático já foram descritos. Os percursos de migração parasitária normalmente encontram-se presentes no fígado afetado. Outras lesões possivelmente presentes são a congestão venosa difusa e o acúmulo de fluido no saco pericárdico e nas cavidades pleural e peritoneal. Em geral, os animais afetados apresentam uma ou mais áreas de necrose hepatocelular, que normalmente se manifestam como áreas pálidas distintas de tamanhos variáveis. Uma zona de intensa hiperemia geralmente circunda esses focos. Histologicamente, observam-se áreas de necrose bem-demarcadas com neutrófilos periféricos e numerosos bastonetes Grampositivos subjacentes nas áreas necróticas. As carcaças dos animais afetados deterioram-se rapidamente em razão da febre alta antes da morte.

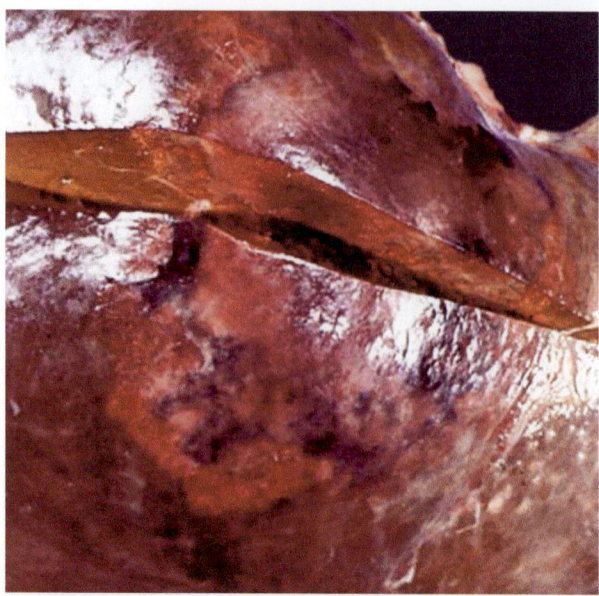

Figura 8-73 **Necrose Hepática Focal,** *Clostridium Haemolyticum* **(Hemoglobinúria Bacilar), Fígado, Superfície de Corte, Vaca.** Essas grandes áreas de necrose apresentam-se nitidamente delineadas em relação ao parênquima adjacente, normalmente pálido e circundando por uma zona intensamente hiperêmica de inflamação aguda. (Cortesia do Dr. J. King, College of Veterinary Medicine, Cornell University.).

Doença do Fígado Branco

A doença do fígado branco tem esse nome por conta do fígado gorduroso e pálido que se desenvolve em ovinos após deficiência nutricional causada pela ingestão insuficiente de cobalto. Os animais afetados são aqueles que pastam em solo deficiente em cobalto, seja por deficiência natural ou por uso anterior da área para plantações, como de batatas, que deixam o solo escasso em cobalto. O cobalto é um cofator necessário na síntese da vitamina B_{12} e de outras enzimas. A deficiência de vitamina B_{12} pode causar anemia, e as lesões hepáticas podem ser atribuídas aos efeitos da anemia.

Distúrbios dos Suínos

Hepatose Dietética

A hepatose dietética (necrose hepática nutricional) é uma síndrome de necrose hepática aguda que acomete suínos jovens de crescimento rápido. Essa é uma das manifestações de diversos distúrbios provavelmente causados, pelo menos em parte, por deficiência de vitamina E e/ou selênio. A patogênese da hepatose dietética não está totalmente definida. Embora os animais afetados aparentemente respondam à provisão de vitamina E ou selênio, é difícil reproduzir experimentalmente a síndrome de forma consistente através da administração de dietas deficientes em vitamina E e selênio. Como as enzimas que contêm vitamina E e selênio são antagonistas da formação de radicais livres e, portanto, importantes para a manutenção da estabilidade e integridade das membranas celulares, acredita-se que a lesão oxidativa resulte em necrose dos hepatócitos.

As regiões de necrose maciça no fígado afetado apresentam-se inicialmente distendidas, vermelho-escuras e friáveis. A hepatose dietética caracteriza-se por necrose hepática hemorrágica centrolobular a maciça. (Fig. 8-74, A e B). A aparência do fígado reflete a extensão da necrose hepática, a gravidade da hemorragia e a duração da deficiência. Mais tarde, nos animais que sobrevivem à doença aguda, normalmente evidenciam-se o colapso do parênquima e densos tratos de tecido conjuntivo (cicatrização pós-necrótica).

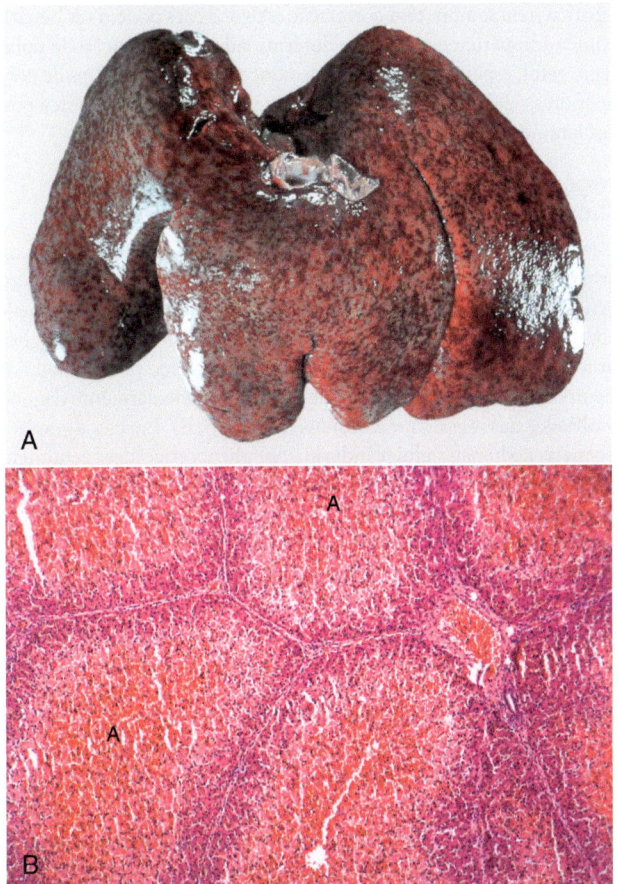

Figura 8-74 **Necrose Maciça, Hepatose Dietética, Fígado, Porco, A,** As áreas de necrose hemorrágica centrolobular e necrose maciça aparecem como regiões escuras de diferentes tamanhos espalhadas por todo o fígado. **B,** A necrose centrolobular aguda (A) é a principal lesão dessa doença. (**A** Cortesia do Dr. R. Michel, College of Veterinary Medicine, University of Tennessee. **B** Cortesia College of Veterinary Medicine, North Carolina State University; Dr. A.R Doster, University of Nebraska; e Noah's Arkive, College of Veterinary Medicine, The University of Georgia.)

Cresóis

No passado, os cresóis eram incorporados a discos de argila para tiro ao alvo e telhas de asfalto. Se os suínos ingerirem cresóis, ocorre hemorragia hepática e necrose centrolobular ou maciça, um padrão que se pode observar também em suínos com hepatose dietética ou naqueles que ingerem farinha de semente de algodão.

Distúrbios dos Cães

Hepatite Crônica Canina (Hepatite Crônica Ativa)

A hepatite crônica em caninos ainda é pouco compreendida. A terminologia dessa entidade, empregada em função do processo inflamatório, tem sido um tópico constante de discussão. *Hepatite crônica ativa* é um termo descritivo usado para identificar um determinado padrão de inflamação no fígado humano. Originalmente, essa classificação tinha por finalidade identificar lesões hepáticas — independentemente da causa — preditivas de um curso progressivo de inflamação ou fibrose. Esse termo foi adotado por patologistas veterinários e usado para indicar doenças hepáticas caninas que apresentam alterações microscópicas semelhantes àquelas observadas no fígado humano. Baseado no uso, o termo *hepatite crônica ativa* evoluiu incorretamente de uma descrição morfológica para uma entidade patológica. A pertinência e utilidade dessa designação são de natureza conjectural em seres humanos e caninos. Publicações recentes na literatura médica

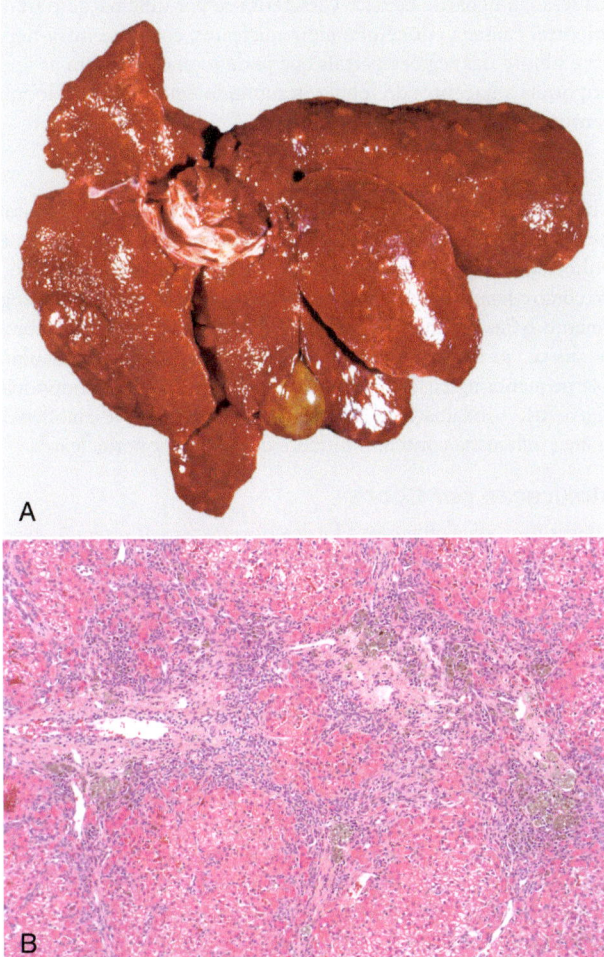

Figura 8-75 **Hepatite Crônica. A,** Fígado, superfície diafragmática, cão. Fígado caracterizado por nódulos regenerativos disseminados de diferentes tamanhos e extensa fibrose que confere ao órgão uma superfície irregular. **B,** Fígado em estágio terminal com hepatite crônica (Fig. 8-29). A arquitetura lobular do fígado é substituída por nódulos irregulares de parênquima regenerativo separados por feixes de tecido conjuntivo com infiltrado inflamatório e acúmulo de pigmentos. Coloração por HE. (**A** Cortesia College of Veterinary Medicine, University of Illinois. **B** Cortesia do Dr. J.M. Cullen, College of Veterinary Medicine, North Carolina State University.)

argumentam que essa terminologia deve ser abandonada por não ser mais considerada útil para prever o curso da doença hepática e ignorar a causa da inflamação do fígado. Consequentemente, deve-se preferir ao termo *hepatite crônica* para descrever essa condição em caninos.

O termo "hepatite crônica", com modificadores indicativos do tipo e do grau de inflamação e fibrose, é usado para caracterizar a atividade e o estágio da lesão. Se a causa da inflamação for conhecida, ela deve ser incluída no diagnóstico. A causa da maioria dos casos espontâneos de hepatite crônica canina não é bem-definida. A hipótese é de que alguns casos sejam causados por infecção por leptospiras ou infecção experimental por adenovírus canino do tipo I. Foram descritos também os mecanismos imuno-mediados relacionados com toxinas ou fármacos e alterações metabólicas com predisposição racial.

A retenção excessiva de cobre é a causa reconhecível mais comum e bem-caracterizada de hepatite crônica em caninos, um assunto discutido em detalhes mais adiante.

Na presença de hepatite crônica, o fígado normalmente apresenta-se pequeno, quase sempre com acentuado padrão lobular; o fígado gravemente afetado caracteriza-se pela distorção de sua arquitetura, que varia de uma textura grosseiramente nodular a um fígado em estágio terminal (Fig. 8-75, A). Dependendo da duração da inflamação e da lesão, a hepatite crônica caracteriza-se por inflamação portal e periportal causada por células mononucleares, colestase intra-hepática e fibrose das regiões portais que pode estender-se para as áreas periportais adjacentes do lóbulo, resultando em um padrão lobular acentuado (Fig. 8-75, B).

Hepatite Lobular Dissecante

A hepatite lobular dissecante é uma forma de cirrose normalmente observada em cães jovens. Em geral, a condição é fatal e não tem causa conhecida. O fígado afetado tende a apresentar-se liso e pequeno, e não como o fígado multinodular observado na cirrose típica. Histologicamente, o fígado caracteriza-se por finos septos com acentuada fibrose que disseca as trabéculas hepáticas, distorce a arquitetura lobular e isola pequenos agregados de hepatócitos ou hepatócitos individuais (Fig. 8-76). A inflamação tecidual normalmente é de leve a moderada, e a área inflamada contém infiltrados de células mononucleares.

Intoxicação por Cobre

A hepatite crônica progressiva foi descrita em casos de retenção excessiva de cobre que causa toxicose em várias raças. A raça Bedlington Terrier é a única com mutação reconhecida associada à doença. O cobre acumula-se continuamente no fígado dos cães da raça Bedlington Terrier que têm uma mutação (deleção do exon 2) ou outras mutações no gene COMMD1, que codifica uma proteína chaperona envolvida na excreção do cobre pelos hepatócitos. Várias raças parecem ter um envolvimento familiar com retenção de cobre, entre as quais, Doberman, Labrador Retriever, Skye Terrier, West Highland White Terrier e Dálmata. A causa das concentrações anormais de cobre no fígado não é totalmente conhecida, mas é provável que tenha relação com a ingestão alimentar de cobre. Embora o cobre seja excretado na bile, a colestase extra-hepática não parece aumentar os níveis hepáticos de cobre de forma significativa. O cobre pode ser detectado nos hepatócitos e em agregados de macrófagos ou de células de Kupffer com o auxílio de corantes especiais, como a rodanina. O cobre acumula-se nas regiões centrolobulares do fígado e causa necrose contínua dos hepatócitos, inflamação crônica e fibrose, acabando por resultar em um fígado em estágio terminal e sinais de insuficiência hepática (Fig. 8-77).

A importância do cobre no desenvolvimento da doença hepática crônica nem sempre é clara, e o nível de cobre e a intensidade da lesão

hepática nem sempre têm correlação. Alguns cães podem ter hepatite crônica idiopática e não lesão determinada pela retenção de cobre. Regra geral, espera-se a presença de concentrações hepáticas de cobre superiores a 2.000 ppm de peso seco antes que a doença hepática possa ser claramente atribuída à retenção de cobre.

Degeneração Hepatocelular Induzida por Glicocorticoides (Hepatopatia Esteroidal)

A degeneração hepatocelular induzida por glicocorticoides é um distúrbio específico caracterizado pelo acúmulo excessivo de glicogênio no fígado (Fig. 8-78, A). Os glicocorticoides induzem a glicogênio-sintetase, aumentando, portanto, o armazenamento hepático de glicogênio. O acúmulo de glicogênio resulta no inchaço pronunciado dos hepatócitos (até 10 vezes o volume normal), particularmente daqueles localizados nas regiões mediozonais (Fig. 8-78, B). Em casos graves de degeneração hepatocelular induzida por glicocorticoides (geralmente conhecida como *hepatopatia induzida por esteroides*), o fígado aumenta de tamanho e torna-se pálido, mas sem quaisquer outras características notáveis. O distúrbio acomete caninos e geralmente é iatrogênico, podendo também ser uma consequência de hiperadrenocorticismo. O diagnóstico pode ser confirmado com base na aparência microscópica característica do fígado e na identificação da fonte do excesso de glicocorticoides.

Hepatite Infecciosa Canina

A hepatite infecciosa canina é, como o nome indica, uma infecção viral do fígado dos cães e de outros canídeos, como raposas e coiotes. A doença é causada pelo *adenovírus canino 1*. A maioria das infecções é assintomática, e as infecções que resultam em doença podem não ser fatais. Cães jovens, nos primeiros 2 anos de vida, têm mais probabilidade de morrer da infecção do que cães mais velhos. O vírus tem predileção pelos hepatócitos, pelo endotélio vascular e pelo mesotélio; a doença fulminante caracteriza-se por necrose hepática e hemorragia serosa generalizada que pode afetar vários órgãos.

A exposição de animais suscetíveis geralmente se dá por via oral por meio do contato com a urina de cães infectados. A viremia dura de 4 a 8 dias, mas o vírus é eliminado na urina de cães infectados por períodos prolongados. A multiplicação do vírus ocorre inicialmente nas tonsilas e produz tonsilite, que pode ser grave, com disseminação para os linfonodos locais e depois para a circulação sistêmica. A viremia é associada a leucopenia e febre. Em seguida, ocorre a disseminação do vírus para o fígado, para as células endoteliais e para as células mesoteliais. A infecção das células de Kupffer pode preceder

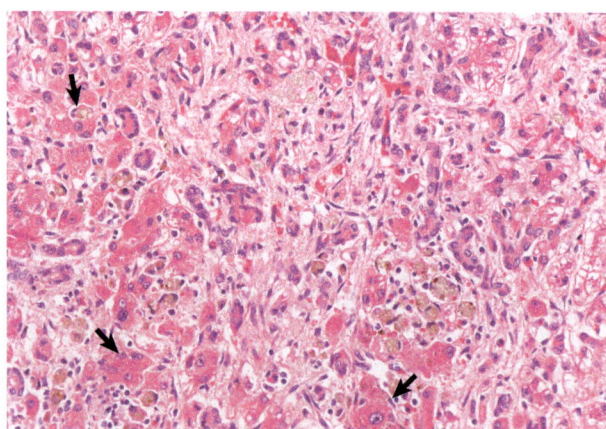

Figura 8-76 Hepatite Lobular Dissecante, Fígado, Cão. A hepatite lobular dissecante é uma forma de fígado em estágio terminal caracterizada microscopicamente por finos septos de matriz extracelular (principalmente colágeno) que dividem as trabéculas de hepatócitos em pequenos agregados de hepatócitos ou hepatócitos individuais (*setas*). Devido à alteração do fluxo sanguíneo no fígado e à ausência de contato dos hepatócitos com o sangue, verifica-se uma profunda disfunção hepática. Coloração por HE. (Cortesia do Dr. J.M. Cullen, College of Veterinary Medicine, North Carolina State University.)

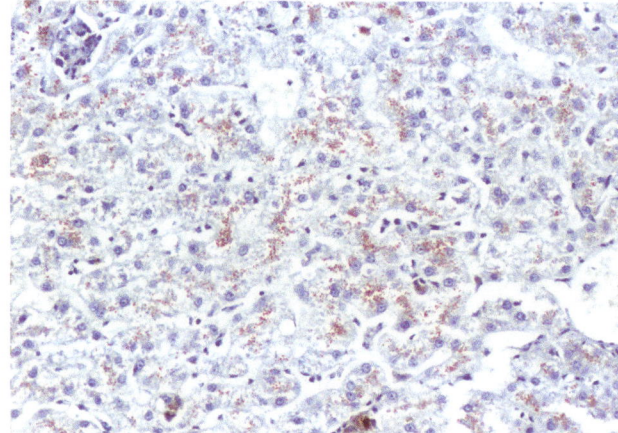

Figura 8-77 Cobre Hepático, Fígado, Cão. Os grânulos marrom-avermelhados que contêm cobre indicam excesso de cobre nos lisossomos dos hepatócitos. O cobre não é facilmente visível pela coloração por HE, mas pode ser confirmado com o auxílio de corantes especiais. Coloração de Rodanina. (Cortesia do Dr. J.M. Cullen, College of Veterinary Medicine, North Carolina State University.)

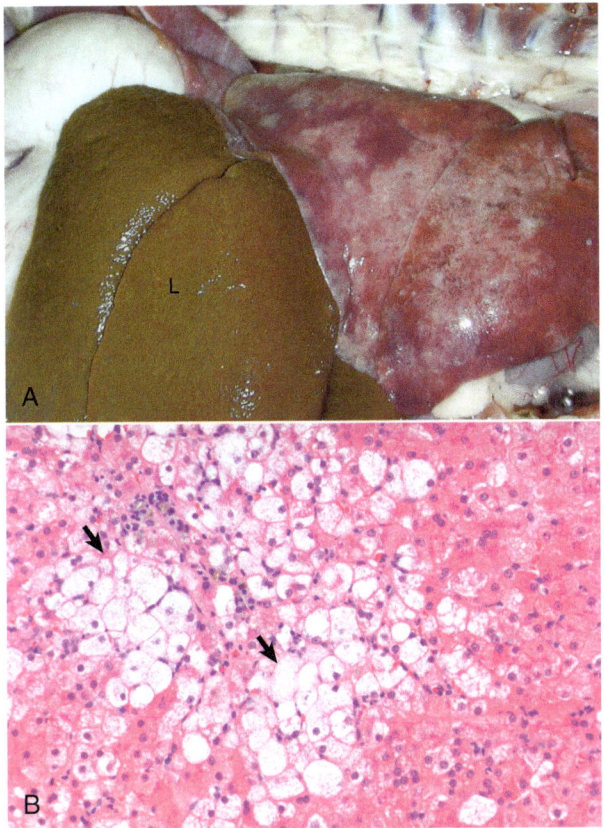

Figura 8-78 **Hepatopatia Induzida por Glicocorticoides, Fígado, Cão. A,** Em caninos com excesso de glicocorticoides (doença de Cushing) causado por fontes endógenas ou exógenas, um extenso acúmulo de glicogênio nos hepatócitos resulta em um fígado aumentado de cor marrom-pálido a bege (*L*). **B,** Observa-se os hepatócitos inchados (*setas*) com extensa vacuolização citoplasmática por acúmulo de glicogênio. Coloração por HE. (**A** Cortesia do Dr. K. Bailey, College of Veterinary Medicine, University of Illinois. **B** Cortesia do Dr. J.M. Cullen, College of Veterinary Medicine, North Carolina State University.)

a lesão hepatocelular. Os adenovírus são citolíticos e causam necrose das células infectadas.

As lesões da hepatite infecciosa canina incluem a presença generalizada de petéquias e equimoses, acúmulo de fluido transparente na cavidade peritoneal e em outras cavidades serosas, presença de filamentos de fibrila na superfície do fígado e aumento e hiperemia das tonsilas e dos linfonodos (Fig. 8-79, *A*). O fígado apresenta-se moderadamente aumentado e friável, podendo conter pequenos focos de necrose hepatocelular concentrados nas áreas centrolobulares. Às vezes, evidencia-se um padrão lobular acentuado por causa da necrose hepática centrolobular. Caracteristicamente, a parede da vesícula biliar apresenta-se espessada pelo edema. Pode-se evidenciar também a presença de focos de hemorragia no pulmão, no cérebro, nos rins e na metáfise dos ossos longos.

A gravidade das lesões microscópicas presentes em cada animal pode refletir a duração da doença. Os filhotes suscetíveis sucumbem rapidamente à infecção e apresentam apenas focos disseminados de necrose hepatocelular, enquanto a doença fulminante em cães mais maduros geralmente produz tanto focos de necrose hepatocelular espalhados aleatoriamente quanto necrose centrolobular generalizada. A predileção pela necrose centrolobular pode estar mais relacionada com a tendência do vírus à infecção e necrose das células endoteliais, o que pode resultar em estase vascular e hipóxia local, do que a qualquer outra propensão do vírus para lesionar os hepatócitos centrolobulares, embora essa questão não esteja esclarecida. Observam-se grandes inclusões intranucleares eosinofílicas e anfofílicas nos hepatócitos, no endotélio vascular e nas células de Kupffer (Fig. 8-79, *B*). A inflamação tende a ser leve, e os neutrófilos são o tipo de célula mais abundante. A lesão

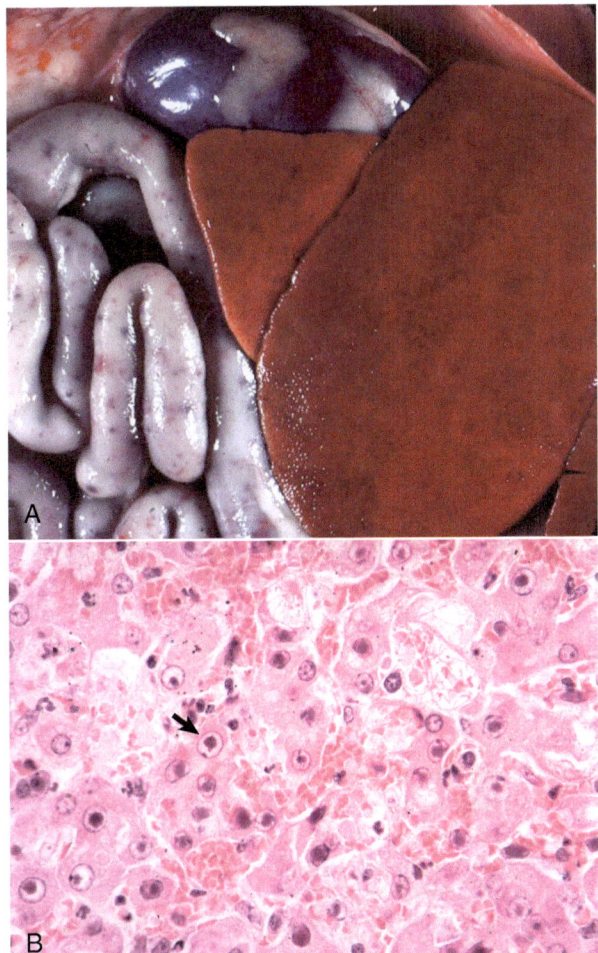

Figura 8-79 **Hepatite Infecciosa Canina, Necrose Hepática, Fígado, Cão. A,** O fígado de um cão com hepatite infecciosa canina pode apresentar-se ligeiramente aumentado e friável com uma coloração amarela manchada. Às vezes, a fibrina é evidente na superfície capsular. Observa-se a presença de petéquias na superfície serosa dos intestinos, causada por lesão vascular decorrente de infecção pelo adenovírus canino tipo I. **B,** A infecção dos hepatócitos e das células endoteliais pelo adenovírus canino tipo I produz inclusões intranucleares eosinofílicas a anfofílicas, circundadas por uma zona clara que as separa da cromatina marginada (*seta*). Coloração por HE. (**A** Cortesia do Dr. W. Crowell, College of Veterinary Medicine, The University of Georgia; e Noah's Arkive, College of Veterinary Medicine, The University of Georgia. **B** Cortesia do Dr. M.D. McGavin, College of Veterinary Medicine, University of Tennessee.)

endotelial induzida por vírus resulta em DIC e diátese hemorrágica, que contribuem para a hemorragia observada nos cães afetados. Alguns animais em recuperação de hepatite infecciosa canina desenvolvem uveíte imunomediada (hipersensibilidade do tipo III), que produz degeneração e necrose do endotélio corneano e consequente edema da córnea, clinicamente conhecido como "olho azul".

Degeneração Hepatocerebelar

A degeneração hepatocerebelar é uma variante genética autossômica recessiva da abiotrofia cerebelar na raça de cão montanhês Bernese, uma condição caracterizada por uma combinação de degeneração cerebelar e hepatocelular. Os sinais clínicos normalmente tornam-se evidentes com 6 a 8 semanas de idade e estão relacionados principalmente com a lesão cerebelar (ataxia, tremores intencionais etc.), embora possa haver também ascite. Histologicamente, observa-se a presença de vacuolização hepatocelular, degeneração e formação de nódulos regenerativos. A doença não tem tratamento e os animais afetados normalmente morrem até os 6 meses de idade.

Distúrbios dos Gatos

Síndrome do Fígado Gorduroso Felino

A síndrome do fígado gorduroso felino é uma síndrome distinta da esteatose hepatocelular idiopática reconhecida em felinos. Normalmente, os gatos afetados são animais obesos expostos a evento estressante (p. ex. mudança para uma nova casa, chegada de um novo animal de estimação e mudanças alimentares súbitas) ou que sofrem de alguma doença (p. ex. pancreatite) que tenha resultado em anorexia. Os gatos com esse tipo de estatose hepatocelular geralmente desenvolvem insuficiência hepática, icterícia e, subsequentemente, encefalopatia hepática, a menos que submetidos a tratamento médico. (Ver também esteatose hepatocelular na seção Distúrbios Metabólicos e Acúmulos Hepáticos.)

Colangite Linfocítica

A colangite linfocítica, uma doença relativamente comum em felinos, é uma condição lentamente progressiva e crônica. Existem vários sinônimos na literatura especializada para designar essa doença, entre os quais, colangio-hepatite linfocítica, hepatite portal linfocítica, colangite não supurativa e síndrome da colangio-hepatite felina; entretanto, a terminologia favorecida até o momento é "colangite linfocítica". Os animais afetados normalmente têm mais de 4 anos de idade e podem ter icterícia em consequência da colestase intra-hepática. Pequenos linfócitos infiltram os tratos portais, quase sempre se concentrando diretamente nos ductos biliares. A intensidade da infiltração pode dificultar a identificação do ducto biliar original em um trato portal afetado. Em geral, no momento da biópsia, o fígado caracteriza-se por extensos agregados de células inflamatórias, normalmente linfócitos e plasmócitos nos tratos portais, e vários pequenos ductos biliares circundantes (Fig. 8-80).

A inflamação normalmente é acompanhada por proliferação dos ductos biliares, lesão aos ductos biliares maiores, fibrose hepática ou biliar, e colestase intra-hepática. A causa ou as causas dessa síndrome são desconhecidas. A doença pode ser de base imunológica. O principal diagnóstico diferencial é o linfoma. Deve-se distinguir a colangite linfocítica da colangite supurativa crônica, que geralmente é causada por infecção bacteriana ascendente da árvore biliar e inclui a presença de, pelo menos, um pequeno número de neutrófilos nos ductos biliares.

Colangite Neutrofílica (Supurativa)

A colangite neutrofílica é uma doença que acomete gatos maduros (e, ocasionalmente, cães) e geralmente está associada a infecção por bactérias que ascendem do trato gastrointestinal. A condição se caracteriza pelo acúmulo de neutrófilos nos ductos biliares circundantes. Quando há uma clara lesão tecidual e degeneração de neutrófilos, pode-se usar o termo "colangite supurativa". Caso a inflamação se estenda para o parênquima hepático adjacente, o termo "colangio-hepatite" é mais adequado. Em geral, a condição é acompanhada pela degeneração do epitélio dos ductos biliares e/ou necrose hepatocelular periportal. Com o tempo, o infiltrado inflamatório pode tornar-se misto, com linfócitos e plasmócitos acompanhando os neutrófilos. A condição pode acabar resultando em fibrose peribiliar. Essa doença é mais comum em gatos na faixa de 11 a 15 anos de idade e geralmente ocorre de forma combinada com pancreatite e doença intestinal inflamatória (uma condição clinicamente conhecida como "triadite ou tríade felina").

Distúrbios dos Animais Domésticos: A Vesícula Biliar e os Ductos Biliares Extra-Hepáticos

Anomalias do Desenvolvimento

As anomalias do desenvolvimento da vesícula biliar podem ser mais comuns nos felinos; ocorrendo nas vesículas bilobadas e, ocasionalmente, trilobadas (Fig. 8-81). Essas anomalias normalmente não têm nenhuma importância clínica, mas, em casos raros, podem ser associadas a colecistite ou colelitíase.

A atresia biliar, uma anomalia congênita em que os ductos biliares extra-hepáticos apresentam-se não patentes ou ausentes, raramente é relatada em todas as espécies de animais domésticos. A condição causa hiperbilirrubinemia e icterícia.

Em animais com doença renal policística, os cistos podem acometer também o fígado, afetando os ductos biliares extra-hepáticos. Os cistos biliares podem ocorrer também no fígado sem envolvimento renal. Os cistos biliares congênitos foram discutidos em mais detalhes anteriormente.

Colelitíase

Os colélitos, ou *cálculos biliares*, como geralmente são chamados, são uma ocorrência rara em todas as espécies domésticas, mas são especialmente bem-descritos nos ruminantes. Os colélitos são concreções de componentes da bile normalmente solúveis (Fig. 8-82). Eles se formam quando esses componentes se tornam supersaturados e se precipitam. Os colélitos presentes na vesícula biliar normalmente

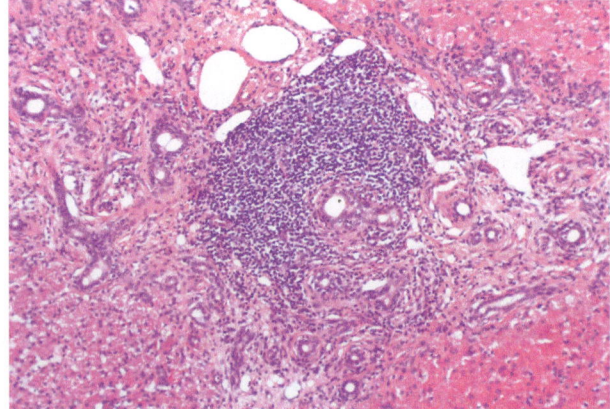

Figura 8-80 Colangite Linfocítica Felina, Fígado, Gato. O grande número de linfócitos circundando os ductos biliares e a hiperplasia biliar nas regiões portais são os principais marcadores dessa doença (área central da imagem). A inflamação geralmente afeta a periferia dos ductos biliares e poderia ser denominada "pericolangite", mas a síndrome é conhecida como colangite. Coloração por HE (Cortesia do Dr. J.M. Cullen, College of Veterinary Medicine, North Carolina State University.)

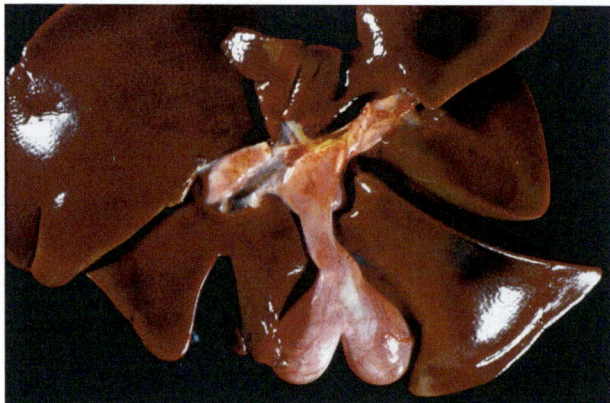

Figura 8-81 Vesícula Biliar Bilobada, Fígado, Gato. A vesícula biliar bilobada representa uma anomalia de desenvolvimento de pouca ou nenhuma importância clínica e é encontrada mais frequentemente nos felinos. (Cortesia College of Veterinary Medicine, University of Illinois.)

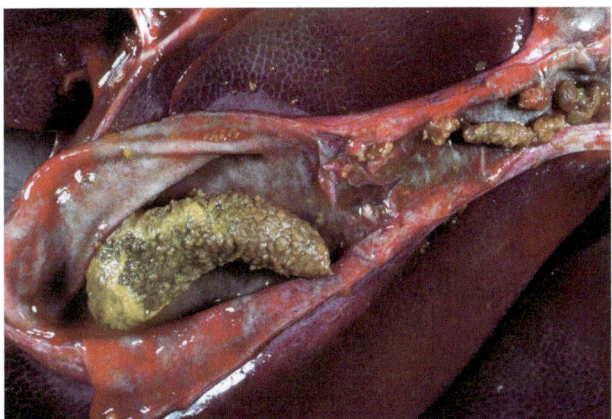

Figura 8-82 Colélitos, Vesícula Biliar, Porco. Os colélitos são concreções formadas a partir de componentes da bile. (Cortesia do Dr. M.D. McGavin, College of Veterinary Medicine, University of Tennessee.)

não têm importância clínica, a menos que migrem e obstruam os ductos biliares extra-hepáticos. Entretanto, colélitos maiores podem causar necrose por pressão e inflamação (colecistite).

Colecistite

A colecistite, uma inflamação da vesícula biliar, pode ser aguda ou crônica. A inflamação crônica pode ser produzida por infecções virais, como a febre do Vale Rift nos ruminantes e a hepatite infecciosa canina, e produz edema e hemorragia característicos na vesícula biliar. Vários tipos de bactérias, derivadas do sangue ou que ascendem do intestino, podem causar colecistite aguda ou crônica. A colecistite crônica normalmente acompanha a infecção bacteriana prolongada da árvore biliar ou a contínua irritação da vesícula biliar causada por colélitos ou parasitas. A ruptura da vesícula biliar é rara, mas pode ocorrer em consequência de infecção aguda ou crônica. A consequente liberação da bile, acompanhada ou não por bactérias, pode causar peritonite letal devido ao efeito irritativo da bile nas superfícies serosas do abdome.

Lesões Hiperplásicas e Neoplásicas

Hiperplasia Cística Mucinosa da Vesícula Biliar

A hiperplasia cística mucinosa da mucosa da vesícula biliar foi relatada somente em caninos e ovinos. Não existem anomalias evidentes por fora da vesícula biliar, e só é possível observar as características da hiperplasia cística abrindo-se a vesícula biliar e drenando a bile residual que pode obscurecer a mucosa. Após a remoção a bile, a mucosa afetada assume uma coloração branco-acinzentada e apresenta-se difusamente espessada com uma consistência esponjosa. Ocasionalmente, há presença de massas sésseis ou polipóides ou de cistos grandes, evidentes como projeções papilares para o lúmen da vesícula biliar (Fig. 8-83). Numerosos cistos de 1 a 3 mm presentes na mucosa hiperplásica conferem a aparência característica. Histologicamente, a característica da hiperplasia cística da vesícula biliar é a abundância de espaços císticos de tamanho variável que distorcem e causam espessamento de toda a mucosa da vesícula biliar. A maioria dos cistos contém grande quantidade de muco. A maioria das células de revestimento é típica do epitélio normal da vesícula biliar (p. ex. colunar alto com abundante muco citoplasmático apical). Toda a mucosa pode ser afetada. Essas lesões normalmente não têm nenhuma importância para o hospedeiro. O mais provável é que a hiperplasia cística da vesícula biliar geralmente não seja detectada visualmente. A sua causa é desconhecida.

Adenoma

Os adenomas da vesícula biliar são neoplasias raras, mas que afetam com mais frequência bovinos jovens, além de já terem sido descritos

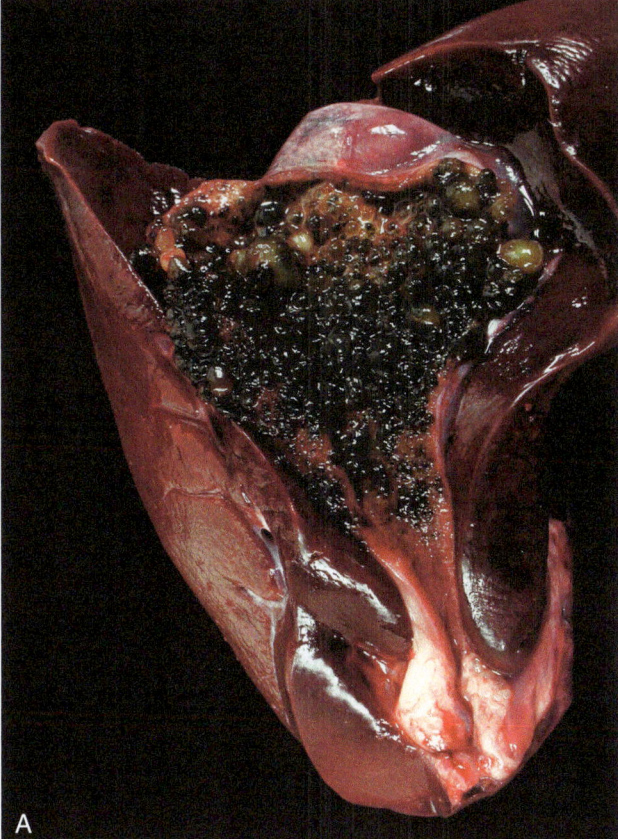

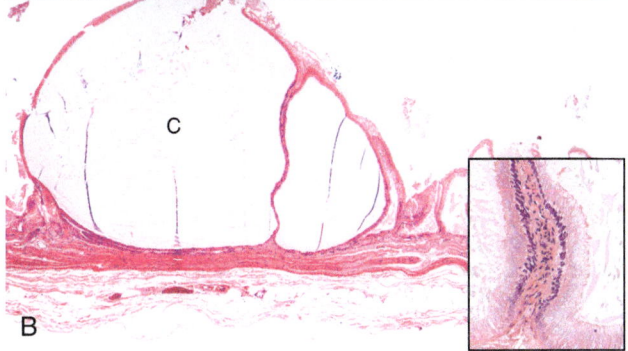

Figura 8-83 Hiperplasia Mucinosa Cística, Vesícula Biliar, Cão. A, A mucosa da vesícula biliar apresenta-se espessada e contém múltiplos cistos mucosos. **B,** A mucosa contém um cisto mucoso (C). Coloração por HE. *Detalhe,* A mucosa apresenta-se hiperplásica com células caliciformes proeminentes que produzem o muco que preenche os cistos. Coloração por HE. (**A** Cortesia do Dr. T. Cecere, Virginia-Maryland Regional College of Veterinary Medicine. **B** e **Inserção** Cortesia do Dr. M.D. McGavin, College of Veterinary Medicine, University of Tennessee.)

também em caninos, felinos e ovinos. São massas multinodulares ou papilares que se projetam da superfície da mucosa e consistem em uma haste de tecido conjuntivo frouxo revestida por epitélio biliar bem-diferenciado (Fig. 8-84).

Carcinoma

As neoplasias malignas do epitélio da vesícula biliar são raras em animais domésticos, mas já foram descritas em caninos, felinos e bovinos. Em geral, elas são compostas por células epiteliais secretoras de mucina e quase sempre apresentam uma organização papilar. O carcinoma de vesícula biliar pode invadir o fígado por extensão direta e metastatizar-se para os linfonodos hepáticos e locais mais distantes.

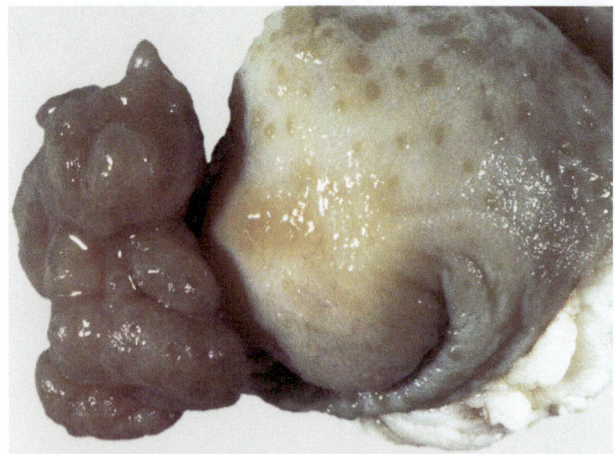

Figura 8-84 Adenoma, Vesícula Biliar, Cão. Projeções papilares da mucosa proliferada (*terço esquerdo da imagem*) para dentro do lúmen da vesícula biliar. (Cortesia do Dr. M.D. McGavin, College of Veterinary Medicine, University of Tennessee.)

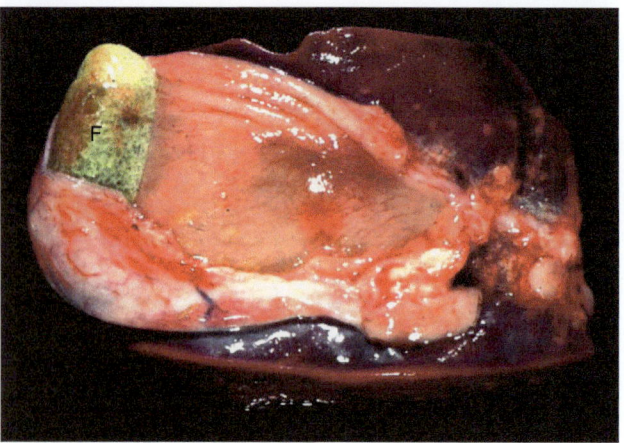

Figura 8-85 Colecistite Fibrinosa, Vesícula Biliar, Vaca. A colecistite fibrinosa causada pela *Salmonella enteritidis* sorotipo *Dublin* produziu um molde fibrinoso (*F*), evidente no lúmen da vesícula biliar. (Cortesia do Dr. D.A. Mosier, College of Veterinary Medicine, Kansas State University.)

Distúrbios dos Ruminantes (Bovinos, Ovinos e Caprinos): A Vesícula Biliar e os Ductos Extra-Hepáticos

Infecção por *Salmonella*

A colecistite fibrinosa pode acometer bezerros com salmonelose aguda, particularmente aquela causada pela *Salmonella enteritidis* sorotipo *Dublin* (Fig. 8-85) e ocorre em conjunto com lesões em outros tecidos, como o trato intestinal.

Distúrbios dos Suínos: A Vesícula Biliar e os Ductos Extra-Hepáticos

Doença do "Coração de Amora"

A doença do "coração de amora" acomete leitões em fase de desmame; a sua patogênese não é clara, mas provavelmente envolve a alteração do metabolismo com a formação de radicais livres e a escassez de antioxidantes sequestradores de radicais livres, como a vitamina E, por exemplo, o que resulta em lesão celular oxidativa. Como o nome da doença indica, a lesão característica são as extensas hemorragias na superfície do coração. Em suínos acometidos por essa doença, é possível observar também edema da parede da vesícula biliar e acentuada congestão.

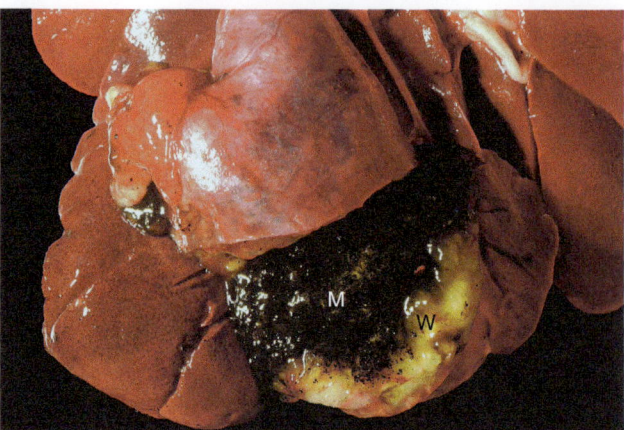

Figura 8-86 Mucocele da Vesícula Biliar, Cão. O lúmen da vesícula biliar apresenta-se distendido com conteúdo mucoide (M) espesso e a parede (W) espessada. (Cortesia do Dr. A. Talley)

Peste Suína Africana

A peste suína africana é uma doença viral dos suínos caracterizada por edema e hemorragia em vários órgãos internos. Como parte da doença, o edema é uma condição geralmente observada nas paredes da vesícula biliar, e os vasos da parede normalmente apresentam-se ingurgitados.

Distúrbios dos Cães: A Vesícula Biliar e os Ductos Extra-Hepáticos

Trombose e Infarto da Vesícula Biliar

O infarto da vesícula biliar sem inflamação significativa é uma condição ocasionalmente observada nos caninos. É possível observar a presença de trombos nas artérias da parede muscular da vesícula biliar afetada. A ruptura da vesícula biliar pode ocorrer em decorrência do infarto da parede; a causa é desconhecida.

Mucocele da Vesícula Biliar

A mucocele da vesícula biliar é uma síndrome dos caninos caracterizada por uma vesícula biliar distendida e preenchida com muco tenaz (Fig. 8-86) possivelmente associado a sinais de obstrução biliar e, eventualmente, a trombose e ruptura da vesícula biliar. As raças caninas de pequeno porte parecem ter predisposição para a doença, particularmente os cães de pastoreio da raça Shetland. A mucosa da vesícula biliar normalmente é hiperplásica. Ocasionalmente, o ducto biliar comum é igualmente afetado, com possível desenvolvimento de colestase. Não se conhece ao certo a patogênese da mucocele da vesícula biliar, embora existam relatos de que cães com hiperadrenocorticismo apresentam maior incidência da doença do que outros cães.

Hepatite Infecciosa Canina

A hepatite infecciosa canina, uma doença causada pelo *adenovírus canino 1*, causa lesões características no fígado, descritas de forma mais detalhada anteriormente. Além das lesões hepáticas, a parede da vesícula biliar de cães infectados apresenta-se espessada pelo edema, podendo conter também hemorragias intramurais.

Distúrbios dos Animais Domésticos: O Pâncreas Exócrino

Anomalias do Desenvolvimento e Achados Incidentais

Anomalias do Sistema Ductal

A organização do(s) ducto(s) pancreático(s) principal(is) varia entre as espécies e entre uma mesma espécie, possibilitando a ocorrência de vários tipos de organização anatômica normal. Os ovinos, por exemplo, possuem apenas um ducto pancreático que drena para o ducto biliar comum, enquanto os bovinos e equinos normalmente possuem dois ductos. Por outro lado, várias configurações distintas já foram descritas nos caninos. O ducto pancreático dos felinos entra no duodeno na posição imediatamente adjacente ou confluente ao ducto biliar comum. Entre as anomalias específicas, incluem-se a estenose congênita dos ductos pancreáticos e a dilatação cística dos ductos.

Tecido Pancreático Ectópico

Às vezes, há presença de nódulos do tecido pancreático ectópico no duodeno ou em outras secções do intestino delgado, estômago, baço, vesícula biliar e mesentério de caninos e felinos. Esse tipo de anomalia, a presença de tecido normal em local anormal, denomina-se *coristoma*.

Tecido Esplênico Ectópico

Existem relatos de nódulos do tecido esplênico ectópico no pâncreas de caninos e felinos. As lesões normalmente são massas esféricas vermelho-escuras firmes e bem-demarcadas. Microscopicamente, essas massas são compostas por tecido esplênico normal. Trata-se de um achado incidental incomum que não deve ser confundido com neoplasia pancreática.

Corpúsculos de Pacini

Os corpúsculos pacinianos, normalmente presentes no tecido conjuntivo interlobular do pâncreas e no mesentério dos felinos, apresentam-se como nódulos distintos de 1 a 3 mm (Fig. 8-87). Os corpúsculos não devem ser confundidos com estruturas anormais.

Cálculos Pancreáticos

A formação de concreções ou "pedras" no sistema de ductos pancreáticos denomina-se pancreatolitíase e constitui uma ocorrência incomum em bovinos. Trata-se de um achado normalmente incidental no abatedouro, e, aparentemente, um pouco mais comum em bovinos acima de 4 anos que em animais mais jovens. A pancreatite decorrente da pancreatolitíase é uma ocorrência rara.

Infiltração Estromal por Células Adiposas

A infiltração do tecido conjuntivo intersticial do pâncreas por células adiposas ocorre ocasionalmente, sobretudo em gatos obesos. O pâncreas em si normalmente não é afetado, de modo que a função pancreática permanece normal, mas a dispersão do parênquima cria a impressão de que o pâncreas foi substituído por tecido adiposo.

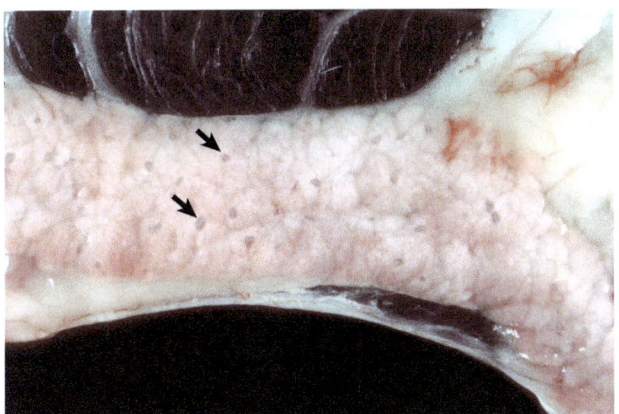

Figura 8-87 Corpúsculos de Pacini, Pâncreas, Gato. O pâncreas dos felinos contém numerosos corpúsculos pacinianos (*setas*), que podem ser visíveis macroscopicamente como focos claros com aproximadamente 1 mm. (Cortesia College of Veterinary Medicine, North Carolina State University.)

Pseudocistos Pancreáticos

Os pseudocistos pancreáticos são sacos fibrosos não epitelizados e preenchidos com fluido que contêm resíduos celulares e enzimas pancreáticas, que se formam no pâncreas ou na região adjacente ao órgão, após inflamação pancreática. Descritos em cães e gatos, esses pseudocistos devem ser diferenciados de abscessos, neoplasias císticas e cistos congênitos observados nas doenças policísticas.

Cistos

Os cistos podem ser ocasionalmente observados no pâncreas como um componente de doença policística congênita, que acomete caninos, com predisposição dos cães das raças Cairn Terrier e West Highland White Terrier; felinos, com os gatos Persas demonstrando mais propensão ao distúrbio; e caprinos e ovinos. Os cistos pancreáticos normalmente são achados incidentais sem importância funcional.

Degeneração e Atrofia Pancreáticas

A degeneração das células acinares do pâncreas exócrino é um processo não específico que pode ocorrer em consequência de várias doenças locais e sistêmicas. Por exemplo, a inanição resulta na perda dos grânulos de zimogênio no interior do citoplasma das células acinares do pâncreas porque a taxa de síntese dos grânulos é reduzida e a proteína disponível é utilizada para manter as concentrações séricas de proteína quando o teor proteico alimentar é limitado. A obstrução dos ductos pancreáticos, qualquer que seja a causa, também pode provocar degeneração e atrofia do pâncreas exócrino. A obstrução do(s) ducto(s) pancreático(s) pode ser causada por neoplasias ou inflamação crônica e fibrose associada que comprime o ducto ou por corpos estranhos, como parasitas e pancreatolitos, que ocluem o lúmen ductal. A atrofia do pâncreas exócrino pode ocorrer também por consequência de fibrose intersticial generalizada do pâncreas, como ocorre, por exemplo, em cães com pancreatite crônica.

Doenças do Armazenamento Lisossômico

A vacuolização das células acinares do pâncreas exócrino pode ser observada em vários tipos de doenças do armazenamento lisossômico, entre as quais, os distúrbios congênitos e as causas tóxicas (p. ex. α-manosidose atribuída a plantas que contêm swainsonina). Essa lesão é observada com frequência, além da vacuolização dos neurônios, macrófagos, hepatócitos e/ou outras células.

Pancreatite/Necrose Pancreática

A pancreatite é uma condição caracterizada basicamente por necrose e graus variáveis de inflamação do pâncreas, podendo ser aguda ou crônica. A predominância da necrose sobre a inflamação nos casos agudos respalda o uso do termo *necrose pancreática aguda* — ao invés de "pancreatite aguda" — para cães e gatos, na maioria dos casos. As cadelas obesas e sedentárias são especialmente predispostas.

Patogênese

Os três principais mecanismos propostos da pancreatite são os seguintes (Fig. 8-88):
- Obstrução do(s) ducto(s).
- Lesão direta às células acinares.
- Distúrbios do tráfego de enzimas no citoplasma das células acinares.

A obstrução do fluxo ductal por cálculos ou parasitas pode causar edema intersticial que comprime os vasos de pequeno calibre e compromete o fluxo sanguíneo local, resultando em lesão isquêmica das células acinares. O dano direto às células acinares pode ser causado por alguns agentes específicos em animais, como os compostos encontrados na *Cassia occidentalis* e na toxina T-2, uma micotoxina tricotecena produzida por espécies de *Fusarium* e que acomete suínos e ovinos, e a toxicose por zinco em cães, vitelos e cordeiros. Determinados fármacos terapêuticos, como as sulfonamidas e as

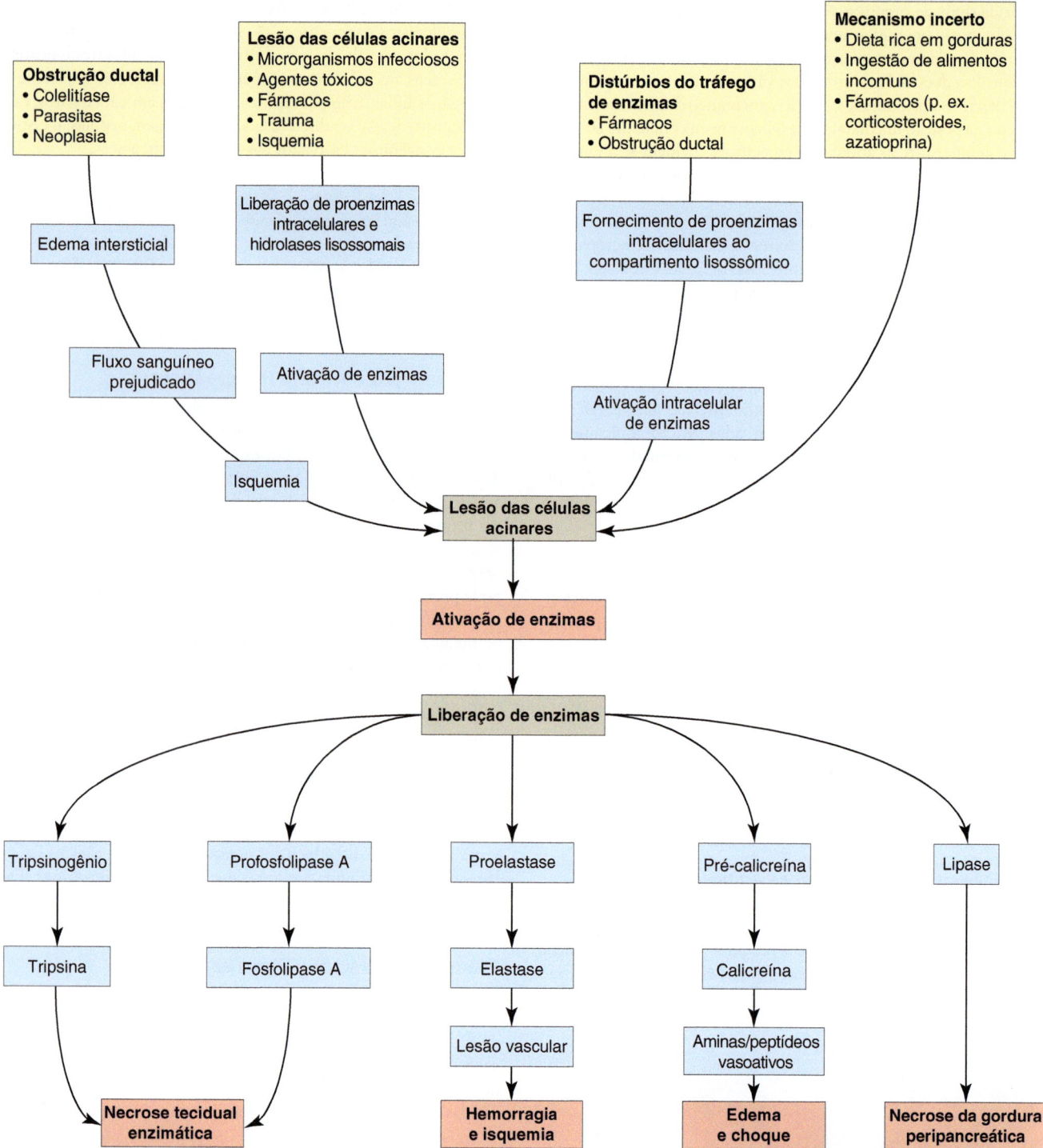

Figura 8-88 **Mecanismos Propostos da Pancreatite Aguda.** Existem vários mecanismos propostos da pancreatite aguda e os principais são a obstrução ductal, a lesão das células acinares e os distúrbios do tráfego de enzimas. Existem também vários mecanismos desconhecidos. Independentemente do mecanismo, todos convergem para a lesão das células acinares, o que resulta na ativação e liberação das enzimas pancreáticas. Essas enzimas causam necrose tecidual, hemorragia e isquemia, edema, choque e necrose da gordura peripancreática. (Cortesia do Dr. A.J. Van Wettere, School of Veterinary Medicine, Utah State University e do Dr. J.F. Zachary, College of Veterinary Medicine, University of Illinois.)

combinações de brometo de potássio e fenobarbital, podem lesionar o pâncreas dos cães; é provável que outras espécies sejam igualmente afetadas. A isquemia do pâncreas por diversas causas também pode produzir lesão direta nas células acinares. Um terceiro mecanismo envolve o transporte aberrante de proenzimas no interior das células acinares, ativando inadequadamenteas enzimas dentro das células. A associação entre a administração de corticosteroides aos cães e o maior risco de pancreatite aguda poderia ser explicada por esse

mecanismo. Entretanto, muitos casos de pancreatite aguda geralmente acometem os cães após a ingestão de refeição rica em gorduras ou alguma outra imprudência alimentar, mas o mecanismo específico deflagrador da doença permanece obscuro. A pancreatite é eventualmente desencadeada por trauma, sobretudo nos caninos e felinos, em consequência de compressão acidental ou trauma de impacto no abdome, ou ainda trauma cirúrgico. A pancreatite aguda nos caninos ocorre em decorrência da liberação de enzimas pancreáticas ativadas no parênquima pancreático e no tecido adjacente, produzindo audo-digestão. Acredita-se que a tripsina desempenhe um papel-chave na pancreatite. Uma vez ativada, a tripsina, por sua vez, pode ativar a proelastase e a profosfolipase em elastase e fosfolipase A. Essas enzimas digerem o tecido pancreático e a gordura adjacente e lesionam os vasos sanguíneos. A tripsina também ativa a pré-calicreína, causando o envolvimento do sistema da cinina, do complemento e das cascatas de coagulação nos tecidos afetados. Esses sistemas, por sua vez, ampliam o processo, promovem trombose e hemorragia, atraem células inflamatórias e causam a produção de espécies reativas de oxigênio. Entre os principais fatores com um papel importante na progressão da doença estão a microcirculação pancreática alterada, as lesões por isquemia/reperfusão, a mudança de apoptose para necrose das células acinares, e a complexa interação das múltiplas vias inflamatórias anteriormente descritas.

Pancreatite Aguda

A pancreatite aguda ocorre com menos frequência nos felinos do que nos caninos. A pancreatite já foi descrita em várias espécies, embora a causa normalmente seja diferente em cada uma. Nos caninos, observou-se uma maior incidência de pancreatite aguda nos animais da raça Cocker Spaniel.

As lesões macroscópicas da pancreatite aguda referem-se à degradação proteolítica do parênquima pancreático, lesão vascular e hemorragia, e necrose da gordura peripancreática pelas enzimas lipolíticas do pâncreas. Os casos brandos de pancreatite caracterizam-se por edema do tecido intersticial do pâncreas. A pancreatite hemorrágica aguda é mais severa e, caracteristicamente, o pâncreas apresenta-se edematoso e com áreas de coloração branco-acinzentada, decorrentes da necrose de coagulação, e outras áreas vermelho-escuras ou negro-azuladas, que são hemorrágicas (Fig. 8-89, A). As áreas de necrose de gordura apresentam-se como focos branco-giz em consequência da saponificação do tecido adiposo necrótico no mesentério adjacente ao pâncreas. Porções do parênquima pancreático normal podem ser intercaladas entre as porções afetadas. A cavidade peritoneal geralmente contém fluido sanguinolento que pode conter gotículas de gordura no estágio inicial. A peritonite se manifesta pelas aderências fibrinosas entre as porções afetadas do pâncreas e os tecidos adjacentes.

O aspecto microscópico da pancreatite hemorrágica aguda reflete as lesões macroscópicas já descritas. As lesões características incluem áreas focais extensas de hemorragia, influxo de leucócitos e necrose de coagulação do parênquima pancreático; acúmulo de exsudato fibrinoso nos septos interlobulares; e necrose e inflamação da gordura no mesentério adjacente às porções afetadas do pâncreas (Fig. 8-89, B).

São reconhecidas diferenças entre as espécies na pancreatite aguda. Por exemplo, nos felinos, parece haver duas síndromes distintas de pancreatite aguda, uma caracterizada por uma necrose pancreática aguda e a outra por uma pancreatite supurativa distinta que ocorre mais provavelmente como consequência de infecção bacteriana ascendente. Nos felinos, a pancreatite também costuma coexistir com a doença intestinal inflamatória, a colangite neutrofílica (supurativa) ou ambas (uma condição clinicamente denominada "triadite ou tríade felina").

A pancreatite aguda normalmente caracteriza-se por vômitos, diarreia, anorexia e sensibilidade abdominal. Além disso, a pancreatite produz efeitos sistêmicos decorrentes da liberação de mediadores inflamatórios e enzimas ativadas oriundas do pâncreas lesionado; esses efeitos incluem lesão vascular generalizada e subsequente hemorragia, choque e DIC. O fígado também é afetado em muitos casos de pancreatite, como indicam as concentrações mais elevadas de enzimas hepáticas no soro (p. ex. alanina aminotransferase) e, às vezes, necrose hepática focal.

Aparentemente, a pancreatite aguda de intensidade suficiente para causar doença clínica é consideravelmente menos comum em outras espécies do que nos caninos e felinos. A necrose pancreática aguda e

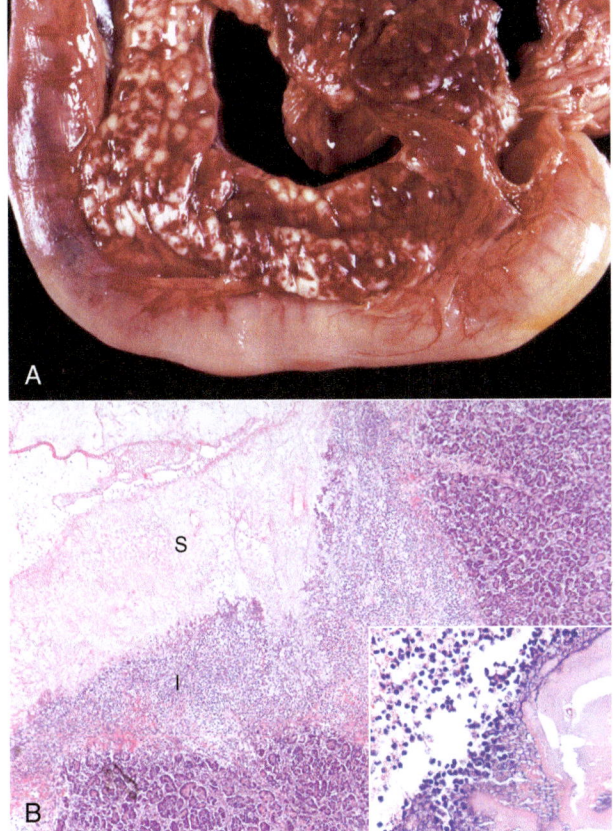

Figura 8-89 Necrose Pancreática Aguda, Pancreatite Aguda, Pâncreas, Cão. A, Observa-se o pâncreas expandido por áreas de hemorragia e edema. **B,** Pancreatite aguda (aparência histológica do pâncreas representado na imagem **A**). Observa-se o acúmulo de exsudato fibrinoso e a presença de edema nos septos interlobulares (*S*) e o infiltrado de células inflamatórias (*I*). Coloração por HE. *Detalhe*, Maior ampliação da pancreatite aguda. Observa-se a abundância de neutrófilos e a área de "saponificação" de gordura (*canto inferior direito*). Coloração por HE. (**A** Cortesia do Dr. R. Fairley. **B** Cortesia do Dr. J.M. Cullen, College of Veterinary Medicine, North Carolina State University. Inserção cortesia Dr. M.D. McGavin, College of Veterinary Medicine, University of Tennessee.)

a pancreatite já foram descritas em equinos, mas a patogênese nessas espécies difere daquela observada nos caninos e felinos. A necrose e a inflamação são resultantes da migração de larvas de estrôngilos através do pâncreas, o que resulta na liberação de enzimas pancreáticas e na digestão enzimática do pâncreas e do tecido circundante.

Pancreatite Crônica

A pancreatite crônica normalmente ocorre acompanhada por fibrose e atrofia parenquimatosa, podendo acometer todas as espécies em consequência da obstrução dos ductos pancreáticos e, presumivelmente, de todos os demais mecanismos associados à pancreatite aguda. Nos caninos, a fibrose pancreática e a pancreatite crônica são resultantes da destruição progressiva do pâncreas por repetidos episódios leves de necrose pancreática e pancreatite. Existem relatos de maior incidência de pancreatite crônica em cães das raças Cocker Spaniel, Cavalier King Charles Spaniel, Collie e Boxer. O pâncreas possui modesta capacidade de regeneração e responde a lesões com substituição por fibrose e atrofia do parênquima persistente. Consequentemente, a contínua destruição do tecido pancreático causa perda progressiva de tecido glandular sem substituição (Fig. 8-90). Macroscopicamente, o pâncreas dos animais afetados é uma massa nodular distorcida e retraída com aderências fibrosas ao tecido adjacente. Se uma porção significativa do pâncreas for afetada, os caninos podem desenvolver sinais de insuficiência pancreática exócrina, com ou sem sinais de insuficiência pancreática endócrina (diabetes melito). Entretanto, a destruição do tecido pancreático geralmente não é suficiente para causar insuficiência pancreática exócrina, e a fibrose pancreática, às vezes, é encontrada como uma lesão incidental na autópsia (ou necrópsia) de cães com função digestiva aparentemente normal. A aparência microscópica da pancreatite crônica em caninos também pode diferir entre as raças. Um estudo recente ilustrou que, no Cocker Spaniel inglês, a pancreatite crônica caracteriza-se por fibrose interlobular e periductular e inflamação, bem como por uma acentuada ausência de ductos interlobulares, enquanto em outras raças, como no Cavalier King Charles Spaniel, a doença é intralobular com presença de hiperplasia ductular. Nos felinos, a pancreatite crônica quase sempre se manifesta como extensa fibrose, com pouca inflamação, e é a causa mais comum de insuficiência pancreática exócrina na espécie. A fibrose do pâncreas exócrino ocorre também após a necrose das células pancreáticas exócrinas, causada pela intoxicação por zinco em ovinos. A ectasia dos ductos pancreáticos com formação de cisto também é relativamente comum em felinos com fibrose pancreática intersticial.

A pancreatite crônica e a substituição por fibrose ocorrem esporadicamente em equinos, normalmente em decorrência de migração parasitária ou infecção bacteriana ascendente dos ductos pancreáticos. Além disso, a pancreatite pode acometer equinos com gastroenterite eosinofílica crônica. Entretanto, a pancreatite crônica não costuma ser clinicamente aparente no cavalo porque os sinais da insuficiência pancreática exócrina raramente — ou nunca — acometem a espécie. A inflamação crônica do pâncreas, caracterizada por infiltrados linfoplasmacíticos, é mais comum e importante nos caninos, mas acomete também felinos, equinos e bovinos, nos quais raramente tem importância clínica.

Infestações Parasitárias

Vários parasitas podem habitar os ductos pancreáticos dos animais domésticos. As infestações parasitárias dos ductos pancreáticos são importantes quando ocluem os ductos, seja por obstrução física direta ou pela indução de inflamação no interior ou ao redor dos ductos. Entre os exemplos incluem-se os trematoides das famílias Opisthorchiidae (*Opisthorchis tenuicollis*, *Opisthorchis viverrini*, *Clonorchis sinensis*, *Metorchis albidus* e *Metorchis conjunctus*) e Dicrocoeliidae (*Eurytrema pancreaticum*, *Concinnum procyonis* e *Dicrocoelium dendriticum*), que podem habitar os ductos pancreáticos de várias espécies animais e, ocasionalmente, causar fibrose e/ou pancreatite. Os nematoides — particularmente os ascarídeos — e os cestoides são parasitas gastrointestinais comuns das espécies domésticas, podendo, eventualmente, alojar-se nos ductos pancreáticos.

Hiperplasia e Neoplasia

Hiperplasia Nodular Pancreática

A hiperplasia nodular do pâncreas acomete caninos, felinos e bovinos. Trata-se de uma condição especialmente comum em caninos e felinos idosos. A lesão não tem importância clínica, mas deve ser distinguida das neoplasias do pâncreas endócrino e exócrino.

Esses nódulos hiperplásicos normalmente são múltiplos, elevados, lisos e exibem uma coloração uniforme cinza ou branca na superfície de corte (Fig. 8-91, A), podendo ser mais firmes do que o pâncreas

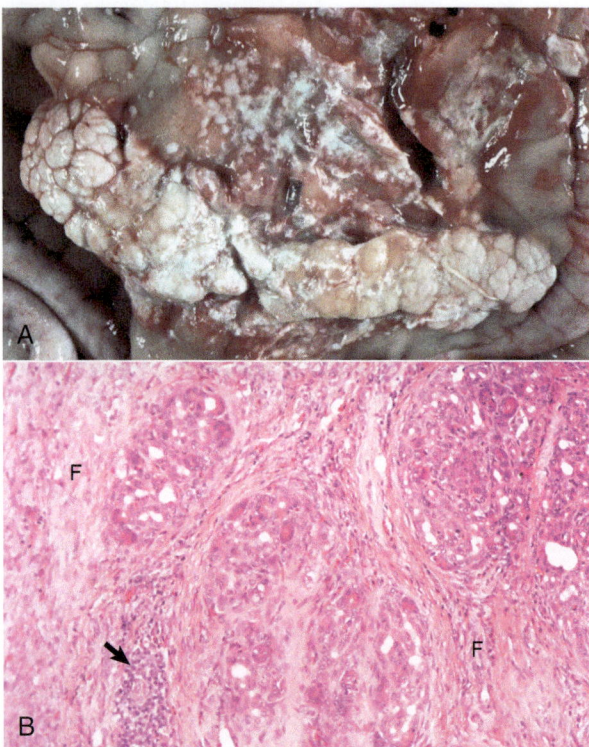

Figura 8-90 Pancreatite Crônica, Pâncreas, Cão. A, Os lóbulos apresentam-se mais proeminentes em decorrência da fibrose, e o pâncreas está mais pálido (branco-acinzentado) do que o normal. As áreas granulares elevadas, de cor branca, visualizadas no pâncreas e no mesentério, são focos de necrose gordurosa resultantes da digestão enzimática dos lipídios que, em seguida, mineralizam-se. **B,** As células pancreáticas exócrinas restantes são separadas em pequenos lóbulos pelo tecido conjuntivo fibroso abundante (*F*), que contém células inflamatórias crônicas (*seta*). Coloração por HE. (**A** Cortesia College of Veterinary Medicine, North Carolina State University. **B** Cortesia do Dr. J.M. Cullen, College of Veterinary Medicine, North Carolina State University.)

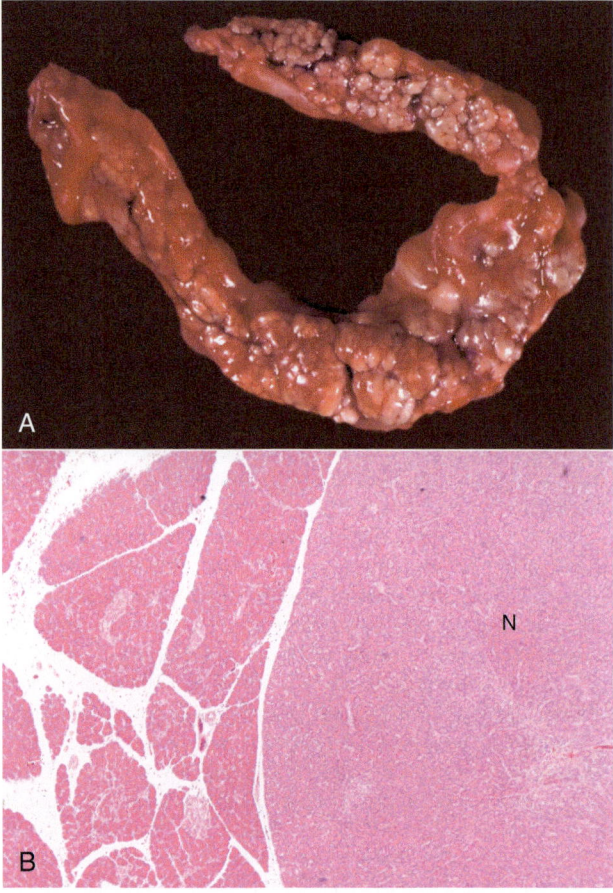

Figura 8-91 Hiperplasia Pancreática Nodular, Pâncreas Exócrino, Cão. A, Os nódulos hiperplásicos apresentam uma coloração pálida de tom bege a branco e projetam-se acima da superfície. **B,** Microscopicamente, os nódulos hiperplásicos (*N*) são compostos por numerosos ácinos pequenos, a maioria, nesse caso, destituída dos grânulos de zimogênio característicos. Coloração por HE. (**A** Cortesia do Dr. M.D. McGavin, College of Veterinary Medicine, University of Tennessee. **B** Cortesia do Dr. J.M. Cullen, College of Veterinary Medicine, North Carolina State University.)

normal adjacente. Microscopicamente, esses nódulos consistem em agregados não encapsulados de células acinares sem grânulos de zimogênio ou com abundância deles (Fig. 8-91, B). Alguns nódulos contêm uma mistura dos dois tipos de células acinares. A distinção entre hiperplasia ou adenoma do pâncreas exócrino não é bem-definida nos animais domésticos.

Adenoma Pancreático

Os adenomas do pâncreas exócrino são extremamente raros, mas já foram descritos em felinos. Aqueles com origem nas células acinares compartilham todas as características dos nódulos hiperplásicos, mas são únicos e maiores do que os lóbulos pancreáticos normais, enquanto os nódulos hiperplásicos não são maiores do que os lóbulos normais; essa distinção, evidentemente, é bastante arbitrária. Em casos raros, essas neoplasias podem ser císticas e são diagnosticadas como cistadenomas pancreáticos, embora, na realidade, essa lesão possa representar doença cística congênita.

Carcinoma Pancreático

O carcinoma do epitélio ductular ou as células acinares do pâncreas exócrino é incomum em todas as espécies, sendo relatado com mais frequência nos caninos e felinos. As neoplasias podem consistir em nódulos únicos ou múltiplos de tamanho variável no interior do pâncreas, cada um formado por tecido de cor cinza ou amarela. As lesões podem consistir em um único nódulo ou afetar difusamente o órgão. Os tumores normalmente apresentam uma coloração branco-acinzentada a amarelo-pálida e consistência firme a dura (Fig. 8-92, A) e, em geral, são arenosos quando cortados. A neoplasia pode conter áreas de hemorragia, mineralização ou necrose e, normalmente, é mais firme do que o pâncreas adjacente devido à proliferação do tecido conjuntivo fibroso. Pode ocorrer aderência do pâncreas afetado ao tecido adjacente. Em geral, essa neoplasia invade o tecido adjacente e implanta-se na cavidade peritoneal. Os implantes peritoneais formam nódulos sobre o mesentério, o omento e a serosa das vísceras abdominais. A metástase para os linfonodos regionais (linfonodo pancreaticoduodenal, inconstantemente presente, e linfonodo hepático direito) também é comum; alguns carcinomas sofrem ampla metástase.

As características microscópicas dos carcinomas do pâncreas exócrino variam de adenocarcinomas bem-diferenciados, com padrão tubular, a carcinomas indiferenciados, com padrão sólido. A quantidade de estroma fibroso varia de forma considerável e normalmente é maior nas neoplasias pouco diferenciadas (Fig. 8-92, B). Em geral, os grânulos de zimogênio semelhantes àqueles presentes nas células acinares normais do pâncreas inexistem no citoplasma das células neoplásicas; a presença de figuras de mitose é comum.

É possível observar uma peculiar síndrome paraneoplásica cutânea em felinos com adenocarcinoma pancreático ou colangiocarcinoma. Essa síndrome manifesta-se macroscopicamente como alopecia simétrica da face ventral do tronco e dos membros, com uma aparência brilhante. Histologicamente, as áreas afetadas apresentam acentuada atrofia dos folículos e anexos e perda do estrato córneo da epiderme.

Distúrbios dos Ruminantes (Bovinos, Ovinos e Caprinos): O Pâncreas Exócrino

Hipoplasia Pancreática

A hipoplasia do pâncreas exócrino ocorre esporadicamente em bezerros. O tecido pancreático endócrino é normal. Macroscopicamente, o órgão apresenta-se pequeno, pálido e pode aparecer apenas como pequenas ilhas de tecido creme-esbranquiçado no interior do mesentério. Microscopicamente, o tecido acinar está presente, mas escasso, organizado em pequenos agregados de células. Muitas das células são pouco diferenciadas e não contêm grânulos de zimogênio. Os bezerros afetados apresentam sinais clínicos de insuficiência pancreática exócrina.

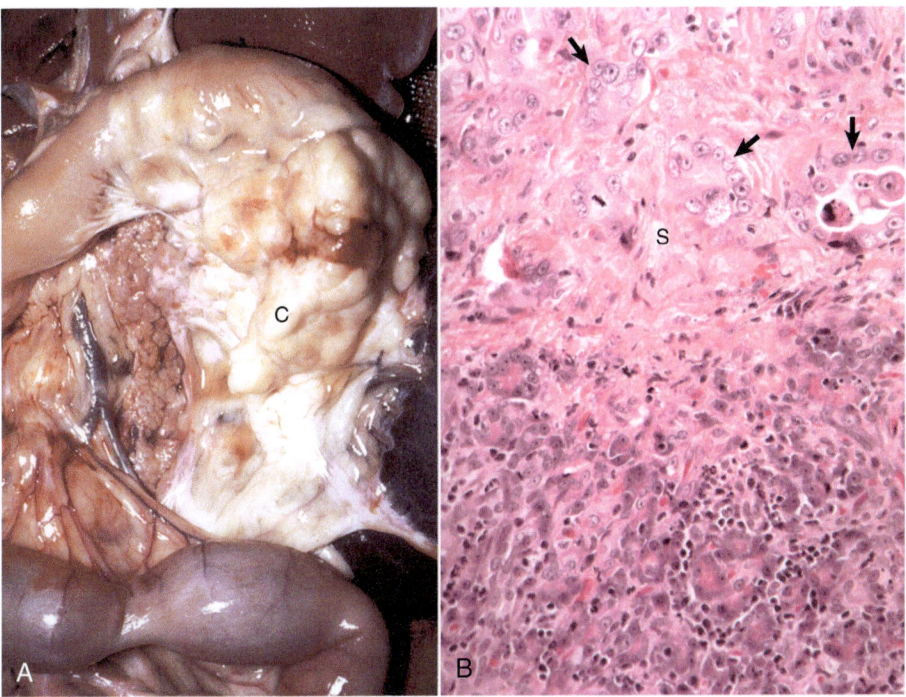

Figura 8-92 Carcinoma Pancreático. A, Estômago e pâncreas (*centro*), vista dorsoventral, cão. O carcinoma pancreático (C) invadiu o mesentério, a parede do estômago e o ligamento gastroesplênico. Observa-se a aparência lobulada da massa, formada por células epiteliais neoplásicas do pâncreas exócrino e tecido conjuntivo esquirroso. Porção proximal do duodeno (*embaixo*), fígado (*em cima*) e baço (*direita [esquerda anatomicamente]*). **B,** Pâncreas, gato. O carcinoma pancreático tende a formar ácinos ou túbulos grosseiros (*setas*) que invadem agressivamente o tecido normal adjacente. A fibrose proeminente, chamada resposta esquirrosa (S), geralmente é causada por esse tipo de tumor. Coloração por HE. (**A** Cortesia College of Veterinary Medicine, University of Illinois. **B** Cortesia do Dr. M.D. McGavin, College of Veterinary Medicine, University of Tennessee.)

A distinção entre atrofia e hipoplasia pode ser difícil de determinar porque ambos os processos resultam em um órgão anormalmente pequeno com função reduzida. As células do pâncreas exócrino hipoplásico normalmente não contêm lipofuscina, a qual pode ser observada em células atróficas.

Distúrbios dos Cães: O Pâncreas Exócrino

Atrofia Pancreática Exócrina (Atrofia Pancreática Juvenil)

Uma síndrome distinta caracterizada por um pâncreas exócrino drasticamente reduzido foi reconhecida em várias raças de cães e é uma condição particularmente comum em animais das raças Pastor Alemão e Collie pêlo longo, nos quais parece ser uma condição hereditária. Originariamente, acreditava-se tratar-se de herança autossômica recessiva, mas que recentemente demonstrou ser mais complexa, provavelmente envolvendo múltiplos genes (inclusive com alelos do complexo principal de histocompatibilidade ou MHC) e fatores ambientais. É muito provável que essa lesão seja uma atrofia, e não uma hipoplasia, dadas as recentes evidências que sugerem que uma pancreatite autoimune (infiltração linfocítica) precede a perda do parênquima pancreático normal. O pâncreas dos cães afetados é pequeno (Fig. 8-93), mas as ilhas de tecido pancreático exócrino normal geralmente permanecem. Do ponto de vista histológico, observa-se uma acentuada depleção de células acinares pancreáticas exócrinas com relativa ausência de envolvimento das células das ilhotas pancreáticas. Os animais jovens são acometidos, normalmente entre 6 e 12 meses de idade. Os cães afetados apresentam sinais de má digestão decorrente de insuficiência pancreática exócrina e rapidamente perdem peso, apesar do apetite voraz.

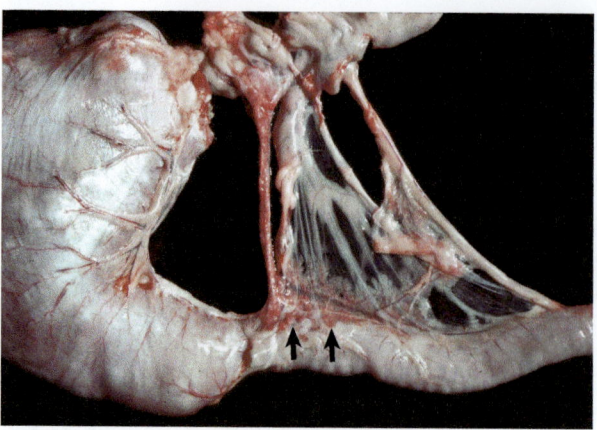

Figura 8-93 **Atrofia/Hipoplasia Pancreática, Pâncreas, Cão.** Nesse caso, praticamente não há presença do tecido pancreático. As *setas* indicam os restos de tecido pancreático. (Cortesia do Dr. M.D. McGavin, College of Veterinary Medicine, University of Tennessee.)

Uma entidade recente da atrofia pancreática juvenil foi relatada em Galgos, nos quais se observa atrofia tanto do pâncreas exócrino quanto do pâncreas endócrino.

Distúrbios dos Gatos: O Pâncreas Exócrino

O distúrbio mais comum do pâncreas exócrino em felinos é a pancreatite crônica, descrita anteriormente.

CAPÍTULO 9

Sistema Respiratório, Mediastino e Pleuras

Alfonso López e Shannon A. Martinson

As doenças do sistema respiratório (aparelho respiratório) estão entre as principais causas de morbidade e mortalidade em animais e constituem uma importante fonte de perdas econômicas. Por essa razão, os veterinários são rotineiramente chamados a diagnosticar, tratar e implementar práticas de manejo sanitário para reduzir o impacto dessas doenças. Em animais de companhia, as doenças do trato respiratório também são comuns e, embora tenham pouca importância econômica, são importantes para a saúde dos animais e, consequentemente, para os médicos veterinários e proprietários. Nos últimos anos, os abrigos de animais passaram a ser reconhecidos como um importante fator de risco para doenças respiratórias em cães e gatos, uma situação comparável àquela relatada em seres humanos com infecções nasocomiais.

Estrutura e Função

Estrutura Geral

Para facilitar o entendimento da estrutura e função, é conveniente dividir arbitrariamente o sistema respiratório em sistemas condutor, de transição e de trocas gasosas (Fig. 9-1).

Sistema Condutor

O sistema condutor inclui as narinas, a cavidade nasal, os seios paranasais, a nasofaringe, a laringe, a traqueia e os brônquios extrapulmonares e intrapulmonares, todos amplamente revestidos por células colunares ciliadas pseudoestratificadas, além de uma proporção variável de células secretoras caliciformes (secretoras de muco) e serosas (Figs. 9-2 e 9-3).

Sistema de Transição

O sistema de transição do trato respiratório é composto por bronquíolos, estruturas microscópicas que servem de zona de transição entre o sistema condutor (ciliado) e o sistema de trocas gasosas (alveolar) (Fig. 9-1). O desaparecimento dos cílios no sistema de transição não é abrupto; as células ciliadas da região bronquiolar proximal tornam-se escassas e progressivamente atenuadas, até o ponto em que os bronquíolos distais não mais possuam células ciliadas. Os bronquíolos normais também são destituídos de células caliciformes, mas possuem outros tipos de células secretoras, as células *Club* (nome em inglês dado às células exócrinas bronquiolares) (antigamente denominadas células de Clara) e as células neuroendócrinas. As células *Club*, também conhecidas como células secretoras bronquiolares, contêm várias organelas biossintéticas que desempenham papel ativo na detoxificação de xenobióticos (substâncias estranhas), semelhante ao dos hepatócitos (Fig. 9-4). As células *Club* são também células-tronco fundamentais no reparo e remodelação não apenas dos bronquíolos, mas também da maior parte do trato respiratório. Além disso, essas células contribuem para a imunidade inata do pulmão com a secreção de proteínas protetoras (colectinas) e surfactante pulmonar (Fig. 9-4, *B*). Nos animais carnívoros e nos macacos, e em menor proporção, nos cavalos e nos seres humanos, as porções terminais dos bronquíolos são revestidas não apenas por epitélio cúbico, mas também por capilares alveolares. Essas estruturas bronquioloalveolares peculiares são conhecidas como bronquíolos respiratórios (Figs. 9-1 e 9-5).

Sistema de Trocas

Em todos os mamíferos, o sistema de trocas gasosas do trato respiratório é formado por ductos alveolares e milhões de alvéolos (Figs. 9-1 e 9-6). A superfície dos alvéolos é revestida por dois tipos distintos de células epiteliais conhecidas como pneumócitos do tipo I (membranosos) e do tipo II (granulares) (Fig. 9-7).

Todos os três sistemas — os sistemas condutor, de transição e de trocas do sistema respiratório — são vulneráveis a lesões em razão da constante exposição a uma miríade de microrganismos, partículas e fibras, e gases e vapores tóxicos presentes no ar. A vulnerabilidade do sistema respiratório a lesões aerógenas (transmitidas pelo ar) se deve basicamente a três fatores: (1) a extensa área dos alvéolos, que funcionam como a interface entre o sangue nos capilares alveolares e o ar inspirado; (2) o grande volume de ar que entra continuamente nos pulmões; e (3) a alta concentração de elementos nocivos que podem estar presentes no ar (Tabela 9-1). No caso dos seres humanos, estima-se que a superfície dos alvéolos pulmonares seja de cerca de

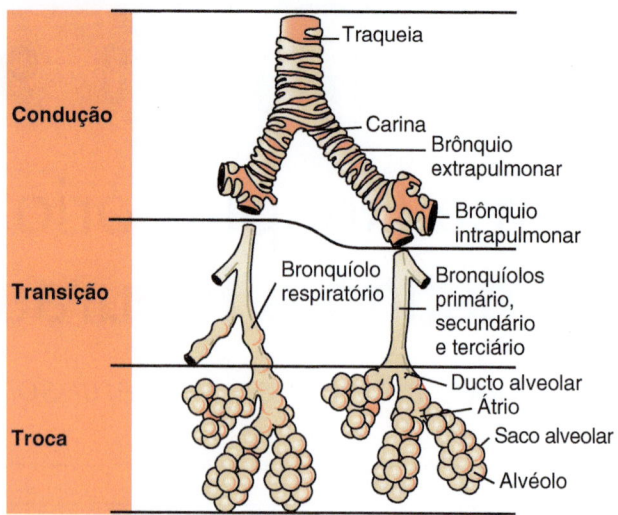

Figura 9-1 Vias Aéreas da Traqueia aos Alvéolos. Componentes condutor, de transição e de trocas do sistema respiratório. A zona de transição (bronquíolos) não se apresenta igualmente desenvolvida em todas as espécies. (Adaptado a partir de Banks WJ: *Applied veterinary histology*, ed 3, St. Louis, 1993, Mosby.)

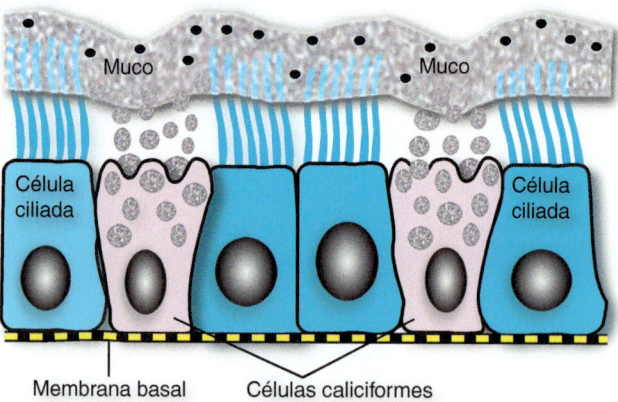

Figura 9-3 Aparelho Mucociliar do Sistema Condutor. Tanto as células ciliadas quanto as células caliciformes encontram-se localizadas na membrana basal. O muco produzido e liberado pelas células caliciformes forma um tapete sobre o qual as partículas inaladas (*pontos pretos*) são retidas e subsequentemente expelidas pelo aparelho mucociliar para a laringe. (Cortesia de Dr. A. López, Atlantic Veterinary College.)

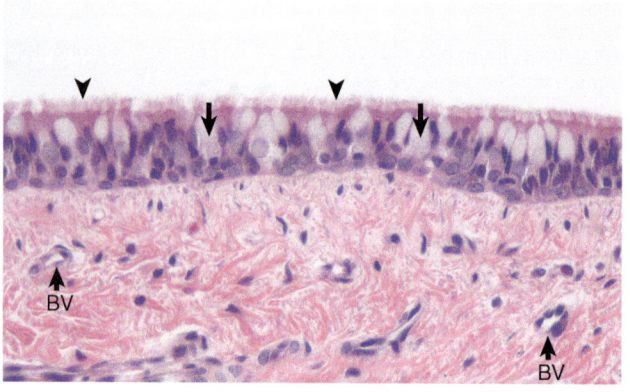

Figura 9-2 Mucosa Normal, Traqueia, Cão. A mucosa consiste em células secretoras ciliadas e não ciliadas. As células caliciformes contêm um citoplasma de coloração pálida (*setas*). A proporção entre células ciliadas e não ciliadas varia de acordo com o nível das vias aéreas. As células ciliadas (*pontas de seta*) são mais abundantes nas vias aéreas proximais, enquanto as secretoras são proporcionalmente mais numerosas nas porções distais dos sistemas condutor e de transição. A submucosa do sistema condutor (do nasal aos brônquios) possui vasos sanguíneos (*BV*) em abundância. Coloração por HE. (Cortesia de Dr. J.F. Zachary, College of Veterinary Medicine, University of Illinois.)

Microbiota Normal do Sistema Respiratório

O sistema respiratório possui a sua própria microbiota, assim como qualquer outro sistema do corpo que está em contato com o ambiente externo. Passando-se um *swab* estéril profundamente no interior da cavidade nasal de qualquer animal saudável e submetendo o material à cultura de microrganismos, leveduras e fungos, é possível recuperar muitas espécies de bactérias, como *Mannheimia* (*Pasteurella*) *haemolytica* em bovinos; *Pasteurella multocida* em gatos, bovinos e suínos; e *Bordetella bronchiseptica* em cães e suínos. Os organismos que constituem a microbiota do trato respiratório se restringem à região mais proximal (rostral) do sistema condutor (cavidade nasal, faringe e laringe). A porção torácica da traqueia, os brônquios e os pulmões são considerados essencialmente estéreis. Os tipos de bactéria presentes na biota nasal variam consideravelmente entre as espécies animais e em diferentes regiões geográficas do mundo. Alguns patógenos presentes na biota nasal podem causar sérias infecções respiratórias em certas circunstâncias. Por exemplo, *Mannheimia* (*Pasteurella*) *haemolytica* faz parte da microbiota nasal bovina, mas essa bactéria pode causar uma doença devastadora em bovinos — mannheimiose pneumônica (febre do transporte). Estudos experimentais constataram que microrganismos da microbiota nasal são constantemente transportados para os pulmões através do ar traqueal. Apesar desse constante bombardeio bacteriano proveniente da microbiota nasal e do ar contaminado, os pulmões normais permanecem estéreis graças à notável eficácia de seus mecanismos de defesa.

200 m², aproximadamente a área de uma quadra de tênis. Estima-se que a superfície alveolar do pulmão equino seja próxima de 2.000 m². Calcula-se também que o volume de ar que alcança o pulmão humano todos os dias seja de cerca de 9.000 L. Os pulmões também são suscetíveis a microrganismos, toxinas e êmbolos provenientes do sangue (hematógenos). Esse fato não é de surpreender, uma vez que todo o débito cardíaco do ventrículo direito é direcionado para os pulmões, e cerca de 9% do volume total de sangue se encontra na vasculatura pulmonar. O leito capilar pulmonar é o maior do corpo, com uma superfície de 70 m² no ser humano adulto; essa área equivale a uma extensão de 2.400 km de capilares, onde 1 mL de sangue ocupa até 16 km do leito capilar.

Disfunção/Respostas à Lesão e Padrões de Lesão

Sistema Condutor (Nariz, Seios Paranasais, Laringe, Traqueia e Brônquios)

A porção condutora do sistema respiratório é revestida pelo epitélio colunar pseudoestratificado ciliado (a maior parte da cavidade nasal, os seios paranasais, parte da laringe e a totalidade da traqueia e dos brônquios), pelo epitélio olfatório (parte da cavidade nasal, particularmente os cornetos etmoidais) e pelo epitélio escamoso (vestíbulo nasal e partes da laringe). O padrão de lesão, a inflamação e a resposta do hospedeiro (cicatrização de feridas) são característicos para cada

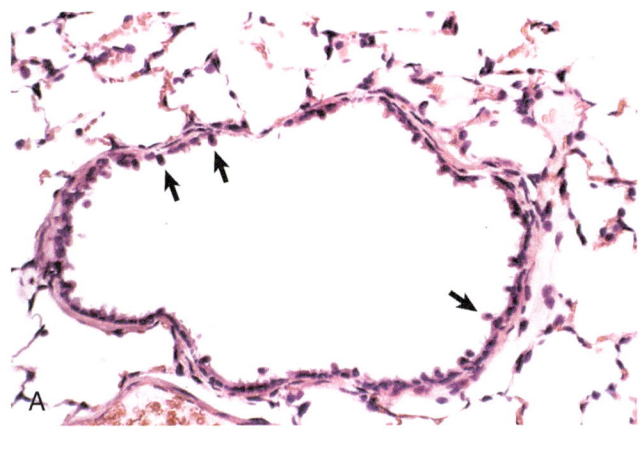

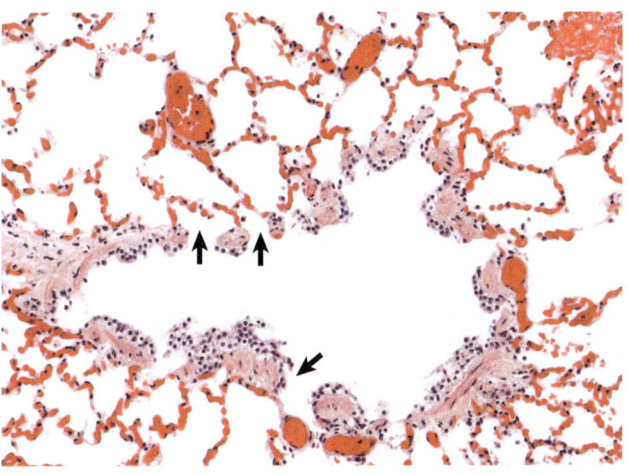

Figura 9-5 **Bonquíolo Respiratório Normal, Cão.** A parede do bronquíolo é recoberta pelo epitélio ciliado, que é sustentado por músculo liso e tecido conjuntivo. Terminalmente, a parede torna-se interrupta, criando comunicações laterais entre o lúmen bronquiolar e os alvéolos (*setas*). Coloração por HE. (Cortesia de Dr. A. López, Atlantic Veterinary College.)

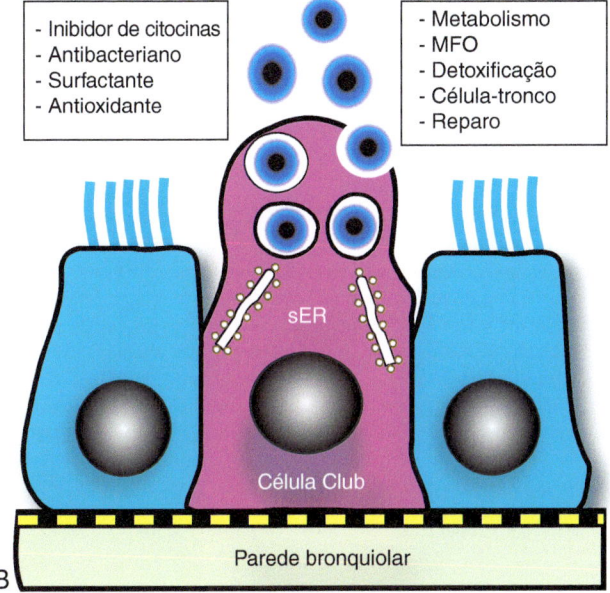

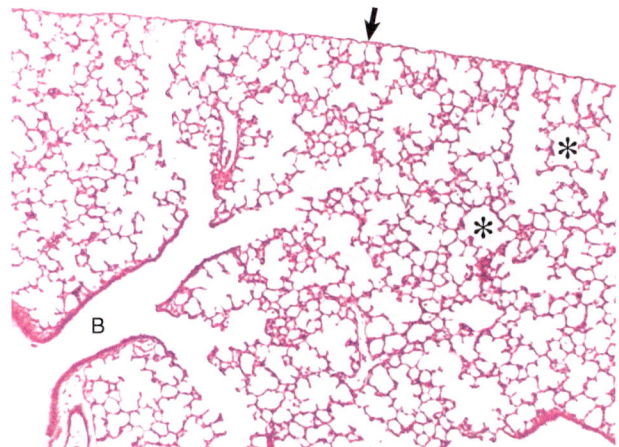

Figura 9-4 **Bronquíolo Normal, Rato. A,** Bronquíolo mostrando uma fina parede composta por uma membrana basal, músculo liso e tecido conjuntivo. Na superfície luminal do bronquíolo, observa-se a presença de células *Club* (células de Clara) em forma de cúpula (*setas*) projetando-se para o lúmen. Coloração por HE. **B,** Representação esquemática de uma célula *Club* mostrando um retículo endoplasmático liso abundante (sER) e grânulos citoplasmáticos, extrudados no lúmen bronquiolar. *MFO,* oxidases de função mista. (Cortesia de Dr. A. López, Atlantic Veterinary College.)

Figura 9-6 **Pulmão, Rato.** Os pulmões foram fixados por perfusão intratraqueal do fixador para conservar a distensão normal as vias aéreas. Observa-se a ramificação dicotômica dos bronquíolos (*B*) que terminam como alvéolos (*asteriscos*) e a fina pleura visceral (*seta*) recobrindo a superfície dos pulmões. Coloração por HE. (Cortesia de Dr. J. Martinez-Burnes, Atlantic Veterinary College.)

um desses três tipos de epitélio, independentemente de sua localização anatômica.

O epitélio pseudoestratificado ciliado, que reveste a maior parte da cavidade nasal e da nasofaringe, parte da laringe e a totalidade da traqueia e dos brônquios, é consideravelmente sensível a lesões. Quando essas células sofrem uma lesão irreversível, seja causada por infecção viral, trauma ou inalação de gases tóxicos, as células ciliadas ficam tumefeitas, perdem sua conexão com a membrana basal subjacente e esfoliam rapidamente (Fig. 9-8). Um exsudato leve e transitório de fluido, proteínas plasmáticas e neutrófilos recobre a úlcera. Na ausência de complicações ou infecções bacterianas secundárias, um tipo específico de células progenitoras conhecidas como células basais ou *células secretoras não ciliadas* (células pré-ciliadas), normalmente

presentes na mucosa, migram para cobrir a membrana basal desnuda e sofre mitose, acabando por se diferenciar em novas células epiteliais ciliadas (Fig. 9-8). A migração, proliferação e conexão das células são reguladas pela liberação local de interleucinas (IL-1β, IL-2, IL-4 e IL-13), fatores de crescimento, integrinas e proteínas da matriz extracelular (ECM), como o colágeno e a fibronectina. A capacidade de autorreparação do epitélio ciliado é notavelmente eficaz. Por exemplo, a cicatrização epitelial de uma úlcera sem complicações da mucosa traqueal pode se concluir em apenas 10 dias. Essa sequência de degeneração, esfoliação, ulceração, mitose e reparo das células normalmente está presente em muitas infecções virais em que os vírus se reproduzem nos epitélios nasal, traqueal e brônquico, causando extensa ulceração das mucosas. Os resfriados humanos

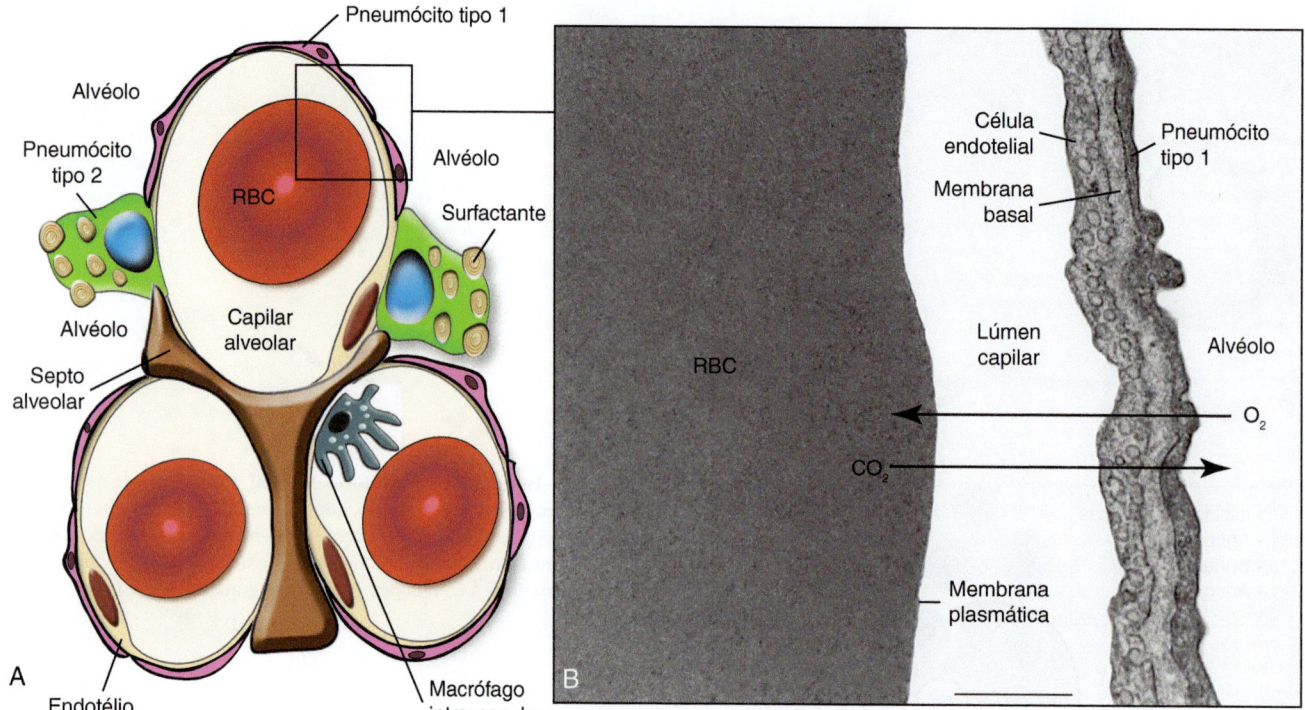

Figura 9-7 Barreira Hematoaérea. A, Nesse diagrama esquemático, observa-se a fina membrana (barreira hematoaérea) separando o compartimento do sangue dos alvéolos. Os pneumócitos do tipo I (membranosos) são notadamente finos e recobrem a maior parte da parede alveolar. Observa-se a presença das células endoteliais revestindo o capilar alveolar. O interstício alveolar sustenta o epitélio alveolar de um lado e o endotélio do outro lado da barreira hematoaérea. Os pneumócitos do tipo II (granulares) aparecem como grandes células cuboidais com corpos lamelares (surfactante) no citoplasma. Um macrófago intravascular pulmonar, componente do sistema monócito-macrófago, aparece representado na parede de um capilar alveolar. Observa-se a presença de um glóbulo vermelho (RBC) no interior do lúmen do capilar alveolar. *B,* Parede alveolar. A barreira hematoaérea consiste em extensões citoplasmáticas de (1) pneumócitos do tipo I (membranosos), (2) uma lâmina basal dupla sintetizada por pneumócitos do tipo I e (3) extensões citoplasmáticas de células endoteliais. TEM. Contraste: acetato de uranila e citrato de chumbo. Barra = 500 nm (0,5 μm). (**A** Cortesia de Dr. A. López, Atlantic Veterinary College. **B** Cortesia de Dr. A.G. Armien, Diagnostic Ultrastructural Pathology Service, College of Veterinary Medicine, University of Minnesota.)

Tabela 9-1	Patógenos, Alérgenos e Substâncias Tóxicas Comuns Presentes no Ar Inalado
Categoria	**Agentes**
Microrganismos	Vírus, bactérias, fungos, protozoários
Pó vegetal	Grão, farinha, algodão, madeira
Produtos animais	Caspa, penas, ácaros, quitina de insetos
Gases tóxicos	Amônia (NH_3), sulfeto de hidrogênio (H_2S), dióxido de nitrogênio (NO_2), dióxido de enxofre (SO_2), cloro (Cl)
Produtos químicos	Solventes orgânicos e inorgânicos, herbicidas, amianto, níquel, chumbo

(rinovírus), a rinotraqueíte infecciosa bovina (herpesvírus bovino tipo 1), a rinotraqueíte felina (herpesvírus felino tipo 1) e vírus do grupo de doenças respiratórias infecciosas caninas, como o adenovírus canino tipo 2 (CAV-2) e o vírus da parainfluenza canina (CPIV), constituem exemplos de infecções transitórias desse tipo.

Caso a lesão à cobertura mucociliar se torne crônica, ocorre a hiperplasia das células caliciformes, resultando na produção excessiva de muco (hipersecreção) e na redução da depuração mucociliar, e quando há perda da membrana basal, o reparo se dá por fibrose e formação de tecido de granulação (cicatrização). Nos casos mais severos, a lesão prolongada causa metaplasia escamosa, que, combinada à cicatrização, causa obstrução das vias aéreas e um impedimento à depuração mucociliar. Em roedores de laboratório, as alterações hiperplásicas e metaplásicas, como as observadas nos pólipos nasais e na metaplasia escamosa, são consideradas um prenúncio de neoplasia.

O segundo tipo de epitélio que reveste o sistema condutor é o epitélio sensorial olfatório, presente em partes da mucosa nasal, notadamente nos cornetos etmoidais. Os padrões de degeneração, esfoliação e inflamação do epitélio olfatório são semelhantes aos do epitélio ciliado, exceto pelo fato de que o epitélio olfatório tem uma capacidade de regeneração limitada. No caso de lesão irreversível do epitélio olfatório, as células olfativas ficam tumefeitas, separam-se das células sustentaculares (células de sustentação) adjacentes e, por fim, esfoliam para o interior da cavidade nasal. Depois que a membrana basal subjacente do epitélio olfatório é exposta, as citocinas são liberadas pelos leucócitos e células endoteliais, e as células inflamatórias se deslocam para a área afetada. Quando a lesão é extensa, as áreas ulceradas da mucosa olfativa são substituídas por células ciliadas e caliciformes ou epitélio escamoso, ou, ainda, por tecido fibroso — todos os quais acabam causando redução (hiposmia) ou perda (anosmia) da função olfativa. O reparo do epitélio olfatório é mais lento e menos eficiente do que o reparo do epitélio respiratório. Os neurônios da mucosa olfativa têm a capacidade

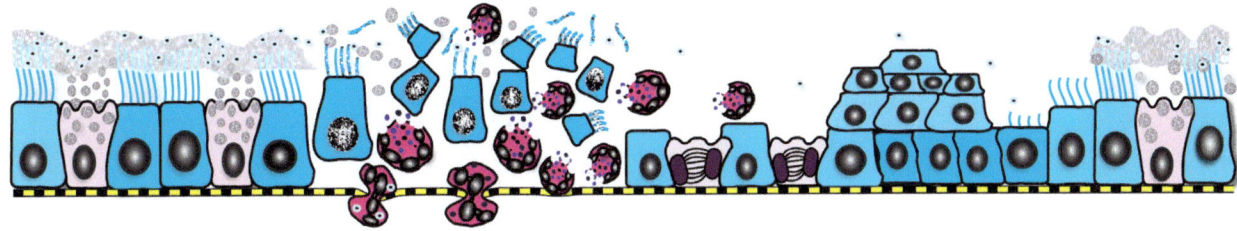

Figura 9-8 Epitélio Nasal Normal e Lesionado Após Exposição a um Gás Irritante Presente no Ar (Sulfeto de Hidrogênio). Representação esquemática dos eventos de lesão e reparo na mucosa respiratória do sistema condutor. Células azuis, epiteliais ciliadas da mucosa; células cor-de-rosa, caliciformes; células vermelhas, neutrófilos. (Cortesia de Dr. A. López, Atlantic Veterinary College.)

singular de se regenerar, um fato que está sendo explorado como uma fonte em potencial de novos neurônios no tratamento de lesões da medula espinal.

O epitélio escamoso, localizado na região vestibular do nariz (junção mucocutânea), é o terceiro tipo de epitélio presente na cavidade nasal. Comparado aos epitélios ciliado e olfatório, o epitélio escamoso nasal é bastante resistente a todas as formas de lesão. A mucosa faríngea, composta por epitélio escamoso, apresenta padrões de necrose e inflamação semelhantes à mucosa bucal (Capítulo 7).

Brônquios

Os padrões de necrose, inflamação e reparo nos brônquios intrapulmonares são semelhantes àqueles anteriormente descritos para os epitélios nasal e traqueal. Resumindo, as lesões do epitélio brônquico ciliado podem resultar em degeneração, desprendimento e esfoliação de células necróticas. Em circunstâncias normais, a esfoliação celular é imediatamente seguida por inflamação, mitose, proliferação celular, diferenciação celular e, por fim, reparação (Figs. 9-8 e 9-9). Dependendo do tipo de exsudato, a bronquite pode ser de natureza fibrinosa, catarral, purulenta, fibrinonecrótica (diftérica) e, às vezes, granulomatosa. Quando a lesão epitelial se torna crônica, a produção de muco aumenta por hiperplasia das células caliciformes (inflamação catarral crônica). Essa forma de bronquite crônica é bem-ilustrada nos fumantes que necessitam expectorar continuamente secreções excessivas de muco (escarro). Infelizmente, em alguns casos, não é possível eliminar efetivamente o muco em excesso das vias aéreas, resultando em bronquite obstrutiva crônica e enfisema (Fig. 9-9). A irritação brônquica crônica causa a metaplasia escamosa do epitélio ciliado, que é altamente funcional, mas vulnerável, ao epitélio escamoso, que não é funcional, porém, é mais resistente. A metaplasia escamosa tem um efeito calamitoso na depuração pulmonar, na medida em que causa uma perda estrutural e colapso funcional de porções do sistema mucociliar. A hiperplasia das glândulas brônquicas ocorre com frequência na bronquite crônica, o que se traduz em um aumento do índice de Reid (relação glândula/parede brônquica). Esse índice é inferior a 30% no pulmão humano saudável e nos pulmões da maioria das espécies domésticas, com exceção dos gatos, que geralmente têm um índice superior a 40%. O termo *remodelação das vias aéreas* abrange todas as mudanças estruturais que acompanham a bronquite crônica, como hipertrofia e hiperplasia de músculos lisos, glândulas submucosas e células caliciformes, fibrose e aumento da vascularização brônquica.

A bronquiectasia é uma das sequelas mais devastadoras da remodelação crônica dos brônquios. A condição consiste em uma dilatação patológica e permanente de um brônquio com ruptura da parede brônquica em decorrência de obstrução ou inflamação crônica. A destruição das paredes ocorre, em parte, quando as enzimas proteolíticas e os radicais de oxigênio liberados das células

fagocitárias durante a inflamação crônica degradam e enfraquecem o músculo liso e a cartilagem (condromalacia) que ajudam a manter o diâmetro normal dos brônquios (Fig. 9-10). A bronquiectasia pode ser sacular, quando a destruição afeta apenas uma pequena porção localizada da parede brônquica, ou cilíndrica, quando envolve um grande segmento de um brônquio. Macroscopicamente, a bronquiectasia se manifesta com a presença de nódulos proeminentes nos pulmões (bocelados ou eminências arredondadas) resultantes da distensão dos brônquios com exsudato, o que, por sua vez, resulta em uma atelectasia obstrutiva concomitante do parênquima circujacente (Fig. 9-11). As superfícies de corte dos brônquios dilatados são preenchidas com exsudato purulento; por essa razão, a bronquiectasia é frequentemente confundida com abscessos pulmonares. Uma inspeção cuidadosa, que normalmente exige um exame microscópico, confirma que o exsudato é circundado por restos de uma parede brônquica revestida por epitélio escamoso e não por uma membrana piogênica (tecido conjuntivo), como no caso de um abscesso pulmonar. A metaplasia escamosa interfere ainda na função normal do sistema mucociliar.

Sistema de Transição (Bronquíolos)

O revestimento epitelial da região brônquica (zona de transição) é consideravelmente suscetível a lesões, particularmente as causadas por certos vírus respiratórios (vírus da parainfluenza bovina tipo 3, vírus respiratório sincicial bovino, adenovírus ou vírus da cinomose canina), gases oxidantes (dióxido de nitrogênio [NO_2], dióxido de enxofre [SO_2] ou ozônio [O_3]) e substâncias tóxicas (3-metilindol ou paraquat). A explicação exata da razão para a grande propensão do epitélio a lesões ainda não é clara, mas é presumivelmente atribuída, em parte, (1) à sua alta vulnerabilidade aos agentes oxidantes e radicais livres; (2) à presença de células *Club* (células de Clara) ricas em oxidases de função mista, que geram localmente metabólitos tóxicos (Fig. 9-4); e (3) à tendência dos macrófagos e leucócitos alveolares pulmonares a se acumularem nessa região dos pulmões. Dependendo dos tipos de lesão e resposta inflamatória, a bronquiolite é classificada em necrosante, supurativa, catarral (metaplasia mucosa) ou granulomatosa.

Reparo de Lesões Bronquiolares Agudas e Leves

No caso de lesão irreversível das células bronquiolares ciliares, as células se degeneram e esfoliam para o lúmen bronquiolar, deixando uma membrana basal desnuda. O reparo da região bonquiolar é semelhante àquele da mucosa tranqueal ou nasal, porém, menos eficaz. Em circunstâncias normais, as células fagocitárias recrutadas removem exsudato e restos celulares do lúmen dos bronquíolos afetados, preparando, desse modo, a membrana basal para ser repopulada por novas células indiferenciadas originárias de um grupo de células *Club* (células de Clara) em rápida divisão mitótica. Após vários dias, essas células

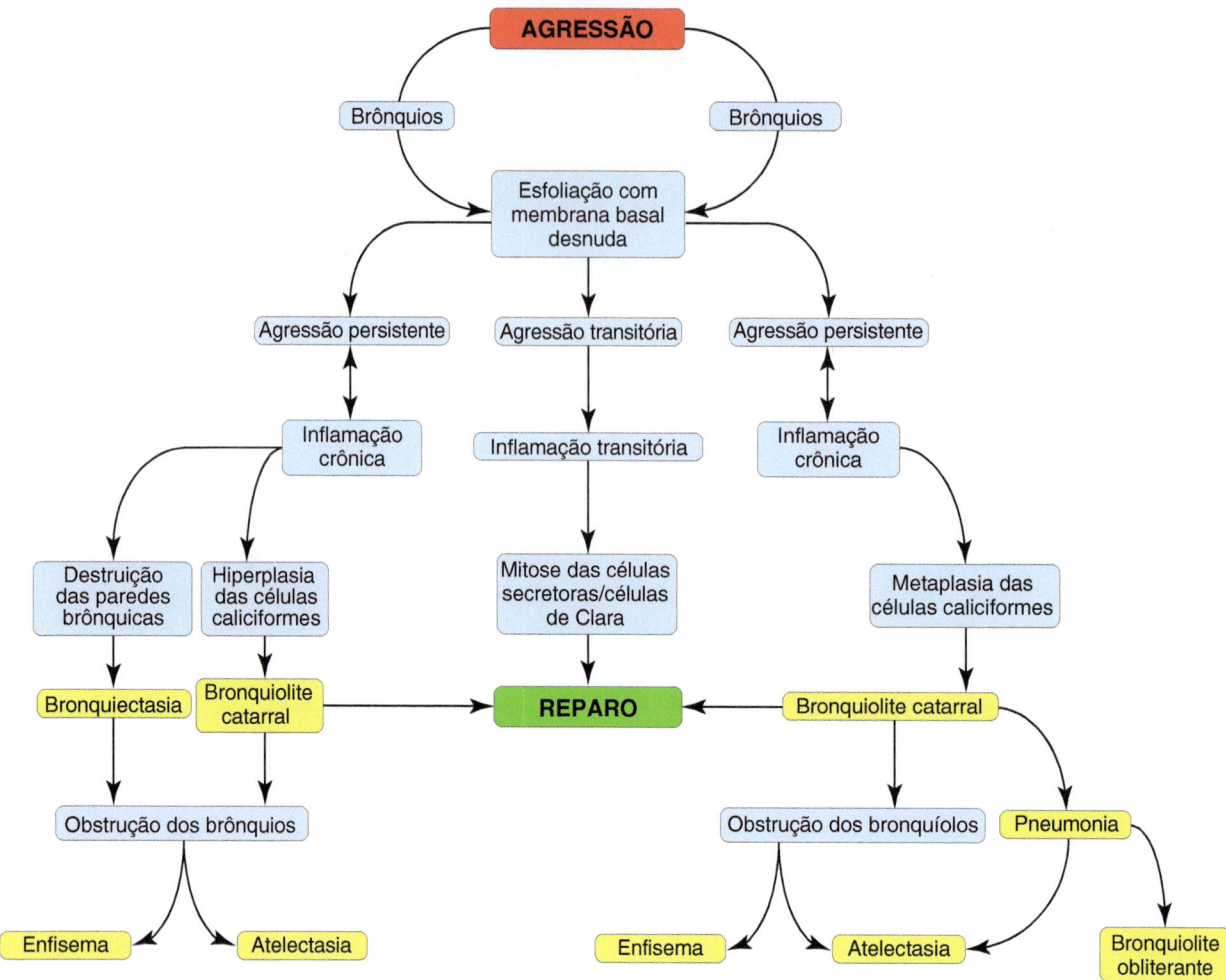

Figura 9-9 **Padrões de Resposta do Hospedeiro e Possíveis Sequelas das Agressões aos Brônquios e Bronquíolos.** (Cortesia de Dr. A. López, Atlantic Veterinary College.)

em proliferação diferenciam-se totalmente em células bronquiolares normais.

Reparo de Lesões Bronquiolares Agudas e Severas

Nas lesões agudas e severas, como aquelas causadas por pneumonia por aspiração ou por microrganismos altamente patogênicos, o exsudato se adere à membrana basal dos bronquíolos e não pode ser removido. O exsudato é infiltrado por fibroblastos, que formam pequenas massas nodulares de tecido fibrovascular que se desenvolvem e se transformam em pólipos microscópicos bem-organizados no interior do lúmen bronquiolar. A superfície externa do exsudato eventualmente é recoberta por células ciliares. Essa lesão é conhecida como *bronquiolite obliterante*, e os pólipos podem crescer a ponto de prejudicar o fluxo de ar (Figs. 9-9 e 9-12).

Reparo de Lesões Bronquiolares Crônicas

Nas lesões bronquiolares leves, mas persistentes, as células caliciformes, normalmente ausentes nos bronquíolos, proliferam-se a partir das células basais, resultando em metaplasia de células caliciformes e causando uma alteração profunda nas propriedades físico-químicas das secreções bronquiolares (Fig. 9-13). O fluido bronquiolar normalmente seroso, liberado pelas células *Club* (células de Clara), transforma-se em um material tenaz quando associado ao muco produzido pelas células caliciformes. Em consequência do aumento da viscoelasticidade do muco, as secreções

bronquiolares não têm como ser efetivamente removidas por ação ciliar, resultando no tamponamento e obstrução das vias aéreas distais. Em tais condições, geralmente classificadas em conjunto como doença pulmonar obstrutiva crônica, é necessário tossir para expelir o muco dos bronquíolos obstruídos. O enfisema pulmonar e a atelectasia são outras sequelas da metaplasia bronquiolar e da hipersecreção de muco que bloqueia total ou parcialmente o lúmen desses bronquíolos. Esses dois distúrbios de insuflação estão caracteristicamente presentes na doença pulmonar obstrutiva crônica (DPOC), denominada "obstrução recorrente das vias aéreas (RAO) em equinos (ver Obstrução Recorrente das Vias Aéreas, na seção Disordens dos Equinos). A proliferação peribonquiolar de linfócitos (hiperplasia do tecido linfoide associado aos brônquios [BALT]) também é uma lesão microscópica comum observada na bronquiolite crônica.

Vias Aéreas Hiper-responsivas

Vias aéreas hiper-responsivas ou doença hiper-responsiva das vias aéreas é outra sequela das lesões bronquiolares, resultante de interações genético-ambientais. Ela se desenvolve em seres humanos e animais (experimentalmente) após uma infecção viral transitória e quase sempre inócua do trato respiratório inferior ou em decorrência de exposição a determinados alérgenos. Trabalhos experimentais demonstraram que a hiperreatividade das vias aéreas na bronquiolite pós-viral está associada ao aumento da expressão

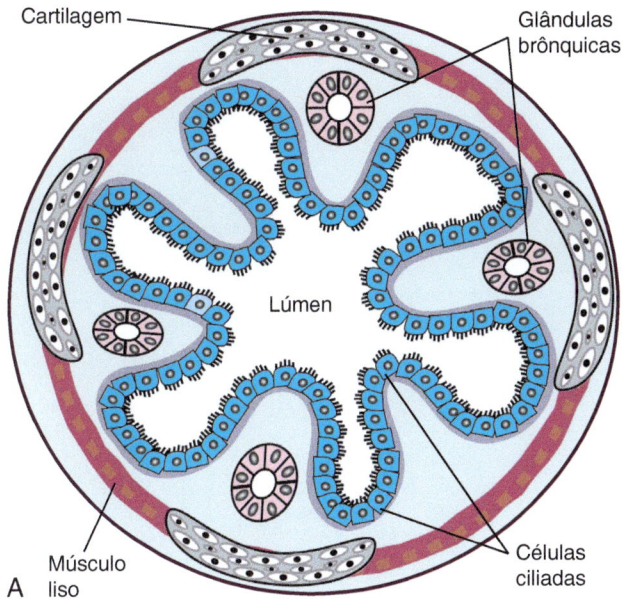

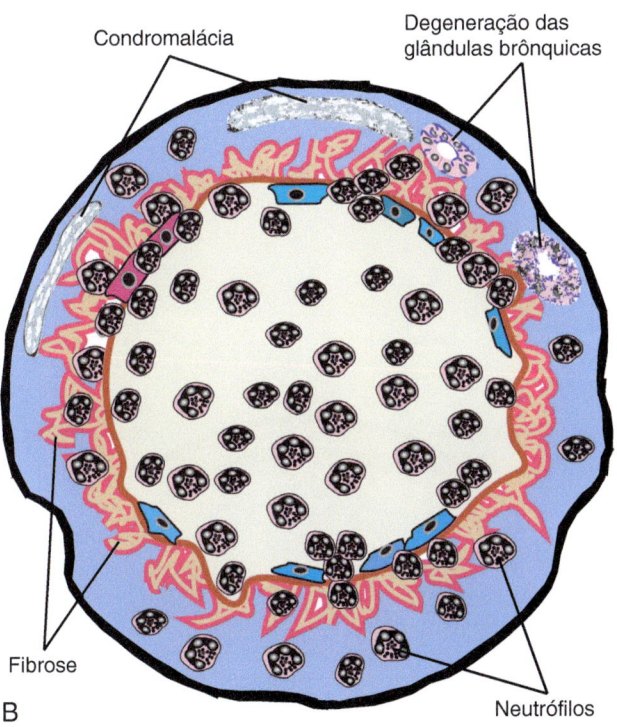

Figura 9-10 **Ilustrações Esquemáticas da Bronquiectasia. A,** Brônquio normal mostrando a mucosa, a submucosa, as glândulas brônquicas e a cartilagem. **B,** Bronquiectasia. O brônquio afetado está dilatado e perdeu suas projeções normais da mucosa para o interior do lúmen. Observa-se a presença de inflamação, perda de mucosa, destruição da parede brônquica e fibrose com atrofia da cartilagem e das glândulas brônquicas. (Cortesia de Dr. A. López, Atlantic Veterinary College.)

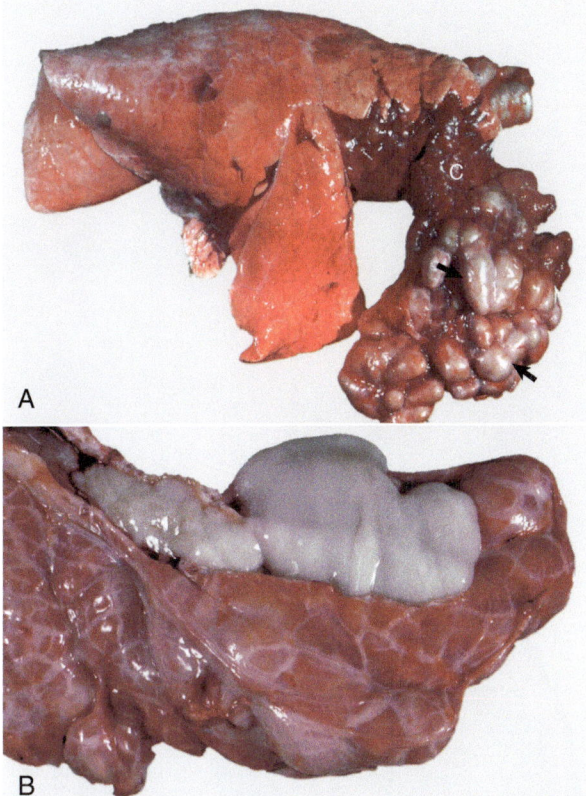

Figura 9-11 **Bronquiectasia Severa com Broncopneumonia Crônica, Pulmão Direito, Bezerro. A,** Observam-se os brônquios segmentarmente distendidos (protuberância) (*setas*) alimentando a porção ventral do lobo cranial do pulmão. O lúmen dos brônquios afetados apresenta-se preenchido com exsudato purulento. O parênquima pulmonar circundante alimentado por esses brônquios está atelectásico (C). Os brônquios com bronquiectasia lembram abscessos pulmonares, mas ao contrário dos abscessos, que são compostos de exsudato piogênico dentro de uma cápsula fibrosa, o exsudato na bronquiectasia é, em grande parte, mucopurulento e se encontra contido nos restos da parede brônquica dilatada. **B,** Esses brônquios distendidos são preenchidos por exsudato mucopurulento (material branco-acinzentado) que vaza das vias aéreas quando elas são cortadas. (**A** Cortesia de Ontario Veterinary College. **B** Cortesia de Dr. M.D. McGavin, College of Veterinary Medicine, University of Tennessee.)

Sistema de Trocas (Alvéolos)

Em razão de sua estrutura extremamente delicada, os alvéolos são bastante vulneráveis a lesões depois que os mecanismos locais de defesa são sobrecarregados. A parede alveolar é uma membrana fina formada por um núcleo de interstício que sustenta uma extensa rede de capilares alveolares. Os fibroblastos (células dos septos), os miofibroblastos, o colágeno, as fibras elásticas e alguns macrófagos e mastócitos intersticiais constituem o interstício alveolar. A parede dos capilares alveolares voltada para o espaço aéreo é notadamente fina e possui três camadas compostas por endotélio vascular, lâmina basal e epitélio alveolar. Essas três camadas dos capilares alveolares constituem o que se costuma denominar de *barreira hematoaérea* (Fig. 9-7). O lado epitelial do alvéolo é revestido basicamente por pneumócitos tipo 1 bastante finos, dispostos como uma membrana contínua muito delicada que se estende ao longo da superfície alveolar (Fig. 9-7). Os pneumócitos do tipo I são particularmente suscetíveis a agentes nocivos que alcançam a região alveolar por via aerógena ou hematógena. A agressão aos

de receptores *Toll-like* (TLRs) e à suscetibilidade incomum a endotoxinas inaladas. Animais hiperreativos normalmente possuem um maior número de mastócitos, eosinófilos e linfócitos T na mucosa das vias aéreas. Clinicamente, a hipersensibilidade das vias aéreas caracteriza-se por uma broncoconstrição exagerada após a exposição natural a estímulos leves, como ar frio, ou depois de os animais serem experimentalmente expostos a aerossóis de histamina ou metacolina.

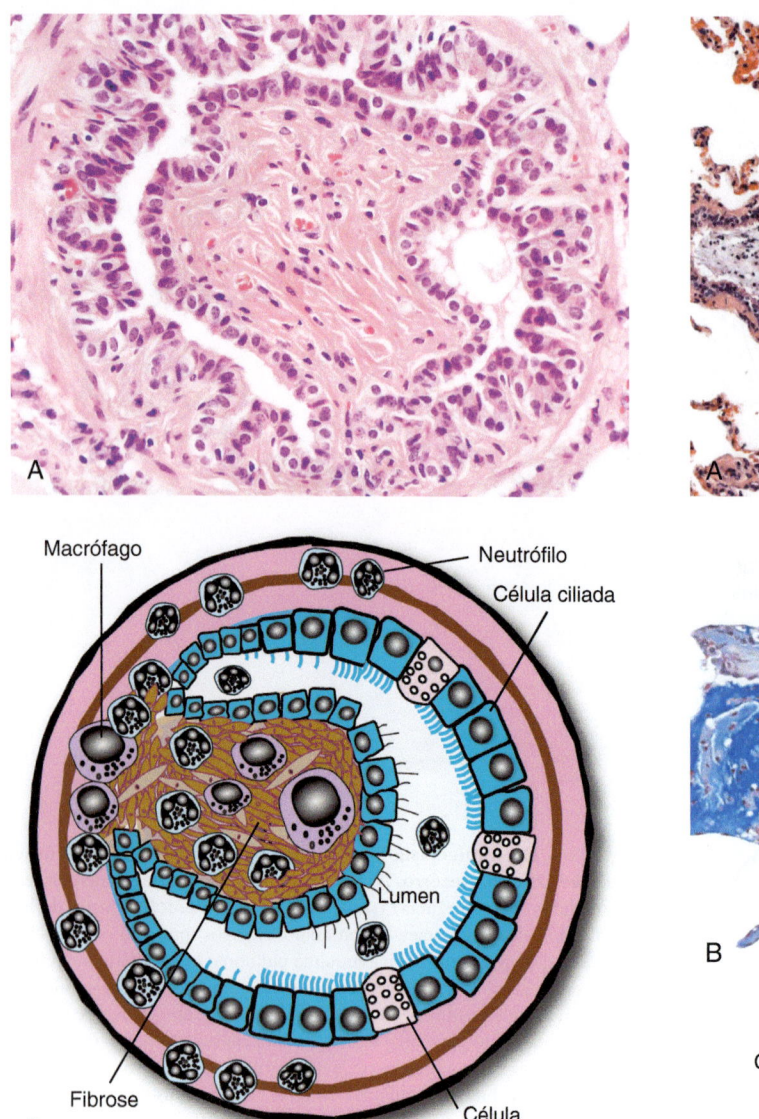

Figura 9-12 **Bronquiolite Obliterante. A,** Inflamação crônica na parede bronquiolar resulta na formação de uma massa nodular (*centro*) de tecido de granulação firmemente aderido à parede das vias aéreas, projetando-se para o lúmen bronquiolar e revestido pelo epitélio brônquico. Coloração por HE. **B,** Diagrama ilustrando o exsudato organizado, formado por tecido conjuntivo, macrófagos, linfócitos e neutrófilos, aderido à parede bronquiolar e recoberto por células respiratórias ciliadas. (Cortesia de Dr. A. López, Atlantic Veterinary College.)

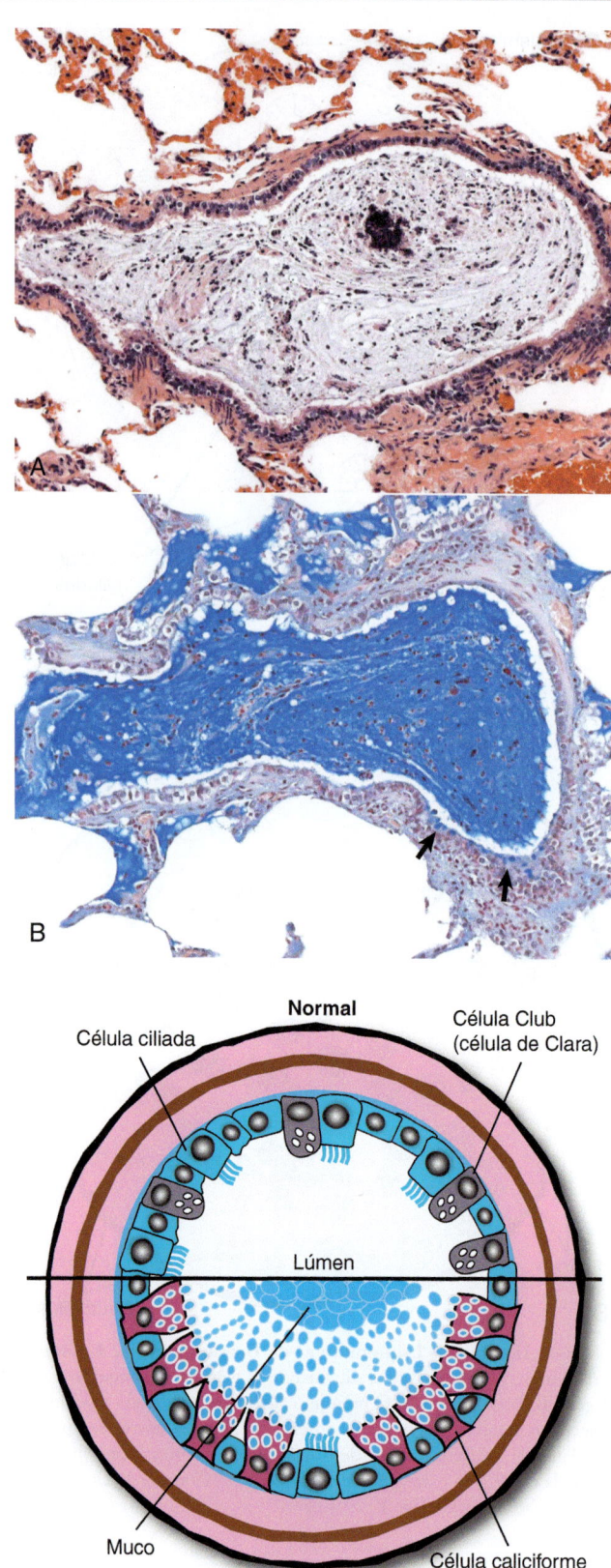

Figura 9-13 **Doença Pulmonar Obstrutiva Crônica (Asma), Obstrução Recorrente das Vias Aéreas (RAO), Bronquíolo, Pulmão, Equino. A,** Esse cavalo de 15 anos tinha um histórico de dispneia recorrente e progressiva não responsiva ao tratamento. Observa-se que o bronquíolo está tampado pelo muco misturado a restos celulares e alguns neutrófilos. Coloração por HE. **B,** O bronquíolo está cheio de muco, com a presença de várias células caliciformes (*setas*) na mucosa. Os bronquíolos saudáveis não contêm células caliciformes ou muco. Corante azul alciano. **C,** Diagrama esquemático de um bronquíolo normal (*metade superior do diagrama*) revestida por células *Club* e algumas células ciliadas. Bronquíolo com metaplasia severa das células caliciformes (*metade inferior do diagrama*) mostrando um número abundante de células caliciformes metaplásicas (*células roxas*) e acúmulo de muco no lúmen, causando doença pulmonar obstrutiva crônica. (**A** e **B** Cortesia de Dr. A. López e Dr. C. Legge, Atlantic Veterinary College. **C** Cortesia de Dr. A. López, Atlantic Veterinary College.)

pneumócitos do tipo I rapidamente induz tumefação e vacuolização dessas células (Fig. 9-14). Em caso de lesão irreversível, as células do tipo I se desprendem, resultando na desnudação da membrana basal, no aumento da permeabilidade alveolar e no edema alveolar. O reparo alveolar é possível, desde que a membrana basal permaneça intacta e as lesões não sofram complicações decorrentes de outras agressões ou de infecção. No espaço de 3 dias, os pneumócitos cúbicos do tipo II (granulares), que são as células precursoras e mais resistentes a lesões, sofrem mitose, gerando um grande grupo de

novas células indiferenciadas (Figs. 9-14 e 9-15). Essas células novas repavimentam a membrana basal desnuda e, por fim, diferenciam-se em pneumócitos do tipo I. No caso de lesão alveolar difusa, a proliferação de pneumócitos do tipo II é tão espetacular que a aparência microscópica do alvéolo lembra a de uma glândula ou de um pulmão fetal; essa lesão é denominada *epitelização* ou *fetalização*. Embora faça parte do reparo alveolar normal, a hiperplasia dos pneumócitos do tipo II pode interferir na troca gasosa e causar hipoxemia. Em casos sem complicações, os pneumócitos do tipo II acabam por se

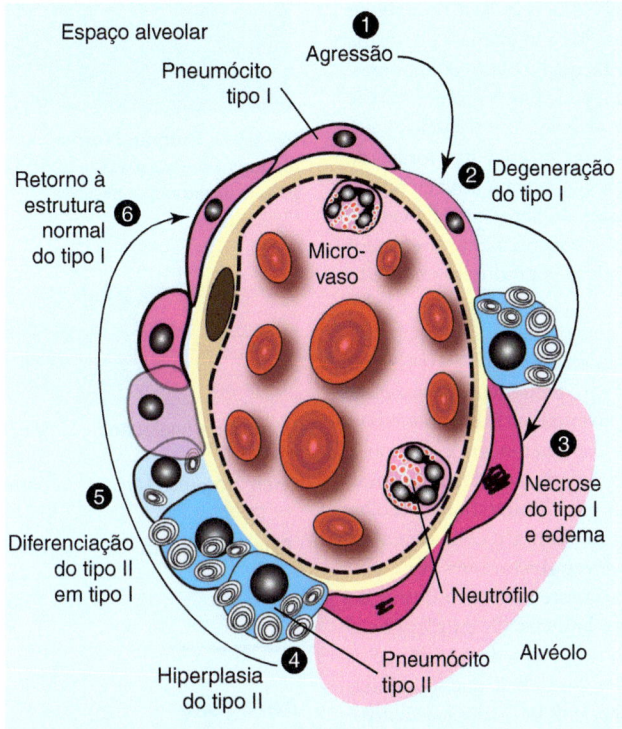

Figura 9-14 **Eventos Celulares Durante a Agressão e a Necrose dos Pneumócitos do Tipo I.** As agressões severas (*1*) podem causar degeneração e necrose dos pneumócitos do tipo I (*2*). A necrose dessas células resulta na formação de edema alveolar transitório (*área cor-de-rosa*) (*3*), seguida por hiperplasia dos pneumócitos do tipo II (*4*), células-tronco que se diferenciam (*5*) em pneumócitos do tipo I como parte do reparo e da cicatrização alveolares (*6*). (Cortesia de Dr. A. López, Atlantic Veterinary College.)

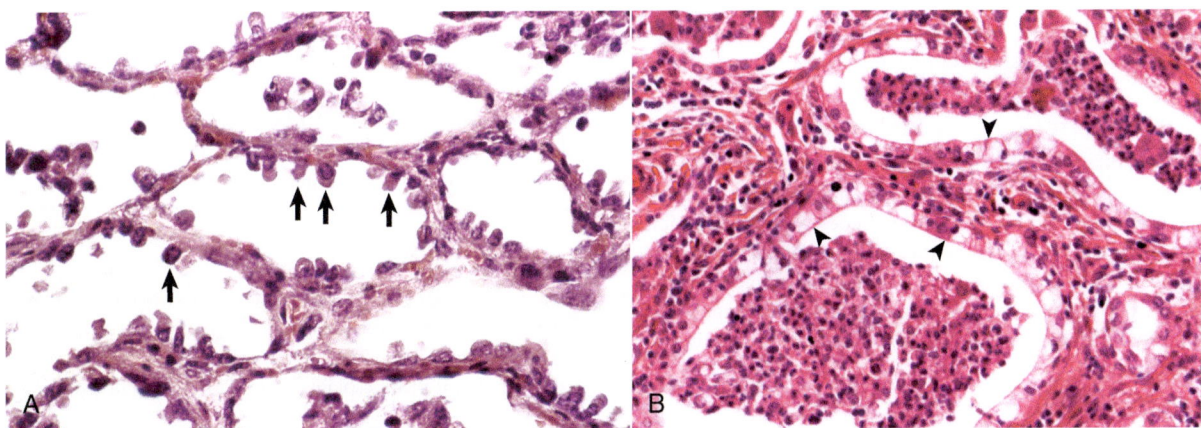

Figura 9-15 **Hiperplasia de Pneumócitos do Tipo II. A,** Lesão alveolar aguda, aspiração de óleo cru, vaca. Observa-se a proliferação de células epiteliais cúbicas (pneumócitos tipo II) (*setas*) ao longo da superfície luminal da parede alveolar. Durante o reparo alveolar, os pneumócitos do tipo II são as células precursoras dos pneumócitos necróticos do tipo I que foram perdidos. Coloração por HE. **B,** Lesão alveolar crônica, pneumonia intersticial, equino. Observa-se toda a membrana alveolar revestida por pneumócitos cúbicos do tipo II (*pontas de seta*). O interstício alveolar apresenta-se expandido com as células inflamatórias, e o lúmen alveolar contém restos celulares misturados com leucócitos. Coloração por HE. (**A** Cortesia de Dr. A. López, Atlantic Veterinary College. **B** Cortesia de Dr. G. Hines, Provincial Veterinary Laboratory, New Brunswick, e Dr. A. López, Atlantic Veterinary College.)

diferenciar em pneumóticos do tipo I, concluindo, desse modo, o último estágio do reparo alveolar (Fig. 9-14). Em algumas formas de lesão pulmonar intersticial crônica, a superfície da membrana basal alveolar pode ser populada por células bronquiolares migrantes, em um processo conhecido como *bronquiolização alveolar*, ou *lambertose*. Nos casos severos, a lambertose, uma alteração metaplásica, pode ser confundida microscopicamente com adenomas alveolares.

Os pneumócitos do tipo I são um dos três componentes estruturais da barreira hematoaérea, de modo que, quando essas células epiteliais são lesionadas, ocorre um aumento da permeabilidade capilar alveolar e um vazamento transitório de fluido plasmático, proteínas e fibrina para o lúmen alveolar (Fig. 9-14). Em circunstâncias normais, esses fluidos são rapidamente eliminados dos alvéolos por absorção alveolar e linfática, e pneumócitos tipo I necrosados e filamentos de fibrina são fagocitados e removidos pelos macrófagos alveolares pulmonares. Na presença de lesão persistente e severa, pode haver proliferação de fibroblastos e miofibroblastos nas paredes alveolares (interstício alveolar), causando fibrose do septo alveolar, enquanto em outras formas de lesão severa, os fibroblastos e miofibroblastos migram ativamente do interstício para os espaços alveolares, causando fibrose intra-alveolar. Esses dois tipos de fibrose alveolar são mais frequentemente observados nas doenças pulmonares tóxicas e alérgicas, e produzem um efeito devastador na função pulmonar.

As células endoteliais também têm uma participação importante na fisiologia normal e anormal dos alvéolos (Figs. 9-7 e 9-14), pois células retêm e compartilham antígenos circulantes com os macrófagos intravasculares e intersticiais. A junção entre as células endoteliais alveolares não é tão próxima quanto a dos pneumócitos do tipo I, permitindo o deslocamento de uma determinada quantidade de fluido e de proteínas de baixo peso molecular para o interstício alveolar. As células endoteliais mantêm um íntimo contato celular com os eritrócitos e leucócitos que atravessam o pulmão, uma vez que o lúmen dos capilares alveolares é ligeiramente menor (5,0 µm) do que o diâmetro dos glóbulos vermelhos e brancos. Os eritrócitos são facilmente deformáveis, de modo que o seu tempo de trânsito pelos capilares alveolares é menor do que o dos leucócitos, que são células menos deformáveis. Esse tempo de trânsito mais longo dos leucócitos e o seu íntimo contato com as células endoteliais alveolares têm grande impacto na inflamação pulmonar e na síndrome do desconforto respiratório agudo (SARA).

Minuto a minuto, os mecanismos de defesa dos pulmões lidam de forma efetiva com estímulos nocivos e agressões teciduais leves sem a necessidade de uma resposta inflamatória. Entretanto, se os mecanismos normais de defesa forem ineficazes ou se tornarem insuficientes (sobrecarregados), o processo inflamatório é rapidamente desencadeado como uma segunda linha de defesa.

Exame Pós-Morte do Trato Respiratório

O exame pós-morte do trato respiratório deve sempre ser conduzido de maneira meticulosa e sistemática e deve abranger o sistema condutor (traqueia, brônquios e bronquíolos), os pulmões, a cavidade torácica e a pleura. O controle e a documentação fotográfica detalhados são elementos essenciais de um exame completo. Os pulmões normais geralmente exibem uma coloração rosada homogênea (Fig. 9-16) e apresentam-se ligeiramente desinflados por perda de pressão intratorácica negativa.

Portas de Entrada/Vias de Disseminação

Os microrganismos, toxinas e agentes pneumotóxicos podem ganhar acesso ao sistema respiratório por meio das seguintes vias (Tabelas 9-1 e 9-2): aerógena, hematógena, extensão direta e por produção local de radicais livres e metabólitos tóxicos.

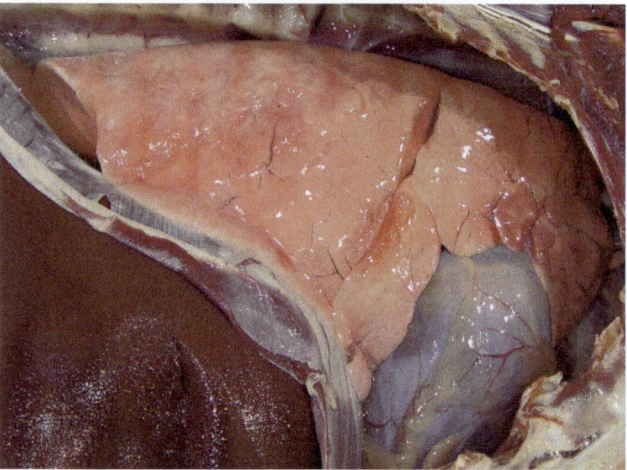

Figura 9-16 Pulmão Normal, Cão. O parênquima pulmonar apresenta-se homogeneamente rosado e ligeiramente desinflado em decorrência da perda de pressão intratorácica negativa. (Cortesia de Dr. A. López, Atlantic Veterinary College.)

Tabela 9-2	Portas de Entrada do Sistema Respiratório
Via	**Agentes**
Aerógena (inalação)	Vírus, bactérias, fungos, gases tóxicos e agentes pneumotóxicos
Hematógena (sangue)	Vírus, bactérias, fungos, parasitas, toxinas e agentes pneumotóxicos
Extensão direita	Ferimentos penetrantes, praganas migratórias, mordidas, ruptura esofágica ou perfuração diafragmática (instrumentos de metal)

Aerógena

Os patógenos, como bactérias, micoplasmas e vírus, juntamente com os gases tóxicos e as partículas estranhas, incluindo alimentos, podem ganhar acesso ao sistema respiratório pelo ar inspirado. Essa é a via mais comum de transmissão da maioria das infecções respiratórias em animais domésticos.

Hematógena

Alguns vírus, bactérias, parasitas e toxinas podem entrar no sistema respiratório através do sangue circulante. Essa porta de entrada é frequentemente observada em septicemias, bacteremias e em infecções por protozoários e vírus que têm como alvo as células endoteliais. Além disso, os leucócitos circulantes podem liberar organismos infecciosos, como retrovírus e *Listeria monocytogenes* enquanto circulam pelos pulmões.

Extensão Direta

Em alguns casos, os organismos patogênicos podem também alcançar a pleura e os pulmões por meio de lesões penetrantes, como ferimentos por arma de fogo, praganas migratórias ou mordidas, ou por extensão direta de uma ruptura esofágica ou perfuração diafragmática.

Produção Local de Radicais Livres e Metabólitos Tóxicos

Os pulmões, especialmente os bronquíolos e alvéolos, são vulneráveis a agressões endógenas causadas pela produção local de radicais livres durante os processos inflamatórios ou por metabólitos tóxicos gerados pelas células *Club* (células de Clara) (Fig. 9-4, B).

Vias de Disseminação a Partir do Sistema Respiratório (Localmente, Regionalmente e Sistemicamente)

Os processos inflamatórios do sistema respiratório, particularmente aqueles causados por organismos infecciosos, podem se estender para os tecidos contíguos ou distantes. Por exemplo, a rinite pode disseminar-se para os seios paranasais, causando rinossinusite. De modo semelhante, a inflamação laríngea pode disseminar-se para os pulmões quando o exsudato da laringe é aspirado. As doenças pulmonares podem ter efeitos sistêmicos profundos quando as citocinas, produzidas localmente durante a necrose ou a inflamação, são liberadas na circulação. Em consequência do enorme leito vascular presente no pulmão, a sepse e o choque séptico geralmente se desenvolvem quando as moléculas pró-inflamatórias superam a resposta anti-inflamatória durante a chamada "tempestade de citocinas".

Mecanismos de Defesa/Sistemas de Barreira

Mecanismos de Defesa Contra Lesões Aerógenas

É evidente que uma partícula, um microrganismo ou um gás tóxico precisa primeiro ter acesso a uma região vulnerável do sistema respiratório antes que possa induzir uma resposta imune adaptativa ou produzir um efeito patológico. As características de tamanho, forma, dispersão e deposição das partículas presentes no ar inspirado são estudadas pela aerobiologia. É importante reconhecer a diferença entre deposição, depuração e retenção de partículas inaladas. Deposição é o processo pelo qual partículas de diversos tamanhos e formas são aprisionadas em regiões específicas do trato respiratório. Depuração é o processo pelo qual as partículas depositadas são destruídas, neutralizadas ou removidas das superfícies mucosas. A diferença entre o que é depositado e o que é depurado do trato respiratório é conhecida como *retenção*. Os principais mecanismos envolvidos na depuração são o espirro, a tosse, o transporte mucociliar e a fagocitose (Tabela 9-3). A retenção anormal de partículas resultante de um aumento da deposição, uma redução da depuração ou de uma combinação de ambas é o mecanismo patogenético subjacente presente em muitas doenças pulmonares (Fig. 9-17).

A configuração anatômica da cavidade nasal e dos brônquios desempenha um papel singular na prevenção ou redução da penetração de material nocivo nos pulmões, especialmente nos alvéolos, que é a porção mais vulnerável do sistema respiratório. Os estreitos meatos nasais e a disposição espiralada dos cornetos nasais geram uma enorme turbulência do fluxo de ar, gerando, desse modo, forças físicas que induzem o impacto de partículas de mais de 10 μm com a superfície da mucosa nasal (Fig. 9-18). Embora as partículas

com menos de 10 μm consigam escapar de serem aprisionadas, essas partículas de tamanho médio encontram uma segunda barreira nas bifurcações traqueal e brônquica. As mudanças abruptas na direção do ar (inércia), que ocorrem na ramificação das vias aéreas maiores, provocam a colisão de partículas de 2 a 10 μm com a superfície da mucosa brônquica (Fig. 9-1). Com a redução da velocidade do ar inspirado no nível dos pequenos brônquios e dos bronquíolos, as forças inercial e centrífuga deixam de desempenhar um papel significativo na retenção das partículas inaladas. Nas regiões de transição (bronquiolar) e troca (alveolar), as partículas de 2 μm ou menores podem entrar em contato com a mucosa por meio da sedimentação resultante

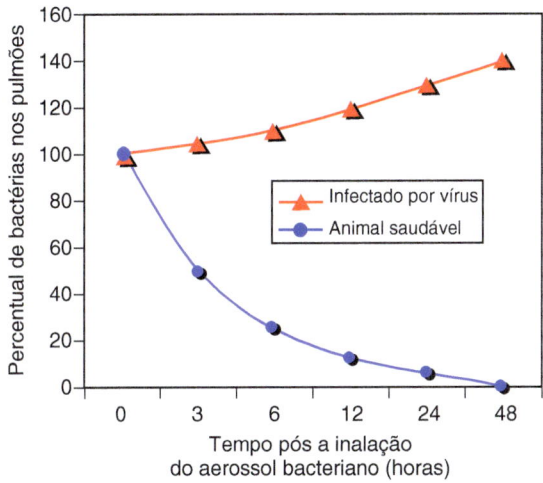

Retenção Bacteriana nos Pulmões

(gráfico: eixo Y "Percentual de bactérias nos pulmões" de 0 a 160; eixo X "Tempo pós a inalação do aerossol bacteriano (horas)" com valores 0, 3, 6, 12, 24, 48)

- Infectado por vírus
- Animal saudável

Figura 9-17 **Depuração e Retenção de Bactérias pelos Pulmões Após a Inalação de um Aerossol Experimental Contendo Bactérias.** Quando se inala um grande número de bactérias, os mecanismos normais de defesa eliminam prontamente esses microrganismos dos pulmões (*linha azul*). Entretanto, quando os mecanismos de defesa são comprometidos por uma infecção viral, um edema pulmonar, pelo estresse e assim por diante, as bactérias inaladas não são eliminadas, acabando por se colonizar e multiplicar nos pulmões (*linha vermelha*). (Cortesia de Dr. A. López, Atlantic Veterinary College.)

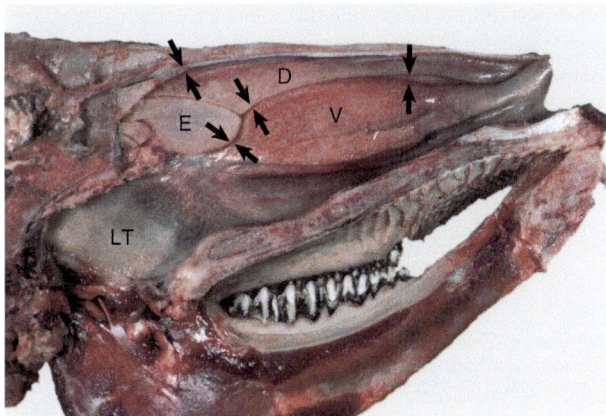

Figura 9-18 **Cornetos Dorsal (*D*), Ventral (*V*) e Etmoidal (*E*), Secção Mediossagital da Cabeça, Vaca.** Esses meatos (*espaços entre as setas*) são estreitos, e a turbulência de ar neles produzida pela disposição espiralada dos cornetos provoca o impacto das partículas em suspensão na superfície da mucosa nasal. Essas partículas são, então, deslocadas caudalmente pelo aparelho mucociliar para a faringe e, por fim, engolidas. Observa-se o tecido linfoide (*LT*) abundante na nasofaringe. (Cortesia de Dr. R.G. Thomson, Ontario Veterinary College.)

Tabela 9-3	Principais Mecanismos de Defesa do Sistema Respiratório
Regiões do Sistema Respiratório	**Mecanismos de Defesa**
Sistema condutor (nariz, traqueia e brônquios)	Depuração mucociliar, anticorpos, lisozima, muco
Sistema de transição (bronquíolos)	Células *Club*, antioxidantes, lisozima, anticorpos
Sistema de trocas (alvéolos)	Macrófagos alveolares (patógenos inalados), macrófagos intravasculares (patógenos circulantes), anticorpos opsonizantes, surfactante, antioxidantes

da gravitação ou por meio da difusão resultante do movimento browniano. Os aerossóis infectantes contendo bactérias e vírus estão na faixa de tamanho (0,01 a 2 μm) que pode ganhar acesso às regiões bronquiolar e alveolar.

Além do tamanho, outros fatores, como a forma, o comprimento, a carga elétrica e a umidade, desempenham uma função importante na deposição e retenção na superfície mucosa e na patogenicidade das partículas inaladas. Por exemplo, partículas com mais de 200 μm de comprimento também podem alcançar o trato respiratório, desde que o seu diâmetro aerodinâmico médio seja inferior a 1 μm. O amianto é um bom exemplo de fibra grande, mas delgada, que pode desviar-se dos mecanismos filtrantes deslocando-se paralelamente à corrente de ar. Uma vez nos bronquíolos terminais e alvéolos, as fibras de amianto causam asbestose (ou amiantose), uma séria doença pulmonar que acomete os seres humanos. Resumindo, as características anatômicas da cavidade nasal e das vias aéreas oferecem uma barreira eficaz que impede a penetração da maioria das partículas grandes nos pulmões.

Depois de as partículas maiores ficarem retidas na mucosa das vias aéreas condutoras e as menores se depositarem na superfície da mucosa nasal, traqueal ou broncoalveolar, é fundamental que esses materiais exógenos sejam imediatamente removidos para evitar ou minimizar lesões ao sistema respiratório. Para esses fins, o sistema respiratório é equipado com vários mecanismos de defesa, todos fornecidos por células especializadas que operam de forma altamente coordenada.

Sistema Condutor (Nariz, Traqueia e Brônquios) e Sistema de Transição (Bronquíolos)

A depuração mucociliar é o movimento físico unidirecional e a remoção de partículas depositas e gases dissolvidos no muco do trato respiratório. A depuração mucociliar, também conhecida como *sistema de descarte de resíduos*, é realizada pela cobertura mucociliar (elevador mucociliar) e constitui o principal mecanismo de defesa do sistema condutor (cavidade nasal, traqueia e brônquios) (Figs. 9-2 e 9-3). O muco age basicamente como barreira e veículo, e é constituído de uma mistura complexa de água, glicoproteínas, imunoglobulinas, lipídios e eletrólitos. Essas substâncias são produzidas por células caliciformes (mucosas), células serosas, glândulas submucosas e provenientes do fluido originário do transporte transepitelial de íons e água. Após a secreção de fluido seroso e muco na superfície da mucosa respiratória, forma-se um filme delgado de duas camadas de muco no topo das células. A camada externa desse filme é um gel, de aspecto viscoso, enquanto a camada interna é fluida, e está em contato direto com os cílios (Fig. 9-3). O sistema respiratório de um ser humano saudável produz aproximadamente 100 mL de muco por dia. Cada célula ciliada existente no sistema condutor possui cerca de 100 a 200 cílios móveis e quimiossensoriais (com 6 μm de comprimento), que pulsam metacronicamente (formando uma onda) a uma frequência de batimentos ciliares de aproximadamente 1.000 batidas por minuto, e em um cavalo, por exemplo, o muco se desloca longitudinalmente a uma razão de até 20 mm por minuto. O movimento rápido e forte dos cílios cria uma série de ondas que, de maneira contínua e sincronizada, impulsiona o muco, as células esfoliadas e as partículas aprisionadas para fora do trato respiratório em direção à faringe. Por fim, o muco é engolido ou, quando presente em grande quantidade, expelido do sistema condutor pela tosse. Se o fluxo de muco se movimentasse na mesma proporção em todos os níveis do sistema condutor, um efeito de "estrangulamento" se criaria nas vias aéreas maiores, uma vez que as vias aéreas menores, que são mais numerosas, adentram os brônquios. Por essa razão, o transporte mucociliar nas vias aéreas proximais (rostrais) é fisiologicamente mais rápido do que nas vias aéreas distais. A atividade ciliar e o transporte de muco aumentam de forma notável em resposta a estímulos como aqueles provocados pelas infecções respiratórias.

A cobertura mucociliar da cavidade nasal, da traqueia e dos brônquios também desempenha uma função importante na prevenção de lesões causadas por gases tóxicos. Se um gás solúvel entra em contato com a cobertura mucociliar, ele se mistura ao muco, reduzindo, desse modo, a concentração de gás que penetra profundamente nos alvéolos. Em outras palavras, o muco age como um "sistema de exaustão", por meio do qual os gases são solubilizados e, subsequentemente, eliminados do trato respiratório por transporte mucociliar. Se o transporte mucociliar for reduzido (perda de cílios) ou a produção de muco for excessiva, a tosse passa a ser um mecanismo importante para a desobstrução das vias aéreas.

Além da barreira mecânica e do transporte físico oferecido pelo elevador mucociliar, outras células intimamente associadas ao epitélio ciliado contribuem para o mecanismo de defesa dos sistemas condutor e de transição. Entre as mais notáveis estão as células com micropregas (células M), que são células epiteliais modificadas que recobrem o tecido linfoide associado aos brônquios (BALT), ambas estrategicamente situadas no canto da bifurcação dos brônquios e bronquíolos, onde as partículas inaladas geralmente colidem com a mucosa por causa das forças da inércia. A partir disto, as partículas inaladas e os antígenos solúveis são fagocitados e transportados para o BALT por macrófagos, células dendríticas e outras células especializadas, as células apresentadoras de antígenos (APCs), oferecendo, assim, uma oportunidade única para os linfócitos B e T entraram em contato íntimo com as substâncias patogênicas inaladas. Os linfócitos pulmonares não permanecem em repouso no BALT, mas estão em trânsito contínuo para outros órgãos, contribuindo tanto para a resposta imune celular (linfócitos T citotóxicos, auxiliares e supressores) quanto para a resposta imune humoral. A imunoglobulina A (IgA), produzida pelos plasmócitos da mucosa, e, em menor proporção, as imunoglobulinas G (IgG) e M (IgM) desempenham funções importantes na imunidade local dos sistemas condutor e de transição, especialmente no que diz respeito à prevenção da aderência de patógenos aos cílios. As doenças crônicas das vias aéreas, sobretudo as causadas por agentes infecciosos, como micoplasmas ou retrovírus, geralmente são acompanhadas por hiperplasia severa do BALT.

A depuração mucociliar termina na faringe, onde o muco, impulsionado caudalmente da cavidade nasal e cranialmente da árvore traqueobrônquica, é eventualmente engolido e, desse modo, eliminado do sistema condutor do trato respiratório. Alguns patógenos respiratórios, como *Rhodococcus equi*, podem infectar os intestinos depois de serem removidos do trato respiratório e introduzidos no sistema alimentar.

Sistema de Trocas (Alvéolos)

Os alvéolos não possuem células ciliadas e produtoras de muco; consequentemente, o mecanismo de defesa contra partículas inaladas na região alveolar não pode ser realizado por meio da depuração mucociliar. Em vez disso, os principais mecanismos de defesa dos alvéolos (sistema de trocas) são a fagocitose, realizada pelos macrófagos alveolares pulmonares, e as moléculas antimicrobianas do fluido de revestimento alveolar (Fig. 9-19). Os macrófagos alveolares pulmonares são células altamente fagocitárias, que não devem ser confundidas com os macrófagos intravasculares pulmonares, e que derivam, em grande parte, de monócitos sanguíneos e, em menor proporção, de uma população de macrófagos intersticiais que se multiplica lentamente. Após uma fase temporária de adaptação no interior do interstício alveolar, os monócitos sanguíneos reduzem o seu metabolismo glicolítico e aumentam o seu metabolismo oxidativo para funcionar em um ambiente aeróbio ao invés de anaeróbio. Os macrófagos alveolares pulmonares contribuem para as respostas imunes inata e adaptativa dos pulmões ligando-se e fagocitando rapidamente bactérias e quaisquer outras partículas que alcançam o lúmen alveolar. O número de macrófagos livres no espaço alveolar

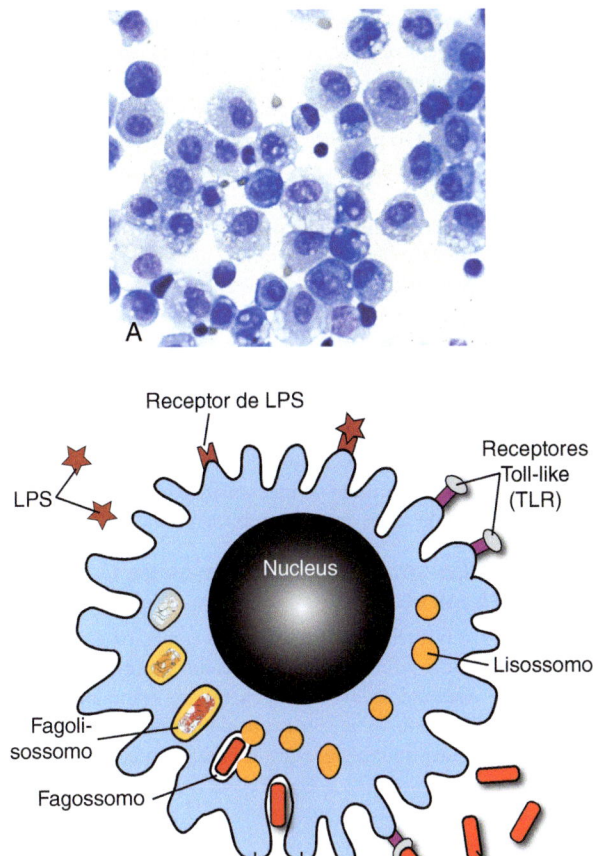

Figura 9-19 Macrófagos Alveolares Pulmonares. A, Lavado broncoalveolar, suíno saudável. Os macrófagos alveolares caracterizados pelo citoplasma abundante e vacuolizado são a célula predominante nos lavados de pulmões saudáveis. Contracorante hematoxilina de Mayer. **B,** Representação esquemática de um macrófago alveolar pulmonar. É possível observar os receptores na membrana celular, a ligação das bactérias ao receptor celular, as bactérias sendo engolfadas pelas projeções citoplasmáticas (pseudópodos), a formação dos fagossomos citoplasmáticos e a fusão dos lisossomos com os fagossomos (fagolisossomos), que, por fim, destroem as bactérias ingeridas. (**A** Cortesia de Dr. L.A. Rijana-Ludbit, Tübingen. **B** Cortesia de Dr. A. López, Atlantic Veterinary College.)

está intimamente relacionado com o número de partículas inaladas que alcançam os pulmões. A capacidade de aumentar, em questão de horas, o número de células fagocitárias disponíveis é vital para a proteção da porção distal dos pulmões contra material exógeno, particularmente quando a carga de partículas inaladas é alta. Ao contrário do que acontece com os macrófagos teciduais, o tempo de vida dos macrófagos alveolares nos alvéolos é notavelmente curto, de apenas alguns dias, razão pela qual são continuamente substituídos por monócitos sanguíneos recém-chegados.

A fagocitose alveolar desempenha um papel importante como um mecanismo da resposta imune inata contra bactérias inaladas sem a necessidade de uma reação inflamatória. As bactérias que alcançam os alvéolos são rapidamente fagocitadas, e enzimas bactericidas presentes nas lisozimas são descarregadas no fagossomo que contém a bactéria (Fig. 9-19, *B*). Exceto por alguns patógenos facultativos resistentes à destruição intracelular (p. ex. *Mycobacterium tuberculosis*, *Listeria monocytogenes*, *Brucella abortus*, *Rhodococcus equi* e algumas salmonelas), a maioria das bactérias que alcançam os pulmões são rapidamente destruídas por macrófagos alveolares ativados. De forma semelhante, as partículas inaladas, como poeira, pólen, esporos, carbono ou eritrócitos provenientes de hemorragia intra-alveolar, são todas fagocitadas

e acabam sendo removidas dos alvéolos pelos macrófagos alveolares pulmonares. A maioria dos macrófagos alveolares deixa os alvéolos migrando para a região bronquiolar (transicional) até que a cobertura mucociliar seja alcançada. Uma vez lá, os macrófagos pulmonares são removidos da mesma maneira que qualquer outra partícula: juntamente com o fluxo mucociliar para a faringe e engolidos. No gato, 1 milhão de macrófagos saem a cada hora dos alvéolos para o sistema condutor e a faringe.

A destruição e remoção dos microrganismos e partículas inalados realizada por macrófagos alveolares é um mecanismo bem-orquestrado que envolve muitas células, receptores (p. ex. receptores *Toll-like* [TLRs]) e secreções pulmonares no pulmão. As interações célula-célula são complexas e envolvem os macrófagos alveolares pulmonares, os pneumócitos, as células endoteliais, os linfócitos, os plasmócitos, as células *natural killer* e as células dendríticas. Os anticorpos também são importantes na proteção (resposta imune adquirida) do trato respiratório contra patógenos inalados. A IgA é o anticorpo mais abundante nas secreções nasais e traqueais e impede a ligação e absorção de antígenos (exclusão imune). A IgG e, em menor proporção, a IgE e a IgM promovem a absorção e destruição — pelas células fagocitárias (eliminação imune) — dos patógenos inalados. A IgG é o anticorpo mais abundante na superfície alveolar e age basicamente como um anticorpo opsonizante para os macrófagos alveolares e neutrófilos. Além dos anticorpos, existem várias moléculas secretoras liberadas localmente nos alvéolos que constituem o material de revestimento alveolar e contribuem para os mecanismos de defesa dos pulmões. Os mais importantes desses produtos antimicrobianos são a transferrina, os peptídeos aniônicos e o surfactante pulmonar (Tabela 9-4).

Para facilitar a fagocitose e fazer a distinção entre antígenos "próprios" e "estranhos", a superfície celular dos macrófagos alveolares pulmonares contém uma ampla variedade de receptores específicos. Entre os mais importantes estão os receptores Fc para anticorpos; os receptores do complemento (para C3b, C3a e C5a); o fator de necrose tumoral (TNF) e os receptores CD40, que facilitam a fagocitose e a destruição das partículas opsonizadas. Os receptores *Toll-like* reconhecem os componentes microbianos, e os receptores FAS estão envolvidos na apoptose e na fagocitose de células apoptóticas nos pulmões. Os "receptores de limpadores", responsáveis pelo reconhecimento e absorção de partículas estranhas, como poeira e fibras, também estão presentes nos macrófagos alveolares pulmonares.

Mecanismos de Defesa contra Agressões por Via Hematógena (Oriundas do Sangue)

Os pulmões são suscetíveis também a microrganismos, toxinas ou êmbolos transmitidos por via hematógena. Os macrófagos hepáticos (células de Kupffer) e esplênicos são as células fagocitárias primárias responsáveis pela remoção de bactérias circulantes e outras partículas do sangue de cães, alguns roedores e seres humanos. Por outro lado, a célula responsável pela remoção de partículas circulantes, bactérias e endotoxinas do sangue de ruminantes, gatos, porcos e cavalos é principalmente o macrófago intravascular pulmonar, uma população distinta de fagócitos normalmente residentes nos capilares pulmonares (Fig. 9-7). Em suínos, 16% da superfície capilar pulmonar é revestida por macrófagos intravasculares pulmonares. Em ruminantes, 95% das partículas rastreadoras ou bactérias injetadas por via intravenosa são rapidamente fagocitadas por esses macrófagos intravasculares. Estudos demonstraram que um número anormalmente reduzido de células de Kupffer no fígado doente resulta em um aumento compensatório do número de macrófagos intravasculares pulmonares, mesmo em espécies animais em que essas células fagocitárias normalmente inexistem no pulmão. Em algumas condições anormais, como a sepse, a liberação excessiva de citocinas pelos macrófagos intravasculares pulmonares pode resultar em lesão pulmonar aguda.

Tabela 9-4	Mecanismos de Defesa Fornecidos por Algumas Células e Produtos Secretórios Presentes no Sistema Respiratório
Células/Produtos Secretórios	**Ação**
Macrófago alveolar	Fagocitose, principal linha de defesa contra partículas inaladas e patógenos microbianos nos alvéolos
Macrófago intravascular	Fagocitose, remoção de partículas, endotoxina e patógenos microbianos da circulação
Células ciliadas	Expelem muco, partículas inaladas e patógenos microbianos por ação ciliar
Células *Club* (células de Clara)	Detoxificação de xenobióticos (oxidases de função mista) e secreções de proteção contra estresse oxidativo e inflamação; produção de surfactante
Muco	Barreira física; aprisiona as partículas inaladas e os patógenos microbianos e neutraliza os gases solúveis
Surfactante	Protege as paredes alveolares e aumenta a fagocitose
Lisossomo	Enzima antimicrobiana
Transferrina e lactoferrina	Inibição e supressão do crescimento bacteriano
α_1-Antitripsina	Protege contra os efeitos nocivos das enzimas proteolíticas liberadas pelas células fagocitárias; inibe a inflamação
Interferon	Agente antiviral e modulador das respostas imune e inflamatória
Interleucinas	Quimiotaxia, suprarregulação das moléculas de aderência
Anticorpos	Prevenção da ligação de microorganismos às membranas celulares, opsonização
Complemento	Quimiotaxia; aumenta a fagocitose
Antioxidantes*	Prevenção de lesões causadas por ânion superóxido, peróxido de hidrogênio e radicais livres (ROS) gerados durante a fagocitose, a inflamação ou pela inalação de gases oxidantes (ozônio, dióxido de nitrogênio [NO_2], dióxido de enxofre [SO_2])

*Superóxido dismutase, catalase, glutationa peroxidase e limpador (*scavengers*) de radicais livres oxidantes (tocoferol e ácido ascórbico).

Mecanismos de Defesa Contra Lesões Pulmonares Induzidas por Oxidantes e Radicais Livres

Por existirem em um ambiente rico em oxigênio e serem o local de várias reações metabólicas, os pulmões necessitam de um mecanismo de defesa eficiente contra lesões celulares induzidas por oxidantes (estresse oxidativo). Essa forma de lesão é causada por gases oxidantes inalados (p. ex. dióxido de nitrogênio, ozônio, dióxido de enxofre ou fumaça de tabaco), metabólitos tóxicos xenobióticos produzidos localmente, toxinas que alcançam os pulmões pela corrente sanguínea (p. ex. 3-metilindol ou paraquat) ou por radicais livres (espécies reativas de oxigênio) liberados pelas células fagocitárias durante um processo inflamatório. Os radicais livres e as espécies reativas de oxigênio (ROS) não apenas induzem extensa lesão pulmonar, como

também comprometem os mecanismos de defesa e reparo do pulmão. Limpadores de oxigênio e radicais livres, como a catalase, a superóxido dismutase, a ubiquinona e as vitaminas E e C são amplamente responsáveis pela proteção das células pulmonares contra a peroxidação. Esses depuradores estão presentes nas células epiteliais alveolares e bonquiolares, assim como nos espaços extracelulares do interstício pulmonar.

Resumindo, os mecanismos de defesa são tão eficazes para aprisionar, destruir e remover bactérias que, em condições normais, os animais podem ser expostos a aerossóis que contêm números maciços de bactérias sem quaisquer efeitos nocivos. Se os mecanismos de defesa forem comprometidos, as bactérias inaladas colonizam-se e multiplicam-se nos brônquios, bronquíolos e alvéolos e produzem infecção, o que pode resultar em pneumonia fatal. Da mesma forma, é provável que as células do sistema respiratório sejam lesionadas quando os patógenos transmitidos pelo sangue, as substâncias tóxicas inaladas ou os radicais livres dominam os mecanismos protetores de defesa, geralmente causando sérias doenças respiratórias.

Comprometimento dos Mecanismos de Defesa do Sistema Respiratório

Há muitos anos, fatores como as infecções virais, os gases tóxicos, o estresse e o edema pulmonar são implicados na predisposição dos seres humanos e animais à pneumonia bacteriana secundária. Existem muitas vias pelas quais os mecanismos de defesa podem ser comprometidos; somente aquelas relevantes para as espécies veterinárias são discutidas.

Infecções Virais

Os agentes virais são conhecidos por predispor os seres humanos e animais a pneumonias bacterianas secundárias por meio do que se conhece como sinergismo vírus-bactéria. Um bom exemplo do efeito sinergístico das infecções virais-bacterianas combinadas é o das epidemias de vírus influenza entre seres humanos, cuja taxa de mortalidade aumenta significativamente pela incidência de pneumonia bacteriana secundária. Os vírus mais comuns incriminados na predisposição de animais à pneumonia bacteriana secundária são o vírus influenza em suínos e equinos; o herpesvírus bovino tipo 1 (BoHV1), o vírus da parainfluenza bovina tipo 3 (BPIV-3) e o vírus respiratório sincicial bovino (BRSV) em bovinos; o vírus da cinomose canina (CDV) em cães; e o herpesvírus felino tipo 1 (FeHV-1) e o calicivírus felino (FCV) em gatos. Acreditava-se anteriormente que o mecanismo do efeito sinergístico das infecções virais-bacterianas fosse a destruição da cobertura mucociliar e uma redução concomitante da depuração mucociliar, mas estudos experimentais demonstraram que as infecções virais não reduziam muito a remoção física de partículas ou bactérias dos pulmões. Hoje, sabe-se que de 5 a 7 dias após uma infecção viral, a função fagocitária dos macrófagos alveolares pulmonares e, em menor proporção, a depuração mucociliar apresentam-se altamente prejudicadas (Fig. 9-8). Existem vários outros mecanismos poucos conhecidos pelos quais os vírus comprometem os mecanismos de defesa (Quadro 9-1). Em muitos casos, a imunização contra as infecções virais previne ou reduz o efeito sinergístico dos vírus e, consequentemente, a incidência de pneumonia bacteriana secundária.

Gases Tóxicos

Determinados gases também comprometem os mecanismos de defesa do sistema respiratório, deixando os animais mais vulneráveis a infecções bacterianas secundárias. Por exemplo, o sulfeto de hidrogênio e a amônia, frequentemente encontrados em fazendas, especialmente em instalações com pouca ventilação, podem comprometer os mecanismos de defesa dos pulmões e aumentar a suscetibilidade à pneumonia bacteriana. Os efeitos dos poluentes ambientais sobre a os mecanismos

Quadro 9-1	Mecanismos Postulados Pelos Quais os Vírus e o Microplasma Podem Prejudicar os Mecanismos de Defesa do Trato Respiratório

- Depuração mucociliar reduzida
- O epitélio lesionado favorece a aderência de bactérias
- A intensificação da aderência bacteriana predispõe à colonização
- A depuração mucociliar reduzida prolonga o tempo de permanência das bactérias, favorecendo a colonização
- O epitélio lesionado impede a depuração mucociliar e a remoção física das bactérias
- A ausência de produtos secretórios facilita ainda mais as lesões celulares
- Quebra da barreira antimicrobiana no muco e nas células (β-defensinas e peptídeos aniônicos)
- Ciliostase causada por inflamação ou alguns organismos patogênicos (micoplasmas)
- Disfunção dos macrófagos alveolares pulmonares e linfócitos
- A consolidação pulmonar causa hipóxia, resultando em redução da fagocitose
- Os macrófagos infectados não liberam fatores quimiotáticos para outras células
- Os macrófagos infectados não se ligam a bactérias nem internalizam as mesmas
- Os lisossomos ficam desorientados e não se fundem com os fagossomos que contêm bactérias
- A destruição ou a degradação intracelular é reduzida em razão da disfunção bioquímica
- As citocinas e os produtos secretórios alterados comprometem a fagocitose bacteriana
- Apoptose dos macrófagos alveolares induzida por vírus
- Linfócitos CD4 e CD8 alterados
- Os receptores *Toll-like* (TLR) dos macrófagos infectados por vírus aumentam a resposta pró-inflamatória às bactérias

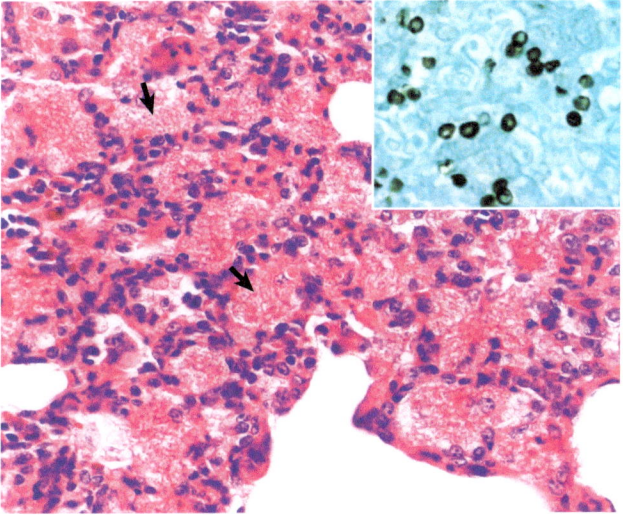

Figura 9-20 **Pneumocistose (*Pneumocystis carinii*), Pulmão, Porco.** Os alvéolos estão preenchidos com material proteináceo eosinofílico espumoso com presença de numerosos organismos puntiformes (*setas*). Coloração por HE. *Detalhe*, Corpos ovais corados pela prata típicos de *Pneumocystis carinii*. Em geral, a pneumocistose é um diagnóstico microscópico por se tratar de uma condição que não causa lesões macroscópicas notáveis. Coloração por metenamina de prata de Gomori. (Cortesia de Dr. A. López, Atlantic Veterinary College.)

de defesa dos seres humanos e dos animais que vivem em cidades congestionadas e poluídas ainda são desconhecidos.

Imunodeficiência

Os distúrbios da imunodeficiência, adquiridos ou congênitos, geralmente são associados a uma maior suscetibilidade a pneumonias causadas por vírus, bactérias e protozoários. Por exemplo, os seres humanos com síndrome da imunodeficiência adquirida (AIDS) são altamente suscetíveis à pneumonia causada pela proliferação de *Pneumocystis (carinii) jirovecii*. Um organismo ubíquo semelhante, que em circunstâncias normais não é patogênico, também é encontrado nos pulmões pneumônicos de porcos, potros, cães e roedores imunossuprimidos. Porcos infectados com o vírus da síndrome respiratória e reprodutiva suína (PRRS) geralmente desenvolvem infecção por *Pneumocystis carinii* (Fig. 9-20). Potros árabes nascidos com a doença da imunodeficiência combinada sucumbem facilmente a doenças infecciosas, particularmente à pneumonia adenoviral. As infecções combinadas com dois vírus respiratórios, como o vírus da cinomose canina (CDV) e o adenovírus canino tipo 2 (CAV-2), são esporadicamente relatadas em filhotes de cães imunossuprimidos. Além disso, grandes doses de agentes quimioterápicos, como esteroides e agentes alquilantes, causam imunossupressão em cães, gatos e outros animais, aumentando a suscetibilidade a infecções virais e bacterianas secundárias.

Outras Condições que Prejudicam os Mecanismos de Defesa

Estresse, uremia, endotoxemia, desidratação, inanição, hipóxia, acidose, edema pulmonar, anestesia e discinesia ciliar são apenas algumas das condições implicadas no comprometimento dos mecanismos de defesa do sistema respiratório e, consequentemente, na predisposição de animais a desenvolver pneumonia bacteriana secundária. Os mecanismos pelos quais cada um desses fatores suprime as defesas pulmonares são diversos e, às vezes, não muito bem-conhecidos. Por exemplo, a hipóxia e o edema pulmonar reduzem a função fagocitária dos macrófagos alveolares pulmonares e alteram a produção de surfactante pelos pneumócitos do tipo II. Acredita-se que a desidratação aumente a viscosidade do muco, reduzindo ou interrompendo o movimento mucociliar. A anestesia induz ciliostase com perda concomitante da função mucociliar. A discinesia ciliar, um defeito hereditário dos cílios, resulta no transporte anormal do muco. A inanição, a hipotermia e o estresse podem reduzir as respostas imunes humoral e celular.

Distúrbios do Sistema Condutor

Distúrbios da Cavidade Nasal e dos Seios Paranasais em Animais Domésticos

Anomalias

As anomalias congênitas localizadas da cavidade nasal são raras em animais domésticos e, em geral, são apenas parte de uma deformidade craniofacial mais extensa (p. ex. ciclope) ou um componente de malformação generalizada (p. ex. condrodisplasia). As anomalias congênitas que envolvem a cavidade e os seios nasais, como a atresia coanal (falta de comunicação entre a cavidade nasal e a faringe), alguns tipos de condrodisplasia e a osteoporose, são incompatíveis com a vida. Entre os exemplos de anomalias congênitas não fatais estão os cornetos nasais císticos, o desvio do septo nasal, a fenda do lábio superior (lábio leporino e queilosquise), conchas nasais (cornetos) hipoplásicas e a fenda palatina (palatosquise) (Fig. 7-32). A broncoaspiração e a pneumonia por aspiração são sequelas comuns da fenda palatina. Os cistos dos seios nasais e paranasais são lesões que crescem e se expandem lentamente, imitando a neoplasia e causando deformação craniana severa em equinos. Assim como em outros órgãos ou sistemas, é extremamente difícil determinar a causa real (genética *versus* congênita) das anomalias com base na avaliação patológica.

Distúrbios Metabólicos

Os distúrbios metabólicos que afetam a cavidade e os seios nasais são raros em animais domésticos.

Amiloidose Nasal. A amiloidose, deposição de proteína amiloide (fibrilas com configuração pregueada β) em diversos tecidos, tem sido esporadicamente relatada como uma lesão localizada da cavidade nasal de equinos e seres humanos (ver Amiloidose Nasal, em Distúrbios dos Equinos).

Distúrbios Circulatórios

Congestão e Hiperemia. A mucosa nasal é bastante vascularizada, podendo apresentar variações drásticas na circulação sanguínea, seja de modo passivo, por interferência no retorno venoso (congestão), ou de forma ativa, em decorrência da vasodilatação (hiperemia). A congestão dos vasos da mucosa é uma lesão não específica frequentemente encontrada na necrópsia e supostamente associada à insuficiência circulatória seguida de morte (p. ex. insuficiência cardíaca, timpanismo em ruminantes, na qual o aumento da pressão intra-abdominal eleva a pressão torácica, impedindo o retorno venoso da cabeça e do pescoço). A hiperemia da mucosa nasal é observada nos estágios iniciais de um processo inflamatório, causada por irritação (p. ex. amônia e alimentos regurgitados), infecções virais, infecções bacterianas secundárias, toxemia, alergia ou trauma.

Hemorragia. *Epistaxe* é o termo clínico usado para designar o fluxo sanguíneo proveniente do nariz (sangramento nasal), independentemente de o sangue ser originário da mucosa nasal ou do fundo dos pulmões, como em equinos com "hemorragia pulmonar induzida por exercício". Ao contrário do sangue presente no trato digestivo, onde a localização anatômica aproximada do sangramento pode ser estimada pela cor transmitida pelo sangue ao material fecal, o sangue presente no trato respiratório é sempre vermelho. Esse fato se deve ao rápido transporte do sangue para fora do trato respiratório pela cobertura mucociliar e durante a respiração. As hemorragias da cavidade nasal podem ser resultantes de traumatismo local, de erosões dos vasos da submucosa por inflamação (p. ex. micose das bolsas guturais) ou de neoplasias. Hemoptise é a presença de sangue no escarro ou na saliva (tosse ou cuspida de sangue) e geralmente é resultante de pneumonia, abscessos pulmonares, bronquite ulcerativa, tromboembolismo ou hemorragia pulmonar e neoplasia pulmonar.

Inflamação (Rinite e Sinusite)

A inflamação da mucosa nasal denomina-se *rinite*, e a inflamação dos seios paranasais, *sinusite*. Essas condições normalmente ocorrem juntas, embora a sinusite leve possa não ser detectada. Clinicamente, a rinossinusite se caracteriza pela ocorrência de descarga nasal.

Rinite. A ocorrência de rinite infecciosa pressupõe um transtorno do equilíbrio da microbiota normal da cavidade nasal. Normalmente, as bactérias inócuas presentes protegem o hospedeiro por meio de um processo chamado *exclusão competitiva*, no qual os patógenos em potencial são mantidos em um número inofensivo. A alteração desse mecanismo de proteção pode ser causada por vírus respiratórios, bactérias patogênicas, fungos, gases irritantes, mudanças ambientais, imunossupressão, trauma local, estresse ou terapia antibacteriana prolongada.

Os processos inflamatórios da cavidade nasal não são letais e normalmente se resolvem totalmente. Entretanto, algumas sequelas adversas em caso de rinite infecciosa decorrem da broncoaspiração de exsudato, o que resulta em broncopneumonia. A rinite crônica geralmente resulta na destruição das conchas nasais (cornetos), desvio do septo e, por fim, deformação craniofacial. Além disso, a inflamação nasal pode estender-se para os seios paranasais, causando sinusite; para os ossos faciais, causando osteomielite; pela placa cribriforme,

causando meningite; para as tubas de Eustáquio, causando otite média ou empiema da bolsa gutural (eustaquite) em equinos; e até mesmo para o ouvido interno, causando otite interna e síndrome vestibular (inclinação anormal da cabeça e marcha anormal), que, em casos severos, pode resultar em emaciação.

Quanto à natureza do exsudato, a rinite pode ser classificada como serosa, fibrinosa, catarral, purulenta ou granulomatosa. Esses tipos de reação inflamatória podem progredir de um para outro no decorrer na doença (p. ex. de serosa para catarral e de catarral para purulenta), ou, em alguns casos, os exsudatos podem ser mistos, como nos casos observados na rinite mucopurulenta, fibrino-hemorrágica ou piogranulomatosa. Em geral, é necessário um exame microscópico de esfregaço ou biópsia nasal, e de cultura bacteriana ou fúngica, para determinar a causa da inflamação. As sequelas comuns da rinite são hemorragia, úlceras e, em alguns casos, pólipos nasofaríngeos (hiperplasia) resultantes da mucosa inflamada. A rinite também pode ser classificada de acordo com a evolução da lesão como aguda, subaguda ou crônica; de acordo com a severidade da lesão, como leve, moderada ou acentuada; e de acordo com o agente etiológico, como viral, alérgica, bacteriana, micótica, parasítica, traumática ou tóxica.

Rinite Serosa. A rinite serosa é a forma mais branda de inflamação e caracteriza-se pela hiperemia e pelo aumento da produção de um líquido transparente produzido localmente pelas glândulas serosas presentes na submucosa nasal. A rinite serosa é de interesse apenas clínico. É causada por irritantes leves ou pelo ar frio, e ocorre nos estágios iniciais das infecções virais, como o resfriado comum nos seres humanos, as infecções do trato respiratório superior nos animais ou nas reações alérgicas brandas.

Rinite Catarral. A rinite catarral é um processo ligeiramente mais severo, que apresenta, além das secreções serosas, um aumento substancial da produção de muco pela hipersecreção das células caliciformes e das glândulas produtoras de muco. O exsudato mucoso é um líquido espesso e viscoso, translúcido ou ligeiramente turvo, contendo, por vezes, algumas células esfoliadas, leucócitos e restos celulares. Em casos crônicos, a rinite catarral caracteriza-se microscopicamente por uma notável hiperplasia das células caliciformes. À medida que a inflamação se torna mais severa, o muco é infiltrado por neutrófilos, conferindo uma aparência turva ao exsudato. Esse exsudato é chamado de *mucopurulento*.

Rinite Purulenta (Supurativa). A renite purulenta (supurativa) caracteriza-se por um exsudato neutrofílico que ocorre quando a mucosa nasal sofre uma agressão mais severa, geralmente acompanhada por necrose da mucosa e infecção bacteriana secundária. As citocinas, os leucotrienos, a ativação do complemento e os produtos bacterianos provocam a exsudação dos leucócitos, especialmente dos neutrófilos, que se misturam às secreções nasais, inclusive ao muco. Macroscopicamente, o exsudato da rinite supurativa é espesso e opaco, podendo variar de branco a esverdeado e marrom, dependendo dos tipos de bactérias e leucócitos (neutrófilos ou eosinófilos) presentes no exsudato (Fig. 9-21). Em casos severos, a cavidade é completamente bloqueada pelo exsudato. Microscopicamente, os neutrófilos podem ser observados na submucosa e na mucosa, formando placas de exsudato na superfície da mucosa. Em geral, os neutrófilos podem ser vistos marginalizados nos vasos, infiltrados na lâmina própria e entre as células epiteliais em sua migração para a superfície da mucosa.

Rinite Fibrinosa. A rinite fibrinosa é uma reação que ocorre quando a agressão nasal provoca aumento severo da permeabilidade vascular, resultando na exsudação abundante de fibrinogênio plasmático, que coagula e transforma-se em fibrina. Macroscopicamente, a fibrina apresenta-se como uma cobertura flexível amarela, castanho-amarelada ou cinzenta na mucosa nasal. A fibrina se acumula na superfície e forma uma distinta película de exsudato por vezes conhecida como *pseudomembrana* (Fig. 9-22). Se puder ser removido, deixando a mucosa subjacente intacta, esse exsudato

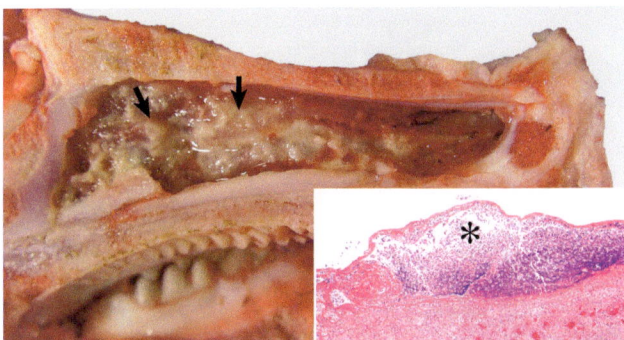

Figura 9-21 Rinite Supurativa, Secção Mediossagital da Cabeça, Porco. O septo nasal foi removido para expor os cornetos nasais. A mucosa nasal apresenta-se hiperêmica e coberta por exsudato purulento branco-amarelado (*setas*). *Detalhe*, Secção histológica mostrando congestão e edema da submucosa, assim como grandes agregados de neutrófilos na superfície da mucosa (*asterisco*). Coloração por HE. (Cortesia de Dr. A. López, Atlantic Veterinary College.)

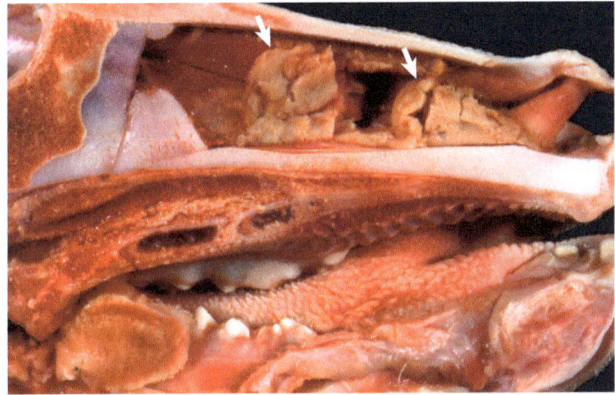

Figura 9-22 Rinite Fribrinosa, Secção Mediossagital da Cabeça, Bezerro. Rinotraqueíte infecciosa bovina (IBR; herpesvírus bovino tipo 1). O septo nasal foi removido para expor os cornetos nasais. A mucosa nasal apresenta-se coberta por membranas diftéricas amarelas formadas por exsudato fibrinonecrótico (*setas*). A remoção dessas membranas fibrinosas revela a presença de úlceras focais na mucosa subjacente. (Cortesia de Dr. Scott McBurney, Atlantic Veterinary College.)

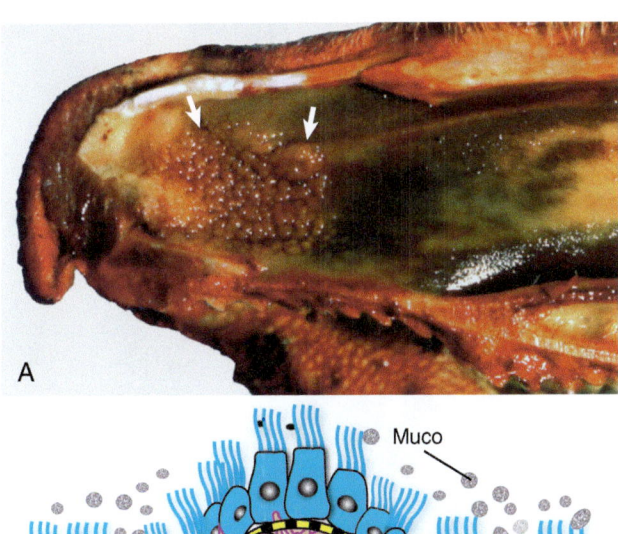

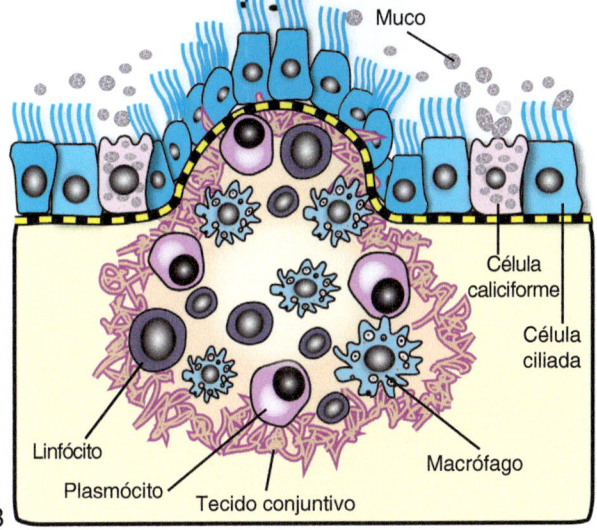

Figura 9-23 Rinite Granulomatosa, Secção Mediossagital da Cabeça, Vaca. A, Observam-se granulomas múltiplos e quase sempre confluentes (*setas*) se projetando na mucosa nasal. **B,** Representação esquemática de um granuloma nasal demonstrando a parede externa do granuloma composto por tecido conjuntivo envolvendo um centro que sofreu infiltração de linfócitos, plasmócitos e macrófagos. (**A** Cortesia de Ontario Veterinary College. **B** Cortesia de Dr. A. López, Atlantic, Veterinary College.)

fibrinoso é denominado *rinite cruposa* ou *pseudodiftérica*. Por outro lado, se a pseudomembrana for de difícil remoção e deixar a mucosa subjacente ulcerada, ela se chama *rinite diftérica* ou *fibrinonecrótica*. O termo *diftérico* deriva da difteria humana, que causa um processo inflamatório severo e destrutivo das mucosas nasal, faríngea, laríngea e das tonsilas. Microscopicamente, as lesões incluem edema perivascular com fibrina, alguns neutrófilos infiltrando a mucosa e placas superficiais de exsudato que consistem em filamentos de fibrina misturados com leucócitos e restos celulares que cobrem o epitélio necrótico e ulcerado. As infecções por fungos, como a aspergilose, podem causar rinite fibrinonecrótica grave.

Rinite Granulomatosa. A rinite granulomatosa consiste em uma reação na mucosa e submucosa nasais caracterizada pela infiltração de numerosos macrófagos ativados misturados com alguns linfócitos e plasmócitos (Figs. 9-23 e 9-24). Em certos casos, a inflamação crônica resulta na formação de nódulos polipóides que, em situações mais graves, são grandes o suficiente para obstruir a cavidade nasal (Fig. 9-25). A rinite granulomatosa é geralmente associada à inflamação alérgica crônica ou à infecção por organismos específicos, como fungos (Fig. 9-24), tuberculose, micose sistêmica (ver seção Pneumonia Granulomatosa) e rinosporidiose (Figs. 9-25 e 9-26). Em alguns casos, não é possível determinar a causa da rinite granulomatosa.

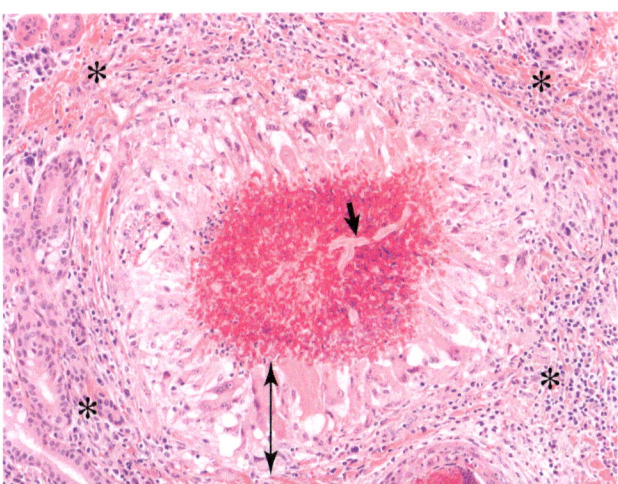

Figura 9-24 Mucosa Nasal, Rinite Granulomatosa, Infecção Micótica, Ovelha. O granuloma é composto por três camadas distintas: uma camada externa de fibroblastos, linfócitos e plasmócitos (*asteriscos*); uma espessa camada intermediária de macrófagos epitelioides (*seta com duas cabeças*); e um centro necrótico de restos celulares contendo uma hifa fúngica (*seta*). Coloração por HE. (Cortesia de Dr. A. López, Atlantic Veterinary College.)

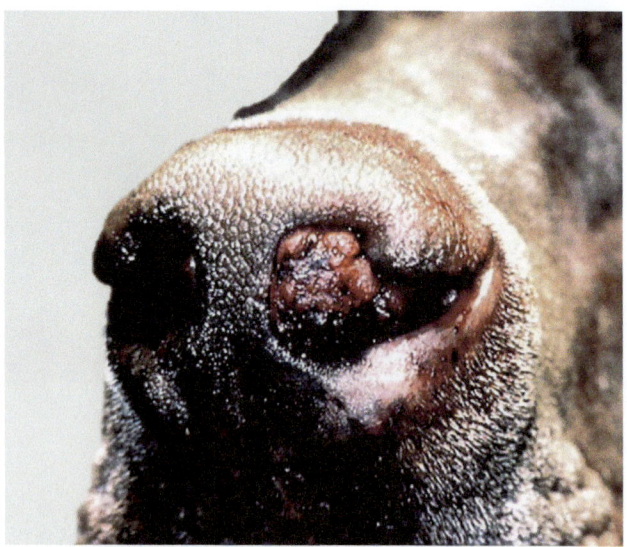

Figura 9-25 Rinite Granulomatosa (*Rhinosporidium seeberi*), Cavidade Nasal e Narina, Cão. Uma massa granulomatosa polipoide preenche a parte rostral da cavidade nasal esquerda. (Cortesia de Dr. C. Bridges, College of Veterinary Medicine, Texas A&M University, e Dr. J.M. King, College of Veterinary Medicine, Cornell University.)

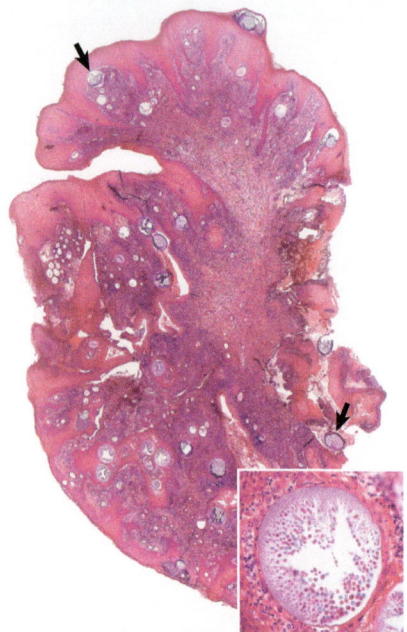

Figura 9-26 Massa Exofítica e com Aparência Granulomatosa Removida Cirurgicamente da Mucosa Nasal (*Rhinosporidium seeberi*), Mula. Grande massa pedunculada de tecido granulomatoso com numerosos esporângios (*setas*). *Detalhe*, Esporângio. Observa-se um grande cisto encapsulado preenchido com uma miríade de endósporos de *Rhinosporidium seeberi*. Coloração por HE. (Berrocal A, López A: *Can Vet J* 48:305-306, 2007.)

Sinusite. A sinusite ocorre esporadicamente em animais domésticos e, em geral, é combinada à rinite (rinossinusite) ou ocorre como sequela de feridas penetrantes ou sépticas dos ossos nasais, frontais, maxilares ou palatinos; descorna inadequada de gado jovem com exposição do seio frontal; ou infecção dos dentes maxilares em equinos e cães (seio maxilar). Quanto ao tipo de exsudato, a sinusite é classificada como serosa, catarral, fibrinosa (rara), purulenta ou granulomatosa. A drenagem dos seios paranasais é deficiente; consequentemente,

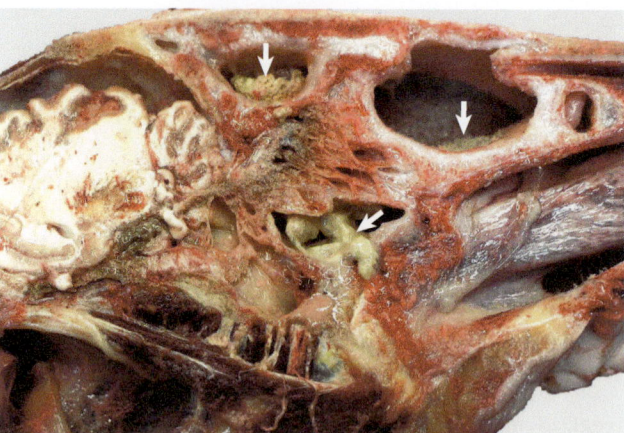

Figura 9-27 Sinusite Fibrinossupurativa, Secção Mediossagital da Cabeça, Jumento. Os seios paranasais estão preenchidos com exsudato fibrinopurulento (*setas*). (Cortesia de Facultad de Medicina Veterinaria y Zootecnia, Universidad Nacional Autónoma de México.)

o exsudato tende a se acumular, causando mucocele (acúmulo de muco) ou empiema (acúmulo de pus) (Fig. 9-27). A sinusite crônica pode estender-se para os ossos adjacentes (osteomielite) ou, através dos cornetos etmoidais, para as meninges e o cérebro (meningite e encefalite).

Distúrbios Espécie-Específicos da Cavidade Nasal e dos Seios Paranasais Específicos

Distúrbios dos Equinos

Distúrbios Metabólicos

Amiloidose Nasal. A amiloidose, deposição de proteína amiloide (fibrilas com configuração pregueada β) em diversos tecidos, tem sido esporadicamente relatada como uma lesão localizada na cavidade nasal de equinos. Ao contrário das amiloidoses que ocorrem em outros órgãos dos animais domésticos, em que o amiloide geralmente é do tipo reativo (amiloide AA), a amiloidose nasal equina parecer ser do tipo imunocítico (amiloide AL). Os cavalos afetados por grandes massas de amiloide têm dificuldade de respirar devido à obstrução nasal, podendo apresentar epistaxe e desempenho atlético reduzido; no exame clínico, é possível observar nódulos grandes e firmes semelhantes a neoplasmas (amiloidoma) nas dobras alares, na porção rostral do septo nasal e no assoalho da cavidade nasal. As lesões microscópicas são semelhantes às observadas em outros órgãos e consistem em uma deposição de material amiloide hialino na mucosa nasal que se confirma por coloração histoquímica, como vermelho-Congo.

Distúrbios Circulatórios

Hematoma Etmoidal Progressivo. O hematoma etmoidal progressivo é importante em equinos mais velhos, e caracteriza-se clinicamente por sangramento nasal crônico, progressivo e quase sempre unilateral. Macroscópica ou endoscopicamente, o hematoma etmoidal aparece como uma extensa massa vermelho-escura única, macia, semelhante a um tumor, pedunculada e ampla oriunda da mucosa dos cornetos etmoidais (Fig. 9-28). O exame microscópico revela uma cápsula revestida por epitélio e tecido estromal hemorrágico infiltrado com uma quantidade abundante de macrófagos, em sua maioria siderófagos.

Infecções Virais. Certos vírus, como o vírus da rinopneumonite viral equina, o vírus da influenza, o adenovírus e o picornavírus equino, causam infecções respiratórias leves e quase sempre transitórias em equinos. Em geral, a via de infecção desses vírus respiratórios é

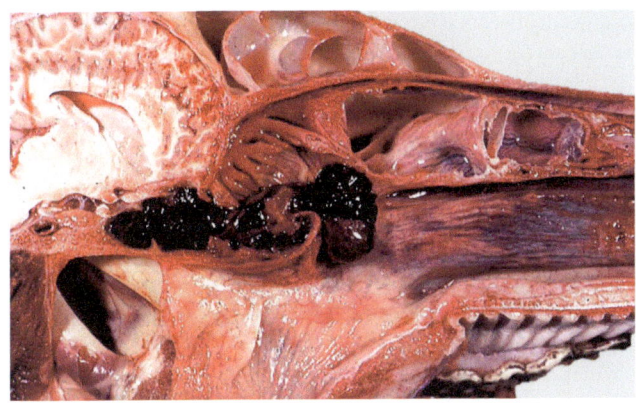

Figura 9-28 Hematoma Etmoidal, Secção Mediossagital da Cabeça, Cavalo. Uma hemorragia severa com sangue vermelho-escuro (*parte central esquerda da imagem*) sobrejacente às conchas (ou cornetos) etmoidais esconde um hematoma subjacente nessas conchas. (Cortesia de Dr. J.M. King, College of Veterinary Medicine, Cornell University.)

aerógena. Todas essas infecções são clinicamente indistinguíveis; os sinais consistem em mal-estar, febre, tosse, conjuntivite e descarga nasal que varia de serosa a purulenta. As infecções respiratórias virais são problemas médicos comuns em equinos adultos.

Rinopneumonite Viral Equina. A rinopneumonite viral equina (EVR) é causada por dois herpesvírus equinos ubíquos (EHV-1 e EHV-4) e pode manifestar-se como uma doença respiratória branda em potros desmamados e cavalos de corrida jovens, como uma doença neurológica (mieloencefalopatia) ou aborto em éguas. A porta de entrada para a forma respiratória normalmente é aerógena, e a doença tende a ser transitória; consequentemente, as lesões virais primárias da mucosa nasal e dos pulmões raramente são observadas na necrópsia, exceto se complicadas por rinite, faringite ou broncopneumonia bacterianas secundárias. Estudos com técnicas de reação de polimerase em cadeia (PCR) demonstraram que, como outros herpesvírus, o EHV-1 e o EHV-4 persistem por longos períodos nos gânglios do nervo trigêmeo (latência). A reativação decorrente de estresse ou imunossupressão e a subsequente eliminação do vírus são a fonte característica de infecção para animais suscetíveis na fazenda.

Influenza Equina. A influenza equina é uma infecção comum, altamente contagiosa e autolimitante do trato respiratório superior de equinos causada pela exposição aerógena a cepas do tipo A do vírus da influenza (H7N7 [A/equi-1] e H3N8 [A/equi-2]). A influenza equina tem alta morbidade (surtos), mas baixa mortalidade, e caracteriza-se clinicamente por febre, conjuntivite e descarga nasal serosa. Ocorre principalmente em cavalos de corrida de 2-3 anos de idade. Assim como a influenza humana, a influenza equina costuma ser uma doença leve, mas pode ocasionalmente causar pneumonia broncointersticial grave com edema pulmonar. Em alguns cavalos, o comprometimento dos mecanismos de defesa causado pela infecção viral é seguido por broncopneumonia bacteriana secundária acarretada por organismos oportunistas (*Streptococcus zooepidemicus, Staphylococcus aureus* ou *Bacteroides* sp.) encontrados na biota normal do trato respiratório superior. Raramente se observam casos não complicados de influenza equina na sala de necrópsia. O vírus da influenza equina (H3N8) recentemente "saltou" do hospedeiro equino para o hospedeiro canino, causando extensos surtos de doença respiratória em cães (ver Pneumonias em Cães).

Outros Vírus Respiratórios Equinos. O picornavírus, o adenovírus e o vírus da parainfluenza equinos produzem infecções leves e transitórias do trato respiratório superior (nasofaringe e traqueia) em cavalos, a menos que sejam complicados por patógenos secundários. Além do desempenho atlético reduzido, os cavalos infectados podem apresentar uma supressão temporária da imunidade celular, resultando em

infecções oportunistas, como a pneumonia por *Pneumocystis carinii*. A ocorrência de infecções adenovirais fatais com pneumonia ou enterite severas é comum em cavalos imunocomprometidos, particularmente em potros árabes com imunodeficiência combinada hereditária.

Infecções Bacterianas. Garrotilho, mormo e melioidose dos equinos são doenças bacterianas sistêmicas que causam rinite purulenta e supuração em vários órgãos. Essas doenças são agrupadas como doenças do trato respiratório superior porque a descarga nasal geralmente é o sinal clínico mais aparente.

Garrotilho. O garrotilho é uma doença infecciosa e altamente contagiosa dos equídeos causada por *Streptococcus equi* ssp. *equi* (*Streptococcus equi*). Caracteriza-se por rinite e linfadenite (linfonodos mandibulares e retrofaríngeos) supurativas com disseminação hematógena ocasional para os órgãos internos. Ao contrário de *Streptococcus equi* ssp. *zooepidemicus* (*Streptococcus zooepidemicus*) e de *Streptococcus dysgalactiae* ssp. *equisimilis* (*Streptococcus equisimilis*), *Streptococcus equi* não faz parte da biota nasal normal. A infecção ocorre quando equinos suscetíveis entram em contato com alimento, exsudato ou gotículas de ar que contenham a bactéria. Depois de penetrar na mucosa nasofaríngea, *Streptococcus equi* é drenado para os linfonodos regionais — linfonodos mandibulares e retrofaríngeos — através dos vasos linfáticos. As lesões macroscópicas nos equinos com garrotilho (rinite mucopurulenta) correlacionam-se com os achados clínicos e consistem em grandes quantidades de exsudato mucopurulento na cavidade nasal, com acentuada hiperemia da mucosa nasal. Os linfonodos afetados estão aumentados, podendo conter abscessos preenchidos com um espesso exsudato purulento (linfadenite purulenta). A expressão *garrotilho bastardo* é usada nos casos em que a disseminação hematógena de *Streptococcus equi* resulta na formação de abscessos metastáticos em órgãos como os pulmões, o fígado, o baço, os rins ou o cérebro, ou nas articulações. Essa forma de garrotilho geralmente é fatal.

As sequelas comuns do garrotilho incluem broncopneumonia causada por aspiração do exsudato nasofaríngeo; hemiplegia laríngea ("ronco"), resultante da compressão dos nervos laríngeos recorrentes pelos linfonodos retrofaríngeos aumentados; paralisia facial e síndrome de Horner causadas pela compressão dos nervos simpáticos dorsais ao linfonodo retrofaríngeo medial; e púrpura hemorrágica decorrente de vasculite causada pela deposição de complexos antígeno-anticorpo de *Streptococcus equi* nas arteríolas, vênulas e capilares da pele e das membranas mucosas. Em casos graves, a infecção nasal estende-se diretamente aos seios paranasais ou às bolsas guturais através das tubas de Eustáquio, causando inflamação e acúmulo de pus (empiema da bolsa gutural). A ruptura de abscessos nos linfonodos mandibulares e retrofaríngeos resulta em inflamação supurativa do tecido subcutâneo adjacente (celulite) e, em casos severos, o exsudato escapa pelas fístulas cutâneas.

O garrotilho pode afetar equinos de todas as idades, mas é mais comum em potros e equinos jovens. Clinicamente, a condição caracteriza-se por tosse, descarga nasal, conjuntivite e intumescimento doloroso dos linfonodos regionais. Alguns equinos tornam-se portadores e fonte de infecção para outros equinos.

Mormo. O mormo é uma doença infecciosa, de notificação obrigatória pelo OIE (Escritório Internacional de Epizootias), que afeta equídeos e é causada por *Burkholderia mallei* (*Pseudomonas mallei*). Pode ser transmitida aos carnívoros pelo consumo de carne de cavalo infectada. Os seres humanos são igualmente suscetíveis, e a infecção não tratada geralmente é fatal. Essa bactéria Gram-negativa é catalogada como um agente em potencial para uso em guerras biológicas e bioterrorismo. No passado, *Burkholderia mallei* era encontrada no mundo inteiro, no entanto, atualmente o mormo foi erradicado da maioria dos países, à exceção de algumas áreas no Norte da África, na Ásia e no Leste Europeu. Existem também relatos de surtos esporádicos ocorridos no Brasil. A patogênese do mormo não é totalmente conhecida. Os resultados de infecções experimentais sugerem que a infecção ocorre por meio da ingestão de alimento e água contaminados e, muito raramente, da inalação de gotículas infectadas. As portas de entrada são, presumivelmente, a orofaringe ou o intestino, onde as bactérias penetram na mucosa e se disseminam através dos vasos linfáticos para os linfonodos regionais, depois para a corrente sanguínea e, consequentemente, por via hematógena, para os órgãos internos, particularmente os pulmões.

As lesões da cavidade nasal começam como nódulos piogranulomatosos na submucosa; posteriormente, essas lesões ulceram, liberando grande quantidade de exsudato contendo *Burkholderia mallei* na cavidade nasal (Fig. 4-25, A). Por fim, as lesões ulcerativas da mucosa dos cornetos cicatrizam e são substituídas por típicas cicatrizes fibrosas estreladas. Em alguns casos, os pulmões também contêm vários nódulos miliares (que se assemelham a sementes de painço) pequenos (2 a 10 mm), cinzentos e firmes distribuídos aleatoriamente por um ou mais lobos pulmonares através da corrente sanguínea. Microscopicamente, esses nódulos são granulomas crônicos típicos formados por um centro necrótico, com ou sem calcificação, cercado por uma camada de macrófagos envolvidos por uma espessa faixa de tecido conjuntivo infiltrado por macrófagos, algumas células gigantes, linfócitos e plasmócitos. As lesões cutâneas, geralmente conhecidas como "farcino equino", são resultantes de linfangite supurativa severa caracterizada pelo espessamento nodular de extensos segmentos de vasos linfáticos no tecido subcutâneo das pernas e da porção ventral do abdome (Fig. 4-25, C). Por fim, os vasos linfáticos afetados se rompem e liberam grande quantidade de exsudato purulento, que são liberados por meio de tratos de drenagem na superfície da pele.

Melioidose (Pseudomormo). A melioidose (pseudomormo) é uma doença importante e potencialmente letal para seres humanos, equinos, bovinos, ovinos, caprinos, suínos, cães, gatos e roedores, causada por *Burkholderia pseudomallei* (*Pseudomonas pseudomallei*). Em equinos, essa doença é clínica e patologicamente semelhante ao mormo, daí o nome *pseudomormo*. Em seres humanos, essa infecção pode causar sepse severa e choque séptico, além de ser considerada como uma potencial arma biológica. Atualmente, a melioidose está presente no sudeste asiático e, em proporções muito menores, no norte da Austrália e em alguns países europeus, onde o agente causador é frequentemente encontrado nos roedores, em fezes, no solo e na água. A ingestão de alimento e água contaminados parece ser a principal fonte de infecção; a transmissão direta entre animais infectados e as picadas de insetos também já foram postuladas como um possível mecanismo de infecção. Após entrar no animal, *Burkholderia pseudomallei* é disseminada pela corrente sanguínea, causando supuração e abscessos na maioria dos órgãos internos, como a mucosa nasal, as articulações, o cérebro e a medula espinhal, os pulmões, o fígado, os rins, o baço e os linfonodos. O exsudato é cremoso ou caseoso e de coloração amarela a esverdeada. Na melioidose, as lesões pulmonares são causadas por uma infecção bacteriana embólica com formação de abscessos pulmonares, que podem tornar-se confluentes. Desenvolve-se uma pleurite focal com aderências, na qual os abscessos se rompem através da pleura e cicatrizam.

Infecções Parasitárias

Rinosporidiose. O parasita protista *Rhinosporidium seeberi* causa infecção nasal em seres humanos, equinos, muares, bovinos, cães e gatos. As lesões macroscópicas variam de granulomas pouco visíveis a nódulos polipoides grandes e extensos que podem ser confundidos com tumores. Esses nódulos granulomatosos são detectados por observação direta quando presentes na mucosa nasal próximo às narinas ou por rinoscopia quando localizados no fundo da cavidade nasal. O organismo causador, *Rhinosporidium seeberi*, é prontamente visível nos preparos histológicos e nos esfregaços por impressão, apresentando-se como um grande (400 µm) esporângio oval contendo milhares de endosporos (Fig. 9-26). *Rhinosporidium seeberi* já foi considerado um

agente micótico, mas estudos filogenéticos recentes sugerem tratar-se de um parasita protista aquático pertencente à classe Mesomycetozoea.

Distúrbios dos Ruminantes (Bovinos, Ovinos e Caprinos)
Distúrbios dos Bovinos
Infecções Virais

Rinotraqueíte Infecciosa Bovina. A rinotraqueíte infecciosa bovina (IBR), ou "nariz vermelho", ocorre no mundo inteiro e é uma doença de grande importância para o setor pecuário devido ao sinergismo do vírus da IBR com *Mannheimia haemolytica* no desenvolvimento de pneumonia. O agente causador, herpesvírus bovino tipo 1 (BoHV-1), provavelmente existe como agente de uma doença venérea leve em bovinos na Europa desde, pelo menos, meados dos anos 1800, mas a forma respiratória só veio ser relatada após a introdução de sistemas intensivos de manejo de engorda na América do Norte, por volta da década de 1950. Em geral, a doença se manifesta como uma doença febril aguda e transitória que somente em casos muito severos resulta em dispneia inspiratória causada pela obstrução das vias aéreas por exsudato. Outras formas de infecção por BoHV-1 incluem condições como rumenite ulcerativa; enterite; hepatite multifocal em bezerros neonatos; meningoencefalite não supurativa; infertilidade; e, em infecções experimentais, mastite, mamilite e necrose ovariana. À exceção da forma encefálica, o tipo de doença causada por BoHV-1 depende mais do ponto de entrada do vírus do que da cepa viral. Como outros herpesvírus, o BoHV-1 também pode permanecer latente nos gânglios de nervos, recrudescendo após situações de estresse ou imunossupressão. Esse vírus também pode causar também aborto em bovinos, infecções sistêmicas em bezerros e infecções genitais, como vulvovaginite pustular infecciosa (IPV) e balanopostite infecciosa (IBP).

A forma respiratória de IBR caracteriza-se por hiperemia severa e necrose multifocal das mucosas nasal, faríngea, laríngea, traqueal e, às vezes, brônquica (Figs. 9-22 e 9-29). Assim como em outras infecções respiratórias virais, as lesões causadas pela IBR caracterizam-se microscopicamente por necrose e esfoliação das células ciliadas, seguidas pelo reparo. As infecções bacterianas secundárias dessas áreas de necrose resultam na formação de uma espessa camada de material fibrinonecrótico (diftérico) nas mucosas nasal, traqueal e brônquica (Fig. 9-22). Os corpúsculos de inclusão intranucleares, frequentemente observados nas infecções por herpesvírus, raramente são observados em casos de campo, visto que os corpúsculos de inclusão ocorrem somente nos estágios iniciais da doença.

A sequela mais importante da IBR é a broncopneumonia, causada por aspiração direta do exsudato das vias aéreas ou resultante do comprometimento dos mecanismos de defesa pulmonar, predispondo o animal à infecção bacteriana secundária — quase sempre por *Mannheimia haemolytica* (ver discussão sobre mannheimiose pneumônica). O diagnóstico pós-morte de IBR é confirmado pelo isolamento do vírus ou por sua identificação por imuno-histoquímica ou PCR em tecidos afetados.

Outras Causas de Rinite. Os granulomas nasais ocorrem em bovinos supostamente em consequência da repetida exposição a um antígeno inalado não identificado. Os granulomas nasais (rinite atópica) são relatados principalmente em bovinos na Austrália, na África do Sul e no Reino Unido, onde o gado afetado desenvolve múltiplos nódulos polipoides pequenos, de cor rosa ou vermelha, que se iniciam no vestíbulo nasal e que, com o tempo, estendem-se para a porção caudal do septo nasal (Fig. 9-23). Esses nódulos são compostos por tecido fibrovascular misturado a linfócitos (tecido de granulação) superficialmente revestidos por epitélio hiperplásico com presença abundante de mastócitos e eosinófilos na lâmina própria (eosinofilia nasal). As características microscópicas sugerem que a hipersensibilidade dos tipos I (imediata), III (imunocomplexos) e IV (tardia) podem estar envolvidas nos granulomas nasais dos bovinos. Deve-se diferenciar o granuloma nasal bovino (idiopático)

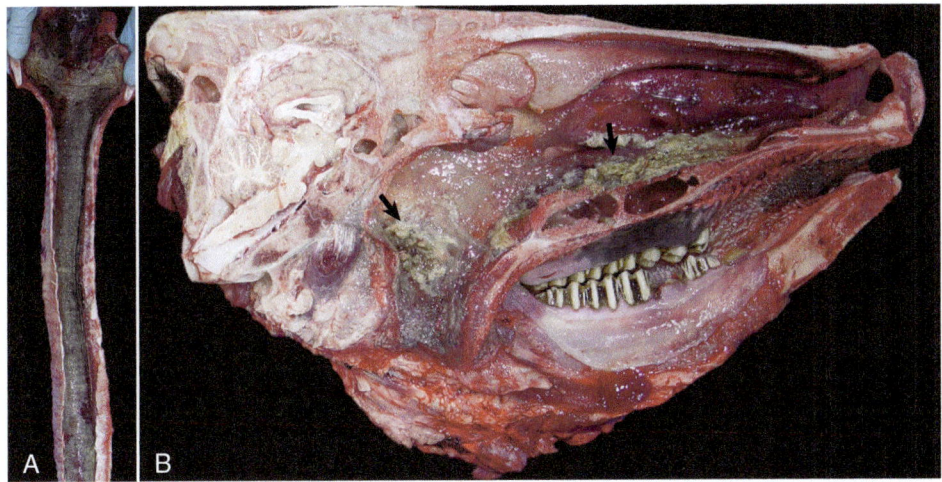

Figura 9-29 **Rinite, Faringite, Laringite e Traqueíte Fibrinonecróticas, Rinotraqueíte Infecciosa Bovina (IBR; Herpesvírus Bovino tipo 1), Secção Longitudinal (Dorsal) da Laringe e da Traqueia (A) e Secção Mediossagital da Cabeça (B), Bezerro.** Espessas placas de exsudato fibrinonecrótico cobrem as mucosas nasal (*seta direita*), faríngea (*seta esquerda*), laríngea e traqueal. (Cortesia de Dr. A. López, Atlantic Veterinary College.)

dos micetomas nasais, da rinosporidiose nasal e da esquistossomíase nasal, que também causam a formação de nódulos na mucosa nasal dos bovinos. Um material eosinofílico compatível com o fenômeno de Splendore-Hoeppli é ocasionalmente observado nos granulomas micóticos de bovinos. Esse fenômeno, observado em algumas infecções micóticas ou bacterianas, caracteriza-se microscopicamente por um material homogêneo fortemente eosinofílico circundado por bactérias ou micélios. Presumivelmente, o material é resultante de uma resposta antígeno-anticorpo localizada no tecido.

Distúrbios dos Ovinos e Caprinos
Infecções Parasitárias
Oestrus ovis. *Oestrus ovis* (Diptera: Oestridae; berne nasal) é uma mosca amarronzada, aproximadamente do tamanho de uma abelha, que deposita suas larvas de primeiro estágio nas narinas dos ovinos na maioria das regiões do mundo. As larvas microscópicas amadurecem e transformam-se em grandes bernes (vermes) que passam a maior parte de seu estágio larval alojados na cavidade e nos seios nasais, causando irritação, inflamação e obstrução das vias aéreas. As larvas maduras caem no solo e pupam, transformando-se em moscas. Esse tipo de parasitismo, em que tecidos vivos são invadidos por larvas de moscas, é conhecido como *miíase* (Fig. 9-30). Embora *Oestrus ovis* seja uma miíase nasal quase exclusiva de ovinos, ela afeta esporadicamente caprinos, cães e, às vezes, seres humanos (pastores). A presença das larvas na cavidade nasal e nos seios paranasais causa irritação crônica e rinite e sinusite mucopurulenta erosiva; os bernes de *Oestrus ovis* podem ser facilmente encontrados se a cabeça for cortada de modo a expor a cavidade nasal e os seios paranasais. Em casos raros, as larvas de *Oestrus ovis* penetram na caixa craniana através da placa etmoidal, causando meningite bacteriana direta ou secundária.

Outras Causas de Rinite. Os relatos de rinite infecciosa em caprinos são esporádicos, e a maioria desses casos é causada por *Pasteurella multocida* ou *Mannheimia haemolytica*. As lesões variam de uma inflamação serosa leve a catarral ou mucopurulenta. A rinite por corpo estranho causada por matéria vegetal é uma observação esporádica em bovinos, ovinos e caprinos (Fig. 9-31).

Distúrbios dos Suínos
Infecções Virais
Rinite com Corpúsculo de Inclusão. A rinite com corpúsculo de inclusão é uma doença que afeta suínos jovens com alta morbidade e baixa mortalidade causada por um citomegalovírus suíno (herpesvírus suíno tipo 2) e caracteriza-se por uma rinite leve. Esse vírus geralmente

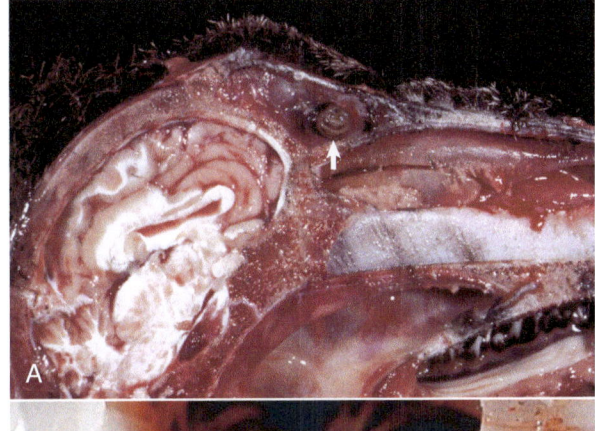

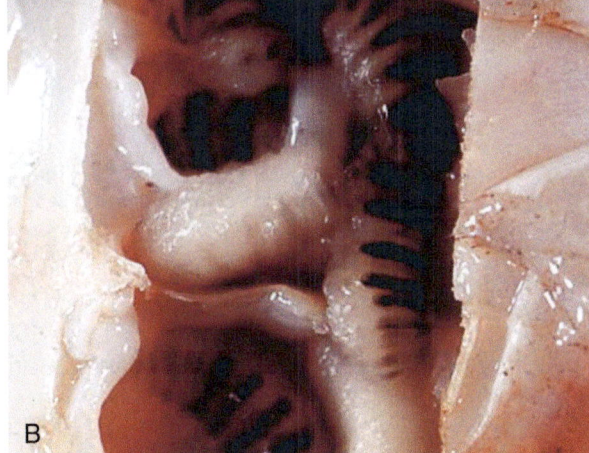

Figura 9-30 *Oestrus ovis*, **Ovelha. A,** Seio frontal. Observam-se larvas parasitárias (mosca) no seio frontal (*seta*). **B,** Cavidade nasal. Vista mais ampliada das larvas de *Oestrus ovis* em uma cavidade nasal. (**A** Cortesia de Dr. M.D. McGavin, College of Veterinary Medicine, University of Tennessee. **B** Cortesia de Dr. M. Sierra e Dr. J. King, College of Veterinary Medicine, Cornell University.)

infecta o epitélio nasal de leitões com menos de 5 semanas e causa uma viremia transitória. Como essa doença raramente é fatal, as lesões são observadas apenas incidentalmente ou em animais eutanasiados. Em casos não complicados, a lesão macroscópica é uma hiperemia da mucosa nasal, mas na presença de infecções bacterianas secundárias, o exsudato mucopurulento pode ser abundante. As lesões microscópicas

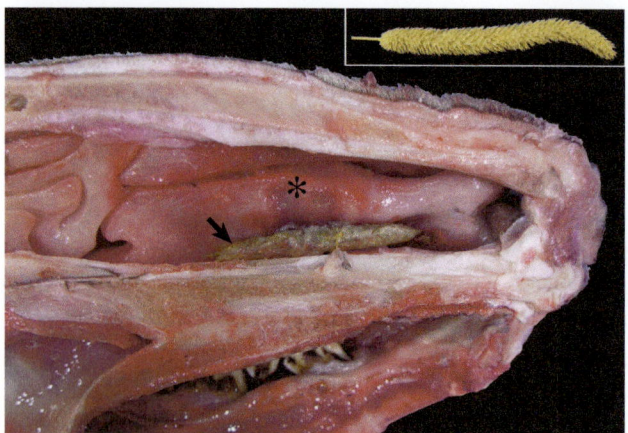

Figura 9-31 **Rinite por Corpo Estranho, Secção Mediossagital da Cabeça, Cavidade Nasal, "Grama Timóteo", Ovelha.** Ulceração e inflamação focalmente extensas da concha maxilar (*asterisco*). Observa-se uma espigueta de "grama Timóteo" (*Phleum pratense*) coberta por exsudato mucopurulento no meato ventral (*seta*). A imagem mostra uma espigueta fresca de grama Timóteo no *canto superior direito*. (Cortesia de Dr. A. López, Atlantic Veterinary College.)

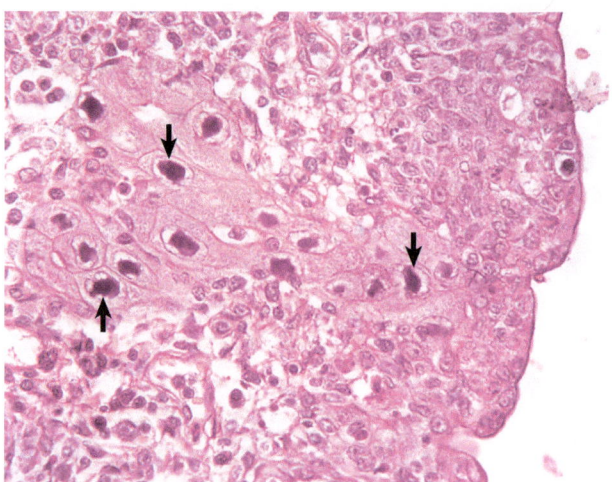

Figura 9-32 **Rinite com Corpúsculo de Inclusão Causada por Infecção por Citomegalovírus, Cornetos Nasais, Porco de 3 Semanas de Idade.** As células epiteliais das glândulas mucosas contêm grandes corpúsculos de inclusão basofílicos intranucleares (*setas*). Coloração por HE. (Cortesia de Dr. A. López, Atlantic Veterinary College.)

são características e consistem em rinite não supurativa necrosante, com corpúsculos de inclusão basofílicos intranucleares gigantes no epitélio nasal — particularmente nas glândulas nasais (Fig. 9-32). Os leitões imunossuprimidos podem desenvolver uma infecção sistêmica por citomegalovírus caracterizada por necrose do fígado, dos pulmões, das glândulas adrenais e do cérebro com corpúsculos de inclusão intralesionais. A rinite com corpúsculo de inclusão caracteriza-se clinicamente por uma rinite leve e transitória que causa espirros, descarga nasal e lacrimejamento excessivo.

Infecções Bacterianas

Rinite Atrófica. Doença comum que afeta suínos no mundo inteiro, a rinite atrófica (rinite atrófica progressiva) caracteriza-se por inflamação e atrofia das conchas nasais (cornetos). Em casos severos, a atrofia das conchas pode causar uma deformidade facial severa em suínos em fase de crescimento resultante de desvio do septo e dos ossos nasais. A etiopatogênese da rinite atrófica é complexa e tem sido

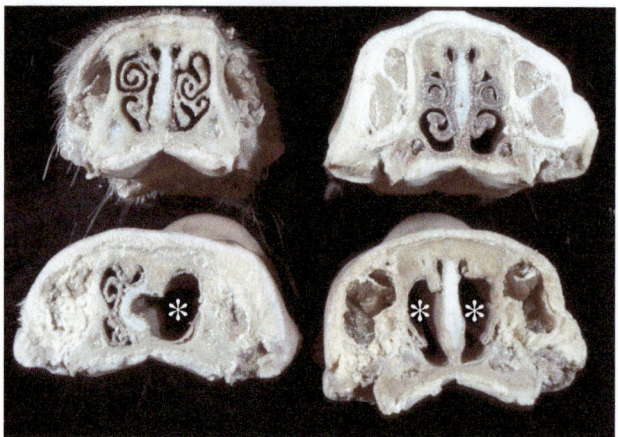

Figura 9-33 **Rinite Atrófica, Seções Transversais da Cavidade Nasal e dos Seios Paranasais, Superfícies Caudais, Nível do Primeiro ou Segundo Dente Pré-molar, Suínos.** *Superior esquerda*, Cavidade nasal normal mostra as conchas nasais (cornetos) completas que preenchem a maior parte da cavidade nasal e formam estreitas passagens de ar (meatos). *Superior direita*, Leve atrofia simétrica das conchas nasais. *Inferior esquerda*, Severa atrofia unilateral da concha nasal ventral direita (*asterisco*) com desvio do septo nasal para a esquerda e dilatação do meato ventral. *Inferior direita*, Severa atrofia bilateral com perda completa das conchas nasais e extenso alargamento dos meatos (*asterisco*). (Cortesia de Dr. A. López, Atlantic Veterinary College.)

objeto de controvérsia há muitos anos. Os patógenos tradicionalmente associados à rinite atrófica incluem *Bordetella bronchiseptica*, *Pasteurella multocida*, *Haemophilus parasuis* e infecções virais como a por citomegalovírus suíno (rinite com corpúsculo de inclusão). Além disso, os fatores predispositores incluem a composição genética, o ambiente e as deficiências nutricionais. Acredita-se atualmente que a rinite atrófica seja uma infecção combinada por cepas específicas de *Bordetella bronchiseptica* que produz toxina dermonecrótica e cepas toxigênicas de *Pasteurella multocida*. A única lesão associada à infecção isolada por *Bordetella bronchiseptica* é uma atrofia leve a moderada dos cornetos (rinite atrófica não progressiva), mas essa bactéria promove ativamente a colonização da cavidade nasal por *Pasteurella multocida*. As cepas toxigênicas de *Pasteurella multocida* produzem potentes citotoxinas que inibem a atividade osteoblástica e promovem a reabsorção osteoclástica nos ossos nasais, particularmente nas conchas nasais ventrais, onde a remodelação do osso anormal resulta na atrofia progressiva das conchas.

O grau de atrofia das conchas em suínos com rinite atrófica varia consideravelmente, e na maioria dos suínos, a severidade das lesões não corresponde à severidade dos sinais clínicos. O melhor método diagnóstico de avaliação dessa doença na necrópsia consiste em fazer um corte transversal do focinho entre o primeiro e o segundo dentes pré-molares. Em suínos normais, as conchas são simétricas e preenchem a maior parte da cavidade, deixando apenas espaços de ar (meatos) estreitos entre as conchas espiraladas. O septo nasal normal é reto e divide a cavidade em duas cavidades simétricas como imagens em um espelho. Por outro lado, o septo de suínos com rinite atrófica geralmente é desviado e as conchas parecem menores e assimétricas (Fig. 9-33). A atrofia das conchas faz com que os meatos dorsal e ventral pareçam um tanto aumentados, e, nos casos mais avançados, as conchas nasais podem estar totalmente ausentes, deixando um grande espaço vazio.

Parece lógico pressupor que, após a perda das conchas em um animal que obrigatoriamente respira pelo nariz, como o suíno, o mecanismo de defesa de filtração da cavidade nasal seja prejudicado, aumentando, desse modo, a possibilidade de infecções aerógenas do pulmão. Entretanto, a relação entre rinite atrófica, pneumonia e as taxas de crescimento em suínos ainda é controversa.

A hiperplasia osteoclástica e a osteopenia dos cornetos são as principais lesões microscópicas na rinite atrófica. Dependendo do estágio da doença, exsudato mucopurulento pode ser encontrado na superfície dos cornetos. Podem ocorrer alterações hiperplásicas ou metaplásicas no epitélio e nas glândulas nasais, com possível presença de infiltrado de linfócitos e plasmócitos na lâmina própria. Em suma, a rinite atrófica é uma doença importante em suínos no mundo inteiro e o diagnóstico morfológico é simples, mas é necessário um maior entendimento de sua patogênese antes que se possam estabelecer medidas preventivas eficazes.

A rinite atrófica caracteriza-se clinicamente por espirros, tosse e descarga nasal. A obstrução do ducto nasolacrimal é comum e resulta no acúmulo de poeira e secreções lacrimais ressequidas na pele abaixo ao canto medial do olho.

Distúrbios dos Cães

Infecções Virais. Os cães não têm infecções virais específicas que afetem exclusivamente a cavidade e os seios nasais. A rinite e a sinusite agudas ocorrem como parte do grupo das doenças respiratórias infecciosas caninas (CIRD) causadas por vários vírus distintos, como o vírus da cinomose canina, o adenovírus canino tipos 1 e 2 (CAV-1 e 2), o vírus da parainfluenza canina, reovírus e o herpesvírus canino. As lesões virais do trato respiratório geralmente são transitórias, mas o efeito do vírus em outros tecidos e células pode ser fatal, como na encefalite da cinomose.

Infecções Bacterianas. Como em outras espécies, a rinite, a sinusite e a pneumonia bacterianas secundárias são possíveis sequelas de infecções respiratórias virais; *Bordetella bronchiseptica*, *Escherichia coli* e *Pasteurella multocida* são os isolados mais comuns em cães com rinite bacteriana.

Infecções Micóticas. *Aspergillus* spp. e *Penicillium* spp. causam rinite micótica e sinusite em cães (aspergilose nasal canina) (Fig. 9-34). As biópsias nasais revelam extensa necrose do epitélio nasal e espessas placas de exsudato fibrinopurulento misturadas a muitas hifas fúngicas. As infecções da cavidade nasal por *Cryptococcus neoformans* e *Blastomyces dermatitides* ocorrem esporadicamente em

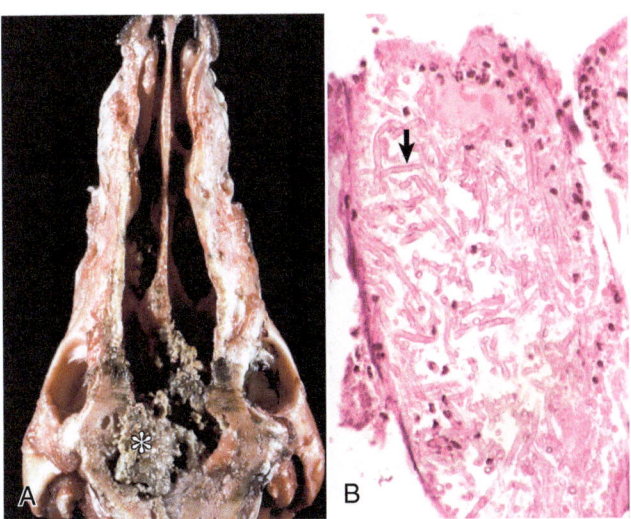

Figura 9-34 **Rinite Granulomatosa, Aspergilosa, Vista Dorsal das Cavidades Nasais, Ossos Nasais e Frontais Removidos, Cão. A,** Os cornetos nasais foram destruídos por inflamação granulomatosa crônica. O exsudato micótico (*asterisco*) que permanece na face caudal da cavidade nasal é amarelo-esverdeado e granular. **B,** As hifas (*seta*) de *Aspergillus* spp. foram isoladas do exsudato inflamatório granulomatoso. Observam-se os neutrófilos na periferia da cobertura fúngica. Coloração PAS. (**A** Cortesia de College of Veterinary Medicine, University of Illinois. **B** Cortesia de Dr. M.A. Wallig, College of Veterinary Medicine, University of Illinois.)

cães (Fig. 9-35). As lesões caracterizam-se por granulomas na mucosa que contêm organismos fúngicos positivos para o ácido periódico de Schiff (PAS), e a infecção se caracteriza clinicamente pela presença de descarga nasal mucopurulenta.

Infecções Parasitárias

Linguatula Serrata. *Linguatula serrata* é um parasita pentastomídeo raro, mas altamente especializado, que compartilha algumas características morfológicas comuns com artrópodes e anelídeos e causa infecção quando os cães consomem carne de ruminantes malcozida contendo larvas infectantes. A doença ocorre basicamente em carnívoros, embora os ovinos e caprinos possam tornar-se hospedeiros aberrantes. Os seres humanos também podem contrair a infecção pela ingestão de carne ovina ou caprina cruas. O parasita adulto se encontra na cavidade nasal, podendo, às vezes, alcançar os seios paranasais e o ouvido médio deslocando-se através do exsudato presente nas tubas de Eustáquio. Assim como outros parasitas nasais, *Linguatula serrata* age como um agente irritante, causando espirros, inflamação catarral e epistaxe. Os ovos desse parasita deixam o hospedeiro pelo exsudato, que é expelido pela tosse ou engolido e eliminado nas fezes.

A cavidade nasal e os seios paranasais dos caninos podem eventualmente ser infestados por outros parasitas, inclusive ácaros (*Pneumonyssus caninum*) e *Rhinosporidium seeberi* (Figs. 9-25 e 9-26).

Rinite Alérgica. A rinite alérgica (febre do feno, urticária nasolacrimal), que é tão comum em seres humanos sensibilizados e reexpostos a pólens e alérgenos inalados, é relatada apenas esporadicamente em cães e gatos. A febre do feno em seres humanos e animais é uma reação de hipersensibilidade do tipo I em que uma degranulação de mastócitos mediada por IgE resulta em rinite e conjuntivite agudas. Microscopicamente, a mucosa nasal é edematosa e infiltrada com numerosos eosinófilos, neutrófilos e alguns macrófagos. Clinicamente, a rinite alérgica caracteriza-se por uma descarga nasal serosa profusa e lacrimejamento.

Outras Causas de Rinite. Os caninos ocasionalmente apresentam uma rinite linfoplasmacítica crônica não específica (idiopática). A síndrome dos cílios imóveis (discinesia ciliar), uma doença congênita, reduz a depuração mucociliar e é um fator importante na rinossinusite, bronquite, bonquiectasia e pneumonia caninas recorrentes.

Distúrbios dos Gatos
Infecções Virais

Rinotraqueíte Viral Felina. A rinotraqueíte viral felina (RVF), uma doença respiratória comum dos gatos em todo o mundo, é causada por um herpesvírus felino tipo 1 (FeHV-1). A doença prejudica os mecanismos de defesa pulmonar, predispondo os gatos à pneumonia bacteriana secundária ou à coinfecção por calicivírus felino. O vírus também pode permanecer latente nos gânglios. A grande maioria dos gatos que se recuperam de RVF transforma-se em portador e elimina FeHV-1 espontaneamente ou após estresse. Os animais suscetíveis, particularmente filhotes de gatos com baixa imunidade materna, são infectados após contato com um gato doente ou portador. A reprodução do FeHV-1 nos epitélios nasal, conjuntivo, faríngeo e, em menor extensão, traqueal causa degeneração e esfoliação das células.

As lesões causadas pelo FeHV-1 são inteiramente reversíveis, mas infecções secundárias por bactérias, como *Pasteurella multocida*, *Bordetella bronchiseptica*, *Streptococcus* spp. e *Mycoplasma felis*, pode causar rinite supurativa severa crônica e conjuntivite. Raramente observam-se corpúsculos de inclusão intranucleares em gatos com RVF, uma vez que as inclusões estão presentes somente durante os estágios iniciais da infecção e já desapareceram quando o gato é trazido para exame diagnóstico.

As sequelas respiratórias da RVF podem incluir rinite e sinusite bacterianas crônicas com secreção purulenta persistente; lise dos ossos

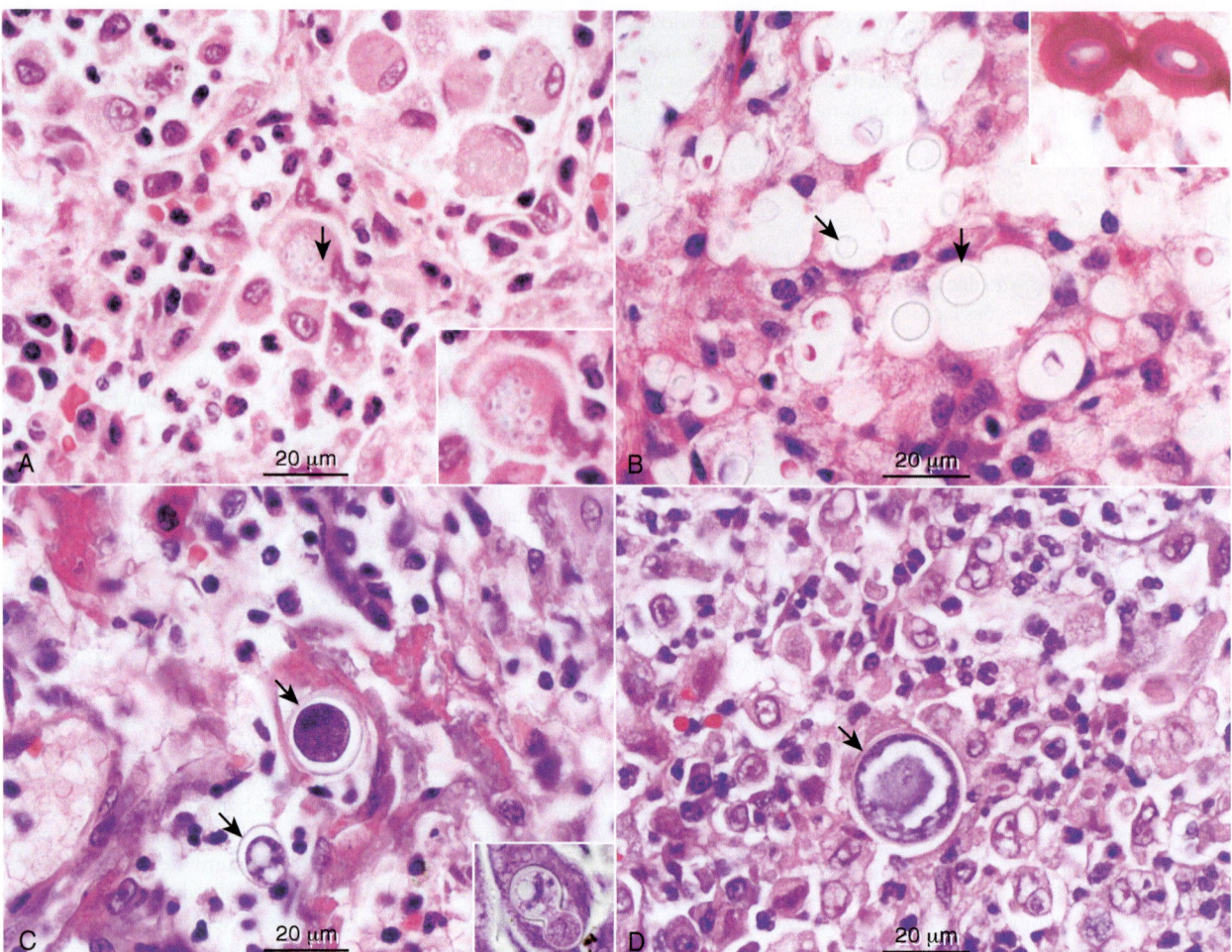

Figura 9-35 Micoses Sistêmicas (Profundas). *Histoplasma capsulatum, Cryptococcus neoformans, Blastomyces dermatitidis e Coccidioides immitis.* **Todas as Fotos com o Mesmo Grau de Ampliação para Fins Comparativos. A,** *Histoplasma capsulatum,* localizado intracelularmente, apresenta forma esférica a ligeiramente alongada, com 5 a 6 μm de diâmetro (*seta*). Coloração por HE. **B,** *Cryptococcus neoformans,* esférico com 2 a 10 μm de diâmetro (*seta*), normalmente cercado por uma espessa cápsula de muco, podendo aumentar o diâmetro total até 30 μm, localização intracelular ou extracelular. Coloração por HE. *Detalhe,* A cápsula de muco não cora com HE, mas é visível com corante mucicarmina. **C,** *Blastomyces dermatitidis,* 8 a 25 μm de diâmetro, organismos esféricos com ampla base de brotamento semelhantes a leveduras (*setas*), localização intracelular ou extracelular. *Detalhe,* Levedura de brotamento típica desse tipo de fungo. Coloração por HE. **D,** *Coccidioides immitis,* esferas com 20 a 30 μm de diâmetro, contendo endósporos (<5 μm de diâmetro) (*seta*), localização intracelular ou extracelular. Coloração por HE. (**A, B, C** e **D** Cortesia de Dr. A. López e dr. M. Forzán, Atlantic Veterinary College. *Detalhe* **B** Cortesia de Dr. M.D. McGavin, College of Veterinary Medicine, University of Tennessee.)

nasais, que pode resultar em atrofia dos cornetos; dano permanente ao epitélio olfatório; e pneumonia bacteriana secundária. Além de rinite e pneumonia intersticial, a RVF causa também ceratite ulcerativa, necrose hepática, emaciamento, aborto e natimortos. Os sinais clínicos da infecção na RVF caracterizam-se por letargia, corrimento oculonasal, rinite grave e conjuntivite.

Calicivírus Felino. A rinite felina pode ser causada por diferentes cepas de calicivírus felino (FCV). Trata-se uma infecção importante do trato respiratório dos gatos, e, dependendo da virulência da cepa, as lesões variam de um corrimento oculonasal leve a rinite severa, conjuntivite mucopurulenta e gengivite ulcerativa e estomatite. As lesões, além da rinite e da conjuntivite, incluem pneumonia intersticial difusa aguda com bronquiolite necrosante (ver Pneumonias dos Gatos) e, em alguns casos, úlceras proeminentes da língua e do palato duro. As lesões virais primárias geralmente são transitórias, mas as infecções bacterianas secundárias (*Bordetella bronchiseptica, Pasteurella multocida* ou *Escherichia coli*) são uma complicação comum. Alguns filhotes de gatos desenvolvem claudicação após a infecção ou a vacinação com calicivírus devido a uma artrite aguda e autolimitante ("síndrome do gatinho manco"). O estado de portador e a eliminação do vírus nas secreções oronasais e nas fezes são sequelas naturais após a recuperação da fase aguda da doença. As características clínicas e patológicas da doença por FCV são muito semelhantes, mas não idênticas, às da RVF; essas duas infecções virais representam 80% dos casos de todas as doenças respiratórias felinas. Existem relatos de uma síndrome de febre hemorrágica sistêmica com alta incidência de mortalidade (até 50%) em gatos infectados com cepas virulentas de FCV.

Infecções Bacterianas

Clamidiose Felina. A clamidiose felina é uma infecção respiratória persistente dos gatos causada por *Chlamydophila felis.* A infecção resulta em uma conjuntivite (semelhante à conjuntivite observada no tracoma humano causado por *Chlamydia trachomatis*) e em uma rinite serosa ou mucopurulenta. No passado, *Chlamydophila felis* foi implicada como o agente responsável pela "pneumonite felina", mas a sua função como agente causador de pneumonia broncointersticial em gatos tem sido seriamente contestada nos últimos anos (ver Pneumonias dos gatos).

Infecções Micóticas. A infecção micótica mais comum na cavidade nasal felina é causada por *Cryptococcus neoformans* e *Cryptococcus* *gatti*, mas nem todos os animais expostos a esses fungos desenvolvem necessariamente criptococose, a menos que sejam imunosuprimidos. As lesões variam de granulomas nasais discretos a grandes massas confluentes de exsudato mucopurulento que preenchem toda a cavidade nasal e os seios paranasais. O exame microscópico do exsudato revela os típicos organismos de parede espessa PAS-positivos (Fig. 9-35).

Outras Causas de Rinite e Sinusite. *Mycoplasma felis* também pode causar uma conjuntivite mucopurulenta e uma infecção branda do trato respiratório superior, com sinais clínicos e lesões que se sobrepõem às observadas na clamidiose, na RVF e nas infecções por FCV. As infecções respiratórias e a broncopneumonia em gatos podem também estar associadas aos efeitos imunossupressores dos retrovírus felinos, como o vírus da leucemia felina (FeLV) e o vírus da imunodeficiência felina (FIV). A aspergilose nasal e a rinossinusite alérgica são condições relatadas esporadicamente em gatos (ver Distúrbios do Sistema Condutor: Distúrbios Espécie-Específicos da Cavidade Nasal e dos Seios Paranasais: Distúrbios dos Cães: Infecções Micóticas).

Neoplasia da Cavidade Nasal e dos Seios Paranasais

As neoplasias da cavidade nasal e dos seios paranasais podem originar-se de quaisquer dos tecidos que compõem essas estruturas, incluindo ossos (osteoma ou osteossarcoma), cartilagem (condroma ou condrossarcoma), tecido conjuntivo (fibroma ou fibrossarcoma, mixoma ou miossarcoma) e vasos sanguíneos (hemangioma ou hemangiossarcoma) e de todos os diferentes tipos de células glandulares e do tecido epitelial de revestimento (adenoma, carcinoma ou adenocarcinoma). Os tumores nasais oriundos dos tecidos estromais, como ossos, cartilagem e tecido conjuntivo, são morfologicamente indistinguíveis daqueles observados em outros locais. Em geral, as neoplasias nasais são raras em animais domésticos, à exceção dos tumores etmoidais endêmicos (retrovirais) em ovinos e caprinos, os quais podem ocorrer em vários animais de um rebanho (ver a próxima seção).

Em animais domésticos, as neoplasias nasais são mais comuns em cães, particularmente naqueles de raças de médio e grande porte, como collie, airedale terrier, basset hound e pastor alemão. O gato e o cavalo são afetados com menos frequência. Os principais locais em ordem de frequência são cavidade nasal e os seios nasais em cães, a ponta do nariz e a cavidade nasal em gatos e o seio maxilar e a cavidade nasal em cavalos.

A maioria das neoplasias da cavidade nasal é maligna. As neoplasias nasais benignas (papiloma e adenoma) são raras e, geralmente, apresentam-se como nódulos solitários ou múltiplos bem-delineados. Por outro lado, os carcinomas nasais e os sarcomas nasais geralmente são maiores, mas variam de tamanho e são quase sempre massas pálidas ou multilobuladas compostas por tecido que varia de carnoso a friável (Figs. 9-36 e 9-37). As neoplasias malignas são localmente invasivas e tendem a infiltrar os seis paranasais, as meninges, a parte anterior do cérebro, os nervos olfatórios e os vasos sanguíneos, resultando em epistaxe. Os carcinomas variam de anaplásicos (mal diferenciados) a bem-diferenciados, nos quais a morfologia da célula e dos tecidos conserva alguns padrões glandulares (adenocarcinoma) ou do tecido escamoso. Como os tumores nasais em cães e gatos normalmente apresentam-se grandes e invasivos à época do diagnóstico, o prognóstico geralmente é desfavorável e os tempos de sobrevida são curtos. Os sarcomas oriundos da cavidade nasal e dos seios paranasais são menos comuns do que os carcinomas. Os tumores mesenquimais podem originar-se do osso (osteoma ou osteossarcoma), da cartilagem (condroma ou condrossarcoma), dos vasos sanguíneos (hemangioma ou hemangiossarcoma) e do tecido conjuntivo (fibroma ou fibrossarcoma). Em geral, os tumores epiteliais e mesenquimais benignos são menos comuns do que seus correspondentes malignos. Os tumores secundários da cavidade nasal são raros — o linfoma é o tumor secundário mais comum na cavidade nasal de animais domésticos (Fig. 9-38).

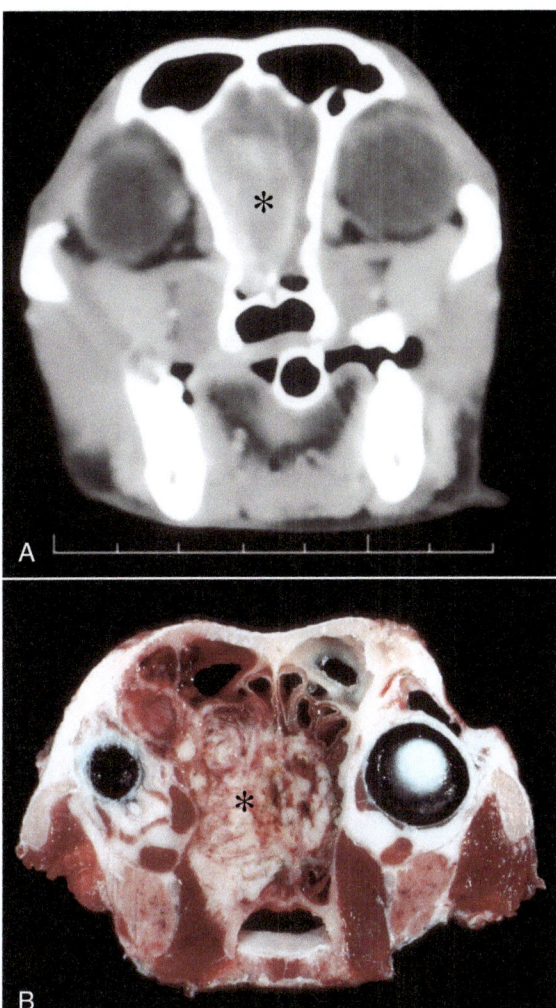

Figura 9-36 **Carcinoma Nasal, Secção Transversal das Passagens e Seios Nasais, Cão com 10 Anos de Idade. A,** Tomografia computadorizada mostra uma grande massa neoplásica (*asterisco*) infiltrando a cavidade nasal e deslocando lateralmente o septo nasal. As unidades da barra de escala estão em centímetros. **B,** Secção transversal da cabeça mostra um tumor infiltrando difusamente as conchas nasais e obliterando os meatos (*asterisco*). (**A** Cortesia de Atlantic Veterinary College. **B** Cortesia de Dr. A. López, Atlantic Veterinary College.)

As neoplasias nasais tornam-se infectadas secundariamente por bactérias, e os sinais clínicos geralmente se sobrepõem aos da rinite infecciosa e incluem descarga nasal catarral ou mucopurulenta, hemorragia periódica, lacrimejamento mais intenso em decorrência da obstrução dos ductos nasolacrimais e espirros. Em alguns casos, não é possível estabelecer a diferenciação clínica ou macroscópica entre neoplasmas e nódulos hiperplásicos ou rinite granulomatosa. Alguns neoplasmas podem infiltrar estruturas ósseas adjacentes e produzir deformidades faciais notáveis, perda de dentes, exoftalmia e sinais nervosos. Neoplasmas grandes também se projetam para os meatos, estreitam o lúmen e interferem no fluxo de ar, causando respiração estertorosa (Figs. 9-36, 9-37 e 9-38). As biópsias, bem como a citologia de escova e de impressão, têm provado eficácia no diagnóstico ante-morte de neoplasmas nasais, particularmente nos de linhagem epitelial.

Tumores Nasais (Etmoidais) Endêmicos

Um grupo singular de carcinomas nasais (tumores nasais enzoóticos, intranasais enzoóticos e carcinoma nasal enzoótico) de ovinos e caprinos origina-se do epitélio de revestimento e das glândulas dos cornetos etmoidais. Esses tipos de carcinomas são causados por retrovírus oncogênicos em ovinos (ENTV-1) e caprinos (ENTV-2).

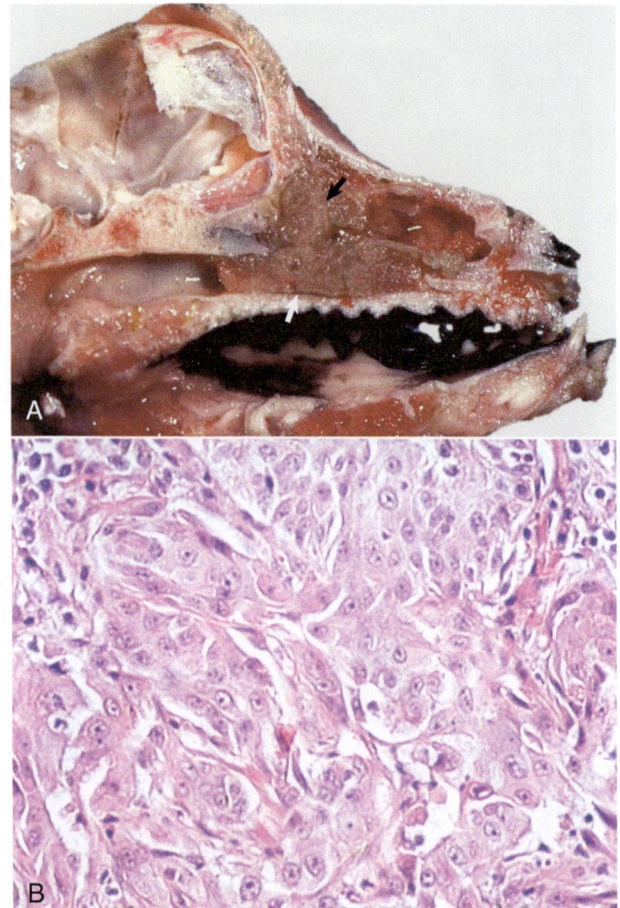

Figura 9-37 Adenocarcinoma Nasal, Secção Mediossagital, Cabeça, Cão Adulto. A, Uma grande massa neoplásica (*setas*) oriunda da concha etmoidal infiltrou-se nas passagens nasais. **B,** Múltiplos agregados de células epiteliais neoplásicas com citoplasma eosinofílico abundante e nucléolos proeminentes. Coloração por HE. (**A** Cortesia de Dr. J.M. King, College of Veterinary Medicine, Cornell University. **B** Cortesia de Dr. A. Lóez, Atlantic Veterinary College.)

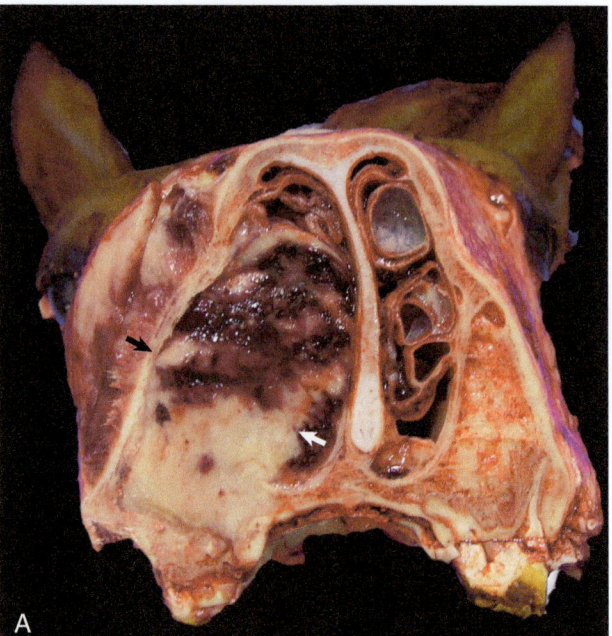

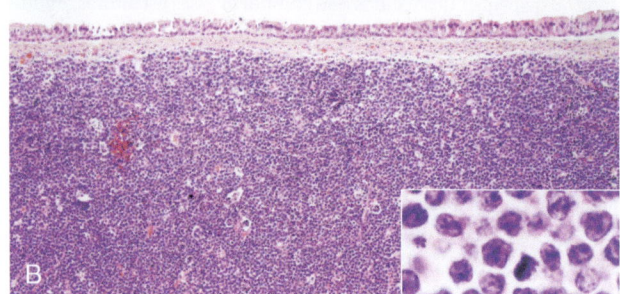

Figura 9-38 Linfoma (*Setas*), Cavidade Nasal Direita, Equino. A, Massa tumoral oclui a cavidade nasal direita e invade os cornetos e o osso maxilar. **B,** Obseva-se a infiltração difusa da submucosa nasal por linfócitos neoplásicos. Coloração por HE. *Detalhe,* Imagem ampliada dos linfócitos neoplásicos. Coloração por HE. (Cortesia de Dr. S. Martinson e Dr. C. Lopez-Mendez, Atlantic Veterinary College.)

O tumor nasal enzoótico já foi transmitido de forma bem-sucedida a animais suscetíveis pela inoculação de filtrados acelulares de tumor. Os tumores nasais enzoóticos normalmente são invasivos, mas não metastasiam (Fig. 9-39). Em algumas regiões do mundo, existem relatos de tumores etmoidais em equinos e suínos, particularmente nas fazendas em que há ocorrência de tumores nasais endêmicos de ruminantes.

Pólipos Nasais e Cistos Nasais Semelhantes a Neoplasmas

Massas exofíticas não neoplásicas que se assemelham a neoplasmas são achados comuns em cavalos, gatos e, em menor proporção, em outras espécies. Nos cavalos, os pólipos tendem a se formar na região etmoidal, enquanto nos gatos, são mais frequentes na nasofaringe e nas tubas de Eustáquio. Não se conhece ao certo a patogênese desses crescimentos benignos, embora eles ocorram, em muitos casos, após uma rinite ou sinusite crônica. Mais recentemente, a obstrução linfática decorrente de inflamação foi postulada como o principal fator responsável. Macroscopicamente, os pólipos apresentam-se como nódulos pedunculados firmes de diferentes tamanhos que se projetam da mucosa nasal para o interior das passagens nasais ou da nasofaringe (Fig. 9-40); a superfície pode ser macia, ulcerada, infectada secundariamente e hemorrágica. Microscopicamente, os pólipos caracterizam-se por um núcleo de tecido estromal bem-vascularizado que contém células inflamatórias e são recobertos por epitélio pseudoestratificado ou escamoso (Fig. 9-40).

Os cistos dos seios nasais e paranasais são lesões idiopáticas comuns em equinos e são importantes do ponto de vista médico por simularem clinicamente neoplasias ou infecções. Embora não considerados um crescimento neoplásico, os cistos são extensos e causam deformação ou destruição do osso circundante. Esses cistos normalmente são compostos por uma cápsula de células epiteliais preenchida com fluido amarelo ou hemorrágico e não recidivam após a remoção cirúrgica. Os hematomas etmoidais também se assemelham a tumores nasais em equinos.

Distúrbios da Faringe, das Bolsas Guturais, da Laringe e da Traqueia em Animais Domésticos
Anomalias

As anomalias congênitas da faringe, das bolsas guturais, da laringe e da traqueia são raras em todas as espécies. Dependendo de sua localização e severidade, elas podem ser incompatíveis com a vida pós-natal, representar pouco ou nenhum problema, inferir na qualidade de vida ou manifestar-se mais tardiamente na vida do animal. Quando ocorrem sinais clínicos de desconforto respiratório, como estridor, tosse, dispneia ou engasgo, eles normalmente são agravados por agitação, calor, estresse ou exercício.

Síndrome das Vias Aéreas dos Braquicéfalos. Ver Distúrbios do Sistema Condutor: Distúrbios Espécie-Específicos da Faringe, das Bolsas

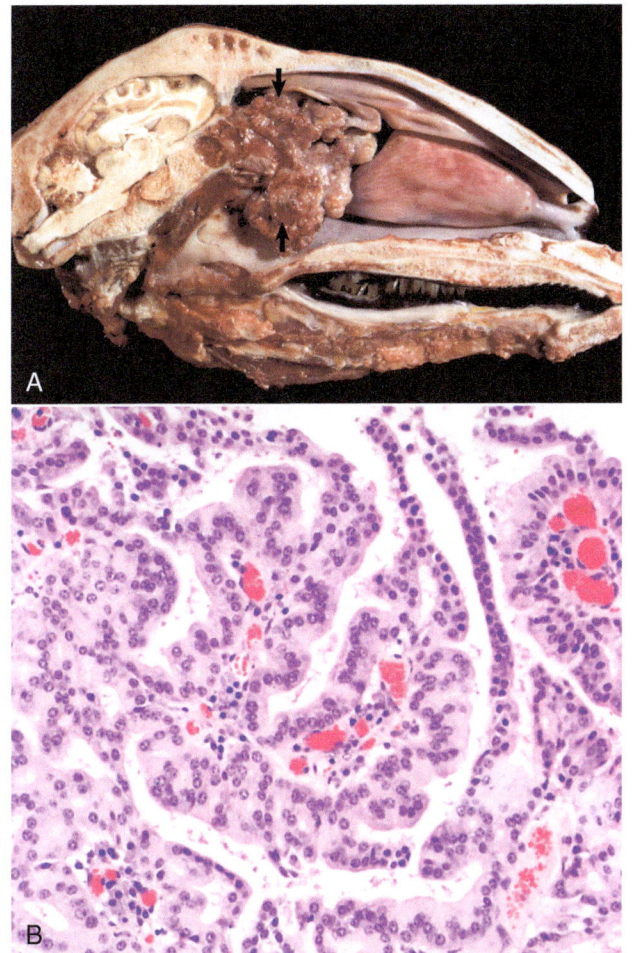

Figura 9-39 **Adenocarcinoma Nasal (*Setas*), Secção Mediossagital da Cabeça, Ovelha. A,** O tumor ocluiu a passagem nasal direita e as coanas. A localização (cornetos etmoidais) e o tipo do tumor (carcinoma) são típicos de "carcinoma nasal enzoótico" induzido por retrovírus. **B,** Células neoplásicas formando crescimentos papilares conspícuos (*centro da imagem*). (**A** Cortesia de Dr. L.E. Craig, College of Veterinary Medicine, University of Tennessee. **B** Cortesia de Dr. A. López, Atlantic Veterinary College.)

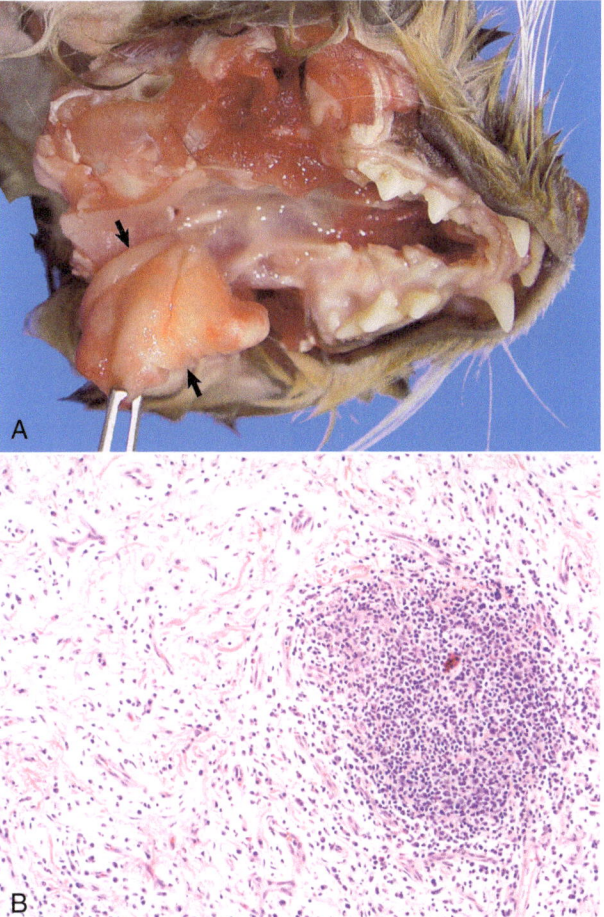

Figura 9-40 **Pólipo Nasofaríngeo, Cavidade Oral, Gato. A,** Grande massa polipoide oriunda da mucosa nasofaríngea (*setas*). **B,** Tecido conjuntivo frouxo infiltrado com linfócitos e plasmócitos forma o centro da massa (*lado direito da figura*). Coloração por HE. (Cortesia de Dr. F. Marrón e Dr. A. López, Atlantic Veterinary College.)

Guturais, da Laringe e da Traqueia em Animais Domésticos: Distúrbios dos Cães: Anomalias: Síndrome das Vias Aéreas dos Braquicéfalos.

Epiglote Hipoplásica, Aprisionamento da Epiglote e Deslocamento Dorsal do Palato Mole. Ver Distúrbios do Sistema Condutor: Distúrbios Espécie-Específicos da Faringe, das Bolsas Guturais, da Laringe e da Traqueia: Distúrbios dos Equinos: Anomalias: Epiglote Hipoplásica, Aprisionamento da Epiglote e Deslocamento Dorsal do Palato Mole.

Colapso e Estenose da Traqueia. O colapso traqueal com redução da patência da traqueia ocorre em raças toy, miniatura ou braquicefálicas de cães, nas quais a condição também é denominada *colapso traqueobrônquico*, ou colapso da via aérea central. O defeito ocorre também em equinos, bovinos e caprinos. Ao exame radiográfico, endoscópico ou macroscópico, observa-se o achatamento dorsoventral da traqueia com dilatação concomitante da membrana traqueal dorsal, que pode depois prolapsar ventralmente para o lúmen (Fig. 9-41). Em geral, o defeito estende-se por toda a extensão da traqueia e apenas raramente afeta a porção cervical de forma isolada. Os segmentos afetados com lúmen reduzido contêm espuma e são recobertos por uma membrana diftérica. Em equinos, a chamada traqueia em bainha caracteriza-se por um achatamento

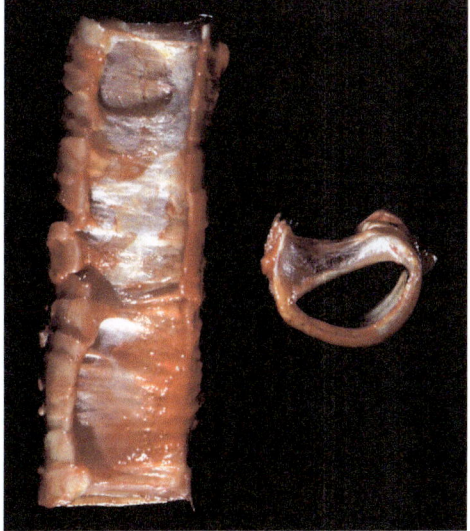

Figura 9-41 **Colapso Traqueal, Traqueia, Pônei.** *Amostra esquerda,* A superfície dorsal da traqueia está achatada dorsoventralmente, as extremidades dorsais dos anéis traqueais em forma de "C" apresentam-se amplamente separados, e o ligamento dorsal entre as duas extremidades é alongado e adelgaçado. *Amostra direita* (secção transversal), As extremidades dos anéis traqueais apresentam-se amplamente separadas e a parede dorsal da traqueia é formada pelo ligamento dorsal alongado e adelgaçado. (Cortesia de Dr. C.S. Patton, College of Veterinary Medicine, University of Tennessee.)

lateral, de modo que o lúmen traqueal é reduzido a uma estreita fenda vertical.

O colapso traqueal segmentar causador de estenose tem sido associado a anomalias congênitas e adquiridas. Em casos graves, a presença de glicoproteínas cartilaginosas anormais e perda de elasticidade dos anéis traqueais provocam o colapso da traqueia. Em alguns outros casos, existe lesão traqueal adquirida após trauma, compressão causada por massas extraluminais, inflamação peritraqueal e traqueotomia ou técnicas de aspiração transtraqueal malsucedidas.

Outras anomalias traqueais incluem fístula traqueoesofágica, encontrada com mais frequência em seres humanos e esporadicamente em cães e bovinos. As fístulas congênitas podem ocorrer em qualquer local dos segmentos cervicais ou torácicos da traqueia. A fístula traqueoesofágica adquirida pode ser uma complicação decorrente de intubação inadequada, traqueotomia ou corpo estranho no esôfago.

Distúrbios Degenerativas

Hemiplegia da Laringe. A hemiplegia (paralisia) da laringe, eventualmente denominada *ronqueira* nos cavalos, é uma doença comum, mas obscura, caracterizada pela atrofia dos músculos cricoaritenóideos dorsal e lateral (abdutor e adutor da cartilagem aritenoide), particularmente do lado esquerdo. A atrofia muscular geralmente é causada por denervação primária (neuropatia recorrente da laringe) de causa desconhecida (axonopatia idiopática) e, em menor extensão, por uma lesão nervosa secundária (Capítulos 14 e 15). A hemiplegia idiopática da laringe é uma doença axonal incurável (axonopatia) do nervo laríngeo cranial que afeta principalmente cavalos grandes. A hemiplegia secundária da laringe é rara e ocorre após o nervo sofrer dano causado por outros processos patológicos, como compressão ou inflamação do nervo recorrente esquerdo da laringe. Os linfonodos retrofaríngeos mediais estão localizados na posição imediatamente ventral à base das bolsas guturais. Em razão dessa estreita relação anatômica, o intumescimento ou a inflamação das bolsas guturais ou dos linfonodos retrofaríngeos geralmente resulta em dano secundário ao nervo laríngeo. As causas comuns do dano secundário ao nervo (degeneração walleriana) incluem micose das bolsas guturais, abscessos retrofaríngeos, inflamação decorrente de injeção iatrogênica nos nervos, lesão no pescoço e neoplasmas metastáticos envolvendo os linfonodos retrofaríngeos (p. ex. linfossarcoma).

Macroscopicamente, o músculo laríngeo afetado em um cavalo com hemiplegia da laringe apresenta-se pálido e menor do que o normal (atrofia muscular) (Fig. 9-42). Microscopicamente, as fibras musculares apresentam lesões de atrofia por denervação (Capítulos 14 e 15). A atrofia dos músculos laríngeos ocorre também em cães como uma condição hereditária (husky siberiano e boiadeiro da flandres), como uma neuropatia degenerativa em cães idosos, secundária a trauma laríngeo em todas as espécies (p. ex. dano do enforcador) ou secundária a encefalopatia hepática em cavalos.

Os sons inspiratórios anormais (ronco) durante o exercício em cavalos com hemiplegia da laringe são causados por paralisia dos músculos cricoaritenóideos dorsais e laterais esquerdos, que causa dilatação incompleta da laringe, obstrução do fluxo de ar e vibração das cordas vocais.

Distúrbios Circulatórios

Edema da Laringe. O edema da laringe é uma característica da inflamação aguda, mas é particularmente importante porque o intumescimento da epiglote e das cordas vocais pode obstruir o orifício laríngeo, resultando em asfixia. O edema da laringe ocorre em suínos com doença do edema; em equinos com púrpura hemorrágica; em bovinos com pneumonia intersticial aguda; em gatos com anafilaxia sistêmica; e em todas as espécies em decorrência de trauma, intubação endotraqueal inadequada, inalação de gases irritantes (p. ex. fumaça),

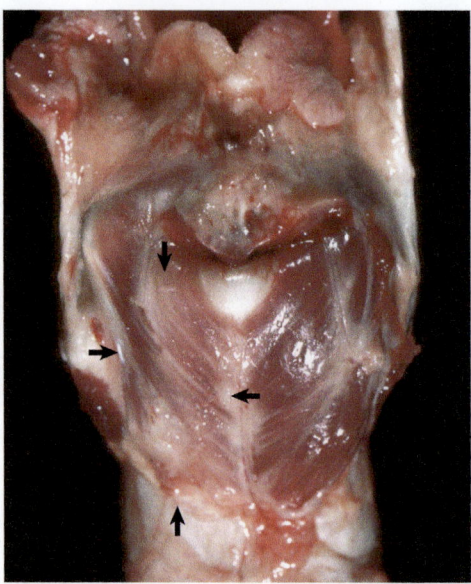

Figura 9-42 Hemiplegia Laríngea, Laringe, Superfície Dorsal, Cavalo de 2 Anos de Idade. O músculo cricoaritenóideo dorsal esquerdo apresenta-se pálido e atrófico (*setas*), enquanto o músculo cricoaritenóideo dorsal direito está normal. (Cortesia de Dr. A. López, Atlantic Veterinary College.)

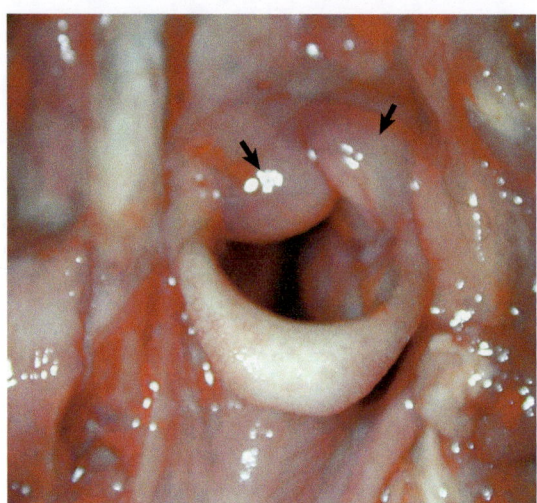

Figura 9-43 Edema Laríngeo, Laringe, Vaca Adulta. Observa-se o espessamento edematoso da mucosa laríngea das cordas vocais (*setas*), o que pode causar desconforto respiratório devido ao estreitamento do lúmen laríngeo (rima [fenda] glótica). (Cortesia de Dr. J. Andrews, College of Veterinary Medicine, University of Illinois.)

inflamação local e reações alérgicas. Macroscopicamente, a mucosa da epiglote e das cordas vocais apresenta-se espessada e intumescida, geralmente projeta-se dorsalmente para o orifício epiglótico e tem aparência gelatinosa (Fig. 9-43).

Hemorragia da Laringe e da Traqueia. As hemorragias nesses locais ocorrem como petéquias na mucosa e são observadas com mais frequência nas coagulopatias; inflamação; septicemia e sepse, particularmente em suínos com peste suína clássica (cólera suína); peste suína africana ou salmonelose; e equinos com anemia infecciosa equina. A dispneia severa e a asfixia antes da morte podem causar congestão, equimose e petéquias nas mucosas da laringe e da traqueia; deve-se diferenciar essa lesão da embebição por hemoglobina, pós-morte, em carcaças autolisadas (Capítulo 1).

Síndrome do Edema e Hemorragia da Traqueia em Gado de Corte. Ver Distúrbios dos Bovinos.

Inflamação (Faringite, Laringite e Traqueíte)

As inflamações de faringe, laringe e traqueia são importantes devido ao seu potencial para obstruir o fluxo de ar e resultar em pneumonia por aspiração. Em geral, a faringe á afetada por doenças infecciosas dos tratos respiratório e gastrintestinal superiores, enquanto a traqueia pode ser envolvida por extensão a partir dos pulmões e da laringe.

Inflamação e Trauma da Faringe (Faringite)

Obstrução e Perfuração da Faringe. Corpos estranhos intraluminais presentes na faringe, como bolos de medicamentos, maçãs ou batatas, podem deslocar-se e obstruir a laringe e a traqueia. A obstrução faríngea também pode ser causada pela presença de massas no tecido circunjacente, como neoplasias da glândula tireoide, do timo e das glândulas paratireoides.

Várias agressões não específicas podem causar lesões e sinais clínicos. O trauma pode se manifestar com a presença de feridas penetrantes em qualquer espécie: perfuração da parede caudodorsal da faringe pelo uso inadequado de pistolas de dosificação em ovinos, bovinos e suínos; lesões de sufocação decorrentes do uso de coleiras em cães e gatos; e feridas dilacerantes produzidas por mordidas. Os resultados do trauma podem ser mínimos (edema local e inflamação) ou tão sérios quanto a obstrução luminal completa pelo exsudato. Corpos estranhos podem se alojar em qualquer lugar da região faríngea; a localização e o tamanho determinam a ocorrência de disfagia, regurgitação, dispneia ou asfixia. Os suínos possuem uma estrutura peculiar conhecida como *divertículo faríngeo* (4 cm em suínos adultos), localizada na parede faríngea anterior e dorsal à entrada do esôfago. Ela é importante porque as praganas da cevada podem alojar-se no divertículo, causando uma tumefação inflamatória que afeta a deglutição. A parede diverticular pode ser perfurada por espículas vegetais ou seringas de dosificação, resultando em um exsudato que pode se estender pelos planos teciduais entre os músculos do pescoço e, até mesmo, ao mediastino. A faringe do cão pode ser igualmente lesionada pelo traumatismo produzido por ossos de galinha, palitos e agulhas, resultando na formação de abscesso faríngeo.

Hiperplasia Linfoide Equina da Faringe. Ver Distúrbios do Sistema Condutor: Distúrbios Espécie-Específicos da Faringe, das Bolsas Guturais, da Laringe e da Traqueia: Distúrbios dos Equinos: Inflamação: Hiperplasia Linfoide Equina da Faringe.

Inflamação das Bolsas Guturais.

Ver Distúrbios do Sistema Condutor: Distúrbios Espécie-Específicos da Faringe, das Bolsas Guturais, da Laringe e da Traqueia: Distúbios dos Equinos: Inflamação das Bolsas Guturais.

Inflamação da Laringe (Laringite)

Laringite Necrótica. Ver Distúrbios do Sistema Condutor: Distúrbios Espécie-Específicos da Faringe, das Bolsas Guturais, da Laringe e da Traqueia: Distúrbios dos Ruminantes (Bovinos, Ovinos e Caprinos): Inflamação: Laringite Necrótica.

Úlceras Laríngeas de Contato. Ver Distúrbios do Sistema Condutor: Distúrbios Espécie-Específicos da Faringe, das Bolsas Guturais, da Laringe e da Traqueia: Distúrbios dos Ruminantes (Bovinos, Ovinos e Caprinos): Inflamação: Úlceras Laríngeas de Contato.

Inflamação da Traqueia (Traqueíte).

Os tipos de lesão e as respostas inflamatórias do hospedeiro na traqueia são essencialmente os mesmos descritos para a mucosa nasal. Embora propensa a agressões por via aerógena e à necrose, a mucosa traqueal apresenta notável capacidade de reparo. De acordo com o exsudato, a traqueíte em todas as espécies animais é classificada como fibrinosa, catarral, purulenta ou granulomatosa (Figs. 9-44 e 9-45). A traqueíte polipoide crônica pode ocorrer em cães e gatos, provavelmente em decorrência de infecção crônica.

As causas mais comuns de traqueíte são as infecções virais, como aquelas que causam a rinotraqueíte infecciosa bovina (Fig. 9-29), a rinopneumonite viral equina, a cinomose canina e a rinotraqueíte felina. As lesões virais geralmente são leves e transitórias, mas quase sempre apresentam complicações causadas por infecções bacterianas secundárias. Nos estágios iniciais, a mucosa apresenta-se consideravelmente hiperêmica, podendo exibir focos de necrose. Em casos mais severos, a mucosa afetada se desprende da membrana basal subjacente, causando ulceração traqueal extensa.

A traqueíte química é comumente observada após aspiração (Fig. 9-45). A inalação de gases durante incêndios em celeiros pode causar lesão extensa e necrose da mucosa traqueal. Em casos forenses, a presença de pigmento de carbono na superfície mucosa da traqueia, dos brônquios e dos bronquíolos indica que o animal queimado estava vivo durante o incêndio.

Distúrbios Parasitários da Laringe e da Traqueia. As infecções parasitárias da laringe e da traqueia podem causar obstrução com consequências drásticas, mas raramente se observam na prática veterinária cargas parasitárias suficientemente grandes para causar tais efeitos.

Besnoitiose (Besnoitia Spp.). A besnoitiose (*Besenoitia* spp.) é causada por várias espécies desse parasita coccídeo apicomplexo, cujo ciclo de vida ainda é desconhecido. Esse parasita pode causar lesões pedunculadas na pele, na esclera, na mucosa da cavidade nasal e na laringe de equinos e muares, bovinos, caprinos e animais selvagens. Existem relatos de besnoitiose na África, nas Américas Central e do Sul, na América do Norte e na Europa. Macroscopicamente, é possível observar nódulos exofílicos pálidos e arredondados de até 2 cm de diâmetro projetando-se das superfícies mucosas. Microscopicamente, esses nódulos consistem em projeções recobertas por epitélio hiperplásico e, às vezes, ulcerado que contém numerosos cistos parasitários de parede espessa com pouca resposta inflamatória.

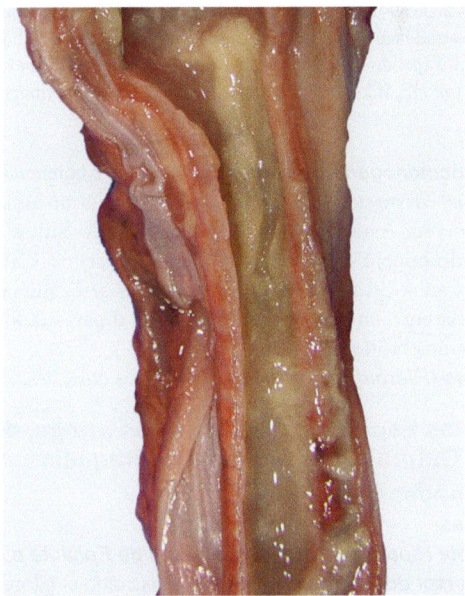

Figura 9-44 Traqueíte Fibrinopurulenta, Gato. Observa-se uma placa uniforme de exsudato fibrinopurulento amarelo-acinzentado cobrindo toda a mucosa traqueal. Esse gato teve também broncopneumonia supurativa, com isolamento de *Pasteurella multocida* da traqueia e do pulmão. (Cortesia de Dr. L. Miller e Dr. A. López, Atlantic Veterinary College.)

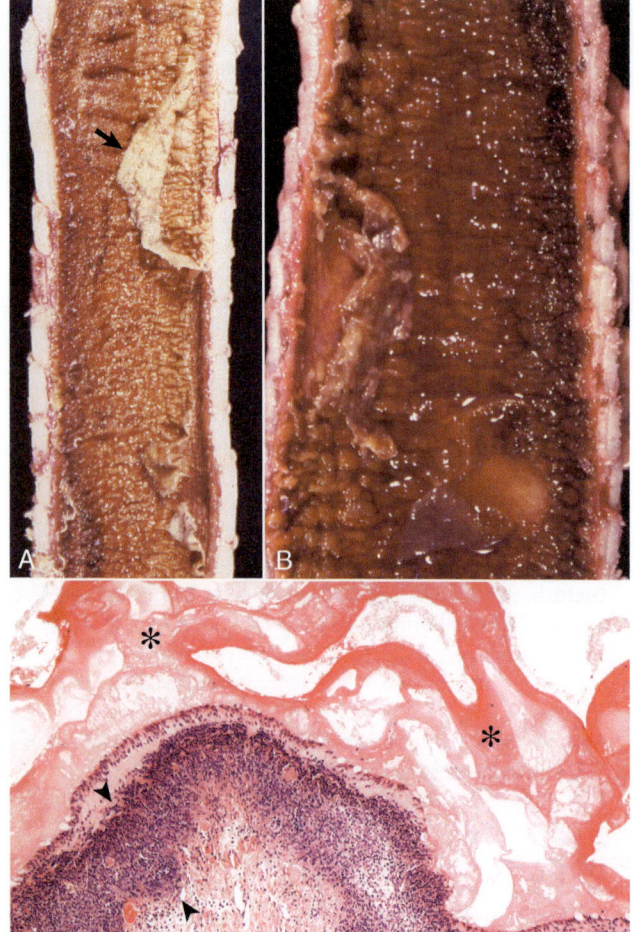

Figura 9-45 **Traqueíte Química, Contato Acidental com Desinfetante, Vaca. A,** Mucosa traqueal difusamente coberta por exsudato fibrinonecrótico. Observa-se uma membrana diftérica desprendendo-se da mucosa (*seta*). **B,** Imagem ampliada do exsudato fibrinonecrótico em um local da traqueia diferente daquele mostrado em **A. C,** Secção da mucosa mostrando uma borda escura de neutrófilos (*pontas de seta*) e uma espessa camada de fibrina (*asteriscos*). Coloração por HE. (Cortesia de Dr. A. López, Atlantic Veterinary College.)

Mammomonogamus (Syngamus) Spp. O *Mammomonogamus* (*Syngamus*) *laryngeus* é um nematódeo ligado à mucosa laríngea de bovinos na Ásia tropical e na América do Sul, e de gatos ("verme do bocejo": *Mammomonogramus ierei*) no Caribe e no sul dos Estados Unidos. Ocasionalmente, os seres humanos com tosse persistente ou sintomas de asma têm o parasita alojado na laringe os nos brônquios.

Oslerus (Filaroides) osleri. Ver Distúrbios dos Cães.

Distúrbios Espécie-Específicos da Faringe, das Bolsas Guturais, da Laringe e da Traqueia

Distúrbios dos Equinos

Anomalias

Epiglote Hipoplásica, Aprisionamento da Epiglote e Deslocamento Dorsal do Palato Mole. Anomalias como epiglote hipoplásica, aprisionamento da epiglote e deslocamento dorsal do palato mole são causas importantes de problemas respiratórios e desempenho atlético reduzido em equinos. Uma epiglote de tamanho reduzido tem propensão a ser aprisionada abaixo da prega aritenoepiglótica, causando uma síndrome equina conhecida como *aprisionamento da*

epiglote. Essa síndrome ocorre também em equinos com desvio lateral e deformidade da epiglote, cistos epiglóticos ou necrose da ponta da epiglote. A epiglote hipoplásica ocorre também em suínos. O deslocamento dorsal do palato mole, particularmente durante o exercício, estreita o lúmen da nasofaringe e cria uma turbulência de ar anormal no sistema condutor dos equinos. O aprisionamento da epiglote caracteriza-se clinicamente por obstrução das vias aéreas, intolerância ao exercício, ruídos respiratórios e tosse.

Cistos Subepiglóticos e Faríngeos. As lesões anômalas, como os cistos subepiglóticos e faríngeos, são ocasionalmente observadas em equinos, particularmente em animais de corrida das raças *Strandardbred* e *Thoroughbred*. Esses cistos variam de tamanho (1 a 9 cm) e ocorrem com mais frequência na região subepiglótica e, menos comumente, na porção dorsal da faringe, laringe e palato mole. Os cistos são revestidos por epitélio escamoso ou pseudoestratificado e contêm um muco espesso. Os cistos grandes causam obstrução das vias aéreas, tolerância reduzida ao exercício ou disfagia e predispõem à broncoaspiração de alimento.

Inflamação

Hiperplasia Linfoide da Faringe de Equinos. A hiperplasia linfoide da faringe de equinos, ou faringite com hiperplasia linfoide folicular, é uma causa comum de obstrução parcial das vias aéreas superiores em equinos, particularmente em animais de corrida com 2 e 3 anos de idade. Também observa-se hiperplasia linfoide em equinos saudáveis como parte de uma resposta a uma faringite crônica leve, que, muitas vezes, tende a regredir em animais mais velhos. A causa permanece indeterminada, mas a infecção bacteriana crônica, combinada a fatores ambientais, pode causar uma estimulação antigênica excessiva e hiperplasia linfoide. As lesões macroscópicas, visíveis por meio endoscópico ou na necrópsia, consistem em focos brancos de tamanho variável (1 a 5 cm) localizados nas paredes dorsolaterais da faringe e que se estendem para as aberturas das bolsas guturais e para o palato mole. Em casos mais severos, as lesões podem apresentar-se como pólipos faríngeos. Microscopicamente, elas consistem em grandes agregados de linfócitos e plasmócitos na mucosa faríngea. Os sinais clínicos incluem inspiração, expiração estertorosa ou ambas.

Inflamação das Bolsas Guturais. As bolsas guturais dos equinos são grandes divertículos (300 a 500 mL) da porção ventral da tuba auditiva (tubas de Eustáquio). Por essa razão, esses divertículos são expostos aos mesmos patógenos que a faringe e têm problemas de drenagem semelhantes aos seios paranasais. Embora seja provável que diversos patógenos, incluindo vírus, possam infectá-los, os mais comuns são os fungos, que causam micose e empiema das bolsas guturais no cavalo. "Eustaquite" é o termo usado para designar os processos inflamatórios que envolvem a tuba de Eustáquio (tuba faringeotimpânica). Devido à íntima proximidade anatômica entre as bolsas guturais com as artérias carótidas internas, os nervos cranianos (VII, IX, X, XI e XII) e a articulação atlanto-occipital, as doenças que acometem esses divertículos podem envolver essas estruturas e provocar vários sinais clínicos em equinos.

A micose das bolsas guturais ocorre basicamente em cavalos estabulados e é causada por *Aspergillus fumigatus* e outros *Aspergillus* spp. A infecção normalmente é unilateral e, presumivelmente, começa com a inalação de esporos de feno mofado. Macroscopicamente, as superfícies da mucosa das paredes dorsal e lateral da bolsa gutural são cobertas, de início, por placas focais, arredondadas e elevadas de exsudato diftérico (fibrinonecrótico) que, com o tempo, podem tornar-se confluentes, dando origem a uma grande massa fibrinonecrótica (Fig. 9-46). Microscopicamente, as lesões consistem em inflamação necrótica grave da mucosa e submucosa com vasculite disseminada e hifas fúngicas intralesionais. A necrose das paredes das bolsas guturais pode estender-se para a parede da artéria carótida interna adjacente,

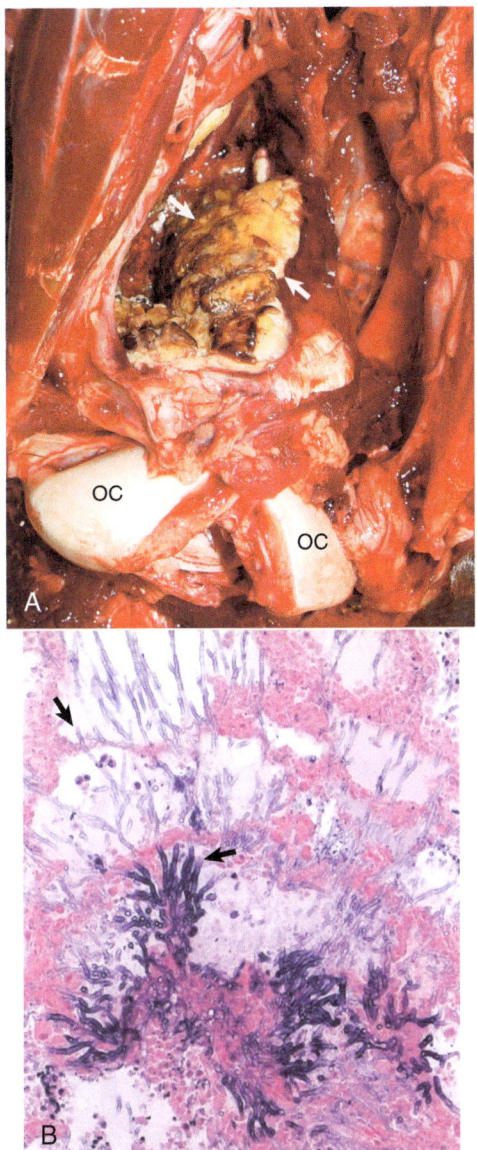

Figura 9-46 Micose das Bolsas Guturais, Vista Ventral da Cabeça, Cavalo. A, Observa-se uma grande massa preenchendo a bolsa gutural direita (*setas*). Firmemente ligada à parede, ela é composta por exsudato fibrinonecrótico e está rodeada por sangue coagulado. *OC*, Côndilos occipitais. **B,** Hifas fúngicas (*setas*) estão misturadas ao exsudato necrótico. Coloração por HE. (Cortesia de Dr. A. López, Atlantic Veterinary College.)

causando hemorragia no lúmen da bolsa gutural e epistaxe recorrente. A invasão da artéria carótida interna causa arterite, que também pode resultar na formação de aneurisma e em sangramento fatal nas bolsas guturais. Em outros casos, os fungos podem ser angioinvasivos, o que pode resultar em liberação de êmbolos micóticos na artéria carótida interna, geralmente causando infartos cerebrais múltiplos. A disfagia, outro sinal clínico observado na micose das bolsas guturais, está associada a lesões aos ramos faríngeos dos nervos vago e glossofaríngeo, localizados na face ventral das bolsas. A síndrome de Horner resulta de lesões ao gânglio cervical cranial e às fibras simpáticas localizadas na face caudodorsal das bolsas. Por fim, a paralisia laríngea equina (hemiplegia) resulta de lesões aos nervos laríngeos, conforme anteriormente descrito na seção sobre Hemiplegia Laríngea.

O empiema das bolsas guturais é uma sequela da inflamação supurativa das cavidades nasais, geralmente resultante de infecção por *Streptococcus equi* (garrotilho). Em casos graves, toda a bolsa gutural pode ser preenchida por exsudato purulento (Fig. 9-47). As

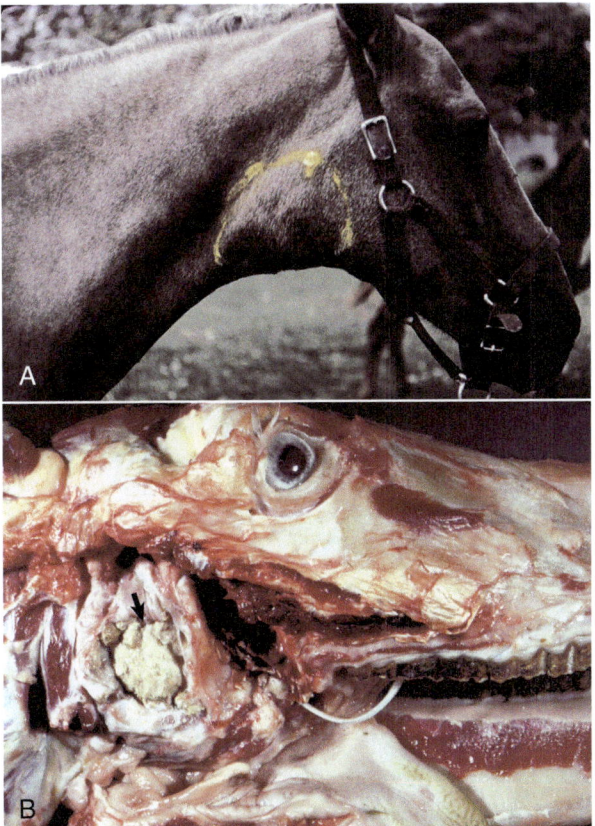

Figura 9-47 Empiema da Bolsa Gutural, Bolsa Gutural, Cavalo. A, Observa-se o lado direito do pescoço intumescido (*delimitado em amarelo*) nesse cavalo com empiema da bolsa gutural. **B,** A bolsa gutural apresenta-se preenchida com massas de exsudato purulento espesso (*seta*). (**A** Cortesia de College of Veterinary Medicine, University of Illinois. **B** Cortesia de Dr. M.D. McGavin, College of Veterinary Medicine, University of Tennessee.)

sequelas são semelhantes àquelas da micose das bolsas guturais, exceto pela ausência de erosão da artéria carótida interna. Do ponto de vista clínico, a condição caracteriza-se por descarga nasal, linfonodos retrofaríngeos aumentados, intumescimento doloroso da região da parótida, disfagia e desconforto respiratório.

O timpanismo das bolsas guturais desenvolve-se esporadicamente em cavalos jovens, quando ocorre acúmulo excessivo de ar nas bolsas, oriundo do efeito de válvula de via única (ou válvula antirretorno), que é, por sua vez, causado por inflamação ou malformação da tuba de Eustáquio. Os cavalos de sangue quente árabes e alemães são particularmente suscetíveis ao desenvolvimento de timpanismo das bolsas guturais, geralmente unilateral e caracterizado pelo intumescimento não doloroso da região da parótida.

Distúrbios dos Ruminantes (Bovinos, Ovinos e Caprinos)
Distúrbios Circulatórios

Síndrome do Edema e Hemorragia da Traqueia em Gado de Corte. A síndrome do edema e hemorragia da traqueia em gado de corte, também conhecida como *síndrome do grasnido* ou *estenose traqueal do gado de corte*, é uma doença aguda escassamente documentada e de causa desconhecia observada com mais frequência nos meses de verão. Edema grave e algumas hemorragias estão presentes na mucosa e submucosa da superfície dorsal da traqueia, estendendo-se caudalmente da metade da área cervical até a bifurcação traqueal. Ao corte, a mucosa da traqueia apresenta-se difusamente espessada e gelatinosa. Os sinais clínicos incluem dispneia inspiratória que pode progredir para respiração oral, decúbito e morte por asfixia em menos de 24 horas.

Inflamação

Laringite Necrótica. A laringite necrótica (difteria de bezerros, necrobacilose da laringe) é uma doença comum do gado confinado e afetado por outras doenças, com deficiências nutricionais ou mantido em condições sanitárias inadequadas. Ocorre também esporadicamente em ovinos e suínos. A laringite necrótica, causada por *Fusobacterium necrophorum*, faz parte da síndrome denominada *estomatite necrótica* ou *necrobacilose laríngea*, que pode incluir lesões da língua, das bochechas, do palato e da faringe. Um patógeno oportunista, *Fusobacterium necrophorum*, produz potentes exotoxinas e endotoxinas depois de ter acesso por meio de lesões causadas por infecções virais, como IBR e estomatite vesicular em bovinos, ou após lesão traumática produzida por alimento ou pelo uso descuidado de espéculos e pistolas de dosificação.

As lesões macroscópicas, independentemente de estarem localizadas na boca ou na laringe (geralmente na mucosa que recobre as cartilagens laríngeas), consistem em um exsudato fibrinonecrótico bem-demarcado, seco, amarelo-acinzentado, com uma crosta espessa (Fig. 9-48), que, nas fases iniciais, é delimitado por uma zona de hiperemia ativa. Ocorre uma ulceração profunda e, se a lesão não for fatal, a cura se dá pela formação de tecido de granulação. Microscopicamente, os focos necróticos são inicialmente circundados por bordas hiperêmicas, depois por uma faixa de leucócitos e, por fim, as úlceras cicatrizam-se por tecido de granulação e colágeno (fibrose). As lesões podem estender-se profundamente no tecido submucoso. Numerosas bactérias evidenciam-se nas bordas de avanço.

A difteria em bezerros envolve várias sequelas importantes; a mais séria é a morte por toxemia severa ou fusobacteremia fulminante. Às vezes, o exsudato pode ser suficientemente abundante para causar asfixia por obstrução da laringe ou ser aspirado e causar broncopneumonia. Os sinais clínicos da laringite necrótica são febre, anorexia, depressão, halitose, tosse úmida e dolorosa, disfagia e dispneia inspiratória e falha ventilatória por fadiga dos músculos respiratórios (diafragmáticos e intercostais).

Úlceras Laríngeas de Contato. As lesões ulcerativas da laringe são comuns em gado confinado. Macroscopicamente, a mucosa da laringe revela úlceras circulares (até 1 cm de diâmetro), que podem ser unilaterais ou bilaterais e, às vezes, suficientemente profundas para expor as cartilagens aritenoides subjacentes. A causa é desconhecida, mas agentes causais já foram sugeridos, como vírus, bactérias e traumas, juntamente com o aumento da frequência e velocidade de fechamento da laringe (deglutição e vocalização excessivas) quando o gado está exposto ao estresse de feiras e do confinamento, como poeira, patógenos e interrupção da alimentação. As úlceras de contato predispõem o bezerro à difteria (*Fusobacterium necrophorum*) e aos papilomas laríngeos. A ulceração da mucosa e a necrose das cartilagens laríngeas também têm sido descritas em bezerros, ovinos e equinos sob a denominação de *condrite laríngea*. Abscessos laríngeos com envolvimento da mucosa e da cartilagem subjacente ocorrem como um problema de rebanho em bezerros e ovinos, presumivelmente causados por infecção secundária por *Trueperella (Arcanobacterium) pyogenes*.

Distúrbios dos Cães
Anomalias

Síndrome das Vias Aéreas dos Braquicéfalos. Síndrome das vias aéreas dos braquicéfalos é um termo clínico usado para designar o aumento da resistência do fluxo de ar causado por narinas e meatos nasais estenóticos e por um palato mole excessivamente longo. Essas anomalias acometem cães de raças braquicefálicas, como bulldogs, boxers, boston terriers, pugs, pequineses e outros. Os defeitos são resultantes de uma incompatibilidade entre a proporção de tecidos moles e ossos cranianos e da obstrução do fluxo de ar pelo comprimento excessivo do tecido do palato mole. Alterações secundárias,

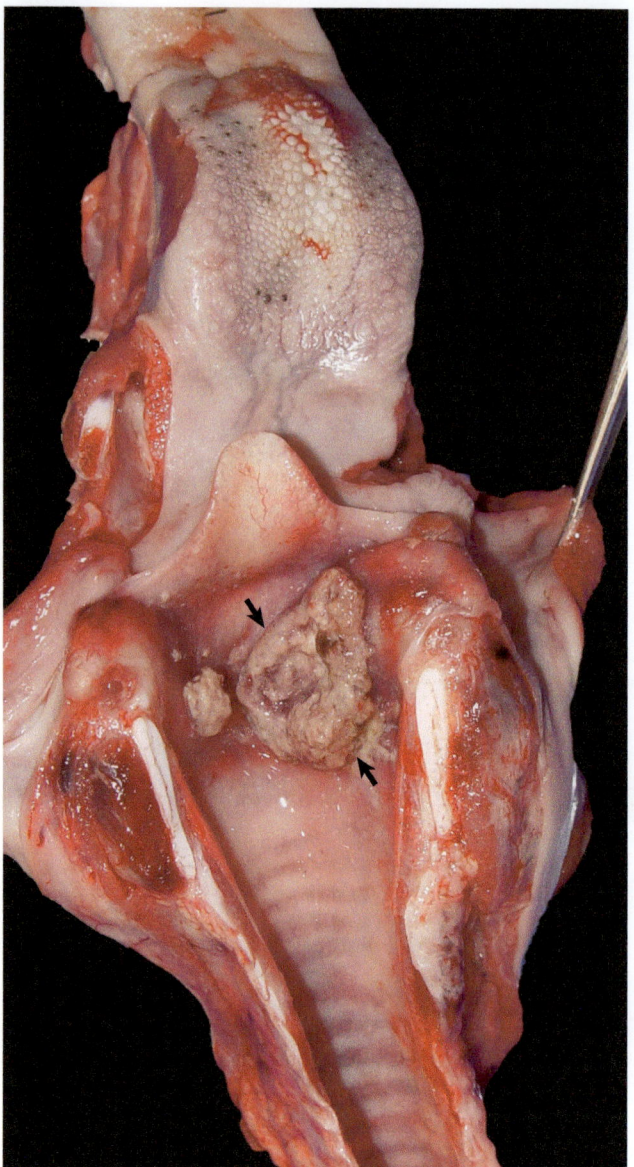

Figura 9-48 **Laringite Necrótica, Difteria dos Bezerros (*Fusobacterium necrophorum*), Laringe, Bezerro.** Placas de exsudato fibrinopurulento estão presentes na mucosa das cartilagens aritenoides (*setas*). Fragmentos do exsudato podem ser aspirados para os pulmões e causar broncopneumonia. (Cortesia de Dr. A. López, Atlantic Veterinary College.)

como edema nasal e laríngeo causado pela inspiração forçada, acabam por provocar obstrução severa das vias aéreas superiores, desconforto respiratório e intolerância ao exercício.

Hipoplasia Traqueal. A hipoplasia traqueal acomete com mais frequência cães das raças bulldog inglês e boston terrier; o diâmetro do lúmen traqueal diminui em toda a sua extensão.

Inflamação

Distúrbios Respiratórios Infecciosos dos Cães. As doenças respiratórias infecciosas dos cães (CIRD), antigamente denominadas traqueobronquite canina ou tosse dos canis, constituem um grupo de doenças infecciosas altamente contagiosas, clinicamente caracterizadas por uma manifestação aguda de tosse notavelmente agravada pelo exercício. O termo é inespecífico, como o "resfriado comum" em seres humanos ou o complexo da doença respiratória bovina (BRDC) em bovinos. A infecção geralmente ocorre como resultado da mistura de cães de diferentes origens, como ocorre nos canis comerciais, abrigos de animais e clínicas veterinárias. Entre os surtos de tosse, a maioria dos animais parece normal, embora alguns tenham rinite, faringite, tonsilite ou conjuntivite; outros, com pneumonia secundária, tornam-se bastante enfermos.

A patogênese da CIRD é complexa, e muitos patógenos e fatores ambientais já foram incriminados. *Bordetella bronchiseptica*, o adenovírus canino tipo 2 (CAV-2) e o vírus da parainfluenza canina tipo 2 (CPIV-2) geralmente são implicados. A severidade da doença aumenta quando há mais de um agente envolvido ou presença condições ambientais extremas (p. ex. má ventilação). Por exemplo, os cães assintomáticos infectados com *Bordetella bronchiseptica* são afetados com mais severidade pela superinfecção por CAV-2 do que aqueles não portadores da bactéria. Outros agentes de menor importância são, às vezes, isolados, tais como o adenovírus canino tipo 1 (CAV-1: vírus da hepatite infecciosa canina), o reovírus tipo 1, o herpesvírus canino tipo 1 (CaHV-1), coronavírus respiratório canino (CRCoV) e espécies de *Mycoplasma*.

Dependendo dos agentes envolvidos, observa-se total ausência de lesões macroscópicas e microscópicas, ou essas lesões variam de traqueobronquite catarral a mucopurulenta, com aumento das tonsilas e dos linfonodos retrofaríngeos e traqueobrônquicos. Em cães com infecção por *Bordetella bronchiseptica*, as lesões são rinite e traqueobronquite supurativas ou mucopurulentas e bronquiolite supurativa. Por outro lado, quando as lesões são de natureza puramente viral, as alterações microscópicas são a necrose focal do epitélio traqueobrônquico. As sequelas podem incluir a disseminação em sentido proximal ou distal pelo trato respiratório — a segunda, às vezes, induzindo bronquite crônica ou broncopneumonia.

Oslerus (Filaroides) osleri. *Oslerus (Filaroides) osleri* é um parasita nematódeo dos cães e de outros canídeos que causa projeções nodulares características para o interior do lúmen na bifurcação da traqueia. Esses nódulos são facilmente observados ao exame endoscópico ou na necrópsia. Em casos graves, esses nódulos podem estender-se 5 cm cranial ou caudalmente a partir da bifurcação da traqueia, e até mesmo para dentro dos brônquios primários e secundários. A doença ocorre em todo o mundo, e *Oslerus osleri* é considerado o nematódeo respiratório mais comum dos cães.

As lesões macroscópicas são nódulos na submucosa, de tamanho variável — até 1 cm —, que se estendem até 1 cm para o interior do lúmen traqueal (Fig. 9-49, A). Microscopicamente, os nódulos contêm parasitas adultos com uma leve reação das células mononucleares; com a morte do parasita, ocorre uma intensa reação a corpo estranho com neutrófilos e células gigantes (Fig. 9-49, B). Clinicamente, a condição pode ser assintomática, embora geralmente cause tosse crônica que pode ser agravada por exercício ou agitação. Infestações severas podem resultar em dispneia, intolerância ao exercício, cianose, emaciamento e até mesmo morte em cães jovens.

Neoplasias das Bolsas Guturais, da Laringe e da Traqueia

Neoplasias das Bolsas Guturais

As neoplasias das bolsas guturais raramente ocorrem em equinos e normalmente apresentam-se como carcinomas de células escamosas.

Neoplasias da Laringe e da Traqueia

As neoplasias da laringe são raras em cães e extremamente raras em outras espécies, embora já tenham sido relatadas em gatos e equinos.

As neoplasias laríngeas mais comuns em cães são os papilomas e os carcinomas de células escamosas. Outros tumores menos comuns são o rabdomioma laríngeo, antigamente conhecido como *oncocitoma laríngeo*, e os condromas e osteocondromas. O linfoma com envolvimento do tecido laríngeo é uma condição observada esporadicamente em gatos.

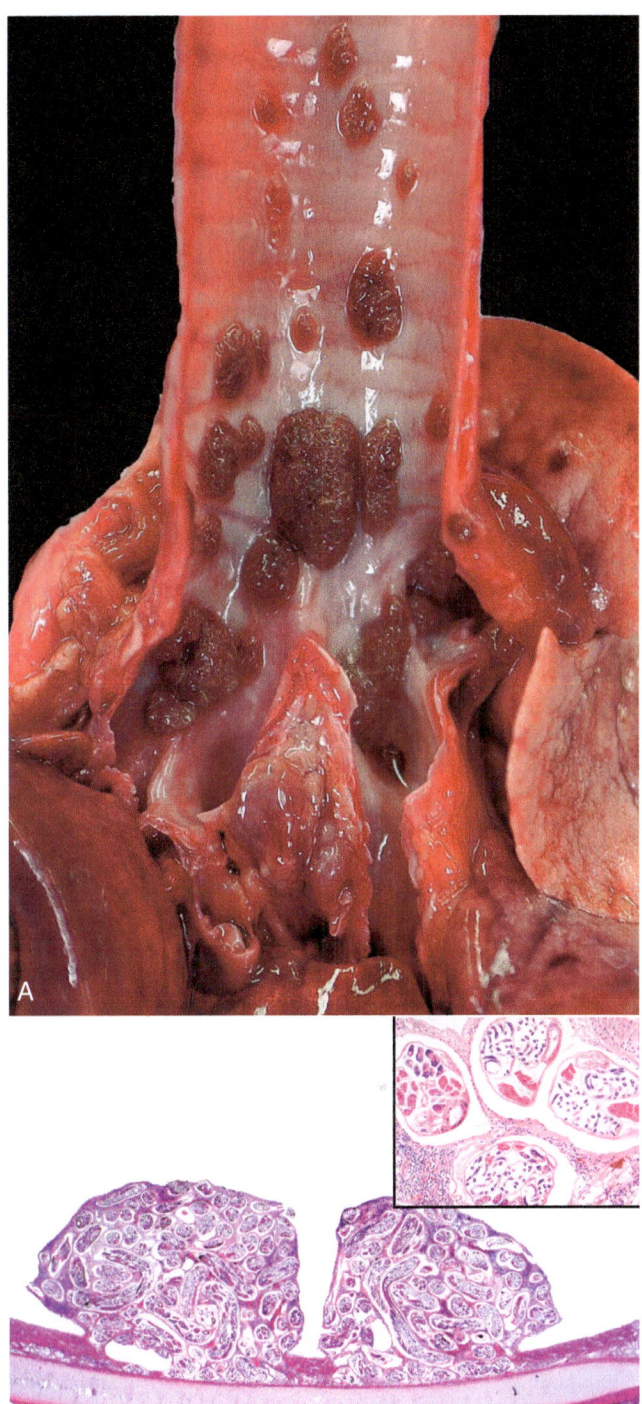

Figura 9-49 **Traqueobronquite Parasitária (*Oslerus osleri*), Traqueia e Brônquios Principais, Cão. A,** Observam-se numerosos nódulos parasitários grandes e marrom-avermelhados na superfície da mucosa da porção distal da traqueia e dos brônquios principais. Esses nódulos provocam sinais clínicos somente em infecções graves. **B,** Dois nódulos parasitários no mucosa traqueal. *Detalhe,* É possível observar formas filárias de *Oslerus osleri* na lâmina própria da mucosa da traqueia, bem como a presença de numerosas células inflamatórias crônicas. Coloração por HE. (**A** Cortesia de Facultad de Medicina Veterinaria y Zootecnia, Universidad Nacional Autónoma de México. **B** Cortesia de Dr. P.Y. Daoust e Dr. A. López, Atlantic Veterinary College.)

Quando suficientemente grandes para causar obstrução, as neoplasias podem causar alteração ou perda da voz, tosse ou desconforto respiratório com cianose, colapso e síncope. Outros sinais incluem disfagia, anorexia e intolerância ao exercício. Às vezes, a neoplasia é visível a partir da cavidade oral e causa intumescimento do pescoço. O prognóstico é desfavorável porque a maioria das lesões recidiva após a excisão.

As neoplasias da traqueia são ainda mais incomuns do que as da laringe. A cartilagem ou a mucosa traqueal podem ser o local de aparecimento de osteocondromas, leiomiomas, osteossarcomas, mastocitomas e carcinomas. O linfoma felino pode estender-se a partir do mediastino e envolver a traqueia.

Distúrbios Pulmonares

Diferenças Entre as Espécies

Cada pulmão é subdividido em um número variável de lobos pulmonares (Fig. 9-16). No passado, esses lobos eram definidos pelas fissuras anatômicas. Entretanto, na anatomia atual, eles são definidos pela ramificação da árvore brônquica. Seguindo esse critério, o pulmão esquerdo de todas as espécies domésticas é composto pelos lobos cranial e caudal, enquanto o pulmão direito, dependendo da espécie, é formado pelos lobos cranial, médio (ausente em equinos), caudal e acessório. Cada lobo pulmonar é subdividido ainda pelo tecido conjuntivo em lóbulos pulmonares, que, em algumas espécies (bovinos e suínos), são bastante proeminentes, e, em outras, são muito menos pronunciados. Do ponto de vista prático, a identificação dos pulmões entre as diferentes espécies é possível mediante a cuidadosa observação do grau de lobação (fissuras externas) e do grau de lobulação (tecido conjuntivo entre os lóbulos). Bovinos e suínos têm pulmões com lobos e lóbulos bem-definidos; os ovinos e caprinos têm os pulmões bem-lobados, mas pobremente lobulados; os equinos têm os pulmões com lobos e lóbulos mal-definidos, lembrando os pulmões humanos; por fim, cães e gatos têm os pulmões bem-lobados, mas mal-lobulados. O grau de lobulação determina o grau de movimento de ar entre os lóbulos. Em suínos e bovinos, o movimento de ar entre os lóbulos é praticamente inexistente devido à espessa parede de tecido conjuntivo do septo interlobular que separa os lóbulos individuais. Este movimento de ar entre os lóbulos e entre os alvéolos adjacentes (através dos poros de Kohn) constitui a chamada ventilação colateral. Essa ventilação colateral é pobre em bovinos e suínos e boa nos cães. A seção Enfisema Pulmonar contém uma discussão sobre as implicações funcionais da ventilação colateral.

Os pulmões possuem uma rede interconectada de estroma intersticial que sustenta vasos sanguíneos e linfáticos, nervos, brônquios, bronquíolos e alvéolos. Para fins de simplificação, o interstício pulmonar pode ser anatomicamente dividido em três compartimentos contíguos: (1) interstício broncovascular, onde se situam os principais brônquios e vasos pulmonares; (2) interstício interlobular, que separa os lóbulos pulmonares e sustenta pequenos vasos sanguíneos e linfáticos; e (3) interstício alveolar, que sustenta as paredes alveolares que contêm capilares pulmonares e células epiteliais alveolares (sem vasos linfáticos) (ver discussão sobre a barreira hematoaérea na seção Alvéolos). As alterações pulmonares, como a presença de edema, enfisema e inflamação, podem afetar um ou mais desses compartimentos intersticiais.

Distúrbios Pulmonares (Bronquíolos, Brônquios e Alvéolos) em Animais Domésticos

Anomalias

As anomalias congênitas dos pulmões são raras em todas as espécies, mas são relatadas com mais frequência em bovinos e ovinos. A compatibilidade com a vida depende, em grande parte, dos tipos de estrutura envolvidos e da proporção de tecido funcional presente no momento do nascimento. Pulmões acessórios são uma das anomalias mais comuns e consistem em massas nitidamente lobuladas de tecido pulmonar parcialmente diferenciado presentes no tórax, na cavidade abdominal ou no tecido subcutâneo de praticamente qualquer parte do tronco. Grandes pulmões acessórios podem causar distocia. A discinesia ciliar (síndrome dos cílios imóveis, síndrome de Kartagener) caracteriza-se pelo movimento ciliar defeituoso, que resulta em uma depuração mucociliar reduzida em razão de um defeito nos microtúbulos de todas as células ciliares e, mais importante ainda, no epitélio respiratório ciliado e nos espermatozoides. Existem relatos de discinesia ciliar primária — geralmente associada ao *situs inversus* — em cães, que, por consequência, apresentam rinossinusite recorrente crônica, pneumonia e infertilidade. A agenesia pulmonar, a hipoplasia pulmonar, a lobulação anormal, o enfisema congênito, o hamartoma pulmonar e a bronquiectasia congênita são condições ocasionalmente observadas em animais domésticos. A melanose congênita é um achado incidental comum em suínos e ruminantes, e é normalmente observada no abate (Fig. 9-50). Caracteriza-se por manchas negras, geralmente com alguns centímetros de diâmetro, em vários órgãos, principalmente nos pulmões, nas meninges, na íntima da aorta e nas carúnculas do útero. A melanose não tem nenhum significado clínico, e a textura dos pulmões pigmentados permanece inalterada. O enfisema congênito é uma condição observada esporadicamente em cães.

Distúrbios Metabólicos

Calcificação Pulmonar ("Calcinose"). A calcificação dos pulmões ocorre em alguns estados hipercalcêmicos, geralmente em decorrência de hipervitaminose D ou da ingestão de plantas tóxicas (hipercalcêmicas), como *Solanum malacoxylon* (doença depauperante de Manchester), que contêm análogos de vitamina D. Ela também é uma sequela comum da uremia e do hiperadrenocorticismo em cães e de necrose pulmonar (calcificação distrófica) na maioria das espécies. Os pulmões calcificados não colapsam quando a cavidade torácica é aberta, e apresentam uma textura "arenosa" (Fig. 9-51). Microscopicamente, as lesões variam da calcificação das membranas

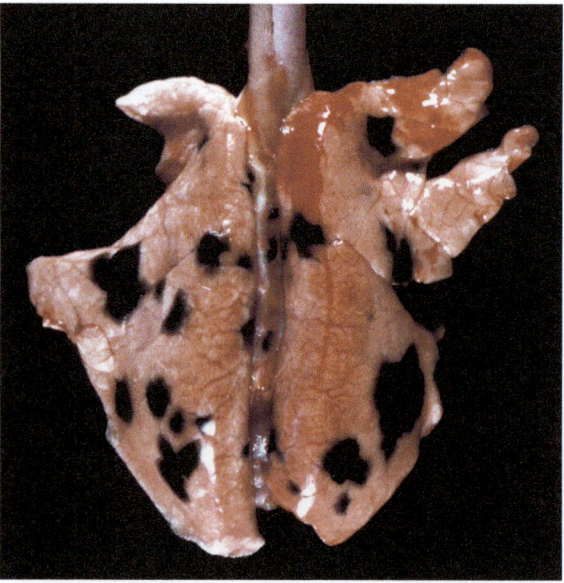

Figura 9-50 **Melanose Pulmonar, Pulmões, Porco.** Observam-se áreas de descoloração (pigmento de melanina) da superfície pleural. Essa pigmentação estende-se para os pulmões e constitui um achado incidental sem qualquer importância clínica ou patológica. É mais comum em raças "black-face" ("cara preta") de animais, especialmente ovelhas. (Cortesia de College of Veterinary Medicine, University of Illinois.)

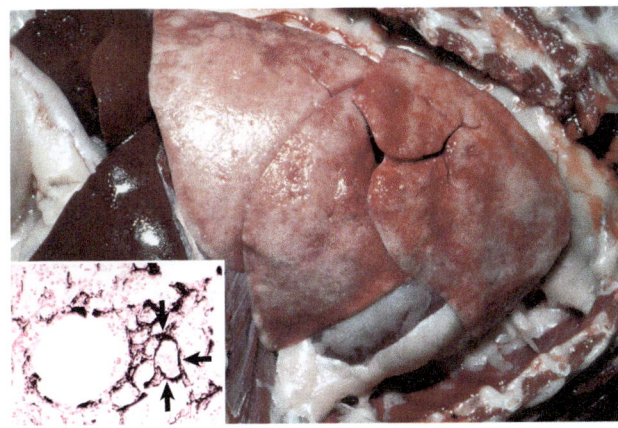

Figura 9-51 Pneumopatia Urêmica Resultante de Insuficiência Renal Crônica, Pulmão, Cão de 4 Anos de Idade. Os pulmões não colabaram quando o tórax foi aberto devido à extensa mineralização das paredes alveolares. *Detalhe*, Calcificação (*em preto*) dos septos alveolares. Observa-se a presença de depósitos lineares de minerais nos septos alveolares (*setas*). Coloração de von Kossa com contracoloração vermelho rápido nuclear. (Cortesia de Dr. A. López, Atlantic Veterinary College.)

basais alveolares (Fig. 9-51) à ossificação heterotópica dos pulmões. Na maioria dos casos, a calcificação pulmonar em si tem pouca importância clínica, embora a sua causa (p. ex. uremia ou toxicose por vitamina D) possa ser muito importante.

Distúrbios do Preenchimento Alveolar

Os distúrbios do preenchimento alveolar constituem um grupo heterogêneo de doenças caracterizadas pelo acúmulo de diversos compostos químicos no lúmen alveolar. Os mais comuns são a *proteinose alveolar*, na qual os alvéolos estão repletos de material eosinofílico finamente granular; a *lipidose pulmonar*, na qual eles se enchem de macrófagos com conteúdo lipídico endógeno ou exógeno; e a *microlitíase alveolar*, na qual eles contêm numerosos "microlitos" ou "calcosferitas" calcificados concentriccamente. Uma concreção semelhante, mas distinta, é conhecida como *corpora amylacea*, que é um acúmulo de corpúsculos laminados compostos por restos celulares, lipídios, proteínas e, possivelmente, amiloide. Na maioria dos distúrbios do preenchimento alveolar, a resposta do hospedeiro é pequena e, em muitos casos, trata-se de um achado incidental. A maioria dos distúrbios do preenchimento alveolar é oriunda de defeitos metabólicos hereditários em que as células alveolares (epiteliais ou macrófagos) não conseguem metabolizar ou remover adequadamente lipídios e proteínas, enquanto outros resultam de uma síntese excessiva dessas substâncias no pulmão.

Pneumonia Lipídica (Lipoide) Endógena. A pneumonia lipídica endógena é uma doença pulmonar subclínica e obscura dos gatos e, ocasionalmente, dos cães, não relacionada com a aspiração de material estranho. Embora a patogênese seja desconhecida, presume-se que lipídios do surfactante pulmonar e de células degeneradas se acumulem no interior dos macrófagos alveolares. O acúmulo de lipídios do surfactante pode ocorrer na presença de anomalias metabólicas dos macrófagos alveolares ou de obstrução brônquica em que os macrófagos carregados de surfactante não conseguem sair dos pulmões pelo elevador mucociliar. As lesões macroscópicas são nódulos multifocais, brancos e firmes dispersos por todo o pulmão. Microscopicamente, os alvéolos apresentam-se preenchidos com macrófagos espumosos carregados de lipídios acompanhados por infiltração intersticial de linfócitos e plasmócitos, fibrose, epitelização alveolar e, em alguns casos, fendas de colesterol e granulomas lipídicos.

A pneumonia lipídica (lipoide) ocorre frequentemente nas proximidades de lesões neoplásicas do pulmão em seres humanos, gatos e cães. A razão para essa associação permanece desconhecida e geralmente não é reconhecida pelos patologistas. Estudos recentes sugerem que a quantidade excessiva de lipídios é originária de produtos derivados da degradação de células neoplásicas. Obstruções brônquicas e bronquiolares, como aquelas causadas por parasitas pulmonares, também podem provocar lipidose alveolar. A patogênese tem relação com a incapacidade dos macrófagos alveolares — que normalmente removem parte dos lipídios do surfactante — em sair do pulmão pelo elevador mucociliar.

Pneumonia Lipídica Exógena. Outra forma de pneumonia lipídica ocorre acidentalmente em gatos ou equinos cujos donos administram óleo mineral a seus animais na tentativa de remover bolas de pelo ou tratar cólica (pneumonia por aspiração).

Distúrbios de Inflação Pulmonar

Para que ocorra troca gasosa, é preciso que haja a presença de uma proporção equilibrada de volume de ar e sangue capilar nos pulmões (relação ventilação/perfusão), e o ar e o sangue capilar devem estar bem próximos na parede alveolar. Ocorre desproporção entre ventilação e perfusão se o tecido pulmonar estiver colapsado (atelectasia) ou excessivamente inflado ou insuflado (hiperinsuflação e enfisema).

Atelectasia (Congênita e Adquirida). O termo *atelectasia* significa distensão incompleta dos alvéolos e é usado para descrever os pulmões que não se expandem com ar no momento do nascimento (atelectasia congênita ou neonatal) ou que colapsam após a insuflação (atelectasia adquirida ou colapso alveolar) (Figs. 9-52 e 9-53).

Durante a vida fetal, os pulmões não se distendem totalmente, não contêm ar e apresentam-se parcialmente preenchidos com um fluido produzido localmente conhecido como fluido pulmonar fetal. Não é de surpreender que os pulmões de fetos abortados ou natimortos afundem quando colocados na água, enquanto aqueles de animais que respiraram flutuem. No momento do nascimento, o fluido pulmonar fetal é rapidamente reabsorvido e substituído pelo ar inspirado, resultando na distensão normal dos alvéolos. A atelectasia congênita ocorre em neonatos cujos pulmões não se insuflaram após as primeiras inspirações de ar e é causada por obstrução das vias aéreas, geralmente resultante da aspiração de líquido amniótico e mecônio (descrita na seção Síndrome da Aspiração de Mecônio) (Fig. 9-52). A atelectasia congênita desenvolve-se também quando os alvéolos não conseguem permanecer distendidos após a aeração inicial devido a uma alteração na qualidade e na quantidade do surfactante pulmonar produzido pelos pneumócitos do tipo II e pelas células *Club* (células de Clara). Esta forma neonatal de atelectasia congênita é conhecida em neonatologia humana como "síndrome da angústia respiratória infantil" (IRDS), ou como "doença da membrana hialina", devido às suas características clínicas e microscópicas. Ela normalmente ocorre em bebês prematuros ou nascidos de mães diabéticas ou alcóolatras e é eventualmente observada em animais, especialmente potros e leitões. As patéticas e ofegantes tentativas de respirar em potros e suínos afetados ensejou o termo "latidores"; os potros que sobrevivem podem sofrer dano cerebral resultante de hipóxia cerebral (Capítulo 14) e são conhecidos como "errantes", em razão de seu comportamento desorientado e da perda do sentido natural de medo.

A atelectasia adquirida é muito mais comum e ocorre de duas formas principais: compressiva e obstrutiva (Fig. 9-53). A atelectasia compressiva tem duas causas essenciais: a presença de massas que ocupam espaço na cavidade pleural, como abscessos e tumores, e a transferência de pressão, como aquela causada por distensão abdominal, hidrotórax, hemotórax, quilotórax e empiema (Fig. 9-54). Outra forma de atelectasia compressiva ocorre em caso de perda de pressão negativa na cavidade torácica resultante de pneumotórax. Em geral, essa forma envolve uma atelectasia maciça, razão pela qual é conhecida também como colapso pulmonar.

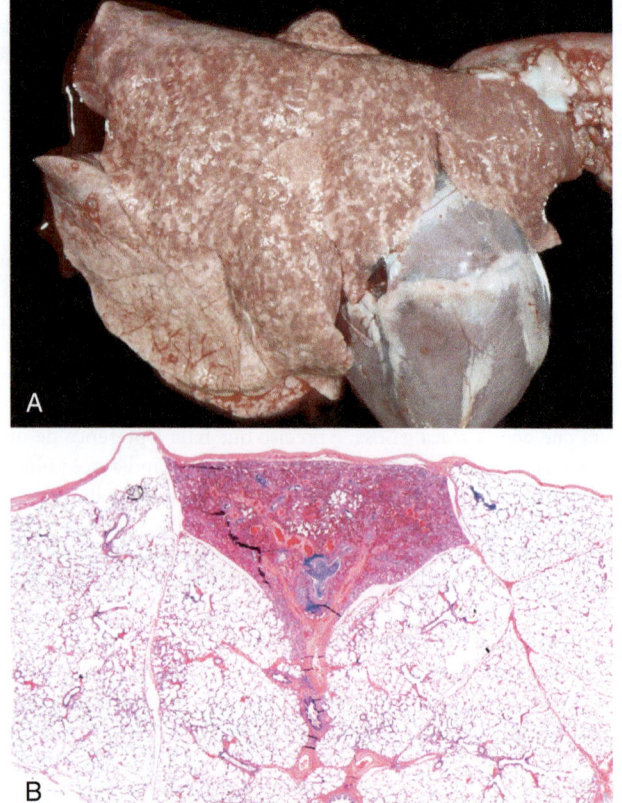

Figura 9-52 Atelectasia Pulmonar. A, Atelectasia neonatal multifocal do pulmão de um bezerro de 1 dia de idade. Observa-se o proeminente padrão em mosaico dos lóbulos insuflados normalmente (*mais claros*) e dos lóbulos atectásicos não insuflados (*mais escuros*). A atelectasia neonatal é causada por aspiração de líquido amniótico, mecônio e células epiteliais escamosas, causando obstrução dos pequenos brônquios e bronquíolos no momento do nascimento. Todos os lobos pulmonares apresentam-se envolvidos. Embora a atelectasia lobular focal seja uma condição frequentemente observada em neonatos, essa lesão sugere que o feto estava em acidose e aspirou líquido amniótico. **B,** Atelectasia de um lóbulo pulmonar superficial (*parte superior central da imagem*) em uma vaca. Observa-se a ausência de ar nos alvéolos desse lóbulo, o que resultou no seu colapso e na sua coloração mais escura vista na imagem **A**. Coloração por HE (**A** López A, Bildfell R: *Vet Pathol* 29:104-111, 1992. **B** Cortesia de Dr. M.D. McGavin, College of Veterinary Medicine, University of Tennessee.)

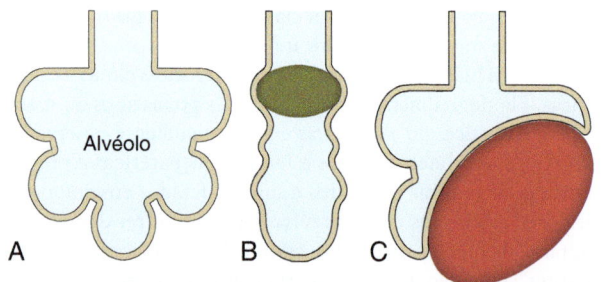

Figura 9-53 Tipos de Atelectasia. A, Distensão alveolar normal. **B,** Atelectasia obstrutiva; obstrução das vias aéreas (p. ex. exsudato ou parasita) afetando o fluxo de ar e causando colapso alveolar. **C,** Atelectasia compressiva; massa (p. ex. abscesso ou tumor) comprimindo o parênquima pulmonar e causando colapso alveolar. (Redesenhado a partir de Dr. A. López, Atlantic Veterinary College.)

A atelectasia obstrutiva (absorção) ocorre em caso de redução do diâmetro das vias aéreas causada por edema ou inflamação da mucosa, ou quando o lúmen das vias aéreas é bloqueado por tampões de muco, exsudato, material estranho aspirado ou vermes pulmonares (Fig. 9-53). Quando a obstrução é total, o ar retido no pulmão acaba sendo reabsor-

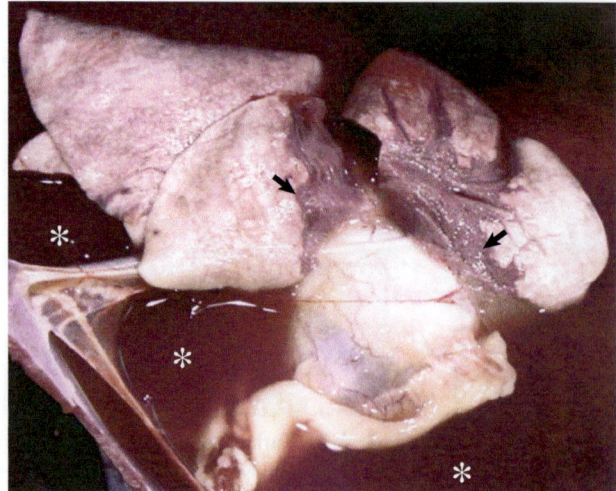

Figura 9-54 Atelectasia Compressiva e Hidrotórax, Pulmões, Cão. O pulmão atelectásico aparece como um tecido pulmonar deprimido e escuro (*setas*). Observa-se também um grande volume de transudato na parte ventral da cavidade pleural (*asteriscos*). (Cortesia de Atlantic Veterinary College.)

vido. Ao contrário da atelectasia compressiva, a atelectasia obstrutiva geralmente apresenta um padrão lobular decorrente do bloqueio das vias aéreas que suprem esse lóbulo. Essa aparência lobular da atelectasia é mais comum em espécies com ventilação colateral pobre, como bovinos e suínos. A extensão e a localização da atelectasia obstrutiva dependem, em grande parte, do tamanho das vias aéreas afetadas (grandes *versus* pequenas) e do grau de obstrução (parcial *versus* total).

A atelectasia acomete também animais de grande porte mantidos em decúbito por períodos prolongados, como sob o efeito de anestesia (atelectasia hipostática). Os fatores que contribuem para a atelectasia hipostática são uma combinação de desequilíbrio hematoaéreo, respiração superficial, obstrução das vias aéreas causada por muco ou fluido não drenados dos bronquíolos e alvéolos, e pela produção local inadequada de surfactante. A atelectasia também pode ser uma sequela da paralisia dos músculos respiratórios e do uso prolongado de ventilação mecânica ou da administração de anestesia geral em unidades de terapia intensiva.

Em geral, os pulmões com atelectasia apresentam-se deprimidos abaixo da superfície dos pulmões normalmente inflados. A cor geralmente é azul-escura e a textura é flácida ou firme; eles são firmes na presença de edema ou outros processos concomitantes, como na síndrome do desconforto respiratório agudo ou nos pulmões "de choque" (ver seção Edema Pulmonar). A distribuição e a extensão variam de acordo com o processo, que pode ser irregular (multifocal) na atelectasia congênita, lobular no tipo obstrutivo e de vários graus intermediários no tipo compressivo. Microscopicamente, os alvéolos apresentam-se colapsados ou em forma de fendas e as paredes alveolares parecem paralelas e próximas umas das outras, realçando o tecido intersticial mesmo sem inflamação superimposta.

Enfisema Pulmonar. Enfisema pulmonar, geralmente conhecido apenas como *enfisema*, é uma doença primária extremamente importante em seres humanos, enquanto em animais é quase sempre uma condição secundária resultante de uma variedade de lesões pulmonares. Na medicina humana, o enfisema é definido como uma dilatação anormal e permanente dos espaços aéreos distais ao bronquíolo terminal acompanhada pela destruição das paredes alveolares (enfisema alveolar). Essa definição o distingue da dilatação simples do espaço aéreo ou da hiperinsuflação, na qual não há destruição das paredes alveolares e que pode ocorrer de forma congênita (síndrome de Down) ou ser adquirida com a idade (envelhecimento do pulmão, o que é ocasionalmente denominado "enfisema senil"). A patogênese do enfisema em seres humanos ainda é controversa, mas o pensamento atual sugere majoritariamente que a destruição das paredes alveolares se deve, em grande parte, a um desequilíbrio entre as proteases liberadas por fagócitos e antiproteases produzidas no pulmão como mecanismo de defesa (teoria da protease/antiprotease). O processo destrutivo em seres humanos é acentuadamente acelerado por defeitos na síntese das antiproteases ou por qualquer fator que aumente o recrutamento de macrófagos e leucócitos nos pulmões, como tabagismo ou poluição. Essa teoria originou-se quando foi constatado que seres humanos com deficiência hemozigota de α_1 antitripsina eram altamente suscetíveis a enfisema e que as proteases (elastase) inoculadas por via intratraqueal nos pulmões de animais de laboratório produziam lesões semelhantes às observadas na doença. Mais de 90% do problema está relacionado com tabagismo, e a obstrução das vias aéreas deixou de ser considerada como tendo um papel importante na patogênese do enfisema em seres humanos.

O enfisema primário não ocorre em animais, razão pela qual nenhuma doença animal deve ser chamada apenas de enfisema. Em animais, essa lesão é sempre decorrente de obstrução do efluxo de ar ou é de natureza agonal no abate. O enfisema pulmonar secundário geralmente ocorre em animais com broncopneumonia, na qual o exsudato que obstrui os brônquios e bronquíolos provoca um desequilíbrio no fluxo de ar em que o volume de ar que entra no pulmão excede o volume que sai. Esse desequilíbrio geralmente é promovido pelo chamado efeito de válvula de via única (ou válvula antirretorno) causado pelo exsudato, que permite a entrada de ar no pulmão durante a inspiração, mas impede o movimento de saída durante a expiração.

Dependendo da localização no pulmão, o enfisema pode ser classificado como alveolar ou intersticial. O enfisema alveolar, caracterizado pela distensão e ruptura das paredes alveolares formando bolhas de ar de tamanho variável no parênquima pulmonar, ocorre em todas as espécies. O enfisema intersticial acomete principalmente bovinos, presumivelmente por causa dos amplos septos interlobulares da espécie, e a falta de ventilação colateral nessas espécies não permite a livre movimentação do ar para os lóbulos pulmonares adjacentes. Consequentemente, o ar acumulado penetra nas paredes dos alvéolos e bronquíolos e força sua entrada no tecido conjuntivo interlobular, causando notável distensão dos septos interlobulares. Suspeita-se também de que os movimentos respiratórios forçados predispõem a enfisema intersticial quando o ar sob alta pressão invade o tecido conectivo frouxo dos septos interlobulares (Fig. 9-55). Às vezes, essas bolhas de ar retidas no enfisema alveolar ou intersticial tornam-se confluentes, formando grandes (vários centímetros de diâmetro) bolsas de ar, conhecidas como *bolhas*; a lesão é denominada *enfisema bolhoso*. Ela não é um tipo específico de enfisema nem indica um processo patológico diferente, mas sim um acúmulo de ar um pouco maior em um determinado foco. Nos casos mais graves, o ar desloca-se dos septos interlobulares para o tecido conjuntivo que envolve os brônquios e vasos principais (feixes broncovasculares), e a partir daí vaza para o mediastino, causando inicialmente pneumomediastino, até, por fim, sair através da entrada torácica para os tecidos subcutâneos cervical e torácico, causando enfisema subcutâneo.

Vale notar que é difícil julgar o enfisema alveolar discreto, ou até mesmo moderado, na necrópsia e pela microscopia de luz, a menos que sejam utilizadas técnicas especiais para prevenir o colapso do pulmão quando o tórax for aberto. Essas técnicas incluem o tamponamento da traqueia ou a perfusão intratraqueal do fixador (formol tamponado neutro a 10%) antes que o tórax seja aberto, a fim de prevenir o colapso dos pulmões. Entre as doenças importantes que causam enfisema pulmonar secundário em animais estão a obstrução das vias aéreas pequenas (p. ex. doença pulmonar obstrutiva crônica) em equinos e edema e enfisema pulmonar (febre da rebrota [*fog fever*]) em bovinos (Fig. 9-55) e os exsudatos na broncopneumonia. O enfisema congênito decorrente de hipoplasia da cartilagem brônquica com subsequente colapso brônquico é um uma condição relatada ocasionalmente em cães.

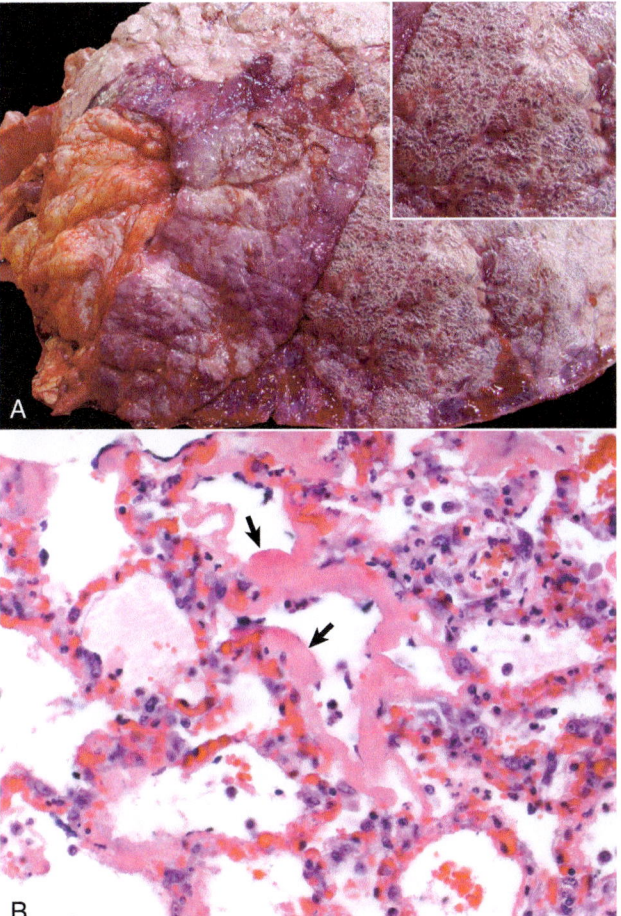

Figura 9-55 **Edema e Enfisema Pulmonar Bovino (Febre da Rebrota), Pulmão, Vaca. A,** Enfisema, edema e pneumonia intersticial com envolvimento de todos os lobos pulmonares. Observa-se a presença de bolhas de ar de tamanhos variáveis nos septos interlobulares e no parênquima pulmonar. A textura desses pulmões seria notavelmente crepitante em decorrência do acúmulo de ar no parênquima pulmonar. *Detalhe*, Imagem em close das bolhas de ar no parênquima. **B,** É possível observar as espessas membranas hialinas eosinofílicas (*setas*) que cobrem os alvéolos. Os alvéolos apresentam-se dilatados e também contêm algum líquido de edema, eventuais macrófagos pulmonares e células alveolares necrosadas. Coloração por HE. (Cortesia de Dr. A. López, Atlantic Veterinary College.)

Distúrbios Circulatórios dos Pulmões

Os pulmões são órgãos extremamente vascularizados com circulação dupla fornecida por artérias pulmonares e brônquicas. Os distúrbios da circulação pulmonar têm um efeito notável na troca gasosa, podendo resultar em hipoxemia e acidose letais. Além disso, os distúrbios circulatórios pulmonares podem ter impacto em outros órgãos, como o coração e o fígado. Por exemplo, os distúrbios da circulação sanguínea decorrentes de doença pulmonar crônica resultam em *cor pulmonale*, condição causada por hipertensão pulmonar persistente seguida por dilatação cardíaca, insuficiência cardíaca direita, congestão passiva crônica do fígado (fígado de noz-moscada) e edema generalizado (anasarca).

Hiperemia e Congestão. A hiperemia é um processo ativo que faz parte da inflamação aguda, enquanto a congestão é um processo passivo resultante do decréscimo da drenagem do sangue venoso, como ocorre na insuficiência cardíaca congestiva (Fig. 9-56). Nos estágios agudos iniciais da pneumonia, os pulmões apresentam-se notadamente vermelhos, e, microscopicamente, os vasos sanguíneos e os capilares alveolares estão ingurgitados com sangue da hiperemia. A congestão pulmonar geralmente é causada por insuficiência cardíaca, o que resulta

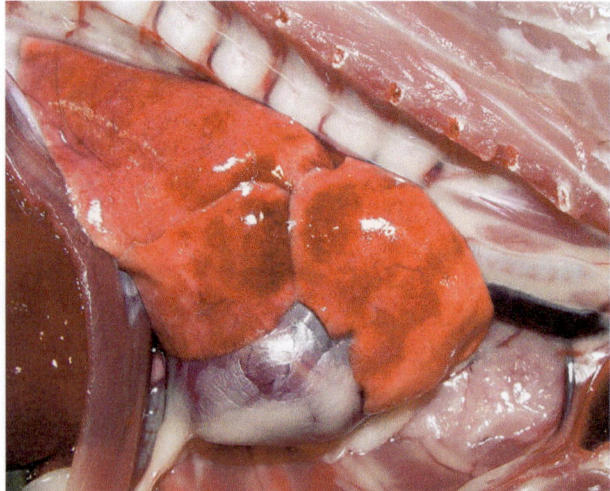

Figura 9-56 Congestão Pulmonar Aguda, Pulmões, Cão. O parênquima pulmonar apresenta-se vermelho devido à congestão da vasculatura pulmonar e dos capilares alveolares. (Cortesia de Dr. A. López, Atlantic Veterinary College.)

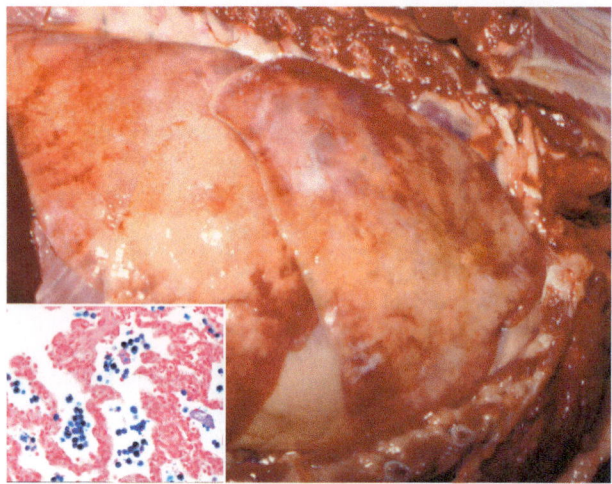

Figura 9-57 Congestão Pulmonar Crônica e Edema Resultantes de Insuficiência Cardíaca Crônica (Miocardiopatia Dilatada), Pulmões, Cão de 5 Anos. Os pulmões colabaram (fibrose) e apresentam uma aparência mesclada marrom-amarelada (hemossiderose). *Detalhe,* Vista microscópica dos alvéolos. Um grande número de macrófagos contendo hemossiderina (células do vício cardíaco [*cor azul*]) encontra-se presente nos alvéolos. Durante a insuficiência cardíaca, os glóbulos vermelhos têm acesso aos alvéolos, onde são rapidamente fagocitados por macrófagos pulmonares e o ferro da molécula de hemoglobina é convertido em hemossiderina. A hemossiderina faz uma reação positiva para o ferro com a reação do azul da Prússia. Reação do azul da Prússia com contracoloração vermelho rápido nuclear. (Cortesia de Dr. A. López, Atlantic Veterinary College.)

na estagnação do sangue nos vasos pulmonares, causando edema e a saída de eritrócitos para os espaços alveolares. Como qualquer outra partícula estranha, os eritrócitos nos espaços alveolares são rapidamente fagocitados (eritrofagocitose) pelos macrófagos alveolares pulmonares. Quando o extravasamento de eritrócitos é acentuado, um grande número de macrófagos com citoplasma marrom pode acumular-se nos espaços broncoalveolares. O citoplasma marrom é resultante do acúmulo de uma quantidade considerável de hemossiderina; esses macrófagos preenchidos com pigmento de ferro (siderófagos) geralmente são conhecidos como *células do vício cardíaco* (Fig. 9-57). Os pulmões de animais com insuficiência cardíaca crônica normalmente exibem uma superfície com manchas avermelhadas com focos de descoloração amarronzada

devido ao acúmulo de hemossiderina. Nos casos graves e persistentes de insuficiência cardíaca, os pulmões não colapsam pela presença de edema ou fibrose pulmonar. Em geral, a congestão pulmonar terminal (aguda) é uma condição observada em animais eutanasiados com barbitúricos e não deve ser confundida com uma lesão ante-morte.

A congestão hipostática é outra forma de congestão pulmonar resultante dos efeitos da gravidade e da má circulação em tecidos altamente vascularizados, como o pulmão. Esse tipo de congestão gravitacional caracteriza-se pelo aumento do sangue na parte inferior do pulmão, particularmente de animais em decúbito lateral, e é mais notável em equinos e bovinos. As porções afetadas do pulmão apresentam coloração vermelho-escura e uma textura possivelmente mais firme. Em animais e seres humanos prostrados por períodos prolongados, a congestão hipostática pode ser seguida por edema hipostático e pneumonia hipostática à medida que o edema interfere localmente nos mecanismos de defesa bacteriana.

Hemorragia Pulmonar. As hemorragias pulmonares podem ser resultantes de traumatismos, coagulopatias e coagulação intravascular disseminada (CID), vasculite, sepse e tromboembolismo pulmonar causado por trombose da jugular ou embolismo do exsudato oriundo de abscessos hepáticos que tenham erodido a parede e rompido para dentro da veia cava (bovinos). Uma constatação macroscópica frequentemente confundida com hemorragia pulmonar intravital resulta do corte simultâneo da traqueia e das artérias carótidas durante o abate. O sangue é aspirado da traqueia transeccionada para os pulmões, formando um padrão aleatório de focos vermelhos irregulares (1 a 10 mm) em um ou mais lobos. Esses focos são facilmente visíveis tanto na superfície da pleura quanto nas superfícies de corte do pulmão, e o sangue livre é visível no lúmen dos brônquios e bronquíolos.

A ruptura de um vaso pulmonar principal com consequente hemorragia maciça ocorre ocasionalmente em bovinos quando um abscesso pulmonar em desenvolvimento invade e rompe a parede de uma artéria ou veia pulmonar principais (Fig. 9-58). Na maioria dos casos, os animais morrem rapidamente, quase sempre com um quadro impressionante de hemoptise, e no exame pós-morte, os brônquios estão preenchidos com sangue (Fig. 9-58).

Edema Pulmonar. Nos pulmões normais, o líquido do espaço vascular passa lenta e continuamente para o tecido intersticial, onde é rapidamente drenado pelos vasos linfáticos pulmonares e pleurais. A limpeza do fluido alveolar através do epitélio alveolar é também um importante mecanismo de remoção de fluido do pulmão. O edema se desenvolve quando a taxa de transudação de fluido dos vasos pulmonares para o interstício ou os alvéolos é superior à da remoção linfática e alveolar (Fig. 9-59). O edema pulmonar pode ser fisiologicamente classificado como cardiogênico (hidrostático; hemodinâmico) e não cardiogênico (de permeabilidade).

O edema pulmonar hidrostático (cardiogênico) se desenvolve quando existe uma taxa elevada de transudação de fluido decorrente do aumento da pressão hidrostática no compartimento vascular ou da redução da pressão osmótica do sangue. Depois de sobrecarregar a drenagem linfática, o fluido acumula-se nos espaços perivasculares, causando distensão dos feixes broncovasculares e do interstício alveolar, acabando por vazar para os espaços alveolares. As causas do edema pulmonar hemodinâmico incluem insuficiência cardíaca congestiva (elevação da pressão hidrostática); sobrecarga iatrogênica de fluido; e distúrbios em que a pressão osmótica do sangue é reduzida, como na hipoalbuminemia observada em algumas doenças hepáticas, na síndrome nefrótica e na enteropatia com perda de proteína. O edema pulmonar hemodinâmico ocorre também quando a drenagem linfátca é prejudicada, geralmente em decorrência da invasão neoplásica dos vasos linfáticos.

O edema de permeabilidade (inflamatório) ocorre quando há uma abertura excessiva das junções endoteliais ou dano às células que

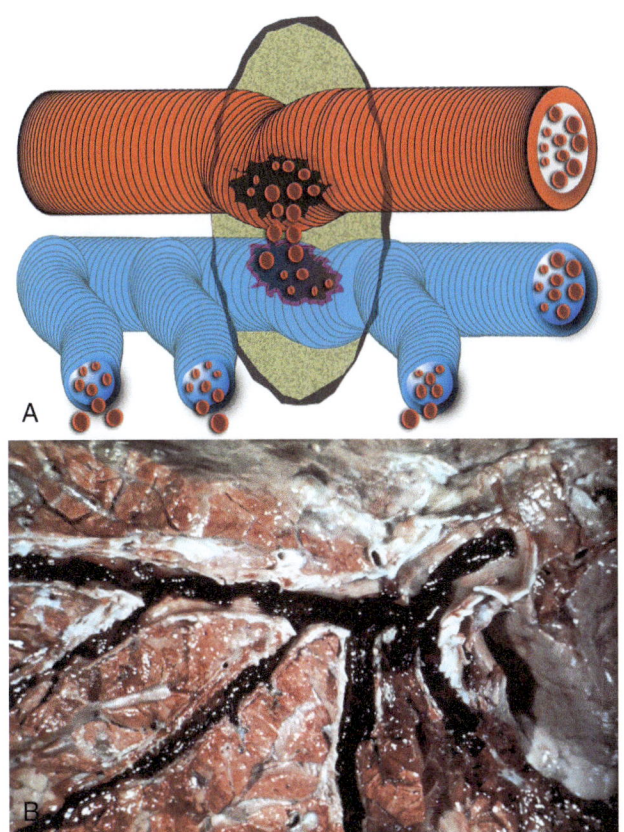

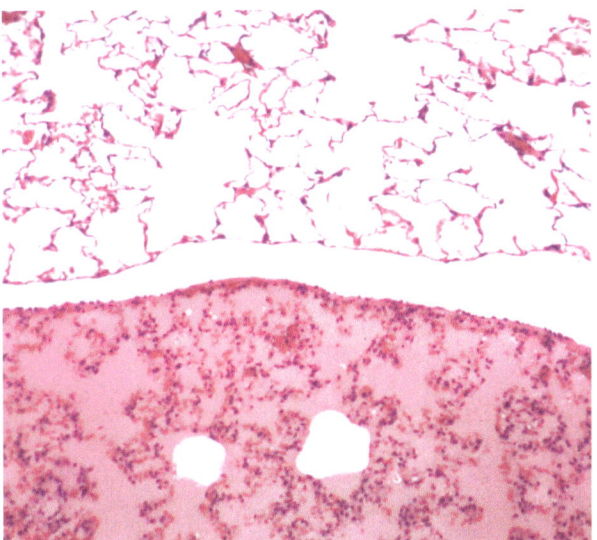

Figura 9-60 **Edema Pulmonar, Pulmão, Rato.** Pulmão normal com alvéolos preenchidos com ar (*superior*) e pulmão com edema pulmonar acentuado caracterizado por transudação de líquido rico em proteína (profundamente eosinofílico [*vermelho-rosado*]) preenchendo os alvéolos e os septos alveolares congestos (*inferior*). Coloração por HE. (Cortesia de Dr. A. López, Atlantic Veterinary College.)

Figura 9-58 **Hemorragia Pulmonar Fatal. A,** Representação esquemática de um abscesso (*verde*) erodindo a parede uma artéria pulmonar principal (*vermelho*) e causando sangramento para o interior das vias aéreas (*azul*). **B,** Superfície de corte do pulmão, vaca. Os brônquios principais e a traqueia apresentam-se preenchidos com sangue vermelho-escuro coagulado. Essa vaca morreu inesperadamente, com acentuado desconforto respiratório e corrimento de sangue pelo nariz e pela boca. Um grande abscesso no pulmão erodiu a parede de um vaso pulmonar principal. (**A** Cortesia de Dr. A. López, Atlantic Veterinary College. **B** Cortesia de Dr. R. Curtis, Atlantic Veterinary College.)

- Insuficiência cardíaca
- Lesão endotelial
- Lesão em pneumócito do tipo I
- Sobrecarga de fluido
- Inflamação
- Obstrução linfática
- Linfangite
- Tumor em vasos linfáticos

Absorção Linfática

Transudato

Alvéolo

EDEMA

Figura 9-59 **Patogênese do Edema Pulmonar.** (Cortesia de Dr. A. López, Atlantic Veterinary College.)

constituem a barreira hematoaérea (células endoteliais ou pneumócitos do tipo I). Esse tipo de edema é parte integrante e inicial da resposta inflamatória, basicamente em função do efeito dos mediadores inflamatórios, como os leucotrienos, o fator ativador plaquetário (PAF), as citocinas e as aminas vasoativas liberadas por neutrófilos, macrófagos, mastócitos, linfócitos, células endoteliais e pneumócitos do tipo II. Esses mediadores inflamatórios aumentam a permeabilidade da barreira hematoaérea. Em outros casos, o edema de permeabilidade resulta de dano direito ao endotélio ou aos pneumócitos do tipo I, permitindo que os fluidos plasmáticos se movimentem livremente do espaço vascular para o lúmen alveolar (Figs. 9-14 e 9-60). Como os pneumócitos do tipo I são altamente vulneráveis a alguns vírus pneumotrópicos (influenza e BRSV), substâncias tóxicas (dióxido de nitrogênio [NO_2], dióxido de enxofre [SO_2], sulfeto de hidrogênio [H_2S] e 3-metilindol), e sobretudo a radicais livres, não é de surpreender que o edema de permeabilidade geralmente acompanhe muitas doenças pulmonares virais ou tóxicas. O edema de permeabilidade ocorre também quando as células endoteliais do pulmão são lesionadas por toxinas bacterianas, sepse, SARA, CID, choque anafilático, alergia ao leite, intoxicação por paraquat, reações adversas a medicamentos e inalação de fumaça.

A concentração de proteína no líquido do edema é maior no edema de permeabilidade (exsudato) do que no edema hemodinâmico (transudado); essa diferença tem sido usada clinicamente na medicina humana para diferenciar os dois tipos de edema pulmonar. Microscopicamente, o líquido do edema nos pulmões tende a assumir uma coloração eosinofílica mais intensa nos pulmões com inflamação ou dano à barreira hematoaérea devido à concentração mais elevada de proteína quando comparado ao líquido do edema hidrostático da insuficiência cardíaca.

Macroscopicamente, os pulmões edematosos — independentemente da causa — são úmidos e pesados, a cor varia de acordo com o grau de congestão ou hemorragia e pode haver presença de líquido na cavidade pleural. Se o edema for acentuado, os brônquios e a traqueia podem conter quantidade considerável de líquido espumoso oriundo da mistura do líquido do edema com o ar (Fig. 9-61). Nas superfícies de corte, o parênquima pulmonar exsuda líquido como uma esponja molhada. Nos bovinos e suíno, que possuem lóbulos bem-definidos, o padrão lobular torna-se bastante proeminente devido à

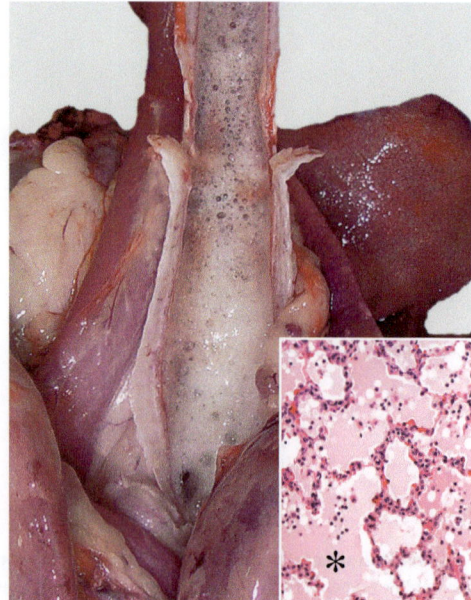

Figura 9-61 Edema Pulmonar, Pulmões e Traqueia, Sepse, Ovelha. Observa-se uma grande quantidade de fluido espumoso na traqueia e nos pulmões não colapsados com aparência úmida. *Detalhe,* Alvéolos preenchidos com fluido edematoso rico em proteína (*cor rosa-claro [asterisco]*) misturado com algumas células inflamatórias. Coloração por HE. (Cortesia de Dr. C. Legge e Dr. A. López, Atlantic Veterinary College.)

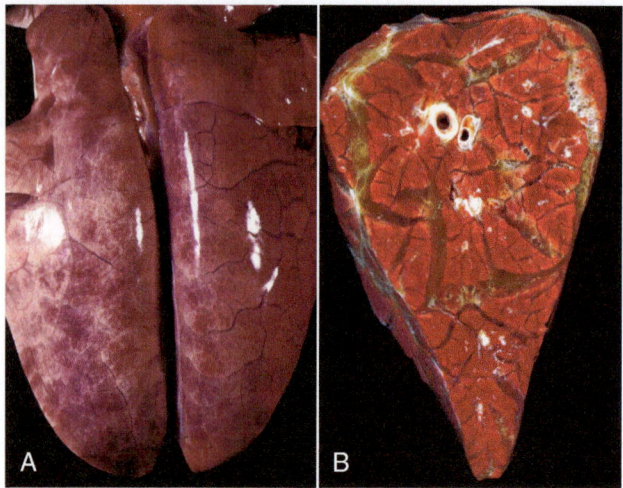

Figura 9-62 Edema Pulmonar, Pulmões, Porco. A, Os pulmões apresentam-se distendidos pelo líquido do edema, com bordas arredondadas e distensão edematosa dos septos interlobulares. **B,** A superfície de corte está úmida, e os septos interlobulares, acentuadamente distendidos com líquido do edema. Os lóbulos pulmonares também estão congestos. (**A** e **B** Cortesia de College of Veterinary Medicine, University of Illinois.)

distensão edematosa dos vasos linfáticos dos septos interlobulares e do próprio edema do septo interlobular (Fig. 9-62). A diferenciação entre o edema pulmonar acentuado e a pneumonia superaguda pode ser impossível; esse fato não é de surpreender, uma vez que o edema ocorre nos estágios iniciais de inflamação. A cuidadosa observação dos pulmões no momento da necrópsia é fundamental, uma vez que o diagnóstico de edema pulmonar não pode ser feito com segurança por via microscópica. Isso se deve, em parte, à perda do líquido do edema dos pulmões durante a fixação com formalina tamponada neutra a 10% e, em parte, ao fato de que o próprio líquido cora pouco ou nada com a eosina devido ao seu baixo conteúdo proteico (edema hemo-

dinâmico). Um edema rico em proteína (permeabilidade) é de mais fácil visualização microscópica por ser profundamente eosinofílico nas seções coradas com hematoxilina e na eosina (HE) (Fig. 9-60), particularmente se for utilizado um fixador que precipite a proteína, como a solução de Zenker, por exemplo.

Síndrome da Angústia Respiratória Aguda. A síndrome da angústia respiratória aguda (adulta) (SARA; pulmão de choque), uma condição importante em seres humanos e animais, caracteriza-se por hipertensão pulmonar, agregação intravascular de neutrófilos nos pulmões, agressão pulmonar aguda, lesão alveolar difusa, edema de permeabilidade e formação de membranas hialinas (Fig. 9-63). Essas membranas são uma mistura de proteínas plasmáticas, fibrina, surfactante e restos celulares de pneumócitos necróticos (Fig. 9-55, B). A patogênese da SARA é complexa e multifatorial, mas, em termos gerais, pode ser definida como o dano alveolar resultante de lesões em órgãos distantes, de doenças sistêmicas generalizadas ou de lesão direta ao pulmão. Sepse, trauma extenso, aspiração de conteúdo gástrico, queimaduras extensas e pancreatite são algumas das doenças conhecidas por desencadear síndrome do desconforto respiratório agudo. Todas essas condições provocam os "macrófagos hiperreativos" a, direta ou indiretamente, produzir uma quantidade excessiva de citocinas, causando o que se conhece como "tempestade de citocinas" (em inglês, *cytokine storm*). As principais citocinas que desencadeiam a SARA são o TNF-α, a interleucina (IL)-1, IL-6 e IL-8, que ativam os neutrófilos previamente recrutados, localizados nos capilares e alvéolos pulmonares, para liberarem enzimas citotóxicas e radicais livres. Essas substâncias causam dano endotelial e alveolar grave e difuso que culmina com edema pulmonar fulminante (Fig. 9-63). A síndrome do desconforto respiratório agudo acomete animais domésticos e explica por que o edema pulmonar é uma das lesões mais comuns encontrados em muitos animais que morrem por sepse, toxemia, aspiração de conteúdo gástrico e pancreatite, por exemplo. Existem relatos de uma forma hereditária de SARA em dálmatas. As lesões pulmonares nessa síndrome encontram-se detalhadas nas seções Pneumonia Intersticial e Pneumonia por Aspiração em Cães.

O edema pulmonar neurogênico é outra forma distinta, mas pouco conhecida, de edema pulmonar letal em seres humanos que sucede uma lesão do sistema nervoso central e o aumento da pressão intracraniana (p. ex. lesões na cabeça, edema cerebral, tumores cerebrais ou hemorragia cerebral). Esse tipo de edema pulmonar pode ser reproduzido experimentalmente em animais de laboratório com a injeção de fibrina no quarto ventrículo. Ele envolve as vias hemodinâmicas e de permeabilidade, presumivelmente através de uma estimulação simpática maciça e da liberação de uma quantidade excessiva de catecolaminas. Existem relatos esporádicos de edema pulmonar neurogênico em animais com lesão cerebral ou convulsões severas ou após forte estresse ou excitação.

Embolismo Pulmonar. Com o seu amplo leito vascular e posição na circulação, o pulmão age como uma rede de proteção para capturar os êmbolos antes que eles alcancem o cérebro e outros tecidos. Entretanto, esse posicionamento geralmente opera em seu próprio prejuízo. Os êmbolos pulmonares mais comuns em animais domésticos são os tromboêmbolos, os êmbolos sépticos (bacterianos), os êmbolos de gordura e de células tumorais.

O tromboembolismo pulmonar refere-se tanto à formação local de trombos quanto à translocação de um trombo presente em qualquer outro local da circulação venosa (Fig. 9-64). Os fragmentos liberados inevitavelmente alcançam os pulmões e ficam retidos na vasculatura pulmonar (Figs. 9-64 e 9-65). Em geral, os tromboêmbolos pequenos e estéreis têm pouca importância clínica ou patológica porque podem ser rapidamente degradados e eliminados pelo sistema fibrinolítico. Os tromboêmbolos maiores podem causar constrição das vias aéreas

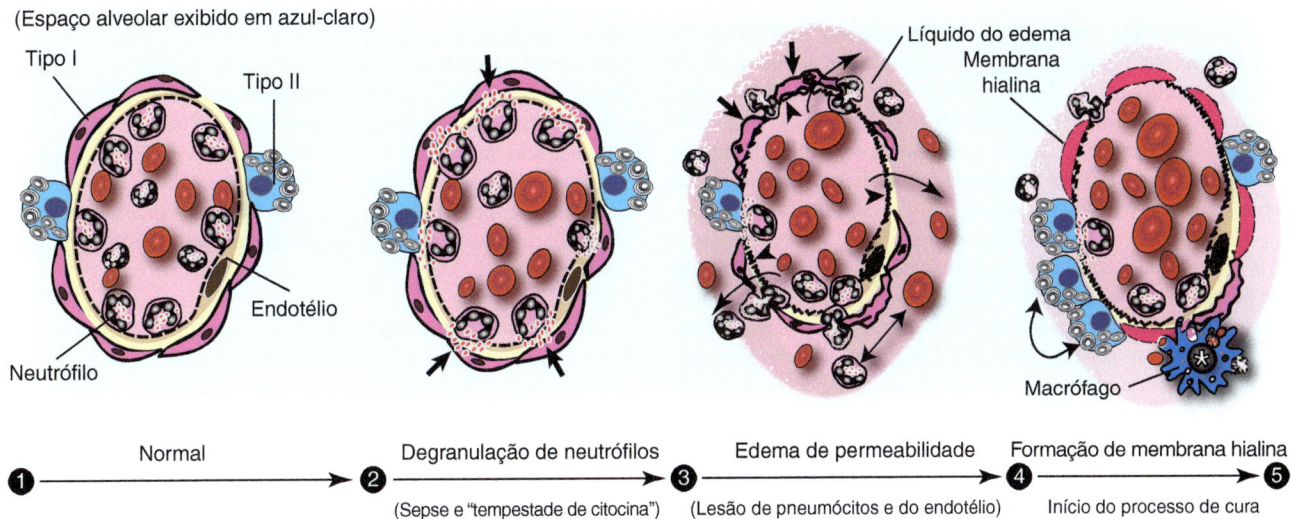

(Espaço alveolar exibido em azul-claro)

Tipo I

Tipo II

Endotélio

Neutrófilo

Líquido do edema
Membrana
hialina

Macrófago

① — Normal → **②** Degranulação de neutrófilos → **③** Edema de permeabilidade → **④** Formação de membrana hialina → **⑤**

(Sepse e "tempestade de citocina")   (Lesão de pneumócitos e do endotélio)   Início do processo de cura

Figura 9-63 Eventos Celulares que Resultam na Síndrome do Desconforto Respiratório Agudo (SARA). (Ver também Fig. 9-104). *1*, Capilar alveolar normal recoberto externamente por pneumócitos dos tipos I e II e, internamente, por endotélio vascular (ver mais detalhes na Fig. 9-14). *2*, Nos estágios iniciais da sepse, as citocinas pró-inflamatórias (interleucina 1 [IL-1] e o fator de necrose tumoral [TNF]) provocam a aderência dos neutrófilos à superfície endotelial. Após uma "tempestade de citocinas", os neutrófilos marginalizados ativados por mediadores inflamatórios liberam repentinamente seus grânulos citoplasmáticos (enzimas proteolíticas, elastases e mieloperoxidase) no meio circundante (*setas*). *3*, As enzimas liberadas por esses neutrófilos lesionam os pneumócitos do tipo I (*setas*) e as células endoteliais (*pontas de seta*), rompendo a barreira hematoaérea e causando edema de permeabilidade (*setas curvas*), hemorragia alveolar (*seta de cabeça dupla*) e exocitose dos neutrófilos para o espaço alveolar (*seta de cabeça dupla*). *4*, As proteínas plasmáticas extravasadas misturadas a surfactante e restos celulares formam espessas membranas hialinas ao longo da parede alveolar. *5*, Na improvável eventualidade de sobrevivência do animal, o processo de cura começa com a remoção dos restos celulares pelos macrófagos alveolares, a reabsorção do edema e a hiperplasia dos pneumócitos do tipo II (*seta curva de cabeça dupla*) que, subsequentemente, se diferenciam em pneumócitos do tipo I (Fig. 9-14). (Cortesia de Dr. A. López, Atlantic Veterinary College.)

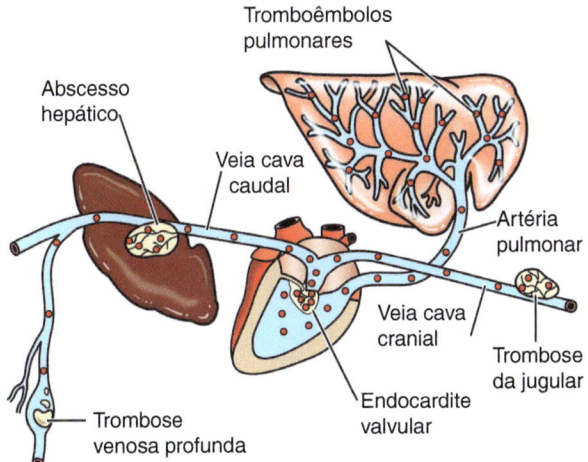

Tromboêmbolos
pulmonares

Abscesso
hepático

Veia cava
caudal

Artéria
pulmonar

Veia cava
cranial

Trombose
da jugular

Endocardite
valvular

Trombose
venosa profunda

Figura 9-64 Fontes de Êmbolos Pulmonares. Diagrama esquemático de êmbolos pulmonares (*pontos vermelhos*) oriundos de: (1) ruptura de abscesso hepático na veia cava caudal, (2) endocardite vascular vegetativa (ou vegetante) (válvula tricúspide), (3) trombose da jugular e (4) trombose venosa profunda. Os infartos pulmonares são raros e geralmente de pouca importância clínica devido à circulação arterial dupla do pulmão (p. ex. artérias pulmonares e brônquicas). (Redesenhado com permissão de Dr. A. López, Atlantic Veterinary College.)

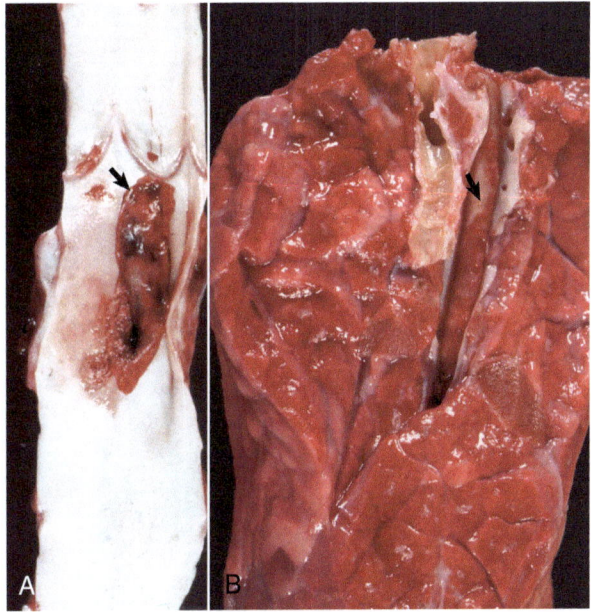

Figura 9-65 Tromboflebite da Jugular e Tromboembolia Pulmonar, Veia Jugular e Superfície de Corte do Pulmão, Vaca. A, A veia jugular apresenta um grande trombo (*seta*) ligado à parede do local de uma cateterização prolongada. **B,** A artéria pulmonar contém um grande trombo (*seta*), presumivelmente um tromboêmbolo que se rompeu do trombo mural da jugular. Observa-se que o tromboêmbolo pulmonar não está ligado à parede da artéria pulmonar. (Cortesia de Dr. A. López, Atlantic Veterinary College.)

menores, produção reduzida de surfactante, edema pulmonar e atelectasia, resultando em hipoxemia, hiperventilação e dispneia. Os parasitas (p. ex. *Dirofilaria immitis* e *Angiostrongylus vasorum*), as endocrinopatias (p. ex. hiperadrenocorticismo e hipotireoidismo), as glomerulopatias e os estados de hipercoagulabilidade podem ser responsáveis por trombose arterial pulmonar e tromboembolismo pulmonar em cães. Fragmentos livres de trombos da veia jugular, femoral ou uterina podem causar tromboembolismo pulmonar. O tromboembolismo pulmonar ocorre em cavalos pesados após anestesia prolongada (trombose venosa profunda), em bovinos em decúbito

("síndrome da vaca deitada") ou em qualquer animal submetido a cateterização intravenosa de longo prazo, na qual os trombos se formam no cateter e depois se desprendem (Fig. 9-65).

Êmbolos sépticos, pedaços de trombos contaminados com bactérias ou fungos oriundos de trombos murais ou valvulares infectados no coração e nos vasos, eventualmente ficam retidos na circulação pulmonar. Em geral, os êmbolos pulmonares originam-se de endocardite bacteriana (lado direito) e tromboflebite da jugular em todas as espécies, abscessos hepáticos que se romperam e descarregaram o seu conteúdo na veia cava caudal em bovinos, e artrite séptica e onfalite em animais de fazenda (Fig. 9-64). Quando presentes em grande número, os êmbolos sépticos podem causar morte súbita devido ao edema pulmonar maciço; os sobreviventes geralmente desenvolvem arterite e trombose pulmonar e pneumonia embólica (supurativa), que pode resultar em abscessos pulmonares.

Os êmbolos de medula óssea e de osso podem se formar após fraturas ou intervenções cirúrgicas ósseas. Esse tipo de êmbolo não é tão problemático em animais domésticos quanto em seres humanos. A presença de êmbolos cerebrais (p. ex. fragmentos de tecido cerebral) na vasculatura pulmonar relatada em casos graves de lesões da cabeça em seres humanos foi recentemente reconhecida no pulmão bovino como resultado do atordoamento pneumático no abate (pistola de dardo) no abate (Fig. 9-66, A). Embora, obviamente, não tão importantes quanto uma lesão pulmonar ante-morte, os êmbolos cerebrais são um risco potencial para a saúde pública no controle da encefalopatia espongiforme bovina (BSE). Fragmentos de pelo também formam êmbolos no pulmão após a aplicação de injeções intravenosas (Fig. 9-66, B). Êmbolos hepáticos formados por partes circulantes de fígado fragmentado ficam ocasionalmente retidos na

vasculatura pulmonar após trauma abdominal grave e ruptura hepática (Fig. 9-66, C). Os megacariócitos retidos nos capilares alveolares constituem um achado microscópico comum, mas incidental, nos pulmões de todas as espécies, particularmente de cães (Fig. 9-66, D). Os êmbolos tumorais (p. ex. osteossarcoma e hemangiossarcoma em cães e carcinoma uterino em bovinos) podem ser números e notáveis, bem como a principal causa de morte em casos de neoplasia maligna. Em estudos experimentais, as citocinas liberadas durante a inflamação pulmonar são quimiotáticas para células tumorais e promovem metástases pulmonares.

Infartos Pulmonares. Devido ao suprimento arterial duplo do pulmão, o infarto pulmonar é raro e geralmente assintomático. Entretanto, os infartos pulmonares podem ocorrer facilmente quando trombose e embolia pulmonares se sobrepõem a uma circulação pulmonar já comprometida, como ocorre na insuficiência cardíaca congestiva. A condição acomete também cães com torção de lobo pulmonar (Fig. 9-67). Os aspectos macroscópicos dos infartos variam consideravelmente, de acordo com estágio, podendo variar de vermelhos a pretos e apresentar-se intumescidos, firmes e em forma de cone ou cunha, particularmente nas margens do pulmão. No estágio agudo, as lesões microscópicas são acentuadamente hemorrágicas, seguidas por necrose. Em 1 ou 2 dias, desenvolve-se uma margem de células

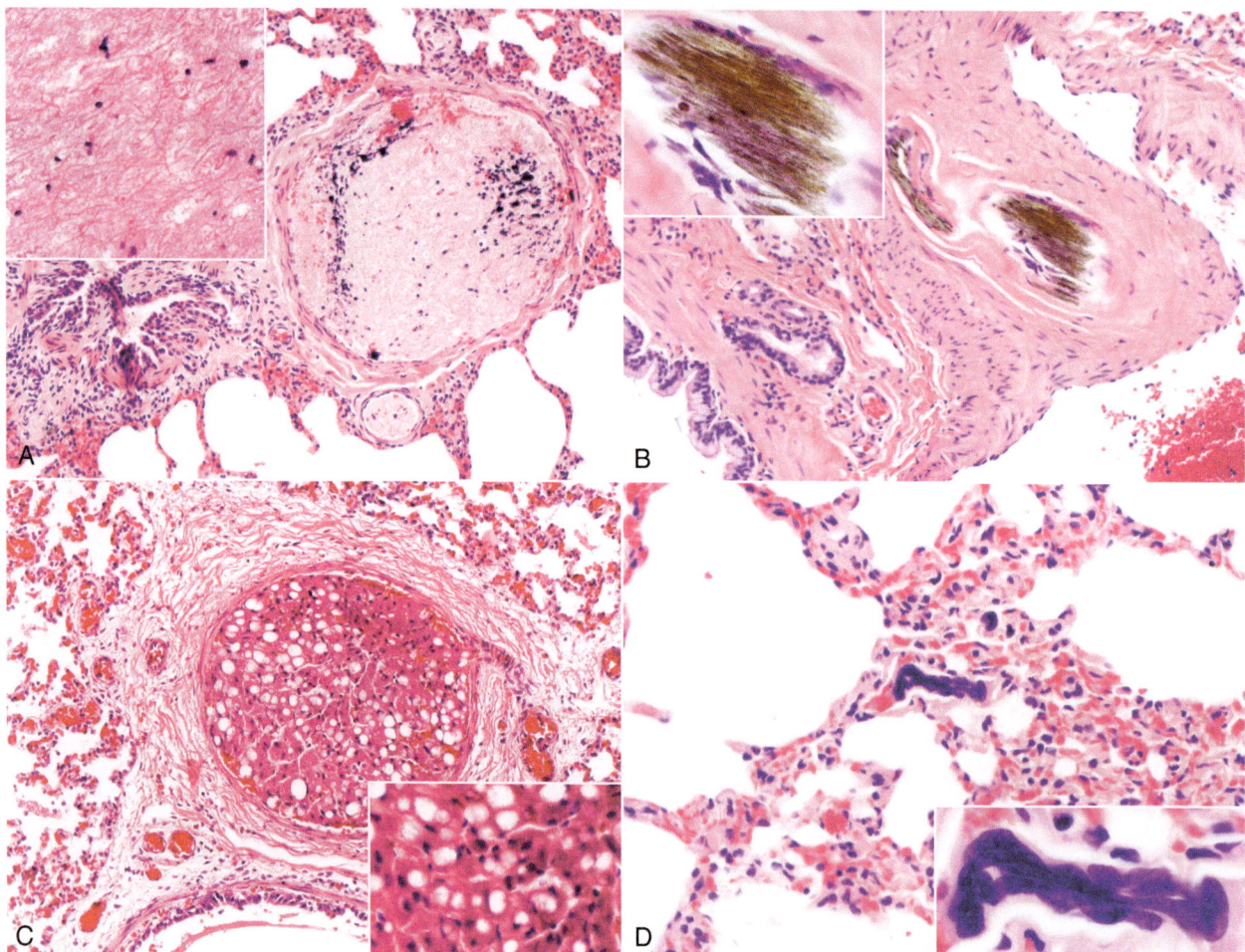

Figura 9-66 Tipos de Êmbolos Pulmonares, Aparência Microscópica, Pulmão. A, Embolia pulmonar causada pelo deslocamento de êmbolo cerebral resultante de traumatismo craniano grave. *Detalhe,* Observa-se o neurópilo cerebral. Coloração por HE. **B,** Embolia pulmonar causada por fragmentos de pelo (achado incidental) após uma injeção intravenosa. *Detalhe,* Observa-se a haste de pelo pigmentado alojada no vaso pulmonar. Coloração por HE. **C,** Embolia pulmonar causada por êmbolo hepático oriundo de trama abdominal grave causado pela extração obstétrica forçada de um potro. *Detalhe,* Hepatócitos vacuolizados. Coloração por HE. **D,** Megacariócito alojado no capilar alveolar. *Detalhe,* megacariócito em um maior aumento. Trata-se de um achado incidental comum nos pulmões de animais, especialmente de cães. Coloração por HE. (Cortesia de Dr. A. López, Atlantic Veterinary College.)

inflamatórias, e alguns dias depois, observa-se a presença de um grande número de siderófagos no pulmão necrótico. Se estéreis, os infartos pulmonares curam como cicatrizes fibróticas; se sépticos, pode se formar um abscesso delimitado por uma espessa cápsula fibrosa.

Aspectos Gerais da Inflamação Pulmonar

Nas últimas três décadas, uma explosão de informações veio contribuir para o entendimento geral sobre a inflamação pulmonar, com tantos mediadores pró-inflamatórios e anti-inflamatórios descritos até o momento que seria impossível revisar todos aqui (Capítulos 3 e 5).

A inflamação pulmonar é um processo altamente regulado que envolve uma complexa interação entre as células importadas do sangue (plaquetas, neutrófilos, eosinófilos, mastócitos e linfócitos) e as células pulmonares (pneumócitos dos tipos I e II; células endoteliais e *Club* [células de Clara]; macrófagos alveolares e intravasculares; e células intersticiais do estroma, como mastócitos, macrófagos intersticiais, fibroblastos e miofibroblastos). Os leucócitos, as plaquetas e as proteínas plasmáticas transportados pelo sangue são conduzidos para as áreas de inflamação por uma sofisticada rede de sinais químicos emitidos pelas células pulmonares e pelos leucócitos residentes. A comunicação de longa distância entre as células pulmonares e as células do sangue é feita, em grande parte, por citocinas solúveis; uma vez no pulmão, os leucócitos importados comunicam-se com as células pulmonares e vasculares por meio das moléculas de adesão e outras moléculas inflamatórias. Os mediadores inflamatórios mais conhecidos são o sistema complemento (C3a, C3b e C5a), os fatores de coagulação (fatores V e VII), os metabólitos do ácido araquidônico (leucotrienos e prostaglandinas), as citocinas (interleucinas, monocinas e quimiocinas), as moléculas de adesão (ICAM e VCAM), os neuropeptídeos (substância P, taquicininas e neurocininas), as enzimas e os inibidores enzimáticos (elastase e antitripsina), os metabólitos do oxigênio ($O_2\bullet$, $OH\bullet$ e H_2O_2), os antioxidantes (glutationa) e o óxido nítrico. Agindo conjuntamente, essas e muitas outras moléculas emitem sinais positivos e negativos para iniciar, manter e supostamente resolver o processo inflamatório sem causar lesões ao pulmão.

Os macrófagos pulmonares (alveolares, intravasculares e intersticiais), com o seu imenso arsenal biológico, são as células efetoras mais importantes e fonte de citocinas para todos os estágios da inflamação pulmonar. Essas células fagocitárias universais modulam o recrutamento e o tráfego de leucócitos transportados pelo sangue no pulmão através da secreção de quimiocinas.

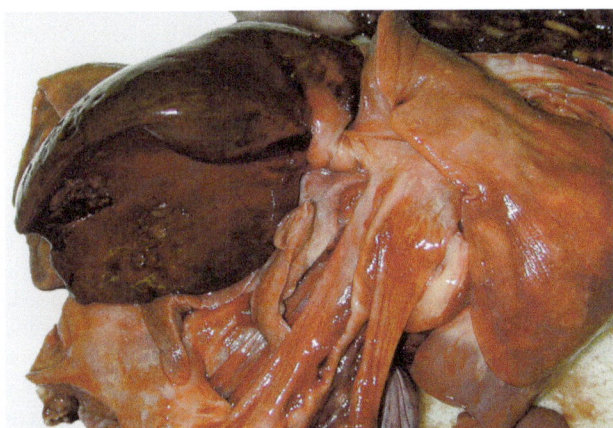

Figura 9-67 Torção de Lobo Pulmonar, Lobo Médio, Pulmão, Cão. O lobo pulmonar médio direito (*vermelho-escuro*) apresenta-se acentuadamente congestionado e hemorrágico em decorrência de uma torção completa. Embora o lobo médio direito seja afetado com mais frequência, outros lobos também podem girar e sofrer torção. (Cortesia de Dr. R. Fredrickson, College of Veterinary Medicine, University of Illinois.)

Antes de rever como as células inflamatórias são recrutadas nos pulmões, devemos recordar três aspectos significativos das lesões pulmonares: (1) Os leucócitos podem sair do sistema vascular através dos capilares alveolares, ao contrário do que ocorre em outros tecidos, onde as vênulas pós-capilares são os locais de diapedese leucocitária (extravasamento); (2) o pulmão intacto contém nos capilares alveolares um grande grupo de leucócitos residentes (grupo marginalizado); e (3) neutrófilos adicionais são sequestrados nos capilares alveolares minutos depois de uma resposta inflamatória local ou sistêmica. Essas três idiossincrasias pulmonares, juntamente com a enorme extensão da rede de capilares no pulmão, explicam por que o recrutamento e a migração de leucócitos nos espaços alveolares se desenvolvem com tanta rapidez. Estudos experimentais com aerossóis de endotoxina ou bactérias Gram-negativas demonstraram que, minutos após a exposição, há um aumento significativo dos leucócitos contidos nos capilares e, em até 4 horas, o lúmen alveolar é preenchido com neutrófilos. Não é de surpreender que o fluido do lavado broncoalveolar coletado de pacientes com pneumonia aguda contenha grande quantidade de mediadores inflamatórios, como TNF-α, IL,1 e IL-8. Além disso, o endotélio dos capilares de pacientes com pneumonia aguda apresenta maior "expressão" de moléculas de adesão, o que facilita a migração de leucócitos dos capilares para o interstício alveolar e de lá para o lúmen alveolar. Nas doenças pulmonares alérgicas, a eotaxina e a IL-5 são basicamente responsáveis pelo recrutamento e tráfego de eosinófilos no pulmão.

O movimento de proteínas plasmáticas para o interstício pulmonar e o lúmen alveolar é um fenômeno comum, pouco conhecido, na inflamação pulmonar. O vazamento de fibrinogênio e proteínas plasmáticas no espaço alveolar ocorre quando há dano estrutural à barreira hematoaérea. Esse vazamento também é promovido por alguns tipos de citocinas que aumentam a atividade pró-coagulante, enquanto outros reduzem a atividade fibrinolítica. A exsudação excessiva de fibrina para os alvéolos é particularmente comum nos ruminantes e suínos. O sistema fibrinolítico desempenha um papel importante na resolução das doenças inflamatórias pulmonares. Em alguns casos, o excesso de proteínas plasmáticas que vaza para os alvéolos mistura-se com pneumócitos tipo I necróticos e surfactante pulmonar, formando faixas eosinofílicas microscópicas (membranas) ao longo do revestimento dos septos alveolares. Essas membranas, conhecidas como *membranas hialinas*, encontram-se em tipos específicos de doenças pulmonares, particularmente na síndrome do desconforto respiratório agudo, e em bovinos com pneumonias intersticiais agudas, como o edema e o enfisema pulmonar bovino, além da alveolite alérgica extrínseca (ver Pneumonia em Bovinos).

Nos últimos anos, o óxido nítrico foi identificado como uma importante molécula reguladora da inflamação em diversos tecidos, inclusive o pulmão. Produzido localmente por macrófagos, endotélio pulmonar e pneumócitos, o óxido nítrico regula os tônus vascular e brônquico, modula a produção de citocinas, controla o recrutamento e tráfego de neutrófilos no pulmão e controla a ativação e inibição dos genes envolvidos na inflamação e na imunidade. Estudos experimentais têm demonstrado também que o surfactante pulmonar regula positivamente a produção de óxido nítrico no pulmão, respaldando a visão atual de que os pneumócitos são igualmente responsáveis por ampliar e regular negativamente as respostas inflamatórias e imunes no pulmão.

À medida que o processo inflamatório se torna crônico, os tipos de células que infiltram o pulmão passam de majoritariamente neutrófilos a células predominantemente mononucleares. Essa mudança na composição celular é acompanhada pelo aumento de citocinas específicas, como IL-4, interferon-γ (IFN-γ) e proteína induzível por interferon (IP-10), que são quimiotáticas para linfócitos e macrófagos. Em condições apropriadas, essas citocinas ativam os linfócitos T, regulam a inflamação granulomatosa e induzem a formação de células gigantes mononucleadas, como nas infecções micobacterianas.

Os mediadores inflamatórios liberados localmente nos pulmões inflamados também têm efeito biológico em outros tecidos. Por exemplo, a hipertensão pulmonar e a insuficiência cardíaca direita (*cor pulmonale*) geralmente resultam de inflamação alveolar crônica, não somente em consequência do aumento da pressão sanguínea pulmonar, mas também do efeito dos mediadores inflamatórios na contratilidade do músculo liso dos vasos pulmonares e sistêmicos. As citocinas, particularmente o TNF-α, que são liberadas durante a inflamação, estão associadas — tanto como causa quanto como efeito — à síndrome da resposta inflamatória sistêmica (SIRS), à sepse, à sepse grave com disfunção múltipla de órgãos e ao choque séptico (colapso cardiopulmonar).

Como ocorre em qualquer outro sistema sentinela em que são envolvidos muitos promotores e inibidores biológicos (coagulação, os sistemas complemento e imune), a cascata inflamatória poderia entrar em um estado "fora de controle", causando sérios danos aos pulmões. Lesão aguda pulmonar (ALI), alveolite alérgica extrínseca, síndrome do desconforto respiratório agudo, fibrose pulmonar e asma são exemplos de doenças que resultam da produção e liberação descontroladas de citocinas (tempestade de citocinas).

Desde que a lesão alveolar aguda seja transitória e não haja interferência na resposta normal do hospedeiro, todo o processo de lesão, degeneração, necrose, inflamação e reparo pode ocorrer em menos de 10 dias. Por outro lado, quando a lesão alveolar aguda se torna persistente ou quando a capacidade de reparo do hospedeiro é prejudicada, as lesões podem progredir para um estágio irreversível em que a restauração da estrutura alveolar não é mais possível. Em doenças como a alveolite alérgica extrínseca, a constante liberação de enzimas proteolíticas e de radicais livres pelas células fagocitárias perpetua a lesão alveolar em um círculo vicioso. Em outros casos, como na intoxicação por paraquat, a magnitude da lesão alveolar pode ser tão grave que os pneumócitos do tipo II, as membranas basais e o interstício alveolar são tão afetados que a capacidade de reparo alveolar se perde. As fibronectinas e os fatores de transformação do crescimento (TGFs) liberados dos macrófagos e de outras células mononucleares no local de uma inflamação crônica regulam o recrutamento, a ligação e a proliferação de fibroblastos. Essas células, por sua vez, sintetizam e liberam considerável quantidade de colágeno, fibras elásticas ou proteoglicanos (matriz extracelular, ECM), resultando em fibrose ou obliteração total da arquitetura alveolar normal. Em resumo, nas doenças em que há dano alveolar crônico ou irreversível, as lesões invariavelmente progridem para um estágio de fibrose alveolar ou intersticial terminal.

Distúrbios Pulmonares (Brônquios, Bronquíolos e Alvéolos) Espécie-Específicos em Animais Domésticos

Para pneumonia, ver seção Pneumonia Específica da Espécie em Animais Domésticos.

Distúrbios dos Equinos
Distúrbios Circulatórios

Hemorragia Pulmonar Induzida por Exercício. A *hemorragia pulmonar induzida por exercício* (HPIE), uma forma específica de hemorragia pulmonar que acomete cavalos de corrida após o exercício, caracteriza-se clinicamente por epistaxe. Como apenas um pequeno percentual de equinos com evidência broncoscópica de hemorragia apresenta epistaxe clínica, é provável que, em muitos casos, a HPIE não seja detectada. A patogênese ainda é controversa, mas a literatura especializada atual sugere paralisia laríngea, bronquiolite, pressão vascular pulmonar e pressão alveolar extremamente altas durante o exercício, hipóxia alveolar e lesão pulmonar pré-existente como possível causas. A hemorragia pulmonar induzida por exercício raramente é fatal; as lesões pós-morte nos pulmões de equinos afetados por vários episódios de hemorragia caracterizam-se por grandes áreas de descolora-

ção marrom-escura, em sua maior parte nos lobos pulmonares caudais. Microscopicamente, as lesões são hemorragias alveolares, macrófagos alveolares abundantes que contêm hemossiderina (siderófagos), fibrose alveolar leve e remodelação oclusiva das veias pulmonares.

Inflamação com Lesão da Mucosa Pulmonar
Obstrução Recorrente das Vias Aéreas. A obstrução recorrente das vias aéreas (RAO) de equinos, também conhecida como doença pulmonar obstrutiva crônica (DPOC), asma, complexo bronquiolite-enfisema crônico, doença crônica das vias aéreas menores, enfisema alveolar e "vento quebrado" é uma síndrome de cavalos e pôneis clinicamente semelhante à asma. A obstrução recorrente das vias aéreas caracteriza-se por desconforto respiratório recorrente, tosse crônica, baixo desempenho atlético, neutrofilia das vias aéreas, broncoconstrição, hipersecreção de muco e obstrução das vias aéreas. A patogênese ainda não está clara, mas a predisposição genética, a resposta imune por linfócitos T$_H$2 (alérgica) e a sensibilidade excepcional das vias aéreas aos alérgenos ambientais (doença hiperreativa das vias aéreas) já foram postuladas como sendo os mecanismos subjacentes básicos. O que torna as vias aéreas menores hiperreativas a alérgenos ainda é uma questão controversa. Estudos epidemiológicos e experimentais sugerem que a condição poderia ser resultante de lesão bronquiolar anterior causada por infecções virais; ingestão de pneumotóxicos (3-metilindol); ou exposição prolongada a poeira orgânica, endotoxinas e alérgenos ambientais (mofos). Já foi sugerido também que a inalação persistente de partículas de poeira, antigênicas ou não, regula positivamente a produção de citocinas (TNF-α, IL-8 e proteína monocina-induzível [MIP-2]) e neuropeptídeos (neurocinina A [NKA], neurocinina B [NKB] e substância P), atraindo neutrófilos para a região bronquioalveolar e promovendo lesão bronquiolar induzida por leucócitos. A doença pulmonar obstrutiva associada ao pasto de verão (SPAOPD) é uma doença sazonal das vias aéreas relatada também em cavalos com constatações clínicas e patológicas semelhantes. Mais recentemente, o termo *doença inflamatória das vias aéreas* (IAD) foi introduzido na medicina equina para descrever a síndrome similar à RAO em cavalos jovens com 2 a 4 anos de idade.

Os pulmões dos cavalos com asma são macroscopicamente normais, à exceção dos casos extremos em que pode haver presença de enfisema alveolar. Microscopicamente, as lesões geralmente são notáveis e incluem metaplasia das células caliciformes nos bronquíolos; obstrução dos bronquíolos com muco misturado a alguns eosinófilos e neutrófilos (Fig. 9-13); infiltração peribronquiolar com linfócitos, plasmócitos e número variável de eosinófilos; e hipertrofia do músculo liso nos brônquios e bronquíolos. Em casos graves, o acúmulo de muco resulta na obstrução completa dos bronquíolos e alvéolos, e consequente em enfisema alveolar caracterizado pela distensão dos "alvéolos" a partir da destruição das paredes alveolares.

Distúrbios dos Gatos
Inflamação com Lesão da Mucosa Pulmonar
Síndrome da Asma Felina. A síndrome da asma felina, também conhecida como *bronquite alérgica felina*, é uma síndrome clínica que acomete gatos de qualquer idade e caracteriza-se por episódios recorrentes de broncoconstrição, tosse ou dispneia. A patogênese ainda não é bem-conhecida, mas presume-se que seja oriunda, como a asma humana, de hipersensibilidade do tipo I (reação IgE-mastócitos) a alérgenos inalados. Poeira, fumaça de cigarro, materiais vegetais e domésticos e proteínas de parasitas já foram incriminados como possíveis alérgenos. Essa doença alérgica autolimitante responde bem à terapia com esteroides, razão pela qual raramente é implicada como causa primária de morte, a não ser quando os mecanismos de defesa suprimidos permitem uma pneumonia bacteriana secundária. As biópsias brônquicas de gatos afetados nos estágios iniciais

da doença revelam inflamação leve a moderada caracterizada por edema da mucosa e infiltração de leucócitos, especialmente de eosinófilos. Observa-se a presença de um maior número de eosinófilos circulantes (eosinofilia sanguínea) em alguns gatos com asma felina, mas não em todos. Nos casos mais avançados, a broncoconstrição crônica e a produção excessiva de muco podem resultar em hiperplasia do músculo liso, obstrução dos brônquicos e bronquíolos e infiltração da mucosa das vias aéreas por eosinófilos. Uma síndrome conhecida como *asma canina* já foi relatada em cães, mas não é tão bem-caracterizada quanto a sua equivalente felina.

Classificação das Pneumonias em Animais Domésticos

Poucos assuntos na patologia veterinária já causaram tanto debate quanto a classificação das pneumonias. Tradicionalmente, as pneumonias em animais são classificadas ou denominadas com base nos seguintes critérios:

1. A causa presumida, com nomes como pneumonia viral, pneumonia por *Pausterella* sp., pneumonia por cinomose, pneumonia verminótica, pneumonia química e pneumonite por hipersensibilidade
2. O tipo de exsudato, com nomes como pneumonia supurativa, pneumonia fibrinosa e pneumonia piogranulomatosa
3. As características morfológicas, com nomes como pneumonia gangrenosa, pneumonia proliferativa e pneumonia embólica
4. A distribuição das lesões, com nomes como pneumonia focal, pneumonia cranioventral, pneumonia difusa e pneumonia lobar
5. Os atributos epidemiológicos, com nomes como pneumonia enzoótica, pleuropneumonia bovina contagiosa e "febre do transporte"
6. As regiões geográficas, com nomes como pneumonia progressiva de Montana

7. Atributos diversos, com nomes como pneumonia atípica, pneumonia progressiva, pneumonia por aspiração, pneumonite, pulmão de fazendeiro e alveolite alérgica extrínseca

Até que se estabeleça uma nomenclatura universal e sistemática para as pneumonias de animais, os veterinários devem estar familiarizados com essa lista heterogênea de nomes e bastante cientes de que uma determinada doença pode ser conhecida por diferentes nomes. Em suínos, por exemplo, a pneumonia enzoótica e a pneumonia por *Mycoplasma* referem-se à mesma doença causada por *Mycoplasma hyopneumoniae*.

Há quem use o temo *pneumonite* como sinônimo de pneumonia; entretanto, alguns também restringem esse termo à inflamação proliferativa crônica que geralmente envolve o interstício alveolar e que envolve pouca ou nenhuma evidência de exsudato. Neste capítulo, o termo *pneumonia* é usado para designar qualquer lesão inflamatória dos pulmões, independentemente de ser exsudativa ou proliferativa, alveolar ou intersticial.

Quanto à textura, distribuição, aparência e exsudação, as pneumonias podem ser macroscopicamente diagnosticadas em quatro tipos morfologicamente distintos: broncopneumonia, pneumonia intersticial, pneumonia embólica e pneumonia granulomatosa. Utilizando essa classificação, é possível, no momento de uma necrópsia, predizer com alguma certeza, a provável causa (vírus, bactéria, fungos ou parasitas), as vias de entrada (aerógena ou hematógena) e as sequelas possíveis. Esses quatro tipos morfológicos permitem que o clínico e os patologistas predigam a etiologia mais provável e, consequentemente, facilitem a decisão quanto às amostras a serem colhidas e aos testes que devem ser solicitados ao laboratório de diagnóstico (p. ex. histopatologia, bacteriologia, virologia ou toxicologia). Entretanto, é possível que haja sobreposição desses quatro tipos de pneumonia e que, às vezes, existam dois tipos morfológicos presentes no mesmo pulmão.

Tabela 9-5	Tipos Morfológicos de Pneumonia em Animais Domésticos					
Tipos de Pneumonia	Porta de Entrada (p. ex. Patógenos)	Distribuição das Lesões	Textura do Pulmão	Exsudato Visível Macroscopicamente	Exemplo de Doença	Sequelas Pulmonares Comuns
Broncopneumonia: Supurativa (lobular)	Aerógena (bactérias)	Consolidação cranioventral	Firme	Exsudato purulento nos brônquios	Pneumonia enzoótica	Abscesso cranioventrais, aderências, bronquiectasia
Broncopneumonia: Fibrinosa (lobar)	Aerógena (bactérias)	Consolidação cranioventral*	Dura	Fibrina no pulmão e na pleura	Mannheimiose pneumônica	Hiperplasia do BALT, "sequestro", aderências pleurais, abscessos
Pneumonia intersticial	Aerógena ou hematógena (vírus, toxinas, alérgenos, sepse)	Difusa	Elástica com impressões costais	Não visível, retido nos septos alveolares	Influenza, alveolite alérgica extrínseca, PRRS, SARA	Edema, enfisema, hiperplasia de pneumócitos do tipo II, fibrose alveolar
Pneumonia granulomatosa	Aerógena ou hematógena (micobactérias, micoses sistêmicas)	Multifocal	Nodular	Piogranulomatoso, necrose caseosa, nódulos calcificados	Tuberculose, blastomicose, criptococose	Disseminação de infecção para os linfonodos e órgãos distantes
Pneumonia embólica	Hematógena (êmbolos sépticos)	Multifocal	Nodular	Focos purulentos circundados por hiperemia	Endocardite vegetativa, abscesso hepático rompido	Abscessos distribuídos aleatoriamente em todos os lobos pulmonares

SARA, Síndrome do desconforto respiratório agudo; *BALT*, tecido linfoide associado aos brônquios; *PRRS*, síndrome reprodutiva e respiratória suína.
*A pleuropneumonia suína é uma exceção porque geralmente envolve os lobos caudais.

Os critérios usados para classificar as pneumonias macroscopicamente em broncopneumonia, pneumonia intersticial, pneumonia embólica e pneumonia granulomatosa são baseados nas alterações morfológicas, tais como distribuição, textura, cor e aparência geral dos pulmões afetados (Tabela 9-5). A distribuição das lesões inflamatórias nos pulmões pode ser: (1) cranioventral, como na maioria das broncopneumonias; (2) multifocal, como nas pneumonias embólicas;

(3) difusa, como nas pneumonias intersticiais; ou (4) localmente extensa, como nas pneumonias granulomatosas (Fig. 9-68). A textura dos pulmões pneumônicos pode ser mais firme ou mais dura (broncopneumonia), mais elástica (borrachuda) do que os pulmões normais (pneumonia intersticial), ou ter uma sensação nodular ao tato (pneumonia granulomatosa). Descrever em palavras a diferença palpável entre a textura de um pulmão normal e a textura firme ou dura de um

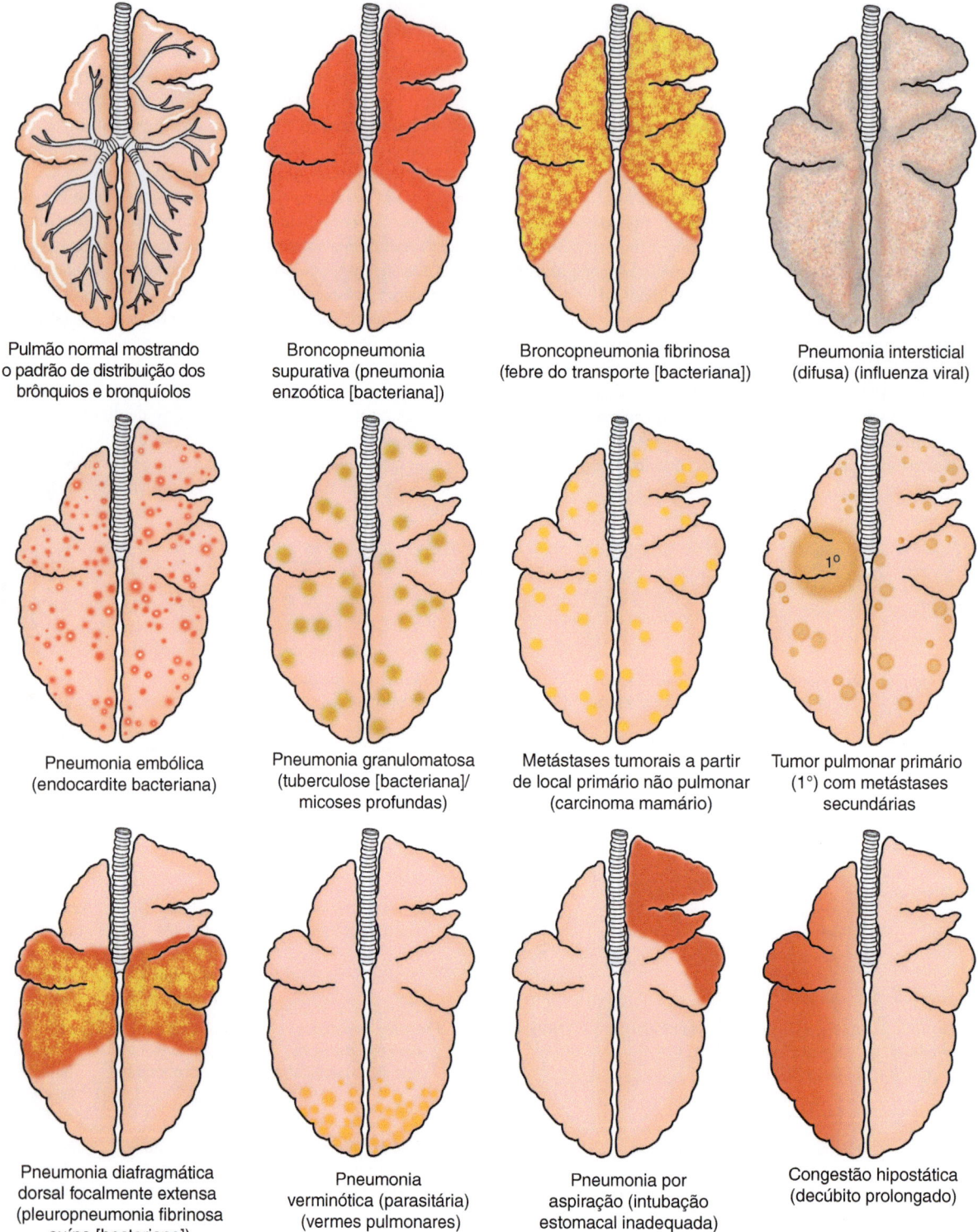

Pulmão normal mostrando o padrão de distribuição dos brônquios e bronquíolos

Broncopneumonia supurativa (pneumonia enzoótica [bacteriana])

Broncopneumonia fibrinosa (febre do transporte [bacteriana])

Pneumonia intersticial (difusa) (influenza viral)

Pneumonia embólica (endocardite bacteriana)

Pneumonia granulomatosa (tuberculose [bacteriana]/ micoses profundas)

Metástases tumorais a partir de local primário não pulmonar (carcinoma mamário)

Tumor pulmonar primário (1°) com metástases secundárias

Pneumonia diafragmática dorsal focalmente extensa (pleuropneumonia fibrinosa suína [bacteriana])

Pneumonia verminótica (parasitária) (vermes pulmonares)

Pneumonia por aspiração (intubação estomacal inadequada)

Congestão hipostática (decúbito prolongado)

Figura 9-68 Padrões de Pneumonia e Lesões Pulmonares. Uma vista dorsal do pulmão bovino ilustra esses padrões, que podem facilmente ser extrapolados para os pulmões de outras espécies de animais domésticos. (Cortesia de Dr. A. López, Atlantic Veterinary College, e Dr. J.F. Zachary, College of Veterinary Medicine, University of Illinois.)

pulmão consolidado pode ser difícil. Alguns patologistas têm defendido uma analogia que ilustra essa diferença com base na sensação tátil das partes da face tocadas com a ponta do dedo. A textura de um pulmão normal é comparável à do centro da bochecha. A consolidação firme é comparável à textura da ponta do nariz, e a consolidação dura equivale à da testa. O termo *consolidação* é frequentemente usado para descrever um pulmão firme ou duro preenchido com exsudato.

As alterações na aparência macroscópica dos pulmões pneumônicos incluem cor anormal, presença de nódulos ou exsudato, aderências fibrinosas ou fibrosas e presença de impressões costais nas superfícies serosas (Fig. 9-68). Nas superfícies de corte, os pulmões pneumônicos podem apresentar exsudato, hemorragia, edema, necrose, abscessos, bronquiectasia, granulomas ou piogranulomas e fibrose, dependendo do estágio.

A palpação e a observação cuidadosa dos pulmões são essenciais no diagnóstico de pneumonia. (Ver detalhes na seção Exame do Trato Respiratório.)

Broncopneumonia

O termo *broncopneumonia* refere-se a um determinado tipo morfológico de pneumonia em que a agressão e o processo inflamatório ocorrem basicamente nos lúmens brônquico, bronquiolar e alveolar. A broncopneumonia é, sem dúvida, o tipo mais comum de pneumonia observado em animais domésticos e, com poucas exceções, caracteriza-se macroscopicamente pela consolidação cranioventral dos pulmões (Figs. 9-68 e 9-69). Não se sabe ao certo por que razão as broncopneumonias nos animais quase sempre se restringem às porções cranioventrais dos pulmões. Os fatores que possivelmente contribuem para essa seletividade topográfica nos pulmões incluem os seguintes: (1) sedimentação gravitacional do exsudato; (2) maior deposição de organismos infecciosos; (3) mecanismos de defesa inadequados; (4) perfusão vascular reduzida; (5) vias aéreas curtas com ramificação abrupta; e (6) diferenças regionais na ventilação.

O termo *cranioventral* em anatomia veterinária corresponde a "anterossuperior" na anatomia humana. Na segunda situação, o termo se define como "na frente (ventral) e acima (cranial)". Portanto, aplicado ao pulmão dos animais, "cranioventral" significa a porção ventral do lobo cranial. Entretanto, pelo uso comum em patologia veterinária, o termo *cranioventral*, utilizado para descrever o local das lesões nas pneumonias, passou a significar "cranial e ventral" e, portanto, inclui as pneumonias que afetam não apenas a porção ventral do lobo cranial (cranioventral verdadeira), mas também aqueles casos em que a pneumonia envolve as porções ventrais dos lobos pulmonares adjacentes — primeiro, o lobo médio, e depois, os lobos caudais dos lados direito e esquerdo.

As broncopneumonias são causadas, geralmente, por bactérias e micoplasmas, por broncoaspiração de alimento ou conteúdo gástrico, ou por intubação inadequada. Como regra geral, os patógenos causadores das broncopneumonias chegam aos pulmões por meio do ar inspirado (via aerógena), seja a partir de aerossóis infectados, seja a partir da microbiota nasal. Antes de estabelecer a infecção, os patógenos precisam vencer ou se evadir dos mecanismos de defesa pulmonar. A lesão inicial nas broncopneumonias concentra-se na mucosa dos bronquíolos; de lá, o processo inflamatório pode se disseminar, descendo para as porções distais dos alvéolos e subindo para os brônquios. Em geral, no caso das broncopneumonias, o exsudato inflamatório acumula-se nos lúmens brônquico, bronquiolar e alveolar, deixando o interstício alveolar relativamente inalterado, exceto pela presença de hiperemia e, possivelmente, de edema. Através dos poros de Kohn, o exsudato pode se espalhar para os alvéolos adjacentes até que a maior ou todos os alvéolos de um determinado lóbulo sejam envolvidos. Se o processo inflamatório não conseguir controlar a causa incitadora da lesão, as lesões se espalham rapidamente de um lóbulo para outro pelos poros alveolares e as paredes alveolares destruídas até que todo o lobo ou grande parte de um pulmão seja envolvida. A lesão tende a se espalhar centrifugamente, com as lesões mais velhas no centro, enquanto o exsudato pode ser expelido pela tosse e depois aspirado para o interior de outros lóbulos, onde o processo inflamatório se inicia novamente.

Nos estágios iniciais da broncopneumonia, os vasos pulmonares são ingurgitados com sangue (hiperemia ativa) e os brônquios, bronquíolos e alvéolos contêm fluido (edema de permeabilidade). Nos casos de lesão pulmonar leve a moderada, as citocinas liberadas localmente no pulmão provocam o rápido recrutamento de neutrófilos e macrófagos alveolares para os bronquíolos e alvéolos (Figs. 9-69 e 9-70). Quando a lesão pulmonar é muito mais grave, as citocinas pró-inflamatórias induzem alterações vasculares mais pronunciadas, abrindo mais as junções endoteliais e, consequentemente, aumentando a permeabilidade vascular, o que resulta no vazamento de fibrinogênio plasmático (exsudato fibrinoso) e, às vezes, hemorragia nos alvéolos. As alterações na permeabilidade podem se agravar ainda mais por dano estrutural aos capilares e vasos pulmonares causado diretamente por toxinas microbianas. O preenchimento dos alvéolos, bronquíolos e pequenos brônquios com exsudato inflamatório obstrui progressivamente os espaços aéreos, e, como consequência desse processo, porções dos pulmões seriamente afetadas (consolidadas) afundam no recipiente quando colocadas no fixador. A substituição do ar por exsudato também altera a textura dos pulmões e, dependendo da severidade da broncopneumonia, a textura varia de mais firme a mais dura do que o normal.

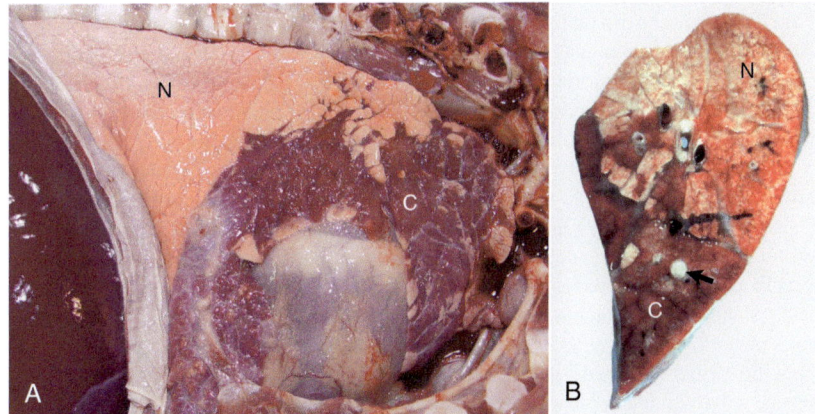

Figura 9-69 Broncopneumonia Supurativa, Pneumonia Enzoótica, Pulmão, Bezerro. A, A consolidação cranioventral (C) do pulmão envolve aproximadamente 40% do parênquima pulmonar. A maior parte do lobo pulmonar caudal apresenta-se normal (*N*). **B,** Superfície de corte. O pulmão consolidado é de cor vermelho-escura a mogno (*C*), e um brônquio principal contém exsudato purulento (*seta*). N, Normal. (**A** Cortesia de Dr. A. López, Atlantic Veterinary College. **B** Cortesia de Ontario Veterinary College.)

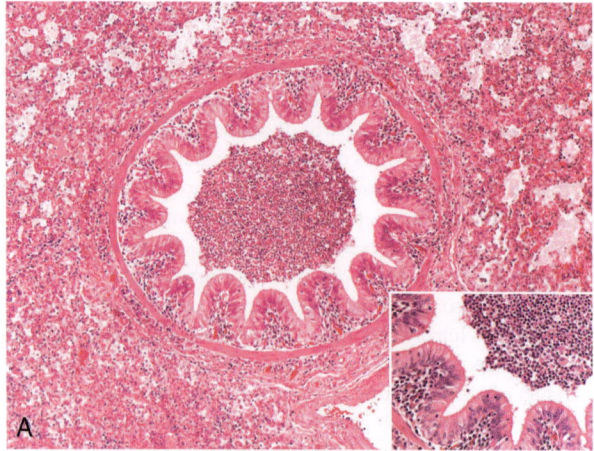

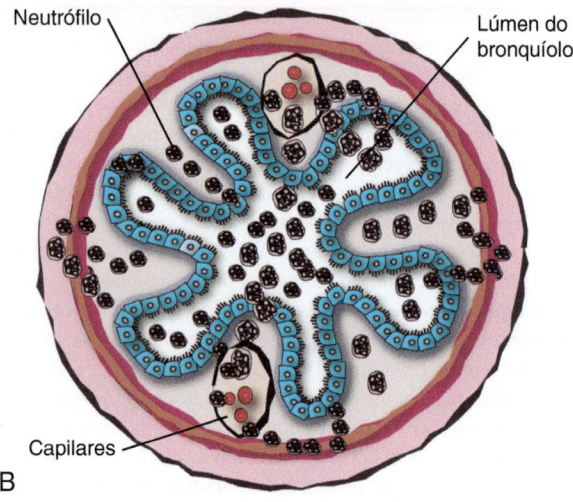

Neutrófilo

Lúmen do bronquíolo

Capilares

B

Figura 9-70 Broncopneumonia Supurativa, Pulmão, Porco. A, Observa-se um bronquíolo no centro da figura obstruído por exsudato purulento. Os alvéolos adjacentes apresentam-se preenchidos com leucócitos e líquido do edema. *Detalhe*, Maior ampliação da parede bronquiolar. Coloração por HE. **B,** Diagrama esquemático de bronquiolite aguda. É possível observar os neutrófilos saindo dos capilares da submucosa (cascata de aderência de leucócitos; ver Capítulo 3) e entrando nas paredes dos bronquíolos (células azuis = epitélio mucoso ciliado), e, em seguida, no lúmen bronquiolar. (Cortesia de Dr. A. López, Atlantic Veterinary College.)

O termo *consolidação* é utilizado no exame macroscópico quando a textura do pulmão pneumônico se torna mais firme ou mais dura do que o normal em consequência da perda de espaços aéreos decorrente de exsudação e atelectasia. (Para detalhes, ver a discussão sobre a textura dos pulmões na seção Classificação das Pneumonias em Animais Domésticos). Antigamente, a consolidação inflamatória dos pulmões era conhecida como *hepatização* pelo fato de o pulmão afetado ter a aparência e a textura do fígado. O processo era conhecido como *hepatização vermelha* nos casos agudos com hiperemia ativa acentuada e pequena exsudação de neutrófilos; por outro lado, o processo era designado *hepatização cinza* nos casos crônicos em que a hiperemia não estava mais presente, mas havia exsudação abundante de neutrófilos e macrófagos. Essa terminologia, embora usada e aplicável às pneumonias humanas, é muito pouco utilizada na medicina veterinária basicamente porque a evolução dos processos pneumônicos em animais não segue necessariamente o padrão vermelho a cinza da hepatização.

A broncopneumonia pode ser subdividida em *broncopneumonia supurativa*, se o exsudato for composto predominantemente por neutrófilos, e *broncopneumonia fibrinosa*, se a fibrina for o componente predominante do exsudato (Tabela 9-5). É importante notar que alguns veterinários usam o termo *pneumonia fibrinosa* ou *pneumonia*

lobar como sinônimo de broncopneumonia fibrinosa, e *broncopneumonia* ou *broncopneumonia lobular* como sinônimo de broncopneumonia supurativa. Durante muitos anos, as pneumonias humanas foram classificadas com base em sua etiologia e morfologia, o que explica por que a pneumonia por estreptococos (*Streptococcus pneumoniae*) é sinônimo de pneumonia lobar. Na literatura antiga, eram descritos quatro estágios distintos de pneumonia pneumocócica: (1) congestão, (2) hepatização vermelha (textura do fígado), (3) hepatização cinza e (4) resolução. Devido ao uso de antibióticos eficazes e da prevenção, raramente se observa a pneumonia por pneumococos e seus quatro estágios clássicos; portanto, essa terminologia foi praticamente abandonada. Atualmente, o termo *broncopneumonia* é amplamente utilizado para designar tanto a consolidação supurativa quanto a consolidação fibrinosa dos pulmões, uma vez que ambas as formas de inflamação apresentam essencialmente a mesma patogênese, na qual os patógenos alcançam o pulmão por via aerógena, a lesão ocorre inicialmente nas regiões brônquica e bronquiolar, e o processo inflamatório estende-se centrifugamente à profundeza dos alvéolos. Deve-se enfatizar que é a severidade da lesão pulmonar que, em grande parte, determina se a broncopneumonia é supurativa ou fibrinosa. Em alguns casos, no entanto, é difícil distinguir uma da outra porque os dois tipos podem coexistir (broncopneumonia fibrinossupurativa), e um tipo pode evoluir para o outro.

Broncopneumonia Supurativa. A broncopneumonia supurativa caracteriza-se pela consolidação cranioventral dos pulmões (Figs. 9-68 e 9-69), com a presença de exsudato tipicamente purulento ou mucopurulento nas vias aéreas. É possível demonstrar melhor esse exsudato mediante a compressão dos brônquios intrapulmonares, forçando, desse modo, a saída do exsudato dos brônquios (Fig. 9-69). Em geral, o processo inflamatório na broncopneumonia supurativa é limitado aos lóbulos individuais, e, em função dessa distribuição, o padrão lobular do pulmão é especialmente enfatizado. Esse padrão é particularmente evidente em bovinos e suínos em razão da proeminente lobulação pulmonar dessas espécies. A aparência macroscópica lembra, de modo geral, um tabuleiro de damas irregular por causa da mistura de lóbulos normais e anormais (consolidados) (Fig. 9-69). Devido a essa distribuição lobular característica, as broncopneumonias supurativas são conhecidas também como pneumonias lobulares.

A broncopneumonia apresenta diferentes fases inflamatórias em que a cor e a aparência dos pulmões consolidados variam consideravelmente, dependendo da virulência dos organismos ofensores e da cronicidade da lesão. As fases típicas da broncopneumonia supurativa podem ser resumidas da seguinte maneira:

1. Durante as primeiras 12 horas, quando as bactérias estão se multiplicando rapidamente, os pulmões tornam-se hiperêmicos e edematosos.

2. Logo em seguida, os neutrófilos começam a preencher as vias aéreas, e com 48 horas, o parênquima começa a se consolidar e adquirir uma textura firme.

3. De 3 a 5 dias depois, as alterações hiperêmicas são menos evidentes, mas os neutrófilos e macrófagos continuam a preencher os espaços brônquico, bronquiolar e alveolar, e o pulmão afetado afunda quando colocado na formalina. Nesse estágio, o pulmão afetado apresenta uma coloração cinza-rosada e, na superfície de corte, o exsudato purulento pode ser observado saindo dos brônquios.

4. Em condições favoráveis, em que a infecção esteja sob o controle dos mecanismos de defesa do hospedeiro, os processos inflamatórios começam a regredir, configurando uma fase conhecida como *resolução*. A resolução completa em condições favoráveis pode levar de 1 a 2 semanas.

5. Nos animais em que a infecção pulmonar não possa ser rapidamente contida, as lesões inflamatórias podem progredir para uma fase crônica. Cerca de 7 a 10 dias após a infecção, os pulmões assumem

uma coloração cinza-pálida com aparência de "carne de peixe". Essa aparência é resultante de inflamação purulenta e catarral, atelectasia obstrutiva, infiltração de células mononucleares, hiperplasia linfoide peribrônquica e peribronquiolar, e fibrose alveolar precoce.

A resolução completa é incomum na broncopneumonia crônica, e condições como cicatrizes pulmonares (fibrose pleural e pulmonar), bronquiectasia decorrente de bronquite destrutiva crônica (ver bronquiectasia, em Disfunção/Respostas à Lesão e Padrões de Lesão), atelectasia, aderências pleurais e abscessos pulmonares podem permanecer sem resolução por muito tempo. As "pneumonias enzoóticas" de ruminantes e suínos são exemplos típicos de broncopneumonias supurativas crônicas.

Microscopicamente, as broncopneumonias supurativas agudas caracterizam-se pela presença de hiperemia, neutrófilos abundantes, macrófagos e restos celulares no lúmen dos brônquios, bronquíolos e alvéolos (Fig. 9-70). O recrutamento de leucócitos é promovido pelas citocinas, pelo complemento e por outros fatores liberados em resposta à lesão alveolar ou pelo efeito quimiotático das toxinas bacterianas, particularmente da endotoxina. Nos casos mais graves, a exsudato purulento ou mucopurulento obstrui completamente todo o lúmen dos brônquios, bronquíolos e alvéolos.

Se a broncopneumonia supurativa for meramente uma resposta a uma agressão pulmonar passageira ou a uma infecção leve, as lesões se resolvem normalmente. Em 7 a 10 dias, o exsudato pode ser removido dos pulmões pelo elevador mucociliar, e a resolução completa pode levar até 4 semanas. Em outros casos, se a agressão ou a infecção forem persistentes, a broncopneumonia supurativa pode tornar-se crônica com hiperplasia das células caliciformes, um componente importante do processo inflamatório. Dependendo da proporção de pus e muco, o exsudato na broncopneumonia supurativa crônica varia de mucopurulento a mucoide. O exsudato mucoide é aquele encontrado nos estágios mais crônicos, quando o pulmão consolidado tem aparência de "carne de peixe".

A hiperplasia do BALT é outra alteração observada com frequência nas broncopneumonias supurativas crônicas. Macroscopicamente, a condição se apresenta como nódulos brancos proeminentes (manguitos) em torno das paredes brônquicas (pneumonia com manguitos). Essa alteração hiperplásica indica apenas uma reação normal do tecido linfoide à infecção. Constituem outras sequelas da broncopneumonia supurativa crônica a bronquiectasia (Figs. 9-10 e 9-11), os abscessos pulmonares, as aderências pleurais (resultantes de pleurite) (Fig. 9-71) e a atelectasia e o enfisema decorrentes da obstrução total ou parcial dos brônquios ou dos bronquíolos (p. ex. bronquiectasia).

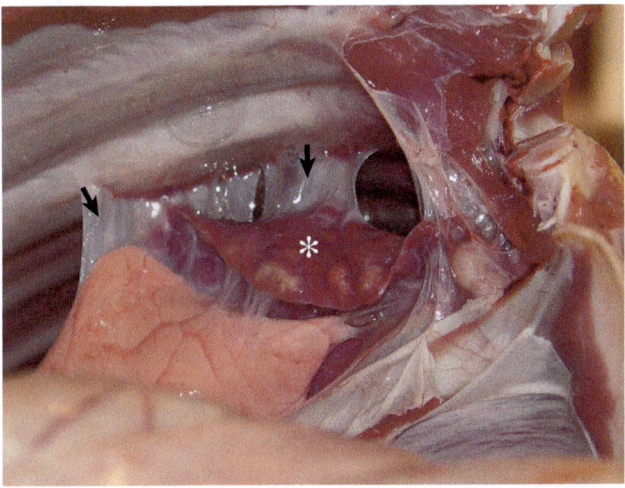

Figura 9-71 Aderências Pleurais, Broncopneumonia Crônica, Novilho Castrado. Observa-se a presença de espessas faixas (*setas*) de tecido conjuntivo entre a pleura visceral e a pleura parietal. O lobo cranial (*asterisco*) apresenta-se consolidado e vermelho-escuro. (Cortesia de Dr. A. López, Atlantic Veterinary College.)

Do ponto de vista clínico, as broncopneumonias supurativas podem ser agudas ou fulminantes, mas geralmente são crônicas, dependendo do agente etiológico, dos fatores de estresse que afetam o hospedeiro e do estado imunológico. Os patógenos mais comuns causadores da broncopneumonia supurativa em animais domésticos são os seguintes: *Pasteurella multocida*, *Bordetella bronchiseptica*, *Trueperella* (*Arcanobacterium*) *pyogenes*, *Streptococcus* spp., *Escherichia coli* e vários espécies de microplasmas. A maioria desses organismos são patógenos secundários que requerem um dano anterior aos mecanismos de defesa dos pulmões que permita a colonização dos pulmões e o estabelecimento de uma infecção. A broncopneumonia supurativa é resultante também da aspiração de material não irritante (p. ex. leite). A gangrena pulmonar pode ocorrer quando o pulmão é invadido por bactérias saprófitas (pneumonia por aspiração).

Broncopneumonia Fibrinosa. A broncopneumonia fibrinosa é semelhante à broncopneumonia supurativa, exceto pelo fato de que o exsudato predominante é fibrinoso e não neutrofílico. Com algumas exceções, as broncopneumonias fibrinosas também apresentam uma distribuição cranioventral (Figs. 9-68 e 9-72). Entretanto, a exsudação não se restringe aos limites dos lóbulos pulmonares individuais, como no caso das broncopneumonias supurativas. Ao contrário, o processo inflamatório nas pneumonias fibrinosas envolve vários lóbulos contíguos e o exsudato se desloca rapidamente pelo tecido pulmonar até que o lobo pulmonar seja completamente afetado. Devido ao envolvimento de todo o lobo e da superfície pleural, as broncopneumonias fibrinosas são conhecidas como pneumonias lobares ou pleuropneumonias. De modo geral, as broncopneumonias fibrinosas são resultantes de agressões pulmonares mais graves e, por essa razão, causam a morte mais cedo na sequência do processo inflamatório do que as broncopneumonias supurativas. Mesmo nos casos em que a broncopneumonia fibrinosa envolve 30% ou menos da área total, os sinais clínicos e a morte podem ocorrer em decorrência de toxemia severa e sepse.

A aparência macroscópica da broncopneumonia fibrinosa depende da evolução e da gravidade da lesão, bem como do fato de a superfície pleural ou a superfície de corte do pulmão estar visível. Externamente, os estágios iniciais das broncopneumonias fibrinosas caracterizam-se por congestão severa e hemorragia, dando aos pulmões afetados uma coloração avermelhada caracteristicamente intensa. Algumas horas depois, a fibrina começa a permear e acumular-se na superfície pleural, conferindo à pleura uma aparência de vidro fosco e eventualmente formando placas de exsudato fibrinoso sobre um pulmão de cor vermelho-escura (Fig. 9-72). Nesse estágio, um líquido amarelo começa a se acumular na cavidade torácica. A cor da fibrina depositada na superfície pleural também varia, podendo ser amarelo-clara, quando o exsudato é formado basicamente por fibrina, amarronzada, quando a fibrina se mistura ao sangue, e cinza, quando um grande número de leucócitos e fibroblastos faz parte da placa fibrinosa nos casos mais crônicos. Dada a tendência da fibrina a depositar-se na superfície pleural, alguns patologistas usam o termo *pleuropneumonia* como sinônimo de broncopneumonia fibrinosa.

Na superfície de corte, os estágios iniciais da broncopneumonia fibrinosa apresentam-se como uma consolidação vermelha simples. Em casos mais avançados (24 horas), a broncopneumonia fibrinosa geralmente é acompanhada por acentuada dilatação e trombose dos vasos linfáticos e edema dos septos interlobulares (Fig. 9-72, B). Essa distensão dos septos interlobulares confere aos pulmões afetados uma aparência característica de mármore. A presença de áreas focais distintas de necrose de coagulação no parênquima pulmonar também é comum na broncopneumonia fibrinosa, como na pneumonia da febre do transporte e na pleuropneumonia bovina contagiosa. Em animais que sobrevivem aos estágios iniciais da broncopneumonia fibrinosa, a necrose pulmonar geralmente se transforma em áreas de "sequestro" pulmonar, que são pedaços isolados de pulmão necrótico encapsulados

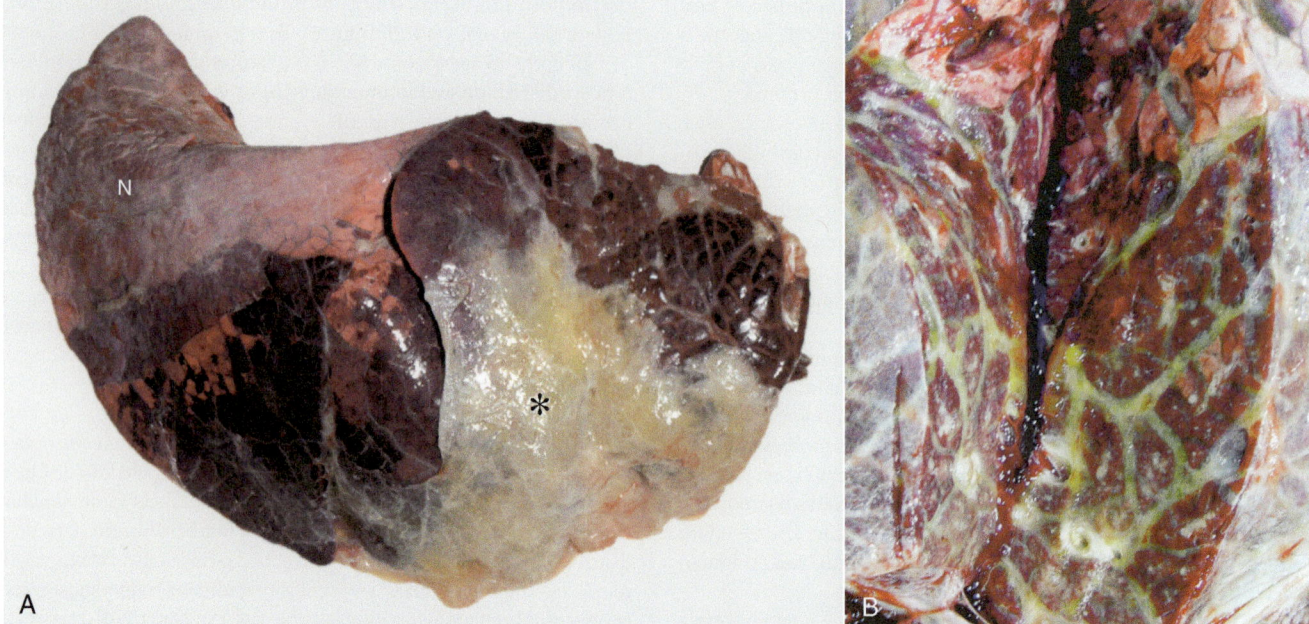

Figura 9-72 Broncopneumonia Fibrinosa (Pleuropneumonia), Pulmão Direito, Novilho Castrado. A, A pneumonia apresenta uma distribuição cranioventral que se estende para os lobos médio e caudal e afeta aproximadamente 80% do parênquima pulmonar. O pulmão apresenta-se firme, intumescido e coberto por fibrina amarela (*asterisco*). A porção dorsal do lobo caudal do pulmão está normal (*N*). **B,** Superfície de corte. O parênquima afetado apresenta-se escuro e hiperêmico em comparação com o pulmão mais normal (*quadrante superior da figura*). Os septos interlobulares apresentam-se como faixas amarelas proeminentes devido ao acúmulo de fibrina e líquido do edema. Esse tipo de lesão é característico de infecção por *Mannheimia haemolytica* em bovinos (febre do transporte). (**A** Cortesia de Ontario Veterinary College. **B** Cortesia de Dr. A. López, Atlantic Veterinary College.)

por tecido conjuntivo. Os sequestros pulmonares são resultantes de necrose extensa do tecido pulmonar em decorrência de isquemia grave (infarto) causada pela trombose de um vaso pulmonar principal — como na pleuropneumonia bovina contagiosa — ou do efeito das toxinas necrosantes liberadas por bactérias patogênicas, como *Mannheimia haemolytica*. O sequestro em patologia veterinária não deve ser confundido com "sequestro broncopulmonar", um termo usado em patologia humana para descrever uma malformação congênita em que lobos inteiros ou partes do pulmão se desenvolvem sem conexões com o sistema respiratório ou vascular.

Microscopicamente, no estágio inicial da broncopneumonia fibrinosa, ocorre uma exsudação maciça de proteínas plasmáticas para os bronquíolos e alvéolos com consequente obstrução dos espaços aéreos por fluido e fibrina. O vazamento de fibrina e fluido para o lúmen alveolar se deve à extensa alteração da integridade e à maior permeabilidade da barreira hematoaérea. O exsudato fibrinoso pode deslocar-se entre os alvéolos através dos poros de Kohn. Como a fibrina é quimiotática para neutrófilos, esses tipos de leucócitos estão sempre presentes algumas horas após o início da inflamação fibrinosa. À medida que a inflamação progride (3-5 dias), o exsudato do líquido é gradativamente substituído por exsudato fibrinocelular composto por fibrina, neutrófilos, macrófagos e restos necróticos (Fig. 9-73). Nos casos crônicos (após 7 dias), observa-se acentuada fibrose dos septos interlobulares e da pleura.

Ao contrário da pneumonia supurativa, a pneumonia fibrinosa raramente se resolve completamente, deixando, portanto, evidentes cicatrizes em forma de fibrose pulmonar e aderências pleurais. As sequelas mais comuns encontradas em animais que sobrevivem a um episódio agudo de broncopneumonia fibrinosa incluem fibrose alveolar e bronquiolite obliterante, nas quais o exsudato organizado se liga ao lúmen bronquiolar (Fig. 9-12). Essas alterações são coletivamente conhecidas como *pneumonia organizadora com bronquiolite obliterante*, um achado microscópico comum em animais com broncopneumonia não resolvida. Outras sequelas importantes incluem gangrena pulmonar, quando as bactérias saprófitas colonizam o pulmão necrótico;

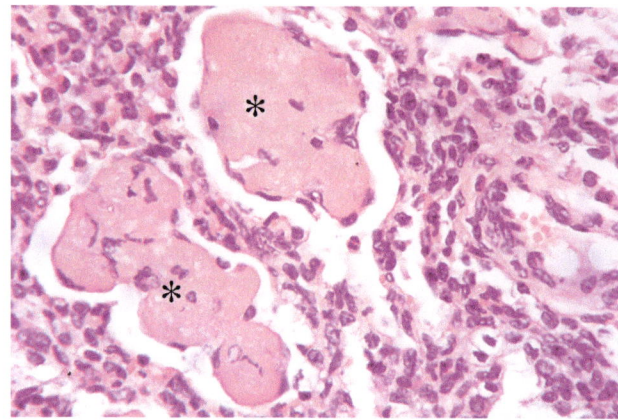

Figura 9-73 Broncopneumonia Fibrinosa Crônica, Pulmão, Bezerro. Observa-se a presença de grandes agregados de fibrina condensada (*asteriscos*) circundados e infiltrados por células fagocitárias. Coloração por HE. (Cortesia de Dr. A. López, Atlantic Veterinary College.)

sequestro pulmonar; fibrose pulmonar; abscessos; e pleurite crônica com aderências pleurais. Em alguns casos, a pleurite pode ser tão extensa que as aderências fibrosas se estendem para o saco pericárdico. Os patógenos causadores das broncopneumonias fibrinosas em animais domésticos incluem *Mannheimia (Pasteurella) haemolytica* (mannheimiose pneumônica), *Histophilus somni* (antigamente *Haemophilus somnus*), *Actinobacillus pleuropneumoniae* (pleuropneumonia suína), *Mycoplasma bovis* e *Mycoplasma mycoides* ssp. *mycoides* tipo colônia pequena (pleuropneumonia bovina contagiosa). A broncopneumonia fibrinosa e a gangrena pulmonar podem ser resultantes também da broncoaspiração de material irritante, como conteúdo gástrico.

A broncopneumonia hemorrágica fulminante pode ser causada por bactérias altamente patogênicas, como a *Bacillus anthracis*. Embora as lesões causadas pelo antraz estejam basicamente relacionadas com septicemia grave e sepse, deve-se sempre suspeitar de antraz em animais que têm morte súbita e que apresentem um quadro de pneumonia fibrino-hemorrágica aguda grave, esplenomegalia e hemorragias multissistêmicas. Os animais são considerados boas sentinelas do antraz em casos de bioterrorismo.

Pneumonia Intersticial

A pneumonia intersticial designa o tipo de pneumonia em que a agressão e o processo inflamatório ocorrem basicamente em qualquer das três camadas das paredes alveolares (endotélio, membrana basal e epitélio alveolar) e no interstício bronquiolar contíguo (Fig. 9-7). Esse tipo morfológico de pneumonia é mais difícil de diagnosticar na necrópsia e requer confirmação microscópica por ser facilmente confundido no pulmão que apresenta congestão, edema, hiperinsuflação ou enfisema.

Ao contrário das broncopneumonias, nas quais a distribuição das lesões geralmente é cranioventral, nas pneumonias intersticiais, as lesões distribuem-se de forma mais difusa e geralmente envolvem todos os lobos pulmonares ou, em alguns casos, parecem ser mais pronunciadas nas partes dorsocaudais dos pulmões (Fig. 9-68). A pneumonia intersticial apresenta três características macroscópicas importantes: (1) os pulmões não colabam quando a cavidade torácica é aberta; (2) pode haver a presença de impressões costais na superfície pleural do pulmão indicando desinsuflação inadequada; e (3) não há exsudato visível nas vias aéreas, exceto em caso de complicação causada por pneumonia bacteriana secundária. A cor dos pulmões afetados varia de difusamente avermelhada, em casos agudos, a difusamente cinza-pálida e vermelho-mesclada em casos crônicos. A aparência pálida dos pulmões é causada por obstrução severa dos capilares alveolares (relação sangue/tecido reduzida), evidente principalmente na presença de fibrose das paredes alveolares. A textura dos pulmões com pneumonia intersticial não complicada geralmente é elástica ou borrachuda, mas é difícil emitir um diagnóstico definitivo com base apenas na textura, sendo necessário um exame histopatológico. Na superfície de corte, os pulmões podem ter aparência e consistência mais "carnuda" (com textura de carne crua), sem qualquer evidência de exsudato nos brônquios ou na pleura (Fig. 9-74). Nas pneumonias intersticiais agudas, particularmente em bovinos, geralmente há presença de edema (fase exsudativa) e enfisema intersticial decorrente de obstrução parcial dos bronquíolos pelo líquido do edema e pela respiração ofegante antes da morte. Como o edema tende a gravitar para as porções cranioventrais dos pulmões, e o enfisema geralmente é mais evidente nas faces dorsocaudais, as pneumonias intersticiais agudas em bovinos, às vezes, têm um padrão macroscópico cranioventral que pode se assemelhar à broncopneumonia, embora a textura seja

diferente. Os pulmões apresentam-se especialmente pesados por causa do edema e das alterações infiltrativas e proliferativas.

A patogênese da pneumonia intersticial é complexa, podendo resultar de agressões aerógenas ao epitélio alveolar (pneumócitos dos tipos I e II) ou hematógenas ao endotélio capilar alveolar ou à membrana basal alveolar. A inalação aerógena de gases (p. ex. ozônio e NO_2) ou vapores tóxicos (inalação de fumaça) e infecção por vírus pneumotrópicos (influenza, herpesvírus ou vírus da cinomose canina) podem lesionar o epitélio alveolar. Os antígenos inalados, como os esporos de fungos, combinam-se a anticorpos circulantes e formam depósitos de complexos antígeno-anticorpo (hipersensibilidade do tipo III) na parede alveolar, que inicia a cascata de respostas inflamatórias e lesões (alveolite alérgica). As agressões hematógenas ao endotélio vascular ocorrem em caso de septicemia, sepse, CID, larva migrans (*Ascaris suum*), toxinas absorvidas no trato alimentar (endotoxina) ou metabólitos tóxicos gerados localmente nos pulmões (3-metilindol e paraquat), liberação de radicais livres nos capilares alveolares (SARA) e infecções por vírus endoteliotrópicos (adenovírus canino e peste suína clássica [cólera suína]).

As pneumonias intersticiais em animais domésticos e seres humanos são subdivididas, de acordo com suas características morfológicas, em agudas e crônicas. Deve-se ter em mente, no entanto, que nem toda pneumonia intersticial aguda é fatal e que nem sempre a pneumonia intersticial progride para a forma crônica.

Pneumonias Intersticiais Agudas. As pneumonias intersticiais agudas começam com uma agressão aos pneumócitos do tipo I ou ao epitélio capilar alveolar, que provoca o rompimento da barreira hematoaérea e a subsequente exsudação de proteínas plasmáticas para o espaço alveolar (Fig. 9-14). Esse vazamento de fluido proteináceo para o lúmen alveolar constitui a fase exsudativa da pneumonia intersticial aguda. Em alguns casos de lesão alveolar difusa, as proteínas plasmáticas exsudadas misturam-se a lipídios e outros componentes do surfactante pulmonar, formando membranas alongadas que se aderem parcialmente à membrana basal alveolar e às paredes bronquiolares. Essas membranas são conhecidas como membranas hialinas devido à sua aparência hialina (eosinofílica, homogênea e amorfa) do ponto de vista microscópico (Figs. 9-55 e 9-63). Além da exsudação intra-alveolar de fluido, o edema inflamatório e os neutrófilos acumulam-se no interstício alveolar, causando espessamento das paredes dos alvéolos. Em geral, segue-se a essa fase exsudativa aguda, alguns dias depois, a fase proliferativa da pneumonia intersticial aguda, caracterizada pela hiperplasia dos pneumócitos do tipo II em substituição aos pneumócitos do tipo I que foram perdidos (Fig. 9-15). Os pneumócitos do tipo II são, na realidade,

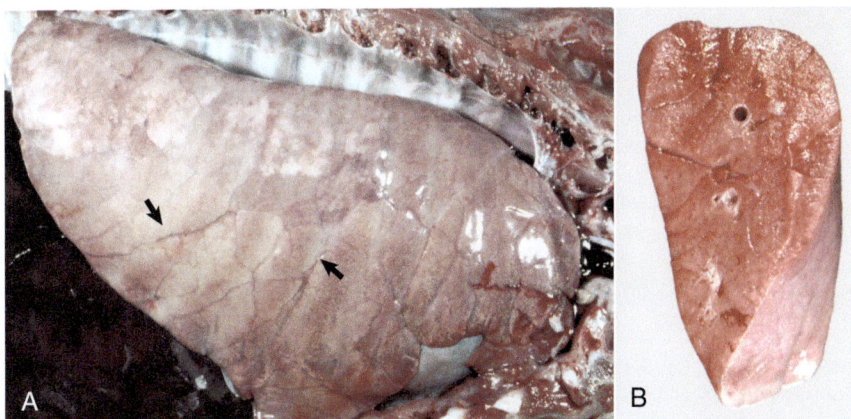

Figura 9-74 Pneumonia Intersticial, Pulmão, Suíno Confinado. A, O pulmão apresenta-se pesado, pálido e com textura borrachuda, com proeminentes impressões costais (costelas) (*setas*) em consequência da hipercelularidade do interstício e pelo fato de os pulmões não colabaram após a abertura do tórax. **B,** Secção transversal. O parênquima pulmonar tem aparência "carnuda" e um pouco edematosa, mas sem presença de exsudato nas vias aéreas ou na superfície pleural. Esse tipo de alteração pulmonar em suínos é altamente sugestivo de pneumonia viral. (Cortesia de Dr. A. López, Atlantic Veterinary College.)

células progenitoras que se diferenciam e substituem os pneumóticos do tipo I necróticos (Fig. 9-14). Consequentemente, as paredes alveolares tornam-se cada vez mais espessas. Esse processo é, em parte, a razão pela qual os pulmões se tornam borrachudos à palpação, evitando o seu colapso normal após a abertura do tórax, e também a razão da aparência "carnuda" da superfície de corte do pulmão (Fig. 9-74).

Em geral, as pneumonias intersticiais agudas são leves e transitórias, especialmente as causas por certos vírus respiratórios, como aqueles responsáveis pela influenza equina e suína. Essas formas brandas de pneumonia raramente são vistas na sala de necrópsia por não serem fatais e não deixaram sequelas significativas (ver a seção Mecanismos de Defesa/Sistemas de Barreira). Em casos graves de pneumonia intersticial aguda, os animais podem morrer de insuficiência respiratória, normalmente em consequência de lesão alveolar difusa, uma fase de exsudação profusa (vazamento de fluido proteináceo) que resulta em edema pulmonar fatal. Constituem exemplos desse tipo de pneumonia intersticial aguda o edema e enfisema pulmonar bovino e a SARA em todas as espécies.

Pneumonia Intersticial Crônica. Quando a fonte da agressão alveolar persiste, as lesões exsudativas e proliferativas da pneumonia intersticial aguda podem progredir para um estágio morfológico conhecido como *pneumonia intersticial crônica*. O referencial da pneumonia intersticial crônica é a fibrose das paredes alveolares (com ou sem fibrose intra-alveolar) e a presença de linfócitos, macrófagos, fibroblastos e miofibroblastos no interstício alveolar (Figs. 9-75 e 9-76). Em outros casos, essas alterações crônicas são acompanhadas por hiperplasia e persistência de pneumócitos do tipo II, metaplasia escamosa do epitélio alveolar, granulomas microscópicos e hiperplasia do músculo liso dos bronquíolos e arteríolas pulmonares. Deve-se enfatizar que, embora as lesões na pneumonia intersticial concentrem-se na parede alveolar e em seu interstício, normalmente observa-se a presença de uma mistura de células epiteliais descamadas, macrófagos e células mononucleares no lúmen dos bronquíolos e alvéolos. Pneumonia progressiva ovina, pneumonites por hipersensibilidade em bovinos e cães e silicose em equinos são bons exemplos veterinários de pneumonia intersticial crônica. As pneumoconioses (silicose e asbestose), a intoxicação por paraquat, os medicamentos antineoplásicos pneumotóxicos (bleomicina) e a alveolite alérgica extrínseca (pulmão de fazendeiro) são exemplos bem-conhecidos de doenças que resultam em pneumonias intersticiais crônicas em seres humanos. A migração pulmonar maciça de larvas de ascarídeos em suínos também causa pneumonia intersticial (Fig. 9-77).

Existe um grupo insidioso e pouco conhecido de doenças intersticiais idiopáticas crônicas que acometem tanto seres humanos quanto animais e ocasionalmente progridem para fibrose intersticial terminal.

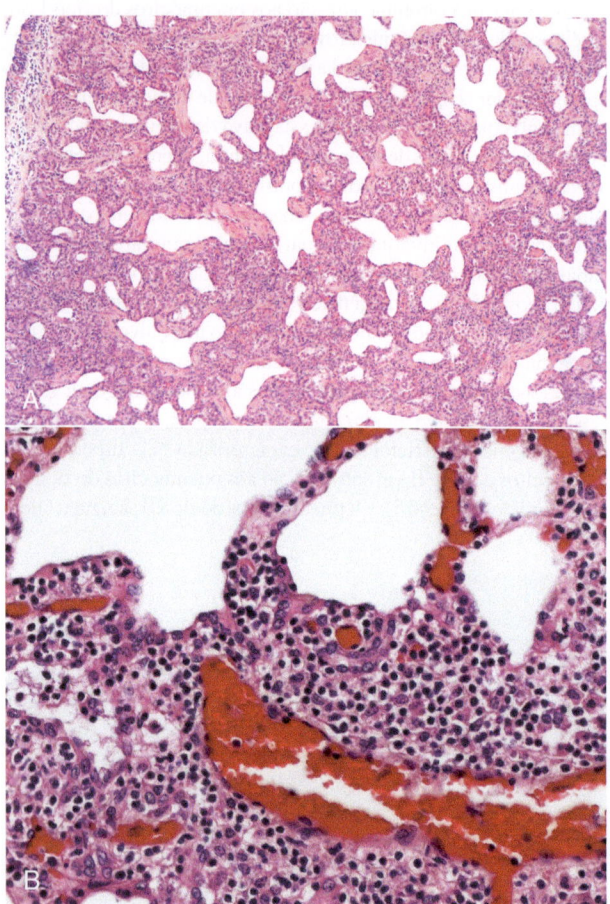

Figura 9-75 Pneumonia Intersticial, Pulmão, Ovelha Idosa. A, Os septos alveolares apresentam-se acentuadamente espessados por infiltração intersticial severa de células inflamatórias. Coloração por HE. **B,** Maior ampliação de **A** mostrando grande número de linfócitos e outras células mononucleares infiltrando o interstício dos septos alveolares. Coloração por HE. (**A** Cortesia de Western College of Veterinary Medicine. **B** Cortesia de Dr. A. López, Atlantic Veterinary College.)

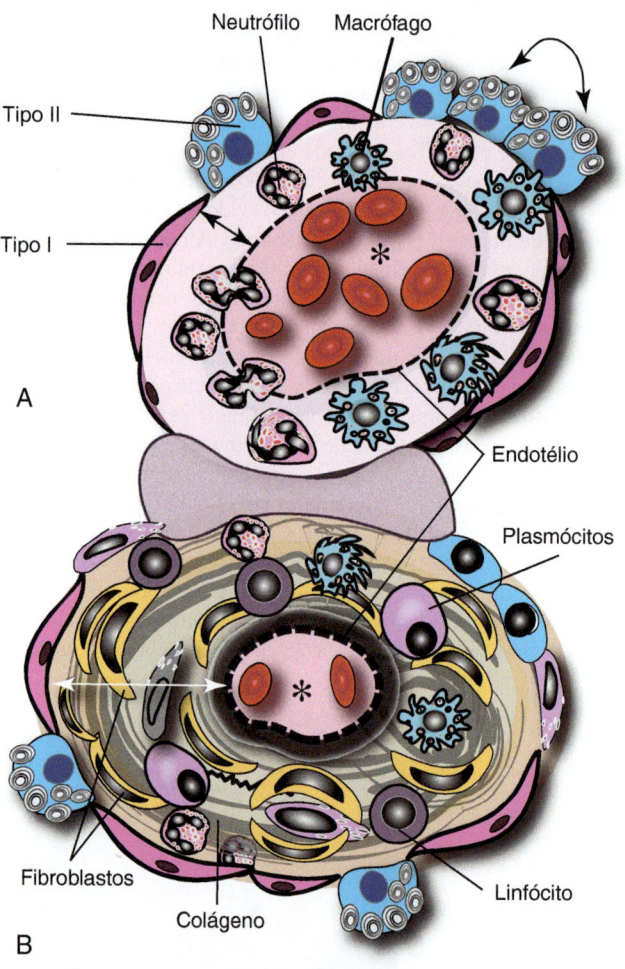

Figura 9-76 Pneumonias Intersticiais Aguda e Crônica. A, Pneumonia intersticial aguda. Espessamento do septo alveolar causado por edema (*seta de cabeça dupla*), infiltração de neutrófilos e macrófagos e hiperplasia de pneumócitos do tipo II (*seta curva de cabeça dupla*). Observe o diâmetro relativo do lúmen capilar (*asterisco*). **B,** Pneumonia intersticial crônica. Espessamento do septo alveolar com diâmetro acentuadamente reduzido do lúmen capilar (*asterisco*) em consequência da proliferação de tecido conjuntivo (fibroblastos, ECM e fibras de colágeno) e infiltração de linfócitos e plasmócitos (*seta branca de cabeça dupla*). Em casos graves, os capilares alveolares podem ser totalmente obstruídos. (Cortesia de Dr. A. López, Atlantic Veterinary College.)

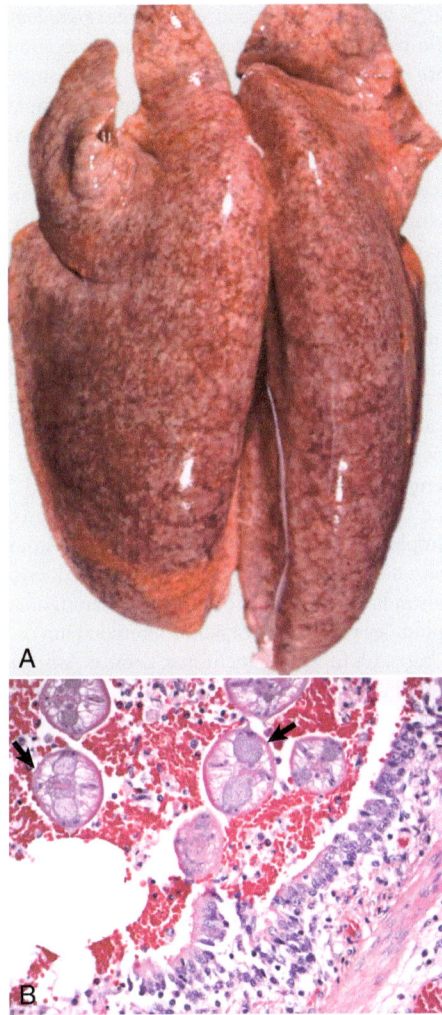

Figura 9-77 Pneumonia Intersticial, Edema e Hemorragias, Pulmões, Larvas de *Ascaris suum*, Porco. A, Esse porco apresentou migração de larvas de *Ascaris suum*. Os pulmões apresentam-se pesados e úmidos e não colabaram quando o tórax foi aberto, devido à presença de edema pulmonar. A aparência mesclada dos pulmões se deve à presença de numerosas petéquias distribuídas no parênquima pulmonar. As petéquias são prováveis hemorragias alveolares causadas pelas larvas migrantes. As larvas saem da corrente sanguínea e entram nos alvéolos, penetrando e rompendo os capilares alveolares e, desse modo, danificam a barreira hematoaérea dos septos alveolares. **B,** Múltiplas larvas de ascarídeos (*setas*), eritrócitos e um pequeno número de células inflamatórias presentes no lúmen de um brônquio. Coloração por HE. (**A** Cortesia de Dr. J.M. King, College of Veterinary Medicine, Cornell University. **B** Cortesia de Dr. S. Martinson, Atlantic Veterinary College.)

Acreditava-se inicialmente tratar-se de uma condição resultante de repetidos ciclos de agressão alveolar, inflamação e resposta fibroblástica/miofibroblástica a algum agente desconhecido. Entretanto, a terapia anti-inflamatória agressiva geralmente não consegue prevenir ou reduzir a severidade da fibrose. Hoje, postula-se que uma mutação genética altere a comunicação célula-célula entre as células epiteliais e mesenquimais do pulmão. Essa comunicação celular aberrante resulta em uma superexpressão de moléculas inflamatórias e reparadoras (p. ex. IL-4, IL-13, TFG-β1 e caveolina), com consequente aumento da apoptose e deposição intersticial de matriz extracelular (ECM). As doenças intersticiais (restritivas) crônicas na medicina humana incluem "fibrose pulmonar idiopática", "pneumonia intersticial não específica", "pneumonia intersticial não usual" e "pneumonia criptogênica organizadora", também conhecida como *pneumonia organizadora com bronquiolite obliterante*. A fibrose pulmonar idiopática felina é um exemplo desse tipo de doença intersticial progressiva

em medicina veterinária. Existem relatos de que, em raros casos, a remodelação alveolar crônica e fibrose intersticial podem progredir para câncer de pulmão.

O termo *pneumonia broncointersticial* é usado em patologia veterinária para descrever casos em que as lesões microscópicas compartilham algumas características histológicas tanto da broncopneumonia quanto da pneumonia intersticial. Esse tipo combinado de pneumonia é, de fato, frequentemente observado em muitas infecções virais em que os vírus se replicam e causam necrose das células brônquicas, bronquiolares e alveolares. A lesão ao epitélio brônquico e bronquiolar causa um influxo de neutrófilos semelhante ao observado nas broncopneumonias, enquanto a lesão às paredes alveolares causa proliferação de pneumócitos do tipo II semelhante à que ocorre na fase proliferativa das pneumonias intersticiais agudas. É importante enfatizar que a pneumonia broncointersticial é um diagnóstico microscópico, e não macroscópico. Os exemplos incluem infecções sem complicações secundárias por vírus respiratório sincicial em bovinos e ovinos, cinomose canina e influenza em suínos e equinos.

Pneumonia Embólica

A pneumonia embólica refere-se a um determinado tipo de pneumonia em que as lesões macroscópicas e microscópicas distribuem-se multifocalmente por todos os lobos pulmonares. Por definição, a agressão pulmonar é por via hematógena e a resposta inflamatória normalmente se concentra nas arteríolas pulmonares e nos capilares alveolares. Os pulmões agem como um filtro biológico para a matéria particulada circulante. Os tromboêmbolos estéreis, a menos que extremamente grandes, dissolvem-se rapidamente e são removidos da vasculatura pulmonar por fibrinólise, com pouco ou nenhum efeito colateral. Estudos experimentais confirmaram que a maioria das bactérias, quando injetadas por via intravenosa (bacteremia), são fagocitadas pelos macrófagos intravasculares pulmonares, ou desviam-se dos pulmões e são aprisionadas pelos macrófagos no fígado, no baço, nas articulações ou em outros órgãos. Para causar infecção pulmonar, as bactérias circulantes precisam primeiro ligar-se ao edotélio pulmonar por meio de proteínas ligadoras específicas ou simplesmente ligar-se à fibrina intravascular e, então, escapar da fagocitose realizada pelos macrófagos intravasculares ou leucócitos. Os trombos sépticos facilitam o aprisionamento das bactérias nos vasos pulmonares, proporcionando um ambiente favorável para que elas escapem da fagocitose. Uma vez retidas na vasculatura pulmonar, normalmente nas pequenas arteríolas e nos capilares alveolares, as bactérias ofensoras rompem o endotélio e as membranas basais, espalham-se a partir dos vasos para o interstício e, em seguida, para o pulmão circundante, formando, por fim, um novo foco de infecção.

A pneumonia embólica caracteriza-se por lesões multifocais distribuídas aleatoriamente por todos os lobos pulmonares (Fig. 9-68). As lesões iniciais da pneumonia embólica caracterizam-se macroscopicamente pela presença de focos brancos muito pequenos (1-10 mm) circundados por halos vermelhos e hemorrágicos distintos (Fig. 9-78) A menos que os êmbolos cheguem em número maciço, causando edema pulmonar fatal, a pneumonia embólica raramente é fatal, razão pela qual essas lesões raramente são observadas no exame pós-morte. Na maioria dos casos, se não resolvidas, as lesões agudas progridem rapidamente para abscessos pulmonares. Esses abscessos distribuem-se aleatoriamente por todos os lobos pulmonares e não se restringem às partes cranioventrais dos pulmões, como no caso dos abscessos que se desenvolvem a partir da broncopneumonia supurativa. As lesões microscópicas iniciais nas pneumonias embólicas são sempre focais ou multifocais (Fig. 9-79) e, como tal, diferem daquelas resultantes de endotoxemia ou septicemia, em que o dano endotelial e as reações intersticiais (pneumonia intersticial) distribuem-se de forma difusa nos pulmões.

Quando a pneumonia embólica ou as suas sequelas (abscessos) são diagnosticadas na necrópsia, deve-se tentar localizar a fonte dos êmbolos sépticos. As mais comuns são os abscessos hepáticos que se rompem para dentro da veia cava caudal em bovinos, a onfaloflebite em animais de fazenda, as infecções bacterianas crônicas de pele ou infecções do casco e cateteres contaminados em todas as espécies (Fig. 9-64). A endocardite valvular ou mural no ventrículo direito é uma fonte recorrente de êmbolos sépticos e pneumonia embólica em todas as espécies. Mais frequentemente, os isolados bacterianos oriundos de êmbolos pulmonares sépticos em animais domésticos são: *Trueperella (Arcanobacterium) pyogenes* (bovinos), *Fusobacterium necrophorum* (bovinos, suínos e seres humanos), *Erysipelothrix rhusiopathiae* (suínos, bovinos, caninos e seres humanos), *Streptococcus suis* (suínos), *Staphylococcus aureus* (cães e seres humanos) e *Streptococcus equi* (equinos).

Pneumonia Granulomatosa

A pneumonia granulomatosa refere-se a um determinado tipo de pneumonia em que a lesão aerógena ou hematógena é causada por organismos ou partículas que normalmente não têm como ser eliminadas por fagocitose e que evocam uma reação inflamatória local com numerosos macrófagos alveolares e intersticiais, linfócitos, alguns

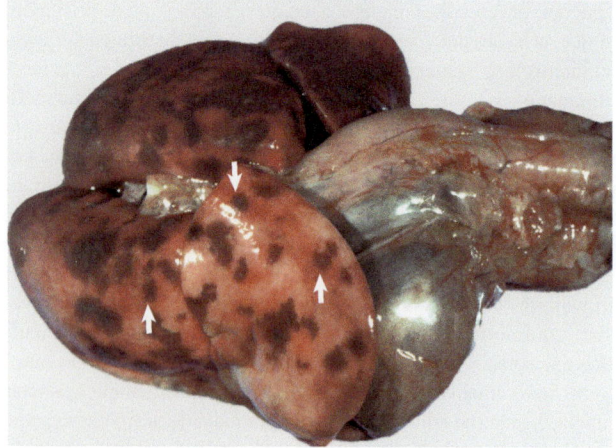

Figura 9-78 Pneumonia Embólica, Pulmões, Filhote de Cão com 6 Semanas de Idade. Grandes focos hemorrágicos distribuídos de maneira relativamente uniforme por todos os lobos pulmonares (*setas*). Esses focos hemorrágicos são os locais de alojamento de êmbolos (sépticos) de *Pseudomonas aeruginosa* oriundos de enterite necrosante. Observe a distribuição multifocal dos focos inflamatórios, uma característica da pneumonia embólica. Havia também presença de êmbolos sépticos no fígado. (Cortesia de Atlantic Veterinary College.)

neutrófilos e, às vezes, células gigantes. O termo *granulomatosa*, nesse caso, é usado para descrever um padrão anatômico de pneumonia normalmente caracterizado pela presença de granulomas.

A patogênese da pneumonia granulomatosa compartilha algumas semelhanças com a patogênese das pneumonias intersticiais e embólicas. Não é de surpreender que alguns patologistas agrupem as pneumonias granulomatosas em um desses tipos de pneumonias (p. ex. pneumonia intersticial granulomatosa). O que distingue a pneumonia granulomatosa não é tanto a porta de entrada ou o local da lesão inicial nos pulmões, mas o tipo singular de resposta inflamatória que resulta na formação de granulomas, os quais podem ser facilmente reconhecidos aos exames macroscópico e microscópico. Como regra geral, os agentes causadores de pneumonias granulomatosas são resistentes à destruição intracelular pelas células fagocitárias e à resposta inflamatória aguda, permitindo a persistência prolongada desses agentes nos tecidos.

As causas mais comuns de pneumonia granulomatosa em animais incluem doenças fúngicas sistêmicas, como criptococose (*Cryptococcus neoformans* e *Cryptococcus gatti*), coccidioidomicose (*Coccidioides immitis*), histoplasmose (*Histoplasma capsulatum*) e blastomicose (*Blastomyces demartitidis*) (Fig. 9-35). Na maioria dessas doenças fúngicas, a porta de entrada é aerógena, e os fungos disseminam-se sistemicamente dos pulmões para outros órgãos, sobretudo para os linfonodos, o fígado e o baço. Os fungos filamentosos, como o *Aspergillus* spp ou o *Mucor* spp. também podem alcançar o pulmão por via hematógena.

Observa-se a pneumonia granulomatosa também em algumas doenças bacterianas, como a tuberculose (*Mycobacterium bovis*) em todas as espécies e *Rhodococcus equi* em equinos. Esporadicamente, os parasitas aberrantes como o *Fasciola hepatica* em bovinos e a aspiração de corpos estranhos também podem causar pneumonia granulomatosa. A peritonite infecciosa felina (FIP) é uma das poucas infecções virais de animais domésticos que resultam em pneumonia granulomatosa (ver Pneumonias dos Gatos).

A pneumonia granulomatosa caracteriza-se pela presença de um número variável de granulomas caseosos e não caseosos arbitrariamente distribuídos nos pulmões (Fig. 9-68). À palpação, os pulmões apresentam uma natureza nodular típica conferida por nódulos bem-definidos, de tamanhos variáveis e textura quase sempre firme, especialmente quando ocorre calcificação (Fig. 9-80). Durante o exame pós-morte, os granulomas presentes nos pulmões podem eventualmente ser confundidos com neoplasmas. Microscopicamente, os granulomas pulmonares consistem em um centro de tecido necrótico cercado por uma borda de macrófagos (células epitelioides) e células gigantes e uma camada externa bem-delineada de tecido conjuntivo

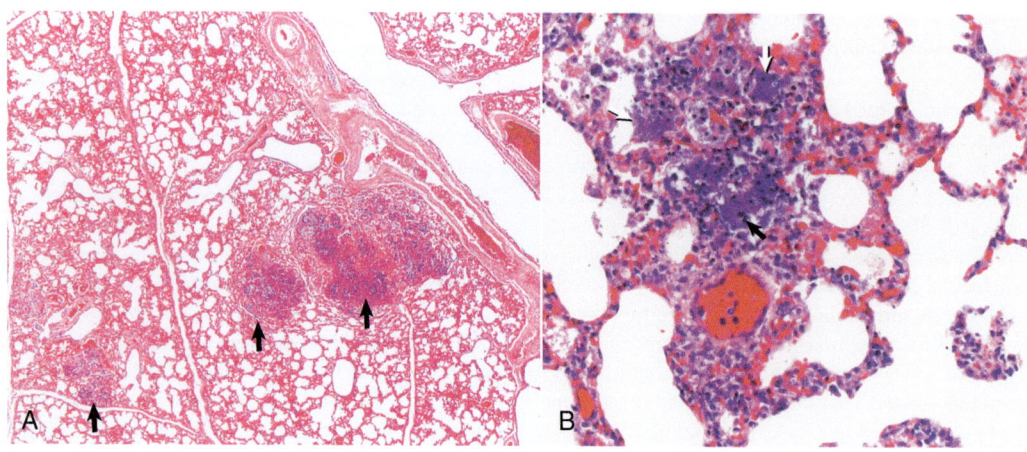

Figura 9-79 Pneumonia Embólica, Pulmão, Vaca. A, Focos de necrose e infiltração de neutrófilos (*setas*) resultantes de êmbolos sépticos. Observa-se a distribuição multifocal da lesão, que é característica da pneumonia embólica. A endocardite vegetativa que envolveu a valva tricúspide foi a fonte dos êmbolos sépticos nessa vaca. Coloração por HE. **B,** Foco embólico no pulmão. Observa-se a presença de colônias bacterianas (*setas*) misturadas a neutrófilos e restos celulares. Coloração por HE. (Cortesia de Dr. A. López, Atlantic Veterinary College.)

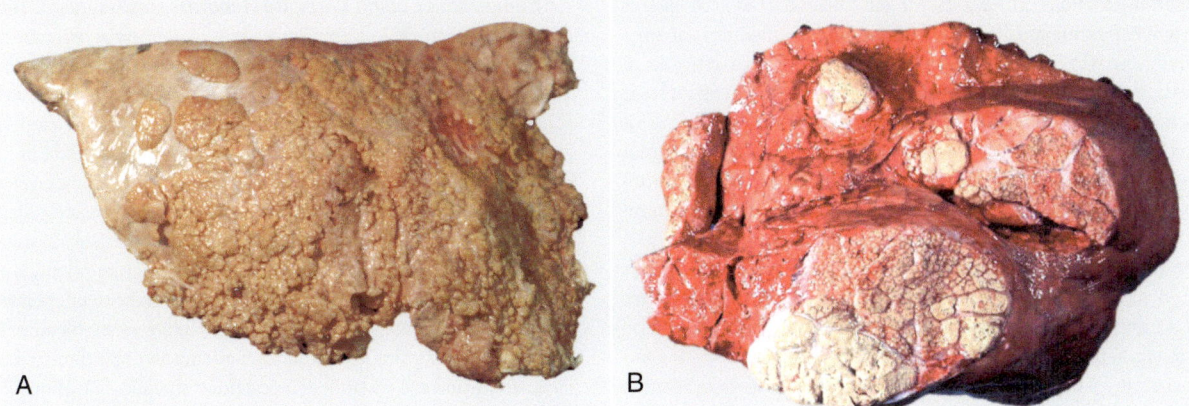

Figura 9-80 Tuberculose Pulmonar, Pulmão, Vaca Idosa. A, Uma pneumonia granulomatosa multifocal coalescente envolve a maior parte do pulmão, exceto a porção dorsal do lobo caudal do pulmão. **B,** Secção transversal. Presença de grandes granulomas caseosos multifocais ou confluentes no parênquima pulmonar. Observa-se a aparência caseosa ("aspecto de queijo", de coloração pálida amarelo-esbranquiçada) dos granulomas, uma característica da tuberculose bovina. (**A** Cortesia de Facultad de Medicina Veterinaria y Zootecnia, UNAM, México. **B** Cortesia de Dr. J.M. King, College of Veterinary Medicine, Cornell University.)

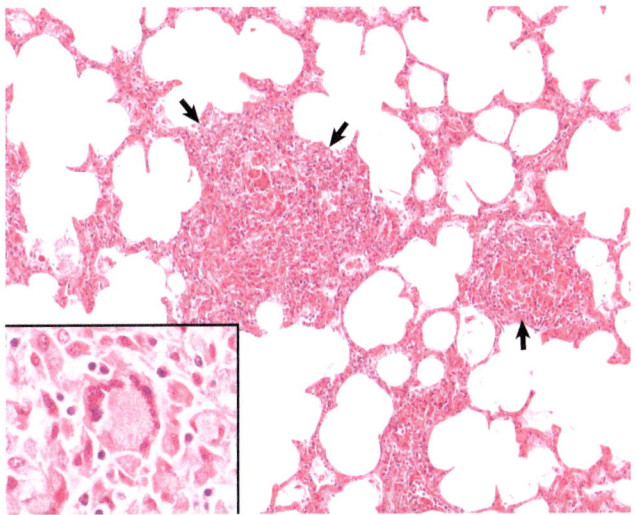

Figura 9-81 Pneumonia Granulomatosa, Pulmão, Vaca. Granulomas não caseosos confluentes (*setas*) com um pequeno centro necrótico preenchido com neutrófilos, cercado por histiócitos e células mononucleares, e com uma borda externa de tecido conjuntivo. Coloração por HE. *Detalhe*, Macrófagos epitelioides e uma célula gigante multinucleada (*centro da figura*). Coloração por HE. (Cortesia de Dr. A. López, Atlantic Veterinary College.)

geralmente infiltrado por linfócitos e plasmócitos (Fig. 9-81). Ao contrário de outros tipos de pneumonia, o agente etiológico na pneumonia granulomatosa pode, em muitos casos, ser identificado por meio microscópico em seções por colorações de PAS, coloração por metenamina de prata de Grocott-Gomori (GMS) para fungos ou por colorações álcool-ácido para micobactérias.

Pneumonias Espécie-Específicas em Animais Domésticos

Pneumonias em Equinos

As infecções virais do trato respiratório, particularmente a rinopneumonite viral equina e a influenza equina, são doenças importantes dos equinos ao redor do mundo. Os efeitos desses e de outros vírus respiratórios em equinos podem manifestar-se de três maneiras distintas: primeiramente, como infecções virais puras, cuja intensidade pode variar de leve a grave, interferindo com frequência no treinamento e no desempenho atlético. Segundo, como infecções sobrepostas por bactérias oportunistas, como *Streptococcus* spp., *Escherichia coli*, *Klebsiella pneumoniae*, *Rhodococcus equi* e diversos anaeróbios, que podem causar broncopneumonias fibrinosas ou supurativas. Terceiro, é possível, mas ainda não demonstrado, que as infecções virais predisponham os equinos à hipersensibilidade das vias aéreas e à obstrução recorrente das vias aéreas (RAO).

Pneumonias Virais

Influenza Equina. A influenza equina é uma doença respiratória importante e altamente contagiosa, semelhante à gripe, caracterizada por morbidade elevada e baixa mortalidade e por surtos abruptos em populações suscetíveis de equinos. É uma doença notificável ao OIE (Escritório Internacional de Epizootias). Foram identificados dois subtipos antigênicos não relacionados de vírus da influenza equipa (H7N7 [A/equi-1] e H3N8 [A/equi-2]). Em geral, o curso da doença é leve e transitório, e a sua importância se deve basicamente ao seu impacto econômico nas corridas de cavalos. Os tipos de lesão e de resposta do hospedeiro no sistema condutor encontram-se descritos na seção sobre doenças da cavidade nasal e dos seios paranasais de equinos. As lesões não complicadas nos pulmões são de pneumonia broncointersticial leve e autolimitante. Nos casos fatais, os pulmões apresentam-se hiperinsuflados com áreas coalescentes de descoloração vermelho-escura. Microscopicamente, existe uma pneumonia broncointersticial caracterizada por bronquiolite necrosante seguida de bronquiolite hiperplásica, hiperplasia de pneumócitos do tipo II, membranas hialinas nos alvéolos e células gigantes multinucleadas esporádicas. As alterações microscópicas são os de SARA em casos graves e fatais. O antígeno do vírus da influenza pode ser prontamente demonstrado em células ciliadas e macrófagos alveolares. Os sinais clínicos caracterizam-se por febre, tosse, sons pulmonares anormais (estridores e chiados), anorexia e depressão. Infecções bacterianas secundárias (*Streptococcus equi*, *Streptococcus zooepidemicus*, *Staphylococcus aureus* e *Escherichia coli*) geralmente complicam a influenza equina.

Rinopneumonite Viral Equina. A rinopneumonite viral equina (EVR), ou infecção por herpesvírus equino, é uma doença respiratória de equinos jovens particularmente importante em recém-desmamados entre 4 e 8 meses de idade e, em menor extensão, em potros novos e equinos adultos. Os agentes etiológicos são os herpesvírus equinos ubíquos (EHV-1 e EHV-4) que, além de doença respiratória, podem causar aborto em éguas prenhas e doenças neurológicas (mieloencefalopatia por herpes equino) (ver a seção sobre doenças da cavidade nasal e dos seios paranasais de equinos).

A forma respiratória de EVR é uma pneumonia broncointersticial leve e transitória observada pelos patologistas somente quando complicações provocadas por infecções bacterianas secundárias causam broncopneumonia fatal (*Streptococcus equi*, *Streptococcus zooepidemicus* ou *Staphylococcus aureus*). Observam-se lesões não complicadas na rinopneumonite viral equina somente em fetos abortados ou potros que morrem nos primeiros dias de vida. Essas lesões consistem em áreas focais de necrose (0,5-2 mm) em vários órgãos, entre os quais o fígado, as glândulas adrenais e os pulmões. Em alguns casos, corpúsculos de inclusão intranucleares são observados microscopicamente nesses órgãos. Surtos de pneumonia intersticial em jumentos foram atribuídos a múltiplas cepas de herpesvírus asinino (AHV-4 e -5). Clinicamente, os equinos afetados com a forma respiratória de rinopneumonite viral equina apresentam febre, anorexia, conjuntivite, tosse e corrimento nasal.

Arterite Viral Equina. A arterite viral equina (EVA), uma doença pansistêmica de equinos, jumentos e mulas causada por um arterivírus (o vírus da arterite equina [EAV]), ocorre esporadicamente no mundo inteiro, às vezes, na forma de surtos. Esse vírus infecta e causa lesões graves aos macrófagos e às células endoteliais. As lesões macroscópicas são hemorragia e edema em vários locais, entre os quais pulmões, intestino, escroto e tecidos periorbitais, e hidrotórax e hidroperitônio abundantes. Necrose fibrinoide e inflamação das paredes dos vasos (vasculite), particularmente das pequenas artérias musculares (arterite linfocítica), é a lesão básica responsável pelo edema e pela hemorragia que explicam a maioria dos aspectos clínicos da doença. As lesões pulmonares são aquelas da pneumonia intersticial com hiperplasia de pneumócitos do tipo II e vasculite com edema abundante nos espaços broncoalveolares e com vasos linfáticos pulmonares dilatados. O antígeno viral pode ser detectado por técnicas de imunoperoxidase nas paredes e células endoteliais dos vasos pulmonares afetados e nos macrófagos alveolares.

Os sinais clínicos são desconforto respiratório, febre, aborto, diarreia, cólica e edema dos membros e abdome ventral. Os sinais respiratórios são frequentes e consistem em rinite e conjuntivite serosa ou mucopurulenta com edema palpebral. Como a maioria das infecções respiratórias virais, a arterite viral equina pode predispor equinos a pneumonias causadas por bactérias oportunistas.

Doença do Cavalo Africano. A doença do cavalo africano (em inglês, *african horse sickness* [AHS]) é uma doença de notificação obrigatória para o OIE que acomete cavalos, mulas, jumentos e zebras, causada por um orbivírus (família Reoviridae) e caracterizada por desconforto respiratório ou insuficiência cardiovascular. A AHS apresenta elevada taxa de mortalidade — até 95% na população nativa de equinos na África, no Oriente Médio, na Índia, no Paquistão e, mais recentemente, na Espanha e em Portugal. Embora o vírus da AHS seja transmitido primariamente por insetos (*Culicoides*) a equinos, outros animais, como cães, podem ser infectados pela ingestão de carne equina infectada. A patogênese da doença do cavalo africano permanece obscura, mas esse orbivírus equino apresenta um tropismo óbvio pelas células endoteliais pulmonares e cardíacas e, em menor proporção, pelas células mononucleares. Com base nos sinais clínicos (e não na patogênese), a doença do cavalo africano é arbitrariamente dividida em quatro formas diferentes: pulmonar, cardíaca, mista e leve.

A forma pulmonar caracteriza-se por desconforto respiratório severo e morte rápida pela presença de edema pulmonar maciço, presumivelmente resultante de lesão viral às células endoteliais pulmonares. Macroscopicamente, observa-se a presença de grande quantidade de espuma nas vias aéreas, os pulmões não colabam, os vasos linfáticos subpleurais apresentam-se dilatados e as partes ventrais dos pulmões se mostram notadamente edematosas (Fig. 4-40). Na forma cardíaca, detecta-se febre recorrente, e a insuficiência cardíaca resulta em edema subcutâneo e interfascial, mais evidente no pescoço e na região supraorbital. A forma mista é uma combinação das formas respiratória e cardíaca. Por fim, a forma leve, raramente vista nas salas de necrópsia, caracteriza-se por febre e sinais clínicos que se assemelham aos da influenza equina; na maioria dos casos, é transitória e seguida por recuperação completa. Essa forma branda é a mais frequente em jumentos, mulas, zebras e cavalos com algum grau de imunidade. A detecção do antígeno viral para fins diagnósticos pode ser feita por imuno-histoquímica em tecidos incluídos em parafina.

Henipavírus Equino (Vírus de Hendra). Casos fatais de uma nova doença respiratória em equinos e seres humanos ocorreram repentinamente por volta de 1994 em Hendra, um subúrbio de Brisbane, na Austrália. Esse surto foi atribuído a um então recém-descoberto vírus zoonótico, provisoriamente denominado *Morbillivirus* equino. Hoje chamado vírus de Hendra (HeV), esse novo patógeno viral é atualmente classificado como membro do gênero *Henipavirus* (que inclui os vírus de Hendra e de Nipah), da família Paramyxoviridae. Os morcegos frugívoros (raposas voadoras) agem como reservatórios naturais e são envolvidos na transmissão do vírus por mecanismos pouco conhecidos. Os pulmões de equinos afetados apresentam-se acentuadamente edematosos com distensão gelatinosa da pleura e dos vasos linfáticos subpleurais. Microscopicamente, os pulmões apresentam edema alveolar difuso associado a vasculite, trombose e à presença de células sinciciais multinucleadas no endotélio de pequenos vasos sanguíneos pulmonares e capilares alveolares. Os corpúsculos de inclusão característicos observados em outras infecções por paramixovírus não são vistos em equinos; entretanto, o vírus pode ser facilmente detectado por imuno-histoquímica nas células endoteliais pulmonares e nas células epiteliais alveolares (pneumócitos). Os sinais clínicos não são específicos e incluem febre, anorexia, desconforto respiratório e corrimento nasal.

Fibrose Pulmonar Multinodular Equina. A fibrose pulmonar multinodular equina é uma doença pulmonar caracterizada por lesões nodulares fibróticas bem-demarcadas no pulmão. Até pouco tempo, a patogênese não era clara, mas estudos recentes propuseram o herpesvírus tipo 5 (EHV-5) como a suposta etiologia. Macroscopicamente, os pulmões exibem nódulos amarronzados e firmes que variam de multifocais a coalescentes e se encontram distribuídos por todos os lobos pulmonares, assemelhando-se à neoplasia pulmonar. Microscopicamente, as paredes alveolares apresentam-se espessadas devido à deposição de colágeno, à infiltração de linfócitos e macrófagos e à presença de células cuboides revestindo-as. O lúmen alveolar possui neutrófilos e macrófagos, alguns possivelmente contendo grandes corpúsculos de inclusão eosinofílicos intranucleares. Os sinais clínicos característicos incluem perda de peso, febre baixa e intolerância progressiva ao exercício. Essa condição tem um prognóstico desfavorável.

Pneumonias Bacterianas

Rhodococcus equi. O *Rhodococcus equi* é uma causa importante de morbidade e mortalidades em potros no mundo inteiro. Essa bactéria Gram-positiva intracelular facultativa causa duas formas principais de doença: a primeira envolve o intestino, causando enterocolite ulcerativa, e a segunda, broncopneumonia grave e geralmente fatal. Embora metade dos potros com pneumonia tenha enterocolite ulcerativa, é raro encontrar animais somente com lesões intestinais. Ocasionalmente, a infecção se espalha para os linfonodos, articulações, ossos, trato genital e outros órgãos. Como *Rhodococcus equi* está presente no solo e nas fezes de herbívoros (particularmente potros), é comum a doença tornar-se enzoótica nas fazendas, onde o organismo foi eliminado anteriormente por potros infectados. As evidências serológicas da infecção em equinos são muito difundidas, mas a doença clínica é esporádica e, em grande parte, restrita a potros novos ou equinos adultos com imunossupressão severa. Os fatores de virulência codificados por plasmídeos (proteína A associada à virulência [gene *vapA*]) são responsáveis pela sobrevivência e replicação de *Rhodococcus equi* em macrófagos, determinando, desse modo, a evolução da doença. Essa bactéria tem sido esporadicamente incriminada também nas infecções em bovinos, caprinos, suínos, caninos e felinos, e com bastante frequência também em seres humanos imunocomprometidos, como aqueles infectados com o vírus da AIDS, após transplantes de órgãos ou submetidos à quimioterapia, por exemplo.

Ainda é discutível se a infecção natural começa como uma broncopneumonia (via aerógena) a partir da qual o *Rhodococcus equi* alcança o intestino por meio do catarro engolido ou se a infecção começa como uma enterite (via oral) com subsequente bacteremia para os pulmões. Os resultados de estudos experimentais sugerem que a infecção natural provavelmente começa a partir da inalação de poeira ou aerossóis infectados. Uma vez no pulmão, *Rhodococcus equi* é rapidamente fagocitado pelos macrófagos alveolares, mas, devido à fusão defeituosa de fagossomos com lisossomos e à degranulação lisossomal prematura, as bactérias sobrevivem e se multiplicam intracelularmente, eventualmente resultando na destruição do macrófago. O interessante é que *Rhodococcus equi* parece ser facilmente morto pelos neutrófilos, mas não pelos macrófagos. As citocinas e as enzimas lisossomais liberadas e as toxinas bacterianas são responsáveis pela extensa necrose caseosa dos pulmões e pelo recrutamento de um grande número de neutrófilos, macrófagos e células gigantes que contêm organismos Gram-positivos intracelulares em seu citoplasma.

Dependendo do estágio da infecção, do estado imune e da idade dos cavalos afetados, as lesões pulmonares induzidas pelo *Rhodococcus equi* podem variar de pneumonia piogranulomatosa a granulomatosa. Em potros novos, a infecção começa com uma broncopneumonia supurativa cranioventral, que, em alguns dias, progride para abscessos pulmonares de tamanhos variáveis. Esses abscessos transformam-se rapidamente em nódulos piogranulomatosos, e alguns destes se tornam confluentes e formam grandes massas de exsudato caseoso (Fig. 9-82). Microscopicamente, a lesão inicial começa com uma infiltração neutrofílica, seguida por intenso fluxo de macrófagos alveolares para os espaços broncoalveolares. Esse tipo de inflamação hitiocítica persiste por muito tempo, uma vez que *Rhodococcus equi* é um organismo intracelular facultativo que sobrevive aos efeitos bactericidas dos macrófagos alveolares. Nos casos mais crônicos, as lesões pulmonares culminam com a formação de grandes massas caseonecróticas com extensa fibrose do parênquima pulmonar circundante. A análise da PCR dos aspirados traqueobrônquica tem sido utilizada com sucesso como uma alternativa à cultura bacteriológica no diagnóstico de infecção por *Rhodococcus equi* em potros vivos.

Clinicamente, a infecção por *Rhodococcus equi* pode ser aguda, com morte rápida causada por broncopneumonia severa, ou crônica, com depressão, tosse, perda de peso e desconforto respiratório. Em qualquer das duas formas, pode haver diarreia, artrite, osteomielite ou formação de abscesso subcutâneo.

Pneumonias Parasitárias

Parascaris equorum. *Parascaris equorum* é um nematódeo (verme cilíndrico) grande do intestino delgado dos equinos; os estágios larvais migram através dos pulmões como as larvas de ascarídeos fazem nos suínos. Ainda não se sabe ao certo se a migração das larvas de *Parascaris equorum* pode causar lesões pulmonares significativas em condições naturais. Experimentalmente, a migração de larvas resulta em tosse, anorexia, perda de peso e pequenos focos necróticos e hemorragias na forma de petéquias no fígado, nos linfonodos hepáticos e traqueobrônquicos, e nos pulmões. Microscopicamente, os eosinófilos são proeminentes no interstício e na mucosa das vias aéreas durante a migração parasitária e nos granulomas focais causados por larvas mortas no pulmão.

Dictyocaulus arnfieldi. *Dictyocaulus arnfieldi* não é um nematódeo muito patogênico, mas deve ser considerado se houver sinais de tosse em equinos mantidos no pasto juntos com jumentos. Os jumentos são considerados os hospedeiros naturais e conseguem tolerar um grande número de parasitas sem efeitos nocivos. Normalmente, *Dictyocaulus arnfieldi* não se torna patente em equinos, de modo que o exame de amostras fecais não tem utilidade; apenas ocasionalmente o lavado broncoalveolar tem caráter diagnóstico, uma vez que o líquido do lavado normalmente contém eosinófilos (mas não os parasitas). Os parasitas maduros (até 8 cm de comprimento) causam bronquite obstrutiva, edema e atelectasia, particularmente na porção dorsocaudal do pulmão. A lesão microscópica é uma bronquite eosinofílica semelhante às infestações menos agudas observadas em bovinos e ovinos com suas espécies de *Dictyocaulus*.

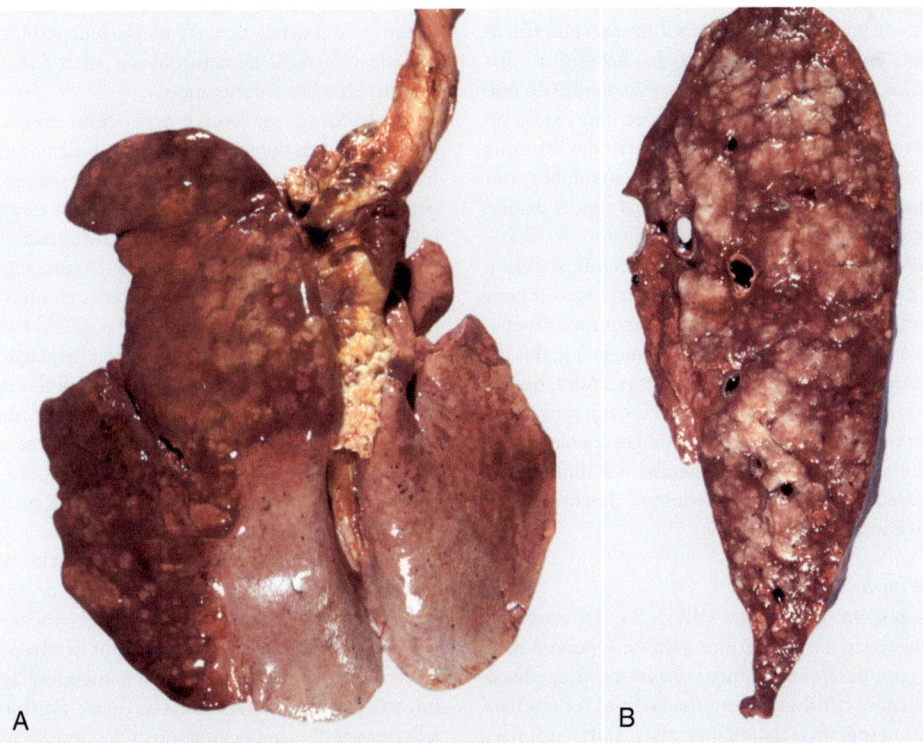

Figura 9-82 Pneumonia Granulomatosa (*Rhodococcus equi*), Pulmões, Potro. A, Consolidação cranioventral dos pulmões com granulomas subpleurais. Observe que as lesões pneumônicas nesse potro são unilaterais. Trata-se de um caso experimental em que um potro foi inoculado por via intratraqueal com uma suspensão de *Rhodococcus equi*. **B,** Superfície de corte. Observam-se numerosos e grandes granulomas caseosos confluentes de cor marrom-esbranquiçada. (Cortesia dr. J. Yager e Dr. J. Prescott, Ontario Veterinary College.)

Pneumonia por Aspiração. A pneumonia por aspiração é geralmente uma sequela devastadora da intubação gástrica inadequada de equinos, particularmente a pneumonia lipídica exógena resultante da administração de óleo mineral pela traqueia no tratamento de cólica. As lesões macroscópicas e microscópicas encontram-se descritas em detalhes na seção sobre pneumonias por aspiração em bovinos.

Outras Causas de Pneumonia

Infecções Oportunistas. Chlamydophila (Chlamydia) spp., um patógeno zoonótico intracelular obrigatório, pode causar infecção sistêmica em muitas espécies de mamíferos e aves; em equinos, pode provocar também ceratoconjuntivite, rinite, pneumonia, aborto, poliartrite, enterite, hepatite e encefalite. Estudos sorológicos sugerem que a infecção sem doença aparente é comum em equinos. Os equinos experimentalmente infectados com Chlamydophila psittaci desenvolvem pneumonia broncointersticial transitória leve. Existem relatos não confirmados que sugerem uma possível associação entre esses organismos e a obstrução recorrente das vias aéreas em equinos. A detecção de organismos desse gênero em tecidos afetados não é fácil e requer técnicas laboratoriais especiais, como PCR, imuno-histoquímica e testes de anticorpo fluorescente.

Os equinos são afetados apenas esporadicamente por micobacteriose (complexo Mycobacterium avium, Mycobacterium tuberculosis e Mycobacterium bovis). O trato intestinal e os linfonodos associados geralmente são afetados, sugerindo a existência de uma via oral de infecção com subsequente disseminação hematógena para os pulmões. Os tubérculos (granulomas) diferem daqueles encontrados em ruminantes e suínos, sendo observados como nódulos cinzentos, lisos e sólidos, semelhantes a sarcomas, sem necrose caseosa ou calcificação macroscopicamente visíveis. Microscopicamente, os tubérculos são compostos por macrófagos, células epitelioides e células gigantes multinucleadas. A fibrose aumenta com o tempo, contribuindo, em parte, para a aparência sarcomatosa.

As infecções por adenovírus são comuns em potros árabes com imunodeficiência combinada (CID), uma doença caracterizada por ausência hereditária de linfócitos B e T. Em casos de infecção por adenovírus, há presença de grandes inclusões basofílicas ou anfofílicas nos núcleos das células epiteliais da traqueia, dos brônquios, dos bronquíolos, dos alvéolos, dos rins e do intestino. A exemplo do que acontece em outras espécies, a infecção com um peculiar patógeno fúngico conhecido como Pneumocystis carinii ocorre em animais imunossuprimidos ou imunoincompetentes, como potros árabes com CID (Fig. 9-20). O diagnóstico de Pneumocystis carinii requer exame microscópico dos pulmões e o uso de corantes especiais.

Pneumonia Intersticial Idiopática. As pneumonias intersticiais e broncointersticiais de causa indeterminada que podem progredir para fibrose pulmonar severa foram relatadas em potros e equinos jovens. As lesões macroscópicas e microscópicas assemelham-se àquelas do edema e enfisema pulmonar bovino e da SARA. Os pulmões, que se apresentam acentuadamente congestos e edematosos, caracterizam-se microscopicamente por necrose do epitélio bronquiolar, edema alveolar, hiperplasia de pneumócitos do tipo II e membranas hialinas. A causa dessa forma de pneumonia intersticial equina é desconhecida, mas já foram propostas causas tóxicas e virais.

Pneumonia em Bovinos

Complexo da doença respiratória bovina (BRDC) e doenças respiratórias agudas indiferenciadas são termos genéricos geralmente usados pelos clínicos para descrever doenças respiratórias agudas e severas em bovinos, de causa clínica indeterminada. Esses termos não implicam qualquer tipo específico de pneumonia e, portanto, não devem ser usados em laudos de patologia. Do ponto de vista clínico, o complexo das doenças respiratórias dos bovinos inclui pneumonia enzoótica bovina (etiologia multifatorial); mannheimiose pneumônica (Mannheimia haemolytica); histofilose respiratória (Histophilus somni), anteriormente conhecida como hemofilose respiratória (Haemophilus somni); Mycoplasma bovis; infecções virais do trato respiratório, como rinotraqueíte infecciosa bovina (IBR)/herpesvírus bovino tipo 1 (BoHV-1), vírus da parainfluenza bovina tipo 3 (BPIV-3) e vírus respiratório sincicial bovino (BRSV); e pneumonias intersticiais não infecciosas, como o edema e enfisema pulmonar bovino, a síndrome de reinfecção e muitas outras.

Pneumonia Enzoótica Bovina. A pneumonia enzoótica, ocasionalmente conhecida como pneumonia dos bezerros, é uma doença multifatorial causada por vários agentes etiológicos e que produz uma série de lesões pulmonares em bezerros jovens criados de forma intensiva (confinamento). A tríade hospedeiro-agente etiológico-ambiente é fundamental na patogênese dessa doença. Em geral, a morbidade é elevada (até 90%), mas as mortalidades são raras (>5%), a não ser que o manejo seja inadequado ou que novos patógenos virulentos sejam introduzidos no rebanho. A pneumonia enzoótica é conhecida também como pneumonia viral porque geralmente começa com infecção respiratória aguda por BPIV-3, BRSV ou, possivelmente, um ou mais entre vários outros vírus (adenovírus, BoHV-1, reovírus, coronavírus bovino [BCoV] e vírus da rinite bovina). Os micoplasmas, particularmente Mycoplasma dispar, Mycoplasma bovis, Ureaplasma e, possivelmente, Chlamydophila, também podem ser agentes primários. Após a infecção por qualquer desses agentes, as bactérias oportunistas, como Pasteurella multocida, Trueperella (Arcanobacterium) pyogenes, Histophilus somni, Mannheimia haemolytica e Escherichia coli, podem causar broncopneumonia supurativa secundária, o estágio mais sério de pneumonia enzoótica. A patogênese da invasão primária e a maneira como ela predispõe o hospedeiro à invasão por agentes oportunistas são pouco conhecidas, mas é provável que haja comprometimento dos mecanismos de defesa dos pulmões. Fatores ambientais, como a qualidade do ar (pouca ventilação), alta umidade relativa e aglomeração de animais, já foram enfaticamente incriminados. O estado imunológico do bezerro também desempenha papel importante no desenvolvimento e no grau de severidade da pneumonia enzoótica. Bezerros com deficiência da adesão leucocitária bovina (DALB), que impede a migração de neutrófilos a partir dos capilares, são altamente suscetíveis a broncopneumonia.

As lesões são variáveis e dependem, em grande parte, dos agentes envolvidos e da duração do processo inflamatório. Nas fases agudas, as lesões causadas por vírus são as mesmas da pneumonia broncointersticial, geralmente leves e transitórias, e que, por essa razão, constituem uma observação esporádica na necrópsia. Microscopicamente, as lesões são bronquiolite necrosante, necrose de pneumócitos do tipo I com hiperplasia de pneumócitos do tipo II, e edema intersticial e alveolar leve.

No caso de infecção por BPIV-3 e BRSV, a presença de corpúsculos de inclusão intracitoplasmáticos e a formação de grandes sincícios multinucleados resultante da fusão de células epiteliais bronquiolares e alveolares infectadas também podem ser observadas nos pulmões (Fig. 9-83). A hiperreatividade das vias aéreas já foi descrita em bezerros após a ocorrência de infecção pelo BRSV; entretanto, a importância dessa síndrome em relação à pneumonia enzoótica dos bezerros ainda está sendo investigada.

Os micoplasmas podem causar também bronquiolite, necrose bronquiolar e alveolar e reação intersticial, mas, ao contrário das pneumonias induzidas por vírus, as lesões micoplasmáticas tendem a evoluir para um estágio crônico caracterizado por acentuada hiperplasia linfoide peribronquiolar (pneumonia com manguitos). Quando complicada por infecções bacterianas secundárias (p. ex. Pasteurella multocida e Trueperella pyogenes), as lesões virais ou micoplasmáticas passam da pneumonia broncointersticial pura à broncopneumonia supurativa (Fig. 9-84). Nos estágios terminais da broncopneumonia, os pulmões contêm um exsudato cremoso-mucoide nas vias aéreas e, mais tarde, geralmente apresentam abscessos pulmonares e bronquiectasia (Fig. 9-11).

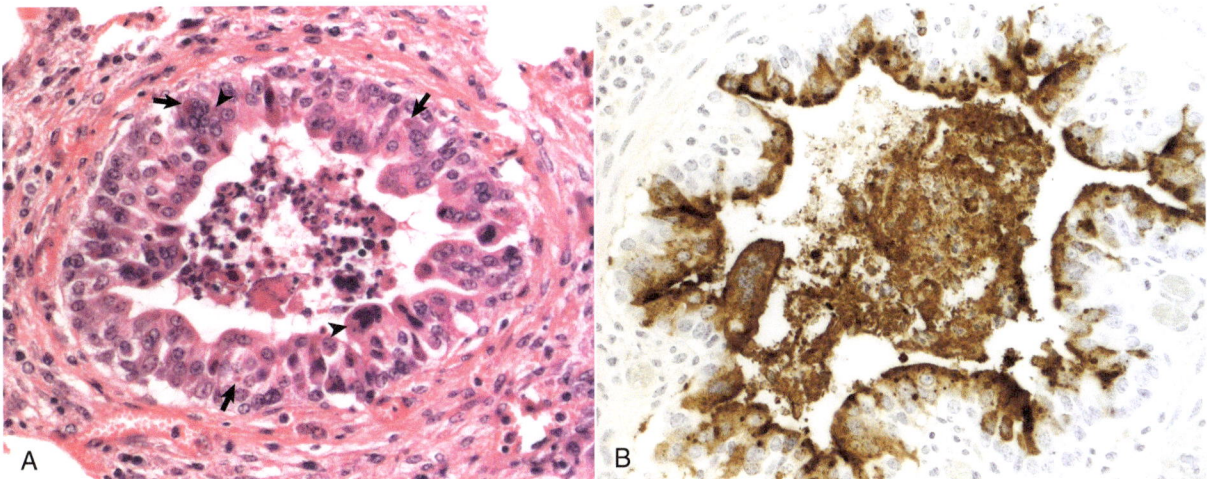

Figura 9-83 Bronquiolite Necrosante, Vírus Respiratório Sincicial Bovino, Pulmão, Bezerro de 5 Semanas de Idade. Esse é o estágio reparativo da bronquiolite necrosante, caracterizado pela hiperplasia epitelial e esfoliação de células necróticas no lúmen bronquiolar. **A,** As células epiteliais estão intumescidas, algumas são multinucleadas (*pontas de seta*), e o citoplasma de algumas células contém corpúsculos de inclusão eosinofílicos cercados por um halo transparente (*setas*). Muitas dessas células bronquiolares hiperlásicas acabam sofrendo apoptose durante o último estágio do reparo bronquiolar. Coloração por HE. **B,** Bronquiolite viral necrosante, imuno-histoquímica. Observa-se a marcação positiva para antígeno viral respiratório sincicial bovino nas células bronquiolares e no material necrótico esfoliado no lúmen bronquiolar. Coloração por imunoperoxidase. (**A** e **B** Cortesia de Dr. A. López, Atlantic Veterinary College.)

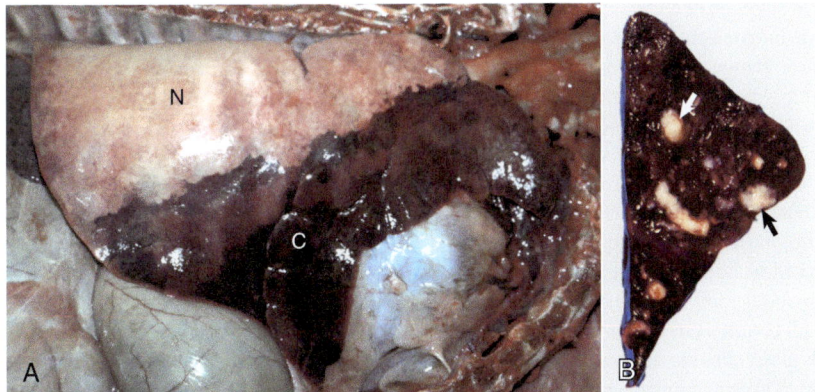

Figura 9-84 Broncopneumonia Supurativa, Pulmão Direito. Bezerro. A, Aproximadamente 40% do parênquima pulmonar apresenta-se consolidado, incluindo a maior parte do lobo cranial e a porção ventral dos lobos médio e caudal do pulmão, uma distribuição geralmente conhecida como cranioventral. Observe a cor escura do pulmão consolidado (*C*) e a aparência normal da porção dorsal do lobo caudal do pulmão (*N*). **B,** Secção transversal do lobo pulmonar cranial mostrando os brônquios preenchidos com exsudato purulento (*setas*). (Cortesia de Ontario Veterinary College.)

Observe que os mesmos vírus e micoplasmas envolvidos no complexo da pneumonia enzoótica também podem predispor os bovinos a outras doenças, como mannheimiose pneumônica (*Mannheimia haemolytica*). Do ponto de vista clínico, a pneumonia enzoótica normalmente é leve, mas casos fatais ocorrem ocasionalmente em fazendas com elevados padrões de gerenciamento da saúde dos animais.

Pneumonias Bacterianas

Mannheimiose Pneumônica (Febre do Transporte). A febre do transporte (febre do trânsito) é um termo clínico vago usado para designar doenças respiratórias agudas que acometem os bovinos vários dias ou semanas após o transporte. A doença caracteriza-se por uma broncopneumonia fibrinosa severa, refletindo o fato de que a morte geralmente ocorre prematuramente ou em um estágio agudo. Como *Mannheimia haemolytica* (antigamente *Pasteurella haemolytica*) normalmente é isolada dos pulmões afetados, os nomes mannheimiose pneumônica e pasteurelose pneumônica têm sido usados de forma sinônima. Sabe-se que a mannheimiose pneumônica pode acometer animais não transportados e que outros organismos além de *Mannheimia haemolytica* podem causar lesões similares. Portanto, o termo *febre do transporte* deve ser abandonado em favor de termos mais específicos, como mannheimiose pneumônica ou histofilose respiratória.

A mannheimiose pneumônica (febre do transporte) é a doença respiratória mais importante de bovinos na América do Norte, particularmente em animais confinados submetidos a processos estressantes de feiras e aglomerações. *Mannheimia haemolytica* biotipo A, sorotipo 1 é o agente etiológico mais comum responsável pelas graves lesões pulmonares. Alguns pesquisadores ainda consideram que *Pasteurella multocida* e outros sorotipos de *Mannheimia haemolytica* também constituem causas dessa doença.

Mesmo depois de muitos anos de intensas pesquisas, das lesões macroscópicas aos aspectos moleculares da doença, a patogênese da mannheimiose pneumônica ainda não é plenamente conhecida. Os experimentos têm demonstrado que *Mannheimia haemolytica* A1 por si só não costuma ser capaz de causar a doença porque é rapidamente removida pelos mecanismos de defesa do pulmão. Esses achados podem explicar por que *Mannheimia haemolytica*, embora presente na cavidade nasal de animais saudáveis, apenas esporadicamente causa doença. Para que *Mannheimia haemolytica* se estabeleça como infecção pulmonar, é necessário primeiramente que fatores de estresse comprometam os mecanismos de defesa e permitam que as bactérias colonizem o pulmão (ver seção Comprometimento dos Mecanismos de Defesa). Esses fatores de estresse incluem desmame, transporte, fadiga, aglomerações, mistura de gado de várias origens, condições adversas de tempo, inanição temporária e infecções virais. A transmissão horizontal dos vírus e da *Mannheimia haemolytica* ocorre durante a aglomeração e o transporte do gado.

Os vírus que mais comumente predispõem o gado à mannheimiose pneumônica são o BoHV-1, o BPIV-3 e o BRSV. Uma vez instalada nos pulmões, *Mannheimia haemolytica* causa lesões por meio de diferentes fatores de virulência, tais como endotoxina, lipopolissacarídeos, adesinas e proteínas da face externa da membrana; entretanto, o mais importante provavelmente é a produção de uma leucotoxina (exotoxina), que se liga e destrói macrófagos e neutrófilos bovinos. O fato de essa toxina afetar exclusivamente os leucócitos de ruminantes explica é a provável explicação de por que *Mannheimia haemolytica* é um patógeno respiratório importante de bovinos e ovinos, mas não de outras espécies. Durante a infecção por *Mannheimia haemolytica*, os macrófagos, neutrófilos e mastócitos alveolares liberam quantidades máximas de citocinas pró-inflamatórias, especialmente de TNF-α, IL-1, IL-8, moléculas de adesão, histamina e leucotrienos. Por meio da liberação local de enzimas e radicais livres, os leucócitos contribuem para a lesão e a necrose de células bronquiolares e alveolares.

As lesões macroscópicas da mannheimiose pneumônica aguda e subaguda são os protótipos da broncopneumonia fibrinosa, com pleurite fibrinosa proeminente (Figs. 9-72 e 9-85) e efusão pleural. As lesões são sempre cranioventrais e normalmente ventrais em relação a uma linha horizontal através da bifurcação traqueal. Os septos interlobulares são distendidos pelo edema amarelo gelatinoso e pela fibrina. O "marmoreamento" dos lóbulos é resultante das áreas intercombinadas de necrose de coagulação, edema intersticial interlobular e congestão (Fig. 9-86).

Microscopicamente, as lesões pulmonares tornam-se evidentes 4 horas após a infecção experimental, quando os neutrófilos preenchem os espaços bronquial, bronquiolar e alveolar. No espaço de 24 a 48 horas, o efeito citotóxico da *Mannheimia haemolytica* é manifestado pela necrose de células alveolares individuais e a fibrina começa a exsudar para os alvéolos em decorrência da maior permeabilidade da barreira hematoaérea. Essas alterações são agravadas pelo intumescimento endotelial, pela função plaquetária alterada, pelo aumento da atividade pró-coagulante e pela redução da atividade pró-fibrinolítica nos pulmões. Em 72 horas, os macrófagos alveolares começam

a aparecer no espaço broncoalveolar. A essa altura, grandes áreas de formato irregular de necrose de coagulação normalmente são rodeadas por uma borda de células alongadas normalmente conhecidas como *células em formato de grãos de aveia* ou *células em grão de aveia*, agora reconhecidas como neutrófilos em degeneração misturados a alguns macrófagos alveolares (Fig. 9-86). Nos estágios iniciais da necrose, não há evidência de trombose vascular, sugerindo que a necrose seja causada primariamente pela citotoxina de *Mannheimia haemolytica* e não decorrente de alteração isquêmica. Os septos interlobulares se distendem com o fluido edematoso rico em proteína, e os vasos linfáticos contêm trombos de fibrina. A traqueia e os brônquios podem conter uma quantidade considerável de sangue e exsudato, que são transportados pelo elevador mucociliar ou expelidos do fundo dos pulmões pela tosse, mas as paredes da traqueia e dos brônquios principais podem ou não ser envolvidas. Devido ao processo necrosante, as sequelas da mannheimiose pneumônica podem ser sérias e incluem abscessos, sequestro encapsulado (porção isolada de pulmão necrótico), pleurite crônica, aderências pleurais fibrosas e bronquiectasia.

Clinicamente, a mannheimiose pneumônica caracteriza-se por uma toxemia severa que pode matar animais mesmo quando partes consideráveis dos pulmões permanecem funcional e estruturalmente normais. O gado normalmente apresenta um quadro de depressão, febre (40º-41ºC) e anorexia, com presença de tosse produtiva, nariz crostoso, exsudato nasal mucopurulento, respiração superficial ou grunhido expiratório.

Septicemia Hemorrágica. A mannheimiose pneumônica não deve ser confundida com a *septicemia hemorrágica* (pasteurelose septicêmica) dos bovinos e búfalos-d'água (*Bubalu bubalis*) causada pela inalação ou ingestão dos sorotipos 6:B e 6:E de *Pasteurella multocida*. Essa doença é de notificação obrigatória pelo OIE e não ocorre na América do Norte, sendo atualmente relatada somente em alguns países da Ásia e da África, e, recentemente, na Alemanha. Ao contrário da mannheimiose pneumônica, na qual as lesões apresentam-se sempre limitadas ao trato respiratório inferior, as bactérias da septicemia hemorrágica sempre se disseminam por via hematógena para outros órgãos. Em geral, na necrópsia, observa-se a presença de petéquias generalizadas nas superfícies serosas do intestino, do coração, dos pulmões e nos músculos esqueléticos. Os linfonodos superficiais e viscerais apresentam-se intumescidos e hemorrágicos. É possível que existam também lesões variáveis, como pulmões edematosos e hemorrágicos com ou sem consolidação; enterite hemorrágica; fluido sanguinolento no tórax e no abdome; e edema subcutâneo da cabeça, do pescoço e da porção ventral do abdome. As bactérias podem ser cultivadas a partir do sangue, e os animais apresentam febre alta e morrem rapidamente (100% de fatalidade nos casos).

Histofilose Respiratória (Hemofilose). A histofilose respiratória faz parte do complexo de doenças causadas por *Histophilus somni* (*Haemophilus somnus*), que apresenta, pelo menos, oito formas clinicopatológicas diferentes, cada uma com envolvimento de órgãos diferentes. Esse complexo inclui septicemia, encefalite (conhecida como *meningoencefalite trombótica* [MET]), pneumonia (histofilose respiratória), pleurite, miocardite, artrite, oftalmite, conjuntivite, otite e aborto. As portas de entrada para as diferentes formas de histofilose ainda precisam ser devidamente determinadas.

A forma respiratória da histofilose bovina é resultante da capacidade da bactéria de induzir as broncopneumonias supurativa e fibrinosa. A segunda é, em alguns casos, indistinguível da mannheimiose pneumônica. A patogênese da histofilose respiratória ainda não é bem-conhecida e não é possível reproduzir a doença de forma consistente apenas pela administração de *Histophilus somni*. À semelhança da *Mannheimia haemolytica*, a histofilose respiratória requer fatores predisponentes, como o estresse ou uma infecção viral anterior. Em geral, *Histophilus somni* é isolado a partir dos pulmões de bezerros com pneumonia enzoótica. A sua capacidade de causar septicemia e infecções localizadas nos pulmões,

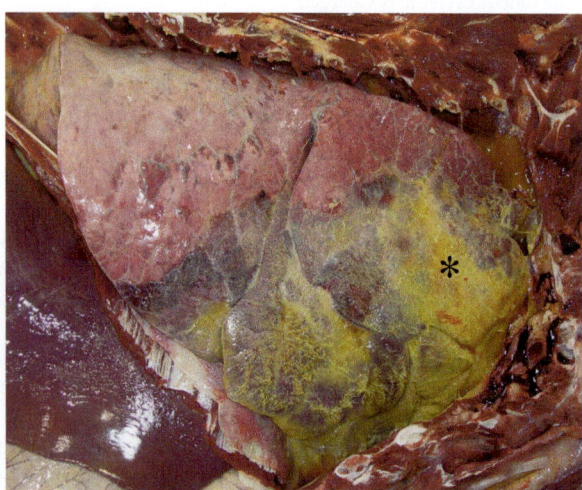

Figura 9-85 Broncopneumonia Fibrinosa (Pleuropneumonia), Mannheimiose Pneumônica (*Manneheimia haemolytica*), Pulmão Direito, Novilho Castrado. Observa-se a pneumonia cranioventral envolvendo aproximadamente 85% do parênquima pulmonar. O pulmão afetado está firme e intumescido, e a pleura, coberta por uma espessa camada de fibrina (*asterisco*). (Cortesia de Dr. A. López, Atlantic Veterinary College.)

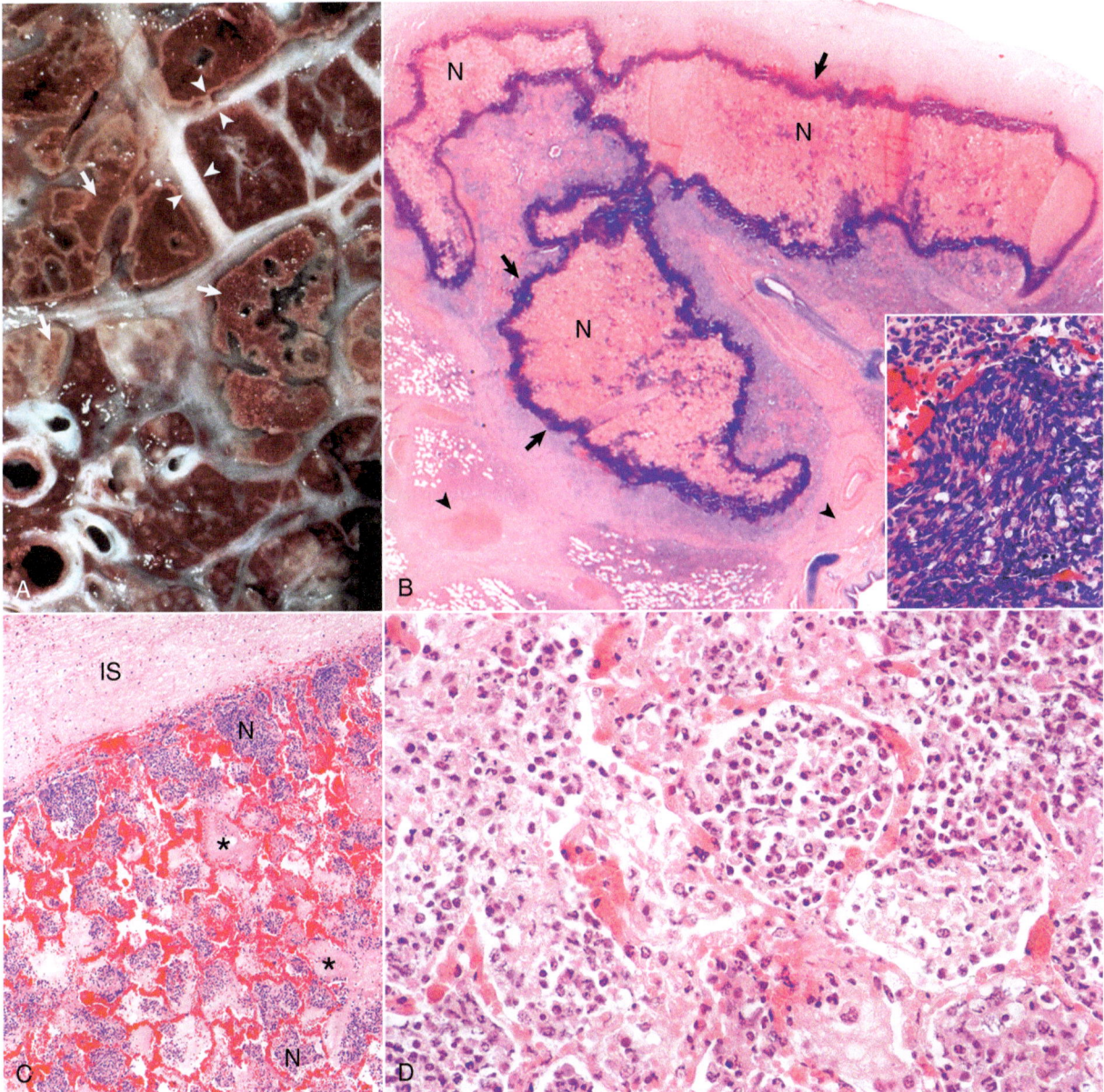

Figura 9-86 **Mannheimiose Pneumônica** *(Mannheimia haemolytica)*, **Pulmão, Novilho Castrado. A,** Superfície de corte. Os septos interlobulares *(pontas de seta)* apresentam-se acentuadamente dilatados por edema e fibrina. No parênquima pulmonar, é possível observar a presença de áreas irregulares de necrose de coagulação *(setas)* cercadas por uma borda de células inflamatórias. **B,** Observa-se uma grande área irregular de necrose *(N)* do parênquima pulmonar. Normalmente, essas áreas necróticas são cercadas por uma densa camada externa de células inflamatórias *(setas)*. Os septos interlobulares apresentam-se distendidos *(pontas de seta)*. *Detalhe (canto inferior direito)*, aparência alongada e basofílica característica dos neutrófilos degenerados conhecidos como "células em grão de aveia". Coloração por HE. **C,** É possível visualizar os alvéolos preenchidos com fibrina *(asterisco)* e neutrófilos *(N)*. O septo interlobular *(IS)* apresenta-se dilatado com fluido proteináceo. Coloração por HE. **D,** *Mannheimia haemolytica* produz leucotoxina (citotóxica para os leucócitos dos ruminantes) e lipopolissacarídeos. Observa-se o acúmulo de células, principalmente neutrófilos, nos alvéolos. É possível observar também a hiperemia ativa resultante da inflamação aguda dos capilares alveolares. Coloração por HE. **(A, B** e **C** Cortesia de Dr. A. López. Atlantic Veterinary College. **D** Cortesia de Dr. J.F. Zachary, College of Veterinary Medicine, University of Illinois.)

no cérebro, nos olhos, no ouvido, no coração, na glândula mamária, nos órgãos genitais masculinos e femininos ou na placenta talvez seja atribuída a fatores de virulência específicos, como as proteínas ligadoras de imunoglobina (IgBPs) e os lipo-oligossacarídeos (LOS). Além disso, o *Histophilus somni* tem a capacidade de sofrer variação estrutural e antigênica, escapar da fagocitose promovendo a apoptose leucocitária, inibir a destruição intracelular, reduzir as concentrações de transferrina e induzir a apoptose endotelial nos pulmões dos bezerros afetados. As infecções pulmonares mistas causadas por *Histophilus somni*, *Mannheimia haemolytica*, *Pasteurella multocida*, *Trueperella pyogenes* e micoplasmas são relativamente comuns nos bezerros.

Pneumonia por Mycoplasma bovis. *Mycoplasma bovis* é o *Mycoplasma* sp. mais comumente isolado a partir de pulmões pneumônicos

de bovinos na Europa e na América do Norte. A infecção pulmonar é agravada pelo estresse ou qualquer outro fator adverso (p. ex. infecção viral) que deprima os mecanismos de defesa pulmonar. As lesões pulmonares são geralmente as mesmas de uma broncopneumonia crônica com numerosos nódulos caseonecróticos bem-delineados (Fig. 9-87). Microscopicamente, elas são bastante características e consistem em áreas distintas de necrose pulmonar concentradas nos brônquios ou nos bronquíolos. A lesão é formada por um núcleo de restos granulares eosinofílicos finos cercado por uma borda de neutrófilos, macrófagos e fibroblastos (Fig. 9-87). Embora a origem das lesões caseonecróticas ainda esteja sendo investigada, estudos recentes incriminam as espécies reativas de oxigênio (ROS) e de nitrogênio (RNS) como os principais fatores de contribuição para

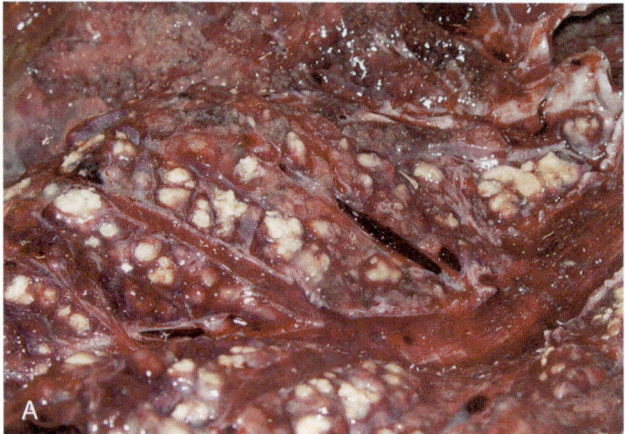

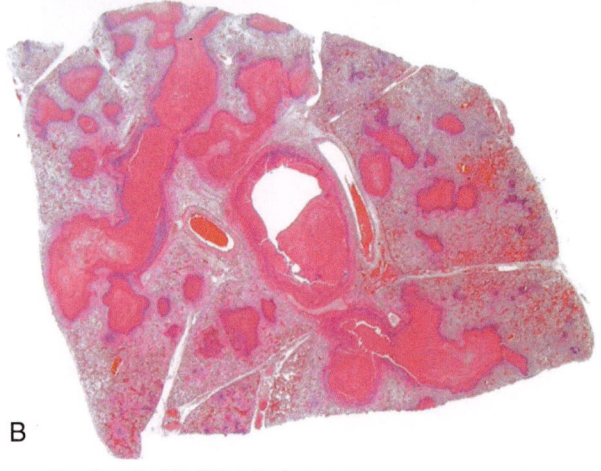

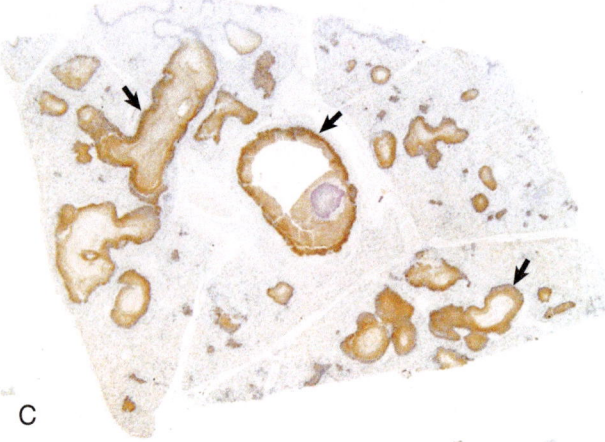

Figura 9-87 Broncopneumonia Crônica *(Mycoplasma bovis)*, Novilho Castrado. A, Superfície de corte do pulmão mostrando nódulos caseonecróticos amarelo-esbranquiçados que variam de multifocais a coalescentes. **B,** Secção do pulmão mostrando grandes áreas arredondadas de necrose preenchidas com restos granulares hipereosinofílicos *(vermelho-rosado)*. Coloração por HE. **C,** Broncopneumonia necrosante, imuno-histoquímica. Observa-se a marcação positiva *(marrom)* para o antígeno de *Mycoplasma bovis* na margem do pulmão necrótico *(setas)*. Coloração por imunoperoxidase. (**A** Cortesia de Dr. A. López, Atlantic Veterinary College. **B** e **C** Cortesia de Dr. A. López e Dr. C. Legge, Atlantic Veterinary College.)

as lesões celulares nos pulmões. O diagnóstico é confirmado pelo isolamento ou marcação imuno-histoquímica de cortes teciduais para a detecção de antígenos de *Mycoplasma*. *Mycoplasma bovis* é incriminado também em condições como artrite, otite, mastite, aborto e ceratoconjuntivite.

Pleuropneumonia Bovina Contagiosa. A pleuropneumonia bovina contagiosa é uma doença de notificação obrigatória para o OIE que é objeto de interesse histórico na medicina veterinária por ter sido objeto dos primeiros programas nacionais de controle de doenças infecciosas. A doença foi erradicada na América do Norte, em 1892, e na Austrália, na década de 1970, mas ainda é enzoótica em grandes regiões da África, da Ásia e do Leste Europeu. O agente etiológico, *Mycoplasma mycoides* ssp. *mycoides* tipo colônia pequena, foi o primeiro *Mycoplasma* isolado e é um dos mais patogênicos que infectam animais domésticos. A infecção natural acomete bovinos e o búfalo asiático. A via de entrada é aerógena, e as infecções ocorrem quando o animal suscetível inala gotículas infectadas. Os mecanismos patogênicos ainda não são devidamente conhecidos, mas se supõe que envolvam a produção de toxina e galactano, a produção não regulada de TNF-α, a disfunção ciliar, a imunossupressão e a vasculite imune-mediada. A vasculite e a trombose de artérias, arteríolas, veias e vasos linfáticos resultam em infarto lobular.

O nome da doença é um bom indicador das lesões macroscópicas. Trata-se de uma broncopneumonia fibrinosa severa (pleuropneumonia) semelhante à da mannheimiose pneumônica (Figs. 9-72 e 9-85), mas com uma aparência "marmorizada" mais pronunciada dos lóbulos, devido à presença de extenso edema interlobular e trombose linfática. Em geral, de 60% a 79% das lesões apresentam-se nos lobos caudais (e não na região cranioventral), e o sequestro pulmonar (pulmão necrótico encapsulado por tecido conjuntivo) é mais frequente e maior do que na mannheimiose pneumônica. As lesões unilaterais são comuns nessa doença. Microscopicamente, a aparência também é semelhante à da mannheimiose pneumônica, exceto pelo fato que a vasculite e a trombose das artérias, arteríolas e capilares pulmonares são muito mais evidentes, e constituem a principal causa de infarto e trombose de vasos linfáticos nos septos interlobulares. O *Mycoplasma mycoides* ssp. *mycoides* tipo colônia pequena permanece viável no tecido "sequestrado" por muitos anos, e, sob estresse (p. ex. inanição), a cápsula fibrosa pode se romper, liberando micoplasma nas vias aéreas e gerando uma fonte de infecção para outros animais. Os sinais clínicos são os mesmos da sepse severa, incluindo febre, depressão e anorexia, seguidos por sinais respiratórios severos, como respiração pela boca, dispneia e tosse, bem como crepitação e atrito pleural observados através da ausculta torácica. A vacinação é altamente eficaz na prevenção da doença.

Tuberculose Bovina. A tuberculose é uma doença crônica transmissível muito antiga que acomete seres humanos e animais domésticos no mundo inteiro. A doença continua a representar um grande problema para os seres humanos nos países subdesenvolvidos, com crescente incidência em algumas nações industrializadas, em grande parte, devido aos efeitos imunossupressores da AIDS, à imigração e ao movimento de animais infectados através das fronteiras. A Organização Mundial da Saúde (OMS) estima que mais de 1 milhão de pessoas morram de tuberculose, com 8 milhões de novos casos a cada ano, principalmente nos países em desenvolvimento. *Mycobacterium tuberculosis* é transmitido entre seres humanos, mas em regiões onde há consumo de leite não pasteurizado, *Mycobacterium bovis* oriundo do leite de gado contaminado por tuberculose mamária também constitui uma causa importante de tuberculose humana. Existem relatos de infecção por *Mycobacterium bovis* também entre várias espécies de mamíferos domésticos e selvagens; em alguns países, há reservatórios de animais selvagens que possivelmente agem como fonte de infecção do gado.

A tuberculose bovina é causada primariamente por *Mycobacterium bovis*, mas a infecção por *Mycobacterium tuberculosis*, o patógeno da tuberculose humana, e *Mycobacterium caprae* (antigamente *Mycobacterium bovis* ssp. *caprae/Mycobacterium tuberculosis* ssp. *caprae*) pode ocorrer esporadicamente. A tuberculose pode ser contraída através de várias vias, mas a infecção dos pulmões pela inalação de *Mycobacterium bovis* é a mais comum em bovinos adultos, enquanto a ingestão de leite infectado é mais predominante em animais jovens. Os organismos pertencentes ao complexo da *Mycobacterium avium* também podem infectar bovinos, mas, para a infecção causada por esses organismos, o termo preferido atualmente é *micobacteriose atípica* (não tuberculose).

A infecção respiratória normalmente começa quando os bacilos inalados alcançam os alvéolos e são fagocitados por macrófagos alveolares pulmonares. Se essas células conseguirem destruir as bactérias, a infecção é evitada. Entretanto, sendo um patógeno do sistema monocítico-macrofágico, *Mycobacterium bovis* pode multiplicar-se intracelularmente, destruir o macrófago e desencadear a infecção. A partir desse primeiro foco de infecção, os bacilos se espalham aerogenamente pelos pulmões através das vias aéreas e, por fim, dos vasos linfáticos para os linfonodos traqueobrônquicos e mediastínicos.

O foco inicial de infecção na porta de entrada (pulmões) juntamente com o envolvimento dos linfonodos regionais é denominado *complexo primário (complexo de Ghon)* da tuberculose. Se a infecção não for contida nesse complexo primário, os bacilos disseminam-se por via linfática para órgãos distantes e outros linfonodos pela migração de macrófagos infectados. A disseminação hematógena ocorre esporadicamente quando um granuloma contendo micobactérias corrói a parede do vaso sanguíneo, causa vasculite e permite que o granuloma descarregue micobactérias na circulação alveolar. Em caso de disseminação repentina e maciça, as micobactérias disseminam-se amplamente e uma série de pequenos focos de infecção se desenvolve em muitos tecidos e órgãos, em um processo conhecido como tuberculose miliar (como sementes de painço). O hospedeiro torna-se hipersensível à micobactéria, o que aumenta a imunidade mediada por células nas infecções iniciais ou leves, mas pode resultar na destruição do tecido hospedeiro em forma de necrose caseosa. A evolução e disseminação da infecção pulmonar são rigorosamente reguladas pelas citocinas e pela produção de TNF-α pelos macrófagos alveolares.

Ao contrário dos abscessos, que tendem a crescer com certa rapidez, os granulomas se desenvolvem lentamente no local da infecção. A lesão começa com alguns macrófagos e neutrófilos ingerindo o organismo ofensor, mas como os organismos da micobactéria são resistentes à fagocitose, os macrófagos infectados acabam morrendo, liberando bactérias viáveis, lipídios e restos celulares. Os restos celulares acumulam-se no centro da lesão, enquanto as bactérias viáveis e os lipídios bacterianos atraem mais macrófagos e alguns linfócitos na periferia da lesão. Alguns desses macrófagos recém-recrutados são ativados por linfócitos locais, transformando-se em grandes células fagocitárias com citoplasma abundante que se assemelham a células epiteliais — daí o termo *macrófago epitelioides*. Células gigantes multinucleadas (também macrófagos) aparecem nas bordas da lesão e, por fim, todo o foco do processo inflamatório é cercado por fibroblastos e tecido conjuntivo (Fig. 9-81). Um granuloma pode levar semanas ou meses para se tornar visível a olho nu.

A tuberculose bovina, o protótipo da pneumonia granulomatosa, caracteriza-se pela presença de uns poucos ou muitos granulomas caseosos (Fig. 9-80). As alterações macroscópicas iniciais consistem em pequenos focos (tubérculos) geralmente observados nas áreas subpleurais dorsocaudais. Com a progressão, as lesões ampliam-se e tornam-se confluentes, formando grandes áreas de necrose caseosa. A calcificação dos granulomas é um achado típico da tuberculose bovina. A presença de nódulos isolados ou múltiplos ocorre na pleura e no peritônio, em uma configuração denominada *tuberculose perolada*. Microscopicamente, o tubérculo é composto por diversos tipos de células mononucleares. Nos tubérculos novos, que não são caseosos, as células epiteliodes e as células gigantes de Langhans agrupam-se no centro, rodeadas por linfócitos, plasmócitos e macrófagos. Mais tarde, a necrose caseosa passa a ocupar o centro, secundariamente aos efeitos da hipersensibilidade mediada por células, e é circundada por fibrose na periferia. Os organismos álcool-acidorresistentes podem ser numerosos, mas geralmente são de difícil detecção em secções histológicas ou esfregaços.

Clinicamente, os sinais de tuberculose estão relacionados com a disfunção de um determinado sistema orgânico ou o estado geral de debilitação, a produção reduzida de leite e o emaciamento. Na forma pulmonar, que representa mais de 90% dos casos bovinos, uma tosse crônica úmida pode progredir para dispneia. Os linfonodos traqueobrônquicos aumentados podem contribuir para a dispneia pressionando as vias aéreas, e o aumento dos linfonodos mediastínicos caudais pode comprimir a porção caudal do segmento torácico do esôfago e induzir timpanismo.

Pneumonias Intersticiais. Pneumonia intersticial atípica (PIA) é um termo clínico vago enraizado na literatura veterinária, mas que já causou enorme confusão entre os veterinários. O termo foi usado inicialmente para descrever formas agudas e crônicas de pneumonia bovina que não enquadravam em nenhuma das formas "clássicas" por causa da ausência de exsudato e de tosse produtiva. Microscopicamente, os critérios para o diagnóstico da pneumonia intersticial atípica em bovinos eram baseados na ausência de exsudato evidente e na presença de edema, enfisema intersticial (ver a seção Enfisema Pulmonar), membranas hialinas, hiperplasia de pneumócitos do tipo II e fibrose alveolar com infiltrados celulares intersticiais. Na época, qualquer doença ou síndrome pulmonar que envolvesse algumas das lesões anteriormente citadas era tradicionalmente diagnosticada como pneumonia intersticial atípica, e o agrupamento de todas essas síndromes diferentes era irrelevante porque a sua etiopatogênese era desconhecida.

As pesquisas laboratoriais e de campo demonstraram que a maioria das síndromes bovinas anteriormente agrupadas sob o título PIA tinham causas e patogêneses bastante diferentes (Fig. 9-88). Além disso, o que antigamente era "atípico" passou a ser tão comum que, hoje, encontrar "casos atípicos" de PIA é algo relativamente corriqueiro. Por todas essas razões, os pesquisadores, em sua maior parte, britânicos, propuseram que todas essas síndromes anteriormente agrupadas como PIA fossem denominadas de acordo com a sua causa ou patogênese específica. As síndromes bovinas mais comuns caracterizadas por edema, enfisema, membranas hialinas e hiperplasia de pneumócitos do tipo II incluem edema e enfisema pulmonar bovino (febre da rebrota), "alveolite alérgica extrínseca" (pneumonite por hipersensibilidade), "síndrome de reinfecção" (hipersensibilidade a *Dictyocaulus* sp. ou BRSV), alergia a leite, ingestão de batatas mofadas, intoxicação por paraquat, gases tóxicos formados nos silos, micotoxinas e outras.

Edema e Enfisema Pulmonar Bovino Agudo (Febre da Rebrota). O edema e enfisema pulmonar bovino agudo (EEPAB), conhecido na Grã-Bretanha como "febre da rebrota" (nenhuma associação a condições atmosféricas), acomete bovinos que normalmente pastejam em pastos "rebrotados" (p. ex. pastagem que rebrota, que cresce novamente depois que o feno ou silagem é cortada). Do ponto de vista epidemiológico, o EEPAB normalmente ocorre em gado de corte adulto no outono, quando há troca de pasto, de grama curta e seca a grama verde e exuberante. É de consenso geral que o l-triptofano presente no pasto é metabolizado no rúmen e convertido em 3-metilindol, que, por sua vez, é absorvido pela circulação sanguíneo e transportado para os pulmões. As oxidases de função mista presentes nas células epiteliais bronquiolares não ciliadas (células *Club*, ou células de Clara) metabolizam e convertem 3-metilindol em um composto altamente pneumotóxico que causa necrose extensa e seletiva das células bronquiolares e dos pneumócitos do tipo I (Figs. 9-88 e 9-89) e aumenta a permeabilidade alveolar, resultando em edema, espessamento do interstício alveolar e enfisema alveolar e intersticial. Além disso, o 3-metilindol interfere no metabolismo lipídico dos pneumócitos do tipo II.

As lesões macroscópicas são as mesmas da pneumonia intersticial difusa, com edema alveolar e intersticial severo e enfisema interlobular (Fig. 9-55, A). Os pulmões se apresentam dilatados, pálidos e com textura borrachuda, e as lesões são mais evidentes nos lobos caudais. Microscopicamente, as lesões são edema alveolar e intersticial e enfisema, formação de membranas hialinas características nos alvéolos (Fig. 9-55, B), e naqueles animais que sobrevivem por vários dias, hiperplasia de pneumócitos do tipo II e fibrose alveolar e intersticial.

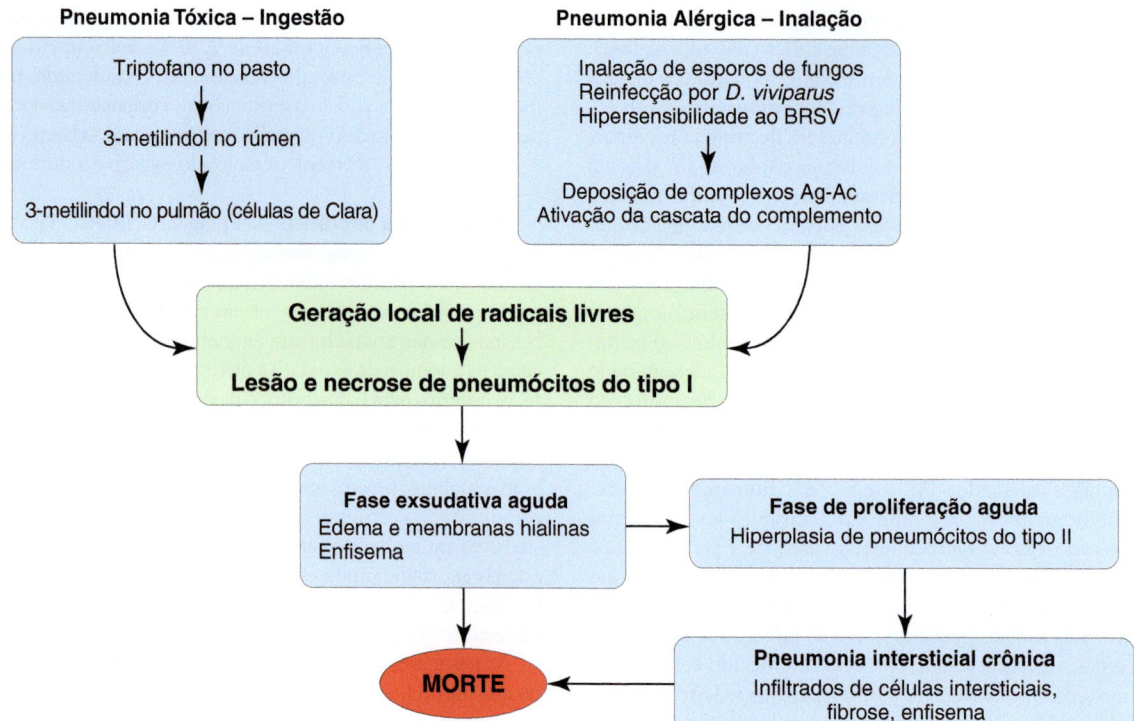

Figura 9-88 **Patogênese de Pneumonias Tóxicas e Alérgicas ("Pneumonias Intersticiais Atípicas") em Bovinos.** (Cortesia de Dr. A. López e Dr. C. Legge, Atlantic Veterinary College.)

Clinicamente, o gado desenvolve desconforto respiratório severo 10 dias após a troca abrupta de pasto, além de condições como dispneia expiratória, respiração oral e evidência de enfisema pulmonar e, até mesmo, subcutâneo, ao longo do dorso. Experimentalmente, a redução da conversão ruminal de l-triptofano em 3-metilindol previne o desenvolvimento de EEPAB.

Vários outros agentes causam praticamente a mesma síndrome clínica e patológica que aquela observada no EEPAB. Acredita-se que a patogênese seja semelhante, embora outros fatores tóxicos sejam presumivelmente específicos para cada síndrome. Um desses fatores pneumotóxicos é o 4-ipomeanol, encontrado em batatas-doces mofadas contaminadas com o fungo *Fusarium solani*. As oxidases de função mista presentes nos pulmões ativam o 4-ipomeanol, que age como um potente pneumotóxico capaz de produzir lesões oxidativas irreversíveis aos pneumócitos do tipo I e às células epiteliais bronquiolares, presumivelmente através da lipoperoxidação das membranas celulares. Do mesmo modo, a hortelã-roxa (*Perilla frutescens*), uma árvore malcheirosa chamada *stinkwood* (*Zieria arborescens*), a colza e a couve (da espécie *Brassica*) também causam edema pulmonar, enfisema e pneumonia intersticial.

Alveolite Alérgica Extrínseca. A alveolite alérgica extrínseca (pneumonite por hipersensibilidade), uma das doenças alérgicas mais comuns em bovinos, acomete principalmente vacas leiteiras adultas estabuladas no inverno. Essa doença compartilha muitas similaridades com sua congênere humana conhecida como "pulmão de fazendeiro", resultante de uma reação de hipersensibilidade do tipo III a antígenos orgânicos inalados, na maioria das vezes esporos fúngicos, principalmente de actinomiceto termofílico, *Saccharopolyspora rectivirgula* (*Mycropolyspora faeni*), geralmente encontrado em feno mofado. Em seguida, ocorre uma resposta dos anticorpos aos esporos inalados e à deposição local de complexos antígeno-anticorpo (reação de Arthus) nos pulmões (Fig. 9-88). Como a condição afeta apenas alguns animais do rebanho ou, esporadicamente, o fazendeiro, presume-se que os fatores intrínsecos do hospedeiro, como a desregulação de células dendríticas, linfócitos T, IgG, interleucinas, IFN-γ e surfactante, estejam envolvidos na patogênese da doença.

Macroscopicamente, as lesões pós-morte variam de focos subpleurais, cinza e discretos (inflamação granulomatosos), a lesões graves em que os pulmões se apresentam firmes e pesados com aspecto "carnudo" devido à pneumonia intersticial com hiperplasia de pneumócitos do tipo II, infiltração linfocitária e fibrose intersticial. Caracteristicamente, granulomas não caseosos e discretos que se formam em resposta à deposição de complexos antígeno-anticorpo espalham-se pelos pulmões. Os casos crônicos de alveolite alérgica extrínseca podem evoluir para alveolite fibrosante difusa. Clinicamente, a condição pode ser aguda ou crônica; a segunda apresenta um padrão cíclico de exacerbação durante os meses de inverno. Perda de peso, tosse e baixa tolerância ao exercício são características clínicas. A recuperação pode ser total se a doença for reconhecida e tratada no início.

Síndrome de Reinfecção. A hipersensibilidade à reinfecção por larvas de *Dictyocaulus vivaparus* é outra síndrome alérgica manifestada nos pulmões que causa sinais e lesões indistinguíveis da EEPAB, à exceção dos eosinófilos e, possivelmente, das larvas presentes no exsudato alveolar. A reação de hipersensibilidade no pulmão causa lesão alveolar difusa e edema, necrose de pneumócitos do tipo I e hiperplasia de pneumócitos do tipo II. Nos últimos estágios da doença, formam-se pequenos granulomas com infiltrados intersticiais de células mononucleares.

Já foi sugerido, mas não confirmado, que, nos últimos estágios da infecção pelo BRSV em bovinos, também pode ocorrer, esporadicamente, enfisema com alveolite proliferativa difusa e formação de membranas hialinas. Presume-se que essa doença compartilhe muitas semelhanças com as infecções "atípicas" ocasionalmente observadas em crianças com vírus respiratório sincicial (cepa humana de RSV), nas quais a hipersensibilidade ao vírus ou o aumento da resposta imune induzido pelo vírus resulte em pneumonite por hipersensibilidade (Fig. 9-88). A infecção pelo BRSV é conhecida também por aumentar a hipersensibilidade a alérgenos ambientais em bovinos.

Outras Formas de Pneumonia Intersticial Bovina. A inalação de gases esterco ("fossa"), como dióxido de nitrogênio (NO_2), sulfeto de hidrogênio (H_2S) e amônia (NH_3), provenientes de silos ou esgoto,

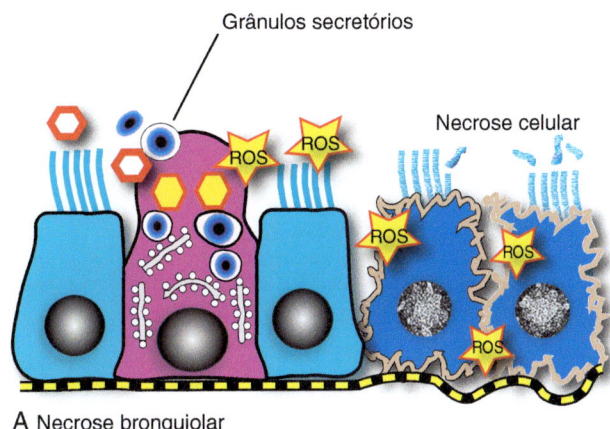

Grânulos secretórios

Necrose celular

ROS   ROS

ROS

ROS   ROS

ROS

A Necrose bronquiolar

Pneumócito tipo II
Pneumócito tipo I
Capilar alveolar
Neutrófilo

Espaço alveolar

ROS

ROS   ROS

ROS

Edema

ROS

B Necrose e edema alveolar

⬡ Pneumotóxico

⬢ Metabólito tóxico

✦ROS Espécies reativas de oxigênio

Figura 9-89 Lesão Bronquiolar e Alveolar Causada por Pneumotóxicos. A, Os pneumotóxicos inalados, como paraquat e 3-metilindol, são metabolizados e convertidos em metabólitos tóxicos e espécies reativas de oxigênio (ROS) pelas células *Club* bronquiolares. As ROS alcançam as células bronquiolares adjacentes (*azul*) por difusão, causando agressão e necrose (*duas células da direita*). Os grânulos secretórios liberados pelas células *Club* (células de Clara) contêm várias proteínas, como proteína semelhante a surfactante, proteína anti-inflamatória (CC10) e proteínas do revestimento bronquiolar. **B,** As ROS produzidas pelas células *Club* (células de Clara) também são absorvidas pelos capilares na lâmina própria e transferidas pelo sistema circulatório para os capilares pulmonares, onde elas rompem a barreira hematoaérea, causando degeneração e necrose de pneumócitos do tipo I. Esse processo resulta no vazamento de fluido plasmático (edema alveolar [*cor-de-rosa*]) e extravasamento de eritrócitos (hemorragia alveolar) e neutrófilos (inflamação). Os pneumotóxicos ingeridos podem ser metabolizados pelo fígado, resultando na liberação no sistema circulatório de ROS, que, em seguida, rompe a barreira hematoaérea de modo semelhante. (Cortesia de Dr. A. López e Dr. C. Legge, Atlantic Veterinary College.)

pode representar grave perigo para animais e seres humanos. Em concentrações tóxicas, esses gases causam necrose das células bronquiolares e dos pneumócitos do tipo I, além de edema pulmonar fulminante que provoca asfixia e morte rápida (Fig. 9-60). Como outros gases oxidantes, a inalação de NO_2 (gás de silagem) causa também

bronquiolite, edema e pneumonia intersticial e, nos sobreviventes, bronquiolite obliterante ("doença do enchedor de silo").

A inalação de fumaça oriunda de incêndios em estábulos e casas é esporadicamente observada por veterinários e patologistas. Além de queimaduras cutâneas, os animais envolvidos em incêndios acidentais sofrem extensas lesões térmicas produzidas pelo calor nas mucosas nasal e laríngea, bem como irritação química severa do pulmão causada pela inalação de gases de combustão e partículas. Os animais que sobrevivem ou são resgatados de incêndios geralmente desenvolvem edema nasal, laríngeo e traqueal, bem como hemorragia pulmonar e edema alveolar causados por lesão química à barreira hematoaérea ou por SARA decorrente da produção excessiva de radicais livres durante a resposta inflamatória pulmonar. O exame microscópico dos pulmões geralmente revela a presença de partículas de carbono (fuligem) nas superfícies mucosas do sistema condutor.

Pneumonias Parasitárias

Pneumonia Verminótica (Dictyocaulus viviparus). As lesões pulmonares nas pneumonias parasitárias variam de pneumonia intersticial causada por larvas migratórias a bronquite crônica, ocasionada por parasitas intrabrônquicos adultos, e pneumonia granulomatosa, provocada por larvas mortas, parasitas aberrantes ou ovos de parasitas. Em muitos casos, uma "síndrome eosinofílica" nos pulmões é caracterizada por infiltrados de eosinófilos no interstício pulmonar e nos espaços alveolares e por eosinofilia sanguínea. A atelectasia e o enfisema decorrentes de obstrução das vias aéreas por parasitas e secreções mucosas também são achados comuns nas pneumonias parasitárias. A severidade dessas lesões está relacionada com o número e tamanho dos parasitas e a natureza da reação do hospedeiro, que, às vezes, inclui reações de hipersensibilidade (ver seção Síndrome de Reinfecção). Um termo genérico comum para designar todas essas doenças é *pneumonia verminótica*, e os nematódeos adultos geralmente são visíveis a olho nu nas vias aéreas (Fig. 9-90).

Dictyocaulus viviparus é um nematódeo pulmonar (verme pulmonar) importante, responsável por uma doença em bovinos conhecida como *pneumonia verminótica* ou *bronquite verminótica*. Os parasitas adultos vivem nos brônquios dos bovinos, principalmente nos lobos caudais, causando irritação brônquica severa, bronquite e edema pulmonar, os quais, por sua vez, são responsáveis pela atelectasia lobular e pelo enfisema intersticial. A atelectasia fica limitada aos lóbulos dos pulmões ventilados pelos brônquios obstruídos (dorsocaudais). O enfisema intersticial (interlobular) é causado pelos movimentos expiratórios forçados contra o brônquio parcialmente obstruído. Além da inflamação da mucosa brônquica, a broncoaspiração de larvas e ovos também causa um influxo de leucócitos para o espaço broncoalveolar (alveolite). A pneumonia verminótica é observada com mais frequência em bezerros durante o seu primeiro verão alimentando-se de pastos usados repetidamente de um ano para outro, particularmente em regiões da Europa que têm um clima fresco e úmido. O parasita é capaz de sobreviver ao inverno nos pastos, mesmo em climas tão frios quanto o do Canadá, e os animais mais velhos podem ser portadores por um tempo considerável.

Na necrópsia, as lesões aparecem como áreas de atelectasia escuras ou cinzentas, deprimidas, em forma de cunha, envolvendo poucos ou muitos lóbulos normalmente na face dorsocaudal dos pulmões. Na superfície de corte, espuma edematosa e muco misturado a nematódeos brancos finos (até 80 mm de comprimento) são visíveis nos brônquios (Fig. 9-90). Na maioria dos casos graves, números maciços de nematódeos enchem a árvore brônquica. Microscopicamente, o lúmen brônquico é preenchido com parasitas misturados com muco devido à hiperplasia das células caliciformes, e há metaplasia escamosa do epitélio brônquico e bronquiolar por causa da irritação crônica. Existem também infiltrados inflamatórios na mucosa brônquica; edema alveolar; hiperplasia do BALT causada por estímulos imunológicos

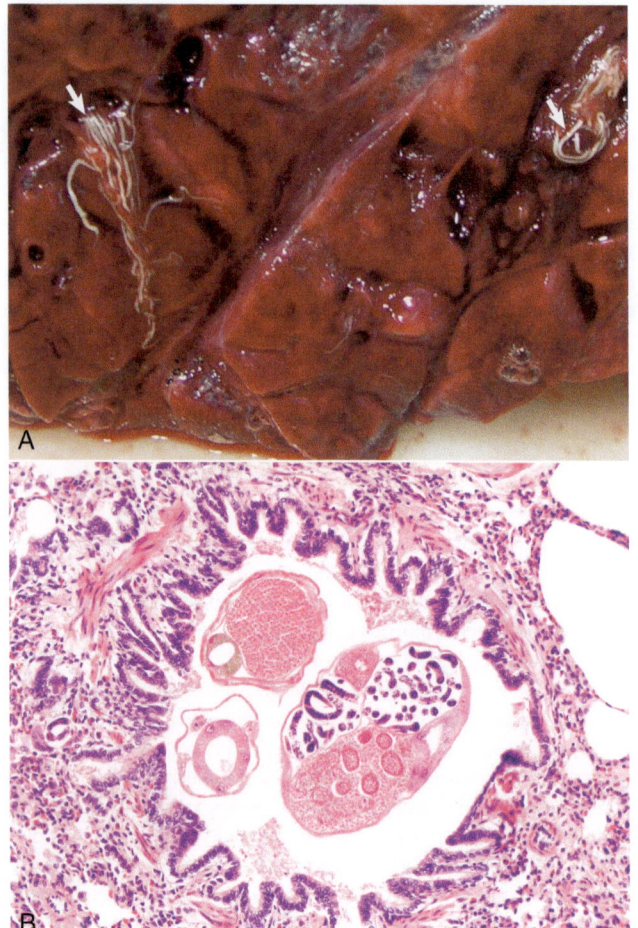

Figura 9-90 Pneumonia Verminótica (*Dictyocaulus viviparus*), Brônquio, Bezerro. A, Os brônquios contêm grande número de vermes pulmonares brancos e finos (*setas*) e grande quantidade de fluido espumoso transparente indicativo de edema. **B,** Corte transversal do brônquio com nematódeos. Coloração por HE. (**A** Cortesia de Dr. A. López e Dr. L. Miller, Atlantic Veterinary College. **B** Cortesia de Dr. A. López, Atlantic Veterinary College.)

persistentes; hipertrofia e hiperplasia do músculo liso dos bronquíolos devido ao aumento da contração e à redução do relaxamento muscular; e alguns granulomas eosinofílicos em torno dos ovos e de larvas mortas. Macroscopicamente, esses granulomas são nódulos não caseosos acinzentados (2 a 4 mm de diâmetro) e podem ser confundidos com aqueles observados nos estágios iniciais da tuberculose.

Os sinais clínicos (tosse) variam de acordo com a severidade da infecção, e os casos graves podem ser confundidos clinicamente com as pneumonias intersticiais. No caso de infestações parasitárias intensas com obstrução maciça das vias áreas, podem ocorrer dispneia expiratória e morte.

Uma forma diferente de pneumonia bovina, uma reação alérgica aguda conhecida como *síndrome de reinfecção*, ocorre quando bovinos adultos previamente sensibilizados são expostos a um grande número de larvas (*Dictyocaulus viviparus*). As lesões dessa síndrome são as mesmas da pneumonia por hipersensibilidade anteriormente descrita.

Outros Parasitas Pulmonares. O *Ascaris suum* é o verme intestinal redondo mais comum dos suínos; as larvas não conseguem completar o seu ciclo de vida nos bezerros, mas podem migrar para os pulmões, causando pneumonia severa e a morte dos bezerros 2 semanas após a infecção. Normalmente, a infecção é contraída a partir do solo em que suínos infestados eram mantidos anteriormente. As lesões macroscópicas são uma pneumonia intersticial difusa com focos hemorrágicos, atelectasia e edema interlobular e enfisema, seme-

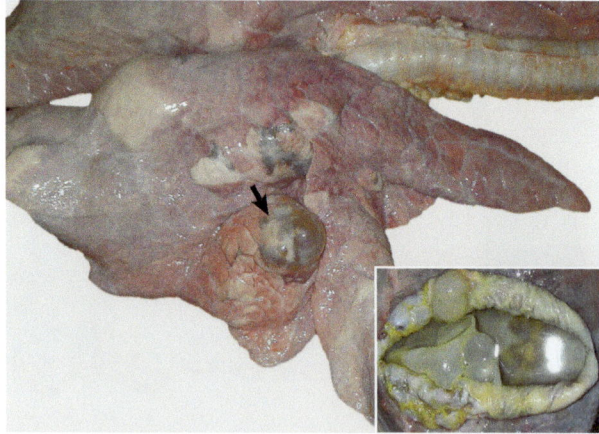

Figura 9-91 Hidatidose (Equinococose), Pulmão, Ovelha. Presença de um cisto hidático grande (*seta*) *no* parênquima pulmonar. *Detalhe*, Cisto hidático, secção de corte aberta. O cisto contém líquido e larvas e apresenta-se fechado por uma cápsula fibrosa. (Cortesia de Dr. Manuel Quezada, Universidad de Concepción, Chile.)

lhante ao que se observa nos pulmões de suínos (Fig. 9-77). Microscopicamente, existem hemorragias intra-alveolares focais causadas por lavas que migram através das paredes alveolares. Algumas larvas misturas a fluido edematoso e exsudato celular (inclusive eosinófilos) podem ser invisíveis nos bronquíolos e alvéolos. As paredes alveolares apresentam-se espessadas por causa do edema e de algumas células inflamatórias. Os sinais clínicos incluem tosse e dispneia expiratória a ponto de provocar respiração oral.

Os cistos hidáticos, o estágio intermediário de *Echinococcus granulosus*, podem ser encontrados nos pulmões e no fígado e em outras vísceras de ovinos e, em menor proporção, bovinos, suínos, caprinos, equinos e seres humanos. O estágio adulto é uma tênia que parasita o intestino de canídeos. A hidatidose ainda é uma zoonose importante em alguns países, e a perpetuação do ciclo de vida do parasita resulta da alimentação dos animais com vísceras malcozidas de ovinos infestados e do consumo de carne não inspecionada. Os cistos hidáticos geralmente têm 5 a 15 cm de diâmetro, e podem ser encontrados em grandes números nas vísceras dos animais afetados (Fig. 9-91). Cada cisto parasitário apresenta-se preenchido com fluido transparente; numerosos cistos-filhos ligam-se à parede, cada um contendo várias "cápsulas prolígeras" com protoescólices dentro. Os cistos hidáticos têm pouca importância clínica nos animais, mas são economicamente importantes devido à condenação da carcaça.

Pneumonias por Aspiração. A inalação de conteúdos ruminais regurgitados ou a deposição iatrogênica de medicamentos ou leite na traqueia pode causar pneumonia por aspiração grave e geralmente fatal. Substâncias não irritantes, como o óleo mineral, podem incitar apenas uma broncopneumonia leve supurativa ou histiocítica, enquanto alguns "remédios caseiros" ou conteúdos ruminais são altamente irritantes e causam broncopneumonia fibrinosa necrosante. O lobo cranial direito do pulmão tende a ser o mais afetado porque o brônquio cranial direito é o ramo mais cranial e adentra a face ventrolateral da traqueia. Entretanto, a distribuição pode variar quando os animais aspiram em decúbito lateral. Em alguns casos graves, a necrose pulmonar pode sofrer complicações resultantes de infecção por organismos saprófitas presentes no conteúdo ruminal, ocasionando pneumonia gangrenosa fatal. A pneumonia por aspiração deve sempre ser considerada em animais cuja deglutição se apresente prejudicada – por exemplo, aqueles com fenda palatina ou hipocalcemia (febre do leite). Por outro lado, doenças neurológicas, como encefalite (p. ex. raiva) ou encefalopatia (p. ex. intoxicação por chumbo), devem ser investigadas em animais em que a causa da pneumonia por aspiração não se explique de outra maneira. Dependendo da natureza do material aspirado, a avaliação histopatológica geralmente revela partículas estranhas como células vegetais, gotículas de leite e grande número de bactérias nos brônquios, bronquíolos e alvéolos. As células vegetais e o leite normalmente induzem uma resposta neutrofílica seguida por uma reação histiocítica com células gigantes multinucleadas do tipo "corpo estranho". Para a confirmação microscópica de partículas aspiradas no pulmão, são usadas colorações especiais (p. ex. PAS para células vegetais e Oil Red-O para óleo ou gotículas de leite).

Pneumonias em Ovinos e Caprinos
Pneumonias Virais

Maedi (Maedi/Visna). A maedi é uma importante doença viral persistente dos ovinos que se estende por toda a vida e ocorre na maioria dos países, exceto na Austrália e na Nova Zelândia. Maedi significa "falta de ar" em islandês, e é conhecida como *doença de Graaf-Reinet* na África do Sul, *Zwoegerziekte* na Holanda, *La bouhite* na França e *pneumonia progressiva ovina* (PPO) nos Estados Unidos. Mais recentemente, a doença passou a ser designada também como *pneumonia intersticial linfoide ovina induzida por lentivírus* ou simplesmente *pneumonia intersticial linfoide* (PIL).

A maedi é causada pelo vírus maedi/visna (VMV), um lentivírus de pequenos ruminantes (SRLV) não oncogênico da família Retroviridae e antigenicamente relacionado com o lentivírus causador da artrite-encefalite caprina (CAE). Os estudos soroepidemiológicos indicam que a infecção está disseminada entre a população ovina; no entanto, a doença clínica parece ser rara.

A patogênese não é totalmente conhecida, mas se sabe que a transmissão se dá, em grande parte, verticalmente, por meio da ingestão de colostro infectado, e horizontalmente, mediante a inalação de secreções respiratórias infectadas. Uma vez no corpo, o lentivírus ovino causa infecções que se prolongam por toda a vida dentro de monócitos e macrófagos, incluindo os macrófagos intravasculares alveolares e pulmonares; os sinais clínicos só se desenvolvem após um longo período de incubação de 2 anos ou mais.

Ao morrer, os animais apresentam pneumonia intersticial grave e os pulmões não colabam quando o tórax é aberto. Em geral, observa-se na superfície pleural a presença de notáveis impressões costais, indicadoras de pulmões expandidos (Fig. 9-92). Os pulmões apresentam-se pálidos, mesclados e, em geral, pesados (duas ou três vezes o peso normal), e os linfonodos traqueobrônquicos, aumentados. Microscopicamente, a pneumonia intersticial caracteriza-se pela hiperplasia do BALT e pelo espessamento das paredes alveolares e do tecido intersticial peribrônquico pela infiltração maciça de linfócitos — principalmente linfócitos T (Fig. 9-75). O recrutamento de células mononucleares no interstício pulmonar é presumivelmente resultante da produção constante de citocinas por macrófagos e linfócitos pulmonares infectados por retrovírus. A hiperplasia de pneumócitos do tipo II não é um aspecto proeminente da maedi, provavelmente pelo fato de que, nessa doença, os pneumócitos do tipo I não são lesionados, mas há alguma fibrose alveolar e hipertrofia do músculo liso nos bronquíolos. Infecções bacterianas secundárias geralmente causam broncopneumonia concomitante. O aumento dos linfonodos regionais (traqueobrônquicos) se deve à hiperplasia linfoide severa, basicamente de linfócitos B. O vírus pode infectar também muitos outros tecidos, causando encefalite não supurativa (visna), artrite linfocítica, mastite linfofolicular e vasculite.

Clinicamente, a maedi caracteriza-se por dispneia e emaciamento insidioso e lentamente progressivo, apesar do bom apetite. A morte é inevitável depois que os sinais clínicos se evidenciam, mas pode levar muitos meses para ocorrer.

Artrite-Encefalite Caprina. A artrite-encefalite caprina (CAE) é uma doença retroviral dos caprinos (lentivírus de pequenos ruminantes), com uma patogênese notavelmente semelhante à da maedi/visna nos ovinos. Ela foi descrita inicialmente nos Estados Unidos, na

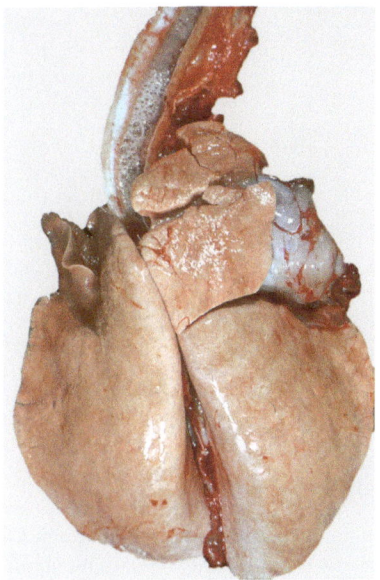

Figura 9-92 **Pneumonia Intersticial (Etiologia Desconhecida), Pulmão, Ovelha.** Os pulmões apresentam-se pesados, borrachudos e demonstram impressões costais (das costelas) na superfície da pleura visceral. A distribuição difusa é característica da pneumonia intersticial. A traqueia contém espuma (líquido do edema). (Cortesia de Western College of Veterinary Medicine.)

década de 1970, mas ocorre também no Canadá, na Europa, na Austrália e provavelmente em outras localidades. Essa doença apresenta duas formas clinicopatológicas principais: uma, que envolve o sistema nervoso central de cabritos e cabras novas, caracteriza-se por uma leucoencefalomielite não supurativa; a outra envolve as articulações de cabras adultas e caracteriza-se por artrite-sinovite crônica não supurativa. Além disso, a infecção pelo vírus da CAE pode causar pneumonia intersticial linfocítica crônica.

O lentivírus da CAE, o vírus da artrite e encefalite caprina (CAEV), está estreitamente relacionado com o vírus da maedi/visna e, na realidade, a infecção cruzada pelo vírus da CAE em ovinos foi obtida experimentalmente. A exemplo da maedi, presume-se que a infecção da CAE ocorra durante as primeiras semanas de vida, quando a cabra transmite o vírus à sua prole pelo colostro ou leite infectado. A transmissão horizontal entre cabras infectadas e suscetíveis por meio da via respiratória também foi descrita. Após entrar em contato com células da mucosa na porta de entrada, o vírus é fagocitado pelos macrófagos, que migram para os linfonodos regionais. Os macrófagos infectados disseminam-se por via hematógena para o sistema nervoso central, as articulações, os pulmões e as glândulas mamárias. Assim como a maedi, existem evidências de que o recrutamento de linfócitos é resultante da desregulação da produção de citocina por macrófagos e linfócitos infectados nos tecidos afetados. Podem transcorrer vários meses até que os anticorpos possam ser detectados no soro das cabras infectadas.

Macroscopicamente, a pneumonia intersticial é difusa e tende a ser mais severa nos lobos caudais. Os pulmões apresentam uma coloração róseo-acinzentada e textura firme com numerosos focos branco-acinzentados de 1 a 2 mm na superfície de corte. Os linfonodos traqueobrônquicos estão sempre aumentados. Microscopicamente, as paredes alveolares apresentam-se espessadas pela presença de linfócitos e hiperplasia conspícua de pneumócitos do tipo II (Fig. 9-93). Uma diferença importante entre as pneumonias da CAE e da maedi é que, na CAE, as lesões pulmonares são acompanhadas pelo acúmulo de material eosinofílico proteináceo nos alvéolos (proteinose alveolar), que, na micrografia eletrônica, apresenta características estruturais de surfactante pulmonar. A forma pulmonar da CAE pode ser confundida com a pneumonia parasitária (*Muellerius capillaris*), uma vez que essas duas doenças envolvem pneumonia intersticial linfocítica e podem coexistir no mesmo animal.

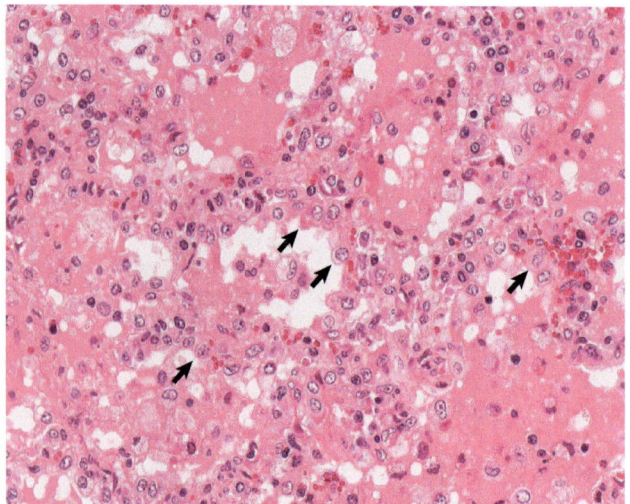

Figura 9-93 Pneumonia Intersticial, Artrite-Encefalite Caprina, Pulmão, Cabra. Espessamento dos septos alveolares com hiperplasia de pneumócitos do tipo II (*setas*). O lúmen alveolar apresenta-se preenchido com fluido rico em proteína misturado a macrófagos ocasionais ou células esfoliadas. Coloração por HE. (Cortesia de Joint Pathology Center, Conference, 201, Case 02 20222026.)

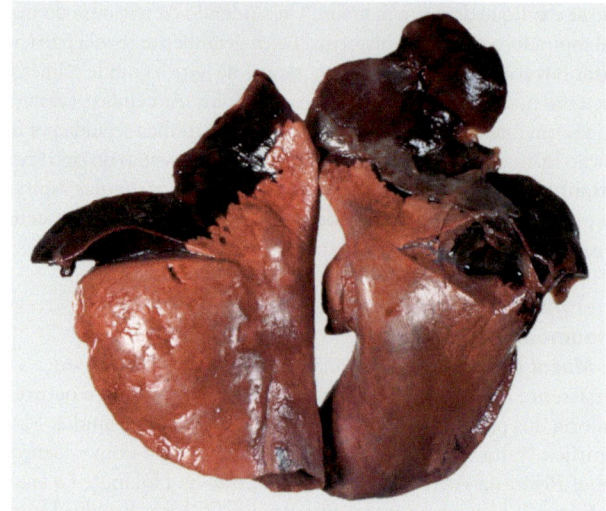

Figura 9-94 Broncopneumonia Fibrinosa Aguda (Pleuropneumonia), Mannheimiose Pneumônica (*Mannheimia haemolytica*), Pulmões, Ovelha. A face cranioventral do pulmão apresenta-se vermelha, inchada e muito firme (consolidada), com alguma fibrina na superfície pleural. Observa-se que o pulmão consolidado se assemelha ao fígado, uma alteração anteriormente conhecida como "hepatização". (Cortesia de Ontario Veterinary College.)

Clinicamente, os caprinos são ativos e afebris, mas perdem aos poucos o peso, apesar do apetite normal. Os sinais encefálicos e articulares tendem a ofuscar os sinais respiratórios, evidentes somente após esforço. A broncopneumonia bacteriana secundária é comum nos animais afetados.

Pneumonias Bacterianas. No passado, a *Pasteurella haemolytica* foi incriminada em quatro doenças importantes dos ovinos conhecidas como (1) *pasteurelose pneumônica ovina aguda* (febre do transporte), (2) *pneumonia enzoótica* (pneumonia crônica não progressiva), (3) *septicemia fulminante* e (4) *mastite*. Na nova nomenclatura, *Mannheimia haemolytica* é responsável pela pneumonia ovina que se assemelha à febre do transporte em bovinos (mannheimiose pneumônica ovina), à septicemia em ovelhas novas (menos de 3 meses de idade), à pneumonia enzoótica ovina e à mastite gangrenosa severa esporádica em ovinos. A *Bibersteinia (Pasteurella) trehalosi* (antigamente *Pasteurella haemolytica* biotipo T) é o agente incriminado na septicemia em ovelhas com 5 a 12 meses de vida.

Pneumonia Enzoótica Crônica. Nos ovinos, essa entidade é um complexo multifatorial de doenças que, ao contrário da mannheimiose pneumônica ovina, causa apenas uma pneumonia de leve a moderada e raramente é fatal. Em geral, afeta animais com menos de 1 ano. Custos significativos associados à pneumonia enzoótica crônica incluem a redução do ganho de peso, custos de mão de obra, honorários do veterinário e prejuízos no abate. O modificador "crônico" é usado, nesse caso, para evitar qualquer confusão com a mannheimiose pneumônica ("pneumonia enzoótica aguda"). Às vezes, a condição é denominada também pneumonia atípica, pneumonia não progressiva crônica, pneumonia proliferativa, entre outras designações.

A pneumonia enzoótica crônica é um termo clínico-epidemiológico e não envolve um único agente etiológico, mas uma combinação de fatores infecciosos, ambientais e de manejo. A lista de agentes infecciosos envolvidos na pneumonia enzoótica ovina inclui *Mannheimia haemolytica*, *Pasteurella multocida*, vírus da parainfluenza tipo 3 (PI-3), adenovírus, reovírus, vírus respiratório sincicial (RSV), clamídias e micoplasmas (*Mycoplasma ovipneumoniae*).

Nos estágios iniciais da pneumonia enzoótica, uma pneumonia broncointersticial cranioventral é caracterizada pelo espessamento moderado das paredes alveolares devido à hiperplasia de pneumócitos do tipo II. Em alguns casos, quando os pulmões são infectados por patógenos secundários, como *Pasteurella multocida*, a pneumonia pode evoluir para broncopneumonia fibrinosa ou supurativa. Pode-se esperar alguma evidência específica que indique os agentes infecciosos envolvidos (p. ex. grandes corpúsculos de inclusão intranucleares nas células epiteliais com infecção adenoviral), mas geralmente esse não é o caso, seja porque o exame raramente é feito no estágio agudo, quando as lesões ainda estão presentes, seja porque as infecções bacterianas secundárias mascaram as lesões primárias. Nos estágios avançados, a pneumonia enzoótica crônica caracteriza-se por bronquite hiperplásica, atelectasia, fibrose alveolar e peribronquiolar, e hiperplasia linfoide peribrônquica acentuada (pneumonia com manguitos).

Mannheimiose Pneumônica Ovina. A manneheimiose pneumônica ovina é uma das doenças mais comuns e economicamente significativas na maioria das regiões de criação de ovinos. A doença é causada por *Mannheimia haemolytica* e tem uma patogênese e lesões semelhantes às da mannheimiose pneumônica dos bovinos. A colonização e a infecção dos pulmões são facilitadas por fatores de estresse, como mudanças climáticas; manejo; desverminação; banho de imersão; infecções virais, como vírus da parainfluenza tipo 3 (PIV3), vírus respiratório sincicial (RSV) e adenovírus; e, provavelmente, infecções por clamídia e *Bordetella parapertussis*. As lesões caracterizam-se por broncopneumonia fibrinosa severa (cranioventral) com pleurite (Fig. 9-94). Os casos de graus subagudo a crônico evoluem para broncopneumonia purulenta, com sequelas como abscessos e aderências pleurais fibrosas. Os relatos de uma forma semelhante de mannheimiose pneumônica em ovinos Bighorn (*Ovis canadenses*) são cada vez mais frequentes.

Pasteurelose Septicêmica. A pasteurelose septicêmica, uma doença comum dos ovinos, é causada por *Bibersteinia trehalosi* (antigamente *Pasteurella trehalosi ou Mannheimia haemolytica* biotipo T) em ovelhas a partir de 5 meses de idade ou por *Mannheimia haemolytica* (biotipo A) em ovelhas com menos de 2 meses de vida. Ambos os organismos são transportados nas tonsilas e orofaringe de ovinos clinicamente saudáveis, e em circunstâncias anormais (especialmente sob estresse causado por mudanças alimentares ou ambientais), as bactérias podem invadir tecidos adjacentes, entrar na corrente sanguínea e causar septicemia. As lesões macroscópicas incluem uma faringite necrosante e tonsilite características; esofagite ulcerativa; congestão severa e edema pulmonar; necrose hepática focal; e petéquias na mucosa da língua, no esôfago e no intestino e, particularmente, nos pulmões e na pleura. Microscopicamente, a lesão de referência é uma trombose intravascular disseminada, geralmente com colônias de bactérias nos capilares dos tecidos afetados. Os capilares alveolares contêm bactérias e microtrombos, enquanto o lúmen alveolar contém fibrina e glóbulos vermelhos. *Mannheimia haemolytica* e *Bibersteinia trehalosi* são facilmente isoladas de muitos órgãos. Os animais afetados normalmente morrem algumas horas após a infecção e raramente apresentam sinais clínicos, como apatia, decúbito e dispneia.

Pleuropneumonia Caprina Contagiosa. Uma série de *Mycoplasma* spp., geralmente conhecida como o "grupo dos micoides", pode produzir infecções do trato respiratório em caprinos; entretanto, somente *Mycoplasma capricolum* ssp. *capripneumoniae* é considerado causador da pleuropneumonia contagiosa caprina. Esta doença é correspondente, em cabras, à pleuropneumonia bovina contagiosa em bovinos; os ovinos não têm uma doença equivalente. Essa doença é de notificação obrigatória para o OIE e é importante na África, no Oriente Médio e em regiões da Ásia, mas também ocorre em outras localidades.

As lesões macroscópicas causadas pelo *Mycoplasma capricolum* ssp. *capripneumoniae* são semelhantes às da doença bovina e consistem em broncopneumonia fibrinosa severa, geralmente unilateral, e pleurite; entretanto, a dilatação dos septos interlobulares (que normalmente não são tão desenvolvidos nos caprinos quanto nos bovinos) e a formação de sequestros pulmonares são menos óbvios do que na doença bovina. Clinicamente, a pleuropneumonia caprina contagiosa é semelhante à pleuropneumonia contagiosa bovina, com elevada morbidade e mortalidade, febre, tosse, dispneia e crescente estado de desconforto e fraqueza.

Outros Microplasmas de Pequenos Ruminantes. Pneumonia, poliartrite fibrinosa, septicemia, meningite, mastite, peritonite e aborto são possíveis manifestações da doença causada por *Mycoplasma mycoides* ssp. *mycoides* do tipo grande colônia e *Mycoplasma mycoides* ssp. *capri*. A patogenicidade de outros micoplasmas, como *Mycoplasma ovipneumoniae*, *Mycoplasma arginini* e *Mycoplasma capricolum* ssp. *capricolum*, em ovinos e caprinos ainda está sendo definida, e uma descrição específica das lesões seria prematura. Esses organismos provavelmente causam doença apenas em circunstâncias semelhantes àquelas da pneumonia enzoótica, em que fatores do hospedeiro, infecciosos e ambientais criam uma interação complexa na patogênese da doença. Já foi sugerido que anticorpos IgG dirigidos contra antígenos de micoplasmas ovinos produzem uma reação cruzada com as proteínas ciliares, causando inflamação e disfunção ciliar, uma condição em ovinos denominada *síndrome da tosse*.

Tuberculose. Embora a tuberculose geralmente seja considerada incomum em ovinos e caprinos, a tuberculose caprina tornou-se uma doença significativa em regiões da Espanha e da França. O *Mycobacterium caprae* (antigamente *Mycobacterium bovis* ssp. *caprae*/*Mycobacterium tuberculosis* ssp. *caprae*) é a causa mais comum, mas a infecção por *Mycobacterium bovis* ou pelo complexo *Mycobacterium avium* ocorre quando a doença é prevalente em outras espécies na localidade. A forma pulmonar, semelhante à observada em bovinos, caracteriza-se por uma pneumonia granulomatosa com granulomas múltiplos, grandes, caseosos, calcificados e bem-encapsulados espalhados pelos pulmões. Os organismos intralesionais álcool-acidorresistentes contidos nos macrófagos não são tão abundantes quanto na tuberculose bovina.

Staphylococcus aureus. Ovinos novos (2 a 12 semanas de vida) são suscetíveis à septicemia causada por *Staphlycoccus aureus* (piemia por carrapatos). Essa bactéria causa inflamação generalizada e abscessos nas articulações, no coração, no fígado, nos rins e no sistema nervoso central, e, no pulmão, pode produzir também broncopneumonia e abscessos pulmonares.

Pneumonias Parasitárias

Dictyocaulus filaria. *Dictyocaulus filaria*, também denominada *grande verme pulmonar*, é uma grave doença pulmonar parasitária de distribuição mundial que acomete mais comumente cordeiros e cabritos, mas também

adultos. O ciclo de vida e as lesões semelhantes aos da *Dictyocaulus viviparus* dos bovinos. Semelhante ao que se observa em bovinos com *Dictyocaulus viviparus*, há presença de áreas de atelectasia resultante de obstrução bronquiolar, particularmente nas faces dorsocaudais dos lobos caudais dos pulmões. Microscopicamente, os pulmões afetados caracterizam-se por bronquite eosinofílica catarral com hiperplasia linfoide peribrônquica e hiperplasia do músculo liso dos brônquios e bronquíolos. Os bronquíolos e alvéolos podem conter líquido edematoso, eosinófilos e larvas e ovos de parasitas. Na porção distal do pulmão, é possível observar granulomas microscópicos causados por ovos aspirados. Os sinais clínicos (tosse, dispneia moderada e perda de condicionamento) e as lesões estão relacionados principalmente com a obstrução dos pequenos brônquios por parasitas adultos e filárias. Anemia de patogênese indeterminada e pneumonia bacteriana secundária são condições comuns em pequenos ruminantes com essa doença parasitária.

Muellerius capillaris. *Muellerius capillaris*, também denominado *verme nodular do pulmão*, contamina ovinos e caprinos na maioria das regiões do mundo e é o parasita pulmonar mais comum dos ovinos na Europa e no Norte da África. A ocorrência da doença é condicionada à presença de lesmas ou caracóis como hospedeiros intermediários. As lesões em ovinos normalmente consistem em nódulos subpleurais multifocais que tendem a ser mais numerosos nas áreas dorsais dos lobos caudais dos pulmões (Fig. 9-95, A). Esses nódulos são macios e hemorrágicos nos

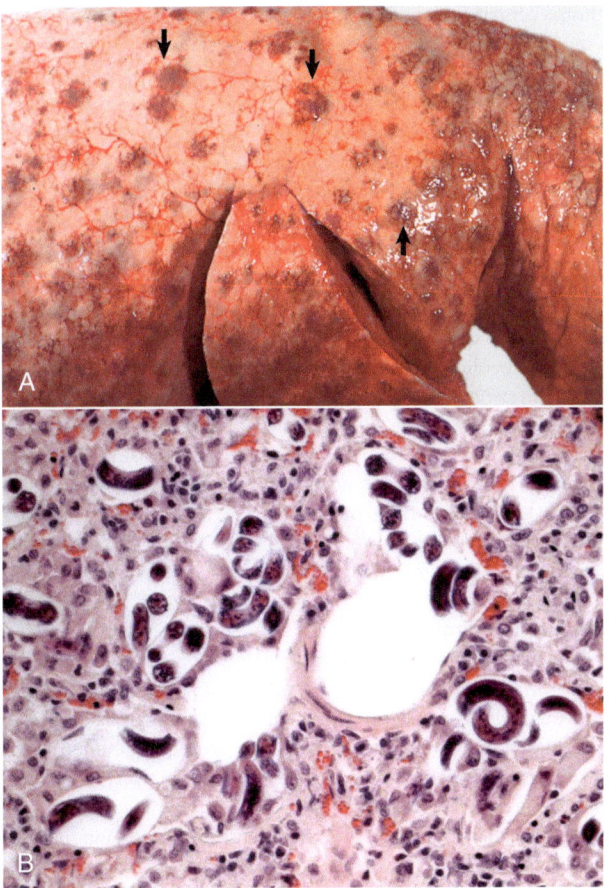

Figura 9-95 **Pneumonia Granulomatosa Multifocal, Verme Pulmonar (*Muellerius* spp.), Pulmões, Ovelha. A,** Nódulos múltiplos vermelho-acinzentados (granulomas) (*setas*) estão disseminados por todo o parênquima pulmonar. À palpação, os pulmões demonstram textura nodular. **B,** Larvas espiraladas de *Muellerius* spp. no pulmão. Observa-se também a presença de células mononucleares se estendendo para o interstício pulmonar circundante. Coloração por HE. (**A** Cortesia de Dr. J. Edwards, Texas A&M University, Olafson Short Course, Cornell Veterinary Medicine. **B** Cortesia de Dr. A. López, Atlantic Veterinary College.)

estágios iniciais, mas depois assumem uma coloração cinza-esverdeada e tornam-se mais duros ou calcificam-se. Microscopicamente, ocorre uma reação granulomatosa eosinofílica focal nos alvéolos subpleurais, onde residem os parasitas adultos, os ovos e as larvas espiraladas (Fig. 9-95, B). Os sinais clínicos normalmente não são aparentes.

Os caprinos diferem dos ovinos por apresentarem lesões intersticiais difusas, e não focais; além disso, a reação aos parasitas observada microscopicamente varia da quase ausência total de lesões a uma pneumonia intersticial grave com densos infiltrados de células mononucleares nas paredes alveolares, assemelhando-se às infecções causadas pelo vírus da CAE ou por micoplasmas. Os efeitos secundários da infecção por *Muellerius capillaris* em ovinos e caprinos incluem ganho reduzido de peso e, possivelmente, infecções bacterianas secundárias.

Protostrongylus rufescens. *Protostrongylus rufescens* é um parasita de distribuição mundial que contamina ovinos, caprinos e ruminantes selvagens. Sua ocorrência requer a presença de um caracol como hospedeiro intermediário. A infecção normalmente é de natureza subclínica, mas *Protostrongylus rufescens* pode ser patogênico para cordeiros e cabritos, causando, potencialmente, anorexia, diarreia, perda de peso e corrimento nasal mucopurulento. O parasita adulto reside nos bronquíolos como *Dictyocaulus* spp., mas cria nódulos pulmonares semelhantes aos de *Muellerius capillaris*.

Pneumonias em Suínos

As pneumonias suínas são, sem dúvidas, um grande obstáculo para a indústria contemporânea de suínos. A incidência, a prevalência e as taxas de mortalidade das pneumonias em suínos dependem de uma série de interações multifatoriais e complexas. Entre os elementos mais comuns reconhecidamente ligados às pneumonias suínas estão os seguintes:

- Hospedeiro (idade, composição genética, estado imunológico)
- Agentes infecciosos (vírus, bactérias)
- Fatores ambientais (umidade, temperatura, concentrações de amônia)
- Práticas de manejo (aglomerações, mistura de animais, qualidade do ar, nutrição, estresse)

Devido à natureza dessas interações multifatoriais, ficará óbvio nos parágrafos que se seguem que um tipo específico de pneumonia geralmente evolui ou coexiste com outro. O termo *complexo de doença respiratória suína* (PRDC) foi introduzido na prática clínica para descrever suínos com sinais de infecção respiratória envolvendo infecções combinadas bacterianas e virais. Entre os parasitas geralmente implicados estão o vírus da síndrome reprodutiva e respiratória suína (PRRSV), o vírus da influenza suína (SIV), o circovírus suíno tipo 2 (PCV2), o coronavírus respiratório suíno (PRCoV), *Mycoplasma hyopneumoniae* e *Pasteurella multocida*.

Pneumonias Virais

Influenza Suína (Gripe Suína). A influenza suína, uma doença respiratória viral aguda altamente contagiosa dos suínos, é causada pelo vírus da influenza suína (SIV), um vírus da influenza do tipo A da família Orthomyxoviridae. É de consenso geral que a influenza suína é resultante da adaptação do vírus da influenza do tipo A que causou a pandemia de influenza humana durante a Primeira Guerra Mundial. Os subtipos mais comuns de SIV atualmente circulantes em suínos são H1N1, H1N2 e H3N2. Enzoótica em todo o mundo, a influenza suína é conhecida por infectar seres humanos que têm contato próximo com porcos infectados. Em 2009, um surto de influenza suína-humana (H1N1), presumivelmente transmitida de suínos para seres humanos, surgiu no México e rapidamente se espalhou para muitos países em todo o mundo. Essa nova "pandemia" foi atribuída a um rearranjo triplo entre o vírus da influenza do tipo A e segmentos genéticos das cepas suína, aviária da Eurásia e humana. A infecção humana por essa nova cepa afetou principalmente crianças e adultos jovens, bem como pessoas de qualquer idade com condição debilitante subjacente.

A transmissão entre suínos infectados e suínos suscetíveis ocorre principalmente por aerossol ou por via oral. O vírus da influenza suína liga-se às células epiteliais do trato respiratório superior e lá se replica; a infecção das células epiteliais se espalha rapidamente para as mucosas nasal, traqueal e brônquica, e os surtos mais graves refletem maior envolvimento das vias aéreas intrapulmonares e a ocorrência de infecção secundária por *Pasteurella multocida, Trueperella (Arcanobacterium) pyogenes* ou *Haemophilus* spp. Embora incomum, seres humanos infectados com influenza suína (H1N1) podem transmitir o vírus para suínos; portanto, é importante que veterinários ou funcionários com doença semelhante à influenza fiquem longe de fazendas de suínos. Existem relatos de transmissão natural dos vírus H1N1 e H5N1 de seres humanos para furões (*Mustela putorius furo*), gatos e cães.

As lesões pulmonares causadas apenas pelo vírus da influenza raramente são observadas na sala de necrópsia, dada a baixa taxa de mortalidade da doença quando não há complicações causadas por infecções bacterianas secundárias. Macroscopicamente, uma intensa inflamação que varia de catarral a mucopurulenta estende-se das passagens nasais para os bronquíolos, com volume de muco suficiente para obstruir as vias aéreas e causar atelectasia lobular ou multilobular nas regiões cranioventrais dos pulmões. A aparência pode ser semelhante a olho nu, mas não microscopicamente, à da infecção por *Mycoplasma hyopneumoniae*. Os casos fatais apresentam edema pulmonar alveolar e intersticial grave. Microscopicamente, as lesões em casos não complicados são características de bronquite-bronquiolite necrosante induzida por vírus, que, em casos graves, se estende para os alvéolos como pneumonia broncointersticial. A doença caracteriza-se por necrose do epitélio brônquico/bronquiolar, espessamento e infiltração da parede alveolar por células mononucleares e agregados de macrófagos, neutrófilos, muco e algumas células necróticas no lúmen alveolar. Se essas alterações forem suficientemente extensas, o exsudato pode obstruir o lúmen dos bronquíolos, causando atelectasia lobular. É possível demonstrar o antígeno viral nas células epiteliais infectadas por meio de técnicas de imunoperoxidase. Nos estágios mais avançados da inflamação alveolar, os neutrófilos são progressivamente substituídos por macrófagos intra-alveolares, a menos que a pneumonia se complique pela presença de infecções bacterianas secundárias. Estudos sorológicos recentes indicam que a infecção é prevalente também em porcos selvagens.

Clinicamente, a manifestação repentina de febre, corrimento nasal, rigidez, respiração laboriosa, fraqueza e até mesmo prostração, seguida por tosse dolorosa e geralmente paroxística é um quadro observado em animais de todos os grupos etários e pode afetar a maior parte do rebanho. O surto diminui praticamente sem modalidade em 1 ou 2 semanas; o quadro clínico é muito mais alarmante do que as alterações patológicas, a menos que os suínos sofram infecção bacteriana secundária. É possível confirmar a infecção por meio de PCR em amostras de secreções coletadas através de esfregaço nasal. O efeito mais importante da maioria dos surtos de influenza é a acentuada perda de peso, mas porcas prenhas podem abortar ou dar à luz a filhotes fracos.

Síndrome Reprodutiva e Respiratória Suína. A doença cuja primeira denominação era *doença misteriosa do porco* foi reconhecida inicialmente nos Estados Unidos, em 1987. Em 1990, foi observada na Europa, e hoje ocorre em todo mundo, na maioria dos principais países criadores de suínos. Em 1991, pesquisadores holandeses isolaram um vírus como sendo o agente etiológico da doença; o vírus da síndrome reprodutiva e respiratória suína (PRRSV) é atualmente classificado no gênero *Arterivírus* da família Arteriviridae.

Como o seu nome indica, a PRRS caracteriza-se por abortos tardios, natimortos e problemas respiratórios. Em geral, a forma respiratória é observada em suínos de creche e de crescimento/terminação. A patogênese não está completamente elucidada, mas presume-se que a porta de entrada seja por alguma mucosa, com replicação do vírus em macrófagos do tecido linfoide, seguida por viremia transitória e, por fim, disseminação de macrófagos infectados para os pulmões e outros órgãos, como o timo, o fígado (células de Kupffer), o baço, os linfonodos e o intestino. Os macrófagos pulmonares alveolares e intravasculares são os principais alvos do vírus da síndrome reprodutiva e respiratória suína, que induz a apoptose dessas células. Além disso, o vírus regula negativamente a resposta imune inata, inibindo os interferons, e desregula a resposta imune adaptativa, interferindo, desse modo, nos mecanismos normais de defesa e predispondo os suínos a septicemia e pneumonia bacteriana. Os organismos oportunistas mais comuns são *Streptococcus suis*, *Salmonella* Choleraesuis, *Mycoplasma hyopneumoniae*, *Haemophilus parasuis*, *Bordetella bronchiseptica*, *Pasteurella multocida* e *Pneumocystis carinii*. A infecções virais duplas por PRRSV e circovírus suíno tipo 2 (PCV2), SIV e coronavírus respiratório suíno (PCRoV) constituem uma ocorrência comum em suínos, e essas coinfecções aumentam a gravidade da doença.

No exame pós-morte, as lesões pulmonares variam de alterações muito leves caracterizadas por pulmões que não colabam após a abertura do tórax e pela presença de impressões costais (Fig. 9-74) a alterações severas manifestadas pela consolidação do pulmão em casos complicados por pneumonia bacteriana. Os linfonodos traqueobrônquicos e mediastínicos normalmente apresentam-se aumentados. Microscopicamente, as alterações pulmonares são as mesmas da pneumonia intersticial caracterizada tanto pelo espessamento das paredes alveolares causado pela infiltração de macrófagos e linfócitos quanto pela leve hiperplasia de pneumócitos do tipo II. As células necróticas apresentam-se espalhadas pelo lúmen alveolar. Ao contrário de outras infecções virais, o epitélio bronquiolar aparentemente não é afetado. O diagnóstico de PRRS em tecido coletado na necrópsia pode ser confirmado por técnicas de imuno-histoquímica e PCR. Os suínos infectados podem tornar-se portadores e transmitir a infecção através de fluidos corporais e sêmen. Clinicamente, a síndrome reprodutiva e respiratória suína em animais de creche e novos, em fase de crescimento, caracteriza-se por espirros, febre, anorexia, dispneia, tosse e, eventualmente, morte. Alguns leitões desenvolvem cianose grave do abdome e das orelhas, o que explica por que essa síndrome foi chamada de *doença da orelha azul*, quando descrita originariamente na Europa.

Distúrbio Suíno Associado a Circovírus. Outra síndrome suína emergente, caracterizada clinicamente por emaciamento progressivo em suínos desmamados, foi descrita pela primeira vez na década de 1990, no Canadá, nos Estados Unidos e na Europa. Desde então, a doença se disseminou para muitos países, causando devastação econômica em fazendas de suínos em todo o mundo. Devido aos sinais clínicos e lesões presentes em muitos órgãos, essa síndrome foi denominada *síndrome do definhamento multissistêmico pós-desmame* (PMWS). O circovírus suíno tipo 2 (PCV2) foi incriminado como o agente etiológico e é membro da família Circoviridae. O PCV2 já foi associado a diversas síndromes em suínos, tais como infecção sistêmica por PCV2 (o termo preferido para PMWS, uma vez que pode afetar também suínos maduros), pneumonia associada ao PCV2, enterite associada ao PCV2, síndrome da dermatite e nefropatia suína (PDNS), insuficiência reprodutiva associada ao PCV2 e, mais recentemente, vasculite cerebelar associada ao PCV2. As doenças causadas pelo PCV2 hoje são coletivamente conhecidas como doenças suínas associadas ao circovírus (PCVAD); as manifestações mais comuns são a infecção sistêmica pelo PCV2 (PMWS) e a pneumonia associada ao PCV2 como parte do complexo das doenças respiratórias suínas. Todas essas manifestações afetam mais de um órgão, com substancial sobreposição entre as síndromes.

Na necrópsia, os suínos com infecção sistêmica pelo PCV2 (PMWS) e pneumonia associada ao PCV2 geralmente apresentam condição corporal precária, e as alterações mais notáveis, não considerando possíveis infecções secundárias, são o aumento dos linfonodos superficiais e viscerais e uma pneumonia intersticial leve caracterizada pela condição dos pulmões de não colabar quando o tórax é aberto. Ocasionalmente, observa-se a presença de icterícia. Microscopicamente, os tecidos linfoides demonstram depleção linfoide, substituição histiocítica dos folículos e notável proliferação de histiócitos parafoliculares, alguns dos quais se fundem e formam células sinciciais (linfadenite granulomatosa); a necrose dos folículos linfóides é uma condição observada com menos frequência. Em alguns casos, há presença de grandes corpúsculos de inclusão basófilos, isoladamente ou arranjados como cachos de uvas (inclusões botrioides) no citoplasma dos macrófagos, particularmente nas placas de Peyer, no baço e nos linfonodos. Inclusões semelhantes são eventualmente observadas nas células epiteliais das glândulas brônquicas e dos renais. Os pulmões demonstram espessamento das paredes alveolares causado pela presença de hiperplasia de pneumócitos do tipo II e infiltrados intersticiais de células mononucleares, hiperplasia fibrosa peribronquiolar e bronquite/bronquiolite necrosante. O circovírus pode ser confirmado no tecido afetado por técnicas de imuno-histoquímica e PCR.

As infecções duplas por PCV2 e PRRSV são ocorrências frequentes em suínos, e as infecções secundárias por *Pneumocystis carinii* geralmente são observadas em suínos com essa coinfecção. Os alvéolos apresentam-se preenchidos com um exsudato espumoso característico que contém o organismo, o qual não é visível nas seções coradas com HE, mas é facilmente demonstrado com coloração por metenamina de prata de Gomori (Fig. 9-20). Em seres humanos, a pneumonia causada por *Pneumocystis* (*carinii*) *jirovecii* (pneumocistose) é uma das complicações mais comuns, e geralmente fatal, em pacientes com AIDS. Assim como em pacientes com AIDS, populações anormais de linfócitos T CD4$^+$ e CD8$^+$ já foram incriminadas como o mecanismo subjacente causador da pneumocitose em potros e suínos.

Vírus Nipah. O vírus Nipah pertence à família Paramyxoviridae e compartilha um gênero (*Henipavirus*) com o intimamente relacionado vírus Hendra (ver seção Pneumonias em Equinos). Responsável por outra doença zoonótica emergente, o vírus Nipah causou uma grande epidemia com significativa mortalidade humana no Sudeste da Ásia, em 1998 e 1999. Pessoas que lidavam com suínos foram afetadas primariamente. A exemplo do que acontece com o vírus Hendra, os morcegos frugívoros (raposas voadoras) agem como reservatório natural e são envolvidos na transmissão do vírus para suínos por meio de mecanismos ainda pouco conhecidos. Nos suínos, esse vírus infecta o sistema respiratório, resultando em pneumonia com presença de células sinciciais no endotélio vascular e no epitélio respiratório em todos os níveis do pulmão. A doença se dissemina para os seres humanos pela via respiratória. A transmissão desse vírus entre seres humanos foi relatada em surtos mais recentes.

Outras Pneumonias Virais dos Suínos. O coronavírus respiratório suíno (PRCoV) é esporadicamente incriminado na pneumonia em suínos. Em geral, a pneumonia viral é leve e a maioria dos animais se recupera totalmente se a pneumonia não se complicar pela presença de outras infecções. As lesões no pulmão são as mesmas da pneumonia broncointersticial com bronquiolite necrosante. É interessante que as infecções por coronavírus respiratório suíno e outros coronavírus respiratórios tenham sido usadas para a investigação da patogênese da síndrome respiratória aguda grave (SARS), uma condição emergente e altamente contagiosa em seres humanos atribuída a um novo coronavírus humano (SARS-CoV). A relação entre o SARS-CoV e o coronavírus animal ainda é objeto de investigação.

Outros vírus raramente incriminados no complexo de doença respiratória suína (PRDC) são o paramixovírus, o vírus da encefalomiocardite, o vírus da encefalomiocardite hemaglutinante e o adenovírus. Hemorragias petequiais no pulmão e edema pulmonar são condições observadas na peste suína africana, na peste suína clássica e nas infecções pelo vírus da pseudorraiva.

Pneumonias Bacterianas

Pneumonia Enzoótica Suína. A pneumonia enzoótica suína, causada por *Mycoplasma hyopneumoniae* e altamente contagiosa em suínos, caracteriza-se macroscopicamente por broncopneumonia supurativa ou

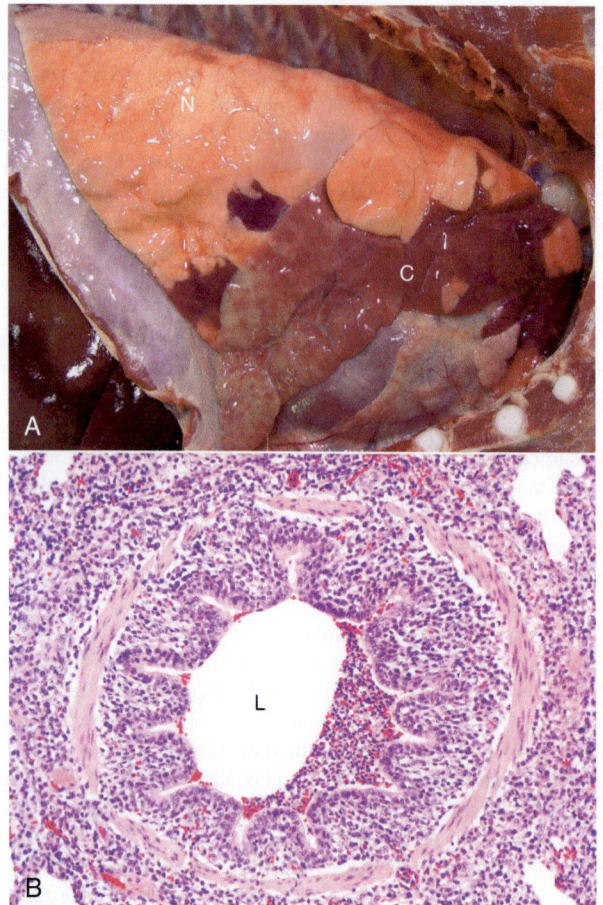

Figura 9-96 Broncopneumonia (Supurativa) Crônico-ativa (Pneumonia Enzoótica), *Mycoplasma hyopneumoniae*, **Pulmão, Porco. A,** Consolidação cranioventral de 40% a 50% do parênquima pulmonar. O pulmão consolidado (C) apresenta-se firme e os contornos dos lóbulos se mostram acentuados pelo edema dos septos interlobulares. N, Pulmão normal. **B,** Os linfócitos e histiócitos infiltram a lâmina própria bronquiolar e os interstícios peribronquiolar e alveolar. O lúmen bronquiolar também contém neutrófilos e eritrócitos. L, lúmem do bronquíolo afetado. Coloração por HE. (Cortesia de Dr. A. López, Atlantic Veterinary College.)

catarral (Fig. 9-96). Quando a sua prevalência mundial e o seu efeito nocivo sobre a conversão de alimentos são considerados, essa doença é provavelmente a doença respiratória de suínos mais significativa do ponto de vista econômico. Embora infecciosa, ela é muito influenciada pelo estado imunológico e por fatores relacionados com o manejo, como aglomerações (espaço aéreo e chão), ventilação (quociente de troca de ar), concentrações de gases nocivos no ar (amônia e sulfeto de hidrogênio), umidade relativa, oscilações de temperatura e mistura de rebanhos de várias origens. Foi demonstrado pela técnica de PCR que *Mycoplasma hyopneumoniae* está presente no ar das fazendas infectadas.

O agente causador, *Mycoplasma hyopneumoniae*, é um organismo fastidioso e muito difícil de cultivar; consequentemente, o diagnóstico final é quase sempre baseado apenas na interpretação das lesões ou respaldado por testes auxiliares para a detecção desse micoplasma nos pulmões afetados por meio de imuno-histoquímica, imunofluorescência ou PCR. As lesões broncopneumônicas da pneumonia enzoótica suína variam, na maioria dos casos, de leves a moderadas e, por essa razão, a taxa de mortalidade é baixa se não houver complicações causadas por patógenos secundários, como *Pasteurella multocida*, *Trueperella (Arcanobacterium) pyogenes*, *Bordetella bronchiseptica*, *Haemophilus* spp., *Mycoplasma hyorhinis* e outros micoplasmas e ureaplasmas. Embora a patogênese da pneumonia enzoótica suína ainda não esteja bem-elucidada, sabe-se que *Mycoplasma hyopneumoniae* se adere primeiro aos

cílios dos brônquios por meio de uma peculiar proteína de aderência, produz ciliostase e, por fim, coloniza o sistema respiratório ligando-se firmemente às células epiteliais ciliadas da traqueia e dos brônquios nas regiões cranioventrais dos pulmões. Uma vez ligado ao epitélio respiratório, o *Mycoplasma hyopneumoniae* provoca um influxo de neutrófilos para a mucosa traqueobrônquica; causa extensa perda de cílios (desciliação); estimula uma intensa hiperplasia dos linfócitos no BALT; e atrai células mononucleares para os interstícios peribrônquico, bronquiolar e alveolar. Entre outros fatores de virulência incluem-se a capacidade do *Mycoplasma hyopneumoniae* de causar imunossupressão, reduzir a atividade fagocitária dos neutrófilos no pulmão e modificar a composição química do muco. Todas essas alterações funcionais podem predispor o pulmão a infecções bacterianas secundárias.

As lesões causadas por *Mycoplasma hyopneumoniae* começam como uma pneumonia broncointersticial e progridem para uma broncopneumonia supurativa ou mucopurulenta após o envolvimento de patógenos secundários (frequentemente observados na necrópsia). Na maioria dos suínos, as lesões macroscópicas afetam apenas partes dos lobos craniais, mas em animais acometidos com mais severidade, as lesões envolvem 50% ou mais das porções cranioventrais dos pulmões (Fig. 9-96). Os pulmões afetados apresentam uma coloração vermelho-escura nos estágios iniciais, mas depois assumem uma aparência homogênea cinza-pálida ("carne de peixe") nos estágios mais crônicos da doença. Na superfície de corte, o exsudato pode ser facilmente expresso das vias aéreas, e, dependendo do estágio das lesões e das infecções secundárias, o exsudato varia de purulento a mucopurulento e mucoide. As lesões microscópicas caracterizam-se por um influxo de macrófagos e neutrófilos para os brônquios, bronquíolos e alvéolos, e, com o tempo, ocorre também uma notável hiperplasia do BALT (Fig. 9-96, B). Em alguns casos, o acúmulo de exsudato pode ser suficientemente severo para causar oclusão dos bronquíolos e atelectasia dos respectivos lóbulos. A broncopneumonia supurativa pode ocorrer acompanhada por uma pleurite fibrinosa leve, geralmente mais severa se houver envolvimento também de outros organismos, como *Mycoplasma hyorhinis*, *Pasteurella multocida* ou *Actinobacillus pleuropneumoniae*. Os abscessos e aderências pleurais fibrosas são sequelas das infecções crônicas complicadas.

Clinicamente, a pneumonia enzoótica ocorre sob duas formas como um problema do rebanho. Uma infecção recém-contraída em um rebanho até então saudável causa doença em todos os grupos etários, resultando em desconforto respiratório agudo e baixa mortalidade. Em um rebanho cronicamente infectado, os animais maduros são imunes e os sinais clínicos normalmente são aparentes em momentos de particular estresse — como o desmame — somente nos porcos em fase de crescimento. Nesses rebanhos, a tosse e a reduzida taxa de ganho de peso são os sinais mais evidentes.

Pasteurelose Suína. A pasteurelose suína constitui um complexo de doenças infecciosas com patogênese ainda obscura que inclui infecções primárias somente por *Pasteurella multocida* (pasteurelose primária) ou, mais frequentemente, depois que os mecanismos de defesa são prejudicados e uma bactéria secundária coloniza o pulmão (pasteurelose pneumônica suína). Em rasos casos, *Pasteurella multocida* causa septicemias agudas e fatais em suínos (pasteurelose septicêmica primária). É importante lembrar os sorotipos A e D da *Pasteurella multocida* fazem parte da biota nasal normal e também são agentes causadores de broncopneumonia, pleurite e rinite atrófica em suínos.

A *Pasteurella multocida* é um dos patógenos secundários mais comuns isolados dos pulmões de suínos com o vírus da influenza suína (SIV), o vírus da síndrome reprodutiva e respiratória suína (PRRSV), o circovírus suíno tipo 2 (PCV2), a pseudorraiva (SuHV-1), a peste suína clássica (cólera suína), a pneumonia enzoótica e a pleuropneumonia suína. As infecções secundárias por *Pasteurella multocida* alteram sensivelmente a reação broncointersticial precoce e leve das pneumonias enzoóticas e virais, transformando-as em broncopneumonia supurativa grave com múltiplos abscessos e, às vezes, pleurite. A outra função importante da *Pasteurella multocida* nas pneumonias suínas é como agente causador de uma broncopneumonia fibrinosa cranioventral fulminante (pleuropneumonia) após infecção pelo vírus da influenza ou estresse provocado por condições inadequadas de ventilação, resultando em altos níveis de amônia no ar. A natureza da lesão e os fatores predisponentes de manejo inadequado ou infecções virais coexistentes sugerem que a pasteurelose suína fulminante tem uma patogênese semelhante à da mannheimiose pneumônica dos bovinos. Faringite com edema cervical subcutâneo, poliartrite fibrino-hemorrágica e nefrite intersticial linfocítica focal também são condições presentes na pasteurelose pneumônica suína, cujas sequelas incluem pleurite e pericardite fibrosas, abscessos pulmonares, os chamados sequestros e, normalmente, morte. Ao contrário do que ocorre com os ruminantes, *Mannheimia haemolytica* não é um patógeno respiratório para os suínos, mas, em alguns casos, pode causar aborto em porcas prenhas.

Pleuropneumonia Suína. A pleuropneumonia suína, uma doença de distribuição mundial e altamente contagiosa dos suínos, é causada por *Actinobacillus (Haemophilus) pleuropneumoniae* (APP), que se caracteriza por uma broncopneumonia fibrinosa grave e geralmente fatal com extensa pleurite (pleuropneumonia). Em geral, os sobreviventes desenvolvem notáveis lesões residuais e tornam-se portadores dos organismos. A pleuropneumonia suína é uma causa cada vez mais importante das pneumonias agudas e crônicas, particularmente em suínos em ambiente de criação intensiva (2 a 5 meses de vida). A transmissão de *Actinobacillus pleuropneumoniae* se dá pela via respiratória, e a doença pode ser reproduzida experimentalmente pela

inoculação intranasal da bactéria. Considerado um patógeno primário, o *Actinobacillus pleuropneumoniae* pode esporadicamente produzir septicemia em suínos jovens e otite média e otite interna com síndrome vestibular em suínos desmamados. Foram identificados 2 biovares e 15 sorotipos do organismo; todos os sorotipos podem causar a doença, mas existem diferenças em relação à virulência. A patogênese ainda não é totalmente conhecida, mas fatores de virulência específicos, como toxinas RTX (toxinas hemolíticas/citolíticas Apx I a Apx IV), fatores capsulares, fímbrias e adesinas, lipopolissacarídeos e fatores de permeabilidade, foram identificados. Esses fatores permitem que *Actinobacillus pleuropneumoniae* se ligue às células; produza poros nas membranas celulares; danifique os capilares e as paredes alveolares, resultando em vazamento vascular e trombose; prejudique a função fagocitária; e provoque falhas nos mecanismos de depuração.

Na forma aguda, as lesões macroscópicas consistem em uma broncopneumonia fibrinosa caracterizada por acentuada consolidação e um exsudato fibrinoso na superfície pleural. Embora todos os lobos possam ser afetados, um local comum é a região dorsal dos lobos caudais. Na realidade, uma ampla área de pleuropneumonia fibrinosa com envolvimento do lobo caudal do pulmão de um porco é considerada quase diagnóstica para essa doença (Fig. 9-97). Na superfície de corte, os pulmões consolidados apresentam septos lobulares sensivelmente dilatados e áreas de necrose irregulares, mas bem-circunscritas, causadas pelas potentes citotoxinas produzidas por *Actinobacillus pleuropneumoniae*. Exceto pela distribuição, as lesões pulmonares da pleuropneumonia suína são idênticas às da mannheimiose pneumônica dos bovinos. As lesões microscópicas também são muito

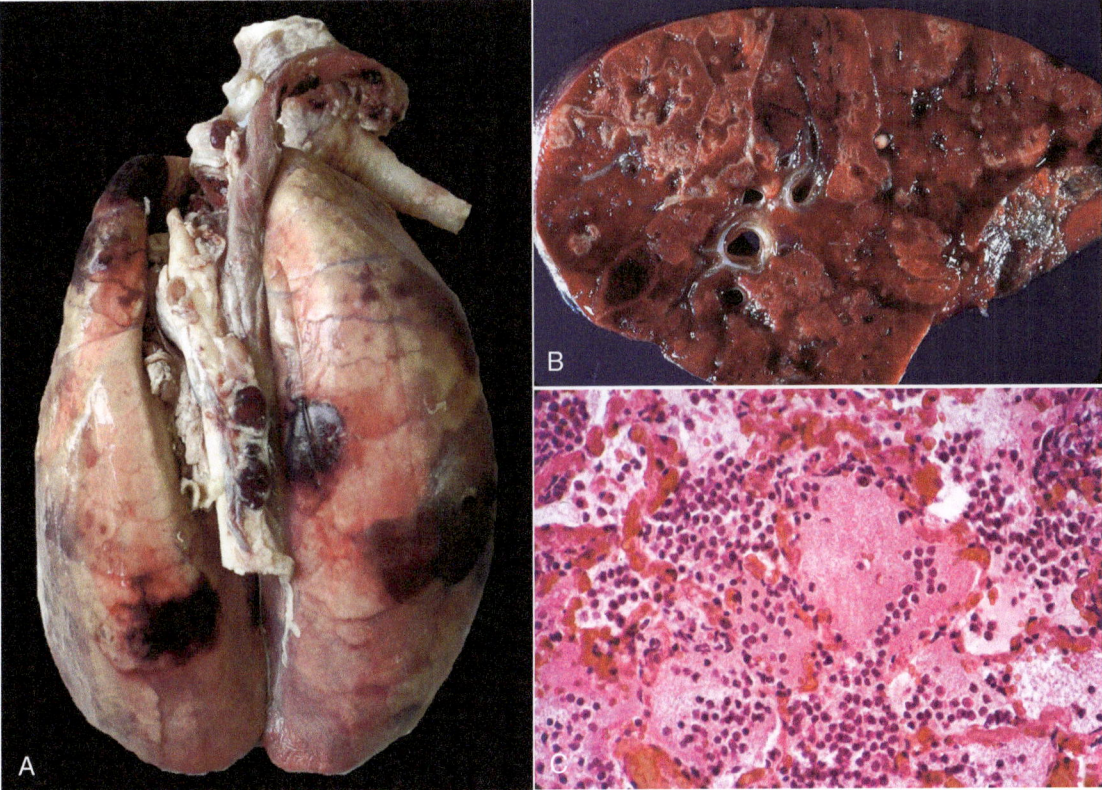

Figura 9-97 Pleuropneumonia Suína (*Actinobacillus pleuropnemoniae*), Pulmão, Porco. A, Na pleuropneumonia suína superaguda, as lesões pneumônicas de cor vermelha a vermelho-escura são focalmente extensas nas faces dorsais dos lobos caudais do pulmão. Há presença de congestão lobular, consolidação e edema interlobular. À medida que a doença progride e torna-se aguda ou subaguda, as lesões se expandem em tamanho e grau de severidade. **B,** A superfície de corte contém numerosas zonas distintas e coalescentes de inflamação lobular e necrose (*canto superior direito*), com uma coloração que varia de rosa-pálida a branca, e que geralmente são circundadas por uma margem branca (inflamação). Há extensa congestão (hiperemia ativa) e hemorragia em toda a secção. **C,** Os alvéolos apresentam-se preenchidos com fibrina, fluido edematoso e neutrófilos. Os capilares dos septos alveolares apresentam-se congestionados (hiperemia ativa), e em muitos casos, há necrose dos septos alveolares (não visível nesse aumento). (**A** Cortesia de Facultad de Medicine Veterinaria y Zootecnia, Universidad Nacional Autónoma de México. **B** e **C** Cortesia de Dr. A.R. Doster, University of Nebraska; e Noah's Arkive, College of Veterinary Medicine, The University of Georgia.)

semelhantes e incluem áreas de necrose de coagulação cercadas por um denso aglomerado de "leucócitos em redemoinho" (célula em forma de grão de aveia) e notável dilatação dos septos interlobulares causada por edema acentuado e trombose linfática. Os bronquíolos e alvéolos apresentam-se preenchidos com fluido edematoso, fibrina, neutrófilos e alguns macrófagos (Fig. 9-97). Suínos com a forma crônica da doença apresentam múltiplos abscessos pulmonares e grandes pedaços (2-10 cm) de pulmão necrótico encapsulados por tecido conjuntivo (sequestro) — alterações normalmente observadas nos abatedouros.

Do ponto de vista clínico, a pleuropneumonia suína pode variar de uma forma aguda, com morte súbita e presença de espuma sanguinolenta nas narinas e na boca, a uma forma subaguda, caracterizada por tosse e dispneia acompanhadas por sinais clínicos de sepse, como febre alta, hipoxemia, anorexia e letargia. A forma crônica caracteriza-se por uma taxa reduzida de crescimento e tosse persistente. Os animais que sobrevivem geralmente transportam o organismo nas tonsilas, eliminam o organismo e infectam suínos suscetíveis.

Haemophilus Pneumonia. Além da doença de Glasser caracterizada por polisserosite (pericardite, pleurite, peritonite, poliartrite e meningite), alguns sorotipos de *Haemophilus parasuis* (originalmente *Haemophilus influenzae suis*) também podem causar uma broncopneumonia supurativa que, em casos graves, pode ser fatal. O organismo causal, *Haemophilus parasuis*, normalmente é transportado na nasofaringe de suínos normais e requer circunstâncias anormais, como aquelas vivenciadas após estresse (desmame e tempo frio) ou infecções virais (influenza suína ou PCV2). Os suínos livres de patógenos específicos (SPF) parecem ser particularmente suscetíveis à doença de Glasser (artrite e serosite), mas não à infecção pulmonar (broncopneumonia).

Pneumonia Estreptocócica. *Streptococcus suis* é uma causa comum de doença suína em todo o mundo e uma zoonose séria capaz de causar a morte por choque séptico ou meningite e surdez residual em açougueiros, veterinários e criadores de suínos. Normalmente, *Streptococcus suis* entra no porco jovem suscetível através da mucosa orofaríngea e é transportado nas tonsilas, na mucosa nasal e nos linfonodos mandibulares de animais saudáveis, particularmente aqueles sobreviventes de um surto. As fêmeas infectadas podem abortar ou transmitir verticalmente a infecção à sua prole. Alguns sorotipos de *Streptococcus suis* causam septicemia neonatal, o que pode resultar em meningite supurativa, otite, artrite, poliserosite, miocardite, endocardite valvular e pneumonia embólica (Fig. 9-98). Outros sorotipos

de *Streptococcus suis* podem alcançar o pulmão por via aerógena e causar broncopneumonia supurativa combinada a *Pasteurella multocida*, *Escherichia coli* ou *Mycoplasma hyopneumoniae*, ou agrupada com *Actinobacillus pleuropneumoniae*, causando broncopneumonia fibrinosa. As coinfecções de *Streptococcus suis* com PCV2 e PRRSV também são frequentemente observadas em algumas fazendas.

Tuberculose. A tuberculose é uma doença importante em suínos domésticos e selvagens, com uma prevalência muito maior em suínos do que em bovinos ou outros mamíferos domésticos em muitos países. A tuberculose suína é atribuída à infecção por *Mycobacterium bovis*, e a micobacteriose suína, à infecção pelo complexo *Mycobacterium avium*. Uma situação comum em pequenas criações mistas é o diagnóstico de tuberculose aviária no momento do abate, cuja fonte é a ingestão de frangos tuberculosos ou cama contaminada. Como é de se esperar, os granulomas se encontram nos linfonodos mesentéricos, mandibulares e retrofaríngeos, e, em menor extensão, no intestino, no fígado, no baço e, somente em casos raros, no pulmão. A via de infecção da tuberculose pulmonar e da micobacteriose em suínos geralmente é hematógena após a exposição oral e um episódio de infecção intestinal. As lesões pulmonares são as mesmas descritas para pneumonias granulomatosas. As lesões microscópicas são basicamente aquelas dos tubérculos (granulomas), mas o grau de encapsulação, necrose caseosa e calcificação varia de acordo com o tipo de micobactéria, a idade da lesão e a resposta imune do hospedeiro.

Outras Pneumonias Bacterianas dos Suínos. As septicemias em suínos geralmente causam hemorragias petequiais no pulmão e edema pulmonar. As salmonelas, *Escherichia coli* e *Listeria monocytogenes* podem causar pneumonia intersticial grave em animais muito jovens. *Salmonella* Choleraesuis causa uma pneumonia fibrinosa necrosante semelhante à pleuropneumonia suína, e *Salmonella* Typhisuis provoca uma broncopneumonia supurativa crônica. Em rebanhos saudáveis, *Actinobacillus suis* pode ocasionar pleuropneumonia fibrino-hemorrágica e é facilmente confundido com pleuropneumonia suína.

Pneumonias Parasitárias de Suínos

Metastrongilose. *Metastrongylus apri (elongatus)*, *Metastrongylus salmi* e *Metastrongylus pudendotectus* (vermes pulmonares) de suínos domésticos e selvagens ocorrem na maior parte do mundo e requerem a participação de minhocas como hospedeiros intermediários para a transmissão. A incidência da doença, portanto, diminuiu com o desenvolvimento dos sistemas de confinamento. A importância dos vermes pulmonares suínos está principalmente no fato de que a infecção resulta em retardo de crescimento do hospedeiro. Os sinais clínicos incluem tosse em decorrência da bronquite parasitária.

As lesões macroscópicas, quando notáveis, consistem na presença de pequenos nódulos cinzentos, particularmente ao longo das bordas ventrais dos lobos caudais. Os vermes adultos são visíveis a olho nu nos brônquios, e, microscopicamente, os parasitas causam bronquite catarral com infiltração de eosinófilos e atelectasia lobular (Fig. 9-99).

Ascaris suum. As larvas de *Ascaris suum* podem causar edema, hemorragias subpleurais focais e inflamação intersticial (Fig. 9-77). Ao longo dos tratos da migração larval, ocorrem hemorragias também no fígado, as quais, após a fibrose, transformam-se nas grandes "manchas de leite" observadas com tanta frequência como achados incidentais na necrópsia. Existem relatos de que *Ascaris suum* pode causar imunossupressão em suínos severamente afetados. Os porcos podem morrer se expostos a uma migração larval maciça.

Outras Causas de Pneumonia. A pneumonia granulomatosa por aspiração de corpo estranho ocorre com frequência em suínos após a inalação de material vegetal (pneumonia do amido), presumivelmente de alimento empoeirado (não peletizado). As lesões são clinicamente silenciosas, mas costumam ser confundidas com outros processos pneumônicos durante a inspeção nos abatedouros.

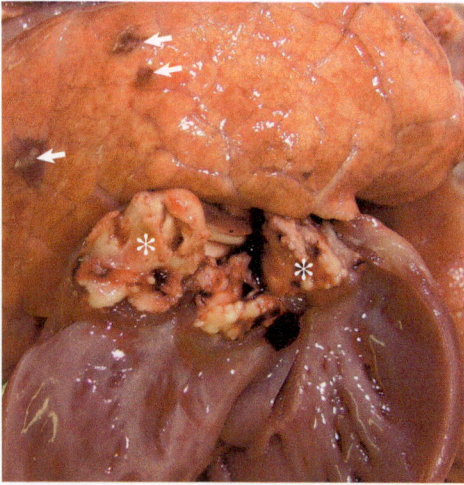

Figura 9-98 Endocardite Vegetativa, Coração e Múltiplas Lesões Embólicas, Pulmão, Porco. Observa-se uma grande massa vegetativa (semelhante a uma couve-flor) aderida à válvula tricúspide (*asterisco*). O pulmão (*parte superior da figura*) mostra nódulos multifocais bem-circunscritos (*setas*), resultantes da liberação de êmbolos a partir da válvula tricúspide. (Cortesia de Dr. A. López, Atlantic Veterinary College.)

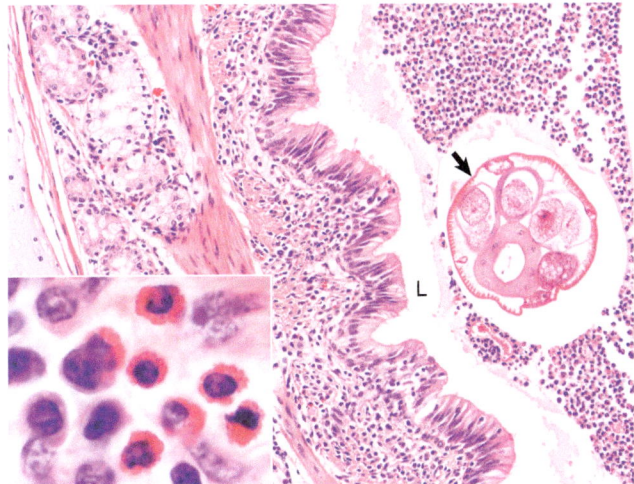

Figura 9-99 **Bronquite Verminótica Aguda (*Metastrongylus apri*), Brônquio, Secção Transversal, Porco.** Secção transversal de um nematódeo (*Metastrongylus apri*) (*seta*) misturado com muco, neutrófilos e eosinófilos (não visíveis nesse aumento) no lúmen (*L*) do brônquio. Coloração por HE. *Detalhe*, Eosinófilos com grânulos vermelhos distintos infiltram a lâmina própria. Coloração por HE. (Cortesia de Dr. S. Martinson e Dr. A. López, Atlantic Veterinary College.)

Microscopicamente, as alterações pulmonares são típicas de inflamação granulomatosa causada por corpo estranho, na qual partículas de alimento de tamanho variável apresentam-se cercadas por macrófagos e neutrófilos, e geralmente são fagocitadas por células gigantes multinucleadas. As partículas de alimento (vegetal) têm aparência de células poligonais de paredes espessas que coram positivamente com PAS devido ao seu alto teor de carboidratos (amido).

Pneumonias em Cães

Em geral, as doenças inflamatórias dos pulmões são menos problemáticas nos cães do que em espécies produtoras de alimentos e podem ser subdivididas em dois grupos principais: pneumonias infecciosas e não infecciosas. "Doença respiratória infecciosa de cães" (CIRD) é um termo atualmente usado pelos clínicos para designar um grupo heterogêneo de infecções respiratórias em cães; essas doenças eram anteriormente agrupadas sob o nome de traqueobronquite infecciosa ou "tosse dos canis". As doenças respiratórias infecciosas de cães são o equivalente dos complexos BRDC e PRDC em bovinos e suínos, respectivamente. Os vírus mais comuns nas CIRD incluem o vírus da parainfluenza canina (CPIV), o herpesvírus canino tipo 1 (CaHV-1), o adenovírus tipo 2 (CAV-2), o coronavírus respiratório canino (CRCoV), o vírus da cinomose canina (CDV) e o vírus da influenza canina (CIV). *Bordetella bronchiseptica*, *Streptococcus equi* ssp. *zooepidemicus* e *Mycoplasma* spp. são os isolados bacterianos mais frequentes na CIRD. Recentemente foi reconhecido que os abrigos de animais são uma importante fonte de infecções virais e bacterianas para cães e gatos. A uremia e a intoxicação por paraquat talvez sejam as duas causas não infecciosas mais significativas de doença respiratória canina.

Pneumonias Virais

Cinomose Canina. A cinomose canina é uma importante e ubíqua doença infecciosa dos cães, outros canídeos, felinos selvagens, mustelídeos e mamíferos marinhos em todo o mundo. É causada por um morbilivírus antigenicamente relacionado com o sarampo humano, a peste bovina (oficialmente erradicada em 2011), a peste *de petit ruminants* e o vírus da cinomose das focas. O vírus da cinomose canina (CDV) é transmitido a filhotes de cães suscetíveis através de fluidos corporais infectados. O vírus invade o trato respiratório superior e a conjuntiva, prolifera nos linfonodos regionais, torna-se virêmico e, em cães com resposta inadequada de anticorpos, infecta quase todos

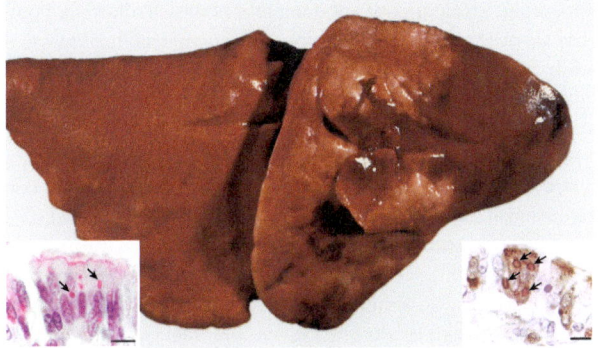

Figura 9-100 **Pneumonia Intersticial, Cinomose Canina, Pulmões, Cão.** Os pulmões apresentam-se pesados, edematosos e borrachudos, com impressões costais (costelas) na superfície pleural. *Detalhe, esquerda,* As células epiteliais contêm corpúsculos de inclusão eosinofílicos intracitoplasmáticos (*setas*). Coloração por HE. *Detalhe, direita,* Imuno-histoquímica revelando o antígeno do morbilivírus canino (*setas*) no citoplasma e nas bordas apicais das células epiteliais brônquicas. Coloração por imunoperoxidase. Barra = 20 μm. (Berrocal A, López A: *J Vet Diagn Invest* 15:292-294, 2003.)

os tecidos do corpo (infecção pantrópica), particularmente as células epiteliais. O vírus da cinomose dificulta a resposta imune, regula negativamente a produção de citocinas e persiste por muito tempo em alguns tecidos. Ele pode atacar os pulmões diretamente, como uma pneumonia viral, ou indiretamente, por meio de seus efeitos imunossupressores, tornando os pulmões suscetíveis a infecções secundárias por bactérias e protozoários, ou como uma coinfecção por outros vírus, como o adenovírus canino tipo 2 e o herpesvírus canino tipo 1.

Nos estágios agudos, as lesões macroscópicas incluem nasofaringite e conjuntivite serosas, catarrais ou mucopurulentas. Os pulmões apresentam-se edematosos e com uma pneumonia intersticial difusa (Fig. 9-100) caracterizada microscopicamente por bronquiolite necrosante, necrose e esfoliação de pneumócitos, edema alveolar leve e, várias horas depois, espessamento das paredes alveolares por infiltrados intersticiais de células mononucleares e hiperplasia de pneumócitos do tipo II. As infecções secundárias por *Bordetella bronchiseptica* e micoplasmas são comuns e induzem broncopneumonia supurativa letal. O timo pode apresentar-se pequeno em relação à idade do animal devido à linfocitólise viral.

Microscopicamente, há presença de inclusões eosinofílicas nas células epiteliais de muitos tecidos, nos núcleos ou no citoplasma, ou em ambos (Fig. 9-100). Elas aparecem logo no início no epitélio bronquiolar, mas são mais proeminentes no epitélio do pulmão, do estômago, da pelve renal e da bexiga urinária, fazendo desses tecidos uma boa opção para exame diagnóstico. Raramente são observadas inclusões virais nos estágios mais avançados da doença. As broncopneumonias secundárias supurativas geralmente prejudicam a detecção de lesões virais no pulmão, sobretudo pelo fato de as células bronquiolares que contêm corpúsculos de inclusão se esfoliarem e se misturarem aos neutrófilos recrutados pela infecção bacteriana. Os antígenos do vírus da cinomose podem ser rapidamente demonstrados em células infectadas com o emprego da técnica da imunoperoxidase (Fig. 9-100), que pode ser utilizada também em biópsias cutâneas para o diagnóstico ante-morte de cinomose canina.

O vírus da cinomose também tem tendência a afetar o desenvolvimento dos brotos dentários e ameloblastos, causando hipoplasia do esmalte em cães que se recuperam da infecção. De todas as lesões da cinomose, a encefalomielite desmielinizante, que se desenvolve tardiamente, é a mais devastadora (Capítulo 14). As sequelas da cinomose incluem as complicações nervosas e pneumônicas anteriormente mencionadas e várias infecções sistêmicas, como toxoplasmose e sarcocistose, devido à depressão da imunidade. A infecção viral persistente ocorre em alguns cães que sobrevivem à doença e podem tornar-se portadores e fonte de infecção para outros animais suscetíveis.

Os sinais clínicos consistem em febre bifásica, diarreia, vômito, perda de peso, corrimento oculonasal mucopurulento, tosse, desconforto respiratório e possível perda de visão. Semanas depois, observa-se hiperceratose dos coxins plantares ("coxins duros") e do nariz, juntamente com sinais nervosos que incluem ataxia, paralisia, convulsões ou mioclonia (contrações musculares, tremores e tiques).

Infecção por Adenovírus Canino Tipo 2. Doença comum contagiosa e transitória do trato respiratório dos cães, a infecção por CAV-2 causa febre leve, corrimento oculonasal, tosse e pouco ganho de peso. A porta de entrada geralmente é a inalação de aerossóis infectados seguida de replicação viral nas células superficiais do trato respiratório superior, nas células produtoras de muco da traqueia e dos brônquios, nas células epiteliais bronquiolares não ciliadas e nos pneumócitos do tipo II. As lesões pulmonares são inicialmente as mesmas da pneumonia broncointersticial, com necrose e esfoliação do epitélio bronquiolar e alveolar, edema e, alguns dias depois, proliferação de pneumócitos do tipo II, infiltração leve de neutrófilos e linfócitos no interstício alveolar, e bronquite e bronquiolite hiperplásicas. Normalmente, observam-se grandes inclusões virais basofílicas intranucleares nas células bronquiolares e alveolares (Fig. 9-101). A infecção por CAV-2 é clinicamente leve, exceto quando é complicada por infecção bacteriana secundária ou por coinfecções por outros vírus, como o vírus da cinomose. Estudos experimentais sugerem que a reinfecção por CAV-2 pode resultar em vias aéreas hiperreativas, uma condição não específica em que a mucosa brônquica torna-se altamente "responsiva" a irritação, como aquela causada por ar frio, gases ou fumaça de cigarro. Entretanto, não se sabe ao certo se o resultado é o mesmo em infecções naturais.

Herpesvírus Canino Tipo 1. O herpesvírus canino tipo 1 (CaHV-1) pode causar doença sistêmica fatal em filhotes recém-nascidos e provavelmente é um fator de contribuição para a "síndrome do filhote pálido". A hipotermia já foi sugerida como um componente fundamental na patogênese de infecções fatais em filhotes de cães. Muito cães são soropositivos, sugerindo que as infecções transitórias ou subclínicas são mais comuns do que se imagina; o vírus permanece latente nos gânglios trigeminais e outros, mas pode ser reativado após situações de estresse, resultando na transmissão assintomática do vírus CaHV-1 para a prole através da placenta e provocando, desse modo, abortos ou natimortos. Nos filhotes, o CaHV-1 causa traqueíte ulcerativa, pneumonia intersticial e necrose local e inflamação nos rins, no fígado e no cérebro. Os corpúsculos de inclusão eosinofílicos intranucleares ocorrem nas células epiteliais nas lesões iniciais. O CaHV-1 foi identificado também como uma causa de ceratoconjuntivite ulcerativa em cães mais velhos.

Influenza Canina (Gripe Canina). A influenza canina, uma infecção respiratória contagiosa emergente que acomete os cães, foi descrita pela primeira vez nos Estados Unidos e subsequentemente em outros países. A doença tem elevada taxa de morbidade (quase 100%), mas a mortalidade, como acontece com a maioria das outras infecções por influenza, é relativamente baixa (menos de 8%). Essa doença, diagnosticada inicialmente em galgos, é causada por um novo vírus influenza-A (vírus da influenza canina ou CIV), uma mutação de uma cepa de vírus da influenza equina (H3N8) previamente conhecida. A transmissão entre cães de fato ocorre e, por essa razão, deve-se distinguir essa infecção de outros vírus do grupo das doenças respiratórias infecciosas caninas. As lesões pulmonares geralmente são leves e transitórias, mas os cães infectados são suscetíveis a broncopneumonia bacteriana secundária. As lesões mais relevantes em cães que morrem bruscamente de influenza canina são as hemorragias pleurais e pulmonares. Microscopicamente, há presença de traqueíte, bronquite e bronquiolite necrosantes com exsudação de neutrófilos e macrófagos. Em casos graves, a pneumonia hemorrágica intersticial ou broncointersticial pode ocorrer acompanhada por vasculite e trombose. O antígeno da influenza pode ser demonstrado por imuno-histoquímica no epitélio das vias aéreas e nos macrófagos alveolares. Clinicamente, os animais com influenza canina se mostram letárgicos, inapetentes e hipertérmicos, com tosse frequente e corrimento nasal. Esses sinais assemelham-se aos observados em cães com tosse dos canis ou pneumonia bacteriana secundária. Além disso, existem casos confirmados de influenza canina causada pelo vírus suíno H1N1 presumivelmente transmitido por donos de animais domésticos infectados.

Pneumonias Bacterianas. Em geral, os cães desenvolvem pneumonias bacterianas quando os mecanismos de defesa dos pulmões são

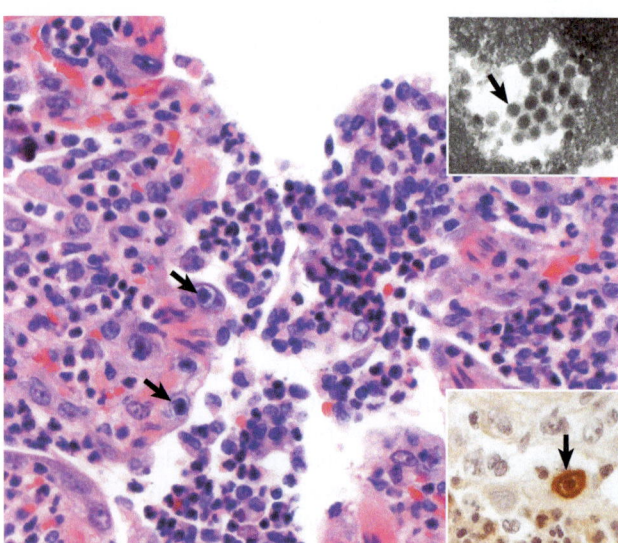

Figura 9-101 Bronquiolite Necrosante, Adenovírus Canino Tipo 2, Filhote de Cão. Observa-se a necrose e a esfoliação das células epiteliais bronquiolares e os infiltrados neutrofílicos na mucosa e no lúmen bronquiolar. Há presença de grandes corpúsculos de inclusão basofílicos nos núcleos de algumas células bronquiolares (*setas*). Coloração por HE. *Detalhe, canto superior direito,* Disposição paracristalina de partículas eletrodensas típicas do adenovírus (*seta*) em fotomicrografia eletrônica de transmissão. Contraste: acetato de uranila e citrato de chumbo. *Detalhe, canto inferior direito,* Marcação imunopositiva para o antígeno CAV-2 (*seta*). Coloração por imunoperoxidase. (Rodríguez, LE, Ramírez-Romero R, Valdez-Nava Y, et al: *Can Vet J* 48:632-634, 2007.)

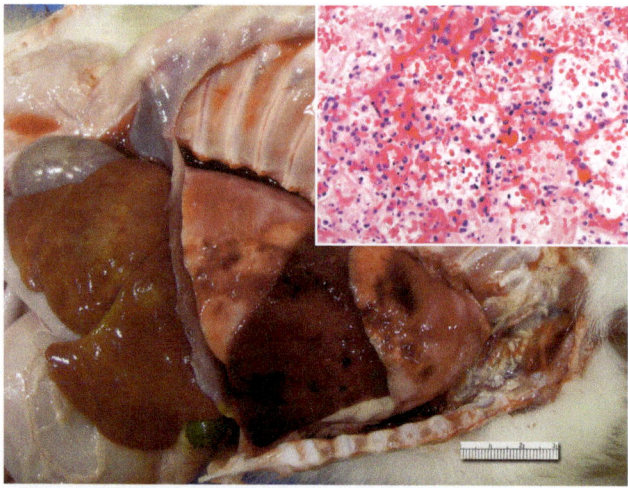

Figura 9-102 Pneumonia por Aspiração, Broncopneumonia, Pulmão Direito, Cão. Broncopneumonia aguda a subaguda. O lobo médio direito e porções dos lobos cranial e caudal do pulmão estão vermelho-escuros e consolidados. A pneumonia por aspiração começa como uma bronquite e bronquiolite necrosante aguda causada pela aspiração de material irritante, como suco gástrico ou material cáustico administrado por via oral. As lesões agudas caudadas pelo dano cáustico são hemorrágicas e necrosantes. *Detalhe,* Espaços alveolares preenchidos com eritrócitos, fibrina e infiltrados inflamatórios. (Cortesia de Dr. A. López, Atlantic Veterinary College.)

prejudicados. *Pasteurella multocida, Streptococcus* spp., *Escherichia coli, Klebsiella pneumoniae* e *Bordetella bronchiseptica* podem ser envolvidos na pneumonia decorrente de cinomose ou após aspiração de conteúdo gástrico (Fig. 9-102). *Streptococcus zooepidemicus* pode causar pleuropneumonia hemorrágica aguda e fatal com efusão pleural hemorrágica em cães. Em geral, a morte é consequência de sepse e choque séptico ou de bacteremia estreptocócica β-hemolítica causadora de êmbolos nos pulmões, no fígado, no encéfalo e nos linfonodos. Na maioria dos casos, não é possível determinar a fonte primária da infecção. As doenças dentais em cães podem constituir uma fonte de infecção sistêmica e pulmonar, um conceito reconhecido há muitos anos na medicina humana. Ainda não se sabe ao certo o papel dos micoplasmas na pneumonia canina, uma vez que esses organismos geralmente são isolados da microbiota nasofaríngea normal.

A tuberculose não é comum em cães, uma vez que esses animais parecem ser bastante resistentes à infecção; a maioria dos casos ocorre em cães imunocomprometidos ou que vivem com seres humanos infectados. Os cães são suscetíveis à infecção por *Mycobacterium tuberculosis, Mycobacterium bovis* e complexo do *Mycobacterum avium*, razão pela qual a infecção canina pressupõe contato com a tuberculose humana ou animal. A manifestação clinicopatológica é de natureza pulmonar após a inalação ou alimentar pós exposição oral, mas, na maioria dos casos, a infecção é disseminada, se espalhando para os linfonodos e órgãos viscerais. As lesões macroscópicas são nódulos multifocais firmes, com um centro necrótico e geralmente observados nos pulmões, nos linfonodos, nos rins e no fígado. A presença de pleurite e pericardite granulomatosas difusas com abundante efusão serofibrinosa ou sanguínea é comum. Microscopicamente, os granulomas são formados por macrófagos coesos, mas com muito pouco tecido conjuntivo.

Pneumonias Micóticas. As pneumonias micóticas são doenças sérias observadas comumente em animais em algumas regiões. Existem dois tipos principais: aquelas causadas por fungos oportunistas e aquelas causadas por um grupo de fungos associados a micoses sistêmicas "profundas". Todos esses fungos afetam seres humanos e maioria dos animais domésticos, mas provavelmente não são transmitidos entre as espécies.

Aspergilose. Os fungos oportunistas, como *Aspergillus* spp. (particularmente *Aspergillus fumigatus*), são importantes nos pássaros, mas em animais domésticos, eles afetam principalmente indivíduos imunossuprimidos ou que estão fazendo terapia prolongada com antibióticos. A lesão pulmonar é uma pneumonia granulomatosa ou piogranulomatosa nodular multifocal. Microscopicamente, observa-se a presença de necrose e infiltrados de neutrófilos, macrófagos e linfócitos, com proliferação de fibroblastos que acabam resultando em encapsulaçao do granuloma. Em geral, hifas fúngicas são visíveis no centro da lesão e nas paredes dos vasos sanguíneos.

Micoses Sistêmicas (Infecções Fúngicas Dimórficas). As micoses sistêmicas (profundas) são causadas por *Blastomyces dermatitidis, Histoplasma capsulatum, Coccidioides immitis* e *Cryptococcus neoformans/ Cryptococcus gatti* (Fig. 9-35). A blastomicose afeta principalmente cães e é abordada aqui, enquanto a criptococose é discutida na seção Pneumonias em Gatos. Ao contrário de outros fungos, como *Aspergillus* spp., os organismos do grupo de micoses sistêmicas são todos patógenos primários dos seres humanos e de animais que, por essa razão, não requerem necessariamente uma imunossupressão anterior para causar a doença. Esses fungos têm fatores de virulência que favorecem a disseminação hematógena e a evasão das respostas imune e fagocitária. A disseminação sistêmica geralmente é exacerbada pela administração de medicamentos imunossupressores, como os corticosteroides. Esses fungos normalmente são detectados pela avaliação citológica dos tecidos afetados.

Blastomicose. A blastomicose ocorre em muitos países do continente norte-americano, da África, do Oriente Médio e, ocasionalmente, na Europa. Nos Estados Unidos, a prevalência é maior nos estados da Costa Leste e nos vales dos rios St. Lawrence e Ohio-Mississippi do que na região das Montanhas e da Costa Oeste. *Blastomyces dermatitidis* é um fundo dimórfico (micélio-levedura) observado principalmente em cães jovens e, ocasionalmente, em gatos e cavalos. Esse fungo está presente no solo, e a inalação de esporos é considerada a principal via de infecção; consequentemente, cães de caça e que vivem ao ar livre são afetados com mais frequência. A partir do pulmão, a infecção se dissemina por via hematógena para outros órgãos, principalmente ossos, pele, cérebro e olhos.

As lesões pulmonares caracterizam-se por pneumonia piogranulomatosa multifocal ou coalescente, geralmente com nódulos firmes espalhados pelos pulmões (Fig. 9-103). Microscopicamente, os nódulos são piogranulomas com numerosos macrófagos (células epitelioides), alguns neutrófilos, células gigantes multinucleadas e leveduras de paredes espessas (Fig. 9-35, C). As leveduras têm 5-25 μm de diâmetro e são muito mais bem-visualizadas quando coradas com reação PAS ou coloração por metenamina de prata de Gomori. Os nódulos podem estar presentes também em outros tecidos, principalmente nos linfonodos, na pele, no baço, no fígado, nos rins, nos ossos, nos testículos, na próstata e nos olhos. Esse fungo pode ser facilmente identificado em lavados transtraqueais adequadamente preparados e corados ou em aspirados de linfonodos.

Os sinais clínicos podem refletir o envolvimento de praticamente qualquer tecido do corpo; os efeitos pulmonares incluem tosse, tolerância reduzida ao exercício e desconforto respiratório terminal.

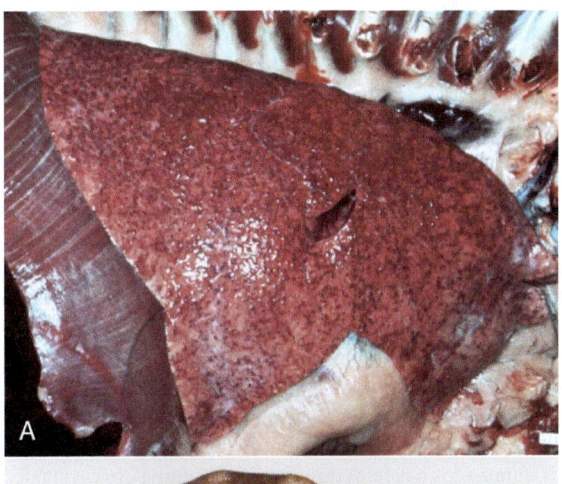

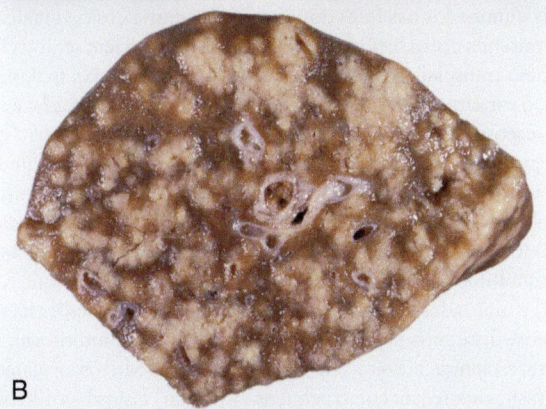

Figura 9-103 Pneumonia Granulomatosa, Blastomicose (*Blastomyces dermatitidis*), Pulmão Direito, Cão. A, O pulmão contém um grande número de pequenos granulomas distribuídos por todos os lobos pulmonares. **B,** A superfície de corte do pulmão mostra múltiplos grânulos branco-acinzentados distintos e coalescentes distribuídos arbitrariamente por todo o pulmão. (**A** Cortesia de Ontario Veterinary College. **B** Cortesia de College of Veterinary Medicine, University of Illinois.)

Coccidioidomicose. A coccidioidomicose (febre do Vale de San Joaquin), causada pelo fungo dimórfico *Coccidioides immitis*, acomete principalmente animais que vivem em regiões áridas do sudoeste dos Estados Unidos, do México e da América Central e do Sul. Trata-se de uma infecção primária do trato respiratório (aerógena), geralmente observada em abatedouros em bovinos de engorda clinicamente normais. Nos cães, a coccidioidomicose também tem uma porta de entrada aerógena e, em seguida, dissemina-se de forma sistêmica para outros órgãos. Os sinais clínicos estão relacionados com a localização das lesões, de modo que pode haver desconforto respiratório, claudicação, linfadenopatia generalizada ou lesões cutâneas, entre outras.

As lesões causadas pelo *Coccidioides immitis* consistem em granulomas ou piogranulomas focais possivelmente com centros supurativos ou caseosos. Os organismos fúngicos são facilmente observados em preparação histológica ou citológica como esférulas grandes (10-80 μm de diâmetro) de parede dupla e altamente refráteis contendo numerosos endósporos (Fig. 9-35, D).

Histoplasmose. A histoplasmose é uma infecção sistêmica resultante da inalação e, em cães, possivelmente da ingestão de outro fungo dimórfico, *Histoplasma capsulatum*. A histoplasmose ocorre esporadicamente em cães e seres humanos e, em menor extensão, em gatos e cavalos. Os morcegos geralmente eliminam *Histoplasma capsultum* nas fezes, e o cocô dos morcegos e pássaros, particularmente dos pombos, promove intensamente o crescimento e a sobrevivência desse fungo no solo das áreas enzoóticas.

As lesões pulmonares se caracterizam macroscopicamente por granulomas de tamanho variável, firmes, precariamente encapsulados e, às vezes, com um envolvimento mais difuso dos pulmões. Microscopicamente, as lesões granulomatosas tendem a envolver muitos macrófagos preenchidos com pequenos (1-3 μm) corpúsculos ovais escuros, intracitoplasmáticos, puntiformes (leveduras) (Fig. 9-35, A) melhor demonstrados com reação PAS ou coloração por metenamina de prata de Gomori. Nódulos semelhantes ou o envolvimento difuso podem estar presentes em outros tecidos, principalmente nos linfonodos, no baço, no intestino e no fígado.

Pneumonias Parasitárias

Toxoplasmose. A toxoplasmose é uma doença de distribuição mundial causada pelo protozoário intracelular obrigatório *Toxoplasma gondii*. Os gatos e outros felinos são os hospedeiros definitivos em que o parasita maduro se divide de forma sexuada na mucosa intestinal. Seres humanos, cães, gatos e muitos mamíferos selvagens podem tornar-se hospedeiros intermediários após a ingestão acidental de oocistos férteis eliminados nas fezes dos gatos ou de carne crua ou malcozida que contenha cistos teciduais, enquanto os fetos podem ser infectados por meio transplacentário a partir da gata infectada. Na maioria dos casos, o parasita contamina muitas células de diferentes tecidos e induz uma resposta de anticorpos (animais soropositivos), mas não causa doença clínica. Em geral, a toxoplasmose é desencadeada por imunossupressão, como aquela causada pelo vírus da cinomose canina. A toxoplasmose caracteriza-se por necrose focal em torno do protozoário.

As lesões pulmonares consistem em pneumonia intersticial necrosante multifocal grave com notável proliferação de pneumócitos do tipo II e infiltrados de macrófagos e neutrófilos. Outras lesões na toxoplasmose disseminada incluem hepatite necrosante multifocal, miocardite, esplenite, miosite, encefalite e oftalmite. Microscopicamente, os parasitas aparecem como pequenos (3-6 μm) cistos basofílicos que podem ser encontrados livres nos tecidos afetados ou no citoplasma de muitas células epiteliais e macrófagos. Achados similares podem ser observados esporadicamente em cães infectados por *Neospora caninum* e *Sarcocystis canis*, e a imuno-histoquímica seria necessária para diferenciar esses organismos protozoários de *Toxoplasma gondii*.

Filaroids hirthi. *Filaroides hirthi*, um verme pulmonar dos alvéolos e bronquíolos de cães, é há muito conhecido como uma causa de infecção subclínica leve em grandes colônias de cães da raça beagle nos Estados Unidos. Entretanto, esse parasita pode ocasionalmente causar doença grave, e até mesmo fatal, em animais domésticos individuais, presumivelmente em decorrência de imunossupressão. Os sinais clínicos podem consistir em tosse e desconforto respiratório terminal. Macroscopicamente, as lesões são nódulos subpleurais multifocais, geralmente com uma tonalidade esverdeada causada pelos eosinófilos, espalhados pelos pulmões. Microscopicamente, esses nódulos são granulomas eosinofílicos oriundos do interstício alveolar associado a larvas ou parasitas mortos, uma vez que há pouca reação para os adultos vivos.

Crenosoma vulpis. *Crenosoma vulpis* é um verme pulmonar observado com frequência em raposas e esporadicamente em cães com acesso aos hospedeiros intermediários — lesmas e caracóis. Os vermes pulmonares adultos residem nos brônquios e bronquíolos dos lobos caudais, causando bronquite eosinofílica e catarral manifestada macroscopicamente como áreas cinzentas de inflamação e atelectasia. Em alguns animais, *Crenosoma vulpis* causa metaplasia das células caliciformes bronquiolares e obstrução pela produção de muco, resultando em atelectasia lobular devido ao efeito válvula do tampão de muco.

Eucoleus aerophilus. *Eucoleus aerophilus* (*Capillaria aerophila*) é um parasita nematódeo normalmente encontrado na traqueia e nos brônquios de carnívoros selvagens e domésticos. Em alguns casos, esse parasita pode também envolver as passagens nasais e os seios paranasais. Embora geralmente assintomáticos, alguns cães tossem por causa da irritação local causada pelos parasitas alojados na traqueia e na mucosa brônquica.

Paragonimus spp. *Paragonimus kellicotti*, na América do Norte, e *Paragonimus westermani*, na Ásia, são geralmente infecções assintomáticas por fascíola em espécies que comem peixe. O ciclo de vida envolve dois hospedeiros intermediários; o primeiro, um caracol de água doce, e o segundo, um caranguejo ou um lagostim de água doce; na América do Norte, gatos e cães contraem a infecção pela ingestão de lagostins. As lesões macroscópicas consistem em hemorragias pleurais nos locais pelos quais as metacercárias migram para os pulmões. Mais tarde, uma pleurite eosinofílica multifocal e cistos subpleurais de até 7 mm de comprimento contendo pares adultos de fascíola são encontrados juntamente com granulomas eosinofílicos em torno de aglomerados de ovos. Como em muitas outras pneumonias parasitárias, as lesões e cicatrizes são mais frequentes nos lobos caudais. Pode ocorrer pneumotórax caso algum cisto com comunicação para as vias aéreas se rompa para a superfície pleural.

Outras Infecções Parasitárias. *Angiostrongylus vasorum* e *Dirofilaria immitis* são parasitas das artérias pulmonares e do ventrículo direito e, dependendo do estágio, podem produzir diferentes formas de lesões pulmonares. Os parasitas adultos podem causar arterite crônica que resulta em hipertensão pulmonar, trombose arterial pulmonar, pneumonia granulomatosa intersticial (eosinofílica), fibrose pulmonar intersticial, insuficiência cardíaca congestiva do ventrículo direito e, por fim, síndrome da veia cava caudal. Outras lesões incluem hemorragias petequiais pleurais e, em estágios mais avançados, hemossiderose pulmonar difusa e infarto pulmonar multifocal. As larvas e os ovos também causam lesão alveolar, espessamento das paredes alveolares com eosinófilos e linfócitos (pneumonia intersticial), e granulomas multifocais ou coalescentes com células gigantes (ganulomas parasitários). *Pneumocystis carinii* foi relatado como causa esporádica de pneumonia intersticial crônica em cães com o sistema imunológico comprometido (ver Pneumonias em Equinos; Fig. 9-20).

Pneumonia por Aspiração. A pneumonia por aspiração é uma forma importante de pneumonia que ocorre em cães quando o vômito ou materiais regurgitados são aspirados para os pulmões, ou quando medicamentos ou um meio de contraste radiográfico são acidentalmente introduzidos nas vias aéreas. Assim como em outras espécies animais, a pneumonia por aspiração pode ser unilateral ou, mais frequentemente, afetar o lobo cranial direito (Fig. 9-104). A severidade das lesões depende muito da composição química e microbiológica do

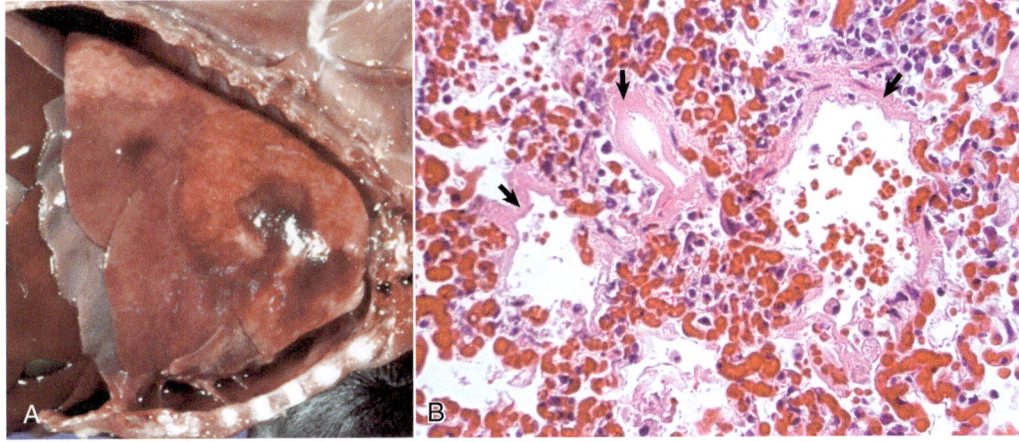

Figura 9-104 **Broncopneumonia Hemorrágica Aguda, Síndrome do Desconforto Respiratório Agudo (SARA), Pulmões, Filhote de Cão de 4 Anos** (Ver também Fig. 9-63). **A,** Observa-se que os pulmões não colabaram quando o tórax foi aberto (perda de pressão negativa) e, consequentemente, preenchem quase toda a cavidade torácica. As faces cranioventrais do pulmão estão consolidadas com hemorragia. **B,** Congestão capilar alveolar, espessas membranas hialinas ao longo dos septos alveolares (*setas*) e hemorragia intra-alveolar. Essas alterações microscópicas são típicas do dano alveolar difuso observado nos pulmões com SARA. Coloração por HE. (Cortesia de Dr. A. López, Atlantic Veterinary College.)

material aspirado. Em geral, a aspiração em animais monogástricos, particularmente em cães e gatos, é mais severa devido ao baixo pH do conteúdo gástrico (pnemonite química). Em casos graves, cães e gatos morrem bruscamente de choque séptico e SARA (Fig. 9-63), uma condição caracterizada microscopicamente por lesão alveolar difusa, edema pulmonar rico em proteína, alveolite neutrofílica e formação de membranas hialinas características nas paredes alveolares (Fig. 9-104). Em animais que sobrevivem aos estágios agudos da aspiração, as lesões pulmonares progridem para broncopneumonia. A pneumonia por aspiração é uma sequela comum da fenda palatina, e em cães com megaesôfago decorrente de miastenia grave ou arco aórtico direito persistente. É também uma complicação importante da anestesia geral ou de doenças neurológicas que afetam a função laríngea.

Pneumonias Tóxicas

Paraquat. O paraquat, um herbicida de uso geral amplamente utilizado em jardinagem e agricultura, pode causar pneumonia intersticial tóxica grave e geralmente fatal (pneumonite) em cães, gatos, seres humanos e outras espécies. Após a ingestão ou inalação, esse herbicida acumula-se seletivamente no pulmão, onde as células *Club* (células de Clara) produzem metabólitos tóxicos a partir do paraquat. Esses metabólitos promovem a liberação local de radicais livres no pulmão, causando extensa lesão às células *Club* e à barreira hematoaérea, presumivelmente por meio da peroxidação lipídica de pneumócitos dos tipos I e II e das células endoteliais alveolares (Fig. 9-89). A intoxicação por paraquat foi usada experimentalmente como modelo de lesão alveolar e fibrose pulmonar induzidas por oxidantes. Logo após a intoxicação, os pulmões apresentam-se pesados, edematosos e hemorrágicos em decorrência da extensa necrose das células epiteliais e endoteliais nas paredes alveolares. Os pulmões de animais que sobrevivem à toxicose aguda por paraquat são pálidos, não colabam quando o tórax é aberto e apresentam enfisema interstical, enfisema bolhoso e, ocasionalmente, pneumomediastino. Os achados microscópicos nas fases aguda e subaguda incluem condições como necrose de pneumócitos do tipo I, edema intersticial e alveolar, hemorragias intra-alveolares e proliferação de pneumócitos do tipo II. Nos estágios crônicos (4 a 8 semanas depois), as lesões normalmente se caracterizam por fibrose intersticial e intra-alveolar severa.

Pneumopatia Urêmica. A pneumopatia urêmica (pneumonite) é uma das muitas lesões extrarrenais observadas em cães com uremia crônica. As lesões caracterizam-se por uma combinação de edema pulmonar e calcificação do músculo liso vascular e das membranas basais alveolares. Em casos graves, a calcificação alveolar previne o colapso do pulmão quando o tórax for aberto. Nos casos mais avan-

çados, os pulmões apresentam-se distendidos de forma difusa, com uma coloração que varia de vermelho-pálido a marrom, e exibem uma superfície pleural irregular com impressões costais (Fig. 9-51). À palpação, o parênquima pulmonar apresenta uma textura "arenosa" devido à mineralização das paredes alveolares e vasculares, mais bem-visualizadas microscopicamente com o uso de corantes especiais, como a coloração de von Kossa (Fig. 9-51). Como não se trata basicamente de uma lesão inflamatória, não se deve usar o termo *pneumonite*.

Outras Pneumonias. A *fibrose pulmonar idiopática* é uma condição rara e de etiologia incerta relatada na raça west highland white terrier, que compartilha similaridades com as fibroses pulmonares idiopáticas humana e felina. Microscopicamente, existe uma pneumonia intersticial difusa e fibrose alveolar progressiva com obliteração de capilares, hiperplasia de células do tipo II — algumas exibindo atipia celular — e, por fim, hipertrofia e hiperplasia do músculo liso. A fibrose intersticial pode se espalhar pelos espaços alveolares, causando fibrose intra-alveolar conspícua.

Pneumonias em Gatos

Embora as infecções do trato respiratório superior sejam comuns e importantes nos gatos, as pneumonias são incomuns, a não ser em caso de imunossupressão ou de aspiração do conteúdo gástrico. Infecções virais, como a rinotraqueíte felina e o calicivírus, podem causar lesões nos pulmões, mas a menos que haja invasão secundária por bactérias, elas normalmente não causam pneumonia fatal.

Pneumonias Virais

Rinotraqueíte Felina. A rinotraqueíte felina, uma doença viral importante dos gatos, é causada pelo ubíquo herpesvírus felino tipo 1 (FeHV-1). Essa infecção afeta basicamente gatos jovens ou debilitados, causando inflamação nas mucosas nasal, ocular e traqueal, e, em muito menor proporção, no pulmão (ver Distúrbios Espécie-Específicos da Cavidade Nasal e dos Seios Paranasais). Quando os pulmões são afetados, o FeHV-1 causa pneumonia broncointersticial com necrose do epitélio bronquiolar e alveolar, espessamento das paredes alveolares e extenso edema de permeabilidade. É possível observar a presença de corpúsculos de inclusão eosinofílicos intranucleares nas células epiteliais infectadas no início da infecção.

Calicivírus Felino. O calicivírus felino (FCV) causa doença do trato respiratório superior, estomatite, conjuntivite e, em menor proporção, pneumonia intersticial. Microscopicamente, os pulmões afetados exibem o padrão típico de pneumonia broncointersticial com bronquiolite necrosante, espessamento das paredes alveolares, ocasionalmente, membranas hialinas, hiperplasia de pneumócitos do tipo II e macrófagos misturados com restos celulares no lúmen alveolar. Como as lesões pulmonares são semelhantes às causadas pelo FeHV-1, o isolamento ou a detecção *in-situ* é necessária para o diagnóstico final.

Peritonite Infecciosa Felina. A peritonite infecciosa felina (FIP) é causada pelo vírus da FIP (FIPV), uma forma mutada do coronavírus entérico felino (FECV), e uma das poucas infecções virais de animais domésticos que resultam em pneumonia piogranulomatosa. Essa doença caracteriza-se microscopicamente por uma vasculite que afeta muitos tecidos e órgãos (Fig. 9-105).

Outras Pneumonias Virais. Outros vírus esporadicamente incriminados na pneumonia intersticial felina são o da varíola bovina (CPXV) e da influenza A H1N1.

Pneumonias Bacterianas

Pasteurelas. Bactérias da microbiota nasal, como *Pasteurella multocida* e os organismos semelhantes a *Pasteurella* são ocasionalmente associados à broncopneumonia secundária em gatos (Fig. 9-106). *Pasteurella multocida* causa também otite média e meningite, mas a sua função como patógeno respiratório está associada principalmente ao piotórax. É interessante notar que existem relatos de pneumonia causada por *Pasteurella multocida* em seres humanos mais velhos ou imunossuprimidos, contraída pelo contato com gatos domésticos.

Micoplasmas. Em geral, os micoplasmas são isolados a partir dos pulmões de gatos com lesões pulmonares, mas não definitivamente confirmados como patógenos primários nas pneumonias felinas.

Pnemonite Felina. O termo *pneumonite felina* é inadequado, uma vez que as principais lesões causadas por *Chlamydophila felis*

(antigamente *Chlamydia psittaci*) são a conjuntivite e a rinite severas (ver Distúrbios Espécie-Específicos da Cavidade Nasal e dos Seios Paranasais). A elucidação da importância da rinotraqueíte viral felina e do calicivírus felino destituiu a *Chlamydophila felis* de sua até então exagerada importância como patógeno pulmonar.

Tuberculose. Os gatos são suscetíveis a três tipos de infecções micobacterianas: tuberculose clássica, lepra felina e micobacteriose atípica. A tuberculose clássica em gatos é rara e geralmente causada por *Mycobacterium bovis* e *Mycobacterium microti*, mas também, em menor proporção, por *Mycobacterium tuberculosis*. A tuberculose nasocomial (*Mycobacterium bovis*) em gatos tem sido relatada com crescente frequência. A via de infecção normal para a tuberculose felina é oral, por meio de roedores infectados/carne ou leite não pasteurizado, de modo que as lesões granulomatosas estão principalmente no intestino e nos linfonodos mesentéricos, onde podem disseminar-se para outros órgãos através de fagócitos infectados. A aparência sólida e não caseosa dos nódulos tuberculosos é macroscopicamente semelhante à dos neoplasmas, razão pela qual devem ser diferenciados dos neoplasmas pulmonares (p. ex. linfoma). Deve-se diferenciar a tuberculose clássica com lesões dérmicas em gatos da lepra felina (granulomas cutâneos localizados) causada por *Mycobacterium lepraemurium* e outras espécies não cultiváveis de bacilos álcool-acidor-resistentes. A micobacteriose atípica é causada pela contaminação de uma ferida cutânea por micobactérias saprófitas e não saprófitas, como aquelas do complexo *Mycobacterium avium*. Os avanços nas técnicas de PCR reduziram sensivelmente o tempo necessário para o diagnóstico etiológico da micobacteriose em laboratórios de diagnóstico veterinários.

Pneumonias Micóticas

Criptococose. A criptococose (*Cryptococcus neoformans* ou *Cryptococcus gatti* pulmonares) é a micose sistêmica mais frequente em gatos, e as lesões são semelhantes às discutidas na seção sobre pneumonias micóticas caninas. A criptococose ocorre em todo mundo e acomete todas as espécies, mas é diagnosticada com mais frequência em gatos, cavalos, cães e seres humanos. Alguns cães e gatos saudáveis abrigam o *Cryptococcus* na cavidade nasal, transformando-se em portadores assintomáticos. A infecção clínica pode ocorrer em gatos

Figura 9-105 Peritonite Infecciosa Felina, Pneumonia Granulomatosa, Gato. Granulomas multifocais a coalescentes espalhados por todos os lobos pulmonares. *Detalhe*, Vasculite pulmonar com infiltrados transmurais de macrófagos, neutrófilos e linfócitos. Coloração por HE. (Cortesia de Facultad de Medicine Veterinaria y Zootecnia, Universidad Nacional Autónoma de México. *Detalhe*, cortesia de Dr. A. López, Atlantic Veterinary College.)

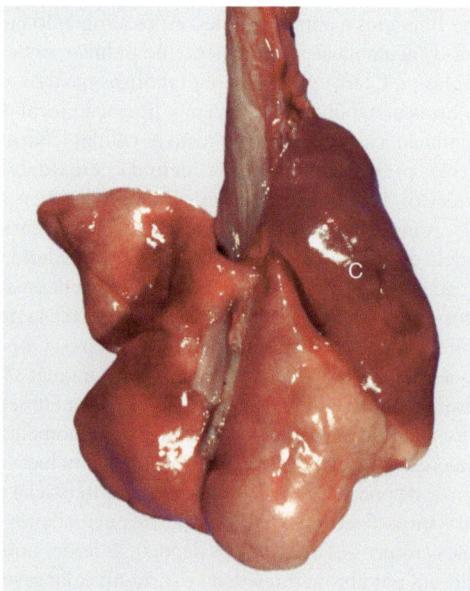

Figura 9-106 Broncopneumonia Fibrinopurulenta, Pulmões, Filhote de Gato de 5 Meses de Idade com Histórico de Conjuntivite, Rinite e Pneumonia Bacteriana. A consolidação cranioventral (C) do pulmão direito envolve aproximadamente 40% de seu parênquima. O pulmão consolidado é firme. (Cortesia de Dr. S. McBurney, Atlantic Veterinary College.)

imunocompetentes e imunologicamente comprometidos, como por FeLV, FIV, desnutrição ou tratamento com corticosteroides. As lesões podem ocorrer praticamente em qualquer tecido, resultando em uma ampla variedade de sinais clínicos. Entretanto, a rinite granulomatosa, a sinusite, as otites média e interna, a pneumonia, a dermatite ulcerativa e a meningoencefalite são as mais comuns.

A lesão pulmonar na criptococose é uma pneumonia granulomatosa multifocal e, como aquelas que ocorrem em outros órgãos internos, são focos brancos pequenos e gelatinosos. A aparência gelatinosa se deve à ampla cápsula de muco em torno da levedura (Fig. 9-35, B). Microscopicamente, as lesões contêm grande número de organismos fúngicos (4-10 µm de diâmetro sem a cápsula) e apenas alguns macrófagos, linfócitos e células gigantes multinucleadas. Essa espessa cápsula de polissacarídeos não cora bem com HE, daí o grande espaço vazio ou halo em torno da levedura.

Pneumonias Parasitárias em Gatos

Verme Pulmonar Felino. *Aelurostrongylus abstrusus*, conhecido como *verme pulmonar felino*, é um parasita que ocorre em gatos onde quer que se encontrem os necessários hospedeiros intermediários, a lesma e o caracol. Esse parasita pode causar doença respiratória crônica, com tosse, perda de peso e, às vezes, dispneia grave e morte, sobretudo se houver infecções bacterianas secundárias. As lesões macroscópicas consistem em nódulos subpleurais multifocais granulomatosos, de cor âmbar e até 1 cm de diâmetro, espalhados pelos pulmões. Na ocasião da incisão, esses nódulos podem conter exsudato viscoso. Microscopicamente, os parasitas adultos, os ovos e as larvas espiraladas concentram-se nos bronquíolos e alvéolos, onde causam bronquiolite catarral, hiperplasia das glândulas da submucosa e, mais tarde, alveolite granulomatosa, fibrose alveolar e hiperplasia fibromuscular (Fig. 9-107). Durante o exame de rotina dos pulmões dos felinos, é bastante comum encontrar hiperplasia fibromuscular nos bronquíolos e nas arteríolas de gatos, do contrário, saudáveis. No passado, alegava-se que essa hiperplasia fibromuscular era uma antiga sequela de infecção subclínica por *Aelurostrongylus abstrusus*. Entretanto, essa visão foi contestada, de modo que a patogênese e a importância da hiperplasia fibromuscular pulmonar em gatos saudáveis permanece indefinida. Em casos graves, a hiperplasia fibromuscular é visível a olho nu nos pulmões como nódulos subpleurais de cor branca.

Outras Pneumonias Parasitárias. *Toxoplasma gondii, Paragonimus kellicotti* e *Dirofilaria immitis* também podem afetar os gatos (ver seção Pneumonias Parasitárias em Cães). *Cytauxzoon felis* é um hemoparasita apicomplexo que afeta felinos domésticos e selvagens. O organismo infeta os eritrócitos no estágio eritrocitário da doença e se multiplica nos macrófagos/monócitos intravasculares, inclusive aqueles contidos nos capilares alveolares, durante o estágio leucocitário da doença.

Pneumonia por Aspiração. As pneumonias por aspiração são comuns em gatos em razão de vômito, regurgitação, disfagia ou complicação anestésica ou após a administração acidental de alimento, medicamentos ou meio de contraste na traqueia (iatrogênica). As lesões pulmonares são semelhantes às descritas para os cães, e o tipo de lesão ao pulmão depende da composição química e bacteriana do material aspirado (ver seção Pneumonia por Aspiração em Cães).

Outras Pneumonias

Fibrose Pulmonar Idiopática Felina. A fibrose pulmonar idiopática felina é uma doença felina rara, progressiva e fatal de etiologia incerta caracterizada pela presença de nódulos fibróticos multifocais distribuídos na região subpleural e, aleatoriamente, no pulmão, fazendo com que a superfície pleural se assemelhe à cirrose nodular do fígado (Fig. 9-108). Microscopicamente, o interstício alveolar e peribronquiolar afetado apresenta-se espessado em razão da fibrose excessiva, da abundante deposição de matriz extracelular e da hipertrofia do músculo liso. Alguns pesquisadores sugerem como causa subjacente a existência de um defeito celular intrínseco nos pneumócitos do tipo II. As paredes alveolares são revestidas difusamente por pneumócitos cuboides hiperplásicos do tipo II, e o lúmen alveolar geralmente contém células esfoliadas e restos necróticos. A condição felina possui características morfológicas semelhantes à "fibrose pulmonar multinodular equina" e à "fibrose pulmonar criptogênica" nos seres humanos.

Pneumonias Fetais e Perinatais

Pneumonias Fetais. A pneumonia é uma das lesões mais frequentes encontradas em fetos submetidos a exame pós-morte, particularmente em potros e animais de produção. Devido à autólise, à ausência de insuflação e ao fato de os pulmões estarem em diferentes estágios de desenvolvimento, as lesões fetais geralmente são negligenciadas ou mal-diagnosticadas. No pulmão fetal não aerado, os espaços broncoalveolares são preenchidos com um líquido viscoso produzido localmente e conhecido como *fluido pulmonar* ou *líquido pulmonar*. Estima-se que um feto ovino produza aproximadamente 2,5 mL de

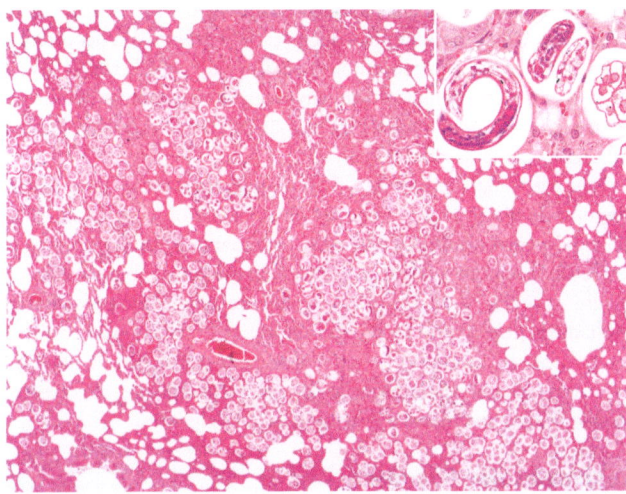

Figura 9-107 **Pneumonia Verminótica,** *Aelostrongylus abstrusus,* **Pulmão, Gato.** Nódulos pulmonares contendo grande número de larvas e ovos, e espessamento intersticial devido à fibrose e à hipertrofia do músculo liso das artérias e bronquíolos. *Detalhe,* Larvas espiraladas de *Aelostrongylus.* (Cortesia de Dr. D.L. Dungworth e Dr. A. López, Atlantic Veterinary College.)

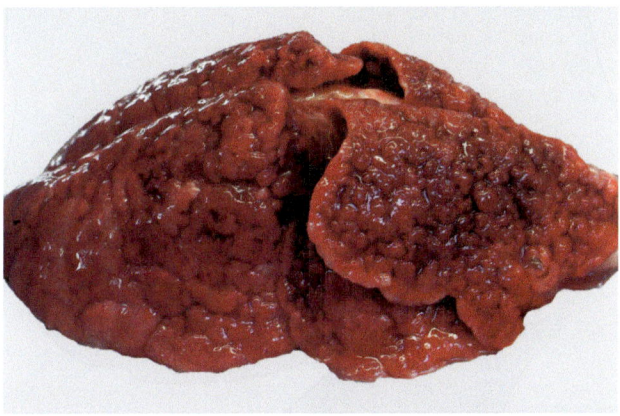

Figura 9-108 **Fibrose Pulmonar Nodular Idiopática, Pulmão, Gato.** O pulmão contém um grande número de nódulos distribuídos por todos os lobos pulmonares. Esses nódulos são formados por áreas focais de fibrose com retração do parênquima pulmonar misturado com áreas focais de hiperinsuflação pulmonar. Esse gato tinha histórico de problemas respiratórios crônicos. (Cortesia de Facultad de Medicina Veterinaria y Zootecnia, Universidad Nacional Autónoma de México.)

"fluido pulmonar" por quilograma de peso corporal por hora. No feto, esse fluido normalmente circula pela árvore traqueobrônquica, alcançando a orofaringe, onde uma fração é engolida para o trato gastrointestinal e uma pequena porção é liberada no fluido amniótico. No momento do nascimento, o fluido pulmonar é rapidamente reabsorvido dos pulmões por absorção alveolar e drenagem linfática.

A aspiração de líquido amniótico contaminado por mecônio e bactérias geradas por placentite é a via mais comum pela qual os patógenos microbianos alcançam os pulmões do feto. Essa forma de pneumonia é resultante de hipóxia e acidose fetal ("sofrimento fetal"), que levam o feto a relaxar o esfíncter anal, liberar o mecônio no líquido amniótico e, nos estágios terminais, inspirar profundamente com a glote aberta, resultando na aspiração de fluido contaminado (Fig. 9-109). As lesões macroscópicas são apenas ocasionalmente reconhecidas, mas as alterações microscópicas são semelhantes às de uma broncopneumonia. Microscopicamente, os espaços broncoalveolares contêm números variáveis de neutrófilos, macrófagos, escamas epidérmicas e pedaços de mecônio que aparecem como um material amarelo claro devido ao seu conteúdo biliar. Ao contrário da broncopneumonia pós-natal, as lesões nos fetos não se restringem às faces cranioventrais dos pulmões e, normalmente, envolvem todos os lobos pulmonares.

Em bovinos, *Brucella abortus* e *Trueperella* (*Arcanobacterium*) *pyogenes* são duas das bactérias mais comuns isoladas dos pulmões de fetos abortados. Essas bactérias normalmente estão presentes em grande número no líquido amniótico de vacas com placentite bacteriana. A inflamação da placenta interfere na troca de oxigênio entre os tecidos do feto e da mãe, e a consequente hipóxia fetal induz o feto a "respirar" com a glote aberta e aspirar o líquido amniótico. *Aspergillus* spp. (aborto micótico) e *Ureaplasma diversum* provocam casos esporádicos de placentite, resultando em pneumonia fetal e aborto.

Além da via respiratória (aspiração), patógenos, como as bactérias e vírus, também podem alcançar os pulmões pelo sangue fetal e causar pneumonia intersticial. A listeriose (*Listeria monocytogenes*), a salmonelose (*Salmonella spp.*) e a clamidiose (*Chlamydophila abortus* [*C. psittaci*]) são os exemplos mais conhecidos de doenças transmitidas pelo sangue que causam pneumonia fetal em animais de fazenda. Em

geral, não são detectadas lesões macroscópicas nos pulmões, mas as microscópicas incluem pneumonia intersticial necrosante focal e necrose focal no fígado, no baço ou no cérebro. A pneumonia broncointersticial também ocorre em alguns abortos virais, como aqueles causados por rinotraqueíte infecciosa bovina (IBR) e pelo vírus da parainfluenza bovina tipo 3 (BPIV-3) em bovinos e rinopneumonite viral equina (EVR) em equinos. As pneumonias fetais em cães e gatos não são relatadas com frequência, talvez porque os filhotes de cães e gatos abortados raramente sejam submetidos a necrópsia. Com os avanços das técnicas de biologia molecular, o diagnóstico etiológico dos abortos e sua associação a lesões pulmonares fetais estão melhorando rapidamente.

Pneumonias e Septicemias Neonatais. Essas entidades são bastante comuns em animais neonatos destituídos de imunidade passiva devido à falta de ingestão ou absorção do colostro materno (falha de transferência passiva ou hipogamaglobulinemia). Além das septicemias que causam pneumonia intersticial, os animais confinados com hipogamaglobulinemia podem desenvolver broncopneumonia pela inalação de patógenos bacterianos, como *Histophilus somni* e *Pasteurella multocida* em bezerros; *Streptococcus* spp. em potros; e *Escherichia coli*, *Listeria monocytogenes* e *Streptococcus suis* em suínos.

Síndrome da Aspiração de Mecônio. A síndrome da aspiração de mecônio (SAM) é uma condição importante, mas evitável, em bebês humanos que se configura quando o líquido amniótico contaminado por mecônio é aspirado durante o trabalho de parto ou imediatamente após o nascimento. A patogênese da SAM é basicamente a mesma que a da broncopneumonia fetal (Fig. 9-109). A hipóxia fetal, um evento comum durante a distocia ou o parto prolongado, faz com que o feto relaxe o esfíncter anal e libere mecônio no líquido amniótico. A aspiração do mecônio pode ocorrer diretamente a partir do líquido amniótico contaminado antes do parto (movimentos respiratórios com a glote aberta), ou imediatamente após, quando o mecônio alojado na nasofaringe é transportado para o pulmão com a primeira respirada. Essa segunda forma de aspiração é evitada nas salas de parto com a sucção de rotina da nasofaringe de bebês manchados de mecônio. A SAM é bastante conhecida em bebês humanos, mas a sua ocorrência e importância em animais permanecem amplamente desconhecidas. Existem relatos da SAM em bezerros, potros, leitões e filhotes de cães. Embora as lesões pulmonares geralmente sejam leves e transitórias, a aspiração de mecônio pode ser letal para bebês recém-nascidos e animais porque normalmente afeta neonatos comprometidos que já estão sofrendo em decorrência de hipóxia e acidose intrauterina. A acidose neonatal é conhecida por prejudicar a absorção do colostro em bezerros. As sequelas comuns da SAM são atelectasia lobular, hipertensão pulmonar e, possivelmente, hiperreatividade das vias aéreas.

Nos casos mais graves da SAM, a atelectasia focal (com padrão irregular de distribuição) pode ser observada a olho nu no pulmão, indicando que os pulmões não estão totalmente aerados por força de obstrução mecânica e do efeito químico do mecônio sobre o surfactante pulmonar (Fig. 9-52). Microscopicamente, o mecônio e a queratina esfoliada da pele do feto no líquido amniótico encontram-se presentes nos brônquios, bronquíolos e alvéolos, acompanhados de alveolite leve caracterizada pela infiltração de leucócitos seguida pela presença de macrófagos alveolares e eventuais células gigantes.

Neoplasias dos Pulmões

O câncer de pulmão é raro em animais, ao contrário dos seres humanos, nos quais a incidência é alarmante e contribui para que seja a principal causa de morte por câncer no Canadá, nos Estados Unidos e na Europa. É interessante que os cânceres de próstata e mama, tão temidos por homens e mulheres, apareçam em um distante segundo

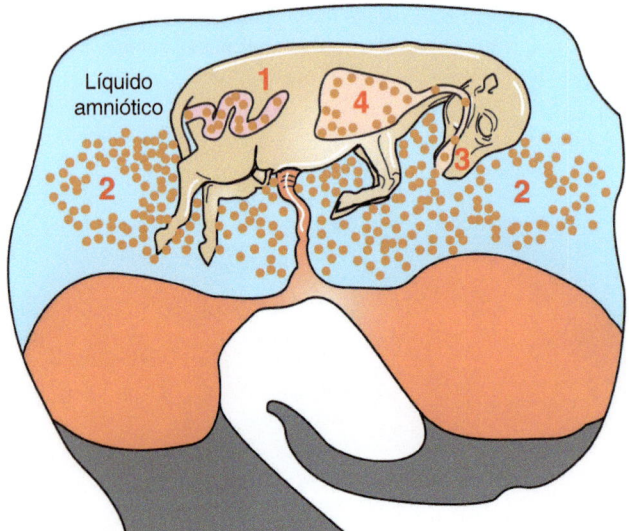

Figura 9-109 Aspiração de Mecônio Resultante de Hipóxia Intrauterina. *1*, Aumento do peristaltismo e relaxamento do esfíncter anal, *2*, Contaminação do líquido amniótico por mecônio, *3*, Mecônio na orofaringe, *4*, Arfada intrauterina com a glote aberta, causando aspiração do mecônio e do líquido amniótico para dentro do pulmão do feto. (Redesenhado com permissão de Dr. J. Martinez-Burnes, Facultad de Medicina Veterinaria y Zootecnia, Universidad Autónoma de Tamaulipas, México.)

lugar. É desnecessário dizer que o fumo é responsável por essa epidemia de câncer de pulmão. Embora os cães já tenham sido propostos como valiosas "sentinelas" dos perigos ambientais, como a exposição ao tabagismo passivo e substâncias químicas como amianto, tinturas e inseticidas, não se sabe se a prevalência de tumores pulmonares caninos aumentou nas áreas geográficas com alta contaminação. As alterações nos genes (oncogenes) e cromossomos, e alterações em moléculas biologicamente ativas têm sido relacionadas com a incidência de câncer de pulmão nos últimos anos. Como acontece com muitas outras formas de câncer, estudos epidemiológicos indicam que a incidência de neoplasias pulmonares aumenta com a idade, mas os dados ainda são insuficientes para confirmar se determinadas raças de cães ou gatos têm mais predisposição para neoplasias de pulmão.

Não existe uma nomenclatura padrão das neoplasias pulmonares em animais domésticos; como consequência, há uma multiplicidade de termos e sinônimos na literatura veterinária. Algumas classificações são baseadas no local primário, enquanto outras enfatizam o tipo histomorfológico. O Quadro 9-2 relaciona com os tipos mais comuns de neoplasias pulmonares benignas e malignas em mamíferos domésticos.

Clinicamente, os sinais de neoplasia pulmonar variam de acordo com o grau de invasividade, a proporção de parênquima envolvida e os locais de metástases. Os sinais podem ser vagos, como tosse, letargia, anorexia, perda de peso e talvez dispneia. Além disso, as síndromes paraneoplásicas, como hipercalcemia, endocrinopatias e osteoartropatia pulmonar hipertrófica, já foram associadas às neoplasias pulmonares.

Neoplasias Primárias dos Pulmões. As neoplasias primárias dos pulmões são originárias de células normalmente presentes no tecido pulmonar, e podem ser epiteliais ou mesenquimais, embora as

Quadro 9-2	Classificação de Neoplasmas Pulmonares

ORIGEM EPITELIAL PRIMÁRIA
Benigno
Papiloma
Adenoma

Maligno
Adenocarcinoma (acinar ou papilar)
Carcinoma de células escamosas
Carcinoma adenoescamoso
Carcinoma bronquioloalveolar (esse termo está sendo abandonado por alguns patologistas)
Carcinomas de pequenas células e de grandes células
Carcinoma anaplásico (indiferenciado)
Tumor carcinoide (tumor pulmonar neoendócrino)
Carcinoma pulmonar ovino (retroviral)

ORIGEM MESENQUIMAL PRIMÁRIA
Benigno
Hemangioma

Maligno
Osteossarcoma, condrossarcoma
Hemangiossarcoma
Sarcoma histiocítico
Granulomatose linfomatoide
Tumor de células granulares
Mesotelioma

TUMORES PULMONARES SECUNDÁRIOS (METASTÁTICOS)
Qualquer tumor maligno metastático proveniente de outro local do corpo (p. ex. osteossarcoma em cães, carcinoma uterino em vacas e melanoma maligno em cavalos)

últimas sejam raras. As neoplasias benignas primárias dos pulmões, como os adenomas pulmonares, são altamente incomuns em animais domésticos. As neoplasias primárias são, em sua maioria, malignas e têm aparência de massas solitárias de tamanho variável que, com o tempo, podem metastasiar-se para outras áreas dos pulmões e órgãos distantes. Às vezes, é difícil, nos exames macroscópico e microscópico, diferenciar um câncer primário de pulmão de metástase pulmonar oriunda de neoplasias malignas de outros locais do corpo.

Em geral, é difícil determinar a origem topográfica precisa de uma neoplasia nos pulmões — por exemplo, se originária do sistema condutor (carcinoma broncogênico), do sistema de transição (carcinoma bronquiolar), do sistema de trocas (carcinoma alveolar) ou glândulas brônquicas (carcinoma das glândulas brônquicas). De acordo com a literatura, os carcinomas pulmonares em animais geralmente são oriundos das células *Club* (células de Clara) ou dos pneumócitos do tipo II da região bronquioloalveolar, ao contrário daqueles encontrados em seres humanos, que são, em sua maioria, de natureza broncogênica. Os tumores localizados no hilo geralmente são oriundos dos brônquios principais e tendem se apresentar como uma grande massa solitária com pequenas metástases ocasionais para a periferia do pulmão. Por outro lado, os tumores originários da região bronquioloalveolar costumam ser multicêntricos, com numerosas metástases periféricas no parênquima pulmonar. Devido à arquitetura histológica e independentemente do local de origem, muitas neoplasias epiteliais malignas são classificadas pelo abrangente termo de adenocarcinomas pulmonares.

Cães e gatos são as espécies mais afetadas por neoplasias pulmonares primárias — em grande parte, carcinomas — que geralmente acometem animais mais velhos. A idade média para tumores primários de pulmão é de 11 anos para cães e 12 para gatos. Os carcinomas pulmonares em outros animais domésticos, à exceção do carcinoma pulmonar induzido por retrovírus em ovinos, são menos comuns, possivelmente devido ao menor número de animais de produção que alcançam o seu tempo máximo natural de vida. As neoplasias podem ser invasivas ou expansivas, variar de cor (brancas, marrons ou cinza) e textura (macias ou firmes), e geralmente apresentam áreas de necrose e hemorragia, resultando em uma aparência "umbilicada" ou de "cratera". Essa aparência umbilicada tende a ser observada em carcinomas que crescem rapidamente e nos quais o centro da massa tumoral sofre necrose em consequência de isquemia. Algumas neoplasias de pulmão assemelham-se a consolidação pulmonar ou grandes granulomas. Os gatos com neoplasias moderadamente diferenciadas tiveram um tempo de sobrevida significativamente mais longo (698 dias, em média) do que aqueles com neoplasias mal-diferenciadas (75 dias, em média). Os cães com neoplasias pulmonares primárias, graus I, II e III, tiveram tempos de sobrevida de 790, 251 e 5 dias, respectivamente.

Adenocarcinoma Pulmonar Ovino (Carcinoma Pulmonar Ovino). O adenocarcinoma pulmonar ovino, também conhecido como *adenomatose pulmonar* e *jaagsiekte* (palavra sul-africana que significa "doença da condução"), é uma neoplasia pulmonar ovina transmissível causada pelo retrovírus de ovinos Jaagsiekte (JSRV). A doença acomete ovinos em todo o mundo, com notável exceção da Austrália e da Nova Zelândia; a sua incidência é alta na Escócia, na África do Sul e no Peru, e desconhecida, mas provavelmente baixa, na América do Norte. Esse carcinoma pulmonar se comporta de forma muito parecida com uma pneumonia crônica, e o JSRV compartilha muitas semelhanças epidemiológicas com o lentivírus ovino responsável pela maedi e o retrovírus responsável pelo carcinoma nasal enzoótico em pequenos ruminantes. A adenomatose pulmonar foi transmitida experimentalmente a caprinos, mas não é conhecida como doença de ocorrência espontânea na espécie.

O adenocarcinoma pulmonar ovino afeta principalmente ovinos maduros, podendo eventualmente acometer rebanhos jovens. A criação intensiva provavelmente facilita a transmissão horizontal pela descarga nasal abundante e explica por que a doença ocorre como uma epizootia devastadora, com taxas de mortalidade de 5% a 80% quando introduzida inicialmente em um rebanho. O diagnóstico diferencial entre a maedi e a adenomatose pulmonar pode ser difícil, uma vez que ambas as doenças frequentemente coexistem no mesmo rebanho ou no mesmo animal. A morte é inevitável depois de vários meses após a manifestação inicial dos sinais respiratórios, e não há como detectar no animal afetado uma resposta imune humoral específica ao JRSV.

Durante os estágios iniciais do carcinoma pulmonar ovino, os pulmões apresentam-se aumentados, pesados e úmidos, com vários nódulos firmes, acinzentados e de tamanhos variáveis que, em alguns casos, podem ser localizados nos lobos cranioventrais, simulando uma lesão de broncopneumonia (Fig. 9-110, A). Nos estágios mais avançados, os nódulos tornam-se confluentes, com infiltração difusa, mas não simétrica, de células neoplásicas em grandes segmentos de ambos os pulmões. Na superfície de corte, observa-se a presença de fluido edematoso e de uma abundante secreção mucoide na traqueia e nos brônquios (Fig. 9-110, B). Microscopicamente, os nódulos consistem em células epiteliais cuboides ou colunares que revestem as vias aéreas e os alvéolos, formando estruturas papilares ou acinares (semelhantes a glândulas) (Fig. 9-110, A). Como as células foram identificadas ultraestruturalmente como originárias tanto de células epiteliais alveolares do tipo II quanto de células *Club* (células de Clara), o neoplasma é considerado um carcinoma "bronquioloalveolar". As sequelas geralmente consistem em broncopneumonia secundária, abscessos e aderências pleurais fibrosas. As metástases ocorrem nos linfonodos traqueobrônquicos e mediastínicos, e, em menor extensão, em outros tecidos, como pleura, os músculos, o fígado e os rins. Por meio de imuno-histoquímica, as células neoplásicas coram positivamente para JSRV.

Clinicamente, o adenocarcinoma pulmonar ovino caracteriza-se por uma perda gradual de condicionamento, tosse e desconforto respiratório, especialmente após o exercício (como ao pastorear ou conduzir). O apetite e a temperatura são normais, a menos que haja sobreposição de infecções bacterianas secundárias. Um diferencial importante em relação à maedi (pneumonia intersticial) pode ser observado se os animais com adenomatose pulmonar forem erguidos pelos membros traseiros; uma quantidade abundante de fluido mucoide ralo, produzido pelas células neoplásicas nos pulmões, verte das narinas de alguns animais.

Tumor Carcinoide (Neuroendócrino) de Pulmão.
O tumor carcinoide de pulmão é uma neoplasia presumivelmente oriunda das células neuroendócrinas e esporadicamente observada em cães como grandes massas pulmonares múltiplas e firmes próximas aos brônquios principais. Existem relatos de ocorrência também na cavidade nasal

de equinos. Em geral, as células tumorais são poligonais com um citoplasma finamente granular e de coloração pálida, ou ligeiramente eosinofílico. Os núcleos são pequenos, e as figuras mitóticas, raras ou inexistentes.

Tumor de Células Granulares.
O tumor de células granulares é raro e localmente invasivo, relatado principalmente em seres humanos e cavalos idosos. Acreditava-se que a origem celular desse tumor estivesse no mioblasto, mas, atualmente, presume-se que esteja nas células de Schwann, normalmente presentes nos feixes broncovasculares do pulmão. Microscopicamente, as células neoplásicas são grandes, em forma poliédrica com citoplasma abundante contendo numerosos grânulos acidófilos que, através de imuno-histoquímica, coram positivamente para PAS e para proteína S-100. Embora esse tumor possa causar obstrução dos brônquios e resultar na ocorrência de sinais respiratórios, na maioria dos casos, é um achado incidental em cavalos idosos submetidos a exame pós-morte.

Granulomatose Linfomatoide.
A granulomatose linfomatoide é uma doença pulmonar rara, mas interessante, que ocorre em seres humanos, cães, gatos e, possivelmente, cavalos e jumentos e se caracteriza pela presença de nódulos ou grandes massas sólidas em ou mais lobos do pulmão. Em geral, ocorre metástase para os linfonodos, os rins e o fígado. Microscopicamente, os tumores são formados por grandes células mononucleares pleomórficas (linfomatoides) com alta taxa mitótica e formação frequente de células binucleadas ou multinucleadas. As células tumorais têm uma tendência característica a crescer em torno dos vasos sanguíneos, invadindo e destruindo as paredes dos vasos.

A granulomatose linfomatoide possui certa semelhança com o linfoma e, por essa razão, tem também a denominação de linfoma angiocêntrico; a marcação fenotípica confirma que as células neoplásicas constituem uma população mista de plasmócitos, linfócitos B e T e histiócitos. As formas cerebral e cutânea de granulomatose linfomatoide também já foram relatadas em seres humanos, cães e gatos.

Neoplasias Secundárias do Pulmão.
As neoplasias secundárias do pulmão são, por definição, todas malignas, uma vez que resultam de neoplasmas malignos que, oriundos de outros locais, metastasiam para os pulmões. Como os capilares pulmonares são o primeiro filtro encontrado pelo êmbolo tumoral liberado na veia cava ou nas artérias pulmonares, as neoplasias secundárias do pulmão são relativamente comuns se comparadas às neoplasias primárias. Além disso, os tumores secundários podem ser de origem epitelial ou mesenquimal. Os tumores metastáticos comuns de origem epitelial são carcinomas de mama, tireoide (Fig. 9-111) e útero. Os tumores de origem mesenquimal são o osteossarcoma (Fig. 9-112, A); o hamangiossarcoma (Fig. 9-112, B); o melanoma maligno em cães; o linfoma em

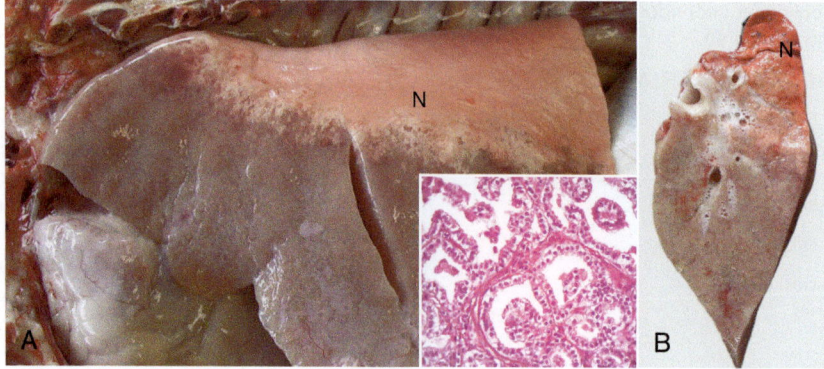

Figura 9-110 Carcinoma Pulmonar Ovino (Adenomatose Pulmonar, Jaagsiekte), Pulmão, Ovelha de 3 Anos de Idade. A, Infiltração de células neoplásicas envolvendo as porções cranial e ventral do pulmão e principalmente preservando as porções dorsais do lobo caudal do pulmão *(N)*. O pulmão afetado apresenta-se aumentado e firme. *Detalhe,* Proliferação papilar de células epiteliais cuboides (supostos pneumócitos tipo II). Coloração por HE. **B,** Secção transversal do lobo cranial. Observa-se a aparência sólida da porção ventral *(embaixo)* do pulmão e o fluido espumoso (edema) originário das paredes alveolares, *N,* Pulmão normal. (Cortesia de Dr. M. Heras, Facultad de Veterinaria, Universidad de Zaragoza, Espanha.)

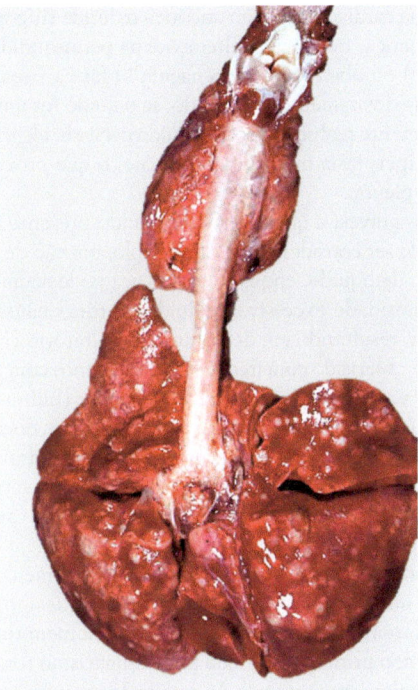

Figura 9-111 **Carcinoma Tireoidiano Metastático, Pulmões, Cão Adulto.** Os pulmões contêm múltiplos nódulos metastáticos rosa-esbranquiçados distribuídos aleatoriamente, originários da glândula tireoide esquerda, que está aumentada e com alteração neoplásica. (Cortesia de Dr. J.M. King, College of Veterinary Medicine, Cornell University.)

vacas, porcos, cães e gatos (Fig. 9-113); e sarcoma associado a vacinas, em gatos. Normalmente, os neoplasmas pulmonares secundários são múltiplos e apresentam-se espalhados por todos os lobos pulmonares (disseminação hematógena); de tamanho variável; e, de acordo com o padrão de crescimento, podem ser nodulares, difusos ou radiados.

A aparência dos neoplasmas metastáticos difere de acordo com o tipo de neoplasma. Por exemplo, nódulos císticos vermelho-escuros que contêm sangue indicam hemangiossarcoma, nódulos sólidos pretos indicam melanoma e nódulos sólidos duros (brancos, amarelos ou marrons) com espículas ósseas indicam osteossarcoma. A aparência macroscópica dos carcinomas metastáticos geralmente é semelhante à dos neoplasmas primários, às vezes, com centros umbilicados. O diagnóstico adequado de neoplasias pulmonares em animais vivos requer um histórico, a presença de sinais clínicos, radiografias, análise citológica do fluido BAL e, quando necessário, uma biópsia do pulmão. A identificação de uma linhagem específica de células neoplásicas na biópsia ou em amostras pós-morte geralmente é difícil e requer técnicas de microscopia eletrônica ou de imuno-histoquímica. A microscopia eletrônica permita a identificação de componentes celulares característicos, como corpos nefríticos fosfolipídicos lamelares osmofílicos nas células epiteliais alveolares do tipo II, ou melanossomos em melanomas. A coloração imuno-histoquímica também é útil para a identificação de células tumorais.

Distúrbios da Cavidade Torácica e Pleura

A parede torácica, o diafragma e o mediastino são revestidos pela pleura parietal, que se reflete nos pulmões no hilo e continua como a pleura visceral, cobrindo toda a superfície dos pulmões, exceto no hilo, onde entram os brônquios e os vasos sanguíneos. O espaço entre as pleuras parietal e visceral (espaço pleural) é mínimo e, em condições normais, contém apenas vestígios de fluido, que é um lubrificante, e algumas células esfoliadas. Amostras desse fluido podem ser

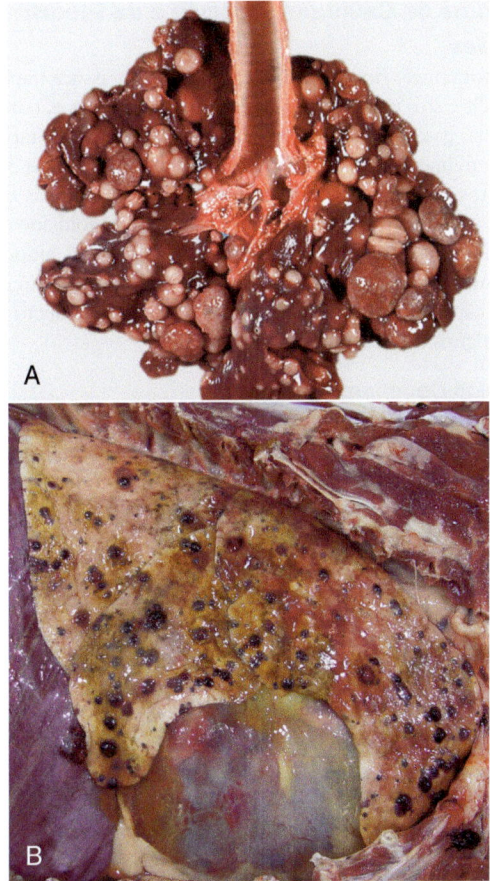

Figura 9-112 **Pulmão, Neoplasmas Metastáticos, Cão. A,** Sarcoma metastático (local primário desconhecido). Observa-se grande número de nódulos metastáticos branco-acinzentados que estão distribuídos aleatoriamente por todos os lobos pulmonares. **B,** Hemangiossarcoma metastático. Observa-se a presença de massas vermelhas a vermelho-escuras em todo o parênquima do pulmão. Se essas massas fossem pretas, o diagnóstico mais provável seria de melanoma metastático. (**A** Cortesia de Dr. J.M. King, College of Veterinary Medicine, Cornell University. **B** Cortesia de Dr. A. Bourque e Dr. A. López, Atlantic Veterinary College.)

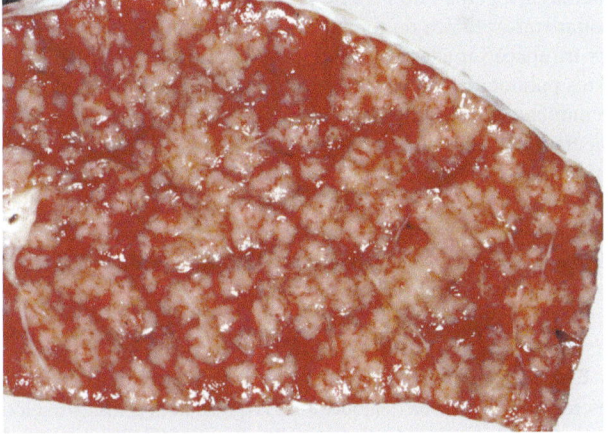

Figura 9-113 **Linfoma Metastático (Linfossarcoma), Pulmões, Superfície de Corte, Vaca.** Observa-se um grande número de nódulos metastáticos distintos e confluentes de textura macia e cor cinza características de linfoma. (Cortesia de College of Veterinary Medicine, University of Illinois.)

obtidas através de toracocentese, um procedimento simples em que se insere uma agulha na cavidade pleural. As alterações volumétricas, bioquímicas e citológicas nesse fluido são rotineiramente usadas em diagnósticos veterinários.

Distúrbios da Cavidade Torácica e da Pleura

Anomalias

Os defeitos congênitos são raros e geralmente de pouca importância clínica. Os cistos encontrados no mediastino de cães e, com menos frequência, gatos podem ter tamanho suficiente para comprometer a função pulmonar ou simular neoplasia nas radiografias do tórax. Esses cistos podem originar-se do timo (cistos branquiais tímicos), dos brônquios (cistos broncogênicos), do tecido tireoidiano ectópico (cistos do canal tireoglosso) ou de restos das bolsas branquiais, e normalmente apresentam-se revestidos por epitélio e circundados por uma cápsula de tecido estromal. As anomalias do ducto torácico causam alguns casos de quilotórax.

Distúrbios Degenerativos

Calcificação Pleural. A calcificação pleural é um achado comum em cães e, com menos frequência, em gatos com uremia crônica. As lesões aparecem como filamentos lineares brancos na pleura parietal, principalmente sobre os músculos intercostais da porção cranial da cavidade torácica. As lesões são sem importância funcional, mas indicam um problema renal subjacente grave. A intoxicação por vitamina D (hipervitaminose D) e a ingestão de substâncias hipercalcêmicas, como os análogos de vitamina D, também podem causar calcificação da pleura e de outros órgãos.

Pneumotórax. Pneumotórax é a presença de ar na cavidade torácica, onde normalmente deve haver pressão negativa para facilitar a inspiração. Os seres humanos possuem um mediastino forte e completo, de modo que o pneumotórax é quase sempre unilateral e, portanto, não representa grande problema. Nos cães, a barreira varia, mas, em geral, não é completa, de modo que costuma existir alguma comunicação entre os lados esquerdo e direito.

Existem duas formas principais de pneumotórax. No pneumotórax espontâneo (idiopático), o ar oriundo dos pulmões vaza para o interior da cavidade pleural sem a presença de qualquer doença ou trauma subjacente conhecido. No pneumotórax secundário, o movimento do ar para a cavidade pleural é resultante de doença subjacente de natureza pulmonar ou da parede torácica. As causas mais comuns de pneumotórax secundário em medicina veterinária são as feridas penetrantes da parede torácica, esôfago perfurado, trauma iatrogênico do tórax e pulmão durante uma biópsia pulmonar transtorácica ou toracoscopia, ruptura traqueal provocada por intubação inadequada e ruptura de bolhas enfisematosas ou cistos pulmonares de origem parasitária (*Paragonimus* spp.) que se comunicam com a parede cavidade torácica. O pneumotórax e o pneumomediastino causados por alta pressão do ar (barotrauma) também são bem-documentados em gatos após falhas de equipamento durante a anestesia. Os sinais clínicos do pneumotórax incluem desconforto respiratório, e a lesão se traduz simplesmente em um pulmão atelectásico colabado. Se o ponto de entrada for vedado, o ar é rapidamente reabsorvido da cavidade.

Distúrbios Circulatórios e Linfáticos

Efusão Pleural. Efusão pleural é um termo genérico usado para descrever o acúmulo de qualquer fluido (transudato, transudato modificado, exsudato, sangue, linfa ou quilo) na cavidade torácica. As avaliações citológicas e bioquímicas das efusões pleurais realizadas pela toracocentese são úteis para determinar o tipo de efusão e a possível patogênese. Baseadas na concentração proteica e no número total de células nucleadas, as efusões pleurais dividem-se citologicamente em transudatos, transudatos modificados e exsudatos.

Hidrotórax. Quando o fluido é seroso, transparente, inodoro e não coagula quando exposto ao ar, a condição é conhecida como *hidrotórax (transudato)*. As causas do hidrotórax são as mesmas da formação de edema em outros órgãos: pressão hidrostática elevada (insuficiência cardíaca), pressão oncótica reduzida (hipoproteinemia, como em doenças hepáticas), alterações na permeabilidade vascular (inflamação) ou obstrução da drenagem linfática (neoplasia). Nos casos em que o vazamento é corrigido, se o fluido for um transudato, ele é rapidamente reabsorvido. Se o fluido persistir, ele irrita a pleura, causando hiperplasia mesotelial e fibrose, o que provoca o espessamento da pleura.

Em casos graves, a quantidade de líquido presente na cavidade torácica pode ser considerável. Por exemplo, um cão de médio porte pode ter 2 L de líquido, enquanto uma vaca pode acumular 25 L ou mais. A quantidade excessiva de fluido no tórax causa atelectasia compressiva, resultando em desconforto respiratório (Fig. 9-54). O hidrotórax é observado com frequência em bovinos com insuficiência cardíaca no ventrículo direito ou *cor pulmonale* (hidrostático); cães com insuficiência cardíaca congestiva (hidrostática), doença hepática crônica (hidrotórax hepático) (Fig. 9-114), ou síndrome nefrótica (hipoproteinemia); porcos com doença do coração de amora (aumento da permeabilidade vascular); e cavalos com doença do cavalo africano (aumento da permeabilidade vascular).

Hemotórax. O sangue contido na cavidade torácico é chamado *hemotórax*, mas o termo tem sido usado para designar exsudato com um componente sanguíneo. As causas incluem ruptura de um vaso sanguíneo principal causada por traumatismo torácico severo (p. ex. atropelamento); erosão da parede de um vaso sanguíneo por células malignas ou inflamação (p. ex. aortite causada por *Spirocerca lupi*); ruptura de aneurismas aórticos; defeitos de coagulação, inclusive coagulopatias; intoxicação por varfarina; coagulação intravascular disseminada (coagulopatia de consumo); e trombocitopenia. Em geral, o hemotórax é agudo e fatal. Ao exame macroscópico, a cavidade torácica pode se apresentar preenchida com sangue, e os pulmões, total ou parcialmente atelectásicos (Fig. 9-115).

Quilotórax. O acúmulo de quilo (triglicerídeos ricos em linfa) na cavidade torácica (Fig. 9-116) é resultante da ruptura de grandes vasos linfáticos, normalmente o ducto torácico ou o linfático direito. Os efeitos clínicos e patológicos do quilotórax são semelhantes aos de outras efusões pleurais. As causas incluem neoplasia torácica (a causa mais comum em seres humanos, mas perde para os casos idiopáticos observados em cães), trauma, anomalias congênitas dos vasos

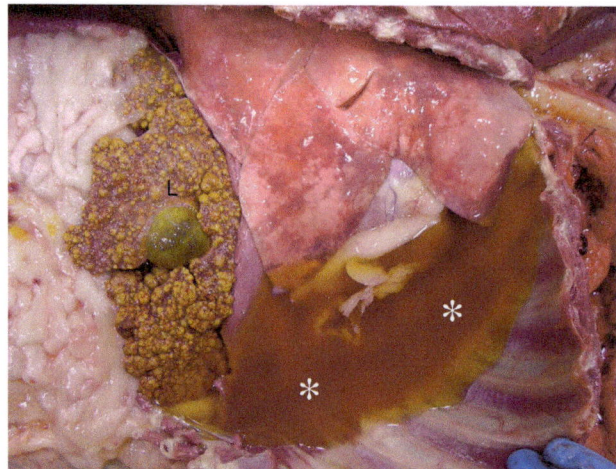

Figura 9-114 Hidrotórax, Cavidade Pleural, Cão de 8 Anos. A cavidade pleural contém uma grande quantidade de transudato amarelo (*asteriscos*) (ventralmente). Focos disseminados de atelectasias são visíveis na superfície do pulmão. O fluido na cavidade pleural normalmente comprime as porções ventrais do pulmão, resultando em atelectasia compressiva. Observa-se também a superfície nodular do fígado cirrótico (*L*). (Cortesia de Dr. S. McBurney e Dr. A. López, Atlantic Veterinary College.)

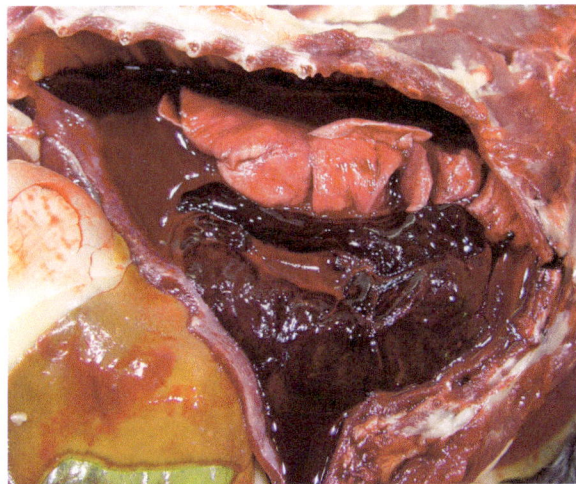

Figura 9-115 Hemotórax, Cavidade Pleural Direita, Cão. A cavidade pleural direita está preenchida com um grande coágulo de sangue proveniente de um aneurisma aórtico torácico rompido, o que causou morte súbita. As aneurismas aórticos caninos estão associados à migração de larvas de *Spirocerca lupi* ao longo da parede aórtica antes de sua migração final para parece do esôfago adjacente. Em outros casos, como nesse cão, a causa é desconhecida (aneurisma aórtico idiopático). (Cortesia de Dr. L. Gabor e Dr. A. López, Atlantic Veterinary College.)

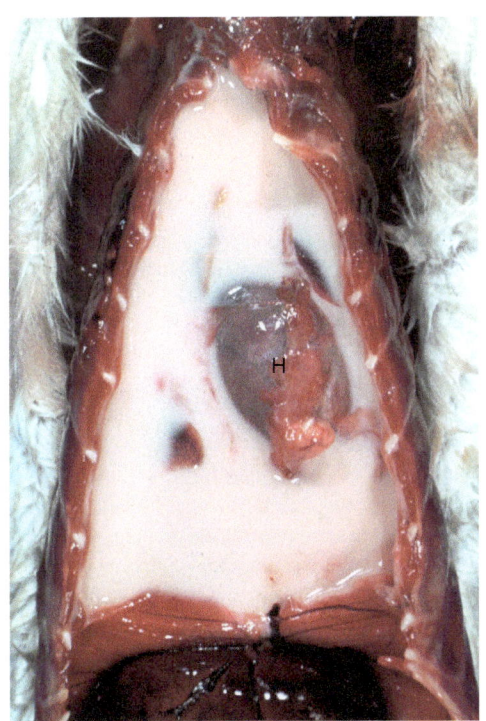

Figura 9-116 Quilotórax (Causa Desconhecida), Cavidade Torácica (Pleural), Marta. A linfa (quilo) preenche tanto a cavidade esquerda quanto a cavidade direita da pleura. O coração (*H*) e o pericárdio apresentam-se essencialmente normais porque o quilo não está aderido à superfície externa do saco pericárdio, como normalmente acontece com os exsudatos supurativos e fibrinosos na cavidade torácica. (Cortesia de Western College of Veterinary Medicine.)

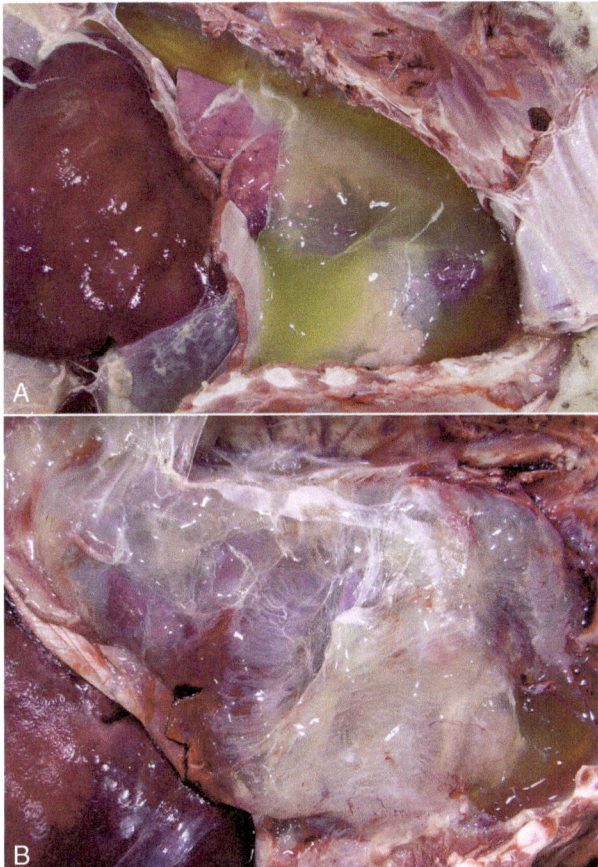

Figura 9-117 Pleurite Aguda e Crônica, Ovelha. A, Presença de grande quantidade de fluido cor de palha e ligeiramente turvo no tórax, e camadas e grandes aglomerados de material friável marrom-amarelado (fibrina e proteína coagulada) frouxamente aderidos ao pulmão direito. **B,** As pleuras visceral e parietal estão cobertas por uma espessa camada de tecido conjuntivo fibroso imaturo. (**A** Cortesia de Dr. S. Martinson, Atlantic Veterinary College. **B** Muckle A, López A et al: *Can Vet J* 55:946-949, 2014.)

gotículas de lipídios, alguns neutrófilos em casos crônicos e alto teor de triglicerídeos.

Inflamação da Pleura

O tecido pleural é altamente suscetível a agressões causadas por implante direto de um organismo através de uma ferida torácica ou diafragmática penetrante; por disseminação hematógena de organismos infecciosos nas septicemias; ou por extensão direta de um processo inflamatório adjacente, como na broncopneumonia fibrinosa ou de uma perfuração de esôfago. As lesões crônicas normalmente resultam em fibrose serosa e fortes aderências entre as pleuras visceral e parietal (Fig. 9-71). Quando extensas, essas aderências podem obliterar o espaço pleural.

Pleurite ou Pleurisia. A inflamação das pleuras visceral e parietal é denominada *pleurite*, e, de acordo com o tipo de exsudato, pode ser fibrinosa, supurativa, granulomatosa, hemorrágica ou uma combinação de exsudatos. Com o tempo, a pleurite fibrinosa aguda pode evoluir para uma fibrose pleural (Fig. 9-117). Quando a pleurite supurativa resulta no acúmulo de exsudato purulento na cavidade, a lesão se chama *piotórax* ou *empiema torácico* (Fig. 9-118). Clinicamente, a pleurite causa dor considerável, e, além disso, o empiema pode resultar em toxemia grave. As aderências pleurais fibrosas (entre as pleuras parietal e visceral) e a fibrose são as sequelas mais comuns da pleurite crônica, podendo interferir significativamente na insuflação dos pulmões.

linfáticos, linfangite, dirofilariopse e ruptura iatrogênica do ducto torácico durante procedimento cirúrgico. A origem do vazamento é raramente encontrada na necrópsia. Em situações em que o vazamento ocorre na cavidade abdominal, a condição é conhecida como *quiloabdome*. O exame citológico e bioquímico do fluido coletado por toracocentese normalmente revela um grande número de linfócitos,

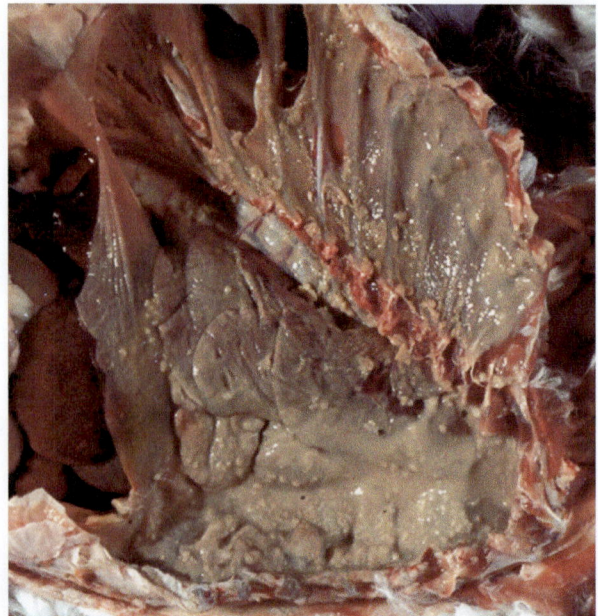

Figura 9-118 **Piotórax (*Pasteurella multocida*), Cavidade Pleural Direita, Gato.** A presença de pus na cavidade torácica é denominada piotórax ou empiema pleural. As pleuras visceral e parietal também estão cobertas por exsudato purulento de coloração marrom-acinzentada. Essa lesão também é conhecida como *pleurite supurativa*. (Cortesia de Dr. A. López, Atlantic Veterinary College.)

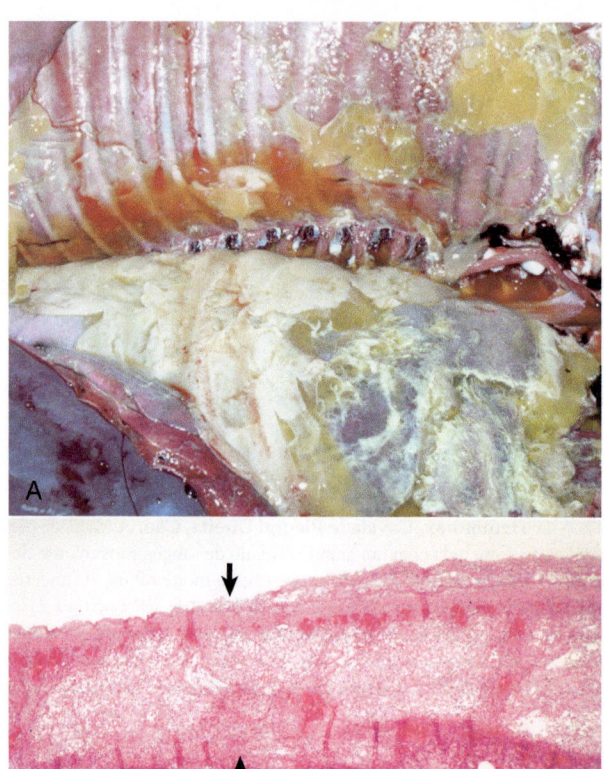

Figura 9-119 **Pleurite Fibrinosa, Cavidade Pleural Direita, Cavalo. A,** Grandes massas de fibrina amarela cobrem as pleuras visceral e parietal. Os pulmões apresentam-se normais. **B,** A pleura visceral aparece coberta por uma espessa camada de fibrina (*entre as setas*). Os alvéolos subjacentes apresentam-se normais. Coloração por HE. (**A** Cortesia de Dr. A. López, Atlantic Veterinary College. **B** Cortesia de College of Veterinary Medicine, University of Illinois.)

É possível que pleurite ocorra como uma extensão da pneumonia, particularmente nas broncopneumonias fibrinosas (pleuropneumonia), ou isoladamente, sem envolvimento pulmonar (Fig. 9-119). A mannheimiose pneumônica bovina e ovina e a pleuropneumonia suína e bovina são bons exemplos de pleurite associada a broncopneumonias fibrinosas. A polisserosite em suínos e o empiema pleural, particularmente em gatos e cavalos, são exemplos de inflamação pleural nos quais o envolvimento dos pulmões pode não acompanhar a pleurite. A inflamação pleural geralmente é provocada por bactérias, que causam polisserosite ao alcançar a pleura por via hematógena. Essas bactérias incluem *Haemophilus parasuis* (doença de Glasser), *Streptococcus suis* e algumas cepas da *Pasteurella multocida* em suínos; *Streptococcus equi* ssp. e *Streptococcus equi* ssp. *zooepidemicus* em cavalos; *Escherichia coli* em bezerros; e *Mycoplasma* spp. e *Haemophilus* spp. em ovinos e caprinos. A contaminação das superfícies pleurais pode ser causada pela extensão de um processo séptico (p. ex. feridas causadas por punção da parede torácica e, em bovinos, reticulopericardite traumática) e ruptura de abscessos pulmonares (p. ex. *Trueperella pyogenes*).

Em cães e gatos, as bactérias (p. ex. *Nocardia*, *Actinomyces* e *Bacteroides*) podem causar pleurite piogranulomatosa, caracterizada pelo acúmulo de pus sanguinolento (aspecto de "sopa de tomate") na cavidade torácica. Esse exsudato normalmente contém pontos amarelados chamadas *grânulos de enofre* (Fig. 9-120), embora sejam menos comuns no empiema por *Nocardia* sp. em gatos. Muitas espécies de bactérias, como *Escherichia coli*, *Trueperella pyogenes*, *Pasteurella multocida* e *Fusobacterium necrophorum*, podem estar presentes no piotórax de cães e gatos. Essas bactérias ocorrem isoladamente ou em infecções mistas. A patogênese do empiema pleural em gatos ainda é discutível, mas as feridas por mordedura ou penetração de material estranho (praganas migratórias) são situações possíveis. A pleurite piogranulomatosa com empiema é uma ocorrência ocasional em cães,

presumivelmente associada a material vegetal inalado e praganas vegetais penetrantes (migratórias). Devido à sua forma física (farpada) e auxiliada pelo movimento respiratório, as praganas podem penetrar nas vias aéreas, atravessar o parênquima pulmonar e, por fim, perfurar a pleura visceral, causando pleurite piogranulomatosa.

Gatos com a forma não efusiva ("seca") de peritonite infecciosa felina (FIP) geralmente têm pleurite piogranulomatosa focal, ao contrário daqueles com a forma efusiva ("úmida"), em que o envolvimento torácico é basicamente o de uma efusão pleural. A avaliação citológica da efusão normalmente demonstra uma celularidade de baixa a moderada, com degeneração de leucócitos, linfócitos, macrófagos e células mesoteliais, bem como um fundo granular cor-de-rosa devido ao alto conteúdo proteico.

A pleurite é um problema importante também em cavalos. *Nocardia* spp. pode causar pneumonia fibrinopurulenta e piotórax com grânulos sulfúricos característicos. Embora *Mycoplasma felis* possa ser isolado do trato respiratório de cavalos normais, também é possível fazer isso em cavalos com pleurite e efusão pleural, particularmente durante os estágios iniciais de infecção. A porta de entrada dessa infecção é presumivelmente aerógena, primeiro com acesso ao pulmão, e depois, à pleura.

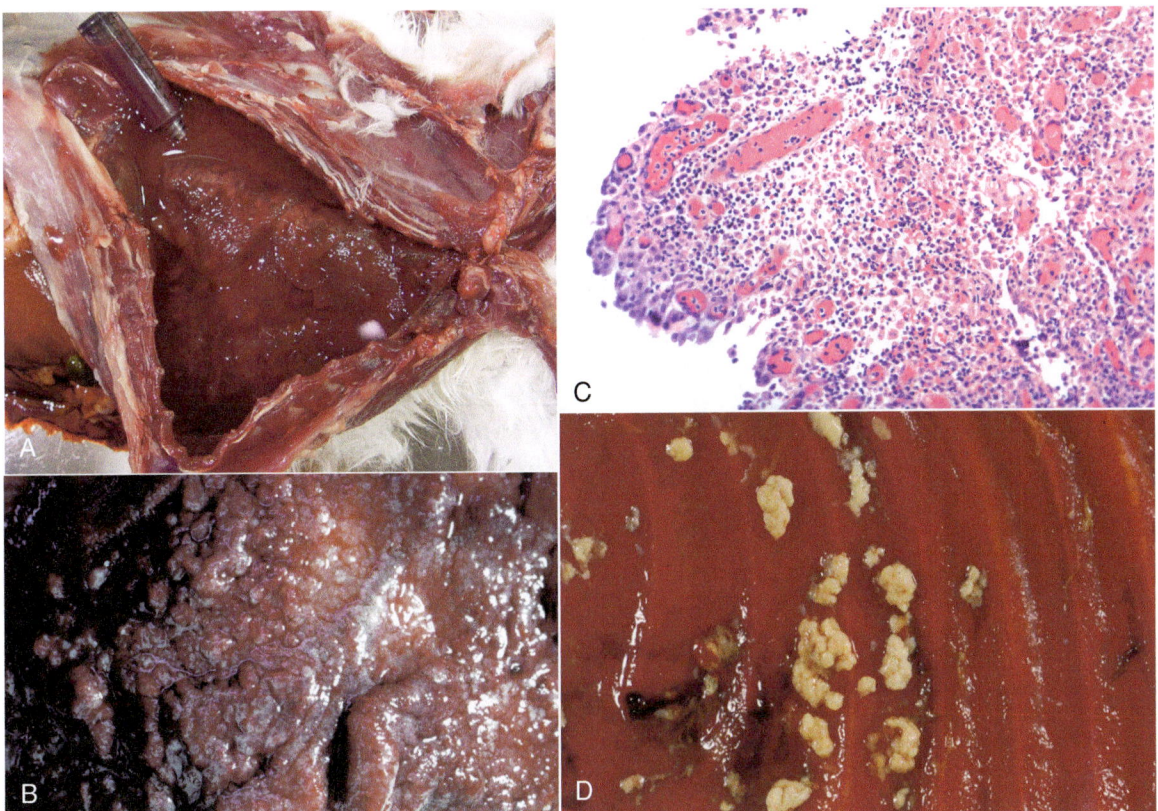

Figura 9-120 Nocardiose. A, Pleurite crônica (*Nocardia asteroides*), cavidade pleural, gato. A cavidade pleural apresenta-se coberta por exsudato marrom-avermelhado abundante (aspecto de "sopa de tomate") (seringa). Antigamente visto como patognomônico de infecção por *Nocardia* spp., este aspecto deixou de ser considerado diagnóstico de nocardiose. O fluido contém quantidade abundante de proteína, eritrócitos, células inflamatórias granulomatosas e grânulos de enxofre. **B,** Pleurite crônica (*Nocardia asteroides*), pleura visceral, cão. A pleura espessada tem aparência granular rosa-acinzentada causada por inflamação granulomatosa e proliferação do tecido fibrovascular da pleura. **C,** Pleurite crônica (*Nocardia asteroides*), cão. Pleura exibindo projeções em forma de vilosidades compostas por tecido fibrovascular abundante e inflamação granulomatosa. O vazamento dos neocapilares do tecido fibrovascular é responsável pela aparência hemorrágica do exsudato pleural. Coloração por HE. **D,** Pleurite crônica (*Nocardia asteroides*), caixa torácica, pleura parietal, gato. Grandes fragmentos de exsudato, que contêm grânulos de enxofre amarelos, presentes na pleura espessada. (**A** Cortesia de Dr. F. Marrón-López e Dr. A. López. **B** e **C** Cortesia de Dr. M.D. McGavin, College of Veterinary Medicine, Univerity of Tennessee. **D** Cortesia de College of Veterinary Medicine, University of Illinois.)

Neoplasmas

A superfície pleural do pulmão geralmente é envolvida por neoplasmas que metastatisaram a partir de outros órgãos para o parênquima pulmonar e romperam a pleura visceral para se implantar na cavidade pleural. O mesotelioma é o único neoplasma primário da pleura.

Neoplasmas Primários da Pleura: Mesotelioma. O mesotelioma é um neoplasma raro do mesotélio torácico, pericárdico e peritoneal de seres humanos observado com mais frequência em bezerros, nos quais pode ser de natureza congênita. Nos seres humanos, o mesotelioma é há muito tempo associado à inalação de determinados tipos de fibras de amianto (mineração de amianto e construção naval), isoladamente ou com fumaça de cigarro como um provável cocarcinógeno; nenhuma associação convincente entre a incidência de mesotelioma e a exposição ao amianto foi feita em animais domésticos. Em animais, pode haver efusão pleural com consequente desconforto respiratório, tosse e perda de peso.

O mesotelioma causa inicialmente uma efusão torácica, mas o diagnóstico citológico pode ser difícil por causa da semelhança morfológica entre as células mesoteliais malignas e reativas. Durante o processo inflamatório, as células mesoteliais tornam-se reativas e não só aumentam em número, como também se tornam pleomórficas

e formam células multinucleadas que podem ser citologicamente confundidas com as células de um carcinoma.

Macroscopicamente, o mesotelioma apresenta-se como nódulos múltiplos e distintos ou como tumores arborescentes e difusos na superfície pleural (Fig. 9-121). Microscopicamente, as células mesoteliais de cobertura ou o tecido conjuntivo de sustentação podem ser o componente maligno predominante, de modo que, microscopicamente, o neoplasma pode se assemelhar a um carcinoma ou um sarcoma. Embora considerados malignos, os mesoteliomas raramente sofrem metástase para órgãos distantes.

Neoplasmas Secundários da Pleura. Os tumores secundários também podem espalhar-se para as pleuras visceral e parietal. Os timomas são neoplasmas raros que crescem na porção cranial do mediastino de cães, gatos, suínos, bovinos e ovinos adultos ou idosos. Os timomas são compostos por epitélio tímico e linfócitos (Capítulo 13).

Mudanças no Trato Respiratório Decorrentes da Idade

A idade avançada, tanto em seres humanos quanto em animais, é conhecida como um fator de risco para infecções pulmonares, mas os mecanismos exatos envolvidos nessa maior suscetibilidade ainda são

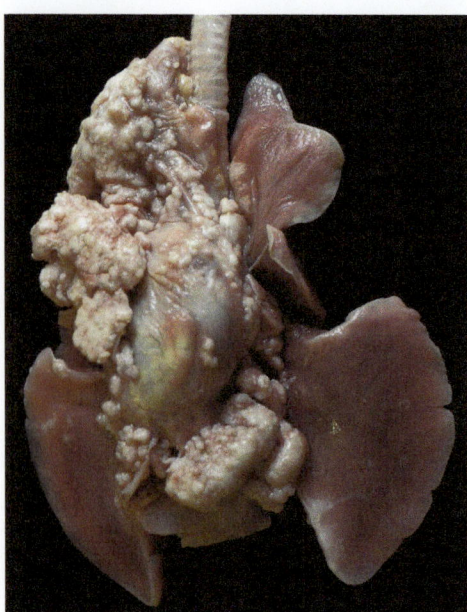

Figura 9-121 Mesotelioma, Pulmões e Coração, Gato. O tumor (*canto superior esquerdo*) proliferou, estendendo-se sobre a porção ventral da pleura parietal e do pericárdio. O saco pericárdico foi subsequentemente aberto (não visualizado na imagem), e o epicárdio se apresentava normal, indicando que o tumor, embora no pericárdio, não havia invadido o saco pericárdico para envolver o epicárdio. (Cortesia de Facultad de Medicina Veterinaria y Zootecnia, Universidad Nacional Autónoma de México.)

objeto de investigação. Alguns estudos demonstraram que, em pessoas idosas, as propriedades antibacterianas oferecidas pelas proteínas surfactantes, pelas citocinas pró-inflamatórias e pelo complemento se alteram.

A hiperinsuflação pulmonar (geralmente conhecida como enfisema senil) foi considerada uma alteração relacionada com a idade avançada tanto nos pulmões humanos quanto nos caninos. Outras alterações verificadas nos pulmões caninos relacionadas com a idade foram a mineralização da cartilagem brônquica, a presença de fibrose pleural e alveolar e a formação óssea heterotópica (os chamados "osteomas pulmonares").

Agradecimentos

Agradecemos a todos os patologistas do Atlantic Veterinary College, University of Prince Edward Island, por fornecer o material de apoio.

CAPÍTULO 10

Sistema Cardiovascular e Vasos Linfáticos

Lisa M. Miller e Arnon Gal

Sumário de Leituras-chave

Estrutura

Desenvolvimento do Coração e Grandes Vasos

O coração é um órgão muscular e cônico que, em mamíferos, evoluiu para uma bomba com quatro câmaras e quatro valvas. Durante o desenvolvimento fetal inicial, é convertido de um tubo muscular alongado em uma estrutura em forma de C por um processo denominado *torção*. Subsequentemente, ocorre a septação, que ocasiona o surgimento das câmaras atrial direita e esquerda e ventriculares, e a separação do tronco arterioso comum em aorta e artéria pulmonar, respectivamente. O coração está interposto como uma bomba no sistema vascular, sendo que o lado direito supre a circulação pulmonar e o lado esquerdo a circulação sistêmica (Capítulo 2). O sistema vascular é subdividido em segmentos arterial, capilar, venoso e linfático. As artérias são classificadas em três tipos: artérias elásticas, artérias musculares e arteríolas. Os vasos venosos são denominados de *vênulas e veias*. A vasculatura linfática inclui os capilares linfáticos e os vasos linfáticos. Interpostos entre os segmentos arterial e venoso estão os leitos capilares. Um segmento vascular chamado de *microcirculação* (leitos capilares sistêmicos) inclui arteríolas, capilares e vênulas e é a principal área de troca entre o sangue circulante e o tecido periférico (Capítulo 2).

Estrutura Macroscópica

O coração repousa dentro de um saco fibroelástico chamado de *pericárdio*, e sua parede é composta por três camadas: epicárdio, miocárdio e endocárdio (Fig. 10-1). Estruturalmente, o coração contém, seguindo o fluxo sanguíneo, quatro vasos sanguíneos principais (veia cava, artéria pulmonar, veia pulmonar e aorta), quatro câmaras (átrio/aurícula direita, ventrículo direito, átrio/aurícula esquerda e ventrículo esquerdo), e quatro valvas (tricúspide, semilunar pulmonar, mitral e semilunar aórtica) (Fig. 10-2).

Miocárdio

O miocárdio é a camada muscular do coração. Consiste de células musculares cardíacas (miócitos cardíacos [também conhecidos como *rabdomiócitos cardíacos*] ou cardiomiócitos) arranjados em padrões espirais sobrepostos. Estes folhetos de células estão ancorados ao esqueleto fibroso do coração, o qual circunda as valvas atrioventriculares e as origens da aorta e artéria pulmonar. A espessura miocárdica está relacionada com a pressão presente em cada câmara; assim, os átrios possuem parede delgada e os ventrículos são mais espessos. Em animais adultos, a espessura da parede livre ventricular esquerda é aproximadamente três vezes a do ventrículo direito, aferida em um corte transverso através do meio dos ventrículos, pois a pressão é maior na circulação sistêmica do que no circuito pulmonar.

O suprimento arterial ao coração é mantido pelas artérias coronarianas esquerda e direita, as quais surgem a partir da aorta no seio de Valsalva atrás das cúspides esquerda e direita das valvas aórticas. As artérias cursam sobre o coração no subepicárdio e emitem artérias intramiocárdicas perfurantes que suprem um rico leito capilar por todo o miocárdio. Anastomoses extensas ocorrem entre os capilares que tendem a repousar paralelos às células musculares cardíacas alongadas. A relação entre a área dos capilares e a das células musculares é de aproximadamente 1:1, um fato evidente quando o miocárdio é observado histologicamente no corte transverso. Os miócitos cardíacos são dependentes de fosforilação oxidativa para necessidades energéticas. Isso requer um suprimento constante de oxigênio fornecido pelas artérias coronarianas.

Sistema de Condução Cardíaca

O coração é uma bomba muscular de quatro câmaras que supre simultaneamente sangue aos leitos circulatórios pulmonar e sistêmico. O bombeamento mecânico é composto por contração (sístole) e relaxamento (diástole) sequenciais que devem ser precedidas por um processo eletrofisiológico que desencadeia uma sequência cronológica coordenada de eventos elétricos que resultam em contrações musculares. Este processo eletrofisiológico é possibilitado por uma rede de fibras condutoras especiais que são coletivamente denominadas de *sistema de condução cardíaco*.

O sistema de condução cardíaco é infrequentemente examinado em animais porque é um processo que demanda trabalho intensivo.

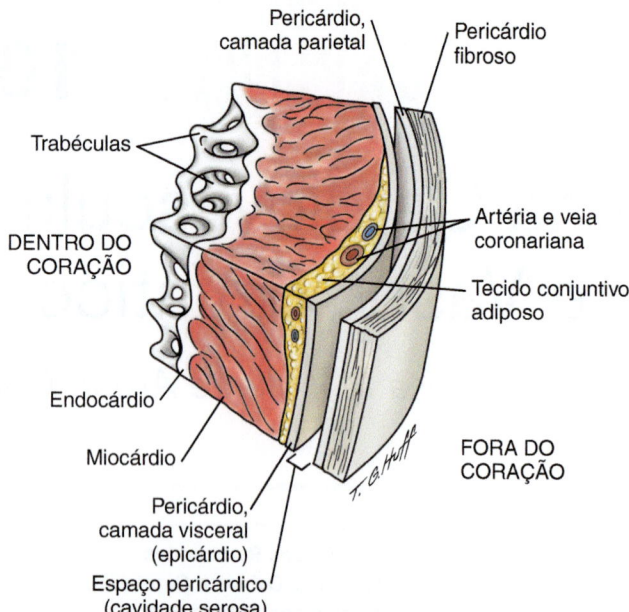

Figura 10-1 **Estrutura da Parede do Coração.**

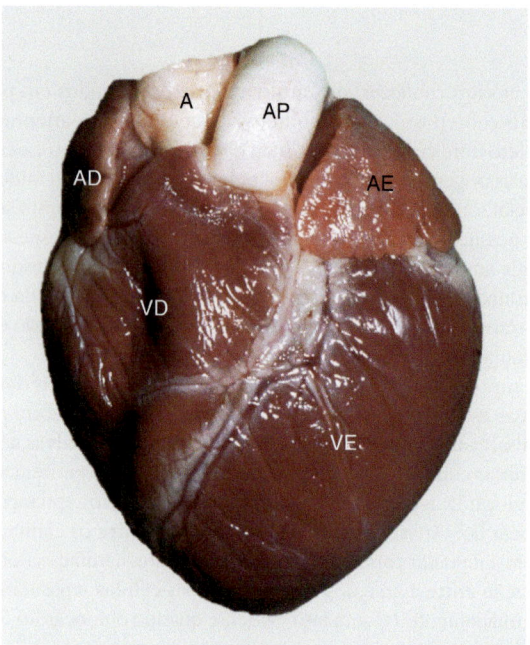

Figura 10-2 **Coração Normal, Suíno.** *A,* Aorta; *AE,* átrio esquerdo; *VE,* ventrículo esquerdo; *AP,* artéria pulmonar; *AD,* átrio direito; *VD,* ventrículo direito. (Cortesia de School of Veterinary Medicine, Purdue University.)

As exceções são os casos com alterações eletrocardiográficas documentadas de origem indeterminada. Os componentes incluem (1) o nodo sinoatrial (NSA) na junção da veia cava cranial com o átrio direito, (2) o nodo atrioventricular (NAV) localizado acima do folheto septal da valva tricúspide e o feixe atrioventricular (AV) atravessando a porção inferior do septo atrial em direção à porção dorsal do septo interventricular muscular, e (3) os ramos de feixe direito e esquerdo que descendem em cada lado do septo interventricular muscular, e eventualmente se ramificam no miocárdio ventricular em rede de fibras de Purkinje.

O principal marca-passo do sistema de condução cardíaco é o NSA. Esta estrutura em formato de disco repousa entre a parede da veia cava cranial e a parede externa do apêndice auricular direito. Quatro vias internodais conectam o NSA ao NAV, que está presente na parede do átrio direito, dorsal à cúspide septal da valva tricúspide. Para que os átrios sejam eletricamente isolados dos ventrículos, fazendo com que uma onda de condução ectópica indesejável não ative os ventrículos (ou vice-versa) e prejudique os eventos sincrônicos do ciclo cardíaco, um esqueleto cardíaco fibroso composto de uma camada de colágeno denso (corpo fibroso central [CFC]), assim como placas ocasionais de metaplasia condroide e óssea, separam o miocárdio atrial do ventricular. Este esqueleto forma dois anéis fibrosos ao redor dos orifícios AV e os orifícios aórtico e pulmonar. As fibras de condução que surgem do NAV, conhecidas como *feixe de His* ou *feixe AV*, perfuram o CFC e continuam ao longo do subendocárdio do septo interventricular. O feixe AV então se divide em feixes de ramo direito e esquerdo, os quais se ramificam em vários outros feixes menores que se misturam no miocárdio ventricular. As fibras de Purkinje constituem o feixe AV e as vias de condução inferiores.

Endocárdio e Valvas Cardíacas

O endocárdio é a camada mais interna do coração e delineia as câmaras, se estendendo sobre as estruturas que se projetam, como as valvas, cordoalhas tendíneas e músculos papilares. O endocárdio dos átrios é mais espesso do que aquele dos ventrículos e, desta forma, parece normalmente branco a cinza ao exame macroscópico. A superfície do endocárdio é formada por endotélio que jaz em uma camada delgada de tecido conjuntivo vascularizado; a camada subendocárdica contém vasos sanguíneos, nervos e tecido conjuntivo. As fibras de Purkinje estão distribuídas no subendocárdio por ambos os ventrículos. As valvas cardíacas (valva tricúspide [valva AV direita], valva mitral [valva AV esquerda], valva aórtica e valva pulmonar) estão ligadas a anéis fibrosos e possuem cúspides avasculares delgadas. As valvas abrem e fecham para regular o fluxo sanguíneo pelo coração. Durante a embriogênese, os coxins endocárdicos (tecido mesenquimal coberto por endotélio) são precursores das cúspides valvares. Após remodelamento, crescimento e alongamento, os coxins se tornam cúspides maduras delgadas compostas de tecido conjuntivo com uma cobertura endotelial.

Pericárdio e Epicárdio

O pericárdio, que normalmente contém uma pequena quantidade de fluido seroso claro, é composto por um componente fibroso externo e uma camada serosa interna, as quais formam um saco ao redor do coração. O componente externo é contínuo com a pleura mediastinal. A base do pericárdio fibroso circunda e se mistura à adventícia das artérias e veias principais, saindo e adentrando o coração. O pericárdio seroso forma um saco fechado ao redor do coração e raízes dos grandes vasos.

O epicárdio (também conhecido como *pericárdio visceral*), a camada mais externa do coração, é contínua na base cardíaca com o pericárdio parietal. O pericárdio parietal está fundido com o pericárdio fibroso. Toda a superfície interna da cavidade pericárdica é coberta por mesotélio. A camada subepicárdica está ligada ao miocárdio e consiste de uma camada delgada de tecido conjuntivo fibroso, quantidades variáveis, mas geralmente abundantes (em animais bem nutridos) de tecido adiposo, e numerosos vasos sanguíneos, vasos linfáticos e nervos.

Sistemas Vasculares Sanguíneo e Linfático

Vasos Sanguíneos. A aorta se origina do ventrículo esquerdo e fornece sangue oxigenado a todo o corpo através das artérias. Em uma estrutura semelhante a uma árvore, as artérias se ramificam e se tornam pequenas arteríolas conforme atingem os leitos capilares (Capítulo 2). Estes leitos e vênulas pós-capilares fornecem o local para troca de oxigênio, dióxido de carbono, nutrientes e dejetos. Pequenas vênulas retornam o líquido e sangue trocado às veias maiores, e eventualmente a pós-cava e pré-cava drenam para o átrio direito. O sangue pobremente oxigenado adentra a artéria pulmonar pelo ventrículo direito. A troca de oxigênio ocorre nos capilares dos pulmões, e o sangue oxigenado retorna ao coração através das veias pulmonares até o átrio esquerdo.

Vasos Linfáticos. Os vasos linfáticos são canais de parede fina, delimitados por endotélio, que se originam próximos aos leitos capilares e servem como um sistema de drenagem para o retorno de fluido do tecido intersticial e células inflamatórias ao sangue. Os vasos linfáticos aferentes drenam linfa para os linfonodos regionais, os quais então filtram e fornecem vigilância imunológica para a linfa, suas células e materiais estranhos que contenha. A linfa filtrada continua em direção a vasos linfáticos eferentes maiores, os quais eventualmente drenam para o sangue da veia cava através do ducto torácico. Tanto vasos linfáticos quanto veias possuem valvas que previnem o retorno do fluxo de fluido. Uma descrição mais completa pode ser encontrada no Capítulo 2.

Estrutura Microscópica
Miocárdio

O miocárdio consiste de células musculares cardíacas cercadas por componentes intersticiais que incluem vasos sanguíneos e linfáticos, nervos e células do tecido conjuntivo, como fibroblastos, histiócitos, mastócitos, pericitos, células-tronco mesenquimais primitivas e elementos de matriz extracelular de tecido conjuntivo, incluindo fibrilas de colágeno, fibras elásticas e mucopolissacarídeos ácidos. As células musculares cardíacas podem ser divididas em duas populações: os miócitos contráteis e as fibras especializadas do sistema de condução. O miócito contrátil é uma fibra ramificada estriada cruzada de um formato cilíndrico irregular que mede 60 a 100 µm de comprimento e 10 a 20 µm de diâmetro, com núcleos alongados localizados centralmente. Os miócitos em animais jovens são menores e possuem menos sarcoplasma. Os miócitos atriais são menores do que os ventriculares. Os miócitos adjacentes são conectados entre as porções terminais por junções especializadas conhecidas como *discos intercalados* e menos frequentemente com conexões entre as porções laterais chamadas de *junções laterais*. Fibras multinucleadas com núcleos arranjados em fileiras centrais são frequentemente observados em corações de suínos jovens (Fig. 10-3). Os miócitos de animais velhos comumente possuem núcleos poliploides grandes. O citoplasma (sarcoplasma) de miócitos é amplamente ocupado por proteínas contráteis que são altamente organizadas em sarcômeros, as unidades contráteis repetidas da miofibrilas (Figs. 15-3 e 15-8). As miofibrilas são formadas por ligações entre as porções terminais de vários sarcômeros. A aparência estriada transversa ou em bandas dos miócitos é resultado da organização de sarcômeros em bandas A, compostas de miosina na forma de filamentos "grossos" (12 a 16 nm de diâmetro), bandas I compostas de actina na forma de filamentos "finos" (5 a 8 nm de diâmetro), e bandas Z densas no final de cada sarcômero. Filamentos grosso e finos se interdigitam e fornecem a base para o mecanismo de deslizamento da contração muscular. Os miócitos são enclausurados pelo sarcolema, o qual consiste de uma membrana plasmática e lâmina basal de cobertura (lâmina externa). Outros componentes importantes das células musculares cardíacas são geralmente somente aparentes em micrografias eletrônicas e incluem mitocôndrias em abundância, uma rede altamente organizada de túbulos intracelulares chamada de *retículo sarcoplasmático*, invaginações cilíndricas da membrana plasmática chamadas de *túbulos T*, ribossomos, filamentos citoesqueléticos, partículas de glicogênio, gotículas de lipídios, complexos de Golgi, grânulos atriais (contêm fator natriurético atrial), lisossomos e corpos residuais.

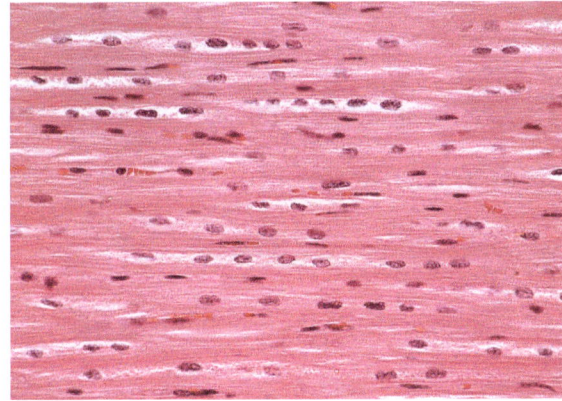

Figura 10-3 **Músculo Cardíaco Normal.** Miocárdio ventricular esquerdo, corte longitudinal, suíno jovem normal. Os múltiplos núcleos em um miócito são prontamente observados e avaliados em um corte longitudinal. Coloração por HE. (Cortesia de School of Veterinary Medicine, Purdue University.)

Sistema de Condução Cardíaco

As características morfológicas das células musculares cardíacas que formam tecidos de condução especializados, incluindo NSA, NAV, feixe AV (feixe de His), e ramos de feixes, variam amplamente em diferentes locais e dentre espécies animais, mas geralmente são células musculares nodais ramificadas delgadas com escassas miofibrilas separadas por tecido conjuntivo altamente vascularizado (Fig. 10-4). As fibras nervosas autonômicas estão contidas dentro do NSA. As fibras de Purkinje (fibras de condução cardíaca) são distinguidas pelos seus diâmetros maiores (em cavalos e touros) e abundante sarcoplasma eosinofílico pálido rico em glicogênio e pobre em miofibrilas.

Nodo Sinoatrial. O NSA é posicionado adjacente ao tecido adiposo epicárdico e está frequentemente centralizado ao redor de um ramo da artéria coronariana direita (Fig. 10-4, A). Vários gânglios grandes do sistema nervoso autônomo podem ser visualizados agrupados no epicárdio adjacentes ao nodo. O NSA não possui estrutura discreta, e suas margens mal definidas convergem com a parede atrial adjacente. Estruturalmente, consiste de uma coleção de miofibras orientadas aleatoriamente que parecem um pseudosincício e jazem dentro de um tecido colágeno frouxo abundante e conjuntivo elástico, com raros núcleos de fibras de colágeno denso orientadas no sentido epicárdico (Fig. 10-4, A1). As miofibras nodais possuem bordos celulares discretos, uma quantidade moderada de sarcoplasma ondulado com escassas miofibrilas, e um núcleo alongado que contém tufos de cromatina grosseira (Fig. 10-4, A2).

Nodo Atrioventricular, Feixe Atrioventricular e Ramos de Feixes. O NAV repousa dentro do subendocárdio atrial direito e consiste de uma massa discreta, compacta a frouxa, de miofibras interconectadas que estão frequentemente localizadas dentro do tecido adiposo. Uma pequena artéria nodal, gânglios parassimpáticos e grandes nervos autônômicos mielinizados estão geralmente presentes adjacentes ao NAV. As miofibras nodais que possuem sarcoplasma eosinofílico pálido e delgado característico geralmente trafegam paralelas umas às outras, mas ocasionalmente possuem um padrão entrelaçado com fibras colágenas frouxas intermediárias entremeadas. Estas miofibras contêm uma quantidade moderada de sarcoplasma com abundância de estrias distintas e um núcleo curto oval a alongado com cromatina dispersa.

O feixe AV (Fig. 10-4, B) emerge do polo cranial do NAV (Fig. 10-4, B1) e transpassa o CFC, aproximadamente na altura do

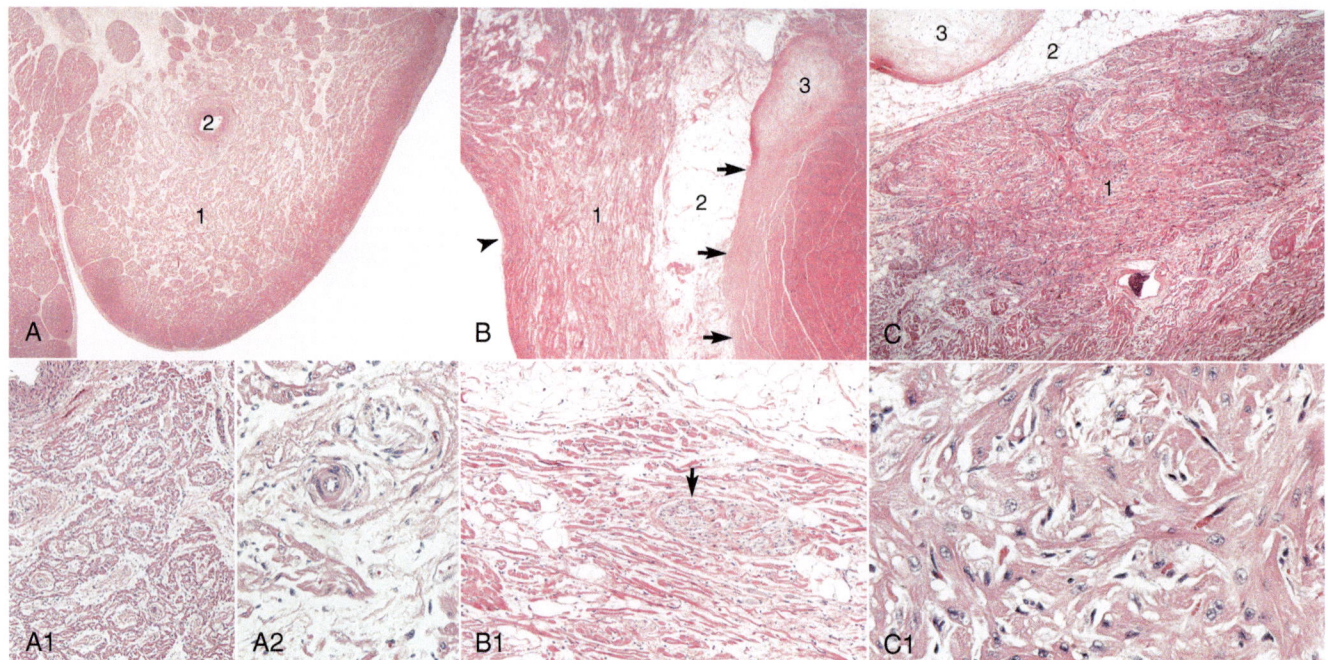

Figura 10-4 Sistema de Condução Cardíaco. A, Nodo sinoatrial (*AS*), potro. O centro do nodo AS (1) contém uma artéria nodal (2). Coloração por HE. **A1,** Aumento maior. Miofibras orientadas aleatoriamente jazem dentro do tecido conjuntivo elástico e colágeno frouxo abundantes. Coloração por HE. **B,** Nodo atrioventricular (*AV*), bode. O nodo AV (1) é composto por miofibras nodais interconectadas que são suportadas por estroma fibroso elástico e colágeno frouxo. O nodo repousa no tecido adiposo (2). Note que nesta ilustração o nodo AV (1) é uma região pobremente demarcada (ver *B1* para maiores detalhes) que está alongada (*achatada*) do topo ao fundo, e que ela e seu tecido adiposo circundante estão posicionados adjacentes ao esqueleto fibroso cardíaco (*setas*) que já sofreu metaplasia condroide focal (3). A posição e formato geral do nodo AV em um corte histológico são dependentes do plano de secção. Endocárdio (*ponta de seta*). Coloração por HE. **B1,** Nodo AV, bode. Neste maior aumento de B, as miofibras nodais AV possuem um sarcoplasma característicos delgado e eosinofílico pálido, com abundância de estrias distintas e um núcleo curto oval a alongado com cromatina dispersa. Um nervo mielinizado autônomico está presente no nodo AV (*seta*). Coloração por HE. **C,** Feixe AV, bode. O feixe AV (1) trafega diagonalmente pelo centro da figura a partir da margem inferior esquerda à superior direita. É formado por um pseudosincício entrelaçado de miofibras cardíacas suportadas por um estroma colágeno intermediário frouxo a denso (ver *C1* para maiores detalhes) e pode estar cercado por tecido adiposo (2). Esqueleto cartilaginoso cardíaco (3). Coloração por HE. **C1,** Maior aumento. As miofibras do feixe AV do pseudosincício possuem sarcoplasma eosinofílico pálido, moderado a grande, com estrias proeminentes e núcleos grandes com cromatina pontilhada fina. Coloração por HE. (Cortesia dos Dr. A. Gal, Institute of Veterinary, Animal and Biomedical Sciences, Massey University; e Dr. J.F. Zachary, College of Veterinary Medicine, University of Illinois.)

ânulo das valvas aórtica e mitral (Fig. 10-4, *B2*), para se tornar os ramos de feixe esquerdo e direito. O tamanho de uma miofibra do feixe AV progressivamente aumenta, e sua citomorfologia sofre transição de um aspecto pequeno, delgado e eosinofílico pálido (morfologia semelhante à NAV) a uma miofibra eosinofílica pálida, espumosa a hialina, grande e de certa forma retangular que não possui estrias cruzadas (uma morfologia celular semelhante à fibra de Purkinje) (Fig. 10-4, *C*).

Sistema Nervoso Autônomo. O suprimento nervoso ao coração é autônomo e inclui inervação simpática, parassimpática e não adrenérgica não colinérgica. Histologicamente, grandes nervos podem ser observados no epicárdio e adjacentes aos vasos sanguíneos coronarianos, enquanto técnicas de coloração especiais são necessárias para demonstração de tecido nervoso em outros locais. A microscópica eletrônica e imuno-histoquímica permitem diferenciação entre os nervos simpáticos e parassimpáticos que seriam indistinguíveis com Coloração por HE. Fibras parassimpáticas pré-ganglionares passam ao coração através do ramo cardíaco do nervo vago e realizam sinapse com neurônios ganglionares parassimpáticos. Os neurônios pós-ganglionares estão distribuídos ao NSA e NAV, assim como ao miocárdio atrial e, em uma extensão muito menor, ventricular (entretanto, o sistema de condução ventricular é bem-suprido por inervação colinérgica). Fibras simpáticas pós-ganglionares que surgem dos gânglios

cervicotorácicos e cervicais médios inervam intensivamente o NSA e NAV, e, em menor extensão, o feixe AV. O endocárdio, miocárdio e epicárdio atriais são igualmente inervados, enquanto os ventrículos são consideravelmente menos inervados, sendo que o epicárdio é mais densamente povoado por tecido neural do que o endocárdio.

Endocárdio e Valvas Cardíacas

O endocárdio, delimitando os átrios e ventrículos, consiste de um endotélio, subendotélio e subendocárdio contínuos. A camada subendotelial contém fibroblastos irregulares densos intercalados com fibras de colágeno e elásticas e ocasionais células musculares lisas. As fibras elásticas são abundantes dentro do subendocárdio dos átrios. A camada subendocárdica contém estruturas vasculares, bandas elásticas e colágenas, e fibroblastos, e é contínua com o miocárdio. As fibras de Purkinje estão localizadas no subendocárdio. As valvas cardíacas são pregas endocárdicas pobremente vascularizadas, cobertas por endotélio. A camada subendotelial é composta por fibroblastos com fibras elásticas e colágenas em abundância. As valvas AV (VAVs) consistem de uma camada de estrato esponjoso e estrato fibroso. O estrato esponjoso consiste de fibroblastos arranjados frouxamente com moderadas quantidades de fibras de colágeno e elásticas, além de estruturas vasculares. O estrato fibroso contém fibroblastos e colágeno, os quais são contínuos com o ânulo fibroso e cordoalhas tendíneas.

Pericárdio e Epicárdio

O saco pericárdico é composto por pericárdio parietal e visceral, ambos os quais são cobertos por mesotélio. Abaixo do mesotélio visceral existe uma camada delgada de tecido conjuntivo fibroso, adipócitos e estruturas vasculares. Esta organização forma o subepicárdio e está intercalado com o miocárdio. O pericárdio parietal é composto por uma camada interna de mesotélio que se intercomunica com o tecido conjuntivo denso, formando o saco pericárdico externo.

Sistemas Vasculares Sanguíneo e Linfático

O desenho geral dos vasos sanguíneos e linfáticos é semelhante, exceto que o diâmetro luminal, espessura da parede e a presença de outras características anatômicas, como as valvas, variam entre os diferentes segmentos. A superfície luminal de todos os vasos é delimitada por células endoteliais alinhadas longitudinalmente que cobrem a lâmina basal. As paredes dos vasos estão divididas em três camadas ou túnicas: íntima, média e adventícia. Entretanto, algumas das camadas podem estar ausentes ou todas as camadas podem estar mais finas em alguns segmentos do sistema vascular, dependendo das pressões intravasculares. As grandes artérias elásticas, como a aorta, possuem (1) uma íntima composta de endotélio e tecido conjuntivo subendotelial; (2) uma túnica média muito espessa composta de lâminas elásticas fenestradas com células musculares lisas interpostas e substância fundamental, e externamente pela lâmina elástica externa; e (3) uma camada túnica adventícia externa composta por fibras colágenas e elásticas, e células de tecido conjuntivo com vasos sanguíneos penetrantes, chamados de *vasa vasorum*, suprindo nutrientes à adventícia e metade externa da média. Nas artérias musculares e arteríolas, a túnica média é amplamente composta de células musculares lisas arranjadas em um padrão circunferencial. Arteríolas são canais arteriais menores e possuem geralmente menos que 100 μm de diâmetro, e com uma a três camadas de células musculares lisas na túnica média.

Os capilares possuem 5 a 10 μm de diâmetro, e seu endotélio é de um dos três tipos: (1) contínuo, (2) fenestrado (como nas glândulas endócrinas), ou (3) poroso (como nos glomérulos renais). O endotélio repousa sobre a lâmina externa cercado por pericitos, que estão localizados na superfície abluminal dos capilares e vênulas pós-capilares e, em razão da sua localização, contratilidade e proteínas citoesqueléticas podem ter uma função ao regular o fluxo sanguíneo capilar e venular. Lesões do endotélio podem não ser evidentes em microscopia óptica, e a microscopia eletrônica é necessária para caracterização.

As veias possuem paredes delgadas em relação ao seu tamanho luminal, comparadas com aquelas das artérias, nas quais a pressão sanguínea é maior. A adventícia é a camada mais espessa. As valvas estão presentes para prevenir o fluxo sanguíneo retrógrado (isto é, para longe do coração).

Capilares linfáticos não possuem uma lâmina basal. Grandes vasos linfáticos são semelhantes em estrutura a veias e geralmente possuem grande lúmen, paredes delgadas, e um número maior de valvas íntimas, mas contêm linfa.

A morfologia de grandes artérias, veias, microvasculatura e vasos linfáticos é descrita no Capítulo 2 e não é mais discutida neste capítulo.

Função

A principal função dos sistemas cardiovascular e linfático é manter um suprimento adequado e estável de nutrientes e facilitar a remoção de catabólitos de todos os órgãos e tecidos do organismo. Os miócitos cardíacos fornecem a força de contração; o sistema de condução e o controle do sistema nervoso controlam o fluxo e o volume.

Miocárdio

Os resultados da função cardíaca normal incluem a manutenção do fluxo sanguíneo adequado, chamado débito cardíaco, aos tecidos periféricos que fornecem entrega de oxigênio e nutrientes, a remoção de dióxido de carbono e outros dejetos do metabolismo, a distribuição de hormônios e outros reguladores celulares, e a manutenção de termorregulação adequada e pressão de filtração glomerular (débito urinário). O coração normal possui uma capacidade de reserva funcional de três a cinco vezes, mas que pode eventualmente ser perdida nas cardiopatias e o resultado é comprometimento da função.

Sistema de Condução Cardíaco

As células do sistema de condução cardíaco são miofibras cardíacas modificadas que são capazes de despolarizar espontaneamente, o que também é chamado de *autoexcitação*, e funcionar para (1) coordenar a sequência de eventos necessários para preenchimento ventricular eficiente durante a diástole e ejeção durante a sístole, e (2) manter a pressão nos circuitos pulmonar e sistêmico.

A despolarização da membrana destas células marca-passo ocorre devido a um rápido aumento transitório da permeabilidade aos íons sódio e a um aumento de duração discretamente mais longa da permeabilidade aos íons cálcio, que resulta em seu influxo em direção ao sarcoplasma da miofibra, alterando assim o potencial de membrana (Capítulo 14). Conforme esta permeabilidade seletiva é perdida, os canais de potássio da membrana abrem, e o rápido efluxo de potássio resulta em hiperpolarização da membrana da miofibra (em conjunto com o efluxo de sódio e cálcio), finalmente levando o potencial de membrana de volta ao estado estável "normal" (potencial de repouso). Durante este período de tempo (período refratário), o miócito não pode despolarizar novamente em razão de uma conformação especial dos canais de membrana de sódio que é perdida transitoriamente após a despolarização e recuperada somente após a hiperpolarização. Intrinsicamente, o potencial de repouso da membrana das células marca-passo é mais positivo do que dos cardiomiócitos contráteis e discretamente mais negativo do que o potencial de membrana limiar. Esta diferença ocorre devido à permeabilidade da membrana das células marca-passo aos íons sódio e cálcio, e um influxo estável de baixo grau destes íons.

Assim que uma célula marca-passo despolariza, uma onda de despolarização se propaga através dos miócitos circundantes, pois estas células estão conectadas uma à outra por poros de membrana especiais (*gap junctions*), os quais permitem a troca iônica entre as células adjacentes. O número de *gap junctions* entre as células do sistema de condução é, portanto, uma propriedade que afeta a velocidade de condução. Como o ciclo cardíaco deve ser estritamente coordenado para que ambos os átrios e os ventrículos contraiam e relaxem ao mesmo tempo, e a contração atrial ocorra simultaneamente ao relaxamento tardio ventricular, a onda de despolarização tem de ser conduzida rapidamente em certos pontos ao longo da via de condução e mais lenta em outros. Portanto, em diferentes regiões anatômicas ao longo da via de condução, o grau de interação entre as células dita uma morfologia celular discretamente diferente.

Quando um sinal elétrico (uma frente de despolarização em propagação) é gerado no nodo sinoatrial (NSA) e se dissemina pelos átrios, de célula a célula, e eventualmente alcança o nodo atrioventricular (NAV), ele é também transmitido por meio das fibras de condução internodais especializadas. A condução nestas fibras é aproximadamente três vezes mais rápida do que aquela das miofibras atriais. Pela transmissão do sinal através destas fibras, ambos os átrios podem contrair simultaneamente e de maneira coordenada, o que permite o processo de saída do sangue aos ventrículos. Associada à sua especial função de condução rápida, estas células possuem uma morfologia semelhante à célula de Purkinje. A velocidade de condução se torna então mais lenta no momento da propagação pelo NAV. O tempo necessário para conduzir através do NAV e penetrar os feixes AV é aproximadamente quatro vezes maior do que o tempo que leva para se conduzido do NSA ao NAV. Este atraso na condução serve para esvaziar os átrios de sangue antes que os ventrículos comecem a contrair. Também contribui para o fluxo sanguíneo unidirecional entre os átrios e os ventrículos, de forma ainda mais importante que o papel semelhante desempenhado pelas valvas atrioventriculares (VAVs).

Finalmente, o sinal é transmitido através do feixe AV, ramos do feixe e fibras de Purkinje em uma velocidade aproximadamente 150 vezes mais rápida do que aquela do NAV. Os ramos do feixe trafegam em conjunto com o subendocárdio do septo interventricular e paredes livres ventriculares, e dão origem às fibras de Purkinje que suprem o miocárdio na direção do subendocárdio ao epicárdio. Esta organização permite uma contração rápida e sincrônica de ambos os ventrículos em uma ordem que finalmente faz com que o sangue seja "espremido" do ápice à base, em direção a ambos os tratos de via de saída.

As miofibras cardíacas possuem uma propriedade singular de acoplamento intrínseco da estimulação elétrica com contração mecânica, o que é fundamental para a função cardíaca. A diástole começa imediatamente ao final da contração ventricular, conforme o músculo cardíaco (miocárdio) começa a relaxar. Por um breve momento, o relaxamento resulta em uma queda rápida na pressão ventricular, sem alteração no volume ventricular conforme as VAVs ainda estão fechadas (relaxamento isovolumétrico). Em razão da queda da pressão ventricular, o sangue que estava armazenado nos átrios durante a sístole, em conjunto com o que chega constantemente a partir das veias sistêmicas e pulmonares pelos átrios, abre as VAVs, preenchendo rapidamente e passivamente os ventrículos (fase de preenchimento rápido). Depois, em razão do aumento da pressão resultante nos ventrículos, o fluxo sanguíneo que continua a entrar nos ventrículos através dos átrios cessa abruptamente (fase de diástase). A última fase da diástole é a contração ativa dos átrios, o que empurra o sangue em direção aos ventrículos (agora de certa forma menos complacentes), aumentando ainda mais a pressão neles ("sístole atrial").

Na sístole, o miocárdio contrai, levando ao rápido aumento na pressão intraventricular. Como as valvas aórtica e pulmonar estão fechadas durante a diástole, o aumento súbito na pressão resulta em fechamento das VAVs. Neste breve período, o qual é chamado de *contração isovolumétrica*, a alteração na pressão ventricular não levou à mudança no volume ventricular, pois o sangue ainda não foi ejetado em direção às artérias aorta e pulmonar. Quando a pressão nos ventrículos excede a pressão nas grandes artérias, as valvas aórtica e pulmonar (valvas semilunares) abrem e a ejeção de sangue através dos tratos de via de saída direito e esquerdo ocorre (fase de ejeção). Simultaneamente à fase de ejeção, os átrios relaxam, a pressão atrai cai, e o sangue entra nos átrios e é estocado dentro deles passivamente.

Um grau adicional de complexidade é trazido sobre a inervação do sistema nervoso autônomo (SNA). De forma geral, o SNA influencia a frequência cardíaca (cronotropismo), altera a frequência de condução (dromotropismo) e controla a contratilidade miocárdica (inotropismo) e a taxa de relaxamento mecânico (lusitropismo). Terminais nervosos pós-ganglionares parassimpáticos secretam acetilcolina, que afeta os receptores muscarínico (M2), enquanto terminais nervosos pós-ganglionares simpáticos secretam norepinefrina que atua predominantemente sobre os receptores adrenérgicos β_1. Estes, quando estimulados por catecolaminas, resultam em uma cadeia de eventos intracelulares que aumenta o influxo de cálcio, aumenta a magnitude da repolarização de potássio e cloreto, e encurta o período refratário. Portanto, é falado que agonistas adrenérgicos

são cronotrópicos, inotrópicos, dromotrópicos e lusotrópicos positivos, enquanto agonistas parassimpáticos possuem o efeito oposto. A frequência cardíaca é principalmente regulada pelos efeitos opostos dos terminais nervosos adrenérgicos e colinérgicos sobre o NSA, e ao mesmo tempo pela modulação da velocidade de condução do NAV e feixe AV. Fisiologicamente, a força de contração representa a soma de interações entre a contratilidade miocárdica, a qual é positivamente modulada por terminais nervosos adrenérgicos que atuam em receptores β_1 sobre as miofibras miocárdicas ventriculares (efeito inotrópico positivo), e pelo volume de sangue que está presente nos ventrículos logo antes da contração (pré-carga), assim como pela resistência enfrentada quando a contração efetivamente ocorre (pós-carga).

Endocárdio e Valvas Cardíacas

O endocárdio recobre o miocárdio e contém fibras nervosas de Purkinje, as quais transmitem um potencial de ação rítmico através do miocárdio, levando à contração. O endocárdio é delimitado por células endoteliais, as quais modulam diversos aspectos da hemostasia normal. Em estados normais, as células endoteliais são antitrombóticas, prevenindo que as células circulantes se liguem e, permitindo assim o fluxo sanguíneo normal através do coração e vasos sanguíneo. O endocárdio é contínuo com o endotélio dos vasos sanguíneos e linfáticos. O fluxo sanguíneo normal pelo coração depende das valvas funcionais (Capítulo 2). O funcionamento apropriado das valvas serve como uma via de mão única, permitindo que o sangue flua de uma câmara à outra (através das VAVs) ou que saia do coração e adentre tanto a circulação pulmonar (valva pulmonar) quanto a sistêmica (valva aórtica).

Pericárdio e Epicárdio

O pericárdio contém uma pequena quantidade de fluido seroso, o que permite movimento cardíaco sem fricção das superfícies mesoteliais do pericárdio e epicárdio um sobre o outro. O saco pericárdico pode se adaptar às alterações no tamanho cardíaco dado o tempo adequado. O pericárdio possui a prerrogativa de fornecer um ambiente protetor para a função cardíaca. O enchimento rápido e anormal com sangue (hemopericárdio), fluido (hidropericárdio) ou exsudato (pericardite supurativa) pode resultar em compressão do coração (tamponamento cardíaco), particularmente das grandes veias, átrio direito e ventrículo direito. Os animais podem sobreviver sem um saco pericárdico.

Sistemas Vasculares Sanguíneo e Linfático

Os vasos sanguíneos e linfáticos possuem diversas funções importantes. Os vasos sanguíneos regulam a distribuição diferencial de fluxo sanguíneo aos tecidos. Os vasos sanguíneos sintetizam e secretam ativamente substâncias vasoativas que regulam o tônus vascular e substâncias antitrombóticas, as quais mantém a fluidez do sangue. Os vasos sanguíneos e linfáticos possuem um importante papel no transporte e controle da inflamação e trombose. Os vasos sanguíneos e linfáticos também constituem uma importante via para disseminação de doenças por meio do transporte de bactérias e células tumorais a locais distantes.

Disfunção/Resposta à Injúria

Respostas fisiopatológicas comuns do sistema cardiovascular à injúria estão listadas no Quadro 10-1. As características principais destas respostas estão resumidas aqui. As doenças específicas que delas resultam são discutidas com maiores detalhes nas seções que abordam as doenças que ocorrem em todos os tipos de animais domésticos ou que são exclusivas de determinada espécie.

Disfunção: Insuficiência Cardíaca

Fisiopatologia da Insuficiência Cardíaca

A insuficiência cardíaca é uma síndrome clínica progressiva na qual o bombeamento deficiente diminui a ejeção ventricular e impede o retorno venoso. O coração falha tanto por diminuição do bombeamento cardíaco para a aorta e/ou artéria pulmonar a fim de manter a pressão arterial (insuficiência cardíaca de baixo débito) quanto por incapacidade de esvaziar adequadamente os reservatórios venosos (insuficiência cardíaca congestiva) (Quadro 10-1). Achados da anamnese de baixo débito cardíaco incluem depressão, letargia, síncope e hipotensão, enquanto aqueles de congestão incluem ascite, efusão pleural e edema pulmonar.

Síndrome de Insuficiência Cardíaca ou Descompensação: Insuficiência Cardíaca Congestiva

A insuficiência cardíaca congestiva pode ser do lado direito, esquerdo ou bilateral, e pode ocorrer após dilatação e/ou hipertrofia cardíaca (Fig. 10-5). A insuficiência cardíaca congestiva do lado direito está associada a sinais de congestão na circulação sistêmica (isto é, ascite e edema periférico [Figs. 10-6 e 10-7]), enquanto a insuficiência cardíaca congestiva do lado esquerdo causa sinais de congestão na circulação pulmonar (isto é, edema pulmonar e dispneia). Em pequenos animais, a *efusão pleural* está usualmente associada à insuficiência cardíaca congestiva bilateral.

A insuficiência cardíaca pode resultar da incapacidade do coração em ejetar sangue adequadamente (insuficiência sistólica), por preenchimento ventricular inadequado (insuficiência diastólica), ou ambos. A redução resultante no volume sistólica (VS) resulta em diminuição do débito cardíaco (DC) e diminuição na pressão arterial sanguínea.

Índices de Função Cardíaca

Pressão arterial sanguínea (PAS) $\sim$ DC x Z (onde Z é a *impedância aórtica*) e DC = VS $\times$ frequência cardíaca (FC). Incrementos na FC aumentam o DC de forma linear até que um platô seja alcançado, em tal ponto em que acréscimos adicionais na FC diminuirão o DC em razão da diminuição do preenchimento diastólico (a lei de Frank-Starling do coração). A contratilidade e os dois fatores de acoplamento, pré-carga e pós-carga, determinam primariamente o VS. Este último aumenta por incrementos na pré-carga e contratilidade, e decréscimos na pós-carga. A pré-carga reflete o grau de preenchimento ventricular logo antes da contração. O volume diastólico final (VDF) pode estimar a pré-carga. A força que se opõe à ejeção ventricular é chamada de *pós-carga*. A *impedância aórtica* descreve melhor a oposição que o ventrículo encontra no momento da ejeção. Um aumento na pós-carga é comunicado aos ventrículos durante a sístole pelo aumento do estresse da parede. A *contratilidade* é uma alteração na capacidade do coração em trabalhar quando a pré-carga, pós-carga e FC são mantidas constantes. O preenchimento ventricular diastólico, anormalidades de movimentação da parede ventricular, lesões que ocupam espaço e arritmias afetam também o VS.

As propriedades do sistema arterial podem ser descritas pela complacência arterial total, resistência periférica e impedância característica. A *complacência arterial total* corresponde às propriedades elásticas de artérias (isto é, aorta) e reflete uma alteração no volume a partir de uma dada alteração na pressão. A *resistência periférica* é amplamente determinada pelas pequenas artérias e arteríolas, e envolve o fluxo estável (não pulsátil). A *impedância característica* é o oposto ao fluxo pulsátil.

A pré-carga ventricular esquerda (VE) é aumentada após incremento na resistência periférica e impedância característica, e diminuição na complacência arterial total. Subsequentemente, o ventrículo esquerdo ejeta sangue em uma vasculatura rígida, aumentando tanto o custo energético para manutenção do fluxo sanguíneo quanto o consumo miocárdico de oxigênio (MVO_2). A impedância característica, uma propriedade da aorta proximal, aumenta sempre que a rigidez da aorta aumenta ou que seu raio se torna menor. A resistência periférica possui um efeito maior sobre a performance ventricular do que a impedância característica ou complacência.

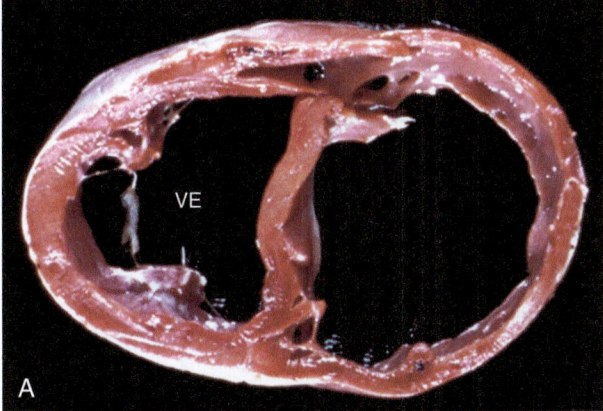
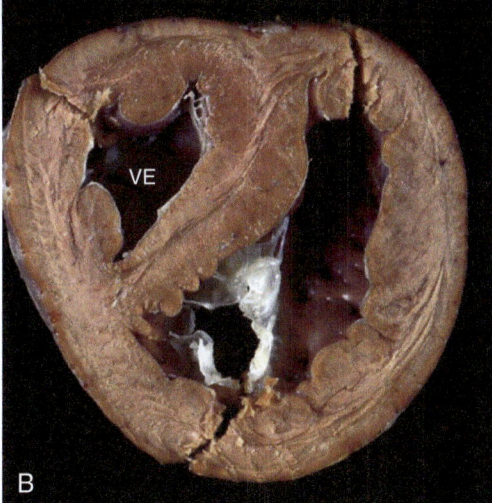

Figura 10-5 Dilatação e Hipertrofia Cardíaca, Coração, Ventrículos Seccionados, Cão. A, Dilatação cardíaca. Note as paredes delgadas dos dois ventrículos dilatados. *VE,* Ventrículo esquerdo. **B,** Hipertrofia cardíaca (*tecido fixado*). Note que as paredes ventricular direita e esquerda (*VE*) possuem aproximadamente a mesma espessura, indicando que há hipertrofia ventricular direita. (**A** Cortesia do Dr. Y, Niyo, College of Veterinary Medicine, Iowa State University, e Noah's Arkive, College of Veterinary Medicine, The University of Georgia. **B** Cortesia do College of Veterinary Medicine, University of Florida; e Noah's Arkive, College of Veterinary Medicine, The University of Georgia.)

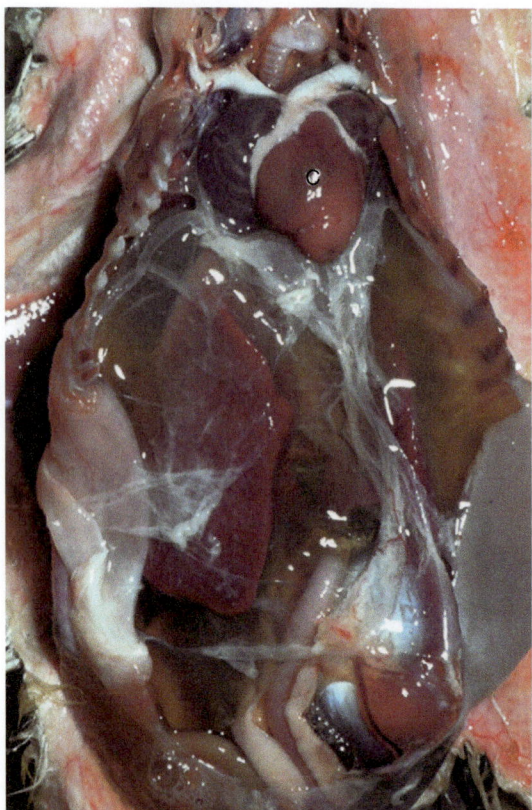

Figura 10-6 **Ascite, Insuficiência Cardíaca Congestiva, Cardiotoxicidade por Furazolidona, Coração e Fígado, Filhote de Pato.** Note acúmulos proeminentes de fluido seroso na cavidade celomática e depósito de fibrina sobre a superfície do fígado. O coração (C) está dilatado. (Cortesia de School of Veterinary Medicine, Purdue University.)

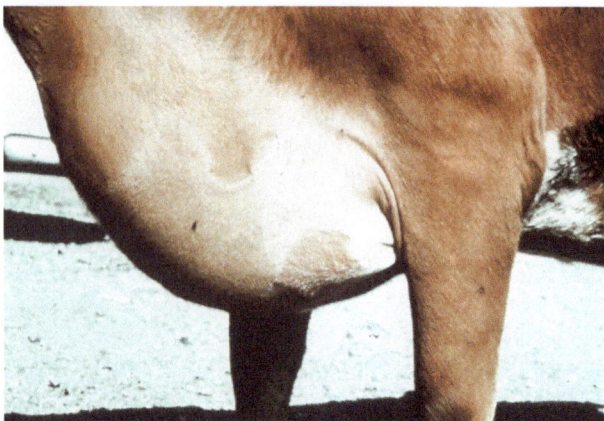

Figura 10-7 **Edema subcutâneo, Doença de Alta Altitude com Insuficiência Cardíaca Congestiva ("Doença do Peito Inchado"), Pré-esternal, Esternal e Regiões Esternocefálicas Caudais (Peito). Vaca.** O edema subcutâneo importante é o resultado de insuficiência cardíaca congestiva crônica. (Cortesia de School of Veterinary Medicine, Purdue University.)

Insuficiência Cardíaca Sistólica e Diastólica

A *insuficiência cardíaca sistólica* é caracterizada por preenchimento normal do ventrículo e diminuição do volume sistólico (VS). A diminuição no VS pode resultar de diminuição da contratilidade (*insuficiência miocárdica*), aumento primário na pressão ventricular (*sobrecarga de pressão*), ou por aumento no volume ventricular (*sobrecarga volêmica*) (Quadro 10-2). A insuficiência miocárdica pode ser primária (p. ex. cardiomiopatia dilatada) ou pode ocorrer secundariamente à sobrecarga volêmica ou de pressão crônica. As causas mais comuns para sobrecarga de pressão em

Quadro 10-2	Mecanismos que Causam Insuficiência Cardíaca Sistólica

INSUFICIÊNCIA MIOCÁRDICA
- Cardiomiopatia dilatada
- Miocardite infecciosa
- Toxicidade por doxorrubicina
- Cardiomiopatia por sobrecarga (pressão/volume)
- Infarto miocárdico
- Cardiomiopatia ventricular direita

SOBRECARGA VOLÊMICA
- Doenças valvares
  - Degeneração endocárdica mixomatosa
  - Endocardite
  - Ruptura de cordoalhas tendíneas mitral
  - Displasia valvar
- DAP/DSV/DAS
- Tireotoxicose
- Anemia crônica
- Fístula arteriovenosa periférica

SOBRECARGA DE PRESSÃO
- Estenose subaórtica
- Estenose pulmonar
- Hipertensão sistêmica
- Hipertensão pulmonar
  - Primária
  - Embolia pulmonar
  - Dirofilariose

DAS, Defeito de septo atrial; *DAP*, Ducto arterioso patente; *DSV*, Defeito septal ventricular.

animais domésticos são estenose subaórtica e hipertensão (insuficiência cardíaca congestiva esquerda), e dirofilariose, estenose pulmonar (Fig. 10-32), "doença do peito inchado" ("doença das altas altitudes") em bovinos (Fig. 10-7) e enfisema alveolar crônico ("asma dos cavalos") em cavalos (Fig. 9-13) (insuficiência cardíaca congestiva direita). Valvas insuficientes, uma comunicação anormal entre as circulações sistêmica e pulmonar, ou estados de alto débito (p. ex. hipertireoidismo) usualmente resultam em aumento do volume ventricular (aumento da pré-carga). O decréscimo na contratilidade diminui o VS, DC e PAS, e anula a capacidade do coração de compensar a diminuição do DC. A *insuficiência cardíaca diastólica* é caracterizada por preenchimento impróprio dos ventrículos. Esta disfunção pode ser causada por comprometimento da energia de relaxamento ventricular, disfunção miocárdica, obstrução ao enchimento ventricular ou anormalidades pericárdicas (Quadro 10-3).

Hipertrofia Concêntrica

Em estados de sobrecarga de pressão, o aumento na resistência contra o sangue ejetado resulta em dilatação compensatória (*hipertrofia concêntrica*). A dilatação da câmara por sua vez ajuda a vencer o aumento da resistência e a manter o V2 com maior gasto de MVO₂, o que eventualmente levará à insuficiência miocárdica.

$$\text{Estresse da parede VE} = \text{pressão VE} \frac{\text{raio VE}}{2 \times \text{espessura da parede VE}}$$

A partir da equação anterior, pode ser visto que a diminuição do estresse da parede pode ser alcançada pela diminuição do *raio do VE* e/ou pelo aumento da *espessura da parede* VE. Com uma sobrecarga de pressão sustentada, o músculo ventricular se adapta sofrendo hipertrofia concêntrica, o que resulta em aumento na espessura da parede às custas de uma diminuição no tamanho da câmara (decréscimo do raio ventricular), revertendo desta forma o estresse da parede ventricular

Quadro 10-3 Mecanismos que Causam Insuficiência Cardíaca Diastólica

TRANSTORNO DO RELAXAMENTO VENTRICULAR DEPENDENTE DE ENERGIA OU PROPRIEDADES ANORMAIS DA CÂMARA OU MÚSCULO VENTRICULAR

- Hipertrofia ventricular
  - Cardiomiopatia hipertrófica
  - Estenose subaórtica
  - Estenose pulmonar
  - Dirofilariose
  - Hipertensão sistêmica
- Cardiomiopatia dilatada
- Infarto miocárdico
- Cardiomiopatia restritiva

OBSTRUÇÃO AO ENCHIMENTO VENTRICULAR EM VEIAS, ÁTRIOS E VALVAS ATRIOVENTRICULARES

- Estenose mitral
- Estenose tricúspide
- Obstrução intracardíaca por neoplasia
- Cor triatriatum

ANORMALIDADES PERICÁRDICAS

- Doença constritiva
- Tamponamento cardíaco

---

ao normal e aumentando a contratilidade. O ventrículo hipertrofiado está predisposto à isquemia, o que resulta em fibrose e aumento no conteúdo de colágeno que interfere com o enchimento diastólico, diminuindo a pré-carga e VS; portanto, no final, tanto a disfunção sistólica quanto a diastólica ocorrem.

Hipertrofia Excêntrica

Na sobrecarga volêmica, o aumento no tamanho da câmara ocorre como resultado da necessidade de acomodar um grande VDF ventricular. A dilatação do ventrículo pelo aumento do VDF resulta em incremento menor no estresse da parede do que na sobrecarga de pressão, e subsequentemente resulta em *hipertrofia excêntrica* ventricular a fim de normalizar o estresse da parede. A sobrecarga volêmica é marcada por uma hipertrofia excêntrica com discreto aumento na espessura da parede em face a um grande incremento no raio do VE.

A diástole pode ser dividida em quatro fases: (1) relaxamento isovolumétrico (fechamento da valva aórtica à abertura da valva mitral), (2) influxo mitral precoce rápido (rápida fase de enchimento durante a qual a maior parte do enchimento ventricular ocorre), (3) diástase (fase de enchimento lento durante a qual pouca alteração ocorre no volume e pressão ventricular), e (4) contração atrial (sístole atrial que bombeia ativamente sangue ao ventrículo). O enchimento ventricular diastólico ocorre durante a segunda até a quarta fases. O *relaxamento* (fase 1) é um processo dinâmico, *dependente de energia*. A estimulação β-adrenérgica melhora o relaxamento, enquanto a isquemia, a assincronia de relaxamento, aumento na pós-carga, hipertrofia ventricular e fluxos anormais de cálcio nas células miocárdicas *atrasam relaxamento*. A *complacência* ventricular (fase 2 até a 4) é a capacidade do coração em encher passivamente. A complacência ventricular é determinada pelo volume, geometria e características teciduais da parede ventricular. A complacência ventricular diminui com um aumento na pressão de enchimento e rigidez miocárdica intrínseca (p. ex. doenças infiltrativas, fibrose e isquemia), com hipertrofia e tamponamento cardíaco. O *lusitropismo* compreende as fases de relaxamento e enchimento. O enchimento ventricular pode ser afetado por diversos fatores, incluindo taxa de relaxamento isovolumétrico, sincronia entre a sístole atrial e relaxamento ventricular, complacência e gradiente de pressão atrioventricular. Esta última é a força motriz para enchimento ventricular (o qual é principalmente afetado pelo volume intravascular e grau de vasodilatação). A taxa de relaxamento isovolumétrico é também um importante determinante do enchimento ventricular precoce; a *estimulação adrenérgica* aumenta a taxa de relaxamento, melhorando este em maior grau do que melhora a contratilidade. A taquicardia encurta a duração da diástase. A perda da contração atrial é uma razão pela qual os cães com cardiomiopatia dilatada ou degeneração valvar mixomatosa desenvolvem insuficiência cardíaca quando os átrios começam a fibrilar.

O relaxamento assincrônico (diminuição na uniformidade do relaxamento) do ventrículo esquerdo pode ser observado em gatos com cardiomiopatia restritiva. A hipertrofia do VE diminui a complacência do VE e resulta na piora da função diastólica em razão de um aumento no tamanho do cardiomiócito, formação do colágeno e espessamento da parede. A doença pericárdica constritiva ou tamponamento cardíaco impõe suas propriedades mecânicas sobre aquelas do ventrículo durante as fases finais da diástole. Assim, a *disfunção diastólica* resulta do relaxamento anormal (diástole precoce), complacência anormal (diástole precoce a tardia), ou constrição externa pelo pericárdio (tamponamento).

Mecanismos Compensatórios Neuroendócrinos na Insuficiência Cardíaca

A insuficiência cardíaca resulta em ativação crônica dos mecanismos compensatórios neuroendócrinos para restaurar e manter a PSA. Barorreceptores de alta pressão no arco aórtico e seio carotídeo, mecanorreceptores no miocárdio ventricular, receptores de volume nos átrios e grandes veias, e o aparelho justaglomerular nos rins detectam alterações na PSA que resulta de uma diminuição do DC. Uma ativação neuroendócrina reativa diminui o domínio parassimpático (imediato e de curta ação) e aumenta o tônus simpático (lento, mas de duração longa), causando vasoconstrição (aumento da impedância arterial) e taquicardia. Uma diminuição no fluxo sanguíneo renal resulta em ativação do sistema renina-angiotensina-aldosterona (SRAA), contribuindo para a vasoconstrição e retenção de sódio e água (incremento no volume circulatório). Para manter a PSA, o sistema cardiovascular permite que a pressão venosa aumente e redistribua o DC, mantendo o fluxo sanguíneo principalmente para os órgãos essenciais. Os miócitos cardíacos também sofrem alterações para se adaptar à disfunção ventricular, inicialmente pela realização de trabalho extra (hiperfunção estável), mas após um longo período estes cardiomiócitos morrem (exaustão e fase de cardioesclerose progressiva). O efeito final da ativação neuroendócrina é vasoconstrição, retenção de sódio e água, hipertrofia do VE, e remodelamento dos vasos coronarianos e periféricos.

Papel das Catecolaminas na Progressão da Insuficiência Cardíaca

Cães com insuficiência cardíaca congestiva possuem aumento das concentrações de norepinefrina (NE) secundário ao "derramamento" dela no plasma, e também apresentam diminuição da captação pelas terminações nervosas adrenérgicas. Apesar do aumento na concentração plasmática de NE, há uma depleção de NE nos átrios e ventrículos (secundária à diminuição da ativação dos receptores β-adrenérgicos), o que atenua a resposta à ativação simpática. Em corações normais, a relação entre receptores β_1 e β_2 é de aproximadamente 80:20, enquanto em corações insuficientes, ela chega a 60:40. A diminuição nos estoques de NE e as alterações nos adrenorreceptores resultam na diminuição da resposta contrátil das células miocárdicas e a uma resposta cronotrópica positiva (aumento da FC). A estimulação adrenérgica crônica também resulta em aumento na pós-carga e MVO_2, desenvolvimento de arritmias ventriculares e progressão para disfunção ventricular esquerda.

Papel dos Barorreceptores na Progressão da Insuficiência Cardíaca

O controle barorreflexo está alterado durante a insuficiência cardíaca congestiva. Normalmente, um aumento na pressão atrial (sobrecarga volêmica) estimula os receptores de estiramento atriais, inibe a liberação do hormônio antidiurético, diminui a atividade simpática, e aumenta o fluxo sanguíneo renal e taxa de filtração glomerular. Durante a insuficiência cardíaca congestiva, os receptores atriais e arteriais possuem uma diminuição da resposta à estimulação, e a função dos barorreceptores está prejudicada. O efeito geral é uma diminuição na atividade parassimpática e subsequente restrição prejudicada do NSA, o que resulta em maior FC e diminuição da variabilidade da FC.

Papel do Sistema Renina-Angiotensina-Aldosterona na Progressão da Insuficiência Cardíaca

Na insuficiência cardíaca congestiva, a renina é continuamente liberada no aparelho justaglomerular dos rins, secundária ao baixo DC. Consequentemente, a perpetuação dos efeitos da angiotensina II (AGII) resulta em um ciclo vicioso que contribui para declínios maiores na função ventricular. Estes incluem o aumento mediado pela AG-II na pós-carga, aumento na MVO_2, e aumento na pré-carga (através de uma diminuição na capacidade venosa). A AGII também estimula a liberação de ADH e aldosterona (ambos contribuem para a retenção hídrica total corporal); a última contribui para a disfunção dos barorreceptores, aumento da rigidez e diminuição da complacência do sistema arterial, e aumento da excreção de Mg e K. Aumentos da aldosterona plasmática estão associados à resposta inflamatória que supostamente resulta em remodelamento e fibrose das artérias coronarianas intramurais. A AGII estimula fatores de crescimento, promovendo remodelamento nos vasos e miocárdio (redução da síntese de NO ou por aumento local da quebra de bradicinina por enzima conversora de angiotensina). Consequentemente, o remodelamento vascular (isto é, hiperplasia da musculatura lisa, hipertrofia e apoptose) resulta em alterações estruturais que diminuem ainda mais a complacência do sistema arterial. A AGII possui um papel importante no desenvolvimento da hipertrofia patológica, exercendo efeitos citotóxicos sobre o miocárdio, causando necrose de miócitos e contribuindo para a perda miocárdica.

Papel dos Peptídeos Natriuréticos e Óxido Nítrico na Progressão da Insuficiência Cardíaca

Os peptídeos natriuréticos são hormônios contrarregulatórios envolvidos na homeostase volêmica e remodelamento cardiovascular, e eles promovem natriurese, diurese, vasodilatação periférica e inibição do SRAA. Eles consistem do peptídeo natriurético atrial (ANP), peptídeo natriurético cerebral (BNP), peptídeo natriurético tipo-C (CNP), peptídeo natriurético dendroaspis (DNP) e urodilatina. Apesar dos efeitos benéficos dos peptídeos natriuréticos durante a insuficiência cardíaca congestiva, sua liberação é anulada pela liberação de agentes que causam vasoconstrição, e retenção de água e sódio. O NO regula a função cardíaca através de efeitos tanto vasculares (tônus dos vasos coronarianos, trombogenicidade, propriedades proliferativas e inflamatórias, e comunicação celular que suporta a angiogênese) quanto independentes da vasculatura (efeitos sobre vários aspectos da contratilidade dos cardiomiócitos, desde a regulação fina do acoplamento excitação-contração até a modulação da sinalização autonômica e respiração mitocondrial). De forma geral, o NO pode ter um importante papel compensatório na insuficiência cardíaca congestiva durante as condições de repouso pelo antagonismo às forças vasoconstritoras neuroendócrinas.

Resumo da Fisiopatologia da Insuficiência Cardíaca

Em resumo, a hipertrofia cardíaca induzida pela sobrecarga em longo prazo é acompanhada pela morte da célula miocárdica e fibrose cardíaca (isto é, cardiomiopatia da sobrecarga). O ventrículo hipertrofiado excede seu suprimento sanguíneo. A diminuição relativa no fornecimento de oxigênio piora o aumento da demanda por MVO_2. A isquemia resultante da hipertrofia e estiramento além de determinados limites diminui a força contrátil e eventualmente resulta em perda de proteínas contráteis dentro destas células ou perda destas células. Estes processos resultam em atrofia do miocárdio afetado e desenvolvimento de fibrose miocárdica multifocal e atrofia, o que consequentemente interfere com a função diastólica. Quando a fibrose intersticial precoce progride para a individualização dos miócitos cardíacos (com progressão da hipertrofia), tanto a função sistólica quanto a diastólica serão prejudicadas. Portanto, a insuficiência cardíaca congestiva é uma doença progressiva e irreversível com morte celular miocárdica e insuficiência miocárdica funcional que finalmente resulta em morte. Os ciclos resultantes em insuficiência cardíaca esquerda progressiva estão detalhados na Figura 10-8.

Síncope Cardíaca

A síncope cardíaca, uma expressão aguda da cardiopatia, é caracterizada clinicamente por colapso, perda de consciência e alterações extremas na frequência cardíaca e pressão sanguínea, e com ou sem lesões aparentes. A síncope pode ser causada por extensa necrose miocárdica, fibrilação ventricular, bloqueio cardíaco, arritmias e inibição do reflexo cardíaco (p. ex. aquele associado ao bloqueio intestinal alto).

Tipos de Insuficiência Cardíaca

Uma ampla variedade de modelos animais experimentais de insuficiência cardíaca existe. Os modelos têm sido utilizados para desenvolver a compreensão da cardiopatia humana.

Respostas à Injúria: Miocárdio

Respostas comuns do miocárdio à injúria estão listados no Quadro 10-4.

Distúrbios de Circulação

Hemorragia: Trauma (Injúria Física). Ver seção sobre Distúrbios dos Animais Domésticos: Miocárdio, Distúrbios de Circulação, Hemorragia: Trauma (Injúria Física).

Distúrbios de Crescimento

Hipertrofia Miocárdica. Ver a discussão sobre hipertrofia no Capítulo 1.

A hipertrofia do miocárdio representa um aumento na massa muscular, o qual é resultado de um aumento no tamanho das células musculares cardíacas (Fig. 10-9; ver também Fig. 10-5, B). Duas formas anatômicas de hipertrofia são reconhecidas. A hipertrofia excêntrica resulta em um coração com câmaras ventriculares aumentadas e paredes de espessura normal a diminuídas de certa forma. A hipertrofia por sobrecarga volêmica é caracterizada por novos sarcômeros recrutados em série com outros sarcômeros, resultando em aumento do comprimento das miofibras. Na hipertrofia concêntrica, o coração é caracterizado por pequenas câmaras ventriculares e paredes espessas. A hipertrofia por sobrecarga de pressão é o resultado da formação de novos sarcômeros recrutados predominantemente em paralelo aos eixos longos de células, resultando em um aumento da espessura da miofibra. Alguns gatos com hipertireoidismo apresentam uma hipertrofia cardíaca que é mediada por maior produção de proteínas contráteis miocárdicas sob a influência do aumento da concentração de hormônios tireoideanos circulantes (Fig. 10-10). A hipertrofia é reversível após retorno ao eutireoidismo.

Três estágios de hipertrofia miocárdica são reconhecíveis: (1) início, (2) hiperfunção estável, e (3) deterioração da função associada à degeneração de miócitos hipertrofiados. Microscopicamente, na hipertrofia miocárdica, os miócitos estão aumentados e possuem grandes núcleos (Fig. 10-11).

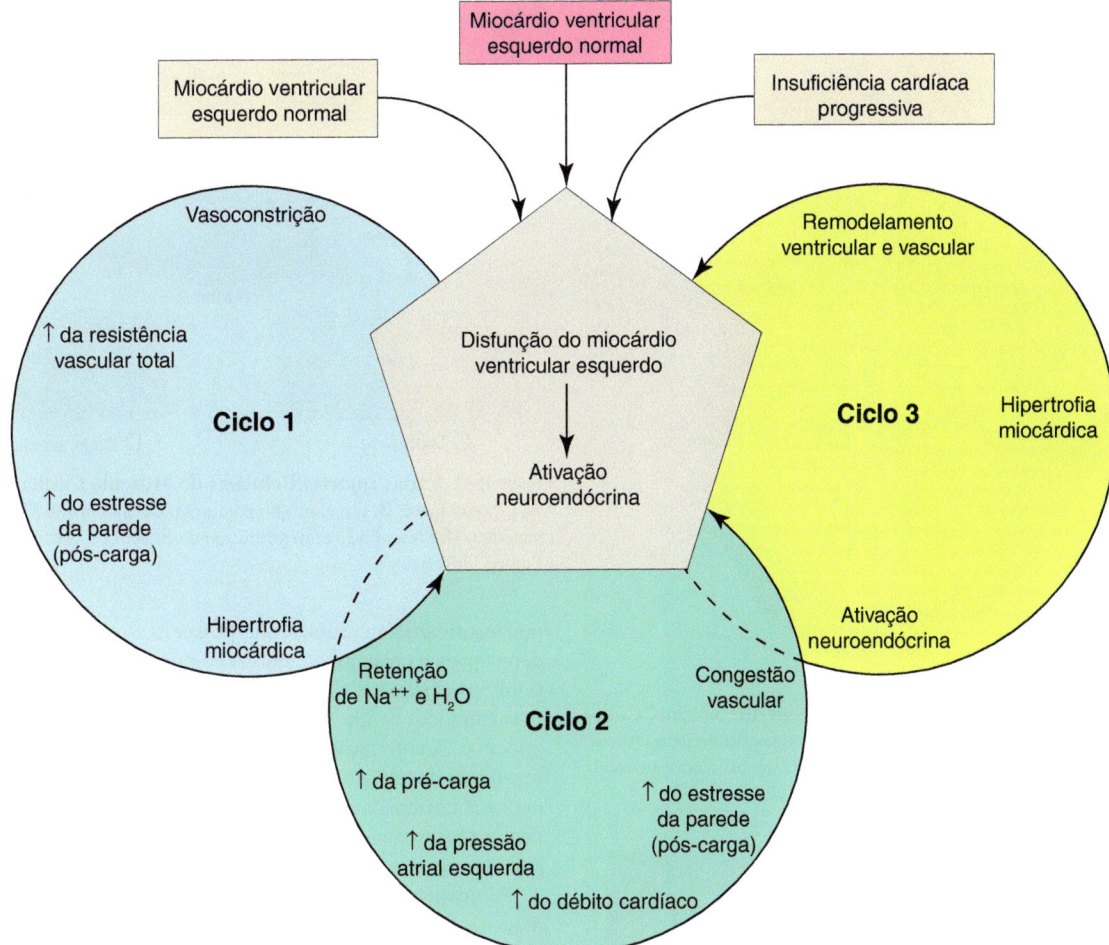

Figura 10-8 Fisiopatologia da Insuficiência Cardíaca Esquerda. Os ciclos fisiopatológicos que causam insuficiência cardíaca esquerda progressiva. *Ciclo 1*: Aumento da resistência vascular total aumenta o estresse da parede miocárdica, que induz à hipertrofia miocárdica. *Ciclo 2*: A retenção de água e sódio resulta no aumento da pré-carga e congestão vascular. *Ciclo 3*: A ativação neuroendócrina resulta no remodelamento miocárdico e vascular. Todos os ciclos contribuem para maior disfunção miocárdica e ativação neuroendócrina. (Adaptado de Ettinger SJ, Feldman EC: *Textbook of veterinary internal medicine*, ed 6, St. Louis, 2005, Saunders.)

Quadro 10-4   Respostas do Miocárdio à Injúria

DISTÚRBIOS DE CIRCULAÇÃO
Hemorragia
    Efusões
    Trombose e embolia

DISTÚRBIOS DE CRESCIMENTO
Atrofia (dilatação)
    Hipertrofia
    Agenesia (aplasia), hipoplasia, displasia (disgenesia)
    Erros de desenvolvimento, anomalias congênitas
    Neoplasia (transformação neoplásica)

DEGENERAÇÃO E MORTE CELULAR
Disfunção celular e metabólica
    Necrose oncótica
    Apoptose

INFLAMAÇÃO

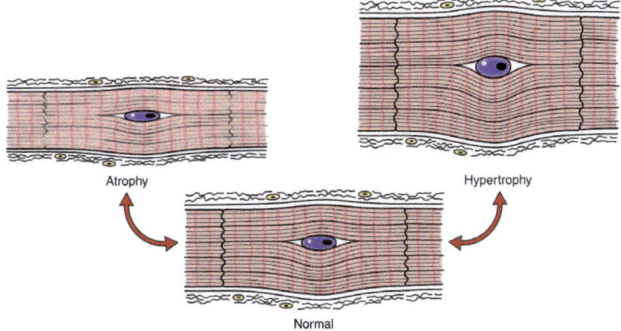

Figura 10-9 Células Musculares Cardíacas. Distúrbios de crescimento da atrofia e hipertrofia. (Redesenhado com permissão de School of Veterinary Medicine, Purdue University.)

Atrofia Fisiológica. A atrofia fisiológica do músculo cardíaco pode ocorrer em animais confinados e também ocorre como resultado de descompensação de miócitos cardíacos na insuficiência cardíaca congestiva crônica (Fig. 10-5, A). Inicialmente, estes miócitos respondem através de hipertrofia com aumento da força contrátil de acordo com o fenômeno de Frank-Starling. Entretanto, o estiramento além de determinados limites diminui a força contrátil e eventualmente resulta na perda das proteínas contráteis dentro destas células ou perda delas, resultando em atrofia do miocárdio afetado (Fig. 10-9).

Transformação Neoplásica. Ver Capítulo 6 para discussão sobre os mecanismos envolvidos na transformação neoplásica. Rabdomiomas e rabdomiossarcomas são tumores primários que se originam do miocárdio em animais domésticos. Fibrossarcomas também ocorrem raramente. Diversos tipos de tumores secundários, como linfossarcomas, sofrem metástases para o miocárdio e são discutidos neste

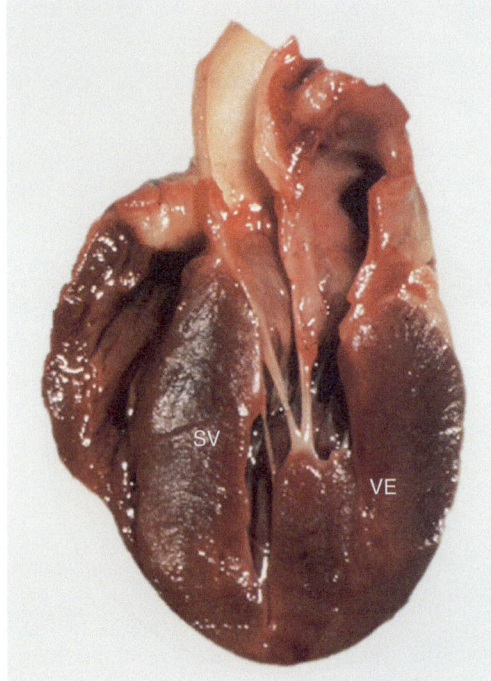

Figura 10-10 Hipertrofia Ventricular Esquerda, Hipertireoidismo, Coração, Cortado ao Meio, Gato. Note o espessamento proeminente da *parede livre ventricular esquerda (VE)*. O septo ventricular *(SV)* também está espessado. (Cortesia de School of Veterinary Medicine, Purdue University.)

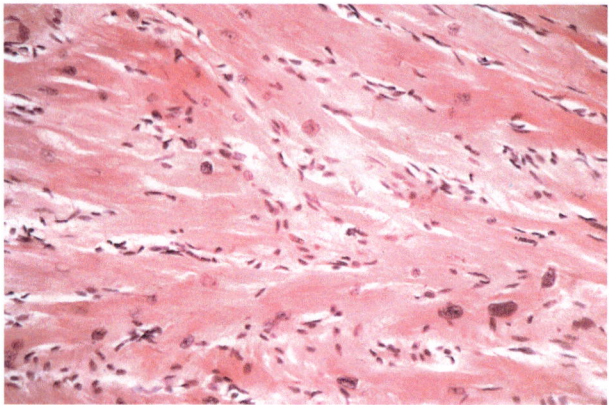

Figura 10-11 Cardiomiopatia Hipertrófica, Hipertrofia de Miócitos, Coração, Miocárdio, Gato. Miócitos cardíacos estão hipertrofiados, e há um aumento nos fibroblastos intersticiais. Coloração por HE. (Cortesia de School of Veterinary Medicine, Purdue University.)

capítulo e em outros deste livro. Hemangiossarcomas são tumores de vasos sanguíneos do miocárdio do átrio direito e são discutidos posteriormente.

Degeneração e Morte Celular

Injúrias subletais das células do músculo cardíaco incluem lipofuscinose, degeneração gordurosa, miocitólise e degeneração vacuolar (Fig. 10-12; Capítulo 1). O estudo histopatológico dos cortes do miocárdio é substancialmente limitado no que diz respeito aos diagnósticos específicos e apenas raramente um diagnóstico etiológico pode ser feito a partir das alterações morfológicas. Esta inadequação existe porque o espectro de reações patológicas é limitado, e vários agentes que causam danos ao coração produzem lesões semelhantes. A necrose miocárdica pode ser confundida com inflamação miocárdica com necrose secundária, pois ambas as lesões possuem substancial infiltração leucocitária. Alguns animais que morrem de forma súbita

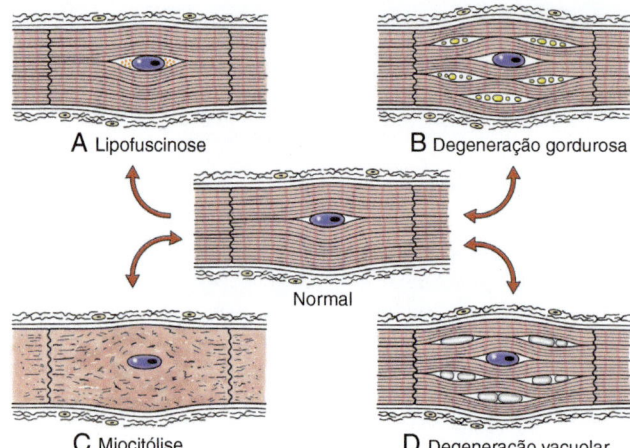

Figura 10-12 Várias Injúrias Celulares do Músculo Cardíaco Subletais. A, Lipofuscinose. **B,** Degeneração gordurosa. **C,** Miocitólise. **D,** Degeneração vacuolar. (Redesenhado com permissão de School of Veterinary Medicine, Purdue University.)

por insuficiência cardíaca não possuem alterações microscópicas detectáveis e presumivelmente sofreram um episódio arrítmico que resultou em síncope. Corações com dano miocárdico em longo prazo possuem focos de fibrose, independentemente da causa da perda de miócitos. A correlação entre a severidade da cardiopatia clínica e a severidade da lesão miocárdica pode ser baixa: uma pequena lesão em um local crítico, como uma porção do sistema de condução, pode ser fatal, enquanto uma lesão miocárdica disseminada, como a miocardite, pode ser assintomática.

As miofibras cardíacas podem responder a toxinas em uma série de modos — apoptose, lise miofibrilar e necrose de coagulação são apenas alguns mecanismos que podem resultar de exposição tóxica. Uma longa lista de toxinas é responsável por causar injúria miocárdica; alguns dos exemplos mais frequentemente observados atualmente é a toxicidade por ionóforos em equinos e ruminantes, deficiência de vitamina E-selênio nos animais jovens de várias espécies, "síndrome coração-cérebro" dos cães (Fig. 10-82), toxicidade por antraciclina em cães e toxicidade por gossipol em suínos (Quadro 10-5). Em várias áreas do mundo, mortes em ruminantes resultaram do consumo de plantas venenosas, como a *Acacia georginae* e *Dichapetalum cymosum*.

A cardiotoxicidade surgiu como uma entidade clínica significativa na medicina veterinária nos últimos anos, após o uso crescente de drogas antineoplásicas na prática de pequenos animais e utilização disseminada de promotores de crescimento em ruminantes (Fig. 10-49). Os mecanismos de cardiotoxicidade incluem (1) ação farmacológica exagerada de drogas que atuam nos tecidos cardiovasculares, (2) exposição às substâncias que deprimem a função miocárdica, (3) injúria direta das células do músculo cardíaco por agentes químicos, e (4) reações de hipersensibilidade.

Necrose Oncótica. A necrose das células musculares cardíacas é geralmente seguida por invasão leucocitária e fagocitose dos debris sarcoplasmáticos (Fig. 10-13; ver também Figs. 15-13 e 15-14). O resultado final é a persistência dos "tubos" colabados dos sarcolemas da lâmina basal cercados por estroma intersticial condensado e vasos. Lesões com transtorno severo do miocárdio possuem alterações residuais de proliferação fibroblástica e deposição de colágeno para formar tecido cicatricial. A regeneração das células musculares cardíacas geralmente não ocorre, exceto em animais menos evoluídos, como anfíbios e peixes, e em certas linhagens consanguíneas de ratos. A contração contínua de células musculares cardíacas intactas prejudica os mecanismos para regeneração. Também, em corações de animais neonatos e mais frequentemente em corações aviários, uma

| Quadro 10-5 | Causas de Necrose Miocárdica em Animais |

DEFICIÊNCIAS NUTRICIONAIS

Vitamina E-selênio, potássio, cobre, tiamina, magnésio

INTOXICAÇÕES

Cobalto, catecolaminas, drogas anti-hipertensivas vasodilatadoras, metilxantinas (teobromina, teofilina, cafeína), ionóforos (monensina, lasalocid, salinomicina, maduramicina, narasina), vitamina D e plantas calcinogênicas (*Cestrum diurnum, Trisetum flavescens, Solanum malacoxylon, Solanum torvum*), outras plantas tóxicas (*Acacia georginae, Gastrolobium* spp., *Oxylobium* spp., *Dichapetalum cymosum, Persea americana, Cassia occidentalis, Cassia obtusifolia, Karwinskia humboldtiana, Ateleia glazioviana, Eupatorium rugosum, Adonis aestivalis, Pachystigma pygmaeum, Fadogia homblei, Pavetta harborii, Tetrapterys multiglandulosa*), escaravelhos (*Epicauta*), óleo de colza com alto teor de ácido erúcico, óleos vegetais bromados, gossipol, micotoxina T-2, fluoracetato de sódio (composto 1080), selênio, uremia

LESÕES FÍSICAS E CHOQUE

Lesões do sistema nervoso central e trauma ("síndrome coração-cérebro"), dilatação gástrica e vôlvulo, estresse, esgotamento, desfibrilação elétrica, choque hemorrágico

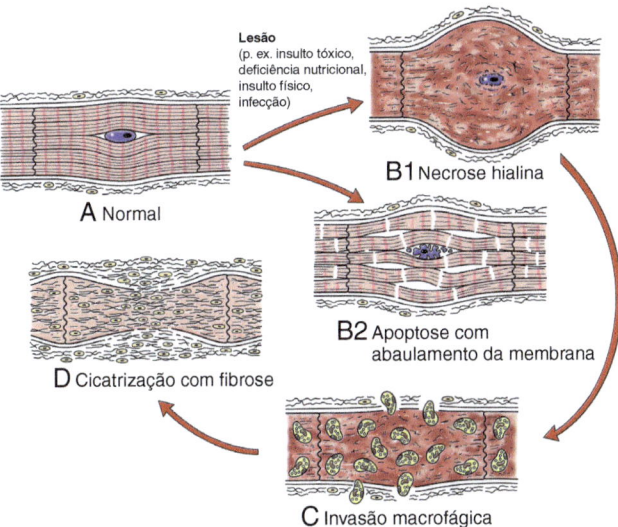

Figura 10-13 Eventos Sequenciais na Necrose Miocárdica. A, Várias lesões resultam em **(B1)** necrose hialina ou **(B2)** apoptose com abaulamento da membrana. **C,** Cicatrização com fagocitose de debris celulares por macrófagos, e **(D)** subsequente cicatrização com fibrose, em vez de regeneração. (Redesenhado com permissão de School of Veterinary Medicine, Purdue University.)

quantidade limitada de regeneração de miócitos foi relatada. A hiperplasia de miócitos é um componente normal do crescimento cardíaco no desenvolvimento fetal e durante as primeiras semanas de vida. Depois, a proliferação cessa e o "crescimento normal" é o resultado da hipertrofia, até que o tamanho celular normal para cada espécie seja alcançado. Estudos recentes indicam que as células-tronco existem em corações de animais adultos e seres humanos, e após lesão miocárdica, estas células podem se diferenciar em células musculares cardíacas. Entretanto, a extensão da regeneração de miócitos é provavelmente mínima.

Apoptose. A apoptose (morte celular programada dos miócitos cardíacos) é cada vez mais reconhecida por seu papel no desenvolvimento de diversas lesões miocárdicas e cardiopatias (Capítulo 1). Estas condições incluem desenvolvimento cardíaco, injúria isquêmi-

ca, diversos tipos de insuficiência cardíaca induzida experimentalmente (isquemia-reperfusão, hipóxia e hipertrofia por sobrecarga de pressão) e cardiotoxicidade. Em alguns sistemas celulares, a apoptose pode ser desencadeada pela presença de quantidades excessivas de radicais livres de oxigênio. Células que morrem por apoptose encolhem e formam corpos apoptóticos. Em contraste à morte celular por necrose, a apoptose não é acompanhada por uma reação inflamatória e fibrose.

Infiltração gordurosa. Infiltração gordurosa é a presença de maior número de lipócitos intercalados entre as fibras miocárdicas. A lesão está associada à obesidade e idade, e aparece como depósitos epicárdico e miocárdico abundantes de tecido adiposo. Macroscopicamente, o miocárdio possui camadas irregulares de tecido adiposo que se infiltram no miocárdio normal. Os átrios e ventrículo direito são mais frequentemente afetados.

Degeneração Hidrópica. A degeneração hidrópica, uma alteração microscópica distinta nas células musculares cardíacas, está associada à administração crônica de antraciclinas, um grupo de drogas antineoplásicas. A congestão passiva crônica com ascite e dilatação cardíaca pode ocorrer (Figs. 10-5, A e 10-6). As fibras afetadas possuem vacuolização extensa do sarcoplasma que é iniciada pela distensão de elementos do retículo sarcoplasmático e eventualmente termina em lise do material contrátil.

A degeneração hidrópica das células musculares cardíacas pode também resultar de injúria induzida por drogas à mitocôndria. Drogas antirretrovirais, como os inibidores da transcriptase reversa de nucleosídeos (zidovudina ou AZT), estão ligados a esta lesão distinta. As células musculares cardíacas dispersas aparecem ingurgitadas com sarcoplasma pálido por microscopia óptica. A microscopia eletrônica revela edema mitocondrial extenso e transtorno das cristas com subsequente formação de figuras de mielina a partir dos debris de membrana das mitocôndrias lesadas.

Degeneração Miofibrilar. A degeneração miofibrilar (miocitólise) representa uma injúria subletal distinta das células musculares cardíacas. As fibras afetadas possuem sarcoplasma eosinofílico pálido e não têm estrias cruzadas. Ultraestruturalmente, as miofibrilas possuem uma extensão variável de dissolução (lise miofibrilar). Esta lesão foi descrita na cardiotoxicidade por furazolidona em pássaros (Fig. 10-14) e deficiência de potássio em ratos.

Lipofuscinose. A lipofuscinose (atrofia marrom) do miocárdio ocorre em animais idosos e em animais com severa caquexia, mas também já foi descrita como uma lesão hereditária em bovinos Ayrshire saudáveis. Corações severamente afetados surgem marrons e microscopicamente apresentam aglomerados de grânulos amarelo-amarronzados nos polos nucleares de miócitos. Estes grânulos representam o acúmulo intralisossomais de debris membranosos e amorfos (corpos residuais).

Mineralização. A mineralização miocárdica (cálcio) é uma característica proeminente em diversas doenças, como calcinose hereditária em camundongos, cardiomiopatia em hamsters, deficiência de vitamina E-selênio em ovelhas e bois (Fig. 10-15), intoxicação por vitamina D em diversas espécies, intoxicação por plantas calcinogênicas em bovinos ("doença caquetizante de Manchester" ou "calcinose enzoótica"), e calcificação miocárdica espontânea em ratos e porcos-da-Índia idosos.

Necrose Miocárdica. A necrose miocárdica pode resultar de uma série de causas, incluindo deficiências nutricionais, agentes químicos e plantas tóxicas, isquemia, distúrbios metabólicos, doenças

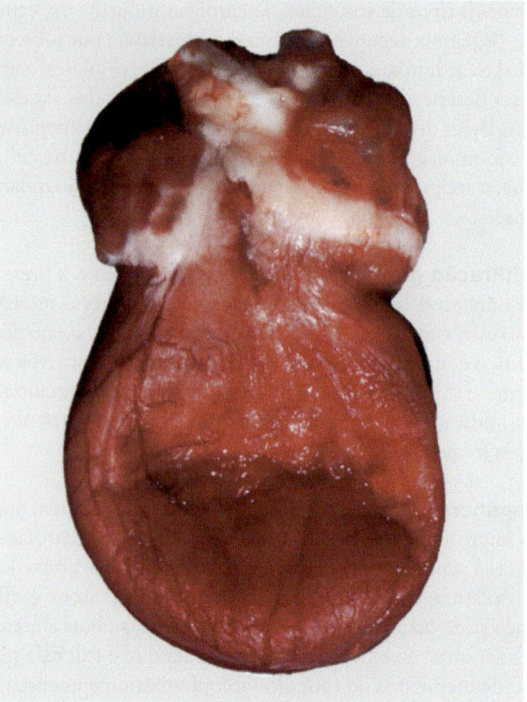

Figura 10-14 Dilatação Ventricular, Cardiotoxicidade por Furazolidona, Coração, Pato Jovem. Note que os ventrículos dilatados colabaram assim que o sangue foi removido. (Cortesia de School of Veterinary Medicine, Purdue University.)

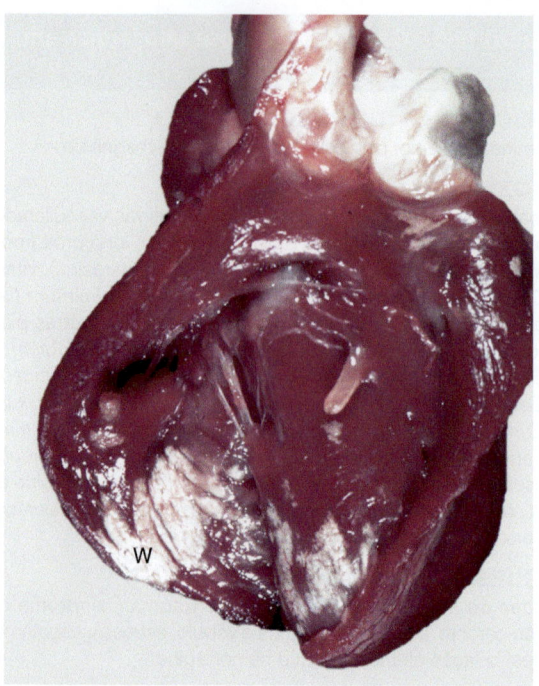

Figura 10-15 Calcificação, Deficiência de Vitamina E-Selênio, Necrose Miocárdica, Coração, Ventrículo Direito, Cordeiro. As diversas lesões subendocárdicas brancas (B) são áreas de miócitos cardíacos necrosados calcificados. (Cortesia do Dr. M.D. McGavin, College of Veterinary Medicine, University of Tennessee.)

hereditárias e injúrias físicas (Quadro 10-5). Macroscopicamente, áreas afetadas parecem inicialmente pálidas, e algumas progridem para áreas secas, com aspecto calcáreo, amarelas a brancas proeminentes (Fig. 10-49), por mineralização distrófica. As lesões são focais, multifocais ou difusas. Os locais mais frequentes de lesões focais são os músculos papilares ventriculares e o miocárdio subendocárdico, especialmente quando tais lesões estão relacionadas com a redução transitória da perfusão vascular. Estas lesões podem ser subestimadas na necropsia a menos que incisões múltiplas sejam feitas no miocárdio ventricular. Em doenças com necrose cardíaca difusa, como a doença do músculo branco de bezerros e cordeiros devido à deficiência de vitamina E-selênio, as discretas lesões brancas podem ser prontamente observadas abaixo das superfícies epicárdica e endocárdica (Fig. 10-16).

Microscopicamente, a aparência depende da idade das lesões. Fibras em áreas de necrose recente frequentemente parecem edemaciadas e hipereosinofílicas (necrose hialina). As estrias são indistintas, e os núcleos são picnóticos. As fibras necróticas frequentemente possuem grânulos basofílicos dispersos (Fig. 10-17) que representam mitocôndrias calcificadas e podem ser confirmadas por microscopia eletrônica. Em um segundo padrão de necrose, os miócitos afetados possuem uma aparência "retalhada" em razão da hipercontração e formação de diversas barras orientadas no sentido transversal do material contrátil lesionado (frequentemente chamadas de *necrose em banda de contração*). Um terceiro padrão é observado em miócitos necrosados em grandes áreas de necrose isquêmica (infartos). Estes miócitos possuem características de necrose de coagulação e elementos contráteis relaxados ao invés de hipercontraídos.

Dentro de 24 a 48 horas após a injúria, áreas necróticas são infiltradas por células inflamatórias, principalmente macrófagos e alguns neutrófilos; estes fagocitam e lisam os debris celulares necróticos. Nos estágios iniciais de cicatrização da necrose, é frequentemente difícil distinguir as lesões daquelas observadas em alguns tipos de miocardite (ver discussão posterior). Depois, quando a necrose já progrediu de

certa forma, as lesões consistem de tecido estromal persistente (fibroblastos intersticiais, colágeno e capilares) e "tubos" vazios de lâminas basais previamente ocupadas por miócitos necrosados (Capítulo 15). A fase de cicatrização é caracterizada por proliferação de células do tecido conjuntivo (fibroblastos) (Fig. 10-18) e por deposição de produtos do tecido conjuntivo (tecido colágeno e elástico e ácidos mucopolissacarídeos). Macroscopicamente, estas áreas com cicatrização da necrose miocárdica surgem como cicatrizes brancas, firmes e contraídas.

O resultado final da necrose miocárdica varia, dependendo da extensão da lesão:

- Vários animais morrem inesperadamente de insuficiência cardíaca aguda se a lesão miocárdica for extensa.
- Mortes precoces por arritmias relacionadas com necrose também ocorrem quando a condução cardíaca é prejudicada.
- Alguns casos eventualmente desenvolvem descompensação cardíaca e morrem após dilatação cardíaca, cicatrização e lesões de insuficiência congestiva crônica.

Corações com dano mínimo possuem somente fibrose miocárdica detectada microscopicamente quando a morte ocorre eventualmente por outras doenças.

Inflamação

Miocardite. As diversas doenças infecciosas que causam miocardite em animais estão resumidas no Quadro 10-6. A miocardite geralmente é o resultado de infecções que se disseminam por via hematógena ao miocárdio e ocorre em várias doenças sistêmicas. Infrequentemente, o coração é a localização primária em animais afetados e responsável por morte. Os tipos de inflamação provocadas por agentes infecciosos que produzem miocardite incluem supurativa, necrotizante, hemorrágica, linfocítica e eosinofílica. A miocardite supurativa resulta da localização de bactérias piogênicas no miocárdio (Fig. 10-19) que estão presas em tromboêmbolos mais comumente originados de endocardite valvar vegetativa nas valvas

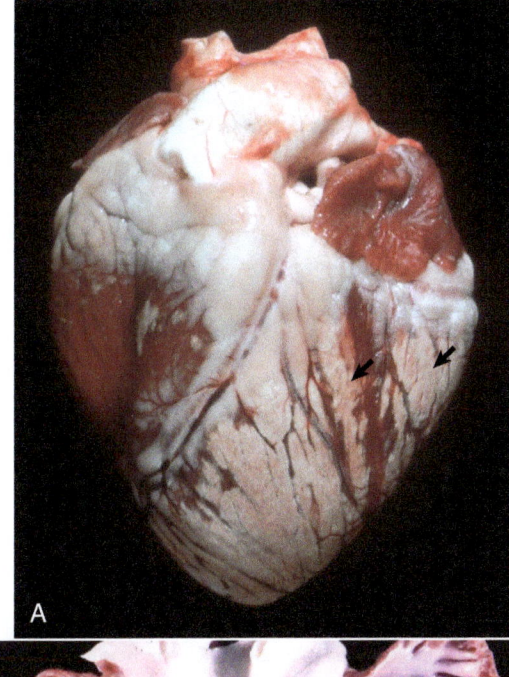

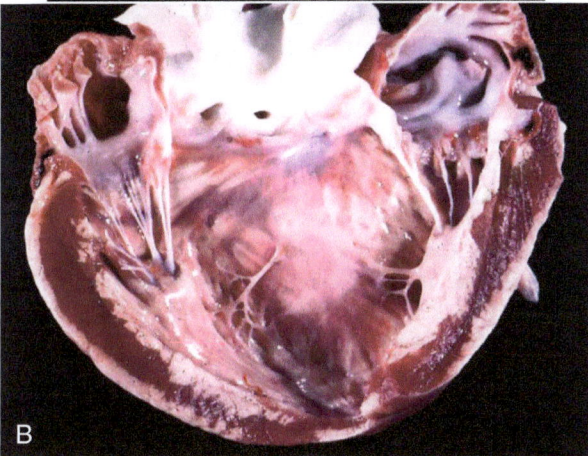

Figura 10-16 **Necrose Miocárdica, Deficiência por Vitamina E-Selênio, Coração, Miocárdio Ventricular Esquerdo, Bezerro. A,** Note as áreas de necrose brancas, proeminentes, com aspecto calcáreo, mineralizadas (*setas*) do miocárdio. **B,** Necrose semelhante é localizada na região subepicárdica e subendocárdica nas paredes livres seccionadas do ventrículo esquerdo, e no subendocárdio no miocárdio do septo ventricular (*centro*). (**A** Cortesia de School of Veterinary Medicine, Purdue University. **B** Cortesia do Dr. P.N. Nation, Animal Pathology Services; e Noah's Arkive, College of Veterinary Medicine, The University of Georgia.)

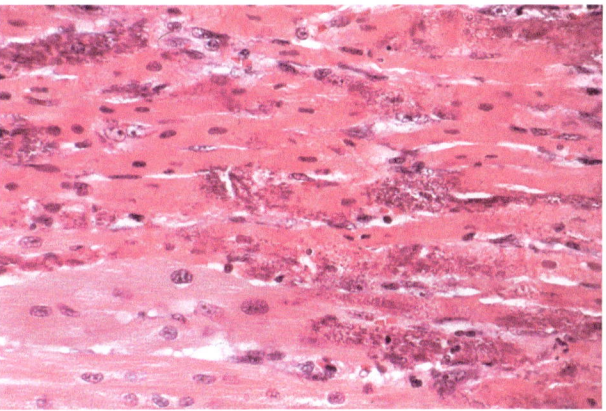

Figura 10-17 **Necrose Miocárdica Aguda com Mineralização, Cardiotoxicidade por Minoxidil, Coração, Miocárdio Ventricular, Suíno.** Os miócitos vermelhos mais escuros estão necrosados, e alguns estão mineralizados (*áreas arroxeadas*). Coloração por HE. (Cortesia de School of Veterinary Medicine, Purdue University.)

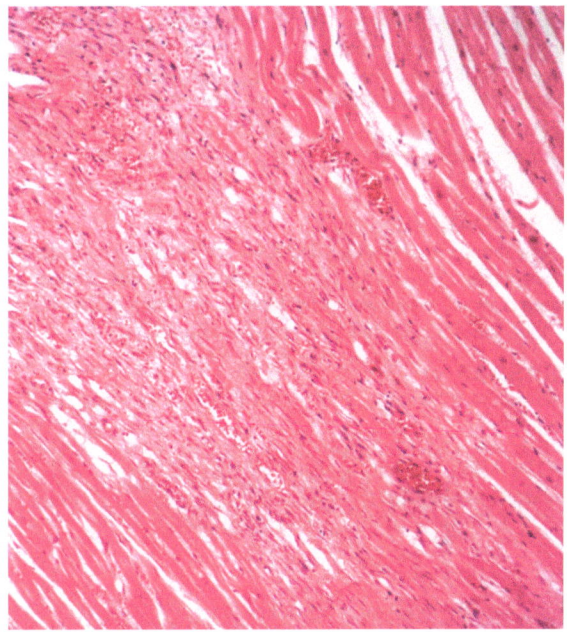

Figura 10-18 **Cicatrização, Necrose Pós-miocárdica, Coração, Ventrículo, Cão.** Os miócitos necrosados já foram removidos por fagocitose pelos macrófagos (*não observados aqui*), e a área agora está sofrendo fibrose. Coloração por HE. (Cortesia do Dr. J.F. Zachary, College of Veterinary Medicine, University of Illinois.)

mitral e aórtica. Os infartos sépticos com lesões pálidas e disseminadas podem ser macroscopicamente evidentes no miocárdio. Estes focos consistem de neutrófilos e miócitos necrosados que formam os abscessos.

A patogenia e resultado esperado dos casos de miocardite permanecem uma importante área de pesquisa por conta da severidade desta lesão na insuficiência cardíaca em seres humanos. As sequelas da miocardite incluem (1) resolução completa das lesões, (2) cicatrizes miocárdicas residuais dispersas, ou (3) lesão miocárdica progressiva com insuficiência cardíaca aguda e, em alguns casos, crônica como cardiomiopatia dilatada (congestiva) secundária. Em estudos experimentais de miocardite induzida em camundongos pelo vírus Coxsackie B, a severidade dela foi influenciada pela virulência do vírus e cepa dos ratos, e foi aumentada por fatores do hospedeiro, como a idade jovem,

sexo masculino, prenhez, má nutrição, radiação ionizante por todo o corpo, temperaturas ambientais frias, ingestão de álcool, exercício e administração de cortisona. Muito da lesão miocárdica na infecção pelo vírus Coxsackie B é induzido por reações imunológicas (com envolvimento de linfócitos T) e não por lesão viral direta.

Respostas à Injúria: Sistema de Condução Cardíaco

Em animais domésticos, a injúria ao sistema de condução cardíaco envolve formas de degeneração e morte celular, inflamação e fibrose. A resposta à injúria do sistema de condução é pobremente documentada, pois a histopatologia do sistema de condução é laboriosa e raramente realizada. Em casos raros nos quais os estudos histopatológicos e eletrocardiográficos estavam disponíveis, a origem atrial e/ou ventricular da arritmia foi associada à inflamação, degeneração e fibrose ao longo do sistema de condução cardíaco (Fig. 10-20).

Respostas à Injúria: Endocárdio e Valvas Cardíacas

Distúrbios de Circulação

Hemorragia. Hemorragias endocárdicas são comumente observadas e podem ser resultado de trauma ou septicemias, especialmente aquelas com endotoxinas, ou podem ocorrer agonicamente na morte

Quadro 10-6	Doenças que Causam Miocardite em Animais

VIRAIS
Parvovírus canino, encefalomiocardite, febre aftosa, pseudorraiva, cinomose canina, citomegalovírus, doença de Newcastle, encefalomielite aviária, encefalomielite equina do Leste e Oeste, vírus do Oeste do Nilo

BACTERIANAS
Carbúnculo (*Clostridium chauvoei*), listeriose (*Listeria monocytogenes*), doença de Tyzzer (*Clostridium piliforme*, previamente *Bacillus piliformis*), necrobacilose (*Fusobacterium necrophorum*), tuberculose (*Mycobacterium* spp.), linfadenite caseosa (*Corynebacterium pseudotuberculosis*), doença de Lyme (*Borrelia burgdorferi*), infecções disseminadas por *Actinobacillus equuli*, *Staphylococcus* sp., *Corynebacterium kutscheri*, *Trueperella* (*Arcanobacter*) *pyogenes*, *Histophilus somni*, *Pseudomonas aeruginosa*, *Streptococcus equi*, e *Streptococcus pneumoniae*

PROTOZOÁRIOS
Toxoplasmose (*Toxoplasma gondii*), sarcocistose (*Sarcocystis* sp.), neosporose (*Neospora caninum*), encefalitozoonose (*Encephalitozoon cuniculi*), tripanossomíase (doença de Chagas [*Trypanosoma cruzi*], febre da Costa Leste (*Theileria parva*)

PARASITÁRIAS
Cisticercose (*Cysticercus cellulosae*), triquinose (*Trichinella spiralis*)

IDIOPÁTICA
Miocardite eosinofílica

(Fig. 10-21). Ver as seções prévias sobre o Pericárdio e Epicárdio, e o Miocárdio e Quadro 10-4, além do Capítulo 2.

Distúrbios de Crescimento

Anomalias e Displasias Valvares. Ver a discussão sobre anomalias e displasias valvares na seção sobre Distúrbios dos Animais Domésticos, Erros de Desenvolvimento/Anomalias Congênitas: Endocárdio e Valvas Cardíacas.

Degeneração e Morte Celular

Ver Capítulo 1 para discussão das causas de injúria celular, injúria celular irreversível e morte celular, e injúria celular crônica e adaptações celulares.

Degeneração Valvar Mixomatosa (Endocardiose). Ver a discussão sobre degeneração valvar mixomatosa (endocardiose) na seção sobre Distúrbios dos Cães e Figura 10-83.

Mineralização. A mineralização do endocárdio é observada após intoxicação por vitamina D, intoxicação por plantas calcinogênicas em bovinos, e desequilíbrio entre cálcio e fósforo, assim como na doença de Johne (Fig. 10-22; ver Capítulo 7). O endocárdio e as grandes artérias elásticas estão predispostos à mineralização por conta de suas abundantes fibras elásticas.

Inflamação

Ver Capítulos 3 e 5 para discussão sobre os processos e mecanismos das inflamações aguda e crônica.

Respostas à Injúria: Pericárdio e Epicárdio

Distúrbios de Circulação

Hemorragia. Ver seção sobre Distúrbios dos Animais Domésticos, Distúrbios dos Animais Domésticos: Pericárdio e Epicárdio, Distúrbios de Circulação, Hemorragia.

Efusões. Ver seção sobre Distúrbios dos Animais Domésticos, Distúrbios dos Animais Domésticos: Pericárdio e Epicárdio, Distúrbios de Circulação, Hemopericárdio e Hidropericárdio.

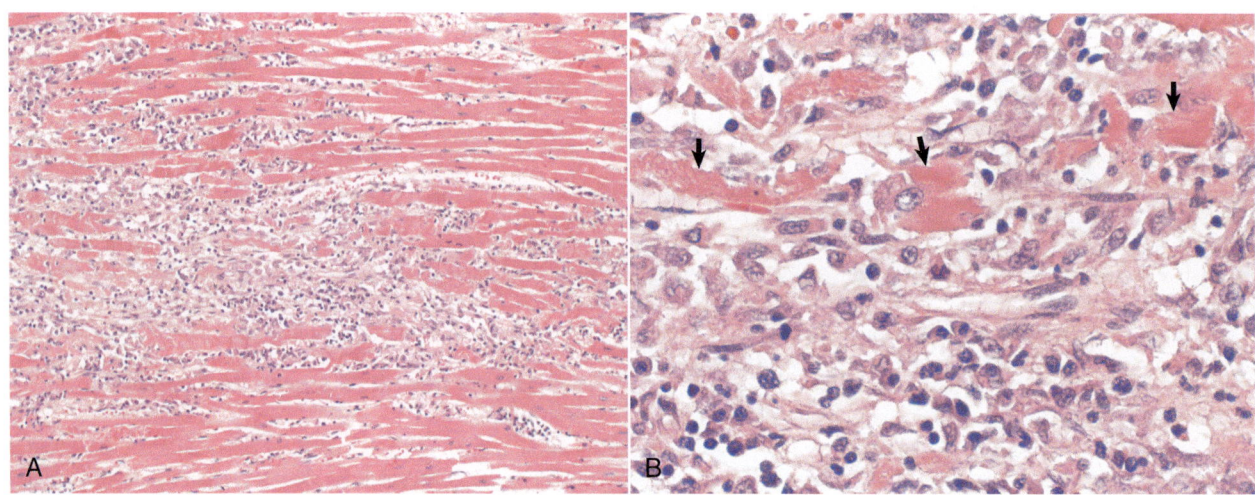

Figura 10-19 **Miocardite Aguda, Cavalo. A,** Os conjuntos paralelos de miofibras estão afetados pelas células inflamatórias agudas, edema e fibrina. **B,** Maior aumento de **A.** Note a degeneração da fibra miocárdica e necrose com perda de estrias cruzadas (*setas*); fragmentação de rabdomiócitos cardíacos (cardiomiócitos); e hipereosinofilia, coagulação e aglutinação do sarcoplasma. Os neutrófilos são a célula inflamatória predominante no exsudato. Coloração por HE. (Cortesia do Dr. J.F. Zachary, College of Veterinary Medicine, University of Illinois.)

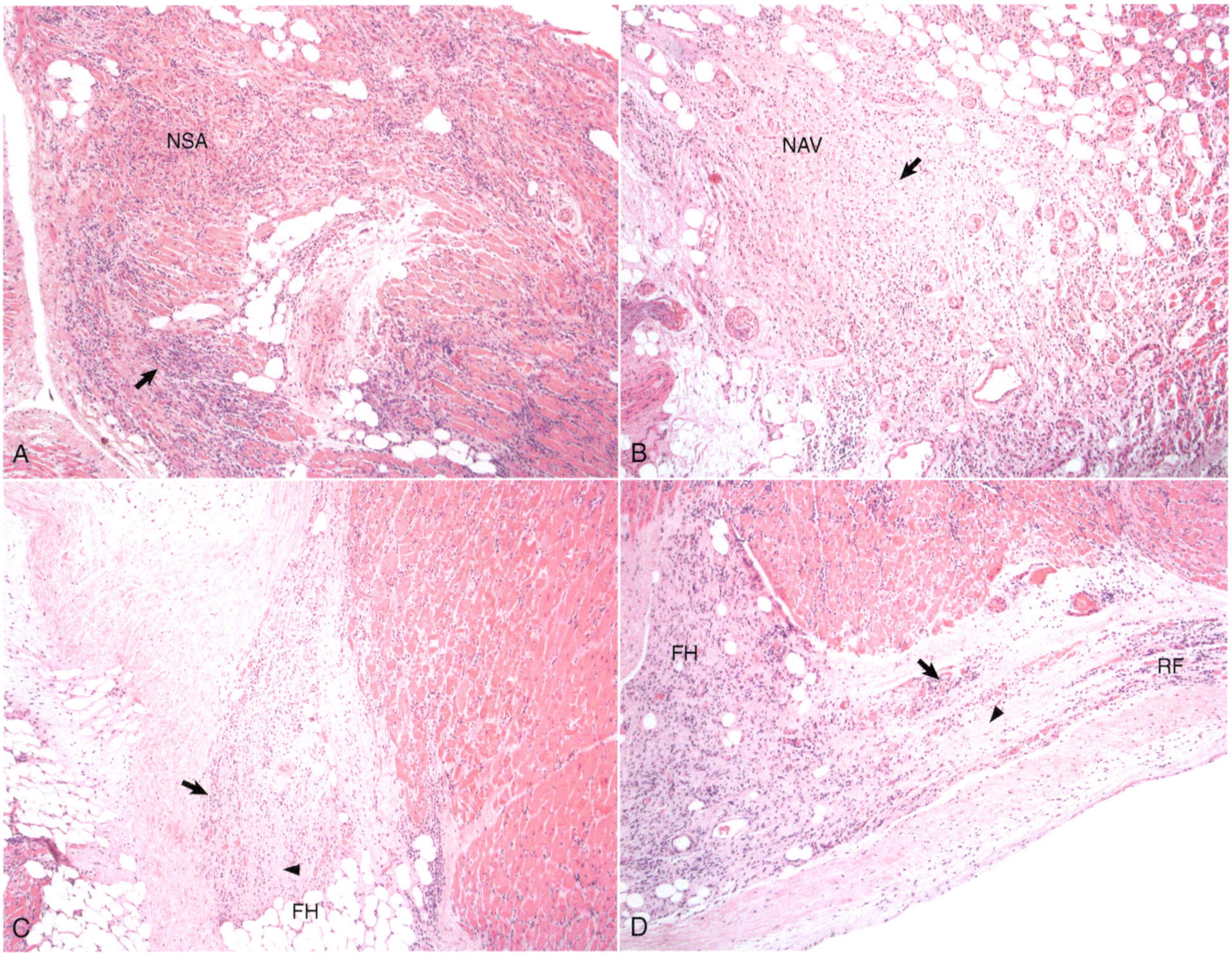

Figura 10-20 **Inflamação no Sistema de Condução de um Cão. A,** Nodo sinoatrial (*NSA*). Número moderado de linfócitos e plasmócitos (*seta*) multifocais se infiltram nos espaços intersticiais entre os cardiomiócitos. Coloração por HE. **B,** Nodo atrioventricular (*NAV*). Pequeno número de linfócitos e plasmócitos (*seta*) multifocais se infiltram nos espaços intersticiais entre os cardiomiócitos. Coloração por HE. **C,** Feixe de His (*FH*). Pequeno número de linfócitos e plasmócitos (*seta*) multifocais se infiltram nos espaços intersticiais entre os cardiomiócitos; tecido conjuntivo fibroso (*ponta de seta*) multifocal se infiltra nos espaços intersticiais entre os cardiomiócitos. Coloração por HE. (Cortesia de A. Gal, Institute of Veterinary, Animal and Biomedical Sciences, Massey University, e Drs. M. Bates e P. Roady, College of Veterinary Medicine, University of Illinois.)

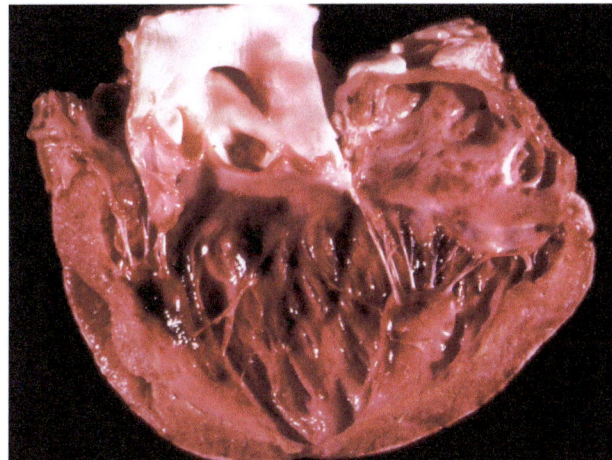

Figura 10-21 **Hemorragia Endocárdica em Sufusão, Coração, Ventrículo Esquerdo, Bezerro.** Um folheto vermelho a vermelho escuro de hemorragia em sufusão está presente no endocárdio do ventrículo esquerdo e átrio esquerdo. A hemorragia em sufusão é frequentemente atribuída à severa septicemia, endotoxemia, anóxia ou eletrocussão. (Cortesia de College of Veterinary Medicine, University of Illinois.)

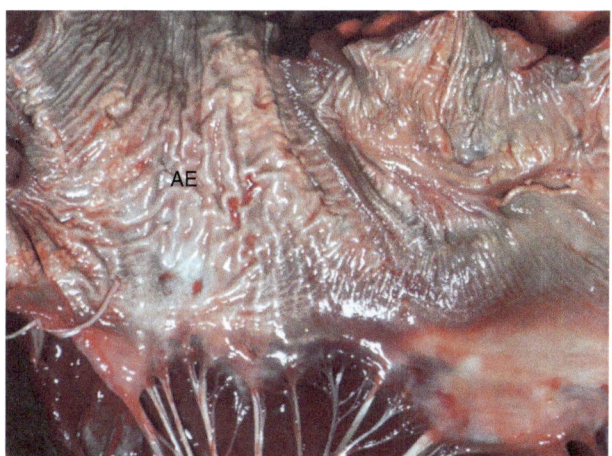

Figura 10-22 **Mineralização Endocárdica, Doença de Johne, Coração, Endocárdio Atrial Esquerdo, Vaca.** O endocárdio atrial esquerdo (AE) está branco, espesso e enrugado pela mineralização. (Cortesia de School of Veterinary Medicine, Purdue University.)

Distúrbios de Crescimento

Anomalias e Displasia. Ver seção sobre Distúrbios dos Animais Domésticos, Erros de Desenvolvimento/Anomalias Congênitas.

Atrofia Serosa. Ver seção sobre Distúrbios dos Animais Domésticos, Erros de Desenvolvimento/Anomalias Congênitas.

Inflamação

Pericardite. Ver seção sobre Distúrbios dos Animais Domésticos, Pericárdio e Epicárdio, Inflamação, Pericardite.

Respostas à Injúria: Sistemas Vascular Sanguíneo e Linfático

As respostas dos vasos sanguíneos e linfáticos à injúria envolvem uma interação complexa de elementos celulares e não celulares da parede do vaso, e elementos celulares e não celulares do sangue. As principais células dos vasos nestas reações são as células endoteliais e células musculares lisas. As células endoteliais são metabolicamente ativas e fornecem uma única camada resistente a trombos na interface entre sangue e parede dos vasos, a menos que seja lesada. As células endoteliais possuem um papel importante na distribuição de fluido, inflamação, angiogênese e hemostasia (Capítulos 2 e 3).

As principais funções das células endoteliais incluem a produção de prostaciclina, transporte macromolecular e recrutamento de células inflamatórias. A injúria às células endoteliais é seguida pela separação da membrana basal subjacente e aumento da permeabilidade ao movimento de proteínas plasmáticas em direção ao subendotélio. A necrose do endotélio expõe o colágeno subendotelial e promove a formação do trombo. As células endoteliais na margem das áreas desnudas se proliferam e promovem re-endotelialização da área lesada. A íntima arterial possui diferenças regionais na captação de macromoléculas, assim como outras características estruturais e funcionais singulares que resultam em áreas mais predispostas à lesão da vasculatura. A coloração por bilirrubina da camada íntima resulta em descoloração amarelada em animais ictéricos (Fig. 10-23).

O outro importante componente celular dos vasos envolvido em reações contra injúrias é a célula muscular lisa. Estas células possuem importantes funções, incluindo produção de componentes extracelulares, como colágeno, elastina e proteoglicanos; manutenção do tônus vascular; recrutamento de monócitos; metabolismo de lipoproteínas; produção de lipídios bioativos, como prostaglandinas; e formação de radicais livres de oxigênio. Estas funções são reguladas por uma ampla variedade de mediadores bioquímicos, como diversos fatores de crescimento, citocinas e mediadores inflamatórios.

Vasos Sanguíneos

Distúrbios de Circulação

Hemorragia. A hemorragia resultante de injúria vascular é uma lesão frequente do epicárdio, endocárdio e miocárdio. As hemorragias variam em tamanho de petéquias (1 a 2 mm de diâmetro) a equimoses (2 a 10 mm de diâmetro) e sufusões (difusas). Animais que morrem por septicemia, endotoxemia, anóxia ou eletrocussão frequentemente apresentam hemorragias proeminentes epicárdicas (Fig. 10-24) e endocárdicas (Fig. 10-21). Cavalos que morrem de qualquer causa usualmente possuem hemorragias agônicas nas superfícies epicárdica e endocárdica. Um exemplo distinto de uma doença específica com hemorragia cardíaca é a doença do coração de amora, associada à deficiência de vitamina E-selênio em suínos em crescimento. Nestes porcos, o hidropericárdio acompanha hemorragia miocárdica severa que resulta em uma aparência avermelhada e manchada (semelhante a uma amora) do coração. Ver também as discussões anteriores sobre distúrbios de circulação nas seções sobre Pericárdio e Epicárdio, e o Miocárdio na seção Respostas à Injúria.

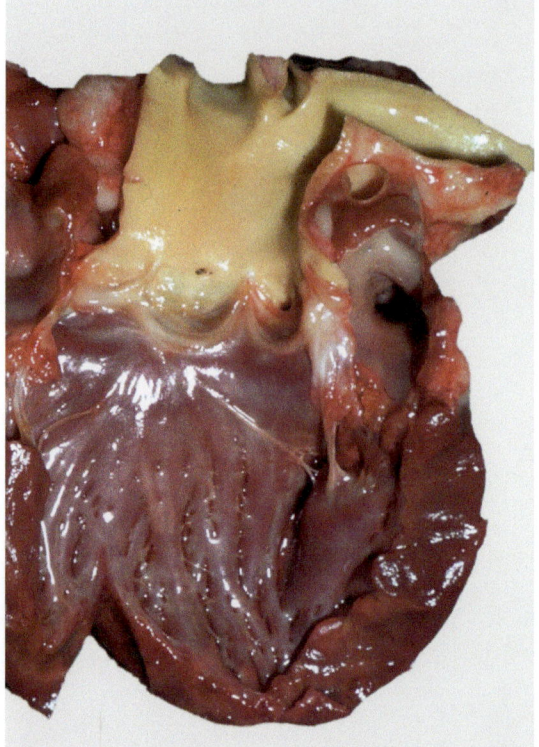

Figura 10-23 **Icterícia, Coração, Aorta, Cão.** Note a coloração amarelada da camada íntima da aorta. (Cortesia de School of Veterinary Medicine, Purdue University.)

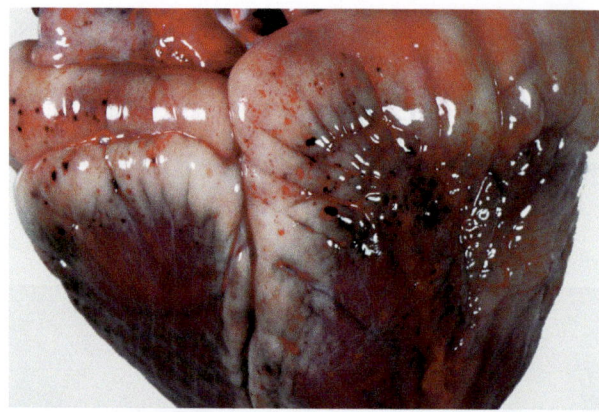

Figura 10-24 **Hemorragia Epicárdica, Petéquias e Equimoses, Endotoxemia, Coração, Vaca.** Note as hemorragias epicárdica e subepicárdica na gordura do sulco coronariano (um local comum). As petéquias e equimoses são frequentemente atribuídas à severa septicemia, endotoxemia, anóxia ou eletrocussão. Neste caso, a hemorragia resultou de injúria ao endotélio por endotoxinas (componente da parede celular de bactérias Gram-negativas). As hemorragias menores localizadas (1 a 2 mm) são petéquias. As hemorragias maiores (3 a 5 mm) são equimoses. (Cortesia do Dr. M.D. McGavin, College of Veterinary Medicine, University of Tennessee.)

Efusões. Ver seção sobre Distúrbios dos Animais Domésticos, Distúrbios dos Animais Domésticos: Pericárdio e Epicárdio, Distúrbios de Circulação, Hemopericárdio e Hidropericárdio.

Distúrbios de Crescimento. Ver Capítulo 1 para discussão sobre as causas de distúrbios de crescimento celular (ver adaptações celulares).

Anomalias e Displasias. Ver seção sobre Distúrbios dos Animais Domésticos, Erros de Desenvolvimento/Anomalias Congênitas.

Hipertrofia Arterial. A hipertrofia arterial é uma resposta a elevações sustentadas nas cargas de pressão ou volume. Vasos afetados são geralmente artérias musculares, e o aumento na espessura da parede é predominantemente causado por hipertrofia (e, em algum grau, hiperplasia) das células musculares lisas da túnica média. As artérias pulmonares musculares de gatos são frequentemente afetadas, e a lesão já foi associada à infecção por diversos parasitas, incluindo *Aelurostrongylus abstrusus* (o verme do pulmão de gatos), *Toxocara* sp., e *Dirofilaria immitis* (Fig. 10-25). Entretanto, as lesões frequentemente ocorrem na ausência de infecções parasitárias (Fig. 10-26). Frequentemente, nenhuma doença clínica está associada à lesão em gatos, mas sinais asmáticos foram observados em gatos com estas infecções parasitárias. Hipertrofia semelhante das artérias pulmonares musculares ocorre em bovinos com vasoconstrição arterial pulmonar induzida por hipóxia e subsequente hipertensão pulmonar associada à insuficiência cardíaca do lado direito por exposição a altas altitudes (assim chamada de doença das altas altitudes ou "doença do peito inchado") (ver seção sobre os estágios da hipertrofia miocárdica). Também, anomalias cardiovasculares que desviam o sangue da esquerda para a direita em animais resultam em hipertensão pulmonar; estes animais podem ter hipertrofia das artérias pulmonares musculares, o que pode resultar em arteriopatia pulmonar plexogênica. Artérias uterinas em animais prenhes estão hipertróficas.

Inflamação. Ver Capítulos 3 e 5 para discussão dos processos e mecanismos da inflamação aguda e crônica.

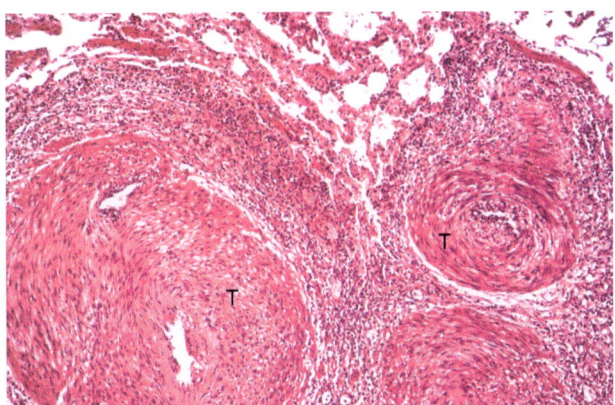

Figura 10-25 **Hipertrofia da Média, Periarterite, Dirofilariose, Pulmão, Artérias Pulmonares Menores, Gato.** Note a túnica média (*T*) severamente espessada dos pequenos ramos das artérias pulmonares e seus manguitos periarteriais de células inflamatórias crônicas e alguns eosinófilos. Coloração por HE. (Cortesia de School of Veterinary Medicine, Purdue University.)

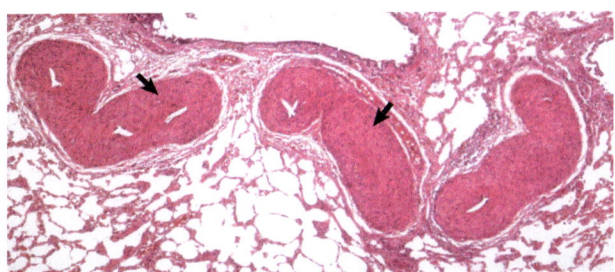

Figura 10-26 **Hipertrofia da Média, Pulmão, Artérias Pulmonares Menores, Gato.** Proliferação de células musculares lisas (*setas*) resultou em espessamento marcante da túnica média. Note o estreitamento luminal. Coloração por HE. (Cortesia de School of Veterinary Medicine, Purdue University.)

Arterite e Vasculite. A arterite ocorre como uma característica de diversas infecções e doenças imunomediadas (Quadro 10-7). Frequentemente, todos os tipos de vasos são afetados, e não apenas artérias, e então o termo aplicado às lesões é *vasculite* ou *angeíte* (um termo que inclui vasos sanguíneos e linfáticos). O sistema vascular serve como um dos principais mecanismos para transporte de microrganismos — por exemplo, *Bacillus anthracis*. Em vasos inflamados, leucócitos estão presentes dentro e ao redor das paredes, e o dano à parede dos vasos é evidente conforme a fibrina é depositada ou há necrose de células endoteliais e musculares lisas. Como resultado da lesão endotelial, a trombose, que pode resultar em injúria isquêmica ou infarto no campo circulatório, pode estar presente. A arterite e a vasculite podem ocorrer pela injúria endotelial causada por agentes infecciosos ou mecanismos imunomediados, ou podem ser causadas pela extensão local de processos inflamatórios supurativos e necrotizantes em tecidos adjacentes. A arterite é uma característica proeminente de diversas doenças parasitárias.

Infecções sistêmicas com flebite como lesão incluem salmonelose em diversas espécies e peritonite infecciosa felina. Em suínos com septicemias por diversas causas, como salmonelose e colibacilose, a mucosa fúndica gástrica está severamente congesta e hemorrágica de forma frequente em razão do dano endotelial venoso e trombose. Em infecções locais severas, como metrite ou abscessos hepáticos, a inflamação se estende em direção às paredes das veias adjacentes, causando flebite, com ou sem trombose. Injeções intravenosas de soluções irritantes, soluções injetadas na parede vascular, ou trauma da camada íntima ocasionado por cateteres venosos permanentes resultam em dano vascular e criam uma oportunidade para localização e proliferação de agentes infecciosos e desenvolvimento de flebite e trombose (Fig. 10-27). Animais com flebite complicada por trombose possuem o risco adicional de embolia séptica, o qual pode causar endocardite e abscessos pulmonares ou infartos pulmonares.

Várias doenças animais exóticas notificáveis são viroses, as quais são endoteliotrópicas e resultam em vasculite; exemplos incluem a febre suína clássica (cólera dos porcos), doença equina africana e

Quadro 10-7	**Doenças que Causam Arterite em Animais**

VIRAIS
Arterite viral equina, peste equina africana, anemia infecciosa equina, morbilivírus equino, febre catarral maligna, diarreia viral bovina, febre efêmera bovina, língua azul, cólera dos porcos, febre suína africana, peritonite infecciosa felina, doença aleutiana das martas

BACTERIANAS
Bartonella henselae, leptospirose, salmonelose, erisipelas (*Erysipelothrix rhusiopathie*), *Haemophilus* spp., infecções (*Haemophilus suis*, *Haemophilus somnus*, *Haemophilus parasuis*), pericardite exsudativa (*Ehrlichia ruminantium*), febre maculosa das Montanhas Rochosas (*Rickettsia rickettsii*), doença de Lyme (*Borrelia burgdorferi*)

MICÓTICAS
Ficomicose, aspergilose

PARASITÁRIAS
Estrongilose equina (*Strongylus vulgaris*), dirofilariose (*Dirofilaria immitis*), angiostrongilose canina (*Angiostrongylus vasorum*), espirocercose (*Spirocerca lupi*), oncocercose, elaeoforíase (*Elaeophora* sp.), filariose em primatas, aelurostrongilose

IMUNOMEDIADAS
Lúpus eritematoso sistêmico canino, artrite reumatoide, poliarterite nodosa, coriomeningite linfocítica, hipersensibilidade induzida por medicamentos

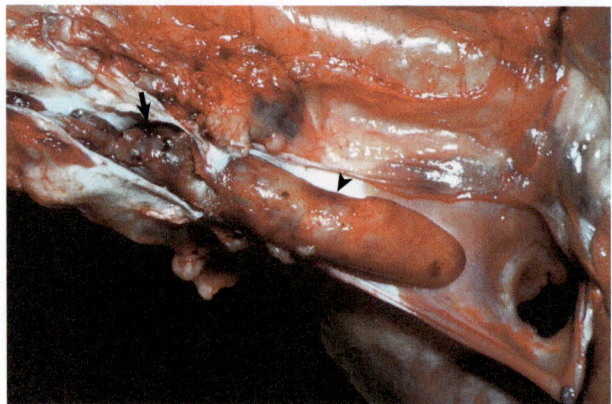

Figura 10-27 **Trombo (Mural), Veia Jugular (Aberta), Cão.** Note o trombo mural nodular (*[seta] esquerda*) na veia jugular. Este trombo provavelmente ocorreu no local da venopunção e causou subsequente flebite. O trombo avermelhado de superfície lisa (*[ponta de seta] direita*) que se estende em direção ao coração é um rastro de um trombo, uma continuação do trombo mural. (Cortesia de School of Veterinary Medicine, Purdue University.)

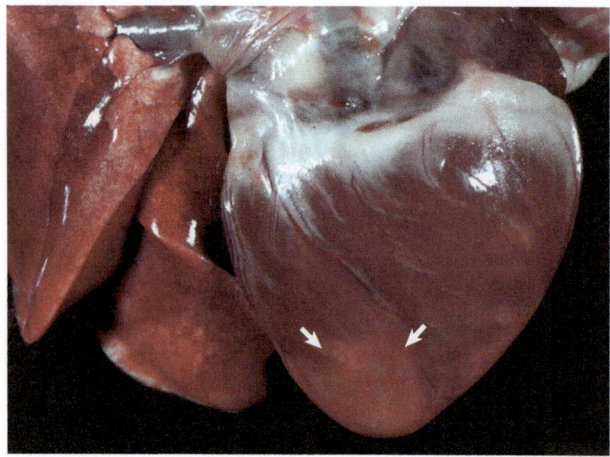

Figura 10-28 **Infarto Miocárdico, Coração, Ventrículos Esquerdo e Direito, Cão.** Áreas pálidas, necróticas e circunscritas (*setas*) estão presentes nas paredes ventriculares e são mais proeminentes no ápice. (Cortesia do Dr. M.D. McGavin, College of Veterinary Medicine, University of Tennessee.)

febre suína africana (ver as seções sobre distúrbios de espécies animais específicos).

Trombose e Embolia

Artérias Coronarianas e Outras. A trombose ou embolia das artérias coronarianas pode resultar em infarto miocárdico (Fig. 10-28) e insuficiência cardíaca. Estas lesões são muito menos comuns em animais do que em seres humanos. Animais afetados geralmente apresentam um de vários tipos de doenças coronarianas, incluindo aterosclerose, arteriosclerose ou periarterite. Na aterosclerose associada ao hipotireoidismo ou diabetes melito (discutida previamente), lesões severas estão presentes nas artérias coronarianas extramurais (epicárdicas) de cães, mas isso raramente resulta em trombose e infarto miocárdico. Ao contrário, a severa arteriosclerose das artérias cardíacas intramurais em cães idosos pode causar pequenos infartos miocárdicos multifocais (Fig. 10-28). Cães afetados frequentemente também apresentam degeneração valvar mixomatosa (endocardiose valvar), o que também é uma doença relacionada com a idade. A trombose ou embolia em outras grandes artérias, como a artéria interlobular do rim, pode levar ao infarto do tecido suprido pela artéria (Capítulo 2).

Vasos Linfáticos

Inflamação. As células endoteliais que delimitam os vasos linfáticos estão sujeitas às mesmas reações à injúria e inflamação que o sistema vascular. A inflamação dos vasos linfáticos é chamada *linfangite* e pode ser observada com doenças específicas, como as septicemias causadas por bactérias, como *Salmonella* spp. (Quadro 10-8). A linfangite pode ser aguda, subaguda, granulomatosa ou crônica resultando em linfedema. Ver Capítulos 3 e 5, e também a discussão sobre Mormo e outras linfangites cutâneas na seção sobre Distúrbios dos Equinos.

Envelhecimento

Alterações do envelhecimento são evidentes no sistema cardiovascular. Grânulos de lipofuscina, principalmente perinucleares, aumentam em número com o envelhecimento dos miócitos cardíacos (ver seções sobre Lipofuscinose, Degeneração e Morte Celular, Distúrbios de Crescimento, e Respostas à Injúria: Miocárdio). A infiltração gordurosa do pericárdio e miocárdio aumenta com o passar dos anos do animal. Corações de ovelhas idosas frequentemente apresentam quantidades abundantes de tecido adiposo, particularmente dentro do ventrículo direito (ver seções sobre Degeneração Gordurosa, Degeneração e Morte Celular, Distúrbios de Crescimento, e Respostas à Injúria: Miocárdio). A doença valvar mixomatosa aumenta em incidência com o envelhecimento em raças de pequeno porte (ver seção sobre Distúrbios dos Cães; ver também Fig. 10-83). A doença valvar degenerativa associada ao envelhecimento inclui arteriosclerose, amiloidose e degeneração hialina das artérias cardíacas (ver seção sobre Degeneração Hialina, Necrose Fibrinoide, e Amiloidose, e seção sobre Distúrbios dos Animais Domésticos: Sistema Vascular Sanguíneo e Linfático). A incidência de doenças neoplásicas aumenta com o envelhecimento nos sistemas cardiovascular e linfático.

Portas de Entrada/Vias de Disseminação

Vias utilizadas para adentrar o sistema cardiovascular e os vasos linfáticos são diversas e estão listadas no Quadro 10-9. Agentes químicos tóxicos e organismos patogênicos podem entrar por ingestão, inalação, contato cutâneo, trauma ou injeção iatrogênica, e ganhar acesso ao sistema cardiovascular. Microrganismos e toxinas penetram e adentram tecidos mais profundos, derme, lâmina própria, subcutâneo ou submucosa, desencadeando uma resposta inflamatória aguda. Qualquer um dos três principais componentes da inflamação aguda pode ser responsável pela entrada da toxina ou organismo no sistema vascular ou linfático. O aumento no calibre vascular elevando o fluxo sanguíneo aumenta o número de leitos capilares expostos ao agente. Alterações na microvasculatura que permitem a saída de proteínas plasmáticas e leucócitos também aumentam a entrada de um agente. Finalmente, o incremento no número de leucócitos pode resultar em injúria vascular e fagocitose do material. Os organismos que não estão diluídos, mas são desnaturados por moléculas oriundas de lisossomos dos neutrófilos, ou possuem restrição de movimentação por estarem presos na fibrina no local da inflamação podem ganhar acesso aos vasos linfáticos, capilares de parede delgada ou vênulas. A entrada em vasos linfáticos permite que os microrganismos invasores sejam carreados na linfa para drenagem em linfonodos regionais e sistêmicos, e eventualmente através do ducto torácico ao sistema circulatório. Microrganismos que ganham acesso às veias se disseminam pela circulação e podem estar localizados nos pulmões. Em ocorrências nas quais a inflamação pulmonar severa resulta em formação de fístulas AV, os microrganismos podem obter acesso às veias pulmonares, ser bombeados através do coração esquerdo e adentrar a circulação arterial sistêmica. O sistema circulatório pode distribuir organismos e materiais aos outros órgãos e tecidos (Capítulo 2).

Miocárdio

Os patógenos ganham acesso ao miocárdio através do sistema vascular a partir das artérias coronarianas, as quais fornecem fluxo sanguíneo ao miocárdio. As artérias coronarianas se originam no seio de Valsalva na origem da aorta, e trafegam nas fissuras coronarianas até o ápice do coração, fornecendo sangue a ambos os ventrículos. Os ramos das artérias coronarianas se bifurcam e enviam artérias menores na superfície externa do coração, dentro do pericárdio visceral. Estas artérias então penetram o miocárdio, tornando-se arteríolas e finalmente uma rica rede de capilares, na qual há aproximadamente um vaso adjacente a cada célula muscular cardíaca. Esta rica rede de capilares fornece uma oportunidade paras as bactérias ou vírus ganharem acesso ao miocárdio, assim que eles adentraram a circulação sistêmica. Como resultado, várias infecções bacterianas e virais podem resultar em miocardite. Bactérias dentro da fibrina e debris inflamatórios ligados de forma frouxa às valvas afetadas (endocardite valvar bacteriana) podem se soltar e se alojar em artérias coronarianas. Este êmbolo séptico causa danos às células endoteliais e inicia uma inflamação aguda, resultando em miocardite. Toxinas ou produtos tóxicos podem lesar diretamente as células endoteliais, ou se difundir através do endotélio até afetar as fibras miocárdicas. Além disso, o miocárdio é susceptível à extensão direta de patógenos localizados dentro do endocárdio e pericárdio.

Endocárdio e Valvas Cardíacas

O endocárdio e as valvas cardíacas estão em contato direto com qualquer patógeno que adentre o sistema circulatório, incluindo patógenos parasitários, bacterianos e virais, e toxinas. O endocárdio, especialmente no endocárdio atrial esquerdo, é particularmente susceptível a toxinas, resultante de insuficiência renal no cão.

Epicárdio e Pericárdio

Bactérias e vírus podem adentrar o saco pericárdico por meio de lesões endoteliais aos capilares nas superfícies visceral (epicárdio) e parietal (pericárdio). As bactérias podem adentrar por penetração direta. Nos bovinos, corpos estranhos que saem do retículo e penetram no diafragma carreiam patógenos bacterianos para a cavidade pericárdica. A entrada direta por infecções bacterianas ou virais na cavidade pleural ou mediastino também pode ocorrer.

Sistemas Vasculares Sanguíneo e Linfático

Os sistemas circulatórios são intrinsecamente susceptíveis aos microrganismos e toxinas em razão do papel primário de fornecer oxigênio e nutrientes, e remover dejetos dos tecidos. A disseminação hematógena e de origem linfática de patógenos microbianos e toxinas diretamente expõe a vasculatura correspondente a estes males. A migração parasitária e extensão local de um processo inflamatório pode resultar diretamente na entrada no sistema circulatório ou linfático e lesar diretamente estes tecidos.

Mecanismos de Defesa/Sistemas de Barreira

Os mecanismos de defesa utilizados pelo sistema cardiovascular e vasos linfáticos estão listados no Quadro 10-10. Estas estruturas são privilegiadas pelo fato de que a maioria dos componentes da imunidade

Quadro 10-9	**Portas de Entrada para o Sistema Cardiovascular**

PERICÁRDIO
Disseminação hematógena
Penetração de corpo estranho mais comumente oriundo do retículo (bovinos)
Extensão direta a partir da cavidade pleural ou mediastino

ENDOCÁRDIO
Disseminação hematógena
Migração parasitária (direta ou hematógena)
Cateteres intravenosos e intracardíacos (implantação em longo prazo)
Dano vascular induzido por uremia e ulceração endocárdica secundária (cão, átrio esquerdo)

MIOCÁRDIO
Disseminação hematógena
Disseminação embólica ou fragmentos de material invasivo a partir de lesões endocárdicas vegetativas na árvore arterial coronariana

ARTÉRIAS
Disseminação hematógena
Extensão local de processos inflamatórios supurativos e necrotizantes
Injúria arterial imunomediada
Migração parasitária

VEIAS
Disseminação hematógena
Extensão local de processos inflamatórios severos
Injeções intravenosas e cateteres permanentes
Migração parasitária
Injúria venosa imunomediada

VASOS LINFÁTICOS
Disseminação hematógena
Extensão local de processos inflamatórios severos
Migração parasitária

Quadro 10-10	**Mecanismos de Defesa**

FLUXO SANGUÍNEO CONSTANTE
Endocárdio, componentes vasculares sanguíneo e linfático
Sistemas de barreira facilitados pelo endotélio (Capítulos 2 e 4)

RESPOSTAS INATAS
Inflamação
Complemento
Mediadores químicos da inflamação

FAGOCITOSE
Sistema mononuclear fagocítico
Macrófagos intravasculares
Sistema imune adaptativo

RESPOSTAS HUMORAIS

RESPOSTAS MEDIADAS POR CÉLULAS

inata e humoral está presente dentro do lúmen. Uma revisão sobre inflamação (Capítulo 3), função imune (Capítulo 5) e distúrbios circulatórios (Capítulo 2) é extremamente valiosa para compreensão dos mecanismos de defesa dos sistemas cardiovascular e linfático. O fluxo constante de sangue e linfa através dos sistemas circulatório e linfático intactos, respectivamente, fornece ao endotélio superficial das câmaras e vasos constante exposição aos nutrientes, proteínas plasmáticas, como as imunoglobulinas, mediadores químicos pré-formados e leucócitos circulantes.

Distúrbios dos Animais Domésticos

Erros de Desenvolvimento/Anomalias Congênitas

Os eventos complexos envolvidos no desenvolvimento embrionário do coração e grandes vasos permitem oportunidades substanciais para a ocorrência de anomalias congênitas. O significado funcional destas anomalias varia enormemente. Animais com os defeitos mais extremos são incapazes de sobreviver no útero, e aqueles com as lesões mais discretas podem não apresentar sinais clínicos da doença durante a vida. Entretanto, animais com defeitos de severidade intermediária muito provavelmente serão encaminhados ao veterinário em razão dos sinais gradativamente piores de insuficiência cardíaca, incluindo intolerância o exercício, cianose e crescimento corporal prejudicado. A ectopia cordis é o desenvolvimento congênito do coração em um local anormal, fora da cavidade torácica. Em bovinos, casos em animais adultos saudáveis têm sido descritos nos quais o coração estava localizado no tecido subcutâneo na área cervical caudoventral. As anomalias cardiovasculares mais frequentemente observadas estão listadas no Quadro 10-11.

As causas de anomalias cardiovasculares congênitas são variadas. A maioria das espécies animais possui uma baixa frequência de malformações cardíacas espontâneas. Em diversas espécies, especialmente em cães, estes defeitos são hereditários e podem ser atribuídos a efeitos genéticos únicos ou múltiplos. Sob condições experimentais, os defeitos congênitos cardiovasculares podem ser ocasionados pela exposição de éguas prenhes a vários agentes químicos e medicamentos, agentes físicos, toxinas, ou deficiências nutricionais. Os compostos químicos implicados incluem talidomida, etanol, salicilatos, griseofulvina e cortisona. A exposição pré-natal a raios-X ou hipóxia fetal podem induzir defeitos. Deficiências nutricionais maternas de vitamina A, ácido pantotênico, riboflavina ou zinco, e ingestão excessiva de vitamina A, ácido retinoico ou cobre podem resultar em anomalias cardiovasculares em animais neonatos. Doenças infecciosas já foram incriminadas, mas não confirmadas, em defeitos cardiovasculares; elas incluem infecções pelo vírus da língua azul em ovinos, diarreia viral bovina em bovinos, e infecções por parvovírus em cães e gatos.

As malformações cardíacas congênitas podem ser agrupadas em quatro grandes categorias, de acordo com sua fisiopatologia: (1) defeitos que causam sobrecarga volêmica (com subcategorias de desvio da circulação sistêmica à pulmonar [desvio da esquerda para direita] e regurgitação valvar), (2) defeitos que causam sobrecarga de pressão, (3) defeitos que causam cianose, e (4) defeitos cardíacos e vasculares diversos.

Anomalias na primeira categoria que resultam em desvio do lado esquerdo para direito incluem persistência de ducto arterioso (PDA), defeito septal ventricular (DSV), defeito septal atrial (DSA) e defeitos nos coxins endocárdicos. Nesta categoria, um defeito entre os compartimentos cardíacos direito e esquerdo resulta em fluxo de sangue cardíaco, de acordo com o gradiente de pressão, do lado esquerdo (circulação sistêmica, alta pressão) ao lado direito (circulação pulmonar, baixa pressão). A consequência do desvio de sangue é a sobrecarga da circulação pulmonar de baixa pressão, que resulta em aumento do volume de sangue que adentra o compartimento cardíaco

---

Quadro 10-11 — Anomalias Cardiovasculares Mais Comuns em Espécies De Animais Domésticos

EQUINOS
Defeito septal ventricular
Persistência de ducto arterioso
Persistência de tronco arterioso

RUMINANTES (BOVINOS, OVINOS E CAPRINOS)
Hematomas valvares
Forame oval patente
Defeito septal ventricular
Transposição da aorta e artéria pulmonar

SUÍNOS
Defeitos nos coxins endocárdicos
Displasia da valva tricúspide
Estenose subaórtica

CÃES
Persistência de ducto arterioso
Estenose pulmonar
Estenose subaórtica
Persistência de arco aórtico direito
Defeito septal ventricular

GATOS
Defeitos dos coxins endocárdicos
Malformação mitral
Defeito septal ventricular
Fibroelastose endocárdica
Persistência de ducto arterioso

---

esquerdo após retorno dos pulmões. Isso por sua vez resulta em hipertrofia excêntrica do ventrículo e átrio esquerdos para acomodar o aumento do volume de sangue. Anomalias na primeira categoria que causam regurgitação valvar incluem displasia mitral e tricúspide, e insuficiência aórtica e pulmonar. O sangue regurgitado dos ventrículos aos átrios resulta em progressiva dilatação atrial e dilatação ventricular excêntrica.

Anomalias na segunda categoria que causam sobrecarga de pressão incluem estenose pulmonar e aórtica, e coartação e interrupção aórtica. Nestas anomalias, obstruções da via de saída ventricular resultam em aumento progressivo e crônico da pressão intraventricular; isso induz à hipertrofia ventricular concêntrica que eventualmente resulta em insuficiência diastólica.

Anomalias na terceira categoria que causam cardiopatias cianóticas incluem tetralogia de Fallot, desvio sanguíneo (alguns DSVs e PDAs) da circulação pulmonar à sistêmica (direita para esquerda), atresia tricúspide/hipoplasia ventricular direita, dupla via de saída do ventrículo direito, transposição de grandes vasos, tronco arterioso e janela aortopulmonar (ver Distúrbios dos Animais Domésticos, Erros de Desenvolvimento/Anomalias Congênitas). Nestas anomalias, o sangue não oxigenado oriundo do compartimento cardíaco direito flui ao compartimento esquerdo ou desvia do compartimento esquerdo e flui diretamente para a circulação sistêmica. Esta porção de sangue não oxigenado se mistura e dilui o sangue oxigenado na circulação sistêmica, induzindo cianose em diversos tecidos.

Anomalias na quarta categoria incluem hérnias diafragmáticas peritônio-pericárdicas (HDPPs), persistência de arco aórtico direito (PAAD), fibroelastose endocárdica, retorno venoso pulmonar anômalo, arco aórtico duplo, artéria subclávia esquerda retroesofágica, hematomas valvares e situs inversus.

Os locais das principais anomalias cardiovasculares no cão são demonstrados na Fig. 10-29.

Erros de Desenvolvimento/Anomalias Congênitas: Miocárdio

Ver a seção seguinte sobre Erros de Desenvolvimento/Anomalias Congênitas: Endocárdio e Valvas Cardíacas.

Erros de Desenvolvimento/Anomalias Congênitas: Endocárdio e Valvas Cardíacas

Falha do Fechamento dos Desvios Cardiovasculares Fetais

Defeito Septal Interventricular. Um defeito septal ventricular indica falha do desenvolvimento completo do septo interventricular e permite o desvio de sangue entre os ventrículos (Fig. 10-30). O defeito ocorre em várias espécies e mais comumente no septo interventricular superior — abaixo das valvas aórticas (na esquerda), proximal à crista supraventricular (próximo ao folheto valvar tricúspide), ou distal à crista supraventricular (abaixo da valva pulmonar).

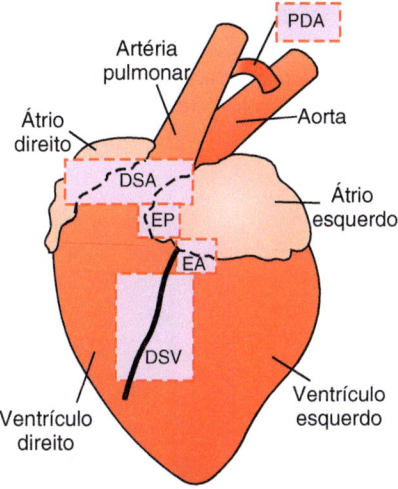

Figura 10-29 **Locais das Principais Anomalias Cardiovasculares do Cão.** *EA*, estenose aórtica; *DSA*, defeito septal atrial; *PDA*, persistência de ducto arterioso; *EP*, estenose pulmonar; *DSV*, defeito septal ventricular. (Redesenhado com permissão de School of Veterinary Medicine, Purdue University.)

Dentre as raças de cães, a maior frequência foi observada no Buldogue inglês, Springer spaniel inglês e West Highland White terrier.

Defeito Septal Atrial. Um defeito septal atrial poderia representar a falha de fechamento do forame oval, o qual é um desvio septal interatrial que permite que o sangue seja desviado dos pulmões do feto, ou possa ser resultado de defeitos septais verdadeiros em outro local em razão de desenvolvimento defeituoso do septo interatrial. Embora este defeito ocorra em todas as espécies de animais domésticos, as raças de cães com maior frequência deste defeito são o Boxer, Doberman pinscher e Samoieda.

Tetralogia de Fallot. A tetralogia de Fallot é uma anomalia cardíaca complexa observada em todas as espécies animais com quatro lesões (Fig. 10-31). Os três defeitos primários são um defeito septal ventricular localizado na porção alta do septo, estenose pulmonar (ver discussão posterior) e dextroposição da aorta (ver discussão posterior). O quarto defeito, o qual ocorre secundariamente, é a hipertrofia do miocárdio ventricular direito. O principal significado fisiopatológico nesta condição é o aumento da pressão no lado direito, que desvia o sangue não oxigenado do lado direito hipertrofiado para o lado esquerdo subdesenvolvido (circulação sistêmica), e resulta em hipoxemia sistêmica e policitemia secundária. A cianose é frequentemente um sinal clínico associado. A anomalia é uma das mais comuns anomalias cardíacas em corações de seres humanos (chamados assim de bebês azuis). Esta complexa anomalia é hereditária em cães da raça Keeshond e é frequente em Buldogues ingleses. Em estudos genéticos e patológicos de cães Keeshonds, o defeito básico determinado foi a hipoplasia e mal-posicionamento do septo conotruncal. A ampla variedade da severidade das lesões foi observada. O padrão hereditário em Keeshonds é um locus autossômico simples com penetrância parcial em heterozigotos e penetrância completa em homozigotos.

Falha do Desenvolvimento Valvar Normal

Estenose Pulmonar. A estenose pulmonar foi reconhecida como uma anomalia de ocorrência frequente em cães e é hereditária em Beagles (Fig. 10-32). Outras raças nas quais essa lesão é frequente são o Basset hound, Boxer, Chihuahua, Chow chow, Cocker spaniel, Buldogue inglês, Labrador retriever, Mastiff, Terranova, Samoieda, Schnauzer e terriers. Vários tipos de lesões valvares já foram descritas e incluem a formação de uma faixa circunferencial de tecido fibroso ou muscular abaixo da valva (estenose subvalvar) ou malformação da valva (estenose valvar), com um pequeno orifício central em um domo de tecido valvar espessado. Uma forma singular de estenose

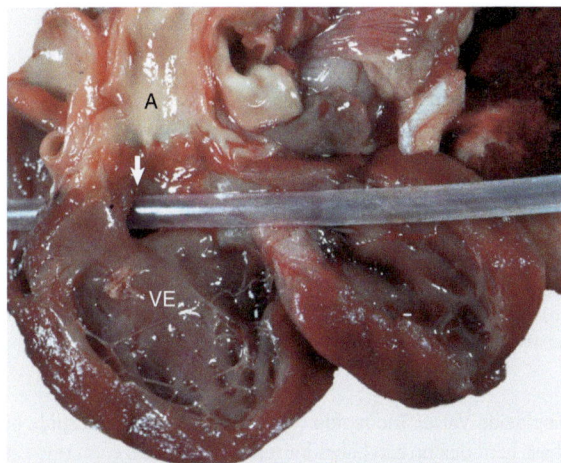

Figura 10-30 **Defeito Septal Ventricular (Defeito Alto), Coração, Lado Esquerdo Aberto, Bezerro.** Note a grande abertura na porção basal do septo ventricular (*seta*) imediatamente abaixo da valva aórtica através da qual o tubo foi passado. A, aorta; VE, ventrículo esquerdo. (Cortesia do Dr. M.D. McGavin, College of Veterinary Medicine, University of Tennessee.)

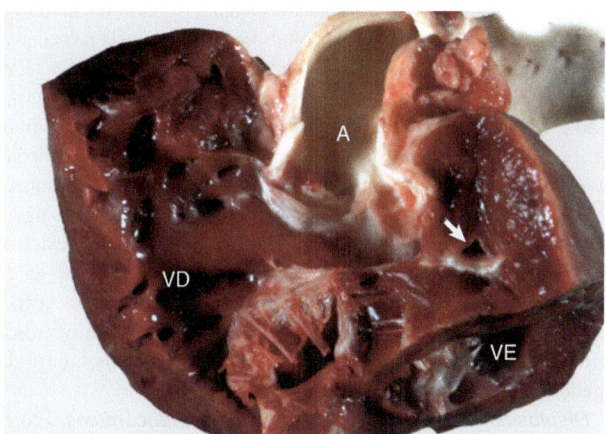

Figura 10-31 **Tetralogia de Fallot, Coração, Dissecado, Cão.** Acima do grande defeito septal ventricular membranoso está a aorta sobrejacente, transposta (*A*). Há também estenose pulmonar (*seta*) severa com importante hipertrofia ventricular direita. VE, ventrículo esquerdo; VD, ventrículo direito. (Cortesia de School of Veterinary Medicine, Purdue University.)

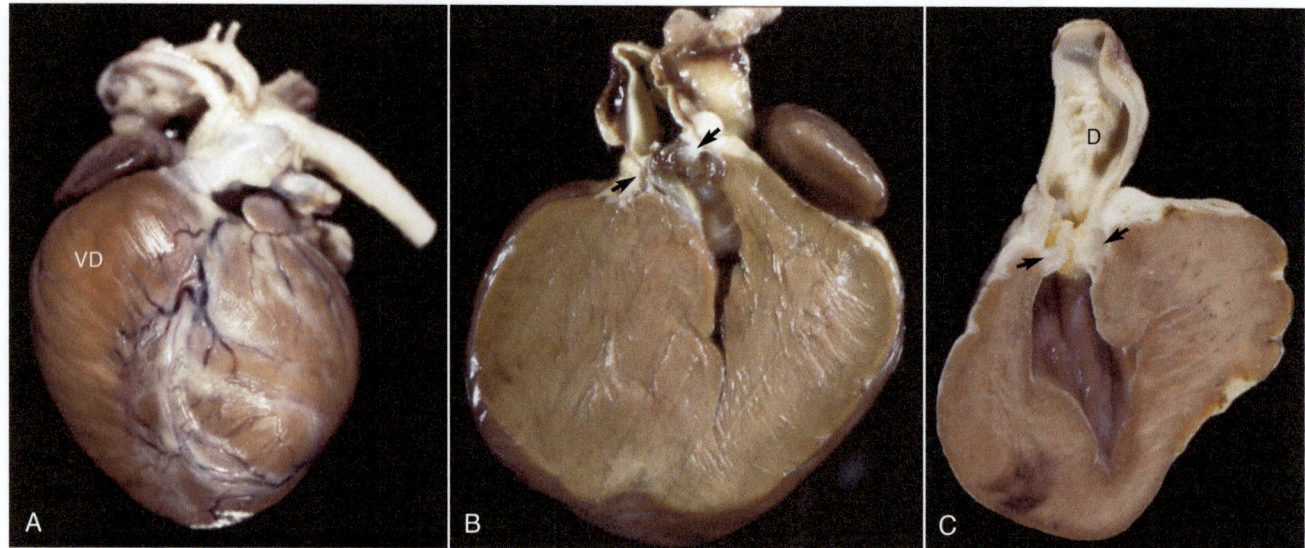

Figura 10-32 **Estenose Pulmonar, Coração, Artéria Pulmonar, Cão. A,** Coração fechado, e **B,** Coração seccionado. Note a hipertrofia ventricular direita (*VD*) concêntrica resultante da sobrecarga de pressão. O orifício da valva pulmonar (*setas*) está estreitado de forma marcante. **C,** Coração seccionado, há uma dilatação (*D*) pós-estenótica da artéria pulmonar com espessamentos irregulares da camada íntima (lesões em jato). (Cortesia de Atlantic Veterinary College, University of Prince Edward Island.)

pulmonar subvalvar foi descrita em Buldogues ingleses e Boxers, nos quais um desenvolvimento anômalo de uma artéria coronariana obstrui a via de saída ventricular direita. Notável hipertrofia concêntrica (ver a discussão sobre hipertrofia na seção sobre Respostas à Injúria: Miocárdio, Distúrbios de Crescimento) do ventrículo direito ocorre a partir da resultante sobrecarga de pressão.

Estenoses Aórtica e Subaórtica. Estenoses verdadeiras da valva aórtica são incomuns. A estenose subaórtica é uma anomalia cardíaca frequentemente observada em suínos e cães. A estenose aórtica subvalvar é a anomalia cardíaca congênita mais comum de raças de grande porte. Bull terriers e Boxers são predispostos, e uma base genética está presente no cão Terranova, no qual a estenose aórtica subvalvar é hereditária em um padrão autossômico dominante. A obstrução da via de saída do ventrículo esquerdo (OVSVE) resulta de um anel fibroso elevado, parcial ou completo, que surge a partir do endocárdio abaixo da valva aórtica, e pode se estender até envolver o folheto cranioventral da valva mitral e a base da valva aórtica (Fig. 10-33). A lesão também é observada nas raças Pointer alemão de pelo curto, Golden retriever, Dogue alemão, Rottweiler, Samoieda e Bull terrier. Em casos clínicos, a estenose é causada pela presença de uma zona espessa de tecido fibroso endocárdico que circunda o TEVE abaixo da valva. Em casos mais leves, frequentemente subclínicos, a lesão está limitada a nódulos brancos no septo ventricular imediatamente abaixo da valva. Microscopicamente, o tecido endocárdico alterado contém fibras elásticas arranjadas frouxamente, substância fundamental formada por mucopolissacarídeos e fibras de colágeno misturadas com fibroblastos e células semelhantes a condrócitos. Outras lesões cardíacas ocorrem como resultado da alteração da via de saída ventricular esquerda; estas incluem hipertrofia concêntrica ventricular esquerda, focos disseminados de necrose miocárdica, fibrose na parede ventricular esquerda interna e espessamento das paredes de artérias intramiocárdicas.

Displasias Valvares: Defeitos dos Coxins Endocárdicos. Outras anomalias valvares de desenvolvimento incluem defeitos dos coxins endocárdicos (canal AV persistente e defeito do canal atrioventricular) em suínos, ovelhas e gatos; displasia mitral em orgos e cães; e displasia tricúspide em gatos e cães (Fig. 10-34). Os defeitos de coxins endocárdicos são as anomalias cardíacas congênitas mais comuns observadas em gatos.

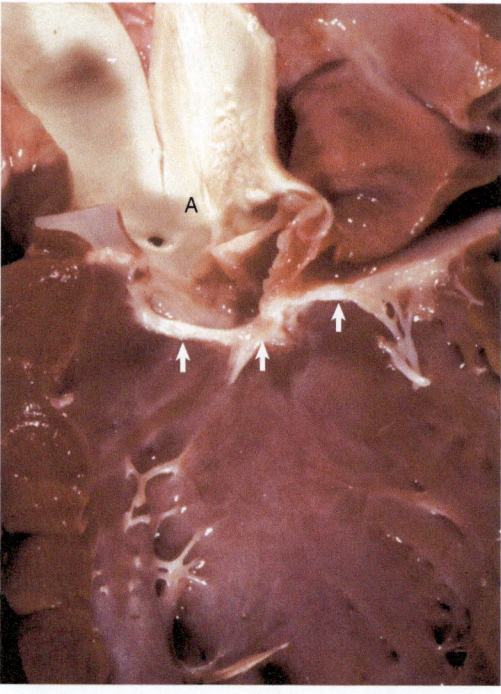

Figura 10-33 **Estenose Subaórtica, Coração, Lado Esquerdo Aberto, Cão.** Uma ampla banda branca e espessa de tecido conjuntivo fibroso (*setas*) circunda o trato da via de saída ventricular esquerda abaixo da valva aórtica. A força do sangue ejetado através da lesão estenótica é responsável pelas "lesões em jato" na aorta (A) sobrejacente. (Cortesia de College of Veterinary Medicine, University of Illinois.)

Displasias Valvar Tricúspide. A displasia valvar tricúspide possui uma base genética no cão Labrador retriever, no qual é um traço autossômico dominante com penetrância reduzida, mapeado no cromossomo 9. Há um amplo espectro de anormalidades morfológicas que podem incluir (1) encurtamento, ondulação, entalhamento e espessamento dos folhetos; (2) separação incompleta dos componentes valvares a partir da parede ventricular; (3) alongamento, encurtamento, fusão e espessamento das cordoalhas tendíneas; (4) inserção direta

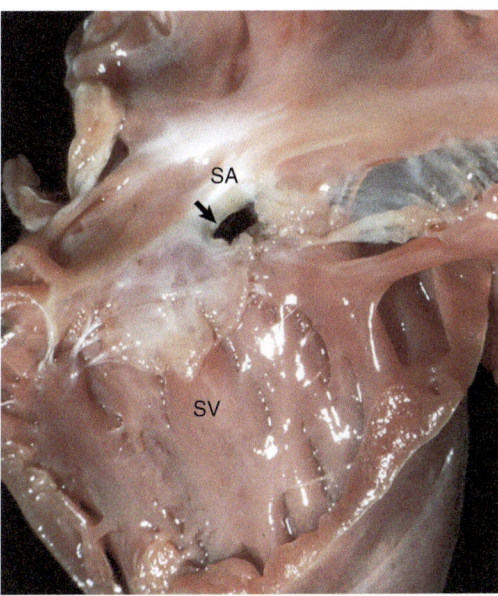

Figura 10-34 Defeito de Coxins Endocárdicos e Displasia Tricúspide, Coração, Lado Direito Aberto, Suíno. O defeito de coxins endocárdicos (abertura proeminente [*seta*]) pode ser confundido com um defeito septal atrial, mas não pela localização e presença de valvas anormais incorporadas no defeito. *SA*, septo atrial; *SV*, septo ventricular. (Cortesia de School of Veterinary Medicine, Purdue University.)

das margens valvares em um músculo papilar; ou (5) atrofia, fusão e mal-posicionamento dos músculos papilares e cordoalhas tendíneas.

Displasia Valvar Mitral. A displasia valvar mitral está frequentemente associada a outras anomalias, como a DSA/DSV e displasia valvar tricúspide. Um espectro semelhante de anormalidades valvares morfológicas está presente na displasia valvar mitral conforme descrito previamente para a displasia valvar tricúspide. Malformações displásicas nas valvas atrioventriculares que resultam em insuficiência valvar causam sobrecarga volêmica com resultante dilatação atrial e hipertrofia ventricular excêntrica. Malformações displásicas nas valvas atrioventriculares que resultam em estenose valvar causam redução do enchimento ventricular com subsequente queda do débito cardíaco (histórico de síncope, colapso e hipotensão) e aumento da pressão atrial; no caso de estenose mitral, o aumento da pressão atrial pode levar a edema pulmonar inicialmente e dilatação do ventrículo direito (insuficiência cardíaca do lado direito) por hipertensão pulmonar prolongada.

Erros de Desenvolvimento/Anomalias Congênitas: Pericárdio e Endocárdio

Hérnias Diafragmáticas Peritônio-pericárdicas. Hérnias diafragmáticas peritônio-pericárdicas (HDPPs) ocorrem em gatos e cães com desenvolvimento incompleto do diafragma. HDPPs são raras, mas são a anomalia pericárdica congênita mais comum em gatos; Persas e domésticos de pelo longo foram os maiores representantes em dois estudos. As HDPPs resultam da separação defeituosa do fígado em desenvolvimento e septo transverso durante a embriogênese, que permite que haja comunicação entre as cavidades peritoneais e pericárdicas. Assim, os órgãos abdominais, incluindo a gordura do epíplon, podem preencher o saco pericárdico e comprimir o coração. Partes do fígado são frequentemente encarceradas no saco pericárdico e podem desenvolver mielolipomas intra-hepáticos.

Ausência (Agenesia) Parcial/Completa do Saco Pericárdico. A ausência parcial ou completa do saco pericárdico é uma lesão incidental raramente observada durante a necropsia e ainda não foi

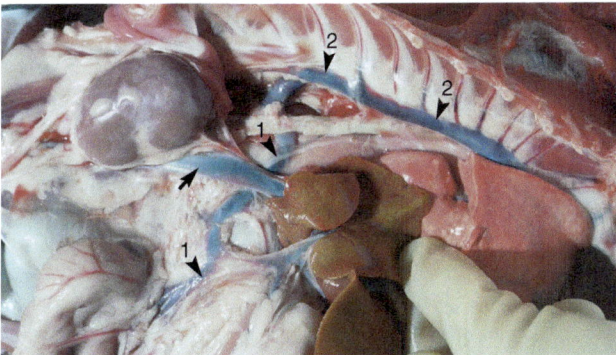

Figura 10-35 Desvio Portocaval, Cão. Note que o ramo da veia portal (*ponta de seta 1*) passa sob a veia cava caudal (*seta*) e sofre anastomose com a veia ázigos (*ponta de seta 2*). A veia ázigos retorna o sangue à veia cava caudal próximo ao coração e, desta forma, este sangue e seus metabólitos amoniacais e proteicos são desviados e não são processados em ureia nitrogenada sanguínea (UNS) no fígado. O fígado possui coloração normal, mas é extremamente pequeno, o que é comum destes tipos de desvios (Capítulo 8). (Cortesia do Dr. M.D. McGavin, College of Veterinary Medicine, University of Tennessee.)

relatada com significado clínico durante a vida. Entretanto, há um relato de um cão com uma laceração parcial no pericárdio que foi associada a episódios de síncope.

Cistos Intrapericárdicos. Cistos intrapericárdicos benignos são raras massas preenchidas por líquido dentro do espaço pericárdico que se originam do pericárdio, e consistem de tecido adiposo encapsulado e hemorrágico, que possivelmente se originou do aprisionamento congênito do omento ou ligamento falciforme. Em outros casos, estas raras lesões estão associadas a HPPDs.

Erros de Desenvolvimento/Anomalias Congênitas: Sistemas Vasculares Sanguíneo e Linfático

Vasos Sanguíneos

Falha do Fechamento de Desvios Cardiovasculares Fetais

Desvios portocavais. Desvios portocavais ocorrem em animais, particularmente no cão. O fluxo normal oriundo da veia portal é desviado, seja parcialmente ou completamente, à circulação sistêmica, desviando assim do fígado (Fig. 10-35). A desintoxicação hepática normal do fluxo portal é incompleto e pode resultar em sinais neurológicos e elevação dos ácidos biliares circulantes. A síndrome resultante do sistema nervoso é chamada de *encefalopatia hepática*. Especificamente, os desvios representam estruturas vasculares fetais remanescentes, assim como na persistência do ducto venoso, ou surgem de dilatações proeminentes de vários desvios portossistêmicos que normalmente são vasos bastante pequenos. Ver Capítulo 8 sobre doenças hepáticas para discussão mais detalhada.

Tetralogia de Fallot. Ver Distúrbios dos Animais Domésticos; Erros de Desenvolvimento/Anomalias Congênitas; Erros de Desenvolvimento/Anomalias Congênitas: Endocárdio e Valvas Cardíacas, Falha do Fechamento de Desvios Cardiovasculares Fetais. Tetralogia de Fallot.

Persistência de Ducto Arterioso. A persistência de ducto arterioso é uma anomalia frequente nas raças Poodle, Collie, Spitz alemão, Chihuahua, Cocker spaniel, Springer spaniel inglês, Pastor alemão, Keeshond, Maltês, Yorkshire terrier, Bichon frise e Sheepdog de Shetland (Fig. 10-36). Em Poodles, é um traço hereditário poligênico. Cadelas apresentam maior incidência. O ducto arterioso é uma comunicação fetal entre a aorta e artéria pulmonar que serve para desviar o sangue da câmara cardíaca direita à circulação fetal, a fim de desviar dos pulmões fetais colabados. Após o parto, a musculatura lisa no ducto arterioso sofre contração, o que resulta em sua oclusão

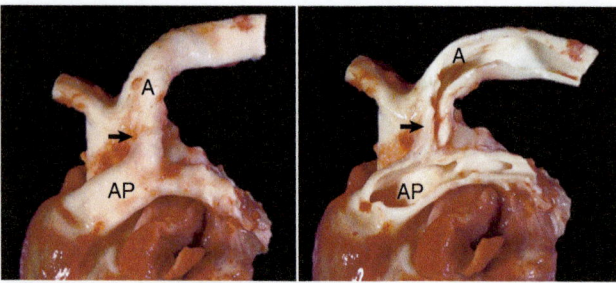

Figura 10-36 Patência de Ducto Arterioso, Coração, Cão Jovem. Note o ducto arterioso proeminente (*seta*) entre a artéria pulmonar (*PA*) e a aorta (*A*) nos vasos não dissecados (*esquerda*) e dissecados (*direita*). (Cortesia do Dr. D.D. Harrington, School of Veterinary Medicine, Purdue University; e Noah's Arkive, College of Veterinary Medicine, The University of Georgia.)

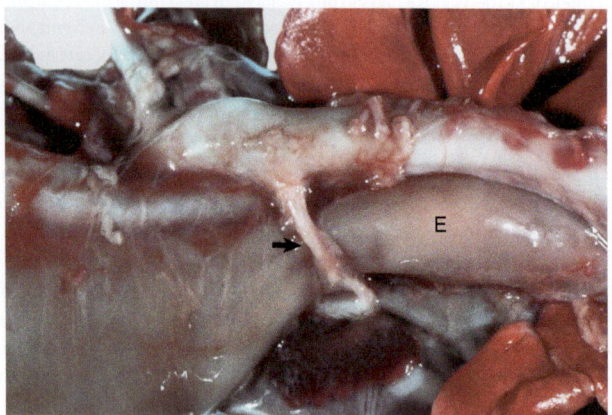

Figura 10-37 Arco Aórtico Direito Persistente, Ligamento Arterioso, Megaesôfago, Bezerro. Durante a embriogênese, a aorta foi formada a partir do arco aórtico direito em vez do esquerdo; desta forma, a aorta agora está à direita. Para o ligamento arterioso (*seta*) conectar a aorta à artéria pulmonar, tem de passar dorsalmente sobre o esôfago e traqueia. O ligamento, em conjunto com a aorta e a artéria pulmonar, forma um anel vascular que causa constrição do esôfago (*E*), o qual está dilatado cranialmente à constrição. (Cortesia do Dr. S. Snyder, College of Veterinary Medicine, Colorado State University; e Noah's Arkive, College of Veterinary Medicine, The University of Georgia.)

dentro de 7 a 10 dias após o nascimento em um cão. Quando este mecanismo falha, o ducto arterioso permanece patente e permite que uma porção de sangue oriundo da câmara cardíaca esquerda flua da aorta para a artéria pulmonar, e resulta em sobrecarga de circulação aos pulmões, levando à hipertensão pulmonar e aumento da pré-carga no ventrículo esquerdo. Macroscopicamente, a persistência de ducto arterioso é uma comunicação dilatada em forma de funil entre a aorta descendente e a artéria pulmonar principal. Este canal vascular entre a artéria pulmonar e aorta permite que o sangue desvie dos pulmões durante a vida fetal. Normalmente, o ducto arterioso é convertido ao sólido ligamento arterioso no período pós-natal.

Mau Posicionamento dos Grandes Vasos
Persistência de Arco Aórtico Direito. A persistência de arco aórtico direito ocorre em cães; Pastor alemão, Setter irlandês e Dogue alemão são predispostos (Fig. 10-37). Este defeito surge porque o quarto arco aórtico direito, em vez do quarto arco aórtico esquerdo normal, se desenvolve e ascende ao lado direito da linha média, o que faz com que o ligamento arterioso forme um anel vascular sobre o esôfago e traqueia. Este arranjo usualmente resulta em obstrução esofágica e dilatação proximal (megaesôfago), o que frequentemente resulta em pneumonia por aspiração conforme o animal envelhece e consome alimentos sólidos.

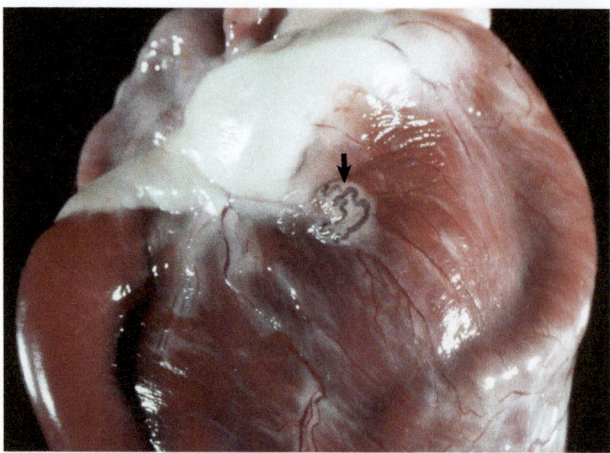

Figura 10-38 Linfangiectasia Congênita, Epicárdio, Potro. Note a aparência tortuosa do vaso linfático epicárdico (*seta*). Na linfangiectasia congênita, os vasos linfáticos não fazem conexões com outros vasos ou estão obstruídos por conta do desenvolvimento anômalo. (Cortesia de College of Veterinary Medicine, University of Illinois.)

Transposição da Aorta e Artéria Pulmonar. A transposição da aorta e artéria pulmonar são anomalias severas, das quais existem diversos tipos. Na transposição completa, a aorta serve como uma via de saída do ventrículo direito e a artéria pulmonar é a via de saída primária do ventrículo esquerdo. Outras anomalias congênitas, incluindo defeito septal ventricular, frequentemente acompanham esta anomalia.

Tronco Arterioso. Nesta lesão, há um grande DSV que permite o fluxo sanguíneo entre os ventrículos e um único grande vaso que se origina acima do DSV. A hipoxemia e cianose ocorrem dependendo da quantidade de mistura de sangue não oxigenado e oxigenado.

Vasos Linfáticos
Linfangiectasia. A linfangiectasia é a dilatação dos vasos linfáticos. A causa pode ser uma anomalia congênita (Fig. 10-38) ou obstrução da drenagem linfática por massas invasivas de neoplasias malignas ou inflamação (Fig. 10-39).

Linfedema Hereditário. O linfedema hereditário já foi descrito em cães, bezerros Ayrshire e Angus, e suínos. Animais afetados apresentam edema subcutâneo proeminente que, em bezerros, frequentemente causa edema da ponta das orelhas. A interferência com a drenagem linfática resulta do desenvolvimento defeituoso dos vasos linfáticos que são aplásicos ou hipoplásicos.

Distúrbios dos Animais Domésticos: Miocárdio
As cardiopatias mais comuns em equinos, ruminantes, suínos, cães e gatos estão resumidas nos Quadros 10-12 e 10-13. As localizações mais comuns das principais doenças neoplásicas no coração estão ilustradas na Figura 10-40.

Distúrbios de Circulação
Hemorragia: Trauma (Injúria Física). O trauma torácico contundente pode resultar em hemorragia miocárdica, o que pode levar a consequências clínicas sérias. Lacerações e ruptura do tecido resultando da perda de integridade estrutural atribuída a propriedades invasivas e destrutivas de neoplasias podem resultar em hemorragia miocárdica. Ver discussão sobre hemorragia no Capítulo 2.

Distúrbios de Crescimento
Ver a discussão sobre anomalias e displasia na seção sobre Distúrbios dos Animais Domésticos, Erros de Desenvolvimento/Anomalias Congênitas: Endocárdio e Valvas Cardíacas.

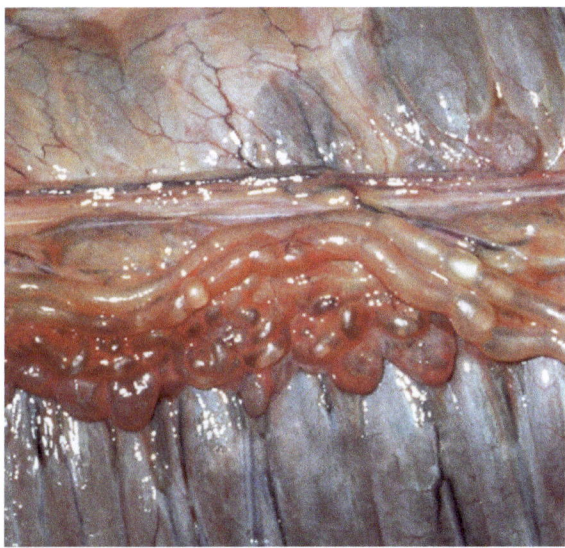

Figura 10-39 Linfangiectasia Adquirida, Linfoma (Linfossarcoma), Mesocólon, Equino. Note os vasos linfáticos distendidos na superfície serosa do cólon maior, o resultado do fluxo linfático impedido através dos linfonodos cólicos, causado pela compressão de seus seios corticais e medulares pela proliferação de linfócitos neoplásicos. (Cortesia de College of Veterinary Medicine, University of Illinois.)

Quadro 10-12	Cardiopatias Mais Comuns em Equinos e Animais de Produção

EQUINOS
Pericardite fibrinosa
Cardiomiopatia tóxica (ionóforos, *Ageratina altissima*)
Fibrose e calcificação endocárdica
Endocardite

RUMINANTES (BOVINOS, OVINOS E CAPRINOS)
Doença do músculo branco (deficiência de vitamina E-selênio)
Cardiotoxicidade (ionóforos, gossipol, *Cassia occidentalis*, *Karwinskia humboldtiana*)
Doença do peito inchado (doença das altas altitudes)
Pericardite
Endocardite
Linfoma maligno

SUÍNOS
Doença do coração de amora (deficiência de vitamina E-selênio)
Pericardite
Endocardite

Hipertrofia e Atrofia

Cardiomiopatias. A categorização e causas de cardiomiopatias primárias e secundárias estão listadas no Quadro 10-14. Estas doenças são divididas em cinco tipos morfológicos: cardiomiopatias hipertrófica, dilatada (congestiva), restritiva, arritmogênica ventricular direita e não classificada. As cardiomiopatias secundárias (também chamadas de *doenças específicas do músculo cardíaco*) são cardiomiopatias generalizadas de causas conhecidas.

Cardiomiopatia Hipertrófica. A cardiomiopatia hipertrófica (CMH) ocorre frequentemente em gatos, especialmente em machos adultos jovens até meia-idade (um a três anos de idade), e é observada infrequentemente em cães, usualmente afetando machos de raças de grande porte.

A cardiomiopatia hipertrófica é a cardiomiopatia primária felina mais comum, e ocorre frequentemente em gatos (58% a 68% de todos os casos de cardiomiopatias). Há hereditariedade familiar e, Maine Coons, Ragdolls e americanos do pelo curto (nos quais é transmitida em um padrão autossômico dominante) e predisposição racial em Britânicos de pelo curto, Noruegueses da floresta, Turkish Van, Scottish fold, Bengals, Siberianos e Rex. Machos adultos jovens ou até meia-idade (1 a 3 anos de idade) são geralmente afetados. A cardiomiopatia hipertrófica é causada por defeitos nos sarcômeros dos cardiomiócitos, dos quais duas mutações na proteína C de ligação à miosina cardíaca (MYBPC) já foram identificadas em gatos Maine Coon e Ragdoll. A função alterada dos sarcômeros finalmente resulta em hipertrofia de miócitos, síntese de colágeno e desarranjo de miócitos (definido como desorientação celular de cardiomiócitos nos quais estes estão orientados perpendicularmente ou obliquamente um ao outro, formando padrões enovelados e/ou configurações de cata-vento). A parede do ventrículo esquerdo progressivamente sofre espessamento (Fig. 10-41), e seu lúmen estreitando (hipertrofia concêntrica não dilatada) (relação entre o peso do coração e corporal de 7,0 ± 0,3 g/kg comparado à relação de gatos normais de 3,83 ± 0,2 g/kg). Além disso, sobrecarga ventricular direita discreta está ocasionalmente presente. A sobrecarga concêntrica ventricular esquerda resulta em disfunção da capacidade ventricular esquerda de relaxar durante a diástole (insuficiência diastólica). O aumento da pressão de enchimento diastólico ventricular esquerda resulta em sobrecarga do átrio esquerdo, com subsequente congestão sanguínea nos pulmões, resultando em insuficiência cardíaca congestiva com edema pulmonar e/ou efusão pleural. Em um conjunto de casos, além da hipertrofia concêntrica do ventrículo esquerdo, o septo interventricular contém músculos papilares hipertrofiados, deslocados no sentido anterior, que puxam as cordoalhas tendíneas e o folheto anterior da valva mitral em direção à via de saída ventricular esquerda (VSVE), resultando em obstrução dinâmica da VSVE durante a sístole (movimentação anterior sistólica [MAS] da valva mitral). Portanto, uma lesão singular por sucção ocorre na VSVE, a qual possui um significado diagnóstico porque é somente observada neste subgrupo de gatos com cardiomiopatia hipertrófica. Além disso, a obstrução sistólica na VSVE causa aumento adicional da pressão ventricular esquerda, que piora sua hipertrofia. Aproximadamente 10% a 20% dos gatos com cardiomiopatia hipertrófica apresentam um estado de hipercoagulabilidade e desenvolvem paresia de posteriores por tromboembolismo concomitante da aorta abdominal caudal ("trombose em sela") (Fig. 10-91). O trombo aórtico é inicialmente formado no fluxo sanguíneo estagnado do átrio esquerdo

Quadro 10-13	Cardiopatias Mais Comuns em Cães e Gatos

CÃES
Degeneração valvar mixomatosa (endocardiose valvar)
Cardiopatia congênita
Cardiomiopatia dilatada
Efusão pericárdica hemorrágica
Neoplasia cardíaca
Dirofilariose

GATOS
Cardiomiopatia hipertrófica
Cardiomiopatia dilatada
Hipertrofia associada ao hipertireoidismo
Cardiopatia congênita

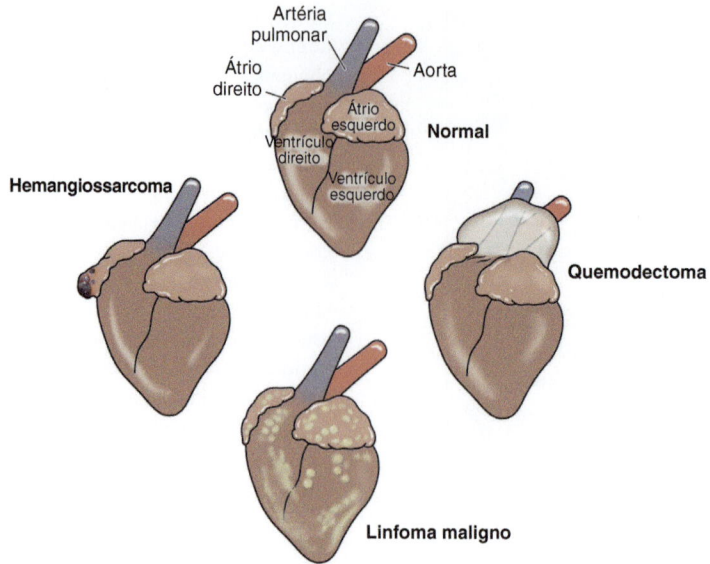

Figura 10-40 **Localizações das Principais Neoplasias Cardíacas.** (Redesenhado com permissão de School of Veterinary Medicine, Purdue University.)

Quadro 10-14 — Cardiomiopatias em Animais

CARDIOMIOPATIAS PRIMÁRIAS (IDIOPÁTICAS)

Hipertrófica: Gato, cão, rato, suíno
Dilatada (congestiva): Gato, cão, hamster, peru, suíno, vaca, lontra, leão-marinho, macacos cinomolgos
Restritiva: Gato
Cardiomiopatia arritmogênica ventricular direita: Cão, gato

CARDIOMIOPATIAS SECUNDÁRIAS (DOENÇAS ESPECÍFICAS DO MÚSCULO CARDÍACO)

Hereditária (conhecida ou suspeita): Cardiomiopatia hereditária dos hamsters, camundongos, ratos, perus e bois; distrofia muscular ligada ao X dos cães Golden retrievers com deficiência de distrofina - do tipo Duchenne; glicogenoses
Deficiências nutricionais: Ver lista no Quadro 10-5; outros exemplos incluem deficiência de taurina em gatos e raposas
Tóxicas: Ver lista no Quadro 10-5; outros exemplos incluem intoxicação por antraciclina, intoxicação por furazolidona, intoxicação por NaCl
Injúrias físicas e choque: Ver lista no Quadro 10-5
Endocrinopatias: Hipertireoidismo, acromegalia (hipersomatotropismo), hipotireoidismo, excesso de glicocorticoides, feocromocitoma funcional, diabetes melito
Infecciosas: Ver listas nos Quadros 10-6, 10-7 e 10-8
Infiltração neoplásica: Linfoma maligno
Hipertensão sistêmica em gatos e cães: Espontânea ou associada à nefropatia crônica, hipertireoidismo, diabetes melito, acromegalia, aldosteronismo primário

aumentado e é subsequentemente ejetado em direção à aorta. Alguns gatos com cardiomiopatia hipertrófica morrem inesperadamente sem sinais clínicos premonitórios. Microscopicamente, as lesões do miocárdio são desarranjo ou desorganização proeminente de miócitos, com arranjo entrelaçado ao invés de paralelo, das fibras (Fig. 10-42). A hipertrofia de miócitos, diversas alterações degenerativas deles e fibrose intersticial estão presentes. Uma segunda lesão histológica comum inclui o remodelamento da microcirculação coronariana associada à arteriosclerose ("doença dos pequenos vasos"). O lúmen dos pequenos vasos coronarianos está severamente estreito devido à proliferação de musculatura lisa e aumento dos elementos do tecido conjuntivo. A substituição por fibrose devido ao infarto/necrose

miocárdica é ocasionalmente observada em regiões de arteríolas coronarianas remodeladas, implicando uma provável relação causal (Figs. 10-41 e 10-42).

A cardiomiopatia hipertrófica idiopática em cães é uma ocorrência patológica infrequente, ao contrário do que ocorre em gatos. É definida como uma hipertrofia miocárdica concêntrica inapropriada de um ventrículo esquerdo não dilatado na ausência de um estímulo identificável para a hipertrofia. A maioria dos casos relatados ocorrem em machos jovens (<3 anos de idade), e foi proposta uma base hereditária na raça Pointer em cães. A hipertrofia do ventrículo esquerdo foi relatada como simétrica (isto é, tanto a parede livre ventricular esquerda quanto o septo interventricular) na maioria dos cães. Além disso, a maioria dos cães tiveram um diagnóstico *antemortem* da obstrução dinâmica da VSVE. Nestes cães, uma placa opaca espessada de tecido conjuntivo estava presente oposta à valva mitral anterior. Estes cães apresentavam uma oposição anormal do folheto espessado da valva mitral e/ou músculos papilares mal-posicionados, o que sugere que a cardiomiopatia hipertrófica nestes cães possa não ser simplesmente uma doença do miocárdio. Entretanto, pelo menos em um relato, o desarranjo das miofibras e hipertrofia assimétrica do septo foram relatadas. As alterações secundárias nas artérias coronarianas de tamanho médio que foram relatadas em gatos com cardiomiopatia hipertrófica também estão presentes em cães com cardiomiopatia hipertrófica, e elas incluem hiperplasia da túnica íntima com hipertrofia e degeneração hialina das células musculares lisas na túnica média.

Cardiomiopatia Dilatada (Congestiva). Cardiomiopatia dilatada ou congestiva (CMD) é uma importante causa de insuficiência cardíaca congestiva em cães, gatos e bovinos.

Cães afetados frequentemente são machos de grandes raças, como Doberman pinschers, cães d'água portugueses, Dálmatas, Lébrel escocês, Lébrel irlandês, São Bernardos, Afghan hounds, Terranovas, Sheepdog ingleses, Dogues alemães e Boxers. Entretanto, raças menores, como o Cocker spaniel inglês e Manchester terrier, podem ser afetadas. A doença frequentemente possui um padrão familiar nas raças afetadas, e parece ser hereditária como um modo autossômico recessivo na raça de Cão d'água português; como um traço autossômico dominante no Léprel irlandês, Terranova e Doberman pinscher; e provavelmente como um traço recessivo ligado ao X em cães Boxer. Na autópsia, lesões de insuficiência cardíaca congestiva estão presentes e os corações são redondos por conta da

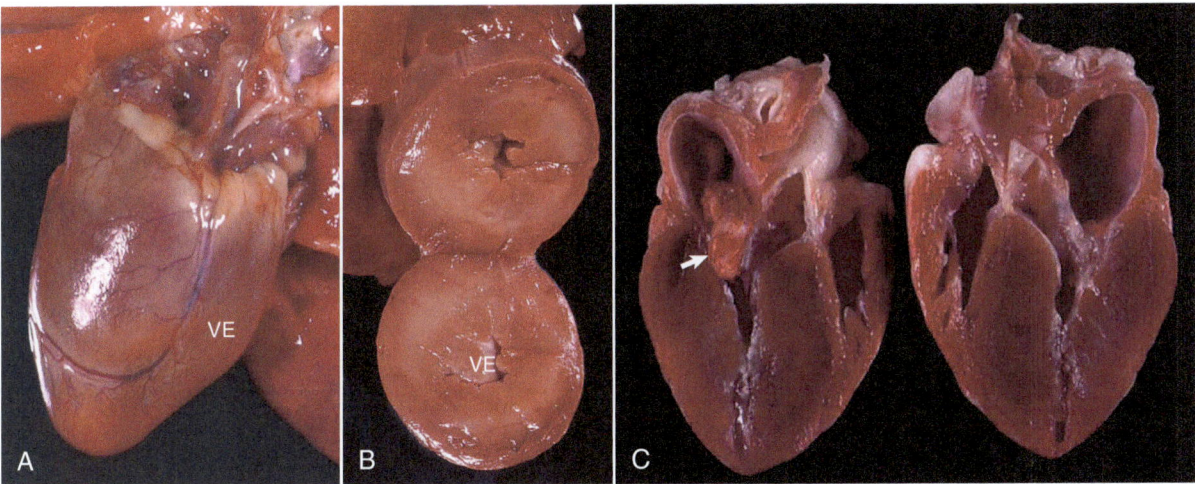

Figura 10-41 Cardiomiopatia Hipertrófica, Coração, Gatos. A, Note a parede ventricular esquerda (VE) espessada. **B,** A parede livre ventricular esquerda e o septo espessados reduziram marcadamente o lúmen do ventrículo esquerdo (VE). **C,** Há hipertrofia concêntrica difusa severa da parede livre ventricular esquerda, septo interventricular e músculos papilares. A dilatação atrial esquerda está presente e um grande trombo (*seta*) surge e se estende até a valva atrioventricular esquerda. (**A** e **B** Cortesia do Dr. W. Crowell, College of Veterinary Medicine, The University of Georgia; e Noah's Arkive, College of Veterinary Medicine, The University of Georgia. **C** Cortesia de Ettinger SJ, Feldman EC (editores): *Textbook of veterinary internal medicine. Diseases of the dog and cat,* vol 2, ed 7, Philadelphia, 2010, Saunders.)

dilatação biventricular (Fig. 10-43 e 10-44), enquanto em alguns casos a dilatação do átrio esquerdo e ventrículo predominam. A relação entre a parede ventricular e o diâmetro da câmara está diminuído (isto é, hipertrofia excêntrica). A circunferência do ânulo das valvas mitral e tricúspide está frequentemente aumentada, e os músculos papilares estão geralmente achatados e atrofiados. Os folhetos valvares atrioventriculares estão ocasionalmente espessados de forma discreta a moderada, e as cordoalhas tendíneas estão espessadas e alongadas. As câmaras cardíacas dilatadas frequentemente possuem endocárdio difusamente branco e espessado. A hipertrofia miocárdica é melhor demonstrada pelo cálculo da relação entre o peso do coração e o peso corporal. O termo hipertrofia implica um processo patológico no qual o peso do órgão está aumentado em razão do aumento do tamanho celular em vez do número de células. Na hipertrofia excêntrica miocárdica, os sarcômeros estão em número aumentado em série (e não em paralelo como na hipertrofia concêntrica). Dois padrões histológicos já foram descritos em cães com cardiomiopatia dilatada. O tipo de fibra ondulada atenuada é observado em vários cães de porte gigante, grande e médio, e o tipo de infiltração gordurosa degenerativa da cardiomiopatia dilatada é observado principalmente em Boxers e Doberman pinschers. Ocasionalmente, existem achados inespecíficos adicionais, como necrose, infartos, fibrose, vacuolização de miócitos e hiperplasia de artérias coronarianas. No tipo de fibra de ondulação atenuada, os cardiomiócitos possuem menos que 6 μm de diâmetro (o diâmetro normal das miofibras varia de 10 a 20 μm) e uma aparência ondulada. Os miócitos são separados por espaços claros (isto é, edema), e existem poucos ou nenhum infiltrados celulares. As fibras anormais onduladas de forma anormal são mais abundantes na parede lateral do ventrículo esquerdo e, portanto, este local deve ser removido para análise quando houver suspeita de cardiomiopatia dilatada. A sensibilidade e especificidade das fibras de ondulação atenuada do miocárdio de cães para o diagnóstico de cardiomiopatia dilatada mostraram ser 98% e 100%, respectivamente. A forma das fibras onduladas atenuadas pode representar uma alteração patológica precoce no miocárdio de cães com cardiomiopatia dilatada, pois já foi documentada em cães sinais clínicos precedentes de cardiomiopatia dilatada. No tipo de cardiomiopatia dilatada degenerativo por infiltração gordurosa, a histopatologia consiste de miocitólise, degeneração de miofibras, vacuolização e atrofia em conjunto com fibrose extensa

e infiltração gordurosa que substituem as miofibras. É proposto que as duas formas histologicamente distintas de cardiomiopatia dilatada canina idiopática refletem diferentes processos mórbidos. A cardiotoxicidade que resulta na dilatação de câmara semelhante à CMD (cardiomiopatia dilatada secundária) foi relatada secundariamente a causas tóxicas/ambientais (p. ex. doxorrubicina, radiação, etanol, cobalto, chumbo, catecolaminas, histamina e metilxantinas), infecciosas (p. ex. parvovirose canina) e nutricionais (deficiências de taurina e carnitina).

A cardiomiopatia dilatada idiopática é uma cardiomiopatia primária felina rara com complexa hereditariedade genética sugerida que resulta em uma insuficiência cardíaca sistólica em vez de insuficiência cardíaca diastólica observada em gatos com cardiomiopatia hipertrófica. A maioria dos cães desenvolve cardiomiopatia dilatada secundária em razão de deficiência nutricional (taurina), intoxicação (doxorrubicina), sobrecarga volêmica severa (severa insuficiência mitral ou defeitos congênitos que causam severo desvio da esquerda para direita) ou, raramente, infecção pelo vírus da panleucopenia felina. O coração aumenta de forma global pela dilatação de todas as câmaras (hipertrofia excêntrica), e a relação entre o peso do coração e do corpo está aumentada (5,4 ± 0,3 g/kg *vs.* 3,83 ± 0,2 g/kg em gatos controle normais), embora as paredes dos ventrículos estejam mais delgadas. Isso ocorre devido à adição de sarcômeros em série, em vez de estarem dispostos em paralelo, o que resulta em um aumento proporcional na espessura da parede ventricular e diâmetro interno da câmara. Hidrotórax, congestão pulmonar e edema frequentemente acompanham a cardiomiopatia dilatada quando ocorre insuficiência cardíaca congestiva. Semelhante a gatos com cardiomiopatia hipertrófica, o tromboembolismo pulmonar ocasionalmente acompanha a cardiomiopatia dilatada felina, ao contrário de cães com cardiomiopatia dilatada. A histopatologia cardíaca consiste de edema intersticial e fibrose multifocais discretos a severos e difusos. Os cardiomiócitos são mais delgados, atenuados e mais ondulados do que o normal, e eles frequentemente exibem miocitólise.

Três formas de cardiomiopatia dilatada bovina são a cardiomiopatia dilatada em gado holandês de origem canadense, cardiomiopatia em bovinos Wagyu, e cardiomiopatia congênita em bois Hereford. A cardiomiopatia em gado holandês de origem canadense já foi relatada em Holstein, Holstein-Frísia (estes dois conhecidos como "gado

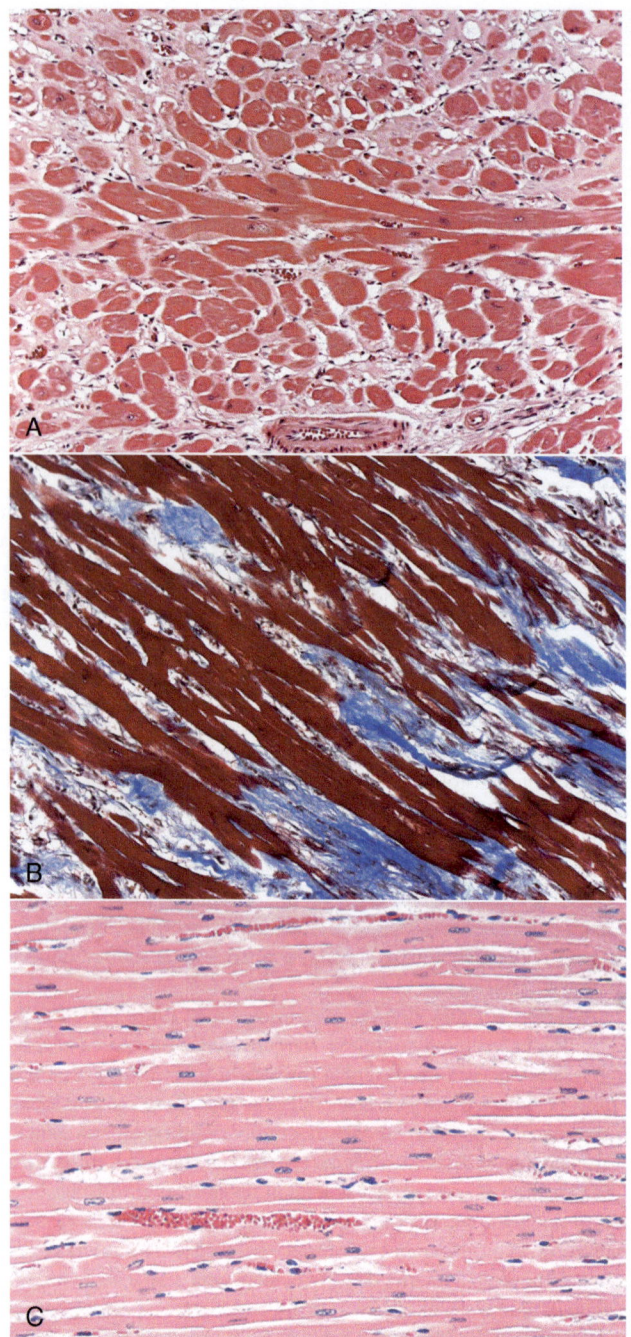

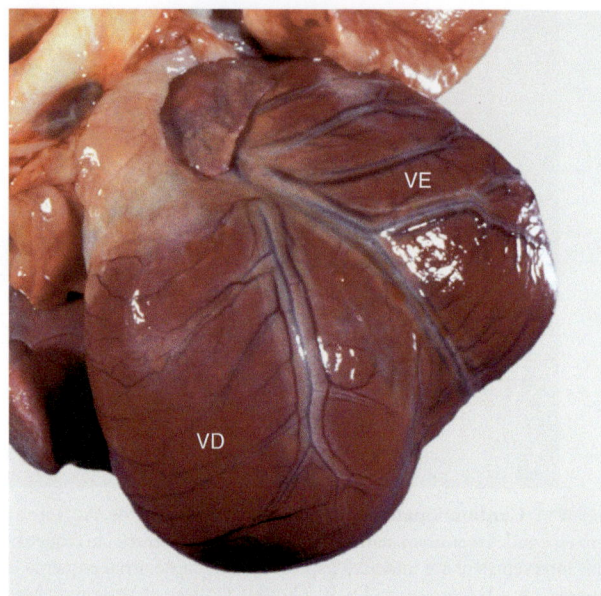

Figura 10-43 **Cardiomiopatia Dilatada (Congestiva), Coração, Ventrículo Esquerdo (VE) e Ventrículo Direito (VD), Cão.** Dilatação biventricular resultou em formação de ápice duplo no coração. (Cortesia do Dr. T. Boosinger, College of Veterinary Medicine, Auburn University; e Noah's Arkive, College of Veterinary Medicine, The University of Georgia.)

Figura 10-42 **Cardiomiopatia Hipertrófica, Coração, Miocárdio Ventricular, Gato. A,** Miócitos cardíacos estão hipertrofiados e em desarranjo. Coloração por HE. **B,** Coloração tricômio de Masson demonstra quantidades abundantes de colágeno intersticial (*azul*) produzidas por fibroblastos. **C,** Miócitos cardíacos normais arranjados em feixes paralelos. Coloração por HE. (**A** e **B** Cortesia de Atlantic Veterinary College, University of Prince Edward Island. **C** Cortesia do Dr. L. Borst, College of Veterinary Medicine.)

holandês" no Brasil) e na raça leiteira Dinamarquês vermelho; foi inicialmente relatada na Suíça em Holstein Simentais, mas hoje em dia é relatada em diversos países. Estudos de cruzamentos indicaram um modo autossômico recessivo de hereditariedade. Bovinos afetados desenvolvem insuficiência cardíaca congestiva com dilatação cardíaca. Os achados histopatológicos incluem perda de células musculares cardíacas e substituição por fibrose. A cardiomiopatia em bovinos Wagiu ocorre em bezerros neonatos e jovens. Microscopicamente, a degeneração miocárdica e a necrose são marcantes. Há suspeita de

um gene autossômico recessivo letal. A cardiomiopatia congênita ocorre em bovinos Poll Hereford em associação à síndrome do pelame lanoso. Herdada como um traço autossômico recessivo letal, bezerros afetados usualmente morrem de insuficiência cardíaca congestiva com 12 semanas de idade.

Cardiomiopatia Restritiva. A cardiomiopatia restritiva ocorre infrequentemente. A cardiomiopatia restritiva é um termo funcional, e não uma entidade mórbida, e consiste de um espectro de fenótipos e fisiopatologias. A principal característica da cardiomiopatia restritiva é o aumento da rigidez do miocárdio que resulta em falência diastólica. O aumento de rigidez é dado por fibrose miocárdica e infiltração variável por leucócitos. Algumas vezes o endocárdio também está envolvido (fibrose endomiocárdica), e supostamente seja um subtipo específico de cardiomiopatia restritiva. Quando o endocárdio está envolvido há espessamento endocárdico extremo secundário à fibrose e tecido de granulação. A cardiomiopatia restritiva em gatos pode ter dois tipos de alterações endocárdicas resultando em transtorno do preenchimento vascular. Em um tipo, o endocárdio ventricular esquerdo possui uma notável fibrose difusa. Evidências sugerem que a lesão fibrótica seja precedida pela endomiocardite. O segundo tipo resulta de bandas moderadoras excessivas que atravessam a cavidade ventricular esquerda. Outros exemplos de cardiomiopatia restritiva em animais incluem fibrose endocárdica em certas linhagens de ratos idosos e fibroelastose endocárdica congênita em gatos Birmaneses (Fig. 10-45).

Cardiomiopatia Ventricular Direita Arritmogênica. A cardiomiopatia ventricular direita arritmogênica é uma cardiopatia importante em cães Boxer de meia-idade e casos raros foram relatados em gatos. Outros nomes para a doença incluem a cardiomiopatia do Boxer e arritmias ventriculares familiares do Boxer. É herdado como um traço autossômico dominante em Boxers, e está associado a uma deleção do oitavo par de bases na região não traduzida 3` do gene Striatin no cromossomo 17, inibição do tráfico das proteínas da via Wnt a partir do retículo endoplasmático a suas localizações apropriadas dentro da célula, e potencialmente com deficiência de Calstabina 2. Cães afetados apresentam uma alta incidência de arritmias ventriculares com morfologia de bloqueio de ramo esquerdo predominantemente, que se origina do ventrículo direito, e eles frequentemente possuem

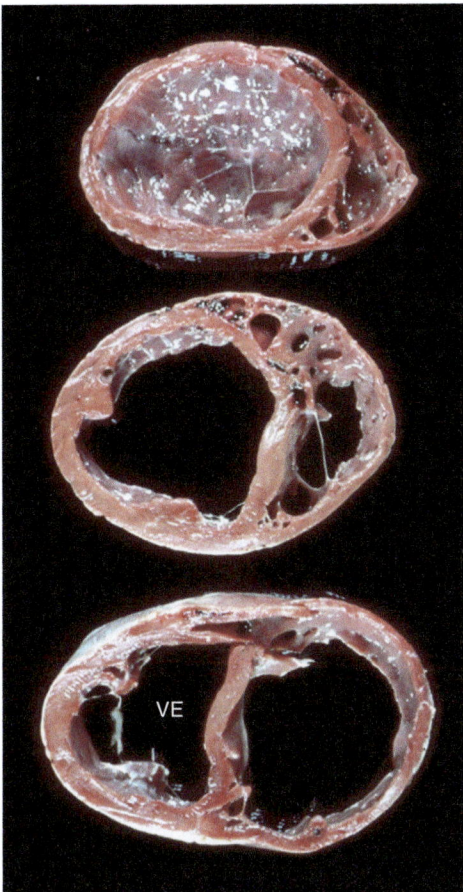

Figura 10-44 Cardiomiopatia Dilatada (Congestiva), Coração, Ventrículos, Corte Transverso, Cão. O ventrículo esquerdo (VE) e o ventrículo direito apresentam paredes finas, câmaras dilatadas e endocárdio fibrótico branco. (Cortesia do Dr. Y. Niyo, College of Veterinary Medicine, Iowa State University; e Noah's Arkive, College of Veterinary Medicine, The University of Georgia.)

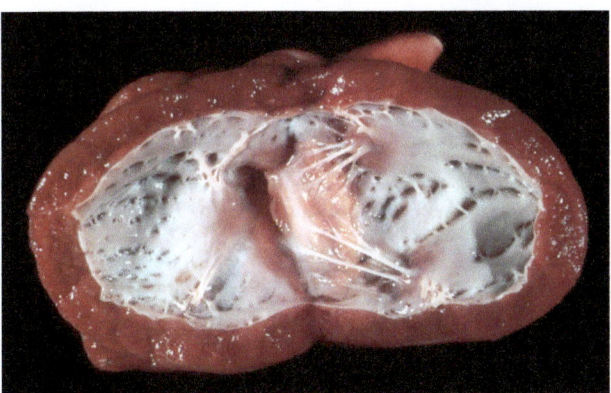

Figura 10-45 Fibrose Subendocárdica, Coração, Ventrículo Esquerdo, Cão. O endocárdio está opaco em razão das quantidades aumentadas de colágeno e fibras elásticas que foram depositadas no subendocárdio, secundariamente à turbulência do fluxo sanguíneo dentro dos ventrículos. Este cão tinha um ducto arterioso persistente. Esta lesão pode ter uma base hereditária em gatos Birmaneses e é frequentemente uma sequela da turbulência dentro dos ventrículos nas cardiopatias. (Cortesia do College of Veterinary Medicine, University of Illinois.)

sobrecarga da câmara ventricular direita; entretanto, alguns cães possuem câmaras cardíacas de tamanho normal, e por conta da natureza intermitente da arritmia na cardiomiopatia ventricular direita arritmogênica, eles podem não ter um histórico documentado de complexos ventriculares prematuros no eletrocardiograma. Portanto,

a ausência de arritmias e/ou sobrecarga da câmara cardíaca direita documentadas não descarta a possibilidade da doença. Os achados histopatológicos distintos são semelhantes àqueles da doença em seres humanos e incluem substituição substancial dos miócitos cardíacos do ventrículo direito (VD) por tecido adiposo ou fibroso em um padrão gorduroso ou fibrogorduroso.

É uma rara doença miocárdica em gatos. Os gatos apresentam hipertrofia excêntrica do VD moderada a severa, e severa sobrecarga atrial direita com adelgaçamento segmentado a difuso da parede, e desenvolvem arritmias atriais e ventriculares por circuitos de reentrada que ocorrem em regiões de infiltração fibro-gordurosa.

Cardiomiopatia Não Classificada. Esta é uma categoria nebulosa que inclui casos com dilatação atrial esquerda ou bilateral, espessura da parede do VE normal a discretamente aumentada, função sistólica normal e disfunção diastólica. Macroscopicamente e histologicamente, a distinção entre cardiomiopatia restritiva e não classificada não é aparente a menos que exista fibrose endomiocárdica. A separação entre estas duas entidades pode algumas vezes ser realizada *antemortem* por meio de avaliação ecocardiográfica de um padrão de enchimento restritivo no influxo mitral (ondas E e A).

Mecanismos Moleculares de Cardiomiopatias Hereditárias. Nossa compreensão dos mecanismos moleculares das cardiomiopatias hereditárias está se desenvolvendo rapidamente. Em seres humanos com cardiomiopatia hipertrófica familiar herdada em um modo autossômico dominante, uma variedade de mutações de um único gene já foi documentada. As mutações afetam os genes que codificam proteínas de sarcômeros dos miócitos cardíacos. As proteínas cardíacas alteradas associadas à cardiomiopatia hipertrófica incluem a β-miosina cardíaca de cadeia pesada, troponina T e tropomiosina cardíacas, e proteína C ligada à miosina. As proteínas mutadas associadas à cardiomiopatia dilatada incluem a desmina, proteínas mitocondriais, distrofina, titina (a titina expande o sarcômero e conecta as bandas Z e M, restringindo a amplitude da movimentação de estiramento do sarcômero), e uma subunidade da proteína de superfície distrofina associada a glicoproteínas. Ainda não se sabe ao certo como estas proteínas mutantes resultam em alterações funcionais e estruturais das células musculares cardíacas. Entretanto, estudos recentes sugerem que a cardiomiopatia hipertrófica possa surgir da transferência de energia defeituosa das mitocôndrias aos sarcômeros. Acredita-se que a cardiomiopatia dilatada esteja associada a anormalidades nas proteínas do citoesqueleto resultando em geração de força, transmissão da força ou sinalização de miócitos anormais. Mutações genéticas e proteínas alteradas semelhantes foram recentemente descobertas nas várias cardiomiopatias hereditárias dos animais.

Transformação Neoplásica. Diversas neoplasias primárias e secundárias ocorrem no coração ou próximas a ele. Neoplasias primárias incluem rabdomioma, rabdomiossarcoma, schwanoma e hemangiossarcoma. Rabdomiomas e rabdomiossarcomas são raros em animais e formam nódulos brancos a cinzas no miocárdio, que frequentemente se projetam em direção às câmaras cardíacas. A rabdomiomatose congênita em suínos e porcos-da-Índia é presumivelmente um hamartoma não neoplásico (isto é, malformação que frequentemente se assemelha a uma neoplasia e que é composta por um crescimento excessivo de células e tecidos maduros, o qual normalmente ocorre no órgão afetado). A rabdomiomatose cardíaca já foi relatada em bovinos, ovinos e cães. Áreas únicas ou múltiplas, pálidas, pobremente circunscritas estão dispersas no miocárdio e são compostas por células grandes repletas de glicogênio com características morfológicas de cardiomiócitos e células de Purkinje.

O linfoma maligno (linfossarcoma) é a neoplasia secundária mais comum que ocorre no coração e frequentemente causa lesões nos corações de bovinos, as quais podem ser severas o suficiente para causar morte por insuficiência cardíaca. As lesões cardíacas podem estar presentes em cães e gatos com linfoma maligno. A infiltração por células neoplásicas pode ser difusa ou nodular, e envolve o miocárdio, endocárdio e pericárdio. O tecido linfomatoso surge como massas brancas que podem ser parecidas com depósitos de gordura (Fig. 10-46). Microscopicamente, infiltrações extensas de linfócitos neoplásicos estão presentes entre os miócitos (Fig. 10-47). Outras neoplasias, como melanomas malignos, ocasionalmente têm lesões metastáticas no coração.

Tumores originários do coração são neoplasias primárias de tecidos extracardíacos em cães e de ocorrência rara em gatos. Eles surgem na base do coração e podem causar obstrução vascular e insuficiência cardíaca. A neoplasia mais comum que surge nesta localização é o tumor de corpo aórtico ou paraganglioma (quemodectoma), mas ocasionalmente tecidos ectópicos da tireoide ou paratireoide dão origem a neoplasias nesta área. O corpo aórtico é um órgão quimiorreceptor. Em alguns casos, tumores de corpos aórticos se tornam massas grandes, brancas e firmes que circundam e comprimem os grandes vasos e os átrios (Fig. 10-48). Raças de cães braquicefálicos são mais frequentemente afetadas. Microscopicamente, as células neoplásicas são poliédricas com citoplasma vacuolizado e são suportadas por um fino tecido conjuntivo estromal (Fig. 12-47).

Degeneração e Morte Celular

Necrose Miocárdica e Mineralização. A necrose e mineralização miocárdica podem resultar de uma série de causas, incluindo deficiências nutricionais, agentes químicos e plantas tóxicas, isquemia, distúrbios metabólicos, doenças hereditárias e injúrias físicas (Quadro 10-5). A partir desta grande lista de causas de injúria miocárdica, alguns dos exemplos atuais mais frequentemente observados são a intoxicação por ionóforo em equinos e ruminantes, deficiência de vitamina E-selênio nos animais jovens de todas as espécies, "síndrome coração-cérebro" dos cães (Fig. 10-82), intoxicação por antraciclina em cães, e intoxicação por gossipol em suínos. Por todo o mundo, várias mortes em ruminantes foram resultado do consumo de plantas tóxicas, como a *Acacia georginae* e *Dichapetalum cymosum*. As lesões macroscópicas são semelhantes, independentemente da toxina específica, e incluem áreas brancas a bronze, e faixas lineares em todo o miocárdio. Lesões microscópicas incluem degeneração miocárdica multifocal e necrose caracterizadas por vacuolização do citoplasma miocárdico; perda de estrias cruzadas; fragmentação dos rabdomiócitos;

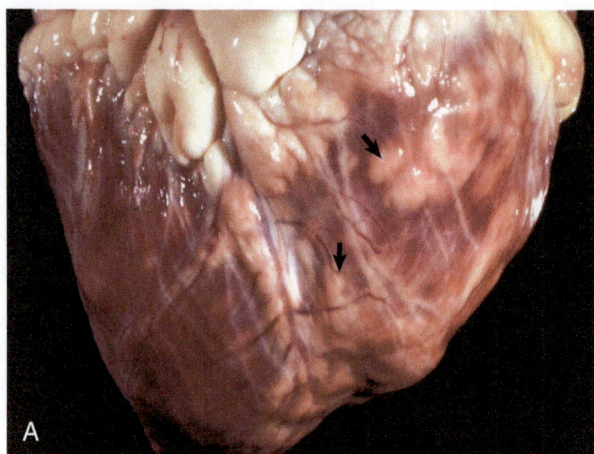

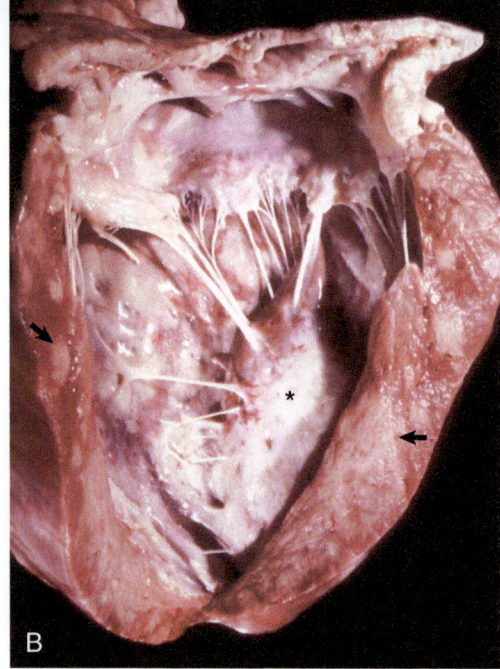

Figura 10-46 **Linfoma (Linfossarcoma), Coração, Miocárdio, Vaca. A,** Locais de linfócitos neoplásicos infiltrados no miocárdio ventricular são evidentes como numerosas áreas e nódulos brancos (*setas*). **B,** Áreas brancas semelhantes do tumor são visíveis no corte da parede ventricular esquerda (*setas*) e no tecido subendocárdico (*) no septo ventricular. (Cortesia do College of Veterinary Medicine, University of Illinois.)

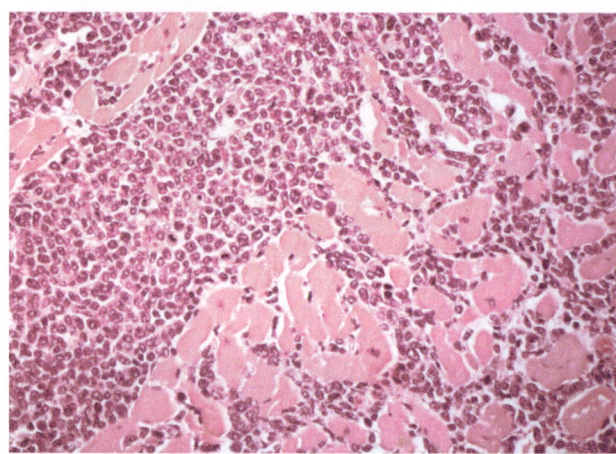

Figura 10-47 **Linfoma (Linfossarcoma), Coração, Corte do Miocárdio, Vaca.** Linfócitos neoplásicos se infiltraram extensamente entre os cardiomiócitos. A extensa infiltração pode resultar em atrofia e perda de miócitos. (Cortesia do School of Veterinary Medicine, Purdue University.)

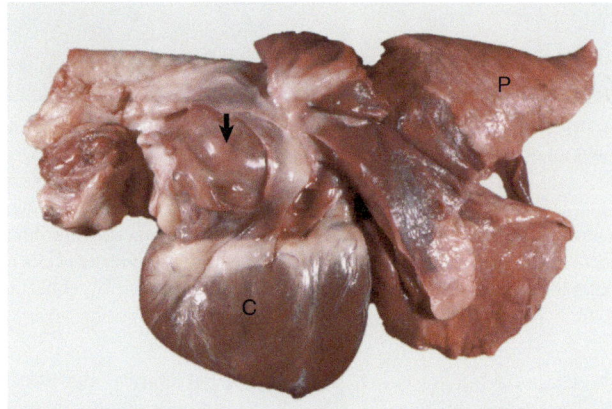

Figura 10-48 **Quemodectoma (Tumor da Base do Coração), Corpo Aórtico, Cão.** Note a grande massa (*seta*) na base do coração (C). *P*, Pulmões. (Cortesia do College of Veterinary Medicine, University of Illinois.)

hipereosinofilia, coagulação e aglutinação do sarcoplasma; e picnose e cariólise nuclear (Fig. 10-49).

Intoxicações

Degeneração Miocárdica Induzida por Ionóforos. Ionóforos (antibióticos de poliéter), como a monensina, lasalocid, salinomicina e narasina, são tóxicos para equinos e cães em concentrações extremamente baixas. Eles são utilizados como aditivos na alimentação para aumentar a eficiência da dieta e ganho de peso de gado de corte e leiteiro, como também para controlar coccidiose em frangos. Os equinos ganham acesso aos ionóforos quando consomem (1) alimentos de ruminantes que contenham ionóforo; (2) alimentos de equinos acidentalmente misturados a ionóforo; e (3) alimentos de equinos e cães acidentalmente contaminados em um engenho que produza ração para frangos, bovinos, equinos e cães. Os ionóforos causam degeneração e necrose agudas dos rabdomiócitos cardíacos; este tipo de lesão é discutido em detalhes na seção sobre Respostas à Injúria: Miocárdio, Necrose Miocárdica. Os ionóforos são agentes quelantes lipofílicos que transportam cátions através de membranas fosfolipídicas de camada dupla e complexos com cátions monovalentes, como o Na⁺ e Ca⁺, e cruzam membranas celulares e adentram a célula através de sistemas de transporte em troca de íons H⁺ e K⁺. Supostamente, incrementos nas concentrações intracelulares de Ca^+ e possivelmente de Na^+ causam injúria e disfunção da membrana celular, resultando em edema mitocondrial e diminuição da produção de adenosina trifosfato. Além disso, eles causam peroxidação lipídica das membranas celulares, levando à perda da integridade da membrana celular, trocas de fluido e íons, e necrose oncótica.

Degeneração Miocárdica Induzida por Gossipol. A degeneração miocárdica induzida por gossipol pode seguir a ingestão de semente de algodão ou de seus produtos, que contêm excesso de gossipol livre. O gossipol é um pigmento extremamente tóxico na planta do algodão; entretanto, é tóxico somente quando em sua forma livre (não ligado a proteínas). O gossipol causa degeneração e necrose miocárdica, e falha da condução cardíaca (ver discussão posterior). As características macroscópicas e microscópicas das lesões são de várias formas semelhantes àquelas causadas por degeneração miocárdica induzida por ionóforos ou *Ageratina altissima* em equinos. Além disso, a degeneração e necrose rabdomiocítica aguda são discutidas na seção sobre Respostas à Injúria: Miocárdio, Necrose Miocárdica e também no Capítulo 15. Animais monogástricos, particularmente suínos e equinos, são mais

sensíveis à degeneração e necrose miocárdica induzida por gossipol do que ruminantes. Em resumo, as lesões macroscópicas incluem áreas pálidas brancas a bronze por todo o miocárdio "flácido"; as lesões microscópicas incluem degeneração miocárdica multifocal e necrose.

Degeneração Miocárdica Induzida por Agentes Quimioterápicos. A cardiotoxicidade surgiu como uma entidade clínica significativa na medicina veterinária nos anos recentes após o uso crescente de drogas antineoplásicas na prática de pequenos animais e pela utilização disseminada de promotores de crescimento em ruminantes (Fig. 10-49).

Distúrbios dos Animais Domésticos: Sistema de Condução Cardíaco

Distúrbios de Crescimento

Transformação Neoplásica

Schwanomas. Os schwanomas envolvem nervos cardíacos em bovinos e surgem como nódulos brancos únicos ou múltiplos detectados como achados incidentais no abatedouro (Fig. 14-115).

Degeneração e Morte Celular

As doenças do sistema de condução têm sido descritas principalmente em cães e equinos, provavelmente porque as avaliações clínicas cardíacas são realizadas mais frequentemente nestas espécies. Os distúrbios secundários do sistema de condução resultam de doenças miocárdicas (inflamação, neoplasia ou degeneração) próximas ao sistema de condução. Doenças específicas presumivelmente hereditárias em cães incluem (1) síncope em cães Pug com lesões do feixe de His; (2) parada sinusal intermitente em cães Dálmatas surdos, presumivelmente associada a lesões no nodo sinusal; (3) síncope sinoatrial (disfunção do nó doente) em fêmeas Schnauzer miniatura, West Highland white terrier, Cocker spaniel e Teckel; (4) arritmia ventricular hereditária e morte súbita inesperada em Pastores alemães, e (5) patologia de condução disseminada em cães Malamute do Alasca que morrem subitamente e inesperadamente em uma corrida. Outras arritmias em cães e equinos são fibrilação atrial e bloqueio cardíaco. Cães com fibrilação atrial frequentemente apresentam insuficiência cardíaca congestiva concomitante e dilatação atrial com insuficiência valvar AV, mas a maioria dos equinos vive uma vida normal ou próxima disso, pode responder à cardioversão e na necropsia apresentam fibrose miocárdica atrial. O bloqueio cardíaco de primeiro grau (atraso do impulso através do nodo AV), segundo grau (falha intermitente para condução através do nodo AV com batimentos reduzidos) e terceiro grau (completo) têm sido associados a lesões miocárdicas, como áreas de cicatrização, em equinos e cães. O bloqueio cardíaco de segundo grau é considerado como um fenômeno normal em equinos.

A parada atrial persistente (átrios silenciosos, miopatia AV) é uma cardiopatia progressiva de Springer spaniels ingleses e gatos caracterizada por notável dilatação atrial e fibrose.

A fibrilação atrial ocorre em bovinos associada à dilatação atrial direita e fibrose, além de alterações no nodo SA. Também, a morte cardíaca súbita (inesperada) é descrita em cavalos de corrida com fibrose miocárdica atrial direita, fibrose do septo interventricular superior e arteriosclerose das artérias intramiocárdicas.

Ver também a discussão sobre o sistema de condução cardíaco na seção Disfunção/Respostas à Injúria; Respostas; Sistema de Condução Cardíaco.

Inflamação

Ver a seção prévia sobre Degeneração e Morte Celular.

Distúrbios dos Animais Domésticos: Endocárdio e Valvas Cardíacas

Ver a discussão sobre o endocárdio e valvas cardíacas na seção sobre Respostas à Injúria: Endocárdio e Valvas Cardíacas. Os principais tipos de doenças valvares AV são demonstrados na Fig. 10-50.

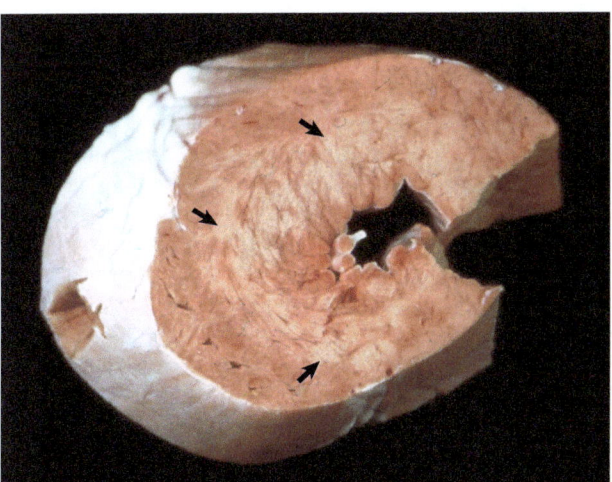

Figura 10-49 Necrose Miocárdica, Intoxicação Aguda por Monensina, Coração, Corte Transverso, Miocárdio Ventricular Esquerdo, Bezerro. Note as áreas necróticas pálidas e manchadas (*setas*) distribuídas por todo o miocárdio ventricular. (Cortesia do School of Veterinary Medicine, Purdue University.)

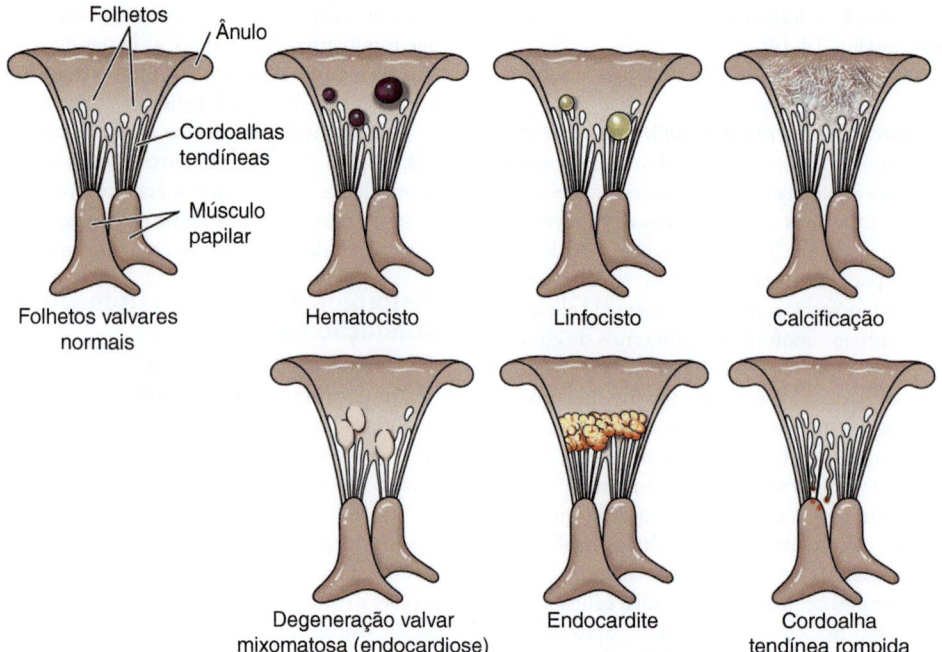

Figura 10-50 **Principais Tipos de Doença Valvar Atrioventricular Cardíaca.** (Redesenhado com permissão de School of Veterinary Medicine, Purdue University.)

Distúrbios de Crescimento

Fibroelastose Endocárdica. A fibroelastose endocárdica em animais foi historicamente reconhecida como um defeito cardíaco primário em gatos Birmaneses e Siameses. Animais afetados apresentavam endocárdio espessado, branco e proeminente, especialmente do ventrículo esquerdo, em razão da proliferação de tecido fibroelástico (Fig. 10-45). A fibroelastose endocárdica é uma reação do endocárdio à hipóxia e frequentemente está associada à cardiopatia, o que resulta em dilatação das câmaras cardíacas. Ainda é incerto se esta é uma verdadeira anomalia congênita ou uma resposta à dilatação atrial esquerda.

Anomalias Valvares Diversas

Hematomas Valvares. Hematomas valvares (hematocistos, telangiectasia valvar) frequentemente são observados nas valvas AV de várias espécies, mas são comuns em ruminantes após o nascimento (Fig. 10-51, A). Estas lesões podem regredir e não causar quaisquer anormalidades funcionais. As lesões envolvem o surgimento de cistos proeminente preenchidos por sangue, de vários milímetros de diâmetro, nas valvas AV.

Linfocistos Valvar. Os linfocistos valvares também podem ocorrer e surgem como cistos preenchidos por soro amarelo nas cúspides da valva AV (Fig. 10-51, B).

Degeneração e Morte Celular

Endocardite Ulcerativa (Endocardite Urêmica). A endocardite urêmica é mais comumente um distúrbio de cães que segue episódios agudos ou repetidos de uremia. Estes episódios causam endocardite ulcerativa (lesão do endotélio) do átrio esquerdo, que é resolvida por cicatrização caracterizada por fibrose, com ou sem mineralização e átrios dilatados cronicamente (Fig. 10-52).

Degeneração Valvar Mixomatosa (Endocardiose Valvar). Alterações degenerativas nas valvas são frequentemente observadas em cães idosos, e o processo que resulta em lesão é chamado de *degeneração valvar mixomatosa* (endocardiose valvar). Ver também a seção sobre Distúrbios dos Cães (Fig. 10-83).

Mineralização Endocárdica. A mineralização endocárdica ocorre por ingestão de quantidades excessivas de vitamina D e pela intoxicação por plantas calcinogênicas (*Cestrum diurnum*, *Trisetum flavescens*, *Solanum malacoxylon* e *Solanum torvum*) que contêm análogos da vitamina D. Estas síndromes induzidas por plantas de bovinos têm sido chamadas por diferentes nomes em várias áreas do mundo, como a "doença caquetizante de Manchester" na Jamaica, "calcinose enzoótica" na Europa, "doença Naalehu" no Havaí, "enteque seco" na Argentina e "espichamento" no Brasil. Múltiplas placas grandes, brancas, ásperas e firmes de tecido fibroelástico mineralizado estão presentes no endocárdio e na túnica íntima de grandes artérias elásticas. A fibrose, com ou sem mineralização, ocorre em corações cronicamente dilatados, em corações de bovinos debilitados com a doença de Johne (Fig. 10-53; ver também Fig. 10-22), em cães com lesões cicatrizadas de endocardite ulcerativa atrial esquerda associada a um episódio prévio urêmico (Fig. 10-52), e nas chamadas lesões em jato produzidas pelo trauma ou refluxo de sangue em insuficiências valvares.

Inflamação

Endocardite Vegetativa Valvar e Mural. A endocardite é usualmente o resultado de infecções bacterianas, exceto por lesões causadas pela migração de larvas de *Strongylus vulgaris* em equinos e raramente em infecções micóticas. As lesões frequentemente são muito grandes no momento da morte e estão presentes nas valvas (endocardite valvar), embora algumas lesões se originem do miocárdio subjacente ou se estendam a partir da valva afetada até a parede adjacente (endocardite mural). Macroscopicamente, as valvas afetadas possuem massas de fibrina grandes, aderidas, friáveis, de coloração amarela a cinza, chamadas de *vegetações*, as quais podem ocluir o orifício valvar (Figs. 10-54, A e 10-55). Nas lesões crônicas, os depósitos de fibrina são organizados por tecido conjuntivo fibroso para produzir massas nodulares irregulares chamadas de *verrucosas* (lesões semelhantes a verrugas). Microscopicamente, a lesão consiste de camadas de fibrina e numerosas colônias bacterianas situadas acima de uma zona de leucócitos infiltrados e tecido de granulação (Fig. 10-54, B). A frequência relativa de envolvimento valvar com endocardite em animais é mitral > aórtica > tricúspide > pulmonar.

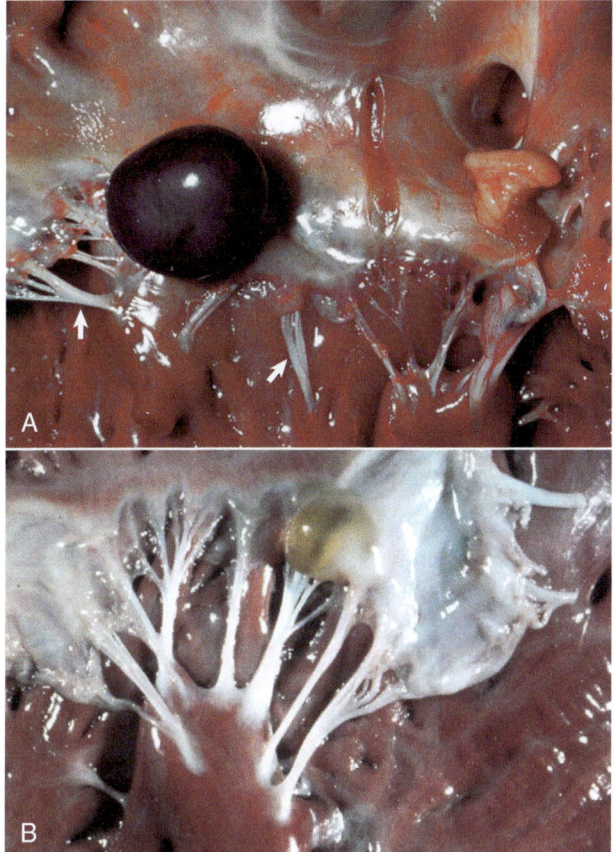

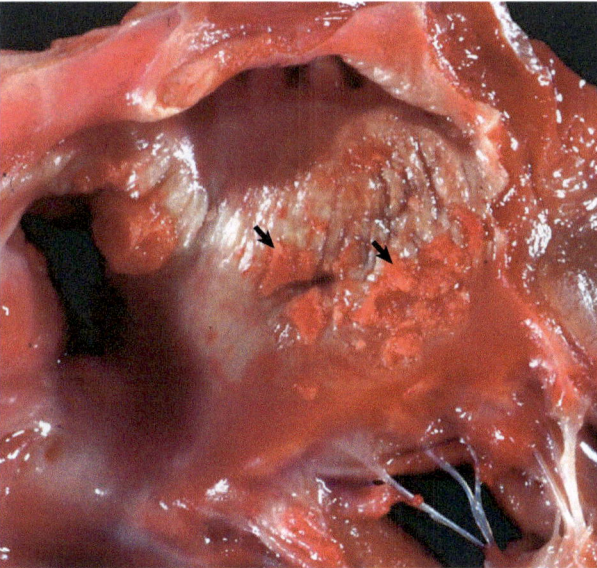

Figura 10-52 **Endocardite Ulcerativa (Uremia), Coração, Endocárdio do Átrio Esquerdo, Cão.** Note a área enrugada, espessa, de coloração branca e vermelha (*setas*) de endocardite, mineralização e formação de tecido fibroso (*cicatriz*) causada pela uremia neste cão com insuficiência renal crônica. (Cortesia do Dr. K. Read, College of Veterinary Medicine, Texas A&M University; e Noah's Arkive, College of Veterinary Medicine, The University of Georgia.)

Figura 10-51 **Hematocistos e Linfocistos, Bezerro. A,** Hematocisto valvar, coração, lado esquerdo aberto, valva mitral, bezerro após o nascimento. Um cisto escuro preenchido por sangue se projeta a partir de uma cúspide da valva mitral. *Setas* indicam cordoalhas tendíneas. Os hematocistos usualmente ocorrem em ruminantes, não causam anormalidade funcional, e usualmente regridem dentro de alguns meses após o nascimento. **B,** Linfocisto valvar, coração. Um cisto preenchido por linfa está em uma cúspide da valva atrioventricular. Assim como os hematocistos, os linfocistos usualmente ocorrem em ruminantes, não causam qualquer anormalidade funcional, e usualmente regridem dentro de alguns meses após o nascimento. (**A** Cortesia do Dr. M.D. McGavin, College of Veterinary Medicine, University of Tennessee. **B** Cortesia de College of Veterinary Medicine, University of Illinois.)

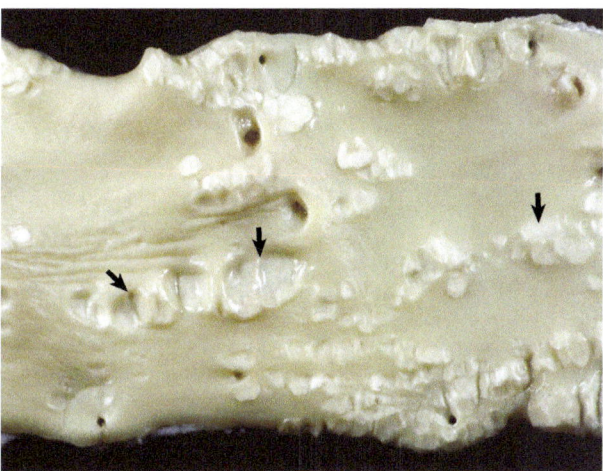

Figura 10-53 **Doença de Johne, Arteriosclerose, Aorta, Vaca.** Diversos focos proeminentes, brancos e mineralizados estão nas túnicas íntima e média (*setas*). (Cortesia do College of Veterinary Medicine, University of Illinois.)

A patogenia da endocardite é complicada e não completamente compreendida, mas os componentes da tríade de Virchow na trombogênese — lesão endotelial, turbulência e hipercoagulabilidade — estão envolvidos. Animais afetados frequentemente apresentam infecções extracardíacas preexistentes, como gengivite, mastite, abscessos hepáticos ou dermatite, resultando em um ou mais surtos de bacteremia. O fluxo sanguíneo intracardíaco turbulento associado a anomalias congênitas ou presença de dispositivos intracardíacos ou vasculares, como cateteres, pode contribuir para o início da lesão. Lesão endotelial induzida por trauma focal na superfície das valvas normalmente avasculares permite que a bactéria se adira, prolifere e inicie uma reação inflamatória que resulta em deposição subsequente de massas de fibrina. A morte é resultado da insuficiência cardíaca por disfunção valvar ou pelos efeitos da bacteremia. Em alguns animais, os êmbolos sépticos se alojam em órgãos, como coração, sinóvia, ossos, fígado, rins e meninges, levando a infarto e/ou inflamação localizada ou formação de abscesso. Ver a discussão sobre endocardite valvar vegetativa e mural na seção sobre Distúrbios dos Animais Domésticos: Endocárdio e Valvas Cardíacas, Inflamação, e também o Capítulo 3.

Trombose Atrial. Os trombos atriais podem ocorrer com doenças valvares ou miocárdicas, e são resultado de anormalidades hemostáticas por estase ou turbulência. Injúria endotelial, turbulência e hipercoagulabilidade estão envolvidos na patogenia dos trombos atriais.

Distúrbios dos Animais Domésticos: Pericárdio e Epicárdio
Distúrbios de Circulação
Hemorragia. A hemorragia que envolve o pericárdio e epicárdio (Fig. 10-24) resulta de estiramento, ruptura, laceração ou esmagamento de vasos sanguíneos nestas estruturas, e pode ser causada por feridas penetrantes (objetos estranhos, projéteis balísticos, ou facas), lacerações por ossos fraturados, forças de cisalhamento que estiram e finalmente rompem vasos em tecidos (trauma por força brusca), lacerações e ruptura do tecido por perda de integridade estrutural

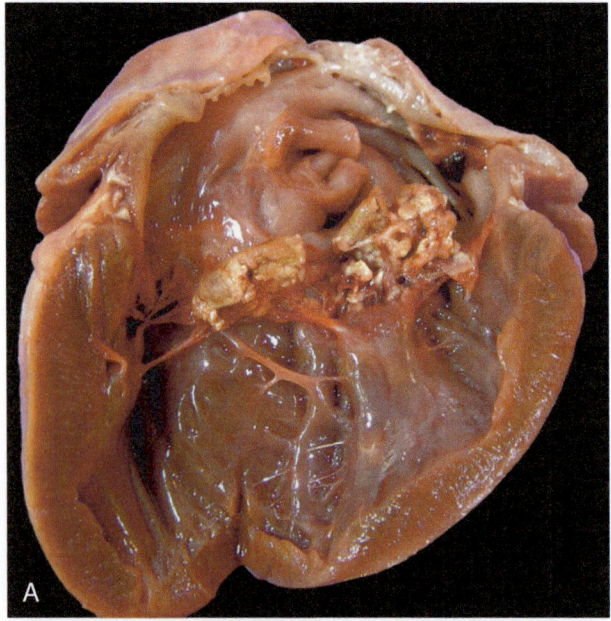

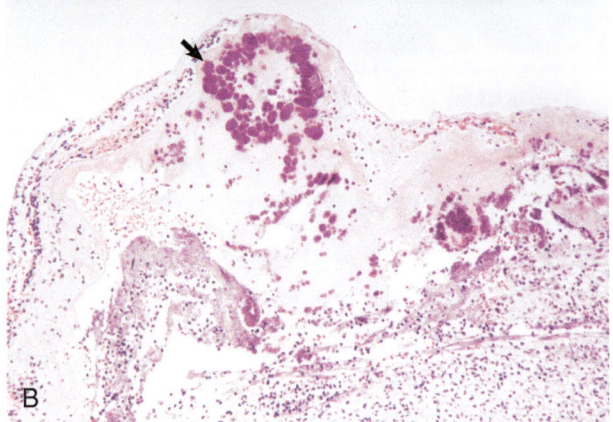

Figura 10-54 **Endocardite Valvar Vegetativa. A,** Valva mitral, coração, bezerro. Diversas massas trombóticas grandes, elevadas, friáveis e de coloração amarela a vermelha, estão ligadas às cúspides da valva mitral. A superfície áspera e granular dos folhetos valvares é atribuída à fibrina, plaquetas, além de bactérias presas e eritrócitos. **B,** Infecção bacteriana, coração, valva tricúspide, vaca. Note massas abundantes de fibrina e colônias bacterianas (*seta*). Coloração por HE. (**A** Cortesia de Atlantic Veterinary College, University of Prince Edward Island. **B** Cortesia do Dr. M.D. McGavin, College of Veterinary Medicine, University of Tennessee.)

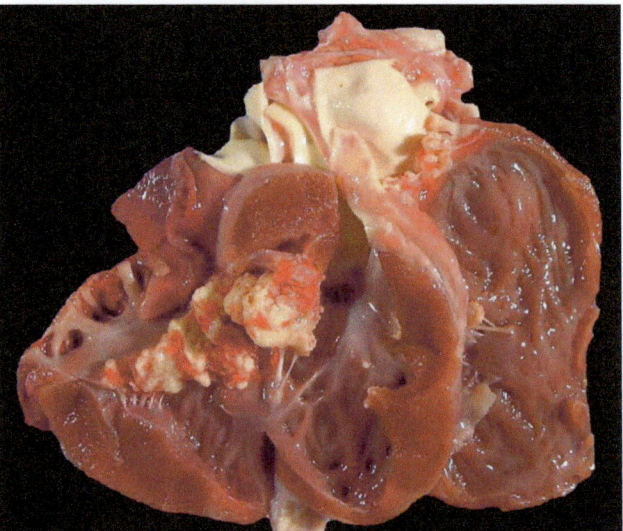

Figura 10-55 **Endocardite Valvar,** *Streptococcus suis,* **Valvas Cardíacas Mitral e Pulmonar, Suíno.** Note o material amarelo friável aderido e substituindo uma porção da valva atrioventricular esquerda normal. A câmara ventricular esquerda está dilatada devido à falha da função normal da valva (hipertrofia excêntrica). (Cortesia do Atlantic Veterinary College, University of Prince Edward Island.)

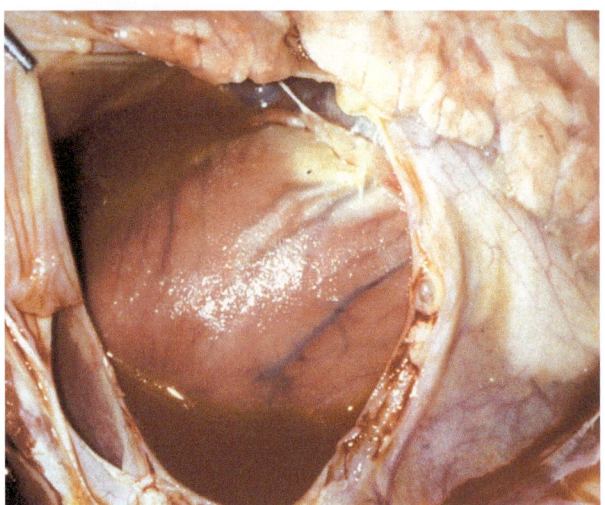

Figura 10-56 **Hidropericárdio, Saco Pericárdico, Suíno.** O saco pericárdico dilatado de parede delgada contém líquido seroso que acumulou secundariamente a alterações na pressão hidrostática entre a cavidade pericárdica, sistema circulatório e sistema linfático. (Cortesia do College of Veterinary Medicine, University of Illinois.)

atribuída a propriedades invasivas e destrutivas de neoplasias, como os hemangiossarcomas (Capítulos 2 e 6).

Efusões. Ver as discussões sobre os mecanismos de formação de edema e Figuras 2-6 até 2-10 no Capítulo 2.

Dilatação Pericárdica. O pericárdio responde ao excesso de fluido no espaço pericárdico por dilatação. Entretanto, este resultado necessita de tempo adequado para permitir ajustes no tamanho. No hemopericárdio, o sangue rapidamente preenche a cavidade pericárdica e a morte ocorre frequentemente inesperadamente por tamponamento cardíaco, uma condição que decorre da compressão do coração causada por acúmulo de sangue, levando à redução do débito cardíaco. O hidropericárdio é o acúmulo de líquido seroso, claro, amarelo claro, aquoso (isto é, transudato) no saco pericárdico (Fig. 10-56). Em casos associados à lesão vascular, alguns cordões de fibrina estão presentes, e o líquido pode coagular após exposição ao ar.

Hidropericárdio. O hidropericárdio ocorre naquelas doenças com edema generalizado (Fig. 10-56). Desta forma, a ascite e hidrotórax frequentemente ocorrem concomitantemente com o hidropericárdio. A insuficiência cardíaca congestiva é um importante mecanismo de hidropericárdio e é usualmente o resultado de doenças miocárdicas, valvares, congênitas ou neoplásicas primárias. Doenças específicas comuns incluem cardiomiopatia dilatada de cães e gatos, e "síndrome da ascite" em frangos. O hidropericárdio também pode acompanhar hipertensão pulmonar (p. ex. "doença do peito inchado" ou "doença das altas altitudes" em bovinos), insuficiência renal e hipoproteinemia por diversas doenças crônicas debilitantes. O hidropericárdio também pode ocorrer em várias doenças sistêmicas com lesão vascular, como a septicemia em suínos, "coração d'água" (infecção por *Cowdria ruminantum*) em pequenos ruminantes, doença equina africana e febre efêmera bovina.

O hidropericárdio é o acúmulo de líquido seroso claro, amarelo claro e aquoso (isto é, transudato) no saco pericárdico (Fig. 10-56; ver também a seção sobre Distúrbios dos Animais Domésticos). Como exemplos, o hidropericárdio pode ocorrer em animais com (1) hipoproteinemia (diminuição da pressão osmótica coloidal) causada por hepatopatia ou nefropatia/enteropatia perdedora de proteínas; (2) insuficiência cardíaca (aumento da pressão hidrostática), onde há pobre retorno venoso ao coração; e (3) injúria vascular, onde o dano à função de barreira da parede vascular pode resultar em extravasamento de pequenas quantidades de proteínas plasmáticas. Neste último exemplo, alguns cordões de fibrina podem estar presentes e o líquido pode coagular quando exposto ao ar. As superfícies pericárdicas estão lisas e brilhantes em casos agudos, mas em casos crônicos, o epicárdio se torna opaco em razão do discreto espessamento fibroso e pode parecer áspero e granular quando houver proliferação vilosa do tecido fibroso, especialmente sobre os átrios. Os mecanismos envolvidos nestas trocas de fluido são discutidos nos Capítulos 2 e 3.

Hemopericárdio. O hemopericárdio é um acúmulo de sangue total no saco pericárdico (Figs. 10-57 e 10-58; ver também a seção sobre Distúrbios dos Animais Domésticos). A morte geralmente ocorre inesperadamente por tamponamento cardíaco, uma condição na qual a compressão do coração causada pelo acúmulo de sangue no saco pericárdico resulta em redução do débito cardíaco e baixa perfusão de leitos vasculares em todos os órgãos sistêmicos. Como exemplos, o hemopericárdio pode ser causado por trauma de força brusca (impacto com um automóvel) ou por ruptura da parede do átrio direito após invasão por um hemangiossarcomas.

O sangramento no saco pericárdico pode resultar de ruptura atrial espontânea em cães, ruptura atrial em cães com hemangiossarcomas, ruptura da aorta intrapericárdica ou artéria pulmonar em equinos, ou como complicação de injeções intracardíacas (Figs. 10-57 e 10-58).

Distúrbios de Crescimento

Atrofia Serosa. A atrofia serosa da gordura é prontamente identificada pela aparência cinzenta gelatinosa dos depósitos de gordura

epicárdicos (Fig. 10-59). Animais saudáveis normalmente possuem depósitos abundantes de gordura epicárdicos brancos ou amarelos, especialmente ao longo da junção AV. Microscopicamente, os lipócitos estão atrofiados, e o edema está presente no tecido intersticial. A atrofia serosa da gordura epicárdica ocorre rapidamente durante a anorexia, jejum ou caquexia porque a gordura é catabolizada para manter o balanço energético.

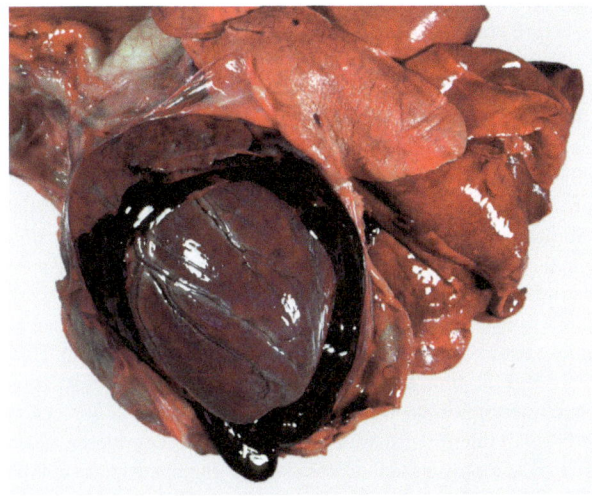

Figura 10-58 Hemopericárdio, Saco Pericárdico (Aberto), Cão. O saco pericárdico está preenchido por sangue coagulado. A hemorragia em uma cavidade corporal resulta em acúmulo de sangue coagulado ou não coagulado dentro da cavidade. (Cortesia do Dr. D.A. Mosier, College of Veterinary Medicine, Kansas State University.)

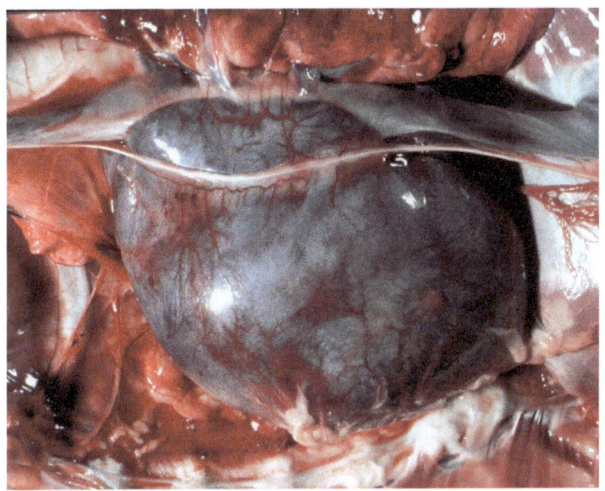

Figura 10-57 Hemopericárdio (Tamponamento Cardíaco), Átrio Direito, Hemangiossarcoma, Coração, Cão. O pericárdio está distendido e azul escuro porque contém sangue total secundariamente à ruptura de um hemangiossarcoma atrial. O hemopericárdio pode causar morte se for súbito e de volume suficiente para comprimir o coração e, desta forma, reduzir o débito cardíaco, uma condição conhecida como tamponamento cardíaco. Ao exame clínico, os sons cardíacos estão abafados. (Cortesia do College of Veterinary Medicine, University of Illinois.)

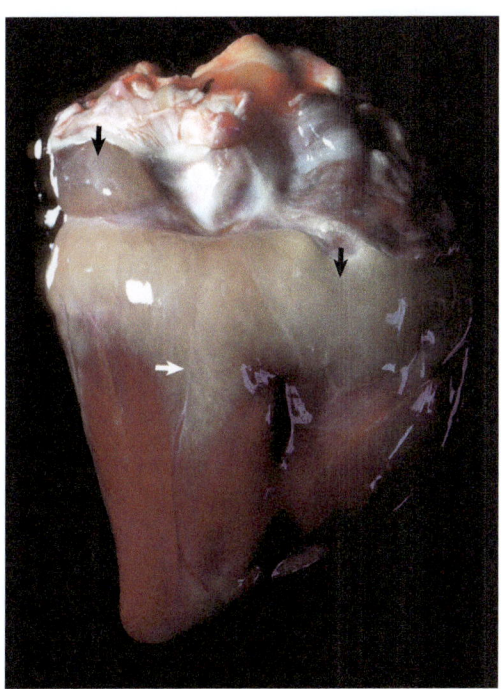

Figura 10-59 Atrofia Serosa da Gordura, Coração, Epicárdio, Vaca. Os depósitos de gordura epicárdicos estão cinzas e gelatinosos (*setas*), indicando que a gordura foi catabolizada, por exemplo, como nos estágios iniciais do jejum. (Cortesia do Dr. M.D. McGavin, College of Veterinary Medicine, University of Tennessee.)

Degeneração e Morte Celular

Calcificação Epicárdica. A calcificação epicárdica é uma característica na calcinose hereditária em camundongos e da cardiomiopatia em hamsters. A mineralização miocárdica (discutida depois) pode ser visível na superfície epicárdica na deficiência de vitamina E-selênio em ovinos e bovinos, intoxicação por vitamina D em diversas espécies, intoxicação por plantas calcinogênicas em bovinos ("doença debilitante de Manchester") e calcificação miocárdica espontânea em ratos e porcos-da-Índia idosos.

Gota. A gota visceral não foi relatada em animais domésticos, mas ocorre em pássaros e répteis (Capítulo 1).

Inflamação

Pericardite. A inflamação do pericárdio é frequentemente observada com septicemias bacterianas e tipicamente resulta em pericardite fibrinosa. Macroscopicamente, tanto a superfície pericárdica visceral quanto parietal estão cobertas por quantidades variáveis de depósitos de fibrina amarela, o que pode resultar em aderência entre as camadas parietal e visceral. Quando o saco pericárdico é aberto, os ligamentos são rompidos (chamado de coração pão com manteiga) (Fig. 10-60). Microscopicamente, uma camada eosinofílica de fibrina com neutrófilos misturados repousa sobre uma camada congesta (Fig. 10-61).

O resultado final da pericardite fibrinosa varia. A morte precoce é frequente porque várias destas lesões resultam de infecção por bactérias altamente virulentas e septicemia concomitante. Quando a sobrevida é prolongada, aderências se formam entre as superfícies pericárdicas após organização fibrosa do exsudato.

A pericardite supurativa é observada principalmente em bovinos como uma complicação de reticuloperitonite traumática ("doença das ferragens"). Corpos estranhos, como pregos ou pedaços de arame que se acumulam no retículo, ocasionalmente penetram a parede reticular e diafragma, adentram o saco pericárdico adjacente, e introduzem a infecção. Alguns bovinos afetados sobrevivem durante semanas a meses até que ocorre a morte por insuficiência cardíaca congestiva ou septicemia. Macroscopicamente, as superfícies pericárdicas estão notavelmente espessadas por massas brancas de tecido conjuntivo fibroso, frequentemente ásperas, de aparência felpuda, que circundam um acúmulo de um exsudato purulento branco a cinzento, espesso, de odor fétido (Fig. 10-62).

A pericardite constritiva é uma lesão inflamatória crônica do pericárdio acompanhada por extensa proliferação fibrosa e formação eventual de aderências fibrosas entre as superfícies visceral e parietal do pericárdio. A condição é observada em alguns casos de pericardite supurativa em bovinos e suínos com pericardite fibrinosa crônica. Lesões severas obliteram o saco pericárdio e constringem o coração com tecido fibroso, e podem interferir com o enchimento cardíaco e, desta forma, com o débito cardíaco. A hipertrofia miocárdica compensatória pode resultar em diminuição dos volumes das câmaras ventriculares, além de contribuir para o eventual desenvolvimento de insuficiência cardíaca.

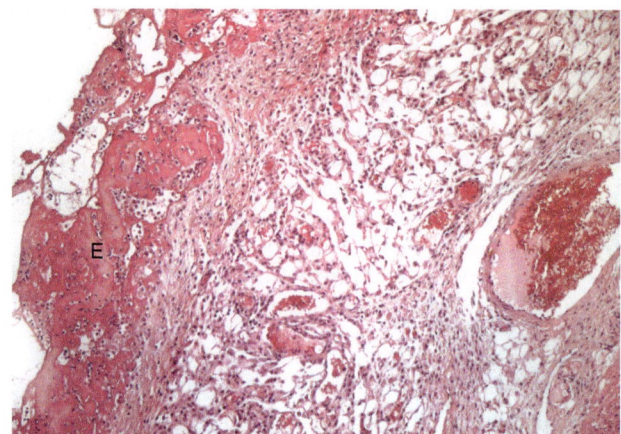

Figura 10-61 Pericardite Fibrinosa, Coração, Epicárdio, Suíno. Note os depósitos de fibrina eosinofílicos (E) (*esquerda*) na superfície epicárdica. Esta lesão comumente ocorre após septicemias por bactérias que causam vasculite. Coloração por HE. (Cortesia de School of Veterinary Medicine, Purdue University.)

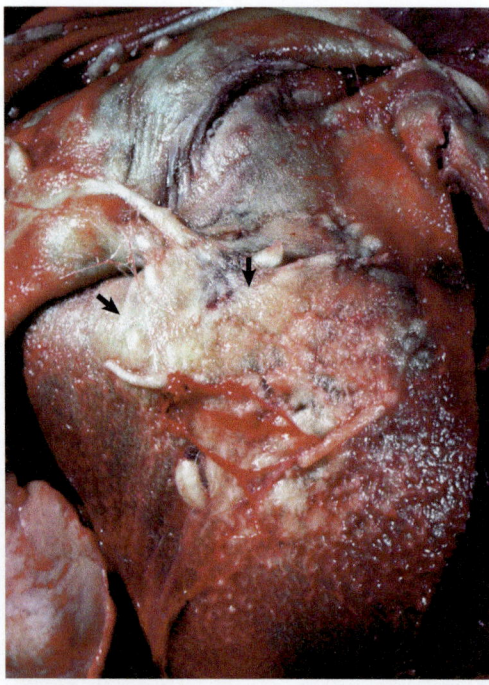

Figura 10-60 Pericardite Fibrinosa, Coração, Epicárdio, Equino. O epicárdio está coberto dorsalmente por uma camada espessa amarelada de fibrina (*setas*) e ventralmente por tecido de granulação (*superfície finamente granular*), indicando desta forma a cronicidade do processo inflamatório. O pericárdio parietal oposto (não demonstrado) também estava coberto por fibrina. Esta lesão comumente ocorre em equinos com septicemia por *Streptococcus equi* subsp. *zooepidemicus*, causando vasculite. (Cortesia do Dr. M.D. McGavin, College of Veterinary Medicine, University of Tennessee.)

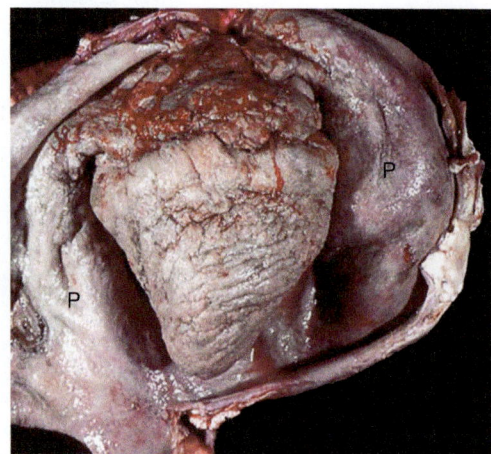

Figura 10-62 Pericardite Supurativa Crônica (Ativa), Reticuloperitonite Traumática ("Doença das Ferragens"), Coração, Saco Pericárdico (Aberto), Vaca. As superfícies epicárdica e parietal expostas estão notavelmente espessadas por tecido conjuntivo fibroso e cobertas por um exsudato fibrinopurulento. Ao exame clínico, os sons cardíacos estão abafados. (Cortesia do Dr. J. King, College of Veterinary Medicine, Cornell University.)

Pericardite Fibrinosa. A disseminação hematógena de organismos específicos pode resultar em pericardite fibrinosa. Mannheimiose, carbúnculo sintomático, septicemias por coliformes, pleuropneumonia bovina contagiosa, encefalomielite bovina esporádica e septicemias fetais *in utero* por *Brucella* spp. e *Arcanobacter pyogenesis* podem todas causar pericardite fibrinosa. Em ovinos, a mannheimiose e as infecções estreptocócicas mais comumente resultam em pericardite fibrinosa. Swabs estéreis de exsudatos pericárdicos são recomendados para identificar o organismo causador.

Distúrbios dos Animais Domésticos: Sistemas Vasculares Sanguíneo e Linfático

Ver a discussão sobre sistemas vasculares sanguíneo e linfático na seção sobre Respostas à Injúria: Sistemas Vasculares Sanguíneo e Linfático. As principais doenças arteriais são demonstradas na Fig. 10-63.

Vasos Sanguíneos

Distúrbios de Circulação

Efusões. Ver a discussão prévia sobre distúrbios de circulação nas seções sobre Pericárdio e Epicárdio.

Hemopericárdio. Ver a discussão posterior sobre o hemopericárdio em Efusões na seção sobre Distúrbios dos Animais Domésticos: Pericárdio e Epicárdio; Distúrbios de Circulação.

Hemotórax e Hemoperitônio. O hemotórax e o hemoperitônio surgem da ruptura espontânea ou traumática de grandes artérias ou veias, ou da ruptura de aneurismas localizados na cavidade torácica e abdominal, respectivamente. Um aneurisma é uma dilatação localizada ou evaginação de uma porção delgada e enfraquecida de um vaso. Usualmente, as artérias são afetadas, especialmente as grandes artérias elásticas, mas a lesão também pode ocorrer em veias. Causas conhecidas incluem deficiência de cobre em suínos (Fig. 10-64), pois o cobre é necessário para o desenvolvimento normal do tecido elástico, e lesão pela infecção por *Spirocerca lupi* em cães ou *Strongylus vulgaris* em equinos. A maioria dos casos é idiopática. Aneurismas dissecantes são infrequentes, mas foram observados em aves, mais notavelmente em perus (Fig. 10-65). Eles resultam da lesão da túnica íntima, o que permite a entrada de sangue na túnica média, e isso causa a dissecção ao longo da parede. Aneurismas podem romper. Usualmente as consequências são rapidamente fatais, pois grandes artérias geralmente estão envolvidas. Ver a discussão sobre efusões na seção sobre Distúrbios dos Animais Domésticos: Pericárdio e Epicárdio, Distúrbios de Circulação, Efusões e também Capítulos 3, 7 e 9.

Ruptura Aórtica e Ruptura de Grandes Artérias. A ruptura aórtica e ruptura de grandes artérias podem ser sequelas de um trauma severo ou ocorrerem espontaneamente (Figs. 10-64 e 10-65). A ruptura súbita da aorta ascendente ou artéria pulmonar próxima à valva pulmonar em equinos está associada à esforço considerável e trauma

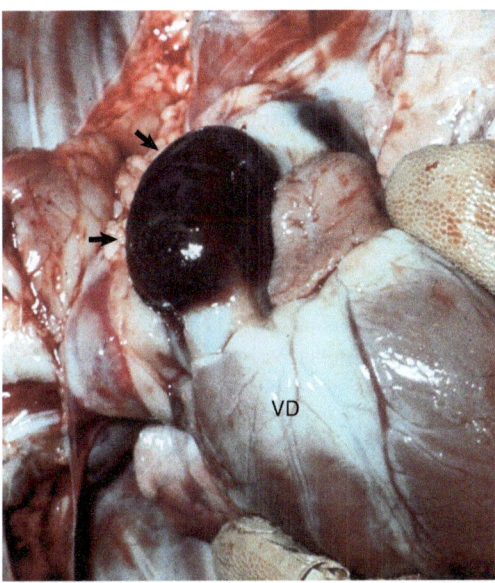

Figura 10-64 **Aneurisma Dissecante, Deficiência de Cobre, Coração, Artéria Pulmonar, Ventrículo Direito (*VD*), Suíno.** O segmento protuberante escuro preenchido por sangue da parede da artéria pulmonar (*setas*) resultou da lesão das fibras elásticas (Cortesia de School of Veterinary Medicine, Purdue University.)

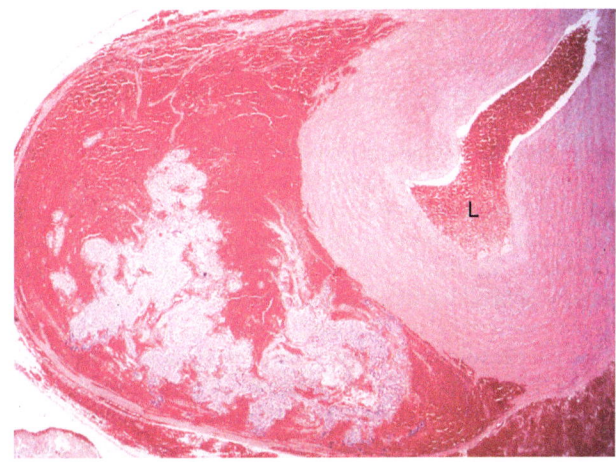

Figura 10-65 **Aneurisma Dissecante, Aorta, Peru.** O sangue dissecou através da túnica média (em um corte próximo à aorta) e neste corte está presente nas camadas exteriores das túnicas média e adventícia. *L*, lúmen do vaso. Coloração por HE. (Cortesia de School of Veterinary Medicine, Purdue University.)

Figura 10-63 **Principais Doenças Arteriais.** (Redesenhado com permissão de School of Veterinary Medicine, Purdue University.)

Necrose fibrinoidea

Arterite

Aterosclerose

Calcificação da média (arteriosclerose)

Normal

Hipertrofia da média

Proliferação da íntima

Atrofia

Ruptura de aneurisma dissecante

Hemorragia e necrose da média

Quadro 10-15	Doenças Vasculares Mais Comuns com Ruptura

Ruptura aórtica: Equino, peru
Ruptura da artéria carótida: Equino
Ruptura do ducto torácico: Cão, gato

severo ao tórax ventral por quedas. A morte ocorre rapidamente por tamponamento cardíaco, pois a laceração está em uma porção da artéria aorta ou pulmonar dentro do saco pericárdico. Em equinos, a artéria carótida interna pode romper na bolsa gutural adjacente, com subsequente epistaxe. Isso é uma consequência de infecção micótica profunda da bolsa gutural. A ruptura da artéria uterina média pode ocorrer durante o parto em éguas e após torção uterina ou prolapso em vacas. A ruptura aórtica, com ou sem dissecção, é uma importante causa de morte em perus machos. As doenças vasculares mais comuns com ruptura estão listadas no Quadro 10-15.

Dilatação Gástrica e Vôlvulo. Ver a discussão sobre dilatação gástrica e vólvulo no Capítulo 7.

Distúrbios de Crescimento
Transformação Neoplásica
Hemangiossarcoma. O hemangiossarcoma cardíaco é uma importante neoplasia de cães e pode surgir tanto no coração (primário) quanto por metástase (secundário) a partir de locais como o baço. Esta neoplasia é usualmente observada na parede do átrio direito e somente ocasionalmente envolve o ventrículo direito. O tumor surge da transformação neoplásica do endotélio vascular. Ver também Distúrbios dos Cães, Sistemas Vascular Sanguíneo e Linfático, Vasos Sanguíneos, Distúrbios de Crescimento, Transformação Neoplásica, Hemangiossarcoma e Hemangioma.

Melanose Vascular. Ver a discussão sobre melanose vascular nos Capítulos 1 e 2.

Degeneração e Morte Celular. Ver Capítulo 1. Doenças degenerativas vasculares generalizadas em animais são classificadas nos três seguintes principais grupos:
- Arteriosclerose
- Ateroclerose
- Calcificação arterial medial

Degeneração hialina, necrose fibrinoide e amiloidose também ocorrem em todas as espécies animais.

Arteriosclerose. A arteriosclerose é caracterizada por fibrose da túnica íntima de grandes artérias elásticas, a aterosclerose é caracterizada por depósitos lipídicos nas túnicas íntima e medial em artérias elásticas e musculares, e a calcificação arterial medial possui como características a mineralização das paredes das artérias elásticas e musculares.

A arteriosclerose é uma doença relacionada com a idade que ocorre frequentemente em várias espécies animais, mas raramente causa sinais clínicos. A doença se desenvolve como respostas degenerativas e proliferativas crônicas na parede arterial e resulta em perda da elasticidade ("rigidez das artérias") e, menos frequentemente, estreitamento luminal. A aorta abdominal é mais frequentemente afetada, mas outras artérias elásticas e grandes vasos musculares periféricos podem estar envolvidos. As lesões estão frequentemente localizadas ao redor dos orifícios dos ramos arteriais. Os fatores etiológicos no desenvolvimento da arteriosclerose não estão bem definidos, mas o significativo papel das influências hemodinâmicas é sugerido pelo frequente envolvimento em locais de ramificação arterial, nos quais o fluxo sanguíneo é turbulento. Macroscopicamente, as lesões são observadas como placas discretamente elevadas, firmes e brancas. Microscopicamente, inicialmente a túnica íntima está espessada pelo

acúmulo de mucopolissacarídeos, e depois pela proliferação de células da musculatura lisa na túnica média e infiltração de tecido fibroso na túnica íntima. A divisão e fragmentação da lâmina elástica interna são comuns.

Aterosclerose. A aterosclerose, a doença vascular de maior importância em seres humanos, ocorre apenas infrequentemente em animais e raramente resulta em doença clínica, como infarto do coração e cérebro. A principal alteração é o acúmulo de depósitos (ateroma) de lipídios, tecido fibroso e cálcio nas paredes dos vasos, o que eventualmente resulta em estreitamento luminal. Vários estudos já estabeleceram que o suíno, coelho e galinha são suscetíveis à doença experimental causada por uma dieta rica em colesterol; o cão, gato, vaca, bode e rato são resistentes. As lesões pela doença de ocorrência natural foram detectadas em suínos idosos e aves (especialmente papagaios) e em cães com hipotireoidismo e diabetes melito que desenvolvem hipercolesterolemia concomitantemente. As artérias do coração, mesentério e rins estão proeminentemente espessadas, firmes e de coloração amarela a branca (Fig. 10-66, A). Microscopicamente, glóbulos de lipídios se acumulam no citoplasma de células musculares lisas e macrófagos, frequentemente chamadas de *células espumosas*, nas túnicas média e íntima (Fig. 10-66, B e C). A necrose e fibrose ocorrem em algumas lesões arteriais. A patogenia da aterosclerose tem sido extensivamente estudada em seres humanos. A hipótese de resposta vascular à injúria é o atual mecanismo proposto da lesão. A dislipoproteinemia associada ao diabetes ou hipotireoidismo no cão resulta em lesão endotelial. Uma série de mecanismos, incluindo produção de radicais livres de oxigênio, aumento da degradação do óxido nítrico e diminuição da sua atividade vasodilatadora. A célula endotelial lesada permite que lipoproteínas se acumulem dentro da túnica íntima, onde eles são oxidados por radicais livres gerados por macrófagos e células endoteliais. Os produtos oxidados são diretamente tóxicos ao endotélio e células musculares lisas. Os debris celulares são ingeridos por macrófagos e células musculares lisas, resultando na formação das "células espumosas". A lesão em cães difere daquela de seres humanos no que diz respeito à localização dos lipídios, os quais estão em abundância em toda a parede da artéria, ao contrário de seres humanos, que apresentam acúmulo de lipídios na túnica íntima. A progressão crônica da aterosclerose pode resultar em estreitamento do lúmen, ulceração e trombose, além de hemorragia e dilatação do aneurisma.

Calcificação Arterial Média. A calcificação arterial média é uma lesão comum em animais que frequentemente apresentam mineralização endocárdica concomitante, e envolve tanto as artérias elásticas quanto as musculares. As causas de calcificação arterial média incluem intoxicação por plantas calcinogênicas, intoxicação por vitamina D, insuficiência renal e debilitação severa, como observado na doença de Johne (Fig. 10-53). A calcificação média ocorre espontaneamente em equinos, coelhos, porcos-da-índia idosos e em ratos com doença renal crônica. Artérias afetadas, como a aorta, possuem uma aparência macroscópica singular; elas surgem como estruturas sólidas, densas, semelhantes a tubos, com placas sólidas, elevadas e brancas na túnica média (Fig. 10-67). Microscopicamente, nas artérias elásticas, os depósitos minerais granulares basofílicos proeminentes estão presentes nas fibras elásticas da túnica média, mas em artérias musculares, eles podem formar um anel completo de mineralização na túnica média (Fig. 10-68). A siderocalcinose (os chamados anéis de ferro), resultado da deposição de sais de ferro e cálcio, ocorre nas artérias cerebrais de equinos idosos. Lesões no tecido cerebral circundante estão geralmente ausentes. As lesões da siderocalcinose são consideradas incidentais.

Degeneração Hialina, Necrose Fibrinoide e Amiloidose. A degeneração hialina, necrose fibrinoide e amiloidose são lesões vasculares de pequenas artérias musculares e arteríolas, e ocorrem em todas as espécies animais. Estas lesões geralmente não são detectadas

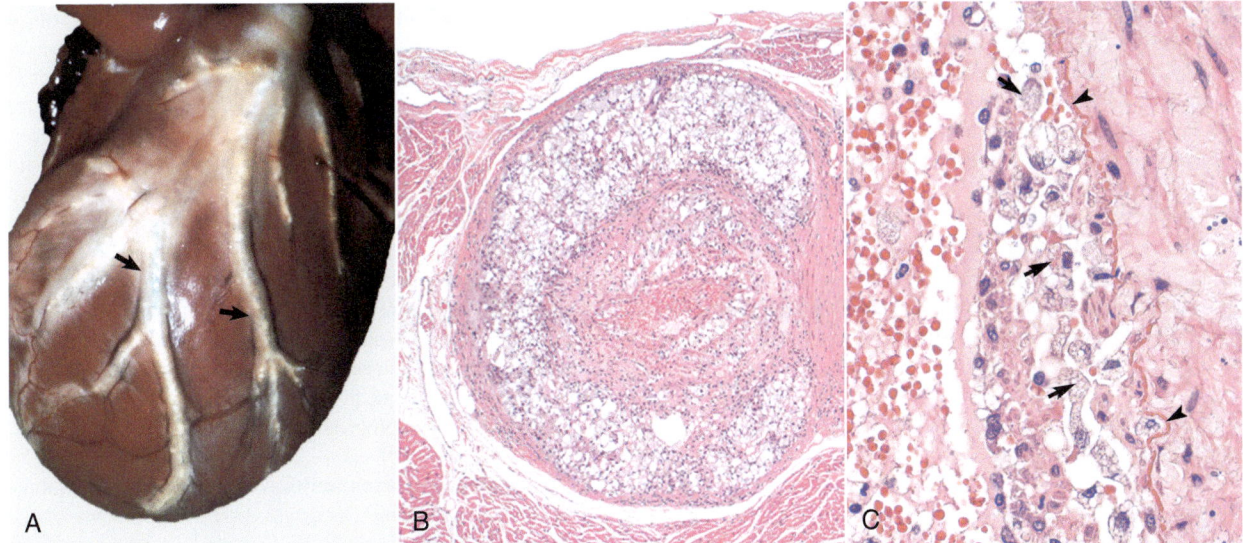

Figura 10-66 **Aterosclerose Coronariana, Hipotireoidismo, Coração, Ventrículo Esquerdo, Cão. A,** As artérias coronarianas afetadas são proeminentes e formam cordões (*setas*), com as paredes espessadas. As áreas amarelas difusas e focais nas paredes das artérias são os locais de depósitos ateromatosos. **B,** Note o extenso acúmulo de macrófagos preenchidos por lipídios (vacúolos claros) chamados de "células espumosas", disseminados por toda túnica íntima e média espessada deste ramo da artéria coronariana. Coloração por HE. **C,** Maior aumento de **B**. A túnica íntima contém macrófagos abundantes preenchidos por lipídios (*setas*). Note a lesão do endotélio com fibrina na superfície luminal exposta. Esta condição é altamente instável e predispõe à ativação da tríade de Virchow e da cascata de coagulação, com a formação de trombos murais e infarto do miocárdio suprido por esta artéria. As *pontas de seta* identificam a lâmina elástica interna da túnica íntima. Coloração por HE. (**A** Cortesia de School of Veterinary Medicine, Purdue University. **B** e **C** Cortesia de College of Veterinary Medicine, University of Illinois.)

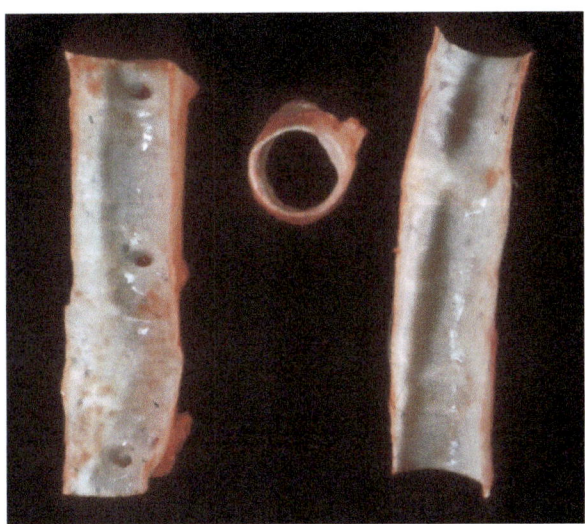

Figura 10-67 **Calcificação, Intoxicação por Vitamina D, Aorta, Coelho.** A aorta está firme e inelástica em razão dos depósitos de cálcio nas túnicas íntima e média. (Cortesia de School of Veterinary Medicine, Purdue University.)

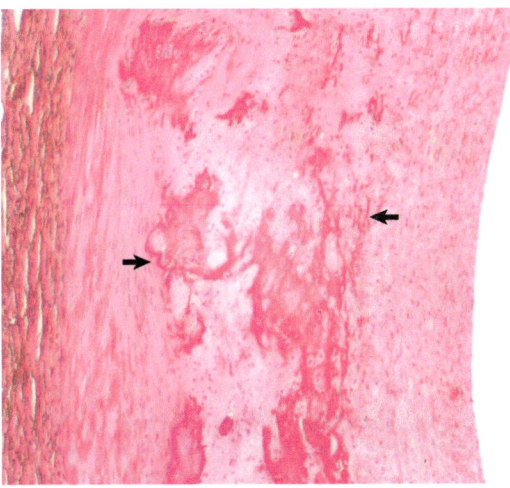

Figura 10-68 **Calcificação da Média, Aorta, Vaca.** Note a camada de mineralização (*entre as setas*) no meio da túnica média. Coloração por HE. (Cortesia do Dr. M.D. McGavin, College of Veterinary Medicine, University of Tennessee.)

macroscopicamente, mas em algumas doenças com necrose fibrinoide dos vasos, hemorragia e edema são observadas em órgãos afetados na necropsia. A característica microscópica compartilhada por estas lesões é a formação de uma zona eosinofílica homogênea na parede do vaso (Figs. 10-69 e 10-78). Coloração especiais permitem a diferenciação em três tipos: (1) amiloide confirmado pelo vermelho Congo e metil violeta; (2) depósitos fibrinoides, positivos pela técnica do ácido periódico de Schiff; e (3) coloração negativa dos depósitos hialinos por estas colorações. A amiloidose e a degeneração hialina são frequentemente observadas em pequenas artérias musculares do miocárdio, pulmões e baço de cães idosos. Lesões nas artérias intramiocárdicas podem causar pequenos focos de infarto miocárdico.

A necrose fibrinoide das artérias está associada ao dano endotelial e é caracterizada por entrada e acúmulo de proteínas séricas, seguido de polimerização da fibrina na parede do vaso. Estes materiais formam um colar intensamente eosinofílico que oblitera o detalhamento celular. Esta lesão é frequente em várias doenças degenerativas e inflamatórias agudas de pequenas artérias e arteríolas. A necrose fibrinoide é observada frequentemente em cães com uremia e em cães com hipertensão, embora a hipertensão seja um achado incomum nos animais.

Deficiência de Vitamina E-Selênio. Ver a discussão sobre a deficiência de vitamina E-selênio na seção sobre Distúrbios dos Suínos.

Inflamação

Onfaloflebite ("Doença do Umbigo"). A onfaloflebite ("doença do umbigo") é a inflamação da veia umbilical que frequentemente ocorre em animais neonatos de fazenda em razão de contaminação bacteriana do umbigo imediatamente após o parto. As bactérias deste local podem causar septicemia, poliartrite supurativa, abscessos hepáticos (a veia umbilical drena para o fígado) e abscessos umbilicais.

Tromboflebite Jugular. A tromboflebite jugular pode estar associada a cateteres jugulares permanentes e é relatada com maior frequência com outras condições mórbidas concomitantes, como hipoproteinemia, salmonelose, endotoxemia e doença do intestino grosso (Fig. 10-27). As doenças mais comuns associadas a trombose e embolia estão listadas no Quadro 10-16.

Vasos Linfáticos

Distúrbios de Circulação

Efusões

Ruptura do Ducto Torácico. A ruptura do ducto torácico, seja como resultado de trauma ou por lesão espontânea, causa quilotórax em cães e gatos (Fig. 9-116). Entretanto, vários casos de quilotórax ocorrem sem injúria ao ducto torácico e têm sido atribuídos a lesões que interferem com o retorno venoso central ou causam obstrução do ducto torácico (insuficiência cardíaca direita, neoplasias, granulomas, trombose da veia cava central, ou dirofilariose), ou que são idiopáticas.

Linfedema. O linfedema especificamente se refere ao acúmulo de fluido no espaço intersticial secundário à absorção linfática anormal e deve ser diferenciado de outras causas de edema, como hipoproteinemia, vasculite e aumento da pressão hidrostática. O líquido linfático contém uma quantidade variável de proteínas que pode ter uma pressão osmótica que permita que o fluido seja removido em direção ao compartimento intersticial a partir dos tecidos com um menor gradiente osmótico (concentração proteica). O linfedema pode ser dividido em seis categorias etiológicas: sobrecarga, coleta inadequada, contratilidade linfática anormal, vasos linfáticos insuficientes, obstrução de linfonodos e defeitos estruturais nos vasos linfáticos. O linfedema primário é causado por aplasia, hipoplasia ou displasia de ductos linfáticos, vasos e/ou linfonodos, enquanto o linfedema secundário é um defeito adquirido devido a diversos processos mórbidos (p. ex. neoplasia, radiação, parasitas). O linfedema primário é raro em cães e gatos, mas é mais comum em cães. Pode ser temporário ou permanente, e usualmente afeta as extremidades distais, principalmente os membros pélvicos. O linfedema secundário devido à filaríase linfática em gatos é comum em países tropicais e é causado por *Brugia* spp., como *Brugia malayi* e *Brugya pahangi*. O linfedema crônico, independentemente de sua etiologia, resulta em fibrose secundária, o que piora o edema e cria um ciclo vicioso, que resulta em linfedema progressivo crônico.

Distúrbios de Crescimento. Ver a discussão sobre anomalias e displasias na seção sobre Distúrbios dos Animais Domésticos, Erros de Desenvolvimento/Anomalias Congênitas: Sistemas Vasculares Sanguíneo e Linfático.

Transformação Neoplásica. O linfangioma é uma rara neoplasia benigna composta por canais linfáticos. O linfangiossarcoma, o homólogo maligno, ocorre mais frequentemente do que a neoplasia benigna. Espaços vasculares formados por células endoteliais linfáticas neoplásicas contém linfa em vez de sangue. Os vasos linfáticos são frequentemente invadidos por carcinomas primários e são uma via comum de metástases (ver a seção sobre Distúrbios dos Cães).

Inflamação

Linfangite. A linfangite é uma característica de várias doenças (Quadro 10-8). Os vasos afetados estão frequentemente localizados nos membros distais e são estruturas espessas, semelhantes a cordões (Fig. 10-70). O linfedema por estar presente. Lesões supurativas nodulares de linfangite frequentemente ulceram e drenam pus na superfície

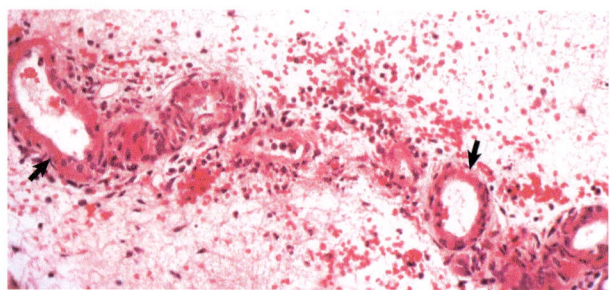

Figura 10-69 Necrose Fibrinoide de Pequenas Artérias, Doença com Edema, Estômago, Submucosa, Suíno. Note o material eosinofílico circunferencial (*setas*) nas paredes das arteríolas, e o extenso edema e hemorragia discreta na submucosa circundante. Coloração por HE. (Cortesia de School of Veterinary Medicine, Purdue University.)

Quadro 10-16	**Doenças Mais Comuns Associadas à Trombose e/ou Embolia em Animais**

Tromboembolismo pulmonar: Cães, gatos
Tromboembolismo aórtico em gatos e cães com cardiomiopatia: trombos "em sela"
Trombose aortoilíaca em equinos: Verminótica ou idiopática
Arterite verminótica em equinos: *Strongylus vulgaris*
Embolia séptica a partir de lesões de endocardite vegetativa
Êmbolos fibrocartilaginosos: Cães
Condições acompanhadas por DIC (p. ex. cólera dos porcos, HIC, PIF, endotoxemia por organismos Gram-negativos)
Trombose da veia cava caudal: Bovinos

DIC, coagulação intravascular disseminada; *PIF*, peritonite infecciosa felina; *HIC*, hepatite infecciosa canina.

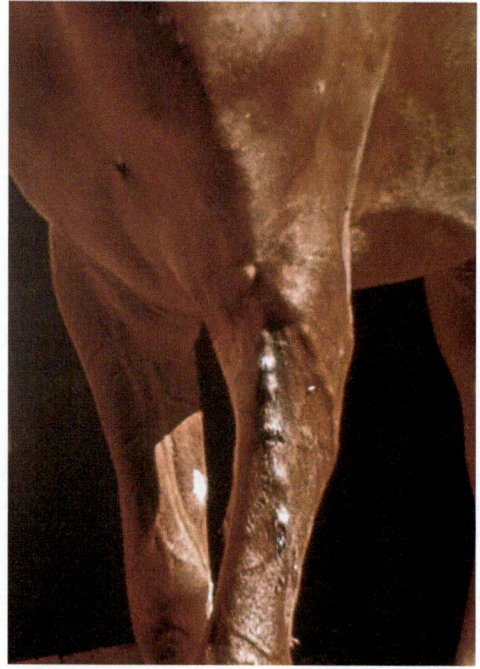

Figura 10-70 Linfangite, Membro Torácico, Vasos Linfáticos, Equino. Note os múltiplos edemas (semelhantes a cordões) dos vasos linfáticos aferentes na pele. Estes vasos linfáticos jazem no subcutâneo e drenam no linfonodo cervical superficial caudal (pré-escapular). (Cortesia de School of Veterinary Medicine, Purdue University.)

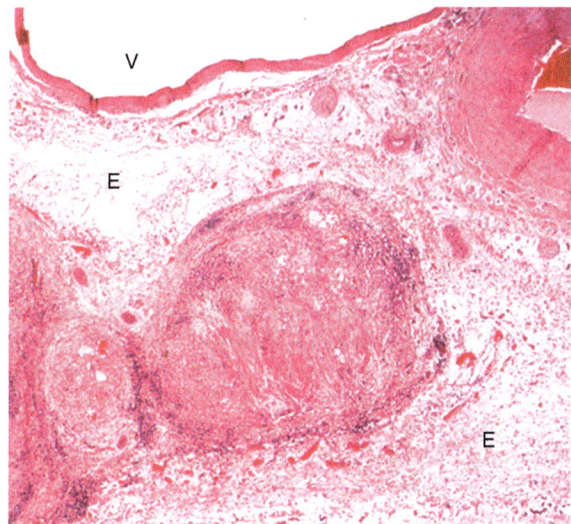

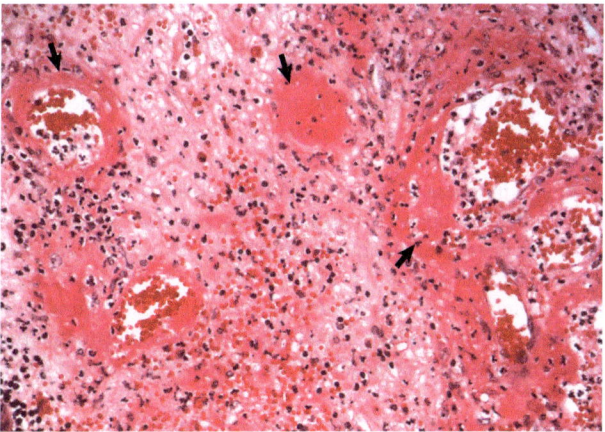

Figura 10-72 **Arterite Aguda, Arterite Viral Equina, Intestino Delgado, Submucosa, Equino.** Pequenas Artérias possuem degeneração fibrinoide (material eosinofílico circunferencial [*setas*]) com infiltrado leucocitário da túnica média. O tecido conjuntivo frouxo circundante está edemaciado e infiltrado por diversos leucócitos. Coloração por HE. (Cortesia de School of Veterinary Medicine, Purdue University.)

Figura 10-71 **Linfangite Granulomatosa, Doença de Johne, Vaso Linfático Mesentérico, Ovino.** O linfático está ocluído por um trombo fibrinoso secundário à destruição do endotélio por células inflamatórias, incluindo macrófagos. A proliferação precoce de tecido fibroso e edema (*E*) extenso circundam o vaso linfático. A artéria adjacente (*canto superior direito*) e veia (*V*) não estão afetados. Coloração por HE. (Cortesia de School of Veterinary Medicine, Purdue University.)

da pele. Na doença de Johne, os vasos linfáticos mesentéricos estão frequentemente evidentes em razão da linfangite granulomatosa, uma extensão da infecção entérica que causa enterite granulomatosa e linfangite (Fig. 10-71).

Distúrbios dos Equinos

Miocárdio

Denegeração e Morte Celular: Intoxicação

Degeneração Miocárdica Induzida por *Ageratina altissima*. Após a ingestão, a planta (*Ageratina altissima*) causa degeneração e necrose miocárdica (lesão aguda) seguida por fibrose (resposta reparadora). O tremetol é o composto tóxico na planta; se torna tóxico após ativação microssomal de um composto precursor pelas enzimas citocromo P450 no fígado. O mecanismo utilizado pelo tremetol para causar injúria é incerto, mas a disfunção da fosforilação oxidativa mitocondrial pela inibição do ciclo do ácido tricarboxílico foi sugerida. A degeneração e a necrose aguda de rabdomiócitos cardíacos são discutidas em detalhes na seção sobre Respostas à Injúria: Miocárdio, Necrose Miocárdica, e também no Capítulo 15. Respostas reparadoras são discutidas no Capítulo 3. Lesões macroscópicas incluem áreas pálidas brancas a bronze e cordões lineares através de todo o miocárdio; lesões microscópicas incluem degeneração miocárdica multifocal e necrose com vacuolização do citoplasma miocárdico; perda de estriações; fragmentação de rabdomiócitos; hipereosinofilia, coagulação e aglutinação do sarcoplasma; e picnose nuclear e cariólise. O pericárdio pode conter um transudato modificado com fibrina.

Degeneração Miocárdica Induzida por Ionóforos. Ver a discussão sobre degeneração miocárdica induzida por ionóforos na seção sobre Distúrbios dos Animais Domésticos.

Pericárdio e Epicárdio

Inflamação

Pericardite Fibrinosa. A disseminação hematógena de organismos específicos pode resultar em pericardite fibrinosa no equino. Estes incluem infecções por *Actinobacillus*, estreptocócicas e por micoplasma. Swabs estéreis de exsudatos pericárdicos são recomendados para identificar o organismo causador. As infecções pelo herpesvírus equino tipo 1 e 2 e vírus influenza podem resultar em pericardite fibrinosa; esta foi relatada em equinos com síndrome da perda reprodutiva em éguas após exposição a lagartas de tenda do leste.

Sistemas Vasculares Sanguíneo e Linfático

Vasos Sanguíneos

Inflamação

Arterite Viral Equina. A arterite viral equina é uma infecção viral sistêmica com um tropismo por células endoteliais vasculares. Nesta doença, as pequenas artérias musculares afetadas apresentam lesões de necrose fibrinoide, edema extenso, e infiltração primariamente mononuclear com trombose (Fig. 10-72). Macroscopicamente, a injúria vascular é refletida pela hemorragia e edema severo dos tecidos subcutâneos, linfonodos, além de parede intestinal e mesentério, acompanhados por notável acúmulo de líquidos serosos em cavidades corporais e edema pulmonar.

Peste Equina Africana: Forma Cardíaca Subaguda. A peste equina africana é uma doença viral transmitida por insetos (*Culicoides* spp.) para a família *Equidae*, que é endêmica na África, Oriente Médio, Índia e Espanha. A ocorrência é sazonal porque os vetores insetos proliferam-se em condições quentes e úmidas. A doença febril pode causar alta mortalidade (até 95%) e surge como diversas formas clínicas, incluindo a forma cardíaca subaguda descrita aqui, assim como a forma respiratória aguda com edema pulmonar importante. A patogenia é iniciada pela introdução do vírus por picadas do inseto vetor. O vírus se prolifera em linfonodos locais, e ocorre então a viremia. O vírus possui um tropismo por células endoteliais, monócitos e macrófagos, e ocorrem aumento da permeabilidade vascular, edema, hemorragia e microtrombose. As lesões macroscópicas são edemas subcutâneos e intermusculares extensos da cabeça e pescoço. O hidropericárdio severo está presente com hemorragias equimóticas epicárdicas e endocárdicas concomitantes. Ao exame histopatológico, a degeneração endotelial e necrose ocorrem com o edema. No miocárdio, hemorragia, edema e necrose miocárdica focal com infiltrados de células inflamatórias estão presentes (Capítulo 4 e Fig. 4-40).

Arterite Mesentérica Cranial e Trombose. A arterite mesentérica cranial e trombose resulta da migração do quarto estágio larval do

Strongylus vulgaris (Fig. 10-73). A infecção de equinos por *Strongylus vulgaris* é hoje menos comum em razão do uso disseminado de drogas antiparasitárias altamente eficazes. Durante seu desenvolvimento larval, o parasita migra através das artérias intestinais, e as lesões mais severas são geralmente encontradas na artéria mesentérica cranial próxima a sua origem. O vaso afetado está aumentado, e sua parede está firme e fibrosada. A superfície íntima frequentemente possui um trombo aderido geralmente misturado às larvas. Microscopicamente, o vaso afetado possui extensa infiltração de células inflamatórias e proliferação de fibroblastos por toda a parede. Como consequência, o tromboembolismo de artérias intestinais frequentemente ocorre e pode causar cólica, mas a circulação colateral abundante ao trato intestinal equino faz com que o infarto intestinal seja um evento incomum.

Trombose Aortoilíaca. A trombose aortoilíaca é caracterizada por trombose extensa e progressiva supostamente causada pela migração do quarto estágio larval do *Strongylus vulgaris*. A trombose aortoilíaca resulta em fraqueza dos membros posteriores após exercício, com recuperação após o repouso. Ver a seção prévia sobre arterite mesentérica cranial e trombose.

Tromboflebite Jugular. Ver a discussão sobre tromboflebite jugular na seção sobre Distúrbios dos Animais Domésticos: Vasos Sanguíneos e Linfáticos, Vasos Sanguíneos, Inflamação.

Degeneração e Morte Celular

Calcificação Arterial íntima. As calcificações arteriais íntimas (corpos íntimos) são massas mineralizadas distintivamente pequenas dentro do subendotélio em pequenas artérias musculares e arteríolas de equinos. Elas não possuem efeitos deletérios.

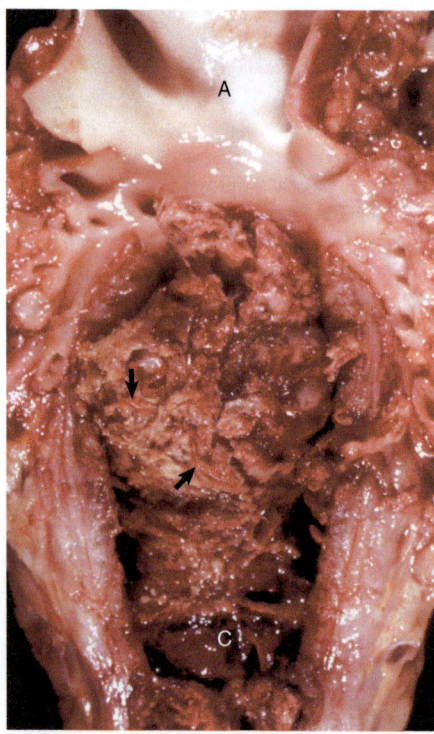

Figura 10-73 **Arterite Verminótica e Trombose Mural, Estrongilose, Aorta Abdominal (*A*) e Artéria Mesentérica Cranial, Equino.** Uma massa trombótica pálida e friável, na qual várias larvas *Strongylus vulgaris* (*setas*) estão infiltradas, está ligada à parede da artéria mesentérica cranial (C). (Cortesia de College of Veterinary Medicine, University of Illinois.)

Vasos Linfáticos

Inflamação

Mormo (Lamparão): Forma Cutânea. O mormo (lamparão) é uma doença contagiosa de equinos, asininos e muares causada pela infecção por *Burkholderia* (*Pseudomonas*) *mallei*. Outrora disseminada por todo o mundo, é agora observada no Leste Europeu, Ásia e Noroeste da África. A doença ocorre em várias formas clínicas, e a forma cutânea com envolvimento dos vasos linfáticos é descrita aqui. A patogenia é iniciada pela ingestão de comida e água contaminadas. Os organismos adentram pela faringe e são disseminados até a pele pela via hematógena. As lesões macroscópicas da pele surgem como múltiplos nódulos ulcerados que seguem os vasos linfáticos infeccionados. Mais frequentes nos membros, as lesões ulceradas com secreção de exsudato supurativo na superfície da pele. Vasos linfáticos cutâneos tortuosos edemaciados são visíveis entre as lesões ulcerativas. Microscopicamente, os nódulos cutâneos representam a inflamação piogranulomatosa que se estende a partir dos vasos linfáticos cutâneos com linfangite supurativa (Fig. 4-25).

Linfangites Cutâneas Diversas. As lesões cutâneas que afetam os vasos linfáticos em linfangites cutâneas menos comuns são as seguintes (Quadro 10-8):

1. Ulcerativas (provavelmente causada por *Corynebacterium pseudotuberculosis* e outras bactérias cutâneas)
2. Esporádicas (causa desconhecida)
3. Linfangite epizoótica (*Histoplasma farciminosum*)
4. Melioidose (*Burkholderia pseudomallei*)

Estas lesões mimetizam aquelas do mormo, e a diferenciação ocorre por esfregaços, e culturas e análises microbiológicas. A pele dos membros, cabeça, pescoço e/ou flancos apresenta nódulos firmes (≈ 1 a 2 cm de diâmetro), nódulos exsudativos e tratos fistulosos que drenam, frequentemente arranjados em bandas lineares (aparência de miçangas) que seguem o fluxo dos vasos linfáticos. Estas lesões contêm ou drenam pus, o qual é geralmente viscoso e de coloração branco amarelada. Microscopicamente, as lesões são caracterizadas por inflamação supurativa a piogranulomatosa. Microrganismos infecciosos estão frequentemente presentes no exsudato (Fig. 4-25).

Linfedema Progressivo Crônico em Cavalos de Tração. O linfedema progressivo crônico (LPC) ocorre em várias raças de cavalos de tração e é uma condição debilitante. Uma causa definitiva não é conhecida; entretanto, há suspeita de um distúrbio genético do metabolismo da elastina resultando em disfunção dos vasos linfáticos nas extremidades distais com diversos fatores contribuintes, incluindo infecções bacterianas secundárias. Os membros distais estão edemaciados com edema corrosivo, espessados, descamação de pele com exsudação, erosões e ulcerações. Microscopicamente, os vasos linfáticos dérmicos estão dilatados de forma marcante dentro da derme edemaciada. Em casos crônicos, a derme pode se tornar severamente espessada com tecido conjuntivo fibroso, como resultado do edema crônico. A epiderme sobrejacente pode estar acantolítica com pústulas intraepidérmicas, erosões e ulcerações. A foliculite e abscessos dérmicos profundos podem estar presentes. A coloração para fibras de elastina demonstra uma rede de fibras de elastina desorganizada e excessiva dentro da derme superficial. Os vasos linfáticos dentro da derme profunda não possuem fibras de elastina normais.

Distúrbios dos Ruminantes (Bovinos, Ovinos e Caprinos)

Miocárdio

Distúrbios de Crescimento

Cardiomiopatia Dilatada. Ver a discussão sobre cardiomiopatias na seção sobre Distúrbios dos Animais Domésticos: Miocárdio, Distúrbios de Crescimento, Hipertrofia e Atrofia.

Linfoma (Linfossarcoma). Ver a discussão sobre transformação neoplásica na seção sobre Distúrbios dos Animais Domésticos: Miocárdio, Distúrbios de Crescimento.

Inflamação

Miocardite por Carbúnculo. A miocardite hemorrágica ocorre em conjunto com a inflamação hemorrágica tipicamente observada na musculatura esquelética de bovinos com carbúnculo (*Clostridium chauvoei*) (Fig. 10-74). Ver a discussão sobre miocardite na seção sobre Respostas à Injúria: Miocárdio, Inflamação; seções sobre distúrbios de indivíduos de espécies animais; e também Capítulo 15.

Febre da Costa Leste (*Theileria parva*). A febre da Costa do Leste é uma doença causada por protozoário de bovinos, ovinos e caprinos transmitida pelo carrapato, na África, causada por *Theileria parva*, que causa necrose e inflamação miocárdica.

Febre Aftosa. A febre aftosa pode causar miocardite em cordeiros e leitões jovens. A necrose miocárdica focal e apoptose com infil-

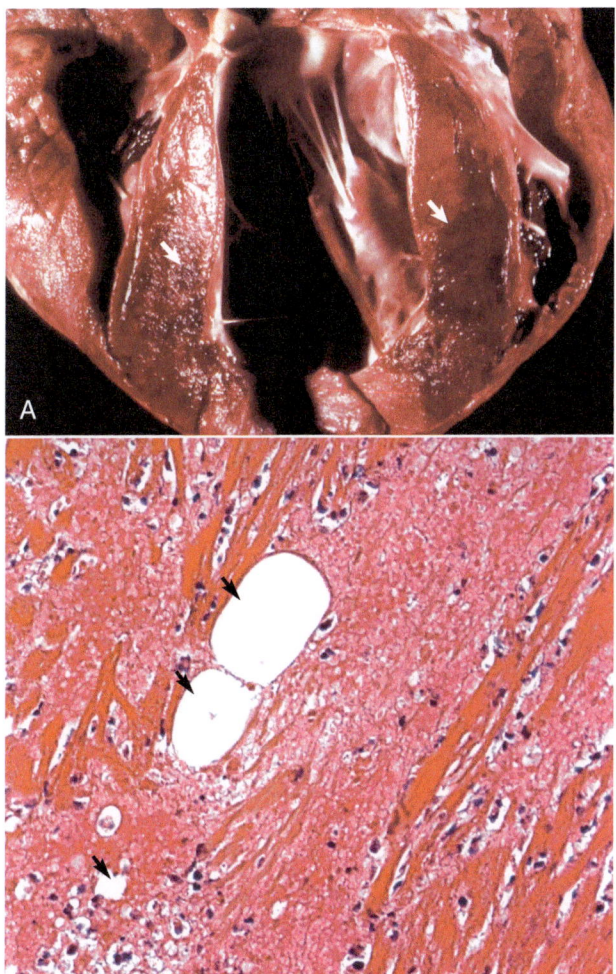

Figura 10-74 Miocardite Necro-hemorrágica, "Carbúnculo", Coração, Novilho. A, Note a área de miocardite hemorrágica (*setas*) na parede do miocárdio ventricular. Esta doença é causada por *Clostridium chauvoei*, e as lesões são mais comuns na musculatura esquelética. **B,** Miocardite necro-hemorrágica, coração, vaca. Note a necrose miocárdica, debris intersticiais serocelulares, e os espaços claros (*setas*) representativos de bolhas de gás. (**A** Cortesia do Dr. J. Simon, College of Veterinary Medicine, University of Illinois. **B** Cortesia de Atlantic Veterinary College, University of Prince Edward Island.)

trado de células inflamatórias mononucleares estão dispersos por todo miocárdio. A miocardite pode preceder as lesões vesiculares típicas (Capítulos 4, 7 e 9).

Miocardite Eosinofílica. A miocardite eosinofílica e o acúmulo de eosinófilos na resposta inflamatória são resultado de algumas infecções parasitárias, como a sarcocistose (Capítulo 15).

Degeneração e Morte Celular: Intoxicações

Degeneração Miocárdica Induzida por Gossipol. Ver a discussão sobre a degeneração miocárdica induzida por gossipol em Distúrbios dos Animais Domésticos: Miocárdio, Degeneração e Morte Celular, Intoxicações.

Excesso de Vitamina D e Plantas Calcinogênicas. Ver a discussão sobre mineralização na seção sobre Distúrbios dos Animais Domésticos: Endocárdio e Valvas Cardíacas, Degeneração e Morte Celular, Mineralização Endocárdica; em outras seções deste capítulo; e também nos Capítulos 1 e 15.

Endocárdio e Valvas Cardíacas
Distúrbios de Crescimento

Hematomas Valvares. Hematomas valvares (hematocistos, telangiectasia valvar) frequentemente são observados nas valvas AV dos ruminantes após o nascimento (Fig. 10-51, A). Estas lesões, as quais podem regredir espontaneamente no momento que os animais têm meses de vida, não causam nenhuma anormalidade funcional. As lesões são cistos proeminentes, preenchidos por sangue, com vários milímetros de diâmetro, nas valvas AV.

Linfocistos Valvares. Os linfocistos valvares também podem ocorrer e surgem como cistos preenchidos por soro amarelo nas cúspides da valva AV (Fig. 10-51, B).

Inflamação

Endocardite Valvar Vegetativa. A endocardite é usualmente o resultado de infecções bacterianas nas quais as valvas afetadas possuem massas de fibrina grandes, aderidas, friáveis, de coloração amarela a cinza, chamadas de *vegetações*, as quais podem ocluir amplamente o orifício valvar (Fig. 10-54, A). Microscopicamente, a lesão consiste de camadas acumuladas de fibrina e diversas colônias bacterianas incorporadas cerceadas por uma zona de leucócitos infiltrados e tecido de granulação (Fig. 10-54, B). Ver a discussão sobre endocardite valvar e mural vegetativa na seção sobre Distúrbios dos Animais Domésticos: Endocárdio e Valvas Cardíacas, Inflamação, e também Capítulo 3.

Degeneração e Morte Celular

Mineralização Endocárdica. Ver a discussão sobre mineralização na seção sobre Distúrbios dos Animais Domésticos: Endocárdio e Valvas Cardíacas, Degeneração e Morte Celular, Mineralização Endocárdica; em outras seções deste capítulo; e também Capítulos 1 e 15.

Pericárdio e Epicárdio
Inflamação

Pericardite Fibrinosa. A disseminação hematógena de organismos específicos pode resultar em pericardite fibrinosa. Mannheimiose, carbúnculo, septicemias por coliformes, pleuropneumonia bovina contagiosa, encefalomielite bovina esporádica e infecção *in utero* por *Brucella* spp., além de septicemias fetais por *Arcanobacter pyogenesis*, podem todas causar pericardite fibrinosa. Em ovinos, a mannheimiose e infecções estreptocócicas mais comumente resultam em pericardite fibrinosa. Em caprinos, *Mycoplasma mycoides subespecies mycoides* causa pericardite fibrinosa. Swabs estéreis dos exsudatos pericárdicos são recomendados para identificar o organismo causador. Ver a discussão sobre pericardite em Distúrbios dos Animais Domésticos: Pericárdio e Epicárdio, Inflamação e também Capítulos 7 e 9.

Pericardite Supurativa (Reticulopericardite Traumática). A pericardite supurativa é observada principalmente em bovinos como uma complicação da reticuloperitonite traumática ("doença das ferragens"). Corpos estranhos, como pregos ou pedaços de arame que se acumulam no retículo, ocasionalmente penetram a parede reticular e o diafragma, adentram o saco pericárdico adjacente, e causam a infecção. Alguns bovinos afetados sobrevivem por semanas a meses até que a morte ocorre por insuficiência cardíaca congestiva e septicemia. Macroscopicamente, as superfícies pericárdicas estão notavelmente espessadas por massas brancas, frequentemente ásperas, de aparência felpuda, compostas por tecido conjuntivo fibroso que circundam um acúmulo de exsudato purulento branco a cinza, viscoso e de odor fétido (Fig. 10-62). Ver a discussão sobre pericardite na seção sobre Epicárdio e Pericárdio, Distúrbios dos Animais Domésticos, e também Capítulos 7 e 9.

Sistemas Vasculares Sanguíneo e Linfático
Vasos Sanguíneos
Inflamação: Doenças Infecciosas
Meningoencefalite Trombótica. O *Histophilus somni* (previamente *Haemophilus somnus*) causa uma vasculite sistêmica em bovinos que resulta em meningoencefalite. Os trombos murais oriundos de lesões vasculares locais, em vez de tromboêmbolos de locais distais à injúria vascular, como os pulmões, são o principal tipo de trombo nesta doença. As lesões macroscópicas no sistema nervoso central (SNC) são características de infartos (Fig. 14-89, A). As lesões microscópicas são inicialmente vasculite e necrose vascular, as quais são seguidas por trombose e infarto (Fig. 14-89, B). A vasculite séptica, o evento inicial, é seguida por edema e um influxo de neutrófilos e macrófagos nas paredes dos vasos e ao redor deles, e no parênquima adjacente. Colônias de bacilos Gram-negativos são frequentes em trombos, nos vasos afetados e ao redor deles, e em áreas de necrose. O *Histophilus somni* pode também causar uma miocardite necrotizante, frequentemente no miocárdio papilar ventricular esquerdo.

Trombose da Veia Cava Caudal. A trombose da veia cava caudal ocorre em associação à ruptura de abscessos hepáticos na veia hepática ou veia cava caudal. A inflamação dos abscessos hepáticos se estende em direção às grandes veias hepáticas adjacentes e resulta na formação de um trombo séptico na veia cava caudal. A ruptura e liberação do conteúdo do abscesso no lúmen pode causar diversos êmbolos sépticos nos capilares pulmonares e morte inesperada do animal afetado, frequentemente precedida por severa hemoptise.

Doenças Parasitárias Tropicais. Doenças parasitárias tropicais importantes em regiões tropicais do mundo são caracterizadas pela presença de parasitas nos lúmens das veias. Estas doenças em bovinos e bubalinos incluem esquistossomose (infecção sanguínea incidental — *Schistosoma* spp.), na qual parasitas adultos estão presentes nas veias mesentéricas e portais, e a flebite resultante é caracterizada por proliferação da túnica íntima e trombose.

Onfaloflebite ("Doença do Umbigo"). Ver a discussão sobre onfaloflebite ("doença do umbigo") na seção sobre Distúrbios dos Animais Domésticos: Sistemas Vasculares Sanguíneo e Linfático, Vasos Sanguíneos, Inflamação, e também Capítulo 8.

Doença de Johne. As lesões da doença de Johne que afetam os vasos sanguíneos e linfáticos caracterizadas por mineralização da túnica íntima e linfangite granulomatosa, respectivamente, são discutidas em maiores detalhes nos Capítulos 4, 7 e 13.

Antraz. Antraz em herbívoros frequentemente ocorre como uma doença septicêmica febril aguda altamente fatal. Embora de dis-

tribuição global, a doença é enzoótica em certas áreas. O agente etiológico é o *Bacillus anthracis*, uma grande bactéria em forma de bastão formadora de esporos. A patogenia da doença em herbívoros afetados envolve a exposição pela ingestão de alimentos contaminados (especialmente farinha de ossos) e água. Os organismos produzem uma série de toxinas letais que provocam edema local e necrose tecidual, e aumento da permeabilidade vascular associada à linfangite e linfadenite. Os herbívoros que morrem por antraz septicêmico apresentam secreção de sangue viscoso, escuro e não coagulado dos orifícios corporais. Estes casos NÃO devem ser sujeitos à necropsia a fim de evitar a contaminação severa do ambiente pelos esporos do organismo. Em vez disso, um esfregaço sanguíneo deve ser coletado e examinado buscando a presença dos bacilos diagnósticos. Se um caso for necropsiado por engano, os achados diagnósticos são esplenomegalia severa (assim chamado de baço em geleia de amora), hemorragias serosas disseminadas, e linfonodos infartados. Achados microscópicos (avaliação histopatológica NÃO é recomendada) incluem números massivos de típicos organismos grandes em forma de bastão no sangue, congestão, hemorragia, linfangite e linfadenite (Capítulo 4, Fig. 4-23; Capítulo 7, Fig. 7-134; e Capítulo 13, Fig. 13-57).

Neospora caninum. Ver a discussão sobre *Neospora caninum* no Capítulo 4.

Febre Catarral Maligna. Ver a discussão sobre febre catarral maligna no Capítulo 4.

Diarreia Viral Bovina. Ver a discussão sobre diarreia viral bovina nos Capítulos 4 e 7.

Língua Azul. Ver a discussão sobre língua azul nos Capítulos 4 e 7.

Distúrbios dos Suínos

Miocárdio
Degeneração e Morte Celular
Doença do Coração de Amora. Ver a discussão sobre a doença do coração de amora na próxima seção sobre Sistemas Vasculares Sanguíneo e Linfático, Vasos Sanguíneos, Degeneração e Morte Celular, Microangiopatia Dietética: Doença do Coração de Amora.

Inflamação: Doenças Infecciosas
Miocardite Viral
Encefalomiocardite. O vírus da encefalomiocardite é um cardiovírus da família Picornaviridae. A cepa do tipo B pode afetar diversas espécies incluindo seres humanos, mas os suínos (de qualquer idade) são mais frequentemente afetados. Lesões macroscópicas podem incluir áreas multifocais de palidez. Áreas multifocais de necrose miocárdica com infiltrados de células inflamatórias mononucleares são observadas microscopicamente. Outros vírus que podem causar miocardite em suínos incluem o parvovírus suíno e o circovírus suíno 2, associado à síndrome multissistêmica de suínos desmamados.

Endocárdio e Valvas Cardíacas
Inflamação
Endocardite. A endocardite é comumente observada em suínos e resulta de uma septicemia bacteriana. Os organismos mais comumente isolados são o *Streptococcus* spp. e *Erysipelothrix rhusiopathiae*. A confirmação definitiva do organismo requer isolamento bacteriano. As valvas afetadas possuem massas de fibrina grandes, aderidas, friáveis, de coloração amarela a cinza, chamadas de *vegetações*, as quais podem ocluir amplamente o orifício valvar (Fig. 10-54). Microscopicamente, a lesão consiste de camadas acumuladas de fibrina e diversas colônias bacterianas integradas cercadas por uma zona de leucócitos infiltrados e tecido de granulação (Fig. 10-54, B). Ver a discussão sobre

endocardite valvar e mural na seção sobre Inflamação; Distúrbios dos Animais Domésticos: Endocárdio e Valvas Cardíacas, e também Capítulo 3.

Pericárdio e Epicárdio

Inflamação: Doenças Infecciosas

Pericardite Fibrinosa. A pericardite fibrinosa pode acompanhar a doença de Glasser (*Haemophilus parasuis*) (Fig. 10-75), infecções estreptocócicas, pneumonia enzoótica por micoplasma e salmonelose. Swabs estéreis de exsudatos pericárdicos são recomendados para identificar o organismo causador. Ver a discussão de pericardite na seção sobre Distúrbios dos Animais Domésticos: Pericárdio e Epicárdio, Inflamação, e também Capítulos 3, 7 e 9.

Polisserosite Suína (Doença de Glasser, *Streptococcus suis* II). Ver Figura 10-75; ver também a discussão da doença do edema na próxima seção e nos Capítulos 4 e 7.

Sistemas Vasculares Sanguíneo e Linfático

Vasos Sanguíneos

Degeneração e Morte Celular

Microangiopatia Dietética: Doença do Coração de Amora.
Microangiopatia dietética de suínos ou "doença do coração de amora" é causada por uma deficiência de vitamina E e/ou selênio, e o efeito resultante sobre a microvasculatura, o qual é caracterizado por necrose fibrinoide, e tromboses de pequenos vasos resultando em microhemorragias. A hemorragia resulta na importante descoloração da superfície epicárdica do coração, particularmente do átrio direito que se assemelha a uma amora (Figs. 10-76 e 10-77). Além das hemorragias epicárdicas, ocorre frequentemente hidropericárdio. A importante necrose hepática hemorrágica (hepatose dietética) também é causada por deficiência de vitamina E e/ou selênio (Fig. 8-74). Em ambas as formas da doença, a necrose fibrinoide de pequenas artérias musculares e arteríolas é disseminada e é acompanhada por lesão endotelial e trombos de fibrina nos capilares, especialmente capilares do miocárdio (Fig. 10-78). Este complexo de lesões vasculares tem sido chamado de *microangiopatia dietética*.

Necrose Fibrinoide de Vasos Sanguíneos. A necrose fibrinoide de artérias e veias (Fig. 10-69) é particularmente frequente em suínos e é uma importante característica diagnóstica em casos de deficiência de vitamina E-selênio (coração), doença do edema (submucosa gástrica), angiopatia cerebroespinhal, vasculopatia pelo circovírus suíno II, e intoxicação por mercúrio orgânico (meninges). Ver a seção prévia sobre Microangiopatia Dietética: Doença do Coração de Amora.

Inflamação: Doenças Infecciosas

Doença do Edema (Angiopatia Cerebroespinhal). Infecções por certas cepas de *E. coli* hemolítico produzem uma citotoxina que almeja o endotélio vascular, resultando em necrose fibrinoide de arteríolas e edema resultante. As lesões são frequentemente evidentes nas arteríolas da submucosa gástrica (Fig. 10-79). As alterações vasculares que

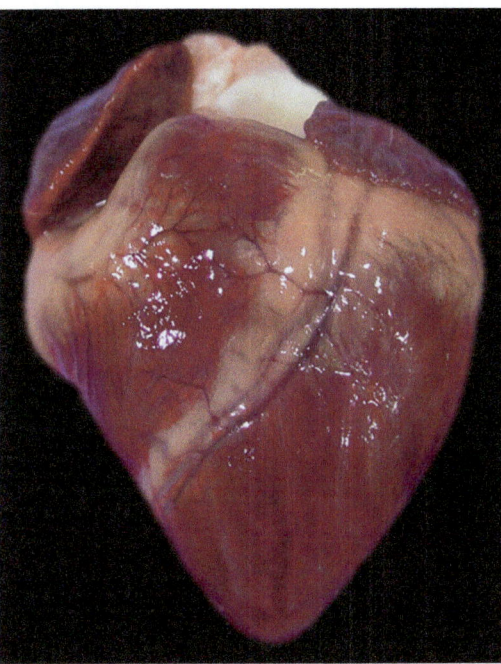

Figura 10-76 **"Doença do Coração de Amora", Hemorragia em Sufusões, Epicárdio, Ventrículo Direito, Suíno.** Áreas vermelhas de hemorragia em sufusão ("semelhante à amora") estão presentes na superfície epicárdica do ventrículo direito. (Cortesia do Dr. L. Miller, Atlantic Veterinary College.)

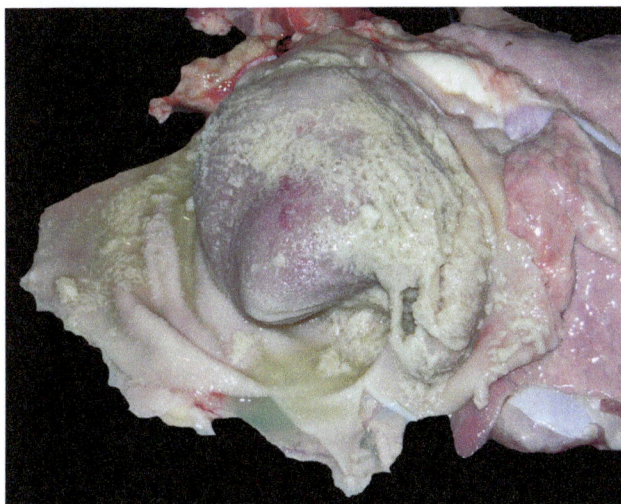

Figura 10-75 **Polisserosite Suína Fibrinosa, Doença de Glasser, Pericárdio e Epicárdio (Cavidade Pericárdica), Suíno.** Uma pericardite fibrinosa é típica da doença de Glasser (*Haemophilus parasuis*). Infecções estreptocócicas, pneumonia enzoótica por micoplasma e salmonelose também podem causar esta lesão. (Cortesia do Dr. D. Driemeier, Universidade Federal do Rio Grande do Sul, Brasil.)

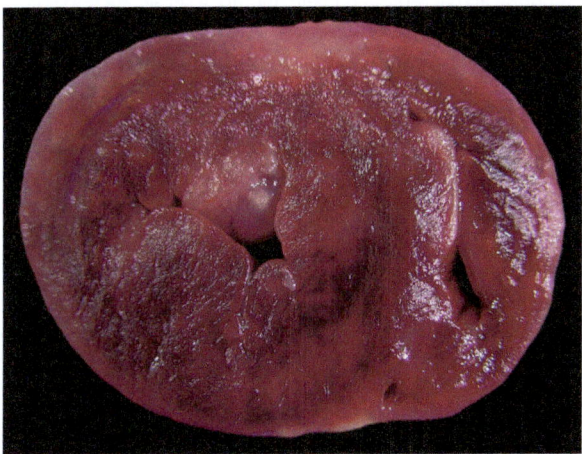

Figura 10-77 **"Doença do Coração de Amora", Hemorragia e Necrose, Miocárdio Ventricular Esquerdo e Direito, Corte Transverso, Suíno.** Áreas vermelhas e pálidas manchadas são causadas por hemorragia e necrose, respectivamente. (Cortesia do Dr. L. Miller, Atlantic Veterinary College.)

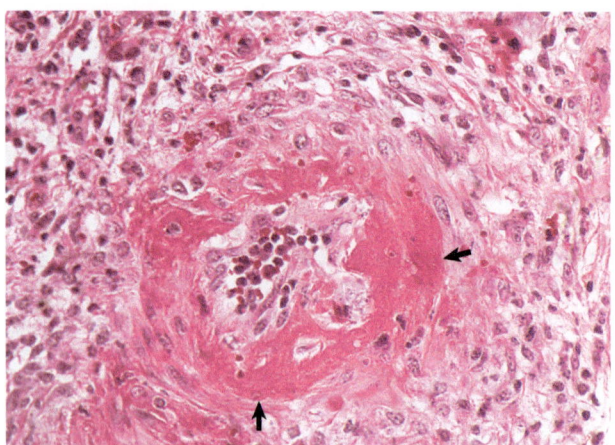

Figura 10-78 **Deficiência de Vitamina E-Selênio ("Doença do Coração de Amora"), Necrose Fibrinoide, Arteríola Miocárdica, Coração, Suíno.** Note os depósitos eosinofílicos circunferenciais (*setas*) na parede da arteríola. Coloração por HE. (Cortesia do Dr. J. Simon, College of Veterinary Medicine, University of Illinois.)

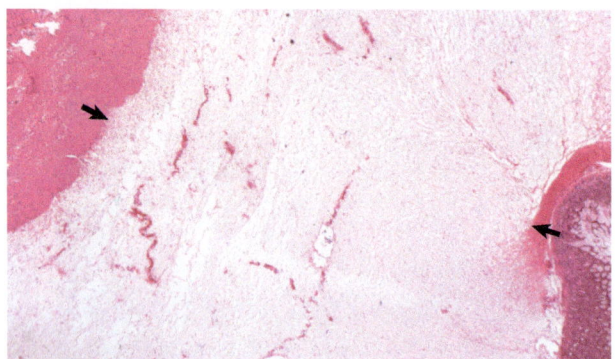

Figura 10-79 **Edema Submucoso, Doença do Edema, Estômago, Submucosa, Suíno.** A submucosa (*entre setas*) está distendida por edema. Coloração por HE. (Cortesia de School of Veterinary Medicine, Purdue University.)

ocorrem no SNC são conhecidas como angiopatia cerebroespinhal e podem causar sinais clínicos de doença do sistema nervoso (Fig. 10-69; Capítulos 4, 7 e 11; e Figs. 7-167 e 7-168).

Erisipela (Erysipelothrix rhusiopathiae). Lesões cutâneas na erisipela são causadas pelo *Erysypelothrix rhusiopathiae* e são resultado de embolização bacteriana na pele durante a sepse. As lesões consistem de áreas quadradas a romboides, elevadas, róseas a roxas escuras (Figs. 10-80 e 17-10) causadas por vasculite, trombose e isquemia (infarto). O formato romboide provavelmente representa uma área de pele suprida por um vaso ocluído por trombo (Capítulo 17).

Polisserosite Suína (Streptococcus suis II). O *Streptococcus suis* II é uma das várias bactérias que podem causar a doença da polisserosite suína. Lesões macroscópicas incluem vasculite que resulta em quantidades variáveis de uma matéria friável branco a cinza (fibrina) em superfícies serosas (polisserosite fibrinosa) dos pulmões (pleurite fibrinosa), coração (pericardite fibrinosa [Fig. 10-75]), e cavidade abdominal (peritonite fibrinosa). A bactéria ganha acesso à circulação sistêmica e se dissemina por ela através do sistema vascular sanguíneo. As lesões sugerem que esta bactéria pode ter um tropismo por células endoteliais vasculares das serosas, e as endotoxinas bacterianas podem contribuir para a injúria vascular e alterações de permeabilidade que resultam no extravasamento de fibrinogênio e sua polimerização em fibrina nas superfícies serosas e, em alguns casos, à formação de microtrombos e coagulação intravascular disseminada (DIC) em outros órgãos do sistema (Capítulos 4, 7 e 9).

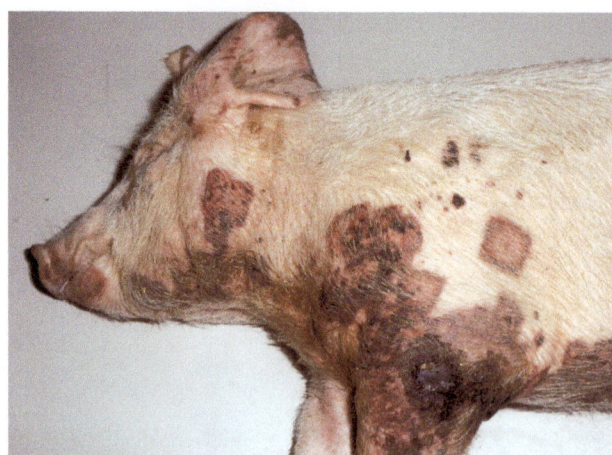

Figura 10-80 **Infartos Cutâneos, Doença da "Pele em Diamante", Septicemia por *Erysipelothrix Rhusiopathiae*, Pele, Suíno.** Êmbolos de *Erysipelothrix rhusiopathiae* se alojaram nos vasos cutâneos e causaram uma vasculite localizada, o que resultou em trombose seguida por isquemia e infarto cutâneo. (Cortesia do Dr. M.D. McGavin, College of Veterinary Medicine, University of Tennessee.)

Febre Suína Africana (Doença dos Javalis, Doença Africana dos Suínos). A febre suína africana é uma doença hemorrágica febril altamente contagiosa de suínos associada a um DNA vírus. As características clínicas e patológicas são muito semelhantes àquelas da peste suína clássica (cólera dos porcos). A doença é enzoótica na África, e surtos já ocorreram na Europa, América do Sul e região caribenha. A patogenia da doença é através da entrada no trato respiratório superior. O vírus se prolifera nas tonsilas e linfonodos da cabeça e pescoço com subsequente viremia e disseminação para todo o corpo. A transmissão ao suíno doméstico ocorre através da ingestão de tecidos infectados de javalis e porcos-do-mato, os quais desenvolvem uma infecção inaparente, ou pela picada de carrapatos infectados (*Ornithodoros moubata*). As lesões hemorrágicas distintas são atribuídas ao transtorno do mecanismo de coagulação e trombocitopenia. As lesões macroscópicas são caracterizadas por congestão disseminada, edema e hemorragia. Os linfonodos viscerais hemorrágicos e a esplenomegalia estão presentes em conjunto com hemorragias petequiais dos córtex renais, epicárdio e outras superfícies serosas. Edema pulmonar e hidrotórax também ocorrem. Microscopicamente, alterações vasculares induzidas por vírus incluem congestão, hemorragia e edema com microtrombos de fibrina. O vírus causa necrose disseminada de linfócitos e macrófagos (Fig. 4-42).

Cólera dos Porcos/Peste Suína Clássica (Febre Suína, Peste Suína, Peste dos Suínos). A cólera dos porcos (também chamada de *peste suína clássica*) é uma doença hemorrágica febril altamente contagiosa de suínos causada por um RNA vírus. A doença é enzoótica na América do Sul, América Central, países caribenhos, Ásia e Europa. A patogenia da doença é iniciada pela inalação do vírus por contato direto com suínos infectados, ou pela ingestão de carne de porcos contaminada mal-cozida. O vírus atravessa a mucosa oral, se replica nas tonsilas e inicia a viremia. O vírus lesa seletivamente as células endoteliais, células do sistema imune (células linforreticulares e macrófagos) e células epiteliais. As lesões hemorrágicas características estão associadas ao aumento da permeabilidade vascular, trombocitopenia e DIC. As lesões macroscópicas são caracterizadas por hemorragias petequiais disseminadas, especialmente dos córtex renais, bexiga urinária, laringe, mucosa gástrica e epicárdio com hemorragia concomitante nos linfonodos e pele. Um achado distinto é o infarto hemorrágico do baço e úlceras em forma de botão na mucosa do cólon. Microscopicamente, o dano endotelial é evidente como degeneração hidrópica e proliferação celular. Os vasos afetados podem apresentar necrose fibrinoide com depósito de fibrina nas túnicas média e íntima. Alterações circulatórias incluem congestão, hemorragia, trombose e infarto. O cérebro possui uma encefalite difusa não supurativa (Fig. 4-41).

Antraz Suíno. Ver a discussão sobre antraz na seção sobre Distúrbios dos Ruminantes (Bovinos, Ovinos e Caprinos), Sistemas Vasculares Sanguíneo e Linfático, Vasos Sanguíneos, e também Capítulo 4.

Distúrbios dos Cães

Miocárdio

Distúrbios de Crescimento

Erros de Desenvolvimento: Anomalias Congênitas. Ver a discussão sobre anomalias e displasias na seção sobre Distúrbios dos Animais Domésticos, Erros de Desenvolvimento/Anomalias Congênitas.

Cardiomiopatias. Ver também a discussão sobre cardiomiopatias na seção sobre Distúrbios dos Animais Domésticos, Distúrbios dos Animais Domésticos: Miocárdio, Distúrbios de Crescimento, Hipertrofia e Atrofia.

Cardiomiopatia Dilatada (Congestiva). A cardiomiopatia dilatada ou congestiva é uma importante causa de insuficiência cardíaca congestiva em cães. Alguns cães afetados possuem baixas concentrações teciduais de taurina, mas ainda não foi provado que a suplementação é benéfica. Cães afetados frequentemente são machos de grandes raças, como Doberman Pinscher, Cão d'água português, Dálmata, Lébrel escocês, Lébrel irlandês, São Bernardo, Afghan hound, Terranova, Sheepdog inglês, Dogue alemão e Boxer, embora raças menores, como o Cocker spaniel inglês, podem ser afetadas. A doença frequentemente possui um padrão familiar nas raças afetadas e parece ser hereditária como um traço autossômico recessivo ou recessivo ligado ao cromossomo X. Na necropsia, as lesões de insuficiência cardíaca congestiva estão presentes e os corações estão redondos por conta da dilatação biventricular (Fig. 10-43 e 10-44). As câmaras cardíacas dilatadas frequentemente possuem um endocárdio difusamente branco e espessado. As alterações microscópicas e ultraestruturais são inespecíficas, podem ser discretas ou ausentes, e podem incluir fibrose intersticial e infiltração gordurosa, além de alterações de degeneração de miócitos, incluindo a ocorrência das chamadas fibras onduladas atenuadas. Ver a discussão sobre cardiomiopatias na seção sobre Distúrbios dos Animais Domésticos, Distúrbios dos Animais Domésticos: Miocárdio, Distúrbios de Crescimento, Hipertrofia e Atrofia.

Neoplasias Cardíacas. As neoplasias cardíacas compreendem tumores primários e secundários (metastáticos). Tumores cardíacos primários incluem hemangiossarcomas (mais frequentes), carcinomas ectópicos de tireoide/paratireoide, mesotelioma, timomas, tumor de células granulares, sarcomas (osteossarcomas, condrossarcomas, fibrossarcomas/fibromas, rabdomiossarcomas/rabdomioma, neurofibrossarcomas/neurofibroma, e tumores mesenquimais malignos mistos), além de quemodectomas (tumores da base do coração). Neoplasias cardíacas secundárias são metástases de locais distantes de tumores primários. Em um estudo que incluiu 80 cães com neoplasias cardíacas primárias e/ou secundárias, 36% dos cães apresentavam evidências de metástases cardíacas.

Inflamação: Doenças Infecciosas

Miocardite pelo Parvovírus Canino. A miocardite linfocítica é usualmente uma lesão de infecções virais e é bem ilustrada pelas lesões da miocardite pelo parvovírus em filhotes de cães. Cães com miocardite pelo parvovírus morrem inesperadamente e apresentam lesões generalizadas de insuficiência cardíaca congestiva aguda, mas não possuem lesões intestinais, o principal local de injúria pelo vírus em aproximadamente 95% dos casos. O coração está pálido e flácido, e apresenta infiltrados linfocíticos intersticiais disseminados e miócitos dispersos com grandes e basofílicos corpos de inclusão viral intranucleares em cães que sobrevivem à fibrose (Fig. 10-81).

Trypanosoma cruzi. O *Trypanosoma cruzi* é o protozoário hemoflagelado que causa a tripanossomíase americana (doença de Chagas). O mosquito barbeiro (família Reduviidae, subfamília Triatominae) transmite a doença. A infecção por *Trypanosoma cruzi* causa miocardite crônica fatal. A doença aguda é caracterizada em cães com menos de um ano de idade. Os cães afetados desenvolvem miocardite linfo-histiocítica, resultando em insuficiência cardíaca congestiva direita com ascite, linfadenomegalia e hepatoesplenomegalia. Macroscopicamente, o músculo cardíaco contém vários faixas e manchas miocárdicas amarelas e brancas que são frequentemente acompanhadas por hemorragia. A miocardite linfocítica e plasmocítica crônica que resulta em insuficiência cardíaca congestiva direita tipicamente afeta cães idosos. Macroscopicamente, o coração está aumentado bilateralmente, adelgaçado e flácido, e contém placas fibrosas (áreas de fibrose).

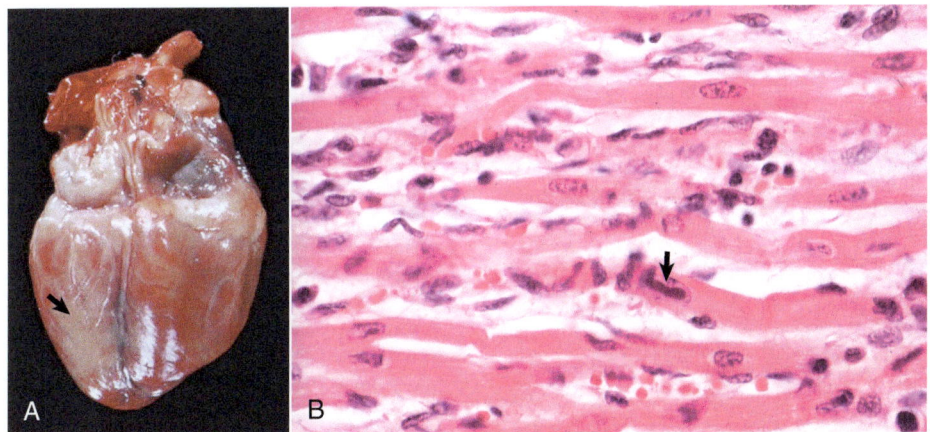

Figura 10-81 Miocardite por Parvovírus, Coração, Cão. A, Note as diversas áreas pálidas (*seta*) no miocárdio ventricular. **B,** Infecção por parvovírus, corte do miocárdio. Um corpo de inclusão basofílico intranuclear está presente em um miócito (*seta*). Coloração por HE. (**A** Cortesia do Dr. B. Weeks, College of Veterinary Medicine, Texas A&M University; e Noah's Arkive, College of Veterinary Medicine, The University of Georgia. **B** Cortesia de School of Veterinary Medicine, Purdue University.)

Degeneração e Morte Celular

Cardiomiopatia Neurogênica (Síndrome Coração-Cérebro). A cardiomiopatia neurogênica (síndrome coração-cérebro) é uma síndrome em cães caracterizada por morte inesperada 5 a 10 dias após injúria difusa do SNC (usualmente por atropelamento). Cães afetados morrem por arritmias cardíacas causadas por degeneração miocárdica e necrose. Macroscopicamente, o miocárdio apresenta diversas faixas brancas pálidas coalescentes e discretas, e/ou áreas pobremente definidas de necrose miocárdica — mais frequentemente envolvendo os músculos papilares do ventrículo esquerdo (Fig. 10-82). A cardiomiopatia neurogênica supostamente é causada pela estimulação excessiva do coração por neurotransmissores autônomos e catecolaminas sistêmicas liberadas no momento do trauma. Não se sabe o motivo pelo qual há um atraso de 5 a 10 dias para o desenvolvimento de necrose miocárdica. Ver o Capítulo 14 para uma discussão sobre síndrome coração-cérebro.

Endocárdio e Valvas Cardíacas
Distúrbios de Crescimento

Anomalias e Displasias Valvares. Ver a discussão sobre anomalias e displasias valvares na seção sobre Distúrbios dos Animais Domésticos, Erros de Desenvolvimento/Anomalias Congênitas: Endocárdio e Valvas Cardíacas.

Degeneração e Morte Celular

Degeneração Valvar Mixomatosa (Endocardiose Valvar). A degeneração valvar mixomatosa (endocardiose valvar) é a doença cardiovascular mais comum em cães, e é a causa mais comum de insuficiência cardíaca congestiva em cães idosos. Outros nomes para esta doença incluem endocardite fibrosa valvar crônica (nodosa), endocardite valvar crônica, doença valvar crônica, distorção em paraquedas da valva mitral, endocardiose (nome consagrado no Brasil), fibrose valvar mitral crônica, esclerose nodular senil, degeneração mucoide, doença valvar mixomatosa crônica e doença valvar mitral degenerativa. A degeneração valvar mixomatosa (DVM) é uma cardiopatia relacionada com a idade de cães de meia-idade a idosos, especialmente de raças de porte pequeno, toy ou médio. Os machos das raças afetadas desenvolvem a doença em uma idade mais precoce do que as fêmeas. A DVM parece ter uma hereditariedade poligênica em Teckels e Cavalier King Charles spaniels. A raça Cavalier King

Charles spaniel possui uma susceptibilidade singular, com mais de 50% de prevalência até os 4 anos de idade e 100% de prevalência até os 10 anos de idade. Outras raças com alta incidência incluem o Cocker spaniel, Lhasa apso, Bichon frise, Yorkshire terrier, Shih tzu, Teckel, Poodle, Spitz alemão, Schnauzer miniatura, Chihuahua, Fox terrier, Boston terrier e Pequinês. Em autópsias de 3.245 cães, as lesões macroscópicas ocorreram somente na valva mitral (57,3%), valvas mitral e tricúspide (26,6%), somente na valva tricúspide (7,5%), somente na valva aórtica (2,1%), somente na valva pulmonar (0,4%), e em combinações (6,1%). As lesões na DVM se tornam progressivamente piores com o passar dos anos. As valvas afetadas estão mais curtas e espessadas (nodulares), focal ou difusamente, e parecem lisas e brilhosas (Fig. 10-83) ao invés de ásperas e granulares, como é usual em casos de endocardite valvar.

A DVM é macroscopicamente classificada em quatro grupos, conforme segue: tipo 1, poucos nódulos pequenos e discretos na área de contato que estão associados a áreas de opacidade difusa na porção proximal da valva; tipo 2, nódulos maiores que são evidentes na área de contato, os quais tendem a coalescer com seus vizinhos, em conjunto com áreas de opacidade difusa que podem estar presentes;

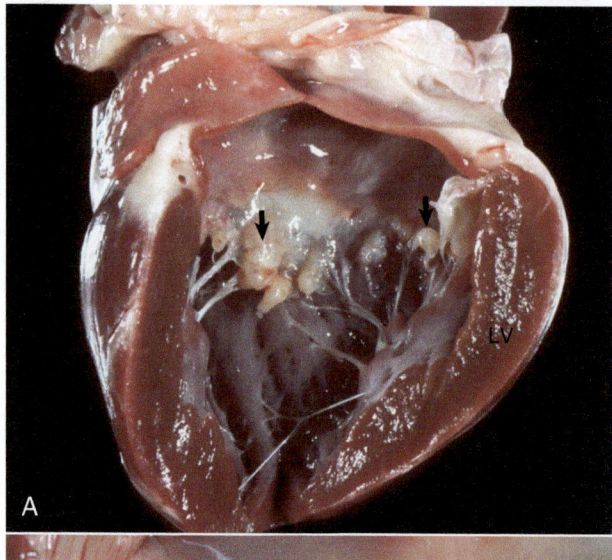

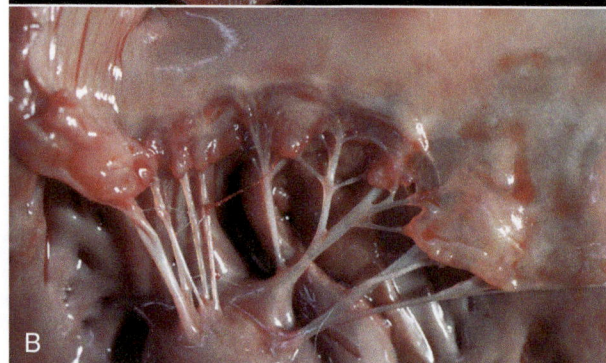

Figura 10-83 **Degeneração Valvar Mixomatosa (Endocardiose Valvar), Valva Atrioventricular Esquerda, Coração, Cão. A,** As cúspides da valva mitral estão espessadas por nódulos lisos e brancos (*setas*). *VE*, parede livre ventricular esquerda. **B,** Note a característica superfície lisa e brilhosa (endocárdica) da valva e dos nódulos. Isso diferencia a degeneração valvar mixomatosa (endocardiose) da superfície áspera e granular da endocardite bacteriana crônica. A coloração rósea da valva é causada pela inibição *postmortem* da hemoglobina. (**A** Cortesia do Dr. J. Wright, College of Veterinary Medicine, North Carolina State University; e Noah's Arkive, College of Veterinary Medicine, The University of Georgia. **B** Cortesia do Dr. M.D. McGavin, College of Veterinary Medicine, University of Tennessee.)

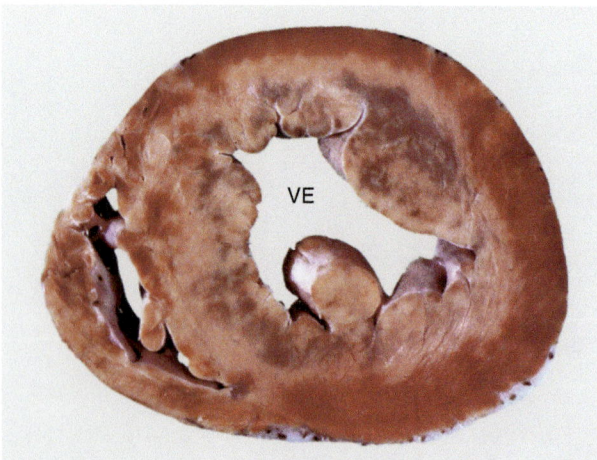

Figura 10-82 **Necrose Miocárdica, "Síndrome Coração-Cérebro", Coração, Corte Transverso dos Ventrículos, Cão.** Áreas necróticas estão beges a brancas, pálidas, e estão concentradas na metade interna da parede do ventrículo esquerdo (*VE*) e no septo ventricular. (Cortesia de School of Veterinary Medicine, Purdue University.)

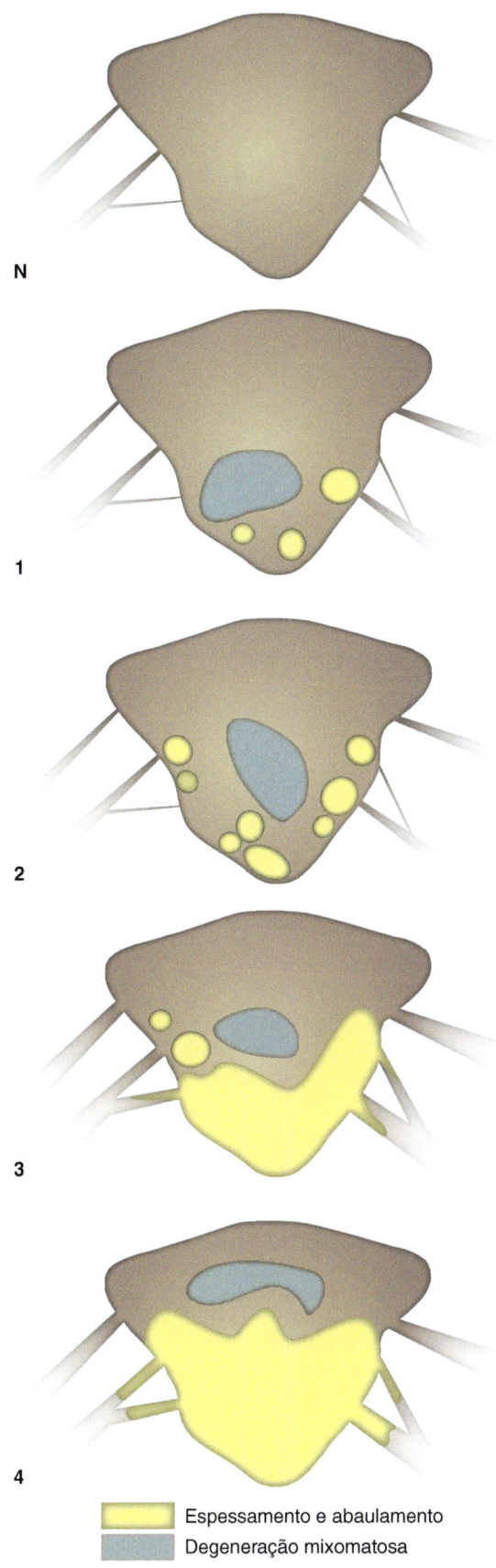

Figura 10-84 Progressão Natural da Doença Valvar Mixomatosa no Folheto Mitral. A doença valvar mixomatosa é macroscopicamente classificada em quatro grupos (1-4). O tipo 1 possui poucos nódulos discretos (alterações mínimas); tipo 2 apresenta nódulos maiores em áreas de contato (mudanças discretas); tipo 3 possui nódulos grandes e coalescentes que formam deformidades semelhantes a placas (alterações moderadas); e tipo 4 com óbvias distorções da valva (alterações severas). As áreas coloridas claras representam áreas de espessamento nodular ou difuso e abaulamento da cúspide valvar e cordoalhas tendíneas proximais. As áreas coloridas escuras representam áreas de opacidade difusa devido ao acúmulo de gordura neutra dentro da camada esponjosa. *N*, valva normal. (Redesenhado da Figura 2 de Borgarelli M, Buchanan JW: Historical review, epidemiology and natural history of degenerative mitral valve disease, *J Vet Cardiol* 14(1):93-101, 2012.)

☐ Espessamento e abaulamento
☐ Degeneração mixomatosa

tipo 3, grandes nódulos que coalesceram em deformidades irregulares, semelhantes a placas, que se estendem até envolver as porções proximais das cordoalhas tendíneas; e tipo 4, há uma distorção grosseira e "abaulamento" da cúspide da valva, e as cordoalhas tendíneas estão espessadas na região proximal (Fig. 10-84). Estas lesões resultam em insuficiência valvar com subsequente dilatação atrial e desenvolvimento de "lesões em jato" atriais. A lesão em jato é uma faixa firme, áspera e elevada de fibrose endocárdica, resultado de trauma em longo prazo por um jato de sangue regurgitado através da valva lesada na posição fechada. Histologicamente, as valvas são divididas em quatro camadas: auricular, ventricular, esponjosa e fibrosa. As camadas auricular e ventricular estão de frente para as respectivas câmaras cardíacas e consistem de endotélio e tecido subendotelial imediato contendo fibroblastos, fibras colágenas dispersas e uma fina camada de fibras elásticas. A camada esponjosa é composta por tecido conjuntivo frouxo com células intersticiais e mínimas fibras. A fibrosa consiste de colágeno denso que é contínuo com o núcleo de colágeno das cordoalhas tendíneas. As lesões histopatológicas na DVM predominam no terço distal dos folhetos valvares, e a incidência e severidade crescem com o passar dos anos. Lesões incluem expansão progressiva da camada esponjosa e lesão da camada fibrosa.

Microscopicamente, as valvas espessadas apresentam aumento notável da proliferação miofibroblástica e deposição de ácidos mucopolissacarídeos (Fig. 10-85). É importante não confundir o espessamento valvar normal relacionado com a idade em cães assintomáticos com o espessamento patológico verdadeiro. Portanto, um "diagnóstico relevante clinicamente" seria mais correto quando a valva mitral e as cordoalhas tendíneas estiverem espessas e/ou rompidas, ou quando as câmaras cardíacas esquerdas estejam aumentadas ou existem lesões em jato no átrio esquerdo. Complicações severas da DVM incluem ruptura ocasional das cordoalhas tendíneas, divisão ou ruptura ocasional da parede atrial esquerda que pode resultar em hemopericárdio, ou defeitos septais atriais adquiridos. Alterações miocárdicas concomitantes frequentes incluem arteriosclerose de artérias intramiocárdicas, e necrose e fibrose miocárdica multifocais. A progressão da DVM está associada a um aumento na concentração plasmática do fragmento N-terminal do peptídeo natriurético tipo-B e alteração da via de sinalização da serotonina (5-hidroxitriptamina).

Inflamação

Endocardite. A endocardite é ocasionalmente observada em cães. Septicemias bacterianas resultam em inflamação das valvas cardíacas. As bactérias mais comumente isoladas incluem *Streptococcus* spp., *Bartonella* spp. e *Escherichia coli*. A valva mitral é mais comumente afetada e está associada à poliartrite. As infecções por *Bartonellosis* podem somente ter alterações inflamatórias envolvendo os folhetos valvares aórticos. A *Erysipelothrix tonsillarum* (previamente conhecida como *Erysipelothrix* sorovar 7) é ocasionalmente isolada.

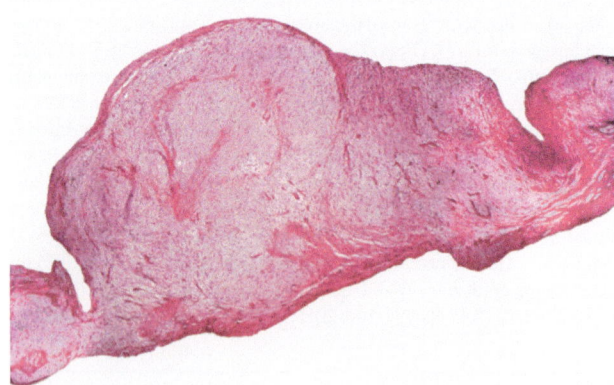

Figura 10-85 Degeneração Valvar Mixomatosa (Endocardiose Mitral), Cúspide da Valva Atrioventricular Direita, Coração, Cão. A valva está espessada e nodular por um aumento no tecido mixomatoso suportado por um estroma fibroso. Coloração por HE. (Cortesia de School of Veterinary Medicine, Purdue University.)

A confirmação do organismo causador requer isolamento bacteriano e/ou identificação por ferramentas moleculares. Ver a discussão sobre endocardite valvar e mural vegetativa na seção sobre Distúrbios dos Animais Domésticos: Endocárdio e Valvas Cardíacas, Inflamação, e também no Capítulo 3.

Pericárdio e Epicárdio
Distúrbios de Circulação

Efusão Pericárdica Idiopática (Efusão Pericárdica Hemorrágica). Efusão pericárdica idiopática é uma das causas mais comuns de efusão pericárdica canina e corresponde a aproximadamente 19% de todas as efusões pericárdicas caninas. Raças grandes ou gigantes, como o Dogue alemão, São Bernardo, Cão de montanha dos Pirineus, Pastor Alemão e Golden retriever, são mais frequentemente afetadas. É um diagnóstico de exclusão após todas as outras causas potenciais (neoplásicas, traumáticas, infecciosas, metabólicas, cardíacas e coagulopatias) terem sido descartadas. A efusão pericárdica idiopática pode ser hemorrágica ou serossanguinolenta. O pericárdio está espessado por fibrose difusa; neovascularização; áreas de infiltrados linfocíticos, plasmocíticos e histiocíticos; e áreas de hiperplasia mesotelial ao lado de regiões sem mesotélio parietal. Ver a discussão sobre efusões na seção sobre Distúrbios dos Animais Domésticos: Pericárdio e Epicárdio, Distúrbios de Circulação, Efusões, e também Capítulos 3, 7 e 9.

Sistemas Vasculares Sanguíneo e Linfático
Vasos Sanguíneos
Distúrbios de Crescimento
Anomalias e Displasias. Ver a discussão sobre anomalias e displasias na seção sobre Distúrbios dos Animais Domésticos, Erros de Desenvolvimento/Anomalias Congênitas.

Transformação Neoplásica
Hemangiossarcoma e Hemangioma. O hemangiossarcoma cardíaco (HSA) é uma neoplasia importante de cães e pode surgir no coração (primário) ou por metástases (secundário) a partir de locais primários, como o baço. Em um estudo recente, o HSA frequentemente ocorreu em Golden retrievers idosos, seguidos por cães Malteses e Teckels miniatura. As lesões tumorais do HSA foram observadas mais comumente na aurícula direita e átrio direito, e as massas atriais direitas eram significativamente maiores do que as massas auriculares direitas, correspondendo potencialmente por sua maior taxa de detecção *antemortem* pelo ecocardiograma. Macroscopicamente, massas salientes vermelhas a vermelhas escuras contendo sangue estão

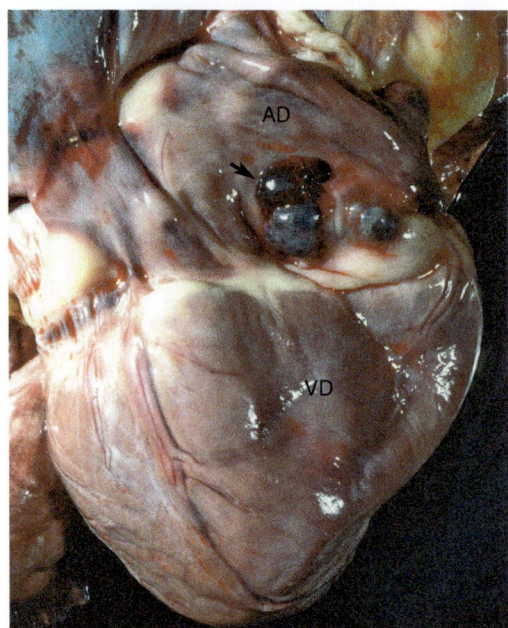

Figura 10-86 Hemangiossarcoma, Coração, Átrio Direito, Cão. Um hemangiossarcoma vermelho escuro se projeta a partir da parede do átrio direito (*AD*), um local de predileção no cão para este tumor (*seta*). *VD*, ventrículo direito. (Cortesia do Dr. M.D. McGavin, College of Veterinary Medicine, University of Tennessee.)

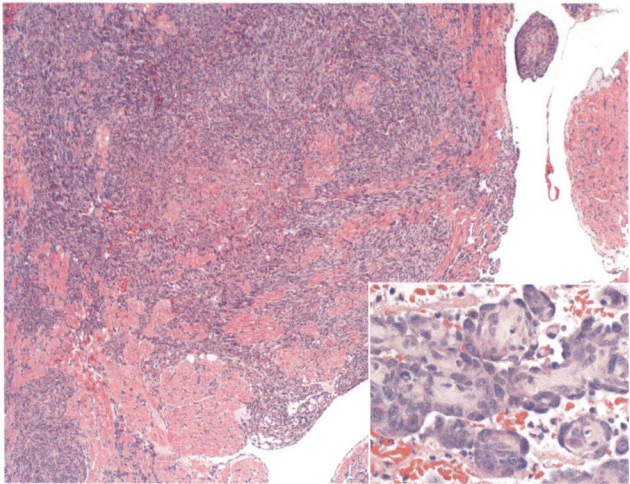

Figura 10-87 Hemangiossarcoma, Coração, Átrio Direito, Cão. Células endoteliais malignas invadiram o miocárdio do átrio direito, dando assim sua aparência granular azulada (núcleos celulares) em baixa magnitude. O maior aumento (*inserção*) mostra estas células endoteliais com grandes núcleos redondos a ovais formando canais vasculares pobremente delimitados e arranjados aleatoriamente. Estas células também podem estar "empilhadas" e arranjadas em grupos ou folhetos sólidos. Figuras mitóticas podem estar evidentes e numerosas (não demonstradas aqui). Um pigmento marrom dourado (hemossiderina) pode se formar secundariamente à eritrofagocitose dos eritrócitos lesados ou inúteis (não demonstrado aqui). Coloração por HE. (Cortesia do Dr. J.F. Zachary, College of Veterinary Medicine, University of Illinois.)

localizadas na superfície epicárdica (Fig. 10-86) e também podem estar projetadas em direção ao lúmen atrial. A ruptura pode causar hemopericárdio fatal e tamponamento cardíaco. Microscopicamente, as neoplasias são compostas por células endoteliais neoplásicas dispersas, alongadas e roliças, as quais podem ou não formar espaços vasculares contendo sangue (Fig. 10-87). Metástases pulmonares são frequentes. A coloração por imuno-histoquímica para o antígeno relacionado com o fator VIII ou CD31 (um marcador endotelial) confirma que as células tumorais são de origem endotelial. Os hemangiomas são neoplasias benignas frequentemente observadas na pele dos cães (Fig. 10-88). Estas massas vermelhas preenchidas por sangue são bem circunscritas.

Tumores da Base do Coração. Ver a discussão sobre neoplasias cardíacas na seção sobre Distúrbios dos Cães, Miocárdio, Distúrbios de Crescimento; sobre transformação neoplásica na seção sobre Distúrbios dos Animais Domésticos, Sistemas Vasculares Sanguíneo e Linfático, Vasos Sanguíneos, Distúrbios de Crescimento; e ver também Figura 10-48.

Degeneração e Morte Celular

Necrose e Hemorragia da Média. A necrose e hemorragia da média é uma lesão distinta causada em artérias musculares e arteríolas de cães e ratos por uma ampla variedade de drogas vasoativas. Estas lesões vasculares, detectadas durante avaliações de novos compostos, causam hemorragias macroscopicamente aparentes, especialmente no epicárdio. Microscopicamente, a lesão aguda é evidente como necrose das células musculares lisas na túnica média com eritrócitos ao redor. As lesões de reparação apresentam fibrose da parede do vaso e na região perivascular.

Mediólise Arterial Segmentar. A mediólise arterial segmentar é uma lesão distinta causada em artérias musculares e arteríolas de cães e ratos que mais frequentemente ocorre nas artérias musculares esplâncnicas e coronarianas, causando hemorragias catastróficas. A patologia pode ser induzida experimentalmente pela administração de ractopamina, um agonista β_2-adrenérgico sintético, para cães. A exposição aos agonistas de receptores α_2-adrenérgicos ou agonistas β_2 induz a liberação de norepinefrina pelo sistema nervoso periférico. Supostamente, a epinefrina induz lesão na junção medial adventícia através de apoptose muscular medial. Microscopicamente, a lesão aguda é evidente como necrose das células musculares lisas na túnica média com eritrócitos ao redor. As lesões de reparação apresentam fibrose da parede do vaso e na região perivascular.

Embolia Fibrocartilaginosa. A embolia fibrocartilaginosa da vasculatura da medula espinhal e resultante infarto da medula espinhal suprida ou drenada pelo vaso sanguíneo obstruído resulta em paresia ou paralisia de membros posteriores. Cães afetados são tipicamente animais de meia-idade de raças grandes ou gigantes, mas a ocorrência em jovens da raça Léprel irlandês já foi relatada. O mecanismo de formação de êmbolos arteriais ou venosos ainda é incerto, mas o movimento dentro da vasculatura espinhal de fragmentos fibrocartilaginosos

a partir de discos intervertebrais degenerados é geralmente considerado como base da presença destes êmbolos incomuns (Fig. 10-89).

Tromboembolismo Arterial Pulmonar. O tromboembolismo arterial pulmonar (Fig. 10-90) é frequentemente uma condição que ameaça a vida e possui uma incidência de 0,9% durante um período de 10 anos em cães. Uma ampla variedade de condições predisponentes pode resultar em alteração do fluxo sanguíneo, hipercoagulabilidade ou lesão endotelial. Estas incluem sepse, anemia hemolítica imunomediada, neoplasias, nefropatia perdedora de proteína/amiloidose, coagulação intravascular disseminada, cardiopatia, hiperadrenocorticismo, dirofilariose, e utilização de cateteres intravenosos. O trombo nas artérias pulmonares sofre lise dentro de algumas horas e, portanto, pode estar ausente no momento da autópsia em aproximadamente 15% dos casos, conforme indicado por um estudo. Em razão da extensa circulação arterial pulmonar colateral, a presença de um grande trombo na artéria pulmonar ou em seus ramos principais torna um diagnóstico clinicamente relevante de tromboembolismo arterial pulmonar mais certeiro, a menos que exames complementares

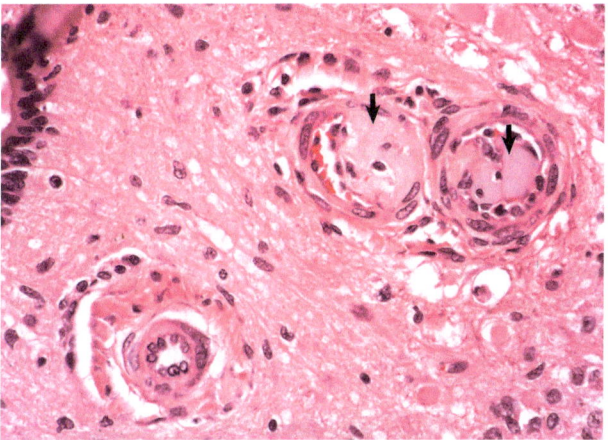

Figura 10-89 Êmbolos Fibrocartilaginosos, Medula Espinhal, Suíno. As massas basofílicas (*setas*) que ocluem pequenas artérias (*cortes transversos*) na matéria cinzenta da medula espinhal adjacente ao canal central (*margem esquerda superior*) são êmbolos fibrocartilaginosos. Coloração por HE. (Cortesia de School of Veterinary Medicine, Purdue University.)

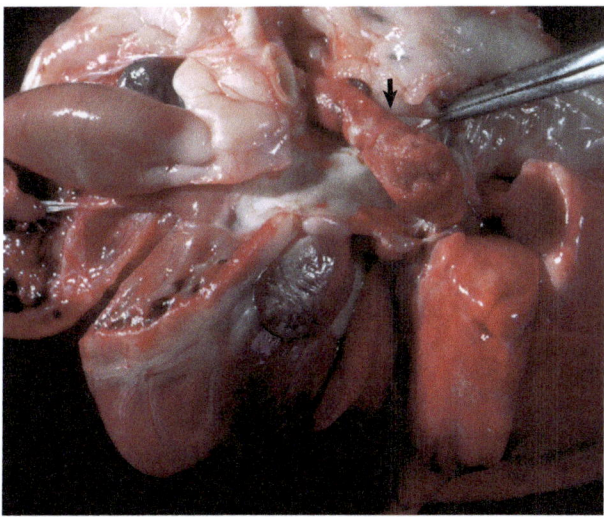

Figura 10-90 Trombo Arterial, Artéria Pulmonar, Cão. Trombos arteriais são compostos principalmente de plaquetas e fibrina, pois o rápido fluxo de sangue tende a excluir eritrócitos do trombo, e desta forma trombos arteriais possuem usualmente coloração bege pálida a cinza (*seta*). (Cortesia do Dr. D.A. Mosier, College of Veterinary Medicine, Kansas State University.)

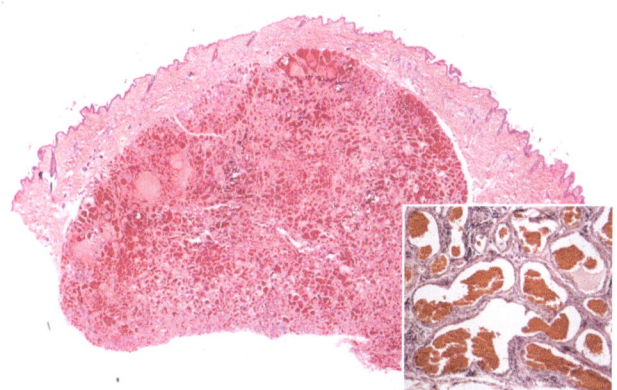

Figura 10-88 Hemangioma Cutâneo, Pele, Cão. O subcutâneo contém uma massa bem demarcada formada por canais vasculares delimitados por uma simples camada de células endoteliais bem diferenciadas. *Inserção,* Maior aumento das células endoteliais bem diferenciadas que delimitam os canais vasculares. Coloração por HE. (Cortesia do Dr. M.D. McGavin, College of Veterinary Medicine, University of Tennessee.)

antemortem, como a angiografia pulmonar e escaneamento ventilação/perfusão, apoiem amplamente este diagnóstico.

Tromboembolismo e Trombose Arterial. O tromboembolismo e trombose arterial ocorrem em cães e surgem de lesões ao endotélio vascular, propagadas através da cascata de coagulação (Capítulo 2). Em cães, o local mais comum é a trifurcação aortoilíaca (Fig. 10-91), na qual um tromboêmbolo se estende desde a aorta caudal distalmente até as artérias ilíacas externas e interna. A embolização das artérias subclávias e braquiais também resulta em fraqueza dos membros torácicos, embora menos comumente. Outros locais incluem embolização das artérias coronarianas no coração, artérias renais e artérias intestinais. O tromboembolismo aortoilíaco em cães foi relatado com infecção por *Spirocerca lupi* e *Blastomyces dermatitides*, e em associação a diversas condições mórbidas, como nefropatia perdedora de proteína, hipotireoidismo, hipercortisolismo, diabetes melito e neoplasia aórtica.

Trombose da Artéria Femoral. A trombose da artéria femoral, resultando em oclusão parcial a completa, foi relatada em Cavalier King Charles spaniels. Cães afetados geralmente não desenvolvem isquemia dos membros pélvicos, ao contrário de pacientes humanos com esta condição, por conta da extensa circulação colateral e recanalização do trombo. É uma condição patológica comum, mas clinicamente insignificante em Cavalier King Charles spaniels, supostamente resultado de uma provável fraqueza na parede da artéria femoral.

Inflamação

Dirofilariose (Dirofilaria immitis). A dirofilariose (doença do verme do coração) pode ocorrer em 35% a 45% dos cães e 2% dos gatos em áreas de altos índices de infecção, como as que estão num raio de 250 km das costas do Atlântico e do Golfo, do Texas a Nova Jersei, e ao longo do Rio Mississipi e seus principais tributários. A extensão das alterações cardíacas está relacionada com o número de parasitas adultos presentes. Inicialmente, os parasitas se acumulam nas artérias pulmonares (Fig. 10-92), e conforme o número aumenta,

eles estão presentes no ventrículo direito, então no átrio direito, e finalmente podem ocupar a veia cava. A hipertensão pulmonar resulta do bloqueio vascular e lesões vasculares pulmonares causadas pelos parasitas, ocasionando hipertrofia ventricular direita. A insuficiência cardíaca direita pode eventualmente ocorrer. As artérias pulmonares que contêm parasitas inicialmente possuem um infiltrado eosinofílico da túnica íntima (chamada *endarterite*), com subsequente desenvolvimento de uma proliferação fibromuscular irregular da túnica íntima macroscopicamente visível como uma aparência granular áspera ou felpuda da superfície luminal (Fig. 10-92). Parasitas vivos ou mortos podem estar presentes dentro destas lesões vasculares e acompanhados por tromboembolismo ou infarto pulmonar. A pleura dos lobos pulmonares caudais pode conter áreas multifocais de hemorragia, hemossiderose e fibrose. A presença de um massivo número de vermes adultos pode resultar em ocupação do coração direito que se estende até a veia cava, resultando em síndrome da veia cava superior. Esta síndrome resulta em colapso súbito, insuficiência hepática, anemia hemolítica intravascular, choque e morte caso os vermes adultos não sejam removidos cirurgicamente.

Poliarterite: "Síndrome da Dor no Beagle". A poliarterite é uma doença que ocorre esporadicamente em diversas espécies animais e é uma importante condição mórbida de ratos idosos, chamada de *poliarterite nodosa*. Vários relatos recentes descreveram a ocorrência de poliarterite em uma doença chamada *poliarterite necrotizante idiopática* (poliarterite canina idiopática, síndrome da poliarterite juvenil) envolvendo várias artérias, incluindo as artérias coronarianas e meníngeas, mais comumente de cães da raça Beagle domésticos ou de laboratório ("síndrome da dor no Beagle"). Clinicamente, cães afetados demonstram episódios recorrentes de febre, perda de peso corporal, e ocasionalmente dor cervical manifestada por uma marcha rígida, além de rigidez cervical, com uma postura corporal recolhida. Entretanto, alguns cães afetados não demonstram sinais clínicos da doença. As lesões são usualmente atribuídas a uma lesão vascular imunomediada. Artérias musculares de tamanho pequeno a médio em uma ampla variedade de órgãos, incluindo o coração, as meninges, epidídimo e timo, são seletivamente envolvidas e macroscopicamente parecem espessas e tortuosas, apresentam hemorragias focais associadas, e desenvolvem aneurismas e trombose. Microscopicamente, as

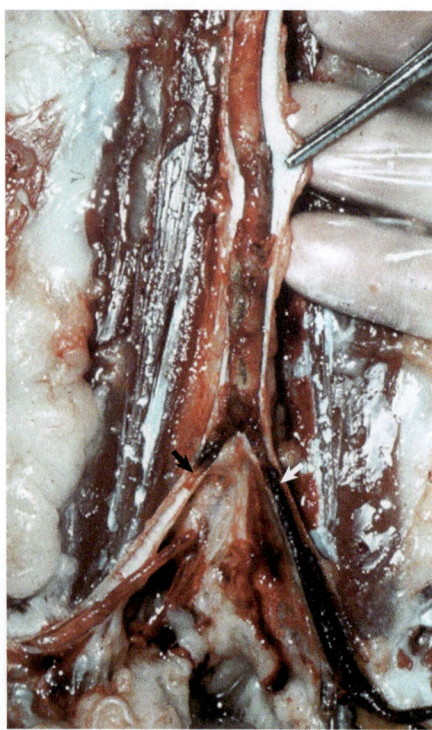

Figura 10-91 **Trombose Aórtica, Artérias Aorta e Ilíaca Externa, Cão.** O trombo escuro ocluindo a aorta abdominal caudal é uma extensão cranial do tromboêmbolo em sela vermelho na bifurcação aórtica e nas artérias ilíacas externas (*setas*). (Cortesia de School of Veterinary Medicine, Purdue University.)

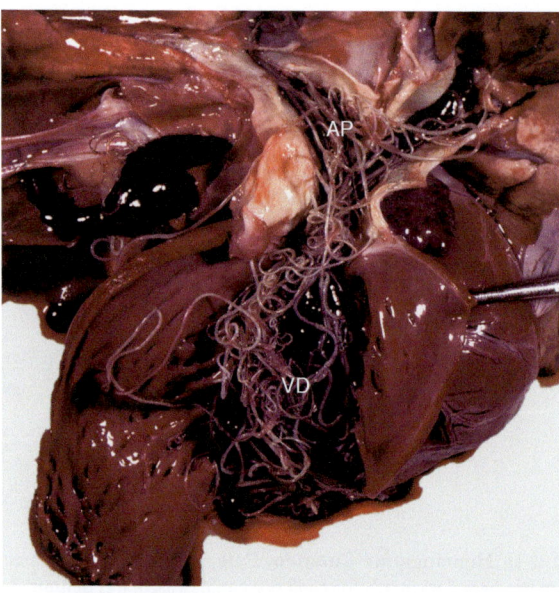

Figura 10-92 **Dirofilariose, Coração, Ventrículo Direito Aberto, e Artéria Pulmonar, Cão.** Diversas formas adultas de *Dirofilaria immitis* estão presentes no ventrículo direito (*VD*), átrio direito e artéria pulmonar (*AP*). (Cortesia do Dr. M.D. Gavin, College of Veterinary Medicine, University of Tennessee.)

lesões iniciais incluem necrose fibrinoide e invasão leucocitária das túnicas íntima e média. Em lesões crônicas, as células inflamatórias e fibrose envolvem todas as camadas da parede vascular.

Vasos Linfáticos
Distúrbios de Circulação

Linfedema Primário. O linfedema primário é uma doença rara em cães que frequentemente envolve os membros pélvicos distais, e resulta da aplasia/hipoplasia de vasos linfáticos superficiais e/ou linfonodos que drenam os membros pélvico distais. *Antemortem*, os cães estão sendo atendidos com edema erosivo indolor dos membros pélvicos distais. Na autópsia há hipoplasia linfática e/ou ausência de linfonodos poplíteos com hiperplasia linfática secundária distal. O atraso marcante no enchimento linfático na linfangiografia, na linfocintilografia, ou no teste de absorção de corante azul violeta patente são resultados de exames complementares *antemortem* que apoiam amplamente o diagnóstico de linfedema primário.

Linfangiectasia Intestinal Primária. A linfangiectasia intestinal primária é um distúrbio intestinal raro de cães que resulta em severa enteropatia perdedora de proteínas. A raça Lundehund é predisposta. Clinicamente, os cães são atendidos com caquexia, diarreia e ascite. Os vasos quilíferos nos vilos intestinais estão fundidos, diminuídos e possuem pontas distendidas de forma marcante, enquanto os vasos linfáticos por toda a parede do intestino, e ocasionalmente pelo mesentério e linfonodos mesentéricos, estão distendidos por fluido opaco leitoso (isto é, quilo) (Fig. 7-14). Em cães, o papel da obstrução dos vasos linfáticos ou de sua integridade estrutural (isto é, hipoplasia) na patogenia desta doença ainda é incerto. A linfangiectasia intestinal secundária é muito mais comum e resulta da obstrução da drenagem linfática por inflamação ou neoplasia.

Distúrbios dos Gatos

Miocárdio
Distúrbios de Crescimento

Anomalias e Displasias. Ver a discussão sobre anomalias e displasias na seção sobre Distúrbios dos Animais Domésticos, Erros de Desenvolvimento/Anomalias Congênitas: Miocárdio.

Cardiomiopatias. Ver a discussão sobre cardiomiopatias na seção sobre Distúrbios dos Animais Domésticos, Distúrbios dos Animais Domésticos: Miocárdio, Distúrbios de Crescimento, Hipertrofia e Atrofia.

Endocárdio e Valvas Cardíacas
Distúrbios de Crescimento

Anomalias Valvares e Displasias. Ver a discussão sobre anomalias e displasias valvares na seção sobre Distúrbios dos Animais Domésticos, Erros de Desenvolvimento/Anomalias Congênitas: Endocárdio e Valvas Cardíacas.

Inflamação

Endomiocardite. A endomiocardite é uma doença de gatos de causa indeterminada. As áreas afetadas estão espessadas e frequentemente na área da via de saída do ventrículo esquerdo. As lesões consistem de uma população mista de células inflamatórias, as quais se estendem até o miocárdio adjacente. As lesões crônicas possuem tecido conjuntivo fibroso marcante, frequentemente visível, com menos células inflamatórias dentro do endocárdio.

Pericárdio e Epicárdio
Distúrbios de Circulação

Efusões. Ver a seção sobre Distúrbios dos Animais Domésticos, Distúrbios dos Animais Domésticos: Pericárdio e Epicárdio, Distúrbios de Circulação, Hemopericárdio e Hidropericárdio.

Efusões Pericárdicas

Hemopericárdio. Intoxicação por rodenticidas e o consumo sistêmico de fatores de coagulação por coagulação intravascular disseminada são as causas mais comuns de hemopericárdio em gatos.

Hidropericárdio. Gatos desenvolvem hidropericárdio mais comumente por insuficiência cardíaca congestiva. Neoplasias, incluindo tumores na base do coração, mesotelioma, linfoma, rabdomiossarcoma e fibrossarcoma, podem causar hidropericárdio. Uremia, pelo dano sistêmico aos vasos sanguíneos, pode resultar em hidropericárdio.

Inflamação

Pericardite. A peritonite infecciosa felina (PIF) é uma causa de pericardite fibrinosa em gatos. O agente etiológico é o coronavírus entérico felino que sofreu mutação, e naquele caso a pericardite é uma manifestação local de um processo mórbido multissistêmico e generalizado.

Sistemas Vasculares Sanguíneo e Linfático
Vasos Sanguíneos
Distúrbios de Crescimento

Hipertrofia da Média das Artérias Pulmonares. A hipertrofia da média (túnica média) das artérias pulmonares é um distúrbio de gatos de causa desconhecida (Fig. 10-26); entretanto, uma resposta aos antígenos durante infecções por nematódeos pode estar envolvida.

Inflamação

Tromboembolismo Arterial Pulmonar. Ver a discussão sobre tromboembolismo arterial pulmonar na seção sobre Distúrbios dos Cães.

Tromboembolismo Arterial. O tromboembolismo arterial (TEA) é definido como a obstrução usualmente seguida pelo infarto dos leitos arteriais por material embólico derivado de um trombo a partir de um local distante, e na presença de superfície endotelial intacta (a ser distinguida da trombose arterial). A causa mais comum de TEA em gatos é a cardiomiopatia, na qual um grande trombo é formado no átrio esquerdo aumentado. Entretanto, outras condições, como a nefropatia/enteropatia perdedora de proteína, sepse, CID, além de endocrinopatias, devem ser consideradas na lista de diagnósticos diferenciais. O destino da área infartada depende da capacidade de estabelecer o fluxo sanguíneo colateral, desviando assim da artéria ocluída. Em gatos e cães, o local mais comum é a trifurcação aórtica ("êmbolo em sela"), e a artéria subclávia direita é a segunda causa mais comum de TEA em gatos com cardiomiopatia. Circulações renal, esplâncnica e cerebral também podem ser afetadas ocasionalmente. Em um êmbolo em sela, a oclusão do fluxo sanguíneo de membro(s) resulta em neuromiopatia isquêmica do membro(s). Macroscopicamente, os membros distais abaixo da isquemia são mais severamente afetados, e o membro afetado frequentemente possui coloração vermelha escura a azul e edema, devido à necrose isquêmica hemorrágica.

Peritonite Infecciosa Felina. A peritonite infecciosa felina é uma infecção viral severa que causa flebite em diversos órgãos. Esta lesão aparentemente resulta da deposição de imunocomplexos, a qual subsequentemente induz uma reação inflamatória em vasos afetados (Capítulos 4, 7 e 11).

Doença Respiratória Associada à Dirofilariose. A infecção por *Dirofilaria immitis* em gatos ocasionalmente resulta na doença respiratória associada à dirofilariose. Os gatos são mais susceptíveis do que os cães à infecção por *Dirofilaria immitis*, embora muitos não tenham os vermes adultos ou tenham somente alguns (um a quatro vermes). Macroscopicamente, pode haver uma aparência felpuda ou áspera visível até as grandes artérias lobares, especialmente a artéria lobar caudal direita. As artérias pulmonares desenvolvem endarterite vilosa com hipertrofia da média (Fig. 10-26). Inicialmente, pequenas artérias pulmonares podem se tornar embolizadas e infartadas, levando a áreas hemorrágicas e de necrose no pulmão, além de morte súbita em alguns gatos. Vários gatos que sobrevivem a esta fase inicial desenvolvem suprimento sanguíneo colateral, mas histologicamente eles possuem várias pequenas artérias pulmonares com endarterite vilosa e áreas multifocais com hiperplasia de pneumócitos tipo II, o que é indicativo de injúria alveolar crônica. A manifestação clínica mais comum é a síndrome semelhante à asma, potencialmente por mediadores inflamatórios que são liberados por diversos eosinófilos e outros leucócitos que isolam as pequenas artérias pulmonares afetadas.

Doenças Parasitárias Tropicais. As doenças parasitárias tropicais importantes em regiões tropicais do mundo são caracterizadas pela presença de parasitas nos lúmens de veias e vasos linfáticos. Estas doenças incluem infecção de gatos na América do Sul por *Gurltia paralysans*, infecção de gatos em regiões tropicais por *Brugia* spp., e infecção de vasos pulmonares por *Dirofilaria immitis*. Gatos infectados por *Gurltia paralysans* têm lesão em medula espinhal por tromboflebite nas veias lombares, associada à presença de parasitas adultos em vasos afetados. A *Brugia* spp. infecta vasos linfáticos e resulta em linfedema secundário.

Vasos Linfáticos
Distúrbios de Circulação
Linfedema. Ver a seção sobre Distúrbios dos Animais Domésticos, Distúrbios dos Animais Domésticos: Sistemas Vasculares Sanguíneo e Linfático, Vasos Linfáticos, Distúrbios de Circulação, Linfedema.

CAPÍTULO 11

O Sistema Urinário

Melanie A. Breshears e Anthony W. Confer

Sumário de Leituras-Chave

Rim

Estrutura

Os rins dos mamíferos são órgãos retroperitoneais, pareados, ventrolaterais e adjacentes aos corpos vertebrais lombares e seus processos transversos correspondentes. Esses órgãos complexos possuem funções de excreção, metabolismo, secreção e regulação, e são susceptíveis a lesões causadas por enfermidades que afetam as quatro principais estruturas anatômicas do rim: glomérulos, túbulos, interstício e vasos. Devido às formas limitadas que o tecido renal pode responder a insultos e aos padrões limitados de lesões, nas doenças severas e prolongadas, o ponto final será semelhante — doença e insuficiência renais crônicas. A interdependência entre os componentes do néfron também é responsável pela produção de uma estreita variação de padrões de lesões repetitivas, que os estudantes podem reconhecer na avaliação macroscópica ou histológica.

Macroscopicamente, os rins estão organizados funcional e anatomicamente em lóbulos. Cada lóbulo representa coleções de néfrons separados pelos raios medulares. Os lóbulos renais não devem ser confundidos com os lobos renais. Cada lobo é representado por uma pirâmide renal (Fig. 11-1). Entre os animais domésticos, os carnívoros e os equinos possuem rins unilobares. Os rins de suínos e bovinos são multilobares, mas somente os rins bovinos possuem lobação externa (Fig. 11-2). Uma cápsula fibrosa difusa, que em rins normais pode ser facilmente removida da superfície renal, recobre os rins. O parênquima renal é dividido em córtex e medula (Fig. 11-1). A proporção corticomedular nos animais domésticos geralmente é de aproximadamente 1:2 ou 1:3. A proporção varia entre as espécies; por exemplo, aquelas adaptadas para o deserto têm uma medula bem maior e, portanto, uma proporção corticomedular que pode alcançar 1:5. Normalmente o córtex é estriado radialmente e de coloração vermelho-marrom, exceto em gatos adultos, nos quais o córtex geralmente é amarelado devido ao elevado conteúdo lipídico das células epiteliais tubulares. A medula renal é cinza clara a escura e

possui uma única papila renal, como nos gatos; uma papila fundida semelhante à crista (crista medular renal), como nos cães, ovinos e equinos; ou múltiplas papilas renais, como em suínos e bovinos. A medula geralmente pode ser subdividida em uma zona externa, a porção da medula próxima ao córtex, e uma interna, localizada próxima à pelve. As papilas são circundadas por cálices menores que coalescem para formar cálices maiores, que se esvaziam na pelve renal (Fig. 11-3), onde a urina é coletada antes de entrar nos ureteres.

Microscopicamente, para uma discussão mais simples, o rim (e néfron) pode ser dividido em quatro unidades estruturais: corpúsculo renal (glomérulo e cápsula de Bowman), túbulos, interstício e vasos. A unidade funcional do rim é o néfron, que inclui o corpúsculo e túbulos renais (o sistema tubular inclui os túbulos contorcidos proximais, a alça de Henle, e o túbulo contorcido distal). O túbulo urinífero é composto do néfron e ductos coletores, que são embriologicamente distintos dos túbulos renais (Fig. 11-4). O túbulo urinífero está estruturalmente incorporado ao interstício renal formado por uma malha composta de células do estroma, como os fibroblastos. O interstício também contém a vasculatura renal, que fornece sangue primeiro ao glomérulo e então para os túbulos renais.

Glomérulo (Tufo Glomerular, Corpúsculo Renal)

Macroscopicamente, os glomérulos são difíceis de detectar no rim normal, mas podem estar acentuados por lesões que os permite serem identificados em um corte transversal como focos granulares distribuídos aleatoriamente, ou como pontos vermelhos por todo o córtex (Fig. 11-5). Microscopicamente, o glomérulo é um tufo complexo, contorcido, de capilares endoteliais fenestrados unidos por uma estrutura celular de apoio na matriz glicoproteica, o mesângio (Fig. 11-5). Todo o glomérulo é apoiado pela matriz mesangial que é secretada pelas células mesangiais, um tipo de pericito modificado. As células mesangiais são células mesenquimais pluripotentes, contráteis

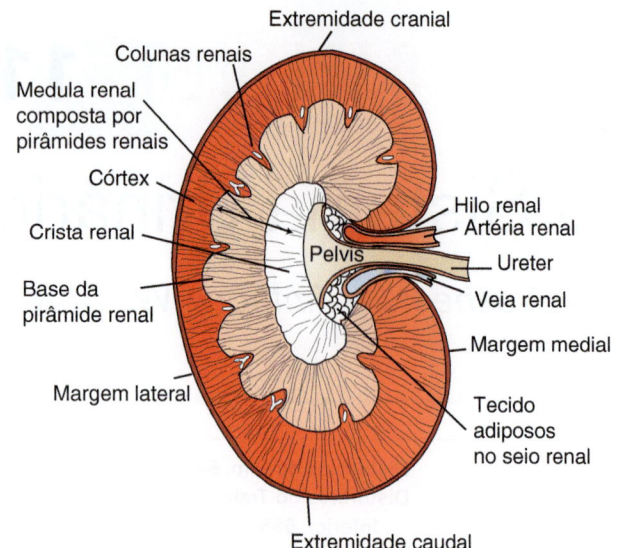

Figura 11-1 **Rim, Secção Dorsal, Cão.** (Baseado em Schaller O, Constantinescu GM, editors: *Illustrated veterinary anatomical nomenclature*, Stuttgart, Germany, 2007, Enke Verlag.)

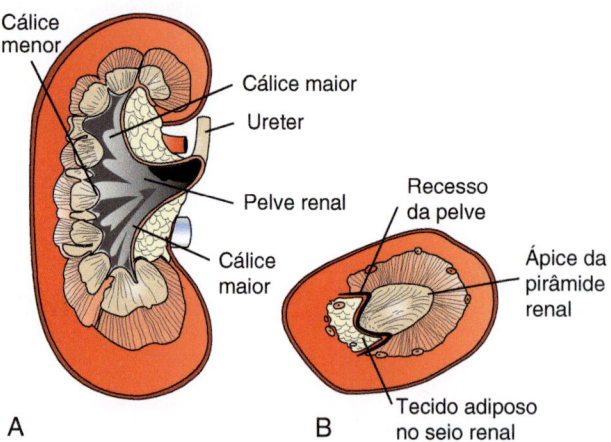

Figura 11-3 **Estrutura do Rim. A,** Secção dorsal através do hilo, suíno. **B,** Secção transversa através do hilo, cão. (Baseado em Schaller O, Constantinescu GM, editors: *Illustrated veterinary anatomical nomenclature*, Stuttgart, Germany, 2007, Enke Verlag.)

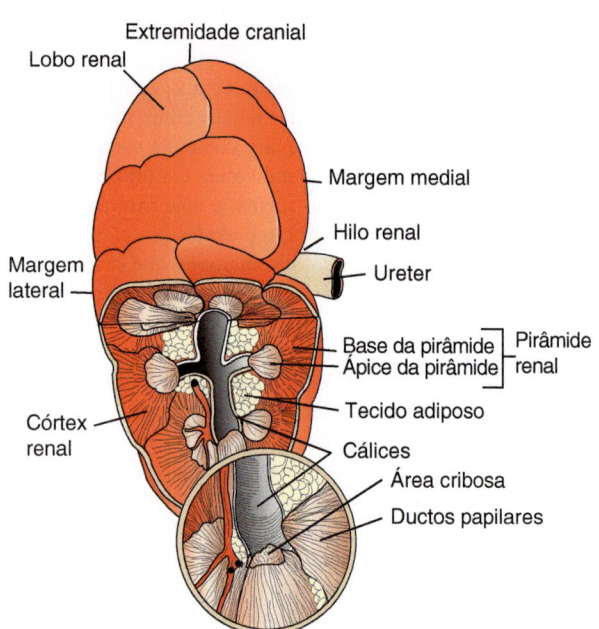

Figura 11-2 **Rim, Superfície Dorsal e Secção Dorsal Parcial, Vaca.** (Baseado em Schaller O, Constantinescu GM, editors: *Illustrated veterinary anatomical nomenclature*, Stuttgart, Germany, 2007, Enke Verlag.)

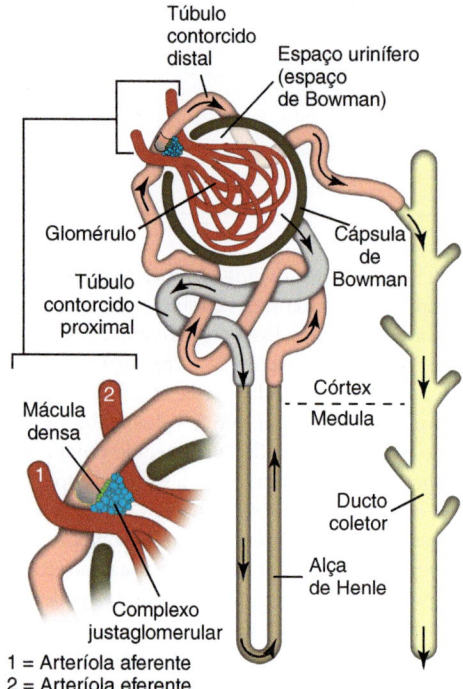

Figura 11-4 **Túbulo Urinífero.** Um túbulo urinífero é composto de um néfron e seu ducto coletor. O néfron é formado por um corpúsculo renal e seus túbulos renais conectados (túbulo proximal, alça de Henle e túbulo distal). A cápsula de Bowman cerca o glomérulo, e juntas estas estruturas formam o corpúsculo renal. (Cortesia dos Drs. M.A. Breshears e A.W. Confer, Center for Veterinary Health Sciences, Oklahoma State University; e Dr. J.F. Zachary, College of Veterinary Medicine, University of Illinois.)

e fagocíticas, capazes de sintetizar colágeno e matriz mesangial, assim como secretar mediadores inflamatórios.

Barreira de Filtração Glomerular. A barreira de filtração glomerular é composta de (1) pedículos de podócitos (epitélio visceral da cápsula de Bowman), (2) membrana basal glomerular (MBG) ou lâmina basal (produzida pelas células endoteliais e epiteliais), e (3) o endotélio fenestrado dos capilares glomerulares (Fig. 11-6).

Epitélio Visceral (Podócitos). As células epiteliais viscerais (podócitos), alinhadas na superfície externa da membrana basal, são responsáveis pela síntese dos componentes da membrana basal e possuem processos citoplasmáticos especiais (processos podais), que estão incorporados na lâmina rara externa. As glicoproteínas carregadas negativamente sobrepondo as células endoteliais e os podócitos,

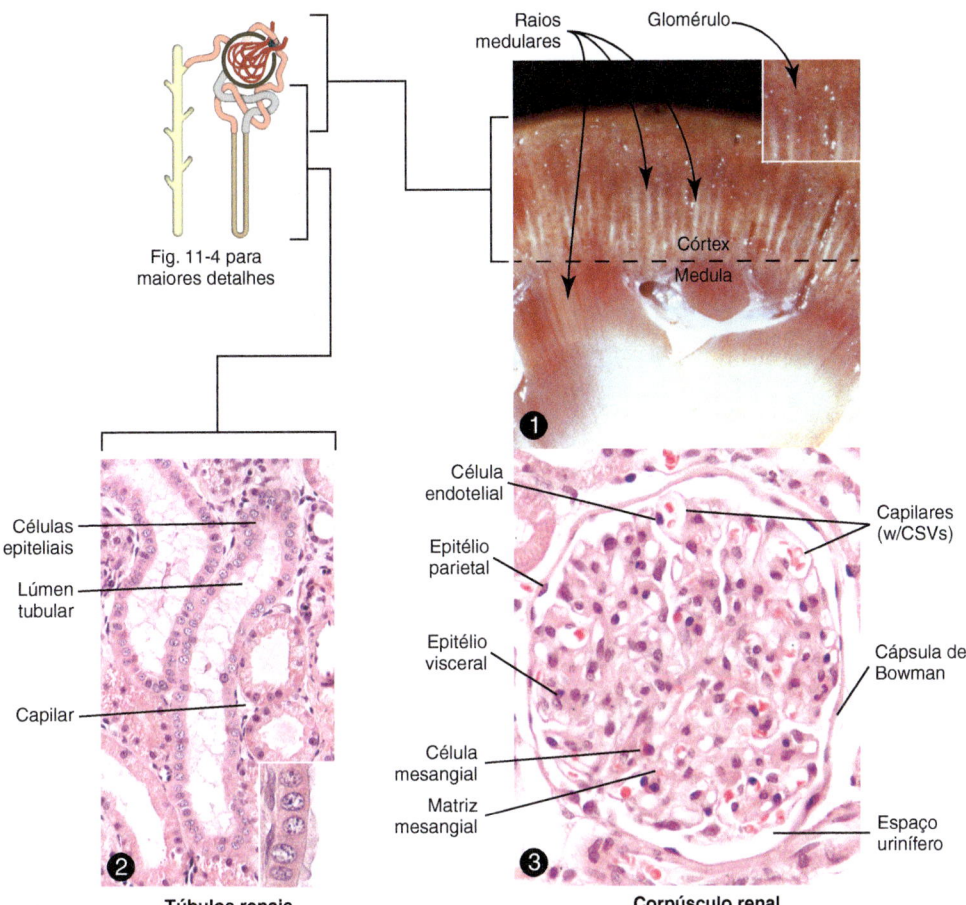

Figura 11-5 Estrutura Macroscópica e Microscópica do Córtex, Medula e Corpúsculo Renal. *1*, Os raios medulares são macroscopicamente visíveis como estriações radiais no córtex profundo do rim, e são compostos de túbulos coletores e ductos drenando néfrons localizados no córtex mais superficiais. Os glomérulos são difíceis de detectar macroscopicamente no rim normal, mas eles podem aparecer como pontos vermelhos (quando preenchidos com sangue) ou focos granulares brancos a cinza, especialmente quando acentuados por lesões glomerulares inflamatórias ou de reparação (cicatrização). *2*, Túbulos renais. *Destaque*, maior aumento do epitélio tubular renal. *3*, Corpúsculo renal. (Cortesia dos Drs. M.A. Breshears e A.W. Confer, Center for Veterinary Health Sciences, Oklahoma State University; e Dr. J.F. Zachary, College of Veterinary Medicine, University of Illinois.)

contribuem para a diferença de carga da MBG. Os processos podais do epitélio visceral adjacente se interdigitam para formar espaços de filtração entre eles (Fig. 11-6). Os diafragmas de filtração são compostos de nefrina, uma molécula de adesão celular da superfamília das imunoglobulinas, que controla o tamanho da fenda por sua conexão com a actina dos podócitos.

Membrana Basal Glomerular (Lâmina Basal). A membrana basal glomerular possui uma camada central densa, espessa, a lâmina densa, que é revestida por camadas internas e externas finas mais eletroluscentes, a lâmina rara interna e lâmina rara externa, respectivamente (Fig. 11-6). A membrana basal possui uma rede de colágeno tipo IV, que forma uma infraestrutura tetramérica porosa. As numerosas glicoproteínas, como proteoglicanos ácidos e laminina, juntas com as fibras de colágeno formam a estrutura completa da membrana. A barreira de filtração glomerular filtra seletivamente as moléculas baseada no tamanho (70 kDa), carga elétrica (quanto mais catiônico, mais permeável) e pressão capilar. Em resumo, ambas as filtrações tamanho-dependente e carga-dependente são possíveis devido à estrutura porosa das paredes capilares, que é uma função das fenestrações endoteliais, uma membrana basal formada de colágeno tipo IV, glicoproteínas aniônicas da membrana basal, e fendas de filtração do epitélio visceral.

Capilares Glomerulares. Os capilares glomerulares existem entre as arteríolas aferentes e eferentes, e formam o tufo glomerular. Os capilares glomerulares se interdigitam com o revestimento visceral do espaço de Bowman. O endotélio capilar é fenestrado e revestido por uma lâmina basal completa.

Cápsula de Bowman

A cápsula de Bowman é um saco membranoso, em forma de taça, no início do néfron, que envolve cada glomérulo e está separada do tufo glomerular pelo espaço urinífero (Fig. 11-4).

Epitélio Parietal. O tufo capilar (glomérulo) é revestido por células epiteliais viscerais (podócitos) e está contido dentro da cápsula de Bowman, que é recoberta por células epiteliais que se assemelham ao epitélio escamoso (Figs. 11-5 e 11-6).

Túbulos

O sistema tubular renal (na ordem do fluxo de urina) consiste de um túbulo proximal, alça de Henle e túbulo distal (Fig. 11-4). Os túbulos se conectam à pelve renal na terminação distal dos ductos coletores, e toda a estrutura — incluindo o corpúsculo renal, túbulos renais e ductos coletores — é referida como o *túbulo urinífero* (Fig. 11-4). Os túbulos contorcidos proximal e distal são ligados

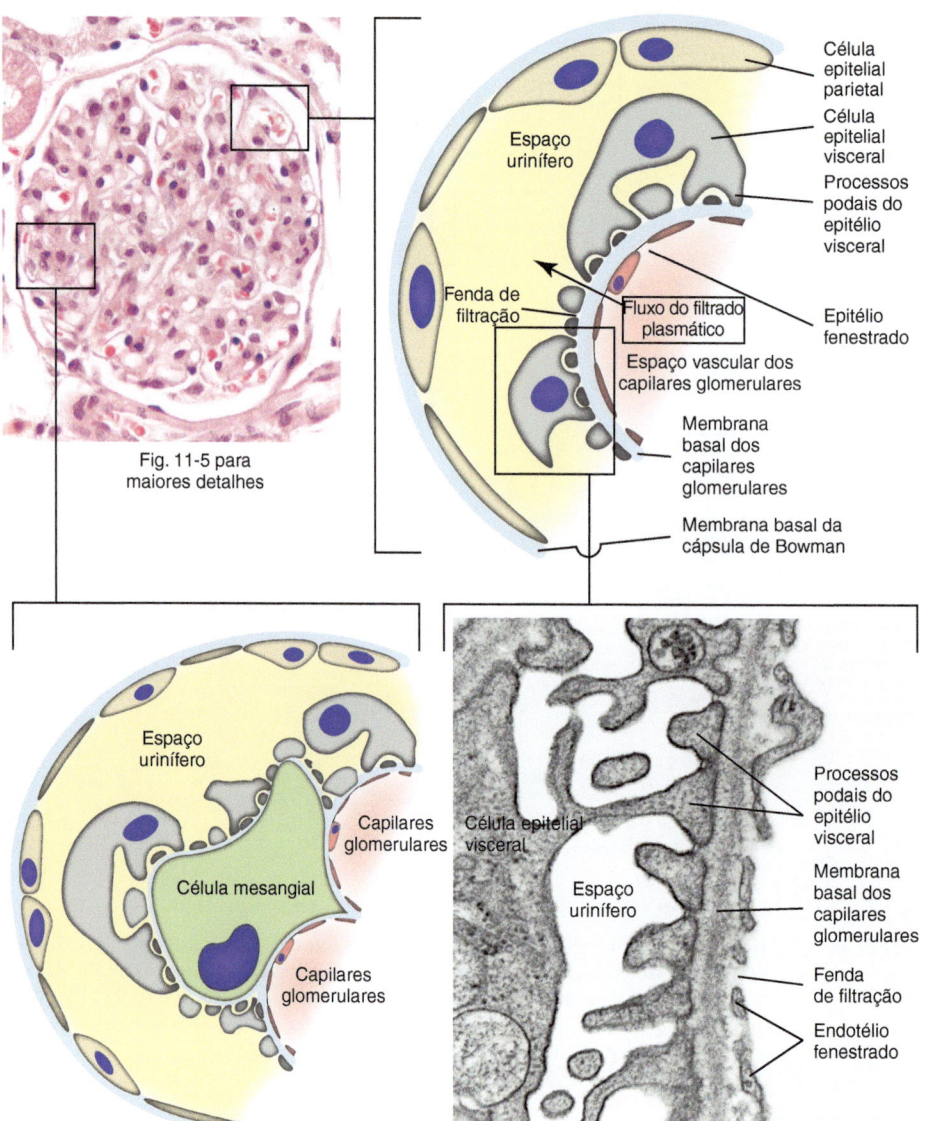

Fig. 11-5 para maiores detalhes

Figura 11-6 Barreira de Filtração Glomerular. A barreira de filtração glomerular é uma camada formada por células endoteliais, membrana basal, e células epiteliais viscerais (podócitos). Sua principal função é de filtrar o plasma para manter a homeostasia iônica e osmótica no sangue. A barreira de filtração é relativamente impermeável a moléculas grandes, como a albumina e hemoglobina, e proteínas grandes, como as imunoglobulinas. Entretanto, os solutos de tamanhos pequeno e médio (íons), como sódio e potássio, e outras porções solúveis, como moléculas de açúcar, passam através da barreira como filtrado glomerular, que então passa através dos túbulos renais e ducto coletor para formar a urina. Algumas moléculas dentro do filtrado, como os açúcares, podem ser reabsorvidas nos túbulos e retornam para o plasma, conforme necessário, para manter a homeostasia. Na microscopia eletrônica, observar a camada eletron densa central (lâmina densa) da membrana basal glomerular coberta por camadas internas e externas mais eletroluscentes (*lâmina rara* interna e *lâmina rara* externa, respectivamente). Os pequenos espaços visíveis entre os processos podais das células epiteliais viscerais (podócitos) são fendas de filtração, através das quais passa o filtrado plasmático para o espaço urinífero. Barra de escala na micrografia eletrônica (canto inferior direito) = 500 μm. (Cortesia dos Drs. M.A. Breshears e A.W. Confer, Center for Veterinary Health Sciences, Oklahoma State University; e Dr. J.F. Zachary, College of Veterinary Medicine, University of Illinois. Micrografia eletrônica cortesia de Dr. A.G. Armien, Diagnostic Ultrastructural Pathology Service, College of Veterinary Medicine, University of Minnesota.)

pela alça de Henle, que é dividida em um ramo descendente e um ascendente. A parede do ramo descendente e a porção inicial do ramo ascendente é delgada (permeável), ao passo que a porção cortical do ramo ascendente é espessa (impermeável). Microscopicamente, o túbulo proximal é revestido por células epiteliais colunares que contém uma borda microvilosa (escova). Este arranjo aumenta muito suas superfícies de absorção, e suas numerosas mitocôndrias intracelulares fornecem energia para as diversas funções secretoras e absortivas. Os túbulos distais, os túbulos coletores e a alça de Henle são revestidos por células epiteliais cuboides que

contribuem para a concentração de urina por meio de atividades absortivas e secretoras.

Interstício

Macroscopicamente, o interstício consiste de um estroma de tecido conjuntivo fibrovascular relativamente escasso, se apresenta principalmente como uma malha reticular fina encontrada ao redor e entre os túbulos uriníferos. Microscopicamente, o interstício renal é composto de fibroblastos, tecido conjuntivo e matriz extracelular que oferecem a maioria do suporte para o tecido intersticial. Os glicosaminoglicanos secretados como parte da matriz extracelular (ECM) aumentam com a idade e dano isquêmico. As células no interstício, particularmente na medula, são responsáveis pela produção local de prostaglandinas. Os vasos sanguíneos, nervos e vasos linfáticos estão presentes no interstício renal.

Vasculatura

Macroscopicamente, o conhecimento do suprimento sanguíneo renal normal é importante na compreensão da patogênese e distribuição de diversas lesões renais, especialmente infartos renais. Os rins recebem sangue principalmente através da artéria renal. Uma artéria interlobar se estende ao longo do limite de cada lobo renal (coluna renal), e então se ramifica em ângulos retos para formar uma artéria arqueada que corre ao longo da junção corticomedular (Fig. 11-7). As artérias interlobares se ramificam a partir da artéria arqueada e se estendem para o córtex. Elas não possuem anastomoses, o que torna o tecido suscetível à necrose isquêmica focal (infarto) como em qualquer órgão com artérias terminais.

Microscopicamente, as artérias interlobulares possuem pequenos ramos que se tornam arteríolas glomerulares aferentes, que entram no corpúsculo renal e subsequentemente saem no polo vascular como arteríolas glomerulares eferentes (Fig. 11-7). As arteríolas eferentes fornecem o sangue para a extensa rede de capilares que envolve o sistema tubular cortical e medular dos rins, conhecido como *rede capilar peritubular*. Esta última circunda os segmentos dos túbulos e então drena para a veia interlobular, veia arqueada, veia interlobar e finalmente a veia renal. Além disso, os vasos retos são formadas a partir de porções profundas da rede capilar peritubular e descendem para a medula e ao redor das porções inferiores da alça de Henle, antes de ascender para o córtex e se esvaziar nos vasos venosos que se conectam às veias interlobulares e arqueadas. O vaso reto é paralelo aos membros descendentes e ascendentes da alça de Henle e ductos coletores (Fig. 11-7). Portanto o abastecimento sanguíneo para os túbulos depende da passagem através dos vasos glomerulares.

Função

O rim possui as cinco funções básicas a seguir:

- Formação de urina com o propósito de eliminação de resíduos metabólicos.
- Regulação ácido-base, predominantemente por meio da reabsorção do bicarbonato a partir do filtrado glomerular.
- Conservação da água através da reabsorção pelos túbulos contorcidos proximais, o mecanismo contracorrente da alça de Henle, a atividade do hormônio antidiurético (ADH) nos túbulos distais e o gradiente de ureia na medula. O sistema tubular é capaz de absorver mais de 99% da água do filtrado glomerular.
- Manutenção da concentração do íon de potássio extracelular normal, pela reabsorção passiva nos túbulos proximais e secreção tubular nos túbulos distais sob a influência da aldosterona.
- Controle da função endócrina pelos três eixos hormonais: renina-angiotensina-aldosterona (Fig. 12-14, A), mais importante, mas também a eritropoietina e a vitamina D. A eritropoietina, produzida nos rins em resposta à tensão de oxigênio reduzida, é liberada no sangue e estimula a medula óssea a produzir eritrócitos. A vitamina D é convertida nos rins em sua forma mais ativa (1,25-dihidroxicolecalciferl [calcitriol]), que facilita a absorção de cálcio pelo intestino.

Membrana Basal Glomerular

A MBG é estruturalmente apta a separação de substâncias baseada no tamanho e carga. Além disso, o glomérulo está equipado com

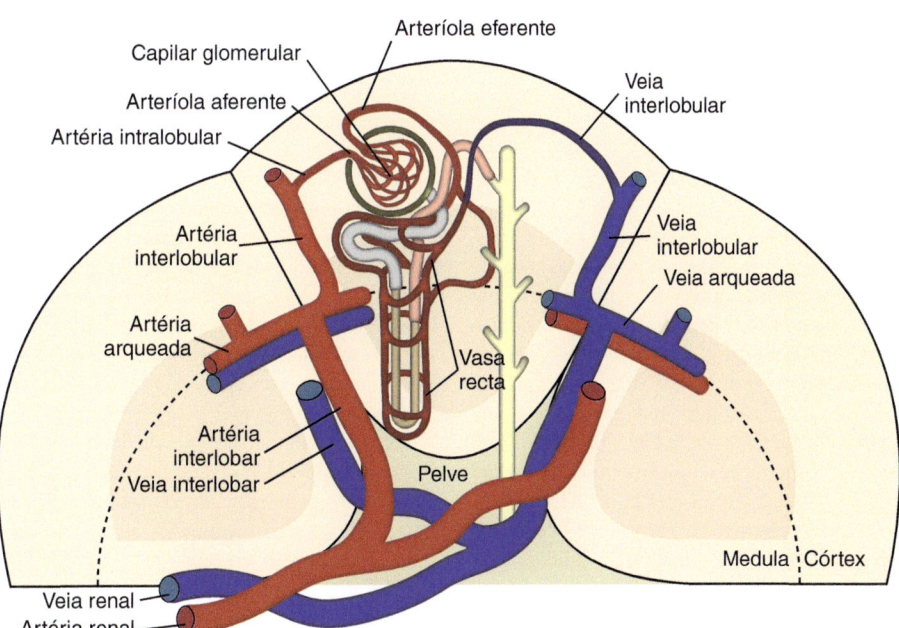

Figura 11-7 Vasculatura do Rim. A artéria interlobar se ramifica em ângulo reto na junção corticomedular para dar origem às artérias arqueadas, que por sua vez se ramificam para formar as artérias interlobulares que se estendem para o córtex. As artérias interlobulares dão origem aos ramos menores (artérias intralobulares), formando eventualmente as arteríolas glomerulares aferentes que entram no tufo capilar glomerular e então saem no polo vascular glomerular como arteríolas eferentes. A rede de capilares peritubulares (incluindo a *vasa recta*) é abastecida por arteríolas glomerulares eferentes antes de se esvaziarem no sistema venoso, iniciando como veias intralobulares e progredindo em direção às veias interlobulares, veias arqueadas e veias interlobares antes de finalmente drenarem a veia renal. (Cortesia dos Drs. M.A. Breshears e A.W. Confer, Center for Veterinary Health Sciences, Oklahoma State University; e Dr. J.F. Zachary, College of Veterinary Medicine, University of Illinois.)

suas próprias células mesangiais especializadas, um componente do sistema monócito-macrófago (Figs. 11-5 e 11-6). Ambas as filtrações tamanho-dependente e carga-dependente são possíveis pela estrutura porosa das paredes capilares, que é uma função das fenestrações endoteliais, laminina, proteoglicanos polianiônicos, fibronectina, entactina e outras glicoproteínas, e fendas de filtração entre o epitélio visceral adjacente. Portanto, o glomérulo normal restringe muitas proteínas e moléculas carregadas de serem filtradas para o espaço urinífero (de Bowman) e lúmen tubular proximal, permitindo a permeabilidade para a água, proteínas <70kDa, e pequenos solutos. O fluido que filtra através do glomérulo para o espaço urinário é chamado de *filtrado glomerular*, e ele se origina após a passagem através da barreira de filtração glomerular. Este ultrafiltrado do plasma (urina primária), que contem água, sais, íons, glicose e albumina, passa para o espaço urinífero e então se esvazia para o túbulo contorcido proximal no polo urinário para percorrer e ser acionado pelo sistema tubular.

Além da função glomerular principal da filtração plasmática, as funções glomerulares também incluem a regulação da pressão sanguínea pela secreção de agentes vasopressores e/ou hormônios, regulação do fluxo sanguíneo peritubular, regulação do metabolismo tubular, e remoção de macromoléculas da circulação pelo mesângio glomerular. Integrado a estas funções está o aparato justaglomerular, que atua no feedback tubuloglomerular pela autorregulação do fluxo sanguíneo renal e a taxa de filtração glomerular. O aparelho justaglomerular é composto de quatro componentes: (1) uma arteríola aferente cujo músculo liso é modificado para formar células mioepiteliais, que são as células justaglomerulares que secretam renina; (2) uma arteríola eferente; (3) a mácula densa; e (4) o mesângio extraglomerular. A renina, produzida por células do aparelho justaglomerular, estimula a produção da angiotensina I a partir do angiotensinogênio circulante. A enzima de conversão de angiotensina na mácula densa converte a angiotensina I em angiotensina II, que então atua para constringir as arteríolas renais aferentes; manter a pressão renal sanguínea; estimular a secreção de aldosterona da glândula adrenal, aumentando a reabsorção de sódio (Na^+); e estimulando a liberação de ADH (Fig. 12-14, A). O ADH aumenta principalmente a permeabilidade dos túbulos coletores para água, e aumenta a permeabilidade da região medular à ureia.

Túbulos Proximais

A função chave dos túbulos proximais é a de reabsorver Na^+, cloreto (Cl^-), potássio (K^+), albumina, glicose, água e bicarbonato. Isto é facilitado pela borda luminal em escova, dobramentos basolaterais, bombas de Na^+ e K^+ dependentes de magnésio, e proteínas de transporte. O túbulo proximal é contínuo com a alça de Henle, que está em associação fisiológica e anatômica à rede capilar peritubular (dentro do córtex) e o vaso reto (dentro da medula). A alça de Henle, por um mecanismo de contracorrente e bombas de Na^+/K^+-adenosina fosfatase (ATPase), absorve íons Na^+ e Cl^-, produzindo um filtrado hipotônico que flui para a próxima porção do néfron — o túbulo contorcido distal. Aqui, a água é reabsorvida do túbulo para o interstício devido a um gradiente de concentração de soluto e pelos efeitos do ADH. O filtrado é concentrado nos ductos coletores pela reabsorção de água e sódio por uma bomba de Na^+/K^+-ATPase e reabsorção adicional de água no interstício medular por um gradiente de ureia. As células intercaladas dos túbulos coletores regulam o equilíbrio ácido-base e reabsorvem potássio. Portanto, é formado o produto excretor final, a urina.

Insuficiência Renal (Perda da Função). A insuficiência renal ocorre quando uma ou mais funções, listadas anteriormente, são alteradas. Quando a capacidade funcional renal é comprometida abruptamente em aproximadamente 75% ou mais, de tal modo que os rins não conseguem efetuar suas funções metabólicas e endócrinas, pode ocorrer a insuficiência renal aguda. É importante lembrar que o glomérulo, túbulos, ductos coletores e suporte sanguíneo capilar em cada néfron estão intimamente relacionados, anatomicamente e funcionalmente. Alterações na estrutura tubular ou na função influencia na estrutura e função glomerulares e vice-versa. Por exemplo, a necrose ou atrofia dos túbulos renais resulta na perda da função dos néfrons afetados e a atrofia secundária do glomérulo. Além disso, uma vez que a maioria do abastecimento sanguíneo capilar para os túbulos é através dos capilares pós-glomerulares, uma redução no fluxo sanguíneo glomerular consequentemente diminui o fornecimento sanguíneo para os túbulos.

Insuficiência Renal Aguda. A insuficiência renal aguda pode ser causada por (1) necrose tubular causada por microrganismos infecciosos, como bactérias (*Leptospiras* spp., *Escherichia coli*, *Streptococcus* spp., *Staphylococcus* spp., e *Proteus* spp.) ou vírus (vírus da hepatite infecciosa canina e herpesvírus canino); (2) nefropatia obstrutiva da urolitíase, neoplasias de células de transição do sistema urinário inferior, ou trauma; (3) isquemia renal com necrose tubular devido a vasculite/vasculopatia oclusiva causada por bactérias, toxinas bacterianas ou embolia tumoral; (4) necrose tubular pelo uso de medicamentos nefrotóxicos, como antimicrobianos a base de aminoglicosídeos ou medicamentos antineoplásicos; e/ou (5) necrose tubular por químicos, como etilenoglicol e metais pesados.

Funcionalmente, a insuficiência renal pode ser causada por fatores pré-renais (perfusão renal comprometida), intrarrenal (função renal comprometida), ou pós-renal (obstrução do trato urinário). Os fatores pré-renais incluem fluxo sanguíneo renal reduzido, seja secundário ao colapso circulatório (choque, hipovolemia severa) ou obstrução local do suprimento vascular (trombo ou alojamento do êmbolo). A necrose tubular aguda, uma forma de insuficiência renal aguda intrarrenal, induz a oligúria clínica (redução na produção de urina) ou anúria (ausência de produção de urina) por um ou diversos mecanismos. Esses mecanismos incluem os seguintes:

- Vazamento do ultrafiltrado tubular por túbulos lesionados para o interstício renal através das membranas basais rompidas.
- Obstrução intratubular resultante do epitélio necrótico descamado.

Este último mecanismo é menos aceito, porém ambos os mecanismos resultam na redução da taxa de filtração glomerular.

Os fatores pré-renais e intrarrenais são os principais responsáveis por episódios de insuficiência renal aguda, com azotemia pré-renal e dano tubular isquêmico como uma continuidade do processo. As doenças obstrutivas pós-renais são discutidas na seção sobre trato urinário inferior. A doença intrarrenal pode ter os túbulos como alvo pelos três principais mecanismos a seguir:

- Doença ascendente, como pielonefrite.
- Metabólitos tóxicos intraluminais derivados do filtrado glomerular.
- Isquemia (Fig. 11-8).

A insuficiência renal aguda ocorre quando o rim falha ao excretar os produtos residuais e manter a homeostasia dos fluidos e eletrólitos. As quatro principais alterações patológicas na insuficiência renal aguda são as seguintes:

- Ultrafiltração reduzida.
- Obstrução intratubular.
- Vazamento retrógrado de fluidos.
- Vasoconstrição intrarrenal.

Essas alterações podem ocorrer após muitas lesões, incluindo as seguintes:

- Perfusão renal diminuída.
- Filtração glomerular reduzida.
- Dano tubular isquêmico.
- Dano tubular tóxico.

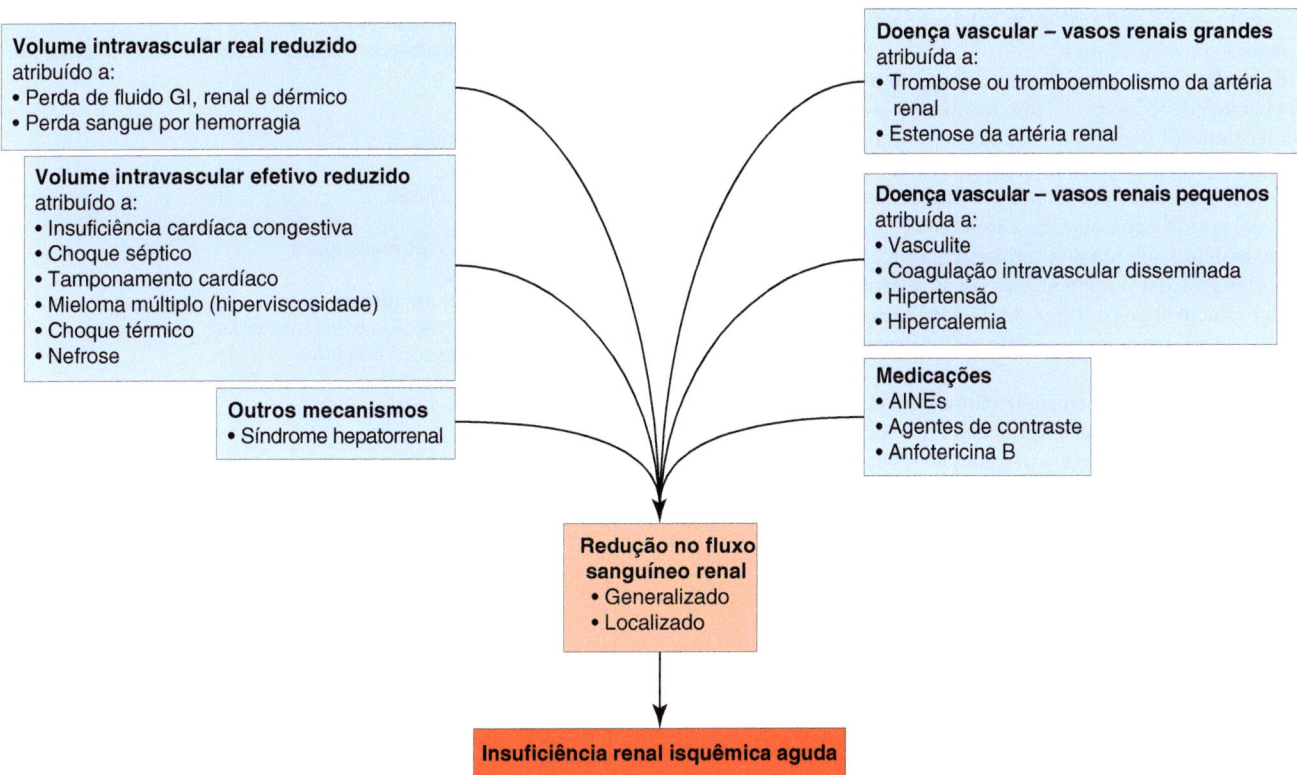

Figura 11-8 **Mecanismos Propostos de Insuficiência Renal Isquêmica Aguda.** Um amplo espectro de condições clínicas pode ocasionar uma redução generalizada ou localizada no fluxo sanguíneo renal, aumentando, portanto, a probabilidade de insuficiência renal isquêmica aguda. A isquemia renal e a insuficiência renal aguda geralmente são resultados de uma combinação de fatores. A perfusão renal reduzida pode ser pela hipovolemia, redução do débito cardíaco, medicações que alteram o fluxo sanguíneo e doença vascular. (Cortesia dos Drs. M.A. Breshears e A.W. Confer, Center for Veterinary Health Sciences, Oklahoma State University; e Dr. J.F. Zachary, College of Veterinary Medicine, University of Illinois.)

- Dano tubular renal obstrutivo.
- Inflamação tubulointersticial, edema ou fibrose.

A morte de animais por insuficiência renal aguda geralmente é devida à cardiotoxicidade do potássio sorológico elevado, acidose metabólica, e/ou edema pulmonar. A hipercalemia resulta da redução da filtração, diminuição da secreção tubular e redução do transporte de sódio tubular. A lise celular e o vazamento extracelular do fluido em ambiente ácido também contribuem para o aumento nas concentrações séricas elevadas de potássio. Essas alterações são refletidas clinicamente por sinais como oligúria ou anúria, vômito e diarreia, hálito amoniacal, e uma série de lesões não renais descritas posteriormente, e podem ser detectadas e monitoradas com testes bioquímicos do soro, plasma e urina para azotemia e uremia.

Azotemia e Uremia. Análises para concentrações plasmáticas e sorológicas de ureia, creatinina e produtos residuais nitrogenados do catabolismo proteico são utilizadas rotineiramente como índices de função renal reduzida. O aumento intravascular desses produtos residuais nitrogenados é referido como *azotemia*. A insuficiência renal pode resultar no seguinte:

- Acúmulo intravascular de outros resíduos metabólicos como as guanidinas, ácidos fenólicos e álcoois de alto peso molecular (p. ex. mioinositol).
- pH sanguíneo reduzido (acidose metabólica).
- Alterações nas concentrações iônicas do plasma, particularmente potássio, cálcio e fosfato.
- Hipertensão.

O resultado e as manifestações patológicas da insuficiência renal são de uma toxicose chamada *uremia*, que pode, portanto, ser definida como uma síndrome associada a lesões multissistêmicas e sinais clínicos decorrentes da insuficiência renal. Essas lesões multissistêmicas são discutidas em maiores detalhes na seção sobre Rim e Trato Urinário Inferior, Distúrbios dos Animais Domésticos.

Insuficiência Renal Crônica. A insuficiência renal crônica geralmente resulta da doença renal progressiva com perda de néfrons e cicatrização severa. A patogenia da lesão renal subjacente pode ser desconhecida e lentamente progressiva, ou pode ser a cicatrização resultante de um dano agudo (Fibrose Renal [Cicatrização]). Rins severamente cicatrizados (fibrosados) não possuem a habilidade de concentrar urina, ocasionando poliúria e polidipsia. Anorexia com perda de peso crônica progressiva ocorre comumente assim como outros sinais de uremia, como vomito e convulsões. No rim doente, a produção de eritropoietina, um estimulante da maturação eritropoiética, está reduzida e contribui para uma anemia não regenerativa, assim como a fragilidade eritrocítica elevada, associada à uremia. A maioria dos animais com insuficiência renal, apresenta hiperfosfatemia e concentrações de cálcio baixas a normais, embora haja variação, dependendo da espécie e estágio da doença. As alterações no metabolismo de cálcio-fósforo em animais urêmicos são uma referência de insuficiência renal crônica, e resultam de um conjunto complexo de eventos conforme descrito a seguir:

- Quando a taxa de filtração glomerular é cronicamente reduzida a menos de 25% do normal, o fósforo não é mais secretado adequadamente pelos rins e ocasiona a hiperfosfatemia.
- Devido a lei de interação de massas entre o cálcio e o fósforo sorológicos, a concentração de cálcio ionizado no soro é diminuída como um resultado da precipitação de cálcio e fósforo.
- A concentração de cálcio sorológico ionizado reduzida estimula a secreção do hormônio paratireoide (PTH), causando pronta

mobilização e a liberação de cálcio depositado nos ossos pela reabsorção osteoclástica.

Essas alterações no metabolismo de cálcio-fósforo são agravadas pela habilidade reduzida dos rins doentes em hidroxilar o 25-hidroxicolecalciferol para o 1,25-dihidroxicolecalciferol (calcitriol) mais ativo, resultando na absorção intestinal de cálcio diminuída. A produção de calcitriol é inibida pela hiperfosfatemia. Além disso, o calcitriol normalmente suprime a secreção de PTH; assim a produção reduzida dele aumenta a secreção de paratormônio (PTH) pela paratireoide. Com o tempo, esses eventos levam à hiperplasia das células principais da paratireoide (hiperparatireoidismo secundário renal), osteodistrofia fibrosa (osteodistrofia renal) e calcificação de tecidos moles.

Acredita-se que o hiperparatireoidismo secundário renal perpetue e acentue a doença renal ao estimular a nefrocalcinose (Fig. 11-24; Capítulo 12), processo pelo qual o epitélio tubular renal é danificado por um aumento no cálcio intracelular. O cálcio se precipita nas mitocôndrias e nas membranas basais tubulares. A calcificação de tecidos moles associada à uremia, ocorre em diversos locais e representa as formas de calcificações distróficas e metastáticas. Essas lesões são discutidas em maiores detalhes na seção sobre Rim e Trato Urinário Inferior, Distúrbios dos Animais Domésticos.

Disfunção/Resposta à Lesão

As respostas do sistema urinário à lesão são as respostas de cada um de seus componentes: rim, ureter, bexiga e uretra. Além disso, os componentes dentro do rim, como os glomérulos, túbulos, interstício e vasos, possuem suas próprias respostas exclusivas à lesão. As respostas à lesão estão descritas sequencialmente nesta seção e estão resumidas no Quadro 11-1.

Rim

A unidade funcional do rim é o néfron, e o dano a qualquer componente do néfron (corpúsculo e túbulos renais) resulta na função reduzida e dano progressivo dos rins. A doença renal pode ser melhor resumida dividindo-a em respostas do tecido geral que afetam os principais componentes anatômicos: glomérulos, túbulos, interstício e vasos. Nos estágios iniciais da doença, os componentes anatômicos específicos podem ser atingidos por danos específicos: glomérulos na doença imunomediada e túbulos na necrose induzida por toxinas. Entretanto, nos estágios mais crônicos da doença, o rim sofre alterações relacionadas com a perda de néfrons que não são específicas à causa original, mas são consideradas respostas de estágio terminal comuns a qualquer número de estímulos nocivos incitantes.

Corpúsculo Renal. O dano glomerular primário geralmente ocorre como resultado da deposição de complexos imunes, aprisionamento de trombos embólicos e êmbolos bacterianos, ou infecção viral ou bacteriana direta dos componentes glomerulares. Tais danos são morfologicamente refletidos por necrose, espessamento de membranas, ou infiltração de leucócitos, e funcionalmente pela perfusão vascular reduzida. A lesão contínua ou severa pode resultar em alterações crônicas caracterizadas no início pela atrofia e fibrose do tufo glomerular (esclerose), e secundariamente pela atrofia dos túbulos renais, resultando na perda da função de todo o néfron. De forma semelhante, as mudanças glomerulares crônicas podem resultar do fluxo sanguíneo reduzido ou perda crônica da função tubular.

Os danos à barreira de filtração glomerular podem resultar de diversas causas e produzem uma variedade de sinais clínicos. O principal achado clínico da doença glomerular é o vazamento de muitas proteínas de baixo peso molecular (moléculas pequenas), como a albumina, para o filtrado glomerular. Como resultado, grandes quantidades de albumina sobrecarregam a capacidade de reabsorção de proteínas do epitélio dos túbulos contorcidos proximais, de modo que o filtrado glomerular rico em proteínas se acumula nos lúmens tubulares dilatados de forma variável, e subsequentemente a proteína aparece na urina. As doenças renais que ocasionam a proteinúria são chamadas de *nefropatias com perda proteica*. A nefropatia com perda proteica é uma das diversas causas de hipoproteinemia grave nos animais. A perda proteica renal acentuada e prolongada ocasiona a hipoproteinemia, redução da pressão coloidosmótica (oncótica) do plasma, e perda de antitrombina III. Essas alterações podem levar à *síndrome nefrótica*, que é caracterizada pelo edema generalizado, ascite, efusão pleural e hipercolesterolemia.

As funções do glomérulo listadas a seguir, são afetadas pelos processos que o lesionam na doença:
- Ultrafiltração plasmática.
- Regulação da pressão sanguínea.
- Regulação do fluxo sanguíneo peritubular.
- Regulação do metabolismo tubular.
- Remoção de macromoléculas circulantes.

Os mecanismos fisiopatológicos da lesão glomerular por danos infecciosos ou químicos foram resumidos pelas três teorias seguintes:
- Hipótese do néfron intacto.
- Hipótese de hiperfiltração.
- A teoria da deposição de complexos.

A hipótese do néfron intacto propõe que o dano a qualquer porção do néfron, afeta toda a sua função. Isto é observado quando o dano glomerular interfere no fluxo sanguíneo peritubular e ocasiona a redução na reabsorção ou secreção tubular. Nem todo dano ao néfron é irreversível; por exemplo, o epitélio tubular renal pode se regenerar,

---

Quadro 11-1 Respostas Renais a Lesão

GLOMÉRULOS
Inflamação aguda
Proliferação endotelial
Hipertrofia
Corpúsculos de inclusão
Necrose
Proliferação de células mesangiais
Deposição amiloide
Proliferação de células glomerulares
Proliferação de membrana basal glomerular
Permeabilidade vascular elevada
Atrofia do tufo glomerular
Fibrose do tufo glomerular

TÚBULOS
Degeneração celular
Necrose celular
Ruptura da membrana basal
Espessamento da membrana basal
Regeneração celular
Fibrose renal

INTERSTÍCIO
Hiperemia
Edema
Inflamação
Fibrose

VASCULATURA
Hiperemia e congestão
Hemorragia e trombose
Nefrite embólica
Infarto

mas néfrons inteiros não são capazes de se regenerar. Portanto, a resposta dos néfrons varia de hipertrofia e até o reparo.

Diferente da hipótese do néfron intacto, a hipótese de hiperfiltração ajuda a explicar a natureza progressiva da doença glomerular. A hiperfiltração glomerular é um resultado da pressão hidrostática elevada que danifica os delicados capilares glomerulares, e em casos de hipertensão prolongada produz um efeito deletério constante sobre o glomérulo, finalmente resultando em glomeruloesclerose. O aumento da proteína na dieta pode produzir uma elevação transitória na hiperfiltração glomerular e, se persistente, pode ocasionar glomeruloesclerose. Podem haver efeitos relativos à espécie, pois cães que passam por hiperfiltração experimental são menos propensos a desenvolver doença glomerular progressiva do que os ratos.

A teoria de deposição de complexos é derivada do fato de que os glomérulos são os principais locais para remoção de macromoléculas (principalmente imunocomplexos) da circulação, mesmo quando estes complexos estão em pequenas quantidades e não patogênicos. Os complexos podem ser depositados nas localizações subepiteliais, subendoteliais ou mesangiais. Esses imunocomplexos são capazes de desencadear uma sequência de respostas inflamatórias incluindo as seguintes:

- Recrutamento e localização de células inflamatórias no local.
- Liberação de mediadores inflamatórios e enzimas.
- Destruição das estruturas glomerulares, como a membrana basal.
- Comprometimento da função do néfron.
- Dano contínuo pela hiperfiltração transglomerular alterada e mudanças de perfusão entre as populações de néfrons, assim os menos afetados se tornam sobrecarregados e sucumbem ao mesmo destino.

As lesões renais são ligeiramente diferentes, dependendo da duração da doença glomerular. A doença aguda pode ser identificada pela palidez do parênquima e acentuação dos tufos glomerulares como pontos vermelhos. Podem ser observadas hemorragias petequiais concomitantes. No estágio mais crônico, o rim pode estar encolhido e apresentar uma fina granularidade na porção cortical. A cápsula pode estar aderida.

Túbulos

As células epiteliais tubulares renais podem responder à lesão ao sofrerem degeneração, e/ou atrofia. A membrana basal pode responder pela ruptura ou espessamento. A doença tubular ocorre como resultado do dano epitelial tubular pelas causas a seguir:

- Infecções carreadas pelo sangue.
- Infecções ascendentes (patógenos intratubulares).
- Dano direto a partir de toxinas (efeitos intratubulares).
- Isquemia, infarto.

Quando os néfrons são perdidos devido à lesão, os túbulos remanescentes podem sofrer hipertrofia compensatória em uma tentativa de manter a função renal geral, porém não há regeneração de todos os néfrons. Em muitos casos de necrose de células epiteliais tubulares, particularmente como resposta à toxinas, o epitélio tubular possui uma capacidade incrível de se regenerar e contribuir para a restauração da função, contanto que a estrutura auxiliar, a membrana basal tubular, permaneça intacta. Danos graves ou a perda das membranas basais, como ocorre após o dano isquêmico, ocasiona a necrose e perda dos segmentos tubulares, insuficiência do reparo funcional e perda da função permanente de todo o néfron, apesar do potencial para hiperplasia epitelial tubular.

Atrofia. A atrofia tubular pode ocorrer secundária às seguintes causas:

- Compressão externa do túbulo por uma massa ocupando espaço, neoplasias ou abscessos.
- Fibrose intersticial como resultado final da isquemia.
- Obstrução intratubular e contrapressão.

- Perfusão e filtração glomerulares diminuídas.
- Tensão de oxigênio reduzida, como na hipóxia.

Se o dano aos túbulos renais não é letal e é removido, algumas formas de degeneração tubular aguda são reversíveis. O sucesso da regeneração reparadora é afetado por diversas variáveis, incluindo a gravidade da degeneração.

Apoptose. Quando as células sofrem a morte celular programada (apoptose), elas geralmente não estimulam respostas inflamatórias. Portanto, se uma pequena parte do epitélio tubular sofre apoptose, uma reepitelização do revestimento epitelial tubular é compensada eficientemente por células epiteliais tubulares adjacentes viáveis, que por divisão mitótica preenchem o espaço epitelial. As células que são perdidas, se alojam no lúmen para formar moldes celulares dentro dos lúmens dos túbulos renais.

Degeneração Tubular Aguda. A perda generalizada mais grave das células do revestimento epitelial tubular é reparada pela proliferação das células epiteliais viáveis sobre uma membrana basal tubular intacta, para formar um revestimento epitelial cuboide baixo ao invés de um colunar maduro. Isso aparece como um túbulo proximal ectásico. O reestabelecimento da função renal ocorre, apesar da presença de substituição do epitélio cuboide baixo, que não é idêntico à célula de revestimento tubular (com microvilos) presentes antes da lesão. O mecanismo exato deste retorno da função não está completamente esclarecido. O principal fator determinante desta capacidade regenerativa é a viabilidade da membrana basal tubular, que é mantida mais consistentemente após danos tóxicos do que isquêmicos.

Regeneração Tubular. Uma vez que o processo regenerativo é dependente de muitos fatores para seu sucesso, nem sempre as coisas vão bem. Exemplos de resultados adversos incluem os seguintes:

- A perda focal do revestimento da membrana basal permite que ocorra um defeito onde a população regenerativa de células epiteliais tubulares em proliferação, coalescem para formar células sinciciais bem-diferenciadas (células gigantes) em certas localizações do túbulo.
- As células epiteliais regenerativas não recuperam todos os aspectos citoplasmáticos estruturais das células epiteliais colunares originais (p. ex. microvilos e enzimas luminais), devido à incapacidade de se diferenciarem completamente, e assim a função pode ser afetada.
- Se há a perda epitelial tubular excessiva, o potencial para regeneração é perdido e o reparo prossegue para a substituição por fibrose e cicatrização.
- A reperfusão é necessária para a viabilidade celular depois da isquemia, mas a lesão de reperfusão ocorre quando as células endoteliais ativadas produzem mediadores pró-inflamatórios, como espécies reativas de oxigênio, enzimas proteolíticas e citocinas, que ocasiona a lesão renal. Evidências indicam que o fator de crescimento epidérmico, secretado pelos túbulos contorcidos, faça a mediação de processo de reparo tubular.

A sequência de eventos na regeneração tubular após a necrose tem sido bem-documentada nos sistemas de modelo experimental utilizando cloreto de mercúrio em camundongos, ratos e coelhos. Nesse sistema, a evidência morfológica de regeneração dos túbulos contorcidos proximais é observada dentro de 3 dias após uma dose tóxica. Nesse momento, as membranas basais estão parcialmente cobertas com células epiteliais cuboides baixas a achatadas e alongadas, que estão mais basofílicas que o normal devido às concentrações elevadas de ribossomos citoplasmáticos e retículo endoplasmático rugoso produzindo proteínas para o reparo. Os núcleos são hipercromáticos e figuras mitóticas estão presentes. Os túbulos em regeneração não funcionam normalmente devido à ausência da borda em escova e da função de membrana tubular normal, e isto é clinicamente observado como poliúria. O epitélio tubular aparentemente normal, reaparece subsequentemente entre 7 a 14 dias após a exposição à toxina. A estrutura renal normal sem evidência residual de dano tubular é restaurada entre 21 e 56 dias após a exposição à nefrotoxina. Períodos semelhantes para regeneração tubular foram descritos em biópsias renais sequenciais de pacientes humanos, naturalmente expostos ao mercúrio inorgânico e em sistemas experimentais utilizando outras nefrotoxinas.

Necrose Tubular Aguda. A necrose tubular aguda é a causa mais importante da insuficiência renal aguda. A degeneração e necrose tubulare aguda, frequentemente referidas como *nefrose, nefrose do néfron inferior, nefrose tubular, disfunção tubular, ou necrose cortical aguda*, são os principais resultados da lesão nefrotóxica às células epiteliais do túbulo renal ou da isquemia (Quadro 11-2). Isso foi evidenciado por um estudo com gatos com insuficiência renal, em que 18 de 32 casos eram resultantes de exposição à nefrotoxina e 4 de 32 casos eram resultantes de isquemia.

A necrose tubular aguda induz a oligúria clínica (redução na produção de urina) ou anúria (ausência da produção de urina) por um ou diversos mecanismos. Esses mecanismos incluem os seguintes:
- Vazamento do ultrafiltrado tubular de túbulos danificados, através de membranas basais rompidas, para o interstício.
- Obstrução intrarrenal, resultante do epitélio necrótico descamado.

Este último mecanismo é menos aceito, porém ambos os mecanismos resultam na redução da taxa de filtração glomerular.

Lesão Nefrotóxica. A lesão nefrotóxica pode ser causada por um grande grupo de substâncias que são chamadas de *nefrotoxinas*. Elas danificam preferencialmente os rins, pois (1) 20% a 25% do débito cardíaco vai para o rim, (2) a substância é filtrada para a urina pelo glomérulo, e (3) a toxina ou seus metabólitos dentro dos lúmens tubulares renais são concentrados. As nefrotoxinas podem causar o seguinte:
- Dano direto às células epiteliais renais, particularmente aquelas dos túbulos contorcidos proximais, após suas conversões intracelulares em metabólitos reativos por vias enzimáticas.
- Produção de metabólitos reativos no filtrado tubular, que podem causar necrose epitelial dos túbulos renais após a reabsorção.
- Necrose epitelial tubular renal após a difusão através das paredes dos capilares intertubulares e membranas basais para a célula epitelial tubular.
- Estimulação indireta de vasoconstrição dos capilares intertubulares, causando assim a isquemia que compromete a função renal.
- Isquemia associada à nefrotoxina.

Um dos primeiros eventos no dano da célula tubular renal é o transporte de íons alterado na superfície luminal (ingestão). Esse processo resulta na absorção de sódio reduzida e aumento de íons de sódio nos lúmens dos túbulos distais, que estimulam o mecanismo renina-angiotensina, causando a vasoconstrição e fluxo sanguíneo reduzido que ocasiona a isquemia e dano celular tubular. As nefrotoxinas geralmente não causam danos às membranas basais tubulares, e se a toxina é removida, a regeneração (reparo) dos túbulos pode ocorrer de uma maneira ordenada e rápida. A membrana basal intacta atua como um arcabouço sobre o qual as células epiteliais em regeneração podem "deslizar". A exposição a uma variedade de nefrotoxinas, tanto da vasculatura (incluindo alguns químicos [glicoaldeído, ácido glicólico e ácido glioxílico]) quanto do lúmen tubular (incluindo alguns antibióticos [aminoglicosídeos], pigmentos [hemoglobina], metais [chumbo], químicos [cristais de oxalato de cálcio induzido etileno glicol]), ou seus metabólitos, levam as células a sofrerem degeneração seguida por necrose e descamação para o lúmen tubular.

A morte celular resulta da produção diminuída de adenosina trifosfato (ATP), que é essencial para muitos dos desarranjos metabólicos secundários, incluindo entrada de íon cálcio, depleção de purina,

Quadro 11-2	Causas de Insuficiência Renal Aguda Isquêmica em Pequenos Animais

DEPLEÇÃO DO VOLUME INTRAVASCULAR
Desidratação
Vômito
Diarreia
Sequestro ou choque
Queimaduras térmicas
Perda de sangue
Trauma
Cirurgia
Hipoalbuminemia
Hipoadrenocorticismo
Hiponatremia (não dilucional)

DÉBITO CARDÍACO REDUZIDO
Insuficiência cardíaca congestiva
Débito reduzido
Doença pericárdica restritiva
Tamponamento
Arritmia
Ventilação de pressão positiva
Ressuscitação prolongada após parada cardíaca

VISCOSIDADE SANGUÍNEA ELEVADA
Mieloma múltiplo
Policitemia (absoluta ou relativa)

RESISTÊNCIAS RENAL E VASCULAR SISTÊMICA ALTERADAS
Vasoconstrição renal
Catecolaminas circulantes
Estimulação nervosa simpática renal
Vasopressina
Angiotensina II
Hipercalcemia
Anfotericina B
Hipotermia
Mioglobinúria
Hemoglobinúria
Vasodilatação sistêmica
Terapia com vasodilatador arteriolar ou misto
Anafilaxia
Anestesia gasosa
Sepse
Choque térmico

INTERFERÊNCIA COM A AUTORREGULAÇÃO RENAL DURANTE A HIPOTENSÃO
Medicamentos anti-inflamatórios não esteroidais

ISQUEMIA POR QUENTE OU FRIO

Modificado de Chew D, DiBartola S: Diagnosis and pathophysiology of renal disease. In Ettinger SJ, editor: *Textbook of veterinary internal medicine*, ed 7, vol 2, Philadelphia, 2010, Saunders.

acidose metabólica, e geração de radicais de oxigênio. O aumento de cálcio intracelular está associado às alterações degenerativas nas células tubulares renais, células da musculatura lisa e células mesangiais. Os radicais de oxigênio ativam a fosfolipase, que subsequentemente aumenta a permeabilidade da membrana. Uma vez que a respiração mitocondrial é interrompida, ocorre o dano à membrana celular.

Lesão Hipóxica ou Isquêmica (Tubulorrexia). A redução considerável da perfusão renal a partir de qualquer causa ocasiona a necrose tubular. A hipotensão severa associada ao choque ocasiona a vasoconstrição pré-glomerular e filtração glomerular reduzida. A isquemia renal resultante pode produzir lesão e disfunção celular tubular subletal, ou causar a morte celular por necrose ou apoptose. Seguido de insultos menos severos dentro de diferentes porções do túbulo renal, a apoptose pode ocorrer no lugar da necrose. A via apoptótica pode ser desencadeada pelos seguintes fatores:

- Conexão de ligantes à receptores da superfamília do fator de necrose tumoral (TNF).
- Deficiência de fatores de crescimento celular.
- Desequilíbrio entre a oncogênes pró e antiapoptóticos.
- Alteração de outros mediadores da via de sinalização apoptótica como os metabólitos de oxigênio reativo, caspases e ceramidas.

O epitélio tubular proximal possui uma borda microvilosa, que amplia a área de superfície absortiva e de complexos juncionais celulares que polarizam a célula estruturalmente para que a membrana de fosfolipídios e proteínas especializadas permaneçam nos domínios apropriados. A integridade dessas estruturas celulares é crítica para a absorção e secreção. As primeiras alterações estruturais após o dano isquêmico incluem a formação de bolhas apicais, perda da borda em escova, perda de polaridade celular, rompimento das zônulas de oclusão, e descamação de células, que ocasionam a formação de cilindros intratubulares.

O dano ao citoesqueleto celular modifica a polaridade celular, interações célula a célula, e interações célula-matriz. Inicialmente, o dano isquêmico modifica a polaridade celular pela ruptura da rede terminal e desarranjo dos núcleos microvilares de actina. Seguido pela conversão da actina G em actina F e sua redistribuição, do componente celular apical, para formar agregados difusos por todo o citoplasma. As células estão ligadas umas às outras por complexos de junções, zônulas de oclusão e adesão e à ECM através de integrinas. Diversos mecanismos contribuem para a ruptura da zônula de inclusão, que se manifesta como alteração na permeabilidade celular e polaridade celular. Os mecanismos contribuintes incluem a redistribuição dos lipídios e proteínas de membrana, como Na$^+$/K$^+$-ATPase, para a membrana apical após a mudança do citoesqueleto de actina, e para a redistribuição de integrinas à superfície celular apical para que ocorra a descamação celular. Esta última ocasiona o desarranjo da condução do sódio pela célula tubular proximal.

Animais com necrose tubular severa têm desarranjos funcionais associados de origem vascular, tubular e/glomerular. Os desarranjos vasculares influem os seguintes:

- Constrição arteriolar aferente.
- Dilatação arteriolar eferente.
- Perda da autorregulação do fluxo sanguíneo renal.

A isquemia prolongada pode produzir uma resposta paradoxal do sistema autorregulador, em que a resistência elevada da capilaridade glomerular, a partir da estase do fluido tubular, ocasiona a ativação da vasoconstrição arteriolar aferente. A produção ou a resposta reduzida dos fatores vasodilatadores, como a prostaglandina e o peptídeo natriurético atrial, também contribuem. A vasoconstrição aferente, o vazamento retrógrado do fluido, e a obstrução tubular contribuem para a diminuição da taxa de filtração glomerular (TFG) (Fig. 11-9).

O feedback tubuloglomerular é o mecanismo pelo qual a TFG é combinada à carga de soluto e as características de condução do soluto dos túbulos. Devido à condução do sódio alterada, as concentrações elevadas alcançam a mácula densa, e ocorre a ativação do sistema renina-angiotensina. Isto é seguido pela vasoconstrição intrarrenal, afetando particularmente os néfrons corticais externos, e resulta no fluxo sanguíneo reduzido, filtração reduzida e formação de urina diminuída.

Lesões Macroscópicas da Necrose Tubular Aguda. Na avaliação macroscópica, o reconhecimento da necrose tubular aguda geralmente é difícil. Ainda assim, o córtex inicialmente está inchado, mogno pálido a bege, e com uma superfície capsular, ligeiramente translúcida e espessada. A superfície de corte do córtex renal é abaulada e excessivamente úmida; as estriações estão reduzidas ou acentuadas como listras brancas, opacas, orientadas radialmente, presumivelmente relacionadas com a fase da necrose, com a necrose

de coagulação sendo responsável pelas listras brancas. A medula está pálida ou congesta difusamente.

Lesões Microscópicas da Necrose Tubular Aguda. A aparência microscópica dos rins com necrose tubular aguda varia, dependendo do seguinte:

- A extensão da necrose tubular.
- A duração da exposição ao agente danoso.
- A duração de tempo entre a lesão e a morte — em outras palavras, o estágio da necrose ou dissolução do epitélio necrótico.

Inicialmente, a necrose tubular está distribuída aleatoriamente nos néfrons, porém os túbulos contorcidos proximais são mais severamente afetados devido à sua elevada demanda metabólica e por serem a primeira linha de exposição. A isquemia prolongada pode causar necrose do epitélio dos túbulos proximal e distal, alça de Henle, e ductos coletores por todo o córtex e, em uma extensão menor, a medula. Os glomérulos são resistentes à isquemia e geralmente permanecem morfologicamente normais, mesmo quando a isquemia é prolongada. Inicialmente, o epitélio tubular proximal está edemaciado e o citoplasma está vacuolizado ou granular e intensamente eosinofílico, todas as características são indicativas de necrose (Fig. 11-10). Nessas células, as alterações nucleares são picnose, cariorrexia ou cariólise. O epitélio tubular necrótico é subsequentemente descamado para os lúmens tubulares ocasionando a dilatação de túbulos notadamente hipocelulares, que contém debris celulares necróticos e moldes hialinos ou granulosos.

Uma lesão histológica característica de necrose tubular isquêmica é a possível ruptura das membranas basais tubulares, referida como tubulorrexia (Fig. 11-11). O reparo tubular nestes rins é imperfeito pois as células epiteliais em regeneração não possuem seu arcabouço normal. Os túbulos que permanecem em um local afetado são menos funcionais na reabsorção, podem estar dilatados e revestidos por epitélio achatado, ou estão notadamente atróficos, parecendo encolhidos com um lúmen colapsado revestido por epitélio achatado e falham ao se recuperarem completamente por regeneração, ocasionando a atrofia tubular.

Diversas Respostas à Lesão dos Túbulos Renais

Lipofuscinose. Grânulos dourados finos de pigmento marrom, livres de ferro, com as características de coloração da lipofuscina ("pigmento de uso e desgaste") podem se acumular nas células epiteliais renais de bovinos mais velhos e no músculo estriado, ocasionando a lipofuscinose. Macroscopicamente, o córtex renal pode ter estrias de coloração marrom, mas a função renal não é afetada. Microscopicamente, os acúmulos são observados mais proeminentes dentro das células epiteliais dos túbulos contorcidos proximais. A causa direta não é conhecida, porém suspeita-se de que os acúmulos resultem de falhas prévias da membrana celular e subsequente armazenamento de produto final nas células epiteliais tubulares.

Degeneração Hidrópica. A degeneração hidrópica ou inchaço turvo são nomes tradicionalmente utilizados para definir as alterações degenerativas dos túbulos renais, observadas durante o processo patológico da tumefaçãocelular aguda. A tumefação celular aguda é uma mudança potencialmente reversível relacionada com falha da membrana celular, parada da bomba de sódio/potássio, e depleção da energia celular, com influxo intracelular elevado de íons sódio e água. Embora rara no rim, uma degeneração hidrópica acentuada dos túbulos contorcidos proximais e da alça de Henle ascendente foi observada após a administração intravenosa de soluções hipertônicas como a dextrose.

Degeneração Glicogênica. A vacuolização citoplasmática abundante do epitélio tubular da medula externa e córtex interno é observada em cães e gatos com diabetes melito. O glicogênio pode ser demonstrado como o componente acumulado dentro das células do ramo ascendente da alça de Henle. O tratamento com insulina diminui a deposição. Acredita-se que a alteração não afeta a função renal.

Gordura. Em gatos, o citoplasma celular epitelial do túbulo proximal geralmente está expandido pelos acúmulos de lipídio

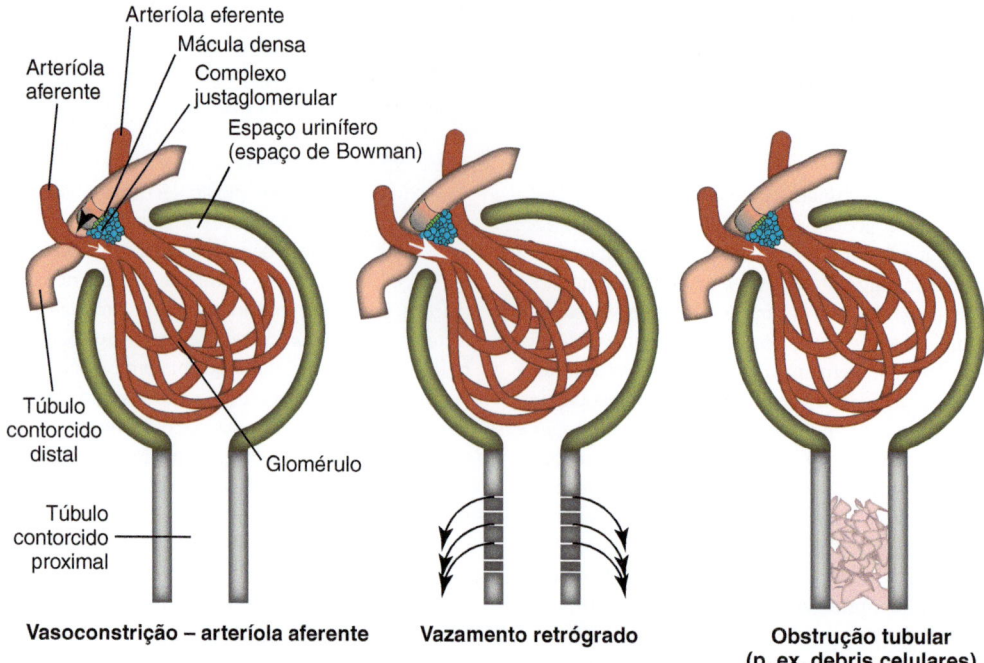

Figura 11-9 **Mecanismos de Taxa de Filtração Glomerular (TFG) Reduzida Durante a Insuficiência Renal Aguda Isquêmica.** Mecanismos propostos para a redução na TFG, que ocorre durante a insuficiência renal aguda isquêmica, incluem a vasoconstrição da arteríola aferente, vazamento retrógrado do filtrado glomerular e obstrução tubular. Todos estes três mecanismos estão relacionados com as alterações induzidas por isquemia nas células epiteliais do túbulo proximal. O manuseio inadequado de sódio no túbulo proximal resulta em uma liberação elevada de sódio para a mácula densa, que por sua vez causa a vasoconstrição da arteríola aferente através de um feedback tubuloglomerular. A vasoconstrição da arteríola aferente reduz a pressão dos capilares glomerulares e, assim a TFG. A adesão célula a célula alterada resulta em uma junção oclusiva aberta que causa o aumento da permeabilidade paracelular e subsequente vazamento retrógrado do filtrado glomerular do lúmen tubular para o espaço extracelular, e por fim para a corrente sanguínea. A ruptura da adesão célula-matriz e a adesão célula a célula anormal resulta na formação de um molde celular (cilindro), que obstrui o lúmen tubular e causa o aumento da pressão tubular na TFG reduzida ou ausente. (Cortesia dos Drs. M.A. Breshears e A.W. Confer, Center for Veterinary Health Sciences, Oklahoma State University; e Dr. J.F. Zachary, College of Veterinary Medicine, University of Illinois.)

citoplasmático, conferindo coloração dourada, geralmente pálida, de seus rins. Em cães, a gordura epitelial tubular ocorre, porém ela é bem menos comum comparada aos gatos e geralmente está restrita ao córtex interno. Esse local é uma região de armazenamento normal e microscopicamente é reconhecido como grandes espaços dentro das células epiteliais tubulares renais, mais proeminentes nos túbulos proximais. Acredita-se que não tenha qualquer alteração significante para a função renal.

Hemossiderina e Ferritina. Os pigmentos podem estar presentes nos túbulos renais. A origem do pigmento hemossiderina provavelmente da degradação da hemoglobina reabsorvida do filtrado glomerular pelo epitélio tubular proximal. Entretanto, um histórico ou lesões concomitantes de uma crise hemolítica anterior geralmente estão ausentes. Em cães, os grânulos microscópicos de hemossiderina são achados incidentais frequentes no citoplasma das células epiteliais dos túbulos contorcidos proximais nos rins que em outros aspectos são normais.

Rins cloisonné, que ocorre em caprinos, é o resultado do espessamento da membrana basal tubular proximal devido ao depósito de ferritina e hemossiderina. Macroscopicamente, esses rins possuem uma coloração do córtex, difusamente, preta ou marrom, intensa (Fig. 11-12). A medula é poupada. Embora essa lesão seja notável, a função renal está normal.

Outras Alterações Tubulares Diversas. Outras causas de alterações tubulares incidentais incluem as seguintes:

- Vacuolização do epitélio tubular renal nas doenças de armazenamento lisossomal, como a esfingomielinose felina e gangliosidose GM1 de ovinos.
- Pseudoinclusões cristalinas eosinofílicas intracelulares (chamados cristaloides), que ocorrem no epitélio tubular renal de cães idosos.

Elas podem ser arredondadas ou retangulares e frequentemente distorcem acentuadamente os núcleos.

Interstício

Hiperemia. Em casos de nefrite intersticial aguda, especialmente aqueles causados por septicemia, pode haver uma hiperemia da vasculatura renal no interstício associada.

Edema. Semelhantemente, em casos de inflamação aguda associada ao interstício, o vazamento vascular de fluido altamente proteico (edema) pode ocorrer. Além disso, o dano tubular, especialmente com dano à membrana basal, permite o acúmulo de edema intersticial mais extenso.

Infiltrados Inflamatórios. A inflamação intersticial é um componente consistente de lesão do interstício, seja aguda ou crônica, focal ou generalizada, supurativa ou não supurativa. A inflamação intersticial supurativa geralmente é observada em casos de infecção bacteriana por via hematógena. Uma variedade de insultos renais ocasiona a liberação de uma ampla gama de citocinas e fatores de crescimento, que estimulam a inflamação intersticial, particularmente a infiltração monocítica. Os fibroblastos frequentemente se tornam ativados e ocorre fibrose.

Fibrose. Uma vez que os fibroblastos intersticiais se tornam ativados, pode ocorrer a fibrose. Geralmente, nesse estágio, o patógeno primário ou incitante não está presente e, portanto, seu papel não é determinado. Episódios recorrentes de fibrose continuam a ocorrer e estabelecem um ciclo vicioso de perda tecidual e cicatrização, de modo que o resultado é um ponto final comum, conhecido como *rim em estágio-terminal.*

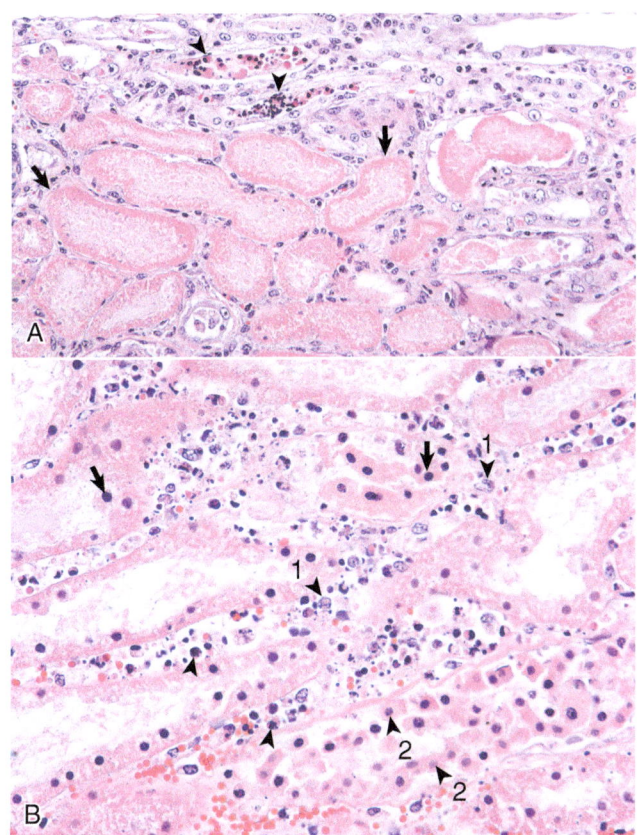

Figura 11-10 **Necrose Tubular Aguda, Rim, Túbulos Proximais, Gato. A,** Esta lesão é caracterizada principalmente por necrose de coagulação das células epiteliais tubulares *(setas)* e picnose nuclear e debris nucleares intratubulares proteináceos *(pontas das setas)*. Coloração por HE. **B,** Esta lesão é caracterizada principalmente por picnose nuclear *(setas)*, cariorrexia *(pontas das setas)* e cariólise *(pontas das setas 1)*, com debris nucleares intratubulares proteináceos e necrose de coagulação com descamação do epitélio da membrana basal tubular (pontas das setas 2), Coloração por HE. (Cortesia do Dr. J.F. Zachary, College of Veterinary Medicine, University of Illinois.)

Inflamação Linfofolicular. A inflamação linfofolicular é a resposta mais comum à infecção por *Leptospira* no rim. Uma reação inflamatória linfocítica multinodular acentuada, que é limitada ao córtex. A reação diminui lentamente, as células inflamatórias reduzem de número e o grau de fibrose diminui. Semelhantemente, nas crises crônicas recorrentes de pielonefrite, são observados infiltrados inflamatórios ricos em linfócitos dentro do interstício.

Nefrite Intersticial. Quando a inflamação intersticial, desencadeada contra veias, artérias, vasos linfáticos ou tecido dos rins, parece ser uma lesão primária, ela é chamada tradicionalmente de *nefrite intersticial*, pode haver uma causa infecciosa ou não infecciosa e sua duração é aguda, subaguda ou crônica. A nefrite intersticial tradicionalmente é associada a um infiltrado linfoplasmocitário; entretanto, outros tipos de leucócitos também podem estar presentes. Em muitas dessas doenças, o infiltrado de células inflamatórias é visível somente microscopicamente, não estão associados à insuficiência renal, e geralmente não têm importância (p. ex. erliquiose canina e a anemia infecciosa equina). Quando o interstício renal é o alvo de inflamação, com moderado a acentuado infiltrado de células inflamatórias e fibrose, pode ocorrer a insuficiência renal.

O interstício renal é o estroma fibrovascular que circunda o néfron e está significativamente envolvido nas doenças renais, sejam estas de origem intersticial como na nefrite intersticial ou subsequente ao dano tubular, referida como *doença intersticial*. A inflamação intersticial

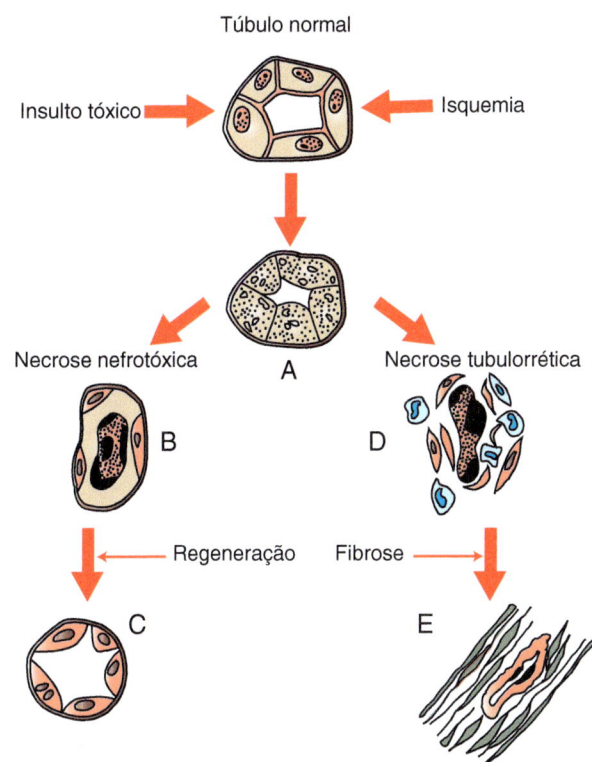

Figura 11-11 **Necrose Tubular Aguda, Rim, Túbulos Proximais.** Necrose tubular aguda por uma nefrotoxina ou isquemia. **A,** Ambos os insultos causam necrose aguda caracterizada por inchaço celular, picnose, cariorrexia e cariólise. **B,** Necrose nefrotóxica subsequente, há a descamação do epitélio necrótico para o lúmen tubular. As membranas basais permanecem intactas e atuam como uma estrutura para ocorrer a (**C**) regeneração epitelial tubular. **D,** Isquemia pode ocasionar na tubulorrexia. As células epiteliais necróticas de descamam para o lúmen tubular, a membrana basal está rompida, com infiltrados de macrófagos e fibroblastos reativos. **E,** Resultado de fibrose com atrofia tubular.

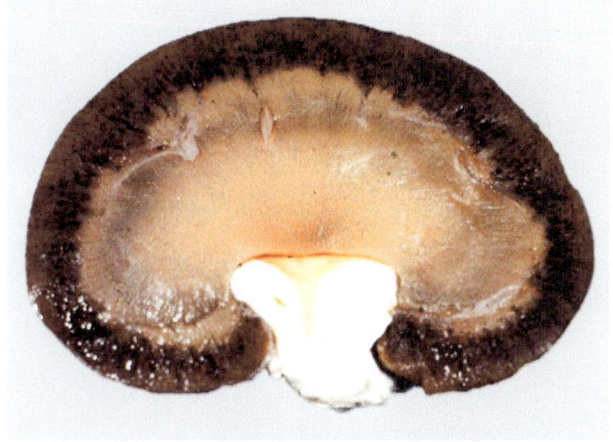

Figura 11-12 **Rim Cloisonné, Secção Dorsal, Caprinos.** O córtex está difusamente enegrecido; a medula não é afetada. (Cortesia do Dr. J. King, College of Veterinary Medicine, Cornell University.)

ocorre como resultado de infecções ascendentes do trato urinário (pielonefrite), infecções sistemáticas derivadas dos túbulos e interstício, toxinas, ou secundárias às lesões dos túbulos ou glomérulos. Lesões agudas comuns do interstício, em resposta às toxinas e necrose tubular, incluem edema, hemorragia e inflamação caracterizada pelo infiltrado de neutrófilos. A medida que as lesões se tornam subagudas a crônicas, os neutrófilos se tornam menos proeminentes, e em diversas doenças, predominam os infiltrados de macrófagos, linfócitos e plasmócitos. Com a lesão crônica aos néfrons ou após a atrofia deles, a fibrose intersticial pode ser severa, resultando na redução notável na função do néfron e acentuação da doença renal.

Nefrite Tubulointersticial. O termo *nefrite tubulointersticial* tem sido utilizado para caracterizar um grupo de doenças inflamatórias que envolvem o interstício e os túbulos. A doença tubulointersticial aguda inclui um grupo de processos, isto é, inflamação secundária à necrose tubular aguda, enquanto os processos tubulointersticiais crônicos incluem a progressão com o tempo ou casos nos quais o interstício é o alvo principal.

A nefrite tubulointersticial pode resultar de septicemias bacterianas ou virais; nas quais esses microrganismos infecciosos infectam os túbulos renais primeiramente e os danificam, o que após incita uma resposta inflamatória no interstício (Quadro 11-3). A nefrite tubulointersticial aguda é caracterizada pela presença de células inflamatórias (principalmente neutrófilos) dentro do interstício e pode resultar de toxicose ou de infecção aguda com microrganismos como a *Leptospira* (Fig. 11-65), adenovírus, lentivírus ou herpesvírus. A nefrite tubulointersticial crônica (Fig. 11-13, A) é uma entidade menos

Quadro 11-3	Causas de Nefrite Intersticial

EQUINOS
Arterite viral equina

BOVINOS
Septicemia por *Escherichia coli*, "rim manchado de branco"
Leptospira interrogans sorovar *canicola*
Febre catarral maligna

OVINOS
Varíola ovina

SUÍNOS
Leptospira interrogans sorovar *Pomona*
Síndrome reprodutiva e respiratória dos suínos

CÃES
Leptospira interrogans sorovar *canicola*, *icterohaemorrhagiae* e outros
Vírus da hepatite infecciosa canina, fase de recuperação
Theileria parva

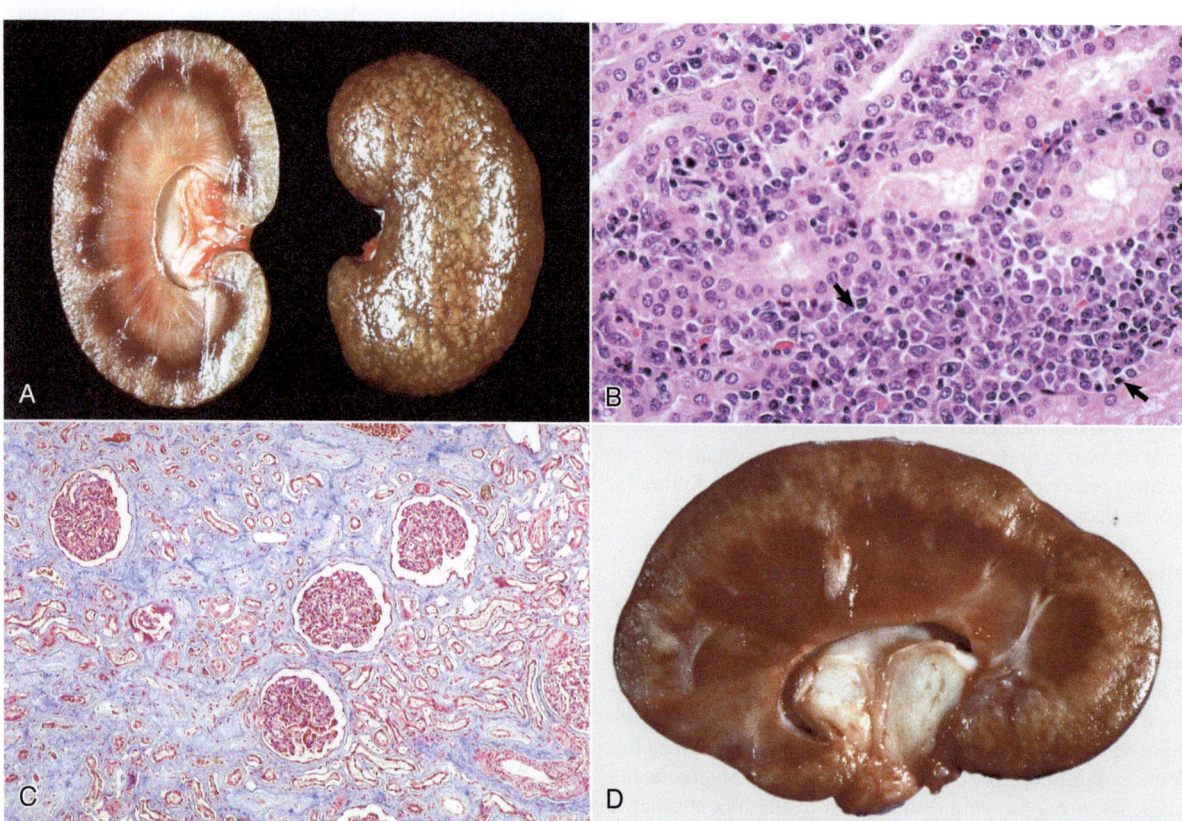

Figura 11-13 Nefrite Tubulointersticial Crônica. A, Rim, superfície dorsal e secção dorsal, cão. Observar a nodularidade da superfície capsular (*direita*) devido a fibrose intersticial cortical e comprimento reduzido do córtex (atrofia) (*esquerda*). **B,** Rim, cão. Grande número de linfócitos e plasmócitos expandem o interstício (*setas*) entre os túbulos renais. Coloração por HE. **C,** Rim, animal exótico de zoológico. Esta lesão é caracterizada por fibrose cortical e medular, graus variáveis de atrofia tubular, e infiltrado intersticial de células mononucleares. Coloração tricrômico de Masson. **D,** Leptospirose, cão. As estrias e focos pálidos no córtex, especialmente próximos à junção corticomedular, são principalmente infiltrados linfoplasmocíticos intersticiais acompanhados por fibrose. (**A** e **C** Cortesia do Dr. A. Confer, Center for Veterinary Health Sciences, Oklahoma State University. **B** Cortesia do Dr. Abdy, College of Veterinary Medicine, The University of Georgia; e Noah's Arkive, College of Veterinary Medicine, The University of Georgia. **D** Cortesia do Dr. M.D. McGavin, College of Veterinary Medicine, University of Tennessee.)

caracterizada em cães, porém a atrofia dos segmentos tubulares é um achado significativo desta síndrome associada a um infiltrado discreto de células mononucleares, fibrose cortical e medular (Fig. 11-13, B e C), graus variáveis de atrofia tubular e glomerular e/ou esclerose e função do néfron comprometida.

A patogênese da leptospirose é discutida como um exemplo de nefrite tubulointersticial bacteriana aguda, a causa mais bem-compreendida, que inclui diversos sorovares de *Leptospira interrogans*; entretanto, os sorotipos *Leptospira kirschneri* e *Leptospira borgpetersenii* também estão associados à doença renal (Fig. 11-13, D):

- *Leptospira interrogans* sorotipo *canicola* e *icterohaemorrhagiae* são as causas mais comuns de leptospirose canina (seção sobre Rim e Trato Urinário Inferior, Distúrbios dos Cães).
- *Leptospira interrogans* sorotipo *pomona* é a principal causa de lesão em porcos e menos comum em bovinos (seção sobre Rim e Trato Urinário Inferior, Distúrbios dos Ruminantes (Bovinos, Ovinos e Caprinos)).
- *Leptospira kirschneri* sorotipo *grippotyphosa* e *Leptospira borgpetersenii* sorotipo *bratislava* também foram associadas a leptospirose renal em diversas espécies de animais.

Mecanismo de Lesão da Nefrite Tubulointersticial. As três teorias sobre a causa da nefrite tubulointersticial crônica são (1) a nefrite intersticial aguda focal evolui para a forma crônica, (2) ela é manifestada secundária à glomerulonefrite (GN) crônica ou pielonefrite crônica, ou (3) ela é desencadeada após o dano imunomediado aos túbulos renais e interstício. Existem algumas doenças tubulointersticiais agudas que contribuem para um grande número de casos de nefrite tubulointersticial crônica observados em cães e, portanto, essa primeira teoria não pode contribuir com uma grande porcentagem de casos. Conforme as técnicas diagnósticas melhoram, alguns casos de nefrite tubulointersticial crônica podem ser reclassificados mais especificamente tanto como pielonefrite crônica quanto secundária à GN crônica.

O mecanismo da lesão é conhecido em poucos casos, e mais especificadamente em infecções por *Leptospira*. Após a exposição ao organismo, ocorre a leptospiremia e então os organismos fazem o seguinte:
- Localizam-se nos capilares intersticiais renais.
- Migram através do endotélio vascular.
- Permanecem nos espaços intersticiais.
- Migram através das junções intercelulares laterais das células epiteliais tubulares para alcançar os lúmens tubulares renais.
- Associam-se aos microvilos epiteliais.
- Permanecem dentro dos fagossomos das células epiteliais dos túbulos contorcidos proximais e distais.
- Induzem as células epiteliais tubulares a sofrerem degeneração e necrose como resultado de efeitos tóxicos diretos das leptospiras ou a reação inflamatória intersticial acompanhante.

Embora os neutrófilos possam estar presentes nos lúmens tubulares, a lesão crônica predominante é um infiltrado de monócitos, macrófagos, linfócitos e plasmócitos no interstício (principalmente cortical) (Fig. 11-13, D). Nos cães afetados, os plasmócitos intersticiais secretam anticorpos específicos para *Leptospira*. Entretanto, o papel desses anticorpos na patogenia ou resolução da lesão não é conhecido.

Outro mecanismo bem-documentado para o desenvolvimento da nefrite tubulointersticial é a resposta imune que se desenvolve secundária à infecção do adenovírus canino. A sequência de eventos inclui os seguintes:
- Localização do vírus nos glomérulos (glomerulite viral) durante a fase virêmica da doença.
- Desenvolvimento de uma GN por imunocomplexos transitória.
- Recuperação à fase aguda da doença.
- Manifestação da resposta imune sistêmica.

- Desaparecimento do vírus dos glomérulos para reaparecer somente nas células epiteliais tubulares, em várias porções do néfron, como inclusões virais intranucleares basofílicas.
- Persistência do vírus no epitélio tubular por semanas a meses.
- Produção de necrose epitelial tubular como resultado de citólise induzida por vírus.
- Produção de nefrite intersticial crônica linfocítica, plasmocítica e, menos comumente, histiocítica.

Infecção pelo vírus da arterite equina ou pelo vírus da síndrome reprodutiva respiratória suína (SRRS) geralmente resultam na nefrite tubulointersticial crônica pró-histiocítica com edema intersticial. As lesões podem envolver qualquer região do córtex, mas são especialmente intensas na medula e na junção corticomedular. Uma vasculite acentuada, caracterizada por necrose fibrinoide e infiltrado linfo-histiocístico que envolvem as camadas adventícia e média das artérias e veias corticais e medulares, está presente. O vírus pode ser encontrado no endotélio e nos macrófagos.

A deposição de imunocomplexos na membrana basal ou interações entre os anticorpos antimembrana basal e a membrana basal tubular podem desencadear a doença tubulointersticial imunomediada em seres humanos e animais de laboratório. As deposições de imuno-globulinas (Ig) e complemento foram identificadas raramente nas membranas basais tubulares renais nos animais domésticos, porém a administração dos complexos pré-formados (albumina sérica bovina e anticorpo) em cães demonstrou que esses complexos interagiram com os túbulos renais proximais e não com os glomérulos. Os túbulos danificados respondem com proliferação de células epiteliais, espessamento de membrana basal e fibrose peritubular. Atualmente, o papel dos mecanismos imunomediados na nefrite tubulointersticial em animais domésticos é desconhecido.

Lesões Macroscópicas da Nefrite Tubulointersticial. As lesões macroscópicas podem ser classificadas como agudas, subagudas ou crônicas; a nefrite tubulointersticial crônica é discutida em mais detalhes posteriormente (seção sobre Fibrose Renal). A distribuição das lesões pode ser difusa como na leptospirose canina (Fig. 11-65), ou multifocal, como nos "rins com pontos brancos" de bezerros, como resultado de septicemia por *Escherichia coli* (Fig. 11-62), infecção por herpesvírus canino (Fig. 11-66), febre catarral maligna, ou leptospirose suína e bovina (Fig. 11-65). Na nefrite tubulointersticial difusa, os rins podem estar edemaciados e pálidos com manchas cinzentas aleatórias na superfície capsular. A superfície de corte está abaulada; infiltrados acinzentados de tamanhos e intensidades variáveis encobrem a arquitetura cortical normal, estriada radialmente. Essas lesões renais geralmente se manifestam como focos cinzas coalescentes que são particularmente intensos no córtex interno. Lesões focais da nefrite tubulointersticial são menos extensas e compostas de regiões cinzas mais discretas no córtex e medula externa.

Lesões Microscópicas da Nefrite Tubulointersticial. Microscopicamente, infiltrados de linfócitos, plasmócitos, monócitos e alguns neutrófilos estão espalhados aleatoriamente ou intensamente localizados no interstício edematoso. As células epiteliais tubulares dentro das regiões acentuadamente inflamadas podem estar degeneradas, necróticas, ou ambas, a perda tubular profunda geralmente é acompanhada por eventual substituição por fibrose.

Fibrose Renal (Cicatrização). A alternativa à regeneração é o dano irreversível que resulta na perda tubular funcional, quando o epitélio cuboide é substituído por células escamosas ou cuboides não absorventes, ou perda física real dos túbulos de modo que o néfron é perdido. Isso pode ocorrer após um dano isquêmico, destruição tubular por microrganismos infecciosos, ou exposição a um número limitado de nefrotoxinas. O resultado final é a substituição por fibrose/cicatrização. Isso é observado mais comumente se ocorre o seguinte:
- A toxina não é removida.
- A membrana basal não permanece intacta.

- Um epitélio tubular adequado não sobrevive a destruição por microrganismos ou a dose tóxica de uma nefrotoxina para permitir o reparo completo.

A fibrose com um padrão finamente granular pode ocorrer subsequente à necrose disseminada do epitélio tubular renal (necrose tubular aguda). Um exemplo é a intoxicação de bovinos por carvalho (Fig. 11-61), na qual uma grave necrose tubular se estende para o nível da membrana basal tubular renal, resultando no vazamento do conteúdo tubular. A perda da continuidade da membrana basal impede a regeneração ordenada da célula epitelial tubular, que pode ser seguida por fibrose intersticial. Estudos experimentais demonstraram que após lesão grave da célula epitelial tubular induzida por nefrotoxina, as células remanescentes sofrem apoptose acelerada ocasionando a atrofia tubular, proliferação de fibroblastos intersticiais, e eventual fibrose.

A fibrose renal é a substituição do parênquima renal, incluindo túbulos, glomérulos e interstício, por tecido conjuntivo fibroso maduro. Isso pode ocorrer como um evento primário, mas mais frequentemente é uma manifestação da fase de cicatrização de uma lesão tubular ou glomerular preexistente. Este é o ponto final comum de todos os estágios reparadores e ocorre quando as condições não são adequadas para a reparação do epitélio tubular pela regeneração. A regeneração de néfrons como um todo não é possível. A fibrose renal segue muitas lesões renais, incluindo a inflamação primária dos glomérulos (GN), túbulos ou tecido intersticial (nefrite tubulointersticial) (Fig. 11-14) e necrose dos túbulos renais. Sua gravidade geralmente é relacionada com a intensidade da doença renal primária. Os mecanismos pelos quais a fibrose é induzida estão relacionados com a destruição e a perda dos componentes do néfron pelos processos inflamatórios ou, menos comumente, não inflamatórios. Os linfócitos T e a interleucina-6 (IL-6) têm um papel importante na fibrose renal. A fibrose renal é comumente observada acompanhando qualquer insulto renal que inclui os seguintes:

- Infarto
- Glomerulonefrite
- Doença tubulointersticial/doenças pélvicas crônicas

A fibrose renal pode se manifestar em diversas formas macroscopicamente reconhecíveis conforme descrito anteriormente. Geralmente, os rins fibróticos são macroscopicamente reconhecíveis pela palidez, de castanhos a esbranquiçados, encolhidos, com depressões e consistência firme, associados a aderências excessivas da cápsula ao córtex subjacente. A fibrose pode ser difusa e finamente pontilhada com depressões puntiformes e granularidade da superfície capsular, ou ela pode ser mais grosseira como observado por depressões profundas e de formato irregular da superfície capsular com uma distribuição difusa, multifocal ou irregular. Além dessas alterações da superfície capsular, a superfície de corte do córtex é mais delgada abaixo das depressões da superfície capsular, e essas regiões fibróticas são pálidas comparadas ao parênquima normal.

Microscopicamente, a fibrose renal é caracterizada por um aumento no tecido conjuntivo intersticial e ausência de túbulos renais, ou por atrofia acentuada dos componentes do néfron (Fig. 11-15, A). Os túbulos remanescentes geralmente estão atróficos e possuem um diâmetro luminal reduzido ou podem parecer ectásicos, pois eles são revestidos por um epitélio achatado, conferindo um diâmetro luminal aumentado. Uma membrana basal hialinizada espessada e um revestimento de epitélio achatado (escamoso ou cuboide), também são característicos. Múltiplos cistos adquiridos, geralmente pequenos, podem estar presentes por todo o córtex e medula e podem ser resultado tanto da dilatação da cápsula de Bowman e tufos glomerulares atróficos associados, quanto néfrons cujos túbulos possuem segmentos comprimidos por tecido conjuntivo (Fig. 11-15, B). Mesmo nas lesões fibróticas que não são resultantes de uma doença infecciosa ou inflamação, podem ser observados focos de linfócitos e plasmócitos

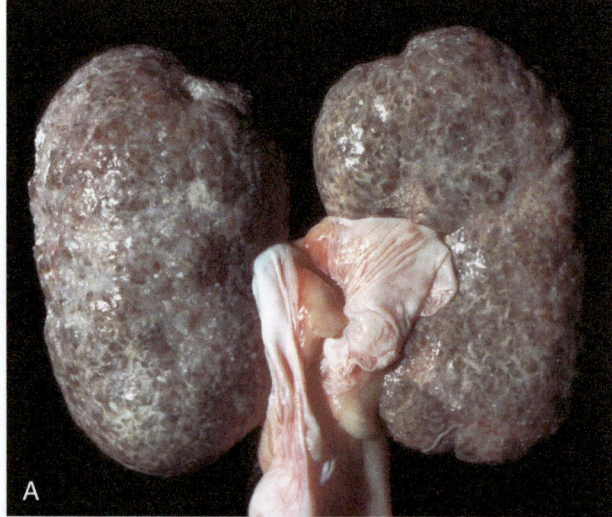
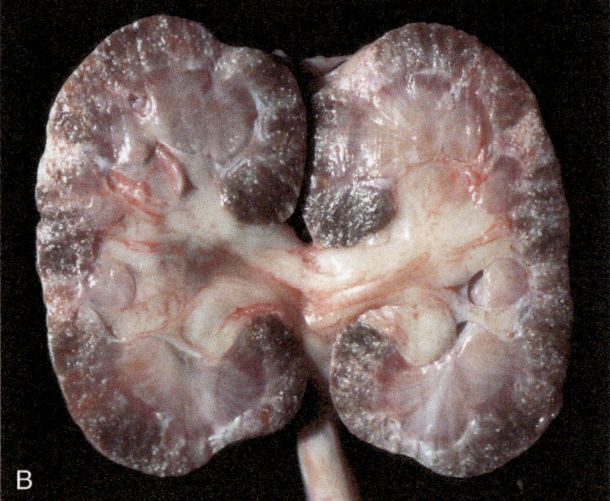

Figura 11-14 Nefrite Intersticial Crônica, Cão. A, Fibrose intersticial difusa é responsável pelo fino pontilhamento da superfície cortical capsular, que está pontilhado de vermelho, resultado de faixas de tecido fibroso (cinza) ao redor de ilhas do córtex renal. **B,** Secção dorsal. O córtex está pontilhado e granular devido à múltiplas cicatrizes lineares e focais, ele também está mais delgado que o normal (atrófico). (Cortesia do Dr. M.D. McGavin, College of Veterinary Medicine, University of Tennessee.)

espalhados aleatoriamente por todo o interstício (Fig. 11-15, C). Em áreas de fibrose intersticial grave, é comum a glomeruloesclerose (como um estágio terminal dos glomérulos isolados). A calcificação dos vasos, membranas basais tubulares, cápsulas de Bowman, e epitélio tubular degenerado são comuns nos rins fibróticos devido às alterações no metabolismo de cálcio-fósforo associado à insuficiência renal crônica.

A fibrose renal e a doença renal crônica são os processos patológicos reconhecidos mais frequentemente em animais domésticos maduros ou em envelhecimento, particularmente cães e gatos. Quando a fibrose renal e a perda de néfrons são severas, estas lesões podem se manifestar clinicamente como insuficiência renal crônica e uremia. Uma das manifestações mais comuns dessa doença crônica é a incapacidade de um animal de concentrar a urina, ocasionando a micção frequente (poliúria) de urina diluída (isostenúria). A poliúria é acompanhada pela desidratação e ingestão excessiva de água (polidipsia). A anemia hipoplásica ocorre como resultado da insuficiência do rim de sintetizar e secretar eritropoietina. A osteodistrofia fibrosa pode se desenvolver devido ao metabolismo anormal de cálcio-fósforo e hiperparatireoidismo secundário.

Rins em Estágio-Terminal. Sem uma atenção cautelosa ao padrão de fibrose resultante, tais rins são comumente chamados de *rins em estágio-terminal*; entretanto, a fibrose geralmente segue uma característica padrão de lesão antecedente e é descrita aqui para a doença tubulointersticial.

Um padrão mais grosseiro de fibrose renal difusa ocorre na nefrite intersticial crônica e em algumas nefropatias progressivas juvenis de cães. O córtex e a medula podem estar fibrosados, as estriações corticais estão gravemente distorcidas ou apagadas, e a formação de múltiplos cistos corticais é comum. Os rins em estágio-terminal são aqueles referidos como resultado da fibrose, mineralização, esclerose de glomérulos e focos de túbulos hiperplásicos e hipertróficos. Acredita-se que a fibrose intersticial progressiva seja a via final comum para a insuficiência renal crônica.

Vasculatura

Hiperemia e Congestão. A hiperemia se refere a um aumento no fluxo sanguíneo arterial, e a congestão é um aumento no represamento de sangue venoso dentro dos vasos do rim. A hiperemia renal é um processo ativo geralmente secundário à inflamação renal aguda.

A congestão renal pode ser:
- Fisiológica.
- Passiva.
- Secundária ao choque hipovolêmico.
- Secundária à insuficiência cardíaca.
- Hipostática.

Os rins hiperêmicos são mais escuros que o normal, podem estar perceptivelmente edemaciados e extravasam sangue pela superfície de corte como resultado do acúmulo de sangue não oxigenado nos vasos renais. Na autópsia, a congestão hipostática renal unilateral está presente em animais que morrem em decúbito lateral, após o qual a força da gravidade atrai o sangue não coagulado para baixo. Microscopicamente, os vasos arteriais e venosos estão distendidos com sangue, e se houve tempo suficiente para o sangue coagular, o soro e as células sanguíneas podem estar presentes.

Hemorragia e Trombose. A hemorragia ocorre quando as células sanguíneas vermelhas extravasam além das paredes dos vasos. Grandes hemorragias intrarrenais podem resultar do trauma direto, biópsia renal, e distúrbios sistêmicos de sangramento, como a deficiência do fator VIII. As hemorragias subcapsular e cortical renal ocorrem em associação a doenças septicêmicas, vasculites, necrose vascular, tromboembolismo e coagulação intravascular disseminada (DIC). A hemorragia perirrenal foi observada na arterite por herpesvírus ovino (febre catarral maligna [FCM]) e, obviamente, contusão por trauma abdominal ou projéteis penetrantes.

As hemorragias petequiais são observadas comumente na superfície e por todo o córtex dos rins de suínos que morrem de viremia ou septicemia causada por doenças como a cólera suína (febre suína), peste suína africana, erisipelas (Fig. 11-63), infecções por estreptococos, salmonelose e outras doenças bacterianas embólicas (p.ex. *Actinobacillus* spp.). As hemorragias equimóticas corticais renais associadas às necroses tubular multifocal e vascular, são lesões salientes e de importância diagnóstica de viremia em neonatos infectados com herpesvírus. Porções de trombos que se desprendem das válvulas cardíacas endocardite valvular, podem se alojar nos glomérulos ou capilares intersticiais em qualquer espécie.

Quando a DIC causa trombose disseminada nos capilares glomerulares (Fig. 11-16), nas arteríolas aferentes e, mais importante, nas artérias interlobares, resultam em infarto cortical generalizado e designam a necrose cortical renal. Esta lesão não deve ser confundida com a necrose tubular isquêmica aguda discutida neste capítulo (seção sobre Necrose Tubular Aguda). A necrose cortical renal

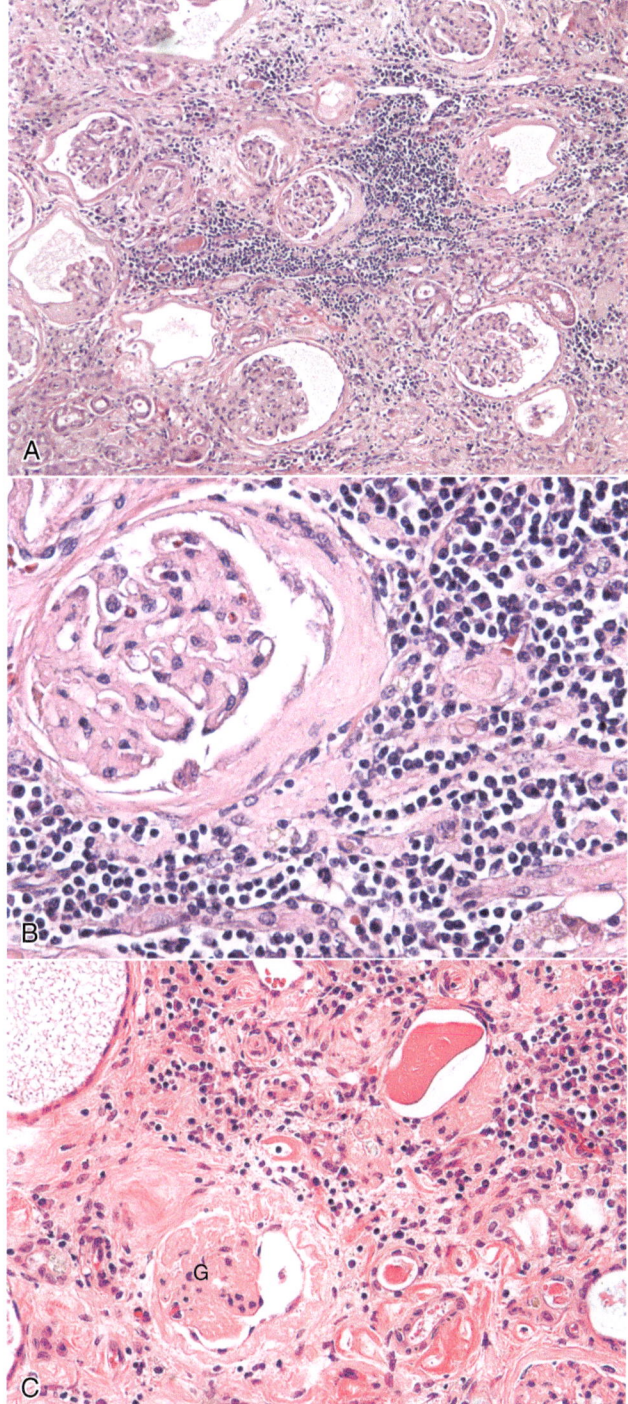

Figura 11-15 Nefrite Intersticial Crônica, Rim, Cão. A, Secção dorsal, córtex. Esta lesão é caracterizada por fibrose intersticial, atrofia tubular e infiltração de células inflamatórias intersticiais (linfócitos e plasmócitos). Os corpúsculos renais possuem glomérulos contraídos com aumento de volume da matriz mesangial e cápsulas de Bowman espessadas. Coloração por HE. **B,** Maior aumento de **A.** Coloração por HE. **C,** Córtex. Maior aumento apresentando fibrose intersticial, infiltrados inflamatórios linfocíticos, tufos glomerulares escleróticos (G), e túbulos e espaços de Bowman ectásicos. Coloração por HE. (**A** e **B** Cortesia do Dr. J.F. Zachary, College of Veterinary Medicine, University of Illinois. **C** Cortesia do Dr. M.D. McGavin, College of Veterinary Medicine, University of Tennessee.)

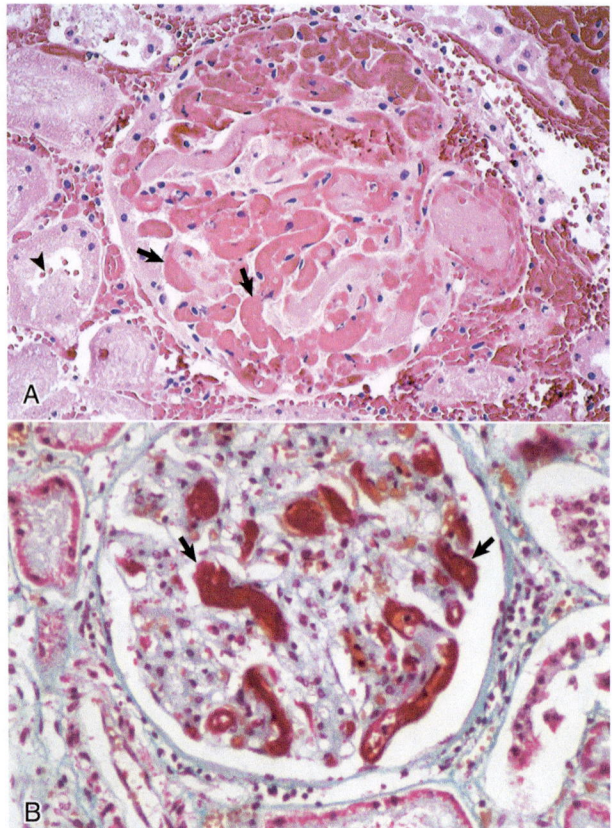

Figura 11-16 **Trombose de Capilares Glomerulares, Rim, Glomérulo, Cão. A,** Microtrombos. Lúmens capilares estão obstruídos por microtrombos (*setas*) causados por coagulação intravascular disseminada. As células epiteliais tubulares corticais sofreram necrose de coagulação, núcleos com picnose e cariólise (*pontas de setas*), resultado de isquemia do fluxo sanguíneo reduzido para os capilares peritubulares, que estão na jusante a partir do glomérulo. Coloração por HE. **B,** Microtrombos fibrinosos. Um glomérulo semelhante ao apresentado na Fig. 11-22, **A,** corado para demonstrar os trombos fibrinosos (*setas*). A fibrina está vermelha. Coloração de Lendrum-Fraser para fibrina. (**A** Cortesia do Dr. W. Crowell, College of Veterinary Medicine, The University of Georgia; e Noah's Arkive, College of Veterinary Medicine, The University of Georgia. **B** Cortesia College of Veterinary Medicine, University of Illinois.)

parcial ou completa, geralmente é uma lesão bilateral que ocorre em todas as espécies animais, especialmente como resultado de septicemias por bactérias Gram-negativas ou endotoxemia, e está relacionada com:

- Lesão endotelial induzido por endotoxina.
- Ativação do mecanismo extrínseco de coagulação.
- Trombose capilar disseminada.

A lesão pode ser induzida experimentalmente em animais por duas injeções de endotoxina, com 24 horas de intervalo, e é uma manifestação generalizada da reação de Shwartzman. A microtrombose vascular resultante, que ocorre por todo o córtex renal resulta em isquemia disseminada e pequenos a grandes infartos de necrose de coagulação e hemorragia. O córtex renal pode estar difusamente pálido com uma zona de hiperemia separando o córtex necrótico da medula viável, ou mais frequentemente o córtex é um mosaico de áreas hemorrágicas grandes e irregulares, se assemelhando aos infartos hemorrágicos intercalados com grandes áreas amarelo-acinzentadas parecendo infartos pálidos. O tecido necrótico pode envolver toda a extensão do córtex ou somente a porção externa.

Infarto. Os infartos renais são regiões de necrose coagulativa que resultam da isquemia local por oclusão vascular e geralmente ocorrem pelo tromboembolismo.

As embolias renais são derivadas de:

- Tromboembolias.
- Trombos murais nas válvulas cardíacas na endocardite vascular.
- Endarterite nas doenças parasitárias como a dirofilariose canina e estrongilose equina.
- Arteriosclerose em bovinos (rara).
- Êmbolos de células neoplásicas.
- Êmbolos bacterianos.
- Endotoxemia.

Devido ao elevado volume de sangue circulante (20% a 25% do débito cardíaco) pelos rins, eles são locais comuns de tromboembolismo e infarto. Raramente, os êmbolos podem obstruir a artéria renal, causando infarto de todo o rim. Algumas vezes, os êmbolos obstruem as artérias interlobares/arqueadas, causando o infarto de forma triangular (em secção transversal do rim) em segmentos do córtex e medula. Mais comumente, os êmbolos obstruem vasos menores (p. ex. artérias interlobares), causando infartos envolvendo somente o córtex renal. Em geral, o infarto renal pode ocorrer devido à trombose resultante do dano endotelial dos capilares glomerulares associados à uma doença vascular (como na putrefação do Alabama em greyhounds; Fig. 11-36). Os infartos renais em equinos podem resultar de êmbolos alojados na vasculatura renal após trombose mural da aorta, do dano à parede aórtica causada pela migração das larvas de *Strongylus vulgaris*, ou da endotoxemia secundária ao dano da mucosa resultante de cólica. A trombose e o infarto das artérias pulmonares, coronárias, esplênicas ou renais são comuns em cães com amiloidose glomerular, que resulta na perda de coagulantes plasmáticos, como a antitrombina III, pelos glomérulos danificados. A tromboembolia arterial ou capilar mediadas por endotoxinas são uma causa comum de infarto associada a sepse por Gram-negativos, endotoxemia, ou choque endotóxico. Os êmbolos sépticos, particularmente aqueles da endocardite valvular bacteriana, causados pela *Trueperella pyogenes* em bovinos, *Erysipelothrix rhusiopathiae* em suínos, e *Staphylococcus aureus* em pequenos animais, podem causar infartos renais e podem progredir para microabscessos ou granulomas, dependendo do microrganismo envolvido.

Macroscopicamente, os infartos renais aparecem avermelhados ou branco-pálidos dependendo de diversos fatores, incluindo o intervalo após a obstrução vascular (p. ex. idade do infarto) (Fig. 11-17 e 11-18). De forma aguda, os infartos geralmente estão em forma de cunha em um corte transversal do rim, com a base contra a superfície cortical e o ápice apontando em direção a medula, acomodada a uma zona do parênquima cortical abastecida pelo local da obstrução. Vistos da superfície capsular, os infartos são irregulares e refletem a coloração avermelhada ou pálida relacionada com o infarto em formato de cunha, observado na superfície de corte. A oclusão de pequenas artérias interlobulares ocasiona infartos que inicialmente estão ligeiramente edemaciados e vermelhos devido à hemorragia (Fig. 11-18, *A*) e depois desenvolvem um centro pálido amarelo-acinzentado de necrose de coagulação dentro de 2 ou 3 dias, devido à lise de eritrócitos e a perda de hemoglobina (Fig. 11-18, *B*). Os infartos pálidos geralmente são cercados por uma zona vermelha periférica de congestão e hemorragia ao longo de uma margem pálida devido a uma zona adjacente de leucócitos (Fig. 11-18, *C*). Embora menos comum, ocasionalmente é observada a necrose renal hipóxica como resultado da oclusão venosa e/ou infarto, e os infartos venosos permanecem em sua aparência hemorrágica por mais tempo que os infartos da oclusão arterial, devido ao fluxo sanguíneo arterial contínuo nesta área. Devido à perda do parênquima, durante a cicatrização, os infartos são deprimidos abaixo da superfície cortical e depois se tornam pálidos e encolhidos como resultado de fibrose (Fig. 11-18, *D*).

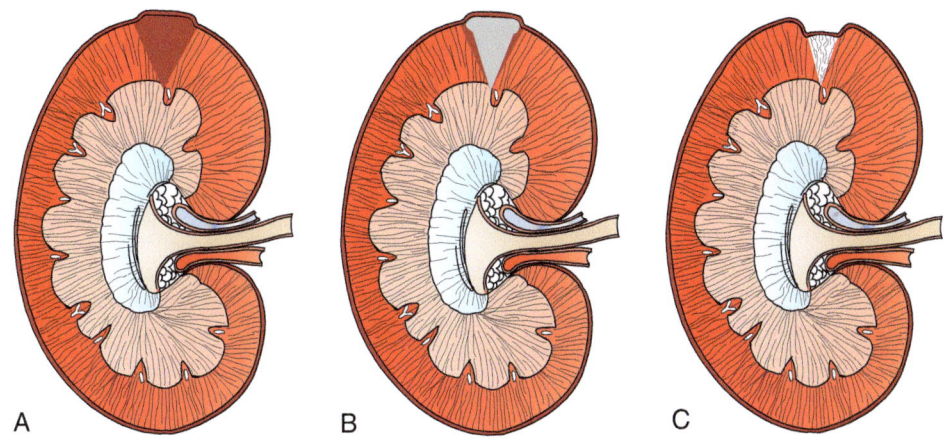

Figura 11-17 Progressão do Infarto Renal. A progressão normal dos infartos renais está delineada. **A** e **B,** Infartos renais agudos. Inicialmente, os infartos renais estão edemaciados e hemorrágicos (**A**). Em 2 a 3 dias, os infartos se tornam pálidos (**B**), cercados por uma zona de hiperemia e hemorragia. **C,** Infartos crônicos estão pálidos, encolhidos e fibrosados, ocasionando a distorção e depressão do contorno renal.

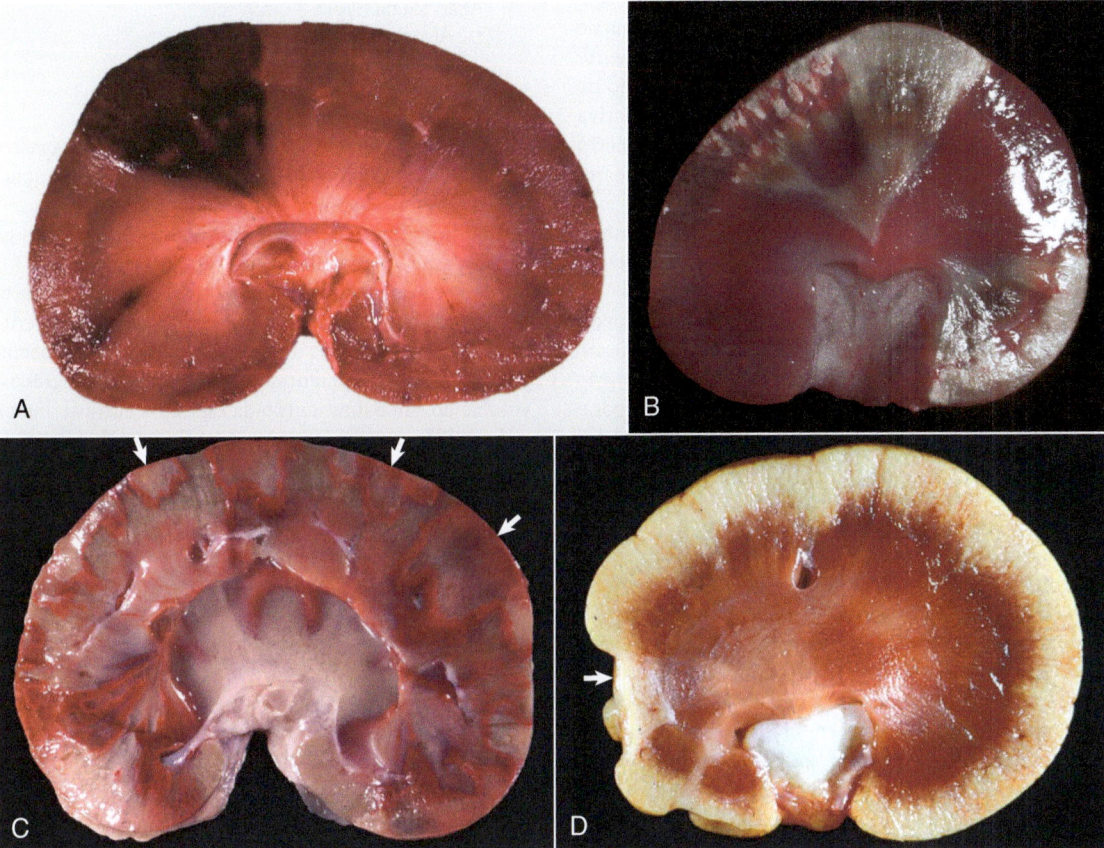

Figura 11-18 Aparência Macroscópica dos Infartos Corticais Renais com a Idade, Rim, Secções Dorsais. A, Infarto hemorrágico agudo (inicial), cão. região focal de necrose cortical em forma de cunha. Observar como o infarto se pronuncia acima da superfície capsular por edema e hemorragia celular. **B,** Infartos agudos pálidos, em coelhos há dois infartos brancos a bronzeados em formato de cunha *(topo, parte inferior direita)*. Observar como o infarto *(topo)* se pronuncia acima da superfície capsular, indicando o edema celular. **C,** Infartos subagudos, cão. Múltiplos infartos corticais renais estão pálidos e cercados por uma margem vermelha de hiperemia ativa *(setas)*. A superfície cortical de muitos, mas não todos, infartos está igualada com aquela do córtex adjacente não afetado, indicando que o edema celular retrocedeu. **D,** Infarto crônico, gato. Uma cicatriz pálida focal truncada de tecido conjuntivo fibroso, em formato de cunha, substituiu o polo *(seta)* do córtex renal. Observar que a superfície do infarto está abaixo daquela do rim normal adjacente devido à perda de tecido, fibrose e contração da cicatriz fibrosa. (**A** Cortesia do Dr. W. Crowell, College of Veterinary Medicine, The University of Georgia; e Noah's Arkive, College of Veterinary Medicine, The University of Georgia. **B** Cortesia do Dr. M.D. McGavin, College of Veterinary Medicine, University of Tennessee. **C** Cortesia do Dr. K. Read, College of Veterinary Medicine, Texas A&M University; e Noah's Arkive, College of Veterinary Medicine, The University of Georgia. **D** Cortesia do Dr. J. Sagartz, College of Veterinary Medicine, The Ohio State University; e Noah's Arkive, College of Veterinary Medicine, The University of Georgia.)

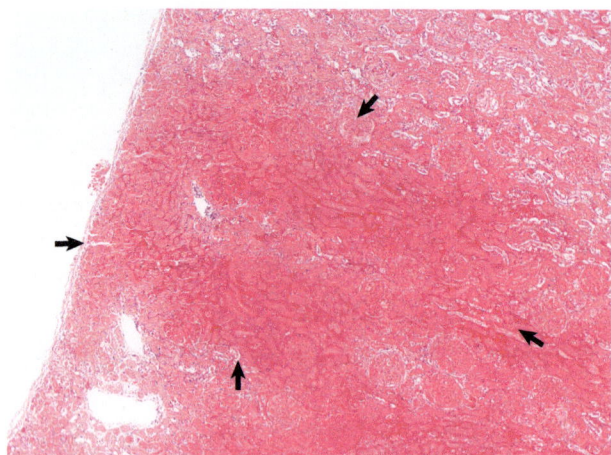

Figura 11-19 **Infarto Agudo, Rim, Córtex, Cão.** Observar o infarto agudo com uma zona central de necrose de coagulação cercada de hiperemia e hemorragia (*setas*). Coloração por HE. (Cortesia do Dr. S.J. Newman, College of Veterinary Medicine, University of Tennessee.)

A cicatrização que segue o infarto está relacionada com diversas variáveis, incluindo o tamanho da região isquêmica causada pelo comprometimento vascular. A cicatrização ocorre pela fibrose e ocasiona grandes cicatrizes, profundamente deprimidas em forma de cunha (no corte transversal do rim) que envolvem principalmente o córtex, mas podem se estender para a medula. A obstrução de arteríolas menores resulta em regiões menores de necrose coagulativa mais superficiais, que cicatrizam como pontos de pequeno diâmetro na superfície renal, que correspondem às cicatrizes pálidas e lineares sobre a superfície renal.

Microscopicamente, em um infarto agudo, os néfrons (incluindo túbulos, glomérulos e interstício) na zona central do infarto estão necróticos (Fig. 11-19). Na periferia do infarto, somente os túbulos proximais, devido às suas elevadas taxas metabólicas, estão necróticos; os glomérulos tendem a serem poupados. Após aproximadamente 2 dias, a margem da zona necrótica contém um infiltrado inflamatório que consiste em grande parte de neutrófilos e poucos macrófagos e linfócitos. Os capilares adjacentes à região necrótica estão notadamente engurgitados com sangue (hiperemia). A cicatrização da área afetada ocorre por lise e fagocitose do tecido necrótico e substituição por tecido conectivo fibroso, que amadurece para uma cicatriz discreta. Na autópsia, as regiões cicatrizadas estão visíveis como depressões contraídas pálidas brancas a acinzentadas da superfície capsular, elas variam de lineares a grandes dependendo do tamanho do infarto agudo. Os *infartos sépticos* inicialmente são hemorrágicos, mas devido à presença de bactérias piogênicas, o tecido necrótico passa por necrose de liquefação e os infartos eventualmente podem se transformar em abscessos e por fim em cicatrizes substanciais. Os infartos sépticos frequentemente não respeitam exclusivamente o padrão cortical ou medular de distribuição devido à inflamação local extensa que eles geram.

Necrose Papilar (Crista Medular). Consultar a seção sobre Rim e Trato Urinário Inferior, Distúrbios dos Animais Domésticos para uma discussão sobre a necrose papilar.

Nefrite Embólica. A glomerulite supurativa aguda, ou nefrite bacteriana (embólica), é discutida na seção sobre Rim e Trato Urinário Inferior, Distúrbios dos Animais Domésticos.

Envelhecimento do Rim
Conforme os animais envelhecem, há elevado risco de doença renal; entretanto, o envelhecimento sozinho pode não causar a doença

---

| Quadro 11-4 | Portas de Entrada para o Rim |

ASCENÇÃO DO URETER
- Extensão do trato urinário inferior secundária à contaminação do conteúdo gastrointestinal (diarreia) (principalmente fêmeas).
- Extensão do trato urinário inferior secundária à contaminação do trato genital (piometra) (exclusivamente fêmeas).
- Extensão do trato urinário inferior secundária à contaminação dérmica (dermatite perivulvar)
- Alvos são principalmente os túbulos e interstício.

HEMATÓGENA
- Localização dentro dos vasos corticomedulares
- Nefrite séptica-embólica.
- Necrose não séptica com infarto.
- Localização dentro da grande vasculatura renal
- Infarto massivo.
- Localização dentro dos tufos glomerulares.
- Localização dentro dos vasos intersticiais
- Alvos são os glomérulos, túbulos, interstício e vasculatura.

PENETRAÇÃO DIRETA
- Ativação de produtos nos túbulos proximais – necrose
- Presença de metais pesados – mercúrio, cádmio
- Supersaturação cristalina
- Ação tóxica direta – cisplatina
  - Alvos são os túbulos.

renal espontaneamente, envelhecimento está associado a alterações anatômicas e fisiológicas na estrutura, função e capacidade regenerativa renais. Após a maturidade, inicia-se uma lenta redução regular no número de glomérulos viáveis associada a glomeruloesclerose, alterações atróficas nos túbulos, aumento da fibrose intersticial, espessamento da membrana basal e diminuição da função renal. Essas alterações podem ser observadas incidentalmente em cortes histológicos de animais domésticos mais velhos, especialmente cães e gatos. Simultaneamente, ocorre a redução progressiva de peso e volume do rim e diminuição da espessura cortical. Funcionalmente, com a idade, é reduzida lentamente a taxa de filtração glomerular, aumentada a hipertensão, diminuída a habilidade de concentração urinária e aumentada a resistência vascular. Para o animal normal, essas alterações são insidiosas, podem não estar óbvias na necropsia, e podem nunca levar a insuficiência renal; entretanto, uma doença urinária ou sistêmica podem acelerar o processo.

Portas de Entrada/Vias de Disseminação
Rim como um Todo
O sistema urinário e especialmente os rins, podem ser expostos à estímulos nocivos e microrganismos por algumas rotas (Quadro 11-4), incluindo as seguintes:
- Hematógena.
- Ascendendo do ureter.
- Filtrado glomerular.
- Penetração direta.

Corpúsculo Renal
Hematógena. O córtex renal possui uma taxa elevada de fluxo sanguíneo; portanto, o suporte sanguíneo pode fornecer uma porta de entrada hematógena para organismos infecciosos, que no rim pode levar à instalação glomerular ou nefrite embólica.

Túbulos
Filtrado Glomerular. As substâncias secretadas para o filtrado glomerular podem produzir trauma localizado às células do

revestimento tubular como a supersaturação de sais cristalinos (p. ex. cristais de oxalato). As toxinas filtradas pré-formadas ou as substâncias metabolizadas processadas pelo epitélio do revestimento tubular, exercem seus efeitos principalmente sobre o epitélio tubular proximal.

Lesão Ascendente. A ascensão do meio externo pela uretra para a bexiga urinária e subsequentemente a partir da bexiga urinária para a pelve renal através dos ureteres (refluxo vesicoureteral), pode ser a fonte de doenças infecciosas do trato urinário inferior e rim. Agentes etiológicos microbianos comuns neste processo, como as bactérias, podem se originar da superfície exterior da pele e orifícios adjacentes dos tratos intestinais ou genitais.

Hematógena (Capilares Intersticiais e Vasa Recta). As superfícies luminais e aluminais das células epiteliais de revestimento dos túbulos renais podem ser expostas a toxinas sistêmicas carreadas pelo sangue (hematógena), que são secretadas através dos capilares peritubulares para o fluido intersticial e/ou luminal, respectivamente. Além disso, alguns microrganismos infecciosos, como a *Leptospira* sp., ganham acesso aos túbulos através dos capilares intersticiais.

Interstício

Hematógena. O interstício pode ser penetrado com mais sucesso através do suporte sanguíneo intersticial associado, permitindo a localização intersticial de patógenos carreados pelo sangue, semelhante àqueles observados nas infecções glomerulares carreadas pelo sangue.

Lesão Ascendente. Consultar seção anterior sobre Túbulos.

Nódulos Linfoides. Embora frequentemente se apresentem como agregados ou menos comumente como nódulos, os infiltrados linfoides dentro do interstício não são normais; entretanto, pequenos agregados ou nódulos geralmente são achados incidentais e de causa desconhecida. Lesões anteriores tipicamente de etiologias infecciosas, como a *Leptospirose*, ou como resultado de ascensão secundária à pielonefrite de longa duração, podem resultar em agregados e nódulos maiores.

Vasculatura

Como em todos os órgãos viscerais, o suporte sanguíneo pode oferecer uma porta de entrada hematógena para organismos infecciosos que, no caso do rim, leva principalmente à localização arterial em um dos diversos locais graduados como os seguintes:

- Localização dentro da grande vasculatura renal: Infarto intenso do rim é o resultado da doença do vaso renal de grande calibre.
- Localização dentro dos vasos corticomedulares: No caso da disseminação bacteriana associada, pode ocorrer a nefrite embólica séptica. Nesses exemplos, nos quais o êmbolo não é séptico, o resultado é a necrose por infarto.
- Localização dentro dos tufos glomerulares: Neste exemplo, as lesões estão localizadas na vasculatura dos pequenos vasos dentro do tufo glomerular.
- Localização dentro dos vasos intersticiais: Neste exemplo, as lesões estão restritas à necrose dos tecidos intersticiais e túbulos.

Mecanismos de Defesa/Sistemas de Barreiras

Os mecanismos de defesa exclusivos do sistema renal evoluíram para contra-atacar as vias de exposição típicas a agentes nocivos, e incluem aqueles localizados nos corpúsculos, túbulos, interstício e vasculatura renais (Quadro 11-5).

Quadro 11-5 Mecanismos de Defesa Renal contra Lesão e Microrganismos Infecciosos

- Sistema de barreira – membrana basal glomerular (MBG)
- Sistema monocítico-macrofágico – mesângio glomerular
- Sistema imune
  - Resposta inatas.
  - Resposta humoral.
  - Resposta celular.

Corpúsculo Renal

Membrana Basal Glomerular. O mais importante desses sistemas de barreira é a membrana de filtração glomerular (membrana basal ou lâmina basal) (Fig. 11-6). A membrana glomerular está estruturalmente apta a separar substâncias baseadas no tamanho e na carga. As filtrações dependentes do tamanho e carga ocorrem devido à estrutura porosa das paredes capilares glomerulares, que é uma função das fenestrações endoteliais, uma membrana formada de colágeno tipo IV, glicoproteínas aniônicas da membrana basal, e fendas de filtração do epitélio visceral. Esta função inerente do glomérulo também pode proteger outras regiões do néfron do dano causado por células inflamatórias circulares e suas citocinas, assim como microrganismos infecciosos que estão presentes na circulação sistêmica (p. ex. bactérias na bacteremia).

Mesângio Glomerular. O glomérulo está equipado com suas próprias células mesangiais especializadas, um componente do sistema monocítico-macrofágico (Fig. 11-6), que pode remover macromoléculas de circulação.

Túbulos

O sistema de barreira mais efetivo associado aos túbulos, é a membrana basal tubular. As membranas basais intactas restringem organismos intraluminais, como bactérias ascendentes, de obter fácil acesso ao interstício. Elas também oferecem estrutura para reepitelização do túbulo, devido a necrose tubular associada a diversos princípios tóxicos, mas não em casos de isquemia renal.

Interstício

As respostas humorais e celulares inatas do sistema imune contribuem para a proteção do rim. Os anticorpos humorais podem proteger as superfícies mucosas, como aquelas da pelve renal, e menos comumente o revestimento celular epitelial tubular, especialmente contra insultos como infecções bacterianas ascendentes ou aquelas acessando o interstício através dos capilares intersticiais. Os infiltrados celulares geralmente estão localizados nos tecidos intersticiais. Os linfócitos e plasmócitos dentro do interstício oferecem a vigilância mediada por células contra patógenos invasivos (p. ex. *Leptospira*), e no caso dos plasmócitos, eles podem produzir anticorpos localmente.

Vasculatura

O revestimento endotelial intacto da vasculatura renal atua como um mecanismo de defesa localizado (sistema de barreira) para prevenir o acesso por patógenos intravasculares, muitos dos quais produzem subprodutos tóxicos (p. ex. endotoxina bacteriana) que podem danificar o endotélio e permitir a vasculite localizada e colonização bacteriana. O resultado frequentemente é a nefrite séptica embólica. O endotélio intacto também previne a ativação da cascata de coagulação e, assim, a redução na probabilidade da formação de trombos.

Trato Urinário Inferior

Estrutura

O trato urinário inferior é o conduto para o transporte dos dejetos urinários do rim, para o exterior através dos ureteres pareados, da vesícula urinária e uretra.

Ureteres

Os ureteres entram na parede da vesícula urinária obliquamente e são revestidos por um retalho de mucosa, a válvula vesicoureteral, que é uma estrutura importante pois ela normalmente previne o refluxo de urina da vesícula para o ureter e pelve renal. Os ureteres são revestidos pelo epitélio de transição que normalmente deve estar liso e brilhante. Microscopicamente, a mucosa ureteral é revestida longitudinalmente e a túnica muscular subjacente é composta de camadas musculares internas e externas pouco definidas com uma camada muscular circular média proeminente. Externamente, o ureter está cercado pela serosa adventícia ou peritoneal.

Vesícula Urinária

Na morte, a vesícula urinária (bexiga) pode contrair em um grau que a parede vesicular normal aparece espessa na autópsia. A mucosa normal da vesícula urinária deve estar lisa e brilhante. A urina deve estar clara, exceto em equinos, nos quais ela é turva devida à presença normal de muco e material cristalino produzido pelas glândulas mucosas tubuloalveolares ramificadas na submucosa da pelve renal e ureter proximal. Microscopicamente, como em outras membranas mucosas, a lâmina própria possui pequenos folículos linfoides, que, após uma inflamação ou estimulação antigênica, podem estar aumentados o bastante para serem observados macroscopicamente como focos discretos, circulares e brancos (1 a 2 mm) na mucosa. Histologicamente, a bexiga é um ureter expandido, revestido por epitélio de transição pseudoestratificado variando de 3 a 14 células de espessura, dependendo da espécie e grau de distensão. A parede da bexiga é composta de camadas musculares longitudinais internas e externas pouco definidas, uma camada muscular circular média proeminente e, externamente, de serosa adventícia ou peritoneal.

Uretra

Durante a continência, a bexiga está relativamente flácida e a uretra atua como uma válvula. Microscopicamente, a uretra é revestida cranialmente pelo epitélio de transição e epitélio estratificado escamoso no segmento caudal, imediatamente cranial ao orifício uretral ou no orifício.

Função

Ureteres

A função dos ureteres é de propelir a urina do rim para a bexiga pelo peristaltismo.

Vesícula Urinária e Uretra

A vesícula urinária (bexiga) armazena a urina e, em conjunto com a uretra, a expele. Durante a micção (ato de urinar), a contração do músculo detrusor (a musculatura da bexiga) bombeia a urina através da uretra relaxada.

Disfunção/Respostas à Lesão

Ureter, Bexiga Urinária e Uretra

A maioria das doenças do trato urinário inferior estão relacionadas à obstrução do fluxo ou à infecção. As respostas predominantes do trato tubular inferior à lesão incluem a dilatação e necrose por compressão, causadas pela obstrução do ureter ou uretra, e a inflamação em resposta

---

| Quadro 11-6 | Portas de Entrada para o Sistema Urinário Inferior |

ASCENDENTES

Extensão do exterior secundária a contaminação do trato gastrointestinal
Extensão do exterior secundária a contaminação do trato genital
Extensão do exterior secundária a contaminação da pele

DESCENDENTES

Extensão dos processos de enfermidades que ocorrem dentro do rim e pelve renal

EXTENSAO OU EXPOSIÇÃO DIRETA DO LÚMEN

Acúmulo de toxinas na urina durante a estase e coleção
Formação de cálculos do trato urinário

PENETRAÇÃO DIRETA DO ABDOMEN (CISTOCENTESE)

à exposição a etiologias infecciosas. Além disso, a concentração de substâncias urinárias excretadas, como metabólitos medicamentosos, pesticidas e outras toxinas, podem danificar a superfície do sistema urinário inferior e o predispor à infecção, hiperplasia e metaplasia secundárias, ou transformação neoplásica.

Portas de Entrada/Vias de Disseminação

As portas de entrada e vias de disseminação comuns para infecção do trato urinário inferior são apresentadas no Quadro 11-6.

Infecção Ascendente

A extensão para o exterior pode ocorrer secundária à contaminação bacteriana a partir do trato gastrointestinal, trato genital ou dermatite bacteriana severa, e ocasiona o dano pela ascensão da bactéria. Isso representa um mecanismo exclusivo, pois o trato urinário inferior é um sistema tubular de ponto cego que possui somente uma saída para o exterior (p. ex. através da uretra), diferente do trato intestinal, que é um sistema tubular contínuo. Esse arranjo estrutural predispõe à ascensão e colonização bacterianas, especialmente em fêmeas, devido à sua uretra mais curta e facilmente distensível. Em machos, o risco de infecção ascendente é reduzido, porém o risco de obstrução uretral é elevado, em parte pelo diâmetro estreito da uretra e comprimento elevado. Bactérias com capacidade de adesão podem superar o peristaltismo e descarga de urina periódica e ascender o ureter até a pelve renal por um processo chamado refluxo vesicoureteral (Fig. 11-44). O esvaziamento regular e completo da bexiga auxilia a minimizar os riscos de alterações patológicas, em contraste à estase urinária, retenção urinária e micções pouco frequentes, que predispõem à doença ascendente.

Infecção Descendente

A extensão dos processos patológicos que ocorrem dentro do rim e pelve renal, como a pielonefrite, podem contribuir para a disseminação da inflamação para o trato urinário inferior. Agregados de exsudato inflamatório e debris podem ser observados na pelve renal ou carreados distalmente pelo fluxo de urina.

Extensão Direta ou Exposição do Lúmen

Quando princípios tóxicos são excretados na urina, eles podem se acumular em concentrações nocivas, pois a urina é armazenada na vesícula urinária por longos períodos. Como resultado, esses agentes podem lesionar a mucosa do trato urinário inferior e apredispor à infecção, hiperplasia da mucosa secundária ou neoplasia. Além disso, a presença de um urólito em qualquer local dentro do trato urinário inferior pode resultar em trauma da mucosa, seguido de edema,

Quadro 11-7	Mecanismos de Defesa do Trato Urinário contra Lesão e Microrganismos Infecciosos

- Fluxo urinário (lavagem)
- Peristaltismo
- pH e osmolaridade urinários
- Revestimento de muco de proteção da célula urotelial
- Sistema imune
  - Respostas inatas.
  - Respostas humorais.
  - Respostas celulares.

Tabela 11-1	Lesões Não Renais da Uremia	
Lesão	**Mecanismo**	
Edema pulmonar	Permeabilidade vascular elevada	
Pericardite fibrinosa	Permeabilidade vascular elevada	
Gastrite ulcerativa e hemorrágica	Secreção de amônia e necrose vascular	
Estomatite ulcerativa e necrótica	Secreção de amônia na saliva e necrose vascular	
Trombose atrial e aórtica	Dano endotelial subendotelial	
Anemia hipoplásica	Fragilidade eritrocitária elevada e ausência de produção de eritropoietina no rim	
Mineralização de tecido mole	Metabolismo de cálcio-fósforo alterado (estômago, pulmões, pleura, rins)	
Osteodistrofia fibrosa	Metabolismo de cálcio-fósforo alterado	
Hiperplasia paratireoide	Metabolismo de cálcio-fósforo alterado	

hemorragia, ulceração e, nos casos de obstrução mais severos, podem levar à ruptura causada pela necrose de compressão.

Penetração Direta do Abdômen (Cistocentese)

Embora rara como porta de entrada, é possível que bactérias da superfície da pele seja transmitida para o lúmen da bexiga através da penetração direta do abdômen após procedimentos diagnósticos como a cistocentese.

Mecanismos de Defesa/Sistemas de Barreiras

Os mecanismos de defesa exclusivos do sistema urinário inferior evoluíram para contra-atacar as formas típicas de lesão (Quadro 11-7). O mais notável destes mecanismos de defesa do trato urinário inferior, que inclui os ureteres, vesícula urinária e uretra, são os seguintes:

- A ação da descarga de urina minimiza os riscos de aderência e adesão bacteriana.
- O peristaltismo atua para eliminar bactérias com capacidades de adesão.
- Ambiente inóspito para crescimento bacteriano controlado pelo pH e osmolaridade urinárias.
- Revestimento mucoso urotelial protetor.
- Resposta imune inata.
- Resposta imune humoral.
- Resposta imune celular.

Envelhecimento do Trato Urinário Inferior

As alterações no trato urinário inferior relacionadas com idade não são de grande significância veterinária nas espécies domésticas. A incontinência urinária adquirida é uma sequela comum, de longo prazo, da esterilização (castração) em cães do sexo feminino, porém ela é mais um resultado de alterações uretrais associadas à castração do que resultado do envelhecimento. A castração em cães reduz a musculatura lisa na bexiga urinária e uretra, assim como encurtamento do comprimento uretral, que pode comprometer a função do esfíncter uretral. Os fatores de risco adicionais para incontinência urinária em cães incluem a estatura média à grande, caudectomia anterior e obesidade.

Rim e Trato Urinário Inferior

Distúrbios dos Animais Domésticos

Lesões Não Renais da Uremia

As lesões não renais da uremia identificadas clinicamente ou na autópsia são indicadores de insuficiência renal úteis (Tabela 11-1). A severidade das lesões não renais de uremia, dependem do período em que o animal sobreviveu ao estado urêmico. Entretanto, na insuficiência renal aguda, as lesões não renais são escassas, ao passo que muitas lesões podem estar presentes na insuficiência renal crônica. Durante a insuficiência renal, muitas das assim chamadas "toxinas urêmicas" se acumulam no sangue. Essas toxinas entram em três classes: (1) pequenos componentes hidrossolúveis incluindo ureia, fosfato, creatinina e guanidinas; (2) moléculas de tamanho médio incluindo fator de crescimento fibroblástico-23, microglobulina-β_2, hormônio paratireoideo e leptina; e (3) componentes ligados à proteínas incluindo uma variedade de fenóis e indóis. Geralmente, as lesões não renais podem ser atribuídas a qualquer um dos mecanismos seguintes:

- Degeneração e necrose endoteliais, ocasionando vasculite com trombose e infartos secundários em uma diversidade de tecidos (p. ex. trato intestinal).
- Lesão cáustica do epitélio da cavidade oral e estômago, que ocasiona a formação de úlcera, é secundária a produção de grandes concentrações de amônia após a degeneração da ureia salivar ou gástrica por bactérias.
- Fragilidade eritrocitária elevada e ausência da produção de eritropoietina.
- Metabolismo de cálcio/fósforo alterado (hiperparatireoidismo renal secundário).

Lesões sistêmicas não renais de uremia incluem uma ou mais das seguintes:

- Glossite/estomatite ulcerativa e necrótica caracterizada por um material marrom, malcheiroso, mucoide aderente à mucosa lingual e oral ulceradas. As úlceras são mais comumente bilaterais (simétricas) e presentes na porção inferior da língua (Fig. 11-20).
- Gastrites ulcerativas e hemorrágicas em cães e gatos (Fig. 11-21), geralmente com mineralização secundária da zona intermediária (Fig. 11-22). As úlceras não são grandes e geralmente estão presentes ao longo da prega. A parede gástrica pode ranger ao corte devido à calcificação das camadas interna e média da mucosa e das arteríolas da submucosa. Esta lesão é observada com menor frequência em equinos e bovinos, nos quais as lesões intestinais predominam.
- A colite ulcerativa e hemorrágica em equinos e bovinos, na qual grandes regiões da mucosa colônica frequentemente estão edematosas e vermelho escuro pela hemorragia. O conteúdo gastrointestinal pode estar sanguinolento e com cheiro amoniacal. Microscopicamente, ocorre a necrose coagulativa, hemorragia e infiltração neutrofílica na mucosa intestinal. Degeneração, necrose e mineralização da íntima e média arteriolares geralmente estão presentes na mucosa e submucosa gástricas (Fig. 11-22, B).

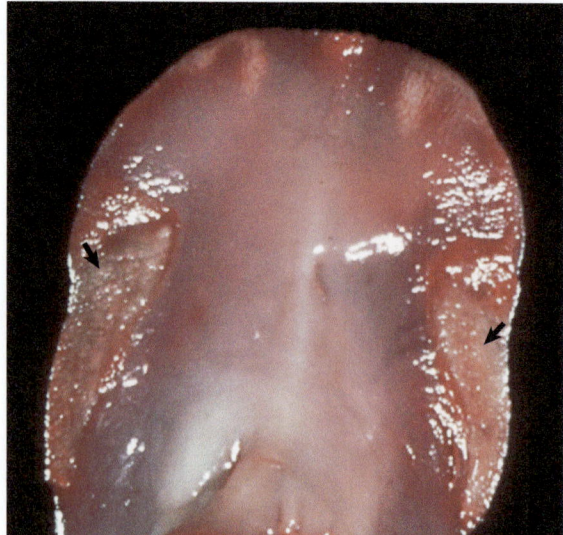

Figura 11-20 Glossite Ulcerativa, Uremia, Língua, Superfície Ventral, Gato. Úlceras bilateralmente simétricas *(setas)* estão presentes nas margens rostrolaterais da superfície ventral da língua. (Cortesia do Dr. M.D. McGavin, College of Veterinary Medicine, University of Tennessee.)

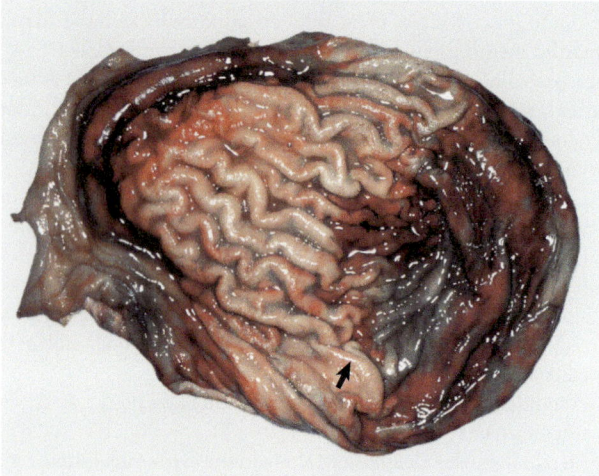

Figura 11-21 Gastrite Urêmica, Estômago, Cão. Devido à uremia, a parede do estômago está hemorrágica *(direita)* e o conteúdo estomacal contém sangue e muco (não apresentado aqui). Observar o espessamento edematoso da mucosa *(seta)*. (Cortesia do Dr. A. Confer, Center for Veterinary Health Sciences, Oklahoma State University.)

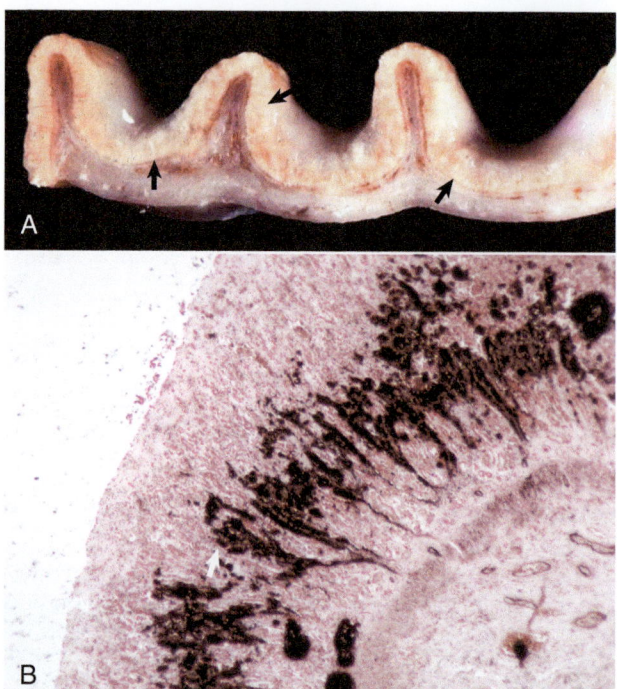

Figura 11-22 Gastrite Urêmica, Estômago, Cão. A, Há a acentuação das pregas gástricas e calcificação da mucosa profunda *(setas)*. **B,** A mucosa possui mineralização laminar *(cor preta)* das glândulas gástricas *(seta)*, coloração von Kossa. (**A** Cortesia do Dr. J. King, College of Veterinary Medicine, Cornell University. **B** Cortesia do Dr. M.D. McGavin, College of Veterinary Medicine, University of Tennessee.)

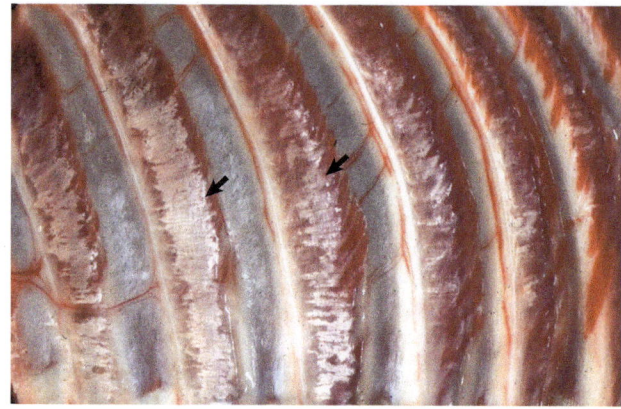

Figura 11-23 Cavidade Torácica, Pleura Parietal, Gato. Estrias minerais (mineralização intercostal) orientadas horizontalmente *(setas)* estão presentes no tecido conectivo intercostal subpleural como resultado de uremia crônica. (Cortesia do Dr. J. King, College of Veterinary Medicine, Cornell University.)

- Mineralização intercostal/mineralização urêmica é caracterizada, particularmente em cães, pela calcificação do tecido conjuntivo subpleural dos espaços intercostais craniais (Fig. 11-23). Essas lesões são espessamentos pleurais granulares branco-acinzentados com um arranjo horizontal "semelhante a escada". Os músculos intercostais estão calcificados somente superficialmente. A calcificação pulmonar irregular ou difusa ocasiona sua insuficiência ao colapso, áreas de palidez, firmes e crepitantes podem ocorrer ocasionalmente em conjunto com lesões de pneumonia urêmica e enfisema localizado.
- Pericardite fibrosa caracterizada por finos depósitos granulares de cálcio sobre o epicárdio (pericárdio visceral).
- Edema pulmonar difuso caracterizado por alvéolos que contêm fluido rico em fibrina e frequentemente um infiltrado leve de macrófagos e neutrófilos. Essa lesão também é chamada de *pneumonia urêmica*. A lesão subjacente é uma vasculite afetando os

capilares alveolares, que ocasiona uma permeabilidade vascular elevada e alta efusão proteica.
- A arterite é caracterizada macroscopicamente por placas rugosas finamente granulares, dentro do endocárdio atrial esquerdo e menos frequentemente na aorta proximal e tronco pulmonar. A arterite associada a perda da antitrombina anticoagulante III pelo vazamento glomerular é indicativo da formação de grandes trombos murais nestes locais.
- Nefrocalcinose (calcificação), embora geralmente não visível na autópsia, pode ocorrer nos rins danificados de animais urêmicos, porém ela também pode ocorrer na intoxicação por vitamina D ou hiperparatireoidismo primário ou

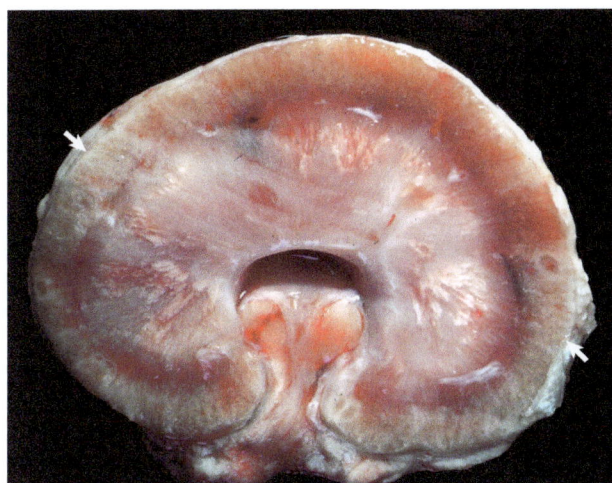

Figura 11-24 Nefrocalcinose, Rim, Secção Dorsal, Cão. Observar as estrias brancas (*setas*) no córtex e medula, atribuíveis à mineralização do interstício, membranas basais e túbulos. Esta lesão resulta de doenças que aumentam as concentrações de cálcio plasmático (p. ex. hiperparatireoidismo). O epitélio tubular renal está danificado por um aumento no cálcio intracelular, que inicialmente é precipitado na mitocôndria e membranas basais tubulares. (Cortesia do Dr. M.D. McGavin, College of Veterinary Medicine, University of Tennessee.)

nutricional (Fig. 11-24). Os rins podem estar arenosos ao corte devido à calcificação das membranas basais tubulares, cápsulas de Bowman e epitélio tubular necrótico, especialmente na medula e córtex interno.

Distúrbios do Rim
Anomalias do Desenvolvimento
Aplasia, Hipoplasia e Displasia Renais. A aplasia renal (agenesia) é a falha do desenvolvimento de um ou ambos os rins, de modo que nenhum tecido renal reconhecível esteja presente. Nesses casos, o ureter pode estar presente ou ausente. Se presente, a extremidade cranial do ureter começa como um saco cego. Uma tendência familiar para aplasia renal foi observada em cães das raças Dobermann Pinscher e Beagles. Uma vez que a vida pode ser mantida enquanto mais de um quarto da função renal é mantida, a aplasia unilateral é compatível com a vida, se o outro rim está normal. A aplasia unilateral pode passar despercebida durante a vida e ser reconhecida na autópsia. A aplasia bilateral obviamente é incompatível com a vida e ocorre esporadicamente.

A hipoplasia renal designa o desenvolvimento incompleto dos rins em uma diversidade de espécies, de modo que estão presentes ao nascimento um número de néfrons menor que o normal. A hipoplasia renal foi documentada como uma doença hereditária de suínos Large White de raça pura ou cruzada na Nova Zelândia, e descrita em potros de diversas raças, assim como em cães (Fig. 11-25, A) e gatos (Fig. 11-25, B). A hipoplasia pode ser unilateral (Fig. 11-25, B) ou bilateral; é rara e difícil de diagnosticar, macroscopicamente e microscopicamente casos sutis. Em bovinos e suínos, o número de papilas renais no rim hipoplásico pode ser comparado àquele de um rim normal. Os rins hipoplásicos de suínos e potros têm uma redução notável no número de glomérulos. Em potros, por exemplo, estão presentes 5 a 12 glomérulos por campo de menor aumento nos rins afetados comparados com 30 a 35 glomérulos por campo de menor aumento em rins adultos normais. A menos que uma significativa massa renal esteja comprometida por esta condição, a hipoplasia é clinicamente silenciosa.

Ocasionalmente, observa-se que alguns rins bovinos possuem um número reduzido de lobos externos, mas esses rins não estão hipoplásicos e estão microscopicamente e funcionalmente normais; a redução nos lobos externos representa somente a fusão dos lobos. Os rins encolhidos, e com depressões, em animais jovens, particularmente cães, geralmente são diagnosticados como hipoplásicos. Entretanto, na maioria desses casos, esses pequenos rins ocorrem devido a:

- Fibrose renal, resultante do desenvolvimento da doença renal em uma idade precoce.
- Displasia.
- Nefropatia juvenil progressiva.

A displasia renal é uma anormalidade de organização estrutural, resultante da diferenciação anormal e presença de estruturas que normalmente não estão presentes na nefrogênese. A displasia renal cística tem sido descrita em ovinos e é hereditária como uma peculiaridade autossômica. A displasia renal ocorre com pouca frequência e, como na hipoplasia renal e deve ser diferenciada da fibrose renal e, em cães, de outras formas da nefropatia juvenil progressiva. As alterações displásicas podem ser unilaterais ou bilaterais, e podem envolver grande parte de um rim afetado, ou ocorrer somente como lesões focais. Os rins displásicos podem ser pequenos, disformes ou ambos. Microscopicamente, são descritas cinco características primárias da displasia a seguir:

- Diferenciação assíncrônica de néfrons, inapropriada para a idade do animal — agregados de pequenos glomérulos hipercelulares no córtex.
- Persistência do mesênquima primitivo de modo que o tecido conjuntivo intersticial tem um aspecto mixomatoso.
- Persistência dos ductos metanéfricos.
- Epitélio tubular atípico (adenomatoide).
- A presença de tecido cartilaginoso e/ou ósseo.

Fibrose intersticial, cistos renais, e alguns glomérulos hipercelulares aumentados (hipertrofia compensatória) são alterações observadas secundárias às alterações displásicas primárias. O número de néfrons, lóbulos e cálices está normal. A displasia renal bilateral, caracterizada pela persistência do mesênquima e desenvolvimento tubular atípico, foi descrita em potros.

Nefropatia juvenil progressiva (doença renal familiar) de cães das raças Lhasa apso, shih tzu, Golden retriever, e talvez outras raças caninas, são exemplos prováveis de displasia renal (Fig. 11-25, C a E). A diferenciação assincrônica é observada frequentemente e, em um grau menor, várias outras características de displasia. Entretanto, até que essas lesões hereditárias dos cães sejam melhor caracterizadas, provavelmente é melhor manter o termo diagnóstico geral da nefropatia juvenil progressiva (seção sobre Rim e Trato Urinário Inferior, Distúrbios dos Cães).

Rins Ectópicos e Fusionados. Rins ectópicos estão deslocados de suas posições sublombares normais, devido à migração anormal durante o desenvolvimento fetal. Os rins ectópicos ocorrem mais frequentemente em suínos e cães, e geralmente envolvem somente um rim. As localizações ectópicas geralmente incluem a cavidade pélvica ou posição inguinal. Embora os rins ectópicos geralmente sejam estruturalmente e funcionalmente normais, o mal posicionamento dos ureteres os predispõe à obstrução, que ocasiona a hidronefrose secundária. Os rins fusionados (em ferradura) resultam da fusão dos polos craniais esquerdo e direito ou caudais esquerdo e direito dos rins durante a nefrogênese. Esta fusão resulta na aparência de um grande rim com dois ureteres. A estrutura e função histológicas dos rins fusionados geralmente são normais.

Cistos Renais. Os cistos renais são esféricos, de parede delgada, com distensões de tamanho variáveis, principalmente dos túbulos renais corticais e medulares e estão preenchidos por fluido aquoso claro. Os cistos renais congênitos podem ocorrer como uma entidade primária ou em casos de displasia renal. A patogênese dos cistos renais primários não está completamente esclarecida. Provavelmente os

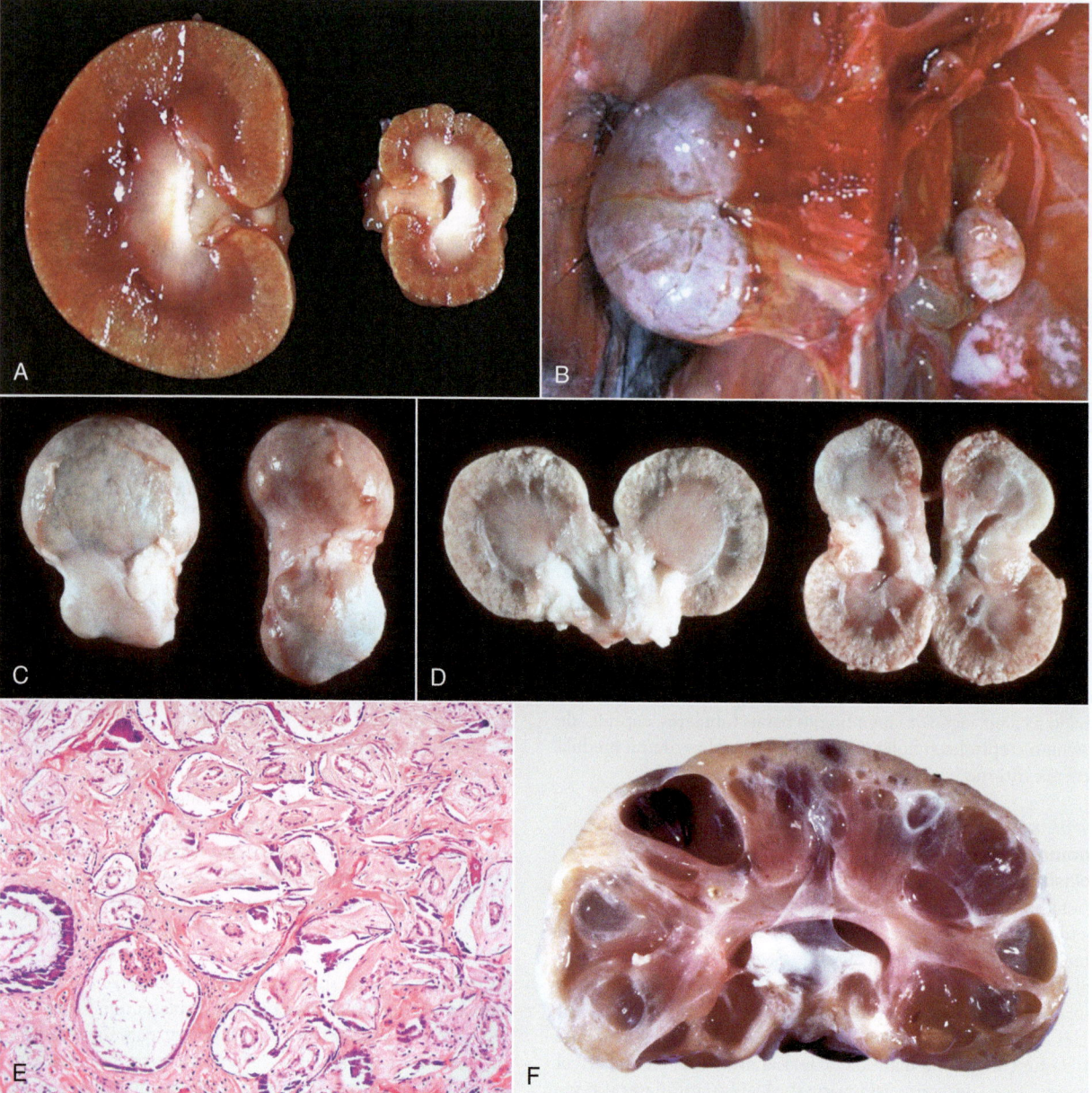

Figura 11-25 Tipos de Anomalias Congênitas do Desenvolvimento, Rim. A e **B,** Rins hipoplásicos unilaterais, cães jovens. **A,** Secções dorsais. **B,** Rim direito macroscopicamente afetado está estruturalmente quase idêntico ao rim esquerdo, porém menor (hipoplasia). **C,** Nefropatia juvenil progressiva, cão jovem. Rins firmes bilateralmente modelados de modo anormal. **D,** Nefropatia juvenil progressiva, secções dorsais, cão. Secção dos rins de C. **E,** Nefropatia juvenil progressiva, crônica, cão. Observar a fibrose intersticial, atrofia tubular, espaço urinário dilatado e mineralização. Coloração por HE. **F,** Doença policística, secção dorsal, gato. Numerosos cistos tubulares de tamanho variável estão presentes no córtex e medula. Os cistos contêm fluido límpido sem cor. Esta condição é hereditária, e os gatos Persas são predispostos. (**A** Cortesia do Dr. B. Weeks, College of Veterinary Medicine, Texas A&M University; e Noah's Arkive, College of Veterinary Medicine, The University of Georgia. **B** Cortesia do Dr. M. Miller, College of Veterinary Medicine, University of Missouri; e Noah's Arkive, College of Veterinary Medicine, The University of Georgia. **C** e **D** Cortesia do College of Veterinary Medicine, University of Illinois. **E** Cortesia do Dr. S.J. Newman, College of Veterinary Medicine, University of Tennessee. **F** Cortesia do Dr. A. Confer, Center for Veterinary Health Sciences, Oklahoma State University.)

cistos derivam de segmentos normais ou anormais do néfron, mais comumente os túbulos renais, ductos coletores e espaço de Bowman (urinário). Embora mecanismos genéticos possam estar envolvidos na patogênese dos cistos renais, experimentos com agentes químicos tóxicos indicam que a predisposição genética não é uma exigência. Os quatro mecanismos seguintes da dilatação renal cística são considerados plausíveis:

- Obstrução de néfrons pode causar aumento da pressão luminal e dilatação secundária (chamada *dilatação cística* quando ela é bem--desenvolvida).

- Modificações na ECM e interações célula-matriz ocasionam a fraqueza das membranas basais tubulares, permitindo a dilatação sacular dos túbulos.
- Função desordenada dos cílios tubulares renais na doença renal policística genética, ocasionando a hiperplasia epitelial tubular com produção de novas membranas basais, aumento da secreção tubular e o aumento da pressão intratubular causando o desenvolvimento de túbulos dilatados aumentados.
- Diferenciação das células epiteliais tubulares ocasiona a perda da polaridade das células com arranjos celulares anormais nos túbulos,

redução da absorção tubular de fluidos, pressão intratubular elevada e dilatação dos túbulos.

Esses mecanismos não são mutuamente exclusivos, e geralmente diversos mecanismos atuam em conjunto para criar cistos renais.

Os cistos variam de tamanho de pouco visíveis a muitos centímetros de diâmetro. Os cistos geralmente são esféricos, delimitados por uma fina parede de tecido conjuntivo fibroso revestido por epitélio achatado, e preenchido com fluido aquoso claro. As fontes de fluido são o filtrado glomerular, secreções transepiteliais, ou ambos. Quando observados da superfície renal, a parede do cisto é pálida, lisa e translúcida. Os rins podem ter cistos únicos ou múltiplos. Os cistos congênitos solitários ou alguns incidentais podem não causar alteração na função renal e são comuns em suínos e bovinos. Os cistos renais adquiridos podem ocorrer devido à fibrose intersticial renal ou outras doenças renais que causam obstrução intratubular. Esses cistos geralmente são pequenos (1 a 2 mm de diâmetro) e ocorrem principalmente no córtex.

Rins Policísticos. Os rins policísticos possuem muitos cistos que envolvem diversos néfrons. Os rins policísticos congênitos ocorrem esporadicamente em muitas espécies, mas podem ser herdados como uma lesão autossômica dominante em suínos e cordeiros, e hereditária associada a doença biliar cística em terriers Cairn e West Highland White. A lesão, denominada *doença do rim policístico* (DRP), é herdada como uma peculiaridade dominante autossômica em famílias de gatos Persas e bull terriers. Além disso, a DRP é diagnosticada esporadicamente em diversas espécies de animais exóticos e domésticos. Embora menos bem-caracterizada em animais que em seres humanos, essa condição hereditária, autossômica dominante, de alta penetração, está relacionada com as mutações em um ou mais genes (*PKD-1* e/ou *PKD-2*) e a função alterada das proteínas relacionadas, principalmente com policistina-1 e policistina-2. As manifestações dos cistos tubulares ocorrem após a mutação de ambos os alelos desses genes, a primeira da qual é uma mutação da linha germinativa, e a segunda é a mutação somática. A policistina-1 e a policistina-2 são proteínas transmembrana importantes nas interações célula a célula e célula a matriz e na canalização do cálcio. Além disso, essas proteínas atuam juntas nas células tubulares renais e estão associadas às membranas citoplasmáticas da célula tubular e cílios renais, e são importantes no desenvolvimento tubular renal, transdução do sinal, controle do ciclo celular e migração. Embora os mecanismos exatos para a formação do cisto não sejam conhecidos, as mutações da policistina-1 e policistina-2 modificam a função ciliar, proliferação celular e migração, ocasionando a proliferação epitelial tubular e o aumento da secreção de fluidos. Além disso, a perda da policística-1 de sua localização basolateral pode alterar as vias críticas de controle da tubulogênese normal, contribuindo para a formação do cisto. A doença renal policística com cistos surgindo dos glomérulos foi descrita em filhotes de collie. A aparência macroscópica da superfície de corte de um rim policístico foi descrita como um "queijo suíço" (Fig. 11-25, F). A medida que os cistos aumentam, eles comprimem o parênquima adjacente causando a atrofia. Quando extensas regiões de parênquima renal são policísticas, a função renal pode estar comprometida.

Doenças do Glomérulo

Glomerulonefrite Imunomediada. A glomerulonefrite (GN) muito frequentemente resulta de mecanismos imunomediados, mais notavelmente após a deposição de imunocomplexos solúveis dentro dos glomérulos e menos comumente após a formação de anticorpos direcionados contra antígenos dentro da MBG. Os anticorpos da membrana basal (doença anti-MBG) se ligam e danificam os glomérulos pela da fixação do complemento e filtração de leucócitos resultantes. Esse mecanismo da GN foi bem-documentado em seres humanos e primatas não humanos, mas somente raramente em

Quadro 11-8 Doenças com Glomerulonefrite de Complexos Imunes

EQUINOS
Anemia infecciosa equina
Streptococcus sp.

BOVINOS
Diarreia viral bovina
Tripanossomíase

OVINOS
Hipocomplementemia hereditária em cordeiros Landrace acabados

SUÍNOS
Cólera suína
Peste suína africana

CÃES
Hepatite infecciosa canina
Hepatite crônica
Doenças bacterianas crônicas
Endometrite (piometra)
Piodermite
Prostatite
Dirofilariose
Borreliose (doença de Lyme)
Lúpus eritematoso sistêmico
Poliarterite
Anemia hemolítica autoimune
Poliarterite imunomediada
Neoplasia - mastocitoma
Deficiência hereditária de C3

GATOS
Infecção por vírus da leucemia felina (FeLV)
Peritonite infecciosa felina (PIF)
Vírus da imunodeficiência felina (FIV)
Poliarterite progressiva
Neoplasia
Glomerulonefrite (GN) membranosa progressiva

outros animais domésticos. Para confirmar o diagnóstico da doença anti-MBG, a Ig e o complemento (C3) devem ser demonstrados dentro dos glomérulos. Os anticorpos devem ser eluídos dos rins e encontrados ligados à membrana basal glomerular normal das espécies apropriadas.

A GN por imunocomplexo (GNIC) ocorre mais comumente em cães e gatos e é a doença glomerular mais comum em cães, contribuindo com 48% das doenças glomerulares em um estudo recente. A GNIC ocorre frequentemente em associação às infecções persistentes ou outras doenças que caracteristicamente possuem uma antigenemia prolongada que aumenta a formação de imunocomplexos solúveis. A GNIC pode estar associada a infecções virais crônicas específicas, como o vírus da leucemia felina (FeLV) ou vírus da imunodeficiência felina (FIV); infecções bacterianas crônicas, como a piometra ou pioderma; parasitismo crônico, como dirofilariose; doenças autoimunes, como o lúpus eritematoso sistêmico canino; e neoplasias (Quadro 11-8). Além do papel das infecções persistentes, uma tendência familiar para o desenvolvimento da GNIC foi descrita em um grupo de cães Bernese aparentados.

A GNIC é iniciada pela formação de imunocomplexos solúveis (complexos antígeno-anticorpo) na presença da equivalência do antígeno-anticorpo ou o ligeiro excesso de antígenos, que então realizam:
- Depósito seletivo nos capilares glomerulares.
- Estimulam a fixação do complemento com a formação de C3a, C5a e C567, que são quimiotáticos para neutrófilos.

- Danificação da membrana basal pela liberação neutrofílica de proteinases, metabólitos do ácido aracdônico (p. ex. tromboxano), e oxidantes, particularmente radicais livres derivados do oxigênio e peróxido de hidrogênio.
- Continuam a danificar os glomérulos pela liberação de moléculas biologicamente ativas a partir da infiltração de monócitos em estágios avançados da inflamação (Fig. 11-26, A).

Embora os imunocomplexos circulantes possam contribuir para este processo, é mais comum a ligação do anticorpo aos antígenos glomerulares endógenos ou antígenos não específicos aprisionados. A ação direta do C5b e C9 sobre os componentes glomerulares ocasiona a ativação das células epiteliais glomerulares e células mesangiais, para produzir os mediadores de danificação, como oxidantes e proteases.

Muitos fatores específicos determinam a extensão da deposição de imunocomplexos solúveis nas paredes dos capilares glomerulares. Esses incluem a permanência de quantidades apropriadas de imunocomplexos em circulação, permeabilidade glomerular, o tamanho e carga molecular dos complexos solúveis e a força da ligação entre o antígeno e o anticorpo (avidez). Complexos pequenos ou intermediários são os mais nocivos, pois os complexos grandes são removidos da circulação pela fagocitose por células do sistema monocítico-macrofágico no fígado e baço. Um aumento na permeabilidade vascular glomerular local é necessária para os complexos imunes deixarem a microcirculação e se depositarem nos glomérulos. Este processo geralmente é facilitado pela liberação de aminas vasoativas dos mastócitos, basófilos ou plaquetas (Fig. 11-26, A). Mastócitos ou basófilos liberam aminas vasoativas devido à interação dos complexos imunes com a IgE antígeno-específica sobre a superfície dessas células, pela estimulação dos mastócitos ou basófilos por proteínas catiônicas liberadas por neutrófilos, ou pela atividade da anafilatoxina da C3a e C5a. O fator ativador plaquetário (PAF) é liberado por mastócitos, basófilos ou macrófagos estimulados por imunocomplexos, e faz com que as plaquetas liberem aminas vasoativas.

A localização dos complexos dentro dos diversos níveis da membrana basal, ou nas localizações subepiteliais, depende se sua carga e avidez moleculares. Uma vez que os pequenos imunocomplexos solúveis são depositados dentro da parede capilar, eles podem se tornar bastante aumentados devido às interações dos complexos imunes com os anticorpos livres, antígenos livres, componentes do complemento ou outros complexos imunes.

Após a deposição de imunocomplexos, a lesão glomerular também pode ocorrer a partir da agregação de plaquetas e ativação do fator de Hageman, que ocasiona a formação de trombos de fibrina

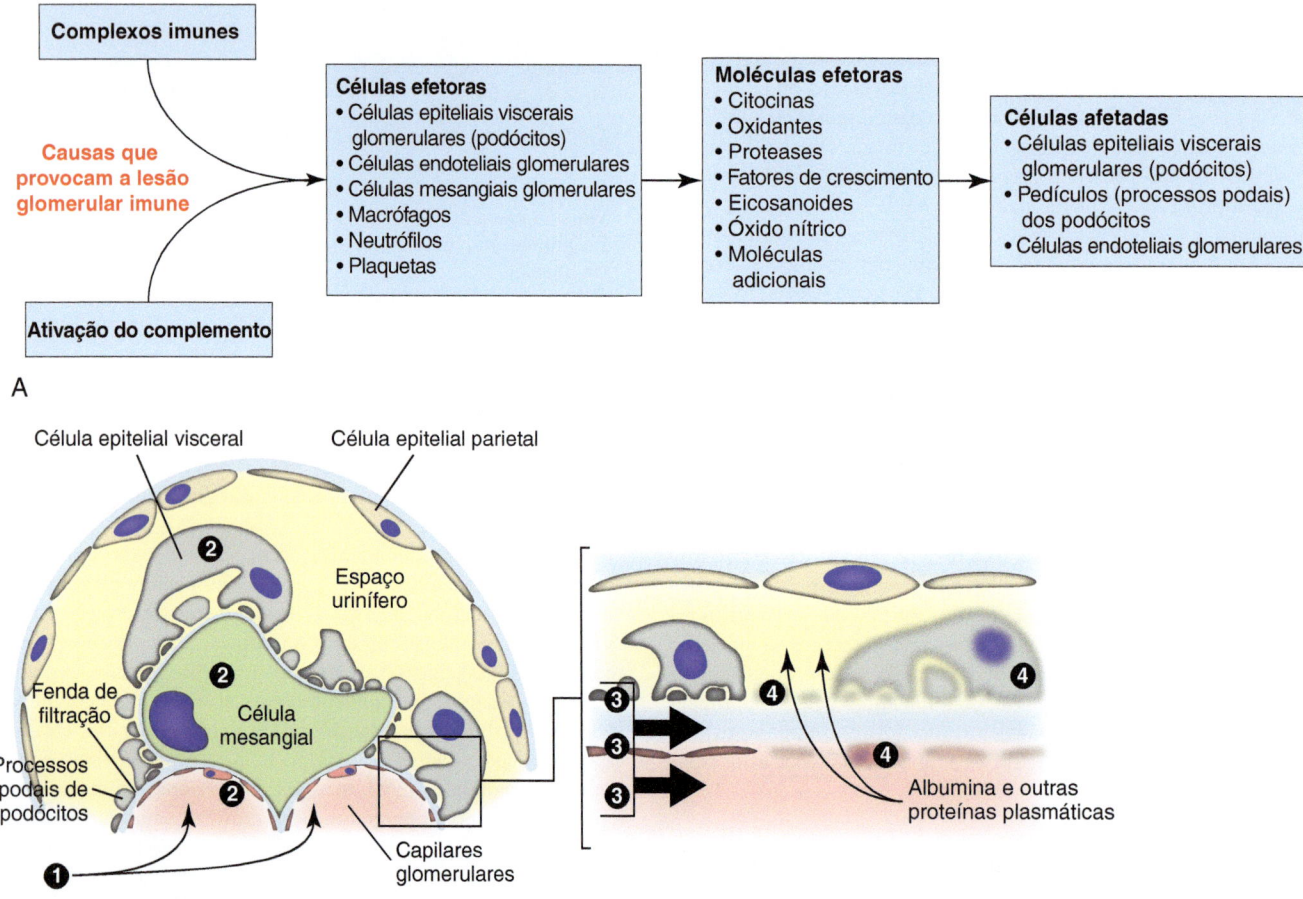

Figura 11-26 Mediadores da Lesão Glomerular Imune e Lesão de Células Epiteliais. A, Mediadores da lesão glomerular imune, incluindo células efetoras, moléculas e células afetadas ou lesionadas. **B,** Lesão de células epiteliais viscerais (podócitos). A sequência postulada é uma consequência de anticorpos contra antígenos de células epiteliais, chegando pela circulação sanguínea *(1)* com ativação subsequente de células efetoras, incluindo podócitos e células mesangiais *(2)*. Isto resulta na liberação de toxinas, citocinas ou outras moléculas efetoras *(3)* que causam a lesão de podócitos, processos podais de podócitos, e células endoteliais *(4)* com subsequente descamação celular, resultando em vazamento proteico através da membrana basal glomerular defeituosa e fendas de filtração. (Cortesia dos Drs. M.A. Breshears and A.W. Confer, Center for Veterinary Health Sciences, Oklahoma State University; e Dr. J.F. Zachary, College of Veterinary Medicine, University of Illinois.)

Quadro 11-9 Progressão da Deposição Glomerular de Complexo Imune

DEPOSIÇÃO AFETADA POR

Quantidades apropriadas de complexos imunes na circulação
Permeabilidade glomerular
Tamanho e carga molecular dos complexos solúveis
Força da ligação entre o antígeno e o anticorpo

PERMEABILIDADE GLOMERULAR AFETADA POR

Liberação de aminas vasoativas de mastócitos, basófilos ou plaquetas

- Complexos imunes interagem com imunoglobulina E, antígeno-específica, sobre a superfície de mastócitos ou basófilos.
- Proteínas catiônicas de neutrófilos estimulam a liberação de aminas vasoativas de mastócitos e basófilos.
- C3a e C5a causam a liberação de aminas vasoativas.
- Plaquetas liberam aminas vasoativas seguindo a liberação de fator de ativação plaquetária de mastócitos, basófilos e macrófagos estimulados por complexos imunes.

PROGRESSÃO GLOMERULAR AFETADA POR

Agregação de plaquetas, ativação do fator de Hageman, formação de trombos de fibrina e isquemia glomerular.
Complexo ativo de membrana terminal de cascatas complemento ativadas danifica as células epiteliais glomerulares e matriz extracelular (ECM) ocasionando a descamação de células epiteliais e espessamento de membrana basal.
Respostas citotóxicas mediadas por células de linfócitos T, sensibilizados para antígenos ou complexos glomerulares, podem exacerbar as lesões renais.

que produzem a isquemia glomerular. Além disso, os danos à célula epitelial glomerular e à ECM podem resultar diretamente do complexo de ataque a membrana terminal da cascata do complemento ativada (C5 a C9). Isso ocasiona a descamação epitelial (causando proteinúria) e espessamento da MBG subsequente à regulação positiva de receptores celulares epiteliais para transformação do fator de crescimento (Fig. 11-26, B). As respostas citotóxicas aos antígenos ou complexos glomerulares mediadas por células (de linfócitos T sensibilizados), podem exacerbar as lesões renais. Os próprios complexos podem modular a resposta imune pela interação com receptores de diversas células.

Finalmente, se a exposição aos complexos imunes é de curta duração, como em uma infecção transitória como a hepatite infecciosa canina, os complexos imunes glomerulares serão fagocitados por macrófagos ou células mesangiais e removidos e as lesões glomerulares e sinais clínicos podem se resolver. Diferente disso, a exposição contínua do glomérulo aos complexos imunes solúveis, com nas infecções virais persistentes ou dirofilariose crônica, pode produzir a lesão glomerular progressiva, com lesões graves e manifestação clínica de doença glomerular (Quadro 11-9).

Ultraestruturalmente, os complexos imunes na MBG ou em uma localização subepitelial aparecem como corpos granulares eletron-densos. Os complexos que são pouco solúveis, grandes ou de elevada avidez, geralmente entram no mesângio, onde podem ser fagocitados por macrófagos e aparecem ultraestruturalmente como depósitos granulares densos dentro do estroma mesangial ou dentro de macrófagos. Outras alterações ultraestruturais observadas comumente são a perda, supressão ou fusão dos processos podais da célula epitelial visceral (podócitos), vacuolização citoplasmática, retração e descamação do epitélio visceral e infiltrados de neutrófilos e monócitos dentro do mesângio.

Um diagnóstico de GNIC pode ser realizado por imunofluorescência ou demonstração imuno-histoquímica da imunoglobulina e componentes do complemento, geralmente C3, nos tufos glomerulares. Para os achados de microscopia de luz, a microscopia eletrônica de transmissão pode ser feita para demonstrar os depósitos eletrodensos subepiteliais e intramembrana típicos, fusão dos processos podais de podócitos, e hipercelularidade intramesangial. Em cães, a IgG ou IgM são os isotipos de imunoglobulinas mais comuns demonstrados na GNIC; entretanto, combinações de IgG, IgM e IgA também ocorrem nos glomérulos de alguns cães. Em um estudo, a IgA foi a única imunoglobulina encontrada em três cães com GNIC. Ambos, Ig e C3, geralmente são demonstrados em um padrão granular ("granuloso-grosseiro") utilizando técnicas de imunofluorescência ou imuno-histoquímica (Fig. 11-27); entretanto, a doença anti-MBG, conforme relatada em seres humanos, equinos e em um único cão, os depósitos de anticorpo tiveram uma deposição linear de acordo com as membranas basais. É importante lembrar que os depósitos fluorescentes indicam a presença de imunoglobulina ou complemento, porém não indicam especificamente a presença da doença. Além disso, a imunofluorescência pode ser negativa quando todos os locais de ligação reativa estão ocupados, complicando o diagnóstico desta condição.

O diagnóstico da GNIC pré-formada pode ser confirmado somente pela demonstração de que os anticorpos dos imunocomplexos, removidos dos glomérulos, não se ligam aos elementos glomerulares normais e por isso representam a deposição de complexos circulantes pré-formados. Uma vez que isto foi feito, a situação ideal seria identificar o antígeno causador presente nos complexos imunes. Este processo é realizado pela remoção dos anticorpos dos glomérulos doentes e tentativa de identificar suas especificidades para antígenos suspeitos. Por exemplo, os anticorpos removidos dos glomérulos de cães com GN associada a dirofilariose severa se ligam a diversos antígenos de *Dirofilaria immitis*, incluindo a parede do corpo de vermes adultos, fluido uterino parasitário e microfilária. Na maioria dos casos de GN por imunocomplexos, o antígeno causal específico geralmente foge à determinação. A demonstração de depósitos eletron-densos em localizações mesangiais, subepiteliais ou subendoteliais por microscopia eletrônica também colabora para o diagnóstico da GN imunomediada.

As lesões macroscópicas da GNIC aguda geralmente são sutis. Os rins frequentemente estão ligeiramente edemaciados, possuem uma superfície capsular lisa, estão com coloração normal ou levemente pálidos, e possuem glomérulos que são visíveis como pontos vermelhos na superfície de corte do córtex (Fig. 11-28). Os glomérulos normais de equinos geralmente são visíveis, portanto, esta característica de pontos vermelhos para glomérulos não pode ser utilizada para o diagnóstico nessa espécie. Se as lesões não se resolvem, mas se tornam subagudas ou crônicas, o córtex renal se torna de alguma forma encolhido e a superfície capsular possui uma fina granularidade generalizada. Na superfície de corte, o córtex pode estar delgado e sua superfície granular, e os glomérulos podem aparecer como pontos branco-acinzentados. Com o tempo, a cicatrização mais severa pode se desenvolver por todo o córtex (seção sobre Fibrose Renal).

Microscopicamente, a GNIC possui diversas formas histopatológicas. Embora tenham sido publicadas várias classificações de GN, a simples classificação a seguir é bem-compreendida entre os patologistas veterinários. As lesões nos glomérulos podem ser descritas como membranosas ou mebranoproliferativas (Fig. 11-29). A localização e distribuição da lesão glomerular podem ser caracterizadas com a seguinte terminologia:

- Focal — envolvendo <50% dos glomérulos.
- Difusa — envolvendo >50% dos glomérulos.
- Segmentar — envolvendo porções do tufo glomerular.

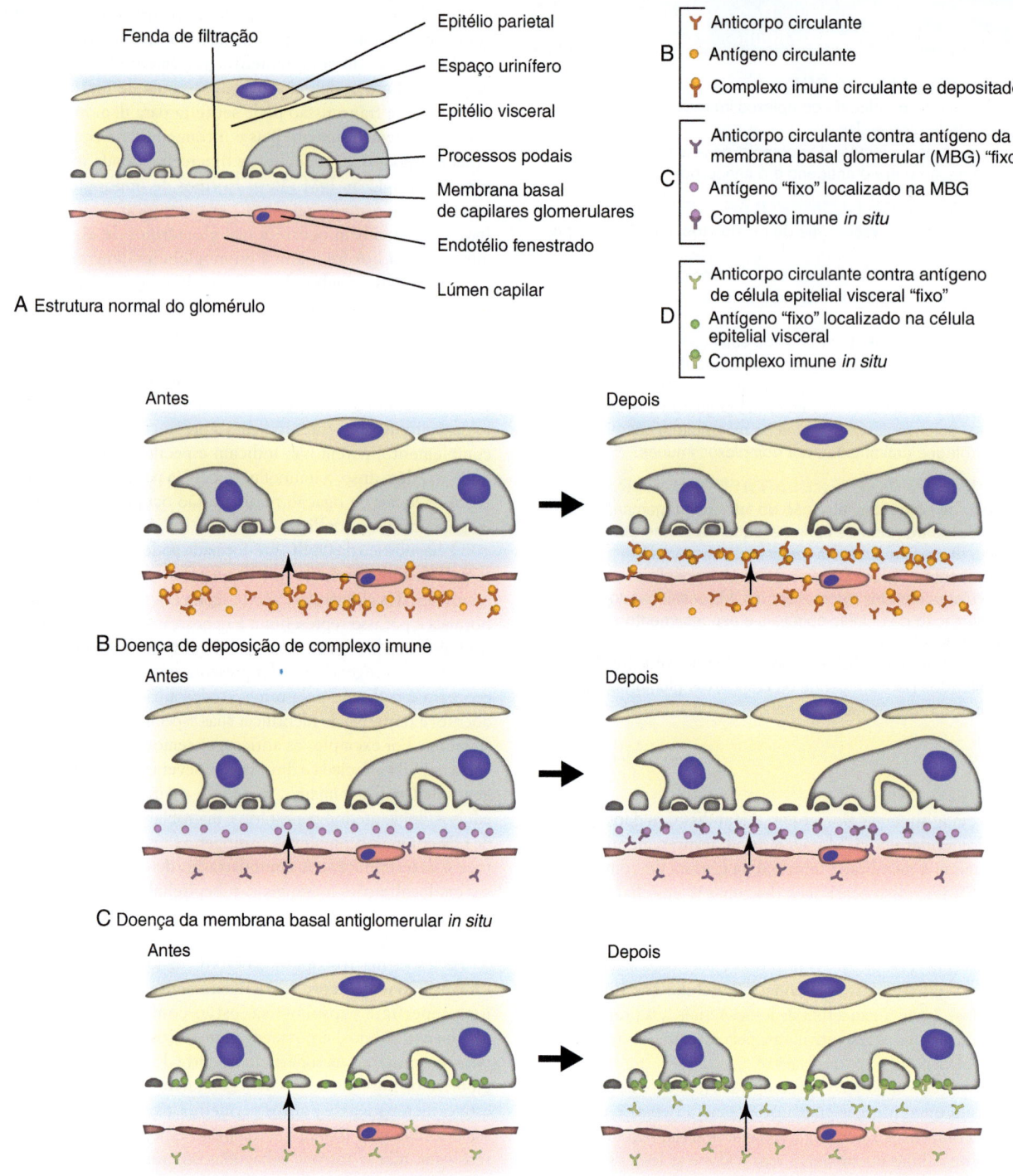

Figura 11-27 Lesão Glomerular Mediada por Anticorpos. A, Estrutura normal do glomérulo. Lesão glomerular mediada por anticorpos pode resultar da deposição de complexos imunes circulantes (**B**) ou da formação de complexos in situ (**C** e **D**). Utilizando microscopia de imunofluorescência (não apresentada aqui), a doença antiglomerular da membrana basal (anti-MBG) (**C**) e doença antiglomerular (célula epitelial visceral) (**D**) são caracterizadas por padrões granulares ("granuloso-grosseiro"). (Cortesia dos Drs. M.A. Breshears and A.W. Confer, Center for Veterinary Health Sciences, Oklahoma State University; e Dr. J.F. Zachary, College of Veterinary Medicine, University of Illinois.)

- Global — envolvendo todos os tufos glomerulares.
- Hilar — focadas principalmente próximas ao polo vascular.
- De ponta — focadas principalmente próximas às porções externas do tufo.

A maioria das lesões na GNIC são difusas, porém dentro de glomérulos afetados individualmente, as lesões podem ser globais ou segmentares. Na forma mais crônica, uma diversidade de alterações nos tufos glomerulares será observada, dependendo se o dano está relacionado com a proliferação mesangial, proliferação membranosa, ou ambos. Os tufos podem estar aumentados, encolhidos ou de tamanho normal, dependendo da quantidade de matriz mesangial presente. Também podem ser observadas a redução na celularidade, aumento dos contornos capilares dentro do tufo, proliferação das células epiteliais parietais, expansão do espaço de Bowman pelo ultrafiltrado

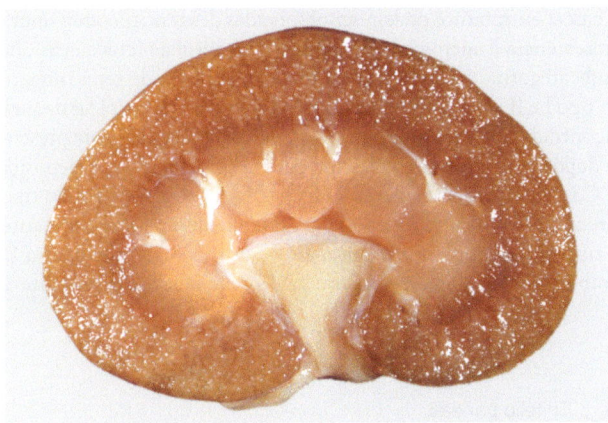

Figura 11-28 Glomerulonefrite (GN) Proliferativa, Rim, Secção Dorsal, Cão. Os focos pequenos, brancos, redondos no córtex são os glomérulos aumentados. (Cortesia do Dr. S.J. Newman, College of Veterinary Medicine, University of Tennessee.)

com proteínas elevadas, e espessamento variável da cápsula de Bowman. A *glomeruloesclerose* (posteriormente) é o estágio no qual há uma redução no número de glomérulos funcionais, com substituição do tecido conjuntivo fibroso abundante e subsequente obliteração do espaço de Bowman pela fibrose capsular.

Além disso, nas glomerulopatias com perda de proteínas, os túbulos frequentemente contêm material proteináceo homogêneo eosinofílico

abundante, e o epitélio tubular proximal geralmente tem corpos intracitoplasmáticos eosinofílicos microscópicos referidos como *gotas hialinas*, que representam acúmulos de proteína intracitoplasmática absorvida a partir do filtrado.

Os detalhes microscópicos de cada tipo de doença glomerular serão discutidos nas próximas seções.

Glomerulonefrite Membranosa. A GN membranosa é caracterizada pelo espessamento difuso da membrana basal dos capilares glomerulares sem o aumento óbvio da celularidade. Esses espessamentos geralmente são mais notáveis quando as alças capilares na periferia do tufo são avaliadas. Colorações especiais, como o ácido periódico de Schiff (PAS) ou tricrômico de Masson, podem auxiliar na avaliação da membrana. O espessamento da membrana ocorre devido à presença de depósitos de imunoglobulina subepitelial como alteração predominante (Fig. 11-30; Fig. 11-29, *B*). Esses depósitos são separados por protrusões da matriz da MBG que eventualmente cercam esses depósitos. Após a remoção do material depositado, são deixadas cavidades na MBG e posteriormente elas são preenchidas com material semelhante à MBG, que ocasiona a alteração esclerótica dentro do tufo glomerular. Isso é caracterizado pela deposição elevada de material PAS positivo e uma quantidade menor de fibrose. Esta variação é a forma mais comum de GNIC em gatos.

Glomerulonefrite Membranoproliferativa. A GN membranoproliferativa (mesangioproliferativa, mesangiocapilar) é caracterizada pela hipercelularidade após a proliferação de células endoteliais glomerulares, células epiteliais glomerulares e células mesangiais. Simultaneamente, há uma chegada de neutrófilos e outros leucócitos envolvendo

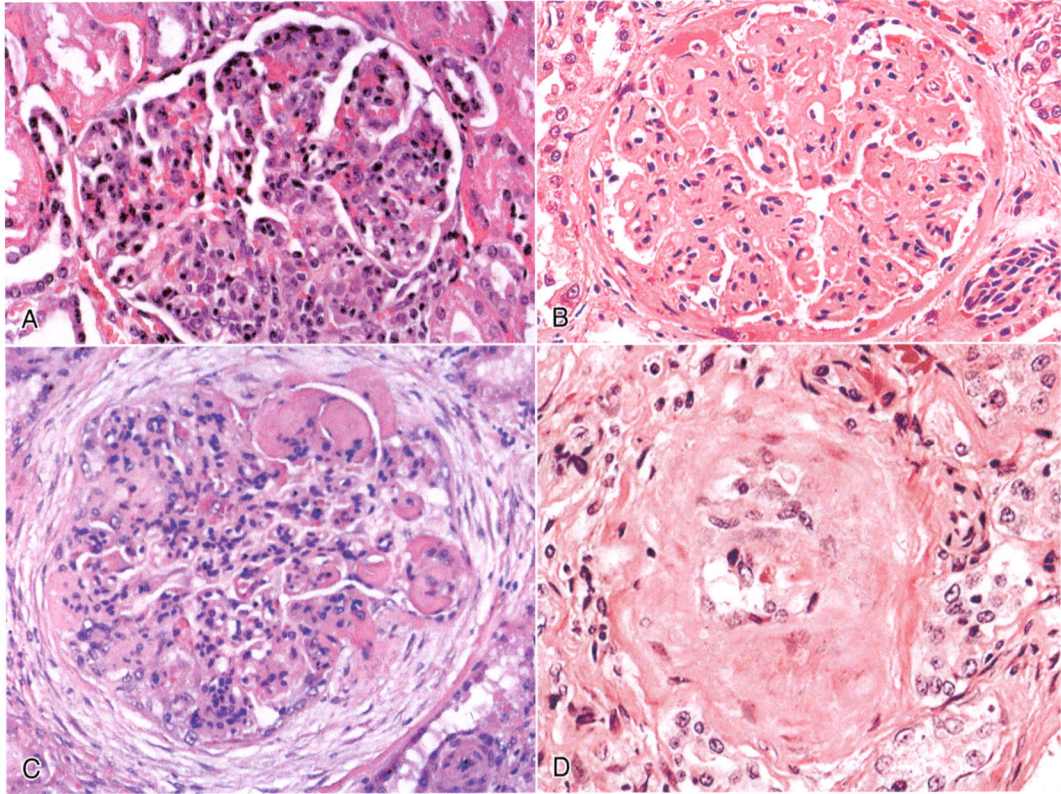

Figura 11-29 Tipos de Glomerulonefrite (GN). A, GN proliferativa, suínos. A lesão é caracterizada principalmente por hipercelularidade do glomérulo devido ao número elevado de células mesangiais. Coloração por HE. **B,** GN membranosa, cão. A lesão é caracterizada por espessamento hialino generalizado de membranas basais de capilares glomerulares. Pode ocorrer em cães com dirofilariose. Coloração por HE. **C,** GN membranoproliferativa, equino. GN membranoproliferativa possui características histológicas das GN proliferativa e membranosa. A fibrose periglomerular abundante cerca este glomérulo hipercelular (células mesangiais). Matriz mesangial está proeminente na região superior direita do glomérulo. Coloração por HE. **D,** Glomeruloesclerose, cão. Observar a hipocelularidade, encolhimento e hialinização por um aumento no tecido conjuntivo fibroso e matriz mesangial, e perda quase completa de capilares glomerulares. Na glomeruloesclerose (o estágio final da GN crônica), os glomérulos estão essencialmente não funcionais. Coloração por HE. (**A** e **C** Cortesia do Dr. W. Crowell, College of Veterinary Medicine, The University of Georgia; e Noah's Arkive, College of Veterinary Medicine, The University of Georgia. **B** e **D** Cortesia do Dr. S.J. Newman, College of Veterinary Medicine, University of Tennessee.)

as alças capilares e o mesângio, com o espessamento da membrana basal capilar e mesângio (Fig. 11-29, C e Fig. 11-30). Algumas vezes, a hipercelularidade é mais óbvia que o espessamento da membrana, e esses casos têm sido tradicionalmente chamados de glomerulonefrite "proliferativa". Esquemas de classificação mais recentes não reconhecem mais o tipo glomerulonefrite "proliferativa", e estes casos devem ser considerados mais apropriadamente sendo variantes da GN membranoproliferativa. A GN membranoproliferativa é a forma morfológica mais comum de GNIC no cão. Com a microscopia de luz, as alterações da GN membranoproliferativa são semelhantes entre os casos; entretanto, podem ser observadas diferenças com a imunofluorescência e microscopia eletrônica. Essa última técnica ocasionou a subcategorização da GN membranoproliferativa de seres humanos em tipo I e II (Fig. 11-30). As lesões do tipo I, que são típicas daquelas encontradas em animais domésticos, são caracterizadas pela presença de depósitos subendoteliais e um padrão granular após a deposição de C3 e quantidade menores de IgG, C1q e C4. A doença do tipo I parece ser secundária à deposição de imunocomplexos circulantes. O tipo II é bem menos comum em seres humanos que o tipo I, e também é referido como *doença de depósito denso*, pois o material

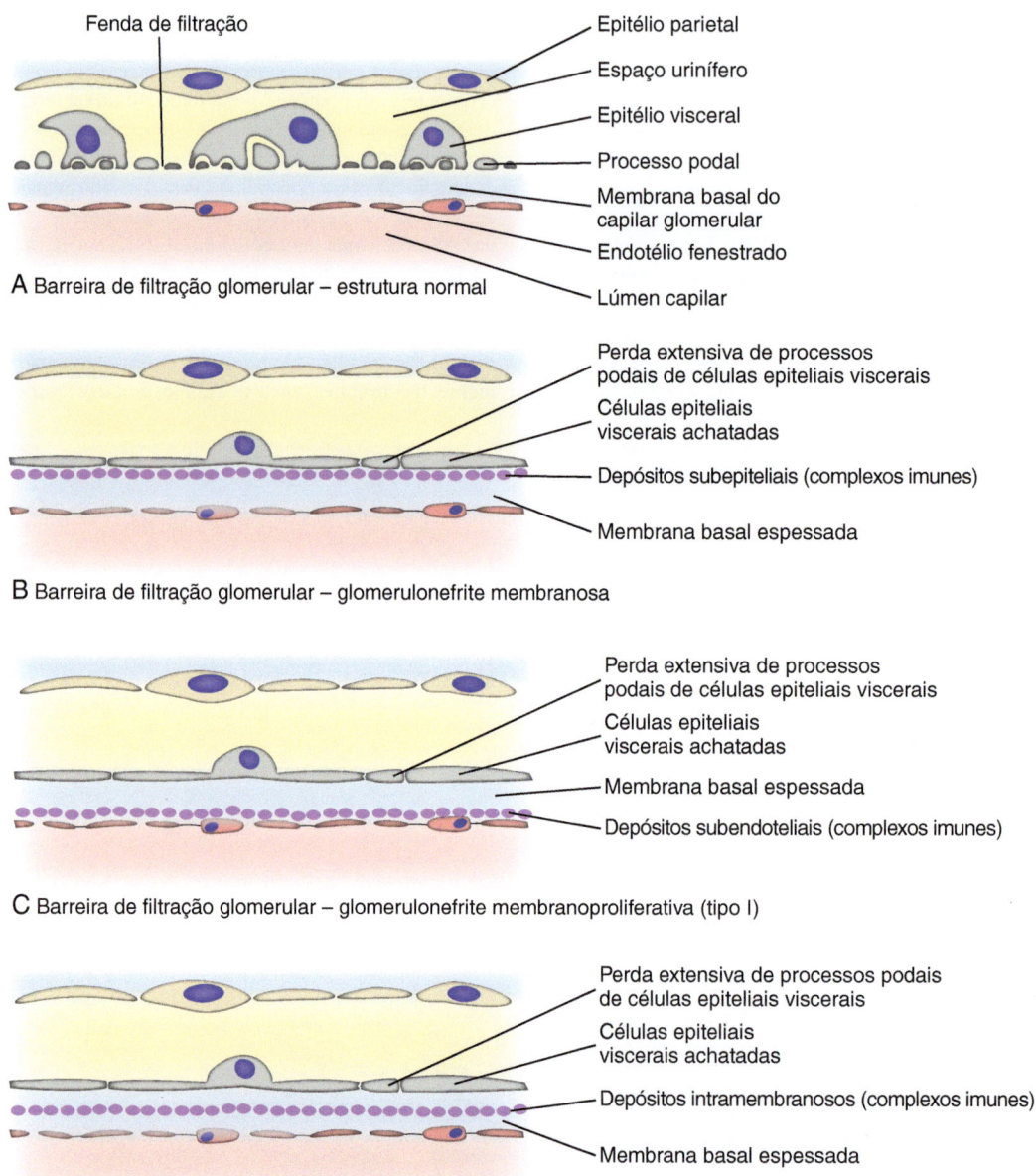

Figura 11-30 **Locais de Deposição de Complexo Imune na Barreira de Filtração Glomerular nos Principais Tipos de Glomerulonefrite (GN). A,** Estrutura normal da barreira de filtração glomerular. **B,** Glomerulonefrite membranosa. Complexos imunes são depositados na membrana basal logo abaixo do epitélio visceral. **C,** Glomerulonefrite membranoproliferativa (tipo I). Complexos imunes são depositados na membrana basal logo abaixo do endotélio vascular e levam a um padrão granular na membrana basal. **D,** Glomerulonefrite membranoproliferativa (tipo II). Complexos imunes são depositados na membrana basal e levam à deposição irregular de material eletrondenso dentro da lâmina densa. Embora não demonstrado neste diagrama esquemático, as glomerulonefrites membranoproliferativas tipo I e tipo II comumente têm hipertrofia e hiperplasia (proliferação) de células endoteliais, células epiteliais e células mesangiais glomerulares em resposta aos complexos imunes e aos processos biológicos que eles induzem. Leucócitos (inflamação aguda) também podem serem recrutados da microvasculatura para a resposta proliferativa. (Cortesia dos Drs. M.A. Breshears e A.W. Confer, Center for Veterinary Health Sciences, Oklahoma State University; e Dr. J.F. Zachary, College of Veterinary Medicine, University of Illinois.)

eletron-denso de material desconhecido e quantidades menores de C3, formam um depósito irregular dentro do espaço subendotelial e lâmina densa. A doença do tipo II pode ser uma forma de doença autoimune, mas sua patogenia não está clara.

Diversas outras alterações no glomérulo e cápsula de Bowman geralmente acompanham as lesões discutidas anteriormente. Essas alterações incluem adesões entre as células epiteliais do tufo glomerular e cápsula de Bowman (sinéquias; singular = sinéquia); hipertrofia e hiperplasia do epitélio parietal revestindo a cápsula de Bowman; deposição de fibrinogênio e trombos fibrinosos nos capilares glomerulares, secundários ou como resultado do dano glomerular; e túbulos renais dilatados preenchidos com fluido proteináceo homogêneo. Um aumento na matriz mesangial geralmente também está presente. Se o dano é leve e a causa é removida, os glomérulos podem cicatrizar sem lesões residuais óbvias ou com lesões mínimas. Entretanto, se a lesão é severa e prolongada, desenvolvem-se alterações glomerulares subagudas a crônicas. A cápsula de Bowman pode se tornar espessa, hialinizada e reduplicada. Nos casos severos, a proliferação do epitélio parietal, a chegada de monócitos e a deposição de fibrina, podem ocorrer dentro da cápsula de Bowman, resultando na formação de uma lesão semicircular, hipercelular, intraglomerular conhecida como *crescente glomerular*. A crescente glomerular também pode sofrer fibrose, e se ocorre a ruptura da cápsula de Bowman, a fibrose glomerular pode se tornar contínua com a fibrose intersticial. Podem estar presentes fibroses intersticiais e periglomerulares, focos de linfócitos intersticiais, plasmócitos e glomeruloesclerose na GN crônica.

Glomerulopatia de Lesão Mínima. Em seres humanos, uma glomerulopatia comum de perda de proteínas, especialmente em crianças, é uma das quais as alterações glomerulares histológicas são mínimas ou ausentes, por isso o nome glomerulopatias de lesão mínima (GLM). A lesão é caracterizada ultra-estruturalmente pela obliteração difusa dos processos podais da célula epitelial visceral (podócito) com mínimo ou nenhum depósito de membrana basal. A causa da GLM não é clara, porém na maioria dos casos ela é considerada uma disfunção imune causando dano à célula epitelial visceral. Além disso, a GLM foi correlacionada com terapia com medicamentos anti-inflamatórios não esteroidais (AINES) ou tratamento com outros medicamentos. A GLM foi descrita em cães tratados com medicamentos para mastocitomas, masitinib. Histologicamente, os glomérulos estão essencialmente normais; entretanto, ultraestruturalmente, a obliteração dos processos podais das células epiteliais viscerais é difusa e grave.

Glomeruloesclerose. Na GN crônica, os glomérulos gravemente afetados encolhem e se tornam hialinizados devido à um aumento de ambos, o tecido conjuntivo fibroso e a matriz mesangial, e uma perda dos capilares glomerulares (Fig. 11-29, *D*). Além disso, há a fibrose periglomerular. Esses glomérulos são hipocelulares e essencialmente não funcionais. Esse processo é denominado *glomeruloesclerose*, e os glomérulos afetados algumas vezes são referidos como *obsolentes*. A nomenclatura aplicada à GN para descrever os números de glomérulos envolvidos e a localização da lesão no glomérulo, pode ser utilizada para descrever a glomeruloesclerose. A glomeruloesclerose pode ser difusa, envolvendo todos os glomérulos, ou multifocal. Além disso, a glomeruloesclerose pode envolver todo um tufo glomerular (global) ou somente porções do tufo (segmentar), parecendo assim com um espessamento hialinizado nodular ou segmentar nos glomérulos afetados. Uma vez que os túbulos recebem seu suporte sanguíneo do vasoreto, derivado da arteríola eferente glomerular, a glomeruloesclerose reduz o fluxo sanguíneo através do vaso reto, diminuindo a tensão de oxigênio nos túbulos. A hipóxia resultante é responsável pela morte da célula epitelial tubular pela apoptose, ocasionando insuficiência para regenerar as células colunares. Os túbulos afetados geralmente têm diâmetros reduzidos e estão revestidos por células cuboides ou escamosas, que não possuem borda em escova e as funções das células colunares normais. Além disso, a proteinúria crônica acompanha a glomeruloesclerose e foi relatada como promotora da perda de células epiteliais tubulares por apoptose.

Diversos fatores estão associados e aceleram a glomeruloesclerose, incluindo os seguintes:
- Ingestão indiscriminada de proteínas.
- Aumento da pressão nos capilares glomerulares nos glomérulos funcionais remanescentes.
- Citocinas da inflamação local induzida pela GN.
- Fatores de crescimento derivados de plaquetas (FCDP).

Esses fatores possuem os seguintes efeitos:
- Alteram os componentes celulares dos tufos glomerulares funcionais.
- Causam hipertensão e hiperfiltração transglomerular com consequente dano do endotélio.
- Ativam a proliferação das células mesangiais.
- Aumentam a produção da matriz mesangial.
- Aceleram a perda de células epiteliais viscerais, que permite a formação de sinéquias (p. ex. adesões entre as camadas celulares epiteliais visceral e parietal no glomérulo).

A glomeruloesclerose não é somente o estágio final da GN, mas também pode se desenvolver em qualquer doença crônica na qual ocorre o dano grave dos néfrons ou a perda da função do néfron, incluindo a perda dos túbulos funcionais. A glomeruloesclerose multifocal leve de causa desconhecida geralmente é um achado acidental em animais mais velhos. A glomeruloesclerose foi relatada ocasionalmente em animais com hipertensão e diabetes melito. Nestes casos, o material eosinofílico global ou nodular (material hialino) é depositado no mesângio glomerular.

Amiloidose Glomerular. Amiloide, uma proteína fibrilar insolúvel com uma conformação de folha β-pregueada, é produzida após a proteólise incompleta de várias proteínas amiloidogênicas solúveis. Os depósitos amiloides em pacientes com mielomas de plasmócitos ou outras discrasias de linfócitos B (chamadas *amiloidose AL*), são compostos de fragmentos de imunoglobulinas de cadeias leves (λ). Nos animais domésticos, a amiloidose ocorrendo espontaneamente geralmente é um exemplo do que é chamado de *amiloidose reativa* (amiloidose AA). Esta forma da doença geralmente está associada às doenças inflamatórias crônicas; os depósitos amiloides são compostos de fragmentos de uma proteína sérica reativa de fase aguda chamada proteína *amiloide sérica-A* (SAA). As fibrilas amiloides dessa fonte são depositadas no tecido associadas a uma glicoproteína chamada *componente amiloide P*.

Os glomérulos são a localização renal mais comum para depósito de amiloide na maioria dos animais domésticos, embora o interstício medular seja um local comum em gatos, particularmente na raça Abissínio. A amiloidose renal ocorre comumente em associação a outras doenças, particularmente doenças inflamatórias crônicas ou neoplásicas. Entretanto, a amiloidose renal idiopática (p. ex. amiloidose na qual não se reconhece um processo de doença associado) também é descrita em cães e gatos. Os mecanismos patogênicos subjacentes da amiloidose renal idiopática não são conhecidos. Em um estudo, 23% dos cães que apresentaram proteinúria tinham amiloidose renal. Uma predisposição hereditária para o desenvolvimento da amiloidose reativa (AA) foi observada em gatos Abissínios e cães Shar-pei chineses. Há a suspeita de tendência familiar em gatos Siameses, cães English foxhounds e beagles. Em bovinos, a amiloidose renal é quase sempre devida à doença infecciosa sistêmica crônica. A amiloidose glomerular é responsável por muitos casos de nefropatia de perda proteica em animais que tiveram proteinúria e uremia notáveis. Ela pode, como a GNIC, ocasionar a síndrome nefrótica. A amiloidose glomerular de longa duração resulta no fluxo sanguíneo renal reduzido através dos glomérulos e vasos retos. Tal perfusão vascular renal reduzida pode levar à atrofia, degeneração e fibrose difusa dos túbulos renais e, em

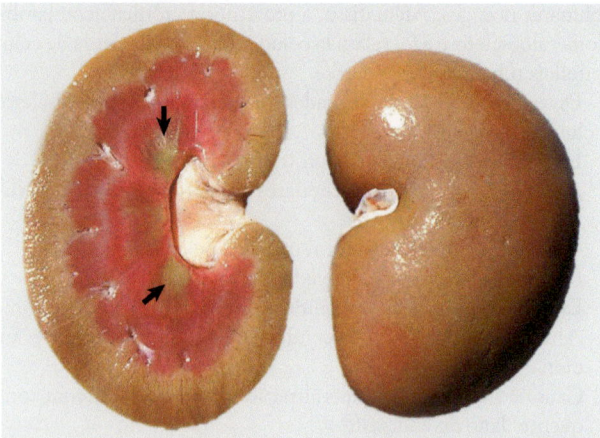

Figura 11-31 Amiloidose, Rim, Cão. Macroscopicamente, os rins afetados por deposição amiloide estão difusamente bronzeados, cerosos (firmes) e de tamanho normal ou ligeiramente aumentados. Os glomérulos afetados não estão macroscopicamente visíveis neste espécime, diferente de casos avançados de amiloidose glomerular ou GN crônica. Em casos avançados de amiloidose, os glomérulos podem estar visíveis como focos pontilhados, brilhantes, redondos, corticais. Em gatos e cães Shar-pei, o amiloide é depositado no interstício medular, não no glomérulo. Também existem múltiplos focos de necrose da crista medular (verde-amarelado [setas]). (Cortesia do Dr. G.K. Saunders, The Virginia-Maryland Regional College of Veterinary Medicine; e Noah's Arkive, College of Veterinary Medicine, The University of Georgia.)

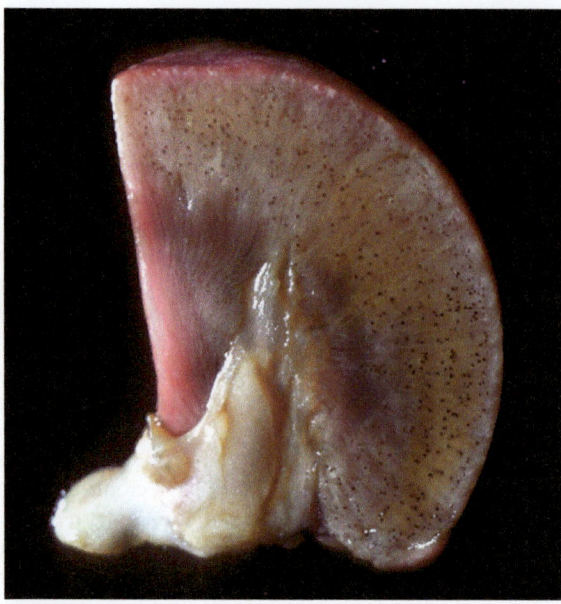

Figura 11-32 Amiloidose, Rim, Secção Transversa, Cão. Na superfície de corte de rim tratado com iodo de Lugol seguido por ácido sulfúrico diluído, estão visíveis os glomérulos contendo amiloide como múltiplos pontos azul escuros no córtex. Tratamento de iodo de Lugol. (Cortesia do Dr. M.D. McGavin, College of Veterinary Medicine, University of Tennessee.)

casos graves, necrose papilar renal. A amiloidose medular geralmente é assintomática, a menos que resulte na necrose papilar.

Os rins afetados com amiloidose glomerular frequentemente estão aumentados e pálidos, e possuem uma superfície capsular finamente granular (Fig. 11-31). Os glomérulos carregados de amiloide podem estar macroscopicamente visíveis como pontos translúcidos ou pálidos finos sobre a superfície capsular. Semelhantemente, a superfície de corte do córtex pode ter uma fina aparência granular com focos brilhantes dispersos, menores que 0,5 mm de diâmetro no córtex (Fig. 11-31). O tratamento dos rins com uma solução de iodo, como o iodo de Lugol, em muitos casos ocasiona a coloração vermelho-amarronzada dos glomérulos, que se tornam arroxeados quando tratados com ácido sulfúrico diluído (Fig. 11-32). Esta técnica oferece um diagnóstico presuntivo rápido da amiloidose renal. A amiloidose medular geralmente não é reconhecida macroscopicamente.

Microscopicamente, a proteína amiloide glomerular é depositada em ambas as localizações, mesângio e subendotélio. A amiloide é relativamente acelular e pode se acumular de modo segmentar dentro dos tufos glomerulares; portanto, uma porção da arquitetura glomerular normal é substituída por material eosinofílico, homogêneo a ligeiramente fibrilar (Fig. 11-33, A). Quando a amiloidose envolve todo o tufo glomerular, o glomérulo está aumentado, os lúmens capilares se tornam obliterados, e o tufo pode aparecer como uma grande esfera hialina eosinofílica hipocelular (Fig. 11-33, B). O amiloide pode estar presente nas membranas basais tubulares renais, e essas membranas aparecem hialinizadas e espessadas. Além disso, em casos de deposição amiloide glomerular, as alterações secundárias podem estar presentes nos túbulos renais, que geralmente estão acentuadamente dilatados, possuem epitélio com atrofia variável, e contêm moldes proteináceos e celulares. O amiloide é confirmado microscopicamente pela coloração com corante vermelho Congo (Fig. 11-33, C). Quando observado em luz polarizada, o amiloide possui birrefringência verde (Fig. 11-33, D). A perda da coloração vermelho Congo após o tratamento de um corte do rim afetado, com permanganato de potássio, sugere que o amiloide seja AA (p. ex. origem da proteína reativa de fase aguda).

Glomerulite Supurativa Aguda: Nefrite (Embólica) Bacteriana. A nefrite embólica, que também pode ser referida como *glomerulite supurativa aguda*, é o resultado de uma bacteremia na qual as bactérias se alojam aleatoriamente nos capilares glomerulares e, em uma extensão menor, nos capilares e arteríolas intersticiais causando múltiplos focos de inflamação (microabscessos) por todo o córtex renal. Embora os glomérulos pareçam os alvos, esta é realmente uma manifestação de doença vascular renal. Um exemplo específico de nefrite embólica é a *Actinobacilose* em potros causada pelo *Actinobacillus equuli* (Fig. 11-34) (Distúrbios dos Equinos). Esses potros geralmente morrem dentro de alguns dias após o nascimento e possuem pequenos abscessos (1 mm de diâmetro ou menores) em vários órgãos, especialmente no córtex renal. A nefrite embólica também ocorre comumente na bacteremia de suínos infectados com *Erysipelothrix rhusiopathiae* ou de ovinos e caprinos infectados com *Corynebacterium pseudotuberculosis*. A *Trueperella pyogenes* foi o isolado mais comum (26/31) de casos de nefrite embólica em bovinos necropsiados. *Staphylococcus aureus, Mannheimia haemolytica* e *Streptococcus bovis* também foram representados.

Macroscopicamente, múltiplos focos aleatórios, elevados, de 1 mm de diâmetro ou menores, são observados subcapsulares e sobre a superfície de corte por todo o córtex renal. Microscopicamente, os capilares glomerulares contêm diversas colônias bacterianas misturadas com debris necróticos e infiltrados extensivos de neutrófilos, que frequentemente obstruem o glomérulo. Também pode ocorrer hemorragia glomerular ou intersticial. Assim como em muitas outras doenças inflamatórias, se o animal afetado sobrevive, os infiltrados neutrofílicos persistem como abscessos residuais focais ou são progressivamente substituídos por números crescentes de linfócitos, plasmócitos, macrófagos e fibroblastos, formando por fim cicatrizes coalescentes.

Glomerulite Viral. A glomerulite, causada por uma lesão viral direta ao glomérulo, ocorre em doenças virais sistêmicas agudas, como a hepatite infecciosa canina (Fig. 11-35), infecção por vírus da arterite equina, cólera suína, doença de Newcastle em aves e infecção de suínos neonatos por citomegalovírus. As lesões são leves, geralmente transitórias, e resultam da replicação viral no endotélio capilar. A GN viral aguda produz as seguintes lesões macroscópicas:

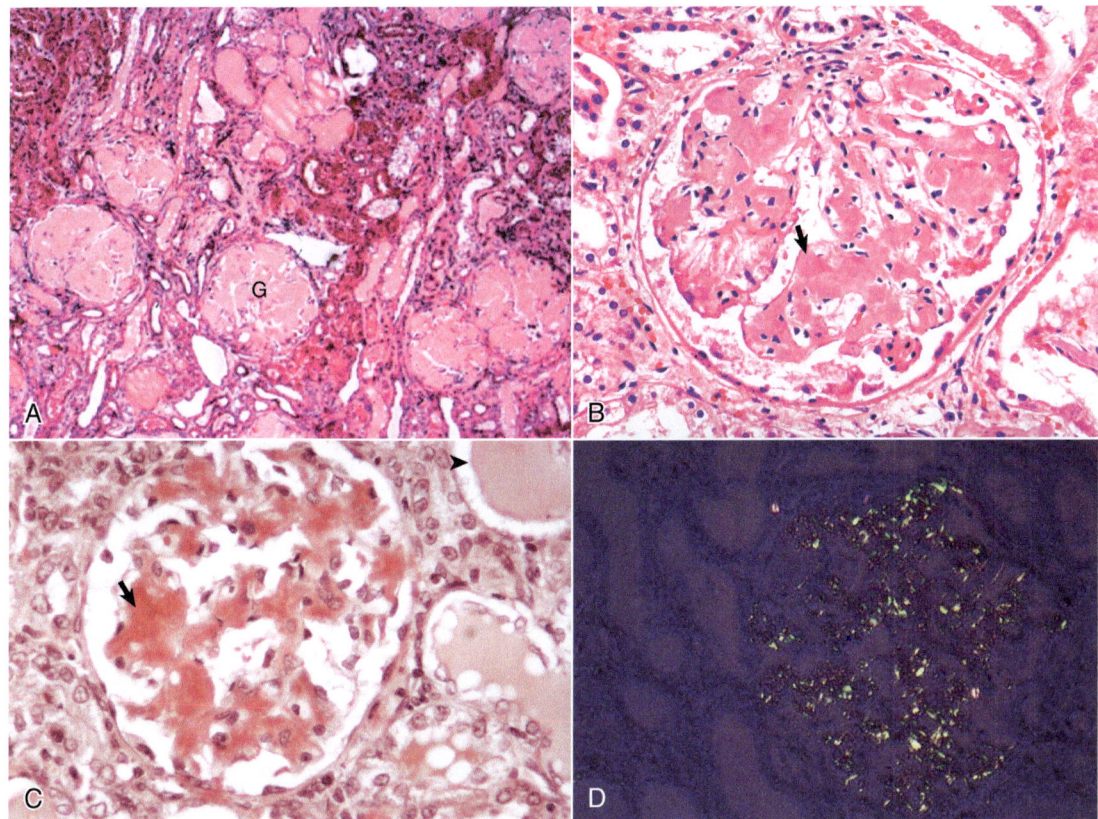

Figura 11-33 Amiloidose, Glomérulo, Rim, Cão. A, Todos os tufos glomerulares *(G)* estão difusamente e notavelmente expandidos por amiloide (depósitos homogêneos eosinofílicos pálidos), com o resultado de relativa acelularidade. Coloração por HE. **B,** Amiloide, depósitos hialinizado homogêneos, eosinofílicos pálidos, expandem o mesângio do glomérulo *(seta)*. Coloração por HE. **C,** Amiloide se cora em laranja com a coloração vermelho Congo *(seta)*, uma técnica utilizada para confirmá-la. Observar os moldes proteináceos nos lúmens tubulares *(pontas das setas)*, uma consequência de dano glomerular permitindo o vazamento de proteínas para o filtrado (nefropatia com perda de proteína). Coloração vermelho Congo. **D,** Depósitos amiloides corados com vermelho Congo. Esses depósitos possuem uma birrefringência verde-claro (geralmente chamada de maçã verde) quando visualizada sob luz polarizada. Microscopia de luz polarizada. (**A** Cortesia do Dr. B.C. Ward, College of Veterinary Medicine, Mississippi State University; e Noah's Arkive, College of Veterinary Medicine, The University of Georgia. **B** Cortesia do Dr. S.J. Newman, College of Veterinary Medicine, University of Tennessee. **C** Cortesia do Dr. M.D. McGavin, College of Veterinary Medicine, University of Tennessee. **D** Cortesia do Dr. W. Crowell, College of Veterinary Medicine, The University of Georgia; e Noah's Arkive, College of Veterinary Medicine, The University of Georgia.)

- Rins geralmente estão ligeiramente edemaciados.
- Superfície capsular renal está lisa.
- Rins estão com coloração normal ou pálidos.
- Glomérulos estão visíveis como pontos vermelhos na superfície de corte do córtex.

As inclusões intranucleares induzidas por vírus estão presentes no endotélio dos capilares glomerulares a partir da viremia da hepatite infecciosa canina e infecções por citomegalovírus. As inclusões de cada doença são semelhantes e geralmente são grandes, basofílicas à magenta, e preenchem o núcleo ou estão separadas da membrana nuclear por um halo claro. Nas outras doenças (arterite equina, cólera suína, maedivisna, circovírus suíno e Newcastle), os antígenos virais podem ser demonstrados no endotélio, epitélio ou células mesangiais por de imunofluorescência, imuno-histoquímica ou reação de cadeia polimerase (PCR). Em casos de glomerulite viral, as lesões incluem a hipertrofia endotelial, hemorragias, necrose do endotélio e um mesângio espessado e edematoso. Clinicamente, os animais estão sistemicamente doentes por infecção viral, mas os sinais glomerulares são especificamente aqueles de uma proteinúria transitória.

Glomerulonefrite Química. Embora bem menos comum que as formas imunomediadas de GN, a doença glomerular quimicamente induzida ocorre de vários modos diferentes. Os agentes químicos geralmente induzem a lesão glomerular por qualquer um dos seguintes mecanismos:

- Lesão direta às células epiteliais glomerulares.
- Lesão direta às células endoteliais do glomérulo.
- Fluxo sanguíneo renal alterado.
- Indução de reações imunológicas e respostas inflamatórias, que podem ocorrer por qualquer um desses:
  - Incorporação de medicamentos em complexos imunes.
  - Formação e deposição focada de complexos antígeno-anticorpo.
  - Formação de anticorpos antinucleares.
  - Formação de anticorpos anti-MBG dentro do tufo glomerular.

O aminoglicosídeo puromicina, adriamicina e antagonistas de receptores de histamina, todos induzem proteinúria por meio do dano focado nas células epiteliais glomerulares. O medicamento imunossupressor, ciclosporina A, altera a perfusão renal e finalmente a taxa de filtração glomerular ao danificar as células endoteliais glomerulares. Diversas substâncias estranhas são capazes de produzir complexos imunes incluindo o soro hiperimune injetável, ouro e D-penicilamina. A procainamida e a hidralazina resultam na produção de anticorpos antinucleares, e a exposição ocupacional aos solventes de hidrocarboneto pode criar anticorpos anti-MBG. Geralmente, as lesões induzidas por medicamentos levam à perda irreversível do néfron e hipertrofia celular e funcional compensatórias de outros néfrons.

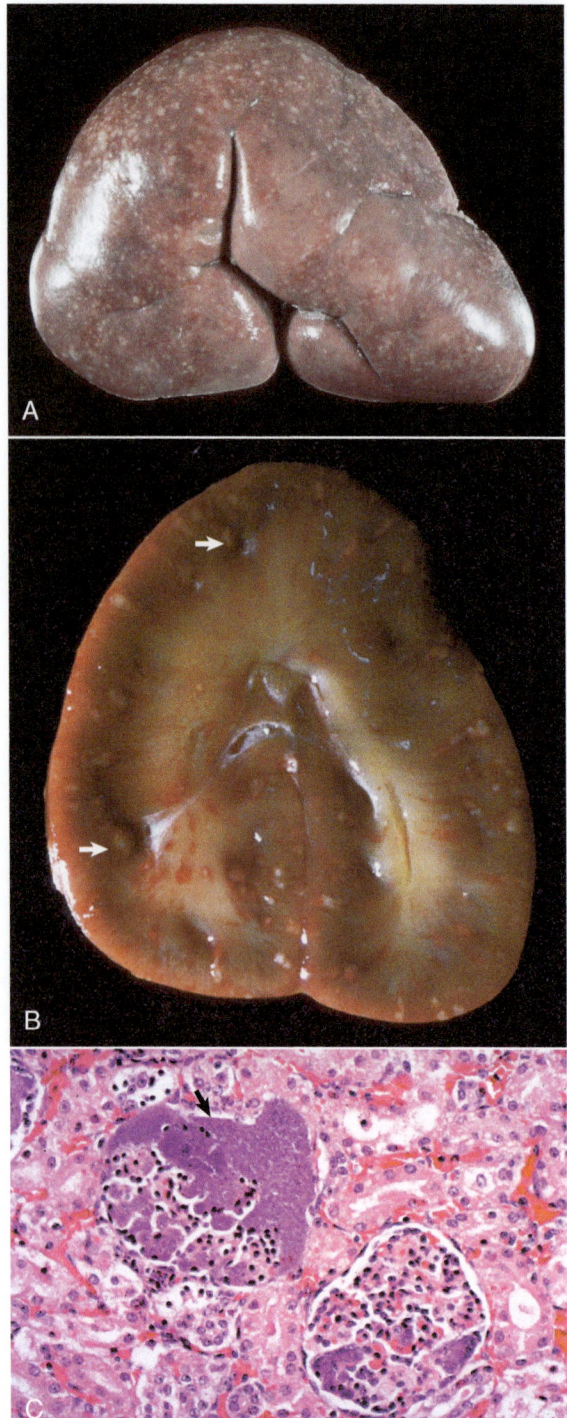

Figura 11-34 Nefrite Embólica (Glomerulite Supurativa), Rim, Equino. **A,** Múltiplos focos necróticos brancos, pequenos, e abscessos estão presentes de modo subcapsular. **B,** Secção dorsal. Abscessos de tamanhos variáveis estão disseminados por todo o córtex *(setas)*. **C,** Bactéria causadora *(seta)* entra no rim através da vasculatura (bacteremia) e se aloja nos capilares dos glomérulos, onde se replicam e induzem necrose e inflamação. Coloração por HE. (**A** Cortesia do Dr. A. Confer, Center for Veterinary Health Sciences, Oklahoma State University. **B** Cortesia do Dr. M.D. McGavin, College of Veterinary Medicine, University of Tennessee. **C** Cortesia do Dr. W. Crowell, College of Veterinary Medicine, The University of Georgia; e Noah's Arkive, College of Veterinary Medicine, The University of Georgia.)

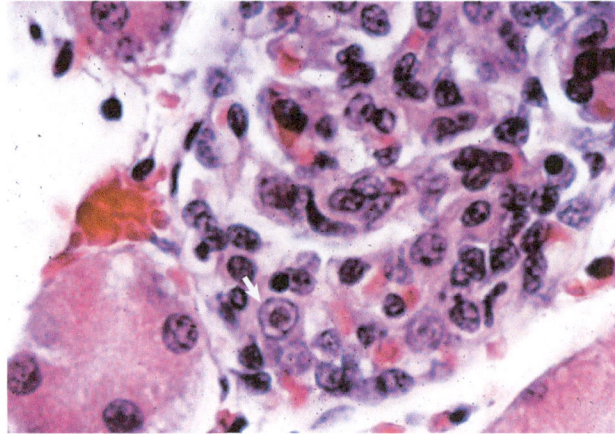

Figura 11-35 Hepatite Infecciosa Canina, Rim, Córtex, Cão. Células endoteliais glomerulares renais contendo corpúsculos de inclusão intranucleares *(seta)*. Coloração por HE. (Cortesia do Dr. W. Crowell, College of Veterinary Medicine, The University of Georgia; e Noah's Arkive, College of Veterinary Medicine, The University of Georgia.)

A perda física contínua de néfrons estabelece um ciclo para um aumento na hipertensão e hiperfiltração glomerulares, que ocasiona a glomeruloesclerose, perda progressiva de néfrons e fibrose intersticial.

Lesões Glomerulares Diversas.

Lipidose Glomerular. A lipidose glomerular, caracterizada por pequenos agregados de macrófagos espumosos de carga lipídica, nos tufos glomerulares, é um achado acidental em cães. Uma lipidose glomerular semelhante, porém mais extensa, foi descrita em gatos com hiperlipoproteinemia hereditária, que é uma doença generalizada caracterizada pela hiperquilomicronemia, aterosclerose e xantogranulomas em vários órgãos parenquimatosos, incluindo os rins (seção sobre Nefrite Granulomatosa). Microscopicamente, os glomérulos contêm macrófagos espumosos, característicos de lipidose glomerular, assim como mesângio aumentado e cápsula de Bowman espessada.

Vasculopatia Glomerular. Uma vasculopatia glomerular renal e cutânea idiopáticas foram descritas originalmente em greyhounds e desde então foram encontradas em diversos cães de raças puras e mestiças. A causa desta doença é desconhecida, porém as lesões são semelhantes àquelas observadas na DIC, púrpura trombocitopênica trombótica, e síndrome hemolítica urêmica em seres humanos. Na autópsia, os rins de cães afetados estão edemaciados e congestos e apresentam petéquias corticais (Fig. 11-36, A). Microscopicamente, diversos glomérulos possuem trombos de fibrina segmentares ou globais, hemorragias e necrose (Fig. 11-36, B). No polo vascular glomerular, as paredes das arteríolas aferentes têm depósitos de fibrina e focos de necrose. Greyhounds afetados possuem lesões eritematosas multifocais e lesões ulceradas de pele, e edema distal de membros. Sinais sistêmicos variados de uremia geralmente acompanham as lesões cutâneas.

Doenças dos Túbulos

Anomalias Hereditárias na Função Tubular Renal. Anomalias hereditárias no metabolismo tubular, no transporte, ou na reabsorção de glicose, aminoácidos, íons e proteínas foram descritas em cães. A glicosúria renal primária, um distúrbio hereditário em Elkhounds e esporadicamente em outras raças de cães, ocorre quando a capacidade das células epiteliais tubulares de reabsorver glicose está significativamente diminuída. Lesões macroscópicas e histológicas não são observadas, pois este é um distúrbio funcional. A glicosúria resulta mais comumente do diabetes melito, acromegalia, ou liberação de catecolaminas e predispõe os cães a:

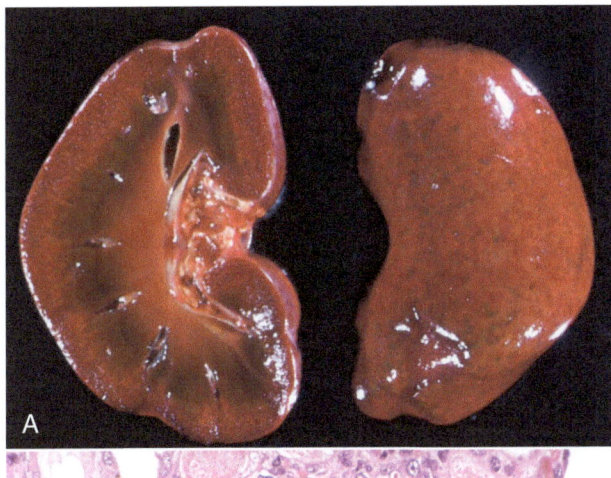

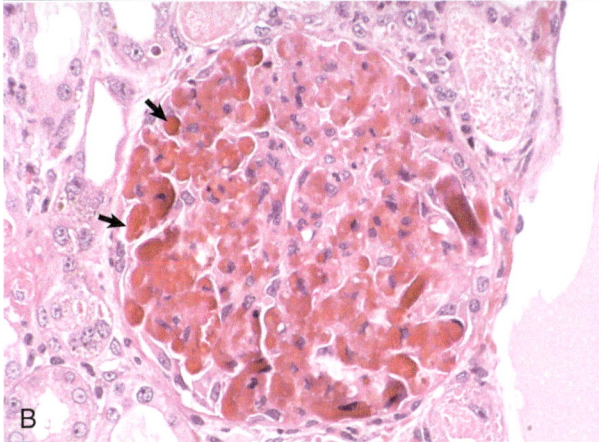

Figura 11-36 Vasculopatia, Síndrome de Vasculopatia Renal (e Cutânea), Glomérulo, Rim, Cão, Greyhound. A, Os finos pontos brancos no córtex (nas superfícies capsular e de corte) são glomérulos com trombose capilar glomerular extensiva. **B,** Células endoteliais glomerulares necróticas e trombose capilar glomerular extensiva *(setas)* são típicas de síndrome de vasculopatia glomerular (e cutânea) idiopática em cães greyhound. Coloração por HE. (**A** Cortesia do Dr. B. Weeks, College of Veterinary Medicine, Texas A&M University; e Noah's Arkive, College of Veterinary Medicine, The University of Georgia. **B** Cortesia do Dr. B.W. Fenwick, Virginia Tech.)

- Infecções bacterianas do trato urinário inferior.
- Enfisema de vesícula urinária, secundária a quebra de moléculas de glicose por bactérias (principalmente *Escherichia coli, Clostridium perfringens* e raramente com leveduras de *Candida*), com subsequente liberação de dióxido de carbono (CO_2) no lúmen da bexiga e absorção de gás nos vasos linfáticos da bexiga (Fig. 11-37).

Um defeito hereditário generalizado na reabsorção tubular, semelhante à síndrome de Fanconi em seres humanos, foi descrito em cães Basenji. O defeito tubular subjacente parece ser a estrutura de membrana anormal das bordas em escova, de células epiteliais tubulares, pelo conteúdo de lipídico alterado na membrana celular. As lesões macroscópicas não são identificáveis nos estágios iniciais. As alterações histopatológicas nos rins inicialmente são mínimas, consistindo de células epiteliais tubulares de tamanho irregular nos túbulos contorcidos e alças de Henle. Com o tempo, cães com a síndrome de Fanconi desenvolvem insuficiência renal progressiva e fibrose renal associada. Aminoacidúria, glicosúria, proteinúria, fosfatúria elevadas, acidose metabólica e múltiplas anomalias endócrinas caracterizam clinicamente esta doença. As formas transitórias adquiridas foram observadas em associação a hepatopatia por armazenamento de cobre.

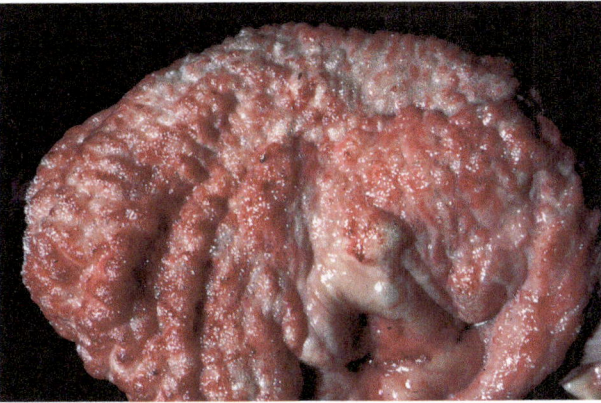

Figura 11-37 Enfisema, Mucosa da Vesícula Urinária, Vaca. Os múltiplos "nódulos" são bolhas de gás na mucosa que expandiram a mucosa e são secundários à infecções bacterianas do trato urinário inferior (principalmente por *Escherichia coli, Clostridium perfringens* e raramente leveduras de *Candida*). Os microrganismos quebram as moléculas de glicose e liberam CO_2 no lúmen da bexiga, de onde o gás pode ser reabsorvido nos vasos linfáticos da bexiga. Este animal recebeu borogliconato de cálcio como fonte de cálcio para tratar a febre do leite. Após injeção intravenosa, os íons de cálcio se dissociam rapidamente das moléculas principais, e o gliconato resultante oferece uma fonte de açúcar para a bactéria urinária residente. (Cortesia do Dr. M.D. McGavin, College of Veterinary Medicine, University of Tennessee.)

A excreção de grandes quantidades de cistina na urina (cistinúria) é uma disfunção tubular hereditária ligada ao sexo, observada ocasionalmente em cães de raça pura e mestiços do sexo masculino. Ela é importante pois predispõe os cães afetados à formação de cálculo e obstrução do trato urinário inferior (seção sobre Urolitíase).

Necrose Tubular Aguda. Necrose tubular aguda, como descrita na seção sobre resposta tubular à lesão, pode ser observada após a exposição a qualquer uma das nefrotoxinas seguintes (Quadro 11-10):
- Pigmentos
  - Hemoglobina.
  - Mioglobina.
  - Bile/bilirrubina.
- Metais pesados
  - Chumbo.
  - Mercúrio.
- Agentes farmacêuticos (p. ex. agentes quimioterápicos e antimicrobianos)
  - Cisplatina.
  - Aminoglicosídeos (seção sobre o Rim e Trato Urinário Inferior, Distúrbios dos Cães).
  - Oxitetraciclina.
  - Anfotericina B.
  - Sulfonamidas.
  - Monensina.
- Medicamentos anti-inflamatórios não esteroidais.
- Toxinas fúngicas.
- Toxinas de plantas
  - Anserina.
  - Plantas contendo oxalato.
  - Taninos de carvalho.
- Anticongelantes (etilenoglicol).
- Vitaminas e minerais
  - Vitamina D.
  - Hipercalcemia.
- Toxinas bacterianas.
- Contaminantes de alimentos pet (seção sobre Rim e Trato Urinário Inferior, Distúrbios dos Cães).

Quadro 11-10	Nefrotoxinas Comuns dos Animais Domésticos

METAIS PESADOS
Mercúrio
Chumbo
Arsênico
Cádmio
Tálio

AGENTES ANTIBACTERIANOS E ANTIFÚNGICOS
Aminoglicosídeos
    Gentamicina
    Neomicina
    Canamicina
    Estreptomicina
    Tobramicina
Tetraciclinas
Anfotericina B

AGENTES PROMOTORES DE CRESCIMENTO
Monensina

MEDICAMENTOS ANTI-INFLAMATÓRIOS NÃO ESTEROIDAIS
Aspirina
Fenilbutazona
Carprofeno
Flunixin meglumine
Ibuprofeno
Naproxeno

ALIMENTOS E CONTAMINANTES DE ALIMENTOS
Uvas ou uvas passas
Melamina
Ácido cianúrico

TOXINAS BACTERIANAS E FÚNGICAS
Toxina épsilon do *Clostridium perfringens*
Ocratoxina A
Citrinina

PLANTAS
Caruru (*Amaranthus retroflexus*)
Carvalho (*Quercus* sp.)
Isotropis sp.
Árvore da madeira amarela (*Terminalia oblongata*)
Lírios (*Zantedeschia* spp., *Lilium* spp., e *Hemerocallis* spp.)

OXALATOS
Etilenoglicol (anticongelante)
Halogeton (*Halogenton glomeratus*)
Ruibarbo (*Rheum rhaponticum*)
Sorrel, doca (*Rumex* sp.)

VITAMINA D
Suplementos de vitamina D
Rodenticidas contendo calciferol
Cestrum diurnum
Solanum sp.
Trisetum sp.

COMPONENTES ANTINEOPLÁSICOS
Cisplatina

- Melamina.
- Ácido cianúrico.
- Uvas passas.

Essas nefrotoxinas são discutidos em maiores detalhes na próxima seção.

Pigmentos Nefrotóxicos

Nefrose Hemoglobinúrica. Frequentemente ocorre um conjunto de eventos levando à necrose isquêmica em rins hipoperfusionados com complicação causada pela hemoglobinúria. A hemoglobinemia ocasiona a hemoglobinúria quando o limiar renal para reabsorção é excedido. A hemoglobinúria pode ocorrer por:

- Intoxicação crônica por cobre em ovinos.
- Leptospirose e babesiose em bovinos.
- Intoxicação por bordo vermelho em equinos.
- Babesiose ou anemia hemolítica autoimune em cães.

Nessas doenças, as concentrações séricas de hemoglobina estão elevadas. A hemoglobina passa para o filtrado glomerular, produzindo concentrações intraluminais muito elevadas que causam nefrose hemoglobinúrica. Normalmente, a hemoglobina se liga a uma haptoglobina carreadora para transporte plasmático, e o complexo hemoglobina-haptoglobina é muito grande para passar através da barreira de filtração glomerular. A hemoglobina não é excretada na urina até que o suprimento da molécula carreadora esteja esgotado ou excretado e a hemoglobina se torne livre no plasma. A própria hemoglobina não é nefrotóxica, e infusões venosas de hemoglobina em animais saudáveis não produzem lesões perceptíveis. Entretanto, grandes concentrações de hemoglobina no filtrado glomerular podem aumentar a necrose tubular que ocorre como resultado de isquemia renal. Por exemplo, na intoxicação crônica por cobre em ovinos, a isquemia renal é secundária ao choque hipovolêmico e os corpúsculos de Heinz, à anemia hemolítica. Portanto, a hemoglobinúria poder ter um efeito deletério adicional sobre o epitélio tubular já sofrendo hipóxia.

Na autópsia, os córtices renais na hemoglobinúria grave estão corados difusamente vermelho-amarronzado a azul-escuro e possuem moldes de hemoglobina intratubular (Fig. 11-38, A). Os moldes de hemoglobina aparecem como pontilhados vermelho-escuro na superfície capsular e continuam para o córtex orientados de forma radial, estrias vermelho escuras. A medula está difusamente vermelha escura ou possui listras vermelhas irregulares. Classicamente, os rins de ovinos com intoxicação crônica por cobre cortem coloração azul-escura, de forma difusa e uniforme, e é descrito como "azul bala metálica". Microscopicamente, a degeneração e necrose epitelial tubular proximal são severas, e os lúmens tubulares estão preenchidos por material granular refringente vermelho-alaranjado abundante, a aparência característica do composto heme (Fig. 11-38, B).

Nefrose Mioglobinúrica. A mioglobinúria resulta da necrose muscular aguda e extensa e ocorre em:

- Rabdomiólise do exercício em equinos, greyhounds e animais selvagens ou exóticos (seção sobre Rim e Trato Urinário Inferior, Distúrbios dos Equinos).
- Intoxicação por *Cassia* spp. e *Karwinskia* spp.
- Trauma muscular direto grave (p. ex. acidente de trânsito).

Frequentemente ocorre um conjunto de eventos levando à necrose tubular isquêmica, em rins hipoperfusionados com complicação pela mioglobinúria. Nessas doenças, as concentrações séricas de mioglobina estão elevadas, à medida que esses produtos passam para o filtrado glomerular, produzindo concentrações intraluminais muito elevadas que causam a nefrose mioglobinúrica. Comparada a hemoglobina, a mioglobina passa mais livremente através da barreira de filtração glomerular e é excretada na urina, uma vez que ela não utiliza uma proteína carreadora para o transporte plasmático e é uma molécula menor. A mioglobina não é nefrotóxica por si só, e infusões intravenosas em animais saudáveis não causam lesões perceptíveis. Entretanto, grandes concentrações de mioglobina no filtrado glomerular podem exacerbar a necrose tubular que ocorre como resultado de isquemia renal. Por exemplo,

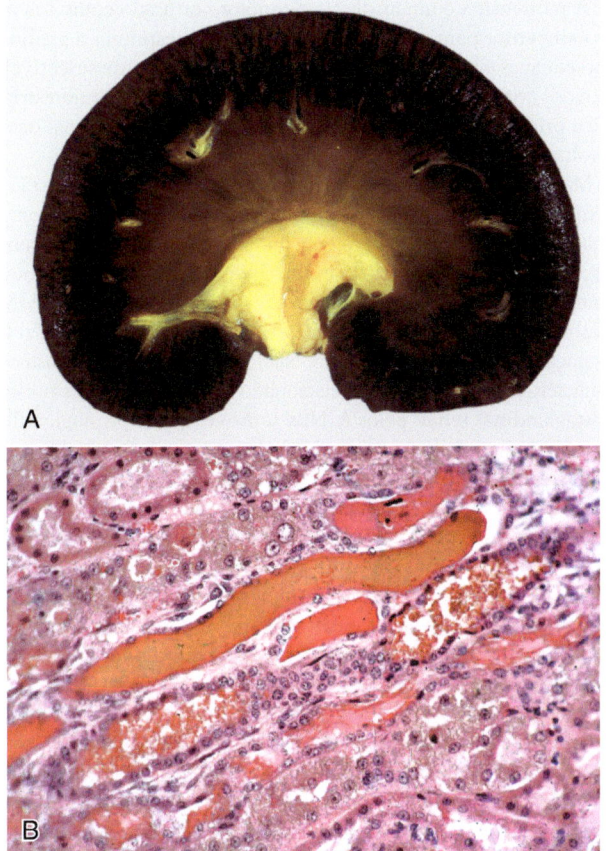

Figura 11-38 Nefrose Hemoglobinúrica, Rim. A, Cão. Coloração de hemoglobina difusa acentuada do córtex e medula é secundária à hemoglobinemia de uma crise hemolítica intravascular aguda. Observar a coloração amarela (icterícia) da gordura pélvica e íntima das secções transversais da artéria arqueada na junção corticomedular. **B,** Ovino. Diversos túbulos distais contêm moldes grosseiros de hemoglobina granular e hialinos que ocorreram após a hemólise intravascular (hemoglobinemia) da toxicose crônica por cobre. Coloração por HE. (**A** Cortesia do Dr. A. Confer, Center for Veterinary Health Sciences, Oklahoma State University. **B** Cortesia do Dr. A.R. Doster, University of Nebraska; e Noah's Arkive, College of Veterinary Medicine, The University of Georgia.)

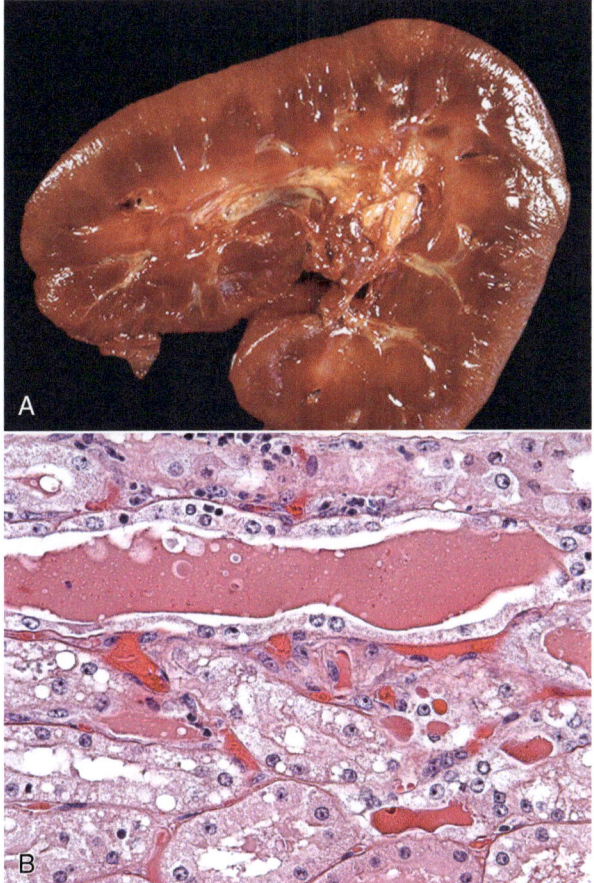

Figura 11-39 Nefrose Mioglobinúrica, Rim, Cavalo. A, Coloração de mioglobina difusa do córtex e medula (marrom-avermelhado) é secundária a mioglobinemia da rabdomiólise severa. **B,** Moldes de mioglobina estão presentes nos túbulos distais dilatados, que são revestidos por células epiteliais achatadas. Coloração por HE. (**A** Cortesia do Dr. W. Crowell, College of Veterinary Medicine, The University of Georgia; e Noah's Arkive, College of Veterinary Medicine, The University of Georgia. **B** Cortesia do Dr. J.F. Zachary, College of Veterinary Medicine, University of Illinois.)

na rabdomiólise em cavalos, a isquemia renal provavelmente é secundária à baixa perfusão renal observada no choque hipovolêmico. Portanto, a mioglobina pode ter um efeito deletério adicional sobre o epitélio tubular já sofrendo necrose isquêmica.

Na necropsia, os córtices renais na mioglobinúria estão corados difusamente de vermelho-amarronzado a azul-escuro e possuem moldes de mioglobina intratubular, que não podem ser diferenciados de moldes de hemoglobina (Fig. 11-39).

Nefrose Colêmica. Concentrações elevadas de bilirrubina sérica, como em cordeiros, bezerros e potros jovens com mecanismo de conjugação hepática imaturo, podem estar associadas ao edema, degeneração e pigmentação amarelo-marrom-esverdeada das células tubulares proximais. O termo *nefrose colêmica* tem sido aplicado a esta lesão; entretanto, sua significância é duvidosa. A necrose tubular aguda, quando observada em associação à bilirrubinemia grave, a chamada síndrome hepatorrenal, provavelmente não é causada pela retenção de ácido biliar ou bilirrubina em si, mas pela isquemia de causas pré-renais como a constrição dos vasos renais relacionados com choque ou liberação de catecolaminas.

Metais Pesados. A necrose tubular nefrotóxica é causada por diversas classes de componentes naturais ou compostos sintéticos. O arsênico inorgânico e alguns metais pesados, incluindo o mercúrio, chumbo, cádmio e tálio inorgânicos, são nefrotóxicos. As fontes comuns de exposição oral para metais pesados incluem herbicidas (arsênico), tintas antigas (chumbo), baterias (chumbo), componentes automotivos (chumbo), impurezas da destilação do petróleo, e outros contaminantes ambientais. A necrose tubular aguda por mercúrio é causada por:

- Danos às membranas das células do epitélio do túbulo contorcido distal.
- Dano mitocondrial produzido por estas toxinas: O dano geralmente está relacionado com a interação desses metais com os grupos sulfidrila das proteínas.

Na intoxicação por mercúrio, os íons de mercúrio estão no sangue dos capilares e filtrado glomerular e, portanto, entram no epitélio tubular proximal do lado luminal e pela da difusão do lado peritubular. Os íons de mercúrio se concentram no retículo endoplasmático rugoso e causam alterações tubulares iniciais, que incluem perda da borda em escova e dispersão de ribossomos. Essas alterações são seguidas pelo inchaço mitocondrial e morte celular. Além disso, o cádmio tem sido descrito causando a morte celular de túbulos contorcidos proximais por apoptose.

O metal específico envolvido na lesão tubular tóxica não pode ser identificado por lesões renais isoladas. A exceção é a intoxicação por chumbo, na qual as células endoteliais e epiteliais dos glomérulos e túbulos proximais afetados, respectivamente, algumas vezes possuem inclusões intranucleares na coloração Acid-fast compostas de um complexo chumbo-proteína (Fig. 11-40).

Agentes Farmacêuticos. Esses agentes são nefrotóxicos e causam necrose tubular aguda quando administrados em doses excessivas ou muito frequentes. A cisplatina, um agente quimioterápico contra o câncer que contem platina, causa necrose tubular por:

- Dano direto ao epitélio tubular.
- Redução do fluxo sanguíneo renal pela vasoconstrição mediada pelo mecanismo renina-angiotensina.

O grupo melhor caracterizado de agentes farmacêuticos nefrotóxicos são os antibióticos aminoglicosídeos (gentamicina, neomicina etc.). Os aminoglicosídeos se concentram nos lisossomos, complexo de Golgi e retículo endoplasmático do epitélio tubular proximal. Eles alcançam um limiar, são liberados no citosol e danificam a mitocôndria causando a apoptose e necrose. Além disso, o fluxo sanguíneo renal é reduzido, adicionando um componente hipóxico à intoxicação.

Ocasionalmente a oxitetraciclina é nefrotóxica em bovinos e cães. O mecanismo do dano tubular não foi determinado, porém sabe-se que são necessárias grandes concentrações de antibióticos de tetraciclina e acredita-se que eles inibem a síntese proteica nas células do epitélio tubular.

A anfotericina B, um antibiótico antifúngico polieno, é nefrotóxico pela vasoconstrição e/ou ruptura direta das membranas celulares. Este dano à membrana interfere com as interações colesterol-lipídeos normais e causa a perda de íon potássio, acúmulo de íon hidrogênio, edema celular agudo e necrose dos túbulos proximal e distal. Essas alterações renais não estão limitadas ao uso excessivo de medicamentos, mas ao invés disso, podem ocorrer em animais que receberam as doses terapêuticas recomendadas.

A necrose tubular induzida por sulfonamidas, uma entidade comum de anos atrás, ocorre com pouca frequência nos dias de hoje pois as sulfonamidas utilizadas atualmente possuem solubilidade maior que aquelas utilizadas no passado. As sulfonamidas causam necrose de células epiteliais tubulares mais prontamente em animais desidratados. Os cristais se formam nos túbulos e causam necrose do epitélio tubular renal por intoxicação direta e pela lesão mecânica. Finos depósitos granulares cristalinos amarelos podem ser macroscopicamente observados nos túbulos medulares de animais afetados, mas os depósitos cristalinos são dissolvidos durante a fixação em fixadores aquosos como a formalina neutra tamponada a 10%.

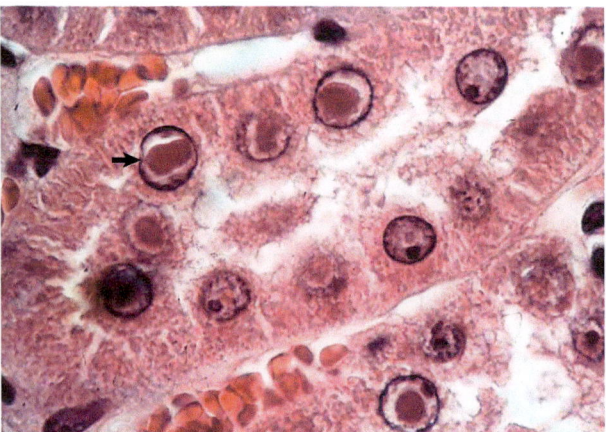

Figura 11-40 **Nefrose, Toxicose por Chumbo, Rim, Córtex, Rato.** Corpúsculos de inclusão intranucleares acid-fast (*seta*) presentes no epitélio tubular contorcido proximal são diagnósticos de envenenamento por chumbo. Coloração acid-fast com coloração adicional de HE. (Cortesia do Dr. J. King, College of Veterinary Medicine, Cornell University.)

A monensina é um antibiótico ionóforo utilizado como um aditivo alimentar para o controle da coccidiose e estimula o ganho de peso em aves e bovinos. Os cavalos são particularmente suscetíveis à toxicose por monensina. Embora a necrose da musculatura estriada seja a principal lesão, a degeneração ou necrose tubular renal ocorre simultaneamente.

Medicamentos Anti-inflamatórios Não Esteroidais. A ingestão de medicamentos anti-inflamatórios não esteroidais (AINEs), como a fenilbutazona, aspirina, carprofeno, flunixin meglumine, ibuprofeno e naproxeno, foram associados à insuficiência renal aguda em pequenos animais, especialmente em cães. Em cavalos, a intoxicação por AINEs geralmente está associada a necrose de papilas renais não fatal e ulceração de mucosas (seção sobre Necrose Papilar). O mecanismo da insuficiência renal aguda está relacionado com a redução na síntese de prostaglandinas renais pelos AINEs. Uma vez que as prostaglandinas são responsáveis pela manutenção do fluxo sanguíneo renal normal, a administração de AINEs ocasiona a constrição arteriolar aferente que reduz a perfusão renal, ocasionando a degeneração tubular aguda e necrose papilar medular e insuficiência renal. A incidência geral da insuficiência renal induzida por AINEs em pequenos animais é baixa, e é observada mais comumente em animais que ingerem quantidades excessivas do medicamento ou possuem um distúrbio concomitante como desidratação, insuficiência cardíaca congestiva ou doença renal crônica.

Toxinas Fúngicas. As micotoxinas nefrotóxicas de ocorrência natural podem se originar de *Aspergillus* sp. e *Penicillium* sp. (p. ex. ocratoxina e citrinina). A ocratoxina A é nefrotóxica para animais monogástricos, particularmente suínos, nos quais as lesões são a degeneração tubular e a necrose. Além disso, a ingestão de longa duração resulta na fibrose renal difusa, presumivelmente como resultado do dano contínuo às células epiteliais do túbulo e, portanto, não oferecendo tempo para a regeneração.

Toxinas de Plantas. Diversas espécies de carurus, particularmente *Amaranthus retroflexus*, podem ser responsáveis pela necrose tubular aguda e edema periférico em suínos e bovinos. O princípio tóxico provavelmente é um grupo de componentes fenólicos presentes nas folhas. A intoxicação por carvalho (*Quercus* spp.) é observada em ruminantes após o consumo de folhas novas ou brotos. Os princípios tóxicos são os taninos e seus produtos residuais. Consultar seção sobre Rim e Trato Urinário Inferior, Distúrbios dos Ruminantes (Bovino, Ovino e Caprino), Toxicidade por Carvalho: Necrose Tubular Aguda (*Quercus* Spp.) para uma discussão de taninos. Diversas espécies nefrotóxicas de lírios (*Lilium* spp., *Zantedeschesia* spp., e *Hemerocallis* spp.) foram associadas à necrose tubular aguda em pequenos animais, especialmente em gatos. O princípio tóxico não é conhecido.

A necrose tubular induzida por oxalato ocorre em ovinos e bovinos após a ingestão de quantidades tóxicas de oxalato que se acumulam em plantas de vários gêneros, como *Halogeton*, *Sarcobatus*, *Rheum* e *Rumex*. Após a absorção a partir do intestino, o oxalato de cálcio se precipita nos lúmens ou paredes dos vasos, ou dentro dos túbulos renais, onde eles causam obstrução e necrose de células epiteliais. A doença na intoxicação por oxalato ocorre não somente pela doença renal, mas também pela disfunção neuromuscular, o resultado da hipocalcemia produzida pela quelação do cálcio sérico pelo oxalato. Uma nefrose induzida por oxalato foi descrita em Spaniels tibetanos com uma hiperoxalúria hereditária. Também existe o relato de uma nefrose crônica por oxalato em gatos ragdoll de hereditariedade e etiologia desconhecidas.

Químicos

Anticongelantes. Consultar seção sobre Rim e Trato Urinário Inferior, Distúrbios dos Cães, Intoxicação por Etilenoglicol para uma discussão sobre anticongelantes como nefrotoxinas.

Vitaminas e Minerais

Vitamina D. A vitamina D administrada em doses múltiplas e excessivas (intoxicação por vitamina D [nefropatia por vitamina D]) ou por ingestão acidental de rodenticida contendo calciferol, pode causar nefrose em cães e gatos. Em rebanhos, a ingestão crônica de plantas, como *Cestrum diurnum* no sul dos Estados Unidos, *Solanum* sp. ou *Trisetum* sp. em outros países, cada uma das quais contêm um químico com atividade biológica semelhante à vitamina D, que também pode induzir nefrose. A ingestão de quantidades excessivas de vitamina D pode induzir a hipercalcemia. A hipercalcemia resulta na redução da formação de AMPc, que prejudica a reabsorção de sódio e interfere com os receptores de ADH. Além disso, se a hipercalcemia persiste, ocorre a mineralização dos túbulos e MBGs (Fig. 11-24). O desenvolvimento de lesões depende da duração de tempo entre a exposição aos rodenticidas e a morte, ou da duração da exposição contínua à vitamina D. Em casos agudos, os rins têm uma superfície capsular lisa. Microscopicamente, o epitélio tubular está necrótico e atrófico com alguns depósitos calcificados nos túbulos, dispersos aleatoriamente por todo o córtex. Nos casos mais crônicos, a superfície do rim está finamente granular como resultado da fibrose. Depósitos brancos, calcários, podem ser observados dentro do córtex. A fibrose intersticial, dilatação tubular, atrofia glomerular e calcificação extensa das membranas basais tubulares são observadas microscopicamente.

Calcificação Intersticial (Nefropatia Hipercalcêmica). A hipercalcemia a partir de diversas causas ocasiona a inativação da adenil ciclase com AMP elevada, de modo que o transporte de sódio é comprometido no ramo ascendente da alça de Henle, túbulo distal e ductos coletores. A hipercalcemia interfere nos receptores de ADH nos ductos coletores, resultando na diabetes insipidus renal. A mineralização da membrana basal e epitélio, inicialmente na zona externa da medula e então envolvendo o interstício, vasos e glomérulos, é observada quando a hipercalcemia persiste. A principal causa da hipercalcemia em cães e gatos é a hipercalcemia de malignidade, uma síndrome paraneoplásica. O peptídeo relacionado com o PTH (PTHrp), um peptídeo que se assemelha ao PTH, ocasiona a reabsorção óssea. Ele é produzido mais comumente por linfomas ou carcinomas das glândulas apócrinas do saco anal. Além disso, o excesso de vitamina D tanto de rodenticidas quanto do excesso de fontes alimentares (plantas tóxicas) pode resultar em uma síndrome semelhante. As causas menos comuns da hipercalcemia incluem hiperparatireoidismo primário e hiperparatireoidismo renal secundário.

Toxinas Bacterianas. Toxinas bacterianas, como a exotoxina épsilon, produzidas após a proliferação entérica acentuada de *Clostridium perfringens* tipo D em pequenos ruminantes, podem resultar em lesões renais bilaterais macroscopicamente reconhecíveis denominadas de *rim pulposo* (Fig. 11-41, A). A textura pastoso do rim ocorre devido à degeneração epitelial tubular aguda e/ou necrose, com edema e hemorragia intersticiais (Fig. 11-41, B). A toxina épsilon se liga aos receptores do epitélio tubular renal distal causando sua degeneração. A autólise pode produzir alterações semelhantes, este achado deve ser interpretado com cautela, especialmente com um intervalo *post-mortem* prolongado.

Contaminantes de Alimentos e Alimentos Pet. Consultar seção sobre Rim e Trato Urinário Inferior, Distúrbios dos Cães, Nefrite Tubulointersticial tóxica, Melamina e Ácido Cianúrico para uma discussão de alimento tóxico e contaminantes de alimentos pet.

Doenças da Pelve Renal

Hidronefrose. A hidronefrose se refere à dilatação da pelve renal e atrofia renal associada. A causa é a obstrução parcial ou completa do fluxo de saída da urina, causando um aumento progressivo na pressão pélvica. A obstrução levando a hidronefrose pode ser causada por

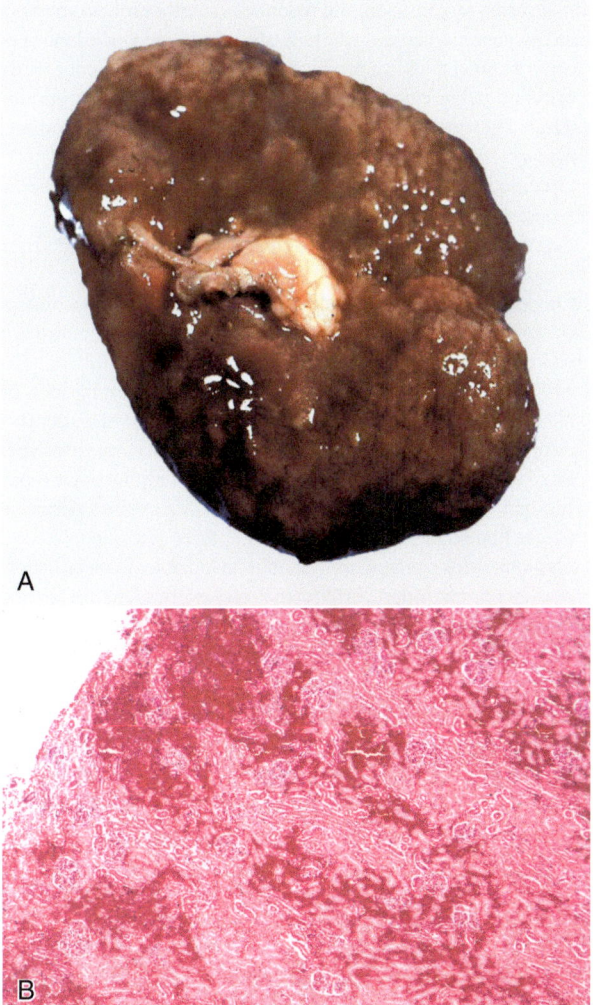

Figura 11-41 **Doença do Rim Polposo, Toxina de *Clostridium perfringens* Tipo D, Rim, Cordeiro. A,** A exotoxina épsilon devido ao supercrescimento entérico de *Clostridium perfringens* tipo D ocasiona em rins macios, inchados e pálidos, geralmente com hemorragia, e são denominados rins polposos. **B,** A natureza macia polposa do rim é o resultado da degeneração celular epitelial tubular aguda e/ou necrose, edema intersticial e hemorragia. Coloração por HE. (**A** Cortesia do Dr. J. King, College of Veterinary Medicine, Cornell University. **B** Cortesia do Dr. M.D. McGavin, College of Veterinary Medicine, University of Tennessee.)

malformações congênitas do ureter, junção vesicoureteral ou uretra, ou a partir de rins congenitamente mal-posicionados com torção do ureter secundária. As causas mais comuns da hidronefrose são as seguintes:

- Ligadura acidental do ureter.
- Bloqueio ureteral ou uretral por cálculos no trato urinário (seção sobre Trato Urinário Inferior).
- Inflamação crônica.
- Neoplasia do ureter, bexiga e uretra.
- Distúrbios neurogênicos funcionais.

A hidronefrose ocorre em todos os animais domésticos. Dependendo da localização da obstrução, a hidronefrose pode ser unilateral (ureteral) ou bilateral (ureter, trígono vesical ou a uretra). A hidronefrose unilateral é causada pela obstrução de um ureter em qualquer posição de sua extensão ou em sua entrada para a vesícula urinária. A hidronefrose bilateral pode ser causada por obstrução uretral, obstrução ureteral bilateral ou lesões extensas na vesícula urinária centralizadas no trígono vesical. Quando a hidronefrose é unilateral, o aumento pélvico do rim pode se tornar acentuado, até mesmo cístico, antes da lesão ser clinicamente reconhecida. Se o processo obstrutivo causa bloqueio parcial ou intermitente, a hidronefrose bilateral pode se tornar notável devido à produção continua de urina e concentração de urina na pelve em expansão. Quando a obstrução é completa e bilateral, a morte como resultado da uremia ocorre antes do aumento pélvico se tornar extensivo.

Quando o aumento da pressão intrapélvica é substancial e mantido, ocorre o seguinte:

- A pressão intratubular é elevada, ocasionando a dilatação tubular renal microscópica.
- Os glomérulos permanecem funcionais, e mesmo com a obstrução completa, a filtração glomerular não para completamente e logo sobrecarrega as vias de reabsorção tubular.
- Muito do filtrado glomerular se difunde para o interstício, onde ele inicialmente é removido através dos vasos e veias linfáticas.
- A medida que a pressão intrapélvica aumenta, os vasos intersticiais colapsam e o fluxo sanguíneo renal é reduzido, ocasionando hipóxia, atrofia tubular e, se o aumento da pressão permanece, ocorre fibrose intersticial.
- Os glomérulos possuem uma aparência morfológica relativamente normal por um longo período, mas eles eventualmente se tornam atróficos e escleróticos.

As alterações iniciais de hidronefrose incluem a dilatação da pelve e cálices renais, e a atenuação da crista e papilas renais (Fig. 11-42). Quando a dilatação pélvica é progressiva, a silhueta renal está aumentada e mais redonda que o normal, e o córtex e medula estão progressivamente afilados (Fig. 11-43). A obstrução vascular intersticial a partir da compressão, produz uma frente

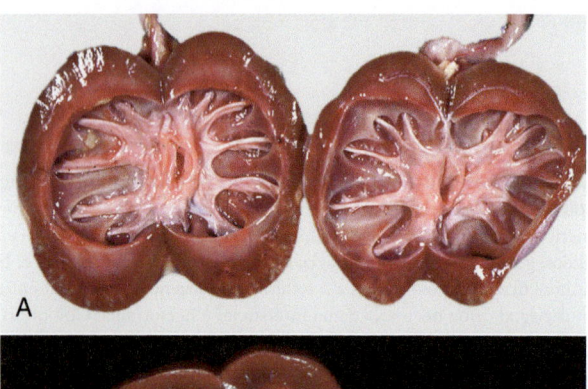

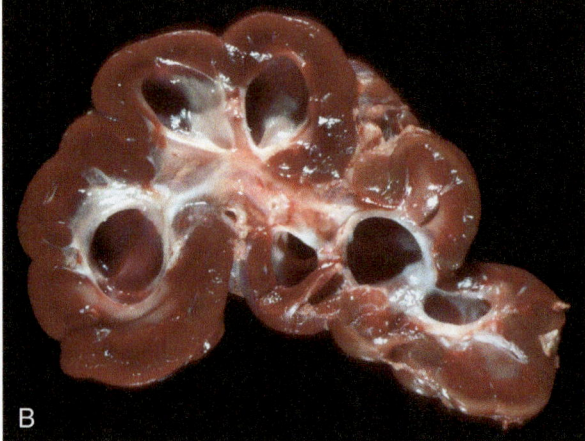

Figura 11-42 Hidronefrose, Rim, Secção Dorsal. A, Ovinos. A pelve de cada rim está acentuadamente dilatada. **B,** Vaca. Rins bovinos são lobulados, e cada lóbulo possui suas próprias papilas renais cercadas por um cálice, uma extensão da pelve. Portanto, na hidronefrose inicial, cada um desses cálices está distendido, e estes não devem ser confundidos com os cistos de um rim cístico ou policístico. (**A** Cortesia do Dr. J. King, College of Veterinary Medicine, Cornell University. **B** Cortesia do College of Veterinary Medicine, University of Illinois.)

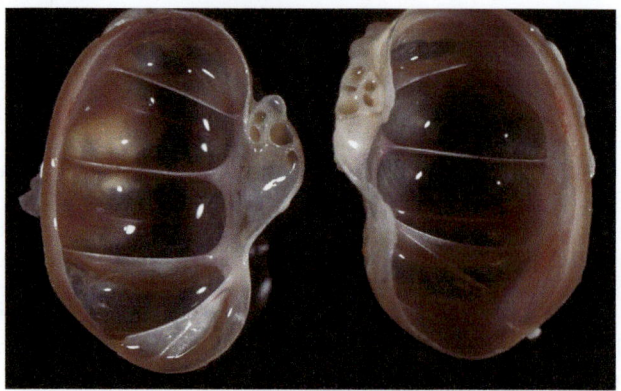

Figura 11-43 Hidronefrose Crônica, Rim, Secção Dorsal, Gato. Hidronefrose avançada é caracterizada por perda de tecido medular e atrofia ou até mesmo a perda de todo o córtex em resposta à elevada pressão do fluido pélvico. Observar que este caso foi tão grave que somente a cápsula renal, que contém fluido amarelo claro, permaneceu. (Cortesia do Dr. M.D. McGavin, College of Veterinary Medicine, University of Tennessee.)

de isquemia em expansão de necrose medular e posteriormente isquemia e necrose cortical. A dilatação pélvica contínua, causa a perda dos túbulos pela degeneração e atrofia, seguida por condensação do tecido conjuntivo intersticial e fibrose do parênquima renal. Em sua forma mais avançada, o rim hidronefrótico é um saco preenchido por fluido com uma parede fina (2 a 3 mm). Este saco é revestido por epitélio achatado de transição, que é poupado durante o desenvolvimento da lesão. Ocasionalmente, um rim severamente hidronefrótico se torna contaminado por bactérias e o saco de parede fina se torna cheio de pus ao invés de urina. Esta lesão, referida como pionefrose, provavelmente é o resultado do alojamento de bactérias carreadas pelo sangue em um rim hidronefrótico.

Pielonefrite. A infecção bacteriana da pelve, com extensão para os túbulos renais causando inflamação tubulointersticial concomitante, é referida como *pielonefrite*. Devido às diferenças na patogênese, distribuição da lesão e aparência microscópica, a pielonefrite é considerada uma forma de nefrite tubulointersticial.

Embora a pielite se refira à inflamação da pelve renal, a pielonefrite é a inflamação da pelve e parênquima renais e é um excelente exemplo de doença tubulointersticial supurativa. A doença geralmente se origina como uma extensão de uma infecção bacteriana oriunda do trato urinário inferior que ascende aos ureteres até os rins e estabelece uma infecção na pelve e medula renal interna (Fig. 11-44). Portanto, qualquer evento que predisponha um animal a uma infecção do trato urinário inferior, como cateterização recente ou frequente, urolitíase, ou estagnação urinária, pode potencialmente resultar em pielonefrite. Raramente, a pielonefrite pode resultar de infecções bacterianas descendentes, nas quais a infecção bacteriana dos rins ocorre pela via hematógena (p. ex. nefrite embólica). Na patologia humana, o termo *pielonefrite* é utilizado para incluir as infecções ascendentes e descendentes. A infecção ascendente, entretanto, é de longe a causa mais comum de pielonefrite em animais.

A patogenia da pielonefrite ascendente depende do refluxo anormal de urina contaminada por bactérias do trato inferior à pelve renal e ductos coletores (refluxo vesicoureteral). Normalmente, ocorre um pequeno refluxo vesicoureteral durante a micção. O refluxo vesicoureteral ocorre mais prontamente quando a pressão está elevada dentro da bexiga urinária, assim como na obstrução uretral. Este mecanismo foi postulado para a pielonefrite de estágio terminal com displasia leve observada em cães jovens da raça boxer na Noruega. A infecção bacteriana do trato urinário

Infecção bacteriana hematógena
(Infecção descendente- glomerulonefrite embólica)

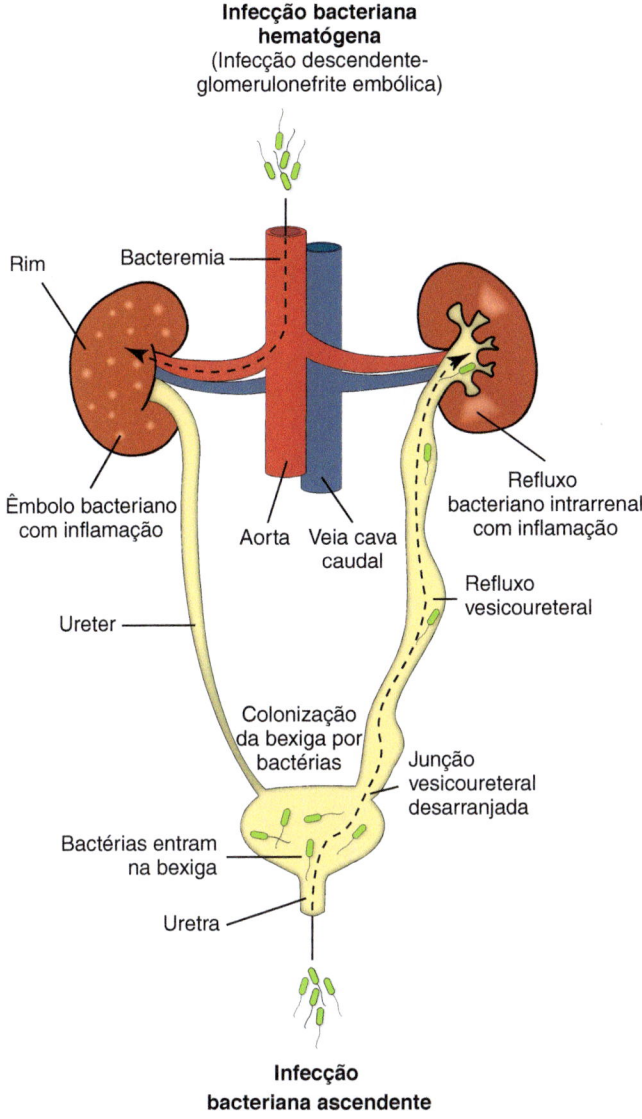

Infecção bacteriana ascendente
(Pielonefrite ascendente)

Figura 11-44 Infecções Bacterianas Descendentes (Hematógenas) e Ascendentes do Rim. Infecções hematógenas (descendentes) do rim, podem resultar de bacteremia. Os microrganismos comuns que causam tais infecções incluem *Escherichia coli* e *Staphylococcus* spp. O resultado é o embolo bacteriano no córtex renal (Fig. 11-34). Infecções ascendentes resultam de uma combinação de infecção da bexiga urinária e refluxo vesicoureteral levando a pielite e refluxo intrarrenal concorrente levando a pielonefrite (Figs. 11-45 e 11-46). (Cortesia dos Drs. M.A. Breshears and A.W. Confer, Center for Veterinary Health Sciences, Oklahoma State University; e Dr. J.F. Zachary, College of Veterinary Medicine, University of Illinois.)

inferior pode acentuar o refluxo vesicoureteral por diversos outros mecanismos:

- Quando a parede vesical está inflamada (cistite), a competência normal da válvula vesicoureteral pode estar comprometida devido ao espessamento da mucosa por células inflamatórias e edema. Este resultado aumenta a oportunidade de haver o refluxo de urina.
- Endotoxina, liberada por bactérias Gram-negativas infectando o ureter e bexiga, pode inibir o peristaltismo ureteral normal, aumentando o refluxo.

O trato urinário possui algumas características protetoras no local para auxiliar a prevenção de colonização bacteriana, incluindo:

- Mucoproteínas na superfície do revestimento urotelial da mucosa que não permite a aderência bacteriana.

- Descamação progressiva das células uroteliais superficiais para minimizar a colonização da superfície.
- Metaplasia de células caliciformes com produção de muco acentuada.
- Fagocitose por células uroteliais superficiais da mucosa.
- Produção de IgA de mucosa, bactéria-específica, pode bloquear a adesão e colonização por bactérias.

As bactérias que colonizam a pelve renal podem infectar prontamente a medula interna. A medula é altamente susceptível à infecção bacteriana devido a:

- Um suporte sanguíneo ruim.
- Elevada osmolaridade intersticial e/ou osmolaridade que inibe a função de neutrófilos.
- Grande concentração de amônia que inibe a ativação do complemento.

Portanto, a bactéria que infecta e ascende os ductos coletores, causam a necrose e hemorragia epitelial tubular, e estimula a resposta inflamatória neutrofílica. A infecção bacteriana pode ascender progressivamente dentro dos túbulos e interstício até que as lesões inflamatórias se estendam da pelve até à cápsula. Infecções recorrentes ou progressivas podem levar à inflamação crônica e cicatrização.

Por serem maioria das ocorrências de pielonefrite, infecções ascendentes e, uma vez que as fêmeas são mais susceptíveis às infecções do trato urinário inferior, a pielonefrite ocorre mais frequentemente em fêmeas. *Escherichia coli*, especialmente cepas uropatogênicas que produzem fatores de virulência como a α-hemolisina, adesinas e fímbria P, é uma das causas mais comuns de doença do trato urinário inferior e pielonefrite em todas as espécies de animais domésticos. *Proteus* sp., *Klebsiella* sp., *Staphylococcus* sp., *Streptococcus* sp. e *Pseudomonas aeruginosa* também são causas comuns de infecção do trato urinário inferior e pielonefrite em todas as espécies. *Corynebacterium renale*, *Trueperella pyogenes* e *Actinobaculum* (*Eubacterium*) *suis* são especificamente patogênicas para o trato urinário inferior de bovinos e suínos, respectivamente, e são causas comuns de pielonefrite. A pielonefrite granulomatosa e necrosante associadas ao *Aspergillus* sp. ou *Paecilomyces* sp. podem ocorrer em casos raros.

Um diagnóstico macroscópico de pielonefrite é realizado pelo reconhecimento da existência da inflamação pélvica com extensão para o parênquima renal (Fig. 11-45, A). A pielonefrite pode ser unilateral, mas ela geralmente é bilateral e mais grave nos polos renais. As membranas mucosas pélvica e ureteral podem estar agudamente inflamadas, espessadas, vermelhas, ásperas ou granulares e revestidas com um fino exsudato. A pelve e os ureteres podem estar dilatados acentuadamente e ter um exsudato purulento no lúmen (Fig. 11-45, B). A crista medular (papila) geralmente está ulcerada e necrótica. O envolvimento renal é notável por estrias irregulares, orientadas radialmente, vermelhas ou cinzas envolvendo a medula se estendendo em direção e geralmente alcançando a superfície renal. Ocasionalmente, a inflamação se estende através da superfície dos rins para produzir áreas irregulares de inflamação subcapsular.

Microscopicamente, as lesões de pielonefrite agudas mais severas estão na medula interna. O epitélio de transição geralmente está necrótico e descamado de modo focal ou difuso. Debris necróticos, fibrina, neutrófilos e colônias bacterianas podem estar aderidos à superfície desnuda. Os túbulos medulares estão notavelmente dilatados, e seus lúmens contêm neutrófilos e colônias bacterianas. O epitélio tubular está necrótico de modo focal. Um intenso infiltrado neutrofílico está presente no interstício renal, e pode se estender para os túbulos. As lesões podem ser acompanhadas por hemorragias e edema intersticiais (Fig. 11-45, C). Se ocorre a obstrução do vaso reto, a necrose coagulativa da medula interna

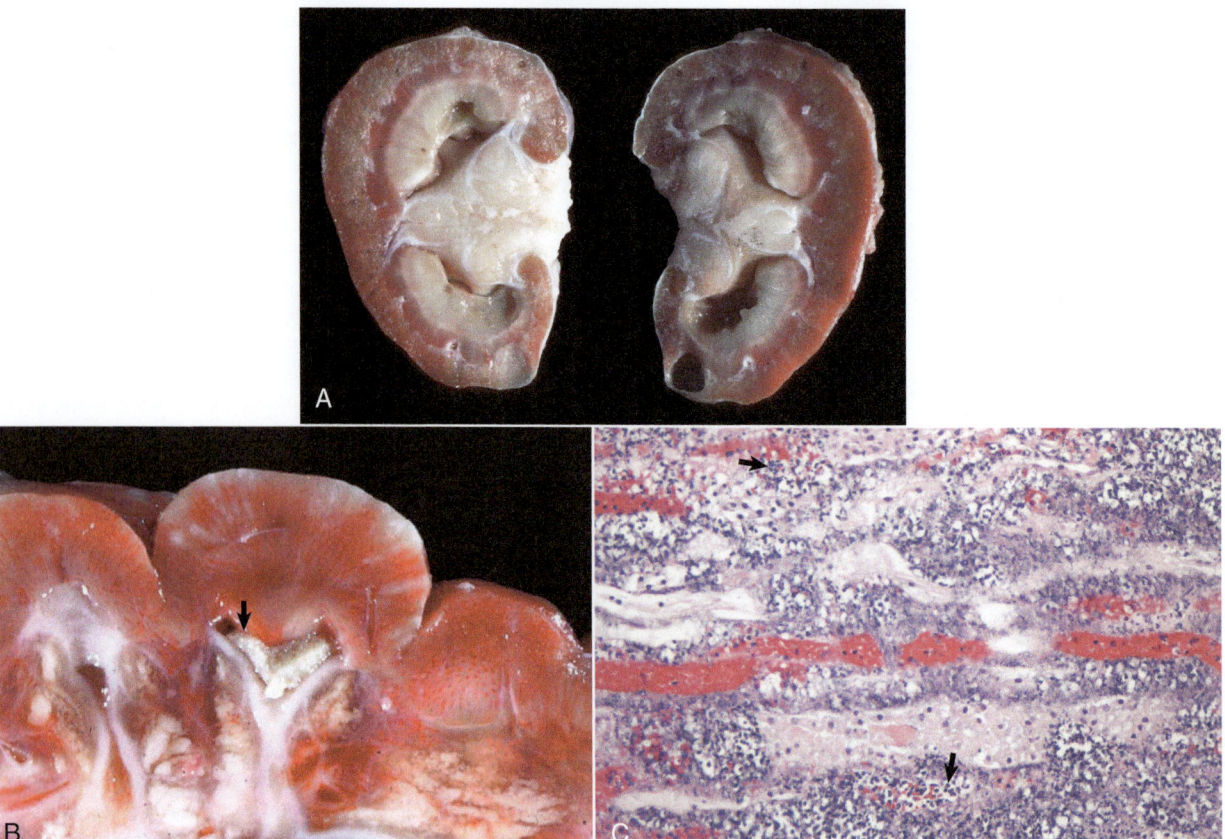

Figura 11-45 **Pielonefrite, Rim. A,** Secção dorsal, cão. Inflamação pélvica extensiva destruiu áreas (cinza-esbranquiçadas) de medula interna e se estende, de modo focal, para a medula externa. **B,** Secção dorsal, vaca. Cálices renais na vaca contem exsudato supurativo *(seta)*. **C,** Cão. Existe a inflamação intratubular e intersticial com necrose tubular, caracterizada por infiltrados, principalmente, de neutrófilos *(setas)*. Coloração por HE. (**A** Cortesia do Dr. M.D. McGavin, College of Veterinary Medicine, University of Tennessee. **B** Cortesia do Dr. K. Read, College of Veterinary Medicine, Texas A&M University; e Noah's Arkive, College of Veterinary Medicine, The University of Georgia. **C** Cortesia do Dr. J.F. Zachary, College of Veterinary Medicine, University of Illinois.)

(necrose papilar) pode ser grave. Lesões tubulares e intersticiais semelhantes, embora menos severas, se estendem radialmente para os túbulos corticais e interstício. Quando as lesões se tornam subagudas, a severidade dos infiltrados neutrofílicos diminui, e os linfócitos, plasmócitos e monócitos se infiltram no interstício. As lesões crônicas possuem fibrose grave. Se a infecção bacteriana ativa persiste ou não é tratada, pode ser observado um intenso infiltrado de todos os tipos de células inflamatórias intercaladas com necrose e fibrose tubulares. Todos os estágios da progressão da doença podem ocorrer em um único rim.

As lesões renais da pielonefrite crônica, na qual existe uma infecção bacteriana ativa, incluem a maioria dos elementos da inflamação aguda descritos anteriormente e necrose extensa da medula, fibrose irregular na medula externa e córtex, e quantidades variáveis de exsudatos inflamatórios pélvicos. A pielonefrite crônica geralmente produz uma deformidade macroscópica visível do parênquima devido à inflamação e cicatrização intersticial extensas (Fig. 11-46). A fibrose secundária à inflamação tubulointersticial da pielonefrite segue o padrão da doença aguda (com os polos renais como alvo) e resulta em cicatrizações irregulares distribuídas de modo irregular, que é observada como regiões profundamente deprimidas sobre a superfície capsular e áreas lineares se estendendo pelo córtex e medula da pelve. Tais lesões geralmente se assemelham aos infartos polares crônicos.

Necrose Papilar (Crista Medular). A necrose da papila renal, ou sua contraparte, a crista medular, é uma resposta de isquemia da medula interna. A necrose papilar pode ser uma lesão primária ou

secundária. Quando a necrose papilar ocorre como uma lesão primária, ela pode, em alguns casos, ser grave o bastante para causar a doença clínica. Este cenário geralmente ocorre em animais tratados com AINEs, que podem ocasionar uma doença clínica análoga à nefropatia por analgésicos em seres humanos. A necrose papilar primária ocorre muito frequentemente em cavalos tratados por períodos prolongados com fenilbutazona ou flunixin meglumine. Adicionalmente em cavalos, o tratamento simultâneo com dois AINEs aumenta o risco de doença clínica. Ela é importante em cães e gatos devido à ingestão acidental ou pelo tratamento com ibuprofeno, aspirina ou acetaminofeno em dosagens excessivas. Medicamentos associados à necrose papilar têm sido referidos como *papilotoxinas*. As células intersticiais medulares são alvos primários das papilotoxinas. Essas células sintetizam as prostaglandinas, fatores anti-hipertensivos, e a matriz de glicosaminoglicanos do interstício medular. O dano às células do interstício diminui a síntese de prostaglandina, que reduz o fluxo sanguíneo normal e causa isquemia, aumenta o transporte tubular, e modifica a matriz intersticial; o efeito em rede são as alterações degenerativas nas células epiteliais tubulares na medula interna. Além de seu efeito inibidor da biossíntese de prostaglandina, o acetaminofeno também causa dano oxidativo direto ao epitélio tubular medular após a ligação covalente com as células, futuramente se tornando necrose de papilas renais.

A necrose de papilas secundária resulta da seguinte causas:
- Fluxo sanguíneo reduzido na *vasa recta*.
- Lesões glomerulares restringindo o fluxo sanguíneo — hialinização, amiloide.

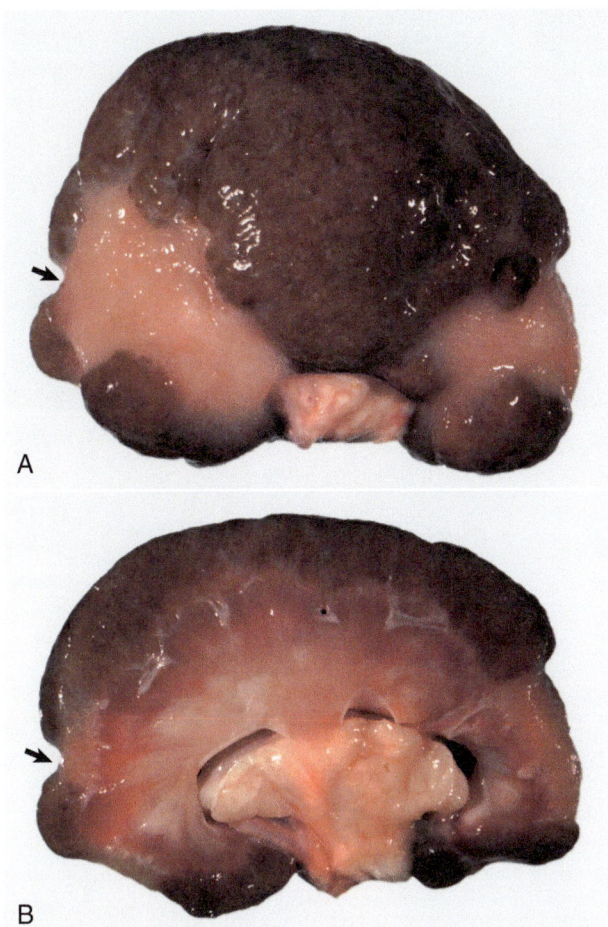

Figura 11-46 **Pielonefrite Crônica, Rim, Cão. A,** Observar as duas grandes cicatrizes polares como endentações grandes na superfície capsular (*seta*). Os finos pontos cinzas são regiões de infiltrados inflamatórios crônicos e fibrose. **B,** Secção dorsal. Cicatrizes corticais estão localizadas nos polos renais (*seta*), porém existe um padrão finamente pontilhado de nodularidade e fibrose no rim remanescente. Este padrão polar de cicatrização sugere crise de pielonefrite anterior. (Cortesia do Dr. A. Confer, Center for Veterinary Health Sciences, Oklahoma State University.)

- Compressão da *vasa recta* — dentro da medula.
- Fibrose intersticial — principalmente na medula externa, secundária à isquemia (discussão posterior).
- Amiloidose medular intersticial renal (gatos).
- Pielite — inflamação, edema e fibrose tubular e intersticial ascendentes.
- Compressão da papila renal devido ao aumento da pressão intrapélvica secundária a
  - Cálculos renais.
  - Obstrução do trato urinário inferior.
  - Refluxo vesicoureteral.

A perfusão reduzida e a compressão causam a necrose papilar pois a medula interna é a menos perfundida de qualquer zona do rim. A maioria do abastecimento sanguíneo medular vem do córtex após passar pelos glomérulos e entrar na *vasa recta*. Devido ao fluxo sanguíneo reduzido e a elevada demanda metabólica celular, qualquer lesão ou processo de doença que reduza o fluxo sanguíneo medular pode causar a necrose isquêmica (infarto) das papilas. Além disso, a elevada demanda metabólica para o transporte celular e a manutenção de um gradiente iônico para aprimorar a concentração urinária, torna esta área particularmente vulnerável. Isso está mais evidente após o dano tubular isquêmico onde as células epiteliais tubulares e endoteliais edemaciadas, em conjunto

com a adesão de neutrófilos nos pequenos vasos, perturbam o equilíbrio de oxigenação e demanda energética das células tubulares medulares. O fluxo sanguíneo medular é finalmente equilibrado pelas concentrações de vasodilatadores, como a prostaglandina, óxido nítrico e adenosina, e os vasoconstritores como endotelina e angiotensina II.

Geralmente, as lesões agudas são irregulares, com regiões desbotadas da medula interna necrótica claramente delineadas em relação ao tecido medular sobrevivente (Fig. 11-47). O tecido afetado, que inicialmente sofre necrose de coagulação, está amarelo-acinzentado, verde ou rosado. Com o tempo, o tecido necrótico descama, resultando em um fragmento tecidual destacável, friável e desbotado na pelve. A medula interna remanescente geralmente está atenuada e estreitada sobre o corte transversal. O córtex sobrejacente pode, de alguma forma encolher, devido à atrofia de alguns dos néfrons causada pelo bloqueio de seus túbulos na medula afetada. Pequenos pedaços do tecido medular necrótico descamado passam inconsequentemente para o ureter. Entretanto, grandes pedaços podem obstruir o ureter, causando a hidronefrose, ou formam um ninho para precipitação de minerais, resultando na formação de cálculos pélvicos ou ureterais.

Doenças do Interstício

Nefrite Granulomatosa. A nefrite granulomatosa é uma doença intersticial que geralmente acompanha doenças sistêmicas crônicas, que são caracterizadas por granulomas múltiplos em vários órgãos. Nos animais domésticos, a nefrite granulomatosa pode ser causada por uma variedade de microrganismos infecciosos induzindo granulomas. Eles incluem fungos como *Aspergillus* sp., *Phycomycetes*, ou *Histoplasma capsulatum*; algas como *Prototheca* sp., parasitas (*Toxocara* sp. e *Angiostrongylus vasorum* larvas/ovos); protozoários como *Encephalitozoon cuniculi*; bactérias como *Mycobacterium bovis*; vírus como o coronavírus felino (Distúrbios dos Gatos) e circovírus suíno. Comum a todos são os focos granulomatosos pequenos, cinza-esbranquiçados (2 a 5 mm de diâmetro) ou nódulos grandes (acima de 10 cm de diâmetro) dispersos aleatoriamente por todo o rim, especialmente o córtex. Os focos geralmente são granulares e podem ter centros calcificados, caseosos. Microscopicamente, as lesões são caracterizadas por focos

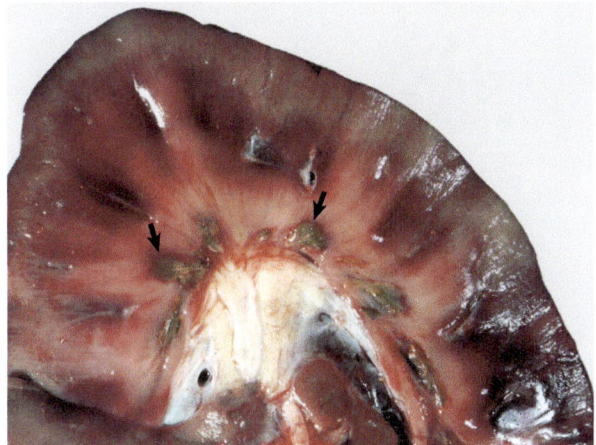

Figura 11-47 **Necrose Papilar (Crista Medular), Tratamento com Medicamento Anti-inflamatório Não Esteroidal, Rim, Secção Dorsal, Cavalo.** Necrose de coagulação aguda da crista medular e medula interna (*áreas verdes [setas]*). Também há hemorragia da medula externa. O termo *necrose papilar* é mantido para todos os animais, embora suínos e bovinos tenham papilas renais distintas. Em outros animais, elas estão fusionadas para formar a crista medular. (Cortesia do Dr. A. Confer, Center for Veterinary Health Sciences, Oklahoma State University.)

centrais de necrose com números variáveis de neutrófilos e estão cercadas por macrófagos epitelioides, graus variáveis de depósitos minerais e possivelmente células gigantes.

Em bovinos, a nefrite granulomatosa é parte da doença granulomatosa multissistêmica causada por intoxicação por ervilhaca peluda (*Vicia villosa*) (seção sobre Rim e Trato Urinário Inferior, Distúrbios dos Ruminantes). As lesões são caracterizadas por granulomas corticais multifocais ou coalescentes (Fig. 11-48, A). Microscopicamente, infiltrados de monócitos, linfócitos, plasmócitos, eosinófilos e células gigantes multinucleadas são observados principalmente dentro do interstício do córtex renal (Fig. 11-48, B).

As larvas migratórias de *Toxocara canis* podem induzir granulomas pequenos, cinzas a brancos (2 a 3 mm), dispersos aleatoriamente por todo o córtex renal subcapsular de cães (Fig. 11-49, A). Tais lesões provavelmente ocorrem pela resposta imune ao corpo estranho mediada por células às larvas em migração e são compostas de agregados de macrófagos, linfócitos, e eosinófilos cercadas por fibroblastos dentro do tecido conjuntivo fibroso concentricamente arranjado (Fig. 11-49, B). Em lesões adquiridas recentemente, as larvas de nematódeos geralmente podem ser observadas no centro dessas lesões (Fig. 11-49, B). Após a morte, as larvas se tornam fragmentadas, e os debris são fagocitados e eliminados ou, menos frequentemente, mantidos com uma resposta granulomatosa. As lesões cicatrizam por fibrose, deixando alguns focos finamente pontilhados (contraídos) sobre a superfície capsular.

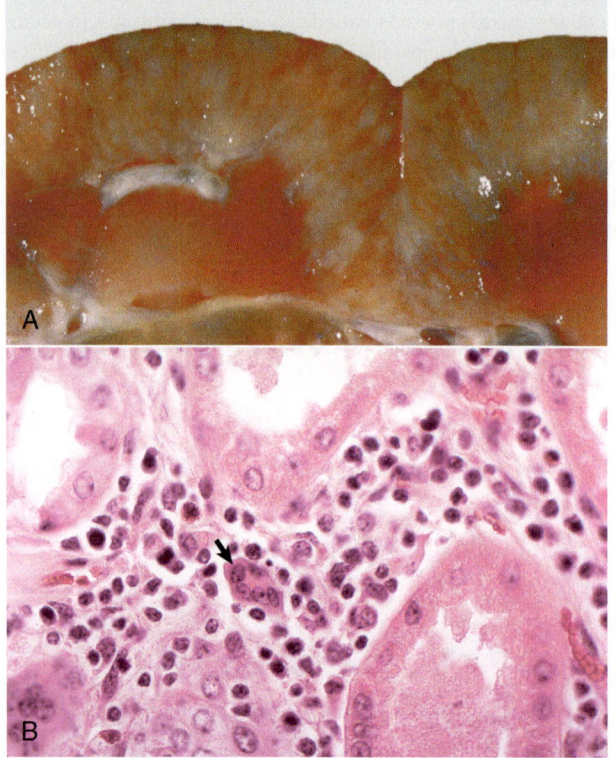

Figura 11-48 **Nefrite Granulomatosa, Toxicose por Ervilhaca Peluda, Rim, Vaca. A,** Estriações corticais estão obstruídas por focos granulomatosos coalescentes associados à toxicose por ervilhaca peluda. **B,** Córtex. Lesões associadas a toxicose por ervilhaca peluda são caracterizadas por infiltrado inflamatório intersticial misto (macrófagos, linfócitos, e ocasionais células gigantes multinucleadas *[seta]*) com atrofia tubular renal. Ela é especificamente conhecida como um tipo de envenenamento devido a sua habilidade de induzir a inflamação granulomatosa além da necrose. O rim não é o principal órgão afetado. Coloração por HE. (**A** Cortesia do Dr. J. King, College of Veterinary Medicine, Cornell University; e Dr. J. Edwards, College of Veterinary Medicine, Texas A&M University. **B** Cortesia do Dr. R. Panciera, Center for Veterinary Health Sciences, Oklahoma State University.)

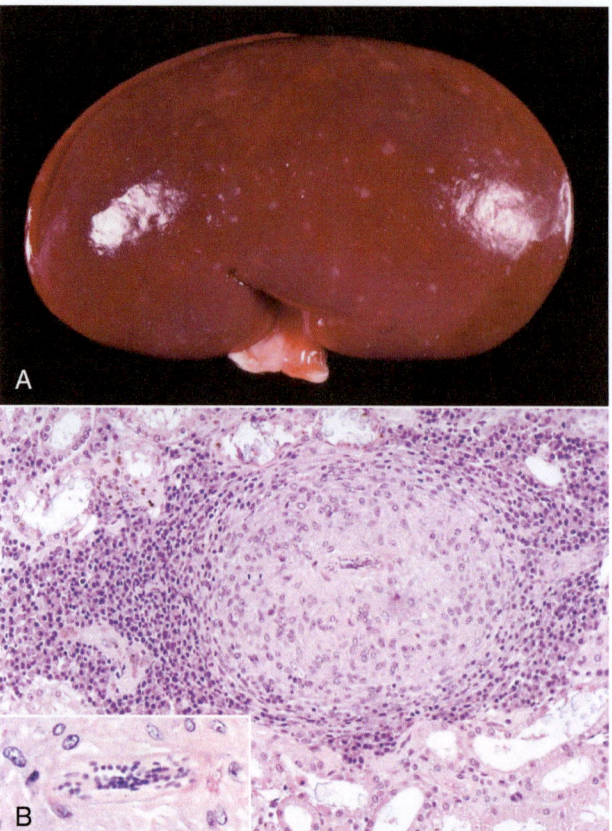

Figura 11-49 **Nefrite Granulomatosa, Rim, Córtex, Cão. A,** Granulomas múltiplos, corticais, acastanhados, elevados causados por larvas de ascarídeos migrantes. **B,** Um granuloma maduro composto de uma larva de ascarídeo central cercada por macrófagos epitelióides e tecido conjuntivo fibroso e células inflamatórias arranjados concentricamente. Coloração por HE. *Destaque*, Larva de ascarídeo. (Cortesia do Dr. W. Crowell, College of Veterinary Medicine, The University of Georgia; e Noah's Arkive, College of Veterinary Medicine, The University of Georgia.)

Xantogranulomas. Gatos com hiperlipoproteinemia hereditária têm xantogranulomas em vários órgãos, incluindo os rins. Xantogranulomas renais semelhantes podes ocorrer em cães com hipotireoidismo e aterosclerose severa. Essas lesões são caracterizadas por macrófagos espumosos, carregados com lipídeos, linfócitos, plasmócitos e fibrose intercalada com espaços tipo fendas típicos de depósitos de colesterol (fendas de colesterol).

Amiloidose Interstcial Renal. Embora os glomérulos sejam as localizações renais mais comuns para deposição amiloide na maioria das espécies de animais domésticos, a deposição pode ocorrer no interstício medular (seção sobre Amiloidose). A amiloidose renal ocorre comumente associada a outras doenças, particularmente doenças inflamatórias crônicas ou neoplásicas. Entretanto, a amiloidose renal idiopática (p. ex. amiloidose na qual não se reconhece um processo de doença associado) também é descrita em cães e gatos. Os mecanismos patogênicos adjacentes da amiloidose renal idiopática não são conhecidos. A amiloidose medular geralmente é assintomática, a menos que obstrua o fluxo sanguíneo e cause necrose papilar. Uma predisposição hereditária para o desenvolvimento de amiloidose reativa (AA) foi observada em gatos Abissínios, e há uma suspeita de tendência familiar em gatos Siameses. Cães da raça Shar-Pei são uma das raças caninas afetadas mais comumente pela amiloidose AA sistêmica, e o amiloide frequentemente se acumula no interstício medular renal. Acredita-se que a amiloidose do Shar-Pei seja uma herança autossômica recessiva. A amiloidose medular pode predispor o cão a diversos aspectos da doença renal de estágio terminal, incluindo fibrose intersticial, infiltração linfoblástica, atrofia tubular, dilatação tubular, mineralização, deposição de cristais de oxalato, atrofia glomerular e glomeruloesclerose.

Neoplasia. A prevalência de neoplasias renais primárias em animais domésticos é menor que 1% do total de neoplasias relatadas. Elas geralmente são unilaterais e podem ser de origem epitelial, mesenquimal ou embrionária. Um estudo com casos caninos revelou carcinomas (49/82), sarcomas (28/82) e nefroblastomas (5/82) com um envolvimento bilateral de 4%. A sobrevivência média foi de 16 meses para carcinomas, 9 meses para sarcomas e 6 meses para nefroblastomas. Os tumores renais primários são altamente malignos e é comum a doença metastática (77%). A policitemia inadequada é uma condição paraneoplásica observada em conjunto com o excesso de produção de eritropoietina por carcinomas e sarcomas renais.

Tumores Epiteliais

Adenomas Renais. Os adenomas renais são neoplasias epiteliais benignas, raras, compostas por proliferações de células epiteliais corticais renais, relatadas mais frequentemente em cães, gatos e cavalos. São achados incidentais na autópsia e geralmente são massas pequenas (1 a 3 cm), brancas a amarelas, solitárias, bem-circunscritas, não encapsuladas presentes no córtex. Microscopicamente, os adenomas são compostos de lâminas sólidas, túbulos ou proliferações papilares de células epiteliais cuboides de tamanho uniforme e possuem um citoplasma granular eosinofílico e núcleos pequenos, redondos a ovais. Figuras mitóticas, necrose e fibrose são raras. Esses tumores incidentais são clinicamente assintomáticos.

Oncocitomas. Os oncitomas são tumores epiteliais benignos raros que podem ocorrer em uma diversidade de tecidos. Macroscopicamente, os oncocitomas renais são massas de coloração bronzeada, homogêneas, bem-encapsuladas. Histologicamente, os oncocitomas são compostos de grandes células eosinofílicas, granulares, redondas com núcleos redondos condensados. Ultraestruturalmente, eles são caracterizados por numerosas mitocôndrias citoplasmáticas proeminentes. Especula-se que sua origem no rim seja a partir de células intercaladas dos ductos coletores. Esses tumores são clinicamente assintomáticos.

Carcinomas Renais. Os carcinomas renais são as neoplasias renais primárias mais comuns e ocorrem mais frequentemente em cães mais idosos. As causas específicas de adenocarcinoma renal em seres humanos são mais bem-determinadas comparadas com aquelas nas espécies animais, porém diversos mecanismos foram comprovados na doença animal natural ou em modelos experimentais, incluindo as seguintes:

- Vírus: adenocarcinoma por herpesvírus ranídeo tipo 1 (tumor de Lucke) no rim de sapos e o vírus da eritroblastose aviária (cepa ES4), um oncovírus que induz adenocarcinomas renais em frangos.
- Químicos carcinogênicos: Diversos carcinogênicos conhecidos, particularmente as nitrosaminas, podem ser agentes causais e geralmente exercem sua influência neoplásica por dano direto ao DNA ou inibição da síntese ou reparo do DNA.
- Mutações genéticas autossômicas dominantes em ratos Eker: Essas mutações predispõem esses ratos ao carcinoma bilateral de células renais e a uma variedade de outros cânceres secundários, se assemelhando à doença de von Hippel-Lindau em humanos.

Os carcinomas renais primários geralmente são grandes (acima de 20 cm de diâmetro), esféricos a ovais e firmes. Eles geralmente são amarelo-pálidos e contêm regiões escuras de hemorragia, necrose, e focos de degeneração cística. As massas geralmente ocupam e obstruem um polo do rim e crescem por expansão, comprimindo o tecido renal adjacente normal (Fig. 11-50, A e B). Os tipos histológicos incluem papilares, tubulares, císticos multiloculares e sólidos (Fig. 11-50, C). As variantes sólidas podem ser pouco diferenciadas e, algumas vezes, podem ser subclassificadas como variantes de células claras ou cromófobas se o citoplasma está claro ou vacuolizado, ou

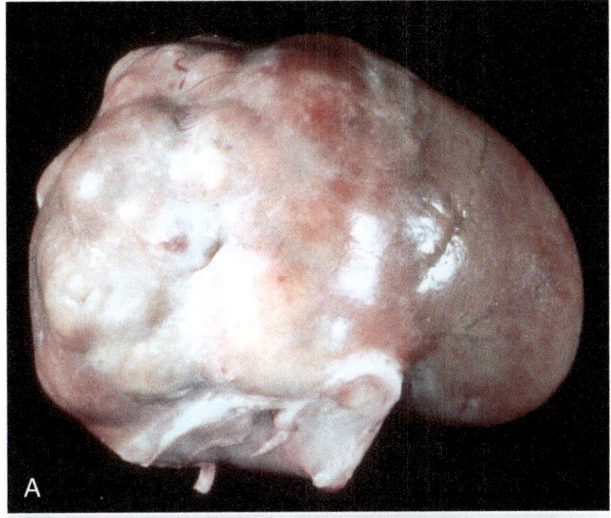

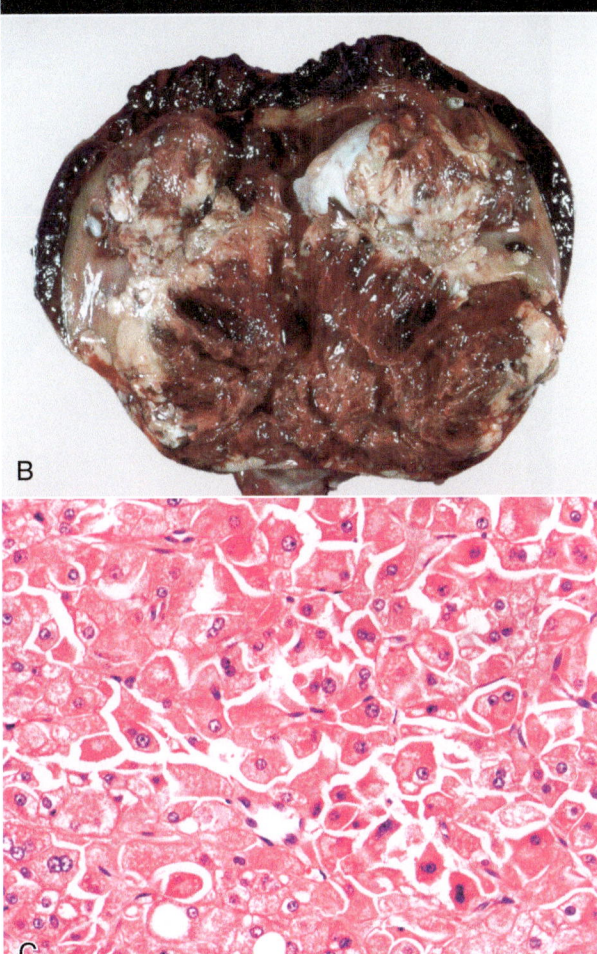

Figura 11-50 Carcinoma Renal, Rim, Cão. A, A neoplasia é pálida com áreas vermelhas, lobulada, se infiltrou e substituiu um polo do rim. **B,** Secção dorsal. A arquitetura normal da porção cranial do rim foi obstruída pelo tumor, que possui uma hemorragia caudal para o rim adjacente e subcapsular. **C,** O tumor consiste de células epiteliais renais anaplásicas, típicas da variante de carcinoma renal sólido, pouco diferenciado. Coloração por HE. (**A** e **B** Cortesia do College of Veterinary Medicine, University of Illinois. **C** Cortesia do Dr. S.J. Newman, College of Veterinary Medicine, University of Tennessee.)

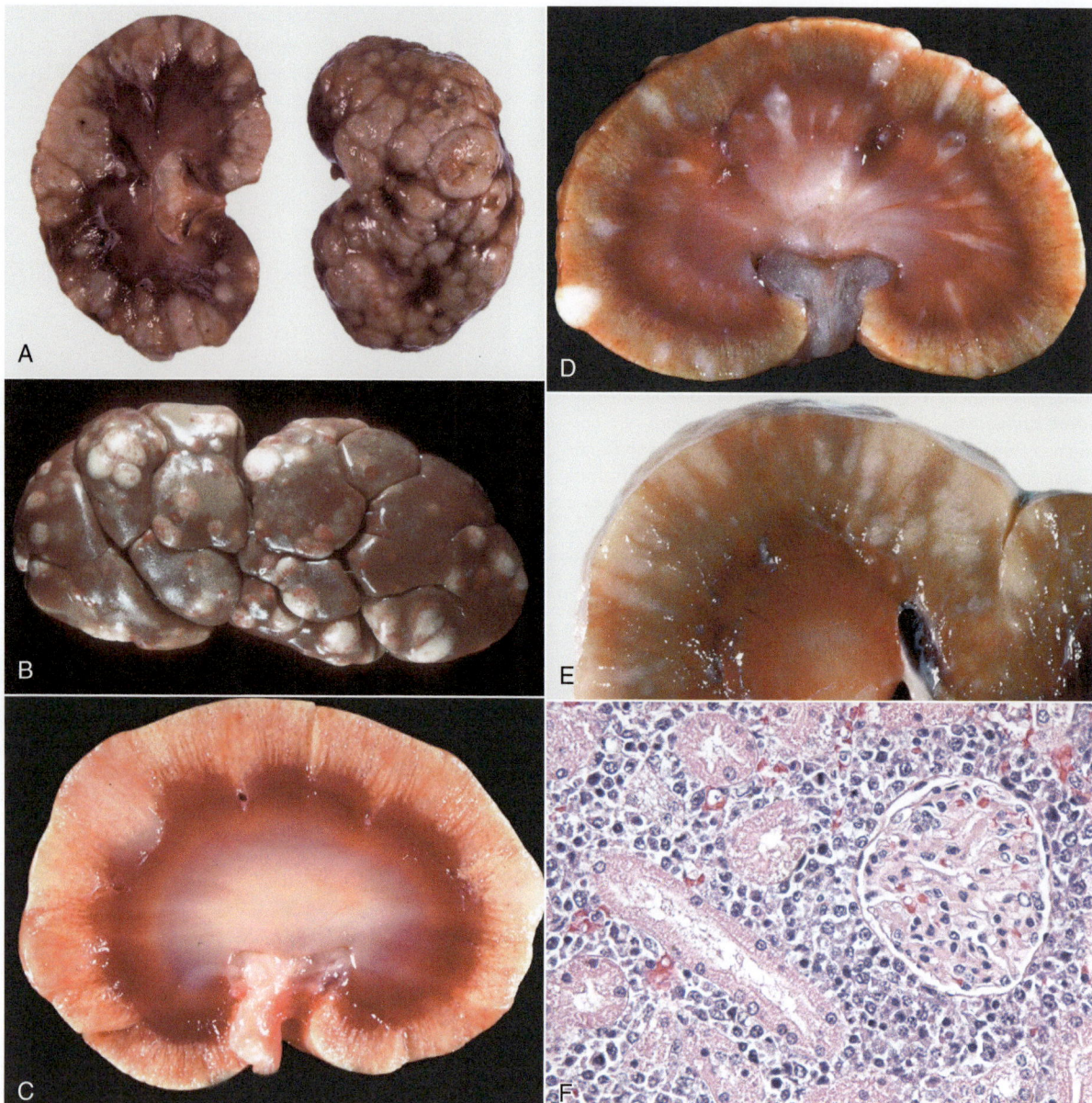

Figura 11-51 Tumores Renais Primários e Metastáticos, Rim. A, Tumor metastático de mastócitos, secção dorsal, cão. Nódulos múltiplos, pálidos, elevados, estão dispersos aleatoriamente por todo o córtex renal. **B,** Linfoma (linfossarcoma), bovino. Nódulos brancos multifocais elevados são típicos de linfoma nodular renal. **C,** Linfoma (linfossarcoma), secção dorsal, gato. Observar as áreas brancas no córtex que se elevam da superfície. Esta lesão pode ser confundida com vasculite granulomatosa da peritonite infecciosa felina renal, justificando assim a avaliação histológica. **D,** Criptococose sistêmica (*Cryptococcus neoformans*), gato. Esta não é uma neoplasia, mas os múltiplos nódulos pálidos, ocasionalmente elevados, podem ser confundidos com a forma nodular de linfoma (**C**), necessitando assim de avaliação histológica. **E,** Linfoma (linfossarcoma), secção dorsal, bovino. Múltiplos nódulos pálidos coalescentes estão presentes por todo o córtex. **F,** Linfoma (linfossarcoma), vaca. Infiltrado de linfócitos neoplásicos e interstício renal distendido. Coloração por HE. (A Cortesia do Dr. A. Confer, Center for Veterinary Health Sciences, Oklahoma State University. B Cortesia College of Veterinary Medicine, University of Illinois. C Cortesia do Dr. K. Read, College of Veterinary Medicine, Texas A&M University; e Noah's Arkive, College of Veterinary Medicine, The University of Georgia. D Cortesia do Dr. S.J. Newman, College of Veterinary Medicine, University of Tennessee. E Cortesia do Dr. J. King, College of Veterinary Medicine, Cornell University; e Dr. J. Edwards, College of Veterinary Medicine, Texas A&M University. F Cortesia do Dr. J.F. Zachary, College of Veterinary Medicine, University of Illinois.)

granular e eosinofílico, respectivamente. A metástase para os pulmões, linfonodos, fígado e glândulas adrenais ocorre frequentemente, com metástase relatada em 50% a 60% dos casos caninos.

Uma variante do carcinoma renal típico pode ser observada em cães da raça pastor Alemão em conjunto com dermatofibrose nodular. As lesões são hereditárias (autossômica dominante) e consistem de cistoadenomas ou cistoadenocarcinomas renais, multifocais, bilaterais. Macroscopicamente, estes tumores se assemelham aos carcinomas descritos anteriormente, porém os cistos são mais proeminentes. As células neoplásicas formam lâminas sólidas, túbulos ou padrões de crescimento papilar dentro de um estroma fibrovascular moderado. As células são polimórficas variando de cuboides e colunares a poliédricas. O citoplasma eosinofílico claro ou granular geralmente é mais atípico e anaplásico que outras variantes do carcinoma renal. Os núcleos variam de pequenos, redondos, granulares e uniformes a grandes, ovais, vesiculares e pleomórficos. Figuras mitóticas são numerosas.

Papilomas e Carcinomas de Células Transicionais. Os papilomas de células transicionais e os carcinomas de células transicionais originam-se na pelve renal e trato urinário inferior, quando grandes, podem obstruir o fluxo urinário de saída. Os carcinomas renais pélvicos de células transicionais podem invadir o rim e geralmente possuem um prognóstico ruim. As características morfológicas das neoplasias de células transicionais são discutidas posteriormente com as neoplasias da vesícula urinária (seção sobre Sistema Urinário Inferior).

Tumores Mesenquimais. Fibromas, fibrossarcomas, hemangiomas, hemangiossarcomas, tumores de células intersticiais renais e sarcomas não diferenciados podem ocorrem nos rins. Os sarcomas renais primários ocorrem menos frequentemente que os tumores epiteliais primários e constituem aproximadamente 20% dos tumores renais primários de cães e gatos. Microscopicamente, os fibromas, fibrossarcomas, hemangiomas e hemangiossarcomas são semelhantes àqueles em outros órgãos. Os sarcomas não diferenciados geralmente são os tumores mesenquimais mais comuns e podem necessitar de imuno-histoquímica para determinar com certeza que este é um tumor mesenquimal. Os tumores de células intersticiais renais geralmente originam-se na junção corticomedular e são semelhantes aos fibromas, mas contém partículas de lipídio citoplasmático.

Tumores Metastáticos. Carcinomas e sarcomas (tumores metastáticos) originando-se em outros órgãos podem sofrer metástase para os rins e são compostos caracteristicamente de múltiplos nódulos dispersos aleatoriamente, geralmente envolvendo ambos os rins (Fig. 11-51). O linfoma renal (linfossarcoma) ocorre com alguma frequência em bovinos e especialmente em gatos, particularmente como parte do linfoma generalizado ou multicêntrico, que é secundário a infecções por retrovírus. Esses focos neoplásicos aparecem como nódulos únicos ou múltiplos, homogêneos, cinza-esbranquiçados (Fig. 11-51, B e E), ou como infiltrados linfomatoso difusos que causam o aumento uniforme e descoloração pálida do rim (Fig. 11-51, C). Em gatos, o linfoma renal deve ser histologicamente diferenciado da vasculite renal necrotizante, fibrinosa e granulomatosa da peritonite infecciosa felina e menos comumente de micoses sistêmicas (Fig. 11-51, E). Microscopicamente, os linfócitos neoplásicos formam lâminas de células obliterantes dentro do parênquima renal, sem relação com a vasculatura (Fig. 11-51, F). Os linfócitos neoplásicos têm margens celulares distintas, quantidades moderadas de citoplasma basofílico, e grandes núcleos vesiculares redondos com proeminência variável dos nucléolos.

Tumores de Origem Embrionária. Nefroblastomas (nefroma embrionário ou tumor de Wilms) são as neoplasias renais mais comuns de suínos e aves, nos quais eles geralmente são reconhecidos como achados incidentais no abate. Eles também ocorrem em bovinos e cães, porém com menor frequência. Essas neoplasias originam-se do blastema metanéfrico e, portanto, ocorre em animais jovens, menores de 2 anos de idade. Especula-se que as neoplasias resultem da transformação maligna durante a nefrogênese ou da transformação neoplásica de ninhos de tecido embrionário que persiste nos rins após o nascimento. Na autópsia, os nefroblastomas podem ser massas solitárias ou múltiplas que frequentemente alcançam um tamanho grande, no qual o tecido renal reconhecível pode ser difícil de detectar. Eles geralmente são macios a borrachudos e cinzas com focos hemorrágicos. Na superfície de corte, eles frequentemente são lobulados. Uma vez que os nefroblastomas surgem do tecido pluripotente primitivo as características histológicas variam, mas são morfologicamente semelhantes aos estágios de desenvolvimento dos rins embrionários. De modo característico, estão presentes três componentes — incluindo tecido mesenquimal primitivo, mixomatoso frouxo, intercalado com túbulos primitivos revestidos por células alongadas, profundamente coradas e estruturas que se assemelham aos glomérulos primitivos. Podem estar presentes ninhos de células se assemelhando ao blastema metanéfrico. Os nefroblastomas também possuem componentes mesenquimais como cartilagem, osso, músculo esquelético e tecido adiposo. Clinicamente, esses tumores podem ser achados incidentais; entretanto, em cães e gatos, mais de 50% podem sofrer metástase para os linfonodos e órgãos viscerais. Em cães jovens, foi descrito um único nefroblastoma no canal vertebral. Esses tumores provavelmente originam-se dos blastemas renais remanescentes presos na subdural, que crescem por expansão e comprimem o cordão espinhal.

Distúrbios do Trato Urinário inferior
Anomalias do Desenvolvimento

Aplasia e Hipoplasia. A aplasia ureteral (agenesia) é a ausência da formação de um ureter reconhecível, e a hipoplasia é a presença notável de um ureter de pequeno diâmetro. A agenesia dos ureteres é o resultado da falha na formação do broto ureteral e pode ser unilateral ou bilateral. Ambas as condições são raras. Se estes defeitos ocorrem isolados, a interrupção do fluxo urinário dos rins para a vesícula urinária provoca doenças obstrutivas como a hidronefrose. Se estes defeitos ocorrem com aplasia renal simultânea, eles são clinicamente silenciosos se a aplasia é unilateral, e incompatíveis com a vida se a aplasia é bilateral.

Ureteres Ectópicos. Os ureteres ectópicos são aqueles que se esvaziam na uretra, vagina, colo vesical, ducto deferente, próstata ou outras glândulas sexuais secundárias, ao invés de terminarem normalmente no trígono vesical. As duas causas possíveis são:
- O botão ureteral origina-se muito cranialmente para poder ser incorporado no seio urogenital.
- O crescimento diferencial do seio é anormal, e o ureter falha ao migrar para sua localização usual.

Os ureteres ectópicos estão mais sujeitos à obstrução e infecção, e assim eles predispõem os animais à pielite e pielonefrite. Os ureteres ectópicos ocorrem mais frequentemente em cães, e algumas raças, especialmente o Husky siberiano, estão sob maior risco. Os animais afetados se apresentam clinicamente com incontinência urinária e consequente gotejamento de urina.

Úraco Patente. A malformação mais comum da vesícula urinária é o úraco patente (úraco pérvio), é observada mais frequentemente em potros. Esta lesão se desenvolve quando o úraco fetal não se fecha formando, portanto, um canal direto entre o ápice da bexiga e o umbigo. Como resultado, os animais afetados têm gotejamento de urina através do umbigo. O úraco patente é susceptível a infecções ou formação de abscessos. Reciprocamente, a inflamação umbilical e a formação de abscessos, podem levar a falhas da regressão do úraco remanescente, artérias e veias umbilicais, causando potencialmente o úraco patente. A ruptura do úraco causa o uroperitônio, que deve ser diferenciado da ruptura perinatal da bexiga. Ocasionalmente, durante o fechamento do úraco, a mucosa se fecha, porém, o fechamento da musculatura vesical é incompleto. Quando isto ocorre, pode se desenvolver um divertículo vesical (bolsa externa) no ápice da bexiga. O divertículo vesical também pode ser adquirido secundário à obstrução parcial do fluxo de saída da urina, e resultar de alterações de pressão exercidas durante as contrações normais da vesícula urinária. A estase urinária pode ocorrer no divertículo, predispondo o animal à cistite ou cálculos urinários.

Hidroureter. O hidroureter se refere à dilatação do(s) ureter(es) e é geralmente é causado pela obstrução do fluxo de urina pelo bloqueio do(s) ureter(es) por cálculos, inflamação crônica, neoplasia luminal ou intramural, ou ligadura acidental durante cirurgia. O hidroureter pode ser unilateral ou bilateral, e geralmente é acompanhado de hidronefrose concomitante (seção anterior sobre Hidronefrose). Os sinais clínicos desta condição estão relacionados com a obstrução.

Urolitíase (Doença Obstrutiva). A urolitíase é a presença de pedras ou cálculos (urólitos) no sistema urinário coletor. Os urólitos se formam quando fatores familiares, congênitos e fisiopatológicos ocorrem juntos e causam a precipitação de metabólitos excretórios na urina em cálculos visíveis macroscopicamente. Essas solidificações podem se formar em qualquer local no sistema urinário coletor, e embora alguns claramente se originem no trato urinário inferior, ou como cálculos microscópicos nos túbulos coletores renais, o ponto de desenvolvimento da maioria não é conhecido. Os urólitos podem ser encontrados em qualquer porção do trato urinário inferior, da pelve renal até a uretra, mas ocorrem menos comumente na pelve renal (contribuindo por 1% a 4% dos urólitos caninos). As doenças causadas por urólitos estão entre os problemas mais importantes do trato urinário de animais domesticados, especialmente bovinos, ovinos, cães e gatos, e são de menor importância em cavalos e suínos.

Mecanicamente, os fatores que são importantes na predisposição da formação de cálculo ou na precipitação de doença, incluem os seguintes:

- Concentrações urinárias de material precursor de cálculo suficientes para serem precipitados.
- Metabolismo anormal de algumas substâncias, como o ácido úrico em cães Dálmatas.
- Defeitos hereditários levando ao processamento anormal de substâncias pelos rins, como a cistina ou xantina.
- Concentrações anormalmente elevadas de substâncias na dieta, como as seguintes:
  - Ácido silícico em pastagens nativas (cálculos de sílica).
  - Fósforo em rações a base de grãos (cálculos de estruvita).
  - Estrógenos no trevo-subterrâneo (cálculos de trevos contendo benzocumarinas; carbonatos de cálcio relacionados com isoflavonas).
  - Magnésio em alimentos secos comerciais para gatos.
  - Oxalato em plantas que acumulam oxalato.

Independentemente do tipo de cálculo, os fatores de formação de cálculo de importância variável incluem os seguintes:

- pH urinário, em relação ao seu efeito sobre a excreção e precipitação de solutos (oxalato aumenta em pH ácido; estruvitas e carbonatos se precipitam em pH alcalino).
- Ingestão de água reduzida, em relação ao grau de concentração da urina e supersaturação mineral.
- Infecção bacteriana do trato urinário inferior (cálculos de estruvita em cães).
- Obstrução ou anomalias estruturais do sistema urinário inferior.
- Corpos estranhos (sutura, capim, cateter ou agulha) ou um conglomerado de colônias bacterianas, epitélio esfoliado ou leucócitos, que podem servir como um ninho para precipitação de constituintes minerais.
- Metabólitos medicamentosos excretados na urina (p. ex. sulfonamidas e tetraciclinas).

A supersaturação da urina com os componentes de sais formadores de cálculo, é o precursor essencial para a iniciação da formação do urólito (nucleação). A supersaturação pode estar em uma faixa instável, na qual a precipitação ocorre espontaneamente (nucleação homogênea), ou faixa metaestável, na qual a precipitação ocorre por epitaxia (um tipo de cristal cresce na superfície de outro tipo; nucleação heterogênea). Em alguns casos, os urólitos podem ter camadas distintas compostas de diferentes tipos de minerais. Esses compostos de urólitos se formam quando fatores promovendo a precipitação de um tipo de mineral são substituídos por fatores promovendo a precipitação de um tipo de mineral diferente.

Os cristais microscopicamente aparentes, são muito mais comuns na urina que os agregados de minerais macroscopicamente visíveis (cálculos). Embora a urina equina seja supersaturada normalmente com carbonato de cálcio, e a cristalúria seja normal, os cavalos

vivenciam uma baixa prevalência de cálculos. Em todas as espécies, os fatores que promovem ou previnem o crescimento de cristais e a agregação de cristais, são mal-compreendidos. Embora anteriormente se acreditasse que as proteínas urinárias como a uromodulina (proteína Tamm-Horsfall), que compõem 5% a 20% ou mais de alguns cálculos, fossem iniciadores da formação de cristal, hoje acredita-se que a uromodulina e outras macromoléculas urinárias tenham um papel na prevenção da formação de cálculos renais ao reduzirem a agregação de cristais de cálcio.

Macroscopicamente, os cálculos são agregações visíveis macroscopicamente de solutos urinários precipitados, principalmente mineral misturado às proteínas urinárias e debris proteináceos. Geralmente os cálculos são estruturas esféricas ou ovoides rígidas, com um ninho central, cercados por lâminas concêntricas, uma casca externa e cristais de superfície. Muitos cálculos contêm quantidades significativas de "contaminantes" como o oxalato de cálcio nos cálculos de "sílica"; alguns são relativamente puros. Grandes cálculos renais pélvicos (nefrólitos) possuem uma aparência clássica de "chifres de veado", pois eles assumem o formato dos cálices renais em espécies animais que possuem cálices verdadeiros (Fig. 11-52). Esses cálculos predispõem

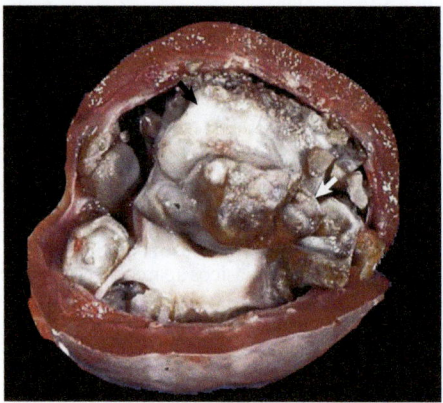

Figura 11-52 **Urolitíase, Rim, Secção Dorsal, Caprino.** Um cálculo preenche e distende a pelve renal (*setas*) causando atrofia da medula por pressão. (Cortesia do Dr. M.A. Breshears, Center for Veterinary Health Sciences, Oklahoma State University.)

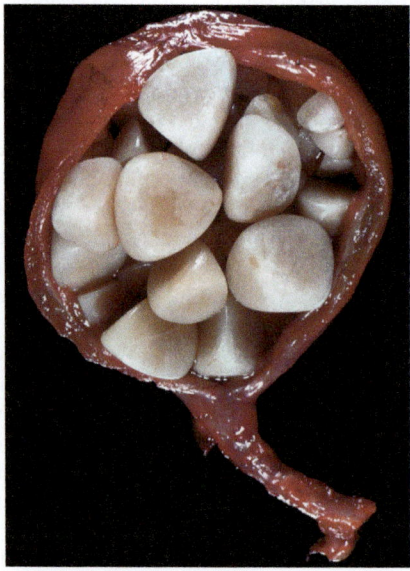

Figura 11-53 **Urolitíase, Vesícula Urinária, Cão.** Múltiplos cálculos lisos estão presentes na vesícula urinária. A parede da vesícula está espessada de modo difuso. (Cortesia do Dr. A. Confer, Center for Veterinary Health Sciences, Oklahoma State University.)

os animais afetados à pielite e pielonefrite. Os cálculos de vesícula urinária podem ser únicos ou múltiplos, de tamanhos variados (2 a 10 cm), e algumas vezes são compostos de um material fino, semelhante à areia, que deixam a urina turva (Fig. 11-53). Os cálculos podem ter superfícies lisas ou rugosas e podem ser sólidos, macios ou friáveis. Dependendo da composição dos cálculos, suas cores variam e podem ser inconsistentes, mesmo entre cálculos de composição semelhante. Os cálculos podem ser brancos a cinza (p. ex. estruvita e oxalato), amarelos (p. ex. urato, cistina, benzocumarina e xantina), ou marrons (p. ex. sílica, urato e xantina), embora o diagnóstico macroscópico de tipos minerais específicos não seja possível pela variação na aparência e composição misturadas.

Pequenos cálculos podem ser expelidos na urina, porém geralmente os cálculos causam a obstrução urinária. Isto é mais comum em machos devido à sua uretra prolongada e diâmetro estreito. Os locais mais comuns de alojamento de cálculo uretrais variam com as espécies animais. Em bovinos machos, os cálculos se alojam na uretra, no arco isquiático, e na terminação proximal da flexura sigmoide; em carneiros inteiros ou castrados, o processo uretral (apêndice vermiforme) é o local mais comum (Fig. 11-54, A); e nos cães, os cálculos se alojam proximalmente à base do pênis (Fig. 11-54, B). No local no qual os cálculos se alojaram, há necrose por pressão local, ulceração da mucosa e uretrite hemorrágica aguda. Uma vez que as localizações uretrais sejam propensas à ruptura, a hidronefrose, após a obstrução completa é menos comum que com o impacto ureteral unilateral de longa duração.

Em gatos machos, plugs uretrais compostos de finos cristais de estruvita (arenosos), dentro da abundante matriz proteica semelhante a borracha, podem preencher toda a uretra, e eles podem ser diferentes dos cálculos, que são compostos predominantemente de minerais. Tanto os plugs uretrais quanto os cálculos uretrais podem ser a causa da *doença do trato urinário inferior de felinos* (DTUIF) (Fig. 11-54, C). Quando ocorre a obstrução ou disúria em fêmeas, os cálculos geralmente são grandes e localizados na pelve renal ou vesícula urinária.

Na autópsia, os animais que morreram por obstrução urinária têm as bexigas urinárias muito distendidas (Fig. 11-55, A), túrgidas

ou rompidas e podem ter ureteres e pelve renal bilateralmente dilatados. A parede da bexiga é delgada e geralmente possui equimoses mucosas a transmurais ou hemorragias difusas (Fig. 11-55, B). Quando a urina é liberada da vesícula urinária, devido a ruptura ou incisão em cirurgia ou autópsia, a parede da bexiga está flácida, a mucosa geralmente está vermelha escura e ulcerada, e a urina contém coágulos de sangue. Ulceração de mucosa, hemorragia localizada na lamina própria, e necrose de mucosa geralmente estão presentes no ureter, vesícula urinária ou uretra adjacente a um cálculo obstrutivo ou plug uretral. Se a vesícula urinária se rompe ante mortem, coágulos sanguíneos e fibrina estão aderidos no local da ruptura, e em alguns casos há uma peritonite química aguda, localizada (induzida por urina).

Microscopicamente, a inflamação e a hemorragia estão presentes no trato urinário inferior. As lesões são mais severas em casos nos quais a obstrução foi completa. A mucosa geralmente está ulcerada, e as regiões de epitélio de transição hiperplásico estão intercaladas com células caliciformes. A lâmina própria geralmente é infiltrada por células inflamatórias. Os neutrófilos estão presentes nos focos de ulceração, e os linfócitos e plasmócitos se infiltram de modo

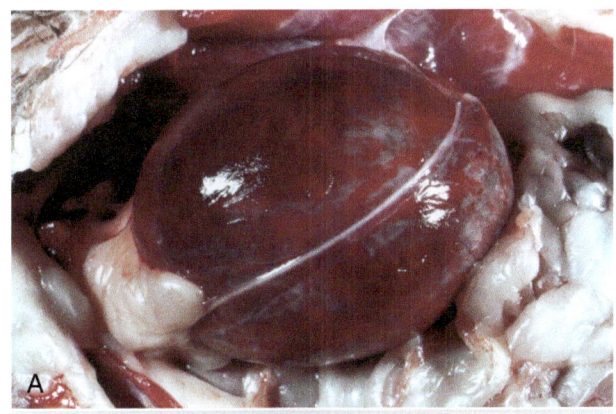

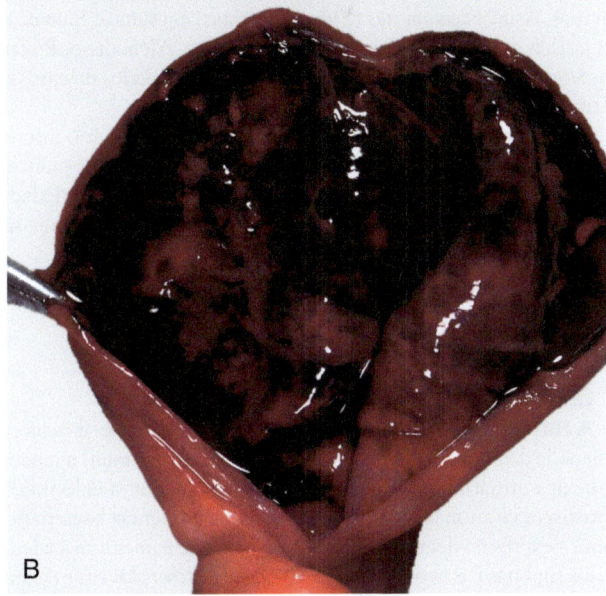

Figura 11-55 Urocistite Hemorrágica (Doença do Trato Urinário Inferior dos Felinos) da Vesícula Urinária, Gato. A, Urolitíase obstrutiva. A bexiga está superdistendida e túrgida como resultado da obstrução uretral. Observar a serosa e intramuscular equimóticas e hemorragia sufusivano colo e ápice da bexiga. **B,** Urolitíase, cistite hemorrágica aguda. A hemorragia transmural difusa grave por toda a parede da vesícula urinária é secundária ao bloqueio da uretra por cálculos e distensão da vesícula urinária. (Cortesia do Dr. M.D. McGavin, College of Veterinary Medicine, University of Tennessee.)

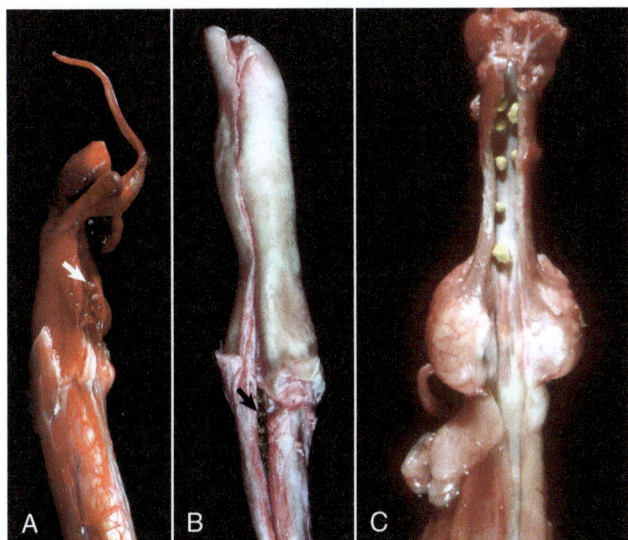

Figura 11-54 Urolitíase, Uretra Peniana. A, Ovino. Múltiplos cálculos estão presentes na uretra peniana *(seta)* e processo uretral (apêndice vermiforme). **B,** Aspecto ventral, cão. Os cálculos se alojaram na uretra, proximal à terminação caudal do orifício peniano *(seta)*. **C,** Gato. Cálculos estão presentes por toda uretra peniana, muitos caudais ao orifício uretral externo na ponta do pênis. (**A** e **B** Cortesia do Dr. M.D. McGavin, College of Veterinary Medicine, University of Tennessee. **C** Cortesia College of Veterinary Medicine, University of Illinois.)

perivascular e uniforme por toda a lâmina própria. A hemorragia frequentemente é transmural, porém é mais evidente na mucosa e pode causar a separação dos feixes de músculo liso. A degeneração e a necrose do músculo liso ocorrem em casos graves.

Clinicamente, a urolitíase pode causar obstrução urinária ou lesão traumática à mucosa da vesícula urinária. As lesões da bexiga são manifestadas clinicamente como micção difícil ou dolorosa (estrangúria; disúria), com ou sem hematúria macroscopicamente aparente. Pequenos cálculos podem ser expelidos na urina, mas tipicamente os cálculos causam a obstrução urinária. A disúria pode resultar de grandes cálculos na vesícula urinária, mas a obstrução do trato urinário com azotemia ocorre mais comumente devido à obstrução uretral completa e quase completa por pequenos cálculos.

Doenças Inflamatórias

Cistite Aguda. Inflamação da vesícula urinária (cistite) é comum nos animais domésticos e pode ser aguda ou crônica. Uma vez que a inflamação do ureter (ureterite) ou uretra (uretrite) seja rara na ausência de cistite, esta discussão tem a cistite como foco. As causas da cistite aguda são variadas; entretanto, para todas as espécies animais, a infecção bacteriana é a causa mais comum. Em indivíduos saudáveis, a bexiga é resistente à infecção, e as bactérias contaminantes são eliminadas rapidamente pela ação de lavagem do fluxo urinário normal. A predisposição à infecção do trato urinário (ITU) ocorre quando existe a estagnação de urina devido à obstrução do trato urinário, eliminação de urina incompleta durante a micção, ou trauma urotelial. Outros fatores de risco para ITU incluem a cateterização urinária, vaginoscopia, vaginite, incontinência urinária ou administração recente de medicações como antibióticos ou corticosteroides. A cistite bacteriana é mais comum em fêmeas, pois suas uretras relativamente curtas oferecem uma barreira menor às infecções ascendentes que a uretra mais longa e estreita dos machos. Em todas as espécies de animais domésticos, o agente bacteriano que causa cistite mais comumente é a *Escherichia coli* uropatogênica (cepas produtoras de α-hemolisina). Outros patógenos bacterianos que são importantes causas de cistite incluem *Corynebacterium renale* em bovinos, *Actinobaculum suis* (*Eubacterium suis*) em suínos, *Enterococcus faecalis* em gatos, e *Klebsiella* sp. em cavalos. Além disso, *Proteus* sp., *Streptococcus* sp., e *Staphylococcus* sp. foram isolados de casos de cistite em diversas espécies animais.

Exceto para a uretra distal, normalmente o trato urinário inferior está livre de bactérias. A esterilidade da vesícula urinária é mantida pela micção intermitente de urina normal e devido às propriedades antibacterianas da urina. Essas propriedades antibacterianas são atribuídas a:

* A urina ácida dos carnívoros.
* IgA secretória.
* Mucina secretada que inibe a adesão bacteriana.
* Concentração elevada de ureia e ácidos orgânicos.
* Osmolaridade da urina elevada.

A cistite ocorre quando as bactérias são capazes de superar os mecanismos de defesa normais e aderem ou invadem (colonizam) a mucosa da bexiga urinária. Diversos fatores podem aumentar a colonização e predispor os animais à cistite. Os fatores de virulência bacterianos, como a expressão de moléculas de superfície que aumentam a adesão (p. ex. fímbrias P e tipo 1 de algumas cepas de *Escherichia coli* e *Actinobaculum suis*, e a aderência pH-dependente por pili de *Corynebacterium renale*), aumentam a probabilidade de colonização bacteriana. Outros fatores de virulência bacterianos, como a hemolisina da *Escherichia coli*, aumentam a patogenicidade e ajudam a bactéria a superar os fatores antibacterianos da vesícula urinária e urina.

Os fatores do hospedeiro, como frequência urinária reduzida, micção incompleta, e retenção urinária como resultado de obstrução ou causas neurogênicas (p. ex. dano na medula espinhal),

geralmente levam à cistite. A ruptura do urotélio dentro da uretra ou bexiga é outro fator que aumenta o risco de cistite bacteriana. O crescimento bacteriano pode ser acentuado quando a glicosúria está presente, como no diabetes melito. O comprometimento do sistema imune do hospedeiro também pode aumentar a susceptibilidade à cistite bacteriana. O trauma à mucosa a partir de cálculos urinários, caracterização com defeitos, ou outras causas podem resultar na erosão e hemorragia da mucosa, que predispõe à invasão bacteriana da lâmina própria. A mucosa da bexiga também pode ser danificada pela produção excessiva de amônia por bactérias produtoras de urease, como *Corynebacterium renale* em bovinos e *Actinobaculum suis* em suínos.

Uma vez que as bactérias ganham acesso à lâmina própria, elas causam dano e inflamação vascular. A cistite aguda geralmente é macroscopicamente descrita como hemorrágica, catarral, fibrinopurulenta, necrotizante ou ulcerativa, e essas alterações muitas vezes ocorrem sequencialmente ao longo do tempo. O dano vascular predispõe à hemorragia, vazamento de fibrina e, se grave, a necrose isquêmica da bexiga. Isto geralmente é acompanhado por ulceração de mucosa. Os neutrófilos estão presentes como um componente do dano vascular e em qualquer lesão com colonização bacteriana associada. A parede da vesícula urinária está frequentemente espessada por edema, infiltrado de célula inflamatórias e está focalmente ou difusamente hemorrágica. A hemorragia é mais comum quando a obstrução está simultaneamente presente com cistite ou após o trauma direto por cateterização. Nestes casos a urina é descrita como turva, floculenta, malcheirosa e de cor vermelha. A mucosa pode ter focos de erosão ou ulceração, manchas ou folhetos de exsudato aderente e debris necróticos, ou coágulos sanguíneos aderentes (Fig. 11-56, A). *Corynebacterium urealyticum* em cães e gatos e *Corynebacterium matruchotii* em cavalos foram relacionados em uma condição conhecida como *cistite incrustada*, na qual as placas e o acúmulo de sedimentos predominam. Raramente, é necessário o debridamento cirúrgico além da terapia antimicrobiana apropriada.

Microscopicamente, a cistite aguda é caracterizada por desnudação epitelial com colônias bacterianas presentes na superfície. A lâmina própria está acentuadamente edematosa e possui difuso infiltrado neutrofílico. Hiperemia e hemorragia superficiais geralmente estão presentes (Fig. 11-56, B). Um leve infiltrado perivascular leucocítico pode ocorrer abaixo da mucosa e submucosa, e também dentro da túnica muscular.

Clinicamente, a cistite bacteriana aguda ocasiona disúria, estrangúria e hematúria. Na urinálise é detectado sedimento inflamatório, e as bactérias de amostras de urina podem crescer em culturas puras.

As causas virais de cistite aguda são relativamente raras na medicina veterinária. Em gatos, herpesvírus associado a células foi encontrado em alguns casos de cistite leve. A cistite hemorrágica ocorre algumas vezes na febre catarral maligna em bovinos e veados, e ocasionalmente é a característica macroscópica dominante da doença.

A cistite não infecciosa pode resultar de uma diversidade de causas químicas. Os metabólitos de ciclofosfamida ativados, um medicamento utilizado para tratar doenças neoplásicas e imunomediadas de cães e gatos, podem causar uma cistite hemorrágica estéril caracterizada por ulceração e hemorragia de mucosa. A toxicose por cantaridina em cavalos resulta da ingestão de besouros (*Epicauta* spp.) em feno de alfafa, e a cistite hemorrágica e erosiva ou ulcerativa se desenvolve a partir da cantaridina excretada pelo trato urinário. A ingestão crônica de samambaia (*Pteridium aquilinum*) por bovinos pode resultar na síndrome hematúria enzoótica, que pode se manifestar como hemorragia aguda da vesícula urinária, cistite aguda, ou neoplasia da bexiga urinária.

Cistite Crônica. A cistite crônica se apresenta sob diversas formas baseadas no padrão e tipo de resposta inflamatória. Estas formas incluem as variantes difusa, folicular e polipoide. Na variante difusa

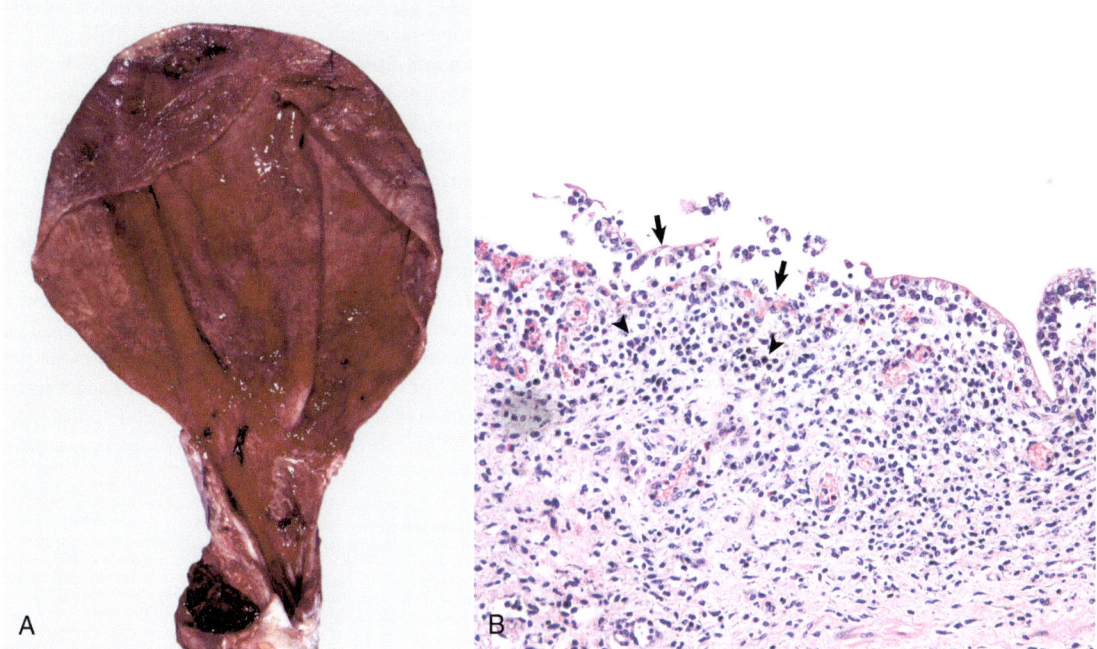

Figura 11-56 **Cistite Aguda, Vesícula Urinária. A,** Superfícies mucosa e serosa, bezerro. Áreas irregulares de mucosa ulcerada estão intercaladas com áreas de mucosa hemorrágica. Observar as hemorragias subserosas *(topo)*. **B,** Superfície mucosa, cão. A mucosa foi parcialmente desnudada de epitélio de transição *(setas)*. Existem infiltrados de neutrófilos da mucosa e submucosa *(pontas das setas)*, que se estendem para a túnica muscular adjacente. Observar os vasos congestos com hiperemia ativa na lamina própria. Coloração por HE. (**A** Cortesia do Dr. A. Confer, Center for Veterinary Health Sciences, Oklahoma State University. **B** Cortesia do Dr. J.F. Zachary, College of Veterinary Medicine, University of Illinois.)

da cistite crônica, a mucosa da bexiga está avermelhada de modo irregular e geralmente espessada. Há alguma descamação epitelial, e a submucosa apresenta-se bastante infiltrada por células inflamatórias mononucleares acompanhadas de alguns neutrófilos. Além disso, o tecido conjuntivo da submucosa geralmente está espessado e a camada muscular está hipertrofiada.

A variante folicular da cistite crônica é comum em cães e é caracterizada por proliferações linfoides na submucosa, disseminadas, nodulares que possuem 1 a 3 mm de diâmetro, dando à mucosa uma aparência de pedras lisas (cistite folicular) (Fig. 11-57). Esta resposta é particularmente comum quando a cistite ocorre simultaneamente com a urolitíase crônica. Uma zona vermelha de hiperemia, frequentemente cerca esses nódulos branco-acinzentados elevados. Microscopicamente, estes nódulos elevados são agregados de células linfocíticas na lamina própria superficial. O epitélio revestindo esses focos pode estar normal ou ulcerado, e pode ser acompanhado por fibrose na lâmina própria. Hipertrofia da túnica muscular também pode estar presente.

As massas polipoides que caracterizam a cistite polipoide crônica são observadas predominantemente em cães, mas podem ocorrer em qualquer espécie. Elas provavelmente se desenvolvem a partir de respostas inflamatórias e hiperplásicas secundárias à irritação crônica, que muito frequentemente resultam de infecção bacteriana persistente do trato urinário e/ou urólitos. Os pólipos com origem na mucosa vesical são compostos de um núcleo de tecido conjuntivo proliferativo coberto por epitélio de superfície. Células inflamatórias mononucleares frequentemente estão presentes dentro do núcleo de tecido conjuntivo. Em alguns casos, a inflamação eosinofílica predomina dentro do núcleo de células fusiformes grandes, compostas de fibroblastos e miofibroblastos. O epitélio superficial pode formar ninhos de células epiteliais de transição hiperplásicas na lâmina própria (ninhos de Brunn) ou sofrer metaplasia para um tipo epitelial glandular, secretor de muco (cistite glandular). As massas polipoides resultantes, que são compostas de inflamação,

fibroplasia e proliferação epitelial, ocorrem mais frequentemente na parede cranioventral da vesícula urinária (Fig. 11-58). As massas podem ser de base ampla ou pedunculares, ulceradas ou cobertas por epitélio hiperplásico com metaplasia de células caliciformes. A cistite polipoide crônica geralmente é acompanhada por hematúria clinicamente evidente.

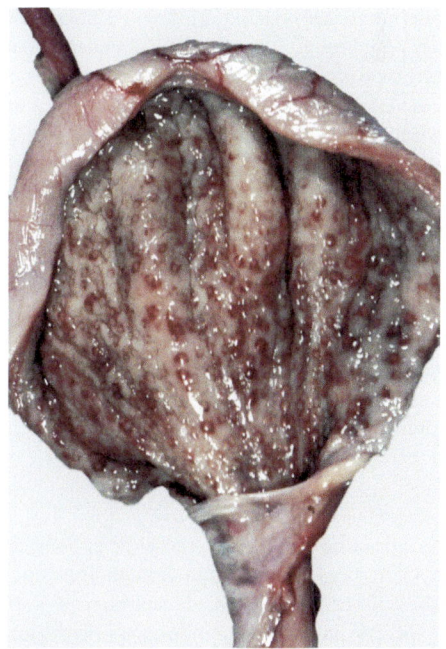

Figura 11-57 **Cistite Folicular Crônica, Vesícula Urinária, Superfície Mucosa, Cão.** Múltiplos nódulos pequenos elevados vermelhos estão presentes sobre a superfície mucosa. Esses nódulos são focos de células linfoides hiperplásicas cercadas por hiperemia e hemorragia. (Cortesia do Dr. A. Confer, Center for Veterinary Health Sciences, Oklahoma State University.)

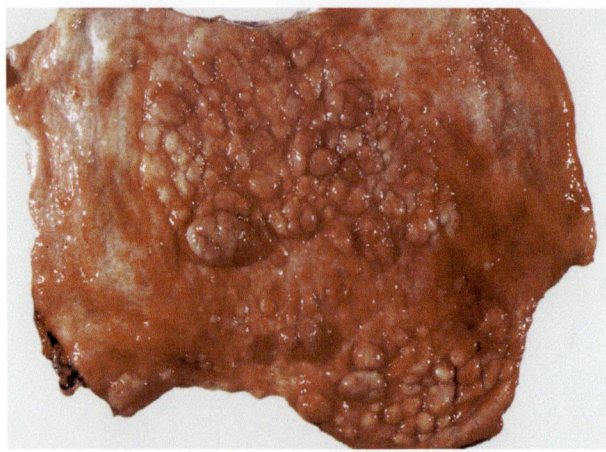

Figura 11-58 **Cistite Polipoide Crônica, Vesícula Urinária, Superfície Mucosa, Cão.** Este tipo de cistite é caracterizado por múltiplas massas compostas de nódulos proliferativos de tecido conjuntivo (pólipos) misturados com células inflamatórias crônicas. (Cortesia do Dr. A. Confer, Center for Veterinary Health Sciences, Oklahoma State University.)

Cistite Micótica. A cistite micótica é observada ocasionalmente em animais domésticos quando fungos oportunistas, como *Candida albicans* ou *Aspergillus* sp., colonizam a mucosa da bexiga urinária. Essas infecções fúngicas geralmente ocorrem secundárias à cistite bacteriana crônica, especialmente quando os animais estão imunossuprimidos ou sujeitos a terapia prolongada com antibióticos, que altera a densidade e diversidade da microbiota normal. Ocasionalmente, *Blastomyces dermatitidis* pode produzir lesões no trato urinário inferior de cães. A mucosa da vesícula urinária geralmente está ulcerada com proliferação da lamina própria subjacente; um espessamento generalizado da parede da vesícula é o resultado de inflamação intensa consistindo de neutrófilos, linfócitos, plasmócitos, macrófagos além de edema e fibrose.

Neoplasia. As neoplasias do trato urinário inferior ocorrem predominantemente na vesícula urinária, e são menos comuns na uretra e raras no ureter. Elas ocorrem mais frequentemente em cães, ocasionalmente em gatos e raramente em outras espécies, com exceção de neoplasias vesicais induzidas por samambaia em bovinos. As neoplasias da vesícula urinária contribuem com menos de 2% do total de neoplasias caninas. A maioria ocorre em cães mais velhos, com uma frequência maior em fêmeas observada em muitos estudos, e com algumas raças, incluindo Scottish terrier, Shetland sheepdog, beagle e collie, sob risco elevado. Provavelmente diversos fatores têm um papel no desenvolvimento do câncer vesical, porém os riscos específicos que foram identificados em cães incluem:
- Inseticidas tópicos.
- Exposição a áreas pulverizadas com produtos químicos para mosquitos.
- Ambientes com alta atividade industrial.
- Gênero feminino.
- Obesidade.
- Raça.

A retenção de urina na bexiga e a exposição prolongada do epitélio da mucosa à carcinogênicos, resulta em uma incidência maior de tumores na vesícula urinária comparada a outras regiões do trato urinário. Muitos agentes químicos, incluindo componentes intermediários de corante de anilina, hidrocarbonetos aromáticos e metabólitos do triptofano, foram observados experimentalmente ou epidemiologicamente induzindo as neoplasias da vesícula urinária. Os tumores induzidos quimicamente e os epiteliais espontâneos progridem através de uma série de estágios histológicos a partir da hiperplasia, metaplasia escamosa, papiloma, adenoma, displasia e carcinoma *in situ* para o carcinoma manifesto.

Tumores Epiteliais. Aproximadamente 80% das neoplasias do trato urinário inferior são de origem epitelial e são classificadas como papilomas de células de transição, carcinomas de células de transição, carcinoma de células escamosas, adenocarcinoma e carcinomas não diferenciados, de acordo com:
- Os papilomas tendem a se multiplicar e podem ter uma aparência pedunculada ou séssil. Microscopicamente, eles são compostos de epitélio de transição bem-diferenciado, separado do estroma de apoio subjacente por uma membrana basal intacta.
- Os carcinomas de células de transição (urotelial) são focais, com nódulos elevados ou espessamentos difusos da parede da vesícula urinária que são mais comuns na região do trígono vesical (Fig. 11-59, A). Eles são compostos de epitélio pleomórfico a anaplásico de transição. As células neoplásicas de transição cobrem

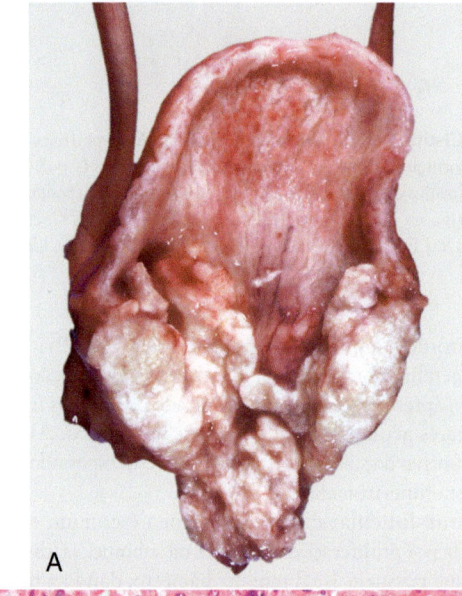

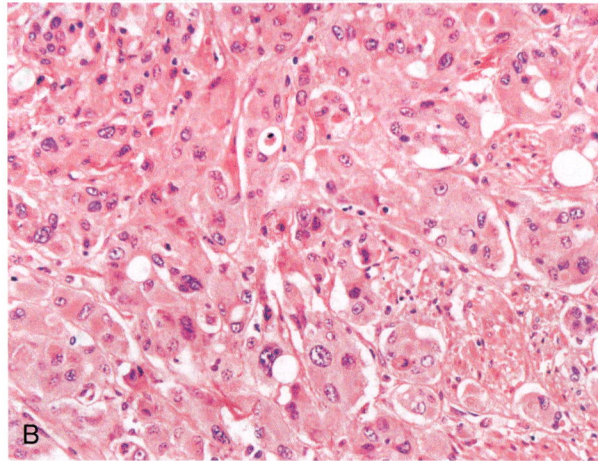

Figura 11-59 **Carcinoma de Células Transitórias, Vesícula Urinária, Cão.** **A,** Carcinomas de células de transição são tipicamente adjacentes ao trígono (conforme aqui), onde podem se tornar grandes o suficiente para obstruir a abertura de um ou ambos os ureteres e resultar no hidroureter e/ou hidronefrose secundários. **B,** Lâmina própria. O tumor é formado por células anaplásicas agrupadas em pequenas ilhas ou aglomerados. Os núcleos são vesiculares com nucléolos proeminentes, e alguns núcleos apresentam anisocariose acentuada. Coloração por HE. (**A** Cortesia do Dr. A. Confer, Center for Veterinary Health Sciences, Oklahoma State University. **B** Cortesia do Dr. S.J. Newman, College of Veterinary Medicine, University of Tennessee.)

a superfície da mucosa como camadas irregulares, invadem prontamente a lamina própria sob a forma de ninhos sólidos e ácinos, e são encontradas dentro de vasos linfáticos das camadas submucosa e muscular (Fig. 11-59, B). Aproximadamente 40% dessas neoplasias sofreram metástase no momento do diagnóstico clínico e estão presentes em 50% a 90% dos cães clinicamente afetados na autópsia. Os linfonodos e pulmões são os locais de metástase mais comuns; entretanto, é possível a metástase mais disseminada para outros tecidos, incluindo os ossos. Terriers podem estar sob risco ligeiramente elevado de desenvolvimento de carcinomas de transição, e há uma associação feita entre a ocorrência destes tumores e a exposição de pesticidas para gramados. Em gatos, os carcinomas de células de transição são raros, mas agressivos e, diferente dos cães, eles são mais prevalentes em machos e tendem a surgir em locais distantes do trígono vesical.

- Carcinomas de células escamosas e adenocarcinomas correspondem a uma pequena porção das neoplasias vesicais e muito provavelmente surgem em regiões de metaplasia escamosa ou glandular, respectivamente. Na cadela, os carcinomas de células escamosas ocorrem mais frequentemente na uretra, que é revestida por epitélio escamoso nos dois terços distais. Essas neoplasias têm menor probabilidade de sofrerem metástase que os carcinomas de células de transição. Os carcinomas não diferenciados são raros e não se encaixam em um dos tipos histológicos mencionados anteriormente.

A metástase de carcinomas da vesícula urinária é muito frequente e observada inicialmente nos linfonodos regionais adjacentes à bifurcação aórtica, incluindo os linfonodos inguinal profundo, ilíaco medial e sacral. Outros potenciais locais de metástase incluem os pulmões e rins, com metástase para outros órgãos parenquimatosos ocorrendo posteriormente.

Tumores Mesenquimais. Os tumores mesenquimais, incluindo fibrossarcomas, leiomiomas, leiomiossarcomas, rabdomiossarcomas, linfomas, hemangiomas e hemangiossarcomas, contribuem com menos de 20% das neoplasias do trato urinário inferior. Os fibrossarcomas, leiomiossarcomas, hemangiomas e hemangiossarcomas primários são raros. Os tumores mesenquimais são classificados como:

- Leiomiomas que se originam da musculatura lisa da túnica muscular e são as neoplasias mesenquimais do trato urinário inferior mais comuns. Eles podem ser solitários ou múltiplos e são massas circunscritas, firmes, brancas a acastanhadas localizadas na parede da vesícula urinária. Os leiomiomas possuem a consistência macroscópica e aparência microscópica do músculo liso normal. As contrapartes malignas (leiomiossarcomas) são mais raras, e embora elas estejam infiltradas localmente, elas raramente sofrem metástase.
- Fibromas que se originam do tecido conjuntivo da lâmina própria e se projetam para o lúmen da bexiga como nódulos solitários.
- Linfomas ocasionalmente se infiltram na parede, não somente da bexiga, mas também dos ureteres e pelve renal em bovinos, suínos, cães e/ou gatos. As complicações comuns incluem hidronefrose e hidroureter.
- Rabdomiossarcomas são raros, mas ocorrem na vesícula urinária e uretra de cães jovens de raças grandes (idade abaixo de 18 meses), sugerindo uma origem embriológica. Especula-se que as células de origem sejam mioblastos embrionários da crista urogenital. Essas massas são descritas como botrioides (semelhantes a cachos de uva) (4 a 18 cm de diâmetro) que protruem para o lúmen da bexiga. A invasão local e metástase ocasional para linfonodos caracterizam o comportamento típico. Microscopicamente, as células neoplásicas formam folhetos ou lóbulos desorganizados em regiões pouco diferenciadas e se entrelaçam às células fusiformes em regiões mais diferenciadas. A demonstra-

ção microscópica das estrias transversais típicas da musculatura esquelética ou a demonstração imuno-histoquímica do filamento intermediário, desmina, são úteis para confirmar o diagnóstico de rabdomiossarcoma. A apresentação clínica inclui hematúria, obstrução urinária, hidroureter, hidronefrose e osteopatia hipertrófica.

Distúrbios dos Equinos

Nefrite Embólica (Actinobacillus equuli)

Duas subespécies de *Actinobacillus equuli* (*A. equuli* subsp. *equuli* e *A. equuli* subsp. *haemolyticus*) são habitantes normais das membranas mucosas do trato alimentar. A contaminação fecal ou extensão das membranas mucosas orais é o método de inoculação. A contaminação umbilical em potros é a rota de infecção mais comum ocasionando a septicemia. Microabscessos ocorrem em uma variedade de órgãos, incluindo fígado, glândulas adrenais, articulações e os rins, como pontilhados, multifocais, aleatórios, bronzeados e elevados, na superfície de corte de todo o córtex renal (Fig. 11-34, A e B). Microscopicamente, os capilares glomerulares e, em uma extensão menor, as arteríolas interlobulares contêm muitas colônias bacterianas grandes misturadas com debris necróticos e infiltrados extensivos de neutrófilos, que frequentemente obstruem o glomérulo (Fig. 11-34, C). Se o potro afetado sobrevive, os infiltrados neutrofílicos irão permanecer como abscessos residuais focais ou serão progressivamente substituídos por um número crescente de linfócitos, plasmócitos, macrófagos, fibroblastos reativos e por fim cicatrizes coalescentes.

Nefrose Mioglobinúrica (Rabdomiólise)

Um conjunto de eventos levando à necrose tubular isquêmica ocorre frequentemente em rins hipoperfundidos, com complicação por mioglobinúria. Na rabdomiólise, as concentrações séricas de mioglobina estão elevadas, conforme estes produtos passam para o filtrado glomerular, produzindo concentrações intraluminais bastante elevadas que causam nefrose mioglobinúrica. A mioglobina não utiliza uma proteína carreadora para o transporte, e por ser uma molécula pequena, ela passa livremente através do glomérulo e é excretada na urina. A mioglobina não é nefrotóxica em si, e infusões intravenosas em animais saudáveis não produzem lesões reconhecíveis. Entretanto, grandes concentrações de mioglobina no filtrado glomerular podem aumentar a necrose tubular causada por isquemia renal. O mecanismo da lesão induzida por pigmento não está totalmente compreendido, mas a formação de radicais hidroxila elevada associada à redução de componentes de ferro ferroso e a obstrução tubular por moldes de mioglobina provavelmente são fatores contribuintes.

Por exemplo, na rabdomiólise equina, a isquemia renal é muito provavelmente secundária ao choque hipovolêmico ou anemia grave associada. A mioglobinúria pode ter um efeito deletério adicional sobre o epitélio tubular já sofrendo a necrose isquêmica. Na autópsia, os córtices renais na mioglobinúria estão corados de vermelho-amarronzado a azul-escuro de modo difuso e possuem moldes de mioglobina refratários, laranja-avermelhados intratubulares (Fig. 11-39).

A fisiopatologia desta condição não é conhecida; entretanto, a rabdomiólise por exercício geralmente é a causa incitante. Os fatores predisponentes e desencadeadores são necessários neste distúrbio, e eles geralmente envolvem uma combinação de eventos, dos quais o esforço frequentemente é o principal desencadeador. Os possíveis fatores predisponentes incluem sobrecarga de carboidratos, hipóxia local, deficiência de tiamina, deficiência de vitamina E-selênio, anomalias de vias metabólicas, alterações nos hormônios reprodutivos, hormônios da tiroide e cortisol, vírus, desequilíbrios eletrolíticos e miopatia por armazenamento de polissacarídeos. Os sinais clínicos tendem a ocorrem intermitentemente durante ou após o exercício, e podem variar de leves a moderados. A presença de urina escura ocorre quando o nível de mioglobina excede 40 mg/100ml. O dano renal pode não ter consequências ou ser grave.

Necrose Papilar

A hipovolemia e desidratação durante a administração prolongada ou excessiva de AINEs pode predispor à necrose papilar. Ela geralmente é observada na avaliação *post-mortem* em cavalos com um histórico clínico de administração de AINEs, mas raramente produz sinais clínicos.

A necrose das papilas renais, ou crista medular em cavalos, é uma resposta da medula interna à isquemia. A necrose papilar pode ser uma lesão primária ou secundária; entretanto, a necrose papilar ocorre como uma doença primária em cavalos tratados com AINEs. A doença primária ocorre muito frequentemente em cavalos tratados com fenilbutazona ou flunixin meglumine por períodos prolongados. As células intersticiais medulares são os alvos primários para os AINEs, e o dano da célula intersticial resulta na inibição da cicloxigenase e reduz a síntese de prostaglandinas. A redução do fluxo sanguíneo medular interno causa isquemia/hipóxia, e também causa alterações degenerativas nas células epiteliais tubulares e necrose isquêmica (infarto) da crista medular.

Os cavalos afetados frequentemente também têm úlceras dentro de diversas áreas do trato alimentar. Geralmente, os casos clínicos de intoxicação por AINEs apresentam sinais de doença do trato alimentar, variando de salivação excessiva e inapetência à diarreia e cólica. Na autópsia, pode estar presente a necrose da crista medular. As lesões renais agudas são irregulares, com áreas pálidas da medula interna necrótica delineadas do tecido medular sobrevivente (Fig. 11-47). A medula interna afetada está amarelo-esverdeada, verde ou rosada. Os córtices podem estar ligeiramente inchados. Com o tempo, o tecido necrótico se descama, resultando em um fragmento tecidual destacável, friável e descolorido na pelve. A medula interna remanescente geralmente está encolhida, e é estreita em corte transversal. O córtex sobrejacente pode estar de alguma forma encolhido, devido à atrofia de alguns dos néfrons causada pelo bloqueio de seus túbulos na medula afetada.

Úraco Patente

Rim e Trato Urinário Inferior, Distúrbios dos Animais Domésticos, Distúrbios do Trato Urinário Inferior, Anomalias do Desenvolvimento, Úraco Patente.

Infecção por Klossiella equi

Klossiella equi é um parasita esporozoário de cavalos, que após infecção oral possui vários estágios de desenvolvimento no rim. Não são observadas lesões macroscópicas. Microscopicamente, podem ser encontrados vários estágios de esquizogonia no epitélio tubular contorcido proximal e, em uma extensão menor, no endotélio glomerular (Fig. 11-60). Os estágios de esporogonia estão presentes nas células epiteliais da alça de Henle, porém ocorrem diferentes estágios coccidianos de modo difuso nos túbulos afetados. Entretanto, ocasionalmente a *Klossiella equi* foi associada a lesões multifocais de necrose tubular leve e, no caso de ruptura tubular, com os infiltrados intersticiais de linfócitos e plasmócitos. A função renal está normal.

Distúrbios dos Ruminantes (Bovinos, Ovinos e Caprinos)

Intoxicação por Carvalho: Necrose Tubular Aguda (Quercus Spp.)

Os ruminantes desenvolvem necrose tubular após a ingestão de folhas, brotos ou pinhas de carvalhos e arbustos (*Quercus* spp.).

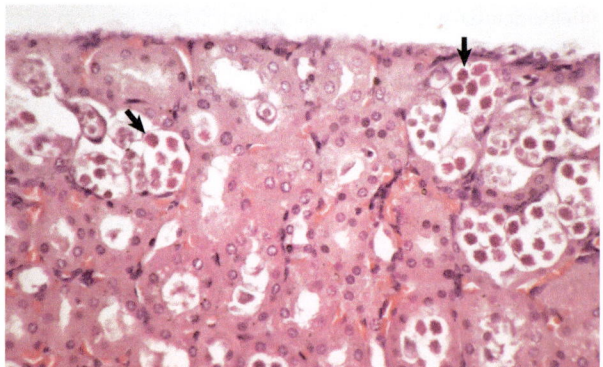

Figura 11-60 **Infecção por** *Klossiella equi*, **Rim, Cavalo.** Epitélio tubular contendo vários estágios de desenvolvimento de *Klossiella equi (setas)*. Coloração por HE. (Cortesia do Dr. J. Simon, College of Veterinary Medicine, University of Illinois.)

As substâncias tóxicas são metabólitos de taninos e incluem ácido tânico, ácido gálico e pirogalol; entretanto, o mecanismo da lesão tubular é desconhecido. Os bovinos afetados de modo agudo geralmente têm os rins edemaciados e pálidos que ocasionalmente possuem hemorragia petequiais corticais (Fig. 11-61). O edema perirrenal, que pode ser hemorrágico, é uma lesão comum, e as cavidades corpóreas contêm quantidades excessivas de fluido claro. As células endoteliais são alvo para a ligação de metabólitos tóxicos, resultando subsequentemente em extravazamento vascular. Os rins estão inchados e pálidos, e eles podem ter finas hemorragias, geralmente pontilhadas, sobre as superfícies capsular e cortical. Microscopicamente, a necrose tubular proximal aguda com moldes e hemorragia intratubular são características, ao passo que os casos crônicos desenvolvem nefrite intersticial crônica com as alterações usuais de fibrose, atrofia, córtex espessado e uma superfície finamente pontilhada.

Doenças do Rim Polposo

A doença do rim polposo é uma manifestação única de enterotoxemia por *Clostridium perfringens* tipo D em pequenos ruminantes, especialmente ovinos. A toxina épsilon de *Clostridium perfringens* se liga às células epiteliais tubulares renais e causam a degeneração seletiva dos túbulos distais. A doença é acelerada pelo acesso ao amido excessivo no intestino delgado, que permite a proliferação de bactérias anaeróbicas nele. Ocasionalmente

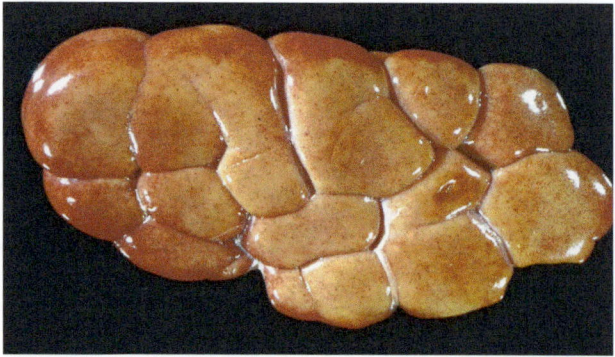

Figura 11-61 **Necrose Tubular Aguda, Intoxicação por Carvalho, Rim, Vaca.** Ingestão de folhas, brotos ou sementes de carvalho produz petéquias corticais, necrose tubular aguda e edema perirrenal. O princípio tóxico é um metabólito de taninos do carvalho e causa necrose tubular aguda, que se repara por cicatrização. (Cortesia do Dr. K. Read, College of Veterinary Medicine, Texas A&M University; e Noah's Arkive, College of Veterinary Medicine, The University of Georgia.)

podem ser detectadas hiperglicemia e glicosúria. O intervalo *post-mortem* é crítico para a avaliação de "polposidade", pois essas alterações se assemelham à autólise. As lesões na autópsia clássica são a congestão e hemorragia medulares, e também córtex macio a quase liquefeito (polposo) (Fig. 11-41, A). As lesões histológicas incluem degeneração leve e necrose do epitélio dos túbulos contorcidos proximais com edema, congestão, e hemorragia intersticial no córtex renal e congestão da medula (Fig. 11-41, B).

Nefrite Intersticial Linfoplasmocitária Multifocal (Nefrite Embólica; Rim Manchado de Branco)

A nefrite intersticial multifocal, ou rim manchado de branco, é um exemplo bastante conhecido de nefrite intersticial linfoplasmocitária multifocal em ruminantes. Ela ocorre como resultado de infecção bacteriana de grau baixo, por via hematógena, que provavelmente se manifesta inicialmente como múltiplos focos supurativos. Em bovinos, os rins manchados de branco são observados em bovinos e geralmente são achados incidentais no abate ou na necropsia, originando-se de outras causas sistêmicas. Foram implicadas *Escherichia coli*, *Salmonella* spp., *Leptospira* spp. e *Brucella* spp. Geralmente, no momento em que a lesão é encontrada, as bactérias não podem ser cultivadas a partir dos rins. Estudos moleculares de potenciais microrganismos causais de rins manchados de branco em bezerros, demonstraram achados diferentes, indicando que a lesão pode resultar de um de diversos microrganismos. As lesões podem ser áreas pequenas a grandes, irregulares, coalescentes de córtex pálido visualizado rapidamente da superfície capsular (Fig. 11-62). Histologicamente, as lesões agudas, que raramente são observadas em bovinos, são consistentes com nefrite embólica neutrofílica ou inflamação tubulointersticial. A maioria dos casos são subagudos a crônicos, e macrófagos intercalados com um número variável de fibroblastos, tecido conjuntivo fibroso variável, e componentes do néfron atróficos. Podem haver adesões capsulares.

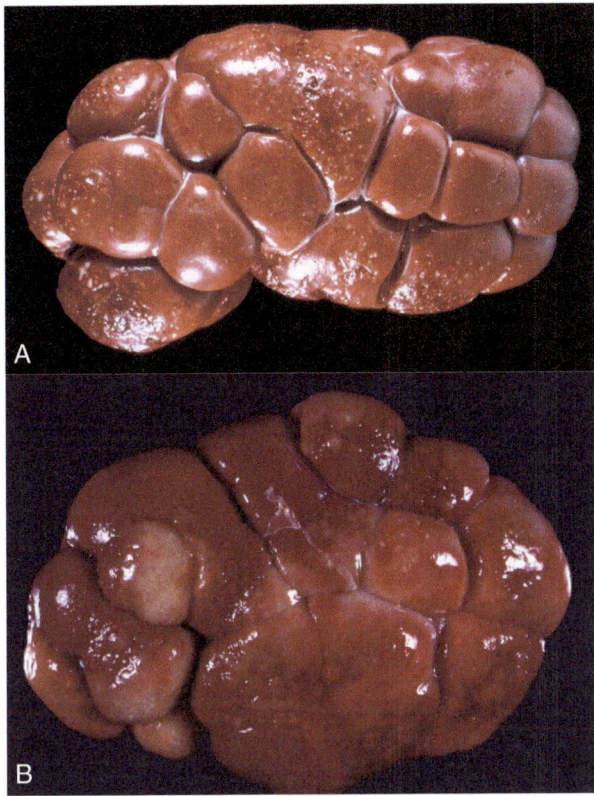

Figura 11-62 **Nefrite Intersticial Multifocal (Rim Manchado de Branco).** **A,** Rim, bezerro. Múltiplos focos de células inflamatórias (geralmente neutrófilos), pálidos-amarelados a brancos de 2 a 5 mm, estão dispersos aleatoriamente por todo o rim e sobre sua superfície (conforme apresentado aqui). **B,** Rim, bezerro. Forma mais grave de nefrite intersticial multifocal comparada a **A**. (A Cortesia do College of Veterinary Medicine, University of Illinois. **B** Cortesia do Dr. B. Njaa, Center for Veterinary Health Sciences, Oklahoma State University.)

Nefrite Intersticial (Leptospirose Renal)

Em bovinos, os sorovares pertencentes à *Leptospira interrogans*, *Leptospira kirschneri* e *Leptospira borgpetersenii* foram associados ao status de carreador e/ou doenças, incluindo perda reprodutiva, aborto, anemia hemolítica, nefrose hemoglobinúrica, e ocasionalmente nefrite intersticial. A patogênese da leptospirose renal foi discutida anteriormente como um exemplo de nefrite tubulointersticial bacteriana aguda. Embora os neutrófilos possam estar presentes nos lúmens tubulares, a lesão crônica predominante está no interstício, que se torna infiltrado por monócitos, macrófagos, linfócitos e plasmócitos. Os sorovares *hardjo*, *pomona* e *grippotyphosa* são os implicados mais comumente na infecção renal em bovinos. Os pequenos ruminantes são relativamente resistentes à infecção. A infecção com o sorovar *hardjo*, adaptado ao bovino, raramente causa infecção evidente. Os sorovares não adaptados criam lesões renais a partir de danos diretos ao endotélio, hipóxia causada por anemia, dano epitelial tubular do acúmulo de hemoglobina intratubular e nefrite intersticial. As lesões variam de nefrite intersticial leve a moderada, a nefrite intersticial linfocítica acentuada com fibrose (Fig. 11-65).

A nefrite intersticial crônica possui infiltrados de células mononucleares, fibrose intersticial e atrofia tubular generalizada. No caso de exposição ao gama herpesvírus da febre catarral maligna, as lesões de uma nefrite intersticial crônica são caracterizadas por infiltrado inflamatório crônico em curso compostos por linfócitos e algumas células inflamatórias dentro do interstício, acompanhados por quantidades variáveis de fibrose. Ocasionalmente, com esta condição, pode ser detectada vasculite em vasos ao redor dos quais ocorre a maior parte da inflamação intersticial e pode ajudar a diferenciar os dois microrganismos.

Intoxicação por Ervilhaca Peluda (Vicia Spp.)

A ervilhaca é uma leguminosa utilizada em todas as regiões com criação extensiva e podem servir de alimentação como pastagem, feno ou silagem. A intoxicação por ervilhaca é incomum e é uma manifestação exclusiva da ingestão de plantas tóxicas, que pode resultar lesões de inflamação eosinofílica e granulomatosa nos rins, pele e outras vísceras. O mecanismo tóxico não está claramente determinado para a doença visceral. Determinou-se que a inflamação visceral é semelhante a uma reação de hipersensibilidade tipo IV e pode ser causada por lecitinas vegetais que servem como hapteno (Capítulo 5) ou como um antígeno completo que sensibiliza linfócitos. Embora as lesões macroscópicas na autópsia possam envolver múltiplos órgãos, o rim contém infiltrados corticais radiantes ou multifocais (Fig. 11-48, A). Estes frequentemente estão orientados ao redor da vasculatura. Histologicamente, os infiltrados são mistos e incluem monócitos, linfócitos, plasmócitos, células gigantes multinucleadas e eosinófilos (Fig. 11-48, B). A doença clínica se desenvolve muitas semanas após a ingestão da planta, e a manifestação dérmica de prurido é consistentemente observada simultaneamente. A mortalidade pode ocorrer 10 a 20 dias após o início da doença, raças bovinas antigas, Holsteins ou Angus, são mais susceptíveis. O diagnóstico geralmente é feito por exclusão.

Pielonefrite

Em bovinos, diversas bactérias causam cistite e pielonefrite, incluindo *Escherichia coli* e *Trueperella pyogenes*. Além disso, *Corynebacterium renale* é um organismo restrito a mucosa urinária e um patógeno potencial em casos bovinos, pois este organismo possui pili para acomodar a adesão mucosa e para resistir ao fluxo do trato urinário inferior. Além disso, a bactéria produz uma urease que hidrolisa a ureia, liberando amônia que causa dano epitelial localizado e aumento do pH urinário.

A pielonefrite aguda é incomum em bovinos e frequentemente observada como um achado incidental na autópsia (Fig. 11-47). A pielonefrite bovina subaguda a crônica é uma nefrite tubulointersticial supurativa lentamente progressiva. A pelve e os cálices estão dilatados com fluido, variando de urina túrbida contendo aglomerados fibrinopurulentos a um exsudato completamente purulento. As bactérias se localizam na medula, a inflamação e necrose medular podem ser tão graves que permanece somente uma fina margem de córtex. Mais comumente, estão presentes os infiltrados intersticiais distribuídos radialmente com ou sem fibrose (Fig. 11-46). Conforme a fibrose progride, existe a contração de cicatrizes que se estendem da superfície cortical por toda a medula para o nível da pelve.

Linfoma Renal (Linfossarcoma)

O linfoma renal pode ocorrer em bovinos e é um dos tumores bovinos mais comuns; entretanto, o envolvimento do rim não é tão comum como é no linfoma felino. A causa é o vírus da leucose bovina (VLB), um retrovírus conhecido por ser disseminado pelo contato sanguíneo entre animais. As lesões macroscópicas podem ser observadas como nefromegalia ou mais comumente como nódulos corticais múltiplos pouco definidos, pálido-acastanhados, macios, elevados (Fig. 11-51, *E* e *F*). Infiltrados pélvicos e periureterais são comuns em bovinos e podem causar hidronefrose concomitante. Infiltrados focais ou difusos de linfócitos neoplásicos podem comprimir o interstício e/ou túbulos.

Urolitíase

Em bovinos, os urólitos ocasionam a obstrução mais frequentemente em touros e machos castrados (bois). A uretra se estreita na região da flexura sigmoide, que é o local afetado mais comumente. A obstrução pode ser causada por um grande agregado mineral discreto (urólito) ou pelo acúmulo de um fino material semelhante a areia dentro do lúmen uretral. A hemorragia e a necrose da mucosa uretral geralmente ocorre no local do alojamento do urólito. Em casos mais graves, levando à ruptura uretral subsequente, pode haver o acúmulo de urina no tecido subcutâneo da região inguinal, prepúcio e abdômen ventral (comumente referido como "barriga d'água").

Os cálculos de sílica (75% dióxido de silício) são um problema para ovinos e bovinos que pastam em vegetações nativas do ocidente da América do Norte. Algumas vegetações contêm de 4% a 5% de sílica; a maior parte da sílica é insolúvel, exceto o que está no fluido celular (ácido silícico não polimerizado). Após a absorção, a sílica retorna para o intestino nas secreções digestivas, de modo que menos de 1% da sílica da dieta é excretada na urina e mais de 60% é reabsorvida do filtrado. Entretanto, quando o volume da produção de urina está muito baixo, a concentração da excreção de ácido silícico na urina pode alcançar a concentração de saturação em cinco vezes, e a precipitação da solução ocorre na presença de proteínas ou outras substâncias na urina. Os cálculos de sílica são rígidos, brancos a marrom-escuro, radiopacos, geralmente laminados, com até 1 cm de diâmetro, e são a principal causa de obstrução do trato urinário. A formação do cálculo de sílica pode ser reduzida a níveis subclínicos pela adição de sal à ração para garantir o elevado consumo de água, acidificando a dieta, ou reduzindo a proporção de cálcio para fósforo da dieta.

Os cálculos de estruvita são brancos a cinza-pálidos, geralmente lisos e facilmente quebráveis. Este tipo de cálculo geralmente forma uma descamação arenosa dentro de uma matriz proteinácea e se desenvolve em ruminantes confinados, consumindo rações de cereais-grãos, particularmente aquelas que são peletizadas e com fósforo elevado. A redução da proporção de cálcio:fósforo assim como um equilíbrio de magnésio, sódio e potássio na ração são importantes na prevenção da formação de urólito.

Consultar seção sobre Rim e Trato Urinário Inferior, Distúrbios dos Animais Domésticos para ilustrações.

Amiloidose

A amiloidose é uma nefropatia de bovinos com perda de proteínas esporádica. Diarreia crônica, baixa produtividade, e perda de peso são comuns. O amiloide é classificado como tipo AA, que é associado à inflamação crônica, e tais condições geralmente são observadas simultaneamente. As fibrilas AA são criadas pelo catabolismo anormal de amiloide A sérico (SAA). Na avaliação macroscópica, os rins estão amarelo-bronzeados e aparecem cerosos ao corte transversal. A deposição histológica de amiloide ocorre nos glomérulo, interstício e lúmens tubulares.

Distúrbios dos Suínos

Glomerulonefrite de Suínos

Embora uma entidade incomum em suínos, a glomerulonefrite (GN) é observada como uma sequela de infecções crônicas com cólera suína, peste suína africana, citomegalovírus sistêmico e abscessos estreptocócicos do grupo A. Além disso, as formas hereditárias de GN membranoproliferativa em suínos Yorkshire ocorrem por uma deficiência autossômica recessiva da proteína fator H, inibidora do complemento. A GN e a vasculite sistêmica podem ser observadas na infecção por circovírus suíno tipo 2, manifestada como dermatite suína e síndrome de nefropatia. Na GN aguda, macroscopicamente, existe aumento, palidez, edema e petéquias corticais do rim. Eventualmente, este processo progride para infiltrados granulares corticais e o rim pode parecer encolhido e contraído por fibrose cortical. As lesões renais na forma aguda desta síndrome são a GN fibrinonecrotizante com nefrite tubulointersticial linfoplasmocitária e/ou nefrite intersticial granulomatosa. Com a doença prolongada, pode se desenvolver a glomerulonefrite crônica. Acredita-se que esta resposta é uma resposta de hipersensibilidade (tipo III) imunomediada ao circovírus e possivelmente a SRRS por infecção viral concorrente.

Nefrite Tóxica

A ingestão de diversas espécies de amendoim pode causar insuficiência renal em suínos. As lesões macroscópicas incluem edema perirrenal acentuado e efusões serosas tingidas por sangue em qualquer local no corpo. Histologicamente, edema e necrose das células epiteliais de revestimento, a presença de cilíndros, túbulos dilatados e edema intersticial leve são característicos.

Leptospirose

As *Leptospiras* sorovares *pomona*, *tarassovi* e *australis* adaptadas ao hospedeiro causam doença significativa em suínos. A localização preferencial dos organismos ocorre nos túbulos proximais renais, e a passagem para o interstício ocasiona nefrite intersticial multifocal, semelhante àquela observada nos bovinos e cães. Macroscopicamente, estão presentes focos brancos pouco circunscritos de vários formatos e tamanhos, que correspondem à infiltrados de linfócitos, plasmócitos e macrófagos nos tecidos intersticiais. Além disso, em casos crônicos, ocorre a fibrose intersticial simultânea.

Urolitíase

Os suínos muito comumente têm urólitos de carbonato de cálcio formados por fosfato de cálcio ou oxalato de cálcio. Os urólitos de estruvita ocorrem com frequência menor. Assim como em outras espécies, a doença obstrutiva e/ou a ruptura podem ocorrer em locais de alojamento, que é observado mais comumente em machos castrados. Leitões neonatos, com baixa ingestão de nutrientes após o nascimento, podem desenvolver ácido úrico ou cristais de urato nos rins, ureteres e/ou vesícula urinária como resultado do catabolismo de purina elevado.

Consultar seção sobre Rim e Trato Urinário Inferior, Distúrbios dos Animais Domésticos para ilustrações.

Verme do Rim

Na América do Norte, o verme do rim (*Stephanurus dentatus*) é encontrado mais frequentemente em suínos nas regiões do sul dos Estados Unidos. O parasito também é um problema em outros países com climas quentes. O *Stephanurus dentatus* é um verme estrongiloide que migra para o rim após ciclo hepático. Vermes adultos normalmente encistam na gordura perirrenal; entretanto, alguns parasitos podem residir no rim. Os cistos peripélvicos frequentemente se comunicam com a pelve renal e ureter; fibrose e tecido de granulação crônicos podem envolver o parasita. Ocasionalmente, ovos do nematoide estão presentes no sedimento da urina.

Erisipela

Erysipelothrix rhusiopathiae é a causa bacteriana mais comum de nefrite embólica em porcos, que pode ser uma manifestação renal da doença de pele de diamante clássica. O organismo pode se disseminar para o rim após o envolvimento cutâneo ou, muito mais comumente, pela bacteremia relacionada com o desenvolvimento de endocardite valvular séptica. Macroscopicamente, a doença apresenta hemorragias glomerulares observadas como regiões multifocais de hemorragia, pontilhadas por todo o córtex renal ou como múltiplos focos de infiltrados inflamatórios, acastanhados a brancos, dentro do interstício renal (Fig. 11-63). Histologicamente, a alteração descrita na situação anterior é característica de GN séptica embólica, com agregados de fibrina e neutrófilos observados dentro dos tufos capilares glomerulares ou como pequenos abcessos dentro do interstício.

Distúrbios dos Cães

Vasculopatia do Greyhound

Uma vasculopatia glomerular renal idiopática e cutânea, conhecida antigamente como *putrefação do Alabama*, ocorre em greyhounds (galgo inglês) nos Estados Unidos e Reino Unido e é uma doença potencialmente fatal de etiologia desconhecida. Como o nome sugere, ela afeta tipicamente a pele e os rins de greyhounds em idade de treinamento de corrida. Geralmente, existem lesões eritematosas multifocais e/ou ulceradas de pele, comumente acompanhadas por edema em região distal de membros, como resultado de uma vasculite cutânea, com trombocitopenia e insuficiência renal aguda simultâneas. A causa da doença é desconhecida, mas as lesões renais são semelhantes àquelas observadas na DIC aguda, púrpura trombocitopênica trombótica e síndrome hemolítica urêmica em seres humanos. Macroscopicamente, os rins de cães afetados estão edemaciados, congestos e apresentam petéquias

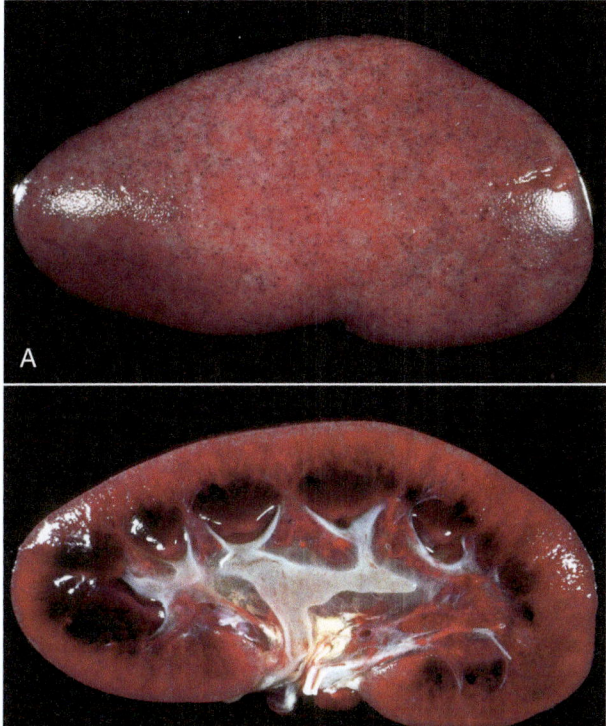

Figura 11-63 Hemorragias Corticais Renais Septicêmicas Induzidas por Bactérias, Erisipela, Rim, Suíno. A, Hemorragias petequiais causadas por êmbolos sépticos de *Erysipelothrix rhusiopathiae* que estão dispersos aleatoriamente sobre a superfície capsular do rim. **B,** Secção dorsal. Petéquias semelhantes estão presentes na superfície de corte do córtex renal. (Cortesia do Dr. M.D. McGavin, College of Veterinary Medicine, University of Tennessee.)

corticais (Fig. 11-36, A). Microscopicamente, muitos glomérulos têm trombos, hemorragia, necrose segmentar ou totalmente fibrinosos (Fig. 11-36, B). No polo vascular glomerular, as paredes das arteríolas aferentes possuem depósitos de fibrina e focos de necrose. Além disso, os achados de microscopia eletrônica indicam que o dano epitelial glomerular é um evento inicial importante na patogenia desta condição.

Intoxicação por Etilenoglicol

A ingestão de etilenoglicol (anticongelante) é uma das causas mais comuns de intoxicação e necrose tubular aguda em cães, gatos e ocasionalmente suínos. O etilenoglicol, o principal constituinte do anticongelante, é absorvido rapidamente a partir do trato gastrointestinal, e uma pequena porcentagem é oxidada pela desidrogenase alcóolica hepática para metabólitos tóxicos glicoaldeído, ácido glicólico, glioxilato e oxalato. O etilenoglicol e seus produtos metabólico tóxicos são filtrados pelos glomérulos, e a necrose tubular aguda é causada por interação direta desses metabólitos tóxicos, especialmente o ácido glicólico, com o epitélio tubular (Fig. 11-64, A e B). Um achado significativo é um grande número de focos amarelos pálidos de cristais de oxalato de cálcio que se precipitam nos lúmens tubulares renais, células epiteliais tubulares e interstício (Fig. 11-64, C). Esses cristais causam obstrução intrarrenal com degeneração e necrose do epitélio tubular, considerada como efeito direto de danos mecânicos. Utilizando luz polarizada, a imagem microscópica é um grande número de

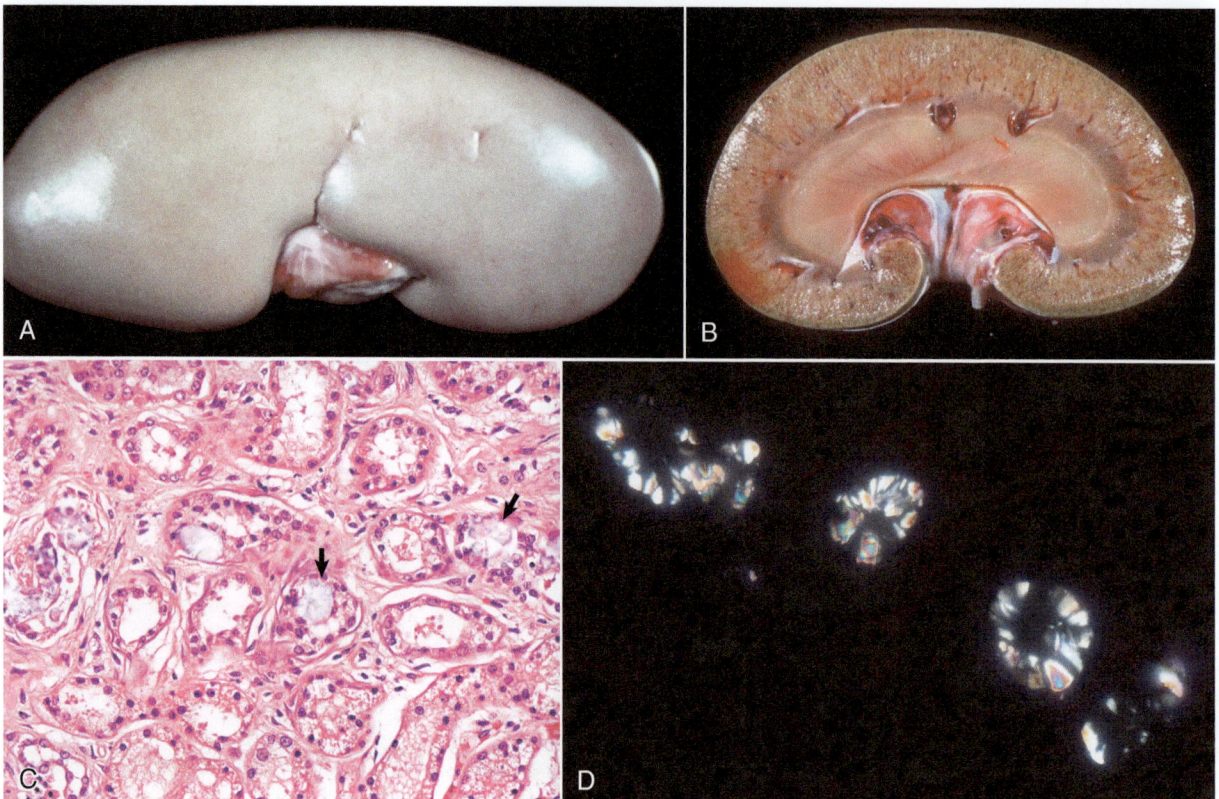

Figura 11-64 **Nefrose por Oxalato, Rim. A,** Suíno. Nefrose por oxalato após a ingestão de plantas contendo oxalato. O rim está difusamente bege pálido e inchado. **B,** Secção dorsal, cão. O córtex está bege e finamente manchado pela deposição de múltiplos focos pequenos de cristais de oxalato nos túbulos renais. **C,** Cão. Dilatação tubular, necrose e regeneração inicial (números elevados de células epiteliais revestindo os diversos túbulos). Vários túbulos contêm cristais de oxalato (*setas*), que dilataram os túbulos e comprimiram seus epitélios. Coloração por HE. **D,** Gato. Feixes radiais birrefringentes de cristais de oxalato de cálcio nos túbulos renais. Luz polarizada. Coloração por HE. (**A** e **B** Cortesia do Dr. M.D. McGavin, College of Veterinary Medicine, University of Tennessee. **C** Cortesia do Dr. S.J. Newman, College of Veterinary Medicine, University of Tennessee. **D** Cortesia do Dr. J.F. Zachary, College of Veterinary Medicine, University of Illinois.)

cristais birrefringentes, redondos a piramidais, arranjados em rosetas ou feixes dentro dos túbulos renais, que são virtualmente patognomônicos para ingestão de etilenoglicol em cães e gatos (Fig. 11-64, *D*).

Necrose Tubular Aguda (Aminoglicosídeos)

Antimicrobianos aminoglicosídeos, como gentamicina, neomicina, canamicina, tobramicina, amicacina e estreptomicina são nefrotóxicos. A toxicidade renal relativa varia entre os diferentes medicamentos aminoglicosídeos, e se correlaciona com a concentração do componente no córtex renal. A neomicina, que é altamente nefrotóxica, se concentra em maior extensão no córtex renal, ao passo que a estreptomicina, menos nefrotóxica, não se concentra consideravelmente no córtex renal. Embora a gentamicina tenha nefrotoxicidade intermediária entre a neomicina e a estreptomicina, o dano tubular da gentamicina ocorre com certa frequência, pois é um medicamento comumente utilizado na medicina veterinária.

A susceptibilidade de espécies animais aos efeitos nefrotóxicos desses medicamentos é variável, e está relacionada com as diferenças na susceptibilidade dos túbulos renais e diferenças na taxa de excreção ou inativação de medicamentos entre as espécies animais. Os aminoglicosídeos se concentram nos lisossomos, e seus efeitos tóxicos ocorrem após a liberação de grandes concentrações de medicamentos por essas organelas. As concentrações tóxicas de aminoglicosídeos produzem as seguintes alterações:

- Se concentram nos lisossomos.

- Subsequentemente escapam dos lisossomos e se acumulam no citoplasma.
- Alteram o transporte da membrana tubular celular por inibição de Na$^+$/K$^+$-ATPase, causando influxo intracelular de hidrogênio, íons sódio e água.
- Inibem a atividade da fosfolipase, de formaque os fosfolipídios se acumulam intracelularmente.
- Alteram a função mitocondrial.
- Inibem a síntese de proteínas.

Essas alterações bioquímicas são responsáveis pelas lesões de edema das células epiteliais tubulares proximais, edema mitocondrial, ruptura dos lisossomos, dilatação do retículo endoplasmático, alteração da borda tubular em escova e morte celular.

Leptospirose

Os cães são susceptíveis à diversos sorovares de *Leptospira* spp. As leptospiras entram no corpo através de brechas nas membranas mucosas, se multiplicam e disseminam para os rins, onde permanecem nas células tubulares renais. Os cães afetados podem manifestar febre, anorexia, vômito, desidratação, icterícia, dor muscular e evidência de coagulopatia. Nas infecções crônicas, são observadas febre, uveíte anterior, anorexia e perda de peso. Macroscopicamente, estão presentes infiltrados inflamatórios multifocais, coalescentes, que se estendem da junção córtico-medular à superfície capsular (Fig. 11-65, *A*). Em estágios mais agudos, nos quais o dano tubular está proeminente, há infiltrados neutrofílicos, que rapidamente mudam para linfócitos e plasmócitos (Fig. 11-65, *B*).

Nos casos crônicos, ocorrem graus variáveis de fibrose e cicatrização subcapsular (Fig. 11-13, *D*). As leptospiras geralmente podem ser identificadas dentro do citoplasma e no lúmen de túbulos afetados, quando são utilizadas colorações especiais de prata ou imuno--histoquímica (Fig. 11-65, *C*).

Hepatite Infecciosa Canina

Glomerulite transitória, causada por um insulto viral direto ao glomérulo, ocorre nas doenças virais sistêmicas agudas como a hepatite infecciosa canina aguda. As lesões são leves, geralmente transitórias, e resultam da replicação viral no endotélio capilar. A GN viral aguda produz as seguintes lesões macroscópicas:

- Rins geralmente estão ligeiramente edemaciados.
- Superfície capsular renal está lisa.
- Rins estão com a cor normal ou pálidos.
- Glomérulos estão visíveis como pontos vermelhos na superfície de corte do córtex.

As inclusões intranucleares induzidas por vírus estão presentes no endotélio capilar glomerular nos casos de hepatite infecciosa canina. As inclusões geralmente são grandes, basofílicas a magenta, e preenchem o núcleo ou estão separadas da membrana nuclear por um halo claro. Em casos de glomerulite viral, as lesões incluem hipertrofia endotelial, hemorragias, necrose do endotélio, e mesângio espessado e edematoso. Clinicamente, os animais apresentam doença sistêmica por infecção viral, porém os sinais glomerulares são especificamente aqueles de uma proteinúria transitória. Além disso, em cães que se recuperam da hepatite infecciosa canina aguda, podem ocorrer lesões de nefrite intersticial linfoplasmocítica.

Herpesvírus Canino

Em filhotes de idades menores que 3 a 5 semanas, pode ocorrer infecção intrauterina ou neonatal com lesões renais patognomônicas consistindo de hemorragias petequiais e equimóticas. Tipicamente, há necrose tubular aguda com hemorragia e a presença inclusões intraepiteliais intranucleares eosinofílicas a anfofílicas (Fig. 11-66). Uma vez que os filhotes estão mais velhos, geralmente acima de 6 semanas de idade, as infecções por herpesvírus deixam de induzir lesões renais.

Pielonefrite

Os cães com pielonefrite aguda podem exibir febre, depressão, dorso arqueado pela dor lombar ou renal, polidipsia e poliúria. As causas mais comuns de pielonefrite bacteriana em ordem de frequência incluem as infecções por *Escherichia coli*, *Staphylococcus aureus*, *Proteus mirabilis*, *Streptococcus* sp., *Klebsiella pneumoniae*, *Pseudomonas aeruginosa*, e *Enterobacter* sp. A maior parte desses organismos aproveita dos mecanismos de defesa alterados do trato urinário inferior e ascendem do trato urinário inferior para colonizar a pelve renal. Macroscopicamente, pode haver o acúmulo de exsudato supurativo na pelve com extensão variável de infiltrados celulares acastanhados, da medula para porções variáveis do córtex sobrejacente (Fig. 11-45, *A* e *B*). Histologicamente, há a necrose e perda tubulares com extensão de colônias bacterianas e quantidades variáveis de neutrófilos dentro dos túbulos e interstício (Fig. 11-45, *C*). Nas formas mais crônicas, o número de neutrófilos está reduzido e predominam linfócitos e plasmócitos.

Nefropatia Juvenil Progressiva

O desenvolvimento de fibrose renal bilateral grave foi descrito em cães jovens de diversas raças, referido como *nefropatia juvenil progressiva* ou *doença renal familiar (hereditária)*. Em muitas raças caninas, é demonstrada uma tendência familiar (Quadro 11-11), mas o modo de hereditariedade foi determinado com certeza em somente algumas

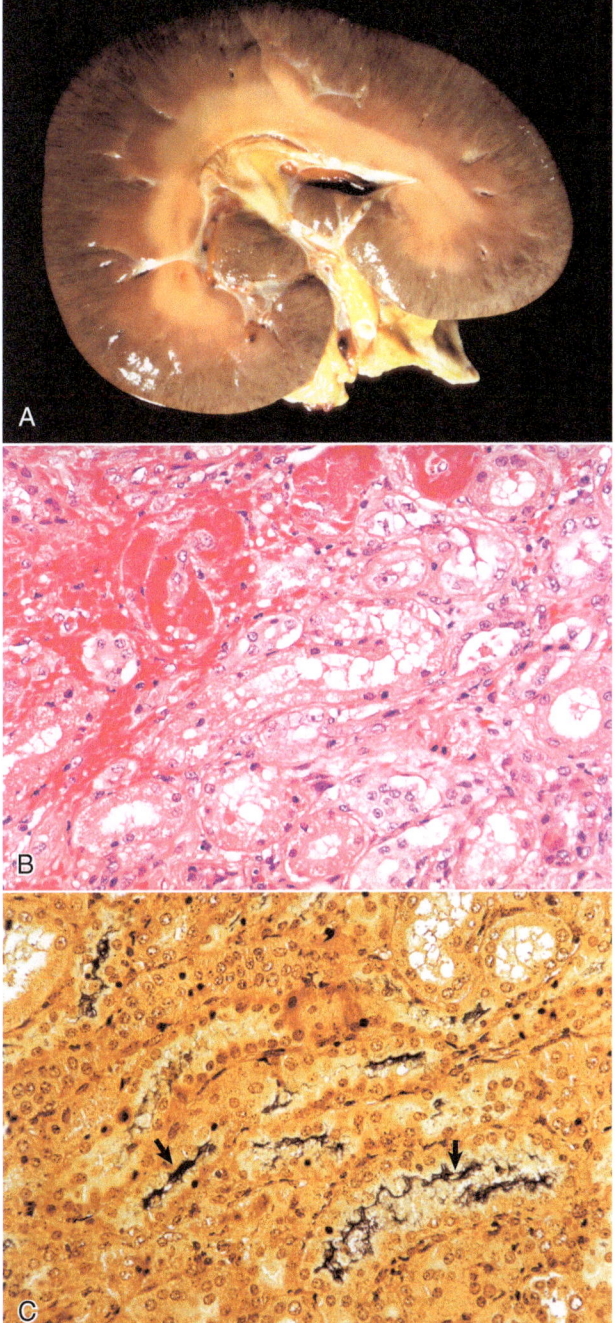

Figura 11-65 **Leptospirose Aguda, Rim. A,** Nefrite intersticial, infecção aguda por leptospira, secção dorsal, cão. Estrias pálidas radiais são causadas por necrose tubular cortical e infiltrados inflamatórios intersticiais agudos. A gordura hilar e medula estão amarelos pela icterícia. **B,** Necrose tubular aguda, regeneração inicial, cão. Observar os segmentos do epitélio tubular desprovido de núcleos (necrose de coagulação) *(topo esquerdo)* e a hemorragia. Neste estágio inicial, há uma ausência quase completa de células inflamatórias no interstício, porém mais adiante, no estágio subagudo da leptospirose, existem infiltrados de linfócitos e plasmócitos, que tendem a estare próximos a junção corticomedular. Coloração por HE. **C,** Leptospira, vaca. Várias leptospiras *(setas)* estão presentes nos lúmens dos túbulos. Colonização de células epiteliais do túbulo por leptospiras é típica desta bactéria. Coloração de prata de Warthin Starry. (**A** e **C** Cortesia do Dr. M.D. McGavin, College of Veterinary Medicine, University of Tennessee. **B** Cortesia do Dr. S.J. Newman, College of Veterinary Medicine, University of Tennessee.)

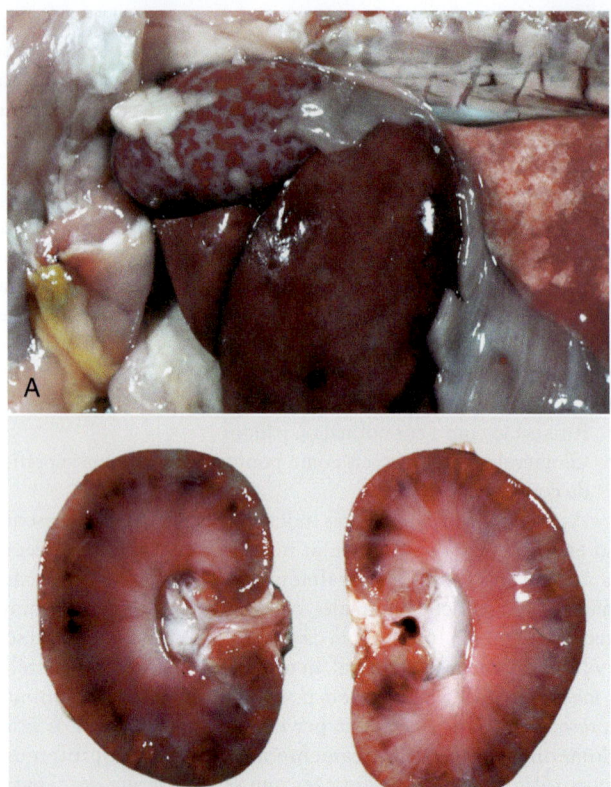

Figura 11-66 Hepatite por Herpesvírus Canino (Herpesvírus Canino Tipo I), Filhote Neonato. A, Víscera abdominal. Hemorragias corticais renais multifocais são características macroscópicas desta doença. **B,** Secções dorsais. Hemorragias corticais multifocais são devido à vasculite induzida por vírus com necrose e hemorragia secundária. (Cortesia do Dr. M.D. McGavin, College of Veterinary Medicine, University of Tennessee.)

raças. Em Samoiedas, a lesão está ligada ao cromossomo X; em bull terriers, ela é autossômica dominante; e em shih tzu, mastim francês e English Cocker spaniel, a doença parece ter uma simples hereditariedade autossômica recessiva.

A nefropatia juvenil progressiva é uma síndrome na qual as manifestações morfológicas podem ser o resultado de qualquer um dos diversos processos patológicos crônicos. As principais manifestações incluem as seguintes:

Quadro 11-11	Raças de Cães com Nefropatia Progressiva Juvenil

- Cocker spaniel Americano
- Cocker spaniel Inglês
- Elkhounds
- Samoiedas
- Dobermann
- Lhasa apso
- Shih tzu
- Soft-coated Wheaten terriers
- Bull terriers
- Poodles gigantes
- Malamutes do Alasca
- Schnauzer miniatura
- Pastor Alemão
- Keeshounds
- Chow Chow
- Weimaraner
- Golden retriever

- Defeito no colágeno do tipo IV na membrana basal glomerular.
- GN membranoproliferativa.
- Doença tubular de causa desconhecida com atrofia tubular e fibrose intersticial.
- Displasia renal.

As lesões renais macroscópicas de nefropatia juvenil progressiva são variáveis entre as raças afetadas e entre os cães afetados dentro de uma raça. Geralmente, os rins estão notavelmente encolhidos, pálidos a brancos, e firmes (Fig. 11-25, C e D). A superfície renal pode estar pontilhada de modo difuso e ter um fino padrão glomerular, particularmente naqueles cães nos quais a doença glomerular é o evento primário. Além disso, muitos cistos corticais pequenos podem ser observados pela dilatação da cápsula de Bowman e atrofia glomerular. Nos casos de nefropatia juvenil que são tubulares ou displásicas, a superfície renal pode ter áreas irregulares, profundamente deprimidas de cicatrização cortical. Na superfície de corte, o córtex está delgado e possui cicatrizes radiais lineares. A medula geralmente está fibrosa de modo difuso. Pequenos cistos (1 a 2 mm), de tamanho variado, frequentemente são observados no córtex e medula.

No Dobermann, a lesão primária é uma glomerulopatia que aparece microscopicamente como uma GN membranoproliferativa. Posteriormente no curso da doença, as lesões incluem fibrose periglomerular extensiva, atrofia tubular e dilatação cística do espaço de Bowman (urinário) e túbulos. Em Samoiedas e Cocker spaniel Inglês afetados, a divisão multilamelar da MBG é causada por anomalias hereditárias no colágeno tipo IV da membrana basal. Essas lesões progridem para a glomeruloesclerose grave.

Em Elkhounds, tem sido descrito um distúrbio tubular de causa desconhecida e é caracterizado por atrofia tubular progressiva, fibrose periglomerular e intersticial, e glomeruloesclerose sem qualquer indicação de uma doença glomerular primária.

A nefropatia juvenil progressiva foi descrita em Lhasa apso, shih tzus, soft-coated Wheaten terriers, poodles gigantes e Golden retrievers como uma condição semelhante a displasia renal, definida como uma anormalidade do desenvolvimento renal como resultado de diferenciação anômala. Glomérulos pequenos, encolhidos, como os de um feto, compostos de pequenas células com núcleos densos, mínimo tecido mesangial e capilares não patentes podem ser observados intercalados com glomérulos normais, escleróticos ou hipertrofiados. Outras lesões incluem fibrose intersticial e dilatação tubular acentuadas. A maioria dos rins possuem mínimos infiltrados de células intersticiais linfoplasmocitários.

A nefropatia juvenil em cães da raça boxer é caracterizada por fibrose pericapsular e intersticial, infiltração de células inflamatórias, túbulos dilatados, glomérulos escleróticos e calcificação distrófica.

Embora existam variações nas lesões macroscópicas e microscópicas (Fig. 11-25, E), assim como na patogenia da nefropatia progressiva entre diferentes raças, um caso típico é um cão de 4 meses a 2 anos de idade que possui poliúria, polidipsia e uremia. A apresentação clínica, as lesões macroscópicas, e as alterações microscópicas são idênticas àquelas da doença renal crônica e fibrose renal em cães maduros ou envelhecendo.

Carcinoma Renal

Os carcinomas renais são as neoplasias renais primárias mais comuns e ocorrem mais frequentemente em cães velhos, em uma incidência de 1,5 em 100 mil. As causas específicas de carcinomas renais em seres humanos estão bem-determinadas se comparadas àquelas nas espécies animais, e pouco é conhecido especificamente sobre a patogenia desta entidade em cães. Essas neoplasias renais geralmente são grandes (até 20 cm de diâmetro), esféricas a ovais, e firmes. Geralmente são amarelo-pálidas, e contêm áreas escuras de hemorragia e necrose, e focos de degeneração cística.

As massas geralmente ocupam e obstruem um polo do rim e crescem por expansão, comprimindo o tecido renal adjacente normal (Fig. 11-50). Os tipos histológicos incluem papilar, tubular e sólido (Fig. 11-50, C), com as variantes tubulares sendo mais comuns e as sólidas sendo as com menor diferenciação. A metástase para pulmões, linfonodos, fígado e glândulas adrenais ocorre frequentemente. O carcinoma renal foi associado a condições paraneoplásicas, principalmente policitemia. Isso ocorre por superexpressão concomitante de eritropoietina, que aumenta a produção de células sanguíneas vermelhas na medula óssea.

Uma variante do carcinoma renal típico foi observada em cães da raça pastor Alemão, em conjunto com dermatofibrose nodular que é hereditária, autossômica dominante. As lesões são hereditárias e consistem de cistoadenomas ou cistoadenocarcinomas renais, multifocais, bilaterais. Macroscopicamente, elas se assemelham aos carcinomas descritos anteriormente, porém os cistos estão muito mais proeminentes. As células neoplásicas formam lâminas sólidas, ou têm padrão de crescimento tubular, ou papilar, e as células nos carcinomas são mais atípicas e anaplásicas. As células variam de formato cuboide e colunares a poliédricas, variam de tamanho, e têm o citoplasma claro ou eosinofílico granular. Os núcleos variam de pequenos, redondos, granulares e uniformes a grandes, ovais, vesiculares e pleomórficos. Figuras mitóticas são numerosas. As neoplasias têm um estroma fibrovascular moderado.

Urolitíase

Consultar seção sobre Rim e Trato Urinário Inferior, Distúrbios dos Animais Domésticos para ilustrações e discussão geral sobre urolitíase.

Cistite Crônica

Existem diversas manifestações de cistite crônica em cães, e incluem aquelas com proliferação folicular linfoide proeminente na submucosa (cistite folicular) e aquelas com alteração polipoide epitelial proeminente (cistite polipoide). A cistite folicular (Fig. 11-57) possui uma aparência macroscópica de paralelepípedos como resultado da presença de proliferações linfoides multifocais, nodulares, disseminadas, na submucosa (1 a 3 mm de diâmetro). Esta forma de cistite é particularmente comum em resposta à urolitíase crônica. Uma zona vermelha de hiperemia geralmente circunda esses focos linfoides branco-acinzentados. Microscopicamente, esses focos elevados agregam células linfocíticas na lâmina própria superficial. O epitélio sobrejacente a esses focos pode estar normal ou ulcerado, e pode estar acompanhado por fibrose na lâmina própria. A hipertrofia da túnica muscular também pode estar presente.

As massas polipoides (cistite polipoide crônica), observadas predominantemente em cães, geralmente se desenvolvem a partir de respostas hiperplásicas secundárias à irritação crônica, que muito frequentemente se originam de infecções bacterianas persistentes do trato urinário ou urólitos. Os pólipos que surgem na mucosa da bexiga são compostos de um núcleo de tecido conjuntivo proliferativo coberto por epitélio de superfície. Células inflamatórias mononucleares geralmente estão presentes dentro do núcleo de tecido conjuntivo. O epitélio de superfície pode formar ninhos hiperplásicos de células epiteliais de transição (ninhos de Brunn) ou sofrer metaplasia para um tipo epitelial glandular (cistite glandular), secretor de muco. As massas polipoides resultantes, que são compostas de inflamação, fibroplasia e proliferação epitelial, ocorrem mais frequentemente na parede cranioventral da bexiga (Fig. 11-58). As massas podem ser de base ampla ou pedunculares, ulceradas ou cobertas por epitélio hiperplásico com metaplasia de células caliciformes. A cistite polipoide crônica frequentemente é acompanhada por hematúria evidente clinicamente.

Carcinoma de Células de Transição

Os carcinomas de células de transição são nódulos focais, elevados ou espessamentos difusos da parede da vesícula urinária, mais comum na região do trígono vesical (Fig. 11-59, A). Eles são compostos de epitélio de transição pleomórfico ou anaplásico. As células de transição neoplásicas cobrem a superfície mucosa como camadas irregulares, invadem rapidamente a lâmina própria na forma de ninhos e ácinos sólidos, e são encontradas dentro de vasos linfáticos das camadas submucosa e muscular (Fig. 11-59, B). Aproximadamente 40% dessas neoplasias já sofreram metástase no momento do diagnóstico clínico e estão presentes em 50% a 90% dos cães afetados na autópsia. Os linfonodos e pulmões são os locais mais comuns de metástase; entretanto, é possível uma metástase mais disseminada para outros tecidos, incluindo ossos. Os terriers podem estar sob risco ligeiramente elevado para o desenvolvimento de carcinomas de células de transição, e foi feita uma associação entre a ocorrência desses tumores e a exposição a pesticidas de jardim.

Nefrite Tubulointersticial Tóxica

Melamina e Ácido Cianúrico. Recentemente, a alimentação pet contaminada com melamina e ácido cianúrico para elevar artificialmente o conteúdo proteico da dieta, produziu surtos em larga escala de insuficiência renal relacionada com a mortalidade em cães e gatos nos Estados Unidos e Coreia. Os animais doentes tiveram inapetência, vômito, poliúria, polidipsia e letargia. Azotemia foi registrada em muitos animais afetados. Os aspectos exclusivos deste surto por intoxicação alimentar incluíram necrose localizada nos túbulos distais, ao invés dos túbulos proximais. Foram observados cristais rugosos, irregulares, amarronzados intratubulares únicos e birrefringentes nas porções tubulares mais distais do néfron, e estes foram confundidos com oxalatos em alguns casos iniciais. Diferentemente, esses cristais não coraram nas colorações com corantes de cálcio Von Kossa ou vermelho alizarina S. Uma combinação da melamina e ácido cianúrico foi necessária para produzir a insuficiência renal final nestes casos.

Ingestão de Uvas

A ingestão de uvas ou passas como parte da dieta ou inadvertidamente por cães, pode levar a uma síndrome de insuficiência renal aguda e uremia acompanhada por vômito, letargia, anorexia e diarreia. O mecanismo para a indução de necrose tubular renal proximal aguda não está claro, mas os taninos, semelhantes àqueles na intoxicação por carvalho, estão implicados como um princípio tóxico nestes casos. As alterações macroscópicas são aquelas de um rim edemaciado pálido bronzeado aumentado, e as alterações histológicas não são características, mas são representadas por uma necrose tubular proximal aguda.

Parasitos

O verme renal gigante (*Dioctophyma renale*) é observado com pouca frequência em cães de países de climas temperados e frios. Ele é endêmico no Canadá e na região norte dos Estados Unidos. Por causa de um ciclo de vida prolongado e complexo, este nematódeo é observado somente em cães de 2 anos de idade ou mais velhos. O nematoide adulto é vermelho e cilíndrico; as fêmeas medem 20 a 100 cm de comprimento e 4 a 12 mm de diâmetro, e os machos medem 14 a 45 cm de comprimento e 4 a 6 cm de diâmetro. Este nematódeo reside na pelve renal onde causa pielite hemorrágica ou purulenta grave, obstrução ureteral subsequente e destruição do parênquima renal, resultando em um rim hidronefrótico que aparece como um cisto contendo o nematódeo e o exsudato purulento.

Capillaria plica e *Capillaria feliscati* foram identificados com pouca frequência em cães e gatos do mundo todo. Geralmente, esses

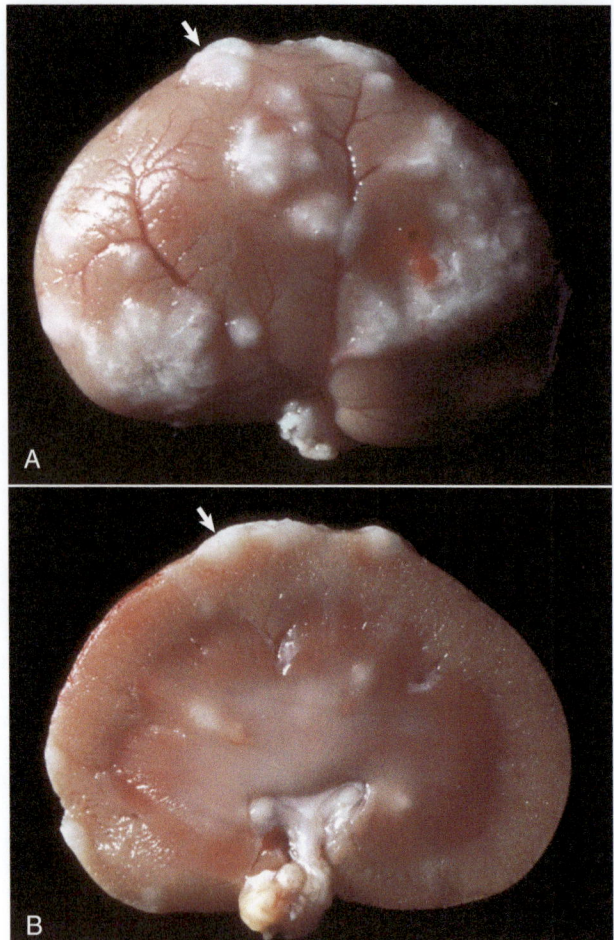

Figura 11-67 **Nefrite Granulomatosa, Peritonite Infecciosa Felina, Rim, Gato. A,** As lesões são típicas da forma não efusiva (seca) da peritonite infecciosa felina. Elas são granulomas multifocais, coalescentes, brancos a cinza (*setas*), que podem ser confundidas com a forma nodular de linfoma (linfossarcoma), assim justificando a avaliação histológica. **B,** Secção dorsal. Granulomas multifocais, coalescentes, brancos a cinzas, se estendem para o parênquima cortical (*seta*). A patogenia desta lesão é determinada pela efetividade e/ou incapacidade das respostas imunes humoral e celular. Dependendo da resposta imune, a patogenia pode envolver uma vasculite primária por complexos imunes (hipersensibilidade tipo IV [forma não efusiva]); assim as lesões são orientadas ao redor dos vasos sanguíneos (principalmente capilares e veias) e são granulomatosas. (Cortesia do Dr. M.D. McGavin, College of Veterinary Medicine, University of Tennessee.)

nematódeos estão aderidos à pelve renal, ureter ou bexiga de animais de diversas idades. Microscopicamente, infiltrados de células inflamatórias e hemorragias focais estão associados aos locais de adesão da submucosa subjacente. Sinais clínicos geralmente não estão presentes, porém ocasionalmente há hematúria e disúria.

Distúrbios dos Gatos
Nefrite Granulomatosa

Gatos com peritonite infecciosa felina (PIF), particularmente a forma não efusiva (seca), geralmente têm nefrite piogranulomatosa multifocal, secundária a vasculite primária grave. O vírus da PIF é uma cepa mutada do coronavírus entérico felino, que perdeu sua predileção por enterócitos e se replica em macrófagos. A patogenia da forma granulomatosa da PIF pode ser uma resposta celular imunomediada ao vírus da PIF, que é parcialmente efetiva em conter o vírus a um número relativamente pequeno de macrófagos nos locais de foco. A resposta imune causa uma vasculite granulomatosa necrotizante e o desenvolvimento de piogranulomas

renais intersticiais, caracterizados macroscopicamente por focos corticais subcapsulares, múltiplos, grandes, irregulares e cinza pálidos (Fig. 11-67, A) que são firmes e granulares sobre a superfície de corte (Fig. 11-67, B). Essas lesões estão de alguma forma circunscritas e se sobressaem da superfície capsular. Elas podem ser mal-interpretadas como infiltrados neoplásicos, como aqueles associados ao linfoma renal ou neoplasias metastáticas, que tendem a não ter esta orientação vascular para os infiltrados. Microscopicamente, os acúmulos extensos de macrófagos intercalados com linfócitos, plasmócitos e neutrófilos (piogranulomas) cercam focos de vasculite fibrinoide necrotizante.

Linfoma Renal (Linfossarcoma)

O linfoma é uma das neoplasias mais comuns em gatos, e pode afetar o rim como parte de uma síndrome sistêmica (multicêntrica) ou pode envolver somente o rim. Os gatos mais afetados são FeLV positivos. A aparência macroscópica do rim é aquela da nefromegalia difusa ou aumento multinodular (Fig. 11-51). Massas múltiplas, brancas a acastanhadas, homogêneas de tamanhos variados, estão presentes sobre a superfície capsular do rim. Ocasionalmente, o linfoma felino pode aparecer como infiltrados corticais difusos, onde os rins estão aumentados, mais pálidos que o normal, e as veias subcapsulares estão obscuras. Diferente dos granulomas renais induzidos por PIF, a orientação desses infiltrados neoplásicos geralmente não se centralizam nos vasos. Histologicamente, os infiltrados difusos ou nodulares e/ou lâminas de linfócitos neoplásicos, especialmente do tipo imunoblástico, geralmente comprometem a arquitetura renal normal. Pode ser realizada a imunofenotipagem para a origem de linfócitos T ou B; entretanto, alguns linfomas felinos são de fenótipo e genótipo não B/não T.

Urolitíase

Consultar seção sobre Rim e Trato Urinário Inferior, Distúrbios dos Animais Domésticos para ilustrações e uma discussão geral sobre urolitíase.

Cistite Idiopática Felina (Urocistite Hemorrágica)

A cistite idiopática felina (CIF) é uma condição diagnosticada em gatos e é a causa mais comum de doença do trato urinário inferior de felinos (DTUIF). A cistite idiopática felina também foi referida como "cistite intersticial felina", devido a alguns pontos comuns com a condição de nome semelhante em seres humanos. Em gatos, acredita-se que a CIF seja o resultado de interações complexas entre a vesícula urinária, sistema nervoso, glândulas adrenais e fatores ambientais. Os sinais clínicos típicos incluem disúria, estrangúria e hematúria. Esse é um diagnóstico de exclusão, realizado pelo descarte da presença de urolitíase, plugs uretrais, trauma ou constrições, cistite bacteriana ou neoplasias do trato urinário. A CIF, como um componente da DTUIF, é mais comum em gatos machos de meia-idade, com sobrepeso, criados em ambiente residencial interno restrito. As lesões histológicas da CIF não são específicas, mas incluem edema de submucosa, dilatação de vasos sanguíneos com marginação neutrofílica e hemorragia submucosa. Erosão, ulceração ou afinamento do epitélio urotelial é comum em casos crônicos de CIF. Outras diversas alterações que podem refletir a patogenia geralmente são observadas nas vesículas urinárias de gatos afetados. Essas alterações incluem aumento no número de mastócitos na submucosa, redução na concentração de glicosaminoglicanos uroteliais, aumento na permeabilidade urotelial e inflamação neurogênica. É possível que a degranulação dos mastócitos contribua a inflamação. A redução de glicosaminoglicanos pode permitir que a urina penetre a barreira urotelial e induza a inflamação da submucosa. A ruptura das junções oclusivas entre as células uroteliais resulta no aumento da permeabilidade. Inflamação neurogênica pode ocorrer após a liberação local de neurotransmissores, que ocasiona a vasodilatação e aumento de permeabilidade. Portanto, as potenciais anomalias nos sistemas nervosos local, sensorial, central e eferente podem ter um papel nessa síndrome que surge, ao menos em parte, de interações complexas entre a vesícula urinária e o sistema nervoso.

Doença Renal Tóxica

Melamina e Ácido Cianúrico. Os gatos são afetados por contaminação de alimentos pet por melamina/ácido cianúrico de modo semelhante aos cães (seção anterior sobre Rim e Trato Urinário Inferior, Distúrbios dos Cães).

Intoxicação por Lírio. Os gatos são propensos a uma intoxicação espécie-específica associada a ingestão de folhas ou flores de lírios. Isso geralmente é sazonal quando plantas como o lírio de páscoa (*Lilium longiflorum*) são compradas e trazidas para o ambiente do gato. Os lírios de-um-dia (*Hemerocallis* spp.), lírio-tigre (*Lilium* sp.), lírio-japonês (*Lilium hybridum*) e o lírio rubrum (*Lilium rubrum*), todos podem causar intoxicação renal em gatos. São comuns vômito e letargia dentro de 1 a 5 dias de ingestão. O composto tóxico não é conhecido, mas o dano renal na forma de necrose tubular aguda pela exposição parece particularmente grave nesses casos.

CAPÍTULO 12

Sistema Endócrino

Margaret A. Miller

Sumário de Leituras-chave

Estrutura e Função

As glândulas endócrinas liberam suas secreções (hormônios) diretamente nos vasos sanguíneos; assim, ao contrário das glândulas exócrinas, elas não precisam de (ou possuem) um sistema de ductos. Na sinalização endócrina (Fig. 12-1), os hormônios liberados na circulação sanguínea se ligam a receptores específicos nas células-alvo em locais distantes. Hormônios esteroides são lipossolúveis e podem cruzar a membrana plasmática de uma célula para ativar receptores intracelulares (p. ex. fatores de transcrição que se ligam ao DNA nuclear), enquanto hormônios polipeptídicos ou catecolaminas sinalizam por meio de receptores na superfície celular, como o receptor de tirosina quinase (RTKs).

As principais glândulas endócrinas, como a glândula pituitária, glândula tireoide e glândulas adrenais, são compostas de células de diversas origens, mas funcionam como órgãos endócrinos dedicados. O tecido endócrino também pode existir como células endócrinas individuais ou agregadas dentro de outro órgão que possui outras funções, incluindo funções não endócrinas. Por exemplo, as ilhotas pancreáticas são coleções discretas de células endócrinas que formam somente uma pequena porção do pâncreas. Além disso, vários órgãos e tecidos que geralmente não são incluídos no sistema endócrino, como os pulmões, fígado, pele e trato gastrointestinal, contêm células endócrinas dispersas. Outras células que podem não ser consideradas endócrinas em primeira instância, como os adipócitos, além de suas funções principais, sintetizam e secretam substâncias químicas na circulação sanguínea com um efeito hormonal em células e tecidos distantes.

Como as células endócrinas necessitam estar próximas à vasculatura, o tecido endócrino, com exceção dos folículos tireoideanos, é geralmente arranjado em cordões ou conjuntos de células em estroma fibroso escasso, que é bem vascularizado por sinusoides ou capilares. Ultraestruturalmente, as células endócrinas que sintetizam hormônios polipeptídeos ou catecolaminas possuem um proeminente retículo endoplasmático rugoso (RER), um aparelho de Golgi bem-desenvolvido e grânulos secretórios citoplasmáticos. A nível da microscopia óptica, o citoplasma parece eosinofílico e rendado a discretamente granular. Os grânulos secretórios são variavelmente imunorreativos a anticorpos contra cromograninas, sinaptofisina e produto de gene de proteína (PGP) 9.5, o que faz com que estes marcadores imuno-histoquímicos possam ser utilizados a fim de identificar as chamadas células "neuroendócrinas". Ao contrário, células endócrinas que sintetizam hormônios esteroides possuem RE liso abundante e corpos lipídicos citoplasmáticos que contêm colesterol e outros compostos precursores. Histologicamente, células produtoras de hormônios esteroides possuem citoplasma vacuolizado rico em lipídios. De forma surpreendente e inexplicável, a imuno-histoquímica para o marcador melanocítico, Melan-A, pode ser utilizada para identificar células que produzam hormônios esteroides.

As glândulas endócrinas estão sujeitas a todas as formas de lesão e respondem por degeneração ou morte celular, inflamação, distúrbios vasculares ou distúrbios de crescimento. Elas são particularmente predispostas à atrofia ou proliferação (hiperplasia ou neoplasia). Estes distúrbios de crescimento são frequentemente a base para a disfunção endócrina. A hipofunção de uma glândula endócrina se refere à produção insuficiente ou liberação de seu(s) hormônio(s). A hipofunção primária é o resultado de um defeito bioquímico na síntese hormonal ou resultado da incapacidade de desenvolvimento ou destruição das células secretórias. A hipofunção é considerada secundária se a causa ocorrer fora da glândula hipofuncional; por exemplo, se a glândula pituitária falhar em liberar hormônio adrenocorticotrófico suficiente, a hipofunção adrenocortical resultante é secundária.

A hiperfunção implica em produção hormonal excessiva, e é considerada primária se as células da glândula endócrina autonomicamente produzem e secretam hormônio em excesso. Isso resulta usualmente de neoplasias funcionais — ou seja, neoplasias compostas de células que continuam a produzir seus produtos hormonais. A hiperfunção é considerada secundária se a produção hormonal excessiva ocorre em resposta a um sinal (p. ex. um dos hormônios pituitários tróficos) de fora da glândula hiperfuncional. Por exemplo, ela pode ocorrer por neoplasias da glândula pituitária que secretem um tipo específico de hormônio trófico (ver Adeno-hipófise [Glândula Pituitária Anterior]).

A disfunção endócrina também pode resultar de (1) incapacidade das células-alvo em responder a hormônios, seja por receptores defeituosos ou pela adenilciclase (sistema mensageiro secundário); (2) doença sistêmica ou distúrbios metabólicos; ou (3) administração de hormônios exógenos.

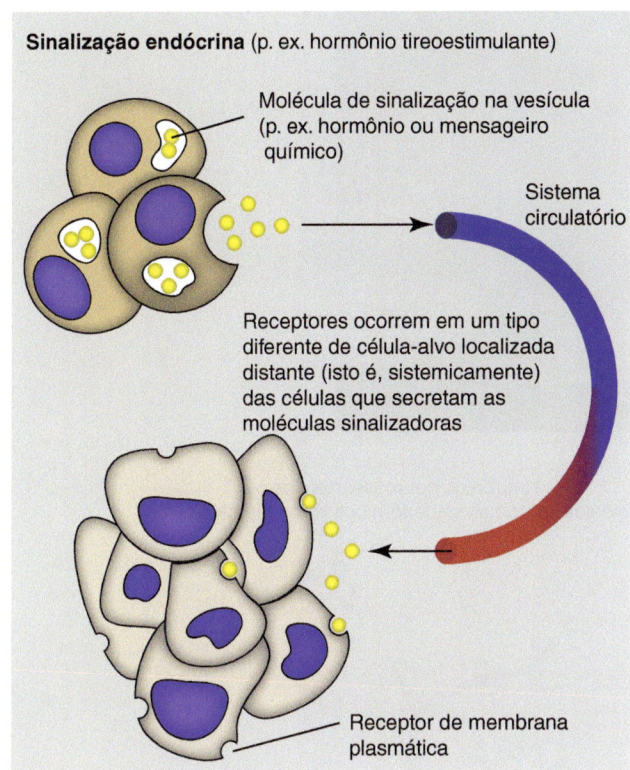

Sinalização endócrina (p. ex. hormônio tireoestimulante)

Molécula de sinalização na vesícula (p. ex. hormônio ou mensageiro químico)

Sistema circulatório

Receptores ocorrem em um tipo diferente de célula-alvo localizada distante (isto é, sistemicamente) das células que secretam as moléculas sinalizadoras

Receptor de membrana plasmática

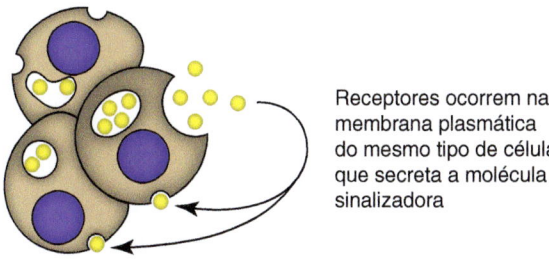

Sinalização autócrina (p. ex. interleucinas-1 em monócitos)

Receptores ocorrem na membrana plasmática do mesmo tipo de célula que secreta a molécula sinalizadora

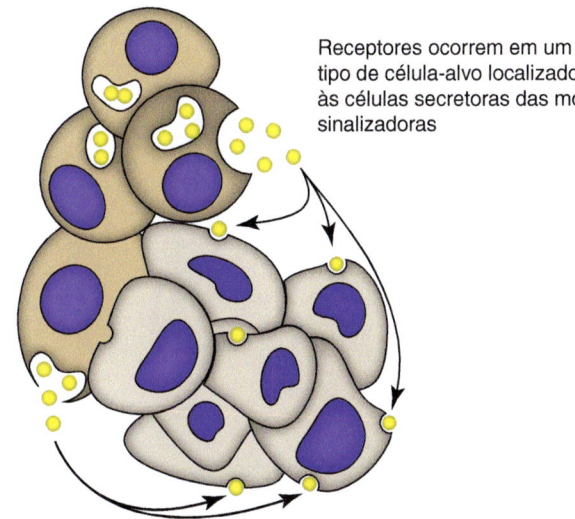

Sinalização parácrina (p. ex. família do fator de crescimento fibroblástico)

Receptores ocorrem em um diferente tipo de célula-alvo localizado próximo às células secretoras das moléculas sinalizadoras

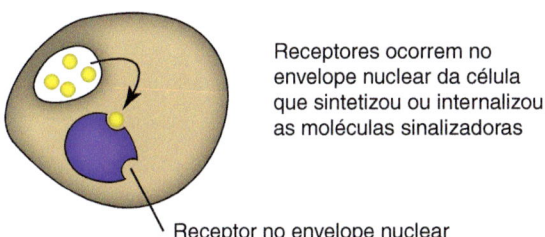

Sinalização intrácrina (p. ex. hormônios esteroides)

Receptores ocorrem no envelope nuclear da célula que sintetizou ou internalizou as moléculas sinalizadoras

Receptor no envelope nuclear

Figura 12-1 Vias de Sinalização Endócrinas e de Outras Células. Na sinalização endócrina, os hormônios são liberados na circulação sanguínea e se ligam a receptores em células-alvo distantes para exercer seu efeito. Na sinalização intrácrina, moléculas de sinalização internalizadas ou autogeradas que permanecem dentro da célula (p. ex. hormônios esteroides ou angiotensina II) atuam pela ligação a receptores nucleares da mesma célula. Na sinalização autócrina, moléculas secretadas atuam nos mesmos tipos celulares que os sintetizam. Na sinalização parácrina, as moléculas secretadas atuam nas células vizinhas. (Cortesia de Dr. M.A. Miller, College of Veterinary Medicine, Purdue University; e Dr. J.F. Zachary, College of Veterinary Medicine, University of Illinois.)

Glândula Pituitária (Hipófise)

A glândula pituitária (adeno-hipófise [glândula pituitária anterior] e neuro-hipófise [glândula pituitária posterior]) está situada ventral ao hipotálamo e logo caudal ao quiasma óptico (Fig. 12-2).

Adeno-hipófise (Glândula Pituitária Anterior)

A adeno-hipófise consiste da pars intermedia e pars distalis. A pars intermedia cerca a bolsa de Rathke residual e separa a pars nervosa (ver Neuro-hipófise [Glândula Pituitária Posterior]) da pars distalis. Os melanotrofos são as células predominantes na pars intermedia. Elas sintetizam pró-opiomelanocortina (POMC), a qual é clivada inicialmente em hormônio adrenocorticotrófico (ACTH) e então em hormônio estimulante de α-melanócitos (MSH), β-endorfina e peptídeo intermediário semelhante à corticotrofina (CLIP), com pouco ACTH remanescente. Os melanotrofos não expressam receptores glicocorticoides, o que faz com que geralmente não respondam a concentrações de cortisol no sangue periférico. Em vez disso, eles

são controlados (inibidos) pela dopamina liberada dos neurônios hipotalâmicos. A pars intermedia é um local comum de hiperplasia e neoplasia em cavalos idosos e de certa forma em menor frequência em cães, nos quais as células da pars intermedia podem produzir substanciais quantidades de ACTH bioativo.

A pars distalis (chamada de pars anterior no cavalo) consiste de células que produzem, armazenam e liberam hormônios tróficos em resposta a hormônios liberadores específicos ou fatores inibitórios do hipotálamo (Fig. 12-2, C). Os hormônios tróficos hipofisários atuam sobre as células-alvo endócrinas e células em outros órgãos e tecidos. De maneira importante, a produção de hormônios em resposta à secreção de hormônios tróficos pela adeno-hipófise fornece feedback negativo no eixo hipotálamo-pituitária-órgão-alvo (Fig. 12-3). Entretanto, algumas glândulas ou células endócrinas — por exemplo, células C medulares tireoideanas, células principais paratireoideanas, e a medula adrenal — não estão sob influência de hormônios tróficos pituitários e não são reguladas por um eixo hipotalâmico-hipofisário-órgão-alvo.

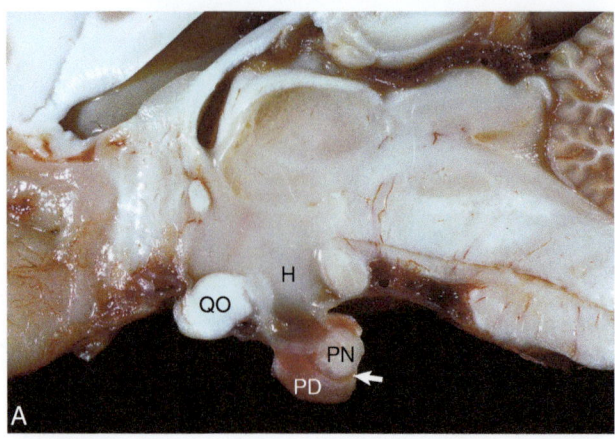

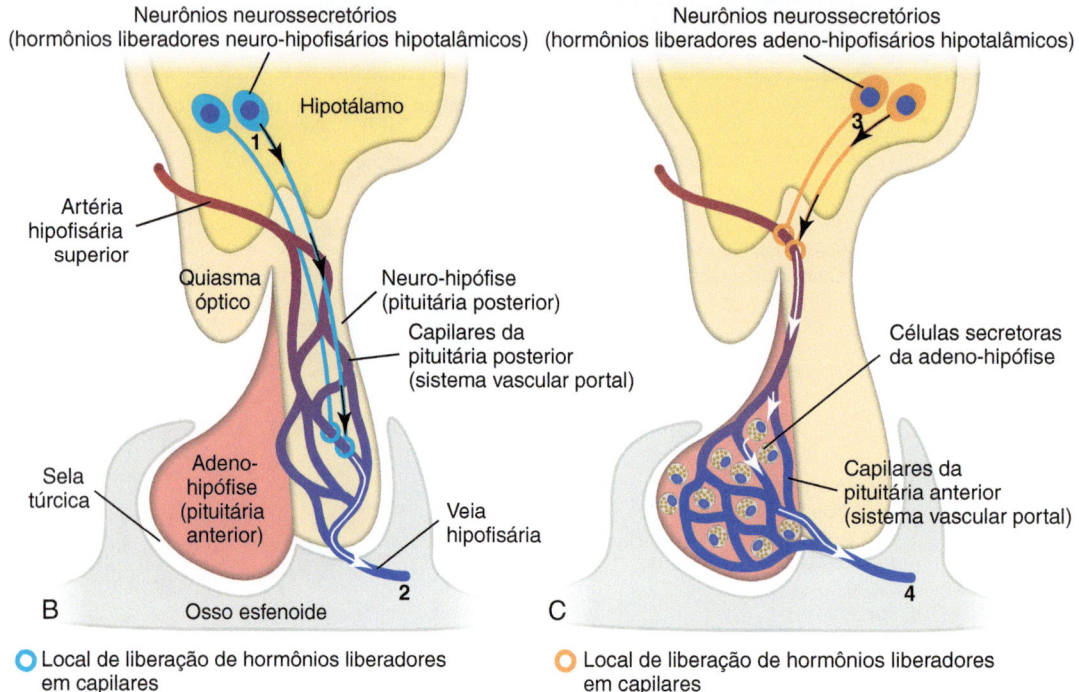

Figura 12-2 Glândula Pituitária e Hipotálamo. A, Secção longitudinal através do cérebro de um cão normal, ilustrando a relação íntima da glândula pituitária ao quiasma óptico (*QO*) e hipotálamo (*H*). A pars distalis (*PD*) forma uma parte importante da adeno-hipófise (glândula pituitária anterior) e cerca completamente a pars nervosa (*PN*, glândula pituitária posterior). O lúmen residual da bolsa de Rathke (*seta*) separa a pars distalis e pars nervosa, e é cercada pela pars intermedia. **B, Esquema do eixo regulador hipotálamo-hipofisário para a neuro-hipófise (glândula pituitária posterior).** Hormônios sintetizados nos núcleos supraóptico e paraventricular do hipotálamo (1) são transportados por axônios até a neuro-hipófise para armazenamento e liberação no sangue (2). **C,** Esquema do eixo regulatório hipotalâmico-pituitário para adeno-hipófise (glândula pituitária anterior). Hormônios liberadores ou fatores inibitórios sintetizados no hipotálamo (3) são transportados por via hematógena até a pars distalis adeno-hipofisária, onde regulam a síntese e secreção de hormônios tróficos na vasculatura portal hipofisária (4). (**A** Cortesia de Dr. C. Capen, College of Veterinary Medicine, The Ohio State University; **B** e **C** Cortesia de Dr. M.A. Miller, College of Veterinary Medicine, Purdue University; e Dr. J.F. Zachary, College of Veterinary Medicine, University of Illinois.)

Historicamente, células produtoras de hormônios tróficos da adeno-hipófise eram classificadas por suas características tintoriais como acidófilas, basófilas ou cromófobas. Os hormônios tróficos produzidos pelas células da pars distalis incluem o hormônio adrenocorticotrófico (ACTH) produzido por corticotrofos, hormônio de crescimento (também conhecido como somatotrofina) produzida por somatotrofos, prolactina produzida por lactotrofos e hormônio tireoestimulante produzido por tireotrofos. (Os hormônios gonadotróficos, hormônio luteinizante e hormônio folículo-estimulante serão abordados nos Capítulos 18 e 19). Os corticotrofos são tipicamente cromófobos, e os somatotrofos, tipicamente acidófilos (Fig. 12-4). Entretanto, a imuno-histoquímica, utilizando anticorpos contra os hormônios tróficos de interesse, é mais confiável do que as características tinto-

riais histoquímicas ao identificar o hormônio trófico produzido por um tipo celular particular na adeno-hipófise. Técnicas moleculares podem ser utilizadas para detectar RNAm em casos nos quais uma célula possui o maquinário genético para produzir um hormônio trófico em particular, mas não (1) o produz em quantidade suficiente para detecção imuno-histoquímica ou (2) libera hormônio bioativo suficiente na circulação para detecção por testes do plasma.

Cada tipo de célula produtora de hormônio trófico na pars distalis está sob controle de um hormônio liberador específico ou fator oriundo do hipotálamo (Fig. 12-3). Estes hormônios liberadores são pequenos peptídeos sintetizados e secretados por neurônios hipotalâmicos e transportados por axônios até a eminência média na base do terceiro ventrículo, onde são liberados no sistema portal

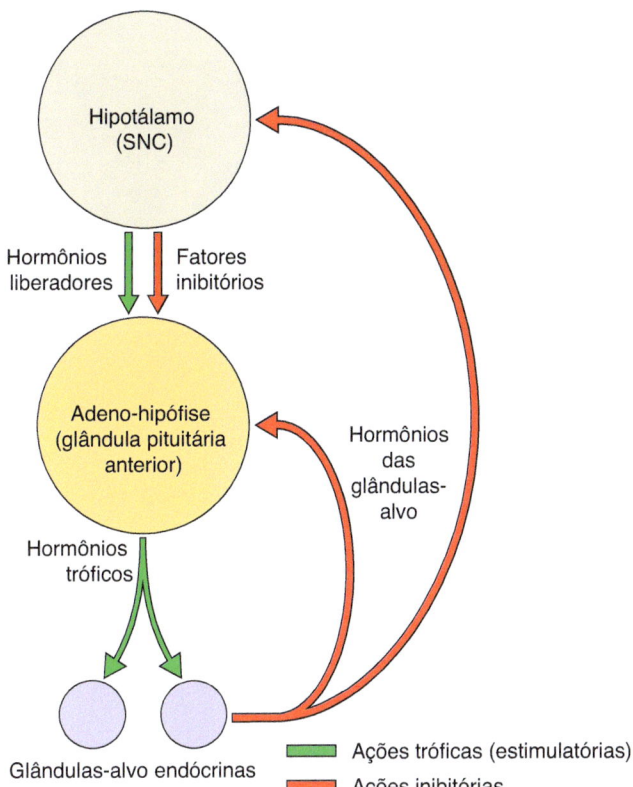

Figura 12-3 **Eixo Hipotalâmico-Pituitário-Glândula-alvo.** Hormônios liberadores (ou fatores inibitórios) produzidos no hipotálamo atuam sobre a adeno-hipófise (glândula pituitária anterior) para estimular (ou inibir) a liberação de hormônios tróficos. Os hormônios tróficos atuam em glândulas endócrinas específicas, estimulando-as, por sua vez, a produzir hormônios que exercem suas ações finais em tecidos cascata abaixo e também fornecem feedback negativo à adeno-hipófise e hipotálamo. (Cortesia de Dr. M.A. Miller, College of Veterinary Medicine, Purdue University; e Dr. J.F. Zachary, College of Veterinary Medicine, University of Illinois.)

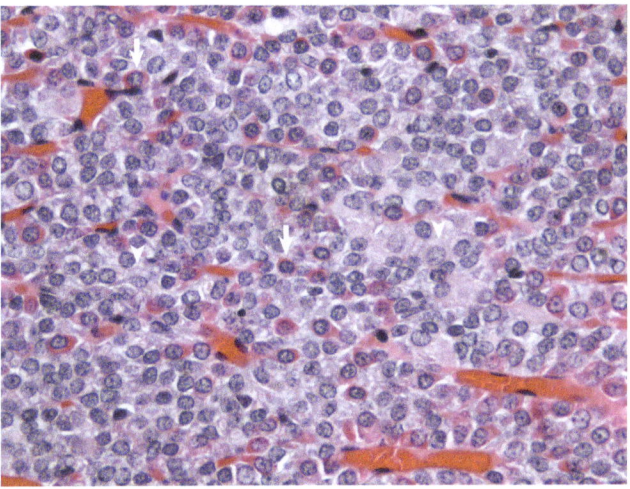

Figura 12-4 **Pars distalis, cão normal.** A pars distalis é composta por acidófilos (*seta*), basofílicos (nenhum demonstrado aqui) e cromófobos (*cabeças de setas*). Coloração por HE. (Cortesia de Dr. J.F. Zachary, College of Veterinary Medicine, University of Illinois.)

hipotalâmico-hipofisário. De maneira importante, a eminência média e a glândula pituitária não são banhadas pela barreira hematoencefálica. Cada hormônio liberador ou fator estimula a liberação rápida de grânulos secretórios contendo hormônios tróficos pré-formados oriundos da célula adeno-hipofisária correspondente. Os corticotrofos,

as células predominantes da pars distalis, respondem ao hormônio liberador de corticotrofina pelo aumento na produção de pró-opiomelanocortina (POMC), o qual sofre proteólise pós-translacional, formando ACTH, β-lipotrofina e β–endorfina, dentre outros produtos. Os corticotrofos expressam receptores para glicocorticoides; portanto, eles respondem ao feedback negativo pela produção de cortisol pelas células adrenocorticais.

Neuro-hipófise (Glândula Pituitária Posterior)

A neuro-hipófise contém a pars nervosa, a qual está conectada ao hipotálamo por seu pedúnculo infundibular e consiste principalmente de projeções axonais oriundas de neurônios hipotalâmicos. Neurônios hipotalâmicos nos núcleos supraóptico e paraventricular sintetizam os hormônios neuro-hipofisários ocitocina e hormônio antidiurético (ADH). Estes hormônios não peptídicos são embalados com uma proteína de ligação correspondente em grânulos neurossecretórios ligados à membrana e transportados por axônios até a pars nervosa para armazenamento e secreção no sangue (Fig. 12-2, B).

Glândula Tireoide

Na maioria dos mamíferos domésticos, a glândula tireoide possui dois lobos distintos, conectados por um istmo estreito ou praticamente imperceptível, e está intimamente associada às laterais da traqueia, logo caudal à laringe. A palavra *tireoide* vem do termo grego semelhante a escudo, mas dentre os mamíferos domésticos, a glândula tireoide bovina é a mais próxima de um formato de escudo com seu istmo mais proeminente e lobos achatados. A glândula tireoide porcina não possui distinção entre os lobos e é centrada sobre a porção ventral da traqueia, mais próxima à entrada torácica do que à laringe. A rica vascularização da glândula tireoide a colore como vermelho-amarronzado ou vermelho escuro, o que faz com que possa ser confundida com músculo esquelético adjacente no momento da cirurgia, autópsia, ou, de fato, durante o corte da carcaça no abatedouro, onde a inclusão inadvertida da glândula tireoide bovina à carne moída resultou em concentrações sanguíneas elevadas de tiroxina naqueles indivíduos que consumiram até mesmo hambúrgueres bem cozidos.

A glândula tireoide possui uma organização folicular singular dentre as glândulas endócrinas, e contém dois tipos de células endócrinas (Fig. 12-5, A e B): (1) células foliculares de origem endodérmica, que produzem os hormônios tireoideanos, e (2) células medulares parafoliculares ou C, que têm como origem a crista neural, e que produzem calcitonina. A glândula tireoide se origina precocemente na gestação a partir de uma proliferação na linha média ventral de células endodérmicas entre o primeiro e segundo sacos faríngeos. Inicialmente, está conectada à língua em desenvolvimento pelo ducto tireoglossal, o qual praticamente desaparece ao final da gestação. As células medulares tireoideanas ou C são derivadas das células da crista neural que povoam o corpo ultimobranquial, o qual se funde à glândula tireoide. Ao final da gestação, a glândula tireoide desce à sua localização adulta próxima à laringe na maioria das espécies.

Células Foliculares Tireoideanas

Células foliculares tireoideanas cuboides ou colunares são arranjadas em uma camada única ao redor dos folículos preenchidos por coloide. As células foliculares são equipadas para produção de proteína (tireoglobulina) e empacotamento com seu abundante retículo endoplasmático rugoso (RER) e bem-desenvolvido aparelho de Golgi. Microvilosidades apicais aumentam a área de superfície para interação com o coloide no lúmen folicular.

A produção de hormônio tireoideano é regulada por meio do eixo hipotalâmico-pituitário-tireoide (Figs. 12-6 e 12-7). Baixas concentrações plasmáticas de tiroxina (tetraiodotironina ou T_4) e triiodotironina (T_3) estimulam a secreção de hormônio liberador de tireotropina (TRH) pelo hipotálamo e hormônio tireoestimulante (TSH) pelos

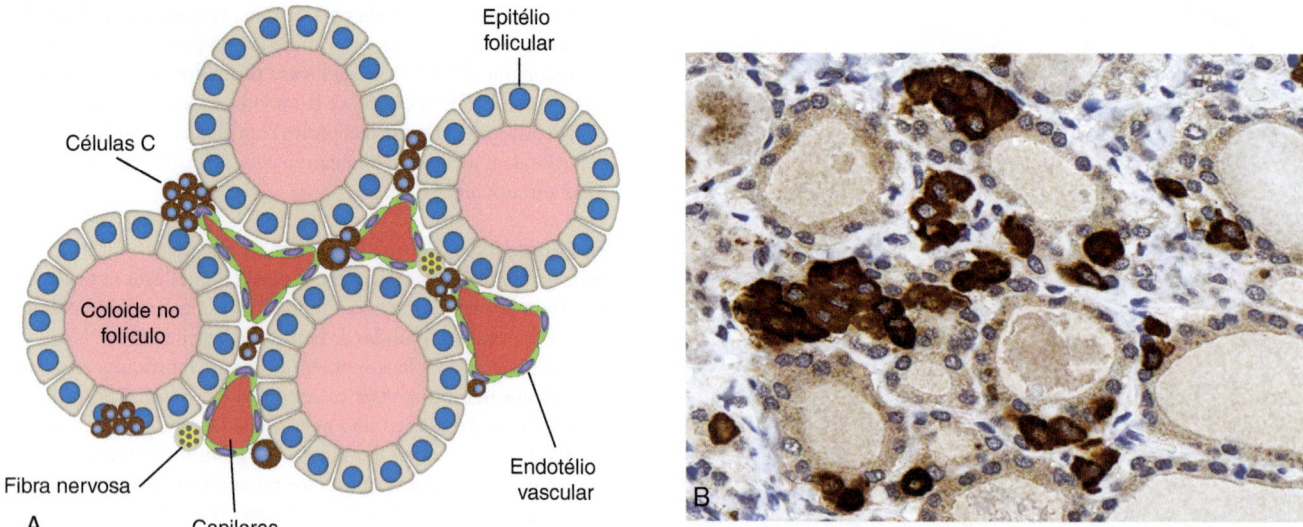

Figura 12-5 Células Foliculares e Parafoliculares (Medulares ou C) Tireoideanas. A, Folículos preenchidos por coloide são delineados por uma camada única de epitélio folicular. Células C individuais ou agrupadas estão ao lado das células foliculares ou dentro da medula tireoideana. Note a íntima proximidade das células C e foliculares e capilares. **B,** O citoplasma das células C medulares, mas não aquele das células foliculares, em uma glândula tireoide canina é marcada como marrom (cromógeno diaminobenzidina) após imuno-histoquímica para calcitonina. (**A** Cortesia de Dr. M.A. Miller, College of Veterinary Medicine, Purdue University; e Dr. J.F. Zachary, College of Veterinary Medicine, University of Illinois. **B** Cortesia de Dr. M.A. Miller, College of Veterinary Medicine, Purdue University.)

tireotrofos pituitários. Quando o TSH se liga a seus receptores nas células foliculares, o receptor transmembrana se associa às proteínas G, ativando uma cascata de sinalização do AMPc mediado pela proteína quinase, que causa hipertrofia e hiperplasia do epitélio folicular (Fig. 12-8, A), o que aumenta a produção de hormônio tireoideano pelo aumento da concentração intracelular de cálcio e ativação da fosfoquinase C (PKC). O cálcio e a PKC ativam sinergicamente o complexo dual oxidase (DUOX) na membrana plasmática apical a fim de gerar H_2O_2 necessário para peroxidase tireoideana como o aceptor de elétrons final.

A tiroxina e a triiodotironina são hormônios peptídicos derivados da tireoglobulina iodada, uma glicoproteína com diversos resíduos tirosil (Fig. 12-7). A tireoglobulina é sintetizada no RE rugoso da célula folicular, com glicosilação e empacotamento no aparelho de Golgi para secreção no lúmen folicular. O iodeto do sangue é concentrado nas células foliculares pelo simporte Na^+/I^- (NIS) na membrana plasmática basolateral e secretado através da membrana plasmática apical no coloide folicular pelo transportador de Na^+ independente de cloreto/iodeto, a pendrina. Trofoblastos placentários humanos possuem tanto o NIS quanto pendrina, o que faz com que possam concentrar iodeto a partir do sangue materno, mas tal transferência seria ineficaz com a separação "anatômica" de trofoblastos do sangue materno na placenta de ruminantes, cavalos e porcos. A glândula mamária também concentra iodeto, o que faz com que o leite seja outra fonte de iodo para o neonato.

No lúmen folicular, o iodeto é oxidado pela tireoide peroxidase em iodo, o qual então se liga aos resíduos tirosil da tireoglobulina. Dois resíduos tirosil iodados, seja a monoiodotirosina (MIT) ou a diiodotirosina (DIT), são conjugados para formar T_4 (dois DITs) ou T_3 (um DIT e um MIT). A concentração do T_3 formado é menor do que a de T_4. A tireoide peroxidase catalisa tanto a iodinação da tireoglobulina quanto a subsequente ligação dos resíduos tirosil iodados às iodotironinas. Sob a influência do TSH, as microvilosidades das células foliculares se alongam e formam pseudópodes que reabsorvem coloide[1] por endocitose. As gotículas reabsorvidas de coloide se fundem com os lisossomos, onde T_4 e T_3 são clivados da molécula de tireoglobulina pelas proteases.

A disponibilidade do iodo contribui para a regulação da função tireoideana. O excesso de iodeto tende a diminuir a responsividade das células foliculares ao TSH, reduzir o aprisionamento de iodeto do sangue por diminuir a atividade da NIS, inibir a oxidação pela tireoide peroxidase e (em altas concentrações) a secreção de hormônios tireoideanos. Dependendo de cada animal, entretanto, o excesso de iodo pode resultar em hipertireoidismo ou hipotireoidismo.

Os hormônios tireoideanos atuam em praticamente todas as células ou tecidos no corpo com efeito geral de aumentar a taxa metabólica da célula-alvo. Quase todo o T_4 e T_3 circulante está ligado à globulina ligadora de tiroxina, transtirretina, ou outras proteínas carreadoras. Nas células-alvo, a maioria do T_4 livre sofre desiodação e se transforma em T_3, o qual possui afinidade muito maior para os receptores nucleares de hormônios tireoidianos. A posição das três moléculas de iodo em T_3 (3,5,3'-triiodotironina) é crítica porque a T_3 reversa (3,3',5'-triiodotironina), formada em certos estados de doença, como a deficiência neonatal de proteínas, doenças hepáticas ou doenças renais, não possui atividade biológica. A elevação da concentração circulante de T_4 e T_3 suprime a liberação de TSH pelo feedback negativo sobre o hipotálamo e adeno-hipófise, resultando em atrofia das células foliculares (Fig. 12-8, B).

Células Tireoideanas C

As células tireoideanas C (também conhecidas como parafoliculares ou medulares) são o segundo tipo de célula endócrina tireoideana. As células C estão situadas ao lado das células foliculares ou dentro da medula tireoideana (entre os folículos) e em proximidade íntima aos vasos sanguíneos (Fig. 12-5). As células C produzem *calcitonina*, um hormônio polipeptídico que é armazenado nos grânulos secretórios. A calcitonina atua para reduzir a concentração sanguínea de cálcio (Ca^{2+}), e geralmente se opõe aos efeitos do hormônio da paratireoide

---

[1]Um líquido proteináceo que contém tireoglobulina no lúmen do folículo tireoideano.

Ver Fig. 12, *C* para maiores detalhes

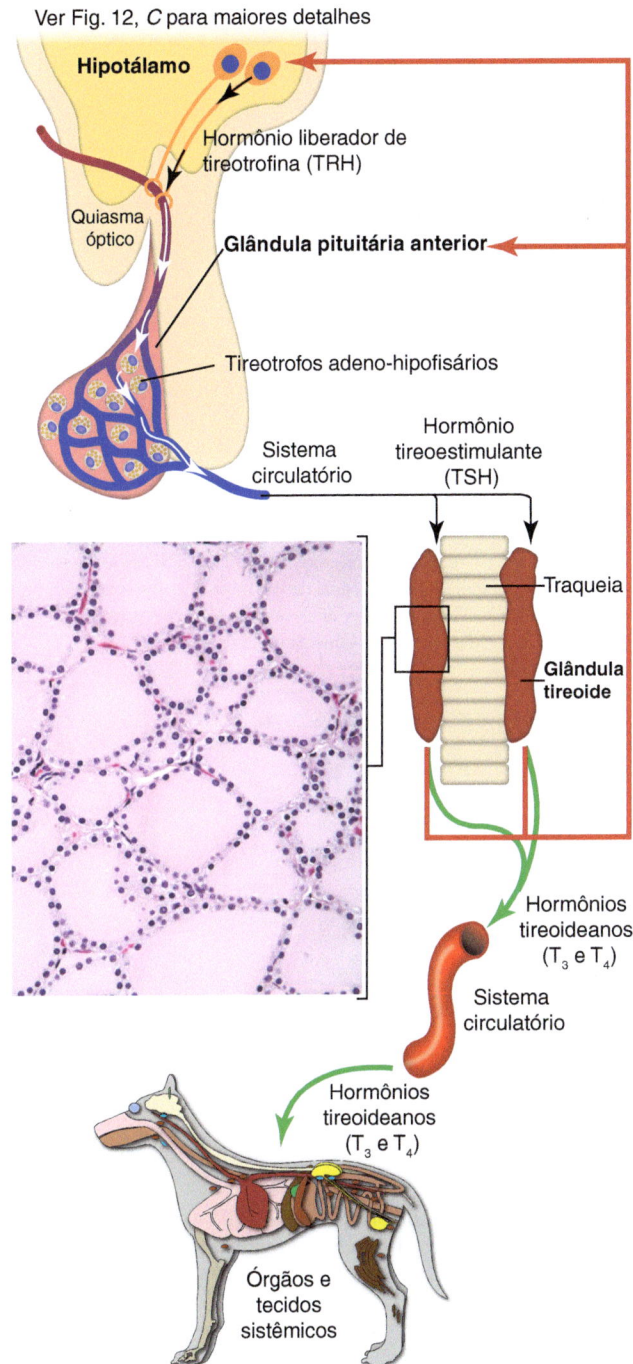

Figura 12-6 Eixo Hipotalâmico-Pituitário-Tireoide. O hormônio liberador de tireotropina (*TRH*), sintetizado e liberado a partir de neurônios hipotalâmicos, estimula os tireotrofos adeno-hipofisários a liberar hormônio tireoestimulante (*TSH*), o qual atua sobre as células foliculares tireoideanas para promover a síntese e secreção de triiodotironina (T_3) e tiroxina (T_4) na circulação. Estes hormônios tireoideanos possuem um efeito positivo (*setas verdes*) sobre o desenvolvimento, crescimento e metabolismo nos órgãos e tecidos em todo o corpo. Hormônios tireoideanos exercem feedback negativo (*setas vermelhas*) sobre a glândula pituitária anterior e hipotálamo para regular a própria produção. (Cortesia de Dr. J.F. Zachary, College of Veterinary Medicine, University of Illinois e Cortesia de Dr. M.A. Miller, College of Veterinary Medicine, Purdue University.)

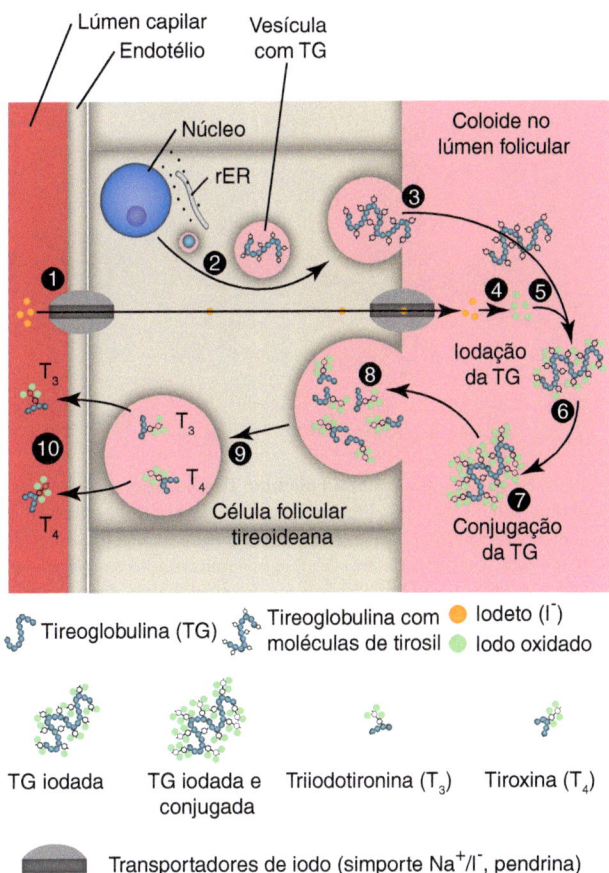

Figura 12-7 Síntese Hormonal nos Folículos Tireoideanos. O iodeto sanguíneo adentra a célula folicular (*1*) através do simporte Na+/I- (membrana plasmática basolateral) e é transportado em direção ao coloide luminal (*lado direito do desenho*) pela pendrina (membrana plasmática apical). A tireoglobulina (*TG*) é sintetizada a partir da tirosina e de outros aminoácidos no retículo endoplasmático rugoso (*rER*), sofre glicosilação e é empacotada em vesículas no aparelho de Golgi (*2*), e secretada no coloide (*3*). No coloide, o iodeto (*4*) é oxidado em iodo (*5*), o qual então se liga aos resíduos tirosil da TG (*6*). Os resíduos tirosil iodados são conjugados (*7*) para formar as cadeias laterais de T_4 e T_3. O coloide que contém a TG iodada conjugada é reabsorvido para a célula folicular por endocitose (*8*). As gotículas intracelulares de coloide se fundem com os lisossomos, onde T_4 e T_3 são enzimaticamente clivados da tireoglobulina (*9*) e então liberados na circulação (*10*). (Cortesia de Dr. M.A. Miller, College of Veterinary Medicine, Purdue University; e Dr. J.F. Zachary, College of Veterinary Medicine, University of Illinois.)

(ver Glândulas Paratireoides). As células C podem ser distinguidas das células foliculares por imuno-histoquímica, utilizando anticorpos para calcitonina (Fig. 12-5, *B*), ou com marcadores neuroendócrinos menos específicos, como a cromogranina ou PGP 9.5.

Ao contrário das células foliculares tireoideanas, as células C não estão sob controle do TSH. Em vez disso, elas respondem à concentração plasmática de Ca^{2+}. Quando a concentração sanguínea de Ca^{2+} estiver baixa, diversos grânulos secretórios se acumulam nas células C quiescentes (Fig. 12-9). Entretanto, as células C rapidamente secretam calcitonina em resposta à hipercalcemia. Assim, os grânulos secretórios sofrem depleção, e as células C sofrem hipertrofia com amplificação do RE rugoso e Golgi. A hipercalcemia em longo prazo causa hiperplasia das células C.

A calcitonina atua principalmente nos ossos e rins para diminuir as concentrações sanguíneas de cálcio. A calcitonina inibe a reabsorção de mineral do osso pela ligação e inibição dos osteoclastos, possuindo desta forma o efeito oposto do hormônio da paratireoide (ver Glândulas Paratireoides e Fig. 12-9). Nos rins, entretanto, a calcitonina e o hormônio da paratireoide atuam sinergicamente a fim de diminuir a reabsorção renal tubular de fósforo.

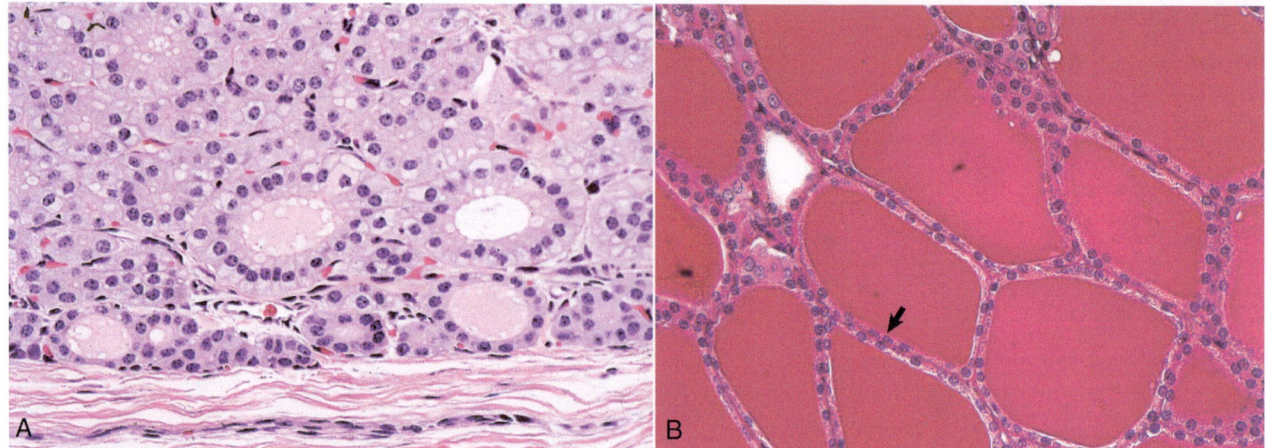

Figura 12-8 Regulação do Epitélio Folicular Tireoideano. A, Hiperplasia folicular, glândula tireoide, equino. Células foliculares sob influência do hormônio tireoestimulante (TSH) estão hipertrofiadas (colunares altas) e povoadas, ultrapassando os limites do lúmen folicular. Nos folículos com lúmen aberto, o coloide é fracamente eosinofílico com vacúolos de reabsorção na superfície apical das células foliculares. Coloração por HE. **B,** Atrofia folicular, glândula tireoide, cão. As células foliculares tireoideanas (*seta*) após administração em longo prazo de tiroxina exógena (T$_4$) — e, portanto, secreção mínima de TSH pelos tireotrofos adeno-hipofisários — são cuboides baixas. Os folículos estão distendidos por coloide densamente corado. Note a ausência de vacúolos de reabsorção aparentes. Reação do ácido periódico de Schiff. (**A** Cortesia de Dr. B. Harmon, College of Veterinary Medicine, The University of Georgia; e Noah's Arkive, College of Veterinary Medicine, The University of Georgia. **B** Cortesia de Dr. C. Capen, College of Veterinary Medicine, The Ohio State University.)

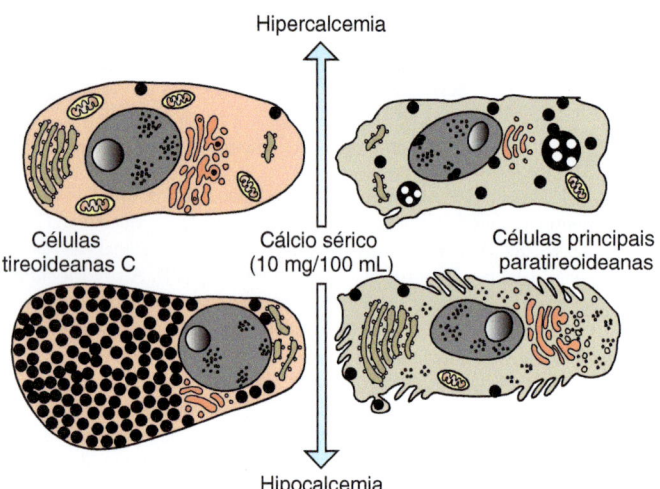

Figura 12-9 Resposta das Células C Tireoideanas e Células Principais Paratireoideanas à Hipercalcemia e Hipocalcemia. Em resposta à hipocalcemia, as células C se tornam quiescentes e acumulam grânulos secretórios, enquanto as células principais são quase que todas degranuladas, mas possuem retículo endoplasmático rugoso e aparelho de Golgi hipertrofiados para síntese e empacotamento do hormônio da paratireoide. O oposto ocorre em resposta à hipercalcemia — ou seja, as células C degranulam e sofrem hipertrofia, e as células principais retornam ao estágio quiescente. (Redesenhado com permissão de Dr. C. Capen, College of Veterinary Medicine, The Ohio State University.)

Glândulas Paratireoides

A maioria dos mamíferos domésticos possuem dois pares de glândulas paratireoides, assim chamadas em razão de sua localização ao lado da glândula tireoide. O cão e o gato possuem glândulas paratireoides externas e internas que estão, de fato, ao lado ou dentro da glândula tireoide. O porco possui apenas um par de glândulas paratireoides que está localizado cranial à glândula tireoide, repousando tanto no timo em porcos jovens quanto no tecido adiposo em adultos. Em bovinos e ovinos, a maior glândula paratireoide externa é cranial à glândula tireoide no tecido conjuntivo frouxo ao longo da artéria carótida comum. As menores glândulas paratireoides internas estão situadas na superfície dorsal e medial dos lobos tireoideanos. Em equinos, a maior

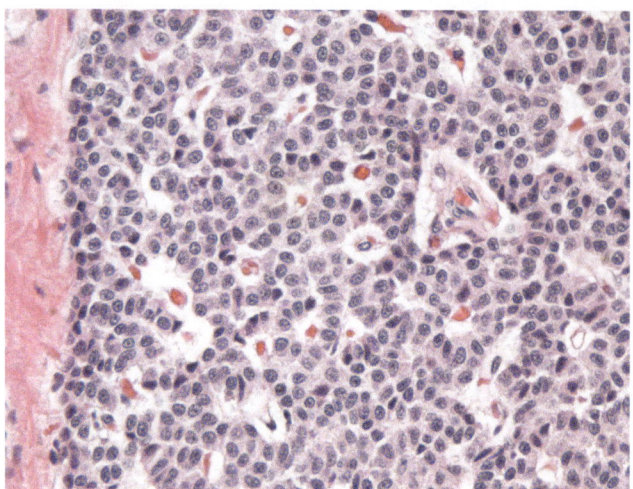

Figura 12-10 Glândula Paratireoide, Cão Normal. Diversas células principais estão separadas e são suportadas por um fino estroma fibrovascular. Coloração por HE. (Cortesia de Dr. J.F. Zachary, College of Veterinary Medicine, University of Illinois.)

("inferior") glândula paratireoide está a uma distância considerável da glândula tireoide na região cervical caudal, enquanto a glândula paratireoide menor ("superior") está próxima à glândula tireoide.

As glândulas paratireoides são compostas principalmente de cordões de células principais em um fino estroma fibrovascular (Fig. 12-10). As células principais produzem e liberam hormônio da paratireoide (PTH) em resposta à diminuição do cálcio ionizado no sangue periférico. Eles podem responder rapidamente a alterações nas concentrações sanguíneas de Ca^{2+} com "secreção desviada"[2] (Fig. 12-11) do recém-sintetizado PTH. O PTH desnecessário é armazenado no citosol como grânulos secretórios. As células oxifílicas, frequentemente agrupadas, são um segundo tipo de célula paratireoideana que pode ser conspícua em virtude de seu citoplasma

---

[2]PTH recém-sintetizado é rapidamente liberado na membrana plasmática por pequenas vesículas em direção ao fluido extracelular sem interação com os grânulos secretórios maduros ("desviados") no estoque de armazenamento citosólico de PTH.

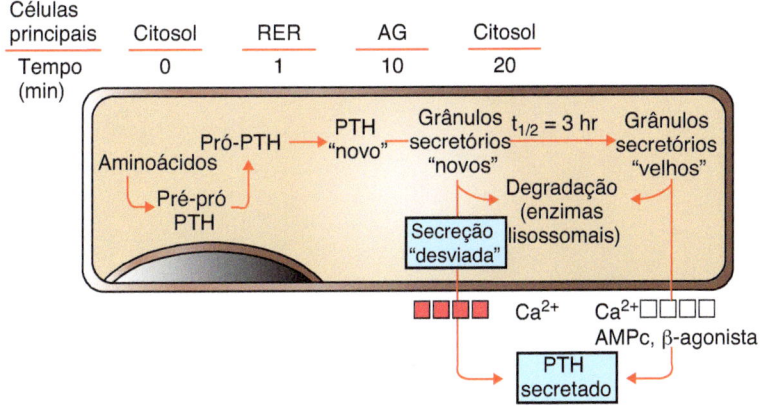

Figura 12-11 Secreção Desviada das Células Principais do Hormônio da Paratireoide (*PTH*) em Resposta à Hipocalcemia. O PTH recém-sintetizado e processado pode ser liberado diretamente no sangue sem adentrar o estoque de armazenamento dos grânulos secretórios "velhos". Enquanto o PTH do estoque de armazenamento é mobilizado pelo monofosfato cíclico de adenosina (*AMPc*), β-agonistas (p. ex. epinefrina, norepinefrina e isoproterenol), e baixas concentrações sanguíneas de Ca^{2+}, o PTH recém-sintetizado é secretado somente em resposta à baixa concentração de Ca^{2+}. AG, aparelho de Golgi; *RER*, retículo endoplasmático rugoso. (Redesenhado com permissão de Dr. C. Capen, College of Veterinary Medicine, The Ohio State University.)

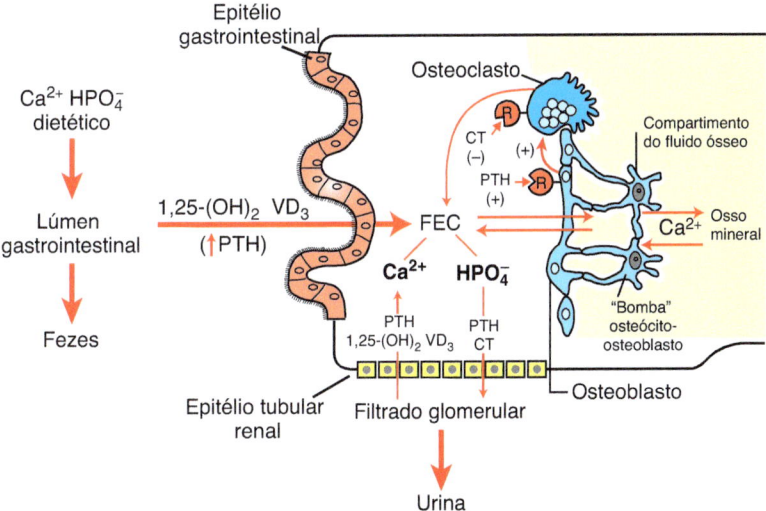

Figura 12-12 Interação do Hormônio da Paratireoide (*PTH*), Calcitonina (*CT*) e 1,25-Diidroxicolecalciferol (*1,25-[OH]₂ VD₃*) na Regulação Hormonal do Cálcio e Fósforo nos Fluidos Extracelulares (*FEC*). (Redesenhado com permissão de Dr. C. Capen, College of Veterinary Medicine, The Ohio State University.)

mais abundante e mais eosinofílico (devido a numerosas mitocôndrias hipertrofiadas), mas poucos grânulos secretórios, ou mesmo nenhum; sua função é mal-compreendida.

A ação geral do PTH é mobilizar cálcio para o líquido extracelular (Fig. 12-12). Nos rins, o PTH atua dentro de minutos para bloquear a reabsorção de fósforo nos túbulos proximais e aumentar a reabsorção de cálcio nos túbulos distais. Nos ossos, o PTH ativa indiretamente os osteoclastos pela ligação a seus receptores nos osteoblastos (Capítulo 16). O PTH também promove a absorção de cálcio a partir do intestino.

Calcitonina, PTH e colecalciferol atuam em conjunto para regular o balanço cálcio:fósforo (Fig. 12-12). Por um ponto de vista funcional, a vitamina D ocasiona a retenção de íons minerais suficientes para mineralização da matriz óssea, enquanto o PTH mantém a relação cálcio:fósforo apropriada no fluido extracelular. O colecalciferol (vitamina D₃) atua no intestino delgado para promover a absorção de cálcio a partir da mucosa oral e fósforo da mucosa aboral.

Glândula Adrenal

A glândula adrenal é assim chamada por sua posição logo craniomedial ao rim. Embora classificada anatomicamente como uma glândula, o córtex adrenal possui origem mesodérmica, e as células adrenocorticais sintetizam hormônios esteroides (corticosteroides) a partir do colesterol, enquanto a medula adrenal é derivada da crista neural ectodérmica e suas células produzem catecolaminas a partir da tirosina. A medula adrenal é cercada pelo córtex adrenal (Fig. 12-13), o que faz com que as células medulares sejam expostas ao sangue rico em cortisol. Esta íntima associação anatômica entre o córtex adrenal e a medula é importante porque a feniletanolamina-N-metil transferase, que converte a norepinefrina em epinefrina, é dependente de hormônios corticosteroides. De maneira interessante, o ACTH também contribui para a síntese de catecolaminas pela estimulação da atividade de duas enzimas-chave: tirosina hidroxilase e dopamina-β-hidroxilase.

Córtex Adrenal

As células adrenocorticais, especialmente aquelas das camadas internas (isto é, zonas), possuem citoplasma vacuolizado repleto de lipídios, típico de células produtoras de hormônios esteroides; o lipídio citoplasmático resulta em uma coloração amarelada do córtex. O córtex adrenal é dividido em zonas: glomerulosa, fasciculada e reticulada (Fig. 12-14). A zona glomerulosa é a camada mais externa, na qual as células arranjadas em formações arqueadas produzem

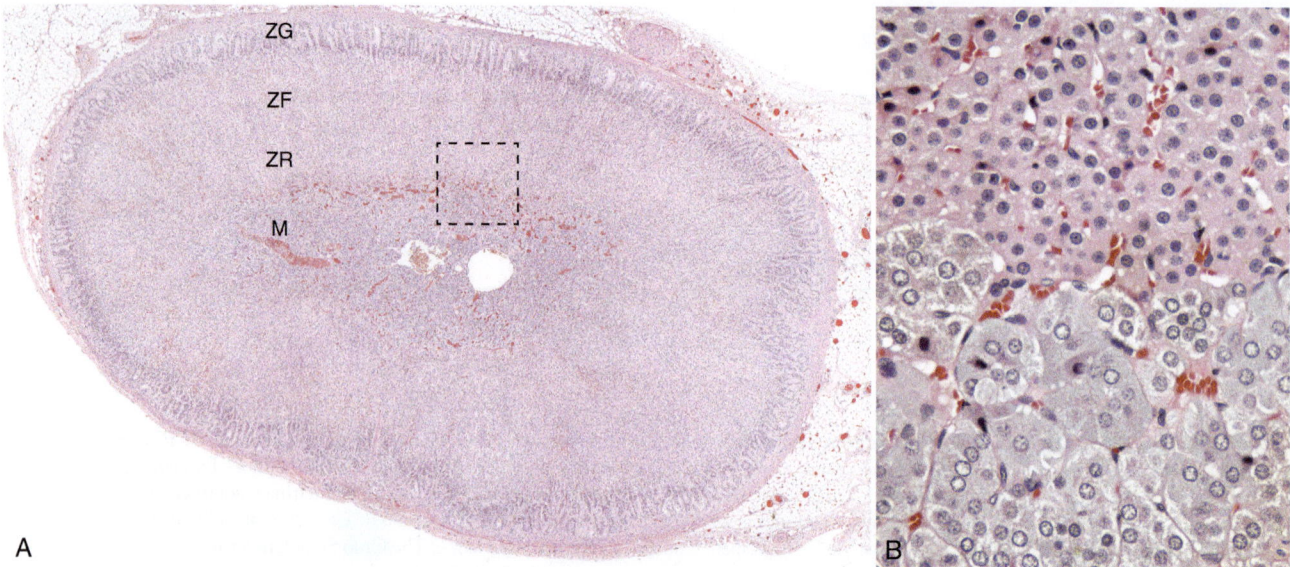

Figura 12-13 Glândula Adrenal, Normal, Cão. A, Corte transversal da glândula adrenal. O córtex cerca a medula. Note a proeminente vasculatura sinusoidal na junção corticomedular. O *retângulo* delimita uma área de junção corticomedular como aquela demonstrada em maior aumento na figura 12-13, B. M, medula; ZF, zona fasciculada; ZG, zona glomerulosa; ZR, zona reticular. **B,** Interface entre as células corticais da zona reticular (*topo*) e as células cromafins finamente granulares da medula adrenal (*parte inferior*). Coloração por HE. (**A** Cortesia de Dr. M.A. Miller, College of Veterinary Medicine, Purdue University. **B** Cortesia de Dr. J.F. Zachary, College of Veterinary Medicine, University of Illinois.)

mineralocorticoides, principalmente aldosterona. A aldosterona controla a pressão sanguínea e o volume de líquido extracelular atuando nos túbulos distais e ductos coletores do rim, para promover retenção de sódio e excreção de potássio (Fig. 12-14, A). A zona glomerulosa possui resposta mínima ao ACTH (ao contrário das camadas mais internas do córtex adrenal) e é regulada principalmente pelo sistema renina-angiotensina-aldosterona com feedback pela concentração de K^+ no plasma. A renina, secretada pelas células justaglomerulares do rim (Fig. 11-14) em resposta à diminuição da pressão sanguínea (e outros fatores), converte angiotensinogênio em angiotensina, a qual, por sua vez, é convertida no pulmão em angiotensina II pela enzima conversora de angiotensina (ECA). A angiotensina II eleva a pressão sanguínea pela contração da musculatura lisa vascular; também atua na zona glomerular para estimular a síntese e liberação de aldosterona. A zona fasciculada é a camada maior e do meio do córtex. Suas células produzem cortisol e outros glicocorticoides; desta forma, respondem à estimulação por ACTH (Fig. 12-14, B) liberado na circulação sistêmica pela adeno-hipófise (glândula pituitária anterior). Os glicocorticoides possuem diversas ações sobre vários órgãos e tecidos em todo o organismo, mas, de forma geral, tendem a aumentar a produção de glicose, diminuir a lipogênese, suprimir a resposta imune, além de inibir a inflamação e seu reparo por fibroplasia. As células da camada adrenocortical interna, a zona reticular, produzem hormônios sexuais (andrógenos e estrógenos), especialmente em animais castrados, e concentrações menores de hormônios glicocorticoides.

Medula Adrenal

Ao contrário do citoplasma vacuolizado por lipídios das células adrenocorticais produtoras de esteroides, as células cromafins da medula adrenal possuem citoplasma anfofílico[3] finamente granular (Fig. 12-13, B). As células medulares adrenais produzem as catecolaminas, norepinefrina e epinefrina a partir da tirosina. A maior parte da epinefrina na circulação, mas somente uma porção mínima da norepinefrina circulante, é produzida pela medula adrenal. A

epinefrina atua pela ligação não seletiva a receptores adrenérgicos para exercer uma série de efeitos na maioria dos tecidos em todos o corpo. Estresse, especialmente o causado pelo susto, que induz a uma resposta de "luta ou fuga", é o principal desencadeador da liberação de epinefrina (também conhecida como adrenalina). A norepinefrina é o principal neurotransmissor simpático, com menor importância como hormônio.

Ilhotas Pancreáticas

A maior parte do pâncreas é uma glândula exócrina (Capítulo 8). O componente endócrino está contido em suas ilhotas de Langerhans (Fig. 12-15). As células das ilhotas pancreáticas possuem RE rugoso em abundância e aparelho de Golgi bem-desenvolvido para produzir e empacotar seus hormônios polipeptídicos. A ilhota contém uma variedade de células produtoras de hormônios, mas este capítulo é focado nas células β secretoras de insulina, as quais estão confinadas nas ilhotas pancreáticas e são as células mais comuns desta região, e nas células α secretoras de glucagon. A insulina e o glucagon atuam em conjunto para controlar a concentração de glicose no fluido extracelular. A insulina é secretada em resposta a níveis elevados de glicose no sangue e atua pela transferência de glicose do sangue para as células (especialmente hepatócitos, adipócitos e células musculares esqueléticas) e para aumentar a oxidação da glicose, glicogênese, lipogênese e formação de ATP e ácidos nucleicos. O glucagon, secretado em resposta à diminuição da concentração de glicose no sangue, trabalha em oposição à insulina e promove glicogenólise, gliconeogênese e lipólise. As células α das ilhotas, assim como os outros tipos que não as células β (p. ex. células δ secretoras de somatostatina e células PP secretoras de polipeptídeo pancreático), não estão restritas às ilhotas pancreáticas e podem ser encontradas em outros locais, especialmente gastrointestinais.

Glândula Pineal

A glândula pineal, situada entre os hemisférios cerebrais logo dorsal e caudal ao tálamo, está raramente associada a doenças nos mamíferos domésticos. A glândula pineal é derivada do epêndima que delineia o terceiro ventrículo no diencéfalo em desenvolvimento e é

---

[3]Coloração roxa nos cortes histológicos em razão da afinidade por corantes ácidos (vermelho) e básicos (azul).

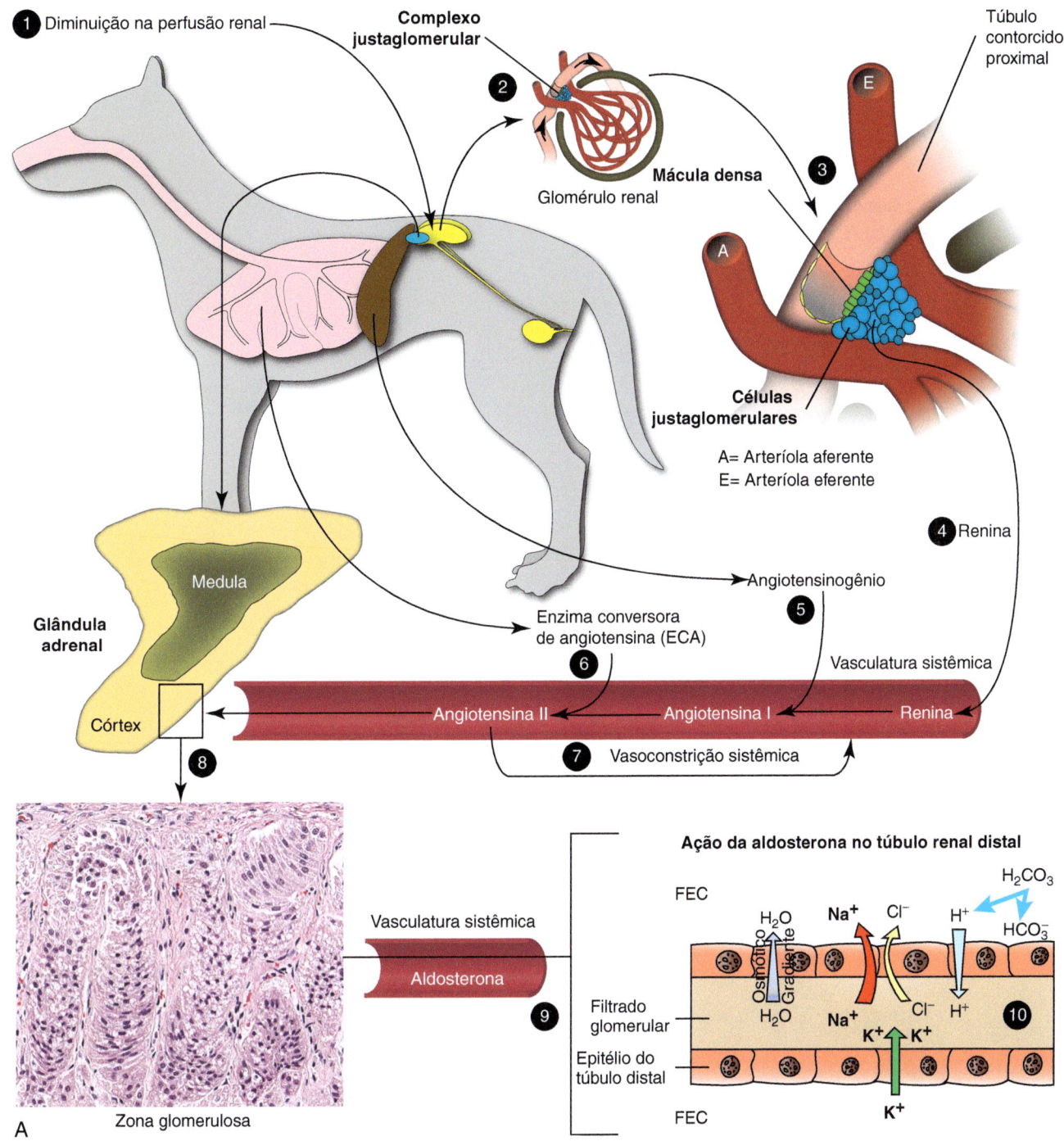

Figura 12-14 **Regulação da Função Adrenocortical. A,** A síntese de mineralocorticoides na zona glomerular (coloração por HE) é regulada através do sistema renina-angiotensina-aldosterona. Uma diminuição na perfusão renal (1) ativa o complexo justaglomerular (2). As células da mácula densa sinalizam que as células justaglomerulares (3) devem liberar renina (4) na vasculatura sistêmica. A renina converte o angiotensinogênio em angiotensina I (5), a qual é convertida em angiotensina II pela enzima conversora de angiotensina (6). A angiotensina II causa vasoconstrição (7) e estimula a síntese de aldosterona pelas células adrenocorticais da zona glomerulosa (8). A aldosterona atua nos túbulos distais e ductos coletores (9) para manter o volume do fluido extracelular (FEC), promovendo excreção de K^+ e reabsorção de Na^+.

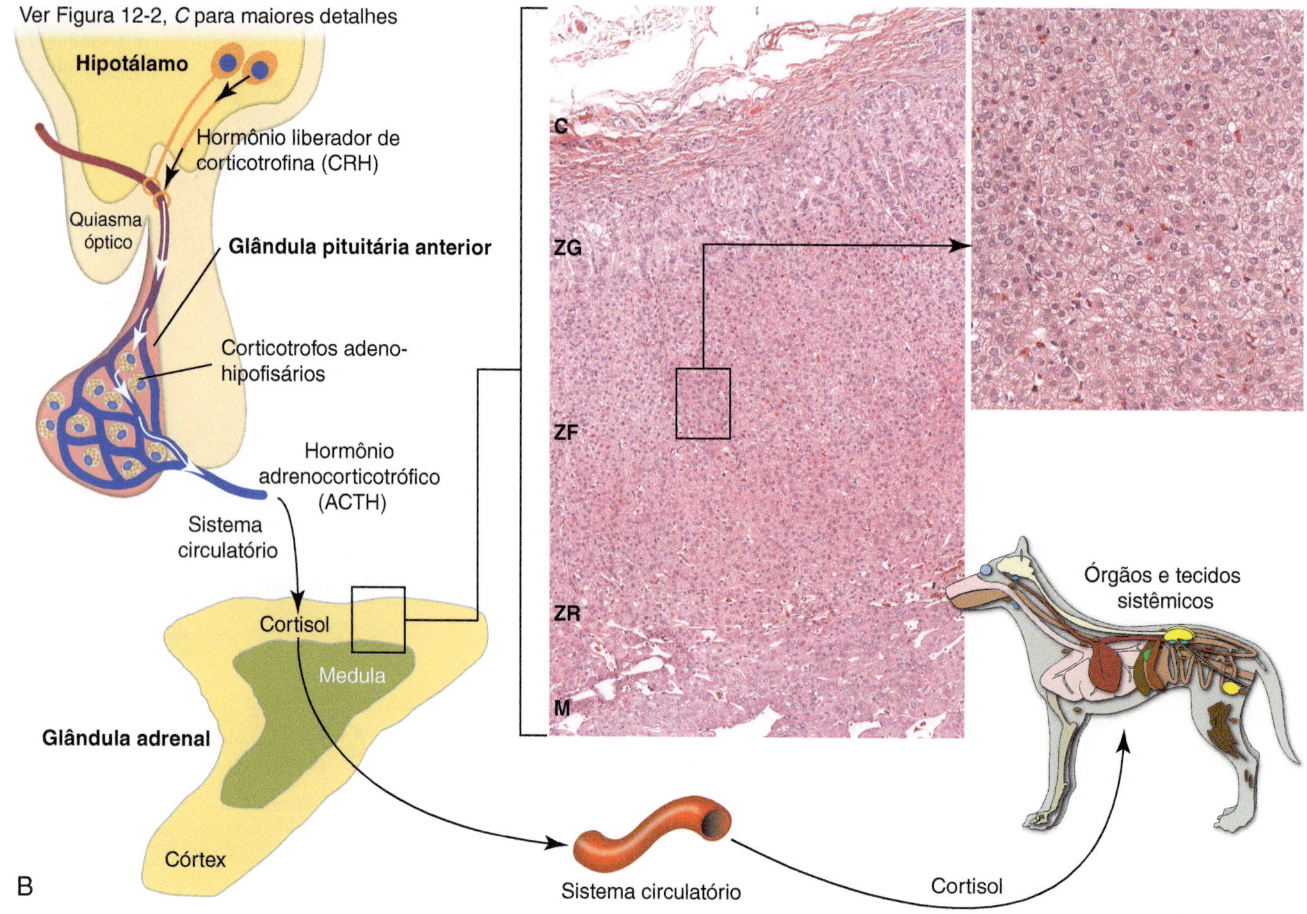

Ver Figura 12-2, *C* para maiores detalhes

Figura 12-14, Cont. B, As três camadas do córtex adrenal, da externa para a interna, são a zona glomerulosa (ZG), zona fasciculada (ZF) e zona reticular (ZR). A síntese de glicocorticoides na ZF e ZR é regulada pelo eixo hipotalâmico-pituitário-adrenocortical. O hormônio liberador de corticotrofina (*CRH*) oriundo do hipotálamo promove síntese e liberação de hormônio adrenocorticotrófico (*ACTH*) a partir da glândula pituitária anterior. O ACTH atua sobre a ZF e ZR para aumentar a produção e secreção do cortisol e outros glicocorticoides. O aumento da concentração plasmática de cortisol fornece feedback negativo à adeno-hipófise e hipotálamo. A cápsula adrenal (C) está no *topo*; a medula adrenal está na *parte inferior*. Coloração por HE. (**A** e **B** Cortesia de Cortesia de Dr. M.A. Miller, College of Veterinary Medicine, Purdue University; e Dr. J.F. Zachary, College of Veterinary Medicine, University of Illinois. Efeito da aldosterona sobre o néfron redesenhado com permissão de Dr. C. Capen, College of Veterinary Medicine, The Ohio State University.)

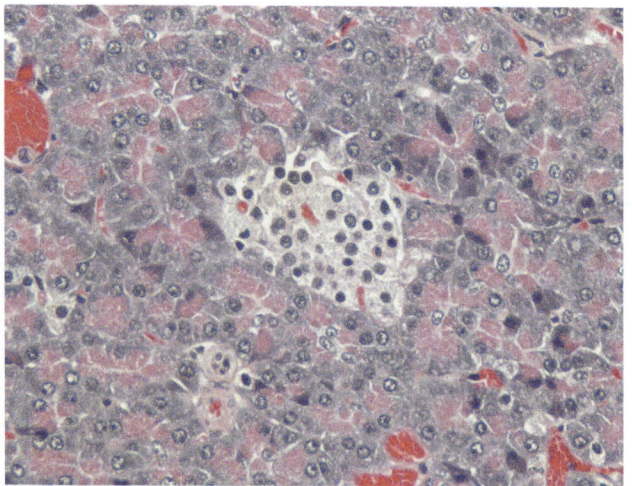

Figura 12-15 Ilhota Pancreática, Normal, Cão. A ilhota é cercada pelo pâncreas exócrino. Coloração por HE. (Cortesia de Dr. J.F. Zachary, College of Veterinary Medicine, University of Illinois.)

inicialmente observada aos 30 a 40 dias de gestação no feto bovino. Sua importância em animais adultos jaz em sua capacidade em retransmitir informações sobre a duração do fotoperíodo ao eixo hipotalâmico-pituitário e, assim, regular o ritmo circadiano e reprodução sazonal. Os pinealócitos secretam diversos neurotransmissores além do hormônio melatonina, um polipeptídeo derivado do triptofano, em resposta à diminuição das horas de luz do dia. A melatonina se liga a receptores na pars tuberalis pituitária e bloqueia a ação do hormônio liberador de gonadotrofina na adeno-hipófise. O alongamento do fotoperíodo suprime a secreção de melatonina, o que explica o aumento da atividade reprodutiva na primavera, especialmente em reprodutores sazonais, como os equinos.

Órgãos Quimiorreceptores

Os órgãos quimiorreceptores, como os corpos carotídeos (próximos à bifurcação das artérias carótidas) e o corpo aórtico (adjacente à aorta ascendente na base do coração), são agrupados de células glômicas suportadas por células semelhantes às da glia. As células glômicas possuem diversas vesículas que contêm vários neurotransmissores (p. ex. dopamina, catecolaminas) utilizadas para retransmitir sua resposta à hipóxia ao sistema nervoso. Lesões não são comumente observadas nos corpos carotídeos ou aórticos dos mamíferos domésticos, mas o corpo aórtico, em particular, é uma fonte ocasional de neoplasia neuroendócrina, conhecida como quemodectoma, particularmente em cães braquicefálicos.

Atividade Endócrina no Tecido Adiposo

Além de suas funções metabólicas na síntese de ácidos graxos e armazenamento de triglicerídeos, o tecido adiposo é uma fonte de compostos químicos que são secretados no sangue e atuam em células-alvo distantes, como no hipotálamo, fígado e músculo esquelético. Esta capacidade qualifica os adipócitos como células capazes de sinalização endócrina. Duas adipocinas possuem particular importância metabólica: leptina e adiponectina. A leptina está envolvida na supressão do apetite e geração de calor, e é pró-inflamatória. Ao contrário, a adiponectina aumenta a captação de glicose e o metabolismo, e é anti-inflamatória. Ver seções subsequentes sobre Obesidade e Síndrome Metabólica após Distúrbios dos Equinos e Distúrbios dos Suínos.

Disfunção/Respostas à Lesão

Mecanismos Patogênicos de Doenças Endócrinas

Órgãos endócrinos estão sujeitos a todas as categorias de lesão, incluindo degeneração e necrose, distúrbios vasculares, inflamação por causas imunomediadas ou infecciosas e distúrbios de crescimento (p. ex. atrofia, hiperplasia ou neoplasia). Entretanto, esta categoria corresponde a um número desproporcional de diagnósticos. Distúrbios de crescimento (sejam atróficos ou proliferativos) em um órgão endócrino podem alterar sua função e possuem efeitos marcantes sobre órgãos-alvo distantes e diversos. Estas lesões em órgãos-alvo frequentemente representam a apresentação clínica e lesões importantes. Por exemplo, lesões cutâneas podem refletir hipotireoidismo ou hiperadrenocorticismo; a hiperinsulinemia pode se manifestar como convulsões.

Os sinais clínicos decorrentes de doenças endócrinas refletem hipofunção ou hiperfunção. A hipofunção de um tecido endócrino usualmente indica produção ou liberação insuficiente de hormônio(s); a hiperfunção é usualmente o resultado de produção hormonal excessiva. A disfunção endócrina também pode resultar de (1) incapacidade das células-alvo em responder aos hormônios, (2) doenças sistêmicas ou distúrbios metabólicos, ou (3) administração de hormônios exógenos.

Hipofunção de uma Glândula Endócrina

Hipofunção Primária. A hipofunção é considerada primária se a deficiência hormonal é resultado de um defeito bioquímico na síntese (p. ex. bócio disormonogenético; ver Bócio Disormonogenético Congênito), ou de falha do desenvolvimento glandular (p. ex. aplasia ou hipoplasia), ou destruição das células secretoras da glândula. Um exemplo de hipofunção primária causada por desenvolvimento anômalo é o pan-hipopituitarismo canino que resulta da incapacidade do ectoderma orofaríngeo se diferenciar em adeno-hipófise (glândula pituitária anterior) (ver Distúrbios dos Cães).

A maioria dos órgãos endócrinos é susceptível à lesão imunomediada na qual linfócitos T autorreativos e autoanticorpos seletivamente destroem células endócrinas. Ao contrário das doenças imunomediadas, as doenças infecciosas raramente atacam seletivamente um órgão endócrino em particular; entretanto, as glândulas endócrinas, especialmente as adrenais, são vulneráveis à inflamação e necrose em infecções sistêmicas e a neoplasias metastáticas.

Hipofunção Secundária. A hipofunção é considerada secundária se o defeito causador ou lesão surge fora da glândula hipofuncional. Frequentemente, este resultado envolve a lesão da glândula pituitária que resulta na deficiência do hormônio trófico. Em outras pala-

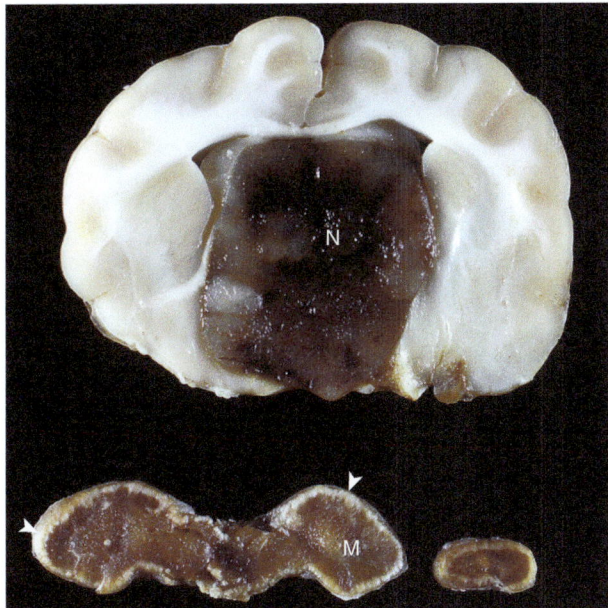

Figura 12-16 Hipofunção Adrenocortical Secundária; Cérebro com Neoplasia e Glândulas Adrenais na Esquerda (Corte Longitudinal) e Direita (Corte Transversal), Cão. O neoplasma (N), concentrado ao redor do terceiro ventrículo, invadiu e destruiu a glândula pituitária, hipotálamo e a maioria do tálamo. A destruição da adeno-hipófise causou uma falta de hormônio adrenocorticotrófico (ACTH) e outros hormônios tróficos, resultando em atrofia adrenocortical bilateral (*cabeças de seta*), especialmente nas zonas fasciculada e reticular dependentes de ACTH, e (consequentemente) uma medula adrenal relativamente mais proeminente (M). (Cortesia de Dr. C. Capen, College of Veterinary Medicine, The Ohio State University.)

vras, a hipofunção primária da glândula pituitária causa hipofunção secundária daquelas glândulas endócrinas que dependem de seus hormônios tróficos. Além das causas previamente mencionadas de hipofunção pituitária (primária), adenomas pituitários não funcionais (hormonalmente inativos) ou até mesmo neoplasias próximas de origem não pituitária podem se tornar grandes o suficiente e destruir a adeno-hipófise (glândula pituitária anterior). Como nem a neoplasia, nem as células adeno-hipofisárias residuais produziriam então hormônios tróficos suficientes, a atrofia com hipofunção secundária se desenvolve em tecidos-alvo, como o córtex adrenal (Fig. 12-16), folículos tireoideanos ou gônadas.

Hiperfunção de uma Glândula Endócrina

Hiperfunção Primária. Na hiperfunção primária, as células da glândula endócrina afetada sintetizam e secretam excesso de hormônio autonomicamente (isto é, sem dependência da estimulação hormonal trófica). Isso ocorre usualmente como resultado de uma neoplasia funcional (isto é, produtora de hormônio). Exemplos e consequências de hiperfunção primária de glândula endócrina causada por neoplasias estão listados na Tabela 12-1. Embora a neoplasia primária seja a principal causa de hiperfunção primária de uma glândula endócrina, a hiperfunção não é o resultado inevitável da neoplasia endócrina. Neoplasias endócrinas não funcionais (e até mesmo neoplasias outrora funcionais que perdem sua capacidade de produzir ou secretar hormônios bioativos) podem, conforme aumentam de tamanho, destruir o tecido glandular circundante e resultar em hipofunção.

Hiperfunção Secundária. Na hiperfunção secundária, a produção hormonal excessiva é uma resposta a um sinal (p. ex. um hormônio trófico) de fora da glândula hiperfuncional. Um exemplo comum em cães e gatos é uma neoplasia funcional dos corticotrofos adeno-hipofisários (glândula pituitária anterior), na qual a secreção prolongada e excessiva

Tabela 12-1	Hiperfunção Primária das Glândulas Endócrinas	
Neoplasia	**Hormônio**	**Lesão/Sinal**
Adenoma somatotrófico (glândula pituitária)	Hormônio de crescimento	Acromegalia
Adenoma de células foliculares tireoideano	T_4, T_3	↑ da taxa metabólica basal
Adenoma/Carcinoma de células C (glândula tireoide)	Calcitonina	Osteoesclerose
Adenoma/Carcinoma Adrenocortical	Cortisol	Alopecia, poliúria/polidipsia
Feocromocitoma (medula adrenal)	Norepinefrina	Hipertensão
Adenoma de células principais da paratireoide	Paratormônio	Hipercalcemia
Adenoma/Carcinoma de células β pancreáticas	Insulina	Hipoglicemia

de ACTH causa hiperplasia adrenocortical difusa das zonas fasciculada e reticular (Fig. 12-17), com resultante aumento da síntese e secreção de cortisol. Teoricamente, a hiperplasia e hiperfunção secundárias de uma glândula endócrina deveriam diminuir quando o estímulo excessivo do hormônio trófico for removido; entretanto, a hiperplasia crônica e severa não é sempre reversível. A proliferação de células endócrinas também pode ser nodular ou até mesmo clonal, em vez de difusa. Após estimulação no longo prazo por hormônios tróficos, parece haver um efeito contínuo entre hiperplasia focal ou nodular e neoplasia.

A hiperfunção secundária também pode ocorrer em glândulas endócrinas ou células que não estão sob controle de hormônios tróficos pituitários. No hiperparatireoidismo secundário renal e hiperparatireoidismo secundário nutricional (ver Hiperparatireoidismo Secundário), as glândulas paratireoides respondem à diminuição das concentrações sanguíneas de cálcio com hiperplasia e aumento da produção e secreção de PTH.

Hipersecreção de Hormônios ou Fatores Semelhantes a Hormônios por Neoplasias Não Endócrinas

Algumas neoplasias não endócrinas secretam substâncias humorais biologicamente ativas. A maioria destes químicos semelhantes a hormônios produzidos por células neoplásicas são peptídeos, pois hormônios não peptídicos (esteroides, iodotironina ou catecolaminas) possuem vias sintéticas mais complexas. O pseudo-hiperparatireoidismo ou hipercalcemia humoral de malignidade é uma síndrome paraneoplásica por hipersecreção autônoma de peptídeo relacionado com o PTH (PTHrP) por células cancerígenas. Um exemplo bem caracterizado é o carcinoma apócrino canino das glândulas do saco anal (ver Distúrbios dos Cães). O PTHrP atua como um antagonista do receptor de PTH nas células-alvo (p. ex. no osso e rim), levando à hipercalcemia persistente. A concentração sérica de PTH está diminuída em resposta à hipercalcemia, e o PTH não é detectável no tecido neoplásico.

Disfunção Endócrina Causada por Falha da Resposta da Célula-Alvo

A disfunção endócrina pode ser o resultado da falha do órgão ou tecido-alvo em responder a um hormônio em razão de receptores de superfície celular defeituosos ou sistemas de segundo mensageiro. Por exemplo, a diminuição da resposta de receptores de insulina em células-alvo (especialmente adipócitos, hepatócitos ou miócitos) pode resultar em resistência à insulina em animais obesos.

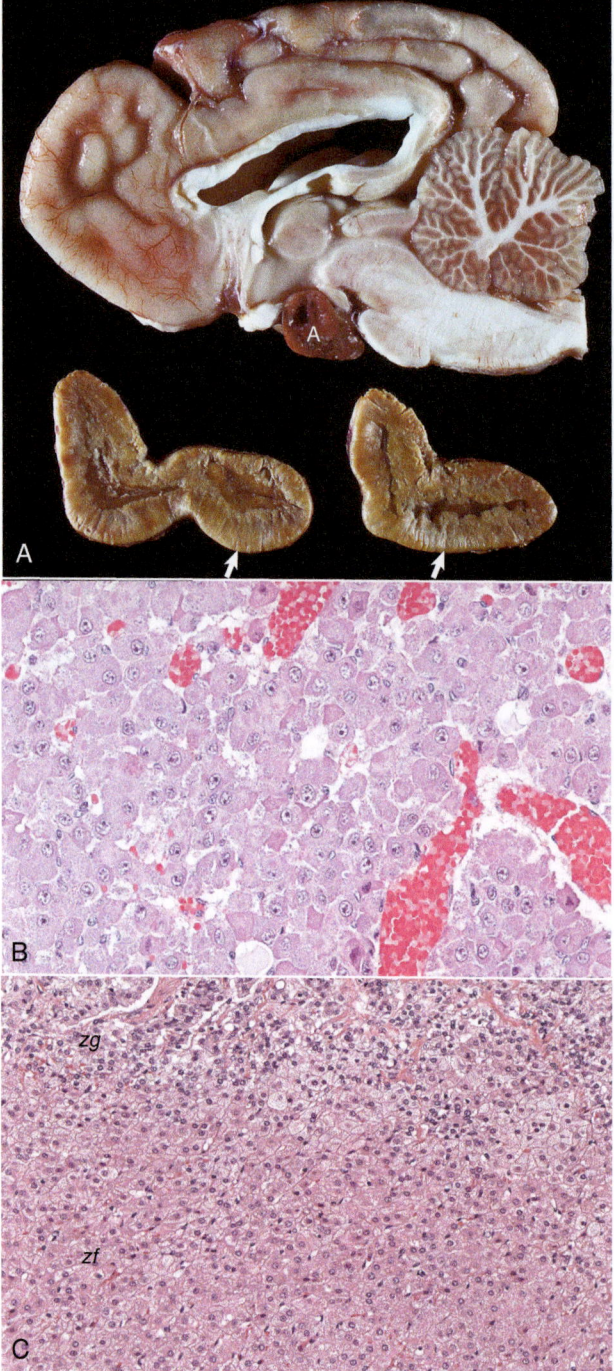

Figura 12-17 **Hiperfunção Adrenocortical Secundária (Hiperadrenocorticismo Hipófise-Dependente); Cérebro, Glândula Pituitária e Glândulas Adrenais, Cão. A,** Adenoma (A) funcional corticotrófico (secretor de hormônio adrenocorticotrófico [ACTH]) na glândula pituitária causou hiperplasia adrenocortical difusa e bilateral (*setas*) levando à secreção excessiva de cortisol (hiperadrenocorticismo) pelas zonas fasciculada e reticular. **B,** Adeno-hipófise. O adenoma corticotrófico consiste de um tapete de células cromofóbicas monótonas com abundante citoplasma anfofílico pálido. Note a ausência de acidófilos. Coloração por HE. **C,** Córtex adrenal. Hiperplasia adrenocortical difusa. Células na zona fasciculada (*zf*) estão maiores com citoplasma abundante vacuolizado com lipídios. Zona glomerulosa (*zg, topo*) não está afetada. Coloração por HE. (**A** Cortesia de Dr. C. Capen, College of Veterinary Medicine, The Ohio State University. **B** e **C** cortesia de Dr. M.A. Miller, College of Veterinary Medicine, Purdue University.)

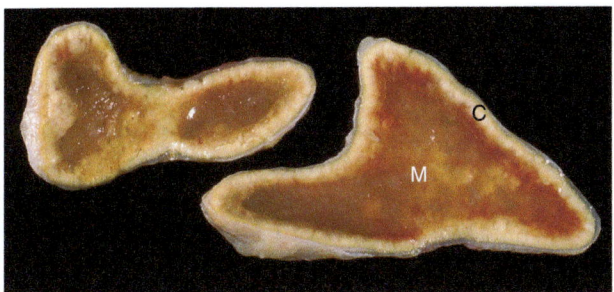

Figura 12-18 Hiperadrenocorticismo Iatrogênico, Glândulas Adrenais Esquerda e Direita, Cão. Hiperadrenocorticismo, causado por administração em longo prazo de glicocorticosteroides exógenos, resultou em atrofia trófica das zonas fasciculada e reticular dependentes de hormônio adrenocorticotrófico (ACTH) do córtex adrenal (C). Consequentemente, a medula adrenal (M) compreende uma proporção relativamente maior da área do corte transversal. (Cortesia de Dr. C. Capen, College of Veterinary Medicine, The Ohio State University.)

Síndromes Iatrogênicas por Excesso de Hormônios

A administração de hormônios exógenos possui efeitos de amplo alcance sobre diversas populações de células-alvo e pode resultar em distúrbios funcionais clinicamente importantes. A administração no longo prazo de glicocorticoides, utilizada para tratar uma série de condições, pode reproduzir a maioria das anormalidades de hiperfunção adrenocortical espontânea. Entretanto, embora a hiperfunção adrenocortical de ocorrência natural seja usualmente o resultado de uma falha no eixo hipotalâmico-pituitário-adrenocortical com hiperplasia ou neoplasia das células endócrinas, o excesso iatrogênico de glicocorticoides tende a causar atrofia profunda do córtex adrenal (especialmente nas zonas fasciculada e reticular dependentes de ACTH) por feedback negativo através de um eixo hipotalâmico-pituitário-adrenocortical intacto (Fig. 12-18). Da mesma forma, a administração no longo prazo de hormônios tireoideanos em excesso resulta em feedback negativo sobre o hipotálamo e tireotrofos adeno-hipofisários (glândula pituitária anterior) com diminuição da secreção de TSH e atrofia folicular tireoideana (Fig. 12-8, B).

Hormônios sexuais exógenos também podem resultar em distúrbios endócrinos. Por exemplo, a administração de progestinas sintéticas, como o acetato de medroxiprogesterona (também conhecido como acetato megestrol), pode induzir hipertrofia e hiperplasia mamária, tanto em gatos quanto cães, machos e fêmeas (Capítulo 18). Alguns cães tratados com progestinas também desenvolvem acromegalia, pois células epiteliais mamárias hiperplásicas são uma fonte extrapituitária de hormônio de crescimento.

Portas de Entrada/Vias de Disseminação

O tecido endócrino é bem vascularizado, o que faz com que a via mais comum de entrada de um agente potencialmente lesivo — seja um microrganismo, leucócitos, hormônios tróficos ou um desregulador endócrino exógeno — seja hematógena. Além disso, a inflamação ou outros processos mórbidos em tecidos adjacentes podem se estender a órgãos endócrinos. A glândula pituitária, com suas conexões neuro-hipofisárias (glândula pituitária posterior) ao hipotálamo e terceiro ventrículo do cérebro, e sua origem adeno-hipofisária (glândula pituitária anterior) a partir do ducto craniofaríngeo, é particularmente susceptível à extensão da inflamação ou neoplasia a partir do cérebro ou faringe.

Mecanismos de Defesa/Sistemas de Barreira

Em razão do seu amplo suprimento sanguíneo, os tecidos endócrinos estão sujeitos aos benefícios e prejuízos potenciais de inflamações, e respostas imunes inatas e/ou adaptativas. A glândula pituitária ganha alguma proteção da microbiota faríngea por seu revestimento ósseo na sela túrcica, mas, ao mesmo tempo, é mais susceptível do que o cérebro aos insultos hematógenos em razão da ausência da barreira hematoencefálica. De forma geral, como as células endócrinas necessitam de pronto acesso à circulação sanguínea a fim de secretar seus hormônios, elas são vulneráveis à lesão por agentes químicos ou infecciosos que chegam por via hematógena. A maioria das glândulas endócrinas é protegida do ambiente externo por sua localização profunda, e dos tecidos vizinhos ou cavidades corporais por uma fina cápsula de tecido fibroso.

Distúrbios dos Animais Domésticos

Distúrbios da Adeno-hipófise (Glândula Pituitária Anterior)

Distúrbios de Desenvolvimento da Adeno-hipófise

Aplasia e Gestação Prolongada. Ver Distúrbios dos Ruminantes (Bovinos, Ovinos e Caprinos).

Cistos Pituitários e Nanismo Pituitário. Ver Distúrbios dos Cães.

Distúrbios Proliferativos da Adeno-hipófise

A hiperplasia e a neoplasia são lesões importantes da adeno-hipófise. A hiperplasia fisiológica é o resultado da estimulação através do eixo hipotalâmico-pituitário-órgão-alvo e tende a afetar as células produtoras de hormônios tróficos de interesse em toda a adeno-hipófise. Ao contrário, a proliferação patológica tende a ser focal ou multifocal. As proliferações nodulares de células na pars distalis ou pars intermedia que são múltiplas e menores do que 1 mm de diâmetro são classificadas como hiperplasias. Nódulos hiperplásicos não causam problemas no arcabouço de reticulina da adeno-hipófise, mas podem ser reconhecidos histologicamente porque o nódulo é composto por uma população monótona de apenas um tipo celular, como os cromófobos (Fig. 12-19, A), em vez da mistura normal de cromófobos e acidófilos. A imuno-histoquímica pode ser utilizada para identificar o hormônio trófico produzido. Nódulos hiperplásicos são raramente grandes o suficiente para serem evidentes em exames diagnósticos de imagem ou exame macroscópico; entretanto, eles podem secretar hormônios tróficos bioativos em excesso, e, desta forma, serem responsáveis pela hiperfunção secundária dos órgãos endócrinos-alvo, dependendo de qual hormônio trófico for produzido.

Neoplasias adeno-hipofisárias (glândula pituitária anterior) são usualmente solitárias e quase sempre classificadas como adenomas em vez de carcinomas. É plausível que os nódulos hiperplásicos de células adeno-hipofisárias poderiam se tornar clonais ou que os vários nódulos poderiam coalescer para formar um adenoma. De maneira importante, lesões adeno-hipofisárias menores (sejam hiperplásicas ou neoplásicas [microadenomas]) mais provavelmente serão funcionais — ou seja, produzirão e liberarão hormônios tróficos no sangue periférico — enquanto macroadenomas (Fig. 12-19, B) exercem seus efeitos principalmente pela destruição do parênquima pituitário adjacente, frequentemente resultando em hormônio(s) trófico(s) insuficiente(s) (em vez de em excesso), ou pela compressão do tecido circundante, como nervos ópticos ou hipotálamo sobrejacente. Além da classificação de proliferações pituitárias não fisiológicas como nódulos hiperplásicos, microadenomas ou macroadenomas, é útil determinar o tipo de hormônio trófico produzido pelas células em proliferação. Na medicina veterinária, este objetivo é geralmente alcançado por uma combinação de análise sérica bioquímica, sinais clínicos, e/ou imuno-histoquímica de espécimes obtidos durante biopsia cirúrgica ou durante autópsia da glândula pituitária afetada. A expressão imuno-histoquímica do hormônio trófico no citoplasma das células adeno-hipofisárias não necessariamente está correlacionada com o aumento das concentrações plasmáticas do hormônio bioativo. Em neoplasias pituitárias pobremente diferenciadas que não

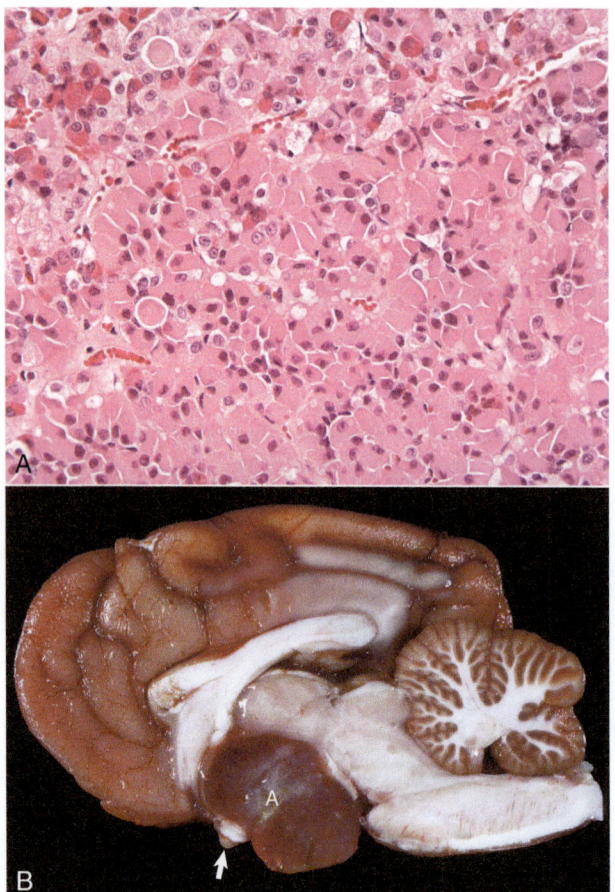

Figura 12-19 **Hiperplasia e Neoplasia Adeno-hipofisária, Glândula Pituitária. A,** Hiperplasia corticotrófica, gato. Um nódulo hiperplásico (*dois terços no canto inferior direito*), menor do que 1 mm de diâmetro, é composto de agrupados de cromófobos monomórficos com abundante citoplasma anfofílico. O tecido adeno-hipofisário normal adjacente (*um terço no canto esquerdo superior*) é uma mistura de acidófilos e cromófobos (*menores*).Coloração por HE. **B,** Macroadenoma pituitário, cão. O grande adenoma (A) comprime o cérebro e quiasma óptico (*seta*). A adeno-hipófise (glândula pituitária anterior), neuro-hipófise (glândula pituitária posterior) e hipotálamo já foram destruídos pelo neoplasma. (**A** Cortesia de Dr. M.A. Miller, College of Veterinary Medicine, Purdue University. **B** Cortesia de Dr. C. Capen, College of Veterinary Medicine, The Ohio State University.)

expressam hormônios imunorreativos detectáveis, a reação em cadeia da polimerase (PCR) para o RNAm dos hormônios tróficos pode ser utilizada para determinar a célula de origem.

Carcinomas Pituitários. Carcinomas pituitários são excessivamente raros, mas isso ocorre em parte devido aos critérios rigorosos de classificação. Por convenção, para ser classificada como maligna, um neoplasma pituitário deve sofrer metástase, e não meramente invadir, seja dentro do sistema nervoso central ou sistemicamente.

Adenomas da Pars Distalis. Os adenomas podem surgir de qualquer uma das células produtoras de hormônios tróficos da pars distalis. Dependendo da linhagem celular, as células neoplásicas podem produzir mais de um tipo de hormônio trófico. Das espécies de animais domésticos, os adenomas de pars distalis são mais comumente diagnosticados em gatos e cães. A maioria dos adenomas caninos de pars distalis é derivada dos corticotrofos; os adenomas felinos são usualmente derivados dos corticotrofos ou somatotrofos. Os adenomas de pars distalis que possuem de 1 a 5 mm de diâmetro são classificados como microadenomas; os adenomas maiores são classificados como macroa-

denomas (Fig. 12-19, *B*). De tal forma surpreendente, os menores microadenomas são os que provavelmente secretarão hormônios tróficos bioativos, enquanto grandes macroadenomas tendem a causar um efeito de massa compressivo[4] em vez de um efeito do hormônio trófico. De fato, grandes neoplasmas pituitários comumente resultam na diminuição da secreção de hormônios tróficos com hipopituitarismo e atrofia das glândulas endócrinas-alvo (hipofunção secundária). Histologicamente, os adenomas da pituitária são compostos de células poliédricas ou piriformes que tendem a ser maiores, com citoplasma mais abundante, do que as células não neoplásicas da pars distalis, mas elas usualmente possuem somente discreta atipia nuclear e poucas figuras mitóticas. Como os adenomas corticotróficos e adenomas somatotróficos são os neoplasmas mais comuns de pars distalis, eles serão discutidos nas seções seguintes. Neoplasmas tireotróficos ou lactotróficos são menos comumente relatados nas espécies domésticas.

Adenomas Corticotróficos. Adenomas corticotróficos funcionais (secretores de ACTH) são uma importante causa de hiperadrenocorticismo canino (hiperfunção adrenocortical secundária ou hiperadrenocorticismo pituitário-dependente) e surgem na pars distalis de cães e gatos ou, menos comumente, na pars intermedia de cães. Adenomas corticotróficos são raros em outras espécies domésticas. Os macroadenomas maiores podem obliterar a maioria da glândula pituitária, resultando em pan-hipopituitarismo com hipofunção secundária dos órgãos endócrinos-alvo, e compressão da neuro-hipófise, quiasma óptico, hipotálamo e tálamo.

Histologicamente, os adenomas corticotróficos da pars distalis são compostos por células cromofóbicas arranjadas em padrões sinusoidal ou difuso (Fig. 12-17, *B*). O padrão sinusoidal consiste de agrupados de células neoplásicas poliédricas cercadas por septos fibrovasculares finos e células neoplásicas mais alongadas em paliçada ao redor dos sinusoides. No padrão difuso, as células neoplásicas estão arranjadas em folhetos. Células neoplásicas em ambos os padrões são frequentemente maiores do que os cromófobos não neoplásicos, com um grande núcleo hipocromático, um ou dois nucléolos distintos, poucas figuras mitóticas, e amplo citoplasma fracamente eosinofílico a anfofílico com barreiras celulares distintas. Grânulos secretores são numerosos, mas podem ser inconspícuos ou transmitir somente uma aparência acidofílica clara finamente granular ou basofílica ao citoplasma. As células neoplásicas são imuno-histoquimicamente positivas para ACTH e podem ser positivas para endorfinas. Ultraestruturalmente, as células neoplásicas possuem RE rugoso e aparelho de Golgi bem-desenvolvido e diversos pequenos grânulos secretores de núcleo denso (~170 nm de diâmetro).

Adenomas Somatotrofos. Os adenomas somatotrofos já foram relatados principalmente em gatos, cães e ovelhas. A hipersecreção do hormônio de crescimento (GH), também conhecido como somatotropina (STH), promove a síntese hepatocelular e secreção de fator de crescimento semelhante à insulina-1 (IGF-1). Os adenomas somatotrofos felino estão frequentemente associados à acromegalia e diabetes melito resistente à insulina.

Tumores Produtores de Hormônio Somatotrófico (STH). Ver Distúrbios dos Gatos.

Adenomas da Pars Intermedia. Os adenomas pituitários equinos (Fig. 12-20) quase sempre se desenvolvem na pars intermedia. Além disso, a pars intermedia é o segundo local mais comum (após a pars distalis) para os adenomas pituitários caninos, mas é raro nas outras espécies domésticas. De maneira interessante, os adenomas de pars intermedia são praticamente inexistentes em seres humanos porque a pars intermedia involui após a vida fetal e é somente vestigial em adultos.

Adenomas Corticotróficos. Adenomas corticotróficos caninos da pars intermedia tendem a ser menores do que aqueles na pars distalis.

---

[4]Compressão de tecidos normais adjacentes à massa resultando em atrofia e/ou necrose das células afetadas e redução do fluxo sanguíneo ao tecido.

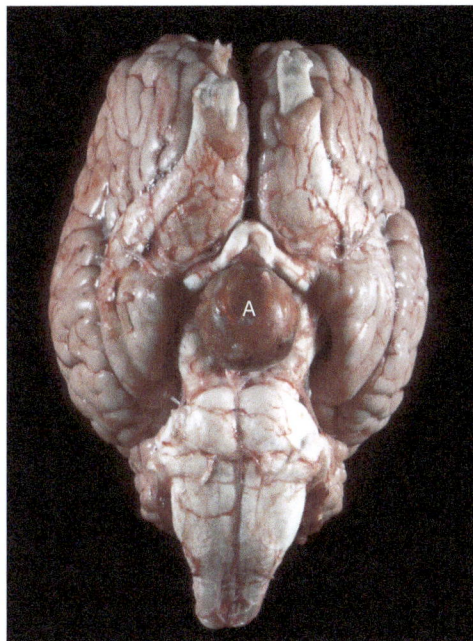

Figura 12-20 Adenoma, Cérebro, Glândula Pituitária, Equino. A glândula pituitária está aumentada por um adenoma (A) na pars intermedia. (Cortesia do College of Veterinary Medicine, University of Illinois.)

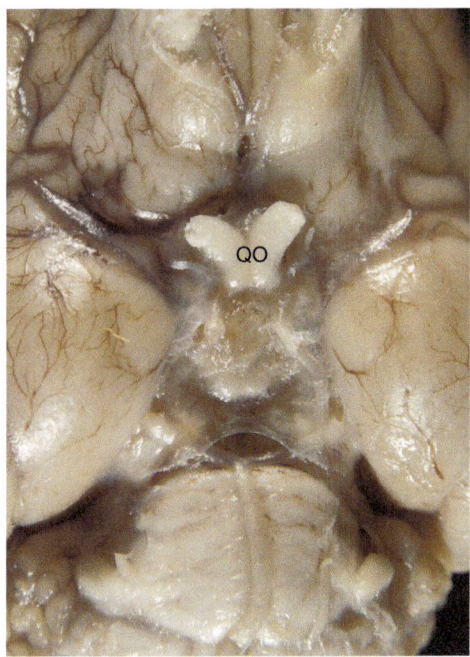

Figura 12-21 Atrofia Adeno-hipofisária Iatrogênica, Cão. A adeno-hipófise (glândula pituitária anterior) neste cão, tratado com o análogo da somatostatina, o pasireotide, para um macroadenoma corticotrófico, era tão pequena que foi detectada somente histologicamente. QO, quiasma óptico. (Cortesia do Dr. D. Bruyette, VCA West Los Angeles Animal Hospital e Dr. M.A. Miller, College of Veterinary Medicine, Purdue University.)

A presença de folículos preenchidos por coloide entremeados dentre as células neoplásicas cromofóbicas serve para distinguir o adenoma de pars intermedia daquele originado na pars distalis. Adenomas funcionais podem resultar em hiperadrenocorticismo; adenomas não funcionais podem causar hipopituitarismo ou diabetes insípido secundários à destruição da neuro-hipófise (glândula pituitária posterior) ou compressão do hipotálamo (isto é, efeito de massa). O hiperadrenocorticismo hipófise-dependente já foi documentado, embora raramente, em gatos com adenomas corticotróficos da pars intermedia. Imuno-histoquimicamente, as células neoplásicas dos adenomas corticotróficos da pars intermedia tipicamente expressam tanto ACTH quanto α-MSH.

Adenomas Melanotróficos. Adenomas melanotróficos, derivados das células que produzem peptídeos derivados da pró-opiomelanocortina (POMC), são os principais neoplasmas pituitários em equinos, mas são raramente relatados em outras espécies.

Ver Distúrbios dos Equinos.

Distúrbios Diversos da Adeno-hipófise (Glândula Pituitária Anterior)

Atrofia Celular, Degeneração e Morte. A atrofia hipofisária fisiológica é resultado do feedback negativo dos órgãos endócrinos-alvo através do eixo hipotalâmico-pituitário-órgão-alvo. Isso resulta em atrofia seletiva de um tipo específico de célula produtora de hormônio trófico. Por exemplo, o aumento da concentração plasmática de tiroxina causa atrofia de tireotrofos sem afetar outras células adeno-hipofisárias. Portanto, a atrofia fisiológica raramente causa diminuição macroscopicamente apreciável da adeno-hipófise. Ao contrário, a atrofia adeno-hipofisária profunda e generalizada pode ser induzida pelo tratamento com o análogo da somatostatina, o pasireótido (Fig. 12-21).[5] O pasireótido injetável é utilizado como uma alternativa ao tratamento cirúrgico dos adenomas corticotróficos, e atua pela ligação aos receptores de somatostatina, a qual pode estar expressa excessivamente em corticotrofos neoplásicos. A somatos-

tatina é assim chamada porque inibe a liberação de hormônio de crescimento pelos somatotrofos adeno-hipofisários. Além do hipotálamo, outros órgãos e tecidos, notavelmente as células δ das ilhotas pancreáticas, produzem somatostatina. A somatostatina inibe não somente a liberação do hormônio de crescimento pelos somatotrofos, como também de insulina e glucagon pelas células das ilhotas pancreáticas e de ACTH pelos corticotrofos.

A degeneração ou necrose hipofisária também pode resultar da compressão por uma massa dentro da glândula pituitária ou em tecido adjacente (Fig. 12-16). De maneira alternativa, a degeneração pode ser secundária a distúrbios vasculares ou à inflamação na glândula pituitária (hipofisite). O termo *apoplexia pituitária* é utilizado para infarto hemorrágico agudo da hipófise, usualmente em associação a uma neoplasia pituitária. Esta condição é diagnosticada principalmente em seres humanos, mas já foi relatada em cães.

Inflamação. A glândula pituitária pode se tornar inflamada como parte de uma infecção sistêmica, mas existem poucos, se algum, agentes infecciosos que atinjam a hipófise. Em uma infecção sistêmica, o agente microbiano alcança a hipófise por via hematógena. A barreira hematoencefálica não protege a hipófise. A inflamação pituitária, frequentemente com formação de abscesso, pode também ocorrer como uma extensão da inflamação a partir do tecido adjacente (p. ex. faríngeo). Acredita-se que a hipofisite linfoplasmocítica seja uma doença imunomediada (provavelmente autoimune) e já foi descrita na glândula pituitária canina, mas é menos comum do que os processos inflamatórios semelhantes na tireoide ou glândulas adrenais.

Distúrbios da Neuro-hipófise (Glândula Pituitária Posterior)

Diabetes Insípido

O diabetes insípido é uma forma de poliúria causada pela incapacidade de concentrar urina. É resultado de síntese e liberação inadequada do hormônio antidiurético (ADH) na forma central ou hipofisária

---

[5]Pasireótido é um análogo da somatostatina que possui uma afinidade 40 vezes maior para o receptor tipo 5 da somatostatina (SSTR5). Seu nome comercial é Signifor® (Novartis Pharmaceuticals Corporation).

do distúrbio, ou como resultado da falha das células epiteliais tubulares renais em responder ao ADH na forma nefrogênica. Em ambas as formas, a urina hipotônica (com osmolaridade equivalente ou menor àquela do plasma) é produzida, mesmo em face à privação hídrica. A forma hipofisária do diabetes insípido pode ser causada por qualquer processo que comprima ou destrua a pars nervosa, pedúnculo infundibular ou núcleo supraóptico (assim chamado por sua localização hipotalâmica logo dorsal ao quiasma óptico). A forma hipofisária pode ser distinguida da forma nefrogênica do diabetes insípido pela capacidade de o paciente concentrar urina após administração de ADH.

Neoplasmas

A maioria dos neoplasmas da pars nervosa é extensão dos adenomas adeno-hipofisários (glândula pituitária anterior). Tumores cerebrais, particularmente ependimomas (Capítulo 14) do terceiro ventrículo, também podem se estender através do pedúnculo infundibular em direção à pars nervosa. O pituicitoma é um neoplasma primário do pituícito, a célula glial da pars nervosa. O pituícito é considerado uma variante de astrócitos e expressa imuno-histoquimicamente proteína glial fibrilar ácida.

Outros Distúrbios Neoplásicos da Hipófise

Neoplasmas Secundários

Desprotegida pela barreira hematoencefálica, a glândula pituitária está vulnerável à neoplasia metastática. A pars nervosa pode ser particularmente susceptível em razão do seu suprimento sanguíneo direto a partir da artéria carótida. Os neoplasmas secundários mais comuns da hipófise são o linfoma em várias espécies, melanoma em equinos e caninos, e carcinomas tireoideanos e mamários em caninos. Neoplasmas secundários podem também ser extensões de tumores adjacentes, como o osteossarcoma da sela túrcica ou ependimoma do terceiro ventrículo.

Neoplasmas Suprasselares

Embora a maioria dos tumores que surgem na sela túrcica ou acima dela (isto é, suprasselar) se originem na glândula pituitária, neoplasmas suprasselares menos comuns incluem meningioma, craniofaringioma, e tumores de células germinativas. Os meningiomas suprasselares lembram aqueles de outras localizações (Capítulo 14). Enquanto os neoplasmas pituitários são mais comuns em animais idosos, os craniofaringiomas e tumores de células germinativas tendem a surgir em animais adultos jovens.

Os craniofaringiomas (Fig. 12-22, A e B) são tumores epiteliais raros, derivados possivelmente do ducto craniofaríngeo e remanescentes da bolsa de Rathke. Dois padrões histológicos são reconhecidos em seres humanos: a forma adamantinomatosa, a qual é mais comum em crianças e se assemelha a tumores odontogênicos, como o ameloblastoma, e a forma (pseudo) papilar escamosa, a qual ocorre principalmente em adultos e possivelmente se desenvolve a partir da metaplasia das células adeno-hipofisárias (glândula pituitária anterior) na pars tuberalis. Ambos os padrões histológicos são reconhecidos em mamíferos domésticos, nos quais o craniofaringioma já foi relatado exclusivamente em cães e gatos, e usualmente em animais jovens. O tecido neoplásico consiste de agrupamentos de células epiteliais poliédricas no estroma fibroso. As células epiteliais neoplásicas possuem citoplasma eosinofílico, distintas margens celulares e pontes intercelulares sutis. As células expressam imuno-histoquimicamente citoqueratinas. Formações tubulares delineadas por células ciliadas e células caliciformes em algumas áreas do tumor refletem sua associação ao ducto craniofaríngeo. Casos veterinários relatados eram expansivos ou infiltrativos, mas o índice mitótico é tipicamente baixo. Embora o craniofaringioma maligno tenha sido diagnosticado em dois gatos, não foram relatadas metástases.

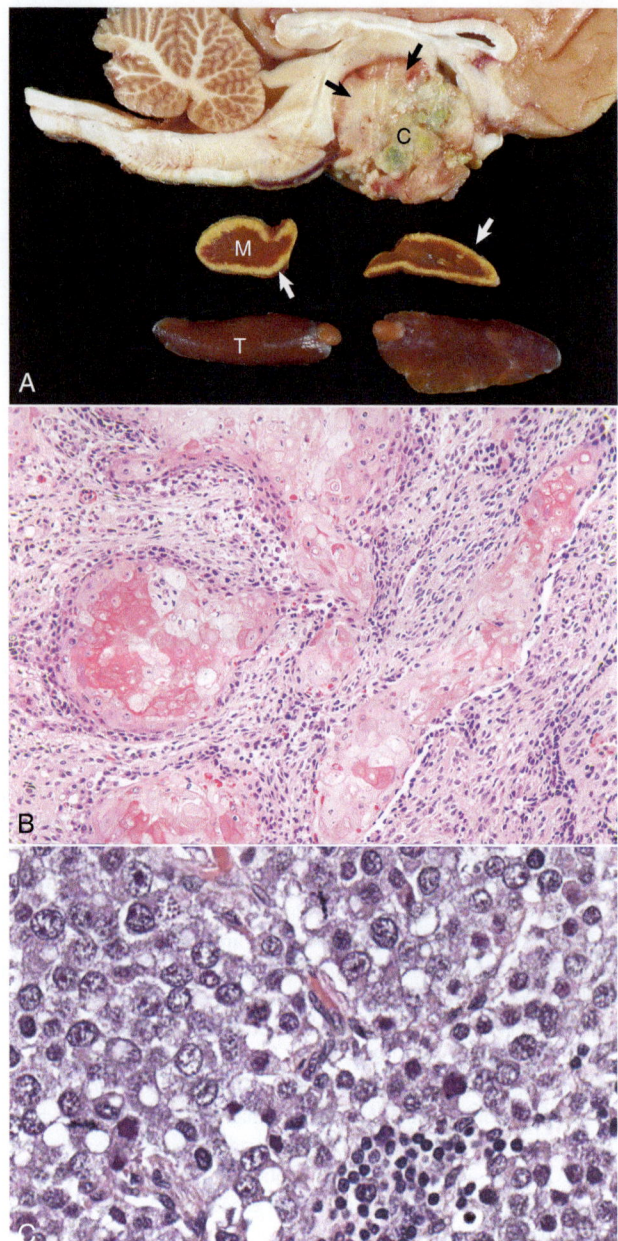

Figura 12-22 **Neoplasmas Suprasselares Não Pituitários, Cães. A,** Craniofaringioma (C), glândulas adrenais esquerda e direita e lobos tireoideanos. O neoplasma se estendeu dorsalmente pelo hipotálamo e comprimiu o tálamo (setas pretas). A destruição da glândula pituitária resultou em atrofia trófica das zonas corticais adrenais (setas brancas), deixando uma medula proeminente (M) cercada por tecido cortical remanescente (principalmente zona glomerulosa). Os folículos tireoideanos também estavam atrofiados, mas a involução do coloide manteve o tamanho tireoideano (T) geral dentro dos limites normais. **B,** O craniofaringioma é composto por agrupados interconectados de células epiteliais queratinizadas no estroma fibroso. Coloração por HE. **C,** Tumores de células germinativas suprasselares consistem predominantemente de células germinativas semelhantes ao seminoma com menos células hepatoides preenchidas por lipídios e agregados dispersos de pequenos linfócitos. Coloração por HE. (**A** Cortesia de Dr. C. Capen, College of Veterinary Medicine, The Ohio State University. **B** e **C** Cortesia de Dr. M.A. Miller, College of Veterinary Medicine, Purdue University.)

Neoplasmas suprasselares com uma população de células germinativas, características de teratomas ou imunorreatividade para α-fetoproteína devem ser classificadas como tumores suprasselares de células germinativas (Fig. 12-22, C). Tumores de células germinativas intracranianos já foram descritos, embora somente na localização suprasselar e exclusivamente em cães, dentre as espécies de animais domésticos. Estas neoplasmas infiltrativos obliteram a glândula pituitária e comprimem o hipotálamo. O tipo celular predominante é uma célula germinativa que lembra as células neoplásicas do seminoma testicular. Assim como no seminoma, os agregados de pequenos linfócitos estão comumente dispersos por todo estroma neoplásico. Os tumores suprasselares de células germinativas também incluem agregados de células hepatoides preenchidas por lipídios e podem ter formações tubulares dispersas delineadas por células endodérmicas ou outras características de teratomas.

Distúrbios da Glândula Tireoide

Distúrbios da glândula tireoide são clinicamente importantes se resultam em deficiência dos hormônios tireoideanos (hipotireoidismo) ou excesso (hipertireoidismo), ou se produzem um efeito de massa. Outros distúrbios da glândula tireoide podem ser subclínicos e de pouca importância ao animal.

Malformações de Desenvolvimento

Tecido Tireoideano Ectópico. O tecido tireoideano ectópico é usualmente encontrado desde a base da língua ao longo do trajeto de descida da glândula em desenvolvimento, mas pode migrar caudalmente até o diafragma. Em cães, nódulos funcionais de tecido tireoideano são comuns próximos à aorta ascendente na base do coração. O tecido tireoideano ectópico funcional é uma fonte de produção hormonal após tireoidectomia. Também pode ser um local de carcinoma tireoideano, principalmente em cães, e usualmente na localização mediastinal. Ver Distúrbios dos Cães, Neoplasmas da Base do Coração Derivados do Tecido Ectópico da Glândula Tireoide.

Tecido Tireoideano Acessório e Cistos do Ducto Tireoglosso. O tecido tireoideano acessório é derivado dos remanescentes do ducto tireoglosso. Estes também podem formar cistos ou tratos sinusais ao longo da linha média ventral do pescoço. Os cistos que ocorrem próximos à base da língua são tipicamente delineados por epitélio estratificado escamoso, entretanto, aqueles mais próximos da cartilagem da laringe provavelmente serão delineados por epitélio que se assemelha àquele dos folículos tireoideanos. Macroscopicamente, os cistos contêm secreções aquosas a mucoides. Eles raramente excedem 1 cm de diâmetro, mas podem se tornar inflamados, romper, e formar um trato fistuloso até a pele. Raramente, cistos do ducto tireoglosso sofrem transformação maligna para carcinomas.

Hiperplasia Folicular e Bócio

O termo bócio denota um aumento não neoplásico da glândula tireoide (Fig. 12-23, A) como resultado da hiperplasia celular folicular (Figs. 12-23, B, e 12-8, A), embora a hiperplasia folicular nem sempre cause aumento grosseiramente apreciável. As causas para hiperplasia folicular incluem deficiência ou excesso de iodo, bociogênicos e defeitos na síntese de hormônios tireoideanos. O bócio pode ser difuso (por toda a glândula) ou multinodular. O bócio difuso é tipicamente uma resposta compensatória induzida pelo TSH ao hipotireoidismo (diminuição da concentração plasmática de T_4 e T_3). Ao contrário, o bócio multinodular em gatos velhos (Fig. 12-24, A e B) consiste de células hiperplásicas foliculares que funcionam autonomicamente (independentemente de TSH) com hipertireoidismo resultante. Células foliculares não afetadas (aquelas fora dos nódulos hiperplásicos) sofrem atrofia em razão da baixa concentração plasmática de TSH (Fig. 12-24, C).

Deficiência de Iodo. A deficiência de iodo, especialmente durante o período fetal e neonatal, quando a necessidade de hormônios tireoideanos é maior, é a principal causa de bócio difuso em certas regiões geográficas — por exemplo, a região noroeste do

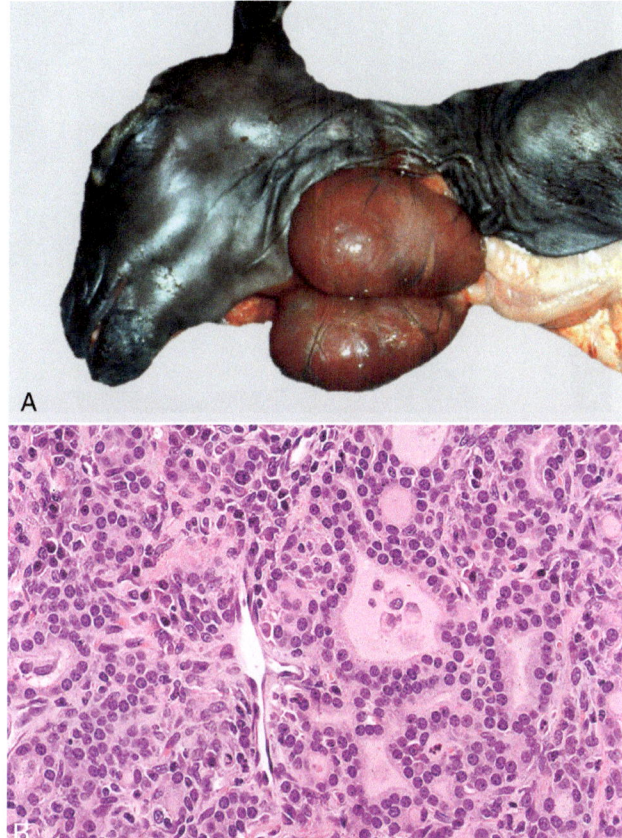

Figura 12-23 Bócio Hiperplásico, Glândula Tireoide, Caprino. A, A deficiência de iodo dietético materno durante a prenhez resultou em hiperplasia (e hipertrofia) das células foliculares tireoideanas nesta cabra neonata com aumento simétrico de ambos os lobos (bócio). **B,** Células foliculares estão aumentadas em número e tamanho, invadindo o lúmen folicular. Coloração por HE. (**A** Cortesia de Dr. O. Hedstrom, College of Veterinary Medicine, Oregon State University; e Noah's Arkive, College of Veterinary Medicine, The University of Georgia. **B** Cortesia de Dr. B. Harmon, College of Veterinary Medicine, The University of Georgia; e Noah's Arkive, College of Veterinary Medicine, The University of Georgia.)

Pacífico e dos Grandes Lagos —, especialmente em equinos, bovinos, pequenos ruminantes e porcos sem suplementação dietética com iodo. Sem iodo suficiente, a síntese deficiente de T_4 e T_3 resulta em bócio hiperplásico induzido por TSH (Fig. 12-8, A). Macroscopicamente, a glândula tireoide no bócio hiperplásico está aumentada de forma difusa e avermelhada (Fig. 12-25, A, e 12-23, A). Histologicamente, o aumento da vascularização explica o avermelhamento da glândula. Os folículos estão irregularmente aumentados no bócio hiperplásico, mas seu diâmetro luminal está diminuído, pois as células foliculares em maior número e hipertrofiadas (colunares altas) formam projeções papilares em direção ao lúmen folicular (Fig. 12-23, B). O coloide está mais pálido (menos eosinofílico) do que o normal. A periferia do coloide possui uma aparência abaulada pela formação de vacúolos de reabsorção endocíticos na superfície apical das células foliculares (Fig. 12-8, A). Alguns folículos hiperplásicos podem não apresentar coloide aparente ou ter um lúmen colabado.

Apesar de uma resposta robusta ao TSH, vários fetos e neonatos com deficiência de iodo possuem lesões extratireoideanas, como mixedema (acúmulo de glicosaminoglicanos e água na derme e subcutâneo), ou menos pelo ou lã do que o esperado para a idade gestacional, o que indica hipotireoidismo (Fig. 12-25, B). Entretanto, a hipertrofia e hiperplasia das células foliculares aumenta a sua capacidade de extrair iodeto disponível a partir do sangue. Portanto, após a correção da deficiência dietética de iodo ou a diminuição da

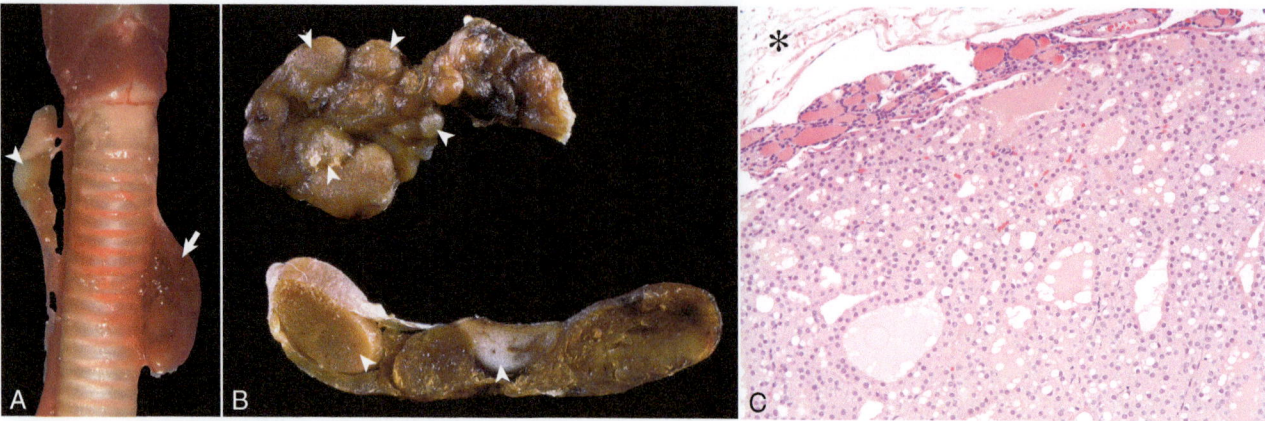

Figura 12-24 **Hiperplasia, Hipertireoidismo, Glândula Tireoide, Gatos. A,** Laringe, traqueia e glândula tireoide. Hiperplasia multinodular no lobo tireoideano esquerdo (*seta*) com atrofia do lobo direito (*cabeça de seta*). **B,** Glândula tireoide, fixada em formalina. A hiperplasia folicular multinodular (*cabeças de seta*) envolve ambos os lobos tireoideanos. **C,** Glândula tireoide. Um nódulo hiperplásico está bem demarcado dos folículos atrofiados logo abaixo da cápsula tireoideana (*asterisco*), e consiste de folículos de vários diâmetros, delineados por células foliculares hipertrofiadas, mas bem diferenciadas, e preenchidas por coloide eosinofílico pálido com vacúolos de reabsorção periféricos. Coloração por HE. (**A** Cortesia de Dr. M.A. Miller, College of Veterinary Medicine, Purdue University. **B** Cortesia de Dr. C. Capen, College of Veterinary Medicine, The Ohio State University. **C** Cortesia de Dr. M.A. Miller, College of Veterinary Medicine, Purdue University.)

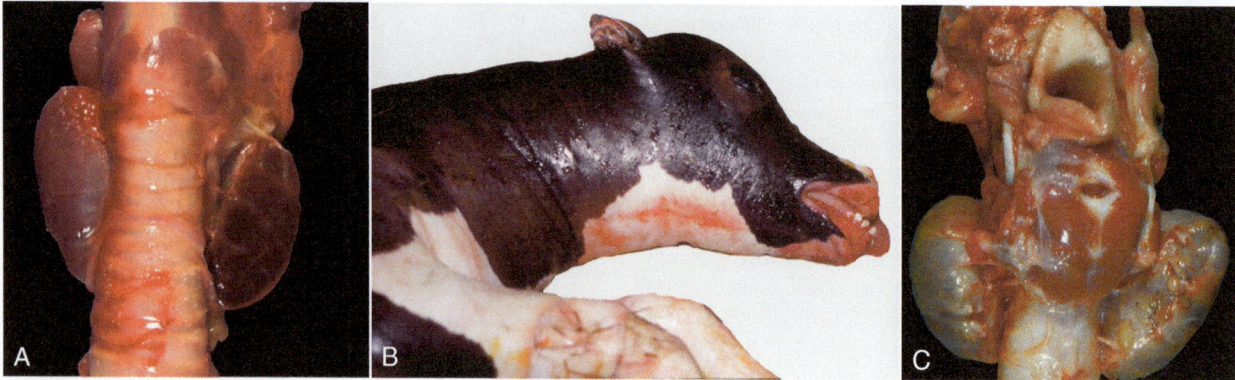

Figura 12-25 **Bócio por Deficiência de Iodo em Fetos e Neonatos. A,** Bócio hiperplásico em um potro. Hiperplasia celular folicular induzida por hormônio tireoestimulante (TSH) e aumento do suprimento sanguíneo resulta em coloração vermelha escura da glândula aumentada. **B,** Feto bovino quase a termo com bócio (glândula tireoide, não visível), alopecia e mixedema causando edema dos tecidos moles do pescoço. **C,** Bócio coloide em um potro. Se a deficiência de iodo for corrigida, o bócio hiperplásico sofre involução coloidal. A glândula tireoide permanece aumentada, mas se torna pálida pelo acúmulo de coloide e diminuição da vascularização. (Cortesia de Dr. M.A. Miller, College of Veterinary Medicine, Purdue University.)

demanda pós-natal por hormônios tireoideanos, a glândula tireoide hiperplásica pode produzir T_4 e T_3 circulantes suficientes para resultar em feedback negativo sobre o hipotálamo e hipófise após diminuição da secreção de TSH. Em resposta à diminuição do TSH, o bócio hiperplásico sofre involução até bócio coloide (Fig. 12-25, C). A glândula tireoide permanece aumentada, mas sua coloração esmaece de um vermelho amarronzado escuro até um marrom pálido (em razão da diminuição da vascularização), o que o torna a sua aparência praticamente translucente por conta dos folículos distendidos por coloide. Histologicamente, os folículos estão distendidos por coloide intensamente corado (eosinofílico ou positivo para ácido periódico de Schiff [PAS]) sem os vacúolos de reabsorção endocítica do bócio hiperplásico (Fig. 12-8, B). Embora algumas poucas projeções papilares possam permanecer, o epitélio folicular atrofiado se torna cuboide baixo. Potros nascidos de éguas que pastaram pastos com festuca infectada por endófitos durante a prenhez podem apresentar atrofia folicular tireoideana, baixas concentrações de hormônios tireoideanos e atraso no parto.

Bociogênicos. Bociogênicos são compostos, incluindo plantas, drogas e outros químicos, que causam bócio hiperplásico. A deficiência marginal de iodo aumenta a sensibilidade da glândula tireoide aos bociogênicos. Plantas crucíferas (gênero *Brassica*) são bociogênicas porque contêm glicosinolatos (glicosídeos que contêm enxofre) que são convertidos no intestino em glicose e subprodutos, como os isotiocianatos, pela enzima mirosinase derivada da planta ou do trato intestinal. Os tiocianatos, percloratos e certos íons competem com o iodeto pela captação pelas células foliculares tireoideanas. O fenobarbital, rifampicina e alguns outros compostos medicinais são bociogênicos porque aumentam a degradação de T_4 e T_3.

De forma um tanto paradoxal, o iodo em excesso pode também ser bociogênico, talvez por interferir com a proteólise da tireoglobulina coloidal e, desta forma, inibir a secreção do hormônio tireoideano. Potros de éguas alimentadas com algas como suplemento de iodo estão expostos a maiores concentrações de iodeto do que seus pais e podem desenvolver bócio hiperplásico, pois o iodeto é concentrado no leite.

Bócio Disormonogenético Congênito. A síntese defeituosa de hormônios tireoideanos (disormonogênese) causa hipotireoidismo congênito, mesmo quando a quantidade de iodo da dieta é adequada. O bócio disormonogenético congênito já foi ligado a defeitos genéticos na síntese de tireoglobulina ou em enzimas tireoide peroxidase ou dual oxidase 2 (DUOX2), a oxidase que produz H_2O_2 necessária pela tireoide peroxidase.

O bócio disormonogenético congênito já foi descrito como um traço autossômico recessivo, principalmente em ovinos (Fig. 12-26) e caprinos, e raramente em bovinos, cães e gatos. Mutações na tireoide peroxidase que resultam em oxidação defeituosa do iodeto e organificação (ligação do iodo a resíduos tirosil) já foram documentadas em cães e gatos. Ruminantes com bócio disormonogenético congênito possuíam síntese defeituosa de tireoglobulina, apesar de apresentarem captação normal do iodeto e organificação. Animais afetados nascem com bócio hiperplásico severo induzido pelo TSH e tipicamente possuem características de hipotireoidismo, como mixedema, lã ou pelos esparsos, e diminuição do crescimento somático naqueles que sobrevivem ao período neonatal.

Bócio Multinodular. A hiperplasia folicular multifocal em cavalos e cães geriátricos é tipicamente um achado incidental sem notável aumento da glândula tireoide ou consequências funcionais. Ao contrário, gatos de meia idade a idosos desenvolvem bócio tóxico multinodular (hipertireoidismo) (Fig. 12-24; ver também Distúrbios dos Gatos).

Atrofia Folicular

Bócio Coloide. O bócio coloide é o estado de involução do bócio hiperplásico após repleção do iodo da dieta no caso de bócio por deficiência de iodo (ver a seção anterior) ou após diminuição da necessidade de hormônios tireoideanos conforme o animal atinge uma idade mais madura. Embora a glândula tireoide permaneça aumentada no bócio coloide, as células foliculares sofreram atrofia em razão da diminuição da liberação de TSH a partir dos tireotrofos adeno-hipofisários (glândula pituitária anterior).

Atrofia Folicular Idiopática. Ver Distúrbios dos Cães, Hipotireoidismo.

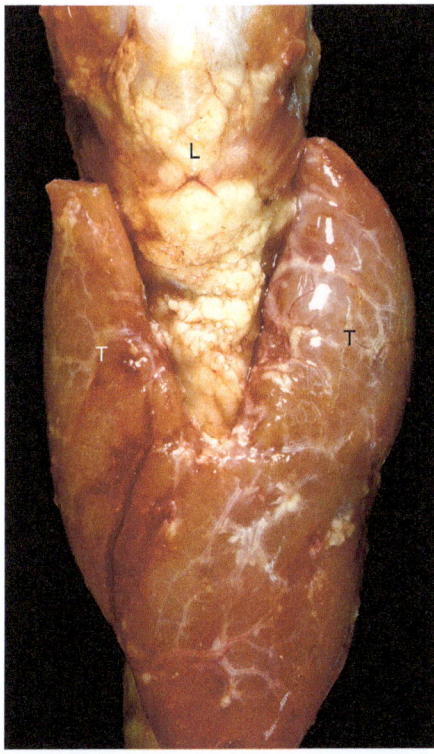

Figura 12-26 Bócio Disormonogenético Congênito, Glândula Tireoide, Cordeiro. Os lobos tireoideanos (*T*) simetricamente aumentados estão fundidos na linha media ventral à laringe (*L*) e traqueia. (Cortesia de Dr. C. Capen, College of Veterinary Medicine, The Ohio State University.)

Tireoidite Linfocítica (Imunomediada). A doença da tireoide autoimune, com infiltração da glândula por linfócitos reativos à tireoide, supostamente é desencadeada pela interação de fatores genéticos e ambientais (p. ex. iodo em excesso, infecções, prenhez). Na tireoidite de Hashimoto, considerada não somente a doença autoimune humana mais comum, como também a endocrinopatia mais comum, a destruição das células foliculares por linfócitos T citotóxicos resulta em atrofia da tireoide e hipotireoidismo. As características histológicas são atrofia folicular com aumento do tecido fibroso intersticial e linfócitos, com menor quantidade de plasmócitos e macrófagos. Os linfócitos podem formar folículos linfoides com centros germinativos. Os folículos tireoideanos remanescentes são delineados pelas chamadas células de Hürthle (células foliculares aumentadas com citoplasma eosinofílico granular, um núcleo hipercromático e nucléolo evidente). A tireoidite de Hashimoto é distinta da doença de Graves humana, na qual autoanticorpos se ligam aos receptores de TSH das células foliculares, levando à hiperplasia tireoideana e hipertireoidismo.

A tireoidite linfocítica (Fig. 12-27) é a lesão histológica em diversos casos de hipotireoidismo canino. (Ver Distúrbios dos Cães, Hipotireoidismo). A tireoidite linfocítica com fibrose também já foi relatada em um conjunto de glândulas tireoides de cavalos do Leste Europeu, importados para abate na Itália e examinados em razão de alterações macroscópicas em suas glândulas tireoides. Os autores notaram a semelhança com a tireoidite de Hashimoto e documentaram o aumento da concentração de tireoglobulina no soro, além da presença de anticorpos contra tireoglobulina e tireoide peroxidase.

Neoplasmas Foliculares

Adenomas Foliculares. Os adenomas de células foliculares tireoideanas são mais comumente diagnosticados em gatos idosos do que em cães. Em cães, a maioria dos neoplasmas foliculares tireoideanos são malignos (carcinomas) (ver Carcinomas Foliculares). Adenomas foliculares felinos são frequentemente funcionais e resultam em hipertireoidismo. Macroscopicamente, os adenomas parecem como nódulos discretos bronze a marrons que comprimem o parênquima atrofiado adjacente (Fig. 12-28, A). Histologicamente, eles lembram nódulos de hiperplasia adenomatosa com os quais eles podem coexistir, mas tendem a ser maiores, solitários e são encapsulados (Fig. 12-28, B). A maioria dos adenomas possui um padrão folicular (Fig. 12-28, C). Os folículos podem ser menores ou maiores do que aqueles no tecido não neoplásico e possuem variável produção coloidal. As células foliculares neoplásicas são geralmente maiores do que as células foliculares não neoplásicas, mas são poucas as figuras mitóticas e o tecido neoplásico, cuja aparência histológica pode ser bastante semelhante à da hiperplasia nodular.

Carcinomas Foliculares. Carcinomas foliculares tireoideanos são diagnosticados principalmente em cães. Os carcinomas tireoideanos (Fig. 12-29) podem se tornar bastante grandes (assim, eles são palpáveis na maioria dos casos) e são tipicamente invasivos, com metástase precoce, especialmente aos pulmões. Os animais afetados podem desenvolver hipotireoidismo quando grandes tumores destroem a maioria da glândula tireoide (isto é, efeito de massa), pois a maioria dos carcinomas foliculares não é funcional. Carcinomas foliculares também podem surgir do tecido tireoideano ectópico (ver Distúrbios dos Cães). A atipia nuclear e o alto índice mitótico são características histológicas que ajudam a distinguir um carcinoma folicular bem diferenciado de um adenoma; entretanto, a prova de malignidade requer documentação da invasão de células neoplásicas através da cápsula da glândula tireoide. A imuno-histoquímica para o fator de transcrição-1 tireoideano (TTF-1) e tireoglobulina pode ser necessária para documentar a origem celular folicular em carcinomas tireoideanos compactos (com mínima formação folicular) ou pobremente diferenciados. Outro marcador imuno-histoquímico, pareado

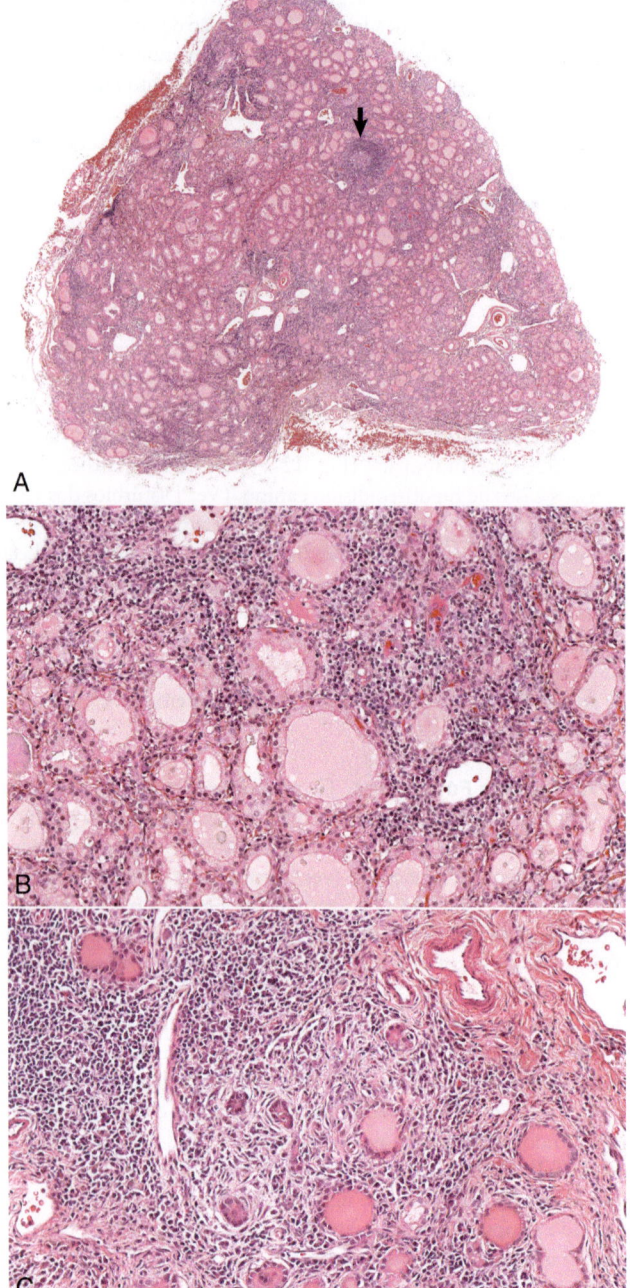

Figura 12-27 **Tireoidite Linfoplasmocítica, Cão. A,** A inflamação linfocítica pode levar à formação de folículos linfoides (*seta*) com centros germinativos. Coloração por HE. **B,** Diversos linfócitos e plasmócitos, e alguns poucos macrófagos, estão no interstício da glândula tireoide. Os folículos remanescentes contêm coloide pálido com vácuolos de reabsorção periféricos. Células foliculares são colunares. Coloração por HE. **C,** Tireoide linfoplasmocítica mais crônica é acompanhada por fibrose intersticial, atrofia folicular e maior perda de folículos. Os folículos remanescentes possuem coloide intensamente eosinofílico sem vacúolos de reabsorção e são delineados por células cuboides baixas. Coloração por HE. (Cortesia de Dr. J.A. Ramos-Vara, College of Veterinary Medicine, Purdue University.)

do gene box 8 (Pax8), pode ser utilizado para distinguir carcinomas tireoideanos metastáticos no pulmão canino de carcinomas pulmonares primários, pois o TTF-1 também é expresso por células epiteliais pulmonares e carcinomas pulmonares. O Pax8 é uma proteína nuclear ativa no desenvolvimento da célula folicular tireoideana e na expressão de genes específicos da tireoide.

Lesões Proliferativas Medulares (Células C) Tireoideanas

Hiperplasia de Células C Tireoideanas. Touros, especialmente os de raças leiteiras alimentados diariamente com dieta rica em cálcio, são predispostos a desenvolver hiperplasia de células C e neoplasia. A hiperplasia fisiológica de células C é uma resposta esperada à hipercalcemia e é tipicamente distribuída por toda a glândula tireoide. A hiperplasia nodular difusa ou multifocal das células C tireoideanas também pode preceder o desenvolvimento de neoplasmas de células C.

Neoplasmas de Células C Tireoideanas. Neoplasmas de células C tireoideanas são diagnosticados principalmente em touros de raças leiteiras, tanto adultos quanto idosos, cavalos idosos, ocasionalmente em cães, e infrequentemente em outras espécies. Os neoplasmas de células C em touros são mais comuns com o envelhecimento; touros afetados tendem a ter aumento da densidade dos ossos vertebrais. Além disso, os neoplasmas de células C comumente ocorrem concomitantemente com outros neoplasmas endócrinos, particularmente feocromocitomas bilaterais. Este arranjo se assemelha à síndrome do tipo II (NEM2) da neoplasia endócrina múltipla (NEM) humana, na qual a hiperplasia das células C e carcinomas estão associados a feocromocitomas. Mutações no proto-oncogene RET resultam na NEM2 humana; entretanto, tais mutações ainda não foram documentadas em touros. Em várias espécies animais, os depósitos amiloides, aparentemente produzidos por células neoplásicas e derivadas da calcitonina, são encontrados em adenomas e carcinomas de células C.

Adenomas de Células C. O adenoma de células C é o mais comum dos tumores tireoideanos equinos e é frequentemente um achado incidental na autópsia de cavalos idosos. Estes tumores são massas nodulares bem circunscritas, solitárias ou múltiplas, esbranquiçadas a bronzeadas, de alguns milímetros a vários centímetros de diâmetro (Fig. 12-30). Histologicamente, os adenomas de células C consistem de agrupados sólidos de células poliédricas com poucas figuras mitóticas e amplo citoplasma anfofílico pálido e levemente granular. Septos fibrovasculares finos separam os agrupados. O aprisionamento de folículos tireoideanos pode causar confusão com um adenoma de células foliculares, mas os adenomas de células C são imuno-histoquimicamente positivos para marcadores neuroendócrinos genéricos, como a cromogranina e produto de gene de proteína 9.5 (PGP 9.5), e especificamente para calcitonina. Eles também expressam fator de transcrição tireoideano-1, mas não tireoglobulina, distinguindo desta forma elas das células foliculares.

Carcinoma de Células C. Os carcinomas de células C são tumores invasivos que podem substituir a maior parte da glândula tireoide. Enquanto os neoplasmas de células C em equinos são tipicamente benignos, aqueles em cães e touros são comumente malignos com metástases aos linfonodos regionais (Fig. 12-31) ou aos pulmões. Histologicamente, as células C são bem menos diferenciadas e associadas a estroma fibroso mais abundante. Os carcinomas de células C em touros tendem a ter um padrão histológico heterogêneo, com nódulos hiperplásicos de células C misturados a nódulos neoplásicos de células C diferenciadas, assim como áreas de células ultimobranquiais primitivas e áreas de diferenciação folicular tireoideana.

Distúrbios das Glândulas Paratireoides
Malformações

Cistos de Paratireoide (Kürsteiner). Cistos (Fig. 12-32) na glândula paratireoide ou imediatamente adjacentes a ela, presumivelmente derivados de remanescentes do ducto que conecta a glândula em desenvolvimento ao timo, são relativamente comuns, usualmente achados incidentais em espécies animais domésticos. Os cistos multiloculares são delineados por células epiteliais colunares ciliadas e preenchidos por secreção eosinofílica (proteinácea). Os cistos variam

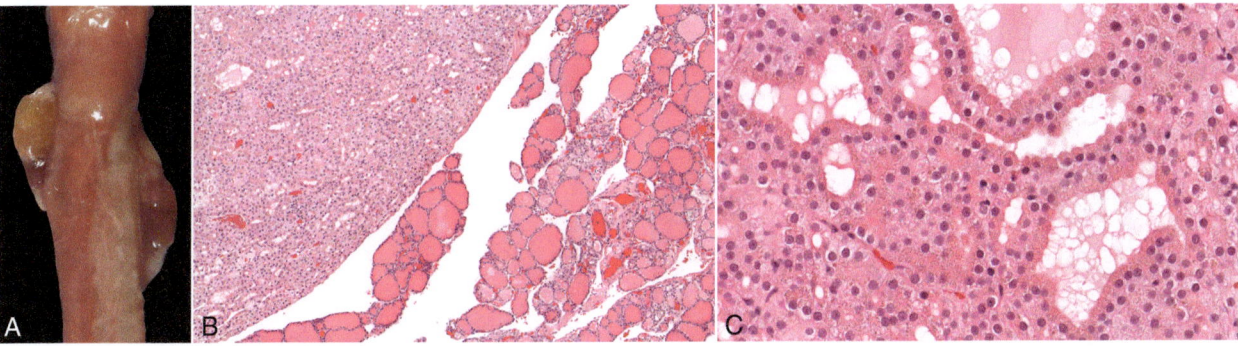

Figura 12-28 Adenoma Folicular, Glândula Tireoide, Gatos Hipertireoideos. A, O lobo tireoideano esquerdo contém uma massa de coloração bronzeada pálida expansiva bem demarcada do parênquima adjacente. Nódulos de hiperplasia adenomatosa estão no lobo contralateral. **B,** O adenoma folicular (*esquerda*) é encapsulado por uma camada delgada e bem demarcado da glândula tireoide atrofiada adjacente. Coloração por HE. **C,** Notar o aumento da densidade celular e o tamanho das células foliculares no adenoma. Os folículos estão colabados ou preenchidos por coloide pálido com diversos vacúolos de reabsorção. Coloração por HE. (**A** Cortesia de Dr. J.A. Ramos-Vara, College of Veterinary Medicine, Purdue University. **B** e **C** Cortesia de Dr. M.A. Miller, College of Veterinary Medicine, Purdue University.)

em diâmetros, mas o acúmulo marcante de secreção proteinácea viscosa pode ocasionar a aparência macroscópica, à inspeção superficial, de uma glândula paratireoide aumentada.

Atrofia de Células Principais e Hipoparatireoidismo

O hipoparatireoidismo é o resultado da secreção insuficiente de PTH pelas células principais paratireoideanas ou da incapacidade das células-alvo, principalmente nos túbulos renais e ossos, de responder ao PTH. Animais afetados tendem a desenvolver hipocalcemia, em razão da diminuição da reabsorção óssea e hiperfosfatemia causada pelo aumento da reabsorção tubular renal. A atrofia ou destruição das células principais da paratireoide é uma causa importante de produção e secreção inadequada de PTH.

Em cães, o hipoparatireoidismo pode ser familiar em Schnauzers miniatura e outras raças. A paratireoidite linfocítica parece ser menos comum do que a inflamação linfocítica de outros órgãos endócrinos, como as glândulas tireoide e adrenais, mas resulta em atrofia e perda de células principais, e já foi descrita em cães como uma causa presumivelmente autoimune de hipoparatireoidismo primário. Gatos podem desenvolver hipoparatireoidismo após tireoidectomia (com paratireoidectomia inadvertida) como tratamento para hipertireoidismo. A destruição das glândulas paratireoides por neoplasmas primários ou secundários é outra causa incomum de hipoparatireoidismo.

A hipercalcemia persistente deve, embora isso nem sempre seja o caso, causar atrofia trófica das células principais da paratireoide com diminuição da produção de PTH. A atrofia trófica resulta em encolhimento de todas as glândulas paratireoides. Histologicamente, a glândula atrofiada possui células principais pequenas com diminuição da vascularização e relativo aumento no estroma.

Proliferação de Células Principais e Hiperparatireoidismo

Hiperparatireoidismo Primário. Hiperparatireoidismo primário é o resultado da hipersecreção autônoma de PTH por células principais hiperplásicas ou neoplásicas. Adenomas de paratireoide (células principais) (Fig. 12-33), diagnosticados principalmente em cães, são mais comuns do que carcinomas de paratireoide ou hiperplasia primária. Adenomas tipicamente afetam somente uma glândula paratireoide com formação de um nódulo de até 1 cm de diâmetro. Microscopicamente (Fig. 12-33, B), um adenoma de paratireoide é pelo menos parcialmente encapsulado e comprime parênquima adjacente da paratireoide. As células principais neoplásicas possuem um núcleo aumentado e citoplasma amplo com poucas figuras mitóticas. O aumento no tamanho e número das células principais comprime o interstício do adenoma com uma diminuição relativa no

estroma fibrovascular. O tecido adjacente da paratireoide e glândulas paratireoides remanescentes sofrem atrofia das células principais em resposta à hipercalcemia do hiperparatireoidismo.

Carcinomas de células principais tendem a ser maiores do que os adenomas, destruindo grande parte da glândula paratireoide e invadindo os tecidos circundantes. As células neoplásicas possuem características de malignidade, como atipia nuclear e aumento do índice mitótico.

A hiperplasia primária (idiopática), usualmente multinodular, das células principais também é observada em cães, mas é menos comum do que a hiperplasia secundária de células principais (ver seção seguinte). As características citológicas das células principais hiperplásicas podem se assemelhar àquelas das células neoplásicas, mas a presença de múltiplos nódulos não encapsulados distingue a hiperplasia primária dos adenomas tipicamente solitários e encapsulados e da hiperplasia secundária, que tende a ser difusa. O hiperparatireoidismo, seja primário ou secundário, pode resultar em severa reabsorção óssea e osteopenia.

Hiperparatireoidismo Secundário. A hiperplasia secundária de células principais é tipicamente difusa, afetando todas as glândulas paratireoides (Fig. 12-34, A), e é usualmente o resultado de desequilíbrio nutricional do cálcio e fósforo (para respostas do osso, ver Capítulo 16) ou insuficiência renal crônica (Capítulo 11). Histologicamente (Fig. 12-34, B e C), as células principais estão hipertrofiadas e em maior número de forma difusa, comprimindo o estroma fibrovascular e cápsula. Os desbalanços nutricionais que estimulam a hiperplasia de células principais e levam ao hiperparatireoidismo secundário incluem cálcio insuficiente, fósforo em excesso, ou deficiência de colecalciferol. A doença renal diminui a excreção urinária de fosfato, resultando em hiperfosfatemia e correspondente declínio na relação Ca:P plasmática. A doença renal progressiva também causa diminuição da produção de 1,25-diidroxivitamina D_3, o que exacerba a hipocalcemia relativa. Na insuficiência renal em longo prazo em seres humanos e cães, a proliferação de células principais da paratireoide pode se tornar autônoma (não mais responsiva à concentração sanguínea de Ca^{2+}) e continuar até mesmo na presença de hipercalcemia persistente. O hiperparatireoidismo terciário é o termo utilizado para esta conversão do hiperparatireoidismo secundário em um estado autônomo. Embora as características histológicas sejam indistinguíveis daquelas do hiperparatireoidismo secundário, a hiperplasia difusa das células principais em todas as glândulas paratireoides e o histórico servem para diferenciar o hiperparatireoidismo terciário do primário, o qual é idiopático e usualmente resulta em formação nodular ao invés de hiperplasia difusa.

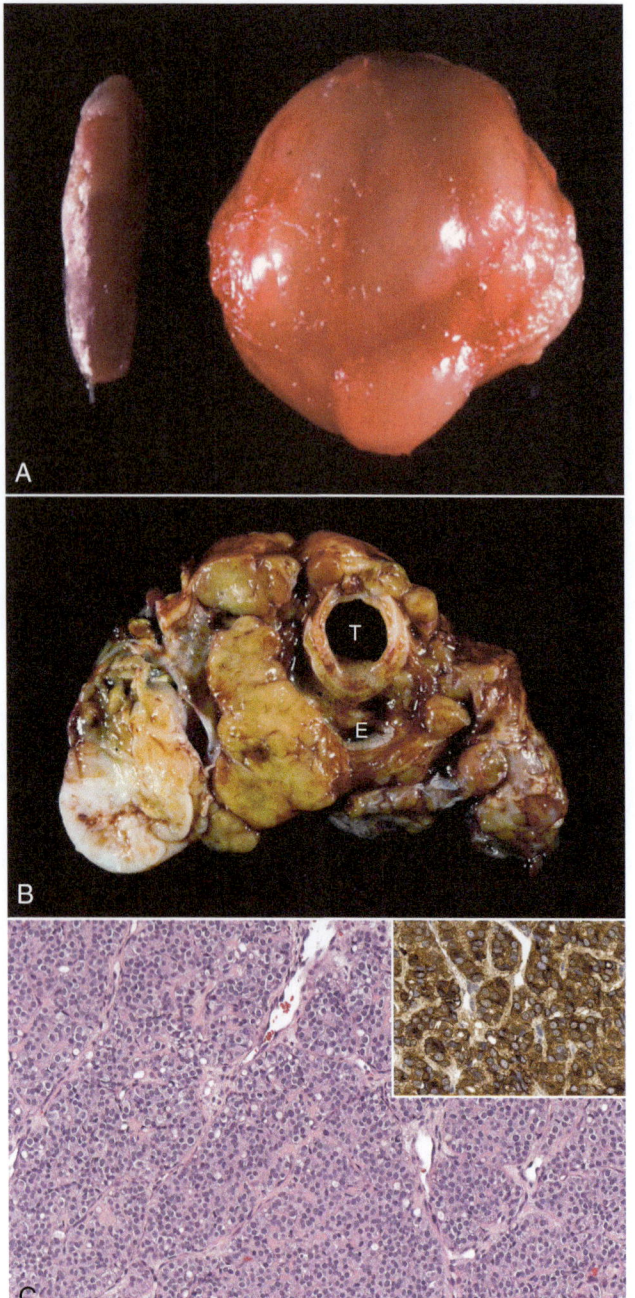

Figura 12-29 Carcinoma Folicular Tireoideano, Cão. A, Um carcinoma folicular obliterou o lobo tireoideano direito, mas o lobo esquerdo está macroscopicamente normal. **B,** Corte transverso através de um grande carcinoma folicular que destruiu toda a glândula tireoide, cercou a traqueia (*T*) e o esôfago (*E*), e invadiu o tecido adjacente e vasculatura. **C,** Células foliculares neoplásicas estão arranjadas em ninhos compactos com formação desprezível de folículos. Coloração por HE. *Detalhe,* Expressão imuno-histoquímica da tireoglobulina indica a origem folicular das células neoplásicas. Imuno-histoquímica com cromógeno diaminobenzidina. (**A** Cortesia de Dr. W. Crowell, College of Veterinary Medicine, The University of Georgia; e Noah's Arkive, College of Veterinary Medicine, The University of Georgia. **B** e **C** Cortesia de Dr. M.A. Miller, College of Veterinary Medicine, Purdue University.)

Desbalanços Nutricionais. A causa dietética mais frequente de hiperparatireoidismo secundário é o excesso de fósforo. A hiperfosfatemia estimula a glândula paratireoide indiretamente por diminuição recíproca da concentração sanguínea de cálcio. Cavalos com hiperparatireoidismo secundário nutricional usualmente foram alimentados com dietas de grãos com fibras de baixa qualidade. Como o farelo é

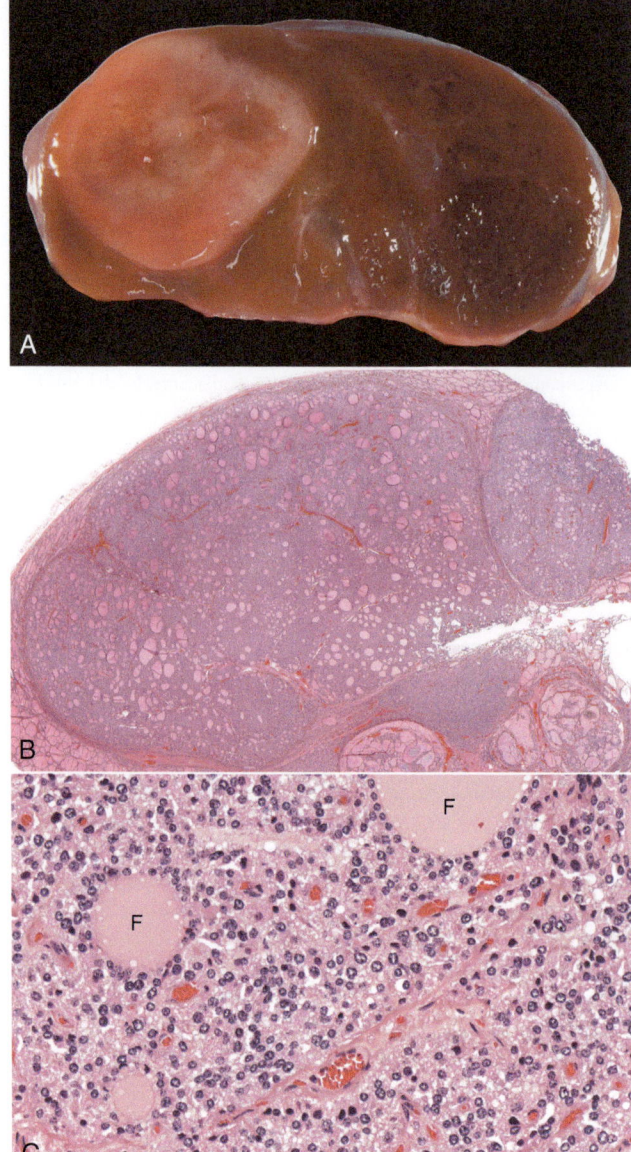

Figura 12-30 Adenoma de Células C, Glândula Tireoide, Equino. A, O adenoma é cinza pálido a rosa, com cápsula delgada, e contido dentro da glândula tireoide. **B,** O adenoma de células C é multinodular, mas bem demarcado do parênquima tireoideano adjacente. Coloração por HE. **C,** As células neoplásicas são neuroendócrinas típicas, mas a presença de folículos tireoideanos aprisionados (*F*) pode causar confusão com adenomas foliculares. Coloração por HE. (Cortesia de Dr. M.A. Miller, College of Veterinary Medicine, Purdue University.)

frequentemente a fonte de fósforo em excesso nas dietas de equinos, a doença tem sido chamada de "doença do farelo" ou "cara inchada". Este último nome se refere à osteodistrofia fibrosa hiperostótica que é tipicamente mais severa em mandíbulas e maxilas (Figs. 16-51 a 16-53). A dieta rica em fósforo frequentemente possui conteúdo marginal ou deficiente de cálcio, fazendo com que ocorra hipocalcemia até mesmo se uma proporção maior de cálcio ingerido for absorvida. O aumento da secreção de PTH atua sobre os túbulos renais para aumentar a excreção de fósforo e diminuir a perda de cálcio na urina. Alterações nas concentrações urinárias de cálcio e fósforo são mais consistentes e diagnosticamente úteis em equinos do que alterações nas concentrações sanguíneas de cálcio e fósforo.

Doença Renal. Se a doença renal for extensa o suficiente para reduzir a taxa de filtração glomerular, o fósforo é retido e ocorre

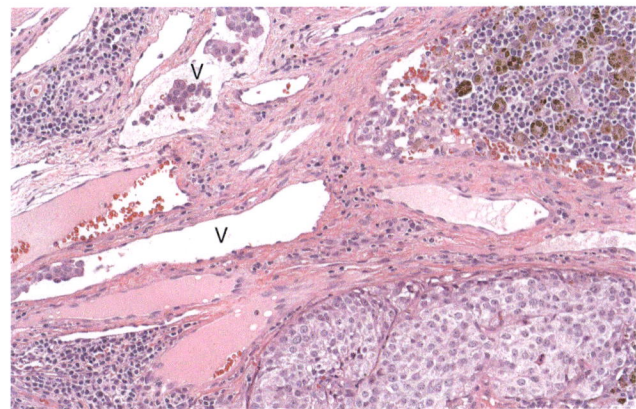

Figura 12-31 Carcinoma de Células C Tireoideanas, Cão. Este carcinoma de células C (*canto inferior direito*) invadiu a cápsula da tireoide e sua vasculatura. Note os agrupados de células neoplásicas no lúmen dos vasos (*V*). Coloração por HE. (Cortesia de Dr. J.A. Ramos-Vara, College of Veterinary Medicine, Purdue University.)

hiperfosfatemia. O aumento da concentração de fósforo causa um declínio recíproco na concentração sanguínea de cálcio ionizado. A doença renal crônica também prejudica a síntese de 1,25-diidroxivitamina D$_3$ (calcitriol), diminuindo desta forma a absorção intestinal de cálcio. O aumento da síntese e secreção de PTH é uma resposta à hiperfosfatemia, hipocalcemia, ou baixas concentrações de calcitriol. A hiperplasia difusa de células principais resulta em aumento do tamanho de todas as glândulas paratireoides (Fig. 12-34). A osteodistrofia fibrosa (Capítulo 16) que ocorre na doença renal crônica é, assim como no hiperparatireoidismo secundário nutricional, mais severa em ossos cranianos. As mandíbulas e maxilas dos cães podem ser tão gravemente afetadas que o cão desenvolve "mandíbula de borracha".

Pseudo-hiperparatireoidismo: Hipercalcemia Humoral Maligna

O pseudo-hiperparatireoidismo é caracterizado por hipercalcemia persistente sem elevação da secreção de PTH. A fonte do excesso de cálcio é principalmente a reabsorção óssea osteoclástica, com uma menor contribuição dos rins e trato intestinal. A neoplasia maligna é a causa usual do pseudo-hiperparatireoidismo; por isso o nome hipercalcemia humoral maligna (HHM). Os neoplasmas que causam pseudo-hiperparatireoidismo não surgem nas glândulas paratireoides. De fato, as células principais da paratireoide em animais afetados sofrem atrofia em resposta fisiológica à elevação da concentração plasmática de Ca^{2+}. O linfoma é a causa neoplásica mais comum de hipercalcemia em cães e também está associado à hipercalcemia em gatos. A patogenia do aumento da reabsorção óssea no linfoma foi atribuída tanto a um fator osteolítico liberado localmente por células neoplásicas que invadem a medula óssea quanto à liberação de um fator humoral circulante (peptídeo relacionado com o hormônio da paratireoide [PTHrP] e outros) por células neoplásicas. A maioria dos cães com linfoma e hipercalcemia persistente maligna possuem concentrações circulantes aumentadas de PTHrP, mas menores do que em cães com carcinomas apócrinos das glândulas de saco anal e HHM. A ausência de correlação entre a concentração de PTHrP e concentração sérica de cálcio indica que o PTHrP não é o único fator humoral responsável pela reabsorção óssea osteoclástica e desenvolvimento de hipercalcemia. Outras substâncias, como a interleucina-1, fator de necrose tumoral ou 1,25-diidroxicolecalciferol, provavelmente contribuem para a hipercalcemia maligna no linfoma canino. Em cães com linfoma e hipercalcemia, as concentrações de hormônio da paratireoide, o qual é antigenicamente distinto do PTHrP, usualmente estão abaixo ou dentro dos limites de referência.

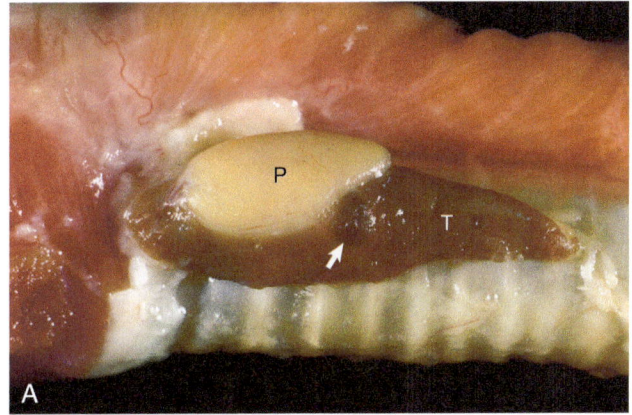

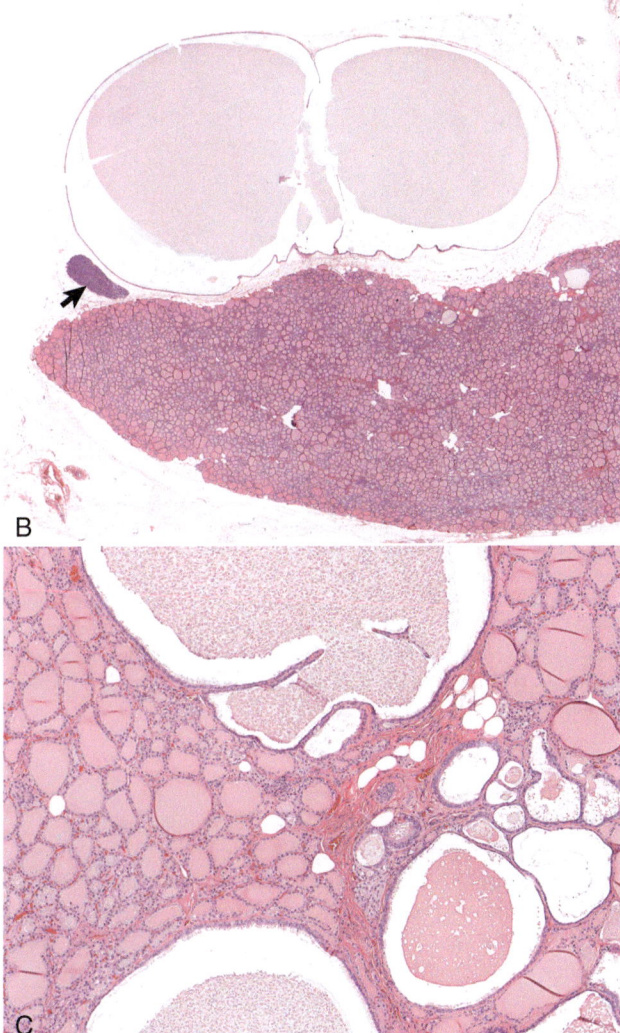

Figura 12-32 Cisto da Paratireoide (Cisto de Kürsteiner), Cão. A, O cisto multilocular é derivado do ducto que conecta a paratireoide e o timo embrionários primordiais nas bolsas faríngeas III e IV. Parte do cisto da paratireoide (*P*) está distendido com secreção opaca e viscosa; as *setas* apontam para um lóculo com secreção mais aquosa. *T*, glândula tireoide. **B,** Um grande cisto de paratireoide diminui a glândula paratireoide adjacente (*seta*). Coloração por HE. **C,** Os cistos menores locais de paratireoide estão esparsos por todo interstício tireoideano adjacente. Seu delineamento epitelial colunar ciliado os distingue dos folículos tireoideanos. Coloração por HE. (**A** Cortesia de Dr. C. Capen, College of Veterinary Medicine, The Ohio State University. **B e C** Cortesia de Dr. M.A. Miller, College of Veterinary Medicine, Purdue University.)

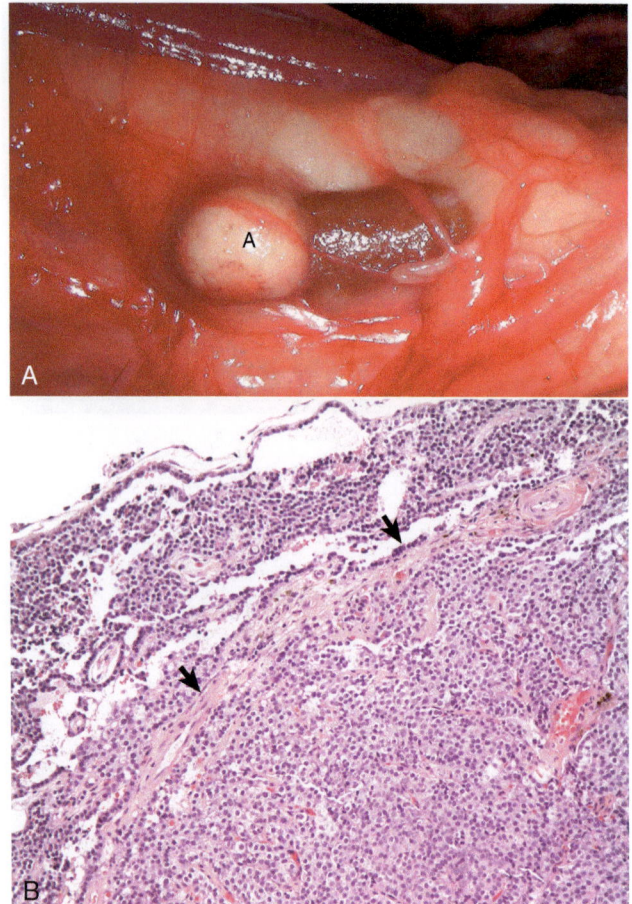

Figura 12-33 **Adenoma, Glândula Paratireoide, Cão. A,** O adenoma (A) de paratireoide forma uma massa nodular discreta bem demarcada da glândula tireoide. **B,** O adenoma consiste de agrupados de células principais separados por finos septos fibrovasculares. Uma cápsula fibrosa (*seta*) separa o adenoma (*canto inferior direito*) do tecido da paratireoide atrofiado adjacente. Coloração por HE. (**A** Cortesia do College of Veterinary Medicine, University of Illinois. **B** Cortesia de Dr. M.A. Miller, College of Veterinary Medicine, Purdue University.)

A hipercalcemia frequentemente ocorre em cães com carcinoma apócrino das glândulas do saco anal (ver Distúrbios dos Cães e Capítulo 17), pois as células neoplásicas secretam PTHrP. Os neoplasmas que são predispostos a invadir vários ossos, como o mieloma múltiplo (um neoplasma de plasmócitos), podem resultar em hipercalcemia, embora isso pareça ser muito menos comum em animais domésticos do que em seres humanos. Além do efeito osteogênico do aumento da reabsorção óssea osteoclástica (Capítulo 16), a hipercalcemia persistente resulta em calcificação de vários tecidos, especialmente rins, mucosa gástrica, endocárdio, pleura e pulmões.

Hipocalcemia da Parturiente (Paresia da Parturiente, Febre do Leite)
Ver Distúrbios dos Ruminantes (Bovinos, Ovinos e Caprinos).

Distúrbios da Glândula Adrenal
Distúrbios do Córtex Adrenal
Distúrbios de Desenvolvimento do Córtex Adrenal. A maturação da glândula adrenal fetal e o início do parto dependem de um eixo hipotalâmico-pituitário-adrenal intacto. Portanto, as más formações cerebrais, especialmente aquelas que afetam o eixo hipotálamo-hipófise, alteram a função adrenal e podem resultar em gestação prolongada ou atraso do parto.

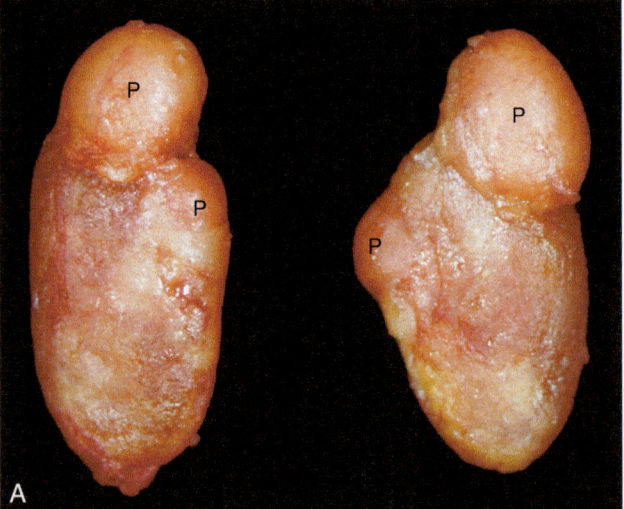

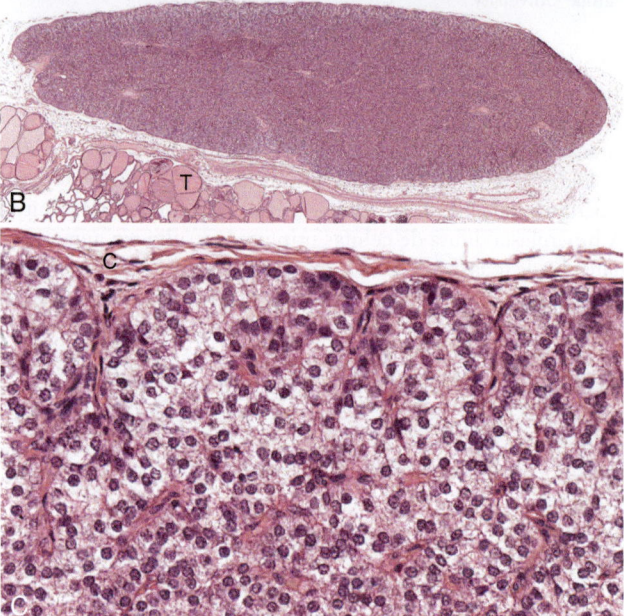

Figura 12-34 **Hiperparatireoidismo Secundário Renal, Cão. A,** Todas as quatro glândulas paratireoides estão aumentadas no cão com insuficiência renal crônica. O tamanho da glândula tireoide está normal. **B,** Hiperplasia da glândula paratireoide no hiperparatireoidismo secundário é tipicamente difuso. *T*, glândula tireoide. Coloração por HE. **C,** Células principais hiperplásicas estão em maior número, aumentadas com amplo citoplasma, e se juntam ao estroma fibrovascular e à cápsula da paratireoide (C). Coloração por HE. (**A** Cortesia do Dr. Y. Cho, College of Veterinary Medicine, Louisiana State University of Illinois. **B** e **C** Cortesia do College of Veterinary Medicine, Purdue University.)

Tecido Adrenal Acessório. Tecido adrenocortical acessório ou ectópico é encontrado ocasionalmente, usualmente como um achado incidental, mas pode sofrer transformação neoplásica. O tecido ectópico está frequentemente próximo ao local normal — por exemplo, no tecido adiposo perirrenal. Também pode estar ligado ou repousar na parede dos tratos reprodutivo ou gastrointestinal.

Em vários animais, especialmente equinos, o córtex adrenal invade a cápsula ou a medula. Esta variação anatômica geralmente não possui significado funcional e deve ser distinguida do tecido adrenal acessório (porque ele não é separado da glândula adrenal) ou de nódulos hiperplásicos.

Hiperplasia Adrenal Congênita (Síndrome Adrenogenital). A hiperplasia adrenal congênita é causada por um defeito autossômico recessivo em um dos genes que codificam as várias hidroxilases envolvidas na síntese de corticosteroides. A deficiência enzimática geralmente resulta em diminuição da produção de cortisol (com desvio para a síntese de andrógenos) e, portanto, aumento da secreção de ACTH pelos corticotrofos adeno-hipofisários (glândula pituitária anterior), levando assim à hiperplasia adrenocortical. A condição é bem documentada em seres humanos, nos quais ocorre usualmente devido à mutação do gene para esteroide 21-hidroxilase, mas é raramente relatada em espécies de animais domésticos. Um caso de hiperplasia adrenal congênita em um gato macho com ginecomastia e virilização (apesar de castração prévia) foi associado à mutação do gene semelhante à 11β-hidroxilase.

Distúrbios Proliferativos do Córtex Adrenal

Hiperplasia Adrenocortical. A hiperplasia e hipertrofia das células adrenocorticais é relativamente comum, especialmente em cães idosos. A hiperplasia adrenocortical pode ser difusa (Fig. 12-17, A e C) ou nodular (Fig. 12-35, A e B). Nódulos hiperplásicos são geralmente múltiplos, frequentemente mais pálidos do que o tecido cortical adjacente, e raramente maiores do que alguns milímetros de diâmetro. Histologicamente (Fig. 12-35, B), as células corticais hiperplásicas estão nas zonas fasciculada e reticular, e se assemelham aos seus homólogos normais, mas tendem a ser maiores. Os nódulos não são encapsulados, mas tendem a ser bem-demarcados. A causa usual da hiperplasia adrenocortical é a hipersecreção desregulada de ATCH pelos corticotrofos adeno-hipofisários (glândula pituitária anterior) hiperplásicos ou neoplásicos. Em cães com hiperplasia adrenocortical sem uma lesão pituitária proliferativa, já foi proposto que o aumento do catabolismo hipotalâmico da dopamina (atribuído

a um aumento relacionado com a idade da atividade da monoamina β-oxidase) poderia atrapalhar o controle do feedback negativo no eixo hipotalâmico-pituitário-adrenal. A hiperplasia adrenocortical, seja difusa ou nodular, tipicamente resulta em hiperfunção (hiperdrenocorticismo ou síndrome de Cushing; Fig. 12-36) com excesso de produção de cortisol. O hiperadrenocorticismo afeta uma série de tecidos ou órgãos, especialmente o fígado (Fig. 8-73), pele (Figs. 17-65 e 17-66) e músculos esqueléticos (Capítulos 8, 15 e 17).

Hiperaldosteronismo (Síndrome de Conn). Ver Distúrbios dos Gatos.

Neoplasia Adrenocortical

Adenomas e Carcinomas Corticais. Neoplasmas de células adrenocorticais podem ser benignos (adenomas) ou malignos (carcinomas), e funcionais ou não funcionais. Embora a maioria dos neoplasmas adrenocorticais caninos funcionais secrete cortisol, neoplasmas funcionais menos comumente surgem das células secretoras de aldosterona da zona glomerulosa (especialmente em gatos) ou das células secretoras de estrógeno da zona reticular (principalmente em furões — ver a seção seguinte). Adenomas adrenocorticais (Fig. 12-37, A) tipicamente são nódulos amarelados bem demarcados, parcialmente encapsulados, solitários e unilaterais, raramente maiores do que 2 cm de diâmetro. Histologicamente, eles são compostos de trabéculas ou agregados de células que se assemelham a células corticais não neoplásicas e usualmente possuem numerosos vacúolos lipídicos citoplasmáticos. Como outras células produtoras de hormônios esteroides, as células adrenocorticais neoplásicas usualmente expressam Melan A. Adenomas adrenocorticais são mais comuns em cães e bovinos idosos, mas também ocorrem em outras espécies de animais domésticos.

Carcinomas adrenocorticais (Fig. 12-37, B) são geralmente maiores do que os adenomas, invasivos e, ocasionalmente, bilaterais. Novamente, bovinos e cães desenvolvem carcinomas adrenocorticais mais comumente do que outras espécies de animais domésticos. Histologicamente (Fig. 12-37, C), as células neoplásicas possuem maior atipia nuclear do que seus homólogos benignos com um aumento do índice mitótico, mas o melhor indicador de malignidade é a invasão da cápsula adrenal ou vasculatura. Carcinomas adrenocorticais bovinos sofrem metástase mais comumente para os pulmões; os carcinomas adrenocorticais caninos tendem a invadir a veia cava caudal e se disseminar para os rins, fígado e linfonodos.

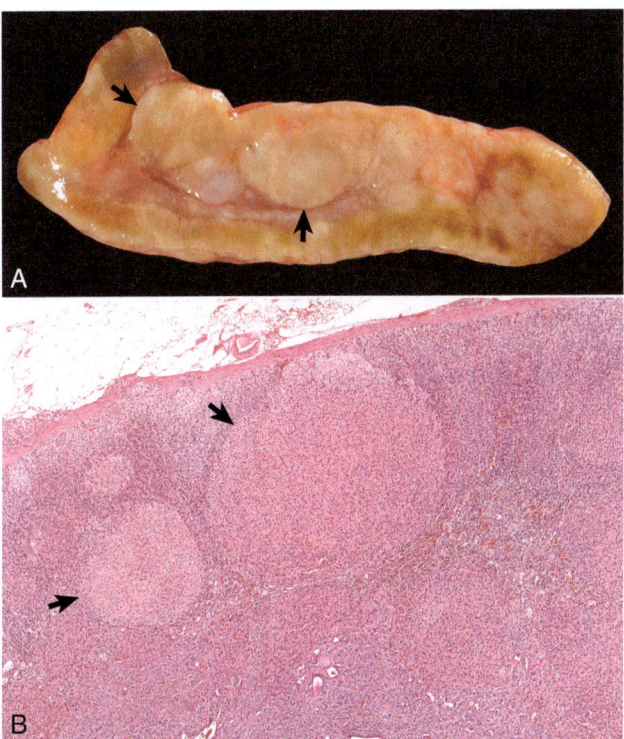

Figura 12-35 Hiperplasia Adrenocortical Nodular, Glândulas Adrenais, Cão. A, Nódulos de coloração bronzeada pálida discretos (*setas*) estão disseminados por toda as zonas fasciculada e reticular. **B,** Nódulos hiperplásicos (*setas*) não são encapsulados, mas são bem demarcados, e consistem de células que são maiores e mais pálidas do que aquelas no córtex adrenal adjacente. (Cortesia do Dr. M.A. Miller, College of Veterinary Medicine, Purdue University.)

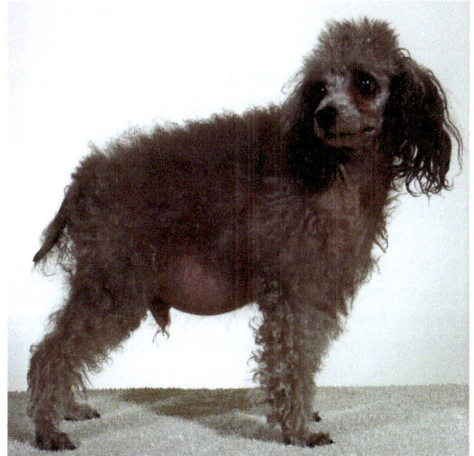

Figura 12-36 Hiperadrenocorticismo (Doença Semelhante a Cushing), Cão. Hiperadrenocorticismo após administração exógena de glicocorticoides como tratamento para hiperplasia adrenocortical idiopática. A astenia muscular explica o abdome penduloso. A alopecia (perda de pelo) no abdome, aspecto ventral do pescoço e cauda é outra característica do hiperadrenocorticismo. (Cortesia de Dr. C. Capen, College of Veterinary Medicine, The Ohio State University.)

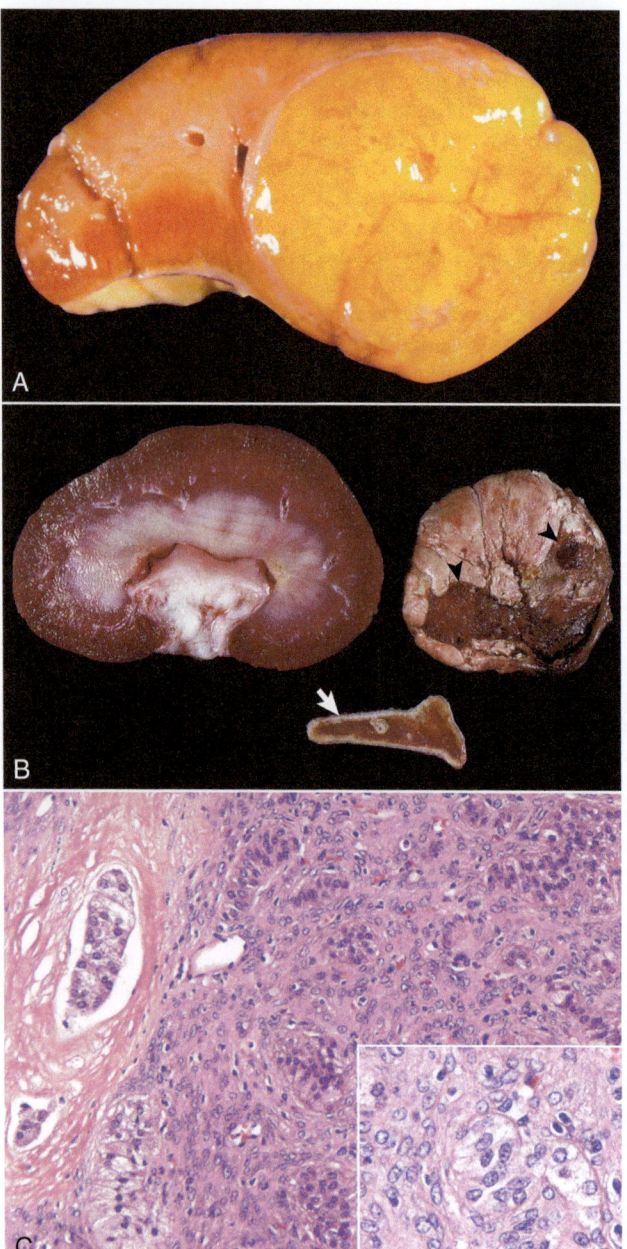

Figura 12-37 Neoplasia Adrenocortical, Glândulas Adrenais. A, Adenoma adrenocortical, boi. O adenoma solitário amarelo é recoberto por uma cápsula delgada e contido dentro do córtex adrenal. **B,** Carcinoma adrenocortical, cão. A glândula adrenal (*direita*) está, em sua maior parte, substituída por um carcinoma adrenocortical que possui quase a metade do tamanho do rim (*esquerdo*). Note as áreas coalescentes de hemorragia e necrose (*cabeças de seta*) no carcinoma. O córtex adrenal contralateral (*centro inferior, seta*) sofreu atrofia trófica das zonas fasciculada e reticular. **C,** Carcinoma adrenocortical, cão. O carcinoma (*direita*) invadiu a cápsula adrenal e sua vasculatura (*esquerda*). *Detalhe,* Células arranjadas aleatoriamente com variável tamanho celular e nuclear, típico de neoplasmas malignos. Coloração por HE. (**A** Cortesia de Dr. J.A. Ramos-Vara, College of Veterinary Medicine, Purdue University. **B** Cortesia de Dr. C. Capen, College of Veterinary Medicine, The Ohio State University. **C** Cortesia de Dr. J.F. Zachary, College of Veterinary Medicine, University of Illinois.)

Neoplasias Secundárias da Glândula Adrenal. A glândula adrenal, especialmente na junção corticomedular, é o principal local para metástases tumorais. Em um estudo, a glândula adrenal esteve envolvida em 15% a 30% dos casos de câncer metastático em cães, gatos, equinos e bovinos. Em animais com metástases adrenais, carcinomas e melanomas foram mais comuns em cães; hemangiossarcomas e melanomas, em equinos; e linfoma, em bovinos e gatos. Neoplasmas metastáticos, se extensos, podem resultar em hipofunção adrenocortical.

Atrofia, Degeneração ou Morte Celular Adrenocortical. A atrofia das zonas fasciculada e reticular é frequentemente secundária à secreção insuficiente adeno-hipofisária (glândula pituitária anterior) de ACTH. Causas iatrogênicas de atrofia das zonas fasciculada e reticular incluem administração excessiva de glicocorticoides exógenos, o que causa feedback negativo sobre os corticotrofos adeno-hipofisários e sobre o fator de liberação de corticotrofina hipotalâmico, ou administração (como tratamento da hiperplasia ou neoplasia adrenocortical) de *o,p'*-diclorodifenildicloroetano (*o,p'*-DDD; também conhecido como mitotano), o qual causa lise do córtex adrenal.

O hipoadrenocorticismo primário (doença de Addison), com insuficiente produção mineralocorticoide e glicocorticoide (mesmo após administração exógena de ACTH), geralmente requer destruição de quase 90% do córtex adrenal. Embora doenças infecciosas sistêmicas, como a tuberculose, possam destruir o córtex adrenal por meios de inflamação crônica e resultem em hipoadrenocorticismo, a maioria dos casos humanos em países desenvolvidos é considerada uma doença autoimune, com a enzima 21-hidroxilase como o principal alvo antigênico de autoanticorpos em células corticais adrenais. A lesão histológica do hipoadrenocorticismo autoimune é a adrenalite linfoplasmocítica. A lise das células corticais em todas as três zonas (glomerulosa, fasciculada e reticular) é atribuída principalmente às ações de mediadores químicos de linfócitos T, mas a imunidade humoral provavelmente contribui para a doença. Cães são a espécie doméstica mais comumente afetada pelo hipoadrenocorticismo primário (ver Distúrbios dos Cães).

Distúrbios Diversos do Córtex Adrenal

Inflamação Adrenal (Adrenalite). A inflamação linfoplasmocítica difusa que é confinada ao córtex adrenal sugere uma doença imunomediada na qual as células adrenocorticais são o alvo. Além disso, a glândula adrenal está frequentemente inflamada em infecções sistêmicas. Bovinos com febre catarral maligna pela infecção por herpesvírus ovino tipo 2 tipicamente causam adrenalite linfocítica. Infecções sistêmicas por herpesvírus em fetos e neonatos de várias espécies estão comumente associadas a inflamações necrosantes multifocais nas glândulas adrenais (assim como em outros órgãos). Da mesma forma, a adrenalite granulomatosa ou supurativa, que é parte da infecção sistêmica, é também tipicamente multifocal. A destruição cortical usualmente não é severa o suficiente para resultar em hipoadrenocorticismo funcional, pois as células adrenocorticais não são o alvo de doenças inflamatórias sistêmicas.

Distúrbios Vasculares da Glândula Adrenal. A rede vascular na interface entre o córtex adrenal e medula é o principal local para trombose na coagulação intravascular disseminada e para embolização de microrganismos infecciosos ou células neoplásicas metastáticas. A glândula adrenal frequentemente desenvolve hemorragias ou infartos na sepse. A insuficiência adrenal aguda devido à severa hemorragia adrenocortical associada à sepse bacteriana é conhecida como síndrome de Waterhouse-Friderichsen (Fig. 12-38). Além da infecção bacteriana, o estresse severo aumenta o risco de hemorragia adrenal, talvez porque a elevação da secreção de ACTH resulta em aumento do suprimento sanguíneo a um órgão com drenagem venosa limitada.

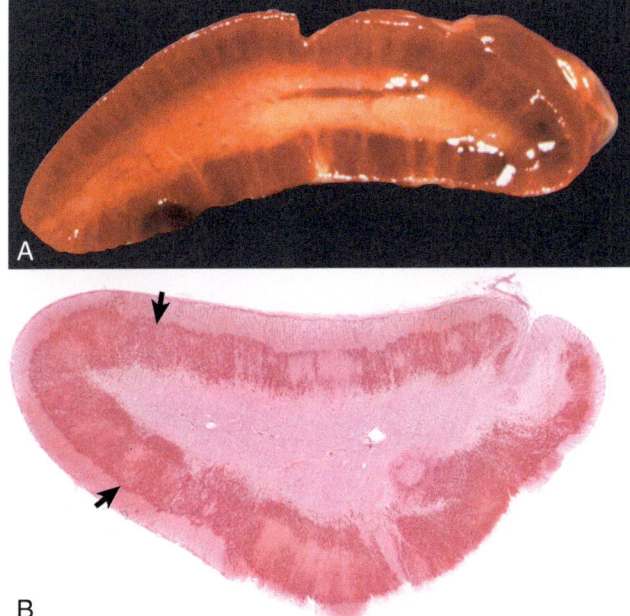

Figura 12-38 Hemorragia Adrenocortical (Síndrome de Waterhouse-Friderichsen), Glândula Adrenal, Potro. A, Hemorragia difusa no córtex adrenal é comum no choque endotoxêmico. **B,** Fotomicrografia submacroscópica da hemorragia adrenocortical difusa (*setas*). Coloração por HE. (**A** Cortesia de Dr. J.A. Ramos-Vara, College of Veterinary Medicine, Purdue University. **B** Cortesia de College of Veterinary Medicine, University of Illinois.)

Distúrbios da Medula Adrenal

Lesões Proliferativas

Hiperplasia Medular Adrenal. A hiperplasia medular adrenal ocorre ocasionalmente em todas as espécies de animais domésticos, mas pode ser mais comum em touros idosos de raças leiteiras e equinos (Fig. 12-39), especialmente éguas. A hiperplasia medular adrenal pode estar associada ao feocromocitoma (isto é, neoplasia medular adrenal) ou a neoplasia endócrina múltipla (NEM) das células medulares adrenais e tireoideanas. A hiperplasia medular adrenal pode ser difusa ou nodular. A aferição da massa medular adrenal ou área no corte transverso é necessária para documentar a hiperplasia difusa. Nódulos hiperplásicos tipicamente são agregados, múltiplos, pequenos (microscópicos a 5 mm de diâmetro) e não encapsulados de células hipertrofiadas com citoplasma amplo, que pode ser menos densamente granular do que aquele das células cromafins normais.

Neoplasmas

Feocromocitomas. Os feocromocitomas (Figs. 12-40 e 12-41) são neoplasmas de células cromafins da medula adrenal. Eles ocorrem em todas as espécies, mas são mais comumente relatados em bovinos e cães. Estes tumores podem ser benignos ou malignos, e funcionais ou não funcionais. Embora a epinefrina seja a catecolamina predominante da medula adrenal normal adulta, os feocromocitomas funcionais tendem a produzir principalmente norepinefrina. A produção em excesso de catecolaminas por um feocromocitoma pode causar hipertensão sistêmica. Enquanto nódulos hiperplásicos na medula adrenal são frequentemente múltiplos, os feocromocitomas são usualmente solitários, mas podem estar presentes bilateralmente. Feocromocitomas menores são nódulos parcialmente encapsulados vermelho-amarronzados. Histologicamente (Fig. 12-40, *B*), o tecido neoplásico consiste de agrupados de células neuroendócrinas separadas por um fino estroma fibrovascular. As células neoplásicas são poliédricas, tendem a ser maiores do que as células cromafins não neoplásicas, e possuem amplo citoplasma anfofílico pálido levemente granular. O índice mitótico varia. As células neoplásicas expressam marcadores neuroendócrinos genéricos imuno-histoquimicamente

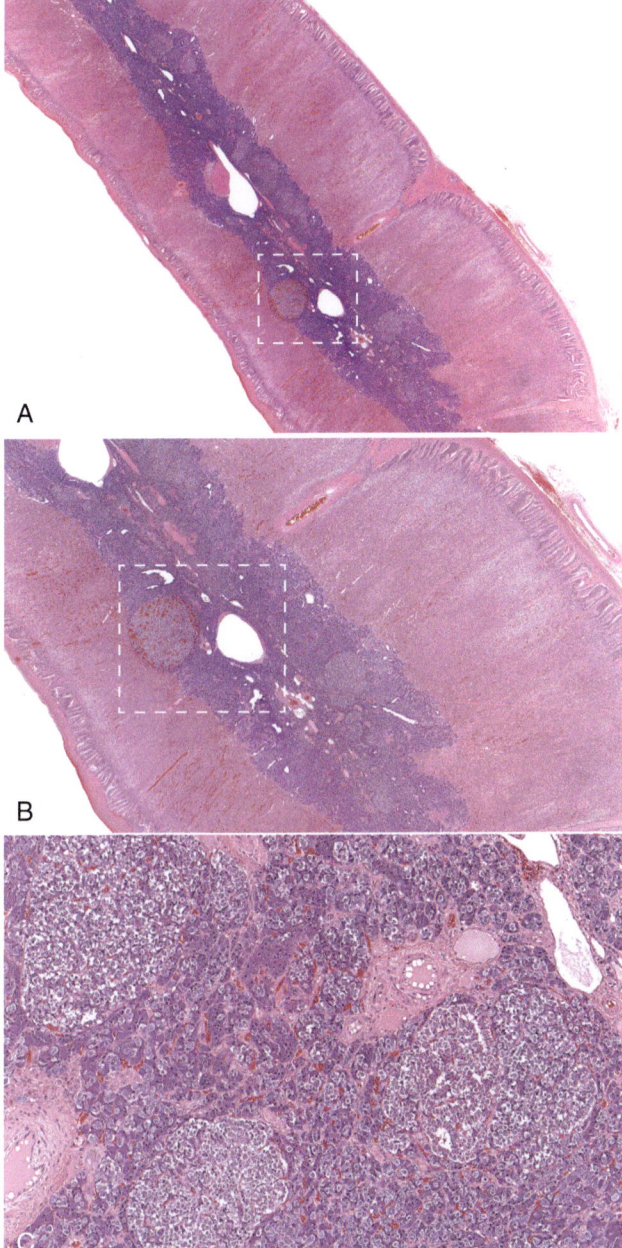

Figura 12-39 Hiperplasia. Medula Adrenal. Equino. A, A hiperplasia nodular bilateral da medula adrenal em uma égua com concomitante hiperplasia medular tireoideana de células C e adenoma pituitário de pars intermedia. Coloração por HE. **B,** Aumento de **A.** A hiperplasia nodular é demonstrada em áreas dentro de retângulos. Coloração por HE. **C,** Os nódulos discretos, porém não encapsulados, consistem de células com citoplasma mais abundante e mais pálido do que nas células cromafins adjacentes. (Cortesia de Dr. M.A. Miller, College of Veterinary Medicine, Purdue University.)

(p. ex. produto de gene de proteína 9.5 [PGP 9.5] ou cromogranina); esta imunorreatividade pode ser útil para distinção de feocromocitomas pobremente diferenciados de carcinomas adrenocorticais. Feocromocitomas malignos tendem a ser maiores do que tumores benignos, possuem áreas extensas de hemorragia e necrose, obliteram a glândula adrenal e invadem a veia cava. Há sobreposição nas características histológicas dos feocromocitomas benignos e malignos, então a prova de malignidade requer invasão através da cápsula adrenal (Fig. 12-41) ou metástase distante. Feocromocitoma e neoplasmas medulares tireoideanos concomitantes podem ter uma hereditariedade dominante autossômica em bovinos Guernsey.

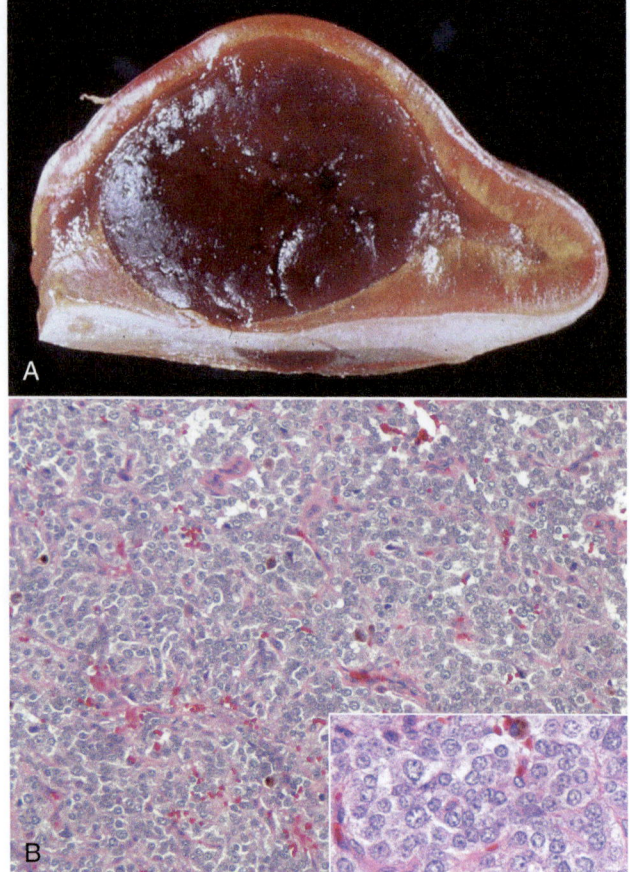

Figura 12-40 **Feocromocitoma, Glândula Adrenal, Equino. A,** Um feocromocitoma bem-demarcado está contido dentro da medula adrenal. O tecido neoplásico vermelho-amarronzado se assemelha àquele da medula adrenal adjacente em contraste à forma amarelo pálida do córtex adrenal. **B,** Células cromafins neoplásicas estão arranjadas em lóbulos pobremente demarcados. *Detalhe,* Maior aumento das células cromafins. Há variação moderada no tamanho e formato celular e nuclear. (**A** Cortesia de Dr. B. Weeks, College of Veterinary Medicine, Texas A & M University; e Noah's Arkive, College of Veterinary Medicine, The University of Georgia. **B** Cortesia de Dr. J.F. Zachary, College of Veterinary Medicine, University of Illinois.)

Neuroblastomas e Ganglioneuromas. Neuroblastomas são tumores neuroectodérmicos primitivos que podem ocorrer nos sistemas nervosos central ou periférico. Nestes, eles estão frequentemente localizados na medula adrenal ou dentro dos gânglios simpáticos. No ganglioneuroma, que pode ocorrer na medula adrenal ou nos gânglios, as células neoplásicas se diferenciam em neurônios ganglionares multipolares. Assim, o tecido neoplásico consiste de corpos celulares neuronais e feixes de axônios. Neuroblastomas e ganglioneuromas adrenais e para-adrenais se assemelham a seus homólogos em qualquer outro local do sistema nervoso (Capítulo 14).

Distúrbios das Células das Ilhotas Pancreáticas
Hipofunção das Células das Ilhotas Pancreáticas

Diabetes Melito. O diabetes melito, diagnosticado principalmente em cães e gatos, é o resultado da deficiência relativa ou absoluta da produção de insulina e secreção pelas células β das ilhotas ou uma incapacidade das células-alvo em responder à insulina. A principal consequência metabólica da atividade inadequada da insulina é a diminuição do movimento de glicose para dentro das células sensíveis à insulina (particularmente hepatócitos, adipócitos e miócitos esqueléticos), com um aumento correspondente na produção hepática de glicose e hiperglicemia. Por ser um distúrbio funcional, o diabetes

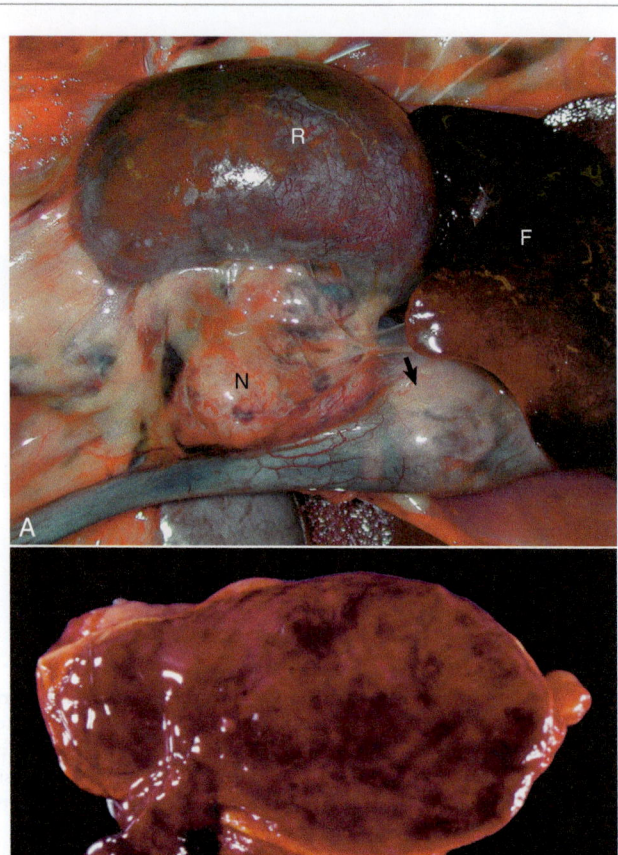

Figura 12-41 **Feocromocitoma Maligno, Glândula Adrenal, Cão. A,** Um feocromocitoma (*N*) obliterou a glândula adrenal e cresceu em direção à veia cava (*seta*). *R*, Rim; *F*, Fígado. **B,** Corte transverso da glândula adrenal. O feocromocitoma maligno se estende pelos córtex adrenal e cápsula comprimidos, em direção ao tecido adjacente. (**A** Cortesia de Dr. A. Paulman, College of Veterinary Medicine, University of Illinois. **B** Cortesia de Dr. M.A. Miller, College of Veterinary Medicine, Purdue University.)

melito não necessariamente é acompanhado por lesões nas ilhotas pancreáticas. Entretanto, lesões microscópicas são notadas em alguns casos de diabetes. Aplasia ou hipoplasia das ilhotas pancreáticas (dentro do tecido pancreático exócrino normal) já foram relatadas em filhotes diabéticos. A degeneração (Fig. 12-42, A) ou necrose das ilhotas pancreáticas são mais comuns do que a falha de desenvolvimento como causa de deficiência de insulina. A inflamação linfoplasmocítica imunomediada (Fig. 12-42, B) pode causar destruição seletiva das células das ilhotas. A destruição autoimune destas células é considerada a principal causa do diabetes melito tipo 1 humano. A pancreatite crônica (Figs. 12-43 e 12-44) destrói indiscriminadamente tanto o tecido pancreático exócrino quanto o endócrino.

A incapacidade das células-alvo em responderem adequadamente a um hormônio pode ser causada por uma falta de adenilciclase como segundo mensageiro dentro do citosol, ou por uma alteração ou menor ativação dos receptores de superfície celular. O diabetes melito humano tipo 2 é caracterizado por resistência à insulina, com secreção insuficiente desse hormônio para atender à demanda crescente. A hipertrofia ou hiperplasia das células β das ilhotas, uma resposta à persistente hiperglicemia, pode ser detectada no diabetes resistente à

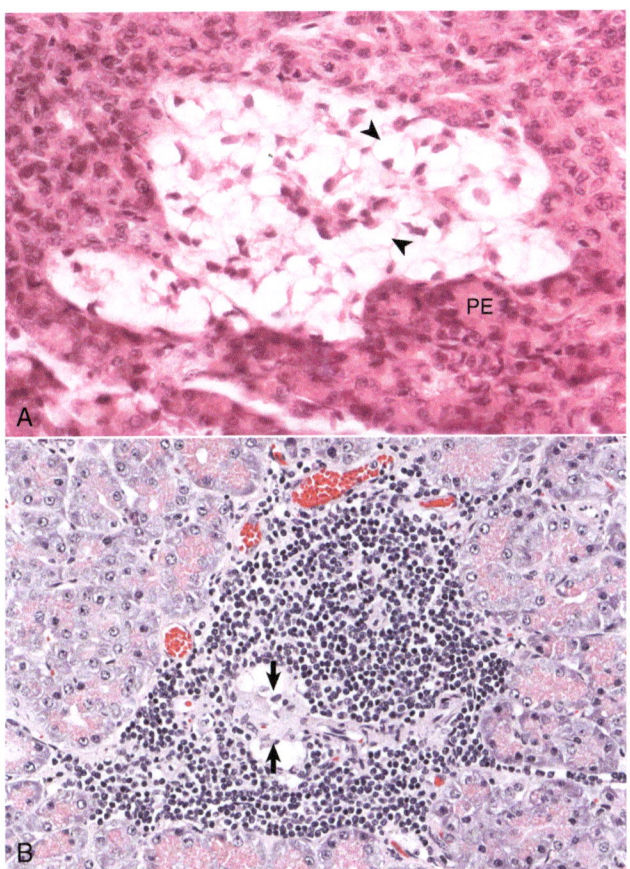

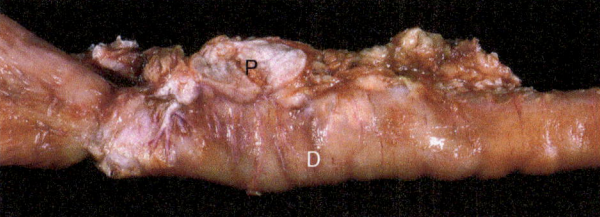

Figura 12-44 Pancreatite Crônica, Pâncreas, Cão. O pâncreas (*P*) está atrofiado de forma marcante com extensa substituição do parênquima por tecido fibroso no "estágio terminal" da pancreatite. *D*, duodeno. (Cortesia de Dr. C. Capen, College of Veterinary Medicine, The Ohio State University.)

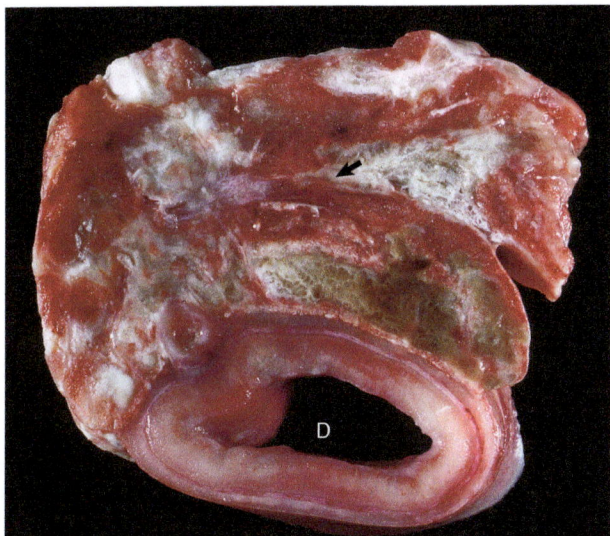

Figura 12-42 Ilhotas Pancreáticas, Gato. A, Degeneração hidrópica. Discretos vacúolos não corados (*pontas de seta*) estão no citoplasma das células β. *PE*, Pâncreas exócrino. Coloração por HE. **B,** Inflamação. Diversos linfócitos e plasmócitos estão em uma ilhota pancreática. A maioria das poucas células remanescentes das ilhotas sofreram degeneração hidrópica (*setas*). Coloração por HE. (**A** Cortesia de Dr. C. Capen, College of Veterinary Medicine, The Ohio State University. **B** Cortesia de Dr. M.A. Miller, College of Veterinary Medicine, Purdue University.)

Figura 12-43 Pancreatite Recidivante Crônica, Pâncreas e Duodeno, Corte Transverso, Cão. O pâncreas está multinodular e firme com áreas de hemorragia (*setas*), fibrose e necrose. *D*, duodeno. (Cortesia de Dr. C. Capen, College of Veterinary Medicine, The Ohio State University.)

insulina, mas tende a ser uma alteração sutil. Fatores genéticos predispõem à resistência à insulina, mas a obesidade é a causa mais comum do diabetes tipo 2 adquirido. Em mamíferos domésticos, o diabetes melito resistente à insulina, com elevação normal ou aumentada das concentrações sanguíneas de insulina, é mais comumente reconhecida em gatos afetados por obesidade ou adenomas somatotróficos pituitários (ver Distúrbios dos Gatos). Equinos com síndrome metabólica também desenvolvem resistência à insulina, mas eles geralmente não desenvolvem diabetes (ver Distúrbios dos Equinos).

Frequentemente, as lesões do diabetes melito são mais evidentes em órgãos ou tecidos extra-pancreáticos do que nas ilhotas pancreáticas (Capítulos 8, 11 e 21). Embora a maioria das lesões do diabetes sejam atribuídas à insulina insuficiente ou à resistência à insulina, um aumento absoluto ou relativo da secreção de glucagon pode contribuir para a doença e suas lesões. O aumento da concentração sanguínea de glucagon promove gliconeogênese hepática e oxidação de ácidos graxos, contribuindo desta forma para hiperglicemia e cetoacidose. A secreção de glicocorticoides, catecolaminas ou hormônio de crescimento também promove hiperglicemia.

O diabetes melito é uma doença insidiosa com sinais clínicos que refletem seus graves efeitos em praticamente todos os sistemas do organismo. A hiperglicemia persistente e glicosúria levam à polidipsia e poliúria. Animais diabéticos possuem diminuição da resistência a infecções, atribuída em parte ao prejuízo da função leucocitária. As infecções do trato urinário por organismos fermentadores de glicose, como *Proteus* sp., *Aerobacter aerogenes* e *Escherichia coli*, resulta em formação de gás na parede e lúmen vesical, tornando a cistite enfisematosa uma lesão característica do diabetes.

A hepatomegalia em animais diabéticos ocorre principalmente como resultado da esteatose (Figs. 1-29, 8-25 e 8-38). Os lipídios se acumulam nos hepatócitos por conta da maior mobilização de ácidos graxos e diminuição da utilização pelos hepatócitos lesados pela cetonemia. A catarata pode ocorrer em cães com diabetes melito mal-controlado (Fig. 21-35), em razão da via do sorbitol do metabolismo da glicose no cristalino.

Outras lesões extrapancreáticas do diabetes melito, como a glomerulopatia (Capítulo 11), retinopatia (Capítulo 21) e gangrena, são resultado de microangiopatia (isto é, distúrbio de pequenos vasos [capilares] dos sistemas do organismo). Outras lesões renais incluem acúmulo de glicogênio dentro das células epiteliais tubulares renais. Ver as seções sobre Distúrbios dos Cães e Distúrbios dos Felinos.

Hiperfunção das Células das Ilhotas Pancreáticas

Neoplasmas (Insulinomas) de Células β (Secretoras de Insulina). Os neoplasmas de células das ilhotas (adenomas ou carcinomas) são frequentemente funcionais. A maioria é derivada das células β, mas a imuno-histoquímica para insulina é necessária para documentar a origem das células β (e muitos neoplasmas de células β são multi-hormonais). Neoplasmas de células β ocorrem mais comumente em cães (e em furões, nos quais são geralmente benignos), mas eles também são reconhecidos em outras espécies domésticas, como em gatos e bovinos. Ao contrário de outros neoplasmas de células das ilhotas, os neoplasmas de células β podem estar intimamente associados à deposição de amiloide derivado do polipeptídeo amiloide das ilhotas (PPAI).

Os carcinomas são mais comuns do que os adenomas das células das ilhotas em cães e frequentemente ocorrem no lobo duodenal (direito) do pâncreas. Os sinais clínicos são frequentemente neurológicos e refletem a hipoglicemia, que resulta da secreção excessiva de insulina por neoplasmas funcionais de células β.

Adenomas de células β são tipicamente nódulos esféricos solitários, amarelos a vermelhos, pequenos (<3 cm), de consistência semelhante ou discretamente mais firmes do que o parênquima pancreático circundante. Os adenomas de células das ilhotas são claramente delimitados por uma cápsula fibrosa delgada (Fig. 12-45).

Septos fibrovasculares finos subdividem o neoplasma em agrupados de células. As células neoplásicas são redondas a poliédricas com distintos bordos celulares e citoplasma levemente granular, eosinofílico pálido a anfofílico.

Os carcinomas de células das ilhotas são tipicamente maiores do que os adenomas e invadem o parênquima adjacente (Fig. 12-46), com metástases aos linfonodos regionais e fígado, ou extensão direta

Figura 12-45 Adenoma de Células β, Ilhotas Pancreáticas, Cão. A, Um adenoma sólido de ilhotas, cercado por uma delgada cápsula fibrosa, comprime o pâncreas exócrino adjacente (*setas*). Coloração por HE. **B,** O tecido neoplásico está claramente demarcado do pâncreas exócrino adjacente (*canto superior esquerdo*). Coloração por HE. **C,** As células β neoplásicas estão divididas em agrupados por estroma fibrovascular esparso e possuem citoplasma abundante finamente granular característico de tumores neuroendócrinos. Coloração por HE. (**A** Cortesia de Dr. C. Capen, College of Veterinary Medicine, The Ohio State University. **B** Cortesia de Dr. J.A. Ramos, College of Veterinary Medicine, Purdue University. **C** Cortesia de Dr. J.F. Zachary, College of Veterinary Medicine, University of Illinois.)

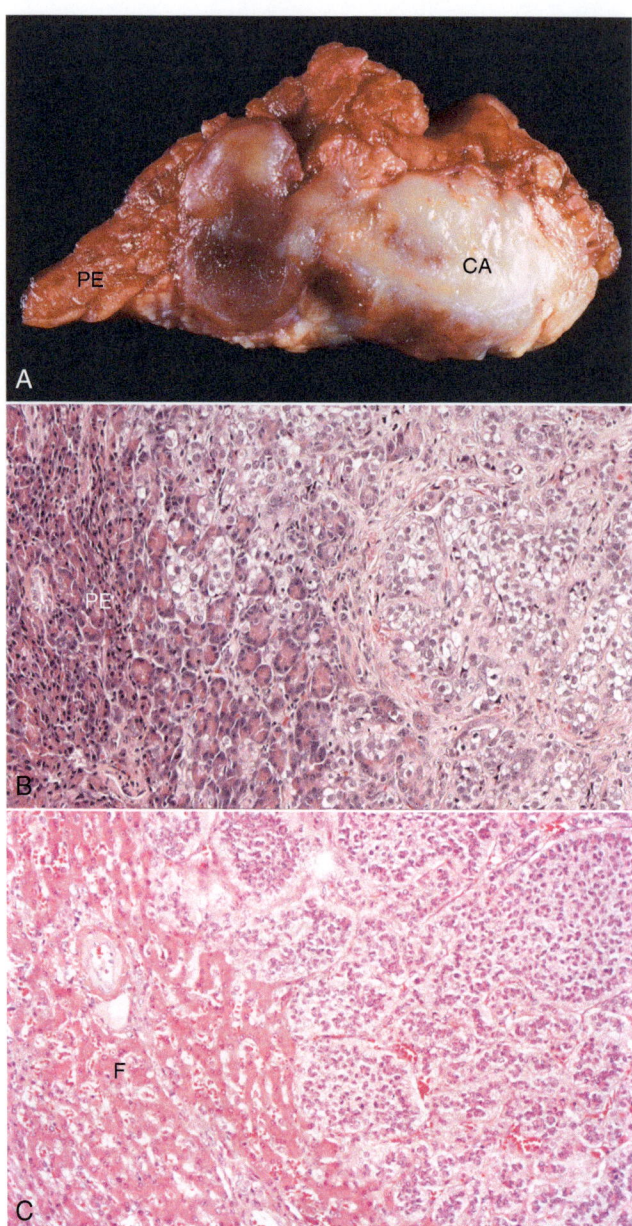

Figura 12-46 Carcinoma de Células β, Ilhotas Pancreáticas, Cão. A, O carcinoma multilobulado (*CA*) está entrelaçado por tecido fibroso e pobremente demarcado do pâncreas exócrino adjacente (*PE*). **B,** O tecido neoplásico (*direita*) possui estroma fibroso denso e invade o pâncreas exócrino adjacente (*PE*). Coloração por HE. **C,** O carcinoma de células β (*direita*) sofreu metástase para o fígado (*F*). Coloração por HE. (**A** Cortesia de Dr. C. Capen, College of Veterinary Medicine, The Ohio State University. **B** Cortesia de Dr. M.A. Miller, College of Veterinary Medicine, Purdue University. **C** Cortesia de Dr. J.F. Zachary, College of Veterinary Medicine, University of Illinois.)

ao mesentério e omento. As células neoplásicas dos carcinomas das células das ilhotas são menos uniformes em tamanho e formato do que aquelas dos adenomas, mas as figuras mitóticas são usualmente incomuns. Assim, a evidência microscópica de invasividade ou metástase é o principal critério de malignidade.

Neoplasmas de células das ilhotas podem ser distinguidos dos neoplasmas acinares pancreáticos por sua aparência "neuroendócrina" típica, com agrupados de células separados por estroma fibrovascular fino[6] e reatividade imuno-histoquímica para marcadores de origem neuroectodérmica. A imuno-histoquímica com anticorpos contra a insulina pode ser utilizada para confirmar a origem de células β.

Neoplasmas de Células Não β das Ilhotas. Os neoplasmas de células não β das ilhotas são raros e incluem glucagonomas, gastrinomas e somatostatinomas. A imuno-histoquímica para glucagon é necessária para documentar a origem de um tumor de células da ilhota como sendo de célula α. Gastrinomas são pesquisados (mas menos comumente encontrados) em cães ou gatos com síndrome de Zollinger-Ellison (hipergastrinemia, gastrite hipertrófica ou atrófica e ulceração gastrointestinal). Células produtoras de gastrina estão presentes em ilhotas pancreáticas fetais e neonatais, mas não no pâncreas adulto, no qual as células produtoras de gastrina, ao contrário, estão localizadas no antro gástrico ou duodeno. Embora as células das ilhotas produtoras de gastrina pudessem sofrer nova diferenciação das células existentes das ilhotas ou serem derivadas de nesidioblastos pluripotentes ou de células epiteliais ductulares pancreáticas, vários gastrinomas humanos são observados no duodeno; esse também é o caso dos gastrinomas caninos. Os somatostatinomas já foram descritos em ilhotas pancreáticas e no duodeno. Eles também já foram relatados em conjunto com gastrinomas como parte da síndrome da neoplasia endócrina múltipla (NEM) em cães.

Distúrbios da Glândula Pineal
Inflamação
A glândula pineal compartilha proteínas específicas de células fotorreceptoras com a retina, de modo que não é surpreendente que a pinealite linfocítica ocorra concomitantemente com a uveorretinite autoimune experimental. A pinealite linfocítica também já foi descrita em um equino com uveíte recorrente (Capítulo 21).

Neoplasmas
Tumores pineais são excessivamente raros em animais, mas já foram relatados em uma vaca, bode e cavalo. Eles são classificados como pinealocitomas bem-diferenciados, pinealoblastomas anaplásicos ou tumores mistos. Como outras células de origem neuroectodérmica, os pinealócitos expressam imuno-histoquimicamente sinaptofisina.

Distúrbios dos Órgãos Quimiorreceptores
Neoplasmas
Órgãos quimiorreceptores, especialmente os corpos carotídeos (próximos à bifurcação das artérias carótidas) e corpos aórticos (próximos à aorta ascendente na base do coração), podem dar origem a neoplasmas chamados de quemodectomas ou paraglangliomas. Os quemodectomas de corpos aórticos são diagnosticados mais comumente do que aqueles de corpos carotídeos em animais domésticos, e são observados principalmente em cães, em particular nas raças braquicefálicas.

Embora a causa dos neoplasmas de corpos aórticos e carotídeos seja desconhecida, uma predisposição genética agravada por hipóxia crônica poderia ser levada em conta para o maior risco em raças braquicefálicas, como o boxer e Boston terrier. Os corpos carotídeos de várias espécies de mamíferos, incluindo cães, desenvolveram focos

hiperplásicos quando os animais foram sujeitos à hipóxia crônica de altas altitudes. Seres humanos vivendo em altas altitudes apresentam uma incidência 10 vezes maior de neoplasmas de quimiorreceptores do que aqueles que vivem ao nível do mar.

As características microscópicas dos quemodectomas ou paragangliomas são essencialmente semelhantes, sejam eles derivados de corpos carotídeos ou aórticos, mas os neoplasmas de corpo aórtico são mais comuns. O tecido neoplásico é lobulado por trabéculas fibrosas derivadas da cápsula e subdividido ainda mais em ninhos por septos fibrovasculares finos. As células neoplásicas estão alinhadas ao longo dos pequenos vasos, têm formato redondo a poliédrico e são intimamente agrupadas, com citoplasma eosinofílico pálido, finamente granular, ou levemente vacuolizado.

Neoplasias de Corpos Carotídeos. Os quemodectomas de corpos carotídeos são usualmente unilaterais e de crescimento lento. Tumores benignos variam de 1 a 4 cm de diâmetro e são encapsulados. A bifurcação da artéria carótida comum está usualmente incorporada na massa, e as células neoplásicas estão firmemente aderidas à túnica adventícia.

Os tumores malignos são maiores multinodulares, infiltrativos e podem invadir os vasos sanguíneos e linfáticos. A veia jugular externa e nervo vago também podem ser invadidos e/ou estarem incorporados no neoplasma. Metástases aos pulmões, linfonodos ou outros órgãos ocorrem em aproximadamente 30% dos casos de neoplasmas malignos dos corpos carotídeos.

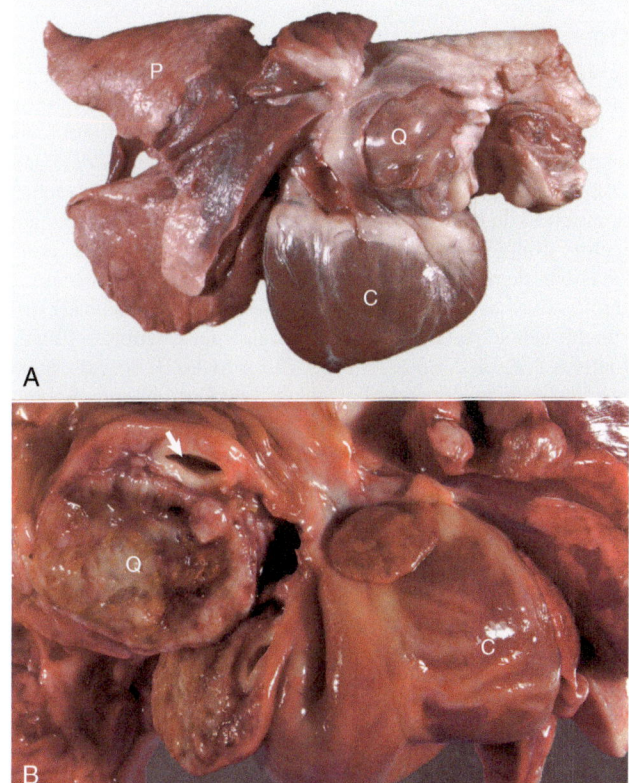

Figura 12-47 Quemodectoma, Corpo Aórtico, Cão. A, Um quemodectoma (Q) está na base do coração (C). P, pulmão. **B,** No corte transverso, o quemodectoma (Q) está intimamente contraposto à aorta (*seta*) e invade o átrio direito. Nódulos metastáticos estão dispersos pelos pulmões (*canto superior esquerdo*). C, Coração. (**A** Cortesia de College of Veterinary Medicine, University of Illinois. **B** Cortesia de Dr. M.A. Miller, College of Veterinary Medicine, Purdue University.)

---

[6]Esta aparência citomorfológica é frequentemente referida na literatura como um padrão ou aparência "endocrinoide" ou "neuroendócrino".

Neoplasmas de Corpos Aórticos.   Os quemodectomas de corpos aórticos surgem como massas solitárias ou nódulos múltiplos próximos à base do coração (Fig. 12-47). Eles variam consideravelmente em tamanho (de 0,5 a 12,5 cm), sendo que os tumores malignos são usualmente maiores do que os benignos. Tumores pequenos solitários estão ligados à adventícia da aorta ascendente ou repousam no tecido adiposo entre a aorta e o tronco pulmonar. Tumores maiores são multilobulares e comprimem os átrios, deslocam a traqueia e cercam parcialmente os grandes vasos na base do coração. Neoplasmas malignos de corpos aórticos se infiltram na parede da artéria pulmonar e átrios cardíacos. Células neoplásicas frequentemente invadem os vasos sanguíneos, mas as metástases aos pulmões ou fígado são incomuns.

Neoplasmas de corpos aórticos em animais não são funcionais (isto é, eles não secretam hormônios em excesso na circulação), mas, por serem lesões que ocupam espaço, os maiores quemodectomas podem levar à descompensação cardíaca.

Neoplasias da Base do Coração Derivadas de Tecido da Glândula Tireoide Ectópico.   Adenomas e carcinomas derivados do tecido tireoideano ectópico correspondem a até 10% dos neoplasmas caninos da "base do coração". Assim como quemodectomas, eles tipicamente comprimem ou invadem as estruturas mediastinais craniais próximas à base do coração (Fig. 12-48). Os neoplasmas tireoidianos ectópicos possuem um padrão "endocrinoide" celular compacto (sólido) que é difícil de distinguir histologicamente daquele dos quemodectomas de corpo aórtico. Frequentemente, estruturas foliculares primitivas ou folículos contendo coloide podem ser demonstrados em neoplasmas tireoideanos ectópicos, mas a imuno-histoquímica para tireoglobulina ou fator de transcrição de tireoide-1 pode ser necessária para documentar a origem tireoideana.

Obesidade

A obesidade, ou acúmulo de tecido adiposo em excesso, é um problema de saúde importante e complexo em animais de companhia, especialmente cães e gatos. Animais obesos são predispostos a uma ampla variedade de doenças que afetam vários sistemas de órgãos. Distúrbios endócrinos comumente associados à obesidade incluem diminuição da tolerância à glicose, resistência à insulina, diabetes melito, dislipidemia, hipotireoidismo canino e pancreatite canina. Os fatores de risco para obesidade incluem predisposição racial, castração, envelhecimento (tanto do proprietário como do animal), dieta (quantidade e qualidade) e um estilo de vida sedentário. Cavalos inativos que consomem rações com altos níveis de açúcar e amido também estão predispostos à obesidade (ver Distúrbios dos Equinos, Síndrome Metabólica Equina).

Dentre os ruminantes, a obesidade é de particular preocupação em vacas leiteiras de alta produção, especialmente durante a transição da prenhez à lactação (Capítulo 8, ver Distúrbios dos Ruminantes [Bovinos, Ovinos e Caprinos], Cetose). O pico da necessidade de glicose no início da lactação coincide com a diminuição do apetite em várias vacas, o que faz com que o desvio de glicose disponível para a glândula mamária resulte em balanço energético negativo. A hipoglicemia resultante diminui as concentrações de insulina, promovendo lipólise e mobilização de gordura. Ácidos graxos não esterificados (NEFAs) são clivados dos triglicerídeos em adipócitos e adentram a circulação sanguínea ligados à albumina. Na homeostase, a concentração de NEFAs circulantes está balanceada (via re-esterificação ou β-oxidação no fígado) com a demanda pela glicose; entretanto, os NEFAs abundantes mobilizados por vacas com tecido adiposo em excesso podem exceder a capacidade metabólica do fígado, e assim vacas afetadas desenvolvem cetose. Ovelhas e cabras prenhas, especialmente aquelas em sobrepeso ou que possuam mais de um feto, também estão susceptíveis a anormalidades do metabolismo de carboidratos e lipídios.

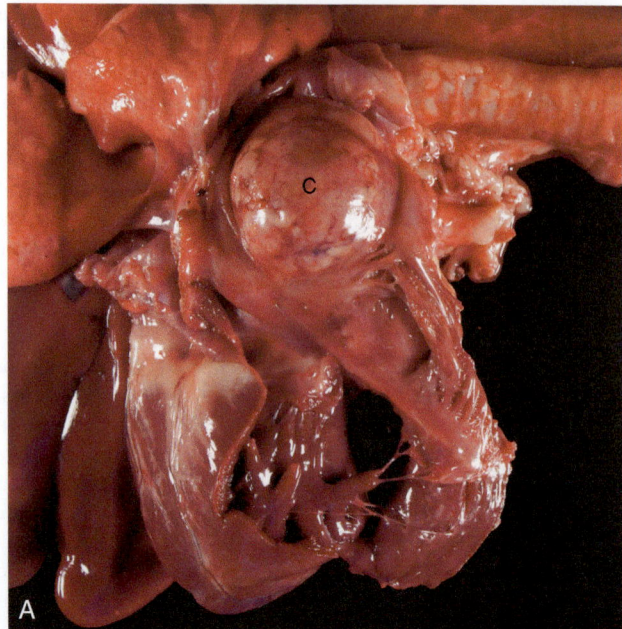

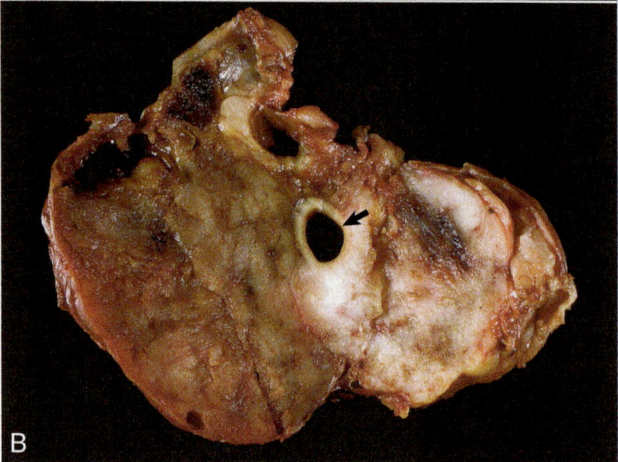

Figura 12-48   Carcinoma, Tecido Tireoideano Ectópico, Mediastino Cranial, Cão. A, Um carcinoma tireoideano ectópico (C) circunda a aorta e o tronco pulmonar, e cria uma proeminência contra a parede do átrio direito. A distinção deste tumor da "base do coração", entre um quemodectoma de corpo aórtico ou outro neoplasma endócrino, foi baseada na reatividade imuno-histoquímica para tireoglobulina. **B,** Notar a notável semelhança com o quemodectoma (Fig. 12-47) na aparência do tecido neoplásico e sua proximidade à aorta (*seta*). (**A** Cortesia de Dr. M.A. Miller, College of Veterinary Medicine, Purdue University. **B** Cortesia de Dr. C. Capen, College of Veterinary Medicine, The Ohio State University.)

A obesidade é considerada uma doença endócrina, não somente por sua associação a várias endocrinopatias, mas também porque o tecido adiposo branco funciona como um órgão endócrino sintetizando e secretando adipocinas, como a leptina e adiponectinas. De fato, a manutenção do balanço entre estas adipocinas antagônicas é essencial para a prevenção da obesidade e resistência à insulina. A leptina, o principal hormônio produzido por adipócitos, é crítica para a supressão do apetite e termogênese; além disso, é pró-inflamatória. Animais obesos tendem a desenvolver resistência à leptina (diminuição da resposta hipotalâmica à leptina) com elevação compensatória na produção de leptina. As concentrações circulantes de leptina sobem conforme a massa de tecido adiposo aumenta. A resistência insulínica está correlacionada com a elevação da concentração de leptina, o que pelo menos parcialmente explica o aumento do risco para diabetes melito em gatos obesos. Em contraste à leptina, a adiponectina aumenta a sensibilidade à insulina, melhorando a captação e metabolismo de glicose, e é anti-inflamatória. Entretanto, as concentrações circulantes de adiponectina estão diminuídas em cães e gatos obesos. Em conjunto com os efeitos pró-inflamatórios da elevação das concentrações de leptina e diminuição de adiponectinas, o número e atividade de monócitos e macrófagos no tecido adiposo aumenta em animais obesos. Estes leucócitos são a fonte de citocinas, como o fator de necrose tumoral (TNF)-α e interleucina-6. O TNF-α, além da supressão do apetite e efeitos pró-inflamatórios, diminui a sensibilidade à insulina e promove lipólise. A resistência à insulina relacionada com obesidade e inflamação, através do desbalanço de adipocinas e citocinas do tecido adiposo em excesso, possuem efeitos sistêmicos de longo alcance.

Distúrbios dos Equinos

Disfunção da Pars Intermedia da Glândula Pituitária

A disfunção da pars intermedia pituitária (DPIP) é a endocrinopatia mais comumente diagnosticada em cavalos. Embora tenha sido chamada de doença de Cushing equina, sua patogenia é distinta daquela da doença de Cushing humana ou canina. Enquanto a doença de Cushing reflete uma aberração no controle do eixo hipotálamo-hipófise-adrenal dos corticotrofos, os melanotrofos da pars intermedia não expressam receptores de glicocorticoides e são controlados por inibição dopaminérgica a partir dos neurônios hipotalâmicos. De maneira importante, as glândulas adrenais de equinos com DPIP estão usualmente inalteradas — ou seja, estão livres de proliferação difusa ou nodular das células corticais.

Na pars intermedia equina normal, a inibição dopaminérgica está diminuída no outono conforme a duração da luz do dia fica cada vez mais curta. O resultante aumento da atividade da pars intermedia promove crescimento de pelos e aumento do volume de depósito de tecido adiposo em preparação para os meses de inverno. No DPIP, as concentrações de dopamina da pars intermedia estão diminuídas ao longo de todo o ano, e os melanotrofos, com perda da inibição dopaminérgica, sintetizam pró-opiomelanocortinas (POMC) em excesso e secretam concentrações excessivas de uma série de hormônios, especialmente α-MSH, β-endorfinas, peptídeo intermediário semelhante à corticotrofina (CLIP), e, em menor quantidade, ACTH.

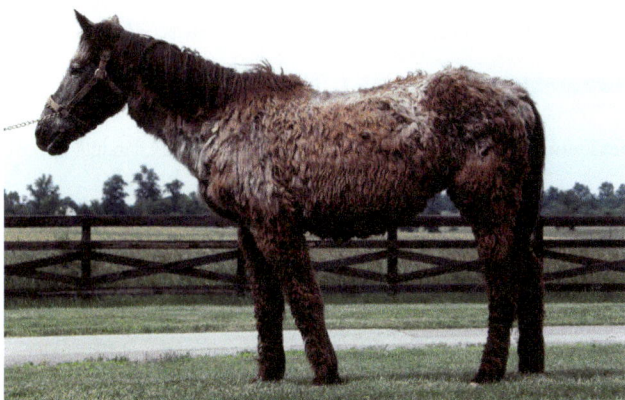

Figura 12-49 Hipertricose (Também Conhecida como Hirsutismo), Equino. A hipertricose (pelo excessivamente longo ou incapacidade de troca de pelo na primavera) é atribuída à compressão hipotalâmica por um adenoma pituitário da pars intermedia. Este cavalo sofreu perda de peso, que é comum em casos de disfunção da pars intermedia pituitária (DPIP). (Cortesia de Dr. E.M. Green, College of Veterinary Medicine and Biomedical Sciences, Texas A&M University.)

A hipertricose (também conhecida como hirsutismo, que é um pelo excessivamente longo ou a incapacidade de trocar normalmente o pelo na primavera; Fig. 12-49) é considerada diagnóstica, mas não é aparente, muito menos óbvia, em todos os cavalos com DPIP. Outros sinais clínicos, como a laminite crônica (inflamação das lâminas do casco; Capítulo 17), perda de peso ou distribuição anormal do tecido adiposo, e aumento da susceptibilidade a infecções, estão inconsistentemente presentes e inespecíficas. A hipertricose e outros sinais clínicos de DPIP podem, em parte, refletir compressão hipotalâmica pelo efeito de ocupação do espaço de uma glândula pituitária aumentada, em vez de serem inteiramente atribuíveis à superprodução de peptídeos POMC.

O principal fator de risco para a DPIP é o envelhecimento. A patogenia pode ser resultado da lesão oxidativa associada à idade dos neurônios hipotalâmicos dopaminérgicos. A hipertrofia e hiperplasia focal ou multifocal da pars intermedia são observadas na autópsia na maioria dos cavalos com mais de 10 anos de idade e podem estar acompanhadas pela formação de cistos, mas estas lesões focais estão raramente associadas a sinais clínicos de DPIP. Ao contrário, a hiperplasia adenomatosa difusa, mesmo sem o desenvolvimento de microadenomas ou um macroadenoma, pode significativamente aumentar a pars intermedia e provavelmente resultar em sinais clínicos de DPIP.

Assim como na pars distalis, nódulos entre 1 e 5 mm de diâmetro são classificados como microadenomas (Fig. 12-50, A). Por definição, os macroadenomas (Fig. 12-50, B, e 12-20) possuem pelo menos 5 mm (mas em equinos possuem frequentemente de 1 a 3 cm) de diâmetro. Como os microadenomas tendem a ser múltiplos, sua massa acumulada pode alcançar ou exceder a de um macroadenoma. Histologicamente, os adenomas de pars intermedia equinos formam agrupados de células poliédricas a piriformes separados por septos fibrovasculares delgados (Fig. 12-50, C). As células neoplásicas se assemelham a versões hipertrofiadas de seus homólogos não neoplásicos e possuem imunorreatividade variável para o peptídeo intermediário semelhante à corticotrofina (CLIP), hormônio estimulante de melanócitos (MSH), β-endorfina e β-lipotropina. Embora a imunorreatividade ao ACTH seja usualmente detectável, este resultado não reflete necessariamente ACTH bioativo. Adenomas não funcionais de pars intermedia em equinos exercem um efeito de massa com várias anormalidades metabólicas atribuídas principalmente à compressão da hipófise e hipotálamo. De forma importante, a pars nervosa pituitária é um dos primeiros tecidos a ser comprimido. Portanto, até mesmo um pequeno adenoma de pars intermedia pode causar transtorno do eixo hipotalâmico-pituitário.

Síndrome Metabólica Equina

Cavalos fisicamente inativos que consomem rações de alta energia, especialmente aquelas com alto índice glicêmico, estão susceptíveis ao desenvolvimento da síndrome metabólica equina. De maneira importante, o pasto é a principal fonte dietética de açúcares. Certas raças, pôneis e cavalos-miniatura, em particular, possuem maior risco. Cavalos afetados também provavelmente se tornarão obesos (ou desenvolvem adiposidade regional; p. ex. "crista do pescoço")[7] com associada elevação das concentrações de mediadores inflamatórios e desenvolvimento de resistência à insulina. A resistência à insulina é frequentemente detectada após avaliação da hiperinsulinemia como um indicador da síndrome metabólica equina; entretanto, o diabetes melito tipo 2 é raramente diagnosticado em equinos. A hipertrigliceridemia e hiperleptinemia também já foram documentadas na síndrome metabólica equina. A laminite "endocrinopática" crônica (Capítulo 17) é uma complicação incapacitante e comum da síndrome metabólica equina.

---

[7]Espessamento por infiltração gordurosa das áreas dorsal e lateral do pescoço.

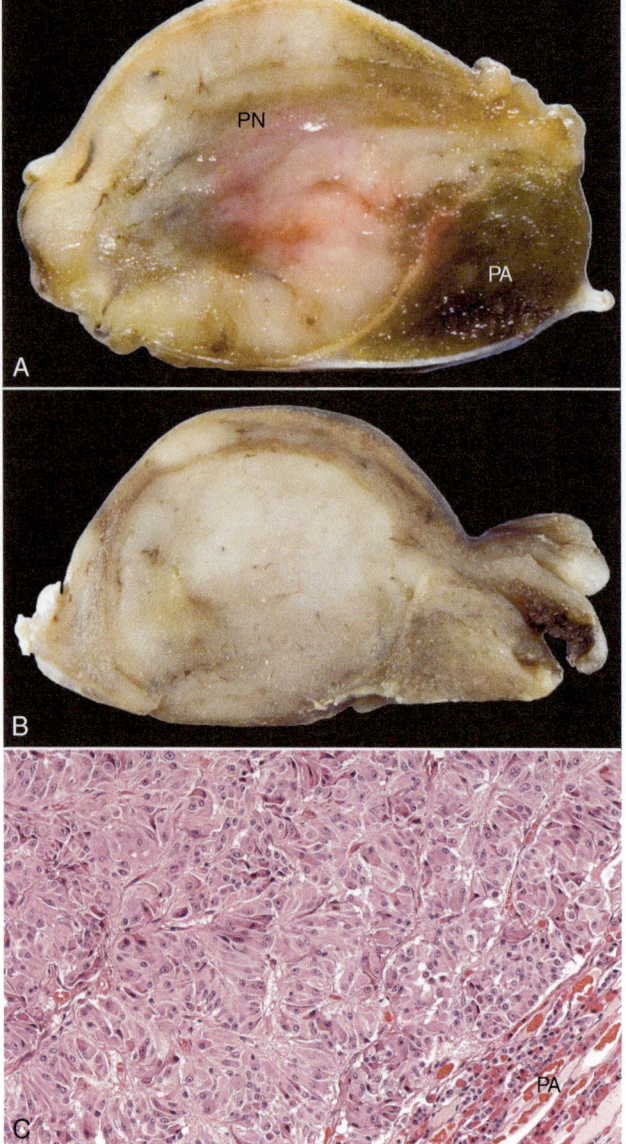

Figura 12-50 **Adenoma, Pars Intermedia Pituitária, Equino. A,** Glândula pituitária, corte sagital. Microadenomas coalescentes (nódulos de 1 a 5 mm de diâmetro) expandem a pars intermedia. *PA,* pars anterior; *PN,* pars nervosa. **B,** Glândula pituitária, corte sagital. Um macroadenoma, acompanhado por vários microadenomas, expande a pars intermedia e comprime a pars nervosa e pars anterior. **C,** O adenoma melanotrófico consiste de células poliédricas a piriformes hipertrofiadas com amplo citoplasma anfofílico pálido no estroma fibrovascular fino. Note os cromófobos e acidófilos na pars anterior comprimida (*PA, canto inferior direito*). Coloração por HE. (Cortesia de Dr. M.A. Miller, College of Veterinary Medicine, Purdue University.)

Síndrome Dismaturidade-Hipotireoidismo Congênita

Particularmente no Noroeste do Pacífico e oeste do Canadá, a morte perinatal equina já foi associada ao hipotireoidismo — possivelmente o resultado da deficiência materna de iodo ou exposição ao excesso de nitrato da forragem verde — e más formações musculoesqueléticas. O hipotireoidismo congênito supostamente causa as más formações musculoesqueléticas associadas, principalmente prognatismo e (apesar da duração normal ou até mesmo gestação prolongada) atraso na ossificação dos ossos carpais e tarsais com deformidades flexurais e contração ou ruptura de tendões. A glândula tireoide em potros afetados pode não estar macroscopicamente aumentada, mas possui características histológicas de hiperplasia.

Tireoidite Linfocítica (Imunomediada)

Ver Distúrbios dos Animais Domésticos, Distúrbios da Glândula Tireoide.

Hiperparatireoidismo Nutricional

Ver Distúrbios dos Animais Domésticos, Distúrbios da Glândula Paratireoide.

Pinealite

Ver Distúrbios dos Animais Domésticos, Distúrbios da Glândula Pineal.

Distúrbios dos Ruminantes (Bovinos, Ovinos e Caprinos)

Aplasia Adeno-hipofisária (Glândula Pituitária Anterior) e Gestação Prolongada

Estudos em ovelhas e outros animais enfatizam a importância do eixo hipotálamo-pituitária-adrenal fetal no início do parto. O hormônio liberador de corticotrofina (CRH) oriundo dos neurônios hipotalâmicos (e da placenta) estimula a secreção de ACTH a partir dos corticotrofos adeno-hipofisários, levando ao aumento da produção de cortisol pela glândula adrenal fetal. Tanto o cortisol quanto o CRH estimulam a produção placentária de prostaglandina pelo aumento da cicloxigenase-2. A indução da 17α-hidroxilase placentária pelo cortisol ou PGE$_2$ promove a conversão de progesterona em estradiol. A concentração crescente de estradiol placentário (e decrescente concentração de progesterona) no final da gestação fornece feedback positivo sobre o hipotálamo e adeno-hipófise, estimulando a liberação de mais ACTH, produção de PGF$_{2\alpha}$, e início do parto. Portanto, qualquer lesão que prejudique o eixo hipotalâmico-pituitário-adrenal causa desenvolvimento fetal anormal e tende a prolongar a gestação. A aplasia da adeno-hipófise (com desenvolvimento normal da neuro-hipófise — a glândula pituitária posterior) é descrita como um distúrbio genético em bovinos Guernsey e Jersey. A glândula pituitária também pode ter falha no desenvolvimento como resultado de más formações hipotalâmicas (p. ex. pela ingestão de *Veratrum californicum* por ovelhas prenhas; Capítulo 18]). Os fetos de ruminantes com secreção defeituosa de ACTH adeno-hipofisário (glândula pituitária anterior) apresentam desenvolvimento abaixo do normal das zonas corticais adrenais com síntese e secreção inadequadas de cortisol.

Bócio Disormonogenético Congênito

Ver Distúrbios dos Animais Domésticos, Distúrbios da Glândula Tireoide.

Neoplasias de Células C Tireoideanas (Ultimobranquiais)

Ver Distúrbios dos Animais Domésticos, Distúrbios da Glândula Tireoide.

Hipocalcemia da Parturiente

A paresia da parturiente (também conhecida como febre do leite e hipocalcemia) em vacas leiteiras é um distúrbio metabólico complexo caracterizado pelo desenvolvimento súbito de hipocalcemia e hipofosfatemia próximo ao início do parto e lactação. Estudos bioquímicos e ultraestruturais indicam que as glândulas paratireoides respondem à hipocalcemia aumentando síntese e secreção de PTH, mas a reabsorção óssea permanece mínima. Em pequenos ruminantes, especialmente em cabras e ovelhas leiteiras, a hipocalcemia ocorre mais comumente cerca de duas semanas antes ou após o parto e coincide com períodos de mineralização esquelética fetal ou pico da lactação, respectivamente.

O excesso de cálcio na ração predispõe vacas leiteiras à hipocalcemia da parturiente, enquanto dietas pobres em cálcio ou suplementadas com vitamina D são protetoras. A homeostase do

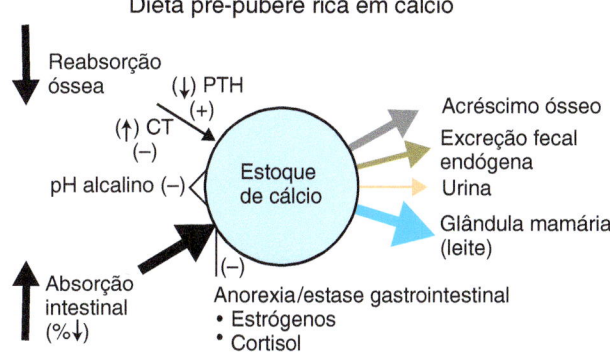

Dieta pré-púbere rica em cálcio

Figura 12-51 Homeostase do Cálcio em Vacas Alimentadas com uma Dieta Pré-parto Rica em Cálcio. Com uma dieta rica em cálcio, a homeostase depende principalmente da absorção intestinal de cálcio. As glândulas paratireoides estão inativas, e a reabsorção óssea é baixa. A diminuição do apetite e a motilidade gastrointestinal próxima ao parto prejudicam a absorção intestinal de cálcio para o estoque de cálcio do fluido extracelular. O efluxo de cálcio após o início da lactação excede a taxa de influxo para o estoque de cálcio, e as vacas desenvolvem hipocalcemia e paresia progressivas. *CT*, calcitonina; *PTH*, hormônio da paratireoide. (Redesenhado com permissão de Dr. C. Capen, College of Veterinary Medicine, The Ohio State University.)

cálcio em vacas prenhes alimentadas com uma dieta rica em cálcio parece ser mantida principalmente pela absorção intestinal de cálcio (Fig. 12-51). Esta maior dependência da absorção intestinal em vez da reabsorção óssea estimulada pelo PTH poderia explicar o maior risco do desenvolvimento de hipocalcemia profunda próximo ao parto em vacas alimentadas com excesso de cálcio. Ademais, o aumento da secreção de calcitonina em vacas prenhes em uma dieta rica em cálcio poderia contrabalancear os efeitos do PTH sobre a reabsorção de cálcio do osso.

Distúrbios dos Suínos

Embora suínos sejam susceptíveis ao bócio pelas mesmas razões que outras espécies domésticas, outros distúrbios endócrinos são raramente diagnosticados em porcos criados para produção animal (isto é, expectativa de vida mais curta). Entretanto, porcos miniatura frequentemente são animais de companhia sedentários com dietas não convencionais e uma longa expectativa de vida. Portanto, estão predispostos à obesidade e doenças associadas. De maneira importante, suínos miniatura também possuem uma configuração genética diferente dos porcos comerciais.

Distúrbios dos Cães

Cistos Hipofisários e Nanismo Hipofisário

Cistos do ducto craniofaríngeo (Fig. 12-52), delineados por epitélio respiratório (epitélio colunar pseudoestratificado com células ciliadas e células caliciformes) são ocasionalmente encontrados próximos à pars tuberalis e pars distalis dos cães. Os cistos são preenchidos por mucina, mas são tipicamente microscópicos ou menores do que alguns milímetros de diâmetro, e eles parecem não interferir com a função pituitária.

Ao contrário, cistos da fissura de Rathke resultam da incapacidade do ectoderma da bolsa de Rathke se diferenciar em adeno-hipófise. Este cisto (Fig. 12-53) selar (isto é, dentro da sela túrcica) de crescimento progressivo é também delimitado por epitélio colunar pseudoestratificado ciliado com células caliciformes, e é preenchido por mucina. Entretanto, a falha concomitante de desenvolvimento adeno-hipofisário (glândula pituitária anterior) resulta em deficiência

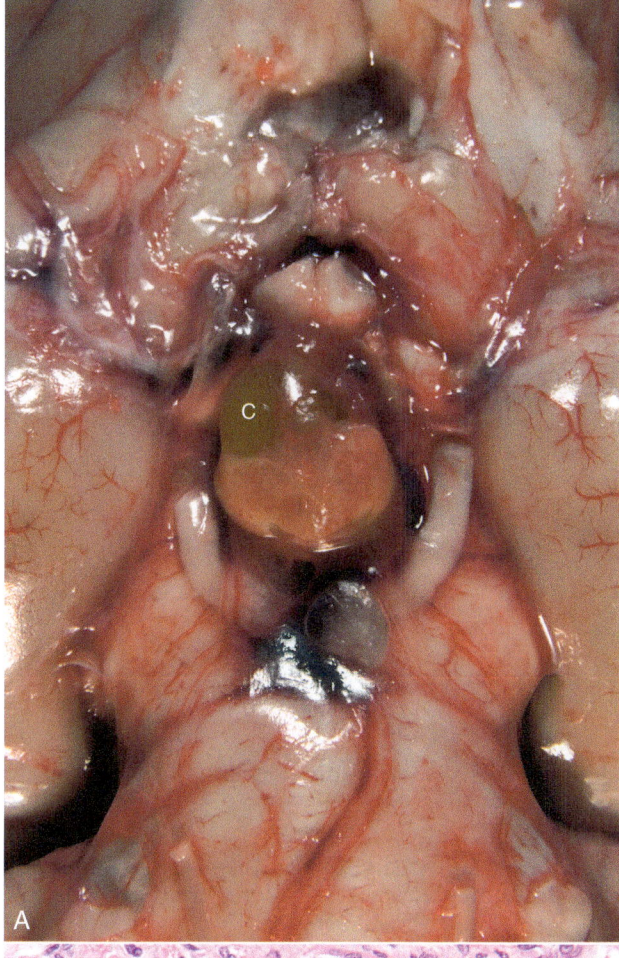

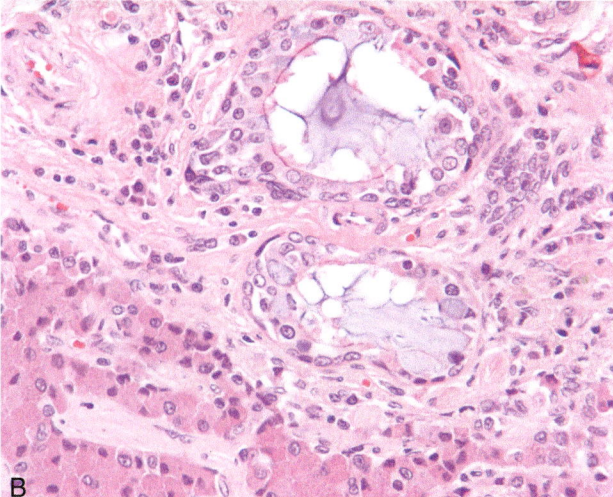

Figura 12-52 Cistos de Ducto Craniofaríngeo, Glândula Pituitária, Cão. A, Um cisto (C) multiloculado, preenchido por muco, está localizado no aspecto rostroventral da adeno-hipófise. **B,** Os remanescentes císticos microscópicos do ducto craniofaríngeo estão delimitados por epitélio colunar pseudoestratificado ciliado com células caliciformes, e são cercados por tecido fibroso. Note a adeno-hipófise não afetada no canto inferior esquerdo. Coloração por HE. (Cortesia de Dr. M.A. Miller, College of Veterinary Medicine, Purdue University.)

ou ausência de todos os hormônios tróficos e, portanto, um pan-hipopituitarismo funcional. Este pan-hipopituitarismo juvenil ocorre mais frequentemente como uma doença autossômica recessiva em cães pastores alemães, mas também já foi relatado no Spitz, pinscher toy, e cães de ursos da Carélia. Filhotes afetados parecem normais

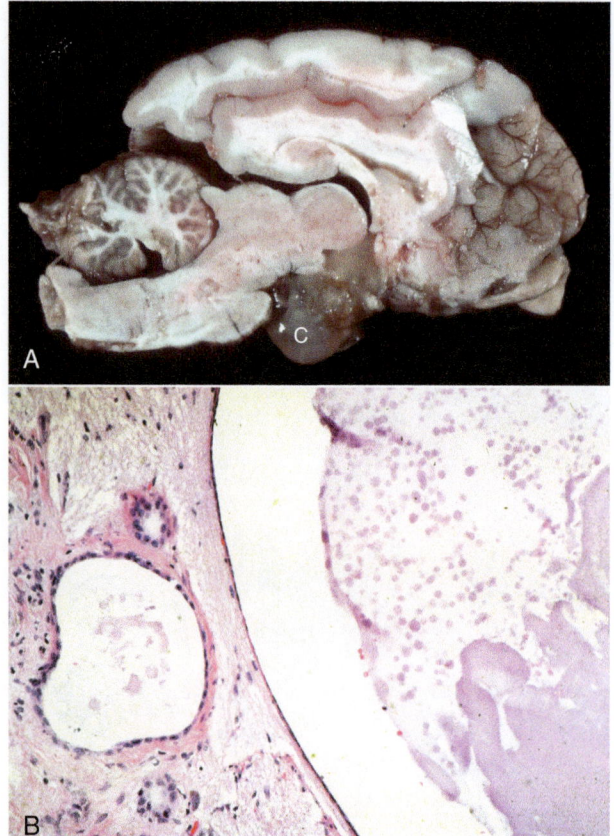

Figura 12-53 **Bolsa de Rathke Cística, Cérebro, Corte Sagital, Cão. A,** Um grande cisto (C) multiloculado está no aspecto ventral do cérebro onde a adeno-hipófise estaria normalmente localizada. **B,** O cisto está na metade direita da fotomicrografia; a metade esquerda do campo consiste de tecido desorganizado que se assemelha à neuro-hipófise com poucas estruturas ductulares, mas o tecido adeno-hipofisário diferenciado não é reconhecível. Coloração por HE. (Cortesia de Dr. J.F. Zachary, College of Veterinary Medicine, University of Illinois.)

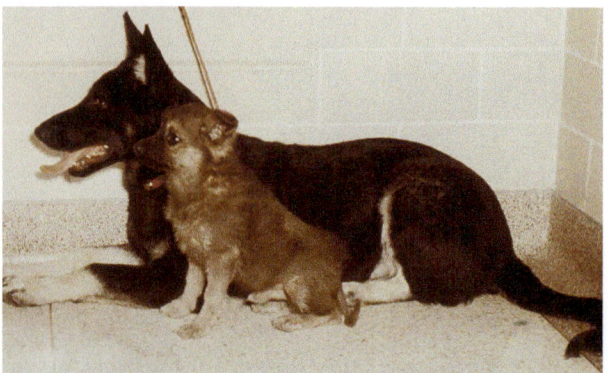

Figura 12-54 **Pan-hipopituitarismo ("Nanismo Hipofisário"), Pastor Alemão de Cinco Meses de Idade e Irmão de Ninhada.** O irmão não afetado pesou 27,3 kg, enquanto o filhote anão pesou somente 4 kg e manteve seu pelame de filhote. (Cortesia de Dr. Jack E. Alexander.)

até aproximadamente dois meses de idade, após o qual crescimento abaixo do normal, retenção do pelame de filhote com progressão para hiperpigmentação e alopecia bilateral simétrica, e ausência de pelos primários se tornam gradativamente evidentes (Fig. 12-54). Pastores alemães adultos com pan-hipopituitarismo variam de 2 kg de peso corporal a quase metade do tamanho normal, dependendo se a falha de formação da adeno-hipófise for parcial ou completa. O

fator de crescimento semelhante à insulina, o qual é regulado pela somatotrofina (hormônio de crescimento), possui baixa atividade em cães com nanismo e concentrações intermediárias em antecessores fenotipicamente normais suspeitos de serem portadores heterozigotos.

Apoplexia Pituitária

Ver Distúrbios dos Animais Domésticos, Distúrbios da Adeno-hipófise (Glândula Pituitária Anterior).

Craniofaringioma e Tumores de Células Germinativas Suprasselares

Ver Distúrbios dos Animais Domésticos, Outros Distúrbios Neoplásicos da Hipófise, Neoplasmas Suprasselares.

Adenomas de Pars Intermedia

Ver Distúrbios dos Animais Domésticos, Distúrbios da Adeno-hipófise (Glândula Pituitária Anterior).

Hipotireoidismo

O hipotireoidismo adquirido é o distúrbio tireoideano canino mais comum. A lesão tireoideana em quase todos os casos de hipotireoidismo de início na vida adulta em cães é a atrofia folicular (Fig. 12-55, A) ou tireoidite linfocítica, ou ambas. Cães afetados estão na faixa da meia-idade ou são idosos, e mais de 90% dos casos são considerados primários, em vez de secundários à diminuição da secreção de TSH. Entretanto, macroadenomas pituitários ou outras lesões que se infiltram ou destroem a adeno-hipófise podem resultar em hipotireoidismo secundário, no qual os folículos estão delineados por células epiteliais cuboides baixas ou achatadas, e distendidas por coloide (Fig. 12-55, B e 12-8, B). Distúrbios metabólicos (hipercolesterolemia é uma das anormalidades bioquímicas séricas mais consistente) e dermatológicos (Capítulo 17) são achados clínicos que levam à pronta realização de testes diagnósticos para hipotireoidismo. A hipercolesterolemia pelo hipotireoidismo é uma das poucas causas de aterosclerose em cães (Fig. 12-55, C; Fig. 10-66).

Atrofia Folicular Idiopática

Na atrofia folicular idiopática, a glândula tireoide está diminuída e pálida porque a maior parte do parênquima foi perdida ou substituída por tecido adiposo (Fig. 12-55, A e B). Embora esta aparência possa ser o estágio final da tireoidite linfocítica autoimune, a inflamação é raramente evidente histologicamente. Entretanto, como a histologia não faz parte dos exames diagnósticos para o hipotireoidismo canino, a glândula tireoide quase nunca é avaliada até a morte do cão. Ademais, cães com diagnóstico clínico de hipotireoidismo usualmente recebem terapia de reposição hormonal, o que fornece feedback negativo sobre o hipotálamo e hipófise, diminuindo as concentrações circulantes de TSH e exacerbando a atrofia folicular idiopática. Portanto, o conhecimento da progressão da atrofia folicular idiopática é baseado na avaliação histológica de cães de laboratório, nos quais as lesões precoces são focais. Folículos afetados são pequenos e contêm coloide escasso e células foliculares colunares altas. Subsequentemente, após o início do hipotireoidismo clínico e deficiência dos hormônios tireoideanos, a atrofia é difusa e pronunciada. A glândula consiste principalmente de tecido adiposo somente alguns agregados dispersos de folículos reconhecíveis delineados por células cuboides baixas.

Tireoidite Linfocítica

Na tireoidite linfocítica (Fig. 12-27), o interstício possui infiltrados multifocais ou difusos de linfócitos, plasmócitos e macrófagos com pelo menos um aumento relativo do tecido fibroso. Estudos histológicos em beagles de laboratório indicam uma resposta hipertrófica precoce das células foliculares ao TSH, embora, no momento do exame histológico nos casos clínicos, a maioria dos folículos normalmente já

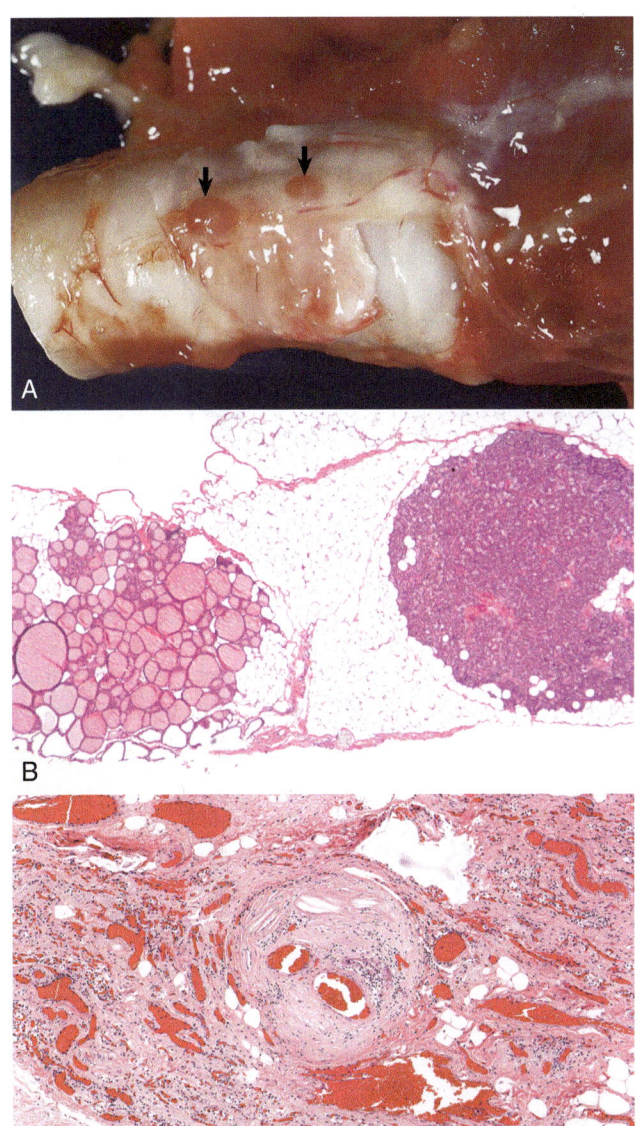

Figura 12-55 Glândula Tireoide Atrofiada, Cão. A, A glândula tireoide atrofiada está translucente, de coloração bronzeada pálida e quase imperceptível. A atrofia tireoideana faz com que as glândulas paratireoides (*setas*) pareçam mais proeminentes. **B,** Folículos tireoideanos (*esquerda*) estão atrofiados com epitélio cuboide baixo e coloide moderadamente eosinofílico. O tecido adiposo infiltrou o interstício. A glândula paratireoide (*direita*) possui tamanho normal. Coloração por HE. **C,** Atrofia severa resultou em colapso da maioria dos folículos tireoideanos e um aumento relativo do estroma fibroso. Note as fendas de esterol da aterosclerose em um ramo da artéria tireoideana. Coloração por HE. (**A** Cortesia de Dr. W. Crowell, College of Veterinary Medicine, The University of Georgia; e Noah's Arkive, College of Veterinary Medicine, The University of Georgia. **B** Cortesia do College of Veterinary Medicine, University of Illinois. **C** Cortesia de Dr. M.A. Miller, College of Veterinary Medicine, Purdue University.)

tenha sido destruída. Como o exame histológico não é utilizado para o diagnóstico, a demonstração de autoanticorpos séricos contra tireoglobulina, T_3 ou T_4 pode ser utilizada (em conjunto com a aferição de T_3, T_4 e TSH circulantes para confirmar o hipotireoidismo) para inferir a presença de tireoidite linfocítica. A confirmação de autoanticorpos contra tireoglobulina também suporta a teoria de que a tireoidite linfocítica canina é uma doença autoimune, como a tireoidite de Hashimoto em seres humanos. Em uma revisão de exames bioquímicos séricos para disfunção tireoideana, cães eutireoideos positivos para

autoanticorpos contra tireoglobulina eram mais jovens do que cães hipotireoideos positivos para autoanticorpos contra tireoglobulina, os quais, por sua vez, eram mais jovens do que cães hipotireoideos negativos para autoanticorpos contra tireoglobulina. Estes achados indicam a natureza progressiva da tireoidite linfocítica, pois acredita-se que mais de 75% da glândula deva ser destruída antes que ocorra o hipotireoidismo clínico. Se quase todo o tecido folicular for destruído, então a estimulação antigênica para produção de autoanticorpos contra tireoglobulina não existe mais, e seria esperado que a inflamação linfocítica cedesse. Este resultado novamente levanta a questão se a atrofia folicular idiopática poderia, pelo menos em alguns casos, ser uma tireoidite linfocítica "destruidora". Certas raças ou famílias de cães, incluindo beagles de laboratório, golden e labrador retrievers, e doberman pinschers, possuem maior risco de hipotireoidismo.

Hiperparatireoidismo Renal

Ver Distúrbios dos Animais Domésticos, Distúrbios da Glândula Paratireoide e Capítulo 11.

Carcinoma Apócrino das Glândulas do Saco Anal

Carcinomas apócrinos das glândulas dos sacos anais são o neoplasma perineal mais comum em cães e uma das principais causas de hipercalcemia maligna nesta espécie. De forma importante, aproximadamente metade dos casos são descobertos durante a palpação retal, o que faz com que o achado de hipercalcemia em exames bioquímicos séricos, relatado em aproximadamente um quarto dos cães afetados, deva levar a uma pesquisa imediata por este neoplasma. A hipercalcemia é atribuída à secreção de peptídeo relacionado com o hormônio da paratireoide (PTHrP). As concentrações circulantes de hormônio da paratireoide não estão aumentadas; de fato, as glândulas paratireoides estão usualmente atrofiadas em resposta à persistente hipercalcemia. Em uma série de casos felinos — o neoplasma é muito menos comum em gatos —, a concentração sérica de cálcio foi aferida em cinco de 64 gatos estudados e somente um animal possui hipercalcemia limítrofe. Cães com carcinoma apócrino das glândulas do saco anal são tipicamente idosos e usualmente machos ou fêmeas castradas. A maioria dos carcinomas de glândula de saco anal sofreu metástase para os linfonodos regionais no momento do atendimento. Macroscopicamente, os carcinomas apócrinos são massas nodulares firmes adjacentes a um saco anal (Fig. 12-56, A). Histologicamente, células neoplásicas estão arranjadas em padrões sólido, tubular ou em rosetas, ou como uma combinação de padrões (Fig. 12-56, B e C). As células neoplásicas podem expressar marcadores neuroendócrinos, como a cromogranina A ou enolase específica de neurônios, mas isso não necessariamente está correlacionado com a hipercalcemia.

Hiperadrenocorticismo (Síndrome ou Doença de Cushing)

O hiperadrenocorticismo é relativamente comum em cães idosos, reconhecido de forma crescente em gatos, e raro em outros animais domésticos. O hiperadrenocorticismo iatrogênico é o resultado de terapia glicocorticoide, o que resulta em diminuição da secreção de ACTH e atrofia adrenocortical. A síndrome de Cushing espontânea, ao contrário, é usualmente o resultado da secreção de ACTH por corticotrofos adeno-hipofisários (glândula pituitária anterior) hiperplásicos ou neoplásicos, o que causa hiperplasia adrenocortical bilateral, difusa ou multifocal, especialmente na zona fasciculada (Figs. 12-17, A e C, e 12-35). Adenomas ou carcinomas adrenocorticais funcionais (Fig. 12-37) são uma causa menos comum de síndrome de Cushing canina. A concentração plasmática basal de cortisol é comparada com aquela após a supressão por dexametasona e a estimulação por ACTH para determinar a patogenia do hiperadrenocorticismo.

O aumento da gliconeogênese, lipogênese e catabolismo proteico explica vários dos sinais clínicos e lesões. A atrofia da musculatura

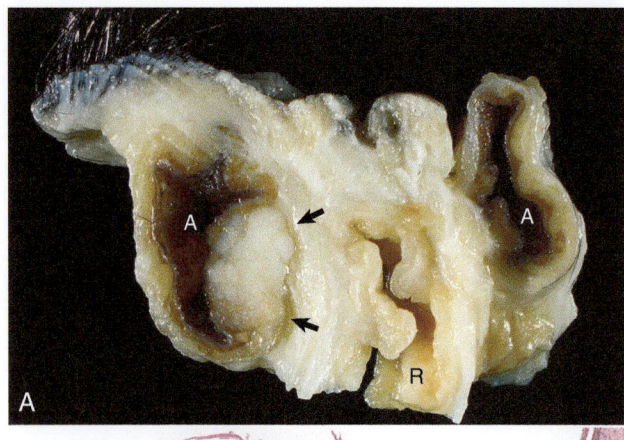

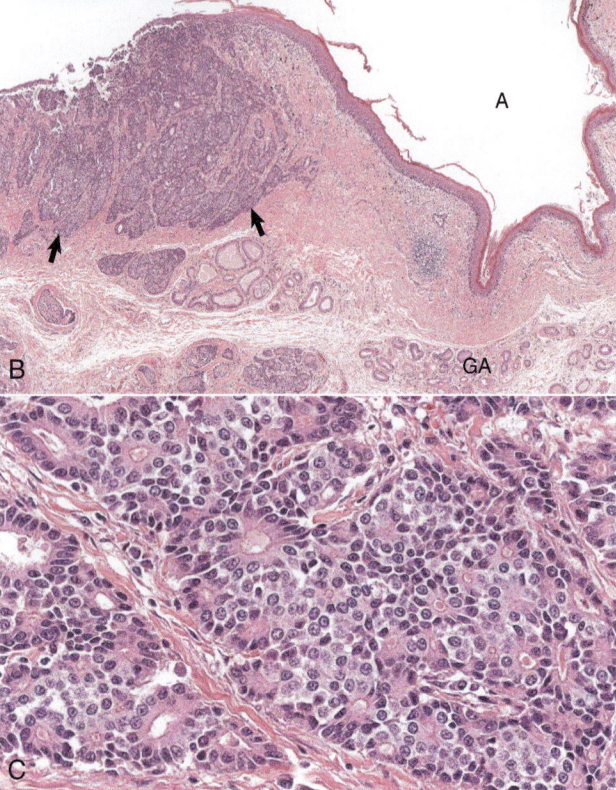

Figura 12-56 **Carcinoma Apócrino de Glândulas do Saco Anal, Cão.** **A,** Ânus, reto e sacos anais, cortados em um plano horizontal com o ânus no topo. Um nódulo de 1 centímetro (*setas*) protrui em direção a um saco anal (*lado esquerdo da figura*). O outro saco anal está normal. A, sacos anais; R, reto. **B,** O carcinoma apócrino invasivo (*setas*) causa fissuras no epitélio escamoso estratificado do saco anal (A). Note as glândulas apócrinas (GA) não neoplásicas do saco anal no canto inferior direito. Coloração por HE. **C,** As células neoplásicas formam ninhos sólidos, estruturas acinares e tubulares, e rosetas. Coloração por HE. (**A** Cortesia De Meuten DJ, Cooper BJ, Capen CC et al: *Vet Pathol* 18:454-471, 1981. **B** e **C** Cortesia de Dr. M.A. Miller, College of Veterinary Medicine, Purdue University.)

esquelética resulta em abdome penduloso (Fig. 12-36). A hepatomegalia é causada por aumento dos depósitos de lipídios e glicogênio (hepatopatia esteroide; Fig. 8-78). As lesões cutâneas ocorrem inicialmente sobre pontos de fricção (p. ex. pescoço, flancos ou atrás das orelhas) ou em proeminências ósseas, e então se espalham em um padrão bilateral simétrico até envolver a maioria da superfície corporal (Figs. 12-36, 17-74 e 17-75). As lesões cutâneas do hipercortisolismo incluem atrofia da epiderme e de unidades pilossebáceas, com perda do colágeno dérmico e elastina. Na calcinose cutânea, uma lesão característica em até 30% dos cães com hiperadrenocorticismo, cristais

de cálcio são depositados ao longo do colágeno dérmico e fibras de elastina, e podem penetrar a epiderme atrofiada ou epitélio folicular. Esta calcificação cutânea está provavelmente relacionada com ações gliconeogênicas e catabólicas proteicas do cortisol, o que resulta em rearranjo molecular do colágeno e elastina, com formação de uma matriz que atrai cálcio. O cálcio também pode ser depositado em outros tecidos, como os pulmões, músculo esquelético e estômago.

Hipoadrenocorticismo Primário

O hipoadrenocorticismo primário ou doença de Addison canina é um distúrbio funcional que resulta da insuficiente produção adrenocortical de hormônios mineralocorticoides e glicocorticoides. É usualmente atribuído à destruição autoimune do córtex adrenal. Assim como em muitos distúrbios autoimunes, o início da doença ocorre tipicamente em adultos jovens a cães de meia-idade com discreta predominância por fêmeas, exceto em raças com predisposição genética, como o cão d'água português, collie barbudo e poodle standard. Os sinais clínicos são inespecíficos, assim como os resultados de testes bioquímicos séricos. Entretanto, a hiponatremia e hipercalemia concomitantes que ocorrem como resultado da deficiência de aldosterona (Fig. 12-14, A) na maioria dos cães afetados suporta um diagnóstico de doença de Addison. O diagnóstico definitivo é baseado na incapacidade de responder à estimulação por ACTH, com aumento das concentrações séricas de cortisol (Fig. 12-14, B) em razão dos números inadequados de células corticais nas zonas fasciculada e reticular. As lesões histológicas da doença de Addison são adrenalite linfoplasmocítica e severa destruição lítica de todas as três camadas do córtex adrenal. A medula adrenal não é alvo da autoimunidade e, portanto, não é afetada. Em alguns poucos cães, a zona glomerulosa é pelo menos parcialmente poupada; estes cães podem ter concentrações séricas normais de sódio e potássio.

Nos estágios iniciais da doença de Addison, os linfócitos (principalmente linfócitos T com menos linfócitos B) e plasmócitos estão distribuídos difusamente por todo o córtex adrenal, e praticamente todas as células corticais nas zonas glomerulosa, fasciculada e reticular sofrem morte lítica. Macrófagos preenchidos por lipofuscina se acumulam em locais de perda de células corticais. A atrofia cortical é tipicamente difusa e severa (Fig. 12-57); a relação entre as áreas cortical e medular em cortes histológicos pode estar bem abaixo do percentil 0 para cães normais de 1,1.[8] Sem a terapia de reposição mineralocorticoide e glicocorticoide, a destruição do córtex adrenal é fatal. Entretanto, cães tratados podem viver com a doença de Addison por anos. Na autópsia de cães tratados de forma medicamentosa, o córtex adrenal sofreu colapso ou está até mesmo indetectável do ponto de vista histológico, mas frequentemente está livre (até então) de inflamação apreciável.

Diabetes Melito

Cães com diabetes melito tipicamente possuem meia-idade ou são idosos, e frequentemente são do sexo feminino. Raças pequenas, como os poodles miniatura, dachshunds e terriers, podem ser predispostas, mas todas são susceptíveis; a doença pode ser genética em keeshonds. Certas doenças concomitantes, especialmente hiperadrenocorticismo, promovem hiperglicemia e diminuem a sensibilidade à insulina. Outros hormônios diabetogênicos incluem o hormônio de crescimento, que por sua vez pode aumentar a síntese hepatocelular e secreção de fator de crescimento semelhante à insulina. Cães podem desenvolver resistência à insulina, mas geralmente não são susceptíveis ao diabetes tipo 2.

---

[8]A relação da área de corte transversal entre córtex adrenal e medula varia amplamente, mas o valor mediano em cães sem evidências clínicas de disfunção endócrina ou lesões histológicas adrenais é de aproximadamente 2,9; o percentil 0 é de 1,1.

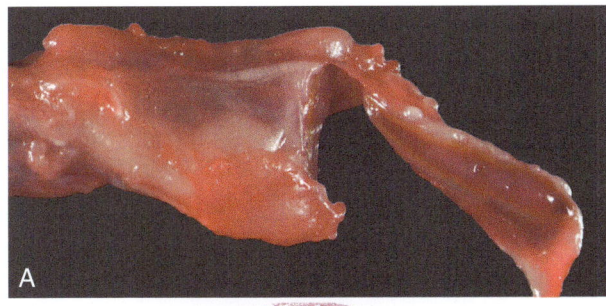

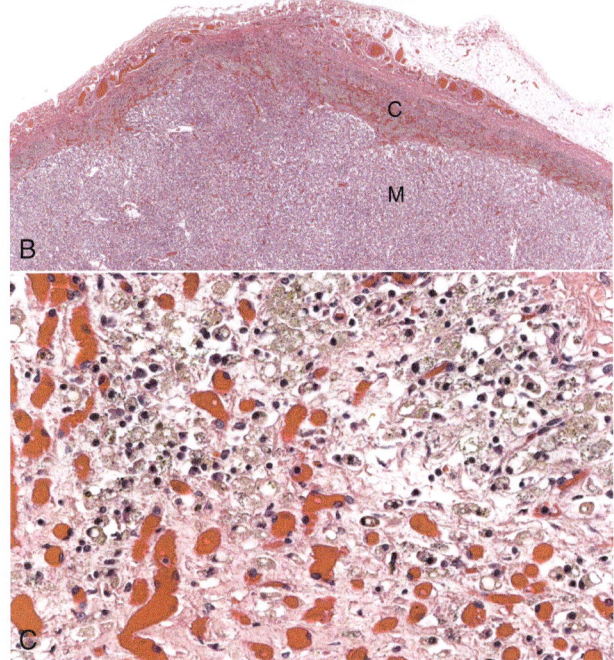

Figura 12-57 **Adrenalite Linfoplasmocítica com Atrofia Adrenocortical, Cão. A,** Com a severa atrofia adrenocortical, a medula constitui a maior porção da área de corte transverso da glândula adrenal. **B,** Atrofia severa de todas as três camadas do córtex (C) é característica do hipoadrenocorticismo ou doença de Addison canina. M, medula. Coloração por HE. **C,** Quase todas as células corticais já foram destruídas; o que resta do córtex adrenal é estroma colabado com macrófagos preenchidos por lipofuscina, linfócitos e plasmócitos. A cápsula adrenal está no canto superior direito. Coloração por HE. (Cortesia de Dr. M.A. Miller, College of Veterinary Medicine, Purdue University.)

A destruição das ilhotas secundária à pancreatite recorrente crônica (Fig. 12-43) ou, menos comumente, como resultado de lesão imunomediada seletiva das células das ilhotas, correspondem a vários casos de diabetes melito canino. Na pancreatite recorrente crônica, o pâncreas está eventualmente reduzido a uma banda fibrosa delgada de nódulos (Fig. 12-44). Histologicamente, as ilhotas podem ser difíceis de observar, as células β estão em número reduzido, e as células das ilhotas remanescentes possuem citoplasma vacuolizado pelo acúmulo de glicogênio. Na lesão imunomediada, linfócitos e plasmócitos estão confinados às ilhotas, e as células β são destruídas seletivamente.

Distúrbios dos Gatos

As endocrinopatias mais comumente observadas em felinos são o hipertireoidismo e o diabetes melito.

Hipertireoidismo

O hipertireoidismo, resultado da elevação das concentrações circulantes de T_4 e T_3, já é reconhecida em gatos desde o final da década de 1970, e é agora uma das duas endocrinopatias felinas mais comumente diagnosticadas (a outra é o diabetes melito), especialmente em gatos

idosos. A glândula tireoide pode estar aumentada à palpação meses a anos antes do desenvolvimento dos sinais clínicos. Um ou ambos os lobos tipicamente contêm nódulos que são classificados histologicamente como nódulos hiperplásicos não encapsulados (bócio multinodular; Fig. 12-24) ou adenomas foliculares pelo menos parcialmente encapsulados (Fig. 12-28). Entretanto, a distinção entre hiperplasia e neoplasia benigna na glândula tireoide é difícil, assim como em outras glândulas endócrinas, e pode ter pouco significado clínico. A conjugação de glucoronídeos e sulfatos e excreção de hormônios tireoideanos menos eficientes em gatos explica o motivo pelo qual gatos são mais predispostos do que cães com neoplasmas foliculares tireoideanos funcionais a desenvolver hipertireoidismo.

A aparência histológica (Figs. 12-24 e 12-28) de proliferações tireoideanas nodulares varia. Alguns nódulos são compostos por pequenos folículos com pouco ou nenhum coloide corável. Outros nódulos consistem de folículos maiores e de formato irregular, delineados por células colunares que se projetam em direção ao lúmen. Alguns folículos estão involuídos e preenchidos por coloide densamente eosinofílico. Tais variações podem refletir períodos alternantes de hiperplasia e atrofia. O parênquima tireoideano "normal" circundante sofre atrofia.

O aumento da taxa metabólica basal em gatos com hipertireoidismo resulta em sinais clínicos vagos e inespecíficos. A perda de peso, apesar do aumento do consumo alimentar (polifagia), em gatos idosos necessita de investigação, buscando indícios de hipertireoidismo. A cardiomiopatia hipertrófica ocorre em alguns gatos hipertireoideos (Capítulo 10).

O aumento aparente na incidência do hipertireoidismo felino pode refletir, em parte, uma crescente consciência sobre a condição e melhores cuidados veterinários e testes diagnósticos para gatos idosos. Entretanto, potenciais fatores de risco que poderiam explicar um aumento verdadeiro na prevalência incluem um ambiente predominantemente doméstico, aumento da exposição a pesticidas e fertilizantes, alterações dietéticas (mais alimento enlatado) e genética (risco 10 vezes maior em raças não siamesas). A capacidade de diminuir a concentração circulante total de T_4 e aliviar os sinais clínicos pelo fornecimento de uma dieta restrita em iodo sugere que o excesso de iodo na dieta possui um papel na patogenia do hipertireoidismo felino.

A patogenia do hipertireoidismo felino difere daquela da doença de Graves em seres humanos, pois gatos hipertireoideos não apresentam aumento dos autoanticorpos circulantes contra o receptor de TSH. Entretanto, a imunoglobulina G (IgG) purificada de gatos hipertireoideos aumenta a incorporação de ^{3}H-timidina ao DNA e estimula a proliferação de células foliculares, mas não estimula a produção de AMPc intracelular. Um anticorpo específico que bloqueia o receptor de TSH pode inibir a incorporação da ^{3}H-timidina. Estes dados sugerem a presença de aumento de Ig estimulante do crescimento tireoideano em gatos hipertireoideos que provavelmente atua por meio do receptor de TSH. A doença felina, em sua maior parte, se assemelha intimamente ao bócio nodular tóxico em seres humanos, com mutações em genes que codificam o receptor de TSH ou $G_{S\alpha}$, uma proteína G que medeia a sinalização de TSH dependente de AMPc. Mutações na $G_{S\alpha}$ correspondentes às mutações em seres humanos já foram relatadas em um pequeno grupo de gatos hipertireoideos. Em um estudo separado, todos os casos de hiperplasia folicular felina e adenomas possuíam expressão excessiva imuno-histoquímica do oncogene c-ras. O tecido tireoideano hiperplásico ou neoplásico de gatos hipertireoideos que é transplantado em camundongos atímicos (nude) continua a produzir excessivamente T_3 e T_4. Gatos hipertireoideos não tratados podem ter hiperfosfatemia de patogenia incerta com hipocalcemia recíproca e elevação marcante na concentração do hormônio da paratireoide. A presença concomitante do hipertireoidismo e hiperparatireoidismo poderia ter implicações clínicas em termos de rigidez óssea, pois ambas as condições promovem reabsorção óssea.

Diabetes Melito

O diabetes melito felino usualmente se assemelha ao diabetes tipo 2 de seres humanos, com obesidade e resistência à insulina concomitantes. Entretanto, adenomas somatotróficos pituitários (com secreção de hormônio de crescimento) é uma causa menos comum, embora importante, de diabetes resistente à insulina em gatos. O diabetes melito também é uma causa frequente de morte em gatos com hiperadrenocorticismo. Gatos birmaneses podem ter uma tendência genética à desregulação do metabolismo lipídico que os predispõem ao desenvolvimento de diabetes resistente à insulina na fase geriátrica. Em qualquer raça felina, a obesidade é a principal causa adquirida de resistência à insulina, a qual é atribuída a adipocinas (especialmente leptina) e mediadores inflamatórios sistêmicos. Embora alguns gatos possam compensar a resistência à insulina com aumento da síntese e secreção de insulina e não desenvolvam diabetes, a obesidade supostamente não apenas aumenta o estresse metabólico sobre células β, como também as lesa por mecanismos ainda não totalmente compreendidos. As causas propostas de danos às células das ilhotas pancreáticas incluem oligômeros de amilina intracelular e efeitos tóxicos da glicose, lipídios, espécies reativas de oxigênio e citocinas inflamatórias. Dentre os animais domésticos, os gatos são particularmente susceptíveis à amiloidose das ilhotas. As células β das ilhotas secretam polipeptídeo amiloide das ilhotas (IAPP ou amilina) em conjunto com a insulina. A secreção de IAPP é maior em gatos com resistência à insulina, e com uma sequência de aminoácidos que promove polimerização, a amiloidose das ilhotas (Fig. 12-58) é observada em quase todos os gatos com diabetes resistente à insulina. Entretanto, o depósito amiloide por si só não é uma causa plausível de diabetes resistente à insulina, pois a amiloidose das ilhotas também é reconhecida em gatos com secreção insulínica normal (e não altera a secreção de glucagon pelas células α). A hipótese do oligômero tóxico propõe que as fibrilas intracelulares de amilina poderiam causar morte das células β através de uma resposta de erro de conformação da proteína (Capítulo 1).

Uma proporção importante (26% a 32%) dos gatos diabéticos resistentes à insulina possui hipersomatotropismo (secreção excessiva de hormônio de crescimento por um adenoma somatotrófico pituitário ou hiperplasia adenomatosa). De fato, o hipersomatotropismo usualmente resulta em hiperglicemia descompensada, pois o hormônio

de crescimento diminui a sensibilidade à insulina nas células-alvo. De maneira importante, a elevação da concentração circulante do hormônio de crescimento causa aumento da produção e secreção hepatocelular de fator de crescimento semelhante à insulina-1 (IGF-1); portanto, o teste sérico para IGF-1 pode ser utilizado para triar animais para hipersomatotropismo, especialmente em gatos com hiperglicemia mal controlada.

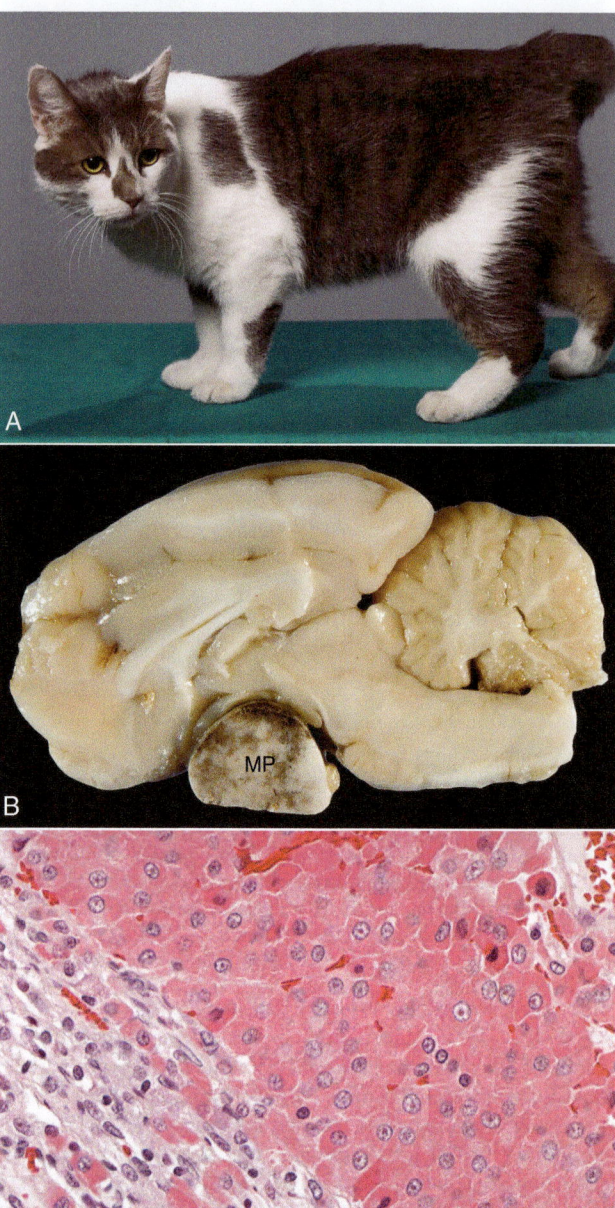

Figura 12-59 **Hipersomatotropismo Felino. A,** Este gato com um adenoma pituitário apresentava uma face larga com discreto prognatismo inferior e patas largas com postura plantígrada (atribuída à neuropatia diabética). O gato apresentava concentrações circulantes elevadas de fator de crescimento semelhante à insulina-1 e tinha desenvolvido diabetes melito resistente à insulina. **B,** Cérebro e glândula pituitária, corte sagital. A massa pituitária (*MP*) é um adenoma somatotrófico. **C,** O adenoma somatotrófico (*superior direito*) é composto por um folheto densamente celular de acidófilos hipertrofiados. Note acidófilos menores misturados aos cromófobos na pars distalis não neoplásica no canto inferior esquerdo. (**A** Cortesia de Dr. J.C. Scott-Moncrieff, College of Veterinary Medicine, Purdue University. **B** e **C** Cortesia de Dr. M.A. Miller, College of Veterinary Medicine, Purdue University.)

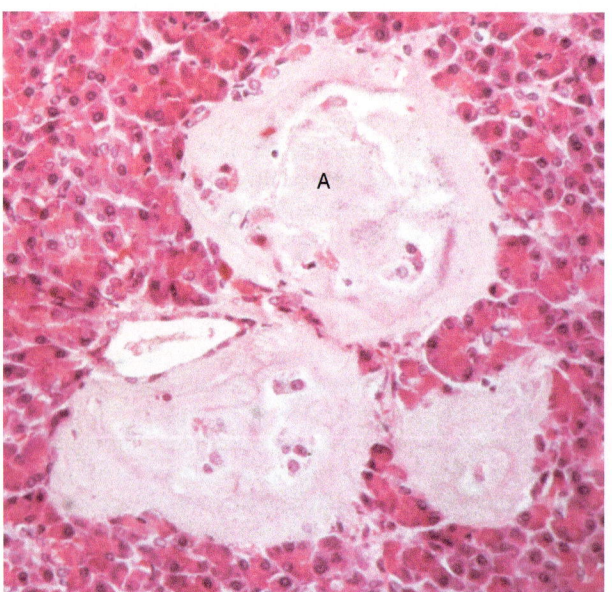

Figura 12-58 **Amiloidose, Ilhotas Pancreáticas, Gato.** Note os depósitos amiloides (*A*), e degeneração e perda das células das ilhotas. Coloração por HE. (Cortesia do College of Veterinary Medicine, University of Illinois.)

Hipotireoidismo

O hipotireoidismo primário é reconhecido em gatos, mas não é tão comum como em cães. A maioria dos casos de hipotireoidismo felino é secundário ao tratamento para hipertireoidismo (ver a seção prévia).

Hiperadrenocorticismo

Adenoma ou hiperplasia adenomatosa dos corticotrofos adeno-hipofisários (glândula pituitária anterior) resulta em secreção excessiva de ACTH. As lesões e sinais clínicos são semelhantes àquelas em cães com adenomas corticotróficos. O hiperadrenocorticismo é menos comum em gatos do que em cães; é usualmente do tipo hipófise-dependente (em vez de adreno-dependente) em gatos; e resulta em diminuição da sensibilidade à insulina, aumento da gliconeogênese e glicogênese hepática, e aumento do catabolismo proteico.

A hiperplasia adrenal congênita, atribuída à mutação do gene CYP11B1 que codifica a 11β-hidroxilase, já foi relatada no gato. A 11β-hidroxilase converte o 11-desoxicortisol em cortisol, o que faz com que a atividade enzimática defeituosa resulte em deficiência de cortisol e um desvio das moléculas precursoras para a produção de andrógenos. O feedback negativo inadequado sobre o hipotálamo e glândula pituitária causa aumento da síntese e secreção de ACTH, o que resulta em hiperplasia adrenocortical.

Hipersomatotropismo

O hipersomatotropismo ou acromegalia felina é o resultado de um adenoma (Fig. 12-59) ou hiperplasia adenomatosa (esta última não visível por exames de imagem ou exame macroscópico) dos somatotrofos adeno-hipofisários (glândula pituitária anterior). A proliferação de somatotrofos é mais comum em gatos do que em cães. Os somatotrofos são tipicamente acidófilos, ao contrário dos corticotrofos cromofóbicos. A secreção em excesso de hormônio de crescimento promove crescimento de tecidos moles e ósseos com diminuição da sensibilidade à insulina, aumento da lipólise, aumento da síntese proteica e aumento da síntese e secreção hepatocelular de IGF-1. O hormônio de crescimento induz a produção hepática de IGF-1 pela ligação aos receptores hepatocelulares de hormônio de crescimento dependentes de insulina. O aumento da concentração de IGF-1 não somente contribui para o crescimento de tecidos moles e ósseos pela ligação aos receptores de IGF-1 (presentes em vários tipos celulares diferentes), como também promove resistência insulínica (porque o IGF-1 é estruturalmente semelhante à insulina e possui fraca afinidade pelos receptores de insulina). Gatos com hipersomatotropismo podem desenvolver grande estatura com características faciais largas, prognatismo inferior, patas largas com postura plantígrada (Fig. 12-59, A), renomegalia, hepatomegalia e hipertrofia miocárdica. A resistência à insulina é frequentemente severa e resulta em diabetes melito tipo 2 em vários gatos com hipersomatotropismo. As células neoplásicas se assemelham àquelas dos adenomas corticotróficos, exceto pelo fato de que os somatotrofos tendem a ser acidófilos, o que faz com que as células neoplásicas geralmente possuam grânulos citoplasmáticos eosinofílicos proeminentes (Fig. 12-59, C). As células neoplásicas são imuno-histoqumicamente positivas para hormônio de crescimento e também podem expressar prolactina. Os somatotrofos neoplásicos são usualmente maiores do que seus homólogos não neoplásicos e possuem diversos grânulos secretórios; entretanto, grandes células neoplásicas com poucos grânulos citoplasmáticos ou grânulos apenas discretamente eosinofílicos são o tipo celular predominante em alguns adenomas somatotróficos. O tratamento médico do hipersomatotropismo felino com pasireotide, um análogo da somatostatina, indica que os somatotrofos expressam receptores de somatostatina (ver a nota de rodapé 5).

Hiperaldosteronismo

O hiperaldosteronismo primário, conhecido em seres humanos como doença de Conn, é cada vez mais reconhecido em gatos como resultado de carcinomas, adenomas ou hiperplasia adrenocortical. Gatos afetados são tipicamente idosos e apresentam hipertensão sistêmica e fraqueza muscular atribuída à polimiopatia hipocalêmica. Anormalidades bioquímicas séricas incluem elevação da concentração de aldosterona com níveis normais de sódio e potássio, ou discreta hipernatremia e marcante hipocalemia.

CAPÍTULO 13

Medula Óssea, Células Sanguíneas e o Sistema Linfoide/Linfático

Katie M. Boes e Amy C. Durham

Sumário de Leituras-Chave

Medula Óssea e Células Sanguíneas

Estrutura e Função

A *Hematopoiese*, de *haima* (Gr., sangue) e *poiein* (Gr., fazer), é a produção de células sanguíneas, incluindo eritrócitos, leucócitos e plaquetas. Também conhecida como *hemopoiese*, a hematopoiese ocorre primeiro nas ilhas sanguíneas do saco vitelínico e então passam para o fígado e baço durante a gestação. Após o nascimento, o primeiro local hematopoiético são as cavidades centrais do osso, denominadas *medula óssea* (Fig. 13-1). A hematopoiese ocorrendo em qualquer outro local é chamada de *hematopoiese extramedular* (HEM), que é mais comum no baço.

A medula óssea é por uma rede anastomótica de osso trabecular que se irradia centralmente a partir do osso compacto do córtex. O osso trabecular é revestido por periósteo, consistindo de uma camada osteogênica interna de células endosteais, osteoblastos e osteoclastos, e uma camada fibrosa externa que ancora o revestimento estromal dos espaços medulares.

Dentro dos espaços medulares, uma rede de células estromais e matriz extracelular fornece o abastecimento metabólico e estrutural para as células hematopoiéticas. Essas células estromais consistem de adipócitos e fibroblastos especializados, chamados de *células reticulares*. Estas oferecem apoio estrutural ao produzir uma fina rede de um tipo de colágeno, chamado *reticulina*, e por se estenderem ao longo dos processos citoplasmáticos ao redor de outras células e estruturas. Ambos, a reticulina e os processos citoplasmáticos, normalmente não são visíveis em microscopia óptica, mas são visíveis com colorações de reticulina em prata (p. ex. de Gordon e Sweet e, às vezes, com o ácido periódico de Schiff).

A medula óssea é altamente vascularizada, mas não possui drenagem linfática. A medula de ossos longos recebe parte de seu abastecimento sanguíneo da artéria nutriente, que entra no osso pelo canal nutriente na parte média da diáfise. O abastecimento sanguíneo remanescente entra na medula através de uma matriz anastomótica de vasos que se originam de artérias periosteais e penetram o osso cortical. Os vasos das artérias nutrientes e periosteais convergem e formam uma rede entrelaçada de sinusoides venosos que permeiam a medula. Estes sinusoides não somente levam nutrientes e removem dejetos celulares, mas também atuam como o ponto de entrada para células hematopoiéticas na circulação sanguínea. Células endoteliais sinusoides funcionam como uma barreira e regulam o tráfego de químicos e partículas entre os espaços intra e extravascular. A drenagem venosa é paralela à da artéria nutriente e suas extensões.

A hematopoiese ocorre no interstício entre os sinusoides venosos, nos chamados espaços hematopoiéticos. Existe um efeito recíproco funcional complexo entre as células hematopoiéticas com o suporte das células do tecido conectivo, matriz extracelular e fatores

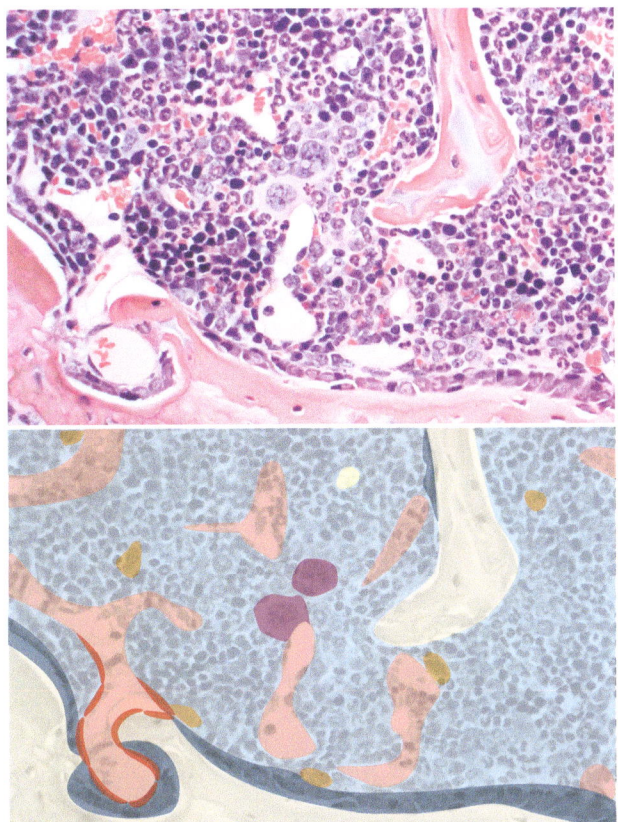

Precursores meritroides e **mieloides** (células hematopoiéticas) sofrem diferenciação e mutação nos espaços medulares antes de serem liberados para os sinusoides vasculares.

Sinusoides vasculares são penetrados por células hematopoiéticas por meio da diapedese ou de pró-plaquetas.

Osso trabecular apoia a medula estruturalmente.

Osteoblastos produzem o osso trabecular.

Células endoteliais se posicionam em uma lâmina basal e separam os lúmens sinusoides vasculares das células hematopoiéticas da medula e células estromais.

Megacariócitos se alinham aos sinusoides vasculares e liberam fragmentos citoplasmáticos (plaquetas) para os lúmens sinusoides.

Células estromais fornecem apoio estrutural e metabólico para as células hematopoiéticas.

Adipócitos constituem 25% a 75% do espaço medular total. A proporção dos adipócitos aumenta com a idade.

Figura 13-1 **Estrutura da Medula Óssea.** (Cortesia do Dr. K.M. Boes, College of Veterinary Medicine, Virginia Polytechnic Institute and State University; e Dr. J.F. Zachary, College of Veterinary Medicine, University of Illinois.)

solúveis, que formam o microambiente hematopoiético. O comportamento das células hematopoiéticas é influenciado por interações diretas célula-a-célula, célula-matriz e por mediadores solúveis, como as citocinas e hormônios que interagem com células e com proteínas da matriz. As células se localizam em nichos específicos dentro de microambientes hematopoiéticos por meio de moléculas de adesão, como as integrinas, imunoglobulinas, lecitinas e outros receptores, que reconhecem ligantes em outras células ou componentes da matriz. As células também expressam receptores para moléculas solúveis, como as quimiocinas (citocinas quimiotáticas), e hormônios que influenciam o tráfego e metabolismo de células.

Outros componentes da medula incluem nervos mielinizados e não mielinizados, assim como um baixo número de macrófagos, linfócitos e plasmócitos residentes. É importante notar que os macrófagos têm um papel importante no armazenamento de ferro e maturação de eritrócitos.

Os conceitos básicos a seguir oferecem um panorama para compreensão dos mecanismos de lesão e doenças apresentados anteriormente neste capítulo.

- O tecido hematopoiético é altamente proliferativo. Bilhões de células por quilograma de peso corporal são produzidas todos os dias.
- As *células-tronco* hematopoiéticas pluripotentes são uma população de autorrenovação, dando origem a células comprometidas com programas de diferenciação, e são ancestrais comuns de todas as células sanguíneas. O processo de diferenciação hematopoiética está apresentado na Fig. 13-2.
- As células hematopoiéticas sofrem divisões sequenciais à medida que se desenvolvem, assim existem números progressivamente maiores de células conforme elas maturam. As células também continuam a maturar após interromperem a divisão. Conceitualmente, é útil considerar as células na medula óssea como pertencendo aos compartimentos mitóticos e pós-mitóticos. Os exemplos de células hematopoiéticas em desenvolvimento são apresentados na Fig. 13-3.
- As células maduras liberadas na circulação sanguínea possuem intervalos diferentes de vida, variando de horas (neutrófilos), dias (plaquetas), meses (eritrócitos) e anos (alguns linfócitos).
- O sistema hematopoiético está sob controle local e sistêmico intenso e responde rápida e previsivelmente a diversos estímulos.
- A produção e transformação das células sanguíneas são balanceadas para que os números sejam mantidos dentro dos parâmetros normais (cinética de curso estável) em indivíduos saudáveis.
- Normalmente a medula óssea libera principalmente células maduras (e números muito baixos de células que estão quase completamente maduras) na circulação. Em resposta a alguns estímulos fisiológicos ou patológicos, entretanto, a medula óssea libera células imaturas que estão bem atrás na "linha" de abastecimento.

A composição da medula óssea muda com a idade. O padrão geral é que o tecido hematopoiético (medula vermelha) regride e é substituído por tecido não hematopoiético, principalmente gordura (medula amarela). Portanto, em neonatos e animais muito jovens, a medula óssea consiste em grande parte de tecido hematopoieticamente ativo, com relativamente pouca gordura, ao passo que em indivíduos idosos, a medula consiste em grande parte de gordura. Em adultos, a hematopoiese ocorre principalmente na pelve, esterno, costelas, vértebras e extremidades proximais do úmero e fêmur. Mesmo dentro dessas áreas de hematopoiese ativa, a gordura pode constituir uma proporção significativa de volume medular.

Hematopoiese

As células hematopoiéticas imaturas podem ser divididas em três estágios: células-tronco, células progenitoras e células precursoras. As *células-tronco hematopoiéticas* (CTHs) possuem a capacidade de autorrenovação, diferenciam-se em células maduras, e repovoam a medula óssea após a sua obliteração. As *células progenitoras* e *células precursoras* não podem se renovar automaticamente; a cada divisão celular, elas evoluem para células mais diferenciadas. Precursores de estágio tardio não podem se dividir. As células-tronco e células progenitoras precisam de colorações imunoquímicas para identificação, porém as células precursoras podem ser identificadas por suas características morfológicas particulares (Fig. 13-3).

O controle da hematopoiese é complexo, com muitas redundâncias, mecanismos de retroalimentação, e vias que se sobrepõem a outros processos fisiológicos e patológicos. Muitas citocinas influenciam as células de diferentes linhagens e estágios de diferenciação. Os fatores de crescimento primário para células primitivas são a interleucina (IL) 3, produzida pelos linfócitos T, e o fator de célula-tronco, produzido por monócitos, macrófagos, fibroblastos, células endoteliais e linfócitos. A interleucina 7 é um fator de crescimento linfoide inicial. Os fatores de crescimento de linhagem específica são discutidos em suas seções correspondentes.

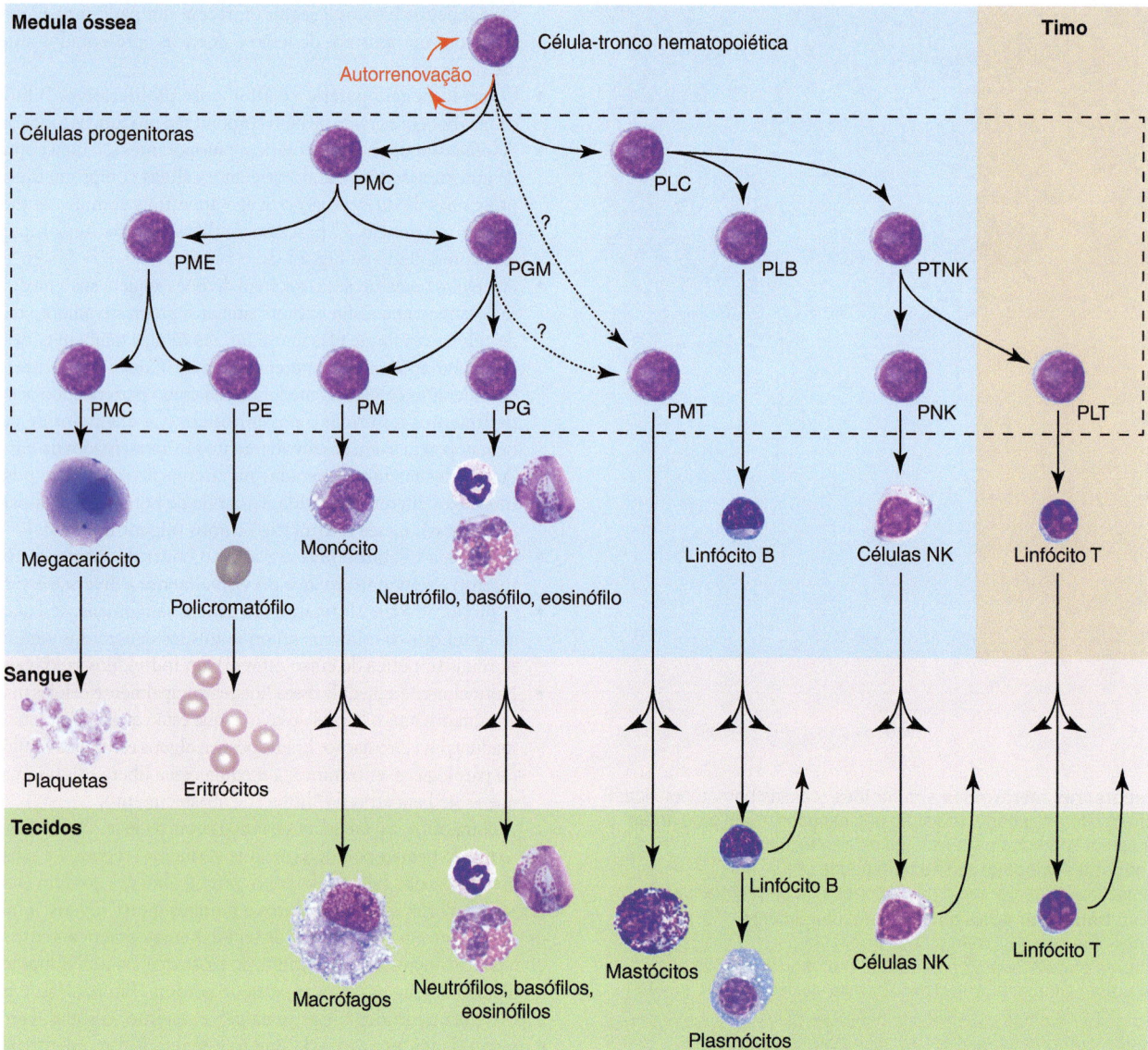

Figura 13-2 **Modelo Clássico e Espacial da Diferenciação das Células Hematopoiéticas, Esfregaços Sanguíneos Caninos e Aspirado de Medula Óssea.** A medula óssea consiste de (1) células-tronco hematopoiéticas, células pluripotentes capazes de autorrenovação; (2) células progenitoras que evoluem para células mais diferenciadas a cada divisão celular; (3) células precursoras que podem ser identificadas por microscopia (não demonstrada, Fig. 13-3); e (4) células hematopoiéticas maduras aguardando a liberação para vasculatura sanguínea. O primeiro compromisso da linhagem é tanto com o progenitor mieloide comum (PMC), que produz plaquetas, eritrócitos e leucócitos não linfoides, quanto com o progenitor linfoide comum (PLC), que se diferencia em vários linfócitos e plasmócitos. A origem celular dos mastócitos não está clara, porém eles podem se originar de uma célula-tronco ou um progenitor mieloide. Os megacariócitos permanecem na medula óssea e liberam fragmentos citoplasmáticos, ou plaquetas, nos sinusoides sanguíneos. As células progenitoras de linfócitos T (PLT) viajam da medula óssea para o timo durante a maturação normal de linfócitos T. Durante a homeostasia, as plaquetas e eritrócitos permanecem em circulação, porém os leucócitos deixam os vasos sanguíneos para entrar nos tecidos, onde eles participam ativamente nas respostas imunes. Em particular, os monócitos e linfócitos B sofrem alterações morfológicas e imunológicas para formarem macrófagos e plasmócitos, respectivamente. Macrófagos, granulócitos e mastócitos migram unidirecionalmente para os tecidos, mas as células linfoides podem recircular entre o sangue, tecido e vasos linfáticos. *PLB*, progenitor de linfócito B; *PE*, progenitor eritroide; *PGM*, progenitor de granulócitos-macrófago; *PG*, progenitor de granulócitos; *PMT*, progenitor de mastócitos; *PMC*, progenitor de megacariócitos; *PME*, progenitor de megacariócito-eritroide; *PM*, progenitor de macrófago; *célula NK*, célula natural killer; *PNK*, progenitor de células natural killer; *PLT*, progenitor de linfócitos T; *PTNK*, progenitor de células linfócitos T-natural killer. (Cortesia do Dr. K.M. Boes, College of Veterinary Medicine, Virginia Polytechnic Institute and State University; e Dr. J.F. Zachary, College of Veterinary Medicine, University of Illinois.)

Eritropoiese. *Eritropoiese* — de *erythros* (Gr., vermelho) — refere-se à produção de células sanguíneas vermelhas, ou eritrócitos, cuja função primária é a troca gasosa; o oxigênio é transportado dos pulmões para os tecidos, e o dióxido de carbono é transportado dos tecidos para os pulmões. Durante a maturação, os precursores eritroides sintetizam uma grande quantidade de uma metaloproteína, chamada *hemoglobina*, para facilitar o transporte de gás. Os eritrócitos possuem funções secundárias, como o tamponamento ácido-base do sangue.

O regulador dominante da eritropoiese é uma glicoproteína apropriadamente chamada de *eritropoietina* (Epo). Outros estimuladores diretos ou indiretos de eritropoiese incluem as interleucinas (p. ex. IL-3, IL-4 e IL-9), fatores estimuladores de colônia (p. ex. fator estimulador de colônia granulocítica-macrofágica e fator estimulador de colônia granulocitária), e hormônios (p. ex. hormônio de crescimento, fator de crescimento tipo insulina, testosterona e hormônio da tireoide). A Epo é sintetizada principalmente nos rins e exerce seus efeitos ao promover proliferação e inibir a apoptose de células eritroides em

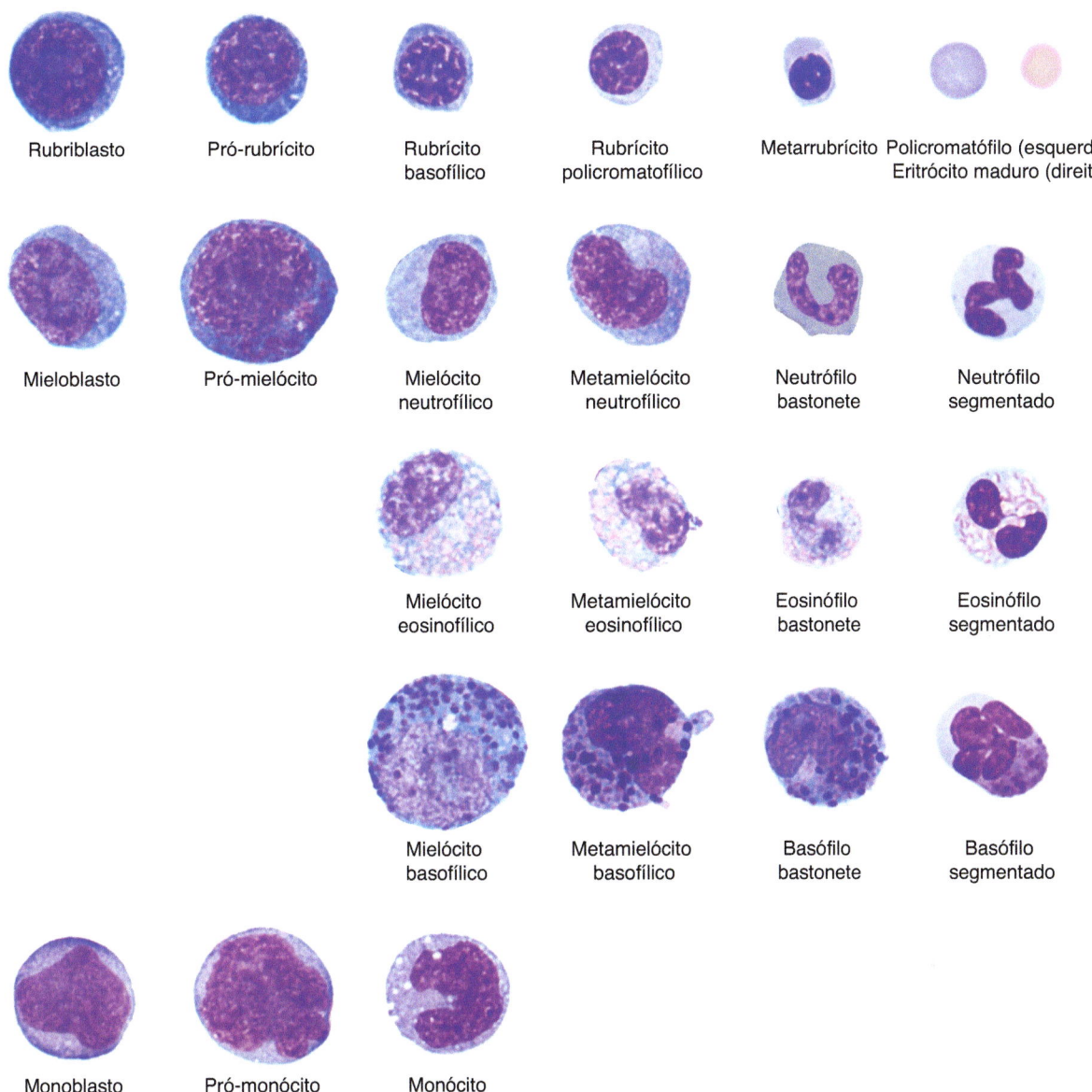

Figura 13-3 Morfologia da Célula Hematopoiética, Esfregaços Sanguíneos e Aspirados de Medula Óssea de Felinos (Linhagens Eritroides e Granulocíticas) e Caninos (Linhagem Monocítica). Conforme as células eritroides sofrem maturação de um rubriblasto para um eritrócito maduro, seus núcleos se tornam menores e mais condensados. O núcleo eventualmente é extruído para formar um policromatófilo. As células eritroides também se tornam menos basofílicas e mais eosinofílicas quanto mais hemoglobina é produzida e conforme as organelas ricas em DNA são perdidas durante a maturação. (As colorações da hemoglobina são eosinofílicas, e as colorações do RNA são basofílicas com o corante de Romanowsky de rotina). À medida que os granulócitos (p. ex. neutrófilos, eosinófilos e basófilos) amadurecem de um mieloblasto para as formas maduras, seus núcleos se tornam densos e segmentados. Os granulócitos adquirem seus grânulos secundários ou específicos durante o estágio de mielócito e podem ser morfologicamente diferenciados a partir desta fase. Os neutrófilos possuem grânulos secundários de coloração neutra, grânulos secundários eosinofílicos possuem uma afinidade por corantes ácidos ou de eosina, e os grânulos secundários basofílicos possuem uma afinidade por corantes básicos. Os monoblastos se diferenciam em promonócitos, com margens nucleares onduladas, e então em monócitos. (Cortesia do Dr. K.M. Boes, College of Veterinary Medicine, Virginia Polytechnic Institute and State University; e Dr. J.F. Zachary, College of Veterinary Medicine, University of Illinois.)

desenvolvimento. O estímulo para o aumento da produção de Epo é a hipóxia.

Dentro da medula óssea, os precursores eritroides circundam um macrófago central em nichos especializados, denominadas *ilhas eritroblásticas* (Fig. 13-4). O macrófago central, também conhecido como uma célula enfermeira, ancora os precursores dentro do nicho da ilha, regula a proliferação e diferenciação eritroides, transfere ferro para os progenitores eritroides para a síntese de hemoglobina, e fagocita os núcleos de metarrubrícitos extruídos. Embora as ilhas eritroblásticas ocorram por toda a medula, aquelas com mais células eritroides diferenciadas ficam próximas aos sinusoides, ao passo que as ilhas não adjacentes contêm principalmente precursores indiferenciados.

O ferro é essencial para a síntese e função da hemoglobina. Ele é adquirido através da dieta e é transportado para a medula óssea por meio da proteína de transporte de ferro, a *transferrina*. Os macrófagos centrais também armazenam ferro como ferritina ou *hemosiderina*, ou transferem o ferro para os precursores eritroides para a síntese de hemoglobina. A hemosiderina é identificável na coloração de rotina da medula como um pigmento intracelular marrom. Entretanto, a coloração azul da Prússia é mais sensível e específica para a detecção de ferro.

O primeiro precursor eritroide identificável pela microscopia óptica de rotina é o rubriblasto, que sofre divisão maturacional para produzir 8 a 32 células progenitoras. Os precursores eritroides de estágio tardio, conhecidos como *metarrubrícitos*, expulsam seus núcleos e se tornam *reticulócitos*, e subsequencialmente eritrócitos maduros. O tempo de trânsito normal do rubriblasto para o eritrócito maduro é de aproximadamente 1 semana.

Os reticulócitos iniciam a maturação na medula óssea, porém finalizam sua maturação na circulação sanguínea e no baço. Os cavalos são uma exceção, pois não liberam os reticulócitos na circulação, mesmo em situações de demanda elevada. Diferente dos eritrócitos maduros, que não têm organelas, os reticulócitos ainda contêm ribossomos e mitocôndrias, principalmente para apoiar a finalização da síntese de hemoglobina. Essas organelas remanescentes conferem um tom roxo-azulado (policromasia) para reticulócitos no exame de esfregaço sanguíneo de rotina. As células resultantes são denominadas *policromatófilos*. Uma vez que os reticulócitos mais antigos não exibem policromasia, devem ser utilizadas técnicas laboratoriais mais sensíveis para quantificação reticulocitária precisa. Quando uma amostra sanguínea é incubada com coloração novo azul de metileno, o RNA ribossômico dos reticulócitos precipita para formar agregados irregulares escuros (Fig. 13-5). Os gatos também possuem uma forma mais madura de reticulócito, denominada reticulócito pontilhado, que é pontilhado quando corado com novo azul de metileno. Os reticulócitos pontilhados indicam regeneração anterior, não ativa, e não aparecem policromatófilos na avaliação do esfregaço sanguíneo de rotina.

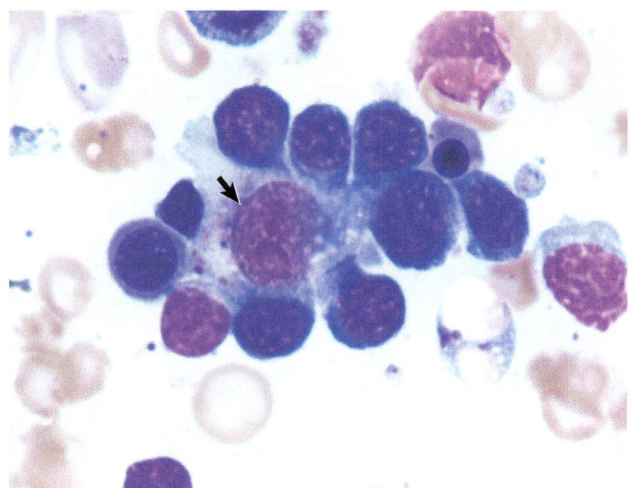

Figura 13-4 Ilha Eritroblástica, Aspirado Esplênico Canino. Precursores eritroides circundam e aderem ao macrófago central, ou célula enfermeira *(seta)*, que regula a maturação da célula eritroide e a aquisição de ferro. (Cortesia do Dr. K.M. Boes, College of Veterinary Medicine, Virginia Polytechnic Institute and State University.)

Na maioria dos mamíferos, os eritrócitos maduros possuem uma forma de disco bicôncavo, chamados de discócitos. Microscopicamente, essas células são redondas e eosinofílicas com uma região central de palidez. Entretanto, a concavidade central pode não estar microscopicamente aparente em outras espécies que não nos cães. Os camelídeos normalmente possuem eritrócitos ovais, chamados de *ovalócitos* ou *eliptócitos*, que propiciam melhor troca gasosa em altitudes elevadas. Os eritrócitos de alguns animais são propensos a mudanças no formato *in vitro*, incluindo aqueles de cervídeos, porcos e algumas raças de cabras (p. ex. Angorá).

O tamanho do eritrócito em animais hígidos depende da espécie, raça e idade do animal. Em cães, algumas raças possuem eritrócitos relativamente menores (Akita e Shiba) ou maiores (alguns poodles). Os Akitas e Shibas também possuem uma concentração elevada de potássio, diferente dos eritrócitos em outros cães. Animais jovens podem ter eritrócitos maiores devido à persistência de eritrócitos fetais, que é seguido por um período com células relativamente menores antes de alcançar os intervalos de referência de adultos.

Os eritrócitos maduros dos mamíferos não possuem núcleos e organelas e, portanto, são incapazes de transcrição, tradução e metabolismo oxidativo. Entretanto, eles precisam de energia para várias funções, incluindo a manutenção do formato e deformabilidade, transporte ativo e prevenção do dano oxidativo. As células sanguíneas vermelhas geram esta energia totalmente por meio da glicólise (também conhecida como a via de Embden-Meyerhof). Com a exceção dos suínos, a glicose penetra nos eritrócitos do plasma através de um transportador de membrana de glicose integral, insulina-dependente.

Dentro da circulação, o intervalo de vida médio do eritrócito varia entre as espécies, e está relacionado com peso corpóreo e taxa metabólica: aproximadamente 150 dias em equinos e bovinos, 100 dias em cães e 70 dias em gatos. Quando os eritrócitos alcançam o final de seu intervalo de vida, eles são destruídos em um processo chamado de *hemólise*. A hemólise pode ocorrer dentro dos vasos sanguíneos (*hemólise intravascular*) ou por macrófagos nos sinusoides (*hemólise extravascular*). Durante a hemólise intravascular, os eritrócitos liberam seus conteúdos, principalmente hemoglobina, diretamente no sangue. Entretanto, durante a hemólise extravascular, os macrófagos fagocitam eritrócitos inteiros, deixando pouca ou nenhuma hemoglobina no sangue. O *turnover* dos eritrócitos ocorre principalmente pela hemólise extravascular dentro do baço, e em uma extensão menor em outros órgãos, como o fígado e medula óssea. Os controles exatos não estão claros, mas os fatores que provavelmente interpretam um papel na hemólise fisiológica incluem os seguintes:

- Exposição dos componentes da membrana normalmente sequestrados no folheto interno da membrana do eritrócito, particularmente fosfatidilserina.

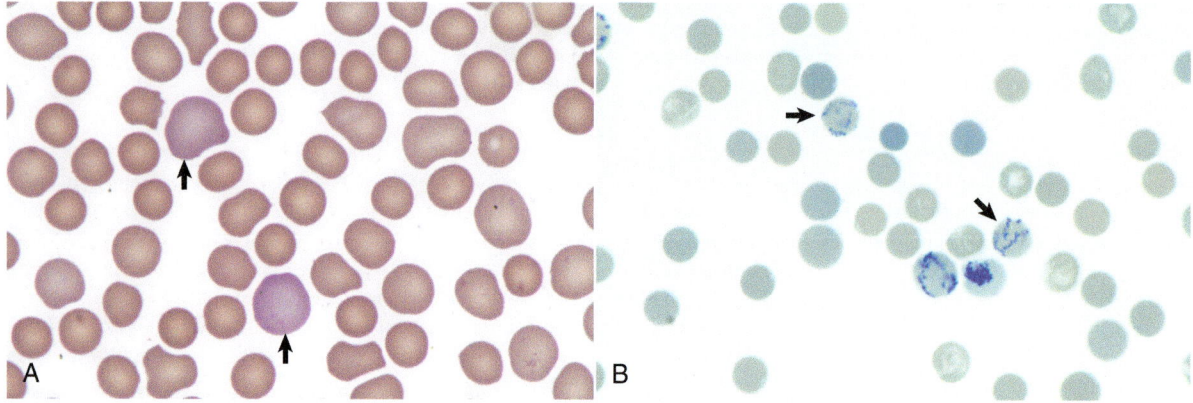

Figura 13-5 Reticulocitose, Esfregaços Sanguíneos Caninos. A, Reticulócitos *(setas)* aparecem policromatófilos com coloração de rotina. Corante Wright. **B,** Reticulócitos. Precipitados agregados de RNA estão corados de azul *(setas)* com novo azul de metileno. (Cortesia do Dr. M.M. Fry, College of Veterinary Medicine, University of Tennessee.)

- Deformabilidade eritrocitária reduzida.
- Ligação da imunoglobulina G (IgG) e/ou complemento às membranas do eritrócito. A ligação ao complemento pode ser o agrupamento secundário da proteína de troca de ânion da membrana, banda 3.
- Danos oxidativos aos eritrócitos.

Os macrófagos degradam os eritrócitos em componentes reutilizáveis, como o ferro e os aminoácidos, e a *bilirrubina* como produto residual. A bilirrubina é então exportada para a circulação, onde é transportada para o fígado pela albumina. O fígado conjuga e, subsequentemente, excreta a bilirrubina na bile, para sua eliminação do organismo.

A hemólise intravascular normalmente somente ocorre em níveis extremamente baixos. A hemoglobina é um tetrâmero que, quando liberada do eritrócito para o sangue, se divide em dímeros que se ligam a uma proteína plasmática chamada *haptoglobina*. O complexo hemoglobina-haptoglobina é capturado por hepatócitos e macrófagos. Essa é a principal via para o tratamento da hemoglobina livre. Entretanto, a hemoglobina livre também pode oxidar para formar a *meta-hemoglobina*, que se dissocia para formar meta-heme e globina. A meta-heme se liga a uma proteína plasmática chamada *hemopexina*, que é capturada por hepatócitos e macrófagos de uma maneira semelhante aos complexos de hemoglobina-haptoglobina. A porção heme livre em sua forma reduzida se liga à albumina, da qual ela é retirada no fígado e convertida em bilirrubina.

A concentração de eritrócitos circulantes geralmente é reduzida no pós-natal, e permanece abaixo dos níveis normais para adultos durante o período de rápido crescimento corporal. Há uma variação entre as espécies com relação à idade na qual o número de eritrócitos começa a aumentar e a idade na qual são alcançados os níveis de eritrócitos de um indivíduo adulto. Em cães, os valores para animais adultos geralmente são alcançados entre os 4 e 6 meses de idade; em cavalos, isso ocorre em aproximadamente 1 ano de idade.

Granulopoiese e Monocitopoiese (Mielopoiese).

A *granulopoiese* é a produção de neutrófilos, eosinófilos e basófilos, ao passo que a produção de monócitos é denominada *monocitopoiese*. Algumas vezes as células granulocíticas e monocíticas são referidas coletivamente como células mieloides. Entretanto, o termo mieloide e o prefixo mielo podem gerar confusão, pois eles possuem outros significados; podem se referir à medula óssea, à todas as células sanguíneas não linfoides (eritrócitos, leucócitos e megacariócitos), somente aos granulócitos, ou à medula espinhal.

O principal propósito dos granulócitos e monócitos é migrar para locais de inflamação tecidual e atuar na defesa do hospedeiro (Capítulos 3 e 5). Resumidamente, essas células possuem funções imunológicas chave, incluindo a fagocitose e atividade microbiocida (neutrófilos e macrófagos derivados de monócitos) atividade parasiticida e participação em reações alérgicas (eosinófilos e basófilos), processamento e apresentação de antígenos, e produção de citocinas (macrófagos). Os neutrófilos são o tipo de leucócito predominante no sangue da maioria das espécies domésticas.

Os principais estimuladores da granulopoiese e monocitopoiese são o fator estimulador de colônia granulocitária-macrofágica e IL-1, IL-3 e IL-6 (granulócitos e monócitos), fator estimulador de colônia granulocítica (granulócitos), e fator estimulador de colônia macrofágica (monócitos). Em geral, essas citocinas são produzidas por diversas células inflamatórias, com ou sem a contribuição das células estromais.

O primeiro precursor granulocítico identificável pela microscopia óptica de rotina é o mieloblasto, que sofre divisão maturacional por 5 dias para produzir 16 a 32 células progenitoras (Fig. 13-3). Esses precursores granulocíticos são divididos conceitualmente naqueles estágios que podem dividir, incluindo os mieloblastos, promielócitos e mielócitos (*pool de proliferação*), e aqueles que não podem, incluindo os

metamielócitos, bastonetes e formas segmentadas (*pool de maturação*). Dentro do pool de maturação neutrofílico existe um subpool, chamado de *pool de armazenamento*, que consiste de uma reserva de neutrófilos completamente maduros. O tamanho do pool de armazenamento varia de acordo com a espécie; ele é grande nos cães, porém pequeno em ruminantes. Na maioria das vezes na homeostasia os granulócitos segmentados são liberados da medula para o sangue.

O primeiro precursor monocítico identificável pelas características morfológicas é o monoblasto, que se desenvolve em promonócitos e subsequentemente monócitos (Fig. 13-3). Diferente dos granulócitos, os monócitos não possuem um *pool* de armazenamento medular; eles entram imediatamente nos sinusoides venosos em direção à maturação. Após migrarem para os tecidos, os monócitos sofrem maturação morfológica e imunofenotípica para macrófagos.

Dentro dos vasos sanguíneos existem dois pools de leucócitos; o *pool circulante* e o *pool marginal*. As células circulantes estão flutuando livres no sangue. Ao passo que as células marginais estão temporariamente aderidas às células endoteliais pelas selectinas. Na maioria dos mamíferos saudáveis geralmente existem números iguais de neutrófilos nos pools circulante e marginal. Entretanto, existem três vezes mais neutrófilos marginais que neutrófilos circulantes nos gatos. Somente o pool de leucócito circulante é amostrado durante a flebotomia. A concentração de células mieloides no sangue depende da taxa de produção e liberação da medula óssea, das proporções das células nos pools circulante e marginal, e a taxa de migração da vasculatura para os tecidos.

O destino dos neutrófilos após sua saída da corrente sanguínea em condições normais (p. ex. não sob o contexto de inflamação) é pouco conhecido. Eles migram para os tratos gastrointestinal e respiratório, fígado e baço e podem ser perdidos através das superfícies mucosas ou sofrerem apoptose e serem fagocitados por macrófagos.

Linfopoiese.

Linfopoiese — de *limpha* (Latim, água) — refere-se à produção de linfócitos novos, incluindo linfócitos B, linfócitos T e células natural killer (NK). Os linfócitos B produzem principalmente imunoglobulinas, também conhecidas como anticorpos, e são efetores chave da imunidade humoral. Eles são diferenciados pela presença de um complexo de receptor de imunoglobulina, denominado receptor de linfócito B. Os plasmócitos são diferenciados terminalmente dos linfócitos B que produzem imunoglobulina abundante. Os linfócitos T, efetores da imunidade mediada por células, possuem receptores de linfócitos T que se ligam a antígenos preparados por células apresentadoras de antígenos. Um componente da imunidade inata, as células NK matam uma variedade de células infectadas e tumorais na ausência de uma exposição anterior ou iniciação. Os principais fatores de crescimento para linfócitos B, linfócitos T e células NK são a IL-4, IL-2 e IL-5, respectivamente.

Os linfócitos são derivados das CTHs dentro da medula óssea. O desenvolvimento do linfócito B ocorre em duas fases, primeiro em uma fase antígeno-independente na medula óssea e placas de Peyer ileais (o local para o desenvolvimento do linfócito B em ruminantes), então em uma fase antígeno-dependente nos tecidos linfoides periféricos (como no baço, linfonodos, e tecido linfoide associado à mucosa [MALT]). Os progenitores de linfócitos T migram da medula óssea para o timo, onde sofrem processos de diferenciação, seleção e maturação, antes de migrarem para o tecido linfoide periférico como células efetoras.

Diferente dos granulócitos, que circulam somente nos vasos sanguíneos e migram unidirecionalmente para os tecidos-alvo, os linfócitos circulam tanto nos vasos sanguíneos quanto nos vasos linfáticos, além de percorrerem continuamente o sangue, tecidos e vasos linfáticos. Também em contraste às células hematopoiéticas não linfoides, as concentrações de linfócitos sanguíneos em animais adultos são dependentes principalmente da produção e cinética de linfócitos extramedulares, e não da linfopoiese pela medula. Em mamíferos não ruminantes saudáveis, os linfócitos são o segundo leucócito sanguíneo mais numeroso. De acordo com o conhecimento convencional, os bovinos normalmente possuem números maiores de linfócitos do que de neutrófilos em circulação. Entretanto, estudos recentes sugerem que esse não é mais o caso, muito provavelmente devido às alterações na genética e agricultura. Em grande parte das espécies, a maioria dos linfócitos na circulação sanguínea são os linfócitos T. A concentração de linfócitos sanguíneos diminui com a idade.

Trombopoiese. *Trombopoiese* — de *thrombo* (Gr. coágulo) — refere-se à produção de plaquetas, que são estruturas pequenas (2 a 4 µm), redondas ou ovoides, anucleadas presentes nos vasos sanguíneos. As plaquetas possuem um papel central na hemostasia primária, mas também participam da hemostasia secundária (coagulação) e vias inflamatórias (Capítulos 2 e 3).

A *trombopoietina* (Tpo) é o primeiro regulador da trombopoiese. O fígado e as células epiteliais tubulares renais produzem constantemente a Tpo, que é então removida e destruída por plaquetas e seus precursores. Portanto, a concentração plasmática de Tpo é inversamente proporcional à quantidade de plaquetas e à massa precursora de plaquetas. Se a massa plaquetária está reduzida, menos Tpo é removida, e subsequentemente há mais Tpo plasmática livre para estimular a trombopoiese.

O primeiro precursor plaquetário morfologicamente identificável é o megacarioblasto, que sofre reduplicações nucleares sem a divisão celular, denominada endomitose, para formar um *megacariócito* com 8 a 64 núcleos. Como o nome sugere, os megacariócito são células muito grandes, maiores que qualquer outra célula hematopoiética (Fig. 13-6; também na Fig. 13-1). Os megacariócitos próximos aos sinusoides venosos estendem seus processos citoplasmáticos nos lúmens vasculares, e liberam fragmentos citoplasmáticos (plaquetas) na circulação sanguínea. O derramamento plaquetário ordenado é parcialmente facilitado por microtúbulos β_1-tubulina dentro dos megacariócitos.

As plaquetas circulam em uma forma quiescente e podem ser ativadas pela ligação de agonistas plaquetários, incluindo trombina, adenosina difosfato (ADP) e tromboxano. A ativação plaquetária causa mudanças na forma, liberação de grânulos e relocação de fosfolipídios e glicoproteínas (GPs) pró-coagulantes para o exterior da membrana celular. As ações pró-coagulantes específicas incluem a liberação de cálcio, fator de von Willebrand (FvW), fator V e fibrinogênio, assim como fornece sítios de ligação ricos em fosfatidilserina para tenase extrínseca (fatores II, VII e X), tenase intrínseca (fatores IX, VIII e X) e complexos de coagulação pró-trombinase (fatores X, V e II). Os receptores de superfície de GP plaquetária incluem aqueles para ligação do FvW (GPIb-IX-V), colágeno (GPVI) e fibrinogênio (GPIIb-IIIa), que facilitam a agregação plaquetária e aderência ao colágeno subendotelial. A expansão da área de superfície e liberação dos conteúdos granulares é auxiliada por uma rede de invaginações membranosas conhecidas como sistema canalicular aberto. Este sistema não está presente nos equinos, bovinos e camelídeos.

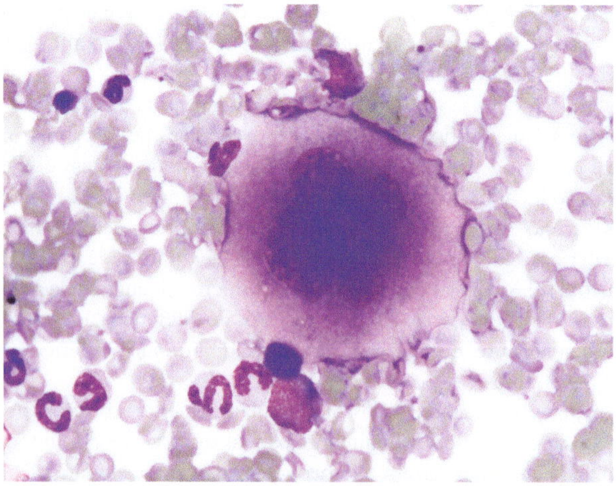

Disfunção/Respostas à Lesão
Medula Óssea

Os mecanismos de doenças da medula óssea estão resumidos no Quadro 13-1. A resposta das células hematopoiéticas à injúria depende se a lesão está na medula ou nos tecidos fora da medula. Em geral, injúrias ou distúrbios na medula resultam na produção de células hematopoiéticas anormais (*displasia*), poucas células hematopoiéticas (*hipoplasia*), ou a uma falha no desenvolvimento das células hematopoiéticas (*aplasia*). Displasia, hipoplasia e aplasia podem ser específicas para uma linhagem celular, como a aplasia pura de células vermelhas, ou afetar múltiplas linhagens, como observado na anemia aplástica. De fato, se houver hipoplasia ou aplasia, são esperadas concentrações sanguíneas reduzidas dos tipos celulares envolvidos. A hipoplasia ou aplasia eritroide, mieloide e megacariocítica causam anemia não regenerativa, neutropenia e trombocitopenia, respectivamente. A *bicitopenia* é utilizada para descrever concentrações sanguíneas reduzidas de duas linhagens celulares, ao passo que a *pancitopenia* indica concentrações sanguíneas reduzidas dos três tipos de células. Bicitopenia ou pancitopenia podem indicar doença medular generalizada, como ocorre na anemia aplásticaou neoplasias medulares (*leucemia*), necrose, fibrose (*mielofibrose*), ou inflamação (*mielite*). A substituição do tecido hematopoiético dentro da medula óssea por tecido anormal, incluindo células neoplásicas, fibrose ou células inflamatórias, é denominada *mieloftise*.

Injúrias aos tecidos e células extramedulares tendem a causar produção elevada dos tipos celulares envolvidos (*hiperplasia*) com ou sem displasia. A perda de eritrócitos dos vasos sanguíneos (*hemorragia*), ou destruição prematura de eritrócitos (*hemólise*) causa a hiperplasia eritroide. A inflamação tecidual pode causar a hiperplasia neutrofílica, eosinofílica, basofílica e/ou monocítica, dependendo do tipo de inflamação. A hiperplasia megacariocítica pode ocorrer com o uso plaquetário elevado durante a hemorragia ou coagulação intravascular disseminada (DIC), ou com destruição plaquetária imunomediada. As exceções a estas generalizações, são a anemia por doença crônica,

Figura 13-6 Megacariócito, Aspirado de Medula Óssea Canina. Observar o tamanho variável da célula, núcleo lobulado e citoplasma granular abundante. Corante Wright. (Cortesia do Dr. M.M. Fry, College of Veterinary Medicine, University of Tennessee.)

Quadro 13-1	Mecanismos da Doença na Medula Óssea e Células Sanguíneas

MEDULA ÓSSEA
Hipoplasia
Hiperplasia
Displasia
Aplasia
Neoplasia
Mieloftise (fibrose, neoplasia metastática)
Necrose
Inflamação

CÉLULAS SANGUÍNEAS
Destruição aumentada
Hemorragia (especialmente eritrócitos)
Consumo (plaquetas)
Neoplasia
Distribuição alterada
Função anormal

anemia por deficiência de ferro e anemia decorrente da insuficiência renal, que serão discutidas com maiores detalhes posteriormente.

A resposta celular endotelial à lesão, especificamente dentro da medula, está caracterizada, porém ela provavelmente é semelhante àquela das células endoteliais de outro local, interpretando papéis ativos na coagulação e inflamação (Capítulo 2 e 3). Entretanto, um sinal potencial de lesão em sinusoides medulares é a presença de eritrócitos nucleados circulantes na ausência de regeneração eritrocitária, denominada *metarrubricitose inadequada*. É proposto que as células endoteliais medulares danificadas permitam a passagem prematura de metarrubrícitos para a circulação sanguínea durante os momentos de estresse. Entretanto, uma teoria conflitante propõe que o estrasse medular cause redução na aderência do metarrubrícito aos macrófagos centrais, e subsequente liberação para a circulação. As causas específicas de metarrubricitose induzida pela lesão medular incluem a sepse, hipertermia, neoplasias, hipóxia, alguns medicamentos e toxinas. A metarrubricitose inapropriada também pode ocorrer com a displasia eritroide e distúrbios esplênicos.

Além de um papel suspeito na metarrubricitose inadequada, os macrófagos medulares são essenciais para o metabolismo alterado do ferro, incluindo anemia por doença crônica e hemossiderose. A *anemia por doença crônica* é uma anemia não regenerativa leve a moderada, observada em animais com uma variedade de distúrbios inflamatórios e metabólicos. Esta anemia é discutida em mais detalhes posteriormente, porém, resumidamente, ela é um resultado do sequestro de ferro dentro de macrófagos. A *hemossiderose* é o acúmulo excessivo de ferro nos tecidos, geralmente em macrófagos. O acúmulo de ferro nos órgãos parenquimais, levando à toxicidade do órgão, é denominado *hemocromatose*. Em animais, a sobrecarga de ferro por transfusões sanguíneas ou anemias hemolíticas crônicas pode causar a hemossiderose e hemocromatose medular.

A *mielite* pode apresentar diferentes formas. A mielite granulomatosa ocorre em infecções fúngicas sistêmicas (p. ex. histoplasmose) ou micobacteriose. A mielite aguda ou neutrofílica pode ocorrer em infecções bacterianas de baixa gravidade ou aquelas com um componente imunomediado. Cães e gatos com anemia hemolítica imunomediada (AHIM) não regenerativa geralmente têm mielite, além da mielofibrose e necrose. A inflamação é evidente pela deposição de fibrina, edema e infiltrado neutrofílico multifocal; as citopenia imunomediadas também podem ocorrer simultaneamente com linfocitose na medula óssea e/ou hiperplasia de plasmócitos.

A *necrose de medula óssea* é a necrose das células hematopoiéticas medulares, células estromais e estroma em grandes áreas da medula óssea. As causas potenciais incluem leucemias, neoplasias extramedulares, infecção (vírus da diarreia viral bovina [BVDV], *Ehrlichia canis*, e o vírus da leucemia felina [FeLV], sepse, medicamentos ou toxinas (carprofeno, agentes quimioterápicos, estrógeno, metronidazol, mitotano e fenobarbital) e irradiação. A citotoxicidade hematopoiética ou estromal direta e a microvasculatura medular alterada (coagulação intravascular disseminada) são as patogêneses propostas. A necrose medular extensa resulta na hematopoiese reduzida e subsequentes citopenias sanguíneas, incluindo anemia, neutropenia e trombocitopenia. Se o animal sobrevive à lesão inicial, a medula pode se recuperar e prosseguir com a hematopoiese normal, ou ela pode sofrer formação cicatricial, denominada mielofibrose.

A *mielofibrose secundária* é a deposição reforçada de colágeno dentro da medula, por fibroblastos não neoplásicos e células reticulares. A patogenia da doença é desconhecida, porém existem duas teorias principais. Primeiro, ela pode representar a formação de cicatriz após a necrose medular, conforme apresentado anteriormente. E segundo, altas concentrações de fatores de crescimento presentes durante momentos de lesão ou ativação medular podem estimular a proliferação de fibroblastos. Em particular, megacariócitos e macrófagos estimulados produzem citocinas fibrogênicas, incluindo o fator de crescimento derivado de plaquetas, fator de transformação do crescimento-β e fator de crescimento epidérmico. Inicialmente na doença, existe a deposição de reticulina sem a redução de elementos hematopoiéticos. Entretanto, o colágeno fibroso substitui as células hematopoiéticas com a progressão da doença. A identificação histológica da reticulina e das fibras de colágeno pode ser auxiliada com as colorações de prata para reticulina e o tricrômico de Masson, respectivamente. Em animais, a mielofibrose secundária ocorre mais comumente com as leucemias, neoplasias extramedulares e anemias hemolíticas crônicas, porém muitos casos são idiopáticos. A irradiação gama experimental de corpo inteiro, exposição alimentar ao estrôncio 90, e alguns medicamentos e toxinas também podem induzir a mielofibrose.

As respostas dos adipócitos medulares à doença sistêmica e localizada atualmente estão sob pesquisa, especialmente em relação ao metabolismo energético, inflamação e trauma ósseo. Durante os momentos de desequilíbrio energético severo, como na caquexia, a medula pode sofrer *atrofia serosa da gordura*, também conhecida como *transformação medular gelatinosa*. A patogenia deste fenômeno é desconhecida, porém ela é caracterizada pela atrofia de adipócitos, hipoplasia das células hematopoiéticas com citopenia subsequentes e substituição da medula por mucopolissacarídeos ricos em ácido hialurônico extracelular. A coloração Azul de Alcian positiva identifica material extracelular como mucina.

Os adipócitos medulares secretam hormônios derivados do tecido adiposo, denominados *adipocinas*, incluindo leptina e adiponectina. Em geral, a leptina é pró-inflamatória, pró-trombótica e mitogênica para diversos tipos celulares, incluindo linfócitos, progenitores hematopoiéticos e células leucêmicas. Inversamente, a adiponectina possui propriedades anti-inflamatórias e de inibição do crescimento. Durante momentos de inflamação e infecção, a produção de leptina é elevada.

Em resposta ao trauma medular, como na cirurgia ortopédica, a gordura pode entrar na vasculatura, embolizar para vários tecidos e causar isquemia tecidual. A severidade da lesão tecidual causada pelo *embolismo gorduroso* depende da quantidade de gordura entrando na circulação e da susceptibilidade do tecido para a isquemia (Capítulo 2).

Células Sanguíneas

As respostas das células sanguíneas circulantes à lesão incluem sobrevivência reduzida (destruição, consumo ou perda), distribuição alterada e estrutura ou função alterada (Quadro 13-1). Essas respostas não são mutuamente exclusivas — por exemplo, a estrutura alterada do eritrócito pode ocasionar uma sobrevivência reduzida. Geralmente, mas nem sempre, essas respostas resultam em concentrações diminuídas de células sanguíneas na circulação.

Concentrações de Células Sanguíneas Anormais. A concentração de células sanguíneas pode ser diminuída, chamada de *citopenia* (de kytos [Gr., vaso oco] e penia [Gr., escassez]), ou elevada, chamada de *citose* (de osis [Gr., condição]). Um tipo celular específico é denotado como sendo reduzido pelo uso do sufixo-*penia* (Tabela 13-1). Uma concentração diminuída de eritrócitos é uma exceção, sendo denominada *anemia* (de a [Gr., sem] e haima [Gr., sangue]). Concentrações reduzidas de basófilos sanguíneos não são observadas em animais domésticos, pois o intervalo de referência inferior geralmente é zero. Um tipo celular sanguíneo elevado é denotado com o sufixo-*osis* ou *filia* (Tabela 13-1). A quantificação da concentração de células sanguíneas *post-mortem* não é possível devido à coagulação *peri-mortem*. Entretanto, uma contagem completa sanguínea (CCS) com a avaliação microscópica do esfregaço sanguíneo é a base para a avaliação das células sanguíneas *ante-mortem*.

Anemia. A anemia causa sinais clínicos referentes à redução do pigmento vermelho da hemoglobina (p. ex. membranas mucosas

Tabela 13-1	Terminologia para Aumentos ou Reduções nas Células Hematopoiéticas no Sangue	
Tipo celular	**Redução**	**Aumento**
Eritrócitos	Anemia	Eritrocitose
Reticulócitos	Reticulopenia	Reticulocitose
Leucócitos	Leucopenia	Leucocitose
Neutrófilos	Neutropenia	Neutrofilia
Linfócitos	Linfopenia	Linfocitose
Monócitos	Monocitopenia	Monocitose
Eosinófilos	Eosinopenia	Eosinofilia
Basófilos	Basopenia	Basofilia
Plaquetas	Trombocitopenia	Trombocitose

Tabela 13-2	Causas de Anemia Regenerativa e Não Regenerativa	
Anemia Regenerativa	**Anemia Não Regenerativa**	
Hemorragia	Doença da medula óssea primária	
Trauma	Imunomediada	
Defeito de hemostasia	Infecções (p. ex. vírus da leucemia felina)	
Neoplasia	Mieloftise (p. ex. mielite, leucemia, mielofibrose)	
Ulceração gastrointestinal		
Parasitismo	Toxicidade (p. ex. agentes quimioterápicos, estrógeno, samambaia)	
Flebotomia		
	Distúrbios congênitos	
	Doença extramedular	
Hemólise	Doença inflamatória	
Imunomediada	Insuficiência renal crônica	
Infecções (p. ex. hemoparasitismo)	Doença ou insuficiência hepática	
Toxicidade (oxidantes)	Endocrinopatias (p. ex. hipoadrenocorticismo, hipotireoidismo)	
Fragmentação mecânica (p. ex. coagulação intravascular disseminada)		
Enzimática (p. ex. fosfolipases bacterianas)	Deficiência nutricional (p. ex. deficiência de ferro, deficiência de vitamina B_{12}, desnutrição)	
Neoplasia (p. ex. sarcoma histiocítico hemofagocítico)		
Hipofosfatemia		
Distúrbios congênitos		

pálidas), capacidade de transporte de oxigênio reduzida (p. ex. depressão, letargia, fraqueza e tolerância ao exercício) e viscosidade sanguínea diminuída (p. ex. murmúrio cardíaco). Decúbito, convulsões, síncope ou coma podem ocorrer com a anemia severa. A anemia é confirmada pela identificação de uma concentração de hemoglobina reduzida ou massa de eritrócitos diminuída, conforme aferida pelo volume globular, hematócrito ou concentração de células sanguíneas vermelhas.

As três causas gerais da anemia são perda sanguínea (hemorragia), destruição ou lise de células sanguíneas vermelhas (hemólise), e produção reduzida de células sanguíneas vermelhas (hipoplasia eritroide). Classificar a anemia como regenerativa ou não regenerativa é clinicamente útil, pois isso oferece informação a respeito do mecanismo da doença; a anemia regenerativa indica hemorragia ou hemólise, ao passo que a hipoplasia ou aplasia eritroide causam anemia não regenerativa (Tabela 13-2).

A marca registrada das anemias regenerativas, exceto em cavalos, é a *reticulocitose* (p. ex. número elevado de reticulócitos circulantes [eritrócitos imaturos]), que é evidente como a *policromasia* em um esfregaço sanguíneo corado rotineiramente (Fig. 13-5). A reticulocitose indica eritropoiese elevada na medula óssea (Fig. 13-7) e a liberação de eritrócitos antes que eles estejam completamente maduros. A reticulocitose é uma resposta medular apropriada à anemia e frequentemente é observada na hemorragia ou hemólise. Em uma CCS, uma forte resposta regenerativa pode produzir um volume celular médio (VCM) elevado e concentração de hemoglobina corpuscular média (CHCM), pois os reticulócitos são maiores e possuem uma menor concentração de hemoglobina em relação aos eritrócitos maduros. Os cavalos são uma exceção a este esquema de classificação, pois eles não liberam reticulócitos na circulação, mesmo com hiperplasia eritroide. Os cavalos com uma resposta regenerativa podem ter um VCM elevado e ampla distribuição de células vermelhas (um índice de variação no tamanho celular). Porém a determinação definitiva de regeneração em um cavalo requer demonstração da hiperplasia eritroide por meio do exame da medula óssea ou uma massa crescente de células vermelhas sobre CCSs sequenciais.

Além da reticulocitose, pode haver número elevado de células sanguíneas vermelhas nucleadas (nRBCs) em circulação com regeneração eritrocitária, denominada *metarrubricitose apropriada*. Quando as nRBCs estão presentes como parte de uma resposta regenerativa, elas podem estar em número inferior e relativo ao número de reticulócitos. Entretanto, a presença das nRBCs circulantes não é ela própria evidência definitiva de regeneração e pode indicar diseritropoiese (p. ex. envenenamento por chumbo ou doença da medula óssea) ou disfunção esplênica. Deve-se suspeitar destes processos quando as nRBCs estão elevadas sem a reticulocitose, ou seus números estão altos relativos ao grau de reticulocitose, denominada *metarrubricitose inapropriada*.

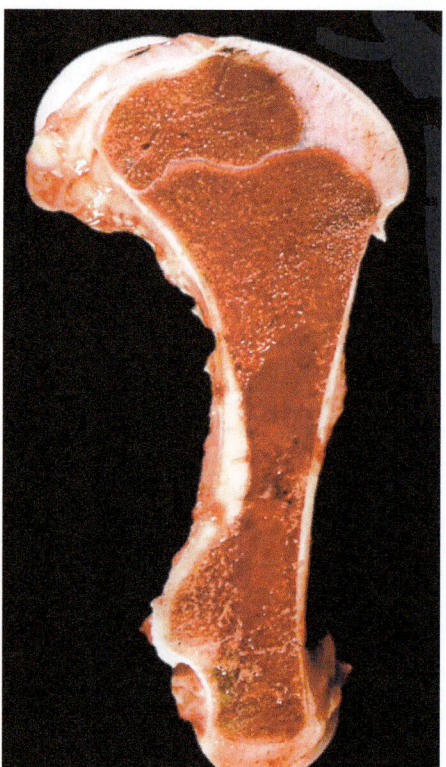

Figura 13-7 Medula Óssea do Fêmur, Hematopoieticamente Ativa. Observar que a medula óssea possui uma consistência uniforme e é vermelha a vermelha escura. Essas respostas são características de medula óssea hematopoieticamente ativa. (Cortesia do Dr. Ramos, Autonomous University of Barcelona; and Noah's Arkive, College of Veterinary Medicine, The University of Georgia.)

Em ruminantes, frequentemente a reticulocitose é acompanhada por pontilhados basofílicos (Fig. 13-8). Entretanto, como a metarrubricitose, o pontilhado basofílico sem reticulocitose está relacionado da intoxicação por chumbo ou outras causas de diseritropoiese.

Lembre-se que o estímulo para a eritropoiese elevada é a secreção aumentada de Epo em resposta à hipóxia tecidual. Embora a ação da Epo na eritropoiese seja rápida, a evidência de uma resposta regenerativa não é imediatamente aparente em uma amostra de sangue. Um dos principais efeitos da Epo é de expandir o *pool* de precursores eritroides de estágio inicial, e leva tempo para essas células se diferenciarem ao ponto no qual elas são liberadas na circulação. Em um caso de hemorragia ou hemólise, por exemplo, geralmente leva de 3 a 4 dias até que a reticulocitose esteja evidente na CCS e muitos dias mais até o pico da resposta regenerativa. O termo *anemia pré-regenerativa* algumas vezes é utilizado para descrever a anemia com uma resposta regenerativa que seja eminente, porém ainda não aparente na CCS. Confirmar uma resposta regenerativa nestes casos requer a evidência da hiperplasia eritroide na medula óssea ou o surgimento de uma reticulocitose nos dias subsequentes.

A hemorragia resulta na saída dos eritrócitos e outros componentes sanguíneos, como proteínas, da vasculatura. Como consequência, uma redução na concentração plasmática ou sérica de proteínas, denominada *hipoproteinemia*, pode estar evidente em uma CCS ou painel químico. Se a hemorragia está no lúmen gastrointestinal, alguma proteína pode ser reabsorvida e convertida em ureia, resultando em uma concentração de ureia elevada em relação à creatinina no plasma. A hemorragia dentro do trato urinário pode ocasionar urina vermelha com eritrócitos, observados no sedimento urinário. As causas de hemorragia incluem trauma, hemostasia anormal, certos parasitismos, ulceração e neoplasia.

A hemorragia pode ser aguda ou crônica, interna ou externa. Durante a hemorragia aguda, existem grandes armazenamentos de ferro dentro do corpo para a síntese de hemoglobina e regeneração de eritrócitos. Entretanto, com a hemorragia externa crônica, a perda contínua de ferro pode esgotar os estoques de ferro do organismo. À medida que o estoque de ferro reduz, assim o faz a regeneração eritrocitária, ocasionando eventualmente a *anemia por deficiência de ferro*. A anemia por deficiência de ferro é pobremente regenerativa ou não regenerativa, e será discutida em mais detalhes posteriormente neste capítulo. A anemia por deficiência de ferro não ocorre com a hemorragia interna crônica, como na cavidade peritoneal, pois o ferro não é perdido do corpo e pode ser reutilizado para a eritropoiese.

Na anemia hemolítica, os eritrócitos são destruídos em uma taxa elevada. Se o mecanismo é intra ou extravascular, ou uma combina-

ção de ambos, depende do processo específico da doença (doenças específicas serão discutidas posteriormente neste capítulo). Alguns indicadores clínicos da anemia hemolítica e sua patogênese estão resumidos na Fig. 13-9 e serão descritos na discussão seguinte.

Uma sequela clássica das anemias hemolíticas em geral é a *hiperbilirrubinemia*, que é um aumento na concentração de bilirrubina plasmática. A bilirrubina é um pigmento amarelo, que explica porque hiperbilirrubinemia severa o bastante causa a *icterícia* — o amarelamento de fluidos ou tecidos, macroscopicamente visível (Fig. 13-10). A icterícia geralmente é detectável quando a concentração de bilirrubina plasmática excede 2 mg/dL. Entretanto, é importante observar que a hiperbilirrubinemia e a icterícia não são patognomônicas para hemólise e também podem ocorrer em condições de fluxo biliar comprometido (colestase), como na hepatopatia ou colangiopatia.

Além da icterícia, a anemia hemolítica geralmente ocasiona a esplenomegalia (Fig. 13-11), que é secundária à hemólise extravascular e hiperplasia macrofágica dentro do baço, assim como a HEM esplênica. A esplenomegalia também pode ocorrer em outras condições, conforme discutido em outro momento neste capítulo.

A hemólise intravascular é macroscopicamente evidente como plasma ou soro tingidos de rosa, denominada *hemólise* ou *hemoglobinemia*. A hemólise não é aparente até que a concentração de hemoglobina extracelular seja maior que aproximadamente 50 mg/dL. A hemoglobina livre da célula é ligada à *haptoglobina*, até que a haptoglobina se torne saturada com a hemoglobina em uma concentração de aproximadamente 150 mg/dL. Quando a haptoglobina está saturada, qualquer hemoglobina livre remanescente possui um peso molecular baixo o suficiente para passar através da filtração glomerular renal para a urina. Isto dá uma coloração rosa ou vermelha para a urina, chamada *hemoglobinúria*. Portanto, a hemoglobina extracelular pode causar descoloração macroscópica do plasma, onde ela é ligada à haptoglobina, antes de se tornar visível na urina. A meia-vida da haptoglobina é reduzida acentuadamente quando ligada à hemoglobina, assim, quando são formadas grandes quantidades do complexo hemoglobina-haptoglobina, a concentração de haptoglobina diminui no sangue e a hemoglobina pode passar através do glomérulo em concentrações ainda menores. A hemoglobinúria é um fator que contribui para a necrose tubular renal (nefrose hemoglobinúrica), que geralmente ocorre em casos de hemólise intravascular aguda (Capítulo 11). Uma lesão semelhante ocorre nos rins de indivíduos com dano muscular acentuado, que resulta em mioglobinúria (Capítulos 11 e 15).

A hemoglobinúria não pode ser diferenciada macroscopicamente da hematúria (eritrócitos na urina) ou mioglobinúria (mioglobina na urina), e os três processos causam uma reação positiva para "proteína sanguínea" nas fitas de teste de urina. Comparar as cores do plasma e da urina pode ser informativo. Em contraste com a hemoglobina, a mioglobina causa a descoloração macroscópica da urina antes que o plasma esteja descolorido. Isso ocorre, pois, a mioglobina é um monômero de baixo peso molecular, filtrado livremente pelos glomérulos e não se liga às proteínas plasmáticas em um grau significativo. A hematúria pode ser diferenciada da hemoglobinúria baseada na avaliação microscópica do sedimento da urina (p. ex. os eritrócitos estão presentes nos casos de hematúria).

Além do plasma e urina vermelhos, a hemoglobinemia também pode ser identificada pelos valores de HCM ou CHCM em uma CCS. Isso ocorre, pois, a concentração de hemoglobina é aferida por meio da lise de todos os eritrócitos na amostra, em então mede-se a hemoglobina total utilizando-se a espectrofotometria. Através deste método, a hemoglobina que se origina dentro ou fora dos eritrócitos também é aferida. Entretanto, cálculos para a HCM e CHCM, que incluem resultados para concentrações de hemoglobina e eritrócitos, assumem toda a hemoglobina originada dentro dos eritrócitos. No

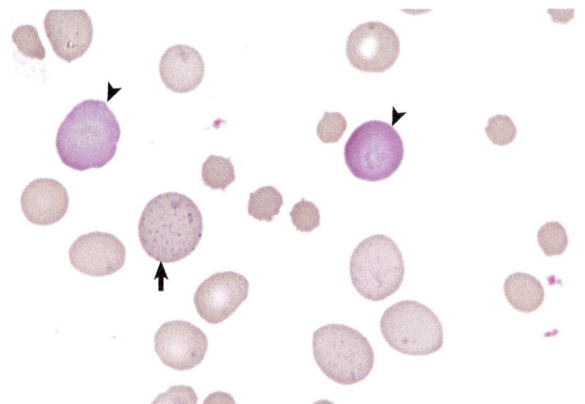

Figura 13-8 Pontilhados Basofílicos e Policromasia, Esfregaço Sanguíneo Bovino. Eritrócitos desta vaca com anemia regenerativa incluem diversas células com pontilhados basofílicos *(seta)* e duas células policromatofílicas (reticulócitos) *(pontas das setas)*. Corante Wright. (Cortesia do Dr. M.M. Fry, College of Veterinary Medicine, University of Tennessee.)

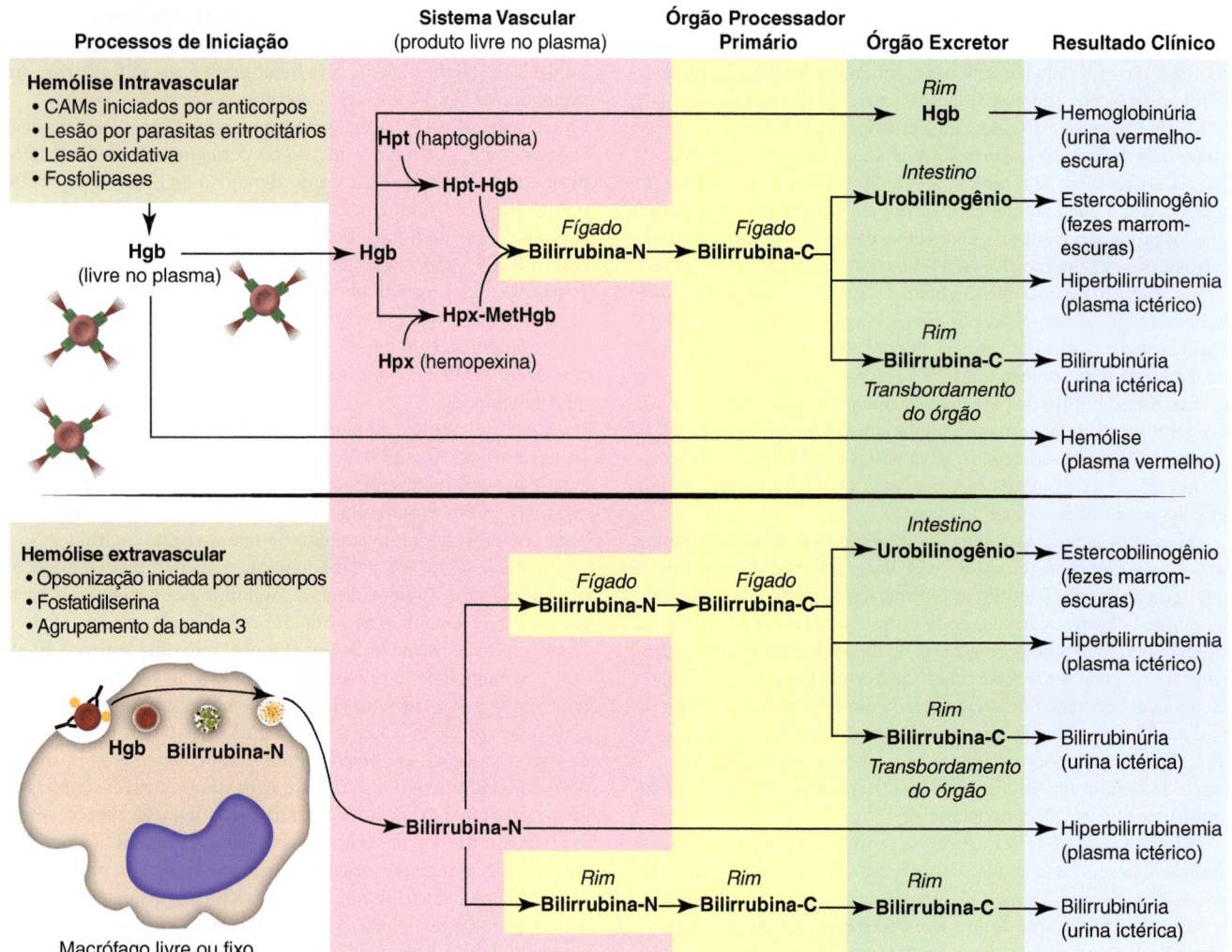

Figura 13-9 Mecanismos de Anomalias de Cor do Plasma, Urina e Fezes Durante Hemólise. Hemólise intravascular: Diversos processos de iniciação podem causar a hemólise intravascular; está ilustrada a formação do complexo de ataque ao complemento da membrana. Com a hemólise intravascular, a hemoglobina livre é liberada diretamente no plasma, onde ela é expulsa pela haptoglobina e hemopexina. Quando a haptoglobina e a hemopexina estão saturadas, a hemoglobina livre da célula gera a cor vermelha do plasma (hemólise) e é excretada na urina (hemoglobinúria; urina vermelho escura). O fígado limpa a haptoglobina-hemoglobina e complexos hemopexina-metemoglobina do plasma e converte a hemoglobina em bilirrubina não conjugada e então bilirrubina conjugada. A bilirrubina conjugada normalmente é excretada na bile e então convertida em urobilinogênio (amarelo), e subsequentemente estercobilinogênio (marrom-escuro). Entretanto, a bilirrubina excessiva irá extravasar para o plasma, ocasionando a hiperbilirrubinemia, plasma ictérico (se severa o bastante), e excreção urinária de bilirrubina (bilirrubinúria; urina ictérica). **Hemólise extravascular:** Durante a hemólise extravascular, os eritrócitos são fagocitados por macrófagos, que digerem os eritrócitos e convertem hemoglobina em bilirrubina não conjugada. A bilirrubina excessiva no plasma causa hiperbilirrubinemia com ou sem plasma ictérico. A bilirrubina não conjugada é processada e excretada pelo fígado (conforme descrito anteriormente) e em cães, pelo rim. *Bilirrubina-C*, Bilirrubina conjugada; *Hgb*, hemoglobina; *Hpt*, haptoglobina; *Hpx*, hemopexina; *CAMs*, complexos de ataque à membrana; *MetHgb*, metemoglobina; *Bilirrubina-N*, bilirrubina não conjugada. (Cortesia do Dr. K.M. Boes, College of Veterinary Medicine, Virginia Polytechnic Institute and State University; e Dr. J.F. Zachary, College of Veterinary Medicine, University of Illinois.)

caso de hemoglobinemia, o excesso de hemoglobina extracelular pode causar um aumento artefatual na HCM e CHCM calculadas. É importante lembrar que aumentos artefatuais semelhantes também podem ocorrer com a lipemia.

Uma vez que a anemia hemolítica foi identificada, a causa específica para a hemólise deve ser investigada baseada nos sinais clínicos, história clínica e avaliação microscópica do esfregaço sanguíneo. As causas mais comuns de anemia hemolítica em animais domésticos são as imunomediada, infecciosas, oxidativas e desordens de fragmentação mecânica (p. ex. microangiopática) (Tabela 13-3).

A esferocitose e a autoaglutinação são marcas da anemia hemolítica imunomediada, tanto primária (também conhecida como idiopática) quanto secundária à doença infecciosa, medicamentos/toxinas ou neoplasmas. Os esferócitos se formam quando os macró-

fagos (especialmente no baço) fagocitam parte de uma ligação da membrana plasmática do eritrócito com o anticorpo (Fig. 13-12). A porção remanescente do eritrócito assume um formato esférico, preservando assim o volume máximo. Essa mudança no formato resulta em uma deformabilidade reduzida das células. Os eritrócitos devem ser extremamente flexíveis para atravessar a polpa vermelha do baço e paredes sinusoides; portanto, os esferócitos tendem a serem retidos no baço associados a macrófagos com risco de injúria e eventual destruição. No cão, os esferócitos aparecem menores que o normal e possuem uma coloração uniforme (Fig. 13-13, A), em contraste aos eritrócitos normais, que possuem uma região de palidez central, dada à sua forma bicôncava. Esta diferença na coloração entre os esferócitos e os eritrócitos normais não é diferençável consistentemente em muitos outros animais domésticos (incluindo cavalos,

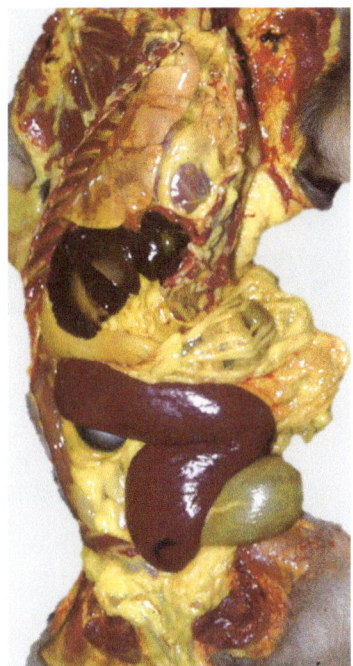

Figura 13-10 Icterícia, Anemia Hemolítica Imunomediada, Gordura Subcutânea, Esplenomegalia, Baço, Cão. A coloração amarelada acentuada dos tecidos, muito visível na gordura subcutânea, vem de concentrações elevadas de bilirrubina no soro produzidas como resultado da anemia hemolítica. (Cortesia do Dr. J.A. Ramos-Vara, College of Veterinary Medicine, Michigan State University; e Noah's Arkive, College of Veterinary Medicine, The University of Georgia.)

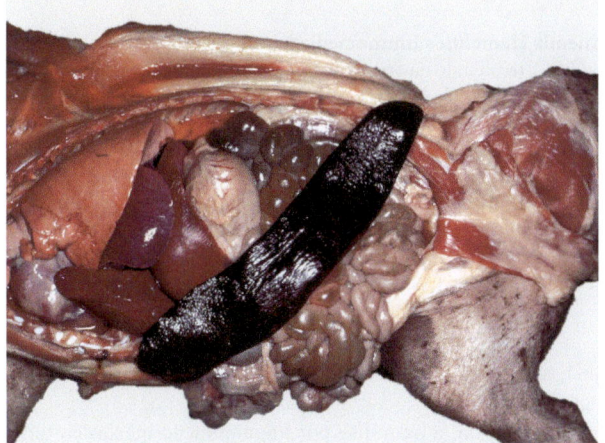

Figura 13-11 Esplenomegalia, Anemia Hemolítica Fatal, *Mycoplasma suis,* **Suíno.** O baço está extremamente aumentado, carnoso e congesto. (Cortesia de College of Veterinary Medicine, University of Illinois.)

bovinos e gatos), cujos eritrócitos diferem daqueles do cão, que são menores e possuem biconcavidade menos pronunciada e, portanto, palidez central menos evidente. A *autoaglutinação* ocorre devido à ligação cruzada de anticorpos ligados aos eritrócitos (Fig. 13-12). A autoaglutinação é macroscopicamente evidente como sangue com uma consistência granulada (Fig. 13-13, *B*), e microscopicamente como aglomerados eritrocitários (Fig. 13-13, *C*). A autoaglutinação também pode ocasionar um VCM falsamente elevado e concentração reduzida de eritrócitos, quando as células aglomeradas são contadas equivocamente como células únicas por testes hematológicos automatizados. Quando a autoaglutinação está presente, o volume globular é a aferição mais confiável da quantidade de eritrócitos.

As *células fantasmas* são membranas de eritrócitos rompidos e desprovidos de conteúdo citoplasmático (Figs. 13-12 e 13-13, *A*). Elas indicam hemólise intravascular e podem ser observadas com uma variedade de distúrbios hemolíticos, incluindo aqueles com causas imunomediadas, infecciosas, oxidativas ou de fragmentação. No caso da anemia hemolítica imunomediada, o anticorpo ou o complemento se liga às membranas dos eritrócitos e ativa o complexo de ataque ao complemento da membrana (Fig. 13-12). Isso causa a formação de poro na membrana do eritrócito e libera os conteúdos citoplasmáticos para o plasma. As células fantasma eventualmente são removidas da circulação por macrófagos fagocíticos, principalmente no baço.

O dano oxidativos dos eritrócitos ocorre quando as vias oxidativas normais, que geram os agentes redutores (como a nicotinamida adenina dinucleotídeo [NADH] reduzida, nicotinamida adenina dinucleotídeo fosfato [NADPH] reduzida e glutationa reduzida [GSH]), são comprometidas ou destruídas, ocasionando a anemia hemolítica, função anormal da hemoglobina, ou ambos. A hemólise causada pelo dano oxidativo pode ser extra ou intravascular, ou uma combinação. A evidência de dano oxidativo aos eritrócitos pode estar aparente no esfregaço sanguíneo, como corpos de Heinz, ou excentrócitos, ou ainda na avaliação macroscópica com a metemoglobinemia.

Os *corpúsculos de Heinz* são focos de globina desnaturada que interage com a membrana do eritrócito. Eles geralmente estão sutilmente evidentes nos esfregaços sanguíneos corados com Wright, como inclusões ou borrões circulares pálidos, protrusões circulares da margem celular, mas são prontamente diferenciáveis em esfregaços corados com novo azul de metileno (Fig. 13-14). Os gatos são particularmente suscetíveis à formação de corpúsculos de Heinz e normalmente podem ter números de corpúsculos de Heinz inferiores. Não existe unanimidade de opinião, mas alguns patologistas clínicos acreditam que a presença de corpúsculos de Heinz em mais de 10% de todos os eritrócitos em gatos está dentro dos limites normais. Acredita-se que esta predisposição reflete as características únicas do eritrócito felino, cuja hemoglobina possui mais grupos sulfidrilas (locais preferenciais para dano oxidativo) que os eritrócitos de outras espécies e também podem ter capacidade redutora intrínseca inferior. Também é possível que o baço felino não tenha uma função de "corrosão" tão eficiente (estrutura e função esplênicas são discutidas em mais detalhes posteriormente neste capítulo).

Excentrócitos, são evidentes como eritrócitos, cuja lateral da célula possui palidez elevada (Fig. 13-15, *A*), são outra manifestação do dano oxidativo. Eles se formam pela ligação cruzada das proteínas de

Tabela 13-3	Quatro Causas Comuns de Anemia Hemolítica e Suas Principais Características Hematológicas		
Imunomediada	**Infecciosa**	**Oxidativa**	**Fragmentação Mecânica**
Aglutinação de Esferócitos	Aglutinação de Esferócitos	Corpúsculos de Heinz	Esquizócitos
Células fantasmas	Células fantasmas	Excentrócitos	Acantócitos
	Hemoparasitas	Células fantasmas	Queratócitos
		Metemoglobinemia	Células fantasmas

Morfologia Anormal do Eritrócito na AHIM

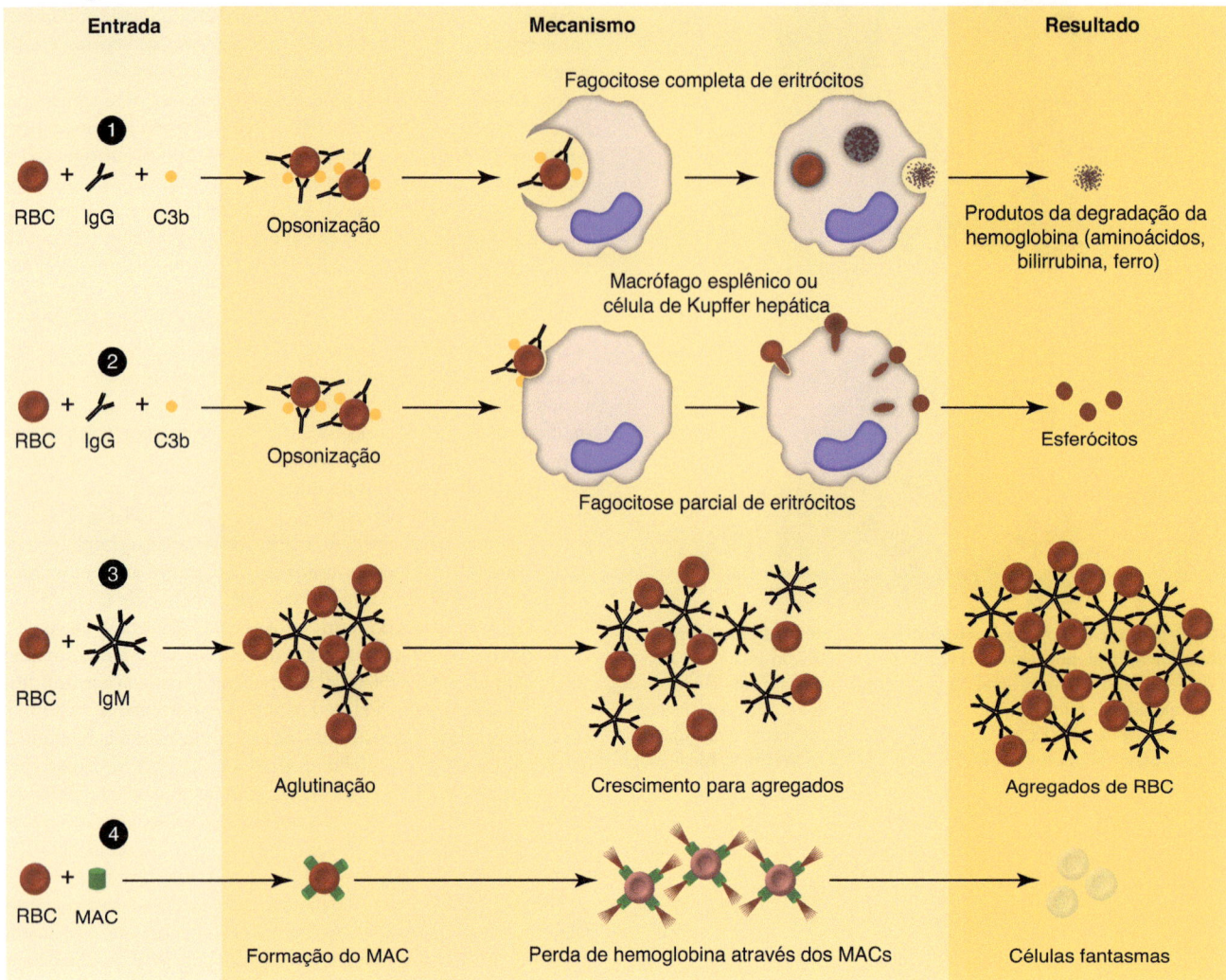

Figura 13-12 **Patogenia das Alterações Morfológicas Anormais de Eritrócitos na Anemia Hemolítica Imunomediada.** *1*, Degradação de células sanguínea vermelha (RBC). Os anticorpos anti-eritrócitos se ligam aos antígenos de superfície das RBC, resultando na opsonização das RBC por imunoglobulinas (principalmente imunoglobulina G [IgG]) e complemento (principalmente C3b). As RBCs ligadas a imunoglobulina ou C3b são fagocitadas e digeridas por macrófagos sinusoides. *2*, Esferócitos. Os esferócitos se formam quando a membrana das RBCs ligada a imunoglobulina ou C3b são fagocitadas por macrófagos, sem remover todas as RBC de circulação. Comparados aos eritrócitos normais, os esferócitos parecem menores, mais eosinofílicos e sem a palidez central. *3*, agregação de RBC (aglutinação). A agregação de RBC ocorre quando as imunoglobulinas anti-eritrócitos (imunoglobulina M [IgM] ou concentrações elevadas de IgG) se ligam simultaneamente aos múltiplos eritrócitos. *4*, Células fantasma. Os anticorpos anti-eritrócitos se ligam aos antígenos de superfície das RBC, ocasionando a ativação e formação do complexo de ataque à membrana (MAC). Os MACs formam poros nas membranas, resultando na ruptura de RBCs, e na liberação de hemoglobina na circulação. As células fantasmas são as membranas remanescentes das RBC sem citoplasma (hemoglobina). (Cortesia do Dr. K.M. Boes, College of Veterinary Medicine, Virginia Polytechnic Institute and State University; e Dr. J.F. Zachary, College of Veterinary Medicine, University of Illinois.)

membrana, com adesão de áreas opostas do folheto de membrana interna da célula, e deslocamento da maioria da hemoglobina em direção ao lado oposto. As membranas fundidas podem se fragmentar do eritrócito, deixando uma margem ligeiramente pregueada; esta anormalidade morfológica celular é chamada de *picnócito* (Fig. 13-15, *B*).

A injúria oxidativa também pode ocasionar a conversão da hemoglobina (ferro no estado Fe^{2+}) para *metemoglobina* (ferro no estado Fe^{3+}), que é incapaz de se ligar ao oxigênio. A metemoglobina normalmente é produzida em pequenas quantidades, mas são reduzidas de volta à oxiemoglobina pela enzima citocromo-b_5 redutase (também conhecida como *metemoglobina redutase*). A *metemoglobinemia* ocorre quando a metemoglobina é produzida em quantidades excessivas (pela injúria oxidativa) ou quando as vias normais para manutenção da hemoglobina no estado de Fe^{2+} estão prejudicadas (como na deficiência de citocromo-b_5 redutase). Quando presente em concentração suficientemente elevada (aproximadamente 10% da hemoglobina

total), a metemoglobina confere uma coloração chocolate para o sangue.

Por si própria, a hemólise por fragmentação mecânica tende a causar anemia leve ou nenhuma anemia. A fragmentação mecânica resulta de trauma ou ruptura de eritrócitos dentro dos vasos sanguíneos. Os eritrócitos normais podem fluir através da vasculatura anormal, como nos defeitos de válvulas cardíacas, deposição de fibrina intravascular (p. ex. coagulação intravascular disseminada), vasculite ou hemangiossarcoma. Alternativamente, os eritrócitos podem ser particularmente frágeis dentro da vasculatura sanguínea normal, assim como ocorre na deficiência de ferro. Em ambos os casos, a evidência microscópica da fragmentação mecânica inclui a presença de fragmentos eritrocitários (*esquizócitos* [Fig. 13-15, *C*]), eritrócitos com projeções citoplasmáticas irregulares (*acantócitos*), eritrócitos com projeções semelhantes a bolhas (*queratócitos*), ou células fantasma (Fig. 13-13, *A*, 13-15, *D* e 13-15, *E*). Os esquizócitos são a única

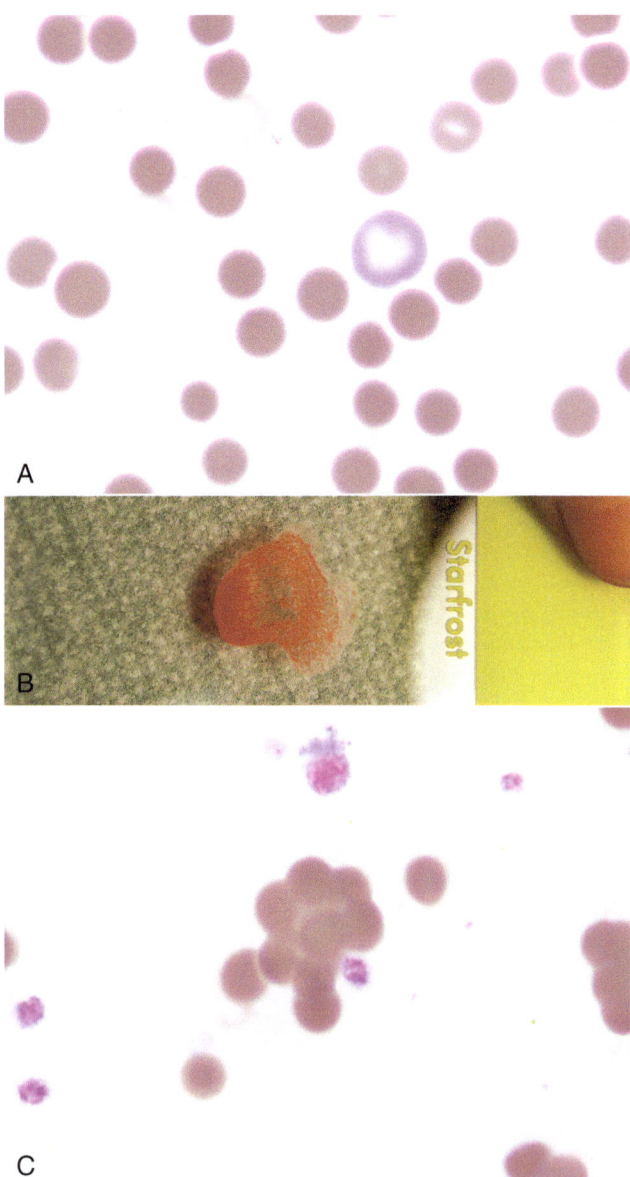

Figura 13-13 Anemia Hemolítica Imunomediada, Sangue Canino, Cão. A, Esferocitose. Esferócitos numerosos, muitas células fantasmas e um policromatófilo. Coloração Wright-Giemsa. **B,** Aglutinação macroscópica. Observar a aglutinação visível macroscopicamente. **C,** Aglutinação microscópica. Observar o aglomerado de eritrócitos em forma de cacho de uva. Coloração Wright-Giemsa. (Cortesia do Dr. K.M. Boes, College of Veterinary Medicine, Virginia Polytechnic Institute and State University.)

que pacientes com doenças inflamatórias ou outras doenças crônicas geralmente se tornam anêmicos, e esta condição ocasiona o acúmulo de grandes quantidades de ferro na medula óssea. O sequestro de ferro pode ser uma adaptação bacteriostática evolutiva, pois muitas bactérias precisam de ferro como um cofator para o crescimento. Recentemente, os pesquisadores começaram a elucidar os mecanismos moleculares subjacentes à anemia da inflamação. A *hepcidina*, uma proteína de fase aguda e peptídeo antimicrobiano sintetizado no fígado, é um mediador chave que limita a disponibilidade de ferro. A expressão de hepcidina aumenta com a inflamação, infecção ou sobrecarga de ferro e diminui com a anemia ou hipóxia. A hepcidina exerce seu efeito ao causar deficiência funcional de ferro. Ela se liga e causa a degradação da molécula de efluxo de ferro na superfície celular, ferroportina, inibindo assim a absorção de ferro na dieta a partir do epitélio intestinal e exportação de ferro dos macrófagos e hepatócitos no plasma (Fig. 13-16).

A anemia da inflamação envolve fatores além da disponibilidade reduzida de ferro. As citocinas inflamatórias estão propensas a inibir a eritropoiese por meio do dano oxidativo e disparar a apoptose das células eritroides em desenvolvimento, pela redução da expressão de Epo, do fator de célula-tronco e redução da expressão de receptores de Epo. Além disso, a inflamação estéril experimentalmente induzida em gatos ocasionou em uma sobrevivência eritrocitária reduzida, indicando que a anemia da inflamação provavelmente também ocorre em função da destruição elevada de eritrócitos.

Outras causas de eritropoiese reduzida estão listada na Tabela 13-2. Exemplos específicos de doenças causando anemia não regenerativa por estes mecanismos são discutidas posteriormente neste capítulo.

Neutropenia. A *neutropenia* se refere a uma redução na concentração de neutrófilos em circulação no sangue. A neutropenia pode ser causada pela diminuição na produção, destruição elevada, distribuição alterada ou uma demanda para neutrófilos nos tecidos que exceda a taxa da granulopoiese.

A produção diminuída é evidente na avaliação da medula óssea como hipoplasia granulocítica. Isso geralmente resulta de uma lesão que afeta múltiplas linhagens hematopoiéticas, como uma lesão química, radiação, neoplasia, infecção ou fibrose, porém também pode ser causada por um processo que aponta preferencialmente para a granulopoiese. Em grande contraste com os eritrócitos, os neutrófilos possuem um intervalo de vida em circulação muito curto. Uma vez liberado da medula óssea, um neutrófilo permanece na circulação sanguínea somente por horas antes de migrar para os tecidos. Quando a produção de neutrófilos acaba, uma reserva de neutrófilos maduros no *pool* de armazenamento na medula óssea pode ser adequado para manter os números normais de neutrófilos circulantes por alguns dias; entretanto, depois que o pool de armazenagem da medula óssea se esvazia, rapidamente se segue a neutropenia.

A neutropenia imunomediada é uma condição rara, porém reconhecida, em animais domésticos. Os achados na medula óssea variam de hipoplasia a hiperplasia granulocíticas, dependendo de onde as células sob ataque imune estão em seus programas de diferenciação. A neutropenia sem evidência de produção reduzida e na qual outras causas de neutropenia foram excluídas, pode ser um resultado de destruição de neutrófilos antes de deixarem a medula óssea, uma condição conhecida como granulopoiese ineficaz. Como as outras formas de hematopoiese ineficaz, geralmente presume-se que esta condição seja imunomediada; em gatos, esta condição pode ocorrer como um resultado de infecção de células hematopoiéticas com FeLV.

Conforme apresentado na seção anterior sobre a Granulopoiese e Monocitopoiese (Mielopoiese), os neutrófilos dentro da vasculatura sanguínea estão em dois compartimentos: um pool circulante, consistindo daquelas células flutuando livremente no sangue, e um pool marginal, consistindo daquelas células interagindo transitoriamente com a superfície endotelial. (Na realidade, os neutrófilos estão constantemente mudando entre estes dois pools, mas a proporção de

anormalidade morfológica do eritrócito específica para fragmentação mecânica, pois todas as outras anomalias morfológicas podem ser observadas com outros processos de doença. Por exemplo, as células fantasma podem ser observadas em outros tipos de hemólise.

A anemia não regenerativa é caracterizada pela ausência de reticulocitose na CCS; entretanto, a reticulocitose não ocorre em equinos, mesmo no contexto de regeneração. Mais frequentemente isto é um resultado de produção reduzida na medula (p. ex. hipoplasia eritroide). Os eritrócitos circulam por um longo período, portanto, as anemias causadas pela produção reduzida tendem a se desenvolver lentamente.

A forma mais comum de anemia não regenerativa é conhecida como *anemia da inflamação* ou *anemia da doença crônica*. Nesta forma de anemia, os eritrócitos estão em número reduzido, mas geralmente apresentam tamanho e concentrações de hemoglobina normais (assim chamada anemia normocítica, normocrômica). Há muito se sabe

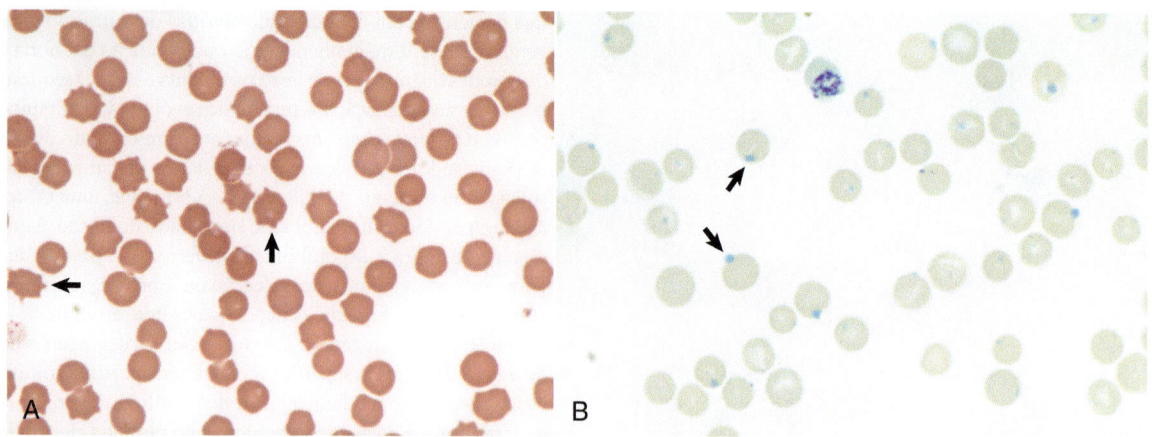

Figura 13-14 Corpúsculos de Heinz, Esfregaços Sanguíneos. A, Em coloração de rotina, os corpúsculos de Heinz parecem inclusões intraeritrocitárias circulares pálidas que podem protruir (*setas*) a partir da margem da célula. Coloração Wright. **B,** Esfregaço sanguíneo canino. Utilizando uma coloração supravital, os corpúsculos de Heinz são inclusões azuis (*setas*) e mais fácil de visualizar. Coloração novo azul de metileno. (Cortesia do Dr. M.M. Fry, College of Veterinary Medicine, University of Tennessee.)

células em ambos os pools normalmente permanece bastante constante em qualquer uma das espécies.) Os neutrófilos circulantes são parte da amostra de sangue coletada durante a punção venosa e, portanto, são contados na CCS, ao passo que os neutrófilos marginais não são. A *pseudoneutropenia* se refere a situação na qual existe uma proporção elevada de neutrófilos no pool marginal. Isto pode ocorrer pelo fluxo sanguíneo diminuído ou em resposta a estímulos, como endotoxemia, que aumenta a expressão de moléculas promovendo a interação entre os neutrófilos e células endoteliais. Este mecanismo de neutropenia raramente é observado na prática clínica.

A neutropenia também pode resultar da demanda elevada de neutrófilos no tecido. O quão rápido uma situação se desenvolve, depende não somente da magnitude do estímulo inflamatório, mas também da reserva de neutrófilos pós-mitóticos na medula óssea. O tamanho dessa reserva, ou pool de armazenamento, é dependente das espécies. Em cães este pool contém o equivalente a 5 dias da produção normal de neutrófilos. Os bovinos representam o outro extremo, pois eles possuem um armazenamento pequeno e, assim, estão predispostos a se tornarem neutropênicos durante os momentos de inflamação aguda. Os cavalos e os gatos estão em algum lugar entre os dois extremos, próximos de bovinos e cães, respectivamente. Parece lógico que a importância clínica da neutropenia, devido ao desequilíbrio no abastecimento e demanda, também é dependente das espécies. Em cães, a neutropenia como um resultado de inflamação é um achado alarmante, pois ela é evidência de uma demanda tecidual massiva para neutrófilos, que esgotou o pool de armazenamento do paciente, e está excedendo a taxa de granulopoiese na medula óssea. Entretanto nos bovinos, a neutropenia é comumente observada em uma ampla gama de condições envolvendo inflamação aguda e não necessariamente indica uma grande demanda.

Eosinopenia/Basopenia. *Eosinopenia* e *basopenia* são concentrações reduzidas de eosinófilos e basófilos sanguíneos, respectivamente. Em muitos laboratórios, os valores de referência da CCS para eosinófilos e basófilos são próximos a zero células por microlitro, impedindo a detecção de eosinopenia e basopenia. Quando detectável, a eosinopenia frequentemente é um resultado de estresse (p. ex. mediada por glicocorticoide).

Monocitopenia. A *monocitopenia* denota uma concentração reduzida de monócitos no sangue; ela em si é de pouca ou nenhuma importância patológica.

Trombocitopenia. A trombocitopenia se refere a uma diminuição na concentração de plaquetas circulantes. Os mecanismos da trombocitopenia incluem a produção reduzida, destruição elevada, consumo elevado e distribuição alterada.

A diminuição da produção pode ocorrer devido a uma condição afetando células de múltiplas linhagens hematopoiéticas, incluindo megacariócitos, ou devido a uma trombopoiese especificamente depressora. Em ambos os casos, a trombopoiese reduzida está evidente como hipoplasia megacariocítica na avaliação da medula óssea. As causas gerais de hematopoiese reduzida listadas anteriormente nas seções sobre anemia e neutropenia, também se aplicam à trombocitopenia.

A destruição plaquetária elevada por trombocitopenia imunomediada (TPIM) é uma doença bastante comum em cães, e também pode ocorrer em outras espécies. A trombocitopenia por doença imunomediada geralmente é severa (p. ex. <10.000 plaquetas/µL), resultando em hemorragia multissistêmica espontânea.

O uso elevado de plaquetas ocorre na hemorragia e coagulação intravascular disseminada. A trombocitopenia secundária à hemorragia geralmente é leve a moderada, ao passo que a coagulação intravascular disseminada pode causar trombocitopenia leve a severa, geralmente com evidência de hemólise por fragmentação mecânica (p. ex. esquizócitos). A coagulação intravascular disseminada é uma síndrome na qual a hipercoagulabilidade resulta no aumento do consumo de plaquetas e fatores de coagulação no plasma, com subsequente hipocoagulabilidade e susceptibilidade ao sangramento. Os fatores de risco para o desenvolvimento da coagulação intravascular disseminada incluem inflamação severa, como sepse ou pancreatite, neoplasia e insuficiência de órgãos.

O baço normalmente contém uma proporção significativa da massa plaquetária total (acima de um terço em algumas espécies), e as anormalidades envolvendo o baço podem ocasionar mudanças no número de plaquetas circulantes. Por exemplo, a congestão esplênica pode ocasionar um sequestro plaquetário e trombocitopenia, e a contração esplênica pode causar trombocitose.

Linfopenia. A *linfopenia* se refere a uma concentração reduzida de linfócitos no sangue. É um achado hematológico comum em animais doentes. O mecanismo preciso da linfopenia não está esclarecido, mas frequentemente presume-se que seja secundário ao excesso de glicocorticoides endógenos, que ocorre com o estresse. O excesso de glicocorticoides, tanto endógeno quanto exógeno, causa uma distribuição alterada dos linfócitos; há trânsito elevado de linfócitos do sangue para o tecido linfoide, e diminuição da saída de linfócitos do tecido linfoide para o sangue. Os linfócitos são destruídos em altas concentrações de glicocorticoides. Outras causas de linfotoxicidade incluem agentes quimioterápicos, radioterapia e alguns agentes infecciosos. A linfopenia pode ocorrer com diversos mecanismos, incluindo perda de linfa rica em linfócitos (p. ex. doença gastrointestinal, drenagens repetidas de

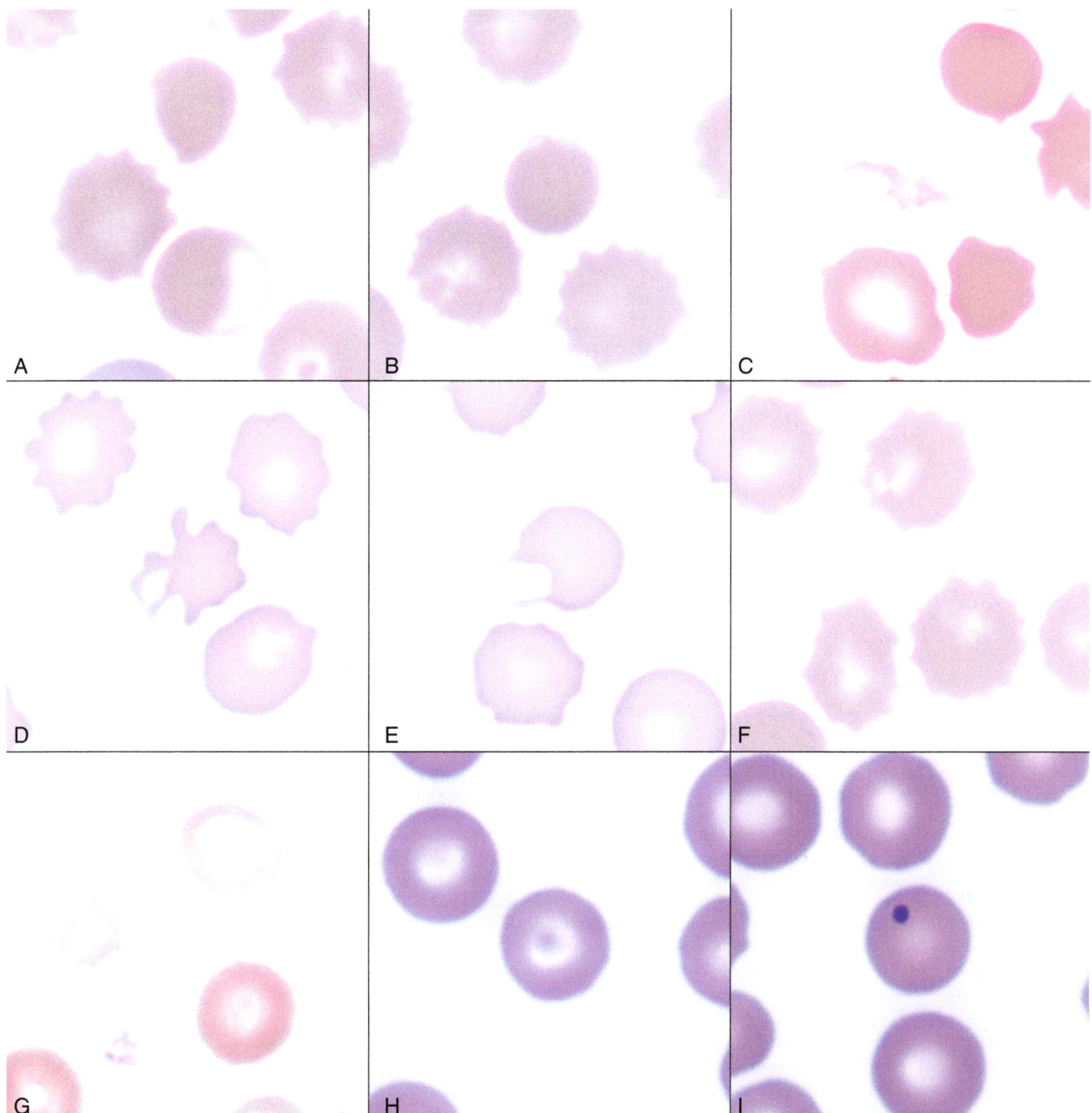

Figura 13-15 **Anomalias Morfológicas Eritrocitárias Comuns. A,** Sangue de um cão ao qual foi administrada uma infusão contínua de propofol. O cão desenvolveu anemia hemolítica induzida por oxidação com excentrócitos. Coloração Wright-Giemsa. **B,** Sangue do mesmo cão conforme em **A,** apresentando um picnócito. Observar a aparência do picnócito semelhante aos esferócitos, exceto por uma pequena porção da membrana da célula vermelha que está pregueada. Coloração Wright-Giemsa. **C,** Um esquizócito no sangue de um cão com hemólise por fragmentação mecânica a partir da coagulação intravascular disseminada. Coloração Wright-Giemsa. **D,** Sangue de um cão com hemangiossarcoma, apresentando um acantócito. Coloração Wright-Giemsa. **E,** Um queratócito, exibindo o que parece ser uma "vesícula" rompida no sangue de um cão. Coloração Wright-Giemsa. **F,** Sangue de um cão com artefato de crenação apresentado equinócitos. Coloração Wright-Giemsa. **G,** Sangue de um cão com anemia por deficiência de ferro. Observar a célula microcítica e hipocrômica *(esquerda)* e célula normocítica hipocrômica *(topo)* do paciente, assim como eritrócito normocítico normocrômico *(canto inferior direito)* de uma transfusão sanguínea recente. Coloração Wright-Giemsa. **H,** Sangue de um cão. O eritrócito do centro é uma célula-alvo, ou codócito. Coloração Wright-Giemsa. **I,** Sangue de um cão apresenta corpúsculo de Howell-Jolly, que é redondo, remanescente do núcleo do eritrócito profundamente basofílico. Coloração Wright-Giemsa. (Cortesia do Dr. K.M. Boes, College of Veterinary Medicine, Virginia Polytechnic Institute and State University.)

efusões quilosas), e ruptura da arquitetura do tecido linfoide normal pela linfadenopatia generalizada (linfoma, blastomicose). Algumas imunodeficiências hereditárias, como a imunodeficiência combinada ou aplasia tímica, podem causar linfopenia pela aplasia linfoide.

Eritrocitose. Um aumento na aferição da massa de eritrócitos acima da variação normal é conhecido como *eritrocitose*. O termo

policitemia geralmente é utilizado intercambiavelmente com a eritrocitose, mas tecnicamente e para propósitos deste capítulo, a policitemia se refere a um tipo específico de leucemia chamada *eritrocitose primária* ou *policitemia vera*.

As causas da eritrocitose são tanto relativas quanto absolutas. A *eritrocitose relativa* resulta de um déficit de fluido ou de uma distribuição

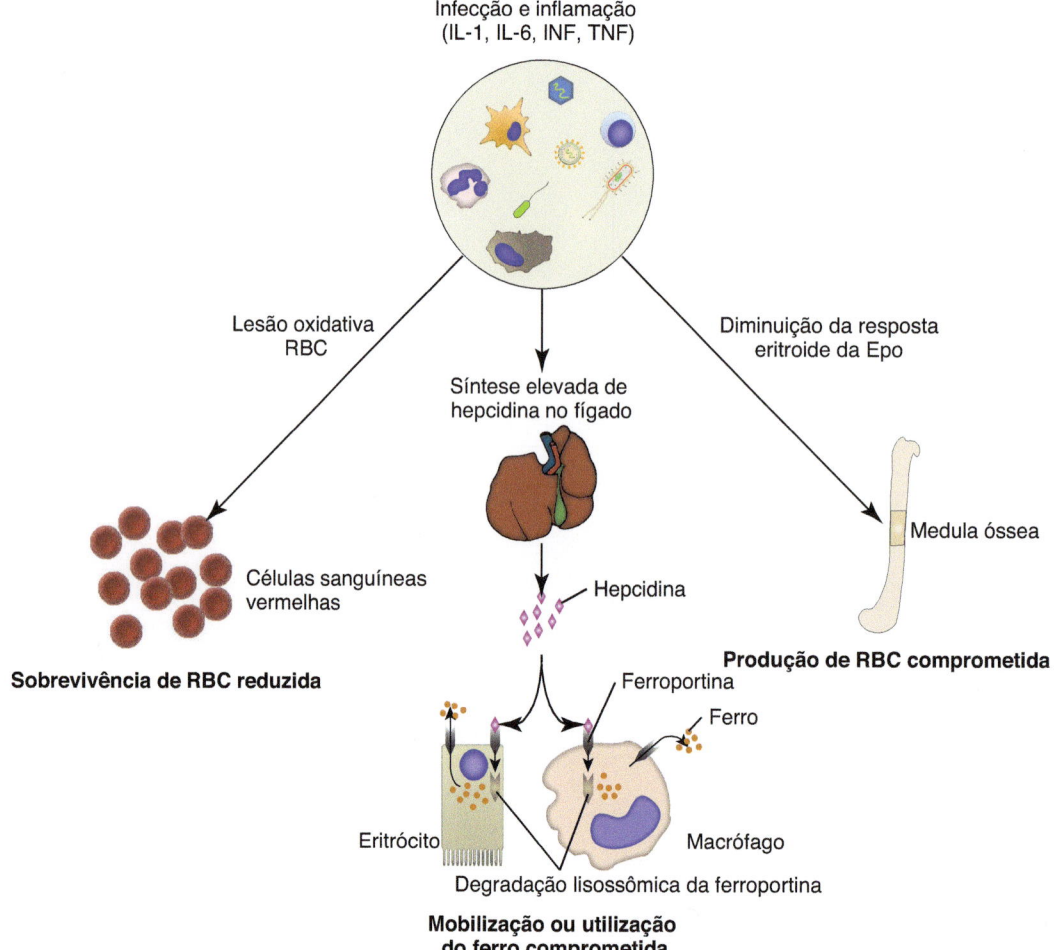

Figura 13-16 **Mecanismos de Anemia nas Doenças Inflamatórias.** Os mediadores inflamatórios, incluindo interleucina-1 (IL-1), interleucina-6 (IL-6), interferon (INF) e fator de necrose tumoral (TNF), causam anemia na doença inflamatória devido à hemólise oxidativa, sequestro de ferro dentro dos eritrócitos e macrófagos, e comprometimento da responsividade eritroide à eritropoietina (Epo). Durante a hemostasia, a molécula de transporte de membrana, ferroportina, transporta ferro do citosol para o espaço extracelular. O ferro é então utilizado para diversos processos fisiológicos, incluindo produção de hemoglobina dentro dos precursores eritroides da medula óssea. Durante momentos de inflamação, o fígado aumenta a produção de hepcidina, que se liga à ferroportina e causa sua internalização e degradação lisossômica. Com poucas moléculas de ferroportina na membrana, menos ferro é absorvido da dieta e mobilizado para os macrófagos. (Cortesia do Dr. K.M. Boes, College of Veterinary Medicine, Virginia Polytechnic Institute and State University; e Dr. J.F. Zachary, College of Veterinary Medicine, University of Illinois.)

alterada dos eritrócitos dentro do corpo (p. ex. a massa de eritrócitos totais do corpo não está aumentada). Isso ocorre mais frequentemente com a desidratação, quando a proporção reduzida de água no sangue ocasiona a hemoconcentração. Ela é observada menos frequentemente com a contração esplênica mediada por epinefrina, na qual os eritrócitos de movem do baço para a circulação periférica. Os eritrócitos da contração esplênica ocorrem em um grau mais pronunciado em cavalos e gatos, especialmente em animais jovens e saudáveis.

A *eritrocitose absoluta* é um aumento verdadeiro na massa de células vermelhas devido à neoplasia ou hiperplasia eritroide, e inclui causas de eritrocitose primária e secundária. A *eritrocitose primária*, ou *policitemia vera*, é uma proliferação neoplásica de células eritroides com uma predominância de eritrócitos maduros. O diagnóstico é baseado em um aumento acentuado na massa de células vermelhas (hematócrito em cães normalmente hidratados varia de 65% a >80%), uma ausência de hipoxemia, uma ausência de outros tumores e uma concentração de Epo plasmática normal ou reduzida.

A *eritrocitose secundária* se refere à hiperplasia eritroide mediada pela Epo, causando um aumento na massa de eritrócitos. A hiperplasia eritroide pode ser uma resposta apropriada para a hipóxia crônica, como ocorre com os desvios cardíacos da direita para a esquerda ou doença pulmonar crônica. Raramente, um tumor secretor de Epo

pode causar níveis inapropriadamente elevados de Epo na ausência de hipóxia.

A eritrocitose absoluta, seja primária ou secundária, causa o aumento da viscosidade do sangue, ocasionando um fluxo sanguíneo e distensão da microvasculatura inadequados. Os indivíduos afetados estão sob risco elevado de hipóxia, trombose e hemorragia teciduais. Os sinais clínicos da síndrome de hiperviscosidade podem incluir membranas mucosas eritematosas (Fig. 13-17), tempo de preenchimento capilar prolongado, vasos esclerais proeminentes, evidência de trombose ou hemorragia, e sinais secundários relacionados com os sistemas específicos afetados (p. ex. sinais neurológicos e cardiovasculares).

Neutrofilia. A *neutrofilia*, um aumento na concentração de neutrófilos na circulação sanguínea, ocorre em resposta a um número de estímulos diferentes, que não são mutuamente exclusivos. Os principais mecanismos da neutrofilia são apresentados na Fig. 13-18. Compreender a característica dos achados destas respostas na CCS é uma parte importante da medicina veterinária clínica. A inflamação pode resultar em neutropenia, conforme discutido anteriormente, ou neutrofilia, conforme discutido a seguir. Entretanto, antes de continuar para uma discussão de neutrofilia inflamatória e o assim chamado desvio à esquerda, é importante mencionar duas outras

Obviamente, a neutrofilia também pode indicar inflamação, e os estímulos inflamatórios de magnitude e duração variáveis produzem padrões de neutrofilia diferentes. Um achado hematológico clássico em pacientes com demanda elevada para neutrófilos é a presença de formas imaturas no sangue, conhecido como um *desvio à esquerda*. Nem todas as respostas inflamatórias possuem um desvio à esquerda, mas a presença de um desvio à esquerda quase sempre significa uma demanda ativa para neutrófilos no tecido. A magnitude de um desvio à esquerda é avaliada pelo número de células imaturas e seu grau de imaturidade. A forma mais leve é caracterizada por números elevados de bastonetes, o antecessor imediato do neutrófilo segmentado encontrado normalmente na circulação. Antecessores progressivamente imaturos são observados com inflamação progressivamente severa. Um desvio à esquerda é considerado ordenado se o número de neutrófilos imaturos na circulação diminui conforme eles se tornam progressivamente imaturos. O termo *desvio à esquerda degenerativo* algumas vezes é utilizado para descrever casos nos quais o número de formas imaturas excede o número de neutrófilos segmentados. Assim como na neutrofilia mediada por glicocorticoides, a magnitude típica da neutrofilia causada pela inflamação varia com as espécies, com os cães tendo a resposta mais pronunciada.

Pode ser útil pensar na cinética dos neutrófilos em relação a um modelo produtor-consumidor no qual a medula óssea é a fábrica, e os tecidos (onde os neutrófilos vão eventualmente) são os consumidores. O pool de armazenamento da medula óssea é o inventário da fábrica, e os neutrófilos na corrente sanguínea estão em entrega para os consumidores. Dentro dos vasos sanguíneos, os neutrófilos circulantes estão na estrada, e os neutrófilos marginais são temporariamente empurrados para fora da estrada. Durante o estado sadio, existe um fluxo equilibrado de neutrófilos da fábrica para o consumidor. Assim o sistema está em curso estável, e o número de neutrófilos permanece relativamente constante e dentro da amplitude normal. Entretanto, os estados de doença podem perturbar este sistema em vários níveis. A granulopoiese reduzida é análoga a uma fábrica trabalhando abaixo do nível de produção normal. A granulopoiese ineficaz é análoga a bens que são produzidos em uma taxa normal a elevada, mas são danificados durante a fabricação e nunca deixam a fábrica. Um desvio à esquerda é análogo a uma fábrica encarando uma crescente demanda do consumidor por enviar bens inacabados. Casos de inflamação persistente estabelecida, são caracterizados pela hiperplasia granulocítica da medula óssea e neutrofilia madura, análoga a uma fábrica que teve tempo para se ajustar à demanda elevada e está atendendo mais eficientemente pelo aumento de sua saída.

Eosinofilia/Basofilia. A *eosinofilia* e a *basofilia* são concentrações elevadas de eosinófilos e basófilos no sangue, respectivamente. Elas podem ocorrer com o parasitismo, reações de hipersensibilidade, respostas paraneoplásicas (p. ex. linfoma, mastocitoma ou leucemia), e doença infecciosa não parasitária. A eosinofilia também tem sido documentada com hipoadrenocorticismo e condições idiopáticas raras (p. ex. síndrome hipereosinofílica). A maioria dos casos de eosinofilia e basofilia ocorrem pela hiperplasia eosinofílica e basofílica dentro da medula óssea em resposta aos fatores de crescimento inflamatórios. Entretanto, acredita-se que a deficiência de cortisol cause a eosinofilia em cães com hipoadrenocorticismo.

Monocitose. A *monocitose* é uma concentração elevada de monócitos no sangue. Ela ocorre mais comumente com excesso de glicocorticoides ou inflamação severa, e incomumente a raramente com a leucemia monocítica, neutropenia imunomediada e hematopoiese cíclica. Com os glicocorticoides endógenos ou exógenos excessivos, os monócitos mudam do pool marginal para o pool circulante. Esta monocitose de estresse é mais comum em cães, menos frequente em gatos e rara em equinos e bovinos. As doenças inflamatórias causam monocitose pela hiperplasia monocítica mediada por citocinas na medula óssea.

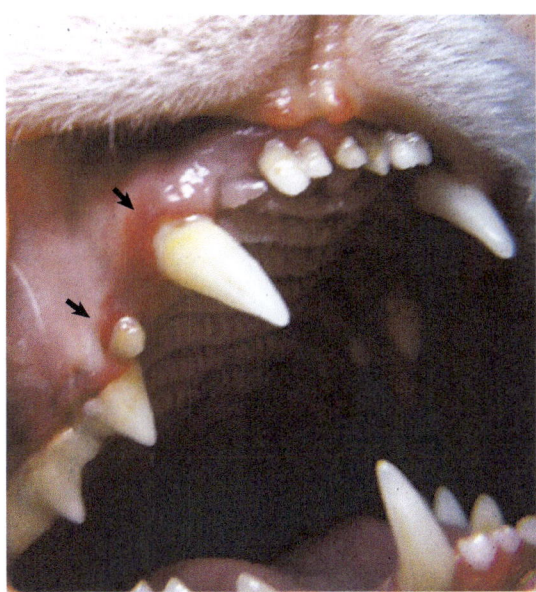

Figura 13-17 Eritrocitose Absoluta, Síndrome de Hiperviscosidade, Membranas Mucosas Eritematosas, Gato. O eritema de membranas mucosas é um dos sinais associados à síndrome de hiperviscosidade. Nesse caso as membranas mucosas orais estão mais avermelhadas (*setas*) que o normal por uma concentração de eritrócitos anormalmente elevada e associadas a viscosidade do sangue. A síndrome de hiperviscosidade também pode ocorrer como resultado da concentração elevada de imunoglobulina plasmática. (Cortesia do Dr. C. Patrick Ryan, Veterinary Public Health, Los Angeles Department of Health Services; e Noah's Arkive, College of Veterinary Medicine, The University of Georgia.)

causas comuns de neutrofilia: excesso de glicocorticoide e excesso de epinefrina. As causas menos comuns de neutrofilia, como a deficiência de adesão leucocitária e neoplasia, são discutidas posteriormente no capítulo.

O excesso de glicocorticoide, tanto por produção endógena quanto por administração exógena, resulta em um padrão de CCS conhecido como *leucograma de estresse*, caracterizado pela *neutrofilia madura* (concentração elevada de neutrófilos segmentados sem neutrófilos imaturos) e linfopenia, com ou sem monocitose e eosinopenia. Os mecanismos que contribuem para a neutrofilia mediada por glicocorticoides incluem os seguintes:

- A liberação elevada de neutrófilos maduros do pool de armazenamento da medula óssea.
- A marginação reduzida de neutrófilos dentro da vasculatura, com um consequente aumento no pool circulante.
- A migração reduzida de neutrófilos da corrente sanguínea para os tecidos.

A magnitude da neutrofilia tende a ser espécie dependente, com os cães tendo a resposta mais pronunciada (acima de 35.000 células/μL) e em ordem decrescente de responsividade, os gatos (30.000 células/μL), cavalos (20.000 células/μL) e bovinos (15.000 células/μL) tendo as respostas acentuadamente inferiores. Com o excesso de glicocorticoides no longo prazo, o número de neutrófilos tende a se normalizar, ao passo que a linfopenia persiste.

A liberação de epinefrina resulta em um padrão diferente, conhecido como *leucocitose fisiológica* ou *leucocitose por excitação*, caracterizada por neutrofilia madura (como a resposta por glicocorticoides) e linfocitose (diferente da resposta por glicocorticoides). Este fenômeno é vivido brevemente (<1 hora). A neutrofilia ocorre principalmente devido a uma mudança das células do pool circulante para o de armazenamento. A leucocitose fisiológica é comum em gatos (especialmente quando eles estão altamente estressados durante a coleta de sangue) e cavalos, menos comum em bovinos, e incomum em cães.

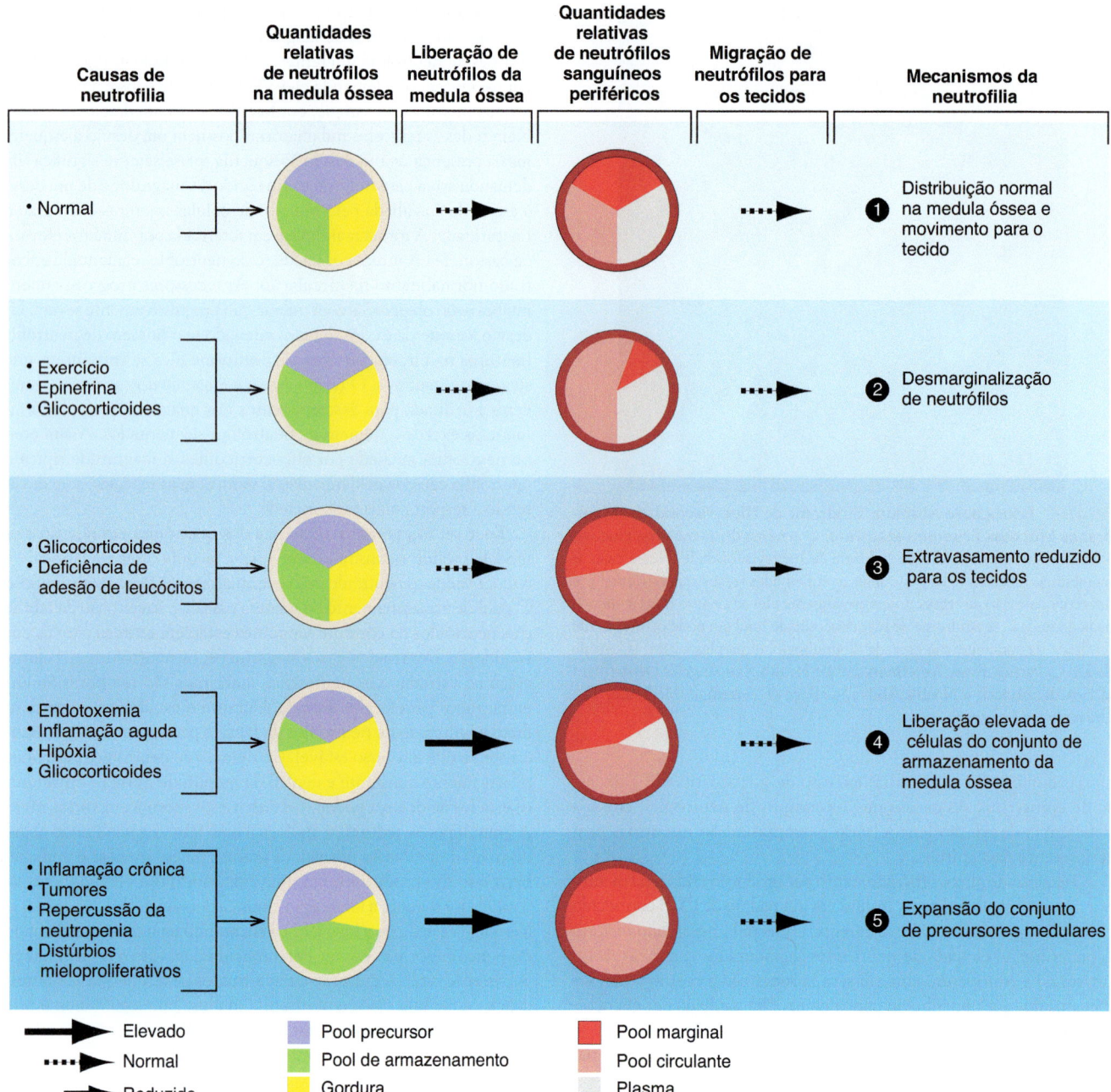

Figura 13-18 Mecanismos da Leucocitose Neutrofílica. *1*, Neutrófilos e seus precursores estão distribuídos em cinco pools: pool de precursores da medula óssea, que inclui células imaturas mitoticamente ativas e inativas; um pool de armazenamento da medula óssea, consistindo de neutrófilos maduros mitoticamente inativos; pool marginal de sangue periférico; um pool de sangue periférico circulante; e um pool tecidual. O tamanho relativo de cada pool está representado pelo tamanho de sua parte correspondente. A contagem de neutrófilos do sangue periférico afere somente os neutrófilos dentro do pool de sangue periférico circulante, que pode aumentar pela *(2)* desmarginalização elevada, *(3)* extravasamento reduzido para o sangue, *(4)* liberação elevada de células do pool de armazenamento da medula óssea e *(5)* expansão do pool de precursores medulares. (Cortesia do Dr. K.M. Boes, College of Veterinary Medicine, Virginia Polytechnic Institute and State University; e Dr. J.F. Zachary, College of Veterinary Medicine, University of Illinois.)

Trombocitose. A *trombocitose*, ou uma concentração elevada de plaquetas no sangue, é um achado relativamente comum, não específico, em pacientes veterinários. Na grande maioria dos casos, a trombocitose é reativa — uma resposta a outra doença, geralmente não relacionada. Os exemplos de condições de trombocitose reativa incluem doenças inflamatórias e infecciosas, deficiência de ferro, hemorragia, endocrinopatias e neoplasia. Os fatores que podem contribuir para a trombocitose reativa incluem a concentração plasmática elevada de trombopoietina, citocinas inflamatórias (p. ex. IL-6), ou catecolaminas. A trombocitose também pode ocorrer como parte de uma resposta regenerativa em pacientes se recuperando

de uma trombocitopenia, como um resultado de redistribuição após a contração esplênica, ou dentro de várias semanas após a esplenectomia. Nestes casos, a trombocitose é transitória. No caso de esplenectomia, a trombocitose pode ser marcada, porém ela se normaliza após várias semanas. Uma vez que a massa de plaquetas totais do corpo regula a trombopoiese, e uma porção significante da massa plaquetária normalmente está no baço, faz sentido que os animais esplenectomizados desenvolvam trombocitose. Entretanto, a razão para que o número de plaquetas circulantes se normalize nestes indivíduos em semanas após a esplenectomia não está clara. Existe também uma forma rara de leucemia megacariocítica conhecida como trombocitemia essencial, que é caracterizada pela trombocitose acentuada.

Linfocitose. A *linfocitose* se refere a um aumento na concentração de linfócitos na circulação sanguínea. Existem diversas causas de linfocitose, incluindo idade, epinefrina em excesso, inflamação crônica, hipoadrenocorticismo e neoplasia linfoide; os neoplasmas linfoides são apresentados posteriormente no capítulo. Animais jovens normalmente possuem concentrações mais elevadas de linfócitos que animais mais velhos, animais jovens saudáveis podem ter contagens que excedem os valores de referência para adultos. Uma vez que essa linfocitose não é patológica, mas uma variação fisiológica normal, ela geralmente é denominada de *pseudolinfocitose* de animais jovens. Conforme discutido anteriormente na seção de neutrofilia, a linfocitose também é uma característica de leucocitose fisiológica mediada por epinefrina, resultante da redistribuição de linfócitos do pool marginal no sangue para o pool circulante. A linfocitose mediada por epinefrina pode ser mais marcada que a neutrofilia, particularmente em gatos (as contagens de linfócitos >20.000/µL não são incomuns). A estimulação antigênica pode ocasionar a linfocitose, que pode ser acentuada em casos raros (acima de aproximadamente 30.000/µL em cães e 40.000/µL em gatos); entretanto, geralmente este não é o caso, mesmo quando existe a clara evidência de atividade imunológica elevada em tecidos linfoides. Nos casos de estimulação antigênica, é comum para uma minoria de linfócitos ter características morfológicas "reativas" — linfócitos grandes com citoplasma basofílicos mais abundante e cromatina mais aberta (Fig. 13-19). Assim como o excesso de glicocorticoide pode causar a linfopenia, a deficiência de glicocorticoide (hipoadrenocorticismo) pode causar a linfocitose, ou a falta da linfopenia durante condições de estresse, que geralmente ocasionam a linfopenia mediada por glicocorticoide.

Uma condição conhecida como *linfocitose persistente* (LP) ocorre em aproximadamente 30% de bovinos infectados com o vírus da leucemia bovina (VLB). A condição é definida como um aumento da quantidade de linfócitos na corrente sanguínea, acima do intervalo de referência por pelo menos 3 meses. Esta forma de linfocitose é uma proliferação não neoplásica (p. ex. hiperplasia) de linfócitos B. Na ausência de outra doença, os bovinos com linfocitose persistente são assintomáticos. Entretanto, os bovinos infectados com VLB, especialmente aqueles animais com linfocitose persistente, estão sob risco elevado para o desenvolvimento de linfoma de linfócitos B.

Estrutura ou Função Anormal Secundária das Células Sanguíneas. A seção anterior focou nas anormalidades no número de células sanguíneas. Também existem diversas condições adquiridas ou congênitas envolvendo estrutura ou função anormal das células sanguíneas. Esta seção discute brevemente a estrutura ou função anormal da célula sanguínea ocorrendo secundária a outra doença subjacente. Os principais distúrbios das células sanguíneas são discutidos posteriormente no capítulo na seção sobre doenças específicas.

As anormalidades morfológicas detectadas no exame microscópico de rotina de esfregaços sanguíneos podem fornecer pistas importantes a respeito de processos subjacentes de doenças. A *poiquilocitose* é um termo amplo que se refere à presença de eritrócitos com formato anormal na circulação. A Fig. 13-15 apresenta alguns exemplos de tipos específicos de anormalidades morfológicas de eritrócitos.

A anormalidade morfológica adquirida de neutrófilos, conhecida como alteração tóxica (Fig. 13-20), reflete a produção acelerada de neutrófilos como parte da resposta inflamatória. As características da alteração tóxica incluem a basofilia citoplasmática elevada, a presença de pequenas inclusões citoplasmáticas azul acinzentadas, conhecidas como corpúsculos de Döhle (frequentemente observados incidentalmente em gatos) e em casos mais severos, a vacuolização citoplasmática. Embora não cause a diminuição da função de neutrófilos, a alteração tóxica ocorre durante a granulopoiese e assim é, tecnicamente, uma forma de displasia (os corpúsculos de Döhle são focos agregados de retículo endoplasmático, por exemplo). A alteração tóxica pode acompanhar qualquer resposta inflamatória, porém em geral quanto mais acentuada a alteração tóxica, maior o índice de suspeita para infecção ou endotoxemia. Outras alterações secundárias de neutrófilos podem não ser morfologicamente evidentes. Por exemplo, estudos em humanos e cães apresentaram que em indivíduos com câncer, os neutrófilos apresentam função anormal (incluindo a atividade fagocítica, capacidade de matar, e atividade de explosão oxidativa) antes do início da terapia. O significado clínico deste achado não está claro.

Os distúrbios de função plaquetária, também conhecidos como trombopatias, podem ser primários ou secundários. Muitas condições são conhecidas ou suspeitas de causar a disfunção plaquetária secundária (hipofunção ou hiperfunção), por alterar a adesão ou agregação plaquetária, ou por mecanismos que não estão completamente compreendidos. O Quadro 13-2 apresenta condições subjacentes tendo disfunção plaquetária secundária.

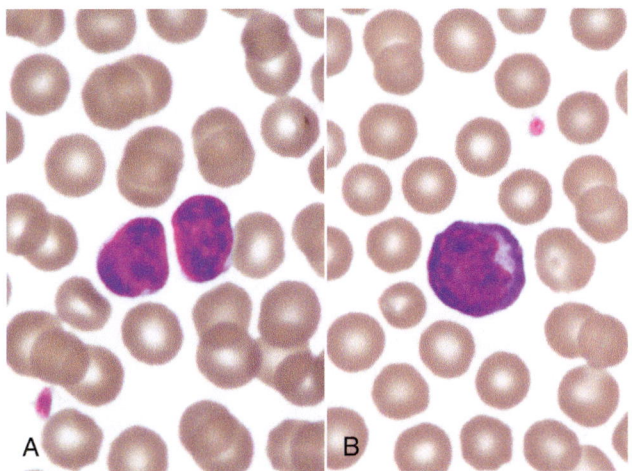

Figura 13-19 Linfocitose (B), Linfócitos, Esfregaço Sanguíneo Canino. A, Pequenos linfócitos, o tipo predominante de linfócito no sangue em condições normais. **B,** Um linfócito reativo, caracterizado pelo tamanho ligeiramente aumentado e uma quantidade elevada de citoplasma basofílico, de um cão de 12 semanas vacinado recentemente. Coloração Wright. (Cortesia do Dr. M.M.Fry, College of Veterinary Medicine, University of Tennessee.)

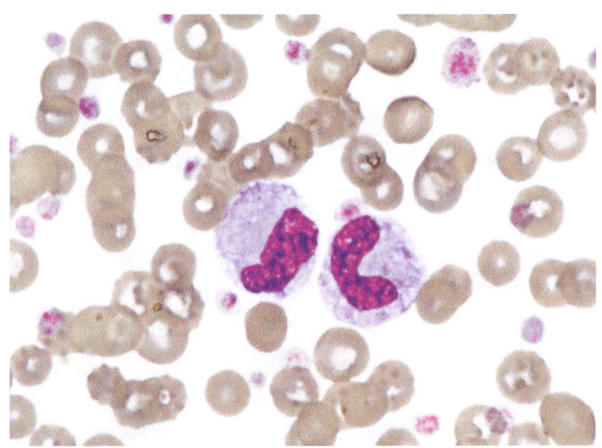

Figura 13-20 Alteração Tóxica, Neutrófilos, Esfregaço Sanguíneo Canino. Dois neutrófilos bastonetes com citoplasma basofílicos, espumoso, indicam alteração tóxica. Este cão também possui trombocitose reativa. Coloração Wright. (Cortesia do Dr. M.M. Fry, College of Veterinary Medicine, University of Tennessee.)

HIPOFUNÇÃO PLAQUETÁRIA SECUNDÁRIA
Doenças Subjacentes
Uremia
Anticorpos antiplaquetários (também causam trombocitopenia imunomediada)
Infecção (BVDV, FeLV)
Hiperglobulinemia
Produtos fibrinolíticos elevados
Hipoamonemia
Envenenamento por picada de cobra

Medicamentos ou Outros Agentes Exógenos
Inibidores plaquetários
AINEs-inibição irreversível (aspirina) ou reversível da cicloxigenase
Expansores coloidais plasmáticos (p. ex. hidroxietilamido)
Outros medicamentos e agentes exógenos (diversos)

HIPERFUNÇÃO PLAQUETÁRIA SECUNDÁRIA
Doença Subjacente
Infecção (verme do coração e FMR em cães, PIF, pasteurelose em bovinos)
Inflamação
Neoplasia
Deficiência de taurina em gatos
Síndrome nefrótica

BVDV, Vírus da diarreia viral bovina; *FeLV,* vírus da leucemia felina; *PIF,* peritonite infecciosa felina; *AINEs,* anti-inflamatórios não esteroidais; *FMR,* febre das Montanhas Rochosas.

Quadro 13-3 **Portas de Entrada para a Medula Óssea**

MEDULA ÓSSEA
Hematogenicamente
Penetração direta (trauma)

Portas de Entrada/Vias de Disseminação

Células ou microrganismos invasores ganham acesso à medula óssea ou à circulação sanguínea tanto pelo sangue quanto por traumas. O trauma pode ser tão óbvio como uma ferida aberta ou tão sutil como uma picada de inseto. As portas de entrada para a medula óssea estão resumidas no Quadro 13-3. Doenças que surgem da medula óssea, como a leucemia, geralmente se disseminam hematologicamente para outros tecidos.

Mecanismos de Defesa/Sistemas de Barreira

A medula óssea é protegida por uma concha protetora do osso cortical, e o suporte sanguíneo para a medula óssea fornece acesso às defesas humoral e celular sistêmicas. Obviamente, os próprios leucócitos atuam como uma parte essencial da função inflamatória e imune, conforme discutido brevemente na seção sobre Granulopoiese e Monopoiese (Mielopoiese) e em grandes detalhes no Capítulo 3 e 5.

As etapas biomecânicas na via glicolipídica ou ligadas a ela, geram moléculas antioxidantes que permitem que os eritrócitos suportem insultos oxidativos por todos os seus muitos dias na circulação. Além de produzir energia na forma de adenosina trifosfato (ATP), a glicólise gera NADH, que auxilia a converter a forma oxidada, não funcional de hemoglobina, conhecida como metemoglobina, de volta ao seu estado reduzido ativo. Outra via metabólica eritrocitária antioxidante, o shunt de pentose ou shunt de hexose-monofosfato, gera NADPH para ajudar a manter a glutationa no estado reduzido.

Distúrbios dos Animais Domésticos
Anemia Aplástica (Pancitopenia Aplástica)

A anemia aplástica, ou mais precisamente pancitopenia aplástica, é uma condição rara caracterizada pela aplasia ou hipoplasia severa de todas as linhagens hematopoiéticas na medula óssea com consequente citopenia. O termo anemia aplástica é um termo impróprio, pois as células afetadas não estão limitadas à linhagem eritroide.

Muitas condições que são relatadas como causadoras de anemia aplástica o fazem apenas raramente ou idiossincraticamente; mais frequentemente, elas causam outras anormalidades hematológicas ou não hematológicas. Uma lista parcial das causas relatadas de anemia aplástica em animais domésticos incluem as seguintes:
- Agentes químicos
  - Agentes antimicrobianos (cães, gatos).
  - Agentes quimioterápicos (cães, gatos).
  - Fenilbutazonas (cavalos, cães).
  - Samambaias (bovinos, ovinos).
  - Estrógeno (cães).
  - Tricloroetileno (bovinos, ovinos).
  - Aflatoxina B_1 (cavalos, bovinos, cães, suínos).
- Agentes infecciosos
  - *Ehrlichia* (Erliquiose [cães, gatos]).
  - Parvovírus (cães, gatos).
  - FeLV (gatos).
  - Vírus da imunodeficiência felina (gatos).
  - Lentivírus (Anemia infecciosa equina [cavalos]).
  - Idiopática (cavalos, bovinos, cães, gatos).

A maioria destas causas, especialmente os agentes químicos, são diretamente citotóxicas às CTHs ou células progenitoras, ocasionando sua destruição. Entretanto, outro mecanismo proposto é a ruptura da função normal das células-tronco devido a mutação ou perturbação das células hematopoiéticas e/ou seu microambiente. Essa patogênese é reconhecida principalmente em infecções por retrovírus.

A anemia aplástica ocorre nas formas aguda e crônica. A maioria das causas químicas causam a doença aguda. Macroscopicamente, os animais afetados podem apresentar sinais de infecção multissistêmica e hemorragia devido a neutropenia e trombocitopenia severas, respectivamente. A neutropenia severa geralmente se desenvolve dentro de 1 semana após um insulto agudo à medula óssea, e a trombocitopenia severa ocorre na segunda semana. Esta sequência é um resultado de intervalos na vida de circulação de cada tipo celular; em indivíduos saudáveis, os neutrófilos têm uma meia-vida sanguínea de 5 a 10 horas, ao passo que as plaquetas circulam por 5 a 10 dias. O desenvolvimento de sinais de anemia, como palidez das membranas mucosas, é mais variável. A presença e severidade da anemia depende de quão rapidamente a medula se recupera do insulto e do intervalo de vida do eritrócito em espécies particulares.

Microscopicamente, a medula óssea é hipocelular com células hematopoiéticas acentuadamente reduzidas. As células hematopoiéticas são substituídas pelo tecido adiposo, e existe um infiltrado inflamatório variável de linfócitos, plasmócitos e macrófagos. Além disso, pode haver necrose, apoptose de células hematopoiéticas, e um aumento nos macrófagos fagocíticos. A Fig. 13-21 apresenta aspirados da medula óssea de um cão com pancitopenia decorrente de toxicose aguda por 5-fluorouracil, antes e durante a recuperação.

Distúrbios Congênitos

Muitos distúrbios hereditários ou presumivelmente hereditários das células sanguíneas foram reconhecidos nos animais domésticos, incluindo casos raros ou esporádicos que são de relevância clínica questionável. Esta seção e as seções posteriores, cobrindo os distúrbios

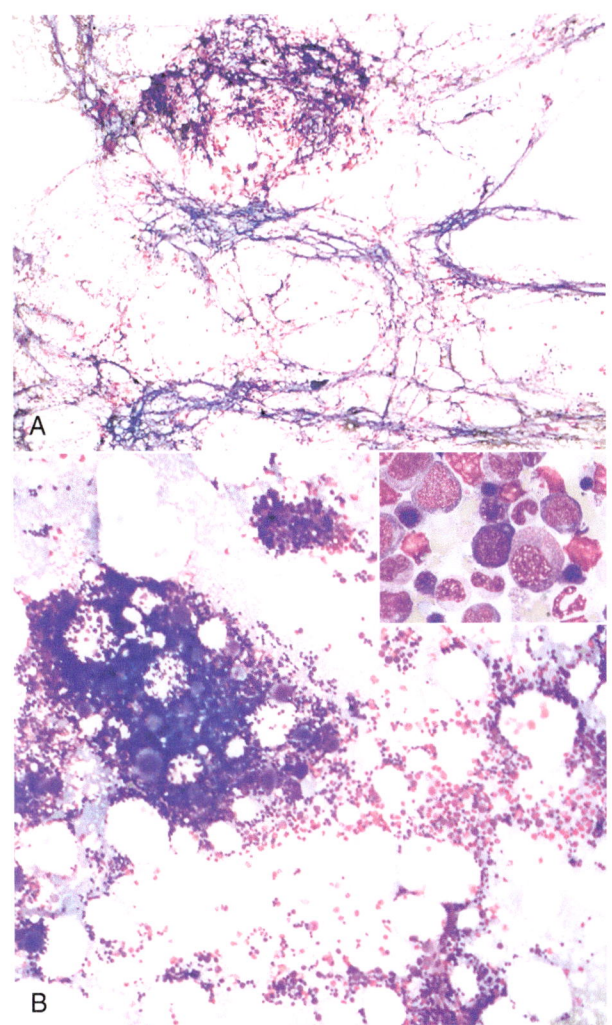

Figura 13-21 **Anemia Aplásica, Aspirado de Medula Óssea Canina. A,** Aspirado de medula óssea de um cão 8 dias após a ingestão de uma dose tóxica de 5-fluorouracil, apresenta células estromais, mas uma ausência de células sanguíneas em desenvolvimento. **B,** Aspirado de medula óssea do mesmo cão 1 semana depois, após a retomada da hematopoiese. *Quadrante*, Maior aumento da Figura 13-21, *B*, apresenta precursores eritroides (de estágios inicial e final), e granulocíticos. Coloração Wright. (Cortesia do Dr. M.M. Fry, College of Veterinary Medicine, University of Tennessee.)

espécie-específicos, não são abrangentes, mas se concentram nas condições mais comuns, bem caracterizadas ou relatadas recentemente.

Porfirias Eritropoiéticas. As porfirias são um grupo de distúrbios hereditários, nas quais as porfirinas se acumulam no organismo, devido à síntese defeituosa da heme. Os defeitos enzimáticos hereditários na síntese de hemoglobina foram identificados em bovinos Holstein, gatos Siameses e outras raças de bovinos e gatos, ocasionando a porfiria eritropoiética congênita bovina e porfiria eritropoiética felina, respectivamente. O acúmulo de porfirinas tóxicas nos eritrócitos causa a anemia hemolítica, ao passo que o acúmulo de porfirinas nos tecidos e fluidos produz a descoloração, incluindo dentes, ossos e urina vermelho-amarronzados (Fig. 1-59). Devido à circulação de porfirinas fotodinâmicas no sangue, esses animais têm lesões de fotossensibilização da pele não pigmentada. Todos os tecidos afetados, incluindo eritrócitos, exibem fluorescência com a luz ultravioleta. Histologicamente, os animais podem exibir dermatite perivascular, assim como na deposição de porfirina multissistêmica, hemossiderose, HEM e hiperplasia eritroide medular. Os gatos podem apresentar evidências de doença renal, incluindo glomérulos hipercelulares, membranas do

assoalho glomerular e tubular espessadas, lipidose epitelial, degeneração e necrose tubulares. Outras porfirias foram diagnosticadas em bovinos, suínos e gatos, mas não se sabe se causam anemia hemolítica.

Deficiência de Piruvato Quinase. A deficiência de piruvato quinase (PQ) é uma condição autossômica recessiva hereditária devido a uma isoenzima PQ tipo-R defeituosa, que normalmente está presente em altas concentrações nos eritrócitos maduros. Para compensar esta deficiência, há a persistência da isoenzima PQ tipo-M2, que é menos estável que a isoenzima tipo-R. A doença é relatada em muitas raças caninas e poucas raças felinas (p. ex. Abissínios, Somalis e os domésticos de pelo curto). A deficiência de PQ do eritrócito ocasiona a redução da produção de ATP e intervalo de vida dos eritrócitos reduzido. Em cães a anemia hemolítica geralmente é crônica, moderada a severa, extravascular e fortemente regenerativa. Com a cronicidade, a anemia hemolítica causa a melhora da absorção intestinal do ferro e hemossiderose subsequente, especialmente do fígado e medula óssea. Os cães geralmente vão a óbito por hemocromatose induzida pelo fígado e insuficiência da medula óssea com 1 a 5 anos de idade. Entretanto, gatos com deficiência de PQ geralmente não apresentam sinais clínicos, têm anemia leve, e não desenvolvem a insuficiência de órgãos. Macroscopicamente, os animais afetados têm lesões atribuídas à anemia hemolítica, incluindo esplenomegalia, membranas mucosas pálidas e raramente ficam ictéricos. Os cães com a doença em estágio terminal têm cirrose, mielofibrose e osteosclerose. Cães com deficiência de PQ não necessariamente possuem o mesmo defeito genético, portanto são necessários ensaios baseados no DNA para mutação específica. Em contraste, um único teste de DNA está disponível para detectar a mutação comum, que afeta gatos Abissínios, Somalis e domésticos de pelo curto.

Deficiência de Citocromo-b_5 Redutase. A deficiência de citocromo-b_5 redutase (Cb5R, também conhecida como *metemoglobina redutase*), a enzima que catalisa a redução de metemoglobina (Fe^{3+}) para hemoglobina (Fe^{2+}), foi reconhecida em muitas raças de cães e em gatos domésticos de pelo curto. Provavelmente ela tem traço autossômico recessivo. Os animais afetados podem ter membranas mucosas cianóticas ou intolerância ao exercício, mas geralmente não há anemia e sinais clínicos da doença. As expectativas de vida são normais.

Deficiência de Glicose-6-Fosfato Desidrogenase. A deficiência de glicose-6-fosfato desidrogenase (G6PD), a enzima de controle da frequência da via da pentose fosfato (VPF), foi relatada em um potro da raça American Saddlebred, em sua mãe, e em um cão macho. A VPF é uma via antioxidativa que gera NADPH, que mantém a glutationa em sua forma reduzida (GSH). Portanto, em animais com deficiência de G6PD, os oxidantes não são removidos, e ocorre a lesão oxidativa eritrocitária. O potro com deficiência de G6PD possui anemia hemolítica oxidativa severa com excentrócitos na avaliação do esfregaço sanguíneo. Entretanto, a mãe do potro teve somente excentrócitos, e não apresentou sinais hematológicos da doença.

Deficiência de Adesão Leucocitária. A deficiência de adesão de leucócitos (DAL) é um defeito autossômico recessivo fatal das integrinas de leucócitos, em particular a cadeia β_2 (também conhecida como aglomerado de diferenciação [CD] 18 [CD18]). A doença foi reconhecida em bovinos Holstein (conhecida como deficiência de adesão leucocitária bovina [DALB]) (Capítulo 3). Sem a expressão normal dessa molécula de adesão, os leucócitos têm suas habilidades severamente comprometidas para migrarem do sangue para os tecidos. Como resultado, os animais com deficiência de adesão leucocitária têm neutrofilia marcada, com infecções multissistêmicas não supurativas. Os neutrófilos sanguíneos geralmente possuem núcleos com mais de cinco segmentos, denominados *neutrófilos* *hipersegmentados*, devido ao envelhecimento do neutrófilo dentro dos vasos sanguíneos (Fig. 13-22). Esses animais são altamente suscetíveis às infecções e geralmente morrem jovens.

Anomalia de Pelger-Huët. A anomalia de Pelger-Huët (APH) é uma condição de granulócitos hipersegmentados devido a uma mutação do receptor da lâmina B. Ela foi descrita em cães, gatos, cavalos e coelhos, especialmente em algumas raças. Em cães da raça Pastor Australiano, o modo hereditário é autossômico dominante com penetração incompleta. A maioria dos casos de anomalia de Pelger-Huët são da forma heterozigótica e sem significado clínico. Entretanto, as anomalias esqueléticas, a ocorrência de natimortos, e/ou mortalidade precoce podem acompanhar a anomalia de Pelger-Huët em coelhos e gatos, especialmente homozigotos. Na anomalia de Pelger-Huët os núcleos dos neutrófilos, eosinófilos e basófilos falham na segmentação, ocasionando núcleo em forma de faixa, forma de feijão, ou redondos. Embora a forma nuclear seja semelhante àquela de um desvio inflamatório à esquerda, animais sadios com a anomalia de Pelger-Huët não possuem sinais clínicos ou outros achados laboratoriais indicando inflamação. Por exemplo, os neutrófilos em animais saudáveis com a anomalia de Pelger-Huët têm cromatina madura (aglutinada) e não apresentam sinais de toxicidade (Fig. 13-23). Uma condição adquirida, reversível, mimetizando a anomalia de Pelger-Huët, conhecida como *pseudo–anomalia de Pelger-Huët*, ocasionalmente é observada em animais com doença infecciosa, neoplasia ou por administração de medicamentos.

Síndrome de Chédiak-Higashi. A síndrome de Chédiak-Higashi (SCH) é um defeito autossômico recessivo raro na proteína de regulação do trânsito lisossômico (TLIS). A síndrome foi identificada em bovinos da raça Hereford, Brangus e Japanese black, gatos Persa, e diversas espécies não domésticas. A proteína TLIS defeituosa ocasiona a fusão granular em vários tipos celulares, incluindo granulócitos, plaquetas e melanócitos, assim como função celular anormal. Indivíduos com a síndrome de Chédiak-Higashi têm a imunidade celular inata severamente comprometida devido à neutropenia, quimiotaxia leucocitária comprometida, e a ação de matar do granulócitos e a citotoxidade linfocitária estão diminuídas. As plaquetas estão com ausência de grânulos densos, que normalmente contêm moléculas bioativas chave envolvidas na hemostasia, incluindo agonistas pla-

quetários, como a ADP e a serotonina. A agregação plaquetária *in vitro* é severamente comprometida. Como resultado, animais com a síndrome de Chédiak-Higashi exibem albinismo oculocutâneo (devido à distribuição alterada dos grânulos de melanina) e são propensos a infecção e sangramento. A avaliação do esfregaço sanguíneo revela granulócitos com grandes grânulos citoplasmáticos.

Trombastenia de Glanzmann. A trombastenia de Glanzmann (TG) é um defeito de função plaquetária hereditário causado por uma subunidade α_{IIb} mutante da integrina $\alpha_{IIb}\beta_3$ (também conhecida como glicoproteína IIb-IIIa [GPIIb-IIIa]). O distúrbio foi reconhecido em cães da raça Gigante dos Pirineus e Otterhound e diversas raças de equinos, incluindo um cavalo quarto de milha, uma raça padrão, uma cruza de puro sangue, uma égua Passo Peruano, e um potro Oldenburg. A molécula $\alpha_{IIb}\beta_3$ possui múltiplas funções, mas é melhor conhecida como um receptor de fibrinogênio, que é essencial para a agregação plaquetária normal. As tendências de sangramento variam bastante entre os indivíduos afetados, mas ocorre principalmente em superfícies mucosas. A condição é caracterizada por uma ausência de resposta *in vitro* para todos os agonistas plaquetários e retração do coágulo severamente comprometida (p. ex. todas as amostras sanguíneas sem anticoagulantes geralmente falham em coagular). O teste molecular está disponível para detectar estados de doença ou hospedeiro em cães e equinos.

Trombopatia CalDAG-GEFI. O fator de troca de nucleotídeo de guanina diacilglicerol cálcio I (CalDAG-GEFI) é uma molécula dentro da via sinalizadora que resulta na ativação plaquetária em resposta aos agonistas plaquetários. O CalDAG-GEFI com mutação foi documentado em cães da raça Basset Hound, Eskimo spitz e Landseer, e bovinos da raça Simmental. Todas as mutações registradas possuem uma tendência ao sangramento. As respostas de agregação plaquetária in vitro aos agonistas plaquetários, como ADP, colágeno e trombina, estão ausentes ou comprometidas.

Toxicoses

Agentes Oxidativos. Uma variedade de toxinas oxidativas causam anemia hemolítica e/ou metemoglobinemia em espécies domésticas. Os oxidantes mais comuns ou bem caracterizados estão listados aqui:

- Equinos — *Acer rubrum* (bordo vermelho).
- Ruminantes — *Brassica* spp. (repolho, couve e colza), cobre.
- Cães — Acetaminofem, propofol, zinco.
- Gatos — Acetaminofem, propofol, propilenoglicol.
- Todas as espécies — *Allium* spp. (cebolinha, alho e cebolas).

Em cavalos, as folhas e as cascas do bordo vermelho são tóxicas, especialmente folhas murchas e secas. Acredita-se que o princípio

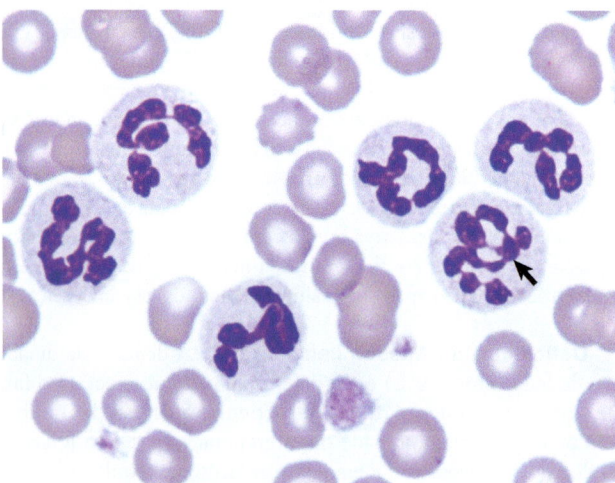

Figura 13-22 **Deficiência de Adesão de Leucócitos, Esfregaço Sanguíneo Canino.** Neutrófilos em animais com deficiência de adesão de leucócitos não podem migrar para os tecidos, ocasionando uma neutrofilia acentuada e sinais morfológicos de envelhecimento, como a hipersegmentação nuclear (*seta*). Coloração Wright-Giemsa. (Cortesia do Dr. K.M. Boes and Dr. K. Zimmerman, College of Veterinary Medicine, Virginia Polytechnic Institute and State University.)

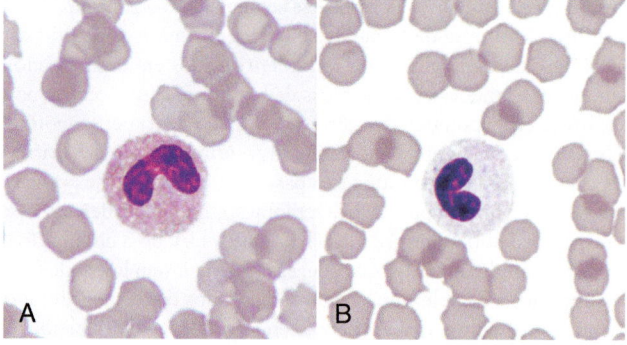

Figura 13-23 **Anomalia de Pelger-Huët, Esfregaço Sanguíneo Felino.** Eosinófilo (A) e neutrófilo (B) possuem núcleos hiposegmentados com cromatina madura, condensada. Coloração Wright. (Cortesia do Dr. M.M. Fry, College of Veterinary Medicine, University of Tennessee.)

tóxico seja o ácido gálico. As plantas que contêm concentrações elevadas de nitratos, como repolho, couve e colza, podem causar lesão oxidativa aos eritrócitos; os bovinos são mais susceptíveis que os ovinos e caprinos. Entretanto, os ovinos estão mais propensos a toxicose por cobre em relação aos outros ruminantes. A condição ocorre em animais que tiveram grandes quantidades de cobre acumuladas cronicamente no fígado por meio da dieta. O cobre é então liberado agudamente durante condições de estresse, como o transporte ou a fome. Infusões contínuas do anestésico de propofol podem causar a anemia hemolítica oxidativa em cães e gatos, mas não se espera que a dose única ou múltiplas doses únicas causem a hemólise clínica. A toxicidade por zinco foi identificada em uma ampla gama de animais; entretanto, ela é mais comum em cães, por seus hábitos alimentares indiscriminados. As fontes comuns incluem moedas, baterias, calças, cremes, partes automotivas, parafusos, talheres e revestimento em metais galvanizados. O propilenoglicol é um solvente inodoro, ligeiramente doce, e agente umedecedor em muitos alimentos, medicamentos, e produtos do tabaco. Embora ele seja "geralmente reconhecido como seguro" para alimentos de animais pela Food and Drug Administration, foi banido dos alimentos para felinos desde 1996.

Macro e microscopicamente, os animais apresentam sinais variáveis de hemólise oxidativa e/ou metemoglobinemia, conforme apresentado anteriormente na seção que discutiu anemias (Medula Óssea e Células Sanguíneas, Disfunção/Respostas à Lesão, Células Sanguíneas, Concentrações Anormais de Células Sanguíneas, Anemia). Em ovinos com toxicose por cobre, nefrose hemoglobinúrica, frequentemente descrita como rins com cor de bronze com urina de cor vinho, é uma lesão *post-mortem* clássica.

Envenenamento por Mordida de Cobra. A anemia hemolítica do envenenamento por mordida de cobra foi relatada em cavalos, cães e gatos. É relatado mais comumente o envenenamento por víbora e jararaca, incluindo aqueles por cascavéis. A hemolisina presente no veneno da víbora lesiona os eritrócitos diretamente, causando a hemólise intravascular. Os outros mecanismos da hemólise incluem a ação da fosfolipase A_2 nas membranas eritrocitárias, e a fragmentação mecânica de eritrócitos pela coagulação intravascular e vasculite. As lesões não hemolíticas dependem dos componentes adicionais do veneno e podem incluir hemorragia, paralisia, e/ou edema tecidual, inflamação e necrose. Na avaliação do esfregaço sanguíneo, os animais com envenenamento por mordida de cobra podem ter células fantasmas, esferócitos e/ou equinócitos (Figs. 13-13 e 13-15).

Distúrbios Nutricionais e Metabólicos

A desnutrição severa é provavelmente uma causa de anemia não regenerativa em todas as espécies, atribuível a deficiências combinadas de blocos de construção moleculares, energia e cofatores essenciais. De longe, a deficiência específica reconhecida mais comumente, que resulta em anemia, é a deficiência de ferro. Outras deficiências nutricionais específicas causando anemia em animais são incomuns ou raras. A deficiência adquirida de cobalamina (vitamina B_{12}) e deficiência de ácido fólico são reconhecidas como causas de anemia em seres humanos, mas são raras em animais.

Anemia por Deficiência de Ferro. A deficiência de ferro geralmente não é uma deficiência nutricional primária, mas ao invés disso ocorre secundária a redução dos estoques de ferro, por meio da perda de sangue crônica. A via mais comum de perda é através do trato gastrointestinal (p. ex. neoplasia em animais mais velhos ou infecção por ancilostomíase em filhotes). A perda de sangue crônica também pode ser causada por ectoparasitismo acentuado (p. ex. pediculose em bovinos ou infestação massiva por pulgas em filhotes de gatos e cães), neoplasias em localizações fora do trato gastrointestinal (p. ex. hemangiossarcoma cutâneo), distúrbios de coagulação e flebotomia

repetida de animais doadores de sangue. Animais em amamentação com rápido crescimento podem ser deficientes de ferro quando comparados com adultos, pois o leite é uma dieta pobre em ferro. Na maioria dos casos, isso possui pouco significado clínico (e de fato é normal). Uma exceção importante é o leitão sem nenhum acesso ao ferro, o que pode causar anemia, insuficiência no crescimento e mortalidade elevada. Os leitões neonatos recebem ferro rotineiramente por esta razão. A deficiência de cobre pode causar a deficiência de ferro em ruminantes, e pode ocorrer devido a uma forragem com deficiência de cobre ou uso debilitado de cobre pelos níveis elevados de molibdênio ou sulfato na dieta. Acredita-se que a deficiência de cobre prejudique a produção de ceruloplasmina, uma enzima contendo cobre envolvida na absorção gastrointestinal de ferro.

A deficiência de ferro causa a anemia pelo comprometimento da síntese de hemoglobina. O ferro é um componente essencial da hemoglobina, e quando ele está ausente, a síntese de hemoglobina é reduzida. Uma vez que a maturação de eritrócitos é dependente da obtenção de uma concentração crítica de hemoglobina, os precursores da maturação eritroide sofrem divisões celulares adicionais durante os estados de deficiência de ferro. Essas divisões celulares adicionais resultam em eritrócitos pequenos, denominados *micrócitos* (Fig. 13-15, G). Entretanto, os eritrócitos com baixas concentrações de hemoglobina são produzidos quando a formação não pode mais compensar a deficiência de ferro. O quadro hematológico clássico da anemia por deficiência de ferro é a anemia microcítica (p. ex. VCM reduzido), hipocrômica (p. ex. CHCM reduzido). Os micrócitos e a *hipocromasia* (Fig. 13-15, G) também podem ser diferenciáveis no esfregaço sanguíneo como eritrócitos que estão anormalmente pequenos e de cor mais clara, respectivamente. A anemia precoce por deficiência de ferro é pouco regenerativa, ao passo que a hemorragia contínua e a perda de ferro causam a anemia não regenerativa. As mudanças hematológicas adicionais podem incluir evidência de fragmentação mecânica de eritrócitos (p. ex. esquizócitos) e trombocitose reativa.

Anemia Hemolítica Hipofosfatêmica. A hipofosfatemia acentuada é reconhecida como uma causa de anemia hemolítica intravascular em vacas leiteiras pós-parturientes e animais diabéticos recebendo terapia com insulina. Em vacas pós-parturientes, a hipofosfatemia resulta da perda elevada de fósforo através de seu leite. A terapia com insulina pode causar a hipofosfatemia pela troca do fósforo do espaço extracelular para o espaço intracelular. Em ambos os casos, acredita-se que a hipofosfatemia acentuada (p. ex. 1 mg/dL em vacas, ou $\leq$1,5 mg/dL em gatos) reduza a produção de ATP dos eritrócitos, levando a uma energia inadequada necessária para manutenção da membrana e integridade do citoesqueleto. Uma redução adicional na capacidade de redução e aumento na concentração de metemoglobina também foram observadas em estudos experimentais de anemia hemolítica hipofosfatêmica em gado de leite, sugerindo que os mecanismos oxidativos também podem contribuir para a anemia. Os animais afetados estão anêmicos e hemoglobinúricos. Os achados macroscópicos *post-mortem* incluem palidez, redução da viscosidade do sangue e lesões decorrentes de distúrbios metabólicos subjacentes (fígado amarelado, pálido e aumentado de tamanho, devido à lipidose hepática, por exemplo). A necrose tubular renal e o pigmento de hemoglobina dentro dos túbulos estão microscopicamente evidentes.

Doenças Infecciosas

Esta seção abrange agentes infecciosos dentro do mesmo gênero, que são reconhecidos por causar doença em diversas espécies. Outros agentes infecciosos com uma especificidade de hospedeiro limitada (p. ex. citauxzoonoses em gatos, retrovírus em felinos e equinos) são abordados em seções posteriores sobre doenças espécie-específicas. Em ambas as seções, as doenças são organizadas por taxonomia (protozoária, bacteriana, por rickettsias e viral).

Babesiose (Piroplasmose). A *Babesia* spp. e *Theileria* spp., apresentadas na próxima seção, são membros da ordem Piroplasmida, e geralmente são referidas como *piroplasmas*. Estes organismos são morfologicamente semelhantes, porém têm ciclos de vida diferentes; *Babesia* spp. são parasitas, principalmente eritrocitários, ao passo que a *Theileria* spp. parasita leucócitos e sequencialmente eritrócitos. Ambos são parasitas transmitidos por carrapatos, mas são possíveis outros modos de transmissão (p. ex. picadas de mosquitos, transplacentária e transfusões sanguíneas). Acumulam-se evidências de que as brigas de cães também transmitem a infecção por *Babesia gibsoni*.

Os organismos da *Babesia* são tipicamente classificados em grandes (2 a 4 μm) ou pequenos (<2 μm) por meio da microscopia de rotina (Fig. 13-24). Foram identificadas mais de 100 espécies de *Babesia*, algumas das quais estão listadas aqui, junto de seu tamanho microscópico relativo entre parênteses:

- Equinos — *Babesia caballi* (grande).
- Bovinos — *Babesia bigemina* (grande), *Babesia bovis* (pequena).
- Ovinos e caprinos — *Babesia motasi* (grande) *Babesia ovis* (pequena).
- Cães — *Babesia canis* (grande), *Babesia conradae*, *B. gibsoni* (pequena).
- Gatos — *Babesia cati*, *Babesia felis*, *Babesia herpailuri* (pequena).

As distribuições geográficas variam com as espécies, mas a maioria tem prevalências elevadas nas regiões tropicais e subtropicais. Por exemplo, a babesiose equina e bovina são endêmicas em partes da África, Oriente Médio, Ásia, Américas Central e do Sul, Caribe e Europa. Ambas foram erradicadas dos Estados Unidos e agora são consideradas doenças exóticas neste país. Das espécies citadas anteriormente, acredita-se que somente os agentes da babesiose canina sejam endêmicos nos Estados Unidos.

A babesiose pode causar anemia hemolítica intravascular e extravascular devido a danos diretos aos eritrócitos, o efeito do espectador inocente, e anemia hemolítica imunomediada. A infecção com cepas altamente virulentas pode causar doença multissistêmica severa. Nestes casos, a imunoestimulação massiva e a liberação de citocinas causam distúrbios circulatórios, que podem ocasionar o choque, indução de resposta inflamatória sistêmica e síndromes de disfunção em múltiplos órgãos.

Os organismos da *Babesia* geralmente podem ser detectados em um esfregaço sanguíneo de rotina em animais com a doença aguda. Os eritrócitos infectados podem estar mais prevalentes no sangue capilar, assim os esfregaços sanguíneos feitos a partir de amostras coletadas da ponta da orelha ou do assoalho nasal, podem aumentar a probabilidade de detectar os organismos microscopicamente. O esfregaço da camada leucoplaquetária também possui uma rica população de eritrócitos infectados. Os testes de PCR são os ensaios mais sensíveis para detecção de infecção em animais com níveis de parasitemia muito baixos.

Na necropsia, as lesões macroscópicas estão relacionadas principalmente com a hemólise e incluem membranas mucosas pálidas, icterícia, esplenomegalia, rins vermelho escuro ou negro, e urina marrom-avermelhada. A superfície de corte do baço congesto extravasa sangue. A vesícula biliar geralmente está distendida com a bile espessa. As lesões menos comuns incluem edema pulmonar, ascite e congestão, petéquias e equimoses de órgãos, incluindo coração e cérebro. Os eritrócitos parasitados são melhor visualizados nos esfregaços por impressão de rins, cérebro e músculo esquelético.

Os achados microscópicos no fígado e rins são típicos de uma crise hemolítica e incluem degeneração induzida pela anemia, necrose de hepatócitos periacinares e colestase, além de nefrose hemoglobinúrica com degeneração do epitélio tubular. A hiperplasia eritroide está presente na medula óssea. Em animais que sobrevivem à doença aguda, existe o acúmulo de hemossiderina no fígado, rins, baço e medula óssea. Nos casos crônicos, existe a hiperplasia de macrófagos na polpa vermelha do baço.

Teileriose (Piroplasmose). As *Theileria* spp. são protozoários transmitidos por carrapatos que infectam muitos animais domésticos e animais selvagens por todo o mundo. Foram documentadas diversas espécies de *Theileria* spp., mas somente as espécies mais economicamente e regionalmente importantes são mencionadas aqui. Doenças com o maior impacto econômico em ruminantes são a febre da Costa Leste (infecção por *Theileria parva*) e teileriose tropical (infecção por *Theileria annulata*).

- Equino — *Theileria equi* (antiga *Babesia equi*).
- Bovino — *Theileria annulata*, *Theileria buffeli*, *T. parva*.
- Ovinos e caprinos — *Theileria lestoquardi* (antiga *Theileria hirci*).

Como na babesiose, a teileriose geralmente está restrita às regiões tropical e subtropical, incluindo partes da África, Ásia, Oriente Médio e Europa. Exceto para a *T. buffeli*, todas as espécies listadas anteriormente são exóticas nos Estados Unidos.

A infecção é caracterizada por esquizontes dentro de linfócitos ou monócitos, e piroplasmas intraeritrocitários pleomórficos (merozoítas e trofozoítas). Dentro dos leucócitos hospedeiros, o parasita induz a divisão celular de leucócitos, que expande a população de células parasitadas. As células infectadas se disseminam por todo o sistema linfoide por meio dos vasos linfáticos e sanguíneos. O leucócito infectado pode bloquear os capilares, causando a isquemia tecidual. Posteriormente na infecção, alguns esquizontes causam a ruptura do leucócito e liberação de merozoítos. Os merozoítos então invadem e parasitam os eritrócitos, causando a anemia hemolítica. Os possíveis mecanismos da anemia na teileriose incluem a invasão de precursores eritroides pelos estágios merozoítas e hipoplasia eritroide associada (como ocorre com a infecção por *T. parva*), hemólise imunomediada, fragmentação mecânica pela vasculite ou microtrombos, destruição enzimática por proteases e danos oxidativos.

As lesões macro e microscópicas são semelhantes àquelas da babesiose, exceto que o bovino com febre da Costa Leste não tende a

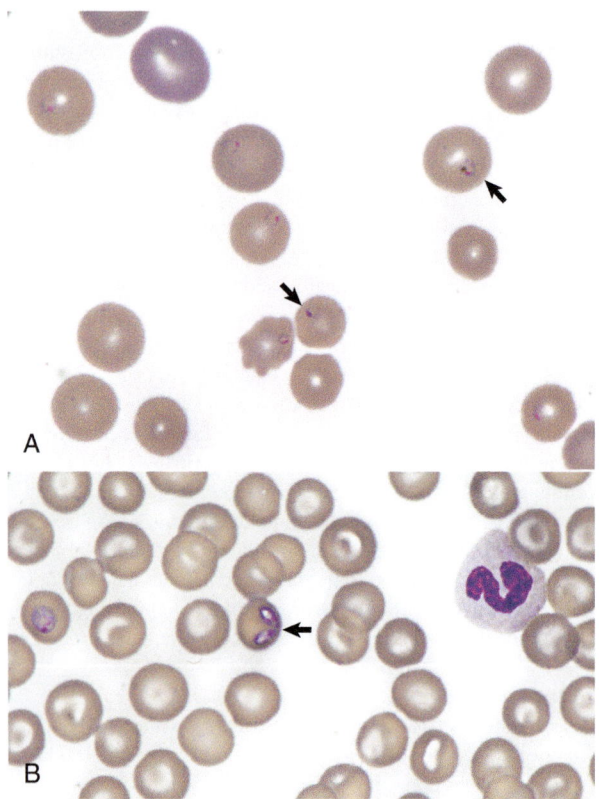

Figura 13-24 **Babesiose, Esfregaço Sanguíneo Canino. A,** Forma pequena da Babesia (consistente com *Babesia gibsonii*). **B,** *Babesia canis (seta)* organismos infectando eritrócitos. Coloração Wright. (Cortesia do Dr. M.M. Fry, College of Veterinary Medicine, University of Tennessee.)

desenvolver anemia hemolítica. Na febre da Costa Leste aguda, os linfonodos estão aumentados, edemaciados e hemorrágicos. Mas com os casos crônicos, eles podem estar diminuídos. Geralmente existe a esplenomegalia, hepatomegalia e enterite hemorrágica com focos brancos de infiltrados linfoides (pseudoinfartos) no fígado e rins. Microscopicamente, os leucócitos infectados podem bloquear os capilares.

Tripanossomíase Africana. Os tripanossomos são protozoários flagelados que podem infectar todos os animais domesticados. As espécies mais importantes que causam a doença são o *Trypanosoma congolense*, *Trypanosoma vivax* e *Trypanosoma brucei* spp. *brucei*. A doença é mais comum em partes da África onde existe o vetor biológico, a mosca tsé-tsé. Entretanto, o *T. vivax* se disseminou para a América Central e do Sul e para o Caribe, onde outros mosquitos transmitem o parasita mecanicamente. Na África, os bovinos são os principais afetados devido às preferências de alimentação das moscas tsé-tsé. A tripanossomíase africana deve ser diferenciada da tripanossomíase não patogênica, como a infecção do *Trypanosoma theileri* em bovinos.

Os animais se tornam infectados quando as moscas tsé-tsé, ao se alimentarem, inoculam os tripanossomos metacíclicos na pele dos animais. Os tripanossomos crescem por alguns dias, causando um cancro doloroso, e então sequencialmente entram nos linfonodos e corrente sanguínea. Os organismos tripanossomatídeos não infectam eritrócitos, mas existem como *tripomastigotas* livres (p. ex. protozoários flagelados com uma membrana ondulante característica) no sangue (Fig. 13-25, A), ou como *amastigotas* no tecido. Acredita-se que o mecanismo da anemia seja imunomediado. Bovinos com tripanossomíase aguda têm anemia significativa, que inicialmente é regenerativa, mas deixa de ser com o tempo. A extensão da parasitemia é rapidamente aparente com infecções de *T. vivax* e *T. theileri*, pois os organismos estão presentes em grande número no sangue. Isso está em contraste com o *T. congolense*, que se localiza dentro da vasculatura do cérebro e musculatura esquelética. Os animais infectados cronicamente frequentemente morrem devido a uma condição corporal ruim, imunossupressão e infecções concomitantes.

A avaliação macroscópica de animais com doença aguda geralmente revela linfadenomegalia generalizada, esplenomegalia e petéquias nas membranas serosas. Pode ocorrer uma síndrome hemorrágica aguda em bovinos, ocasionando lesões de anemia severa (p. ex. membranas mucosas pálidas) e hemorragias mucosas e viscerais disseminadas. As principais lesões das infecções crônicas incluem sinais de anemia, linfadenopatia (p. ex. linfonodos aumentados ou atrofiados), emaciação, edema subcutâneo, edema pulmonar, aumento de fluido nas cavidades corporais e atrofia serosa da gordura.

Tripanossomíase Americana (Doença de Chagas). O *Trypanosoma cruzi* é o agente protozoário flagelado da tripanossomíase americana. A infecção foi relatada em mais de 100 espécies de mamíferos na América do Sul, América Central e sul dos Estados Unidos, porém os cães e os gatos estão entre os hospedeiros domésticos mais comuns.

Os insetos triatomíneos infectados, ou "insetos beijadores", defecam conforme eles se alimentam de seu hospedeiro mamífero, liberando os organismos *T. cruzi* infectantes. O parasita então entra no corpo através das membranas mucosas ou rupturas na pele. Como os outros tripanossomos descritos anteriormente, o *T. cruzi* vive no sangue como tripomastigota extracelular (Fig. 13-25, B) e nos tecidos como amastigotas intracelulares.

O *Trypanosoma cruzi* causa principalmente doença cardíaca. As lesões da doença aguda incluem um miocárdio pálido, hemorragias subendocárdica e subepicárdica, e pontos e faixas branco-amareladas. Também podem haver lesões secundárias, como edema pulmonar, ascite e congestão do fígado, baço e rins. Na doença crônica, o coração pode estar aumentado e flácido, com paredes delgadas. Microscopicamente, frequentemente existe a miocardite e amastigotas dentro dos cardiomiócitos.

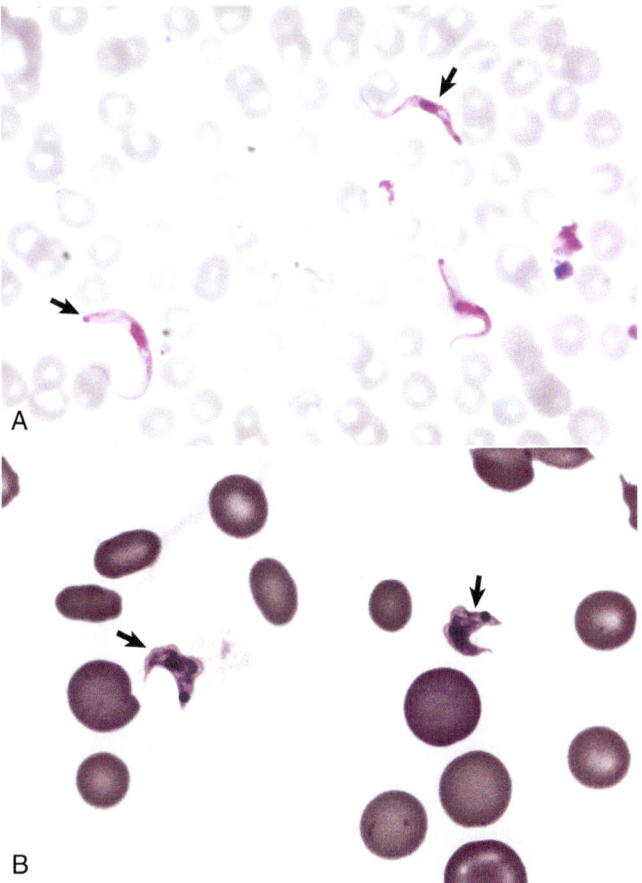

Figura 13-25 **Tripanossomíase, Esfregaços Sanguíneos Bovino (A) e Canino (B). A,** O estágio de vida da tripomastigota dos tripanossomos é um protozoário flagelado (*setas*) com uma membrana ondulante, quinetoplasto e núcleo. Eles podem ser identificados na porção da camada leucoplaquetária de células separadas do plasma. **B,** Tripomastigotas de *Trypanosoma cruzi* de um cão com doença de Chagas. Coloração Wright-Giemsa. (**A** Cortesia do Dr. M.D. McGavin, College of Veterinary Medicine, University of Tennessee. **B** Cortesia do Dr. K.M. Boes, College of Veterinary Medicine, Virginia Polytechnic Institute and State University.)

Anaplasmose, Erliquiose, "Coração d'Água" e Febre Maculosa. A anaplasmose, erliquiose, "coração d'água" e a febre maculosa são doenças transmitidas por carrapatos causadas por bactérias pequenas, pleomórficas, Gram-negativas, intracelulares obrigatórias dentro da ordem das Rickettsiaceae, também conhecidas coloquialmente como *rickettsias*. Como um grupo, as rickettsias infectam principalmente células hematopoiéticas e células endoteliais. As rickettsias que infectam predominantemente as células endoteliais (p. ex. *Rickettsia rickettsii* [febre maculosa das Montanhas Rochosas]), ou causam doença gastrointestinal (p. ex. *Neorickettsia helminthoeca* [doença do envenenamento por salmão] e *Neorickettsia risticii* [febre do cavalo de Potomac]) são discutidas em outro momento (Capítulos 4 e 7). Menos comumente, a transmissão pode ocorrer por meio de transfusões sanguíneas ou suprimentos médicos contaminados com sangue.

As rickettsias que infectam eritrócitos incluem as seguintes espécies (o nome da doença segue em parênteses):
- Bovinos — *Anaplasma marginale*, *Anaplasma centrale* (anaplasmose bovina).
- Ovinos e caprinos — *Anaplasma ovis* (anaplasmose ovina e caprina, respectivamente).

O *Anaplasma marginale* e o *A. ovis* possuem distribuições por todo o mundo, mas o *A. centrale* está restrito principalmente à América do Sul, África e Oriente Médio.

A anaplasmose bovina causa anemia, principalmente pela hemólise extravascular imunomediada. A severidade da doença em animais infectados varia com a idade. Bezerros infectados, com idade inferior a 1 ano raramente desenvolvem a doença clínica, ao passo que bezerros de 3 anos de idade ou mais velhos, são mais propensos a desenvolver doença severa, potencialmente fatal. A razão para esta discrepância não está clara. Os bovinos indianos (*Bos indicus*) são mais resistentes à doença que os bovinos europeus (*Bos taurus*). Os bovinos sobreviventes se tornam carreadores crônicos (e, portanto, reservatórios para a infecção de outros animais) e desenvolvem a bacteremia cíclica, que geralmente não é detectável em esfregaços sanguíneos. A esplenectomia de animais carreadores resulta na bacteremia acentuada e hemólise aguda. O teste de PCR é o meio mais sensível de identificar animais com baixos níveis de bacteremia.

Macroscopicamente, a doença aguda causa lesões de anemia hemolítica aguda, incluindo membranas mucosas pálidas, baixa viscosidade sanguínea, icterícia, esplenomegalia, hepatomegalia e uma vesícula biliar distendida. Em animais com a doença crônica, geralmente é fácil de detectar organismos de *A. marginale* na avaliação do esfregaço sanguíneo de rotina (Fig. 13-26), ou em esfregaços por impressão de corte de seções do baço. Entretanto, em animais em recuperação, os organismos podem ser difíceis de encontrar.

As rickettsias que infectam leucócitos são amplamente divididas naquelas que infectam preferencialmente granulócitos (*Anaplasma phagocytophilum* [anteriormente *Ehrlichia equi*, o agente da erliquiose granulocítica humana, e *Ehrlichia phagocytophila*] e *Ehrlichia ewingii*), células mononucleares (*E. canis* e *Ehrlichia chaffeensis*), ou ambos (*Ehrlichia ruminantium* [anteriormente *Cowdria ruminantium*]). O *Anaplasma platys* (anteriormente *Ehrlichia platys*) infecta plaquetas. Alguns destes agentes, como o *A. phagocytophilum* e *E. ruminantium*, provaram infectar também células endoteliais. As rickettsias possuem uma gama de hospedeiros variável, incluindo hospedeiros domésticos listados aqui (o nome da doença segue em parênteses):

- Equinos — *A. phagocytophilum* (erliquiose granulocítica equina).
- Bovinos — *A. phagocytophilum* (febre do carrapato), *E. ruminantium* ("coração d'água").
- Ovinos e caprinos — *A. phagocytophilum* (febre do carrapato), *E. ruminantium* ("coração d'água").
- Cães — *A. phagocytophilum*, *E. ewingii* (erliquiose granulocítica canina); *A. platys* (trombocitopenia cíclica canina); *E. canis*, *E. chaffeensis* (erliquiose monocítica canina).
- Gatos — *A. phagocytophilum*, possivelmente *E. canis* (erliquiose felina).

A maioria dessas rickettsias possuem distribuição por todo o mundo. Entretanto, a *E. ewingii* foi relatada somente nos Estados Unidos, e a *E. ruminantium* é endêmica em partes da África e Caribe. Embora o *A. phagocytophilum* possua uma ampla distribuição geográfica, cepas variantes estão regionalmente restritas. Por exemplo, o *A. phagocytophilum* causa a doença em ruminantes na Europa, porém não foi registrada em ruminantes nos Estados Unidos.

Os reservatórios da doença variam, dependendo das espécies de rickettsias. Os bovinos são os hospedeiros-reservatório para *E ruminantium*, os canídeos são os hospedeiros-reservatório para *A. platys* e *E. canis*, e as outras rickettsias possuem reservatórios de vida selvagem.

A patogenia da doença envolve disfunção de células endoteliais, plaquetas e leucócitos. Esses agentes que infectam células endoteliais causam vasculite e aumentam a permeabilidade vascular de pequenos vasos sanguíneos. Se somente o plasma é perdido, então existe a hipotensão e o edema tecidual. Entretanto, a vasculite mais severa causa a hemorragia microvascular com potencial para trombocitopenia por consumo de plaquetas, coagulação intravascular disseminada e hipotensão. A infecção de plaquetas pode causar a trombocitopenia pela ruptura direta de plaquetas, mecanismos imunomediado ou sequestro de plaquetas dentro do baço. A patogenia da disfunção leucocitária não está clara, porém pode envolver sepse, função leucocitária inibida, ativação de células endoteliais e consumo de plaquetas. A infecção crônica por *E. canis* pode causar anemia aplástica com pancitopenia por um mecanismo desconhecido. Alguns estudos indicam que cães da raça Pastor Alemão com erliquiose estão predispostos a ter a doença clínica particularmente severa. Algumas raças de bovinos (*Bos taurus*), ovinos (Merino) e caprinos (Angorá e Saanen) são mais susceptíveis a ter "coração d'água".

Sobre a avaliação do esfregaço sanguíneo, a trombocitopenia é a anormalidade hematológica mais comum; a anemia e a neutropenia ocorrem menos frequentemente. Nos estágios iniciais da infecção, as células sanguíneas podem conter mórulas, que são aglomerados de organismos de rickettsias dentro dos vacúolos citoplasmáticos, ligados à membrana (Fig. 13-27). A avaliação dos esfregaços da camada leucoplaquetária aumenta a probabilidade de detecção do organismo. A infecção crônica pode causar linfocitose, particularmente de linfócitos granulares. O *Anaplasma platys* causa a trombocitopenia acentuada recorrente.

Em geral, as lesões macroscópicas mais comuns são esplenomegalia, linfadenomegalia, o edema e hemorragia pulmonares. Os casos mais severos também podem exibir petéquias, equimoses e edema multissistêmicos, efusões cavitárias e poliartropatia efusiva. O hidropericárdio dá o nome de "coração d'água", porém é mais consistentemente

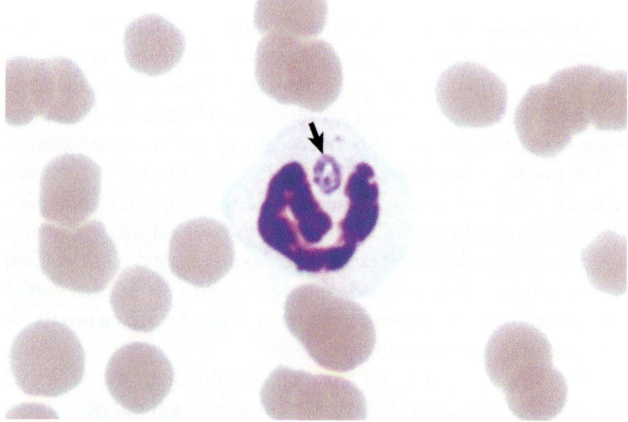

Figura 13-26 **Anaplasmose, Esfregaço Sanguíneo Bovino.** Observar organismos fortemente corados de *Anaplasma marginale (seta)*, muitos dos quais estão localizados nas margens dos eritrócitos. A anaplasmose causa anemia, principalmente pela hemólise extravascular imunomediada. (Cortesia do Dr. J. Simon, College of Veterinary Medicine, University of Illinois.)

Figura 13-27 **Erliquiose Granulocítica, Esfregaço Sanguíneo Equino.** Os neutrófilos contém uma inclusão *(seta)* consistente com uma mórula de *Anaplasma phagocytophilum*. Coloração Wright-Giemsa. (Cortesia do Dr. K.M. Boes, College of Veterinary Medicine, Virginia Polytechnic Institute and State University.)

encontrado em pequenos ruminantes que em bovinos. Cães cronicamente infectados são emaciados. A medula óssea está hiperplástica e vermelha na doença aguda, mas se torna hipoplásica e pálida em cães com infecção crônica por de *E. canis*. A anaplasmose equina frequentemente é leve, mas pode causar edema e hemorragia. A doença em gatos é rara e mal documentada.

Os achados histológicos incluem infiltração perivascular generalizada de plasmócitos, que é mais pronunciada em animais com doença crônica. A meningoencefalite multifocal não supurativa, a pneumonia intersticial e a glomerulonefrite estão presentes na maioria dos cães com a doença. Os organismos rickettsiais são histologicamente difíceis de detectar; o exame de esfregaço por impressão, corado com Wright-Giemsa do pulmão, fígado, linfonodos e baço é um método mais efetivo para detecção de mórulas dentro dos leucócitos. O hidropericárdio é frequentemente diagnosticado ao observar mórulas nas células endoteliais de preparações de esmagamento do cérebro, coradas com Giemsa. As doenças por rickettsias frequentemente são diagnosticadas baseadas em testes sorológicos, mas o PCR é mais sensível.

Clostridioses. Alguns *Clostridium* spp. podem causar anemias hemolíticas potencialmente fatais em animais; as lesões não hemolíticas são apresentadas em outro momento (Capítulos 4, 7, 8 e 19). O *Clostridium haemolyticum* e o *Clostridium novi* tipo D causam a doença em bovinos, conhecida como hemoglobinúria bacilar. (A expressão "água vermelha" também foi utilizada para esta doença e para anemias hemolíticas em bovinos causadas por *Babesia* spp.) Uma doença semelhante ocorrendo naturalmente, foi relatada em ovinos. Em bovinos a doença é causada pela migração da *Fascíola hepática* no fígado de animais suscetíveis. Os esporos clostridiais ingeridos podem viver nas células de Kupffer por um longo período sem causar a doença. Entretanto, quando os vermes em migração causam a necrose hepática, o ambiente anaeróbico resultante estimula os organismos clostridiais a se proliferar e elaborar suas toxinas hemolíticas, causando a necrose hepática adicional. O mecanismo da hemólise envolve uma toxina β bacteriana (fosfolipase C ou lecitinase), a qual degrada enzimaticamente as membranas celulares, causando a hemólise intravascular aguda. A hemoglobinúria bacilar também ocorre em biópsias de fígado em bezerros.

O *Clostridium perfringens* tipo A causa a anemia hemolítica intravascular em cordeiros e bezerros — uma condição conhecida como doença do cordeiro amarelo ou icterícia enterotoxêmica, devido a característica ictérica. O organismo é um habitante normal do trato gastrointestinal nesses animais, porém pode se proliferar anormalmente em resposta a algumas dietas. O *C. perfringens* causa a anemia hemolítica intravascular em cavalos com abscessos clostridianos e mastite clostridial em ovelhas. O *C. perfringens* tipo A produz a toxina α hemolítica, que também possui atividade de fosfolipase C.

Leptospirose. A leptospirose é reconhecida como uma causa de anemia hemolítica em bezerros, cordeiros e suínos. Organismos leptospíricos específicos que causam doença hemolítica incluem *Leptospira interrogans* sorotipos *pomona* e *ictohaemorrhagiae*.

As leptospiras são ubiquitárias no ambiente. A infecção ocorre percutaneamente e através das superfícies mucosas e é seguida pela leptospiremia; os organismos então, se localizam perifericamente em alguns tecidos (p. ex. rins, fígado e útero gravídico). Os mecanismos propostos da doença hemolítica incluem a hemólise extravascular imunomediada (aglutinina fria de imunoglobulina M [IgM]) e hemólise intravascular enzimática (fosfolipase produzida pelo organismo). A leptospirose também pode causar diversas manifestações da doença além da hemólise (p. ex. insuficiência renal, insuficiência hepática, aborto e outras condições) que não são discutidas aqui.

Além da anemia, os achados comuns em animais com hemólise induzida por leptospirose incluem hemoglobinúria e icterícia. Na

necropsia, a necrose tubular renal, que ocorre em parte pela hemoglobinúria (nefrose hemoglobinúrica), também pode estar presente.

Micoplasmose Hemotrópica (Hemoplasmose). O termo micoplasmas hemotrópicos ou hemoplasmas, abrange um grupo de bactérias, antigamente conhecidas como *Haemobartonella* ou *Eperythrozoon* spp., que infectam eritrócitos de muitos animais domésticos, de laboratório e selvagens. Os micoplasmas hemotrópicos que afetam as espécies domésticas comuns são os seguintes:

- Bovinos — *Mycoplasma wenyonii*.
- Camelídeos — "*Candidatus* Mycoplasma haemolamae".
- Ovinos e caprinos — *Mycoplasma ovis*.
- Suínos — *Mycoplasma suis*.
- Cães — *Mycoplasma haemocanis*, "*Candidatus* Mycoplasma haematoparvum".
- Gatos — *Mycoplasma haemofelis*, "*Candidatus* Mycoplasma haemominutum", "*Candidatus* Mycoplasma turicensis".

Como outros micoplasmas, os hemoplasmas são pequenos (0,3 a 3 μm de diâmetro) e não têm uma parede celular. Eles são parasitas epicelulares, residindo em reentrâncias e invaginações das superfícies de eritrócitos. O modo de transmissão é pouco compreendido, mas acredita-se que os artrópodes hematófagos tenham um papel; também há a suspeita da transmissão no útero, por meio de picada ou briga, e da transfusão de produtos sanguíneos infectados.

Os efeitos da infecção variam de anemia subclínica a fatal, dependendo do organismo específico, dose e susceptibilidade do hospedeiro. A maioria dos hemoplasmas estão mais propensos a causar doença aguda em indivíduos que estão imunocomprometidos ou possuem doença concorrente. Entretanto, o *M. haemofelis* é uma exceção e tende a causar anemia hemolítica aguda em gatos imunocompetentes. A anemia ocorre principalmente pela hemólise extravascular, porém a hemólise intravascular também ocorre. Embora os mecanismos patogênicos não sejam completamente compreendidos, é altamente provável a presença de um componente imunomediado, assim como a lesão direta aos eritrócitos por bactérias e o efeito do espectador inocente. Micoplasmas hemotrópicos induzem aglutininas frias em indivíduos afetados, embora não esteja claro se esses anticorpos particulares são importantes no desenvolvimento de anemia hemolítica.

Quando detectados na avaliação do esfregaço sanguíneo de rotina, os organismos são de formas variáveis (cocos, hastes pequenas ou formas de anel) e algumas vezes arranjados em cadeias curtas, ramificadas (Fig. 13-28). Os organismos também podem ser observados extracelularmente, no contexto do esfregaço sanguíneo, especialmente se o esfregaço é feito após armazenamento prolongado do sangue em um tubo anticoagulante.

Em animais que morrem de infecção aguda por hemoplasma, os achados macroscópicos são típicos de hemólise extravascular, com palidez, icterícia, esplenomegalia e vesícula biliar distendida (Fig. 13-29). As lesões adicionais registradas em bovinos incluem edema de escroto e membros posteriores e inchaço dos tetos. As lesões microscópicas na polpa vermelha do baço incluem congestão, eritrofagocitose, hiperplasia macrofágica, HEM, e número elevado de plasmócitos. A medula óssea tem graus variáveis de hiperplasia eritroide, dependendo da duração da hemólise.

Distúrbios Imunomediados

Anemia Hemolítica Imunomediada. A anemia hemolítica imunomediada é uma condição caracterizada pela destruição elevada de eritrócitos, devido à ligação da imunoglobulina aos antígenos da superfície desas células. Em cães, é uma condição comum, com de risco de morte, mas também foi descrita em equinos, bovinos e gatos. A anemia hemolítica imunomediada pode ser *idiopática* (também chamada de anemia hemolítica imunomediada primária ou anemia hemolítica autoimune) ou secundária a um iniciador conhecido,

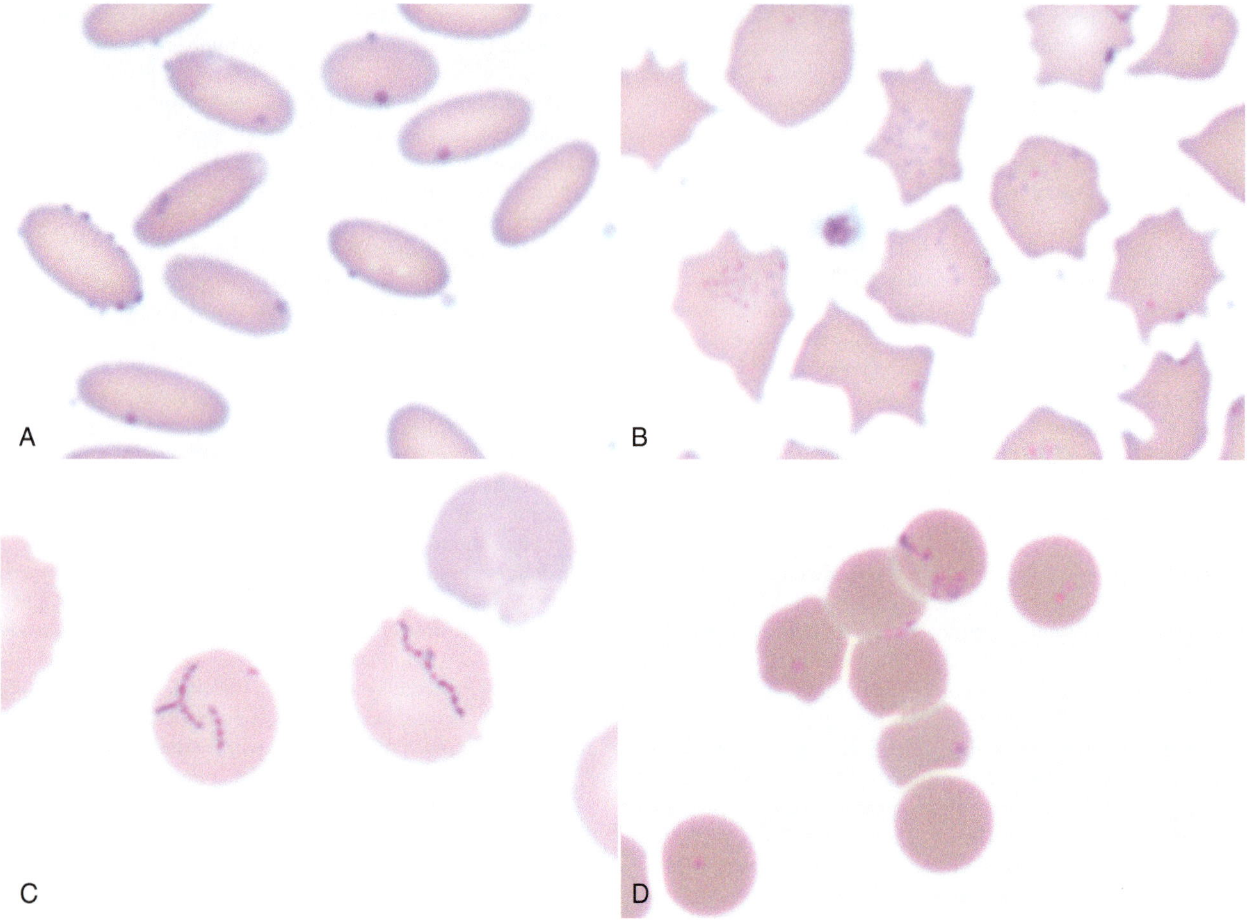

A

B

C

D

Figura 13-28 **Micoplasmose Hemotrópica, Esfregaços Sanguíneos de Alpaca (A), Suíno (B), Canino (C) e Felino (D).** Esfregaços sanguíneos da infecção de uma alpaca com *Mycoplasma haemolamae* (**A**), um suíno com *Mycoplasma suis* (**B**), um cão com *Mycoplasma haemocanis* (**C**) e um gato com *Mycoplasma haemominutum* (**D**). Observar os pequenos organismos ovais e com forma anelar aderidos à superfície de eritrócitos e livres no plano de fundo do esfregaço sanguíneo. Coloração Wright-Giemsa. (Cortesia do K.M. Boes, College of Veterinary Medicine, Virginia Polytechnic Institute and State University.)

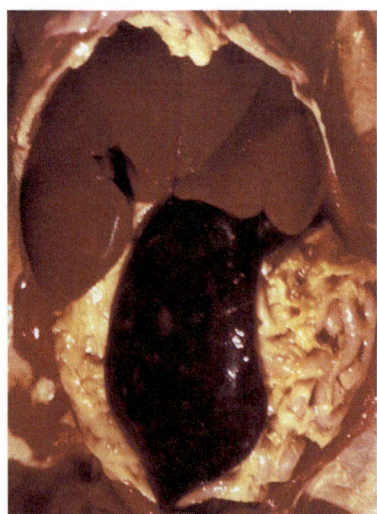

Figura 13-29 *Mycoplasma haemofelis*, **Gato.** Observar a esplenomegalia, hepatomegalia e icterícia causadas pela infecção por este parasita hemotrópico. A esplenomegalia e a icterícia são resultados da destruição elevada (hemólise extravascular) de eritrócitos infectados. (Cortesia do College of Veterinary Medicine, University of Illinois.)

denominada *anemia hemolítica imunomediada secundária*. Embora a causa da anemia hemolítica imunomediada idiopática seja desconhecida, algumas raças de cães (p. ex. Cocker spaniels) são predispostas a desenvolver a doença, sugerindo a possibilidade de um componente genético. As causas da anemia hemolítica imunomediada secundária incluem algumas infecções (p. ex. hemoplasmose, babesiose e teileriose), medicamentos (p. ex. cefalosporinas, penicilinas e sulfonamidas), vacinas e envenenamentos (p. ex. picada de abelha). A hemólise imunomediada direcionada aos antígenos exógenos, como a isoeritrólise neonatal, é apresentada posteriormente.

Na maioria dos casos de anemia hemolítica imunomediada idiopática, o anticorpo reativo é a IgG, e a hemólise é extravascular (p. ex. eritrócitos com anticorpos ligados à superfície são fagocitados por macrófagos, principalmente no baço). A IgM e/ou as proteínas do complemento também podem contribuir para a anemia hemolítica imunomediada idiopática. O fator C3b do complemento geralmente atua como uma opsonina que promove a fagocitose e a hemólise extravascular. Entretanto, a formação do complexo de ataque do complemento da membrana sobre as superfícies das células sanguíneas vermelhas causa a hemólise intravascular; esse mecanismo ocorre mais comumente com autoanticorpos IgM. A maioria das imunoglobulinas que implicam na anemia hemolítica imunomediada são reativas à temperatura corporal (*hemaglutininas quentes*). Uma porção menor, geralmente a IgM, é mais reativa em temperaturas inferiores, causando uma condição conhecida como *doença da hemaglutinina fria*. Isto resulta em necrose isquêmica de extremidades anatômicas

(p. ex. pontas das orelhas), onde o resfriamento da circulação causa a autoaglutinação de eritrócitos e oclusão da microvasculatura. A anemia hemolítica imunomediada tipicamente tem como objetivo os eritrócitos maduros, causando uma resposta regenerativa acentuada. Entretanto, conforme discutido anteriormente no capítulo, a destruição imunomediada das células eritroides imaturas na medula óssea também pode ocorrer, ocasionando a anemia não regenerativa.

A patogenia da anemia hemolítica imunomediada secundária é dependente da causa. Os parasitas eritrocitários podem causar a hemólise imunomediada pela alteração da superfície dos eritrócitos e exposição dos "antígenos escondidos", que não são reconhecidos como autoantígenos pelo sistema imune do hospedeiro. Alternativamente, o ataque imune pode estar direcionado para o agente infeccioso, mas os eritrócitos são destruídos não especificamente devido à sua proximidade — isto é chamado de "mecanismo do espectador inocente". Alguns medicamentos, como a penicilina, podem causar a anemia hemolítica imunomediada pela ligação às membranas dos eritrócitos e formação dos complexos medicamento-antígeno, que induzem à formação de anticorpos, denominados *anticorpos hapteno-dependentes*. Outros mecanismos propostos incluem a ligação dos complexos imunes medicamento-anticorpo à membrana eritrocitária, ou indução de um autoanticorpo verdadeiro direcionado contra um antígeno eritrocitário.

Anomalias hematológicas, macroscópicas e histopatológicas são típicas daquelas da anemia hemolítica, como apresentado na seção anterior sobre Medula Óssea e Células Sanguíneas, Disfunção/Resposta à Lesão, Células Sanguíneas, Concentrações Anormais das Células Sanguíneas, Anemia. Em resumo, podem haver esferócitos e autoaglutinação na avaliação do esfregaço sanguíneo, icterícia e esplenomegalia na avaliação macroscópica, e HEM, macrófagos eritrofagocíticos e necrose tecidual induzida por hipóxia ou induzida por tromboembolia na avaliação histológica. Os cães com anemia hemolítica imunomediada frequentemente desenvolvem também uma leucocitose inflamatória e anormalidades de coagulação (tempos de coagulação prolongados, concentração de antitrombina plasmática reduzida, concentração plasmática elevada de produtos da degradação da fibrina, trombocitopenia e coagulação intravascular disseminada). A hemólise intravascular tem um papel relativamente insignificante na maioria dos casos de anemia hemolítica imunomediada, porém ocasionalmente é observada a evidência de hemólise intravascular (p. ex. células fantasma, plasma e urina vermelhos, rins vermelho-escuros), presumivelmente em casos nos quais a IgM e o complemento são os principais mediadores da hemólise.

Isoeritrólise Neonatal. A isoeritrólise neonatal (IN) é uma forma de anemia hemolítica imunomediada, na qual os anticorpos maternos derivados do colostro reagem contra os eritrócitos do neonato. Ela é mais comum em equinos (Fig. 13-30) e foi relatada em bovinos, gatos, e algumas outras espécies domésticas e selvagens. Em cavalos, a isoeritrólise neonatal ocorre como resultado da imunosensibilização da égua, a partir da exposição a um tipo sanguíneo incompatível herdado do garanhão (p. ex. exposição transplacentária ao sangue feral durante a gestação ou mistura dos sangues materno e fetal durante o parto). Uma transfusão sanguínea anterior inadequada produz os mesmos resultados. Alguns grupos sanguíneos equinos são mais antigênicos que outros; em particular, os tipos Aa e Qa são muito imunogênicos em éguas. Em bovinos, a isoeritrólise neonatal tem sido causada por vacinação com os produtos sanguíneos completos ou produtos contendo fragmentos da membrana eritrocitária. A isoeritrólise neonatal tem sido produzida experimentalmente em cães, porém não existem relatos da doença ocorrendo naturalmente. Em gatos a forma reconhecida de isoeritrólise neonatal não depende de imunosensibilização materna anterior, mas de anticorpos anti-A ocorrendo naturalmente em gatas com tipo sanguíneo B. Os animais

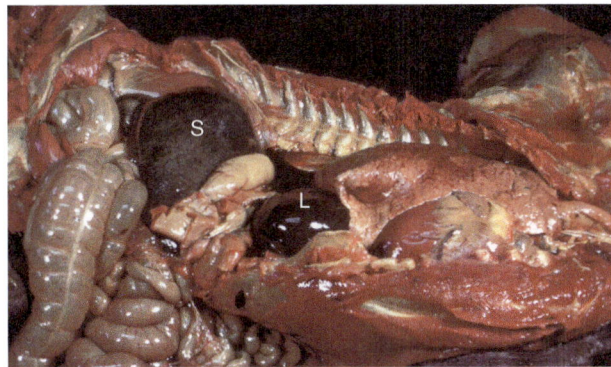

Figura 13-30 Isoeritrólise Neonatal, Potro. Observar o baço aumentado (S) (fígado também [L]) e a icterícia. O potro neonato tinha anticorpos maternos derivados do colostro, que reagiam contra seus próprios eritrócitos. Os macrófagos na polpa vermelha esplênica removem os eritrócitos, cujas membranas possuem anticorpos aderidos. (Cortesia de College of Veterinary Medicine, University of Illinois.)

afetados são jovens (horas a dias de vida) com alterações macroscópicas e microscópicas típicas de anemia hemolítica imunomediada.

Aplasia Pura de Células Vermelhas. A aplasia pura de células vermelhas (APCV) é um raro distúrbio de medula óssea, caracterizado pela ausência de eritropoiese e anemia não regenerativa severa. As formas primárias e secundárias da aplasia pura de células vermelhas foram descritas em cães e gatos. A aplasia pura de células vermelhas primária é causada aparentemente pela destruição imunomediada de células progenitoras eritroides primárias, uma presunção apoiada pela resposta de alguns pacientes à terapia imunossupressora e pela detecção de anticorpos inibindo a formação da colônia eritroide in vitro em alguns cães. A administração da eritropoietina humana recombinante (Epohr) foi identificada como uma causa de aplasia pura de células vermelhas secundária em cães, gatos e cavalos, presumivelmente causada pela indução de anticorpos contra Epohr que tem reação cruzada com a Epo endógena. A pesquisa com o uso de Epo recombinante espécie-específica produziu uma mistura de resultados. Os cães tratados com a Epo canina recombinante não desenvolveram a aplasia pura de células vermelhas. Entretanto, em pesquisas registrando o envolvimento de gatos tratados com a Epo felina recombinante, pelo menos alguns animais desenvolveram a aplasia pura de células vermelhas. A infecção por parvovírus tem sido sugerida como uma possível causa de aplasia pura de células vermelhas secundária em cães. A infecção com o subgrupo C do FeLV causa aplasia eritroide secundária em gatos, provavelmente devido à infecção de precursores eritroides de estágio inicial. Macroscopicamente, os animais com aplasia pura de células vermelhas possuem as membranas mucosas pálidas sem indicadores de hemólise (p. ex. icterícia). A avaliação microscópica da medula óssea apresenta uma ausência, ou quase ausência, de precursores eritroides com ou sem linfocitose, plasmocitose e mielofibrose; a produção de outras linhagens celulares (p. ex. neutrófilos e plaquetas) está normal ou hiperplástica.

Neutropenia Imunomediada. A neutropenia imunomediada é uma condição rara que foi relatada em equinos, cães e gatos. Essa doença é caracterizada pela neutropenia severa, decorrente da destruição imunomediada de neutrófilos ou seus precursores. A gama de causas é presumivelmente semelhante àquelas de outras citopenias imunomediada (p. ex. anemia hemolítica imunomediada, aplasia pura de células vermelhas e trombocitopenia imunomediada). Os animais afetados podem ter infecções, como dermatite, conjuntivite ou vaginite, que são secundárias à neutropenia acentuada e um sistema imune inato comprometido. Microscopicamente, pode haver hiperplasia de neutrófilos, suspensão da maturação ou aplasia na medula óssea, dependendo de qual estágio de maturação neutrofílica está o alvo da destruição. A linfocitose e a plasmocitose medulares podem estar acentuadas (p. ex. >60% das células nucleadas). O diagnóstico pode ser corroborado pela detecção de citometria de fluxo de imunoglobulina ligada a neutrófilos, mas é realizado mais frequentemente baseado na exclusão de outras causas de neutropenia e resposta à terapia imunossupressora.

Trombocitopenia Imunomediada. A trombocitopenia imunomediada (TPIM) é uma condição caracterizada pela destruição imunomediada de plaquetas. Ela é uma condição bastante comum em cães e é menos frequente em cavalos e gatos. A doença geralmente é idiopática, mas pode ser secundária à infecção (anemia infecciosa equina e erliquiose, por exemplo), administração de medicamentos (cefalosporinas, sulfonamida etc.), neoplasia e outras doenças imunomediadas. Quando a trombocitopenia imunomediada ocorre associada à anemia hemolítica imunomediada, a condição é chamada de *síndrome de Evans*. A trombocitopenia frequentemente é severa (p. ex. <20.000 plaquetas/μL), ocasionando diversos graus de tendências hemorrágicas, principalmente na pele e membranas mucosas. Microscopicamente, existem hemorragias perivasculares multifocais em múltiplos tecidos, e a medula óssea exibe hiperplasia megacariocítica e eritroide. Raramente, a destruição imunomediada de megacariócitos pode causar hipoplasia megacariocítica, denominada *trombocitopenia amegacariocítica*.

Trombocitopenia Neonatal Aloimune. Uma forma de trombocitopenia imunomediada, conhecida como trombocitopenia neonatal aloimune, é reconhecida em leitões e potros neonatos. A patogenia desta doença é virtualmente idêntica àquela da isoeritrólise neonatal como uma causa de anemia: um neonato herdando os antígenos plaquetários paternos, absorve os anticorpos maternos contra estes antígenos por meio do colostro. Em princípio, uma situação semelhante pode ocorrer após a transfusão de sangue com incompatibilidade de plaquetas ou produtos sanguíneos contendo plaquetas. As alterações macro e microscópicas são semelhantes àquelas da trombocitopenia imunomediada, exceto que o animal é jovem (p. ex. 1 a 3 dias).

Distúrbios Inflamatórios
Síndrome Hemofagocítica. Síndrome hemofagocítica é um termo utilizado para descrever a proliferação de macrófagos não neoplásicos (p. ex. policlonal), bem-diferenciados, mas altamente eritrofágicos. A condição é rara, porém foi reconhecida em cães e gatos. Diferente do sarcoma histiocítico hemofagocítico, que é uma proliferação neoplásica de macrófagos fagocíticos, a síndrome hemofagocítica é secundária a uma doença subjacente, como neoplasia, infecção, ou um distúrbio imunomediado. O processo da doença primária causa produção aumentada de citocinas estimulatórias, que ocasionam a proliferação e hiperativação de macrófagos. Esses macrófagos ativados fagocitam células hematopoiéticas maduras e precursores hematopoiéticos em uma taxa elevada, resultando em uma ou mais citopenia. Os animais afetados geralmente têm lesões da doença primária, assim como sinais de anemia (p. ex. membranas mucosas pálidas), neutropenia (p. ex. infecções bacterianas) e trombocitopenia (p. ex. petéquias e equimoses). Microscopicamente, os macrófagos fagocíticos são encontrados em número elevado na medula óssea e comumente em outros tecidos, incluindo linfonodos, baço e fígado. Os achados adicionais na medula óssea, registrados em animais com síndrome hemofagocítica, variam bastante, de hipoplasia a hiperplasia das linhagens celulares com citopenia periférica.

Coagulação Intravascular Disseminada. A coagulação intravascular disseminada é uma síndrome caracterizada pela ativação contínua das vias de coagulação e fibrinolítica, e é também conhecida como coagulopatia de consumo. Ela não é uma causa primária, porém é uma complicação secundária de muitos tipos de doenças subjacentes, incluindo inflamação severa, insuficiência de órgãos e neoplasia. Ela foi incluída na seção sobre Distúrbios Inflamatórios, pois a cascata de coagulação está intimamente ligada às vias inflamatórias.

Neoplasia Hematopoiética
O termo neoplasia hematopoiética abrange um grupo grande e diverso de distúrbios clonais proliferativos de células hematopoiéticas. Historicamente, diversos sistemas foram utilizados na medicina humana para classificar neoplasmas hematopoiéticos, alguns dos quais foram aplicados inconsistentemente para espécies veterinárias (exemplos incluem classificação de Kiel e National Cancer Institute Working Formulation). A classificação das neoplasias hematopoiéticas da Organização Mundial da Saúde (OMS) foi publicada inicialmente em 2001 (atualizada em 2008), e está baseada nos princípios definidos na Revised European-American Classification of Lymphoid Neoplasms (REAL) do International Lymphoma Study Group. O sistema de classificação da OMS é considerado o primeiro consenso mundial verdadeiro sobre a classificação das neoplasias hematopoiéticas e integram a informação da topografia tumoral, morfologia celular, imunofenótipo, características genéticas e apresentação e cursos clínicos. Uma referência veterinária do sistema de classificação da OMS, publicada em 2002, foi validada posteriormente em 2011 utilizando o modelo de linfoma canino. Este projeto, modelado após o estudo para validar o sistema em seres humanos, gerou uma precisão geral de 83% entre os patologistas. Atualmente, este sistema de classificação é aceito como o método de escolha na medicina humana e veterinária.

A classificação da OMS categoriza os neoplasmas primariamente de acordo com a linhagem celular: mieloide, linfoide e histiocítica. Esta distinção é baseada no fato de que o comprometimento inicial de uma CTH pluripotente é tanto para uma linhagem linfoide quanto para uma não linfoide. Muitos patologistas e clínicos diferenciam leucemias de outros neoplasmas hematopoiéticos. A *leucemia* se refere a um grupo de neoplasmas hematopoiéticos que se originam da medula óssea e estão presentes no sangue. A leucemia pode ser difícil de diferenciar de outras formas de neoplasmas hematopoiéticos que se originam fora na medula óssea, mas se infiltram na medula óssea e no sangue. Pela simplicidade, os casos de envolvimento secundário da medula óssea ou sangue podem não ser considerados leucemia, mas podem ser a "fase leucêmica" de outro neoplasma primário. Hoje é reconhecido que alguns linfomas e leucemias são manifestações diferentes da mesma doença (p. ex. leucemia linfocítica crônica e linfoma linfocítico pequeno) e a designação de linfoma ou leucemia é colocada no tecido com a maior carga tumoral.

Baseadas em seus graus de diferenciação, as leucemias são classificadas como aguda ou crônica. As *leucemias agudas* são pouco diferenciadas ou não diferenciadas, significando que existem porcentagens elevadas de progenitores iniciais e células precursoras, incluindo linfoblastos, mieloblastos, monoblastos, eritroblastos e/ou megacarioblastos. Em contraste, as células bem-diferenciados predominam nas *leucemias crônicas*. Como as células bem-diferenciadas também predominam na proliferação não neoplásica, as leucemias crônicas devem ser diferenciadas de processos reativos, como aquelas células que ocorrem na inflamação granulomatosa e/ou crônica. O diagnóstico da leucemia crônica frequentemente é feito pela exclusão de todas as outras causas para proliferação daquele tipo celular. Por exemplo, as causas de eritrocitose relativas e secundárias são excluídas para poder se diagnosticar a policitemia vera. Além disso, a designação de aguda ou crônica também se refere ao curso clínico da doença. As leucemias agudas tendem a ter uma manifestação aguda de sinais clínicos severos e rapidamente progressivos, ao passo que os animais com leucemia crônica geralmente possuem a doença indolente, lentamente progressiva. Este esquema de classificação está resumido na Tabela 13-4. As subcategorias existem dentro de cada um destes grupos, como será discutido posteriormente.

Tipos de Neoplasia Hematopoiética

Esta seção discute exemplos de *neoplasmas mieloides*, incluindo síndrome mielodisplásica, leucemias mieloides e mastocitomas (tecnicamente uma forma de neoplasia mieloide), e *neoplasmas linfoides*, incluindo leucemias linfoides e mieloma múltiplo. Outros neoplasmas linfoides, como os diversos subtipos de linfomas e plasmocitomas extramedulares (PEMs), assim como os distúrbios histiocíticos estão descritos na seção sobre Sistema Linfoide/Linfático, Distúrbios dos Animais Domésticos, Neoplasia. A discussão adicional sobre neoplasia hematopoiética ocorre nas seções espécie-específicas ao final deste capítulo.

Neoplasia Mieloide

Síndrome Mielodisplásica. A síndrome mielodisplásica (SMD) ocorre mais comumente em cães e gatos, e pode ser causada pela infecção por FeLV em gatos. A doença se refere a um grupo de distúrbios clonais proliferativos mieloides com hematopoiese ineficaz na medula óssea, ocasionando citopenia de mais de uma linhagem celular. A proliferação hematopoiética na medula óssea com citopenias sanguíneas periféricas concorrentes, é provavelmente um resultado de apoptose elevada de células neoplásicas dentro da medula óssea, antes de serem liberadas na circulação. A doença clínica e o óbito frequentemente resultam de manifestações secundárias, como infecções secundárias ou caquexia, atribuíveis aos efeitos das citopenia e/ou transformação do neoplasma em leucemia mieloide aguda. As lesões macroscópicas são dependentes do tipo e severidade das citopenias. Entretanto, os achados microscópicos essenciais dentro da medula óssea são a celularidade normal ou aumentada, displasia das células mieloides, e menos de 20% de mieloblastos e "blastos equivalentes".[1]

Leucemia Mieloide Aguda. A leucemia mieloide aguda (LMA) é incomum em animais domésticos, mas ocorre mais frequentemente em cães e gatos. Em espécies veterinárias, a leucemia mieloide aguda é mais comum para neutrófilos, monócitos, e/ou células de origem eritroide, com raros relatos de eosinófilos, basófilos ou linhagens megacariocíticas. Ela é causada por infecção pelo FeLV em gatos. Avaliações de esfregaços sanguíneos apresentam muitos precursores mieloides iniciais, incluindo mieloblastos e blastos equivalentes (Fig. 13-31, A). Em cães, a concentração média de leucócitos totais é de aproximadamente 70.000/μL; a anemia, neutropenia e trombocitopenia ocorrem comumente. Macroscopicamente, os animais apresentam lesões atribuídas à anemia, neutropenia e trombocitopenia, como membranas mucosas pálidas, infecções secundárias e hemorragia multissistêmica, respectivamente. As células neoplásicas frequentemente se infiltram nos tecidos, ocasionando esplenomegalia, hepatomegalia e linfadenomegalia. Microscopicamente, as células mieloides eclipsam (substituem) a medula óssea e se infiltram nos tecidos extramedulares, especialmente o tecido linfoide.

Leucemia Mieloide Crônica. A leucemia mieloide crônica (LMC), também chamada de leucemia mielogênica crônica ou neoplasia mieloproliferativa, é rara em animais. A maioria dos casos registrados ocorre em cães e gatos. Existem diversas subclassificações de leucemia mieloide crônica, incluindo a produção excessiva de eritrócitos (policitemia vera), plaquetas (trombocitopenia essencial), neutrófilos (leucemia neutrofílica crônica), monócitos (leucemia monocítica crônica), neutrófilos e monócitos (leucemia mielomonocítica crônica), eosinófilos (leucemia eosinofílica crônica), ou basófilos (leucemia basofílica crônica). A análise da contagem sanguínea periférica completa geralmente revela concentrações muito elevadas de células neoplásicas, como acima de 50.000 a 100.000 leucócitos/μL (Fig. 13-31, B) ou 2.000.000 plaquetas/μL. As características morfológicas celulares geralmente estão normais, mas pode ser observada uma ligeira displasia. Posteriormente na doença pode haver citopenia de tipos celulares não neoplásicos.

Animais com policitemia vera geralmente possuem membranas mucosas vermelhas e lesões de *síndrome de hiperviscosidade*, como vasos retinais tortuosos, hemorrágicos e dilatados. A trombocitopenia essencial ocasiona hemorragia multissistêmica devido à disfunção plaquetária, ou infartos multissistêmicos a partir da hiperagregabilidade e plaquetas em excesso. As leucemias mieloides crônicas de leucócitos, frequentemente resultam em esplenomegalia, hepatomegalia e linfadenomegalia, pela infiltração de células neoplásicas. Histologicamente, a medula óssea apresenta proliferação do tipo celular neoplásico, caracterizado pela displasia e números inferiores (<20%) de mieloblastos e blastos equivalentes.

Neoplasia de Mastócitos. Os tumores de mastócitos (TMs) da pele e outros locais são comuns em animais (Capítulo 6, 7 e 17), porém a leucemia de mastócitos é rara. Em gatos, os TMs são os neoplasmas mais comuns no baço. Os mastócitos normalmente não estão presentes no sistema sanguíneo vascular, mas o achado de mastócitos no sangue (mastocitemia) é altamente sugestivo de neoplasia de mastócitos disseminada (mastocitose sistêmica) em gatos. Entretanto, a mastocitemia não necessariamente indica a neoplasia mieloide em cães. De fato, um estudo observou que a severidade da mastocitemia em cães foi frequentemente maior em animais sem TMs que aqueles com TMs, e esta detecção aleatória de mastócitos em esfregaços sanguíneos geralmente não é o resultado de TM subjacente.

Tabela 13-4	**Classificação Básica das Leucemias**
Leucemia	**Critério de Diagnóstico Básico**
Leucemia aguda não diferenciada	• Sem comprometimento de linhagem • ≥20% de blastos na medula óssea
Leucemia linfoide Leucemia linfoblástica aguda Leucemia linfocítica crônica	• Comprometimento à linhagem linfoide • ≥20% de blastos na medula óssea • ≥20% de blastos na medula óssea • Predominantemente linfócitos pequenos no sangue, geralmente >100.000/μL
Mieloma múltiplo	• Plasmócitos elevados na medula óssea • Osteólise • Gamopatia monoclonal • Proteinúria de cadeia leve (Bence Jones)
Leucemia mieloide Síndrome mielodisplásica	• Comprometimento da linhagem mieloide • <20% de blastos na medula óssea • Celularidade medular normal ou elevada • Citopenias do sangue periférico • Mielodisplasia
Leucemia mieloide aguda	• ≥20% blastos na medula óssea • ≥20% blastos na medula óssea
Leucemia mieloide crônica	• Número acentuadamente elevado de células mieloides maduras no sangue

---

[1]"Blastos equivalentes" incluem outros estágios de células mieloides imaturas, como promielócitos, monoblastos, promonócitos, eritroblastos e megacariócitos anormais.

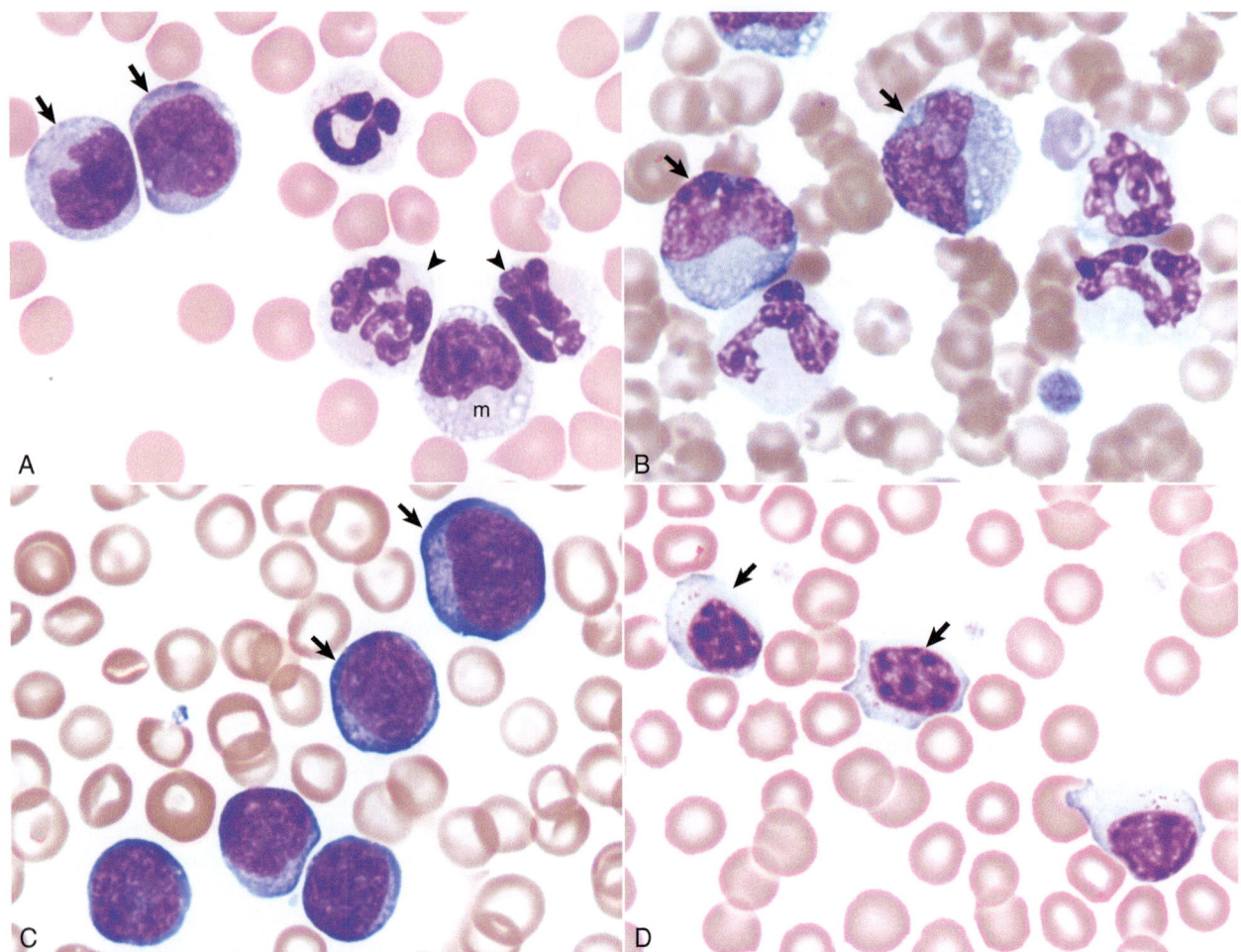

Figura 13-31 Leucemia, Esfregaços Sanguíneos Caninos. A, Leucemia mieloide aguda. Um cão com leucemia mielomonocítica possui uma leucocitose acentuada (52.200 células sanguíneas brancas/μL) com blastos mieloides *(setas)* se diferenciando em neutrófilos displásicos *(pontas das setas)* e monócitos *(m)*. Coloração Wright modificada. **B,** Leucemia mieloide crônica. Um cão com leucemia mielomonocítica crônica *(setas)* possui uma leucocitose acentuada (138.300 células sanguíneas brancas/μL) com uma predominância de neutrófilos maduros (105.108/μL) e monócitos (26.277/μL). Coloração Wright-Giemsa. **C,** Leucemia linfoblástica aguda. Observar as células linfoides grandes com cromatina (fina) e nucléolos imaturos *(setas)*. O cão também tem panleucocitopenia devido à mieloftise neoplásica. Coloração Wright modificada. **D,** Leucemia linfocítica crônica (LLC). Os linfócitos pequenos predominam na LLC. Os linfócitos neoplásicos têm a cromatina agrupada e nenhum a poucos nucléolos *(setas)*. A maioria das LLCs caninas são de origem linfocitária com um fenótipo granular. Coloração Wright modificada. (Cortesia do Dr. K.M. Boes, College of Veterinary Medicine, Virginia Polytechnic Institute and State University.)

Sarcoma Granulocítico. O sarcoma granulocítico é uma proliferação extramedular mal caracterizada de precursores mieloides, muito frequentemente de linhagens celulares eosinofílicas ou neutrofílicas. Embora raro, existem relatos de sarcoma granulocítico em cães, gatos, bovinos e suínos, e ele pode se originar de diversos locais, como pulmão, intestino, linfonodos, fígado, pele e músculo.

Neoplasia Linfoide
Leucemia Linfoide
Leucemia Linfoblástica Aguda. A leucemia linfoblástica aguda (LLA) é incomum em cães e gatos, e rara em cavalos e bovinos. Em um estudo imunofenotípico recente de 51 casos de leucemia linfoblástica aguda em cães, 47 surgiram de linfócitos B e 4 surgiram de linfócitos T duplo-negativos, que foram imunonegativos para marcadores CD4 e CD8. No sangue de animais com leucemia linfoblástica aguda, geralmente existem muitas células linfoides médias a grandes com citoplasmas profundamente basofílicos, cromatina reticular a grosseira e nucléolos múltiplos proeminentes (Fig. 13-31, C). Em cães afetados, a concentração linfoide sanguínea média é de aproximadamente 70.000/μL, porém os gatos com leucemia linfoblástica aguda geralmente possuem números inferiores de células neoplásticas na circulação. Assim como em animais com leucemia mieloide

aguda, comumente ocorrem anemia, neutropenia e trombocitopenia. As lesões macro e microscópica também são semelhantes àquelas que ocorrem em casos de leucemia mieloide aguda, exceto que as células neoplásticas podem se diferenciar em células linfoides morfologicamente identificáveis.

Leucemia Linfocítica Crônica. A leucemia linfocítica crônica (LLC) é incomum na medicina veterinária. É uma doença predominantemente de cães de idade média a idosos, porém também é documentada em equinos, bovinos e gatos. A maioria dos casos de leucemia linfocítica crônica canina são de origem de linfócitos T, geralmente linfócitos T citotóxicos expressando CD8. Em gatos, a maioria dos casos de leucemia linfocítica crônica possuem um imunofenótipo de linfócito T helper. Uma CCS frequentemente apresenta números muito elevados de linfócitos pequenos com cromatina aglutinada e citoplasma escasso. Os linfócitos T citotóxicos em proliferação frequentemente contém alguns grânulos citoplasmáticos róseos quando corados com a maioria dos corantes Romanowsky a base de metanol (p. ex. Wright-Giemsa). Entretanto, esses grânulos podem não ser apreciados com alguns corantes Romanowsky de base aquosa (Diff-Quik). Embora o número total de linfócitos sanguíneos frequentemente é maior que 100.000/μL, tem sido relatada linfocitose relativamente leve (15.000/μL). Setenta e cinco por cento dos cães afetados também têm anemia, e 15% possui trombocitopenia. Os achados de necropsia dependem do estágio da doença. Em casos avançados com infiltração acentuada de órgãos com células neoplásicas, frequentemente existe a esplenomegalia uniforme, hepatomegalia e linfadenomegalia, e a medula óssea está altamente celular (Fig. 13-31, *D*). Outras lesões dependem da existência de citopenias concorrentes, como a anemia, neutropenia, e trombocitopenia, e se as células neoplásicas produzem quantidades excessivas de imunoglobulina. As lesões causadas pela imunoglobulina em excesso serão discutidas na seção sobre mielomas múltiplos. Histologicamente, a medula óssea está densamente celular com linfócitos bem diferenciados. Há pequenos linfócitos infiltrados e frequentemente eclipsados na arquitetura dos linfonodos e baço. O fígado pode ter acúmulos densos de células neoplásicas no tecido conectivo ao redor da tríade portal.

Neoplasia de Plasmócitos. Os neoplasmas de plasmócitos são mais facilmente categorizados como *mieloma* ou *mieloma múltiplo*, que surgem na medula óssea, e *plasmocitoma extramedular*, que, como o nome implica, envolve locais que não a medula óssea; este último é discutido na seção sobre Sistema Linfoide/Linfático, Distúrbios dos Animais Domésticos: Linfonodos, Neoplasia, Neoplasia de Plasmócitos.

Mieloma Múltiplo. O mieloma múltiplo (MM) é um tumor de plasmócitos, raro, maligno, que surge na medula óssea e geralmente secreta grandes quantidades de imunoglobulina. O achado de plasmócitos neoplásicos em amostras de sangue é raro. Os cães são mais frequentemente afetados que outras espécies, porém o mieloma múltiplo também foi relatado em equinos, bovinos, gatos e suínos. O diagnóstico de mieloma múltiplo é baseado no achado de um mínimo de duas a três (as opiniões variam) das seguintes anormalidades:

- Números acentuadamente elevados de plasmócitos na medula óssea (Fig. 13-32, A).
- Gamopatia monoclonal.
- Evidência radiográfica de osteólise.
- Proteinúria de cadeia leve.

O achado laboratorial clássico em pacientes com mieloma múltiplo é a hiperglobulinemia, que resulta da produção excessiva de imunoglobulina ou uma subunidade da imunoglobulina por células neoplásicas. Essa porção homogênea de proteína é frequentemente chamada de *paraproteína* ou *proteína* M. As paraproteínas produzidas do mesmo clone de plasmócitos possuem o mesmo peso molecular e carga elétrica. Portanto, elas têm o mesmo padrão de migração utilizando a eletroforese de proteína sérica, que ocasiona um pico alto e estreito na região das globulinas, denominado *gamopatia monoclonal* (Fig. 13-32, B). O termo gamopatia é utilizado, pois a maioria das imunoglobulinas migram na região-γ de um gel de eletroforese. Entretanto, algumas imunoglobulinas, especialmente a imunoglobulina A (IgA) e a IgM, migram para a região-β. Ocasionalmente, os padrões eletroforéticos biclonais ou outros padrões atípicos, podem ser observados com o mieloma múltiplo como um resultado de uma degradação proteica, formação do complexo proteico, ligação a outras proteínas, ou quando o tumor inclui mais de uma população clonal. É importante observar que a gamopatia monoclonal não é específica do mieloma múltiplo, porém também foi relatada com linfoma, leucemia linfocítica crônica, erliquiose canina e leishmaniose canina. Definitivamente, distinguir a gamopatia monoclonal da policlonal requer imunoeletroforese ou imunofixação, utilizando anticorpos espécie-específicos, reconhecendo subclasses e subunidade diferentes de imunoglobulina.

Ocasionalmente, as células do mieloma múltiplos produzem somente imunoglobulina de cadeia leve. Um monômero de imunoglobulina consiste de duas cadeias pesadas e duas cadeias leves conectadas por pontes de dissulfeto. Essas cadeias leves podem se depositar nos tecidos e causar disfunção de órgãos, especialmente insuficiência renal. Quando as cadeias leves formam depósitos amiloides, a doença é chamada de *amiloidose de cadeia amiloide leve*. Mas se as cadeias leves se depositam

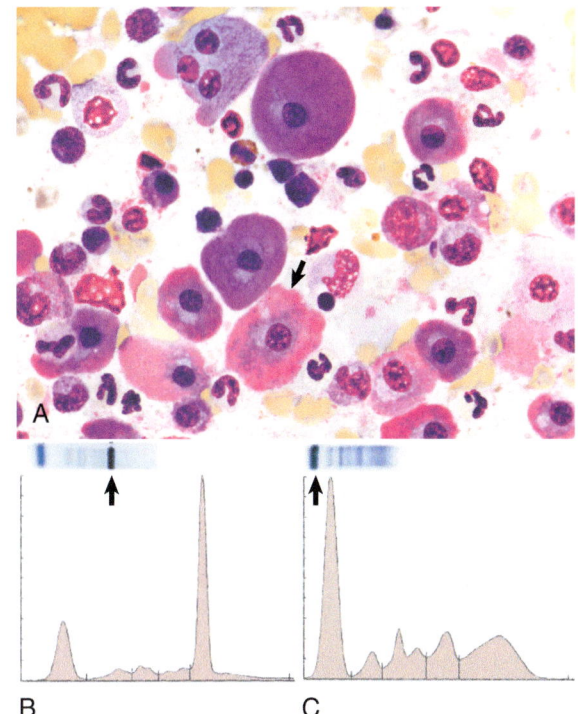

Figura 13-32 Mieloma Múltiplo e Gamopatia Monoclonal. A, Aspirado de medula óssea canina. Muitos dos plasmócitos neoplásicos no aspirado de medula óssea possuem o citoplasma tingido de rosa *(seta)*, o resultado de uma concentração elevada de imunoglobulina. Coloração Wright. **B,** Mieloma múltiplo, gato. Géis de agarose e traçados de densitometria apresentando resultados da eletroforese do soro. O soro possui uma concentração elevada de uma imunoglobulina monoclonal (a banda escura *[seta]* à direita do gel de agarose, correspondendo ao pico elevado a direita no traçado). **C,** Gato normal. Géis de agarose e traçados de densitometria apresentando resultados de eletroforese do soro. O soro possui uma distribuição normal de frações de proteínas, a mais abundante sendo a albumina (banda escura *[seta]* a esquerda do gel, correspondendo ao pico elevado a esquerda no traçado). (**A** Cortesia do Dr. M.M. Fry, College of Veterinary Medicine, University of Tennessee. **B** e **C** Cortesia do Dr. S.A. Kania, College of Veterinary Medicine, University of Tennessee.)

como grânulos não amiloides, elas são chamadas de *doença de deposição de cadeia leve*. As cadeias leves são proteínas de baixo peso molecular que passam através do filtro glomerular para a urina, em que elas também são conhecidas como *proteínas de Bence Jones*. Elas tendem a não reagir com a haste de indicadores proteicos na urina e são mais especificamente detectadas pela eletroforese e imunoprecipitação.

Além de auxiliar o diagnóstico do mieloma múltiplo, as paraproteínas possuem um papel importante na patogenia da doença. Essas proteínas podem inibir a função plaquetária, aumentar a viscosidade sanguínea, se depositar nas membranas glomerulares basais (Capítulo 11; Figs. 11-27 e 11-28), ou precipitarem em temperaturas baixas, que resultam em tendências hemorrágicas, síndrome de hiperviscosidade, glomerulopatias e crioglobulinemia, respectivamente. A *síndrome de hiperviscosidade* se refere às sequelas clínicas da viscosidade sanguínea patologicamente elevada, que são o fluxo sanguíneo reduzido e a perda do fluxo laminar. Os sinais clínicos incluem hemorragias na mucosa, comprometimento visual pela retinopatia e sinais neurológicos, como tremores e comportamento agressivo anormal. A *crioglobulinemia* é a condição na qual as proteínas, geralmente IgM, precipitam em temperaturas abaixo da temperatura corporal normal (aglutininas frias). A precipitação geralmente ocorre nos vasos sanguíneos da pele e extremidades, como orelhas e dígitos, e resulta na necrose isquêmica.

No mieloma múltiplo a proliferação neoplásica dos plasmócitos ocasiona a osteólise. O trabalho com culturas de células humanas tem demonstrado que os osteoclastos apoiam o crescimento das células do mieloma, e esse contato direto entre dois tipos celulares aumenta a proliferação de células do mieloma e promove a sobrevivência de osteoclastos. A atividade elevada de osteoclastos causa a osteólise, mas o mecanismo exato não é conhecido. A osteólise frequentemente resulta na dor óssea, lesões ósseas líticas em radiografias, hipercalemia e atividade elevada da fosfatase alcalina sérica. Posteriormente na doença, a osteólise pode causar fraturas patológicas.

Morfologicamente, as células do mieloma tendem a crescer em camadas que deslocam as células hematopoiéticas normais na medula óssea. Um critério de diagnóstico proposto do mieloma múltiplo é que os plasmócitos constituam 30% ou mais das células nucleadas na medula. Os plasmócitos bem-diferenciados são redondos com citoplasma basofílico abundante (devido ao aumento do retículo endoplasmático rugosos) e uma zona perinuclear pálida (aparato de Golgi aumentado para a produção de imunoglobulinas); a anisocitose e a anisocariose frequentemente são leves, porém podem ser acentuadas. Alguns neoplasmas de plasmócitos possuem uma franja eosinofílica brilhante pela IgA acumulada (Fig. 13-32, A). Os núcleos são redondos, com cromatina aglutinada e frequentemente posicionados perifericamente no citoplasma; a binucleação e a multinucleação são comuns. As células do mieloma pouco diferenciadas podem ter ausência e/ou exibir menos traços característicos. A osteólise do osso pode estar microscopicamente presente. Locais comuns de metástase incluem o baço, fígado, linfonodos e rins.

Distúrbios dos Equinos
Distúrbios Congênitos
Deficiência do Dinucleotídeo de Flavina-Adenina. O dinucleotídeo de flavina-adenina (DFA) é um cofator para citocromo-b_5 redutase, a enzima que mantém a hemoglobina em seu estado funcional reduzido, e para a glutationa redutase, uma enzima que também protege os eritrócitos do dano oxidativo. Registrada em uma égua da raça Mustang espanhol e um equino de sela das montanhas do Kentucky, a deficiência do DFA eritrocitária é um resultado de uma reação quinase riboflavina anormal, que é a primeira reação na conversão de riboflavina em DFA. As alterações clinicopatológicas incluem a persistência da metemoglobina de 26% a 46%, excentrocitose, hematócritos ligeiramente reduzidos ou normais e hiperplasia eritroide na medula óssea.

Doenças Infecciosas
Vírus da Anemia Infeciosa Equina. O vírus da anemia infecciosa equina (VAIE), o agente da *anemia infecciosa equina*, é um lentivírus que infecta células do sistema monócito-macrófago em cavalos (também pôneis, jumentos e mulas). O vírus é transmitido mecanicamente por picada de mosquitos, como mutucas. As vias de transmissão menos comuns incluem transfusões sanguíneas, equipamento médico contaminado e transplacentária. A doença pode estar presente nas formas aguda, subaguda e crônica e é potencialmente fatal. Após um período de febre aguda, depressão e trombocitopenia que dura de 1 a 3 dias, há um período prolongado de febre, trombocitopenia e anemia recorrentes. Na maioria dos casos, a doença clínica retrocede dentro de um ano, e cavalos se tornam carreadores e reservatórios do VAIE por toda a vida.

O VAIE causa anemia pela hemólise imunomediada e eritropoiese diminuída. A hemólise é tipicamente extravascular, mas pode ter um componente intravascular durante a fase aguda. A eritropoiese reduzida pode resultar da supressão direta de células eritroides em estágio inicial pelo vírus, assim como a anemia da inflamação. A trombocitopenia provavelmente resulta da destruição plaquetária imunomediada e produção suprimida de plaquetas.

Os animais que morrem durante as crises hemolíticas se apresentam pálidos, com hemorragia de mucosas e edema dependente. O baço e o fígado estão aumentados, escuros e túrgidos, e eles e outros órgãos possuem hemorragias subcapsulares superficiais. As petéquias

estão evidentes abaixo da cápsula renal, e por todo o córtex e medula. A medula óssea está vermelho-escura, como resultado da substituição da gordura pelo tecido hematopoiético; a extensão da substituição é uma indicação da duração da anemia.

A severidade das lesões microscópicas é dependente da cronicidade da doença, e elas são mais significantes no baço, fígado e medula óssea. Como seria antecipado, os achados microscópicos do baço são predominantemente influenciados pelo número de atividade de macrófagos, que é um reflexo da duração da doença e da frequência dos episódios hemolíticos. Macrófagos contendo hemosiderina persistem por meses a anos; entretanto, números elevados são consistentes com cronicidade. A hiperplasia de células Kupffer com estoques de hemosiderina e infiltrados periportais de linfócitos são as alterações mais significantes no fígado. Os achados histológicos da medula óssea variam dependendo da duração da doença. Na maioria dos animais a medula é celular, devido à reposição de gordura pela eritropoiese ordenadamente intensa. Os granulócitos estão relativamente menos numerosos, e os plasmócitos estão elevados. Assim como no baço, os macrófagos contendo hemosiderina estão muito presentes nos casos crônicos. Animais emaciados com doença crônica possuem grave atrofia da gordura.

Os achados clínicos com episódios virêmicos incluem febre, depressão, icterícia, hemorragias petequiais, aumento de linfonodos e edema dependente. A infecção por anemia infecciosa equina é diagnosticada baseada no teste de Coggins, um teste de imunodifusão em gel de agarose para a presença do anticorpo contra o vírus.

Distúrbios dos Ruminantes (Bovinos, Ovinos e Caprinos)
Distúrbios Congênitos
Diseritropoiese Congênita em Polled Herefords. Uma síndrome de diseritropoiese congênita e alopecia ocorre em bovinos da raça Polled Hereford. As causas e a patogenia desta doença, frequentemente fatal, são desconhecidas. Inicialmente na doença há a hiperqueratose e alopecia do focinho e orelhas, que progride para a alopecia generalizada e dermatite hiperqueratótica. Histologicamente, existe a hiperqueratose ortoqueratótica com disqueratose, assim como a hiperplasia eritroide, displasia e a interrupção da maturação na medula óssea. A eritropoiese ineficaz resulta na anemia não regenerativa a pouco regenerativa.

Deficiência da Banda 3 Eritrocitária em Bovinos da Raça Japanese Black. A banda 3 eritrocitária é a proteína integral da membrana que se conecta ao citoesqueleto e auxilia na estabilidade eritrocitária. Uma deficiência hereditária desta proteína foi identificada em bovinos da raça Japanese Black, resultando no aumento da fragilidade eritrocitária, esferocitose, anemia hemolítica intravascular e crescimento retardado. Os bovinos afetados apresentam lesões consistentes com anemia hemolítica, incluindo membranas mucosas pálidas, icterícia e esplenomegalia. Histologicamente, há o acúmulo de bilirrubina no fígado e hemosiderina nos túbulos renais.

Doenças Infecciosas
Vírus da Leucemia Bovina. O vírus da leucemia bovina é discutido na seção posterior sobre linfoma (Sistema Linfoide/Linfático, Distúrbios dos Animais Domésticos: Linfonodos, Neoplasia, Linfoma).

Vírus da Diarreia Viral Bovina. A infecção pelo vírus da diarreia viral bovina (BVDV) pode causar trombocitopenia em bovinos, e uma síndrome hemorrágica trombocitopênica foi causada especificamente pela infecção do BVDV tipo II. Pesquisas do mecanismo da trombocitopenia induzida pelo BVDV resultaram em conclusões variáveis, algumas vezes conflitantes. Mais de um estudo apresentou o antígeno viral dentro de megacariócitos da medula óssea e plaquetas circulantes. A evidência da trombocitopoiese comprometida (necrose megacariocítica, picnose de megacariócitos e degeneração) e trombocitopoiese elevada (hiperplasia megacariocítica, números elevados de megacariócitos imaturos) na medula óssea foram relatadas no BVDV tipo II — animais infectados, incluindo necrose megacariocítica concorrente e hiperplasia em alguns indivíduos experimentais. Bovinos infectados com BVDV tipo II também têm função plaquetária comprometida.

Os bovinos com síndrome hemorrágica estão severamente trombocitopênicos e neutropênicos com hemorragias multissistêmicas, particularmente do trato digestivo, baço, vesícula biliar, vesícula urinária e linfonodos. As lesões histológicas incluem hemorragia, necrose epitelial de enterócitos, erosões intestinais, proliferação de criptas com microabscessos e depleção linfoide do tecido linfoide associado ao intestino, placas de Peyer e baço. As lesões da medula óssea são variáveis, conforme descrito anteriormente.

Distúrbios Imunomediados

Pancitopenia Neonatal Bovina. A pancitopenia neonatal bovina (PNB) é causada por anticorpos absorvidos do colostro, resultando em uma síndrome hemorrágica em bovinos. A síndrome foi reconhecida inicialmente na Europa no início dos anos 2000 e desde então tem sido correlacionada experimentalmente com a vacinação anterior de vacas com uma vacina para BVDV comercial (Pregsure BVD; Pfizer Animal Health). A vacina desde então, tem sido retirada voluntariamente do mercado. Acredita-se que a vacinação induz a formação de aloanticorpos pela vaca. Os aloanticorpos são ingeridos pelo bezerro e se ligam às células progenitoras do bezerro, ocasionando o comprometimento funcional destas células. Bovinos afetados agudamente com menos de um ano de idade possuem trombocitopenia e neutropenia periférica. A morte resulta de hemorragias induzidas pela trombocitopenia ou infecções secundárias induzidas pela neutropenia, incluindo pneumonia, enterite e septicemia. Dentro da medula óssea existe hipoplasia eritroide, mieloide e megacariocítica.

Distúrbios dos Cães
Distúrbios Congênitos

Hematopoiese Cíclica. A hematopoiese cíclica (também conhecida como doença letal do collie cinza) é um distúrbio autossômico recessivo de CTHs pluripotentes em cães da raça collie cinza. Um defeito no complexo adaptador proteico (AP3) ocasiona a sinalização intracelular defeituosa e flutuações previsíveis nas concentrações de células sanguíneas que ocorrem em ciclos de 14 dias. O padrão é a neutropenia cíclica acentuada, e em uma fase diferente, reticulose, monocitose e trombocitose cíclicas. A produção de citocinas chaves envolvidas na regulação da hematopoiese também é cíclica. A neutropenia predispõe os animais afetados à infecção, e muitos morrem de causas infecciosas. Os animais afetados têm pelagem diminuída e lesões com doença infecciosa aguda ou crônica, especialmente dos pulmões, trato gastrointestinal e rins. Cães com idade acima de 30 semanas têm amiloidose sistêmica, que ocorre pelos aumentos cíclicos na concentração de proteínas de fase aguda durante as fases de monocitose.

Deficiência de Fosfofrutoquinase. A deficiência autossômica recessiva hereditária da enzima glicolítica eritrocitária, fosfofrutoquinase (PFK), é descrita nas raças English Springer spaniel, American cocker spaniel, e cães de raças misturadas. Existem três genes codificadores de enzimas PFK, designadas M-PFK nos músculos e eritrócitos, L-PFK no fígado, e P-PFK nas plaquetas. Um ponto de mutação no gene codificador para M-PFK resulta em uma molécula instável, truncada. Os eritrócitos em cães com deficiência de PFK têm redução de ATP e produção de 2,3-difosfoglicerato (2,3-DPG) e fragilidade elevada sob condições alcalinas. A doença é caracterizada pela hemólise crônica com reticulocitose marcada. A resposta regenerativa acentuada pode compensar a hemólise em andamento; deste modo os animais afetados não estão necessariamente anêmicos.

Entretanto, episódios hemolíticos intravasculares agudos podem ocorrer com alcalemia induzida pela hiperventilação. As lesões são típicas de anemia hemolítica e incluem membranas mucosas pálidas, icterícia, hepatoesplenomegalia e urina vermelho-escura com HEM microscópica e hiperplasia eritroide medular. Um único teste baseado em DNA está disponível para detectar a mutação comum.

Anormalidades Estruturais Eritrocitárias. As anormalidades estruturais eritrocitárias congênitas podem ocorrer com a composição anormal da membrana ou proteínas defeituosas dentro da membrana ou citoesqueleto. Algumas destas alterações morfológicas ocorrem simultaneamente com a doença clínica, porém outras não.

A estomatocitose hereditária é reconhecida em malamutes do Alasca, Drentse patrijshonds e schnauzers. Os defeitos específicos não são conhecidos, porém eles provavelmente são diferentes nas diversas raças de cães. Entretanto, todos os cães afetados por estomatocitose possuem, na avaliação do esfregaço sanguíneo, uma região com formato de fenda de palidez central. Os eritrócitos também têm fragilidade osmótica elevada e sobrevivência reduzida. Os schnauzers estão clinicamente saudáveis e não anêmicos, mas possuem reticulocitose, sugerindo que a anemia hemolítica é compensada pela hiperplasia eritroide. A anemia hemolítica leve a acentuada está registrada em malamutes do Alasca e Drentse patrijshonds. Os malamutes do Alasca têm nanismo com membros curtos e os Drentse patrijshonds possuem gastrite hipertrófica e doença renal policística.

Outras anormalidades eritrocitárias (presumivelmente hereditárias) em cães que não possuem sinais clínicos incluem eliptocitose causada pela deficiência da banda 4,1 ou mutação de β-espectrina, e a macrocitose familiar e disematopoiese em poodles.

Síndrome de Scott. Uma trombopatia hereditária que se assemelha a síndrome de Scott em seres humanos, na qual as plaquetas não possuem a atividade pró-coagulante normal, foi reconhecida em uma família de cães da raça Pastor alemão. O defeito específico nestes cães não foi identificado no nível molecular, porém envolve a expressão comprometida de fosfatidilserina na superfície plaquetária. Os cães afetados possuem uma tendência de sangramento clínico leve a moderado caracterizada pela epistaxe, hifema, formação de hematoma intramuscular e propensão à hemorragiadurante cirurgias.

Macrotrombocitopenia. A macrotrombocitopenia é uma condição hereditária em Cavalier King Charles spaniels, na qual há concentrações de plaquetas inferiores às normais, com plaquetas grandes e gigantes. A condição é causada pela β_1-tubulina defeituosa, que ocasiona uma montagem comprometida de microtúbulos. Os cães afetados são assintomáticos, mas podem ter agregação plaquetária anormal *in vitro*.

Doenças Infecciosas

Cinomose Canina. O vírus da cinomose canina infecta preferencialmente células linfoides, epiteliais e nervosas e é apresentado em grandes detalhes na seção linfoide. O vírus da cinomose canina também pode infectar outras células hematopoiéticas, incluindo eritrócitos, leucócitos não linfoides e plaquetas (Fig. 13-33), e podem causar concentrações sanguíneas periféricas reduzidas de neutrófilos, linfócitos, monócitos e plaquetas durante a viremia. A trombocitopenia é um resultado de complexos imunes vírus-anticorpo sobre as membranas plaquetárias e infecção direta de megacariócitos.

Distúrbios dos Gatos
Distúrbios Congênitos

Fragilidade Osmótica Eritrocitária Elevada. Uma condição caracterizada pela fragilidade osmótica eritrocitária elevada foi descrita em gatos Abissínios e Somalis. O defeito específico não foi

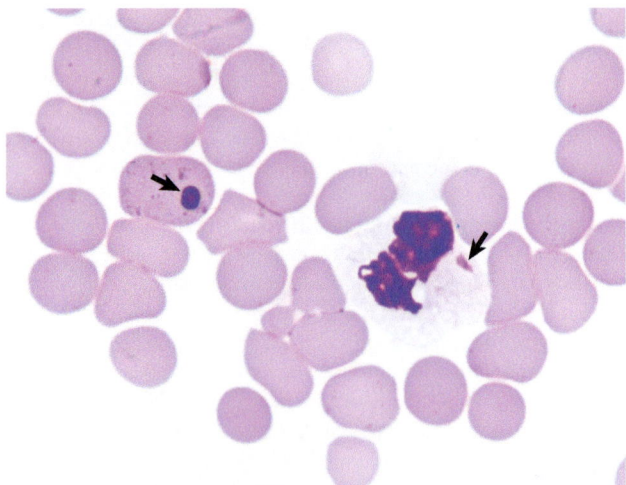

Figura 13-33 **Inclusões Virais da Cinomose Canina, Esfregaço Sanguíneo Canino.** Observar as inclusões virais dentro do eritrócito e do neutrófilo (*setas*). As inclusões também podem estar presentes dentro de outros tipos de leucócitos, ou raramente, plaquetas. Coloração Diff-Quik. (Cortesia do Dr. K.M. Boes, College of Veterinary Medicine, Virginia Polytechnic Institute and State University.)

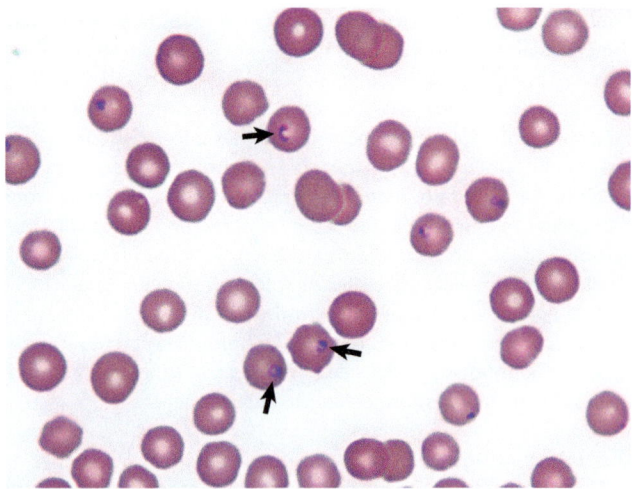

Figura 13-34 **Citauxzoonose, Esfregaço Sanguíneo Canino.** Eritrócitos parasitados por *Cytauxzoon felis* contêm inclusões em formato anelar apontadas (*setas*). (Cortesia do Dr. K.M. Boes, College of Veterinary Medicine, Virginia Polytechnic Institute and State University.)

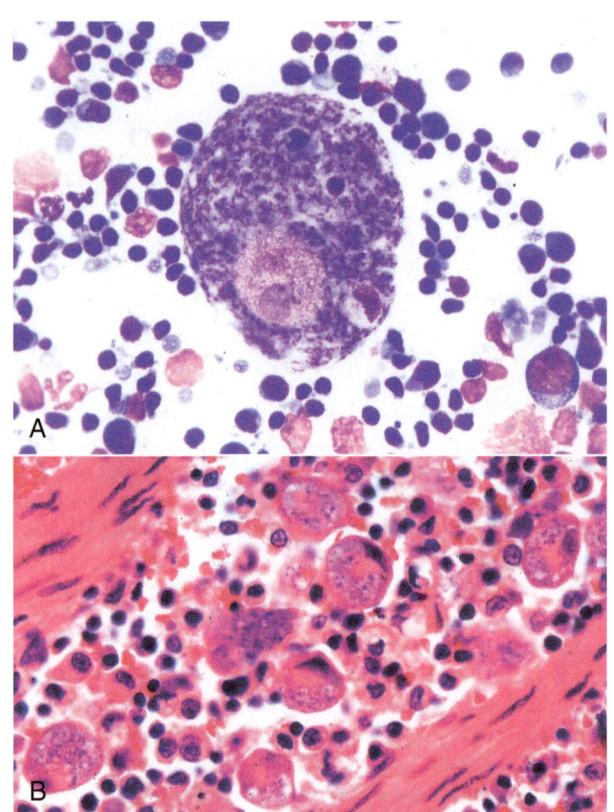

Figura 13-35 **Citauxzoonose, Aspirado (A) e Biópsia (B) Teciduais, Gato. A,** Aspirado de linfonodo. Um macrófago grande (*centro da figura*) está cheio de esquizontes de *Cytauxzoon felis*. Coloração Wright. **B,** Macrófagos esplênicos estão preenchidos com organismos de *Cytauxzoon*. Coloração por HE. (**A** Cortesia do Dr. D.F. Edwards, College of Veterinary Medicine, University of Tennessee. **B** Cortesia do Dr. A. R. Doster, University of Nebraska; e Noah's Arkive, College of Veterinary Medicine, The University of Georgia.)

identificado, porém a deficiência de PK (que foi relatada nestas raças) foi excluída como causa. Os gatos afetados possuem anemia hemolítica severa intermitente e frequentemente outras lesões secundárias à anemia hemolítica (p. ex. esplenomegalia e hiperbilirrubinemia).

Doenças Infecciosas

Citauxzoonose. A citauxzoonose é uma doença severa, frequentemente fatal de gatos domésticos, causada pelo organismo protozoário, *Cytauxzoon felis*. A doença é relativamente comum no centro sul dos Estados Unidos, particularmente durante os meses de verão. Acredita-se que os linces (*Lynx rufus*) e outros felinos selvagens sejam o reservatório de vida selvagem da doença. O *C. felix* é transmitido por um carrapato, *Dermacentor variabilis*, que provavelmente é essencial para a infectividade do agente.

A citauxzoonose possui uma fase esquizogônica dentro de macrófagos por todo o corpo (especialmente fígado, baço, pulmão, linfonodos e medula óssea), que causa a doença sistêmica. Esses macrófagos contendo os esquizontes aumentam de tamanho e se acumulam dentro das paredes das veias, causando eventualmente a oclusão de vasos, comprometimento circulatório e hipóxia tecidual. Posteriormente na doença, os merozoítos liberados dos esquizontes penetram nos eritrócitos, resultando em uma fase eritrocítica da infecção. Os gatos domésticos infectados frequentemente têm anemia não regenerativa, porém a patogenia para a anemia é desconhecida. Entretanto, ela provavelmente representa a anemia hemolítica pré-regenerativa, pois a fagocitose de eritrócitos é um achado proeminente em muitos órgãos. Os gatos infectados frequentemente também desenvolvem neutropenia e trombocitopenia, que provavelmente resulta da inflamação e coagulação intravascular disseminada, respectivamente.

Na avaliação do esfregaço sanguíneo, inclusões eritrocíticas com marca em forma de anel (piroplasmas) podem ser observadas durante a fase eritrocítica da doença (Fig. 13-34). Essas inclusões se assemelham muito com o pequeno formato da *Babesia* (Fig. 13-24, A) e alguns organismos de *Theileria*. A avaliação *post-mortem* geralmente apresenta palidez, icterícia, esplenomegalia, linfonodos aumentados e vermelhos, congestão e edema pulmonares difusos e petéquias e equimoses multissistêmicas. A obstrução vascular pode causar a distensão acentuada das veias abdominais. Efusões cavitárias estão presentes em alguns gatos. Microscopicamente, os macrófagos contendo esquizontes se acumulam dentro dos lúmens venosos e sinusoides e

frequentemente obstruem os lúmens completamente (Fig. 13-35). A eritrofagocitose, trombose e as alterações histológicas de isquemia são comuns, especialmente dentro do baço, fígado e pulmões.

Os gatos afetados geralmente se tornam doentes com febre, palidez e icterícia, e frequentemente morrem dentro de 2 a 3 dias. Por muitos anos, a citauxzoonose foi considerada sendo quase sempre fatal. Entretanto, um relato recente, no qual diversos gatos de uma sub-região de uma área endêmica nos Estados Unidos sobreviveram à infecção com um organismo com uma homologia acima de 99% ao *Cytauxzoon felis*, sugere o surgimento de uma cepa menos virulenta.

Vírus da Leucemia Felina. O FeLV é um lentivírus oncogênico, imunossupressor, que causa anormalidades hematológicas de tipo e severidade amplamente variáveis. As manifestações da doença causada pela infecção por FeLV variam dependendo da dose, genética viral e características do hospedeiro, porém a hematopoiese provavelmente é suprimida em alguns graus em todos os casos.

O FeLV infecta as células precursoras hematopoiéticas logo depois que o animal é exposto, e continua a se replicar nos tecidos hematopoiético e linfático dos animais, que permanecem persistentemente virêmicos. O vírus interrompe a hematopoiese normal ao induzir mutações genéticas, por outros efeitos diretos do vírus sobre as células hematopoiéticas infectadas, ou por um sistema imune do hospedeiro. As alterações hematológicas incluem a dismielopoiese com citopenias resultantes ou características morfológicas celulares anormais, e transformação neoplásica das células hematopoiéticas (leucemia). Uma forma notável da displasia é a presença dos eritrócitos macrocíticos (*macrócitos*) e metarrubricitose na ausência de regeneração eritrocitária (*metarrubricitose inapropriada*). Os vírus relativamente incomuns do subgrupo C causam a hipoplasia eritroide, provavelmente pela infecção dos precursores eritroides de estágio inicial. O FeLV pode ser detectado em megacariócitos e plaquetas de gatos infectados e pode ocasionar anormalidades de plaquetas, incluindo trombocitopenia, trombocitose, tamanho plaquetário aumentado e função reduzida. Os mecanismos propostos da trombocitopenia induzida por FeLV incluem efeitos citopáticos diretos, mieloptise e destruição imunomediada. O intervalo de vida e função das plaquetas se apresentam elevados em gatos positivos para FeLV. Os gatos persistentemente virêmicos são imunossuprimidos e propensos a desenvolverem outras doenças, incluindo infecções, distúrbios da medula óssea e linfoma.

As anormalidades na CCS atribuídas à infecção por FeLV incluem diversas citopenias, especialmente anemia não regenerativa, que pode ser persistente ou cíclica. A anemia regenerativa também pode ocorrer com a infecção por FeLV, frequentemente por coinfecção com M. *haemofelis*. A displasia ou neoplasia celular hematopoiética também pode estar evidente. Macroscopicamente, os gatos infectados geralmente estão pálidos, porém as outras lesões são dependentes da presença de outras citopenias ou doença concomitante. Microscopicamente, a medula óssea está hipocelular, normocelular ou hipercelular. Pode haver hipoplasia eritroide, hiperplasia eritroide com interrupção da maturação ou leucemia aguda.

Vírus da Imunodeficiência Felina. O vírus da imunodeficiência felina (FIV), ou lentivírus felino, causa anemia em uma minoria de gatos infectados. Os efeitos imunossupressores de depleção tímica do FIV serão discutidos em outro momento. Geralmente é aceito que a anemia não resulta diretamente da infecção por FIV, porém ao invés disso se desenvolve devido à doença concomitante, como uma coinfecção por FeLV ou micoplasma hemotrópico, outra infecção ou neoplasia. A severidade e tipo da anemia em gatos infectados por FIV dependem dos processos de outra doença específica envolvida.

Sistema Linfoide/Linfático

O timo, baço, linfonodos e nódulos linfáticos, incluindo o MALT, são classificados como parte dos sistemas linfoide e imune. O sistema linfoide (também conhecido como sistema linfático em alguns textos) é amplamente categorizado em órgãos linfoides primários e secundários. Os principais órgãos linfoides primários incluem o timo, medula óssea e bursa de Fabricius em aves, e são os locais nos quais os linfócitos B e T proliferam, se diferenciam e maturam. Em mamíferos, os linfócitos surgem das CTHs na medula óssea, e os linfócitos B continuam a se desenvolver neste local. Os ruminantes também têm a proliferação e maturação de linfócitos B dentro de suas placas de Peyer. Os progenitores de linfócitos T migram da medula óssea para maturação e para sofrer seleção no timo. O baço, linfonodos e nódulos linfáticos são órgãos linfoides secundários e são responsáveis pelas respostas imunes aos antígenos, como a produção de anticorpos e reações imunes mediadas por células. Nestes locais, os linfócitos são ativados por antígenos e sofrem seleção clonal, proliferação e diferenciação (Capítulo 5). Além disso, o baço e os linfonodos contêm células do sistema monócito-macrófago e, portanto, também participam da fagocitose de células e materiais.

A medula óssea é descrita na primeira seção deste capítulo. Os órgãos linfoides primários remanescentes e o timo são descritos inicialmente nesta seção, seguido pelos órgãos linfoides secundários: baço, linfonodos e tecidos linfáticos nodulares.

Dissecção e Fixação de Tecidos Linfoides/Linfáticos

Os erros da seleção inapropriada de locais de amostragem, artefatos de compressão e fixação incorreta para avaliações histopatológicas e imuno-histoquímicas são comuns na análise patológica veterinária de rotina.

Timo

Estrutura e Função

O timo é essencial para o desenvolvimento e função do sistema imune, especialmente para diferenciação, seleção e maturação de linfócitos T gerados na medula óssea (Capítulo 5). O arranjo básico do timo nos animais domésticos consiste de lobos cervicais pareados (esquerdo e direito), um lobo intermediário na entrada torácica, e um lobo torácico, que pode ser bilobado. Os lobos cervicais estão posicionados ventrolaterais à traqueia, adjacentes às artérias carótidas, e se estendem do lobo intermediário à entrada torácica, cranialmente até a laringe. O lobo intermediário faz a conexão entre os lobos cervical e torácico. O lobo torácico direito geralmente é pequeno ou completamente ausente. O lobo esquerdo está na região ventral do mediastino (exceto em ruminantes, onde ele é dorsal) e se estende caudalmente até o pericárdio.

Equino — Os lobos cervicais em potros são pequenos, e o lobo torácico constitui o volume do timo.

Ruminante — Os lobos cervicais são grandes. Os lobos torácicos, esquerdo e direito, estão fundidos e, diferente de outros animais domésticos, estão no aspecto dorsal do mediastino cranial.

Suíno — Os lobos cervicais são grandes.

Cão — Os lobos cervicais regridem muito precocemente e, portanto, parecem ausentes. O lobo torácico se estende caudalmente ao pericárdio.

Gato — Os lobos cervicais são pequenos, e o lobo torácico, que forma a maior parte do timo, se estende caudalmente ao pericárdio e se molda à sua superfície.

O timo é referido como um órgão linfoepitelial e por isso, é composto de tecido epitelial e linfoide. Formado a partir da endoderme da terceira borda faríngea no feto, o epitélio tímico é infiltrado por vasos sanguíneos da mesoderme adjacente, resultando no desenvolvimento do retículo epitelial tímico. A população de linfócitos consiste de células progenitoras derivadas da medula óssea, que preenchem os espaços dentro da rede epitelial. Uma cápsula de tecido conectivo circunda o timo, e o septo delgado aderido subdivide o tecido em lóbulos parcialmente separados. Cada lóbulo é composto de uma medula central e córtex adjacente (Fig. 13-36).

O córtex tímico consiste principalmente de um retículo epitelial e linfócitos (Fig. 13-37). As células estreladas do retículo epitelial possuem processos citoplasmáticos com ramificações alongadas que se conectam às células epiteliais adjacentes por meio de desmossomos, formando assim uma rede de apoio (citorretículo). O componente linfoide é composto de linfócitos em diferenciação derivados de linfócitos T progenitores (também conhecidos como precursores) da medula óssea. A medula é composta de células reticulares epiteliais semelhantes, muitas das quais são muito maiores que aquelas no córtex e possuem uma estrutura epitelial mais óbvia. Algumas das células reticulares epiteliais formam os corpúsculos tímicos, também chamados de corpúsculos de Hassall, que são estruturas epiteliais distintamente queratinizadas (Fig. 13-37). As células dendríticas (CDs) interdigitantes também estão presentes dentro da medula, porém há menos linfócitos que no córtex.

Os linfócitos T progenitores liberados da medula óssea para o sangue, entram no timo na zona subcapsular do córtex e iniciam os processos de diferenciação e seleção, se desenvolvendo em linfócitos T virgens maduros à medida que eles atravessam o córtex tímico para a medula. No córtex, os linfócitos T que reconhecem as moléculas próprias (moléculas do complexo de histocompatibilidade principal [MHC]), mas não os próprios antígenos, passam a amadurecer por um processo chamado *seleção positiva*. As células que não reconhecem as moléculas do MHC são removidas por apoptose. Aqueles linfócitos T que reconhecem as moléculas do MHC e os próprios antígenos são removidos por macrófagos na junção corticomedular, um processo chamado *seleção negativa*. Devido às rígidas exigências de diferenciação atribuídas à restrição e tolerância do MHC (seleção positiva e negativa, respectivamente), somente uma pequena fração (<5%) dos linfócitos T em desenvolvimento que chegam ao timo a partir da medula óssea sobrevivem. Os linfócitos T virgens maduros saem do timo através das vênulas pós-capilares na região corticomedular, entram na circulação, e recirculam pelos tecidos linfoides secundários, localizados principalmente no paracórtex de linfonodos e bainhas periarteriolares do baço. Nestes locais especializados, os linfócitos T virgens maduros são ativados com a exposição aos seus antígenos específicos e sofrem fases adicionais de desenvolvimento, para se diferenciarem em células efetoras e de memória.

O timo atinge seu volume máximo, relativo ao peso corporal no nascimento e regride após a maturidade sexual; a taxa de regressão pode variar entre as espécies domésticas. Os componentes linfoide e epitelial são gradualmente substituídos por tecido conectivo frouxo e adiposo, embora resquícios permaneçam histologicamente, mesmo em animais mais velhos.

Estrutura – lobos e lóbulos tímicos

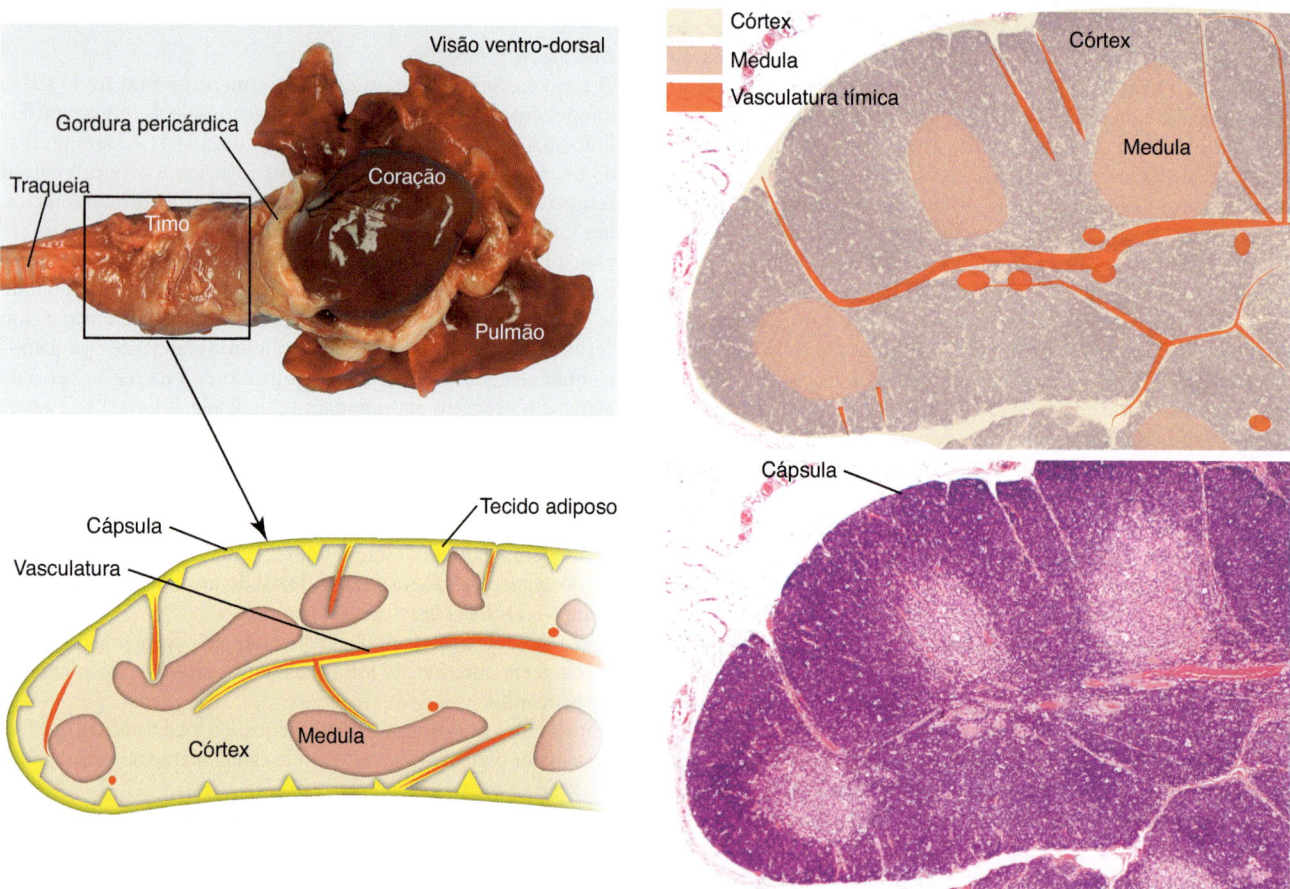

Figura 13-36 Organização Lobular do Timo. O timo consiste de diversos lóbulos incompletos. Cada lóbulo contém uma região cortical externa independente, e a região medular central é dividida por lóbulos adjacentes. As trabéculas, extensões inferiores da cápsula para a região corticomedular, formam a ligação com cada lóbulo. O córtex consiste de células estromais, células epiteliais corticais, macrófagos e linfócitos T em desenvolvimento (timócitos). As principais moléculas do complexo de histocompatibilidade das classes I e II estão presentes na superfície das células epiteliais corticais. A coloração azul escura característica do córtex na preparação histológica, reflete a densa população predominante de linfócitos T comparada à medula menos basofílica, que contém um número menor de timócitos. (Cortesia do Dr. A.C. Durham, School of Veterinary Medicine, University of Pennsylvania; e Dr. J.F. Zachary, College of Veterinary Medicine, University of Illinois.)

Estrutura – lobos e lóbulos tímicos

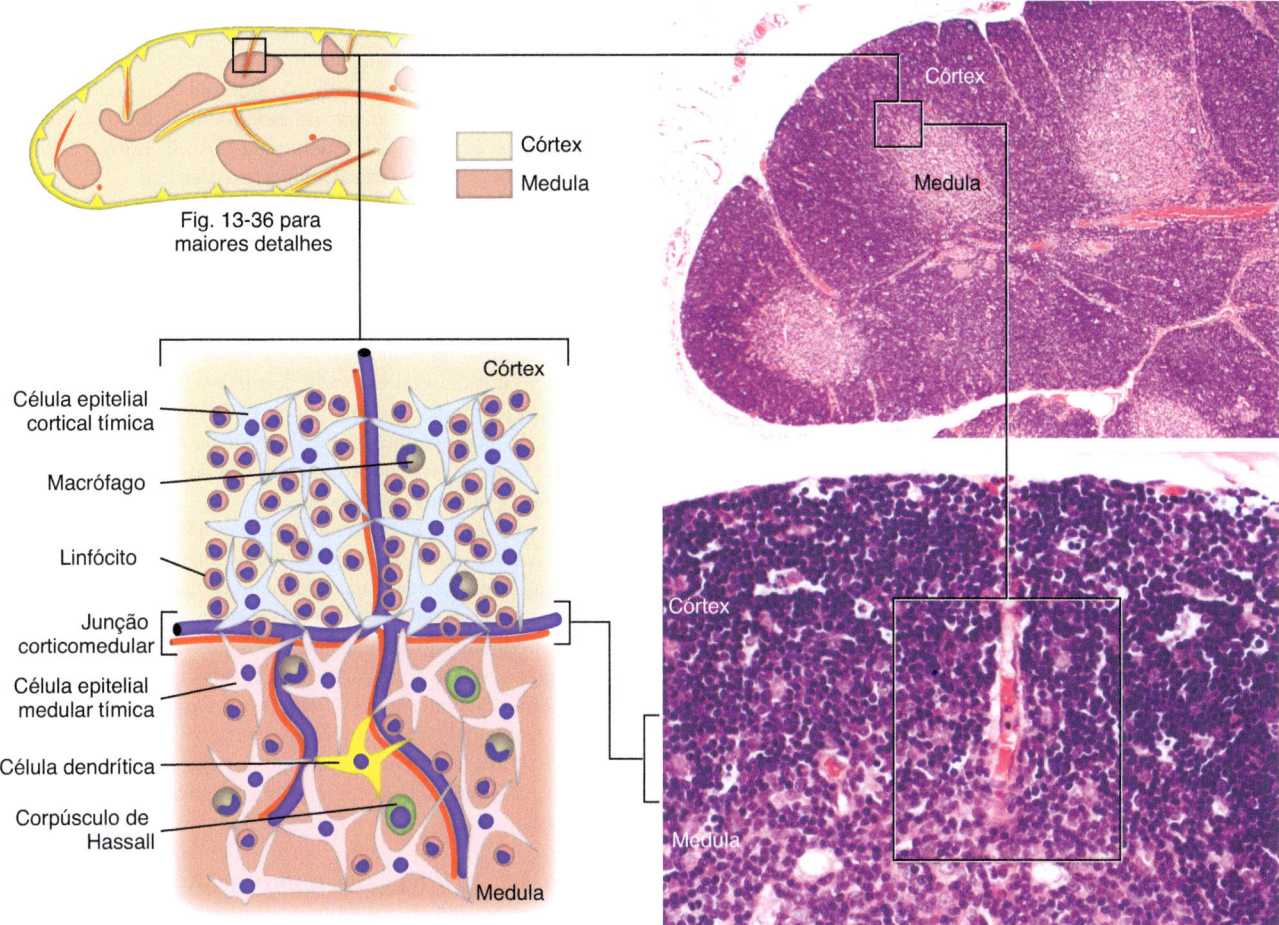

Figura 13-37 **Populações Celulares nos Lóbulos do Timo.** O timo funcional consiste de duas populações celulares: estromais e timócitos. O estroma consiste principalmente de células epiteliais presentes abaixo da cápsula, alinhando-se com as trabéculas e vasos celulares, e formando a rede de suporte (citorretículo) dentro do córtex e medula; a medula também contém os corpúsculos de Hassall. Os macrófagos dentro do córtex e medula estão envolvidos na remoção dos timócitos apoptóticos eliminados durante a seleção clonal. (Cortesia do Dr. A.C. Durham, School of Veterinary Medicine, University of Pennsylvania e Dr. J.F. Zachary, College of Veterinary Medicine, University of Illinois.)

Quadro 13-4	**Respostas do Timo à Lesão**

Atrofia linfoide (Quadro 13-5)
Inflamação – rara
    Agentes infecciosos (p. ex. circovírus suíno tipo 2)
Hemorragia e hematomas
Neoplasia
    Timoma
    Linfoma

Disfunção/Respostas à Lesão

As respostas do timo à lesão e suas causas estão listadas nos Quadros 13-4 e 13-5. A alteração mais comum é a atrofia linfoide causada pelo estresse físico e fisiológico, toxinas, medicamentos e infecções virais.

Atrofia. Uma vez que o timo não contém qualquer tecido linfopoiético, ele depende da medula óssea para o abastecimento de linfócitos T progenitores. Assim a atrofia linfoide tímica pode ser o resultado de um abastecimento inadequado de linfócitos da medula óssea ou a lise de linfócitos (linfocitólise) no timo. A atrofia tímica deve ser diferenciada da involução, que normalmente começa na

Quadro 13-5	**Causas Gerais de Atrofia Linfoide em Órgãos Linfoides**

Ausência de estímulo antigênico
Toxinas
    Por exemplo, hidrocarbonetos aromáticos halogenados, metais (chumbo, mercúrio), micotoxinas
Agentes quimioterápicos
    Por exemplo, azatioprina, ciclofosfamida, ciclosporina A, corticosteroides
Radiação ionizante (+/−)
    Por exemplo, quando o tecido linfoide está presente dentro do campo terapêutico
Vírus
    Por exemplo, VCC, parvovírus canino e felino, FIV, BVDV, vírus da peste suína clássica, EHV-1
Desnutrição e Caquexia
Envelhecimento

BVDV, Vírus da diarreia viral bovina; *VCC,* vírus da cinomose canina; *EHV-1,* herpesvírus equino 1; *FIV,* vírus da leucemia felina.

maturidade sexual. Esta distinção é difícil de fazer, a menos que a alteração seja extrema ou estejam disponíveis animais controle com idades combinadas para comparação.

Inflamação. A inflamação do timo é rara. Neutrófilos e macrófagos estão frequentemente presentes dentro de corpúsculos de Hassal queratinizados durante a involução e não devem ser confundidos com uma timite verdadeira. A timite foi relatada na doença do envenenamento por salmão em cães (Capítulo 7), aborto epizoótico bovino (Capítulo 18), e em suínos infectados com circovírus suíno tipo 2 (PCV2). A necrose e infiltrado secundário de neutrófilos e macrófagos podem ser observados em outras doenças infecciosas (p. ex. herpesvírus equino tipo 1 [EHV-1]).

Hemorragias e Hematomas. O aumento tímico é frequentemente resultado de hemorragia, hematoma ou neoplasia e será discutido posteriormente na seção sobre Sistema Linfoide/Linfático, Distúrbios dos Animais Domésticos: Timo, Distúrbios dos Cães.

Neoplasia. Tumores primários do timo são timomas, originando-se do componente epitelial, e linfomas, e serão discutidos posteriormente na seção sobre Distúrbios dos Animais Domésticos: Timo.

Portas de Entrada/Vias de Disseminação

A principal porta de entrada do timo é a hematógena. As portas de entrada utilizadas pelos microrganismos e outros agentes e substâncias, para acessar o sistema linfático estão resumidas no Quadro 13-6. Essas portas incluem os vasos sanguíneos (disseminação hematógena de microrganismos livre no plasma ou dentro de leucócitos ou eritrócitos circulantes), vasos linfáticos aferentes (disseminação linfática), penetração direta ou por meio das células M (para "micro revestimento") e CDs no MALT.

Mecanismos de Defesa/Sistemas de Barreira

Os mecanismos utilizados pelo timo para se proteger contra microrganismos e outros agentes são as respostas imunes inata e adaptativa, discutidas nos Capítulos 3, 4 e 5. Os vírus, bactérias e partículas chegando na linfa e sangue, interagem com as células do sistema monócito-macrófago através da fagocitose e processamento e apresentação do antígeno. A hiperplasia de macrófagos frequentemente ocorre simultaneamente. O processamento e apresentação do antígeno são seguidos por uma resposta imune que resulta na proliferação de linfócitos B, plasmócitos e a produção subsequente de anticorpo; a proliferação de linfócitos T também pode ocorrer.

Baço

As relações entre as estruturas anatômicas e as diferentes funções do baço são complexas. Existem também diferenças anatômicas entre as espécies de animais domésticos e confusão a respeito da terminologia correta e atualizada. A breve discussão a seguir tem como objetivo definir os termos utilizados neste capítulo. O termo *sinusoide*

Quadro 13-6	Portas de Entrada para os Órgãos Linfoides

Timo	MALT
Hematógena	Hematógena
Baço	Macrófagos migrantes
Hematógena	Células dendríticas
Penetração direta	Células M (placas de
Linfonodo	Peyer)
Hematógena	
Vasos linfáticos aferentes	

MALT, Tecido linfoide associado à mucosa.

esplênico é utilizado para descrever uma estrutura vascular presente no baço sinusal (também conhecido como baço sinusoide); os cães são os únicos animais domésticos com sinusoides esplênicos verdadeiros. O termo *espaços vasculares da polpa vermelha* é utilizado (como oposto a "sinus") para descrever os espaços vasculares na polpa vermelha de baços não sinusais e não sinusoidais de todos os animais domésticos.[2] Os outros termos utilizados aqui incluem *seio marginal, zona marginal, bainha linfoide periarteriolar (PALS), bainha periarteriolar de macrófagos (PAMS) e folículos linfoides esplênicos.*

Estrutura

O baço está localizado na região hipogástrica cranial esquerda do abdômen, onde ele geralmente está suspenso no ligamento gastroesplênico entre o diafragma, estômago e parede do abdome. A exceção está nos ruminantes domésticos, onde ele está intimamente aderido ao aspecto dorsolateral esquerdo do rúmen. O formato e tamanho macroscópico do baço variam acentuadamente entre os animais domésticos, mas geralmente ele é um órgão achatado e alongado. Algumas espécies, aves notavelmente, demonstram variação sazonal no formato e tamanho esplênicos.

O baço é revestido por uma cápsula espessa composta por músculo liso e fibras elásticas, da qual diversas trabéculas fibromusculares entrelaçadas se estendem para o parênquima. Essas trabéculas e células reticulares formam uma matriz de suporte, semelhante a uma esponja, para o parênquima do baço de mamíferos em todas as espécies domésticas. Em bovinos e equinos, as três camadas musculares da cápsula estão perpendiculares umas às outras, formando uma cápsula mais espessa que aquela dos carnívoros. Os carnívoros, pequenos ruminantes e suínos têm a musculatura lisa entrelaçada dentro da cápsula esplênica, e os suínos também têm fibras elásticas abundantes dentro da cápsula.

O baço se difere de muitos outros órgãos na organização de seu parênquima. Ao invés de um córtex e medula, o baço é dividido em dois componentes estruturais e funcionais distintos: a polpa vermelha e a polpa branca (Fig. 13-38). Com a coloração hematoxilina e eosina (HE), a polpa vermelha aparece vermelho-rosa pela abundância de células sanguíneas vermelhas, ao passo que a polpa branca aparece azul-roxa pela concentração massiva de linfócitos. A *polpa branca* consiste de folículos esplênicos, povoados por linfócitos B; a PALS, habitadas por linfócitos T; e a zona marginal na periferia dos folículos. Macrófagos, células apresentadoras de antígenos e linfócitos B e T transitando, povoam a zona marginal. As artérias radiais, ramos da artéria central (também conhecida como arteríola central), e capilares de ambas as polpas vermelha e branca, drenam para o seio marginal da zona marginal, embora este último não tenha demonstrado ocorrer em todas as espécies no mesmo grau (p. ex. o gato possui um seio marginal pequeno, mas uma PAMS bem-desenvolvida) (Figs. 13-39 e 13-40). A *polpa vermelha* consiste de células do sistema monócito-macrófago, PAMS, sinusoides (somente cães, ratos e seres humanos), espaços vasculares da polpa vermelha, fibroblastos e miócitos trabeculares. O labirinto dos espaços vasculares da polpa vermelha esplênica serve como filtros funcionais e físicos para as células sanguíneas circulantes.

---

[2]Existem diversos sinônimos e usos indevidos de termos dentro da literatura, que contribuíram para a confusão sobre a terminologia para os *espaços vasculares da polpa vermelha*. Esses termos incluem espaço reticular, polpa vermelha, cordas esplênicas, seios, seios da polpa vermelha, espaços sinusais, espaços da polpa, espaço da malha no baço, rede de malha reticular da polpa vermelha preenchida por sangue, espaços cordais, cordas esplênicas e cordas de Billroth. Os últimos dois termos são definidos como a polpa vermelha entre os sinusoides, que a maioria dos animais domésticos não têm (exceto o cão). Portanto, o termo *espaços vasculares da polpa vermelha* é mais apropriado.

Estrutura do baço

Polpa vermelha

Polpa branca

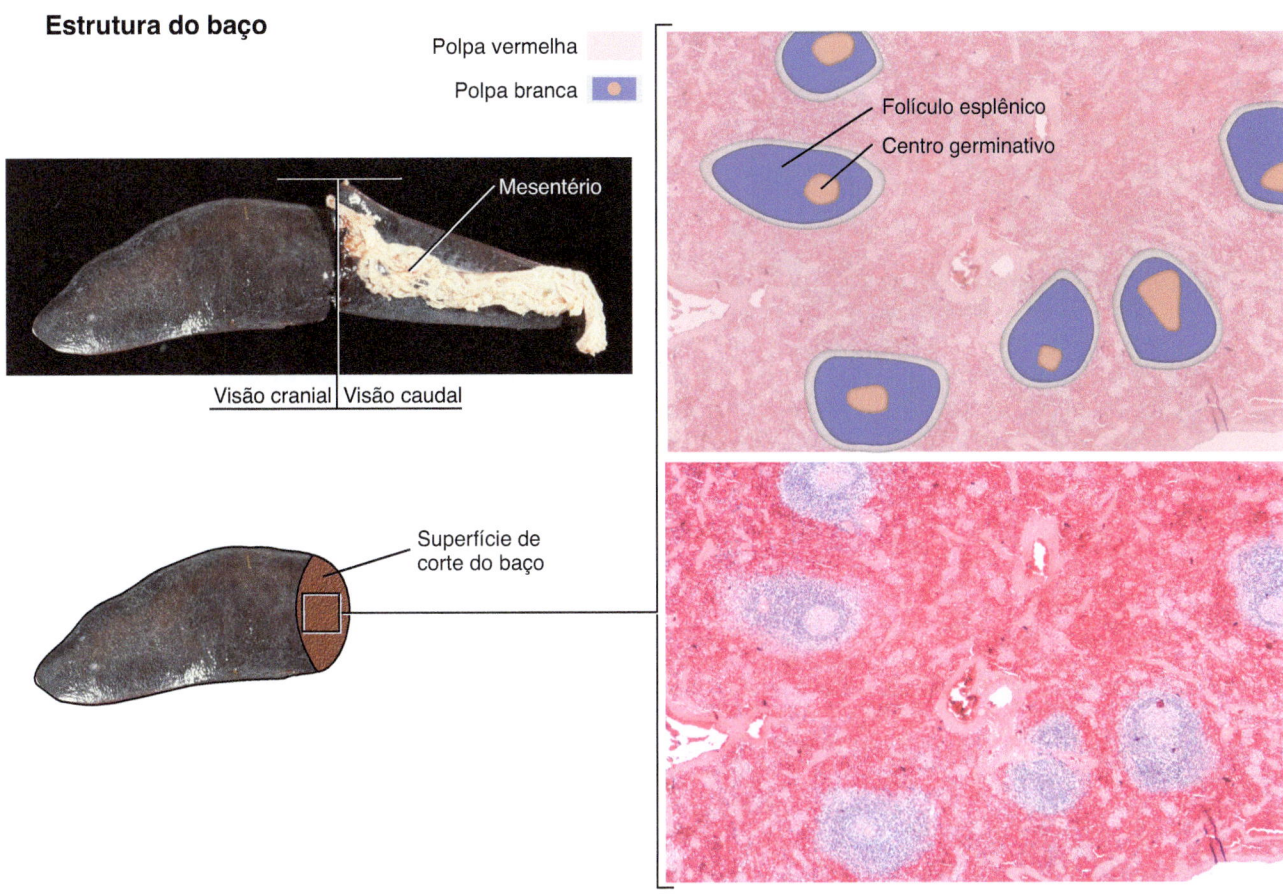

Mesentério

Visão cranial | Visão caudal

Folículo esplênico

Centro germinativo

Superfície de corte do baço

Figura 13-38 Estrutura do Baço — Polpas Vermelha e Branca. O baço está organizado em dois componentes distintos. A *polpa vermelha* consiste de células do sistema monócito-macrófago, bainhas de macrófagos periarteriolares, sinusoides (somente cães, ratos e seres humanos), espaços vasculares da polpa vermelha, e elementos estromais associados como as células reticulares, fibroblastos e miócitos trabeculares. A *polpa branca* é composta de folículos esplênicos (linfócitos B), bainhas periarteriolares (linfócitos T) e zona marginal. (Cortesia do Dr. A.C. Durham, School of Veterinary Medicine, University of Pennsylvania; Dr. M.D. McGavin, College of Veterinary Medicine, University of Tennessee; e Dr. J.F. Zachary, College of Veterinary Medicine, University of Illinois.)

A circulação sanguínea do baço é particularmente adequada para possibilitar suas funções, isto é, (1) filtração e limpeza do sangue de material particulado e células senescentes; (2) transporte de linfócitos recirculantes e linfócitos B e T virgens para os folículos e PALS, respectivamente, para completar suas funções imunes específicas; e (3) armazenamento de sangue em algumas espécies de animais domésticos (cães, gatos e cavalos) (Fig. 13-41). A fagocitose é particularmente efetiva no baço, porque o sangue flui através das regiões dentro da polpa vermelha que são povoadas com concentrações elevadas de macrófagos, isto é, dentro dos seios marginais, em anéis ao redor das artérias penicilares (PAMS), difusamente nas paredes reticulares dos espaços vasculares da polpa vermelha, e ao longo dos sinusoides em cães. O trânsito de linfócitos virgens e recirculantes é facilitado pela proximidade do seio marginal com os centros foliculares germinativos e PALS.

Os mapas do fluxo sanguíneo vascular nos baços sinusoides e não sinusoides estão ilustrados nas Figuras 13-41 a 13-43. A artéria celíaca é o principal ramo da aorta abdominal da qual origina-se a artéria esplênica. A artéria esplênica entra na cápsula esplênica no hilo, onde ela se ramifica e entra nas trabéculas fibromusculares como artérias trabeculares, para abastecer o parênquima esplênico. As artérias trabeculares se tornam as artérias centrais da polpa branca e são circundadas por elos de linfócitos T, formando a PALS. Os folículos esplênicos, povoados por linfócitos B, são excentricamente incorporados dentro ou adjacentes à PALS. As artérias centrais enviam ramos — as artérias radiais — para abastecer o seio marginal ao redor dos folículos esplênicos. Assim, as células nas circunferências dos folículos são

trazidas para o contato íntimo com os antígenos carreados pelo sangue e com linfócitos B no seio marginal. Como resultado deste padrão de fluxo sanguíneo, os macrófagos no seio marginal têm a primeira oportunidade de fagocitar antígenos, bactérias, partículas e outros materiais antes dos macrófagos nos sinusoides (no cão) ou na PALS e espaços vasculares da polpa vermelha (todos os outros animais domésticos). No cão, o seio marginal drena para os sinusoides, porém nos outros animais domésticos ele drena para os espaços vasculares da polpa vermelha.

As artérias centrais deixam a polpa branca, entram na polpa vermelha, e se ramificam em arteríolas penicilares menores. Cada arteríola é circundada por uma bainha de macrófagos conhecida como bainhas periarteriolares de macrófagos (PAMS, anteriormente conhecida como elipsoides), que são notavelmente proeminentes em suínos, cães e gatos. Em cavalos, bovinos, suínos e gatos os ramos terminais das arteríolas penicilares se esvaziam nos espaços vasculares da polpa vermelha, alinhados por células reticulares. Uma vez que os espaços vasculares da polpa vermelha não estão alinhados pelo endotélio, este tipo de circulação é conhecido como um *sistema aberto*. Este sistema está em contraste com o baço sinusoide do cão (também com o de ratos e seres humanos), onde os ramos da artéria central da polpa branca e os vasos do seio marginal entram nos sinusoides, que estão alinhados por um endotélio descontínuo, e estes se esvaziam nas vênulas esplênicas. Este tipo de circulação é conhecido como um *sistema fechado*, porque o fluxo sanguíneo ocorre por meio dos vasos sanguíneos (arteríolas, capilares, sinusoides e vênulas), todos os quais estão alinhados pelo endotélio. Embora a circulação na polpa vermelha

Estrutura de um folículo linfoide esplênico (polpa branca)

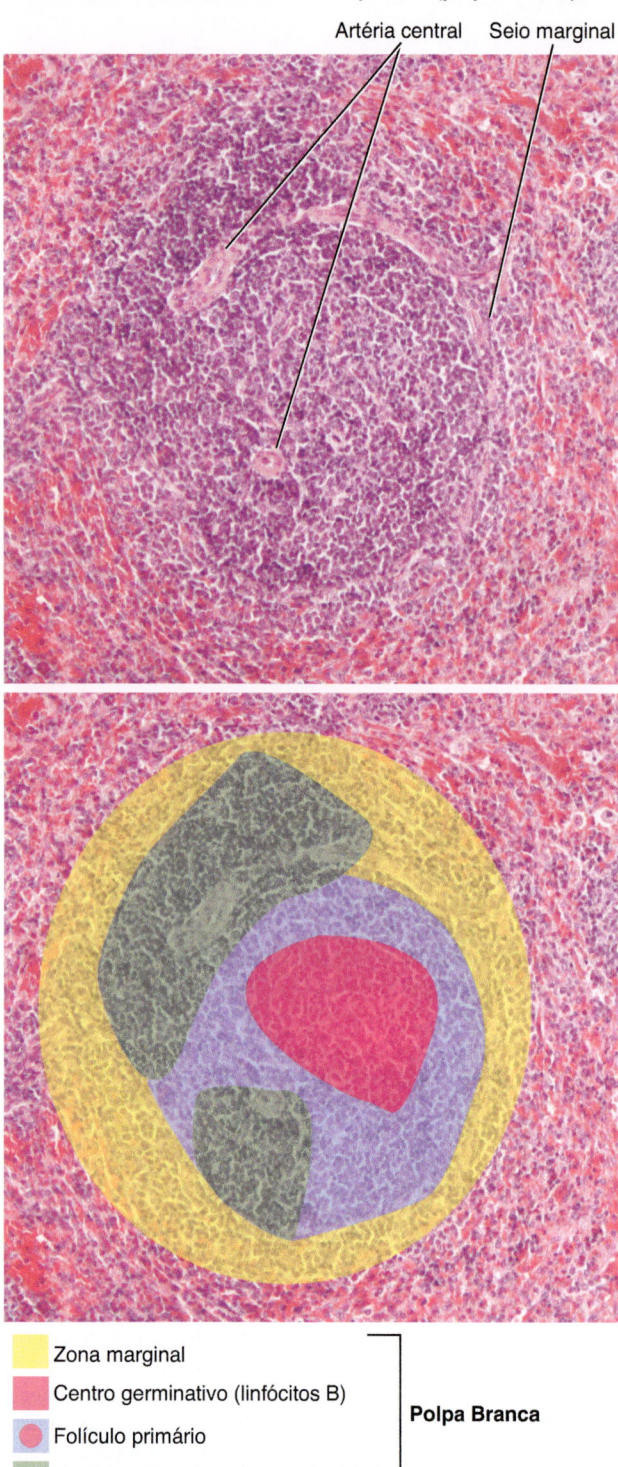

Artéria central   Seio marginal

- 🟨 Zona marginal
- 🟥 Centro germinativo (linfócitos B)
- 🔴 Folículo primário
- 🟩 Linfócitos T periarteriolares (PALSs)

Polpa Branca

Figura 13-39 Estrutura de um Folículo Linfoide Esplênico (Polpa Branca). A polpa branca esplênica está organizada em bainhas periarteriolares (PALSs) ao redor das artérias centrais compostas principalmente de linfócitos T, folículos esplênicos compostos principalmente de linfócitos B, e a zona marginal, que forma a margem externa do nódulo da polpa branca. Quando expostos ao antígeno, os folículos linfoides desenvolvem os centros germinativos. (Cortesia do Dr. A.C. Durham, School of Veterinary Medicine, University of Pennsylvania; Dr. M.D. McGavin, College of Veterinary Medicine, University of Tennessee; e Dr. J.F. Zachary, College of Veterinary Medicine, University of Illinois.)

se *abra* anatomicamente nos baços não sinusoides, em algumas circunstâncias (p. ex. durante a contração esplênica) a circulação está funcionalmente fechada, e o sangue na polpa vermelha é desviado para "canais" alinhados por células reticulares. Uma vez que os cães têm ambos os sinusoides e os espaços vasculares da polpa vermelha, eles possuem tanto as circulações esplênicas abertas quanto fechadas, que podem permitir fluxo sanguíneo rápido e lento dependendo da necessidade fisiológica do animal. O sangue fluindo por meio dos sinusoides ou espaços vasculares da polpa vermelha está sob vigilância de macrófagos. Em cães, a pseudopodia desses macrófagos perisinusoides se projeta para o lúmen sinusoide através dos espaços no endotélio descontínuo. Em todos os animais domésticos, o sangue nos espaços vasculares da polpa vermelha está sob vigilância de macrófagos aderidos às paredes reticulares. O sangue dos espaços vasculares da polpa vermelha e sinusoides é então drenado para as vênulas esplênicas, veias esplênicas e por fim, para a veia porta, que se esvazia no fígado.

Função

O baço filtra o sangue e remove partículas estranhas, bactérias e eritrócitos que são senescentes, possuem anormalidades estruturais da membrana, ou estão infectados com parasitas hemotrópicos. Como um órgão linfoide secundário, suas funções imunológicas incluem a ativação de macrófagos para processar e apresentar antígenos, a proliferação de linfócitos B e produção de anticorpo e moléculas biológicas, e a interação de linfócitos T e antígenos. Em algumas espécies o baço armazena quantidades significativas de sangue (Quadro 13-7). As funções do baço são melhor consideradas quando fundamentadas em dois componentes principais do baço: as polpas vermelha e branca e os sistemas anatômicos contidos dentro delas (sistema monócito-macrófago, espaços vasculares da polpa vermelha e hematopoiese na polpa vermelha, e os sistemas de linfócitos B e T dentro da polpa branca).

Polpa Vermelha

Sistema Monócito-Macrófago. Dentro da polpa vermelha, os macrófagos estão localizados no seio marginal, PALS, e aderidos às paredes reticulares dos espaços vasculares da polpa vermelha. No cão, os macrófagos também estão localizados perisinudoidalmente. A rede reticular de apoio dos espaços vasculares da polpa vermelha é composta de uma fina malha de fibras reticulares compostas por colágeno tipo III, na qual os macrófagos estão dispersos. Em qual destas concentrações de macrófagos exatamente ocorre a fagocitose de partículas carreadas pelo sangue depende da (1) sequência na qual eles estão expostos ao sangue que entra, (2) da concentração de macrófagos nestas áreas (p. ex. o seio marginal do gato é pequeno e, portanto, não é uma grande região de limpeza; há um aumento compensatório na PAMS para a fagocitose), e (3) das funções dos macrófagos. Alguns destes macrófagos no seio marginal e zona marginal, são responsáveis pela fagocitose de material particulado e outros pela captura e ingestão de antígenos e complexos antígeno-anticorpo. Os macrófagos responsáveis pela fagocitose de material estranho carreado pelo sangue (Fig. 13-44), bactérias e eritrócitos senescentes e/ou danificados (p. ex. como observado em anemias imunomediada e infecções com parasitas hemotrópicos) também são encontrados na polpa vermelha. Nos cães, os macrófagos sinusoidais removem eritrócitos inteiros (eritrofagocitose), assim como porções da membrana de eritrócitos e inclusões citoplasmáticas, como remanescentes nucleares como corpúsculos de Heinz, por um processo chamado de *pitting*. Como tal, a presença de grande número de remanescentes nucleares em eritrócitos em esfregaços sanguíneos caninos pode indicar o mau funcionamento do sistema sinusoide. A taxa normal de remoção de eritrócitos senescentes do sangue circulante não causa um aumento no tamanho do baço; entretanto, a esplenomegalia pode ser observada quando grandes números de eritrócitos defeituosos

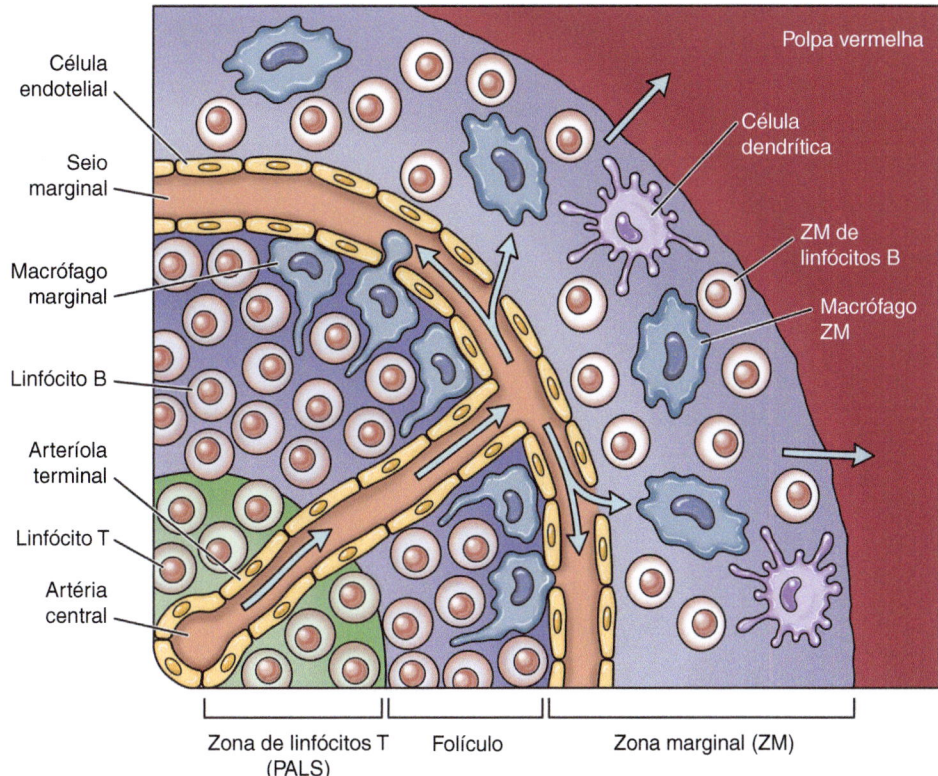

Figura 13-40 Estrutura da Zona Marginal no Folículo Esplênico. Antígenos, bactérias, partículas e outros materiais entram no folículo através das artérias centrais e alcançam o seio marginal, onde eles são fagocitados por macrófagos da zona marginal. Uma vez capturados por estes macrófagos, os antígenos carreados pelo sangue são processados e apresentados para os linfócitos dentro da polpa branca.

devem ser removidos, como em casos de anemia hemolítica aguda severa. Os baços não sinusoides não possuem endotélio fenestrado e os macrófagos perisinusoidais dos sinusoides caninos, que permitem o processamento lento dos eritrócitos para determinar quais serão devolvidos para a circulação eliminadas pelo processo de *pitting* ou fagocitados. Ao invés disso, os macrófagos da polpa vermelha realizam estas funções, e as células fagocitadas permanecem nos espaços vasculares da polpa vermelha. A localização dos principais locais de *pitting* nos baços não sinusoides não está clara, porém é provável que a maioria da eritrofagocitose ocorra nos espaços vasculares da polpa vermelha. O baço dos gatos é deficiente, o *pitting* e a remoção dos corpúsculos de Heinz é lenta; entretanto, parte da eritrofagocitose ocorre no seio marginal.

Os macrófagos dos sinusoides, seio marginal e espaços vasculares da polpa vermelha são originários da medula óssea. A partir da medula óssea, essas células circulam no sangue como monócitos e migram para o baço. Alguns macrófagos são reabastecidos pela proliferação local. Por exemplo, após fagocitar grandes quantidades de material do sangue, os macrófagos da PAMS migram através da parede do anel para a polpa vermelha adjacente, desnudando a PAMS de macrófagos. Após 24 horas, os macrófagos locais residuais se proliferaram para repovoar a PAMS. Os macrófagos fixos em outro local do corpo, isto é, aqueles no tecido conectivo, linfonodos (histiócitos sinusais), fígado (células de Kupffer), pulmão (macrófagos pulmonares intravasculares e macrófagos alveolares pulmonares) e cérebro (células residentes e da micróglia perivascular), também são derivados da medula óssea (Capítulos 5, 8, 9 e 14).

Espaços Vasculares da Polpa Vermelha

Baços de Armazenamento ou Defesa. Os baços também são clas-sificados como baços de armazenamento ou de defesa, baseado na capacidade de armazenar volumes significativos de sangue. A habilida-de de armazenar sangue no baço depende da composição fibromuscular da cápsula e trabéculas esplênicas. As cápsulas e trabéculas esplênicas

com uma baixa porcentagem de músculo liso e fibras elásticas não podem expandir e contrair, e são designadas como baços de defesa. Eles são encontrados em coelhos e seres humanos. Os baços de outras espécies de animais domésticos possuem funções de armazenamento e defesa, porém são classificados como baços de armazenamento porque o músculo liso extenso da cápsula e trabéculas permite que o baço expanda e contraia. Os baços de ruminantes e suínos são intermediários em sua quantidade de músculo liso e, portanto, pos-suem capacidade de armazenamento limitada. Os baços dos equinos, caninos e felinos possuem capacidade de armazenamento e contrátil consideráveis devido às suas cápsulas musculares, número elevado de trabéculas e quantidade relativamente pequena de parênquima esplênico dedicado à polpa branca. A capacidade de armazenamento em cães e cavalos é extraordinária: Tem sido afirmado que o baço canino pode armazenar um terço dos eritrócitos do cão enquanto o animal dorme e o baço equino mantem metade da massa de células vermelhas circulantes do animal (que é considerado vantajoso pois ele reduz a viscosidade do sangue circulante). Os baços de arma-zenamento expandem e contraem rapidamente sob influência do sistema nervoso autônomo, por meio de fibras simpáticas e vagais nas trabéculas e paredes reticulares dos espaços vasculares da polpa vermelha e interrupção circulatória, como o choque hipovolêmico e/ou cardiogênico. Portanto, os baços de armazenamento podem estar tanto macroscopicamente aumentados e congestos quanto pequenos com uma superfície enrugada, e com parênquima seco, dependendo se o baço está congesto do armazenamento de sangue ou encolhido da contração (Esplenomegalia Uniforme e Baços Pequenos).

Tecido Hematopoiético. No feto em desenvolvimento, o fígado é o principal local de hematopoiese, com o baço fazendo uma con-tribuição menor. Pouco antes ou após o nascimento, a hematopoiese é interrompida no fígado e baço, e a medula óssea se torna o principal órgão hematopoiético. Sob algumas condições, como uma demanda severa devido a uma anemia prolongada, a hematopoiese esplênica pode

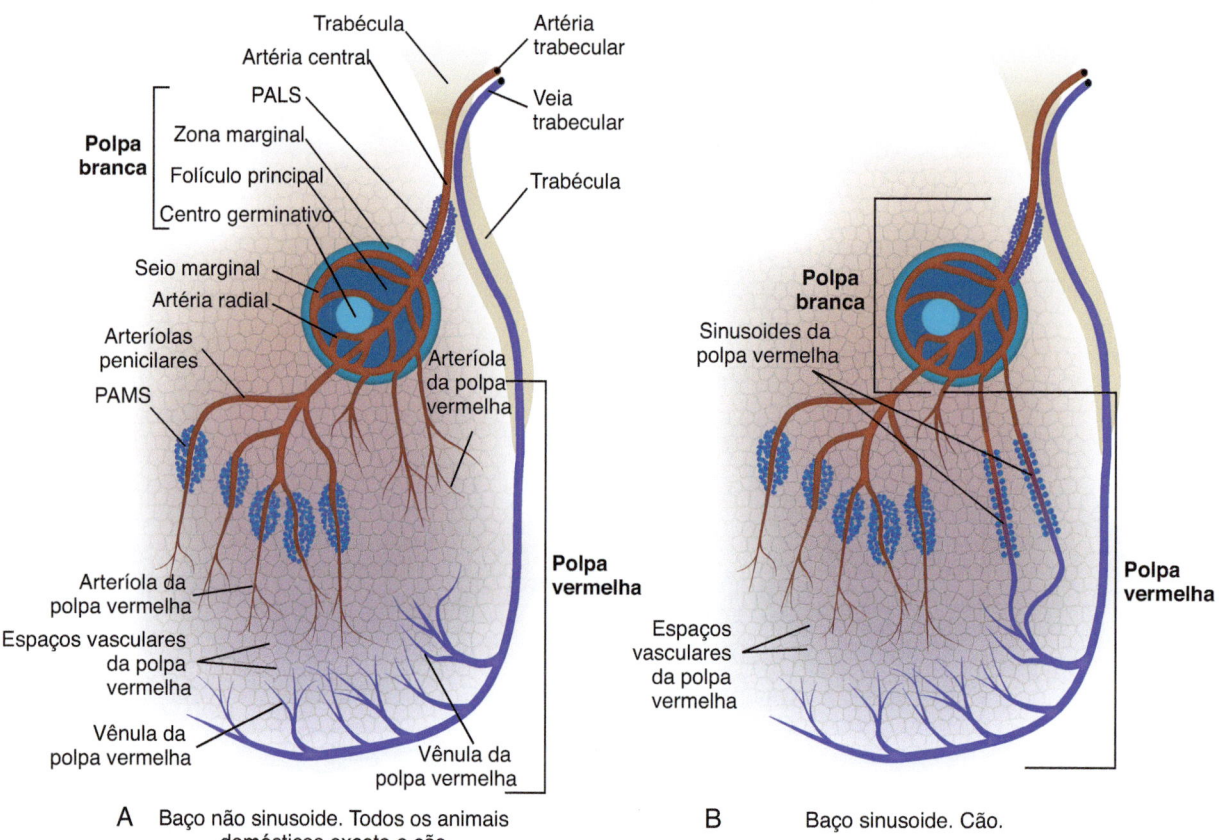

A   Baço não sinusoide. Todos os animais domésticos exceto o cão.

B   Baço sinusoide. Cão.

Figura 13-41 Principais Vias do Fluxo Sanguíneo em Baços Sinusoide e Não Sinusoide. A, Baço não sinusoide, todos os animais domésticos exceto o cão. A artéria esplênica entra no hilo e se divide em artérias que entram nas trabéculas. Quando uma artéria trabecular emerge de uma trabécula, ela se torna a artéria central e está envolvida em uma bainha linfoide periarteriolar (PALS), que é composta de linfócitos T. Ela então entra nos folículos esplênicos e se ramifica — artérias radiais, que abastecem o seio marginal e zona marginal. A artéria central emerge do folículo esplênico para entrar na polpa vermelha e se ramifica em arteríolas penicilares, que são envolvidas em um anel de macrófagos — a bainha periarteriolar de macrófagos (PAMS). As artérias penicilares emergentes se ramificam em arteríolas e capilares que abastecem os espaços vasculares da polpa vermelha (Fig. 13-43). Os espaços vasculares da polpa vermelha também recebem sangue dos capilares drenando o seio marginal, e drenam para as vênulas esplênica e então para as veias trabeculares e veia esplênica. **B,** Baço sinusoide, cão. O fluxo sanguíneo é essencialmente o mesmo, mas com a característica adicional de que as arteríolas do seio marginal drenam para os sinusoides, e um pouco de sangue do espaço vascular da polpa vermelha passa através de fendas na parede sinusoide para entrar no sinusoide (Fig. 13-42). Este é o local de *pitting* e eritrofagocitose. Observar que o fluxo principal em **A** é de concentração de macrófagos passados sequencialmente no seio marginal, PAMS, e espaços vasculares da polpa vermelha. Em **B** existe a via adicional da zona marginal para os sinusoides. A figura não ilustra as variações na anatomia nas diferentes espécies domésticas como um pequeno seio marginal no gato, e uma PAMS grande no cão, suíno e bovino, ou variações no abastecimento sanguíneo, como em artérias com bainhas se esvaziando no seio marginal. (Cortesia do Dr. A.C. Durham, School of Veterinary Medicine, University of Pennsylvania; Dr. M.D. McGavin, College of Veterinary Medicine, University of Tennessee; e Dr. J.F. Zachary, College of Veterinary Medicine, University of Illinois.)

ser reativada; este resultado é chamado de hematopoiese extramedular (HEM). Estudos tem indicado que a HEM esplênica em cães e gatos ocorre mais comumente com condições degenerativas ou inflamatórias (p. ex. hematomas, trombose) e pode ocorrer sem doença hematológica concomitante (Esplenomegalia Uniforme com uma Consistência Firme). Ela também é encontrada na hiperplasia nodular esplênica (Nódulos Esplênicos com uma Consistência Firme). Em algumas espécies, como os camundongos, a HEM é uma função normal do baço adulto e não necessariamente uma resposta à doença ou desafio hipóxico. A polpa vermelha esplênica também contém grandes números de monócitos, que funcionam como uma reserva para gerar macrófagos teciduais em resposta à inflamação tecidual em andamento no organismo.

Polpa Branca. A polpa branca consiste de PALS, cada uma com um folículo linfoide esplênico circundado por uma zona marginal. Normalmente esses focos de polpa branca são tão pequenos que eles podem não estar visíveis na avaliação macroscópica de uma secção do baço. Entretanto, se os nódulos estão aumentados pela hiperplasia linfoide, depósitos amiloides ou um processo neoplástico (p. ex. linfoma), eles podem se tornar macroscopicamente visíveis na superfície de corte,

inicialmente como focos circulares brancos de 0,5 a 1,0 mm, espalhados pela polpa vermelha. Em animais com baços de armazenamento, a distensão da polpa vermelha pelo sangue armazenado separa os focos de polpa branca (PALS e folículos linfoides), fazendo a polpa branca parecer escassa. A polpa branca esplênica está organizada ao redor das artérias centrais na forma de PALS, que são povoadas principalmente por linfócitos T (Figs. 13-38, 13-39 e 13-40). Os principais folículos esplênicos estão localizados excentricamente na PALS e são compostos principalmente de linfócitos B. Quando expostos a antígenos, os folículos linfoides esplênicos desenvolvem centros germinativos (Sistema Linfoide/Linfático, Linfonodos, Função). Os macrófagos nos folículos da polpa branca removem os linfócitos B apoptóticos não selecionados para expansão devido à baixa afinidade de ligação para o antígeno. A falha destes macrófagos de fagocitar foi experimentalmente correlacionada com a produção reduzida dos fatores de crescimento como o TGF-β, e a produção elevada de citocinas inflamatórias que predispõe o animal a condições autoimunes.

A zona marginal circunda o seio marginal na interface das polpas branca e vermelha, e consiste de macrófagos, CDs e linfócitos T e B. O suporte sanguíneo do seio marginal vem dos ramos radiais da artéria

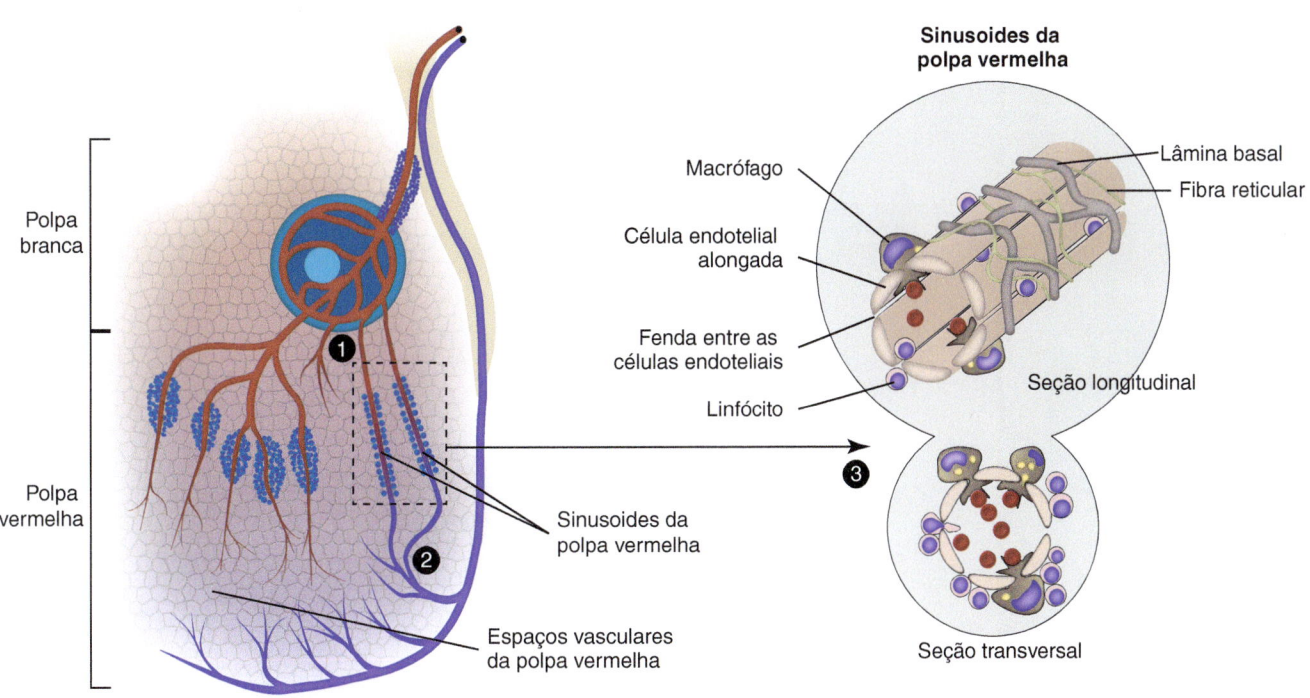

A Baço sinusoide. Cão. Estrutura e função dos sinusoides da polpa vermelha.

B Características histomorfológicas das polpas vermelha e branca.

Figura 13-42 **Fluxo Vascular na Polpa Vermelha de Cães — Sinusoides. A,** Baço sinusoide, cão. Estrutura e função dos sinusoides da polpa vermelha. *1,* Ramos das artérias centrais da polpa branca e vasos do seio marginal entram no sinusoides. *2,* Sinusoides estão alinhados por um endotélio descontínuo, e eles se esvaziam nas vênulas esplênicas, criando um sistema de circulação fechado. *3,* A polpa vermelha do baço do cão consiste de sinusoides e espaços vasculares da polpa vermelha. **B,** Características histomorfológicas das polpas vermelha e branca. C, cápsula; *T,* trabéculas. (Cortesia do Dr. A.C. Durham, School of Veterinary Medicine, University of Pennsylvania; Dr. M.D. McGavin, College of Veterinary Medicine, University of Tennessee; e Dr. J.F. Zachary, College of Veterinary Medicine, University of Illinois.)

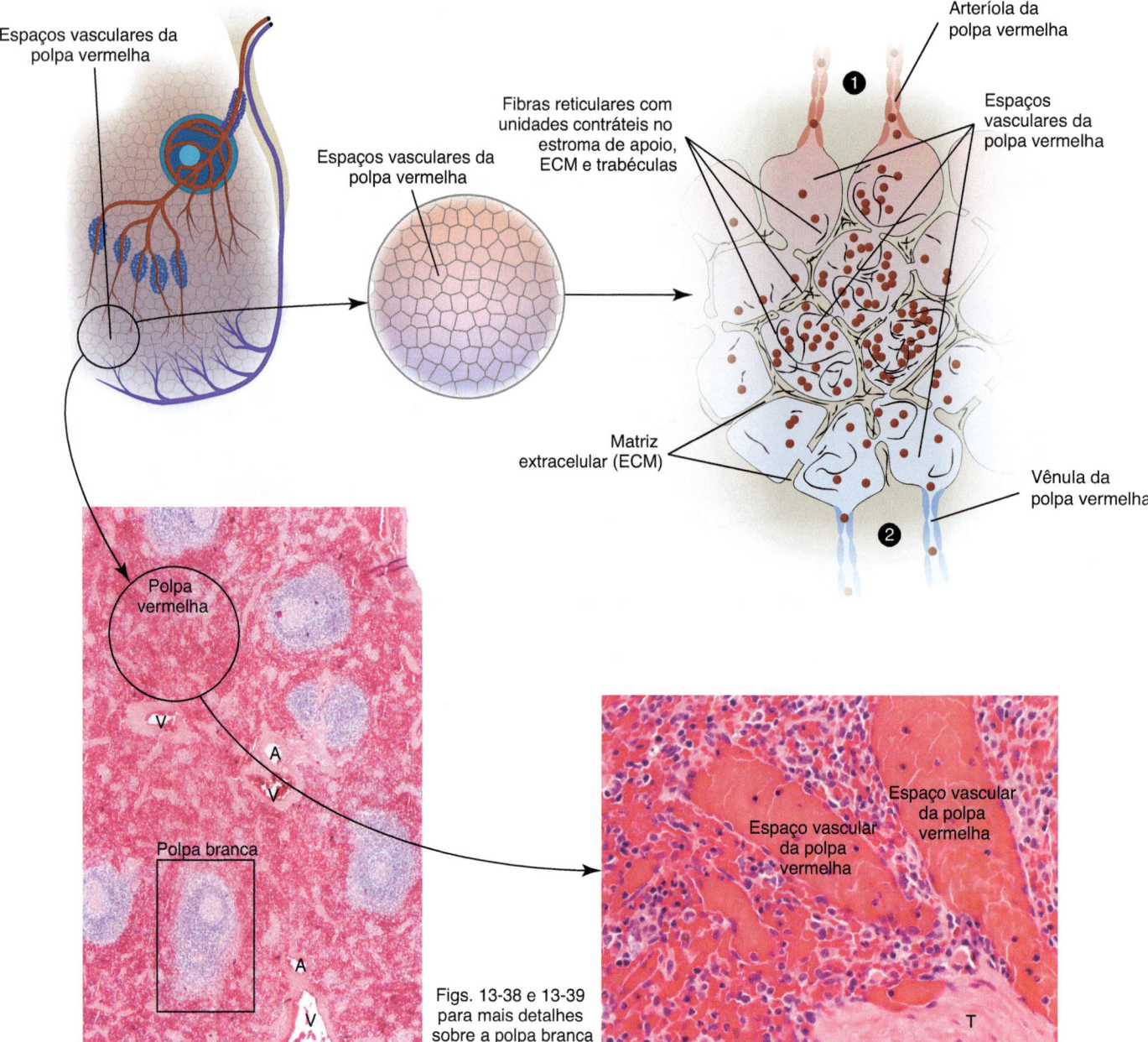

Figura 13-43 **Fluxo Vascular na Polpa Vermelha de Animais Domésticos — Espaços Vasculares da Polpa Vermelha.** Os espaços vasculares da polpa vermelha ocorrem em todos os animais domésticos. *1*, O sangue viaja para as arteríolas da polpa vermelha para entrar nos espaços vasculares da polpa vermelha em ambos os baços. *2*, O sangue deixa os espaços vasculares da polpa vermelha através das vênulas da polpa vermelha e veias trabeculares. Os espaços vasculares da polpa vermelha estão alinhados por células reticulares, e os macrófagos aderidos a estas paredes reticulares fornecem vigilância constante do sangue. A, Artéria; V, veia; T, trabécula. (Cortesia do Dr. A.C. Durham, School of Veterinary Medicine, University of Pennsylvania; Dr. M.D. McGavin, College of Veterinary Medicine, University of Tennessee; e Dr. J.F. Zachary, College of Veterinary Medicine, University of Illinois.)

Quadro 13-7 Funções do Baço

POLPA VERMELHA
Filtração (Sistema Monócito-Macrófago)
Remoção (fagocitose) de material estranho ou bactérias
Remoção de eritrócitos
    Eritrócitos senescentes
    Eritrócitos danificados (p. ex. anemias imunomediada)
    Eritrócitos parasitados (p. ex. parasitas hemotrópicos)

Armazenamento (Espaços Vasculares da Polpa Vermelha)
Armazenamento de sangue (em *baços de armazenamento*)

Hematopoiese
Hematopoiese extramedular
    Demanda severa (p. ex. anemias)
    Condições degenerativas/inflamatórias sem doença
        hematológica concomitante
    Incidental (p. ex. dentro de nódulos de hiperplasia)
Monócitos dentro dos cordões esplênicos
    Reserva para geração de macrófagos teciduais em resposta
        à inflamação

POLPA BRANCA
Funções Imunológicas
PALS, folículo linfoide esplênico
    Transformação e proliferação de linfócitos
    Produção de anticorpos
Zona marginal
    Abrigo de linfócitos circulantes no sangue
    Fagocitose e processamento do antígeno
    Ativação de macrófago

PALS, Bainha linfoide periarteriolar.

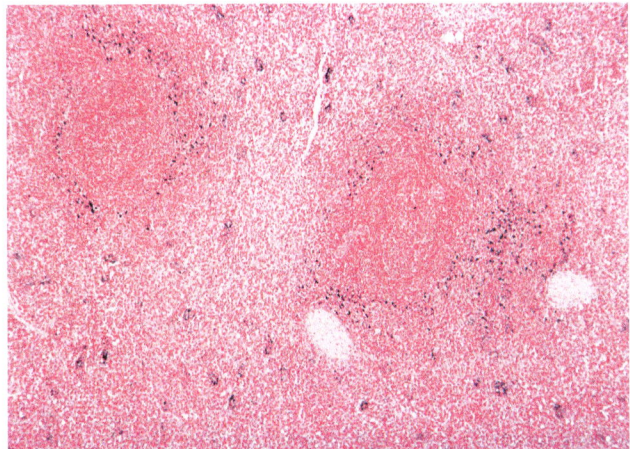

Figura 13-44 Fagocitose de Material Estranho por Macrófagos da Zona Marginal Esplênica (Bezerro com Injeção Intravenosa de Partículas de Carbono Micronizadas). As partículas de carbono (*pigmento preto*) estão presentes em macrófagos da zona marginal. Os macrófagos fagocitam material estranho, bactérias, vírus e eritrócitos senescentes e/ou danificados (como em anemias imunomediadas e infecções por parasitas hemotrópicos) carreados pelo sangue. Coloração adicional de eosina. (Cortesia do Dr. M.D. McGavin, College of Veterinary Medicine, University of Tennessee.)

central, e ele serve como a porta de entrada para o baço para linfócitos B e T recirculantes. A partir daqui os linfócitos T migram para a PALS e os linfócitos B para os centros germinativos. Os macrófagos na zona marginal capturam os antígenos carreados pelo sangue, os processam e os apresentam para os linfócitos. Os linfócitos B que reconhecem

antígenos correspondentes aos seus receptores são ativados, entram nos folículos e proliferam.

Os macrófagos na zona marginal são fenotipicamente distintos daqueles na polpa vermelha. Os macrófagos da polpa vermelha funcionam principalmente para filtrar o sangue, fagocitando partículas e removendo os eritrócitos senescentes ou infectados, além de bactérias e fungos patogênicos. Os macrófagos da zona marginal são divididos em dois tipos, baseados em suas localizações e no tipo de receptores de superfície celular que eles possuem. O primeiro grupo está posicionado em direção à periferia da zona marginal, ao passo que o segundo grupo, os macrófagos metalofílicos marginais (assim chamados por suas positividades na coloração prata), está na margem interna da zona marginal, próximos aos folículos e PALS esplênicos. Tem sido difícil de gerar modelos mamíferos que eliminem uma das duas classes de macrófagos da zona marginal, portanto, o grau no qual um grupo se especializa em uma função particular não está claro. Alguns macrófagos marginais fagocitam ativamente material particulado ou bactérias (p. ex. septicemias causadas por *Streptococcus penumoniae, Listeria monocytogenes, Campylobacter jejuni ou Bacillus anthracis*) no sangue (Fig. 13-40). Eles também têm um papel semelhante na limitação da disseminação de infecções virais. Outros macrófagos da zona marginal fagocitam e processam antígenos. Assim, macrófagos da zona marginal servem como ponte para as respostas inata e adaptativa ao secretarem citocinas inflamatórias para ativar outras células imunes e fornecer a ativação baseada em receptores de linfócitos da zona marginal. Estudos têm demonstrado que uma perda de macrófagos da zona marginal coincide com uma redução na captura de antígenos por linfócitos B residentes da zona marginal e consequentemente uma diminuição na resposta inicial de IgM aos antígenos.

Disfunção/Respostas à Lesão

As respostas do baço à lesão (Quadro 13-8) incluem inflamação aguda, hiperplasia do sistema monócito-macrófago, hiperplasia de tecidos linfoides, atrofia de tecidos linfoides, armazenamento de sangue ou contração para expelir a reserva sanguínea e neoplasia. Estas respostas também são melhor consideradas fundamentadas em dois componentes principais do baço, as polpas vermelha e branca, e os sistemas anatômicos associados a cada uma delas.

Polpa Vermelha
Sistema Monócito-Macrófago. A distribuição e função dos macrófagos no baço é descrita inicialmente na seção sobre Estrutura e Função. Essas interações são complexas, e suas relações com as imunidades inata e adaptativa são áreas de estudo intenso (Capítulo 5). Para facilitar a filtração, todo o sangue do corpo passa através do baço ao menos uma vez ao dia, e 5% do débito cardíaco vai para o baço. Em cães, o fluxo sanguíneo e o tempo de transito dependem se o baço está contraído ou distendido; o fluxo sanguíneo é lento no baço distendido. A extensão na qual os macrófagos do sistema monócito-macrófago fagocitam partículas, depende em alto grau da sequência na qual eles recebem sangue. Na maioria das espécies, os macrófagos do seio marginal são os primeiros a receberam sangue, e consequentemente partículas e bactérias fagocitadas tendem a estarem mais concentradas inicialmente aqui. Entretanto, existem diferenças entre as espécies de animais domésticos; o gato, por exemplo, tem um seio marginal comparativamente pequeno e, portanto, a PALS tem um papel maior na fagocitose.

O baço é capaz de montar uma resposta forte para patógenos carreados pelo sangue, o que tem sido demonstrado em diversos estudos. O sangue de coelhos imunizados injetados intravenosamente com pneumococos, removeu 98% dessas bactérias dentro de 15 minutos e 100% dentro de uma hora. O sangue de cães injetados com 1 bilhão de pneumococos por libra de peso corporal na artéria esplênica, foi limpo de todas as bactérias em 65 minutos. Após a

Quadro 13-8　Respostas do Baço à Lesão

POLPA VERMELHA
Inflamação
Inflamação aguda com fibrina e necrose
Abscessos, microabscessos
Inflamação granulomatosa (difusa, multifocal, focal)

Sistema Monócito-Macrófago
Hiperplasia
Agentes infecciosos
　　Bacteremia/septicemia
　　Patógenos intracelulares facultativos (p. ex. *Mycobacterium bovis*)
　　Fungos
Doença hemolítica crônica
Congestão esplênica crônica

Espaços Vasculares da Polpa Vermelha
Congestão
Armazenamento ou expulsão de sangue

POLPA BRANCA
Hiperplasia linfoide (PALS, folículo linfoide esplênico)
Hiperplasia de macrófagos (zona marginal)
Atrofia (PALS, folículos linfoides esplênicos; Quadro 13-5)

NEOPLASIA
Primária
　　Linfoma
　　Sarcoma (p. ex. hemangiossarcoma, sarcoma histiocítico, leiomiossarcoma)
Metastática

PALS, Bainha linfoide periarteriolar.

esplenectomia, organismos carreados pelo sangue se multiplicam rapidamente e podem se disseminar por todo o corpo para causar uma infecção pós-esplenectomia esmagadora. Estudos também tem demonstrado que a função fagocítica do baço é crítica no controle de plasmódio (agente causador da malária) em seres humanos e babesiose em bovinos. Se o número de bactérias patogênicas em circulação excede a capacidade dos macrófagos esplênicos, como em casos de septicemia severa, ele pode ocasionar a congestão esplênica aguda (ver Esplenomegalia Uniforme com uma Consistência Sangrenta). Isto pode ser seguido por inflamação com regiões de necrose, deposição de fibrina e infiltração de neutrófilos na bacteremia por bactérias piogênicas. A zona marginal pode ser o local inicial de resposta para antígenos e bactérias carreados pelo sangue, liberados pelos ramos radiais das artérias centrais para o seio marginal. Semelhante à resposta dos espaços vasculares da polpa vermelha, a zona marginal pode se tornar congesta e com o tempo (somente horas, com organismos altamente patogênicos) pode conter agregados de neutrófilos e macrófagos. Histologicamente, a congestão e a inflamação formam um anel concêntrico completo ou parcial ao redor da circunferência do nódulo esplênico (ver Antraz).

A hiperplasia de macrófagos da polpa vermelha também é observada nas doenças hemolíticas crônicas, pois há uma necessidade prolongada para a fagocitose de eritrócitos. Semelhantemente, a congestão esplênica crônica, geralmente o resultado de hipertensão da veia porta ou esplênica, pode levar a proliferação de macrófagos presentes nas paredes dos espaços vasculares da polpa vermelha, e ocasiona o espessamento das paredes reticulares entre os espaços vasculares da polpa vermelha. Os macrófagos na polpa vermelha também se proliferam em resposta a fungos e patógenos intracelulares facultativos (p. ex. *Mycobacterium bovis*) chegando por via hematógena ao baço. O número de macrófagos da polpa vermelha pode ser elevado por monócitos recrutados do sangue para formar inflamação

granulomatosa, que pode ser difusa ou multifocal/focal (p. ex. blastomicose e tuberculose, respectivamente).

Espaços Vasculares da Polpa Vermelha. A principal resposta à lesão dos espaços vasculares da polpa vermelha é a congestão (ver Esplenomegalia Uniforme com uma Consistência Sangrenta), assim como o armazenamento de sangue ou contração para expelir a reserva sanguínea.

Polpa Branca. As respostas à lesão dentro da polpa branca são mais pronunciadas nos folículos linfoides esplênicos. A hiperplasia folicular linfoide é uma resposta aos estímulos antigênicos e resulta na formação de folículos secundários; a hiperplasia acentuada pode estar macroscopicamente evidente. A hiperplasia dos folículos linfoides esplênicos segue uma sequência semelhante de eventos e alterações morfológicas, conforme observado em outros órgãos linfoides secundários e será discutida em mais detalhes no Sistema Linfoide/Linfático, Linfonodos, Disfunção/Resposta à Lesão. Semelhantemente, a atrofia dos folículos linfoides esplênicos possui causas semelhantes às da atrofia linfoide em outros órgãos linfoides (Quadro 13-5). Resumidamente, a atrofia ocorre em resposta à ausência de estimulação antigênica (p. ex. da regressão depois que a estimulação antigênica parou), de efeito de toxinas, agentes quimioterápicos anti-neoplásticos, microrganismos, radiação, desnutrição, doenças que provocam caquexia ou a idade, ou quando a medula óssea e o timo falham em abastecer número adequado de linfócitos B e T, respectivamente. Os folículos são esgotados de linfócitos, e com o tempo, os centros germinativos e os folículos desaparecem. A quantidade de tecido linfoide total é reduzida, e o baço pode estar menor.

A resposta sistema monócito-macrófago à lesão no seio marginal e zona marginal também é a fagocitose e a proliferação.

Cápsula e Trabéculas. As lesões na cápsula e trabéculas são incomuns e incluem capsulite esplênica secundária à peritonite, e ruptura completa ou parcial da cápsula esplênica, geralmente devido ao trauma.

Portas de Entrada/Vias de Disseminação
As duas principais portas de entrada de agentes infeciosos para o baço são a disseminação hematógena e a penetração direta. A cápsula esplênica é espessa e, portanto, a penetração direta é menos comum. É pouco provável que a inflamação de uma peritonite adjacente e penetre na cápsula para o parênquima esplênico. Bovinos com reticulite traumática podem ter objetos estranhos que migraram para a extremidade ventral do baço, causando um abcesso esplênico. Eles também se desenvolvem secundários à perfuração, úlceras gástricas ou inflamação gástrica. As portas de entrada utilizadas por microrganismos e outros agentes, e substâncias para acessar o sistema linfoide/linfático estão resumidas no Quadro 13-6.

Mecanismos de Defesa/Sistemas de Barreira
Os mecanismos de defesa utilizados pelo baço para se proteger contra microrganismos e outros agentes são as respostas imunes inata e adaptativa, discutidas nos Capítulos 3, 4 e 5. Outros mecanismos de defesa são de natureza estrutural para se proteger contra o trauma externo e inclui a cápsula fibrosa espessa do baço.

Linfonodos
Estrutura
Os linfonodos são macios, de coloração pálida, redondos, ovais ou em formato de rim, e com uma estrutura tridimensional complexa. Na avaliação macroscópica de um corte transversal de linfonodos, estão visíveis duas áreas principais: uma borda externa do córtex e uma medula interna (Fig. 13-45). Para entender a resposta patológica do linfonodo, é importante considerar seus componentes anatômicos e suas relações com o processamento de antígenos (Fig. 13-46):

Estrutura de linfonodos

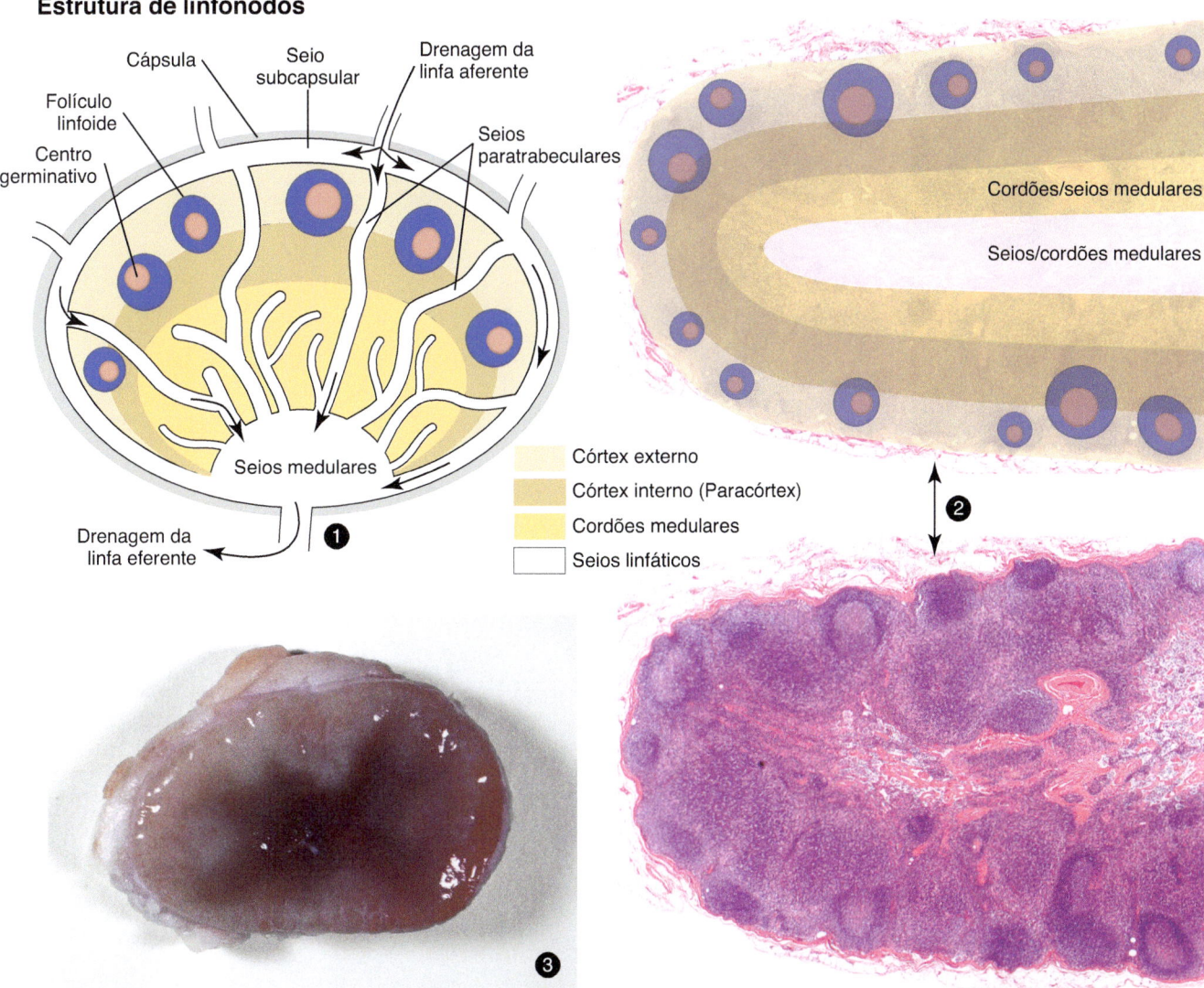

Figura 13-45 **Estrutura de um Linfonodo.** *1* e *2*, A arquitetura do linfonodo consiste de um córtex externo composto de folículos linfoides (linfócitos B), paracórtex interno/profundo (linfócitos T), e medula (cordões e seios medulares). *Inferior direita*, Secção histológica. Coloração por HE. *3*, Fotografia macroscópica de um linfonodo: O córtex (externo e interno) está pálido, e a medula está vermelho escuro. (Cortesia do Dr. A.C. Durham, School of Veterinary Medicine, University of Pennsylvania; Dr. M.D. McGavin, College of Veterinary Medicine, University of Tennessee; e Dr. J.F. Zachary, College of Veterinary Medicine, University of Illinois.)

- Estroma — Cápsula, trabéculas e retículo.
- Córtex — Córtex "superficial" ou "externo" (folículos linfoides, linfócitos B).
- Paracórtex — Córtex "profundo" ou "interno" (linfócitos T).
- Medula — Seios medulares e cordões medulares.
- Vasos sanguíneos — Artérias, arteríolas, vênulas de endotélio alto (VEAs), veias eferentes.
- Vasos linfáticos — Vasos linfáticos aferentes e eferentes; seios linfáticos (subcapsular, trabecular e medular).
- Sistema monócito-macrófago — Histiocitose sinusal.

Estroma. O linfonodo é envolto por uma cápsula fibrosa penetrada por múltiplos vasos linfáticos aferentes, que se esvaziam para o seio subcapsular (Figs. 13-45 e 13-46). No hilo, os vasos e veias linfáticos eferentes saem, e as artérias entram no linfonodo. As trabéculas fibrosas se estendem da cápsula para o parênquima para fornecer suporte ao linfonodo e para os vasos e nervos residentes. Os linfonodos também são abastecidos por uma rede de células e fibras reticulares fibroblásticas. Além de fornecer o suporte estrutura, este retículo auxilia a formar um substrato para a migração de linfócitos e células apresentadoras de antígenos para os folículos e facilita a interação com os linfócitos B e T.

Córtex. O córtex externo/superficial contém folículos linfoides (também referido como nódulos linfoides) (Figs. 13-45 e 13-46). Os folículos são designados como *primários* se eles consistem principalmente de linfócitos pequenos: linfócitos B virgens maduros expressando receptores de antígenos específicos saem da medula óssea e circulam através da corrente sanguínea, vasos linfáticos e tecidos linfoides secundários. Na chegada aos linfonodos, os linfócitos B saem através das VEAs no paracórtex e retornam para um folículo primário (que também contém CDs foliculares além de linfócitos B em repouso). Os folículos linfoides com centros germinativos são designados como *folículos secundários*: Os linfócitos B que reconhecem o antígeno para o qual eles expressam receptores, são ativados e se proliferam para formarem os folículos linfoides secundários,

Estrutura dos linfonodos

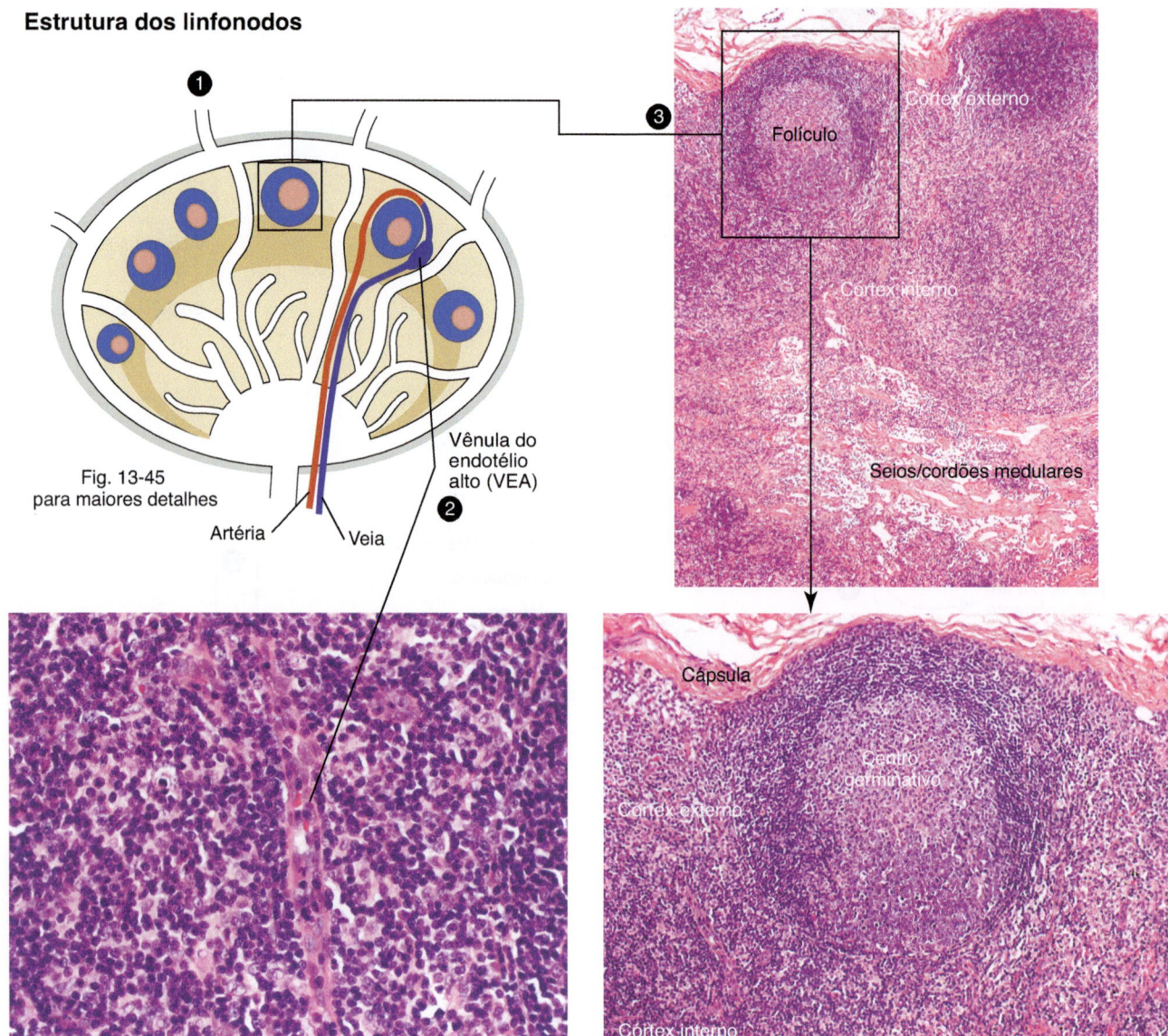

Figura 13-46 **Zonas Celulares de um Linfonodo.** *1*, O antígeno chega nos vasos linfáticos aferentes, esvazia-se no seio subcapsular, e drena para os seios trabeculares e medulares. *2*, Conforme o antígeno viaja através dos seios, eles são capturados e processados por macrófagos e células dendríticas (CDs), ou CDs no sangue trazendo antígeno podem entrar através das vênulas de endotélio alto (VEAs). Os linfócitos B encontram as CDs carregadas com o antígeno, são ativados, e migram para um folículo primário para iniciar a formação do centro germinativo, criando folículos secundários. *3 e imagem inferior direita*, folículos linfoides. Os centros germinativos têm uma polaridade distinta (superficial ou *zona clara* e uma *zona escura* profunda), e uma margem da célula do manto engloba parcialmente o centro germinativo e é mais amplo que o polo claro do folículo. (Cortesia do Dr. A.C. Durham, School of Veterinary Medicine, University of Pennsylvania; Dr. M.D. McGavin, College of Veterinary Medicine, University of Tennessee; e Dr. J.F. Zachary, College of Veterinary Medicine, University of Illinois.)

caracterizados por centros germinativos proeminentes. Os centros germinativos são regiões com um microambiente especializado que apoiam a proliferação e posterior desenvolvimento de linfócitos B para elevar sua capacidade antigênica e funcional (Sistema Linfoide/Linfático, Linfonodos, Função). A zona do manto celular circunda o centro germinativo e consiste de linfócitos B virgens maduros inativos e um população menor de linfócitos T (aproximadamente 10%).

Paracórtex. O tecido linfoide difuso do paracórtex (também referido como o córtex profundo ou interno) consiste principalmente de linfócitos T, assim como macrófagos e CDs (Figs. 13-45 e 13-46). Esta região contém as VEAs, por meio das quais os linfócitos B e T migram do sangue para os folículos linfoides e paracórtex, respectivamente. Os linfócitos T e B também podem entrar nos linfonodos por meio dos vasos linfáticos.

Medula. A medula é composta de cordões medulares e seios medulares (Figs. 13-45 e 13-46). Os cordões medulares contêm macrófagos, linfócitos e plasmócitos. Em um linfonodo estimulado, os cordões se tornam preenchidos com plasmócitos secretores de anticorpos. Os seios medulares estão alinhados por células reticulares fibroblásticas e contêm macrófagos ("histiocitose sinusal"), que se agarram às fibras reticulares atravessando o lúmen do seio. Estes macrófagos fagocitam materiais estranhos, restos celulares e bactérias que chegam da linfa.

Vasculatura: Vasos Sanguíneos, Vasos Linfáticos e Seios Linfáticos. Os vasos sanguíneos dos linfonodos incluem artérias, arteríolas, veias e vênulas pós-capilares (VEAs) alinhadas por endotélio cuboide especializado (Figs. 13-45 e 13-46). Aproximadamente 90% a 95% dos linfócitos entram nos linfonodos por meio das VEAs, que também têm um papel importante no equilíbrio do fluido linfático. A vasculatura linfática consiste de vasos linfáticos aferentes, que perfuram a cápsula e drenam para o seio subcapsular. A linfa continua a drenar através dos seios trabeculares para os seios medulares, e finalmente sai no hilo por meio dos vasos linfáticos eferentes.

Todos os linfonodos recebem vasos linfáticos aferentes de regiões específicas do corpo. O termo *linfocentro* é frequentemente utilizado na anatomia veterinária para descrever um linfonodo ou um grupo de linfonodos que está consistentemente presente na mesma localização, e drenam a partir da mesma região em todas as espécies. Por exemplo, o linfonodo poplíteo, caudal ao joelho, drena o membro posterior distal. Os linfonodos traqueobrônquicos (linfocentro bronquial), localizado na bifurcação traqueal, coleta a linfa dos pulmões e a envia para os linfonodos mediastinais ou diretamente para o ducto torácico. Uma vez que um único vaso linfático aferente drena para uma discreta região de um linfonodo, somente estas regiões do linfonodo podem ser afetadas por conteúdo de um único vaso linfático de drenagem (p. ex. antígeno, organismos infecciosos ou neoplasmas metastáticos [Fig. 13-47]).

Os linfonodos do suíno possuem uma estrutura diferente. Os vasos linfáticos aferentes entram no hilo ao invés de ao redor da periferia do linfonodo, e esvaziam a linfa no centro do linfonodo. A linfa drena para o seio "subcapsular" (o equivalente dos seios medulares de outros animais domésticos) e então para diversos vasos linfáticos eferentes, que irrompem a cápsula externa. Este fluxo reverso é o resultado de uma arquitetura nodal invertida, com o córtex no meio do linfonodo circundado pela medula na periferia. Portanto, um linfonodo de suíno que está drenando uma área de hemorragia terá sangue acumulado na periferia (subcapsular) ao invés de no centro do linfonodo (que pode estar macroscopicamente visível).

Função

As funções dos linfonodos são (1) filtrar a linfa de material particulado e microrganismos, (2) facilitar a vigilância e processamento de antígenos que chegam, por meio de interações com linfócitos B e T, e (3) produzir linfócitos B e plasmócitos. O material que chega na linfa pode ser subdividido em partículas livres e moléculas grandes, moléculas pequenas e antígenos livres, e antígenos dentro das CDs. É útil considerar as vias tomadas pelas partículas, moléculas, antígenos e

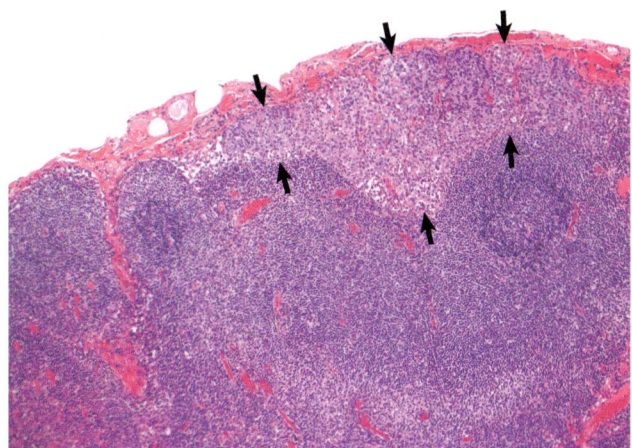

Figura 13-47 Seios Subcapsulares com Carcinoma Metastático, Linfonodo, Cão. Seios subcapsulares são locais para embolização, alojamento, invasão e crescimento de êmbolos neoplásicos (setas), geralmente carcinomas. Inicialmente os êmbolos se alojam naquela porção do linfonodo drenada pelo ramo do vaso linfático aferente, drenando o local do carcinoma primário. Coloração por HE. (Cortesia do Dr. A.C. Durham, School of Veterinary Medicine, University of Pennsylvania.)

células chegando em um linfonodo. A consideração seguinte descreve a jornada de um antígeno à medida que ele entra em um linfonodo para disparar uma resposta imune.

O antígeno na linfa, chegando nos vasos linfáticos aferentes, é esvaziado no seio subcapsular. A pressão hidrostática aqui é baixa, e as fibras reticulares atravessando o seio impedem o fluxo, e assim as partículas tendem a se acomodar, o que facilita a fagocitose pelos macrófagos sinusais. A linfa então flui para baixo em direção aos seios trabeculares, que alinham a superfície exterior das trabéculas fibrosas, para o seio medular e eventualmente sai por meio dos vasos eferentes. Conforme os antígenos dentro da linfa viajam pelos seios, eles são capturados e processados por macrófagos e CDs. Alternativamente, as CDs carregadas com antígenos podem migrar dentro dos vasos sanguíneos para o linfonodo e entrar no paracórtex através das VEAs. Os linfócitos B circulantes também entram pelas VEAs, e se eles encontram as CDs carregando antígenos, há uma reação local envolvendo os linfócitos T helper, linfócitos B e CDs. Isto ocasiona a migração de linfócitos B ativados para um folículo primário, onde eles iniciam a formação de um centro germinativo.

Os centros germinativos, sob migração de linfócitos B ativados por antígenos, desenvolvem uma arquitetura característica. A polaridade distinta, composta de uma *zona clara* ou superficial e uma *zona escura* profunda, está presente em casos de estimulação antigênica. A zona clara, orientada na fonte do antígeno, consiste principalmente de linfócitos pequenos, chamados centrócitos, que possuem quantidades moderadas de citoplasma eosinofílico pálido. As células da zona escura, chamadas centroblastos, são linfócitos grandes, densamente compactados, com citoplasma escasso, dando a esta região a aparência escura sob a coloração por HE. Os centroblastos sofrem mutações somáticas de regiões variáveis do gene da imunoglobulina, seguida pela mudança da classe do isótopo (de IgM para IgG ou IgA). Durante este processo, a maioria dos centroblastos sofrem apoptose, e os fragmentos celulares fagocitados por macrófagos, que são então denominados *macrófagos de corpos tingíveis (corados)*. As células que sobreviveram ao processo de maturação semelhante agora são chamadas de centrócitos e junto com linfócitos T e CDs foliculares, povoam o centro germinativo da zona clara. Esses linfócitos B de centros pós-germinativos, deixam os folículos como precursores de plasmócitos (imunoblastos ou plasmablastos) e migram do córtex para os cordões medulares, onde eles maturam e excretam anticorpos para a linfa eferente. Algumas dessas células podem colonizar a região, circundando a zona do manto celular para formar uma *zona marginal*. As zonas marginais estão aparentes somente em situações de estimulação imune prolongada e intensa, e servem como um reservatório de células de memória. O anel elíptico do manto celular é mais largo sobre o polo claro do folículo, embora em casos de estimulação antigênica forte, os anéis podem envolver o centro germinativo completamente.

Disfunção/Respostas à Lesão

As respostas à lesão estão listadas no Quadro 13-9, e as respostas serão discutidas baseadas nos seguintes sistemas: histiócitos sinusais do sistema monócito-macrófago, córtex, paracórtex e medula (seios medulares e cordões medulares).

Geralmente, linfonodos aumentados podem estar distribuídos no organismo em diversos padrões diferentes. Primeiro, todos os linfonodos por todo o corpo (sistêmico ou generalizado) podem estar aumentados (linfadenopatia ou linfadenomegalia). Este padrão geralmente é atribuído a processos infecciosos sistêmicos, inflamatórios ou neoplásicos. Se um único linfonodo ou linfonodos de uma cadeia regional estão aumentados, então a região drenada por aquele linfonodo deve ser verificada à procura de lesões (p. ex. avaliar a cavidade oral se os linfonodos mandibulares estão aumentados). Portanto, é importante conhecer a área drenada por linfonodos específicos. Os linfonodos mesentéricos normalmente estão aumentados, devido

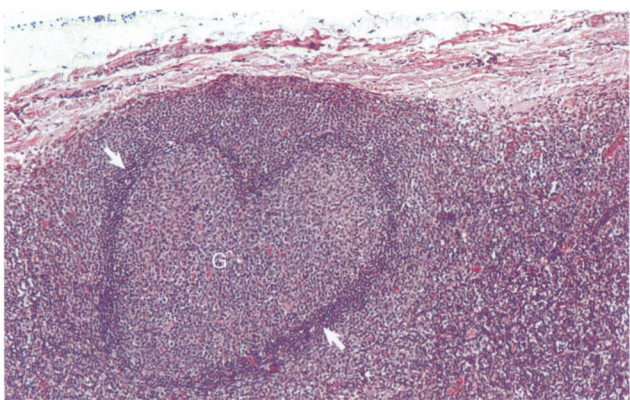

Figura 13-49 **Hiperplasia Folicular Benigna, Linfonodo, Cão.** A estimulação antigênica resulta em um folículo secundário com a formação do centro germinativo *(G)*. Os centroblastos do centro germinativo sofrem mutações somáticas e mudança da classe do isotipo, um processo durante o qual a maioria dos centroblastos sofrem apoptose e fragmentos celulares são fagocitados por macrófagos de corpos tingíveis. As células que sobreviveram ao processo de maturação de afinidade (centrócitos) deixam o centro germinativo como precursores de plasmócitos. Algumas dessas células migram para os cordões medulares, onde elas amadurecem e secretam anticorpo para a linfa eferente, ao passo que outras colonizam a região ao redor da zona de célula do manto para formar uma *zona marginal*. Em casos de forte estimulação antigênica, os aros de células do manto podem envolver completamente os centros germinativos *(setas)*. Coloração por HE. (Cortesia do Dr. M.D. McGavin, College of Veterinary Medicine, University of Tennessee.)

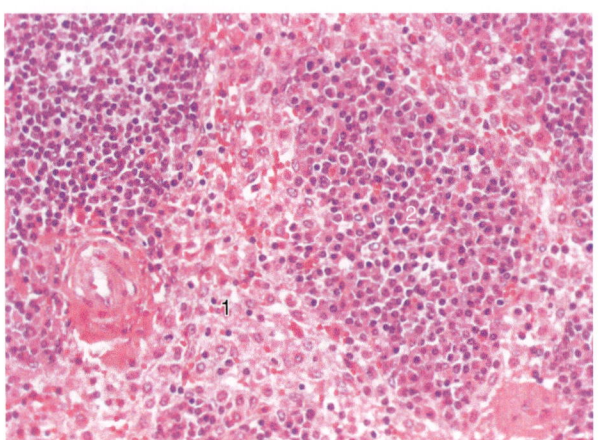

Figura 13-48 **Histiocitose do Seio Medular e Plasmocitose do Cordão Medular, Linfonodo, Cão.** *1,* Os seios medulares estão preenchidos com histiócitos (macrófagos) em resposta à drenagem de agentes infecciosos e não infecciosos na linfa que chega. *2,* Os cordões medulares estão preenchidos com plasmócitos e poucos linfócitos. Os precursores de plasmócitos são formados nos centros germinativos, amadurecem para plasmócitos e migram para os cordões medulares. A presença de grandes números de plasmócitos nos cordões medulares indica a produção de anticorpo em andamento devido a um estímulo antigênico. (Cortesia do Dr. M.D. McGavin, College of Veterinary Medicine, University of Tennessee.)

à hiperplasia folicular e histiocitose sinusal, pois estes linfonodos recebem e respondem continuamente às barreiras de antígenos e bactérias do trato intestinal.

Histiócito Sinusal (Sistema Monócito-Macrófago). Os histiócitos sinusais (macrófagos) são parte do sistema monócito-macrófago e a primeira linha de defesa contra agentes infecciosos e não infecciosos na linfa. Em resposta a estes agentes na drenagem, ocorre a hiperplasia dos macrófagos ("histiocitose sinusal"), mais notável nos seios medulares (Fig. 13-48). Leucócitos, frequentemente monócitos, podem abrigar patógenos intracelulares (p. ex. *Mycobacterium* spp., vírus associados à célula, como o parvovírus), chegam no sangue ou linfa, infectam o linfonodo, e então são disseminados por todos os tecidos linfoides do corpo, por meio da linfa eferente e sangue circulante.

Córtex (Folículos Linfoides). A hiperplasia folicular do córtex é discutida na seção Sistema Linfoide/Linfático, Linfonodo, Função. Um linfonodo estimulado antigenicamente, que está sofrendo hiperplasia folicular, está aumentado e possui uma cápsula tensa, e a superfície do corte pode protruir. Histologicamente, os folículos contêm centros germinativos ativos com polaridade antigênica

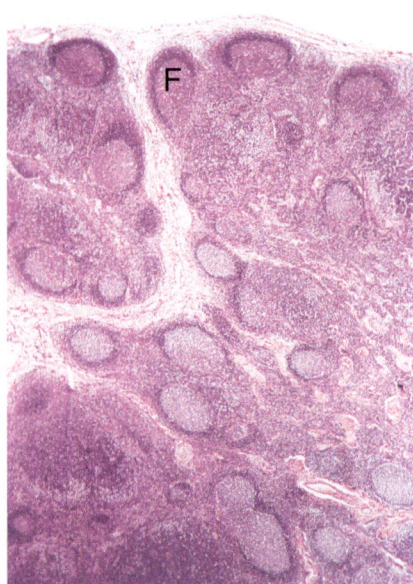

Figura 13-50 **Hiperplasia Folicular Benigna, Demodicose Crônica, Linfonodo Pré-capsular, Cão.** Existe a hiperplasia difusa dos folículos linfoides *(F)* com centros germinativos proeminentes e frequentemente coalescentes. Coloração por HE. (Cortesia do Dr. M.D. McGavin, College of Veterinary Medicine, University of Tennessee.)

(zonas claras e escuras) (Figs. 13-49 e 13-50; Fig. 13-46). Dependendo da duração e continuidade da exposição ao antígeno, também pode haver hiperplasia paracortical concomitante e plasmocitose do cordão medular. As reações foliculares menos complicadas terão centros germinativos separados menores, ao passo que os linfonodos recebendo níveis elevados permanentes de estimulação antigênica podem ter centros germinativos coalescentes (denominados "hiperplasia folicular benigna atípica"). Nestes casos de antigenemia crônica e acentuada, os linfonodos altamente reativos também podem exibir a colonização de linfócitos na gordura perinodal, e os centros germinativos podem conter lagos irregulares de material eosinofílico, conhecidos como *hialinose folicular*. Conforme a resposta imune diminui, ocorre uma depleção de folículos linfoides e a concentração de linfócitos nos centros germinativos diminui, permitindo que o estroma folicular subjacente (incluindo as CDs e macrófagos) se torne visível. Com a depleção de linfócitos em andamento, as zonas de manto celular estão menos densas, menos povoadas e descontínuas. Eventualmente, as células do manto residuais se colapsam no estroma folicular, formando aglomerados de pequenas células escuras dentro do leito de CDs e macrófagos, referidos como *desvanecimento folicular*.

Paracórtex. A atrofia paracortical pode resultar de uma variedade de causas, incluindo a deficiência na produção de linfócitos na medula óssea, seleção diferencial reduzida de linfócitos no timo, ou destruição de linfócitos nos linfonodos causada por vírus, radiação e toxinas (Quadro 13-5). O exame de secções coradas em HE permite a avaliação da atividade folicular no córtex e a concentração de plasmócitos nos cordões medulares, que servem como uma estimativa razoável da atividade de linfócitos B para comparação.

A hiperplasia paracortical pode ter uma aparência nodular ou difusa, dependendo de qual e como os vasos linfáticos aferentes estão drenando o antígeno. Esta reação pode preceder ou ser simultânea à reação do centro germinativo da hiperplasia folicular. A proliferação de linfócitos T foi relatada no paracórtex (e PALS do baço) na febre catarral maligna (FCM) em bovinos, e em suínos com a síndrome reprodutiva e respiratória de suínos. O PCV2 pode causar uma proliferação difusa de macrófagos dentro do paracórtex.

Medula (Seios e Cordões Medulares). As respostas dos seios medulares à lesão são a dilatação dos seios e a proliferação de histiócitos ("histiocitose sinusal"). Os macrófagos do seio se proliferam em resposta a uma ampla variedade de matéria particulada na linfa, incluindo bactérias e eritrócitos (eritrofagocitose) drenando de uma região hemorrágica (Sistema Linfoide/Linfático, Distúrbios dos Animais Domésticos: Linfonodos, Pigmentação de Linfonodos). A dilatação dos seios por um edema ocorre em muitas condições subjacentes, incluindo a insuficiência cardíaca crônica ou a drenagem de uma região agudamente inflamada. Conforme a inflamação progride, os seios se tornam preenchidos com neutrófilos, macrófagos, e ocasionalmente fibrina, além de histiócitos hiperplásticos residentes dos seios (Fig. 13-48). Dependendo da intensidade da inflamação, o parênquima adjacente pode se tornar afetado (Sistema Linfoide/Linfático, Distúrbios dos Animais Domésticos: Linfonodos, Linfonodos Aumentados [Linfadenomegalia], Linfadenite Aguda).

Como ressaltado na seção sobre Linfonodos, Função, após a ativação e proliferação de linfócitos B nos folículos, os imunoblastos lá formados se movem e maturam nos cordões medulares, que como resultado estão distendidos com plasmócitos que secretam anticorpos para os vasos linfáticos eferentes ("plasmocitose medular"). A concentração dos plasmócitos medulares se correlaciona com a atividade dos centros germinativos. À medida que a resposta imune regride, o número de plasmócitos diminui e os cordões medulares retornam ao seu estado de repouso, povoados por alguns linfócitos e plasmócitos dispersos.

Portas de Entrada/Vias de Disseminação

As duas principais portas de entrada de agentes infecciosos e antígenos para o linfonodo são os vasos linfáticos aferentes (disseminação linfática) e vasos sanguíneos (disseminação hematógena). As portas de entrada utilizadas por microrganismos e outros agentes e substâncias para acessar o sistema linfoide/linfático estão resumidas no Quadro 13-6. Os microrganismos infecciosos, tanto aqueles livres dentro da linfa quanto aqueles dentro de linfócitos e monócitos, são transportados para os linfonodos regionais por meio dos vasos linfáticos. Os agentes podem escapar da remoção por fagocitose no linfonodo e serem transportados pelos vasos linfáticos eferentes para o próximo linfonodo na cadeia, e lá causar uma resposta inflamatória ou imunológica. Este processo pode continuar serialmente descendendo na cadeia de linfonodos, e se o agente não é removido, ele eventualmente pode ser transportado por meio dos vasos linfáticos para os ductos cervicais ou torácicos e então disseminado por todo o corpo.

Embora a maioria dos patógenos sejam transportados para os linfonodos pelos vasos linfáticos aferentes, as bactérias podem ser transportadas para os linfonodos hematologicamente (livres ou dentro de leucócitos, como monócitos) em septicemias e bacteremias. A penetração direta de um linfonodo é incomum, pois ele é protegido por uma cápsula fibrosa espessa. Ocasionalmente, as células inflamatórias ou neoplasmas podem se estender de tecidos adjacentes diretamente para o parênquima do linfonodo.

Mecanismos de Defesa/Sistemas de Barreira

Os mecanismos de defesa utilizados pelo sistema linfático para se proteger contra microrganismos e outros agentes, são as respostas imunes inata e adaptativa, discutidas nos Capítulos 3, 4 e 5. Outros mecanismos de defesa são os de natureza estrutural para proteger contra o trauma extremo, e incluem as cápsulas fibrosas espessas dos linfonodos.

Nódulos Hemolinfoides
Estrutura e Função

Os nódulos hemolinfoides são pequenos, de cor vermelho-escura a marrom, encontrados mais comumente em ruminantes, principalmente ovinos, e também foram relatados em cavalos, primatas e alguns canídeos. Sua arquitetura se assemelha aquela de um linfonodo com folículos e seios da linfa, exceto que nos nódulos hemolinfoides, os seios são preenchidos com sangue. Uma vez que a eritrofagocitose pode estar presente, presume-se que os nódulos hemolinfoides possam filtrar o sangue e remover os eritrócitos senescentes, porém à medida que seu suporte sanguíneo é pequeno, sua importância funcional não está clara.

Tecido Linfoide Associado à Mucosa
Estrutura e Função

O MALT é o local inicial para a imunidade da mucosa e é crucial na proteção das barreiras de mucosa. O MALT é composto de tecidos linfoides difusos e nódulos de agregados linfoides (também conhecidos como linfáticos), que podem ser subcatergorizados com relação às suas localizações anatômicas: (1) tecido linfoide associado ao brônquio (BALT), que frequentemente está na bifurcação dos brônquios e bronquíolos; (2) as tonsilas (faríngeas e palatinas) que formam um anel de tecido linfoide na orofaringe; (3) tecidos linfoides associados ao tubo nasal, laríngeo e auditivo (NALT, LALT e ATALT, respectivamente) dentro da região da nasofaringe; (4) tecido linfoide associado ao intestino (GALT), que inclui as placas de Peyer e tecido linfoide difuso na parede intestinal; (5) tecido linfoide associado à conjuntiva (CALT); (6) outros nódulos linfoides (p. ex. trato geniturinário) (Fig. 13-51).

Tecido linfoide difuso consiste de linfócitos e CDs dentro da lâmina própria da mucosa dos tratos digestório, respiratório e geniturinário. Estas células interceptam e processam antígenos, que então viajam para linfonodos regionais para iniciar a resposta imune, por fim causando secreção de IgA, IgG e IgM.

Nódulos linfoides solitários são concentrações localizadas de linfócitos (principalmente linfócitos B) na mucosa e consistem de

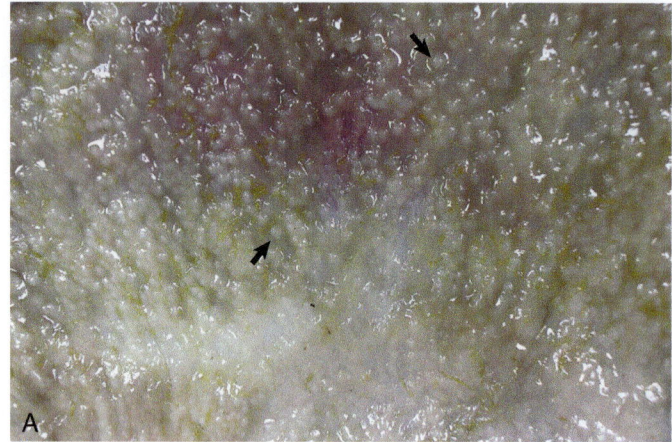

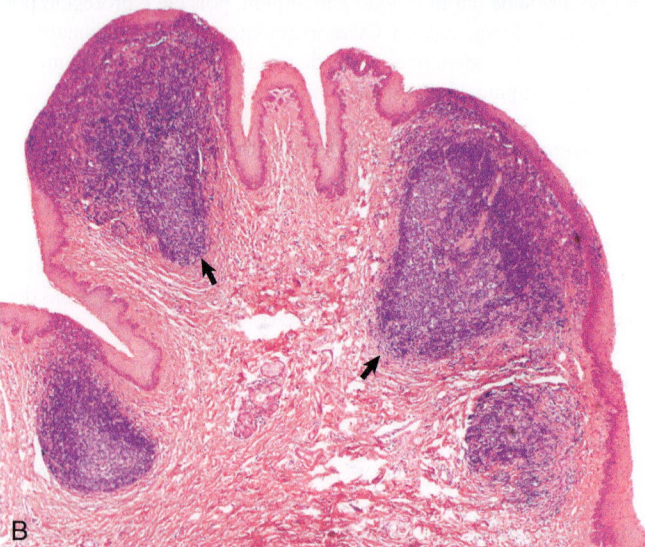

Figura 13-51 **Hiperplasia Folicular Linfoide, Tecido Linfoide Associado à Mucosa. A,** A mucosa contém nódulos multifocais, ligeiramente elevados, macios e brancos (*setas*). **B,** Folículos linfoides proeminentes (*setas*) se formaram dentro da submucosa. Coloração por HE. (Cortesia do Dr. A.C. Durham, School of Veterinary Medicine, University of Pennsylvania.)

aglomerados definidos, mas desencapsuladoss, de pequenos linfócitos (nódulo linfoide primário). Eles geralmente não são macroscopicamente visíveis em repouso ou no estado não estimulado antigenicamente, porém sob estimulação antigênica, eles se proliferam e formam centros germinativos e circundam as zonas do manto celular (nódulos linfoides secundários).

Nódulos linfoides agregados consistem de grupos de linfonodos, cujos mais notáveis são as tonsilas e placas de Peyer. Os folículos linfoides agregados das placas de Peyer estão mais evidentes no íleo. Estes estão revestidos por um epitélio especializado, o epitélio associado ao folículo (EAF). O EAF é a interface entre as placas de Peyer e o microambiente luminal, e consiste de eritrócitos e células M interdigitais. As células M transportam (por meio da endocitose, fagocitose, pinocitose e micropinocitose) antígenos, partículas, bactérias e vírus do lúmen intestinal para a região subjacente rica em CDs, que liberam o material do tecido linfoide para as placas de Peyer. As células M também expressam os receptores de IgA, que permitem a captura e o transporte de bactérias capturadas pela IgA. A proporção de eritrócitos e células M dentro do EAF é modulada pela composição bacteriana luminal. Por exemplo, as células M aumentam em animais transferidos de um abrigo livre de patógenos para um ambiente normal. As células M também podem ser exploradas como uma porta de entrada por microrganismos (Sistema Linfoide/Linfático, Portas de Entrada/Vias

de Disseminação). A Tabela 13-5 lista as interações do MALT com diferentes microrganismos.

Disfunção/Respostas à Lesão

As respostas do MALT à lesão são semelhantes àquelas de outros tecidos linfoides: hiperplasia, atrofia e inflamação (Quadro 13-10).

Hiperplasia. A hiperplasia de nódulos linfoides é uma resposta ao estímulo antigênico e consiste da ativação de centros germinativos com a produção subsequente de plasmócitos (Fig. 13-51, *B*). A hiperplasia do nódulo linfoide está frequentemente presente em condições de doença crônica, como a hiperplasia do BALT na bronquite ou bronquiolite crônica associada ao *Dictyocaulus* spp. (cavalos, bovinos, ovinos e caprinos) ou *Metastrongylus* spp. (suínos). A pneumonia por *Mycoplasma* spp. de ovinos e suínos apresenta hiperplasia de BALT acentuada que pode envolver os bronquíolos e brônquios ("pneumonia com constrição").

Os nódulos linfáticos hiperplásicos podem estar tão aumentados que eles se tornam macroscopicamente visíveis como placas ou nódulos brancos discretos (Fig. 13-51, *A*). Eles podem ser observados na conjuntiva das pálpebra e terceira pálpebra na conjuntivite crônica, na mucosa faríngea na faringite crônica, na mucosa gástrica na gastrite crônica, e na bexiga urinária na cistite crônica (cistite folicular). O feto normal não possui o BALT detectável, embora ele possa estar presente em fetos abortados por doenças infecciosas.

Atrofia. A atrofia do tecido linfoide difuso e dos nódulos linfoides possuem as mesmas causas da atrofia afetando outros tecidos linfoides (Quadro 13-5), e incluem a ausência de estímulo antigênico, caquexia, desnutrição, envelhecimento, infecções virais ou insuficiência ao ser repovoado por linfócitos B da medula óssea ou linfócitos T do timo. A linfocitólise de linfócitos de centros germinativos das placas de Peyer é uma lesão característica na infecção por BVDV em ruminantes e infecções por parvovírus em caninos e felinos (placas de Peyer escavadas) (Capítulos 4 e 7).

Portas de Entrada/Vias de Disseminação

As principais portas de entrada de agentes infecciosos para o MALT são a disseminação hematógena e por meio de macrófagos, CDs e células M migrantes. Bactérias patogênicas como *Escherichia coli*, *Yersinia pestis*, *Mycobacterium avium* ssp. *paratuberculosis* (MAP), *L. monocytogenes*, *Salmonella* spp., *Shigella flexneri* podem invadir o hospedeiro do lúmen do intestino através de células M ou dendríticas. Alguns vírus (p. ex. reovírus) podem ser transportados por células M. A proteína príon scrapie (PrP^{Sc}) também pode se acumular nas placas de Peyer. Muitos vírus, como o coronavírus bovino, BVDV, rinderpest vírus, vírus da febre catarral maligna, vírus da panleucopenia felina e o parvovírus canino, causam a depleção de linfócitos dentro do MALT. As portas de entrada utilizadas por microrganismos e outros agentes e substâncias para o acesso do sistema linfoide estão resumidas no Quadro 13-6.

Mecanismos de Defesa/Sistemas de Barreira

Mecanismos de defesa utilizados pelo MALT para se proteger contra microrganismos e outros agentes, são as respostas imunes inatas e adaptativa, discutidas nos Capítulos 3, 4 e 5.

Distúrbios dos Animais Domésticos: Timo
Distúrbios Congênitos

Os distúrbios congênitos do timo são discutidos em detalhes no Capítulo 5. A síntese das alterações morfológicas macro e microscópicas está descrita nas seções sobre Distúrbios dos Equinos e Distúrbios dos Cães.

Os cistos tímicos podem ser encontrados dentro do timo em desenvolvimento e maduro, e nos remanescentes tímicos no mediastino

Tabela 13-5	Função do Tecido Linfoide Associado à Mucosa (MALT) nas Doenças Virais e Bacterianas no Rebanho	
Função	**Espécies**	**Microrganismo**
TONSILAS		
Porta de entrada	Ovinos e caprinos	*Chlamydia psittaci*
Local de infecção inicial	Bovinos	BVDV
Primeiro local de infecção	Bovinos	BHV-1
Local de replicação	Suínos	Circovírus suíno tipo 2
Carreadores (reservatórios)		Infecção por SMDS
	Equinos	*Streptococcus equi* subsp. *zooepidemicus*
	Bovinos	*Mannheimia haemolytica*
	Ovinos	*Salmonella* spp.
		Pasteurella haemolytica
		Agente scrapie (PrP^{Sc})
	Suínos	*Mycoplasma* spp.
		Streptococcus suis
		Salmonella spp.
		Yersinia pseudotuberculosis
GALT (PLACAS DE PEYER)		
Portas de entrada	Bovinos	*Brucella abortus*
	Ovinos e caprinos	*Mycobacterium avium* spp. *paratuberculosis*
		Yersinia tuberculosis

BVDV, Vírus da diarreia viral bovina; *BHV-1*, herpesvírus bovino 1; *SMDS*, síndrome multissistêmica de definhamento suíno.
Dados de Liebler-Tenorio EM, Pabst R: *Vet Res* 37:257-280, 2006.

Quadro 13-10	Respostas do Tecido Linfoide Associado à Mucosa à Lesão

Hiperplasia
  Hiperplasia linfoide com formação de centro germinativo pelo
    acúmulo antigênico
Atrofia
  Atrofia linfoide (Quadro 13-5)
Inflamação
  Granulomatosa (doença de Johne; Distúrbios dos Ruminantes)

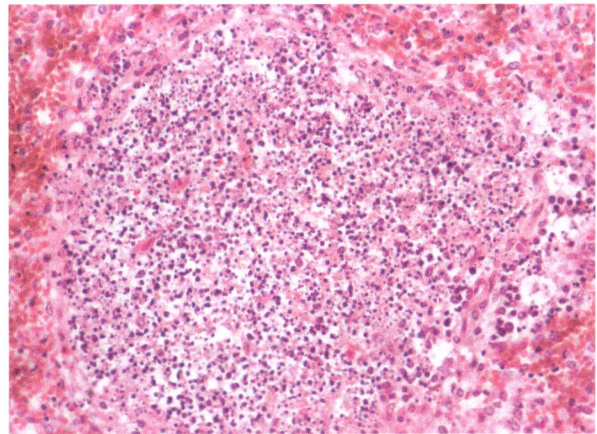

Figura 13-52 Herpesvírus Equino 1, Baço, Potro Abortado. A maioria dos folículos esplênicos está ocupada por restos nucleares, o resultado da linfocitólise. Observação: linfocitólise pode ser causada por outros agentes infecciosos e não infecciosos (p. ex. medicamentos quimioterápicos). Coloração por HE. (Cortesia de College of Veterinary Medicine, University of Illinois.)

cranial. Os cistos tímicos frequentemente estão alinhados pelo epitélio ciliado, e representam os remanescentes do desenvolvimento do epitélio do arco branquial, geralmente não têm significado.

Distúrbios Inflamatórios e Degenerativos

A timite é uma lesão incomum e pode ser observada em infecções por PCV2 (Distúrbios dos Suínos e Capítulo 4), aborto enzoótico bovino (Capítulo 18), e doença do envenenamento por salmão em cães (Capítulo 7). Os agentes infecciosos causam mais comumente a atrofia tímica. Também podem ser causados graus variáveis de imunodeficiência adquirida por meio de toxinas, agentes quimioterápicos e radiação, desnutrição, envelhecimento e neoplasia. Dos agentes infecciosos, os vírus infectam e lesionam mais comumente os tecidos linfoides e incluem os seguintes: EHV-1 em potros abortados (Fig. 13-52), vírus da peste suína clássica, BVDV, vírus da cinomose canina, parvovírus canino e felino, e FIV; depleção linfoide tímica é uma lesão inicial em filhotes de gatos infectados por FIV.

As *toxinas ambientais*, como hidrocarbonetos aromáticos halogenados (p. ex. bifenilo e dibenzodioxinas policloradas), chumbo e o mercúrio têm um efeito supressor sobre o sistema imune. Os hidrocarbonetos aromáticos halogenados causam a disfunção de CDs por diversos mecanismos que causam a atrofia de órgãos linfoides primários e secundários. Metais pesados, como o chumbo, mercúrio e níquel, são imunossupressores e geralmente afetam os níveis de linfócitos B e T, células NK e citocinas inflamatórias. Outros metais, como o selênio, zinco e vanádio, podem ser imunoestimulantes em baixas doses. Os

mecanismos imunotóxicos podem ser diferentes, e incluem a quelação de moléculas e o efeito sobre a síntese de proteínas, integridade da membrana celular e replicação de ácidos nucleicos. Os efeitos tóxicos de micotoxinas, como as fumonisinas B$_1$ e B$_2$ (metabólitos fúngicos secundários produzidos por membros do gênero *Fusarium*) e aflatoxinas (produzidas pelo *Aspergillus flavus*), incluem a linfocitólise no córtex do timo.

Os *medicamentos quimioterápicos* inibem o ciclo celular por meio de vários mecanismos, e assim todas as células em divisão, incluindo linfócitos, células da medula óssea e eritrócitos, são sensíveis aos seus efeitos. Como tal, a supressão da medula óssea, a imunossupressão e os distúrbios gastrointestinais são efeitos colaterais comuns de medicamentos contra o câncer. Os análogos da purina (azatioprina) competem com as purinas na síntese de ácidos nucleicos, ao passo que os agentes alquilantes, como a ciclofosfamida, têm ligação com o DNA e inibem a replicação e ativação de linfócitos. A ciclosporina

A inibe especificamente a via de sinalização do linfócito T ao interferir com a transcrição do gene IL-2. O metotrexato, um antagonista do ácido fólico, bloqueia a síntese de nucleotídeos de timidina e purina. Os efeitos imunossupressores de alguns desses agentes são desejáveis para o tratamento de doenças imunomediadas (anemia hemolítica imunomediada, por exemplo) ou para prevenir a rejeição de enxerto após o transplante. Os corticosteroides podem ser administrados em uma dose imunossupressora, embora o grau de supressão seja altamente variável entre as espécies. O tratamento local ou paliativo do câncer pode incluir a *radioterapia* (*radiação ionizante*) para focar e danificar o DNA de células neoplásicas. Embora possa ser observada alguma imunossupressão, se a medula óssea ou o tecido linfoide está particularmente dentro do campo terapeuticamente irradiado, muitas evidências sugerem que a radioterapia pode induzir uma cascata de efeitos pró-imunogênicos que abrangem os sistemas imunes inato e adaptativo para contribuir com a destruição de células tumorais.

Desnutrição e caquexia, que podem ocorrer com o câncer, levam a imunossupressão secundária por meio de diversas aberrações complexas metabólicas e neuro-hormonais. A função tímica pode ser comprometida em animais jovens desnutridos, ocasionando uma redução em linfócitos T circulantes e subsequente depleção de regiões do linfócito T de órgãos linfoides secundários. A atrofia linfoide pode resultar do estresse fisiológico e emocional, que pode causar a liberação de catecolaminas e glicocorticoides.

Envelhecimento

Como parte dos efeitos gerais do envelhecimento nas células (Capítulo 1), todos os órgãos linfoides diminuem de tamanho (atrofia) com o avanço da idade. No caso do timo, esta redução de tamanho normalmente ocorre após a maturidade sexual e é denominada mais apropriadamente como *involução tímica*. O termo involução deve estar reservado para processos fisiológicos normais nos quais um órgão retorna ao tamanho normal após um período de aumento (p. ex. útero no pós-parto), ou regride para um estado mais primitivo `(p. ex. involução tímica).

Neoplasia

Uma vez que o timo possui os componentes linfoide e epitelial, os neoplasmas podem surgir de ambos os componentes. O linfoma tímico se origina de linfócitos T no timo (e muito raramente de linfócitos B). Ele é observado mais frequentemente em gatos e bovinos jovens, e menos frequentemente em cães (Fig. 13-53) (Neoplasia Hematopoiética). Os timomas se originam do componente epitelial e geralmente são neoplasmas benignos que ocupam o mediastino cranial de animais mais velhos. Histologicamente, estes neoplasmas consistem de células epiteliais neoplásicas aglomeradas ou individualizadas, frequentemente superadas em número por pequenos linfócitos não neoplásicos ("timoma rico em linfócitos"). Os timomas são comuns em caprinos e geralmente contêm grandes estruturas císticas. As doenças imunomediadas, incluindo a miastenia grave e a poliomiosite imunomediada, ocorrem com timomas em cães, e também raramente em gatos. A miastenia grave é causada por anticorpos direcionados para receptores de acetilcolina, que resultam na destruição de membranas pós-sinápticas e redução de receptores de acetilcolina na junção neuromuscular. O megaesôfago e a pneumonia por aspiração são sequelas comuns a esta condição.

Distúrbios Variados

Hiperplasia Tímica. A hiperplasia assintomática pode ocorrer em animais jovens em associação a imunizações, e ocasiona o aumento simétrico no tamanho do timo. A hiperplasia linfoide autoimune do timo possui a formação de centro germinativo e ocorre com a miastenia grave.

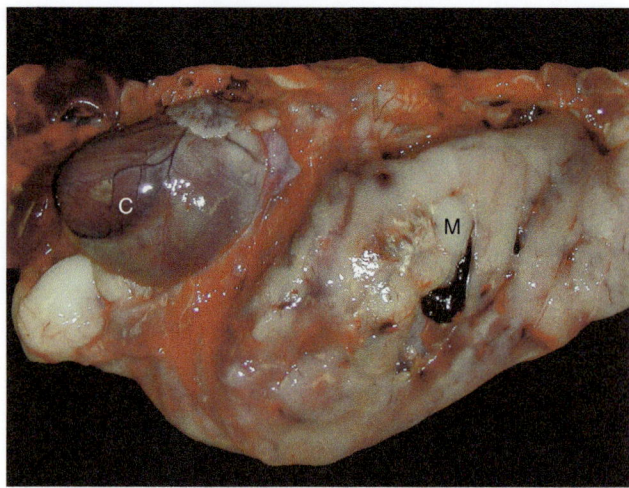

Figura 13-53 Linfoma Tímico, Gato. A massa grande e pálida (M) preenche o mediastino cranial e desloca os pulmões caudalmente. C, Coração. (Cortesia do Dr. A.C. Durham, School of Veterinary Medicine, University of Pennsylvania.)

Hematomas Tímicos. Distúrbios dos Cães.

Distúrbios dos Animais Domésticos: Baço

Distúrbios Congênitos

A *asplenia* ou a insuficiência do baço em se desenvolver no útero, raramente ocorre nos animais, e o efeito sobre o estado imune do animal é incerto. (A aplasia esplênica está presente em algumas raças de camundongos, porém uma vez que eles geralmente são mantidos sob condições livres de germes ou livres de patógenos específicos [SPF], o efeito da asplenia não pode ser avaliado.) As doenças de imunodeficiência congênita estão descritas em detalhes no Capítulo 5, e nas seções sobre Distúrbios dos Equinos e Distúrbios dos Cães.

Esplenomegalia

A avaliação macroscópica do baço envolve decidir se o baço está aumentado (esplenomegalia), normal, ou pequeno. O aumento difuso do baço pode ser por congestão (denominada baço sangrento) ou outra doença infiltrativa (denominada baço carnoso). A superfície de corte de baços congestos exsudará sangue, ao passo que os baços carnosos são mais firmes e não exsudam sangue prontamente. As doenças e distúrbios que geram esplenomegalia são discutidas utilizando as seguintes categorias, que listam as causas comuns para a esplenomegalia uniforme (Tabela 13-6):

- Esplenomegalia uniforme com uma consistência sangrenta (baço sangrento) (Fig. 13-54, A).
- Esplenomegalia uniforme com uma consistência firme (baço carnoso) (Fig. 13-54, B).
- Nódulos esplênicos com uma consistência sangrenta.
- Nódulos esplênicos com uma consistência firme.

Esplenomegalia Uniforme com uma Consistência Sangrenta: Baço Sangrento. As causas comuns de um baço sangrento são (1) congestão (por um vólvulo gástrico com aprisionamento esplênico, vólvulo esplênico [todos os quais comprimem a veia esplênica], e eutanásia, anestesia ou sedação com barbitúricos), (2) hiperemia aguda (por septicemia), e (3) anemia hemolítica aguda (por um distúrbio autoimune ou uma infecção com um parasita hemotrópico).

Congestão

Torção Esplênica. A torção do baço ocorre mais comumente em suínos e cães; nos cães isso geralmente envolve o baço e o estômago, e é observado mais frequentemente em raças de peitoral profundo

Tabela 13-6	Causas Comuns da Esplenomegalia Uniforme nos Animais Domésticos	
Espécies	**Baço Congesto (Sangrento)**	**Baço Firme (Carnoso)**

Equino	Eutanásia ou anestesia com barbitúricos
	Septicemia aguda
	  Salmonelose
	Doença hemolítica aguda
	  AIE
		Septicemia crônica
		  Salmonelose
		Doenças hemolíticas crônicas
		  AIE
		  AHIM
		Neoplasia hematopoiética
		  Linfoma

Bovinos, ovinos e caprinos	Septicemia
	  Antraz
	  Salmonelose
	Doenças hemolíticas agudas
	  Babesiose
		Septicemia crônica
		  Salmonelose
		Doenças hemolíticas crônicas
		  Babesia
		  Anaplasmose
		  Tripanossomíase
		  Micoplasmose hemotrópica
		Neoplasia hematopoiética
		  Linfoma

Suíno	Septicemia
	  Salmonelose
	Torsão esplênica
		Septicemias crônicas
		  Salmonelose
		  Erisipela
		Doença hemolítica crônica
		  Micoplasmose hemotrópica
		Neoplasia hematopoiética
		  Linfoma

Cão e gato	Eutanásia ou anestesia com barbitúricos
	Torsão esplênica com DVG (cão)
		Doença hemolítica crônica
		AHIM
		Doença infecciosa crônica
		  Histoplasmose
		  Leishmaniose
		Neoplasia hematopoiética
		  Linfoma
		  Mastocitoma
		  Sarcoma histiocítico
		Hematopoiese extramedular
		Amiloidose

AIE, Anemia infeciosa equina; *DVG,* dilatação e vólvulo gástrico; *AHIM,* anemia hemolítica imunomediada.

(Capítulo 7). Em contraste com os ruminantes, nos quais o baço está firmemente aderido ao rúmen, os baços de cães e suínos estão aderidos com menos intensidade ao estômago pelo ligamento gastroesplênico. É a torção do baço ao redor deste ligamento que resulta inicialmente na oclusão das veias, causando a congestão esplênica, e posteriormente a oclusão da artéria, causando o infarto esplênico. Em cães, o baço está aumentado uniformemente e acentuadamente e pode estar azul-escuro pela cianose. Geralmente ele está dobrado por cima de si mesmo (superfície visceral para superfície visceral) no formato da letra "C". O tratamento para esta condição mais frequentemente é a esplenectomia.

Eutanásia, Anestesia ou Sedação por Barbitúricos. A injeção intravenosa de barbitúricos induz a congestão passiva aguda no baço, devido ao relaxamento da musculatura lisa da cápsula e trabéculas. Este fenômeno é observado mais dramaticamente na autópsia em cavalos e cães que foram eutanasiados ou anestesiados com barbitúricos. Macroscopicamente, o baço está extremamente aumentado (Fig. 13-55), e a superfície de corte está protruída e exsuda sangue copiosamente. Por conta da distensão esplênica, a cápsula esplênica pode estar frágil e se romper facilmente. Histologicamente, a polpa vermelha está distendida por eritrócitos, e os tecidos linfoides da polpa branca estão pequenos e amplamente separados (Fig. 13-56). A insensibilização elétrica de suínos no abatedouro pode ocasionar um baço grande e congesto; o mecanismo é desconhecido, porém

não deve ser confundido com um baço congesto patologicamente. A congestão esplênica na insuficiência cardíaca aguda raramente é observada em animais.

Congestão Aguda/Hiperemia. A septicemia aguda pode causar hiperemia aguda e congestão aguda concorrente das zonas marginais e polpa vermelha esplênica. Os microrganismos são transportados hematologicamente para estes locais, onde eles são rapidamente fagocitados por macrófagos. Números elevados de bactérias intravenosas podem ser removidos do sangue pelo baço em 20 a 30 minutos, porém quando este mecanismo de defesa está suprimido, o resultado geralmente é fatal. A resposta do baço depende da duração da doença. Em casos agudamente fatais, como o antraz e a salmonelose fulminante, a distensão pelo sangue pode ser o único achado macroscópico. Se o animal sobrevive por mais tempo, como na erisipela suína e as formas menos virulentas de salmonelose, pode haver tempo suficiente para neutrófilos e macrófagos se acumularem nos seios marginais, zonas marginais e espaços vasculares da polpa vermelha esplênica.

Antraz. O *B. anthracis,* o agente causador do antraz, é um bacilo Gram-positivo, grande, formador de endosporo, que cresce em ambientes aeróbicos a anaeróbicos facultativos. O antraz é principalmente uma doença de ruminantes, especialmente bovinos e ovinos (Capítulo 4, 7, 9 e 10). Uma vez que os esporos são ingeridos, eles se replicam localmente no trato intestinal, se espalham para os

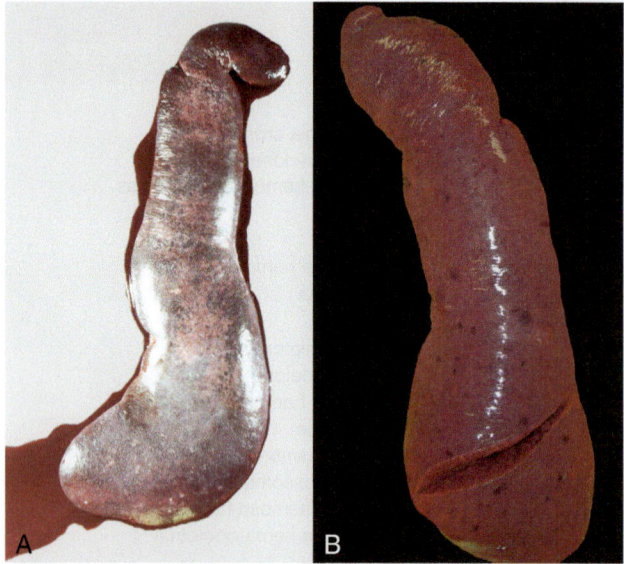

Figura 13-54 **Esplenomegalia Uniforme. A,** Baço congesto sangrento. Esta condição ocorre secundária ao comprometimento do fluxo vascular para dentro e para fora do baço (p. ex. torsão), por barbitúricos intravenosos (p. ex. eutanásia ou anestesia), e por hiperemia aguda por septicemia. **B,** Baço carnoso. Esta condição pode ser por uma proliferação de macrófagos em casos de septicemias crônicas, doenças hemolíticas, doença granulomatosa difusa, ou neoplasia (p. ex. linfoma). (**A** Cortesia de College of Veterinary Medicine, University of Illinois. **B** Cortesia do Dr. A.C. Durham, School of Veterinary Medicine, University of Pennsylvania.)

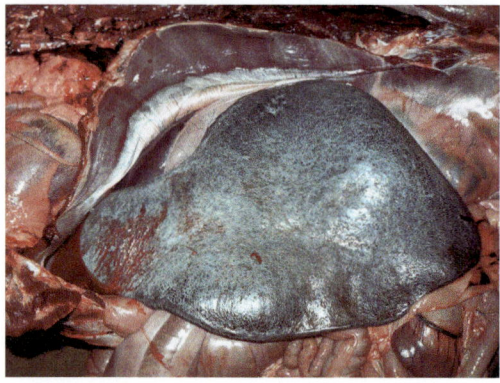

Figura 13-55 **Congestão Esplênica por Eutanásia por Barbitúricos, Equino.** O baço está aumentado e congesto pelo armazenamento de sangue. (Cortesia do Dr. M.D. McGavin, College of Veterinary Medicine, University of Tennessee.)

linfonodos regionais, e então se disseminam sistematicamente por meio da corrente sanguínea, ocasionando a septicemia. O *B. anthracis* produz exotoxinas, que degradam as membranas da célula endotelial e sistemas de enzimas.

Macroscopicamente, o baço está uniformemente aumentado e de cor vermelho escuro à preto azulado, e contém sangue não coagulado abundante. Em casos hiperagudos somente a lesão histológica pode ser a congestão acentuada dos seios marginais e espaços vasculares da polpa vermelha esplênica. Em um baixo aumento, a congestão do seio marginal pode parecer como um anel vermelho circunferencial ao redor do folículo esplênico, e existe a linfocitólise marcada de folículos do PALS. Bacilos intravasculares livres são observados e podem ser vistos na impressão de esfregaços de sangue periférico, presumivelmente porque a morte por toxina de antraz é tão rápida que não há tempo suficiente para a fagocitose ocorrer. Se o animal vive por

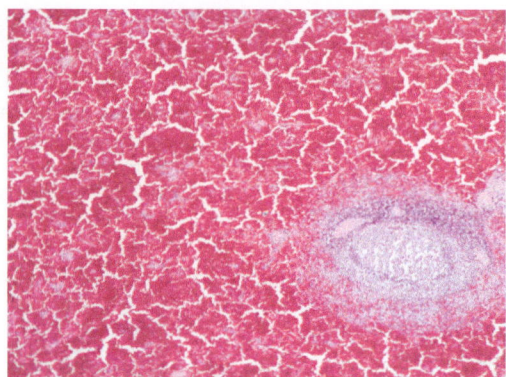

Figura 13-56 **Congestão Esplênica por Eutanásia por Barbitúricos, Cão.** Os espaços vasculares da polpa vermelha estão acentuadamente distendidos pelo sangue. Um folículo esplênico da polpa branca está presente no canto inferior direito. Coloração por HE. (Cortesia do Dr. M.D. McGavin, College of Veterinary Medicine, University of Tennessee.)

mais tempo, estão presentes neutrófilos dispersos nos seios marginais e espaços vasculares da polpa vermelha (Fig. 13-57). Os casos de antraz normalmente não são necropsiados pois a exposição ao ar faz com que a bactéria esporule — esporos de antraz são extremamente resistentes e contaminam o ambiente prontamente.

Anemias Hemolíticas Agudas. As doenças hemolíticas, incluindo a babesiose aguda, crises hemolíticas na anemia infecciosa equina e anemia hemolítica imunomediada, podem causar congestão esplênica acentuada. A congestão esplênica ocorre pelo processo de remoção da circulação (fagocitose) e armazenamento de grandes números de eritrócitos parasitados sequestrados e/ou alterados. Histologicamente, existe a dilatação dos espaços vasculares da polpa vermelha com eritrócitos e eritrofagócitos. Com a cronicidade, há a hiperplasia de macrófagos da polpa vermelha, hemossiderose e congestão reduzida, pois o número de eritrócitos doentes sequestrados é reduzido.

Esplenomegalia Uniforme com uma Consistência Firme-Baço Carnoso.

As três categorias gerais de condições levando à esplenomegalia uniforme com uma consistência carnuda firme são (1) fagocitose acentuada de células, restos e agentes/materiais estranhos; (2) proliferação ou infiltração de células como ocorre na hiperplasia linfoide difusa e histiocítica, doença granulomatosa difusa, HEM e neoplasia; (3) armazenamento de materiais em doenças de armazenamento ou amiloidose. É importante reconhecer que mais de um destes processos podem ocorrer no mesmo paciente (cães com anemia hemolítica imunomediada podem ter eritrocitose e HEM acentuadas, por exemplo). A aparência da superfície de corte de um baço carnoso depende da causa subjacente. Na hiperplasia linfoide acentuada difusa, estão visíveis nódulos grandes, disseminados, discretos, brancos e aumentados de tamanho. Os baços com neoplasmas infiltrativos difusos, como linfoma, são rosas-claros a roxos na superfície de corte.

Fagocitose e Proliferação de Células

Hiperplasia Linfoide Difusa. A hiperplasia linfoide foi descrita em detalhes na seção sobre Disfunção/Respostas à Lesão. Em casos de estimulação antigênica prolongada, os folículos linfoides por todo o parênquima esplênico podem se tornar aumentados e visíveis na avaliação macroscópica (Fig. 13-58), levando à esplenomegalia difusa. Em contraste à hiperplasia de linfócitos B de folículos linfoides, algumas doenças (p. ex. febre catarral maligna em bovinos) podem levar à hiperplasia de linfócitos T do PALS.

Hiperplasia Histiocítica Difusa e Fagocitose. A esplenomegalia, a partir da hiperplasia e fagocitose elevada de macrófagos esplênicos,

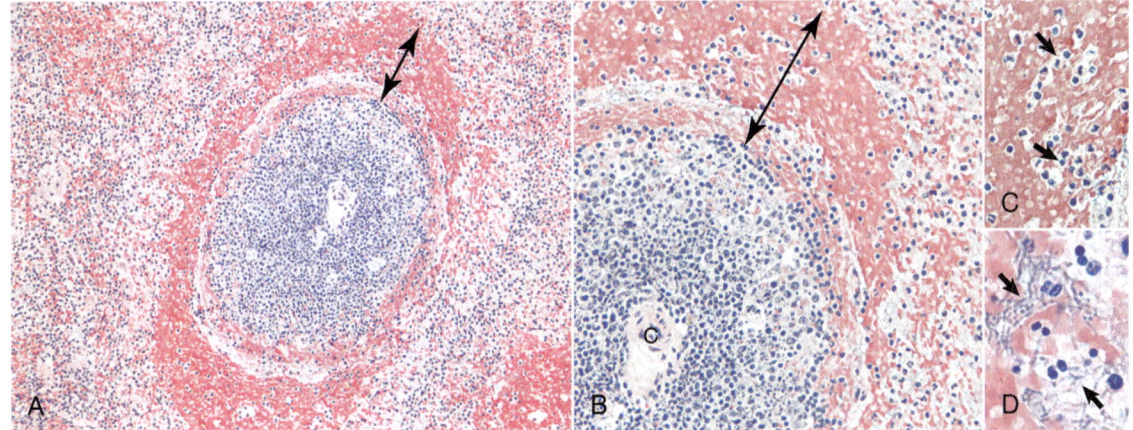

Figura 13-57 Antraz, Baço, Macaco. (Fig. 13-40 para ilustração esquemática da zona marginal.) **A,** Septicemias agudas podem causar congestão aguda da zona marginal (*linha dupla*) e então os espaços vasculares da polpa vermelha (não apresentados). **B,** Amplificação maior de **A** com a zona marginal (*linha dupla*) e artéria central (*C*) do folículo. **C,** Amplificação maior de **B** com pequenos agregados de neutrófilos dentro da zona marginal (*setas*). **D,** Amplificação maior de **B** com acúmulo de bacilos antraz dentro da zona marginal (*setas*). Essa forma produz toxinas antraz, que causam lesão tecidual severa, resultando na inflamação e morte celular. Todos com Coloração por HE. (Cortesia do Dr. J.F. Zachary, College of Veterinary Medicine, University of Illinois. Fotografado dos slides fornecidos por Toxicology Battelle Columbus para o Wednesday Slide Conference [2003-2004, Conference 13, Case 1], Armed Forces Institute of Pathology, Department of Veterinary Pathology.)

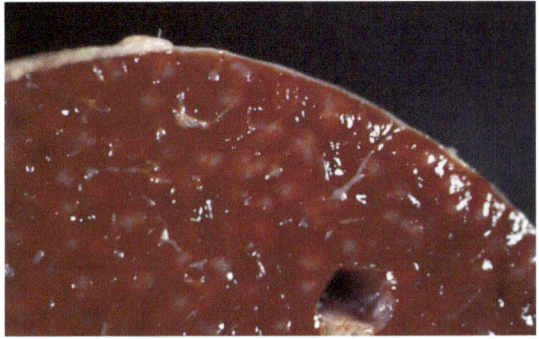

Figura 13-58 Hiperplasia Linfoide, Secção Transversa do Baço, Cão. Os folículos hiperplásicos da polpa branca estão macroscopicamente evidentes como focos cinza-brancos de 1 a 3 mm de diâmetro. Essas estruturas não são visíveis no baço normal, mas se tornam aumentadas e visíveis a partir da hiperplasia linfoide acentuada. (Cortesia do Dr. S. Wolpert, USDA/FSIS; e Noah's Arkive, College of Veterinary Medicine, The University of Georgia.)

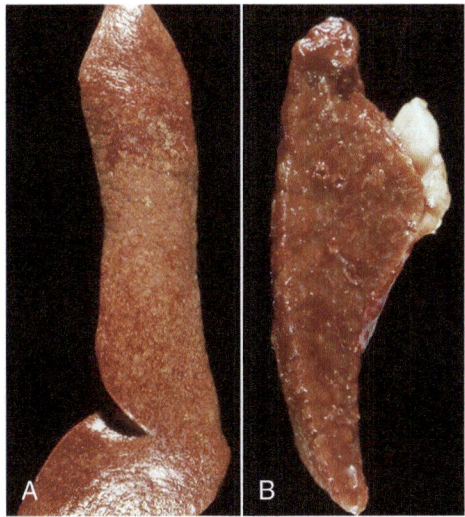

Figura 13-59 Histoplasmose, Baço, Cão. A, Existe uma esplenomegalia uniforme com uma consistência firme (baço carnoso). **B,** Secção transversal do baço. A polpa vermelha foi quase completamente substituída pela inflamação granulomatosa difusa. (Cortesia de Department of Veterinary Biosciences, The Ohio State University; e Noah's Arkive, College of Veterinary Medicine, The University of Georgia.)

é uma resposta à necessidade de engolfar organismos em bacteremia ou parasitemia prolongada por organismos hemotrópicos. Enquanto a anemia hemolítica aguda causa a esplenomegalia com congestão (baço *sangrento*), com a cronicidade há uma redução no sequestro de eritrócitos lesados e consequentemente menor congestão. Portanto, em casos de doença hemolítica crônica, a esplenomegalia é atribuída à proliferação difusa de macrófagos, fagocitose e hiperplasia simultânea da polpa branca pela estimulação antigênica em andamento. Por exemplo, a anemia infecciosa equina possui períodos cíclicos de viremia, com danos imunomediados aos eritrócitos e plaquetas, e fagocitose para remover eritrócitos e plaquetas alterados. Esses ciclos ocasionam a proliferação de macrófagos da polpa vermelha, hiperplasia de células hematopoiéticas (HEM) para substituir aquelas perdidas, e hiperplasia de linfócitos na polpa branca.

Doença Granulomatosa Difusa. As doenças infecciosas crônicas podem ocasionar um baço uniformemente firme e aumentado, principalmente pela hiperplasia e fagocitose de macrófagos, hiperplasia linfoide difusa ou doença granulomatosa difusa. As doenças

granulomatosas difusas ocorrem em (1) bactérias intracelulares facultativas que infectam macrófagos (p. ex. *Mycobacterium* spp., *Brucella* spp., e *Francisella tularensis*); (2) micoses sistêmicas (p. ex. *Blastomyces dermatitidis*, *Histoplasma capsulatum*) (Sistema Linfoide/Linfático, Distúrbios dos Animais Domésticos: Linfonodos, Linfonodos Aumentados [Linfadenomegalia]) (Fig. 13-59, A e B) e (3) infecçõespor protozoários que infectam macrófagos (p. ex. *Leishmania* spp.). Alguns desses organismos também podem ocasionar um baço nodular, com a formação de granulomas discretos a coalescentes (p. ex. *M. bovis*). (Nódulos Esplênicos com uma Consistência Firme).

Hematopoiese Extramedular. A HEM é o desenvolvimento de células sanguíneas em tecidos fora da cavidade medular do osso. A formação de linhagens únicas ou múltiplas de células hematopoiéticas é observada em muitos tecidos e comumente no baço. A habilidade de precursores de células sanguíneas de retornarem, proliferarem e maturarem nos locais extramedulares ocorre na presença de CTHs e alterações patológicas no microambiente (p. ex. matriz extracelular, estroma e quimiocinas). No baço, as CTHs foram encontradas dentro dos vasos e células endoteliais adjacentes para formar um *nicho vascular*; assim a HEM esplênica ocorre na polpa vermelha, dentro dos espaços vasculares da polpa vermelha e sinusoides (do cão). A predileção da HEM ocorrer varia entre as espécies (por exemplo, a HEM esplênica persiste por toda a vida adulta de camundongos), e os mecanismos subjacentes não são completamente compreendidos, mas as quatro principais teorias para explicar as causas da HEM são (1) insuficiência severa da medula óssea; (2) mieloestimulação; (3) inflamação, lesão e reparo tecidual; e (4) produção anormal de quimiocinas.

Uma vez que a HEM esplênica é frequentemente observada em animais sem anormalidades hematológicas óbvias, a inflamação, lesão e reparo tecidual são os mecanismos mais prováveis de HEM neste órgão. Em cães e gatos a HEM ocorre mais frequentemente com distúrbios degenerativos e inflamatórios, como a hiperplasia nodular linfoide, hematomas, trombos, hiperplasia histiocítica, inflamação (p. ex. esplenite fúngica) e neoplasia. A HEM em tecidos múltiplos pode ser observada em condições cardiovasculares ou respiratórias crônicas, anemia crônica ou doenças supurativas crônicas, nas quais existe uma demanda tecidual excessiva de neutrófilos que excede o suporte disponível da medula (p. ex. piometra canina).

Neoplasmas Primários. As doenças neoplásicas primárias do baço originam-se de populações celulares que existem normalmente no baço e incluem os componentes hematopoiéticos, como linfócitos, mastócitos e macrófagos, e células do estroma, como fibroblasto, músculo liso e endotélio. Os neoplasmas primários, que ocasionam a esplenomegalia difusa, são os tumores de células redondas, incluindo linfoma (Fig. 13-60), leucemia, mastocitoma visceral e sarcoma histiocítico. É importante observar que todos esses tipos de neoplasmas podem produzir lesões nodulares em vez de — *ou associado à* — um baço difusamente aumentado. Os diferentes tipos de linfoma em animais domésticos são discutidos na seção sobre Neoplasia Hematopoiética. Os neoplasmas secundários do baço ocorrem por disseminação metastática e mais frequentemente formam nódulos no baço, não uma esplenomegalia uniforme.

Armazenamento de Material

Amiloide. O acúmulo amiloide no baço pode ocorrer com amiloidose primária (AL) ou secundária (AA) (Capítulos 1 e 5). Raramente, o acúmulo amiloide severo pode causar a esplenomegalia uniforme (Fig. 13-61), na qual o baço está firme, elástico, com aspecto de cera, e marrom claro a laranja. Microscopicamente, o amiloide geralmente está nos folículos esplênicos, que, se grandes o bastante, estão macroscopicamente visíveis como nódulos cinza, com aproximadamente 2 mm de diâmetro. A deposição de amiloide também pode ser observada dentro das paredes das veias e arteríolas esplênicas. Tumores de plasmócitos dentro do baço também podem estar associados aos depósitos amiloides (AL).

Doenças de Armazenamento Lisossômico. As doenças de armazenamento são um grupo heterogêneo de defeitos hereditários no metabolismo, caracterizados pelo acúmulo de material de armazenamento dentro da célula (lisossomo). Defeitos genéticos, que ocasionam a ausência de uma enzima, a síntese de uma enzima cataliticamente inativa, a ausência de proteínas ativadoras, ou um defeito no processamento pós-tradução, podem levar a uma doença de armazenamento. As doenças de armazenamento adquiridas são causadas por toxinas exógenas, mais frequentemente plantas que inibem uma enzima lisossomal particular (p. ex. toxicidade por swainsonina devido aos alcaloides indolizidínicos encontrados nas plantas *Astragalus* e *Oxytropis* spp.). As doenças de armazenamento ocorrem geralmente em animais com idade inferior a 1 ano. Em geral, esses substratos são lipídeos e/ou

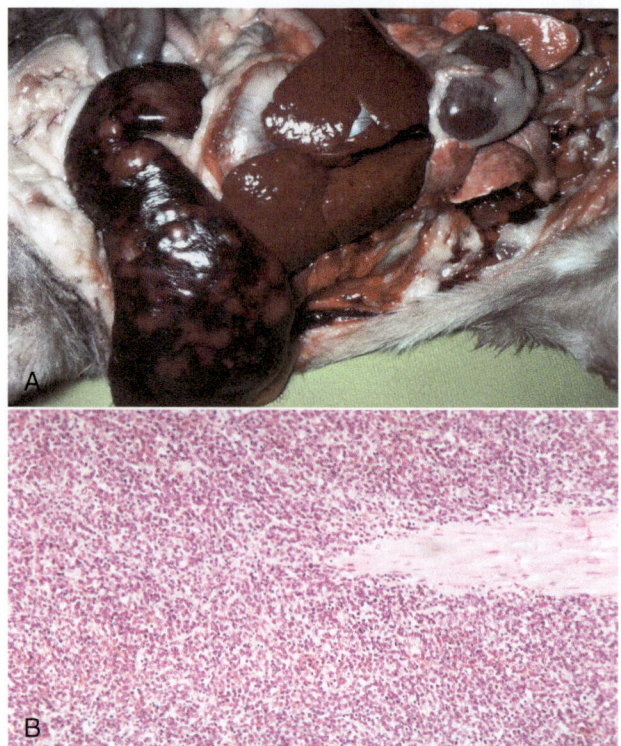

Figura 13-60 Linfoma, Baço e Fígado. A, Cão. Há esplenomegalia difusa e múltiplos nódulos esplênicos. Hepatomegalia leve com uma superfície irregular corresponde à infiltração neoplásica para as regiões portais. **B,** Vaca. O baço está infiltrado de forma difusa por linfócitos neoplásicos, que obliteraram completamente toda a arquitetura normal (ausência das polpas vermelha e branca). Coloração por HE. (**A** cortesia de College of Veterinary Medicine, University of Illinois. **B** cortesia do Dr. M.D. McGavin, College of Veterinary Medicine, University of Tennessee.)

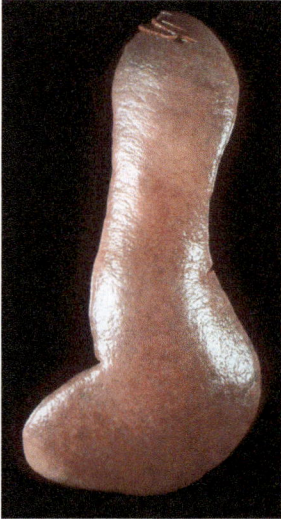

Figura 13-61 Amiloide Esplênico, Cão. O baço está aumentado, pálido, firme e com aspecto de cera, neste caso avançado de amiloidose. (Cortesia de College of Veterinary Medicine, University of Illinois.)

carboidratos que se acumulam nas células, resultado da ausência do processamento normal dentro dos lisossomos. As principais categorias de materiais armazenados incluem mucopolissacarídeos, esfingolipídios, glicolipídeos, glicoproteínas, glicogênio e oligossacarídeos. Os macrófagos são comumente afetados por doenças de armazenamento e assim os acúmulos de macrófagos dentro de diversos órgãos, incluindo macrófagos esplênicos, células de Kupffer do fígado, e macrófagos no cérebro, são observados com frequência.

Nódulos Esplênicos com uma Consistência Sangrenta. Os distúrbios mais comuns do baço com nódulos sangrentos são (1) hematomas, incluindo aqueles induzidos por hiperplasia nodular ou ocorrendo com o hemangiossarcoma, (2) regiões do baço contraídas de forma incompleta, (3) infartos esplênicos agudos, e (4) hemangiossarcoma. O termo *nódulo* foi aplicado mais livremente aqui. Em algumas dessas condições, como regiões do baço contraídas de modo incompleto ou irregular, a área elevada do baço não está bem definida como o termo *nódulo* implicaria.

Hematomas. O sangramento na polpa vermelha para formar um hematoma é confinado pela cápsula esplênica, e produz uma massa vermelha a vermelho escuro, macia, aumentada de volume, geralmente solitária de tamanho variado (2 a 15 cm de diâmetro) (Fig. 13-62). A resolução de um hematoma esplênico progride por dias a semanas, através dos estágios de coagulação e ruptura do sangue em uma massa macia vermelho-marrom escuro (Fig. 13-63, A), infiltração de macrófagos que fagocitam eritrócitos e quebram a hemoglobina para formar hematoidina e hemossiderina (Fig. 13-63, B), e reparo levando à fibrose. Nesta ocasião a cápsula (esplênica e peritônio visceral) sobre o hematoma pode romper, ocasionando hemoperitônio, choque hipovolêmico e morte.

A origem ou causa de muitos hematomas é desconhecida. Alguns podem ser por trauma, e outros também podem ser induzidos pela hiperplasia nodular esplênica. Sugere-se que conforme os folículos esplênicos se tornam hiperplásicos eles distorcem a zona marginal e seio marginal adjacentes, que comprometem sua drenagem para os sinusoides e espaços vasculares da polpa vermelha. O resultado é um acúmulo de sangue ao redor do nódulo hiperplásico, que causa formação de hematoma. Os hematomas esplênicos também podem ocorrer secundários à ruptura de hemangiossarcoma dentro do baço.

Regiões do Baço com Contração Incompleta. As áreas do baço contraídas de modo incompleto ou irregular são causadas pela insuficiência da musculatura lisa de contrair em resposta ao choque circulatório (hipovolêmico, cardiogênico ou séptico) ou a resposta simpática "lutar ou fugir", ocasionando uma ausência de evacuação esplênica do sangue armazenado. Macroscopicamente, as regiões contraídas incompletamente são caracterizadas por "nódulos" múlti-

plos, de tamanhos variados e formatos irregulares, vermelho-escuro a preto, elevados, macios e preenchidos por sangue. Essas regiões geralmente estão nas margens do baço, e os tecidos envolvidos estão deprimidos e vermelho-róseo, correspondente às porções contraídas da polpa vermelha destituídas de sangue. As regiões contraídas de modo incompleto, podem ser confundidas com infartos esplênicos agudos ou hematomas na avaliação macroscópica.

Infartos Esplênicos Agudos. Os infartos esplênicos são lesões hemorrágicas com formato de cunha ou triangulares que ocorrem principalmente nas margens do baço. Em cães, os infartos esplênicos ocorrem mais frequentemente em estados de hipercoagulação (doença hepática, doença renal, síndrome de Cushing etc.), neoplasia e doença cardiovascular. Trombos da veia esplênica podem ocorrer associados à reticulite traumática, abscessos esplênicos, trombose de veia porta e trombose arterial na teileriose bovina. A endocardite valvular também pode levar ao infarto de vários órgãos, incluindo o baço. Os infartos esplênicos são comuns em suínos com peste suína clássica.

Os infartos esplênicos agudos nem sempre podem estar macroscopicamente visíveis nos estágios iniciais, mas se desenvolvem em focos discretos, vermelho-escuros e cheios de sangue, aumentados de volume, com formato de cunha, com a base em direção à cápsula esplênica (Fig. 13-64, A). Com a cronicidade, a lesão se torna branco-acinzentado e contraída pela fibrose (Fig. 13-64, B).

Hemangiossarcoma. O hemangiossarcoma é uma neoplasia maligna de células endoteliais e é um tumor primário comum do baço, especialmente em cães. Os hemangiomas esplênicos benignos são extraordinariamente raros. Macroscopicamente, os hemangiossarcoma podem aparecer como massas únicas, multifocais ou coalescentes, roxo-avermelhadas e não podem ser facilmente diferenciadas de um hematoma (Fig. 13-65). Na superfície de corte, eles são sangrentos, com quantidades variáveis de tecido neoplásico vermelho claro; em regiões mais sólidas, a neoplasia pode estar ligeiramente mais firme e clara. A disseminação metastática ocorre inicialmente no processo da doença. A semeadura do peritônio resulta em numerosas massas vermelho-escuras discretas por todo o omento e serosa dos órgãos abdominais, e a disseminação hematógena para o fígado e pulmões é comum. Os hemangiossarcomas em cães também ocorrem no átrio direito do coração, gordura retroperitoneal, e os hemangiossarcomas de pele (dérmicos e/ou subcutâneos) e de vários órgãos são descritos em cavalos, gatos e

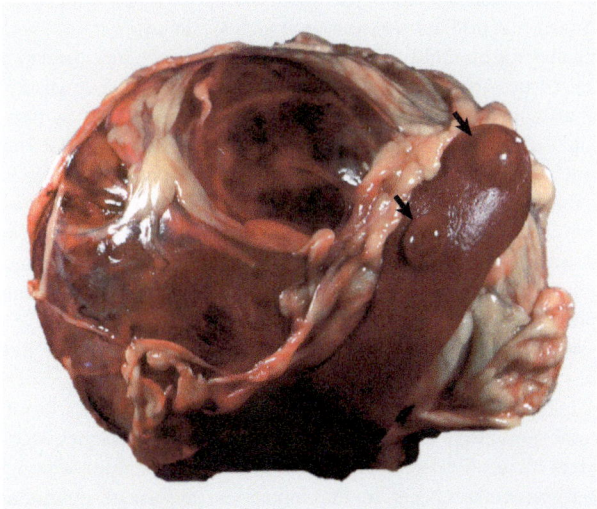

Figura 13-62 **Hematoma, Baço, Cão.** A extremidade ventral do baço possui um grande hematoma em sua superfície visceral. Observar os dois nódulos na extremidade dorsal (*setas*) da hiperplasia nodular esplênica, um local comum para o surgimento de hematomas. (Cortesia de College of Veterinary Medicine, University of Illinois.)

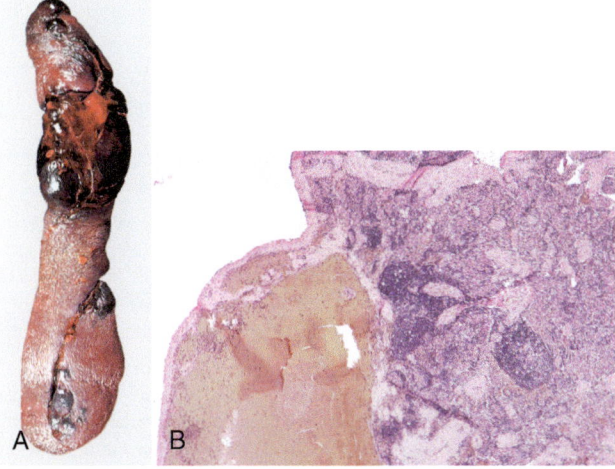

Figura 13-63 **Hematoma Subcapsular, Baço, Cão. A,** Observar a separação da cápsula esplênica do parênquima subjacente por uma massa de sangue. **B,** O hematoma está subjacente à cápsula. Os pigmentos de hematoidina (*amarelo*) ou hemosiderina (*marrom*) podem ser observados nas, ou ao redor das, lesões como um resultado de ruptura de eritrócitos. Coloração por HE. (Cortesia do Dr. M.D. McGavin, College of Veterinary Medicine, University of Tennessee.)

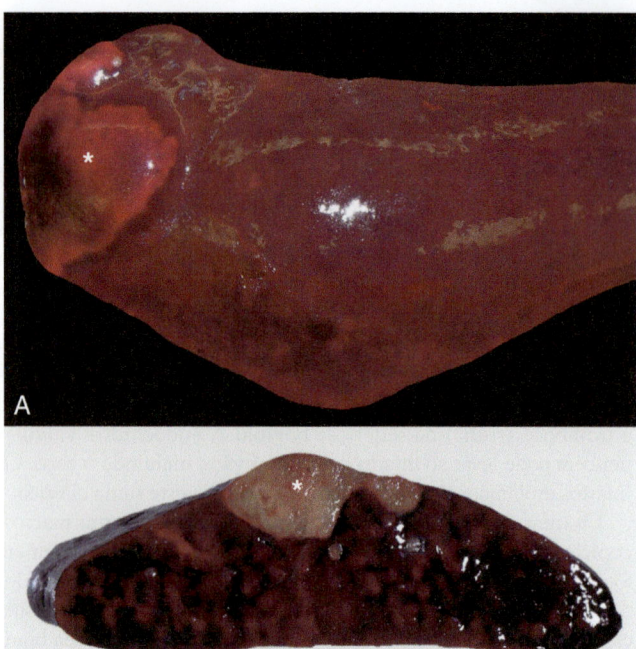

Figura 13-64 Infartos Esplênicos Agudo e Crônico, Baço, Cães. A, Infarto esplênico agudo *(asterisco)*. Infartos agudos são focos vermelho enegrecidos em forma de cunha preenchidos com sangue. **B,** Infarto esplênico crônico. Infartos crônicos estão em formato de cunha (asterisco), cinza-brancos, firmes e frequentemente contraídos pela fibrose. (**A** Cortesia do Dr. A.C. Durham, School of Veterinary Medicine, University of Pennsylvania. **B** Cortesia do Dr. M.D. McGavin, College of Veterinary Medicine, University of Tennessee.)

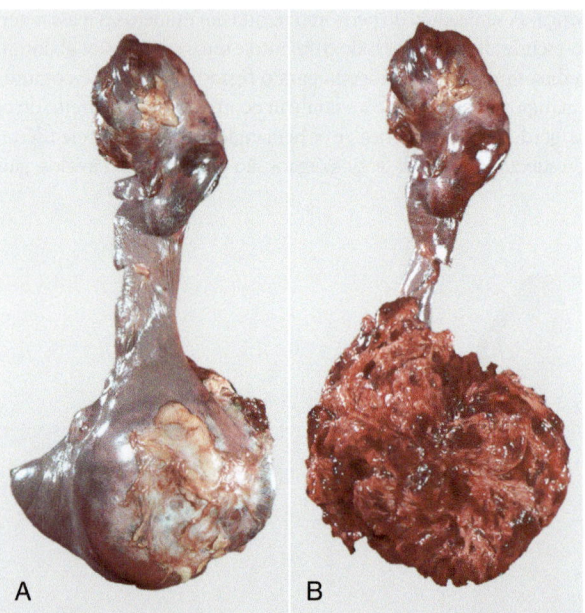

Figura 13-65 Hemangiossarcoma, Baço, Cão. A, Existem múltiplos nódulos neoplásicos na extremidade dorsal e um grande nódulo sobre a extremidade ventral do baço. **B,** A massa ventral foi incisada para revelar a superfície de corte do hemangiossarcoma. (Cortesia do Dr. M.D. McGavin, College of Veterinary Medicine, University of Tennessee.)

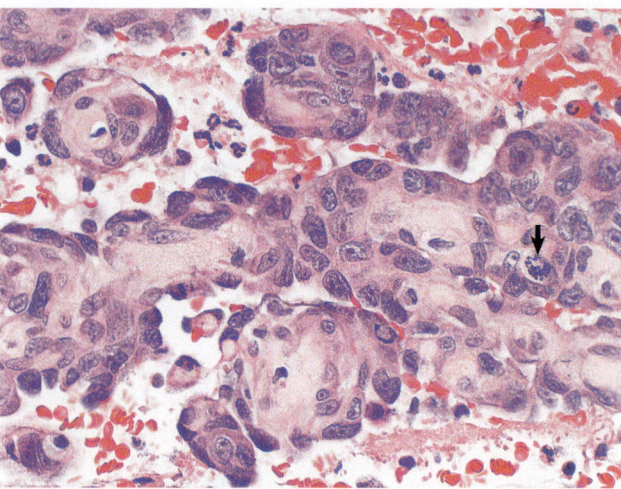

Figura 13-66 Hemangiossarcoma, Baço, Cão. Células endoteliais neoplásicas formam canais vasculares preenchidos por sangue, organizados aleatoriamente. Figura mitótica *(seta)*. Coloração por HE. (Cortesia do Dr. J.F. Zachary, College of Veterinary Medicine, University of Illinois.)

bovinos. Uma vez que os hemangiossarcomas frequentemente sofrem metástase no momento do diagnóstico inicial, pode ser difícil (e inútil) determinar o local primário. Histologicamente, os hemangiossarcomas são compostos de células endoteliais neoplásicas arredondadas, que se envolvem ao redor do estroma para formarem espaços vasculares preenchidos por sangue, arranjados ao acaso e pouco definidos (Fig. 13-66).

Nódulos Esplênicos com uma Consistência Firme. Os distúrbios mais comuns do baço com nódulos firmes são (1) hiperplasia nodular linfoide, (2) hiperplasia nodular complexa, (3) neoplasmas primários, (4) neoplasmas metastáticos secundários, (5) granulomas e (6) abscessos.

Hiperplasia Nodular Linfoide e Complexa. Ver Sistema Linfoide/Linfático, Distúrbios dos Cães.

Neoplasmas Primários. As doenças neoplásicas primárias do baço que resultam em nódulos firmes incluem linfoma (diversos subtipos), sarcoma histiocítico, leiomiomas, leiomiossarcomas, fibrossarcomas, mielolipomas, lipossarcomas, mixossarcomas, sarcomas pleomórficos não diferenciados, hemangiossarcomas sólidos e relatos raros de condrossarcomas primários. Esses neoplasmas localmente extensos podem ser solitários ou múltiplos, surgem acima da superfície capsular, mas geralmente são confinados pela superfície capsular. A consistência e aparência da superfície de corte variam dependendo do tipo do neoplasma; tumores de células fusiformes, como o leiomiossarcoma e fibrossarcoma serão brancos e firmes, os lipossarcomas e mielolipomas são macios e aumentados de volume e os neoplasmas mixomatosos são gelatinosos. É importante lembrar que muitos neoplasmas de células redondas, como o linfoma, mastocitoma, plasmocitoma, neoplasmas mieloides e sarcomas histiocíticos, podem formar nódulos ou aumento esplênico difuso (ou ambos).

Neoplasmas Metastáticos. Os neoplasmas que sofrem metástase para o baço, geralmente ocasionam baços nodulares aumentados (Fig. 13-67) e incluem qualquer tipo de sarcomas, carcinomas e tumores malignos de células redondas. Os sarcomas metastáticos podem incluir fibrossarcomas, leiomiossarcomas, condrossarcomas e osterossarcomas. Os carcinomas mamários, prostáticos, pulmonares, de glândulas perianais e neuroendócrinos podem metastizar amplamente para as vísceras abdominais, incluindo o baço.

Granulomas e Abscessos. Microrganismos que causam esplenite granulomatosa difusa e esplenomegalia uniforme também podem causar lesões nodulares focais ou multifocais (p. ex. *Mycobacterium*

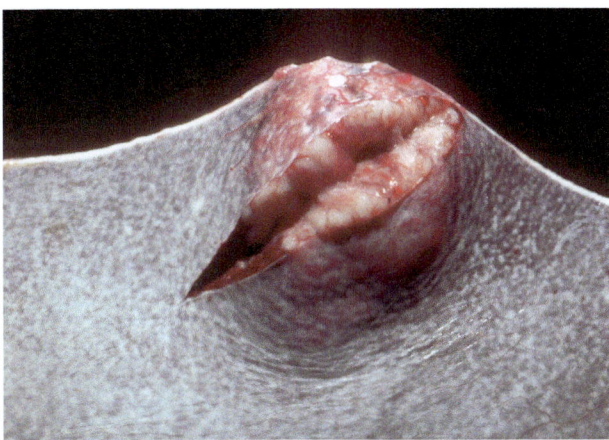

Figura 13-67 **Carcinoma Metastático, Baço, Vaca.** A massa firme, lobulada, branca é um carcinoma não diferenciado, que sofreu metástase para o baço. (Cortesia do Dr. M.D. McGavin, College of Veterinary Medicine, University of Tennessee.)

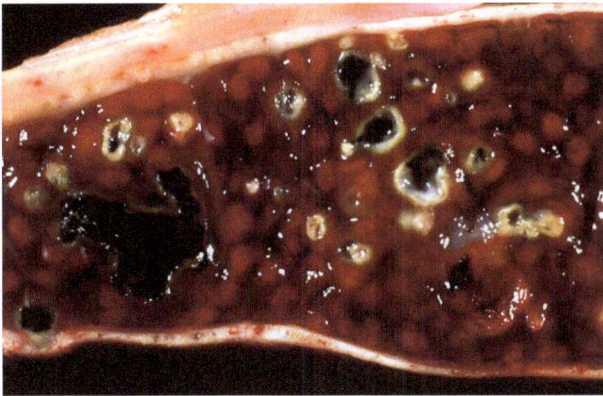

Figura 13-69 **Esplenite Supurativa Multifocal Crônica (Abscessos Esplênicos),** *Trueperella pyogenes*, **Baço, Vaca.** Abscessos amarelo-branco encapsulados múltiplos estão presentes por todo o parênquima do baço como um resultado de uma bacteremia anterior. (Cortesia do Department of Veterinary Biosciences, The Ohio State University; e Noah's Arkive, College of Veterinary Medicine, The University of Georgia.)

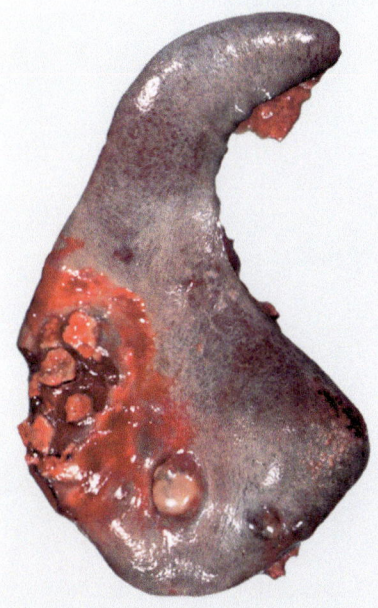

Figura 13-68 **Múltiplos Abscessos Subcapsulares,** *Rhodococcus equi*, **Baço, Equino.** (Cortesia do Dr. P. Carbonell, School of Veterinary Science, University of Melbourne.)

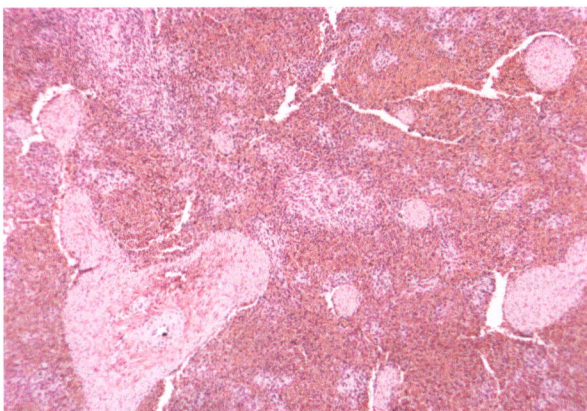

Figura 13-70 **Doença da Imunodeficiência Combinada Severa, Baço, Potro Árabe.** Existe uma ausência notável da polpa branca (as grandes regiões rosas são as trabéculas esplênicas). Coloração por HE. (Cortesia do Dr. M.D. McGavin, College of Veterinary Medicine, University of Tennessee.)

nema spp. também têm supostamente levado a abscessos esplênicos adjacentes. As protuberâncias de granulomas e abscessos da cápsula e superfícies de corte, e o exsudato podem variar em quantidade, textura e cor dependendo do organismo incitante e da idade da lesão.

Baços Pequenos (Hipoplasia e Atrofia Esplênicas)

As doenças ou condições mais comuns que os baços pequenos têm são (1) as anomalias de desenvolvimento, (2) alterações da idade, (3) doenças de desnutrição e/ou caquexia, e (4) contração esplênica.

Anomalias do Desenvolvimento

Hipoplasia Esplênica. Doenças com imunodeficiência primária podem ocasionar a hipoplasia esplênica, assim como timos e linfonodos pequenos (que também podem ser pequenos e macroscopicamente indetectáveis em algumas doenças). Essas enfermidades afetam animais jovens e envolvem defeitos nos linfócitos T e/ou B (Fig. 13-70). Os baços estão excepcionalmente pequenos, firmes e pálidos e sem folículos linfoides e PALS. Essas doenças e seus achados patológicos são discutidos no Capítulo 5 e nas seções sobre Distúrbios dos Equinos e Distúrbios dos Cães.

Baços Acessórios Congênitos. Os baços acessórios podem ser congênitos ou adquiridos (Ruptura Esplênica). Os baços acessórios congênitos são denominados *coristomas esplênicos*, que são nódulos

spp., organismos fúngicos) (ver Doenças Granulomatosas Difusas do Baço e também Linfonodos Aumentados). Embora exista um número elevado de doenças e condições comumente causadas por bacteremia (onfaloflebites, artrites, infecções respiratórias crônicas, endocardites bacterianas, doenças crônicas de pele, castração, caudectomia e entalhe e/ou colocação de brinco na orelha, entre outras), elas raramente ocasionam abscessos esplênicos visíveis. Os piogranulomas e abscessos no baço (esplenite supurativa multifocal crônica), que se desenvolvem após a septicemia e/ou bacteremia, geralmente são causados por bactérias como o *Streptococcus* spp., *Rhodococcus equi* (Fig. 13-68), *Trueperella pyogenes* (Fig. 13-69) e *Corynebacterium pseudotuberculosis*. Gatos contaminados pelo vírus da peritonite infeciosa felina com a forma efusiva ou seca, podem ter focos piogranulomatosos nodulares e inflamatórios linfoplasmocíticos por todo o baço. Os abscessos esplênicos por penetração direta de um corpo estranho em migração são relatados em bovinos (vindos do retículo) e menos comumente em cavalos (vindos do estômago). As úlceras gástricas perfurantes em cavalos por *Gasterophilus* e *Habro-*

de parênquima esplênico normal em localizações anormais. Eles são geralmente pequenos e podem estar localizados no ligamento gastroesplênico, fígado ou pâncreas (Fig. 13-74, *B*).

Fissuras Esplênicas. Fissuras na cápsula esplênica são sulcos alongados cujos eixos correm paralelos às margens do baço. Este defeito de desenvolvimento é observado mais comumente em cavalos, mas também ocorre em outros animais domésticos e não possui significado patológico. A superfície da fissura é lisa e coberta pela cápsula esplênica normal.

Alterações da Idade. Como parte das alterações gerais das células à medida que a idade avança, existe a redução no número de linfócitos B produzidos pela medula óssea e declínio de linfócitos T virgens pela regressão tímica relacionada com a idade. Consequentemente, ocorre a atrofia linfoide em órgãos linfoides secundários. O baço está pequeno, e sua cápsula pode estar encolhida. Microscopicamente, a polpa branca está atrofiada, e os folículos esplênicos, se presentes, não possuem centros germinativos. Os seios também podem colapsar por uma quantidade reduzida de sangue, possivelmente pela anemia, que faz com que a polpa vermelha pareça fibrosa.

Doenças de Desnutrição/Caquexia. Qualquer doença crônica, como a desnutrição, neoplasia sistêmica e síndrome da má-absorção, pode produzir caquexia. A fome tem um efeito acentuado sobre o timo, que ocasiona a atrofia das regiões de linfócitos T no baço e linfonodos, que é mediada em parte pela leptina. O desenvolvimento de linfócitos B também é diminuído, pois os linfócitos B necessitam de sinais acessórios de linfócitos T helper para sofrer a hipermutação somática e mudança do isotipo de imunoglobulina.

Contração Esplênica. É um resultado da contração da musculatura lisa na cápsula e trabéculas de baços de armazenamento. Ela pode ser induzida pela ativação da resposta simpática "lutar ou fugir" e pode ser observada em pacientes com insuficiência cardíaca ou choque (cardiogênico, hipovolêmico e choque séptico) e também ocorre na ruptura esplênica aguda que resulta em hemorragia massiva (hemoabdome/hemoperitônio). O baço contraído é pequeno, sua superfície está encolhida, e a superfície de corte está seca.

Distúrbios Diversos do Baço

Hemossiderose. A hemossiderose é uma forma de armazenamento de ferro derivada principalmente da ruptura de eritrócitos, que normalmente ocorre na polpa vermelha esplênica. Portanto, espera-se alguma hemossiderose esplênica, e a quantidade varia com as espécies (é mais extensa em cavalos). Quantidades excessivas de hemosiderina esplênica são observadas quando a eritropoiese está reduzida (menor que a demanda de ferro) ou da rápida destruição de eritrócitos em anemias hemolíticas (armazenamento elevado de ferro), como aquelas causadas por anemias hemolíticas imunomediadas ou por parasitas hemotrópicos. O excesso de hemosiderina esplênica também pode ocorrer em condições como insuficiência cardíaca crônica ou injeções de ferro dextrano, ou com acúmulos focais nos locais de hematomas antigos, infartos ou hemorragias induzidas por trauma. A hemosiderina também está presente nas placas siderofibróticas.

Placas Siderofibróticas. As placas siderofibróticas também são conhecidas como placas siderocalcíficas e corpos de Gamna-Gandy. Macroscopicamente, elas são cinza-brancas a amareladas, firmes, incrustações secas sobre a cápsula esplênica. Geralmente, são mais extensas ao longo das margens do baço, mas podem estar em outro local da cápsula (Fig. 13-71) e algumas vezes no parênquima. Com a coloração por HE essas placas são uma mistura multicolorida de amarelo (hematoidina), marrom dourado (hemosiderina), roxo-azul (minerais de cálcio basofílicos) e rosa (tecido fibroso eosinofílico) (Fig. 13-72).

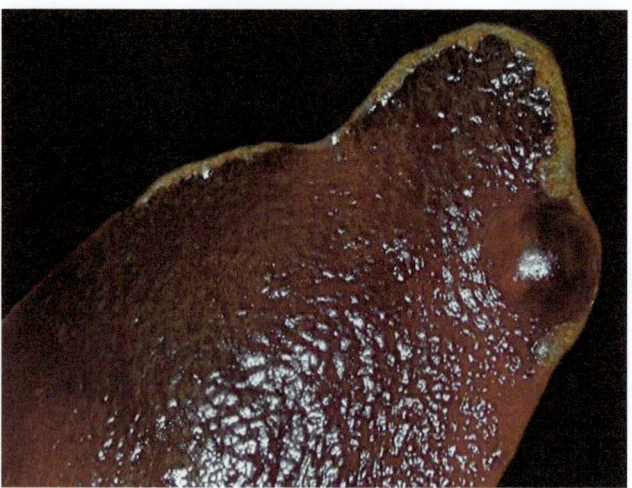

Figura 13-71 Placas Siderofibróticas, Baço, Visão Microscópica, Cão. Placas siderofibróticas ao longo das margens (região marrom-dourada) do baço; um nódulo focal de hiperplasia também está presente. Ambos são lesões comuns em cães idosos. (Cortesia do Dr. A.C. Durham, School of Veterinary Medicine, University of Pennsylvania.)

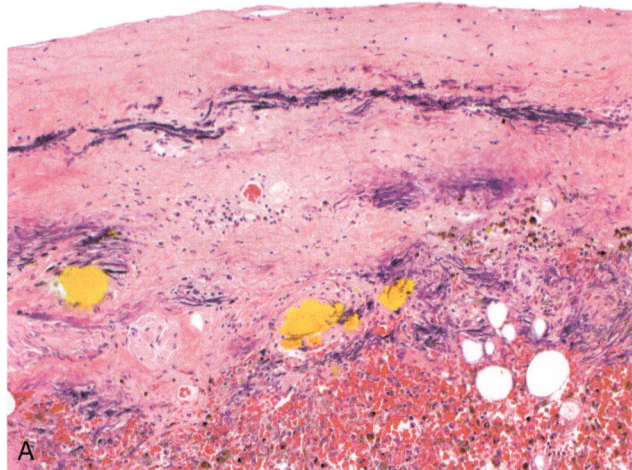

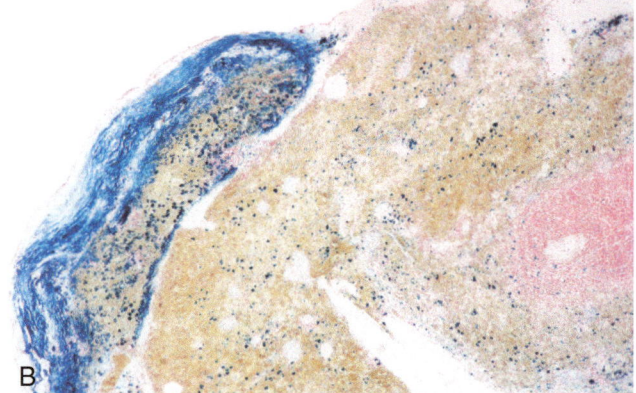

Figura 13-72 Placas Siderofibróticas, Baço, Visão Microscópica, Cão. A, A cápsula esplênica espessa contém tecido conectivo fibroso (*rosa*), bandas lineares de mineral (*roxo escuro*), pequenos lagos de pigmento de hematoidina (*amarelo*) e macrófagos contendo hemosiderina (*marrom*). Coloração por HE. **B,** A placa é composta de tecido conectivo fibroso, pigmentos de hemosiderina (*azul*) e hematoidina (*laranja*), e mineral. Reação do Azul da Prússia. (**A** Cortesia do Dr. A.C. Durham, School of Veterinary Medicine, University of Pennsylvania. **B** Cortesia do Dr. M.D. McGavin, College of Veterinary Medicine, University of Tennessee.)

As placas siderofibróticas são extremamente comuns em cães idosos e podem representar sequelas de hemorragias anteriores provenientes de traumas ao baço.

Ruptura Esplênica. A ruptura esplênica é causada mais comumente por trauma, como de um acidente automotivo ou por coices de outros animais. O adelgaçamento da cápsula a partir da esplenomegalia pode apresentar o baço mais susceptível à ruptura, e isso pode ocorrer nos locais de infartos, hematomas, hemangiossarcomas e linfoma. Em casos agudos de ruptura capsular esplênica, o baço está contraído e seco, e a superfície encolhida pela perda acentuada de sangue (Fig. 13-73). Em casos mais severos, o baço pode ser rompido em duas ou mais partes, e os pedaços pequenos do parênquima esplênico podem estar espalhados por todo o omento e peritônio (algumas vezes chamado de *esplenose*) (Fig. 13-74, A). Sangue coagulado, fibrina e o omento podem estar aderidos às superfícies do local de ruptura. Se a ruptura não é fatal, o baço é cicatrizado pela fibrose, e pode haver uma cicatriz capsular. Ocasionalmente, existem dois ou mais pedaços separados do baço, um adjacente ao outro, e algumas vezes unidos pelo tecido cicatricial ao ligamento gastroesplênico. As capacidades funcionais dos baços acessórios pequenos são questionáveis, embora possam estar presentes a eritrofagocitose, hemossiderose, nódulos hiperplásicos, HEM, e neoplasia nesses nódulos.

Os baços acessórios devido à ruptura traumática devem ser diferenciados da disseminação peritoneal do hemangiossarcoma e do desenvolvimento anômalo de coristomas esplênicos (Fig. 13-74, B), que são nódulos de parênquima esplênico normal em localizações anormais (como no fígado e pâncreas).

Infartos Esplênicos Crônicos. Na fase inicial, os infartos esplênicos são hemorrágicos e podem elevar a cápsula (Nódulos Esplênicos com uma Consistência Sangrenta). Entretanto, à medida que as lesões envelhecem e o tecido conectivo fibroso se estabelece, eles encolhem e se tornam contraídos e frequentemente deprimidos, abaixo da superfície da cápsula adjacente.

Cistos Parasitários. Ocasionalmente, os nódulos císticos parasitários estão presentes dentro do baço. Esses cistos são estágios intermediários do *Echinococcus granulosus* e *Cysticercus tenuicollis* e são vistos mais comumente em espécies de animais selvagens.

Distúrbios dos Animais Domésticos: Linfonodos
Linfonodos Pequenos

As doenças ou condições com linfonodos pequenos são (1) distúrbios congênitos, (2) falta de estímulo antigênico, (3) infecções virais, (4) caquexia e desnutrição, (5) envelhecimento e (6) radiação.

Distúrbios Congênitos. Doenças por imunodeficiência primária estão descritas em detalhes no Capítulo 5 e nas seções sobre Distúrbios dos Equinos e Distúrbios dos Cães. Animais neonatos com doenças de imunodeficiência primária geralmente têm linfonodos extremamente pequenos a indetectáveis. Em cães e cavalos com doença de imunodeficiência combinada severa (DICS), tecidos linfoides, incluindo linfonodos de animais infectados, geralmente são difíceis de identificar e caracterizar macroscopicamente pela ausência de folículos linfoides. O linfedema congênito foi relatado em algumas raças de bovinos e

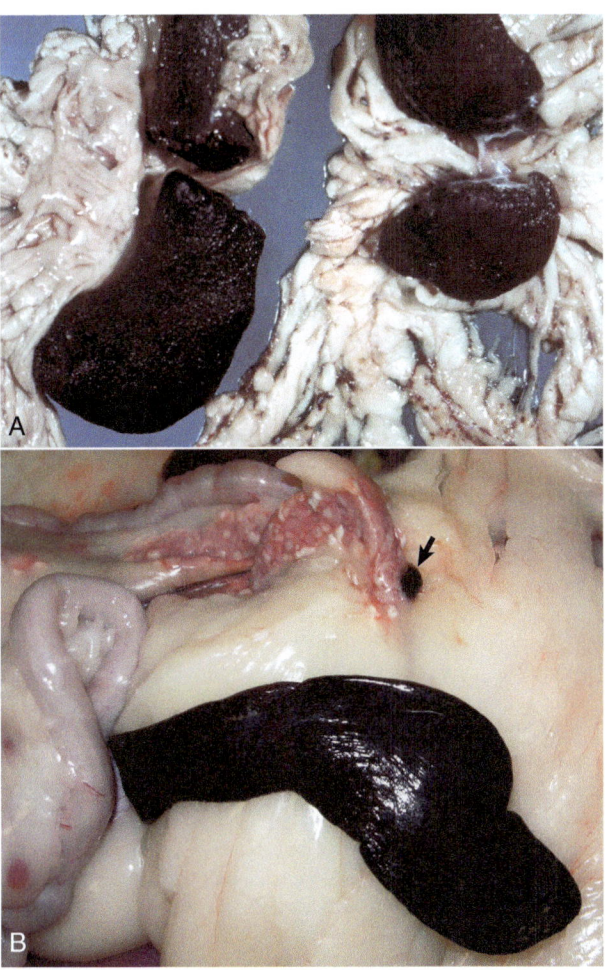

Figura 13-74 Baços Acessórios e Coristoma Esplênico, Cães. A, Baços acessórios. O baço foi rompido em diversas partes, e os locais de ruptura foram cicatrizados por fibrose. Esses pequenos pedaços do baço (também referidos como baços filhos ou filhotes) são encontrados no ligamento gastroesplênico. **B,** Coristomas esplênicos. Esses nódulos do parênquima esplênico normal geralmente são pequenos e podem estar localizados no ligamento gastroesplênico, fígado ou pâncreas. Coristoma esplênico (*seta*). (**A** Cortesia do Dr. H.B. Gelberg, College of Veterinary Medicine, Oregon State University. **B** Cortesia do Dr. A.C. Durham, School of Veterinary Medicine, University of Pennsylvania.)

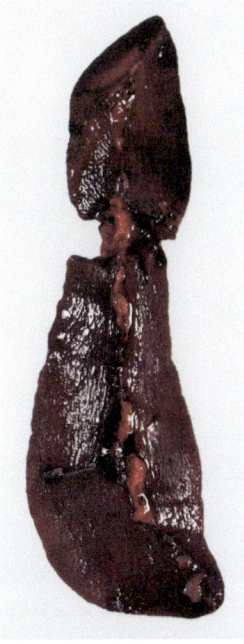

Figura 13-73 Ruptura Esplênica Aguda, Baço, Cão. O baço foi quase transeccionado por um trauma recente. Devido à perda de sangue, ele está contraído, a superfície se encontra enrugada e a superfície exposta do parênquima está seca. (Cortesia do Dr. M.D. McGavin, College of Veterinary Medicine, University of Tennessee.)

cães. Macroscopicamente, os animais afetados mais severamente possuem edema subcutâneo generalizado (Fig. 2-10) e efusões. Em casos severos os linfonodos periféricos e mesentéricos estão hipoplásicos e caracterizados pela ausência de folículos. Os linfonodos drenando uma região edemaciada podem estar macroscopicamente aumentados de um edema de seio acentuado.

Ausência de Estimulação Antigênica. O tamanho do linfonodo depende do nível de fagocitose e estimulação antigênica; os linfonodos que não estão recebendo estímulos antigênicos (p. ex. animais SPF) são pequenos, com baixo número de folículos linfoides primários e poucos, se nenhum, folículos secundários ou plasmócitos nos cordões medulares. Diferentemente, os linfonodos recebendo material antigênico constante (como aqueles que drenam a cavidade oral ou intestinos) são grandes com folículos linfoides secundários ativos. O número de folículos aumenta ou diminui com as mudanças na intensidade dos estímulos antigênicos, e os centros germinativos passam por um ciclo de ativação, depleção e descanso, conforme descrito anteriormente (Linfonodos, Função). Conforme a resposta antigênica diminui, os centros germinativos ficam sem linfócitos, e os folículos linfoides se tornam menores.

Infecções Virais. Muitas infecções virais de animais tem os linfócitos como alvo e causam a destruição do tecido linfoide. Entre os agentes infecciosos, os vírus infectam e lesionam mais comumente os tecidos linfoides e incluem os seguintes: EHV-1 em potros abortados, vírus da peste suína clássica, BVDV, vírus da cinomose canina e o parvovírus canino e felino.

Embora alguns vírus destruam o tecido linfoide, outros podem levar à hiperplasia de linfonodos (p. ex. hiperplasia de linfócitos B foliculares na FIV e hiperplasia de linfócitos T paracorticais pelo vírus da febre catarral maligna) ou causam neoplasia (p. ex. FeLV, BLV, e doença de Marek).

Caquexia e Desnutrição. A desnutrição e a caquexia, que ocorrem com o câncer, levam à imunossupressão secundária por meio de diversas e complexas aberrações metabólicas e neuro-hormonais. A fome possui efeito acentuado sobre o timo, resultando em atrofia das regiões de linfócitos T no baço e linfonodos, e também pode afetar o desenvolvimento de linfócitos B. A atrofia linfoide pode resultar de estresse fisiológico e emocional, e da liberação simultânea de catecolaminas e glicocorticoides. Os glicocorticoides reduzem os linfócitos B e T por meio da redistribuição destas células e da apoptose induzida por glicocorticoides. Os linfócitos T são mais sensíveis à apoptose induzida por glicocorticoides que os linfócitos B.

Envelhecimento. Como parte da mudança geral da idade nas células à medida que o corpo envelhece, ocorre a redução no número de linfócitos produzidos pela medula óssea e pelo timo regredido, e consequentemente uma redução nos linfócitos B e T em órgãos linfoides secundários, resultando na atrofia linfoide. Consequentemente, os linfonodos são pequenos, com perda de linfócitos B e T e plasmócitos nos folículos corticais, paracórtex e cordões medulares, respectivamente.

Radiação. O tratamento local ou paliativo do câncer pode incluir a radioterapia (radiação ionizante) para alvrejar e danificar o DNA de células neoplásicas. Embora possa ser observada um pouco de imunossupressão, particularmente se a medula óssea ou tecidos linfoides estão dentro do campo irradiado, muitas evidências sugerem que a radioterapia possa induzir uma cascata de efeitos pró-imunogênicos que envolvem os sistemas imunes inato e adaptativo para contribuírem para a destruição de células tumorais. A fibrose de tecidos dentro do campo irradiado também ocorre, principalmente como um efeito tardio da radiação crônica.

Linfonodos Aumentados (Linfadenomegalia)

As condições causadoras da linfadenomegalia incluem (1) hiperplasia linfoide (folicular e paracortical), (2) hiperplasia de histiócitos do seio (sistema monócito-macrófago), (3) linfadenite aguda ou crônica, (4) linfoma e (5) neoplasia metastática.

Hiperplasia Linfoide e Hiperplasia do Sistema Monócito-Macrófago. As descrições detalhadas da hiperplasia folicular linfoide, hiperplasia paracortical e hiperplasia de histiócitos do seio estão nas seções sobre Linfonodos, Função e Linfonodos, Disfunção/Respostas à Lesão. A hiperplasia folicular linfoide pode envolver grandes números de linfonodos, como em uma doença sistêmica, ou pode estar localizada em um linfonodo regional drenando uma região inflamada ou estimulada antigenicamente (p. ex. injeção de vacina).

Linfadenite Aguda. Linfonodos drenando regiões de infecção e inflamação podem desenvolver linfadenite aguda (p. ex. linfonodos retrofaríngeos drenando a cavidade nasal com rinite aguda, linfonodos traqueobrônquicos em animais com pneumonia (Fig. 13-75), e linfonodos mamários [supramamários] em animais com mastite). Macroscopicamente, os linfonodos afetados na linfadenite aguda estão vermelhos e edemaciados, têm as cápsulas tensas, e podem ter regiões necróticas (Fig. 13-76). Em alguns casos, os vasos linfáticos aferentes também podem estar inflamados (linfangite). O material drenando para o linfonodo regional pode ser composto por microrganismos (bactérias, parasitas, protozoários e fungos), mediadores inflamatórios ou um irritante estéril. Em doenças septicêmicas, como o antraz bovino, os linfonodos estão acentuadamente congestos e os seios preenchidos com sangue. A avaliação desses linfonodos deve incluir a cultura de bactérias e a avaliação de esfregaços e secções histológicas para bactérias e fungos. Bactérias piogênicas, como *Streptococcus equi* ssp. em cavalos (Fig. 13-77), *Streptococcus porcinus* em suínos, e *Trueperella pyogenes* em bovinos e ovinos, causam linfadenite supurativa aguda (Distúrbios dos Equinos e Distúrbios dos Suínos).

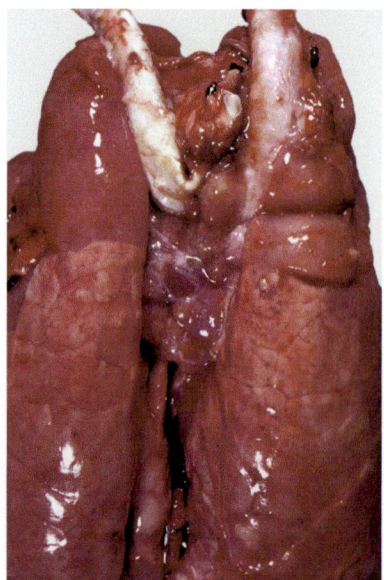

Figura 13-75 Linfadenite Aguda, Linfonodos Traqueobrônquicos, Suíno. Os linfonodos traqueobrônquicos estão drenando os lobos pulmonares, que se encontram consolidados por uma pneumonia severa. Os linfonodos estão aumentados e avermelhados. Esta aparência ocorre pelo arranjo anatômico "reverso" no linfonodo do suíno; os seios preenchidos por sangue estão óbvios na superfície. (Cortesia do Dr. M.D. McGavin, College of Veterinary Medicine, University of Tennessee.)

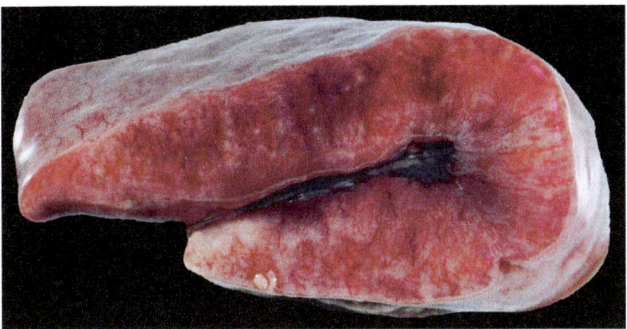

Figura 13-76 Linfadenite Aguda, Linfonodo, Cão. A linfadenite aguda geralmente ocorre quando um linfonodo regional drena um local de inflamação, causada por microrganismos, e subsequentemente se torna infectado. O linfonodo está firme e aumentado, com uma cápsula tensa. A superfície de corte está convexa e molhada com sangue, edema e um infiltrado de células inflamatórias. (Cortesia do Dr. M.D. McGavin, College of Veterinary Medicine, University of Tennessee.)

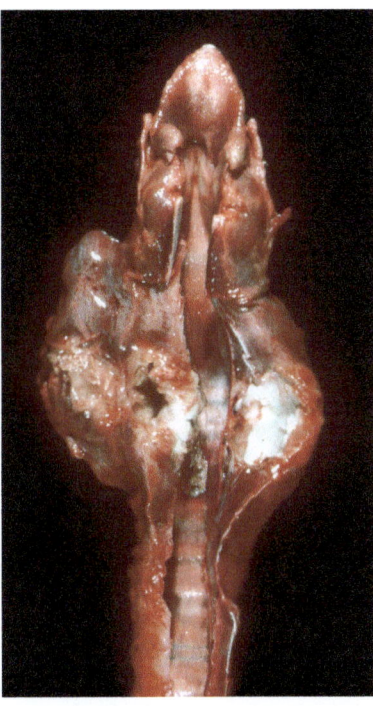

Figura 13-77 Linfadenite Supurativa Aguda, Adenite Equina (*Streptococcus equi* ssp. *equi*), Visão Dorsal da Laringe, Linfonodos Retrofaríngeos Esquerdo e Direito, Cavalo. Os linfonodos estão macroscopicamente distendidos com inflamação supurativa (pus). (Cortesia de College of Veterinary Medicine, University of Illinois.)

Histologicamente, os seios subcapsular, trabecular e medulares e o parênquima do córtex e medula possuem focos pontuais ou coalescentes de inflamação neutrofílica, necrose, e deposição de fibrina (Fig. 13-78). Se a inflamação do linfonodo continua por muitos dias ou mais, o linfonodo está ainda mais aumentado pela hiperplasia folicular e pela plasmocitose dos cordões medulares a partir da resposta imune esperada.

Linfadenite Crônica. Os tipos de linfadenite crônica incluem a linfadenite crônica supurativa, inflamação granulomatosa difusa e granulomas discretos. Na inflamação crônica supurativa, os abscessos variam de tamanho, desde microabscessos até grandes abscessos que ocupam e obliteram todo o linfonodo. Crises recorrentes de linfadenite (p. ex. linfonodo regional drenando mastite crônica em vacas)

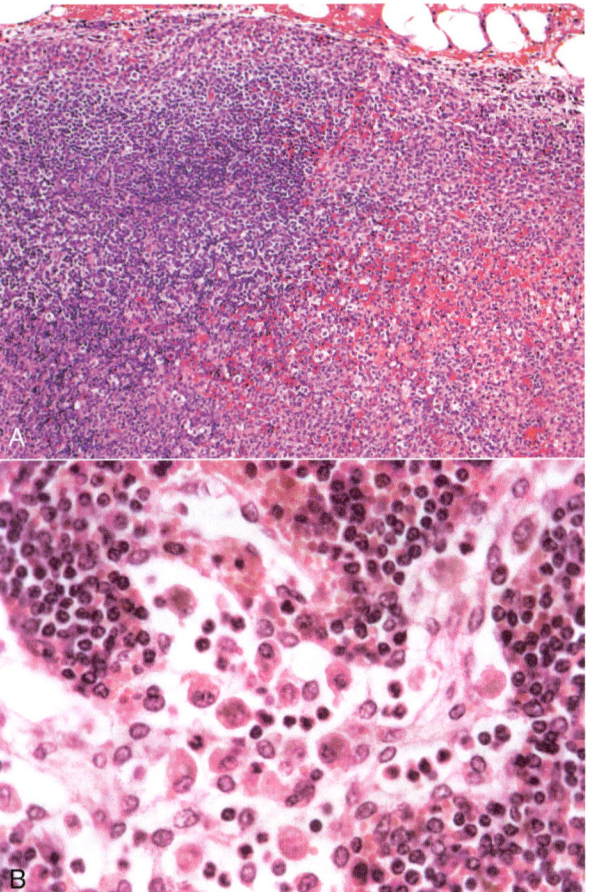

Figura 13-78 Linfadenite Aguda (Inicial), Linfonodo, Cão. A, Os seios e o parênquima do córtex e medula possuem focos coalescentes de inflamação neutrofílica, necrose, hemorragia e deposição de fibrina. Coloração por HE. **B,** Os seios medulares contêm numerosos macrófagos (histiocitose sinusal) e poucos neutrófilos. Este é o tipo de resposta inicial observada quando um linfonodo drena uma região inflamada. Os cordões medulares estão preenchidos com linfócitos e plasmócitos. Coloração por HE. (**A** Cortesia do Dr. A.C. Durham, School of Veterinary Medicine, University of Pennsylvania. **B** Cortesia do Dr. H.B. Gelberg, College of Veterinary Medicine, Oregon State University.)

levam à fibrose e hiperplasia linfoide, além de abscessos crônicos. O exemplo clássico de linfadenite crônica supurativa com abscessos encapsulados é a linfadenite caseosa, uma doença de ovinos e caprinos causada por *C. pseudotuberculosis* (Figs. 13-79 e 13-80) (Distúrbios dos Ruminantes). Ele também é a causa de linfangite ulcerativa em bovinos e equinos e abscessos peitorais em cavalos.

Linfadenite Granulomatosa Focal. Os exemplos clássicos de linfadenite granulomatosa focal ou multifocal são o complexo *Mycobacterium tuberculosis*, que incluem M. *bovis*, entre outros. Os membros do complexo M. *avium* causam lesões semelhantes e foram descritos em várias espécies, incluindo cães, gatos, primatas, suínos, bovinos, ovinos, equinos e seres humanos. A infecção se inicia com a inalação de partículas em aerossóis contendo bacilos, que podem se disseminar por meio dos vasos linfáticos para os linfonodos regionais, resultando na linfangite e linfadenite granulomatosas (Fig. 13-81). As lesões iniciais no sistema linfático estão confinadas aos vasos linfáticos (linfangite granulomatosa) e aos linfonodos regionais (p. ex. os linfonodos traqueobrônquicos no caso de tuberculose pulmonar), mas uma vez disseminada na linfa ou no sangue, os linfonodos por todo o corpo terão as lesões. Os granulomas bem organizados consistem de uma massa central de macrófagos com a micobactéria fagocitada, cercados por macrófagos epitelioides e espumosos e células gigantes

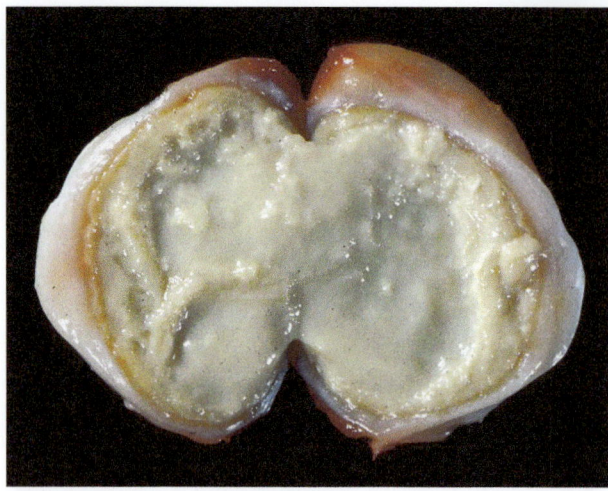

Figura 13-79 **Linfadenite Caseosa, *Corynebacterium pseudotuberculosis*, Linfonodo, Ovelha.** Todo o linfonodo é substituído por um abscesso. Este é um estágio inicial da linfadenite caseosa, antes do pus se tornar espesso e caseoso. (Cortesia do Dr. K. Read, College of Veterinary Medicine, Texas A&M University; e Noah's Arkive, College of Veterinary Medicine, The University of Georgia.)

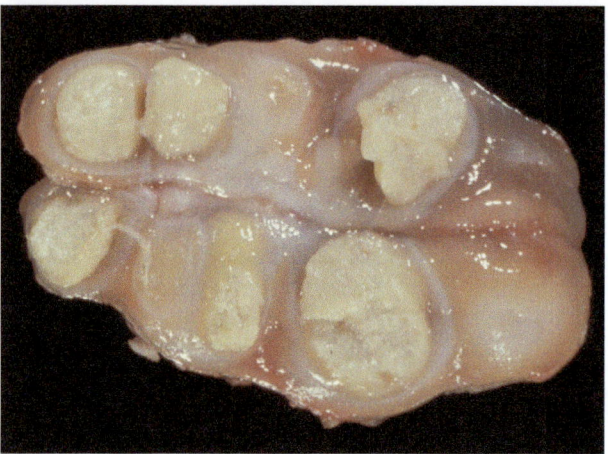

Figura 13-80 **Linfadenite Caseosa Crônica, *Corynebacterium pseudotuberculosis*, Linfonodo, Ovelha.** Três abscessos crônicos encapsulados contêm pus caseoso amarelo-branco. (Cortesia do Dr. W. Crowell, College of Veterinary Medicine, The University of Georgia; e Noah's Arkive, College of Veterinary Medicine, The University of Georgia.)

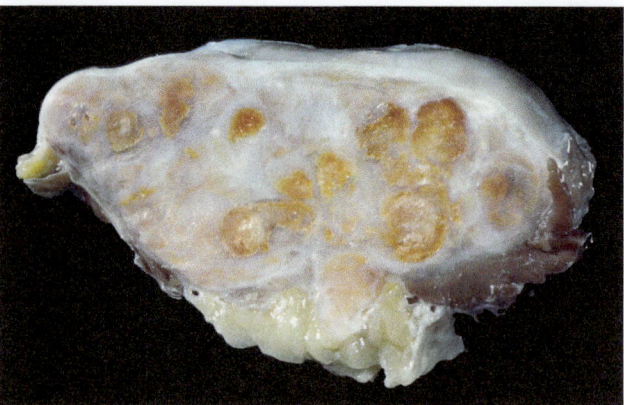

Figura 13-81 **Tuberculose (*Mycobacterium bovis*), Linfonodo, Boi.** A arquitetura normal do linfonodo foi completamente obliterada por múltiplos granulomas caseosos amarelo-marrom, típicos de lesões de M. *bovis*. (Cortesia do Dr. M.D. McGavin, College of Veterinary Medicine, University of Tennessee.)

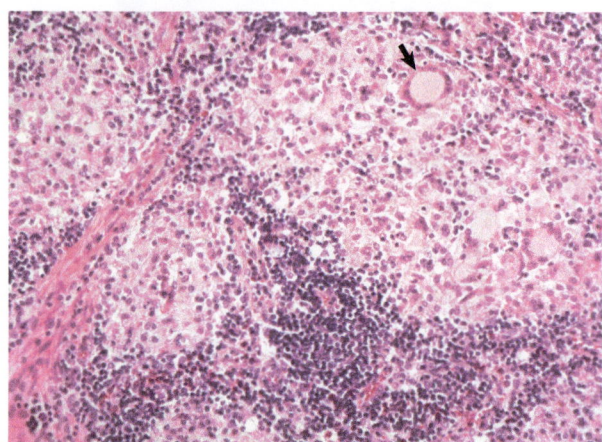

Figura 13-82 **Doença de Johne (*Mycobacterium avium* ssp. *paratuberculosis*), Linfonodo, Boi.** Diversos granulomas não caseosos (*regiões de palidez*) substituíram o tecido linfoide normal (*azul*). Observar uma célula de Langhans gigante (*seta*). Coloração por HE. (Cortesia de College of Veterinary Medicine, University of Illinois.)

multinucleadas ocasionais (do tipo Langhans). Esses nódulos inflamatórios são cercados por uma camada de linfócitos unidos por uma cápsula fibrosa. Com o tempo, o centro do granuloma pode sofrer necrose caseosa devido ao alto conteúdo de lipídeos e proteínas dos macrófagos mortos (Capítulo 3). Na doença de Johne de bovinos, os linfonodos mesentéricos drenando o intestino infectado podem ter granulomas não caseosos (Fig. 13-82).

Linfadenite Granulomatosa Difusa. A linfadenite granulomatosa coalescente a difusa, é observada nas infecções fúngicas disseminadas como a blastomicose, criptococose e histoplasmose (Distúrbios dos Cães). Na criptococose felina (mais frequentemente por *Cryptococcus neoformans*), a resposta inflamatória pode ser leve, devido à espessa cápsula de polissacarídeos, que possui propriedades imunomodulatórias fortes e promove a evasão imune e sobrevivência dentro do hospedeiro. Portanto, o aumento do linfonodo ocorre principalmente por uma grande massa de organismos. Suínos com infecção por PCV2 podem ter um infiltrado de macrófagos multifocal a difuso, e células gigantes multinucleadas de severidade variável (Distúrbios dos Suínos).

Neoplasmas Secundários (Metastáticos). Os carcinomas normalmente geram metástases por meio dos vasos linfáticos para os linfonodos regionais. Outros neoplasmas metastáticos comuns incluem o mastocitoma e o melanoma maligno. Embora os sarcomas gerem mais frequentemente metástase por via hematógena, alguns sarcomas mais agressivos (p. ex. osterossarcomas) podem se disseminar para os linfonodos regionais. Histologicamente, células sozinhas ou aglomerados de células neoplásicas viajam pelos vasos linfáticos aferentes e são depositadas em um seio, geralmente o seio subcapsular (Fig. 13-47). Aqui as células se proliferam e podem ocupar todo o linfonodo, assim como drenar para o próximo linfonodo na cadeia.

Pigmentação de Linfonodos
A descoloração **vermelha** é causada por (1) eritrócitos drenados das regiões hemorrágicas ou agudamente inflamadas, (2) linfadenite aguda com hiperemia e/ou hemorragia, (3) septicemias agudas com vasculite induzida por endotoxinas ou coagulação intravascular

disseminada, e (4) regiões dependentes na congestão hipostática *post-mortem*. O sangue nos linfonodos de suínos é especialmente óbvio devido à anatomia inversa (o equivalente dos seios medulares são os subcapsulares e, consequentemente, prontamente visíveis no linfonodo não seccionado). Inicialmente os eritrócitos preenchem os seios trabeculares e medulares e então, rapidamente sofrem eritrofagocitose por macrófagos em proliferação no seio. A deposição de hemosiderina ocorre dentro de 7 a 10 dias nestes macrófagos, conferindo uma coloração marrom ao linfonodo.

A descoloração em **preto** está frequentemente presente em linfonodos traqueobrônquicos, devido ao pigmento de carbono drenado (antracose pulmonar, Capítulo 9). A tinta preta de tatuagens de pele será drenada para o linfonodo regional. Esses pigmentos geralmente são observados dentro de macrófagos do seio medular.

A descoloração **marrom** pode ocorrer pela melanina, hematina parasitária ou hemosiderina. O pigmento melanina é observado em animais com dermatite crônica, quando os melanócitos estão danificados e seu pigmento é liberado na derme, fagocitado por melanomacrófagos (incontinência pigmentar) e drenados para o linfonodo regional. Os linfonodos mandibulares frequentemente contêm muitos melanomacrófagos em animais com mucosa oral fortemente pigmentada, presumivelmente por baixos níveis de inflamação crônica. Isto deve ser diferenciado de melanomas malignos metastáticos. Os linfonodos drenando regiões de melanose congênita podem ter depósitos de melanina.

O pigmento hematina parasitária é produzido por *Fascioloides magna* (bovinos) e *Fasciola hepatica* (ovinos) no fígado e então, é transportado por vasos linfáticos para os linfonodos hepáticos.

A hemosiderina, um produto da ruptura eritrocitária, pode se formar em um linfonodo hemorrágico ou chegar em hemossiderófagos, drenando de regiões congestas, hemorrágicas ou inflamadas. A drenagem de ferro dextrano de uma injeção intramuscular também pode causar o acúmulo do pigmento de hemosiderina dentro do linfonodo que está drenando.

A descoloração **verde** é rara e pode ser causada pela tinta verde de tatuagens (frequentemente utilizada em animais pretos); a ingestão de algas azul-esverdeadas, que drenam para os linfonodos mesentéricos; inflamação eosinofílica massiva; e em mutantes de ovinos Corriedale, que possuem um defeito genético que ocasiona uma deficiência na excreção de bilirrubina e filoeritrina pelo fígado. A filoeritrina, ou um metabólito, coram todos os tecidos do corpo de verde escuro, exceto o cérebro e a medula espinal, que são protegidos pela barreira hematoencefálica.

Podem ser observadas **diversas** colorações dos linfonodos com corantes injetados intravenosamente (p. ex. azul de metileno ou azul de tripano) ou injeções subcutâneas de medicamentos. Os linfonodos podem estar amarelos em pacientes severamente ictéricos. A cepa pigmentada da MAP (doença de Johne) pode conferir uma coloração laranja nos linfonodos mesentéricos de ovinos.

Diversos Distúrbios de Linfonodos

Corpúsculos de Inclusão. Muitos vírus produzem corpúsculos de inclusão, e alguns deles ocorrem nos linfonodos. Esses vírus incluem o EHV-1 em cavalos, adenovírus bovino, rinite viral por corpúsculo de inclusão (citomegalovírus) e PCV2, herpesvírus na doença de Aujeszky em suínos, e raramente o parvovírus em cães e gatos.

Enfisema. O enfisema em linfonodos é uma consequência do enfisema em seus campos de drenagem, e é observado mais frequentemente em linfonodos traqueobrônquicos, no enfisema intersticial bovino e no enfisema intestinal de linfonodos mesentéricos de suínos (Capítulo 7). A aparência dos linfonodos varia com a extensão do enfisema. Em casos severos, o linfonodo está claro, aumentado de volume, e preenchido com discretas bolhas de gás, e a superfície de corte pode estar esponjosa. Histologicamente, os seios estão distendidos com gás e forrados por macrófagos e células gigantes. Essa mudança foi considerada uma reação tipo corpo estranho às bolhas de gás. Os macrófagos e as células gigantes também são observados nos vasos linfáticos aferentes (linfangite granulomatosa).

Transformação Vascular do Seio do Linfonodo (Angiomatose Nodal). A transformação vascular dos seios é uma reação não neoplásica para vasos ou veias linfáticas eferentes bloqueadas. Essa lesão induzida pela pressão, resulta na formação de canais vasculares anastomosantes e podem ser confundidos com um neoplasma vascular. Essas massas proliferativas, mas não invasivas, geralmente começam nos seios subcapsulares e podem ser seguidas pela atrofia linfoide, eritrofagocitose/hemossiderose e fibrose. O bloqueio pode ser causado por neoplasmas malignos de tecidos que o linfonodo drena (p. ex. carcinoma tireoide com angiomatose nodal do linfonodo mandibular).

Neoplasia

Consultar a seção sobre Medula Óssea, Distúrbios dos Animais Domésticos, Neoplasia Hematopoiética para uma discussão da classificação da OMS para a neoplasia hematopoiética que se origina e prolifera predominantemente dentro da medula óssea. Esta seção irá cobrir os neoplasmas do(s) tecido(s) linfoide (s) surgindo fora da medula óssea.

Linfoma. O termo linfoma (também conhecido como linfossarcoma) envolve um grupo diverso de neoplasias originárias do(s) tecido(s) linfoide(s) fora da medula óssea. Macroscopicamente, eles podem ser aumentos difusos a nodulares de um ou mais linfonodos (Fig. 13-83), e a superfície de corte é macia, branca e abaulada com perda da arquitetura corticomedular normal. Existe uma grande variação nas manifestações clínicas e características citopatológicas do linfoma, que são fundamentais para a importância da classificação, para melhor predizer o comportamento e resultado clínico. A compreensão da maturação de linfócitos é crucial, pois a classificação da OMS sobre linfoma sugere uma contraparte da célula normal para cada tipo de linfoma (quando possível). Em outras palavras, o linfoma pode surgir em qualquer estágio de desenvolvimento/maturação de um linfócito — dos linfócitos precursores (linfoblastos B ou T) até linfócitos B e T maduros, linfócitos e células NK (Tabela 13-7 e Quadro 13-11).

Os patologistas utilizam características macroscópicas, histomorfológicas, imunofenótipo (linfócito B ou T) e características clínicas

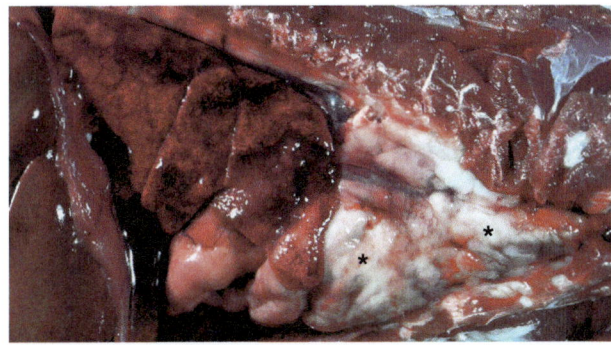

Figura 13-83 Linfoma, Linfonodos Mediastinais Craniais, Gato. Os linfonodos mediastinais craniais estão macroscopicamente aumentados (*asteriscos*), preenchem a cavidade torácica cranial, e deslocaram os pulmões e coração caudalmente. (Cortesia do Dr. M.D. McGavin, College of Veterinary Medicine, University of Tennessee.)

Tabela 13-7	Diagnósticos de Linfomas Comuns em Animais Domésticos Utilizando o Sistema de Classificação da OMS				
Subtipo de Linfoma	Padrão	Tamanho Celular	Grau	Postulado da Contraparte da Célula Normal	Características Histopatológicas de Definição
LDCGB	Difuso	Grande	Leve a elevado	Centro germinativo ou centro pós-germinativo (ativado) de linfócito B	Múltiplos nucléolos (variante centroblástico) ou nucléolos centrais únicos (variante imunoblástico)
LCTP	Difuso	Grande	Leve a elevado	Linfócito T maduro ativado	Núcleos de tamanho e formato variáveis; os eosinófilos podem estar presentes
Linfoma semelhante ao Burkitt	Difuso	Intermediário	Elevado	Centros germinativos ou centros pós-germinativos (ativados) de linfócitos B	Tamanho nuclear uniforme com múltiplos pequenos nucléolos distintos; numerosos macrófagos de corpos tingíveis
LLB-T	Difuso	Intermediário	Elevado	Linfócito T virgem	Cromatina dispersa que encobre o detalhe nuclear
LZT	Nodular	Pequeno a intermediário	Indolente	Linfócito T maduro ativado; paracortical	Citoplasma claro abundante, entalhes nucleares rasos agudos; expansões do paracórtex com periferalização dos folículos "desvanecentes"
LZM	Nodular	Intermediário	Indolente	Centro pós-germinativo de linfócitos B da zona marginal	Nucléolos centrais únicos proeminentes; expansão da zona marginal com envolvimento dos folículos "desvanecentes"
LCGBRCT	Nodular/ Difuso	Grande	Indolente a baixo	Centro germinativo de linfócito B	Núcleos grandes de formato irregular com 1-2 nucléolos proeminentes; muitos linfócitos T reativos pequenos
LCTAE	Difuso	Pequeno a intermediário	Baixo	Linfócitos T intraepiteliais intestinais	Núcleos hipercromáticos com cromatina dispersa

LDCGB, Linfoma difuso de células grandes B; *LCTAE,* linfoma de célula T associado a enteropatia; *LZM,* linfoma de zona marginal; *LCTP,* linfoma de células T periféricas; *LCGBRCT,* linfoma de células grandes B rico em células T; *LLB-T,* linfoma linfoblástico de células T; *LZT,* linfoma de zona T; *OMS,* Organização Mundial de Saúde.

Quadro 13-11	Classificação Histológica de Tumores Hematopoiéticos do Sistema Linfoide nos Animais Domésticos

NEOPLASMAS LINFOIDES DE LINFÓCITOS B
Precursores de Linfócitos B
Leucemia/linfoma linfoblástica de células B

Linfócitos B Maduros
Leucemia/linfoma linfocítica crônica de células B
Linfoma linfocítico de células B do tipo intermediário
Linfoplasmacítico
Linfomas foliculares
    Linfoma de células do manto
    Linfoma de célula do centro folicular (I, II, III)
    Linfoma nodal da zona marginal
    Linfoma da zona marginal esplênica
Linfoma extranodal da zona marginal do MALT
Leucemia de células pilosas
Tumores plasmocitoides
    Plasmocitoma indolente
    Plasmocitoma anaplásico
    Mieloma de plasmócitos
Linfoma de células B grandes
    Linfoma de célula B grande rico em célula T
    Linfoma difuso de célula B grande

    Linfoma de célula B tímica
    Linfoma intravascular de grandes células B
Linfoma tipo Burkitt

NEOPLASMAS LINFOIDES DE LINFÓCITOS T E CÉLULAS NK
Precursores de linfócitos T
Leucemia/linfoma linfoblástica de células T

Células T Maduras/Linfócitos NK
Distúrbios linfoproliferativos granulares grandes
    Leucemia linfocítica crônica de célula T
    Linfoma/leucemia GLG de célula T
    Leucemia linfocítica crônica de célula NK
Linfomas cutâneos de células T
    Linfoma cutâneo epiteliotrópico
    Linfoma cutâneo não epiteliotrópico
Linfoma extranodal/periférico de células T
Linfoma/leucemia de células tipo T adulto
Linfoma angioimunoblástico
Linfoma angiotrópico
Linfoma intestinal de célula T
Linfoma anaplásico de grandes células

MALT, Tecido linfoide associado à mucosa; *GLG,* grandes linfócitos granulares; *NK,* natural killer.
Modificado de Valli VE, Jacobs RM, Parodi AL, et al: Histologic classification of hematopoietic tumors of domestic animals. In *World Health Organization international histological classification of tumors in domestic animals,* second series (vol 8), Washington, DC, 2002, Armed Forces Institute of Pathology.

para classificar os linfomas. As características morfológicas utilizadas na classificação histopatológica são as seguintes:

- Padrão histológico — Nodular ou difuso.
- Tamanho da célula — Os núcleos dos linfócitos neoplásicos são comparados ao diâmetro de uma célula sanguínea vermelha (RBC $\cong$ 5 μm). Pequeno é menor que 1,5 vezes o diâmetro de uma RBC; intermediário é de 1,5 a 2,0 vezes o diâmetro de uma RBC; grande é maior que 2,0 vezes o diâmetro de uma RBC.
- Classe — Figuras mitóticas são contadas em um *único* campo de alta potência (400×). Indolente é de 0 a 1; baixo é de 2 a 5; médio é de 6 a 10; alto é acima de 10.

Embora existam diversos subtipos de linfomas reconhecidos sob o sistema da OMS, uma discussão detalhada de cada subtipo está fora do objetivo deste livro. Entretanto, um número seleto de subtipos é observado mais comumente em animais domésticos (Tabela 13-7) e atualmente melhor descritos em cães (Distúrbios dos Cães, Neoplasmas, Linfomas). Os tipos mais comuns em cães são os linfomas de células grandes e incluem o linfoma de células grandes B e linfoma de célula T periférica. Acredita-se que o linfoma de células grandes B rico em células T seja uma variante do linfoma de células grandes B difuso com um distinto infiltrado de linfócitos T reativos. Os linfomas de células intermediárias incluem os linfomas linfoblásticos de linfócitos B ou T e o linfoma Burkitt-*like* (ambos de grau elevado), linfoma da zona marginal, e os variantes linfomas da zona T de células intermediárias (ambos indolentes e nodulares). Os linfomas de pequenas células, diagnosticados mais comumente em espécies de animais domésticos, incluem linfoma de célula T associado a eritropatia, comumente observado no gato, linfoma da zona T (variante de pequenas células), e o linfoma de pequenas células. Os linfomas cutâneos são mais frequentemente originários de linfócitos T e podem ser epiteliotrópicos ou não epiteliotrópicos, e uma entidade distinta de linfoma de células T inflamado, descrito recentemente em cães (Capítulo 17).

Neoplasia de Plasmócitos. Os neoplasmas de plasmócitos são categorizados mais frequentemente como *mieloma* ou *mieloma múltiplo*, que se originam na medula óssea, e o *plasmocitoma extramedular*, que como o nome indica envolve locais fora da medula óssea.

Mieloma Múltiplo. Consultar Medula Óssea e Células Sanguíneas, Distúrbios dos Animais Domésticos, Tipos de Neoplasias Hematopoiéticas, Neoplasia de Plasmócitos.

Plasmocitomas Extramedulares. Os plasmocitomas extramedulares são diagnosticados mais comumente na pele de cães (gatos e cavalos também), onde eles constituem 1,5% de todos os tumores cutâneos caninos (Capítulo 17). Ouvido externo, lábios, dígitos e queixo são os locais mais comumente acometidos, e a maioria das lesões são solitárias, embora plasmocitomas múltiplos sejam diagnosticados com pouca frequência. Outros tecidos afetados incluem a cavidade oral, intestino (colorretal em particular), fígado, baço, rim, pulmão e cérebro; destes, a cavidade oral e o intestino (colorretal) estão envolvidos com maior frequência. Em um estudo, os plasmocitomas extramedulares representaram 5% de todos os tumores orais caninos e 28% de todos os plasmocitomas extramedulares diagnosticados. A maioria dos plasmocitomas extramedulares cutâneos são benignos, e a excisão completa geralmente é curativa; plasmocitomas extramedulares da cavidade oral e colorretal provavelmente se comportam de um modo semelhante. As formas mais agressivas podem ocorrer em qualquer local.

Assim como no mieloma múltiplo, as células neoplásicas que compõe o tumor podem variar de bem-diferenciadas a pleomórficas, frequentemente dentro do mesmo tumor. Geralmente, as células possuem uma região perinuclear mais clara ou "halo" (complexo de Golgi), e as células mais pleomórficas exibem cariomegalia e binucleação (Fig. 13-84). Os plasmocitomas extramedulares podem produzir imunoglobulinas monoclonais com resultante gamopatia monoclonal. A deposição amiloide (que pode mineralizar) também

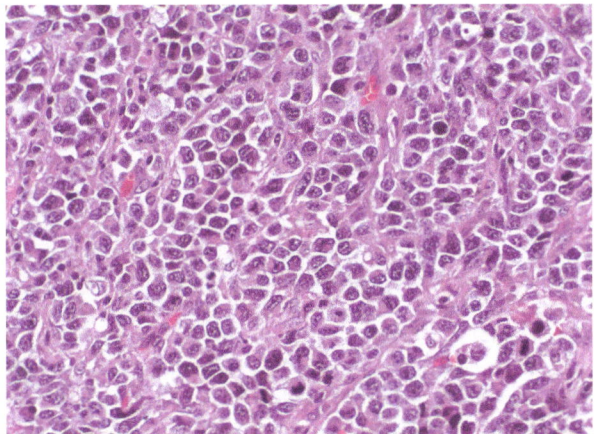

Figura 13-84 **Plasmocitoma (Extramedular), Cavidade Oral, Cão.** Observa-se os plasmócitos moderadamente bem-diferenciados, arranjados em pequenos aglomerados separados por um estroma fibrovascular. Coloração por HE. (Cortesia do College of Veterinary Medicine, University of Illinois.)

é observada em alguns casos. A diferenciação de outros tumores de células redondas pode ser obtida pela imuno-histoquímicas (MUM1/IRF4 é particularmente sensível e específica para plasmocitomas).

Distúrbios Histiocíticos. Os distúrbios histiocíticos são frequentemente diagnosticados em cães e ocorrem com menor frequência em gatos. Resumidamente, os histiócitos são categorizados como macrófagos e CDs, e esta última é subdividida em *células de Langerhans* (CLs), encontradas no epitélio (mucosa) da pele, gastrointestinal, respiratório e reprodutivo, *e CDs intersticiais* (CDi), localizadas nos espaços perivasculares da maioria dos órgãos. O termo *CDs interdigitais* descreve CDs (residentes ou migrantes) encontradas nas regiões de linfócitos T de linfonodos (paracórtex) e baço (PALS); as CDs interdigitais consistem de ambas as CLs e CDis. Essas linhagens podem ser diferenciadas utilizando colorações imuno-histoquímicas. Os distúrbios histiocíticos que são diagnosticados na medicina veterinária neste momento incluem os seguintes: histiocitoma cutâneo canino, histiocitose de CL canina, histiocitose cutânea e sistêmica caninas, histiocitose pulmonar de CL felina, histiocitose progressiva felina, leucemia de células dendríticas em cães e sarcoma histiocítico e sarcoma histiocítico hemofagocítico em cães e gatos.

O envolvimento do linfonodo é observado em muitas dessas condições. Raros relatos de metástase em linfonodo regional em casos de histiocitoma cutâneo canino solitário foram publicados. A invasão linfática com subsequente envolvimento nodal regional pode ser observada em cães com histiocitose de CL, que é um indicador de prognóstico ruim e provavelmente reflete a infiltração sistêmica. A arquitetura normal dos linfonodos traqueobrônquicos geralmente é vista em gatos com histiocitose pulmonar de CL.

As histiocitoses caninas reativas não são proliferações neoplásicas clonais, mas provavelmente refletem um desequilíbrio imune, consistindo de CDis dérmicas ativadas (e linfócitos T). Elas são categorizadas como *histiocitose cutânea* (HC), envolvendo a pele e linfonodos de drenagem, e uma *histiocitose sistêmica* (HS) mais generalizada, afetando pele e outros locais (p. ex. pulmão, fígado, medula óssea, baço, linfonodos, rins e tecidos orbitais e nasais).

Complexo Sarcoma Histiocítico. Os sarcomas histiocíticos (SHs) são neoplasias de CDis e, portanto, podem originar-se em quase qualquer tecido, frequentemente no baço, pulmão, pele, meninges, linfonodos, medula óssea e sinóvia. O envolvimento secundário do fígado é comum à medida que a doença progride. Essa neoplasia é diagnosticada mais comumente em cães, e é observada uma incidência menor em gatos. O sarcoma histiocítico localizado pode ser uma lesão solitária focal ou nódulos múltiplos dentro de um único órgão. O *sarcoma histiocítico disseminado* descreve lesões que envolvem locais distantes e substituiu o termo histiocitose maligna. As raças predispostas ao complexo sarcoma histiocítico são Bernese montanhês, Rottweilers, Golden retrievers e flat-coates retrivers, embora a doença possa ocorrer em qualquer raça. O complexo sarcoma histiocítico é considerado de curso rápido e altamente agressivo, e os sinais clínicos dependem do(s) órgão(s) particular(es) envolvido(s).

Macroscopicamente, os órgãos afetados podem estar uniformemente aumentados e/ou conter múltiplos nódulos brancos coalescentes. A arquitetura do tecido é afetada por folhetos de células pleomórficas de formato redondo a fusiforme. Existe a atipia celular acentuada, com diversas células neoplásicas cariomegálicas e multinucleadas (Fig. 13-85).

Sarcoma Histiocítico Hemofagocítico. O sarcoma histiocítico hemofagocítico é observado em cães e gatos e é uma neoplasia de macrófagos do baço e medula óssea. Clinicamente, os cães apresentam anemia hemolítica regenerativa e trombocitopenia, mimetizando a síndrome de Evan, embora eles sejam negativos no teste de Coombs. Esta forma de sarcoma histiocítico tem o pior prognóstico dos sarcomas histiocíticos, e provavelmente está parcialmente relacionada com a anemia e coagulopatia severa. Ela é caracterizada por um infiltrado de histiócitos que não forma massa, dentro da medula óssea e polpa vermelha esplênica, causando a esplenomegalia difusa. As células neoplásicas exibem eritrofagocitose acentuada, mas o pleomorfismo celular severo observado no complexo sarcoma histiocítico pode estar ausente. As células neoplásicas frequentemente estão misturadas com HEM e plasmócitos. A metástase geralmente ocorre no fígado, onde as células se concentram dentro dos seios. Frequentemente estão presentes êmbolos tumorais no pulmão.

Distúrbios dos Animais Domésticos: Tecido Linfoide Associado a Mucosa

O MALT está envolvido de várias maneiras com bactérias e vírus, e esses estão resumidos para grandes animais na Tabela 13-5. Essas interações incluem ser uma porta de entrada para patógenos (p. ex. *Salmonella* spp., *Yersinia pestis*, MAP e *L. monocytogenes*); um local para replicação de vírus (p. ex. BVDV); um local para infecção hematógena (p. ex. vírus da panleucopenia e parvovírus); e um local de lesões macro e microscópicas em algumas doenças virais. O coronavírus bovino, BVDV, vírus da peste bovina, vírus da febre catarral maligna, vírus da panleucopenia felina e o parvovírus canino causam a depleção de linfócitos dentro do MALT.

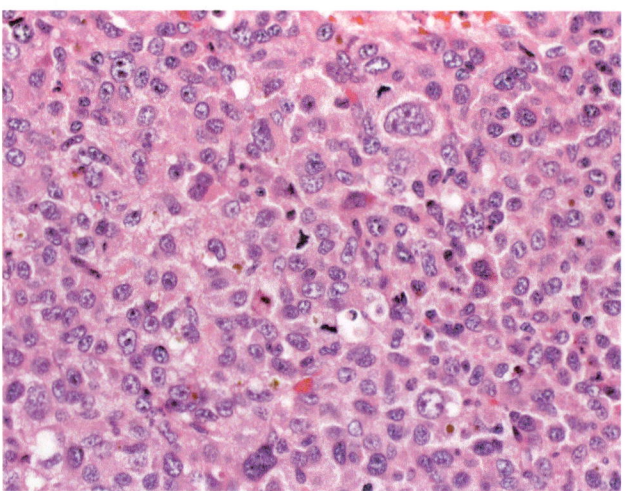

Figura 13-85 **Sarcoma Histiocítico, Baço, Cão.** As células neoplásicas estão acentuadamente pleomórficas com células cariomegálicas, binucleação, e numerosas figuras mitóticas. Coloração por HE. (Cortesia de Dr. A.C. Durham, School of Veterinary Medicine, University of Pennsylvania.)

Distúrbios dos Equinos

Imunodeficiência Combinada Severa

A doença da imunodeficiência combinada severa de potros Árabes é um distúrbio de imunodeficiência primária autossômico recessivo, caracterizado pela ausência de linfócitos T e B funcionais, causado por uma mutação genética no gene codificador da subunidade catalítica da proteína quinase DNA-dependente (DNA-PKcs). Esta enzima é necessária para rearranjos do gene receptor envolvido na maturação de linfócitos, e a perda de linfócitos T e B resulta em uma susceptibilidade prolongada às doenças infecciosas. Apesar de normal ao nascimento, esses potros desenvolvem diarreia e pneumonia aproximadamente aos 10 dias de idade, frequentemente por adenovírus, *Cryptosporidium parvum*, e infecções por *Pneumocystis carinii*. Os potros afetados geralmente morrem antes dos 5 meses de idade. Os linfonodos e o timo estão geralmente macroscopicamente indetectáveis, e o baço está pequeno e firme pela ausência da polpa branca (Fig. 13-70). O desenvolvimento de testes genéticos para identificar carreadores desse distúrbio levou a uma redução na prevalência da doença de imunodeficiência combinada severa. Recentemente, a doença de imunodeficiência combinada severa foi diagnosticada em um único potro Caspian, embora o defeito genético exato não tenha sido detectado. As doenças de imunodeficiência congênita também são discutidas em detalhes no Capítulo 5.

Adenite Equina

O *Streptococcus equi* spp. *equi*, o agente etiológico da adenite equina, é inalado ou ingerido após o contato direto com a descarga nasal de cavalos infectados ou de um ambiente contaminado. A bactéria se adere às tonsilas, penetra nos tecidos profundos, entra nos vasos linfáticos, é drenada para os linfonodos regionais (mandibular, retrofaríngeo e ocasionalmente linfonodos parotídeos e cervicais), e causa grandes abscessos (Fig. 13-77). O aumento retrofaríngeo dos abscessos pode levar à compressão da faringe, com estertor respiratório e disfagia subsequentes. Os abscessos podem romper e descarregar pus através do seio para a superfície da pele ou disseminar medialmente para as bolsas guturais, onde o pus residual seca e endurece para formar condroides (que servem como um ninho para bactérias vivas persistirem nos animais carreadores). Em mais de 20% desses casos, o material do abscesso rompido pode se disseminar por meio do sangue ou da linfa para outros órgãos (formação de abcesso metastático, *adenites bastardas*), incluindo pulmão, fígado, rim, sinóvia, linfonodos mesentéricos e mediastinais, baço e, ocasionalmente, o cérebro. Púrpura hemorrágica, uma reação de hipersensibilidade do tipo III, pode resultar na vasculite necrosante em alguns cavalos com exposição natural repetida ao *S. equi* ssp. *equi* ou após a vacinação em cavalos que tiveram adenite.

Infecção por Rhodococcus Equi

A manifestação típica da infecção por *R. equi* é a broncopneumonia supurativa crônica com abscessos (Capítulo 9). Aproximadamente 90% dos potros também desenvolvem lesões intestinais, caracterizadas pela enterotiflocolite ulcerativa granulomatosa, frequentemente sobre as placas de Peyer, e linfadenite piogranulomatosa de linfonodos mesentéricos e colônicos (Capítulo 7; Fig. 13-68). Os grandes abscessos abdominais podem ser a única lesão no abdômen e presumivelmente se originam de um linfonodo mesentérico infectado. O tecido linfático difuso na lâmina própria pode conter inflamação granulomatosa com a bactéria fagocitada. A linfadenite piogranulomatosa mediastinal pode comprimir a traqueia, causando a dificuldade respiratória. As lesões por *R. equi* também podem se desenvolver no fígado, rim, baço ou tecido nervoso.

Linfoma

O linfoma é a neoplasia maligna mais comum em cavalos e afeta principalmente animais adultos (idade média de 10 a 11 anos) sem nenhuma predisposição por raça ou sexo. As localizações anatômicas mais frequentes do linfoma equino são multicêntricas, cutâneas e no trato gastrointestinal.

O linfoma multicêntrico, definido como o envolvimento de pelo menos dois órgãos (excluindo os linfonodos regionais), é a manifestação mais comum, seguida pelos tipos observados na pele e no trato gastrointestinal. As localizações solitárias foram relatadas no mediastino, linfonodos, região ocular/orbital, cérebro, medula espinhal, cavidade oral e baço. Entre os linfomas multicêntricos, o tipo observado mais frequentemente é o linfoma de células grandes B ricos em células T (LCGBRCT), reportado em um estudo afetando 34% dos casos. O linfoma de células T periféricas (LCTP) foi o segundo mais comum, seguido pelo linfoma difuso de células grandes B (LDCGB).

O tipo de linfoma mais comum no trato gastrointestinal também é o linfoma de células grandes B rico em células T, seguido pelo linfoma de célula T associado à enteropatia. Os linfomas cutâneos em cavalos contribuem com mais de 3% de todos os tumores de pele em equinos. O linfoma de células grandes B rico em células T é novamente o subtipo de linfoma mais comum na pele, representando mais de 84% de todos os linfomas cutâneos, e mais frequentemente se apresenta clinicamente como múltiplas massas na pele. O linfoma cutâneo de células T (LCCT) é a forma mais comum e surge como nódulos solitários menores. Os puros sangues podem ter uma incidência maior de linfoma cutâneo de células T comparados a outras raças. No geral, cavalos com linfoma cutâneo de células grande B rico em células T parecem ter um tempo de sobrevivência maior que cavalos com outros tipos de linfomas da pele. Linfomas positivos para o receptor de progesterona também foram identificados em cavalos, e existe um relato de regressão de tumor cutâneo seguido pela remoção de um tumor de células da teca-granulosa ovarianas. Pode haver uma frequência elevada de linfoma em cavalos diagnosticados com o herpesvírus equino 5 (EHV-5, gamaherpesvirus), quando comparados aos cavalos sadios, embora o papel exato de causa-efeito desta observação na linfomagenese[3] ainda não é bem conhecido.

Histologicamente, as características de referência do linfoma de células grandes B rico em células T incluem uma maioria de linfócitos T pequenos (núcleos com aproximadamente o mesmo tamanho de uma RBC), reativos, maduros, misturados com uma população neoplásica de linfócitos B grandes, cujos núcleos são duas a três vezes o diâmetro de uma RBC equina. Essas células grandes atípicas frequentemente são binucleadas e possuem o nucléolo eosinofílico proeminente (Fig. 13-86). As células grandes podem ser observadas em mitose ou na necrose como células únicas com citoplasma retraído e núcleos picnóticos. O linfoma de células grandes B rico em célula T geralmente é acompanhado pela presença de uma densa rede fibrovascular.

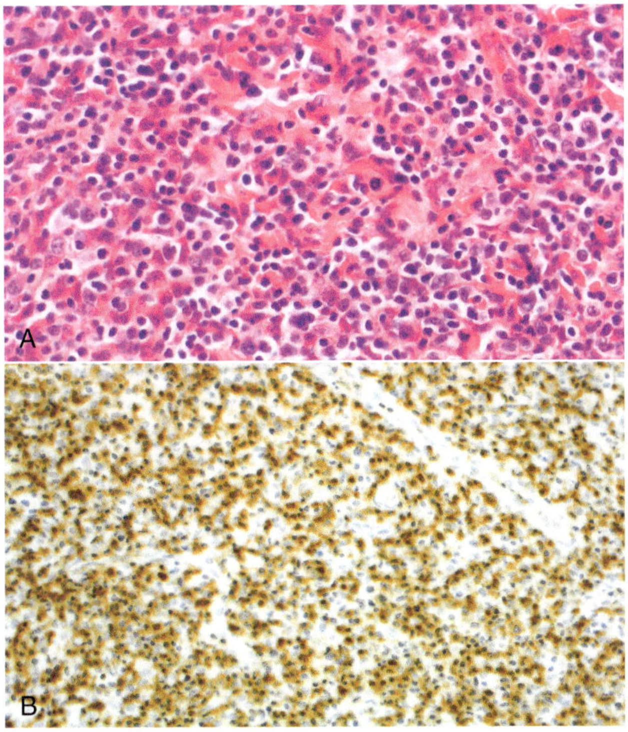

Distúrbios dos Ruminantes (Bovinos, Ovinos e Caprinos)

Doença de Johne

A doença de Johne afeta principalmente ruminantes domésticos e selvagens (e raramente suínos e equinos) e ocorre pela infecção por MAP. As lesões características incluem enterite granulomatosa, geralmente confinada ao íleo, ceco e cólon proximal; linfangite; e linfadenite de linfonodos regionais (Fig. 13-82). As bactérias são ingeridas, engolfadas por células M nas placas de Peyer, e então são transportadas para macrófagos na lâmina própria e submucosa. Entre os bovinos, ovinos, caprinos e ruminantes selvagens, existe uma grande variação na severidade, distribuição das lesões, tipo celular inflamatório primário (linfócitos, macrófagos epitelioides, células gigantes multinucleadas), e número de bactérias dentro das lesões (multibacilar ou paucibacilar). Histologicamente, a arquitetura dos linfonodos ileocecais pode ser parcialmente substituída por agregados

Figura 13-86 Linfoma de Célula B Grande Rico em Células T, Pele, Equino. A, A maioria das células são pequenos linfócitos T e estão misturadas com poucos linfócitos B neoplásicos pleomórficos grandes. Coloração por HE. **B,** Linfócitos T pequenos reativos são fortemente positivos para CD3. Imuno-histoquímica com anti-CD3, coloração adicional de hematoxilina. (Cortesia de Dr. A.C. Durham, School of Veterinary Medicine, University of Pennsylvania.)

de macrófagos epitelioides e células gigantes multinucleadas, e o tecido nodal remanescente contém folículos secundários grandes com centros germinativos reativos. Os bovinos tendem a ter granulomas não caseosos, ao passo que os ovinos e caprinos podem ter granulomas com centros necróticos caseosos e mineralização. Números variáveis de bacilos álcool-ácido resistentes são detectados dentro de macrófagos epitelioides. As lesões intestinais da doença de Johne estão descritas em detalhes no Capítulo 7.

Antraz

O antraz é causado pelo B. anthracis, um bacilo Gram-positivo encontrado no solo na forma de esporo. Bovinos, ovinos e caprinos se se tornam infectados quando pastoreiam sobre o solo contaminado, e a infecção causa septicemia fulminante. O baço de animais infectados está acentuadamente aumentado e congesto (Esplenomegalia Uniforme com uma Consistência Sangrenta; Capítulo 4).

Diarreia Viral Bovina

A diarreia viral bovina (DVB) é causada pelo BVDV, um pestivírus. Os bovinos são os hospedeiros naturais, mas outros animais como as alpacas, veados, ovelhas e cabras também são afetados. O BVDV infecta preferencialmente células do sistema imune, incluindo macrófagos, CDs e linfócitos. As lesões associadas aos tecidos linfoides são as depleções linfoides severas nos linfonodos mesentéricos e placas de Peyer, cuja superfície intestinal pode estar coberta por uma membrana fibrinonecrótica. Histologicamente, existe a linfocitólise acentuada e necrose dos centros germinativos nas placas de Peyer e córtex de linfonodos. Há a atrofia tímica, pois o timo tem depleção acentuada de linfócitos e pode consistir somente de estroma colapsado e poucos linfócitos dispersos. A DVB é discutida em detalhes nos Capítulos 4 e 7.

---

[3]O crescimento e desenvolvimento de um linfoma.

Abscessos Esplênicos

Os abscessos esplênicos podem ser o resultado de bacteremia (Fig. 13-69) ou penetração direta de um corpo estranho vindo do retículo (Baço e também Portas de Entrada/Vias de Disseminação).

Linfadenite Caseosa

O C. *pseudotuberculosis* é uma bactéria intracelular Gram-positiva que causa linfadenite caseosa, uma doença supurativa crônica de ovinos e caprinos. A bactéria pode entrar por meio de feridas na pele (p. ex. tosquias em ovelhas, colocação de brinco, caudectomia ou castração), drenar para o linfonodo regional, e então ser disseminada na linfa e sangue circulante para os linfonodos externos e internos, assim como outros órgãos internos, incluindo o pulmão. Os abscessos externos são detectados mais frequentemente na região da "mandíbula e pescoço", especificamente nos linfonodos mandibulares e parotídeos. Na avaliação macroscópica os abscessos estão encapsulados e preenchidos com pus semifluido esverdeado, devido a um infiltrado de eosinófilos (Fig. 13-79). Com o tempo os abscessos perdem a tonalidade esverdeada, e os conteúdos se tornam espessos para formar as laminações concêntricas características (Fig. 13-80); abscessos antigos podem alcançar um diâmetro de 4 a 5 cm.

Linfoma Bovino

O linfoma bovino é amplamente classificado nas formas *enzoótica* e *esporádica*. A forma enzoótica, chamada de leucose enzoótica bovina (LEB), é causada pelo BLV, um retrovírus comum em bovinos. Existe uma prevalência maior no gado leiteiro comparado às raças de corte. O BLV é transmitido horizontalmente (p. ex. sangue, leite/colostro, saliva) ou iatrogenicamente (p. ex. luvas retais, instrumentos/equipamentos). Seguindo a infecção, o BLV invade e se integra ao genoma dos linfócitos B infectados, resultando em uma linfocitose policlonal de linfócitos B em aproximadamente 30% dos bovinos. Em aproximadamente 1% a 5% dos bovinos infectados por BLV, surgirá um único clone, levando ao desenvolvimento de leucemia/linfoma de linfócitos B. O período de incubação médio entre a infecção e o desenvolvimento do linfoma é de 7 a 8 anos e essa lenta taxa de conversão sugere que o período de latência pode ser maior que o intervalo de vida da maioria dos animais (o gado leiteiro raramente vive até o pico de 7 a 8 anos de incidência da ocorrência do linfoma). Outras variáveis contribuintes, como a genética, coinfecções e fatores ambientais, também podem ter um papel na linfomagênese. O mecanismo exato da tumorigênese induzida pelo BLV é pouco conhecido. Recentemente foram identificados microRNAs (miRNAs) do BLV em linfócitos pré-leucêmicos e malignos, que apresentaram repressão da expressão genética estrutural e regulatória. Estes achados sugerem que os miRNAs podem ter um papel chave na manifestação e progressão do tumor.

Macroscopicamente, múltiplos tecidos podem ser afetados em bovinos que desenvolvem linfomas, incluindo linfonodos periféricos (cefálicos, cervicais, sublombares) (Fig. 13-87), linfonodos abdominais, região retrobulbar, abomaso, fígado, baço, coração, trato urogenital, medula óssea, canal vertebral (Fig. 13-88) e medula espinhal. Um estudo indica que a maioria destes linfomas de grau elevado são linfomas difusos de células grandes (66%), e aproximadamente 20% são linfomas de células intermediárias (como o de Burkitt e linfomas linfoblásticos).

A forma *esporádica* do linfoma bovino apresenta mais frequentemente o imunofenótipo de linfócitos T e possui três subcategorias: cutânea, do bezerro e tímica. Não existe uma causa viral conhecida para a forma esporádica, e em cada subcategoria existe uma prevalência bem menor comparada à forma enzoótica. Das três formas esporádicas, a forma cutânea parece ser a mais comum e se manifesta como múltiplos nódulos de pele em bovinos de 1 a 3 anos. A forma dos bezerros se apresenta como linfadenopatia generalizada com perda

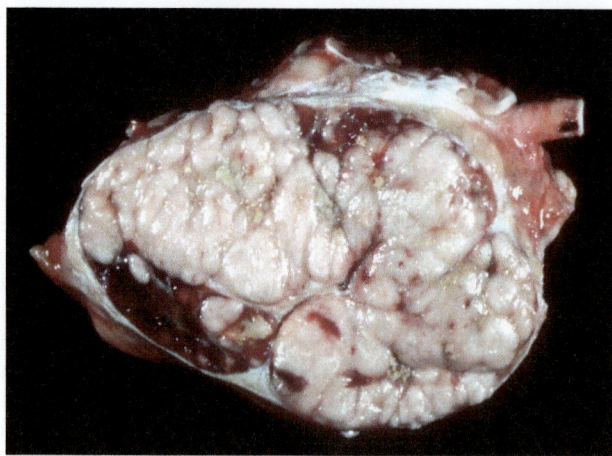

Figura 13-87 **Linfoma, Linfonodo Bovino.** A arquitetura normal do linfonodo foi substituída por lóbulos brancos de linfócitos neoplásicos. (Cortesia de College of Veterinary Medicine, University of Illinois.)

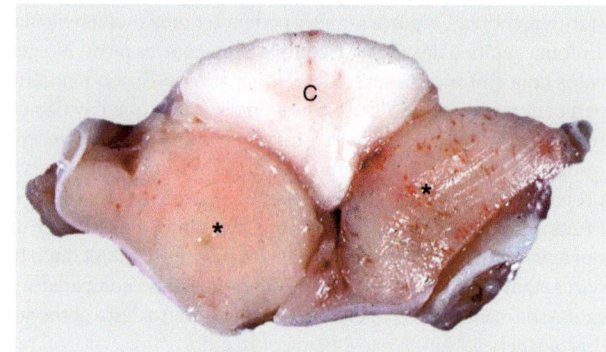

Figura 13-88 **Linfoma** (*Asterisco*)**, Canal Vertebral, Espaço Epidural, Vaca.** C, cordão espinal. (Cortesia do Dr. J.M. King, College of Veterinary Medicine, Cornell University.)

de peso, letargia e fraqueza em bovinos com menos de 6 meses de idade. A forma tímica é relata mais comumente em gado de corte, de 6 a 24 meses de idade.

Distúrbios dos Suínos

Síndrome Multissistêmica do Definhamento de Suínos

O PCV2, um pequeno vírus DNA de fita simples, é altamente prevalente na população de suínos domésticos. Diversas síndromes clínicas são atribuídas à infecção por PCV2 e coletivamente denominadas doenças associadas ao PVC (DAPCVs). Elas incluem a síndrome multissistêmica do definhamento (SMD), complexo de doenças respiratórias suínas (CDRS), dermatite suína e síndrome da nefropatia, e doença entérica (Capítulos 4 e 9).

Os principais achados *post-mortem* da síndrome multissistêmica do definhamento são a má condição corporal, linfonodos aumentados de tamanho e pneumonia intersticial. As lesões do sistema linfoide são observadas comumente nas tonsilas, placas de Peyer e linfonodos. Alguns suínos têm todos os tecidos linfoides afetados, ao passo que outros podem ter somente um ou dois linfonodos afetados. As lesões microscópicas características são a depleção linfoide de folículos e paracórtex substituídos por histiócitos, inflamação granulomatosa leve a severa com células gigantes multinucleadas, e corpúsculos de inclusão citoplásmicos basofílicos, intrahistiocíticos bem demarcados e esféricos. A necrose de folículos linfoides proeminentes (linfadenite necrosante) é observada ocasionalmente, e o PCV2 pode ser detectado dentro das regiões necróticas. A perda de linfócitos pode ocorrer pela produção reduzida na medula óssea, proliferação diminuída nos órgãos linfoides secundários, ou necrose de linfócitos.

Síndrome Reprodutiva e Respiratória dos Suínos

A síndrome reprodutiva e respiratória dos suínos (SRRS) é causada por um arterivírus e causa a sobreposição de duas síndromes clínicas: insuficiência reprodutiva e doença respiratória. O vírus é transmitido pelo contato com fluidos corporais (saliva, muco, soro, urina e secreções mamárias e do contato com sêmen durante o coito), mas frequentemente ele coloniza primeiro as tonsilas ou trato respiratórios superior. O vírus tem uma predileção por tecidos linfoides (baço, timo, tonsilas, linfonodos, placas de Peyer). A replicação viral ocorre em macrófagos dos tecidos linfoides e pulmões, apesar de antígenos do vírus da síndrome reprodutiva e respiratória dos suínos serem encontrados em macrófagos residentes em muitos tecidos e podem persistir em macrófagos das tonsilas e pulmões. O resultado desta infecção é uma redução na capacidade fagocítica e funcional de macrófagos do sistema monócito-macrófago. Como consequência, há a redução na resistência aos patógenos bacterianos e virais comuns. A maioria dos animais infectados pela síndrome reprodutiva e respiratória dos suínos estão coinfectados com um ou mais patógenos, incluindo *Streptococcus suis* e *Salmonella choleraesuis*. A infecção com *Bordetella bronchiseptica* e *Mycoplasma hyopneumoniae* parece aumentar a duração e severidade da pneumonia intersticial.

As principais lesões são a pneumonia intersticial e a linfadenopatia generalizada, e os linfonodos traqueobrônquicos e mediastinais são os mais comumente afetados. As coinfecções geralmente complicam as alterações macroscópicas e histopatológicas. Os linfonodos estão aumentados, de cor pálida, ocasionalmente císticos e firmes; algumas cepas do vírus também causam hemorragia nodal. Microscopicamente, as lesões nos linfonodos, tonsilas e baço consistem de graus variáveis de hiperplasia folicular e paracortical, e depleção de linfócitos nos centros germinativos foliculares.

Abscessos Mandibulares em Suínos

O *Streptococcus porcinus* causa abscessos mandibulares em suínos. A bactéria coloniza a cavidade oral e se dissemina para infectar tonsilas e linfonodos regionais. Os linfonodos mandibulares frequentemente são os mais afetados e têm múltiplos abscessos de 1 a 10 cm; os linfonodos retrofaríngeos e parotídeos também podem estar envolvidos (Fig. 13-89). Esta doença, antes prevalente, agora é rara, presumivelmente por melhorias na criação, desenho e higiene de comedouros. O agente ocasionalmente é isolado em suínos com bacteremia.

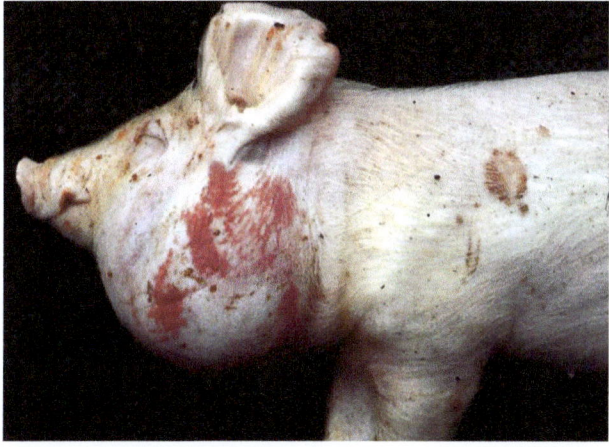

Figura 13-89 Abscesso Mandibular, Suíno. Os linfonodos mandibulares estão acentuadamente aumentados, por uma linfadenite supurativa causada por *Streptococcus porcinus*. (Cortesia do Dr. J.M. King, College of Veterinary Medicine, Cornell University.)

Linfoma

O linfoma é o câncer relatado mais frequentemente em suínos baseado em pesquisas de abatedouros. Os suínos afetados geralmente têm menos de 1 ano de idade, e não há registro de predisposição sexual, embora se tenha a suspeita de uma base hereditária em casos de rebanhos endogâmicos. As duas formas principais de linfoma em suínos são as tímicas/mediastinais e multicêntrica; este último é o mais comum. Baço, fígado, rim, medula óssea e linfonodos são afetados na forma multicêntrica, com linfonodos regionais com o registro de maior envolvimento que os nodos periféricos. Um estudo recente de linfoma em 17 suínos observou a maioria sendo multicêntrico, e os subtipos incluíram os seguintes: linfoma/leucemia linfoblástica B, linfoma folicular, linfoma de células grandes B difuso e intestinal, e linfoma de células T periféricas. Também foram descritos um caso de cada linfoma tímico de células B e T.

Distúrbios dos Cães

Doença de Imunodeficiência Combinada Severa

Foram descritos diversos tipos de doenças de imunodeficiência combinada severa em cães. Uma mutação na DNA-PKcs (semelhantes ao que ocorre nos cavalos árabes) com um modo autossômico recessivo de hereditariedade é observada em Jack Russell terriers. Uma forma da doença de imunodeficiência combinada severa ligada ao X está bem descrita em basset hounds e é causada por mutações na subunidade da cadeia-γ comum (γc) de receptores para IL-2, IL-4, IL-7, IL-9, IL-15 e IL-21. Uma doença semelhante é observada em filhotes da raça Welsh corgi Cardigan, apesar de ser um modo autossômico de hereditariedade nesta raça. A mutação inibe as vias de transdução do sinal iniciado por qualquer uma dessas citocinas, que são essenciais para a proliferação, diferenciação, sobrevivência e função de linfócitos B e T. Os cães afetados têm números normais de linfócitos B circulantes, que são incapazes de mudar de classe para IgG ou IgA, e números reduzidos de linfócitos T, que não são funcionais devido à incapacidade de expressar os receptores IL. Os filhotes afetados são acentuadamente susceptíveis às infecções bacterianas e virais e raramente sobrevivem além dos 3 a 4 meses de idade. O timo desses cães é pequeno e consiste somente de lóbulos displásicos pequenos com alguns corpúsculos de Hassall. Tonsilas, linfonodos e placas de Peyer geralmente não são macroscopicamente identificáveis devido à severa hipoplasia de linfócitos. As doenças de imunodeficiência congênita também são discutidas em detalhes no Capítulo 5.

Hematomas Tímicos

As hemorragias e hematomas tímicos foram relatadas em cães e observados mais frequentemente em animais jovens. São descritas diversas causas, incluindo a ingestão de rodenticidas anticoagulantes (varfarina, dicumarol, difaciona e brodifacoum), aneurisma aórtico dissecante, trauma e idiopática/espontânea. Histologicamente, a hemorragia se estende para os lóbulos e septos tímicos, e nos casos severos, a arquitetura lobular é ofuscada pela hemorragia. Em casos de toxicose por rodenticidas anticoagulantes, a medula parece ser o principal local de hemorragia.

Vólvulo Gastroesplênico

Esplenomegalia Uniforme com uma Consistência Sangrenta (Fig. 7-72).

Hematomas Esplênicos, Contração Esplênica Incompleta, Infartos Esplênicos Agudos e Hemangiossarcomas

Consultar a seção sobre Nódulos Esplênicos com uma Consistência Sangrenta para discussão sobre os hematomas esplênicos (incluindo aqueles induzidos por hiperplasia nodular ou ocorrendo com o hemangiossarcoma), contração esplênica incompleta, infartos esplênicos agudos e hemangiossarcomas.

Placas Siderofibróticas, Ruptura Esplênica e Baços Acessórios

Consultar a seção sobre Diversos Distúrbios do Baço para discussões sobre placas siderofibróticas, ruptura esplênica e baços acessórios.

Hiperplasia Linfoide e Nodular Esplênica Complexa

A hiperplasia nodular esplênica é comum em cães e categorizada baseada em seus componentes celulares, como hiperplasia nodular linfoide ou hiperplasia nodular complexa. Os hematomas podem surgir dentro dos nódulos da hiperplasia (Nódulos Esplênicos com uma Consistência Sangrenta).

A hiperplasia nodular linfoide (ou simples) consiste de uma massa focal bem demarcada composta de agregados coalescentes de linfócitos. Os linfócitos podem formar estruturas foliculares com centros germinativos e/ou consistem de uma mistura de linfócitos, com características morfológicas de células da zona do manto e zona marginal. O tecido acometido geralmente está congesto e pode conter plasmócitos, mas o estroma não é observado (Fig. 13-90).

A hiperplasia nodular complexa é uma massa focal que contém dois componentes proliferativos: linfoide e estroma. O componente linfoide se assemelha à hiperplasia nodular linfoide descrita anteriormente. Ocorre a proliferação dos tecidos estromais acometidos, com fibroplasia, hiperplasia de musculatura lisa e hiperplasia histiocítica; a HEM e os plasmócitos também podem estar presentes.

Nódulos Fibro-histiocítico Esplênicos

Recentemente veio à luz que o nódulo fibro-histiocítico esplênico (NFHE), descrito inicialmente em 1998, não é uma única condição, mas na realidade um complexo grupo de doenças. Nosso melhor entendimento do espectro das doenças, uma vez descrito com o termo de nódulo fibro-histiocítico esplênico, é devido ao crescente conhecimento de distúrbios histiocíticos e imunoquímica. A definição original do nódulo fibro-histiocítico esplênico é ser caracterizado por uma população estromal de células histiocíticas e fusiformes misturadas com linfócitos. A graduação foi baseada na porcentagem de linfócitos da população (p. ex. >70% de linfócitos = grau 1; <40% de linfócitos = grau 3); os cães com nódulo fibro-histiocítico esplênico de grau 1 possuem uma taxa de sobrevivência muito melhor, e cães com nódulos de grau 3 podem desenvolver sarcomas (frequentemente histiocitoma fibroso maligno, um termo agora ultrapassado).

Com nosso conhecimento crescente sobre distúrbios histiocíticos e colorações imuno-histoquímicas adicionais, as doenças que provavelmente foram abrangidas pelo termo de nódulo fibro-histiocítico esplênico incluem as seguintes: hiperplasia nodular complexa e linfoide (descrita anteriormente), sarcoma estromal, sarcoma histiocítico, hiperplasia da zona marginal, linfoma de zona marginal e linfoma difuso de célula grande B (Sistema Linfoide/Linfático, Distúrbios dos Animais Domésticos: Linfonodos, Neoplasia, Linfoma).

Histoplasmose

O *Histoplasma capsulatum* pode causar uma doença fúngica disseminada que é amplamente endêmica, particularmente em regiões com vales fluviais e climas temperados ou tropicais (p. ex. meio-oeste e sul dos Estados Unidos). Organismos de vida livre na fase micelial produzem macroconídios e microconídeos, que são inalados e convertidos para a fase de levedura no pulmão. As leveduras são fagocitadas e abrigadas nos macrófagos do sistema monócito-macrófago. Em alguns cães, a doença é limitada ao trato respiratório e causa dispneia e tosse. Entretanto, na maioria dos cães, a doença é disseminada por todo o corpo, afetando predominantemente o fígado, baço, trato gastrointestinal, medula óssea, pele e olhos; também é relatada a doença gastrointestinal primária. Os sinais clínicos nos casos de histoplasmose disseminada incluem definhamento, emagrecimento,

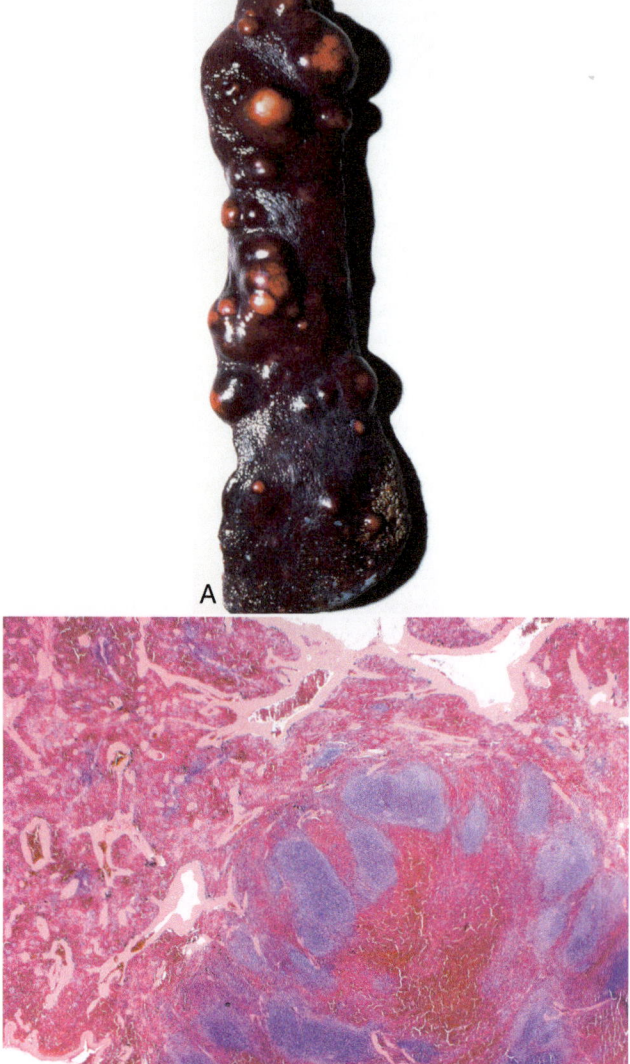

Figura 13-90 **Hiperplasia Esplênica Nodular Linfoide (Simples). A,** Hiperplasia nodular, baço, cão. **B,** O nódulo bem demarcado (canto inferior direito da imagem) é composto por folículos linfoides hiperplásicos, e o tecido no centro está congesto. Coloração por HE. (**A** Cortesia do Dr. M.D. McGavin, College of Veterinary Medicine, University of Tennessee. **B** Cortesia do Dr. A.C. Durham, School of Veterinary Medicine, University of Pennsylvania.)

febre, dificuldade respiratória, diarreia com hematoquesia ou melena, e claudicação.

As alterações clinicopatológicas da histoplasmose disseminada podem incluir neutrofilia, monocitose, anemia não regenerativa em infecções crônicas, mudanças no nível de proteína sérica total, e elevações no nível de enzimas hepáticas com envolvimento hepático. A anemia é provavelmente um resultado da inflamação crônica, infecção da medula óssea por *Histoplasma*, e/ou perda sanguínea intestinal em cães com doença GI. O exame citológico é útil para o diagnóstico de histoplasmose (preparações de lavado traqueal, aspirados da medula óssea e linfonodos), onde os organismos são frequentemente visíveis nos macrófagos.

Macroscopicamente, ocorre a hepatoesplenomegalia, os intestinos estão espessados e ondulados, e os linfonodos estão aumentados uniformemente (Fig. 13-91) com perda da arquitetura normal (de algum modo semelhante ao linfoma, embora os linfonodos tendem a ser mais firmes na histoplasmose). Histologicamente, dentro do linfonodo há um infiltrado multifocal a coalescente de macrófagos epitelioides com leveduras intracitoplásmicas, pequenas (2 a 4 μm

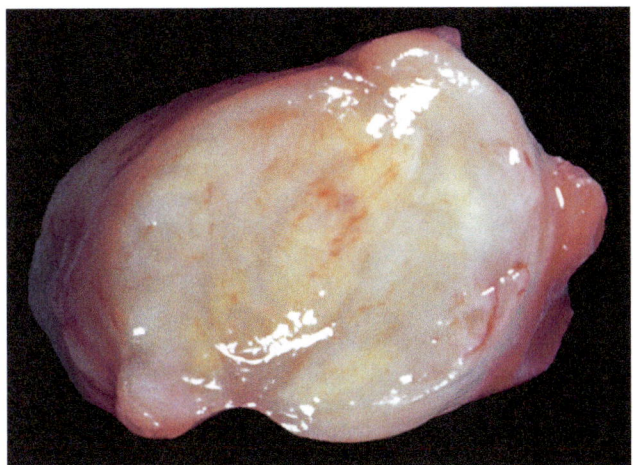

Figura 13-91 Linfonodo Mesentérico, Linfadenite Granulomatosa Difusa, Histoplasmose, Cão. O linfonodo está aumentado, a superfície de corte apresenta perda da arquitetura e distorção do tecido pela inflamação granulomatosa difusa (Fig. 13-92). (Cortesia do Dr. M.D. McGavin, College of Veterinary Medicine, University of Tennessee.)

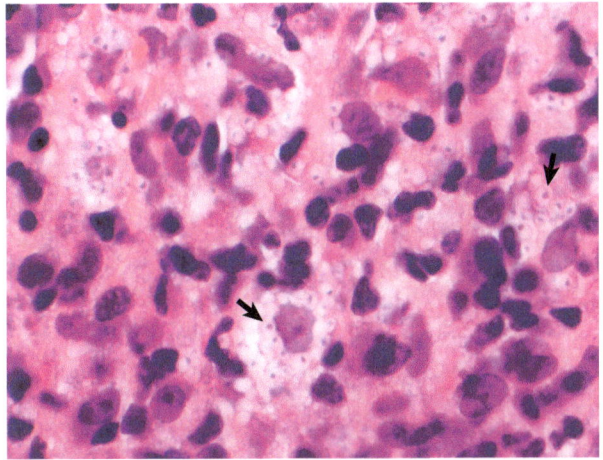

Figura 13-92 Histoplasmose, Linfonodo, Cão. Linfadenite granulomatosa difusa. Macrófagos contêm os organismos de *Histoplasma capsulatum* fagocitados *(setas)*. Coloração por HE. (Cortesia do Dr. A.C. Durham, School of Veterinary Medicine, University of Pennsylvania.)

de diâmetro), com corpos centrais basofílicos esféricos cercados por um halo claro (Fig. 13-92).

Leishmaniose

A leishmaniose é uma doença do sistema monócito-macrófago, causada por um protozoário de gênero *Leishmania*. Ela ocorre em cães e outros animais, e é endêmica em partes dos Estados Unidos, Europa, Mediterrâneo, Oriente Médio, África e Américas Central e do Sul. Os protozoários se proliferam por fissão binária no intestino de flebotomíneos e se tornam organismos flagelados, que são introduzidos nos mamíferos por meio da picada do inseto, onde eles são fagocitados por macrófagos e assumem uma forma não flagelada. São observadas as formas cutânea e/ou visceral da doença. Na forma visceral, os cães estão emaciados e têm aumento geral de linfonodos abdominais e hepatoesplenomegalia. Histologicamente, os seios medulares de linfonodos e a polpa vermelha esplênica são preenchidos com macrófagos que contêm organismos intracitoplásmicos, redondos, de 2 µm de diâmetro com um pequeno cinetoplasto. Embora haja um estágio inicial de hiperplasia linfoide no baço e linfonodo, a subsequente atrofia linfoide ocorre com cronicidade. A atrofia ocorre

pelo comprometimento de CDs foliculares, migração de linfócitos B e formação de centro germinativo. Pode haver atrofia linfoide do baço e linfonodos nas infecções crônicas severas.

Cinomose Canina

O vírus da cinomose canina infecta preferencialmente células linfoides, epiteliais e nervosas (Capítulo 14). Os cães são expostos por meio do contato com secreções oronasais, e o vírus infecta macrófagos dentro do tecido linfoide da tonsila e trato respiratório (incluindo linfonodos traqueobrônquicos) e depois se dissemina para o baço, linfonodos, medula óssea, MALT e células de Kupffer. O vírus causa necrose de linfócitos (especialmente linfócitos T CD4) e depressão da linfopoiese na medula óssea, levando à imunossupressão severa. Os cães estão, portanto, susceptíveis a infecções secundárias, incluindo *Bordetella bronchiseptica*, *Toxoplasma gondii*, *Nocardia*, *Salmonella* spp., e demodicose generalizada.

Parvovírus Canino

A parvovirose canina tipo 2 (CPV-2) é uma doença altamente contagiosa de cães, disseminada pela via fecal-oral ou exposição oronasal a fômites contaminados. O vírus possui tropismo por células em divisão rápida, e a replicação se inicia nos tecidos linfoides da orofaringe, timo e linfonodos mesentéricos e então é disseminado para o epitélio das pequenas criptas intestinais. Ao infectar tecidos linfoides, o parvovírus canino tipo 2 causa imunossupressão diretamente através da linfocitólise, e indiretamente através da depleção de precursores de linfócitos na medula óssea. Há a atrofia linfoide acentuada do timo e folículos do baço, linfonodos e MALT — particularmente das placas de Peyer para produzir a clássica lesão macroscópica de depressão das regiões ovais da mucosa (assim chamadas de depressão das placas de Peyer).

Neoplasmas

Timomas. Sistema Linfoide/Linfático, Distúrbios dos Animais Domésticos: Timo, Neoplasia.

Linfomas. O linfoma é a neoplasia hematológica mais comum no cão. Utilizando o esquema de classificação da OMS, diversos subtipos de linfoma são identificados em cães e variam clinicamente de tumores indolentes de crescimento lento aos tumores altamente agressivos. De todas as espécies de animais domésticos, o linfoma é o mais extensivamente estudado em cães. A apresentação clínica mais comum nos cães é a linfadenopatia generalizada, com ou sem sinais clínicos como a letargia e inapetência.

A maioria dos linfomas nos cães são linfomas de grau leve a elevado de células grandes, e mais da metade de todos os casos de linfoma são subtipos do linfoma difuso de célula grande B. Os linfomas difusos de células grandes B são subdivididos em centroblásticos ou imunoblásticos, baseado nas características morfológicas nucleolares (Tabela 13-7 e Quadro 13-11), embora seja incerto se a diferença possui qualquer significado prognóstico. Histologicamente, a arquitetura do linfonodo está, na maioria das vezes, completamente encoberta pelas camadas de células neoplásicas grandes, que podem invadir através da cápsula e colonizar o tecido perinodal. Esses cães geralmente são tratados com quimioterapia e alcançam a remissão. O tempo de sobrevivência média geral para cães com linfoma difuso de linfócitos B grandes é de aproximadamente 7 meses, embora este número varie baseado no estudo e grau do tumor (conforme determinado por figuras mitóticas). Os linfomas de células T periféricas não especificadas são o segundo subtipo mais comum em cães. Esta categoria inclui todos os linfomas de células T que não se encaixam nas outras categorias (p. ex. linfoma de zona T, linfomas de célula T associada a enteropatia e linfoma hepatoesplênico de célula T). O linfoma de célula T periférica também encobrem a arquitetura nodal, e quando comparado ao linfoma difuso de célula grande B, existe mais variação no tamanho nuclear e características morfológicas. Os cães com o subtipo tendem a ter tempo de sobrevivência menor.

Linfomas de tamanho celular intermediários, de grau elevado, são menos comuns em cães, e os dois subtipos encontrados mais frequentemente são o linfoma linfoblástico (LLB) e linfoma do tipo Burkitt (LTB). O linfoma linfoblástico pode ser de origem de linfócitos B ou T, embora o linfoma linfoblástico de células T seja o mais comum dos dois. *É importante reconhecer um mau uso comum do termo "linfoblasto" no linfoma linfoblástico — por definição no linfoma linfoblástico, os linfoblastos são células de tamanho intermediário com um padrão de cromatina dispersa distinto, e não os grandes linfócitos observados no caso do linfoma difuso de células grandes B ou linfoma de células T periféricas.* O linfoma linfoblástico de linfócitos T é uma doença agressiva que geralmente é resistente ao tratamento. O linfoma do tipo Burkitt é um linfoma de alto grau de linfócitos B.

Muitos outros subtipos de linfomas foram relatados em cães, incluindo diversas formas de linfomas cutâneos, mais frequentemente de origem de linfócitos T e epiteliotrópico (Capítulo 17). O linfoma de células T hepatoesplênico, embora seja de origem de linfócitos T γ/δ, afeta o fígado e baço sem envolvimento nodal relevante. O linfoma de célula T hepatocitotrópico é uma forma distinta de linfoma com tropismo para os cordões hepáticos; linfócitos neoplásicos aglomerados ou individuais invadem os cordões hepáticos, sem degeneração de hepatócitos. O linfoma intravascular é uma proliferação de linfócitos neoplásicos grandes dentro dos vasos sanguíneos de muitos tecidos, levando à oclusão progressiva e trombose e infartos subsequentes. Este neoplasma não forma uma massa extravascular, e as células neoplásicas não são encontradas nos esfregaços sanguíneos periféricos ou na medula óssea.

Os linfomas indolentes constituem mais de 29% de todos os linfomas caninos. Em ordem descendente de frequência, eles incluem o linfoma de zona T (LZT), linfoma de zona marginal (LZM), linfoma de célula do manto (LCM) e linfoma folicular (LF). O linfoma de células do manto e o linfoma folicular são diagnosticados com frequência menor que o linfoma de zona T e o linfoma de zona marginal.

Linfoma de Zona T. O linfoma de zona T é o linfoma indolente mais comum em cães (Fig. 13-93). Ele se apresenta como uma linfadenomegalia periférica solitária ou múltipla (frequentemente linfonodos mandibulares) em cães de aparência saudável. A arquitetura histopatológica característica é uma expansão nodular do paracórtex por células neoplásicas, que empurram os folículos corticais atrofiados em "desvanecimento" contra a cápsula e trabéculas espessadas. Esta

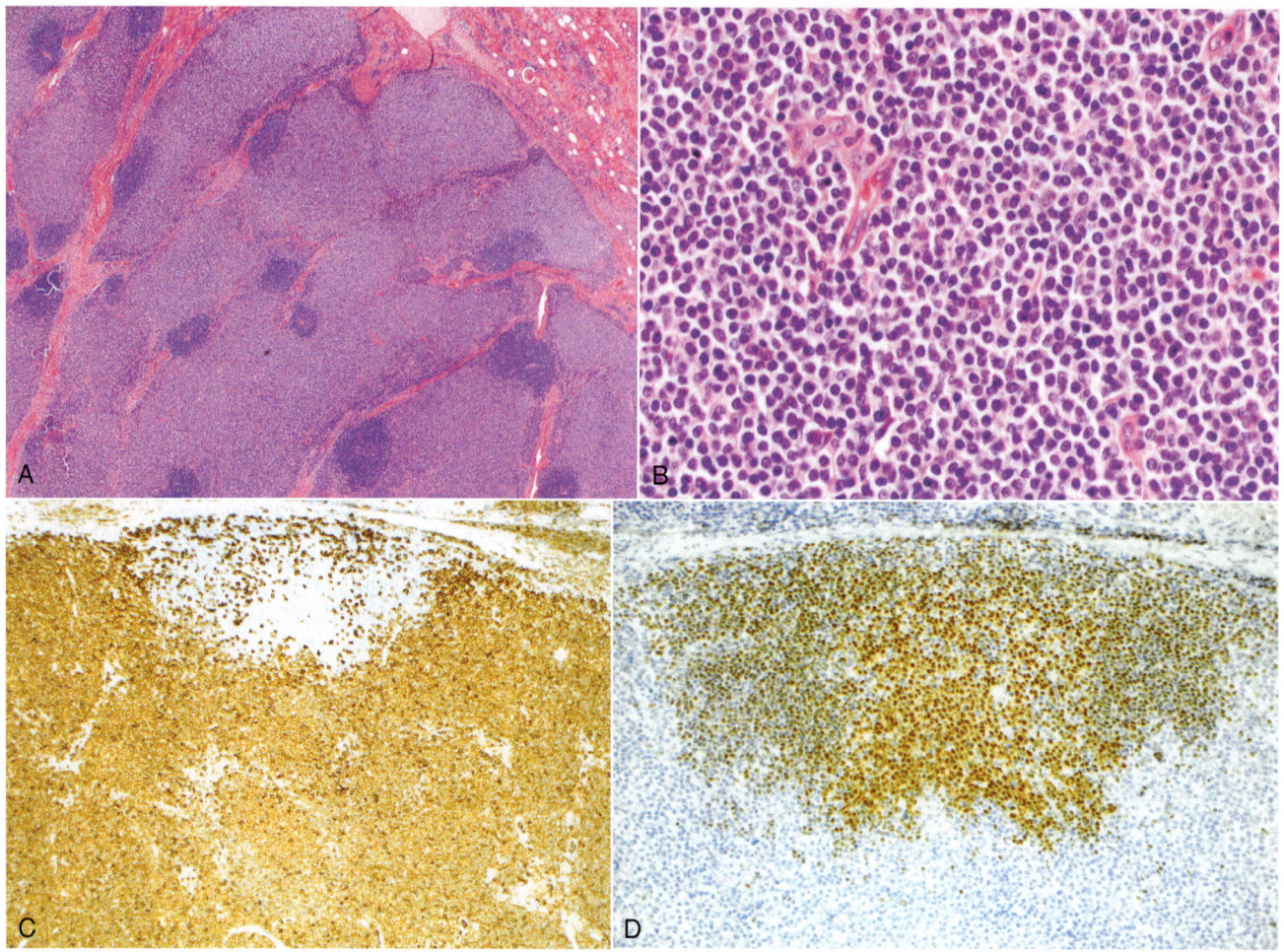

Figura 13-93 Linfoma de Zona T, Linfonodo, Cão. A, A arquitetura histopatológica característica é uma expansão nodular do paracórtex por células neoplásicas, que empurram os folículos corticais "desvanecendo" contra a cápsula (C) e trabéculas (*bandas rosas interconectadas*). Coloração por HE. **B,** As células neoplásicas são de tamanho pequeno a intermediário, e as figuras mitóticas são raras. Coloração por HE. **C,** As células neoplásicas são os linfócitos T. Imuno-histoquímicas anti-CD3, coloração adicional de hematoxilina. **D,** Os remanescentes dos folículos corticais "desvanecendo" são compostos de linfócitos B. Imuno-histoquímica anti-pax5, coloração adicional hematoxilina. (Cortesia do Dr. A.C. Durham, School of Veterinary Medicine, University of Pennsylvania.)

característica arquitetônica única é melhor ressaltada com corantes imuno-histoquímicos (geralmente CD3 para linfócitos T e CD79a, pax5 ou CD20 para linfócitos B). As células neoplásicas são de tamanho pequeno a intermediário com citoplasma eosinofílico pálido e núcleos ovais com entalhes rasos e agudos. As figuras mitóticas são raras. Os cães com este subtipo de linfoma tendem a serem diagnosticados com uma doença em estágio avançado, provavelmente porque eles se apresentam clinicamente saudáveis, sem a perda do apetite ou nível de atividade. Mesmo assim, os cães com o linfoma de zona T possuem um tempo de sobrevivência relativamente longo comparado a outros linfomas: relatos, sobre tempo de sobrevivência médio variando de 13 a 33 meses, e dados sugerem que os cães que não receberam quimioterapia na verdade têm tempo de sobrevivência médio mais longo.

Linfoma de Zona Marginal. O linfoma de zona marginal é uma neoplasia indolente de linfócito B derivado das células da zona marginal de folículos linfoides. Supõe-se que a maioria dos linfomas de zona marginal (e linfomas de células do manto) se originam no baço com disseminação lenta para linfonodos, e geralmente se apresenta como uma massa esplênica esférica lisa branca-vermelha. A avaliação histopatológica da arquitetura tecidual é necessária para um diagnóstico de linfoma de zona marginal, e é caracterizada por um padrão nodular distinto no qual as células neoplásicas da zona marginal levemente coradas formam um denso halo ao redor de pequenos focos de células do manto fortemente coradas (desvanecimento de folículos). Os linfócitos neoplásicos da zona marginal são de tamanho intermediário e têm um único nucléolo central proeminente. As figuras mitóticas geralmente são raras ou inicialmente ausentes e aumentam com a progressão da doença.

A diferenciação entre o linfoma de zona marginal e a hiperplasia de zona marginal (que se refere a uma proliferação das células da zona marginal e contém uma mistura de linfócitos pequenos e intermediários) é desafiadora, pois o linfoma da zona marginal surge sobre a hiperplasia da zona marginal no pano de fundo. Além disso, a hiperplasia linfoide e a nodular complexa são comuns no baço de cães (Distúrbios dos Cães), e é possível que muitos casos de hiperplasia nodular contenham áreas de linfoma de zona marginal. Portanto, a imunofenotipagem e a clonalidade molecular por fim são necessárias para um diagnóstico definitivo de linfoma da zona marginal. O tempo de sobrevivência médio geral em cães com linfoma de zona marginal esplênico após a esplenectomia é de aproximadamente 13 meses (até mais se ele é diagnosticado como um achado acidental).

Plasmocitomas. Distúrbios dos Animais Domésticos: Linfonodos, Neoplasia, Neoplasia de Plasmócitos, Plasmocitomas Extramedulares (Fig. 13-84).

Distúrbios dos Gatos
Panleucopenia Felina (Parvovírus)
A panleucopenia felina, causada pelo parvovírus felino (VPF) DNA de fita simples, é uma doença altamente contagiosa e frequentemente fatal de gatos e outros Felidae, assim como outras espécies (incluindo guaxinins, raposas e visons). O VPF é transmitido pela rota fecal-oral através do contato com fluidos corporais, fezes ou fômites infectados. Após a infecção intranasal ou oral, o vírus se replica inicialmente nos macrófagos na lâmina própria da orofaringe e linfonodos regionais, seguido pela viremia, que distribui o vírus por todo o corpo. Uma vez que o VPF necessita de células que se multiplicam rapidamente na fase S da divisão para sua replicação, a replicação ocorre nos tecidos mitoticamente ativos (tecido linfoide, medula óssea e mucosa intestinal). Ao infectar os tecidos linfoides, o VPF causa imunossupressão diretamente através da linfocitólise e indiretamente através da depleção de precursores de linfócitos na medula óssea. Consequentemente,

há uma atrofia acentuada do timo, baço, linfonodos e MALT (particularmente placas de Peyer).

Tumores de Mastócitos
Medula Óssea e Células Sanguíneas, Distúrbios dos Animais Domésticos, Tipos de Neoplasia Hematopoiética, Neoplasia Mieloide, Neoplasia de Mastócitos.

Linfoma
O linfoma é a neoplasia diagnosticada mais comumente em gatos, e a incidência é relatada como a mais elevada entre todas as espécies. Os linfomas mediastinais e multicêntricos são observados em gatos jovens, infectados por FeLV (Fig. 13-53). Com o advento da vacina e o teste de rotina para FeLV, a prevalência do linfoma associado a FeLV diminuiu. Atualmente o trato alimentar é o local mais comumente afetado, e geralmente ocorre em gatos com mais de 10 anos de idade (Figs. 13-94 e 13-95). Outros diversos locais afetados comumente são o cérebro, medula espinhal, olho, rim e nasofaringe.

O retrovírus da FeLV há muito tem sido reconhecido como uma causa de linfoma em gatos — o risco para linfoma é aumentado seis vezes em gatos infectados. Antes do advento da vacina em 1985, aproximadamente 70% dos gatos (principalmente animais jovens) com linfoma eram positivos para FeLV. A FeLV infecta linfócitos T e pode causar síndrome mielodisplásica, leucemias mieloides agudas (Neoplasia Mieloide), e leucemia/linfoma de linfócitos T. Neste último, o mediastino (timo, linfonodos mediastinais e do esterno) é o local envolvido com maior frequência, embora também ocorra uma distribuição multicêntrica. A rotina de vacinação contra FeLV levou a uma redução significativa na prevalência da infecção por FeLV, que resultou em uma diminuição na proporção de linfomas mediastinais.

O risco para o desenvolvimento de linfoma em gatos infectados por FIV é de cinco a seis vezes maior que em gatos não infectados. Os gatos que sofreram transplante de rim e, portanto, receberam terapia imunossupressora possuem um risco semelhante para desenvolver o linfoma. Os gatos infectados com FIV e os pós-transplante desenvolvem predominantemente linfomas difusos de linfócitos B grandes, extra-nodais, de alto grau. Esta forma é também o subtipo mais comum no vírus da imunodeficiência humana e pacientes pós-transplantados, causada pelo vírus Epstein-Barr (VEB). Portanto, é razoável questionar se esses dois grupos de gatos imunossuprimidos podem ser mais propensos a infecção por um gamaherpesvírus semelhante ao VEB, levando ao linfoma. Recentemente um novo gamaherpesvírus felino (FcaGHV1) foi descoberto em gatos domésticos com uma prevalência

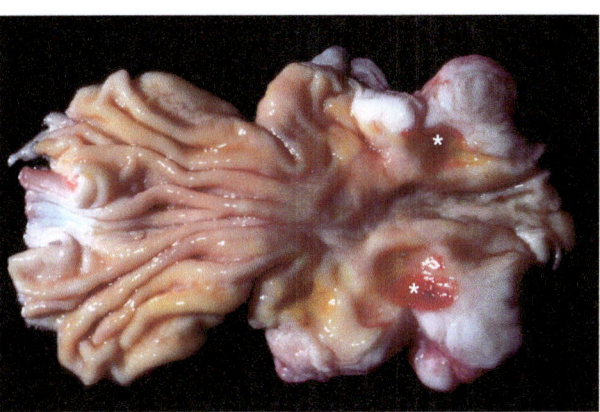

Figura 13-94 Linfoma Alimentar, Estômago, Gato. A mucosa do estômago está acentuadamente espessada por células neoplásicas (*regiões cinza-brancas na metade direita da imagem*); também são observadas úlceras focais (*asteriscos*). (Cortesia do Dr. M.D. McGavin, College of Veterinary Medicine, University of Tennessee.)

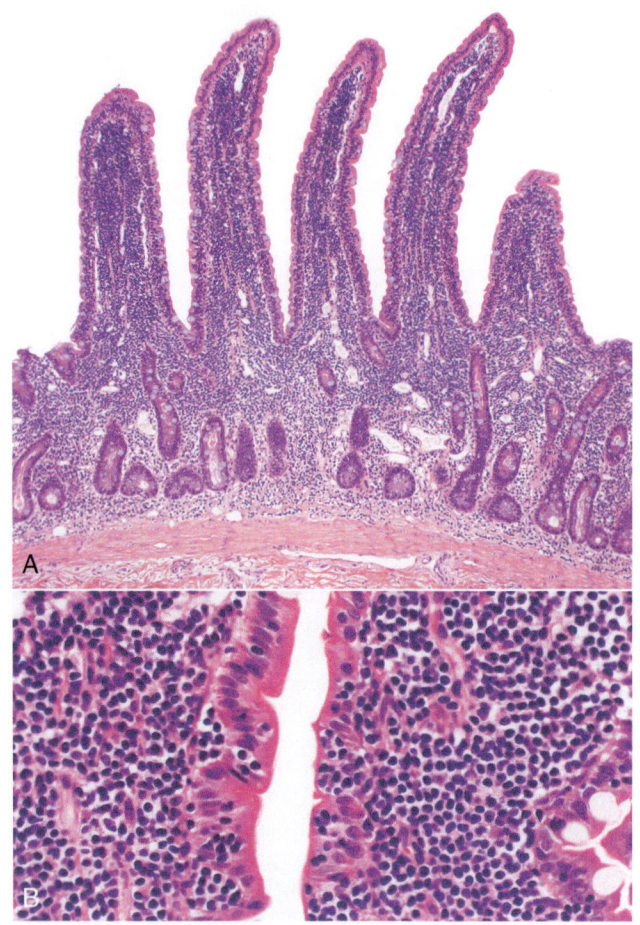

Figura 13-95 **Linfoma Intestinal de Pequenas Células, Jejuno, Gato.** Linfoma de células T associado à enteropatia. **A,** As células neoplásicas expandem a lâmina própria dos vilos intestinais e submucosa, levantando as criptas da muscular da mucosa. **B,** Ampliação maior de um vilo. Os linfócitos neoplásicos na lâmina própria estão pequenos e frequentemente colonizam em aglomerados dentro do epitélio. Coloração por HE. (Cortesia do Dr. A.C. Durham, School of Veterinary Medicine, University of Pennsylvania.)

de 16% na América do Norte, porém são necessários outros estudos para investigar seu papel na linfomagênese.

A incidência geral de linfomas felinos aumentou, principalmente por um aumento nos linfomas gastrointestinais. O linfoma de célula T de mucosa, também conhecido como linfoma de célula T associado a enteropatia (EATCL tipo II), é o mais comum e se origina do MALT difuso do intestino delgado. As células neoplásicas são pequenas (núcleos iguais ao diâmetro de uma RBC felina), as figuras mitóticas são pouco frequentes (baixo grau), e o epiteliotropismo de mucosa e criptas é comum (Fig. 13-95). Um diagnóstico deste subtipo de linfoma pode ser difícil (particularmente em amostras de biópsia endoscópica), pois esta doença geralmente é multifocal e concorrente com ou origina-se dentro da doença intestinal inflamatória linfoplasmocítica (DIIL). Os linfócitos neoplásicos são morfologicamente semelhantes aos linfócitos inflamatórios. Os linfomas de células T das mucosas de pequenas células geralmente necessitam de avaliação diagnóstica adicional, nomeadamente, imuno-histoquímica e teste de clonabilidade molecular (PCR para rearranjo do receptor do antígeno [PRRA]) para confirmar uma neoplasia clonal.

Os linfomas de células T transmural também ocorrem focalmente ou multifocalmente no intestino delgado de gatos (melhor classificado como linfoma tipo I de células T associado a enteropatia), e por definição devem se estender para a mucosa e musculatura. Alguns tumores invadem a serosa e mesentério adjacente. O linfoma de grandes linfócitos granulares (GLG) de célula T é diagnosticado frequentemente, e os segmentos intestinais oral e aboral à massa transmural também podem ter linfoma de mucosa. Os linfomas de células B intestinais são menos prevalentes em gatos, mas ocorrem no estômago, jejuno e região ileocecocólica como lesões transmurais. A maioria é diagnosticada como linfomas difusos de células grandes B.

Os linfomas em outros locais também ocorrem menos frequentemente em gatos. O trato respiratório superior (região nasal e/ou nasofaríngea) é um local relativamente raro para o linfoma. Entretanto, o linfoma é o tumor nasal primário mais comum, e os linfomas difusos de células grandes B (do tipo imunoblástico) são os subtipos predominantes. Os linfomas cutâneos (linfoma de células cutâneas grandes) e subcutâneos (geralmente linfomas de células grandes) são raros. Os linfomas oculares solitários também foram relatados.

O linfoma de célula B grande rico em células T, também referido como linfoma tipo Hodgkin em alguns estudos, é composto de uma mistura de pequenos linfócitos reativos e linfócitos B neoplásicos grandes, muitos dos quais podem ser binucleados e/ou com nucléolos proeminentes (se assemelhando assim às células Reed-Sternberg do linfoma de Hodgkin humano). Esta doença é tipicamente caracterizada por uma apresentação clínica distinta de neoplasma unilateral indolente de linfonodos cervicais, que se dissemina lentamente para os linfonodos adjacentes dentro da cadeia. Entretanto, uma proporção de casos pode continuar a se desenvolver em um linfoma multicêntrico grande mais agressivo a um linfoma anaplásico de linfócitos B que pode afetar os linfonodos periféricos e centrais e múltiplos órgãos.

CAPÍTULO 14

Sistema Nervoso

Andrew D. Miller e James F. Zachary

Sumário de Leituras-Chave

Sistema Nervoso

Desenvolvimento do Sistema Nervoso Adulto

O embrião vertebrado é formado por três camadas de células — o ectoderma (camada mais externa), o mesoderma (camada média) e o endoderma (camada mais interna). Os tecidos nervosos são derivados do ectoderma e, por fim, formam todos os tecidos do sistema nervoso central (SNC) e do sistema nervoso periférico (SNP) do animal adulto. No embrião em desenvolvimento, a neurogênese começa com uma proliferação celular alongada, localmente extensiva, conhecida como *placa neural*, localizada na superfície cranial do neuroectoderma. A placa neural é limitada, de ambos os lados, pelas *pregas neurais*, que, por fim, se fundem dorsalmente para formar o *tubo neural* (o que será, por fim, o cérebro, a medula espinhal e o sistema ventricular). As células neuroepiteliais imaturas que revestem o tubo neural, por fim, são fontes de neurônios, astrócitos, células ependimárias e oligodendrócitos. As células residentes da micróglia são originárias de células-tronco do mesoderma no saco vitelino que migram para o tubo neural durante o desenvolvimento, enquanto o desenvolvimento e a maturação do cérebro e da medula espinhal prosseguem por uma série de mecanismos coordenados e caracterizados por proliferação e, subsequentemente, remodelamento celular (p. ex. apoptose) para produzir as características morfológicas finais do cérebro e da medula espinhal adulta.

As células neuroepiteliais, que formam a medula espinhal, se reorganizam durante a neurogênese para a produção da substância cinzenta, de localização central (com formato similar à de uma borboleta, com cornos dorsais e ventrais pareados), e da substância branca que a envelopa perifericamente (ver também, a seguir, o texto sobre substância cinzenta e branca). Os tratos de substância branca da medula espinhal são ainda subdivididos em *funículos*, que contêm números variáveis de axônios ascendentes (ou seja, o potencial de ação segue em direção ao cérebro) e axônios descendentes (ou seja, o potencial de ação segue em direção à cauda equina). A *segmentação* (em outras palavras, a formação das regiões gerais do cérebro e da medula espinhal) e as *estratificações* (a formação da lâmina do córtex cerebral)

do tubo neural durante o desenvolvimento embriológico requerem remodelamento muito maior. A expansão inicial do tubo neural faz com que o cérebro em desenvolvimento seja segmentado em seções, chamadas prosencéfalo (rostral e frontal), mesencéfalo (medial) e rombencéfalo (caudal). Com o maior desenvolvimento, o cérebro se divide em cinco segmentos: telencéfalo, diencéfalo (ambos derivados do prosencéfalo), mesencéfalo, e o metencéfalo e mielencéfalo (ambos derivados do rombencéfalo). O telencéfalo do animal adulto se transforma em hemisférios cerebrais pareados. O diencéfalo passa a ser o tálamo e suas estruturas associadas. O mesencéfalo dá origem às placas quadrigêmeas (colículos craniais e caudais) e aos pedúnculos cerebrais. A ponte e cerebelo são originários do metencéfalo e, por fim, a medula oblonga é formada pelo mielencéfalo. Ao mesmo tempo, a medula espinhal é segmentada em seções cervical, torácica, lombar e sacral, que são posteriormente subdivididas de acordo com os nervos espinhais individuais.

O sistema ventricular se desenvolve paralelamente ao cérebro e à medula espinhal. Este sistema é originário do espaço formado pelo fechamento das pregas neurais para criação do tubo neural e, assim, dá origem aos ventrículos laterais, ao terceiro ventrículo, ao aqueduto mesencefálico (cerebral), ao quarto ventrículo e ao canal central da medula espinhal. A dispersão de agentes no líquido cefalorraquidiano (LCR) a regiões aparentemente discrepantes do SNC é explicada pelas interconexões do sistema ventricular.

Após o desenvolvimento e a diferenciação do cérebro nos cinco segmentos anteriormente listados, há o crescimento diferencial (ou seja, em diferentes extensões, velocidades e momentos) de cada uma destas partes do cérebro em desenvolvimento. O tronco encefálico (ponte e medula oblonga), por exemplo, sofre extensa reorganização para a formação de numerosos núcleos específicos, que são a fonte não somente da maioria dos nervos cranianos, mas também da rede elétrica neural da maior parte dos impulsos nervosos surgidos no prosencéfalo (p. ex. hemisférios cerebrais e tálamo). É também durante este período de diferenciação embriológica que ocorrem as estratificações do córtex cerebral, provocando a formação das lâminas cerebrais. As lâminas são camadas topográficas distintas de corpos celulares de neurônios com funções similares e que inervam áreas específicas do corpo de acordo com essa semelhança funcional. As lâminas atuam como mapas topográficos de atividades específicas no SNC, como as funções sensoriais, motoras e de associação. Além disso, estas atividades são disseminadas em lâminas "funcionais" distintas nos lobos do córtex cerebral, como o lobo frontal (funções cognitivas), o lobo parietal (funções motoras e sensoriais), o lobo occipital (visão) e o lobo temporal (funções auditivas). Por fim, o cerebelo sofre uma reorganização significativa, com o desenvolvimento de múltiplas camadas integradas de neurônios, incluindo a camada granular, a camada molecular e a camada de células de Purkinje.

O SNC adulto é disposto de maneira a formar duas partes básicas: a substância cinzenta e a substância branca (Figs. 14-1 e 14-2). No SNC, a substância cinzenta é encontrada no córtex cerebral, no córtex cerebelar e nos núcleos cerebelares, ao redor da base dos hemisférios cerebrais (núcleos da base, geralmente chamados *gânglios da base*: núcleo caudado, núcleo lentiforme — putâmen, globo pálido —, núcleo amigdaloide, claustro) e por todo o tronco encefálico, geralmente em núcleos. A substância cinzenta é caracterizada por numerosos corpos celulares neuronais, além de uma rede de axônios e dendritos mielinizados e finamente entremeados, suas junções sinápticas e os processos de oligodendrócitos, astrócitos e micróglia. Esta rede de processos e sinapses na substância cinzenta é chamada *neuropilo*. A substância branca é composta por axônios bem mielinizados que são originários dos corpos celulares neuronais na substância cinzenta e terminam, distalmente, em sinapses ou junções mioneurais, mais oligodendrócitos, astrócitos e micróglia. Nos hemisférios cerebrais, a substância branca tem localização central, enquanto no tronco encefálico, ela é entremeada à substância cinzenta (os núcleos). Na medula espinhal, a substância branca tem localização periférica, ao redor da substância cinzenta.

O desenvolvimento embriológico do SNP é tão complexo quanto o do SNC e também depende do desenvolvimento normal do tubo neural. A população de células da *crista neural*, que se forma bilateralmente nas regiões dorsais do tubo neural, origina a maioria das células residentes no SNP, como os neurônios e as células de Schwann. Estas células da crista neural também migram perifericamente para os tecidos e sistemas orgânicos em desenvolvimento, no mesoderma e no endoderma, para formar estruturas como os gânglios espinhais, os plexos entéricos e as medulas adrenais. Os neurônios do SNP são divididos em tipos aferentes e eferentes, com base em sua condução de impulsos para ou a partir do SNC, respectivamente. Os corpos celulares dos neurônios eferentes somáticos, como aqueles nos nervos cranianos ou espinhais, estão localizados nos núcleos do cérebro ou nos cornos ventrais da substância cinzenta da medula espinhal e se projetam ventrolateralmente por grandes distâncias para inervação dos tecidos periféricos, como a musculatura esquelética. Os corpos celulares dos neurônios aferentes somáticos estão localizados bilateralmente em gânglios espinhais (gânglios da raiz dorsal), que, em relação ao seu desenvolvimento, são associados a segmentos específicos da medula espinhal. O controle neurogênico dos tecidos viscerais e dos sistemas orgânicos, como o sistema alimentar, é complexo; envolve, no mínimo, dois neurônios, o pré-ganglionar e o pós-ganglionar, e é facilitado pelos sistemas nervosos simpático, parassimpático e entérico (ou seja, sistemas nervosos viscerais). Como regra básica, em todos os três sistemas nervosos viscerais, o corpo celular do neurônio pré-ganglionar se localiza na substância cinzenta intermediária, entre os cornos dorsais e ventrais da medula espinhal ou do núcleo cerebral.

Como discutido anteriormente, durante o desenvolvimento do SNC, diferentes tipos celulares povoam o cérebro e a medula espinhal, incluindo os neurônios, as células da glia, as células ependimárias, as células endoteliais, os pericitos e as células da musculatura lisa de vasos sanguíneos, além de diversas células nas meninges (Fig. 14-3;

Quadro 14-1). Os neurônios variam em tamanho, formato e função, e seus corpos celulares são organizados em grupos funcionais, como os núcleos, os cornos de substância cinzenta na medula espinhal e as lâminas cerebrais. Os processos neuronais, chamados axônios e dendritos, seguem pelo cérebro e pela medula espinhal; os axônios geralmente se organizam em feixes (tratos, fascículos), formando sinapses com os corpos celulares, dendritos e axônios de outros neurônios de função similar. Estima-se que existam 1×10^{11} neurônios no cérebro humano. Cada neurônio faz, aproximadamente, 10.000 sinapses com outros neurônios; assim, há cerca de 1×10^{15} sinapses no cérebro humano. Os neurônios mantêm forte associação a diversas células da glia, incluindo a micróglia, os astrócitos e os oligodendrócitos. A glia é responsável por ajudar a manutenção da homeostasia do SNC e desempenham um importante papel na resposta imune e na cicatrização. Astrócitos, oligodendrócitos e células ependimárias são derivados do neuroectoderma, enquanto a micróglia, parte do sistema monocítico-macrofágico, deriva de progenitores que povoam o SNC durante o desenvolvimento, no saco vitelino embrionário. No SNC mamífero, há 10 vezes mais células da glia do que neurônios. As células ependimárias revestem o sistema ventricular, enquanto as células epiteliais do plexo coroide formam a cobertura externa dos plexos coroides. Por fim, o exterior do SNC é revestido pelas meninges. As meninges são compostas por três camadas, chamadas, da mais externa à mais interna, *dura-máter*, *aracnoide* e *pia-máter*. A aracnoide e a pia-máter circundam o espaço subaracnoide.

Sistema Nervoso Central

Estrutura e Função

Células do Sistema Nervoso Central

Neurônios. A estrutura e a biologia celular básica dos neurônios são similares às de outras células (Fig. 14-4); porém, como será discutido a seguir, há algumas diferenças notáveis. O neurônio é formado por três componentes estruturais: os dendritos, o corpo celular e um único axônio. O comprimento do axônio é variável, dependendo da função do neurônio. O comprimento dos axônios de neurônios motores ou sensoriais pode ser 10.000 a 15.000 vezes o diâmetro do corpo celular neuronal, fazendo com que estes axônios tenham vários metros de comprimento. O axônio termina em processos sinápticos ou junções neuromusculares.

Os corpos celulares neuronais variam consideravelmente em tamanho e formato, dos grandes neurônios do núcleo vestibular lateral, da camada de células de Purkinje do cerebelo e da substância cinzenta ventral da medula espinhal às células granulares, muito pequenas e similares a linfócitos, do córtex cerebelar (Fig. 14-5). Os núcleos neuronais tendem a ter formato vesicular a esférico, localização central, de modo geral, e, em especial nos grandes neurônios, a conter um nucléolo central proeminente. Os neurônios contêm conjuntos focais de retículo endoplasmático rugoso e polissomos, chamados *substância de Nissl*, que são responsáveis pela síntese de proteínas que participam de muitos dos processos celulares vitais dos neurônios, como o transporte axonal. A substância de Nissl é encontrada em todos os neurônios, independentemente do tamanho do corpo celular, mas tende a ser mais proeminente nas células com citoplasma volumoso, como os neurônios motores.

Transporte Axonal (Transporte Axoplasmático). O transporte axonal é um mecanismo celular usado na movimentação de vesículas sinápticas, proteínas, como neurotransmissores, mitocôndrias, lipídios e outras organelas celulares do corpo celular do neurônio por meio do axônio até as sinapses e, então, devolver seus produtos de degradação ao corpo celular.

Potenciais de Membrana e Sistemas Transmissores/Receptores. A atividade fundamental dos neurônios é a modulação e a transmissão eficaz de substâncias químicas e sinais elétricos de um

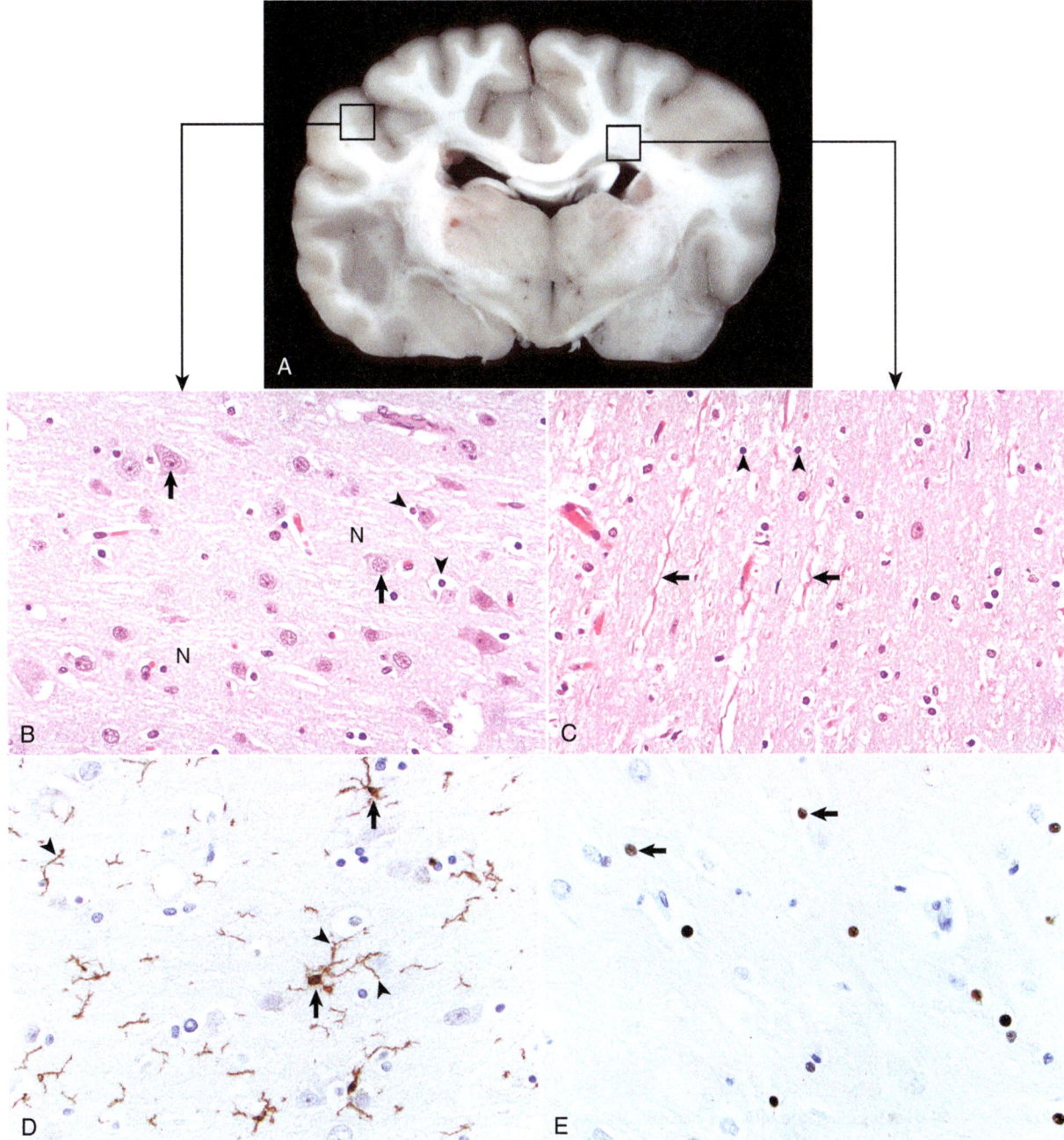

Figura 14-1 Organização do Cérebro, Substâncias Cinzenta e Branca. A, Corte transversal à altura do tálamo, cão. A substância cinzenta *(áreas mais escuras)* do córtex cerebral repousa abaixo das leptomeninges na superfície externa do cérebro; no tálamo, há uma mistura das substâncias cinzenta e branca. As principais áreas de substância branca *(áreas claras)* incluem a *corona radiata*, o centro semioval e o corpo caloso do cérebro e a cápsula interna e os tratos ópticos que margeiam as superfícies laterais e ventrais do tálamo, respectivamente. **B,** A substância cinzenta é composta principalmente pelos corpos celulares dos neurônios *(setas)* e uma rede de axônios mielinizados delicadamente entremeados, dendritos e processos de células da glia. Esta rede é chamada neuropilo *(N)*. Outros componentes incluem os oligodendrócitos *(pontas de seta)*, os astrócitos e a micróglia. Coloração por HE. **C,** A substância branca é composta principalmente por axônios bem-mielinizados *(setas)* mais oligodendrócitos *(pontas de seta)* e astrócitos. Os espaços claros ao redor dos grandes axônios são artefatos formados pela dissolução dos componentes lipídicos das lamelas de mielina por solventes no processo de preparo do tecido em parafina para confecção dos cortes histológicos. Coloração por HE. **D,** Coloração por imuno-histoquímica (IHC) para detecção da molécula adaptadora ligante de cálcio ionizado 1 (Iba1). Esta coloração por IHC identifica a micróglia em um corte de cérebro *(setas)*. Seus processos ramificados são também marcados *(pontas de seta)*. Coloração por IHC com DAB. **E,** Coloração por IHC de Olig2, um fator de transcrição expresso no núcleo dos oligodendrócitos *(setas)*. Coloração por IHC com DAB. (**A, B** e **C** Cortesia de Dr. J. F. Zachary, College of Veterinary Medicine, University of Illinois. **D** e **E** Cortesia de Dr. A.D. Miller, College of Veterinary Medicine, Cornell University.)

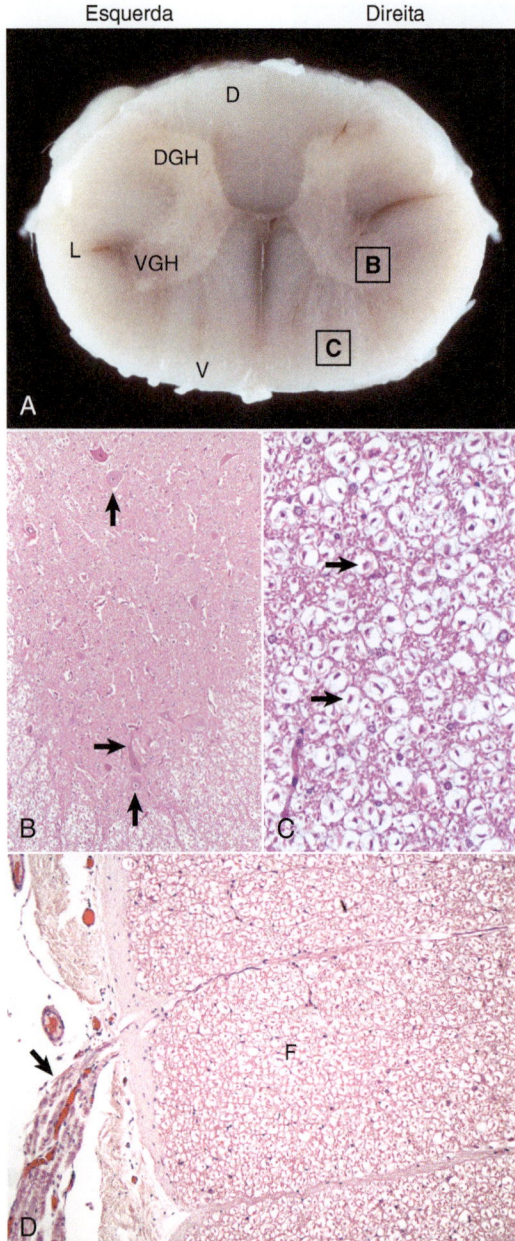

Figura 14-2 Organização da Medula Espinhal, Substâncias Cinzenta e Branca. A, A substância branca na medula espinhal está localizada na periferia e é dividida em funículos dorsais, laterais e ventrais. Como regra geral, os funículos dorsais (*D*) são compostos por axônios sensoriais ascendentes, os funículos laterais (*L*) apresentam uma mistura de axônios sensoriais e motores e os funículos ventrais são compostos por axônios motores descendentes (*V*). Histologicamente, o lado direito é a imagem em espelho do lado esquerdo. As áreas denominadas *B* e *C* e contidas em quadrados correspondem às áreas ilustradas em **B** e **C. B,** Corte transversal de medula espinhal, corno cinzento ventral, cavalo. Os corpos celulares dos grandes neurônios motores (*setas*) pertencem aos neurônios motores inferiores e seus axônios se estendem pelos nervos periféricos até as junções mioneurais que inervam a musculatura esquelética. Coloração por HE. **C,** Corte transversal de medula espinhal, funículo ventral, cavalo. Uma vez que a maioria dos axônios trafega em ambas as direções por todo o comprimento da medula espinhal, no corte transversal, os axônios (*setas*) são seccionados de forma transversal. Estes axônios são cercados por bainhas de mielina, cujos componentes lipídicos são dissolvidos durante o preparo de cortes embebidos em parafina, gerando espaços claros que são um artefato. Coloração por HE. **D,** Nervo espinhal eferente (corte longitudinal mostrado aqui), corte transversal de medula espinhal, funículo ventral, cão. Os axônios de neurônios motores inferiores deixam os funículos (*F*) e se unem como raízes nervosas (*seta*), formando, por fim, nervos periféricos que inervam a musculatura esquelética. Coloração por HE. *DGH,* Corno cinzento dorsal; *VGH,* corno cinzento ventral. (Cortesia de Dr. J. F. Zachary, College of Veterinary Medicine, University of Illinois.)

neurônio para outro através de sinapses no SNC ou de um neurônio para uma célula muscular através dos complexos juncionais, das junções mioneurais ou das placas motoras no SNP. O processo de condução do impulso nervoso é realizado por meio do estabelecimento e da manutenção de um potencial elétrico por meio da membrana celular do neurônio/axônio.

Astrócitos. As funções dos astrócitos no SNC são a regulação, o reparo e o suporte, como mostrado na Figura 14-6. Todas as regiões do SNC contêm astrócitos, que são derivados de células neuroepiteliais progenitoras pluripotenciais durante o desenvolvimento do SNC. Os astrócitos são o tipo celular mais numeroso no SNC e são tradicionalmente classificados em dois tipos, com base em suas características morfológicas. Os astrócitos protoplasmáticos estão localizados principalmente na substância cinzenta, enquanto os astrócitos fibrosos são mais abundantes na substância branca. Microscopicamente, os astrócitos apresentam núcleos vesiculares relativamente grandes, nucléolos indistintos ou não aparentes e citoplasma não discernível à coloração de rotina com hematoxilina e eosina (HE) (Fig. 14-7). Utilizando-se as colorações histoquímicas adequadas, impregnação por prata ou coloração imuno-histoquímica da proteína glial fibrilar ácida (GFAP — o principal filamento intermediário dos astrócitos), o corpo celular e a arborização extensa e as interconexões dos processos astrocíticos podem ser demonstrados. Os processos variam de curtos e similares a escovas, a longos e ramificados nos astrócitos protoplasmáticos e fibrosos, respectivamente (Fig. 14-8). A expressão de GFAP é um marcador imunoistoquímico padrão para tumores de origem astrocítica, e também pode ser usado na caracterização qualitativa ou quantitativa de doenças em que há proliferação ou reação de astrócitos. Porém, deve-se ter cuidado ao avaliar os números de astrócitos e/ou a extensão das ramificações de seus processos, uma vez que a imunorreatividade de GFAP pode ser menor em processos e/ou corpos celulares terminais e, assim, a imunorreatividade total de GFAP em qualquer parte específica do cérebro pode não ser representativa da resposta astrocítica geral na doença.

Funções dos Astrócitos

Regulação do Microambiente. O microambiente do SNC deve ser muito bem controlado para manutenção da função normal. Os astrócitos participam da homeostasia do SNC e regulam o equilíbrio de íons e água, as concentrações de antioxidantes, a incorporação e o metabolismo de neurotransmissores, e o metabolismo ou o sequestro de possíveis neurotoxinas, incluindo amônia, metais pesados e neurotransmissores aminoácidos excitatórios, como o glutamato e o aspartato. Estruturalmente, o papel homeostático dos astrócitos é ilustrado pelas características morfológicas do neuropilo, onde os processos astrocíticos cercam as sinapses e mantêm o microambiente adequado à transmissão sináptica normal.

Além disso, as interações entre os astrócitos, a micróglia e os neurônios orquestram reações imunológicas no cérebro. Neste sentido, os astrócitos podem expressar antígenos do complexo de histocompatibilidade principal (MHC) de classe I e II, diversas citocinas e quimiocinas e moléculas de adesão que modulam os eventos inflamatórios no SNC. Os astrócitos também secretam fatores de crescimento e moléculas da matriz extracelular que atuam não somente no desenvolvimento embrionário, mas também no reparo do SNC após a lesão. Para cumprir esta última tarefa, os astrócitos podem se fundir aos astrócitos adjacentes por meio de diversas junções comunicantes e o acoplamento de múltiplos astrócitos pode desempenhar um importante papel na função e no reparo do SNC normal (ver a seção a seguir). As junções comunicantes entre os diversos astrócitos são mediadas por *conexinas*. Os astrócitos também desempenham um papel importantíssimo no metabolismo do SNC e podem acumular glicogênio, que pode, mais tarde, ser usado no sustento dos neurônios, principalmente durante períodos de hipoglicemia.

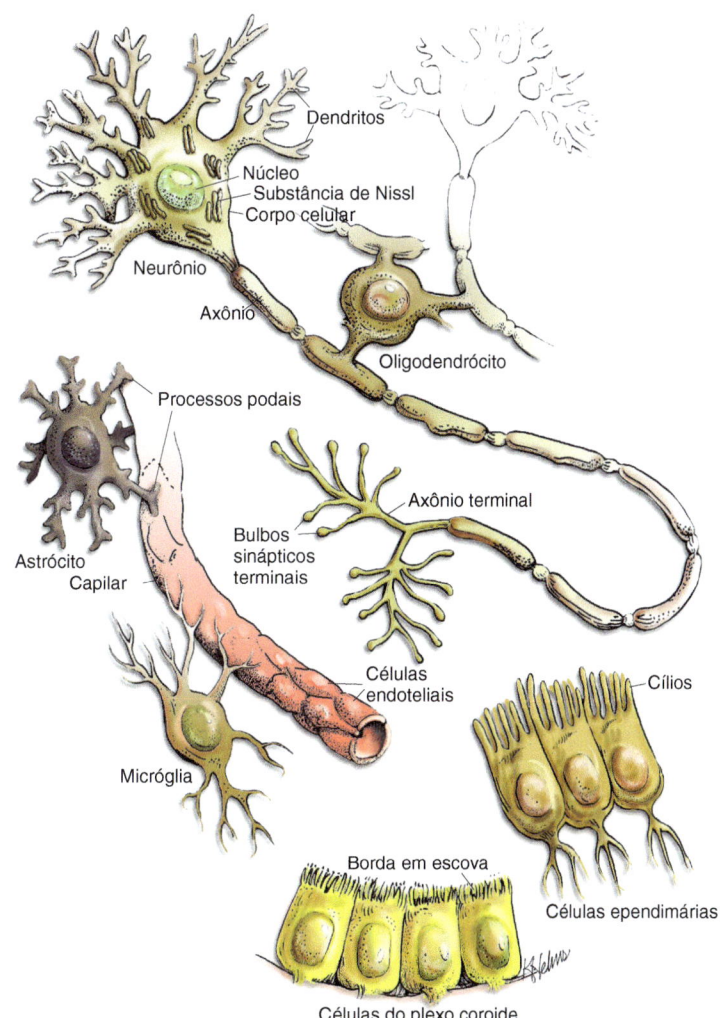

Figura 14-3 **Os Tipos Celulares no Sistema Nervoso Central Incluem Neurônios, Astrócitos, Oligodendrócitos, Micróglia, Células Ependimárias, Células Epiteliais do Plexo Coroide e Células Endoteliais Vasculares.** (Cortesia de Dr. J. F. Zachary, College of Veterinary Medicine, University of Illinois.)

Quadro 14-1	Células do Sistema Nervoso Central e Suas Funções Primárias

NEURÔNIOS
Transmissão de impulsos elétricos e químicos
Interpretação espacial e temporal de impulsos
Regulação inibidora e estimuladora de impulsos

ASTRÓGLIA (PROTOPLASMÁTICA [TIPO I] E FIBROSA [TIPO II])
Regulação das concentrações extracelulares
   de neurotransmissores e dos desequilíbrios fluidos/eletrolíticos
Reparo da lesão por meio da proliferação de processos
   astrocíticos
Suporte e agrupamento de axônios funcionalmente relacionados
   pelo SNC
Participação nos sistemas de barreira
Glia limitante
Barreira hematoencefálica

OLIGODENDRÓCITOS
Mielinização dos axônios no SNC
Suposta homeostasia do corpo celular neuronal no SNC

EPÊNDIMA
Movimento do LCR pelo sistema ventricular

CÉLULAS EPITELIAIS DO PLEXO COROIDE
Secreção de LCR
Função de barreira (barreira sangue-LCR)

MICRÓGLIA
Imunovigilância, imunorregulação, fagocitose
Sistema monocítico-macrofágico

MENINGES
Barreira aracnoide-LCR
O LCR subaracnoide atua como amortecedor de choque
   em casos de trauma cefálico

ENDOTÉLIO
Função de barreira (barreira hematoencefálica)
Sistemas seletivos de transporte de moléculas

SNC, Sistema nervoso central; *LCR,* líquido cefalorraquidiano.

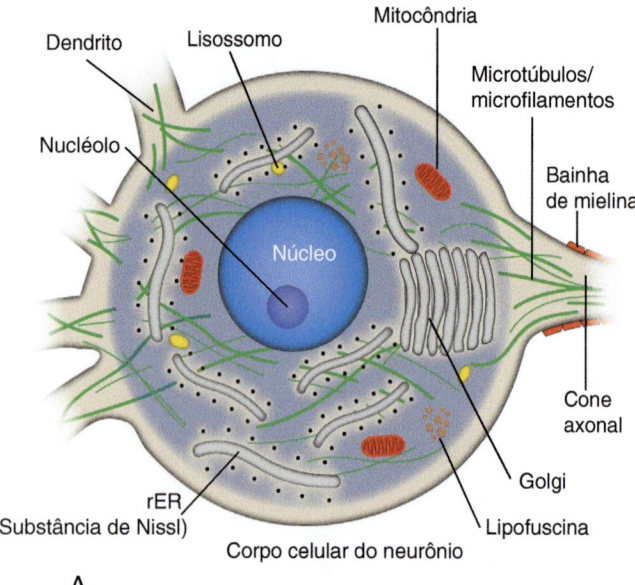

A

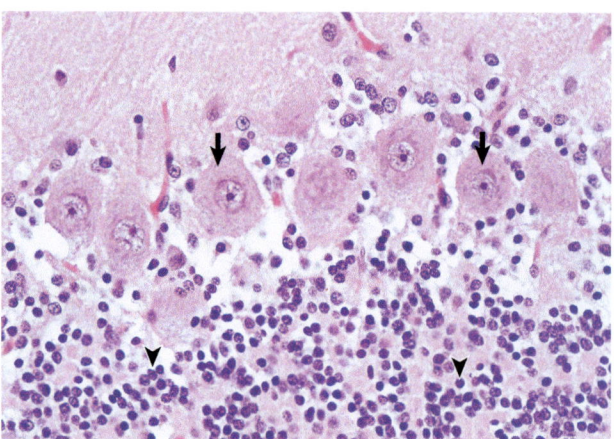

Figura 14-5 **Variações das Características Morfológicas Neuronais, Cerebelo, Células Granulares e Neurônios de Purkinje, Animal Normal.** Os neurônios granulares do córtex cerebelar (*pontas de seta*) são células basofílicas muito pequenas, que apresentam quantidade relativamente baixa de substância de Nissl, passível de demonstração em comparação aos neurônios de Purkinje (*setas*) e aos grandes neurônios motores (mostrados na Fig. 14-4, *B*). Coloração por HE. (Cortesia de Dr. J. F. Zachary, College of Veterinary Medicine, University of Illinois.)

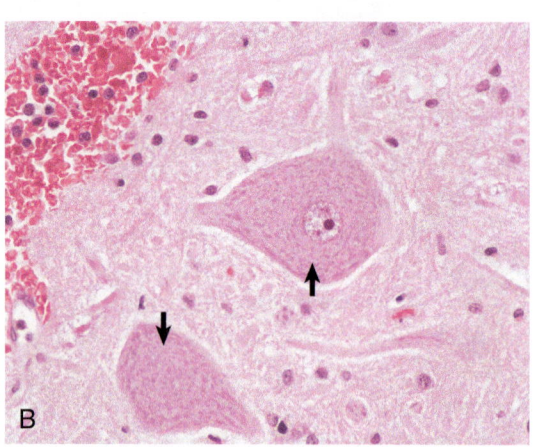

B

Figura 14-4 **Estrutura do Neurônio. A,** A biologia e a estrutura celular básica dos neurônios são similares às de outras células do corpo. Além disso, os neurônios apresentam arborizações dendríticas e um axônio, especializações para o início, a propagação e a transmissão dos impulsos que são responsáveis pela função básica destas células. **B,** O citoplasma do corpo celular neuronal possui um material granular azul (basofílico [coloração por HE]) (retículo endoplasmático rugoso) chamado substância de Nissl (*setas*). A substância de Nissl sintetiza proteínas, inclusive as proteínas precursoras de neurotransmissores e proteínas estruturais (neurofilamentos), e atua na manutenção da integridade (comprimento e diâmetro) do axônio. Coloração por HE. *rER*, Retículo endoplasmático rugoso. (**A** Cortesia de Dr. A. D. Miller, College of Veterinary Medicine, Cornell University; e Dr. J. F. Zachary, College of Veterinary Medicine, University of Illinois. **B** Cortesia de Dr. J. F. Zachary, College of Veterinary Medicine, University of Illinois.)

Reparo do Tecido Nervoso Danificado. No SNC, os processos de reparação que ocorrem após a lesão, como a inflamação e a necrose, são de responsabilidade principalmente dos astrócitos. Nestes processos de reparação, os astrócitos são análogos aos fibroblastos do restante do corpo. Os astrócitos não sintetizam fibras de colágeno, como os fibroblastos. Ao invés disso, o reparo é realizado pelo aumento de volume, divisão astrocítica e proliferação abundante de processos astrocíticos que contêm filamentos intermediários compostos por GFAP, um processo chamado *astrogliose*. A necrose neuronal, por exemplo, ocorre em algumas doenças virais do SNC. Quando os neurônios morrem, os espaços (<1 mm de diâmetro) deixados pela perda dos corpos celulares neuronais são preenchidos pelos processos dos astrócitos. Espaços maiores formados após a lesão, como um

infarto, geralmente são muito grandes para serem preenchidos e, assim, persistem no SNC, sendo preenchidos por fluidos (cistos) e cercados por uma cápsula de processos astrocíticos. Os astrócitos também tentam isolar os abscessos, mas não são tão eficazes quanto os fibroblastos e a cápsula pode ser incompleta ou fraca (Fig. 14-9). No caso de extensão direta de bactérias das meninges ou dos vasos sanguíneos meningeais, que possuem ou são cercados por fibroblastos, respectivamente, os fibroblastos têm participação maior no isolamento do processo inflamatório.

Suporte Estrutural do Sistema Nervoso Central. Estruturalmente, os processos astrocíticos sustentam outros elementos celulares e embainham e isolam as sinapses. Os astrócitos também orientam e sustentam a migração neuronal durante o desenvolvimento; assim, os tratos e os fascículos de axônios com funções similares são dispostos e estruturalmente suportados pelos processos astrocíticos. Os processos de astrócitos (processos podais) também terminam em vasos sanguíneos por todo o SNC, formando um componente da barreira hematoencefálica. Os astrócitos influenciam a indução de junções de oclusão entre as células endoteliais, que são uma base estrutural para a barreira hematoencefálica. A densa malha de processos astrocíticos também forma a glia limitante abaixo da pia-máter e é variavelmente proeminente nas áreas subependimárias. Durante o desenvolvimento do SNC, as chamadas *células da glia radial* conferem estrutura e orientação para os neurônios em migração. Quando o desenvolvimento termina, a glia radial amadurece em astrócitos. Parte desta glia radial (também conhecida como células-tronco neurais radiais) continua ativa durante toda a vida na zona subventricular dos ventrículos laterais, onde podem repor as populações perdidas de células da glia.

Oligodendrócitos. Há dois tipos de oligodendrócitos: (1) os interfasciculares e (2) os satélites (células satélites). A função dos oligodendrócitos interfasciculares é a mielinização de axônios, enquanto a função dos oligodendrócitos satélites talvez seja a regulação do microambiente perineuronal. Os oligodendrócitos foram comparados aos neurônios em relação a seu tamanho celular total, onde seus processos ocupam muito mais espaço do que o corpo celular. Os neurônios têm axônios muito longos, que são responsáveis pelo seu tamanho; os oligodendrócitos apresentam extensas bainhas de mielina, que são responsáveis por seu tamanho. Em cortes

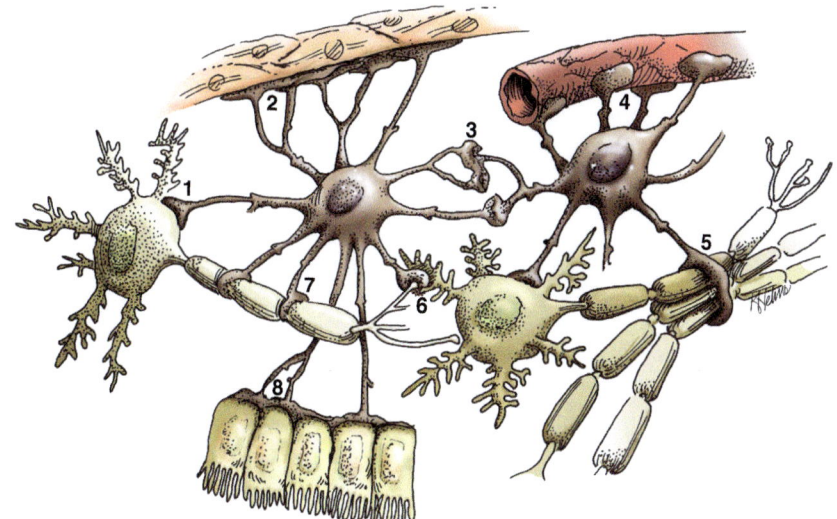

Figura 14-6 Funções dos Astrócitos. Os astrócitos conferem integridade estrutural e supervisão reguladora, como mostrado neste diagrama. Estas células: *1*, monitoram e regulam os equilíbrios de fluidos e eletrólitos nos neurônios e no espaço extracelular adjacente; *2*, formam a glia limitante na base da pia-máter; *3*, interconectam-se a outros astrócitos, formando um sistema para monitoramento e regulação dos equilíbrios de fluidos e eletrólitos por todo o sistema nervoso central (SNC); *4*, participam da formação e das funções da barreira hematoencefálica; *5*, participam do suporte de tratos de axônios de neurônios de função semelhante; *6*, monitoram a presença e removem os neurotransmissores liberados em excesso das sinapses; *7*, protegem e isolam os nodos de Ranvier; e *8*, participam da barreira LCR-encefálica. Além disso, os astrócitos são as células de reparação (cicatrização) após a lesão do SNC com perda de tecido, uma vez que o tecido nervoso, em si, não possui fibroblastos. Há fibroblastos nas meninges e ao redor dos vasos sanguíneos. Em todos os demais locais, a cicatrização depende do astrócito, que responde aumentando o comprimento, a ramificação e a complexidade dos processos celulares (astrogliose). O astrócito tem muitas funções no sistema nervoso; uma delas é sua atuação na cicatrização, para produzir uma cicatriz na tentativa de isolar cavidades e abscessos. Os fibroblastos, se presentes, como nas leptomeninges, também podem contribuir para a formação de cicatrizes. (Cortesia de Dr. J. F. Zachary, College of Veterinary Medicine, University of Illinois.)

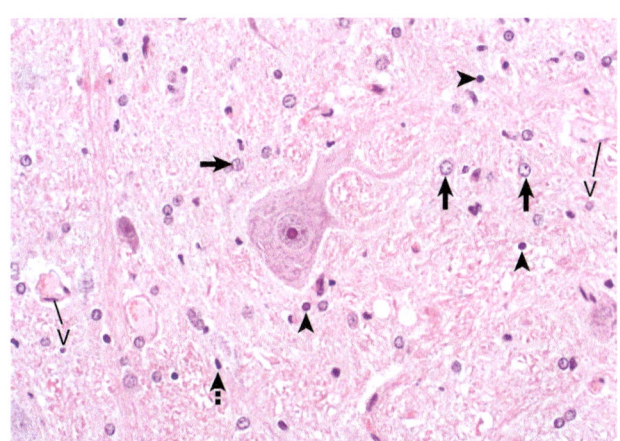

Figura 14-7 Características Histológicas das Células da Glia, Corno Cinzento Ventral, Medula Espinhal, Cavalo. O corpo celular neuronal e seus processos estão no centro da ilustração. Para alguém sem experiência, a identificação de tipos específicos de células da glia em cortes histológicos corados com HE pode ser difícil. Os astrócitos (*setas*) apresentam núcleos vesiculares maiores (cromatina dispersa) e a membrana celular e o citoplasma raramente são observadas na ausência de doença. Assim, estes núcleos parecem apenas "repousar" em meio ao neuropilo. Em sua maioria, os núcleos aqui, no neuropilo, são astrocíticos. Os oligodendrócitos (*pontas de seta*) apresentam núcleos redondos, densos e menores (cromatina condensada), geralmente cercados por uma zona clara que indica o citoplasma e a membrana celular. Na substância cinzenta, os oligodendrócitos são chamados células satélites perineuronais; na substância branca, são chamados oligodendrócitos interfasciculares. A identificação de células da micróglia em cortes corados com HE do sistema nervoso central (SNC) pode ser difícil, mas, de modo geral, estas células são identificadas por seus núcleos pequenos, densos e alongados (*seta tracejada*). O tecido homogêneo, de cor rosada, distribuído em grandes quantidades entre estes tipos celulares é o neuropilo. V, Vasos sanguíneos. Coloração por HE. (Cortesia de Dr. J. F. Zachary, College of Veterinary Medicine, University of Illinois.)

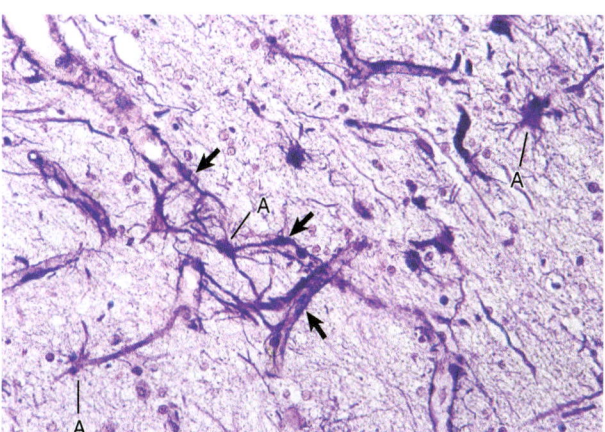

Figura 14-8 Processos Astrocíticos, Cérebro, Córtex Cerebral, Animal Normal. Os processos dos astrócitos se arborizam de forma extensa por todo o sistema nervoso central (*estruturas coradas em roxo*). Note que alguns dos processos estão fora dos capilares sanguíneos (pés terminais) (*setas*). Coloração de Holzer. A, Corpo celular do astrócito. (Cortesia de Dr. M. D. McGavin, College of Veterinary Medicine, University of Tennessee.)

corados com HE, os oligodendrócitos geralmente são confundidos com linfócitos devido à similaridade das características morfológicas de seus núcleos e do volume citoplasmático. Os oligodendrócitos interfasciculares e os oligodendrócitos satélites perineuronais estão localizados principalmente na substância branca e cinzenta do SNC, respectivamente (Fig. 14-10); porém, os oligodendrócitos interfasciculares também podem ser encontrados ao longo de axônios que atravessam a substância cinzenta. O oligodendrócito pequeno e maduro tem núcleo esférico e hipercromático (Figs. 14-7 e 14-10). Como os astrócitos, o corpo celular e os processos desta célula não se

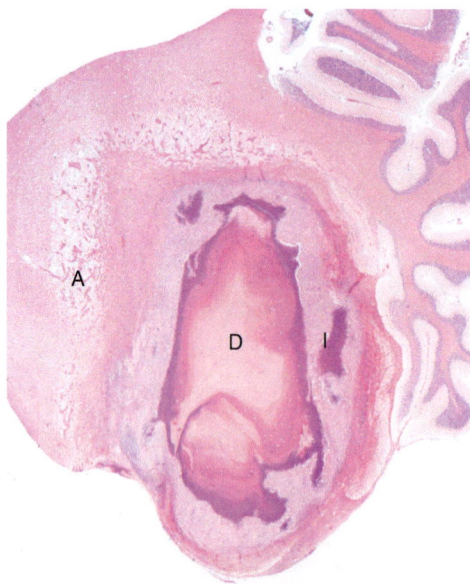

Figura 14-9 **Reparo Astrocítico, Abscesso Bacteriano, Tronco Encefálico, Ovino.** O abscesso apresenta uma zona central de restos *(D)* necróticos cercados por uma camada de células inflamatórias *(I)* e uma zona menos densa de coloração rosada, representando a tentativa de formação de uma cápsula por astrócitos e fibroblastos *(A)*. Esta cápsula é formada por tecido fibroso no lado ventral e direito, os mais próximos à pia-máter, que contém fibroblastos. A cápsula fibrosa é ausente no lado dorsal e esquerdo do abscesso, adjacente ao parênquima cerebral. Aqui, não há população de fibroblastos residentes e a cápsula é formada por astrócitos e seus processos, que geralmente são delicados e não formam uma cápsula eficaz *(A)*. Coloração por HE. (Cortesia de Dr. J. F. Zachary, College of Veterinary Medicine, University of Illinois.)

coloram por métodos convencionais com HE e somente podem ser demonstrados com procedimentos especiais, que incluem a impregnação metálica (prata) e técnicas imuno-histoquímicas incluindo CNPase e Olig2.

A maioria dos oligodendrócitos interfasciculares (Fig. 14-10) se alinha em colunas paralelas aos axônios mielinizados e são responsáveis pela formação e manutenção de segmentos (internodos) de bainhas de mielina. Uma oligodendrócito pode formar até 50 internodos de mielina diferentes, que podem estar localizados em muitos diferentes axônios (Fig. 14-11). A alteração da função dos oligodendrócitos, como na infecção pelo vírus da cinomose (CDV), pode causar desmielinização primária destes segmentos, provocando grave disfunção neurológica. Os oligodendrócitos também influenciam a maturação e a manutenção de axônios e inibem a regeneração de axônios já mielinizados.

Os oligodendrócitos satélites perineuronais (Fig. 14-10) são adjacentes aos corpos celulares neuronais e também estão localizados ao redor dos vasos sanguíneos da substância cinzenta. Alguns pesquisadores acreditam que estas células regulem o microambiente perineuronal e respondam à perturbação por meio de proliferação. Quando o microambiente perineuronal é alterado ou os corpos celulares de neurônios são danificados, os oligodendrócitos satélites perineuronais, na tentativa de regular a perturbação ambiental, sofrem hipertrofia e se proliferam em um processo chamado *satelitose*. Porém, este termo é impreciso, já que outras células da glia também podem contribuir para a satelitose. Da mesma maneira, as alterações no microambiente da substância cinzenta e branca, fora das áreas adjacentes aos corpos celulares de neurônios, causam hipertrofia de oligodendrócitos (Fig. 14-10). Deve-se observar que, em algumas seções do SNC normal, há números mais elevados de oligodendrócitos que cercam os neurônios, dando a falsa impressão de satelitose patológica. Esta

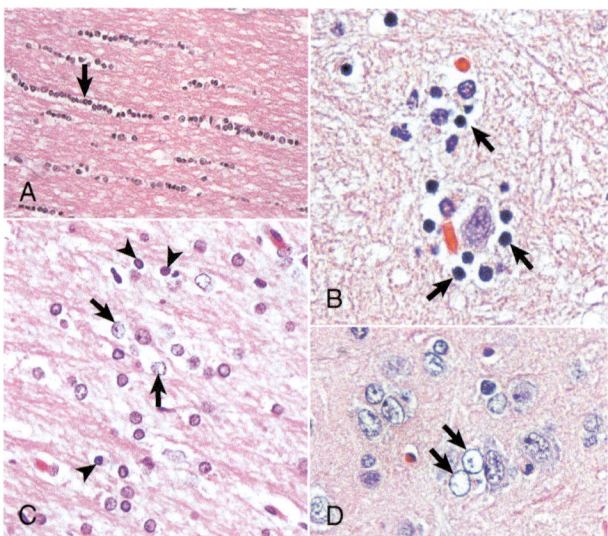

Figura 14-10 **Respostas das Células da Glia à Lesão em Cortes do Sistema Nervoso Central (SNC) Corados com HE. A,** Substância branca. Na ausência de doença, os oligodendrócitos da substância branca geralmente se dispõem de forma linear (oligodendrócitos interfasciculares) *(seta)* e são responsáveis pela formação de mielina ao redor dos axônios. Na substância cinzenta (não mostrada; Fig. 14-17), os oligodendrócitos são dispersos como células individualizadas ao redor dos corpos celulares neuronais, como células satélites perineuronais **(B)**. Coloração por HE. **B,** Substância cinzenta. Quando os neurônios são danificados, ou há alguma perturbação no microambiente perineuronal, os oligodendrócitos ao redor dos neurônios podem sofrer hipertrofia e proliferar, em um processo denominado satelitose. Os oligodendrócitos satélites perineuronais *(setas)* cercam um pequeno neurônio degenerado com cromatina condensada e pouco citoplasma. Coloração por HE. **C,** Substância branca. Os astrócitos *(setas)* e os oligodendrócitos *(pontas de seta)* possuem um repertório limitado de respostas à lesão no SNC. A proliferação astrocítica pode ocorrer, mas é muito difícil de determinar em cortes corados com HE. Aqui, os núcleos dos astrócitos apresentam discreto aumento de volume e parecem mais numerosos do que o esperado. Coloração por HE. **D,** Substância cinzenta. Os astrócitos respondem à lesão na hiperamonemia, como ocorre na encefalopatia hepática, formando astrócitos com núcleos maiores, muito vesiculares ("aquosos"), geralmente alongados, chamados astrócitos de Alzheimer do tipo II *(setas)*. Este tipo de astrócito pode ocorrer aos pares, que são cercados por um espaço claro indicativo do aumento de volume celular. Coloração por HE. (**A** Cortesia de Dr. M. D. McGavin, College of Veterinary Medicine, University of Tennessee. **B** a **D** Cortesia de Dr. J. F. Zachary, College of Veterinary Medicine, University of Illinois.)

disposição é observada principalmente nos neurônios da substância branca intersticial dos córtex cerebrais.

Micróglia. As funções básicas da micróglia são as atividades de imunovigilância, imunorregulação e reparação (fagocitose) após a lesão e morte da célula neural. A micróglia residente, que é originária de células-tronco mesodérmicas do saco vitelino, entra e povoa o SNC durante o desenvolvimento embrionário e início da vida pós-natal, análogo à formação do sistema monocítico-macrofágico em outros órgãos. A micróglia pode assumir aparência ameboide devido à fagocitose de células mortas e restos celulares durante o remodelamento e a maturação do SNC. As células ameboides entram, então, em um estágio quiescente e se transformam na micróglia ramificada. A micróglia ramificada constitui até 20% das células da glia e são encontradas por todo o SNC maduro, atuando como sentinelas da lesão cerebral. A micróglia ramificada, também chamada *células em repouso*, é mais numerosa nas áreas perineuronais e perivasculares e nas regiões interfasciculares da substância branca. Evidências de pinocitose nas células ramificadas sugerem alguma atuação na manutenção do

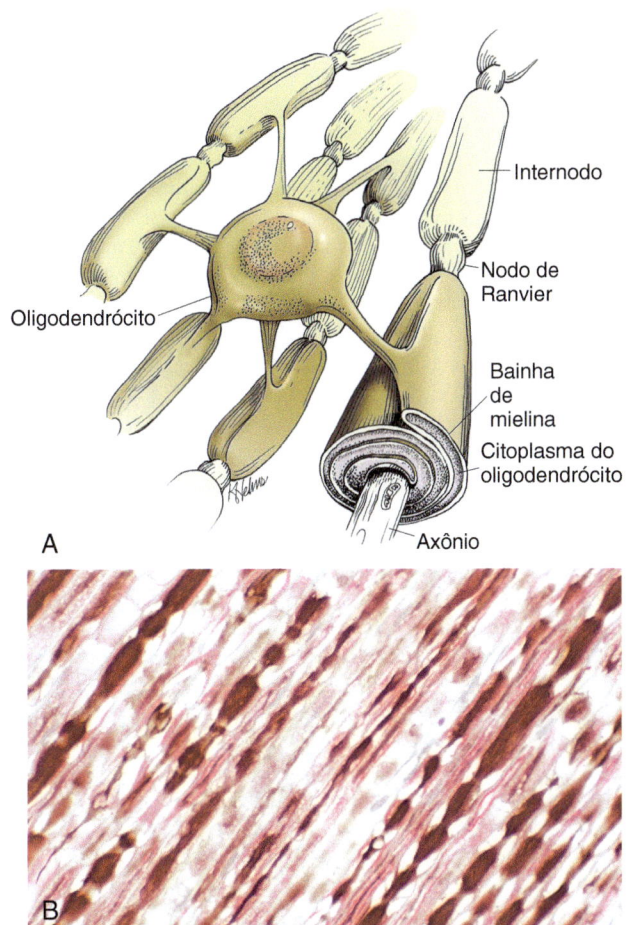

Figura 14-11 **Mielina no Sistema Nervoso Central (SNC).** Os oligodendrócitos formam as bainhas de mielina dos axônios no SNC (Fig. 14-3). **A,** Como mostrado nesta ilustração, cada oligodendrócito envia numerosos processos citoplasmáticos que, de maneira repetitiva, cercam (mielinizam) uma porção do axônio entre dois nodos de Ranvier (internodo) no mesmo e em diferentes axônios. A lesão direta ou indireta a um oligodendrócito pode causar "desmielinização" daqueles internodos mielinizados por aquela célula. Esta lesão reduzirá a taxa de condução de um potencial de ação e, dependendo do local da lesão, pode provocar os sinais clínicos de disfunção neural (ataxia, déficits de propriocepção). **B,** Nervos do SNC, corte longitudinal. Os axônios e seus neurofilamentos *(coloração marrom)* e a mielina *(coloração vermelha)* são demonstrados por esta coloração imuno-histoquímica para neurofilamento e proteína mielínica básica. (Cortesia de Dr. J. F. Zachary, College of Veterinary Medicine, University of Illinois.)

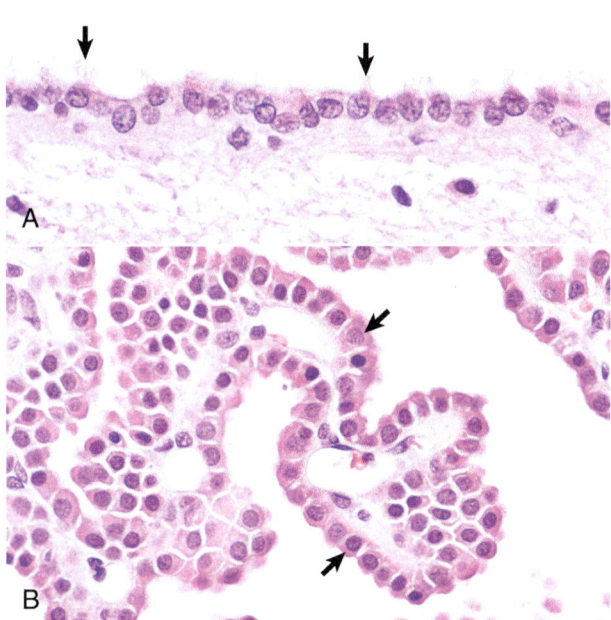

Figura 14-12 **Células Ependimárias e Epiteliais do Plexo Coroide. A,** As células ependimárias são ciliadas *(setas)* e auxiliam o fluxo de líquido cefalorraquidiano pelo sistema ventricular. Coloração por HE. **B,** As células epiteliais do plexo coroide *(setas)* produzem LCR pela borda em escova (microvilos) da superfície luminal. A superfície do plexo coroide também apresenta cílios, que ocorrem sozinhos ou, com maior frequência, em grupos de três ou mais em uma única célula. Coloração por HE. (Cortesia de Dr. J. F. Zachary, College of Veterinary Medicine, University of Illinois.)

microambiente neural. A principal função da micróglia é a fagocitose, o início e a participação em respostas imunes inatas e adaptativas, e em doenças degenerativas e inflamatórias do SNC.

Microscopicamente, a micróglia ramificada apresenta núcleos pequenos, hipercromáticos, ovoides, em bastonete ou em formato de vírgula e citoplasma não observável à coloração de rotina por HE; assim, o termo *célula em bastonete* é às vezes usado em sua descrição (Fig. 14-7). Com técnicas especiais de marcação ou impregnação metálica, as células ramificadas apresentam delicados processos em ramificações. Os pequenos núcleos hipercromáticos e o formato nuclear diferenciam a micróglia dos astrócitos e dos oligodendrócitos. Porém, a identificação da micróglia em cortes corados com HE geralmente é difícil, se o profissional não tiver experiência em neuropatologia.

As células ativadas da micróglia não são a principal fonte de macrófagos ativos na inflamação do SNC. Os monócitos do sangue, recrutados da circulação, são responsáveis por até 70% dos macrófagos em doenças inflamatórias e degenerativas do SNC. Estes macrófagos diferem dos monócitos do sangue envolvidos no "tráfego leucocitário" normal pelo SNC e podem participar de respostas imunológicas e fagocíticas (células *gitter*) a doenças e microrganismos infecciosos. Estas populações de macrófagos são encontradas principalmente nas leptomeninges, no plexo coroide e nas áreas perivasculares.

Epêndima (Incluindo as Células Epiteliais do Plexo Coroide). As funções básicas das células ependimárias, que revestem o sistema ventricular, são auxiliar a movimentação do LCR pelo sistema ventricular através de seus cílios e regular o fluxo de materiais entre o SNC e o LCR. O epêndima é uma camada unicelular de epitélio cuboide a colunar que reveste os ventrículos e o aqueduto mesencefálico do cérebro e o canal central da medula espinhal (Fig. 14-12). Esta camada de células é, portanto, situada entre o LCR e o tecido nervoso. As células ependimárias possuem cílios que se projetam no LCR e movimentam-se de maneira coordenada na direção do fluxo de LCR. Outras estruturas, chamadas *órgãos circunventriculares*, que incluem os plexos coroides, são revestidas por células ependimárias altamente especializadas. A superfície das células ependimárias que formam o plexo coroide apresenta microvilos (borda em microvilos) e cílios isolados ou, com maior frequência, em grupos de três ou mais. As células epiteliais do plexo coroide também apresentam junções de oclusão (*zonulae occludens*) especializadas, que são uma parte funcional da barreira sangue-LCR. Diferentemente do plexo coroide, as junções entre as células ependimárias convencionais incluem as junções comunicantes (proteínas transmembrânicas que formam um poro, permitindo a comunicação entre células adjacentes) e *zonulae* e *fasciae adherentes*, que permitem o movimento de materiais, como proteínas do LCR, para o espaço extracelular do cérebro. Este revestimento celular, porém, não é uma membrana estática, já que regula diversos processos que envolvem a interação entre o LCR e o cérebro. Suas funções incluem a regulação da homeostasia de fluido entre as cavidades ventriculares e o cérebro, a secreção e absorção de LCR, a endocitose, a fagocitose e o metabolismo de substâncias, como o ferro decorrente da lise de hemácias após a ocorrência de hemorragias no sistema ventricular. Por fim, as células ependimárias apresentam as características estruturais e enzimáticas necessárias para a remoção e desintoxicação de muitas substâncias no LCR.

Durante o desenvolvimento embrionário, a parede medial do ventrículo lateral (fissura coroide), o teto do terceiro ventrículo e a parte rostral do teto do quarto ventrículo são compostos por uma única camada de neuroectoderma que adere, em sua superfície externa, à pia-máter. Esta união entre o neuroectoderma e a pia-máter forma a tela coroide, conferindo uma âncora para os plexos coroides, que são formados por uma invaginação desta membrana em bicamada nos espaços ventriculares.

As células epiteliais do plexo coroide são células ependimárias modificadas. O epitélio do plexo coroide é composto por uma única camada de epitélio cuboide a colunar com borda em microvilos (Fig. 14-12). O LCR é secretado a partir da borda em microvilos. As células epiteliais do plexo coroide, junto com os capilares e a pia-máter, formam os plexos coroides que se projetam nos ventrículos laterais, terceiro e quarto ventrículos. A função básica dos plexos coroides é a produção de LCR, que preenche o sistema ventricular e o espaço subaracnoide. O LCR tem duas funções importantes: (1) atuar como "absorvedor de choque", mitigando os efeitos de traumas no cérebro e na medula espinhal, e (2) levar nutrientes e remover metabólitos do SNC.

O padrão normal do fluxo de LCR é regulado por um gradiente de pressão biológica intraventricular, onde a pressão criada pela secreção de LCR é superior à pressão criada por sua absorção nos vilos aracnoides (granulações aracnoides). Estes vilos são extensões focais da aracnoide e do espaço subaracnoide que se estendem no seio venoso sagital dorsal do cérebro. O LCR é secretado pelos plexos coroides nos ventrículos laterais, terceiro e quarto ventrículos. Deve-se notar, porém, que o fluido de outras fontes, como a secreção pelo epêndima, o fluido intersticial do cérebro e o ultrafiltrado de sangue, também são relatados como contribuintes à formação de LCR. O LCR se movimenta dos ventrículos laterais para o terceiro ventrículo, depois se move até o aqueduto mesencefálico (chamado aqueduto de Sylvius nos seres humanos) e, então, alcança o quarto ventrículo. No quarto ventrículo, o LCR sai por duas aberturas laterais e entra no espaço subaracnoide. As aberturas laterais são dois orifícios no velo medular caudal que formam o teto do quarto ventrículo no espaço subaracnoide, um de cada lado do ângulo cerebelopontino. Embora o canal central da medula espinhal seja conectado ao sistema ventricular na extremidade caudal do quarto ventrículo, aparentemente há pouco movimento ativo de LCR no canal central. O LCR no espaço subaracnoide é reabsorvido pelos vilos aracnoides nas meninges. Evidências recentes indicam que outras vias de drenagem de LCR, além das granulações aracnoides, também existem e variam em diferentes espécies. Os seios venosos, a drenagem linfática e a placa cribiforme parecem desempenhar importantes papeis na drenagem de LCR e na manutenção da pressão interventricular normal de LCR. Na verdade, evidências experimentais sugerem que a via da placa cribiforme pode ser a mais importante das quatro. Em seres humanos, todo o volume de LCR circula aproximadamente quatro vezes por dia; porém, com o envelhecimento, esse valor cai para menos de duas vezes por dia.

Meninges. As meninges, que circundam o SNC, são compostas por três camadas: a dura-máter (camada mais externa), a membrana aracnoide e a pia-máter (camada mais interna) (Fig. 14-13). Juntas, a membrana aracnoide e a pia-máter são frequentemente chamadas *leptomeninges, camada pia-máter-aracnoide* ou *pia-máter-aracnoide*. A membrana aracnoide e pia-máter são unidas por bandas de tecido fibroso chamadas *trabéculas aracnoides*. Esta disposição forma o compartimento chamado *espaço subaracnoide*, onde o LCR flui e que também contém vasos sanguíneos e nervos. As leptomeninges formam o revestimento protetor do SNC e um envelope externo, preenchido por LCR, que confere uma proteção adicional.

A dura-máter, antigamente chamada paquimeninge (meninge espessa), é uma membrana colagenosa forte e densa (Fig. 14-14). No crânio, a dura-máter é composta por duas camadas fundidas uma à outra. A camada externa atua como periósteo do osso craniano, exceto nas áreas dos seios venosos (cercados pela dura-máter) e foice cerebral, que é uma camada longitudinal que se estende ventralmente entre os dois hemisférios cerebrais. À altura do forâmen magno, as duas camadas se separam; a externa continua a atuar como periósteo do canal vertebral (medular) e a interna forma a membrana livre da dura-máter, que envolve a medula espinhal. O aspecto interno da dura-máter é revestido por células alongadas, achatadas e similares às células mesoteliais. Exceto em neonatos, não há espaço epidural (extradural) na caixa craniana como há na medula espinhal. Pode existir um espaço "potencial" epidural ou extradural em animais maduros em casos de hemorragia provocada por trauma.

A aracnoide é composta por uma membrana de múltiplas camadas, formada por células em sobreposição, e uma trabécula que a une à pia-máter. A aracnoide apresenta junções de oclusão entre suas células, embora outras junções também tenham sido descritas. A aracnoide não contém vasos sanguíneos e apresenta uma superfície regular externa formada por células similares às mesoteliais, que são contíguas a células semelhantes na dura-máter. As superfícies similares às mesoteliais da dura-máter e da aracnoide são opostas e deslizam uma sobre a outra, de forma análoga às superfícies parietais e viscerais de outras membranas serosas.

A pia-máter é muito aderida à superfície do cérebro e da medula espinhal e é penetrada por um grande número de vasos sanguíneos que suprem o tecido nervoso subjacente (Fig. 14-15). A pia-máter é composta por células achatadas, delgadas e sobrepostas de tecido conjuntivo (fibroblastos), que são separadas pelo tecido neural subjacente por quantidades variáveis de fibras frouxas de colágeno e pela glia limitante. Em muitas áreas, a pia-máter, que não apresenta lâmina basal, tem apenas uma camada de células de espessura e apresenta fenestrações, de modo que a glia limitante é exposta diretamente ao espaço subaracnoide. As células da pia-máter e da aracnoide também embainham os vasos sanguíneos, os feixes de colágeno e os nervos que estão no interior do espaço subaracnoide, ou que o atravessam, e também circundam as artérias que penetram de 1 a 2 mm no SNC. Macrófagos e células dendríticas também são encontrados nas leptomeninges.

Endotélio. As funções básicas do endotélio no SNC são o revestimento das superfícies luminais dos vasos sanguíneos; a formação da barreira hematoencefálica; a regulação da trombose, da trombólise e da adesão de plaqueta; e a manutenção de uma fronteira não trombogênica entre as moléculas da cascata da coagulação e as superfícies luminais das células endoteliais. Além disso, as células endoteliais atuam como barreiras reguladoras às pequenas e grandes moléculas que atravessam o endotélio e controlam a adesão de leucócitos a suas superfícies luminais. As células endoteliais da barreira hematoencefálica realizam o transporte ativo das moléculas que o cérebro consome com rapidez e em grandes quantidades, como glicose, aminoácidos, lactato e ribonucleosídeos.

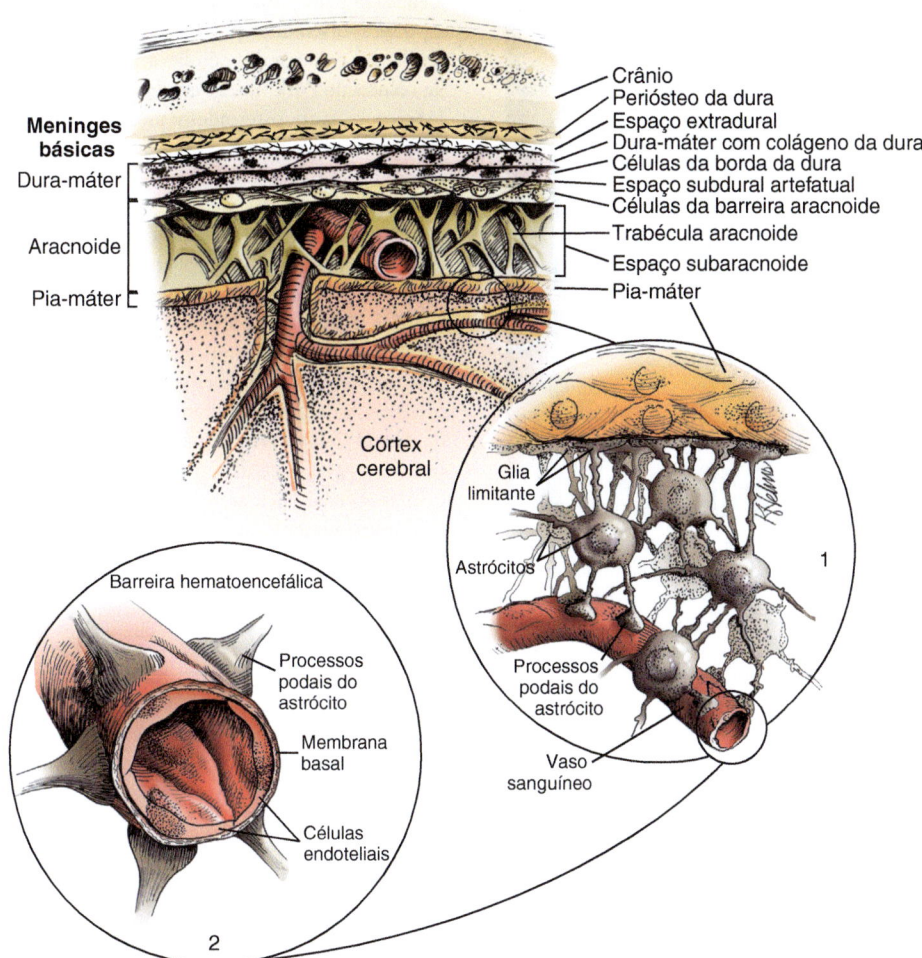

Meninges básicas
Dura-máter
Aracnoide
Pia-máter

Crânio
Periósteo da dura
Espaço extradural
Dura-máter com colágeno da dura
Células da borda da dura
Espaço subdural artefatual
Células da barreira aracnoide
Trabécula aracnoide
Espaço subaracnoide
Pia-máter

Córtex cerebral

Glia limitante
Astrócitos
Processos podais do astrócito
Vaso sanguíneo

Barreira hematoencefálica
Processos podais do astrócito
Membrana basal
Células endoteliais

Figura 14-13 Organização das Meninges. As meninges, de fora para dentro, são a dura-máter, a aracnoide e a pia-máter, como ilustrado no diagrama. A aracnoide e a pia-máter formam as leptomeninges. Estas duas camadas das leptomeninges também circundam o espaço subaracnoide, que contém artérias, veias e nervos e é preenchido por líquido cefalorraquidiano. A pia-máter é ligada à superfície do sistema nervoso central (SNC). Os astrócitos e seus processos podais subjacentes à pia-máter formam a glia limitante (*inserto 1*) e cercam as células endoteliais que formam a barreira hematoencefálica. As arteríolas penetram o córtex para suprir o tecido com sangue e carreiam a pia-máter e a glia limitante consigo por 1 a 3 mm até que a arteríola passa a ser, estruturalmente, um capilar. Neste local de transição no córtex, o capilar penetra a pia-máter e é cercado pela glia limitante e os pés terminais dos astrócitos passam a ser parte da barreira hematoencefálica (*inserto 2*). Os componentes da barreira hematoencefálica são células endoteliais de capilares, membrana basal e processos podais dos astrócitos, mas a barreira é estruturalmente formada por junções de oclusão entre as células endoteliais e, funcionalmente, por sistemas especializados de transporte nestas células. (Cortesia de Dr. J. F. Zachary, College of Veterinary Medicine, University of Illinois.)

Disfunção/Respostas à Lesão

Principais Regras para o Entendimento da Lesão no Sistema Nervoso Central

Antes de discutir as respostas do SNC à lesão, alguns conceitos fundamentais são revistos no Quadro 14-2.

Neurônios

Os neurônios são as células mais vulneráveis do sistema nervoso e, provavelmente, do corpo inteiro. Estas células necessitam de muita energia para a manutenção do metabolismo normal, dos sistemas de transporte e da formação de proteínas do citoesqueleto no axônio, que pode se estender por longas distâncias (>1 m). Uma vez que os neurônios não possuem reservas intracelulares adequadas de glicose, sua sobrevida é completamente dependente do bom suprimento sanguíneo para a obtenção de glicose. Além disso, os neurônios são vulneráveis aos radicais livres do estresse oxidativo e têm capacidade limitada de tamponar alterações na concentração de íons de cálcio na célula, que podem interferir com a fosforilação oxidativa e a produção de ATP, como ocorre na isquemia.

Os neurônios são muito sensíveis à estimulação excessiva por neurotransmissores aminoácidos excitatórios chamados *excitotoxinas* (p. ex. glutamato e aspartato). Estes neurotransmissores também são liberados em uma ampla gama de danos neuronais, principalmente a isquemia. Em condições normais, os processos astrocíticos ao redor das sinapses apresentam sistemas eficientes de incorporação para remoção de excitotoxinas e os neurônios não são danificados. Em quantidades excessivas, a interação persistente entre as excitotoxinas e os receptores pode provocar degeneração e morte neuronal.

A aparência microscópica do corpo celular neuronal pode variar de acordo com a lesão. As alterações características do corpo celular neuronal são revistas no Quadro 14-3.

Morte Celular Neuronal. Os neurônios podem morrer após a lesão em decorrência de um de dois mecanismos: morte celular apoptótica e morte celular necrótica. Estes mecanismos são resumidos a seguir e discutidos em mais detalhes no Capítulo 1. As mortes celulares neuronais apoptótica e necrótica podem ocorrer ao mesmo tempo ou em sequências temporais ou espaciais no interior do sistema

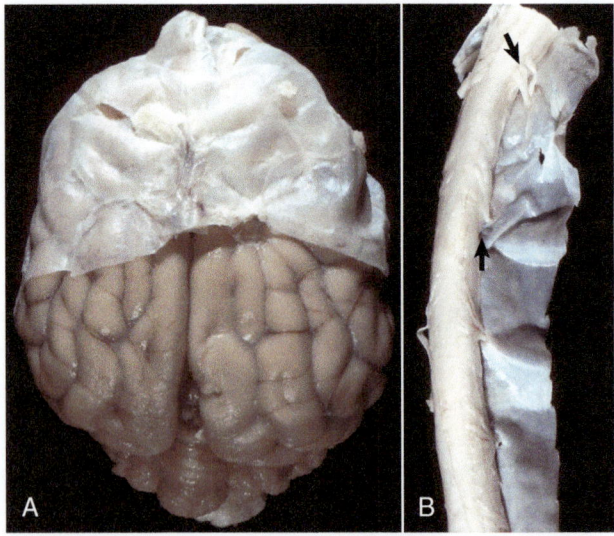

Figura 14-14 Camadas das Meninges. A, Cérebro, cão. A dura-máter é uma camada opaca espessa. Aqui, recobre a metade rostral (cranial) do cérebro e foi dissecada da metade caudal do cérebro para exposição das leptomeninges subjacentes. Em animais idosos, a dura-máter geralmente se funde ao periósteo do crânio e, durante a necropsia, geralmente é removida do crânio, para expor o cérebro. As leptomeninges estão presentes, mas, por serem tão transparentes, são pouco visíveis na superfície da metade caudal do cérebro entre os giros. **B,** Medula espinal, cavalo. A dura-máter é a camada opaca espessa dissecada e que repousa à direita da medula espinal. As leptomeninges (camada de pia-máter e aracnoide) estão presentes (mas não são facilmente visíveis nesta fotografia) na superfície exposta da medula espinal. As setas indicam as raízes do nervo espinal. (Cortesia de Dr. J. F. Zachary, College of Veterinary Medicine, University of Illinois.)

nervoso. Embora a morte neuronal apoptótica e a morte neuronal necrótica representem diferentes respostas dos neurônios à lesão, uma rede de receptores, sistemas de mensageiros e mecanismos de citotoxicidade participam de ambas. Os fatores que determinam a ativação da via apoptótica ou necrótica incluem o caráter da interação ou lesão inicial, o tipo de receptores ativados na membrana celular e as caspases expressas em resposta à lesão.

Morte Celular Apoptótica (Morte Celular Programada). A apoptose é um mecanismo regulador iniciado por uma única célula, geneticamente determinado e de autodestruição que resulta em morte celular "programada". Este mecanismo é usado: (1) durante o desenvolvimento do sistema nervoso, para assegurar a migração e a orientação adequada de camadas celulares e remoção das células embrionárias em excesso; (2) para remoção de células "velhas" (ou seja, *turnover* celular) nos órgãos; e (3) para manutenção do número de células em homeostasia nos sistemas orgânicos com capacidade regenerativa (glândulas endócrinas).

A morte neuronal apoptótica é caracterizada por uma sequência de etapas celulares degenerativas que podem ser bioquímicas e morfologicamente identificadas. Após o reconhecimento e a interpretação dos sinais adequados por receptores na membrana celular (Fas, receptor do fator de necrose tumoral [TNF] 1, receptores do ligante de indutor de apoptose relacionados com TNF), a família de proteínas conhecida como caspases é ativada. As caspases clivam os substratos celulares que são necessários à função celular e incluem proteínas do citoesqueleto e proteínas nucleares, como as enzimas de reparo do DNA. As caspases também ativam outras enzimas de degradação, como as desoxirribonucleases, que clivam o DNA nuclear.

O papel da morte neuronal apoptótica em doenças neurológicas específicas é discutido em mais detalhes nas seções subsequentes. Por exemplo, algumas infecções virais que ocorrem in *utero*, como

a causada pelo vírus da panleucopenia felina, produzem anomalias do desenvolvimento por iniciarem a apoptose que resulta em diferenciação errônea das células granulares embrionárias e da camada de células de Purkinje. A isquemia branda, as excitotoxinas, os hormônios, os corticosteroides e as citocinas pró-inflamatórias também podem induzir a morte celular apoptótica. O vírus da raiva e o vírus da doença de Borna foram experimentalmente associados à morte neuronal apoptótica.

A apoptose provoca alterações morfológicas características nas células, como encolhimento, condensação e formação de vesículas no citoplasma e acúmulo e fragmentação da cromatina (Figs. 1-13, 1-22 e 1-23). As células continuam a encolher, a cromatina nuclear é clivada em unidades menores e, juntamente com o citoplasma condensado, é embalada para a remoção por macrófagos. A morte celular apoptótica não induz inflamação.

Morte Celular Necrótica. A necrose é um processo que geralmente afeta grupos de células, diferentemente da apoptose, que ocorre em células isoladas. É caracterizada pela seguinte sequência: degeneração hidrópica, aumento de volume de mitocôndria, perda de controle do gradiente iônico através da membrana celular, ativação de numerosas enzimas citoplasmáticas e lisossomais, picnose e fragmentação do núcleo e, por fim, lise celular (Figs 1-12, 1-13 e 1-16). Os restos celulares associados à morte neuronal necrótica estimulam o desenvolvimento de uma resposta inflamatória, diferentemente da morte neuronal apoptótica.

Necrose Neuronal Aguda. A necrose neuronal aguda (também chamada, ocasionalmente, necrose acidófila ou isquêmica) é uma resposta comum a diversas lesões do SNC, como a isquemia cerebral causada por perda de sangue e choque hipovolêmico, trombose vascular e insuficiência cardíaca; mediadores inflamatórios; toxinas bacterianas; lesão térmica; metais pesados; deficiências nutricionais, como a deficiência de tiamina; e traumas. Além disso, condições que reduzem a geração de ATP por meio da fosforilação oxidativa também provocam degeneração e morte neuronal. Tais condições incluem: (1) interferência com a atividade da citocromo oxidase nas mitocôndrias, causada pelo envenenamento por cianeto; (2) inibição competitiva da incorporação de oxigênio no envenenamento por monóxido de carbono; e (3) disponibilização inadequada de glicose para o metabolismo neuronal na hipoglicemia.

Em relação à suscetibilidade das células e estruturas teciduais do SNC à isquemia, em ordem descendente, estão os neurônios, os oligodendrócitos, os astrócitos, a micróglia e os vasos sanguíneos. Porém, em grupos de neurônios, alguns são mais sensíveis à lesão do que outros. Este fenômeno é chamado *vulnerabilidade neuronal seletiva*. As células de Purkinje, alguns neurônios do corpo estriado, os neurônios da terceira, quinta e sexta lâmina cortical cerebral e as células piramidais do hipocampo apresentam maior vulnerabilidade. A vulnerabilidade regional dos neurônios foi também relatada (córtex cerebral e corpo estriado > tálamo > tronco encefálico > medula espinal). Segundo uma hipótese, os neurônios mais vulneráveis provavelmente produzem a maioria das excitotoxinas, como o glutamato, e são mais sensíveis a estas moléculas. Devido à disposição microanatômica do córtex cerebral, os neurônios isquêmicos geralmente são observados em padrão laminar na substância cinzenta cerebrocortical. Este padrão microanatômico é responsável pelas lesões laminares observadas na poliencefalomalácia induzida pela deficiência de tiamina em ruminantes e em outras doenças, como o envenenamento por sal em suínos e o envenenamento por chumbo em ruminantes. As colorações imuno-histoquímicas de marcadores neuronais específicos (p. ex. núcleos neuronais) geralmente são uma ilustração melhor do padrão linear de necrose neuronal do que a coloração por HE e o exame histológico.

Após diversos tipos de lesão do SNC, há um aumento inicial da liberação, dependente de ATP, de íons de cálcio normalmente sequestrados no meio intracelular pelas mitocôndrias e retículos

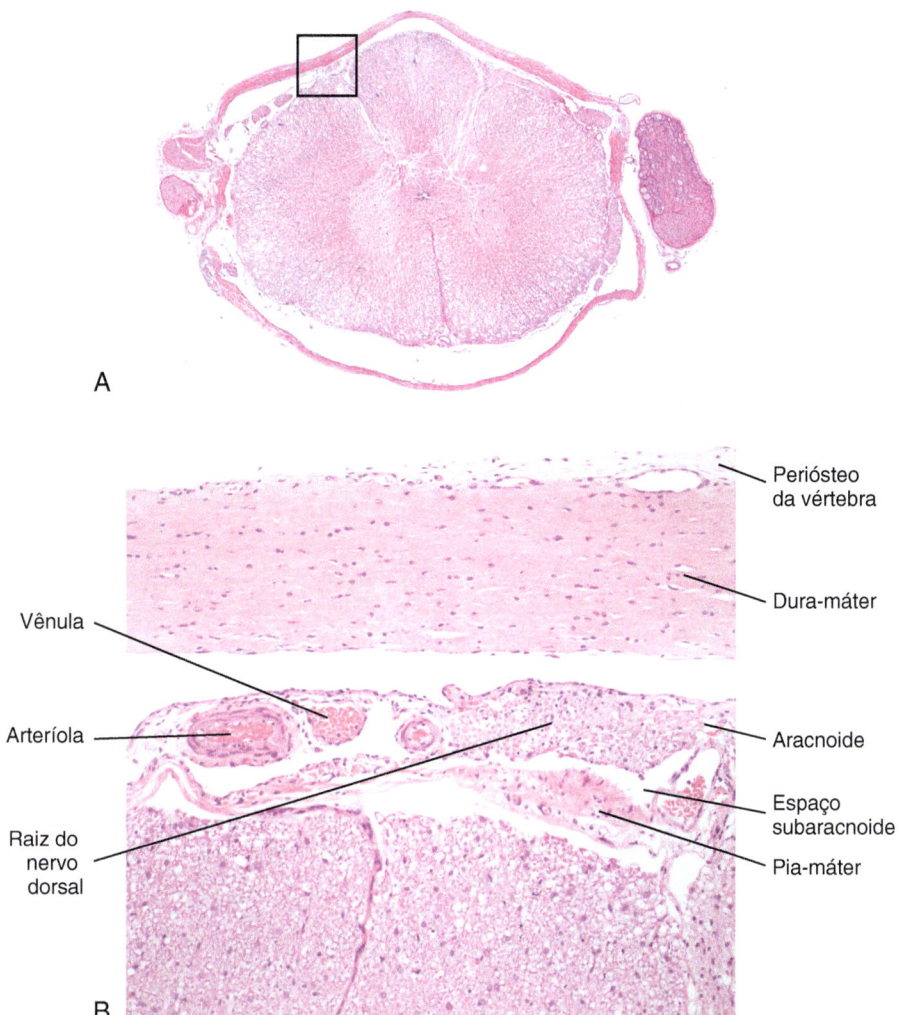

Figura 14-15 Corte Histológico da Medula Espinhal e das Meninges. A, Corte transversal em pequeno aumento da medula espinhal e das meninges com as raízes do nervo espinhal e o gânglio da raiz dorsal de onde **B** foi selecionado (*quadro*). Coloração por HE. **B,** A superfície interna da dura-máter e a superfície externa da aracnoide são revestidas por células mesoteliais e o espaço entre elas é o subdural. Vasos sanguíneos e nervos das raízes dorsais e ventrais cruzam o espaço subaracnoide. Coloração por HE. (Cortesia de Dr. J. F. Zachary, College of Veterinary Medicine, University of Illinois.)

endoplasmáticos alterados. Neste momento, também, a despolarização neuronal potencializa a liberação do neurotransmissor neuroexcitatório glutamato. A ativação persistente dos receptores de glutamato nas células-alvo provoca um distúrbio chamado excitotoxicidade. Esta atividade alterada gera um influxo notável de cálcio extracelular nas células, piorando ainda mais a função mitocondrial e aumentando a geração de espécies reativas de oxigênio, como superóxido, peróxido de hidrogênio, radicais hidroxila e óxido nítrico. Estas espécies reativas de oxigênio, ao exercerem seus efeitos principalmente em membranas celulares ricas em lipídios, podem aumentar a excitotoxicidade existente, elevando ainda mais o influxo celular de cálcio devido ao dano à membrana, e, por fim, causar disfunção e morte neuronal. Além disso, a reperfusão do tecido isquêmico após a lesão isquêmica inicial pode aumentar a geração de metabólitos reativos de oxigênio e, assim, amplifica o dano tecidual. Outros fatores influenciadores incluem a temperatura do cérebro no momento da isquemia; as temperaturas menores (apenas 2°C de diminuição) têm efeito protetor, enquanto as mais elevadas aumentam o efeito da lesão neuronal após a isquemia.

Os neurônios dependem do suprimento contínuo de oxigênio para permanecerem viáveis e, se esse suprimento for interrompido por alguns minutos, os neurônios vulneráveis, anteriormente descritos, sofrem degeneração. A alteração celular isquêmica também pode ser decorrente de outros distúrbios metabólicos, além da isquemia, como ocorre na deficiência de tiamina e na intoxicação por cianeto, que interferem com o uso de oxigênio. Em cortes corados com HE, o citoplasma do corpo celular neuronal fica contraído e profundamente eosinofílico, e tende a apresentar formato bem angular a triangular (Fig. 14-16). O núcleo tem tamanho menor, geralmente triangular, tende a assumir uma posição central na célula e é picnótico. De modo geral, o nucléolo e a substância de Nissl não são detectáveis. Os neurônios isquêmicos morrem e são removidos por um processo chamado *neuronofagia*, que é a fagocitose por células residentes da micróglia e macrófagos recrutados, ou por lise (Fig. 14-16). Após a necrose neuronal, há aumento de volume dos processos astrocíticos perineuronais e perivasculares e, por fim, a substituição do espaço deixado pela perda do corpo celular do neurônio por astrócitos e seus processos.

Perda Neuronal Crônica (Atrofia Cerebral). A morte neuronal e a perda de neurônios podem ser decorrentes de doenças progressivas de longa duração no SNC. Esta perda, denominada *atrofia neuronal simples*, é observada em doenças neurológicas de progressão lenta, como a atrofia cortical cerebral do envelhecimento, a lipofuscinose ceroide e as diversas manifestações de degeneração neuronal seletiva ou multissistêmica. As lesões macroscópicas geralmente não são

Quadro 14-2   Conceitos no Entendimento das Respostas do Sistema Nervoso Central à Lesão

As células do SNC têm suscetibilidade variável à lesão (neurônios > oligodendrócitos > astrócitos > micróglia > vasos sanguíneos). Os neurônios são mais sensíveis à lesão, enquanto as células da glia e as demais são mais resistentes à lesão.

1. Os neurônios apresentam depósitos energéticos muito pequenos; assim, dependem do fluxo sanguíneo intacto para seu suprimento de oxigênio e nutrientes, principalmente glicose. Os neurônios com maior taxa metabólica, como alguns no córtex cerebral, morrem de 6 a 10 minutos após a interrupção do fluxo sanguíneo depois de uma parada cardíaca.
2. Não há regeneração de neurônios. Os neurônios que você tem hoje são aqueles com os quais nasceu; porém, seu metabolismo é dinâmico e os metabólitos são continuamente degradados e substituídos.
3. Se as fibras nervosas do SNC forem seccionadas por transecção da medula espinhal, há pouca ou nenhuma regeneração das fibras nervosas. Assim, se uma quantidade suficiente de fibras nervosas motoras for seccionada, há paralisia; caso contrário, há déficit neurológico.
4. Em caso de secção das fibras do SNP, estas podem se regenerar em determinadas circunstâncias. Este resultado depende do fluxo axoplasmático, do alinhamento das porções proximais e distais do nervo e da preservação e do alinhamento das porções proximais e distais do tubo endoneural (a estrutura onde o axônio repousa).
5. A cicatrização no SNC é diferente da observada no resto do corpo. Há poucos fibroblastos no SNC, que são encontrados principalmente nas leptomeninges e nos poucos milímetros externos ao SNC, onde são tracionados no córtex cerebral com vasos sanguíneos. Assim, as feridas profundas no SNC cicatrizam por meio da proliferação de processos de astrócitos. Os processos astrocíticos preenchem pequenos espaços mortos de menos de alguns milímetros e encapsulam grandes espaços mortos e abscessos. As feridas superficiais, ou que se estendem pelas leptomeninges, cicatrizam por meio de síntese e deposição de colágeno por fibroblastos (tecido fibroso conjuntivo) e por proliferação de processos astrocíticos. Porém, diferentemente do fibroblasto, os processos astrocíticos produzem uma cápsula muito frágil, que pode se romper com facilidade.
6. A cavidade craniana é quase totalmente preenchida pelo cérebro, seus revestimentos e fluidos. Assim, muitas lesões cerebrais, como tumores, abscessos, hemorragias e hidrocefalia, causam sinais clínicos por ocuparem espaço; em neuropatologia, isto implica que causam atrofia ou deslocamento de porções do cérebro ou da medula espinhal, dependendo da duração da lesão.
7. A barreira hematoencefálica pode controlar fármacos e anticorpos, e impedir sua entrada no cérebro intacto. É também uma barreira à infecção, formada pelas junções de oclusão das células endoteliais, auxiliada pela membrana basal e os pés terminais dos astrócitos, que repousam fora do capilar.
8. Embora o SNC possa resistir à infecção e lesão, após ser infectado, tem baixo grau de resistência em comparação a outros tecidos do corpo. Microrganismos como *Cryptococcus neoformans,* que, em condições normais, são relativamente não patogênicos em outros órgãos, podem causar a morte em caso de infecção do SNC. Este resultado é, em parte, atribuído à complexidade do SNC e ao fato de ser o órgão mais vital do corpo. Qualquer doença geralmente tem efeitos catastróficos sobre o SNC, diferentemente de tecidos como o pulmão, o fígado e o rim.

SNC, Sistema nervoso central; *SNP,* sistema nervoso periférico.

Quadro 14-3   Alterações Microscópicas de Ocorrência Possível no Corpo Celular Neuronal

1. Cromatólise central após lesão axonal, doenças degenerativas, infecção viral ou doenças congênitas
2. Alteração celular isquêmica
3. Aumento de volume do corpo celular nas doenças do armazenamento lisossomal
4. Acúmulo do pigmento lipofuscina no envelhecimento
5. Acúmulo de neurofilamentos em determinadas doenças degenerativas neuronais
6. Formação de corpúsculos de inclusão em determinadas doenças virais
7. Formação de vacúolos citoplasmáticos nas encefalopatias espongiformes

visíveis, mas, nos casos de morte de neurônios do córtex cerebral, pode haver atrofia de giros cerebrais, o que provoca o alargamento dos sulcos (Fig. 14-17). As lesões microscópicas indicativas de perda anterior de neurônios incluem a redução do número de neurônios, a astrogliose, a atrofia e a perda de neurônios em sistemas de função similar. Com o tempo, a perda de neurônios resulta em piora progressiva da disfunção neurológica, já que os neurônios aferentes e eferentes que interagem de maneira direta com o neurônio agora morto são igualmente afetados e, por fim, degeneram.

Degeneração Walleriana e Cromatólise Central. A lesão aos axônios do SNC e do SNP pode ter diversas causas, como: (1) transecção traumática que causa degeneração Walleriana; (2) compressão e esmagamento; (3) neurectomias terapêuticas; (4) lesão por distensão nervosa; e (5) intoxicação.

Degeneração Walleriana. Em 1850, o Dr. Augustus Volney Waller descreveu um padrão de lesões microscópicas (necrose) nos axônios e bainhas de mielina após a transecção. Estas alterações passaram a ser o que hoje chamamos *degeneração Walleriana.* Embora Waller tenha descrito este processo em nervos periféricos, o termo degeneração Walleriana é também usado na caracterização da necrose que ocorre nas fibras nervosas no SNC após os axônios serem danificados (comprimidos ou seccionados). O dano focal à fibra nervosa reduz ou impede o transporte axonal, o que se manifesta principalmente como uma série de aumentos de volume em segmentos do axônio chamados esferoides (Fig. 14-18). Por fim, há degeneração da mielina do axônio, criando áreas de formação de vacúolos; os macrófagos infiltram esta área e digerem os restos necróticos de axônio e a mielina (gerando *câmaras de digestão*). No corpo celular neuronal do axônio danificado, as lesões incluem aumento de volume do corpo celular neuronal, deslocamento periférico do núcleo e dispersão da substância de Nissl, a qual estava localizada centralmente (*cromatólise central*) (Fig. 14-19). Deve-se enfatizar que esta é somente uma das várias formas de desenvolvimento da cromatólise. Os neurônios cromatolíticos também podem ser encontrados em diversas doenças neurológicas, incluindo infecções virais e doenças degenerativas, como a doença do neurônio

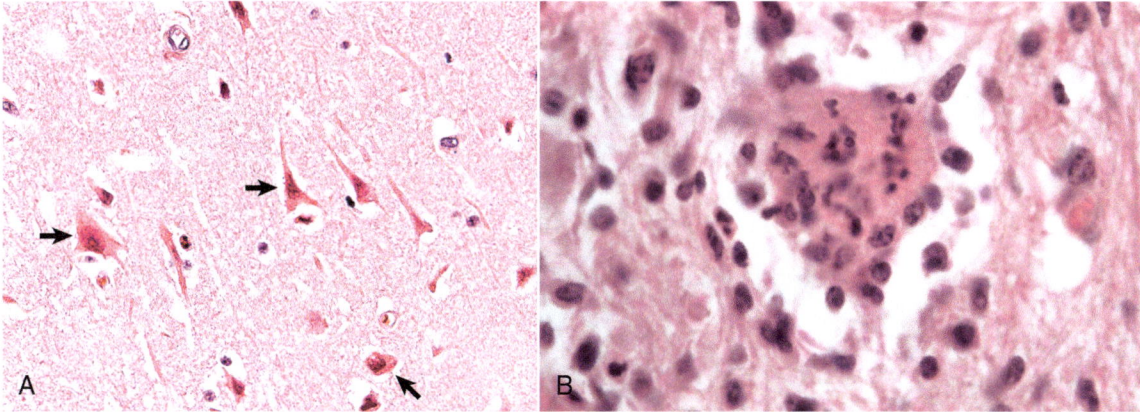

Figura 14-16 Necrose Neuronal (Aguda), Chamada Alteração Celular Isquêmica, Cérebro, Cão. A, Isquemia neuronal. Os corpos celulares neuronais da lâmina cortical cerebral são vermelhos, angulares e contraídos *(setas)*, e seus núcleos são contraídos e densos. Esta lesão pode ser causada pela isquemia neuronal. Coloração por HE. **B,** Neuronofagia. Este corpo celular neuronal necrótico *(centro da figura)* é cercado e infiltrado por macrófagos que fagocitarão os restos celulares. Coloração por HE. (**A** Cortesia de Dr. J. F. Zachary, College of Veterinary Medicine, University of Illinois. **B** Cortesia de Dr. M. D. McGavin, College of Veterinary Medicine, University of Tennessee.)

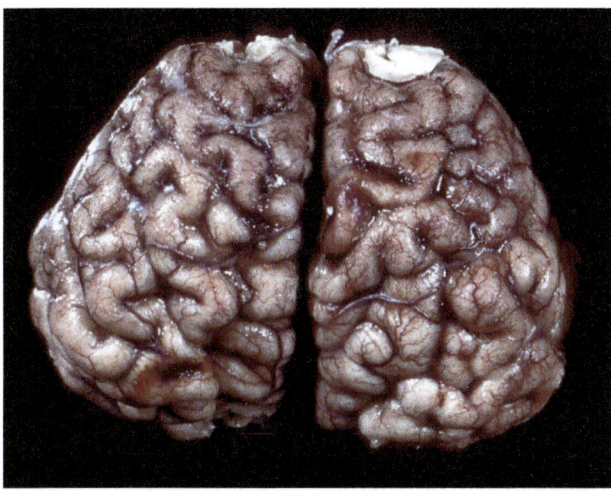

Figura 14-17 Atrofia Cortical Cerebral, Cavalo. A atrofia é observada em diversas doenças neurológicas de desenvolvimento lento onde há perda progressiva de neurônios. Estas doenças incluem a atrofia cortical cerebral do envelhecimento e a lipofuscinose ceroide. As lesões macroscópicas características são o estreitamento dos giros cerebrais com consequente alargamento dos sulcos. (Cortesia de the Department of Veterinary Biosciences, The Ohio State University.)

motor em equinos. O desenvolvimento da degeneração Walleriana é diretamente relacionado com o diâmetro do axônio; axônios maiores sofrem degeneração Walleriana com maior rapidez.

Macróglia

Astrócitos. As reações astrocíticas comuns na lesão do SNC são aumento de volume, hipertrofia, divisão e deposição de filamentos intermediários nos processos celulares. O termo astrocitose indica que os astrócitos aumentaram em tamanho e número em resposta à lesão, enquanto o termo *astrogliose* (algo sinônimo à hipertrofia) implica em síntese de filamentos intermediários e aumento do comprimento, da complexidade e da ramificação dos processos astrocíticos. O reconhecimento destas diferenças é baseado na avaliação histopatológica e imuno-histoquímica.

O aumento de volume é uma resposta aguda e reversível, mas pode, com o tempo, progredir à hipertrofia. Os astrócitos com aumento de volume apresentam coloração clara ou citoplasma vacuolizado. Os astrócitos aumentam de volume após a isquemia devido à maior incorporação de íons de sódio, cloreto e potássio e água na tentativa de manter a homeostasia no microambiente extracelular. É importante lembrar que tal aumento de volume depende da viabilidade do astrócito e da presença de membrana plasmática semipermeável, embora sua função possa ser alterada. Com a progressão, e se o grau e a duração da isquemia forem graves o suficiente para causar a morte celular, a membrana plasmática passa a ser totalmente permeável e a célula não apresenta aumento de volume, mas se torna murcha ou contraída e sofre desintegração, como descrito na alteração isquêmica dos neurônios.

Caso a lesão seja grave, os processos astrocíticos se fragmentam e desaparecem, e, a seguir, há lise do corpo celular. Os astrócitos hipertrofiados, geralmente denominados *reativos*, representam uma resposta à lesão mais branda e lenta ao SNC. Devido ao aumento de filamentos intermediários, principalmente GFAP, o citoplasma passa a ser aparente, com maior comprimento e ramificação dos processos à coloração por HE. O aumento dos filamentos intermediários e, consequentemente, a intensidade da coloração imuno-histoquímica de GFAP nestas células são tão dramáticas que alguns definiram os astrócitos reativos com base nesta alteração. Nas condições degenerativas ou reparadoras tardias, astrócitos chamados *gemistócitos* podem ser observados (Fig. 14-20). Estas células têm núcleos excêntricos e citoplasma homogêneo, róseo e abundante, diferentemente da ausência de citoplasma visível em astrócitos normais, por meio da coloração de rotina por HE. Os animais com encefalopatia hepática e, menos comumente, renal podem ter uma lesão microscópica única no cérebro, que afeta os astrócitos dos córtex cerebrais. Nestes tipos de encefalopatias, os núcleos astrocíticos tendem a ocorrer aos pares, trios ou quartetos ou, mais ocasionalmente, nucléolos centrais proeminentes e são cercados por um espaço claro, que é o citoplasma edematoso. Estas células são chamadas *astrócitos de Alzheimer do tipo II* (Fig. 14-10, *D*).

A proliferação astrocítica pode ocorrer na lesão do SNC, mas, na maioria dos casos, a capacidade proliferativa é limitada. Quando ocorre, os exemplos mais dramáticos são associados às tentativas dos astrócitos reativos (astrogliose) de "isolar" os abscessos e os neoplasmas ou de preencher as áreas cavitárias resultantes da lise de neurônios necróticos com os processos de astrócitos. Os astrócitos que formam as regiões de astrogliose geralmente têm aparência fibrilar. Em grandes números, podem formar uma *cicatriz glial*, que é uma rede de processos astrocíticos entrelaçados que cria uma barreira frouxa, separando o cérebro danificado do tecido adjacente mais normal. Neste sentido, a astróglia atua na reconstrução da glia limitante ao redor da região danificada do SNC na tentativa de restaurar a barreira hematoencefálica e reestabelecer os equilíbrios de fluidos e eletrólitos.

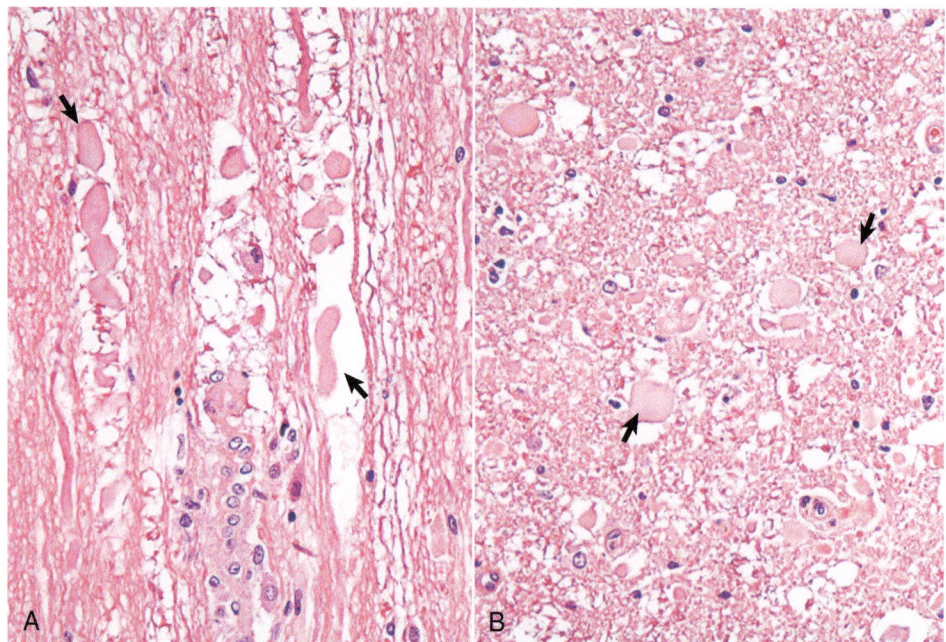

Figura 14-18 **Degeneração Walleriana, Corte Transversal de Medula Espinhal, Cão. A,** Corte longitudinal. As setas mostram os axônios com aumento de volume. Coloração por HE. **B,** Corte transversal. A laceração e/ou compressão grave dos nervos mielinizados provocam uma sequência específica de alterações estruturais e funcionais no axônio e na mielina (distal do ponto de lesão), chamada degeneração Walleriana. A princípio, os axônios apresentam aumento de volume (*setas*) e, por fim, são removidos por fagocitose para deixar claros os espaços que antes eram os locais das fibras nervosas. Os corpos celulares dos neurônios afetados geralmente apresentam cromatólise central, mas são metabolicamente ativos na tentativa de regeneração da parte perdida do axônio (não mostrada; Fig. 14-19). Coloração por HE. (Cortesia de Dr. J. F. Zachary, College of Veterinary Medicine, University of Illinois.)

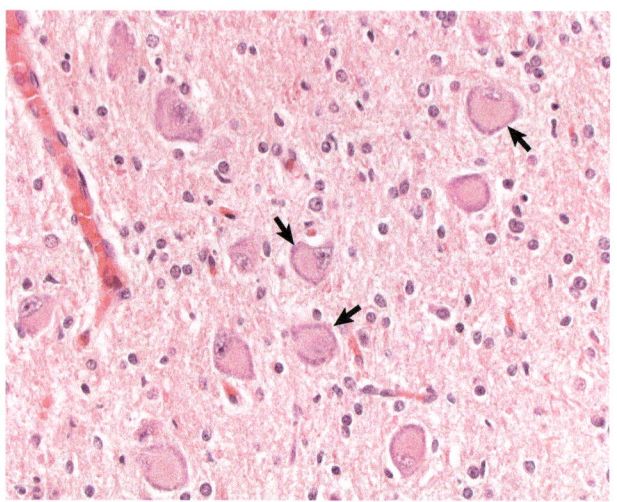

Figura 14-19 **Cromatólise Central, Corpo Celular do Neurônio, Cão.** Compare com as Figs. 14-4, B e 14-7. Os neurônios afetados apesentam núcleos excêntricos e citoplasma central pálido com dispersão periférica da substância de Nissl (*setas*). Coloração por HE. (Cortesia de Dr. A. D. Miller, College of Veterinary Medicine, Cornell University.)

Oligodendrócitos. Os oligodendrócitos reagem à lesão por aumento do volume celular, hipertrofia e degeneração. Os oligodendrócitos perineuronais e interfasciculares podem sofrer aumento de volume, hipertrofia e degeneração; porém, somente as células precursoras dos oligodendrócitos podem se proliferar para substituir as células degeneradas. O papel desempenhado por oligodendrócitos perineuronais ou satélites na função neuronal normal e na lesão neuronal não foi esclarecido de maneira definitiva. Microscopicamente, estas células apresentam aumento de volume e hipertrofia ao redor dos neurônios danificados; esta resposta à lesão foi chamada

satelitose, embora outras células da glia também possam participar deste fenômeno (Fig. 14-10, B).

A degeneração de oligodendrócitos interfasciculares causada por isquemia, determinados vírus, intoxicação por chumbo e autoimunidade pode provocar a degeneração seletiva das bainhas de mielina, que é chamada *desmielinização primária*. A desmielinização primária é a perda de mielina ao redor do axônio intacto e provoca a alteração da velocidade de condução de um potencial de ação pelo axônio, causando disfunção clínica (Fig. 14-21). Os mecanismos de desmielinização primária são resumidos no Quadro 14-4. A lesão lenta ou repetitiva às células em mielinização e suas bainhas de mielina pode provocar atrofia neuronal irreversível. As células precursoras dos oligodendrócitos localizadas na zona subventricular do SNC podem amadurecer e se transformar em oligodendrócitos interfasciculares, além de proliferar em resposta à lesão não citocida e participar da remielinização após a desmielinização primária.

A lesão ao SNC ou SNP também pode provocar perda de mielina secundária à lesão do axônio e de seu corpo celular ou à morte do neurônio. Quando os axônios são danificados, as lamelas de mielina que formam os internodos são retraídas e removidas por fagocitose. Em alguns casos, os oligodendrócitos ou as células de Schwann, que formam a mielina no SNP, também degeneram. Esta forma de degeneração da mielina é chamada *desmielinização secundária* e ocorre após a degeneração ou a perda de axônios (é similar à degeneração Walleriana).

Células Ependimárias. As respostas de células ependimárias e epiteliais do plexo coroide à lesão incluem atrofia, degeneração e necrose. A compressão das células ependimárias que revestem os ventrículos, seguida pela atrofia, geralmente é causada pelo aumento de volume dos ventrículos, como ocorre na hidrocefalia. Nas células afetadas, há diminuição do número de cílios e microvilos, além de redução de suas organelas celulares, como retículo endoplasmático e mitocôndrias. Outra lesão que acompanha o aumento de volume

exsudato supurativo que se forma no LCR pode causar hidrocefalia obstrutiva, embora o desenvolvimento de hidrocefalia nem sempre possa ser explicado apenas pela obstrução.

Micróglia

A micróglia geralmente são as primeiras células do SNC a reagirem à lesão e a magnitude de sua resposta é correlacionada com a gravidade do dano. As respostas da micróglia à lesão incluem hipertrofia, hiperplasia, fagocitose de restos celulares e de mielina e neuronofagia, que é a remoção de corpos celulares neuronais mortos. Após a lesão, a micróglia progride por um estágio de ativação, transformando-se em células reativas totalmente imunocompetentes. Estas células reativas se proliferam rapidamente, seja de maneira focal, formando nódulos gliais (Fig. 14-22), ou mais difusa, dependendo da natureza da lesão. Como mencionado, juntamente com os astrócitos e os neurônios, a micróglia ajuda a coordenar os eventos inflamatórios no SNC. A micróglia residente e os macrófagos derivados do sangue expressam antígenos do complexo de histocompatibilidade principal de classe I e II, atuam como células apresentadoras de antígenos e possuem um grande arsenal de moléculas de adesão, citocinas e quimiocinas. Uma vez ativadas, estas células também podem produzir óxido nítrico, intermediários reativos de oxigênio e outros mediadores químicos da inflamação que podem danificar o SNC na ausência de controle estrito. Quando há necrose tecidual, os macrófagos derivados dos monócitos do sangue fagocitam os restos celulares ricos em lipídios de neurônios mortos, do parênquima e resquícios gliais e se acumulam no SNC danificado. Estas células são chamadas *células gitter* (Fig. 14-23).

Meninges

Os processos patológicos que inicialmente acometem as meninges, em especial as leptomeninges, podem invadir o SNC de forma secundária, devido à grande aposição entre os dois tecidos. Por outro lado, aqueles que afetam primariamente o SNC podem acometer, de maneira secundária, as meninges, em especial as leptomeninges.

A meningite se refere à inflamação das meninges. Em seu uso comum, o termo geralmente indica a inflamação das leptomeninges, e não da dura-máter, que é chamada *paquimeningite*. A leptomeningite pode ser aguda, subaguda ou crônica e, dependendo da causa, supurativa, não supurativa ou granulomatosa; o exsudato e as células inflamatórias ficam principalmente no espaço subaracnoide. Além do transporte axonal retrógrado, como ocorre, por exemplo, na infecção por *Listeria monocytogenes*, os microrganismos infecciosos se disseminam até as meninges por via hematógena, por extensão direta ou por tráfego leucocitário.

Outras lesões meningeais incluem: (1) inflamação da dura-máter periósteo externa após a osteomielite, formação de abscessos extradurais, fratura de crânio e envolvimento da dura-máter interna como extensão da leptomeningite; e (2) proliferação das células mesoteliais da dura-máter interna, das células da aracnoide, dos fibroblastos e das células da pia-máter em resposta à irritação. Outras lesões provavelmente relacionadas com o envelhecimento ou à degeneração incluem formação de nichos celulares de células meningeais na superfície externa da membrana aracnoide, mineralização da membrana aracnoide e mineralização e ossificação da dura-máter da medula espinhal. A ossificação da dura-máter em cães idosos, que tende a afetar a dura-máter ventral, cervical e lombar, tende a ser encontrada em animais de raças de grande porte, embora as de porte menor possam ser acometidas. Estas lesões têm pouco significado clínico.

Sistema Circulatório

Respostas das Células Endoteliais (e dos Vasos Sanguíneos) à Lesão. Uma vez que muitas das doenças infecciosas e neoplásicas discutidas neste livro se disseminam pelo corpo por meio do sistema circulatório, as células endoteliais que revestem os vasos

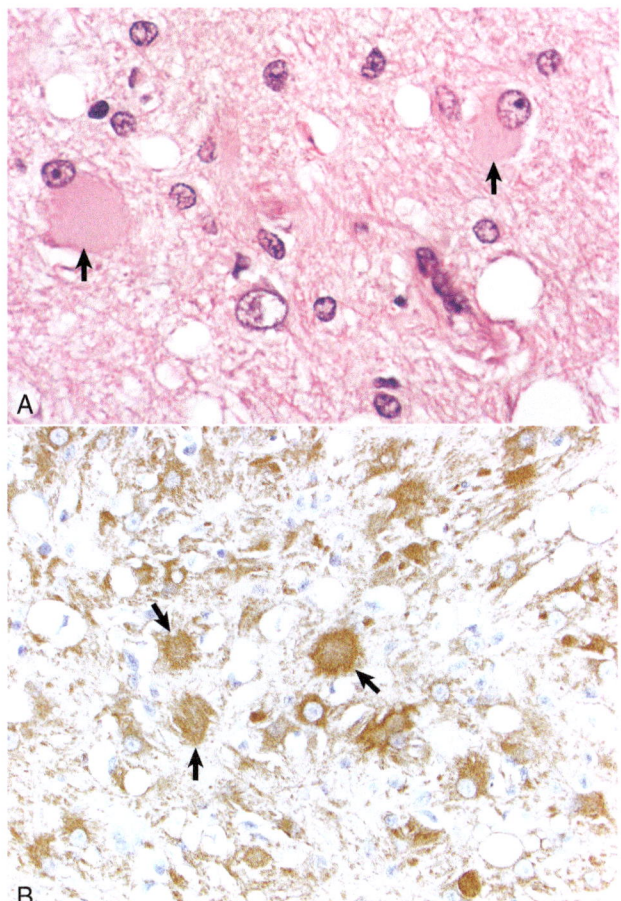

Figura 14-20 Gemistócitos (Astrócitos Gemistocíticos), Cérebro, Cão. A, Quando os astrócitos reagem à lesão, a princípio com hipertrofia e, mais tarde, síntese maior de filamentos gliais (astrogliose), os núcleos aumentam de volume e, de modo geral, o corpo celular, que normalmente não é visível em cortes corados com HE, passa a ser observado. Este tipo de astrócito reativo é chamado gemistócito (astrócito hipertrofiado) *(setas)*. Estas células são encontradas em doenças em que há alteração dos equilíbrios intracelulares e extracelulares de fluido ou lesão do parênquima, onde a cicatrização será glial (astrogliose, p. ex. para encapsular um abscesso profundo ou preencher uma pequena área de espaço morto). Coloração por HE. **B,** Os gemistócitos *(setas)* são identificados por coloração imuno-histoquímica *(de cor marrom)* com anticorpo contra a proteína fibrilar glial ácida. Coloração por IHC com DAB. (**A** Cortesia de Dr. J. F. Zachary, College of Veterinary Medicine, University of Illinois. **B** Cortesia de Dr. A. D. Miller, College of Veterinary Medicine, Cornell University.)

ventricular é a distensão e a laceração do revestimento ependimário. Em tais casos, as áreas resultantes de descontinuidade ependimária fazem com que o SNC subependimário seja diretamente exposto ao LCR. Infelizmente, as células ependimárias de mamíferos não regeneram e, assim, não reparam as áreas desnudas. Após 1 a 2 semanas, a astrogliose, que varia muito em grau e uniformidade, ocorre nas áreas expostas. A astrogliose pode se estender no espaço ventricular ou ter extensão mínima, sendo confinada à área periventricular. Edema intersticial periventricular, perda de mielina e perda de axônios podem ocorrer a seguir.

A inflamação do epêndima, chamada *ependimite*, também pode ocorrer após a disseminação de microrganismos, principalmente bactérias, no LCR. Os microrganismos tendem a entrar no epêndima pela circulação, por alojamento nos plexos coroides, contaminação direta pela ruptura do abscesso cerebral no sistema ventricular e refluxo retrógrado do LCR infectado pelas aberturas laterais do espaço subaracnoide, em casos de leptomeningite. Quando há uma infecção bacteriana, o

Axônios normais (disseminação do potencial de ação pelo axônio, de forma descendente)

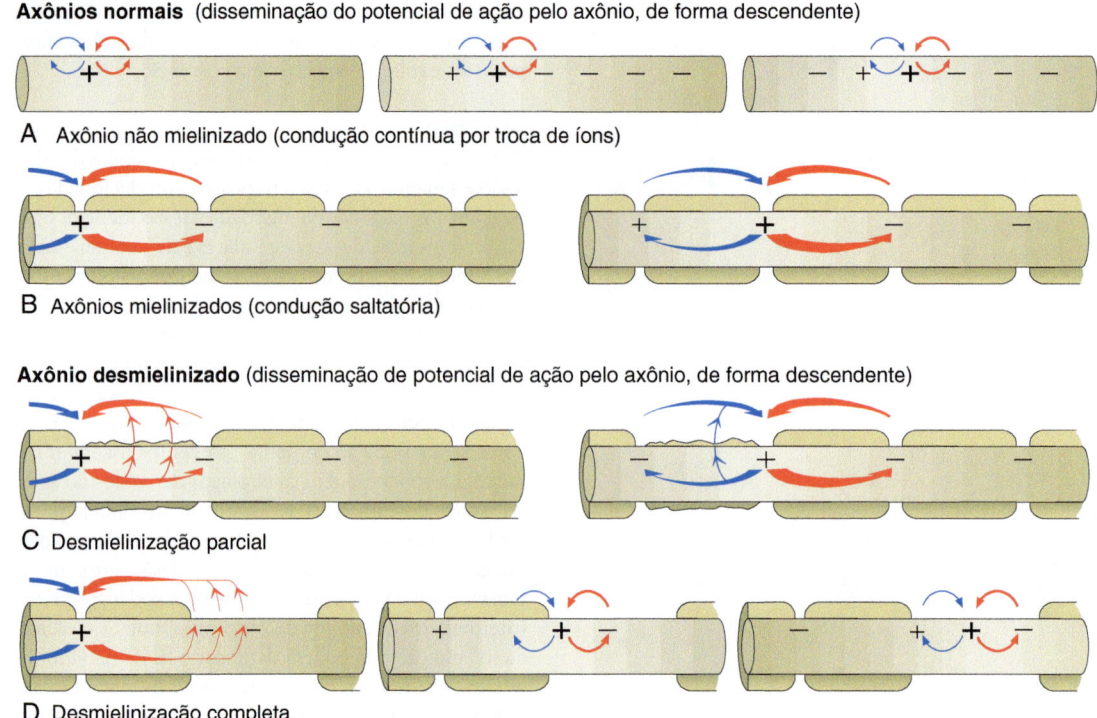

A Axônio não mielinizado (condução contínua por troca de íons)

B Axônios mielinizados (condução saltatória)

Axônio desmielinizado (disseminação de potencial de ação pelo axônio, de forma descendente)

C Desmielinização parcial

D Desmielinização completa

Figura 14-21 Condução Axonal do Potencial de Ação e o Efeito da Desmielinização. A velocidade do processo de condução é determinada pelo diâmetro do axônio e pelo grau de mielinização. Com o aumento de diâmetro dos axônios, a resistência ao fluxo de íons diminui, permitindo que o potencial de ação trafegue com maior rapidez. Além disso, o grau de mielinização é diretamente proporcional ao diâmetro do axônio. Assim, o conceito de que a velocidade do impulso é diretamente proporcional à quantidade de mielina é real até certo ponto, quando a mielina tem espessura normal. No axônio com menos mielina, a condução do potencial de ação é mais lenta. Em condições normais, a locomoção é um evento bem-coordenado que requer o momento preciso (velocidade) de condução do impulso para a realização de movimentos coordenados. Se a velocidade do potencial de ação for alterada por uma doença, principalmente nos casos de desmielinização, então, a condução do potencial de ação será menor, e os movimentos de coordenação, que deveriam ser normais, tornam-se descoordenados. **A,** Nos axônios não mielinizados, os potenciais de ação são conduzidos em uma velocidade relativamente "menor" por meio de um processo de condução contínua por troca de íons. **B,** Nos axônios mielinizados, os potenciais de ação são conduzidos em velocidade relativamente "maior" por um mecanismo chamado condução saltatória. A função ideal da condução saltatória dependente da presença de um grau adequado de mielinização do axônio (determinado pelo diâmetro axonal) por todo o comprimento desta estrutura. **C,** Nos axônios que perderam algumas, mas não todas, lamelas de mielina de um ou mais internodos, de modo que a bainha é "mais delgada", a velocidade de condução saltatória é menor devido ao extravasamento do potencial de ação por esta bainha de mielina mais delgada, provocando disfunção clínica do sistema nervoso. **D,** Nos axônios que perderam toda a sua mielina de um ou mais internodos (desmielinização primária completa do internodo), a velocidade da condução saltatória é menor devido à conversão para a condução contínua por troca de íons nas áreas em que os internodos perderam sua mielina. Assim, a velocidade e o momento do potencial de ação são substancialmente menores, o que causa disfunção clínica do sistema nervoso. (Cortesia de Dr. J. F. Zachary, College of Veterinary Medicine, University of Illinois.)

sanguíneos, principalmente os capilares, estão sujeitas a diversas lesões. As doenças bacterianas hematógenas do SNC ocorrem na interface entre a substância branca e a substância cinzenta nos hemisférios cerebrais. Acredita-se que este fenômeno seja decorrente de alterações abruptas no fluxo vascular ou no diâmetro luminal dos vasos na interface. Estas alterações podem tornar as células endoteliais mais suscetíveis à lesão, vasculite e trombose ou predispor ao aprisionamento de um tumor ou o desenvolvimento de um êmbolo bacteriano.

A lesão endotelial pode ser reversível ou irreversível, resultando em necrose. A lesão que causa disfunção endotelial pode incluir a ativação e a liberação de mediadores vasoativos, como a histamina, que provocam alterações locais e/ou sistêmicas no fluxo, na pressão e na permeabilidade vascular. Os produtos bacterianos e as citocinas inflamatórias liberadas podem causar, de forma direta ou indireta, inflamação vascular (vasculite), que provoca trombose e coagulação intravascular disseminada. A meningoencefalite trombótica em bovinos causada pela bactéria *Histophilus somni* é um exemplo deste tipo de lesão (Fig. 14-89). Determinados herpesvírus e protozoários também podem infectar células endoteliais e causar necrose endotelial com vasculite, hemorragia e trombose. Por fim, alguns patógenos, como os fungos angioinvasivos, invadem diretamente os vasos sanguíneos, provocando necrose do endotélio. A vasculite que resulta no desenvolvimento de trombose pode causar isquemia tecidual, infarto e edema vasogênico da área afetada do SNC. A lesão endotelial é revista no Capítulo 2. Os fungos angioinvasivos são discutidos no Capítulo 4.

Infarto. O infarto é a necrose do tecido após a obstrução (isquemia) de seu suprimento sanguíneo arterial. A taxa de ocorrência de isquemia no SNC determina o grau da lesão desenvolvida. Quanto mais rápido o surgimento da isquemia, mais grave a lesão. Porém, se a obstrução for súbita, como a causada por um êmbolo, muitos neurônios podem morrer em minutos, e outros componentes, em horas (Fig. 14-24). Este resultado também se aplica às lesões por compressão do SNC, que produzem uma redução súbita no fluxo sanguíneo, como observado na compressão súbita decorrente da hérnia de disco de Hansen de tipo I em cães. Caso o fluxo sanguíneo por uma artéria caia de forma gradual, por exemplo, devido à aterosclerose, geralmente há tempo suficiente para a dilatação e compensação por vasos anastomóticos. As anastomoses das artérias que penetram as superfícies ventrais e corticais do cérebro são insuficientes para impedir o infarto após a oclusão súbita de uma ou mais destas artérias. Se a compressão for lenta — como na hérnia de disco de Hansen de tipo II em cães ou pelo crescimento lento de um neoplasma exterior, como o meningioma em gatos — o tecido neural adjacente atrofia para acomodar a massa.

A necrose cerebral, comparável ao infarto após a oclusão vascular, também pode ter outras causas, incluindo a interrupção da circulação cerebral ocasionada por uma parada cardíaca, hipotensão súbita pela redução do débito cardíaco e redução da concentração ou ausência de oxigênio no ar inspirado. Outras causas incluem alteração da função da hemoglobina devido ao envenenamento por monóxido de carbono, inibição da respiração tecidual após a intoxicação por cianeto, ingestão de substâncias tóxicas e venenos e deficiências nutricionais.

Quando uma artéria que supre o SNC é ocluída de forma súbita, o suprimento sanguíneo às células no centro da área infartada é rapidamente interrompido e, se bloqueado por um período suficiente, todas as células morrem. Os neurônios na borda desta área continuam a receber certa quantidade de sangue dos vasos não obstruídos. Foi proposto que as terminações dos axônios de neurônios isquêmicos degenerados no centro do infarto liberam quantidades excessivas do neurotransmissor glutamato, o que causa lesão nos neurônios ainda viáveis nas bordas, aumentando a extensão do infarto. Este processo começa após a interação do neurotransmissor glutamato com receptores dos neurônios viáveis nas bordas, que induz a movimentação anormal de íons de cálcio nas células receptoras, o que resulta, por consequência, em um aumento na concentração intracelular desta substância. Este acúmulo de íons de cálcio contribui para a cascata multifuncional que resulta em morte neuronal. Em caso de hemorragia concomitante ao infarto, a lesão mecânica provocada pela pressão, associada ao deslocamento do tecido pelo sangramento, pode causar outros danos. Ver as respostas de reparação associadas à resolução dos infartos na Tabela 14-1.

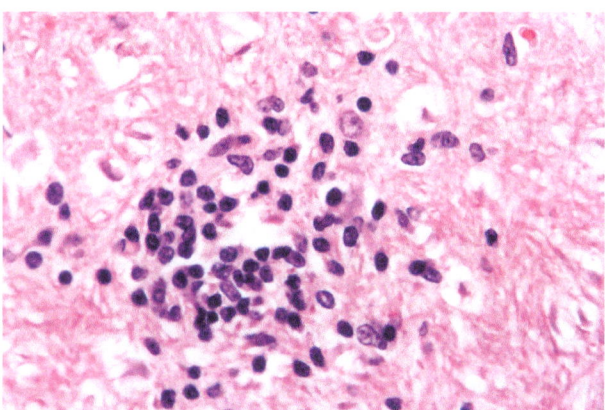

Figura 14-22 Nódulo Glial, Tronco Encefálico, Cão. Estes nódulos (*centro da figura*), formados por células reativas da micróglia e macrófagos infiltrantes, são mais frequentes nas encefalites virais e protozoárias. Coloração por HE. (Cortesia de Dr. M. D. McGavin, College of Veterinary Medicine, University of Tennessee.)

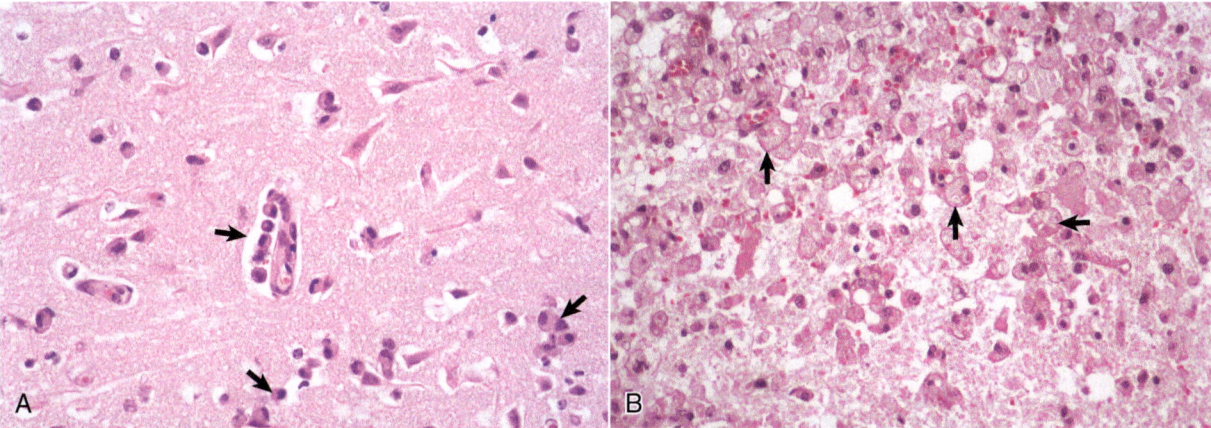

Figura 14-23 Células *Gitter*, Cérebro. A, Polioencefalomalácia inicial, bovino. Note os neurônios angulares e eosinofílicos com núcleos picnóticos (alteração celular isquêmica). Os macrófagos (*setas*) no espaço perivascular foram recrutados dos monócitos circulantes. Estas células fagocitam restos celulares de neurônios necróticos e a mielina das fibras nervosas que sofreram degeneração após a morte de seus neurônios. A micróglia também participa desta resposta fagocítica. Os macrófagos que ingeriram a mielina degenerada ou outros restos celulares têm citoplasma espumoso e são chamados células *gitter*. Coloração por HE. **B,** Região de necrose prévia, cão. O parênquima cerebral normal foi liquefeito e os restos celulares foram ingeridos por macrófagos (*setas*), fazendo com que o citoplasma destas células passe a ser espumoso. Agora, estas células são chamadas *gitter* ou, simplesmente, macrófagos espumosos. Coloração por HE. (Cortesia de Dr. J. F. Zachary, College of Veterinary Medicine, University of Illinois.)

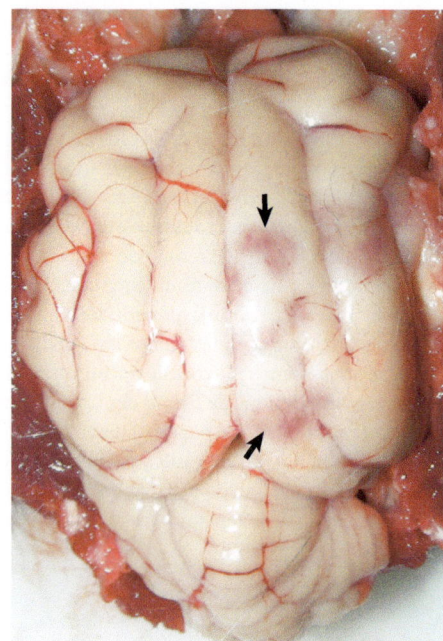

Figura 14-24 Malácia, Oclusão Vascular, Isquemia, Infarto, Cérebro, Gato. Os diversos focos rosa avermelhados (*setas*) são áreas de necrose isquêmica secundária à oclusão vascular causada pela metástase cerebral do carcinoma broncoalveolar. (Cortesia de Drs. C. A. Lichtensteiger e R. A. Doty, College of Veterinary Medicine, University of Illinois.)

Embora ocorram pelos mesmos mecanismos, as áreas de infarto cerebral têm aparência macroscópica um pouco diferente em comparação a infartos em outros tecidos (Fig. 14-25). A abundância de lipídios e enzimas, junto com a ausência relativa de estroma de tecido fibroso conjuntivo no cérebro e na medula espinhal, provoca o amolecimento das áreas afetadas devido à necrose por liquefação. A aparência macroscópica do infarto também pode ser diferente de acordo com o local. As lesões que afetam a substância cinzenta tendem a ser hemorrágicas, enquanto o infarto da substância branca geralmente é pálido. É provável que esta diferença se deva, ao menos em parte, à menor densidade da rede capilar na substância branca, já que os vasos que a suprem apresentam menos anastomoses do que aqueles da substância cinzenta. O tecido infartado sofre uma sequência característica de alterações que pode permitir a determinação, com precisão relativa, da idade do infarto. Um resumo dos eventos cronológicos que ocorrem após um episódio isquêmico de duração superior a 5 a 6 minutos, seguido pela ressuscitação do animal, é mostrado na Tabela 14-1. Como pode ser observado, as alterações teciduais listadas na Tabela 14-1 têm diferentes tempos de desenvolvimento no animal ressuscitado e vivo após a isquemia. A variação nos tempos de ocorrência de lesões específicas depende da extensão e da duração do primeiro evento isquêmico. Após a remoção dos restos celulares e de mielina, o infarto é reparado por astrócitos. Caso ele seja pequeno (<1 mm), é preenchido por astrogliose; se for maior, é encapsulado para formação de um cisto.

Tabela 14-1	Sequência Cronológica das Alterações no Tecido Infartado (em um Animal Vivo) após um Evento Isquêmico
Tempo Após o Evento Isquêmico	**Alteração Tecidual**
Imediato (segundos)	Interrupção do fluxo sanguíneo (isquemia) e acúmulo de produtos de degradação
Alguns minutos	Lesão e morte celular; necrose e edema; hemorragia (principalmente na substância cinzenta)
20 minutos	Primeiras evidências microscópicas de lesão neuronal (perfusão-fixação)
1-2 horas	Primeiras evidências microscópicas de lesão neuronal (imersão-fixação)
2 horas	Microscopicamente, coloração pálida do infarto (substância branca); aumento de volume do endotélio capilar; aumento de tamanho dos núcleos astrocíticos
3-5 horas	Alteração celular isquêmica na maioria dos neurônios; aumento de volume dos oligodendrócitos e da astróglia; início da clasmatodendrose dos astrócitos
6-24 horas	Início da infiltração neutrofílica; alteração da mielina (coloração pálida), 8-24 horas; degeneração e diminuição de oligodendrócitos, 8-24 horas; aumento de volume astrocítico e retração, fragmentação (clasmatodendrose) e degeneração* dos processos; o citoplasma dos astrócitos é visível, 8-24 horas*; degeneração vascular e deposição de fibrina, 8-24 horas; trombose,† 6-24 horas; início da proliferação endotelial à margem do infarto, 9 horas
8-24 (até 48) horas	Início da detecção macroscópica do infarto, a não ser que este seja hemorrágico; infarto edematoso (aumento de volume), macio, pálido ou hemorrágico e demarcado
1-2 dias	Aumento de volume dos axônios e das bainhas de mielina; infiltração neutrofílica proeminente
2 dias	Perda proeminente de células neuroectodérmicas; proliferação contínua de células endoteliais; menor número de neutrófilos; início do aumento de células mononucleares (células *gitter*)
3-5 dias	Número proeminente de células mononucleares (células *gitter*); desaparecimento dos neutrófilos; proliferação contínua de células endoteliais; aumento aparente do número de capilares; início da proliferação astrocítica (geralmente à margem do infarto)
5-7 dias	Macroscopicamente, o aumento de volume do infarto atinge o máximo
8-10 dias	Redução do aumento de volume macroscópico do infarto; necrose por liquefação; número proeminente de células mononucleares (células *gitter*); proliferação contínua de células endoteliais; início da atividade fibroblástica com formação de colágeno, variável, porém mais proeminente no tecido do SNC adjacente às meninges; início do aumento da produção de fibras astrogliais, 5-13 dias
3 semanas-6 meses	Redução das células mononucleares; maior densidade de fibras astrogliais (principalmente à margem); redução da proliferação astrocítica; os astrócitos voltam a apresentar sua aparência original; estágio cístico do infarto, 2-4 meses; o cisto pode conter uma rede vascular; redução da proliferação de células endoteliais

*O grau de lesão astrocítica depende do local (p. ex. central ou periférico) das células no interior do infarto.
†Obviamente, a trombose pode ocorrer antes de 6 horas. Este é o momento em que pode começar a ser proeminente.
SNC, Sistema nervoso central.

Aumento de Volume e Edema do Sistema Nervoso Central

Aumento de Volume Congestivo do Cérebro. O aumento de volume congestivo do cérebro, diferentemente do edema cerebral, representa, de forma parcial, a vasodilatação desregulada após o trauma e pode causar dano cerebral grave (ainda mais do que a lesão primária) na ausência de controle adequado. Esta lesão, portanto, representa um aumento de volume do cérebro, elevando a pressão intracraniana devido ao maior diâmetro da vasculatura com sangue, enquanto o edema aumenta a pressão após o acúmulo de fluido no interstício ou no meio intracelular, fora da circulação. O aumento de volume agudo do cérebro pode ser localizado (geralmente com menor significado), quando associado a lesões focais ou generalizadas (que tendem a ser graves), se causado por lesão cerebral difusa. Embora raramente observada em animais domésticos, uma exceção à importância das lesões focais é a hemorragia extracerebral (hematoma subdural agudo em seres humanos), que — apesar de ocasionalmente envolver a superfície de um hemisfério — pode provocar maior efeito de massa (aumento de volume do cérebro) no hemisfério cerebral subjacente

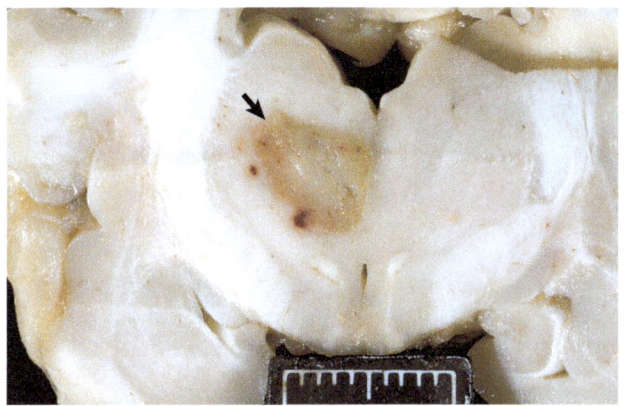

Figura 14-25 Infarto do Sistema Nervoso Central, Cérebro, Tálamo, Cão. O padrão de uma região focal e bem-demarcada, de descoloração amarela e malácia (amolecimento) *(seta)*, no tálamo central esquerdo, indica um infarto. Escala = 2 cm. (Cortesia de Dr. R. Storts, College of Veterinary Medicine, Texas A&M University.)

do que o hematoma em si. Nos hematomas subdurais, o sangue se acumula entre a dura-máter e as leptomeninges. Os hematomas também ocorrem na região epidural; porém, a variedade subdural geralmente é mal circunscrita. Se o hematoma for removido, o aumento de volume agudo do cérebro pode progredir com tal rapidez que o cérebro se protrui (hernia) pelo local de craniotomia.

As formas mais graves de lesão cerebral difusa são associadas ao aumento de volume agudo e generalizado do cérebro. Às vezes, é difícil determinar a importância relativa do aumento de volume nos indivíduos afetados, uma vez que o aumento de volume agudo inicial (detectável já 30 minutos após a lesão em seres humanos) pode ser procedido pelo edema cerebral verdadeiro, que pode levar diversas horas a dias para ocorrer (como resultado de uma maior permeabilidade vascular), e que pode ser uma lesão verdadeiramente prejudicial. A lesão peroxidativa aos vasos sanguíneos foi uma causa proposta para a vasodilatação patológica no SNC pós-traumático.

Edema Cerebral. A base de nosso atual entendimento sobre o edema cerebral avançou com Klatzo, que, em 1967, propôs dois tipos distintos: (1) o edema citotóxico ou aumento de volume celular causado pelo aumento de fluido intracelular com permeabilidade vascular normal e (2) o edema vasogênico ou aumento de volume tecidual causada pelo aumento de fluido extracelular decorrente da maior permeabilidade vascular (Fig. 14-26). Outros tipos de edema cerebral foram identificados como edema hidrostático (ou intersticial), associado à maior pressão hidrostática do LCR (decorrente da hidrocefalia interna obstrutiva) e edema hipo-osmótico, que é dependente do desenvolvimento de um gradiente osmótico anormal entre o sangue e o tecido nervoso. Os tipos de edema no SNC são resumidos na Tabela 14-2. Deve-se enfatizar que, dependendo da natureza da lesão, múltiplos mecanismos podem contribuir para o edema no SNC, e estas distinções nem sempre são claramente definidas ou distintas. Em nome da continuidade, a alteração espongiforme e o *status spongiosus* serão também discutidos nesta seção.

Edema Vasogênico. Nos animais, o edema vasogênico é o tipo mais comum no SNC. O edema vasogênico ocorre após a lesão vascular e geralmente é adjacente a focos inflamatórios, hematomas, contusões, infartos, hipertensão cerebral e neoplasmas. O mecanismo subjacente ao edema cerebral vasogênico é a degradação da barreira hematoencefálica, que causa movimentação dos constituintes

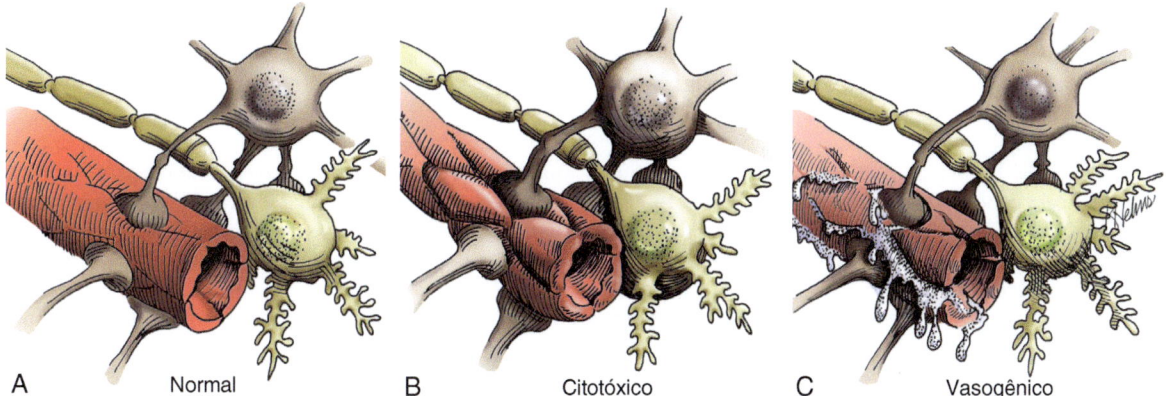

A Normal   **B** Citotóxico   **C** Vasogênico

Figura 14-26 Tipos de Edema Cerebral. A, Barreira hematoencefálica normal. As células endoteliais são vermelhas; os astrócitos têm coloração bege; os neurônios são amarelos claros. **B,** Edema citotóxico. O edema citotóxico é caracterizado por um acúmulo intracelular (em neurônios, astrócitos, oligodendrócitos e células endoteliais) de fluido devido à alteração do metabolismo celular, geralmente causado pela isquemia. As substâncias cinzenta e branca são afetadas. O fluido incorporado pelas células com aumento de volume é derivado, primariamente, do espaço extracelular, que passa a ter tamanho menor e maior concentração de solutos extracelulares. **C,** Edema vasogênico. Este tipo de edema é observado na inflamação aguda, e seu mecanismo básico é o aumento da permeabilidade vascular pela degradação da barreira hematoencefálica. Esta degradação permite o movimento de constituintes plasmáticos, como água, íons e proteínas plasmáticas no espaço extracelular, principalmente da substância branca. (Cortesia de Dr. J. F. Zachary, College of Veterinary Medicine, University of Illinois. Redesenhado e modificado de uma ilustração de Leech RW, Shuman RM: *Neuropathology: a summary for students,* Philadelphia, 1982, Harper & Row.)

Tabela 14-2	Tipos de Edema no Sistema Nervoso Central	
Tipo de Edema	**Causa**	**Resultado**
Citotóxico	Alteração do metabolismo celular (geralmente devida à isquemia)	Acúmulo intracelular de fluido (neurônios, células da glia, células endoteliais)
Vasogênico	Lesão vascular com degradação da barreira hematoencefálica	Acúmulo extracelular de fluido (substância branca cerebrocortical)
Hidrostático (intersticial)	Elevação da pressão hidrostática ventricular (hidrocefalia)	Acúmulo extracelular de fluido (substância branca periventricular)
Hipo-osmótico	Desequilíbrios osmóticos (plasma sanguíneo versus microambientes extracelulares e intracelulares do SNC)	Acúmulo extracelular e intracelular de fluido (substância cinzenta cerebrocortical e substância branca)

SNC, Sistema nervoso central.

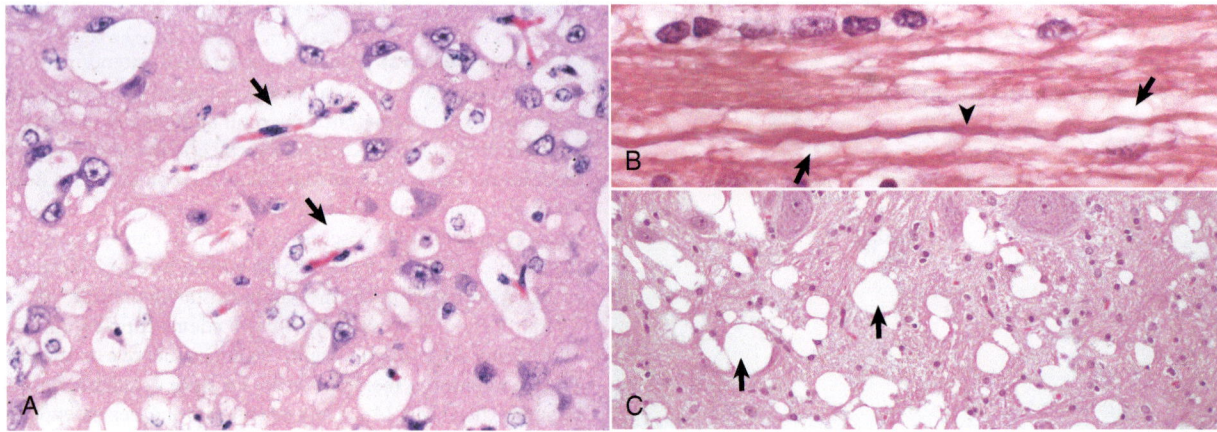

Figura 14-27 Edema. A, Edema vasogênico. Os espaços perivasculares são amplos devido ao extravasamento de fluido pela barreira hematoencefálica *(setas)* (Fig. 14-26). Uma alteração similar pode ser observada ao redor dos neurônios. De modo geral, é muito difícil diferenciar estes espaços preenchidos por fluido daqueles artefatuais, gerados pelo encolhimento após a fixação e a desidratação no preparo dos cortes embebidos em parafina. Coloração por HE. **B,** Edema intramielínico. Note o acúmulo de fluido de edema *(setas)* entre as lamelas de mielina que cercam o axônio *(ponta de seta)*. Esta lesão foi causada pelo hexaclorofeno adicionado a um xampu medicamentoso. Tais produtos não são mais comercializados para uso na prática veterinária. Coloração por HE. **C,** Edema (alteração esponjosa, *status spongiosus*), encefalopatia hepática, cão. Esta lesão é caracterizada por espaços de tamanhos variáveis e preenchidos por fluido na substância branca *(setas)*. O desenvolvimento da lesão pode ocorrer por diferentes mecanismos, que incluem a divisão das bainhas de mielina, o acúmulo de fluido extracelular e o aumento de volume de processos celulares astrocíticos e neuronais. Tais alterações podem se refletir em desequilíbrios osmóticos, assim como em efeito tóxico direto sobre as células (edema citotóxico). Coloração por HE. (**A** e **C** Cortesia de Dr. J. F. Zachary, College of Veterinary Medicine, University of Illinois. **B** Cortesia de Dr. M. D. McGavin, College of Veterinary Medicine, University of Tennessee.)

plasmáticos, como água, íons, osmólitos orgânicos e proteínas no espaço extracelular perivascular, principalmente da substância branca (Fig. 14-27). Além do acúmulo extracelular de fluido, o edema vasogênico também pode ser acompanhado por certo aumento de volume celular dos astrócitos. O edema vasogênico, em função do resultante acúmulo de fluido extracelular, pode aumentar a pressão intracraniana no SNC. Esta pressão também pode ser grave a ponto de causar disfunção neurológica e deslocamento caudal de estruturas cerebrais, como o giro para-hipocampal e o verme cerebelar (Figs. 14-59 e 14-60).

Edema Citotóxico. O edema citotóxico é caracterizado pelo acúmulo de fluido intracelular em neurônios, astrócitos, oligodendrócitos e células endoteliais (chamado *degeneração hidrópica* em outras células do corpo) devido à alteração do metabolismo celular, geralmente causada pela isquemia. Embora nem todas as células anteriormente listadas possam estar envolvidas em todos os casos de edema citotóxico, as células afetadas sofrem um aumento de volume segundos após a lesão. Acredita-se que o mecanismo envolva um déficit de energia que interfere com a função normal da bomba celular de Na⁺/K⁺-ATPase. Assim, a célula não pode manter a homeostasia, que requer a secreção de sódio intracelular; e a elevada concentração intracelular de sódio e, talvez, de outros íons, assim como de osmólitos orgânicos, é procedida por um maior influxo de água. As substâncias cinzenta e branca do cérebro são afetadas, o cérebro sofre

um aumento de volume e os sulcos e giros tornam-se indistintos e achatados (Fig. 14-28), respectivamente. O fluido incorporado pelas células com aumento de volume é derivado principalmente do espaço extracelular, que passa a ter tamanho menor e maior concentração de solutos extracelulares.

Porém, para que esta lesão seja descrita precisamente como edema cerebral, deve haver outras movimentações de fluido no cérebro, e não apenas a alteração do fluido existente entre o compartimento extracelular e o compartimento intracelular. Em termos práticos, isto nem sempre ocorre e sua determinação pode ser difícil. O termo *edema citotóxico* foi usado de forma vaga e, em muitos casos, referindo-se simplesmente ao aumento de volume celular. Outros fluidos podem vir da circulação, por meio da troca transcapilar de fluido ou, talvez, do LCR, que apresenta extensiva comunicação por difusão com o fluido extracelular do cérebro. A barreira hematoencefálica permanece intacta durante o desenvolvimento deste tipo de edema, de modo que não há entrada de fluido no cérebro por um distúrbio da permeabilidade vascular. As causas específicas desta lesão incluem a hipóxia-isquemia, principalmente em seus primeiros estágios; a intoxicação por inibidores metabólicos, como 2,4,dinitrofenol, 6-aminonicotinamida e ouabaína; e a hipotermia grave.

Edema Intersticial (Hidrostático). O edema intersticial é caracterizado por um acúmulo de fluido no espaço extracelular do cérebro

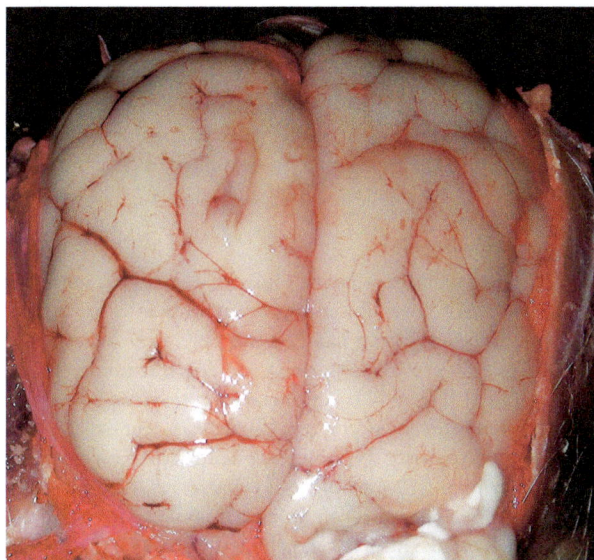

Figura 14-28 Edema Cerebral, Cão. Na superfície dorsal, os giros apresentam aumento de volume e achatamento, e os sulcos passam a ser menos distintos. O acúmulo de fluido extracelular provoca o aumento de volume cerebral e, uma vez que o espaço na caixa craniana é limitado, o cérebro é pressionado contra o crânio. Em casos extremos, o aumento notável de volume do cérebro pode causar o deslocamento caudal dos giros para-hipocampais e do verme do cerebelo (Figs. 14-59 e 14-60). (Cortesia de Drs. C. A. Lichtensteiger e A. Gal, College of Veterinary Medicine, University of Illinois.)

| Quadro 14-5 | Portais de Entrada no Sistema Nervoso Central |

EXTENSÃO DIRETA
Trauma penetrante no crânio ou nos corpos vertebrais
Extensão de infecções no ouvido médio e/ou interno
Extensão de infecções da cavidade/seio nasal pela placa
   cribiforme ou pelo crânio
Extensão da osteomielite

HEMATÓGENA
Localização nos leitos capilares das meninges e do parênquima
   do SNC
Localização nos leitos capilares dos plexos coroides e extensão
   no LCR

TRÁFEGO LEUCOCITÁRIO
Macrófagos ou linfócitos (contendo microrganismos) durante sua
   migração pelo SNC

TRANSPORTE AXONAL RETRÓGRADO
Transporte da periferia para o SNC por meio do fluxo
   axoplasmático neuronal retrógrado

SNC, Sistema nervoso central; *LCR,* líquido cefalorraquidiano.

devido à elevação da pressão hidrostática ventricular que acompanha a hidrocefalia. O fluido se move pelo epêndima da parede ventricular e se acumula no meio extracelular da substância branca periventricular. Diferentemente de outras formas de edema cerebral, que causam aumento de volume de tecido afetado do SNC, o edema hidrostático provoca degeneração variável e perda da substância branca periventricular, principalmente por desmielinização primária acompanhada por perda de axônios. Como a substância branca periventricular apresenta volume menor, há expansão do ventrículo para preencher o espaço vazio por deslocamento, o que exacerba a hidrocefalia. A barreira hematoencefálica permanece intacta no edema hidrostático.

Edema Hipo-osmótico. O edema hipo-osmótico ocorre após o consumo excessivo de água (intoxicação por água), que dilui a osmolalidade do plasma. Em condições normais, a osmolalidade do LCR e do fluido extracelular no SNC é ligeiramente superior do que a do plasma. Quando a osmolalidade do plasma é menor, a água passa da vasculatura para o cérebro devido ao gradiente osmótico, causando edema osmótico. Esta forma de edema é responsável pelos sinais clínicos e pelas lesões da síndrome de desmielinização osmótica e do envenenamento por sal, discutidos a seguir.

Alteração Espongiforme e Status Spongiosus. *Alteração espongiforme* é um termo cujo significado exato varia em diferentes disciplinas científicas e situações experimentais. Neste capítulo, sempre que possível, a expressão alteração espongiforme é usada para descrever as alterações morfológicas em cortes corados com HE que ocorrem principalmente na substância cinzenta. Estas alterações são caracterizadas por pequenos vacúolos claros e de tamanhos variados que se formam no citoplasma dos corpos celulares de neurônios e nos dendritos proximais, tanto em doenças como as encefalopatias espongiformes transmissíveis (TSEs) e a encefalite causada pela raiva quanto nos processos de astrócitos que são espacialmente relacionados com os neurônios afetados.

Status spongiosus (degeneração esponjosa) é também uma expressão cujo significado exato é variável. O *status spongiosus* é definido como múltiplos espaços preenchidos por fluido claro na substância branca de cortes corados com HE do SNC, e pode ser extracelular ou intracelular (Fig. 14-27, C). Esta lesão é causada pelo acúmulo de fluido de edema na substância branca, secundário a diversas causas, incluindo edema citotóxico, edema vasogênico, edema intramielínico, degeneração Walleriana e outras doenças hipóxicas, tóxicas e metabólicas.

Em alguns casos, o termo *degeneração esponjosa* ou *alteração esponjosa* foi usada na literatura veterinária para descrever lesões microscópicas no grupo de doenças de cães, gatos e bovinos jovens caracterizadas por acúmulo de fluido na substância branca. Estas doenças são discutidas nas seções posteriores.

Portais de Entrada/Vias de Disseminação

As doenças do SNC entram no cérebro e na medula espinhal por meio de um dentre quatro portais principais (Quadro 14-5). Estes portais são: (1) extensão direta; (2) entrada hematógena; (3) tráfego leucocitário; e (4) transporte axonal retrógrado.

Extensão Direta

A extensão direta é um portal de entrada comum e inclui uma ampla gama de doenças. O trauma penetrante no crânio ou nas vértebras, por feridas provocadas por armas de fogo ou outras formas de trauma, pode gerar um portal direto para o SNC. Doenças também podem se estender para o cérebro e/ou a medula espinhal em decorrência de: (1) infecção no ouvido médio e/ou interno (Fig. 14-29); (2) infecção da cavidade/seio nasal ou neoplasia na placa cribiforme ou no crânio (Fig. 14-30); ou (3) osteomielite bacteriana ou neoplasia nos corpos vertebrais com extensão pelas vértebras no canal vertebral.

Crescimentos benignos no crânio e nas vértebras, como osteomas, condromas e osteocondromas, geralmente se estendem e comprimem o cérebro e a medula espinhal. Um neoplasma específico, o osteocondrossarcoma multilobular, foi descrito como originário do periósteo do crânio canino e pode causar grande compressão do cérebro. Além disso, neoplasmas malignos adjacentes ao crânio ou à coluna vertebral podem causar lesão por invasão direta. Alguns exemplos incluem os osteossarcomas e os fibrossarcoma em cães. O melanoma maligno do palato mole de cães e o melanoma com acometimento dos linfonodos

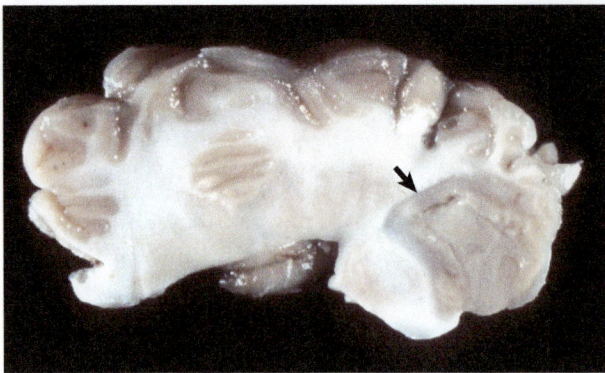

Figura 14-29 Abscesso Bacteriano Crônico, Leptomeninges do Cerebelo, Ovino. O abscesso *(seta)*, provocado pela extensão direta de uma infecção no ouvido interno, comprime e distorce o cerebelo. O abscesso é isolado do cerebelo adjacente por uma cápsula fibrosa distinta sintetizada por fibroblastos das leptomeninges adjacentes. Este abscesso provavelmente surgiu nas leptomeninges do cerebelo, cresceu e comprimiu o cerebelo adjacente. (Cortesia de College of Veterinary Medicine, University of Illinois.)

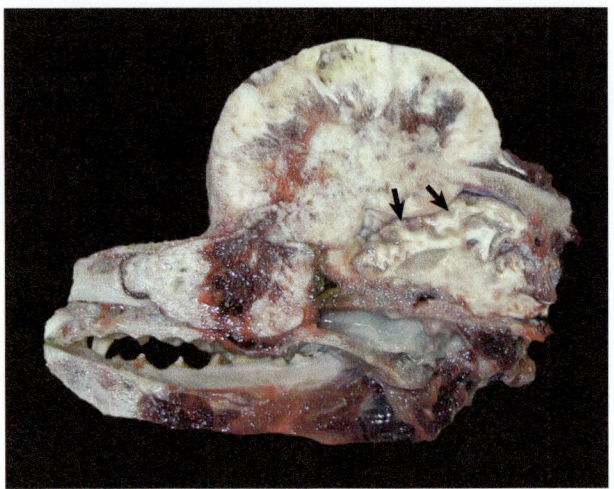

Figura 14-30 Osteocondrossarcoma, Crânio, Cão. A neoplasia destruiu e penetrou o crânio e comprimiu os hemisférios cerebrais *(setas)*. Há também invasão dos seios frontais e da cavidade nasal. (Cortesia de Dr. K. Bailey, College of Veterinary Medicine, University of Illinois.)

paravertebrais em equinos também podem comprimir e invadir o tecido adjacente do SNC. Outros exemplos de extensão direta incluem o linfoma da medula espinhal em bovinos, cães, equinos e gatos; os carcinomas nasais em cães e gatos; e os tumores da bainha nervosa periférica em cães.

Entrada Hematógena

O portal de entrada no SNC mais comum é a corrente sanguínea. Em neonatos, microrganismos infecciosos, como *Escherichia coli*, podem entrar no sangue pela veia umbilical ou por meio do sistema venoso após procedimentos cirúrgicos, como a castração. A doença do SNC de bovinos chamada *meningoencefalite trombótica* é causada pela bacteremia de *H. somni*, na qual as bactérias se localizam em vasos sanguíneos do cérebro, provocando vasculite, hemorragia e trombose (Fig. 14-89). Em animais adultos, os locais de inflamação crônica, como abscessos, doenças cutâneas bacterianas e otites, também podem ser fontes contínuas de bactérias, que podem entrar no sistema venoso e se disseminar a locais distantes por meio da corrente sanguínea, por via hematógena.

Os leitos capilares das meninges, do neuropilo e dos plexos coroides são áreas comuns de localização de microrganismos infecciosos específicos. Tais padrões de localização podem ser atribuídos a fenômenos mediados por receptores ou padrões de fluxo vascular relacionados com o tamanho do patógeno infeccioso. A corrente sanguínea é também um portal de entrada no SNC de tumores metastáticos, como hemangiossarcomas e diversos carcinomas.

Tráfego Leucocitário

Como parte da vigilância imunológica sistêmica, os macrófagos (monócitos) e as células linfoides movimentam-se continuamente para dentro e fora dos leitos capilares no SNC e, assim, são células sentinelas que monitoram a presença de doenças no cérebro e na medula espinhal (Fig. 4-11). Por exemplo, retrovírus, como o vírus da leucemia felina, e fungos, como *B. dermatitidis*, têm estágios de seus ciclos de vida no interior do citoplasma de linfócitos ou macrófagos. Durante a movimentação de linfócitos e macrófagos de e para o SNC, as células infectadas por tais agentes são ativadas para liberação de seu conteúdo infeccioso e infectam as células do SNC.

Transporte Axonal Retrógrado

O transporte axonal retrógrado forma um portal de entrada exclusivo para vírus, como o da raiva, e a bactéria *L. monocytogenes*. Estes patógenos replicam-se em tecidos ricamente inervados com receptores e placas motoras de neurônios sensoriais e motores, respectivamente, formando uma conexão entre a infecção periférica e o SNC. O fluxo axoplasmático retrógrado é, então, usado para a entrada no SNC.

Mecanismos de Defesa/Sistemas de Barreira
Sistemas de Barreira

O SNC tem diversos sistemas exclusivos de barreiras estruturais e funcionais que atuam em sua proteção contra doenças que afetam o sistema vascular e o sistema ventricular e facilitam, de forma ativa, a transferência de moléculas necessárias, como a glicose, para as células do SNC.

Barreira Hematoencefálica. A barreira hematoencefálica, formada pelas células endoteliais vasculares, pela membrana basal endotelial e pelos processos podais dos astrócitos, está localizada nos capilares do SNC (Fig. 14-13). Os componentes estruturais mais importantes da barreira hematoencefálica são as junções de oclusão entre as células endoteliais dos capilares cerebrais. Graças à barreira hematoencefálica, o SNC pode regular, de maneira seletiva, seu compartimento extracelular e se isolar de alterações bioquímicas súbitas que podem ocorrer na circulação sistêmica. Na maioria do SNC, as células endoteliais, que não são fenestradas, são unidas por junções intercelulares de oclusão. Estas junções impedem, de maneira ativa, a movimentação de proteínas, moléculas hidrofílicas e íons dos lúmens capilares para o compartimento intercelular do SNC. As células endoteliais também apresentam uma via lipofílica transmembrânica para difusão de pequenas moléculas lipídicas e numerosos sistemas de transporte altamente seletivos e polarizados, mediados por receptores, para moléculas como insulina, transferrina, glicose, purinas e aminoácidos. Por fim, as células endoteliais expressam carga total negativa em seu lado abluminal e na membrana basal, formando outro mecanismo seletivo que impede a movimentação de moléculas aniônicas, como íons de cloreto, através da barreira. Os processos podais dos astrócitos revestem mais de 90% da superfície abluminal das células endoteliais capilares. Evidências experimentais sugerem que a secreção de fatores de crescimento dos astrócitos promovem a formação e a manutenção da barreira hematoencefálica.

Os capilares na área postrema, na eminência mediana, na neuroipófise, no corpo pineal, no órgão subfornical, no órgão comissural e na crista supra-óptica não apresentam junções de oclusão e são fenestrados; assim, a barreira hematoencefálica é ausente nestes locais.

Glia Limitante. O SNC é separado do LCR subaracnoide pela pia-máter e pela glia limitante (Fig. 14-13). A glia limitante, que reveste a superfície externa do cérebro e da medula espinhal e se situa imediatamente subjacente à pia-máter, é composta por fibras astrocíticas com muitos processos podais que formam uma camada distinta que repousa subjacente à pia-máter. Em muitas áreas, a pia-máter tem apenas uma camada celular de espessura e apresenta fenestrações, de modo que a glia limitante é exposta diretamente ao espaço subaracnoide. As arteríolas penetram o córtex cerebral para suprir o SNC com sangue e carreiam a pia-máter e a glia limitante adjacente consigo até que arteríola passa a ser, estrutural e funcionalmente, um capilar. À altura do capilar, a pia-máter desaparece, mas uma camada de processos podais pericapilares dos astrócitos persiste e atua como componente da barreira hematoencefálica. Esta zona de transição ocorre em profundidade de aproximadamente 1 a 3 mm no córtex cerebral e explica por que, em casos de meningite, um infiltrado pode ser observado ao longo dos vasos sanguíneos, em distância curta do parênquima, mas sem causar doença parenquimatosa real.

Barreira Sangue-Líquido Cefalorraquidiano. A barreira sangue-LCR é formada pelo plexo coroide e pela aracnoide. Esta barreira é formada por junções de oclusão entre as superfícies em aposição das células epiteliais do plexo coroide que revestem esta estrutura. Como mencionado anteriormente, os vasos sanguíneos do plexo coroide são fenestrados. A barreira formada pelas junções de oclusão entre as células epiteliais do plexo coroide restringem a movimentação de moléculas que extravasam de capilares fenestrados para o compartimento extracelular do plexo coroide e, então, para o LCR. Da mesma maneira, a membrana aracnoide também apresenta junções de oclusão que impedem a movimentação de moléculas do sangue para o LCR. A membrana aracnoide geralmente é impermeável às moléculas hidrofílicas, mas não possui sistemas especializados de transporte e seu papel na formação da barreira sangue-LCR é, em grande parte, passivo.

Barreira Líquido-Cefalorraquidiano-Encefálica (Barreira Ependimária). O SNC é separado do LCR ventricular por células ependimárias epiteliais e processos podais de astrócitos. Embora o revestimento ependimário forme certa barreira celular, os materiais presentes no sistema ventricular podem penetrar o cérebro sem muita dificuldade. A barreira LCR-encefálica é bem mais permeável do que a hematoencefálica.

Respostas Imunes Inatas e Adaptativas

Embora os microrganismos infecciosos tenham desenvolvido abordagens únicas para a entrada no SNC, o corpo também evoluiu um forte conjunto de mecanismos de defesa para proteção do SNC contra os patógenos e as doenças infecciosas. A pele e as membranas mucosas do sistema alimentar, respiratório e urinário formam barreiras estruturais e funcionais contra a doença. A resposta inflamatória, os sistemas imune e monocítico-macrofágico formam uma potente defesa local e sistêmica contra a replicação de patógenos e a disseminação da doença. Por fim, os sistemas de barreira no SNC, revistos em uma seção anterior, representam uma proteção estrutural e funcional contra uma ampla gama de patógenos e lesões tóxicas. Estes mecanismos de defesa são resumidos no Quadro 14-6.

Inflamação do Sistema Nervoso Central. A inflamação do SNC é diferente da inflamação em outros órgãos devido à presença

---

Quadro 14-6 Mecanismos de Defesa contra Lesões e Microrganismos Infecciosos no Sistema Nervoso Central

PELE
Barreira estrutural e funcional (secreções).

CRÂNIO, VÉRTEBRAS
Barreira estrutural.

MENINGES, LÍQUIDO CEFALORRAQUIDIANO
Barreira estrutural e funcional (fluxo contínuo de LCR).

SISTEMAS DE BARREIRA
Barreira Hematoencefálica
Barreira estrutural e funcional formada por endotélio vascular, membrana basal e processos podais dos astrócitos. Esta barreira regula o movimento de agentes do sangue para o SNC.

Barreira Sangue-Líquido Cefalorraquidiano
Barreira estrutural e funcional formada pelas células dos plexos coroides e pela membrana aracnoide. Esta barreira regula o movimento de agentes do sangue para o LCR.

Glia Limitante
Formada por processos podais dos astrócitos imediatamente subjacente à pia-máter. Esta estrutura pode ter alguma função de barreira ao impedir o movimento de microrganismos do LCR para o SNC através da pia-máter.

MICRÓGLIA, TRÁFEGO DE MACRÓFAGOS
Células residentes e em migração que são parte do sistema monocítico-macrofágico.

RESPOSTAS IMUNOLÓGICAS
Respostas imunológicas inatas e adaptativas que formam o sistema imune geral do corpo.

SNC, Sistema nervoso central; *LCR,* líquido cefalorraquidiano.

---

da barreira hematoencefálica. Em condições normais, esta barreira confere isolamento limitado do SNC de elementos celulares e humorais circulantes do sistema imune. Os macrófagos (monócitos) e os linfócitos T podem penetrar a barreira hematoencefálica intacta e entrar nos espaços perivascular e subaracnoide, transitar por estes espaços e voltar à circulação como parte da vigilância imunológica protetora do SNC.

É importante lembrar que a inflamação no SNC é regulada por um complexo sistema de reconhecimento e moléculas de adesão, citocinas, quimiocinas e seus correspondentes receptores (Capítulos 3 e 5). Especialmente no SNC, as quimiocinas e seus receptores regulam o tráfego fisiológico e patológico de leucócito e os eventos de migração celular.

Quando os patógenos usam um dos quatro portais de entrada para chegar ao SNC, o processo inflamatório que se desenvolve prejudica a barreira hematoencefálica. Assim, além da inflamação, pode haver edema e hemorragia. As selectinas e as integrinas, em cooperação com as quimiocinas, são ativas na instituição e na regulação da resposta inflamatória aguda e no movimento de neutrófilos pela barreira hematoencefálica em resposta a diversos patógenos. A migração das células inflamatórias no SNC é pouco compreendida. É provável que os gradientes quimiotáticos sejam estabelecidos por quimiocinas que se difundem dos locais de produção para os focos de inflamação. As células ativadas da glia, incluindo os astrócitos e a micróglia residente, formam redes de quimiocina nas áreas de inflamação em resposta às citocinas produzidas por linfócitos T, que reconhecem antígenos estranhos.

Dependendo do tipo de antígeno e da patogenicidade do agente infeccioso, a resposta inflamatória se resolve (cura) ou progride à fase crônica ou granulomatosa com tentativa de resolução e eliminação do patógeno. No SNC, o tipo de resposta inflamatória pode variar conforme a causa. Uma orientação relativamente simplista, que compara o tipo de inflamação aos diferentes agentes etiológicos, e à qual sempre há exceções, é a seguinte:

1. As respostas serosas a supurativas ou purulentas podem ser decorrentes de diversas espécies de bactérias.
2. As respostas eosinofílicas ocorrem no envenenamento por sal dos suínos e nos casos com migração de larvas de parasitas.
3. As respostas linfocíticas, monocíticas/macrofágicas, não supurativas, linfomonocíticas e linfoistiocíticas podem ser causadas por vírus e determinados protozoários.
4. A inflamação granulomatosa pode ser causada por fungos, determinados protozoários e algumas bactérias de ordem maior, como *Mycobacterium* spp.

Distúrbios dos Animais Domésticos

As doenças que ocorrem em muitas ou todas as espécies animais são discutidas nesta seção. As doenças particulares a cada espécie animal são discutidas nas seções posteriores correspondentes.

Malformações

Defeitos do Fechamento do Tubo Neural (Disrafia). *Disrafia* significa sutura anormal, e estas anomalias são decorrentes da interação defeituosa entre o neuroepitélio, a notocorda e as células mesenquimatosas adjacentes durante o fechamento do tubo neural nos primeiros estágios de desenvolvimento. O neuroepitélio é o progenitor celular de neurônios e astrócitos, oligodendrócitos e células ependimárias.

Estudos experimentais acerca do fechamento do tubo neural mostram que este processo ocorre em quatro pontos distintos, chamados *locais de início do fechamento*, do embrião; alterações deste processo, nestes locais, provoca anomalias disráficas local-específicas. O local de fechamento I participa da formação do neuroporo posterior (a abertura na extremidade posterior do canal neural embrionário), enquanto os locais de fechamento II a IV contribuem para o neuroporo anterior (a abertura na extremidade anterior do canal neural embrionário). A anencefalia é causada por problemas nos locais de fechamento II ou IV; a espinha bífida é causada por problemas no local de fechamento I. Os genes talvez envolvidos nos defeitos do fechamento do tubo neural incluem aqueles relacionados com o metabolismo e transporte de folato.

As anomalias disráficas, também chamadas *defeitos do fechamento do tubo neural*, em animais são caracterizadas por anencefalia e hipoplasia prosencefálica, crânio bífido, espinha bífida, desenvolvimento anormal da medula espinhal (duplicação ou migração celular anormal) e siringomielia.

Anencefalia e Hipoplasia Prosencefálica. *Anencefalia* indica a ausência do cérebro, mas, em muitos casos que recebem esta denominação, somente a parte rostral do cérebro (hemisférios cerebrais) está ausente ou é muito rudimentar e há preservação, em graus variáveis, do tronco encefálico. Assim, o nome mais adequado para esta anomalia é hipoplasia prosencefálica. Tais anomalias são decorrentes do desenvolvimento anormal do aspecto rostral do tubo neural e problemas em sua fusão. Embora a causa destas anomalias seja, em grande parte, desconhecida, a anencefalia é relatada com maior frequência em bezerros, onde é acompanhada por outros defeitos. É um evento extremamente raro em outras espécies domésticas. Além disso, a anencefalia — depois do crânio bífido e da exencefalia (protrusão de cérebro não revestido por pele ou meninges) — foi relatada em fetos de rato após a exposição da fêmea prenhe a concentrações excessivas de vitamina A e à ciclofosfamida.

Meningoencefalocele e Crânio Bífido. O crânio bífido é caracterizado por um defeito na linha média dorsal cranial por onde pode haver protrusão dos tecidos meníngeais e cerebrais. O material protruído, que forma um saco (-cele), é revestido por pele e pode ser recoberto por meninges (meningocele) ou meninges acompanhadas por parte do cérebro (meningoencefalocele) (Fig. 14-31). Embora o saco seja facilmente aparente à análise macroscópica, o diagnóstico da presença ou ausência de tecido cerebral geralmente requer exame histológico. Estas malformações, que são hereditárias em suínos e gatos, são causadas, também, pelo tratamento com griseofulvina em gatas prenhes durante a primeira semana de gestação. Estes defeitos são incomuns e esporádicos em outras espécies domésticas.

Meningomielocele e Espinha Bífida. A espinha bífida é o correspondente vertebral ao crânio bífido. Esta lesão, que frequentemente afeta a coluna caudal, é caracterizada por um defeito dorsal no fechamento de um ou mais arcos vertebrais que formam as porções dorsais do canal vertebral que reveste a medula espinhal. A lesão é causada pelo não fechamento adequado do tubo neural e dos arcos vertebrais em desenvolvimento, que pode causar hérnia das meninges (meningocele) ou das meninges e da medula espinhal (meningomielocele) pelo defeito, formando um saco coberto por pele. Em alguns casos, não há hérnia das meninges ou da medula espinhal pelo defeito; esta variação é chamada *espinha bífida oculta* (Fig. 14-32). Quando ela ocorre, há ausência de pele sobre os arcos vertebrais afetados, a musculatura vertebral é visível e a dura-máter e a medula espinhal podem ser observadas no canal medular.

A espinha bífida foi relatada em diversas espécies, incluindo equinos, bezerros, ovinos, cães (principalmente Buldogues Ingleses) e gatos, principalmente da raça Manx, onde é herdada como um traço autossômico dominante. Outra lesão, a mielosquise, também é decorrente da falta de fechamento do tubo neural e, assim, é similar à espinha bífida, exceto em sua forma grave, que é causada pelo não fechamento de todo o tubo neural espinhal. Esta lesão é, portanto, caracterizada pela ausência de desenvolvimento de toda a coluna vertebral dorsal, uma vez que o tubo neural permanece aberto, não sendo capaz de se fundir e se desenvolver normalmente.

Hidromielia. A hidromielia congênita é uma dilatação anormal do canal central da medula espinhal (Fig. 14-33) que resulta na formação de uma cavidade onde pode haver acúmulo de LCR. Em animais, é

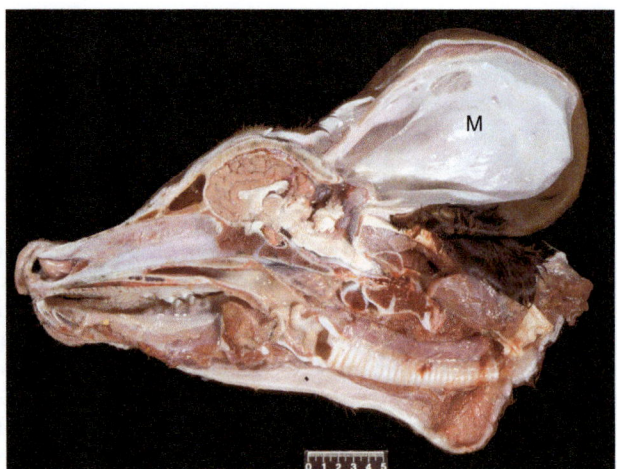

Figura 14-31 Meningocele (M), Cérebro, Bezerro. Um defeito na porção caudodorsal do crânio permitiu a herniação das meninges em uma grande bolsa externa recoberta por pele. A bolsa contém fluido e é revestida pela aracnoide e pela dura-máter, que são contínuas às que envolvem o cérebro. O cerebelo é pequeno e o córtex occipital, mutilado. Escala = 5 cm. (Cortesia de Dr. R. Storts, College of Veterinary Medicine, Texas A&M University.)

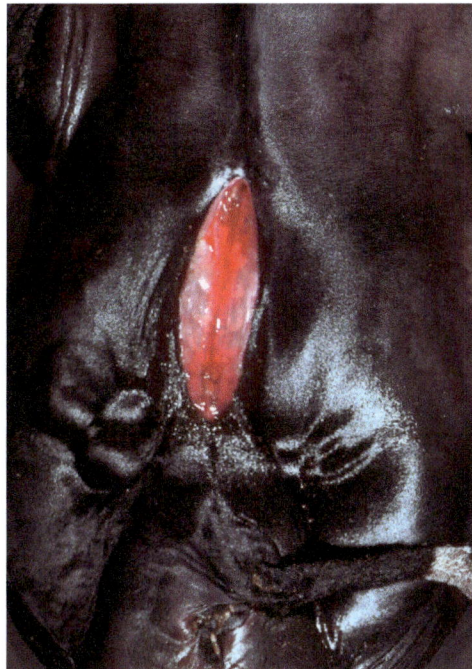

Figura 14-32 Espinha Bífida Oculta, Bezerro. Há uma fenda em diversas vértebras da coluna vertebral dorsal decorrente do fechamento defeituoso do tubo neural. Embora nem sempre isso ocorra, note a ausência de herniação das meninges ou da medula espinhal pelo defeito. A medula espinhal não é visível (ou seja, é oculta) por estar localizada no canal vertebral em extensão ventral mais profunda da fenda e recoberta por músculo edematoso. (Cortesia de Dr. M. D. McGavin, College of Veterinary Medicine, University of Tennessee.)

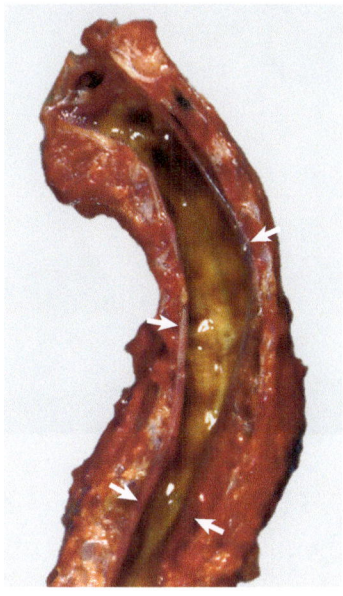

Figura 14-33 Hidromielia em Estágio Terminal, Medula Espinhal, Cão. Há ausência das substâncias branca e cinzenta da medula espinhal devido à atrofia por compressão causada pelo canal central preenchido pelo fluido, que ocupa espaço. O único resquício reconhecível de tecido nervoso é a dura-máter *(setas)*. Em animais com acometimento menos grave, haveria dilatação variável do canal central da medula espinhal com atrofia por compressão muito menor. (Cortesia de College of Veterinary Medicine, University of Tennessee.)

provável que seja causada por uma lesão infecciosa ou genética que provoca dano ao revestimento do canal por células ependimárias e a subsequente alteração do fluxo normal de LCR e a formação de gradientes anormais de pressão de LCR no canal central. Com o acúmulo de LCR no espaço dilatado, a maior pressão pericanalicular exercida sobre a medula espinhal comprime a substância branca e a substância cinzenta, o que causa perda de substância branca e, talvez, de neurônios da substância cinzenta. A hidromielia adquirida é rara e causada pela obstrução do fluxo de LCR no canal central. As causas de obstrução incluem infecção, inflamação e neoplasia.

Os sinais clínicos em animais jovens com hidromielia congênita variam, dependendo do local e do tamanho da dilatação do canal central na medula espinhal, e podem incluir ataxia, incontinência urinária, dificuldade respiratória, fraqueza muscular em membros anteriores e/ou posteriores e reflexos proprioceptivos anormais. A hidromielia pode acompanhar outros defeitos na medula espinhal e foi observada como uma anomalia associada à disrafia medular em cães da raça Weimaraner.

Distúrbios da Migração Neuronal

Lisencefalia. A lisencefalia (agiria) e uma alteração similar, chamada *paquigiria* (giros grandes e amplos), são anomalias do desenvolvimento que fazem com que parte ou todo o cérebro apresentem superfícies lisas, sem os giros e sulcos normais (Fig. 14-34). O córtex é mais espesso do que o normal ao corte transversal e o padrão laminar normal dos neurônios é alterado. A lisencefalia foi relatada com maior frequência em cães da raça Lhasa Apso, mas há relatos escassos em gatos filhotes e cordeiros.

Acredita-se que esta lesão tenha base genética e seja causada por uma interrupção ou um defeito na migração neuronal durante o desenvolvimento. Estudos experimentais recentes sugerem que este distúrbio da migração está associado a mutações e/ou deleções nos

genes de doublecortina, filamina 1, LIS1 e reelina. Estes genes controlam a expressão espacial e temporal de proteínas no microambiente extracelular que, subsequentemente, se ligam a receptores nas células em migração. Os padrões dos sinais de interação na membrana celular são interpretados pelas células em migração e são refletidos em seus movimentos por alterações na reorganização intracelular do citoesqueleto. Este processo permite que as células migrem para os seus destinos finais no SNC. Assim, as alterações de vias de sinalização provocam a migração neuronal anormal e anomalias do SNC.

Os cérebros de muitas espécies, incluindo aves e algumas animais de laboratório, como coelhos, ratos e camundongos, não apresentam giros e sulcos; assim, a agiria é normal nestas espécies e não tem significado funcional.

Defeitos Encefaloclásticos

Porencefalia e Hidranencefalia. A formação de cavidades preenchidas por fluido no cérebro, chamada *porencefalia* (cavidades pequenas) e *hidranencefalia* (cavidades grandes), geralmente ocorre *in utero* durante a gestação. A *porencefalia* se refere a uma fenda ou cisto na parede do hemisfério cerebral, que geralmente se comunica com o espaço subaracnoide, mas também pode se comunicar com o ventrículo lateral. A cavitação é causada pela destruição de neuroblastos imaturos, o que impede o desenvolvimento normal devido à ausência ou alteração da migração de neuroblastos. A hidranencefalia, considerada uma forma grave de porencefalia, é caracterizada por cavitação em áreas normalmente ocupadas pela substância branca dos hemisférios cerebrais e é causada pelo desenvolvimento inadequado desta parte do cérebro. A hidranencefalia tende a ser bastante severa, com pouquíssimo tecido presente entre os ventrículos laterais dilatados e as leptomeninges.

As porencefalias de tipo I e tipo II foram descritas em bebês humanos, e os casos de porencefalia relatados em animais também podem ser categorizados conforme este esquema. A porencefalia de tipo I é causada por lesão vascular ou vasculite. A lesão, que provoca infarto na área da matriz germinativa subependimária, provoca a formação

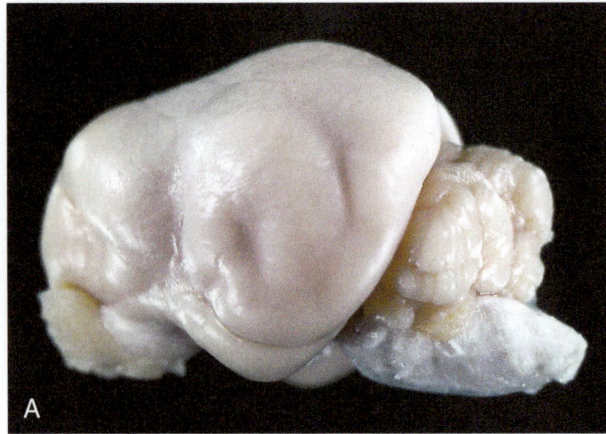

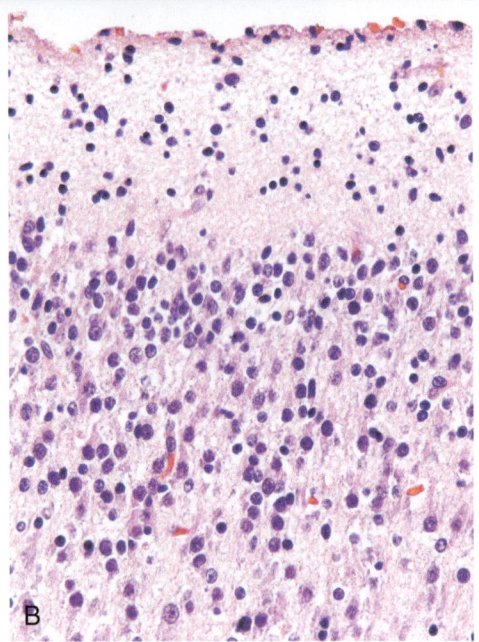

Figura 14-34 **Lisencefalia, Cérebro, Cão. A,** Note as superfícies lisas dos hemisférios cerebrais, que não apresentam giros e sulcos. Os giros e sulcos não se formam, talvez, por um erro no desenvolvimento e na migração neuronal. A lisencefalia é uma anomalia em animais domésticos, mas é uma característica normal em algumas espécies, incluindo camundongos, ratos, coelhos e aves. **B,** O desenvolvimento e a migração de neurônios foram prejudicados de tal forma que a substância cinzenta cortical não possui a lâmina normal formada pelos corpos celulares neuronais. Coloração por HE. (**A** Cortesia de Dr. L. Roth, College of Veterinary Medicine, Cornell University. **B** Cortesia de Dr. R. Mantene, College of Veterinary Medicine, University of Illinois.)

de cisto em um foco de células mortas e hemácias degradadas. A matriz germinativa é muito sensível à isquemia devido ao estroma esparso, vasculatura delicada e metabolismo elevado. O primeiro foco de hemorragia pode crescer por expansão centrípeta, dependendo da gravidade do sangramento e da hipóxia, em um cisto de tamanho considerável. A porencefalia de tipo II é causada pela lesão de neuroblastos na matriz germinativa e pela ausência de migração destes neuroblastos até a matriz para formação do córtex cerebral. O cisto é provocado pela expansão do espaço subaracnoide no vazio deixado pela ausência do córtex.

A porencefalia de tipo II parece ser a forma da lesão que ocorre nos animais domésticos. Os vírus, como os agentes etiológicos de Akabane, diarreia viral bovina, língua azul, doença da fronteira (*border disease*), febre do Vale Rift, doença de Schmallenberg e doença de Wesselsbron, infectam e destroem os neuroblastos em diferenciação e as células da neuróglia no feto em desenvolvimento *in utero*. Embora

os neuroblastos pareçam ser o alvo primário da infecção viral nestas doenças, outros estudos experimentais precisam ser conduzidos para esclarecer se as células endoteliais são também infectadas.

Macroscopicamente, a porencefalia/hidranencefalia é observada como cistos de paredes delgadas, preenchidos por fluido, de tamanhos variados nos hemisférios cerebrais. Devido à ausência de substância cerebral, os ventrículos se expandem neste espaço (hidrocefalia *ex vacuo*) e o revestimento ependimário é relativamente preservado ou apresenta defeitos esparsos caracterizados por ausência de epêndima. De modo geral, o crânio e as meninges não são alterados. Em alguns casos, a hipoplasia cerebelar (total ou parcial do cerebelo) e a hipoplasia da medula espinhal também podem ocorrer. Microscopicamente, a necrose de células não diferenciadas, incluindo possíveis neuroblastos e neuróglia, ao redor da cavidade preenchida por fluido, é observada na zona subventricular dos hemisférios cerebrais. A degeneração e a perda de neurônios motores dos cornos ventrais da medula espinhal também podem ser observadas. Esta lesão pode causar atrofia por desenervação nos músculos dos membros, o que resulta na ausência de movimento articular e artrogripose, a flexão ou contração congênita persistente da articulação. A encefalite não supurativa, caracterizada pelo acúmulo de macrófagos, linfócitos e plasmócitos, também ocorre.

Malformações do Cerebelo

Hipoplasia Cerebelar. Nos animais, as causas mais comuns de hipoplasia cerebelar são os parvovírus (gatos filhotes: vírus da panleucopenia [Fig. 14-35]) e pestivírus (bezerros: vírus da diarreia bovina [Fig. 14-36] e leitões: vírus da febre suína clássica). Estes vírus infectam e destroem as células mitóticas, principalmente as da camada granular externa do cerebelo, que ainda estão se dividindo no final da gestação e início do período neonatal. A necrose destas células faz com que não estejam mais disponíveis para a formação da camada granular e, assim, o cerebelo é hipoplásico. Em bezerros, acredita-se que a lesão cerebelar (hipoplasia/atrofia cerebelar), que ocorre após a infecção aos 150 dias de gestação (segundo trimestre), envolva dois processos. O primeiro é caracterizado pela necrose precoce de células não diferenciadas na camada granular externa. No segundo, há vasculite e isquemia, induzidas pelo vírus, da substância branca das folhas cerebelares.

Macroscopicamente, o tamanho do cerebelo é menor; a redução de tamanho tem gravidade variável, dependendo da idade e do estágio de desenvolvimento do cérebro quando o feto ou neonato é infectado.

Microscopicamente, há necrose e perda da camada granular externa e degeneração e perda das células de Purkinje, que são pós-mitóticas, mas imaturas. Os motivos para a degeneração das células de Purkinje podem incluir a infecção pelo vírus ou a ausência de desenvolvimento normal do córtex cerebelar. As células de Purkinje também podem ser mal posicionadas e localizadas na camada molecular devido à alteração induzida pelo vírus no desenvolvimento do córtex cerebelar. Em bezerros, o edema da substância branca das folhas cerebelares, com hemorragia focal no córtex, seguido pela cavitação focal da substância branca e atrofia, também pode ser observado. Estas últimas lesões se devem à isquemia decorrente da vasculite. A leptomeningite, caracterizada pelo acúmulo de linfócitos, plasmócitos e, ocasionalmente, fibroplasia, pode causar adesões entre as folhas cerebelares adjacentes e a obliteração focal do espaço subaracnoide.

Malformações da Medula Espinhal

Siringomielia. A siringomielia (congênita e adquirida) é uma doença onde há a formação de uma cavidade na medula espinhal. A cavidade, chamada *siringe*, não é revestida por epêndima e é separada do canal central. A siringe pode se estender por diversos segmentos da medula espinhal. A lesão é bem conhecida em seres humanos e

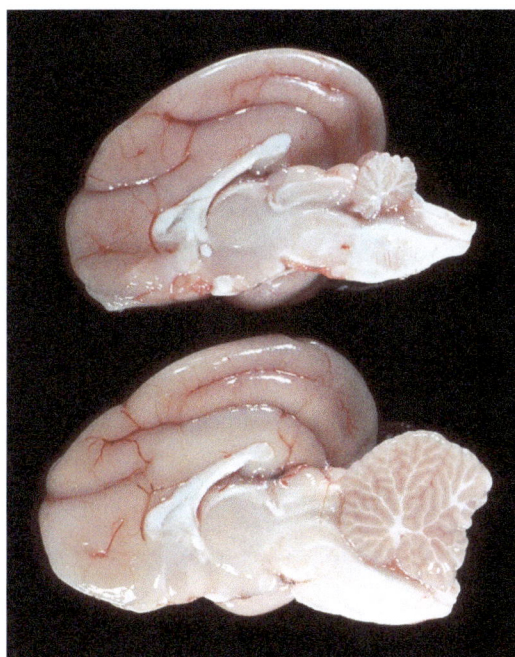

Figura 14-35 Hipoplasia Cerebelar, Cerebelo, Gato. No gato, a hipoplasia cerebelar (hipoplasia cerebelar, *espécime superior*; gato normal, *espécime inferior*) geralmente é causada pela infecção *in utero* pelo vírus da panleucopenia felina (parvovírus). O vírus infecta e causa a lise de células em divisão na camada granular externa (do lado de fora do cerebelo no feto). Uma vez que estas células não estão mais disponíveis para a migração e formação da camada granular, o cerebelo continua pequeno. (Cortesia de Dr. Y. Niyo, College of Veterinary Medicine, Iowa State University; e Noah's Arkive, College of Veterinary Medicine, The University of Georgia.)

foi também descrita com frequência maior em bezerros e em muitas raças de cães. A siringe pode se comunicar com o canal central, mas não deve ser confundida com a hidromielia, que é a dilatação do canal central. Em casos de comunicação, o termo *siringoidromielia* deve ser usado. A cavidade contém fluido e não é revestida, à exceção dos graus variáveis de astrocitose mural. As causas propostas incluem a presença de um padrão vascular anômalo que resulta em isquemia em baixo grau e, assim, provoca infarto ou não desenvolvimento das células destinadas a esta área *in utero* após traumas em seres humanos ou infecções que resultem em degeneração e cavitação. A siringomielia adquirida é similar à forma congênita; porém, ocorre em animais mais velhos. Dentre as causas propostas, estão a lesão após trauma ao canal central ou seu suprimento vascular, infecção ou neoplasia que causa degeneração e cavitação da medula espinhal. A presença de siringomielia e hidromielia em alguns animais com malformações vertebrais também sugere que distúrbios locais no fluxo e na pressão de LCR pode permitir o desenvolvimento destas dilatações e cavidades.

Embora o canal central da medula espinhal seja conectado ao sistema ventricular pelo quarto ventrículo, aparentemente há pouco movimento ativo de LCR no canal central. Recentemente, formulou-se uma hipótese segundo a qual pode haver uma alteração do fluxo "normal" de LCR (ver a discussão sobre o epêndima na seção Células do Sistema Nervoso Central) com redirecionamento do fluxo, pelo gradiente de pressão, para o canal central e a siringe. Foi também sugerido que as diferenças de pressão na coluna vertebral provocam a movimentação contínua de LCR no cisto, aumentando o volume da siringe e causando maior dano compressivo à medula espinhal.

Os sinais clínicos em cães jovens e bezerros com siringomielia variam, dependendo do local e do tamanho da lesão da medula espinhal. Os sinais podem incluir ataxia, incontinência urinária, dificuldade respiratória, fraqueza muscular em membros anteriores e/ou posteriores e reflexos proprioceptivos anormais.

Hidrocefalia. A anomalia congênita do SNC mais comumente identificada em animais domésticos é, sem dúvidas, a hidrocefalia, que apresenta diversas causas, incluindo a infecção viral *in utero*, as anomalias do desenvolvimento do epêndima ou do sistema ventricular, a infecção e o bloqueio subsequente do sistema ventricular ou a perda de parênquima periventricular. Parece haver uma predisposição genética em algumas raças de cães (toy e braquicefálicas), mas o mecanismo da lesão não foi tão claramente estabelecido em animais domésticos como foi em seres humanos.

Em animais de laboratório, diversas infecções virais experimentais neonatais *in utero*, incluindo o vírus da caxumba, o reovírus de tipo 1 e o vírus da parainfluenza de tipos 1 e 2, podem induzir hidrocefalia congênita. A infecção *in utero* pelo vírus da panleucopenia em gatos e pelo vírus da parainfluenza em cães também podem causar hidrocefalia congênita na prole afetada. Embora haja algumas diferenças entre as diferentes infecções virais, a lesão básica é a estenose do aqueduto mesencefálico, que provoca o desenvolvimento de hidrocefalia não comunicante. Em cães, o fechamento do ducto mesencefálico pode ser incompleto. O vírus cresce e destrói as células ependimárias que revestem o sistema ventricular. A infecção é, a princípio, acompanhada por uma inflamação que se resolve em 2 semanas.

Uma lesão notável decorrente deste dano ao epêndima do ducto mesencefálico é sua oclusão. Esta lesão em estágio terminal não é decorrente de uma resposta astroglial ou da presença de antígeno viral. Ao invés disso, o aqueduto original revestido pelo epêndima é substituído por agregados focais de células ependimárias remanescentes que se separaram do tecido adjacente, que parece normal. A aparência da lesão final, assim, é mais sugestiva de agenesia do que de infecção viral. A infecção de animais de laboratório adultos (camundongos infectados pelo vírus da influenza) também pode induzir a estenose do ducto mesencefálico, provocando hidrocefalia, mas, diferentemente da infecção neonatal, há uma resposta astroglial persistente na área de estenose.

Hidrocefalia Congênita. O LCR pode se acumular no sistema ventricular e/ou no espaço subaracnoide. O tipo de hidrocefalia que se desenvolve depende do local de bloqueio que interrompe o fluxo normal de LCR.

A parte exata do sistema ventricular que será dilatada na hidrocefalia depende do local do bloqueio:
1. O bloqueio do forâmen interventricular entre o ventrículo lateral e o terceiro ventrículo resulta em dilatação unilateral daquele ventrículo lateral.
2. O bloqueio dos dois forâmens interventriculares resulta em dilatação bilateral de ambos os ventrículos laterais.
3. O bloqueio do ducto mesencefálico resulta em dilatação bilateral dos ventrículos laterais, do terceiro ventrículo e do segmento do ducto mesencefálico proximal ao bloqueio.
4. O bloqueio das aberturas laterais do quarto ventrículo resulta em dilatação bilateral dos ventrículos laterais, do terceiro ventrículo, do ducto mesencefálico e do quarto ventrículo.
5. O bloqueio da reabsorção resulta em dilatação bilateral dos ventrículos laterais, do terceiro ventrículo, do ducto mesencefálico, do quarto ventrículo e do espaço subaracnoide.

Por exemplo, após o bloqueio dos forâmens interventriculares, há um aumento da pressão nos ventrículos laterais; os ventrículos se dilatam; o epêndima sofre atrofia e apresenta descontinuidade focal; e, devido ao gradiente de pressão, o LCR é forçado para dentro da substância branca periventricular, o que causa edema hidrostático. O edema hidrostático provoca degeneração e atrofia da mielina e dos axônios e esta perda de tecido gera a maior expansão dos ventrículos.

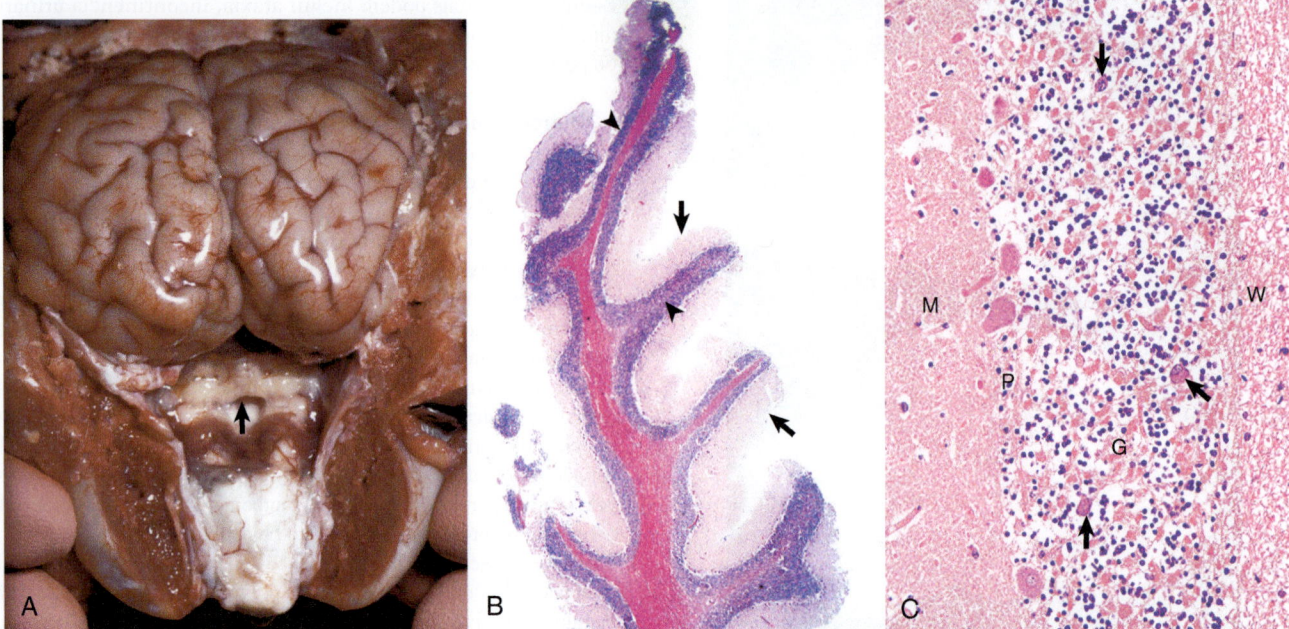

Figura 14-36 Hipoplasia Cerebelar, Cerebelo, Bezerro. No bezerro neonato normal, as células da camada granular externa do cerebelo migram e formam a camada granular (não mostrada). O vírus da diarreia bovina infecta e mata as células mitóticas da camada granular do cerebelo. Estas células ainda estão se dividindo durante o final da prenhez e o início do período neonatal em gatos, e entre 100 a 180 dias de gestação em bovinos. A necrose destas células faz com que não estejam mais disponíveis para a migração e formação da camada granular, de forma que o cerebelo não atinge seu tamanho total. Dependendo do estágio da gestação, a lesão também pode alterar o desenvolvimento das células de outras maneiras, inclusive dos padrões de migração, provocando diversas outras lesões chamadas displasia. **A,** Hipoplasia cerebelar *(seta)*. A infecção *in utero* com o vírus da diarreia bovina (pestivírus) provoca citólise das células germinativas em divisão da camada granular e disfunção vascular secundária à vasculite do cerebelo durante a organogênese. A gravidade da lesão que acomete as células granulares é maior caso as células em divisão sejam infectadas durante os primeiros estágios de diferenciação celular, e ocorre entre 100 e 180 dias de gestação. **B,** Note que as folhas do cerebelo são hipoplásicas e displásicas, com menor espessura da camada molecular *(setas)* e adelgaçamento e organização aleatória da camada granular *(pontas de seta)*. Coloração por HE. **C,** A camada molecular *(M)* do cerebelo tem espessura menor e não apresenta o número normal de núcleos neuronais. A camada de células de Purkinje *(P)* possui grandes falhas entre as células adjacentes devido à perda dos corpos celulares de neurônios ou não migração adequada dos neurônios para formação desta camada. Note a retenção das células de Purkinje *(setas)* na camada granular *(G)*. A camada granular tem números significativamente menores de neurônios, como mostrado pela ausência de núcleos. Coloração por HE. *W,* Substância branca. (**A** Cortesia de Dr. M. D. McGavin, College of Veterinary Medicine, University of Tennessee. **B** e **C** Cortesia de Dr. J. F. Zachary, College of Veterinary Medicine, University of Illinois.)

A hidrocefalia pode ser comunicante e não comunicante. A hidrocefalia comunicante, a menos comum das duas formas, ocorre quando há comunicação do LCR ventricular com o espaço subaracnoide, onde pode haver excesso de LCR. A hidrocefalia não comunicante é causada pela obstrução no sistema ventricular nas aberturas laterais, ou rostral a elas, do quarto ventrículo. Uma área de grande vulnerabilidade de obstrução é o aqueduto mesencefálico. A hidrocefalia não comunicante também pode ocorrer sem quaisquer evidências de obstrução ao fluxo de LCR devido a problemas na reabsorção deste fluido.

Outro tipo de hidrocefalia, chamada *hidrocefalia ex vacuo* (ou hidrocefalia compensatória), geralmente não é uma anomalia congênita, mas é secundária à ausência ou perda de tecido cerebral. Este tipo de hidrocefalia pode ocorrer *in utero* devido à destruição e perda de tecido cerebral ao redor dos ventrículos laterais (p. ex. na hidranencefalia). A hidrocefalia *ex vacuo* é mais discutida na próxima seção, sobre hidrocefalia adquirida.

As lesões macroscópicas associadas à hidrocefalia comunicante e não comunicante congênita incluem aumento de volume (abaulamento) do crânio caso a obstrução ocorra antes da fusão das suturas (Fig. 14-37). Os ossos do crânio são extremamente delgados e as fontanelas são proeminentes (Fig. 14-38). No cérebro, há um aumento de volume proeminente do sistema ventricular proximal ao ponto de obstrução (Fig. 14-39). A substância branca adjacente aos ventrículos laterais dilatados tem espessura menor, embora a substância

cinzenta possa reter uma aparência relativamente normal. Com a progressão da hidrocefalia, a atrofia com fenestração e formação de cavidade do septo interventricular *(septum pellucidum)*, a atrofia do hipocampo no assoalho dos ventrículos laterais e o achatamento dos giros corticais podem ocorrer. Se a obstrução for abrupta e a pressão se acumular de forma rápida, os hemisférios cerebrais podem sofrer deslocamento caudal, o que provoca herniação dos giros para-hipocampais sob o tentório cerebelar e do verme cerebelar pelo forâmen magno. A conificação do cerebelo resultante pode ser acompanhada por hemorragia e necrose das células nas folhas cerebelares devido à isquemia e ao infarto. Microscopicamente, o epêndima pode se atrofiar e apresentar descontinuidade focal, e há perda de células e processos celulares na substância adjacente branca e, de forma variável, na substância cinzenta.

Clinicamente, a hidrocefalia congênita é mais frequente em raças braquicefálicas ou toy, como chihuahua, lhasa apso e poodle toy. Os sinais clínicos ocorrem no primeiro ano de vida, geralmente antes dos 3 meses de idade. As alterações comportamentais são as mais comuns e incluem mau desenvolvimento das habilidades motoras; retardo no comportamento aprendido, como o treinamento doméstico; sonolência; embotamento; confusão episódica; andar em círculos; agressão periódica; e convulsões.

Hidrocefalia Adquirida. A hidrocefalia adquirida não comunicante foi associada à lesão do epêndima, provocando obstrução de qualquer uma das seguintes estruturas: aberturas laterais do quarto

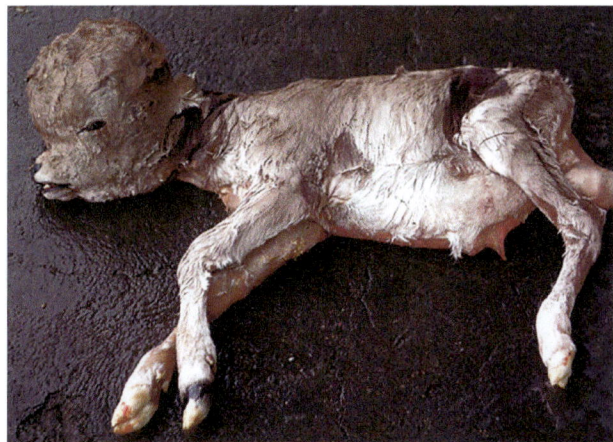

Figura 14-37 Hidrocefalia Congênita, Cérebro, Bezerro. Note o crânio com aumento de volume e abaulamento simétrico. O osso do crânio é adelgaçado e distorcido pela pressão do cérebro em expansão durante a gestação. (Cortesia de Dr. J. King, College of Veterinary Medicine, Cornell University.)

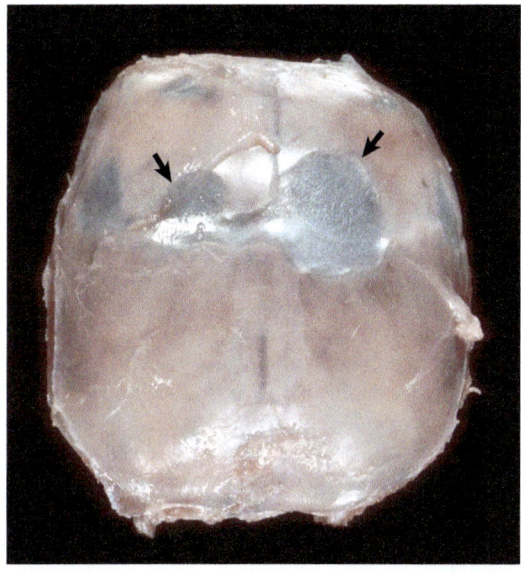

Figura 14-38 Crânio, Vista da Superfície Dorsal, Hidrocefalia Congênita, Cão. O osso do crânio é delgado e as fontanelas *(setas)* são alargadas. A membrana translúcida que recobre as fontanelas é o periósteo. (Cortesia de Drs. J. Wright e D. Duncan, College of Veterinary Medicine, North Carolina State University; e Noah's Arkive, College of Veterinary Medicine, The University of Georgia.)

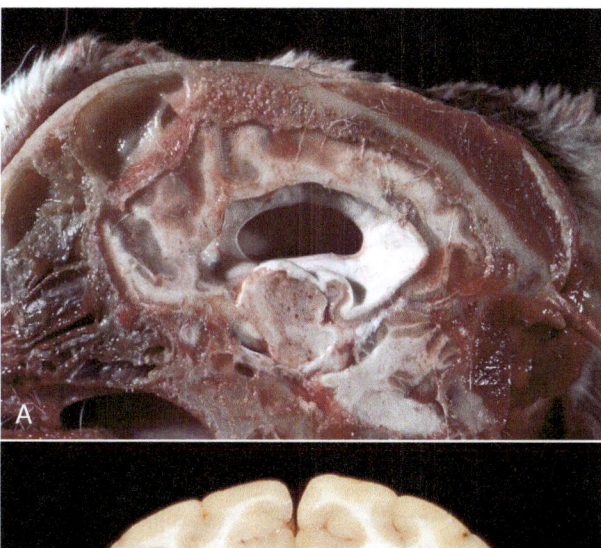

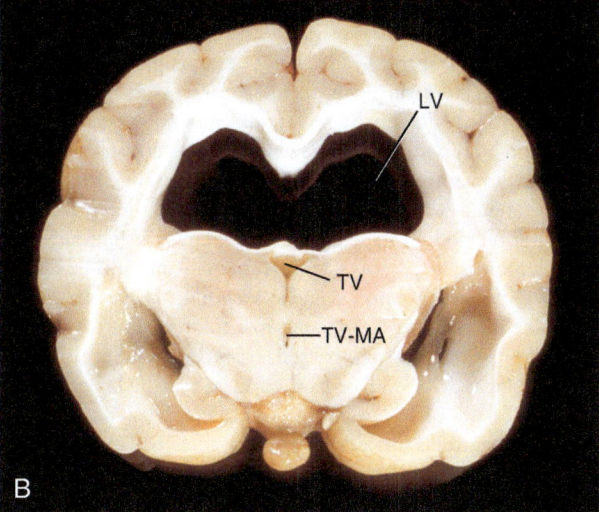

Figura 14-39 Hidrocefalia, Cérebro, Cão. A, Corte sagital medial da cabeça, terceiro ventrículo. Note a dilatação do terceiro ventrículo e do ventrículo lateral e a ausência de grande parte do *septum pellucidum* entre os ventrículos laterais esquerdo e direito. **B,** Junção entre o lobo parietal e o lobo occipital, altura do tálamo. Dilatação bilateral dos ventrículos laterais *(LV)* em sentido dorsal e ventrolateral. O fórnix se separou e repousa no assoalho achatado do ventrículo. Note que o terceiro ventrículo *(TV)* e a área juncional entre o terceiro ventrículo e o aqueduto mesencefálico *(TV-MA)* não apresentam aumento de volume, e, talvez, até sejam menores, sugerindo que a obstrução pode ser neste plano ou rostral a ele. (**A** Cortesia de Dr. M. D. McGavin, College of Veterinary Medicine, University of Tennessee. **B** Cortesia de Dr. R. Storts, College of Veterinary Medicine, Texas A&M University.)

ventrículo, aqueduto cerebral ou forâmen interventricular. As causas de obstrução incluem compressão por abscessos e neoplasmas cerebrais, e bloqueios por doenças infecciosas/inflamatórias, provocando ventriculite, e, de forma incomum, por colesteatomas no plexo coroide dos ventrículos laterais de equinos. Uma vez que o crânio agora parou de crescer, diferentemente do observado na hidrocefalia congênita, a caixa craniana tem tamanho e formato normal, e seu osso apresenta espessura normal.

O segundo tipo de hidrocefalia adquirida, chamada hidrocefalia *ex vacuo* (ou hidrocefalia compensatória), geralmente ocorre nos hemisférios cerebrais e é secundária à perda de tecido neural. Caso haja perda de neurônios no córtex cerebral, como na polioencefalomalácia bovina ou outros tipos de necrose cortical laminar, os axônios destes neurônios, que normalmente atravessam a substância branca dos hemisférios cerebrais, desaparecem e há atrofia do córtex, devido à perda de corpos celulares neuronais, e da substância branca, por causa da perda de axônios. Os ventrículos laterais se expandem no espaço antes ocupado pela substância branca. Esta dilatação dos ventrículos laterais pode ser bilateral, quando houver perda de substância branca e substância cinzenta de ambos os hemisférios cerebrais, ou unilateral. Se a perda de córtex for localizada, como em um infarto, então, a dilatação do ventrículo lateral não envolve todo o ventrículo lateral de maneira uniforme. Exemplos de doenças onde há hidrocefalia *ex vacuo* incluem algumas doenças do armazenamento (lipofuscinose ceroide em ovinos), distúrbios associados ao envelhecimento e a exposição à radiação, que são associados à atrofia cerebral. Não há evidências de obstrução do fluxo normal de LCR neste tipo de hidrocefalia.

Doenças Causadas por Microrganismos

Bactérias

Abscessos Cerebrais. Os abscessos cerebrais em animais são relativamente incomuns, mas surgem após a entrada de bactérias no SNC. Isto pode ocorrer por extensão direta ou por via hematógena. Na extensão direta, os abscessos ocorrem após feridas penetrantes, como fraturas de crânio, ou pela disseminação da infecção de tecidos adjacentes, como as meninges, os seios paranasais e o ouvido interno, e através da placa cribiforme do osso etmoide (Fig. 14-29). As doenças que causam bacteremia ou septicemia fazem com que os microrganismos infecciosos sejam aprisionados nos leitos vasculares do SNC e das meninges. Os abscessos geralmente surgem na substância cinzenta, que recebe uma parte desproporcional do fluxo sanguíneo do SNC, geralmente na junção entre as substâncias branca e cinzenta (córtex-substância branca subcortical). Os efeitos dos abscessos no SNC se devem à alteração e à destruição de tecido, e aos deslocamentos causados por lesões que ocupam espaços. Se o crescimento do abscesso for rápido, é mais provável que haja desorganização e destruição do tecido e, no caso mais grave, penetração pela parede do ventrículo lateral, causando ventriculite. As bactérias no LCR podem ser carreadas para o espaço subaracnoide e provocar leptomeningite. Por outro lado, se o crescimento for lento, o tecido tende a ser deslocado. Os abscessos crônicos são encapsulados por tecido fibroso se estiverem próximos às leptomeninges ou por astrócitos, se distantes das meninges. O mecanismo da lesão tecidual é, provavelmente, o efeito secundário relacionado com as ações de mediadores da inflamação e toxinas e outros produtos sintetizados por bactérias. As bactérias parecem estar localizadas em áreas específicas do SNC com base na adesão mediada por receptores ou devido aos padrões de fluxo vascular exclusivos à interface entre as substâncias cinzenta e branca do SNC, que permitem que as bactérias adiram e atravessem a barreira hematoencefálica. Este último mecanismo de fluxo ocorre provavelmente porque os pequenos vasos sanguíneos que suprem o cérebro não continuam na substância branca e terminam com seus ramos horizontais paralelos à superfície do giro na substância cinzenta, na interface com a substância branca. No SNC ou nas meninges, as bactérias se replicam e estimulam o desenvolvimento de uma resposta inflamatória. As enzimas líticas liberadas pelos lisossomos de neutrófilos e outras citocinas inflamatórias secretadas por linfócitos e macrófagos destroem os neurônios e seus processos, alterando as sinapses, o que afeta a neurotransmissão.

Macroscopicamente, os abscessos cerebrais podem ser únicos ou múltiplos, discretos ou coalescentes, e ter tamanhos variados (Fig. 14-40). No início do processo, os abscessos são compostos por exsudato de coloração branca, cinza a amarela e espesso a granular. A cor do exsudato pode ser influenciada pela exuberância da resposta piogênica estimulada pelas bactérias incitantes e por quaisquer pigmentos produzidos pelas bactérias. *Streptococcus* spp., *Staphylococcus* spp. e *Corynebacterium* spp. podem produzir exsudato amarelo-pálido a amarelo e aquoso a cremoso. Coliformes, como *Escherichia coli* e *Klebsiella* spp., podem produzir exsudato branco a cinza e aquoso a cremoso. *Pseudomonas* spp. pode produzir exsudato verde a verde-azulado. As bordas dos abscessos geralmente são cercadas por uma zona vermelha de hiperemia ativa induzida por mediadores inflamatórios que atuam nos leitos capilares.

Os abscessos cerebrais podem ser observados em algumas espécies de animais de produção como uma extensão da otite interna (Fig. 14-29). Estes animais geralmente apresentam evidências de paralisia do nervo facial, como a ptose do pavilhão auricular. O ângulo cerebelopontino e as estruturas adjacentes são localizações comuns de tais abscessos. Em equinos, *Streptococcus equi* subsp. *equi* (adenite equina) pode causar abscessos cerebrais via disseminação hematógena (Fig. 14-41). A penetração direta também pode ocorrer

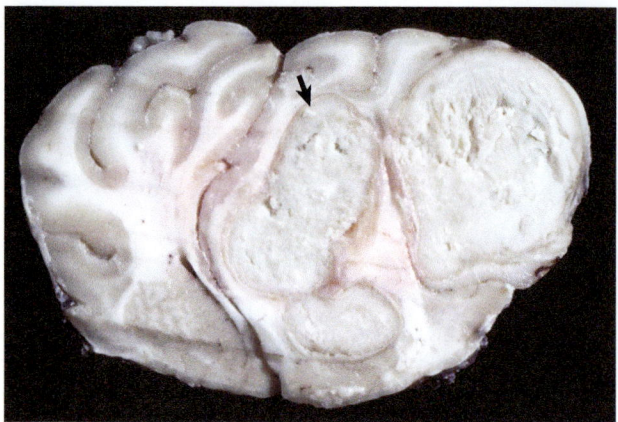

Figura 14-40 **Abscessos Cerebrais Crônicos, Ovino.** Os abscessos com centros caseosos (*seta*) substituíram grande parte do hemisfério cerebral direito, aumentaram e deslocaram a linha média para a esquerda. Os abscessos são encapsulados por uma cápsula fibrosa espessa gerada por fibroblastos da piamáter e pelos espaços perivasculares do córtex externo. (Cortesia de Dr. M. D. McGavin, College of Veterinary Medicine, University of Tennessee.)

em pequenos ruminantes que não apresentam seios frontais devido aos procedimentos inadequados de descorna. Os abscessos cerebrais são lesões que ocupam espaço e, assim, podem ter um efeito devastador sobre a função cerebral. Dependendo do tamanho e do local, a compressão pelo efeito de massa (maior pressão intracraniana) de estruturas vitais (núcleos que regulam as frequências cardíacas e respiratórias) e os deslocamentos do cérebro (verme cerebelar, giros para-hipocampais) são sequelas comuns dos abscessos agudos. Os abscessos podem ocorrer na medula espinhal em decorrência da extensão direta da osteomielite vertebral bacteriana pela dura-máter (Fig. 14-42) após a caudectomia em cordeiros e, ocasionalmente, por causa da disseminação hematógena.

Clinicamente, os animais com abscessos cerebrais podem apresentar comportamentos anormais, ataxia, inclinação lateral da cabeça, andar em círculos e perda de visão.

Encefalite Difusa. Bactérias comuns podem causar doença no SNC por disseminação hematógena e vasculite (ver a seção Septicemia Neonatal).

Ependimite e Plexite Coroide. Os microrganismos infecciosos, principalmente as bactérias formadoras de pus, como os coliformes e *Streptococcus* spp., podem entrar no SNC por via hematógena ou extensão direta, invadir os plexos coroides e ser liberados no LCR, chegando às células ependimárias que revestem o sistema ventricular. A inflamação do epêndima é chamada ependimite, enquanto a do plexo coroide é chamada plexite coroide. As lesões macroscópicas geralmente são compostas por LCR branco-acinzentado a verde amarelado, espesso a gelatinoso, no sistema ventricular; os plexos coroides são granulares e branco-acinzentados, com áreas de hiperemia ativa e hemorragia. Se as bactérias passarem pelas aberturas laterais do quarto ventrículo, podem entrar e se disseminar pelo espaço subaracnoide, com possível indução de leptomeningite bacteriana supurativa. O exsudato também pode obstruir o fluxo de LCR, o que causa hidrocefalia não comunicante. Embora a maioria dos casos seja causada por bactérias, gatos infectados com o vírus da peritonite infecciosa felina (FIP) podem apresentar fluido e exsudato rico em fluido no sistema ventricular, que pode resultar em obstrução do aqueduto mesencefálico com subsequente desenvolvimento de hidrocefalia. Microscopicamente, células inflamatórias, principalmente neutrófilos, misturadas à fibrina, hemorragia e bactérias podem ser observadas no exsudato.

Meningite. A meningite se refere à inflamação das meninges (Fig. 14-43). Nos animais, a meningite tende a ser causada por bactérias como *E. coli* e *Streptococcus* spp., que atravessam as leptomeninges

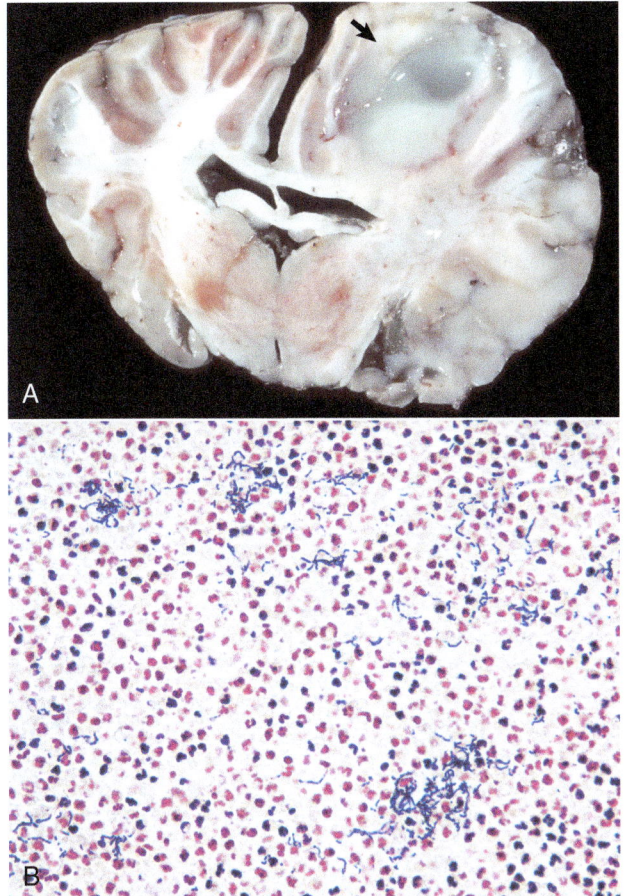

Figura 14-41 Abscesso, Hemisfério Cerebral Direito, Equino. A, O córtex cerebral contém um abscesso (*seta*) causado por *Streptococcus equi* subsp. *equi* que chegou ao sistema nervoso central pelo sangue. Há uma cápsula fibrosa nas porções laterais, mediais e dorsais do abscesso (mais óbvio na porção lateral como uma *banda cinza*). Não há uma cápsula óbvia no lado ventral (ou seja, em direção ao ventrículo lateral direito). Microscopicamente, há uma cápsula glial delgada (astrogliose). Note também o maior tamanho do hemisfério direito, com obscurecimento da distinção entre as substâncias cinzenta e branca, uma indicação de edema. **B,** Cadeias de cocos Gram-positivos (*corados em azul*) no exsudato inflamatório de um abscesso causado por *Streptococcus equi* subsp. *zooepidemicus*. Coloração de Gram. (**A** Cortesia de Dr. K. Read, College of Veterinary Medicine, Texas A&M University; e Noah's Arkive, College of Veterinary Medicine, The University of Georgia. **B** Cortesia de Dr. J. F. Zachary, College of Veterinary Medicine, University of Illinois.)

e o espaço subaracnoide por via hematógena. As bactérias também podem se disseminar às meninges por extensão direta e tráfego leucocitário. No uso comum, o termo meningite geralmente se refere à inflamação das leptomeninges (a pia-máter, o espaço subaracnoide e a aracnoide adjacente), diferentemente da inflamação da dura-máter, que é chamada paquimeningite. A leptomeningite pode ser aguda, subaguda ou crônica e, dependendo da causa, supurativa, eosinofílica, não supurativa ou granulomatosa. A inflamação de partes específicas da dura-máter da cavidade craniana pode ocorrer na dura-máter periostea externa após a osteomielite, na formação de abscessos extradurais e hipofisários e na fratura de crânio, e envolve a dura-máter interna em associação à leptomeningite. Os abscessos da fossa hipofisária ocorrem com certa frequência em bovinos, incluindo touros com argolas nasais. As bactérias isoladas dos casos incluem *Pasteurella multocida* e *Trueperella pyogenes*. O abscesso pode ser decorrente da disseminação da infecção que surge na cavidade ou nos seios nasais caudais, talvez por extensão direta ou pela circulação venosa. A incisão da fossa hipofisária libera um exsudato espesso, viscoso, opaco, de

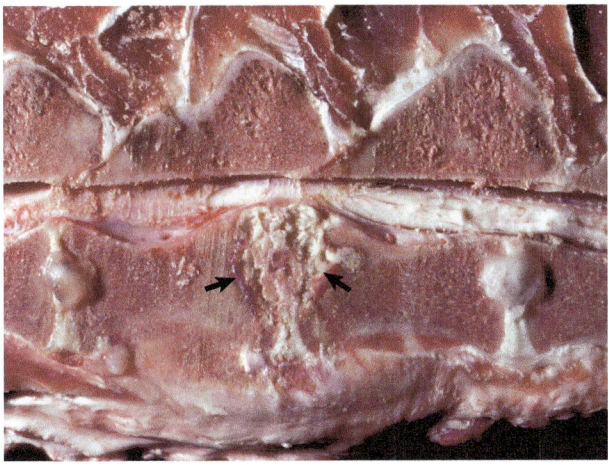

Figura 14-42 Discoespondilite, Medula Espinhal Torácica, Suíno. Este tipo de abscesso (*setas*) é comumente causado por êmbolos bacterianos que se alojam nos discos intervertebrais ou nos corpos das vértebras, causando osteomielite que pode se estender aos discos intervertebrais. Abscessos intervertebrais grandes podem comprimir a medula espinhal e provocar degeneração Walleriana dos nervos, principalmente nos funículos ventrais, mas também em outros funículos. Neste caso, o remodelamento e a proliferação do osso vertebral secundários à infecção também contribuiu para o estreitamento do canal medular e a compressão da medula espinhal. (Cortesia de Dr. M. D. McGavin, College of Veterinary Medicine, University of Tennessee.)

cor bege ou amarela, que pode elevar a dura-máter ao redor da fossa. A infecção pode se estender pelo recesso infundibular do terceiro ventrículo no sistema ventricular, provocando ventriculite, ependimite e empiema. As infecções bacterianas sistêmicas em neonatos são uma causa comum de meningite aguda (leptomeningite), que é supurativa e fibrinosa. Em animais, a leptomeningite secundária à infecção viral seletiva, exclusiva às leptomeninges, é muito rara e geralmente é observada em combinação às encefalites induzidas por vírus.

Septicemia Neonatal. A septicemia neonatal geralmente envolve *E. coli*, *Streptococcus* spp., *Salmonella* spp., *Pasteurella* spp. e *Haemophilus* spp. A liberação, na vasculatura do SNC, de endotoxinas e componentes da parede celular bacteriana, como lipopolissacarídeo, ácido teicoico e proteoglicanas, resulta em secreção de citocinas (TNF, interleucina, fator ativador de plaquetas, prostaglandinas, tromboxano e leucotrienos) pelo endotélio e tráfego de macrófagos no SNC, seguidos pela adesão de neutrófilos, lesão ao endotélio e à barreira hematoencefálica e vasculite que, a princípio, causam aumento de volume do cérebro, edema cerebral e maior pressão intracraniana.

Embora haja diferenças nas doenças que eles causam, estes microrganismos tendem a produzir inflamação fibrinopurulenta de tecidos membranosos (superfícies serosas) do corpo. As leptomeninges, o plexo coroide e o epêndima do SNC — assim como os locais que, de modo geral, são preferencialmente envolvidos na disseminação hematógena de bactérias, como a sinóvia, a úvea e o revestimento seroso das cavidades corpóreas — podem ser afetados em diversas combinações. As infecções geralmente são adquiridas no período perinatal e surgem de alguns dias a 2 semanas após o nascimento (Quadro 14-7). O primeiro portal de entrada pode ser oral, intrauterino, umbilical ou cirúrgico, nos casos de procedimentos como castração e marcação de pavilhões auriculares, ou ainda o sistema respiratório, mas, por fim, as bactérias chegam ao SNC por via hematógena.

As lesões macroscópicas do SNC são comumente observadas e incluem congestão, hemorragia e turvação ou opacidade difusa a focal das leptomeninges, com desenvolvimento de leptomeningite devido ao acúmulo de exsudatos (Fig. 14-43). Os ventrículos contêm fibrina, geralmente como uma camada delgada na superfície ependimária ou

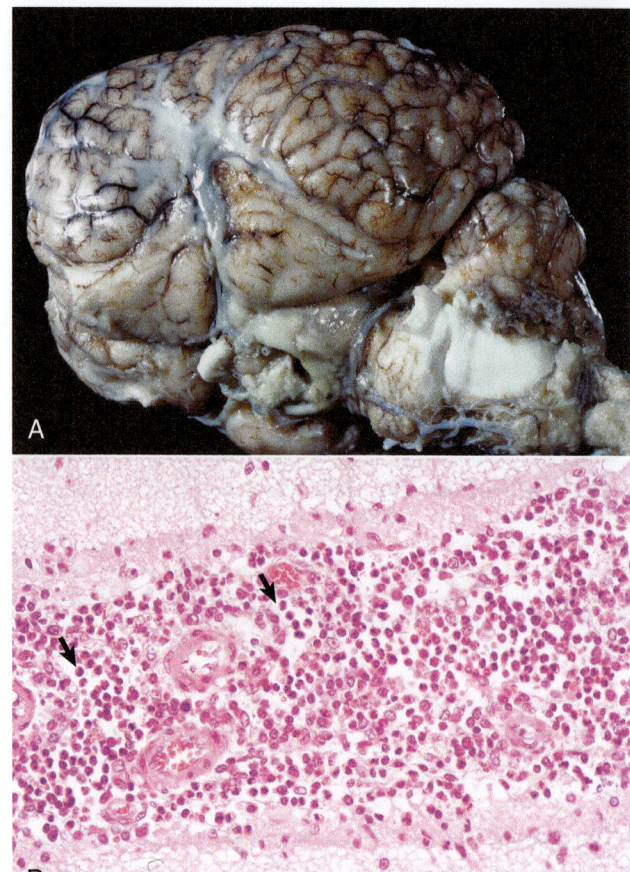

Figura 14-43 Meningite Bacteriana Supurativa, Hemisférios Cerebrais, Equino. A, Um exsudato branco-amarelado pálido e espesso, formado por um infiltrado de neutrófilos misturados a bactérias, restos celulares, fluido de edema e fibrina, é observado no espaço subaracnoide na superfície lateral e também nos sulcos. De modo geral, os giros são achatados, indicando o aumento de volume e a compressão do cérebro. **B,** O espaço aracnoide das leptomeninges neste sulco contém uma mistura de neutrófilos (*setas*), outras células mononucleares inflamatórias, restos celulares, fluido de edema e fibrina. Coloração por HE. (**A** Cortesia de Dr. M. D. McGavin, College of Veterinary Medicine, University of Tennessee. **B** Cortesia de Dr. J. F. Zachary, College of Veterinary Medicine, University of Illinois.)

como um coágulo pálido no LCR do lúmen ventricular, secundário à plexite coroide e/ou à ependimite.

As lesões microscópicas variam de acordo com o microrganismo. À exceção de *Salmonella* spp., as lesões são compostas por depósitos de fibrina e infiltração principalmente de neutrófilos nos vasos sanguíneos e capilares das leptomeninges, do plexo coroide e das áreas ependimárias ou subependimárias do cérebro ou ao seu redor. O epitélio do plexo coroide e o revestimento ependimário dos ventrículos podem ser alterados pela degeneração, desorganização e necrose celular, e esta inflamação pode se estender ao SNC adjacente. A vasculite com trombose e hemorragia pode ser associada a lesões causadas por *E. coli*. As lesões provocadas por *Salmonella* spp. não são limitadas ao período perinatal. O acometimento do SNC pela salmonelose tende a ser limitado a potros, bezerros e suínos e, diferentemente das infecções já mencionadas, a resposta leucocitária costuma apresentar maior proporção de macrófagos e linfócitos, geralmente a ponto de ser denominada inflamação histiocítica ou granulomatosa. Esta diferença talvez se reflita no fato de que *Salmonella* spp. pode ser um patógeno facultativo do sistema monocítico-macrofágico. Como ocorre em outros tecidos, vasculite, trombose, necrose e hemorragia geralmente acompanham as infecções por *Salmonella* do SNC. *Haemophilus*

BEZERRO
Escherichia coli: Leptomeningite, coroidite, ependimite e ventriculite, sinovite, oftalmite e neurite perióptica
Pasteurella/Mannheimia spp.: Leptomeningite, ependimite e ventriculite
Streptococcus spp.: Leptomeningite, sinovite, oftalmite

POTRO
Escherichia coli: Leptomeningite, ventriculite, polisserosite, sinovite
Streptococcus spp.: Leptomeningite, polisserosite, sinovite
Salmonella typhimurium: Leptomeningite, ependimite e ventriculite, coroidite, sinovite

CORDEIRO
Escherichia coli: Leptomeningite, ependimite e ventriculite, peritonite, sinovite
Pasteurella/Mannheimia spp.: Leptomeningite

LEITÃO
Escherichia coli: Leptomeningite, oftalmite
Haemophilus parasuis: Leptomeningite, polisserosite, sinovite
Streptococcus suis tipo I e II: Leptomeningite, coroidite, ependimite, neurite craniana, mielite
Salmonella choleraesuis: Leptomeningite, oftalmite

parasuis, o agente etiológico da doença de Glasser, é também uma causa frequente de leptomeningite, polisserosite e poliartrite em suínos de 8 a 16 semanas de idade. Mais uma vez, a lesão é, como anteriormente mencionado, uma inflamação fibrinopurulenta que acomete as leptomeninges e os revestimentos serosos das cavidades corpóreas e das articulações.

A infecção bacteriana com envolvimento do SNC e de outros órgãos ocorre em neonatos suínos e no período de desmame. Estas doenças merecem menção especial devido à incidência e à natureza estereotipadas das infecções. Diversas cepas de *Streptococcus suis* são capazes de causar doenças. As cepas de tipo I geralmente provocam enfermidades em suínos lactentes com 1 a 6 semanas de idade, enquanto as de tipo II afetam animais mais velhos, de 6 a 14 semanas. As cepas de tipo II são reconhecidas como sorotipos de grande importância e provocam meningite não somente em suínos, mas também em seres humanos, principalmente aqueles que trabalham com suinocultura ou com tecidos de suínos. Outros sorotipos e cepas não caracterizadas também podem causar doença sistêmica acompanhada por leptomeningite, plexite coroide e ependimite. A extensão com acometimento das raízes de nervos cranianos ou do canal central da medula espinhal cervical também ocorre. O caráter da inflamação é fibrinopurulento e os focos necróticos podem ser encontrados no tronco encefálico, no cerebelo e na medula espinhal anterior.

Clinicamente, os animais acometidos apresentam, a princípio, ataxia e, então, ficam em decúbito lateral com movimentação rítmica dos membros. Com a progressão da doença, eles podem entrar em coma e morrer.

Vírus. Os vírus que causam doença no SNC de animais domésticos são listados na Tabela 14-3.

Herpesvírus. Os herpesvírus encefalíticos, membros da subfamília Alphaherpesvirinae, causam lesão celular por meio de: (1) necrose de neurônios e células da glia infectadas; (2) necrose de células endoteliais infectadas; e (3) efeitos secundários da inflamação, de citocinas e quimiocinas. Embora a necrose pareça ser o principal mecanismo de lesão celular, estudos recentes indicam que também há participação da morte celular apoptótica.

Tabela 14-3	Vírus que Causam Doença do Sistema Nervoso Central em Animais Domésticos	
Gênero do Vírus	**Doença**	**Tipo de Lesão**
Arbovírus	Encefalomielite equina	Encefalite/mielite/meningite/vasculite
	Encefalite japonesa	Encefalite/mielite/meningite
	Encefalite viral ovina (*louping ill*)	Encefalite/mielite/meningite
	Encefalomielite causada pelo vírus do oeste do Nilo	Encefalite/mielite
	Vírus de Wesselsbron	Malformações
Bornavírus	Doença de Borna	Encefalite/mielite
Bunyavírus	Doença de Akabane	Malformações/encefalite
	Complexo de artrogripose e hidranencefalia (febre do Vale Cache)	Malformações/encefalite
	Febre do Vale Rift, vírus de Schmallenberg	Malformações/encefalite
Coronavírus	Peritonite infecciosa felina	Vasculite/encefalite/mielite/meningite
	Encefalomielite hemaglutinante	Encefalite/mielite/meningite/ganglioneurite
Enterovírus	Polioencefalomielite induzida pelo enterovírus suíno	Encefalite/mielite
Herpesvírus	Mieloencefalopatia causada pelo herpesvírus equino 1	Encefalite/mielite/meningite/vasculite
	Febre catarral maligna bovina	Encefalite/mielite/meningite/vasculite
	Rinotraqueíte infecciosa bovina	Encefalite
	Pseudorraiva	Encefalite/mielite/meningite
Lentivírus	Visna	Encefalite/mielite/desmielinização
	Leucoencefalomielite-artrite caprina	Encefalite/mielite/desmielinização
Orbivírus	Língua azul	Malformações/encefalite
Paramixovírus	Cinomose	Desmielinização/encefalite/mielite
	Encefalite do cão idoso	Encefalite/desmielinização/meningite/vasculite
Parvovírus	Vírus da panleucopenia felina	Malformações/meningite
Pestivírus	Febre suína clássica	Malformações/hipomielinização/encefalite/meningite/vasculite
	Diarreia viral bovina	Malformações/meningite/desmielinização
	Doença da fronteira	Malformações/hipomielinização
Poliomavírus	Leucoencefalopatia multifocal progressiva	Desmielinização
Rabdovírus	Raiva	Encefalite/mielite/meningite/vasculite/ganglioneurite

Os herpesvírus neurotrópicos entram no SNC principalmente por meio do transporte axonal retrógrado; porém, a entrada por disseminação hematógena via viremia e tráfego leucocitário pode ocorrer. Estes vírus também apresentam um mecanismo exclusivo de sobrevida que permitem que se escondam, em forma latente, no tecido nervoso, por exemplo, no gânglio trigeminal dos suínos infectados pelo vírus da pseudorraiva. O estresse ou outros fatores podem ativar o vírus latente, provocando encefalite.

Rabdovírus

Encefalite da Raiva. O vírus da raiva (família Rhabdoviridae) é um dos vírus mais neurotrópicos dentre todos os que infectam mamíferos. Geralmente, é transmitido pela mordedura de um animal infectado; porém, a infecção respiratória foi também relatada, de forma incomum, após a exposição ao vírus em cavernas com morcegos, exposição humana acidental em laboratórios e transplantes de córnea.

O mecanismo de disseminação do vírus da raiva, do local de inoculação ao SNC, é ilustrado na Figura 14-44. O vírus da raiva pode, a princípio, se replicar localmente, no ponto de inoculação. A infecção e a replicação nos miócitos da musculatura esquelética local é um importante evento incitante. O vírus, então, entra nas terminações nervosas periféricas por meio da interação com receptores de acetilcolina nicotínica na junção neuromuscular. Há maior probabilidade de incorporação dos vírus por axônios terminais e miócitos após a inoculação de uma dose grande. Se o vírus entrar diretamente nas terminações nervosas periféricas, o período de incubação tende a ser curto, independentemente da infecção de células musculares. Com doses progressivamente menores de vírus, porém, há maior possibilidade de que o patógeno entre nas terminações nervosas ou nos miócitos, mas não em ambos. Esta situação pode fazer com que o período de incubação seja curto, caso o vírus entre diretamente nas terminações nervosas, como já descrito, ou maior, se houver infecção e retenção do vírus em miócitos antes de sua liberação e incorporação pelas terminações nervosas.

O vírus passa da periferia para o SNC por meio do transporte axoplasmático retrógrado rápido, aparentemente via nervos sensoriais ou motores, em taxa de 12 a 100 mm por dia. Dados experimentais sugerem que a fosfoproteína do vírus da raiva interage com a dineína LC8, uma proteína do microtúbulo motor usada no transporte axonal retrógrado. Com os axônios sensoriais, os primeiros corpos celulares a serem encontrados após a inoculação do membro posterior são aqueles dos gânglios espinhais, cujos processos neuronais se estendem ao corno dorsal da medula espinhal. Nos axônios motores, os corpos celulares dos neurônios motores inferiores na substância cinzenta do corno ventral, ou os corpos celulares neuronais dos gânglios autônomos, são os primeiros a serem infectados. Não se sabe se a infecção e a replicação viral nos neurônios dos gânglios da raiz dorsal são essenciais para a infecção do SNC. O vírus, então, passa para a medula espinhal e ascende até o cérebro por meio do fluxo axoplasmático anterógrado e retrógrado. Durante a disseminação do vírus entre os neurônios do SNC, há também um movimento centrífugo simultâneo através do transporte axonal anterógrado do patógeno da do SNC para a periferia pelos axônios de nervos cranianos. Este processo provoca a infecção de diversos tecidos, incluindo a cavidade oral e as glândulas salivares, permitindo a transmissão da doença pela saliva. Outra característica importante da raiva é que a infecção de tecido nervoso e não nervoso, como as glândulas salivares, ocorre ao mesmo tempo, permitindo que

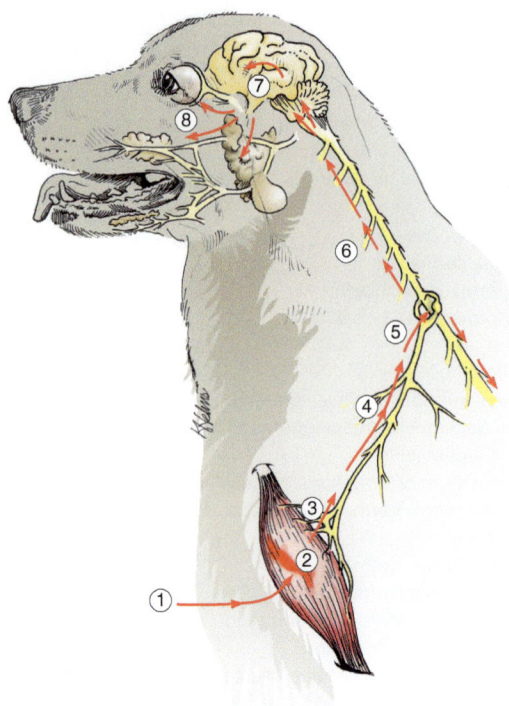

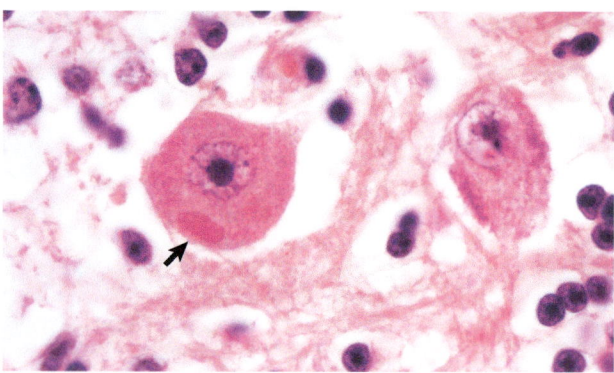

Figura 14-45 **Raiva, Corpúsculo de Negri, Cerebelo, Célula de Purkinje, Bovino.** Uma grande inclusão de cor vermelha pálida (eosinofílica) (corpúsculo de Negri) é observada no citoplasma do corpo celular do neurônio (*seta*). Em bovinos, os corpúsculos de Negri são comumente encontrados em células de Purkinje e em outros neurônios, como aqueles do núcleo rubro e do córtex cerebral. Coloração por HE. (Cortesia de Dr. M. D. McGavin, College of Veterinary Medicine, University of Tennessee.)

Figura 14-44 **Patogênese da Raiva.** Após a ferida por mordedura, *1*, o vírus da raiva se replica, inicialmente, no músculo (pode entrar diretamente nos nervos periféricos), *2*, entra, *3*, e ascende (transporte axonal retrógrado) por meio do nervo periférico, *4*, até o gânglio da raiz dorsal, *5*, entra na medula espinhal, *6* e ascende, *7*, até o cérebro, via tratos ascendentes e descendentes de fibras nervosas, infecta as células do cérebro, chega às glândulas salivares, *8*, e ao olho e é excretado pela saliva.

os animais acometidos tenham o comportamento agressivo necessário e que haja a passagem do vírus na saliva para facilitar a transmissão da doença.

Os resultados de recentes estudos experimentais ajudam a esclarecer o mecanismo de disseminação do vírus no SNC. Após a disseminação axoplasmática do vírus presente no membro posterior inoculado até os neurônios dos segmentos associados da medula espinhal, a rápida disseminação da infecção até o cérebro ocorre pelos tratos longos de fibras ascendentes e descendentes, ultrapassando a substância cinzenta da medula espinhal rostral. Esta disseminação inicial do vírus foi sugerida como explicação para a indução da ocorrência de alterações comportamentais antes que haja lesão suficientemente grave para causar paralisia, permitindo a disseminação da infecção antes que haja tempo para o desenvolvimento de uma resposta imune notável. A disseminação da infecção pelos neurônios do SNC ocorre por fluxo axoplasmático anterógrado e retrógrado, com disseminação correspondente entre os neurônios, por transferência axossomática-axodendrítica e somatoaxonal-dendroaxonal do vírus. A disseminação transináptica pode ocorrer por meio do brotamento de vírions em desenvolvimento do citoplasma neuronal (corpo celular ou dendrito) no axônio da sinapse ou na forma de nucleocapsídeo viral puro (complexos de ribonucleoproteína-transcriptase), na ausência do vírion completo.

Estudos experimentais *in vivo* com uma cepa laboratorial do vírus da raiva mostraram que o patógeno causou a regulação negativa de aproximadamente 90% dos genes no cérebro em níveis mais de quatro vezes menores. Os genes afetados eram aqueles envolvidos na regulação do metabolismo, da síntese proteica, do crescimento e da diferenciação celular. Outros estudos experimentais mostraram maiores quantidades de óxido nítrico em cérebros de animais infectados

pela raiva, sugerindo que a neurotoxicidade do óxido nítrico pode mediar a disfunção neuronal. Por fim, foi demonstrado que o vírus da raiva induz a morte celular apoptótica de neurônios cerebrais em modelos murinos. O mecanismo exato da lesão neuronal induzida pelo vírus da raiva em espécies domésticas e silvestres ainda precisa ser completamente determinado.

De modo geral, não há lesões macroscópicas no tecido nervoso central infectado, mas hemorragias, principalmente na substância cinzenta da medula espinhal, podem ser observadas. As lesões microscópicas do SNC geralmente são linfocíticas e incluem leptomeningite variável e formação de manguitos perivasculares compotos por linfócitos, macrófagos e plasmócitos; microgliose, que pode ser proeminente; degeneração neuronal variável, mas que geralmente não é grave; e ganglioneurite. Deve-se enfatizar que os neurônios infectados tendem a apresentar alterações morfológicas mínimas e, em alguns casos, a única lesão observada é a presença de corpúsculos de inclusão intracitoplasmáticos e acidófilos chamados corpúsculos de Negri (Fig. 14-45). Além disso, relata-se que os cães tendem a desenvolver uma reação inflamatória mais grave do que outras espécies, como os bovinos, onde a inflamação é ausente ou mínima. As lesões não neurais incluem sialite variável e não supurativa acompanhada por necrose e presença de corpúsculos de Negri nas células epiteliais da glândula salivar.

Os corpúsculos de Negri, formados nos neurônios do SNC e até mesmo nos gânglios trigeminais cranianos, espinhais e autônomos, são, há muito tempo, considerados característicos da infecção pelo vírus da raiva, embora não sejam observados em todos os casos. As inclusões são intracitoplasmáticas e, a princípio, se desenvolvem como uma agregação de fitas de nucleocapsídeo viral, que rapidamente se transforma em uma matriz granular mal definida. Os vírions maduros da raiva, que brotam do retículo endoplasmático adjacente, também podem estar localizados ao redor da periferia da matriz. Com o tempo, o corpúsculo de Negri passa a ser maior e detectável à microscopia óptica. Classicamente, em cortes corados com HE, o corpúsculo de Negri, que é eosinofílico, apresenta uma ou mais áreas pequenas e claras chamadas *corpos internos*, que se formam devido à invaginação de componentes citoplasmáticos (inclusive vírions) na matriz de inclusão. As inclusões que não possuem "corpos internos" foram chamadas corpúsculos de Lyssa, mas são, na verdade, corpúsculos de Negri sem endentação citoplasmática. Deve-se também notar que o vírus fixo (adaptado ao SNC por passagem) e o vírus comum (que causa a doença de ocorrência natural) produzem as mesmas características ultraestruturais, mas as cepas virais fixas tendem a provocar degeneração neuronal grave que impede o desenvolvimento e, assim, a detecção dos corpúsculos de Negri. Os corpúsculos de Negri também tendem a ocorrer com mais frequência em grandes neurônios, como os neurônios piramidais do hipocampo (mais comuns em carnívoros, como os cães), os neurônios da medula oblonga e as células de Purkinje do cerebelo (mais comuns em herbívoros, como os bovinos). Os tecidos preferidos para exame da raiva por microscopia óptica e técnica com anticorpo fluorescente contra o vírus incluem o hipocampo, o cerebelo, a medula oblonga e o gânglio trigeminal. As amostras típicas enviadas para coloração com anticorpo fluorescente são a medula oblonga e o cerebelo.

A lesão espongiforme, qualitativamente não passível de diferenciação da lesão característica de diversas encefalopatias espongiformes, foi descrita pela primeira vez em 1984, por Charlton. Esta lesão foi inicialmente detectada na raiva experimental em gambás e raposas e, mais tarde, na doença, de ocorrência natural, em gambás, raposas, equinos, bovinos, gatos e ovinos. A lesão é mais proeminente no neuropilo do tálamo e no córtex cerebral, a princípio como vacúolos intracitoplasmáticos ligados à membrana em dendritos neuronais e, de forma menos comum, em axônios e astrócitos. Os vacúolos aumentam de volume, comprimem o tecido adjacente e, por fim, se rompem, formando um espaço tecidual. Embora o mecanismo responsável pelo desenvolvimento desta lesão não tenha sido determinado, acredita-se que seja decorrente de um efeito indireto do vírus da raiva no tecido neural (talvez envolvendo uma alteração no metabolismo de neurotransmissores).

Os sinais clínicos em animais domésticos são similares, com algumas diferenças entre as espécies. A doença clínica em cães foi dividida em três fases: prodrômica, excitatória e paralítica. Na fase prodrômica, que dura 2 a 3 dias, o animal pode apresentar uma alteração sutil de temperamento. A *raiva furiosa* se refere a animais em que a fase excitatória é predominante, e a *raiva paralítica* se refere a animais nos quais a fase excitatória é extremamente curta ou ausente, e a doença progride rapidamente à fase paralítica. Os carnívoros geralmente têm a forma furiosa da raiva, e os animais acometidos se tornam inquietos e agressivos. Outros sinais relativamente exclusivos em bovinos com raiva incluem vocalização, contração generalizada, tenesmo e sinais de excitação sexual; a seguir, há paralisia e morte. Mulas, ovinos e suínos geralmente apresentam a forma excitatória da raiva. Os equinos podem apresentar sinais iniciais que são atípicas para a doença neurológica, mas, na fase terminal, tendem a apresentar a forma excitatória.

Durante a realização da necropsia de um animal com suspeita de raiva, é importante lembrar da necessidade (1) de uso de maior proteção (luvas duplas, máscara, proteção ocular e ventilação adequada) pelo profissional, além daquela usada no exame *postmortem* de rotina, e (2) de coleta dos tecidos adequados do SNC (hipocampo, cerebelo e medula oblonga e, opcionalmente a medula espinhal) para exame por imunofluorescência e, às vezes, inoculação de camundongos. O restante do cérebro deve ser fixado por imersão em formalina neutra tamponada a 10% para exame histopatológico.

Fungos e Algas. A infecção do SNC por diversos fungos e algas foi relatada em animais domésticos. A maioria dos casos relatados é de ocorrências isoladas, geralmente representando infecções oportunistas em indivíduos imunocomprometidos. As infecções envolvem gêneros como *Aspergillus*, *Candida* e *Mucor*; fungos demáciáceos; e a alga verde azulada, *Prototheca*. Estas infecções não têm predileção pelo sistema nervoso. Dentre os fungos sistêmicos, as infecções do SNC ocorreram com *Coccidioides immitis*, *Blastomyces dermatitidis*, *Histoplasma capsulatum* e *Cryptococcus neoformans*, mas somente *C. neoformans* tem afinidade especial pelo SNC. Estes agentes chegam ao SNC por meio do tráfego leucocitário e da disseminação hematógena

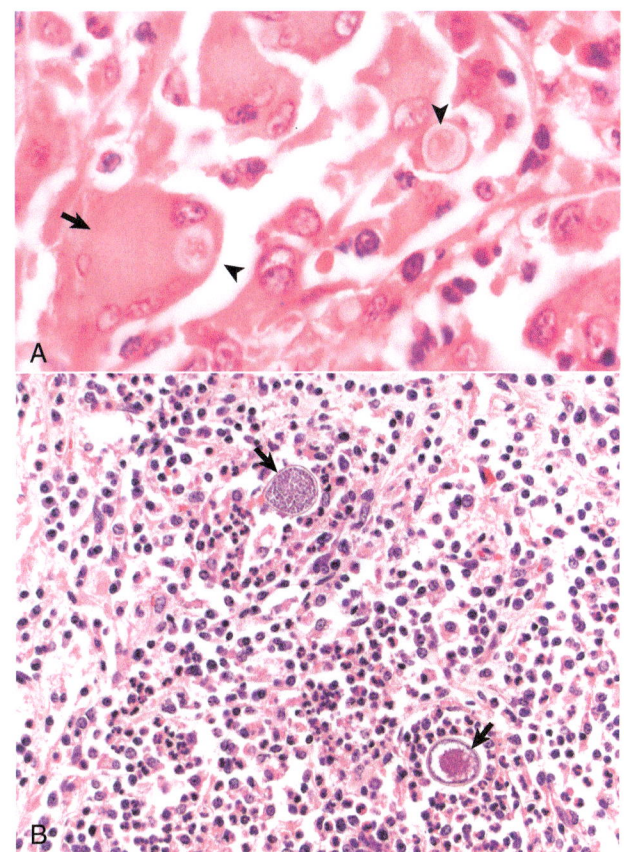

Figura 14-46 **Encefalite Granulomatosa, Cérebro. A,** Cão. Esta resposta inflamatória, composta por uma mistura de macrófagos, células gigantes multinucleadas *(seta)*, linfócitos, números variáveis de neutrófilos e alguns plasmócitos, é típica das infecções do sistema nervoso central por fungos e algas. Há *Blastomyces dermatitidis* no exsudato e no interior de macrófagos e células gigantes *(pontas de seta)*. Coloração por HE. **B,** Alpaca. Encefalite associada a *Coccidioides immitis*. Grandes números de neutrófilos e macrófagos (inflamação piogranulomatosa) cercam os esporângios de *C. immitis (setas)*. Coloração por HE. (**A** Cortesia de Dr. J. F. Zachary, College of Veterinary Medicine, University of Illinois. **B** Cortesia de Dr. A. D. Miller, College of Veterinary Medicine, Cornell University.)

dos pontos de infecção primária que estão localizados em outras áreas (principalmente pulmão e pele) do corpo.

Este grupo de patógenos geralmente provoca, como caracterizado por *B. dermatitidis*, uma resposta inflamatória granulomatosa a piogranulomatosa (Fig. 14-46). Esta resposta pode ter extensão local ou causar a formação de granulomas distintos no SNC e nas meninges. Macroscopicamente, as lesões no SNC são compostas por focos expansíveis de cor marrom-amarelada e moderadamente bem demarcados que deslocam e destroem o tecido normal (Fig. 14-47). Microscopicamente, o exsudato é composto por neutrófilos, macrófagos (de tipo epitelioide) e células gigantes multinucleadas. Estes dois últimos tipos celulares podem conter microrganismos em seu citoplasma. O *B. dermatitidis* é leveduriforme, esférico e apresenta base ampla de brotamento e 8 a 25 µm de diâmetro (Fig. 14-48). A resposta inflamatória, incluindo células (inflamatórias granulomatosas) e citocinas, resulta na destruição de axônios, neurônios e mielina observada nestas doenças micóticas.

As infecções do SNC por *C. immitis* ou *H. capsulatum* estimulam uma resposta inflamatória similar à observada com *B. dermatitidis*. Na coccidioidomicose, os microrganismos são esférulas extracelulares e/ou intracelulares (20 a 30 µm de diâmetro) contendo endosporos (<5 µm de diâmetro); na histoplasmose, o microrganismo tem localização

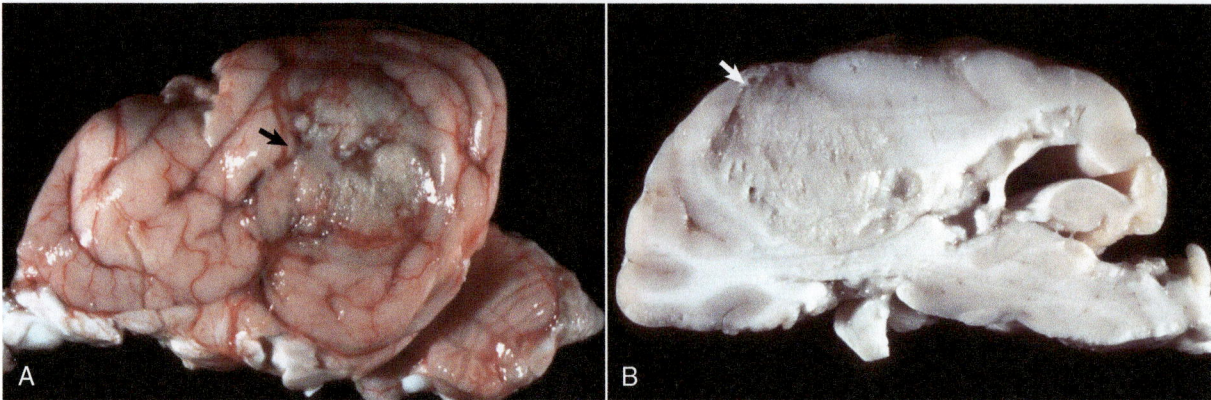

Figura 14-47 **Blastomicose, Cérebro, Cão. A,** O espaço subaracnoide (leptomeninges) do hemisfério cerebral esquerdo (lobo parietal e lobo temporal) contém um granuloma focal localmente extenso causado por *Blastomyces dermatitidis (seta)* e que chega ao córtex subjacente. **B,** O corte parassagital de uma lesão similar em outro cão mostra um granuloma moderadamente bem demarcado na substância branca do córtex frontoparietal *(seta)*. (Cortesia de College of Veterinary Medicine, University of Illinois.)

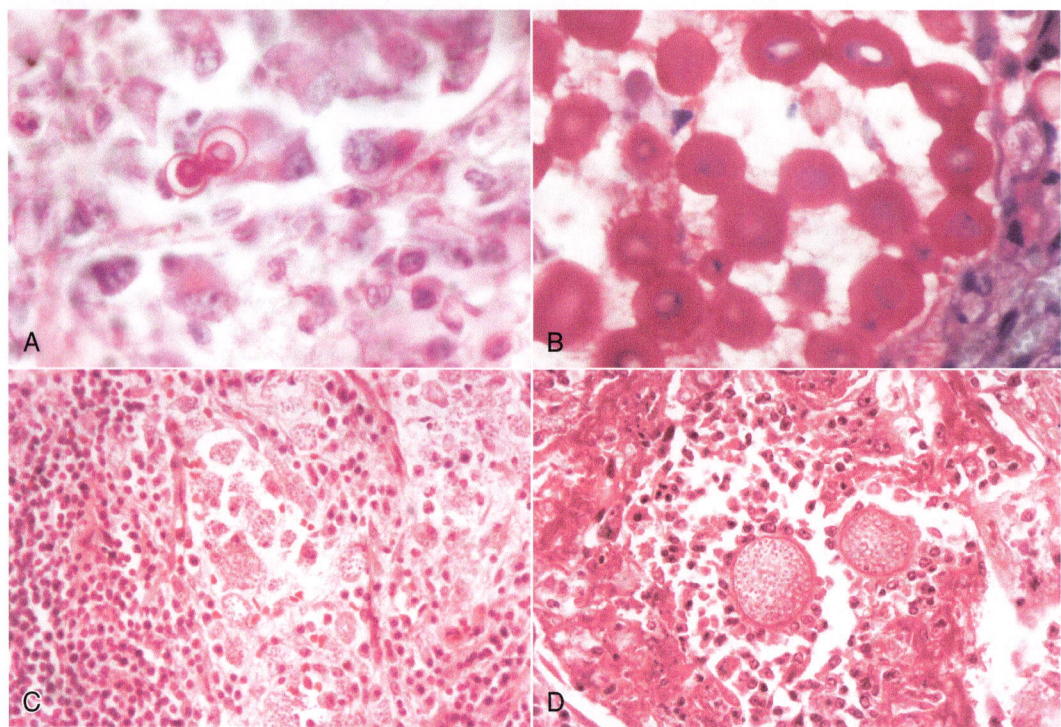

Figura 14-48 **Características Morfológicas dos Fungos que Podem Infectar o Sistema Nervoso Central. A,** O *Blastomyces dermatitidis* tem 8 a 25 μm de diâmetro e é uma levedura esférica com brotamentos de base ampla e de localização intracelular ou extracelular. Coloração por HE. **B,** *Cryptococcus neoformans*. Nesta ilustração, o microrganismo é cercado por uma cápsula mucinosa que é corada com mucicarmina de Mayer. A cápsula tem largura variável, mas pode ser espessa a ponto de dar ao microrganismo o diâmetro total de 30 μm. O microrganismo, sem sua cápsula, tem 5 a 20 μm de diâmetro. A cápsula não se cora com HE e, assim, o microrganismo parece ser cercado por um halo claro (Fig. 14-50, A). Os microrganismos são ovais a esféricos, mas podem ser crescênticos ou caliciformes na coloração de rotina por mucicarmina e HE. A desidratação que ocorre durante o processamento do tecido para sua inclusão em parafina provoca este encolhimento e distorção. Coloração de mucicarmina de Mayer, montagem úmida aquosa. **C,** O *Histoplasma capsulatum*, de localização intracelular, é esférico a alongado e tem 5 a 6 μm de diâmetro. Coloração por HE. **D,** *Coccidioides immitis*; as esférulas (20 a 30 μm de diâmetro) contendo endosporos (<5 μm de diâmetro) podem ser intracelulares ou extracelulares. Coloração por HE. (Cortesia de Dr. M. D. McGavin, College of Veterinary Medicine, University of Tennessee.)

principalmente intracelular e 5 a 6 μm de diâmetro. As características microscópicas destes fungos são comparadas na Figura 14-48.

***Cryptococcus* spp.** A criptococose, que geralmente ocorre em gatos e cães e, às vezes, em equinos, é causada por duas espécies de *Cryptococcus*, *C. neoformans* e *Cryptococcus gattii*. Estes patógenos entram nas leptomeninges e no espaço subaracnoide por extensão direta pela placa cribiforme após uma infecção nasal ou sinusal ou por via hematógena, pelo tráfego leucocitário, geralmente a partir de

uma infecção pulmonar. A inflamação leptomeníngea também pode se estender pelas raízes dos nervos cranianos. O *Cryptococcus* spp. secreta uma espessa cápsula mucopolissacarídica que protege o microrganismo das defesas do hospedeiro. O acúmulo do microrganismo e de suas cápsulas mucopolissacarídicas confere uma aparência enevoada ou viscosa às leptomeninges. A resposta leucocitária pode variar de esparsa a granulomatosa. Em alguns gatos infectados, o *Cryptococcus* spp. pode ser encontrado em grandes números sem resposta inflamatória. Não se sabe se tal ausência é decorrente da supressão da resposta imune pelo microrganismo ou por um defeito na imunidade e/ou resposta inflamatória felina ao patógeno.

Dois fatores de virulência foram documentados. No primeiro, a espessa cápsula mucopolissacarídica protege o microrganismo das defesas do hospedeiro. No segundo, os microrganismos virulentos possuem uma via bioquímica que pode usar catecolaminas e que consiste em uma via específica de transporte e a enzima fenoloxidase, com produção de melanina ou um composto similar por meio de uma série de reações de oxidação e redução. Esta via pode ajudar a proteger o microrganismo do dano oxidativo no cérebro. Os dois fatores de virulência são importantes para a sobrevida do microrganismo no hospedeiro. Além disso, o LCR não possui componentes da via alternativa do sistema complemento, que se liga à cápsula de carboidrato do microrganismo e facilita a fagocitose e a morte por neutrófilos.

Macroscopicamente, no tecido do SNC e nas leptomeninges, múltiplos pequenos "cistos" de aparência viscosa e gelatinosa podem ser observados (Fig. 14-49). Microscopicamente, as lesões leptomeníngeas têm aparência rendada, pouco organizada, geralmente com enorme quantidade de microrganismos e inflamação mínima ou ausente. Isto é observado principalmente em gatos, e não em cães, nos quais a resposta inflamatória tende a ser mais intensa. A reação leptomeníngea pode se estender pelas raízes de nervos cranianos. A disseminação da infecção no SNC provoca ventriculite e coroidite. No tecido do SNC, além da presença do microrganismo e de sua cápsula, a resposta pode variar de inflamação esparsa a granulomatosa.

A resposta leucocitária é composta por neutrófilos, eosinófilos, macrófagos, células gigantes e pequenas células mononucleares, dependendo da imunidade do hospedeiro. Os animais com respostas imunes normais geralmente eliminam a infecção das cavidades nasais e sinusais e do sistema pulmonar antes de sua disseminação sistêmica. A resistência à infecção é conferida pela imunidade mediada por células. A supressão da imunidade celular, causada pelo vírus da imunodeficiência felina e pelo vírus da leucemia felina em gatos e, por *Ehrlichia canis* ou tratamento prolongado com glicocorticoides em cães, parece aumentar a suscetibilidade à criptococose.

A levedura é esférica (2 a 10 μm de diâmetro), de formato crescêntico ou cuneiforme, geralmente cercada por uma cápsula espessa (1 a 30 μm de diâmetro) que não se cora (coloração por HE) e se reproduz por brotamentos de base estreita (Fig. 14-50, A). Colorações especiais, como ácido periódico–Schiff (PAS) e prata-metamina de Gomori, permitem a boa visualização do microrganismo a cápsula pode ser corada com mucicarmina e Alcian *blue* (Fig. 14-50, B).

Clinicamente, o caráter dos sinais neurológicos varia conforme o local das lesões, mas pode incluir depressão, ataxia, convulsões, paresia e cegueira.

Fungos Oportunistas. Os fungos oportunistas, incluindo os microrganismos do grupo Zygomycetes, como *Absidia corymbifera*, *Mucor spp.*, *Rhizomucor pusillus* e *Rhizopus arrhizus*, e do gênero *Aspergillus*, como *Aspergillus niger*, podem invadir vasos sanguíneos (angiotrópicos), causando trombose vascular e infartos no SNC (Fig. 14-51). Deve-se notar que o termo *oportunista* implica que alguma forma de dano tecidual precede a invasão fúngica. Por exemplo, a enterocolite necrosante, causada por *Salmonella* spp. em equinos, pode formar um leito vascular "aberto" na lâmina própria da mucosa intestinal, que pode ser invadida por tais fungos. Os animais acometidos geralmente são imunocomprometidos.

Protozoários

Neosporose. A neosporose, causada por *Neospora caninum*, foi reconhecida em diversos animais, incluindo cães, gatos, bovinos, ovinos e equinos, assim como roedores de laboratório. Em equinos, a neosporose também pode ser provocada por *Neospora hughesi*. Descrito pela primeira vez em 1988 como uma infecção multissistêmica em cães, o microrganismo tem afinidade pelo sistema nervoso. O cão e

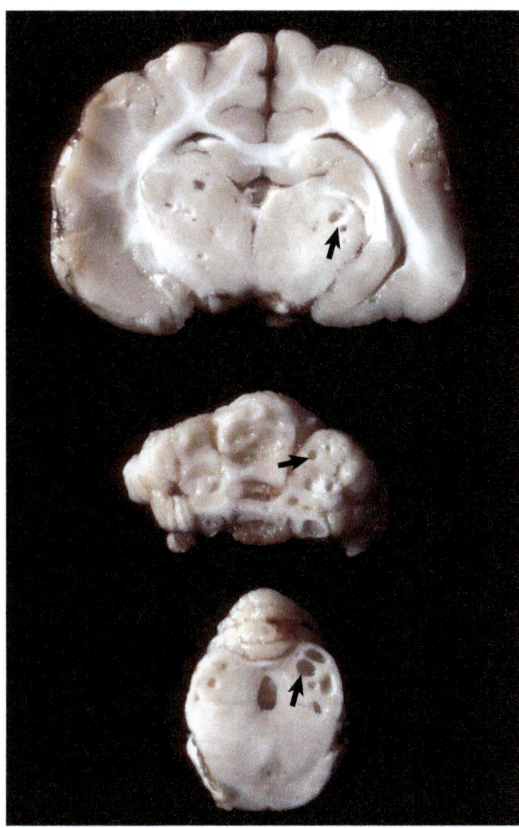

Figura 14-49 Criptococose, Tálamo, Cerebelo e Mesencéfalo, Cortes Transversais, Gato. Note as lesões "cavitárias" causadas por *Cryptococcus neoformans (setas)*. Embora as lesões pareçam cavidades, são preenchidas por microrganismos, e a aparência cinza clara é causada pelas cápsulas mucinosas de numerosos microrganismos. O *Cryptococcus neoformans* geralmente induz uma inflamação granulomatosa na maioria dos animais domésticos, mas, em algumas espécies, principalmente em gatos, a inflamação é mínima ou ausente. (Cortesia de Dr. M. D. McGavin, College of Veterinary Medicine, University of Tennessee.)

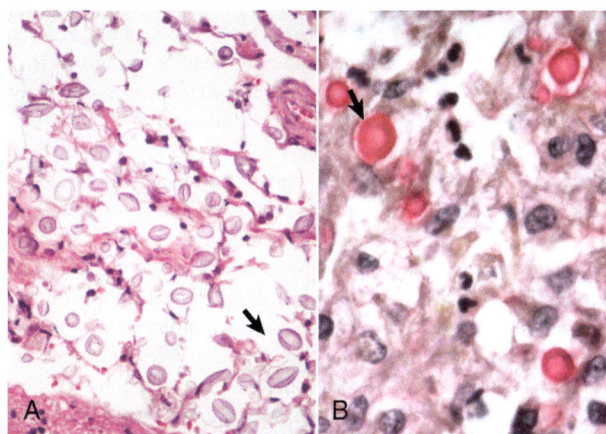

Figura 14-50 Criptococose Leptomeníngea. A, A espessa cápsula mucinosa não corada que cerca o microrganismo provoca a formação de espaços claros (halos) em cortes corados com HE *(seta)*. Esta característica auxilia a identificação do microrganismo em preparações citológicas e cortes de tecido. Ver também a Figura 14-48, B. Coloração por HE. **B,** A cápsula mucinosa ao redor do microrganismo também se cora com mucicarmina, o que é um método simples para a identificação do microrganismo *(seta)*. Coloração de mucicarmina de Mayer. (Cortesia de Dr. J. F. Zachary, College of Veterinary Medicine, University of Illinois.)

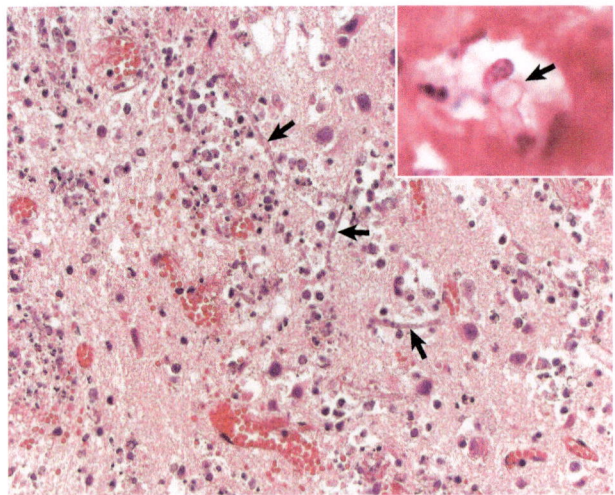

Figura 14-51 **Fungos Angioinvasivos Oportunistas.** Fungos como *Absidia corymbifera*, *Rhizomucor pusillus* e *Rhizopus arrhizus*, e do gênero *Aspergillus*, como *Aspergillus niger*, podem invadir os vasos sanguíneos (angiotrópicos) e causar necrose vascular e infartos no sistema nervoso central. Note a vasculite, a hemorragia, a alteração vascular e a presença de hifas fúngicas no lúmen (*setas*). Coloração por HE. *Inserto*, Hifas fúngicas no lúmen do vaso sanguíneo (*seta*). Coloração por HE. (Cortesia de Dr. A. D. Miller, College of Veterinary Medicine, Cornell University. Inserto Cortesia de Dr. J. F. Zachary, College of Veterinary Medicine, University of Illinois.)

seus parentes silvestres, inclusive coiotes e lobos, são os hospedeiros definitivos do microrganismo, enquanto herbívoros, como os bovinos, são os principais hospedeiros intermediários. Algumas das características do microrganismo são similares às de *Toxoplasma gondii*, incluindo a divisão de taquizoítos por endodiogenia e a presença de fase proliferativa (com taquizoítos) e cisto tecidual. Porém, o *N. caninum* não se desenvolve em um vacúolo parasitóforo da célula do hospedeiro, como o *T. gondii*. Esta última característica é evidente apenas à microscopia eletrônica.

Embora haja diferenças morfológicas entre os microrganismos (a parede do cisto de *N. caninum* é mais espessa), a diferenciação por microscopia óptica não é confiável e a microscopia eletrônica ou a análise imuno-histoquímica é necessária. A transmissão ocorre quando o hospedeiro definitivo ingere tecidos de hospedeiro intermediários que contêm cistos de *Neospora*. Tais tecidos incluem as membranas fetais e tecidos fetais abortados, entre outros. A infecção transplacentária também pode ocorrer. O *N. caninum* pode infectar diversos tipos celulares, mas, fora do SNC, parece ter afinidade por células do sistema monocítico-macrofágico. O método mais provável de disseminação para o SNC é o tráfego leucocitário.

Os neurônios e as células ependimárias do SNC, as células mononucleares do LCR e as células dos vasos sanguíneos, incluindo o endotélio, o tecido conjuntivo da íntima e as células da túnica média da musculatura lisa, podem abrigar microrganismos. Os microrganismos também foram detectados em nervos espinhais. De modo geral, o padrão morfológico e o caráter das lesões causadas por *Neospora* spp. no SNC são mais consistentes com lesões necróticas multifocais com nódulos gliais e infiltrados inflamatórios mistos. Em cães, as lesões causadas por *Neospora caninum* são observadas com maior frequência no cerebelo.

A doença neurológica pode ser dividida em duas categorias: a que ocorre durante a vida pós-natal e aquela associada a abortos em meados ou no final da gestação, sendo estes últimos um problema importante em bovinos de leite. As síndromes pós-natais foram observadas principalmente em cães jovens e adultos, mas os equinos também são afetados. Em cães jovens, os sinais clínicos se devem à polirradiculoneurite ascendente e à polimiosite. Nos adultos, os sinais clínicos são mais associados às lesões do SNC complicadas por polimiosite, miocardite e dermatite.

Em equinos, o agente etiológico da neosporose é *N. hughesi*. Os sinais clínicos são similares aos da mieloencefalite protozoária causada por *Sarcocystis neurona*. As lesões em equinos incluem meningoencefalomielite; vasculite e necrose variáveis, com microgliose; e manguitos perivasculares formados por macrófagos, células gigantes multinucleadas, linfócitos, plasmócitos ou neutrófilos, geralmente nas substâncias cinzenta branca da medula espinhal, mas também da ponte e da medula oblonga.

As lesões macroscópicas podem acometer a substância branca e/ou a cinzenta. As lesões macroscópicas peragudas podem incluir focos de hemorragia e necrose distribuídas em padrão vascular. As lesões agudas têm o mesmo padrão de distribuição, mas, nas superfícies de corte, apresentam textura granular e coloração marrom-amarelada a cinza. Em alguns casos, a substância branca periventricular pode ser mais afetada. As lesões crônicas apresentam áreas maiores de descoloração granular marrom-amarelada a cinza, o que geralmente impossibilita a diferenciação entre a substância branca e a substância cinzenta. Microscopicamente, as lesões e sua ocorrência temporal são similares àquelas descritas com *T. gondii*, incluindo lesões cerebrais que ocorrem em animais abortados. O *Neospora* spp. pode ser identificado em cortes de tecido corados com HE e métodos imuno-histoquímicos. Os sinais clínicos são similares aos descritos nas encefalites induzidas por *T. gondii*.

Toxoplasmose. A toxoplasmose é uma doença de gatos e outras espécies mamíferas causada pelo protozoário intracelular obrigatório *T. gondii*. Gatos domésticos, selvagens e silvestres são os hospedeiros definitivos de *T. gondii*. Os gatos adquirem o *T. gondii* por meio da ingestão de cistos, oocistos ou taquizoítos infecciosos ao se alimentarem de presas infectadas, como roedores ou aves. A ingestão de um destes estágios inicia o ciclo de vida intraintestinal, que ocorre somente em felídeos. O *T. gondii* se replica e multiplica em células epiteliais do intestino delgado, produzindo oocistos, que são liberados nas fezes em grandes números por 2 a 3 semanas após a primeira ingestão de cistos, oocistos ou taquizoítos. Quando os oocistos esporulam, geralmente nos primeiros 5 dias após a eliminação nas fezes, passam a ser infecciosos para os hospedeiros intermediários. Os oocistos esporulados são altamente resistentes e podem sobreviver no solo ou na areia úmida e sombreada por meses. Os gatos são muito importantes na biologia do microrganismo, atuando como hospedeiros definitivos (no ciclo de vida intraintestinal) e intermediários (no ciclo de vida extraintestinal).

O *T. gondii* pode infectar uma ampla gama de animais como hospedeiros intermediários (ciclo de vida extraintestinal), incluindo peixes, anfíbios, répteis, aves, seres humanos e muitos outros mamíferos. Macacos do Novo Mundo e marsupiais australianos são mais suscetíveis, enquanto macacos do Velho Mundo, ratos, bovinos e equinos parecem ser altamente resistentes.

O *T. gondii* também pode parasitar diversos tipos celulares nos hospedeiros intermediários e causar lesões em tecidos como os pulmões, o sistema linfoide, o fígado, o coração, a musculatura esquelética, o pâncreas, o intestino, os olhos e o sistema nervoso. Após a ingestão, os bradizoítos dos cistos teciduais ou os esporozoítos dos oocistos entram no epitélio intestinal e se multiplicam. Há penetração ativa das membranas plasmáticas por meio de produtos líticos secretados pelo microrganismo, formando um portal de entrada, ao invés da incorporação por fagocitose. O *T. gondii* pode, então, se disseminar de forma local, livre na linfa ou intracelular em linfócitos, macrófagos ou granulócitos até as placas de Peyer e os linfonodos regionais. No meio intracelular, os microrganismos se multiplicam como taquizoítos no interior do vacúolo parasitóforo por meio de ciclos repetidos de endodiogenia, durante os primeiros estágios agudos da infecção. A disseminação a órgãos distantes ocorre através da linfa e do sangue, seja como microrganismos livres, seja no meio intracelular de linfócitos, macrófagos ou granulócitos, por meio do tráfego leucocitário.

Com a cronicidade e o aumento da resposta mediadas por anticorpos do hospedeiro, os taquizoítos de *T. gondii* se transformam em bradizoítos de crescimento lento, que se replicam em cistos nos músculos. A infecção do SNC ocorre por via hematógena; os neurônios e os astrócitos são as células-alvo finais. A sequência típica de eventos na patogênese da lesão característica é similar à observada na infecção por *S. neurona*. As infecções *in utero* em animais e seres humanos podem causar a infecção de SNC. Nos cérebros fetais, os focos de necrose são mais comuns no tronco encefálico e induzem a formação de nódulos microgliais. Além disso, focos de necrose e mineralização ocorrem na substância branca cerebrocortical e são causados por hipóxia fetal e isquemia decorrente da placentite grave, do dano miocárdico fetal ou do início da reação inflamatória sistêmica no feto. Em indivíduos mais velhos e maduros, as infecções por *T. gondii* foram associadas à imunossupressão, como na infecção concomitante por CDV e toxoplasmose. Em alguns casos, isto poderia representar a ativação de cistos latentes e inativos de *T. gondii* (bradizoítos) nos tecidos neurais.

A lise de células infectadas iniciada por linfócitos T CD8$^+$ citotóxicos ativados também pode participar do dano tecidual por meio da produção de citocinas, como interferon-γ, que podem ativar a micróglia e os astrócitos para inibição da replicação do parasita e induzem os linfócitos T citotóxicos a matarem as células infectadas. Esta resposta inflamatória exuberante e a cascata de citocinas que se desenvolve em seguida para matar o microrganismo também provocam grave dano às células na área da inflamação, principalmente aos axônios e neurônios. O crescimento intracelular de taquizoítos também pode causar necrose celular. O microrganismo não produz citotoxinas.

A barreira hematoencefálica do SNC é violada quando microrganismos livres ou intracelulares (tráfego leucocitário) infectam as células endoteliais da vasculatura do SNC, principalmente dos capilares. As lesões macroscópicas podem ocorrer em qualquer área do SNC sem predileção pela substância cinzenta ou branca, além de poder envolver as raízes nervosas; a princípio, as lesões incluem focos de hemorragia e necrose, e, mais tarde, focos granulares de coloração marrom-amarelada a cinza. As lesões peragudas inicialmente incluem aumento de volume das células endoteliais em decorrência da infecção por taquizoítos e vasculite com infartos hemorrágicos seguidos por edema vasogênico. Se o edema for grave o bastante para aumentar o volume do cérebro, pode provocar o deslocamento e a herniação do cérebro.

As primeiras lesões microscópicas incluem a infecção e proliferação de taquizoítos de *T. gondii* nas células endoteliais. A lesão endotelial resulta no aumento de volume e a degeneração das células endoteliais, além de hemorragia, oclusão capilar, necrose isquêmica e edema do tecido adjacente. Subsequentemente, os taquizoítos invadem o SNC e induzem uma resposta inflamatória aguda proeminente, que causa necrose e hemorragia, geralmente de muita gravidade. Com o tempo, a resposta inflamatória passa a ser composta por manguitos perivasculares de linfócitos e macrófagos nos vasos sanguíneos do SNC e nas leptomeninges. As respostas do SNC à lesão são compostas por microgliose e astrogliose; porém, estas respostas geralmente são insuficientes para reposição da perda de tecido nos hemisférios cerebrais, provocando a dilatação dos ventrículos laterais (hidrocefalia *ex vacuo*) e a formação de cistos persistentes no tecido. Com a cronicidade e o aumento das respostas inflamatórias e imunológicas do hospedeiro, os taquizoítos se transformam em bradizoítos de crescimento lento que se replicam e formam cistos teciduais. A polirradiculoneurite (ou seja, a inflamação de nervos periféricos, das raízes dos nervos espinhais e da medula espinhal) também é uma possível sequela da infecção. Os microrganismos nas lesões geralmente podem ser identificados à coloração por HE, mas a avaliação imuno-histoquímica facilita sua detecção e identificação. Uma vez que a infecção é sistêmica, as lesões podem ocorrer em diversos outros tecidos.

Ocasionalmente, os cistos (bradizoítos) podem ser observados no tecido "normal" do SNC sem lesão inflamatória ou tecidual. É provável que estes cistos sejam decorrentes de uma infecção prévia por *T. gondii* que se resolveu. Estudos experimentais confirmaram que a administração de corticosteroides e a imunossupressão resultante aumentam a suscetibilidade e/ou exacerbam a infecção por *T. gondii*, ou, ainda, podem participar da reativação dos cistos teciduais.

Os sinais clínicos podem variar, dependendo da idade do animal, da espécie infectada e das áreas do SNC envolvidas e podem incluir depressão, fraqueza, incoordenação, tremores, andar em círculos, paresia e cegueira.

Parasitas. Como conceito geral, as lesões decorrentes da infestação parasitária do SNC variam em gravidade e distribuição, dependendo do parasita e da resposta do hospedeiro à infecção. As lesões macroscópicas de hemorragia e malácia nos tratos de migração do parasita ou os cistos que ocupam espaço ocorrem em diversos estágios parasitários. Microscopicamente, há necrose, hemorragia e uma resposta leucocitária, geralmente com infiltrado eosinofílico significativo. A extensão da resposta do hospedeiro geralmente é determinada pelo grau de trauma e alteração criada pelo parasita e pelo nível de sensibilidade do hospedeiro aos antígenos parasitários. Esta seção não pretende ser uma revisão extensa sobre a parasitologia veterinária, mas discutirá os parasitas mais observados na prática veterinária.

Larvas de Inseto. Dentre as larvas mais comuns estão as de *Oestrus ovis* e *Hypoderma bovis*. As larvas de *O. ovis* se desenvolvem na cavidade nasal de ovinos, mas podem penetrar na caixa craniana pelo osso etmoide. As larvas de *H. bovis* podem entrar no canal medular durante sua migração na subcútis do casco até a linha média dorsal em bovinos, e, raramente, como um parasita aberrante no cérebro de equinos. O dano no SNC causado por *H. bovis* em bovinos geralmente é decorrente da inflamação determinada pelos parasitas degenerados após o tratamento anti-helmíntico. As larvas de *Cuterebra* spp., que geralmente infestam coelhos e roedores, podem invadir o SNC de cães e gatos e causar lesões meningeais ou parenquimatosas extensas, dependendo do local de migração (ver a seção Encefalopatia Isquêmica Felina).

Cestódeos. *Coenurus cerebralis*, a forma larval do verme *Taenia multiceps* que infesta cães, tende a acometer ovinos e, ocasionalmente, outros ruminantes. A forma larval chega ao SNC por via hematógena e, então, causa dano durante a migração e o encistamento, formando lesões que ocupam espaço. Nesta doença, a migração larval inicial é associada à grave necrose e, de modo geral, há presença de inflamação com larvas. Outra forma do parasita, onde há uma "bexiga" encistada, provoca compressão extensa do parênquima e atrofia associada. O parasita produz a doença neurológica conhecida como cenurose. Os seres humanos são os hospedeiros definitivos de outro parasita, *Taenia solium*, cujos hospedeiros intermediários são os suínos. O estágio larval, *Cysticercus cellulosae*, tende a se desenvolver nos músculos dos suínos, mas também nas meninges e no cérebro, provocando a doença chamada "cisticercose". O acometimento do SNC foi denominado "neurocisticercose".

A princípio, os cisticercos viáveis são "aprisionados" nos capilares do SNC, mas, aparentemente, não provocam resposta inflamatória. Em algum ponto, o hospedeiro responde imunologicamente e o cisto passa a ser mais denso, implode e se desintegra, formando restos calcificados no foco de inflamação. A resposta inflamatória possui componentes humorais e celulares. Anticorpos da família da imunoglobulina G são direcionados contra o cisto; porém, os cistos são provavelmente mortos por mediadores liberados por eosinófilos, que são atraídos ao local por mediadores secretados por células linfoides no exsudato inflamatório. Por motivos desconhecidos, os cistos viáveis podem se estabelecer e crescer lentamente, por anos, nos animais "suscetíveis". Os cisticercos viáveis podem causar infecção assintomática por evasão ativa e supressão da resposta imune do hospedeiro. Estes cistos causam edema vasogênico e aumento da pressão intracraniana devido a seu comportamento como massas que "ocupam espaço".

As lesões macroscópicas geralmente são observadas nos hemisférios cerebrais, comumente na interface entre as substâncias cinzenta e branca, em padrão hematógeno. Os cistos também podem ser encontrados no cerebelo, na medula oblonga, nos ventrículos, no espaço subaracnoide e na medula espinhal. De modo geral, não há alterações macroscópicas no SNC ao redor dos cistos. Os cistos têm formato redondo a oval e tamanhos e números variados; muitos podem ser grandes e visíveis, com centímetros de diâmetro. Sua parede pode ser translúcida e o cisto pode conter fluido espesso e claro. No fluido, está o escólex, visível como um pequeno nódulo de 2 a 3 mm. Microscopicamente, a inflamação ou a lesão tecidual ao redor dos cistos é mínima ou ausente, à exceção da compressão e do edema.

Nematódeos (Nematodíase Cerebroespinhal). A migração aberrante de estágios larvais de parasitas nematódeos até o SNC e em seu interior é chamada nematodíase cerebroespinhal. Importantes causas de nematodíase cerebroespinhal incluem *Parelaphostrongylus tenuis* (ruminantes, camelídeos), *Strongylus vulgaris* (equinos), *Elaphostrongylus rangiferi* (pequenos ruminantes), *Toxocara canis* (cães) e *Baylisascaris procyonis* (muitas espécies, incluindo cães, primatas, coelhos e aves). Estes parasitas chegam ao SNC por via hematógena e entram no sistema de forma ativa, atravessando a parede dos vasos sanguíneos com seus processos de locomoção. Os nematódeos causam danos na área cerebromedular do cérebro e/ou da medula espinhal, seja por migração aberrante no hospedeiro definitivo, seja por migração em um hospedeiro aberrante (Tabela 14-4; Fig. 14-52). O maior dano ao SNC geralmente é criado pela migração dos parasitas em um hospedeiro aberrante.

As lesões macroscópicas da migração larval de nematódeos geralmente são observadas como tratos lineares ou serpentinosos de necrose e/ou hemorragia tecidual. A migração provoca lesão endotelial, vasculite e trombose, que podem causar oclusão vascular e infarto. As larvas geralmente podem ser encontradas em cortes histológicos e induzem a formação de um exsudato de células inflamatórias mononucleares, incluindo eosinófilos abundantes (Fig. 14-53).

Halicephalobus gingivalis é um nematódeo rabditiforme de vida livre que pode infestar a cavidade nasal, o SNC e os rins de equinos. O ciclo de vida, a patogênese e a vida de infecção de *Halicephalobus*

gingivalis são pouco entendidos. Foi proposto que o SNC é infectado por via hematógena de maneira similar à descrita para a nematodíase cerebroespinhal e que as larvas penetram a pele e as membranas mucosas de equinos em decúbito com subsequente invasão dos seios e/ou vasos sanguíneos. No SNC, as lesões microscópicas são associadas proeminentemente aos vasos sanguíneos próximos à aparente migração do parasita.

Príons

Encefalopatias Espongiformes Transmissíveis. A encefalopatia espongiforme ovina (*scrapie*), a encefalopatia espongiforme bovina (BSE) e as encefalopatias espongiformes humanas são classificadas no grupo de doenças chamadas *encefalopatias espongiformes transmissíveis*. A Tabela 14-5 lista as encefalopatias espongiformes transmissíveis

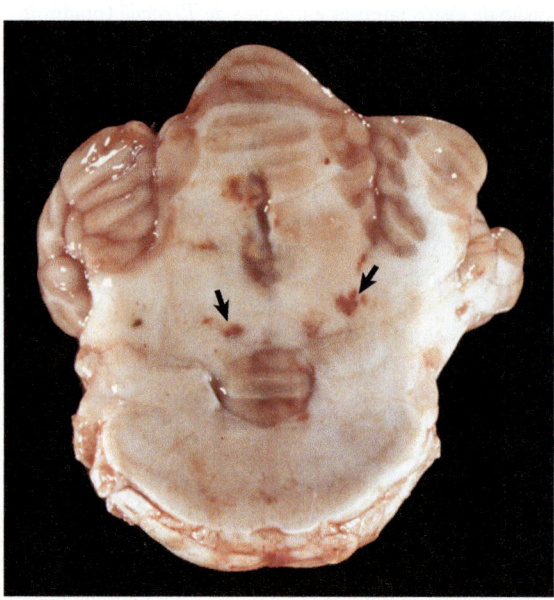

Figura 14-52 **Nematodíase Cerebroespinhal, Cérebro, Cerebelo e Tronco Encefálico à Altura da Ponte, Equino.** Migração de *Strongylus vulgaris*. Os diversos pequenos focos de hemorragia e necrose na substância branca cerebelar são locais de migração larval *(setas)*. (Cortesia de Dr. R. Storts, College of Veterinary Medicine, Texas A&M University.)

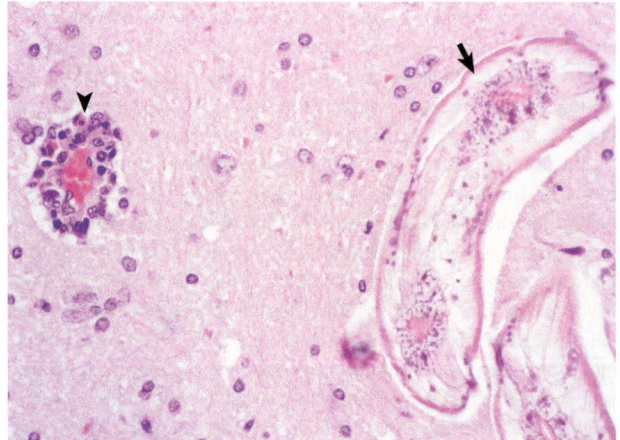

Figura 14-53 **Nematodíase Cerebroespinhal, Sistema Nervoso Central (SNC), Coelho.** A migração de *Baylisascaris procyonis* (*seta*) no SNC resulta no desenvolvimento de uma resposta inflamatória linfomonocítica perivascular combinada a eosinófilos (*ponta de seta*) e provoca lesão direta dos vasos sanguíneos, axônios e dendritos. Coloração por HE. (Cortesia de Dr. J. F. Zachary, College of Veterinary Medicine, University of Illinois.)

Tabela 14-4	Nematódeos que Causam Doença do Sistema Nervoso Central em Animais Domésticos	
Parasita	**Hospedeiro Normal**	**Hospedeiro Aberrante**
MIGRAÇÃO DO NEMATÓDEO NO HOSPEDEIRO ABERRANTE		
Angiostrongylus cantonensis	Rato	Cão
Baylisascaris procyonis	Guaxinim	Cão
Elaphostrongylus rangiferi	Rena	Ovino, caprino
Parelaphostrongylus tenuis	Cervo	Ovino, caprino
Setaria digitate	Bovino	Ovino, caprino, equino
MIGRAÇÃO ABERRANTE DO NEMATÓDEO NO HOSPEDEIRO NORMAL		
Angiostrongylus vasorum	Cão (coiote)	
Dirofilaria immitis	Cão (gato)	
Stephanurus dentatus	Suíno	
Strongylus spp.	Equino	

Tabela 14-5	Encefalopatias Espongiformes Transmissíveis (Doenças Causadas por Príon)

Doença	Hospedeiro(s) Natural(is)	Príon	Isoforma Patogênica de PrP
ANIMAIS			
Encefalopatia espongiforme ovina (*scrapie*)	Ovinos, caprinos	Príon do *scrapie*	OvPrP^{Sc}
Encefalopatia espongiforme bovina (BSE)	Bovinos	Príon da BSE	BoPrP^{Sc}
Encefalopatia espongiforme felina (FSE)	Gatos	Príon da FSE	FePrP^{Sc}
Doença do definhamento crônico (CWD)	Veado-mula (*Odocoileus hemionus*),	Príon da CWD	MdePrP^{Sc}
Encefalopatia transmissível do vison (TME)	uapiti (*Cervus canadensis*), cervo de cauda preta (*Odocoileus hemionus columbianus*), cervo de cauda branca (*Odocoileus virginianus*), visons	Príon da TME	MkPrP^{Sc}
Encefalopatia de ungulados exóticos (EUE)	Inhala (*Tragelaphus angasii*), cudo (*Tragelaphus strepsiceros*), órix (gênero *Oryx*)	Príon da EUE	UngPrP^{Sc}
SERES HUMANOS			
Kuru	Seres humanos	Príon do Kuru	HuPrP^{Sc}
Doença de Creutzfeldt-Jakob (CJD)	Seres humanos	Príon da CJD	HuPrP^{Sc}
Variante da doença de Creutzfeldt-Jakob (VCJD)	Seres humanos	Príon da VCJD	HuPrP^{Sc}
Síndrome de Gerstmann-Sträussler-Scheinker (GSS)	Seres humanos	Príon da GSS	HuPrP^{Sc}
Insônia familiar fatal (FFI)	Seres humanos	Príon da FFI	HuPrP^{Sc}

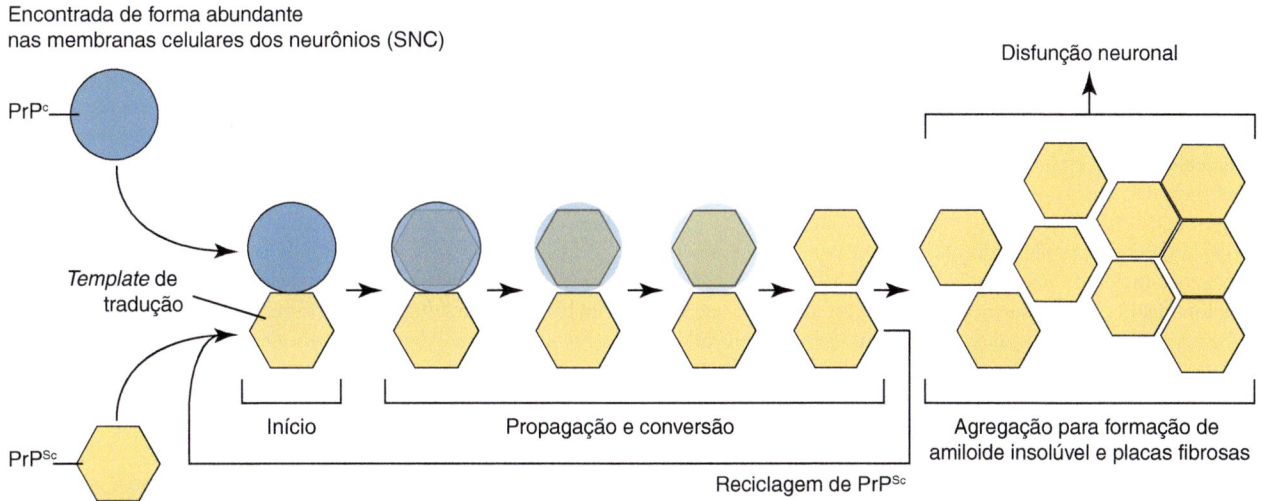

Figura 14-54 **Proteína do Príon.** Nas doenças causadas por príons (encefalopatias espongiformes), PrP (PrP^C), a proteína neuronal normal, é convertida em uma isoforma anormal de lâmina β-preguada (PrP^{Sc}) por meio da interação de PrP^{Sc} com PrP^C. *SNA,* Sistema nervoso autônomo; *SNC,* sistema nervoso central; *GALT,* tecido linfoide associado ao intestino; *SNP,* sistema nervoso periférico. (Cortesia de Dr. A. D. Miller, College of Veterinary Medicine, Cornell University; e Dr. J. F. Zachary, College of Veterinary Medicine, University of Illinois.)

conhecidas em animais e seres humanos. Estas doenças são causadas por partículas infecciosas proteináceas (príons), que (1) são compostas por uma isoforma anormal de uma proteína celular normal, a proteína do príon (PrP^C [um polipeptídio de 27 a 30 kD]), chamada PrP^{Sc}, e (2) resistem à inativação por procedimentos que degradam ácidos nucleicos e proteínas (ou seja, calor, radiação ultravioleta e enzimas potentes). A PrP^C, que é expressa por todo o corpo, é um produto do gene altamente conservado encontrado em diversos organismos, de

drosófilas a seres humanos. O "Sc" sobrescrito é derivado da palavra "*scrapie*", uma vez que esta é a doença prototípica causada por príons.

Embora o mecanismo de formação de PrP^{Sc} não tenha sido completamente explicado, a modificação pós-tradução de PrP^C foi proposta (Fig. 14-54). Segundo este mecanismo, PrP^{Sc} atua como *template* (modelo) para que PrP^C sofra uma alteração conformacional (redobramento) pelo processo facilitado por outra proteína (chamada proteína X), com diminuição do conteúdo de α-hélice de PrP^C e aumento da quantidade de β-lâminas, causando a formação de PrP^{Sc}. As características da PrP^{Sc} específica são determinadas pelo animal onde é formada. Quando a PrP^{Sc} de uma espécie é inoculada em outra espécie, a infecção do receptor é mais lenta e, de modo geral, o período de incubação é prolongado. Esta resistência à infecção é chamada a barreira de espécie.

As encefalopatias espongiformes ocorrem por transmissão horizontal (alimentação de bovinos com tecidos do SNC da mesma espécie) ou por uma mutação herdada do gene do príon humano normal. Em animais, a via primária de infecção parece ser a transmissão horizontal. Na doença do definhamento crônico, a transmissão horizontal é incrivelmente eficaz e os príons podem ser transmitidos de maneira imediata pela saliva, pelo sangue e pela urina. Foi proposto que os príons ingeridos em alimentos contaminados entram no corpo pelo intestino. Os príons atravessam a parede intestinal nas placas de Peyer e são fagocitados e transportados a outros linfonodos pelo tráfego leucocitário. Os príons se replicam em linfócitos e macrófagos do sistema linfoide antes de chegar ao sangue. O sistema nervoso autônomo é importante no transporte dos príons para o SNC e os neurônios; porém, os mecanismos exatos de disseminação ainda não foram elucidados. Por fim, os neurônios acumulam PrP^{Sc} suficiente à alteração da função normal (em um processo que pode levar anos) e os sinais neurológicos são observados.

As doenças causadas por príon são fatais. O sistema imune adaptativo não reconhece os príons como estranhos; assim, não há o desenvolvimento de proteção imunológica. Não se sabe exatamente como o acúmulo de PrP^{Sc} provoca neurodegeneração e perda de neurônios nas doenças causadas por príon; porém, é provável que a ativação de astrócitos e células da micróglia e apoptose participem da via que causa lesão neuronal.

As lesões macroscópicas do sistema nervoso não são detectáveis em animais com encefalopatias espongiformes. As lesões microscópicas em ovinos e caprinos infectados pelo *scrapie* são limitadas ao SNC e presentes principalmente no diencéfalo, no tronco encefálico e no cerebelo (córtex e núcleos profundos), com lesões variáveis no corpo estriado e na medula espinhal. À exceção de algumas alterações menores, o córtex cerebral essencialmente não é afetado.

O tipo de degeneração neuronal pode variar e é comumente caracterizado por encolhimento, com maior basofilia e formação citoplasmática de vacúolos (Fig. 14-55, A), embora outras alterações, como cromatólise central e alteração celular isquêmica, ocorram de forma variável. A astrocitose em áreas afetadas do cérebro, incluindo o córtex cerebelar, pode ser grave (Fig. 14-55, B). Foi especulado se a reação astrocítica é a resposta primária ou secundária. Uma proteína anormal (proteína amiloide do príon) se acumula, a princípio, em células da astróglia no cérebro durante a infecção pelo *scrapie*, o que poderia indicar que esta célula é o local primário de replicação. A alteração espongiforme tende a afetar a substância cinzenta, e a maior gravidade desta lesão foi associada a maiores períodos de incubação. Na substância cinzenta, a lesão é decorrente da dilatação dos processos neuronais, mas a formação de vacúolos nos corpos celulares de neurônios e astrócitos, o aumento de volume de processos astrocíticos, a dilatação do espaço periaxonal e a ruptura das bainhas de mielina também foram relatados. Por fim, a doença não é acompanhada por qualquer inflamação notável no SNC.

Doenças Degenerativas
Metabólicas

Aminoacidopatias. Duas doenças caracterizadas por erros no metabolismo de aminoácido foram descritas em bezerros neonatos. Uma delas, a doença urinária do xarope de bordo (MSUD, do inglês *maple syrup urine disease*), ocorre em bezerros jovens das raças Polled Hereford e Hereford. A segunda doença, a citrulinemia bovina, descrita pela primeira vez na Austrália, ocorre em bezerros neonatos da raça Friesian.

A doença urinária do xarope de bordo é causada por um defeito congênito na cadeia ramificada da enzima descarboxilase α-cetoácida e provoca a deficiência desta enzima, que é necessária ao metabolismo dos aminoácidos de cadeia ramificada leucina, isoleucina e valina. Estes aminoácidos são essenciais e devem ser obtidos pela proteína da dieta. Após o consumo, as proteínas são digeridas e os aminoácidos são liberados para uso na geração de energia e outros processos metabólicos. Na doença urinária do xarope de bordo, há uma mutação em um ou mais dos genes que regulam este processo de degradação; assim, metabólitos anormais e cetoácidos se acumulam em níveis tóxicos e causam doenças. A urina tem odor adocicado, atribuído aos derivados de isoleucina, que lembra o aroma do xarope de bordo. Em bebês humanos, a doença é confirmada bioquimicamente pelo achado de concentrações elevadas de leucina, isoleucina e valina no sangue.

Lesões macroscópicas geralmente não são observadas. Microscopicamente, extensa espongiose, causada pela formação de vacúolos nas bainhas de mielina, está presente em todo o neuroeixo. A espongiose afeta as substâncias cinzenta e branca. As lesões geralmente são mais notáveis em áreas como o tronco encefálico, onde há um entrelaçamento das substâncias cinzenta e branca.

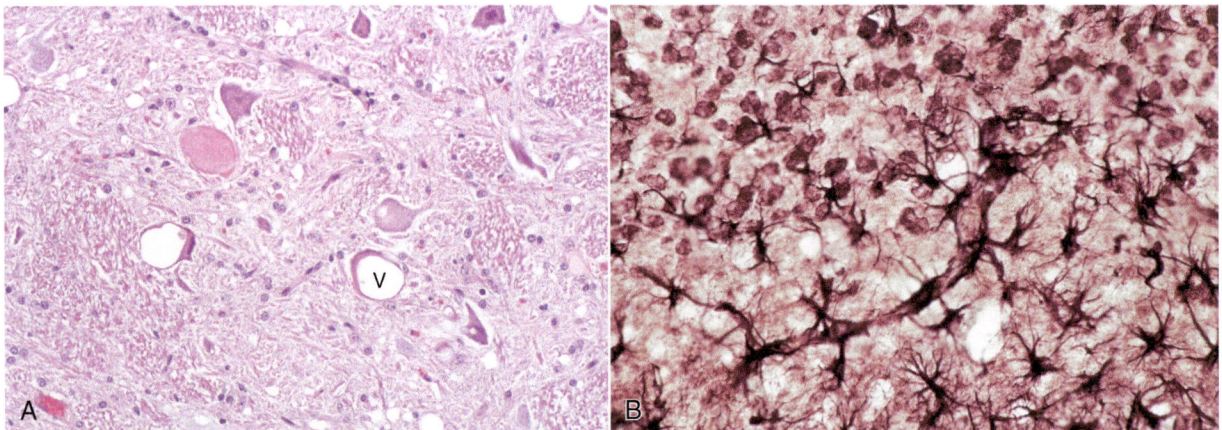

Figura 14-55 Encefalopatia Espongiforme (*Scrapie*), Cérebro, Neurônios Motores, Ovino. A, Os corpos celulares neuronais contêm um ou mais vacúolos (*V*) claros, discretos e/ou coalescentes. Não há células inflamatórias nesta doença. Uma espongiose similar é evidente no neurópilo. Coloração por HE. **B,** *Scrapie*, experimental, cerebelo, camundongo. A células granulares cerebelares estão no topo da figura. Há notável hipertrofia e proliferação (astrocitose) de astrócitos e suas fibras (astrogliose) (*fibras ramificadas pretas*). Alguns dos processos (que correm na diagonal pela ilustração) terminam, como é normal para astrócitos, nas paredes dos capilares. Coloração de ouro-sublimado de Cajal para astrócitos. (**A** Cortesia de Dr. D. Gould, College of Veterinary Medicine e Biomedical Sciences, Colorado State University; e Dr. M. McAllister, College of Veterinary Medicine, University of Illinois. **B** Cortesia de Dr. W.J. Hadlow.)

Os bezerros afetados podem ser normais ao nascimento. Em alguns dias, depressão, embotamento e fraqueza progridem a decúbito e opistótono.

A citrulinemia bovina é um raro erro inato do metabolismo do ciclo de ureia que provoca um grande acúmulo de citrulina e amônia nos fluidos corpóreos devido à ausência de síntese normal de ácido arginosuccínico pela enzima arginosuccinato sintetase. Em bebês humanos, a doença é confirmada bioquimicamente pelo achado de concentrações elevadas de citrulina no sangue. Há suspeita de que as lesões cerebrais também sejam decorrentes da hiperamonemia ou, talvez, de algum defeito no metabolismo de neurotransmissores excitatórios. Porém, a patogênese da doença em bezerros ainda não foi completamente caracterizada.

Macroscopicamente, os cérebros são normais e têm pesos normais. Os fígados apresentam cor amarela pálida. Microscopicamente, há alteração gordurosa do fígado. As lesões no cérebro são caracterizadas por aumento de volume astroglial difuso, brando a moderado, no córtex cerebral. Os espaços perivasculares, perineuronais e perigliais geralmente são expandidos pelo edema.

Os bezerros são normais ao nascimento. Em alguns dias, há o desenvolvimento da doença grave e generalizada do SNC, caracterizada por cegueira aparente, depressão e tremores, que rapidamente progridem a convulsões, coma e morte em algumas horas.

Atrofia Cortical Cerebral. A atrofia cerebral causada pela perda de neurônios no córtex cerebral pode ocorrer em todas as espécies animais e tende a ser associada a doenças degenerativas crônicas do SNC onde há disfunção e, por fim, perda neuronal. Um exemplo de atrofia cortical é observada no lipofuscinose ceroide cerebral, uma doença do armazenamento que ocorre em muitas espécies diferentes. A atrofia é mais frequente nos hemisférios cerebrais, principalmente o córtex. Os hemisférios cerebrais apresentam consistência mais firme e, de modo geral, coloração bege (lipofuscina), com adelgaçamento de giros e alargamento dos sulcos. Microscopicamente, há perda dos corpos celulares dos neurônios na lâmina cortical, sem inflamação. A astrogliose em resposta à perda neuronal é também observada, assim como a maior proeminência da camada adventícia dos vasos sanguíneos.

Canalpatias. As canalpatias são um novo grupo de doenças neuromusculares congênitas de seres humanos, que afeta a excitabilidade das membranas de neurônios e miócitos esqueléticos. Estas doenças são decorrentes de mutações em genes que codificam as proteínas dos canais iônicos que regulam os canais de cálcio, sódio e cloreto e os receptores de acetilcolina. Em seres humanos, doenças neurológicas, como a epilepsia e as enxaquecas, foram atribuídas às canalpatias. Em neurologia veterinária, é provável que se demonstre, no futuro, que as canalpatias são o mecanismo subjacente à epilepsia e outras degenerações neuronais primárias; porém, as pesquisas sobre este tipo de doença neurológica em medicina veterinária ainda estão em sua infância. Exemplos deste tipo de doença são a recente demonstração de mutações em canais iônicos cíclicos acionados por nucleotídeos em diversas raças de cães com distúrbios oftalmológicos.

Leucomielopatias Degenerativas. As leucomielopatias degenerativas são um grupo heterogêneo de doenças familiares, provavelmente congênitas e adquiridas, que foram descritas em cães, bovinos e equinos. Embora não haja concordância universal, as leucomielopatias degenerativas descritas aqui são mais bem caracterizadas como degenerações axonais com formação de esferoides predominantemente na substância branca da medula espinhal e alterações secundárias nas bainhas de mielina e perda de mielina. Em cães, as doenças familiares ou congênitas incluem as axonopatias degenerativas de podengo ibicenico, axonopatias em retrievers do labrador e axonopatias em jack russell terrier e fox terrier de pelo liso. A doença em rottweilers (ver a seção Degeneração Neuronal Cerebelar Primária, nas seções Cães, e Gatos) é outra com acometimento da substância branca da medula espinhal que é familiar e congênita. Uma doença adquirida,

a ataxia dos hounds, foi descrita no Reino Unido e na Irlanda em harriers, beagles e foxhounds. Esta ataxia pode representar uma doença nutricional em cães de caça alimentados com vísceras (tripas). As leucomielopatias degenerativas em bovinos podem ser herdadas como traço autossômico recessivo ou ter predisposição familiar. As leucomielopatias foram relatadas em bovinos Murray Grey, Holstein-Friesian e em determinadas linhagens de pardo-suíço.

Lesões macroscópicas geralmente não são observadas. Microscopicamente, as lesões na substância branca da medula espinhal são bilateralmente simétricas e compostas por degeneração axonal com formação de esferoides, perda de axônios e degradação secundária de mielina. Dependendo da espécie ou raça afetada, as lesões podem acometer quaisquer dos funículos. Os tratos espinocerebelares nos aspectos dorsolaterais das áreas laterais e septomarginais dos funículos ventrais são comumente afetados, assim como o fascículo grácil do funículo dorsal. O grave acometimento dos tratos espinocerebelares dorsais pode se estender ao tronco encefálico caudal e, pelos pedúnculos cerebelares caudais, até o córtex cerebelar e as células de Purkinje. Em algumas espécies e raças, o acometimento de outras estruturas específicas do tronco encefálico também pode ser observado.

A idade ao surgimento da doença varia, caso esta seja familiar ou congênita. Paresia, ataxia e dismetria são os sinais clínicos predominantes.

Dano Cerebral Epiléptico. O dano cerebral causado por convulsões tônico-clônicas (*status epilepticus*) prolongadas (geralmente >30 minutos) não é bem reconhecido; porém, foi descrito como secundário a lesões de malformação ou tumores no SNC. Em seres humanos e animais experimentais, o dano cerebral decorrente do *status epilepticus* é bem documentado. Um estudo relatou a incidência relativamente alta de lesões cerebrais causadas pelo *status epilepticus* em cães. Neste estudo, o dano cerebral agudo foi disseminado e correspondeu bem às áreas do cérebro suscetíveis à lesão hipóxica-isquêmica, como o córtex cerebral, o córtex piriforme, os núcleos da base e o hipocampo.

A causa da lesão neuronal associada às convulsões tônico-clônicas é debatida. Ainda não se sabe se a necrose, a apoptose ou uma combinação destes dois mecanismos provoca a lesão neuronal no *status epilepticus*. Durante as convulsões, os neurônios têm maior demanda metabólica por glicose e oxigênio; porém, o fluxo sanguíneo cerebral aumenta durante as convulsões, de modo que a quantidade de glicose e oxigênio disponível para a geração de energia pelos neurônios continua adequado, pelo menos durante os primeiros estágios. A necrose neuronal aguda ainda ocorre mesmo quando o fluxo sanguíneo cerebral, a oxigenação, a temperatura corpórea e outros parâmetros metabólicos são mantidos dentro dos limites normais em animais de experimentação com *status epilepticus*.

A lesão excitotóxica causada pelo acúmulo de neurotransmissores aminoácidos neurotóxicos, como o glutamato, durante a atividade neuronal extrema que ocorre no *status epilepticus*, é uma explicação atraente para a necrose neuronal. A excitotoxicidade é responsável pela vulnerabilidade seletiva de determinadas áreas do cérebro e pelo caráter das lesões. O *status epilepticus* induzido experimentalmente em ratos com ácido caínico, um agonista do receptor de aminoácido excitatório, foi demonstrado como causa principalmente da necrose neuronal e de algumas características da apoptose. Outros estudos experimentais sugeriram que os astrócitos produzem clusterina durante o *status epilepticus*. A clusterina (glicoproteína ácida dimérica), uma glicoproteína sulfatada, inicia a apoptose quando expressa pelas células em concentrações elevadas. Foi proposto que a clusterina secretada pelos astrócitos durante o *status epilepticus* sofre endocitose ativa pelos neurônios do hipocampo, os quais morrem por um mecanismo apoptótico. O mecanismo exato de lesão neuronal ainda não foi demonstrado. Há algumas evidências de que o cérebro maduro é mais suscetível à lesão induzida pelo *status epilepticus* do que o cérebro imaturo.

As lesões macroscópicas, se presentes, são geralmente compostas por giros alargados e achatados, e sulcos estreitos e indistintos devido ao edema cerebral. A alteração isquêmica neuronal aguda e o aumento de volume astrocítico são microscopicamente observados. Em animais experimentais com *status epilepticus*, a degeneração neuronal é observada após 30 minutos, e a necrose neuronal, após 60 minutos.

Encefalopatia Hepática. A insuficiência hepática aguda e crônica, assim como a atrofia hepática associada aos *shunts* vasculares congênitos ou adquiridos, geralmente provoca encefalopatia hepática e alteração da neurotransmissão devido ao acúmulo de substâncias tóxicas, principalmente amônia, na circulação sistêmica e, assim, no SNC. A amônia é formada no trato gastrointestinal devido à degradação bacteriana de aminas, aminoácidos, purinas e ureia das proteínas advindas da dieta. Em animais saudáveis, a amônia é depurada no fígado pela conversão em ureia no ciclo da ureia arginina citrulina ornitina. A ureia é bem menos tóxica do que a amônia e é excretada na urina. A amônia tem diversos efeitos neurotóxicos, como (1) alteração do trânsito de aminoácidos, água e eletrólitos pelas membranas celulares neuronais, e (2) inibição da geração de potenciais pós-sinápticos excitatórios e inibidores nos neurônios. A amônia e outros metabólitos tóxicos também (1) aumentam a permeabilidade da barreira hematoencefálica, o que causa edema vasogênico, e (2) alteram a osmorregulação no SNC. É provável que estes mecanismos resultem em alteração esponjosa (*status spongiosus*) característica da doença à análise microscópica. Uma vez que os astrócitos desempenham um importante papel na regulação dos equilíbrios de fluido e eletrólitos no SNC, e que são o primeiro tipo celular a apresentar lesões (astrócitos de Alzheimer de tipo II) na encefalopatia hepática, não é surpresa que as alterações na osmorregulação sejam um componente da patogênese da doença. Os astrócitos também contêm altas concentrações de glutamina sintetase, uma enzima que degrada a amônia em glutamina. Pesquisas recentes indicam que a glutamina, embora um produto normal da degradação, pode, na verdade, ter efeitos deletérios sobre os astrócitos e ser um dos principais contribuintes à disfunção astrocítica observada nos estados hiperamonêmicos. É provável que a amônia e outros metabólitos tóxicos também afetem os oligodendrócitos. Por fim, foi proposto que as alterações na barreira hematoencefálica podem facilitar a passagem de neurotoxinas, como ácidos graxos de cadeias curtas, mercaptanos, falsos (pseudo) neurotransmissores (tiramina, octopamina e β-feniletanolamina), amônia e GABA no SNC, o que causa disfunção neuronal. Uma doença similar, chamada encefalopatia renal, foi descrita em cães, ruminantes e equinos. Esta encefalopatia é provavelmente relacionada com as altas concentrações de amônia ou metabólitos de amônia na circulação devido à depuração renal inadequada causada pela grave lesão glomerular ou tubular.

Em todas as espécies, exceto a equina, as lesões de encefalopatia hepática são de dois tipos: alteração esponjosa e formação de astrócitos de Alzheimer de tipo II (Fig. 14-10, *D*). A alteração esponjosa pode ser observada por todo o neuroeixo, mas tende a envolver áreas de confluência ou entremeado de substância cinza e branca. Sua distribuição é bilateral e simétrica. Estas áreas incluem a interface cerebrocortical profunda das substâncias branca e cinzenta, onde as fibras periféricas que se irradiam da corona radiata são encontradas, os núcleos da base e a cápsula interna adjacente, as áreas reticulares de todo o tronco encefálico e os núcleos cerebelares profundos. A alteração esponjosa se deve ao edema intramielínico, que causa separação e formação de vacúolos nas bainhas de mielina. A alteração esponjosa pode ser experimentalmente produzida pela infusão de amônia e é reversível. A sutil alteração astrocítica de Alzheimer do tipo II foi relatada em todos os animais domésticos e é a única alteração do SNC observada em equinos com insuficiência hepática. Os astrócitos de Alzheimer do tipo II são encontrados na substância cinzenta e apresentam núcleos vesiculares aumentados com cromatina periférica, depósitos de glicogênio e nucléolos ou corpos de tipo nucleolar passíveis de demonstração. Estas células geralmente ocorrem em duplas, trios ou agregados com números bem maiores. A coloração imuno-histoquímica de GFAP geralmente é fraca ou ausente, o que talvez indique os efeitos tóxicos sobre os astrócitos.

Clinicamente, os animais acometidos apresentam sinais relacionados com o SNC, como convulsões, ataxia, depressão do estado mental, andar a esmo e pressão da cabeça contra superfícies sólidas.

Encefalopatias Mitocondriais. Em seres humanos, diversas síndromes encefalopáticas e miopáticas causadas por mutações pontuais no DNA mitocondrial que afetam genes de tRNA são agrupadas sob os acrônimos MELAS (do inglês, *mitochondrial encephalopathy, lactic acidosis, strokelike episodes,* ou seja, encefalopatia mitocondrial, acidose láctica, episódios similares a derrames) e MERRF (do inglês, *myoclonic epilepsy with ragged red fibers,* ou seja, epilepsia mioclônica com fibras vermelhas rotas). As diversas síndromes humanas incluem a doença de Leigh (encefalomielopatia necrosante subaguda), síndrome de Kearns-Sayre e atrofia óptica hereditária de Leber.

As doenças que podem ser classificadas como encefalopatias mitocondriais não são bem caracterizadas em animais. Apesar disso, as doenças relatadas nos boiadeiros australianos, springer spaniel inglês e Jack Russell terrier, assim como em bovinos Limousin e Simmental e ovinos New Zealand South Hampshire, podem representar doenças mitocondriais. A Tabela 14-6 resume as principais características

Tabela 14-6	**Possíveis Encefalopatias Mitocondriais em Animais**		
Animal	**Idade de Aparecimento (meses)**	**Sinais Clínicos**	**Lesões Primárias**
Cão boiadeiro	5 a 12	Convulsões, anomalias comportamentais seguidas por sinais locomotores	Espongiose e cavitação em cerebelo, núcleos do tronco encefálico e substância cinzenta espinhal
Springer Spaniel inglês	15 a 16	Ataxia, desorientação, déficits visuais	*Status spongiosus* no núcleo olivar acessório; perda de axônios e gliose nos nervos e tratos ópticos
Jack Russell terrier	2,5	Ataxia, hipermetria e surdez	Degeneração neuronal e mineralização da medula oblonga, nervo vestibulococlear, plexo coroide e camada granular do cerebelo
Bovinos Limousin	1 a 4	Sinais locomotores, comportamento agressivo, cegueira	Espongiose, cavitação na substância branca cerebral e cerebelar, núcleos do tronco encefálico, quiasma óptico
Bovinos Simmental	5 a 12	Ataxia, alterações comportamentais	Espongiose e necrose na cápsula interna, núcleo caudado, putâmen, núcleos do tronco encefálico, substância cinzenta espinhal

destas doenças. Em seres humanos e animais, estas doenças são relacionadas com o acometimento bilateral simétrico do neuroeixo e lesões caracterizadas por *status spongiosus* (edema da substância branca cerebral) com progressão variável à cavitação ou necrose. O SNC é altamente dependente do metabolismo oxidativo, sendo, portanto, o sistema mais gravemente afetado pelas doenças mitocondriais. As mitocôndrias isoladas de pacientes humanos acometidos apresentam alteração do consumo de oxigênio e menor atividade do complexo enzimático da cadeia respiratória.

É importante notar que esta lista não incluiu os cães da raça husky siberiano, que apresentam uma encefalopatia bem-caracterizada que é morfologicamente similar à doença de Leigh em seres humanos. Porém, pesquisas recentes não conseguiram revelar a presença de mutações em genes mitocondriais, mas detectaram uma associação entre a mutação no gene do transportador de tiamina 2 (*SLC19A3*) e o desenvolvimento da doença. Nesta doença, focos bilateralmente simétricos de encefalomalácia tendem a ser observados no tálamo, no núcleo caudado, na ponte, na medula oblonga e na interface entre a substância branca e cinzenta dos córtex cerebrais. As lesões histológicas são caracterizadas por abundância de astrócitos, dos quais alguns podem ser altamente bizarros e conter vacúolos. A doença é incluída nesta seção por ser considerada mitocondrial secundária, ao invés de uma disfunção mitocondrial primária.

Degeneração Neuronal Primária. A degeneração neuronal primária que ocorre em muitas ou todas as espécies animais é discutida nesta seção. As doenças de cada espécie animal são discutidas nas seções obre as enfermidades particulares das espécies.

O termo *degeneração neuronal primária* compreende três grupos de doenças que afetam regiões específicas do SNC de maneira temporal e espacialmente estereotipada e são caracterizadas por degeneração, necrose e perda de populações específicas de neurônios de função similar. O Quadro 14-8 traz um resumo destas doenças. O primeiro grupo inclui as degenerações neuronais multissistêmicas, que são doenças que afetam populações de neurônios funcionalmente relacionados nos gânglios da base, no tronco encefálico e no cerebelo. O segundo grupo inclui as degenerações neuronais cerebelares primárias, que são doenças que afetam populações de neurônios restritos ao cerebelo e aos núcleos do teto cerebelar. O terceiro grupo inclui as degenerações primárias da medula espinhal, que são associadas ao aumento de volume axonal (esferoides axonais) no neuroeixo e denominadas distrofias neuroaxonais. Outro termo usado para algumas destas doenças na literatura biomédica e em livros de medicina veterinária é *abiotrofia*, introduzido por Gowers em 1902. O termo indica, literalmente, a ausência de ("a") nutrição ("trofia") vital ("bios") à manutenção da existência do tecido. As informações acerca das degenerações neuronais primárias que afetam cada espécie animal estão nas seções que discutem as doenças espécie-específicas.

Degeneração Neuronal Multissistêmica. A degeneração neuronal multissistêmica é discutida nas seções sobre as doenças de cada espécie animal.

Degeneração Neuronal Cerebelar Primária. Dependendo do grau de maturação do cerebelo e dos sistemas relacionados no momento do nascimento nas diversas espécies, os sinais clínicos observados em animais com síndromes neonatais podem se manifestar no período pós-natal imediato (bovinos, ovinos) ou apenas no momento de início da deambulação (cães). A transmissão hereditária é conhecida ou suspeita em alguns casos. As lesões variam entre as espécies e raças afetadas, mas, de modo geral, incluem degeneração ou ausência de células de Purkinje, aumento de volume proximal dos axônios das células de Purkinje, perda variável de células granulares, astrogliose cortical e degeneração de núcleos na medula cerebelar.

Os animais com síndromes cerebelares pós-natais são normais ao nascimento ou ao momento de início da deambulação. O surgimento da ataxia com diversos outros sinais clínicos associados à doença

Quadro 14-8	Degenerações Neuronais Multissistêmicas e Síndromes do Tronco Encefálico e da Medula Espinhal em Animais Domésticos

DEGENERAÇÕES NEURONAIS MULTISSISTÊMICAS
Cães: Kerry blue terrier, cocker spaniel de pelagem vermelha, cairn terrier

DEGENERAÇÃO CEREBELAR PRIMÁRIA
Síndromes Neonatais
Cães: Beagle, samoieda, setter Irlandês
Ovinos: Welsh Mountain, Corriedale
Bovinos: Hereford, cruzamentos de Hereford, Ayrshire

Síndromes Postnatais
Cães: Airedale, pastor alemão, setter gordon, rough collie, border collie, terrier finlandês, boiadeiro de berna, bern running, retriever do labrador, golden retriever, cocker spaniel, cairn terrier, dogue alemão
Bovinos: Holstein-Friesian, cruzamentos de Hereford, Angus
Equinos: Árabes, cruzamentos de Árabes, pônei Gotland
Ovinos: Merino
Suínos: Yorkshire

ENCEFALOPATIA MITOCONDRIAL (ENCEFALOMIOPATIA)
Cães: Springer spaniel inglês, husky siberiano, boiadeiro australiano, setter inglês, jack russell terrier
Bovinos: Simmental, Limousin
Ovinos: New Zealand South Hampshire

DEGENERAÇÃO ESPONJOSA
Cães: retriever do labrador, saluki, silky terrier, samoieda
Bovinos: Jersey, Shorthorn, Angus-Shorthorn, Hereford
Gatos: Mau egípcio

SÍNDROMES DO TRONCO ENCEFÁLICO E DA MEDULA ESPINHAL
Distrofia Neuroaxonal
Cães: Border collie, chihuahua, rottweiler
Gatos: Domésticos
Equinos: Morgan
Ovinos: Suffolk

Doença do Neurônio Motor – Medula Espinhal
Cães: Brittany spaniel, lapland sueco, pointer inglês, rottweiler, pastor alemão, sheepdog, collie, pug, dachshund, fox terrier
Gatos: Siamês
Bovinos: Brown Swiss, Hereford (síndrome do bezerro trêmulo)
Equinos: Diversas raças (não se acredita que a doença seja hereditária)
Suínos: Hampshire, Yorkshire

Leucomielopatias Degenerativas (Medula Espinhal – Substância Branca)
Cães: Pastor alemão, galgo afegão, kooikerhondje, retriever do labrador, podengo ibicenco, harrier, beagle, foxhound, rottweiler, fox terrier de pelo liso, jack russell terrier
Bovinos: Brown Swiss, Holstein-Friesian, Murray Grey
Equinos: Diversas raças (ver a deficiência de vitamina E)

cerebelar começa semanas, meses ou até mesmo anos após um período de desenvolvimento aparentemente normal. Os primeiros sinais clínicos tendem a ser sutis. A progressão dos sinais pode ser lenta ou rápida, implacável ou com períodos estáticos. Alguns indivíduos atingem um estágio sem maior progressão dos sinais, mas isto não é comum na maioria dos animais.

Macroscopicamente, o cerebelo pode ter tamanho normal ou menor e atrofia. Microscopicamente, as lesões são análogas às que ocorrem nas síndromes neonatais, com perda de células de Purkinje, depleção neuronal variável na camada granular e astrogliose na camada molecular. Aumentos de volume fusiforme dos axônios proximais das células de Purkinje são observadas nos cães rough collie e nos suínos Yorkshire. Nos cães rough collie e nos ovinos da raça Merino, as lesões ocorrem em outras áreas do neuroeixo. Nestas síndromes, a degeneração e a perda de neurônios no núcleo cerebelar profundo e em outros núcleos são acompanhadas por degeneração axonal no cerebelo, no tronco encefálico e na medula espinhal. A perda de neurônios motores no corno ventral espinhal foi observada em cães rough collie. A herança autossômica recessiva é suspeita ou documentada em diversas destas doenças. Ver cada doença nas seções acerca de cada espécie.

As informações a respeito das degenerações neuronais cerebelares primárias que afetam cada espécie animal estão nas seções que discutem as doenças espécie-específicas.

Distrofia Neuroaxonal. As doenças associadas aos aumentos de volume axonal (esferoides axonais) foram chamadas *distrofias neuroaxonais*. Dentre elas, estão aquelas supostamente associadas à deficiência de vitamina E, ou que foram interpretadas como alterações do envelhecimento (ver a seção Doenças Degenerativas). Aqui, são incluídas as doenças associadas a espécies e raças e de surgimento relativamente precoce, em geral antes de 1 ano, mas com variação entre 4 semanas e 3 anos. A base hereditária geralmente é suspeita ou comprovada. As distrofias neuroaxonais foram descritas em muitas espécies; porém, parecem ser mais comuns em cães e equinos. As distrofias neuroaxonais de equinos são discutidas na seção sobre as doenças exclusivas a esta espécie.

A *distrofia* é definida como uma doença decorrente da nutrição inadequada ou ausente da célula, tecido ou órgão e o termo é geralmente aplicado a doenças musculares. Aqui, se aplica a neurônios e seus axônios (neuroaxonal). As lesões apresentam diferentes gravidades e distribuições, mas são caracterizadas por aumentos de volume axonal proeminente em diversos núcleos (geralmente sensoriais) no tronco encefálico, no cerebelo e na medula espinhal. A perda de células de Purkinje e células granulares do cerebelo foi relatada em cães rottweilers e gatos, e a perda de neurônios do tronco encefálico foi observada em gatos. Nos equinos Morgan, os aumentos de volume axonal são associados à formação de vacúolos.

As distrofias neuroaxonais são, de modo geral, clinicamente caracterizadas por fraqueza muscular grave e frequentemente profunda e atrofia muscular disseminada. Casos esporádicos em animais adultos mais velhos também ocorrem e têm causa desconhecida ou suspeita de influência externa. Os sinais clínicos variam, mas incluem anomalias de marcha, dismetria ou hipermetria, distúrbio proprioceptivo, ataxia ou outros sinais cerebelares.

Doenças dos Neurônios Motores. As doenças dos neurônios motores foram descritas principalmente em cães, gatos, bovinos, equinos e suínos. A degeneração e a perda de neurônios motores nos cornos ventrais da medula espinhal e a degeneração axonal variável nas raízes ventrais dos nervos espinhais e dos nervos periféricos caracterizam as lesões nas doenças dos neurônios motores. Em algumas destas doenças, há aumento de volume proeminente dos corpos celulares neuronais e/ou axônios dos cornos ventrais, associado a grande acúmulo de neurofilamentos. Acredita-se que este acúmulo seja causado por uma modificação pós-tradução da proteína e disfunção do transporte de proteína no neurofilamento. Em algumas doenças, a degeneração não é estritamente limitada aos neurônios motores da medula espinhal ou dos neurônios motores gerais. Outros locais de acometimento são os núcleos motores e/ou sensoriais do tronco encefálico e dos tratos de substância branca na medula espinhal.

Em equinos, as lesões nos neurônios motores são análogas às já descritas. A doença afeta diversas raças; nenhuma associação familiar ou predileção etária é conhecida e não há suspeita de base genética. A fraqueza generalizada, a atrofia muscular e a perda de peso progridem por 1 a vários meses.

Quadro 14-9	**Outras Intoxicações com Acometimento do Sistema Nervoso**

SUBSTÂNCIAS QUÍMICAS

Metais pesados: Cádmio, manganês, mercúrio, estanho (trimetiltina), zinco
Hexacarbonetos: n-Hexano, outros
Pesticidas: Carbaril, brometalina, hidrocarbonetos clorados
Fármacos: Nitrofurazonas, ivermectina, levamisol, metronidazol

PLANTAS

Cicadófitas, *Chrysocoma tenuifolia*, *Helichrysum* spp., *Solanum* spp. (*dimidiatum, fastigiatum, kwebense*), sorgo, *Stypandra* spp.

MICOTOXINAS

Acremonium, Aspergillus, Claviceps, fumonisina, *Penicillium*

Em bezerros, a doença conhecida como *síndrome do bezerro trêmulo* observada na raça Hereford pode apenas superficialmente ser considerada uma doença do neurônio motor. Há grande acúmulo de neurofilamentos nos neurônios do sistema nervoso central, periférico e autônomo. Todos os segmentos da medula espinhal são gravemente afetados. Os neurônios e os processos neuronais dos cornos ventrais, do núcleo intermediolateral, da coluna de Clarke e da substância gelatinosa apresentam aumento de volume e distensão. A degeneração Walleriana ocorre nas raízes nervosas ventrais e na substância branca da medula espinhal. No tronco encefálico, as lesões são menos proeminentes. O aumento de volume das células de Purkinje do cerebelo e a degeneração neuronal no corpo geniculado lateral e no córtex frontal são relatados. A doença ocorre em bezerros neonatos e é clinicamente caracterizada por tremores da cabeça, do corpo e da cauda.

Nutricionais

Deficiência de Vitamina B$_1$ (Tiamina). O pirodifosfato de tiamina é a forma ativa da tiamina. É um cofator importantíssimo para diversas enzimas dependentes de tiamina que participam do metabolismo de carboidratos e acredita-se que o dano cerebral seja relacionado com o declínio destas enzimas, à privação de energia e ao estresse oxidativo, com anomalias do metabolismo de radicais livres nos neurônios. Estas enzimas também são importantes na síntese de diversos constituintes celulares, inclusive neurotransmissores. A deficiência de tiamina foi associada à doença neurológica em carnívoros (paralisia de Chastek), seres humanos (encefalopatia de Wernicke) e ruminantes. Para a discussão das doenças nutricionais que afetam cada espécie animal, ver as seções que discutem as doenças espécie-específicas.

Deficiência de Vitamina A. Ver a seção sobre o Sistema Nervoso Periférico e o Capítulo 21.

Intoxicações. As restrições de espaço não permitem a discussão abrangente de todas as intoxicações que afetam o sistema nervoso. O Quadro 14-9 é uma lista parcial de tóxicos que podem causar lesão no SNC e doenças neurológicas. Algumas destas substâncias, como o mercúrio, já causaram alta morbidade e mortalidade em surtos isolados. Um exemplo é o incidente de 1956 na Baía de Minamata, no Japão, quando humanos ingeriram peixes contaminados com altas concentrações de metilmercúrio. O metilmercúrio se acumula na cadeia alimentar aquática e, assim, há maiores concentrações nos peixes predadores do topo da cadeia alimentar. Em humanos e animais com intoxicação por metilmercúrio, os corpos celulares neuronais do córtex cerebral e do cerebelo morrem por meio de um mecanismo possivelmente apoptótico; porém, disfunção microtubular, estresse oxidativo, alterações da homeostasia de cálcio e potencialização da excitotoxicidade glutaminérgica podem estar envolvidos. Estas intoxicações podem causar doenças neurológicas graves e morte; o leitor interessado deve consultar referências mais abrangentes. Neste capítulo, a discussão das intoxicações é limitada àquelas com maior probabilidade de observação na prática veterinária.

Substâncias Químicas. As axonopatias distais induzidas por substâncias químicas foram classificadas conforme as alterações funcionais que afetam os neurônios motores ou sensoriais, o local de lesão no nervo (distal, proximal) ou pelo tipo de nervo afetado (craniano ou espinhal). Devido ao grande número e ao uso disseminado de substâncias químicas na indústria, há uma lista extensa de estudos experimentais que descrevem as axonopatias e neuropatias tóxicas. Sua discussão completa está fora do escopo deste capítulo.

As substâncias químicas usadas no setor agrícola, industrial e farmacêutico podem danificar os nervos por interferência com o fluxo axoplasmático. Tais substâncias químicas incluem a acrilamida (agente polimerizante que confere resistência ao papel), o dissulfito de carbono (solvente de gordura, usado na extração de óleo de frutos oleaginosos, como as azeitonas), o fosfato de triortocresil (lubrificante de alto desempenho em motores de aviões), o halometano (refrigerador), o cloreto de metileno (agentes de extração, solventes de tinta e agentes desengordurantes), o tetracloreto de carbono (solvente) e o butano (fonte de combustível).

A acrilamida provoca uma forma única de axonopatia distal (axonopatia retrógrada) que afeta principalmente os axônios do SNP (e, com menor frequência, do SNC); os axônios acometidos apresentam acúmulo de neurofilamentos. Acredita-se que os esferoides axonais sejam relacionados com a alteração de transporte axonal decorrente da fosforilação de neurofilamentos e seu rearranjo anormal no axônio. Esta axonopatia "retrógrada" é microscopicamente caracterizada pela degeneração de axônios, começando nas sinapses ou suas adjacências e progredindo até o corpo celular neuronal. As projeções axonais mais distais estão mais longe do corpo celular e, assim, não podem ser mantidas. Desta maneira, são mais vulneráveis às alterações funcionais; porém, não se sabe se tal degeneração é causada por déficits de energia, ausência de antioxidantes ou obstrução física ao fluxo axoplasmático. Após a degeneração axonal, há desmielinização secundária.

Determinados tipos de lesão tóxica e bioquímica aos axônios geram o padrão estereotipado de alteração morfológica que afeta os segmentos distais ou proximais do axônio e provoca a formação de esferoides axonais segmentares. Com base na localização dos esferoides, tais doenças são divididas em dois grupos: as doenças que afetam os axônios distantes de seus corpos celulares (axonopatias distais) e aquelas que afetam os axônios próximos a seus corpos celulares (axonopatias proximais).

A formação de esferoides axonais e a subsequente degeneração axonal são causadas por alterações no fluxo axoplasmático e por alterações no fluxo anterógrado ou retrógrado, dependendo da natureza da lesão causadora do acúmulo e/ou rearranjo das proteínas do citoesqueleto. A lesão histológica comum a estes dois tipos de axonopatias é a formação de esferoides axonais com subsequente degeneração do axônio e desmielinização secundária, que é um processo muito semelhante às lesões descritas na degeneração Walleriana. Os esferoides axonais são comuns a diversos distúrbios neuronais; assim, as axonopatias distais e proximais devem ser diferenciadas de outras doenças que causam a formação de esferoides, como as axonopatias por compressão.

As axonopatias distais e proximais foram ainda subdivididas por algumas disciplinas científicas em grupos, de acordo com a progressão das primeiras lesões axonais, em direção anterógrada ou retrógrada. A terminologia e os esquemas de classificação, embora importantes para alguns, estão fora do escopo deste capítulo e, de maneira geral, são confusos. A ocorrência de lesões anterógradas ou retrógradas secundárias é discutida no contexto de algumas das doenças apresentadas a seguir.

Organofosforados. Os organofosforados são divididos em dois grupos, de acordo com seu uso, modo de ação e tipo de intoxicação. O primeiro grupo, dos ésteres de organofosforados, usados como pesticidas (paration, malation, diazinon, carbaril ou aldicarb),

fungicidas, herbicidas ou rodenticidas, causam intoxicação aguda por inibição direta ou indireta da colinesterase, permitindo o acúmulo de acetilcolina nas junções sinápticas (entre neurônios) ou nas junções mioneurais (entre neurônios e músculos), o que provoca despolarização persistente. Na intoxicação aguda por organofosforado, os efeitos clínicos variam, mas se manifestam:

1. No sistema nervoso parassimpático, causando salivação, lacrimejamento, micção, defecação, bradicardia e constrição pupilar.
2. No sistema muscular esquelético, provocando fasciculações musculares seguidas por fraqueza e paralisia muscular (ou seja, a morte ocorre principalmente devido à insuficiência respiratória).
3. No SNC, causando ansiedade, inquietação, hiperatividade, anorexia e convulsões generalizadas (observadas em cães e gatos, mas incomuns em bovinos).

No sistema nervoso, não há lesões macroscópicas e microscópicas; nos demais tecidos, as lesões não são específicas.

O segundo grupo provoca intoxicação crônica e é a causa mais comum de axonopatias distais induzidas por substâncias químicas em medicina veterinária. Este grupo de organofosforados inclui o cresil e os compostos similares, como o fosfato de triortocresil usado em fluidos hidráulicos, lubrificantes, retardantes de chamas e plastificantes. O grupo de compostos de triaril fosfato, usados como lubrificantes em altas temperaturas, é tóxico para diversas espécies animais e seres humanos.

A exposição crônica (neuropatia tardia) a determinados organofosforados pesticidas e herbicidas (triclorfon, merfós, fosfato de triortocresil, leptofós, paration, malation e diazinon) provoca neurotoxicidade tardia não relacionada com a inibição de colinesterase, que pode observada na intoxicação aguda por organofosforado. O tipo de lesão axonal causada por estas substâncias químicas segue um processo estereotipado de alterações morfológicas descritas anteriormente e ocorre cerca de 10 a 14 dias após a exposição. Os compostos organofosforados que causam neurotoxicidade tardia inibem a atividade de uma enzima chamada *esterase alvo de neuropatia*. A função da enzima no SNP e SNC não é completamente entendida.

Acredita-se que a fosforilação da enzima pelo composto tóxico interfira com sua função normal, provocando lesão axonal. Outros estudos mostraram que os organofosforados causam neurotoxicidade tardia por meio da interação com Ca^{2+} ou calmodulina quinase II, uma enzima responsável pela fosforilação de proteínas do citoesqueleto, como microtúbulos, neurofilamentos e proteína associada aos microtúbulos 2; isto provoca desmontagem e acúmulo destas moléculas nas porções distais dos axônios, o que produz aumento de volume e degeneração axonal.

Não há lesões macroscópicas específicas nas axonopatias distais induzidas por substâncias químicas. Microscopicamente, observa-se degeneração retrógrada, iniciando-se na parte distal dos axônios, em especial daqueles com diâmetro maior. As áreas afetadas da medula espinhal incluem os funículos dorsais, os tratos espinocerebelares dos funículos laterais e os aspectos ventromediais dos funículos ventrais. Há cromatólise central dos corpos celulares dos nervos afetados.

Clinicamente, os sinais de intoxicação geralmente ocorrem 1 a 2 semanas após a exposição. Animais jovens, devido à sua capacidade de compensação dos déficits neurológicos, tendem a ser afetados com menor gravidade; em adultos, porém, a recuperação é lenta e incompleta. Os animais suscetíveis incluem gatos, ruminantes domésticos e exóticos, galinhas, faisões e patos. Pequenos animais de laboratório, cães e alguns primatas não humanos são menos sensíveis. Os sinais clínicos são aqueles de neuropatia sensorial e motora combinada e dano à medula espinhal, como os déficits proprioceptivos compatíveis à lesão do núcleo e do trato espinocerebelar, assim como do fascículo grácil.

Selênio. Uma síndrome paralítica aguda, chamada *poliomielomalácia bilateral*, foi observada em suínos cevados e associada à inclusão inadvertida de quantidades tóxicas de selênio (leveduras enriquecidas com selênio, selenito de sódio ou selenato de sódio) nas rações.

A patogênese das lesões não foi comprovada, mas pode envolver uma deficiência induzida de nicotinamida ou niacina. Experimentalmente, a 6-aminonicotinamida, uma gliotoxina e antagonista da vitamina, causa lesões análogas às observadas na doença suína natural.

Macroscopicamente, áreas bilaterais (simétricas) de amolecimento e descoloração amarela são observadas na substância cinzenta espinhal ventral das intumescências cervicais e lombares. Microscopicamente, as lesões agudas são compostas por cromatólise neuronal, necrose neuronal, perda neuronal, microcavitação e necrose glial progressivas. Como esperado, após estas alterações, ocorre astrogliose e acúmulo de células *gitter*. Os capilares proeminentes são típicos. A degeneração Walleriana acontece nas raízes ventrais dos nervos espinhais dos segmentos medulares cujos neurônios motores do corno cinzento ventral foram destruídos. Lesões idênticas foram observadas no tronco encefálico.

Clinicamente, os suínos acometidos são alertas, repousam em decúbito ventral e guincham alto quando perturbados. Por fim, apresentam quadriplegia com paralisia flácida dos membros posteriores. As manifestações cutâneas da intoxicação também ocorrem e incluem pelame áspero, alopecia parcial e separação e lesão dos cascos. Historicamente, uma poliomielomalácia bilateral simétrica ovina similar foi relatada na África, mas a associação à intoxicação por selênio não foi feita.

Cloreto de Sódio. A intoxicação por cloreto de sódio, também conhecida como *intoxicação por íons de sódio*, *síndrome de privação de água* ou *envenenamento por sal*, ocorre principalmente em suínos, aves e, ocasionalmente, ruminantes, cães, equinos, primatas não humanos e ovinos. A doença ocorre após o consumo excessivo de cloreto de sódio em rações ou suplementos e pode ser complicada pela disponibilidade limitada de água de bebida, provocando desidratação grave. Uma sequência similar de eventos pode ocorrer com a simples restrição de água de duração suficiente para permitir a compensação pela resposta adaptativa do cérebro à hipernatremia crônica (hiperosmolaridade). A intoxicação por cloreto de sódio se deve à hiperosmolaridade (hipernatremia) causada por ingestão excessiva de sais de sódio ou desidratação grave, seguida por reidratação e mudança "rápida" da hipernatremia à normonatremia ou hiponatremia.

Durante a fase hipernatrêmica inicial, o cérebro "encolhe" devido à perda osmótica de água. Um influxo de íons de sódio, potássio e cloreto para o cérebro, começando minutos após a perda osmótica de água, é uma resposta adaptativa aguda para normalizar o desequilíbrio de sódio. A manutenção do equilíbrio iônico normal no cérebro é essencial, porém, embora um novo equilíbrio iônico seja estabelecido, para o funcionamento normal, esta resposta aguda, sozinha, não pode compensar a hipernatremia grave ou prolongada.

A segunda resposta adaptativa do cérebro, mais tardia, é um influxo ou a produção endógena de osmólitos orgânicos, como determinados aminoácidos, polióis e metilaminas, para normalizar os desequilíbrios osmóticos criados pela hipernatremia. Esta resposta precisa de horas ou dias para estabelecer o novo equilíbrio osmótico. Quando os animais têm acesso livre à água fresca, há uma mudança aguda da hipernatremia à hiponatremia. Em minutos, o cérebro tenta compensar este desequilíbrio osmótico por meio da eliminação de íons de sódio, potássio e cloreto, por meio do transporte ativo destes íons na vasculatura. Esta resposta inicial não pode, porém, compensar o estresse osmótico criado pelo aumento de osmólitos orgânicos no cérebro. Assim, devido ao gradiente osmótico criado pela elevação de osmólitos orgânicos no cérebro, a água entra no cérebro que, consequentemente, sofre um aumento de volume.

Macroscopicamente, as lesões são inconsistentes, mas incluem congestão e edema cerebral leptomeníngeo. Zonas de necrose laminar cerebrocortical podem ser detectadas em cortes transversos de cérebro fixado. Microscopicamente, a necrose cerebrocortical neuronal, geralmente laminar, é acompanhada por aumento do volume astrocítico. Em suínos, as leptomeninges e os espaços perivasculares podem apresentar um infiltrado de eosinófilos e, com a maior sobrevida, há um influxo de macrófagos, dependendo da extensão da necrose (Fig. 14-56).

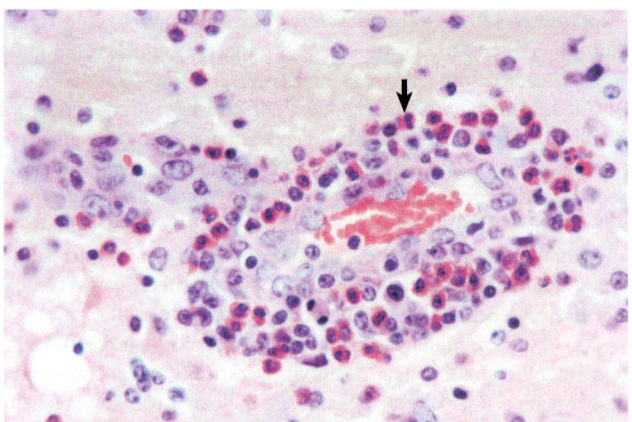

Figura 14-56 Meningoencefalite Eosinofílica, Córtex Cerebral, Substância Cinzenta, Suíno. Note o acúmulo de eosinófilos (*seta*) no espaço perivascular. Esta resposta é característica das lesões do edema hipo-osmótico causado pela privação de água ou pelo consumo excessivo de sais de sódio. O neuropilo adjacente é edematoso. Coloração por HE. (Cortesia de Dr. M. D. McGavin, College of Veterinary Medicine, University of Tennessee.)

O infiltrado leptomeníngeo e perivascular de eosinófilos é um achado inconsistente e pode ser não específico em diversas encefalites suínas. Porém, quando associado à necrose cortical laminar, indica a intoxicação por sal nesta espécie. A palidez da substância branca subcortical indica edema e a proeminência de pequenos vasos sanguíneos corticais se deve à congestão e ao aumento de volume dos núcleos das células endoteliais. Em ruminantes, a degeneração arteriolar com infiltrado neutrofílico transmural, necrose de células de Purkinje do cerebelo e edema dos núcleos da base, do tálamo e do mesencéfalo foram observados.

Os sinais clínicos incluem inapetência e desidratação e, a seguir, pressão da cabeça contra superfícies sólidas, incoordenação, cegueira, andar em círculos, movimentação rítmica dos membros e convulsões. Os animais geralmente são encontrados mortos no pasto ou nas baias.

Metais

Arsênico. A intoxicação causada por ingestão ou absorção cutânea pode ocorrer com arsênicos inorgânicos e orgânicos e afetar múltiplos órgãos, incluindo o sistema nervoso. Os compostos inorgânicos são predominantemente herbicidas ou pesticidas, enquanto os arsênicos orgânicos (p. ex. ácido arsanílico) foram usados como aditivos alimentares em suinocultura e avicultura, como promotores de crescimento e no controle de doenças entéricas.

O envenenamento por arsênicos inorgânicos provoca doença entérica aguda com manifestações hepáticas e renais, mas sinais neurológicos podem ser observados. Provavelmente devido à natureza dos compostos orgânicos e seu modo de uso, a possibilidade de neurotoxicidade é maior. O ácido arsanílico tem maior tendência a causar dano periférico aos nervos e tratos ópticos, enquanto os compostos à base de 3-nitro costumam afetar a medula espinhal com maior gravidade.

Não há lesões macroscópicas. Microscopicamente, as lesões em nervos cranianos e periféricos e na medula espinhal são compostas por degeneração axonal e fragmentação de bainhas de mielina. Na medula espinhal, após o envenenamento por 3-nitro, as lesões são encontradas primeiro no medula espinal cervical e torácica e, depois, na medula espinhal lombar. Os tratos espinocerebelares e os funículos dorsais são predominantemente afetados. A distribuição das lesões sugere que os segmentos distais de tratos de fibras ascendentes longas podem ser preferencialmente danificados. O arsênico inorgânico inibe os sistemas da enzima sulfidrila e altera o metabolismo celular. O modo de ação exato dos arsênicos orgânicos não é conhecido.

Em suínos, os sinais clínicos incluem cegueira decorrente do dano aos nervos e tratos ópticos e incoordenação, paresia e paralisia relacionadas com as lesões na medula espinhal e no nervo periférico.

Chumbo. O envenenamento por chumbo ocorre em diversos animais, mas o maior conhecimento acerca da possibilidade da intoxicação e da contaminação ambiental, além das regulamentações atuais, que, por exemplo, reduziram as concentrações da substância em tintas e na gasolina, diminuíram a ocorrência da intoxicação; quando acontece, o envenenamento é mais comum em bovinos. As possíveis fontes incluem baterias descartadas de carros e flocos ou lascas de tintas velhas em celeiros e outras construções.

Dependendo da quantidade de chumbo absorvida, o envenenamento pode ser peragudo, sem lesões macro ou microscópicas, agudo, subagudo ou crônico. Nos casos peragudos ou agudos, o conteúdo do trato digestório superior, como fragmentos de placas de bateria ou fragmentos de tinta, pode indicar a possibilidade do envenenamento por chumbo. O envenenamento por chumbo pode afetar muitos tecidos e órgãos, incluindo o SNC, o SNP, o fígado, os rins, o trato gastrointestinal, a medula óssea, os vasos sanguíneos e os órgãos do sistema reprodutor e endócrino. Em equinos alimentados com pastagens contaminadas com chumbo, a neuropatia cranial com paralisia laríngea e facial foi descrita.

O envenenamento por chumbo em bovinos e outras espécies ocorre por via oral, ou, menos comumente, pelo sistema respiratório ou pela pele (chumbo inorgânico). O chumbo pode causar danos ao cérebro por meio de diversos mecanismos. Os efeitos tóxicos diretos sobre neurônios, astrócitos e células endoteliais cerebrais se devem à alteração das vias metabólicas e da função dos sistemas de neurotransmissores dopaminérgicos, colinérgicos e glutaminérgicos. O chumbo rapidamente atravessa a barreira hematoencefálica com o uso de um transportador catiônico, se concentra no cérebro devido à sua capacidade de substituição dos íons de cálcio na bomba e entra nos astrócitos e neurônios por meio de canais de cálcio sensíveis à voltagem na membrana celular. O chumbo prejudica a homeostasia de cálcio, causando acúmulo de cálcio nas células expostas à substância tóxica e induz a liberação mitocondrial de cálcio, o que causa morte celular apoptótica. Os astrócitos contêm metalotioneína e podem sequestrar metais possivelmente tóxicos no SNC, protegendo, assim, os neurônios mais vulneráveis aos efeitos tóxicos de chumbo. Porém, os astrócitos também podem ser sensíveis aos efeitos tóxicos do chumbo, o que causa déficits funcionais, por exemplo, durante a incorporação, transporte e metabolismo de neurotransmissores. A exposição transplacentária (seres humanos e ovinos) e neonatal ao chumbo pode retardar a maturação do cérebro e causar anomalias bioquímicas.

De modo geral, não há lesões macroscópicas no SNC. Quando presentes, estas lesões podem lembrar aquelas observadas na polioencefalomalácia de bovinos, mas isto é incomum. Caso existentes, elas tendem a ser distribuídas em padrão laminar e incluem congestão meníngea e cerebrovascular, aumento de volume do cérebro com achatamento de giros ou hemorragia. Com a sobrevida maior, pode haver focos de malácia (amolecimento) cerebrocortical, cavitação e necrose laminar e, a seguir, atrofia cortical cerebral, alargamento de sulcos, estreitamento de giros e perda de substância branca.

Microscopicamente, não há lesões nos casos peragudos. Nos agudos, há congestão, aumento de volume astrocítico, *status spongiosus* e proeminência microvascular causadas pela hipertrofia endotelial, e, de modo geral, a alteração isquêmica neuronal é caracteristicamente confinada às extremidades dos giros cerebrocorticais. Na maioria dos casos em bovinos, há somente alguns neurônios necróticos nas extremidades dos giros e aumento de volume astrocítico mínimo, proeminência vascular e congestão. Com a maior sobrevida, as lesões cerebrocortical progridem à necrose laminar, acúmulos de macrófagos ou necrose liquefativa, embora esta última seja rara. Devido a suas similaridades, as lesões de encefalopatia por chumbo em ruminantes devem ser diferenciadas daquelas observadas na poliencefalomalácia associada à deficiência de tiamina e na poliencefalomalácia relacionada com o enxofre.

Em cães, as lesões são similares às observadas em bovinos, mas o dano vascular é mais óbvio e consistente. As lesões vasculares podem progredir à hialinização mural, necrose e trombose. Outras lesões incluem necrose neuronal no córtex cerebral, hipocampo e cerebelo (células de Purkinje), destruição de mielina na substância branca cerebrocortical e neuropatia periférica.

Clinicamente, os bovinos afetados geralmente são encontrados prostrados ou mortos no pasto. Os sinais clínicos, quando presentes, variam, a princípio, de depressão, inapetência e diarreia a ranger de dentes (bruxismo), andar em círculos, pressão da cabeça em superfícies sólidas, incoordenação e cegueira. Em animais de pequeno porte, principalmente cães, sinais clínicos incluem ataxia, tremores, convulsões tônico-clônicas, cegueira e surdez.

Brometalina. A brometalina, um rodenticida não anticoagulante altamente lipofílico (ou seja, com afinidade pela alta concentração de gordura no cérebro), mata toupeiras, roedores silvestres e animais domésticos (predominantemente cães e gatos após a exposição acidental) por desacoplamento da fosforilação oxidativa nas mitocôndrias das células nervosas. Assim, há diminuição da síntese de ATP e disfunção das bombas dos canais iônicos de Na^+ e K^+ dependentes de ATP. Isto provoca o acúmulo de Na^+ (e água) nas células nervosas e, assim, edema citotóxico cerebral (ver a seção Edema Cerebral [Alterações de permeabilidade]), o que causa aumento da pressão intracraniana e provoca lesão de neurônios e seus axônios mielinizados. As lesões, além do edema cerebral, incluem edema intramielínico, separação da mielina e aumento de volume axonal, que se manifestam como espongiose da substância branca. Os animais intoxicados geralmente apresentam depressão, convulsões, graus variáveis de ataxia, paresia e paralisia, e podem morrer.

Organotinas. A exposição excessiva a organotinas, como trietiltina (estabilizante, catalisador, conservante de madeira e tecidos, fungicida, bactericida e inseticida), causa edema citotóxico que afeta principalmente as bainhas de mielina dos oligodendrócitos na substância branca. Estudos experimentais mostraram que a trietiltina danifica as bainhas de mielina de forma seletiva e diminui as concentrações de potássio na substância branca, ao mesmo tempo em que faz o conteúdo intracelular da água aumentar. A barreira hematoencefálica não é afetada. Acredita-se que o mecanismo da lesão seja o desacoplamento da fosforilação oxidativa e a inibição da atividade mitocondrial de ATPase nas membranas celulares. A perda da atividade de ATPase dependente de Na^+/K^+ nas membranas celulares das lamelas de mielina resulta na formação de edema intramielínico.

As lesões macroscópicas, se presentes, são compostas por aumento de volume do cérebro e da medula espinhal. Devido à compressão contra o crânio, o cérebro afetado apresenta achatamento de giros e sulcos rasos e indistintos. Microscopicamente, há acúmulo de fluido entre as camadas de mielina, o que resulta na separação das lamelas de mielina e à formação de espaços intramielínicos.

Toxinas Microbianas

Botulismo. Ver a seção Sistema Nervoso Periférico.

Tétano. O tétano é uma doença paralítica espástica causada pela neurotoxina chamada *tetanoespasmina* produzida por *Clostridium tetani*. Assim como *Clostridium botulinum*, a bactéria é um anaeróbio ubíquo, Gram-positivo e formador de esporos comumente encontrado no solo. A tetanoespasmina é sintetizada em feridas anaeróbicas e, primeiramente, se liga nas junções mioneurais e/ou receptores sensoriais. É transportada via fluxo axoplasmático retrógrado no axônio e pelas junções sinápticas até chegar ao SNC (Fig. 4-28). No SNC, a toxina é transferida pelas sinapses até se fixar nos gangliosídeos nos neurônios motores inibidores pré-sinápticos. A tetanoespasmina bloqueia a liberação de neurotransmissores inibidores, como glicina e GABA. Os neurotransmissores inibidores impedem as ações dos impulsos nervosos excitatórios dos neurônios motores superiores, que são impostas aos inferiores. Se estes impulsos não puderem ser reduzidos pelos mecanismos inibidores normais, os espasmos musculares generalizados característicos de tétano são observados. A tetanoespasmina parece agir por meio da clivagem seletiva do componente proteico das vesículas sinápticas, impedindo, assim, a liberação de neurotransmissores pelas células. Após a ligação da toxina às sinapses, a administração de antitoxina é inútil.

Esta doença é mais comum em equinos, mas também pode ocorrer em ovinos castrados em áreas contaminadas com esporos de *C. tetani*. O tétano também foi relatado em bovinos, suínos, cães e gatos. À exceção da ferida anaeróbica, não há lesões teciduais macroscópicas e microscópicas no tétano. Inicialmente, os equinos infectados apresentam sinais de cólica e rigidez muscular, com acometimento de grupos musculares dos lábios, das narinas, dos pavilhões auriculares, da mandíbula (travamento mandibular) e da cauda. Os equinos apresentam hiperestesia e o desenvolvimento da síndrome paralítica espástica e tetânica é rápido.

Toxinas de Plantas

Envenenamento por *Astragalus, Oxytropis e Swainsona*. *Astragalus, Oxytropis* e *Swainsona* representam três gêneros de plantas com espécies que são tóxicas para o gado. Até 300 espécies de *Astragalus* crescem na América do Norte e o gênero é o maior de qualquer família de leguminosas nesta parte do mundo. Três categorias de intoxicação podem ser causadas por *Astragalus*, dependendo do mecanismo ou maneira de intoxicação: presença de radicais nitro, acúmulo de selênio e envenenamento do tipo *locoweed*.[1] Somente esta última forma é discutida aqui. O envenenamento por *locoweed*, ou locoísmo, é associado à ingestão de determinadas espécies de *Astragalus* e *Oxytropis* na América do Norte e *Swainsona* na Austrália. Os princípios tóxicos foram denominados *locoína* e *swainsonina*, respectivamente.

O mecanismo de intoxicação foi esclarecido pelo isolamento dos alcaloides indolizidina swainsonina e swainsonina N-óxido de *Astragalus lentiginosus*. Descobertas recentes indicaram os endófitos do fungo *Undifilum oxytropis* como sendo a principal fonte de swainsonina. Os compostos de swainsonina inibem a α-manosidase lisossomal, induzindo, assim, uma α-manosidose adquirida que mimetiza a doença congênita do armazenamento chamada manosidose. As manosidases, enzimas que hidrolisam glicosídeos, são encontradas no aparelho de Golgi, nos lisossomos e no citoplasma de todas as células mamíferas. Análises de tecido de animais intoxicados com swainsonina mostraram que a molécula é encontrada em todos os tecidos; porém, neurônios, células epiteliais dos sistemas orgânicos, como o fígado, e macrófagos do sistema monocítico-macrofágico do baço e dos linfonodos são comumente afetados. Dessa forma, assim como ocorre na doença congênita do armazenamento (manosidose), as doenças adquiridas do armazenamento induzidas por swainsonina afetam células similares de todo o corpo. Além disso, a swainsonina interfere com a síntese normal de glicoproteínas que contêm oligossacarídeos complexos associados à asparagina. A swainsonina também inibe a manosidase II no aparelho de Golgi, um efeito não observado na doença congênita.

Não há lesões macroscópicas específicas nas doenças adquiridas do armazenamento induzidas por swainsonina. Microscopicamente, as lesões envolvem os corpos celulares neuronais por todo o neuroeixo e os gânglios autônomos e são análogas às observadas nas doenças congênitas do armazenamento lisossomal.

Microscopicamente, os corpos celulares dos neurônios apresentam aumento de volume e, às vezes, os núcleos são deslocados para a periferia do corpo celular. O citoplasma parece espumoso ou apresenta vacúolos delicados. O material que se acumula no citoplasma não se cora, como o lipídio. *Meganeurites*, aumentos de volume irregulares e fusiformes, são observados no segmento proximal do axônio e formam sinapses aberrantes. Com o passar do tempo, as lesões incluem degeneração axonal distal e necrose neuronal com mineralização. A

presença de lesões citoplasmáticas em outras células do SNC, como os astrócitos, depende do grau de expressão de α-manosidase em cada população celular. Os astrócitos são hidrópicos ou apresentam aumento de volume, mas sua aparência é menos dramática e diagnóstica em comparação às alterações em neurônios. Os macrófagos recrutados da corrente sanguínea para fagocitose dos restos celulares e a manose liberada por neurônios mortos também são afetados pela swainsonina. Há microgliose e neuronofagia, mas ambas são inconspícuas.

Similar ao aumento de volume e à formação de vacúolos nos neurônios, este processo também ocorre em células de todo o corpo, incluindo hepatócitos, células pancreáticas exócrinas, epitélio tubular renal, órgãos endócrinos (tireoide, paratireoide e adrenais), leucócitos circulantes e células do sistema monocítico-macrofágico no fígado, no baço e nos linfonodos. A ingestão das plantas destas espécies por fêmeas prenhes também pode causar aborto ou nascimento de neonatos fracos que apresentam lesões similares.

Bovinos, ovinos e equinos geralmente são afetados. A intoxicação tende a ser insidiosa, e os sinais clínicos não são observados até a ingestão das plantas por 14 a 60 dias. Os sinais clínicos incluem mau estado geral, depressão, pressão da cabeça em superfícies sólidas, incoordenação, andar trôpego e/ou em círculos, cegueira, decúbito e movimentação rítmica dos membros.

Outras Doenças

Melanose Meníngea (Congênita). As leptomeninges de animais e seres humanos com pele muito pigmentada, principalmente ovinos de face preta e suínos de pele negra, podem ter melanina (Fig. 14-57). A extensão e o grau de deposição do pigmento variam dramaticamente de animal a animal. Depósitos similares de pigmento podem ser encontrados em outras áreas do corpo, incluindo a pleura, as carúnculas uterinas, o fígado e as membranas mucosas do sistema respiratório e do sistema alimentar. A melanose meníngea congênita não provoca alterações clínicas e é um achado normal e esperado.

Distúrbios Circulatórios

Muitas doenças do SNC em medicina veterinária são decorrentes de lesão no sistema circulatório e no endotélio vascular. As doenças

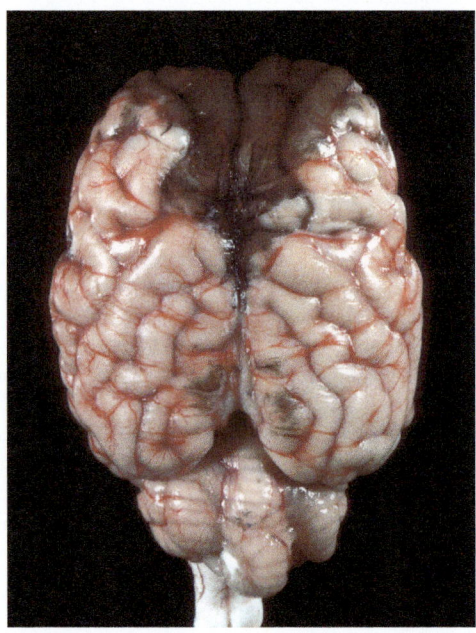

Figura 14-57 Melanose, Leptomeninges (Pia-máter e Aracnoide), Ovino. Note a pigmentação preta das leptomeninges sobre os polos olfatórios e o aspecto dorsal do lobo frontal. A melanose meníngea é um achado normal em ovinos de face preta e outros animais com pele bastante pigmentada. (Cortesia de Dr. D. Morton, College of Veterinary Medicine, University of Illinois.)

---

[1]Nota da Tradução: Termo formado pela junção das palavras *loco* (louco, em espanhol) e *weed* (gramínea, em inglês), cunhado por conquistadores espanhóis na América do Norte que observaram sinais clínicos neurológicos em seus cavalos após a ingestão de plantas destas espécies.

vasculares do SNC podem ser decorrentes da inflamação/infecção, seja como componente de uma doença sistêmica, seja por extensão da doença inflamatória meníngea ou cerebral. A incidência de doenças cerebrovasculares análogas às observadas em seres humanos, incluindo traumas, é baixa em animais e as manifestações neurológicas associadas a estas doenças são incomuns. A arteriosclerose ("endurecimento" das artérias) pode ser categorizada como lipídica (aterosclerose) ou não lipídica; esta última inclui fibrose, mineralização e deposição arterial de amiloide (Capítulo 10).

Aterosclerose. A aterosclerose é relatada em diversos animais, incluindo primatas não humanos, suínos, cães e diversas espécies de aves. Suínos mais velhos tendem a ser gravemente afetados. Ocasionalmente, cães idosos com hipotireoidismo crônico ou diabetes melito podem ter aterosclerose grave. A patogênese da aterosclerose e a formação da placa aterosclerótica é mais bem compreendida em seres humanos, e os resultados de estudos experimentais podem ter alguma aplicação ao entendimento da aterosclerose em animais domésticos.

As placas ateroscleróticas são decorrentes da interação complexa e parcialmente entendida entre o endotélio, as células da musculatura lisa, as plaquetas, os linfócitos T e os monócitos. A lesão endotelial induzida pelo colesterol chamado lipoproteína de baixa densidade (LDL) oxidada provoca inflamação vascular da túnica íntima. Os monócitos migram pela íntima da parede vascular para fagocitar o colesterol LDL. Este processo provoca a formação de células xantomatosas características da aterosclerose inicial (estria de gordura). Além disso, os macrófagos ativados produzem fatores que também danificam o endotélio. As concentrações de colesterol LDL em células xantomatosas e da musculatura lisa geralmente excedem as propriedades antioxidantes do endotélio normal. A LDL oxidada provoca outras alterações metabólicas que formam um microambiente pró-coagulante, aumenta a formação de trombo mediada por plaquetas e inicia uma cascata de eventos que causa as lesões associadas ao desenvolvimento de placas ateroscleróticas maduras (placas fibrosas com revestimento [macrófagos ricos em lipídios isolados por tecido conjuntivo]). O local das placas ateroscleróticas no sistema circulatório depende dos estresses de cisalhamento induzidos pelo fluido e sua interação com o endotélio vascular danificado. As placas ateroscleróticas caracteristicamente ocorrem em áreas de ramificação de vasos ou onde o fluxo de sangue sofre súbita alteração de velocidade e/ou direção.

Embora as placas ateroscleróticas possam atingir tamanhos grandes o suficiente para reduzir significativamente o fluxo sanguíneo às regiões do cérebro, a estabilidade das placas determina a gravidade da doença. A placa estável é caracterizada por um excesso de células da musculatura lisa com poucos macrófagos contendo lipídios. Uma placa instável é caracterizada por um grande centro rico em lipídio com abundância de macrófagos contendo lipídios, revestimento fibroso delgado e inflamação. A ruptura das placas instáveis pode causar trombose vascular ou tromboembolia e infarto das áreas supridas por estes vasos no SNC.

Macroscopicamente, os vasos que podem ser acometidos incluem a aorta e seus ramos principais, as artérias coronárias extramurais, as renais e as cerebrais. As artérias afetadas apresentam rigidez, espessamento irregular e coloração branca a branca-amarelada (placas ateromatosas) (Fig. 14-58, A). Os lúmens arteriais são estreitos ou quase obliterados, mas, de modo geral, não há ulceração, trombose ou hemorragia (Fig. 14-58, B). O espessamento da íntima das artérias intracranianas geralmente contém menos lipídio e estas artérias têm maior tendência à fibroesclerose do que os demais vasos. As artérias do cérebro apresentam espessamento colagenoso adventício ou transmural. As lesões arteriais podem ser associadas à hemorragia ou a infartos nos núcleos da base, no fórnix, nas cápsulas internas e externas, no hipocampo e no tálamo.

Em cães, as lesões tendem a ocorrer nas artérias cerebrais, coronárias e renais, e são mais graves na íntima e na lâmina média. Hemorragia, isquemia e infarto do córtex cerebral são incomuns, mas podem acontecer. As alterações do infarto associado à suposta aterosclerose vinculada ao

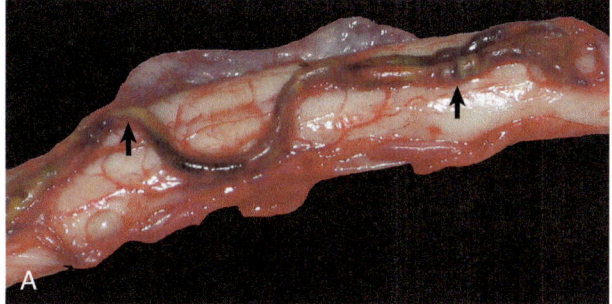

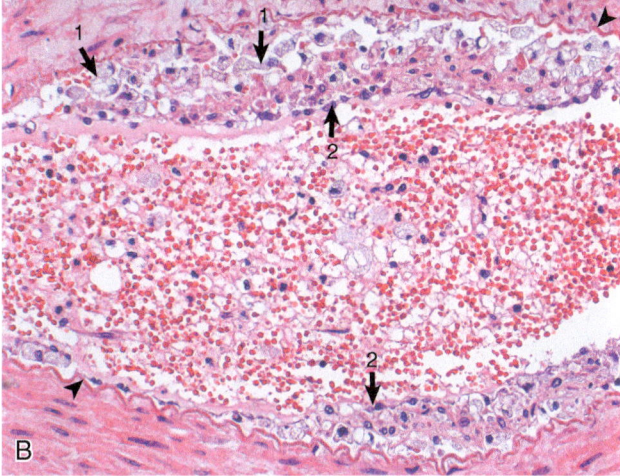

Figura 14-58 Aterosclerose, Artéria Espinhal Ventral, Medula Espinhal, Superfície Ventral, Cão. A, A artéria espinhal ventral apresenta segmentos amarelos, espessos e com um formato semelhante a um colar de contas devido ao ateroma *(setas)*. Este cão apresenta hipotireoidismo prolongado. **B,** A túnica íntima contém numerosos macrófagos espumosos (ricos em lipídios) *(setas 1)*. *Pontas de seta*, Lâmina elástica interna; *setas 2*, endotélio. Coloração por HE. (**A** Cortesia de Dr. J. Hammond, Pieper Memorial Veterinary Centro. **B** Cortesia de Dr. J. F. Zachary, College of Veterinary Medicine, University of Illinois.)

hipotireoidismo foram identificadas em cães por meio de exames de ressonância magnética. Muitas destas lesões se resolvem com o tratamento da endocrinopatia subjacente, com lesões residuais mínimas no SNC.

Edema Cerebral (Alterações de Permeabilidade). As causas e os mecanismos do edema cerebral são discutidos na seção sobre edema vasogênico, citotóxico e intersticial. O edema cerebral foi também associado à "intoxicação por água", que pode ser decorrente da maior hidratação corpórea causada por: (1) hidratação intravenosa excessiva e errônea; (2) consumo compulsivo de água, causado pela função mental anormal; ou (3) alteração da secreção de hormônio antidiurético. A maior hidratação corpórea causa hipotonia (hipo-osmolaridade) plasmática, com subsequente desenvolvimento de um gradiente osmótico entre o plasma hipotônico e o estado relativamente hipertônico do tecido cerebral normal. O fluido se move do plasma para o cérebro. Neste tipo de edema, a barreira hematoencefálica permanece intacta; caso o contrário ocorresse, a alteração da osmolaridade plasmática seria logo transmitida ao tecido cerebral (através do extravasamento vascular) e aboliria o gradiente osmótico necessário. O acúmulo de fluido ocorre principalmente no meio intracelular, mas também pode ser extracelular. Além disso, de modo geral, há grande aumento na taxa de formação do LCR no plexo coroide e de fluido extracelular no cérebro.

As lesões macroscópicas que acompanham o edema cerebral são decorrentes do aumento de volume de um órgão em um espaço confinado e limitado; o grau de aumento de volume obviamente determina o tipo e a extensão das lesões que se desenvolvem. Ao avaliar as lesões, é muito importante examinar primeiro o cérebro e a medula espinhal em estado fresco e *in situ*.

À análise microscópica, diferentemente de alguns outros tecidos, como os pulmões, o fluido extracelular associado ao edema vasogênico tende a não ser detectável, exceto nos casos de lesão vascular extensa. Quando o fluido que ocupa o espaço extracelular não pode ser identificado, somente seus efeitos (separação das células e de seus processos, reduzindo a intensidade da coloração) podem ser reconhecidos. Além disso, após o edema vasogênico prolongado, as lesões incluem hipertrofia e hiperplasia de astrócitos, ativação de micróglia e desmielinização. O edema citotóxico é caracterizado por aumento de volume celular, incluindo aumento de volume dos astrócitos.

Devido à compressão contra o crânio, o cérebro afetado apresenta achatamento de giros e sulcos rasos e pode mudar de posição. Se o edema for confinado a um lado, o deslocamento é unilateral e pode ser associado à herniação do giro cingulado sob a foice cerebral; a extensão do aumento de volume intracerebral unilateral pode ser mais bem observada após o exame de cortes transversais. O aumento de volume difuso geralmente causa desvio caudal, potencialmente provocando herniação do cérebro (giros para-hipocampais dos lobos temporal) abaixo do tentório cerebelar (Fig. 14-59) ou herniação do verme cerebelar pelo

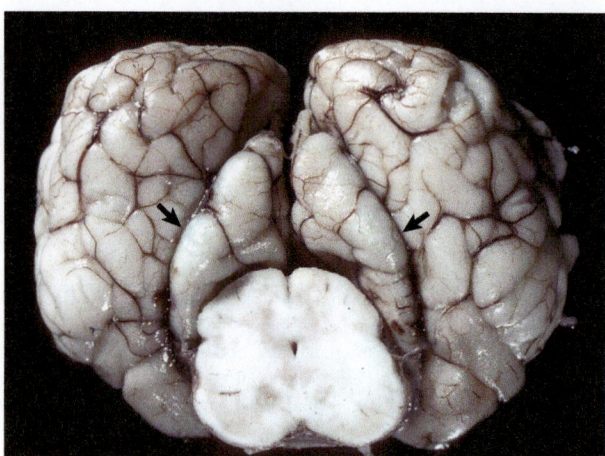

Figura 14-59 Hérnia de Giros, Giros Para-hipocampais, Cérebro, Corte Transversal, Face Caudal, à Altura dos Colículos Rostrais e Pilar do Cérebro (*Crus Cerebri*), Equino. O deslocamento caudal dos giros para-hipocampais (*setas*) foi causado por um súbito aumento de volume do cérebro (aumento da pressão intracraniana) em decorrência de um grave trauma cerebral por contusão cefálica. Os demais giros cerebrais apresentam aumento de volume e achatamento e os sulcos são indistintos (edema cerebral). (Cortesia de Dr. M. D. McGavin, College of Veterinary Medicine, University of Tennessee.)

forâmen magno, o que resulta em "conificação" do verme (Fig. 14-60). Às superfícies de corte, a substância branca tende a ser afetada (geralmente por edema de tipo vasogênico, que é mais comum). A substância branca apresenta aumento de volume, consistência macia, aparência úmida e cor amarela clara no estado fresco e não fixado.

Mielopatia Isquêmica (Mielopatia Embólica Fibrocartilaginosa). A mielopatia embólica fibrocartilaginosa foi descrita em quase todas as espécies domésticas, mas é mais comum em cães. A herniação da fibrocartilagem do disco intervertebral na vasculatura, com formação de êmbolos oclusivos, é uma causa conhecida, mas a via tomada pelo material fibrocartilaginoso nos vasos da medula espinhal é incerta. Foi sugerido que o trauma do núcleo pulposo provoca sua fragmentação, e que a pressão do trauma força pequenos fragmentos nas veias, plexos venosos ou pequenas arteríolas danificadas. A artéria, a veia espinhal ventral e seus ramos são comumente afetados, talvez por sua proximidade ao material extruído do disco. Cães de raças de grande porte são mais frequentemente acometidos do que os de raças condrodistróficas.

A lesão macroscópica é um infarto focal agudo, mais comum à medula espinhal cervical ou lombar, mas qualquer porção pode ser afetada (Fig. 14-61). À análise microscópica, êmbolos histoquimicamente idênticos às fibrocartilagens do núcleo pulposo dos discos intervertebrais ocluem as artérias e/ou veias das meninges ou do SNC das áreas afetadas (Fig. 14-62). Clinicamente, há aparecimento súbito de déficits associados à medula espinhal, às vezes, em determinadas espécies, com acometimento cerebral. Em cães, raças de grande porte são mais comumente afetadas. A doença ocorre em animais jovens e idosos. Um estudo relatou que 60% dos casos confirmados de mielopatia isquêmica canina têm histórico de trauma ou exercício.

Alterações Vasculares Não Lipídicas. A fibrose arterial ocorre mais comumente em animais idosos e foi descrita em cães e equinos. Em cães, a fibrose da íntima, da média ou da adventícia ocorre com certa frequência nos vasos cerebroespinhais de todos os tipos e calibres. O espessamento fibroso da adventícia das pequenas artérias meningeais e do SNC pode ser acompanhado por graus variáveis de extensão da fibrose a outras camadas da parede vascular. O local preferencial é o plexo coroide, onde a hialinização e o espessamento perivascular/vascular são achados comuns em animais idosos. Em equinos mais velhos, os vasos apresentam um padrão similar de fibrose e a adventícia pode ser preferencialmente afetada. Depósitos de amiloide em vasos meningeais e cerebrais são relatados em cães e outros animais idosos. A mineralização (deposição de sais de cálcio ou ferro) dos vasos sanguíneos cerebrais ocorre em diversas espécies, mas é mais comum

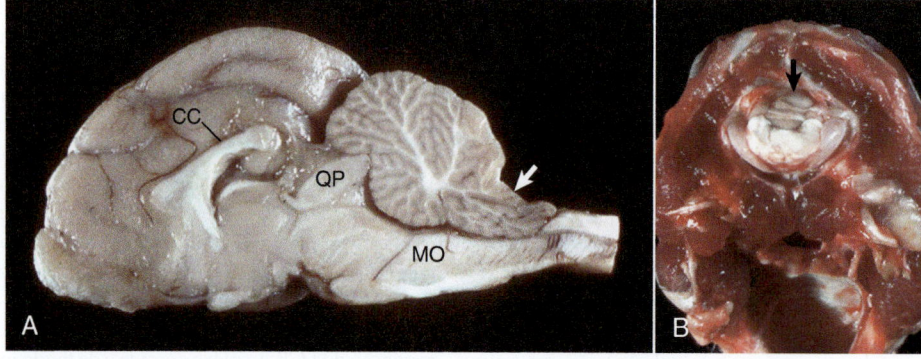

Figura 14-60 Conificação do Verme Cerebelar, Cérebro, Gato. A, Corte sagital. Conificação do cerebelo. O verme cerebelar caudal foi deslocado caudalmente pelo forâmen magno; note a depressão na superfície dorsal (*seta*). Isto provocou a compressão da medula oblonga (*MO*), que pode causar morte por compressão do centro respiratório. Note a elevação do corpo caloso (*CC*) e a compressão focal do verme cerebelar rostral pelo teto (placa quadrigeminal) (*QP*). **B,** Conificação do cerebelo pelo forâmen magno, vista caudal pelo forâmen magno. Note que, neste caso, não apenas o verme cerebelar (*seta*) foi caudalmente deslocado, mas também a medula oblonga. Os pedúnculos cerebelares caudais foram deslocados caudalmente até o forâmen magno. (**A** Cortesia de Dr. D. Cho, College of Veterinary Medicine, Louisiana State University; e Noah's Arkive, College of Veterinary Medicine, The University of Georgia. **B** Cortesia de College of Veterinary Medicine, University of Illinois.)

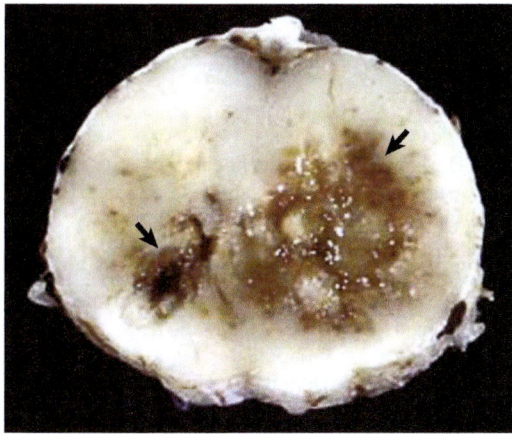

Figura 14-61 Infarto da Medula Espinhal (Necrose Isquêmica), Cão. A região marrom-amarelada de necrose *(setas)* nos funículos lateral e ventral direito foi causada por êmbolos fibrocartilaginosos que ocluíram ramos da artéria espinhal ventral e obstruíram o fluxo sanguíneo. (Cortesia de Dr. J. Edwards, College of Veterinary Medicine, Texas A&M University; e Dr. J. King, College of Veterinary Medicine, Cornell University.)

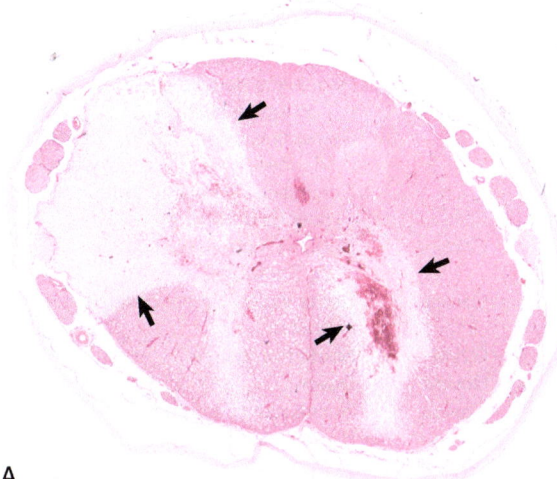

A

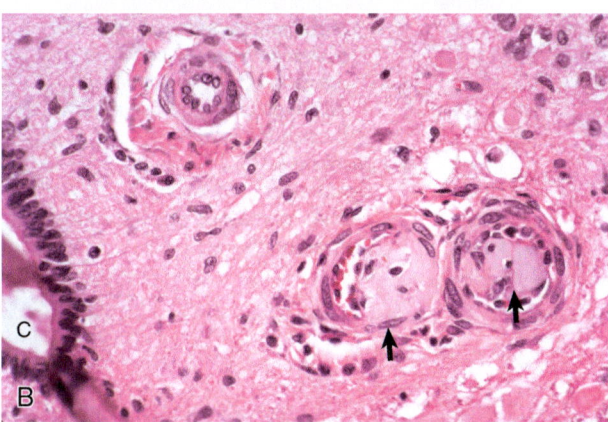

Figura 14-62 Êmbolo Fibrocartilaginoso, Medula Espinhal, Cão. A, Oclusão vascular e infarto. Êmbolos fibrocartilaginosos obstruíram a artéria dorsolateral *(canto superior esquerdo)* e ramos da artéria espinhal ventral para o corno cinzento ventral direito e substância branca adjacente, causando infarto *(setas)*. Coloração por HE. **B,** Êmbolos fibrocartilaginosos em arteríolas *(setas)*. C, Canal central. Coloração por HE. (**A** Cortesia de Dr. M. D. McGavin, College of Veterinary Medicine, University of Tennessee. **B** Cortesia de Dr. J. Van Vleet, College of Veterinary Medicine, Purdue University.)

em equinos adultos. Os vasos da cápsula interna, do globo pálido, do núcleo dentado cerebelar e, com menor frequência, do hipocampo são preferencialmente afetados em equinos, bovinos e, de forma menos comum, cães. Os vasos meningeais em gatos, equinos idosos e bovinos, assim como os vasos do plexo coroide de gatos idosos, são outros locais de mineralização vascular. Estas áreas de mineralização vascular quase sempre devem ser consideradas achados incidentais e é improvável que sejam associadas a sinais clínicos. O dano isquêmico franco é raramente associado a estas lesões vasculares não lipomatosas em qualquer espécie; assim, sinais clínicos não são observados com esta lesão.

Doenças do Armazenamento Lisossomal

A disfunção da degradação de produtos (substratos) mediada pelo lisossomo durante o metabolismo celular normal provoca os transtornos chamados *doenças do armazenamento lisossomal*. Estes substratos não podem ser degradados pelos lisossomos e os substratos acumulados acabam provocando a morte das células afetadas.

A morte celular é o ponto final de um processo crônico e progressivo de acúmulo de substratos que interfere com os processos bioquímicos e os sistemas de transporte das células. Quando os neurônios ou as células mielinizantes morrem, liberam seu substrato acumulado no tecido adjacente. Os macrófagos são recrutados da corrente sanguínea como monócitos e fagocitam os restos celulares e o substrato não processado liberado pelas células mortas. Os macrófagos, porém, têm o mesmo defeito genético e, assim, também acumulam o substrato em seus lisossomos. Embora menos vulneráveis aos efeitos do acúmulo de substrato, os macrófagos acabam morrendo, e seu substrato é liberado e fagocitado por outros macrófagos recrutados do sangue.

As doenças do armazenamento lipídico, como a leucodistrofia de células globoides, são discutidas em mais detalhes a seguir. As características de algumas doenças do armazenamento lisossomal de animais são mostradas na Tabela 14-7.

A princípio, acreditava-se que as doenças do armazenamento lisossomal se desenvolvessem exclusivamente devido às mutações que reduzem a síntese de enzimas lisossomais. Mais recentemente, porém, ficou claro que há outros defeitos, como:

1. Síntese de proteínas cataliticamente inativas, que são similares às enzimas ativas normais.
2. Defeitos no processamento pós-tradução (glicosilação, fosforilação, adição de ácidos graxos no aparelho de Golgi) da enzima, o que, erroneamente, a direciona a outros locais (extracelulares), que não os lisossomos.
3. Ausência de enzima ativadora (uma enzima que normalmente aumenta a taxa de uma reação catalisada) ou de proteína protetora (que facilita o reparo e o redobramento das proteínas danificadas pelo estresse).
4. Ausência da proteína ativadora necessária à hidrólise do substrato.
5. Ausência da proteína de transporte necessária à eliminação do material digerido dos lisossomos.

Assim, a caracterização das doenças lisossomal aumentou e inclui o acometimento de qualquer proteína essencial à função lisossomal normal.

As doenças mais bem conhecidas são definidas pelo acúmulo de substrato ou seus precursores e, às vezes, até mesmo pela ausência do produto metabólico essencial à função lisossomal normal. Como princípio geral, o aumento de volume celular e a formação citoplasmática de vacúolos ocorrem devido ao acúmulo de substrato não processado nos lisossomos; assim, as diferenças no tamanho e na aparência de células (neurônios ou hepatócitos) dependem da disponibilidade do substrato (carboidrato ou lipídio) no sistema orgânico. Muitos lipídios e glicolipídios são exclusivos ao sistema nervoso; assim, quando há um defeito lisossomal, as células nervosas geralmente acumulam o substrato.

Exemplos de doenças do armazenamento lisossomal que acometem seres humanos e animais são as gangliosidoses. Com poucas exceções, estas doenças são herdadas em padrão autossômico

Tabela 14-7	Classificação de Algumas Doenças do Armazenamento Lisossomal Relacionadas com o Sistema Nervoso Central de Animais			
Doença	**Produto de Armazenamento**	**Enzima Deficiente**	**Espécie**	**Raça**
Gangliosidose GM₁	Gangliosídeo GM₁	β-Galactosidase	Bovina	Holstein-Friesian
			Canina	Beagle, springer spaniel inglês, cão d'água português, malamute-do-alasca
			Felina	Siamês doméstico de pelo curto
			Ovina	Suffolk, Coopworth-Romney
Gangliosidose GM₂	Gangliosídeo GM₂	β-Hexosaminidase	Canina	Braco alemão de pelo curto, spaniel japonês
			Felina	Doméstico de pelo curto, Korat
			Suína	Yorkshire
Leucodistrofia de células globoides (doença similar à de Krabbe)	Galactosilceramida (galactocerebrosídeo) e galactosilsfingosina (psicosina)	Galactosilceramidase (galactocerebrosídeo β-galactosidase)	Canina	West highland terrier, cairn terrier, poodle miniatura, bluetick hound, beagle, lulu da pomerânia
			Felina	Doméstico de pelo curto, doméstico de pelo longo
			Ovina	Polled Dorset
α-Manosidose	Oligossacarídeo contendo manose	α-Manosidase	Bovina	Angus, Murray Grey, Galloway
			Felina	Persa, doméstico de pelo curto
β-Manosidose	Oligossacarídeo contendo manose	β-Manosidase	Caprina	Nubiana
			Bovina	Salers
Mucopolissacaridose	Diferentes glicosaminoglicanas	Diversas deficiências enzimáticas	Canina	Plott hound (tipo I, doença de Hurler), pinscher miniatura (tipo VI, doença de Maroteaux-Lamy) pastor alemão (tipo VII, doença de Sly)
			Felina	Doméstico de pelo curto (tipo I, doença de Hurler)
				Doméstico de pelo curto, Siamês (tipo VI, doença de Maroteaux-Lamy)
				Doméstico de pelo curto (tipo VII, doença de Sly)
			Caprina	Nubiana (tipo III, doença de Sanfilippo)
Lipofuscinose ceroide	Subunidade c da ATPase mitocondrial	Defeito pré-lisossomal?	Canina	Setter inglês, border collie, terrier tibetano
			Ovina	South Hampshire
			Bovina	Devon
	Esfingolipídio Proteínas ativadoras A e D	Palmitoil proteína tioesterase	Canina	Schnauzer miniatura
			Ovina	Swedish Landrace
	Desconhecido	Desconhecida	Canina	Chihuahua, cocker spaniel, saluki, cruzamentos de terrier, boiadeiro australiano, pastor iugoslavo, dálmata, boiadeiro australiano de cauda chata, golden retriever, dachshund, corgi
			Ovina	Rambouillet
			Bovina	Beefmaster
			Felina	Siamês, doméstico de pelo curto
Doença de Niemann-Pick do tipo c	Principalmente gangliosídeos em neurônios	Desconhecida	Felina	Doméstico de pelo curto
			Canina	Boxer

ATPase, Adenosina trifosfatase.

recessivo, e também tendem a ser dependentes da dose gênica. Desta maneira, homozigotos recessivos manifestam a doença, enquanto heterozigotos são fenotípica e funcionalmente normais, mas a atividade da enzima afetada é cerca de 50% menor do que o normal. A idade de aparecimento dos sinais clínicos e a gravidade da doença podem variar entre as diferentes doenças, já que a deficiência enzimática nem sempre é a mesma. Se o defeito genético impedir a síntese da enzima mutante, há aparecimento precoce da doença grave. Por outro lado, se há alguma síntese da enzima deficiente residual, o aparecimento é mais tardio e a doença, mais branda, já que o catabolismo parcial do substrato acumulado retarda a distensão dos lisossomos por substrato que resultam em perda de função celular.

As lesões macroscópicas do SNC variam conforme os diferentes tipos de doenças do armazenamento lisossomal. A atrofia cerebral é observada na leucodistrofia de células globoides, em estágios mais tardios da doença, devido à perda de mielina. A atrofia cerebral é também observada na lipofuscinose ceroide, mas não é proeminente em outras doenças do armazenamento lisossomal, embora os cérebros de animais com gangliosidoses possam apresentar consistência firme e elástica. Microscopicamente, os neurônios afetados geralmente apresentam citoplasma espumoso, com vacúolos delicados ou granulares, refletindo o grau de remoção do material armazenado durante o processamento histológico (Fig. 14-63). As características específicas do material armazenado podem ser mais bem determinadas ao exame ultraestrutural.

A lipofuscinose ceroide é uma doença do armazenamento lisossomal caracterizada pelo metabolismo anormal de esfingolipídios (lipopigmentos) e ocorre em gatos, cães, bovinos e ovinos. Sua disfunção lisossomal não foi claramente identificada, mas estudos experimentais demonstraram alterações na atividade de palmitoil-proteína tioesterase e concentração de protease ácida. A doença lembra outras, relacionadas com o armazenamento lisossomal, por poder ser recessiva, mas não apresenta efeito de dose gênica. A atrofia cerebral ocorre em estágios mais tardios da lipofuscinose ceroide (em ovinos) (Fig. 14-17). A atrofia, que tende a acometer o córtex cerebral, mas também, às vezes, afeta o cerebelo, pode causar uma redução de 50% do peso do cérebro. Os hemisférios cerebrais são mais firmes e geralmente apresentam cor bege, enquanto os giros são adelgaçados e os sulcos, alargados, uma indicação clara de atrofia cerebrocortical. Microscopicamente, o citoplasma dos neurônios afetados apresenta material granular eosinofílico (à coloração por HE) e diminuição no número de neurônios. A astrogliose reativa é proeminente e a microgliose também pode ser observada.

Leucodistrofia de Células Globoides. Como anteriormente discutido, o armazenamento lisossomal geralmente se refere à alteração celular em que uma maior quantidade de substrato, que normalmente é degradado, se acumula nos lisossomos, provocando, geralmente, a morte celular. Estas doenças têm base hereditária, ocorrem em animais jovens e são transmitidas em padrão autossômico recessivo. As características de algumas doenças do armazenamento lisossomal de animais são mostradas na Tabela 14-7.

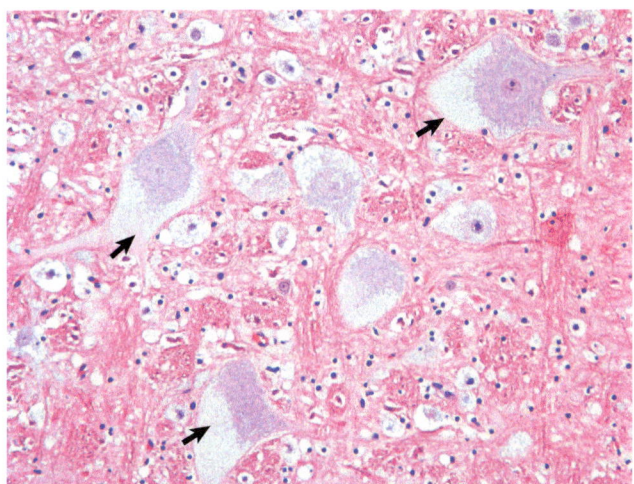

Figura 14-63 Doença do Armazenamento de Glicogênio/Carboidrato (Lisossomal), Tronco Encefálico, Corpos Celulares de Neurônios, Gato. Note o aumento de volume dos corpos celulares dos neurônios, o deslocamento dos núcleos e o acúmulo de um substrato não processado no citoplasma dos corpos celulares neuronais *(setas)* que conferem uma aparência "espumosa" ao citoplasma. Coloração por HE. (Cortesia de Dr. J. F. Zachary, College of Veterinary Medicine, University of Illinois.)

A leucodistrofia de células globoides, uma esfingolipidose, é uma doença do armazenamento lisossomal; sua principal lesão é a desmielinização primária de oligodendrócitos do SNC e células de Schwann do SNP. A doença, de herança autossômica recessiva nas espécies cairn e West Highland white terrier, geralmente é observada em animais jovens, com menos de 1 ano de idade. Foi também descrita em beagles, poodle miniaturas, basset hounds, lulus da Pomerânia, bluetick hounds e gatos domésticos de pelo curto e longo.

Do ponto de vista do mecanismo biológico, a sequência proposta de eventos nesta doença inclui: (1) mielinização precoce "normal", que progride até determinado estágio; (2) interrupção do *turnover* normal de mielina devido à atividade deficiente de galactosilceramidase; (3) degeneração e necrose das células mielinizantes devido ao acúmulo de psicosina; (4) desmielinização primária; (5) recrutamento de fagócitos, tanto da micróglia residente quanto dos monócitos do sangue; e (6) infiltração de macrófagos, que se transformam em células globoides após fagocitarem subprodutos da mielina no tecido nervoso. Estas últimas alterações ocorrem em resposta à desmielinização e à ausência de metabolismo de galactocerebrosídeo.

Os oligodendrócitos e as células de Schwann afetadas são deficientes em uma hidrolase lisossomal, a galactosilceramida β-galactosidase (GALC), que é responsável pela degradação de galactosilsfingosina (psicosina) e galactosilceramida (galactocerebrosídeo). A psicosina é altamente tóxica e, por não ser degradada, acredita-se que se acumule durante a doença e provoque lesão direta nos oligodendrócitos e nas células de Schwann, talvez por um mecanismo apoptótico de morte celular mediado, em parte, pela produção de citocinas e óxido nítrico sintase induzível, causada pela presença de psicosina.

Na leucodistrofia de células globoides, a composição da mielina não é qualitativamente anormal. A galactosilceramida é altamente concentrada na mielina, mas quase ausente nos órgãos sistêmicos, à exceção do rim. O pico de síntese e *turnover* de galactosilceramida coincide com o pico de formação e *turnover* de mielina durante o primeiro ano de vida. A atividade de GALC também aumenta em relação ao pico de galactosilceramida. A mielinização continua em taxa mais lenta conforme o animal amadurece e, no adulto, a formação de mielina é estável, com *turnover* mínimo.

A deficiência de atividade de GALC provoca o acúmulo de galactosilceramida, principalmente durante a primeira fase de maturação e *turnover* da mielina e na formação de células globoides, discutida a seguir. A psicosina também se acumula, o que causa degeneração rápida e extensa oligodendrócitos e células de Schwann, mielinólise intensa e redução da mielinização.

As lesões macroscópicas do SNC são caracterizadas pela descoloração acinzentada da substância branca, principalmente do centro semioval dos hemisférios cerebrais e da substância branca da medula espinhal (Fig. 14-64). A lesão na medula espinhal tende a começar na substância branca periférica e se disseminar para dentro. Microscopicamente, tais áreas apresentam perda pronunciada de mielina (Fig. 14-65, A), e as células globoides, que são proeminentes, contêm galactocerebrosídeo, que pode ser observado à coloração de ácido periódico-Schiff (Fig. 14-65, B). Os nervos periféricos também são afetados e as lesões são caracterizadas por desmielinização primária e degeneração axonal secundária. Os pequenos ramos de nervos periféricos sensoriais são bons locais para coleta de material de biópsia para estabelecimento do diagnóstico (Fig. 14-112).

Clinicamente, os animais acometidos apresentam ataxia, fraqueza nos membros e tremores que progridem à paralisia e à atrofia muscular. Perda de acuidade visual e cegueira também podem ocorrer.

Doenças que Afetam a Formação e a Manutenção da Mielina

Hipomielinização e Desmielinização. Os distúrbios da formação de mielina incluem a hipomielinogênese (hipomielinização) e a

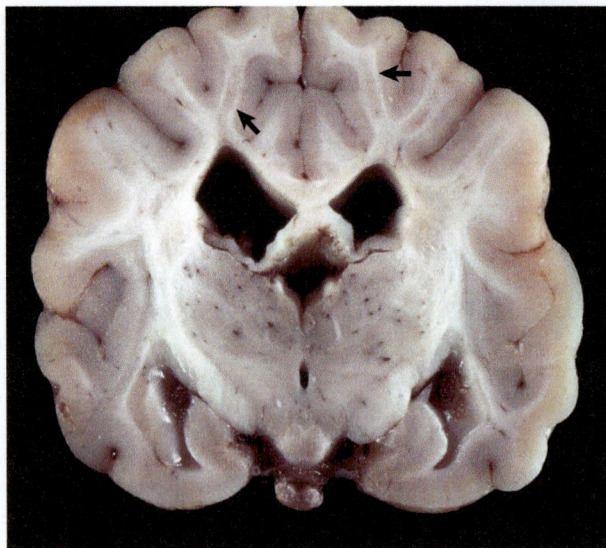

Figura 14-64 Doença do Armazenamento Lipídico, Leucodistrofia de Células Globoides, Cérebro, Corte Transversal à Altura do Corpo Mamilar, Cão. A substância branca, principalmente dos giros, tem aparência esbranquiçada a cinza clara (*setas*). Os macrófagos (células globoides) derivados de monócitos do sangue (também com deficiência enzimática de β-galactocerebrosidase) se acumulam na substância branca para fagocitar o galactocerebrosídeo e os restos de oligodendróglia secundários aos efeitos tóxicos de galactosilsfingosina (psicosina) sobre os oligodendrócitos (e as células de Schwann do sistema nervoso periférico). Há também hidrocefalia bilateral dos ventrículos laterais, hidrocefalia *ex vacuo*, presumivelmente, em decorrência à perda de neurônios e seus axônios. (Cortesia de Dr. H. B. Gelberg, College of Veterinary Medicine, Oregon State University.)

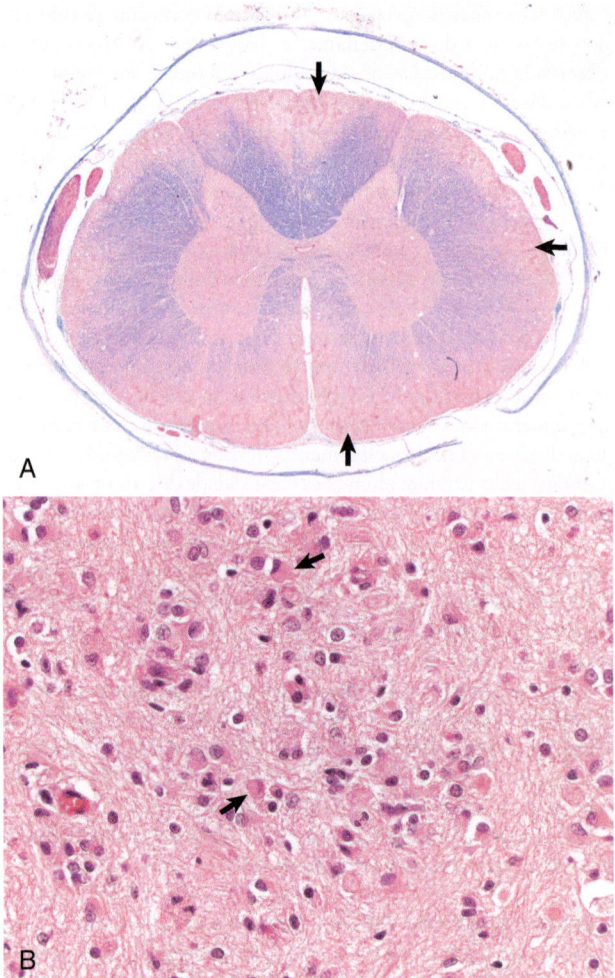

Figura 14-65 Leucodistrofia de Células Globoides, Cão. A, Medula espinhal. Este corte de medula espinhal foi corado com Luxol *fast blue*, uma reação histoquímica que cora a mielina em azul. Note a perda de mielina na periferia da medula espinhal, onde os axônios são bastante mielinizados (*setas*), a primeira área a ser afetada. Coloração de Luxol *fast blue* com contracoloração nuclear *fast red*. **B,** Primeiro estágio da doença. A substância branca contém células globoides (macrófagos) que são caracterizadas por citoplasma eosinofílico abundante e núcleo excêntrico (*setas*). O número e o tamanho dos macrófagos aumentam com o passar do tempo devido à perda progressiva de mielina. Coloração por HE. (**A** Cortesia de Dr. M. D. McGavin, College of Veterinary Medicine, University of Tennessee; **B** Cortesia de Dr. A. D. Miller, College of Veterinary Medicine, Cornell University.)

desmielinização. A hipomielinogênese é um processo onde há subdesenvolvimento de mielina. A desmielinização se refere à formação de mielina bioquimicamente defeituosa. A hipomielinogênese e a desmielinização tendem a ocorrer no início do período pós-natal e têm características clínicas e patológicas similares. Há certas diferenças nas lesões e seus mecanismos de desenvolvimento. Algumas destas doenças em animais domésticos são descritas na Tabela 14-8.

Hipomielinogênese

Doenças Causadas por Vírus. O vírus da febre suína clássica (cólera suína), um pestivírus, pode ser teratogênico para o feto suíno. Os defeitos neurais mais bem conhecidos decorrentes da infecção fetal são a hipomielinogênese e a hipoplasia cerebelar, embora outras lesões do SNC, como microencefalia, e lesões em tecido não neural, tenham sido relatadas. O mecanismo de desenvolvimento da lesão não foi determinado de forma definitiva, mas a infecção persistente que provoca inibição da divisão e da função celular de alguns tecidos foi proposta.

A infecção viral chamada doença da fronteira (também causada por pestivírus) é capaz de induzir o mau desenvolvimento do SNC e de tecidos não nervosos (esqueleto) de cordeiros e caprinos após a infecção natural da fêmea durante a prenhez. Uma das lesões características no SNC é a hipomielinogênese, que afeta principalmente a substância branca do cérebro e o cerebelo. Macroscopicamente, pode ser difícil diferenciar as substâncias branca e cinzenta em cortes transversais de cérebro e cerebelo. O cérebro e a medula espinhal de cordeiros afetados podem ser menores em comparação a indivíduos não acometidos. O SNP não é afetado. A hipomielinogênese pode ser relacionada com a diminuição, induzida pelo vírus, de glicoproteína associada à mielina, proteína mielínica básica e atividade de nucleotídeos fosfodiesterase em oligodendrócitos. Outras lesões detectadas em cordeiros incluem inflamação nos estágios iniciais,

porencefalia-hidranencefalia, malformação cerebelar, incluindo hipoplasia, microencefalia e redução do diâmetro da medula espinhal.

Leucodistrofia de Células Globoides. Ver a seção anterior sobre as Doenças do Armazenamento Lisossomal.

Degeneração Esponjosa (Status Spongiosus). A degeneração esponjosa é um grupo de doenças de animais jovens caracterizada pela aparência roída (aqui chamada *status spongiosus*) que ocorre principalmente na substância branca do SNC, mas também se estende à substância cinzenta. *Status spongiosus* é um termo pouco específico, e o desenvolvimento dessa degeneração pode ocorrer por diferentes mecanismos. Ela inclui diversas lesões, como separação das lamelas que formam as bainhas de mielina (características das doenças aqui discutidas), acúmulo de fluido extracelular (edema cerebral extracelular; ver a seção Aumento de Volume e Edema do Sistema Nervoso Central), aumento de volume dos processos celulares (astrocíticos, neuronais) e degeneração Walleriana no estágio mais tardio, quando

Tabela 14-8	Hipomielinogênese e Desmielinização em Animais				
Espécie	Raça	Nome da Doença	Causa Genética	Causa Infecciosa	Causa Metabólica
Bovina	Todas as raças	Diarreia bovina a vírus (desmielinização)		Vírus da diarreia bovina (pestivírus)	
	Charolais	Ataxia progressiva	Suspeita		
Ovina	Todas as raças	Doença da fronteira (hipomielinogênese e desmielinização)		Vírus da doença da fronteira (pestivírus)	
Suína	Landrace	Tremor congênito (agenesia de mielina)	Recessiva e associada ao sexo		
	Saddleback	Tremor congênito	Autossômica recessiva		
	Chester White	Mioclonia congênita	Autossômica recessiva	Suspeita	
	Todas as raças	Tremor congênito (dismielinogênese e hipoplasia cerebelar)		Febre suína clássica (pestivírus)	
	Todas as raças	Tremor congênito (dismielinogênese)		Desconhecida, etiologia viral suspeita	
	Todas as raças	Ataxia e tremor congênito (hipomielinogênese e hipoplasia cerebelar)			Triclorfon (acaricida)
Canina	Dálmata	Hipomielinogênese			
	Chow chow	Desmielinização	Suspeita		
	Springer spaniel	Filhotes trêmulos (hipomielinização)	Recessiva e associada ao sexo		
	Samoieda	Tremor (hipomielinização)	Suspeita		
	Lurcher	Síndrome de tremor (hipomielinização)			
	Weimaraner	Hipomielinização	Suspeita		

a mielina e os axônios necróticos foram fagocitados, e os espaços antes ocupados por estas estruturas ficaram vazios.

As lesões cerebrais macroscópicas relatadas na degeneração esponjosa variam de ausentes a aumento de volume, edema e palidez da substância branca e dilatação dos ventrículos. Microscopicamente, a lesão é caracterizada por espaços vazios de tamanho variável na substância branca. Ultraestruturalmente, na degeneração esponjosa e em algumas outras doenças caracterizada por *status spongiosus*, há separação da bainha de mielina concomitante à formação de grandes espaços intramielínicos. Em alguns casos, há deficiência da formação de mielina.

Algumas espécies e raças afetadas pela degeneração espojosa incluem a canina (retriever do labrador, saluki, silky terrier, samoieda), felina (mau egípcio) e bovina (Jersey, Shorthorn, Angus Shorthorn, Hereford), e a transmissão autossômica recessiva foi proposta em algumas formas desta doença. Uma forma única de degeneração esponjosa também ocorre no grupo de doenças metabólicas congênitas chamadas *aminoacidopatias*.

O termo *alteração espongiforme* não deve ser confundido com degeneração esponjosa. A alteração espongiforme é caracterizada por pequenos vacúolos claros de tamanhos variados que se formam no citoplasma dos corpos celulares de neurônios e dendritos proximais, em doenças como as encefalopatias espongiformes transmissíveis e a encefalite da raiva, e nos processos de astrócitos que são espacialmente relacionados com os neurônios afetados.

Desmielinização. A desmielinização, ou seja, a degeneração e perda da mielina já formada, pode ser dividida em tipo primário e secundário. A *desmielinização primária* se refere à doença onde a bainha de mielina é afetada de forma seletiva e o axônio permanece essencialmente intacto. A *desmielinização secundária*, uma denominação criticada por alguns especialistas, se refere à degeneração "secundária" da mielina após a lesão "primária" e a perda do axônio, como na degeneração Walleriana, e não é uma lesão seletiva da bainha de mielina.

A lesão de oligodendrócitos que provoca a degradação da bainha de mielina ou a lesão direta às bainhas de mielina causa a liberação de lipídios e outros componentes da mielina no espaço extracelular. Estes materiais ativam rapidamente as células da micróglia, atraindo monócitos do sangue, que fagocitam os restos de mielina.

Causas Metabólicas

Síndrome de Desmielinização Osmótica. Em seres humanos, a síndrome de desmielinização osmótica é chamada *mielinólise central* ou *extrapontina*. A doença foi relatada pela primeira vez em 1959, e a maioria dos casos foi observada em alcoólatras com desnutrição grave. Desde então, o transtorno foi associado a diversas doenças clínicas. O principal fator de risco é a hiponatremia crônica tratada em hospitais pela administração intravenosa de solução salina. A doença foi reproduzida experimentalmente em cães e roedores de laboratório por meio da indução de hiponatremia, sua estabilização (por 3 a 4 dias) e, então, administração de fluidos salinos.

Casos de síndrome de desmielinização osmótica são raramente relatados na literatura veterinária. Diversos casos eram associados à doença de Addison e ao tratamento de correção da hiponatremia típica do hipoadrenocorticismo por meio da administração intravenosa de fluidos contendo solução salina. As taxas relatadas de correção foram de 22 mmol/L em 24 horas e 16,4 mmol/L em 24 horas. Todas estas taxas de correção excedem os limites estabelecidos em seres humanos e são consistentes com os casos humanos da síndrome. A síndrome de desmielinização osmótica também foi relatada em gatos e pode ser causada pela má nutrição.

Acredita-se que a patogênese da síndrome de desmielinização osmótica seja oposta à observada no envenenamento por sal (ou seja, a hiponatremia que passa a ser hipernatremia após a administração de solução salina). As lesões ocorrem nas áreas do cérebro onde há a confluência ou entrelaçamento das substâncias cinzenta e branca. A correção rápida (em 24 a 48 horas) da hiponatremia crônica de um equilíbrio estabelecido excede as respostas adaptativas do cérebro, provocando a destruição da mielina. O mecanismo exato da desmielinização não é conhecido. Propõe-se que o desequilíbrio osmótico e a movimentação da água induzam estresse osmótico no SNC, que, por sua vez, causa a destruição da mielina.

Diferentemente do observado em seres humanos, as lesões macroscópicas em cães não são aparentes, ou são sutis. Amolecimento e descoloração discreta foram observados nas regiões afetadas do cérebro. Microscopicamente, as lesões podem ser limitadas à formação reticular à altura da ponte ou ser extensas, o que afeta as folhas cerebelares, o mesencéfalo, o tálamo, os núcleos da base e a interface entre a corona radiata e a substância cinzenta cerebrocortical. Nas áreas afetadas, a substância branca é pálida em cortes de rotina corados com HE e há grande infiltração de macrófagos espumosos. Colorações especiais (Luxol *fast blue* para mielina) confirmam a destruição aguda da mielina e o acúmulo de restos de mielina em macrófagos. Como é típico das lesões estritamente desmielinizantes, os axônios são bem preservados.

Distúrbios Circulatórios e Físicos. A compressão física do tecido do SNC, que é resultado de diversas causas, geralmente crônicas, também pode induzir a desmielinização. Alguns possíveis mecanismos incluem a compressão das bainhas de mielina e dos oligodendrócitos, a interferência da circulação, o que causa isquemia do SNC, e as doenças que provocam acúmulo de fluido extracelular.

Sabe-se bem que o edema vasogênico e o edema hidrostático causados por inflamação, neoplasia, trauma e hidrocefalia obstrutiva podem provocar degeneração das bainhas de mielina. Os mecanismos subjacentes a esta lesão são muitos e incluem a criação de ambiente de hipóxia-anóxia, degeneração de oligodendrócitos e alteração da estabilidade da bainha de mielina, permitindo a entrada de enzimas proteolíticas lesivas do ambiente adjacente.

Doenças Causadas por Microrganismos
Leucoencefalopatia Multifocal Progressiva. Ver a Tabela 14-3.
Doenças Imunemediadas. Em medicina veterinária, a desmielinização imunemediada de ocorrência natural em animais domésticos é rara e, à exceção da polirradiculoneurite canina (paralisia do coonhound), geralmente apenas suspeita e não comprovada. Estas doenças, que são mais conhecidas por ocorrerem em seres humanos como sequelas de eventos pós-infecciosos e pós-vacinais, resultam em desmielinização primária do SNC. As doenças autoimunes do SNC são, do ponto de vista do mecanismo biológico, hipersensibilidades de tipo II (mediadas por anticorpos) ou hipersensibilidades do tipo IV (mediadas por células), com atuação de citocinas produzidas por linfócitos T e macrófagos.

A lesão autoimune de oligodendrócitos no SNC decorrente de respostas imunes celulares e/ou humorais aberrantes pode ser causada por um dentre quatro mecanismos propostos:

1. Mimetismo molecular: O SNC possui antígenos que são similares ou idênticos àqueles expressos por determinados patógenos (vírus ou bactéria). As respostas inflamatórias e imunológicas normais a estes patógenos resultam na expressão de anticorpos que reagem de maneira cruzada com "antígenos" normalmente expressos por células do SNC.

2. Anulação da tolerância imune: O SNC é um órgão de "privilégio imunológico" (como o olho). Assim, o sistema imune não reconhece antígenos do SNC como inatos, e, se estas moléculas forem expostas ao sistema imune após inflamação ou traumas, pode haver o desenvolvimento de uma resposta autoimune. A lesão, física ou não, dos vasos sanguíneos do SNC pode liberar "antígenos sequestrados" na corrente sanguínea, o que causa uma resposta autoimune.

3. Fatores genéticos: As funções do sistema imune de regulação estritamente genética podem ser controladas por genes anormais

herdados ou genes normais alterados que regulam as respostas imunes a antígenos do SNC e, assim, aumentam a suscetibilidade ao desenvolvimento de doenças autoimunes.

4. Fatores de estresse: Os estresses ambientais mediados pelo SNC podem deprimir as funções do sistema imune, o que causa a formação de autoanticorpos.

O mecanismo da degradação de mielina na desmielinização imunemediada não é claramente entendido. Acredita-se que a primeira etapa seja a exposição de antígenos na proteína mielínica básica da linha mais densa de lamelas de mielina após a lesão. As proteínas da mielina são substratos para a calpaína, uma proteinase neutra ativada por cálcio. A calpaína foi implicada em diversas doenças autoimunes e pode desempenhar um importante papel na desmielinização do SNC. Os antígenos expostos são, então, reconhecidos pelo sistema imune. Estudos experimentais sugerem que as lesões são decorrentes da interação complexa entre células inflamatórias, junto seus mediadores, e as lamelas de células mielinizantes. Linfócitos T, alguns linfócitos B, macrófagos ativados (monócitos recrutados), células da micróglia, moléculas de adesão, citocinas, quimiocinas e seus receptores foram demonstrados nas lesões. Esta interação provoca desmielinização primária.

As lesões macroscópicas geralmente não estão presentes, mas podem incluir descoloração cinza a amarela da substância branca. Microscopicamente, as lesões, que são mais bem observadas na substância branca, são caracterizadas por formação de vacúolos de mielina e presença de linfócitos, macrófagos e plasmócitos. As bainhas de mielina degeneram devido à lesão causada por (1) mediadores inflamatórios e (2) ações diretas dos macrófagos sobre as lamelas. As lamelas de mielina se separam devido ao edema intramielínico, fragmentam-se e são fagocitadas por macrófagos.

Um modelo experimental bem conhecido de desmielinização imunemediada é chamado *encefalomielite alérgica experimental* (EAE). A encefalomielite alérgica experimental é induzida pela hipersensibilidade à mielina ou, mais especificamente, à proteína mielínica básica. Quando animais de laboratório apropriados são inoculados com substância branca ou proteína mielínica básica (suspensa em adjuvante completo de Freund), apresentam paralisia após 2 a 3 semanas. As lesões são caracterizadas por desmielinização perivascular (perivenular) acompanhada por acúmulo de linfócitos e macrófagos.

Um processo similar, chamado *encefalomielite pós-vacinal*, era ocasionalmente observado em seres humanos quando a vacina humana da raiva continha tecido do SNC. A incidência caiu depois de 1957, quando a vacina produzida em embriões de patos começou a ser usada. Em alguns casos com sinais clínicos brandos, a recuperação foi completa e os axônios foram remielinizados após a desmielinização imunemediada.

Uma terceira situação em que este tipo de desmielinização ocorre é após a infecção viral de seres humanos (vírus da rubéola) e animais (p. ex. vírus da influenza). Estas doenças, que são raras e chamadas encefalomielite pós-infecciosas, são também caracterizadas pelo desenvolvimento de lesões no SNC comparáveis às da encefalomielite alérgica experimental.

Lesão Traumática

A lesão traumática do SNC é causada por contusões, como compressão, distensão e laceração de neurônios/axônios. Quando o cérebro e a medula espinhal colidem com as cristas ósseas que revestem a caixa craniana e as paredes ósseas do canal vertebral, respectivamente, ou quando forças axiais, de rotação e angulares (Fig. 14-66) são aplicadas aos neurônios e axônios durante o trauma, a força do impacto e a aceleração súbita de neurônios e axônios, no SNC e nos nervos cranianos e espinhais adjacentes, podem causar sua compressão, torção, distensão e laceração. Ao mesmo tempo, forças de tipos semelhantes podem danificar os vasos sanguíneos do SNC e das leptomeninges e

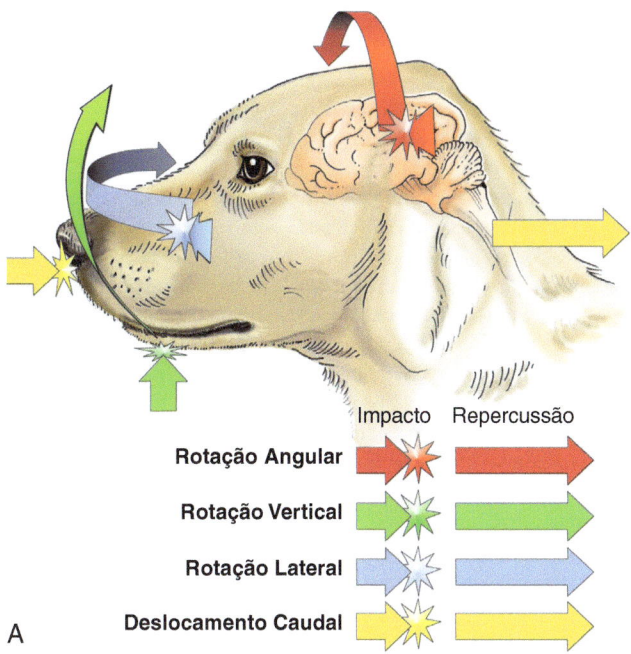

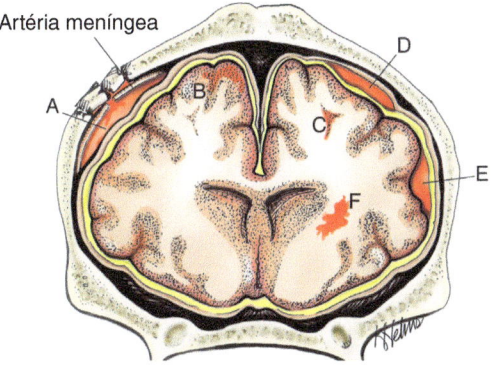

Figura 14-66 Lesão Traumática e Hemorragia do Sistema Nervoso Central. A, A energia axial, de rotação e angular aplicada ao cérebro durante o trauma determina a gravidade das forças de cisalhamento, tensão e compressão que causam lesão neuronal e vascular. **B,** Locais de hemorragia, cão, cérebro. Hemorragia epidural com laceração da artéria meníngea (*A*); hemorragia cortical (*B*); hemorragia na substância branca subcortical (*C*); hemorragia subdural secundária à laceração da veia cerebral superior (*D*); hemorragia subaracnoide (*E*); hemorragia intracerebral profunda (*F*). (**A** Cortesia de Dr. J. F. Zachary, College of Veterinary Medicine, University of Illinois. **B** Cortesia de Dr. J. F. Zachary, College of Veterinary Medicine, University of Illinois. Redesenhado e modificado a partir de uma ilustração de Leech RW, Shuman RM: *Neuropathology: a summary for students*, Philadelphia, 1982, Harper & Row.)

provocar pequenas hemorragias ou hematomas no parênquima do cérebro e nas leptomeninges (espaço subaracnoide) (Fig. 14-67).

A lesão cerebral difusa (geralmente observada na concussão) é causada por forças de aceleração/desaceleração aplicadas a muitas áreas do SNC ao invés de um local específico. A lesão cerebral difusa envolve os processos neuronais, os corpos celulares, os mecanismos de transmissão, as células da macróglia e os vasos sanguíneos. Nos axônios, a lesão mais grave parece ser na junção entre as substâncias cinzenta e branca. Uma variante da lesão cerebral difusa é a lesão axonal difusa, onde os axônios de grandes fibras nervosas mielinizadas são danificados por forças de cisalhamento. Na lesão cerebral e axonal difusa, a deformação mecânica provoca a alteração física das membranas celulares e do citoesqueleto e aumenta a permeabilidade da

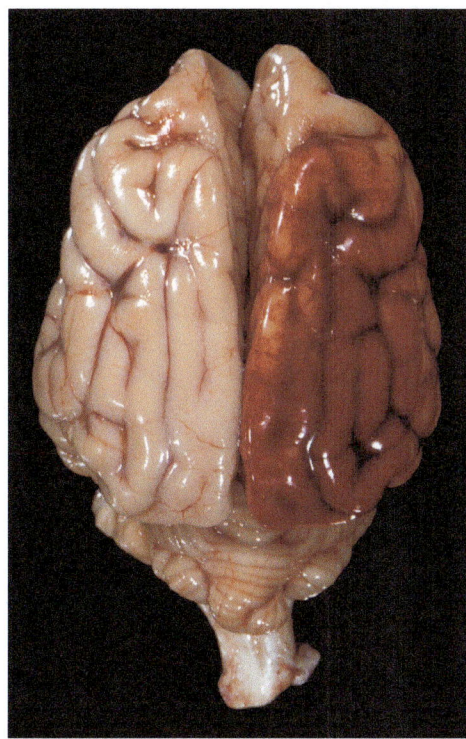

Figura 14-67 Hemorragia Leptomeníngea (Subaracnoide), Cérebro, Hemisfério Cerebral Direito, Cão. (Cortesia de Dr. R. Storts, College of Veterinary Medicine, Texas A&M University.)

membrana, elevando os fluxos iônicos para dentro e para fora da célula. Tais alterações podem causar liberação excessiva de glutamato, excitotoxicidade e morte celular, formação de radicais livres, apoptose e respostas inflamatórias tardias. O resultado final pode ser a degeneração Walleriana.

De modo geral, o trauma do SNC é muito menos frequente em animais do que em seres humanos. Os animais não estão expostos com tanta frequência a situações que podem ser traumáticas (p. ex. viagens de carro) quanto os humanos, e há diferenças anatômicas (a seguir), incluindo a postura quadrúpede, que aumentam a estabilidade e ajudam a proteger os cérebros dos animais.

Entre os animais, é provável que o trauma cerebral seja mais frequente em cães, como consequências de acidentes com veículos, e em gatos, devido a quedas de alturas significativas (apartamentos, sacadas e telhados). Mesmo nessas situações, os gatos tendem a apresentar lesões incrivelmente menores do SNC. Outros exemplos incluem a fratura de coluna vertebral ou do crânio de equinos que saltam e de animais irascíveis, como equinos e ruminantes, durante excitação e restrição.

A predisposição ao trauma cerebral é também influenciada por diferenças anatômicas. A porcentagem de massa cerebral em relação ao tamanho do crânio é muito menor em animais domésticos do que em primatas e, nos bovinos e suínos, a cavidade cranial é também protegida dorsalmente pelos seios frontais proeminentes. O trauma ao nascimento, que pode ser importante em seres humanos, é essencialmente insignificante em animais, onde os ombros e, principalmente, a pelve, ao invés da cabeça, tendem a ser comprimidos no canal do parto. Exceções a esta generalização incluem os cães de raças braquicefálicas. Diversos fatores também influenciam a suscetibilidade da medula espinhal ao trauma. A quantidade de espaço entre a medula espinhal e a parede do canal vertebral é muito importante na determinação do grau de lesão após o edema ou a compressão com hérnia de disco. Este espaço é maior na área cervical do cão do que à altura toracolombar. Assim, a hérnia de disco nesta última área tende a causar lesão grave da medula espinhal.

Os fatores funcionais também desempenham um importante papel na lesão cerebral. O cérebro é muito mais suscetível à lesão quando a cabeça está em movimentação livre do que quando está em posição fixa. No primeiro caso, a maior suscetibilidade foi atribuída à capacidade do crânio (osso) e seu conteúdo (o cérebro) de sofrerem impacto entre si após um trauma não penetrante. Esta interação ocorre porque o cérebro não preenche de forma completa a cavidade craniana e, assim, a distância (ou o espaço) entre o cérebro e o osso é muito curta. O tipo e o local da lesão (contusão e/ou hemorragia) dependem do local do ponto de contato e a direção do golpe em relação à cabeça. Se o golpe ocorrer diretamente na porção posterior ou frontal da cabeça, a cabeça e o cérebro se moverão em linha reta para a frente ou para trás, respectivamente (Fig. 14-66, força axial). Se o golpe for horizontal ao topo da cabeça ou à porção rostral, a cabeça será girada no eixo atlanto-occipital (em movimento angular e de rotação, respectivamente). No caso de um golpe axial na parte de trás da cabeça (um animal que caia de costas), a cabeça e, assim, a caixa craniana sofrerão aceleração mais rápida do que o cérebro, que ficará defasado, e o aspecto caudal do crânio pode se mover para a frente e entrar em contato com o aspecto caudal dos hemisférios cerebrais, geralmente o córtex occipital. No caso de um animal que caia para trás, a cabeça acelerará de forma abrupta e o momento deslocará o cérebro em direção caudal, e a porção caudal do cérebro pode colidir com a caixa craniana. O golpe vertical dado diretamente para baixo, em direção à superfície dorsal da cabeça, terá o mesmo resultado no aspecto dorsal dos hemisférios cerebrais que o golpe na parte posterior da cabeça. É mais comum, como nos mesmos golpes descritos anteriormente, observar hemorragia, geralmente subaracnoide, do lado oposto do ponto de impacto com o cérebro. Por exemplo, um golpe vertical ao topo da cabeça provoca hemorragia da superfície ventral da medula oblonga e dos hemisférios cerebrais. Assim, após um impacto na cabeça parada, de movimentação livre, o osso da caixa craniana atingirá o cérebro estacionário e provocará uma lesão (lesão por golpe), e, no lado oposto, os nervos e os vasos sanguíneos serão distendidos, talvez causando dano nervoso e hemorragia (lesão por contragolpe). Além disso, a massa e a velocidade do objeto que atinge a cabeça são importantes. O trauma após o impacto de um objeto rombo e relativamente grande pode criar uma movimentação notável da cabeça e uma lesão de amplo impacto, enquanto um objeto pequeno, como um projétil em alta velocidade, pode causar menor movimento da cabeça e dano tecidual direto em uma área menor, mas mais profunda. Em resumo, o conceito básico é a transferência de energia cinética pelo objeto que atinge a cabeça. Um objeto rombo grande causará a aceleração da cabeça sem deformá-la; um objeto menor, como um projétil, a penetrará.

Os fatores envolvidos na proteção do cérebro incluem a rigidez do crânio (dependendo da idade), o formato redondo do dorso do crânio, a estrutura dos ossos parietal, occipital e temporal do crânio (duas camadas de osso compacto separadas por osso esponjoso, chamada díploe), as suturas cranianas, os seios, as cristas do assoalho da cavidade craniana, as meninges e o LCR. A medula espinhal é revestida e protegida pela coluna vertebral, cercada por tecido mole adiposo e músculo. Outras estruturas que ajudam a proteger a medula espinhal por meio da absorção do choque são os discos intervertebrais e o osso esponjoso das vértebras. Os ligamentos vertebrais mantêm o alinhamento da coluna vertebral; os ligamentos denticulados sustentam a medula espinhal no meio do canal vertebral e as meninges, principalmente o LCR, conferem proteção contra os traumas.

Clinicamente, os animais com traumas no SNC apresentam sinais relacionados com a área danificada, o cérebro ou a medula espinhal. No trauma cerebral, os sinais podem variar muito, indo de inconsciência por alguns segundos, seguida por recuperação completa e retorno à função normal, à depressão, comportamentos anormais, como desorientação e irritabilidade, semiconsciência com resposta somente a estímulos dolorosos e inconsciência sem resposta a qualquer estímulo. No trauma da medula espinhal, os sinais variam, dependendo da gravidade da lesão e a velocidade de desenvolvimento. A paralisia é causada pela secção da medula espinhal ou rompimento de discos. A paresia e a ataxia são decorrentes da lesão menos grave.

Concussão. De modo geral, concussão é a designação clínica da perda temporária de consciência com recuperação após a lesão cefálica. Como em seres humanos, a cabeça é muito mais suscetível ao trauma quando móvel do que em posição fixa e apoiada. A aplicação de um trauma concussivo adequado à cabeça móvel de um animal provoca uma disfunção cerebral que dura segundos a alguns minutos e geralmente é reversível; golpes fortes causam lesão mais grave e até mesmo morte.

As lesões concussivas do tipo difuso também ocorrem em animais, mas há algumas diferenças entre animais e seres humanos. Por exemplo, é difícil produzir concussão grave em animais, uma vez que a margem entre a força do golpe que provoca atordoamento e do golpe que causa lesão fatal é muito pequena. Quanto menor for o cérebro, menos vulnerável será a forças de rotação, e maiores serão as forças necessárias para causar concussão. Deve-se notar, porém, que a concussão, principalmente quando há recuperação rápida da inconsciência, pode ser mais frequente do que imaginamos, uma vez que os sinais clínicos em animais podem não ser reconhecidos.

A lesão cerebral difusa geralmente não causa lesões macroscópicas. As lesões microscópicas detectadas em animais incluem lesão axonal difusa caracterizada por degeneração axonal e, a seguir, degeneração Walleriana. O dano aos neurônios varia de cromatólise central à morte e à perda neuronal. As formas mais graves de lesão cerebral difusa também podem apresentar aumento de volume agudo generalizado do cérebro, causado por vasodilatação desregulada; depois de algum tempo, pode haver edema cerebral.

Concussão espinhal é o termo aplicado à perda imediata e temporária de função que pode ocorrer após golpes diretos graves à coluna vertebral. A perda de função tende a afetar os tratos/feixes longos de fibras nervosas (funículos), mas, de modo geral, não há alteração externa demonstrável nas vértebras ou na medula espinhal. Como na concussão cerebral, geralmente há somente deficiência funcional temporária da medula espinhal após a lesão, mas, se o trauma for mais grave, os déficits neurológicos podem ser permanentes.

Contusão. *Contusão* indica a formação de um hematoma, geralmente associado à ruptura de vasos sanguíneos. No cérebro, esta lesão provoca lesões macroscopicamente detectáveis, como a hemorragia, que podem, da mesma forma que a concussão, causar inconsciência e até mesmo morte. Os fatores que provocam concussão e contusão podem ocorrer juntos no mesmo animal. As lesões podem ser superficiais (giros cerebrais) ou mais centrais (tronco encefálico), e acompanhadas por fraturas de crânio.

Embora a hemorragia seja a lesão mais comum, a contusão do cérebro também pode causar laceração do tecido do SNC. A laceração provoca necrose tecidual e perda neuronal. Duas designações são usadas para identificar o local da lesão contusiva. A contusão por golpe é localizada no ponto de impacto e a contusão por contragolpe, no local do lado oposto do cérebro. Quando as duas lesões ocorrem juntas (golpe-contragolpe ou contragolpe-golpe), o primeiro termo indica o local de lesão mais grave. O Quadro 14-10 resume a patogênese da contusão por golpe-contragolpe.

Muitas pesquisas foram realizadas para determinar os mecanismos envolvidos no desenvolvimento das lesões contusivas e a cinética é complicada, de forma que ainda não foi completamente elucidada. Os fatores considerados significativos incluem a capacidade de movimentação livre da cabeça, a ocorrência de movimento de rotação do cérebro sobre superfícies ásperas no interior da caixa craniana e

Quadro 14-10 Patogênese da Contusão por Golpe-Contragolpe

CONDIÇÕES ENVOLVIDAS NA CONTUSÃO POR GOLPE-CONTRAGOLPE

1. A cabeça se move livremente.
2. Aceleração (por golpe por um objeto amplo, como um carro) ou desaceleração rápida da cabeça (batida no chão após uma queda da posição em estação).
3. Uma vez que o cérebro não preenche totalmente a caixa craniana, pode haver defasagem em relação ao movimento do crânio quando a cabeça sofre uma aceleração ou desaceleração rápida.
4. Assim, o interior da caixa craniana pode atingir o cérebro estacionário no ponto de impacto (lesão por golpe) ou a lesão pode ocorrer no lado oposto (contragolpe), seja por distensão e laceração dos vasos naquele local, ou porque o cérebro pode ter sido atingido por dentro da caixa craniana, do lado oposto, quando há uma menor quantidade de tampão de líquido cefalorraquidiano.

o desenvolvimento, no interior da cavidade craniana, de pressões e forças gravitacionais positivas e negativas. Os resultados básicos dos diferentes tipos de golpes cefálicos em animais foram discutidos anteriormente e é interessante comparar estas lesões às observadas em seres humanos. Diversos princípios neuropatológicos acerca dos traumas contusivos craniocerebrais em seres humanos são aceitos:

1. O golpe à cabeça estacionária (mas de movimentação livre) produz uma contusão por golpe cerebrocortical abaixo do ponto de impacto no crânio, mas, com raras exceções, não provoca contusão cerebrocortical de contragolpe no ponto oposto ao local de impacto. Isto nem sempre ocorre em animais, onde o golpe no dorso da cabeça por um objeto chato, como uma espada, provoca grave hemorragia subaracnoide na superfície ventral (contragolpe).
2. Um impacto da cabeça em movimento (movimentação antes do impacto, como na queda a partir da posição em estação) contra uma superfície firme ou não protegida provoca uma contusão cerebrocortical de contragolpe oposta ao ponto de colisão craniana (geralmente nos polos e superfícies inferiores do lobo frontal e do lobo temporal), mas, com raras exceções, não há contusão abaixo do ponto de impacto. Por outro lado, os equinos que caem para trás, de costas, e batem o osso occipital geralmente apresentam hemorragia subaracnoide nos polos occipitais dos hemisférios cerebrais.
3. Quedas de grandes alturas e esmagamento da cabeça entre uma grande força externa e a superfície não protegida geralmente não são associados à ocorrência de lesões de contragolpe.

Dawson et al. propuseram um mecanismo para a lesão por contragolpe e golpe no cérebro humano que também resolvia as deficiências específicas de mecanismos formulados por outros pesquisadores. Um exemplo que explica o mecanismo de lesão contragolpe diz que, quando uma pessoa em pé perde o equilíbrio e cai de costas, o torque gravitacional que age sobre o corpo provoca a aceleração para baixo da cabeça acima da aceleração decorrente da gravidade. Nestas circunstâncias, o cérebro se arrasta, de forma mais lenta, pela superfície anterior do crânio antes do impacto (deslocando a camada protetora de LCR entre o cérebro e crânio), permitindo o desenvolvimento de estresse compressivo neste local, embora o impacto ocorra do lado oposto da cabeça. A lesão ocorre devido à dissipação do LCR no ponto anterior (contragolpe), que permite a ocorrência focal do estresse compressivo neste local de contragolpe, e por causa da geração de estresse de laceração, a lesão ocorre. Além disso, a movimentação relativa de deslizamento rotacional entre o cérebro e o crânio é produzida quando o impacto subitamente interrompe a

movimentação e a rotação do crânio, criando, assim, mais um estresse de laceração, já que há menor quantidade do fluido de lubrificação necessário para facilitar o deslizamento do cérebro pela superfície cranial. A concentração deste estresse de laceração rotacional ocorre, provavelmente, abaixo do lobo frontal e do lobo temporal devido à aspereza da superfície do crânio neste local. Diferentemente da lesão por contragolpe, as contusões por golpe são infrequentes neste tipo de queda. Nestas situações, o cérebro se afasta do local de impacto, o que provoca o espessamento da camada protetora de LCR entre o cérebro e o crânio imediatamente abaixo do ponto de impacto, ajudando a explicar a ausência de lesão por golpe em primatas e seres humanos em traumas típicos da cabeça em movimento.

A lesão por golpe em seres humanos pode ocorrer quando a cabeça parada, mas de movimentação livre, sofre um impacto. Neste tipo de trauma, não há defasagem do cérebro ou distribuição desproporcional de LCR antes do impacto, que é responsável pela ausência típica de contusões por contragolpe. Em relação às quedas de grandes alturas, a dinâmica que envolve a rotação do corpo por um ponto fixo de contato no chão associado à queda da posição em estação não ocorre. Uma vez que a gravidade não produz torque sobre o objeto em queda livre, não há aceleração angular do corpo; assim, esta realmente é uma queda livre associada à ausência de defasagem do cérebro. Por este motivo, as lesões por contragolpe são pouco frequentes neste tipo de trauma. Um ponto deve ser enfatizado em relação à avaliação das contusões corticais por golpe e contragolpe descritas há pouco. O deslocamento de osso associado à fratura de crânio pode contundir o cérebro subjacente, independentemente da movimentação ou não da cabeça, e tais contusões por fratura não tem nenhuma relação com os mecanismos de golpe-contragolpe descritos. Além disso, embora os mecanismos básicos anteriormente discutidos se apliquem a seres humanos, eles devem também ser considerados durante a avaliação das contusões cerebrais em animais domésticos; contudo, a situação nos cérebros humanos é bem mais complexa devido às numerosas cristas ósseas amplas que se projetam na caixa craniana.

A avaliação do trauma da medula espinhal deve incluir o exame não somente da medula espinhal, mas também da coluna vertebral e das raízes dos nervos espinhais. As lesões à medula espinhal podem envolver concussão, contusão, hemorragia, laceração, transecção e compressão secundária ao trauma e à fratura vertebral. A contusão da medula espinhal é caracterizada por lacerações vasculares, hemorragia e necrose. As lacerações tendem a ser focais e macroscopicamente visíveis. A contusão pode ocorrer sem fratura da coluna vertebral, com fratura sozinha ou acompanhada pelo deslocamento da coluna vertebral. Esta última combinação pode causar laceração e transecção da medula espinhal.

Na fase aguda do trauma da medula espinhal, as contusões são microscopicamente identificadas por regiões de hemorragia perivascular. Esta lesão ocorre rapidamente e, com o tempo, progride e inclui difusão de sangue pelo tecido cortical adjacente, onde, se houver tempo suficiente, há formação de astrócitos reativos e infiltração por macrófagos. Em caso de cicatrização, uma região de gliose e deposição de pigmento hemossiderina é comumente encontrada.

Hemorragia do Sistema Nervoso Central. Embora as hemorragias e os hematomas nos cérebros animais possam ser provocados por uma ampla gama de lesões, o trauma à cabeça é a causa mais comum. (O Quadro 14-11 lista as causas comuns de hemorragia no cérebro.)

Após o trauma na cabeça, as hemorragias podem ser epidurais, subdurais e subaracnoides, abaixo da pia-máter (subpial) e no cérebro (Fig. 14-66, *B*). A hemorragia pode ser difusa (Fig. 14-67) ou focal (p. ex. hematomas) (Fig. 14-68). Tais hemorragias podem ser decorrentes do deslizamento do cérebro sobre as cristas ósseas no interior do crânio, resultando em distensão e laceração de vasos sanguíneos e de tecidos, após a secção e penetração de fragmentos ósseos da fratura

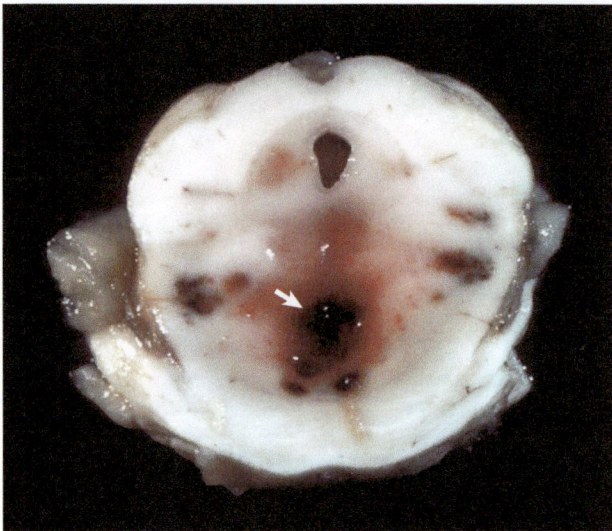

Figura 14-69 **Hemorragias "de Duret", Tronco Encefálico, Corte Transversal à Altura do Mesencéfalo.** Note as múltiplas hemorragias no mesencéfalo ventral (*seta*). Estas hemorragias são decorrentes da torção do tronco encefálico em seu eixo longitudinal pelas forças axiais e de rotação. (Cortesia de Dr. M. D. McGavin, College of Veterinary Medicine, University of Tennessee.)

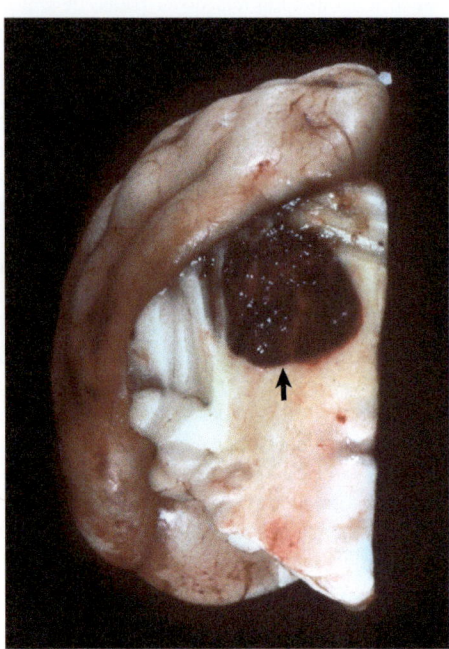

Figura 14-68 **Hematoma, Cerebelo, Corte Transversal, Cão.** A lesão traumática à cabeça causou hemorragia e formação do hematoma (*seta*) devido às forças axiais, de rotação e angulares de cisalhamento, tensão e compressão. (Cortesia de Dr. H. B. Gelberg, College of Veterinary Medicine, Oregon State University.)

de crânio. A hemorragia epidural cerebral, que não é comumente descrita em animais, foi relatada em equinos, principalmente em animais de salto, em decorrência de quedas durante o trabalho. A hemorragia epidural geralmente não ocorre, uma vez que a dura-máter é bastante aderida à superfície interna do crânio e não há espaço epidural. Nos traumas com fraturas de crânio, o sangramento de vasos sanguíneos locais pode separar a dura-máter do crânio, com desenvolvimento de um hematoma no espaço formado.

A hemorragia subdural, que é um extravasamento de sangue entre a dura-máter e o córtex, ocorre em cães e gatos. É rara, geralmente difusa, e, de modo geral, não se organiza em hematomas focais, como observado em seres humanos, onde é associada ao risco de morte devido à compressão e herniação do cérebro. As hemorragias subaracnoide e intracerebrais são mais comuns em todas as espécies após a lesão cefálica (Fig. 14-69). A hemorragia pode ser decorrente da lesão ao cérebro com ou sem fratura de crânio pelos mecanismos anteriormente discutidos e também pela penetração de objetos (feridas por projéteis e armas brancas).

Os mesmos tipos de hemorragia que afetam o cérebro (epidural [rara], subdural [rara] e parenquimatosa) também ocorrem na medula espinhal e suas meninges. As causas são similares àquelas do cérebro.

Hematomielia (Mielomalácia Hemorrágica). A lesão traumática da medula espinhal pode causar distensão e laceração de vasos sanguíneos, geralmente arteríolas, na substância cinzenta, provocando hematomielia. A hematomielia é também bastante associada à hérnia de disco de tipo I grave. Em caso de secção de vasos maiores, a pressão arterial pode forçar o sangue na substância cinzenta. Isto provoca a formação de uma cavidade de dissecção preenchida por sangue ascendente e/ou descendente, a princípio na substância cinzenta da medula espinhal. Esta lesão, que é caracterizada pelo amolecimento a semiliquefação (mielomalácia) e hemorragia do tecido, pode se desenvolver de 12 a 24 horas após a lesão e progredir em direção cranial e caudal a partir do local original de trauma. Com a extensão cranial da cavidade, a hemorragia no local original também se estende na substância branca e pode transeccionar a medula espinhal. Se esta lesão se estender ao quinto segmento da medula espinhal cervical, os nervos frênicos que suprem o diafragma serão lesionados, causando paralisia respiratória. O sangramento continua até que a pressão na cavidade preenchida por sangue seja igual à pressão vascular, ou até que o sangramento seja contido pela hemostasia do vaso. A hemorragia também pode ser decorrente do sangramento em malformações arteriovenosas na medula espinhal. A hematomielia é caracterizada por déficits neurológicos consistentes com o aparecimento súbito de paralisia flácida ascendente ou descendente e anomalias sensoriais.

Lesão Compressiva. As doenças que provocam lesão compressiva podem afetar o cérebro, a medula espinhal ou ambos ao mesmo tempo. No cérebro, doenças como neoplasias, reticulose, meningoencefalite granulomatosa canina e abscessos cerebrais crônicos podem comprimir o tecido nervoso adjacente. Na medula espinhal, a compressão pode ser intramedular (na medula espinhal) ou extramedular (fora da medula espinhal). As causas de compressão intramedular incluem hemorragias, neoplasmas, como nefroblastoma de cães jovens, e doenças inflamatórias expansíveis crônicas. A compressão extramedular pode ser causada por hérnia do disco intervertebral em cães; mielopatia estenótica cervical (síndrome de *wobbler*) em equinos e cães; fratura e deslocamento vertebral; neoplasmas das meninges, como meningiomas; neoplasmas das raízes nervosas, como os tumores da bainha de nervos periféricos; ou metástases tumorais, como as associadas ao linfoma. Por fim, as anomalias do desenvolvimento ósseo, como a malformação atlanto-occipital e as deformidades vertebrais com hemivértebras, como escoliose, lordose e cifose (Fig. 14-70), podem causar compressão da medula espinhal.

A compressão do tecido do SNC provoca disfunção neuronal por impedir o fluxo axoplasmático anterógrado e retrógrado normal dos axônios. Além disso, a compressão dos nervos pode reduzir o fluxo sanguíneo aos nervos e, assim, também contribuir para a disfunção neuronal. A compressão branda pode causar bloqueio parcial do fluxo axoplasmático lento e acúmulo gradual de neurofilamentos e microtúbulos, o que provoca aumento de volume brando do axônio proximal ao local e atrofia por compressão do axônio distal à lesão. Por fim, com longo período de bloqueio completo, há perda do axônio distal.

Deslocamentos Cerebrais. Ver a discussão sobre edema cerebral (alterações de permeabilidade) na seção Aumento de Volume e Edema do Sistema Nervoso Central.

Mielopatia Estenótica Cervical. A mielopatia estenótica cervical, ou síndrome de *wobbler*, é caracterizada por estenose do canal vertebral cervical, que causa trauma compressivo à medula espinhal cervical (Fig. 14-71). Esta doença ocorre principalmente em animais jovens de raças de grande porte e crescimento rápido de equinos e cães. Relatos indicam que ela não é causada por um mecanismo direto, mas aparentemente envolve diversos fatores (doença multifatorial). Por exemplo, os garanhões com predisposição genética ao crescimento rápido e tamanho corpóreo grande são considerados mais suscetíveis ao desenvolvimento da doença. A suplementação excessiva com proteínas, vitaminas e minerais, usada na promoção do crescimento rápido, também pode ser outro fator ambiental no desenvolvimento da mielopatia estenótica cervical.

As lesões macroscópicas e microscópicas do SNC na mielopatia estenótica cervical são similares às lesões da hérnia do disco intervertebral. A gravidade depende da velocidade e do grau de aplicação da compressão e da área específica acometida da medula espinhal. O tecido nervoso central pode tolerar um grau considerável de compressão, se a aplicação for lenta. Se for rápida, pode resultar no desenvolvimento veloz de hipóxia-isquemia, necrose e dano direto aos axônios comprimidos. As lesões detectadas incluem o espectro de alterações caracterizadas por lesão axonal e perda das bainhas de mielina, o que provoca degeneração Walleriana e necrose da substância cinzenta e/ou branca. As lesões podem ser macroscopicamente visíveis do exterior, mas são mais comumente observadas em cortes transversais da medula espinhal.

Microscopicamente, principalmente no local da lesão, há um aumento de volume dos axônios e, dias depois, perda da arquitetura do SNC devido à necrose e o início de acúmulo de células *gitter* que fagocitaram restos de tecidos ricos em lipídios. Por fim, a área necrótica é limpa e ocorre a formação de um espaço cístico, que é cercado por graus variáveis de astrocitose e astrogliose, embora,

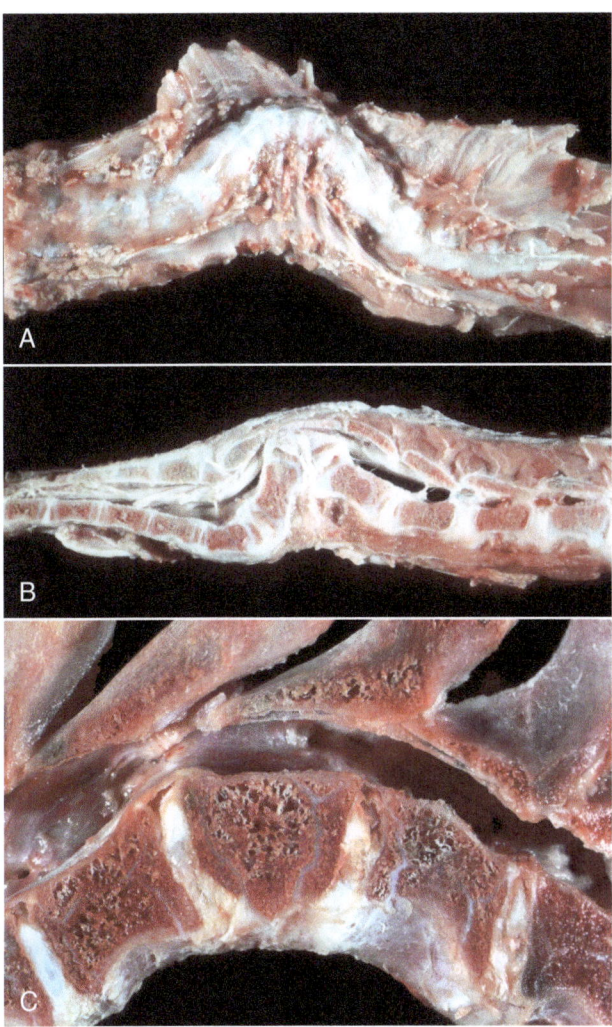

Figura 14-70 **Anomalias Vertebrais, Coluna Vertebral. A,** Escoliose, vértebras torácicas, vista ventrodorsal, ovino. Desvio lateral da coluna vertebral. **B,** Cifose, vértebras toracolombares, vista lateral, ovino. O desvio dorsal de diversas vértebras e uma vértebra cuneiforme (hemivértebra; **C**) provocou a compressão da medula espinhal. **C,** Hemivértebra, vértebras lombares, cão. Note que a porção craniodorsal do corpo da hemivértebra se protruiu no canal vertebral. (**A** e **B** Cortesia de College of Veterinary Medicine, University of Illinois. **C** Cortesia de Department of Veterinary Biosciences, The Ohio State University.)

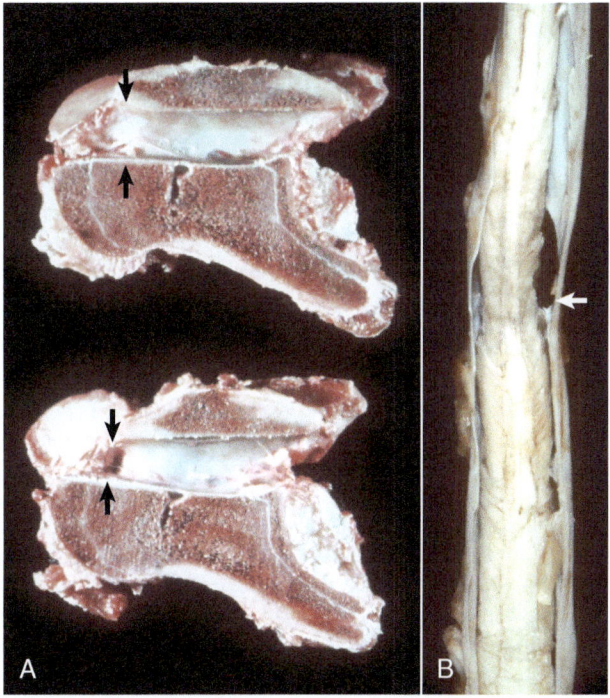

Figura 14-71 **Mielopatia Estenótica Cervical. A,** Estenose estática cervical, coluna vertebral, corte sagital, sexta vértebra cervical, equino. A vértebra abaixo é estenótica (*setas*) e comprime a medula espinhal. A vértebra acima é normal (*setas*). **B,** Instabilidade vertebral cervical, medula espinhal, quinto segmento cervical, cão. Note o estreitamento da medula espinhal no local de compressão (*seta*). (Cortesia de College of Veterinary Medicine, University of Illinois.)

de modo geral, estas alterações não sejam proeminentes, a não ser que haja destruição grave. Rostral e caudal a este local, a lesão é principalmente de degeneração Walleriana na substância branca e o padrão de desenvolvimento da lesão observada depende do nível da medula espinhal que é examinado em relação ao ponto de compressão. No local da lesão, todas as partes das substâncias branca e cinzenta da medula espinhal são afetadas e, de modo geral, sofrem necrose caso a força compressiva seja suficiente. Rostral a este ponto, a degeneração da substância branca geralmente é limitada aos tratos ascendente nos funículos dorsais e às porções superficiais da parte dorsolateral dos funículos laterais. Caudal à área de lesão, a degeneração é limitada aos tratos descendentes nos funículos ventrais e às porções mais centrais dos funículos laterais. Deve-se também notar que (1) a lesão pode ocorrer no ponto de compressão devido à isquemia, mas também pode ocorrer no lado oposto da compressão, também pela isquemia causada por compressão do tecido contra o osso daquele lado, e que (2) a degeneração Walleriana pode ser observada em segmentos distais dos axônios afetados distantes do ponto de compressão na medula espinhal. No último caso, as forças compressivas podem ser transferidas pela medula espinhal aos axônios e vasos sanguíneos distantes do ponto de contato, enquanto no último exemplo, a degeneração dos segmentos distais do axônio pode se estender por centímetros a metros de distância do ponto de contato.

A mielopatia estenótica cervical é conhecida há muitos anos por afetar equinos e, mais recentemente, foi reconhecida em cães de raças de grande porte. Em equinos, a doença recebeu diversos nomes: síndrome de *wobbler*, *wobbles*, incoordenação equina e, atualmente, mielopatia estenótica cervical. A doença foi descrita em muitas raças equinas.

A mielopatia estenótica cervical nos equinos foi dividida em duas síndromes: estenose estática cervical e instabilidade vertebral cervical (estenose dinâmica). A estenose estática cervical comumente afeta equinos de 1 a 4 anos. A medula espinhal é comprimida de C5 a C7 devido a um estreitamento adquirido dorsal ou dorsolateral do canal medular (Fig. 14-71). A estenose se deve à formação de osso, que requer tempo para se desenvolver. O efeito compressivo com este tipo de estenose é observado independentemente da posição da cabeça. A segunda forma de mielopatia estenótica cervical (instabilidade vertebral cervical [estenose dinâmica]) ocorre em equinos com 8 a 18 meses de idade, sendo caracterizada pelo estreitamento do canal medular durante a flexão do pescoço, principalmente das vértebras C3 a C5.

Uma doença muito similar à dos equinos, que também afeta cães, foi chamada síndrome de *wobbler*, instabilidade vertebral, subluxação vertebral e espondilolistesia cervical. Ela foi descrita com maior frequência em sogues alemães e boberman pinschers, mas foi também relatada em são bernardo, setter irlandês, fox terrier, basset hound, leão-da-rodésia e old english sheepdog. Os cães podem apresentar sinais entre 8 meses e 1 ano de idade, com variação de 1 mês a 9 anos. Os dogues alemães tendem a apresentar lesões quando jovens (8 meses a 1 ano), enquanto os doberman pinschers geralmente são mais velhos, com mais de 1 ano. Em cães, as lesões vertebrais e na medula espinhal associada foram relatadas principalmente na área cervical caudal das vértebras C5 a C7. Uma exceção é o Basset Hound, onde há acometimento de C3.

Tumores. No cérebro, doenças como neoplasias causam compressão do tecido nervoso adjacente. A compressão do tecido do SNC provoca disfunção neuronal por impedir o fluxo axoplasmático anterógrado e retrógrado normal nos axônios (ver a discussão a seguir sobre os tipos específicos de tumores do SNC).

Hemorragia Leptomeníngea. O trauma físico ao SNC comprime, retorce e distende os vasos sanguíneos até sua ruptura. Tal lesão provoca sangramento e hemorragia leptomeníngea (subaracnoide)

(Fig. 14-67). Na medula espinhal, a laceração de uma grande artéria ou veia pode causar sangramento prolongado que ascende ou descende as leptomeninges, causando disfunção neurológica ao exame que é compatível com os déficits neurológicos ascendentes ou descendentes nas raízes dos nervos espinhais.

Tumores

Em animais domésticos, os neoplasmas do SNC são mais comuns em cães e ocorrem em frequência e variedades similares às observadas em seres humanos. Estes tumores compartilham muitas características macroscópicas e histológicas com seus correspondentes humanos. Na neuropatologia humana, os tumores cerebrais geralmente são graduados conforme a classificação de tumores do SNC da Organização Mundial da Saúde (2007). Este sistema de classificação é cada vez mais usado nos tumores cerebrais de animais domésticos, principalmente em cães; porém, sua utilidade e aplicabilidade nas espécies animais precisam ser estabelecidas. A maioria dos neoplasmas foi descrita em cães e gatos e uma grande parte destes tumores ocorre em animais idosos. A intenção de discutir os neoplasmas do SNC neste capítulo é fazer um breve resumo das doenças mais comuns ou mais conhecidas que ocorrem em animais e não pretende ser abrangente. O local e as características dos tumores primários e secundários (metastáticos) comuns no sistema nervoso são resumidos na Tabela 14-9. Os sinais clínicos em animais com tumores intracranianos (p. ex. gliomas, tumores do plexo coroide) variam, dependendo do local do tumor no SNC, mas podem incluir alterações comportamentais, ataxia, tetraparesia, convulsões, andar em círculos e anomalias de reflexos dos nervos cranianos e proprioceptivos. A idade média dos cães afetados varia de 6 a 12 anos, e determinadas raças são predispostas, inclusive as braquicefálicas (p. ex. boxer, Boston terrier) e golden retrievers.

Neoplasmas Embrionários ou Primitivos. Considerando as complexidades do desenvolvimento do cérebro e o fato de que astrócitos e oligodendrócitos são originários de células-tronco comuns, não é surpresa que alguns neoplasmas do SNC contenham múltiplas linhas de diferenciação, como mostra a análise imuno-histoquímica. Um destes neoplasmas é o raro tumor neuroectodérmico primitivo. Estes tumores foram descritos de forma esporádica em bovinos, equinos e cães. Acometem principalmente animais jovens e seu comportamento biológico é considerado agressivo. As características histológicas incluem células embrionárias mal diferenciadas com rosetas de Homer Wright e taxa mitótica relativamente alta. A coloração imuno-histoquímica de marcadores específicos confirma a existência de múltiplas linhas de diferenciação, como neuronal, astrocítica e oligodendróglica. De modo geral, há predominância de um tipo celular, em especial neuronal.

Outros tumores embrionários incomuns incluem o meduloblastoma, o ependimoblastoma e o tumor rabdoide maligno. Como os tumores neuroectodérmicos primitivos, os meduloblastomas são mais comuns em animais jovens. Estes neoplasmas foram relatados em equinos, bovinos, suínos, cães e gatos e surgem no cerebelo, geralmente em grande proximidade ao verme, invadindo, em seguida, as estruturas adjacentes. A célula de origem do meduloblastoma não foi determinada de forma definitiva. Foi proposto que o neoplasma é originário de células primitivas derivadas do teto neuroepitelial do quarto ventrículo, que forma a camada externa de células granulares. Os meduloblastomas são massas bem circunscritas, macias, de cor cinza a rosa e, de modo geral, não causam hemorragia e/ou necrose ou formam cistos. Seu crescimento expansível pode comprimir o quarto ventrículo e causar hidrocefalia obstrutiva e também pode infiltrar as estruturas adjacentes, incluindo as leptomeninges, e metastatizar pelo sistema ventricular. As características histológicas, incluindo as rosetas de Homer Wright e a taxa mitótica alta, são similares àquelas observadas em outros tumores embrionários descritos na literatura

Tabela 14-9	Tumores Primários do Sistema Nervoso			
Célula de Origem	**Tipo Tumoral**	**Local**	**Espécies Afetadas**	**Aparência Macroscópica**
SNC				
Célula embrionária	Meduloblastoma	Cerebelo (SB&SC)	Canina, bovina, felina, suína (animais jovens)	Massa expansível bem-circunscrita, macia, cinza a rosa (geralmente sem hemorragia, cistos ou necrose).
Oligodendrócitos	Oligodendroglioma	Cérebro, tronco encefálico, septo interventricular (SB&SC)	Canina, felina, bovina	Massa expansível macia ou gelatinosa, bem demarcada, cinza a rosa avermelhada, geralmente com áreas de hemorragia.
Astróglia	Astrocitoma	Lobo piriforme, hemisférios cerebrais, tálamo, hipotálamo, mesencéfalo, cerebelo, medula espinhal (SB&SC)	Canina, felina, bovina	Massa mal demarcada, firme e branca-acinzentada quando o tumor é bem diferenciado; as neoplasias anaplásicas são moderadamente bem-demarcadas, macias e friáveis (geralmente com áreas de necrose, hemorragia, edema e cavitação).
Epêndima	Ependimoma	Sistema ventricular (lateral; menos comumente, terceiro e quarto ventrículo), canal central da medula espinhal	Canina, felina, bovina, equina	Massa expansível gelatinosa, destrutiva, pouco a moderadamente bem demarcada, macia, branca-acinzentada e invasiva (geralmente com áreas de hemorragia e cavitação).
Epitélio do plexo coroide	Tumor do plexo coroide	Sistema ventricular (quarto ventrículo; menos comumente, terceiro ventrículo e ventrículo lateral)	Canina, felina, bovina	Massa expansível bem demarcada, granular a papilar, branca-acinzentada a vermelha.
Micróglia	Microgliomatose	Cérebro, tronco encefálico	Canina	Massa infiltrativa mal demarcada, branca-acinzentada (pode ter padrão perivascular).
Endotélio	Hemangiossarcoma	Cérebro, tronco encefálico	Canina	Massa expansível invasiva, bem demarcada, vermelha a vermelha escura.
Células da aracnoide	Meningioma	Superfícies meningeais do SNC (convexidade e superfícies laterais dos hemisférios cerebrais, tentório cerebelar, foice cerebral, tronco encefálico ventral, medula espinhal)	Felina, canina, equina, bovina, ovina	Massas expansíveis bem demarcadas, de formatos variáveis, firmes, encapsuladas e de cor branca-acinzentada a macias, de cor marrom-avermelhada ou cinza (geralmente com áreas de hemorragia e necrose).
SNP				
Células de Schwann (outras células de suporte)	Tumor da bainha de nervos periféricos*	Nervos cranianos, nervos espinhais (plexo braquial)	Canina, bovina, felina	Massas nodulares firmes ou macias (gelatinosas), brancas ou cinzas.

*Outros nomes para este tipo tumoral são schwannoma, neurofibroma e neurilemoma.
SNC, Sistema nervoso central; *SNP,* sistema nervoso periférico; *SB&SC,* substância branca e substância cinzenta.

veterinária; porém, as células neoplásicas geralmente são pequenas e redondas, com núcleos variavelmente alongados e citoplasma mal definido. Os ependimoblastomas e os tumores rabdoides são neoplasmas embrionários extremamente raros que foram apenas esporadicamente relatados, mas nunca descritos de maneira adequada na literatura veterinária.

Astrocitomas. Os astrocitomas foram morfologicamente classificados com base em seu grau de diferenciação (características histológicas em cortes corados com HE) e incluem os três tipos seguintes: astrocitomas difusos, astrocitomas anaplásicos e glioblastoma multiforme. O grau de diferenciação se refere à semelhança entre os astrócitos tumorais e os astrócitos normais do SNC. Os astrocitomas difusos tendem a apresentar astrócitos mais bem diferenciados, enquanto o glioblastoma multiforme tem astrócitos mais mal diferenciados. Todos estes tumores são malignos; porém, o grau de malignidade tende a ser inversamente relacionado com o de diferenciação.

Os astrocitomas foram relatados principalmente cães (incidência de 10% a 15%) e gatos e, em raros casos, em equinos, bovinos e suínos. As raças braquicefálicas, como Boston terriers e boxers, e cães de 5 a 11 anos são mais afetados. Os locais comuns incluem os hemisférios cerebrais, principalmente o lobo temporal e o lobo piriforme, o tálamo-hipotálamo, o mesencéfalo e, com menor frequência, o cerebelo e a medula espinhal.

Os astrocitomas geralmente deslocam o tecido normal; porém, sua aparência macroscópica geralmente depende de sua taxa de crescimento e grau de diferenciação (Fig. 14-72). Os astrocitomas de crescimento lento e bem-diferenciados (menos malignos) geralmente são difíceis de diferenciar do tecido normal e são mais sólidos ou firmes e de coloração branca-acinzentada. Os astrocitomas de crescimento rápido e mal diferenciados são mais malignos e é mais fácil diferenciá-los devido à presença de áreas de necrose, hemorragia, cavitação e edema.

Microscopicamente, os astrocitomas difusos mais bem diferenciados são compostos por um tipo celular uniforme, geralmente pouco organizado. O tamanho da célula é variável e processos citoplasmática ramificados distintos podem ser observados. Os núcleos variam em tamanho e formato, e contêm mais cromatina do que os astrócitos normais. As células tendem a ser dispostas ao redor e ao longo dos vasos sanguíneos. A fronteira entre os tecidos neoplásico e normal é indistinta. Os astrocitomas difusos bem-diferenciados ocorrem nas variantes pilocíticas e gemistocíticas, que lembram as características histológicas do fenótipo astrocítico previamente discutidas.

Por outro lado, os astrocitomas anaplásicos e o glioblastoma multiforme apresentam maior pleomorfismo celular, taxa mitótica alta e áreas de necrose. O glioblastoma multiforme é caracterizado por proliferação vascular de tipo glomeruloide e tratos serpiginosos de necrose que, de modo geral, são revestidos por células neoplásica (em pseudopaliçada). Os focos de diferenciação da oligodendróglia podem ser observados nestes tumores. Macroscopicamente, a hemorragia é comumente observada no glioblastoma multiforme e pode ser uma característica diagnóstica importante.

O aumento do uso de marcadores imunoistoquímicos para células da glia e de indicadores de proliferação celular podem, sem dúvidas, aumentar a especificidade e o significado prognóstico do diagnóstico de diferentes neoplasmas de células da glia em animais. O marcador mais confiável dos astrocitomas é o GFAP, embora a vimentina tenha sido importante em alguns casos. Estudos recentes também indicaram que a imunorreatividade para a proteína ligante do fator de crescimento insulina-símile 2, o receptor do fator de crescimento epidérmico e do receptor α do fator de crescimento derivado de plaquetas podem, eventualmente, constituir marcadores confiáveis para os glioblastomas caninos.

Oligodendrogliomas. Os neoplasmas compostos por oligodendrócitos ocorrem principalmente em cães, mas casos foram relatados em gatos, equinos e bovinos. A incidência relatada varia; segundo alguns trabalhos, os oligodendrogliomas são os neoplasmas neuroectodérmicos mais comuns (incidência de 5% a 12%), enquanto outros o colocam como os segundos tumores mais comuns após os neoplasmas astrogliais. Como nos astrocitomas de cães, há a predileção por raças braquicefálicas (Boston terriers, boxers e buldogues) e a faixa etária é a mesma dos astrocitomas (5 a 11 anos). Os neoplasmas ocorrem em todas as áreas do cérebro e do tronco encefálico, principalmente em grande proximidade aos ventrículos laterais (Fig. 14-73). Os neoplasmas tendem a se estender até as superfícies meningeais e ventriculares, e a disseminação, através do LCR e do sistema ventricular, até pontos cerebrais distantes pode ser um achado comum.

Macroscopicamente, o oligodendroglioma típico é uma massa bem-demarcada de tamanho variável e, caracteristicamente, tem cor cinza a rosa avermelhada e consistência macia a gelatinosa, com áreas de hemorragia. Nos tumores maiores, a área central pode ser cística. Microscopicamente, os neoplasmas são compostos por células bem aglomeradas. Os núcleos são redondos, de localização central e hipercromáticos. As células geralmente são cercadas por um halo (efeito em favo de mel), que é um artefato causado pela retração do citoplasma pelo retardo da fixação. Outros padrões de crescimento incluem a disposição das células em colunas, principalmente na periferia da massa, ou em semicírculos. As mitoses tendem a ser infrequentes. Outras alterações incluem degeneração mucoide (responsável pela aparência gelatinosa observada macroscopicamente), edema, cavitação e, em casos raros, mineralização. A necrose extensa é incomum, exceto

Figura 14-72 Astrocitoma, Cérebro, Corte Transversal à Altura do Tálamo, Cão. A área ventromedial profunda (tálamo/hipotálamo) do hemisfério direito (*setas*) contém uma massa expansível, mal demarcada e não encapsulada, que é uma lesão que ocupa espaço após deslocar a linha média à esquerda e comprimir o ventrículo lateral direito. O ventrículo lateral esquerdo apresenta dilatação branda, provavelmente devido à compressão do forâmen interventricular. (Cortesia de Dr. M. D. McGavin, College of Veterinary Medicine, University of Tennessee.)

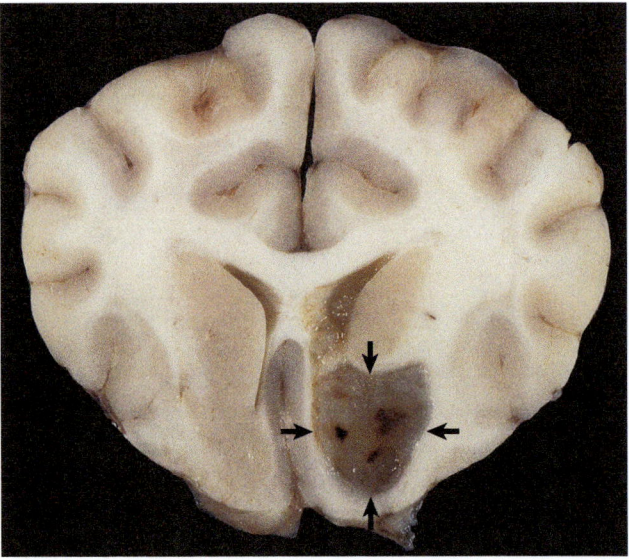

Figura 14-73 Oligodendroglioma, Cérebro, Corte Transversal. Há um tumor (*setas*) no córtex cerebral ventral. A lesão é bem-demarcada, cinza e gelatinosa. (Cortesia de Drs. A. de Lahunta e A. D. Miller, Cornell University College of Veterinary Medicine, Cornell University.)

nas variantes de maior grau (ou seja, alterações morfológicas mais anaplásicas) do tumor, onde tratos serpiginosos de necrose, atipia nuclear, proliferação vascular de tipo glomeruloide e alta taxa mitótica são comumente encontrados. A identificação imuno-histoquímica dos oligodendrócitos neoplásicos pode ser auxiliada pelo uso de CNPase e Olig1/Olig2; porém, estes marcadores não são 100% específicos para a identificação de oligodendrócitos neoplásicos, para a qual o exame histológico de rotina continua a ser o padrão para diagnóstico.

Oligoastrocitomas. Os gliomas mistos (ou seja, oligoastrocitomas) são caracterizados por populações atípicas de oligodendrócitos e astrócitos neoplásicos. Estes tumores são incomuns em medicina veterinária e a maioria dos casos foi relatada em cães. Embora os focos de diferenciação de oligodendroglioma e astrocitoma possam ser observados em astrocitomas e oligodendrogliomas, respectivamente, o diagnóstico de glioma misto exige que a proporção de cada população celular no tumor seja superior a 30%. As características histológicas são similares àquelas previamente discutidas nas seções sobre astrocitomas e oligodendrogliomas. Os graus de necrose, atividade mitótica e proliferação microvascular variam com base no grau anaplásico do tumor.

Gliomatose Cerebral. A gliomatose cerebral é um glioma de grande infiltração muito pouco encontrado em medicina veterinária; a maioria dos relatos é restrita a cães. As lesões macroscópicas geralmente não são observadas, a não ser que as células da infiltração difusa coalesçam e formem uma "lesão em massa" distinta. As células que infiltram o SNC são alongadas, com padrão proeminente de cromatina nuclear e citoplasma escasso, e não possuem qualquer orientação perivascular topográfica. As mitoses podem ser comuns e, de modo geral, o aumento de número é diretamente correlacionado com o grau anaplásico do tumor. Suspeita-se que a maioria destes tumores tenha origem astrocítica, e as células neoplásica podem ser positivas à coloração por reação imuno-histoquímica para GFAP. Porém, alguns destes tumores são negativos para GFAP, sugerindo uma célula de origem diferente (ou seja, micróglia) ou a possibilidade de que a massa seja composta por astrócitos desdiferenciados que não expressam GFAP. Raramente, os tumores da oligodendróglia podem ter padrão similar de disseminação.

Ependimomas. Os ependimomas estão entre os neoplasmas menos comuns em cães, gatos, bovinos e equinos. Alguns relatos em cães indicam a maior frequência em raças braquicefálicas. Os ependimomas geralmente acometem o ventrículo lateral ou, menos comumente, o aqueduto mesencefálico, o terceiro e o quarto ventrículos. Também ocorrem no canal central da medula espinhal. O neoplasma pode ser observado no sistema ventricular e em qualquer local do espaço subaracnoide, provavelmente devido à metástase local via LCR. A hidrocefalia não comunicante pode ser decorrente da obstrução do fluxo de LCR no sistema ventricular.

À análise macroscópica, os ependimomas geralmente são grandes massas expansíveis intraventriculares com margens bem-demarcadas (Fig. 14-74). O neoplasma é macio e tem cor branca-acinzentada a vermelha, dependendo da presença de sangue, e superfície de corte regular em cães. Em gatos, as superfícies de corte podem apresentar textura granular. Em algumas ependimomas, as superfícies de corte podem ter consistência gelatinosa e apresentar cavitações. Os tumores mais agressivos apresentam invasão do tecido normal em suas margens. À análise microscópica, os ependimomas são altamente celulares e bem vascularizados. As células apresentam núcleos hipercromáticos, de formato redondo a oval, com citoplasma escasso ou não detectável. Elas formam rosetas perivasculares (pseudorrosetas), com polaridade nuclear distante da parede vascular, e também são dispostas em lâminas e bandas. A taxa mitótica é variável. Há hemorragia, degeneração cística e proliferação capilar. Os tumores de maior grau apresentam crescimento invasivo, mitoses frequentes e anaplasia. Atualmente, não existem marcadores

imuno-histoquímicos específicos e confiáveis para os ependimomas; porém, a imunorreatividade a GFAP pode ser observada, principalmente nas pseudorrosetas, onde as áreas anucleares são positivas. A imunorreatividade para citoqueratina tem padrão irregular de distribuição.

Tumores do Plexo Coroide. Os tumores do plexo coroide (papilomas e carcinomas) ocorrem principalmente em cães, mas foram relatados em equinos e bovinos. Em cães, correspondem a 5% a 10% de todos os tumores cerebrais primários e há predileção racial para golden retrievers. A idade à apresentação clínica é muito variável, mas a doença é geralmente observada em cães de meia-idade ou idosos. Em cães, o neoplasma é mais comum no quarto ventrículo, mas também pode ser localizado no terceiro ventrículo e ventrículos laterais.

Macroscopicamente, o neoplasma tem crescimento granular a papilar, é bem-definido, expansivo, localizado no sistema ventricular, com coloração branca-acinzentada a vermelha e que comprime o tecido nervoso adjacente (Fig. 14-75). A hidrocefalia não comunicante

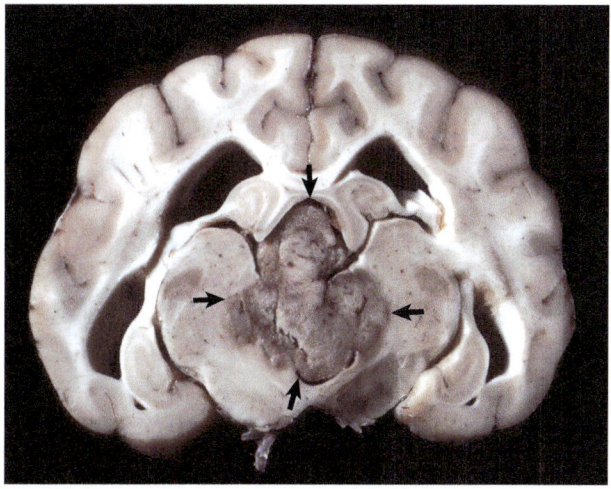

Figura 14-74 Ependimoma, Cérebro, Corte Transversal à Altura do Hipocampo, Cão. O terceiro ventrículo contém uma massa expansível moderadamente bem demarcada (*setas*) que invadiu o tecido normal ventral à lesão. Há hidrocefalia moderada em ambos os ventrículos laterais devido ao bloqueio do terceiro ventrículo. (Cortesia de Dr. M. D. McGavin, College of Veterinary Medicine, University of Tennessee.)

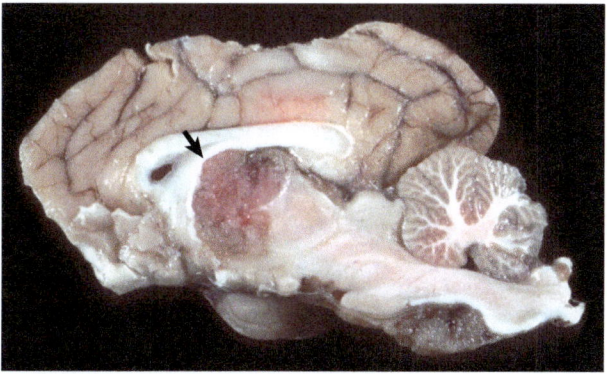

Figura 14-75 Tumor no Plexo Coroide (Carcinoma), Cérebro, Corte Sagital, Cão. O terceiro ventrículo contém uma massa expansível (*seta*) que invadiu o tecido normal ventral à lesão. A massa ventral à medula oblonga (*à direita*) pode ser uma metástase de células tumorais que entraram no terceiro ventrículo e, então, se disseminaram pelo líquido cefalorraquidiano em sentido caudal, pelo ducto mesencefálico, para o quarto ventrículo e saindo pela abertura lateral do espaço subaracnoide. (Cortesia de Dr. Y. Niyo, College of Veterinary Medicine, Iowa State University; e Noah's Arkive, College of Veterinary Medicine, The University of Georgia.)

pode ser decorrente da obstrução do fluxo de LCR no sistema ventricular. Microscopicamente, estes neoplasmas geralmente lembram o plexo coroide e são caracterizados por um estroma de tecido conjuntivo vascular ramificado que é revestido por uma camada epitelial cuboide a colunar. As mitoses geralmente não são observadas na forma benigna. A variedade mais maligna, o carcinoma do plexo coroide, é caracterizada por sua invasividade, maior número de mitoses, ocorrência de crescimento de tumor sólido e tendência de metástase no sistema ventricular ou no espaço subaracnoide (carcinomatose), onde ocorre o implante no epêndima ou nas meninges, respectivamente. A identificação imuno-histoquímica com citoqueratina e E-caderina pode ser útil. A imunorreatividade irregular de GFAP é também relatada.

Meningiomas. Os meningiomas são os neoplasmas mais comuns do SNC em cães e gatos, e há raros relatos em equinos e ruminantes. A maioria dos meningiomas ocorre em cães entre 7 e 14 anos de idade e em gatos com 10 anos ou mais. Os locais de ocorrência no cão incluem a área basal do cérebro, a área sobre a convexidade dos hemisférios cerebrais, a área do cerebelo-tentório, a superfície lateral do cérebro, a foice cerebral e a superfície da medula espinhal. O acometimento retrobulbar (originário da bainha do nervo óptico) também é observado. Em gatos, o neoplasma ocorre principalmente na tela coroide do terceiro ventrículo, mas também nos hemisférios cerebrais, na foice cerebral, no cerebelo e no tentório e, raramente, na base do cérebro. O acometimento das meninges da medula espinhal não é comum. Os meningiomas são originários da camada de células da aracnoide, que está na superfície externa da membrana aracnoide. Estas células revestem a superfície da camada aracnoide oposta à camada superficial da dura-máter e, assim, estes tumores se projetam no espaço subdural, comprimindo ou invadindo, geralmente, o parênquima subjacente ao SNC.

Macroscopicamente, os neoplasmas de cães são solitários e de tamanho variável. Os neoplasmas são bem definidos, esféricos, lobulados, lenticulares ou em formato de placa; são firmes, encapsulados e têm cor branca-acinzentada (Fig. 14-76). Às vezes, nas superfícies de corte, há áreas macias, de cor vermelha, marrom ou cinza, de hemorragia e necrose. Uma vez que estes neoplasmas crescem de forma lenta, causam atrofia por pressão do tecido nervoso adjacente. Os meningiomas podem ser invasivos e, às vezes, há hiperostose do osso sobrejacente. Em gatos, os meningiomas têm tamanhos que variam de quase indetectáveis a 2 cm de diâmetro. Os gatos podem desenvolver mais de um neoplasma no cérebro e os meningiomas também podem ser achados incidentais e associados ao envelhecimento. Outras características são comparáveis àquelas descritas em cães.

Microscopicamente, diversos padrões de células neoplásicas podem ser observados e mais de um padrão pode estar presente em dado neoplasma. Com base em suas características citomorfológicas, a maioria destes tumores pode ser dividida nos seguintes subtipos: (1) transicional; (2) meningotelial; (3) psammomatoso; (4) fibroso; (5) atípico; ou (6) maligno. Os subtipos transicional, meningotelial, psammomatoso, fibroso e atípico parecem ser mais comuns em cães. Em gatos, quase todos os meningiomas têm características que são mais típicas do tipo meningotelial ou transicional, e os corpos psammomatosos são uma característica comum. Outros subtipos menos comuns são angiomatoso, cordoide, microcístico, maligno e papilar. Embora as características citomorfológicas de todos os subtipos estejam fora do escopo deste capítulo, as características gerais dos subtipos mais comuns são mencionadas aqui. O subtipo transicional é composto por nichos de células poligonais a fusiformes dispostas em espirais. A variante meningotelial é composta por lâminas celulares sem características morfológicas distintas, enquanto a variante fibrosa é composta por feixes entrelaçados de células fusiformes. A variante psammomatosa é caracterizada pela predominância de materiais minerais (corpos psammomatosos). De modo geral, nestas variantes,

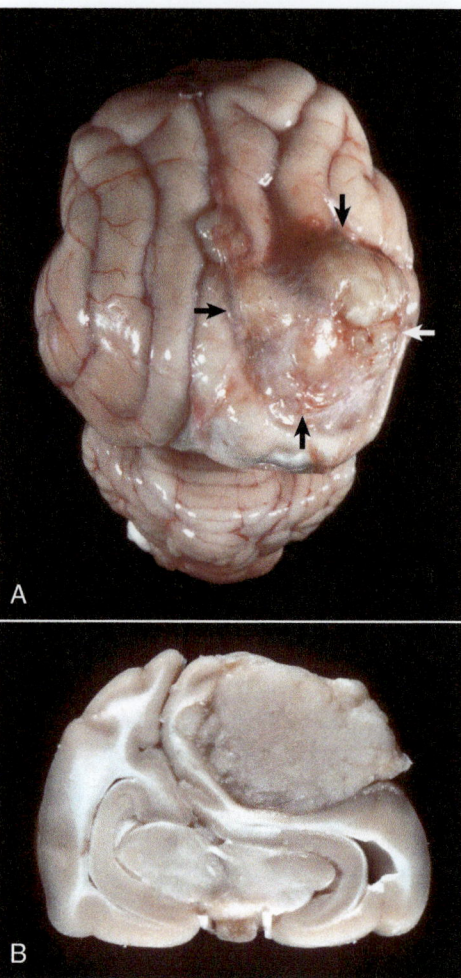

Figura 14-76 **Meningioma, Cérebro, Gato. A,** Há uma massa (*setas*) na superfície do córtex parietal direito que comprimiu e distorceu o parênquima adjacente. É uma lesão que ocupa espaço após deslocar a linha média (fissura longitudinal cerebral) para a esquerda. **B,** Corte transversal à altura do hipocampo do cérebro mostrado em **A**. O tumor comprimiu o hemisfério cerebral direito, fazendo com que a linha média fosse deslocada para a esquerda, com compressão do hemisfério cerebral esquerdo. O meningioma não invade o cérebro e pode estar "encapsulado" à necropsia ou cirurgia. (Cortesia de College of Veterinary Medicine, University of Illinois.)

as células neoplásicas apresentam grandes corpos celulares com citoplasma abundante delimites mal definidos e núcleos alongados, ovais e abertos com cromatina de localização periférica. O número de células que forma a espiral pode variar de algumas a muitas. Outras lesões microscópicas incluem hemorragia, focos de necrose e infiltrados de neutrófilos. Enquanto a necrose é uma indicação do prognóstico reservado em seres humanos, é comum nas variantes caninas do meningioma e seu significado na progressão tumoral é desconhecido. O crescimento invasivo ocorre, mas é menos comum do que o crescimento por expansão. Atualmente, a coloração imuno-histoquímica não é tão avançada em medicina veterinária do que no diagnóstico dos meningiomas em seres humanos; porém, a vimentina pode ser útil.

Hemangiossarcoma. O hemangiossarcoma primário do SNC é um raro neoplasma originário de células endoteliais. A doença é mais comum em cães, mas pode ocorrer em todas as espécies domésticas. O neoplasma é uma massa solitária expansível, de cor vermelha a vermelha escura, no córtex cerebral. Sua cor e consistência sanguinolenta auxiliam sua diferenciação do melanoma primário ou metastático. A maioria dos hemangiossarcomas encontrados no SNC tem origem metastática.

Tumores Hematopoiéticos

Linfoma. Diversos tumores hematopoiéticos afetam o SNC, tanto neoplasmas primários quanto metastáticos. O mais comum destes tumores é o linfoma. O linfoma primário do SNC ocorre em todas as espécies de animais domésticos, sendo mais comum, porém, em cães e gatos. Em bovinos, pode ser parte da manifestação do linfoma associado ao vírus da leucose bovina; contudo, este tumor tende a se apresentar como uma massa compressiva lobulada extradural, de cor branca a amarela, no canal medular. O linfoma primário em cães e gatos não tem locais de predileção e pode acometer os órgãos adjacentes, inclusive a pineal e a hipófise. Estes tumores são compostos por densas lâminas de linfócitos neoplásicos que geralmente têm alta taxa mitótica e muitas regiões de necrose unicelular ou confluente. O tipo celular primário pode ser o linfócito T ou B. A identificação do tipo celular requer a realização de análise imuno-histoquímica; CD3 (linfócito T) e CD79a/CD20/Pax5 (linfócito B) são os marcadores mais comumente utilizados na classificação destes tumores.

Uma variante incomum do linfoma no SNC é o linfoma intravascular. Esta variante ocorre quase exclusivamente em cães. Histologicamente, há agregados densos de linfócitos neoplásicos que preenchem os vasos sanguíneos meningeais e parenquimatosos. Assim, estes tumores geralmente são associados à formação de trombos e ao infarto de tecidos locais. A infiltração neoplásica no parênquima aparentemente ocorre apenas quando há ruptura dos vasos afetados. É possível que estes linfócitos neoplásicos não tenham os sinais adequados de migração ou os receptores necessários para atravessar a barreira hematoencefálica. Estes tumores geralmente são originários de linfócitos B em cães, criando um contraste com o fenótipo mais típico de linfócitos T em seres humanos.

Sarcoma Histiocítico. O sarcoma histiocítico é outro neoplasma hematopoiético que pode ser um tumor primário do SNC ou parte da doença disseminada. O tumor primário geralmente se apresenta como uma massa meníngea que comprime e, menos comumente, invade o neuroparênquima subjacente. Embora determinadas predileções raciais tenham sido relatadas (incluindo boiadeiro de Berna e welsh corgi pembroke), há documentação de muitas raças acometidas por esta doença. Histologicamente, estes tumores são compostos por células neoplásicas redondas que geralmente têm núcleos reniformes. As células multinucleadas são comuns e o índice mitótico costuma ser bastante alto. Estes tumores podem também ser identificados por meio de diversas colorações imuno-histoquímicas, incluindo CD18 e Iba1.

Outros Tumores Hematopoiéticos. Outros tumores hematopoiéticos, incluindo plasmocitomas extramedulares, foram raramente relatados no SNC; porém, eles representam uma fração muito pequena dos tumores hematopoiéticos primários do SNC.

Tumores Metastáticos. Os neoplasmas metastáticos ocorrem por via hematógena e afetam mais o cérebro do que a medula espinhal. A espécies em que as metástases são relatadas com maior frequência é a canina; a seguir, estão os gatos. Dentre os carcinomas metastáticos, o carcinoma de glândula mamária em cães é relatado como o de maior frequência, embora outros, principalmente o carcinoma nasal devido à metástase local, tenham sido descritos. O hemangiossarcoma é um dos sarcomas metastáticos mais comuns em cães e o tumor metastático mais comum no cérebro. As metástases de muitos outros sarcomas, incluindo linfoma, fibrossarcoma e melanoma maligno, também foram relatados. No SNC, os hemangiossarcomas metastáticos parecem ter predileção pela interface entre as substâncias cinzenta e branca (Fig. 14-77). Em gatos, os neoplasmas que metastatizam no SNC incluem o carcinoma de glândula mamária (Fig. 14-78) e o linfoma.

Alterações Associadas ao Envelhecimento

Por todo este capítulo, doenças específicas foram correlacionadas com o envelhecimento por ocorrerem em animais idosos e incluem, por

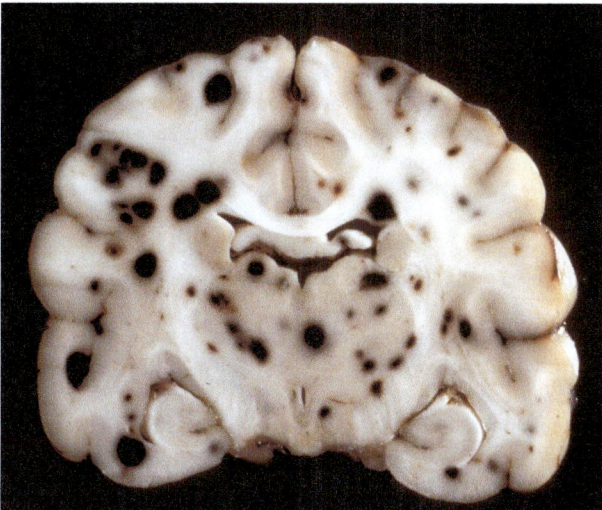

Figura 14-77 Hemangiossarcoma, Metastático, Cérebro, Fixação com Formalina, Corte Transversal à Altura do Tálamo, Cão. Note as metástases hematógenas proeminentes, observadas como nódulos pretos de diversos tamanhos distribuídos por todo o cérebro, às vezes na interface entre as substâncias cinzenta e branca. Em um espécime não fixado (fresco), os nódulos teriam coloração vermelha a vermelha escura. A presença de nódulos pretos no espécime fresco seria consistente com o diagnóstico de melanoma metastático. (Cortesia de Dr. M. D. McGavin, College of Veterinary Medicine, University of Tennessee.)

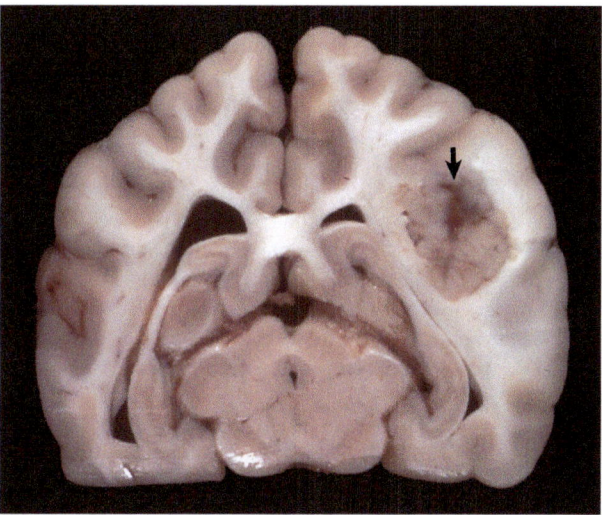

Figura 14-78 Carcinoma Mamário, Metastático, Cérebro, Corte Transversal à Altura do Hipocampo, Cão. O hemisfério cerebral direito contém uma massa bem-demarcada (*seta*), que provocou o aumento de volume do hemisfério cerebral direito e a compressão do ventrículo lateral direito. O ventrículo lateral esquerdo apresenta discreta dilatação, provavelmente devido à pressão sobre o forâmen interventricular. (Cortesia de Drs. F. Moore e J. Carpenter, Angell Memorial Animal Hospital; e Noah's Arkive, College of Veterinary Medicine, The University of Georgia.)

exemplo, a atrofia cortical cerebral do envelhecimento, a hidrocefalia *ex vacuo*, o acúmulo do pigmento lipofuscina em neurônios e algumas formas de distrofia neuroaxonal. Sua relação com as alterações comportamentais não foi esclarecida. Mais recentemente, as suspeitas de alterações associadas ao envelhecimento no sistema nervoso de cães e gatos (ou seja, a senilidade da idade avançada ou "demência") foram correlacionadas com as mudanças comportamentais, como deficiências de aprendizado e memória, assim como a perda de outros padrões comportamentais "de rotina" e estabelecidos há muito tempo.

Em cães, esta coleção de sinais clínicos foi denominada disfunção cognitiva canina (CCD) e comparada, em alguns aspectos, à doença de Alzheimer em seres humanos. As placas senis e a amiloidose cerebrovascular foram descritas nos cérebros de cães idosos; acredita-se que causem alterações estruturais e funcionais em vias químicas, e, assim, disfunção cognitiva.

Distúrbios dos Equinos

As doenças que ocorrem em muitas ou todas as espécies animais são discutidas na seção Distúrbios dos Animais Domésticos.

Doenças Causadas por Microrganismos

Vírus

Arbovírus

Encefalomielite Equina. Os vírus da encefalomielite equina oriental (EEE), da encefalomielite equina ocidental (WEE) e da encefalomielite equina venezuelana (VEE) são membros da família Togaviridae, gênero *Alphavirus*. A célula-alvo primária da infecção e lesão é o neurônio; porém, estes vírus podem causar vasculite seguida por trombose. Após a inoculação (por mosquito), o vírus circula por via hematógena e, a princípio, infecta diversos tecidos, incluindo células endoteliais dos vasos sanguíneos locais, tecidos do sistema linforreticular (também conhecido como sistema monocítico-macrofágico), dos músculos e do tecido conjuntivo. No tecido linfoide e na medula óssea, esta infecção pode causar depleção e/ou necrose celular. A segunda viremia provoca infecção hematógena do SNC. Evidências experimentais sugerem que o vírus se replica nas células endoteliais antes da entrada no sistema nervoso, infectando os neurônios e, em menor grau, a glia. Há também evidências de que os vírus deste grupo (principalmente o vírus da encefalomielite equina venezuelana) podem causar as alterações no metabolismo de neurotransmissores no SNC responsáveis por alguns dos sinais clínicos.

Evidências experimentais recentes de modelos *in vivo* e *in vitro* de encefalomielite equina venezuelana sugere que o vírus provoca a regulação positiva de múltiplos genes de quimiocinas e citocinas, incluindo óxido nítrico sintase induzível e TNF-α. Esta regulação positiva, que ocorre principalmente em astrócitos, afeta outras células da glia e influencia a sobrevida neuronal. Além destes mediadores das respostas imunes inatas, a morte celular apoptótica também contribui para a neurodegeneração após a infecção pelo vírus.

No SNC, todos os três vírus induzem polioencefalomielite com características similares, mas algumas diferenças. De modo geral, as lesões macroscópicas são comuns e não específicas. Estas lesões podem incluir hiperemia cerebral, edema, formação de petéquias, necrose focal e aumento da quantidade de LCR no espaço subaracnoide. As lesões macroscópicas, embora geralmente não observadas, costumam ser encontradas na substância cinzenta, com visualização melhor na medula espinhal (Fig. 14-79). As lesões microscópicas são mais proeminentes na substância cinzenta do cérebro e da medula espinhal, e são caracterizadas por manguitos perivasculares compostos por linfócitos, macrófagos e neutrófilos; infiltração neutrofílica variável na substância cinzenta; microgliose; degeneração neuronal; necrose cerebrocortical focal; edema e hemorragia perivascular; vasculite necrosante; trombose; coroidite; e leptomeningite. Os neutrófilos são detectáveis nos primeiros estágios clínicos (2 dias) da encefalomielite equina oriental e da encefalomielite equina venezuelana. Vasculite, trombose e necrose cerebrocortical são bastante evidentes na encefalomielite equina venezuelana, mas também na encefalomielite equina oriental. Não há lesões no gânglio trigêmeo.

A infecção de equinos pelos vírus das encefalomielites equinas oriental, ocidental e venezuelana produz uma gama de distúrbios clínicos progressivos, incluindo febre, frequência cardíaca alta, anorexia, depressão, fraqueza muscular e alterações comportamentais, como demência, agressão, pressão da cabeça em superfícies sólidas, apoio em

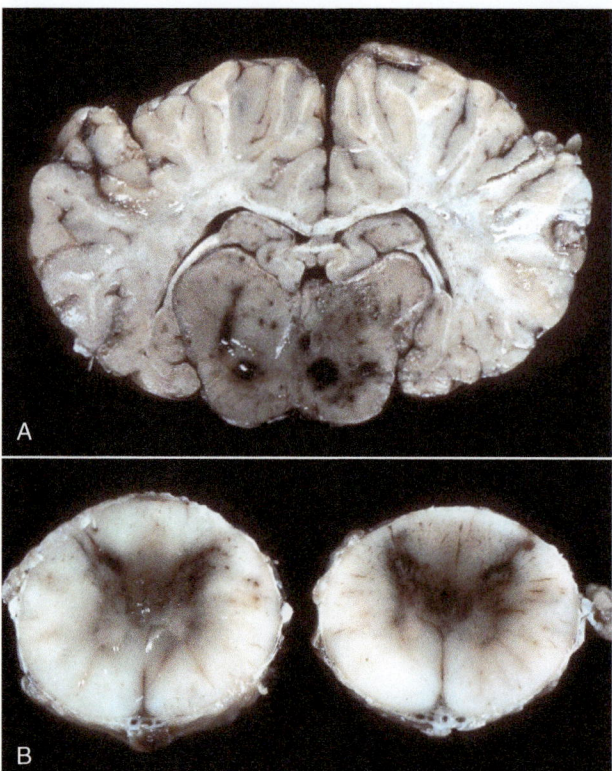

Figura 14-79 **Encefalite e Mielite Hemorrágica, Polioencefalomielite Equina Oriental, Tronco Encefálico e Medula Espinhal, Equino. A,** Cérebro, corte transversal à altura do hipocampo, equino. A substância cinzenta do tronco encefálico apresenta descoloração vermelha escura a preta devido à congestão e à hemorragia. A lesão é decorrente da infecção viral, que tem afinidade por neurônios; este vírus também causa necrose vascular seguida por trombose, mas isto não é comum. **B,** Medula espinhal, equino. Note a descoloração vermelha a marrom da substância cinzenta nos cornos dorsais e ventrais (causada por congestão e hemorragia). A lesão é decorrente da infecção viral que tem afinidade por neurônios; porém, este vírus também pode causar necrose vascular seguida por trombose. (Cortesia de College of Veterinary Medicine, University of Florida; e Noah's Arkive, College of Veterinary Medicine, The University of Georgia.)

paredes, andar em círculos, cegueira e paralisia dos músculos faciais. A encefalomielite equina oriental foi também relatada em bovinos, ovinos, camelídeos e suínos.

Encefalomielite Causada pelo Vírus do Oeste do Nilo. O vírus do oeste do Nilo (WNV), transmitido por mosquitos (família Flaviviridae, gênero *Flavivirus*), provoca polioencefalomielite aguda, principalmente em seres humanos, aves e equinos. Seu ciclo de vida compreende pássaros e mosquitos. Em 2002, a infecção pelo vírus do oeste do Nilo foi diagnosticada em 47.000 equinos de 40 estados nos Estados Unidos, com uma estimativa de mais de 4.500 animais mortos após a infecção. O vírus continua a ser uma causa importante de encefalite viral em equinos e a doença é ubíqua em 48 estados daquele país.

O vírus passa livremente por diversas populações de pássaros silvestres e canoros; os membros da família Corvidae (corvos) e tordos-americanos (*Turdus migratorius*) desempenham importantes papeis na propagação e disseminação do vírus. Além disso, diversos mosquitos *Culex* disseminam o vírus entre as populações animais. As aves desenvolvem viremia fulminante com disseminação viral a todos os órgãos, enquanto os equinos, que representam a espécie final do vírus, apresentam apenas infecções do SNC.

A patogênese da encefalomielite causada pelo vírus do oeste do Nilo ainda não foi elucidada; porém, é provável que seja similar ao mecanismo anteriormente descrito para o vírus da encefalomielite equina. A célula-alvo primária de infecção e lesão é o neurônio; as células da micróglia também são afetadas. As lesões macroscópicas da infecção viral do oeste do Nilo em equinos geralmente envolvem a substância cinzenta e incluem desde hiperemia e formação de petéquias à hemorragia proeminente com acometimento prevalente do tronco encefálico mais caudal e dos cornos ventrais da medula espinhal toracolombar. As lesões macroscópicas da hemorragia são mais comuns na infecção pelo vírus do oeste do Nilo do que com as três encefalites equinas (oriental, ocidental e venezuelana). As lesões microscópicas em aves e equinos que morreram devido à doença são caracterizadas por polioencefalomielite e hemorragia do SNC, que podem variar em gravidade. A inflamação é predominantemente mononuclear; porém, neutrófilos podem ser detectados em alguns casos. Nos equinos afetados, não ocorrem lesões fora do sistema nervoso. Os sinais clínicos da infecção pelo vírus do oeste do Nilo incluem febre variável, depressão, ataxia, fraqueza a paralisia de membros posteriores, tetraplegia, convulsões, coma e morte.

Herpesvírus

Mieloencefalopatia Causada pelo Herpesvírus Equino 1. O herpesvírus equino 1 (EHV-1) (um alfa-herpesvírus) é uma importante causa de aborto, infecção e morte perinatal nesta espécie, além de provocar mieloencefalite. O EHV-1 também podem causar rinopneumonia. O EHV-1 não parece ser neurotrópico, diferentemente de alguns herpesvírus causadores de encefalites em outras espécies, onde o vírus se replica em neurônios (infecção pelo vírus do herpes simplex em humanos, pelo vírus da rinotraqueíte infecciosa bovina em bezerros e pelo vírus da pseudorraiva em suínos). Além da vasculite, que é a principal lesão, a infecção em equinos também é um pouco diferente da maioria das outras infecções herpéticas do SNC por acometer principalmente adultos, embora animais jovens possam ser afetados.

A mieloencefalopatia causada pelo herpesvírus equino começa com a inalação do EHV-1. O vírus infecta as células epiteliais da nasofaringe e se dissemina para o tecido linforreticular local, onde infecta linfócitos e macrófagos (monócitos). Através do tráfego por monócitos, o EHV-1 é transferido para as células endoteliais do SNC. O vírus, que é endoteliotrópico, embora possa infectar neurônios e astrócitos, se localiza em pequenas artérias e capilares do SNC e alguns outros tecidos após a disseminação direta das células infectadas circulantes. A inflamação de células endoteliais provoca, então, vasculite, causando trombose e infarto do tecido neural suprido pelo vaso trombosado. A infecção latente do gânglio trigêmeo e dos tecidos linfoides também pode ocorrer. Embora a infecção viral possa ser identificada em neurônios, o vírus não é neurovirulento, nem tem efeito em células nervosas; assim, as lesões macroscópicas e histológicas observadas nesta doença são totalmente relacionadas com a vasculite.

A lesão característica no SNC causada pela infecção pelo EHV-1 é a vasculite que afeta células endoteliais de pequenos vasos sanguíneos, com trombose e necrose focal do SNC (infarto). As lesões ocorrem nas substâncias cinzenta e branca da medula espinhal, na medula oblonga, no mesencéfalo, no diencéfalo e no córtex cerebral (Fig. 14-80, A). O endotélio parece ser o primeiro local de acometimento (Fig. 14-80, B), com subsequente degeneração da íntima e da média, provocando hemorragia, trombose, extravasamento de proteínas plasmáticas no espaço perivascular, aumento do volume axonal com balonamento da bainha de mielina e degeneração do corpo celular e formação variável de manguitos perivasculares de células mononucleares. Outras lesões incluem ganglioneurite cerebroespinhal e vasculite em tecidos não nervosos, como o endométrio, a cavidade nasal, os pulmões, a úvea do olho, a hipófise e a musculatura esquelética. Corpúsculos de inclusão não são observados nas lesões do SNC.

A forma neurológica da infecção pelo EHV-1 tem distribuição mundial e afeta outros equídeos, inclusive zebras, além de equinos, mas parece ser relativamente incomum em comparação à incidência de aborto e doença do trato respiratório superior causados pelo vírus. A doença neurológica pode ocorrer durante ou após surtos de doença

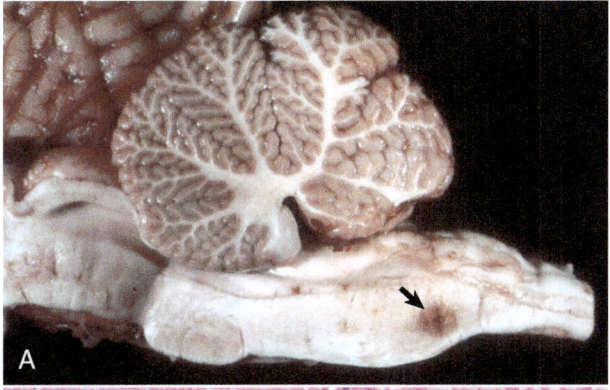

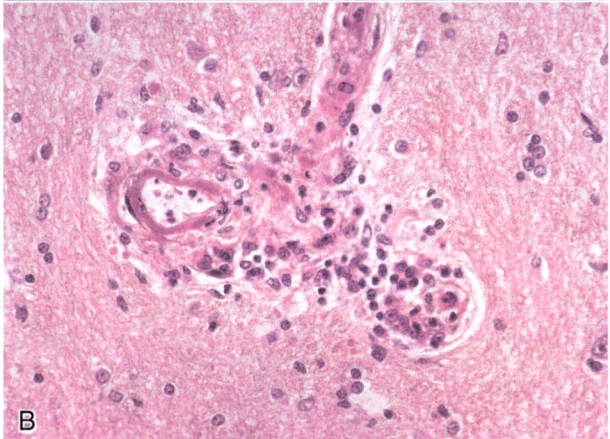

Figura 14-80 Mieloencefalopatia Causada pelo Herpesvírus Equino 1, Cérebro, Corte Sagital Médio. A, Hemorragia, tronco encefálico, equino. As áreas focais ou multifocais de hemorragia e/ou necrose (*seta*) são características da encefalite causada pelo herpesvírus equino, mas também ocorrem na encefalite-arterite viral equina, na nematodíase cerebroespinhal e na encefalomielite protozoária equina (*Sarcocystis neurona*). **B,** Vasculite e hemorragia, tronco encefálico, equino. A vasculite é a lesão primária. O vírus se localiza em pequenas artérias, vênulas e capilares do sistema nervoso central, provocando vasculite e necrose fibrinoide, que, às vezes, resulta em trombose e infarto focal do cérebro e da medula espinhal. Coloração por HE. (**A** Cortesia de College of Veterinary Medicine, University of Illinois. **B** Cortesia de Dr. J. Simon, College of Veterinary Medicine, University of Illinois.)

respiratória ou aborto. Um surto de encefalite epizoótica aguda em gazelas-de-thomson (*Gazella thomsoni*) foi relatado em 1997, em um zoológico do Japão. A doença era similar à encefalite causada pelo herpesvírus equino e o vírus, denominado *herpesvírus de gazela 1*, foi sorologicamente relacionado com o EHV-1, apresentando grande tropismo pelo endotélio.

Protozoários

Encefalomielite Protozoária Equina (Sarcocistose). A encefalomielite protozoária equina é uma doença de equinos causada por *Sarcocystis neurona*. O parasita entra no corpo por meio da ingestão de esporocistos, mas não se sabe como chega ao SNC. Estudos experimentais sugerem que os esporocistos ingeridos se multiplicam no tecido visceral, talvez no intestino e, então, são transportados ao SNC, provavelmente pelo tráfego leucocitário. No SNC, acredita-se que a sequência típica de eventos na patogênese da lesão característica seja: (1) tráfego leucocitário com ativação e replicação parasitária focal; (2) inflamação intensa; (3) edema; e (4) destruição tecidual pronunciada, afetando as substâncias branca e cinzenta.

As lesões macroscópicas podem ocorrer no neuroeixo, mas são mais comuns na medula espinhal, principalmente nas intumescências cervicais e lombares, do que no cérebro. No cérebro, as lesões são geralmente observadas no tronco encefálico. As lesões

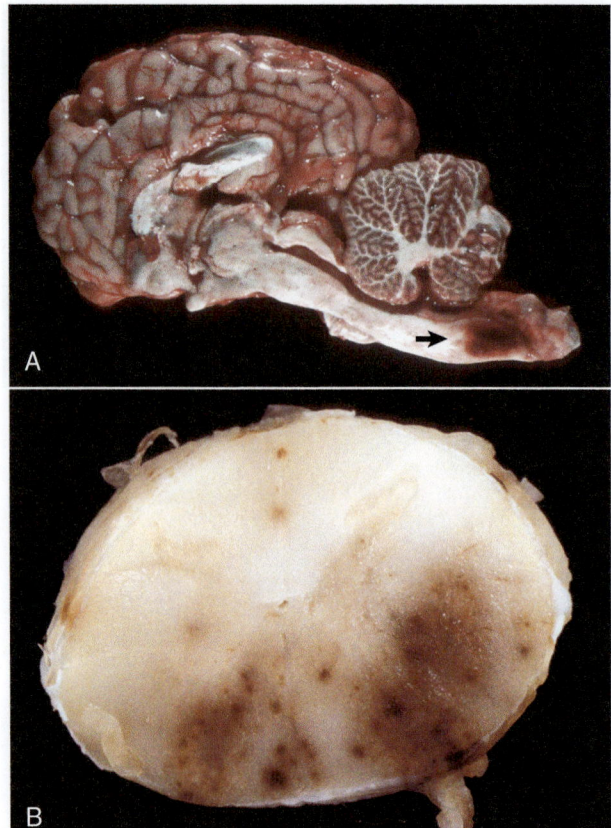

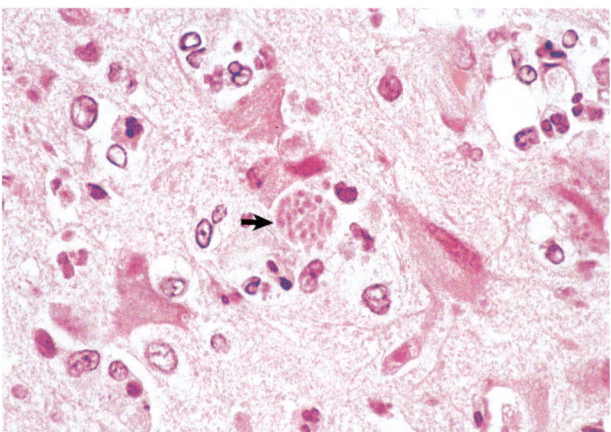

Figura 14-82 *Sarcocystis neurona*, **Cérebro, Equino.** *S. neurona* é um protozoário pequeno, de formato crescêntico e redondo, encontrado em neurônios, células endoteliais e da micróglia. Os microrganismos podem ser dispostos em agregados não encistados *(seta)* ou rosetas intracelulares e no tecido do sistema nervoso central, geralmente com resposta celular leucocitária inflamatória mista, de gravidade variável. A detecção dos microrganismos em cortes histológicos pode ser difícil. Coloração por HE. (Cortesia de Dr. J. Simon, College of Veterinary Medicine, University of Illinois.)

Figura 14-81 **Encefalomielite Protozoária, Cérebro, Corte Sagital, Equino. A,** Note o grande foco de hemorragia e necrose *(seta)* na porção caudal da medula oblonga, causado por *Sarcocystis neurona*. **B,** Medula espinhal lombar, corte transversal. Mielite causada pela infecção por *S. neurona*. Há hemorragia e necrose focal proeminente no funículo lateral direito e nos funículos ventrais direito e esquerdo. (**A** Cortesia de College of Veterinary Medicine, University of Illinois. **B** Cortesia de Dr. R. Storts, College of Veterinary Medicine, Texas A&M University.)

macroscópicas, quando presentes, são compostas por focos necróticos descorados, geralmente com hemorragias de tamanhos variados e localizadas de forma aleatória pela substância branca ou cinzenta (Fig. 14-81).

As lesões microscópicas ocorrem nas substâncias branca e cinzenta e incluem necrose, hemorragia e acúmulos de linfócitos, macrófagos, neutrófilos, eosinófilos e números variáveis de células gigantes multinucleadas em áreas perivasculares e no neuropilo ou, menos comumente, nas leptomeninges, e aumento de volume axonal. A astrocitose gemistocítica pode ser proeminente. Nas lesões, *S. neurona* é pequeno, em formato crescêntico ou redondo, com núcleo bem definido, e, de modo geral, disposto em agregados ou rosetas (Fig. 14-82). Parasitas, embora de difícil detecção, são observados no meio intracelular de neurônios, células gigantes, neutrófilos ou macrófagos ou no meio extracelular, em cistos no neuropilo. *S. neurona* geralmente não é observado em células endoteliais vasculares, um local comum para outros membros deste gênero.

S. neurona pode ser propagado em cultura de tecido, onde se desenvolve no citoplasma das células do hospedeiro. O parasita se divide por endopoligenia, com desenvolvimento de esquizontes que contêm merozoítos dispostos em rosetas ao redor do corpo residual proeminente. O estágio de esquizonte do microrganismo é diferente do observado nos gêneros *Toxoplasma*, *Isospora*, *Eimeria*, *Besnoitia*, *Hammondia* e *Neospora*, uma vez que os merozoítos não apresentam roptrias, mas é similar ao estágio esquizonte de outros membros de *Sarcocystis* spp. e do gênero *Frenkelia*. Estudos mostraram que o gambá é o hospedeiro

definitivo e que as aves são hospedeiros intermediários, formando o reservatório para a infecção de equinos.

A infecção de *Sarcocystis* spp. em espécies não equinas envolve microrganismos similares ao *S. neurona*. Tais parasitas foram associados à encefalomielite em bovinos, ovinos, gatos e cães, assim como guaxinins, mas estas infecções são esporádicas. As lesões e os microrganismos também foram observados no SNC de fetos bovinos infectados, e as lesões são compostas por nódulos gliais multifocais com ou sem parasitas. Casos raros de mielite protozoária equina ocorreram ao mesmo tempo com *Neospora hughesi* ou *N. caninum*.

A infecção clínica geralmente ocorre em equinos adultos jovens e os sinais dependem da área do SNC parasitada, podendo incluir depressão, alterações comportamentais, convulsões, anomalias de marcha, ataxia, paralisia do nervo facial, inclinação lateral da cabeça, paralisia da língua, incontinência urinária, disfagia, atrofia do músculo masseter e/ou temporal e atrofia do músculo quadríceps e/ou glúteo.

Doenças Degenerativas
Metabólicas
Mieloencefalopatia Degenerativa Equina e Distrofia Neuroaxonal. A mieloencefalopatia degenerativa equina foi relatada em equinos de diversas raças puras e mestiças; há uma doença similar em zebras. Até hoje, o mecanismo exato de desenvolvimento da doença não é conhecido; porém, um componente genético provavelmente participa de muitos casos. Nos casos onde a base genética não pôde ser determinada, e naqueles em que a base genética é conhecida, o fator predisponente primário é a insuficiência dietética de vitamina E. Em alguns equinos com baixas concentrações plasmáticas de vitamina E, a suplementação com a vitamina E causou melhora clínica. Além disso, a suplementação das rações com vitamina E em fazendas com alta incidência de mieloencefalopatia degenerativa reduziu a ocorrência da doença. A predisposição hereditária para o desenvolvimento de mieloencefalopatia degenerativa equina não foi excluída, mas o mecanismo específico ainda não foi determinado.

Em equinos com mieloencefalopatia degenerativa, as lesões são microscópicas. A lesão mais notável, a degeneração axonal da medula espinhal, é bilateral e pode afetar todos os funículos, embora predominem nos axônios sensoriais. Os tratos espinocerebelares dorsais dos funículos laterais e as áreas septomarginais do funículo ventral tendem a ser gravemente afetadas. A perda de mielina é secundária à degeneração axonal. Dependendo da duração da doença clínica, há astrogliose, que tende a ser mais proeminente na região adjacente à glia limitante. Outra lesão menos dramática em equinos afetados é a formação de esferoides eosinofílicos (Fig. 14-83). Em equinos, os esferoides foram descritos no núcleo grácil, nos núcleos cuneados laterais e mediais do tronco encefálico terminal e no núcleo torácico da medula espinhal. Os esferoides representam o aumento de volume eosinofílico focal no trajeto de um axônio e podem ser relativamente homogêneos, laminados ou granulares. Estes aumentos de volume são preenchidos por restos amorfos, perfis membranosos e organelas degradadas.

A distrofia neuroaxonal foi relatada em diversas raças equinas, principalmente Morgan e Haflinger. As lesões são compostas por esferoides nos núcleos do tronco encefálico, como mencionado anteriormente, mas não há degeneração axonal grave na medula espinhal. A causa dos esferoides axonais e dos axônios distróficos na mieloencefalopatia degenerativa equina e na distrofia neuroaxonal não foi determinada; porém, suspeita-se da alteração do fluxo axoplasmático. Análises imuno-histoquímicas mostraram que os esferoides e axônios distróficos contêm quantidades elevadas de proteínas envolvidas no movimento, na ancoragem e na fusão de vesículas sinápticas à membrana plasmáticas. Estes achados sugerem que a alteração do fluxo axoplasmático atua na patogênese da distrofia de axônios na mieloencefalopatia degenerativa equina e na distrofia neuroaxonal.

Clinicamente, a mieloencefalopatia degenerativa equina e as distrofias neuroaxonais geralmente ocorrem em animais jovens. O aparecimento da doença é insidioso e os sinais clínicos são simétricos, com espasticidade, ataxia e paresia de membros.

Degeneração Neuronal Primária

Degeneração Neuronal Cerebelar Primária. A abiotrofia cerebelar equina, uma degeneração neuronal cerebelar primária, ocorre em potros árabes puros ou mestiços e pôneis Swedish Gotland. A doença é herdada de forma autossômica recessiva; porém, o mecanismo patológico subjacente à perda de células de Purkinje ainda não foi elucidado. Uma expressão alterada de MUTYH, uma enzima de reparo do DNA, foi demonstrada em alguns equinos afetados. Macroscopicamente, o cerebelo pode apresentar discreta redução de tamanho e retração do crânio sobrejacente. Microscopicamente, no início da progressão da doença, as células de Purkinje e seus axônios proximais manifestam aumento de volume (Fig. 14-84). Com o passar do tempo, há perda de células de Purkinje e de neurônios da camada granular. Os sinais

clínicos aparecem entre o nascimento e os 9 meses de idade, e incluem tremores de cabeça, ataxia e espasticidade.

Nutricionais
Deficiência de Vitamina E. Ver seção anterior Mieloencefalopatia Degenerativa Equina e Distrofia Neuroaxonal.

Intoxicações
Toxinas Microbianas
Leucoencefalomalácia. A ingestão de alimentos com milho contaminado pelo fungo *Fusarium moniliforme* causa uma doença neurológica aguda fatal em equinos chamada *leucoencefalomalácia*. A toxina primária isolada de *F. moniliforme* foi denominada *fumonisina B₁*, embora outras fumonisinas tenham sido extraídas. Com base no caráter e na progressão das lesões, o dano vascular foi considerado a lesão primária; porém, as fumonisinas também podem alterar o metabolismo de esfingolipídio por meio da inibição de ceramide sintase. Os esfingolipídios são compostos bioativos que participam da regulação do crescimento, da diferenciação das funções metabólicas da célula e também da morte celular apoptótica. Além disso, as fumonisinas, que são associadas à peroxidação lipídica de células e membranas celulares, inibem a síntese de macromoléculas e DNA, e podem aumentar a produção de TNF-α por macrófagos.

As lesões macroscópicas afetam especialmente a substância branca do lobo frontal e do lobo parietal dos hemisférios cerebrais, mas casos com acometimento dos tratos principais de substância branca no tronco encefálico e da substância branca cerebelar profunda foram observados (Fig. 14-85). Devido ao dano à substância branca, incluindo edema, há extenso aumento de volume do cérebro com achatamento dos giros cerebrocorticais. As lesões geralmente são bilaterais, mas assimétricas, de gravidade desigual e podem ser muito extensas. A lesão macroscópica característica no momento da morte é a malácia e liquefação da substância branca afetada, predominantemente por causa da degradação de lipídios acompanhada por hemorragia. O motivo de acometimento principal da substância branca, inclusive da substância branca subcortical — enquanto a substância cinzenta cortical cerebral é poupada — provavelmente está relacionada com uma vulnerabilidade singular dos vasos sanguíneos da substância branca. O mecanismo desta vulnerabilidade específica é desconhecido.

Microscopicamente, a substância branca afetada é liquefeita e o parênquima é alterado pelo acúmulo de fluido proteináceo de coloração rosada, com neutrófilos, linfócitos e macrófagos dispersos e, raramente, eosinófilos (Fig. 14-85, C). A borda da lesão é cercada por edema difuso ou perivascular, hemorragia perivascular e vasos sanguíneos com

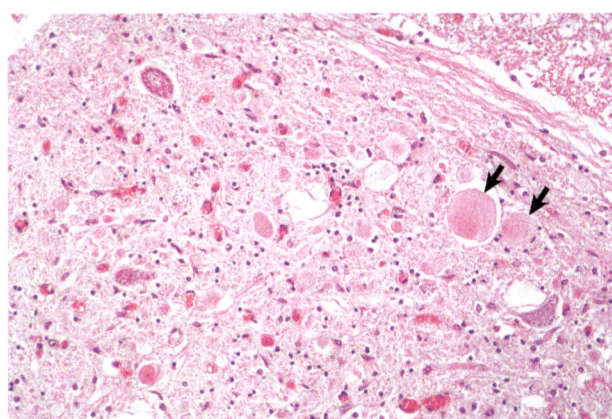

Figura 14-83 Esferoides Axonais e Axônios Distróficos, Mieloencefalopatia Degenerativa, Medula Espinhal, Corno Cinzento Dorsal, Equino. Os axônios do núcleo torácico apresentam aumento de volume, formato arredondado e coloração rosa pálida (esferoides axonais, que são acúmulos de neurofilamentos e organelas degradadas) *(setas)*. Estas alterações são atribuídas à deficiência de vitamina E; esta vitamina tem funções antioxidantes, protegendo as células da lesão mediada por radicais livres. Coloração por HE. (Cortesia de Dr. J. F. Zachary, College of Veterinary Medicine, University of Illinois.)

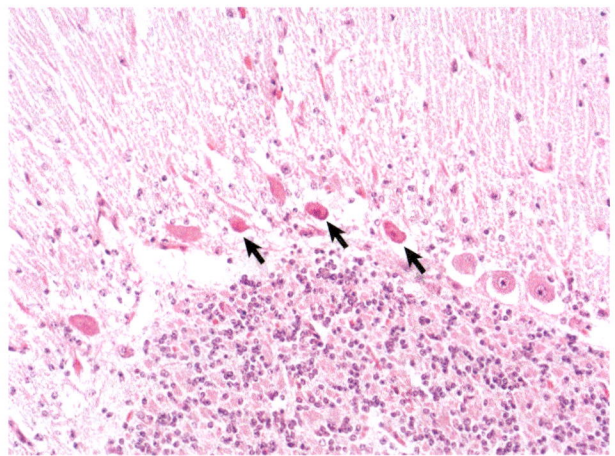

Figura 14-84 Degeneração Cerebelar Equina, Cerebelo, Equino. As células de Purkinje do cerebelo, em processo de necrose, apresentam contração dos corpos celulares e picnose nuclear *(setas)*. Coloração por HE. (Cortesia de Dr. J. F. Zachary, College of Veterinary Medicine, University of Illinois.)

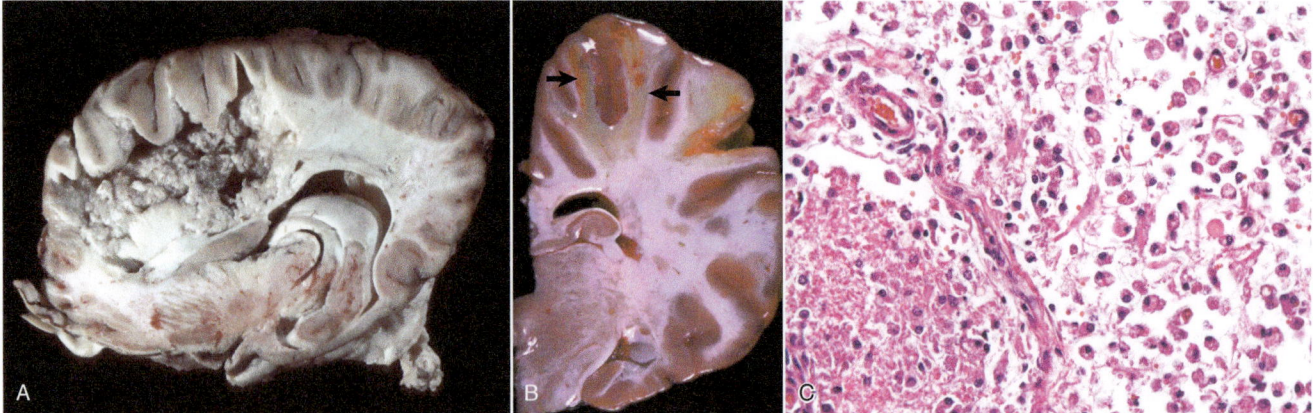

Figura 14-85 Leucoencefalomalácia, Cérebro, Equino. A, Corte sagital. A substância branca do lobo frontal e parietal apresenta necrose (malácia). A substância cinzenta não é afetada. Esta doença é causada pela toxina fumonisina B_1 produzida pelo fungo *Fusarium moniliforme*, que cresce em grãos estragados. Note que este caso demonstra a extensão e a distribuição da necrose liquefativa na substância branca. A apresentação mais típica é mostrada em **B. B,** Corte transversal. A substância branca dos três giros cerebrais localizados na porção superior da ilustração apresenta áreas de amolecimento gelatinoso amarelo *(setas)* e hemorragia. Devido à ausência de cavitação (necrose liquefativa), esta lesão é provavelmente mais nova do que a mostrada em **C. C,** Note a grave lesão da substância branca. Os axônios mielinizados são fragmentados e há abundância dos restos de mielina. Numerosos macrófagos estão presentes no espaço anteriormente ocupado por axônios mielinizados, e estas células estão fagocitando os restos celulares. Coloração por HE. (**A** Cortesia de Dr. J. Simon, College of Veterinary Medicine, University of Illinois. **B** Cortesia de Dr. W. Crowell, College of Veterinary Medicine, University of Georgia; e Noah's Arkive, College of Veterinary Medicine, The University of Georgia. **C** Cortesia de Dr. W. Haschek-Hock, College of Veterinary Medicine, University of Illinois.)

pequenos manguitos perivasculares. Principalmente na fase aguda, as paredes dos vasos sanguíneos são degeneradas ou necróticas e algumas são infiltradas por neutrófilos, plasmócitos e eosinófilos. Embora não geralmente detectada, há trombose. Alterações menos características incluem edema e formação de manguitos perivasculares nas leptomeninges e necrose neuronal nas camadas profundas da substância cinzenta sobrejacente, próxima à substância branca afetada.

A leucoencefalomalácia também pode ser associada à hepatotoxicidade, e é possível que a hepatotoxicidade seja a única manifestação. Além disso, outros animais, incluindo suínos, são suscetíveis, mas a doença e as lesões clínicas geralmente refletem o dano pulmonar, hepático ou renal. Os sinais clínicos podem incluir depressão, sonolência, pressão da cabeça em superfícies sólidas, andar a esmo, cegueira ou convulsões. A rápida progressão destes sinais clínicos, por 1 a 10 dias após o surgimento, seguida pela morte, é típica.

Toxinas de Plantas

Envenenamento por *Centaurea* spp. Equinos que ingerem *Centaurea solstitialis* (cardo-estrelado amarelo) ou *Centaurea repens* (centáurea russa) desenvolvem a doença conhecida como *encefalomalácia nigropálida*. Esta doença, similar à doença de Parkinson em seres humanos, foi proposta como modelo para estudos experimentais; porém, não é associada ao acúmulo citoplasmático anormal de α-sinucleína observado no Parkinson. A causa específica da síndrome não foi comprovada. A sesquiterpena lactona isolada de *C. repens*, chamada *repina*, pode ser responsável pela neurotoxicidade. A citotoxicidade em culturas de células foi associada à depleção de glutationa (um importante antioxidante), ao aumento de espécies reativas de oxigênio e evidências de dano às membranas de células PC12 (uma linhagem celular de feocromocitoma) e astrócitos de camundongo. As altas concentrações de monoamina oxidase envolvida no metabolismo da dopamina normalmente encontrada no trato estrionigro dopaminérgico (ou seja, corpo estriado e substância nigra [regulação do equilíbrio e do movimento]) podem tornar estas áreas do cérebro mais suscetíveis ao dano oxidativo causado por repina. O mecanismo é desconhecido. A repina também inibe a liberação de dopamina no corpo estriado de ratos, o que pode contribuir para as manifestações clínicas da doença.

As lesões cerebrais macroscópicas são focos bem-demarcados de descoloração amarela e malácia no globo pálido e na substância nigra (Fig. 14-86). As lesões geralmente são bilaterais e de gravidade

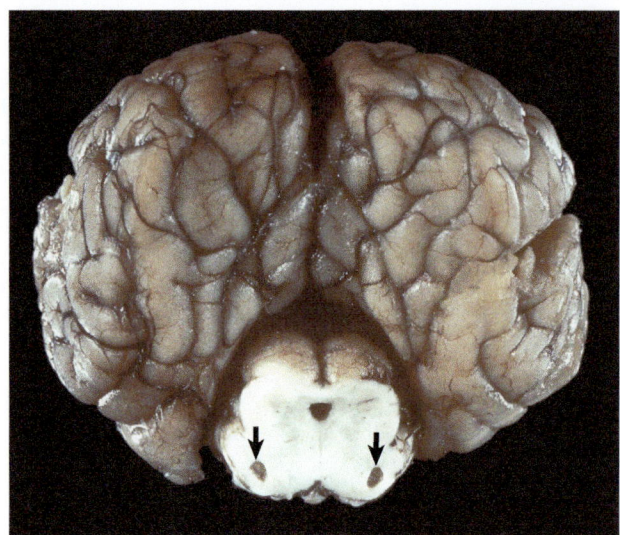

Figura 14-86 Encefalomalácia Nigropalidal Equina, Cérebro, Corte Transversal do Mesencéfalo à Altura dos Colículos Rostrais, Equino. Esta lesão é causada pelo envenenamento por cardo-estrelado amarelo (*Centaurea solstitialis*). Note as lesões de cavitação simétrica (malácia) na substância nigra *(setas)*, decorrente da necrose e a fagocitose por células *gitter*. (Cortesia de Dr. L. Lowenstine, School of Veterinary Medicine, University of California-Davis; e Noah's Arkive, College of Veterinary Medicine, The University of Georgia.)

variável; porém, lesões unilaterais também ocorrem. Microscopicamente, a necrose com perda de neurônios é a lesão primária; porém, os axônios, as células da glia e os vasos sanguíneos também apresentam necrose. Os restos celulares são fagocitados por macrófagos recrutados para a lesão a partir da corrente sanguínea.

O consumo das plantas por 1 mês ou mais durante os meses quentes de verão, quando outras gramíneas estão secas e não são palatáveis, pode causar a doença clínica. Os equinos afetados exibem sonolência, apresentam movimentos persistentes de mastigação e têm dificuldade na apreensão de alimentos e para beber água. À avaliação clínica, a paralisia dos lábios e da língua, com menor tônus mandibular, é comumente observada no início da doença. A morte geralmente se deve à emaciação e à desnutrição.

Outras Doenças. Ver a discussão sobre as demais doenças que afetam cada espécie animal nas seções específicas.

Colesteatomas. Os colesteatomas, também chamados *granulomas de colesterol*, se formam nos plexos coroides dos ventrículos de equinos. De modo geral, estes granulomas são uma alteração do envelhecimento, mas podem ser observados, raramente, em equinos jovens. Estas massas tendem a ser incidentais, entretanto, caso atinjam tamanho suficiente e ocluam o fluxo de LCR, pode haver hidrocefalia adquirida. Os colesteatomas são massas firmes, de cor bege a marrom-amarelada, com superfície regular e brilhante (Fig. 14-87). Ocasionalmente, as massas são mineralizadas. Acredita-se que esta lesão seja decorrente de edema e hemorragias menores, mas repetidas, nos plexos coroides, criando depósitos de colesterol, quue estimulam o desenvolvimento de uma reação inflamatória de corpo estranho (granuloma de corpo estranho) no plexo coroide.

Distúrbios Circulatórios

Síndrome de Asfixia Periparto. A síndrome de asfixia periparto (potro bobo, síndrome do mal ajustamento neonatal ou potro que late) é atribuída à disfunção do fluxo sanguíneo umbilical normal entre a égua e o potro durante o parto, com redução do fluxo vascular para o cérebro. As causas geralmente são relacionadas com a interrupção do fluxo sanguíneo umbilical, como a torção ou pinçamento do cordão umbilical, o que pode ser visto na distocia ou na separação prematura da placenta, possivelmente causada pela intoxicação por endófitos na festuca.

Nos primeiros estágios da síndrome, as hemorragias geralmente são disseminadas no tecido nervoso e os giros cerebrais apresentam edema e aumento de volume. Se o potro sobreviver por vários dias ou mais, pode haver necrose cortical laminar. Microscopicamente, as primeiras lesões são compostas por edema cortical laminar e necrose neuronal, seguidas pelo acúmulo de células *gitter* e fagocitose de restos celulares. A lesão isquêmica neuronal pode ser observada em todo o neuroeixo.

Os sinais clínicos em potros com síndrome de asfixia periparto incluem latidos, como os de cães, convulsões, andar a esmo, ausência de reflexo de sucção e perda da afinidade pela égua. Os potros afetados geralmente não apresentam sintomas nas primeiras 12 a 24 horas e, então, apresentam rápido declínio devido ao desenvolvimento de necrose neuronal.

Mielopatia Pós-anestésica. A mielopatia hemorrágica foi relatada em equinos jovens submetidos à anestesia geral e a colocação em decúbito dorsal. Após a cirurgia, os animais geralmente não conseguem ficar em estação. Macroscopicamente, há hemorragia extensa por toda a substância cinzenta da medula espinhal e, histologicamente, observa-se necrose neuronal aguda. Talvez a lesão seja secundária ao bloqueio da drenagem venosa normal dos seios vertebrais pelo peso do animal, o que provoca lesão por infarto na medula espinhal.

Distúrbios dos Ruminantes (Bovinos, Ovinos e Caprinos)

As doenças que ocorrem em muitas ou todas as espécies animais são discutidas na seção Distúrbios dos Animais Domésticos.

Doenças Causadas por Microrganismos
Bactérias

Listeriose. A listeriose, uma doença bacteriana com afinidade especial pelo SNC, é observada principalmente em ruminantes domésticos. A *L. monocytogenes*, uma bactéria Gram-positiva facultativa intracelular, invade a mucosa da cavidade oral e os ramos sensoriais e motores do nervo trigêmeo. Outros ramos dos nervos cranianos que inervam a cavidade oral e a faringe também podem ser acometidos. A invasão da mucosa é facilitada pelo trauma que sofre, o que permite a entrada do patógeno nos tecidos subjacentes e terminações nervosas. As bactérias migram pelos axônios sensoriais através do transporte axonal retrógrado até o gânglio trigeminal e, então, para o tronco encefálico ou, pelos axônios motores, diretamente até o mesencéfalo e a medula oblonga (neurônios motores — núcleo do nervo craniano V). A infecção pode, então, se disseminar rostral e caudalmente a outras áreas do SNC. Estes locais provavelmente são decorrentes da extensão direta da infecção, já que *L. monocytogenes* é uma bactéria móvel que se dissemina de célula a célula em sua fase de replicação.

O mecanismo da lesão tecidual não é completamente definido; porém, a lesão de neurônios e axônios é provavelmente um efeito secundário relacionado com a inflamação. A correlação entre o grau de imunidade mediada por células e a gravidade do dano cerebral sugere que a lesão imunológica também pode ocorrer. O microrganismo produz múltiplos fatores de virulência, incluindo a hemolisina (listeriolisina), que é necessária à multiplicação intracelular, e a internalina, que internaliza E-caderina, permitindo disseminação da infecção além das regiões localizadas.

Estudos experimentais recentes sugerem que, depois que as bactérias entram no SNC, a *L. monocytogenes* pode infectar diretamente neurônios, células da glia e macrófagos recrutados no exsudato inflamatório. As bactérias se disseminam de célula a célula por meio do uso de uma fosfolipase secretada que cliva diversos fosfolipídios, incluindo a esfingomielina (um componente da mielina) e os fosfolipídios das membranas celulares (Fig. 4-30). A lesão axonal e a morte neuronal são provavelmente atribuídas aos processos inflamatórios, principalmente à ação da listeriolisina e das lipases.

As lesões macroscópicas geralmente são ausentes, mas opacidade leptomeníngea, focos de descoloração marrom-amarelada (0,1 a 0,2 mm de diâmetro na área dos núcleos dos nervos cranianos V e VIII), hemorragia, necrose do tronco encefálico mais caudal e turvação do LCR podem ser observados. Microscopicamente, a lesão característica é a meningoencefalite centrada na ponte e na medula oblonga, com acometimento das substâncias cinzenta branca (Fig. 14-88). As lesões, porém, podem se estender pelo diencéfalo até a medula oblonga caudal ou medula espinhal cervical cranial. As primeiras lesões são pequenas e compostas por agregados frouxos de células da micróglia. Com o passar do tempo, estas lesões aumentam e passam a conter números variáveis de neutrófilos (Fig. 14-88, *B*). Mais tarde, há formação de microabscessos e os neutrófilos são as principais células inflamatórias. Embora isto seja incomum, alguns microabscessos contêm macrófagos como seu principal tipo celular. A necrose e o

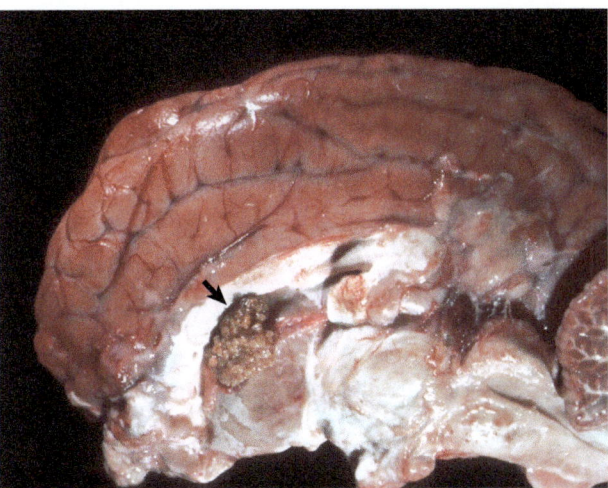

Figura 14-87 Granuloma de Colesterol (Colesteatoma), Cérebro, Corte Sagital, Equino. O plexo coroide do ventrículo lateral contém uma massa expansível composta principalmente por colesterol e resposta inflamatória granulomatosa (*seta*). (Cortesia de College of Veterinary Medicine, University of Illinois.)

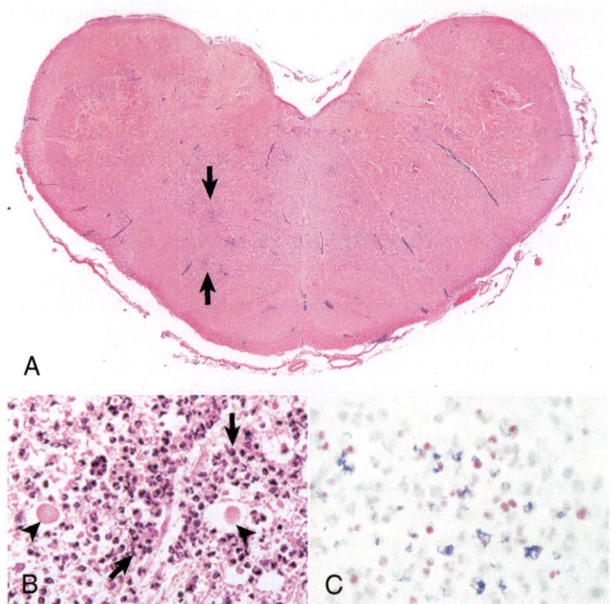

Figura 14-88 Listeriose, Medula Oblonga, Bovino. A, Microabscessos. Note as áreas de descoloração azul pálida nesta imagem submacroscópica da medula oblonga (*setas*). As áreas azuis de menor definição são agregados de neutrófilos (microabscessos) e as lesões lineares azuis são manguitos perivasculares. A *Listeria monocytogenes*, o agente etiológico, usa o transporte axonal retrógrado através dos nervos cranianos para entrar no sistema nervoso central e se instalar na medula oblonga (tronco encefálico) e na medula espinhal cervical proximal. A lesão raramente é visível à observação macroscópica. Coloração por HE. **B,** Os microabscessos (*setas*) e a inflamação iniciais são decorrentes de mediadores inflamatórios que danificam os axônios (*pontas de seta*) e provocam degeneração Walleriana, aqui observada no estágio de aumento de volume eosinofílico dos axônios. Coloração por HE. **C,** A *L. monocytogenes*, que é Gram-positiva (*cocobacilo azul*), pode, às vezes, ser detectada em microabscessos no corte histológico corado por Gram. Coloração de Gram. (Cortesia de Dr. M. D. McGavin, College of Veterinary Medicine, University of Tennessee.)

acúmulo de células *gitter* podem ser proeminentes em alguns casos. É possível detectar numerosos bacilos Gram-positivos em algumas lesões (Fig. 14-88, *C*). A leptomeningite, que é regularmente observada, é grave e apresenta exsudato composto predominantemente por células mononucleares (macrófagos, linfócitos, plasmócitos) com menor quantidade de neutrófilos. A ganglioneurite cranial com acometimento do nervo e do gânglio trigeminal geralmente é observada. A vasculite pode ocorrer em casos de listeriose cerebral.

A listeriose ocorre em três formas: meningoencefalite, aborto e natimortalidade e septicemia. A última é comum em animais jovens, talvez decorrente da infecção *in utero*. As formas encefálica e reprodutiva da doença raramente ocorrem juntas em um único animal ou no mesmo rebanho. A infecção também ocorre em seres humanos. Os sinais clínicos da listeriose meningoencefalítica são relacionados com as lesões do tronco encefálico e incluem embotamento, torcicolo, andar em círculos, paralisia facial unilateral e salivação excessiva causada pela paralisia faríngea. Os sinais de disfunção do nervo craniano ocorrem devido à inflamação do tronco encefálico. A morte geralmente ocorre alguns dias após os primeiros sinais e é precedida por decúbito e movimentação rítmica dos membros. A silagem é a fonte mais comum de infecção. Em caso de contaminação da silagem por solo contendo *L. monocytogenes* e seu preparo e armazenamento impróprio (pH >5,4), o microrganismo pode se multiplicar.

Meningoencefalite Trombótica. *H. somni*, um pequeno bacilo Gram-negativo, provoca septicemia em bovinos com apresentação clínica variável, incluindo pneumonia, poliartrite, miocardite, aborto e meningoencefalite. A doença é mais prevalente em bovinos de

engorda, mas pode ocorrer em outras situações. Todas as manifestações, principalmente a meningoencefalite, tendem a ser esporádicas, acometendo um a vários animais do rebanho. A doença do SNC é chamada *meningoencefalite trombótica*, embora antes fosse denominada *meningoencefalite tromboembólica*. Os trombos murais decorrentes da lesão vascular local, e não tromboêmbolos de locais distais de lesão vascular, como os pulmões, são os principais tipos de trombo nesta doença.

A patogênese da infecção por *H. somni* não é completamente entendida. Muitos bovinos albergam o microrganismo no trato digestório superior sem evidências de doença, mas, em algumas circunstâncias, o microrganismo invade e causa infecção clínica grave. Os mecanismos de invasão da corrente sanguínea não foram estabelecidos de forma definitiva, mas o trato respiratório é o primeiro local de replicação bacteriana; a seguir, há disseminação hematógena para o SNC. A bactéria danifica as células endoteliais de forma profunda, o que gera a maioria das lesões trombóticas. Um dos fatores primários de virulência bacteriana, o lipo-oligossacarídeo, causou a apoptose de células endoteliais em estudos experimentais. Este mecanismo provavelmente contribui para o profundo dano de células endoteliais observado nesta doença. Após a lesão das células endoteliais, há trombose e os tecidos dependentes do vaso sanguíneo obstruído sofrem infarto e necrose.

As lesões macroscópicas no SNC são focos de hemorragia e necrose de tamanho irregular e disseminados de forma aleatória, visíveis externamente e nas superfícies de cortes (Fig. 14-89). As lesões são mais frequentes no cérebro, comumente na interface cortical entre as substâncias cinzenta e branca. O local da lesão pode refletir a alteração no diâmetro e nos padrões de fluxo dos vasos sanguíneos, permitindo que as bactérias danifiquem estas áreas de forma preferencial. A medula espinhal também pode ser afetada. Outras lesões incluem aumento de volume do cérebro, causado pelo edema, e leptomeningite com turvação do LCR.

Em todos os órgãos, incluindo o SNC, as lesões microscópicas são compostas por vasculite e necrose vascular extensa; a seguir, há trombose e infarto. A vasculite é associada ao edema regional e à infiltração de neutrófilos e macrófagos no vaso sanguíneo afetado e em seu redor. Colônias de pequenos bacilos Gram-negativos podem ser encontradas nos trombos, nos vasos sanguíneos acometidos e no tecido infartado.

Clinicamente, os bovinos afetados apresentam, a princípio, ataxia, andam em círculos, pressionam a cabeça contra superfícies sólidas e parecem cegos. Com a progressão da doença, podem apresentar convulsões, entrar em coma e morrer.

Vírus
Herpesvírus
Febre Catarral Maligna Bovina. A febre catarral maligna geralmente é uma doença esporádica, com mortalidade elevada, de bovinos e outros ruminantes, incluindo cervídeos, búfalos e antílopes, e pode acometer diversos animais do rebanho. A doença tem distribuição global e as características clínico-patológicas não diferem de forma significativa de uma parte do mundo a outra. Os tecidos alvos primários são a vasculatura, os órgãos linfoides e o epitélio (principalmente dos tratos respiratório e gastrointestinal), mas rins, fígado, olhos, articulações e SNC também podem ser afetados. O vírus parece ser transferido entre tecidos/células linfoides e células endoteliais via tráfego leucocitário em linfócitos T. Há dois tipos gerais da doença, a forma associada aos ovinos e a derivada de gnus (gênero *Connochaetes*), embora diversas outras causas menos comuns da doença também tenham sido descritas. Os agentes etiológicos envolvidos pertencem à subfamília Gammaherpesvirinae dos herpesvírus. A doença que ocorre fora da África, causada pelo herpesvírus ovino 2, geralmente envolve o contato próximo de ovinos que são supostos "portadores" com ruminantes suscetíveis. A doença foi recentemente relatada em boi-almiscarado (*Ovibos moschatus*), íbex-da-núbia (*Capra*

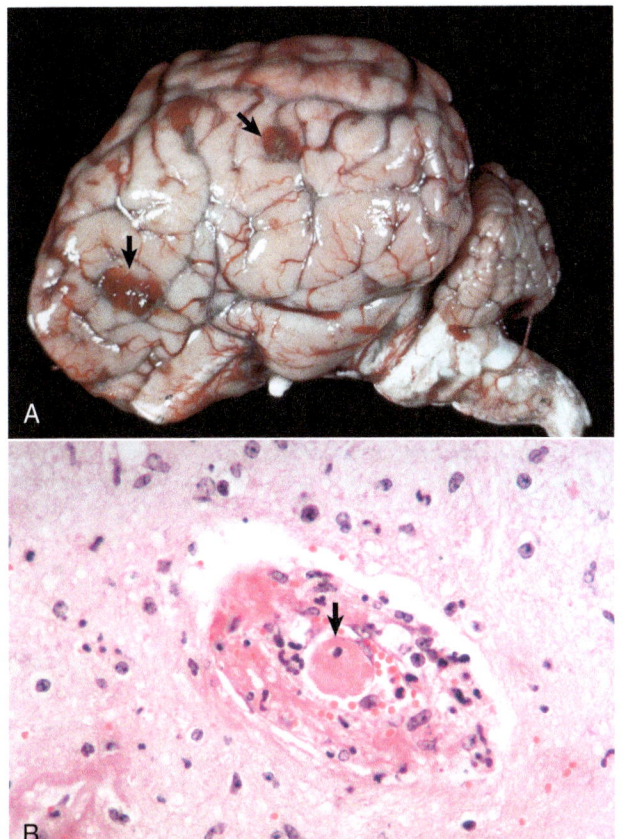

Figura 14-89 **Meningoencefalite Trombótica, Cérebro, Novilho. A,** Na superfície do córtex cerebral (*setas*), há diversas lesões de cor marrom-avermelhada. Estas lesões são áreas de necrose, hemorragia e inflamação secundárias à vasculite e à trombose causada por *Histophilus somni*. Tais infartos sépticos são distribuídos de forma aleatória (portal de entrada hematógena) por todo o sistema nervoso central, incluindo a medula espinhal. As lesões aqui mostradas têm gravidade incomum. **B,** Um trombo (*seta*) está presente no lúmen vascular. Note a resposta inflamatória aguda, edema, fibrinogênese e hemorragia na parede vascular. Coloração por HE. (**A** Cortesia de Dr. H. Leipold, College of Veterinary Medicine, Kansas State University. **B** Cortesia de Dr. M. D. McGavin, College of Veterinary Medicine, University of Tennessee.)

nubiana) e guelengue ou órix-do-cabo (*Oryx gazella*). Na África e, ocasionalmente, em zoológicos fora do continente, a fonte da infecção (chamado *herpesvírus Alcelafino 1*) é o gnu. Dois outros vírus antigenicamente semelhantes, que, ao que parece, não causam a doença natural, são herpesvírus Alcelafino 2 e o herpesvírus Hipotragino 1, que foram isolados em gondonga ou vaca-do-mato (*Alcelaphus buselaphus*) e palanca-vermelha (*Hippotragus equinus*), respectivamente. De modo geral, aceita-se que os bovinos e outros ruminantes suscetíveis contraiam a doença na natureza, após a infecção respiratória ou oral, durante a associação com ovinos portadores (supostos) e gnus, principalmente no momento do parto. O processo mediado por células e linfocítico citotóxico foi proposto como participante do desenvolvimento da vasculite necrosante.

As lesões macroscópicas do SNC incluem hiperemia ativa e turvação das leptomeninges, que são causadas pela meningoencefalomielite não supurativa e pela vasculite. Manguitos perivasculares linfocíticos e graus variáveis de vasculite necrosante ocorrem nas leptomeninges e em todas partes do cérebro, além de, ocasionalmente, na medula espinhal, com acometimento mais consistente da substância branca. Outras lesões do SNC afetado incluem degeneração neuronal variável, microgliose, coroidite, necrose de células ependimárias e ganglioneurite. Os sinais clínicos relacionados com a infecção do SNC podem incluir tremores, ataxia e nistagmo.

Meningoencefalite Causada pelo Alfa-herpesvírus Bovino. Embora o herpesvírus bovino 1 (BHV-1) ocasionalmente provoque meningoencefalite não supurativa, principalmente em bovinos jovens, duas variantes de BHV-1 isoladas na Argentina e na Austrália (chamada BHV-1, subtipos 3a e 3b, respectivamente) e, mais recentemente, BHV-5 (isolada na América do Sul, principalmente na Argentina e no Brasil) apresentam um tropismo particular pelo SNC. As evidências recentes sugerem que o BHV-5 usa a via intranasal para infectar e se replicar na mucosa nasal e, então, entra no SNC por transporte axonal retrógrado, predominantemente pelos nervos olfatórios.

As lesões macroscópicas no SNC são inespecíficas e incluem congestão meníngea, formação de petéquias, hemorragia e malácia nos córtex frontal e olfatório. As lesões microscópicas são compostas por densos infiltrados perivasculares de linfócitos, plasmócitos e macrófagos acompanhados por degeneração neuronal, vasculite, necrose e presença de inclusões acidófilas intranucleares em neurônios e astrócitos. Os gânglios trigeminais, onde o vírus permanece latente, geralmente mostram algum grau de ganglioneurite, satelitose e formação de nódulos de Nageotte.

Clinicamente, os surtos de doença ocorrem em bovinos jovens, com 5 a 18 meses de idade. As lesões também podem acometer os olhos (conjuntivite) e os tecidos do sistema reprodutivo, alimentar e tegumentar, além do sistema nervoso.

Bunyavírus

Vírus de Schmallenberg. O vírus de Schmallenberg provoca malformações fetais em ruminantes. É um ortobunyavírus emergente, detectado pela primeira vez na Alemanha, em 2011, antes de se disseminar por toda a Europa. Este vírus parece novo e sua origem ainda não foi determinada. Não foram encontradas evidências de que um vírus reemergente seria a causa quando o novo patógeno foi comparado a amostras armazenadas mais antigas, associadas a achados patológicos similares. O vírus pertence à família Bunyaviridae e ao gênero *Ortobunyavirus*. O ciclo de vida do vírus foi pouco caracterizado; porém, acredita-se que seja similar ao de outros membros da família Bunyaviridae. O vírus é provavelmente transmitido por diversos vetores do gênero *Culicoides* spp. (como os mosquitos-pólvora).

Ovinos, bovinos e caprinos adultos podem apresentar febre, diarreia e redução da produção de leite associadas à infecção viral; porém, as lesões mais importantes são observadas nos fetos e são secundárias à viremia circulante e à replicação viral no feto em desenvolvimento. Da mesma forma que em outros membros da família Bunyaviridae, como o vírus Akabane e o vírus Aino, as malformações fetais constituem a manifestação primária da infecção *in utero* pelo vírus. As lesões macroscópicas incluem malformações congênitas do feto, como torcicolo, anquiloses, artrogripose, braquignatia inferior, hidranencefalia, porencefalia e hipoplasia cerebral/cerebelar. O crânio pode ser abaulado. Microscopicamente, o tecido afetado do SNC apresenta inflamação perivascular linfocítica e histiocítica nas substâncias cinzenta e branca, assim como nas meninges sobrejacentes. A inflamação ocorre em animais que sobrevivem à infecção gestacional inicial. Nódulos gliais esporádicos podem ser observados, principalmente no mesencéfalo e no hipocampo. A gliose difusa, composta por maiores números de astrócitos e micróglia, é também um achado consistente. Os sinais clínicos dos animais nascidos vivos incluem ataxia e anomalias comportamentais.

Outras Doenças Causadas por Bunyavírus. A doença de Akabane, o complexo artrogripose-hidranencefalia (febre do Vale Cache) e a febre do Vale Rift são outras doenças causadas por membros da família Bunyaviridae. Estes vírus são transmitidos por insetos vetores e têm tropismo compartilhado pelos tecidos fetais, causando malformações congênitas e encefalite.

Lentivírus

Visna. Visna, que significa "definhamento" em islandês, é uma doença transmissível de progressão lenta observada em ovinos.

A doença é causada por uma cepa viral distinta do vírus do complexo maedi-visna ovino (MVV), um lentivírus da família Retroviridae. Uma cepa diferente do mesmo vírus causa a pneumonia intersticial linfocítica chamada *maedi*.

A visna é uma doença viral persistente onde não há eliminação do vírus. Similar a outros lentivírus, o vírus é associado à célula, pode sofrer mudança antigênica (Capítulo 4) e se replica de forma lenta (por isso, lentivírus, do latim "lente", lento). Embora o vírus da visna e os outros lentivírus possam infectar promonócitos e monócitos da medula óssea e do sangue, a replicação viral é restrita a estas células, onde permanece como DNA proviral até sua maturação e diferenciação em macrófagos. A replicação viral primária ocorre em células da linhagem monocítica-macrofágica-micróglia. Assim, o vírus visna entra no SNC pelo tráfego leucocitário de macrófagos infectados. Ele também pode ser encontrado em oligodendrócitos e astrócitos localizados em focos de desmielinização. Estudos recentes sugerem que o vírus também pode infectar e se replicar em células endoteliais. Este mecanismo pode ser outra via de entrada viral no SNC, possibilitando as alterações da barreira hematoencefálica.

Embora as lesões macroscópicas não sejam observadas com frequência, podem ocorrer em áreas de inflamação proeminente, como as bege-amareladas. As primeiras lesões microscópicas afetam principalmente as substâncias cinzenta e branca subjacentes ao epêndima do sistema ventricular do cérebro e do canal central da medula espinhal. Estas lesões são caracterizadas por encefalomielite não supurativa acompanhada por pleocitose, edema variável, necrose do SNC, astrocitose, coroidite e leptomeningite não supurativa. A degeneração das bainhas de mielina também ocorre neste momento, mas geralmente é acompanhada por degeneração axonal, sugerindo que pode ser uma lesão secundária, como na degeneração Walleriana. A lesão e morte celular necrótica de células da oligodendróglia e de neurônios são atribuídas às citocinas e outros fatores tóxicos secretados por células inflamatórias e células da glia. Recentes estudos *in vitro* sugerem que a ativação de caspase que causa morte celular apoptótica pode atuar na visna.

A desmielinização primária, que ocorre durante os estágios tardios da doença (de 6 meses a 8 anos após a infecção), foi proposta como decorrente da infecção de oligodendrócitos. As principais fontes de vírus excretado são o úbere e os pulmões (como vírus associados à célula) e a transmissão é mais fácil entre a ovelha e o cordeiro, por meio do leite, e entre indivíduos confinados, provavelmente pelas secreções respiratórias. O MVV foi também detectado no sêmen de carneiros infectados. É importante enfatizar que a infecção por MMV não é associada à imunodeficiência profunda, como ocorre nas imunodeficiências por lentivírus que infectam linfócitos T CD4+. Ainda assim, as infecções secundárias podem ainda acompanhar, de forma significativa, a infecção pelo MVV.

Além de pneumonia, os MVVs também podem causar mastite, artrite (incomumente nas articulações do carpo e do membro posterior) e glomerulite mesangial. Independentemente do órgão alvo, as lesões são consideradas crônicas e linfoproliferativas, diferentemente das bem-conhecidas imunodeficiências infecciosas causada pelo vírus da imunodeficiência humana 1, pelos vírus das imunodeficiências símia e felina.

Diferenças nas cepas virais e raças de ovinos podem influenciar as lesões desenvolvidas. Por exemplo, a forma visna da doença comumente não ocorre em raças da América do Norte, embora algum grau de lesões similares às da visna possam ser observadas no maedi. O visna foi descrito pela primeira vez na Islândia, mas ovinos com lesões similares no SNC foram detectados na Holanda, no Quênia, nos Estados Unidos e no Canadá. Os sinais do SNC incluem marcha anormal do membro posterior, que progride à incoordenação e paresia de membros posteriores por um período de semanas ou meses.

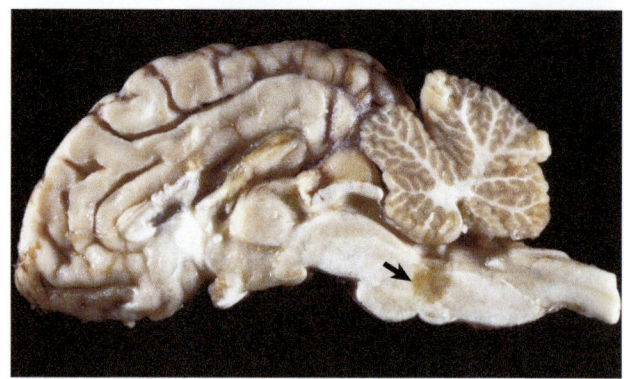

Figura 14-90 **Leucoencefalite, Encefalite Induzida pelo Retrovírus Caprino, Tronco Encefálico, Cabra.** A área focal do tronco encefálico (*seta*) é marrom-amarelada e, microscopicamente, observa-se uma infiltração por linfócitos, plasmócitos e histiócitos. Uma lesão similar ocorre comumente na medula espinhal. (Cortesia de Dr. H.E. Whiteley, College of Veterinary Medicine, University of Illinois.)

Leucoencefalomielite Caprina. A leucoencefalomielite caprina foi descrita pela primeira vez nos Estados Unidos e, desde então, é detectada em outras partes do mundo. A infecção pode ser transmitida pelo colostro e pelo leite, após o nascimento, ou por contato direto. Há uma grande relação entre o MVV de ovinos e o agente etiológico da leucoencefalomielite caprina, o vírus da encefalite-artrite caprina (CAE). Como a infecção pelo MVV em ovinos, a encefalite-artrite caprina é também uma doença linfoproliferativa com tropismo por macrófagos, que atuam como portadores do vírus.

As lesões macroscópicas do sistema nervoso incluem focos de necrose e inflamação de cor bege a salmão que podem, em certos casos, ser detectados no cérebro (Fig. 14-90) e, principalmente, na medula espinhal. As lesões microscópicas do sistema nervoso são similares àquelas do visna (encefalomielite não supurativa), mas podem ser mais graves na encefalite-artrite caprina. As lesões não nervosas incluem pneumonia intersticial de gravidade moderada em alguns cabritos afetados. Os pulmões não colapsam completamente e apresentam pequenas manchas vermelhas ou azuis. Como discutido na seção anterior, sobre o visna, o mecanismo de infecção e morte celular parece similar.

O padrão da doença na encefalite-artrite caprina depende da idade. As manifestações neurológicas geralmente são observadas em cabritos jovens, de 2 a 4 meses, mas, diferentemente do visna em ovinos, a progressão é mais rápida e os sinais progridem à quadriplegia em semanas a meses. Como no visna, os caprinos afetados apresentam pleocitose. Em caprinos adultos, o tecido alvo primário é a sinóvia das articulações e os animais que sobrevivem à infecção inicial podem apresentar sinovite linfoproliferativa e artrite. Pneumonia, mastite linfocítica e encefalomielite também ocorrem em animais adultos.

Príons. Ver a discussão sobre príons na seção Distúrbios dos Animais Domésticos.

Encefalopatia Espongiforme Bovina. A encefalopatia espongiforme bovina foi identificada pela primeira vez no Reino Unido, em 1986, mas é provável que já existisse em abril de 1985. Até o final de 2003, mais de 183.000 bovinos, de mais de 35.000 rebanhos, tiveram BSE. Quanto à origem da doença, as evidências epidemiológicas indicam que foi causada, a princípio (no início da década de 1980), pela alimentação com rações contendo carne e suplementos de osso contaminados com o agente do *scrapie*. Os países que relataram casos de BSE ou são considerados de risco substancial a ter animais com BSE incluem Albânia, Alemanha, Áustria, Bélgica, Bósnia-Herzegovina, Bulgária, Canadá, Croácia, Dinamarca,

Eslováquia, Eslovênia, Espanha, Estados Unidos, Finlândia, França, Grécia, Holanda, Hungria, Irlanda, Israel, Itália, Japão, Liechtenstein, Luxemburgo, Macedônia, Montenegro, Noruega, Omã, Polônia, Portugal, Reino Unido (Grã Bretanha, incluindo Irlanda do Norte e Ilhas Falkland), República Checa, Romênia, Sérvia, Suécia e Suíça. Desde o pico do número de animais acometidos, nas décadas de 1990 e início dos anos 2000, o número de animais anualmente afetados caiu e hoje é pequeno (<6/ano).

Em dezembro de 2003, a BSE foi confirmada em uma única vaca leiteira em um rebanho no estado de Washington, nos Estados Unidos. Aparentemente, esta vaca foi importada 2 a 3 anos antes de uma fazenda ao norte de Alberta, Canadá, que foi a fonte do caso positivo de BSE em solo canadense em maio de 2003. Em 2004, outros casos de BSE, provavelmente ligados a uma fonte comum, foram relatados nos estados de Washington e Oregon, nos Estados Unidos, e no Canadá e, em junho de 2005, uma vaca apresentou resultado positivo para o exame de BSE no Texas, também nos Estados Unidos.

Os sinais que acompanham a BSE incluem alterações de comportamento, como nervosismo ou agressividade, postura anormal, marcha anormal, incoordenação, dificuldade para se levantar, menor produção de leite e perda de peso corpóreo, apesar da manutenção do apetite. Clinicamente, os bovinos afetados apresentam deterioração do estado geral, seguida de morte ou eutanásia. Este período clínico geralmente varia de 2 semanas a 6 meses. Todos os casos da doença em bovinos ocorreram em animais adultos, com idade entre 3 e 11 anos, mas a maioria dos animais tem sinais clínicos entre 3 e 5 anos.

O National Veterinary Services Laboratory (Animal and Plant Health Inspection Service [APHIS]), do Ministério da Agricultura dos Estados Unidos, desenvolveu e instituiu procedimentos para coleta de amostra, preparo e envio de cérebros por laboratórios locais e regionais de diagnóstico veterinário para análise de BSE. Limitações de espaço impedem a descrição destes procedimentos. Estas informações podem ser obtidas no APHIS ou em laboratórios diagnósticos. Animais mortos ou doentes que apresentam sinais neurológicos e com suspeita de BSE são submetidos à análise imuno-histoquímica, análise por *Western blot* ou ensaio imunoadsorvente associado à enzima (ELISA) para identificação de PrP^{Sc} no tecido cerebral. Animais de alto valor genético, que podem ser exportados ou ter seus embriões ou DNA armazenados para uso futuro, e que pertencem a grupos de risco para a encefalopatia espongiforme transmissível, podem ser submetidos ao exame de PrP^{Sc}. A análise imuno-histoquímica de PrP^{Sc} de amostras obtidas (sob anestesia) de biópsias de tonsila, tecido linfoide retal e tecido linfoide da terceira pálpebra pode ser realizada *antemortem*.

Encefalopatia Espongiforme Ovina (Scrapie). O *scrapie* é mais bem conhecido como uma doença degenerativa que afeta o SNC de ovinos, e foi descrito pela primeira vez na Grã-Bretanha e em outros países da Europa ocidental, há mais de 250 anos. A doença, atualmente relatada em todo o mundo, à exceção da Austrália e da Nova Zelândia, também ocorre naturalmente nos caprinos domésticos. O nome é derivado dos sinais clínicos característicos de prurido, que geralmente provoca perda da lã em ovinos. A doença progride de forma inexorável e os primeiros sinais são alterações sutis de comportamento ou temperamento, seguidos por arranhaduras ou fricção contra objetos fixos devido ao prurido. Outros sinais incluem incoordenação, perda de peso (apesar da manutenção do apetite), mordedura de patas e membros, estalido dos lábios, anomalias de marcha, tremores (durante estresses súbitos), decúbito e, por fim, morte após 1 a 6 meses ou mais.

Muito de nosso atual entendimento acerca da patogênese da infecção natural pelo *scrapie* em ovinos Suffolk se deve ao trabalho do Dr. William Hadlow e seus colaboradores. Deve-se notar que o Dr. Hadlow é veterinário patologista, membro do American College of Veterinary Pathologists, e foi o primeiro pesquisador a reconhecer e relatar as semelhantes entre o *scrapie* e o *kuru* de seres humanos. Esta importante contribuição resultou no atual entendimento das encefalopatias espongiformes transmissíveis e ao Prêmio Nobel para o cientista médico (Dr. D. Gajdusek) que investigou, de maneira inédita, o *kuru* no Sul do Pacífico.

Doenças Degenerativas
Metabólicas
Degeneração Neuronal Primária
Degeneração Neuronal Cerebelar Primária. A degeneração neuronal cerebelar primária foi relatada em cordeiros Merino e Charolais e bezerros Holstein-Friesian e Angus. A herança autossômica recessiva é suspeita ou documentada em diversas doenças, mas o mecanismo da lesão não foi esclarecido. Macroscopicamente, o cerebelo pode ter tamanho normal ou menor e atrofia. Microscopicamente, as lesões podem incluir perda de células de Purkinje, depleção neuronal variável na camada granular, aumentos de volume fusiformes nos axônios proximais das células de Purkinje e astrogliose na camada molecular.

Os animais com degeneração neuronal cerebelar primária pós-natal são normais ao nascimento ou no início da deambulação. O começo da ataxia, com diversos outros sinais clínicos relacionados com a doença cerebelar, ocorre semanas ou meses após um período de desenvolvimento aparentemente normal. Os primeiros sinais clínicos geralmente são sutis. A progressão dos sinais pode ser lenta ou rápida, progressiva ou com períodos estáticos. Alguns indivíduos atingem um estágio sem maior progressão dos sinais, mas isto não é típico da síndrome na maioria dos animais.

Nutricionais
Deficiência de Vitamina B$_1$ (Tiamina)
Deficiência de Tiamina em Ruminantes. A deficiência de tiamina em bovinos, ovinos e, menos comumente, caprinos, foi chamada *polioencefalomalácia*. Os microrganismos do rúmen são capazes de sintetizar tiamina, portanto, somente ruminantes muito jovens, cujos rúmens ainda não foram povoados por microrganismos produtores de tiamina, devem ser suscetíveis à deficiência de tiamina. Assim, evidências conclusivas de uma deficiência absoluta de tiamina como única causa de polioencefalomalácia em ruminantes são esquivas. As evidências ou teorias que associam a tiamina à doença em ruminantes incluem as seguintes:

1. Resposta clínica à injeção de tiamina em alguns indivíduos.
2. Diminuição da tiamina ruminal ou supercrescimento de microrganismos produtores de tiaminase, como *Bacillus thiaminolyticus*.
3. Ingestão de plantas ricas em tiaminase, como samambaias (*Pteridium*).
4. Produção de análogos inativos de tiamina.
5. Menor absorção ou maior excreção fecal de tiamina.
6. A intoxicação por enxofre pode causar lesões idênticas por meio de um processo de clivagem da tiamina por sulfitos.

As lesões macroscópicas, caso presentes, são limitadas principalmente ao córtex cerebral. A princípio, 2 dias após o início, a superfície do cérebro pode apresentar aumento de volume (edema cerebral), como indicado pelo achatamento de giros cerebrocorticais e estreitamento de sulcos. Em raros casos com aumento de volume mais grave do cérebro, pode haver deslocamento do cérebro com herniação dos giros para-hipocampais abaixo do tentório cerebelar e do verme cerebelar pelo forâmen magno. Cerca de 4 dias após o início da doença, há descoloração amarela da substância cinzenta cerebrocortical (Fig. 14-91), e é neste momento que a autofluorescência (ver mais detalhes a seguir) é observada ao exame do cérebro com luz ultravioleta a 365 nm (Fig. 14-92). Oito a 10 dias após o início da doença, a separação edematosa e a necrose da lâmina média ou profunda, ou a interface entre as substâncias cinzenta e branca podem ser observadas (Fig. 14-93).

Nos casos avançados, com sobrevida maior, áreas de extensa atrofia dos giros cerebrais com atenuação ou ausência da zona de substância cinzenta são revestidas pelas meninges (Fig. 14-94).

Microscopicamente, as primeiras lesões são a necrose cortical laminar e o aumento de volume astrocítico. A necrose cortical laminar é caracterizada por necrose neuronal (alteração isquêmica), com padrão laminar de edema no córtex cerebral. Os neurônios da lâmina média a profunda do lobo parietal e do lobo occipital do córtex cerebral são afetados de forma preferencial (Fig. 14-95, A). Nos primeiros estágios ou em casos brandos, as lesões podem ser limitadas a profundidades dos sulcos cerebrocorticais, mas geralmente há acometimento de giros inteiros que podem ser confluentes em áreas extensas do córtex. Após 4 ou 5 dias, a necrose neuronal e o edema são mais graves e há um influxo inicial de monócitos do sangue, que amadurecem em macrófagos teciduais e se transformam em células *gitter* ao fagocitarem restos necróticos. Os macrófagos e as células *gitter* são geralmente observadas nos espaços perivasculares e perineuronais, assim como na pia-máter e na aracnoide (Fig. 14-23, A). Após 8 a 10 dias, a necrose e o edema provocam a separação laminar (na interface entre a substância cinzenta e a substância branca), onde há acúmulos proeminentes de macrófagos (Fig. 14-95, B). As lesões que acompanham a necrose incluem proeminência vascular causada por hipertrofia e hiperplasia de células endoteliais e periteliais, congestão e influxo mínimo ou ausente de neutrófilos. As lesões focais bilateralmente simétricas, similares àquelas observadas em carnívoros, ocorrem no tálamo e no mesencéfalo ou nos colículos e, em raros casos, em outras estruturas do tronco encefálico. Os animais que sobrevivem podem apresentar atrofia cerebral e desenvolver hidrocefalia *ex vacuo*, e há relatos de 1 a 2 anos de sobrevida. Deve-se notar que a necrose cortical laminar pode ser causada por diversas anomalias metabólicas. Em ruminantes, além da deficiência de tiamina, a privação de água, a intoxicação por íons de sódio e o envenenamento por chumbo podem causar polioencefalomalácia e necrose cortical laminar.

Quando expostos à luz ultravioleta (comprimento de onda de 365 nm), os cérebros dos ruminantes afetados podem apresentar bandas autofluorescentes de córtex cerebral necrótico. A autofluorescência é provavelmente secundária ao acúmulo de substâncias autofluorescentes nos neurônios degenerados, que parecem estar localizadas nas mitocôndrias. Ainda não foi confirmado se os pigmentos de ceroide-lipofuscina são a causa da autofluorescência. Uma associação entre as mitocôndrias e a autofluorescência foi também demonstrada na lipofuscinose ceroide neuronal (doença de Batten, doenças do armazenamento de ceroide-lipofuscina). Estas enfermidades são caracterizadas pelo acúmulo intracitoplasmático de um material de armazenamento autofluorescente (luz ultravioleta de 365 nm) nos neurônios do SNC, composto principalmente pela subunidade c da ATP sintase mitocondrial.

Clinicamente, a doença é mais observada em bovinos de 6 a 18 meses alimentados com concentrados. Em ovinos, a maioria dos casos ocorre em faixas etárias menores (2 a 7 meses). Os sinais clínicos em bovinos e pequenos ruminantes podem incluir depressão, estupor, ataxia, pressão da cabeça em superfícies sólidas, aparente cegueira cortical, opistótono, convulsões e decúbito com movimentação rítmica dos membros e, então, morte. Em caso de sobrevida ou resposta ao tratamento, os sinais clínicos podem persistir.

A polioencefalomalácia comumente ocorre em bovinos alimentados com rações ricas em carboidratos com poucas fibras e é também associada à acidose clínica ou subclínica que pode precipitar alterações na microbiota ruminal. A doença também é associada a outros fatores dietéticos, incluindo deficiência de cobalto, dietas à base de melaço ou ureia, ou ricas em enxofre elementar, sulfatos e sulfitos, alguns não especificamente associados à deficiência de tiamina.

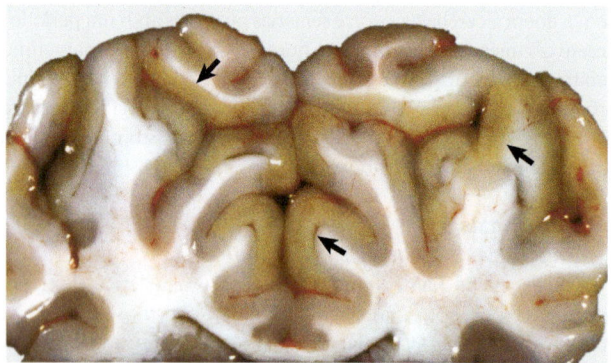

Figura 14-91 Polioencefalomalácia Aguda, Córtex Cerebral, Vista Transversal, Bovino. Os giros apresentam cor amarela e aumento de volume *(setas)*. A causa desta coloração amarela é desconhecida, mas, experimentalmente, foi demonstrado que não é provocada por pigmentos de ceroide-lipofuscina. As alterações que acometem os sulcos e os giros na polioencefalomalácia aguda são mostradas na Figura 14-93. (Cortesia de Dr. L. Roth, College of Veterinary Medicine, Cornell University.)

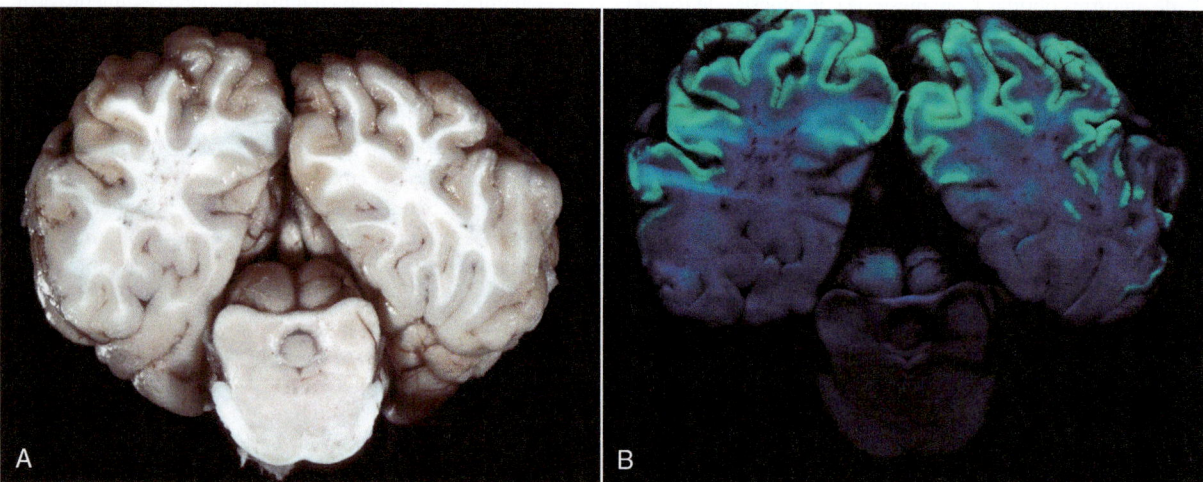

Figura 14-92 Polioencefalomalácia Aguda, Cérebro, Hemisférios Cerebrais e Mesencéfalo, Novilho. A, Compare a relativa ausência de lesões macroscópicas em comparação aos achados revelados pela luz ultravioleta (UV) em **B. B,** O padrão laminar bilateralmente simétrico de autofluorescência verde-maçã (por derivados mitocondriais) envolve a espessura total do córtex e indica áreas de necrose na substância cinzenta. Embora não mostrados aqui, os colículos também apresentavam autofluorescência. O cérebro é exposto à luz UV de 365 nm de uma lâmpada de Wood. Resultados similares podem ser obtidos com o cérebro fixado (preservado). (Cortesia de Dr. P. N. Bochsler, School of Veterinary Medicine, University of Wisconsin-Madison.)

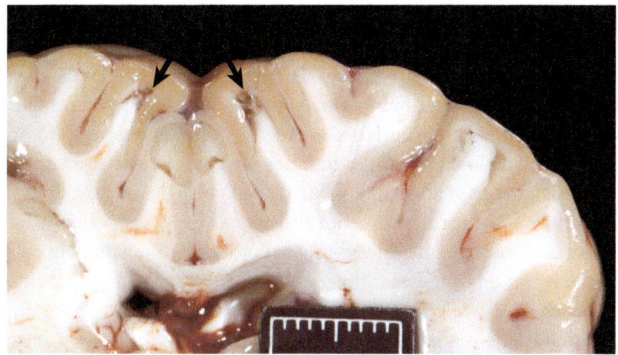

Figura 14-93 **Polioencefalomalácia Cerebrocortical Aguda, Deficiência de Tiamina, Cérebro, Lobo Parietal, Nível de Tálamo, Caprino.** Note a necrose liquefativa com graus variáveis de separação tecidual *(setas)* no córtex profundo. Escala = 2 cm. (Cortesia de Dr. R. Storts, College of Veterinary Medicine, Texas A&M University.)

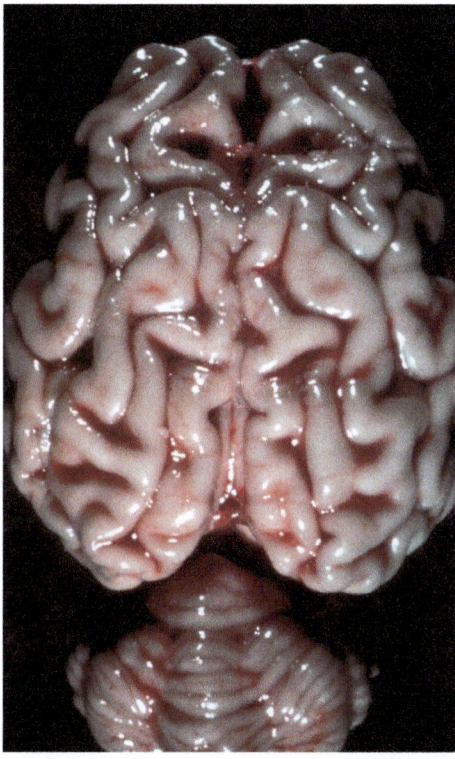

Figura 14-94 **Atrofia Cortical Cerebral Crônica, Cérebro, Bovino.** Os giros apresentam atrofia e estreitamento, com sulcos alargados. Neste caso, a perda do córtex cerebral foi causada pela deficiência de tiamina alguns anos antes. (Cortesia de College of Veterinary Medicine, University of Illinois.)

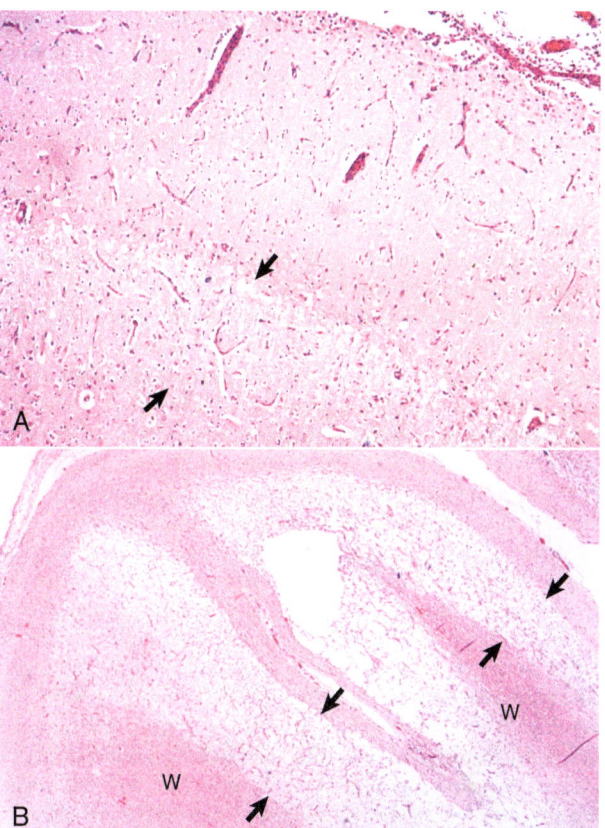

Figura 14-95 **Polioencefalomalácia, Córtex Cerebral, Vista Transversal, Bovino. A,** Estágio agudo. Note a zona de edema e necrose neuronal aguda que afeta a lâmina 4-6 *(área entre as setas)* do córtex cerebral. Os monócitos podem ser observados na camada pia-máter-aracnoide e no espaço subaracnoide *(no canto superior direito)* em resposta à lesão neuronal e à necessidade de fagocitar os restos celulares. Os monócitos também aparecem rapidamente em espaços perivasculares de vasos sanguíneos na área de edema laminar e necrose neuronal. Coloração por HE. **B,** Estágio crônico. As áreas de microcavitação na lâmina cortical profunda, próximas à substância branca subcortical, são mal coradas *(área entre as setas)* em comparação ao córtex superficial normal *(à esquerda)*. *W*, Substância branca. Coloração por HE. (**A** Cortesia de Dr. W. Haschek-Hock, College of Veterinary Medicine, University of Illinois. **B** Cortesia de Dr. J. F. Zachary, College of Veterinary Medicine, University of Illinois.)

Houve grande interesse na relação entre a dieta rica em enxofre e a polioencefalomalácia. Todas as fontes de enxofre, incluindo rações formuladas, plantas ricas em enxofre (*Kochia scoparia*) e altas concentrações da substância na água de bebida, são aditivas. A ingestão dietética total não deve ser superior à faixa entre 0,3% e 0,4%. O mecanismo exato que explica a polioencefalomalácia induzida por enxofre em ruminantes não foi comprovado, mas é provável que envolva a interferência às citocromo oxidases, o que prejudica a cadeia respiratória mitocondrial.

Deficiência de Cobre. *Swayback*[2] e ataxia enzoótica são termos que descrevem a doença relacionada com a deficiência de cobre em cordeiros e cabritos. *Swayback* se refere à forma congênita da doença; na ataxia enzoótica, contudo, o aparecimento da doença ocorre até 6 meses após o nascimento. Embora haja deficiência de cobre, a patogênese é provavelmente complexa e envolve a interação com outros metais, incluindo zinco, ferro e molibdênio. As lesões ocorrem no cérebro, no tronco encefálico e na medula espinhal na forma congênita, mas somente no tronco encefálico e na medula espinhal em casos de aparecimento pós-natal.

Além disso, deficiência de cobre pode afetar a lã, o crescimento e a pigmentação do pelame, o desenvolvimento musculoesquelético e a integridade do tecido conjuntivo. A deficiência de cobre pode ser associada aos solos pobres nesta substância e à ingestão inadequada de forragem, ou ser secundária à absorção defeituosa decorrente de interações entre cobre, molibdênio, zinco, cádmio ou sulfatos inorgânicos. O cobre é um componente de diversos sistemas enzimáticos, incluindo citocromo e lisil oxidases, como a citocromo-c oxidase mitocondrial, a dopamina β-monoxigenase, a peptidilglicina α-amidante monoxigenase, a tirosinase e o superóxido dismutase, e da proteína ceruloplasmina. Estes sistemas enzimáticos são essenciais para a geração de energia pelas mitocôndrias no cérebro, regulando o estresse oxidativo, a síntese de catecolamina e a modificação de neurotransmissores peptídicos.

---

[2]Nota da Tradução: Termo derivado da junção das palavras em língua inglesa *sway* (ataxia, incoordenação) e *back* (dorso).

A patogênese das lesões do *swayback* e da ataxia enzoótica é mal-entendida. Foi sugerido que as lesões cerebrais são decorrentes da perda de células embrionárias no mesmo estágio de desenvolvimento cerebral em que há porencefalia e hidranencefalia, após a infecção viral *in utero* ou as disgenesias causadas por distúrbios bioquímicos. Os distúrbios bioquímicos também podem ser responsáveis pela degeneração axonal/neuronal no tronco encefálico e na medula espinhal. A alteração da função da enzima mitocondrial citocromo oxidase reduz a produção de energia, podendo atuar nas disgenesias cerebrais e axonais e, por fim, na degeneração neuronal.

Mais intrigante é o possível acometimento da enzima cobre-zinco superóxido dismutase. A mutação desta enzima é observada em aproximadamente 20% dos seres humanos com esclerose lateral amiotrófica familiar e em alguns indivíduos com a forma esporádica da doença. Esta doença humana, classificada como uma doença do neurônio motor, tem aparecimento muito mais tardio e a mutação provoca um "ganho de função" da enzima, ao invés de ausência de função, como ocorreria na deficiência de cobre. O acúmulo de neurofilamentos no tronco encefálico e em neurônios do corno ventral da medula espinhal e a degeneração de tratos de fibras (corticoespinhais em seres humanos e espinocerebelares em cordeiros e cabritos com deficiência de cobre) são similares. No entanto, ainda é prematuro fazer uma associação relevante entre estas doenças de seres humanos e a função anormal da superóxido dismutase no *swayback* e na ataxia enzoótica de animais. É também possível que a degeneração da substância branca cortical e as lesões do tronco encefálico ou medula espinhal sejam decorrentes de mecanismos diferentes.

À análise macroscópica, aproximadamente 50% dos cordeiros com a doença congênita e raros cabritos apresentam lesões cerebrocorticais bilaterais. Externamente, o córtex cerebral pode apresentar focos macios e flutuantes ou colapsados. Estes focos correspondem às áreas de rarefação, que têm consistência gelatinosa ou cavidades císticas preenchidas por fluido seroso transparente, na substância branca da corona radiata e no centro semioval. Microscopicamente, a astrogliose variável é associada à degeneração da substância branca, mas as cavidades não apresentam cápsula de fibras gliais. A degradação da mielina e o influxo de macrófagos são mínimos. Delicados processos neuronais e astrogliais atravessam as cavidades. A necrose neuronal na substância cinzenta cortical sobrejacente a estas lesões na substância branca é, às vezes, observada.

As lesões microscópicas no tronco encefálico e na medula espinhal nas formas congênita (*swayback*) e tardia (ataxia enzoótica) da deficiência de cobre são similares em cordeiros e cabritos e afetam as substâncias cinzenta e branca. Grandes neurônios multipolares da formação reticular do tronco encefálico, determinados núcleos do tronco encefálico — como os núcleos vermelhos e vestibulares — e os cornos ventrais, laterais e, menos comumente, dorsais da medula espinhal são afetados. Os corpos celulares neuronais não apresentam substância de Nissl corada (cromatólise). O citoplasma tem densidade variável, é rosa e homogêneo à fibrilar, devido ao acúmulo de neurofilamentos, e os núcleos geralmente são deslocados a uma posição excêntrica contra a membrana celular. A extensão da necrose neuronal varia. As lesões na substância branca da medula espinhal são compostas por áreas bilaterais de palidez nos aspectos dorsolaterais dos funículos laterais (correspondentes a, aproximadamente, os tratos espinocerebelares) e também nos funículos ventrais adjacentes à fissura mediana ventral. A palidez da substância branca se deve à degeneração de axônios mielinizados. O acometimento do aspecto medial (septomarginal) dos funículos dorsais não é frequente. No tronco encefálico mais caudal, as lesões são similares, mas sua distribuição tende a ser dispersada. Os tratos espinocerebelares que se estendem nos pedúnculos cerebelares mediais são afetados. A astrogliose geralmente é branda. As lesões microscópicas definitivas no cerebelo e nas raízes ventrais dos nervos espinhais e dos nervos periféricos geralmente não são observadas em cordeiros, mas podem ser frequentes em cabritos. As alterações em

células de Purkinje são análogas às já vistas em neurônios de outras áreas. Além disso, há ectopia de células de Purkinje e adelgaçamento da camada granular. Os processos de Bergmann das células da glia da camada molecular sofrem hipertrofia. As lesões nas raízes ventrais dos nervos espinhais e periférico são causadas por degeneração axonal secundária à lesão de neurônios motores nos cornos cinzentos ventrais.

Clinicamente, a doença do SNC causada pela deficiência de cobre em animais ocorre principalmente em ovinos e caprinos, podendo estar presentes ao nascimento (*swayback* em cordeiros, raramente em cabritos) ou surgir em 6 meses (ataxia enzoótica em cordeiros e cabritos). O *swayback* ocorre em cordeiros neonatos de ovelhas com ingestão dietética inadequada de cobre. Os animais afetados podem nascer mortos, fracos ou com incapacidade de ficar em estação. Caso consigam se mover, são atáxicos. A ataxia enzoótica é caracterizada por ataxia.

Intoxicações
Toxinas Microbianas
Encefalopatia por *Clostridium perfringens* de Tipo D (Doença do Rim Polposo, Doença de Sobrecarga Alimentar). A enterotoxemia por *Clostridium perfringens* de tipo D, associada à produção de toxina épsilon, é uma doença de ovinos, caprinos e bovinos, mas somente os ovinos tendem a apresentar asmanifestações neurológicas da doença. O dano cerebral se deve à lesão vascular e à degradação da barreira hematoencefálica. A interação da toxina épsilon com o receptor na superfície das células endoteliais provoca a abertura das junções de oclusão, alteração dos processos de transporte, aumento da permeabilidade vascular, o que causa edema vasogênico, aumento de volume dos processos podais dos astrócitos e, por fim, necrose ocasionada por mecanismos hipóxicos-isquêmicos. Alguns dos efeitos da toxina épsilon podem ser mediados por um sistema de adenil ciclase–monofosfato cíclico de adenosina (cAMP).

As lesões macroscópicas são ausentes em alguns casos peragudos, mas, quando presentes, são compostas, a princípio, por focos bilateralmente simétricos de malácia, gerando focos de cor cinza-amarelada a vermelha, com malácia e cavitação (Fig. 14-96, A). As lesões podem ser encontradas na cápsula interna, nos núcleos da base, no tálamo, no hipocampo, no colículo rostral e na substância nigra, na ponte, na corona radiata do córtex frontal e nos pedúnculos cerebelares, principalmente o pedúnculo medial. As lesões em outros tecidos são compostas por congestão e edema pulmonar, derrame pericárdico seroso, formação de petéquias e rins macios (polposos) (Fig. 11-42).

Microscopicamente, a lesão do SNC em casos agudos é o edema vasogênico secundário à lesão vascular. O fluido nos espaços perivasculares é frequentemente rico em proteínas e eosinofílico. As paredes das arteríolas podem ser hialinizadas e os núcleos das células endoteliais, que são vesiculares, apresentam aumento de volume (Fig. 14-96, B). O edema vasogênico, que é intersticial no local, confere cor clara ou rosada e aparência esponjosa ao parênquima do SNC. As substâncias cinzenta e branca são afetadas. Há hemorragia pericapilar e necrose aguda de neurônios e células da macróglia. Outras alterações ocorrem com a maior sobrevida e incluem aumento de volume axonal, acúmulo de neutrófilos e macrófagos espumosos (Fig. 14-96, B e C), proeminência vascular causada por aumento de volume do núcleo ou das células periteliais e endoteliais, formação de manguito perivascular linfocítico e necrose liquefativa.

Ovinos de todas as idades, à exceção de neonatos, são suscetíveis; a incidência é maior nos animais que estão na faixa entre 3 e 10 semanas de idade e logo após a entrada no lote de engorda. A resistência dos neonatos pode estar relacionada com a ausência intestinal de enzimas pancreáticas proteolíticas necessárias à ativação da toxina épsilon e aos inibidores de tripsina no colostro. Os cordeiros tendem a apresentar bom estado geral e, então, são encontrados mortos.

Distúrbios dos Suínos

As doenças que ocorrem em muitas ou todas as espécies animais são discutidas na seção Distúrbios dos Animais Domésticos.

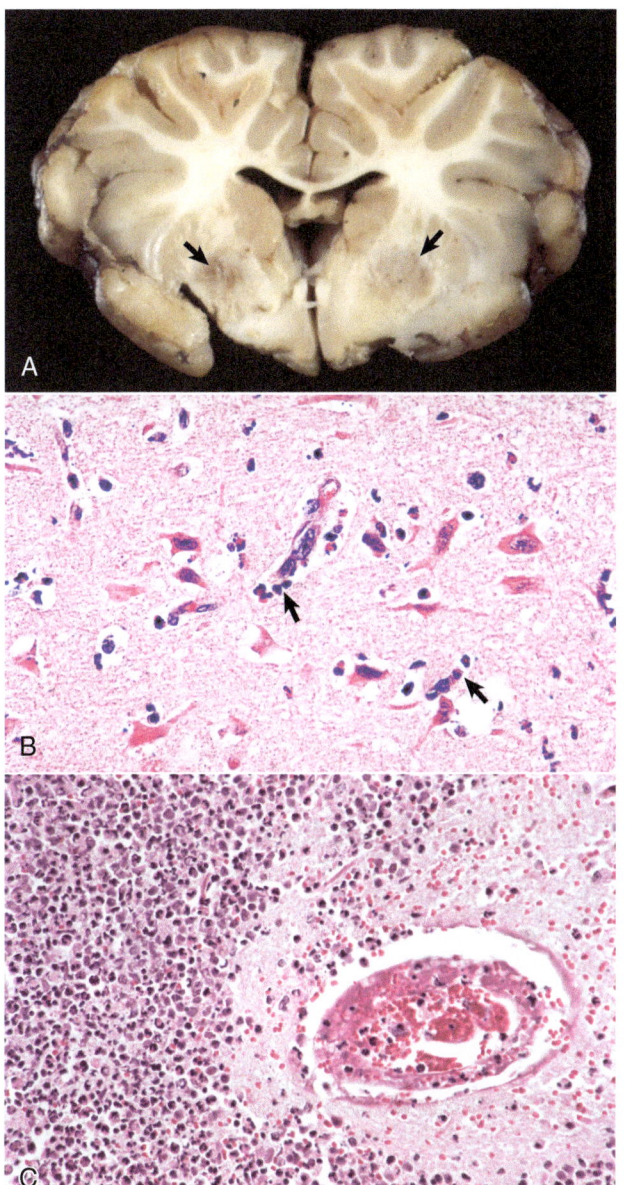

Figura 14-96 Encefalomalácia Simétrica Focal, Cérebro, Corte Transversal à Altura do Núcleos da Base e do Tálamo Rostral, Ovino. A, Há descoloração e malácia *(setas)* bilateral na porção dos núcleos da base. Estas lesões são causadas por uma enterotoxina produzida por *Clostridium perfringens* de tipo D. **B,** Estágio inicial. Note a necrose neuronal aguda *(neurônios vermelhos)* com edema perivascular e perineuronal. As células inflamatórias *(setas)*, incluindo neutrófilos e macrófagos, começam a aparecer no espaço perivascular, e em seguida migrarão para fagocitar os neurônios necróticos restos celulares. Coloração por HE. **C,** Estágio mais tardio. Microscopicamente, as paredes das arteríolas podem ser hialinizadas, e os núcleos de células endoteliais apresentam aumento de volume e formação de vesículas (não mostrada aqui) com extravasamento perivascular de fluido proteináceo. A hemorragia pericapilar e a necrose aguda de neurônios e da macróglia podem ocorrer. Com a sobrevida maior, como pode ser observado aqui, as lesões incluem destruição do neuropilo, acúmulo de neutrófilos e macrófagos espumosos e formação de manguito perivascular linfocítico. Neste caso, a resposta inflamatória, que não é considerada típica desta doença, é pronunciada. Coloração por HE. (A Cortesia de Dr. D. Cho, College of Veterinary Medicine, Louisiana State University; e Noah's Arkive, College of Veterinary Medicine, The University of Georgia. B Cortesia de Dr. B.E. Walling, College of Veterinary Medicine, University of Illinois. C Cortesia de Dr. J. Simon, College of Veterinary Medicine, University of Illinois.)

Doenças Causadas por Microrganismos

Vírus

Herpesvírus

Pseudorraiva. O vírus da pseudorraiva *(herpesvírus suíno 1)*, um alfa-herpesvírus, causa encefalite, principalmente em suínos, embora muitos animais domésticos e silvestres sejam suscetíveis. A ingestão de carne de porco contaminada é a fonte tradicional de infecção em cães e gatos domésticos. A doença é também conhecida como *doença de Aujeszky* e não é zoonose. A pseudorraiva não é relacionada com a raiva, mas recebeu esse nome porque seus sinais clínicos às vezes lembram aqueles observados na raiva. A doença geralmente é fatal em espécies suscetíveis que não os suínos. Embora os suínos — principalmente jovens e leitões em lactação — possam morrer devido à infecção, os animais mais velhos continuam persistentemente infectados e atuam como portadores latentes.

A via de infecção natural em suínos é intranasal, faríngea, tonsilar ou pulmonar, por contato direto ou formação de aerossóis, seguida pela reprodução do vírus nas células epiteliais do trato respiratório superior. O vírus, então, chega às tonsilas e os linfonodos locais através dos vasos linfáticos. Após a replicação na nasofaringe, ele invade as terminações nervosas sensoriais e é, e seguida, transportado no axoplasma, por meio do gânglio trigeminal e o bulbo olfatório, até o cérebro. O vírus também é capaz de se disseminar por via transináptica. Estudos recentes mostraram, adicionalmente, que algumas cepas causam lesões no trato gastrointestinal e nos plexos mioentéricos, sugerindo que a infecção pode se disseminar da mucosa intestinal até o SNC por meio dos nervos autônomos. Em suínos com infecção latente, o epitélio oronasal pode ser contaminado de forma recorrente pelo vírus que se dissemina a partir do sistema nervoso; a seguir, o vírus é excretado no fluido oronasal. O vírus também pode se disseminar por via hematógena, embora em baixos títulos, a outros tecidos do corpo. O patógeno, por exemplo, pode provocar doença placentária em porcas prenhes e é uma causa importante de maceração e mumificação fetal em suínos. A adesão celular, a entrada e a disseminação de célula a célula do vírus são mediadas por projeções de glicoproteína que se estendem da superfície da partícula viral.

As lesões macroscópicas em suínos ocorrem em diversos tecidos não nervosos, incluindo órgãos do sistema respiratório, sistema linfoide, trato digestório e trato reprodutivo. A necrose tecidual focal também ocorre em fígado, baço e adrenais, principalmente em suínos em lactação, e a mortalidade pode ser alta. Evidências de prurido facial são sequelas comuns da infecção, embora sua incidência real seja muito variável. O SNC é livre de lesões macroscópicas, à exceção da congestão leptomeníngea não específica. As lesões microscópicas em suínos são caracterizadas por meningoencefalomielite não supurativa com ganglioneurite trigeminal. A lesão do tecido do SNC pode ser extensa, com degeneração neuronal e necrose. Corpúsculos de inclusão intranucleares e anfofílicos não são comumente detectados em suínos, mas podem ser observados em neurônios e astrócitos. Em bovinos, ovinos, cães e gatos, a patogênese que envolve a disseminação axonal até o SNC é comparável à observada em suínos, com lesões que incluem encefalomielite não supurativa acompanhada por ganglioneurite e corpúsculos de inclusão intraneuronal.

Pestivírus

Febre Suína Clássica (Cólera Suína). Capítulos 4 e 10.

Doenças Degenerativas

Intoxicações

Toxinas Microbianas

Doença do Edema (Colibacilose Enterotoxêmica). A doença do edema é observada em suínos saudáveis, de crescimento rápido e de engorda alimentados com dietas ricas em energia. A doença é causada por cepas de *E. coli* que produzem a toxina Shiga-like, que é similar às toxinas produzidas por *Shigella dysenteriae* e é chamada toxina Shiga-like do tipo IIe. Os sorotipos O138, O139 e O140 parecem ser relatados com maior frequência. Esta toxina provoca necrose de células da musculatura lisa em pequenas artérias e arteríolas e redução focal no grau de circulação ao parênquima do SNC, causando infarto, o que se manifesta, macroscopicamente, como malácia. Os receptores de glicolipídio nas superfícies de células endoteliais, globotriaosilceramida ou globotetraosilceramida, são locais de ligação para a toxina, e sua presença confere suscetibilidade à doença. A ligação da toxina a estes receptores pode iniciar uma cadeia de reações inflamatórias e imunológicas que provocam dano vascular.

A lesão básica é uma angiopatia que provoca lesão edematosa e hipóxica-isquêmica em diversos tecidos, incluindo o cérebro. Macroscopicamente, há edema na subcútis, geralmente proeminente nas pálpebras, na região da cárdia da submucosa gástrica, na vesícula biliar, no mesentério do cólon, nos linfonodos mesentéricos, na laringe e nos pulmões e derrames serosos na cavidade torácica e no saco pericárdico (Figs. 7-169 e 7-170). Congestão e, às vezes, hemorragia também são observadas. As lesões macroscópicas características no cérebro geralmente são focos bilateralmente simétricos de necrose na medula oblonga caudal, mas podem se estender rostralmente até os núcleos da base. As lesões têm cor cinza-amarelada, são macias e discretamente deprimidas.

A lesão microscópica primária, a angiopatia degenerativa/necrose vascular, é observada com maior frequência e é mais grave na medula oblonga caudal até o diencéfalo e nas meninges cerebrais e cerebelares (Fig. 10-69). Os vasos sanguíneos cerebrais, cerebelares e medulares também são afetados. A princípio, o edema perivascular é causado pela lesão vascular inicial, sendo seguido por necrose de células mediais da musculatura lisa, deposição de material fibrinoide e acúmulo de macrófagos e linfócitos na adventícia; porém, a inflamação não é o processo primário nesta doença. Embora as células endoteliais e seus núcleos apresentem aumento de volume e sejam vesiculares, esta camada geralmente fica intacta e, assim, a trombose não é uma característica. As lesões associadas à angiopatia incluem palidez e espongiose do parênquima do SNC, que são causadas por edema vasogênico e necrose de neurônios e células da glia. Um influxo de macrófagos nas lesões necróticas pode ser observado nas lesões crônicas.

Os suínos geralmente têm 4 a 8 semanas de idade, mas animais mais jovens e mais velhos podem ser afetados. Clinicamente, os animais acometidos apresentam, a princípio, ataxia, e, em seguida, ficam em decúbito lateral e movimentam os membros de forma rítmica. Com a progressão da doença, podem entrar em coma e morrer. A maioria dos suínos morre em 24 horas; porém, aqueles que sobrevivem por dias geralmente desenvolvem lesões do SNC (Tabela 14-1).

Distúrbios dos Cães

As doenças que ocorrem em muitas ou todas as espécies animais são discutidas na seção Distúrbios dos Animais Domésticos.

Doenças Causadas por Microrganismos
Vírus
Morbilivírus

Cinomose. A cinomose é uma das doenças virais mais importantes na espécie canina. É causada por um *Morbilivírus* (família Paramyxoviridae) e tem distribuição mundial. Os morbilivírus, além de CDV, incluem o vírus do sarampo, da peste bovina, da peste de pequenos ruminantes, da cinomose de focas, dos golfinhos e dos botos. O vírus é pantrópico e tem afinidade especial por tecidos linfoides e epiteliais (pulmão, trato gastrointestinal, trato urinário, pele) e pelo SNC (incluindo o nervo óptico). No SNC, há desmielinização sem qualquer quantidade substancial de inflamação.

O Dr. Brian Summers (que trabalhava na Cornell University, College of Veterinary Medicine) discutiu a sequência de eventos na infecção por CDV com base em seus estudos acerca de sua patogênese. O CDV se dissemina entre os cães por meio da transmissão em aerossóis. O vírus é aprisionado na mucosa dos turbinatos nasais (turbulência centrífuga), infecta os macrófagos locais e se dissemina por macrófagos (tráfego leucocitário) até os linfonodos regionais (retrofaríngeos). O CDV se replica nestes linfonodos regionais e, a seguir, há uma viremia primária que infecta os linfonodos sistêmicos, o baço e o timo aproximadamente 48 horas após a exposição. Com a infecção do sistema linfoide, pode haver imunossupressão, que provoca infecções bacterianas secundárias, como conjuntivite, rinite e broncopneumonia, comumente observadas nas infecções por CDV.

Quatro a 6 dias após a viremia primária, há uma viremia secundária, principalmente através do tráfego leucocitário. O CDV se dissemina das células do sistema linfoide e infecta o SNC e as células epiteliais da mucosa respiratória, da mucosa da bexiga e do trato gastrointestinal. No SNC, o tráfego de leucócitos forma manguitos perivasculares e, a partir destas células, o CDV se dissemina ali. Deve-se notar que o grau de inflamação do SNC neste estágio é mínimo.

Em condições laboratoriais, a gravidade da doença, as populações celulares e áreas infectadas do SNC dependem (1) da idade do cão, (2) da cepa de CDV e (3) da cinética da resposta imune antiviral. Praticamente todas as células do SNC, incluindo aquelas das meninges, do plexo coroide, dos neurônios e da glia, são suscetíveis à infecção, mas, nos oligodendrócitos, a infecção celular geralmente é defeituosa (incompleta). Em cães contaminados experimentalmente com a cepa A75-17 de CDV, isolada de um cão com CDV em 1975, aproximadamente um terço dos animais morreram devido à encefalomielite e aos efeitos atribuídos à imunossupressão grave. Um terço dos cães infectados desenvolveu respostas imunes sistêmicas rápidas, de forma que a doença no SNC foi logo resolvida e os animais se recuperaram. Por fim, outro terço dos cães desenvolveu uma doença inflamatória/desmielinizante subaguda a crônica da substância branca, com algum acometimento da substância cinzenta, devido à resposta imune tardia e deficiente.

A encefalomielite da cinomose é iniciada após a entrada do vírus no SNC, talvez 1 semana após a exposição ao CDV. O tráfego leucocitário dissemina o CDV à substância cinzenta e à substância branca do SNC e às células epiteliais e aos macrófagos dos plexos coroides. O vírus é eliminado pelo plexo coroide epitelial e pelas células ependimárias no LCR, em macrófagos infectados. É disseminado pelo sistema ventricular, infecta as células ependimárias que revestem o sistema ventricular e, então, dissemina-se de forma local, infectando astrócitos e células da micróglia. As lesões periventriculares da substância branca, principalmente ao redor do quarto ventrículo, são o resultado desta sequência de eventos.

Por 25 dias após a exposição, os leucócitos infectados por CDV nos manguitos perivasculares desapareceram; porém, as lesões na substância branca são compostas por focos periventriculares de degeneração de mielina e aumento de volume de astrócitos. O CDV infecta astrócitos, células da micróglia e outras células. As células da micróglia e os monócitos recrutados do sangue fagocitam os fragmentos de mielina.

Os mediadores inflamatórios liberados por linfócitos, células da micróglia e macrófagos em tráfego causam a expansão das primeiras lesões. Estes mediadores inflamatórios podem causar necrose de células e processos celulares no foco, mas não o processo desmielinizante "seletivo" que afeta os axônios. A característica formação de vacúolos na substância branca (edema intramielínico) observada em cortes corados com HE do SNC infectado pelo CDV é, aparentemente, causada pelo efeito direto do vírus em oligodendrócitos, uma vez que surge nas primeiras lesões na substância branca, antes da aquisição de um caráter "inflamatório" — um denso infiltrado de linfócitos, monócitos e plasmócitos.

As lesões macroscópicas ocorrem caracteristicamente no cerebelo (área medular, substância branca das folhas e substância branca subpial) e nos pedúnculos cerebelares (com acometimento da substância branca e, às vezes, da substância cinzenta da ponte). As lesões também ocorrem na medula oblonga (principalmente na área subependimária do quarto ventrículo), no velo medular rostral, no cérebro (substâncias branca e cinzenta), nos nervos ópticos, nos tratos ópticos, na medula espinhal e nas meninges.

Microscopicamente, além de desmielinização, há *status spongiosus*, hipertrofia e hiperplasia astrocítica com formação focal e variável de células sinciciais, menores números de oligodendrócitos e degeneração neuronal variável (Fig. 14-97, A). Os corpúsculos de inclusão (citoplasmáticos e/ou nucleares) são detectáveis, principalmente nos astrócitos, que são importantes células-alvo para o vírus da cinomose, mas também em células ependimárias e, ocasionalmente, neurônios (Fig. 14-97, B). A primeira evidência de lesão da mielina é a alteração de balonamento decorrente da divisão da bainha de mielina ou de alterações mais degenerativas, incluindo aumento de volume axonal. Esta lesão é também variavelmente associada à proliferação de células da astróglia e da micróglia. Esta primeira lesão da bainha de mielina, que foi sugerida como decorrente da alteração da função astrocítica

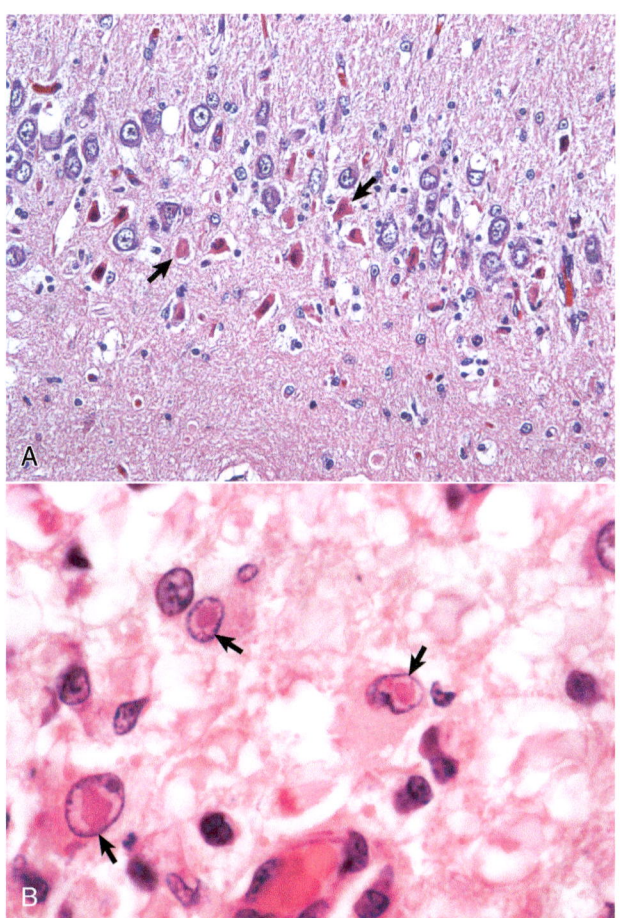

Figura 14-97 Cinomose, Cão. A, Polioencefalomielite aguda. Hipocampo. Note os neurônios necróticos *(setas)* e o edema do giro dentado. Há baixos números de células inflamatórias mononucleares. Coloração por HE. **B,** Corpúsculos de inclusão, cérebro, substância branca periventricular do mesencéfalo, cão. Corpúsculos de inclusão intranucleares acidófilos *(vermelhos)* distintos *(setas)* são observados nos astrócitos e em alguns gemistócitos. Inclusões similares podem ser observadas no citoplasma de células epiteliais de todo o corpo (epitélio da bexiga, epitélio respiratório, epitélio gástrico). Coloração por HE. (**A** Cortesia de Dr. W. Haschek-Hock, College of Veterinary Medicine, University of Illinois. **B** Cortesia de Dr. M. D. McGavin, College of Veterinary Medicine, University of Tennessee.)

após a infecção viral, é seguida pela remoção progressiva das bainhas compactas de mielina por células fagocíticas da micróglia, que infiltram as lamelas de mielina, e necrose axonal variável.

O estágio tardio de desmielinização, que reflete a melhor condição imunológica do animal afetado, é mais pronunciado e caracterizado por inflamação não supurativa (manguito perivascular, leptomeningite e coroidite), que pode ser acompanhada por degeneração tecidual e acúmulo de células *gitter*.

Além dos cães, animais das famílias Ailuridae (panda vermelho), Canidae (raposa, lobo), Hyaenidae (hiena), Mustelidae (furão, vison), Procyonidae (guaxinim, panda), Ursidae (urso), Viverridae (civeta, mangusto) e Felidae (felídeos exóticos, incluindo leões, tigres e leopardos) são suscetíveis à infecção pelo vírus da cinomose. Além disso, a cinomose foi recentemente relatada em catetos da família Tayassuidae, nos Estados Unidos.

Os sinais neurológicos em todas espécies afetadas incluem convulsões, mioclonia, tremores, distúrbios nos movimentos voluntários, andar em círculos, hiperestesia, paralisia e cegueira.

Encefalite do Cão Idoso. Acredita-se que a encefalite do cão idoso seja decorrente da infecção prolongada e persistente do SNC com uma forma defeituosa de CDV. Esta patogênese foi demonstrada nas infecções experimentais pelo CDV. Embora o vírus tenha a mesma composição polipeptídica geral e apresente todas as principais proteínas virais daquele que provoca a cinomose convencional, algumas diferenças entre os peptídeos foram relatadas. Os mecanismos envolvidos no desenvolvimento das lesões não são conhecidos; porém, resultam em proliferação de células inflamatórias não supurativas.

As lesões ocorrem sobretudo nos hemisférios cerebrais e no tronco encefálico. As lesões microscópicas são caracterizadas principalmente por desmielinização com encefalite disseminada e não supurativa com formação variável, às vezes proeminente, de manguitos perivasculares linfoplasmocíticos, microgliose, astrogliose e leptomeningite e degeneração neuronal variáveis. As inclusões nucleares e citoplasmáticas, positivas para o antígeno do vírus da cinomose, foram detectadas em neurônios e astrócitos do córtex cerebral, do tálamo e do tronco encefálico, mas, diferentemente do observado na cinomose, não no cerebelo.

A encefalite do cão idoso é uma doença rara que acomete cães adultos. Os sinais clínicos incluem depressão, andar em círculos, pressão da cabeça em superfícies sólidas, déficits visuais, convulsões e fasciculações musculares.

Doenças Degenerativas
Metabólicas
Mielopatia Degenerativa Relacionada com o Envelhecimento (Mielopatia do Pastor Alemão).
A mielopatia degenerativa é geralmente observada no pastor alemão, mas uma doença similar foi descrita em outras raças, predominantemente as de grande porte (pastor belga, old english sheepdog, leão-da-rodésia, weimaraner, welsh corgi pembroke e cão de montanha dos Pirenéus). Com base em sua prevalência em pastores alemães, sugeriu-se que há uma predisposição genética ao "envelhecimento" nesta raça. A alteração da atividade de linfócitos supressores foi observada nos cães afetados, mas sua relevância à doença do SNC é desconhecida. Alguns pesquisadores relataram baixas concentrações de vitamina E e sugeriram a existência de lesão por estresse oxidativo; outros encontraram concentrações elevadas de acetilcolinasterase no LCR. A causa desta doença ainda não foi descoberta.

As lesões macroscópicas no SNC não são observadas em cães com mielopatia degenerativa relacionada com a idade; porém, há atrofia dos músculos axiais caudais e apendiculares. As lesões microscópicas são mais notáveis na medula espinhal torácica e podem ser difusas ou multifocais. Os aspectos dorsais das áreas laterais e ventromediais dos funículos ventrais podem ser mais gravemente afetados, mas as lesões podem ser difusas em todos os funículos, sendo compostas predominantemente por balonamento e degeneração das bainhas de mielina, acompanhadas por degeneração e perda axonal. A degeneração das raízes nervosas e dos nervos periféricos dorsais, a perda dos corpos celulares dos neurônios na substância cinzenta espinhal e o acometimento dos núcleos do tronco encefálico também são descritos.

Clinicamente, os cães afetados geralmente têm mais de 8 anos, mas a doença já foi observada em animais de 5 anos. Os cães acometidos apresentam ataxia progressiva relacionada com a medula espinhal toracolombar e fraqueza muscular.

Degeneração Neuronal Primária

Degeneração Neuronal Multissistêmica

Abiotrofia Neuronal Progressiva dos Kerry Blue Terriers. A abiotrofia neuronal progressiva dos Kerry Blue Terriers (degeneração estriatonigral e cerebelo-olivar hereditária dos Kerry Blue Terriers) é um exemplo bem-caracterizado de doença com degeneração neuronal multissistêmica. A doença é herdada de forma autossômica recessiva e afeta os sistemas neurais conectados, incluindo os núcleos da base, a substância nigra (ou seja, estriatonigra), o córtex cerebelar e o núcleo olivar caudal (cerebelo-olivar).

A patogênese é desconhecida, mas um mecanismo excitotóxico associado a anomalias nos sistemas neurotransmissores glutaminérgicos corticoestriatais e nas células granulares de Purkinje é proposto. Acredita-se que o núcleo caudado e o córtex cerebelar sejam os locais primários de acometimento, enquanto as lesões no núcleo olivar e na substância nigra representam a degeneração transináptica.

As lesões macroscópicas são uma discreta redução do tamanho do cerebelo e o estreitamento das folhas cerebelares (Fig. 14-98). Nos estágios mais avançados, pequenos focos de amolecimento e descoloração ocorrem no núcleo olivar caudal e na substância nigra (Fig. 14-99). A princípio, as lesões no núcleo caudado são compostas por áreas vagas de palidez que progridem à malácia e cavitação extensa. Neste estágio avançado, o acometimento do putâmen pode ser similar. As lesões microscópicas, em ordem cronológica, são degeneração e perda de células de Purkinje e granulares do cerebelo, seguidas pela perda neuronal no núcleo olivar caudal, no núcleo caudado, no putâmen e na substância nigra. A astrogliose, observada nos estágios mais tardios, é bastante proeminente na camada molecular cerebelar. O núcleo caudado e o putâmen são, por fim, reduzidos a cavidades microcísticas atravessadas por poucos nervos e fibras gliais.

Os cães afetados geralmente começam a desenvolver sinais clínicos nos primeiros 2 a 5 meses de vida. Os sinais clínicos incluem ataxia dos membros posteriores, tremores de intenção, hipermetria de membros anteriores e posteriores e atrofia de músculos apendiculares e epaxiais, presumivelmente por desuso.

Degeneração Neuronal Multissistêmica do Cocker Spaniel Inglês de Pelame Vermelho. Suspeita-se que a degeneração neuronal multissistêmica do cocker spaniel inglês de pelame vermelho seja hereditária. A patogênese é desconhecida. Há perda neuronal, astrogliose e aumento de volume axonal bilateralmente simétricos em diversos núcleos, incluindo os núcleos septais, o globo pálido, os núcleos subtalâmicos, a substância nigra, o teto, os corpos geniculados mediais e os núcleos cerebelares e vestibulares. A substância branca cerebelar central, o corpo caloso, as estrias talâmicas e a substância branca subcortical (principalmente os giros subcalosos) também são acometidos. As lesões da substância branca são compostas por esferoides axonais, astrogliose intensa, perda sutil de mielina e acúmulo perivascular de macrófagos. Os sinais clínicos ocorrem durante o primeiro ano de vida e são compostos por ataxia progressiva e alterações comportamentais.

Degeneração Neuronal Multissistêmica do Cairn Terrier. A degeneração neuronal multissistêmica do cairn terrier tem características de doença congênita. A patogênese é desconhecida. A cromatólise neuronal disseminada que afeta múltiplos sistemas neuronais é observada no SNC e SNP. As áreas afetadas incluem os núcleos sensoriais e motores do tronco encefálico, os núcleos cerebelares, os cornos ventrais e dorsais da medula espinhal e diversos gânglios. Outras lesões incluem a degeneração dos funículos espinhais laterais e ventrais, a necrose das substâncias gelatinosa e branca adjacente, mais notável nos segmentos torácicos caudais e lombares craniais, e a degeneração das raízes dorsais e ventrais dos nervos espinhais e dos nervos periféricos. Os sinais clínicos ocorrem geralmente aos 5 meses de idade, com aparecimento de ataxia cerebelar progressiva, paresia espástica e colapso.

Degeneração Neuronal Cerebelar Primária. As degenerações neuronais cerebelares primárias (chamadas abiotrofias) ocorrem em muitas raças de cães, incluindo american staffordshire terrier, kelpie australiano, galguinho italiano, border collie, brittany spaniel, beagle,

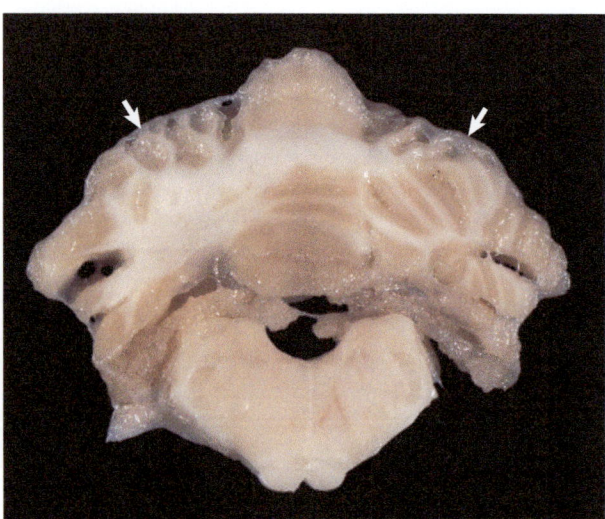

Figura 14-98 Degeneração Estriatonigral e Cerebelo-Olivar, Cérebro, Cerebelo, Kerry Blue Terrier. A extensa atrofia e adelgaçamento das folhas do cerebelo dorsal (*setas*) aumentaram a largura dos sulcos. (Cortesia de Drs. D. Montgomery e R. Storts, College of Veterinary Medicine, Texas A&M University.)

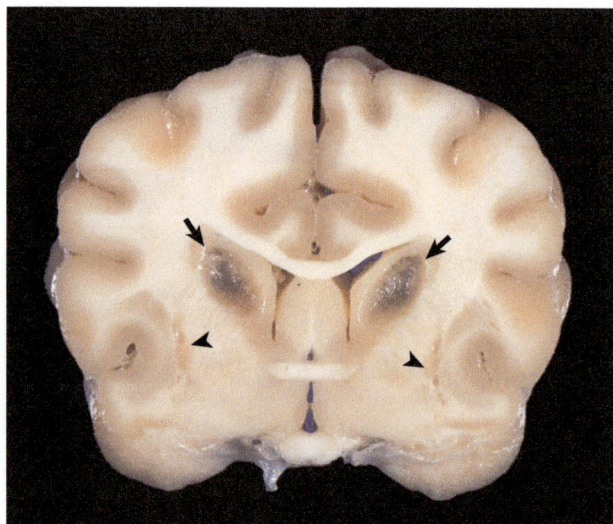

Figura 14-99 Degeneração Estriatonigral e Cerebelo-Olivar, Cérebro, Lobo Parietal Rostral, à Altura do Quiasma Óptico, Kerry Blue Terrier. Note a malácia (amolecimento), devida microscopicamente à microcavitação e à perda de neurônios, nos núcleos caudados (*setas*) e no putâmen (*pontas de seta*). (Cortesia de Drs. D. Montgomery e R. Storts, College of Veterinary Medicine, Texas A&M University; e *Vet Pathol* 20:143-159, 1983.)

podengo português e scottish terrier. Esta lista não inclui todas as raças e é apenas uma coletânea de alguns exemplos. Embora mais comum em animais jovens das raças listadas, a degeneração cerebelar no american staffordshire terrier e no brittany spaniel ocorre em animais mais velhos. A herança autossômica recessiva é suspeita ou documentada em diversas doenças. Macroscopicamente, o cerebelo pode apresentar tamanho normal ou menor e atrofia. Microscopicamente, a distribuição e as características das lesões variam, dependendo da raça e da espécie animal afetada. A discussão detalhada das lesões microscópicas de cada raça e espécie está fora do escopo deste capítulo; porém, as lesões podem incluir a combinação das seguintes alterações: perda de células de Purkinje e de neurônios da camada granular, astrogliose, aumento de volume fusiforme dos axônios proximais das células de Purkinje e degeneração axonal no cerebelo, no tronco encefálico e na medula espinhal.

Formação de Vacúolos Neuronais e Degeneração Espinocerebelar. A síndrome que causa formação de vacúolos neuronais e degeneração espinocerebelar foi relatada principalmente em orttweilers e, de forma esporádica, em boxers e mestiços. A causa desta doença não foi determinada, mas parece haver uma base hereditária. A morte celular apoptótica aparentemente não participa da degeneração neuronal. Não há lesões macroscópicas no cérebro, mas a atrofia dos músculos cricoaritenoides dorsais da laringe foi observada. As lesões microscópicas são caracterizadas por alteração espongiforme que afeta os corpos celulares dos neurônios e o neurópilo. O citoplasma dos neurônios dos núcleos cerebelares e do sistema extrapiramidal contêm um ou mais vacúolos claros (1 a 45 μm de diâmetro). Vacúolos similares são encontrados nos neurônios dos gânglios da raiz do nervo dorsal, nos plexos mioentéricos e em outros gânglios do sistema nervoso autônomo. As células de Purkinje também apresentam vacúolos e, nos estágios terminais da doença, há degeneração com perda segmentar de células de Purkinje.

Os sinais clínicos, que já podem ser observados nas primeiras 6 semanas (comumente entre 3 e 8 meses de vida, em ambos os sexos), incluem fraqueza generalizada, ataxia, déficits proprioceptivos e paresia de gravidade progressiva.

Nutricionais

Deficiência de Vitamina B₁ (Tiamina)

Deficiência de Tiamina em Carnívoros. Em carnívoros monogástricos e seres humanos, a relação entre a doença neurológica e a deficiência de tiamina é muito bem estabelecida, e as lesões nesta espécie são similares. Em carnívoros (cães, gatos, visons e raposas), há um requerimento dietético absoluto de vitamina B₁. Fatores dietéticos, como a ingestão de peixes contendo tiaminase, dietas deficientes ou nas quais a vitamina foi destruída por outros meios, como o aquecimento, podem causar a deficiência de tiamina.

As lesões macroscópicas e microscópicas são bilateralmente simétricas e tendem a acometer a lâmina medial do córtex cerebral, principalmente do córtex occipital e do córtex temporal. Além disso, diversos núcleos do tronco encefálico são afetados, em especial o colículo caudal (Fig. 14-100). As lesões são compostas por formação de vacúolos neuronais acompanhada por degeneração neuronal e necrose com hemorragia, proliferação vascular e astrogliose variável; esta última alteração é dependente de tempo. Se o grau de necrose for grave o suficiente, o acúmulo de células *gitter* é uma sequela comum. Os sinais clínicos em carnívoros podem incluir uma combinação de: anorexia, vômitos, depressão, estação em base ampla, ataxia, paresia espástica, andar em círculos, convulsões, fraqueza muscular, decúbito, opistótono, coma ou morte.

Outras Doenças

Ossificação da Dura-máter.
A ossificação da dura-máter (paquimeningite ossificante e metaplasia óssea da dura-máter) é

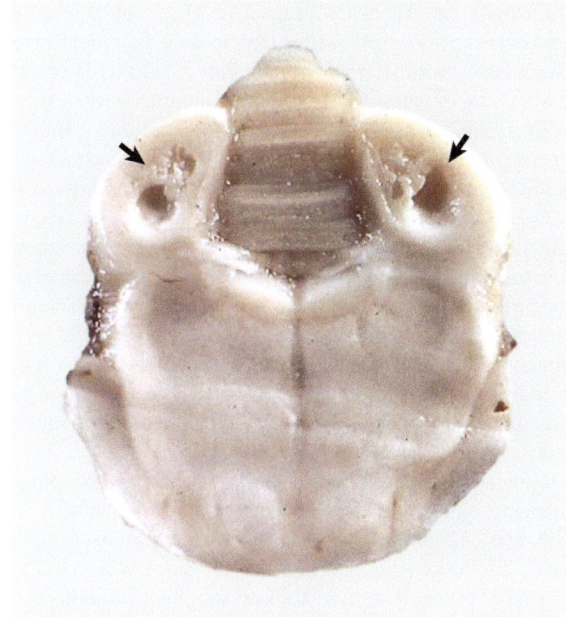

Figura 14-100 Encefalopatia por Deficiência de Tiamina, Mesencéfalo, Colículos Caudais, Cão. No cão, as lesões da encefalopatia por deficiência de tiamina geralmente são restritas ao tronco encefálico. Note as lesões de cavitação simétrica (malácica) nos colículos caudais (*setas*) decorrentes da necrose neuronal. (Cortesia de Dr. J. Edwards, College of Veterinary Medicine, Texas A&M University; e Dr. J. King, College of Veterinary Medicine, Cornell University.)

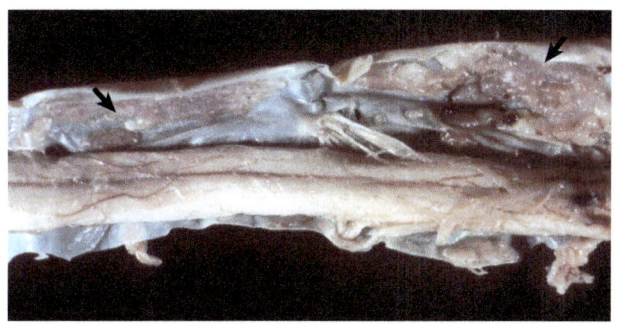

Figura 14-101 Metaplasia Óssea, Dura-máter, Cão. Também chamada *paquimeningite ossificante* e *ossificação da dura-máter,* a dura-máter contém osso bem-diferenciado e medula óssea (*setas*). Com a movimentação das vértebras, o osso metaplásico pode colidir com as raízes nervosas e causar dor em cães de raças de grande porte. (Cortesia de College of Veterinary Medicine, University of Illinois.)

uma alteração metaplásica do envelhecimento predominantemente observada em cães de raças de grande porte. À análise macroscópica, a dura-máter das intumescências cervicais e lombares da medula espinhal apresentam placas de cor marrom-avermelhada que, histologicamente, são compostas por osso, tecido adiposo e células hematopoiéticas. Estas placas geralmente lembram a medula óssea normal (Fig. 14-101). Acredita-se que a dor toracolombar dos cães afetados surja após a flexão/extensão da coluna vertebral, devido à compressão da medula espinhal ou das raízes dos nervos espinhais; porém, geralmente são consideradas lesões incidentais, associadas à idade.

Mielopatia Necrosante Herdada dos Galgos Afegãos.
A mielopatia necrosante herdada dos galgos afegãos tem herança autossômica recessiva. Uma doença similar foi relatada em pequenos cães holandeses, mas os graus relativos de degeneração axonal ou desmielinização não foram adequadamente descritos.

Topograficamente, as lesões macroscópicas são observadas de forma consistente nos segmentos torácicos mediais, com extensão aos segmentos cervicais mediais e lombares mediais nos casos mais graves. As lesões macroscópicas incluem amolecimento e cavitação dos segmentos afetados. As lesões são bilaterais e simétricas, independentemente da região afetada. Nos segmentos torácicos, os funículos ventrais são mais gravemente afetados, embora as lesões possam ser circunferenciais, ao redor da substância branca da medula espinhal. Nos segmentos cervicais e lombares, as lesões tendem a ser concentradas nos cornos dorsais ou ventrais. Histologicamente, nas lesões graves, há destruição da substância branca, com um influxo de macrófagos acompanhado por degradação da mielina, perda de células da glia e proliferação vascular. A substância cinzenta e o fascículo próprio geralmente são poupados nesta doença. Os corpos celulares neuronais da substância cinzenta da medula espinhal e as raízes ventrais dos nervos espinhais também não são afetados.

Os sinais clínicos começam entre 3 e 13 meses de vida e progridem rapidamente à paraplegia ou tetraplegia em 1 a 3 semanas.

Fibrose Leptomeníngea. Os cães idosos apresentam graus variáveis de fibrose leptomeníngea nos recessos dos sulcos cerebrais (Fig. 14-102). Esta lesão não é observada nas leptomeninges que revestem as superfícies mais externas dos giros. Esta última característica pode auxiliar a diferenciação entre a fibrose meníngea e a meningite supurativa. Nesta última, o exsudato se acumula por toda a superfície dos giros.

Meningoencefalite Granulomatosa. A meningoencefalite granulomatosa (GME) é uma das duas importantes encefalites idiopáticas dos cães; a segunda é a encefalite necrosante, com duas variantes (a seguir). A meningoencefalite granulomatosa ocorre principalmente em cães jovens ou de meia-idade de raças de porte pequeno, incluindo poodles e diversos terriers. Nenhuma predileção sexual é conhecida, embora alguns estudos mostrem uma discreta preferência por fêmeas. Nos casos com lesões cerebrais, os sinais clínicos são variáveis e incluem alterações comportamentais e andar em círculos. As lesões da medula espinhal podem causar paresia e ataxia.

Quando presentes, as lesões macroscópicas são compostas por áreas expansivas de cor branca-acinzentada a vermelha na substância branca do cérebro e do tronco encefálico (Fig. 14-103, A). As lesões podem ter margens irregulares e bem-definidas e consistência gelatinosa ou elástica ou, ainda, aparência granular. Há dois padrões diferentes de distribuição da doença: a forma disseminada e a focal. A forma focal tende a ser observada no tálamo e no tronco

encefálico. Histologicamente, esta doença provoca a formação de manguitos perivasculares distintos, compostos quase exclusivamente por linfócitos e macrófagos, com números pequenos de plasmócitos e neutrófilos. Estes manguitos são quase totalmente restritos à substância branca. A proporção de linfócitos e macrófagos pode variar nos focos afetados. Os macrófagos são comumente epitelioide e, nos casos crônicos, há deposição abundante de reticulina e colágeno nas regiões perivasculares afetadas (Fig. 14-103, B). A lesão inflamatória da meningoencefalite granulomatosa é predominantemente composta por linfócitos CD3+, com acúmulos perivasculares de macrófagos CD163+. Esta observação sugere que um mecanismo subjacente da doença é a hipersensibilidade de tipo tardio mediada por linfócitos T de uma doença autoimune órgão-específica. Independentemente disso, a causa da meningoencefalite granulomatosa continua um mistério, e as diversas tentativas de isolamento de patógenos nos cães afetados foram infrutíferas.

Encefalite Necrosante. A encefalite necrosante, a segunda encefalite idiopática importante do cão, tem duas variantes, a

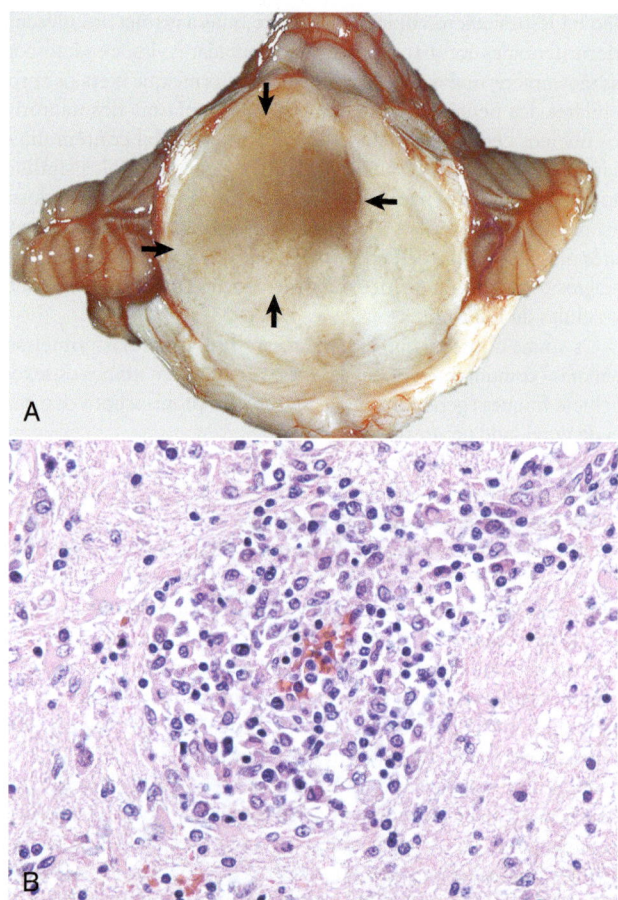

Figura 14-103 **Meningoencefalite Granulomatosa, Corte Transversal de Mesencéfalo Imediatamente Rostral à Ponte, Cão. A,** O mesencéfalo apresenta aumento de volume, descoloração, grande distorção e menor consistência devido à inflamação granulomatosa extensa *(setas)*, que deslocou a linha média para a direita. O aqueduto mesencefálico é também comprimido e distorcido. **B,** Note o acúmulo de células inflamatórias granulomatosas no espaço perivascular. Tais camadas de células se expandem com o passar do tempo e comprimem o tecido neural adjacente, provocando uma degeneração similar à Walleriana dos axônios mielinizados afetados e atrofia dos corpos celulares dos neurônios acometidos. Coloração por HE. (**A** Cortesia de Dr. J. Edwards, College of Veterinary Medicine, Texas A&M University; e Dr. J. King, College of Veterinary Medicine, Cornell University. **B** Cortesia de Dr. J. F. Zachary, College of Veterinary Medicine, University of Illinois.)

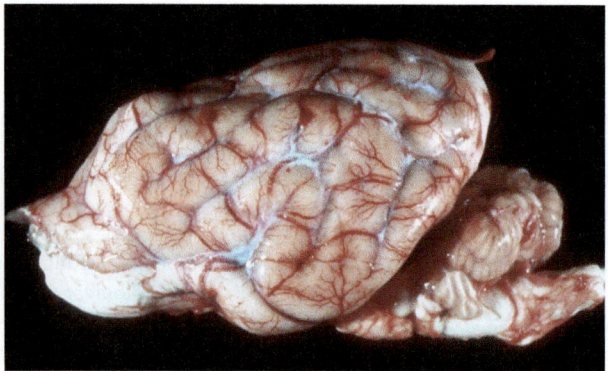

Figura 14-102 **Fibrose Meníngea, Leptomeninges (Pia-máter-Aracnoide), Cão.** Em cães idosos, as leptomeninges podem apresentar regiões de fibrose *(áreas brancas ao redor dos vasos sanguíneos nos sulcos)*, principalmente nos sulcos. Esta lesão não deve ser confundida com a leptomeningite aguda e o acúmulo de exsudato nas leptomeninges e no espaço subaracnoide. Neste último, o exsudato se estende aos sulcos e também cobre os giros (Fig. 14-43, A). (Cortesia de College of Veterinary Medicine, University of Illinois.)

meningoencefalite necrosante (NME) e a leucoencefalite necrosante (NLE). A meningoencefalite necrosante é uma doença quase sempre restrita a cães de raças de pequeno porte, como pug, shih tzu e maltês. Era chamada encefalite do pug antes de ser reconhecida em várias raças de pequeno porte. Macroscopicamente, esta doença provoca focos bilaterais de malácia e descoloração dos hemisférios cerebrais. Histologicamente, esta lesão macroscópica corresponde às regiões de meningoencefalite onde a inflamação geralmente é robusta, não supurativa e associada à gliose extensa. Diferentemente dos casos de meningoencefalite granulomatosa, o acometimento da medula espinhal é incomum. A segunda doença é conhecida como leucoencefalite necrosante, predominando na substância branca. É geralmente observada em yorkshire terriers, embora existam relatos esporádicos em outras raças de pequeno porte. As lesões macroscópicas são compostas por cavitação bilateral proeminente e necrose da substância branca cerebral. Histologicamente, há inflamação robusta não supurativa acompanhada por gliose, cavitação, edema e infiltração por célula *gitter*. A etiopatogênese de ambas as doenças é desconhecida e não se sabe se representam um contínuo da mesma enfermidade ou patologias distintas. Segundo análises experimentais, as populações de linfócitos e macrófagos são similares nas duas variantes. Os sinais clínicos em ambas as variantes geralmente não são específicos e podem envolver diversos processos prosencefálicos, como comportamento, processamento de informações sensoriais e associativas, e o início do movimento voluntário.

Lesão Traumática

Doença do Disco Intervertebral. Embora a anatomia das vértebras e dos discos intervertebrais seja similar em cães e seres humanos, há diferenças notáveis na anatomia da medula espinhal e das raízes dos nervos espinhais que causam diferenças entre os sinais clínicos observados em indivíduos com discos herniados. As hérnias de disco em seres humanos tendem a ser laterais, ao invés de dorsais, como nos cães, o que contribui para as diferenças na apresentação clínica (ou seja, as hérnias laterais comprimem as raízes dos nervos espinhais, enquanto a compressão dorsal observada em cães atinge a medula espinhal de forma direta). Nos seres humanos, a medula espinhal termina à altura da segunda vértebra lombar. As raízes dos nervos espinhais que formam a cauda equina atravessam as demais vértebras lombares e sacrais antes de saírem pelo canal medular para inervar as estruturas. Nos cães, a medula espinhal termina à altura da sexta vértebra lombar e as raízes nervosas que formam a cauda equina atravessam as vértebras lombares, sacrais e coccígeas restantes antes de saírem pelo canal medular, inervando as estruturas. Assim, em seres humanos, a doença do disco com acometimento das vértebras lombares caudais (caudais a L2) provoca compressão das raízes dos nervos espinhais e inerva os membros, o que, clinicamente, causa a doença conhecida como *ciática*, definida como a dor referida ao nervo ciático. Em cães, as hérnias de disco na vértebra lombar comprimem principalmente a medula espinhal e, em determinadas circunstâncias, os nervos espinhais. Os cães, assim, apresentam sinais clínicos neurológicos diferentes.

As diferenças nos sinais clínicos causados pelas hérnias de disco em cães e seres humanos são decorrentes não apenas das diferenças anatômicas discutidas anteriormente, mas também das diferenças posturais e da aplicação de forças de cisalhamento e estresse às vértebras e aos discos intervertebrais. Os seres humanos, com locomoção bípede e postura ereta, dissipam as forças da caminhada (e também da corrida) ao transferi-las das pernas para a coluna vertebral e as vértebras lombares (ou seja, as primeiras a absorver e dissipar as forças). Além disso, as vértebras lombares não são estabilizadas pela caixa torácica e, assim, também devem absorver as forças de rotação da movimentação. Assim, as vértebras lombares são os locais primários de hérnias de disco em seres humanos; porém, devido à anatomia anteriormente

discutida, os discos herniados comprimem as raízes nervosas, e não a medula espinhal. Esta disposição provoca dor, mas raramente paralisia de membros.

Os cães, com locomoção quadrúpede e postura horizontal, normalmente dissipam as forças da caminhada transferindo-as dos membros em ângulos retos para a coluna vertebral e a medula espinhal. Porém, quando o cão salta para baixo, por exemplo, de uma cadeira para o chão, a força é direcionada para a coluna vertebral, o que provoca maior compressão "final" dos discos e probabilidade de ocorrência de hérnia. Além disso, as vértebras torácicas são fixas pelas costelas e as vértebras lombares podem rodar livremente em torno do esqueleto axial. Esta disposição direciona o impacto das forças de estresse e cisalhamento às vértebras toracolombares, que são o local primário da hérnia de disco e compressão da medula espinhal. Em cães, uma vez que a medula espinhal é comprimida, há paralisia dos membros posteriores.

A doença do disco intervertebral ocorre na espécie canina, principalmente nas raças condrodistróficas, como Dachshund e Pequinês (Fig. 14-104). As vértebras contíguas são unidas pelo ânulo fibroso dos discos intervertebrais e pelos ligamentos longitudinais dorsais e ventrais. Esta disposição anatômica faz com que o canal medular seja alinhado ao plano axial, de modo que a medula espinhal pode atravessar o espaço sem compressão. O espaço extradural ao redor da medula espinhal cervical, torácica cranial e lombar caudal é suficiente para permitir o acúmulo do material herniado do disco sem compressão substancial da medula espinhal. Por outro lado, há pouco espaço extradural ao redor da medula espinhal toracolombar; este é o local com maior probabilidade de hérnia clinicamente significativa de disco. Assim, nos cães, a hérnia toracolombar de disco geralmente é mais debilitante do que a hérnia cervical.

A degeneração dos discos intervertebrais nas raças condrodistróficas é uma alteração metaplásica geneticamente programada do núcleo pulposo que provoca sua substituição periférica ou central por cartilagem. Começa já aos 6 meses de idade, progride de forma rápida e provoca a perda de elasticidade do núcleo pulposo. A perda de elasticidade impõe outras forças de estresse mecânico ao ânulo fibroso, que já sofre alterações degenerativas similares às que ocorrem no núcleo pulposo. O ânulo fibroso é mais delgado e, assim, mais fraco em seu ponto de contato com o canal medular. Se o ânulo fibroso for rompido pelas forças de estresse impostas ao disco pelo movimento, como descer de uma cadeira, os fragmentos do núcleo pulposo podem ser liberados no canal medular (hérnia de Hansen do tipo I). Se o ânulo fibroso se romper em sentido dorsal, os fragmentos comprimem os funículos ventrais da medula espinhal. Em caso de ruptura do ânulo fibroso em sentido dorsolateral a lateral, os fragmentos comprimem os funículos ventrais e laterais, e as raízes dos nervos espinhais. A degeneração dos discos intervertebrais nas raças não condrodistróficas é uma alteração do envelhecimento do núcleo pulposo decorrente da metaplasia fibrosa. Esta alteração provoca a perda gradual de elasticidade do núcleo pulposo, que pode ser clinicamente observada aos 8 a 10 anos de idade. A perda gradual de elasticidade impõe forças de estresse mecânico sobre o ânulo fibroso, provocando sua protrusão e a compressão do canal medular (hérnia de Hansen de tipo II).

A hérnia de disco causa lesão do SNC por diversos mecanismos. Como discutido anteriormente, a lesão primária é causada pelo trauma físico de compressão e resulta em degeneração Walleriana dos axônios afetados. Além disso, o material do disco pode comprimir o suprimento vascular para o segmento da medula espinhal, provocando isquemia, excitotoxicidade neuronal e necrose. A hérnia de tipo I provoca dano mais grave à medula espinhal, já que não há tempo suficiente para a compensação do órgão ou o desenvolvimento de circulação colateral, como pode ocorrer na hérnia de tipo II.

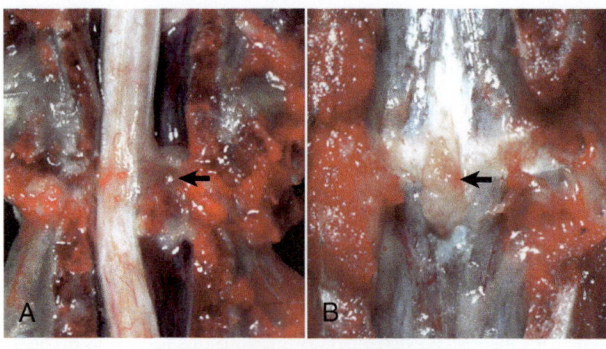

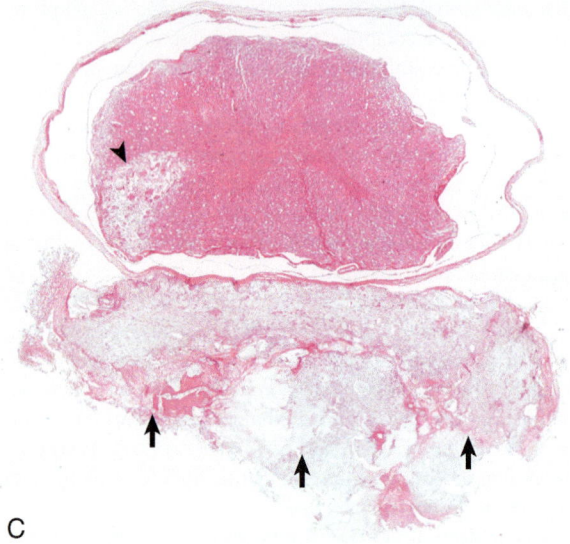

Figura 14-104 **Doença do Disco Intervertebral, Cão. A,** Ruptura do disco (disco intervertebral herniado), compressão da medula espinhal. O material do disco comprime a medula espinhal (*seta*), provocando degeneração Walleriana. **B,** Coluna vertebral, vértebras lombares. O disco intervertebral herniado (*seta*) se protrui no canal vertebral. **C,** Disco intervertebral herniado, medula espinhal. O material do disco (*setas*) repousa no espaço epidural, tocando a dura-máter e comprimindo a medula espinhal sobrejacente. Uma área de necrose, talvez causada por infarto, é observada na área ventral do funículo lateral esquerdo (*ponta de seta*). Os múltiplos orifícios pequenos em todos os funículos são os locais de nervos perdidos em decorrência da compressão da medula espinhal, que causou degeneração Walleriana. Coloração por HE. (Cortesia de Dr. M. D. McGavin, College of Veterinary Medicine, University of Tennessee.)

Alterações Associadas ao Envelhecimento

Ver Distúrbios dos Animais Domésticos, Alterações Associadas ao Envelhecimento.

A *disfunção cognitiva canina* foi comparada à doença de Alzheimer de seres humanos. As placas senis e a amiloidose cerebrovascular foram descritas nos cérebros de cães idosos, e acredita-se que causem alterações estruturais e funcionais em vias químicas, o que resulta em disfunção cognitiva.

Distúrbios dos Gatos

As doenças que ocorrem em muitas ou todas as espécies animais são discutidas na seção Distúrbios dos Animais Domésticos.

Doenças Causadas por Microrganismos

Vírus

Coronavírus

Peritonite Infecciosa Felina. A peritonite infecciosa felina, causada por um coronavírus de distribuição mundial, é uma doença que afeta principalmente gatos domésticos, embora também esteja presente em felídeos silvestres. Um vírus similar foi recentemente reconhecido em furões e pode causar lesões semelhantes no SNC. Há dois coronavírus felinos: o coronavírus entérico felino (FECV) e o vírus da peritonite infecciosa felina (FIPV), que causam FECV e peritonite infecciosa felina, respectivamente. Os vírus de cada infecção são antigênica e morfologicamente indiferenciáveis, e hoje são considerados representantes de cepas avirulentas (FECV) e virulentas (FIPV) do mesmo coronavírus felino básico. Após a ingestão, o FECV infecta e se replica em células epiteliais do intestino, e, de modo geral, a infecção é insignificante, embora a doença intestinal grave possa ocorrer. Pesquisas recentes sugerem que a mutação no gene do local de clivagem da furina da proteína *spike* (uma glicoproteína estrutural), no envelope viral do FECV, confere ao vírus a capacidade de se transformar em FIPV e se replicar em monócitos/macrófagos, usar o tráfego leucocitário (Capítulo 4) destas células e se disseminar sistemicamente e causar as lesões características da peritonite infecciosa felina em outros sistemas orgânicos.

O FIPV entra no gato suscetível principalmente por meio da ingestão de saliva ou fezes contaminadas, embora a transmissão por inoculação direta (p. ex. mordeduras de gatos, lambedura de feridas abertas) e *in utero* (raramente) tenha sido relatada. Após a infecção, o vírus se replica em macrófagos, que disseminam o vírus para o fígado, as superfícies serosas, a úvea, as meninges e o epêndima do cérebro e da medula espinhal.

Após a disseminação do vírus pelo corpo, o desenvolvimento da doença depende do tipo e do grau de imunidade que se desenvolve. A contenção do vírus, com resistência à doença, ocorre após o desenvolvimento de uma potente imunidade mediada por células. A imunidade humoral, por si só, não é protetora e pode, na verdade, aumentar o desenvolvimento da forma efusiva da peritonite infecciosa felina (forma úmida) por dois mecanismos propostos. No primeiro, há o desenvolvimento de complexos de vírus-anticorpos-sistema complemento que se acumulam principalmente nas mesmas áreas que os macrófagos infectados, ao redor dos pequenos vasos sanguíneos, provocando inflamação e subsequente lesão vascular (hipersensibilidade do tipo III), acompanhada por efusão de grandes quantidades de fluido. No segundo mecanismo, ocorre um processo chamado exacerbação dependente de anticorpos (demonstrado experimentalmente), que envolve a incorporação de complexos de vírus-anticorpo-sistema complemento por macrófagos e, a seguir, replicação significativa viral. Os macrófagos muito infectados, frequentemente de orientação perivascular, liberam citocinas que alteram os complexos juncionais endoteliais, resultando no extravasamento de quantidades substanciais de fluido.

Por outro lado, acredita-se que a peritonite infecciosa felina não efusiva (ou seja, a forma seca) ocorra quando há desenvolvimento de imunidade celular parcial (hipersensibilidade de tipo IV), representando um estágio intermediário entre a imunidade humoral não protetora e a imunidade celular protetora. Este mecanismo é apoiado pelo fato de que os gatos que desenvolvem a forma não efusiva de peritonite infecciosa felina, após infecção experimental, geralmente apresentam um surto prévio e transiente da doença efusiva. Além disso, há evidências apoiando a teoria de que os gatos que se recuperam da peritonite infecciosa felina são imunes pelo processo de "imunidade infecciosa" ou "premunição". Uma vez que estes gatos não retém as infecções, parecem perder a imunidade protetora (mediada por células) e se tornam, na verdade, mais sensíveis ao desafio subsequente exposição devido à presença de anticorpos.

A lesão básica na peritonite infecciosa felina efusiva e não efusiva é a inflamação piogranulomatosa, que causa vasculite seguida por necrose vascular inconsistente que, por sua vez, provoca infarto. Diferentemente da maioria das vasculites imunomediadas em medicina humana, a peritonite infecciosa felina apresenta acometimento preferencial de veias de calibre pequeno e médio. A flebite decorrente é associada a monócitos ativados e infectados pelo vírus que saem do vaso sanguíneo para se transformarem em macrófagos. A forma efusiva é caracterizada por serosite, acúmulo de fluido na cavidade abdominal e torácica, com gravidade variável de inflamação. As lesões da forma não efusiva tendem a causar leptomeningite, corioependimite, encefalomielite focal e oftalmite, embora o acometimento dos rins, dos linfonodos hepáticos e mesentéricos e, com menor frequência, da serosa e de outras vísceras abdominais possa ocorrer. No SNC, a vasculite piogranulomatosa tende a afetar os vasos sanguíneos (1) das leptomeninges, principalmente nos sulcos e nas proximidades de sua entrada no tecido subjacente do SNC, assim como ao redor do círculo de Willis (Fig. 14-105), e (2) da substância branca periventricular, principalmente ao redor do quarto ventrículo (Fig. 14-106). A úvea, a retina e a bainha do nervo óptico também são comumente acometidas na peritonite infecciosa felina.

A peritonite infecciosa felina tende a ocorrer de forma esporádica em gatos de todas as faixas etárias, mas é mais comum em indivíduos jovens, com idades entre 3 meses a 3 anos, e pode ser clinicamente

significativa, já que há risco de morte. A doença se manifesta em forma efusiva (úmida) ou não efusiva (seca). Os sinais clínicos provocados pelo acometimento dos vasos sanguíneos no SNC podem incluir alterações comportamentais, embotamento, coma, paresia, ataxia, paralisia e convulsões.

Distúrbios Degenerativos
Degeneração Neuronal Primária
Degeneração Neuronal Cerebelar Primária. A discussão sobre a degeneração neuronal cerebelar primária em cães e gatos está na seção anterior Distúrbios dos Cães.

Distúrbios Circulatórios
Encefalopatia Isquêmica Felina. A encefalopatia isquêmica felina é associada à migração cerebroespinhal aberrante de larvas de *Cuterebra* que entram no cérebro pela cavidade nasal. O vasoespasmo vascular-mediado da artéria cerebral média, decorrente da hemorragia ou da toxina causada pelo parasita, é o mecanismo mais provável das lesões vasculares. As lesões vasculares agudas são incomuns; porém, as lesões inflamatórias crônicas são típicas da doença.

As lesões macroscópicas da doença aguda são predominantemente unilaterais e ocorrem nas substâncias branca e cinzenta dos hemisférios cerebrais, geralmente na área suprida pela artéria cerebral média (Fig. 14-107). A necrose pode ser multifocal ou envolver até dois terços de um hemisfério. As hemorragias podem ocorrer no SNC ou nas leptomeninges. Nos casos crônicos, a atrofia cerebral, mais grave na região adjacente à artéria cerebral média do hemisfério afetado, é mais característica. Microscopicamente, as lesões incluem vasculite, trombose, isquemia e infarto, e as lesões corticais cerebrais seguem a sequência de alterações do infarto, listada na Tabela 14-1.

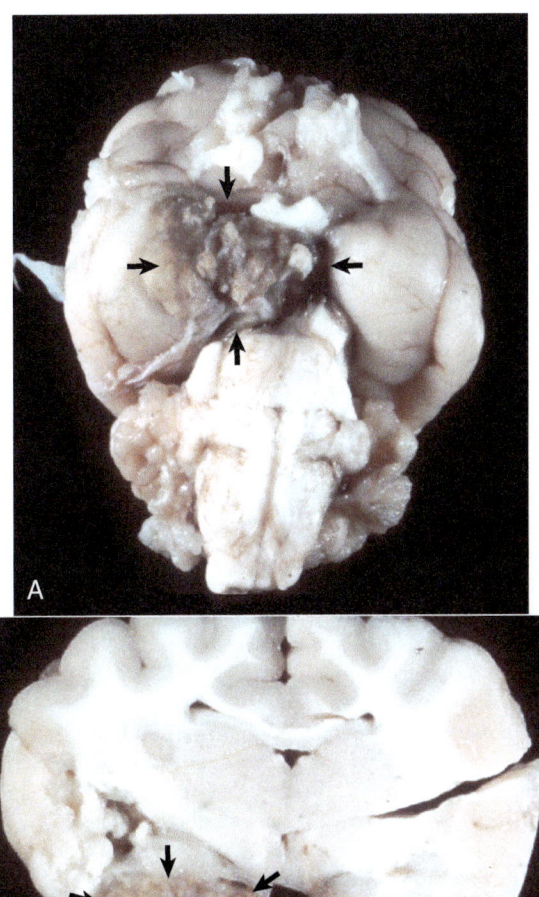

Figura 14-105 Vasculite Piogranulomatosa, Peritonite Infecciosa Felina, Gato. A, Cérebro ventral, vasculatura cerebral do círculo de Willis. A inflamação piogranulomatosa amarela-esbranquiçada distorce e obscurece os vasos sanguíneos. As lesões são atribuídas à inflamação induzida pelo vírus que tem, como alvos, as paredes vasculares (*setas*). O caráter da resposta inflamatória pode variar de um exsudato com acúmulo de fluido seroso e fibrina misturados a neutrófilos e histiócitos a uma reação mais piogranulomatosa, onde comumente há linfócitos e plasmócitos. A gravidade e a magnitude da lesão mostrada aqui são muito mais dramáticas do que o usual. **B,** Vista transversal de **A.** Um piogranuloma (*setas*) é observado principalmente no espaço subaracnoide e comprimiu o córtex cerebral adjacente. (**A** e **B** Cortesia de Dr. J. Sundberg, College of Veterinary Medicine, University of Illinois.)

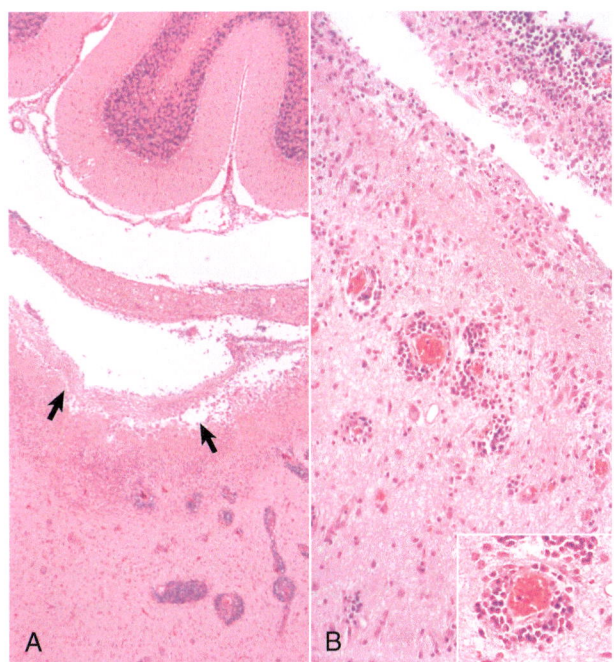

Figura 14-106 Vasculite Piogranulomatosa, Peritonite Infecciosa Felina (FIP), Gato. A, Substância branca periventricular (*setas*) abaixo do quarto ventrículo (entre o velo medular e a medula oblonga). A inflamação piogranulomatosa que ocorre na FIP provoca lesão vascular e perivascular, edema vasogênico e destruição parenquimatosa. Coloração por HE. **B,** Maior aumento de **A.** A ventriculite e a ependimite são evidentes. Note os proeminentes manguitos perivasculares de pequenas células mononucleares e macrófagos. Coloração por HE. *Inserto,* Maior aumento de **B.** Coloração por HE. (Cortesia de Dr. J. F. Zachary, College of Veterinary Medicine, University of Illinois.)

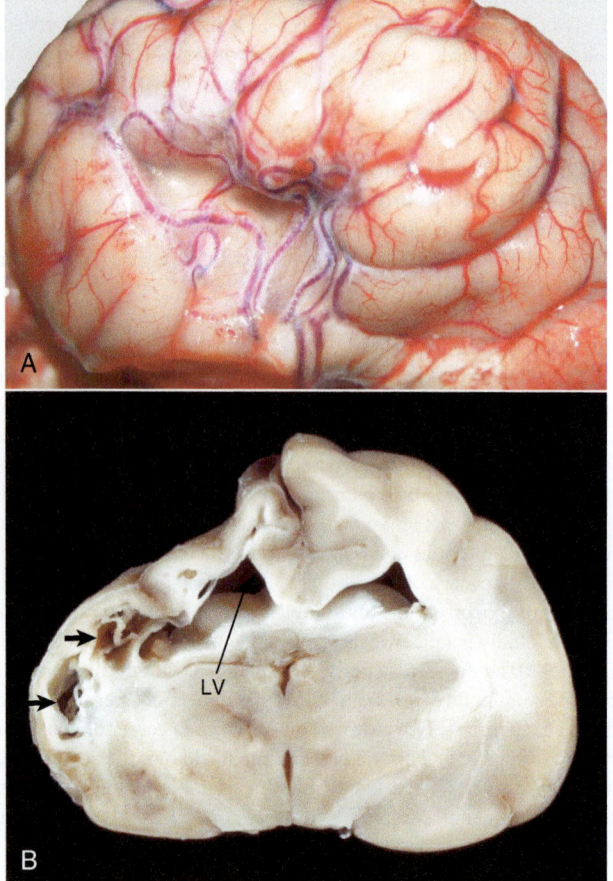

Figura 14-107 Encefalopatia Isquêmica Felina, Cérebro. A, Vista lateral da área colapsada do córtex cerebral. Note o padrão tortuoso do suprimento vascular, que provavelmente é um componente da resposta reparadora à lesão isquêmica. **B,** Corte transversal na junção entre o lobo parietal esquerdo e o lobo occipital, à altura do tálamo, gato. Encefalopatia isquêmica crônica felina com degeneração-atrofia unilateral cerebral. O aspecto dorsolateral do hemisfério cerebral esquerda sofreu necrose, seguida pela formação de cisto e colapso após a remoção fagocítica dos restos necróticos. Os espaços císticos *(setas)* ocuparam o parênquima anteriormente existente e o ventrículo lateral esquerdo *(LV)* se expandiu na área de tecido perdido (hidrocefalia *ex vacuo*). (**A** Cortesia de Drs. V. Hsiao e A. Gillen, College of Veterinary Medicine, University of Illinois. **B** Cortesia de Dr. R. Storts, College of Veterinary Medicine, Texas A&M University.)

A encefalopatia isquêmica felina tem aparecimento peragudo a agudo e afeta gatos de qualquer idade. Os sinais clínicos geralmente refletem o acometimento cerebral unilateral. A doença tende a ocorrer nos meses de verão e é acompanhada por sinais que podem incluir depressão, ataxia branda, convulsões, alterações comportamentais e cegueira.

Sistema Nervoso Periférico

Estrutura e Função

O SNP é, geralmente, dividido em três divisões: sensorial-motora, autônoma e entérica. A divisão sensorial-motora é formada por neurônios sensoriais (componentes aferentes de nervos cranianos e espinhais, receptores sensoriais e gânglios cranianos e espinhais) e motores (componentes eferentes de nervos cranianos e espinhais e neurônios motores inferiores) que inervam a musculatura esquelética via junções mioneurais (Fig. 14-108). As divisões autônoma e entérica são compostas por redes de nervos aferentes e eferentes e seus gânglios (plexo de Meissner [submucoso] e plexo de Auerbach

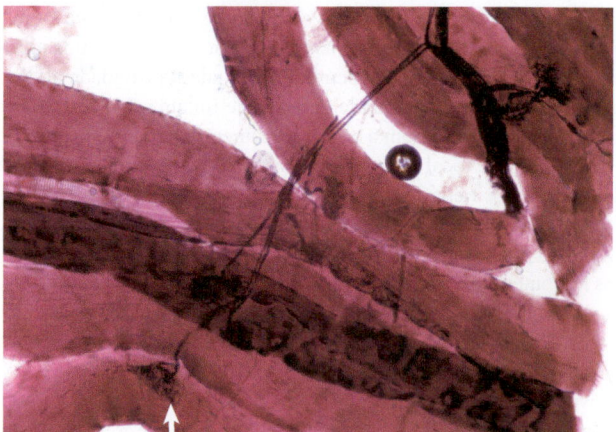

Figura 14-108 Junções Mioneurais. Nervo periférico com axônios terminais nas junções mioneurais das fibras musculares *(seta)*. Fibras musculares dissecadas e montadas em glicerol. (Cortesia de Dr. M. D. McGavin, College of Veterinary Medicine, University of Tennessee.)

[mioentérico]), que regulam, por exemplo, a contratilidade e o relaxamento da musculatura lisa do sistema vascular e do sistema alimentar (peristaltismo), além das secreções glandulares via fibras simpáticas e parassimpáticas. As fibras nervosas aferentes e eferentes das divisões autônoma e entérica são carreadas nos ramos aferentes e eferentes da divisão sensorial-motora (nervos cranianos e espinhais).

Os nervos periféricos são compostos por grupos de axônios, tanto mielinizados quanto não mielinizados, de calibres variáveis (Fig. 14-109). Assim como no SNC, os componentes conspícuos dos axônios são os neurofilamentos e os microtúbulos. Os neurofilamentos conferem suporte estrutural; os microtúbulos são intimamente envolvidos no fluxo axoplasmático bidirecional de componentes estruturais, nutrientes e fatores tróficos de e para o corpo celular, e são necessários à manutenção dos axônios e à integridade neuronal. O transporte do corpo celular do neurônio ao axônio distal (fluxo anterógrado) ocorre em velocidades rápidas (400 mm por dia ou aproximadamente 0,25 mm por minuto) e lentas (1 a 4 mm por dia). O transporte retrógrado do axônio distal ao corpo celular progride em velocidade de 200 mm por dia (aproximadamente 0,125 mm por minuto).

As células de suporte no SNP incluem as células de Schwann, os fibroblastos do endoneuro e as células satélites (células similares às de Schwann) do gânglio da raiz dorsal. As células de Schwann cercam os axônios mielinizados e não mielinizados e são responsáveis pela formação das bainhas de mielina (Fig. 14-109). Diferentemente do SNC, onde um oligodendrócito pode enviar numerosos processos para mielinizar muitos internodos axonais diferentes de diversos axônios, uma célula de Schwann mieliniza um internodo de um axônio. Assim, todo o comprimento de um axônio no SNP é mielinizado por muitas células de Schwann.

Embora as células de Schwann não pareçam atuar na orientação de axônios durante a formação do SNP, elas são necessárias para a manutenção dos axônios e secretam fatores neurotróficos que atuam na regeneração. Os axônios são agrupados em fascículos cercados por fibrilas teciduais de organização frouxa e células fibroblásticas endoneuriais especializadas com capacidades fagocíticas (Fig. 14-109). Quando um axônio é danificado a ponto de causar degeneração Walleriana, a remoção dos restos celulares é feita por estas supostas células fagocíticas endógenas e aumentada por um influxo de monócitos do sangue. Mastócitos e pequenos vasos sanguíneos também são encontrados entre as fibras nervosas.

Dependendo da espécie e do local anatômico, as células endoteliais dos vasos sanguíneos endoneuriais podem ser unidas por junções de oclusão, impedindo a passagem livre de algumas macromoléculas

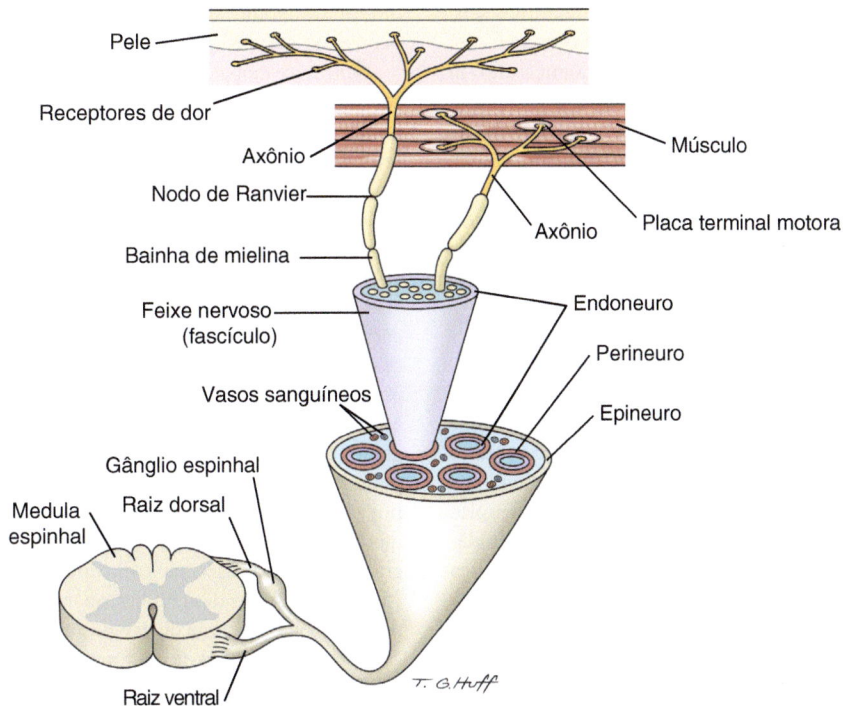

Figura 14-109 **Organização do Nervo Periférico e dos Ramos Sensoriais e Motores e Seus Revestimentos.**

e formando uma barreira sangue-nervo incompleta. Os feixes de colágeno e as células fibroblásticas modificadas, chamadas perineuriais, formam o perineuro, que embainha cada fascículo nervoso. O perineuro confere algumas propriedades de barreira ao impedir a difusão livre de macromoléculas nos fascículos nervosos. O epineuro fibroso é contínuo à dura-máter quando o nervo periférico se une ao SNC e encerra grupos de fascículos nervosos. O epineuro contém fibroblastos, mastócitos e adipócitos; estes últimos provavelmente conferem alguma proteção ao nervo. As células satélites são encontradas em gânglios da raiz dorsal, na matriz formada pelo endoneuro que envelopa os corpos celulares dos nervos periféricos. Sua função é de suporte, não mielinizante, muito similar à dos oligodendrócitos perineuronais no SNC.

As divisões autônoma e entérica do SNP atuam principalmente na transmissão de impulsos do SNC para os órgãos periféricos (nervos eferentes) que regulam (controle involuntário) a função destes sistemas orgânicos (coração, sistema vascular, musculatura lisa visceral e glândulas exócrinas e endócrinas). Estes efeitos incluem, entre outros, a taxa e força de contração e relaxamento da musculatura lisa (órgãos viscerais e vasos sanguíneos) e estriada (coração). Os nervos aferentes, que transmitem da periferia para o SNC, mediam a sensação visceral e os reflexos vasomotores e respiratórios pelos barorreceptores e quimiorreceptores no seio carotídeo e no arco aórtico. As funções autônomas e entéricas são reguladas na medula oblonga, na ponte e no hipotálamo do SNC.

A divisão autônoma possui dois componentes estruturais e funcionais: os sistemas simpático e parassimpático, que geralmente têm efeitos opostos nos sistemas orgânicos inervados. O sistema parassimpático age, por exemplo, para reduzir os efeitos da maior vasoconstrição (musculatura lisa) e contratilidade (frequência cardíaca) exercidos pelo sistema simpático.

A divisão entérica do SNP atua nos processos digestivos, como a motilidade, a secreção e a absorção, e no fluxo sanguíneo. Os principais componentes do sistema nervoso entérico são os plexos mioentéricos (plexos de Auerbach), localizados entre as camadas longitudinal e circular do músculo e os plexos submucosos (plexos de Meissner) que inervam a musculatura lisa esofágica e intestinal. A lesão a estes plexos pode causar disautonomias, que são discutidas na próxima seção.

Disfunção/Respostas à Lesão

Ver Sistema Nervoso Central, Disfunção/Respostas à Lesão.

Respostas do Axônio à Lesão

Ver a discussão sobre degeneração Walleriana e cromatólise central na seção Respostas de Neurônios à Lesão na seção sobre o SNC.

Portais de Entrada/Vias de Disseminação

Ver Sistema Nervoso Central, Portais de Entrada/Vias de Disseminação.

Mecanismos de Defesa/Sistemas de Barreira
Barreira Sangue-Nervo

A barreira sangue-nervo regula o movimento livre de determinadas substâncias do sangue para o endoneuro dos nervos periféricos. As propriedades de barreira são conferidas pelas junções de oclusão entre as células endoteliais dos capilares do endoneuro e do perineuro, e por sistemas de transporte seletivo nas células endoteliais.

Distúrbios dos Animais Domésticos
Neuronopatias Periféricas e Mielinopatias

Muitas doenças que afetam o SNC também se manifestam em lesões do SNP, (1) devido ao dano aos corpos celulares de neurônios motores inferiores que residem no SNC, ou (2) porque o SNP é igualmente vulnerável à doença. Um exemplo do primeiro caso é a doença do armazenamento lisossomal, onde o substrato se acumula em corpos celulares de neurônios motores inferiores. A morte celular e a degeneração axonal do SNP são os pontos finais do processo crônico e progressivo de acúmulo de substrato que interfere em processos bioquímicos e sistemas de transporte celular. No segundo caso, o substrato também se acumula em corpos celulares de neurônios sensoriais localizados no gânglio da raiz dorsal do SNP, provocando morte celular e degeneração axonal. Apesar disso, certas doençasafetam principalmente o SNP. Dependendo da localização da lesão no nervo sensorial e/ou no nervo motor, as doenças do SNP podem se manifestar clinicamente como distúrbio motor, privação sensorial ou uma combinação de alterações motoras e sensoriais. Restrições de espaço não permitem a discussão abrangente das doenças do SNP. Muitas das enfermidades relatadas parecem representar ocorrências isoladas em raças específicas. Esta seção descreve os principais tipos de doenças do SNP em relação a doenças específicas com fins ilustrativos.

Doenças Congênitas/Hereditárias/Familiares

Neuropatias Sensoriais Primárias. As neuropatias sensoriais primárias incluídas aqui são síndromes hereditárias, familiares e associadas a raças ou espécies relatadas em diversos animais domésticos que causam degeneração dos neurônios sensoriais do SNP (gânglio da raiz dorsal) ou dos axônios que inervam os membros. Dois exemplos de neuropatias sensoriais primárias foram descritos em pointers ingleses e dachshunds de pelo longo. Nos cães da raça pointer, a doença surge entre os 2 e 12 meses de idade, com sinais de automutilação e insensibilidade à dor, que causam neuropododermatite ou síndrome de mutilação acral (Fig. 14-110). Outros sinais podem incluir ataxia, perda de propriocepção consciente e hiporreflexia patelar. Nos dachshunds, a neuropatia sensorial se manifesta logo após o nascimento por ataxia e alterações na função da divisão autônoma do SNP, como incontinência urinária e distúrbios digestivos. As lesões nos pointers são compostas por pequenos gânglios da raiz dorsal com perda neuronal, substituição por células satélites (nódulos de Nageotte) e redução branda do tamanho das raízes nervosas dorsais, devido à degeneração e à perda de axônios mielinizados e não mielinizados, com presença de bandas celulares de büngner (indicativas de tentativas de remielinização). Em dachshunds, as lesões são axonopatias distais com perda

de grandes axônios mielinizados e não mielinizados. As lesões podem ocorrer no nervo vago.

Outras axonopatias degenerativas distais do SNP também foram relatadas em gatos sagrados da Birmânia e em raças de cães, incluindo boladeiro da Flandres, husky siberiano e mestiços, boxer (axonopatias sensoriais), rottweiler (axonopatias sensoriais), dachshunds (axonopatias sensoriais), doberman (acredita-se que a doença do doberman bailarino seja uma miopatia primária), pastor alemão (neuropatia de axônios gigantes) e dálmata. Estas doenças podem ter base genética e ser congênitas.

Uma forma não herdada de neuropatia sensorial também ocorre em cães e é associada à gangliorradiculite. Embora muitos vírus, incluindo os da pseudorraiva e da raiva, possam causar inflamação nos gânglios espinhais, esta neuropatia sensorial específica parece não ser associada à infecção viral. As lesões macroscópicas nos animais acometidos geralmente revelam uma zona de palidez no funículo dorsal correspondente à degeneração Walleriana secundária à inflamação grave nos gânglios da raiz dorsal. A inflamação geralmente é associada à formação de nódulos de Nageotte, perda neuronal, degeneração e algum grau de gliose não específica. Ela também é, geralmente, mononuclear (ou seja, o caráter das células inflamatórias envolvidas), e, assim, é possível que esta forma de gangliorradiculite tenha base autoimune.

Em todas as formas de neuropatias sensoriais, os animais geralmente são jovens (do nascimento aos 15 meses) e apresentam sinais de ataxia e fraqueza muscular (paresia e tetraparesia) seguidos por atrofia muscular, déficits proprioceptivos, incontinência urinária e distúrbios digestivos (acometimento da divisão entérica).

Disautonomias

Disautonomias Hereditárias. A disautonomia é uma degeneração de neurônios nos gânglios da divisão entérica do SNP que foi relatada em cães, gatos (síndrome de Key-Gaskell), uma lhama, ovinos, bovinos e equinos. A causa é desconhecida e uma base hereditária é suspeita em alguns casos. Uma causa tóxica foi postulada em gatos. As lesões recentemente relatadas em ovinos com defeito do esvaziamento abomasal são similares àquelas relatadas nas doenças disautonômicas de seres humanos e outros animais.

As lesões são observadas em gânglios periféricos e entéricos (autônomos), variando de cromatólise neuronal e picnose nuclear nos casos mais agudos à perda de neurônios e proliferação de células satélites nos de maior duração (Fig. 14-111). Há infiltrados leucocitários mínimos a brandos, mas as lesões não são francamente inflamatórias. Em gatos e cães, os sinais clínicos são variados e incluem distúrbios gastrointestinais, incontinência urinária, midríase, ausência de resposta pupilar, bradicardia e outros sinais associados à disfunção autônoma.

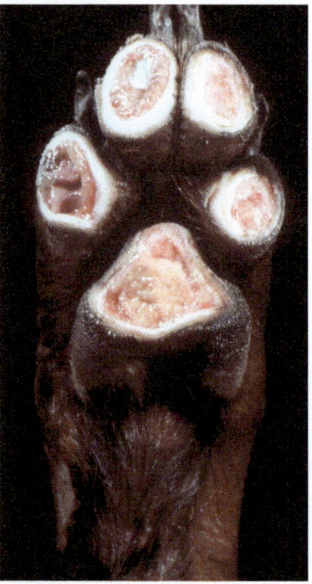

Figura 14-110 **Neuropododermatite (Síndrome de Mutilação Acral), Cão.** Esta doença, uma neuronopatia sensorial periférica primária com automutilação e insensibilidade à dor, é causada pela ausência (ou menor tamanho) dos gânglios da raiz dorsal, redução do tamanho das raízes nervosas dorsais e degeneração e perda de axônios sensoriais mielinizados e não mielinizados. Este cão apresentou destruição dos coxins plantares após ser colocado em uma pista de concreto. A proliferação de células satélites é comumente observada em outros grandes gânglios autônomos (ou seja, gânglio celíaco). (Cortesia de College of Veterinary Medicine, University of Illinois.)

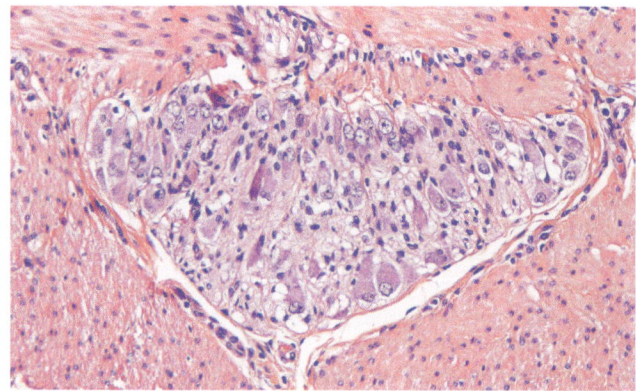

Figura 14-111 **Disautonomia, Plexo Submucoso (de Auerbach), Cão.** A cromatólise central neuronal, a picnose nuclear e a perda de neurônios são as principais características histológicas da disautonomia entérica. Coloração por HE. (Cortesia de Dr. J. F. Zachary, College of Veterinary Medicine, University of Illinois.)

Disautonomias Adquiridas

Disautonomia Equina. A disautonomia equina é discutida na próxima seção, em Distúrbios dos Equinos.

Disautonomias Induzidas pela Peritonite. A degeneração de neurônios autônomos nos gânglios (plexos) mioentéricos e submucosos pode ocorrer em animais com peritonite. O grau de degeneração neuronal parece ser relacionado com a gravidade, o tipo de resposta inflamatória na cavidade peritoneal e a capacidade de mediadores inflamatórios e outras moléculas possivelmente tóxicas de chegar aos gânglios por difusão ou via hematógena. A degeneração não parece progredir à morte celular neuronal caso a peritonite seja resolvida. Os neurônios afetados apresentam núcleos vesiculares que têm o dobro ou o triplo do tamanho normal (Fig. 14-111). A substância de Nissl também é deslocada (cromatólise central). Os feixes de fibra nervosa são edematosos e as células de suporte podem ser muito hiperplásicas, comprimindo o estroma de sustentação adjacente.

Acredita-se que esta lesão seja decorrente do dano inflamatório, mediado por citocinas, de neurônios autônomos, que pode causar alterações da motilidade intestinal. Parece que as alterações morfológicas observadas nos corpos celulares de neurônios autônomos e entéricos são reversíveis com a resolução da peritonite. Não se sabe se a lesão neuronal é causada por difusão, ou transporte hematógeno ou axonal retrógrado de citocinas para os gânglios, a partir do local de inflamação.

Esta lesão provavelmente é a causa do íleo paralítico observado na peritonite.

Doenças de Hipomielinização/Desmielinização. Diferentemente do que ocorre no SNC, as doenças congênitas e pós-natais de formação de mielina são raras no SNP, mas foram descritas em cães, bezerros e em um gato. Acredita-se que estas doenças tenham predisposição genética e sejam herdadas. Em cães, a hipomielinização foi descrita em golden retrievers, surgindo por volta das primeiras 7 semanas de vida. Os sinais clínicos incluem a marcha peculiar aos saltos, a depressão de reflexos medulares e a circundução dos membros durante o caminhar. As lesões em nervos periféricos incluem bainhas delgadas de mielina, maiores números de células de Schwann, volume citoplasmático anormalmente maior das células do neurolema e ausência de evidências de desmielinização ativa ou remielinização eficaz. Acredita-se que as lesões envolvam um defeito nas células de Schwann ou anomalias na interação entre o axônio e a célula de Schwann.

Em bezerros, uma neuropatia mielinopática periférica foi descrita em cruzamentos de Santa Gertrudis–Brahman. Microscopicamente, as lesões eram observadas nos nervos vagos, periféricos somáticos dos plexos braquiais e isquiádicos. As raízes dorsais e ventrais do nervo espinhal também apresentaram lesões similares. Houve um espessamento em "formato de linguiça" das bainhas de mielina devido ao excesso de mielina nos axônios ou ao dobramento irregular das bainhas de mielina que não cercam os axônios. Os sinais clínicos, que surgiram entre 6 e 10 meses de idade, eram disfagia, ruminação anormal com timpanismo e marcha com fraqueza e arrastamento dos membros. A hipomielinização congênita foi também descrita em um cordeiro Dorset de 2 meses de idade que apresentava tremores e incoordenação.

Doenças de Desmielinização. Diversas lesões similares àquelas descritas no SNC podem causar desmielinização primária no SNP. As doenças desmielinizantes específicas são discutidas nas seções a seguir. Em resposta à lesão, as células de Schwann podem se proliferar para restaurar as bainhas de mielina, geralmente formando colunas longitudinais pelo trajeto do axônio degenerado, chamadas *bandas de Büngner*. A remielinização faz com que os internodos sejam mais curtos do que os internodos de axônios mielinizados adjacentes normais, e esta alteração é usada na detecção microscópica de áreas de remielinização nos nervos periféricos. Outra lesão que ocorre em episódios repetidos de desmielinização é a proliferação de processos de

células de Schwann formando espirais concêntricas, chamadas *bulbos de cebola*, que cercam o axônio.

Coiotilose. Outra causa de desmielinização primária é o arbusto chamado *coyotillo (Karwinskia humboldtiana)*, que afeta principalmente pequenos ruminantes nas áreas semidesérticas do sudoeste dos Estados Unidos. As sementes nos frutos contêm compostos polifenólicos que são tóxicos quando ingeridos. Quatro compostos tóxicos foram isolados, incluindo a substância chamada *karwinol A*, que induz desmielinização primária de nervos periféricos. Com base na avaliação por microscopia eletrônica das lesões, o dano parece ser causado diretamente pela lesão axonal decorrente da consolidação de neurofilamentos e marginalização de microtúbulos.

Doenças Endócrinas. As doenças endócrinas, como o hipotireoidismo, o hiperadrenocorticismo e o diabetes melito, podem afetar o SNP. As lesões destas neuropatias não são bem caracterizadas e podem incluir evidências de desmielinização primária, remielinização e degeneração axonal. As porções distais do axônio são comumente afetadas. Não se sabe em que extensão a desmielinização, ou a degeneração axonal, é a lesão primária. Do ponto de vista clínico, pode ser difícil diferenciar os sinais neurológicos daqueles atribuídos à lesão de miofibras induzida por hormônios. Os sinais clínicos podem ser causados por déficits sensoriais e motores.

Doenças Nutricionais

Deficiências de Vitamina A, Vitamina D e Riboflavina. As axonopatias nutricionais são relativamente incomuns e causadas, em especial, pelas deficiências de vitamina A e algumas vitaminas do complexo B. A deficiência de vitamina A causa neuropatia periférica de forma indireta, por afetar o crescimento e o remodelamento ósseo. Em bezerros neonatos, a neuropatia se deve ao estreitamento dos forâmens ópticos causados pela deposição contínua de osso com menor reabsorção, provocando compressão dos nervos ópticos, degeneração Walleriana e cegueira. As deficiências de vitaminas do complexo B são observadas principalmente em suínos e aves. Nos suínos, a deficiência de ácido pantotênico (vitamina do complexo B, vitamina B_5) provoca neuropatias sensoriais com degeneração axonal, desmielinização, cromatólise e perda de neurônios nos gânglios da raiz dorsal, o que causa déficits proprioceptivos, andar de ganso e dismetria. A sequência exata de eventos na neuropatia por deficiência de ácido pantotênico é controversa, já que um estudo em suínos descreveu lesões iniciais no axônio, enquanto uma segunda pesquisa observou lesões iniciais no corpo celular. A deficiência de riboflavina em aves, chamada *paralisia dos dedos curvos*, é, acima de tudo, uma neuropatia desmielinizante. Os nervos periféricos apresentam aumento de volume devido ao edema endoneurial e há subsequente desmielinização com degeneração axonal branda.

Deficiência de Vitamina E

Doença do Neurônio Motor em Equinos. A doença do neurônio motor em equinos é discutida em uma seção a seguir, Distúrbios dos Equinos.

Distúrbios Tóxicos

Substâncias Químicas. Os distúrbios tóxicos causados por substâncias químicas são discutidos em mais detalhes na seção sobre o SNC. Exemplos de toxinas químicas que causam degeneração axonal distal são os alcaloides da vinca, a vincristina e colchicina, que provocam a desmontagem de microtúbulos e inibição do fluxo axoplasmático. O paclitaxel (Taxol®), um alcaloide do teixo do Pacífico (*Taxus brevifolia*), promove a montagem e a estabilização dos microtúbulos, mas também causa axonopatias. Um surto de polineuropatia distal foi relatado em gatos alimentados com dietas comerciais contaminadas com o ionóforo salinomicina, usado como fármaco coccidiostático em aves e para promover o crescimento em bovinos. Houve surgimento agudo de claudicação e paralisia que afetou os membros posteriores e progrediu aos membros anteriores. A desmielinização de nervos periféricos ocorreu após a degeneração axonal. Algumas toxinas parecem causar diferentes padrões de lesão no SNC e no SNP. Por exemplo, no SNC, o chumbo causa necrose neuronal, enquanto no SNP, desmielinização, com acometimento principalmente de células de Schwann, é proeminente em algumas espécies.

Outras Neuropatias Tóxicas. Diversas toxinas podem afetar o SNP, com ou sem dano no SNC. Os principais efeitos tóxicos podem ocorrer no corpo celular do neurônio, no axônio ou nas bainhas de mielina. Exemplos de toxinas com predileção aos corpos celulares neuronais são os compostos organomercuriais, como o metilmercúrio e o quimioterápico chamado doxorrubicina. O metilmercúrio é bastante tóxico por alterar as reações bioquímicas de forma direta. Embora o envenenamento por metilmercúrio possa ser decorrente da ingestão de água ou forragem contaminada com dejetos industriais, em animais, o consumo de peixe com concentrações excessivas de metilmercúrio é a fonte mais provável da toxina. Os peixes acumulam metilmercúrio em seus músculos devido a um processo ambiental "normal" chamado *biometilação*. A biometilação converte o mercúrio elementar em metilmercúrio, que é ingerido na dieta do peixe. No envenenamento por mercúrio, os corpos celulares de neurônios sensoriais do gânglio da raiz dorsal são preferencialmente envolvidos e os neurônios motores são poupados; com a doxorrubicina, porém, os gânglios da raiz dorsal e os corpos celulares dos neurônios autônomos são afetados. Estudos experimentais sugerem que a morte celular neuronal é causada por apoptose de corpos celulares neuronais, o que provoca degeneração axonal e Walleriana.

Doenças Autoimunes
Doenças da Junção Neuromuscular
Miastenia Grave. A miastenia grave é uma doença da transmissão do impulso neuromuscular nas junções mioneurais que provoca paralisia flácida da musculatura esquelética. A doença pode ser causada por um mecanismo autoimune (adquirido) ou ser decorrente de anomalias genéticas herdadas (congênitas). Na miastenia grave autoimune, o anticorpo se liga aos receptores de acetilcolina (hipersensibilidade do tipo II) nas membranas musculares pós-sinápticas. Esta interação distorce os receptores e bloqueia a ligação dos receptores à acetilcolina. A miastenia grave adquirida geralmente é concomitante às anomalias tímicas, como timoma e hiperplasia tímica. Uma vez que o timo é responsável pela autotolerância imunológica, as anomalias tímicas que induzem alterações na tolerância foram sugeridas como mecanismos de desenvolvimento de uma resposta mediada por anticorpos contra receptores de acetilcolina.

A miastenia grave congênita é causada pela deficiência, geneticamente determinada, do número de receptores de acetilcolina expressos nas placas motoras.

Não há lesões macro ou microscópicas no SNP ou SNC causadas pela miastenia grave. Os sinais clínicos e as lesões são decorrentes da disfunção de músculos esqueléticos e esofágicos e da fraqueza muscular, seguidas por atrofia muscular.

Doenças Causadas por Microrganismos
Bactérias
Botulismo. O botulismo é caracterizado pela paralisia flácida causada pela neurotoxina do *Clostridium botulinum* de tipo A, B ou C, na América do Norte, e do tipo D, na África do Sul. A bactéria é um anaeróbio Gram-positivo ubíquo e formador de esporos encontrado comumente no solo. Esta doença tende a ocorrer em equinos da América do Norte e em bovinos da África do Sul. Na América do Norte, o tipo B é mais prevalente nos estados do Meio Atlântico ao Kentucky, enquanto o tipo A predomina, de modo geral, no oeste dos Estados Unidos. Porém, a literatura recente sugere que o tipo A pode ser mais prevalente nos estados do Meio Atlântico do que anteriormente reconhecido. Diferentes formas de botulismo afetam potros e equinos

adultos. O botulismo toxiinfeccioso ocorre em potros, que contraem a doença por ingestão de solo contaminado por esporos de clostrídios.

Em equinos adultos, ocorre intoxicação após ingestão de forragem contaminada e, menos comumente, desenvolvimento de botulismo em feridas. Os equinos adultos contraem a doença principalmente por meio da ingestão da toxina pré-formada em alimentos contaminados, em especial a alfafa preparada e armazenada de forma incorreta. De maneira menos usual, os equinos adultos contraem a doença por meio da lesão tecidual e ambiente anaeróbico, como abscessos em cascos e feridas cutâneas. Os esporos de C. *botulinum* são carreados nas feridas por pregos ou outros objetos estranhos contaminados ou em úlceras gástricas, por ingestão de solo contaminado. Em ambos os casos, os esporos germinam somente no tecido necrótico, que é um ambiente anaeróbico. As bactérias se replicam e produzem exotoxina, que é absorvida pelo endotélio capilar e entra na corrente sanguínea. Em equinos adultos que ingerem alimentos contaminados, a toxina é absorvida pelo sistema alimentar e entra na corrente sanguínea.

Além da ferida na qual há replicação das bactérias, a toxina do C. *botulinum* não provoca lesões teciduais macroscópicas e microscópicas. Na corrente sanguínea, a toxina botulínica entra nas junções mioneurais e se liga aos receptores nos terminais pré-sinápticos das sinapses colinérgicas periféricas (Fig. 4-28). A toxina é, então, internalizada em vesículas, translocada ao citosol e, por fim, media a proteólise de componentes do aparelho de exocitose induzido por cálcio, interferido, assim, na liberação de acetilcolina. A inibição (bloqueio) da liberação de acetilcolina provoca paralisia flácida dos músculos inervados por nervos colinérgicos cranianos e espinhais, mas não há disfunção de nervos adrenérgicos ou sensoriais.

Clinicamente, os equinos afetados apresentam paralisia progressiva dos músculos dos membros, da mandíbula, da laringe/faringe, da pálpebra superior, da língua e da cauda. A morte geralmente é causada por paralisia flácida do diafragma, provocando insuficiência respiratória. O bloqueio da liberação de acetilcolina nos terminais colinérgicos pré-sinápticos é permanente. A melhora ocorre somente quando os axônios desenvolvem (por brotamento) novos terminais para substituir aqueles danificados pela toxina botulínica.

Vírus e Protozoários. A inflamação do SNP pode ser associada a infecção por vírus, como os herpesvírus e o vírus da raiva. A neurite da cauda equina em equinos e cães é uma doença principalmente inflamatória, com desmielinização secundária. A causa da neurite em equinos é desconhecida e as várias tentativas de recuperação de microrganismos infecciosos dos animais acometidos foram infrutíferas. Estes casos atribuídos à neurite da cauda equina (também conhecida como polineurite equina) geralmente são granulomatosos, com células gigantes multinucleadas e alterações degenerativas nos nervos e nos gânglios. Os gânglios dos nervos cranianos podem ser igualmente afetados. A polirradiculoneurite e, em menor grau, a ganglionite ocorrem na toxoplasmose e na neosporose. Acredita-se que os acessos de vômito apresentados por suínos infectados pelo vírus da encefalomielite hemaglutinante sejam causados pela alteração da função do núcleo vagal e de seus gânglios e dos plexos autônomos intramurais gástricos.

Doenças do Armazenamento Lisossomal
Leucodistrofia de Células Globoides. Os nervos periféricos são também afetados na leucodistrofia de células globoides, e as lesões são caracterizadas por desmielinização primária, seguida de degeneração axonal. Os pequenos ramos sensoriais dos nervos periféricos são bons locais para biópsias diagnósticas (Fig. 14-112). As lesões macroscópicas não são evidentes; porém, microscopicamente, tais áreas têm perda pronunciada de mielina e abundância de células globoides (monócitos ativados do sangue).

Outras doenças do armazenamento lisossomal que afetam o SNP incluem a α-l-fucosidose (aumento de volume do nervo devido à

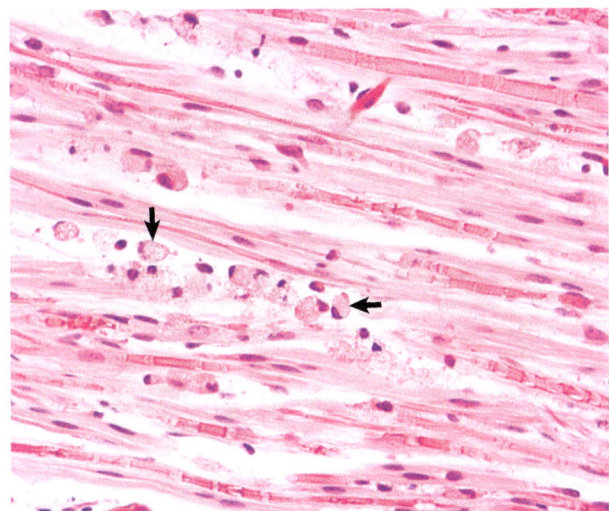

Figura 14-112 **Leucodistrofia de Células Globoides, Ramo Pequeno do Nervo Sensorial Periférico, Cão.** Desmielinização primária, degeneração axonal secundária e células globoides (*setas*) entre as fibras nervosas (Figs. 14-64 e 14-65). Coloração por HE. (Cortesia de Dr. J. F. Zachary, College of Veterinary Medicine, University of Illinois.)

infiltração de macrófago), a α e β-manosidose (formação de vacúolos nas de Schwann) e as gangliosidoses (formação de vacúolos nos neurônios com desmielinização).

Lesão Traumática

O trauma em nervos periféricos (motores ou sensoriais inferiores) é relativamente comum em animais e pode ser causado por lacerações, distensão, dilaceramento violento, compressão ou contusão. Os padrões de reação após a lesão do SNP são análogos àqueles no SNC, mas os nervos periféricos têm maior capacidade de reparo. Três padrões de lesões no SNP foram descritos. A lesão branda, que deixa o axônio intacto (neurapraxia), pode causar bloqueio temporário de condução, mas a recuperação total da função é possível. Danos mais graves destroem o axônio, mas deixam a estrutura do tecido conjuntivo intacta (axonotmese), provocam degeneração Walleriana distal ao ponto de lesão, mas a possibilidade de regeneração e reinervação é boa. Por fim, a secção do nervo com destruição da estrutura de suporte (neurotmese) provoca degeneração Walleriana distal à lesão com possibilidade de regeneração, mas pouca chance de reinervação normal. A destruição da estrutura de suporte causa fibrose entre as extremidades proximal e distal do nervo, e esta fenda pode ser grande, dependendo da gravidade da lesão. É possível que o tecido fibroso obstrua o axônio proximal em regeneração, ao atingir a estrutura de suporte distal do axônio. Caso a resposta de regeneração seja exuberante, mas não produtiva, um "possível" crescimento palpável de aparência bulbosa pode se formar no coto seccionado do axônio proximal, chamado "neuroma". O padrão de degeneração Walleriana e a reação do corpo celular neuronal ao dano de seu axônio foram descritos em uma seção anterior.

Paralisia Laríngea Recorrente. A paralisia laríngea recorrente é discutida em uma seção a seguir, Distúrbios dos Equinos.

Cardiomiopatia Neurogênica (Síndrome Cérebro-Coração). A cardiomiopatia neurogênica ou síndrome cérebro-coração é discutida em uma seção a seguir, Distúrbios dos Cães.

Choque Neurogênico. O choque neurogênico é causado por uma alteração na função do sistema nervoso autônomo e sua regulação do tônus muscular nos leitos vasculares sistêmicos (Fig. 14-113). O aparecimento do choque neurogênico geralmente coincide com

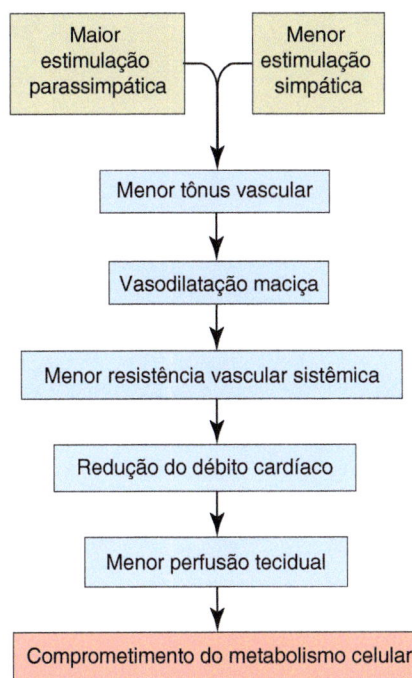

Figura 14-113 **Mecanismo do Choque Neurogênico.** (Cortesia de Dr. A. D. Miller, College of Veterinary Medicine, Cornell University; e Dr. J. F. Zachary, College of Veterinary Medicine, University of Illinois.)

a lesão traumática ao SNC; porém, os fatores que determinam sua ocorrência são mal compreendidos. Acredita-se que seja causado pela grande estimulação do sistema nervoso autônomo. Após o trauma, há uma vasoconstrição imediata da musculatura lisa vascular. A vasoconstrição é seguida de imediato por vasodilatação, expansão do volume circulatório e redução da pressão arterial, o que causa choque. A síndrome cérebro-coração em medicina veterinária é provavelmente uma manifestação do choque neurogênico e da vasoconstrição de arteríolas que causam necrose miocárdica.

Tumores

O objetivo desta seção não é discutir todos os neoplasmas do SNP, mas sim rever os exemplos mais bem conhecidos de como uma neoplasia pode acometer este sistema. Embora os tumores do SNP geralmente sejam agrupados em categorias, como tumores benignos ou malignos da bainha de nervos periféricos, os patologistas hoje reconhecem três tipos distintos de tumores da bainha de nervos periféricos: os schwannomas, os perineuriomas e os neurofibromas. Os schwannomas e os perineuriomas são derivados das células de Schwann e das células perineuriais, respectivamente, enquanto os neurofibromas incluem elementos derivadas das células de Schwann e dos fibroblastos. Os tumores malignos apresentam características citoarquitetônicas mais anaplásicas e crescimento agressivo no tecido normal adjacente. Os tumores da bainha de nervos periféricos ocorrem em nervos cranianos (Fig. 14-114) e espinhais (Fig. 14-115) do SNP. Atualmente, não existem marcadores imuno-histoquímicos confiáveis para estes tumores.

Os schwannomas de animais foram mais reconhecidos em cães e são menos comuns em gatos, equinos e bovinos. Em cães, o neoplasma tende a afetar as raízes do nervo craniano (quinto) ou de nervos espinhais (raízes cervicais posteriores — torácicas anteriores do plexo braquial e suas extensões e raízes em níveis torácicos e lombares). Embora os verdadeiros schwannomas dos tecidos moles da derme sejam relatados, os sarcomas de outros tecidos moles devem ser cuidadosamente considerados sempre, já que podem ter características morfológicas similares.

Macroscopicamente, os schwannomas são espessamentos nodulares ou varicosos ao longo dos troncos nervosos ou das raízes nervosas.

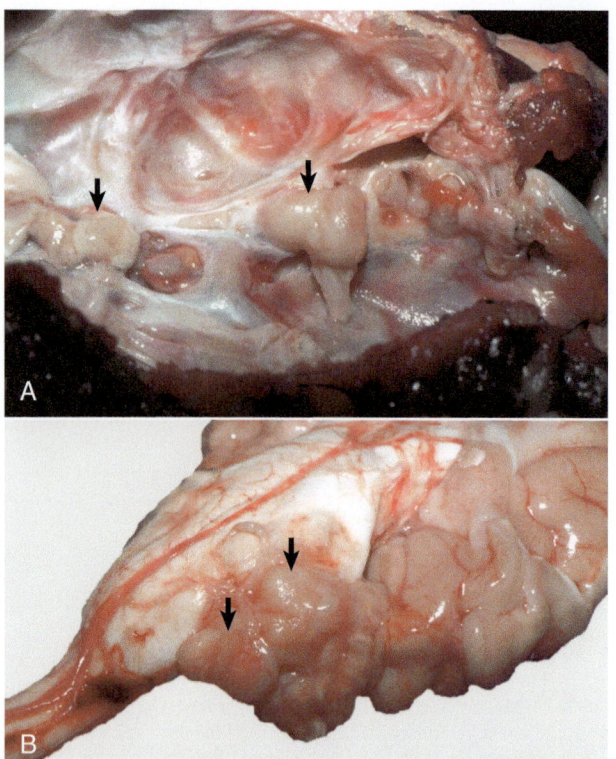

Figura 14-114 **Tumores da Bainha de Nervos Periféricos. A,** Superfície interna da caixa craniana, nervos cranianos, cão. Estes tumores geralmente são massas solitárias lobuladas, bem-definidas e de coloração bege, originárias dos revestimentos de nervos cranianos ou espinhais *(setas)*. No sistema nervoso central, o nervo trigeminal geralmente é afetado e os músculos masseter e temporal, inervados por ele, podem sofrer atrofia. Os tumores comprimem os nervos, causando degeneração Walleriana. **B,** Cérebro do cão mostrado em **A.** Tumores da bainha de nervos periféricos *(setas)*. (**A** e **B** Cortesia de Dr. J. F. Zachary, College of Veterinary Medicine, University of Illinois.)

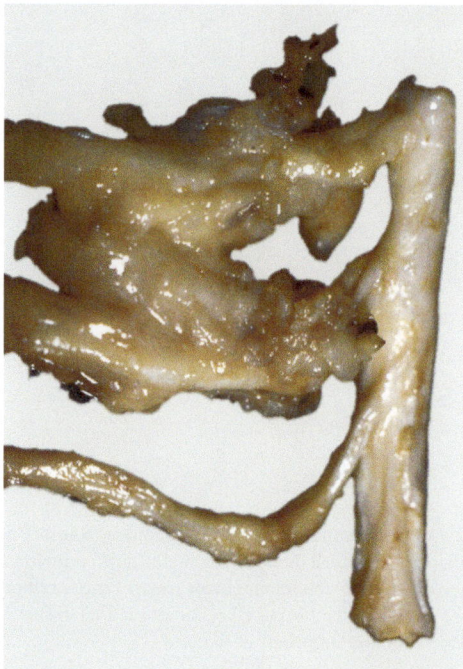

Figura 14-115 **Tumor da Bainha de Nervos Periféricos, Nervo Espinhal, Bovino.** Estes tumores são similares aos descritos na Figura 14-114 e tendem a ocorrer em bovinos e cães. Embora schwannoma tenha sido proposto como o melhor termo para classificar estes tumores, o termo *tumor da bainha de nervos periféricos* agrupa todos os diagnósticos morfológicos sob um nome comum. (Cortesia de College of Veterinary Medicine, University of Illinois.)

Estes tumores podem ser firmes ou macios (gelatinosos), e brancos ou cinzentos. Os schwannomas das raízes nervosas da medula espinhal podem permanecer no interior da dura-máter ou se estenderem pelo forâmen vertebral até o exterior.

Histologicamente, os schwannomas são compostos completamente por células de Schwann neoplásicas e, de modo geral, apresentam dois padrões morfológicos, conhecidos como *Antoni de tipo A* e *tipo B*, que ocorrem em proporções variáveis em um neoplasma. O tecido de Antoni do tipo A é celular e composto por lâminas monomórficas, fascículos e espirais de células de Schwann de formato fusiforme. Estas células, que apresentam citoplasma eosinofílico mal definido e núcleos pontilhados basofílicos, são observadas no estroma colagenoso em extensão variável. Seus núcleos são comumente dispostos em linhas e, entre elas, há conjuntos paralelos (pilhas) formados por seus processos citoplasmáticos; esta disposição é chamada *corpo de Verocay*. As áreas de Antoni do tipo B também são compostas por células de Schwann, mas seus citoplasmas são inconspícuos e seus núcleos parecem ser suspensos em uma matriz mixoide copiosa, geralmente microcística. Outros achados histológicos incluem estroma hialinizado e ausência de fibras nervosas. Estes tumores podem ser corados por reações imuno-histoquímicas com anticorpos contra laminina ou colágeno de tipo IV que destacam a lâmina basal produzida pelas células neoplásicas de Schwann. A imunorreatividade a S-100 geralmente é difusa por todo o neoplasma.

Os neurofibromas são compostos por células de Schwann, células perineuriais e fibroblastos. Este tipo de tumor não é comum em animais domésticos. Porém, uma forma em particular é observada em bovinos, como parte da síndrome de neurofibromatose benigna, que geralmente acomete animais maduros, embora a lesão tenha sido relatada também em bezerros jovens, envolvendo o oitavo nervo craniano, o plexo braquial e os nervos intercostais. Além disso, os nervos autônomos do fígado, do coração, do mediastino e do tórax podem ser afetados. Ocasionalmente, a pele pode acometida. Algumas características microscópicas do neurofibroma incluem células fusiformes alongadas com núcleos eosinofílicos pálidos, mal definidos, afunilados ou salientes e numerosas pequenas fibras nervosas (que não são observadas nos schwannomas). A presença de mastócitos é também relatada. Estes componentes neoplásicos estão situados na matriz fibromixoide a mixoide de proeminência variável (neurofibroma mixoide), embora outra variante do neoplasma contenha colágeno proeminente (neurofibroma colagenoso). Os neurofibromas apresentam imunorreatividade muito menor para laminina ou S-100; esta última cora o componente das células de Schwann, mas não os demais tipos celulares.

O último tumor da bainha de nervos periféricos é o perineurioma. Seu comportamento geralmente é benigno. É uma variante muito incomum dos tumores da bainha de nervos periféricos em animais domésticos, com apenas alguns relatos raros em cães. O perineurioma é composto por espirais densas e concêntricas de células perineuriais que cercam um axônio central. As colorações imuno-histoquímicas de proteínas do neurofilamento geralmente destacam o axônio central, enquanto colorações como a laminina destacam a população de células fusiformes.

Todos os neoplasmas anteriormente mencionados podem sofrer transformação maligna e são, então, chamados tumores malignos da bainha de nervos periféricos. De modo geral, estes tumores invadem as estruturas adjacentes ou podem, conforme sua localização, invadir ou cercar a medula espinhal.

Distúrbios dos Equinos
Neuropatias Periféricas
Doenças Congênitas/Hereditárias/Familiares
Agangliose Colônica. A agangliose colônica (síndrome letal do potro branco), uma doença que prejudica o desenvolvimento da

divisão entérica do SNP, é análoga à doença de Hirschsprung em bebês. Esta doença ocorre principalmente em potros Paint americanos com coloração overo. Os potros acometidos apresentam pelame totalmente, ou quase todo, branco. Informações específicas sobre estes padrões de coloração podem ser obtidas na American Paint Horse Association. O gene que provoca a expressão do fenótipo de "agangliose colônica" é herdado como homozigótico dominante.

Mutações no gene do receptor de endotelina B foram detectadas nos equinos afetados e em alguns pacientes com doença de Hirschsprung. O fator neurotrófico derivado de células da glia e a endotelina 3 são necessários para o desenvolvimento normal do sistema nervoso entérico e dos gânglios entéricos. Foi proposto que o fator neurotrófico derivado de células da glia é necessário para a proliferação e a diferenciação de células precursoras neuronais destinadas a povoar o intestino. A endotelina 3 pode modular estes efeitos por meio da inibição da diferenciação e, assim, oferece tempo suficiente para que a células precursoras migrem e passem a povoar a parede intestinal, em progressão cranial a caudal, antes de sua diferenciação para formar gânglios entéricos.

O lúmen do intestino grosso geralmente é pequeno ou estreito nos animais acometidos. Microscopicamente, não há gânglios entéricos mioentéricos e submucosos e as áreas afetada variam, mas podem se estender em qualquer local entre o íleo e o cólon maior distal. Os potros afetados morrem dias após o nascimento devido ao bloqueio funcional do íleo e/ou do cólon, causado pela ausência de inervação e, assim, de motilidade intestinal normal.

Distúrbios Tóxicos
Disautonomias Adquiridas
Disautonomia Equina. A disautonomia equina é uma doença que afeta neurônios simpáticos e parassimpáticos pós-ganglionares e é mais frequentemente relatada no Reino Unido e em diversos países europeus. Além disso, os gânglios pré-vertebrais e paravertebrais são comumente afetados, assim como os núcleos dos nervos cranianos do tronco encefálico. As lesões são compostas por cromatólise neuronal, seguida por degeneração e perda de neurônios motores inferiores dos núcleos eferentes viscerais gerais dos nervos cranianos III e X e dos núcleos eferentes somáticos gerais dos nervos cranianos III, V, VII e XII. Foi sugerido que a disautonomia equina deve ser classificada como uma doença multissistêmica. Clinicamente, a lesão dos neurônios provoca disfagia, esofagite por refluxo e estase intestinal (cólica).

Embora a causa seja desconhecida, o estresse oxidativo, as toxinas fúngicas, as alterações climáticas e a exposição ao *C. botulinum* do tipo C foram propostos. Os pastos de crescimento rápido ou submetidos ao frio súbito podem ter concentrações menores de antioxidantes e maiores concentrações de glutamato, aspartato (aminoácidos excitotóxicos) e neurotoxina malonato. Foi proposto que a ingestão de altas concentrações destes compostos provoque, direta (excitotoxicidade-morte celular apoptótica) ou indiretamente (intoxicação por óxido nítrico), lesão neuronal no sistema nervoso autônomo, resultando em disfunção do sistema alimentar. Uma vez que as micotoxinas foram suspeitas como causa da disautonomia equina, estudos foram conduzidos para investigar esta hipótese e demonstraram níveis altos de fungos *Fusarium* spp. nas pastagens de casos confirmados de disautonomia equina. O significado destes fungos na patogênese da disautonomia equina não foi esclarecido. As atuais pesquisas enfocam o papel do *C. botulinum* do tipo C no desenvolvimento da doença. Maiores níveis de imunoglobulina A contra a neurotoxina do *C. botulinum* do tipo C1 foram relatados em casos agudos. Evidências históricas também sugerem que a vacinação contra *C. botulinum* pode prevenir alguns aspectos da doença.

Não há lesões macroscópicas no SNP, à exceção das possíveis lesões relacionadas com o íleo paralítico (ou seja, distensão do trato gastrointestinal, impactação no intestino grosso, esofagite devido ao refluxo); porém, microscopicamente e, em especial, no intestino delgado (íleo), os corpos celulares dos neurônios nos gânglios das divisões autônoma e entérica do SNP são cromatolíticos e apresentam núcleos deslocados e picnóticos, aumento de volume e formação de vacúolos; com o passar do tempo, há perda neuronal e proliferação de células satélites nos gânglios afetados. As células intersticiais de Cajal também são encontradas em menor número. A disautonomia equina afeta equinos, pôneis e burros, principalmente entre 2 e 7 anos de idade. A ocorrência da doença é maior entre os meses de abril e julho. A lesão dos neurônios entéricos provoca, clinicamente, disfagia aguda a crônica e estase intestinal (cólica). A única forma de diagnosticar a disautonomia equina *antemortem* é a realização de biópsia do intestino delgado durante a cirurgia.

Doenças Nutricionais
Deficiências
Doença do Neurônio Motor em Equinos. A doença do neurônio motor em equinos lembra a esclerose amiotrófica lateral de seres humanos. Uma vez que as concentrações de vitamina E são muito baixas nos equinos afetados, esta e outras deficiências dietéticas de antioxidantes foram sugeridas como possíveis agentes no mecanismo da doença do neurônio motor nesta espécie. Assim, fatores dietéticos, principalmente a ausência prolongada (>1 ano) de volumosos frescos com altas concentrações de vitamina E, foram implicados na patogênese da doença. A suplementação com vitamina E pode ser importante no tratamento desta doença, em caso de detecção e intervenção precoce.

A lesão neural na doença do neurônio motor em equinos envolve os corpos celulares e os axônios de neurônios motores inferiores (células do corno ventral, nervos cranianos). Microscopicamente, os corpos celulares apresentam aumento de volume, cromatólise e esferoides. Com a progressão da doença, os corpos celulares ficam contraídos, degeneram e são removidos por neuronofagia. Quando há perda dos corpos celulares, o espaço neuronal vazio resultante pode ser substituído por astrogliose. Os axônios dos neurônios motores inferiores afetados apresentam lesões consistentes com a degeneração Walleriana. Quantidades abundantes de lipofuscina geralmente são observadas em neurônios e células endoteliais.

A lesão dos neurônios motores inferiores foi atribuída a um mecanismo de estresse oxidativo, uma vez que a vitamina E é um antioxidante que compensa os efeitos danosos dos radicais livres e das espécies reativas de oxigênio que podem causar peroxidação lipídica da membrana. Porém, não há associação a uma mutação no gene da Cu/Zn superóxido dismutase equina. Este gene regula a produção da enzima superóxido dismutase, cuja função é converter os radicais livres e as espécies reativas de oxigênio (altamente tóxicas para as células) em peróxido de hidrogênio (muito menos tóxico). A enzima catalase é usada na conversão do peróxido de hidrogênio em moléculas de água e oxigênio. A lesão muscular observada na doença do neurônio motor em equinos é a atrofia de miofibras de tipo I secundária à perda neurônios motores inferiores de tipo 1.

Clinicamente, a doença do neurônio motor em equinos é caracterizada por degeneração progressiva e perda de neurônios motores inferiores, o que provoca atrofia muscular, perda de peso, dificuldade de ficar em estação e fasciculação muscular.

Deficiência de Vitamina E
Mieloencefalopatia Degenerativa Equina. A mieloencefalopatia degenerativa equina é discutida na seção Distúrbios dos Equinos, na seção sobre o SNC.

Lesão Traumática
Paralisia Laríngea Recorrente. A paralisia laríngea (síndrome do cavalo roncador) é causada pela lesão axonal do nervo laríngeo recorrente esquerdo, que provoca atrofia neurogênica dos músculos cricoaritenoides dorsal, lateral e transverso do lado esquerdo, e, consequentemente, disfunção da laringe e das pregas laríngeas (Fig. 15-16). O principal músculo abdutor da laringe, o músculo cricoaritenoide

dorsal, mantém as cartilagens aritenoides em posição lateral. As possíveis causas destas axonopatias são múltiplas, variando de acordo com as diferentes faixas etárias e formas da doença. As causas conhecidas incluem (1) transecção do axônio por extensão da inflamação das bolsas guturais, já que o nervo atravessa a bolsa em uma prega de tecido conjuntivo, e (2) outro trauma ao nervo. Há também algumas evidências de que a paralisia laríngea pode ser congênita equinos jovens. Atualmente, uma anomalia genética de surgimento tardio do fluxo axoplasmático parece ser a causa mais provável em equinos nos quais o trauma e inflamação podem ser excluídos como causas.

Os equinos afetados apresentam redução de desempenho e o som característico e diagnóstico de "ronco" à inspiração. A hemiplegia laríngea pode afetar o músculo cricoaritenoide dorsal direito ou esquerdo; porém, 95% dos casos envolvem o lado esquerdo. A causa desta especificidade não foi esclarecida. Alguns sugeriram que esta especificidade é relacionada com o trajeto longo do nervo laríngeo recorrente esquerdo, que desce pelo tórax, faz uma alça abaixo do arco da aorta e volta à laringe, mas esta hipótese é enfraquecida pelo fato de que a lesão axonal é distal ao local de inervação da laringe. Curiosamente, estudos mostraram que outros nervos longos de equinos também podem apresentar alterações degenerativas, o que pode indicar que esta doença é uma polineuropatia, e não uma doença específica do nervo laríngeo recorrente.

As lesões macroscópicas podem variar de reconhecíveis a não aparentes. Microscopicamente, a lesão é uma degeneração Walleriana. Os nervos acometidos geralmente são contraídos, com perda de axônios e mielina e muitas bandas de Büngner. A hemiparesia laríngea é observada principalmente em equino de raças de grande porte, com idades entre 2 a 7 anos.

Distúrbios dos Cães
Neuropatias Periféricas
Doenças Congênitas/Hereditárias/Familiares
Disautonomias. A discussão sobre disautonomias hereditárias pode ser encontrada na seção Sistema Nervoso Periférico, Distúrbios dos Animais Domésticos.

Neuropatias Diversas
Polineuropatia Hipertrófica Herdada Canina. A polineuropatia hipertrófica herdada canina é uma doença familiar de mastins tibetanos. O defeito primário ocorre nas células de Schwann, mas a patogênese não foi determinada. Não há lesões macroscópicas no SNP; as microscópicas são compostas por desmielinização com formação em bulbos de cebola. O citoplasma da célula de Schwann é distendido por acúmulos de filamentos de actina. A degeneração axonal ocorre, mas é branda. Os sinais clínicos da polineuropatia hipertrófica herdada canina começam entre 7 e 10 semanas de idade. Dentre os sinais clínicos, incluem-se fraqueza muscular dos membros pélvicos, depressão dos reflexos espinhais e atrofia muscular que, mais tarde, progridem e acometem os membros anteriores; por fim, os animais ficam em decúbito. As neuropatias com desmielinização primária também foram relatadas em malamutes do Alasca e em cruzamentos de beagle e basset hound. Uma polineuropatia hipertrófica foi raramente relatada em gatos domésticos não aparentados, com surgimento por volta de 1 ano de vida.

Distúrbios Tóxicos
Disautonomias
Disautonomias Adquiridas
Disautonomias Induzidas pela Peritonite. As disautonomias induzidas pela peritonite são discutidas na seção Sistema Nervoso Periférico, Distúrbios dos Animais Domésticos.

Neuropatias Diversas
Polineurite Idiopática Aguda. A polineurite idiopática aguda (paralisia do coonhound) é uma polirradiculoneurite aguda e

fulminante com paralisia ascendente que ocorre em cães após mordeduras ou arranhaduras de guaxinim. Por definição, polirradiculite se refere à doença ou lesão com acometimento de múltiplas raízes de nervos espinhais e nervos cranianos, enquanto polirradiculoneurite se refere à doença ou lesão que envolve múltiplas raízes de nervos espinhais e seus correspondentes nervos periféricos e cranianos.

A paralisia do coonhound foi comparada à síndrome de Guillain-Barré. Esta síndrome humana geralmente ocorre após uma enfermidade viral, a vacinação ou alguma outra doença antecedente que provoca uma resposta autoimune com desmielinização primária das raízes de nervos espinhais e nervos cranianos e retardo da condução de potenciais de ação pelo axônio. Há suspeita de participação de componentes humorais e celulares na resposta autoimune.

Acredita-se que a paralisia do coonhound, como a síndrome de Guillain-Barré, represente uma desmielinização primária autoimune. Apesar da ausência de forte associação dos macrófagos à mielina e aos axônios em degeneração no início do desenvolvimento das lesões, a secreção de TNF-α por estas células pode explicar a desmielinização e a degeneração axonal.

A polineurite idiopática aguda foi relatada em cães sem associação a guaxinins e também ocorre raramente em gatos, sugerindo a participação de múltiplos fatores neste tipo de dano ao nervo. As lesões da paralisia do coonhound são mais graves nas raízes ventrais dos nervos espinhais e diminuem de forma progressiva até o aspecto distal do nervo periférico. O acometimento de raízes e gânglios dorsais dos nervos espinhais não é constante, e é relativamente menor. As lesões nas raízes nervosas ventrais são compostas por desmielinização segmentar com influxo variável de neutrófilos, dependendo da agudez e gravidade dos sinais clínicos, assim como linfócitos, plasmócitos e macrófagos (Fig. 14-116). A degeneração axonal é uma sequela comum. Há evidências de ocorrência de remielinização com bandas de Büngner e brotamento axonal durante a fase de recuperação, mas a eficácia deste último mecanismo no estabelecimento da continuidade da radícula nervosa e, assim, da reinervação do músculo, é limitada.

A polirradiculoneurite crônica com infiltrados de linfócitos, plasmócitos ou macrófagos, a desmielinização e a degeneração axonal

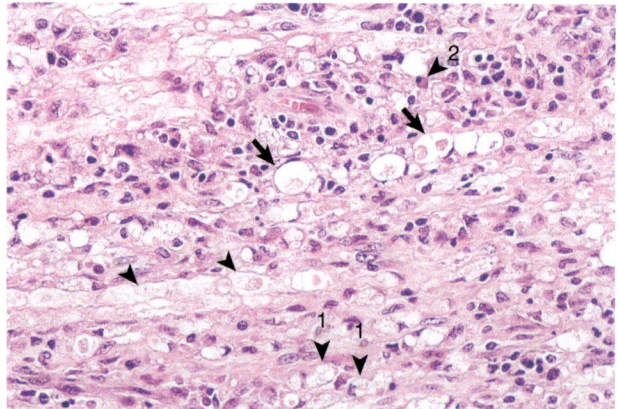

Figura 14-116 Polirradiculoneurite, Paralisia do Coonhound, Nervo Periférico, Cão. Esta doença é causada por uma resposta autoimune que causa desmielinização primária das raízes espinhais e cranianas e nervos. As bainhas de mielina neste nervo periférico são distendidas e fragmentadas por todo seu comprimento (*pontas de seta*), e foram infiltradas por uma população mista de células inflamatórias, composta por linfócitos, macrófagos (*1*) e plasmócitos (*2*). Os espaços aumentados na bainha de mielina, chamados *câmaras de digestão* (*setas*), que se formam em resposta aos processos inflamatórios e de degradação, contêm restos de mielina e macrófagos (não mostrados neste exemplo). A degeneração axonal pode ser secundária à desmielinização primária. Coloração por HE. (Cortesia de Drs. R. A. Doty, J.J. Andrews e J. F. Zachary, College of Veterinary Medicine, University of Illinois.)

variável nas raízes nervosas cranianas e espinhais e nos nervos cranianos são também relatadas em cães e gatos. Em caso de episódios repetidos de desmielinização, os bulbos de cebola podem ser aparentes. Os nervos sensoriais e motores podem ser envolvidos, com distúrbios sensoriais e atrofia muscular.

Clinicamente, os cães afetados apresentam sinais de paralisia do coonhound, que se desenvolve 1 a 2 semanas após a exposição à saliva do guaxinim. Os primeiros sinais de hiperestesia, fraqueza e ataxia são substituídos, em 1 a 2 dias, por tetraparesia e/ou tetraparalisia que pode durar semanas a meses. Os cães podem morrer por paralisia respiratória. A recuperação é comum, mas a paralisia pode ser prolongada em cães com extensa atrofia muscular.

Lesão Traumática

Cardiomiopatia Neurogênica (Síndrome Cérebro-Coração). A cardiomiopatia neurogênica é uma síndrome em cães caracterizada por morte inesperada 5 a 10 dias após a lesão difusa do SNC (geralmente por atropelamento). Os cães afetados morrem por arritmias cardíacas causadas pela degeneração miocárdica. Macroscopicamente, o miocárdio apresenta numerosas estrias brancas, pálidas, discretas e coalescentes e/ou áreas mal definidas de necrose. Acredita-se que a cardiomiopatia neurogênica seja causada pela estimulação excessiva do coração por neurotransmissores autônomos e catecolaminas sistêmicas liberadas no momento do trauma. Não se sabe por que há um retardo de 5 a 10 dias no desenvolvimento da necrose miocárdica.

CAPÍTULO 15

Músculo Esquelético

Beth A. Valentine

Estrutura

Músculo Esquelético Normal

Compreender a estrutura e a função normais do músculo, incluindo características macroscópicas, histológicas, bioquímicas, fisiológicas, eletrofisiológicas e ultraestruturais, é essencial para entender a doença muscular.

Estrutura das Miofibras

As características estruturais e fisiológicas do músculo esquelético determinam muito de sua resposta à lesão. Embora as células musculares sejam frequentemente chamadas de *fibras* musculares ou *miofibras*, elas de fato são células multinucleadas de comprimento considerável, que em alguns animais podem alcançar 1 m. Os mionúcleos estão localizados perifericamente na miofibra cilíndrica (Fig. 15-1) e direcionam os processos fisiológicos dos constituintes celulares em sua área através de um processo conhecido como *domínios nucleares*. Este arranjo anatômico permite que os segmentos da célula reajam independentemente de outras porções da célula. Os micronúcleos são considerados diferenciados de modo terminal, com pouca ou nenhuma capacidade para mitose e, consequentemente, regeneração.

Associadas às miofibras estão as células satélites, também conhecidas como *mioblastos em repouso*. Essas células estão distribuídas ao longo do comprimento da miofibra, entre a membrana plasmática (sarcolema) e a lâmina basal. As células satélites no músculo esquelético são muito diferentes das células de mesmo nome encontradas no sistema nervoso periférico. As células satélites musculares são completamente capazes de se dividir, fusionar e reformar miofibras maduras. Portanto, sob condições favoráveis, as células musculares (miofibras) são capazes de reestruturação após o dano. Estudos recentes observaram que as células pluripotentes derivadas da medula óssea também podem contribuir para o reparo do músculo esquelético, embora somente em um grau muito pequeno.

Cada miofibra está cercada por uma lâmina basal e fora desta pelo endomísio, uma camada fina de tecido conectivo contendo capilares. As miofibras estão organizadas em fascículos cercados pelo perimísio, uma camada de tecido conectivo ligeiramente mais robusta. Músculos inteiros são envolvidos pelo epimísio, uma fáscia protetora que se funde com o tendão muscular. Esta estrutura de tecido conectivo não é inerte, mas de fato forma uma parte integral da função contrátil do músculo, através da armazenagem e transmissão da força gerada por contração da miofibra.

A avaliação ultraestrutural revela que o músculo esquelético é um tecido altamente e rigidamente organizado, o que talvez torne as células mais altamente estruturadas no corpo. Cada miofibra é composta por muitas miofibrilas intimamente agrupadas contendo filamentos de actina e miosina. As estriações visíveis à microscopia óptica (Fig. 15-2) representam o arranjo sarcomérico das células musculares, no qual os filamentos de actina e miosina aderidos as bandas Z transversas formam a estrutura, e outras organelas e material intracitoplasmáticos estão intercaladas dentro desta estrutura (Fig. 15-3). O retículo endoplasmático das miofibras é chamado *de retículo sarcoplasmático* e é modificado para conter cisternas terminais, que sequestram os íons de cálcio necessários para iniciar a interação de actina e miosina e, consequentemente, a contração. As invaginações do sarcolema que atravessam a célula, os túbulos T (de transversos), permitem a rápida dispersão de um potencial de ação do sarcolema para todas as porções da miofibra. As cisternas terminais dos dois sarcômeros adjacentes e o túbulo T formam o que é chamado de *tríade* (Fig. 15-3, A).

As junções neuromusculares somente podem ser visualizadas pela microscopia eletrônica ou outros procedimentos especializados (Fig. 15-4). As junções neuromusculares ocorrem somente em zonas específicas no músculo, geralmente formando uma "banda" circunferencial irregular a meio caminho entre a origem e a inserção da miofibra.

Tipos de Miofibras

Os músculos dos mamíferos são compostos de fibras musculares de diferentes propriedades contráteis. Uma classificação comum dessas fibras é baseada em três características fisiológicas principais: (1) taxas de contração (rápida ou lenta), (2) taxas de fadiga (rápida ou lenta), e (3) tipos de metabolismo (oxidativo, glicolítico ou misto). Essas diferenças fisiológicas formam a base dos métodos histoquímicos que demonstram os tipos de fibras. Existem diversas classificações do tipo de fibra. A classificação das fibras em tipo 1, tipo 2A e tipo 2B (Tabela 15-1) provou ter uma aplicação prática na patologia muscular. É a classificação utilizada neste texto. As fibras do tipo 1 são ricas em

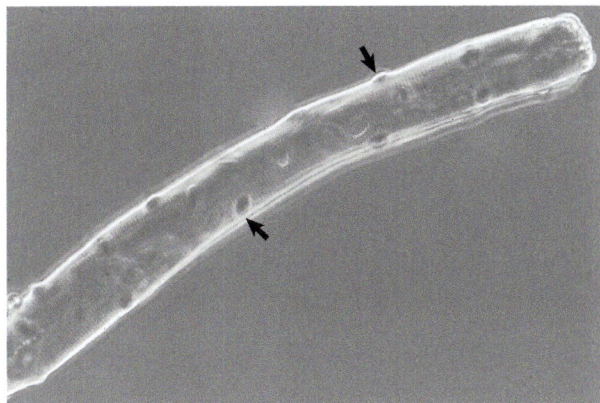

Figura 15-1 Músculo Esquelético, Miofibra Intacta Isolada. Observar os múltiplos núcleos localizados perifericamente *(setas)*. Microscopia de contraste de fase. (Cortesia do Dr. B.A. Valentine, College of Veterinary Medicine, Oregon State University.)

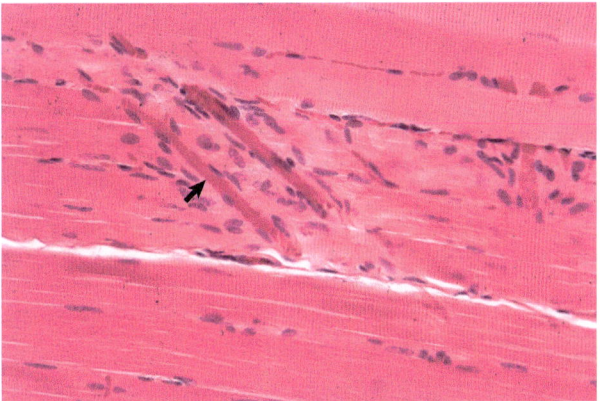

Figura 15-2 Músculo Esquelético, Corte Longitudinal, Músculo Normal de Mamífero, Características da Arquitetura Celular. Observar os núcleos da miofibra localizados perifericamente e as estriações transversas sobre as fibras musculares. As estriações transversas correspondem às bandas A *(linhas escuras)* e bandas I *(linhas claras)* na micrografia eletrônica de transmissão da Fig. 15-3, B. As miofibras estão cercadas por uma extensa rede de capilares (seta). Coloração por HE. (Cortesia do Dr. M.D. McGavin, College of Veterinary Medicine, University of Tennessee.)

mitocôndrias, dependem muito do metabolismo oxidativo, e são de contração lenta e desgaste lento. As fibras tipo 2 possuem um número menor de mitocôndrias e são glicolítica, de contração rápida e se desgastam mais facilmente. Na maioria das espécies, as fibras tipo 2 podem ser subdividas em tipo 2A e tipo 2B. As fibras do tipo 2B são fibras de contração rápida, desgaste rápido, glicolíticas que dependem do glicogênio para seu suprimento energético. As fibras do tipo 2A são oxidativas-glicolíticas e, portanto, embora de contração rápida, também são de desgaste lento. Assim, as fibras 2A são "intermediárias" em relação a concentração de mitocôndrias, gordura e glicogênio entre o tipo 1 e o tipo 2B.

A maioria dos músculos contém as fibras de tipo 1 e 2, e elas podem ser demonstradas por reação de miosina adenosina trifosfatase (ATPase) (Fig. 15-5, A). Observar que os diferentes tipos de fibras normalmente estão entremeados, formando o que é chamado de um padrão em mosaico dos tipos de fibras. Na maioria dos músculos maduros, o padrão de coloração da reação da ATPase se reverte quando as secções são pré-incubadas em um ácido ao invés de uma solução alcalina. Existem exemplos de ambos os padrões nas ilustrações nesta seção. A pré-incubação ácida também pode ser utilizada para diferenciar as fibras do tipo 2A e do tipo 2B (Fig. 15-5,

B). As fibras em regeneração, classificadas como fibras do tipo 2C, apresentam coloração mais escura em ambas as preparações ácida e alcalina, que é uma característica de diferenciação. Na maioria das espécies, as reações enzimáticas oxidativas para evidenciar as mitocôndrias também realçam em um certo grau os tipos de fibras (Fig. 15-6, A). A tipagem da fibra também pode ser realizada utilizando procedimentos imuno-histoquímicos para identificar isoformas específicas de miosina.

A porcentagem de cada tipo de fibra varia de músculo para músculo (Fig. 15-7). As fibras tipo 1 (contração lenta, desgaste lento e oxidativas) são abundantes naqueles músculos nos quais a principal função seja a atividade lenta, prolongada, como aquelas de manutenção de postura. Os músculos posturais com predominância de tipo 1 frequentemente apresentam localização profunda no membro. Dentro do mesmo músculo, a porcentagem de fibras do tipo 1 geralmente aumenta nas porções mais profundas. Os músculos que se contraem rapidamente e por curtos períodos de tempo, como aqueles projetados para arrancadas, contêm mais fibras do tipo 2B. Muito raramente os músculos são compostos com somente um tipo de fibra (p. ex. o vasto intermédio do ovino é tipo 1). O treino atlético faz com que algumas fibras tipo 2B se convertam em 2A. Também existem variações dentro das raças e diferenças no mesmo músculo nas diferentes espécies. Por exemplo, o cão não possui fibras 2B puramente glicolíticasa; todas as fibras canina apresentam forte capacidade oxidativa (Fig. 15-6, B).

Inervação e Unidades Motoras

Os axônios dos troncos dos nervos periféricos contêm ramos terminais que inervam as múltiplas miofibras. Os ramos terminais formam sinapses com as miofibras da junção neuromuscular. As miofibras inervadas por um único axônio formam uma unidade motora, todas as fibras que contrairão simultaneamente após o estímulo. Músculos diferentes possuem unidades motoras de tamanhos diferentes, que estão relacionadas com suas funções. Por exemplo, o músculo extraocular não necessita de contração forte, mas ao invés disso, de movimentos finos para mover suavemente o globo. Portanto, esses músculos têm unidades motoras muito pequenas, com um número reduzido de miofibras (1 a 4) inervadas por cada axônio. Por outro lado, o músculo quadríceps não é projetado para o movimento fino, mas sim para geração de força; portanto, as unidades motoras são muito grandes, com muitas miofibras (100 a 150 ou mais) inervadas por um único axônio.

Função

O músculo esquelético possui muitas funções no corpo. Algumas funções óbvias e principais são a manutenção da postura e capacitar o movimento, incluindo a locomoção. A contração rítmica dos músculos respiratórios (os músculos intercostais e diafragma) é essencial para a vida. Além disso, os músculos têm um papel importante em toda a homeostasia e estão envolvidos no metabolismo de glicose e manutenção da temperatura corporal. Em um nível puramente estético, o músculo contribui para os contornos agradáveis do corpo.

A função do músculo esquelético está intimamente relacionada com a função do sistema nervoso periférico. Os atributos fisiológicos de uma fibra muscular — sua taxa de contração e o tipo de metabolismo (oxidativo, anaeróbico ou misto) — são determinados não pelo músculo em si, mas pelo neurônio motor responsável por sua inervação (Fig. 15-8). Este fato é significativo na avaliação de alterações histológicas nas fibras musculares. É possível dividir as alterações nas fibras musculares em duas classes principais: neuropáticas e miopáticas. As alterações neuropáticas são aquelas que são

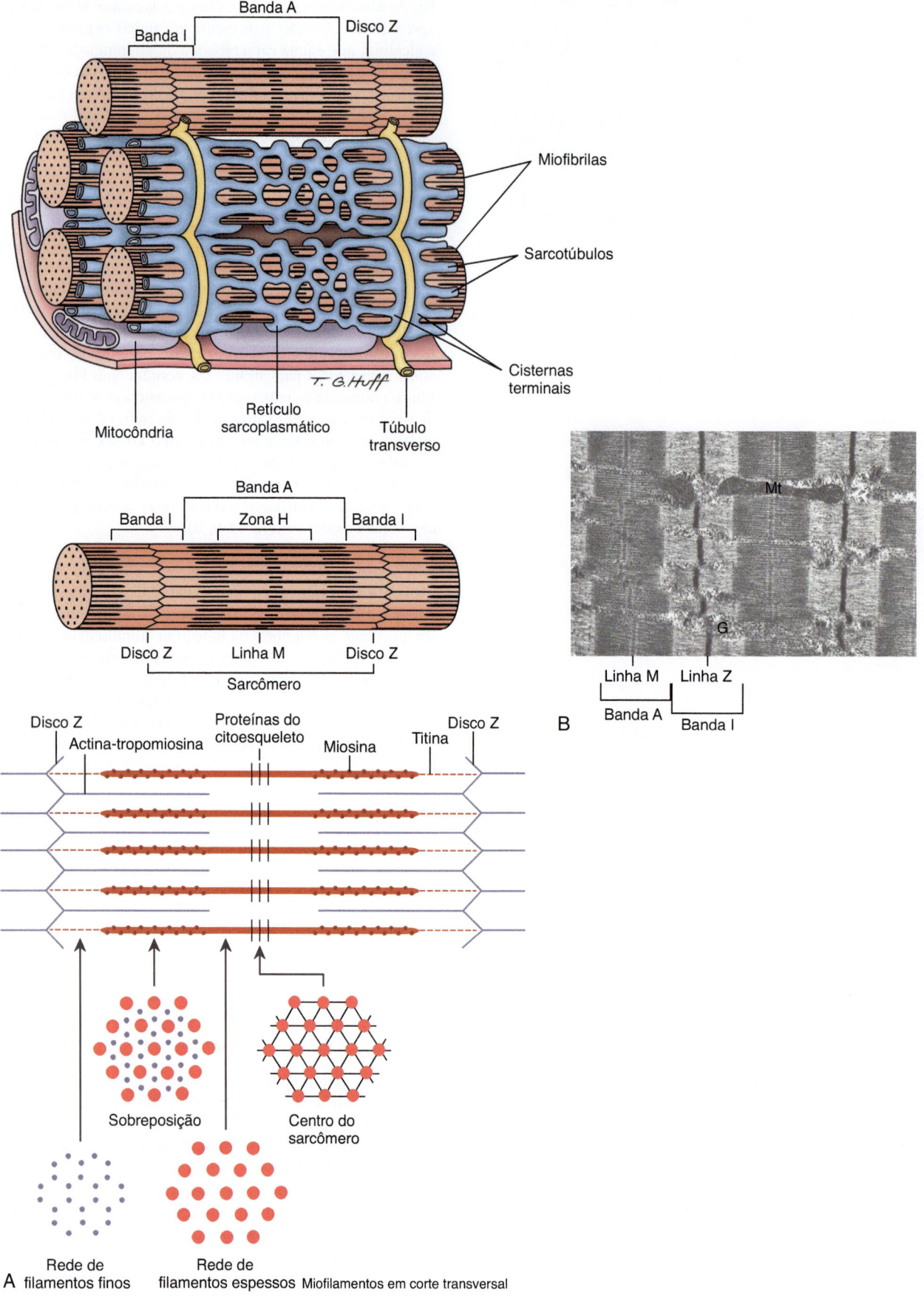

Figura 15-3 Estrutura da Miofibra. A, Diagrama esquemático do músculo esquelético ilustrando o arranjo sarcomérico dos miofilamentos que as miofibrilas, proteínas do citoesqueleto e organelas intercaladas formam. **B,** Músculo esquelético, corte longitudinal, músculo esquelético de mamíferos. Os sarcômeros são definidos por linhas Z, filamentos de miosina espessos que formam as bandas A, e filamento de actina finos que formam as bandas I. Linhas densas M adjacentes com zonas claras H ocorrem no centro da banda A. Mitocôndria alongada (*Mt*) e glicogênio granular (*G*) estão intercalados entre as miofibrilas. MET. Coloração acetato de uranila e citrato de chumbo. (**B** Cortesia do Dr. B.A. Valentine, College of Veterinary Medicine, Oregon State University.)

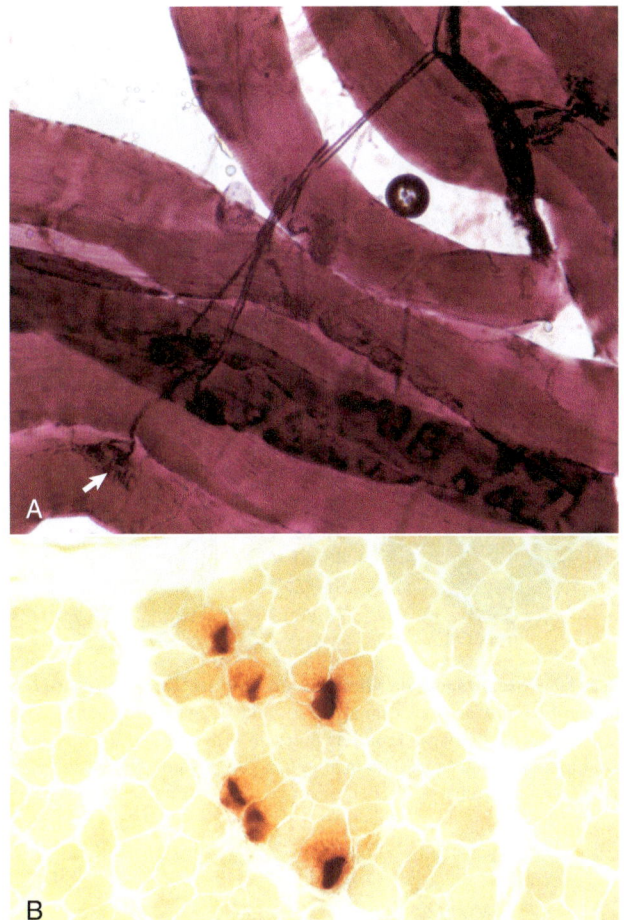

Figura 15-4 Junções Neuromusculares. A, Um nervo intramuscular *(superior direito)* emite axônios, que terminam em uma miofibra na junção neuromuscular *(seta)*. Microdiscorte, método de impregnação com prata. **B,** Junções neuromusculares, corte transversal através da região central do músculo normal de mamíferos. As junções neuromusculares *(coloração vermelho-marrom)* formam um agrupamento. Coloração esterase inespecífica, corte congelado. (**A** Cortesia do Dr. M.D. McGavin, College of Veterinary Medicine, University of Tennessee. **B** Cortesia do Dr. B.A. Valentine, College of Veterinary Medicine, Oregon State University.)

Tabela 15-1	Tipos de Fibras do Músculo Esquelético	
Tipo de Fibra	**Características Fisiológicas**	**Características Morfológicas**
1	Contração lenta, oxidativa, resistente a fadiga, "músculo vermelho", aeróbico	Elevado conteúdo mitocondrial, elevado conteúdo de gordura, baixo conteúdo de glicogênio
2A	Contração rápida, oxidativa e glicolítica, resistente a fadiga	Conteúdos mitocondrial, de gordura e glicogênio intermediários
2B	Contração rápida, sensível a fadiga, "músculo branco", anaeróbica	Conteúdo mitocondrial e de gordura baixos, elevado conteúdo de glicogênio

determinadas pelo efeito ou ausência de suprimento nervoso (p. ex. atrofia após desnervação). O termo *miopatia* deve ser reservado para doenças musculares nas quais a alteração primária ocorre na célula muscular, não no tecido intersticial nem secundária aos efeitos do suprimento nervoso. O termo *doença neuromuscular* abrange desor-

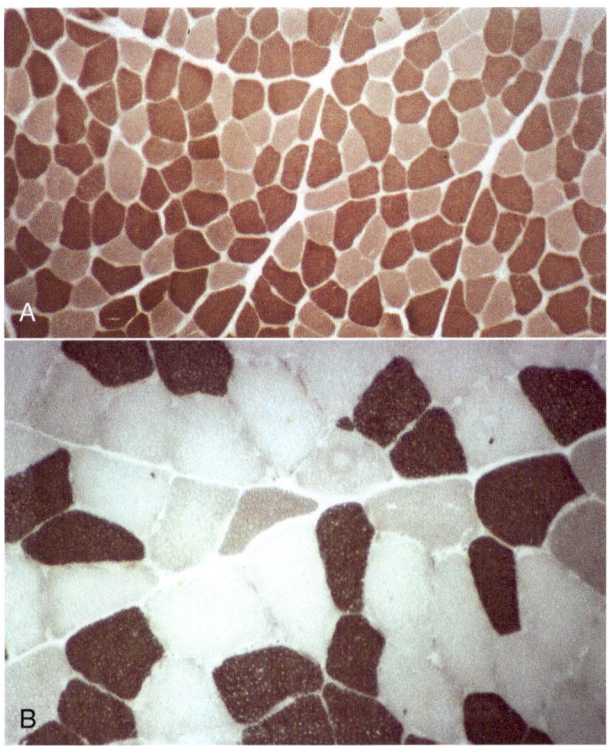

Figura 15-5 Tipagem de Fibra Muscular, Reação Miofibrilar de Adenosina Trifosfatase (ATPase), Músculo Esquelético Normal, Corte Transverso. A, Cão. Fibras tipo 1 *(clara)* e tipo 2 *(escura)* estão arranjadas em um padrão de mosaico. Corte congelado, ATPase pH 10,0. **B,** Cavalo. Pré-incubação ácida permite diferenciação dos três tipos de fibras: tipo 1 *(escuro)*, tipo 2A *(claro)*, e tipo 2B *(intermediário = cinza)*. Corte congelado, ATPase 4,35. (Cortesia do Dr. B.A. Valentine, College of Veterinary Medicine, Oregon State University.)

dens envolvendo neurônios motores inferiores, nervos periféricos, junções neuromusculares e músculos.

Metabolismo e Homeostase Iônica

As miofibras necessitam de uma grande quantidade de energia na forma de adenosina trifosfato (ATP) para gerar força e movimento. As fibras oxidativas tipo 1 e oxidativas-glicolíticas tipo 2A utilizam o metabolismo aeróbico da glicose, armazenada no músculo como glicogênio e gordura. As fibras glicolíticas tipo 2B dependem principalmente do metabolismo anaeróbico do glicogênio para obter energia. Defeitos metabólicos hereditários ou adquiridos, que reduzem a produção de energia do músculo esquelético, podem resultar em disfunção muscular grave. Uma alteração *post-mortem* comumente encontrada, o *rigor mortis*, ilustra a importância da geração de ATP dentro do músculo esquelético. O aparato muscular contrátil ainda está ativo imediatamente após a morte. O ATP é necessário para a liberar a actina da miosina, interação que ocasiona o deslizamento dos miofilamentos e a contração muscular. Após a morte, a ausência da produção de ATP adequada faz com que as fibras musculares sofram a contração contínua, que é conhecida como *rigor mortis*. O *rigor mortis* eventualmente desaparece pelo rompimento da estrutura muscular, causada pela autólise ou putrefação (decomposição bacteriana). O período de tempo para manifestação e liberação do *rigor mortis* varia, dependendo dos fatores fisiológicos (estoques de glicogênio no momento da morte) e ambientais como a temperatura ambiental (Capítulo 1).

O músculo esquelético também é um tecido excitatório, semelhante ao sistema nervoso. A manutenção dos gradientes iônicos adequados através do sarcolema é essencial ao início do potencial de ação. Os gradientes iônicos internos, especialmente de íons cálcio,

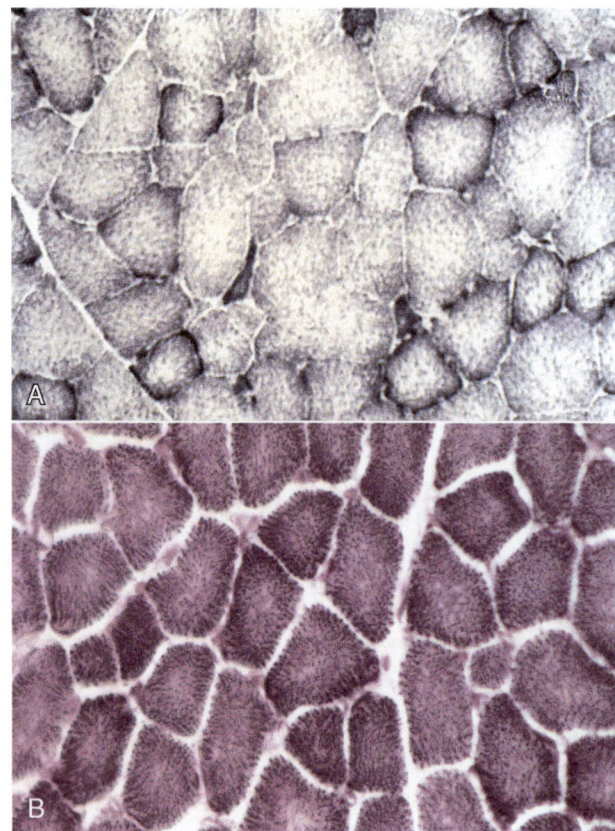

Figura 15-6 **Mitocôndria, Reação NADH** (*Coloração Azul*)**, Miócitos Esqueléticos, Músculo Esquelético Normal, Corte Transversa. A,** Cavalo. Fibras do tipo 1 contêm a maioria das mitocôndrias, tipo 2B a minoria, e o conteúdo mitocondrial das fibras tipo 2A é intermediário entre as fibras tipo 1 e tipo 2B. Corte congelado, reação NADH. **B,** Cão. Todos os tipos de fibras possuem um conteúdo mitocondrial semelhante; portanto, esta reação não pode ser utilizada para identificar os tipos de miofibras no músculo canino. Corte congelado, reação NADH. (Cortesia do Dr. B.A. Valentine, College of Veterinary Medicine, Oregon State University.)

são críticos para o início e término da contração. As alterações dos fluxos iônicos através do sarcolema, ou dentro do retículo sarcoplasmático, podem ter um impacto negativo grave sobre a função da miofibra.

Avaliação do Músculo: Clínica, Macroscópica e Microscópica

A decisão de realizar o exame profundo do músculo, seja por uma biópsia ou em necropsia, depende do reconhecimento de indicadores da disfunção neuromuscular. No Quadro 15-1 há um resumo dos sinais clínicos da doença muscular.

Métodos de Exames Macroscópicos e Microscópicos do Músculo

Uma variedade de técnicas de exame frequentemente é necessária para visualizar adequadamente as alterações que ocorrem no músculo.

Avaliação Macroscópica do Músculo

O exame macroscópico inclui a avaliação de alterações no tamanho (atrofiado, hipertrofiado ou normal), cor e textura. O aspecto macroscópico patológico do músculo esquelético pode ser bastante confuso. O que parecem ser alterações discretas no músculo sob avaliação macroscópica, frequentemente podem ser graves sob avaliação microscópica, e o que parecem ser alterações graves na avaliação macroscópica, por sua vez, podem ser artefatos. A avaliação subjetiva do

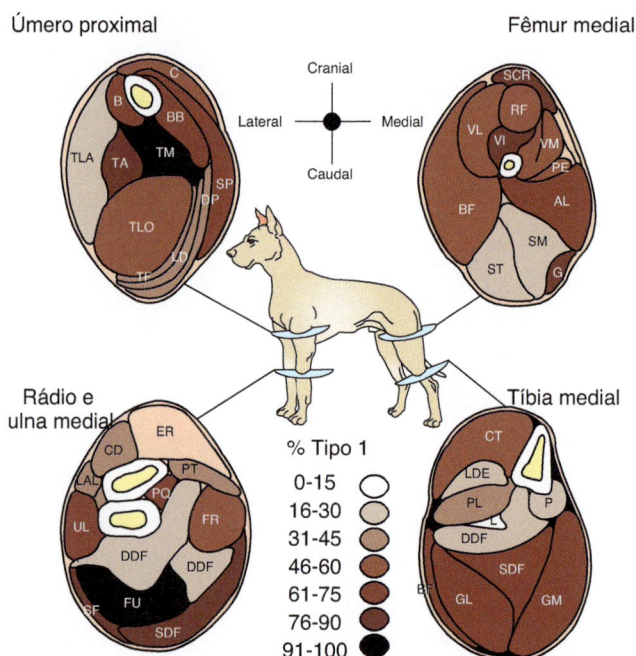

Figura 15-7 **Porcentagem de Miofibras do Tipo 1 e Tipo 2 nos Músculos do Membro no Cão.** Existe uma grande variação de músculo para músculo. Músculos com localização profunda possuem a maior das miofibras de tipo 1, indicativo de sua função na manutenção da postura. (Redesenhado de Armstrong RB, Sauber CW, Seeherman HJ, Taylor CR: *Am J Anat* 163:87-98, 1987.)

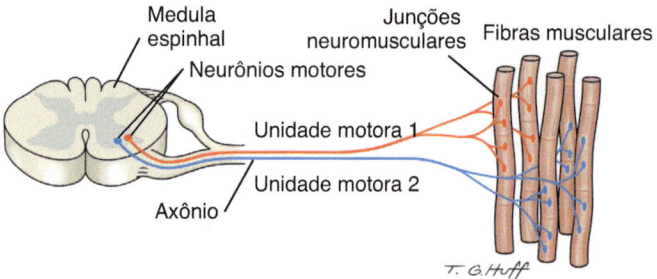

Figura 15-8 **Unidades Motoras de um Músculo.** Os corpos celulares do neurônio motor, no do corno ventral da medula espinhal, originam os axônios que geralmente viajam longas distâncias (metros) e eventualmente se ramificam para inervar múltiplas fibras do músculo esquelético nas junções neuromusculares.

Quadro 15-1	Sinais Clínicos da Doença Muscular
Atrofia muscular	Espasmo muscular
Hipertrofia muscular	Marcha anormal
Inchaço muscular	Disfunção esofágica
Fraqueza	(cães, gatos, camelídeos)

tamanho pode ser altamente incerta a menos que os músculos controle (p. ex. de animais normais ou de lados opostos) estejam disponíveis para pesagem e aferição.

As alterações de coloração são comuns. A intensidade da coloração vermelha do músculo varia, dependendo do tipo de músculo, idade e espécie do animal, e extensão da perfusão sanguínea. O músculo pálido pode indicar necrose (Fig. 15-9, A e B; Figs. 15-25; 15-33, A; 15-35, A; e 15-39) ou desnervação (Fig. 15-9, C; Fig. 15-36), mas também é comum em animais jovens e em animais anêmicos. A formação de

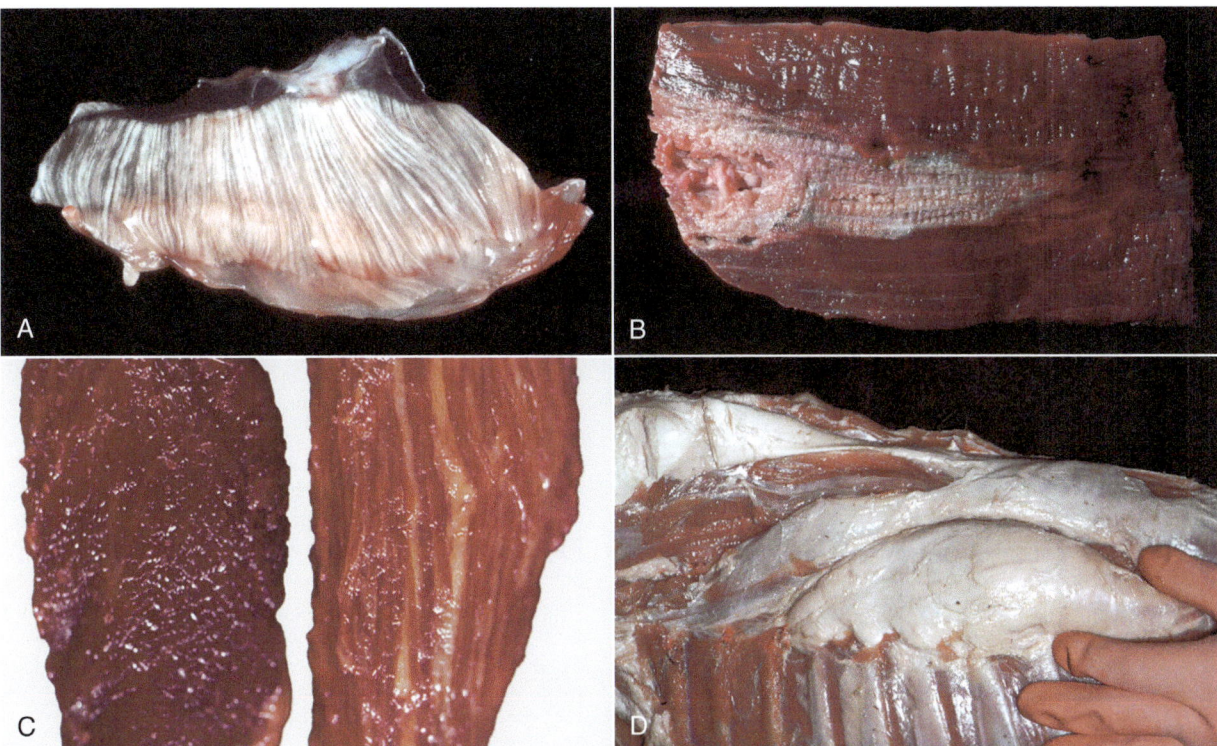

Figura 15-9 **Alterações Patológicas Resultando em Músculo Esquelético Pálido. A,** Estrias pálidas, necrose e mineralização, miopatia degenerativa, distrofia muscular canina ligada ao X, diafragma (*lado esquerdo*), cão. **B,** Palidez localizada, necrose, local de injeção de uma substância irritante, músculo semitendinoso, vaca. O irritante foi injetado abaixo do perimísio e causou necrose e ruptura das miofibras. Alguns irritantes se infiltram para baixo entre os fascículos para causar necrose, mas os fascículos das miofibras ainda estão no local. **C,** Visão geral dos músculos pálidos com estrias pálidas por infiltração de colágeno e gordura, atrofia por desnervação, doença do neurônio motor de equinos, cavalo. Músculo com doença do neurônio motor de equinos (*direita*) comparado com músculo normal (*esquerda*). **D,** Aumento e palidez, esteatose, músculos longissimus, bezerro neonato. A maioria dos músculos foi substituída por gordura. (**A** Cortesia do Dr. B.A. Valentine, College of Veterinary Medicine, Oregon State University. **B** e **D** Cortesia do Dr. M.D. McGavin, College of Veterinary Medicine, University of Tennessee. **C** Cortesia do Dr. A. de Lahunta, College of Veterinary Medicine, Cornell University.)

listras pálidas do músculo geralmente reflete a necrose e mineralização de miofibras (Fig. 15-9, A e B) ou infiltração de colágeno ou gordura (Fig. 15-9, C e D), e este é um dos indicadores mais confiáveis de alterações macroscópicas patológicas. Parasitas musculares podem ser vistos macroscopicamente como zonas discretas, redondas a ovais, pálidas e ligeiramente firmes (Figs. 15-40 e 15-41, A). O pontilhado vermelho-escuro do músculo esquelético pode indicar coloração de congestão, hemorragia, necrose hemorrágica (Fig. 15-31, A, e 15-37), inflamação, ou coloração por mioglobina após dano muscular massivo (Fig. 15-35, A), ou pode simplesmente refletir a estase vascular (congestão hipostática) após a morte. As listras hemorrágicas dentro do diafragma frequentemente acompanham a morte causada por exsanguinação aguda. A coloração verde pode indicar a inflamação eosinofílica (Fig. 15-10) ou putrefação grave. O acúmulo de lipofuscina em animais idosos, especialmente bovinos, pode resultar em uma coloração castanho-bronzeada do músculo. A coloração preta da fáscia ocorre em bezerros com melanose como um achado incidental, e em cavalos tordilhos com metástase de melanoma dérmico para a fáscia muscular.

A avaliação da textura também é importante. A fáscia acentuadamente espessada e frequentemente calcificada ocorre em gatos com fibrodisplasia ossificante progressiva. A infiltração gordurosa ou necrose pode resultar em um músculo com maciez anormal. O tônus muscular reduzido ou elevado pode ser causado por desnervação. O reduzido também pode ocorrer como resultado de uma ausência de condicionamento muscular ou autólise *post-mortem*.

Geralmente é necessária a avaliação microscópica cautelosa de diversos músculos para a detecção de lesões. Em casos de suspeita

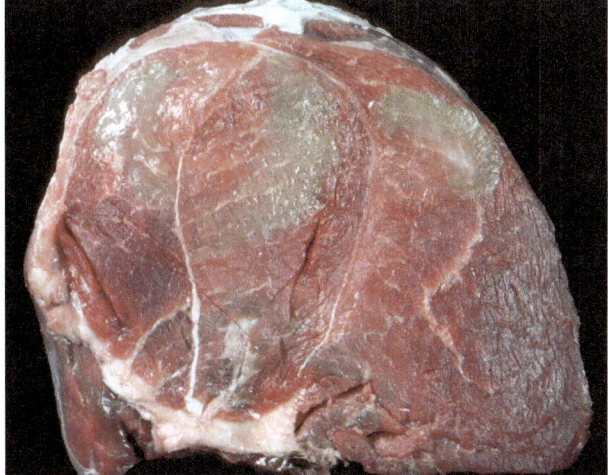

Figura 15-10 **Miosite Eosinofílica Bovina, Músculo Glúteo, Vaca.** Coloração esverdeada do músculo ocorre pela inflamação com abundância de eosinófilos. A inflamação é atribuída ao *Sarcocystis* spp. degenerados. Para achados histológicos, consultar Fig. 15-38. (Cortesia do Dr. M.D. McGavin, College of Veterinary Medicine, University of Tennessee.)

de doença neuromuscular, as múltiplas amostras musculares devem incluir músculo ativo (músculos da língua, diafragma, intercostais e mastigatórios), músculo proximal (tríceps lateral, bíceps femoral, semimembranoso, semitendinoso e glúteo) e músculo distal (extensor radial do carpo e tibial cranial). Para biópsia, alguns músculos (p. ex. tríceps lateral, bíceps femoral, tibial cranial, semimembranoso e semitendinoso) são mais fáceis de ser amostrados devido à orientação paralela da miofibra. As amostras ideais também variam dependendo do distúrbio sob suspeita, como um músculo postural com predominância do tipo 1 para diagnóstico de doença do neurônio motor de equinos, um músculo locomotor com predominância do tipo 2 para o diagnóstico da miopatia por acúmulo de polissacarídeos em equinos (EPSSM), e músculo temporal ou masseter para o diagnóstico de miosite mastigatória em cães e miopatia de masseter em cavalos. As fibras curtas, como aquelas do músculo intercostal, são as de escolha para estudos fisiológicos, nos quais são necessárias fibras musculares intactas, e para estudos de zonas de junção neuromuscular.

Disfunção/Respostas à Lesão

É frequente a afirmação de que é limitada a gama de resposta do músculo frente à lesão, consistindo principalmente de necrose e regeneração. Na realidade, o músculo é um tecido marcadamente adaptativo, com uma ampla gama de respostas a condições fisiológicas e patológicas. As miofibras podem adicionar ou apagar sarcômeros causando alongamento ou encurtamento de todo o músculo. Além da necrose e da regeneração, as miofibras podem atrofiar e hipertrofiar, elas podem se dividir, podem sofrer uma variedade de alterações na arquitetura celular, e elas podem alterar completamente suas funções fisiológicas quando sofrem conversão do tipo de fibra. Descrever a resposta muscular à lesão como estereotipada não faz jus à sua plasticidade inerente. A realidade, porém, é que frequentemente não é possível determinar a causa da lesão muscular baseado somente nas lesões macroscópicas ou histológicas. Geralmente são essenciais os testes suplementares e o histórico clínico.

Necrose e Regeneração

A necrose da miofibra pode acompanhar uma variedade de desordens. Devido à sua natureza multinuclear, as miofibras frequentemente sofrem necrose segmental, com o envolvimento de somente um ou diversos segmentos contíguos dentro da célula. A necrose global de todo o comprimento da miofibra ocorre somente sob constrição grave, como a pressão extrema ao músculo todo causando lesão por esmagamento, ou isquemia disseminada devido à pressão sobre uma grande artéria, ou por tromboembolismo.

As porções necróticas das miofibras possuem diversas aspectos histológicos diferentes. A alteração inicial geralmente é a hipercontração segmental, ocasionando segmentos com diâmetros discretamente maiores que estão ligeiramente mais escuros ("fibras escuras grandes") que são melhor observadas em secções transversas (Fig. 15-11, A). Em secções longitudinais, frequentemente observa-se a "torsão" ou o "encurvamento" das fibras afetadas. Mas alterações semelhantes ocorrem como alteração artefatual em amostras manuseadas indevidamente. O citoplasma de porções da fibra completamente necróticas geralmente é homogeneamente eosinofílico e pálido (degeneração hialina), com perda de estriações citoplasmáticas normais e núcleo muscular adjacente. O citoplasma afetado então se torna floculado ou granular conforme a porção da miofibra começa a fragmentar (Fig. 15-11, B; Fig. 15-14, B).

O cálcio intracelular elevado é um gatilho comum para a necrose em todas as células, e as miofibras contêm um nível elevado de íons cálcio armazenados no retículo sarcoplasmático. Portanto, as miofibras podem ser particularmente sensíveis à necrose induzida por cálcio, tanto como resultado do dano ao sarcolema, causando influxo de cálcio extracelular, quanto do dano ao retículo sarcoplasmático, liberando os estoques intracelulares de cálcio. Não é de se admirar que as miofibras necróticas são frequentemente propensas à mineralização evidente. As miofibras notadamente mineralizadas

aparecem como listras brancas pálidas na avaliação macroscópica (Fig. 15-9, A) e como material granular basofílico a cristalino dentro das miofibras na avaliação histológica. Grandes depósitos de mineral podem induzir uma resposta granulomatosa tipo corpo estranho. Embora a presença ou ausência de mineralização de miofibra por vezes tenha sido utilizada como um auxílio diagnóstico, as circunstâncias sob as quais o segmento de miofibra necrótica pode se tornar mineralizado são tão diversas que a mineralização da miofibra deve ser considerada uma resposta inespecífica, indicativa somente de necrose de miofibra. A mineralização de miofibra pode ser confirmada com colorações histoquímicas, como vermelho de alizarina S e von Kossa. A coloração histoquímica para o cálcio em secções congeladas também detecta aumento do cálcio intracitoplasmático em miofibras danificadas, que não estão necróticas ou mineralizadas de modo evidente (Fig. 15-12, A).

Desde que ainda haja um abastecimento sanguíneo adequado, os macrófagos derivados da transformação de monócitos circulantes rapidamente se infiltram nas áreas de necrose da miofibra (Fig. 15-12, B). Os macrófagos são capazes de atravessar a lâmina basal e remover rapidamente os debris citoplasmáticos (Fig. 15-13, A). Outros leucócitos, incluindo neutrófilos, eosinófilos e linfócitos, também podem se recrutados para os locais de mionecrose extensa, presumivelmente devido às diversas citocinas liberadas pelo músculo danificado. A infiltração de macrófagos e outras células nas áreas de músculo danificado

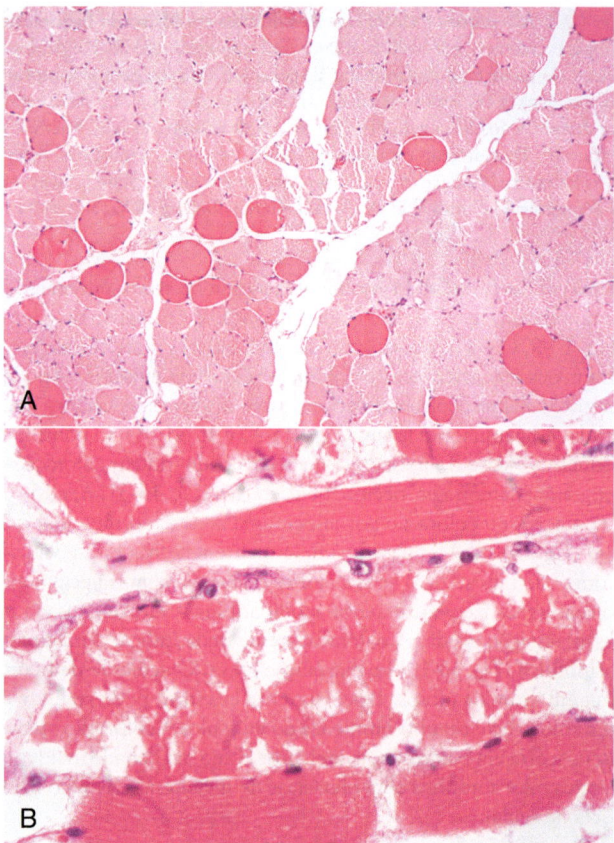

Figura 15-11 **Necrose de Miofibra, Músculo Esquelético. A,** Hipercontração, corte transversa. Fibras grandes, profundamente coradas (*grandes fibras vermelho-escuras*), são segmentos hipercontraídos de uma miofibra, o estágio inicial de necrose. Observar o contorno arredondado dessas miofibras comparado aos contornos poligonais das miofibras normais. Fixação por formalina; Coloração por HE. **B,** Necrose segmentar, toxicose por monensina, corte longitudinal, cavalo. Segmentos das miofibras sofreram hipercontração (*centro da figura*), e o citoplasma remanescente está fragmentado. Fixação por formalina; Coloração por HE. (Cortesia do Dr. M.D. McGavin, College of Veterinary Medicine, University of Tennessee.)

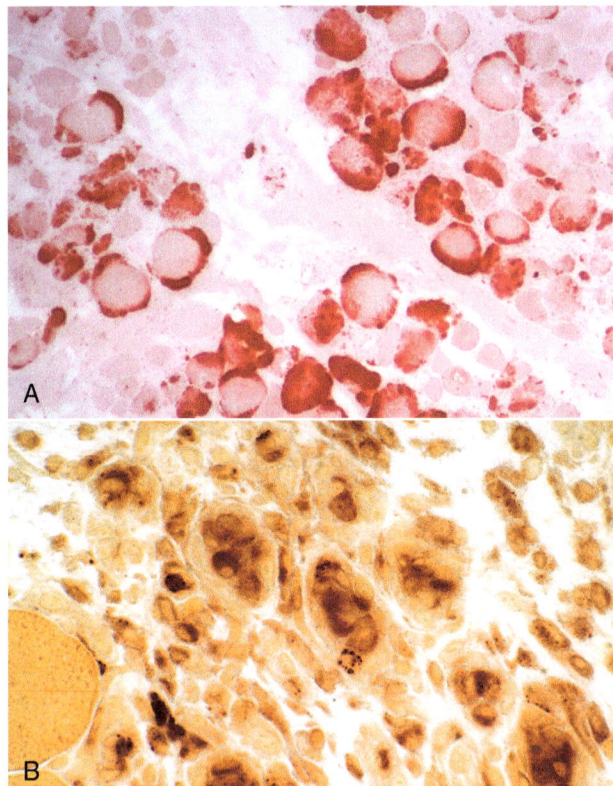

Figura 15-12 Necrose de Miofibra, Músculo Esquelético, Corte Transversa. A, Houve um influxo massivo de cálcio (*corado em vermelho-alaranjado*) para as fibras com necrose aguda. Corte congelado, coloração vermelho alizarina S. **B,** Macrófagos com citoplasma de coloração vermelho-marrom invadindo as miofibras necróticas. Porções das fibras intactas estão no canto inferior esquerdo. Corte congelado, coloração esterase inespecífica. (**A** Cortesia do Dr. B.A. Valentine, College of Veterinary Medicine, Oregon State University. **B** Cortesia do Dr. B.J. Cooper, College of Veterinary Medicine, Oregon State University.)

para remover as miofibras necróticas de modo algum constituem uma forma de miosite.

Uma vez que os mionúcleos são incapazes de se dividir, a regeneração do músculo depende da ativação da célula satélite. As células satélites musculares são resistentes a muitos insultos que ocasionam necrose de miofibra, e a ativação de células satélite é disparada por necrose de segmentos adjacentes aos da miofibra. Portanto, conforme os macrófagos estão limpando os debris citoplasmáticos, as células satélites estão se tornando ativadas e começando a se dividir na preparação para a regeneração do segmento de miofibra afetado. Se a lâmina basal da miofibra ainda está intacta, ela deixará um espaço cilíndrico vazio conhecido como *tubo sarcolemal*. Este termo claramente é inapropriado, vindo de tempos em que o termo *sarcolema* era aplicado para o tubo formado pela lâmina basal que permanece após a necrose segmental de miofibra. O que agora é denominado por sarcolema (plasmalema) de segmentos necróticos da fibra está claramente perdido, mas este ainda é um termo errôneo muito enraizado. O conceito importante a ser lembrado é que, se intacta, a lâmina basal forma uma estrutura cilíndrica para guiar os mioblastos em proliferação e para manter fora os fibroblastos. As células satélites podem ser observadas sofrendo mitose, estágio no qual são conhecidas como *mioblastos ativados*, na superfície interna deste tubo (Fig. 15-13, *A*). Em horas, os mioblastos em proliferação se fundirão de ponta a ponta para formar miotubos (Fig. 15-13, *B* e *C*), e em dias o miotubo produz filamentos espessos e delgados e sofre maturação para uma miofibra, reestabelecendo a integridade da

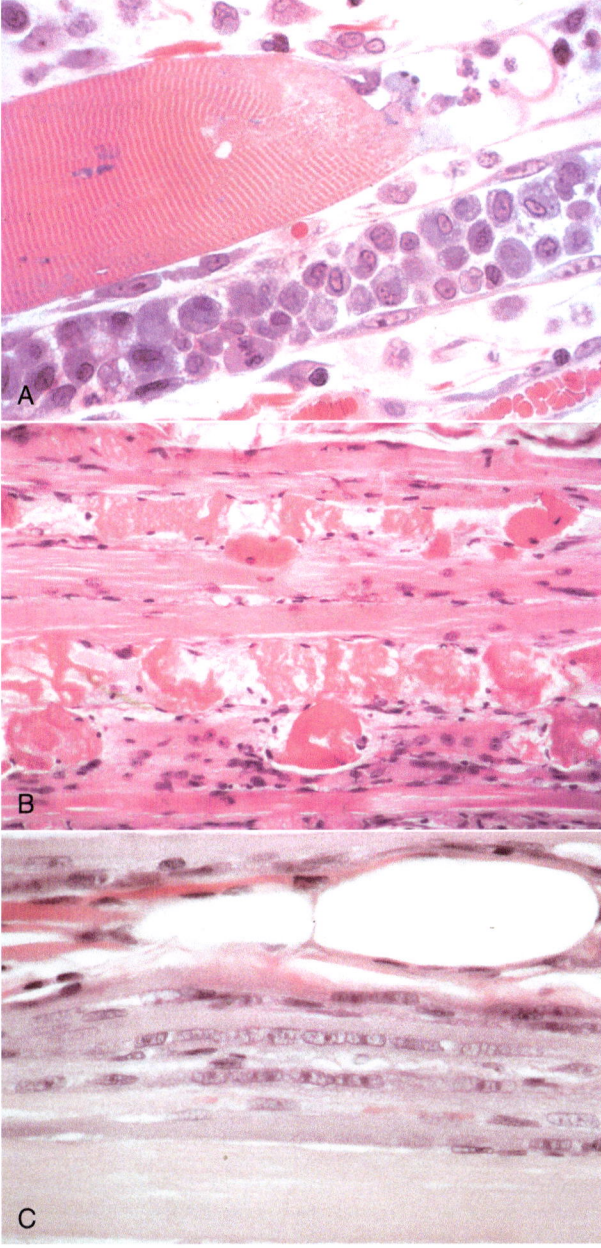

Figura 15-13 Necrose Segmentar e Regeneração. A, Necrose de coagulação segmentar monofásica, músculo esquelético, corte longitudinal de duas miofibras. Um segmento da fibra superior (*direita*) e todas as porções visíveis da fibra inferior sofreram necrose, e os macrófagos invadiram pela lâmina basal intacta e removeram os debris citoplasmáticos. As células satélites sobre a superfície interna da lâmina basal da fibra inferior estão ativadas, e uma (*canto inferior esquerdo*) está em mitose. Corte com espessura de 1 mícron embebido em plástico; Coloração por HE. **B,** Lesão polifásica, necrose de coagulação segmentar e regeneração de miofibras, músculo, corte longitudinal. Entre cada um dos focos de necrose de coagulação na miofibra inferior há um segmento de pequeno diâmetro de citoplasma fracamente eosinofílico sem estriações transversas, nas quais existe uma cadeia interna de núcleos eucromáticos. Este é um estágio tardio de regeneração. Fixação por formalina; Coloração por HE. **C,** Lesão monofásica, estágio tardio de regeneração, músculo esquelético, corte longitudinal. O segmento da miofibra em regeneração consiste de miotubos, que possuem pequenos diâmetros, com citoplasma ligeiramente basofílico e fileiras internas de grandes núcleos eucromáticos. Fixação por formalina; Coloração por HE. (**A** Cortesia do Dr. A. Kelly, University of Pennsylvania. **B** Cortesia do Dr. B.A. Valentine, College of Veterinary Medicine, Oregon State University. **C** Cortesia do Dr. B.J. Cooper, College of Veterinary Medicine, Oregon State University.)

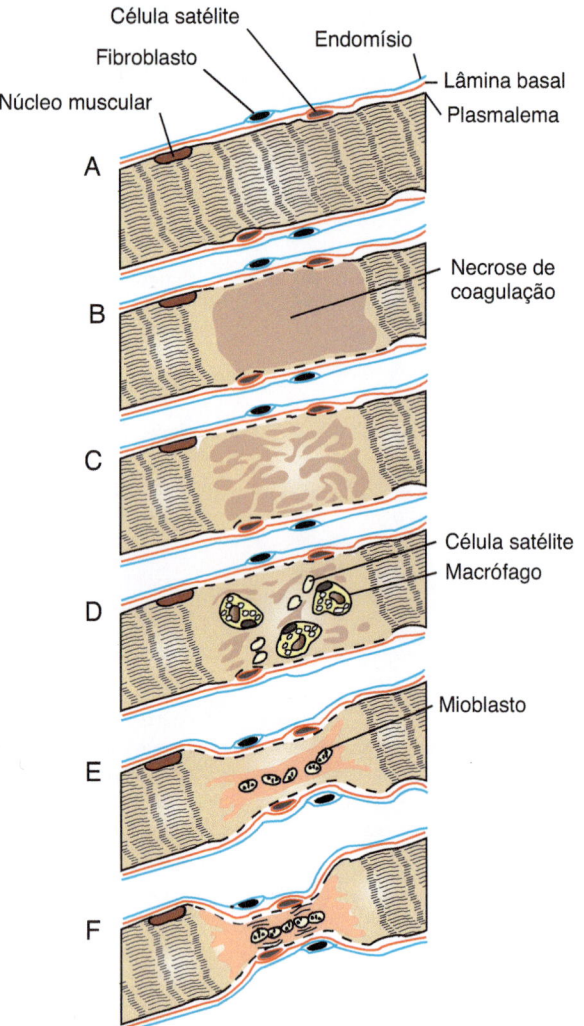

Célula satélite
Endomísio
Fibroblasto
Núcleo muscular
Lâmina basal
Plasmalema

A

B — Necrose de coagulação

C

D — Célula satélite / Macrófago

E — Mioblasto

F

Figura 15-14 **Necrose Segmentar e Regeneração de Miofibra. A,** Miofibra, corte longitudinal. **B,** Necrose de coagulação segmentar. **C,** O segmento necrótico da miofibra se tornou flocular e se destacou da porção adjacente viável da miofibra. As células satélites estão aumentando. **D,** O segmento necrótico da miofibra foi invadido por macrófagos, e as células satélites estão migrando para o centro. Estas últimas vão se transformar em mioblastos. O plasmalema do segmento necrótico desapareceu. **E,** Os mioblastos formaram um miotubo, que produziu o sarcoplasma. Este se estende para fora para encontrar as terminações viáveis da miofibra. A integridade da miofibra é mantida pelo tubo do sarcolema formado pela lâmina basal e endomísio. **F,** Miofibras em regeneração. Há uma redução no diâmetro da miofibra com o alinhamento central dos núcleos. Existe a formação inicial dos sarcômeros (estriações transversais), e o plasmalema foi formado novamente. Tais fibras estão coradas basofilicamente com HE. (Redesenhado com permissão do Dr. M.D. McGavin, College of Veterinary Medicine, University of Tennessee.)

miofibra. Se a lâmina basal está rompida, acredita-se que os miotubos são capazes de ligar espaços de 2 a 4 mm, e os maiores cicatrizam por fibrose (ver discussão posterior). O processo de regeneração da miofibra recapitula o desenvolvimento embriológico do músculo esquelético e está retratado esquematicamente na Fig. 15-14. Uma porcentagem de células satélites em divisão não se fundem com o miotubo em formação, mas, ao invés disso, tornam-se novas células satélites capazes de regeneração futura.

Em resumo, o sucesso da regeneração muscular depende da (1) presença de uma lâmina basal intacta e (2) da disponibilidade de células satélites viáveis. Os estágios da regeneração muscular bem--sucedida estão listados no Quadro 15-2 .

Quadro 15-2 **Estágios da Regeneração Muscular Sob Condições Ideais**

Os núcleos musculares desaparecem do segmento necrótico e o sarcoplasma se torna hialinizado (eosinofílico, amorfo e homogêneo), pela perda da estrutura miofibrilar normal (Fig. 15-15, *B*). A porção necrótica pode se separar da miofibra adjacente viável (Fig. 15-12, *B*; Fig. 15-14, *A* e *B*; Fig. 15-15, *C*).

Em 24 a 48 horas, os monócitos migram para os capilares, se tornam macrófagos, e entram na porção necrótica da miofibra (Fig. 15-13, *B*; Fig. 15-14, *A*; e Fig. 15-15, *D*). Simultaneamente, as células satélites, localizadas entre a lâmina basal e o sarcolema, começam a aumentar (Fig. 15-14, *A*; e Fig. 15-15, *C* e *D*), se tornam vesiculares com nucléolos proeminentes, e então passam por mitose para se transformarem em mioblastos.

Os mioblastos migram da periferia para o centro do tubo sarcolêmico, misturando-se aos macrófagos (Fig. 15-15, *D*).

Os macrófagos quebram e fagocitam os debris necróticos e formam um espaço claro no tubo sarcolemal, o formato e a integridade do tubo sarcolemal são mantidos pela lâmina basal (Fig. 15-14, *A*).

Os mioblastos se fundem uns aos outros para formar os miotubos, que são delgados, células musculares alongadas com uma fileira de núcleos centrais próximos. Os miotubos em desenvolvimento enviam processos citoplasmáticos em ambas as direções dentro do tubo sarcolemal (Fig. 15-15, *E*). Quando os processos entram em contato uns com os outros ou uma porção viável da fibra muscular original, eles se fundem. A fibra em regeneração é caracterizada por (1) basofilia como resultado do aumento do conteúdo de RNA; (2) núcleos internos, geralmente em fileiras, que se diferenciaram em mionúcleos; (3) uma perda de estriações; e (4) um diâmetro menor que o normal (Fig. 15-14, *B* e *C*, e Fig. 15-15, *F*).

A fibra cresce e se diferencia. Seu diâmetro aumenta, o sarcoplasma perde sua basofilia e aparecem estriações longitudinais e transversas, indicando a formação de sarcômeros.

Na maioria das espécies, em muitos dias, os núcleos musculares das fibras em regeneração se movem para suas posições normais na periferia da fibra, logo abaixo do sarcolema.

Assim as miofibras que sofrem necrose segmental, na qual a lâmina basal está preservada, como nas miopatias metabólicas, nutricionais e tóxicas, se regeneram com muito sucesso. Entretanto, quando grandes áreas de células satélites são mortas (p. ex. por calor, inflamação intensa ou infarto), a situação é muito diferente. Neste caso, não é possível um retorno ao estágio normal, e a cicatrização ocorre principalmente por fibrose.

Se o insulto ao músculo é suficiente para romper a lâmina basal da miofibra, mas não o suficiente para danificar as células satélites, as tentativas de regeneração são ineficazes. Uma vez que a lâmina basal não está intacta, não há nenhum tubo para guiar o mioblasto em proliferação para cada terminação. A proliferação dos mioblasto sob estas condições ocasiona a formação das assim chamadas células gigantes musculares (Fig. 15-15). Assim, a presença de células gigantes musculares indica que as condições para regeneração não foram ideais e que ocorrem após lesões destrutivas, como aquelas causadas por trauma de transecção de miofibras, infarto, e infecção bacteriana intramuscular ou injeção de irritantes. As células gigantes musculares são frequentemente acompanhadas por fibrose, que unirá as terminações das miofibras danificadas. Isso também ocorre no dano muscular por carcinomas invasivos ou esclerosantes metastáticos. As citocinas liberadas das fibras musculares danificadas contribuem para as vias de sinalização que iniciam a infiltração macrofágica e a regeneração, mas elas também contribuem para a ativação fibroblástica intersticial. O colágeno é inelástico, e assim grandes áreas de

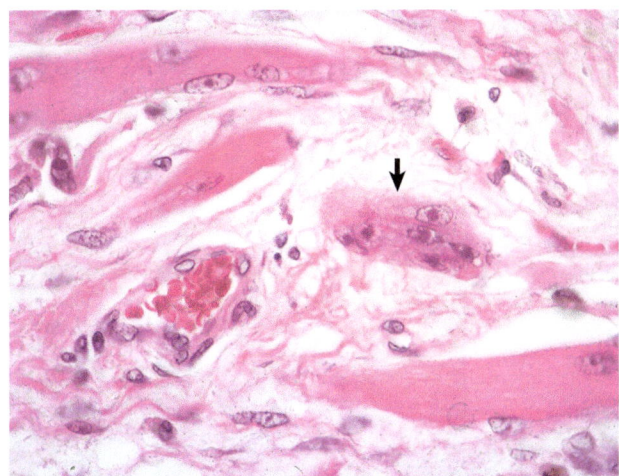

Figura 15-15 Regeneração Ineficaz. Células gigantes musculares grandes (*seta*), multinucleadas, bizarras, são indicativas de regeneração em uma área na qual a lâmina basal da miofibra foi danificada. Uma vez que a parede do "miotubo" da lâmina basal não está intacta, o sarcoplasma em regeneração exsuda através do defeito, e no corte transverso isso aparece como uma "célula gigante muscular". Fixação por formalina; Coloração por HE. (Cortesia do Dr. M.D. McGavin, College of Veterinary Medicine, University of Tennessee; e Noah's Arkive, College of Veterinary Medicine, The University of Georgia.)

fibrose inevitavelmente reduzem a habilidade de o músculo de contrair e alongar. A fibrose nos músculos locomotores frequentemente resulta em alteração evidente da marcha.

Uma vez que a necrose e a regeneração segmentais são um resultado tão comum para uma diversidade de insultos (p. ex. esforço excessivo, deficiência de selênio e injúria tóxica), frequentemente o diagnóstico histológico de necrose segmental não é útil para a determinação da causa da doença. A classificação patológica das lesões de acordo com a distribuição (p. ex. focal, multifocal, localmente extensiva e difusa) e duração (p. ex. aguda, subaguda e crônica), se provou extremamente útil na determinação de possíveis causas de necrose muscular segmental. A classificação patológica de miopatias degenerativas é aprimorada pelo uso dos termos *necrose monofásica* e *necrose polifásica*. As lesões monofásicas são de mesma duração, indicativas de um único insulto. As polifásicas indicam um processo degenerativo em andamento. Assim, uma lesão monofásica focal poderia ser o resultado de um único incidente traumático como em injeções intramusculares (Fig. 15-9, *B*). Uma lesão monofásica multifocal poderia representar um único episódio de exaustão por exercício evidente (miopatia do exercício) ou uma ingestão ocasional de uma toxina (p. ex. um cavalo comendo uma dose de monensina; Fig. 15-11, *B*, e 15-33, *B*). Entretanto, se o dano é repetido ou contínuo, como ocorre na distrofia muscular (Fig. 15-44), deficiência de selênio, ou ingestão contínua de uma toxina, então novas lesões (necrose segmental) se formarão no mesmo momento em que a regeneração está ocorrendo; em outras palavras, ela será uma doença multifocal e polifásica (Fig. 15-11, *B*). Usando esta abordagem, algumas vezes é possível descartar um diagnóstico (a distrofia muscular e a miopatia por deficiência de selênio são tipicamente polifásicas, por exemplo), porém esta não é uma regra invariável. Por exemplo, em um rebanho com concentrações limites de selênio, um estresse repentino pode causar a necrose monofásica.

O termo *rabdomiólise* é frequentemente utilizado, sobretudo na área clínica, e especialmente em associação a lesão muscular induzida por exercício (rabdomiólise do exercício) em seres humanos, cavalos e cães. Tecnicamente, *rabdomiólise* significa simplesmente necrose (lise) do músculo estriado. A rabdomiólise geralmente indica a presença de

uma miopatia degenerativa grave com um amplo grau de necrose de miofibra (Fig. 15-35). Em cavalos, o termo *rabdomiólise do exercício* se tornou bastante enraizado como uma entidade clínica na qual o sinal presente é a lesão muscular induzida por exercício. O termo *rabdomiólise do exercício recorrente* frequentemente é empregado em casos nos quais foram documentadas crises repetidas de dano muscular induzido por exercício.

Alteração no Tamanho da Miofibra

O diâmetro normal da miofibra variará, dependendo do tipo de fibra, do músculo avaliado, da espécie e da idade do animal. Em algumas espécies (p. ex. cavalo, gato, seres humanos), existem três populações distintas baseadas no diâmetro: fibras tipo 1 são as menores, as fibras do tipo 2B são as maiores e as fibras do tipo 2A são as de tamanho intermediário. As diferenças nos diâmetros são, em parte, um reflexo das necessidades oxidativas das fibras; o oxigênio se difunde mais rapidamente para o interior das fibras de pequeno diâmetro. No cão, todos os tipos de fibras são oxidativas, e o diâmetro do tipo de fibra é bem mais uniforme. Um histograma gerado a partir da análise morfométrica dos diâmetros das fibras revelará as características dos músculos individuais em várias espécies. Não surpreende que este tipo de informação detalhada está mais prontamente disponível para seres humanos do que para animais. Mesmo sem a análise morfométrica, entretanto, um patologista experiente em avaliação muscular geralmente pode determinar se há uma distribuição normal do tamanho da fibra (baseado no diâmetro da fibra na seção transversa) ou se existe um aumento na variação do tamanho da fibra. O achado de variação elevada no tamanho da fibra sugere que algo está errado, mas não indica a causa em si. A variação aumentada no tamanho da fibra pode ser resultante da atrofia da fibra, hipertrofia da fibra, ou ambas, e é considerada parte do espectro de alterações inclusas no termo *alteração miopática crônica* (Quadro 15-3).

Atrofia

O termo *atrofia* é utilizado para implicar tanto uma redução no volume do músculo como um todo quanto uma redução no diâmetro de uma miofibra. Nos estágios iniciais da atrofia, pode ser difícil ou impossível detectar a perda de massa muscular por observação macroscópica, e pode ser necessária a avaliação morfométrica do diâmetro da miofibra. Diversos processos fisiológicos celulares podem ser ativados para ocasionar a atrofia muscular. Estes incluem a indução da ação lisossômica para resultar em autofagia dos componentes citoplasmáticos, apoptose (morte celular programada), e a ativação da maquinaria ubiquitina-proteossomo citoplasmática. A ativação lisossomal é proeminente na atrofia de desnervação e é a base para a reação positiva das fibras denervadas em preparações de fosfatase alcalina e esterase inespecífica. As causas de atrofia da fibra muscular incluem processos fisiológicos e metabólicos, e denervação. Na maioria dos casos, a atrofia muscular é reversível desde que a causa seja corrigida. O tipo de fibra que sofre atrofia varia, dependendo da causa; portanto, a classificação de tipo de fibra geralmente é importante para um diagnóstico definitivo. É interessante notar que as fibras tipo 2 têm mais chances de atrofiar sob uma variedade de

Quadro 15-3	**Achados Associados a Alteração Miopática Crônica**
Variação excessiva do tamanho da fibra (diâmetro)	Outras alterações da arquitetura celular
Núcleos internos	Fibrose
Divisão da fibra	Infiltração gordurosa

Quadro 15-4	Tipos de Fibras Afetadas em Diferentes Tipos de Atrofia Muscular

Desnervação: Fibras tipo 1 e tipo 2; reinervação resulta em padrões alterados do tipo de fibra (agrupamento por tipo de fibra)
Desuso: Predominantemente fibras de tipo 2; podem variar, dependendo da espécie e causa
Doença endócrina: Predominantemente fibras de tipo 2; associada a hipotireoidismo e hipercortisolismo
Desnutrição, caquexia e senilidade: Predominantemente fibras de tipo 2
Miopatia congênita: Geralmente com predominância de fibras de tipo 1

circunstâncias (Quadro 15-4). As moléculas sinalizadoras envolvidas na atrofia muscular incluem o fator de necrose tumoral-α (TNF-α) e interleucinas (IL)-1 e IL-6.

Atrofia Muscular Fisiológica. A redução no diâmetro da fibra e, portanto, na massa muscular como um todo é uma resposta fisiológica à falta de uso (atrofia de desuso), caquexia e envelhecimento. As fibras de tipo 2 são preferencialmente afetadas. A atrofia por desuso ocorre de modo relativamente devagar, e somente em músculos que não passam por contração normal, como é causado por claudicação grave ou em músculos de um membro que está fissurado ou imobilizado em uma tala. O grau da atrofia por desuso será variável, mas tipicamente não é tão severo quanto a atrofia de caquexia ou desnervação (discussão posterior). A atrofia difusa frequentemente é assimétrica. A atrofia muscular causada por caquexia pode ser profunda, especialmente em casos de caquexia por câncer, nos quais os níveis circulantes elevados de TNF alteram o metabolismo muscular, favorecendo os processos catabólicos ao invés dos anabólicos. A caquexia também se desenvolve relativamente devagar, e causa atrofia muscular simétrica. Inanição, desnutrição, neoplasia e doenças renais crônicas renais e cardíacas são causas possíveis de caquexia.

Atrofia Causada por Doença Endócrina. A atrofia preferencial de fibras do tipo 2 que causa atrofia muscular simétrica também ocorre em decorrência de várias desordens endócrinas. As mais comuns são o hipotireoidismo e o hipercortisolismo em cães. Os cavalos idosos com disfunção pituitária ou tumores (levando à síndrome de Cushing de equinos), geralmente desenvolvem atrofia de fibras do tipo 2. As miofibras contêm uma elevada concentração de receptores de superfície para diversos hormônios, e a atrofia causada pela doença endócrina reflete na relação próxima entre os sistemas endócrino e muscular.

Atrofia por Desnervação. A atrofia por desnervação, também conhecida pelo termo equivocado *atrofia neurogênica*, não é incomum na medicina veterinária. A manutenção do diâmetro normal da miofibra depende de fatores tróficos gerados por um nervo intacto associado. A perda da entrada neural resulta na rápida atrofia muscular, e mais da metade da massa muscular de um músculo completamente desnervado pode ser perdida em poucas semanas. Este efeito trófico não depende da atividade contrátil, pois a atrofia por desnervação não é uma característica de disfunção da junção neuromuscular, como o botulismo e a miastenia grave. Nestas desordens, existe uma falha na transmissão neuromuscular, que do nervo ao músculo está intacta; portanto, tecnicamente, o músculo ainda está inervado. Neuropatias ou neuronopatias generalizadas, como a doença do neurônio motor dos equinos, resultam na atrofia muscular simétrica e disseminada. Mais comumente, entretanto, está presente somente o dano nervoso selecionado, resultando na atrofia assimétrica do músculo. Um exemplo é a hemiplegia laríngea equina

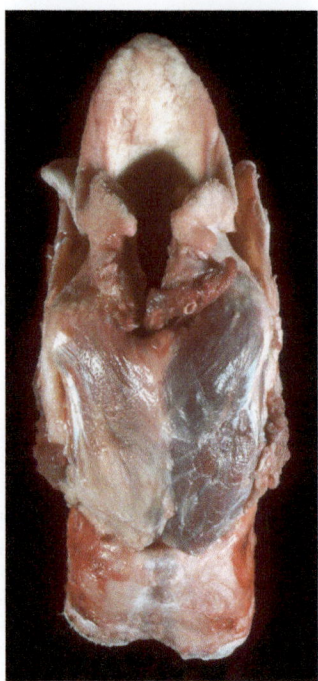

Figura 15-16 Atrofia Muscular por Desnervação, Músculo Cricoaritenoide Dorsal Esquerdo, Laringe, Superfície Dorsal, Cavalo. Observar a atrofia unilateral (*lado esquerdo*) e coloração cinza-pálido a esbranquiçada do músculo. Este cavalo teve uma neuropatia periférica, que ocasionou a hemiplegia laríngea. (Cortesia do Dr. J.F. Zachary, College of Veterinary Medicine, University of Illinois.)

(ronco) secundária ao dano do nervo laríngeo recorrente esquerdo (Fig. 15-16). Observar que desordens puramente desmielinizadoras dos nervos periféricos podem causar disfunção neuromuscular profunda, porém os axônios ainda estão intactos. As miofibras associadas não estão tecnicamente desnervadas e, consequentemente, não sofrem atrofia por desnervação.

Após a desnervação, progressivamente os diâmetros das fibras vão diminuindo conforme as miofibrilas periféricas se desintegram. Se uma fibra atrófica está cercada por fibras normais, ela será pressionada em um formato angular, chamado de fibra angular atrófica. As fibras angulares atrofiadas da atrofia por degeneração ocorrem frequentemente ou isoladas ou em pequenos grupos contíguos (atrofia de pequenos grupos) (Fig. 15-17, A). Em condições desnervantes mais graves, nas quais muitas fibras dentro dos fascículos musculares estão sofrendo atrofia por desnervação, não existem fibras normais para causar a compressão e angularidade, e as fibras afetadas ocorrem como grandes grupos de fibras redondas, de diâmetro pequeno (atrofia de grandes grupos; Fig. 15-17, B). Embora as miofibrilas desapareçam rapidamente, não ocorre o mesmo com os núcleos musculares e, portanto, a atrofia por desnervação está frequentemente associada à concentração elevada de mionúcleos. A quebra do glicogênio na miofibra é uma alteração inicial na atrofia por desnervação, e, consequentemente, as fibras desnervadas se coram fracamente ou não se coram com a reação com APS.

Pode haver uma suspeita de atrofia por desnervação no diagnóstico histológico, baseada nas características dos músculos no processamento de rotina, porém, os tipos de fibras são detectados de forma mais confiável com histoquímica ou imuno-histoquímica. A perda de uma fibra nervosa para um músculo ocasiona a atrofia de todas as miofibras inervadas por aquele nervo. Devido ao entrelaçamento das unidades motoras formando um padrão de mosaico entre os tipos de fibras, as miofibras com atrofia por desnervação estão dispersas em uma secção do músculo. Uma vez que o neurônio motor determina o

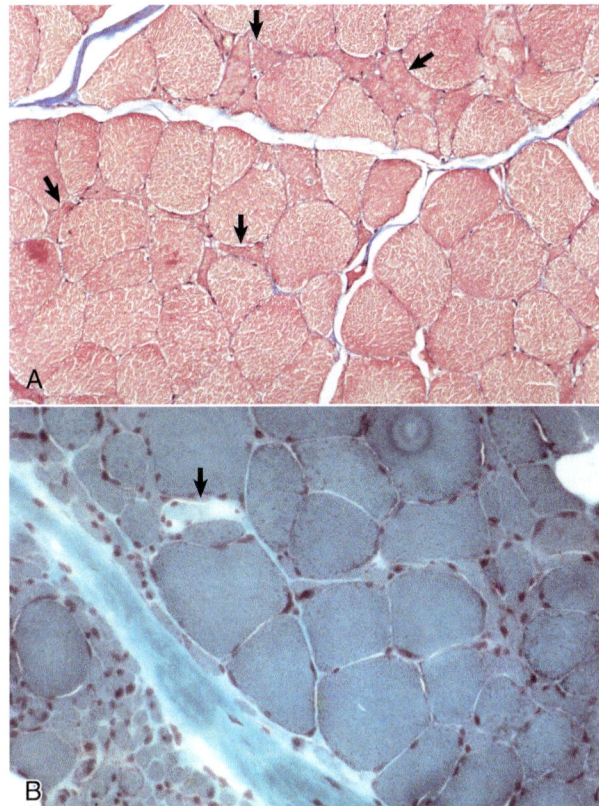

Figura 15-17 Atrofia por Desnervação, Cortes Transversos. Ambos os cortes são de cavalos com doença do neurônio motor de equinos. **A,** Na desnervação relativamente leve, as fibras angulares e acentuadamente atrofiadas formam pequenos agrupamentos contíguos indicativos de atrofia de pequeno grupo (*setas*). Fixação por formalina, coloração de tricrômio de Masson. **B,** Na desnervação grave, fascículos inteiros das fibras sofrem atrofia arredondada característica de atrofia de grande grupo (*canto inferior esquerdo*). Também estão presentes a atrofia de pequeno grupo e hipertrofia da fibra mista. Uma única fibra de cor pálida (*seta*) está passando por necrose aguda. Também há fibrose discreta de endomísio e perimísio e infiltração gordurosa discreta (*vacúolos vazios nos cantos superior direito e inferior esquerdo*). Corte congelado, coloração de tricrômio de Gomori modificado. (Cortesia do Dr. B.A. Valentine, College of Veterinary Medicine, Oregon State University.)

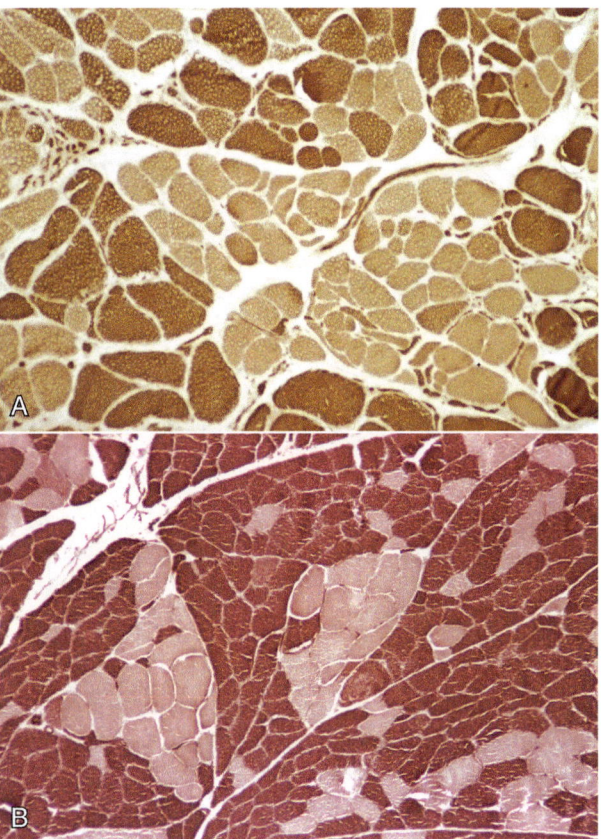

Figura 15-18 Atrofia por Desnervação e Reinervação, Músculo Esquelético, Cortes Transversos. A, Tipagem de fibra revela atrofia angular de ambos os tipos de fibras, 1 (*claro*) e 2 (*escuro*), característico de atrofia por desnervação. Neste caso, também há uma perda do padrão de mosaico normal dos tipos de fibras, com grupos de fibras do tipo 1 e tipo 2 indicativos de reinervação. Este corte é de um cavalo com hemiplegia laríngea. Corte congelado, ATPase pH 10,0. **B,** Agrupamento por tipo de fibra em um cão, indicativo de desnervação e reinervação secundária à terapia com corticosteroides. Também há uma perda do padrão de mosaico normal dos tipos de fibra, com agrupamento das fibras do tipo 1 (*claro*) e tipo 2 (*escuro*). A ausência das fibras angulares atrofiadas indica que a desnervação ativa não está ocorrendo neste momento. Corte congelado, ATPase pH 9,8. (**A** Cortesia do Dr. B.A. Valentine, College of Veterinary Medicine, Oregon State University. **B** Cortesia do Dr. M.D. McGavin, College of Veterinary Medicine, University of Tennessee.)

tipo histoquímico da fibra e as doenças por desnervação geralmente envolvem os neurônios ou nervos do tipo 1 e 2, a atrofia das miofibras de ambos os tipos, 1 e 2, nos fascículos musculares é a característica principal da atrofia por desnervação (Fig. 15-18, A).

Na atrofia por desnervação, a avaliação histológica de nervos intramusculares é justificada, pois poderá revelar a degeneração axonal ou a perda das fibras mielinizadas. A coloração de tricrômio de Masson pode ser útil neste caso, pois ela irá diferenciar a mielina (vermelho) do colágeno (azul). Se o dano ao nervo não incapacita o animal e o músculo ainda pode ser utilizado (p. ex. na locomoção), há uma hipertrofia evidente das miofibras inervadas remanescentes, devido ao aumento da carga de trabalho. Frequentemente, as fibras hipertrofiadas na desnervação crônica são do tipo 1. Mesmo sem o tipo da fibra, um padrão de atrofia de pequenos ou grandes grupos (Fig. 15-17, A), especialmente se associada à hipertrofia evidente da fibra (Fig. 15-17, B), é fortemente sugestivo de atrofia por desnervação. O diagnóstico de dano em um nervo periférico associado é definitivo.

Sob muitas circunstâncias, as fibras musculares desnervadas podem ser reinervadas por germinação subterminal de axônios de nervos adjacentes normais. A reinervação resulta em um retorno do diâmetro normal da miofibra, mas frequentemente a reinervação ocorre a partir dos brotos de um tipo de nervo diferente. Uma vez que o tipo de fibra

muscular é uma função do neurônio motor, a miofibra recentemente inervada se torna a do tipo de fibra determinada por aquele neurônio. Este processo resulta em uma perda do arranjo normal de miofibras do tipo 1 e 2, e a formação de grupos do mesmo tipo de fibra uma adjacente à outra, chamado de *agrupamento por tipo de fibra* (Fig. 15-18). Assim, o agrupamento por tipo de fibra é uma característica da desnervação seguida por reinervação. O que parece ser o agrupamento por tipo de fibra também pode ocorrer devido à conversão do tipo de fibra (mais frequentemente para fibras do tipo 1) com condições miopáticas crônicas. A avaliação cautelosa da estrutura e função dos nervos periféricos ajuda a diferenciar as alterações neuropáticas das miopáticas. Se as fibras reinervadas anteriormente são desnervadas novamente, o padrão inclui grandes grupos de fibras atrofiadas de um único tipo de fibra, um processo conhecido como *atrofia de grupo de tipo específico*. A atrofia de grupo de tipo específico é bem mais comum em animais que em seres humanos. O agrupamento por tipo de fibra e a atrofia de grupo de tipo específico podem ser detectados somente por métodos que diferenciem os tipos de fibras. As alterações que ocorrem como resultado de desnervação e reinervação estão ilustradas na Fig. 15-19.

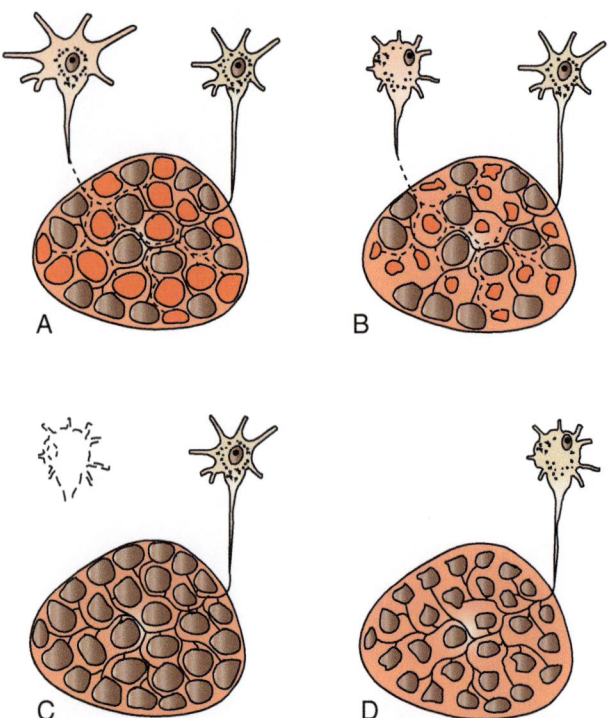

Figura 15-19 Unidades Motoras Passando por Desnervação e Reinervação. A, Ramos do axônio terminal inervam múltiplas miofibras, e o tipo de miofibra é determinado pela atividade elétrica do tipo de neurônio que inerva a miofibra. Normalmente os axônios terminais de unidades motoras estão intercalados, e os tipos de miofibras coradas de modo diferente formam um padrão de mosaico. **B,** Se um neurônio (ou axônio) é danificado, o axônio sofrerá degeneração walleriana, e as miofibras naquela unidade motora sofrerão atrofia por desnervação. É ilustrada aqui a atrofia de pequeno grupo. **C,** Brotos axonais de um neurônio saudável podem reinervar fibras afetadas e gerar a restauração de seus diâmetros normais. As miofibras assumirão o tipo de fibra da nova unidade motora, que frequentemente causa a conversão do tipo de fibra, resultando no agrupamento por tipo de fibra. **D,** Se o dano neuronal (ou axonal) é progressivo, pode ocorrer a atrofia por desnervação de grandes grupos de fibras de um único tipo, conhecida como atrofia de grupo de tipo específico. Este tipo de atrofia é menos comum em animais que em seres humanos. (Redesenhado com permissão do Dr. B.A. Valentine, College of Veterinary Medicine, Oregon State University.)

Atrofia Causada por Miopatia Congênita. A miopatia congênita em crianças está frequentemente associada à atrofia seletiva de fibra tipo 1. Este achado é menos comum em miopatias congênitas identificadas até o momento em animais. A atrofia seletiva do tipo 1 é, entretanto, uma característica de miopatia nemalínica em felinos, um modelo animal de miopatia nemalínica congênita em crianças.

Hipertrofia

As miofibras aumentam de diâmetro pela adição de miofilamentos. A hipertrofia fisiológica é o processo normal de aumento da miofibra que ocorre no condicionamento físico. A hipertrofia compensatória ocorre sob condições patológicas que (1) reduzem o número de miofibras funcionais e, consequentemente, aumentam a carga sobre as fibras restantes, ou (2) interferem nos processos metabólicos celulares normais ou em outros processos fisiológicos. A hipertrofia compensatória das miofibras é, portanto, considerada uma resposta relativamente inespecífica a uma variedade de insultos. As fibras que passam por hipertrofia compensatória podem aumentar mais de 100 μm de diâmetro (o normal é aproximadamente inferior a 60 a 70 μm). A hipertrofia da fibra frequentemente acompanha a atrofia da fibra, o que contribui para aumentar a variação do tamanho da fibra em diversas condições miopáticas e neuropáticas.

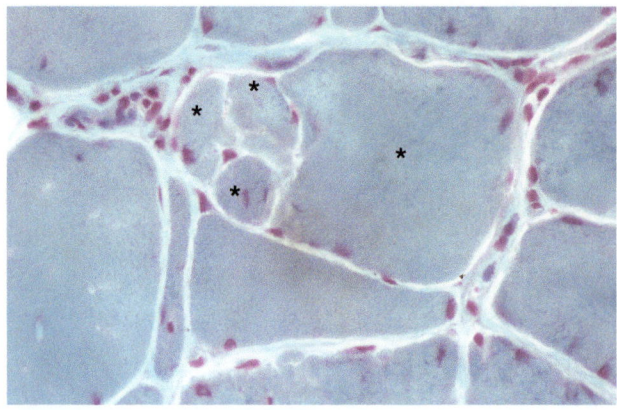

Figura 15-20 Divisão da Fibra de Miofibras Hipertrofiadas, Miopatia Nemalina, Músculo Esquelético, Corte Transverso, Gato. Invaginação sarcolemal das miofibras ocasionou múltiplas divisões com a formação de quatro miofibras *(asteriscos)*; entretanto, todas as miofibras são contidas por uma lâmina basal. Corte congelado, coloração de tricrômio de Gomori modificado. (Cortesia do Dr. B.A. Valentine, College of Veterinary Medicine, Oregon State University.)

A hipertrofia compensatória pode ocorrer devido a uma redução no número de miofibras funcionais. Assim, em um músculo parcialmente desnervado, as fibras inervadas remanescentes hipertrofiam (Fig. 15-17, *B*), presumivelmente como resultado do aumento da carga de trabalho. Sob o aspecto patológico, as fibras hipertrofiadas possuem uma difusão de oxigênio menor dos capilares intersticiais para as porções internas da miofibra, devido ao aumento da distância dos capilares para as porções internas das miofibras, o que pode gerar o dano da miofibra. Também é possível a sobrecarga mecânica das fibras do músculo hipertrofiado. Por exemplo, a sobrecarga das fibras hipertrofiadas pode ocasionar a necrose segmentar das fibras hipertrofiadas (Fig. 15-17, *B*), ou as fibras podem passar por divisão longitudinal para gerar uma ou mais "fibras" de pequeno diâmetro, todas contidas na mesma lâmina basal (Fig. 15-20). As secções seriadas de regiões da fibra em divisão geralmente revelam que as divisões não se estendem a todo o comprimento da miofibra. A divisão da fibra é considerada uma forma de alteração da arquitetura celular (ver discussão posterior). O fator de crescimento semelhante à insulina do tipo 1 (IGF-1) é um sinal molecular importante envolvido na hipertrofia do músculo esquelético. A inativação genética do gene regulatório miostatina resulta na hipertrofia muscular causada por um aumento no número de miofibras.

Alterações na Arquitetura Celular

Além da divisão da fibra, pode ocorrer uma variedade de outras alterações na arquitetura celular nas miofibras. Algumas são degenerativas, resultantes de um insulto que danifica a miofibra, mas que não provoca a necrose da miofibra. Outras refletem alterações ultraestruturais subjacentes que podem ser de natureza patológica ou compensatória. O significado funcional de muitas alterações citoarquitetônicas de miofibra é desconhecida.

Alteração Vacuolar

A alteração vacuolar é uma alteração citoplasmática comum. Em secções embebidas em parafina e fixadas em formalina ou em qualquer amostra sujeita ao manuseio ideal, a alteração vacuolar verdadeira pode ser muito difícil de diferenciar de artefatos. Os vacúolos podem ser a manifestação inicial de processos que resultam em necrose, podem refletir a dilatação sarcotubular subjacente como ocorre em muitas condições miotônicas (ver discussão posterior), e podem ser causados por armazenamento anormal de carboidratos ou lipídeos, ou eles podem refletir anomalias miofibrilares subjacente. É frequente a necessidade de estudos adicionais para determinar a natureza dos

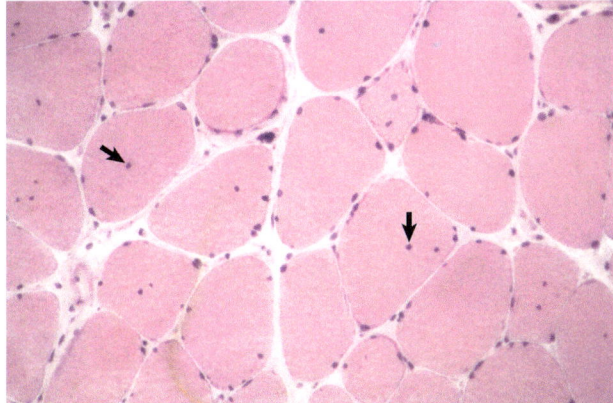

Figura 15-21 Alteração Miopática Crônica, Músculo Tríceps Medial, Cavalo. A variação no diâmetro da miofibra e a presença de um ou mais núcleos internos na maioria das miofibras (*setas*) são indicativos de uma alteração miopática crônica. Corte congelado; Coloração por HE. (Cortesia do Dr. B.A. Valentine, College of Veterinary Medicine, Oregon State University.)

vacúolos. O termo *miopatia vacuolar* geralmente é aplicado no caso de doenças graves de armazenamento de glicogênio.

Núcleos Internos

Os mionúcleos de miofibras maduras em animais domésticos normalmente se localizam perifericamente, logo abaixo do sarcolema. Os núcleos localizados a um diâmetro nuclear ou mais do sarcolema, são conhecidos como *núcleos internos*. (OBSERVAÇÃO: O termo *núcleos centrais*, utilizado anteriormente, é considerado incorreto, pois poucos núcleos posicionados de modo anormal estão localizados exatamente no centro.) Os núcleos internos são raros no músculo normal de mamíferos, porém uma pequena porcentagem pode ser encontrada normalmente em aves e répteis. Linhas de núcleos internos em miofibras discretamente basofílicas, de pequeno diâmetro, são características do estágio miotubular da regeneração (Fig. 15-13, B e C). Na maioria das espécies, os mionúcleos voltam a localização periférica normal no início da regeneração, dentro de dias da formação do miotubo. Os roedores são uma exceção. Nos roedores, os núcleos internos ficam retidos após a regeneração, que, nestas espécies, fornecem um marcador útil para a identificação de fibras que sofreram necrose e regeneração. Em outras espécies de mamíferos, a presença de núcleos internos em fibras normais ou hipertrofiadas é um achado inespecífico indicativo de alteração miopática crônica (Fig. 15-21, Quadro-15-3). Em fibras hipertrofiadas, a migração de mionúcleos à porção interna da miofibra pode anteceder a invaginação do sarcolema que cria a divisão longitudinal da fibra.

Fibras Espiraladas e Circulares

Os rearranjos da arquitetura celular que geram as fibras espiraladas e circulares são melhor observadas em secções transversais. As fibras espiraladas contêm espirais de citoplasma com núcleos localizados internamente. As fibras espiraladas podem ser observadas em regiões de desnervação crônica, e também em áreas nas quais ocorreu a necrose da miofibra com regeneração incompleta. As fibras circulares (também conhecidas como *anelares*) contêm uma margem de sarcômeros periférica orientada perpendicularmente à sua orientação normal, resultando em estriações periféricas radiais. As fibras circulares são visíveis em muitas colorações, em secções congeladas e processadas na rotina. Em ambas as seções, congeladas ou de rotina, elas são melhor visualizadas se coradas com APS (Fig. 15-22, A) ou hematoxilina ferrosa. Em seres humanos, as fibras circulares são comuns em uma forma específica de distrofia muscular hereditária conhecida como *distrofia miotônica*, mas elas também são observadas em outras condições

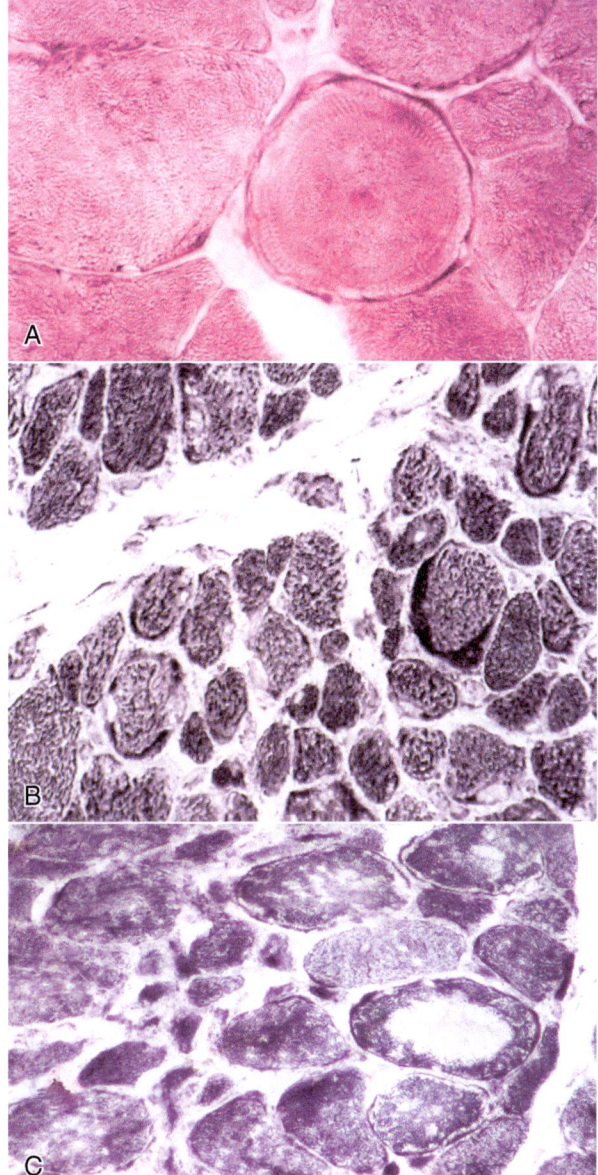

Figura 15-22 Alterações da Arquitetura Celular, Músculo Esquelético, Secções Transversas. A, Fibra circular, músculo extensor radial do carpo, cavalo. Uma fibra circular (*centro direito*) é caracterizada por uma margem periférica de sarcômeros, arranjados de modo circunferencial ao redor de uma miofibra e com seus comprimentos em ângulos retos em relação ao eixo longo da miofibra. Corte congelado, reação de APS. **B,** Distribuição mitocondrial irregular com agregados periféricos de mitocôndrias coradas em azul, miopatia centronuclear do Labrador, músculo temporal, cão. Corte congelado, reação NADH. **C,** Irregularidade da distribuição mitocondrial (*coradas em azul*) e fibras em saca-bocados, polineuropatia, cão. Fibras contendo zonas pálidas são características de fibras em saca-bocados. Corte congelado, reação da NADH. (Cortesia do Dr. B.A. Valentine, College of Veterinary Medicine, Oregon State University.)

miopáticas e neuropáticas e, portanto, não são específicas para distrofia miotônica. De modo similar, não existe distúrbio em animais no qual as fibras circulares sejam específicas, e essas fibras podem ser observadas em uma diversidade de condições miopáticas e neuropáticas, como na distrofia muscular congênita ovina. A presença de fibras circulares pode ser considerada somente como uma alteração miopática crônica. Por exemplo, numerosas fibras circulares foram encontradas no músculo do membro de suporte de peso contralateral de um cavalo com uma claudicação sem sustentação de peso por muito tempo.

Outras Alterações na Arquitetura Celular

Muitas outras alterações na arquitetura celular refletem mudanças na densidade ou integridade mitocondrial e são melhor visualizadas em avaliações de secções congeladas, nas quais a mitocôndria pode ser visualizada, ou em avaliação ultraestrutural. A presença de agregados periféricos de mitocôndrias, que se coram em vermelho na coloração de tricrômio de Gomori modificado, formam a base das fibras "vermelhas rotas". As fibras vermelhas rotas são uma referência de miopatia mitocondrial em seres humanos. Entretanto, em animais, as fibras vermelhas rotas são comuns em diversas condições miopáticas, e também ocorrem no músculo normal do cão e do cavalo. As anomalias mitocondriais também são detectadas por reações de enzima oxidativa como NADH (Fig. 15-22, B e C) e SDH em secções congeladas. Os bastões de nemalina, formados pela expansão do material da linha Z, se coram em roxo a vermelho na coloração de tricrômio de Gomori modificado em secções congeladas. Esses bastões também podem ser observados em animais com outras condições miopáticas. As fibras em saca-bocados contêm múltiplas zonas pálidas devido à perda de atividade das enzimas oxidativas mitocondriais em secções congeladas, e ocorrem em desordens desnervantes e em condições miopáticas (Fig. 15-22, C). As massas sarcoplasmáticas são zonas de coloração pálida geralmente na periferia de miofibras, sendo ocasionalmente centrais. Elas podem ser observadas em secções do músculo coradas por HE e aparecem como áreas azuis claras com algumas ou nenhuma miofibrila. No aspecto ultraestrutural, frequentemente possuem microfilamentos desarranjados com ou sem mitocôndrias degeneradas. Outras alterações menos comuns encontradas no músculo de animais são núcleos centrais pálidos com manchas mitocondriais, agregados tubulares compostos de membranas sarcotubulares, e fibras-alvo nas quais as reações de enzima oxidativa mitocondriais revelam zonas centrais claras cercadas por uma borda delgada de citoplasma altamente reativo. Outras alterações do músculo de animais, encontradas com menor frequência em secções coradas por HE, são os núcleos centrais pálidos. Conforme demonstrado nas secções coradas por reação de enzima oxidativa mitocondrial (p. ex. SDH), essas são de três tipos: (1) núcleos ricos em mitocôndrias e semelhantes às massas sarcoplasmáticas periféricas descritas anteriormente, (2) fibras alvo assim designadas devido a um centro pálido cercado por uma margem de mitocôndrias coradas de modo denso, e (3) agregados de membranas sarcotubulares que não se coram com colorações para mitocôndria.

Alteração Miopática Crônica

A avaliação do músculo esquelético anormal frequentemente revela alteração miopática, que inclui alterações no diâmetro da miofibra, alterações na arquitetura celular, fibrose intersticial e infiltração gordurosa (Quadro 15-3). A alteração miopática crônica acompanha uma variedade de condições miopáticas e neuropáticas. Em casos particularmente graves, pode não ser identificada uma causa definitiva. A inflamação crônica ou desnervação e a miopatia degenerativa crônica, resultando em crises de mionecrose e regeneração repetidas, frequentemente causam fibrose difusa de endomísio e perimísio (Fig. 15-17, B, e 15-47, B). A infiltração intersticial do músculo por adipócitos maduros é menos comum que a fibrose, e ocorre mais comumente no músculo com desnervação crônica (Fig. 15-17, B), particularmente no músculo neonato que não possui inervação apropriada (Fig. 15-23). A infiltração gordurosa também pode ocorrer por miopatia degenerativa crônica grave. Um músculo que passa por desnervação ou dano crônico, que desenvolve fibrose profunda e/ou infiltração gordurosa, pode estar macroscopicamente aumentado, apesar da atrofia ou perda de miofibras — uma condição conhecida como *pseudo-hipertrofia* (Fig. 15-9, D).

Envelhecimento

Alterações no músculo esquelético relacionadas com idade são bem documentadas em seres humanos, porém bem menos registradas em

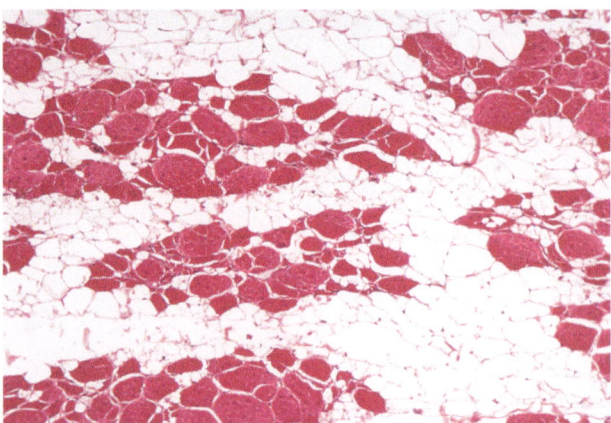

Figura 15-23 **Lipomatose (Esteatose), Bezerro.** Miócitos perdidos foram substituídos por adipócitos maduros (*áreas claras [não coradas]*). Ilhas de miofibras remanescentes têm grupos de fibras angulares atrofiadas misturadas às fibras hipertrofiadas, sugestivo de atrofia por desnervação. Fixação por formalina; Coloração por HE. (Cortesia do Dr. M.D. McGavin, College of Veterinary Medicine, University of Tennessee.)

Quadro 15-5	Portas de Entrada e Vias de Disseminação para o Sistema Muscular

DIRETA
Lesões penetrantes
Injeções intramusculares
Fratura óssea que causa trauma ao músculo adjacente
Pressão externa que causa lesão por esmagamento

HEMATÓGENA
Patógenos carreados pelo sangue, toxinas, autoanticorpos e complexos imunes
Linfócitos citotóxicos que causam danos imunomediados
Outras células inflamatórias

animais domésticos. O termo *sarcopenia* se refere à redução generalizada da massa muscular, força e função relacionadas com o envelhecimento, na ausência de doença subjacente. Por outro lado, a *caquexia* é a atrofia muscular generalizada causada por doença subjacente ou desnutrição. Alterações na função mitocondrial e a desnervação progressiva estão implicadas como possíveis causas de sarcopenia em seres humanos idosos. Animais velhos frequentemente exibem atrofia muscular leve a acentuada. Com frequência se desconhece o grau ao qual esta atrofia em animais está mais relacionada com as alterações da idade do que à disfunção crônica subjacente de órgãos (p. ex. insuficiência renal, doença cardíaca e neoplasia). A sarcopenia ou a caquexia podem ocorrer simultaneamente em animais e pessoas idosas. Bovinos mais velhos podem acumular lipofuscina no músculo esquelético, o que pode causar uma coloração castanho-bronzeada, porém não há significado clínico evidente para esta alteração.

Portas de Entrada/Vias de Disseminação

As portas de entrada e vias de disseminação estão resumidas no Quadro 15-5. A lesão muscular pode ser secundária ao trauma ou à infeção. Os músculos mais superficiais podem ser danificados por lesões penetrantes, incluindo aquelas criadas por injeções intramusculares (Fig. 15-24; Fig. 15-9, B), o que também pode permitir a entrada de agentes infecciosos. Os músculos com localização mais profunda frequentemente sofrem lesão após fratura óssea. Lesões por esmagamento proveniente de forças externas podem causar dano muscular extenso e a tensão excessiva pode causar o dilaceramento muscular.

Quadro 15-6	Outras Causas de Disfunção Muscular

FISIOLÓGICAS
Tensão muscular excessiva que causa a ruptura muscular
Danos às miofibras induzidos por exercícios
Perda da inervação
Perda do suprimento sanguíneo
Anormalidades endócrinas e eletrolíticas

GENÉTICAS
Falhas congênitas do metabolismo
Defeitos genéticos de componentes estruturais da miofibra
Defeitos do desenvolvimento

NUTRICIONAIS/TÓXICAS
Deficiência de selênio e/ou vitamina E
Plantas ou produtos tóxicos de plantas
Aditivos alimentares (ionóforos)
Outras toxinas (p. ex. alguns venenos de cobras)

Quadro 15-7	Mecanismos de Defesa e Sistemas de Barreiras do Músculo Esquelético

PELE, SUBCUTÂNEO E FÁSCIA
Formam barreiras estruturais para proteção contra lesão externa

VASCULATURA
Circulação colateral para proteção contra isquemia
Recrutamento de monócitos que se transformam em macrófagos teciduais
Recrutamento de neutrófilos e outras células inflamatórias
Endotélio capilar resistente à metástase tumoral

RESPOSTAS IMUNOLÓGICAS
Respostas da imunidade humoral e celular inatas

OUTROS
Concentrações adequadas de antioxidante tecidual
Adaptação fisiológica (p. ex. hipertrofia, alteração do tipo de fibra)
Capacidade regenerativa das miofibras

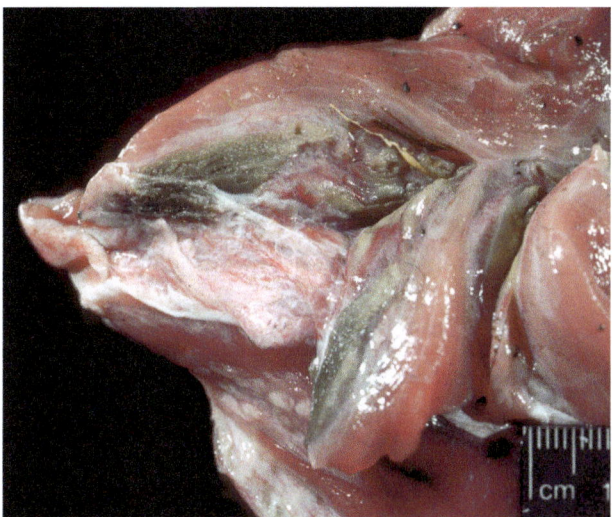

Figura 15-24 Inflamação e Necrose de Miofibra, Local de Injeção, Músculos, Coxa Lateral, Vaca. Músculos necróticos foram corados em verde pelo material injetado, que se disseminou distalmente abaixo do plano fascial entre os dois músculos a partir do local original de injeção (*topo direito*). (Cortesia do Dr. M.D. McGavin, College of Veterinary Medicine, University of Tennessee.)

Os músculos são dotados de uma extensa rede vascular que pode permitir a entrada de patógenos provenientes da circulação sanguínea, complexos imunes, anticorpos, toxinas e células inflamatórias.

Outras vias nas quais o músculo pode se tornar disfuncional estão resumidas no Quadro 15-6. Algumas desordens musculares são determinadas geneticamente. A disfunção hereditária ou adquirida de neurônios ou nervos motores causam lesão muscular na forma de atrofia. Toxinas ou o status endócrino ou eletrolítico alterado podem afetar o músculo, e o dano fisiológico pode ser causado por exercício exaustivo ou exagerado.

Mecanismos de Defesa/Sistemas de Barreira

Os mecanismos de defesa e os sistemas de barreiras estão listados no Quadro 15-7 . A fáscia circundante espessa (epimísio) de muitos músculos oferece certa proteção contra lesões penetrantes e da extensão de infecção adjacente. Porém, esta fáscia também pode contribuir à lesão sob circunstâncias que resultam em aumento da pressão intramuscular, causando a hipóxia (síndrome de compartimentalização). Os

macrófagos teciduais geralmente não são encontrados no músculo normal, porém são recrutados rapidamente de monócitos da circulação sanguínea. Os macrófagos podem atravessar até mesmo uma lâmina basal intacta, e efetivamente remover debris das porções danificadas das miofibras, permitindo a restauração rápida do miócito através da ativação de células satélites. Neutrófilos e outras células inflamatórias também são recrutados da corrente sanguínea em resposta à lesão ou infecção. A extensa rede vascular do músculo inclui extensas vias circulatórias colaterais que tornam o músculo relativamente resistente ao dano isquêmico, causado por trombose ou tromboembolismo. Apesar da elevada densidade vascular do músculo, a metástase de neoplasias ao músculo é bastante rara. Há evidências de que o endotélio capilar do músculo esquelético é inerentemente resistente à adesão e invasão por células neoplásicas.

Distúrbios dos Animais Domésticos

Tipos de Doença Muscular

A classificação das doenças musculares baseada somente nas lesões não é muito satisfatória, e muitas classificações são baseadas na causa (p. ex. miopatia tóxica ou miopatia nutricional). Um exemplo de tal classificação está descrito na Tabela 15-2. As condições miopáticas podem ser hereditárias ou adquiridas. As desordens hereditárias podem afetar o metabolismo muscular ou a estrutura da miofibra. A doença muscular adquirida no rebanho está frequentemente associada à deficiência nutricional ou à ingestão de micotoxinas, ao passo que a doença muscular adquirida no cão é causada mais frequentemente por condições inflamatórias imunomediadas. Outras causas de miopatias adquiridas incluem isquemia, agentes infecciosos, anormalidades hormonais ou eletrolíticas, e trauma. Também existem muitas condições neuropáticas que resultam em atrofia por desnervação (discussão sobre o nervo periférico). Mais informações sobre a maioria das desordens descritas nesta seção também podem ser encontradas sobre o título apropriado da espécie.

Degenerativa

As miopatias degenerativas são aquelas que resultam em necrose segmental ou global da miofibra, na qual as células inflamatórias não são a causa do dano à miofibra.

Alteração da Circulação. Dadas as diversas anastomoses capilares e a rica circulação colateral do músculo esquelético, somente desordens que ocasionem a obstrução de uma grande artéria ou que causem o dano vascular intramuscular disseminado provocarão a

Tabela 15-2	Classificação da Doença Muscular
Classificação	**Causa ou Tipo de Desordem**
Degenerativa	Isquemia
	Nutricional
	Tóxica
	Esforço
	Traumática
Inflamatória	Bacteriana
	Viral
	Parasitária
	Imunomediada
Congênita e/ou hereditária	Defeitos anatômicos
	Distrofia muscular
	Miopatia congênita
	Miotonia
	Metabólica
	Hipertermia maligna
Endócrina	Hipotireoidismo
	Hipercortisolismo
Eletrolítica	Hipocalemia
	Hipernatremia
	Outros desequilíbrios eletrolíticos
Neuropática	Neuropatia periférica
	Neuropatia motora
Desordens da junção neuromuscular	Miastenia grave
	Botulismo
	Paralisia do carrapato
Neoplasia	Tumores primários (rabdomioma, rabdomiossarcoma)
	Tumores secundários (hemangiossarcoma, fibrossarcoma, lipoma infiltrativo, outros fenótipos tumorais)
	Tumores metastáticos

Quadro 15-8	Causas de Isquemia Muscular

Oclusão de um vaso sanguíneo principal
Pressão externa sobre um músculo
Inchaço de um músculo em um compartimento não expansivo ("síndrome de compartimentalização")
Vasculite/vasculopatia

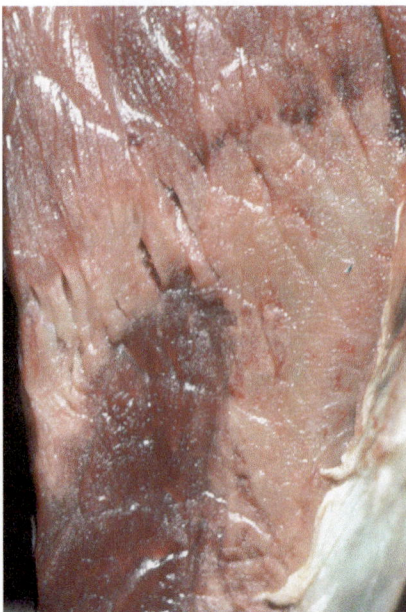

Figura 15-25 Necrose Isquêmica, Síndrome da Vaca Caída, Músculo Peitoral, Vaca. Pressão intramuscular elevada durante períodos prolongados de decúbito resultaram na palidez muscular localizada (áreas de cores claras do músculo) de necrose de miofibra, secundária ao fluxo sanguíneo reduzido causado pela compressão das artérias. (Cortesia do Dr. M.D. McGavin, College of Veterinary Medicine, University of Tennessee.)

necrose de miofibra (Quadro 15-8). A obstrução vascular de uma grande artéria, mais frequentemente trombose aorto-ilíaca, ocorre mais comumente em gatos (tromboembolismo) e cavalos (trombose mural). O dano vascular intramuscular ocorre em muitas espécies, e existe uma diversidade de causas.

O fator básico na determinação do efeito da isquemia sobre o músculo, é a suscetibilidade diferencial de várias células que formam o músculo como um todo. Com relação à anoxia, as miofibras são as mais sensíveis, as células satélites são menos sensíveis, e os fibroblastos são os sensíveis dentre todos. Assim, a obstrução do abastecimento sanguíneo de uma região de músculo, inicialmente provoca a necrose da miofibra e então a morte de células satélites, e finalmente a morte de todas as células, incluindo as células estromais. O tamanho dos infartos do músculo esquelético depende do tamanho do vaso obstruído e da duração do bloqueio. Devido às numerosas anastomoses, o bloqueio dos capilares causa a isquemia menos grave, mas pode resultar em necrose segmental da miofibra, que geralmente é multifocal e se sua causa é contínua, polifásica, com miofibras em regeneração e necróticas. Entretanto, quando grandes artérias estão bloqueadas, áreas inteiras do músculo, incluindo células satélites, são mortas, resultando na necrose

monofásica e na cicatrização por fibrose. A isquemia também pode causar o dano ao nervo periférico e a neuropatia resultando em atrofia por desnervação de miofibras intactas.

O aumento da pressão intramuscular pode ocorrer em um animal deitado de peso suficiente após um período prolongado no decúbito, tanto por doença quanto por anestesia geral. A necrose de miofibra causada por decúbito pode ocorrer devido ao (1) fluxo sanguíneo reduzido resultante de compressão de grandes artérias, (2) lesão de reperfusão causando influxo massivo de cálcio para as células musculares quando o animal se move ou é movido e há alívio da compressão, (3) pressão intramuscular elevada causando uma síndrome de compartimentalização (consultar definição posterior), ou (4) qualquer combinação destes fatores. A mionecrose localizada causada por decúbito é comum em cavalos, bovinos e suínos; ocorre somente em cães de raças grandes; e é virtualmente desconhecida em gatos. Em vacas caídas, o peso do corpo do animal no decúbito esternal pode causar a isquemia dos músculos peitorais e de qualquer músculo dos membros torácicos ou pélvicos que estejam sob o corpo. Ovelhas em gestação avançada de gêmeos ou trigêmeos podem desenvolver necrose isquêmica do músculo oblíquo interno do abdome, que pode causar ruptura do músculo. Gessos ou bandagens muito apertadas podem exercer pressão externa sobre os músculos, resultando em isquemia. A duração da isquemia determina a gravidade da necrose e o sucesso da regeneração (ver seção sobre Necrose e Regeneração). A miopatia pós-anestésica é uma necrose monofásica, multifocal. Na vaca caída, as lesões variam de multifocais a focalmente extensas (Fig. 15-25) e, dependendo da duração a partir do início do decúbito, podem ser monofásicas ou polifásicas.

Qualquer injúria grave, seja a isquemia causada por decúbito ou outro distúrbio miodegenerativo que cause a mionecrose no músculo revestido por uma fáscia firme e não expansiva, pode resultar em lesão isquêmica, pois no início da necrose há pressão intramuscular elevada. O comprometimento resultante da circulação sanguínea resulta na miodegeneração isquêmica, que é conhecida como *síndrome da compartimentalização*. O fenômeno da síndrome da compartimentalização é melhor visualizado no músculo tibial anterior de seres humanos após o exercício extenuante. Acredita-se que esta condição seja uma consequência do aumento de volume do músculo tibial anterior, que é cercado anteriormente pela bainha fascial anterior inelástica e posteriormente pela tíbia. O aumento de volume impede o suprimento sanguíneo, ocasionando a isquemia. Um fenômeno semelhante ocorre nos músculos cercados por fáscias firmes de animais, particularmente cavalos. Os cavalos que estão em decúbito por anestesia geral, podem desenvolver síndrome de compartimentalização afetando os músculos glúteo ou tríceps lateral. Os cavalos também podem desenvolver a síndrome de compartimentalização nos músculos glúteos, devido à rabdomiólise por exercício e em músculos temporais e masseter devido à deficiência de selênio. A síndrome de compartimentalização também pode ocorrer nos músculos temporal e masseter de cães com miosite mastigatória.

O dano aos vasos sanguíneos intramusculares também causará a necrose de miofibra. A vasculite pode provocar áreas de dano muscular (p. ex. em cavalos com púrpura hemorrágica imunomediada por infecção por *Streptococcus equi* [Fig. 15-32] e em suínos com erisipela). Doenças virais que têm como alvo os vasos sanguíneos de vários órgãos, como língua azul em ovinos, também podem afetar o músculo. Exotoxinas produzidas por clostrídios causam miosite e dano vascular localizado grave, resultando em hemorragia e necrose da miofibra. A miopatia familiar em bovinos da raça Gelbvieh é caracterizada por necrose fibrinoide de vasos sanguíneos intramusculares e mionecrose associada.

Deficiência Nutricional. As miofibras são particularmente sensíveis às deficiências nutricionais que resultam na perda de mecanismos de defesa antioxidante. As miopatias nutricionais são mais comuns em rebanhos, incluindo bovinos, cavalos, ovinos e caprinos (Tabela 15-3). Embora a miopatia nutricional do rebanho frequentemente seja referida como *deficiência de selênio/vitamina E*, é a deficiência de selênio que é causa da degeneração da miofibra na grande maioria dos casos. O mineral selênio é um componente vital do sistema glutationa peroxidase, que auxilia na proteção das células contra a lesão oxidativa. A alta necessidade de oxigênio combinada com a atividade contrátil torna o músculo estriado, tanto o esquelético quanto o cardíaco, particularmente sensível à lesão oxidativa. Os animais neonatos, que dependem de estoques de selênio acumulados durante a gestação, são afetados com maior frequência. O músculo afetado fica empaledecido devido a necrose (Fig. 15-39), por isso a denominação comum de *doença do músculo branco*. Conforme evidenciado pela discussão anterior, a observação macroscópica do músculo pálido não é específica para necrose causada por deficiência nutricional; portanto, o termo *miopatia nutricional* é mais adequado.

Miopatias Tóxicas. Os animais de rebanho são mais propensos a desenvolver miopatia degenerativa por ingestão de toxina (Tabela 15-3). As miotoxinas podem estar presentes em plantas nas pastagens ou forragem, e em plantas ou produtos de plantas em alimentos processados. Exemplos de plantas e produtos de plantas incluem *Cassia* (fedegoso), *Karwinskia* (*coyotillo*), *Eupatorium* (*white snakeroot*), sementes de *Acer negundo* (bordo) e gossipol presentes nas sementes de algodão. Os sinais clínicos são fraqueza, geralmente causando decúbito, e são acompanhados por um aumento moderado a acentuado nas concentrações séricas de enzima musculares. Os achados macroscópicos e histológicos de necrose multifocal são típicos, podendo ser monofásica ou polifásica. O diagnóstico é baseado na identificação das plantas causadoras na alimentação, pastagem ou conteúdos estomacais ou, quando disponível, detecção de componentes tóxicos no conteúdo estomacal ou fígado.

Antibióticos ionóforos, como a monensina, lasalocida, maduramicina e narasina, frequentemente são adicionados na alimentação de ruminantes para melhorar o crescimento. Os ionóforos formam complexos lipossolúveis dipolares reversíveis com cátions, permitem o movimento de cátions através das membranas celulares, geralmente contra o gradiente de concentração. Isto provoca uma quebra do equilíbrio iônico que pode ser prejudicial, especialmente para tecidos excitáveis como o sistema nervoso, coração e músculo cardíaco. A toxicidade por ionóforos ocasiona a sobrecarga de cálcio e a morte dos músculos esquelético e cardíaco (Figs. 15-11, *B*, e 15-33). A maioria dos ruminantes domésticos é bastante tolerante a níveis moderados de ionóforos, mas a toxicidade ocorre em níveis muito elevados. A maioria dos casos de toxicidade por ionóforos envolve a ingestão de monensina. A DL_{50} (a dose na qual 50% dos animais morrem) de monensina em bovinos é de 50 a 80 mg/kg, e a DL_{50} para ovinos e caprinos é de 12 a 24 mg/kg. Os cavalos são extremamente sensíveis aos ionóforos e mesmo níveis baixos são tóxicos, com uma DL_{50} para monensina de somente 2 a 3 mg/kg de peso corporal.

Miopatias por Esforço. Em algumas circunstâncias, os eventos iônicos e físicos associados à contração da miofibra podem predispor à necrose de miofibra. A mionecrose induzida por esforço, que pode ser massiva, pode ocorrer simplesmente por esforço excessivo. Este resultado é bem conhecido na captura e retenção de espécies não domésticas, uma síndrome conhecida como *miopatia de captura*. Entretanto, é muito frequente que o dano à miofibra induzido por esforço ocorra em animais com condições preexistentes como a deficiência de selênio, distrofia muscular, depleção acentuada de eletrólitos ou doença de armazenamento de glicogênio. O termo *rabdomiólise por esforço* (também conhecida como *miopatia por esforço*, *azotúria*, *mioglobinúria paralítica*, *mal da segunda-feira*, *atamento e amarração*) há muito tem sido aplicado como uma síndrome reconhecida em cavalos (Fig. 15-35). Apenas recentemente foram identificadas condições miopáticas subjacentes como principal causa predisponente de rabdomiólise por esforço (Distúrbios dos Equinos). Uma desordem semelhante afeta cães de trabalho, como cães de corrida de trenó e greyhounds, cuja causa ainda é desconhecida.

Trauma. O trauma muscular externo inclui lesão por esmagamento, lacerações e incisões cirúrgicas, dilaceração causada por alongamento ou exercício excessivo, queimaduras, lesões por projéteis e flechas, e algumas injeções. Alguns destes resultam em ruptura completa ou parcial de um grande músculo. O diafragma é o músculo com ruptura mais comum e, em cães e gatos, é frequentemente o resultado de um aumento repentino na pressão intra-abdominal, como em um atropelamento. Em cavalos,

Tabela 15-3	Miopatias Nutricionais e Tóxicas	
Desordem	**Espécies Afetadas**	**Causa**
Miopatia nutricional	Equinos, bovinos, ovinos, caprinos, camelídeos e suínos	Deficiência de selênio ou (menos comumente) vitamina E
Toxicidade de ionóforo	Equinos, bovinos, ovinos, caprinos e suínos	Monensina, outros ionóforos utilizados como aditivos alimentares
Toxicidade por plantas	Equinos, bovinos, ovinos, caprinos e suínos	*Cassia occidentalis*, outras plantas tóxicas; gossipol em produtos do algodão
Miopatia associada às pastagens (Reino Unido, Meio Oeste dos Estados Unidos)	Equinos	Toxicidade de bordo (*Acer negundo*)

acredita-se que a ruptura diafragmática ocorre mais frequentemente durante quedas, nas quais a pressão das vísceras abdominais causa o dano diafragmático. Uma ruptura parcial de um músculo resulta em uma dilaceração na bainha fascial, através da qual o músculo pode formar a hérnia durante a contração. Em greyhounds de corrida, a ruptura espontânea dos músculos, como o longissimus, quadríceps, bíceps femoral, grácil, tríceps braquial e gastrocnêmio, pode ocorrer durante exercício extenuante. Em cavalos, o dano à origem do músculo gastrocnêmio foi relacionado com o esforço excessivo durante o exercício ou enquanto luta para se levantar. A dilaceração das fibras musculares ocorre em músculos adutores dos membros pélvicos de bovinos fazendo "espacate" (abdução bilateral repentina) em um chão escorregadio. Uma vez que geralmente há a ruptura extensiva das lâminas basais das miofibras, a maior parte da cicatrização ocorre por fibrose. Se o trauma muscular é acompanhado por fratura óssea e o animal move o membro, pode ocorrer o trauma por laceração por fragmentos ósseos afiados.

Acredita-se que uma resposta anormal ao trauma muscular localizado seja uma possível causa subjacente de duas reações incomuns do músculo: miosite ossificante e fibromatose musculoaponeurótica. O termo *miosite ossificante* é inadequado, pois a lesão não causa inflamação, porém é amplamente aceito ao uso comum. A miosite ossificante é uma lesão focal geralmente confinada a um único músculo, e tem sido observada em cavalos, cães e seres humanos. A lesão é essencialmente uma zona focal de fibrose com metaplasia óssea, frequentemente com um padrão zonal. A zona central contém células indiferenciadas e fibroblastos em proliferação; a zona média contém osteoblastos depositando oesteoide e osso imaturo; e a zona externa, o osso trabecular, que pode estar sendo remodelado por osteoclastos. Essas lesões podem causar dor e claudicação, que geralmente são curadas por excisão cirúrgica. Nos gatos, um distúrbio do tecido conjuntivo em gatos conhecido como fibrodisplasia ossificante progressiva, tem sido indevidamente chamado de *miosite ossificante*. A fibromatose musculoaponeurótica foi descrita somente em cavalos e seres humanos. Ela é uma fibromatose intramuscular progressiva que também é chamada de um *tumor desmoide*. A fibromatose musculoaponeurótica não é, entretanto, considerada um processo neoplásico verdadeiro. São características a fibrose intramuscular dissecante progressiva acompanhada por atrofia de miofibra. Na maioria dos casos, a extensão do envolvimento intramuscular torna a excisão cirúrgica impossível, embora possa ser curativa a excisão ampla de lesões iniciais.

Miopatias Inflamatórias (Miosite, Miosites [Plural])

Além do termo errôneo "miosite ossificante", o termo miosite tem sido aplicado equivocadamente a diversos outros desordens na medicina veterinária, como a miopatia por esforço e nutricional no cavalo. Essas duas desordens são miopatias degenerativas, e não miopatias inflamatórias. É de vital importância distinguir uma miosite verdadeira de uma miopatia degenerativa, na qual há resposta inflamatória secundária. Na resposta normal à necrose de miofibra, o segmento necrótico está infiltrado por macrófagos recrutados da população de monócitos circulantes (Figs. 15-12, B e 15-13, A), que fagocitam os debris celulares. A miopatia necrosante aguda grave também pode ser acompanhada por um certo grau de infiltração de linfócitos, plasmócitos, neutrófilos e eosinófilos. As citocinas liberadas das fibras musculares danificadas provavelmente recrutam uma diversidade de células inflamatórias sob várias circunstâncias, mas essas células não causam dano à célula muscular. A miosite verdadeira ocorre somente quando as células inflamatórias são diretamente responsáveis por iniciar e manter a lesão à miofibra, e quando a inflamação é direcionada às miofibras e não ao estroma. Em alguns casos, pode ser necessária a avaliação cautelosa das alterações teciduais gerais, um conhecimento da provável causa subjacente, e anos de experiência com patologia muscular para diferenciar uma resposta celular repleta de macrófagos em uma missão de "limpeza" da inflamação verdadeira. A miosite

Tabela 15-4	Causas Bacterianas de Miosite e Doença da Junção Neuromuscular
Agente Infeccioso	**Espécies Afetadas**
Clostridium spp. que causam miosite (p. ex. *Cl. septicum, Cl. chauvoei, Cl. sordellii, Cl. novyi*)	Equinos, bovinos, ovinos, caprinos, suínos
Clostridium botulinum que causa doença da junção neuromuscular	Equinos, bovinos, ovinos, caprinos, cães
Bactérias piogênicas que causam miosite (p. ex. *Trueperella [Arcanobacterium] pyogenes, Corynebacterium pseudotuberculosis*)	Equinos, bovinos, ovinos, caprinos, suíno, gatos
Bactérias que causam miosite fibrosante e granulomatosa (p. ex. *Actinomyces bovis, Actinobacillus lignieresii*)	Bovinos, ovinos, caprinos, suínos

linfocítica também deve ser diferenciada de linfoma envolvendo o músculo esquelético (ver seção sobre Neoplasia).

Bacteriana. As infeções bacterianas do músculo não são incomuns, particularmente em rebanhos. As bactérias podem causar lesões supurativas e necrosantes, supurativas e fibrosante, hemorrágicas ou granulomatosas (Tabela 15-4). A infecção bacteriana pode ser introduzida por penetração direta (feridas ou injeções), por via hematógena, ou por disseminação de celulite adjacente, fasciíte, tendinite, artrite ou osteomielite adjacente (ver seção sobre Portas de Entrada).

Diversas espécies de clostrídio, particularmente *Clostridium perfringens, Clostridium chauvoei, Clostridium septicum* e *Clostridium novyi*, podem produzir toxinas que danificam as miofibras e a vasculatura intramuscular, resultando na mionecrose hemorrágica (Figs. 15-31 e 15-37). A toxemia é típica e geralmente fatal. A *miosite clostridial* é mais comum em bovinos e equinos. A *miosite clostridial* também tem sido chamada de *gangrena gasosa* e *edema maligno* em cavalos e *carbúnculo sintomático* em bovinos.

Bactérias piogênicas introduzidas em um músculo geralmente causam a supuração e necrose de miofibra localizadas. Isso pode se resolver completamente ou se tornar localizado para formar um abscesso. Em alguns casos, a infecção pode se disseminar aos planos fasciais (Fig. 15-24). Por exemplo, uma injeção intramuscular não estéril nos músculos glúteos de bovinos pode causar uma infecção que se estende para os planos fasciais dos músculos do fêmur e tíbia e irrompe para a superfície através de um seio proximal ao tarso. Embora boa parte da inflamação envolva os planos fasciais, algumas bactérias se estendem para os fascículos de músculos adjacentes e causam necrose. *Streptococcus zooepidemicus* (cavalos), *Trueperella (Arcanobacterium) pyogenes* (bovinos e ovinos) e *Corynebacterium pseudotuberculosis* (cavalos, ovinos e caprinos) são causas comuns de abscessos musculares. Após lesões por mordedura de outros gatos, os gatos podem desenvolver celulite causada por *Pasteurella multocida* que se estende para o músculo adjacente.

Bactérias que causam granulomas isolados ou múltiplos (miosite granulomatosa focal ou multifocal) são relativamente comuns. A maioria destas lesões é causada por *Mycobacterium bovis* (tuberculose), geralmente em bovinos e suínos, mas esta doença é rara na América do Norte.

A miosite crônica nodular fibrosante da musculatura da língua em bovinos, é o resultado de infecção com *Actinobacillus lignieresii* (língua de pau) ou *Actinomyces bovis* (o agente causador da mandíbula encaroçada). Uma lesão semelhante causada por *Staphylococcus aureus* é conhecida como *botriomicose* e é observada mais comumente em cavalos e suínos. Está frequentemente mais relacionada com a lesão e pode ocorrer em diversos locais. Histologicamente, actinobacilose, actinomicose e botriomicose são semelhantes, de modo que são lesões inflamatórias e encapsuladas, contendo um foco central de "grupos radiantes" de material eosinofílico amorfo associado às bactérias e neutrófilos (reação de Splendore-Hoeppli). Também podem ser observados neutrófilos mesclados a macrófagos (inflamação granulomatosa). O tecido corado com Gram pode ser utilizado para diferenciar entre os agrupamentos de cocos Gram-positivos na infecção por *Staphylococcus*, os bacilos Gram-positivos causando actinomicose (*Actinomyces bovis*), e os bacilos Gram-negativos gerando actinobacilose (*Actinobacillus lignieresii*).

Viral. Relativamente poucas destas doenças são reconhecidas na medicina veterinária. As espontâneas estão listadas na Tabela 15-5. As lesões macroscópicas podem ou não ser visíveis e, se presentes, são pequenos focos ou estrias mal definidos. As lesões musculares induzidas por vírus podem ser infartos secundários à uma vasculite, como observado na língua azul em ovinos, ou necrose multifocal, presumivelmente devido a um efeito direto do vírus nas miofibras.

Parasitária. As infecções parasitárias dos músculos esqueléticos de animais domésticos não são incomuns e incluem protozoários e nematódeos. Os mais importantes estão listados na Tabela 15-6 e são discutidos sob o título da espécie apropriada. A maioria das doenças parasitárias tem pouca importância patológica ou econômica, exceto *Neospora caninum*, *Hepatozoon americanum* e *Trypanossoma cruzi* em cães e *Trichinella spiralis* em suínos.

Como o nome *Sarcocystis* sugere, os cistos protozoários intra-miofibra causados por *Sarcocystis* spp. são um achado comum. Este protozoário é um estágio do ciclo de vida de um coccídeo intestinal de carnívoros que utiliza pássaros, répteis, roedores, suíno e herbívoros como um hospedeiro intermediário. A ingestão de oocisto por um hospedeiro intermediário libera esporozoítos, que penetram na parede intestinal, entram nos vasos sanguíneos e são disseminados por via hematógena e invadem os tecidos, incluindo o músculo. Este parasita raramente causa doença clínica e, portanto, frequentemente é considerado um achado incidental. A infecção do músculo por *Sarcocystis* geralmente é observada em cavalos, bovinos e pequenos ruminantes

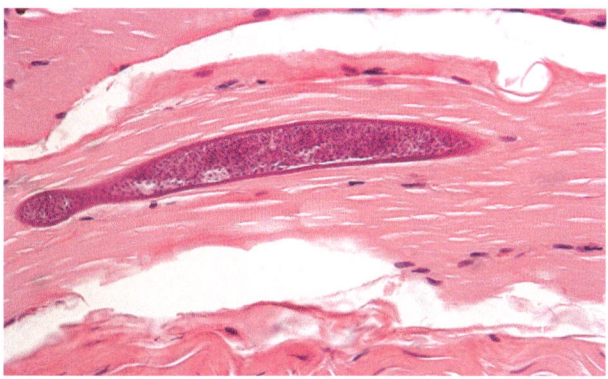

Figura 15-26 **Sarcocistose, Músculo Esquelético, Corte Longitudinal, Vaca.** Protozoário encistado na miofibra (*estrutura roxa escura*), alongado de modo horizontal, é característico de *Sarcocystis* spp. Não há inflamação associada. Esses parasitas são comuns nos músculos de muitas espécies de animais domésticos e geralmente são achados incidentais. Fixação por formalina; Coloração por HE. (Cortesia do Dr. M.D. McGavin, College of Veterinary Medicine, University of Tennessee.)

e, ocasionalmente, em gatos. Uma vez que são intracelulares, os cistos são protegidos contra os mecanismos de defesa do hospedeiro; assim, não há resposta inflamatória (Fig. 15-26).

Imunomediada. A miosite induzida imunologicamente, não associada à lesão vascular, tem sido reconhecida principalmente no cão. A miosite imunomediada raramente ocorre em gatos e cavalos. A infiltração de linfócitos, mais frequentemente linfócitos T citotóxicos, é a causa da lesão da miofibra. Embora os linfócitos T citotóxicos sejam células efetoras que causam o dano à miofibra, o infiltrado inflamatório é uma mescla de tipos de linfócitos. O padrão histológico característico da miosite imunomediada é uma infiltração linfocítica intersticial e perivascular (Fig. 15-27, A; Fig. 15-47), geralmente com invasão de miofibras intactas por linfócitos (Fig. 15-27, B). Ocorre uma variedade de formas de miosite imunomediada no cão e elas podem estar localizadas em músculos específicos, presumivelmente devido às isoforma exclusivas de miosina nestes músculos. Estas estão listadas na Tabela 15-7. A miastenia grave adquirida também é uma doença imunomediada e está incluída nesta tabela como complemento, mas este é um distúrbio que causa danos à junção neuromuscular e não às miofibras. Em gatos, a infecção pelo vírus da imunodeficiência felina é uma causa de miosite imunomediada. Em cavalos, as lesões consistentes com miosite imunomediada são encontradas ocasionalmente após a exposição ao *Streptococcus equi* spp. *equi* ou por infecção com o vírus da influenza equina. Observar que pequenos infiltrados de linfócitos perivasculares e intersticiais, sem nenhum dano aparente, são um achado incidental frequente na musculatura equina.

A vasculite imunomediada que resulta em lesão muscular ocorre em cavalos e é conhecida como *púrpura hemorrágica*. A púrpura hemorrágica tem sido classicamente associada ao *Streptococcus equi* spp. *equi*, mas outras bactérias, como *Corynebacterium pseudotuberculosis*, também podem causar púrpura hemorrágica.

Desordens Congênitas e Hereditárias

O músculo está sujeito a diversos defeitos hereditários, congênitos e neonatais. As desordens musculares que são aparentes no nascimento são congênitas, mas podem ou não ser hereditárias. As desordens hereditárias podem se manifestar no nascimento ou logo após, ou podem não ser aparentes por muitos anos. Estudos biológicos moleculares e o desenvolvimento de testes genéticos moleculares aprimoraram bastante nossa compreensão sobre diversas desordens musculares de animais e a habilidade de detectar os animais afetados e carreadores.

Tabela 15-5	Miopatias Virais	
Doença	**RNA Vírus**	
	Família	**Agente Causador**
Encefalomielite suína	Picornaviridae	Enterovírus
Febre aftosa	Picornaviridae	Aftovírus
Língua azul	Reoviridae	Orbivírus
Doença de Akabane	Bunyaviridae	Vírus Akabane

Tabela 15-6	Miopatias Parasitárias	
Agente Infeccioso	**Tipo de Agente**	**Espécies Afetadas**
Sarcocystis spp.	Protozoário	Equinos, bovinos, ovinos, caprinos, camelídeos, suínos
Trichinella spiralis	Nematódeo	Suínos
Neospora caninum	Protozoário	Cães, feto de bovinos
Trypanosoma cruzi	Protozoário	Cães
Cysticercus spp.	Cestódeo (forma larval)	Bovinos, ovinos, caprinos, suínos
Larva migrans de nematódeos	Nematódeo	Cães
Hepatozoon americanum	Protozoário	Cães

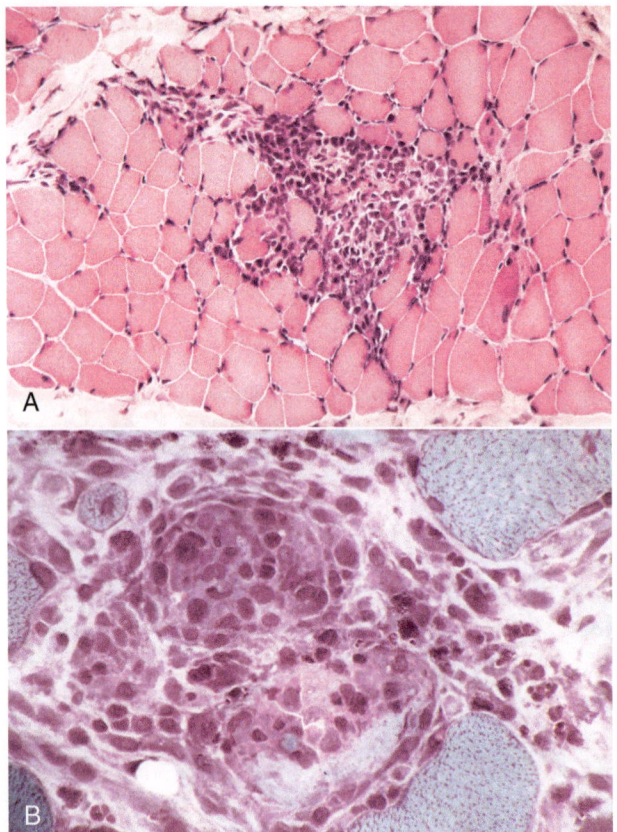

Figura 15-27 **Miosite Imunomediada, Polimiosite Canina, Músculo Esquelético, Corte Transversal, Cão. A,** Existe um infiltrado intersticial denso, principalmente de células inflamatórias mononucleares. Corte congelado; Coloração por HE. **B,** Observar o infiltrado intersticial de células inflamatórias mononucleares e células mononucleares que invadiram miofibras intactas, causando necrose de miofibra. Corte congelado, coloração de tricrômio de Gomori modificado. (**A** e **B** Cortesia do Dr. B.J. Cooper, College of Veterinary Medicine, Oregon State University.)

Tabela 15-7	Desordens Musculares Imunomediadas
Desordem	**Espécies Afetadas**
Púrpura hemorrágica	Cavalos
associada a vírus	Cavalos, gatos
Polimiosite	Cães, cavalos (raro)
Miosite mastigatória	Cães
Miosite do músculo extraocular	Cães
Miastenia grave adquirida	Cães, gatos

Defeitos Anatômicos. Os defeitos anatômicos na musculatura esquelética estão aparentes no nascimento ou logo após. Esses defeitos podem ser genéticos ou adquiridos, e resultam do desenvolvimento anormal do músculo no útero ou por inervação anormal.

Defeitos de Inervação. Defeitos congênitos no sistema do neurônio motor inferior, envolvendo os neurônios motores ou nervos periféricos, resultam na alteração grave no desenvolvimento da miofibra. A desnervação que ocorre em fetos e animais neonatos pode ocasionar lesões musculares muito complexas, devido a importância da inervação no desenvolvimento e maturação da miofibra. Dependendo da natureza do defeito do sistema nervoso, as lesões musculares podem refletir a insuficiência da inervação, desnervação de fibras previamente inervadas ou uma combinação de ambos. O exemplo mais comum disto é a artrogripose em bovinos e ovinos, na qual a infecção *in utero* ou a ingestão de toxinas causam lesões no sistema nervoso que rsultam em falha da inervação ou desnervação do musculo esquelético. Além disso, foi relatado em bovinos Angus pretos um distúrbio que se acredita que tenha base genética e ocasiona a falha da inervação do músculo esquelético. É muito frequente que a falha da inervação ou a lesão por desnervação grave *in utero* resulte na falha do desenvolvimento das miofibras, e sua subsequente substituição por tecido adiposo (infiltração gordurosa). Este resultado pode ser grave no músculo afetado e pode ser a base para alguns casos de esteatose muscular congênita em rebanhos (Figs. 15-9 *D*, e 15-23).

Defeitos Genéticos. A hiperplasia muscular congênita (musculatura dupla) é uma doença genética que causa um defeito anatômico congênito no músculo esquelético (número aumentado de miofibras) em bovinos, cães e crianças. Este distúrbio é causado por defeitos no gene da miostatina, que controla o desenvolvimento muscular *in utero*. Com a contínua seleção de raças e o avanço nas técnicas de biologia molecular, é provável que outros defeitos genéticos que afetam a estrutura muscular possam ocorrer ou serem reconhecidos.

Falha do Desenvolvimento Normal. Além da falha da maturação da miofibra causada por defeitos de inervação, podem ocorrer defeitos hereditários do desenvolvimento miofibrilar. Isto é exemplificado pela hipoplasia miofibrilar, que causam os membros abertos em suínos neonatos. Foi relatada uma condição semelhante em um bezerro.

Os defeitos congênitos no músculo diafragmático (hérnia diafragmática) podem ocorrer em todas as espécies, porém estão melhor documentados em cães e coelhos. Suspeita-se de uma base genética com uma hereditariedade multifatorial. Os sinais clínicos de dificuldade respiratória causados pela herniação das vísceras abdominais para a cavidade torácica geralmente ocorrem no nascimento ou logo depois. São mais comuns os defeitos nas porções dorsolateral esquerda e central do diafragma, por uma falha no fechamento do canal pleuroperitoneal esquerdo.

Distrofia Muscular. O termo *distrofia muscular* tem sido utilizado inequivocamente na literatura veterinária. Utilizando a definição aplicada para seres humanos, a distrofia muscular deve ser aplicada somente para doenças primárias hereditárias, progressivas e degenerativas da miofibra, caracterizadas histologicamente por necrose progressiva da miofibra e regeneração (necrose polifásica). Ocorrem diversos tipos de distrofia muscular em seres humanos e animais. Os recentes avanços na caracterização genética e molecular de doenças musculares resultaram na definição exata de seus defeitos genéticos, como aqueles no gene da distrofina responsável pela distrofia muscular de Duchenne e sequências repetidas de trinucleotídeos na distrofia miotônica, e na reclassificação de outros. De modo similar, a reavaliação de algumas desordens hereditárias classificadas anteriormente como distrofia muscular, como a distrofia muscular em ovinos e caprinos, sugere que seriam melhor classificadas como miopatias congênitas progressivas.

Miopatias Congênitas. As desordens hereditárias do músculo que não se qualificam como defeitos anatômicos, distrofia muscular, miotonia ou miopatia metabólica (ver discussão posterior) são classificadas como miopatias congênitas. Estas incluem defeitos estruturais que causam anormalidades na arquitetura celular da miofibra. Em alguns casos, é conhecido o gene defeituoso, ao passo que a causa de outros permanece indeterminada.

Miotonia (Canalopatias). A miotonia é definida como a incapacidade de relaxamento das fibras do músculo esquelético, resultando na contração espasmódica. Várias condições miotônicas hereditárias foram reconhecidas em seres humanos e animais por muito anos. Apenas recentemente foram determinados os fundamentos para muitas dessas miopatias. Observou-se que a maioria está relacionada com defeitos hereditários que resultam na função anormal dos canais iônicos. A manutenção do equilíbrio iônico e o controle dos fluxos iônicos do tecido excitável, como o músculo, são essenciais ao funcionamento muscular normal. Existe uma variedade de canais iônicos do sarcolema que controlam os fluxos de íons como o sódio, potássio, cloreto e cálcio. Canais de sódio ou cloreto defeituosos muito frequentemente resultam em miotonia.

Miopatias Metabólicas. As desordens hereditárias do metabolismo muscular são caracterizadas pela produção energética reduzida da célula muscular. Os sinais clínicos incluem intolerância ao exercício, câimbras musculares induzidas por exercício e rabdomiólise (necrose segmental aguda da miofibra). Os defeitos metabólicos podem envolver o metabolismo do glicogênio, metabolismo de ácidos graxos, ou função mitocondrial. As desordens metabólicas frequentemente aumentam o lactato sanguíneo após o exercício. Os padrões hereditários variam. Os defeitos enzimáticos glicolíticos, glicogenolíticos e não mitocondriais codificados por DNA geralmente são hereditários de modo autossômico recessivo. Os defeitos envolvendo as enzimas mitocondriais codificadas por DNA são herdados da égua, pois todas as mitocôndrias são adicionadas pelo oócito.

As vias da glicólise e glicogenólise são complexas, envolvendo uma cascata de reações enzimáticas. A deficiência de uma enzima glicolítica ou glicogenolítica provoca o acúmulo de glicogênio e, em alguns casos, proteoglicanos relacionados com o glicogênio. Existem muitos tipos diferentes de doenças de armazenamento de glicogênio, e suas caracterizações dependem de qual enzima está deficiente. Dos tipos de glicogenoses reconhecidas em seres humanos, cinco tipos (II, III, IV, V e VII) causam o acúmulo de glicogênio no músculo. Das glicogenoses afetando o músculo, somente os tipos II (deficiência de maltase ácida), IV (deficiência enzimática de ramificação de glicogênio), V (deficiência de miofosforilase) e VII (deficiência de fosfofrutoquinase) foram reconhecidos em animais até o momento. As doenças de armazenamento nas quais o glicogênio se acumula no músculo foram descritas em cavalos, bovinos, ovinos, cães e gatos.

Miopatias hereditárias de armazenamento de lipídeo ainda não foram descritas em animais, embora os cães pareçam apresentar uma predileção ao desenvolvimento de fraqueza neuromuscular pela miopatia adquirida de armazenamento de lipídeo, com redução associada da atividade de carnitina no músculo esquelético. As miopatias mitocondriais raramente são reconhecidas em animais, talvez devido à dificuldade na confirmação de defeitos mitocondriais. Foram descritos alguns destas desordens em cães, e uma miopatia mitocondrial foi relatada em um cavalo Árabe. As desordens mitocondriais podem afetar somente o músculo, ou o envolvimento muscular pode ser parte de uma condição encefalomiopática.

Hipertermia Maligna. A hipertermia maligna (HM) é uma condição caracterizada pela liberação desregulada de cálcio do retículo sarcoplasmático, causando contração excessiva da miofibra que gera calor, ocasionando um aumento acentuado na temperatura corporal. Geralmente, a HM é fatal. Em seres humanos, suínos, cavalos e cães, um defeito congênito no canal de liberação de cálcio no retículo sarcoplasmático, o receptor de rianodina, causa a desregulação do acoplamento da excitação-contração, resultando em HM. Episódios em indivíduos afetados podem ser desencadeados por agentes usados na anestesia geral, especialmente halotano, ou por estresse, assim o nome *síndrome do estresse suíno* para desordens em suínos (Fig. 15-42).

Uma condição semelhante a HM também pode ocorrer devido a outras condições miopáticas, especialmente aquelas que resultam no desacoplamento da fosforilação oxidativa mitocondrial da cadeia de transporte de elétrons. Mitocôndrias desacopladas hereditariamente na gordura marrom são a base fisiológica para a produção de calor durante a quebra desta gordura em neonatos, e das mitocôndrias desacopladas ou acopladas frouxamente de modo patológico no músculo como resultado de uma miopatia subjacente libera energia como calor.

Tabela 15-8	Miopatias Causadas por Anormalidades Endócrinas e Eletrolíticas
Desordem	**Espécies Afetadas**
Hipotireoidismo	Cães
Hipercortisolismo	Cães
Hipocalemia	Bovinos, gatos
Hipofosfatemia	Bovinos
Hipernatremia	Gatos
Hipocalcemia	Bovinos
Disfunção hipotalâmica/pituitária	Cavalos

As lesões macroscópicas e microscópicas estão descritas na discussão sobre o distúrbio na seção sobre Distúrbios dos Suínos.

Anomalias Endócrinas e Eletrolíticas

Várias anomalias endocrinológicas podem resultar em condições miopáticas (Tabela 15-8). As mais comuns são o hipercortisolismo e a hipotireoidismo em cães. Em cavalos, a hiperfunção pituitária que resulta na doença de Cushing também causa a doença muscular. Na maioria dos casos de miopatia endócrina, o resultado final é a atrofia da miofibra, particularmente de fibras do tipo 2. Em cães, ocorre uma síndrome rara de hipertrofia muscular e pseudomiotonia associada ao hipercortisolismo. As miopatias endócrinas também podem ser complicadas pelo fato de que a endocrinopatia também pode provocar alterações patológicas nos nervos periféricos, causando uma mescla de alterações miopáticas (atrofia de fibra do tipo 2) e neuropáticas (atrofia por desnervação e alteração no padrão do tipo de fibra) no músculo. A desnervação seguida pela reinervação, ocasionando o agrupamento do tipo de fibra, pode ser observada em cães com hipercortisolismo (Fig. 15-18, B) e hipotireoidismo.

O status eletrolítico normal é vital para a função normal do músculo esquelético. Hipocalcemia, hipocalemia, hipernatremia e hipofosfatemia podem causar fraqueza profunda da musculatura esquelética, algumas vezes associada à necrose de miofibra, em várias espécies.

Desordens Neuropáticas e da Junção Neuromuscular

A disfunção de neurônios motores inferiores, nervos periféricos ou junção neuromuscular podem ter efeitos profundos sobre a função muscular.

Desordens Neuropáticas. Existem muitas desordens de nervo periférico e algumas desordens de neurônio motor que podem causar atrofia por desnervação do músculo de animais. Podem ser hereditárias ou adquiridas. Nervos longos, como os nervos ciático e laríngeo recorrente esquerdo, parecem ser particularmente sensíveis ao desenvolvimento da neuropatia adquirida. Muitas desordens do nervo periférico de animais são discutidos no Capítulo 14. As características da atrofia por desnervação estão descritas na seção sobre Disfunção/Respostas à Lesão, Alterações no Tamanho da Miofibra, Atrofia.

Desordens da Junção Neuromuscular. A junção neuromuscular é uma modificação da membrana pós-sináptica da miofibra. Na junção neuromuscular, a membrana é dobrada para aumentar a área de superfície e está repleta de canais iônicos especializados conhecidos como *receptores de acetilcolina*. Após a chegada de um potencial de ação à terminação distal de um nervo motor, os axônios terminais liberam acetilcolina, que se difunde através do espaço sináptico para se ligar aos receptores de acetilcolina. As ligações abrem estes canais, resultando no influxo de sódio, que inicia o potencial de ação do músculo esquelético culminando na contração muscular. A acetilcolina é rapidamente degradada pela acetilcolinesterase liberada da membrana pós-sináptica, que impede o estímulo contínuo e, consequentemente, a contração da fibra muscular.

As desordens que comprometem a habilidade de os impulsos nervosos atravessarem a junção neuromuscular, exercem efeitos profundos sobre a função do músculo esquelético. Tecnicamente, entretanto, as miofibras ainda estão inervadas, portanto a atrofia por desnervação não ocorre e, à microscopia óptica, não são visualizadas alterações no músculo ou nervo. Diversas neurotoxinas (p. ex. no veneno de cobras e aranhas e em plantas contendo curare) e medicamentos podem afetar a junção neuromuscular, mas as desordens mais comuns que acometem animais são a miastenia grave, botulismo e paralisia do carrapato.

Miastenia Grave. A miastenia grave pode ser adquirida ou congênita. A miastenia grave adquirida é um distúrbio imunomediado causado por autoanticorpos circulantes contra os receptores de acetilcolina do músculo esquelético (Fig. 15-28). A ligação destes anticorpos aos receptores de acetilcolina na membrana pós-sináptica ocasiona a redução acentuada no número de receptores funcionais. Os mecanismos pelos quais os anticorpos danificam estes receptores são (1) o dano direto à junção neuromuscular, que pode ser visível à microscopia eletrônica como simplificação do dobramento da membrana, e (2) formação de anticorpos com ligação cruzada causando internalização do receptor. Estão presentes receptores de acetilcolina funcionais o suficiente para inicialmente permitir a transmissão neuromuscular normal, mas se existe a atividade muscular contínua, a redução no número de receptores disponíveis resulta na fraqueza progressiva e no colapso. Portanto, a miastenia grave adquirida resulta em episódios de colapsos, e a estimulação nervosa repetitiva causa uma rápida diminuição característica na amplitude do potencial de ação motora no componente muscular. O diagnóstico da miastenia grave também pode ser feito após injeção intravenosa de inibidores de colinesterase, como o cloreto de edrofônio (Tensilon®, ICN Pharmaceuticals, Costa Mesa, CA) em animais colapsados. A redução na atividade da colinesterase resulta em maior atividade da acetilcolina, disponibilizando-a na sinapse e restauração rápida, embora transitória, da contração do músculo esquelético. A detecção dos autoanticorpos para receptores de acetilcolina no sangue, confirma o diagnóstico de miastenia grave adquirida.

A origem dos autoanticorpos que causam miastenia grave nem sempre é conhecida, mas existe uma forte ligação entre as anomalias tímicas e o desenvolvimento de miastenia grave em seres humanos e animais. As células especializadas na medula tímica, conhecidas como *células mióides*, expressam as proteínas do músculo esquelético, incluindo aquelas do receptor de acetilcolina. Acredita-se que estas células participam do desenvolvimento da autotolerância. Anomalias do timo, mais comumente o timoma em animais e hiperplasia folicular tímica em seres humanos, podem resultar na perda da autotolerância aos receptores de acetilcolina. Nestes casos, a remoção do timo anormal pode resultar na restauração da atividade da junção neuromuscular normal. Quando as anomalias tímicas não estão presentes, é necessário o tratamento com agentes anticolinesterásicos de longa ação e, em alguns casos, agentes imunossupressores, como os corticosteroides.

A miastenia grave congênita é um distúrbio hereditário bem menos comum que a miastenia grave adquirida. Foi descrita somente em seres humanos, cães e gatos até o momento. Animais com miastenia grave congênita nascem com junções neuromusculares defeituosas que frequentemente apresentam uma redução da área de superfície da membrana, melhor visualizada por microscopia eletrônica, e como uma consequência da densidade hereditariamente reduzida de receptores de acetilcolina. Estes animais podem estar normais ao nascimento, pois existem receptores de acetilcolina funcionais suficientes para dar suporte à contração muscular no neonato. Entretanto, com o rápido crescimento pós-natal, os sinais clínicos de fraqueza profunda, contínua e progressiva ocorrem como uma consequência de receptores funcionais insuficientes para dar suporte a função dos músculos em crescimento.

Botulismo. O botulismo é um distúrbio neuromuscular causado pela exotoxina da bactéria *Clostridium botulinum*. A toxina botulínica é considerada uma das toxinas conhecidas mais letais. O botulismo é caracterizado por paralisia flácida profunda generalizada. Sete formas sorologicamente distintas, mas estruturalmente semelhantes, de toxina botulínica são designadas por A, B, C, D, E, F e G. A sensibilidade a estes tipos de toxinas varia entre as diferentes espécies. Os cães são os mais sensíveis a toxina do tipo C, os ruminantes aos tipos C e D, e os cavalos aos tipos B e C.

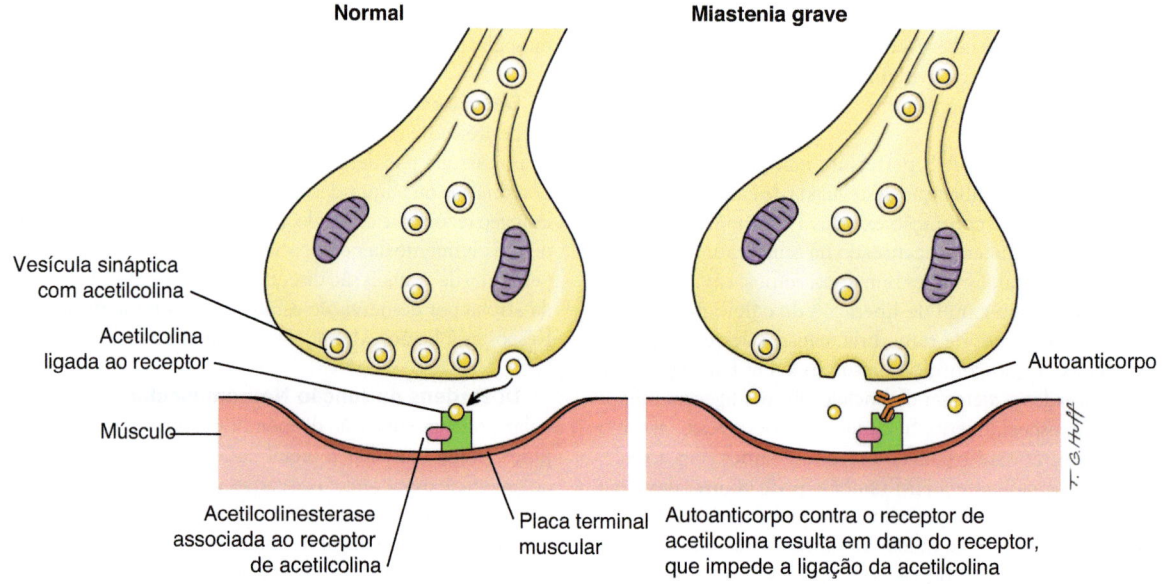

Normal   **Miastenia grave**

Vesícula sináptica com acetilcolina

Acetilcolina ligada ao receptor

Músculo

Autoanticorpo

Acetilcolinesterase associada ao receptor de acetilcolina

Placa terminal muscular

Autoanticorpo contra o receptor de acetilcolina resulta em dano do receptor, que impede a ligação da acetilcolina

Figura 15-28 **Patogenia da Miastenia Grave Adquirida (Imunomediada).** Junção mioneural no músculo normal (*painel esquerdo*). Quando a acetilcolina se liga aos receptores de acetilcolina, um sinal do receptor abre os canais de sódio fechados pelo ligante, nas membranas celulares do músculo, causando contração. Junção mioneural na miastenia grave (*painel direito*). Autoanticorpo direcionado contra receptores de acetilcolina, causa lesão dos receptores e bloqueia a ligação da acetilcolina com o receptor, resultando em episódios de fraqueza e colapso.

A toxina botulínica consiste de uma cadeia leve e uma cadeia pesada unidas por uma ligação de dissulfeto. A ligação da toxina botulínica aos receptores nos terminais pré-sinápticos dos nervos periféricos é seguida pela endocitose da toxina. Dentro da vesícula endocítica do nervo terminal, a ligação de dissulfeto é quebrada e a cadeia leve liberada é translocada ao citoplasma axonal (Fig. 4-27). As cadeias leves da toxina botulínica são as metaloproteinases. Numerosas proteínas estão envolvidas na liberação de acetilcolina a partir das vesículas pré-sinápticas, e a toxina botulínica bloqueia a liberação de acetilcolina pela clivagem enzimática irreversível de uma ou mais destas proteínas. As diferentes formas de toxina botulínica afetam diferentes proteínas, mas o resultado final é o mesmo. As junções neuromusculares ativas são as mais sensíveis, o que levou ao uso de baixas concentrações de toxina botulínica injetada por via intravenosa como tratamento para desordens musculares localizados resultando em espasmo.

Os esporos de *Clostridium botulinum* estão comumente presentes no trato gastrointestinal de animais e no solo. Sob condições anaeróbicas e alcalinas favoráveis, esses esporos se tornam ativos, com consequente produção de toxina. O botulismo pode ocorrer devido à ingestão da toxina preformada, como no alimento contaminado por roedores mortos ou organismos carreados pelo solo, ou da toxina produzida pelo *Clostridium botulinum* no trato gastrointestinal ou em feridas superficiais (Quadro 15-9). Cães e gatos são as espécies mais prováveis de ingerir roedores mortos contendo toxina botulínica, e são bastante resistentes ao desenvolvimento do botulismo. Na medicina veterinária, os cavalos são os mais sensíveis à toxina botulínica. A morte de cavalos, muito frequentemente resultante da paralisia de músculos respiratórios, pode resultar da exposição a apenas pequenas concentrações de toxina botulínica. O dano aos terminais do axônio pré-sináptico é irreversível, e a recuperação do botulismo ocorre somente após o brotamento do axônio terminal e reestabelecimento de novas sinapses em funcionamento.

Paralisia do Carrapato. Carrapatos *Dermatocentor* e *Ixodes* podem elaborar uma toxina que também bloqueia a liberação de acetilcolina de axônios terminais. A paralisia do carrapato é observada mais frequentemente em cães e crianças. A recuperação após a remoção do carrapato por ser rápida (dentro de 24 a 48 horas), indicando que o mecanismo da ação da toxina na paralisia do carrapato não ocasiona o dano pré-sináptico irreversível e, portanto, é diferente daquele da toxina botulínica.

Neoplasia

As neoplasias envolvendo o músculo esquelético geralmente são mais frequentemente aquelas que se originam no músculo ou suas estruturas de suporte, ou que invadem o músculo a partir do tecido adjacente. As neoplasias metastáticas em músculos são raras.

Tumores Musculares Primários. Acredita-se que os tumores com diferenciação de músculo estriado se originem das células tronco intramusculares pluripotentes, e não nas células satélites. Esses tumores são incomuns e são benignos (rabdomioma) ou malignos (rabdomiossarcoma [Fig. 15-29]). Os tumores intramusculares primários também podem se originar do tecido fibroso, vasculatura ou

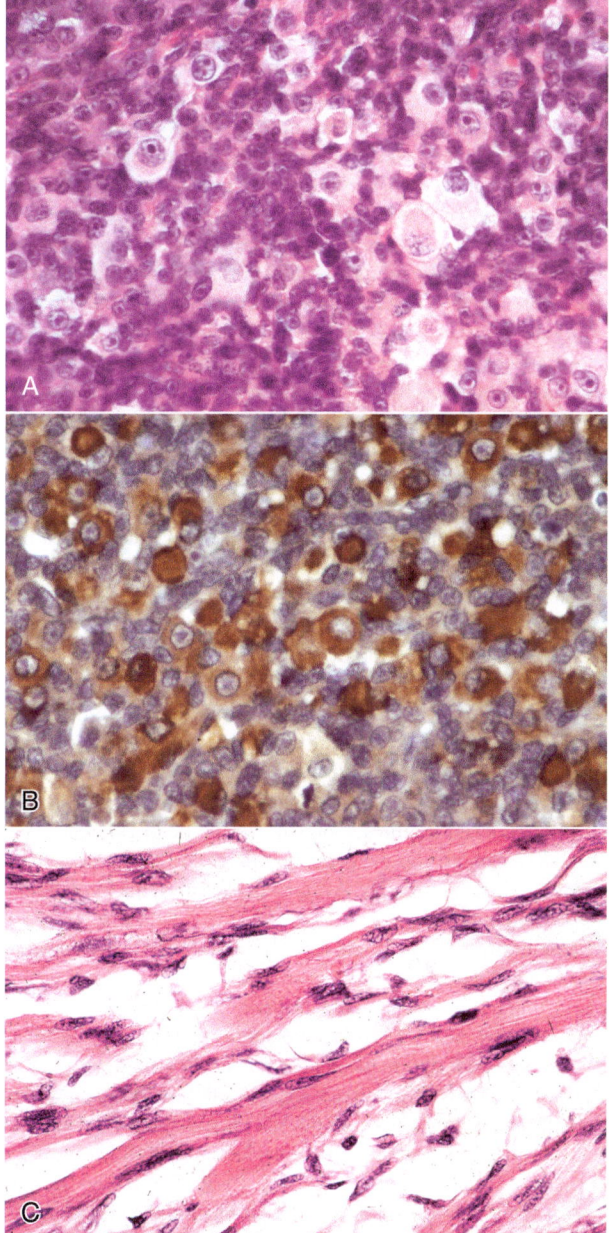

Figura 15-29 Rabdomiossarcoma. A, Músculo esquelético, gato. Uma mescla de pequenas células redondas basofílicas com um número menor de células redondas grandes com citoplasma eosinofílico proeminente, é característica de rabdomiossarcoma embrionário. Núcleos são centrais e eucromáticos, mais frequentemente com um único nucléolo grande. Coloração por HE. **B,** Reação de imunocoloração do mesmo rabdomiossarcoma conforme destacado em **A,** apresentando intensa expressão citoplasmática de desmina em muitas células tumorais, indicativo de origem muscular (esquelético, cardíaco ou liso). Essas células também expressam mioglobina e actina sarcomérica (não apresentado), que diferencia os tumores de músculo esquelético de tumores de músculo liso. Reação de imunoperoxidase para desmina. **C,** Rabdomiossarcoma botrioide, vesícula urinária, cão de raça grande. Estriações transversais, características de um rabdomiossarcoma bem diferenciado, estão presentes em células tumorais multinucleadas alongadas. Coloração por HE. (Cortesia do Dr. B.A. Valentine, College of Veterinary Medicine, Oregon State University.)

elementos neurais. O tumor mais comum que se origina das estruturas de suporte muscular é o hemangiossarcoma.

Rabdomioma e Rabdomiossarcoma. Os tumores do músculo estriado esquelético que ocorrem em locais fora deste músculo são os rabdomiomas do coração ou pulmão, e os rabdomiossarcomas botrioides da vesícula urinária; estes não serão discutidos nesta seção.

Quadro 15-9	Portas de Entrada do Botulismo Equino

Colonização gastrointestinal do alimento: Potros acima de 6 meses de idade

Ingestão da toxina botulínica preformada: Adultos, geralmente por carcaças de roedores no feno ou no concentrado, ou contaminação ambiental

Contaminação de feridas: Adultos, lesões profundas, incomum

Rabdomioma e rabdomiossarcoma que se originam na musculatura esquelética são muito comuns no cão, seguido pelo cavalo e o gato. As variantes morfológicas incluem células redondas, células fusiformse e tumores mistos de células redondas e fusiformes, refletindo os estágios do desenvolvimento da musculatura esquelética. Historicamente, o diagnóstico de tumores do músculo esquelético dependeu da identificação de estriações transversas indicativas de diferenciação sarcomérica. As estriações transversas são observadas mais frequentemente em células multinucleadas alongadas conhecidas como *strap cells* (Fig. 15-29, C), e em células ovoides conhecidas como *células em raquete*. Elas são reconhecidas mais facilmente após a coloração com corante de hematoxilina ácida fosfotúngstica (PTAH), mas a busca por estriações transversais pode ser extremamente frustrante e, frequentemente, sem resultados. Atualmente, o diagnóstico de tumores de origem na musculatura esquelética depende principalmente de resultados da avaliação imuno-histoquímica utilizando anticorpos para proteínas musculares específicas. Actina e desmina musculares são expressas por tumores de músculo liso e esquelético, mas a mioglobina, actina sarcomérica, miogenina e MyoD1 são específicas para a musculatura esquelética. Evidências de diferenciação muscular, como os miofilamentos primitivos e as estruturas de banda Z, também podem ser detectadas por microscopia eletrônica.

O rabdomioma é um tumor de célula redonda mais frequente e ocorre mais comumente na laringe de cães adultos. A menor idade relatada é de 2 anos. Os tumores geralmente são lisos e nodulares, róseos e não encapsulados. As características histológicas são células redondas ingurgitadas em estreita aposição que possuem núcleos eucromáticos centrais, geralmente com um único núcleo proeminente, e um citoplasma eosinofílico abundante vacuolizado a granular. Também pode ser observado um pequeno número de *strap cells* multinucleadas e células alongadas. As mitoses são raras, e a evidência de invasão é incomum.

Semelhante a situação em seres humanos, rabdomiossarcomas ocorrem mais frequentemente em animais jovens e são mais comuns no pescoço ou cavidade oral, especialmente na língua. Esses tumores são róseos e carnosos, e eles frequentemente apresentam invasão local proeminente. A forma mais comum e mais distinta de rabdomiossarcoma em animais é o rabdomiossarcoma embrionário, composto por células redondas primitivas com núcleos eucromáticos proeminentes, um único nucléolo proeminente e citoplasma eosinofílico indistinto ou proeminente ("rabdomioblastos"; Fig. 15-29, A e B). O rabdomiossarcoma também pode conter *strap cells* multinucleadas alongadas (Fig. 15-29, C) e células ovoides em raquete. O pleomorfismo celular e nuclear é comum, assim como sua atividade mitótica. Esses tumores são localmente invasivos e frequentemente sofrem metástase, embora pouquíssimos casos tenham sido estudados para registrar qualquer padrão de metástase.

Hemangiossarcoma. As neoplasias vasculares malignas (hemangiossarcoma), que se originam no músculo, são mais comuns no cavalo e no cão (Fig. 15-30). Os sinais clínicos incluem aumento de volume no músculo, geralmente associado à claudicação. As preparações citológicas frequentemente revelam somente sangue periférico, que é sugestivo de hematoma. O diagnóstico patológico pode ser difícil se não são amostrados vários locais dentro da lesão, pois a quantidade de hemorragia geralmente excede a região composta de células endoteliais neoplásicas em proliferação. O hemangiossarcoma intramuscular apresenta uma incidência elevada de metástase, geralmente aos pulmões.

Outros Tumores Envolvendo o Músculo Esquelético. Uma variante do lipoma, conhecida como lipoma infiltrativo, geralmente está localizada no músculo esquelético. A macroscopia e os achados histopatológicos são adipócitos maduros invadindo o músculo esquelético. Este tumor é mais comum no cão, mas também tem sido relatado em cavalos jovens. O tratamento de escolha é uma excisão

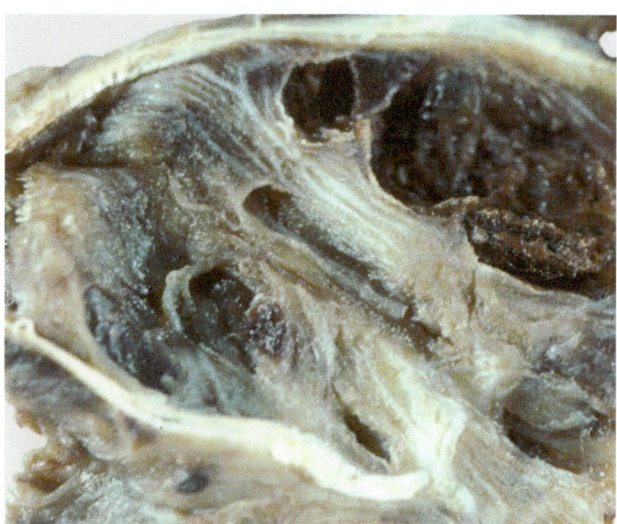

Figura 15-30 **Hemangiossarcoma Intramuscular, Músculo Esquelético Cervical, Cavalo.** Múltiplas zonas irregulares de tumor cavitado (*canto superior direito*) a sólido com hemorragia substituíram o músculo normal. Amostra fixada por formalina. (Cortesia do Dr. A. de Lahunta, College of Veterinary Medicine, Cornell University.)

ampla, pois este tumor recorre como resultado da invasão local, mas não metastatiza.

A infiltração do músculo esquelético por linfócitos neoplásicos não é incomum. Os infiltrados de linfócitos neoplásicos cercam as miofibras e podem causar a atrofia da miofibra. Entretanto, estas células não invadem as miofibras e a mionecrose é rara. Isto ajuda a diferenciar o linfoma intramuscular da miosite linfocítica. A avaliação cautelosa de células neoplásicas infiltrativas geralmente revela uma população relativamente monomórfica de linfócitos, que podem ter aspecto atípico. A imuno-histoquímica para confirmar um único tipo celular infiltrado também é útil.

O sarcoma associado à vacina no músculo do gato pode surgir no local da vacina intramuscular ou se estender para o músculo esquelético adjacente a partir de um local de injeção subcutânea. Ocasionalmente, os mastocitomas e carcinomas exibem invasão proeminente ao músculo esquelético. Melanoma que se origina na pele de cavalos tordilhos mais velhos geralmente se metastiza para a fáscia muscular, e pode exibir alguma extensão para o próprio músculo. A metástase intramuscular de tumores é rara (ver seção sobre Mecanismos de Defesa). A metástase intramuscular do carcinoma, particularmente prostático, e do hemangiossarcoma podem ocorrer em cães. Quando os carcinomas com regiões de esclerose envolvem o músculo, por extensão ou por metástase, a membrana basal muscular das miofibras adjacentes geralmente está destruída, resultando em células multinucleadas bizarras representando tentativas de regeneração muscular (Fig. 15-15). Essas células bizarras não devem ser identificadas equivocamente como células tumorais.

Distúrbios dos Animais Domésticos por Espécie

A função muscular adequada é essencial para a sobrevivência de qualquer espécie. Muitos animais domésticos foram criados seletivamente para musculatura aprimorada para a produção de carne, desempenho ou aparência. Portanto, a doença muscular em animais pode ter um impacto econômico significativo. Em alguns casos, é a pressão de seleção imposta por seres humanos que ocasionou o desenvolvimento e perpetuação de várias condições miopáticas em animais. É provável que a seleção contínua para o que parece ser um traço fenotipicamente desejável, no futuro resultará no reconhecimento de novas mutações genéticas e condições miopáticas.

É interessante comparar os efeitos das desordens musculares que afetam os seres humanos e os animais. A posição em estação dos animais permite maior estabilidade, que pode permitir que um animal permaneça no ambulatório por algum tempo, quando uma pessoa afetada de modo semelhante estaria confinada a uma cadeira de rodas. Entretanto, as desordens que resultam em decúbito, mesmo se transitórios, podem ser devastadoras em rebanhos. É bem mais difícil tratar um grande animal em um período de decúbito, que tratar um humano ou pequeno animal hospitalizado.

As desordens musculares mais comuns e importantes de animais serão discutidas por espécies, pois este é o modo que as doenças são consideradas clinicamente. A mesma doença pode ocorrer em diferentes espécies.

Distúrbios dos Equinos

Talvez não exista nenhuma outra espécie de animal doméstico para a qual o desenvolvimento e função musculares sejam tão críticos quanto para o cavalo. A criação seletiva para melhor musculatura ocorreu em virtualmente todas as raças de cavalos e pôneis. A habilidade de tal pressão de seleção em perpetuar as mutações musculares equinas é exemplificada pela ocorrência relativamente recente de paralisia periódica hipercalêmica (PPHI), na qual uma mutação muscular resulta na massa e definição musculares de apelo visualmente elevado. Infelizmente, como poderá ser observado na discussão posterior sobre PPHI, tais mutações frequentemente não resultam em função muscular aprimorada.

Miopatias Bacterianas e Parasitárias

A infecção por diversos organismos bacterianos e toxinas clostridiais pode causar a miopatia no cavalo. Protozoários (*Sarcocystis* spp.) são achados incidentais comuns na musculatura equina, porém são raros os danos musculares induzidos por *Sarcocystis* que culminem em sinais clínicos de doença muscular.

Miosite Clostridial (Edema Maligno; Gangrena Gasosa). A miosite clostridial no cavalo geralmente é um distúrbio fatal causado pela infecção por diversas espécies clostridiais produtoras de toxinas, que são bacilos anaeróbicos Gram-positivos grandes. *Clostridium septicum* é a causa mais comum de miosite clostridial em cavalos, mas *Clostridium perfringens* dos tipos A a E, *Clostridium chauvoei*, *Clostridium novyi* e *Clostridium fallax* também podem causar infecção. A infecção pode envolver mais de uma espécie clostridial. *Clostridium* spp. são organismos ubiquitários que formam esporos no solo e no trato gastrointestinal. Diferente do bovino, no qual o trauma não penetrante pode causar contusões musculares e condições anaeróbicas que ativam os esporos clostridiais já presentes no músculo, a miosite clostridial em cavalos sempre é secundária a uma lesão penetrante. Muito frequentemente, também é possível que seja um local de injeção de uma substância não antibiótica, mas a infecção dos locais de lesões punctórias e o extravasamento perivascular de irritantes nos componentes administrados via intravenosa. Também é possível que a bactéria clostridial que penetra no sangue a partir de uma lesão no trato gastrointestinal colonize o músculo danificado. Esta é uma explicação possível para a ocorrência frequente de sinais de cólica antes do desenvolvimento da miosite clostridial no local da injeção intramuscular de medicamentos como flunixina meglumina, que causa o dano muscular localizado. Sob condições anaeróbicas, os clostrídios se proliferam e produzem toxinas que danificam os vasos sanguíneos, resultando em hemorragia e edema, e causam necrose de fibras musculares adjacentes.

Os sinais clínicos são as manifestações agudas de calor, edema e dor em um grupo muscular e fáscia adjacente, que ocorrem simultaneamente com febre, depressão, desidratação e anorexia. Se ocorre necrose muscular suficiente, as concentrações séricas de CK e AST podem estar leve ou moderadamente elevadas. A morte por toxemia

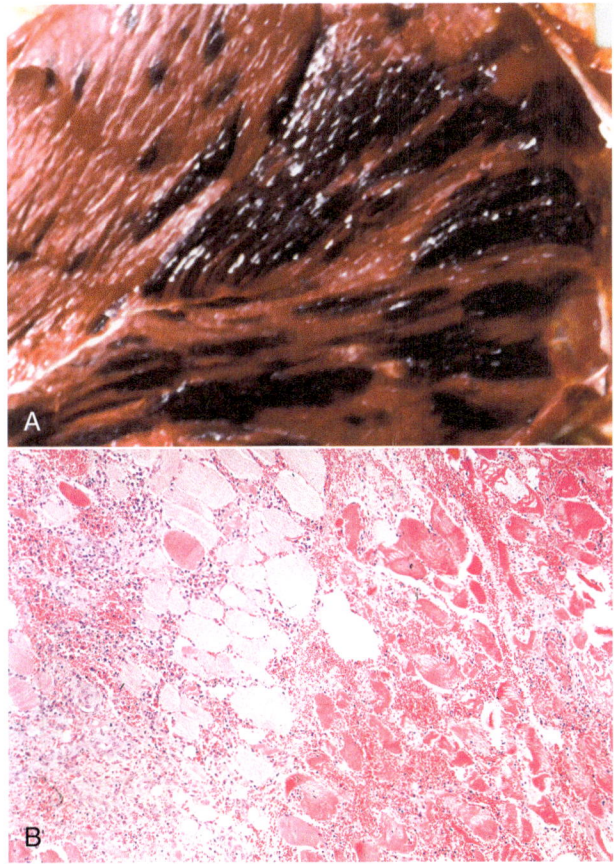

Figura 15-31 Miosite Clostridiana, Edema Maligno, Cavalo. A, *Clostridium septicum* é a causa mais comum de miosite clostridiana em cavalos. Os músculos afetados *(aqui apresentados)* e a fáscia adjacente *(não apresentada aqui)* estão inchados e frequentemente hemorrágicos. **B,** Edema intersticial, hemorragia e células inflamatórias cercam as numerosas miofibras necróticas inchadas e fragmentadas. Fixação por formalina; Coloração por HE. (Cortesia do Dr. B.A. Valentine, College of Veterinary Medicine, Oregon State University.)

e/ou septicemia geralmente ocorre em 48 horas. O músculo afetado e a fáscia adjacente apresentam aumento de volume e frequentemente estão hemorrágicos, com edema, inflamação supurativa e necrose; gás também pode estar presente (Fig. 15-31). Não é observada a vasculite. Os bacilos Gram-positivos característicos de *Clostridium* spp. geralmente são identificados no tecido afetado.

O diagnóstico pode ser feito com certeza razoável baseado no histórico típico, macroscopia e achados citológicos e histopatológicos. *Clostridium* spp. também pode ser identificado em cultura sob condições anaeróbicas ou por um teste de anticorpo fluorescente. O tratamento deve ser iniciado rapidamente e inclui incisões cirúrgicas do músculo afetado para permitir a drenagem e oxigenação, terapia com antibióticos e cuidados de suporte.

Botulismo. Tecnicamente, esta doença é um distúrbio da junção neuromuscular e está inclusa nesta seção por conveniência. O botulismo é causado pela toxina do *Clostridium botulinum* e frequentemente não está associada à infecção por *Clostridium botulinum*. As portas de entrada da toxina botulínica em cavalos estão resumidas no Quadro 15-9. As bactérias *Clostridium botulinum* são encontradas como esporos no trato gastrointestinal de muitos mamíferos, e os esporos são comuns no solo. A toxina preformada no alimento ou solo contaminados é a causa mais comum de botulismo em cavalos adultos. Entretanto, em potros, geralmente entre 1 semana e 6 meses de idade, a ingestão de esporos de *Clostridium botulinum* pode causar proliferação de *Clostridium botulinum* produtor de toxina no trato intestinal, ocasionando o botulismo tóxico infeccioso (potros trêmulos). A infecção de uma lesão é uma causa incomum de botulismo em cavalos.

A patogenia do botulismo foi discutida anteriormente na seção sobre Desordens Neuropáticas e da Junção Neuromuscular. A ligação irreversível da toxina aos terminais pré-sinápticos do nervo e o bloqueio da liberação de acetilcolina provocam a paralisia flácida profunda generalizada, que é uma referência do botulismo. Os sinais clínicos são agudos e progridem rapidamente, geralmente resultando em decúbito. A disfagia e a fraqueza da língua são achados comuns que ajudam a diferenciar o botulismo de outras doenças neuromusculares que causam decúbito. As concentrações séricas de CK e AST estão dentro dos limites normais (indicando a ausência de danos às miofibras) ou possivelmente estão discretamente elevadas, como resultado de miopatia isquêmica secundária ao decúbito (ver discussão posterior).

Não estão presentes lesões macroscópicas ou histopatológicas específicas em cavalos que morrem por botulismo, embora possa ocorrer pneumonia por aspiração causada por disfagia. As fibras musculares estão intactas a menos que o decúbito tenha comprometido o suprimento sanguíneo, causando isquemia e necrose localizada e miofibras.

A avaliação do conteúdo estomacal ou da alimentação contaminada pode revelar a presença de toxina. Entretanto, os cavalos são extremamente sensíveis à toxina botulínica, e uma vez que somente uma pequena concentração de toxina possa estar presente em um cavalo afetado, os testes disponíveis podem não detectar uma concentração tão baixa de toxina. Na maioria dos casos de equinos, o diagnóstico é feito com base no histórico clínico após a eliminação de outras causas possíveis de fraqueza muscular profunda. Os animais afetados devem ser tratados com antitoxina botulínica polivalente para evitar a futura ligação à toxina. A recuperação ocorre após o brotamento do axônio terminal e o reestabelecimento das junções neuromusculares funcionais. A vacinação com toxoide botulínico é uma medida preventiva efetiva.

Corynebacterium pseudotuberculosis (Febre do Pombo).

Abscessos intramusculares causados por *Corynebacterium pseudotuberculosis* ocorrem quase exclusivamente em cavalos em regiões áridas do oeste dos Estados Unidos e Brasil. *Corynebacterium pseudotuberculosis* é um bacilo anaeróbico facultativo pleomórfico Gram-positivo presente no solo. Ele pode entrar no músculo através de lesões penetrantes, incluindo locais de injeção. O biotipo mais comum em cavalos é diferente daquele que afeta ovinos e caprinos, pois ele é incapaz de reduzir os nitratos a nitritos. O alto conteúdo lipídico da parede celular bacteriana contribui para a sobrevivência do *Corynebacterium pseudotuberculosis* nos macrófagos. Exotoxinas bacterianas, como a fosfolipase D, contribuem ao dano vascular e com a inibição da função neutrofílica. As infecções em equinos ocorrem mais frequentemente durante o outono e início do inverno, e é observada uma incidência maior da doença após invernos chuvosos. As infecções são mais comuns na musculatura peitoral, porém outras localizações são possíveis. Os músculos afetados ficam inchados e edematosos, e contêm zonas de tamanhos variados de inflamação supurativa localizada. A febre é comum. O agente causal é rapidamente isolado do tecido afetado e pode ser observado em aspirados de abscessos intramusculares. O tratamento geralmente é curativo e inclui terapia com antibióticos e estabelecer drenagem para os abscessos. É raro que a infecção por *Corynebacterium pseudotuberculosis* em cavalos cause vasculite imunomediada (púrpura hemorrágica; ver próxima seção).

Miopatias Associadas ao Estreptococo.

Duas miopatias degenerativas distintas estão associadas à infecção ou exposição de cavalos ao *Streptococcus equi* spp. *equi*. Uma, conhecida como *púrpura hemorrágica*, tem sido reconhecida por muitos anos. A outra, conhecida como *rabdomiólise associada ao estreptococo e atrofia muscular*, apenas recentemente foi reconhecida.

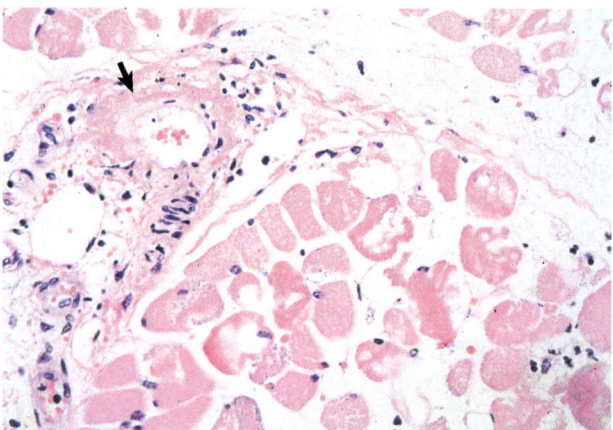

Figura 15-32 **Vasculite Intramuscular, Púrpura Hemorrágica, Músculo Esquelético, Corte Transversal, Cavalo.** Na parede do vaso sanguíneo (*seta*) há uma banda de necrose fibrinóide circunferencial contendo debris nucleares. Muitas das miofibras adjacentes estão necróticas (*áreas centrais até o canto inferior direito*). Algumas dessas miofibras estão fragmentadas, e um número pequeno contém finos depósitos basofílicos de mineral. Fixação por formalina; Coloração por HE. (Cortesia do Dr. B.A. Valentine, College of Veterinary Medicine, Oregon State University.)

Púrpura Hemorrágica. Nesta doença, o dano muscular não é causado pela infecção direta dos músculos, mas sim por uma resposta imune ao patógeno bacteriano. *Streptococcus equi* é a causa mais comum de púrpura hemorrágica em cavalos, mas o *Corynebacterium pseudotuberculosis* e possivelmente outras bactérias também podem causar púrpura hemorrágica. Em casos causados por *Streptococcus equi*, os complexos imunes circulantes compostos de anticorpos imunoglobulina A (IgA) e antígeno estreptocócico M se depositam nas paredes de pequenos vasos. Isto provoca a vasculite e a necrose da parede vascular (Fig. 15-32), com consequente hemorragia e infarto de miofibras. Também é possível que os anticorpos contra a proteína estreptocócica M tenham reação cruzada com as miosinas dos músculos esqueléticos e cardíacos causando a lesão direta.

Os sinais de miopatia geralmente acompanham sinais sistêmicos de púrpura pós-estreptocócica em cavalos (p. ex. depressão, febre, edema dependente, petéquias ou equimoses, leucocitose, fibrinogênio sérico elevado e anemia), mas a miopatia também pode ser a principal manifestação da doença. Os cavalos afetados estão fracos, podem ter uma marcha de passo curto e podem entrar em decúbito. A mioglobinúria e concentrações séricas de CK e AST muito elevadas são comuns.

Vários músculos estão envolvidos (ao contrário da lesão localmente extensa da miosite clostridial), e os músculo afetados apresentam hemorragia multifocal a localmente extensa e edema que se disseca entre as fibras musculares e fascículos musculares necróticos. Os achados macroscópicos são semelhantes àqueles observados na miosite clostridial (Fig. 15-31, A), porém, as lesões não contêm bolhas gasosas. A lesão vascular (vasculite leucocitoclástica e necrose fibrinóide de vasos sanguíneos; Fig. 15-32) é observada na avaliação microscópica e é uma característica diagnóstica.

O diagnóstico é baseado no histórico de exposição do cavalo ao *Streptococcus equi* e nos achados clínicos, clinicopatológicos e histopatológicos típicos. Por ser uma desordem de imunocomplexos, a histopatologia, citologia e culturas bacterianas do músculo afetado não revela o *Streptococcus equi*. Esta bactéria ou outras bactérias causadoras, podem ser cultivadas a partir de outros tecidos afetados, especialmente linfonodos ou bolsa gutural. Um elevado título sérico da proteína M de *Streptococcus equi* apoia fortemente o diagnóstico de púrpura hemorrágica associada a estreptococos. O tratamento inclui terapia com corticosteroides e cuidados de suporte, mas os cavalos frequentemente sucumbem a outras sequelas da vasculite sistêmica, como infartos gastrointestinais.

Rabdomiólise Associada a Estreptococo e Atrofia Muscular. Uma síndrome de rabdomiólise aguda grave que resulta na perda generalizada de massa muscular profunda, com progresso rápido, também tem sido observada em cavalos com infecção clínica por *Streptococcus equi* ou em cavalos que foram expostos a esta bactéria, mas não desenvolveram sinais clínicos evidentes de infecção. Esta síndrome ocorre muito frequentemente em cavalos quarto de milha jovens, mas cavalos jovens de outras raças também podem ser afetados. A atrofia muscular clinicamente reconhecida geralmente é mais evidente nos músculos paraespinhais e glúteos. Alguns casos têm evidência microscópica de EPSSM concorrente (ver seção sobre Miopatias Hereditárias ou Congênitas), que pode ser um fator predisponente. Em outros, foi detectada a inflamação intersticial e perivascular não supurativa, e o mecanismo proposto é o dano imunomediado causado por reação cruzada de anticorpos estreptocócicos com proteínas musculares. Os cavalos afetados não apresentam sinais típicos de púrpura hemorrágica, mas geralmente têm concentrações séricas muito altas de CK (geralmente maiores que 100.000 unidades por litro) e AST (geralmente maiores que 10.000 unidades por litro). Os cavalos afetados podem responder à terapia com corticosteroides. A maioria irá se recuperar, mas é possível a recorrência após a exposição subsequente ao *Streptococcus equi*.

Miopatia por Protozoário.
Os protozoários (*Sarcocystis* spp.) são achados incidentais comuns nos músculos esqueléticos e cardíacos de equinos. Como os protozoários estão em cistos na própria miofibra e, portanto, estão protegidos da vigilância do corpo, não há resposta inflamatória. Suspeita-se que a infecção massiva por *Sarcocystis fayeri* cause miopatia degenerativa em cavalos, embora seja raro. Excepcionalmente, encontra-se o espessamento localizado da língua em cavalos com miosite granulomatosa, resultante de *Sarcocystis* na musculatura da língua. A causa da inflamação intensa, aparentemente induzida por protozoários nestes casos raros, é desconhecida.

Espasmos Musculares Associados aos Carrapatos de Orelha.
Episódios de espasmos musculares de vários grupos musculares podem ocorrer em cavalos com carrapatos de orelha (*Otobius megnini*). O mecanismo não é conhecido. Pode ser observada a ondulação dos músculos afetados após a percussão, porém as descargas miotônicas não são encontradas na eletromiografia. O tratamento para os carrapatos de orelha resulta em rápida recuperação.

Miopatias Nutricionais e Tóxicas
Deficiência nutricional, mais frequentemente de selênio, e várias toxinas são causas relativamente comuns de miopatia degenerativa em cavalos.

Miopatia Nutricional.
Potros (mais comumente acima de 2 semanas de idade) e cavalos adultos jovens são mais susceptíveis à miopatia nutricional, devido a uma deficiência das atividades antioxidantes de selênio ou (menos comumente) vitamina E. Em regiões com deficiência grave de selênio, tais como o noroeste do Pacífico, a miopatia por deficiência de selênio pode ocorrer em cavalos de qualquer idade. Normalmente o selênio presente no solo é recebido por plantas em crescimento. Em muitas regiões, o solo é deficiente de selênio, e o selênio deve ser suplementado na ração animal. A deficiência de vitamina E ocorre em cavalos que se alimentam de fenos de qualidade marginal a baixa, têm pouco ou nenhum acesso à pastagem e sem suplementação de vitamina E. A lesão oxidativa para fibras musculares de contração ativa ocorre como resultado da ausência de atividade antioxidante.

Os potros com maior probabilidade de ser afetados são aqueles nascidos de éguas com deficiência de selênio. Os potros apresentam fraqueza generalizada, que pode estar presente ao nascimento ou se evidenciar logo após o nascimento. Potros afetados podem se tornar recumbentes, mas geralmente estão espertos e alertas. Geralmente eles continuam a sugar se forem alimentados com mamadeira, mas a fraqueza da língua e músculos faríngeos pode resultar na sucção fraca.

Cavalos adultos afetados com mais frequência são aqueles estabulados alimentados somente com feno deficiente em selênio, com a doença clínica sendo observada mais comumente no final do inverno ou início da primavera. No noroeste do Pacífico, a miopatia por deficiência de selênio pode ocorrer em cavalos adultos alimentados somente com pastagens ou feno, que pode ocorrer em qualquer época do ano. Cavalos adultos afetados apresentam envolvimento preferencial dos músculos temporal e masseter (a condição algumas vezes é inapropriadamente denominada de *miosite maxilar* ou *miosite de masseter*), com inchaço e rigidez destes músculo e mastigação comprometida. O envolvimento do músculo faríngeo resulta em disfagia e o envolvimento da língua resulta na apreensão prejudicada de alimento, o que pode ser confundido com botulismo. Nos casos mais crônicos, pode ser evidente a atrofia bilateralmente simétrica do músculo masseter, que pode ser confundida com atrofia secundária à mieloencefalite por protozoário. A avaliação cautelosa destes cavalos geralmente revela fraqueza generalizada, evidente como uma marcha rígida de passo curto. Cavalos gravemente afetados podem ter uma manifestação aguda de decúbito, que mimetiza a doença neurológica.

As concentrações séricas de CK e AST geralmente estão discreta a moderadamente elevadas, embora possam ser observadas concentrações extremamente altas em potros e cavalos gravemente afetados. A EMG cocêntrica com agulha nos músculos afetados resulta em atividade espontânea anormal (ondas pontiagudas positivas, fibrilações e explosões miotônicas).

Os músculos de cavalos afetados parecem pálidos (por isso o nome comum doença do músculo branco), geralmente em uma distribuição irregular (Fig. 15-39). Os músculos mais gravemente afetados são aqueles que tiveram a maior carga de trabalho (p. ex. músculos cervicais em potros utilizados para a sucção e "bombeamento" do úbere, músculos proximais dos membros, língua e músculos mastigatórios). O aspecto macroscópico depende da extensão e estágio da necrose. Nos estágios iniciais, estão presentes estrias amarelas e brancas, e posteriormente aparecem estrias pálidas. Cavalos com deglutição comprometida podem ter pneumonia cranioventral por aspiração. Potros e cavalos com deficiência grave de selênio também possuem regiões pálidas de necrose no miocárdio, especialmente na parede ventricular esquerda e septo, que são áreas com carga de trabalho elevada. O estágio de necrose depende da idade das lesões. Em potros com miopatia aguda grave, as lesões estão no estágio de necrose muscular massiva e mineralização com infiltração macrofágica mínima (monofásico), causando morte ou eutanásia. Em animais que viveram por mais tempo (p. ex. casos subagudos), as lesões são polifásicas, e estão presentes a necrose ativa, infiltração de macrófagos e regeneração. Embora as fibras do tipo 1 possam ser mais propensas a desenvolver necrose por miopatia nutricional, nos músculos gravemente afetados quase todos os tipos de fibras são afetados. Nos casos de envolvimento do miocárdio, estão presentes a necrose dos miocardiócitos e a mineralização. Se o animal sobrevive, os miocardiócitos necróticos são substituídos por tecido conjuntivo fibrovascular que amadurece para formar uma cicatriz.

Um diagnóstico provisório de miopatia nutricional é baseado no histórico, aumentos das concentrações séricas de CK e AST, e achados macroscópicos e histopatológicos característicos. O diagnóstico é confirmado pela detecção de concentrações deficientes de selênio ou vitamina E no sangue de animais vivos ou em amostras de fígado obtidas na necropsia. Se os cavalos vivem bastante, a regeneração da miofibra pode restaurar os músculos ao estado normal. Esta desordem em potros pode ser prevenida com a suplementação da ração das éguas com selênio na gestação. Em potros nascidos em regiões com deficiência de selênio também pode ser administrada por via injetável a vitamina E e selênio logo após o nascimento. Para cavalos adultos jovens, devem ser administrados vitamina E e selênio o suficiente na dieta. O tratamento com selênio e vitamina E após a manifestação dos sinais clínicos é bem menos eficaz do que a prevenção.

Toxicidade por Ionóforo. A patogenia da toxicidade por ionóforos é discutida na seção sobre Miopatias Tóxicas. Os cavalos são extremamente sensíveis aos ionóforos e sucumbem a doses muito pequenas. Ionóforos podem estar presentes como contaminantes na alimentação de equinos, ou o cavalo pode ser alimentado acidentalmente com alimentos contendo ionóforos destinados a outros animais domésticos.

Grande parte da literatura disponível relata a toxicidade à monensina, porém os efeitos de outros ionóforos devem ser semelhantes. Na toxicidade aguda à monensina, a morte ocorre devido ao choque e colapso cardiovasculares, e não são observadas lesões específicas na avaliação *post mortem* nas primeiras 48 horas, embora elas possam apresentar coloração rosa difusa por mioglobina. Se o cavalo sobrevive 3 a 4 dias, os músculos esqueléticos e cardíacos afetados geralmente contêm estrias pálidas (Fig. 15-33, A) e, microscopicamente, está pre-

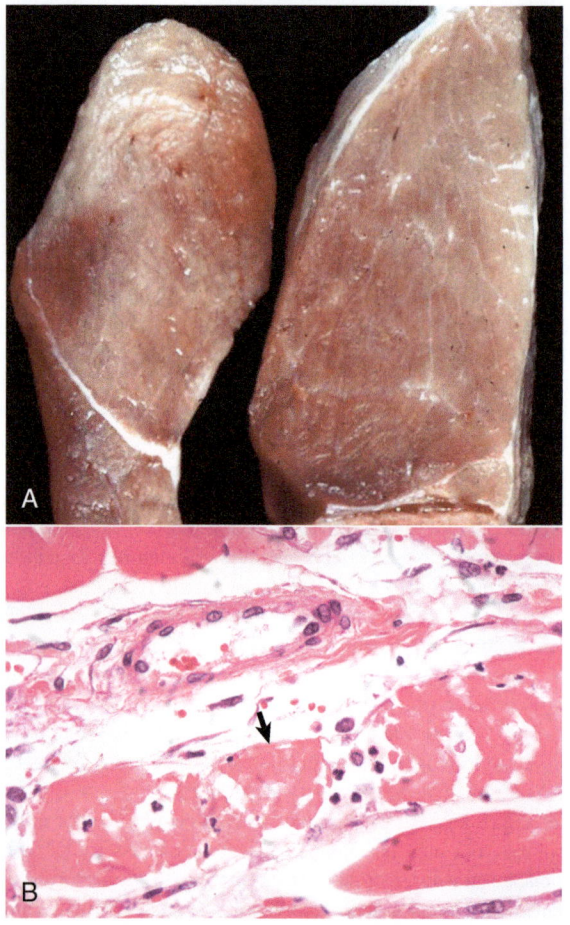

Figura 15-33 **Toxicidade do Ionóforo, Monensina, Músculo Esquelético. A,** Necrose. Os focos empaledecidos, de acinzentados a esbranquiçados, são áreas de miofibras necróticas. O miocárdio geralmente irá conter lesões semelhantes. **B,** Necrose segmentar de miofibra (2 dias), corte longitudinal, cavalo. O segmento da miofibra (*seta*) aqui visível está necrótico, fragmentado e infiltrado por macrófagos e neutrófilos. Observar a lâmina basal e o endomísio intactos em ambos os lados da miofibra, que irá conter a miofibra em regeneração e assim, facilitará a resolução. Toxicidade do ionóforo resulta na sobrecarga de cálcio e morte dos miócitos esqueléticos (cardíacos também). Fixação por formalina; Coloração por HE. (**A** Cortesia do Dr. J. Wright, College of Veterinary Medicine, North Carolina State University; e Noah's Arkive, College of Veterinary Medicine, The University of Georgia. **B** Cortesia do Dr. M.D. McGavin, College of Veterinary Medicine, University of Tennessee.)

sente a necrose do músculo cardíaco e necrose segmental do músculo esquelético (Fig. 15-33, B; Fig. 15-11, B), com aumentos concomitantes nas concentrações séricas de CK e AST, que podem ser acentuados. Dada a profunda sensibilidade dos cavalos aos ionóforos, a toxicidade por ionóforos em cavalos geralmente é o resultado de uma única dose e, assim, a lesão é um processo monofásico multifocal. Isso auxilia a diferenciar a toxicidade por ionóforo da miopatia nutricional, que frequentemente é polifásica. Tanto a fibra do tipo 1 quanto o de tipo 2 são afetados. Se o cavalo sobrevive, a necrose é seguida por regeneração da miofibra, que pode restaurar os músculos ao estado normal, mas os miocardiócitos necróticos são substituídos por fibrose devido à ausência de regeneração significativa dos miocardiócitos. Cavalos que morrem 14 dias após a exposição aos ionóforos geralmente apresentam músculos esqueléticos normais e fibrose miocárdica extensa. A insuficiência cardíaca aguda e a morte por cicatrização miocárdica podem ocorrer meses a anos após a recuperação clínica aparente à exposição de ionóforos.

O diagnóstico é baseado no histórico que inclui tanto a ingestão de ionóforos quanto a presença de achados macroscópicos e histopatológicos característicos. A análise do alimento ou conteúdo estomacal para ionóforos é definitiva. O tratamento para cavalos intoxicados por ionóforos é de suporte, pois não existe terapia específica.

Toxicidade por Plantas. Várias plantas tóxicas são conhecidas por causar necrose muscular em cavalos (ver também Miopatias Tóxicas). Estas incluem *Cassia occidentalis* (fedegoso) e *Thermopsis* spp. A maior parte das intoxicações associadas às plantas em cavalos estão associadas àquelas que crescem em pastagens ou em feno ensacado. A necrose frequentemente é polifásica, indicando um período prolongado de ingestão. A mionecrose cardíaca também pode ou não estar presente. No Reino Unido e menos comumente no Centro-Oeste dos Estados Unidos, ocorre em cavalos uma síndrome de mionecrose associada a pastagem causada pela ingestão de toxina hipoglicina A, contida nas sementes de *Acer negundo* (bordo). Esta desordem também tem sido chamada de *mioglobinúria atípica*.

Miopatias Hereditárias ou Congênitas e Desordens Miotônicas

Paralisia Periódica Hipercalêmica. A paralisia periódica hipercalêmica (PPHI) é uma desordem miotônica que afeta cavalos cuja ascendência remonta a um garanhão quarto de milha chamado *Impressive*. Cavalos afetados geralmente apresentam grupos musculares notavelmente bem definidos, o que os levou à popularidade pela demonstração no cabresto. É herdada como uma doença autossômica dominante; entretanto, os cavalos afetados podem ser heterozigóticos ou homozigóticos. Potros homozigotos geralmente apresentam uma disfunção distinta do músculo laríngeo, que resulta em laringoespasmo e em dificuldade respiratória. A maioria dos cavalos homozigóticos não sobrevive; se eles sobrevivem, tornam-se inválidos.

O defeito subjacente na PPHI é uma mutação pontual no gene que codifica a subunidade α do canal de sódio do músculo esquelético. Este defeito causa inativação anormal (atrasada) da atividade do canal de sódio, resultando na instabilidade da membrana e na atividade elétrica contínua da fibra muscular, que se reflete nos achados de EMG (ver discussão posterior). A patogenia dos sinais clínicos da PPHI é complexa e não é totalmente conhecida, tanto em cavalos quanto em seres humanos com uma desordem semelhante. Os heterozigotos afetados têm um mosaico de canais de sódio anormais e normais, e os potenciais de repouso da membrana muscular estão tipicamente abaixo do normal. Isso resulta num aumento de probabilidade da geração elétrica de um potencial de ação muscular prolongado, ocasionando a miotonia transitória. Quando os canais de sódio anormais são ativados, a resposta ao aumento do sódio intracelular é a liberação de potássio para o espaço extracelular e corrente sanguínea, ocasionando a hipercalemia. A hipercalemia não é, entretanto, um achado consistente. A alimentação com a concentração de potássio elevada, como produtos de alfafa ou alimentos com adição de melaço, pode precipitar os sinais clínicos de PPHI, possivelmente pela ativação anormal dos canais de sódio. Outra consequência potencial da ativação prolongada de canais de sódio anormais é a inativação dos canais de sódio normais, provocando a paralisia flácida e colapso. Este resultado explicaria os sinais típicos observados durante os episódios, que incluem espasmo muscular transitório (miotonia), com protrusão de terceira pálpebra, seguido por paralisia flácida generalizada. A temperatura muscular reduzida, como pode ocorrer como resultado de uma chuva gelada, pode precipitar episódios de colapso em cavalos com PPHI, possivelmente pela redução da atividade do permutador muscular de sódio-potássio (Na-K ATPase), um meio importante pelo qual o músculo afetado compensa a atividade anormal do canal de sódio. O decúbito no período pós-anestésia e a hipertermia associada à anestesia também foram observados em cavalos com PPHI. Os cavalos afetados podem parecer normais por muitos anos, podem ter múltiplos episódios de colapso ou morrer agudamente. As concentrações séricas de CK e AST geralmente estão normais. Fluxos iônicos anormais ocorrem em todos os momentos em cavalos afetados, EMG com agulha concêntrica entre episódios paralíticos revela fasciculações miotônicas persistentes características.

Não existem achados macroscópicos em cavalos com paralisia hipercalêmica periódica, além de musculatura proeminente à macroscopia. A disfunção do músculo esquelético em cavalos com PPHI se deve aos fluxos iônicos anormais que podem causar espasmos e fraqueza; portanto, o músculo esquelético afetado geralmente está histologicamente normal. Em alguns casos, podem estar presentes vacúolos intracitoplasmáticos dispersos (miopatia vacuolar) nas fibras do tipo 2. O achado patológico característico da PPHI é evidente apenas no nível ultraestrutural, em que são encontradas as cisternas terminais dilatadas do retículo sarcoplasmático.

O diagnóstico pode ser feito com certeza razoável baseado nos sinais clínicos característicos (espasmos musculares frequentemente resultando em paralisia flácida) e nos achados clinicopatológicos (hipercalemia) em um cavalo da linhagem reprodutiva de Impressive. Fasciculações miotônicas com EMG com agulha concêntrica também são diagnósticas. O teste mais simples e confiável, entretanto, é um teste baseado no DNA realizado em leucócitos periféricos ou, como descrito mais recentemente, em células obtidas de pelos da base da crina ou cauda. O tratamento consiste da alimentação de uma dieta com baixa concentração de potássio, que significa evitar produtos de alfafa e melaço. Uma dieta com baixa concentração de potássio pode ter sucesso no controle dos sinais em muitos casos. Os casos mais graves podem ser tratados com o diurético acetazolamida, que causa o aumento da excreção urinária de potássio. Episódios agudos podem ser tratados com dextrose ou insulina intravenosa ou soluções de açúcar via oral como xarope. A administração de glicose para estimular a secreção de insulina, ou da própria insulina, auxilia no alívio dos sinais ao ajudar a direcionar o movimento intracelular do potássio juntamente com a glicose.

Miopatia por Acúmulo de Polissacarídeos em Equinos.

A miopatia por acúmulo de polissacarídeos em equinos (EPSSM) é uma miopatia mais comumente reconhecida em quartos de milha, Warmblood, Árabe, Morgan, pônei das Américas e raças relacionadas com tração. Também ocorre em muitas outras raças de cavalos e pôneis, incluindo os cavalos em miniatura. Pesquisas com amostras de músculo equino revelaram uma incidência surpreendentemente alta, de aproximadamente 66%, em todos os cavalos relacionados com a tração e aproximadamente 30% em todos os cavalos leves. Nem todos os cavalos afetados exibem sinais clínicos de disfunção muscular evidentes. Este distúrbio é herdado como uma característica autossômica dominante.

Ao contrário de outras glicogenoses afetando o músculo esquelético, até o momento nenhuma anomalia foi identificada nas vias glicolíticas ou glicogenolíticas no músculo esquelético, tornando este distúrbio equino único, porém ainda existe a suspeita de um distúrbio metabólico de carboidratos. Os cavalos afetados parecem ter uma captação intramuscular de insulina sanguínea mais rápida que os controles, embora o mecanismo exato para este fenômeno ainda seja desconhecido. Uma mutação pontual no gene da sintetase 1 do glicogênio do músculo esquelético (GYS1) foi associada a alguns casos, mas não todos, de EPSSM. Há um teste de DNA disponível para esta mutação, e cavalos com mutação em GYS1 algumas vezes são classificados como EPSSM tipo 1. O acúmulo anormal de glicogênio intracitoplasmático (confirmado por PAS-positivo, amilase-sensível) nas fibras do tipo 2 é o achado histológico. Nos casos graves, agregados anormais de glicogênio eventualmente são ubiquitinados, resultando em inclusões amilase resistentes compostas de glicogênio e proteína filamentosa. Certas raças, como os cavalos quarto de milha e raças relacionadas com os cavalos de tração, parecem ser mais propensas ao desenvolvimento de inclusões amilase resistentes, ao passo que os agregados são mais comuns em outras raças. A explicação para esta diferença ainda é desconhecida, embora as raças propensas ao desenvolvimento de inclusões amilase resistentes também são aquelas com maior probabilidade de ter mutação de GYS1.

Os sinais clínicos são variados, mas acredita-se que todos sejam causados por produção energética insuficiente pelas fibras musculares afetadas. A função anormal da miofibra causada por alteração arquitetônica secundária à deposição de polissacarídeos complexos intra-miofibra também é um mecanismo possível, porém a excelente resposta à terapia, mesmo em cavalos com inclusões acentuadas de polissacarídeos acumulados intra-miofibra, sugere que isto é bem menos significante que o metabolismo energético alterado. A rabdomiólise por esforço recorrente (ver discussão posterior) é um sinal comumente reconhecido, mas a claudicação de membro pélvico sem explicação é ainda mais comum que a rabdomiólise clínica. Cavalos afetados também podem apresentar uma marcha rígida, atrofia muscular simétrica, dor no dorso, câimbra muscular resultando em flexão anormal do membro pélvico característica de harpejamento e fraqueza bilateral de membro pélvico ou generalizada. Em cavalos de tração, pode ocorrer a manifestação repentina do decúbito espontâneo ou o decúbito pós-anestésico devido à miopatia. As concentrações séricas de CK e AST estão acentuadamente elevadas após episódios de rabdomiólise por esforço, mas podem estar apenas moderadamente elevadas em cavalos afetados após o exercício ou manifestação do decúbito. Acredita-se que as concentrações séricas de CK e AST normais em cavalos afetados indicam que a disfunção muscular não está acompanhada por mionecrose evidente. EMG com agulha concêntrica pode revelar atividade espontânea anormal (ondas estreitas positivas e fibrilações espalhadas).

Em casos graves, nos quais os cavalos morreram ou foram eutanasiados devido a rabdomiólise ou decúbito, os músculos podem estar rosa-pálidos ou difusamente tingidos de vermelho (coloração de mioglobina), que pode ser confundida por autólise. Podem estar presentes zonas pálidas multifocais (Fig. 15-35, A). Em cavalos de tração e esporadicamente em cavalos de outras raças, a miopatia crônica pode resultar em redução geral na massa muscular. Os músculos em cavalos de tração afetados gravemente também podem ter o tamanho normal, mas podem conter estrias pálidas onde as miofibras foram substituídas pela gordura. Os músculos afetados mais gravemente são aqueles proximais do membro pélvico (especialmente músculos glúteo, semimembranoso e semitendinoso) e músculos epaxiais das costas (p. ex. longissimus), embora qualquer um dos grandes grupos musculares de "força", incluindo os músculos peitorais e da cintura escapular, possa ser afetado. Rins escuros e inchados (nefrose pigmentar) causados por mioglobinúria podem ser observados em cavalos que morrem por rabdomiólise grave. A extensão da necrose evidente da miofibra é extremamente variável; a necrose ou regeneração massivas podem ser observadas após a rabdomiólise grave, ao passo que podem ser observadas apenas fibras necróticas dispersas

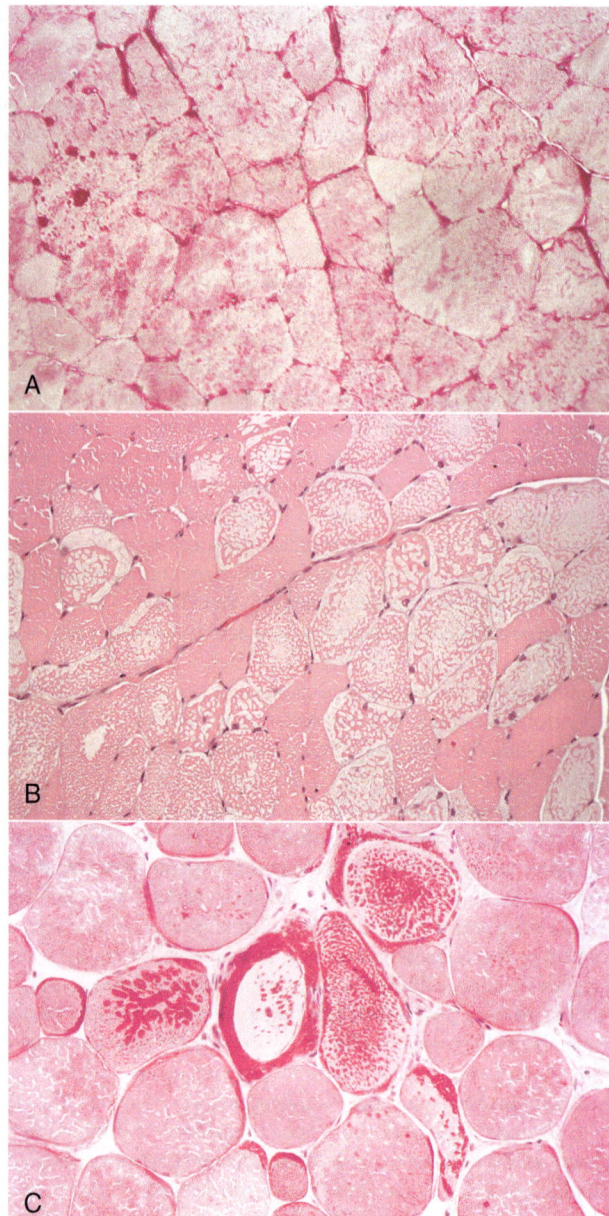

Figura 15-34 Miopatia por Acúmulo de Polissacarídeos em Equinos, Músculo Semimembranoso, Cortes Transversais, Cavalo. A, Observar a quantidade elevada de glicogênio corado em rosa-escuro distribuído de modo irregular. Agregados anormais estão presentes abaixo do sarcolema e no citoplasma. Fixação por formalina, reação com APS. **B,** Forma grave. Várias miofibras contêm múltiplas inclusões pálidas (*aparência de saca-bocados, rosa muito claro*) subsarcolemais e intracitoplasmáticas de acúmulo de polissacarídeo. Fixação por formalina; Coloração por HE. **C,** Essas inclusões apresentadas em **B** se coram intensamente de rosa-vermelho com APS, mas não são digeridas por amilase (*não apresentada*) e são características do que é chamado de *polissacarídeos complexos, amilopectina ou poliglucosan*. Fixação por formalina, reação APS. (Cortesia do Dr. B.J. Cooper, College of Veterinary Medicine, Oregon State University.)

nos cavalos em decúbito. As lesões são monofásicas se há apenas uma única crise de rabdomiólise por exercício, ou elas são polifásicas se houveram crises repetidas de lesão menos grave induzida pelo exercício. Polissacarídeos anormais estão sempre presentes, mas a necrose da fibra é incomum em amostras de biópsia muscular retiradas de cavalos afetados enquanto eles estão clinicamente normais.

O achado histológico característico é o agregado de material intracitoplasmático que se cora positivamente para glicogênio com a reação de APS (Fig. 15-34, A). Em casos graves, também estão presentes várias inclusões intracitoplasmáticas pálidas em cortes corados com HE (Fig. 15-34, B). Essas inclusões são APS-positivas (Fig. 15-34, C) e resistem à digestão pela amilase e, portanto, não são glicogênio. Os termos utilizados para descrever este material resistente à amilase incluem *amilopectina, poliglucosan* e *polissacarídeo complexo*. Nos casos crônicos, as miofibras também possuem alteração miopática crônica (atrofia, hipertrofia ou núcleos internos), e pode ocorrer nos casos gravemente afetados a substituição gordurosa das miofibras após a perda de miofibra.

No momento, a detecção da mutação de GYS1 oferece um diagnóstico definitivo de EPSSM, mas este teste não é muito sensível. O teste mais sensível para o diagnóstico da EPSSM depende de encontrar alterações histopatológicas características em amostras de músculos de cavalos com sinais clínicos apropriados. São preferíveis amostras dos músculos glúteos, semimembranosos ou semitendinosos, embora também sejam encontradas alterações no músculo longissimus, especialmente em cavalos com dor no dorso. Pode ser obtido um diagnóstico presuntivo de EPSSM baseado nos achados clínicos característicos em uma raça predisposta. O tratamento se baseou na alteração da dieta para minimizar a ingestão de amido e açúcar (menos de 15% das calorias diárias totais) e maximizar a ingestão de gordura (ao menos 20% a 25% das calorias diárias totais da gordura). Grãos e alimentos doces são substituídos por alimento com alto teor de fibras, baixo teor de amido, baixo teor de açúcar, com gordura adicionada na forma de óleo vegetal, gordura liofilizada ou suplementos com farelo de arroz com alto teor de gordura. Também é importante fornecer ao cavalo exercício regular e o maior tempo possível em uma pastagem ou padoque. O tratamento é muito bem-sucedido na maioria dos casos.

Deficiência de Enzima Ramificadora de Glicogênio. A deficiência da enzima ramificadora de glicogênio (GBE), ou glicogenose do tipo IV, é uma desordem causada por uma ausência congênita de uma enzima glicogênica, GBE, e é uma doença emergente em cavalos quarto de milha e American Paint Horse. É herdada como um traço autossômico recessivo. Os potros afetados podem ser abortados, natimortos ou fracos no nascimento, ou podem ter tendões contraídos, rabdomiólise ou insuficiência cardíaca em idade precoce. A consequência da deficiência de GBE é o acúmulo de longas cadeias não ramificadas de glicose nas células, que provocam a formação anormal de glicogênio e depósitos intramiofibras. Essas moléculas normalmente se converteriam em glicogênio na presença de GBE na etapa final da formação de glicogênio. Não existem achados macroscópicos específicos. O edema pulmonar pode ser encontrado em potros que morrem por insuficiência cardíaca. Os achados histológicos característicos são inclusões hialinas redondas que se assemelham a amilopectina (corpúsculos de poliglicosano) nos miócitos esqueléticos e cardíacos, especialmente fibras de Purkinje, e em menor grau nos hepatócitos. Diferente do glicogênio, as inclusões são APS-positivas e resistentes à digestão pela amilase. Assim como em outros defeitos metabólicos de carboidratos, acredita-se que a ausência de produção energética pelas fibras afetadas seja subjacente à disfunção celular. O rompimento da arquitetura celular causada pela deposição de amilopectina também pode contribuir. A análise do sangue periférico ou do músculo esquelético para a atividade de GBE, identifica animais afetados com atividade de GBE acentuadamente reduzida e portadores nos quais a atividade de GBE está moderadamente reduzida. Agora está disponível um teste de DNA para detectar portadores e cavalos afetados utilizando pelos da crina ou cauda. Não existe tratamento para este distúrbio.

Miotonia e Miopatia Mitocondrial. Uma desordem miotônica ocorre ocasionalmente em cavalos, e uma miopatia mitocondrial foi descrita em um cavalo Árabe.

Outras Miopatias de Equinos

Rabdomiólise por Esforço. A rabdomiólise por esforço em equinos (amarração, atamento, azotúria, mal da segunda-feira e febre com mioglobinúria) é clinicamente caracterizada pela manifestação repentina de marcha rígida, relutância ao movimento, inchaço dos grupos musculares afetados (especialmente glúteos), sudorese e outros sinais de dor e desconforto. As concentrações séricas de CK e AST ficam acentuadamente elevadas. Os sinais podem aparecer durante ou imediatamente após o exercício, mas raramente a rabdomiólise por exercício está associada ao exercício exaustivo. Em cavalos gravemente afetados, mesmo o mínimo exercício, como andar para fora de uma baia, pode causar sinais clínicos. Alimentação com teor de grãos e a ausência de exercício regular foram reconhecidos por muitos anos como fatores provocando a lesão muscular induzida por exercício. Teorias anteriores a respeito da patogenia da rabdomiólise por esforço em equinos inclui o desenvolvimento de acidose lática muscular, deficiência de vitamina E e/ou selênio, hipotireoidismo e anormalidade eletrolíticas sistêmicas. Apenas recentemente os estudos concluíram que a acidose lática não é um achado em cavalos com rabdomiólise por esforço, que cavalos com hipotireoidismo não apresentam sinais de miopatia degenerativa, e que são raras as anormalidades eletrolíticas como uma causa primária de rabdomiólise por exercício em equinos. Ainda se acredita que a deficiência de vitamina E ou selênio pode exacerbar os sinais de rabdomiólise por esforço em cavalos predisponentes, mas nem a deficiência de vitamina E nem de selênio são consideradas causa primária. Estudos recentes observaram que os cavalos afetados geralmente têm uma miopatia subjacente, mais frequentemente a miopatia por acúmulo de polissacarídeos em equinos (EPSSM). Existem evidências de que a rabdomiólise por esforço recorrente em puro-sangue inglês é o resultado da homeostasia anormal de cálcio no músculo esquelético, embora alguns destes animais afetados tenham apresentado EPSSM. Uma vez que a necrose muscular em si não é dolorosa e não causa inchaço muscular, suspeita-se que outros fatores desempenham um papel nesta desordem em cavalos. Esses fatores incluem a lesão oxidativa das membranas musculares que é secundária à necrose segmental e a produção subsequente de componentes de radicais livres derivados do oxigênio e o comprometimento vascular ocasionando a isquemia (p. ex. síndrome da compartimentalização quando o dano muscular ocorre em um músculo com uma fáscia firme e relativamente não expansível como dos músculos glúteo e longissimus). A lesão oxidativa pode explicar o benefício perceptível da suplementação de vitamina E e selênio para cavalos afetados.

Os achados macroscópicos são semelhantes àqueles descritos para a miopatia por armazenamento de polissacarídeos em equinos (EPSSM) — ou seja, inicialmente as áreas musculares estão rosas pálidas ou difusamente coradas de vermelho (Fig. 15-35, A). Os achados histológicos são necrose de fibra muscular localizadas ou disseminadas (Fig. 15-35, B), seguida pela sequência usual de eventos: infiltração de macrófagos e regeneração. As fibras afetadas são principalmente do tipo 2. As lesões podem ser monofásicas ou polifásicas.

O diagnóstico é baseado nos sinais clínicos típicos e evidência clinicopatológica de lesão muscular (atividade aumentada de CK e AST). O tratamento para um episódio agudo inclui agentes anti-inflamatórios não esteroides, acepromazina e repouso. A avaliação cautelosa do paciente quanto a evidências de danos renais (nefrose mioglobinúrica [pigmentar]), pois existe a indicação de mioglobina liberada a partir do músculo danificado. O tratamento de longo prazo e a prevenção incluem a correção de quaisquer deficiências concomitantes de eletrólitos, minerais ou de vitaminas e, mais importante, uma mudança na dieta para uma que tenha maior teor de gordura e fibra, e baixo teor de melaço e açúcar, conforme descrito para cavalos com EPSSM (consultar seção sobre Miopatias Hereditárias e Congênitas). Os puros-sangues com rabdomiólise por esforço concomitante, causada por uma suspeita de anomalias

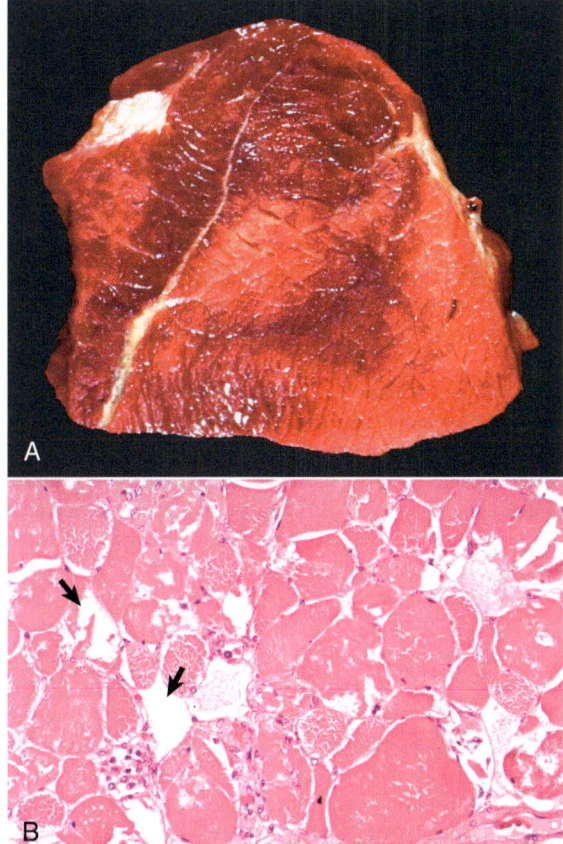

Figura 15-35 Rabdomiólise Aguda, Músculo Esquelético, Cavalo. A, Os músculos afetados podem estar pálidos ou corados difusamente de vermelho, que pode ser confundido com autólise. As zonas pálidas multifocais também podem estar presentes. **B,** Necrose segmentar de miofibra, músculo semitendinoso, corte transverso. A maioria dos miócitos está necrótica e em estágio de necrose de coagulação. Em poucas miofibras, a necrose está em um estágio avançado e o sarcoplasma necrótico sofreu lise, deixando os tubos sarcolemais vazios (*setas*). Um par de miofibras necróticas está no mesmo estágio avançado e contêm um pequeno número de macrófagos. Fixação por formalina; Coloração por =HE. (**A** Cortesia do Dr. W. Crowell, College of Veterinary Medicine, The University of Georgia; e Noah's Arkive, College of Veterinary Medicine, The University of Georgia. **B** Cortesia do Dr. B.J. Cooper, College of Veterinary Medicine, Oregon State University.)

subjacentes do manejo de cálcio no músculo esquelético, também respondem bem a este tipo de dieta.

Hipertermia Maligna. Em cavalos, a hipertermia maligna (HM) pode ocorrer durante a anestesia geral. A hipertermia também pode ocorrer durante a recuperação anestésica, que algumas vezes é chamada de *hipermetabolismo* para diferenciar de uma HM verdadeira. Um defeito genético no receptor rianodina do músculo esquelético, semelhante àquele na HM em seres humanos, cães e suínos, foi identificado em alguns cavalos com HM deflagrada por agentes anestésicos. Está disponível um teste genético para mutação de HM. Alguns cavalos afetados com uma síndrome semelhante a hipertermia, durante a anestesia ou durante a recuperação da anestesia, têm paralisia periódica hipercalêmica (PPHI) ou miopatia por acúmulo de polissacarídeo em equinos (EPSSM), mas em alguns casos não se sabe a causa exata da hipertermia. É provável que, como na hipertermia em seres humanos, uma variedade de miopatias subjacentes, especialmente aquelas que resultam em desacoplamento da mitocôndria dentro de miócitos esqueléticos (ver seção sobre Hipertermia Maligna), pode predispor os animais à hipertermia associada a anestesia. Estudos de músculos provenientes de cavalos com rabdomiólise por esforço detectaram mitocôndrias frouxamente acopladas, que pode predispo-los a episódios semelhantes a HM. A extensão da necrose da fibra muscular evidente causada por hipertermia varia, mas frequentemente é grave.

Miopatia Isquêmica. Além do dano vascular causado por toxinas clostridiais ou vasculite imunomediada, a miopatia isquêmica do músculo do peitoral e dos membros pode ser observada em cavalos em decúbito como resultado da pressão interferindo com a perfusão vascular. Uma vez que o cavalo é movido ou fica de estação, pode ocorrer a injúria por reperfusão. O desenvolvimento da síndrome de compartimentalização pode contribuir para a lesão isquêmica (ver seção sobre Distúrbio da Circulação). A miopatia isquêmica dos músculos abdominais pode ser observada após pressão prolongada devido à suspensão por cinta. Nestes casos, os músculos afetados geralmente apresentam alterações degenerativas ou regenerativas, que estão todas aproximadamente no mesmo estágio (necrose monofásica). A necrose e regeneração simultâneas (necrose polifásica) também podem ser observadas em cavalos que estão suspensos por cintas ou em decúbito por vários dias. A recuperação depende da extensão da região isquêmica e a habilidade de o músculo se regenerar (p. ex. dependendo se a lâmina basal está intacta e se as células satélites se tornaram necróticas pela isquemia).

Ocorre em cavalos a isquemia transitória do músculo do membro pélvico, como resultado de trombose mural aorto-ilíaca. A causa da trombose é desconhecida, embora tenha sido atribuída à migração de larvas de estrôngilos através da parede aórtica, danificando a íntima. Geralmente o trombo não é oclusivo, e os sinais clínicos de disfunção de membro pélvico ocorrem somente durante ou após o exercício extenuante, como uma corrida. Durante o episódio, são características a marcha de passo curto e a temperatura superficial reduzida da porção distal do membro afetado. Uma vez que a isquemia é transitória, existem poucos estudos patológicos. Mas acredita-se que necrose evidente da miofibra seja mínima, e a recuperação geralmente é rápida. A cirurgia para remover o trombo pode ser curativa.

Miopatia Pós-Anestésica. A miopatia degenerativa pode ocorrer em cavalos que passam por decúbito prolongado durante a anestesia geral. Em alguns casos, o dano muscular pode ser o resultado de isquemia por hipotensão sistêmica resultando em hipóxia muscular, ou pela pressão causada pelo peso das grandes massas musculares no decúbito, especialmente quando não foi oferecido o acolchoamento apropriado. A miopatia subjacente de vários tipos também predispõe à miopatia pós-anestésica. Em danos isquêmicos, a localização das lesões depende da posição do cavalo durante a anestesia. No decúbito dorsal, ficam isquêmicos os músculos glúteo e longissimus; no decúbito lateral, os músculos tríceps braquial, peitoral, deltoide e braquiocefálico do membro abaixo do corpo se tornam isquêmicos. O mecanismo básico é que a pressão nos músculos excede a pressão de perfusão dos capilares. O uso do acolchoamento adequado sob o cavalo em decúbito e a manutenção da pressão sanguínea normal durante a anestesia, reduzem muito a incidência de miopatia pós-anestésica por isquemia muscular em cavalos. Atualmente, a miopatia subjacente, particularmente miopatia por acúmulo de polissacarídeos em equinos (EPSSM), parece ser a causa mais comum de miopatia pós-anestésica em cavalos.

Miopatias Endócrinas. Embora o hipotireoidismo seja frequentemente sugerido como uma causa de disfunção muscular no cavalo, estudos de cavalos tireoidectomizados experimentalmente falharam ao comprovar o hipotireoidismo como uma causa de miopatia equina. A hiperfunção pituitária causada por adenoma ou hiperplasia em cavalos idosos, causando a doença de Cushing, é a desordem endócrina mais comum em equinos que causa atrofia muscular (preferencialmente das fibras do tipo 2) e fraqueza. Acredita-se que o abdome globoso dos cavalos afetados seja secundário à fraqueza dos músculos abdominais.

Doenças Desnervantes

A disfunção muscular localizada ou generalizada pode ser causada por desordens que afetam os neurônios motores ou nervos periféricos. Diversas síndromes de disfunção do nervo periférico são reconhecidas em cavalos.

Neuropatia Periférica. A lesão aos nervos motores em um nervo periférico resulta na atrofia muscular localizada, e a disfunção daquelas miofibras inervadas por estes nervos. O dano ao nervo supraescapular ocasiona a atrofia unilateral do músculo escapular (supraespinal e infraespinal), e a condição clínica é conhecida como *sweeney shoulder*. Em cavalos de tração, este nervo pode ser comprimido por um colar de arreio mal ajustado. Em cavalos sem arreio, o trauma é a causa mais comum. A lesão traumática ao nervo radial ou ao plexo axilar também é relativamente comum em cavalos.

O harpejamento é uma neuropatia esporádica do membro pélvico caracterizada por uma flexão exagerada de um ou ambos os membros pélvicos. Pode ser causada por trauma do membro pélvico, ingestão de toxinas de plantas ou pode ter causa desconhecida. Surtos de harpejamento em cavalos de pastagem na Austrália e Nova Zelândia são o resultado da ingestão de *Hypochoeris radicata* e espécies relacionadas, também conhecida como leituga, almeirão do campo e orelha de gato. As lesões de atrofia por desnervação são encontradas no músculo extensor lateral digital distal, e a remoção cirúrgica deste músculo é um método de correção. A *Hypochoeris radicata* cresce prolificamente no noroeste do Pacífico, e é dito que lá ocorre uma síndrome semelhante de harpejamento induzida por plantas, porém foi difícil de encontrar evidências que corroborem esta hipótese. Ensaios com alimentação na Oregon State University falharam ao reproduzir esta síndrome.

A miopatia fibrótica é uma condição atribuída mais frequentemente ao trauma muscular isquiotibial (semitendinoso, semimembranoso e bíceps femoral), porém a neuropatia do membro pélvico como resultado de trauma ou causas desconhecidas também pode causar miopatia fibrótica. A miopatia fibrótica causa uma restrição do balanço para a frente do membro pélvico afetado. A avaliação macroscópica geralmente revela um músculo pálido, firme, por causa da deposição de colágeno. Quando a miopatia fibrótica é resultante da neuropatia, o músculo afetado apresenta lesões microscópicas características de atrofia por desnervação crônica.

A hemiplegia laríngea é uma condição bem documentada em cavalos, na qual a degeneração das fibras nervosas no nervo laríngeo recorrente esquerdo ocasiona a atrofia por desnervação unilateral do músculo laríngeo (Fig. 15-16) e disfunção da laringe. Os cavalos afetados geralmente produzem um ruído respiratório característico durante o exercício, por isso o nome *roncador*. Existem muitas causas possíveis de lesão no nervo laríngeo recorrente esquerdo, incluindo extensão de infecções das bolsas guturais ou tumores naquela região, toxicidade por chumbo e trauma direto. Entretanto, a maioria dos casos é considerada idiopática. Embora a causa exata da hemiplegia laríngea idiopática em cavalos não seja conhecida, o fato é que ela ocorre somente em cavalos altos, de pescoço longo, e virtualmente nunca em pôneis, o que sugere que qualquer que seja o mecanismo da lesão, os nervos muito longos (particularmente nervo laríngeo recorrente esquerdo muito longo de cavalos altos de pescoço longo) estão predispostos.

A intoxicação por chumbo também pode causar a neuropatia periférica generalizada ocasionando atrofia e fraqueza muscular, mimetizando a doença do neurônio motor em equinos (ver discussão posterior). Polineurite equina (neurite da cauda equina) e o linfoma do nervo periférico também causam a atrofia por desnervação em cavalos. A polineurite equina geralmente envolve as raízes nervosas caudais e nervos faciais, e o observou-se que o linfoma pode afetar as múltiplas raízes nervosas ou envolvendo seletivamente o nervo facial.

Neuronopatia Motora. O dano aos neurônios motores nos núcleos do tronco cerebral ou nos cornos ventrais da medula espinhal resultará na degeneração Walleriana dos nervos periféricos. No cavalo, a mieloencefalite protozoária causada por *Sarcocystis neurona* é uma causa comum de atrofia por desnervação unilateral, usualmente da musculatura facial ou glútea devido ao dano preferencial aos núcleos do nervo cranial no tronco cerebral ou neurônios motores da intumescência lombossacra. Cavalos afetados muitas vezes também apresentam degeneração Walleriana na substância branca da medula espinhal e exibem ataxia e déficits proprioceptivos.

A doença do neurônio motor em equinos ocorre como resultado da deficiência grave e prolongada de vitamina E, que causa degeneração do neurônio motor. Os sinais clínicos são a início súbito, definhamento muscular rápido, fraqueza, tremores e aumento do tempo em decúbito. Os neurônios motores e músculos do tipo 1 e músculo são preferencialmente afetados, apoiando a patogenia proposta de lesão oxidativa aos neurônios motores, secundária à deficiência de vitamina E. A atrofia por desnervação grave que ocorre em músculos posturais (cabeça medial do tríceps, vasto intermédio e sacrocaudal dorsal medial) em cavalos com doença do neurônio motor, geralmente ocasiona uma coloração extraordinária pálida amarelo-bronzeada (Fig. 15-36; Fig. 15-9, C) e textura gelatinosa do músculo afetado. Os cavalos gravemente afetados podem entrar em decúbito permanentemente, causando morte ou eutanásia. Em alguns casos, a suplementação de alta dosagem de vitamina E (10.000 UI ou mais por dia) pode interromper a progressão do distúrbio, e os cavalos afetados sob terapia de vitamina E podem até desenvolver alguma hipertrofia muscular compensatória e ganhar massa muscular. Existe pouca ou nenhuma evidência de reinervação nesta desordem, e os cavalos afetados são considerados incapacitados para toda a vida.

Distúrbios dos Bovinos

Embora os bovinos não tenham sido selecionados para desempenho muscular, muitas raças foram selecionadas para qualidade da carne. Este processo levou à seleção de pelo menos uma desordem genética. As desordens que afetam o músculo podem ter um efeito econômico profundo na indústria de bovinos.

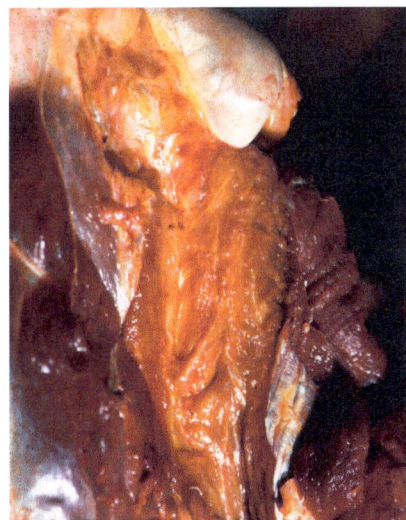

Figura 15-36 Atrofia por Desnervação, Doença do Neurônio Motor em Equinos, Músculo Tríceps Medial, Cavalo. O músculo tríceps medial *(centro, do topo a parte inferior)*, um músculo postural predominantemente do tipo 1 profundo no membro torácico, está difusamente pálido acastanhado e de aparência gelatinosa devido à atrofia acentuada por desnervação. Os músculos adjacentes *(esquerdo e direito)* possuem uma aparência normal *(vermelho-escuro)*. (Cortesia do Dr. B.A. Valentine, College of Veterinary Medicine, Oregon State University. Para os achados hispatológicos consultar a Fig. 15-18.)

Miopatias Bacterianas e Parasitárias

Miosite Clostridial (Carbúnculo Sintomático). A miosite clostridial (carbúnculo sintomático), por *Clostridium chauvoei*, é uma doença extremamente importante no aspecto econômico, que é mais comum em bovinos de corte. Também pode ocorrer em bovinos de leite, especialmente aqueles alojados em estábulos do tipo *free stall*, onde são possíveis os empurrões e as contusões musculares. *Clostridium chauvoei* é um bacilo anaeróbico, formador de esporo, Gram-positivo. Seus esporos são ubiquitários no solo e esterco, e após a ingestão eles são capazes de atravessar a mucosa intestinal, entrar na corrente sanguínea, e ser carreados para os músculos esqueléticos. Os esporos permanecem dormentes até a ocorrência de trauma localizado no músculo, que em bovinos geralmente ocorre por contusões durante o manejo na rampa ou do trauma em um lote superlotado, provocando dano muscular e a hipóxia e anóxia localizadas. As condições anaeróbicas resultantes permitem que os esporos sejam ativados, fazendo com que as bactérias se proliferem e produzam toxinas que causam o dano capilar, que resultam em hemorragia, edema e necrose das miofibras adjacentes.

A apresentação mais comum é a morte aguda. Os sinais antes da morte se referem à toxemia; ao calor, inchaço, crepitação e disfunção do grupo muscular afetado; e à febre. Geralmente as concentrações séricas de CK e AST estão elevadas. A hemorragia e o edema localmente extensos, frequentemente com crepitação causada por bolhas de gás, são observados nos músculos afetados e na fáscia e tecido subcutâneo que os recobre. As fibras musculares necróticas apresentam coloração que varia de vermelho escuro a vermelho-enegrecido. As lesões são úmidas e exsudativas (lesões iniciais) ou secas (lesões tardias) (Fig. 15-37, A). É típico o odor característico de manteiga rançosa do ácido butírico. O músculo cardíaco também pode estar envolvido. Em outras partes do corpo, as hemorragias e o edema podem ocorrer da toxemia. As carcaças afetadas sofrem autólise rapidamente, provavelmente devido aos efeitos das toxinas clostridiais no tecido e pela elevada temperatura corporal antes da morte. Histologicamente, são observadas regiões localmente extensas de fibras musculares com necrose de coagulação e fragmentação, assim como edema e hemorragia intersticial. Não é observada vasculite evidente. As bolhas de gás são típicas. Os bacilos Gram-positivos, cuja aparência é compatível com aquela do *Clostridium chauvoei*, podem ser demonstrados no do músculo afetado (Fig. 15-37, C).

O isolamento do *Clostridium chauvoei* em um meio anaeróbico ou a visualização por técnicas de anticorpo fluorescente, são úteis para o diagnóstico do carbúnculo sintomático, mas são confirmatórios somente se as lesões macroscópicas e histopatológicas estão presentes, pois os esporos dormentes de *Clostridium chauvoei* podem ser encontrados no músculo normal. O histórico de vacinação e a avaliação das práticas de manejo também são importantes; os animais não vacinados ou vacinados de modo inadequado (p. ex. vacinações desatualizadas) em situações nas quais o trauma muscular é possível, estão sob alto risco. Geralmente não há tratamento efetivo para bovinos com carbúnculo sintomático, e a morte ocorre rapidamente. A prevenção é a melhor abordagem. A vacinação contra as toxinas clostridiais e a manutenção de um ambiente seguro são essenciais.

Botulismo. O botulismo ocorre em bovinos devido à ingestão da toxina do *Clostridium botulinum* a partir de alimentos ou solo contaminados, e os sinais clínicos de paralisia flácida e a patogenia são semelhantes àqueles no cavalo adulto. Os bovinos são mais susceptíveis às toxinas botulínicas tipo C e D, e são possíveis os surtos em rebanhos. Entretanto, os bovinos são mais resistentes ao botulismo do que os cavalos. A toxina botulínica, geralmente de cadáveres de ratos e camundongos na silagem ou no feno, é a causa mais comum de surtos de botulismo em bovinos. Hábitos alimentares anormais (pica) podem resultar na ingestão de *Clostridium botulinum* a partir do solo ou carniça. O botulismo em bovinos geralmente é fatal.

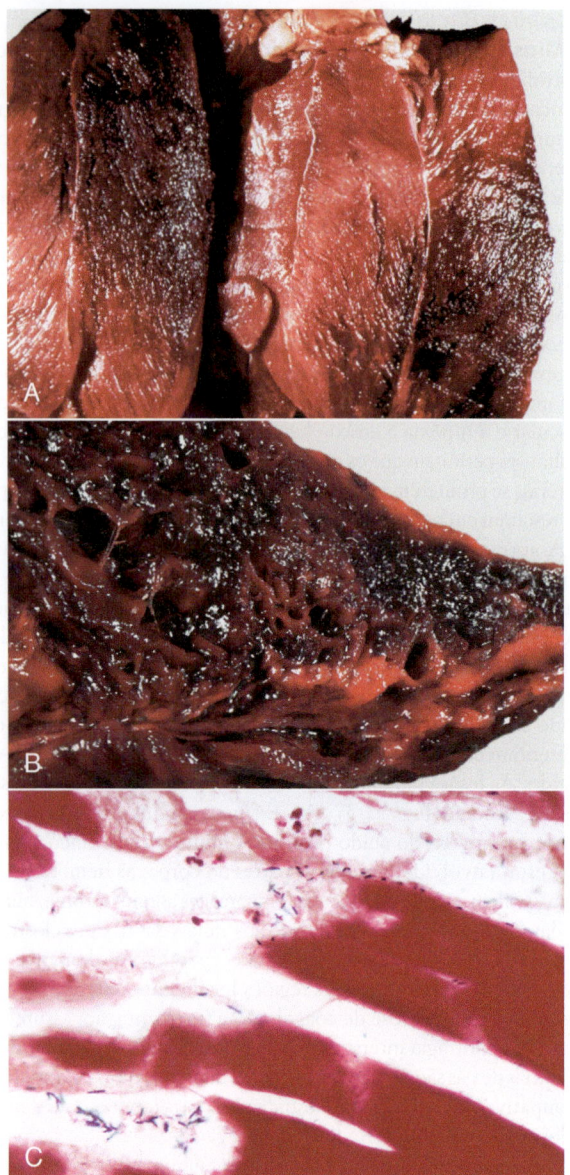

Figura 15-37 **Carbúnculo Sintomático, Miosite Hemorrágica Necrosante** (*Clostridium chauvoei*), **Músculo da Coxa, Vaca. A,** As áreas em vermelho-escuro são causadas pela necrose hemorrágica do músculo afetado. Essas lesões são características de carbúnculo sintomático. **B,** *Clostridium chauvoei* também pode produzir quantidades substanciais de gás nos tecidos infectados como apresentado aqui por numerosos espaços ("pseudocísticos") no músculo hemorrágico e necrótico. **C,** Bacilos Gram-positivos (*bastões corados em azul*) estão presentes no tecido afetado. Fixação por formalina, coloração de Gram. (**A** Cortesia do Dr. B.A. Valentine, College of Veterinary Medicine, Oregon State University. **B** e **C** Cortesia do Dr. M.D. McGavin, College of Veterinary Medicine, University of Tennessee.)

Bactérias Piogênicas. Os bovinos são propensos a desenvolver abscessos e celulite (fasciíte) de infecções por bactérias piogênicas, mais comumente *Trueperella (Arcanobacterium) pyogenes*. Os abscessos no músculo ocorrem mais comumente no membro pélvico. São observados inchaço e claudicação do membro afetado, causados pela celulite e miosite necrosantes disseminadas.

Trueperella (Arcanobacterium) pyogenes é uma bactéria ubiquitária que pode infectar o músculo por duas vias: por contaminação direta de lesões e local de injeção, e por via hematógena. A bactéria pode ser encontrada no trato reprodutivo de vacas e na parede ruminal, e especula-se que a *Trueperella (Arcanobacterium) pyogenes* de uma bacteremia transitória após o parto ou da ruptura da parede ruminal, podem

resultar na colonização do músculo danificado. As lesões variam, dependendo da virulência da bactéria e do tempo das lesões; também variam de abscessos intramusculares encapsulados adjacentes ao local de injeção a uma celulite purulenta difusa que se estende ao plano tecidual e à fáscia (Fig. 15-24). A celulite pode ser muito grave, assim como envolver a maior parte da musculatura do membro afetado. Quando os abscessos estão presentes, o aspecto macroscópico é uma massa encapsulada repleta de pus espesso, amarelo-esverdeado, com mau cheiro. Nos casos de celulite, o pus se disseca ao longo dos planos fasciais fora do músculo e entre as lâminas de perimísio dentro do músculo. A inflamação se estende para as miofibras adjacentes, resultando em mionecrose e subsequente substituição por tecido fibroso. A cor esverdeada do exsudato é característica, e geralmente são observadas pequenas bactérias pleomórficas Gram-positivas nas secções do tecido ou preparações citológicas. *Trueperella (Arcanobacterium) pyogenes* é isolada rapidamente de culturas aeróbicas.

***Actinobacillus lignieresii* (Língua de Pau).** A infecção do tecido oral, particularmente da musculatura da língua (Figs. 7-26 e 7-27), por *Actinobacillus lignieresii* resulta em uma miosite fibrosante granulomatosa a piogranulomatosa crônica grave. A infecção ocorre através de lesões na boca ou por fragmentos de plantas penetrantes. O bovino afetado tem dificuldade de apreender e engolir, e geralmente apresenta salivação excessiva. As características histológicas incluem fibrose acentuada causada por destruição tecidual e cronicidade, focos de inflamação contendo material eosinofílico ("grupos radiantes") e bacilos Gram-negativos característicos. A terapia antibiótica agressiva pode ser curativa.

***Actinomyces bovis* (Mandíbula Encaroçada).** *Actinomyces bovis* frequentemente envolve os ossos da mandíbula, causando osteomielite fibrosante granulomatosa a piogranulomatosa crônica (Fig. 16-58). Ocasionalmente o *Actinomyces bovis* envolve a musculatura da língua, causando lesões macroscópicas e histológicas semelhantes àquelas causadas por *Actinobacillus lignieresii*. A coloração de Gram revela bacilos Gram-positivos, que diferencia esta lesão da infecção por *Actinobacillus lignieresii*, Gram-negativo.

Miopatias por Protozoários. *Sarcocystis* spp. formam cistos intracitoplasmáticos (Fig. 15-26), um achado incidental comum que pode até estar macroscopicamente visível como nódulos nas miofibras esqueléticas e cardíacas de bovinos (Fig. 15-40). A infecção massiva pode resultar em febre, anorexia e emagrecimento progressivo, mas isto é incomum. Geralmente, a infecção por *Sarcocystis* é diagnosticada como um achado incidental na necropsia ou durante a inspeção da carne em abatedouros. Se a parede do cisto se rompe, resulta em um foco de necrose de miofibra e posterior inflamação granulomatosa.

Acredita-se que a miosite eosinofílica é uma doença de bovinos com uma manifestação relativamente incomum de infecção por *Sarcocystis*, que pode envolver hipersensibilidade. Existe uma coloração verde evidente (Fig. 15-10) dos músculos afetados, causada pela infiltração massiva de eosinófilos (Fig. 15-38, *A* e *B*). Isso é acompanhado por necrose de miofibra e, nos casos crônicos, fibrose. Por vezes podem ser encontrados na lesão fragmentos dos protozoários intralesionais em degeneração (Fig. 15-38, *C*).

Neospora caninum também pode infectar os bovinos. Adultos não têm a doença clínica, mas a infecção do feto pode causar a inflamação multifocal não supurativa do músculo esquelético, coração e cérebro.

Miopatias Nutricionais e Tóxicas

Miopatia Nutricional. Semelhante aos cavalos, os bezerros e bovinos jovens são susceptíveis à miopatia nutricional causada por uma deficiência de selênio ou (menos comumente) vitamina E. Mas o envolvimento profundo dos músculos temporal e masseter ("miosite maxilar"), que pode ocorrer em cavalos, não é observado nos bovinos. Nesta espécie, os músculos posturais e os músculos da locomoção são os mais comumente afetados. Os músculos de bezerros afetados

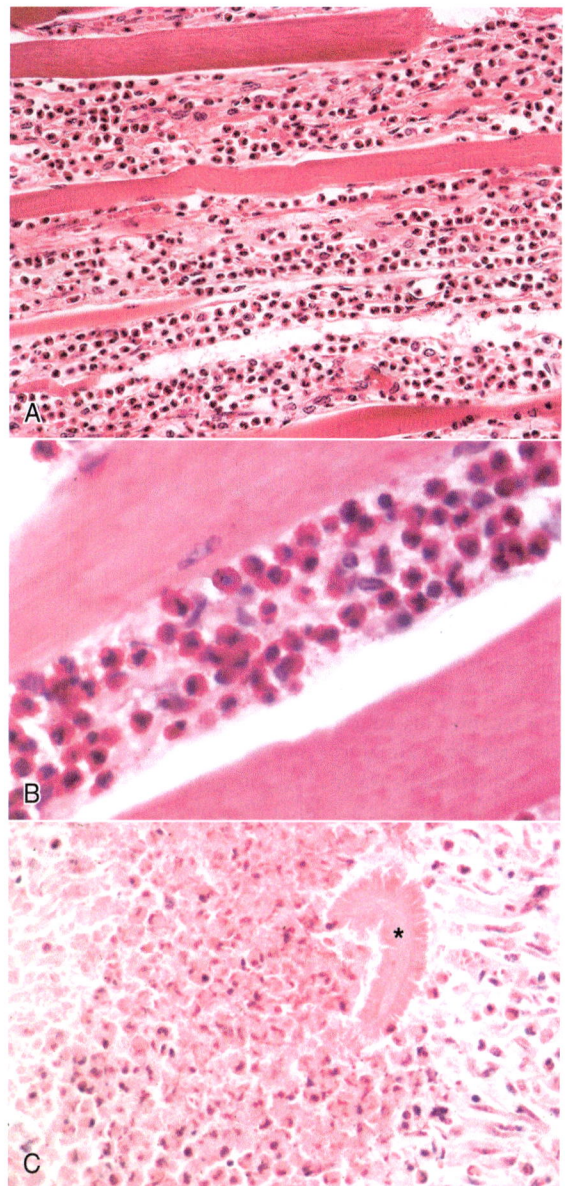

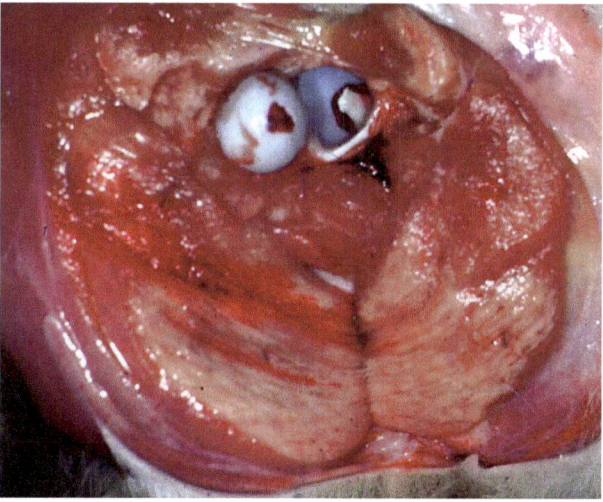

Figura 15-39 **Miopatia Nutricional (Doença do Músculo Branco), Múscu-los Esqueléticos Caudais da Coxa, Corte Sagital, Bezerro.** Neste estágio inicial, os músculos afetados possuem estrias amarelas e brancas, geralmente em uma distribuição irregular. Essas estrias são áreas de miofibras necróticas. Mais tarde, conforme as miofibras necróticas calcificam, as estrias brancas (textura gredosa, mineralização) ficam macroscopicamente visíveis. (Cortesia do Dr. G.K. Saunders, Virginia-Maryland Regional College of Veterinary Medicine; e Noah's Arkive, College of Veterinary Medicine, The University of Georgia.)

toxicidade da planta. Esta planta cresce por todo o sudeste dos Estados Unidos. As áreas pálidas no músculo esquelético, com menor envolvimento do músculo cardíaco, são causadas por necrose de miofibra, geralmente com mínima ou nenhuma mineralização. Outras intoxicações por plantas são discutidas na seção sobre miopatias tóxicas.

Toxicidade por Ionóforos. A patogenia da toxicidade por ionóforo é discutida na seção sobre miopatia tóxica. A intoxicação por ionóforos em bovinos é observada somente com overdose devido à mistura inapropriada no alimento. Os principais sinais clínicos são a anorexia, diarreia e fraqueza. As concentrações séricas de CK e AST geralmente estão extremamente elevadas (p. ex. CK acima de 50.000 U/L e AST acima de 5.000 U/L). As áreas pálidas nos músculos esquelético e cardíaco ocorrem por necrose de miofibra. Em animais que sobrevivem, a regeneração irá restaurar o músculo esquelético completamente, porém as lesões cardíacas se cicatrizam por fibrose.

Desordens Congênitas ou Hereditárias

Esteatose. A esteatose em bovinos, algumas vezes chamada de *lipomatose*, é reconhecida mais frequentemente como um achado incidental na necropsia ou no abatedouro. Acredita-se que esta desordem seja o resultado do desenvolvimento muscular defeituoso *in utero*, no qual grandes áreas de miofibras são substituídas por adipócitos. Não foi estabelecida uma base hereditária. As lesões podem ser simétricas ou assimétricas, sendo que os músculos afetados mais gravemente sendo os das costas e dorso (músculos longissimus; Fig. 15-9, *D*). Os músculos mais gravemente afetados são totalmente compostos por gordura, ao passo que os músculos afetados menos gravemente têm aspecto estriado devido à substituição parcial por gordura. Histologicamente, o espaço normalmente ocupado por miofibras está preenchido com adipócitos imaturos. A desnervação ou falha na inervação in utero provocam uma lesão muscular semelhante (Fig. 15-23), e é indicada a avaliação cautelosa dos nervos periféricos e medula espinhal.

O diagnóstico é prontamente realizado por avaliação macroscópica e pode ser confirmado por avaliação histológica, especificamente em cortes congelados corados com Oil Red O ou Sudan black para gordura. Uma vez que esta condição geralmente não é diagnosticada

Figura 15-38 **Miosite Eosinofílica Bovina, Músculo Esquelético, Corte Longitudinal, Vaca. A,** Denso infiltrado intersticial de eosinófilos separou as fibras musculares, algumas das quais estão atróficas. Fixação por formalina; Coloração por HE. **B,** Maior aumento demonstrando a grande população de eosinófilos no exsudato inflamatório. Fixação por formalina; Coloração por HE. **C,** *Sarcocystis* degenerado (*asterisco*) cercado por eosinófilos degenerados. Fixação por formalina; Coloração por HE. (**A** Cortesia do Dr. M.D. McGavin, College of Veterinary Medicine, University of Tennessee; e Noah's Arkive, College of Veterinary Medicine, The University of Georgia. **B** Cortesia do Dr. M.D. McGavin, College of Veterinary Medicine, University of Tennessee. **C** Cortesia do Dr. R. Bildfell, College of Veterinary Medicine, Oregon State University.)

apresentam aspecto róseo empaldecido a esbranquiçado, geralmente em uma distribuição desigual, e nos músculos cervicais utilizados durante a sucção e o "bombeamento" do úbere. O aspecto macroscópico depende da extensão da necrose e do estágio da lesão. Nos estágios iniciais, estão presentes estrias amarelas e esbranquiçadas, e, posteriormente geralmente aparecem estrias branco-empaledecidas pela calcificação, por isso o nome popular *doença do músculo branco* (Fig. 15-39). A confirmação do diagnóstico é baseada na análise sanguínea ou hepática para selênio e vitamina E.

Toxicidade de Plantas. *Cassia occidentalis* (fedegoso) é a causa mais comum de miopatia degenerativa em bovinos, resultante da

durante a vida e a perda de miofibras é irreversível, o tratamento não é nem necessário nem possível.

Outras Miopatias Congênitas ou Hereditárias e Neuronopatias em Bovinos.
A hiperplasia muscular congênita ("musculatura dupla") resultante de defeitos no gene de miostatina, ocorre em diversas raças bovinas. Uma doença multissistêmica incomum, com vasculopatia necrosante característica, ocorre em bovinos Gelbvieh jovens. A glicogenose tipo II (deficiência da maltase ácida) foi reconhecida em bovinos Shorthorn e Brahman, e a glicogenose tipo V (deficiência da miofosforilase) ocorre em bovinos Charolês. Uma doença degenerativa hereditária do neurônio motor ocorre em bovinos Pardos-suíços.

Anormalidades Eletrolíticas

Miopatia Hipocalêmica. A redução de potássio interfere na função normal da célula muscular e pode causar fraqueza muscular e necrose de miofibra. As fibras do tipo 2 são preferencialmente afetadas. A patogenia da miopatia hipocalêmica não está clara, mas a necrose de miofibra pode ser o resultado final da produção reduzida de energia da miofibra ou da isquemia focal secundária à vasoconstrição. A hipocalemia também pode interferir na condução cardíaca normal, e a fibrilação atrial é comum. Hipocalemia em bovinos pode ser o resultado de anorexia. Um histórico de cetose que ocorre uma mês após o parto é comum. Glicocorticoides com elevada atividade mineralocorticoide, como acetato de isoflupredona utilizado para tratar a cetose, são reconhecidos como uma causa reconhecida de miopatia hipocalêmica em bovinos. A ativação do transporte de glicose para as células por glicose ou insulina por via intravenosa também gera o movimento intracelular de potássio e pode resultar em hipocalemia. Na avaliação *post-mortem* não estão presentes achados específicos, embora a necrose isquêmica secundária ao decúbito possa ser observada nos músculos dos membros pélvicos (ver discussão posterior). As lesões de necrose de miofibra polifásica multifocal e as miofibras vacuolizadas (degeneração vacuolar) estão presentes em todos os músculos, incluindo aqueles não envolvidos no suporte do peso, e são indicativos de miodegeneração como um efeito direto da hipocalemia.

As vacas afetadas estão profundamente fracas, tornam-se recumbentes e incapazes de suportar o peso de suas cabeças. As concentrações séricas de potássio estão abaixo do normal (<2,3 mEq/L), e os níveis de CK e AST estão moderadamente elevados (CK aproximadamente acima de 25.000 U/L e AST aproximadamente acima de 2.000 U/L). O diagnóstico é baseado no histórico típico e nos achados clínicos típicos, além da baixa concentração sérica de potássio. Em alguns casos, a suplementação intravenosa ou oral com sais de potássio e a terapia de suporte podem resultar na recuperação, porém esta desordem geralmente é fatal.

Outras Anormalidades Eletrolíticas. Tanto a hipocalcemia quanto a hipofosfatemia podem resultar em profunda fraqueza muscular e recumbência em bovinos. Na hipocalcemia, a fraqueza é principalmente o resultado da interrupção da transmissão neuromuscular. Não são observadas alterações significativas nos músculos afetados, embora a necrose isquêmica possa ocorrer secundária ao decúbito (ver discussão posterior). O diagnóstico depende dos achados clínicos e identificação de concentrações séricas anormalmente baixas de cálcio ou fósforo. O tratamento inclui a correção do defeito eletrolítico por administração intravenosa de fluidos contendo os eletrólitos apropriados, cuidados de suporte e correção de quaisquer anomalias na dieta que possam predispor à problemas eletrolíticos.

Miopatia Isquêmica
A necrose muscular isquêmica causada por decúbito é comum em bovinos. A lesão muscular é semelhante àquela observada em outras espécies, porém em bovinos, o decúbito esternal prolongado é mais comum que o decúbito lateral, e os músculos peitorais e os músculos dos membros dobrados sob o corpo, ou dos membros esticados para fora, são mais propensos à lesão (Fig. 15-25).

Distúrbios dos Ovinos e Caprinos
As pressões de seleção e as consequências econômicas das desordens musculares, semelhantes àquelas em bovinos de corte, existem em pequenos ruminantes criados para carne. Em caprinos, a seleção de uma mutação de interesse ocasionou a perpetuação da miotonia.

Miopatias Bacterianas e Parasitárias

Miosite Clostridial (Carbúnculo Sintomático). Miosite clostridial (carbúnculo sintomático) ocorre ocasionalmente em ovinos e caprinos, e é semelhante a doença em bovinos.

Botulismo. O botulismo pode ocorrer em pequenos ruminantes, mas, como nos bovinos, é raro.

Miopatia por Protozoários. Cistos intracitoplasmáticos de *Sarcocystis* spp. são comumente encontrados como achado incidental dentro de fibras musculares esqueléticas e cardíacas de ovinos e caprinos, semelhante aos achados no músculo e coração de bovinos. A miosite eosinofílica como resultado de sarcocistose é rara em ovinos, e não é reconhecida em caprinos. Em camelídeos, pode ocorrer a infecção massiva com *Sarcocystis* (Fig. 15-40), especialmente em animais importados da América do Sul, onde a sarcocistose é comum. Em casos raros, a infecção por *Sarcocystis* em camelídeos está associada à miosite eosinofílica disseminada.

Miopatias Nutricionais e Tóxicas
A miopatia degenerativa causada por deficiência nutricional ou ingestão de toxinas é relativamente comum em muitas espécies de pequenos ruminantes. Os hábitos alimentares não seletivos de caprinos os torna particularmente propensos à ingestão de plantas venenosas.

Miopatia Nutricional. Caprinos e ovinos jovens são suscetíveis à miopatia degenerativa associada à deficiência de selênio ou, menos comumente, de vitamina E. Um distúrbio semelhante raramente ocorre em camelídeos jovens. A doença nestas espécies é semelhante à doença em bovinos jovens.

Miopatias Tóxicas. Ovinos e caprinos são suscetíveis a intoxicação por plantas e ionóforos, semelhante àquelas em bovinos. Em caprinos, a ingestão de algaroeira (*Prosopis glandulosa*) causa a degeneração do núcleo motor do nervo trigêmeo, ocasionando a atrofia por desnervação de músculos da mastigação, e consequente incapacidade de mastigar o alimento adequadamente, causando emaciação progressiva.

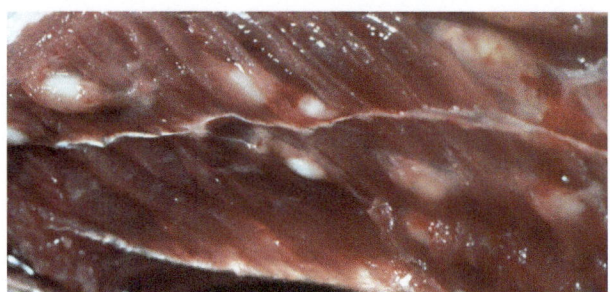

Figura 15-40 Sarcocistose, Músculo Esquelético, Alpaca. Múltiplos nódulos cinza-esbranquiçados pálidos no músculo indicam a localização dos cistos de *Sarcocystis*. (Cortesia do Dr. B.A. Valentine, College of Veterinary Medicine, Oregon State University.)

Miopatias Congênitas e Hereditárias

Miotonia em Caprinos. A miotonia no caprino é herdada como um traço autossômico dominante, e a gravidade clínica variável é atribuída à gravidade elevada em homozigotos comparados aos heterozigotos. O defeito genético afeta o canal de cloro do músculo esquelético, ocasionando a redução na condução de cloro e a instabilidade iônica associada do sarcolema. Inaiciando com aproximadamente 2 semanas de idade, os caprinos afetados desenvolvem espasmos musculares acentuados em resposta ao esforço voluntário repentino, por exemplo, quando surpreendidos pelo apito de uma locomotiva. Os episódios de miotonia podem durar de 5 a 20 segundos e são caracterizados pela rigidez generalizada e a adoção de uma postura de "cavalete". Os caprinos geralmente caem. As ondas musculares sustentadas ocorrem após a percussão. As concentrações séricas de CK e AST estão normais. A EMG com agulha concêntrica revela a atividade espontânea de miotonia característica crescente e minguante ("bombardeiro de mergulho"). Não existem achados macroscópicos. Histologicamente, as fibras musculares em caprinos afetados podem apresentar hipertrofia moderada. Porém as anormalidades características são reveladas somente com avaliação ultraestrutural, na qual são observados os túbulos T dilatados e proliferados e cisternas terminais do retículo sarcoplasmático. O diagnóstico é baseado nos sinais clínicos característicos e nos achados de EMG. Não existe tratamento para este distúrbio, e ele raramente é fatal. Os animais afetados são realmente apreciados por colecionadores das chamadas cabras que desmaiam. Por conta disso, o alojamento destes animais é simplificado, pois a cerca não precisa ser tão alta como para as cabras normais.

Outras Miopatias Hereditárias. Foi identificada em ovelhas da raça Merino na Austrália uma miopatia hereditária (distrofia muscular ovina) e uma miopatia por acúmulo de glicogênio hereditária.

Megaesôfago em Camelídeos

A túnica muscular do esôfago de camelídeos contém uma grande quantidade de músculo esquelético, lhamas e alpacas adultas são mais propensas a desenvolver motilidade anormal e dilatação do esôfago (megaesôfago). Os animais afetados geralmente perdem condição corporal e exibem ruminação anormal de bolos alimentares. Os achados histopatológicos de atrofia angular das fibras tipo 1 e 2 no esôfago de lhamas mais velhas afetadas sugerem que este distúrbio é uma doença desnervante adquirida, porém são necessários mais estudos. O megaesôfago em alpacas ocorre em animais jovens, e até o momento não foi detectada nenhuma lesão muscular diagnóstica.

Distúrbio dos Suínos

O impacto econômico da doença muscular em suínos é profundo. A elevada porcentagem de suínos com defeito genético que predispõe à hipertermia maligna é outro exemplo de pressão de seleção resultando em mutações genéticas no músculo esquelético.

Miopatias Bacterianas e Parasitárias

Miosite Clostridial (Edema Maligno). Os suínos ocasionalmente desenvolvem miosite clostridial (geralmente *Clostridium septicum*), particularmente em locais de injeção intramuscular. A doença resultante é semelhante àquela observada em bovinos, ovinos e caprinos, embora o envolvimento do coração pareça ser raro.

Bactéria Piogênica. Os abscessos musculares e em suas fáscias como resultado de infecção por bactérias piogênicas, como a *Trueperella* (*Arcanobacterium*) *pyogenes*, são comuns em suínos e são semelhantes aos de bovinos.

Triquinose. A infecção de suínos pelo parasita nematoide *Trichinella spiralis* é de grande importância econômica para a suino-cultura e possui um grave risco à saúde de seres humanos. Os suínos infectados com *Trichinella spiralis* não apresentam sinais clínicos.

O nematódeo adulto reside na mucosa do intestino delgado. As larvas penetram na mucosa intestinal e entram na corrente sanguínea, através da qual ganham acesso ao músculo. As larvas invadem e se encistam dentro dos miócitos. As larvas encistadas geralmente não são visíveis na avaliação macroscópica, embora larvas mortas possam calcificar e se tornar visíveis como nódulos esbranquiçados de 0,5 a 1 mm (Fig. 15-41, A). Músculos ativos, como a língua, masseter, diafragma e músculos intercostais, laríngeos e extraoculares, são preferencialmente afetados. A inflamação focal consiste de eosinófilos, neutrófilos e linfócitos ocorre associada à invasão do músculo por larvas de *Trichinella*. Após a formação do cisto, as larvas são protegidas da resposta imune do hospedeiro e a inflamação é mínima a ausente (Fig. 15-41, B).

O diagnóstico é baseado na identificação das larvas características do nematódeo encistadas nas fibras musculares. Nestes casos, nos quais as larvas morreram e calcificaram, ainda pode ser feito um diagnóstico presuntivo de triquinose.

Miopatias por Protozoários. Cistos intracitoplasmáticos de *Sarcocystis* spp. não são comuns em suínos, mas ocasionalmente podem ser encontrados nas fibras musculares esqueléticas e cardíacas como um achado incidental. A miocardite eosinofílica foi relatada após infecção experimental.

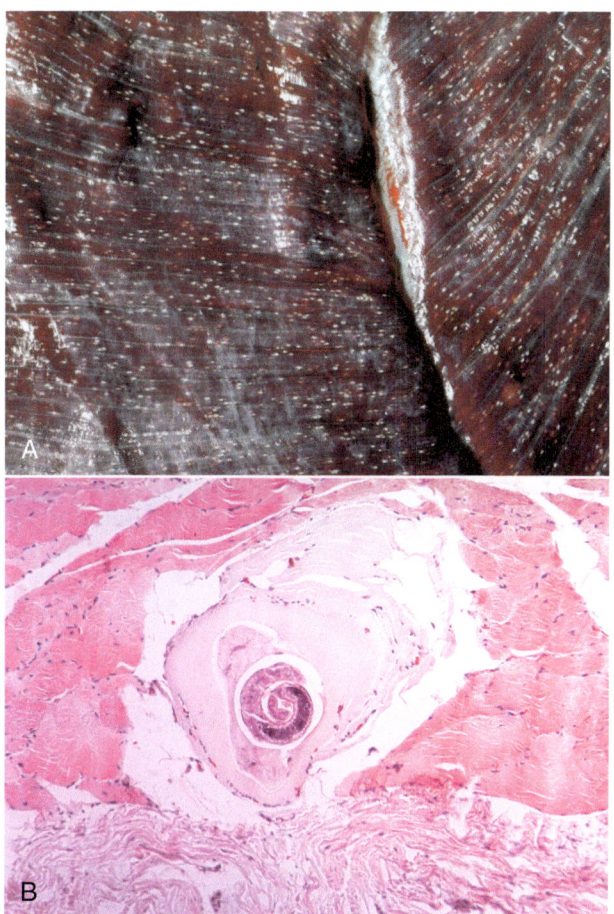

Figura 15-41 Triquinose, Larvas Encistadas, Diafragma, Urso. A, Larvas encistadas de *Trichinella spiralis* aparecem como focos pálidos alongados cinza-esbranquiçados no músculo. **B,** Larvas encistadas (*centro*) de *Trichinella spiralis* incitam inflamação mínima até que elas morrem. Fixação por formalina; Coloração por HE. (Cortesia do Dr. M.D. McGavin, College of Veterinary Medicine, University of Tennessee.)

Miopatias Nutricionais e Tóxicas

Miopatia Nutricional. Suínos jovens são susceptíveis à miopatia degenerativa causada por deficiência de selênio ou vitamina E, e as alterações patológicas são semelhantes àquelas observadas em bezerros. Um distúrbio clínico distinto observado em porcos Vietnamitas (*potbellied*) muito jovens, no qual os leitões afetados apresentam uma marcha curta e empinada, e tendem a ficar nas pontas dos dedos, acredita-se que esteja relacionado com a deficiência de selênio ou vitamina E. Histologicamente, há necrose de miofibra polifásica e multifocal. Os leitões afetados parecem se recuperar espontaneamente.

Miopatias Tóxicas. Os suínos são suscetíveis à intoxicação por *Cassia occidentalis* e desenvolvem necrose segmental de miofibras, especialmente no diafragma. A intoxicação por monensina provoca a necrose segmental do músculo esquelético e necrose do músculo cardíaco, particularmente do átrio. A patogenia da intoxicação por ionóforos é discutida na seção anterior sobre Miopatias Tóxicas. O gossipol, presente em produtos de semenetes do algodão, é tóxico para suínos quando estes produtos são administrados a uma razão de 10% ou mais, e causa necrose do músculo esquelético e cardíaco, assim como lesões no fígado e pulmão.

Miopatias Congênitas e Hereditárias

Hipoplasia Miofibrilar (Membro Afastado). A hipoplasia miofibrilar (membro afastado) é um distúrbio congênito que afeta leitões jovens e ocasiona a abertura dos membros lateralmente (abdução). Os animais afetados se impulsionam empurrado contra o chão os membros pélvicos. Esta postura ocasiona o achatamento progressivo do esterno. Embora tenha sido sugerido o desenvolvimento atrasado de miofibrila, os achados histopatológicos são inconclusivos, pois miofibras semelhantemente pouco desenvolvidas podem ser observadas em leitões da mesma leitegada. Os leitões afetados podem se recuperar com o tratamento, que inclui o uso de um arreio que suporte seus corpos parcialmente, mantenha suas pernas debaixo de seus corpos e incentive a locomoção. Também é importante fornecer aos suínos afetados um assoalho não escorregadio.

Esteatose. Os suínos podem apresentar áreas grandes de músculo substituídas por tecido adiposo maduro, semelhante àquele descrito em bovinos.

Hipertermia Maligna (Síndrome do Estresse Porcino; Carne de Porco Exsudativa, Macia e Pálida). A HM (síndrome do estresse porcino, carne exsudativa, macia e pálida) afeta diversas raças de suínos, mais comumente aqueles com pelagem despigmentada. Uma síndrome semelhante ocorre em porcos Vietnamitas (*pot-bellied*). A incidência varia, mas pode ser muito elevada em alguns rebanhos. A doença em suínos é um modelo animal preciso da doença em seres humanos, e é uma causa importante de perdas econômicas na suinocultura. A susceptibilidade à HM é herdada com um traço autossômico recessivo. O defeito genético resulta na atividade anormal do receptor de rianodina no músculo esquelético. O receptor de rianodina é um canal de liberação de cálcio localizado no retículo sarcoplasmático da membrana da cisterna terminal que liga o túbulo T ao retículo sarcoplasmático durante o acoplamento excitação-contração. A liberação descontrolada de cálcio intracitoplasmático, devido a uma atividade anormal do receptor de rianodina, ocasiona a contração excessiva com consequente produção de calor. A doença clínica ocorre somente em suínos homozigóticos para o defeito, embora humanos heterozigotos também possam ser suscetíveis aos episódios hipertérmicos após anestesia com halotano. Suspeita-se que este defeito se originou há mais de 50 anos atrás em uma fundação animal e resultou em uma prole com musculatura aumentada e gordura corporal reduzida. Os suínos afetados são clinicamente normais até que um episódio de hiperter-

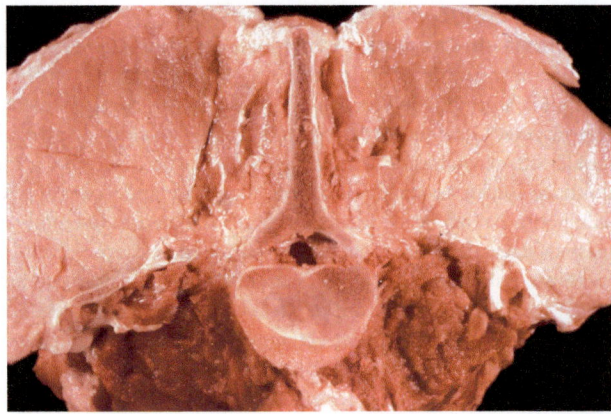

Figura 15-42 Hipertermia Maligna (Síndrome do Estresse em Suínos, Carne Exsudativa, Macia, Pálida), Músculos Lombares Supraespinhais, Corte Transversal, Suíno. Os músculos afetados são rosas pálidos, úmidos, inchados e tem uma aparência de carne "cozida" ("escaldado"). (Cortesia do Dr. J. Wright, College of Veterinary Medicine, North Carolina State University; e Noah's Arkive, College of Veterinary Medicine, The University of Georgia.)

mia seja disparado por um fator precipitante, como a anestesia por halotano ou estresse. Os episódios consistem de rigidez muscular grave e temperatura corporal drasticamente elevada. Os casos graves progridem rapidamente para a morte. As concentrações séricas de CK e AST estão acentuadamente elevadas nos episódios.

Em animais que morrem durante o episódio hipertérmico, os músculos afetados estão pálidos, úmidos e inchados e parecem "cozidos" (Fig. 15-42), assim o nome popular "carne pálida, macia e exsudativa". Os músculos dos ombros, costas e coxas são preferencialmente afetados. As fibras afetadas estão hipercontraídas ou, se o animal sobreviveu por algumas horas, apresentam necrose de coagulação. Os achados histopatológicos em suíno suscetível, amostrados durante períodos clinicamente normais, incluem a alteração miopática crônica (variação do tamanho da fibra, núcleos internos) e raras fibras necróticas.

Este distúrbio é diagnosticado mais comumente em suínos com morte aguda e é feito baseado no histórico clínico de estresse precipitante, e nos achados macroscópicos e histopatológicos característicos. Dado que o defeito exato é conhecido, o teste genético permite a identificação de animais carreadores e afetados. Evitar os fatores que desencadeiam o estresse em suínos suscetíveis e a remoção dos animais carreadores e afetados do rebanho, reduz a incidência deste distúrbio.

Miopatia Isquêmica

Grandes suínos são suscetíveis à miopatia isquêmica secundária ao decúbito, ocasionando a necrose isquêmica semelhante àquela observada em cavalos e bovinos. Os músculos do membro proximal são mais suscetíveis.

Distúrbios dos Cães

As pressões de seleção para certos tipos de desenvolvimento muscular, são bem menos frequentes em cães que em animais de produção. Sugere-se que algumas desordens, como miotonia, ocorrem mais frequentemente em cães criados originalmente para carne, porém isto é pura especulação. O genoma canino pode ter genes propensos à mutação, semelhante aos seres humanos, causando desordens genéticas, como a distrofia muscular ligada ao X. Em geral, o impacto das desordens musculares em cães é bem menor que em animais de produção. Os cães com fraqueza muscular ainda podem ser bons animais de estimação.

Miopatias Parasitárias

Miopatia por Protozoários. As doenças parasitárias que afetam o músculo esquelético em cães são causadas por protozoários, dos quais o *Neospora caninum* é o mais importante. Atualmente, suspeita-se que os primeiros registros de miosite e radiculoneurite atribuídas ao *Toxoplasma gondii* em cães jovens foram, na verdade, o resultado de infecção por *Neospora caninum*. *Neospora caninum* é frequentemente transmitido *in utero*, e as evidências sugerem que as cadelas afetadas são carreadoras crônicas do organismo. O sistema nervoso periférico e o músculo esquelético são invadidos pelos organismos. As raízes espinhais ventrais são preferencialmente envolvidas, e os danos resultam em atrofia por desnervação dos músculos. Os sinais da fraqueza neuromuscular progressiva, mais profunda em membros pélvicos, começam em filhotes afetados com várias semanas de idade. A acentuada atrofia muscular dos músculos de membros pélvicos ocorre rapidamente, e a fixação das articulações do membro pélvico ocorre como resultado de desnervação do músculo em um membro crescendo de modo ativo. As concentrações séricas de CK e AST podem estar ligeiramente aumentadas. EMG com agulha concêntrica revela atividade espontânea densa e contínua (fibrilações e ondas estreitas positivas), consistente com desnervação.

Os músculos do membro pélvico se tornam acentuadamente atrofiados, firmes e pálidos. A fixação das articulações do membro pélvico persiste após a anestesia ou morte do animal. Focos dispersos de inflamação em conjunto com a necrose segmentar de miofibra associada, geralmente são observados no músculo esquelético, e podem estar presentes cistos intracitoplasmáticos de protozoários.

Deve se suspeitar de infecção por *Neospora caninum* baseado na disfunção neuromuscular progressiva característica em um filhote jovem em crescimento. Embora incomum, é possível a infecção de animais mais velhos. O achado de uma lesão mista inflamatória-neuropática no músculo esquelético afetado deve induzir a busca por protozoários, embora estes geralmente estejam presentes em pequenos números e podem não ser vistos. Os testes sorológicos podem detectar anticorpos para *Neospora caninum*, e os anticorpos estão disponíveis para estudos imuno-histoquímicos de tecido embebido em parafina, fixados em formalina. O tratamento com anti-protozoário pode matar os organismos, mas a atrofia por desnervação e a fixação do membro pélvico persistirá.

Hepatozoon americanum e *Trypanosoma cruzi* são outros protozoários que podem afetar o músculo esquelético canino.

Outros Parasitas. Raramente, os cistos de *Trichinella spiralis* são encontrados como achados incidentais no músculo canino.

Miopatias Congênitas ou Hereditárias
Distrofia Muscular Ligada ao X (Tipo de Duchenne). A distrofia muscular ligada ao X (tipo de Duchenne) foi confirmada ou suspeita em diversas raças de cães, incluindo Irish terrier, Golden retriever, Labrador retriever, Schnauzer miniatura, Rottweiler, Dálmata, Pastor de Shetland, Samoieda, Pembroke Welsh corgi, Spitz japonês, e Malamute do Alasca. Este distúrbio canino é homólogo à distrofia muscular de Duchenne em seres humanos e envolve defeitos no gene distrofina, que codifica a proteína do citoesqueleto associada à membrana presente no músculo esquelético e cardíaco. A ausência da distrofina torna as fibras do músculo esquelético suscetíveis a crises repetidas de necrose e regeneração. A necrose dos cardiomiócitos também ocorre e é seguida por substituição por tecido conjuntivo, ocasionando a cardiomiopatia progressiva. Este distúrbio é herdado como um traço recessivo ligado ao X, afetando aproximadamente 50% dos machos nascidos de uma fêmea carreadora. Experimentalmente, as fêmeas afetadas foram geradas a partir de cruzamento de um macho afetado com uma fêmea carreadora. Suspeita-se que novas mutações no gene da distrofina canina sejam relativamente comuns, como é o caso em seres humanos. Portanto, este distúrbio poderia ocorrer em qualquer raça, incluindo híbridos. Há uma gravidade variável da doença clínica mesmo em ninhadas, e cães de raças pequenas frequentemente são afetados com menor gravidade que os cães de raças grandes.

Filhotes gravemente afetados rapidamente desenvolvem uma fraqueza progressiva e morrem nos primeiros dias de vida. Em cães afetados com menor gravidade os sinais clínicos são a marcha rígida, de passo curto, e intolerância ao exercício começando com 8 a 12 semanas de idade, seguida por fraqueza progressiva e atrofia muscular. É típico o desenvolvimento de um grau de contratura articular e abertura dos membros distais (Fig. 15-43). Fraqueza de músculos da língua, mandíbula e faríngeos resultam na dificuldade de preensão e deglutição do alimento, e os cães afetados geralmente salivação excessiva. O envolvimento do músculo esquelético no esôfago pode ocasionar o megaesôfago, que pode causar regurgitação e pneumonia por aspiração. Concentrações séricas de CK, AST e ALT acentuadamente elevadas são características, mesmo antes da manifestação da doença clínica evidente. EMG com agulha concêntrica revela atividade espontânea evidente na forma de explosões pseudomiotônicas. Os músculos não ondulam com a percussão.

Em filhotes que morrem em alguns dias de vida, os músculos superficiais delgados dos ombros, pescoço, membros torácicos (trapézio, braquicefálico, deltoide e sartório) e o diafragma possuem estrias amarelo-esbranquiçadas disseminadas (Fig. 15-9, A). Acredita-se que a morte nesses casos seja causada por insuficiência respiratória relacionada com mionecrose diafragmática grave. Em animais com a doença clínica se iniciando com 8 a 12 semanas, as estrias pálidas no músculo estão bem menos evidentes, embora os músculos afetados frequentemente pareçam difusamente pálidos e podem estar fibróticos. Todos os músculos esqueléticos, com exceção dos músculos extraoculares, parecem ser afetados em graus variáveis. A necrose de miofibra evidente é mais grave em estágios iniciais do distúrbio e geralmente afeta pequenos grupos de miofibras contíguas. Grandes miofibras dispersas, de coloração escura ("grandes fibras escuras") são comuns nos estágios iniciais da hipercontração e necrose segmental (Fig. 15-11, A). A regeneração dos segmentos afetados ocorre rapidamente, a necrose de miofibra e a regeneração da fibra estão presentes de modo

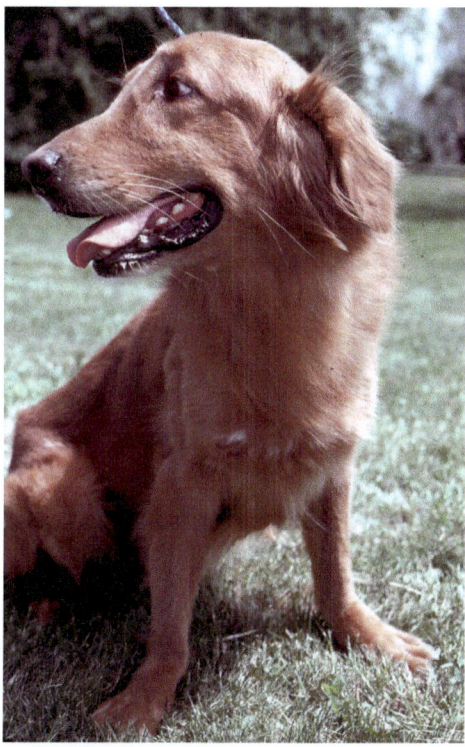

Figura 15-43 Distrofia Muscular Canina, Distrofia Muscular Ligada ao X, Golden Retriever Adulto. Observar o emacimento difuso dos músculos e o deslocamento (rotação para fora) dos membros torácicos. (Cortesia do Dr. B.A. Valentine, College of Veterinary Medicine, Oregon State University.)

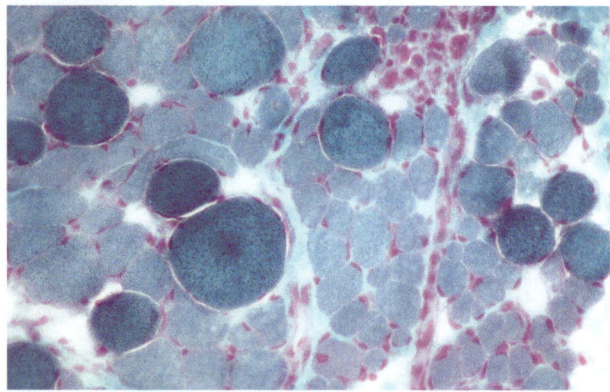

Figura 15-44 **Distrofia Muscular Canina, Distrofia Muscular Ligada ao X, Músculo Bíceps Femoral, Corte Transversal, Cão.** As numerosas fibras grandes coradas em azul escuro (*esquerda*) estão sofrendo necrose aguda, e o agrupamento de fibras de pequeno diâmetro com grandes núcleos proeminentes (*topo direito*) estão em regeneração. A presença de fibras necróticas e em regeneração é indicativa de necrose polifásica. Corte congelado, coloração de tricrômio de Gomori modificado. (Cortesia do Dr. B.A. Valentine, College of Veterinary Medicine, Oregon State University.)

característico dentro do mesmo corte (p. ex. a lesão é uma necrose polifásica multifocal) (Fig. 15-44). Também podem ser encontradas fibras mineralizadas dispersas. Com o tempo, a necrose e regeneração em andamento são menos comuns, e ocorre a fibrose do endomísio. Os músculos cronicamente afetados podem ter fibrose acentuada, infiltração de adipócitos e outras alterações miopáticas crônicas. A conversão do tipo de fibra também pode ser observada como uma alteração miopática crônica.

Em todos os cães com 6 meses de idade ou mais, as zonas multifocais amarelo-esbranquiçadas empaledecidas estarão presentes no coração, envolvendo predominantemente a região subepicárdica da parede ventricular esquerda, os músculos papilares e o septo ventricular. Histologicamente, são encontradas necrose, mineralização e fibrose do miocárdio progressiva dissecante. A morte em animais mais velhos é o resultado da insuficiência cardíaca progressiva ou a pneumonia por aspiração secundária à disfagia, embora os cães afetados possam sobreviver por muitos anos.

Deve-se suspeitar do diagnóstico baseado nos achados clínicos característicos em um cão macho jovem, porém deve ser confirmado por biopsia muscular e análise para distrofina muscular. A ausência da distrofina nas fibras musculares de cães afetados pode ser confirmada utilizando coloração imuno-histoquímica em secções congeladas (Fig. 15-45) ou pela análise de Western blot. Não há tratamento para este distúrbio.

As fêmeas carreadoras não apresentam sinais clínicos, mas as fibras necróticas e em regeneração dispersas e o aumento moderado na CK e AST séricas são comuns em carreadores jovens. No nascimento, a distrofina nos carreadores se expressa como um padrão de mosaico em miofibras cardíacas e esqueléticas individuais (Fig. 15-45, C). Uma vez que elas são multinucleadas, as miofibras esqueléticas são capazes de, eventualmente, regular e translocar a distrofina para restaurar esta proteína para aqueles segmentos nos quais ela está ausente em toda a miofibra. Portanto, a necrose de fibras é rara em carreadores mais velhos. Entretanto, o músculo cardíaco permanece em mosaico para o resto da vida. Focos de necrose e o desenvolvimento de fibrose ocorrem no músculo cardíaco de fêmeas carreadoras, mas até o momento, nenhuma desenvolveu insuficiência cardíaca evidente. Qualquer cadela que gere filhotes afetados é um carreador, e aproximadamente metade de toda sua prole do sexo feminino também será carreadora. As fêmeas carreadoras também podem ser identificadas por análise de distrofina ou DNA, e devem ser esterilizadas.

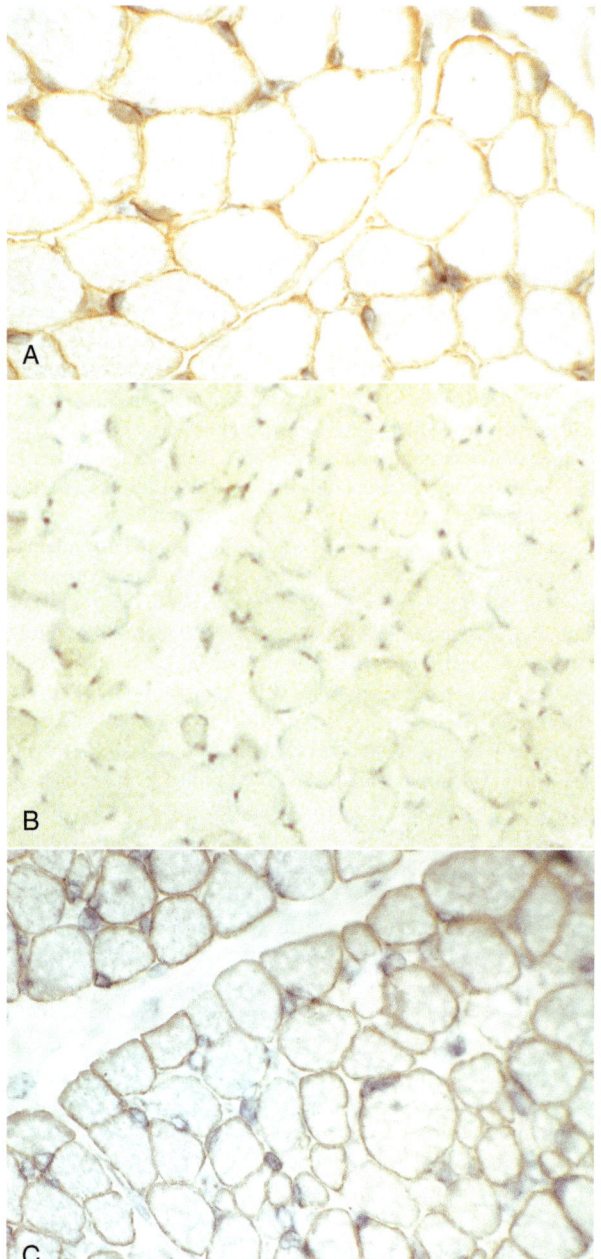

Figura 15-45 **Localização da Distrofina (Coloração Marrom) em Cortes Transversais do Músculo Canino, Imunocoloração para Distrofina, Músculo Esquelético. A,** Cão normal. Observar que a distrofina está localizada no sarcolema. Corte congelado, reação de imunoperoxidase para distrofina. **B,** Distrofia muscular ligada ao X, cão. Distrofina está completamente ausente. Corte congelado, reação de imunoperoxidase para distrofina. **C,** Carreador de distrofia muscular ligada ao X, cadela jovem carreadora. Observar o padrão de mosaico no qual algumas fibras contêm distrofina normal e outras completamente sem distrofina. Corte congelado, reação de imunoperoxidase para distrofina. (Cortesia do Dr. B.J. Cooper, College of Veterinary Medicine, Oregon State University.)

Outras Distrofias Musculares Caninas. Tem-se observado que a distrofina está associada a uma série de proteínas associadas à distrofina, formando um complexo de membrana. Os genes para muitas dessas proteínas são herdados autossomicamente; portanto, nem todas as distrofias musculares caninas são desordens ligadas ao X. A hereditariedade autossômica recessiva dos defeitos do gene associado à distrofina que provocam distrofia muscular é comum em seres humanos, e os defeitos nas proteínas do complexo da distrofina que ocasionam a distrofia muscular do tipo Duchenne também foram identificados em várias raças de cães.

Miopatia Centronuclear do Labrador Retriever. A miopatia centronuclear do labrador retriever é herdada com um traço autossômico recessivo. Existem mais cães afetados nas linhagens de trabalho ou esporte do que nas de exposição. Estudos sugerem similaridade com a miopatia centronuclear de seres humanos, e foi desenvolvido um teste genético para detectar o cão carreador e o afetado. Os labradores retriever afetados desenvolvem sinais de fraqueza neuromuscular nos primeiros 6 meses de vida. A intolerância ao exercício resulta em colapso durante exercícios prolongados, e os episódios de colapso também podem ser iniciados pela exposição ao frio. É característica a perda dos reflexos patelar e do tríceps. Os cães afetados geralmente não desenvolvem massa muscular normal. EMG com agulha concêntrica revela atividade espontânea intensa e anormal, com condução do nervo motor em velocidades normais. As concentrações séricas de CK e AST geralmente estão normais, embora possam estar discreta a moderadamente elevadas. O megaesôfago pode estar presente.

As únicas anormalidades específicas observadas na necropsia são a cobertura muscular pobre e, possivelmente, megaesôfago. Na avaliação histológica, os cães afetados possuem alterações miopáticas evidentes caracterizadas por grupos de miofibras atróficas, hipertrofia de miofibra e núcleo internos (Fig. 15-46). Também pode ser observada distribuição mitocondrial anormal, geralmente com agregados mitocondriais periféricos (identificados como fibras vermelhas irregulares em cortes congelados corados com tricrômio de Gomori modificado) (Fig. 15-22, *B*). Necrose segmental e regeneração são raras; portanto este distúrbio não se qualifica como uma distrofia muscular. Os relatos iniciais descrevem este distúrbio como uma miopatia por deficiência tipo 2, mas estudos seguintes demonstraram que as proporções do tipo de fibra variam acentuadamente entre os músculos e entre os cães, embora frequentemente seja observado um aumento nas fibras tipo 1 (predominância de fibra do tipo 1). Também se observam alterações no padrão de mosaico normal dos tipos de miofibras. Existe um agrupamento do tipo de fibra, geralmente considerado uma alteração neuropática, apesar da ausência de lesões do nervo periférico. Acredita-se que essas alterações refletem a conversão do tipo de fibra sem associação com a desnervação.

O diagnóstico pode ser sugestivo se baseado nos achados clínicos, mas deve ser confirmado por avaliação genética. Não existe tratamento para este distúrbio, embora a doença não seja progressiva

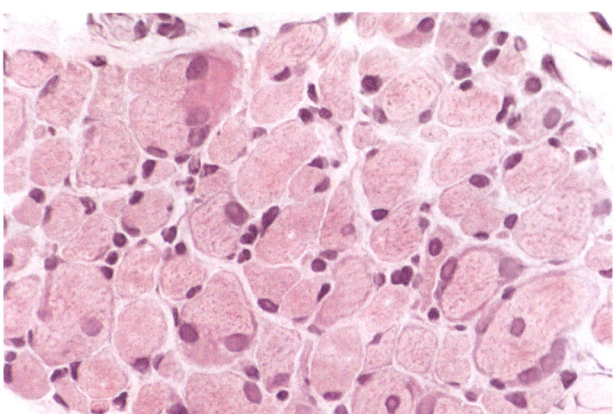

Figura 15-46 **Miopatia Centronuclear do Labrador Retriever, Músculo Esquelético, Corte Transversal, Cão Labrador Retriever.** Há uma variação excessiva no tamanho da fibra, e algumas fibras contêm um ou raramente dois núcleos internos. Os núcleos estão anormalmente grandes. Corte congelado; Coloração por HE. (Cortesia do Dr. B.A. Valentine, College of Veterinary Medicine, Oregon State University.)

após 6 meses a um ano de idade; os animais afetados ainda podem ser mantidos como animais de estimação. Cães que geram filhotes afetados não devem se reproduzir.

Miotonia Congênita. A miotonia é observada mais comumente nos cães das raças Chow Chow, Schnauzer miniatura e Staffordshire terrier. A hereditariedade autossômica recessiva foi confirmada no Schnauzer miniatura, e as evidências disponíveis apoiam hereditariedade semelhante no Chow Chow. O defeito celular subjacente no Schnauzer miniatura é a condução reduzida de cloro, e suspeita-se de um defeito semelhante no Chow Chow. Filhotes afetados podem começar a apresentar sinais de uma marcha rígida já com 6 semanas de idade. Os sinais progridem por muitos meses e então se estabilizam com uma gravidade variável. Os cães afetados se movem com os membros torácicos abertos, rígidos e frequentemente em um passo "salto de coelho" nos membros pélvicos. Os sinais são mais graves no início do movimento e melhoram com a continuação do exercício. Porém os cães afetados nunca estão clinicamente normais. Durante os diversos episódios, os cães podem cair, e o laringoespasmo pode resultar em dispneia transitória e até em cianose. A musculatura se torna acentuadamente hipertrofiada, e ocorre a ondulação muscular contínua após a percussão. As fasciculações crescentes e minguantes características ("bombardeiro de mergulho") são encontradas com EMG com agulha concêntrica. As concentrações séricas de CK e AST estão normais ou levemente elevadas.

A hipertrofia muscular geral, com grupos musculares proeminentemente definidos, é o único achado na avaliação *post-mortem*. Nos estágios iniciais da doença, o músculo parece relativamente normal na avaliação histológica. Com o tempo, são observadas a hipertrofia e a atrofia de miofibra de ambos os tipos, 1 e 2, além de necrose segmental e regeneração dispersa. Fibrose é discreta a inaparente.

O diagnóstico é baseado nos sinais clínicos e pode ser confirmado por EMG com agulha concêntrica ou por avaliação de uma biopsia muscular. A avaliação molecular está disponível para detectar Schnauzer miniatura carreadores e afetados. Agentes terapêuticos que atuam para estabilizar membranas celulares excitáveis, como quinidina, procainamida e fenitoína, podem aliviar alguns sinais de miotonia.

Filhotes Nadadores. Os filhotes nadadores são clinicamente semelhantes aos leitões com membros abertos. Os filhotes afetados não podem aduzir os membros abaixo de seus corpos e desenvolvem uma marcha de "nadador" característica e, devido ao peso do corpo, o achatamento dorsoventral progressivo do esterno e parede torácica. Embora esta síndrome possa ocorrer em filhotes com doença neuromuscular de qualquer tipo que leve à fraqueza, ela é comumente associada à alimentação desregrada, resultando em excesso de peso corporal. Os cães afetados com alimentação em excesso, geralmente se recuperam completamente após redução da ingestão diária total de leite, fornecimento de um assoalho com superfície não escorregadia e desenvolvimento de armação e fisioterapia para estimula-los a trazer suas pernas abaixo de seus corpos e andar. Em filhotes que morrem ou são eutanasiados, o achatamento esternal e o desvio lateral anormal dos membros são achados de necropsias consistentes. As anormalidades histopatológicas no músculo variam, dependendo da causa (p. ex. necrose e regeneração de miofibra em filhotes com distrofia muscular, e atrofia por desnervação em doenças desnervantes), e estão ausentes em filhotes nos quais este distúrbio reflete simplesmente a alimentação em excesso.

Miopatias Endócrinas

Hipotireoidismo. Devido ao seu papel no metabolismo muscular, o hormônio tireoide reduzido geralmente resulta em fraqueza e atrofia da miofibra esquelética. Hipotireoidismo também pode causar uma neuropatia periférica, e o dano aos nervos motores pode causar atrofia por desnervação e contribuir para a fraqueza neuromuscular. Os sinais de disfunção neuromuscular causados pelo hipotireoidismo são extremamente variados e incluem fraqueza generalizada, atrofia muscular, paralisia laríngea e megaesôfago. Estudos de EMG geralmente estão normais; atividade espontânea anormal e as velocidades reduzidas de condução do nervo motor podem ser encontradas se existe a neuropatia periférica concorrente. Geralmente as concentrações séricas de CK e AST estão normais. Outras manifestações sistêmicas de hipotireoidismo podem ou não estar presentes.

Na necropsia, pode ser observada a atrofia muscular geral. As glândulas tireoides geralmente estão bilateralmente atrofiadas, e o megaesôfago pode estar presente. A alopecia simétrica (dermopatia endócrina) também pode ser observada. Preferencialmente, estão atrofiadas as fibras do tipo 2. A degeneração axonal pode ocorrer em nervos periféricos e, devido à desnervação, pode resultar em atrofia angular das fibras de ambos os tipos, 1 e 2, e o agrupamento por tipo de fibra como resultado da reinervação.

O diagnóstico é sugestivo, baseado nos achados clínicos e atrofia seletiva do tipo 2 ou evidências de desnervação ou reinervação nos músculos afetados, mas deve ser confirmado por avaliação da função tireoide. Em muitos casos, a reposição do hormônio tireoide melhora os sinais de fraqueza neuromuscular.

Hipercortisolismo. O hipercortisolismo pode ocorrer pelo aumento na produção adrenocortical de cortisol ou administração de corticosteroides exógenos. Os achados clínicos de fraqueza neuromuscular podem ser muito semelhantes aos do hipotireoidismo. Uma manifestação exclusiva do hipercortisolismo em alguns cães é o desenvolvimento de uma marcha evidentemente rígida, empinada do membro pélvico, com volume e tônus elevados dos músculos proximais das coxas (pseudomiotonia Cushingoide). A causa da pseudomiotonia Cushingoide não é conhecida, embora esteja estabelecida a indução da instabilidade iônica do sarcolema. EMG com agulha concêntrica desses músculos revela fasciculações que não crescem nem minguam (atividade pseudomiotônica). Os músculos não ondulam depois da percussão. Também podem estar presentes outros sinais sistêmicos de hipercortisolismo, como atrofia muscular simétrica e alopecia. As concentrações séricas de CK e AST estão normais. As glândulas adrenais apresentam atrofia cortical bilateral causada por administração de corticosteroides exógenos, ou hipertrofia bilateral causada por estimulação secundária a neoplasia pituitária. A neoplasia adrenocortical causa o aumento da glândula afetada e atrofia da glândula contralateral. Os achados no músculo e nervos periféricos afetados são semelhantes àqueles observados na miopatia por hipotireoidismo (p. ex. atrofia seletiva da fibra de tipo 2), e são possíveis as evidências de degeneração axonal nos nervos periféricos, atrofia das fibras de tipo 1 e tipo 2, indicativas de atrofia por desnervação e o agrupamento por tipo de fibra refletindo a reinervação (Fig. 15-18, *B*).

O diagnóstico sugestivo é baseado nos achados clínicos e histopatológicos, mas devem ser confirmados por avaliação da função adrenocortical e cortisol sérico total. A interrupção de corticosteroides exógenos, remoção de neoplasias adrenais ou a destruição química do tecido adrenocortical hiperplásico ocasiona a melhora na massa e força muscular, embora possam persistir os sinais de pseudomiotonia.

Miopatias Imunomediadas
Polimiosite. A polimiosite é o resultado da inflamação imunomediada que ataca componentes das miofibras esqueléticas e ocasiona a necrose da miofibra (Fig. 15-47; Fig. 15-27 e Tabela 15-8). A lesão imunológica pode ser direcionada somente contra o músculo esquelético ou pode ser parte de uma doença imunomediada generalizada, como lúpus eritematoso sistêmico. A polimiosite também pode ocorrer em cães com timoma. Esta miopatia inflamatória pode ter um curso agudo e de progresso rápido ou uma manifestação silenciosa de atrofia muscular e

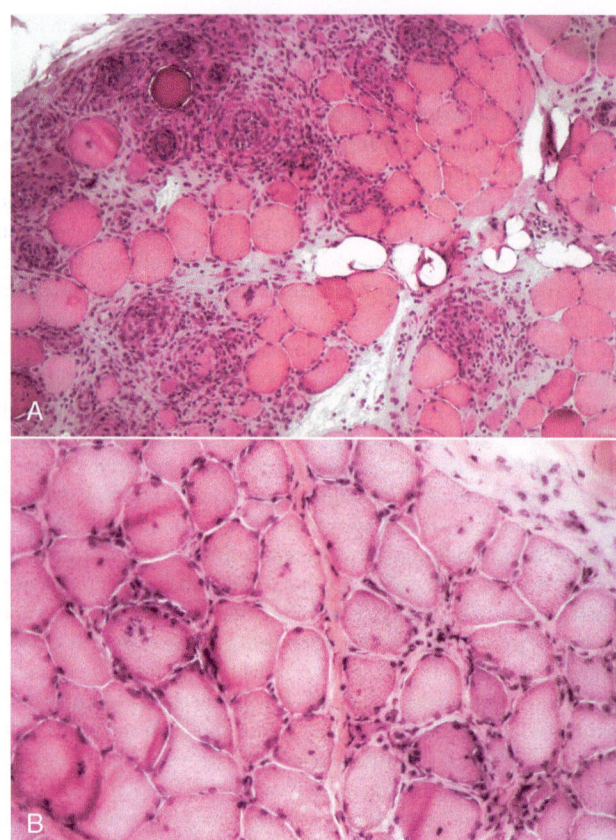

Figura 15-47 Polimiosite Canina, Músculo Esquelético, Corte Transversal, Cão. A, Polimiosite aguda. Infiltrados intersticiais e intramiofibras densos de células inflamatórias mononucleares estão associados à necrose de miofibra. Corte congelado; Coloração por HE. **B,** Polimiosite crônica. Neste estágio, existem somente infiltrados de células inflamatórias mononucleares intersticiais dispersos, fibras degeneradas dispersas e alteração miopática crônica (variação excessiva do tamanho da fibra, núcleos internos, fibrose de endomísio). Corte congelado; Coloração por HE. (**A** Cortesia do Dr. L. Fuhrer, Clinic Vétérinaire de St. Avertin, France. **B** Cortesia do Dr. B.A. Valentine, College of Veterinary Medicine, Oregon State University.)

fraqueza generalizada. São afetados músculos do corpo todo, mas a atrofia dos músculos temporal e masseter pode estar mais evidente, mimetizando a aparência de cães com miosite mastigatória (ver discussão posterior). O envolvimento do músculo esofágico pode provocar a fibrose e disfunção esofágicas, incluindo megaesôfago. Pode ocorrer o envolvimento do músculo respiratório e, se for grave, causará dificuldade respiratória. A dor à palpação dos músculos é rara. As concentrações séricas de CK, AST e ALT podem estar elevadas, mas em casos crônicos essas concentrações também podem estar dentro dos limites normais. EMG com agulha concêntrica revela focos dispersos de atividade espontânea anormal, e as velocidades de condução do nervo motor estão normais.

Na necropsia, a atrofia muscular geral pode ser o único achado. A pneumonia por aspiração pode ocorrer secundária ao megaesôfago. Os achados histológicos nos músculos afetados são extremamente variáveis. Nos casos agudos e fulminantes, os cortes musculares estão preenchidos por células inflamatórias, predominantemente linfócitos (Fig. 15-47, A), embora os eosinófilos e neutrófilos intersticiais também possam estar presentes. O grau de necrose de miofibra é variável. Nos estágios iniciais, as fibras necróticas estão cercadas por linfócitos, que podem ser observados invadindo as miofibras intactas (Fig. 15-27, B). Semelhante à polimiosite humana, os linfócitos T CD8$^+$ citotóxicos/supressores são as principais células infiltrativas. A necrose é seguida por regeneração, porém o dano à lâmina basal é comum e resulta em um certo grau de cicatrização por fibrose. Nos casos mais crônicos e silenciosos, a única lesão consiste de linfócitos dispersos no tecido intersticial adjacente às miofibras, com um grau variável de fibrose e alteração miopática crônica (Fig. 15-47, B). Recomenda-se a retirada de várias amostras musculares para avaliação histopatológica.

Deve-se suspeitar de polimiosite baseado nos achados clínicos, porém a identificação das alterações características nos cortes musculares, geralmente é necessária para confirmar o diagnóstico. É útil o título de anticorpo antinuclear circulante positivo (ANA), mas nem sempre está presente. O tratamento com medicações imunossupressoras, como corticosteroides, pode ser curativo, mas os animais afetados podem precisar de terapia por toda a vida.

Miosite Mastigatória (Miosite Eosinofílica; Miosite Atrófica). As miofibras do tipo 2 nos músculos mastigatórios do cão contêm uma isoforma de miosina única (miosina tipo 2M). Ocasionalmente, formam-se anticorpos desta miosina, e o resultado é uma miopatia inflamatória confinada aos músculos temporal e masseter. Os casos agudos e graves apresentam inchaço bilateral simétrico, e dor, daqueles músculos e uma incapacidade de abrir a mandíbula completamente. Os cães afetados podem ter dificuldade de apreensão de alimento. Os casos mais crônicos e silenciosos apresentam atrofia simétrica bilateral dos músculos temporal e masseter (Fig. 15-48 e Tabela 15-8) e mobilidade mandibular reduzida. Neste estágio a dor pode ou não estar evidente. EMG com agulha concêntrica geralmente revela focos de atividade espontânea nos casos ativos, mas pode estar normal nos casos mais crônicos. As concentrações séricas de CK e AST estão normais ou apenas ligeiramente elevadas.

Músculos gravemente atrofiados geralmente contêm estrias pálidas. O grau e a natureza da inflamação são variáveis. Nos casos agudos, estão presentes infiltrados de linfócitos e plasmócitos, semelhante àqueles da polimiosite. Porém, ao contrário da polimiosite canina, as células infiltrativas na miosite mastigatória são principalmente de linfócitos B. Também pode haver vários eosinófilos, e eles podem ser o tipo celular predominante. Os neutrófilos são bem menos comuns. A inflamação está associada à necrose de miofibra. A regeneração pode restaurar as miofibras, mas uma vez que a lâmina basal frequentemente está danificada, é comum a cicatrização por fibrose. A presença de fibrose é um indicador prognóstico importante, pois a fibrose é uma alteração irreversível.

O diagnóstico sugestivo é baseado em achados clínicos característicos. A miosite mastigatória deve ser diferenciada da polimiosite, que também pode apresentar envolvimento grave dos músculos temporal e masseter. Está disponível um teste sorológico para detectar anticorpos anti-miosina tipo 2M específicos para miosite de músculo mastigatório, e o soro de cães afetados irão se ligar às fibras do tipo 2M (Fig. 15-49). EMG e a avaliação histopatológica de múltiplos músculos também podem ajudar a diferenciar essas duas desordens. O tratamento com doses imunossupressoras de corticosteroides geralmente alivia a dor e resulta na maior mobilidade da mandíbula e no aumento da massa muscular. Podem permanecer um certo grau de atrofia e perda completa da mobilidade da mandíbula. Pode ser curativo um único ciclo de corticosteroides; entretanto, alguns casos precisam de terapia estendida.

Miosite do Músculo Extraocular. Uma crise imunomediada, direcionada especificamente aos músculos extraoculares, é a causa sugerida deste distúrbio. É observada a manifestação aguda de exoftalmia bilateral (Tabela 15-8). Cães afetados geralmente tem idade inferior a 2 anos de idade, e os cães da raça Golden retriever parecem ser predispostos. As concentrações séricas de CK e AST geralmente estão normais.

Os músculos extraoculares, com exceção do músculo retrator do bulbo, estão inchados e amarelos pálidos. É observada uma inflamação predominantemente linfocítica ocasionando a necrose de miofibra e regeneração. Uma vez que é difícil de se obter uma amostra dos músculos extraoculares, o diagnóstico geralmente é baseado nos achados clínicos típicos. A terapia com corticosteroides é efetiva, porém pode haver episódios de recorrência.

Desordens da Junção Neuromuscular
Miastenia Grave. A patogenia da miastenia grave é discutida na seção sobre desordens neuropáticas e da junção neuromuscular (Fig. 15-28). Na maioria dos casos, a miastenia grave é uma doença adquirida, com anticorpos circulantes direcionados para os receptores de acetilcolina da junção neuromuscular. Uma predisposição hereditária para o desenvolvimento de miastenia grave adquirida foi relatada em cães Terra-nova. Em alguns casos, a manifestação de miastenia grave ocorre devido ao timoma ou, menos comumente, a hiperplasia tímica. A miastenia grave associada ao hipotireoidismo também ocorre em cães, mas é rara. A miastenia grave ocorre pelo desenvolvimento anormal da junção neuromuscular e é herdada como um traço autossômico recessivo em Jack Russell terriers, Fox terriers de pelo liso e Springer spaniels. A miastenia grave congênita também ocorre em dachshunds miniatura de pelo liso. Os sinais típicos da doença adquirida são episódios de colapso em um

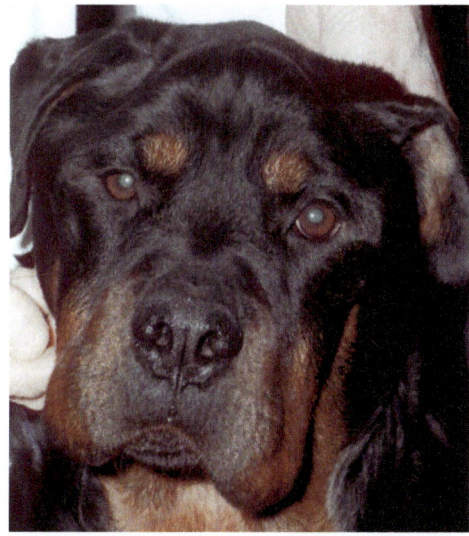
Figura 15-48 **Miosite Mastigatória Crônica, Músculo Esquelético, Cão.** Observar a atrofia grave dos músculos temporal e masseter. (Cortesia do Dr. W. Hornbuckle, College of Veterinary Medicine, Cornell University.)

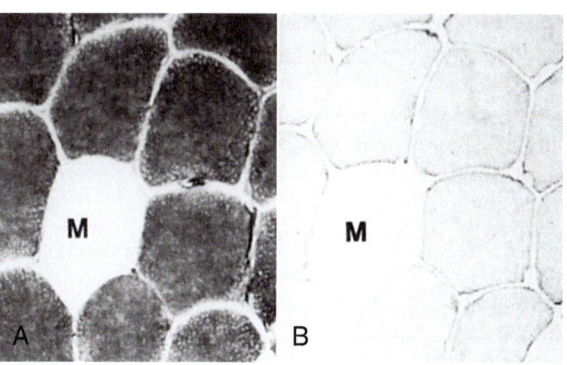
Figura 15-49 **Miosite Mastigatória Canina, Músculo Esquelético, Músculo Temporal, Cortes Transversais, Cão Normal. A,** Um única fibra de tipo 1 (*corada em claro*, M) cercadas por fibras do tipo 2 (*coradas em escuro*). Corte congelado, ATPase pH 9,8. **B,** Após incubação com soro de um cão com miosite mastigatória, as fibras tipo 2 se coram positivamente devido à ligação dos anticorpos antimiosina do tipo 2M do cão afetado. Observar que a fibra do tipo 1 (M) não está corada. Corte congelado, peroxidase de proteína estafilocócica A. (Cortesia do Dr. G.D. Shelton, University of California, San Diego.)

cão adulto, com marcha e força normais após o repouso. Entretanto, os sinais clínicos podem ser variáveis. O esôfago canino contém uma grande porcentagem de músculo esquelético por toda a extensão da túnica muscular; portanto o megaesôfago é comum em cães com miastenia grave e pode ser o único sinal presente. Isto é diferente em seres humanos, nos quais apenas o terço proximal da camada muscular esofágica é composta completamente de músculo esquelético e o terço inferior é completamente composto de músculo liso. Em alguns casos, ocorre fraqueza leve entre os episódios. Os sinais clínicos da miastenia grave congênita aparecem em idades precoces (6 a 8 semanas de idade), e na maioria das raças afetadas são progressivos e geralmente bastante graves. Dachshunds afetados, entretanto, parecem se recuperar por volta dos 6 meses de idade. A estimulação repetitiva do nervo motor revela uma resposta inicial aguda decrescente, seguida por potenciais relativamente uniformes de amplitude. As concentrações séricas de CK e AST estão normais.

Nenhum achado é evidente na avaliação *post-mortem*, a menos que o megaesôfago, anormalidades tímicas ou na tireoide estejam presentes, e nenhuma anormalidade muscular é observada na avaliação microscópica. Podem estar presentes anomalias ultraestruturais das junções neuromusculares (simplificação da membrana pós-sináptica).

O diagnóstico sugestivo é baseado nos achados clínicos típicos e resulta da estimulação repetitiva do nervo. Em pacientes com miastenia grave adquirida, é observada uma melhora transitória dramática na força muscular após a administração intravenosa de inibidores da acetilcolinesterase, como edrofônio (Tensilon), e o diagnóstico é confirmado pela identificação de anticorpos circulantes para receptores de acetilcolina do músculo esquelético. Em casos de miastenia grave adquirida, a presença de uma anormalidade tímica deve ser determinada, pois a remoção de um timoma ou de um timo hiperplásico provoca a resolução dos sinais clínicos. Em outros casos, a terapia com inibidores de acetilcolinesterase de longa ação, algumas vezes combinada a terapia com corticosteroides, geralmente é benéfica. Não existe tratamento efetivo para a miastenia grave congênita.

Paralisia do Carrapato. Em um cão com tetraparesia flácida, deve ser considerado o diagnóstico de paralisia do carrapato juntamente com polirradiculoneurite (paralisia do Coonhound; Capítulo 14) e botulismo. Os sinais clínicos da paralisia do carrapato aparecem em 5 a 7 dias após a infestação com carrapatos *Dermacentor* ou *Ixodes*. Os sinais clínicos iniciais são a fraqueza de membros pélvicos, com progressão para o decúbito de 48 a 72 horas. A função do nervo cranial está normal. Os sinais clínicos da paralisia do carrapato são muito semelhantes àqueles da paralisia do Coonhound (Capítulo 14). O tratamento para a infestação de carrapatos pode ocasionar a recuperação em alguns dias, embora a morte por paralisia dos músculos respiratórios ainda seja possível.

Botulismo. Botulismo ocorre em cães, ocasionando a rápida manifestação de tetraparesia flácida, mas é raro. Os casos relatados de botulismo canino geralmente são o resultado das neurotoxinas C e D de *Clostridium botulinum*. O diagnóstico frequentemente é presuntivo, baseado em uma falha para identificar outras causas de fraqueza neuromuscular difusa e, com sorte, um histórico de consumo de uma carcaça podre. A recuperação tem sido relatada em cães com botulismo, embora muitos casos sejam fatais.

Outras Miopatias Caninas
Rabdomiólise por Esforço. A rabdomiólise aguda massiva associada ao esforço ocorrem em greyhounds de corrida e cães de trenó. Os músculos das costas (longissimus) e coxas (glúteo) são os afetados com maior frequência e podem estar acentuadamente inchados. Os fatores predisponentes não estão claros, porém em cães de trenó uma mudança para uma dieta com teor de gordura muito alto resultou em uma diminuição na lesão muscular induzida por exercícios.

Hipertermia Maligna. A hipertermia maligna (HM) ocorre esporadicamente em cães, e estudos reprodutivos indicam uma hereditariedade autossômica dominante. A causa foi determinada como um defeito genético no receptor muscular de rianodina, que também é a causa de HM em suínos e seres humanos. Os episódios semelhantes à HM também podem ocorrer em qualquer cão após a ingestão de lúpulo para produção de cerveja.

Outras Miopatias Específicas de Raças. Foram relatadas algumas miopatias relacionadas com raças caninas específicas, incluindo dermatomiosite em Collies e pastor de Shetland; miopatia mitocondrial em Pastores Old English e outras raças; miopatia de núcleo central no Dogue alemão; colapso induzido por exercício no Labrador retriever; e miopatia de cães Boiadeiros de Flandres, Springer Spaniel inglês e Rottweilers. A mioclonia e corpúsclos intramusculares semelhantes aos de Lafora ocorrem em Dachshunds miniatura de pelo duro.

Atrofia Idiopática de Músculo Mastigatório
Os cães podem desenvolver atrofia progressiva dos músculos temporal e masseter, que não está associada à dor, à dificuldade de abertura da mandíbula ou preensão de alimento. A avaliação do músculo afetado destes cães revela atrofia de miofibra generalizada leve, porém não há evidência de inflamação, degeneração, fibrose ou desnervação. A causa não é conhecida, e não existe tratamento.

Doenças Desnervantes
Existem diversas causas de desordens do nervo periférico hereditárias ou adquiridas que causam danos axonais e desnervação resultante em cães (Capítulo 14). A doença do neurônio motor geralmente é hereditária, assim como no Spaniel britão e Rottweiler. Tais desordens causam atrofia simétrica dos músculos afetados. Neoplasias originando-se nos nervos periféricos (neoplasia da bainha neural) causam compressão do nervo resultando em degeneração Walleriana, resultando em anomalias progressivas de marcha e, por fim, atrofia por desnervação de músculos do membro afetado.

Distúrbios dos Gatos
Relativamente poucas desordens musculares foram identificados até o momento em gatos. Isto pode ser, em parte, o resultado das baixas expectativas de desempenho do gato doméstico mediano. É totalmente possível que existam muitos gatos com desordens musculares que ainda não foram reconhecidas.

Miopatias Hereditárias ou Congênitas
Distrofia Muscular Ligada ao X (Tipo de Duchenne). Gatos distróficos não possuem a proteína muscular distrofina do citoesqueleto, que também é a causa da distrofia de Duchenne em meninos e da distrofia muscular ligada ao X no cão. Os gatos afetados desenvolvem uma marcha rígida, persistente e progressiva, associada à acentuada hipertrofia muscular. A causa da hipertrofia muscular marcante observada em gatos afetados, ao contrário do observado na atrofia muscular do cão e em seres humanos, e a pseudo-hipertrofia resultante da infiltração gordurosa no músculo afetado, que pode ocorrer em seres humanos, não é conhecida. A idade de manifestação é de poucos meses de vida a 21 meses de idade. Os gatos afetados têm dificuldade de se higienizar, saltar e deitar. EMG com agulha concêntrica revela atividade espontânea anormal densa e contínua, semelhante aos achados no cão distrófico. As concentrações séricas de CK, AST e ALT são altas, geralmente em níveis muito elevados. Os gatos afetados podem morrer sob anestesia ou após contenção ou sedação, devido a uma síndrome semelhante a HM.

Na necropsia, todos os músculos estão acentuadamente hipertrofiados e podem conter regiões pálidas. Geralmente são encontradas áreas pálidas ou esbranquiçadas no miocárdio. Histologicamente, os músculos apresentam uma gama de alterações. São características a mionecrose segmental e regeneração de miofibra (necrose polifásica) concorrentes. As alterações miopáticas crônicas, encontradas em animais idosos, incluem hipertrofia grave de miofibra, atrofia de miofibra, núcleos internos e fibrose de endomísio discreta a moderada. As lesões do miocárdio consistem de necroses multifocais, mineralização das miofibras cardíacas e fibrose, principalmente na parede ventricular esquerda livre, músculos papilares e septo. Gatos afetados podem ter uma expectativa de vida relativamente normal, embora a morte inesperada durante a anestesia ou contenção forçada, seja comum. A causa exata disto não é conhecida.

O diagnóstico sugestivo é baseado nos achados clínicos, clinicopatológicos e histopatológicos característicos em um gato macho jovem. A confirmação depende da avaliação de amostras musculares para distrofina ou em coloração imuno-histoquímica para distrofina em cortes congelados.

Outras Miopatias Felinas Hereditárias ou Congênitas.

Ocorre em gatos Sphinx e Devon rex uma forma de distrofia muscular de hereditariedade autossômica recessiva por deficiência da proteína α-distroglicano do complexo distrofina. É observada a glicogenose tipo IV (defeito de GBE), que afeta o músculo esquelético, como um distúrbio hereditário em gatos Norueguês da Floresta. Uma condição histologicamente semelhante ocorrem ocasionalmente em outras raças. A miopatia nemalina felina é uma miopatia congênita rara no gato.

Miopatias Causadas por Anormalidades Eletrolíticas (Hipocalemia e Hipernatremia)

Semelhante aos bovinos, os gatos com anomalias eletrolíticas graves podem apresentar sinais de fraqueza neuromuscular, que podem ser causadas por miopatia degenerativa. Embora a miopatia degenerativa tenha sido relatada como secundária às elevadas concentrações sanguíneas de sódio (hipernatremia), a miopatia hipocalêmica ocorre com maior frequência.

A causa de fraqueza e necrose de miofibra associadas às anomalias eletrolíticas é complexa, envolve metabolismo energético anormal do músculo esquelético e possível isquemia por vasoconstrição. A hipocalemia (concentração sérica de potássio menor que 3,5 mEq/L) pode ocorrer devido à redução da ingestão ou excreção urinária elevada de potássio. Em gatos, a hipocalemia geralmente é uma consequência de doença renal crônica. Um defeito genético no néfron que causa a perda renal de potássio, foi relacionado com a miopatia hipocalêmica periódica em gato Birmanês. A hipocalemia também pode ocorrer secundária à doença gastrointestinal ou fluidoterapia inapropriada. O hipertireoidismo tem sido associado ao desenvolvimento de miopatia hipocalêmica em gatos. A miopatia hipernatrêmica é menos comum, mas foi registrada em um gato de 7 meses de idade com hidrocefalia e hipopituitarismo transitório.

Os gatos afetados apresentam fraqueza generalizada grave, com evidente ventroflexão do pescoço. EMG com agulha concêntrica geralmente demonstra focos de atividade espontânea anormal. As concentrações séricas de CK, AST e ALT estão frequentemente elevadas, algumas vezes acentuadamente. Os casos clinicamente diagnosticados de hipocalemia e hipernatremia podem ser confirmados ao determinar se o potássio sérico está baixo ou se o sódio sérico está elevado, respectivamente.

Nenhum achado macroscópico específico está presente, exceto em gatos com hipocalemia resultante de doença renal crônica, na qual os rins estão pequenos e fibróticos. Na miopatia hipocalêmica, a necrose de miofibra e regeneração de gravidade variável estão simultaneamente presentes (necrose polifásica). A doença renal crônica ocorre comumente por nefrite intersticial crônica. Nenhuma anormalidade foi detectada na biópsia muscular de um gato com miopatia hipernatrêmica, embora a concentração sérica de levemente elevada CK e o EMG anormal sugiram necrose discreta de miofibra, talvez transitória, e regeneração.

O diagnóstico é baseado nos achados clínicos característicos de fraqueza e hipocalemia ou hipernatremia concorrentes. O tratamento de gatos afetados tem tido muito sucesso. A fluidoterapia imediata é utilizada para corrigir a anormalidade eletrolítica, seguida por mudança na dieta para manter as concentrações eletrolíticas normais. Se existe um hipertireoidismo subjacente, ele também deve ser tratado.

Desordens Imunomediadas

Foi descrita a miosite imunomediada em gatos infectados com o vírus da imunodeficiência felina (FIV). A concentração sérica de CK está moderadamente elevada, mas os sinais clínicos de disfunção muscular não são aparentes. É característica a infiltração do músculo por linfócitos CD8+, semelhante a polimiosite associada ao vírus da imunodeficiência humana (HIV).

Desordens da Junção Neuromuscular

Miastenia Grave. A miastenia grave felina adquirida ou congênita é semelhante a esta desordens no cão, mas ocorrem menos comumente.

Botulismo. Embora teoricamente possível, não foram registrados casos confirmados ou de altamente sugestivos de botulismo em gatos. Este resultado provavelmente reflete uma resistência hereditária à toxina botulínica e o típico apetite exigente dos felinos.

Doenças Desnervantes

Desordens que afetam os nervos motores periféricos são bem menos comuns em gatos em comparação aos cães. Tem sido observada em gatos adultos jovens a polineurite crônica recorrente que afeta principalmente as raízes espinhais ventrais e que pode causar atrofia por desnervação nos músculos afetados. Diabetes melito também pode resultar em neuropatia periférica em gatos.

CAPÍTULO 16

Ossos, Articulações, Tendões e Ligamentos

Erik J. Olson e Cathy S. Carlson

O esqueleto consiste de ossos, articulações e suas estruturas de apoio, e é responsável pelo suporte e proteção do corpo, permitindo também o movimento iniciado pelo sistema nervoso e facilitado pelos músculos. O esqueleto pode ser dividido em esqueleto axial (cabeça, vértebras, costelas e esterno) e esqueleto apendicular (membros torácicos e pélvico).

Estrutura e Função

Osso

Osso a Nível Celular

A estrutura e função podem ser discutidas a nível do órgão, tecido e célula. Nesta seção, a estrutura e função normais são brevemente revisadas, começando a nível celular e incluindo a matriz óssea e porção mineral. As células envolvidas diretamente com a integridade estrutural do osso incluem osteoblastos, osteócitos e osteoclastos (Quadro 16-1).

Os osteoblastos são células em qualquer superfície óssea (periosteal, endosteal, trabecular e intracortical) que produzem matriz óssea (osteoide), iniciam a mineralização desta matriz (deposição de hidroxiapatita), e aparentemente de forma paradoxal iniciam a reabsorção desta matriz pelos osteoclastos. Os osteoblastos são derivados de células-tronco mesenquimais. Os osteoblastos ativos são roliços (Figs. 16-1 e 16-2), com abundante citoplasma basofílico que é rico em retículo endoplasmático rugoso, e contêm aparelho de Golgi evidente e numerosas mitocôndrias. Osteoblastos inativos têm formato de disco com pouco citoplasma, pois menos organelas são necessárias para a síntese e secreção da matriz. Os osteoblastos provavelmente interagem com os osteócitos a fim de auxiliar no controle fino da homeostase do cálcio e detecção do uso mecânico e dano microscópico ao osso, conforme discutido posteriormente. Aferições indiretas da atividade osteoblástica são refletidas pelas concentrações sanguíneas de isoformas osso-específicas da fosfatase alcalina, uma enzima presente na membrana celular dos osteoblastos, e a proteína não colágena, ostelcalcina, que é secretada pelos osteoblastos e está presente na matriz óssea. Ambas supostamente possuem papeis na mineralização e homeostase do íon cálcio.

Os osteócitos são osteoblastos que foram rodeados por matriz óssea mineralizada (Fig. 16-2) e são os tipos celulares ósseos mais numerosos e que duram por mais tempo. Eles ocupam pequenos espaços no osso chamados *lacunas* (singular: lacuna) e fazem contato com osteoblastos e outros osteócitos através de longos processos citoplasmáticos que passam através de finos túneis no osso, chamados de *canalículos* (singular: canalículo). Sob condições de extremo estresse para a homeostase do cálcio, os osteócitos podem ter a capacidade de reabsorver matriz e minerais na região perilacunar, aumentando assim a lacuna (osteólise osteocítica). Este processo aparentemente é raro e provavelmente não contribui significativamente para o desenvolvimento de lesões ósseas. Os osteócitos também retêm uma capacidade limitada de formação óssea e são admiravelmente sensíveis à tensão mecânica na forma de força de cisalhamento. Outras funções dos osteócitos são de certa forma especulativas e apresentadas posteriormente nas interações entre osteoblasto-osteócito.

Os osteoclastos são células multinucleadas que são derivados de células-tronco hematopoiéticas da série monocítica-macrofágica, e são responsáveis pela reabsorção óssea (Fig. 16-3). Eles possuem abundante citoplasma eosinofílico e uma borda em escova especializada ao longo da margem da célula adjacente à superfície óssea que está sendo reabsorvida. Para que os osteoclastos reabsorvam o osso, eles devem ganhar acesso à superfície óssea que está usualmente coberta por osteoblastos, e se ligar à superfície mineralizada por receptores transmembrana em suas zonas de ligação. Os receptores transmembrana se ligam a ligantes específicos na matriz que provavelmente residem nas proteínas não colágenas; entretanto, os osteoclastos não são capazes de se ligar à matriz óssea não mineralizada mesmo que contenha os mesmos ligantes. Assim que ligado à matriz, o osteoclastos reabsorve o osso em dois estágios. Primeiro, o mineral é dissolvido por secreção de íons hidrogênio através de uma bomba de prótons localizada na borda em escova. Estes íons hidrogênio são derivados do ácido carbônico produzido dentro do osteoclasto a partir da água e dióxido de carbono pela enzima anidrase carbônica. Depois, o colágeno da matriz é clivado em fragmentos polipeptídicos pelas cisteínas proteinases, metaloproteinases e catepsinas, particularmente catepsina K, liberadas a partir de diversos lisossomos no osteoclasto e

Quadro 16-1	Função Das Células do Osso

Osteoblastos: Células originadas de células-tronco estromais que residem na superfície do osso e formam a matriz óssea, iniciam a mineralização óssea e iniciam a reabsorção óssea (pela sinalização a osteoclastos) em resposta a estímulos fisiológicos

Osteócitos: Osteoblastos que se tornam encapsulados na matriz óssea. Estas células detectam alterações no estresse (força aplicada ao osso) e pressão (deformação estrutural em resposta à força) no osso e sinalizam estas alterações aos osteoblastos, seja para formação óssea ou início da reabsorção; podem mobilizar cálcio a partir do osso através de osteólise osteocítica

Osteoclastos: Células formadas pela fusão de células da linhagem celular monocítica-macrofágica; a função é reabsorver matriz óssea mineralizada

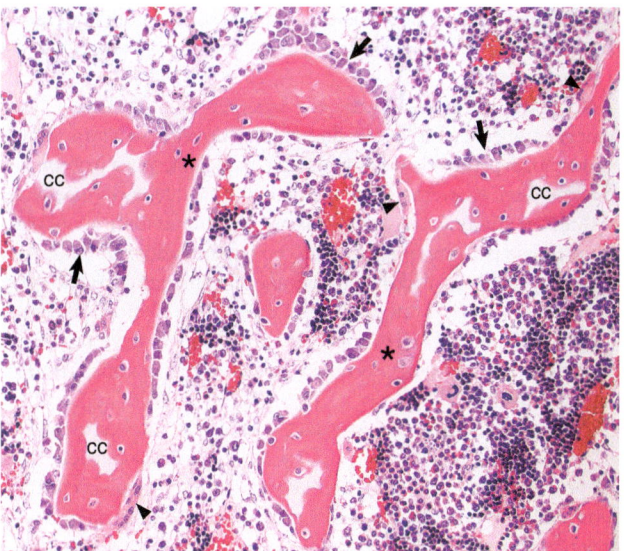

Figura 16-2 Osteoblastos, Osteócitos e Osteoclastos, Cabeça Femoral, Suíno Imaturo. Osteoblastos ativos (*setas*) na superfície trabecular; osteócitos jazem na matriz óssea (*asteriscos*); osteoclastos multinucleados (*pontas de seta*). Áreas de cartilagem calcificada (*CC*) retida estão presentes dentro e a medula hematopoiética está presente entre as trabéculas ósseas neste jovem animal. Coloração por HE. (Cortesia do Dr. C.S. Carlson e Dr. E.J. Olson, College of Veterinary Medicine, University of Minnesota.)

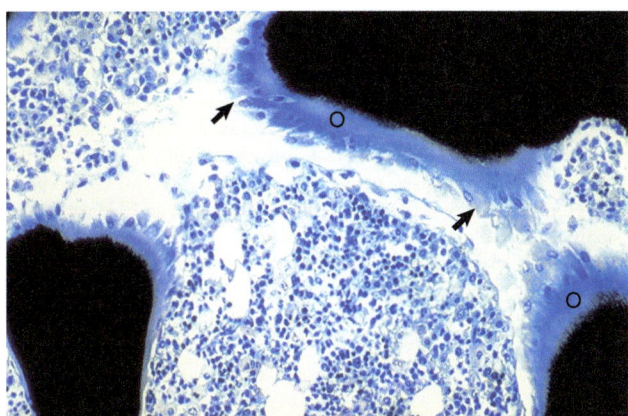

Figura 16-1 Osteoblastos e Osteoide, Osso Longo, Macaco Cinomolgo. Osteoblastos (*setas*) cuboides (ativos) evidentes delimitam as superfícies trabeculares. O osso trabecular mineralizado é *preto*; a matriz óssea não mineralizada (osteoide [*O*]) está presente (*azul claro*) entre o osso mineralizado e osteoblastos. A medula hematopoiética está presente entre as trabéculas. Coloração tetracrômica de Von Kossa. (Cortesia do Dr. C.S. Carlson e Dr. E.J. Olson, College of Veterinary Medicine, University of Minnesota.)

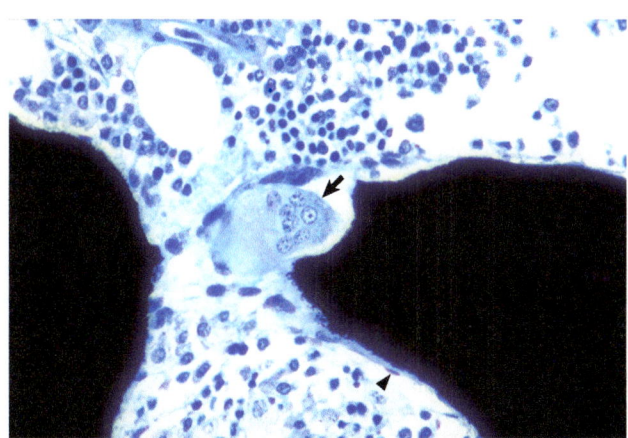

Figura 16-3 Osteoclasto e Osteoblasto Quiescente, Osso Longo, Macaco Cinomolgo. Uma grande célula multinucleada (osteoclasto) (*seta*) está presente dentro de uma cavidade recortada de osso reabsorvido conhecida como *lacuna de Howship* (ou erosão/reabsorção). Osteoblasto quiescente (*ponta de seta*). Coloração tetracrômica de Von Kossa. (Cortesia do Dr. C.S. Carlson e Dr. E.J. Olson, College of Veterinary Medicine, University of Minnesota.)

secretadas através da borda em escova. A concavidade no osso criada pela matriz óssea reabsorvida é chamada de *lacuna de Howship*, ou uma lacuna de reabsorção. Fisiologicamente, a ativação osteoclástica é controlada por osteoblastos e células estromais da medula óssea (ver discussão posterior sobre as interações). A calcitonina é um inibidor sistêmico de osteoclastos. Os osteoclastos possuem receptores para calcitonina e respondem a este hormônio pela involução de suas bordas em escova e desligamento da superfície óssea. A atividade dos osteoclastos pode ser indiretamente aferida pela determinação das concentrações séricas dos produtos de degradação do colágeno (ligações cruzadas de piridinolina e deoxipiridinolina) ou atividade da fosfatase ácida resistente ao tartarato (TRAP). A TRAP é uma metaloenzima monomérica glicosilada que é altamente expressa por osteoclastos. A coloração para TRAP também pode ser utilizada como um marcador histoquímico de osteoclastos em cortes histológicos.

As interações entre osteoblastos e osteócitos são aparentes a partir das conexões entre eles por processos citoplasmáticos tortuosos e delgados. Esta rede de osteoblastos e osteócitos forma uma membrana funcional que separa o fluido extracelular que banha as superfícies ósseas do fluido extracelular geral, e pode regular o fluxo de íons cálcio e fosfato para o compartimento fluido ósseo e a partir dele. Por conta da grande área de superfície do osso perilacunar e canalicular disponíveis para rápidas trocas iônicas, quantidades significativas de cálcio podem ser trocadas a partir do compartimento fluido ósseo ao compartimento fluido extracelular sem alterações estruturais dentro

do osso. Além disso, esta rede permite que os osteócitos detectem alterações no fluxo de fluido dentro do compartimento de fluido extracelular ósseo. Tal fluxo supostamente contribui para as correntes elétricas chamadas *potenciais de fluxo*. Alterações nestes potenciais de fluxo causadas por forças e pressões alteradas sobre o osso ou distúrbios destes potenciais por microfraturas (fraturas minúsculas dentro do osso visíveis apenas microscopicamente) podem ser detectadas por osteócitos com subsequente sinalização aos osteoblastos sobrejacentes a fim de iniciar a formação ou reabsorção óssea. Os osteócitos também são capazes de secretar *esclerostina*, uma proteína que inibe a formação óssea por osteoblastos. Durante o modelamento ósseo (alteração na forma em resposta ao crescimento normal, alteração do uso mecânico ou doença), a esclerostina pode manter as células que delimitam o osso em um estado quiescente e pode, portanto, prevenir a ativação de osteoblastos e formação óssea. A esclerostina também demonstrou diminuir o tempo de vida útil de osteoblastos pela estimulação da apoptose.

No modelamento, as superfícies ósseas (periosteal, endosteal, intracortical e trabecular) podem ir diretamente do repouso à formação ou reabsorção, dependendo do estímulo. No modelamento, a reabsorção e formação óssea ocorrem independentemente em diferentes superfícies/localizações anatômicas (isto é, elas não são diretamente acopladas). Este processo permite que o formato ou tamanho do osso mude, permite que a cavidade medular aumente, e também que o formato geral do osso seja mantido enquanto está crescendo. O modelamento é o oposto do remodelamento, no qual a reabsorção deve preceder a formação a fim de manter a massa óssea e formato constante (ver discussão posterior).

Interações entre osteoclastos-osteoblastos e células estromais são necessárias para reabsorção fisiológica do osso. A superfície óssea está protegida da reabsorção osteoclástica por uma camada contínua de osteoblastos e também por uma camada muito delgada de matriz óssea não mineralizada normalmente presente abaixo dos osteoblastos em repouso (lâmina limitante). Para que o hormônio da paratireoide (PTH) inicie a reabsorção óssea, receptores nos osteoblastos se ligam ao PTH. A ligação do PTH aos osteoblastos sinaliza para que se retraiam e secretem colagenases, as quais erodem a camada não mineralizada da matriz e permitem que os osteoclastos acessem a superfície óssea mineralizada. Mais recentemente, foi determinado que os osteoclastos de seres humanos expressam PTH e podem responder diretamente ao PTH. Além disso, osteoblastos e células estromais da medula óssea, que são ativados pela ligação ao PTH e em resposta a uma série de outros estímulos para reabsorção óssea (1,25-diidroxivitamina D_3; interleucina [IL]-1, IL-6 e IL-11; fator de necrose tumoral-α [TNF-α]; prostaglandina E_2 [PGE$_2$]; e glicocorticoides), expressam ou secretam ativadores de receptores para o ligante fator nuclear $\kappa\beta$ (RANKL), também chamado de *fator de diferenciação de osteoclastos* (FDO). O RANKL se liga ao receptor de RANKL em osteoclastos e ativa o processo de reabsorção. Evidências recentes indicam que os osteócitos também expressam RANKL e demonstraram regular os osteoclastos durante o remodelamento ósseo. Os osteoblastos e células estromais da medula óssea podem secretar osteoprotegerina (OPG), um homólogo do RANK que atua pela ligação ao RANKL, bloqueando assim a interação entre RANK-RANKL e inibindo a diferenciação dos precursores de osteoclastos em osteoclastos maduros. A expressão de OPG pode ser estimulada pelo fator de transformação de crescimento-β (TGF-β). Portanto, osteoblastos e células estromais têm a capacidade de estimular ou inibir a reabsorção óssea osteoclástica (Fig. 16-4). Em condições de inflamação e necrose, mediadores inflamatórios, como a IL-1 e TNF-α, podem estimular diretamente os osteoclastos, causando reabsorção óssea independentemente da presença de osteoblastos viáveis.

Osso a Nível Mineral e da Matriz Orgânica

A matriz mineralizada do osso fornece a força do órgão. A matriz orgânica óssea consiste de colágeno tipo I e "substância de base" (a matriz extracelular não colágena que inclui água, proteoglicanos, glicosaminoglicanos, proteínas não colágenas e lipídios). Os polímeros de colágeno tipo I são secretados por osteoblastos e incorporados nas fibrilas que estão localizadas na substância de base, sendo então mineralizados. A unidade fundamental da molécula de colágeno tipo I (conhecida como *tropocolágeno*) é composta de três cadeias de aminoácidos intercaladas, a qual é singular pela forma hidroxilada do aminoácido prolina (hidroxiprolina). As moléculas de colágeno tipo I possuem extensas ligações cruzadas dentre as cadeias de aminoácidos dentro da molécula e entre as moléculas adjacentes. As moléculas de colágeno são depositadas em fileiras com um espaço entre cada molécula e com fileiras escalonadas de tal forma que as moléculas

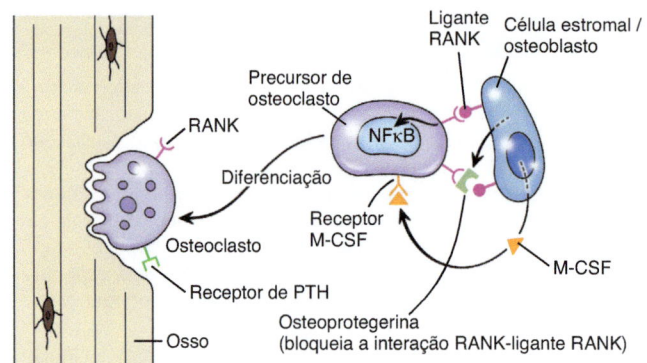

Figura 16-4 **Interação entre Células Estromais/Osteoblastos e Osteoclastos/Precursores de Osteoclastos.** O M-CSF produzido pelas células estromais/osteoblastos se liga a um receptor nos precursores de osteoclastos para aumentar sua diferenciação em osteoclastos maduros. As células estromais/osteoblastos também estão envolvidos na ativação de osteoclastos através da produção de ligante RANK, o qual se liga ao receptor RANK no osteoclasto e seus precursores. Este processo resulta na diferenciação de precursores em osteoclastos maduros, permitindo que eles dissolvam e reabsorvam tecido ósseo (osteoclase). Ao contrário, osteoblastos e células estromais podem inibir a ativação de osteoclastos pela secreção de osteoprotegerina, a qual pode se ligar ao ligante RANK e bloquear sua ligação ao receptor RANK. Os receptores de PTH nos osteoblastos (não demonstrados) se ligam ao PTH para iniciar e sinalizar estas células, para que se retraiam da superfície óssea e secretem colagenases. Já foi demonstrado que os osteoclastos também expressam receptor de PTH, o que permite que eles respondam diretamente a este hormônio. *M-CSF*, Fator estimulante de colônia de macrófagos; *NF$\kappa\beta$*, fator nuclear $\kappa\beta$; *PTH*, hormônio da paratireoide.

estejam sobrepostas em um quarto do seu comprimento. Este arranjo específico das moléculas de colágeno e as ligações cruzadas contribuem para a força e insolubilidade do componente fibroso da matriz óssea. Diferentemente do que em ossos de deposição rápida (isto é, osso não lamelar encontrado no esqueleto embrionário ou em condições patológicas, como no reparo de fraturas, no qual as fibras de colágeno estão arranjadas aleatoriamente), as fibras de colágeno no osso estão arranjadas em lamelas (singular: lamela) paralelas e o tecido é chamado de *osso lamelar*. No osso cortical (compacto), as lamelas estão arranjas concentricamente. No osso trabecular, as lamelas usualmente estão arranjadas paralelamente à superfície óssea. O conteúdo de colágeno do osso e seu arranjo lamelar dá ao osso sua força e flexibilidade. A substância base do osso, a qual também é sintetizada pelos osteoblastos, consiste de proteínas não colágenas, proteoglicanos e lipídios. Várias das proteínas não colágenas são citocinas que são capazes de influenciar a atividade celular óssea e podem ter papeis fundamentais no controle da extensão da formação e reabsorção óssea e na doença (Fig. 16-5). Além disso, dentre as proteínas não colágenas estão enzimas que podem atuar na degradação do colágeno (p. ex. metaloproteinases de matriz) e podem destruir inibidores de mineralização (p. ex. pirofosfatases). Outras proteínas não colágenas na matriz podem atuar como moléculas de adesão e auxiliar na ligação entre células, ou entre células e matriz, ou ainda entre minerais e matriz. Exemplos destas são a osteonectina e osteocalcina. O papel dos proteoglicanos na matriz óssea é incerto; entretanto, existem evidências de que eles influenciam a diferenciação celular óssea e atividade proliferativa. Os lipídios podem auxiliar na ligação do cálcio às membranas celulares e na promoção da calcificação.

A porção mineral óssea está na forma de um cristal chamado *hidroxiapatita*. O osso completamente mineralizado compreende aproximadamente 65% de seu peso e consiste em parte de cálcio, fósforo, carbonato, magnésio, sódio, manganês, zinco, cobre e fluoreto. O conteúdo mineral dá ao osso sua dureza. A produção de osteoide (matriz orgânica não mineralizada) por osteoblastos é seguida por

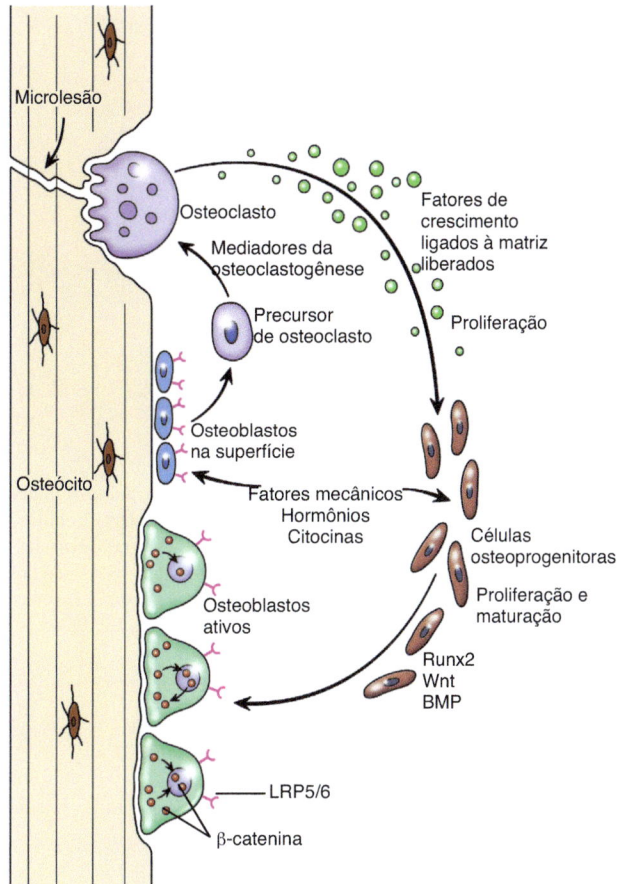

Figura 16-5 Relação entre Osteoclastos, Osteoblastos e Fatores de Crescimento. Osteoclastos são capazes de liberar e ativar fatores de crescimento a partir da matriz que são estimulatórios a células progenitoras de osteoblastos, permitindo que elas se proliferem e se diferenciem em osteoblastos maduros, o que pode estimular por sua vez a diferenciação osteoclástica e ativação, como descrito na Figura 16-4. O resultado é um "acoplamento" do processo de lise óssea osteoclástica com subsequente formação óssea.

um período de maturação, após o qual o mineral é depositado em troca de água. A mineralização no osso não lamelar é iniciada dentro das bolhas citoplasmáticas (vesículas de matriz) de osteoblastos no osteoide. O início da mineralização envolve a concentração de cálcio, fósforo e outros elementos nestas vesículas de matriz a um nível que cause precipitação do mineral na forma de hidroxiapatita amorfa (ainda não cristalina). As vesículas de matriz contêm fosfolipídios e enzimas, como a fosfatase alcalina e adenosina trifosfatase, em suas membranas. É especulado que os fosfolipídios de membrana atraem cálcio e fósforo até a superfície da vesícula e que as enzimas fosfatase alcalina e adenosina trifosfatase possam atuar no bombeamento destes íons para dentro da célula contra um gradiente de concentração.

Ao alcançar uma massa crítica, o mineral amorfo se torna cristalino. A hidroxiapatita cristalina perfura a membrana lipídica da vesícula da matriz e se estende até os espaços (orifícios) entre as moléculas de colágeno. É dentro destes orifícios que os cristais minerais são inicialmente depositados no colágeno. Para que a mineralização se dissemine para além destes orifícios entre as moléculas de colágeno, é necessário que inibidores naturais da mineralização, como os pirofosfatos inorgânicos, sejam destruídos na matriz. Pirofosfatos inorgânicos são subprodutos normais do metabolismo celular e são depositados na matriz não mineralizada por osteoblastos. As enzimas fosfatases descritas previamente nas vesículas de matriz possuem a capacidade de clivar estes pirofosfatos inorgânicos e, fazendo isso, destroem estes inibidores. Assim que os espaços estejam preenchidos por minerais e

os inibidores da mineralização estejam destruídos, o processo continua até que eventualmente as superfícies das fibras de colágeno, assim como os espaços entre as fibras colágenas, sejam mineralizadas. O início da mineralização no osso lamelar pode não necessitar das vesículas de matriz porque glicoproteínas, como as sialoproteína e osteonectina, podem atuar como o nicho para o processo de mineralização.

Osso como um Tecido

No córtex e subjacente à cartilagem articular (osso subcondral), o osso é organizado em ósteons (também chamados *Sistemas Haversianos*), os quais são cilindros de camadas concêntricas de lamelas que estão orientados paralelos ao eixo longitudinal do osso e contêm vasos e nervos localizados centralmente (Fig. 16-6). O osso entre os ósteons é chamado de *lamela intersticial*. As camadas de osso orientadas paralelamente à circunferência interna e externa do osso (abaixo das superfícies endosteal e periosteal) são chamadas de *lamelas circunferenciais*. O sistema de ósteons fornece canais para o suprimento vascular ao córtex e também atua como cabos de ligação estreita, dando ao osso cortical força e flexibilidade limitada. Este sistema também pode ser importante ao limitar a propagação de microfraturas no osso por redirecionar as fissuras ao longo das linhas de cimento, as quais são junções pobre em colágeno e ricas em proteoglicanos entre unidades de modelamento/remodelamento adjacentes (ver discussão posterior). Em cortes histológicos corados por HE, as linhas de cimento aparecem como linhas basofílicas.

Ao contrário do osso compacto denso do córtex e placas ósseas subcondrais, o osso na cavidade medular está na forma de placas ou bastões de anastomose e é chamado de *osso esponjoso* ou *trabecular* (Figs .16-6 e 16-8). A orientação das trabéculas usualmente reflete adaptação (modelamento) às forças mecânicas aplicadas ao osso. Isso é prontamente aparente ao examinar as trabéculas no colo femoral, as quais estão orientadas em linhas e arcos que são perpendiculares à força aplicada e são mais espessas e mais numerosas no aspecto ventral (lado da compressão) comparado ao aspecto dorsal (lado da tensão). As lamelas dentro de uma trabécula usualmente estão arranjadas em paralelo à superfície da trabécula e não estão arranjadas em tubos ou ósteons, como estão no osso cortical.

Na maioria das espécies, o osso sofre um processo lento, embora constante, chamado *remodelamento*, no qual o osso velho é reabsorvido e substituído por osso novo. O remodelamento é um evento estritamente coordenado que inclui atividades sincronizadas de diversos participantes celulares para garantir que a reabsorção e formação óssea ocorra sequencialmente na mesma localização anatômica a fim de preservar a massa óssea. O nível basal desta atividade de remodelamento (número de locais no esqueleto que estão sendo remodelados em qualquer momento) é provavelmente "programado" para cada espécie. O número de locais de remodelamento ativos, entretanto, pode estar aumentado ou diminuído de forma marcante, em resposta à alteração do uso mecânico (ver discussão posterior). Esta substituição do osso velho por novo permite o reparo de lesões microscópicas acumuladas no osso (microfraturas). No remodelamento ósseo normal, remove-se uma quantidade discretamente maior de osso do que se substitui, deixando uma pequena diferença líquida negativa na massa óssea após cada ciclo de remodelamento, o que explica em parte a redução da massa óssea em animais idosos. Além disso, em casos de doenças, como o hiperparatireoidismo, a reabsorção está frequentemente aumentada e a formação diminuída, deixando um balanço ósseo final significativamente negativo. De forma interessante, em animais pequenos de curta expectativa de vida, como o camundongo e rato, o osso cortical não é remodelado.

A unidade de remodelamento do osso cortical é chamada de *ósteon*, enquanto a unidade de remodelamento do osso trabecular é chamada de *unidade estrutural básica*. O formato do ósteon é cilíndrico; entretanto, a unidade estrutural básica possui o contorno de um fosso raso

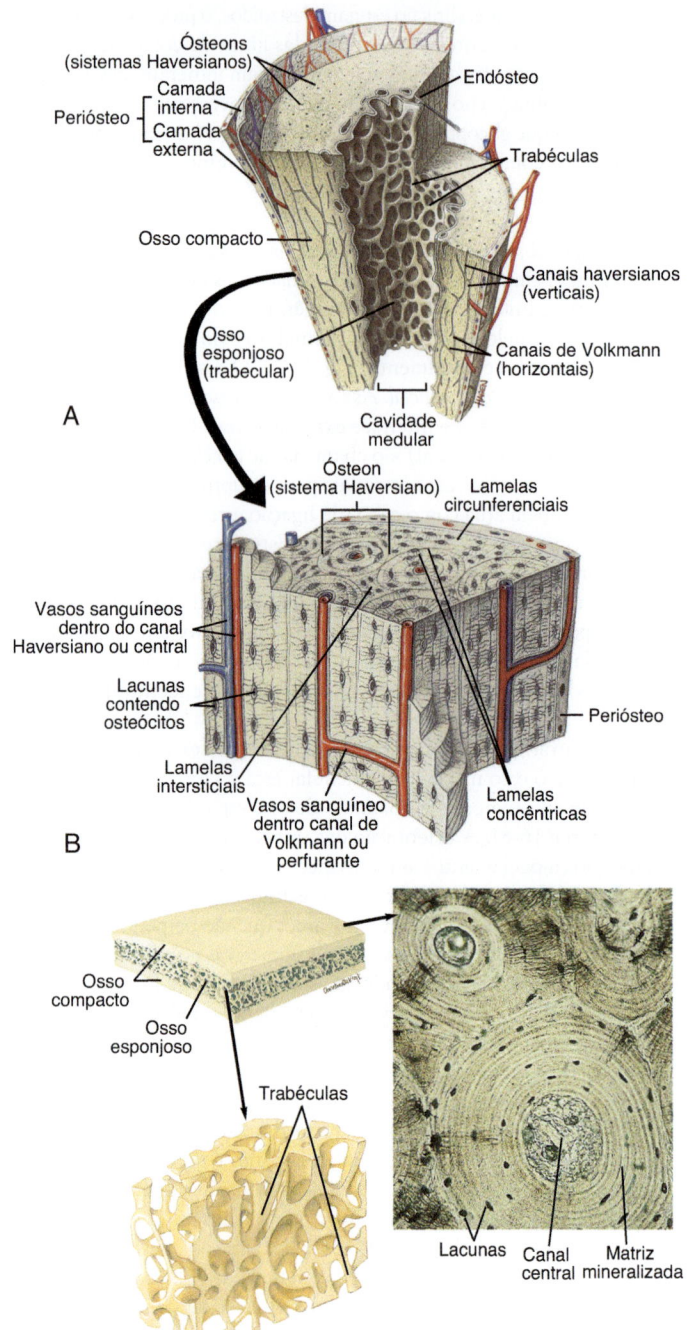

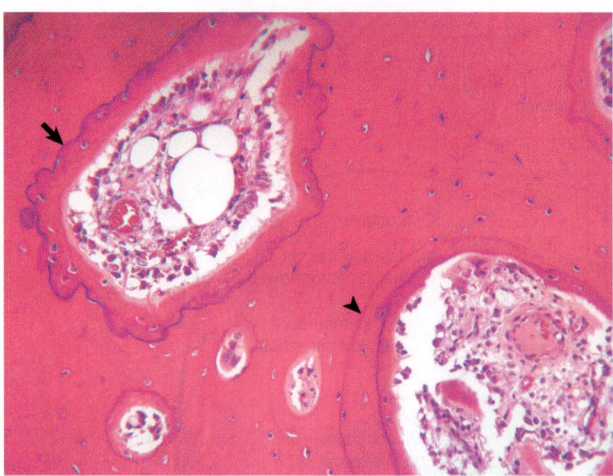

Figura 16-7 **Remodelamento em Osso Subcondral Compacto Adjacente à Articulação com Infecção Bacteriana, Osso, Equino.** As linhas de cimento em repouso surgem como linhas lisas basofílicas indicando onde a formação parou temporariamente (*ponta de seta*). As linhas reversas são linhas basofílicas abauladas (*seta*) indicando onde a reabsorção óssea parou e foi seguida por formação. Coloração por HE. (Cortesia do Dr. S.E. Weisbrode, College of Veterinary Medicine, The Ohio State University.)

reabsorção parou e o processo foi revertido pela formação) (Fig. 16-7). As linhas de cimento também podem ocorrer quando a formação de osteoblastos cessa e subsequentemente ressurge, e estas são chamadas de *linhas de repouso* e são usualmente lisas, seguindo o contorno da superfície sobrejacente.

Osso como um Órgão

Ossos individuais do esqueleto variam em sua maneira de formação, crescimento, estrutura e função. Ossos chatos do crânio surgem pelo processo de ossificação intramembranosa, no qual células mesenquimais se diferenciam em osteoblastos e produzem osso diretamente, na ausência de um modelo de cartilagem preexistente. Ao contrário, a maioria dos ossos se desenvolve a partir de modelos cartilaginosos pelo processo de ossificação endocondral, no qual a cartilagem é invadida por vasos sanguíneos, sofre mineralização, e forma centros de ossificação primários (diafisários) e secundários (epifisários). Os ossos formados por ossificação endocondral, como os ossos longos do esqueleto apendicular e os corpos vertebrais, são divididos anatomicamente em epífises, placas de crescimento metafisárias (fises), metáfises e diáfises (Fig. 16-8).

Suprimento Sanguíneo ao Osso

Com relação ao desenvolvimento, ossos longos são inicialmente aparentes como uma condensação mesenquimal que então se diferencia em cartilagem hialina (Fig. 16-9). Células osteogênicas (células-tronco) se diferenciam em osteoblastos, os quais secretam matriz óssea na periferia da diáfise, formando um colar periosteal ósseo. A área central da haste então sofre mineralização e se torna vascularizada, formando o centro primário de ossificação. Em um estágio posterior de desenvolvimento, as pontas dos ossos longos em crescimento se mineralizam centralmente e se tornam vascularizados, formando os centros secundários de ossificação. A placa de crescimento (fise) é formada entre os centros primários e secundários de ossificação e é composta por cartilagem epifisária (crescimento), que é responsável pelo crescimento longitudinal. A cartilagem epifisária também está presente nas pontas dos ossos longos em crescimento, subjacente à cartilagem articular, e é responsável pela formação do formato destas estruturas. O sangue arterial oriundo da circulação sistêmica adentra os ossos através de artérias nutrientes, metafisárias, periosteais

Figura 16-6 **Estrutura do Osso Compacto e Esponjoso. A,** Corte longitudinal de um osso longo demonstrando tanto osso esponjoso quanto compacto. **B,** Projeção aumentada do osso compacto. **C,** Corte de um osso chato. Camadas externas de osso compacto circundam o osso esponjoso localizado na região central. A estrutura fina do osso compacto e esponjoso é demonstrada em um maior aumento. (De Thibodeau GA, Patton KT: *Anatomy and physiology*, ed. 6, St. Louis, 2007, Mosby.)

preenchido por lamelas paralelas. O tempo necessário do início até a conclusão destas unidades de remodelamento (de início da remoção óssea por osteoclastos até o preenchimento completo do defeito pelos osteoblastos), independentemente do tipo de osso, é estimado em três a quatro meses em seres humanos. Linhas de cimento basofílicas que marcam o limite da atividade de reabsorção prévia estão usualmente de certa forma abauladas, seguindo os contornos das lacunas de Howship criadas pelos osteoclastos, e são chamadas de *linhas reversas* (onde a

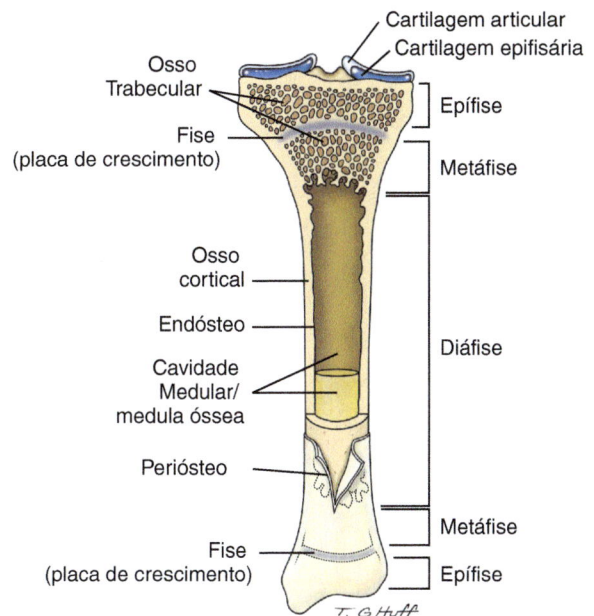

Figura 16-8 **Corte Longitudinal de Osso Longo (Tíbia) Demonstrando Osso Trabecular (Esponjoso) e Compacto (Cortical) e Nomes das Regiões do Osso.**

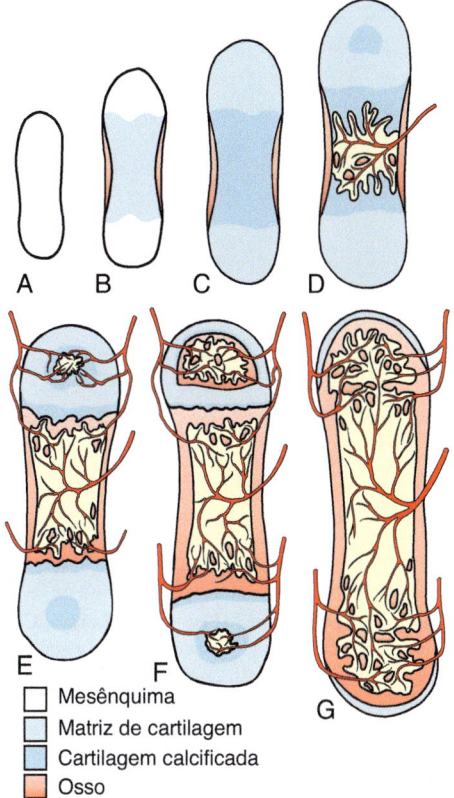

Figura 16-9 **Correlação entre Desenvolvimento do Osso Longo e Vascularização.** O mesênquima primitivo que compõe o esqueleto primordial não contém vasos sanguíneos (**A**). Este mesênquima é condensado e sofre mineralização central; um colar ósseo se forma no periósteo da diáfise (**B** e **C**). A artéria nutriente adentra o tecido cartilaginoso mineralizado na diáfise, trazendo precursores osteogênicos e osteoclásticos, permitindo que ocorra ossificação endocondral (centro primário de ossificação) (**D**). De maneira semelhante, as artérias epifisárias trazem estas células aos centros secundários de ossificação nas epífises (localizados nas pontas dos ossos longos em crescimento) (**E**). Extensas anastomoses se desenvolvem conforme o osso continua a crescer e a cartilagem de crescimento subarticular é substituída por osso, e as placas de crescimento fecham (**F** e **G**). Os vasos de canais da cartilagem, que surgem a partir do pericôndrio e que adentram a cartilagem epifisária surgem nas pontas dos ossos longos em crescimento, e não são demonstrados neste diagrama, mas estão presentes antes do desenvolvimento de centros secundários de ossificação e persistem por um período de tempo variável, dependendo da localização e espécie. (Redesenhado de Banks WJ: *Applied veterinary histology*, ed 3, St Louis, 1993, Mosby.)

e epifisárias (Fig. 16-9). As artérias nutrientes penetram o córtex diafisário através de um forame nutriente coberto por ligamentos fasciais protetores e fortes; assim que dentro da medula, estas artérias se dividem em ramos intramedulares proximal e distal. Outras artérias que penetram o córtex são as artérias metafisárias proximal e distal, as quais são menores e mais numerosas do que as artérias nutrientes. Elas penetram o córtex e sofrem anastomose com os ramos terminais das artérias nutrientes na cavidade medular, protegendo contra infartos em casos de obstrução de uma artéria nutriente.

Pequenas artérias periosteais também passam através do córtex diafisário em locais de ligação à fáscia e podem suprir um quarto a um terço do córtex externo. O restante do córtex é suprido pela artéria nutriente e suas anastomoses. Este fluxo de sangue é centrífugo (da medula ao periósteo) em razão das maiores pressões nos vasos intramedulares. Os condrócitos da fise próximos da epífise são supridos pelas artérias epifisárias, ao passo que os condrócitos da fise mais próximos à metáfise são supridos por ramos das artérias metafisárias e nutrientes. Conforme os capilares destes vasos alcançam o lado metafisário da fise, eles fazem voltar abruptas (alças), os quais são locais de predisposição à embolização bacteriana na sepse neonatal, resultando algumas vezes em osteomielite.

Crescimento Ósseo

O osso cresce em comprimento por crescimento intersticial dentro das placas de crescimento metafisárias (fises) (Fig. 16-10). Os septos longitudinais calcificados das placas de crescimento servem como suportes nos quais o osso é depositado, um processo chamado *ossificação endocondral*. A placa de crescimento metafisária é dividida em uma zona de reserva ou repouso, uma zona proliferativa, uma zona hipertrófica e uma zona de calcificação (Fig. 16-10). A zona de repouso ou reserva serve como uma fonte de células para a zona em proliferação nas quais as células se multiplicam, acumulam glicogênio, produzem matriz e se tornam arranjadas em colunas longitudinais. Na zona hipertrófica, o volume de condrócitos se expande e os condrócitos secretam macromoléculas que modificam a matriz, a fim de permitir a invasão de capilares e início da mineralização da matriz. O alongamento geral do osso ocorre devido à proliferação e hipertrofia

de condrócitos; recentes evidências experimentais indicam que a última é mais importante para esse processo. A calcificação começa nos septos longitudinais da matriz cartilaginosa entre as colunas de condrócitos. Embora a maioria dos condrócitos terminais hipertróficos/em calcificação pareçam sofrer apoptose, estas células também são capazes de se transformarem em osteoblastos. As vesículas de matriz derivadas de condrócitos (análogos àqueles descritos previamente para mineralização do osso) são formadas na zona em calcificação e iniciam o processo de mineralização. O processo de mineralização e invasão vascular da placa de crescimento são eventos codependentes. Para fornecimento de sais para a mineralização, um suprimento sanguíneo próximo é necessário. A invasão vascular, um passo crítico na ossificação endocondral, não ocorre em placas de crescimento de mamíferos a menos que haja mineralização do septo longitudinal. Os vasos sanguíneos da metáfise invadem a placa de crescimento em avanço, fornecendo uma via de entrada para que osteoblastos formem osso nas espículas de cartilagem (Fig. 16-11). A junção

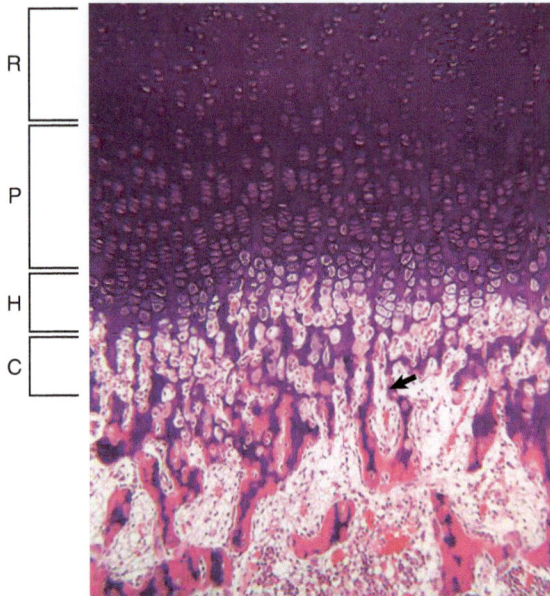

Figura 16-10 **Placa de Crescimento (Fise), Osso Longo, Cão Imaturo.**
Zonas de repouso (*R*), proliferativa (*P*), hipertrófica (*H*) e em calcificação (*C*)
da placa de crescimento estão visíveis. Condrócitos apoptóticos são liberados
de suas lacunas pela invasão de vasos e condroclastos, deixando somente os
septos longitudinais (*seta*) como um modelo no qual o osso será depositado
para formar uma trabécula primária. Coloração por HE. (Cortesia do Dr. S.E.
Weisbrode, College of Veterinary Medicine, The Ohio State University.)

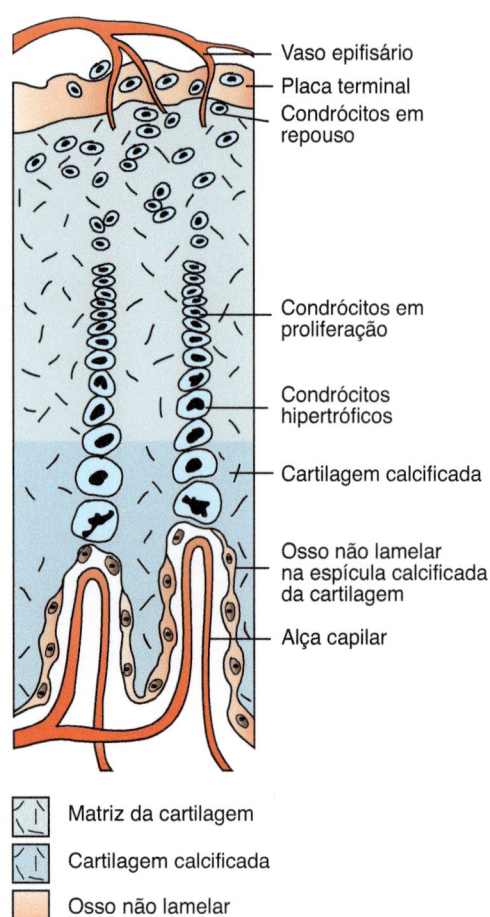

Matriz da cartilagem

Cartilagem calcificada

Osso não lamelar

Figura 16-11 **Principal Suprimento Sanguíneo à Fise.** Ramos da artéria
epifisária suprem as zonas de repouso da placa de crescimento. Ramos da
artéria metafisária formam as alças capilares no lado metafisário da fise, onde
a ossificação endocondral está ocorrendo. (Redesenhado de Banks WJ: *Applied
veterinary histology*, ed 3, St Louis, 1993, Mosby.)

condro-óssea na metáfise é uma malha frágil de espículas cobertas
por osso da cartilagem calcificada (esponjosa primária). Conforme a
placa de crescimento avança e alonga a metáfise, as trabéculas mais
maduras profundas na metáfise diminuem em número e se tornam
mais espessas (esponjosa secundária) e são compostas principalmente
de osso com somente fragmentos residuais de cartilagem.

As placas de crescimento (fises) estão mais espessas quando o crescimento é mais rápido; conforme o crescimento se torna mais lento,
a placa de crescimento se torna mais delgada e "fecha" (é substituída
por osso) na maturidade esquelética. A idade na qual a placa de crescimento fecha varia, dependendo da localização, espécie e sexo. Por
exemplo, as fises das vértebras usualmente permanecem abertas por
mais tempo do que as fises dos ossos longos. Andrógenos e estrógenos
possuem um papel importante na determinação do tempo de fechamento da placa de crescimento, e a castração precoce resulta em atraso
do fechamento da placa de crescimento com subsequente aumento
do comprimento dos ossos comparado a indivíduos não castrados.

O crescimento da epífise contribui para o comprimento geral
do osso e formato das suas pontas. Isso é alcançado pela ossificação
endocondral no complexo cartilagem articular-epifisária (CCAE). O
CCAE é composto por cartilagem articular permanente, assim como
a cartilagem epifisária subjacente de crescimento temporário que é
vascularizada e contém as mesmas zonas que a placa de crescimento
(Fig. 16-12). No indivíduo maduro, a ossificação endocondral não
mais ocorre no CCAE. Embora a cartilagem articular permaneça
durante toda a vida, a cartilagem epifisária é completamente substituída por osso tão logo o crescimento tenha cessado (Fig. 16-13).
O osso cresce em largura pela formação do osso intramembranoso.
Exceto pelas superfícies articulares (incluindo as porções finais dos
corpos vertebrais), as superfícies dos ossos são cobertas por periósteo. Esta cobertura é uma membrana delgada que está frouxamente
ligada ao osso subjacente, exceto nos fortes ligamentos fasciais nas
proeminências ósseas e nas inserções dos tendões, onde seus ligamentos são fortes e estão associados a grandes vasos que penetram
o osso subjacente. Microscopicamente, o periósteo é composto de

uma camada fibrosa externa que fornece suporte estrutural e uma
camada interna osteogênica ou de câmbio, que é capaz de formar
osso aposicional lamelar normal no córtex dos ossos em crescimento
(Fig. 16-14). A camada de câmbio também é capaz de formar osso não
lamelar, conhecido como *novo osso periosteal*, em resposta à injúria. O
periósteo é bem suprido por vasos linfáticos e por fibras nervosas finas
mielinizadas e não mielinizadas que são responsáveis pela dor intensa
que ocorre após lesão periosteal.

O periósteo que cobre a fise é chamado de *anel pericondral*. Ele
adiciona nova cartilagem à periferia da fise, permitindo que se expanda
em largura conforme o animal cresce. O córtex metafisário imediatamente adjacente ao anel pericondral é normalmente muito delgado no
osso em crescimento porque suas superfícies são os locais de reabsorção
óssea osteoclástica muito ativa. Estruturalmente, esta área é a parte
mais fraca do osso.

Articulações

As articulações (juntas) conectam as estruturas esqueléticas, proporcionam movimento, e em alguns casos possuem funções de absorção de
choque. Esta seção do capítulo é principalmente devotada às articulações sinoviais, também chamadas de *articulações móveis* ou *diartrodiais*.

As articulações sinoviais ocorrem tanto no esqueleto axial quanto apendicular. Estas articulações permitem um grau variável de
movimentos, e anatomicamente, elas são compostas de duas porções
terminais de ossos ligadas por uma cápsula fibrosa e ligamentos. A
superfície interna da cápsula articular é delimitada por uma membrana

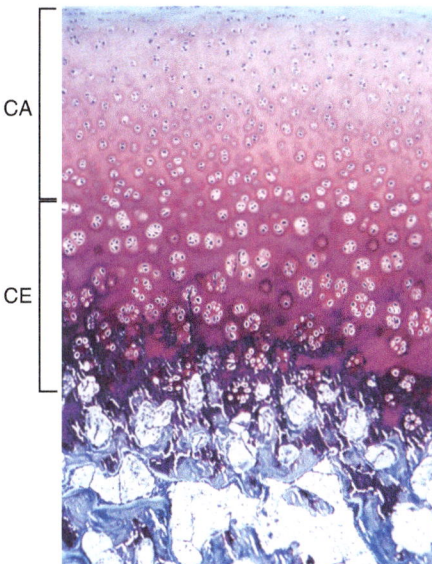

Figura 16-12 **Complexo Cartilagem Articular-Epifisário (CCAE), Osso Longo, Suíno Imaturo.** O CCAE é composto por uma camada de cartilagem articular *(CA)* e uma camada subjacente de cartilagem de crescimento epifisária *(CE)*. A cartilagem em crescimento está presente somente em indivíduos imaturos, e frequentemente contém vasos de canais cartilaginosos (não demonstrados); sua estrutura e função são semelhantes àquelas da fise. Compare com a Figura 16-13. Coloração de azul de toluidina. (Cortesia do Dr. C.S. Carlson, College of Veterinary Medicine, University of Minnesota.)

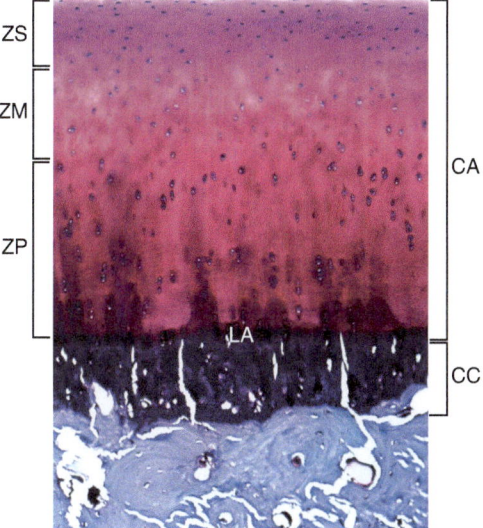

Figura 16-13 **Cartilagem Articular, Osso Longo, Cão Adulto.** A cartilagem articular está presente durante toda a vida e contém zonas superficial, média e profunda; entretanto, a cartilagem epifisária está ausente em adultos. Em adultos, a ossificação endocondral cessou e a linha azul *(LA)* delimita o limite entre a cartilagem articular *(CA)* não calcificada e a cartilagem calcificada *(CC)*. Compare com a Figura 16-12. *ZS*, zona superficial; *ZM*, zona média; *ZP*, zona profunda. Coloração de azul de toluidina. (Cortesia do Dr. C.S. Carlson, College of Veterinary Medicine, University of Minnesota.)

sinovial, e as pontas dos ossos são cobertas por cartilagem articular. O espaço articular contém líquido sinovial, e meniscos ou discos fibrocartilaginosos estão presentes em algumas localizações (p. ex. articulações fêmoro-tíbio-patelar e têmporo-mandibular). As articulações sinoviais operam com coeficientes muito baixos de fricção e são autolubrificantes. A cartilagem articular serve como a substância de apoio e o osso subcondral como material de apoio. A cartilagem articular funciona para minimizar a fricção criada pelo movimento

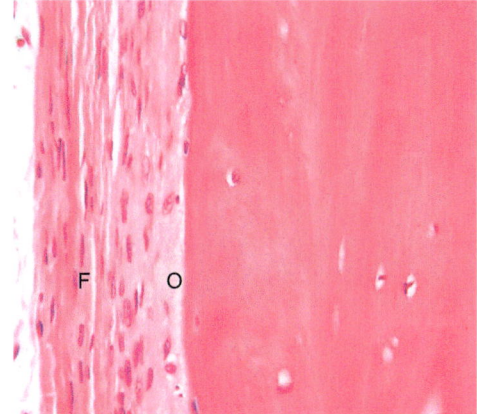

Figura 16-14 **Periósteo, Osso, Cão.** A camada externa fibrosa *(F)* e a camada interna osteogênica *(O)* delimitam a superfície periosteal. A camada osteogênica é capaz de depositar rapidamente osso não lamelar como uma resposta inespecífica à injúria. Coloração por HE. (Cortesia do Dr. S.E. Weisbrode, College of Veterinary Medicine, The Ohio State University.)

para transmitir forças mecânicas ao osso subjacente e maximizar a área de contato da articulação sob carga. As articulações recebem e absorvem energia de impacto. Tanto a cartilagem articular quanto o osso subcondral sofrem deformação sob pressão, mas o último que tem as propriedades de atenuação de forças mais significativa.

Cartilagem Articular

A cartilagem articular (hialina) é normalmente um material branco a azul claro com uma superfície úmida e lisa. A espessura da cartilagem é maior no animal jovem e em locais de maior apoio de peso. O adelgaçamento e descoloração amarela ocorrem com o passar dos anos. Em suas margens, a cartilagem articular se funde com a superfície periosteal que é delimitada por tecido fibroso contíguo com a membrana sinovial. As fossas sinoviais são depressões normais em superfícies cartilaginosas articulares que não suportam peso (Fig. 16-15), que se desenvolvem bilateralmente nas maiores articulações apendiculares do equino, suíno e ruminante. Estas fossas não estão usualmente presentes ao nascimento, mas são completamente formadas por maturidade esquelética. A função das fossas sinoviais não é conhecida; entretanto, elas são significativas porque são frequentemente confundidas com lesões. A cartilagem articular adulta não contém nervos ou vasos sanguíneos ou linfáticos, e seus nutrientes são obtidos por difusão a partir do líquido sinovial e em menor extensão dos vasos subcondrais. No esqueleto imaturo, a cartilagem articular se sobrepõe à cartilagem de crescimento temporário da epífise (cartilagem epifisária) (Fig. 16-12). A cartilagem epifisária é altamente dependente de uma rede de vasos sanguíneos que se originam do pericôndrio e osso subcondral. Semelhante à fise, sofre ossificação endocondral e, desta forma, contribui para o crescimento/desenvolvimento da epífise. Na maturidade esquelética, a cartilagem epifisária já foi inteiramente substituída por osso, e a única cartilagem articular remanescente é a cartilagem articular adulta, a qual inclui uma zona delgada subjacente de cartilagem calcificada. Em indivíduos com esqueleto maduro, a junção entre a cartilagem articular não calcificada e a camada calcificada mais profunda forma uma fina linha basofílica em cortes corados por HE, chamada de *linha azul* (Fig. 16-13). Conforme o animal envelhece, várias linhas azuis podem ser formadas, indicando um avanço (espessamento) da camada calcificada de cartilagem articular e adelgaçamento da cartilagem articular não calcificada sobrejacente. A cartilagem calcificada serve para ancorar a cartilagem articular ao osso subcondral e limita a difusão de substâncias entre o osso e cartilagem.

A cartilagem articular possui 70% a 80% do peso em água. É um gel viscoelástico hidratado reforçado por fibras que contém condrócitos,

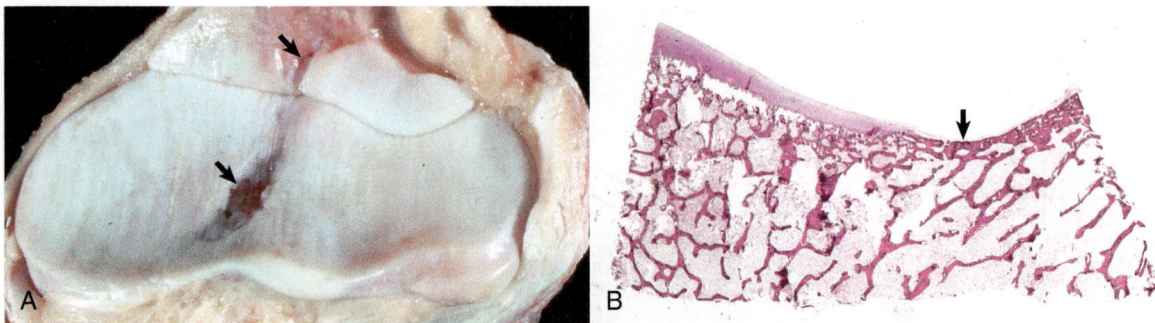

Figura 16-15 **Fossa Sinovial, Articulação, Rádio e Ulna, Osso, Porção Proximal, Equino Adulto. A,** Fossas sinoviais são depressões na cartilagem nas superfícies que não suportam peso da crista sagital do rádio e na incisura semilunar da ulna (*setas*). As fissuras lineares paralelas aparentes em superfícies que suportam peso (cartilagem articular) do rádio são resultado de doença articular degenerativa. **B,** Histologicamente, a superfície da fossa sinovial é coberta por uma membrana fibrosa delgada (*seta*) em vez de cartilagem articular. Coloração por HE. (Cortesia do Dr. S.E. Weisbrode, College of Veterinary Medicine, The Ohio State University.)

fibras colágenas (principalmente tipo II), proteínas não colágenas e agregados proteoglicanos. O maior proteoglicano na cartilagem articular é o aggrecan, que é composto por um glicosaminoglicano não polissulfatado, imensamente longo, o hialuronan, ao qual proteínas de núcleo são ligadas em um arranjo perpendicular, como cerdas de uma escova. De forma semelhante, glicosaminoglicanos polissulfatados carregados negativamente, menores (sulfato de condroitina e keratan sulfato) estão ligados às proteínas do núcleo. O grande conteúdo de cadeias de polissacarídeos carregados negativamente no agregado de aggrecan é responsável pela pressão osmótica de edema extremamente alta da cartilagem. A pressão de edema fornecida pelo aggrecan é contrabalanceada pela resistência das fibras de colágeno tipo II intactas, dando à cartilagem suas propriedades características de ser capaz de resistir a forças compressivas e ter uma alta força de tensão. As fibras colágenas são arranjadas em galerias, o que faz com que os topos delas sejam paralelos à superfície articular, e os lados são perpendiculares à superfície e paralelos à zona radial ou intermediária de condrócitos. Funcionalmente, a zona superficial da cartilagem articular resiste às forças de cisalhamento, a zona média funciona na absorção de choques, e a zona profunda calcificada cartilaginosa serve para ligar a cartilagem articular ao osso subcondral por suas interfaces irregulares (e, portanto, interligadas). A microscopia eletrônica por varredura revela que a superfície da cartilagem articular não é lisa, mas, em vez disso, contém diversas depressões que podem servir como reservatórios para o líquido sinovial.

A cartilagem articular contém uma única população de células chamadas de *condrócitos*, que são responsáveis pela produção, manutenção e substituição de substâncias intercelulares. Nos cortes histológicos rotineiros, os condrócitos parecem estar presentes dentro das lacunas. Entretanto, embora as lacunas dentro das quais os osteócitos residem contenham espaços com fluido, as lacunas aparentes de condrócitos já foram claramente demonstradas como resultado de artefato de retração. De fato, a membrana celular do condrócito está em contato direto com a matriz pericelular e contém receptores de superfície para componentes da matriz (p. ex. hialuronan).

A substituição da matriz normal é enzimática e este processo é balanceado por inibidores de enzimas. As proteases capazes de degradar aggrecans são chamadas *aggrecanases* e são membros da família de proteínas ADAM (uma proteína Desintegrina e Metaloproteinase), enquanto as proteases capazes de quebrar as ligações de peptídeos no colágeno são chamadas de *colagenases*. O dano à matriz ocorre se houver aumento da destruição ou diminuição da síntese dos componentes da matriz. É importante lembrar que comparada ao osso que, normalmente, se renova de maneira autônoma por remodelamento, a cartilagem articular possui capacidades regenerativas extremamente pobres; a cartilagem articular lesada sofre reparo por meio da subs-

tituição de cartilagem hialina por fibrocartilagem. Embora existam evidências da síntese de proteoglicanos na cartilagem articular normal, a substituição de células e colágeno tipo II ocorre em uma velocidade extremamente baixa. Correspondentemente, a celularidade da cartilagem articular diminui com a idade e a expectativa de vida dos condrócitos individuais supostamente é longa.

Cápsula Articular/Sinóvia/Líquido Sinovial

A cápsula articular consiste de camadas externa de tecido fibroso e interna sinovial. A camada externa é uma bainha considerável que contribui para a estabilidade articular e, em sua inserção, se liga ao osso nas margens da articulação, enclausurando assim um segmento ósseo de comprimento variável dentro da cavidade articular. É bem suprido por vasos sanguíneos e terminações nervosas. A camada tecidual sinovial interna é chamada de *membrana sinovial* e cobre todas as superfícies internas das articulações, exceto pela superfície da cartilagem articular. A membrana sinovial é normalmente muito delgada, não possui uma membrana basal, e é dificilmente visível macroscopicamente. De fato, a coleção da membrana sinovial normal para avaliação histológica é melhor realizada imediatamente após a abertura da articulação, já que rapidamente sofre retração e se torna de difícil localização. A superfície interna da membrana sinovial pode ser achatada ou pode conter projeções minúsculas (vilos). Células de delimitação ou íntimas sinoviais, com espessura de uma a quatro células, formam uma camada de superfície descontínua e incluem dois tipos celulares: (1) células A, que são macrófagos responsáveis pela remoção de microrganismos e debris resultantes do desgaste normal na articulação (Fig. 16-16), e (2) células B, que são células semelhantes a fibroblastos que produzem líquido sinovial. Estes tipos celulares não são distinguíveis entre si nos cortes histológicos de rotina. O líquido sinovial normal contém ácido hialurônico, lubricina (uma glicoproteína solúvel em água), proteinases e colagenase, e é claro, incolor a amarelo pálido e viscoso. Além de lubrificar as superfícies articulares, fornece oxigênio e nutrientes, além de remover dióxido de carbono e dejetos metabólicos a partir de condrócitos na cartilagem articular. A subíntima sinovial pode ser classificada de acordo com o tipo de tecido que predomina (areolar, adiposo ou fibroso), e contém vasos sanguíneos e linfáticos que suprem e drenam as estruturas intra-articulares. O tecido adiposo algumas vezes se acumula nas camadas profundas da sinóvia, formando coxins de gordura que servem como amortecedores macios nas cavidades articulares (p. ex. o corpo gorduroso infrapatelar da articulação do joelho).

A lubrificação articular depende da dureza, elasticidade e hidratação microscópica da cartilagem articular e depende da presença de ácido hialurônico e lubricina no líquido sinovial. As propriedades

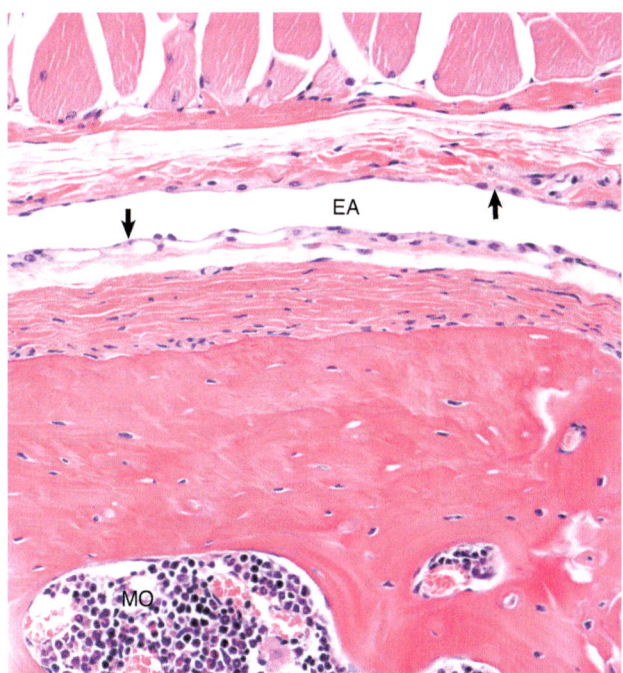

Figura 16-16 Membrana Sinovial, Articulação do Joelho, Rato. A membrana sinovial normal (*setas*) enclausura um espaço articular (*EA*) visualmente claro e consiste de uma camada incompleta de histiócitos (células fagocitárias) e fibrócitos com tecido fibroso frouxo e/ou fibrogorduroso subjacente. *MO*, medula óssea. Coloração por HE. (Cortesia do Dr. C.S. Carlson e Dr. E.J. Olson, College of Veterinary Medicine, University of Minnesota.)

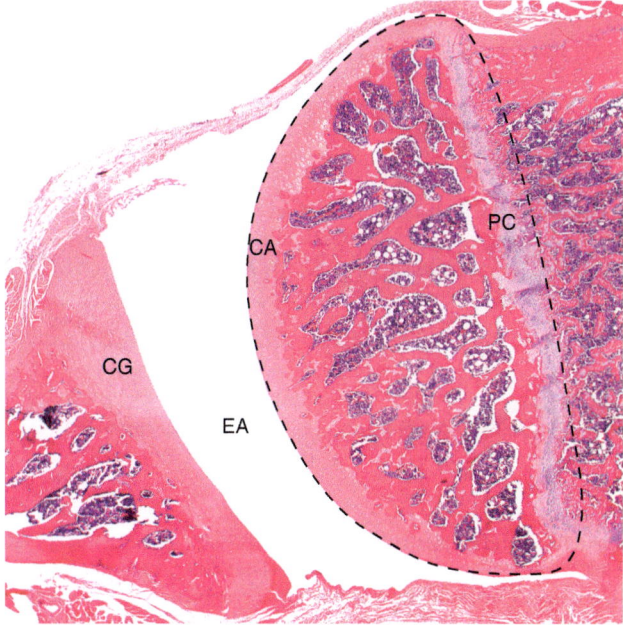

Figura 16-17 Articulação do Ombro, Rato. Cavidade glenoide (*CG*), cartilagem articular (*CA*) da cabeça umeral (*linha tracejada elipsoide*), centro secundário de ossificação está localizado entre a cartilagem articular e a placa de crescimento (*PC*). *EA*, espaço articular. Coloração por HE. (Cortesia do Dr. C.S. Carlson e Dr. E.J. Olson, College of Veterinary Medicine, University of Minnesota.)

lubrificantes da lubricina dependem de sua capacidade de se ligar à cartilagem articular, onde retém uma camada protetora de moléculas de água. Em contraste, o ácido hialurônico, a molécula que torna o líquido sinovial viscoso, já foi amplamente removido como um lubrificante da fricção entre as cartilagens e lubrifica, em vez disso, o local da superfície de contato entre sinóvia e cartilagem. Quando a pressão é aplicada na articulação, como a exercida durante o apoio do peso, a superfície articular é suprida por líquido pressurizado que carrega a maior parte da carga. O líquido sinovial é combinado com água que é liberada a partir da cartilagem subjacente quando pressão é aplicada durante o apoio do peso. Quando a carga é removida, a água retorna à cartilagem por conta das propriedades hidrofílicas de proteoglicanos. Esta entrada e saída de água da cartilagem articular permite que os nutrientes adentrem a cartilagem a partir do líquido sinovial e que os produtos de dejetos sejam removidos.

Osso Subcondral

O osso subcondral possui uma variável aparência morfológica dependendo da maturidade do indivíduo. Em seres imaturos, é composto por trabéculas finas interconectadas que contêm um grande componente cartilaginoso calcificado e é resultado da substituição de cartilagem epifisária pelo osso através do processo de ossificação endocondral (Fig. 16-12). Em indivíduos maduros, é composto por trabéculas ósseas interconectadas localizado imediatamente subjacente à zona cartilaginosa calcificada que é conhecida como placa do osso subcondral (Fig. 16-13). Em ambos os casos, atua para suportar a cartilagem sobrejacente e dissipar forças concussivas ao osso cortical periférico (Fig. 16-17). A espessura da placa do osso endocondral varia em proporção de acordo com o grau de suporte de peso. O aumento da espessura do osso subcondral é um achado patológico comum na osteoartrite. Em animais maiores (espécies que não sejam roedores), o osso subcondral frequentemente é composto por osso osteonal compacto em vez de osso trabecular.

Tendões e Ligamentos

Um tendão é uma unidade de tecido musculoesquelético que transmite força do músculo ao osso. Morfologicamente, os tendões são semelhantes aos ligamentos e fáscia; entretanto, ligamentos ligam osso a outro osso, e a fáscia conecta o músculo a outro músculo. A unidade musculotendinosa é composta predominantemente por arranjos paralelos de fibras colágenas intimamente agrupadas e células semelhantes a fibroblastos com formato de bastão ou fusiforme (tenócitos) dentro de uma matriz extracelular bem ordenada (Fig. 16-18). As fibrilas de colágeno são agrupadas em fibras grandes que são evidentes por todo o tendão e são visíveis sob microscopia óptica, como um padrão ondulado ou sinusoidal que facilita de 1% a 3% o alongamento do tendão. Este alongamento das fibras individuais serve para amortecer a carga mecânica súbita sobre o tendão. A água representa aproximadamente 55% do peso do tendão, está presente principalmente na matriz extracelular, e supostamente reduz a fricção, facilitando o deslizamento de fibrilas em resposta à carga mecânica. O principal componente fibrilar do tendão é o colágeno tipo I, que constitui aproximadamente 80% do peso seco, enquanto o colágeno tipo III está presente no endotendão (tecido conjuntivo que liga grupos unidos de fibras colágenas em fascículos) e epitendão (bainha exterior de tecido conjuntivo que circunda grupos de fascículos). O restante dos componentes do tendão inclui elastina, proteoglicanos e componentes inorgânicos. O colágeno é sintetizado pelos tenócitos e constitui a unidade estrutural básica do tendão. Os polipeptídeos colágenos formam uma hélice tripla, a qual se auto-organiza em fibrilas colágenas com ligações cruzadas intermoleculares que se formam entre hélices adjacentes. Os polipeptídeos colágenos e a hélice tripla resultante são sintetizados dentro da célula, secretado na matriz extracelular, e organizados em unidades microfibrilares que constituem as fibras colágenas. Este passo é promovido por uma enzima especializada chamada *lisil oxidase*, que promove a formação da ligação cruzada — um processo que envolve a implantação de ligações cruzadas estáveis dentro e entre as moléculas. A formação da ligação cruzada é o passo

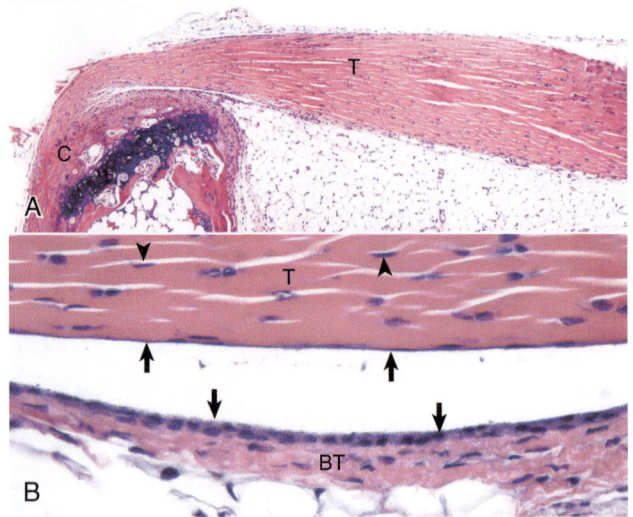

Figura 16-18 **Tendão, Articulação, Rato. A,** Tendão gastrocnêmio (*T*). O tendão é composto por arranjos paralelos de fibras colágenas intimamente agrupadas e baixo número de células semelhantes a fibroblastos chamadas *tenócitos* (ver maior aumento em **B**; *pontas de seta*). O tendão é coberto por sinoviócitos achatados (ver maior aumento em **B**), para que possa deslizar suavemente sobre os sinoviócitos da bainha do tendão. *C*, Inserção calcânea. Coloração por HE. **B,** Maior aumento da bainha tendínea. A estrutura de envelope que enclausura o tendão é a bainha tendíneas (*BT*), e é delimitada por sinoviócitos (*setas*). *T*, Tendão gastrocnêmio. Coloração por HE. (Cortesia do Dr. J.F. Zachary, College of Veterinary Medicine, University of Illinois.)

crítico que dá às fibras de colágeno sua força. O tendão é mais forte por área de unidade do que o músculo, e sua força de tensão se iguala a do osso, embora seja flexível e discretamente extensível. O arranjo paralelo das fibras colágenas do tendão resiste à tensão, o que faz que a energia contrátil não seja perdida durante a transmissão do músculo ao osso. As propriedades mecânicas dos tendões dependem do diâmetro das fibras colágenas e orientação; entretanto, os componentes proteoglicanos dos tendões também são importantes para as propriedades mecânicas. Enquanto as fibrilas colágenas permitem que os tendões resistem ao estresse da tensão, os proteoglicanos permitem que eles resistam ao estresse compressivo.

Os ligamentos esqueléticos são definidos como densas bandas de tecido colagenoso que abrangem a articulação e então são ancoradas ao osso na outra ponta. Eles variam em tamanho, formato, orientação e localização. Seus ligamentos ósseos são chamados de *inserções*. Bioquimicamente, os ligamentos são compostos de aproximadamente dois terços de água e um terço de sólido. O colágeno tipo I corresponde a 85% do colágeno (outros tipos de colágeno incluem III, V, VI, XI e XIV), e os colágenos correspondem a aproximadamente 75% do peso seco, sendo que o balanço é realizado por proteoglicanos, elastina e outras proteínas. Enquanto o ligamento surja como uma estrutura única, durante o movimento articular algumas fibras parecem estar mais justas ou frouxas dependendo das posições do osso e as forças que são aplicadas, confirmando a complexidade destas estruturas. Histologicamente, os ligamentos são compostos por fibroblastos que são cercados por matriz. Os fibroblastos são responsáveis pela síntese da matriz e estão relativamente em um número baixo, representando uma pequena porcentagem do volume total do ligamento. Estudos recentes indicaram que as células normais do ligamento podem se comunicar através de extensões citoplasmáticas proeminentes que se estendem por longas distâncias e se conectam às extensões citoplasmáticas de células adjacentes, formando assim uma elaborada arquitetura tridimensional. As junções gap também foram detectadas em associação a estas conexões de células, levantando a possibilidade de comunicação entre as células e potencial de coordenar respostas celulares e

metabólicas por todo o tecido. A microestrutura do ligamento revela feixes de colágeno alinhados ao longo do eixo longo do ligamento, demonstrando uma "ondulação" subjacente ou frisos por todo o comprimento, semelhante àquele presente no tendão. O friso parece ter um papel biomecânico, possivelmente relacionado com estado de carga do ligamento, sendo que o aumento da carga provavelmente resulta em algumas áreas onde não há frisos no ligamento, permitindo que este se alongue sem dano sustentado.

Uma das principais funções dos ligamentos é mecânica, pois eles estabilizam passivamente as articulações e ajudam a direcionar aquelas articulações por sua amplitude normal de movimentação quando uma carga de tensão for aplicada. Outra função dos ligamentos está relacionada com seu comportamento viscoelástico auxiliar a fornecer a homeostase da articulação. Os ligamentos têm "relaxamento da carga", o que significa que a carga/estresse diminui dentro do ligamento se este é puxado até deformações constantes. Uma terceira função dos ligamentos envolve seu papel na propriocepção articular. Em articulações como a do joelho, a propriocepção é fornecida principalmente pela articulação, pelo músculo e receptores cutâneos. Quando os ligamentos são estirados, eles invocam sinais de feedback neurológico que então ativam a contração muscular, o que parece ter um papel no senso de posicionamento da articulação.

Tendões e ligamentos se ligam ao osso de forma semelhante, através de junções osteotendinosas ou osteoligamentares, respectivamente. Estas junções são conhecidas como *enteses* e são distinguidas como fibrosas ou fibrocartilaginosas de acordo com o tipo de tecido presente no local de ligação. Em enteses fibrosas, o tendão ou ligamento se liga diretamente ao osso ou indiretamente a ele através do periósteo. As enteses fibrocartilaginosas são locais nos quais a condrogênese ocorreu e comumente contêm quatro tipos teciduais: tecido conjuntivo fibroso denso, fibrocartilagem não calcificada, fibrocartilagem calcificada e osso.

Disfunção/Respostas à Injúria

Osso

Forças mecânicas que podem afetar o osso são tanto internas quanto externas. As forças internas associadas a extremos de carga ou exercício podem influenciar o modelamento ou remodelamento (ver discussão prévia) e ocasionalmente causar fraturas (falha do osso). Forças externas (trauma) estão mais comumente associadas ao dano da superfície periosteal ou fratura do córtex e/ou osso trabecular.

Agentes hormonais, particularmente o calcitriol e o PTH, adentram o osso pela circulação sanguínea conforme descrito anteriormente. Agentes infecciosos são discutidos posteriormente na seção sobre Inflamação do Osso.

A defesa contra forças mecânicas inclui a estrutura do osso e capacidade óssea de modelar e remodelar para se adaptar às alterações crônicas nas forças aplicadas a ele. O osso denso do córtex permite que o osso resista a maioria das forças externas. A formação dos ósteons e linhas de cimento no córtex (remodelamento primário) facilita a dissipação de microfissuras e curvatura do osso em resposta ao estresse.

A defesa contra agentes hormonais que são capazes de reabsorver o osso inclui a cobertura protetora nas superfícies mineralizadas pela lâmina limitante e osteoblastos. Além disso, a sinalização hormonal para reabsorver o osso é feita através do osteoblasto, o qual possui a capacidade de modular o sinal da reabsorção. A defesa contra agentes infecciosos é discutida posteriormente na seção sobre Distúrbios dos Animais Domésticos, Osso, Inflamação. O tecido duro do osso pode ser comparado aos anéis em uma árvore que deixam pistas da história localizada em sua estrutura dura. A interpretação destas pistas requer compreensão dos modos pelos quais o osso responde de maneira singular à injúria (Quadro 16-2).

A interrupção da ossificação endocondral pode alterar a aparência da esponjosa primária. Exemplos disto são as linhas de parada de

Interrupção da ossificação endocondral afeta as trabéculas metafisárias e podem diminuir a taxa de alongamento ósseo.

O osso altera seu formato para adaptação ao dano e uso anormal.

O osso altera sua massa em resposta à doença sistêmica e uso alterado.

Osso recentemente formado é não lamelar em vez de lamelar.

O periósteo lesado frequentemente responde formando mais osso.

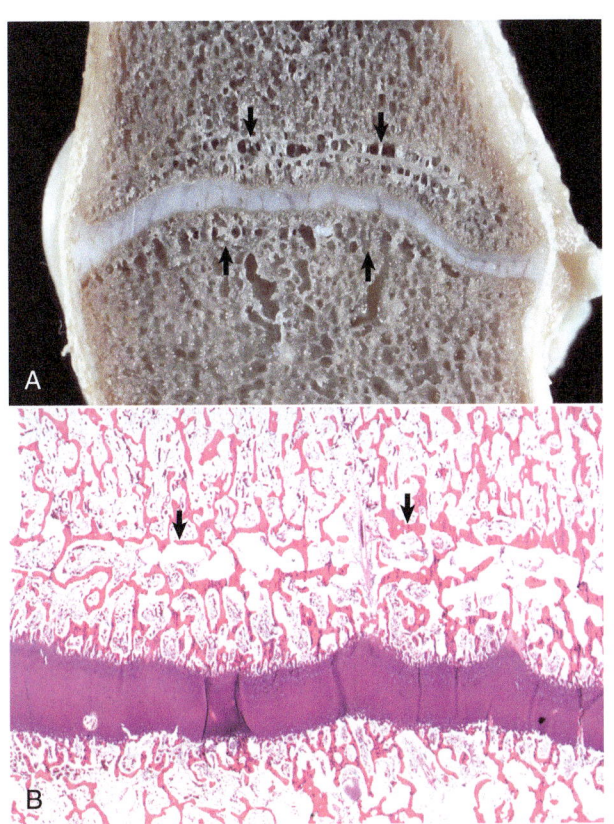

Figura 16-19 **Linhas de Parada de Crescimento, Osso Longo, Metáfise, Zebra Imatura.** Aparência macroscópica (**A**) e microscópica (**B**) das linhas de parada de crescimento. A zebra estava acometida por uma infecção renal bacteriana e ficou anoréxica. O animal teve uma breve recuperação clínica antes da eutanásia. O período de inapetência é responsável pelas linhas horizontais paralelas do osso na metáfise (linhas de parada de crescimento; *setas* em A e B). Estas linhas são resultado da orientação transversa (horizontal) das trabéculas durante o período de crescimento mais lento. Coloração por HE. (Cortesia do Dr. S.E. Weisbrode, College of Veterinary Medicine, The Ohio State University.)

crescimento e malha de retardo de crescimento. As linhas de parada de crescimento podem ser observadas em condições como doenças debilitantes ou desnutrição, nas quais diversas deficiências de nutrientes estão presentes. A placa de crescimento se torna estreita (o crescimento é prejudicado), e a face metafisária da placa pode ser selada por uma camada de osso como resultado da trabeculação transversa (osso trabecular sendo formado paralelo *versus* osso sendo formado perpendicular ao eixo longo do osso), imediatamente subjacente à placa de crescimento. Se a ossificação endocondral recomeça, esta camada óssea é separada da fise e fica localizada mais distalmente na metáfise. As trabéculas ósseas resultantes que são orientadas paralelas à placa de crescimento podem ser vistas macroscopicamente e radiograficamente, e são chamadas de *linhas de parada de crescimento* (Fig. 16-19, A e B).

Uma malha de retardo de crescimento resulta do distúrbio adquirido da reabsorção osteoclástica do osso dentro da esponjosa primária, a qual se alonga por conta da ossificação endocondral contínua. Este processo resulta em uma banda densa de osso trabecular orientado verticalmente subjacente à placa de crescimento que é chamada de *malha de retardo de crescimento* (Fig. 16-20). A banda é aparente porque há distúrbio do processo de modelamento normal que reabsorve completamente várias trabéculas primárias e converte aquelas remanescentes em estruturas cada vez mais em menor número, mas mais espessas. As doenças que causam malhas de retardo de crescimento incluem cinomose canina e diarreia viral bovina, nas quais a infecção viral de osteoclastos resulta em defeitos na função celular, resultando em redução da reabsorção óssea. De maneira semelhante, o dano tóxico aos osteoclastos, como na intoxicação por chumbo, pode causar uma malha de retardo de crescimento ("linha de chumbo"). A retenção anormal das trabéculas primárias também pode ser observada após defeitos congênitos na função dos osteoclastos (ver discussão posterior sobre osteopetrose). A frase *malha de retardo de crescimento* é perpetuada aqui porque está em uso comum; entretanto, é importante compreender que a lesão é causada por um transtorno no modelamento das trabéculas, e não por uma redução do crescimento longitudinal. O enfraquecimento ou destruição da matriz da cartilagem fisária, como ocorre em animais com hipervitaminose A e por deficiência por manganês, pode resultar no fechamento prematuro das placas de crescimento. Se toda a placa for afetada, não é possível nenhum crescimento longitudinal adicional. Se o fechamento for focal, como pode ser observado subsequente à inflamação localizada ou dano traumático aos vasos, o restante da placa de crescimento continua a sofrer ossificação endocondral, resultando em uma deformidade angular do membro.

A osteocondrose é um importante exemplo de uma doença causada pelo distúrbio da ossificação endocondral e é discutida posteriormente sob distúrbios de ossificação endocondral.

A capacidade de o osso alterar seu formato e tamanho (modelamento) para acomodar a alteração do uso mecânico, como pode ocorrer na displasia coxofemoral por exemplo, é chamada de *lei de Wolff* (Fig. 16-21). A tensão e compressão são importantes fatores mecânicos que afetam o modelamento ósseo, sendo que a *formação* é favorecida em locais de compressão e *reabsorção* favorecida em locais de tensão. Além disso, o osso trabecular é alinhado ao longo das linhas de estresse. Os modos pelos quais as células ósseas detectam a alteração do uso mecânico não são precisamente conhecidos, mas provavelmente incluem contribuição de uma série de sinais, incluindo receptores de estiramento nas células ósseas, potenciais de transmissão e atividade piezoelétrica. Os potenciais de transmissão são correntes elétricas no osso que são detectadas pela rede de osteócitos e osteoblastos e são causados por fluxos de fluido através dos espaços canaliculares. A atividade piezoelétrica se refere à produção de correntes elétricas no osso como resultado da deformação das fibras colágenas e cristais de minerais. As correntes elétricas podem afetar a função celular (formação e reabsorção óssea) e, desta forma, influenciam o modelamento ósseo. A massa óssea pode ser alterada para acomodar o uso mecânico. A utilização mecânica normal suprime a atividade reabsortiva óssea programada e é necessária para manutenção da massa óssea. A diminuição da utilização mecânica reduz esta inibição (permitindo que a reabsorção proceda) e também suprime a formação óssea. O efeito líquido da diminuição da utilização mecânica (p. ex. engessamento de um osso longo), portanto, é uma quantidade reduzida de osso como resultado do aumento da reabsorção e diminuição da formação (Fig. 16-22). Ao contrário, o aumento da utilização mecânica suprime a reabsorção óssea e permite que a massa óssea aumente (Fig. 16-23). A supressão crônica do remodelamento, entretanto, poderia resultar em retenção de ossos envelhecidos e resultar no acúmulo de microfissuras, o que por sua vez poderia anular a supressão e estimular o remodelamento nestas regiões.

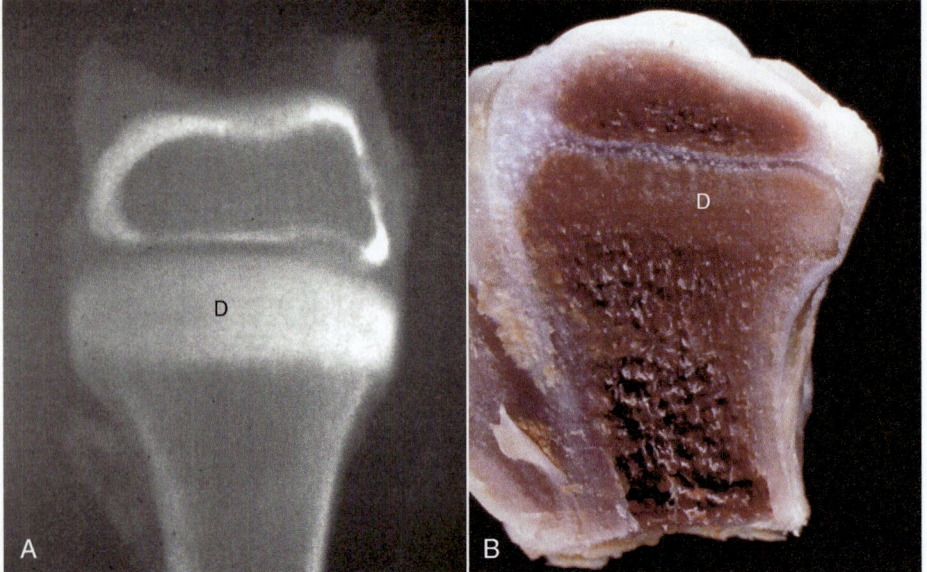

Figura 16-20 Malha de Retardo de Crescimento, Osso, Rádio, Porção Distal, Cão. Radiografia (**A**) e corte longitudinal (**B**) de uma malha de retardo de crescimento. O aumento da densidade óssea (*D*) da metáfise representa a falha dos osteoclastos em reabsorver trabéculas primárias desnecessárias. Neste caso, a falha da reabsorção osteoclástica foi causada por infecção pelo vírus da cinomose canina dos osteoclastos. (Cortesia do Dr. S.E. Weisbrode, College of Veterinary Medicine, The Ohio State University.)

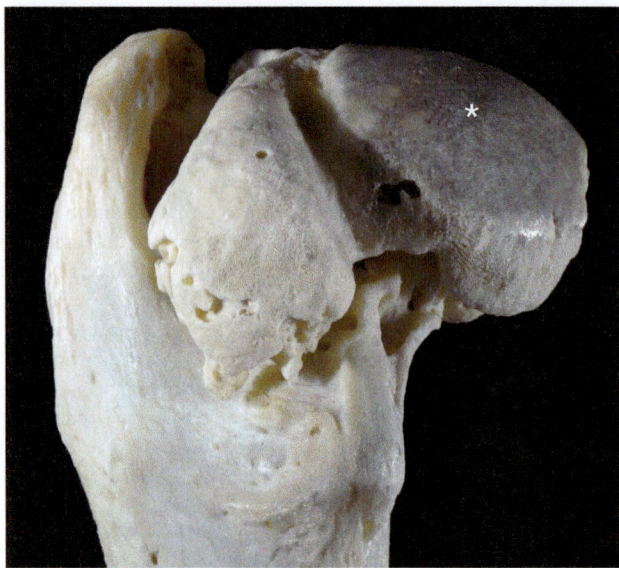

Figura 16-21 Displasia Coxofemoral, Osso, Cabeça e Colo Femoral, Cão. A cabeça femoral (*asterisco*) está severamente achatada e o novo osso periosteal e os osteófitos coalescentes formaram um colo femoral extremamente espessado. Espécime macerado. (Cortesia do Dr. E.J. Olson, College of Veterinary Medicine, University of Minnesota.)

O osso não lamelar é um osso recém-formado e hipercelular, que é depositado em reação à injúria. Embora o osso não lamelar esteja normalmente presente em indivíduos imaturos, a presença do osso não lamelar no esqueleto adulto é considerada como patológica. As fibras colágenas no osso não lamelar são arranjadas irregularmente/randomicamente em vez de serem orientadas em um padrão lamelar, uma alteração que é melhor apreciada utilizando microscopia óptica polarizada (Fig. 16-24). Além disso, os osteócitos são maiores e mais numerosos por unidade de área do que no osso lamelar, e não há orientação preferida para suas lacunas, ao contrário do osso lamelar, no qual o alinhamento das lacunas elípticas é paralelo às lamelas. Com o passar do tempo, o osso não lamelar é remodelado em osso lamelar.

O periósteo é programado para responder à injúria pela produção de osso não lamelar, o qual usualmente está orientado perpendicularmente ao eixo longo do córtex. Embora o novo osso periosteal nodular seja algumas vezes chamado de *osteófito*, a utilização deste termo deve ser restrita ao novo osso periarticular que ocorre em resposta à lesão/instabilidade articular. O osso não lamelar periosteal reativo pode estar misturado à cartilagem hialina e algumas vezes é composto predominantemente por cartilagem. A extensão até a qual a cartilagem é produzida pelo periósteo supostamente é resultado do oxigênio disponível. Quando a tensão de oxigênio é baixa, a proliferação cartilaginosa pode predominar; entretanto, quando a tensão de oxigênio está normal, pode não haver cartilagem presente. A cartilagem produzida em tais circunstâncias pode eventualmente sofrer ossificação endocondral. Além disso, o osso não lamelar produzido pelo periósteo pode ser remodelado em osso lamelar ou pode ser removido por reabsorção osteoclástica. Além da produção de osso não lamelar em resposta à injúria, o periósteo também é capaz de produzir osso lamelar durante estágios mais lentos de crescimento aposicional da diáfise, e este osso também está sujeito à reabsorção osteoclástica. Durante o crescimento, as regiões da zona de corte da metáfise, na qual o diâmetro do osso é reduzido de um diâmetro maior na fise a um mais estreito da diáfise, exibem marcante reabsorção óssea osteoclástica na superfície óssea periosteal. A inflamação infecciosa do periósteo também pode resultar em marcante reabsorção óssea osteoclástica na superfície óssea periosteal.

Articulações
Cartilagem Articular
Embora a cartilagem articular contenha células metabolicamente ativas, ela possui limitada resposta à injúria e capacidade mínima para reparo, o que ocorre amplamente devido à ausência de suprimento sanguíneo. Os defeitos cartilaginosos superficiais (erosões cartilaginosas) que não se estendem até o nível do osso subcondral persistem por longos períodos com poucas ou nenhuma alteração histológica. Agrupados ou clones de condrócitos (evidências de replicação local de condrócitos em resposta à injúria) podem estar presentes, particularmente ao longo das margens do defeito, mas são ineficazes no que diz respeito ao preenchimento deles. A progressão da lesão,

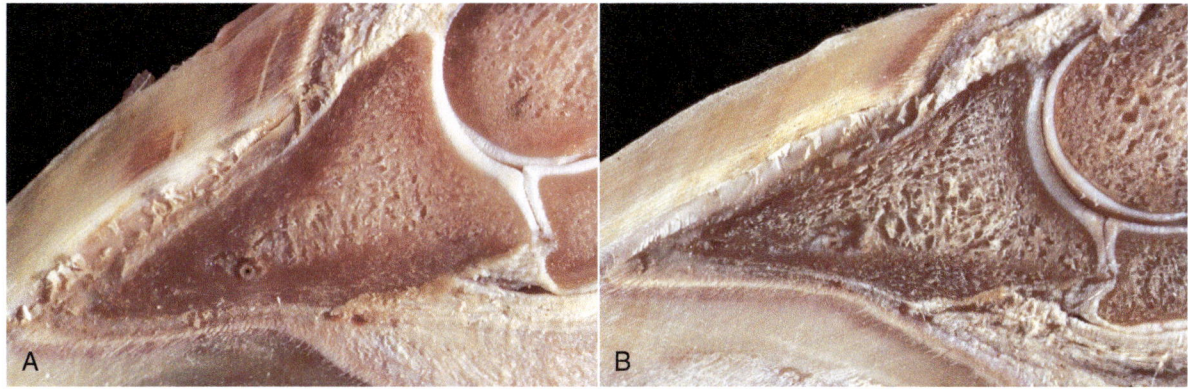

Figura 16-22 Osso, Terceira Falange, Membros Pélvicos, Potro. A pata esquerda esteve engessada durante dois meses para reparo de uma avulsão dos músculos glúteos de suas inserções. **A,** Terceira falange direita normal. **B,** Terceira falange esquerda. Há pronunciada osteopenia por desuso (atrofia) comparada à terceira falange direita demonstrada em **A**. O aumento na reabsorção e diminuição da formação associada ao desuso resultou em marcante porosidade do osso cortical e subcondral. O córtex agora possui a aparência de osso trabecular (trabeculação do córtex). (Cortesia do Dr. S.E. Weisbrode, College of Veterinary Medicine, The Ohio State University.)

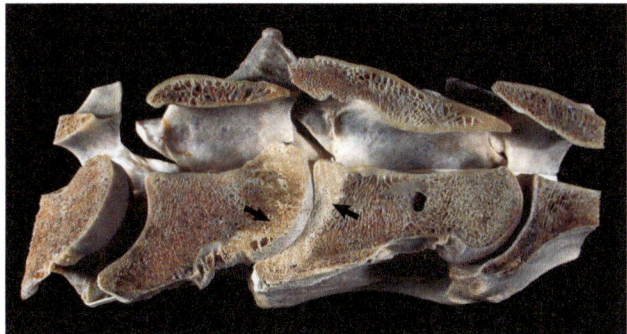

Figura 16-23 Osteosclerose, Doença do Disco Intervertebral, Osso, Vértebras, Equino. A osteosclerose (aumento do osso por unidade de área) está evidente nas duas vértebras (C6-C7, cervical) no centro da imagem da coluna vertebral. O osso esponjoso das cavidades medulares foi obliterado por osso compacto recém-formado (*setas*). A osteosclerose ocorre em resposta ao aumento do estresse mecânico nos corpos das vértebras como resultado da degeneração e perda de discos intervertebrais entre estas vértebras. Espécime macerado. (Cortesia dos Dr. C.S. Carlson, Dr. E.J. Olson e Dr. M.C. Speltz, College of Veterinary Medicine, University of Minnesota.)

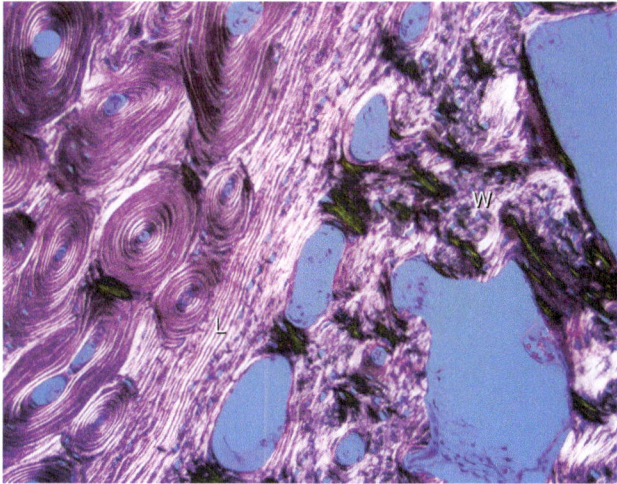

Figura 16-24 Osso Esponjoso e Não Lamelar, Cão, Osteopatia Hipertrófica, Microscopia Polarizada. Osso lamelar *(L)* preexistente e osso não lamelar periosteal recém-formado *(NL)*. O osso não lamelar exibe uma orientação desorganizada das fibras colágenas comparada ao osso lamelar adjacente, no qual as fibras colágenas são arranjadas em camadas paralelas. Coloração por HE; microscopia óptica polarizada. (Cortesia dos Dr. C.S. Carlson e Dr. E.J. Olson, College of Veterinary Medicine, University of Minnesota.)

com degeneração da matriz e eventual perda da cartilagem articular remanescente, pode ocorrer com o passar do tempo, particularmente se o osso subcondral espessado (esclerótico) está presente subjacente ao defeito. Ao contrário, se um defeito cartilaginoso se estende em direção ao osso subcondral (ulceração cartilaginosa), permitindo que as células mesenquimais na medula óssea tenham acesso ao defeito, ele é rapidamente preenchido por tecido fibroso vascular que frequentemente sofre metaplasia para fibrocartilagem, mas, raramente, se em alguma vez, para cartilagem hialina. A formação da fibrocartilagem pode ser acelerada em defeitos cartilaginosos que ocupam toda a espessura óssea por exercícios ou movimentação passiva prolongada. Como a cartilagem articular não possui inervação ou suprimento vascular, a injúria à cartilagem articular não é dolorosa a menos que a sinóvia ou osso subcondral estejam envolvidos. Embora não participe diretamente na resposta inflamatória, a cartilagem articular é muito mais afetada pela inflamação na sinóvia, osso subcondral ou cartilagem de crescimento subarticular (vascularizada) da epífise em animais jovens. Dado que a compressão alternante e liberação do apoio de peso normal facilitam a difusão de fluido com nutrientes para a cartilagem articular e líquido com dejetos metabólicos para fora dela, ocorre que a compressão constante ou inexistência de apoio de peso resulta na atrofia (adelgaçamento) da cartilagem articular.

A injúria estéril à cartilagem pode ser consequência de trauma, instabilidade articular ou falha da lubrificação em razão de alterações no fluido sinovial, membrana sinovial ou incongruidade nas superfícies articulares. A destruição da cartilagem articular em resposta à injúria estéril e inflamação infecciosa é mediada por uma combinação de digestão enzimática da matriz e falha da produção de matriz quando os condrócitos se tornam degenerados ou necrosados. Estas alterações podem ser iniciadas por dano à cartilagem diretamente ou podem ocorrer indiretamente por lesões secundárias na sinóvia.

As metaloproteinases de matriz são enzimas capazes de digerir a matriz; elas são constituintes normais da matriz, mas estão presentes em uma forma inativa. As metaloproteinases de matriz podem ser amplamente categorizadas como gelatinases, colagenases e estromelisinas. As colagenases são mais capazes de digerir fibras colágenas; as gelatinases digerem colágeno tipo I e colágenos da membrana basal, mas são menos eficazes contra o colágeno tipo II da cartilagem. As estromelisinas destroem proteínas não colagenosas. As metaloproteinases de matriz podem ser ativadas por produtos de condrócitos em degeneração ou reativos e células inflamatórias. Além disso inibidores teciduais de metaloproteinases (TIMPs) estão presentes na matriz, atuando como um controle dos efeitos destrutivos de metaloproteinases ativadas. Conforme mencionado anteriormente, proteases capazes de degradar aggrecans são chamadas de aggrecanases e são membros da família de proteína ADAM. A perda de proteoglicanos da cartilagem altera a permeabilidade hidráulica da cartilagem, interferindo assim com a lubrificação articular e resultando em maior injúria induzida mecanicamente à cartilagem. A perda de proteoglicanos, com subsequente lubrificação inadequada da superfície articular, resulta no distúrbio das fibras colágenas na superfície da cartilagem articular. Macroscopicamente, as superfícies das áreas afetadas da cartilagem possuem coloração amarela a marrom e aparência sem brilho, discretamente áspera. Conforme mais proteoglicanos são perdidos, as fibras colágenas se condensam e separam (fibrilação), com formação de diversas fendas e/ou fissuras ao longo do eixo vertical das galerias das fibras colágenas (Figs. 16-25 e 16-26). O eixo vertical das fibras colágenas nestas galerias é perpendicular ao plano de movimento da articulação. A fibrilação é acompanhada pela perda de cartilagem da superfície (erosão) e eventual adelgaçamento da cartilagem articular. A necrose dos condrócitos resulta em hipocelularidade da cartilagem remanescente. Em resposta à fibrilação, erosão e necrose de condrócitos, os condrócitos remanescentes podem sofrer hiperplasia regenerativa (formação de agrupados ou clones), mas a capacidade dos condrócitos no adulto repararem o tecido danificado é ineficaz. A perda de cartilagem articular pode se tornar completa (ulceração), resultando em exposição do osso subcondral, o qual tipicamente está eburnado (espessado/esclerótico; da palavra latim para marfim) e é caracterizado macroscopicamente por uma aparência brilhante devido ao contato direto entre ossos (Fig. 16-27).

Cápsula Articular/Sinóvia/Líquido Sinovial

Prostaglandinas intra-articulares, óxido nítrico, TNF-α, IL-1 e neurotransmissores — como a substância P, dentre outras citocinas e quimocinas — estão em maior concentração na doença articular degenerativa e inflamatória. Prostaglandinas e óxido nítrico inibem a síntese de

proteoglicanos na sinóvia e condrócitos; esta redução no conteúdo de proteoglicanos pode resultar na degeneração e perda da cartilagem (ver discussão prévia). A IL-1 e TNF-α são citocinas secretadas por macrófagos ativados (células sinoviais tipo A ou macrófagos da

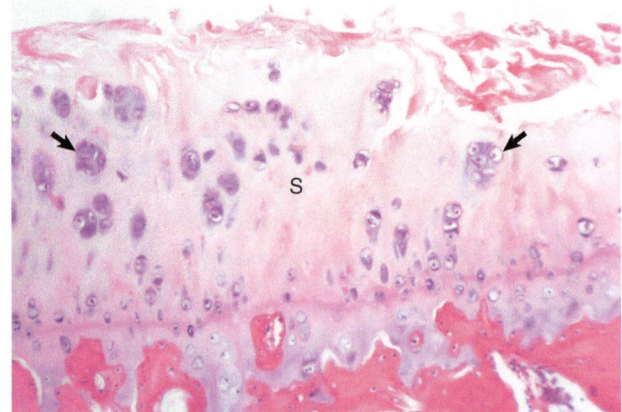

Figura 16-26 **Doença Articular Degenerativa, Displasia Coxofemoral, Cabeça Femoral, Cartilagem Articular, Cão.** A cartilagem superficial (S) está fibrilada, hipocelular, e contém agrupados de condrócitos (*setas*) representando tentativas ineficazes de reparo. Coloração por HE. (Cortesia do Dr. S.E. Weisbrode, College of Veterinary Medicine, The Ohio State University).

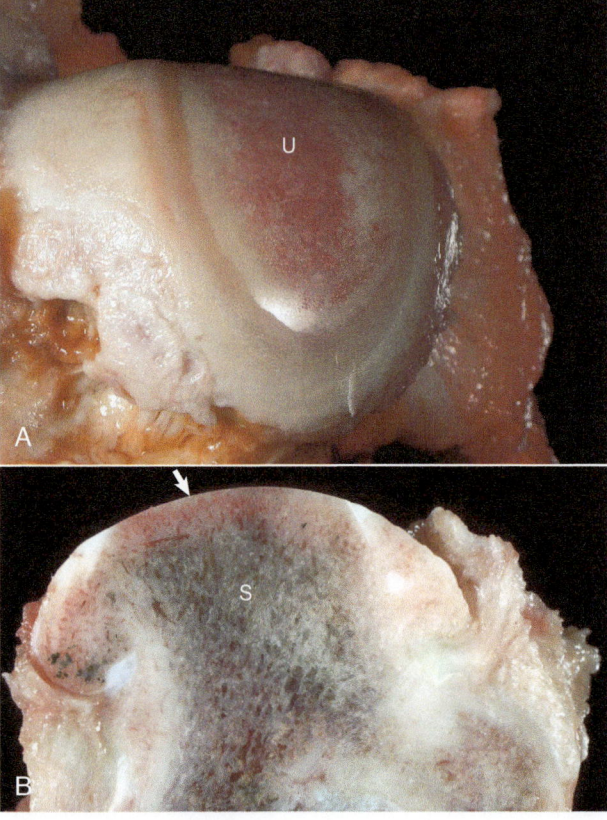

Figura 16-27 **Doença Articular Degenerativa, (A) Cabeça Umeral com Eburnação, Tigre; (B) Displasia Coxofemoral, Cabeça Femoral com Eburnação, Cão. A,** Perda extensa de cartilagem articular com espessamento (esclerose) de osso subcondral (eburnação), de tal forma a cabeça umeral (*U*) na área afetada se tornou lisa e brilhante. **B,** A cabeça femoral vista em um plano sagital. A cabeça está achatada e ulcerada. A região ulcerada parece mais escura (*seta*) por conta da congestão dos vasos sanguíneos nos espaços medulares do osso subcondral (*S*). A zona de ligação do ligamento redondo à cabeça do fêmur foi destruída. (**A** Cortesia do Dr. A. Wuenschmann, College of Veterinary Medicine, University of Minnesota. **B** Cortesia do Dr. S.E. Weisbrode, College of Veterinary Medicine, The Ohio State University.)

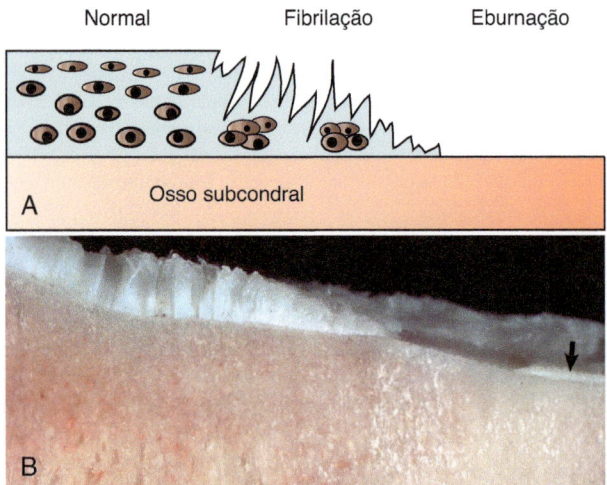

Figura 16-25 **Fibrilação. A,** Diagrama esquemático demonstrando as alterações estruturais que caracterizam a fibrilação e perda de cartilagem articular, assim como eburnação do osso subcondral. Na área de eburnação, a cartilagem está ausente, e o osso subcondral exposto possui maior densidade. **B,** Fibrilação e ulceração da cartilagem articular, doença articular degenerativa, tíbia proximal, corte sagital, touro. À esquerda, a cartilagem está separada (fibrilação), e sua superfície possui a aparência de um tapete felpudo. À direita da região fibrilada está uma úlcera (perda da cartilagem articular por toda a espessura). A cartilagem à direita da úlcera está muito delgada, indicando erosão (*seta*). (**B** Cortesia do Dr. S.E. Weisbrode, College of Veterinary Medicine, The Ohio State University.)

camada subíntima); eles promovem secreção de prostaglandinas, óxido nítrico e proteases neutras por fibroblastos sinoviais e condrócitos. O aumento das concentrações destes agentes diminui a síntese da matriz e aumenta a destruição da matriz. As citocinas e fatores de crescimento que possuem efeitos anabólicos sobre a cartilagem incluem IL-6, TGF-β e fator de crescimento semelhante à insulina (IGF).

Enzimas lisossomais (colagenase, catepsinas, elastase, e aril-sulfatase) e proteases neutras, as quais são capazes de degradar proteoglicanos ou colágeno, podem ser derivadas de células inflamatórias, células de revestimento sinovial e condrócitos.

A membrana sinovial comumente responde à injúria por hipertrofia e hiperplasia vilosa (Fig. 16-28), hipertrofia e hiperplasia de sinoviócitos, e formação de pannus (ver discussão posterior). A hipertrofia/hiperplasia vilosa ocorre com ou sem sinovite. As proporções de células A (macrófagos) e B (semelhantes a fibroblastos) na sinóvia também podem mudar em vários processos mórbidos. Fragmentos de cartilagem articular podem aderir à sinóvia, onde eles são cercados por macrófagos e células gigantes. Pedaços maiores de cartilagem destacada (como na *osteocondrose dissecante*) podem flutuar livremente e sobreviver como fragmentos condrais ou osteocondrais (algumas vezes chamados de "rato articular") que continuam a permanecer viáveis pelo suprimento de nutrientes oriundos do líquido sinovial.

Infiltrados de células inflamatórias (ver a discussão sobre artrite infecciosa e não infecciosa na seção sobre Lesões Inflamatórias) na membrana sinovial podem prejudicar a drenagem de líquido da articulação e podem causar a perda de algumas propriedades lubrificantes do líquido articular como resultado da degradação do ácido hialurônico pelos sistemas geradores de superóxidos dos neutrófilos.

O pannus pode ocorrer em associação à sinovite fibrinosa infecciosa crônica e algumas doenças imunomediadas; o exemplo clássico é a artrite reumatoide. O pannus é um tecido fibrovascular e histiocítico (também chamado de *tecido de granulação inflamatório*) que surge a partir da membrana sinovial e se dissemina como uma membrana sobre a cartilagem articular (Fig. 16-29 e 16-30). No pannus, histiócitos teciduais e monócitos originados na medula óssea se transformam em macrófagos e eles, em conjunto com as colagenases de fibroblastos, causam lise e destruição da cartilagem subjacente (Fig. 16-31). Em tempo, se ambas as superfícies cartilaginosas opostas estiverem envolvidas, o tecido fibroso pode unir as superfícies,

causando anquilose fibrosa (fusão da articulação). Em alguns casos de artrite imunomediada, o pannus está presente na medula óssea subcondral (pannus da medula óssea), assim como na sinóvia, e podem penetrar na cartilagem articular sobrejacente.

Alterações degenerativas estéreis na cartilagem articular são frequentemente acompanhadas pela formação de osteófitos periarticulares (Fig. 16-32) e por algum grau de inflamação e hiperplasia sinovial secundária. A sinovite é caracterizada pela presença de números variáveis de plasmócitos, linfócitos e macrófagos na subíntima sinovial (abaixo das camadas de sinoviócitos) e pela hiperplasia e hipertrofia das células de revestimento sinovial. A patogenia desta sinovite não é conhecida, mas acredita-se que resulte, pelo menos parcialmente, da presença de debris cartilaginosos degenerativos dentro da articulação. A patogenia dos osteófitos também é incerta. Eles podem surgir a partir de células mesenquimais com potencial condro-ósseo dentro da membrana sinovial na junção dela com o pericôndrio/periósteo, perifericamente à cartilagem articular, ou na

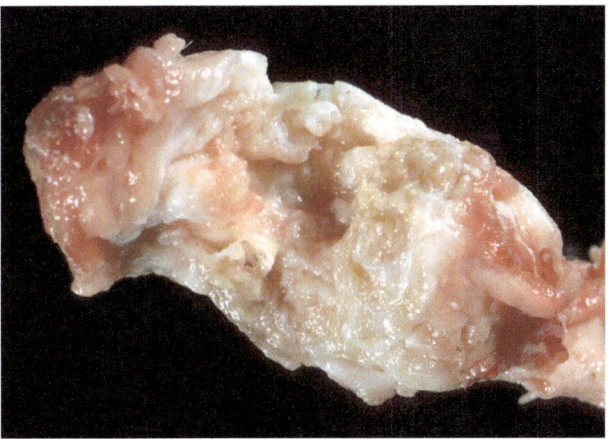

Figura 16-29 Pannus, Artrite Semelhante à Reumatoide, Rádio e Ulna Proximais, Cão. Tecido de granulação fibrovascular (pannus) cobre todas as superfícies articulares. Ver também Figuras 16-30 e 16-31. (Cortesia do Dr. S.E. Weisbrode, College of Veterinary Medicine, The Ohio State University.)

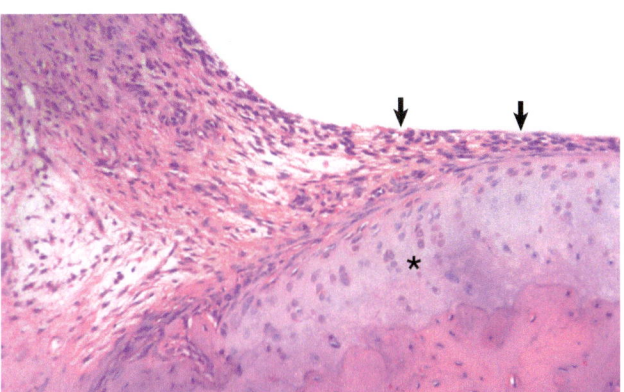

Figura 16-30 Pannus, Artrite Semelhante à Reumatoide (Experimentalmente Induzida), Cartilagem Articular Distal, Tíbia, Rato. A artrite semelhante à reumatoide induzida experimentalmente foi causada pela injeção de adjuvante de Freund e *Mycobacterium butyricum* no subcutâneo da base da cauda. A patogenia da "artrite adjuvante" é incerta, mas parece ser mediada por linfócitos T. Os macrófagos e outras células inflamatórias crônicas (mononucleares) também podem estar presentes em algumas formas de pannus (não demonstrado aqui). Aqui, o tecido de reparo fibrovascular (pannus) é observado surgindo da sinóvia (*esquerda*) e crescendo em direção à superfície da cartilagem articular (*setas*), a qual está relativamente preservada neste estágio da doença. Coloração por HE. *Asterisco*, cartilagem articular. (Cortesia do Dr. S.E. Weisbrode, College of Veterinary Medicine, The Ohio State University.)

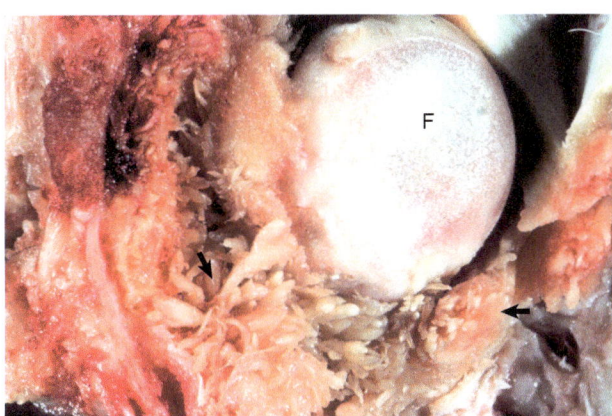

Figura 16-28 Hiperplasia Vilosa Superficial, Displasia Coxofemoral, Articulação Coxofemoral, Cápsula Articular e Cabeça Femoral, Cão. Há marcante hiperplasia sinovial vilosa (*setas*). A cabeça femoral (*F*) apresenta extensa perda de cartilagem articular com espessamento do osso subcondral que se tornou liso e brilhante. A extensão da proliferação é incomumente severa para displasia coxofemoral. Microscopicamente, a hiperplasia sinovial vilosa é rotineiramente acompanhada por variável inflamação linfoplasmocítica, que é independente da causa do dano articular. (Cortesia do Dr. S.E. Weisbrode, College of Veterinary Medicine, The Ohio State University.)

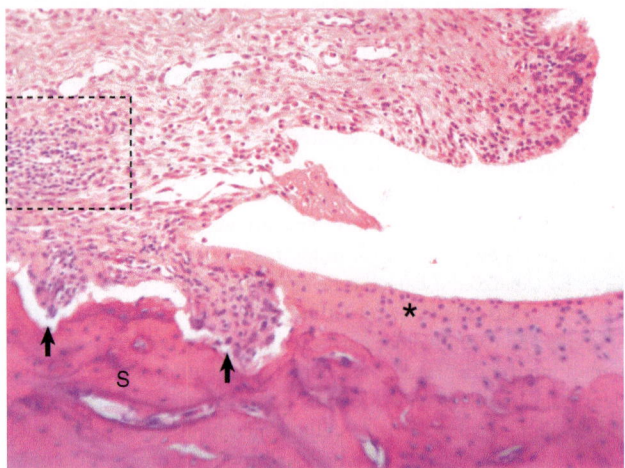

Figura 16-31 Pannus, Artrite Semelhante à Reumatoide (Experimentalmente Induzida), Cartilagem Articular, Tíbia Distal, Rato. Pannus com origem a partir da sinóvia (*esquerda*) invadindo e destruindo a cartilagem articular (*setas*) e osso subcondral (*S*). Macrófagos e outras células inflamatórias crônicas (mononucleares) estão presentes no pannus (quadro com linhas tracejadas). Coloração por HE. *Asterisco*, cartilagem articular. (Cortesia do Dr. S.E. Weisbrode, College of Veterinary Medicine, The Ohio State University.)

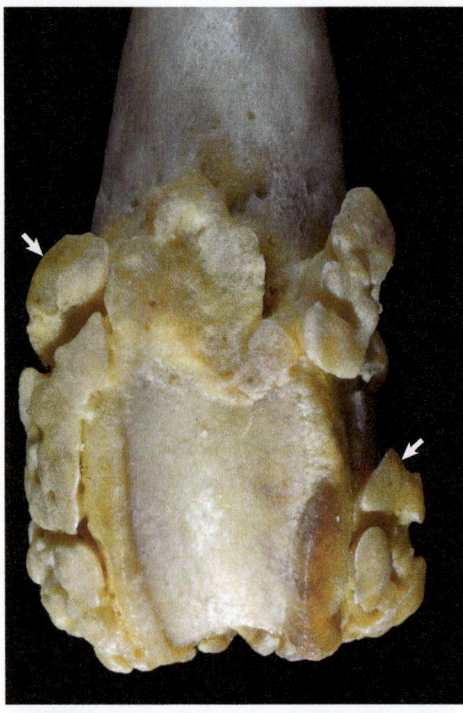

Figura 16-32 Osteófitos, Doença Articular Degenerativa, Fêmur Distal, Cão. Note o grande número de osteófitos (*setas*) ao longo das margens lateral e medial das cristas trocleares. Espécime macerado. (Cortesia do Dr. E.J. Olson, College of Veterinary Medicine, University of Minnesota.)

superfície do osso onde a cápsula articular e o periósteo se fundem. Os osteófitos não crescem continuamente, mas assim que formados, eles persistem como diversos esporões periarticulares do osso. Estes esporões podem estar confinados dentro da cavidade articular se eles surgirem a partir do pericôndrio ou podem ser protrusões da superfície periosteal do osso se surgirem a partir do local de inserção da cápsula articular com o periósteo. Os osteófitos podem resultar da instabilidade mecânica dentro da articulação, causando estiramento ou laceração das inserções da cápsula articular ou ligamentos, ou eles podem ser formados a partir do estímulo de citocinas, como a TGF-β, que são liberadas a partir de células mesenquimais reativas ou em degeneração dentro da articulação.

Em razão dos seus efeitos anti-inflamatórios, os glicocorticoides frequentemente são injetados terapeuticamente nas articulações. Embora o resultado usual seja a diminuição da dor e inflamação, a injeção de glicocorticoides algumas vezes é seguida por uma rápida progressão de alterações degenerativas dentro da articulação, que é designada "artropatia esteroidal". Estas alterações degenerativas estão relacionadas com os efeitos antianabólicos dos glicocorticoides sobre os condrócitos, nos quais a síntese de matriz cartilaginosa está reduzida, os proteoglicanos estão esgotados, o reparo está retardado, e a força mecânica da cartilagem está reduzida.

Osso Subcondral

Com a perda de proteoglicanos de matriz na cartilagem articular degenerada, um componente maior de forças concussivas é transmitido ao osso subcondral. O osso responde ao aumento da utilização mecânica diminuindo a reabsorção e aumentando a formação, resultando em um incremento líquido na quantidade de osso por unidade de área (aumento da densidade óssea subcondral ou esclerose subcondral). Se a cartilagem ulcera no nível do osso e a articulação ainda está sendo utilizada, a superfície do denso osso subcondral pode se tornar lisa e brilhante (eburnação) (Fig. 16-27, A). Há interesse no possível papel que o osso subcondral possa desempenhar em iniciar o dano da cartilagem na doença articular degenerativa, já que alguns estudos relataram um aumento na espessura/densidade do osso subcondral antes do desenvolvimento de lesões da cartilagem articular. Alguns acreditam que este osso denso é menos efetivo em dissipar forças concussivas normais e causa algum do impacto a ser defletido de volta à cartilagem articular, resultando na lesão dos condrócitos.

Tendões e Ligamentos

O local onde o ligamento ou tendão se liga ao osso é conhecido como uma *entese*, mas também é chamado de *local de inserção* ou uma *junção osteotendínea* ou *osteoligamentar*. As enteses são vulneráveis a lesões agudas ou por uso excessivo em esportes, como resultado da concentração de estresse na interface entre os tecidos duros e moles. Proliferações ósseas anormais localizadas nestas regiões são chamadas de *entesófitos*.

O estágio inicial de reparo de tendões e ligamentos envolve a formação de tecido de cicatrização para fornecer continuidade no local da injúria. Para tendões em particular, a mobilidade deve ser mantida durante a cicatrização para prevenir ou pelo menos diminuir a formação de adesões e aumentar a força. A sequência de reparo inclui três fases: (1) inflamação do tecido, (2) proliferação celular e de matriz, e (3) remodelamento e maturação. O estágio inflamatório usualmente envolve a formação de um hematoma, o qual ativa a liberação de fatores quimiotáticos, incluindo TGF-β, IGF-1, fator de crescimento derivado de plaquetas (PDGF), e fator de crescimento de fibroblasto básico (bFGF). Células inflamatórias são atraídas dos tecidos circundantes para engolfar e reabsorver o coágulo, debris celulares e material estranho. Os fibroblastos são recrutados até o local para iniciar a síntese de componentes da matriz extracelular, e fatores angiogênicos que são liberados durante esta fase iniciam a formação de uma rede vascular. Durante a fase de proliferação celular, o recrutamento e proliferação de fibroblastos continua porque estas células são responsáveis pela síntese de colágenos, proteoglicanos e outros componentes da matriz extracelular, os quais inicialmente são arranjados randomicamente. Neste ponto do processo de reparo, a matriz extracelular é composta amplamente por colágeno tipo III. No final do estágio proliferativo, o tecido de reparação é altamente celularizado e contém quantidades relativamente grandes de água e abundância de componentes da matriz extracelular. O estágio de remodelamento começa seis a oito semanas após a injúria e é caracterizado por uma diminuição na celularidade, redução da síntese da matriz, uma diminuição no colágeno tipo III, e um aumento na síntese de colágeno tipo I. As fibras colágenas tipo I são organizadas longitudinalmente ao longo do eixo do tendão e são responsáveis pela força mecânica do tecido em regeneração. Apesar das múltiplas fases em andamento, o tecido de reparação nunca alcança as características de um tendão normal.

Portas de Entrada/Vias de Disseminação

Osso

Agentes infecciosos podem adentrar o osso diretamente através do periósteo e córtex, ou pela vasculatura. Os agentes podem ganhar acesso pelo periósteo por ocasiões de trauma que podem ou não quebrar o osso, ou por extensão de uma inflamação adjacente, como no tecido periodontal (p. ex. periodontite progredindo para osteomielite mandibular ou maxilar) ou orelha média (otite média se estendendo em direção ao osso, resultando em osteomielite da bula timpânica). Os vasos sanguíneos ganham acesso à cavidade medular da diáfise e metáfise através do forame nutriente. O suprimento sanguíneo primário da epífise em animais jovens é realizado pela artéria epifisária, vários ramos da qual arborizam em direção à placa de crescimento, fornecendo vascularização da zona proliferativa (Figs. 16-9 e 16-11). Infecções bacterianas hematógenas do osso no animal em período perinatal podem se originar do umbigo (p. ex. onfalite/onfaloflebite/ onfaloarterite) ou, mais comumente, pela via oral-faringeana. Na teoria, a osteomielite hematógena pode começar em qualquer leito capilar no osso no qual bactérias viáveis estão localizadas. Na prática, ocorre mais comumente em animais jovens e está localizada tipicamente na zona de invasão vascular no lado metafisário da placa de crescimento (Figs. 16-33 e 16-34, A) ou imediatamente subjacente ao complexo cartilagem articular-epifisário (CCAE) (Fig. 16-34, B), onde os capilares em ambos os lados fazem curvas drásticas para se unir às veias medulares (Fig. 16-35). Nestas localizações, a localização bacteriana é aparentemente facilitada pelo fluxo lento e turbulência

do sangue, uma menor capacidade fagocitária, e um revestimento descontínuo do endotélio. Além disso, nenhuma anastomose vascular está localizada nesta região; portanto, a trombose destes capilares resulta em infarto ósseo que é um fator predisponente para localização bacteriana. A partir deste nicho, a inflamação pode se estender para outras estruturas, incluindo a cavidade articular sobrejacente para lesões do CCAE (Fig. 16-34, B) e a epífise, periósteo ou cavidade articular para lesões fisárias (Figs. 16-35 e 16-36).

Articulações

Agentes microbianos e outros agentes adentram as articulações por disseminação hematógena (Fig. 16-37). Por exemplo, a bacteremia neonatal secundária à onfalite ou entrada oral-intestinal comumente resulta em poliartrite. As bactérias também podem alcançar a articulação por inoculação direta, como em uma ferida perfurante, por

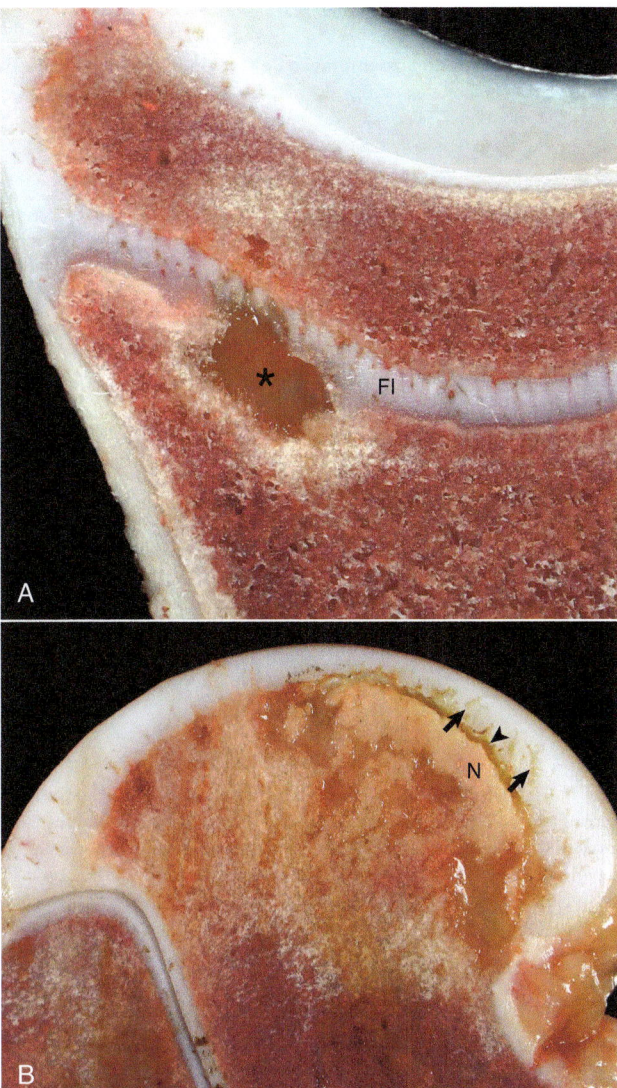

Figura 16-34 **Osteomielite Embólica (Supurativa), Osso, Equino, (A) Fise Tibial Distal, (B) Tálus. A,** Área localizada de infecção e lise óssea (*asterisco*) dentro da fise e metáfise proximal. *FI,* Fise. **B,** Osteomielite supurativa se estendeu a partir do seu local de origem no osso esponjoso em direção ao complexo cartilagem articular-epifisário (CCAE) através dos vasos dos canais cartilaginosos (*setas*). O osso afetado contém várias cavidades, é separado por uma fenda (*ponta de seta*) a partir da cartilagem sobrejacente, e está pálido e opaco (necrose [*N*]). (Cortesia do Dr. A. Wuenschmann, College of Veterinary Medicine, University of Minnesota.)

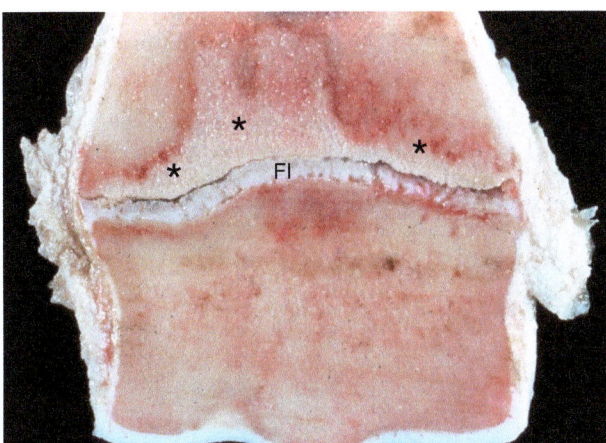

Figura 16-33 **Osteomielite Embólica (Supurativa) e Fisite, Osso, Rádio Distal, Potro. A** região pálida na metáfise (*asteriscos*) que se estendem para cima até a borda média do topo da ilustração represente inflamação supurativa e necrose. É limitada por um aro vermelho de hiperemia ativa. Uma fissura (o espaço linear ao longo da margem metafisária da fise [*FI*]) e a porosidade (*regiões mais escuras dentro da placa de crescimento, direita*) são resultado de lise óssea (trabéculas primárias) e destruição dos vasos sanguíneos do canal da cartilagem na placa de crescimento, respectivamente, causados pela infecção. (Cortesia do Dr. S.E. Weisbrode, College of Veterinary Medicine, The Ohio State University.)

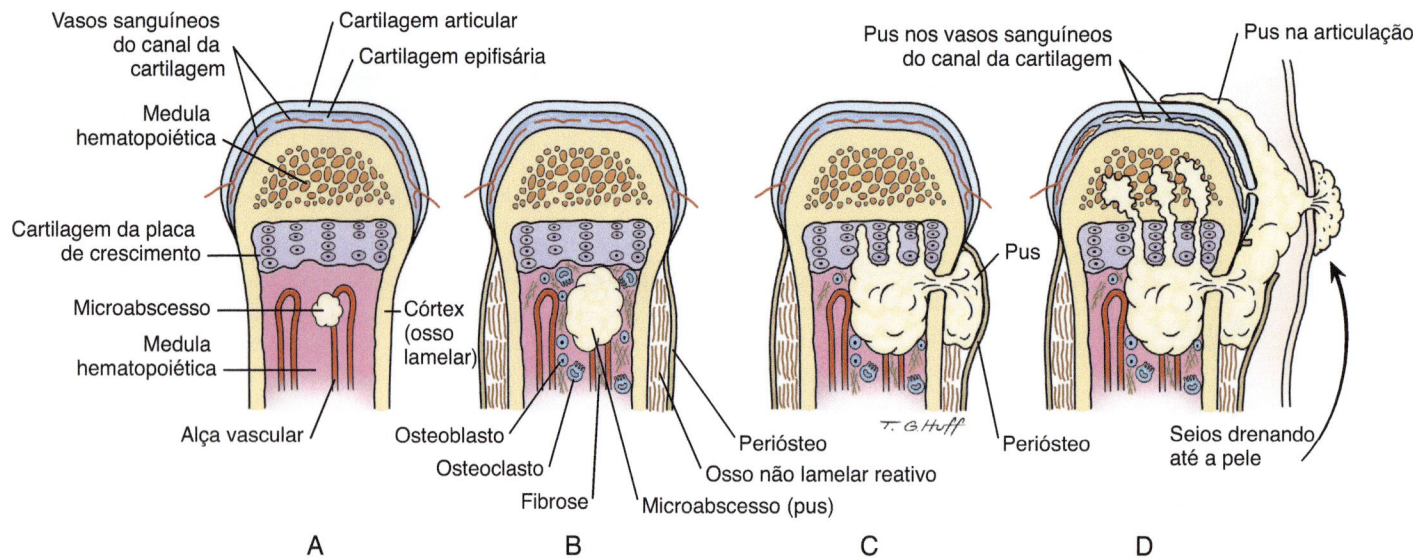

Figura 16-35 Padrões de Disseminação de Osteomielite Embólica a Partir da Fise. Alças capilares no lado metafisário da fise servem como um local de predileção para êmbolos sépticos se alojarem (**A**). A lise do osso metafisário e cartilagem da placa de crescimento secundária à inflamação pode causar instabilidade mecânica, para a qual o periósteo responde através da produção de osso reativo (**B**). Lise do córtex em seu ponto mais delgado (a zona de corte metafisárias) pode resultar na extensão da inflamação/pus para o periósteo (periostite), pericôndrio e vasos do canal da cartilagem, ou para a articulação (artrite) (**C** e **D**).

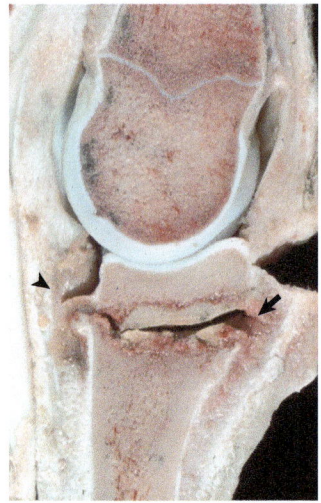

Figura 16-36 Fisite Bacteriana Embólica, Osteomielite, Periostite, Primeira Falange Proximal e Artrite, Articulação Metacarpofalangeana, Equino. Inflamação bacteriana destruiu a fise (*seta*) e se estendeu em direção ao periósteo e cavidade articular (*esquerda* [*ponta de seta*]). (Cortesia do Dr. S.E. Weisbrode, College of Veterinary Medicine, The Ohio State University.)

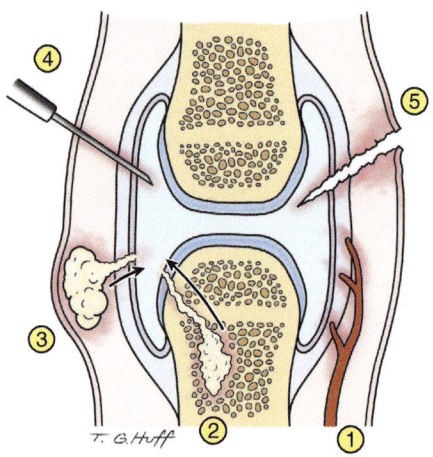

Figura 16-37 Vias de Infecção para uma Articulação em um Adulto. *1*, A via hematógena. *2*, Extensão a partir da osteomielite. *3*, Disseminação a partir de uma infecção de tecido mole adjacente. *4*, Iatrogênica (procedimentos diagnósticos ou terapêuticos). *5*, Lesão penetrante por ferida perfurante ou incisão (p. ex. durante a cirurgia).

extensão a partir de tecidos moles periarticulares adjacentes, ou por extensão a partir do osso adjacente.

Tendões/Ligamentos

A infecção de tendões e ligamentos usualmente requer uma injúria por força intensa ou ferida perfurante por conta do denso tecido conjuntivo que cobre o tendão (epitendão) ou ligamento (epiligamento). Menos comumente, pode haver extensão da infecção a partir da pele infeccionada ou por uma articulação adjacente. As sequelas da infecção bacteriana de tendões e ligamentos mais frequentemente incluem adesões e perda concomitante de função.

Mecanismos de Defesa/Sistemas de Barreira

Osso

Não existe diferença entre a defesa contra agentes infecciosos no osso e em outros tecidos. Entretanto, as consequências de uma resposta inflamatória podem afetar de maneira importante a estrutura e função do osso. Vários mediadores inflamatórios solúveis podem aumentar tanto a formação quanto a reabsorção óssea, resultando em variados graus de formação de osso reativo e lise óssea. O exsudato associado a algumas infecções agudas na cavidade medular pode aumentar a pressão nesta região e causar compressão da artéria nutriente, resultando em necrose isquêmica. Se o osso cortical reabsorvido for substituído por tecido de reparação fibroso, o osso pode se tornar instável.

Para informações mais detalhadas sobre inflamação, agentes infecciosos e mecanismos de defesa imune, ver Capítulos 3, 4 e 5, respectivamente.

Articulações

As defesas celulares e humorais contra agentes infecciosos não são diferentes nas articulações do que aquelas em outros tecidos. Entretanto, por conta da limitada capacidade de regeneração da cartilagem articular, a progressão para doença articular degenerativa poderia ocorrer após inflamação que destrua a capacidade da sinóvia de fornecer nutrientes e líquido sinovial à cartilagem ou que destrua áreas da cartilagem.

Para informações mais detalhadas sobre inflamação, agentes infecciosos e mecanismos de defesa imune, ver Capítulos 3, 4 e 5, respectivamente.

Tendões/Ligamentos

As defesas celulares e humorais contra agentes infecciosos não são diferentes em tendões e ligamentos do que aquelas em outros tecidos.

Para informações mais detalhadas sobre inflamação, agentes infecciosos e mecanismos de defesa imune, ver Capítulos 3, 4 e 5, respectivamente.

Distúrbios dos Animais Domésticos

Osso

Anormalidades de Crescimento e Desenvolvimento

Distúrbios de Reabsorção Óssea

Osteopetrose. A osteopetrose é um grupo heterogêneo de condições que é caracterizado por um aumento na densidade óssea devido à falha na reabsorção óssea pelos osteoclastos. Embora a densidade mineral óssea esteja aumentada, os ossos usualmente são mais frágeis do que o normal. Fraturas patológicas (osso anormal que fratura após trauma mínimo; ver discussão posterior na seção sobre reparo de fraturas) são relatadas em animais que sobrevivem ao nascimento, embora a maioria dos animais afetados seja natimorto. Embora o osso trabecular se acumule nas epífises, metáfises e diáfises, há uma redução na quantidade e qualidade do osso cortical devido à falha do modelamento ósseo neste local, o que provavelmente é a explicação para as fraturas que são observadas nestes animais. A doença ocorre em seres humanos, e em diversas espécies animais, incluindo cães, gatos, ovelhas, equinos (raça Paso Peruano), bois (Angus, Herefords e Belgian Blue), ratos e várias linhagens de camundongos. A osteopetrose pode ser causada por mutações que prejudicam a geração ou a função de osteoclastos. Embora a maioria das formas seja hereditária, algumas estão associadas a agentes infecciosos (pelo vírus da diarreia viral bovina [VDBV] ou pelo vírus da leucemia felina [FeLV] *in utero*; vírus da leucose aviária), e estas são chamadas de "formas infecciosas de osteopetrose". Nas formas severas de osteopetrose, a cavidade da medula óssea insuficiente é incapaz de suportar a hematopoese, resultando em trombocitopenia, anemia e susceptibilidade a infecções. Complicações neurológicas (incluindo cegueira) podem ocorrer secundariamente à compressão óssea do tronco encefálico e/ou nervos cranianos. Outras características da doença podem incluir braquignatia inferior, dentes molares impactados e deformação da abóbada craniana.

O transplante de medula óssea (no qual os componentes da medula do doador normal são injetados) é curativo para alguns tipos de osteopetrose em seres humanos devido à repopulação por precursores normais de osteoclastos, pois estes surgem de precursores hematopoiéticos.

Placa de crescimento: Não existem lesões primárias na placa de crescimento em casos de osteopetrose.

Osso trabecular: Embora os osteoclastos possam ser numerosos, estas células são incapazes de reabsorver e formatar (modelar) as trabéculas primárias (Fig. 16-38). Como resultado, as espículas ósseas com núcleos centrais de cartilagem calcificada preenchem a cavidade medular. Os ossos afetados são densos e possuem pouca ou nenhuma cavidade medular.

Osso cortical: As lesões no osso cortical na osteopetrose não são relatadas consistentemente, mas podem variar do adelgaçamento extremo do córtex à compactação inadequada em animais com crescimento ósseo cortical plexiforme (laminar) (p. ex. grandes animais de crescimento rápido, como ovinos e bovinos).

Distúrbios de Formação Óssea

Osteogênese Imperfeita. A osteogênese imperfeita (OI) é um grupo heterogêneo de distúrbios hereditários do tecido conjuntivo que é caracterizado clinicamente em sua forma mais severa por fraturas ósseas (devido à osteopenia; densidade óssea que é menor do que o pico de densidade normal), frouxidão articular (composição defeituosa de tendões), anormalidades dentárias que incluem dentes fraturados (dentina defeituosa), e escleras azuladas (devido à redução da espessura deste tecido). É o distúrbio hereditário de tecido conjuntivo mais comum em seres humanos e já foi descrito na literatura veterinária em diversas espécies, incluindo bezerros, cordeiros, filhotes de gatos e cães e camundongos. Vários casos de OI (estimativa de 90% dos casos na medicina humana e veterinária) estão associados a mutações no COL1A1 ou COL1A2, os quais são genes que codificam as cadeias pro-α_1 ou pro-α_2 do pró-colágeno tipo 1. Por exemplo, a mutação 1A1 foi descrita em Golden retrievers e a mutação 1A2 já foi descrita em Beagles. Os genes que codificam as enzimas responsáveis pela modificação pós-translacional do colágeno sofrem mutação menos comumente. Formas discretas da doença, causadas pela inativação de um alelo de um dos genes, resultam em quantidades diminuídas de colágeno normal. Ao contrário, mutações que causam substituições em aminoácidos críticos necessários para a formação da hélice de colágeno e ligação cruzada podem resultar na produção de quantidades normais de colágeno estruturalmente inferior. De maneira interessante, as manifestações clínicas destas mutações estão usualmente limitadas ao osso, dentes e olhos, mesmo que o colágeno tipo I seja também o principal colágeno estrutural na pele. Exceções incluem algumas formas de síndrome de Ehlers-Danlos que estão associadas a mutações de COL1A1 e apresentam alterações cutâneas. Uma mutação no gene SERPINH1 foi relatada na OI em cães da raça Teckel. O SERPINH1, também conhecido como a proteína do choque térmico 47 (Hsp47), é uma chaperona molecular residente do retículo endoplasmático específica do colágeno que é essencial para a montagem apropriada das moléculas helicoidais triplas de pró-colágeno, as quais eventualmente são transportadas pelo aparelho de Golgi ao espaço extracelular.

Placa de crescimento: As placas de crescimento não são afetadas na osteogênese imperfeita (o principal colágeno da cartilagem hialina é o colágeno tipo II).

Osso trabecular: Em casos severos, há redução importante do osso trabecular sem evidências de osteoclase marcante ou proliferação de tecido fibroso, como seria esperado em casos severos de osteodistrofia fibrosa (ver discussão posterior). Os osteoblastos podem parecer normais ou pequenos. Em alguns casos, a quantidade de osso e sua aparência microscópica são normais, mas há evidências de fraturas. Estas fraturas podem ocorrer *in utero* e são reconhecidas ao nascimento pela formação de calos. A fragilidade óssea em casos nos quais a morfologia e massa ósseas estão normais ocorre provavelmente por erros na formação de hélices ou ligações cruzadas de moléculas de tropocolágenos. Indivíduos afetados podem se tornar osteopênicos com

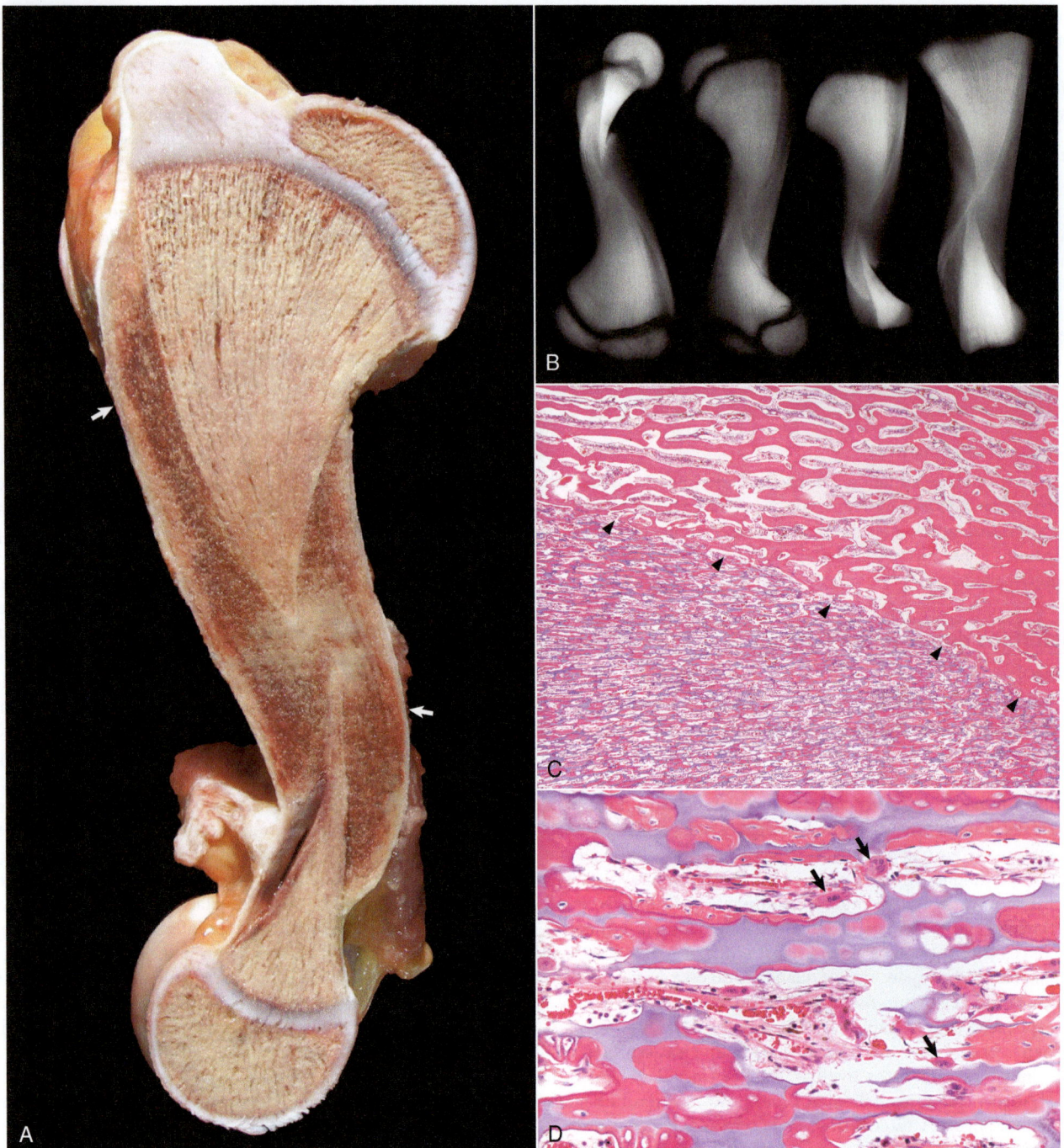

Figura 16-38 Osteopetrose, Osso, Potro (Paso Peruano). A, Corte longitudinal do úmero. As trabéculas primárias estão retidas e preenchem toda a cavidade medular, formando um formato triangular. Embora a quantidade geral de osso esteja aumentada, os córtex estão delgados (*setas*). **B,** Radiografias de vários ossos longos exibindo as radiodensidades em formato triangular dentro das metáfises e diáfises, conforme demonstrado macroscopicamente em **A**. **C,** Corte histológico demonstrando a transição (*pontas de seta*) do osso cortical trabeculado (*metade superior da imagem*) para as pequenas trabéculas ósseas retidas contendo diversos núcleos cartilaginosos (*metade inferior da imagem*). Coloração por HE. **D,** Osteoclastos (*setas*) em maior número, mas ineficazes em reabsorver osso retido. As áreas basofílicas claras de matriz representam núcleos cartilaginosos retidos. Coloração por HE. (Cortesia dos Dr. C.S. Carlson, Dr. E.J. Olson e Dr. N.A. Robinson, College of Veterinary Medicine, University of Minnesota.)

a idade, possivelmente como resultado da diminuição da utilização mecânica em razão da dor óssea pelas fraturas.

Osso cortical: Há um atraso na compactação do osso cortical. Durante o desenvolvimento normal, espaços dependentes da espécie de variados tamanhos e contornos permanecem dentro das trabéculas de osso não lamelar no córtex em desenvolvimento. O preenchimento destes espaços por osso a fim de solidificar o córtex é chamado de *compactação*. Os córtex na osteogênese imperfeita podem ser compostos por osso não lamelar contendo grandes espaços vasculares que permanecem vazios.

Se o animal sobreviver, estes espaços vasculares podem eventualmente ser preenchidos com osso para formar osso cortical compacto.

Dentes: Os dentes podem estar estruturalmente normais a não ser pela presença de fraturas ou podem estar rosa por conta da visualização da polpa dentária através da coroa fina. Fraturas dentárias também podem ocorrer. Histologicamente, os túbulos de dentina são curtos, tortuosos e algumas vezes estão ausentes. A desorganização da dentina é uma alteração qualitativa que permite a confirmação do diagnóstico sem necessidade de um animal controle com idade pareada.

Distúrbios de Modelamento Ósseo

Hiperostose Cortical Congênita. Ver Distúrbios dos Suínos.
Osteopatia Cranio-mandibular. Ver Distúrbios dos Cães.

Distúrbios de Ossificação Endocondral

Condrodisplasias. As condrodisplasias são distúrbios hereditários do crescimento ósseo que ocorrem como resultado de lesões primárias na cartilagem de crescimento. A cartilagem de crescimento está presente na fise (responsável pelo crescimento ósseo longitudinal) e a cartilagem epifisária do complexo cartilagem articular-epifisário (CCAE; cartilagem de crescimento nas pontas dos ossos longos em crescimento; responsáveis pelo desenvolvimento da epífise), ambas as quais são substituídas por osso no indivíduo adulto. As condrodisplasias podem resultar em nanismo desproporcional. Animais afetados usualmente possuem membros curtos com cabeças de tamanho normal, pois os ossos do calvário (mas não do maxilar e mandíbula) surgem de ossificação intramembranosa, e não de endocondral. O nanismo primordial, no qual os membros são proporcionais ao comprimento do corpo, não é classificado como uma condrodisplasia e pode ocorrer secundariamente à endocrinopatia subjacente (nanismo pituitário) ou desnutrição, mas também pode ser determinada geneticamente (p. ex. por pressão seletiva para reduzir o tamanho de raças de cães populares). Ambos os tipos de nanismo são representados por raças distintas. Por exemplo, as raças Teckel, Pequinês e Basset hound são exemplos de nanismo condrodisplásico, e Poodle miniatura, Schnauzer miniatura e Pinscher miniatura são exemplos de nanismo primordial.

Os mecanismos das condrodisplasias em animais estão se tornando melhor compreendidos através de estudos genéticos e frequentemente envolvem erros hereditários em genes que controlam a condrogênese. Em seres humanos, o nanismo mais comum é chamado de *acondroplasia* (um termo errôneo, pois a cartilagem de crescimento está presente). A condição é hereditária como um traço autossômico dominante causando por um único ponto de mutação no gene do receptor do fator de crescimento de fibroblasto-3 (FGFR3), o qual é um regulador negativo do crescimento ósseo. Esta mutação resulta em ativação constante deste receptor, causando regulação da proliferação de condrócitos. Ao contrário, a condrodisplasia do cordeiro aranha, a qual acomete ovinos Suffolk e Hampshire, é resultado de uma única alteração de base no domínio II da tirosina-quinase de FGFR3, a qual remove a inibição induzida por FGFR3 sobre a proliferação de condrócitos e resulta em alongamento dos membros e presença de diversos centros secundários de ossificação nas epífises (Fig. 16-39). Este tipo incomum de condrodisplasia também já foi relatado em camundongos. Recentemente, a mutação genética para as condrodisplasias que

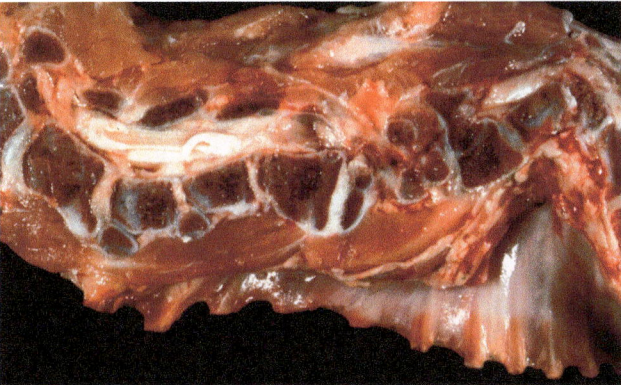

Figura 16-39 Condrodisplasia do Cordeiro Aranha, Coluna Torácica, Corte Longitudinal, Cordeiro Suffolk. A coluna vertebral possui vários centros de ossificação desorganizados, resultando em variação do tamanho, formato e orientação das vértebras. (Cortesia do Dr. C.S. Carlson, College of Veterinary Medicine, University of Minnesota.)

tipifica as raças caninas condrodisplásicas comumente reconhecidas, incluindo Teckels, Pequineses e Basset hounds, foi identificada como um retrogene conservado do fator de crescimento de fibroblasto-4 (FGF4) no cromossomo canino 18, que provavelmente surgiu antes da divisão de cães ancestrais em raças modernas. A expressão atípica da transcrição de FGF4 nos condrócitos pode causar ativação inapropriada de um ou mais receptores de FGF, como o FGFR3.

Displasias esqueléticas também já foram relatadas em animais com distúrbios hereditários de armazenamento lisossomal, como a mucopolissacaridose e gangliosidose. Nestes indivíduos, os condrócitos podem estar vacuolizados devido à retenção citoplasmática de glicosaminoglicanos e lipídios. É provável que a função dos condrócitos esteja alterada, afetando adversamente o processo de ossificação endocondral, assim como é relatado que as cartilagens epifisárias e canais de cartilagem no CCAE estão retidos em pelo menos um modelo felino de gangliosidose e o formato das epífises nestes animais está alterado de forma marcante.

Placa de crescimento: As larguras das placas de crescimento podem estar normais ou diminuídas dependendo da doença específica. Do mesmo modo, os condrócitos podem estar arranjados em colunas ou estarem desorganizados de forma marcante. A matriz de cartilagem também pode ter uma aparência normal ou pode estar rarefeita (menos compacta ou densa, caracterizada por redução da intensidade de coloração).

Osso trabecular: As trabéculas na esponjosa primária e secundária podem estar espessadas e irregulares, e podem exibir comunicação lateral entre as trabéculas. Os núcleos cartilaginosos podem estar maiores do que o normal e podem estar retidos na esponjosa secundária. Estas alterações podem variar amplamente, dependendo do tipo de condrodisplasia.

Osso cortical: Lesões no osso cortical são variáveis e são refletidas principalmente por anormalidades aparentes macroscopicamente no formato e tamanho. Histologicamente, este tecido possui uma aparência normal.

Osteocondrose Latente e Manifesta. As osteocondroses consistem de um grupo heterogêneo de lesões que envolvem a cartilagem de crescimento de animais jovens e são caracterizadas por falha focal ou multifocal (ou atraso) da ossificação endocondral. Os locais onde estas lesões ocorrem são a placa de crescimento metafisário e a cartilagem epifisária do complexo cartilagem articular-epifisário (CCAE). As lesões são comuns, frequentemente ocorrem com simetria bilateral, e representam uma importante entidade ortopédica que possui uma série de diferentes manifestações clínicas em suínos, cães, equinos, bovinos e frangos. A principal característica das lesões macroscópicas não complicadas da osteocondrose é a retenção focal de cartilagem de crescimento em razão de sua falha em se tornar calcificada e substituída por osso (uma falha da ossificação endocondral). Na placa de crescimento, isso é resultado de um acúmulo de condrócitos hipertróficos viáveis, enquanto na CCAE resulta de uma área de necrose da cartilagem epifisária.

A etiologia da osteocondrose parece ser multifatorial, com fatores genéticos, velocidade de crescimento rápida, fatores vasculares e trauma todos sendo implicados. O trauma é a etiologia mais amplamente proposta, tanto em seres humanos quanto em animais; entretanto, seu papel mais provável é como um insulto final à comprometida cartilagem epifisária, e não como um fator incitante no desenvolvimento de lesões precoces. Fatores de crescimento rápido e nutricionais também são citados. Embora a osteocondrose ocorra durante o período de crescimento rápido e seja mais comum em espécies que crescem rapidamente, a maioria do trabalho experimental falhou em documentar o crescimento rápido como causa da doença. Além disso, existem poucas evidências que indiquem que as lesões da osteocondrose resultam de uma deficiência nutricional específica. A deficiência de cobre, talvez induzida por excesso de zinco na dieta, causa lise do CCAE e formação de retalhos finos de cartilagem em potros puro-sangue em período de amamentação; entretanto, a distribuição destas lesões e sua extensão e severidade as distinguem da falha multifocal da ossificação endocondral que é a principal característica da osteocondrose.

Trabalhos experimentais em suínos e equinos demonstraram que um defeito (causa desconhecida) no suprimento vascular à cartilagem de crescimento, resultando em áreas localizadas de necrose isquêmica, é importante para o início de lesões subclínicas. Embora a cartilagem articular seja avascular durante toda a vida, a cartilagem subarticular epifisária do CCAE e a cartilagem da placa de crescimento são ambos tecidos altamente vascularizados e dependem de suprimento vascular para sua viabilidade (Fig. 16-40). Os vasos sanguíneos que suprem a cartilagem de crescimento trafegam em canais que são chamados de *canais da cartilagem*. Tanto a placa de crescimento quanto a cartilagem epifisária (crescimento) são temporárias, por definição. Conforme a ossificação endocondral procede durante o crescimento, a cartilagem epifisária gradativamente se torna reduzida em volume e requer suporte nutricional de menor quantidade de canais vasculares, até que se torne inteiramente avascular e eventualmente seja completamente substituída por osso. É durante este período de tempo no qual a cartilagem epifisária é suprida por vasos sanguíneos que as lesões subclínicas da osteocondrose ocorrem. Este período de tempo varia, com base no local, idade e espécie, o que provavelmente explica, em conjunto com fatores biomecânicos, por que diferentes espécies possuem diferentes locais de predileção para o desenvolvimento de osteocondrose. Estudos detalhados em suínos e equinos revelaram que as lesões subclínicas ocorrem dentro das primeiras semanas de vida em alguns locais de predileção. O achado de áreas extensas de necrose da cartilagem epifisária em potros de duas semanas de idade sugere que a lesão de base pode, em alguns casos, ocorrer até mesmo *in utero* ou logo após o nascimento. Embora a natureza do insulto ao(s) vaso(s) seja incerto, o local da lesão parece estar localizado na junção condro-óssea, e o momento de sua ocorrência corresponde à formação de anastomoses vasculares entre os vasos na cartilagem epifisária e vasos no osso subcondral, conforme a frente de ossificação alcança os vasos que estão presentes na cartilagem epifisária. O resultado é uma área bem demarcada de necrose da cartilagem epifisária que está centrada em vasos sanguíneos necrosados, visíveis somente por microscopia, e chamada de *osteocondrose latente* (Fig. 16-41). Quando a frente de ossificação do centro secundário de ossificação alcança a área de necrose, a falha da ossificação endocondral ocorre, resultando em uma área de cartilagem epifisária necrótica retida que é visível macroscopicamente e radiograficamente. A lesão neste estágio é chamada de *osteocondrose manifesta* (Fig. 16-42). Esta lesão é altamente vulnerável ao surgimento de fendas traumáticas por toda a área de necrose e que se estende em direção à cartilagem articular sobrejacente, em tal ponto que é chamada de *osteocondrose dissecante* (Fig. 16-43). Também pode resultar de pressão fisiológica normal. Assim que ocorre a presença de fendas em toda cartilagem articular e o osso subcondral é exposto, a lesão é altamente dolorosa e resulta

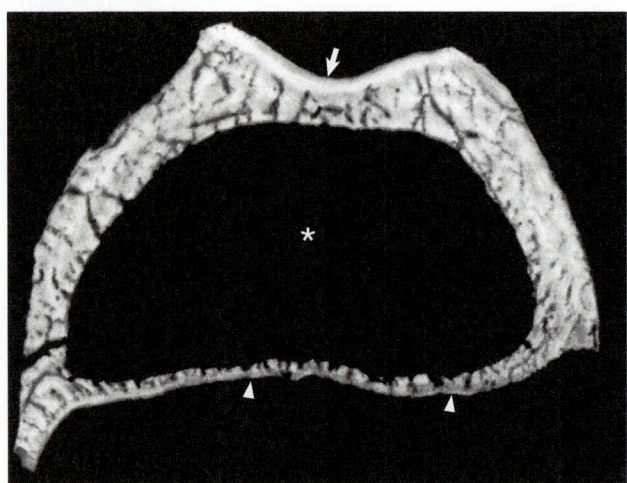

Figura 16-40 Ressonância Magnética Utilizando Imagem Ponderada em Susceptibilidade, Fêmur Distal, Corte Coronal, Suíno Imaturo. Cartilagem articular avascular da tróclea femoral (*seta*); vasos dos canais da cartilagem indicados por linhas prestas; centro secundário de ossificação (*asterisco*); fise (*pontas de seta*). (Cortesia dos Dr. C.S. Carlson e Dr. F. Tóth, College of Veterinary Medicine, University of Minnesota.)

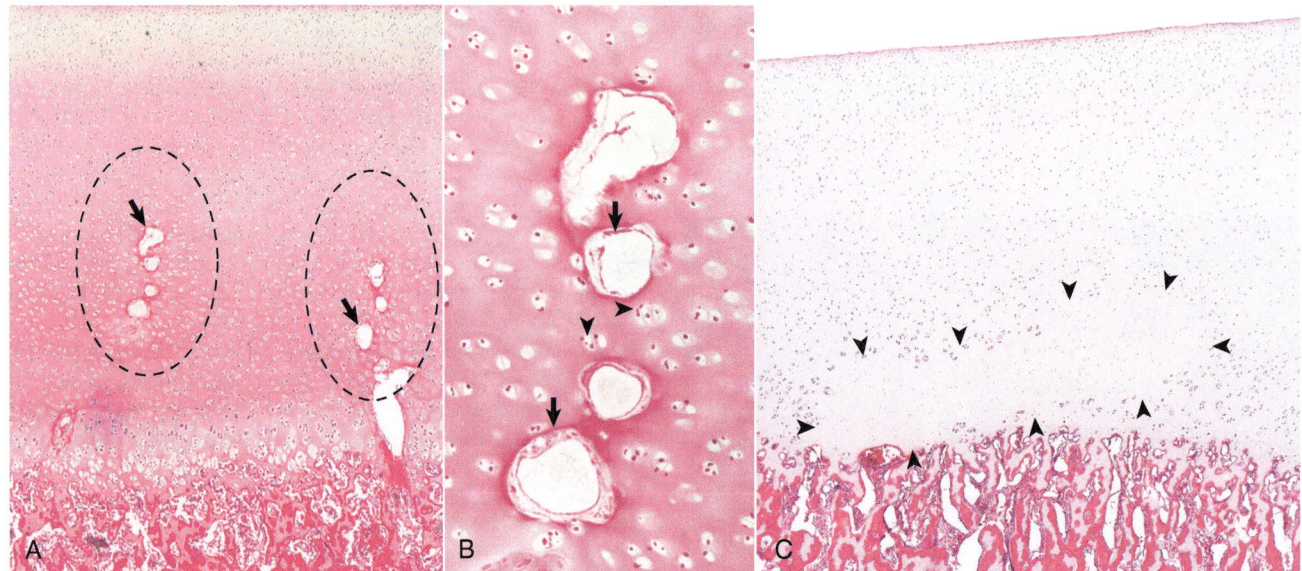

Figura 16-41 Osteocondrose Latente, Côndilo Femoral Lateral, Suíno de 12 Semanas de Idade. A, Área localmente extensa de condronecrose (*dentro das elipses*) dentro da cartilagem epifisária do complexo cartilagem articular-epifisário (CCAE), centrado nos vasos sanguíneos dos canais da cartilagem necrosados (*setas*). Nem a cartilagem articular sobrejacente ou o osso subcondral subjacente está envolvido neste estágio da doença. Coloração por HE. **B,** Maior aumento de **A** revelando vasos sanguíneos dos canais da cartilagem necrosados (*setas*) e condrócitos necróticos (*pontas de seta*). **C,** Imagem em menor aumento da lesão por osteocondrose latente (*pontas de seta*) confinadas à cartilagem epifisária e composta por cartilagem necrosada. Coloração por HE. (Cortesia do Dr. C.S. Carlson, College of Veterinary Medicine, University of Minnesota.)

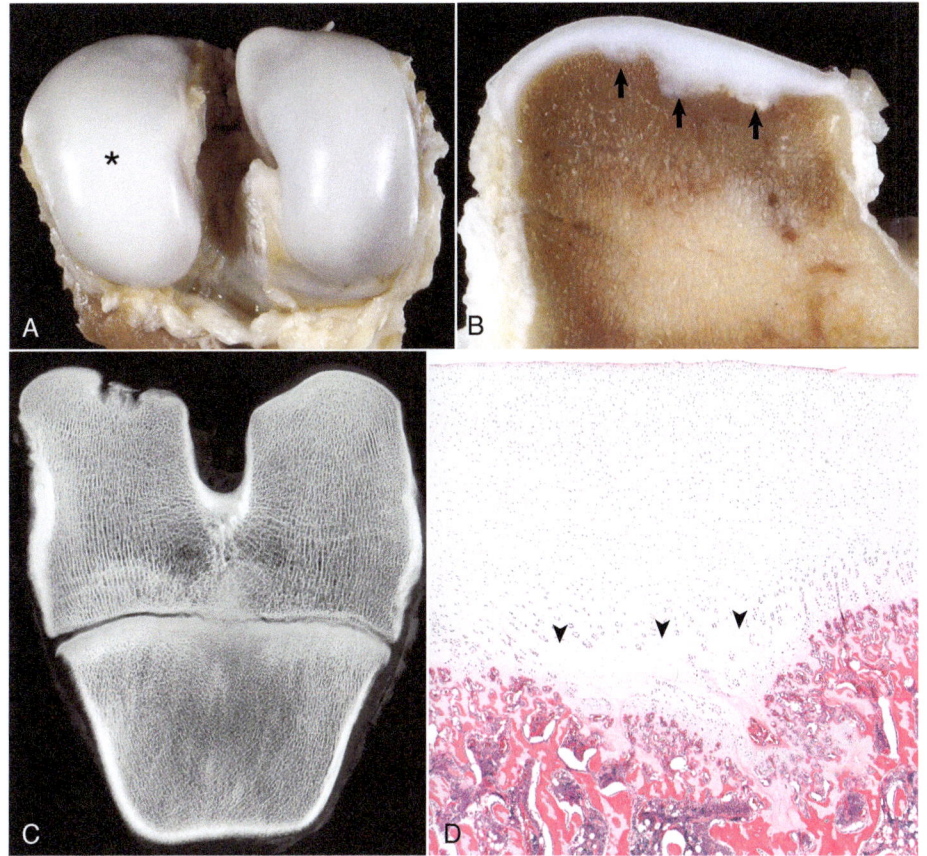

Figura 16-42 Osteocondrose Manifesta, Osso, Fêmur Distal, Suíno Imaturo. A, Côndilos femorais (com côndilo femoral medial à esquerda [*asterisco*]) demonstrando ausência de anormalidades da superfície da cartilagem articular. **B,** Corte em placa coronal através do côndilo femoral medial demonstrando superfície articular intacta e áreas de cartilagem retida (*setas*) típicas de atraso localmente extenso de ossificação endocondral (osteocondrose manifesta). **C,** Radiografia Faxitron® de um corte em placa coronal de 3 mm de espessura demonstrando área focal de radioluscência típica de lesão de osteocondrose manifesta, envolvendo o côndilo femoral medial (mesmo animal, localização anatômica como em **A** e **B**). **D,** Área localmente extensa de condronecrose na cartilagem epifisária resultando em atraso da ossificação endocondral (osteocondrose manifesta); limite superior da lesão demarcada por *pontas de seta*. Coloração por HE. (Cortesia dos Dr. C.S. Carlson e Dr. E.J. Olson, College of Veterinary Medicine, University of Minnesota.)

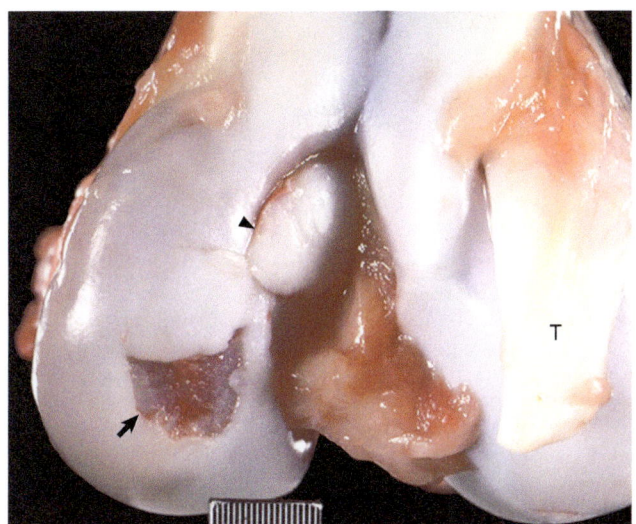

Figura 16-43 Osteocondrose Dissecante, Osso, Cartilagem Articular, Fêmur, Porção Distal, Suíno. Um fragmento condro-ósseo (*ponta de seta*) sofreu avulsão do osso subjacente (*seta*) do côndilo femoral medial e está deslocado à área intercondilar dentro da articulação; tendão extensor digital (*T*). (Cortesia dos Dr. C.S. Carlson e Dr. E.J. Olson, College of Veterinary Medicine, University of Minnesota.)

em sinais clínicos de claudicação. Na maioria dos casos, entretanto, a formação de fendas não ocorre, e as lesões subclínicas cicatrizam. Nestes casos, a cartilagem epifisária necrótica se torna cercada pelo avanço da frente de ossificação, conforme a cartilagem epifisária viável adjacente sofre ossificação endocondral. Com o passar do tempo, a área de cartilagem necrótica gradativamente diminui em tamanho e eventualmente se torna completamente substituída por osso. Em equinos, particularmente no côndilo femoral medial (localização de apoio de peso), evidências suportam amplamente a teoria que algumas destas lesões precoces da osteocondrose ocorrem em cistos ósseos subcondrais.

Lesões fisárias da osteocondrose provavelmente também possuem etiologia vascular, mas são caracterizadas por áreas multifocais de condrócitos retidos, viáveis e hipertróficos. Se estas envolverem uma área extensa da placa de crescimento, esta pode fraturar, seja parcialmente ou completamente, resultando em uma série de sequelas clínicas, incluindo deformidades angulares dos membros.

Placa de crescimento e complexo cartilagem articular-epifisário (CCAE): As lesões da osteocondrose não são reconhecidas macroscopicamente até que eles resultem em uma falha focal da ossificação endocondral, em tal momento em que são compostos por uma fatia bem demarcada de cartilagem retida envolvendo a cartilagem epifisária do CCAE (osteocondrose manifesta) ou fise (osteocondrose fisária). Frequentemente, há reação considerável dos espaços medulares subjacentes, incluindo um maior número de osteoblastos, osteoclastos e fibroblastos. Os locais de predileção para as lesões clínicas e subclínicas incluem o CCAE do fêmur distal (especialmente o côndilo femoral medial) e úmero (côndilos e cabeça) de suínos; o fêmur distal (côndilo medial e ambas as cristas trocleares), tíbia distal (crista intermediária cranial e maléolo medial), tálus (cristas trocleares) e processos articulares das vértebras cervicais de equinos; o úmero (cabeça do úmero e côndilo medial do úmero), fêmur distal (ambos os côndilos), e tálus (cristas trocleares medial e lateral) de cães; o tálus (cristas trocleares medial e lateral) e fêmur distal (ambas as cristas trocleares) dos bovinos; e a tíbia proximal de pássaros de crescimento rápido.

As lesões da osteocondrose latente são somente reconhecidas histologicamente no CCAE e ocorrem como áreas bem demarcadas de necrose da cartilagem epifisária, usualmente adjacentes ou cercando um ou mais vasos sanguíneos do canal da cartilagem necrótico (Fig. 16-41). A cartilagem articular sobrejacente e osso subcondral subjacente não são afetadas neste estágio da doença. As lesões da osteocondrose manifesta também são compostas por cartilagem epifisária necrótica, mas neste ponto da doença, a frente de ossificação alcançou e cercou parcialmente a área de necrose, o que faz com que seja macroscopicamente visível (Fig. 16-42). As lesões de osteocondrose fisária, ao contrário daquelas que ocorrem no CCAE, são compostas por colunas de condrócitos retidos, viáveis e hipertróficos sem evidências de mineralização ou invasão vascular.

Osso trabecular: Em lesões de osteocondrose latente, o osso trabecular está normal. As lesões da osteocondrose manifesta, entretanto, incluem contato direto do osso subcondral com uma área de cartilagem necrótica. A mielofibrose marcante e o remodelamento ósseo, com formação de áreas localmente extensas de osso não lamelar, estão quase sempre presentes; entretanto, células inflamatórias são raramente uma característica da lesão. Uma reação óssea quase semelhante é observada em lesões de osteocondrose fisária. Em ambos os locais, a formação de fendas pode ocorrer na junção da cartilagem retida com osso subjacente, ou dentro da cartilagem necrótica (ver a seção seguinte sobre Osteocondrose Dissecante).

Osso cortical: Lesões no osso cortical não são esperadas em qualquer estágio da osteocondrose do complexo CCAE ou fise.

Osteocondrose Dissecante. A *osteocondrose dissecante* (OCD) é o nome dado à osteocondrose do CCAE que forma fendas na cartilagem necrótica com fratura subsequente da cartilagem articular sobrejacente (Figs. 16-43 e 16-44). O resultado é um retalho cartilaginoso ou osteocondral, dependendo se o osso está presente dentro da lesão. Isso pode alterar com a duração da lesão, pois os retalhos cartilaginosos que possuem suprimento sanguíneo sofrerão ossificação com o passar do tempo. A OCD pode ser acompanhada por dor, efusão articular, além de sinovite linfoplasmocítica secundária inespecífica. Fragmentos condrais ou osteocondrais livres ocasionalmente interferem com o movimento mecânico da articulação. Locais comuns de OCD são os mesmos que aqueles da osteocondrose manifesta (ver a seção anterior). A doença é extremamente comum em suínos jovens em reprodução e é uma causa importante de claudicação nesta espécie. Embora menos comum em equinos e cães, é também uma importante causa de claudicação nestas espécies. O defeito da cartilagem articular na OCD possui pobres capacidades de cicatrização, e tais articulações comumente desenvolvem algum grau de doença articular degenerativa. A remoção cirúrgica do retalho reduz as consequências clínicas no longo prazo; entretanto, o defeito é reparado pela formação de fibrocartilagem, o que fornece propriedades biomecânicas inadequadas à superfície articular quando comparada à cartilagem articular.

Para o desenvolvimento de OCD, as fendas devem ocorrer na cartilagem epifisária necrótica do CCAE, usualmente no estágio da osteocondrose manifesta (Fig. 16-42). A formação de fendas pode causar instabilidade mecânica e resultar em separações dentro da car-

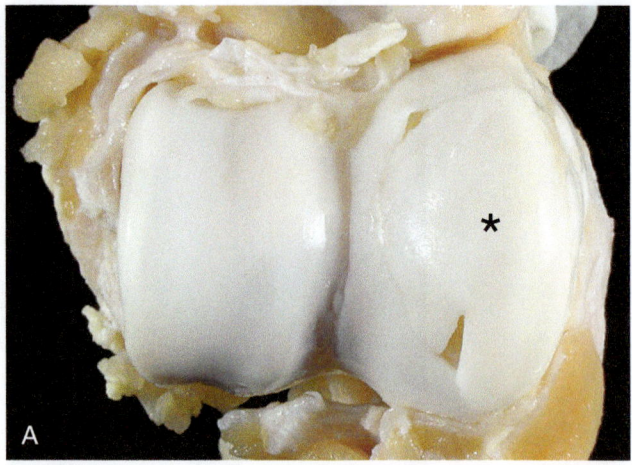

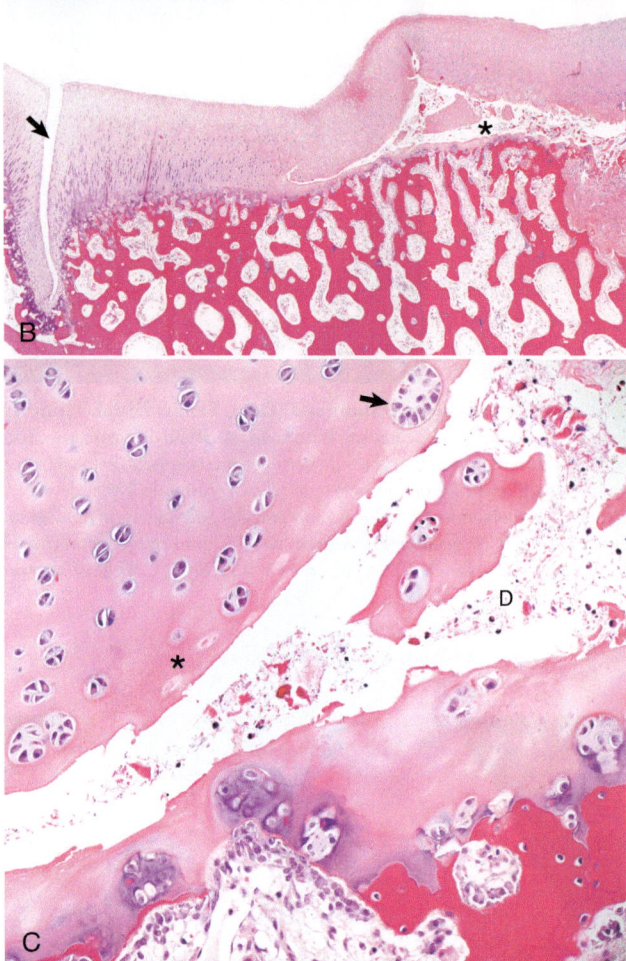

Figura 16-44 Osteocondrose Dissecante do Complexo Cartilagem Articular Epifisário (CCAE), Osso, Úmero, Porção Distal, Suíno Imaturo. A, Fragmento de cartilagem parcialmente avulsionado (*asterisco*) envolvendo quase toda a tróclea (aspecto medial). **B,** Retalho de cartilagem parcialmente avulsionado (envolvendo a metade direita da figura) subjacente à qual estão fragmentos de cartilagem e dejetos ósseos (*asterisco*); fossa sinovial (*seta*) separa o aspecto medial do lateral do úmero distal. Coloração por HE. **C,** Imagem em grande aumento da fenda; condrócitos necróticos (*asterisco*); agrupado/clone de condrócitos (*seta*); dejetos ósseos (*D*). Coloração por HE. (Cortesia dos Dr. C.S. Carlson e Dr. E.J. Olson, College of Veterinary Medicine, University of Minnesota.)

tilagem ou entre a cartilagem e o osso subjacente. A pressão externa, mais comumente devido à atividade fisiológica normal, pode fazer com que a fenda se estenda através da cartilagem articular sobrejacente, resultando na formação de um retalho (Figs. 16-43 e 16-44). Neste estágio da doença, o animal afetado pode exibir claudicação.

A formação de retalhos de cartilagem envolvendo áreas extensas de diversas articulações pode ocorrer em equinos sem lesões predisponentes de osteocondrose latente ou manifesta. Nestes casos, a cartilagem articular de espessura normal pode ser removida do osso subjacente por conta do fissuramento das camadas mais profundas do CCAE. Tais lesões foram observadas em potros que lamberam cercas com tinta branca à base de zinco. A patogenia da lesão supostamente envolve a deficiência de cobre induzida pelo excesso de zinco (o zinco bloqueia a absorção de cobre do trato gastrointestinal). O cobre é um cofator necessário para enzimas que facilitam as ligações cruzadas entre moléculas de tropocolágeno; entretanto, estes potros não parecem ter uma displasia generalizada do colágeno. A extensa distribuição das lesões articulares as distingue da OCD, a qual ocorre de forma multifocal em locais de predileção dependentes da espécie.

Placa de crescimento e CCAE: A placa de crescimento não está envolvida na OCD. A lesão no CCAE inclui uma área local extensa de fibroplasia, neovascularização e remodelamento ósseo na junção condro-óssea. Mesmo nas lesões mais crônicas, áreas de necrose de tamanho variável (usualmente uma margem fina) da cartilagem epifisária frequentemente podem ser identificadas na junção condro-óssea ou ao longo da superfície profunda da cartilagem articular. A cartilagem articular pode estar morfologicamente normal, além da presença de uma fissura que se estende a partir da zona necrótica da cartilagem epifisária até a superfície articular. Em casos nos quais o fragmento de cartilagem foi deslocado, todo ou parte do CCAE é substituído por uma área de ulceração cartilaginosa que se sobrepõe ao osso subcondral reativo e fibrótico.

Osso trabecular: A severidade das alterações no osso trabecular da epífise reflete a extensão da formação de fendas. A mielofibrose marcante, osteopenia localmente extensa e formação de osso não lamelar reativo são esperadas na base do retalho.

Osso cortical: Lesões no osso cortical não são esperadas na OCD.

Epifisiólise. A epifisiólise é a separação da epífise a partir da metáfise como resultado da formação de uma fissura horizontal através da fise anormal. A condição é mais comum em suínos e cães, mas também é relatada em bezerros, cordeiros e potros. Em suínos com peso de mercado e em marrãs jovens, a cabeça femoral pode estar envolvida, enquanto em porcas, a separação da tuberosidade isquiática (local de inserção dos músculos semimembranoso, semitendinoso e bíceps femoral) na sua placa de crescimento (geralmente bilateralmente) é uma causa comum de fraqueza caudal e incapacidade de manter-se em estação, e frequentemente ocorre no parto. Em cães, o processo de epifisiólise pode afetar o processo ancôneo da ulna, resultando em uma condição conhecida como *não união do processo ancôneo*. Isso pode ocorrer como um aspecto de uma condição conhecida como *síndrome da displasia do cotovelo*, a qual inclui um ou mais dos seguintes: OCD do côndilo medial do úmero, fragmentação do processo coronoide medial, e não união do processo ancôneo. A incongruidade do cotovelo (encurtamento da ulna com relação ao rádio secundário a lesões na placa de crescimento ulnar distal) é reconhecida como a principal causa para as manifestações da displasia de cotovelo. Como estas lesões foram primariamente estudadas em seus estágios crônicos, a natureza da lesão inicial é incerta; entretanto, há grande suspeita que ocorram secundariamente a uma extensa área, ou áreas multifocais coalescentes, de osteocondrose fisária.

Uma doença semelhante, conhecida como *displasia fisária com deslizamento da epífise da cabeça femoral*, é descrita em gatos jovens, mais comumente em machos castrados em sobrepeso. As placas de crescimento nestes gatos estão alargadas e parecem permanecer abertas por mais tempo que o esperado. Histologicamente, as placas de crescimento possuem uma aparência desorganizada na qual os condrócitos estão presentes em agrupados, em vez de colunas, e são separados por quantidades variáveis de matriz extracelular. Surgiu a hipótese de que esta lesão displásica pode estar presente em todas as placas de crescimento em animais afetados, mas as fraturas ocorrem somente em locais (p. ex. cabeça femoral) onde forças de cisalhamento ocorrem durante o apoio do peso. Fraturas transfisárias que ocorrem secundariamente a esta condição são distinguidas histologicamente de fraturas traumáticas pela presença de agregados irregulares de condrócitos, separados por matriz extracelular em abundância nos lados epifisário e metafisário no local de separação fisária, e não pela retenção de arranjo linear de condrócitos em ambos os lados da placa de crescimento (fratura traumática). A osteocondrose é raramente relatada em gatos, e as alterações histológicas nas placas de crescimento afetadas e contralaterais são mais características de uma displasia fisária (um processo difuso que afeta toda a fise) do que uma osteocondrose (lesões fisárias focais a multifocais) nesta espécie.

Vários tipos de condições subjacentes podem resultar em fechamento parcial da fise, causando uma deformidade angular de membros no membro afetado. Esta condição é mais comum em equinos, no quais usualmente ocorre secundariamente a lesões da osteocondrose fisária. Outras causas incluem trauma e inflamação da placa de crescimento e/ou trabéculas primárias.

Placa de crescimento: Macroscopicamente, há uma fissura/fratura horizontal através da fise com separação completa ou parcial da epífise a partir da metáfise. Em gatos, a cartilagem fisária remanescente está displásica, conforme descrito anteriormente (arranjo desorganizado de condrócitos com separação por quantidades variáveis de matriz extracelular). Em fissuras que ocorrem secundariamente à osteocondrose, a cartilagem fisária remanescente no lado metafisário da placa de crescimento contém áreas de atraso da ossificação endocondral. A cronicidade das lesões (com alterações secundárias concomitantes) complica sua interpretação.

Osso trabecular: A resposta ao osso trabecular na epifisiólise é característica de uma reação ao trauma e fratura, e inclui mielofibrose, proliferação de osso não lamelar reativo e presença de quantidades variáveis de hemorragia e fibrina.

Osso cortical: Não existem alterações primárias no osso cortical por esta condição; qualquer lesão que ocorra seria secundária à utilização mecânica alterada.

Mielopatia Vertebral Cervical. A mielopatia estenótica vertebral cervical, algumas vezes chamada de "síndrome de Wobbler", é uma neuropatia de equinos e cães (usualmente raças gigantes) que ocorre secundariamente à compressão estática ou dinâmica da medula espinhal por vértebras cervicais desenvolvidas de forma anormal. Esta compressão pode ser constante como resultando da estenose anatômica do canal espinhal/vertebral, chamada de *estenose estática vertebral cervical* (EEVC), ou pode ocorrer somente durante o movimento (usualmente flexão), a qual é chamada de *instabilidade vertebral cervical* (IVC). A EEVC envolve as vértebras cervicais caudais menos móveis, principalmente C5-C6 e C6-C7, e mais comumente afeta equinos mais velhos (geralmente de 1 a 4 anos de idade). Ao contrário, as lesões de medula espinhal da IVC são centradas em vértebras cervicais craniais mais móveis, principalmente em C3-C4 e C4-C5, em equinos mais jovens (6 a 15 meses de idade). Em ambas as síndromes, a localização anatômica da lesão por exame neurológico, mielografia, ou tomografia computadorizada é muito útil ao patologista. Em equinos puro-sangue e Standardbred, e em cães, a compressão estática é usualmente o resultado de um estreitamento macroscopicamente apreciável do canal espinhal, de caudal a cranial dentro de um único corpo vertebral que quase que certamente ocorre durante o desenvolvimento (Fig. 16-45). Em equinos quarto de milha adultos, a hiperplasia e metaplasia fibrocartilaginosa localizadas do ligamento

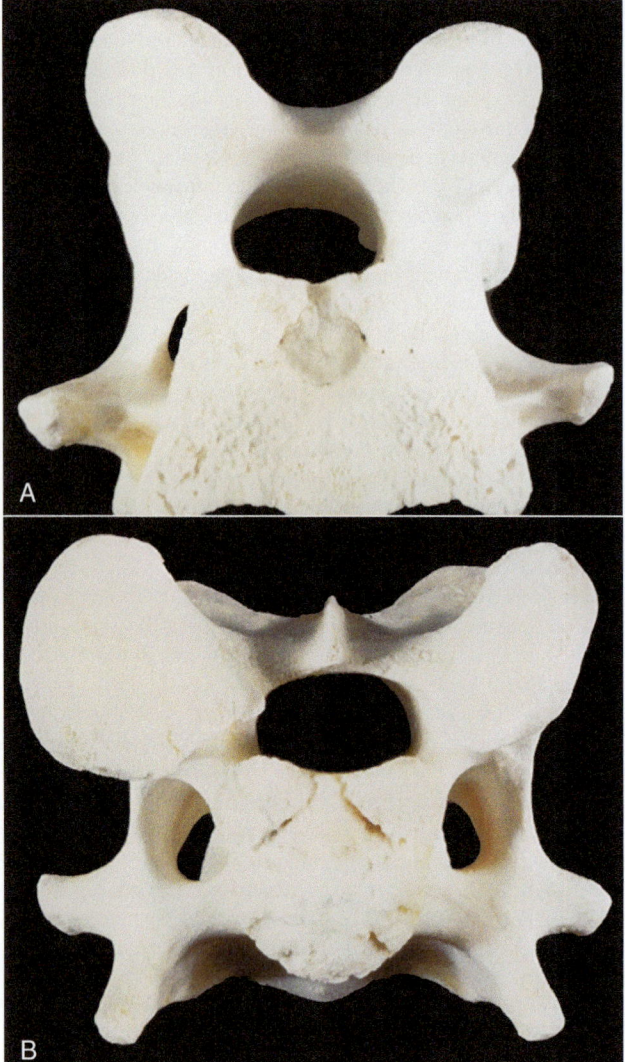

Figura 16-45 Estenose Estática, Osso, Vértebra Cervical, Espécime Macerado, Equino. A, Aspecto caudal. **B,** Aspecto cranial. Note o estreitamento do canal espinhal, do sentido caudal ao cranial. (Cortesia da University of Minnesota Veterinary Diagnostic Laboratory Archives.)

amarelo (o ligamento entre as lâminas dorsais), provavelmente ocorrendo secundariamente à irritação mecânica crônica e/ou trauma, podem protruir em direção ao canal espinhal causando compressão estática da medula espinhal e sinais clínicos bastante semelhantes.

As lesões associadas à compressão dinâmica da medula espinhal são mais variáveis e menos definitivas porque lesões idênticas frequentemente estão presentes em animais assintomáticos. Em equinos, as lesões mais comuns são aquelas da osteocondrose (ver discussão anterior) das facetas cervicais. A osteocondrose pode causar desenvolvimento anormal e assimétrico das facetas ou epífises vertebrais craniais anormalmente grandes. Em ambas as lesões, o aspecto dorsal do corpo vertebral pode comprimir o aspecto ventral da medula espinhal durante a flexão, causando isquemia transitória. Tal compressão pode inicialmente causar déficits funcionais sem lesões na medula espinhal, mas também pode progredir para degeneração Walleriana notável. A frequência da osteocondrose das vértebras cervicais em equinos clinicamente normais é a mesma que em equinos com sinais clínicos de IVC; entretanto, a severidade é pior nestes últimos casos. Além disso, a frequência e severidade das lesões da osteocondrose no esqueleto apendicular são maiores em equinos com sinais clínicos de IVC, apoiando ainda mais a hipótese que a osteocondrose pode ser uma importante causa de base para esta condição.

Doenças Ósseas Metabólicas

As doenças ósseas metabólicas são distúrbios esqueléticos sistêmicos que possuem geralmente origem nutricional, endócrina ou tóxica (Tabela 16-1) e ocorrem tanto em esqueletos em crescimento quanto em adultos. Doenças ósseas metabólicas são frequentemente chamadas de *osteodistrofias*, o qual é um termo geral que implica formação óssea defeituosa. As clássicas são osteoporose, osteodistrofia fibrosa, raquitismo e osteomalácia. Estes termos implicam lesões patológicas específicas, que podem ocorrer devido a diversas causas. Além disso, diferentes osteodistrofias podem coexistir no mesmo esqueleto. De fato, a maioria das deficiências nutricionais em animais domésticos são múltiplas, relativamente discretas, e não causam lesões "clássicas" que ocorrem sob condições experimentais.

Osteoporose. A osteoporose é uma doença na qual o osso sofre fraturas secundariamente a uma redução na densidade ou massa óssea (Fig. 16-46). O osso presente, embora reduzido em quantidade, está normalmente mineralizado. Quando há redução da massa óssea, mas sem doença clínica (fraturas), o termo *osteopenia* é mais apropriado; entretanto, assim que as fraturas ocorrem, a doença é chamada de *osteoporose*. Na osteoporose senil em seres humanos, além da diminuição da densidade óssea, a taxa de substituição do osso está reduzida, permitindo o acúmulo de microfraturas (pequenas fissuras no osso visíveis somente microscopicamente). Estas microfraturas, sobrepostas à redução da massa óssea, tornam o osso mais frágil do que o previsto pela redução da massa óssea por si só. Em animais em crescimento, a osteoporose é potencialmente reversível; entretanto, em adultos a perda de osso trabecular é geralmente considerada como permanente. Embora a osteoporose afete tanto o osso cortical quanto o trabecular, a perda deste ocorre mais precocemente por conta de sua maior área de superfície, a qual cria uma maior oportunidade para reabsorção óssea osteoclástica. Embora a espessura e densidade do osso cortical geralmente determine a força óssea, o osso trabecular contribui significativamente à força óssea em algumas localizações, incluindo o colo femoral, corpos vertebrais e rádio distal em seres humanos, explicando assim o motivo pelo qual fraturas osteoporóticas ocorrem mais comumente nestas localizações. As causas de osteopenia incluem deficiência de cálcio, inanição, sedentarismo, hipogonadismo e administração crônica de glicocorticoides. A deficiência de cálcio pode resultar em hipocalcemia, a qual é compensada por um aumento na liberação de PTH, resultando em aumento da reabsorção óssea. A inanição e desnutrição podem causar o cessamento do crescimento e osteoporose, principalmente por conta da redução da formação óssea resultante de deficiências de proteínas e minerais. A redução da atividade física (osteoporose por desuso ou imobilização) causa aumento da reabsorção óssea e diminuição da formação óssea. Esta perda de osso pelo desuso pode ser mediada por alterações na atividade piezoelétrica, potenciais de disseminação e receptores de estiramento que são capazes de detectar a diminuição da utilização mecânica do esqueleto. A perda de massa óssea associada à paralisia em longo prazo ou imobilização não é necessariamente progressiva; em vez disso, o esqueleto se estabiliza em um novo (reduzido) nível. A osteoporose pós-menopausa é uma doença comum e importante em seres humanos, e ocorre principalmente devido à diminuição das concentrações de estrógenos. A osteopenia associada à redução de estrógenos pela atrofia ovariana ou ovariectomia parece ser maior em animais com ciclos estrais que se estendem por todo o ano (p. ex. rato, suíno, primata), em vez de ciclos sazonais.

Placa de crescimento: Lesões na placa de crescimento não são esperadas na osteoporose a menos que a doença esteja relacionada com disfunção pituitária ou desnutrição calórica proteica, em tal caso que a placa de crescimento estaria reduzida em espessura.

Osso trabecular: As trabéculas se tornam mais delgadas, em número menor, e desenvolvem perfurações que atravessam toda a espessura

Tabela 16-1	Doença Óssea Metabólica	
Doença	**Características**	**Causas**
Osteoporose	Redução da massa óssea: ossos porosos, delgados e frágeis	Desnutrição calórica proteica, imobilização, deficiência dietética de cálcio, excesso de glicocorticoides, deficiência estrogênica ou androgênica e idade avançada
Osteomalácia (animais adultos)	Diminuição da mineralização óssea (acúmulo de osteoide): ossos moles	Deficiência de vitamina D, deficiência de fósforo
Raquitismo (animais em crescimento)	Diminuição da mineralização óssea (acúmulo de osteoide): ossos moles; zona hipertrófica espessada da placa de crescimento (falha da ossificação endocondral)	Deficiência de vitamina D, deficiência de fósforo
Osteodistrofia fibrosa	Diminuição da massa óssea e aumento da maleabilidade do osso devido à reabsorção e substituição por tecido fibro-ósseo	Hiperparatireoidismo 1. Primário: adenoma funcional de células principais da glândula paratireoide 2. Paraneoplásico: proteína relacionada ao hormônio da paratireoide (e possivelmente também interleucina-1 [IL-1] e fatores de transformação de crescimento α e β [TGF-α e TGF-β]) secretada por neoplasias, como o adenocarcinoma de glândulas apócrinas do saco anal 3. Secundário nutricional: por dietas pobres em cálcio e ricas em fósforo 4. Secundário renal: pela falha do rim em secretar fósforo e redução da síntese de 1,25-diidroxivitamina D

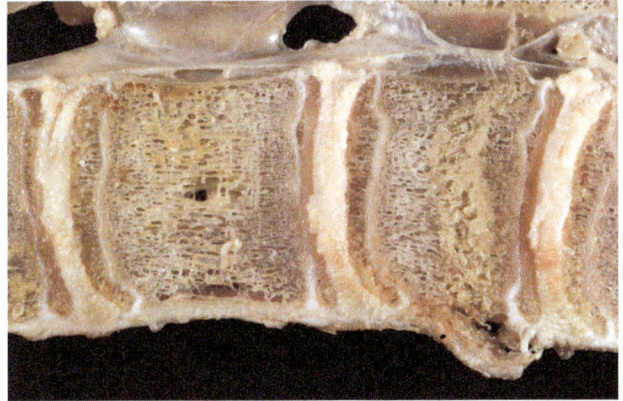

Figura 16-46 **Osteoporose, Osso, Duas Vértebras Cervicais, Corte Sagital, Equino.** Note os córtex delgados de forma marcante, particularmente dorsalmente. A espessura das trabéculas também foi reduzida, mas isso é de difícil apreciação macroscópica. A vértebra à direita possui uma fratura por compressão, causando encurtamento do comprimento do corpo vertebral entre as placas de crescimento e fratura do córtex ventral. A medula foi removida do espécime a fim de ilustrar as alterações ósseas. (Cortesia do Dr. S.E. Weisbrode, College of Veterinary Medicine, The Ohio State University.)

devido à reabsorção osteoclástica que resulta em perda de continuidade trabecular. Com o passar do tempo, a estrutura normal do osso trabecular (placas em anastomose) é substituída por trabéculas mais amplamente espaçadas e menores, que não se interconectam, mas sejam separadas por espaços medulares. A perda da continuidade trabecular resulta em redução da capacidade das trabecular em suportar estresse.

Osso cortical: O osso cortical se torna fino devido à reabsorção osteoclástica na superfície endosteal, com correspondente aumento da cavidade medular. A porosidade do córtex também aumenta por conta do incremento da reabsorção osteoclástica dentro dos espaços vasculares corticais e sistemas Haversianos e/ou diminuição da atividade osteoblástica. Com o aumento do tempo ou severidade da doença (osteopenia), o tecido resultante pode parecer mais com o osso trabecular do que com o osso cortical (Fig. 16-47). Em casos severos,

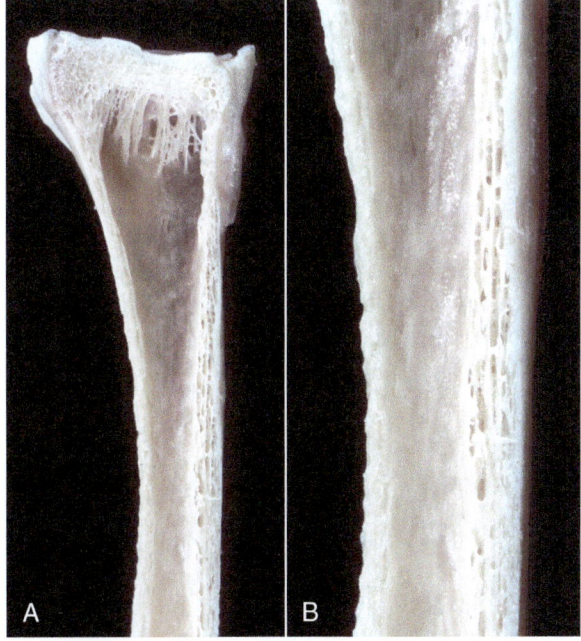

Figura 16-47 **Osteopenia, Osso, Metatarso, Ovelha. A,** Há marcante redução no número e comprimento das trabéculas metafisárias. **B,** O córtex cranial (*direita*) está poroso de forma marcante (trabeculado), e o córtex caudal (*esquerda*) está delgado. A medula foi removida do espécime. (Cortesia do Dr. S.E. Weisbrode, College of Veterinary Medicine, The Ohio State University.)

a perda de osso cortical resulta em um aumento da susceptibilidade a fraturas.

Raquitismo e Osteomalácia. A falha na mineralização com subsequentes deformidades ósseas e fraturas é chamada de *raquitismo* no esqueleto em crescimento e *osteomalácia* (osso mole) no adulto. O raquitismo é uma doença do osso e cartilagem epifisária (crescimento) em animais imaturos, enquanto a osteomalácia é uma enfermidade de adultos na qual as lesões estão confinadas ao osso. Animais afetados apresentam dor óssea, fraturas patológicas e deformidades, como cifose e escoliose.

As causas mais comuns de raquitismo e osteomalácia são deficiências de vitamina D ou fósforo. Entretanto, ambos os distúrbios podem ocorrer na doença renal crônica e na fluorose crônica. A deficiência dietética de fósforo não é comum, mas pode ocorrer em herbívoros que pastam em pastos deficientes em fósforo. Animais com deficiência de fósforo frequentemente apresentam hiporexia, sem vitalidade e possuem queda da performance reprodutiva. Devido à comum adição desta vitamina em dietas comerciais, a deficiência de vitamina D é rara em animais domésticos além de primatas do Novo Mundo (nos quais a vitamina D_2 parece ser menos ativa do que a vitamina D_3) e répteis que se banham ao sol (quando mantidos em ambientes fechados). Além disso, animais expostos à luz solar adequada devem ser capazes de sintetizar vitamina D se seus rins estiverem normais. Embora a deficiência de cálcio não seja comumente considerada como uma causa de raquitismo em animais (que não sejam pássaros), estudos em seres humanos fornecem evidências de que alguns casos de raquitismo podem ser atribuíveis à ingestão dietética extremamente baixa de cálcio na presença de ingestão adequada de vitamina D, particularmente em neonatos e crianças jovens (e não em adolescentes). Além disso, níveis baixos de cálcio na dieta sabidamente exacerbam o desenvolvimento de raquitismo por deficiência de vitamina D em crianças. Os mecanismos deste fenômeno não são conhecidos; entretanto, foi demonstrado que camundongos transgênicos sem receptores para vitamina D desenvolvem raquitismo que pode ser corrigido pelo fornecimento de uma dieta rica em cálcio.

Placa de crescimento: As placas de crescimento no raquitismo estão espessadas difusamente e irregularmente em razão da incapacidade da mineralização da matriz cartilaginosa e ossificação endocondral (Fig. 16-48). Esta lesão pode ser evidente nas junções costocondrais como espessamentos proeminentes e nodulares que historicamente foram chamados de *rosário raquítico* devido à semelhança ao cordão de terço de oradores. Este espessamento é aparente macroscopicamente como cartilagem epifisária retida. Microscopicamente, as colunas de condrócitos na placa de crescimento podem parecer de certa forma desorganizadas. Em mamíferos, há um aumento do número de condrócitos na zona de hipertrofia, comparado ao normal, e este aumento pode ser marcante. Ainda é incerto se esta desorganização de condrócitos no raquitismo por deficiência de vitamina D é causado por um efeito primário da ausência de metabólitos da vitamina D (especificamente, 24,25-diidroxivitamina D) ou por uma consequência mecânica da falha da ossificação endocondral. Em razão da inadequada absorção de cálcio, a placa de crescimento raquítica não sofre mineralização. Em mamíferos, quando a mineralização da matriz cartilaginosa não ocorre, os vasos sanguíneos com condroclastos acompanhantes não invadem a fise e o processo de ossificação endocondral não procede.

Osso trabecular: Macroscopicamente e radiograficamente, as metáfises estão "recortadas" no raquitismo em razão da falha na remoção de ossos e cartilagem nas zonas de corte (Fig. 16-48). Matrizes pobremente mineralizadas não podem ser reabsorvidas porque os osteoclastos não podem ser ligar a uma matriz não mineralizada (ver discussão anterior). Microscopicamente, as superfícies do osso trabecular no raquitismo e osteomalácia contêm quantidades excessivas de osteoide (matriz não mineralizada) (Fig. 16-49). Como os osteoclastos não são capazes de aderir ou reabsorver o osteoide, o modelamento e remodelamento ósseo estão prejudicados. A hipocalcemia pode ocorrer concomitantemente à deficiência de vitamina D, e lesões de hiperparatireoidismo secundário (osteodistrofia fibrosa [ver discussão posterior]) também podem ocorrer.

Osso cortical: Macroscopicamente, o osso cortical pode parecer normal ou o osso amolecido pode estar deformado por apoio do peso. Em casos severos, os ossos estão tão moles que eles podem ser cortados por um canivete. Microscopicamente, várias superfícies endocorticais e trabeculares no córtex contêm amplos encaixes de osteoide não mineralizado. O osso em osteomalácia está susceptível ao acúmulo de microfraturas em razão do distúrbio de remodelamento e modelamento secundário à incapacidade dos osteoclastos se ligarem a superfícies cobertas por osteoide.

Osteodistrofia Fibrosa. A osteodistrofia fibrosa é o nome dado às lesões esqueléticas que resultam do hiperparatireoidismo primário, hiperparatireoidismo secundário e pseudo-hiperparatireoidismo (também conhecido como hipercalcemia humoral da malignidade). Estes distúrbios são caracterizados por aumento e disseminação da reabsorção osteoclástica do osso e substituição por tecido fibro-ósseo primitivo, o que resulta em uma estrutura óssea enfraquecida. As

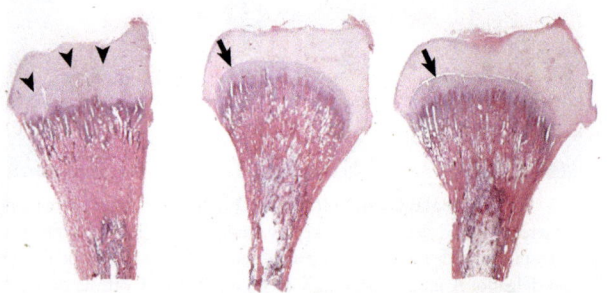

Figura 16-48 Deficiência de Vitamina D (Experimental), Osso, Tíbia, Galinha. Espécime esquerdo: tíbia raquítica; espécimes do meio e da direita: galinha normal e uma galinha alimentada com uma dieta deficiente em vitamina D suplementada com calcitriol. Os últimos dois espécimes parecem normais e são indistinguíveis um do outro. A placa de crescimento no pássaro raquítico está espessada. As *pontas de seta* indicam a junção entre a placa de crescimento e a cartilagem epifisária. A metáfise ainda não sofreu modelamento ("corte"). Nos ossos de aparência normal, note a diminuição da metáfise (zona de "corte") e a espessura da placa de crescimento. Nestas galinhas normais, a fenda (*setas*) que separa a placa de crescimento da cartilagem epifisária é um artefato. Não há centro de ossificação presente na epífise, o que é normal em frangos jovens. Coloração por HE. (Cortesia do Dr. L. Nagode.)

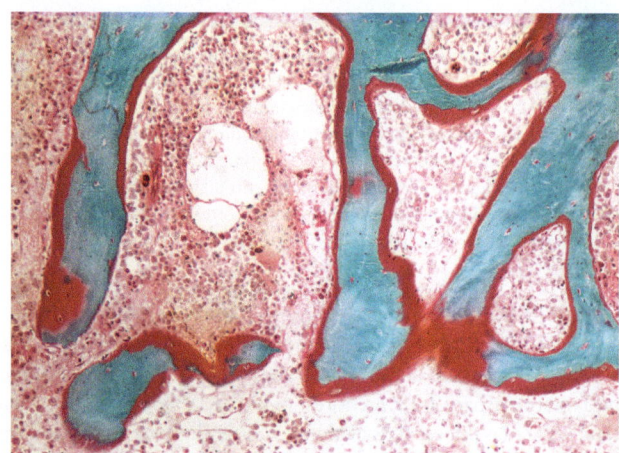

Figura 16-49 Osteomalácia, Osso, Corte Transverso, Metáfise, Trabéculas, Ser Humano. Esta pessoa apresentou osteomalácia secundária à má absorção de vitaminas lipossolúveis (incluindo vitamina D) associada à gastrectomia. Este corte não foi desmineralizado e foi corado para demonstrar a diferença entre o osteoide (*vermelho*) e osso completamente mineralizado (*azul esverdeado*). Normalmente, não mais que 10% das superfícies trabeculares devem estar cobertas por junções de osteoides; entretanto, neste caso, quase todas as superfícies estão cobertas por osteoide. Coloração de tricrômio de Goldner. (Cortesia do Dr. S.E. Weisbrode, College of Veterinary Medicine, The Ohio State University.)

sequelas incluem claudicação, fraturas patológicas e deformidades. Conforme descrito previamente, os osteoblastos — mas não os osteoclastos — possuem receptores para PTH e respondem aumentando a produção de RANKL e diminuindo a secreção de OPG. As células estromais da medula óssea também possuem receptores para PTH, e quando o hormônio é expresso constantemente em altos níveis, estas células se diferenciam em fibroblastos. Paradoxalmente, a administração intermitente (versus contínua) de PTH possui o efeito oposto sobre o osso (aumento do número de osteoblastos e aumento da formação óssea) e é utilizada clinicamente em seres humanos para o tratamento de osteoporose.

Em animais domésticos, o hiperparatireoidismo primário, que inclui o adenoma funcional de paratireoide, carcinoma de paratireoide e hiperplasia bilateral idiopática de paratireoide, é raro. O hiperparatireoidismo secundário é mais comum e pode ter origem nutricional ou renal. O hiperparatireoidismo nutricional é causado por fatores dietéticos que tendem a diminuir a concentração de cálcio sérico ionizado, à qual as glândulas paratireoides respondem pelo aumento da liberação de PTH. O hiperparatireoidismo nutricional é mais comum em animais jovens e em crescimento, que são alimentados com rações que são deficientes em cálcio e possuem um excesso relativo de fósforo. Rações de grãos de cereais não suplementadas fornecidas a suínos, todas as dietas derivadas de carne fornecidas a cães e gatos, e farelo fornecido a equinos são exemplos de dietas pobres em cálcio e ricas em fósforo que podem causar hiperparatireoidismo secundário nutricional e, eventualmente, osteodistrofia fibrosa. O aumento das concentrações de fósforo na dieta é importante para a evolução da osteodistrofia fibrosa, talvez pela interferência com a absorção intestinal de cálcio. O pseudo-hiperparatireoidismo também é conhecido como hipercalcemia humoral da malignidade e é discutido no Capítulo 12.

Placa de crescimento: Não são esperadas lesões na placa de crescimento ou CCAE.

Osso trabecular: As trabéculas são substituídas por espículas irregulares de osso não lamelar que são separadas por quantidades variáveis de tecido conjuntivo fibroso e são acompanhadas por diversos osteoclastos. A proliferação osteoblástica pode ser marcante, mas é ineficaz e pouco osteoide é produzido. A proliferação de tecido fibroso no espaço medular é usualmente marcante, mas pode ser sutil nos estágios iniciais, consistindo de somente duas ou três camadas de fibroblastos entre as células de revestimento ósseo e o espaço medular (Fig. 16-50; reabsorção encapsulada). Em casos severos, a cavidade medular é preenchida por tecido fibroso.

Osso cortical: A reabsorção óssea e substituição por tecido fibroso pode ser tão extensa que o osso se torna maleável. Clinicamente e em exames *post-mortem*, ossos severamente afetados podem ser dobrados em um ângulo reto sem sofrerem fraturas. Este resultado, quando afeta a mandíbula, foi chamado de *mandíbula de borracha*. A reabsorção osteoclástica começa na superfície óssea endocortical, mas quaisquer espaços vasculares dentro do osso podem passar por aumento marcante por reabsorção osteoclástica e substituição por tecido fibroso. Na doença avançada, toda a largura do córtex pode ser substituída por osso não lamelar reativo e tecido fibroso. A proliferação do tecido fibroso pode ser tão exuberante que a dimensão externa do osso está aumentada (Figs. 16-51, 16-52 e 16-53). Esta lesão é mais comum no maxilar e mandíbula e pode refletir a resposta do osso enfraquecido ao intenso estresse mecânico da mastigação.

Hiperparatireoidismo Secundário Renal (Osteodistrofia Renal). Ver Distúrbios dos Cães.

Inflamação

Inflamação Infecciosa. A inflamação do osso é chamada de *osteíte*. A *periostite* é o termo apropriado se o periósteo estiver envolvido, e a *osteomielite* é o termo apropriado se a cavidade medular (e medula óssea) do osso estiver envolvida (Tabela 16-2). Estas condições ocorrem juntas geralmente e podem causar risco de morte, necessitando de um diagnóstico precoce e tratamento vigoroso. Eles frequentemente envolvem a necrose simultânea e remoção do osso, e a produção compensatória de novo osso, ocorrendo durante um período prolongado de tempo. A inflamação infecciosa do osso em animais é usualmente causada por bactérias. A osteomielite bacteriana hematógena é incomum em cães e gatos, mas é comum em potros neonatos e animais utilizados para produção de alimentos e fibras. Uma ampla gama de bactérias Gram-positivas e Gram-negativas é responsável pela osteomielite hematógena em bezerros e potros. *Trueperella* (anteriormente conhecida como *Arcanobacterium*) *pyogenes* e outras bactérias piogênicas (*Streptococcus* spp. e *Staphylococcus* spp., por exemplo) e *Salmonella* spp., *Escherichia coli* e outros coliformes estão dentre os microrganismos mais comuns que causam osteomielite hematógena. *Staphylococcus intermedius* é a causa mais comum de osteomielite hematógena em cães.

A *discoespondilite* ("espondil" = espinha/corpo vertebral) se refere a uma infecção (inflamação) do disco intervertebral com osteomielite concomitante de vértebras contíguas (Fig. 16-78). A disseminação hematógena das bactérias (lista semelhante àquela previamente

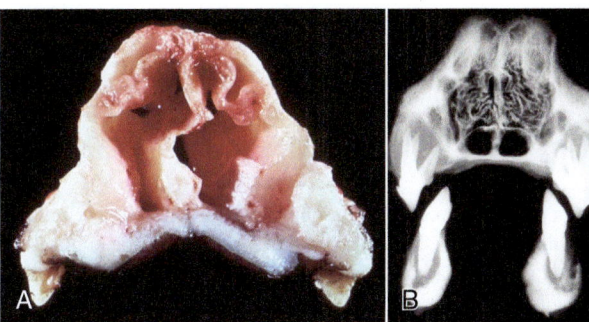

Figura 16-51 Osteodistrofia Fibrosa, Osso, Maxila. A, Maxila, corte transverso, equino. Tecido fibro-ósseo em proliferação e mal organizado na maxila distorceu e estendeu seu contorno lateralmente e comprimiu a cavidade nasal medialmente. Note a ausência de osso normal. **B,** Radiografia, osteodistrofia fibrosa renal, cão. Note a redução da densidade óssea (radiodensidade) do osso não lamelar e tecido fibroso proliferativos que substituíram os ossos maxilares preexistentes. Corte transverso em placa *post-mortem*. (**A** Cortesia do Dr. W. Crowell, College of Veterinary Medicine, The University of Georgia; e Noah's Arkive, College of Veterinary Medicine, The University of Georgia. **B** Cortesia do Dr. S.E. Weisbrode, College of Veterinary Medicine, The Ohio State University.)

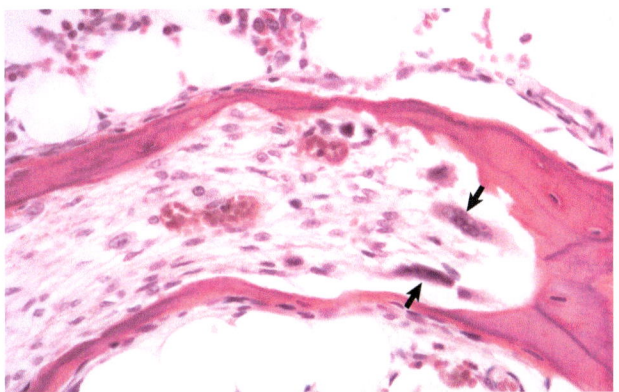

Figura 16-50 Reabsorção em Túnel (Dentro de uma Trabécula), Osteodistrofia Fibrosa, Osso, Corte Longitudinal, Cão. Osteoclastos (*setas*) reabsorveram a porção central da trabécula, e este tecido está sendo substituído por tecido fibroso em vez de ósseo. Coloração por HE. (Cortesia do Dr. S.E. Weisbrode, College of Veterinary Medicine, The Ohio State University.)

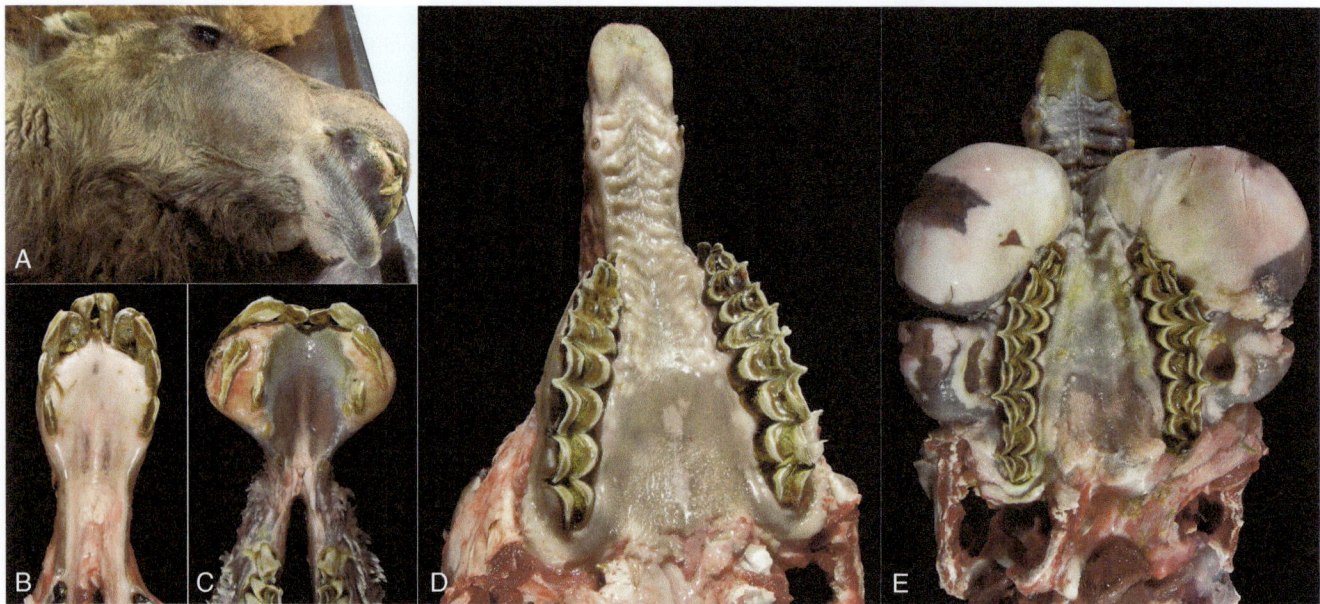

Figura 16-52 **Osteodistrofia Fibrosa, Osso, Maxila e Mandíbula, Camelo Dromedário. A,** Maxila e mandíbula edemaciadas do camelo afetado com dentes incisivos mandibulares deslocados, aspecto lateral direito. **B,** Projeção dorsoventral da mandíbula do camelo não afetado. **C,** Projeção dorsoventral da mandíbula rostral afetada demonstrando proliferação fibro-óssea e dentes incisivos deslocados. **D,** Projeção ventrodorsal da maxila rostral não afetada. **E,** Projeção ventrodorsal da maxila afetada demonstrando aumento localmente extenso marcante. (**A, C e E** Cortesia dos Dr. A.G. Armién, Dr. E.J. Olson e Dr. N.A. Robinson, College of Veterinary Medicine, University of Minnesota. **B e D** Cortesia dos Dr. J.A. Dykstra e Dr. A. Wuenschmann, College of Veterinary Medicine, University of Minnesota.)

Tabela 16-2	Lesões da Doença Articular Inflamatória		
Tempo/Exsudato	**Líquido Sinovial**	**Membrana Sinovial**	**Cartilagem Articular**
Supurativa aguda	Viscosidade reduzida Neutrófilos	Hiperemia Edema	Sem lesões
Supurativa subaguda	Viscosidade reduzida Neutrófilos	Hiperplasia Inflamação linfoplasmocítica	Geralmente sem lesões
Supurativa crônica	Viscosidade reduzida Neutrófilos	Hiperplasia Inflamação linfoplasmocítica Fibrose	Erosão Ulceração
Fibrinosa aguda	Viscosidade reduzida Fibrina	Hiperemia Edema	Sem lesões
Fibrinosa subaguda	Viscosidade reduzida Fibrina	Hiperplasia Inflamação linfoplasmocítica	Usualmente sem lesões
Fibrinosa crônica	Viscosidade reduzida Fibrina	Hiperemia Inflamação linfoplasmocítica Fibrina Pannus	Erosão Ulceração Pannus

descrita para osteomielite, com inclusão da *Brucella canis*) é uma das causas mais comuns. Infecções vertebrais causadas por migração de farpas da grama estão frequentemente associadas a infecções bacterianas mistas.

Fungos, vírus e protozoários também podem causar lesões ósseas. Agente micóticos, como *Coccidioides immitis* e *Blastomyces dermatitidis*, frequentemente se disseminam por via hematógena até o osso, ocasionando osteomielite (pio)granulomatosa, acompanhada por lise óssea e formação irregular de novo osso. Os vírus da cólera dos javalis (febre suína clássica; pestivírus) e hepatite infecciosa canina (adenovírus canino tipo 1 [CAV-1]) podem causar dano endotelial, resultando em hemorragia metafisária, necrose e inflamação aguda. A localização óssea do vírus da cinomose canina lesa os osteoclastos, resultando em distúrbio do modelamento metafisário e causando o surgimento de uma malha de retardo de crescimento (descrita anteriormente).

Uma variante do vírus da leucemia felina (FeLV) tem sido associada à mieloesclerose (aumento da densidade medular óssea) em gatos; entretanto, nem o vírus da cinomose canina ou o vírus da leucemia felina causa inflamação do osso. A hepatozoonose canina causada pelo *Hepatozoon americanum* (um organismo protozoárico apicomplexa) é uma doença emergente de cães transmitida por carrapatos na América do Norte. Além da característica miosite esquelética e cardíaca, há formação de novo osso periosteal disseminada (proliferação) em vários cães afetados. Acredita-se que as citocinas elaboradas pelo animal em resposta à infecção estão envolvidas, e as lesões ósseas foram atribuídas à estimulação periosteal por fatores humorais em vez de locais.

Placa de crescimento: Cartilagem epifisária (Fig. 16-54) (cartilagem da epífise que ainda tem de sofrer ossificação endocondral) e a cartilagem fisária podem sofrer erosão pela invasão da inflamação oriunda do osso adjacente ou sofrer embolização bacteriana direta através de vasos

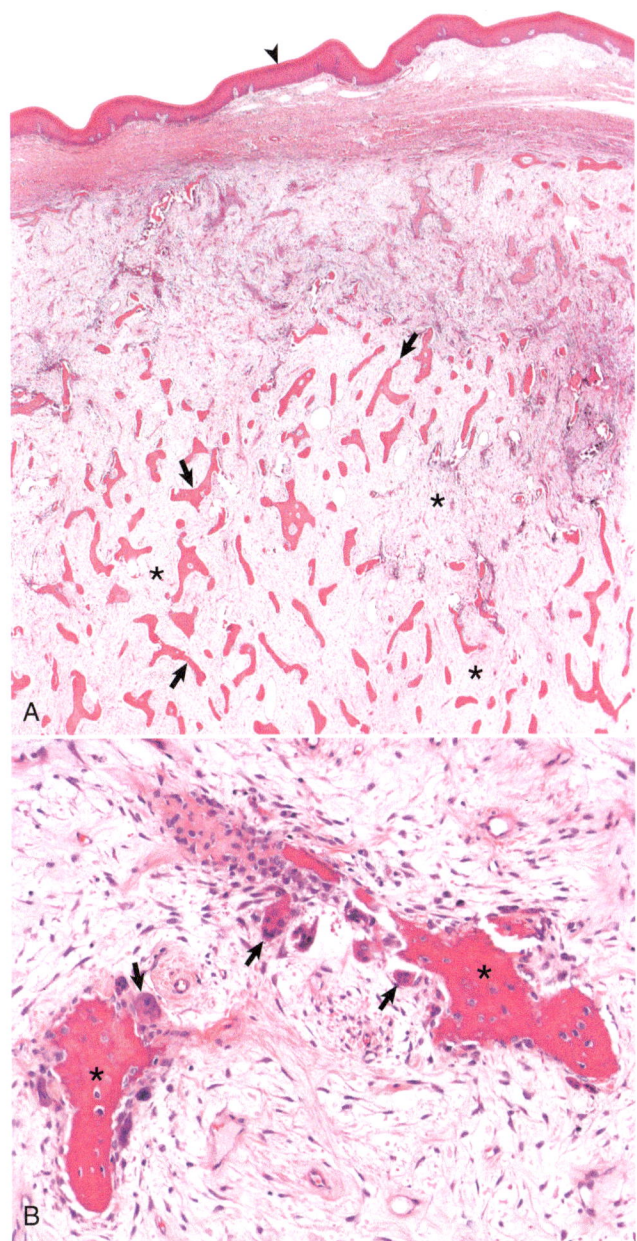

Figura 16-53 Osteodistrofia Fibrosa, Osso, Maxila, Camelo Dromedário.
A, Diversas pequenas trabéculas ósseas (*setas*) separadas por tecido conjuntivo fibroso frouxo (*asteriscos*) que preenchem os espaços medulares. Mucosa oral (*ponta de seta*) reveste a superfície superior do tecido. **B,** Formação de novo osso primitivo (*asteriscos*) acompanhada por diversos osteoclastos (*setas*) dentro de lacunas de reabsorção/erosão e cercadas por tecido conjuntivo fibrovascular frouxo. (Cortesia dos Dr. C.S. Carlson e Dr. E.J. Olson, College of Veterinary Medicine, University of Minnesota.)

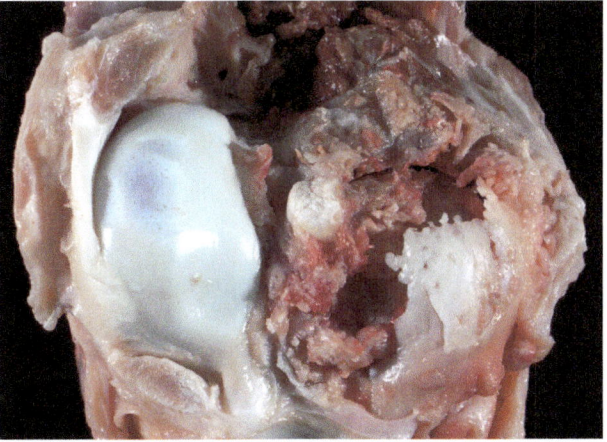

Figura 16-54 Epifisite Embólica (Supurativa), Osso, Fêmur Distal, Potro.
Êmbolos bacterianos no complexo cartilagem articular-epifisário (CCAE) causaram inflamação supurativa que destruiu o osso subcondral e a cartilagem articular sobrejacente do côndilo direito. (Cortesia do Dr. S.E. Weisbrode, College of Veterinary Medicine, The Ohio State University.)

sanguíneos dos canais cartilaginosos ou vasos metafisários em locais de ossificação endocondral (ver a seção sobre Portais de Entrada). A cartilagem de crescimento pode parecer espessada secundariamente à osteomielite em razão do distúrbio da ossificação endocondral causada pelo processo inflamatório e resultante incapacidade de substituir cartilagem por osso. Em animais em crescimento, a cartilagem articular pode sofrer lise por extensão da osteomielite a partir da cartilagem epifisária subjacente do CCAE, uma lesão que pode ser confundida com artrite primária (Fig. 16-34).

Osso trabecular: A composição do exsudato na osteomielite metafisária é determinada pelo agente infeccioso e tipicamente é purulenta em infecções bacterianas em animais domésticos. O exsudato na cavidade medular aumenta a pressão intramedular e pode causar compressão de vasos sanguíneos, resultando em trombose e infarto da gordura intramedular, medula hematopoiética e osso. Em áreas de inflamação, a reabsorção óssea é mediada principalmente por osteoclastos que são estimulados por prostaglandinas e citocinas liberadas pelo tecido local e células inflamatórias. A redução do fluxo sanguíneo através dos grandes vasos também promove reabsorção óssea osteoclástica, possivelmente pela alteração das cargas eletrostáticas no osso. Enzimas proteolíticas liberadas pelas células inflamatórias e ativação das metaloproteinases de matriz pelo ambiente ácido da inflamação também auxiliam a reabsorção da matriz. A falta de drenagem e persistência do agente ofensivo em áreas de osso necrótico contam para a cronicidade do processo, o qual pode continuar durante anos. A inflamação na cavidade medular também pode penetrar em direção e através do osso cortical e enfraquecer o periósteo, onde pode prejudicar ainda mais o suprimento sanguíneo ao osso no forame nutriente e canal nutriente.

Osso cortical: As lesões envolvendo o osso cortical que ocorrem com osteomielite infecciosa podem variar com base na via de entrada do organismo e natureza dos exsudatos. A lise óssea é esperada após inflamação supurativa e é subperiosteal em casos de bactérias induzidas traumaticamente pelo periósteo e endosteal em casos de osteomielite embólica. A lise dentro do córtex começa dentro dos canais vasculares existentes e pode ocorrer em ambas as vias de entrada. A periostite pode ocorrer por inoculação direta pelo trauma (p. ex. feridas perfurantes) ou por disseminação centrífuga da inflamação a partir da cavidade medular e através do córtex. A periostite bacteriana crônica é caracterizada por diversos bolsões coalescentes de exsudato e áreas de formação de novo osso periosteal irregular e lise cortical. Um exemplo clássico desta entidade é a osteomielite mandibular ou maxilar que ocorre secundariamente à infecção por *Actinomyces bovis*, também conhecida como "mandíbula encaroçada" (Fig. 16-55). Sequelas adicionais de osteomielite incluem extensão da inflamação ao osso adjacente, disseminação hematógena aos outros ossos e a tecidos moles, fraturas patológicas e desenvolvimento de tratos sinusais que penetram o osso cortical e drenam para o exterior (Fig. 16-56). Ocasionalmente, fragmentos de osso morto (*sequestro ósseo*). Os sequestros podem ser formados quando os fragmentos ósseos são contaminados no local de uma fratura exposta, quando os fragmentos em um ponto de fratura se tornam infectados por via hematógena, ou quando os fragmentos de osso necrótico se tornam isolados (e assim avasculares) na osteomielite (Fig. 16-57). Estes

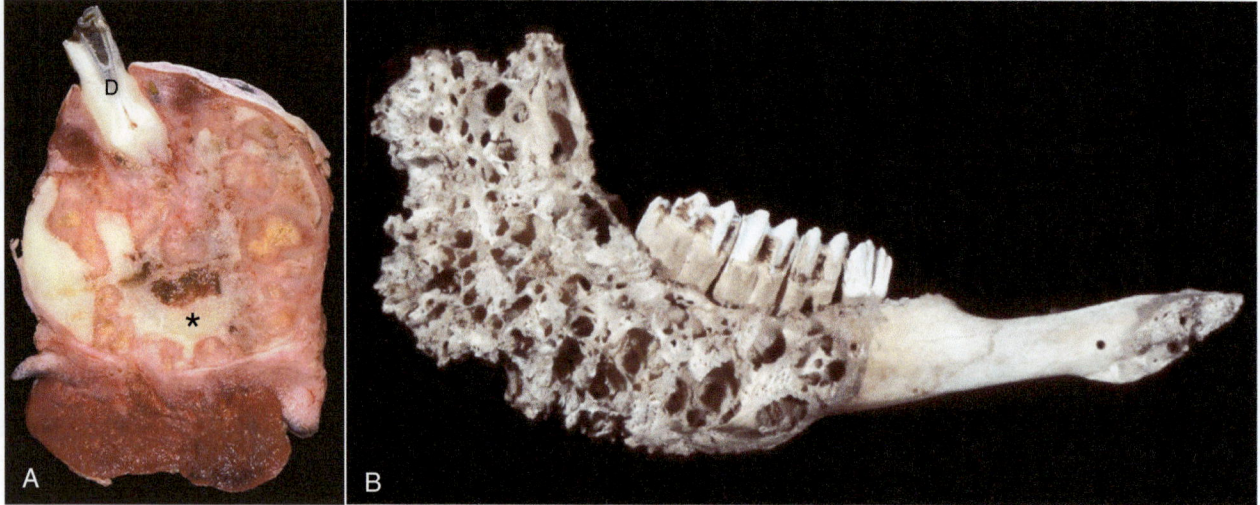

Figura 16-55 **Osteomielite Piogranulomatosa Crônica, Actinomicose (*Actinomyces bovis*), Maxila, "Mandíbula Encaroçada", Vaca. A,** Corte transverso da maxila. Os nódulos aparentes dentro da massa na maxila representam bolsões de inflamação piogranulomatosa que são circundados por tecido fibroso e osso não lamelar (*asterisco*); dente (*D*). **B,** Espécime macerado e descolorado da mandíbula. Note as espículas de osso não lamelar irradiando a partir da mandíbula. Dentro dos espaços formados por este osso reativo estavam nódulos de inflamação piogranulomatosa e colônias de *Actinomyces bovis*. (**A** Cortesia de University of Minnesota Veterinary Diagnostic Laboratory Archive. **B** Cortesia do Dr. S.E. Weisbrode, College of Veterinary Medicine, The Ohio State University.)

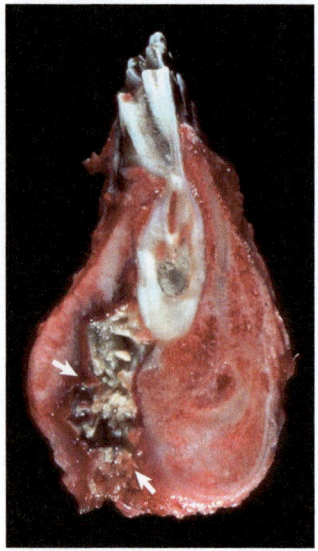

Figura 16-56 **Osteomielite Supurativa Crônica, Osso, Mandíbula, Corte Transverso, Ovelha.** Osteomielite supurativa crônica causou um trato fistuloso (*setas*) que penetra através de toda a espessura dorsoventral da mandíbula. Esta lesão provavelmente começou como uma infecção bacteriana periodontal. (Cortesia do Dr. S.E. Weisbrode, College of Veterinary Medicine, The Ohio State University.)

sequestros e exsudatos associados podem se tornar circundados por um colar denso de osso reativo, o qual é chamado de *invólucro*. A matriz extracelular não é um tecido vivo; portanto, não pode ser reabsorvido em uma área na qual as células (osso ou medula) estão necróticas. Por esta razão, sequestros relativamente grandes podem persistir por longos períodos de tempo e podem interferir com o reparo. Macroscopicamente, eles frequentemente se tornam pálidos e arenosos, e não possuem uma aparência reluzente do osso normal (Fig. 16-57).

Inflamação Não Infecciosa
Osteopatia Metafisária. Ver Distúrbio dos Cães.
Panosteíte. Ver Distúrbios dos Cães.

Necrose Asséptica

A necrose asséptica do osso em seres humanos ocorre em uma série de condições clínicas, incluindo doença vascular oclusiva (infarto ósseo), hiperadrenocorticismo, embolia gordurosa, embolia gasosa, anemia falciforme e neoplasias intramedulares, todas as quais provavelmente resultam em infarto arterial ou venoso do osso (Tabela 16-3). Em animais domésticos, a necrose asséptica do osso tem sido associada a neoplasias intramedulares e várias lesões não neoplásicas, que provavelmente resultam em diminuição do efluxo venoso a partir do osso e aumento da pressão da medula óssea. A utilização em longo prazo de corticosteroides em seres humanos já foi associada à necrose da cabeça femoral em adultos, e esta lesão foi reproduzida experimentalmente em diversas espécies animais (p. ex. camundongos e coelhos).

A aparência macroscópica do osso necrótico varia com a extensão da área afetada e a resposta do corpo a isso. Microscopicamente, a principal característica da necrose óssea é a morte celular e perda de osteócitos a partir de suas lacunas, que devem ser distinguidas de alterações semelhantes que podem ocorrer secundariamente à descalcificação excessiva da amostra.

Após um episódio de isquemia que resulta em infarto, os elementos celulares da medula perdem sua coloração diferencial, e espaços circulares (lipídios represados) surgem dentro de alguns dias. Se a região morta do osso permanecer avascular, o tecido coagulado e a matriz mineralizada podem persistir por algum tempo. Os osteócitos mortos suscitam pouca reação; seus núcleos se tornam picnóticos, mas seu desaparecimento das lacunas é lento e pode não estar completo durante duas a quatro semanas.

A reação ao osso necrótico e reparo dele requer revascularização, a qual está associada à infiltração de macrófagos e invasão por tecido fibroso que avança a partir das margens da lesão. A medula óssea pode eventualmente regenerar inteiramente, ou uma cicatriz pode ser formada e permanecer. A matriz necrótica permanece completamente mineralizada e pode até mesmo "hipermineralizar" em razão da calcificação dos osteócitos mortos e de suas lacunas. Esta mineralização é somente possível se houver vascularização que traga mais cálcio à região. O osso morto é lentamente removido por osteoclastos. A reabsorção do osso necrótico com substituição simultânea por novo osso é chamada de *substituição óssea*. O processo é lento e geralmente

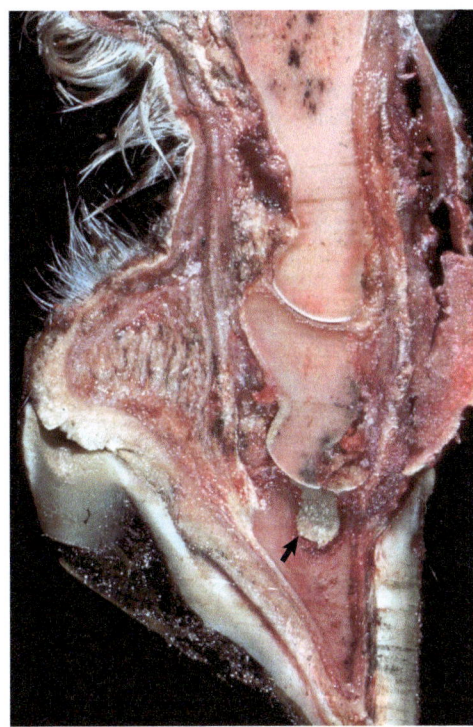

Figura 16-57 Periostite Supurativa e Osteomielite, Falanges, Equino. Trauma ao aspecto dorsal do casco inoculou bactérias no subcutâneo, causando celulite e periostite supurativa e, subsequentemente, osteólise cortical do aspecto dorsal da primeira falange distal e de toda a superfície dorsal da segunda falange. A partir da segunda falange, a infecção se disseminou à articulação interfalangeana distal e então à terceira falange, onde causou osteomielite supurativa, perda de cartilagem articular e formação de um sequestro na porção proximal da terceira falange (*seta*). O tecido viável imediatamente adjacente ao sequestro não é diferente daquele ao qual está mais distante, implicando que neste caso um invólucro (osso reativo circundando o exsudato ao redor do sequestro) não foi formado. (Cortesia do Dr. S.E. Weisbrode, College of Veterinary Medicine, The Ohio State University.)

incompleto. Pequenas áreas de necrose óssea podem não ser detectadas clinicamente ou radiograficamente.

Placa de crescimento: Necrose isquêmica do osso metafisário e medula óssea pode resultar em retenção da cartilagem de crescimento. A necrose metafisária não afetaria diretamente as zonas de condrócitos proliferativos e hipertróficos; entretanto, a espessura fisária aumentaria porque a conversão da cartilagem epifisária em osso pela ossificação endocondral na junção condro-óssea estaria prejudicada. A necrose isquêmica da epífise poderia resultar em fechamento prematuro da placa de crescimento por conta da morte de condrócitos em proliferação, os quais dependem dos vasos sanguíneos epifisários. A ossificação endocondral continuaria normalmente se o suprimento sanguíneo metafisário não fosse afetado, e a placa de crescimento fecharia em razão da incapacidade em gerar novas zonas de proliferação de condrócitos.

Osso trabecular: Nas cabeças femorais de cães jovens e de raças pequenas e miniaturas, a necrose asséptica da cabeça do fêmur está associada a sinais clínicos por conta do colapso da cartilagem articular como resultado da reabsorção do osso subcondral necrótico (doença de Legg-Calvé-Perthes), que ocorre no final do curso da doença. Aparentemente, o infarto inicial é assintomático (Fig. 16-58). A causa do infarto usualmente não é determinada, mas poderia ser causada por compressão venosa ou aumento da pressão dentro da cavidade articular. Esta pressão pode resultar em aumento da pressão intraóssea e necrose óssea. Em casos clínicos de necrose asséptica, o osso morto não é substituído pela substituição óssea, mas é finalmente reabsorvido

e substituído por tecido fibroso. O tecido fibroso não fornece suporte adequado para a cartilagem articular, e a cabeça femoral sofre colapso. Em estágios que precedem a reabsorção completa, é comum, em ossos medulares necróticos revascularizados, que o novo osso reativo seja depositado nas trabéculas do osso necrótico (Fig. 16-59). Este "sanduíche" de osso morto central coberto por osso não lamelar reativo viável pode persistir durante meses e pode dar (em conjunto com a mineralização de osteócitos descrita anteriormente) à região afetada uma aparência radiodensa. Finalmente, em casos clínicos de necrose asséptica da cabeça femoral, mesmo estes focos de novo osso formado sobre o osso morto são reabsorvidos e substituídos por tecido fibroso.

Osso cortical: Grandes áreas de osso cortical necrótico apresentam uma aparência macroscópica seca e arenosa, e o periósteo pode ser removido facilmente. Estas áreas podem permanecer como lesões subclínicas durante anos. A formação dos sequestros quase sempre requer inflamação; a formação dos sequestros após necrose estéril do osso é incomum.

Lesões Proliferativas e Neoplásicas

Surpreendentemente, o osso, como um tecido, oferece pouca resistência a uma neoplasia em expansão ou invasiva, e várias neoplasias esqueléticas são acompanhadas por reabsorção óssea, assim como por formação de novo osso. Dor, hipercalcemia, aumento da atividade sérica da fosfatase alcalina, fraturas patológicas e metástases distantes são outras possíveis manifestações de uma neoplasia esquelética. A formação de novo osso ocorre, pelo menos em parte, em resposta ao estresse mecânico em um córtex enfraquecido e é evidente em neoplasias que possuem um estroma fibroso marcante. Neoplasias com pouco estroma, como o mieloma de plasmócitos e linfoma estão associadas à mínima formação de osso reativo, mesmo que o osso possa ser destruído por severa lise óssea. A destruição óssea associada ao tumor é amplamente realizada por osteoclastos, mas prostaglandinas, citocinas, dejetos metabólicos ácidos e enzimas líticas liberadas por células inflamatórias ou neoplásicas também podem ser responsáveis por reabsorção e formação óssea local. A hipercalcemia, como resultado em parte da reabsorção óssea induzida pela liberação de fatores de reabsorção óssea a partir de neoplasias esqueléticas, é bem documentada e chamada de *hipercalcemia humoral da malignidade* (HHM). Os exemplos melhor conhecidos em animais ocorrem em cães secundariamente ao adenocarcinoma de glândulas apócrinas do saco anal e linfoma de células T, nos quais as células neoplásicas produzem proteína relacionada com o hormônio da paratireoide (PTHrP). Outros tumores incluem o mieloma, leiomiossarcoma e carcinomas de células escamosas (especialmente em equinos); outros efetores humorais de HHM incluem IL-1, TGF-α e TGF-β.

Lesões Não Neoplásicas Proliferativas e Císticas. As lesões não neoplásicas proliferativas e císticas consideradas aqui variam enormemente em sua causa, estrutura e efeito final sobre o hospedeiro. A formação de osso reativo, algumas vezes exuberante, pode ocorrer em reparo de fraturas, osteomielite crônica e doença articular degenerativa na forma de osteófitos periarticulares. Uma *exostose* é um crescimento ósseo benigno e nodular que se projeta para fora da superfície do osso. Um *osteófito* é um crescimento semelhante que ocorre nas margens da articulação diartrodial (móvel). Um *entesófito* é a ossificação de um tendão ou ligamento (formando projeções ósseas anormais) no ponto de sua inserção no osso. Além do osso, estas proliferações podem incluir quantidades variáveis de cartilagem. O componente do osso pode ser não lamelar e/ou lamelar, dependendo da taxa de crescimento e duração da lesão. O termo *hiperostose* costuma ser utilizado para indicar que o diâmetro do osso aumentou e implica espessamento mais uniforme da superfície periosteal em vez da aparência nodular de um osteófitos ou exostose. Uma *enostose* é um crescimento ósseo dentro da cavidade medular, usualmente com

Tabela 16-3	Necrose Óssea	
Causa/Duração da Necrose	**Lesão**	**Significado Clínico**
Necrose asséptica (isquêmica) aguda	Morte de células do osso e medula; estrutura óssea intacta.	Pode ser clinicamente silenciosa.
Necrose asséptica (isquêmica) crônica	1. Se não houver revascularização, o osso morto pode permanecer intacto estruturalmente por um longo período, mas acumulará microfraturas. 2. Se ocorrer revascularização, o osso morto pode ser reabsorvido lentamente e substituído por osso novo. 3. Se ocorrer revascularização, o osso morto pode ser reabsorvido lentamente e NÃO ser substituído por osso, mas sim por tecido fibroso.	1. Pode permanecer clinicamente silenciosa, mas o risco de microfraturas que progridem para fratura clínica completa aumenta com o tempo e utilização mecânica. 2. Pode permanecer clinicamente silenciosa a partir do início da lesão até a conclusão do reparo. 3. Pode causar falha estrutural e colapso do osso (p. ex. necrose idiopática crônica da cabeça femoral).
Necrose séptica aguda	Exsudato, usualmente supurativo, é formado na junção do osso morto e tecido viável com subsequente lise óssea e formação de osso reativo.	Dor causada por citocinas oriundas da inflamação e pressão na cavidade medular e periósteo.
Necrose séptica crônica	1. Se o foco do osso morto for relativamente pequeno, pode ser completamente reabsorvido pelo processo inflamatório e lise óssea osteoclástica; pode haver marcante modelamento ósseo, usualmente com reabsorção predominando e substituição por tecido fibroso; em alguns casos, pode ocorrer excesso de formação. 2. Se o foco de osso morto for relativamente grande, pode ser sequestrado (sequestros) por uma parede periférica de tecido fibroso reativo ou osso reativo (invólucro).	Dor causada por citocinas oriundas da inflamação e pressão na cavidade medular e periósteo; tratos drenantes podem ser formados; a força do osso pode estar diminuída por conta da reabsorção, ou sua função pode ser afetada por exuberante formação de novo osso.

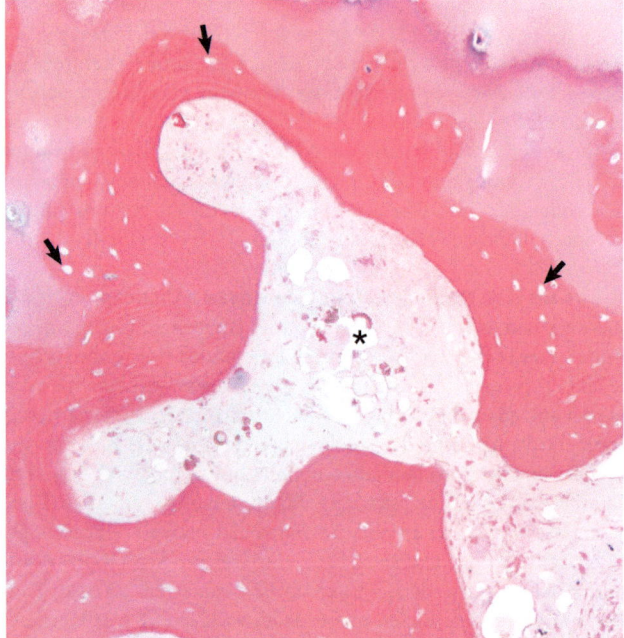

Figura 16-58 Necrose Óssea (Lesão Crônica por Osteocondrose Dissecante), Fêmur, Porção Distal, Ser Humano Adulto. Necrose de osteócitos representada por lacunas de osteócitos vazias (*setas*); espaços medulares preenchidos por debris celulares necróticos (*asterisco*). Coloração por HE. (Cortesia dos Dr. C.S. Carlson e Dr. E.J. Olson, College of Veterinary Medicine, University of Minnesota.)

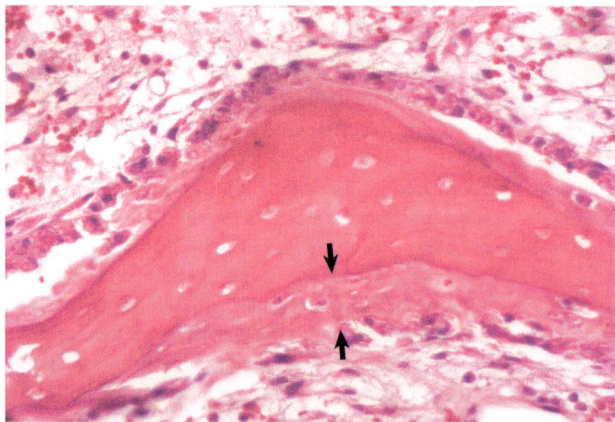

Figura 16-59 Revascularização, Necrose Isquêmica (Experimentalmente Induzida), 1 Mês de Duração, Cabeça Femoral, Osso Epifisário (Esponjoso), Suíno. Osso não lamelar reativo (*entre setas*) foi depositado na superfície do osso necrótico, no qual as lacunas estão vazias ou contêm remanescentes nucleares eosinofílicos pálidos. O tecido de reparo fibrovascular na medula circunda o osso. Coloração por HE. (Cortesia do Dr. S.E. Weisbrode, College of Veterinary Medicine, The Ohio State University.)

origem a partir da superfície cortical-endosteal, e pode resultar em obliteração da cavidade medular. Estas são lesões proliferativas não neoplásicas nas quais o crescimento é raramente contínuo. Algumas exostoses podem ser remodeladas (p. ex. um osteófitos pode ser tornar indistinguível a partir do osso preexistente com o passar do tempo, e sua presença é somente reconhecível por uma alteração no formato da área afetada), e algumas regredir. Lesões proliferativas não neoplásicas podem ser confundidas com neoplasias esqueléticas, particularmente em pequenos espécimes de biopsia. Por outro lado, uma neoplasia pode passar desapercebida quando pequenas biópsias superficiais contêm somente osso reativo não neoplásico que está presente adjacente ao tumor. Estas afirmações servem para destacar o problema de ser fazer um diagnóstico morfológico a partir de um pequeno espécime de biopsia, sem o benefício de um histórico clínico, achados radiográficos, e outros dados laboratoriais. Deve ser lembrado que mais de um processo pode estar ativo em qualquer local (p. ex. osteossarcoma pode ser complicado pelo reparo de uma fratura ou por osteomielite).

Osteopatia Hipertrófica (Osteopatia Pulmonar Hipertrófica). A osteopatia hipertrófica ocorre em seres humanos (conhecida como doença de Marie; osteoartropatia pulmonar hipertrófica) e uma série de espécies animais domésticas, sendo que os cães são os mais comumente afetados. A doença é caracterizada por formação de novo osso progressiva, frequentemente bilateral, periosteal nas regiões diafisárias e metafisárias, particularmente dos membros distais, que ocorre como uma reação secundária a uma lesão primária que ocupa espaço (FigS. 16-60 e 16-61). O envolvimento ósseo mais precoce (evidência radiográfica) frequentemente inclui os aspectos abaxiais do segundo e quinto ossos metacarpianos e/ou metatarsianos. A palavra "pulmonar" é algumas vezes incluída porque a maioria dos casos ocorre em associação a neoplasias intratorácicas (como uma síndrome paraneoplásica) ou inflamação. Outras lesões ou agentes menos comumente associadas incluem endocardite, dirofilariose, rabdomiossarcoma da bexiga urinária em cães jovens de raças gigantes, desvio da direita para esquerda por patência de ducto arterioso (PDA) em cães, e neoplasias ovarianas em equinos. Embora a associação entre as lesões pulmonares e a proliferação de novo osso periosteal nas extremidades não esteja clara, já foi postulado que as lesões pulmonares resultam em alterações do reflexo vasomotor (mediado pelo nervo vago; estimulação de nervos viscerais aferentes) e ao aumento do fluxo sanguíneo (e angiogênese) às extremidades, resultando em proliferação de tecido conjuntivo e periósteo. Evidências que suportam esta teoria incluem a observação de que as lesões ósseas regridem após a remoção da lesão primária, assim como após vagotomia. Além disso, lesões semelhantes à osteopatia hipertrófica podem ser reproduzidas em cães pela criação de desvios que permitam que o sangue desvie da circulação pulmonar, aumentado assim o volume sistólico do lado esquerdo do coração, resultando no aumento do fluxo sanguíneo aos tecidos periféricos. O aumento da pressão arterial, hiperemia e edema do periósteo resultam em espessamento inicialmente pelo tecido fibroso e depois pela formação de novo osso.

A literatura médica humana recente destaca o papel importante do fator de crescimento endotelial vascular (VEGF) e fator de crescimento derivado de plaquetas (PDGF) em leitos vasculares periféricos ao estimular a proliferação fibrovascular local, edema e eventual ossificação.

Osteocondromas. Os osteocondromas (múltiplas exostoses cartilaginosas) refletem um defeito no desenvolvimento esquelético (lesões surgem logo após o nascimento) e não uma neoplasia verdadeira, e sabidamente possuem uma etiologia hereditária em seres humanos e equinos. Uma base hereditária foi sugerida em cães também. Os osteocondromas se projetam a partir de superfícies ósseas como massas excêntricas que estão localizadas adjacentes às fises. Eles surgem de ossos longos, costelas, vértebras, escápulas e ossos da pelve, e podem ser numerosos (Fig. 16-62). Os osteocondromas em cães e equinos não

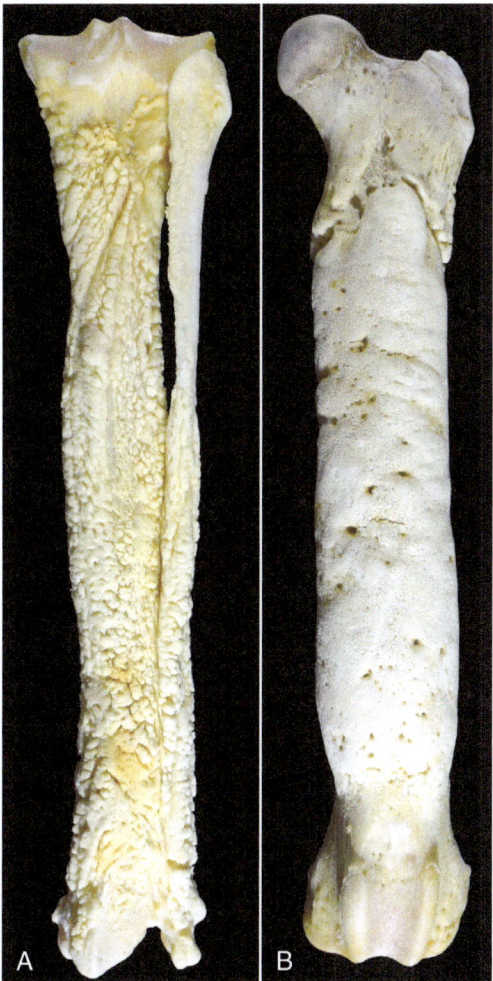

Figura 16-60 **Osteopatia Hipertrófica, Osso, Cão. A,** Tíbia e fíbula. Proliferação periosteal marcante do osso não lamelar resultou em aspereza/espessamento irregular nas superfícies de ambos os ossos. **B,** Fêmur. Neste espécime, o qual exibe proliferação periosteal diafisária severa difusa de novo osso, a cronicidade da doença resultou em remodelamento e uma superfície exterior lisa. **A** e **B,** Epífises estão relativamente poupadas. Espécimes macerados. (Cortesia do Dr. E.J. Olson, College of Veterinary Medicine, University of Minnesota.)

ocorrem em ossos de origem intramembranosa (p. ex. crânio). Microscopicamente, eles possuem uma cobertura externa de cartilagem hialina que sofre ossificação endocondral ordenadamente, para dar origem ao osso trabecular que forma a base da lesão (Fig. 16-62, C). A cavidade medular do osteocondroma usualmente se comunica com a cavidade medular do osso subjacente porque o córtex deste osso neste local ainda não se desenvolveu completamente. Normalmente, o crescimento cessa na maturidade esquelética quando a cobertura de cartilagem é substituída por osso. Embora a origem dos osteocondromas não seja clara, alguns surgem secundariamente a um defeito no anel pericondral como áreas periféricas de cartilagem fisária que são separadas e removidas a partir da placa de crescimento durante o crescimento longitudinal. Clinicamente, sua importância é tripla: eles podem interferir mecanicamente com a ação dos tendões ou ligamentos, eles podem atuar como massas que ocupam espaços que sofrem protrusão em direção ao canal vertebral, causando compressão de medula espinhal, e eles podem sofrer transformação maligna e dar origem a condrossarcomas ou osteossarcomas. Os osteocondromas em gatos são diferentes no ponto de que ocorrem em animais maduros, afetam menos comumente ossos longos, não exibem ossificação endocondral ordenadamente e podem ter origem viral; entretanto, como aqueles em equinos e cães, os osteocondromas em gatos podem

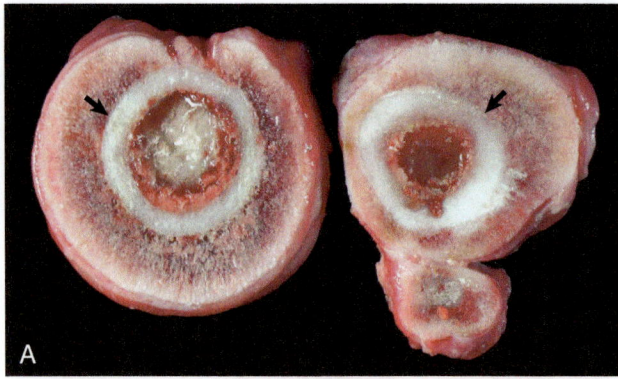

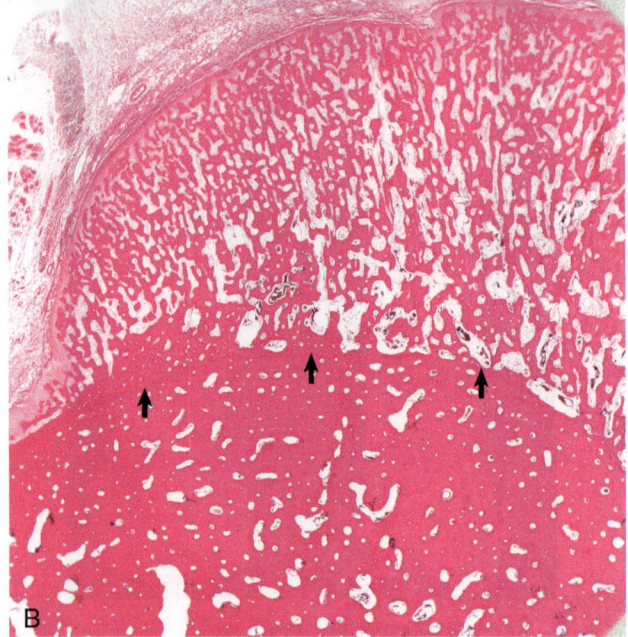

Figura 16-61 Osteopatia Hipertrófica, Osso, Cão. A, Corte transverso de fêmur (*esquerda*) e tíbia/fíbula (*direita*). Córtex preexistentes (*setas*) cercados por um halo de novo osso periosteal. **B,** Transição (*setas*) do osso lamelar preexistente (*metade inferior da imagem*) para osso não lamelar periosteal novo (*metade superior da imagem*). Coloração por HE. (**A** Cortesia dos Dr. I. Matise e Dr. J. Paulin, College of Veterinary Medicine, University of Minnesota. **B** Cortesia dos Dr. C.S. Carlson e Dr. E.J. Olson, College of Veterinary Medicine, University of Minnesota.)

sofrer transformação neoplásica maligna. O termo *osteocondroma* não é recomendado para osteófitos cartilaginosos que já sofreram ossificação endocondral central. Como será discutido com relação à formação de calos na seção sobre Reparo de Fraturas, o tecido osteogênico (camada de câmbio) do periósteo pode formar cartilagem hialina em vez de osso quando a tensão de oxigênio do tecido for baixa.

Displasia Fibrosa. A displasia fibrosa é uma lesão incomum, focal a multifocal, lítica e intraóssea, que foi observada em vários locais (crânio, mandíbula e ossos longos) em animais jovens de uma série de espécies. Tipicamente, o osso preexistente seja esponjoso ou cortical, é substituído por uma massa em expansão de tecido fibro-ósseo que pode enfraquecer o córtex e aumentar o contorno externo do osso. A lesão é firme, frequentemente contém áreas mineralizadas, e pode conter vários cistos preenchidos por fluido sanguinolento. Microscopicamente, a lesão é composta por tecido fibroso bem diferenciado contendo trabéculas de osso não lamelar que são regularmente espaçadas e dimensionados. Os osteoblastos não são reconhecíveis nas superfícies trabeculares, o que é uma característica que ajuda a distinguir esta lesão de um fibroma ossificante. Em seres humanos,

a displasia fibrosa é reconhecida como um distúrbio genético e está associada a uma mutação "missense" no gene *GNAS1*.

Cistos Ósseos. Os cistos ósseos são classificados como subcondrais, simples ou tipo aneurismas. Radiograficamente, todos parecem como áreas reluzentes bem demarcadas sem evidências de crescimento agressivo. Os cistos subcondrais são sequelas da osteocondrose e doença articular degenerativa. Os cistos ósseos subcondrais causados por osteocondrose representam falha da ossificação endocondral com necrose subsequente e cavitação da cartilagem de crescimento retida (pseudocisto; não separado do tecido circundante por um delineamento distinto) ou dilatação dos vasos sanguíneos do canal da cartilagem dentro da área de necrose (cistos verdadeiros; separados do tecido circundante por revestimento endotelial. Estes são mais comuns no côndilo femoral medial em equinos jovens (um a três anos de idade) e também podem ser identificados em equinos idosos. Cistos subcondrais secundários à doença articular degenerativa representam herniação do líquido sinovial em direção ao osso subcondral através de fissuras na cartilagem articular degenerada. Estas herniações são revestidas por uma membrana semelhante à sinovial, e a lise do osso ocorre por osteoclase, secundária à pressão ou a citocinas liberadas a partir do cisto em expansão. O trauma à cartilagem articular intacta também é proposto como uma etiologia, pois as lesões císticas já foram reproduzidas experimentalmente pela incisão da cartilagem articular até o nível do osso subcondral.

Cistos ósseos simples podem conter fluido claro, incolor e semelhante a soro ou líquido serossanguinolento. A parede do cisto é composta por tecido fibroso variavelmente denso e osso não lamelar a lamelar. O osso localizado periférico ao cisto sofre modelamento para acomodar o crescimento expansivo do cisto. Cistos ósseos simples podem ser de difícil distinção de displasias fibrosas, dependendo da amostra de biopsia e informações radiográficas e clínicas que estão disponíveis.

Cistos ossos aneurismáticos contêm espaços que são preenchidos por sangue ou líquido serossanguinolento, e não são usualmente revestidos por endotélio. O tecido adjacente aos espaços pode variar de tecido fibroso bem diferenciado ou fibro-ósseo à proliferação pronunciada de células mesenquimais indiferenciadas misturadas a células gigantes multinucleadas semelhantes a osteoclastos. A hemorragia e hemossiderose são frequentes. A causa de cistos ósseos simples e aneurismáticos é desconhecida; entretanto, eles poderiam ser consequência de necrose isquêmica, hemorragia ou más formações vasculares congênitas ou adquiridas. A interpretação das lesões microscópicas deve ser realizada com cautela em espécimes de biópsia de cistos, e estas lesões devem ser correlacionadas com a aparência radiográfica para descartar a cavitação cística em uma neoplasia.

Neoplasias Primárias. Existem vários tipos de neoplasias primárias que envolvem o esqueleto canino, sendo que as mais comuns são compostas por células que formam osso (osteoma/osteossarcoma), cartilagem (condroma/condrossarcoma) ou tecido conjuntivo fibroso (fibroma/fibrossarcoma) (Tabela 16-4). O diagnóstico histopatológico da neoplasia esquelética em animais domésticos frequentemente envolve a avaliação de biopsia por agulha, trefina ou em cunha. Amostras de biópsia do osso usualmente são pequenas com relação ao tamanho da neoplasia, e o tecido mais facilmente acessível geralmente é o tecido periosteal reativo que está localizado exteriormente à neoplasia. Portanto, é importante que o patologista incorpore os achados radiográficos e clínicos na interpretação da amostra. Os casos nos quais há lesões radiograficamente agressivas que possuem um efeito sobre a massa óssea estão usualmente associados à malignidade ou inflamação; portanto, se os achados microscópicos destes casos indicam a presença de uma lesão benigna e/ou não fornecem explicação para as alterações radiográficas, pode ser necessário examinar uma outra amostra tecidual para reconciliar estas diferenças.

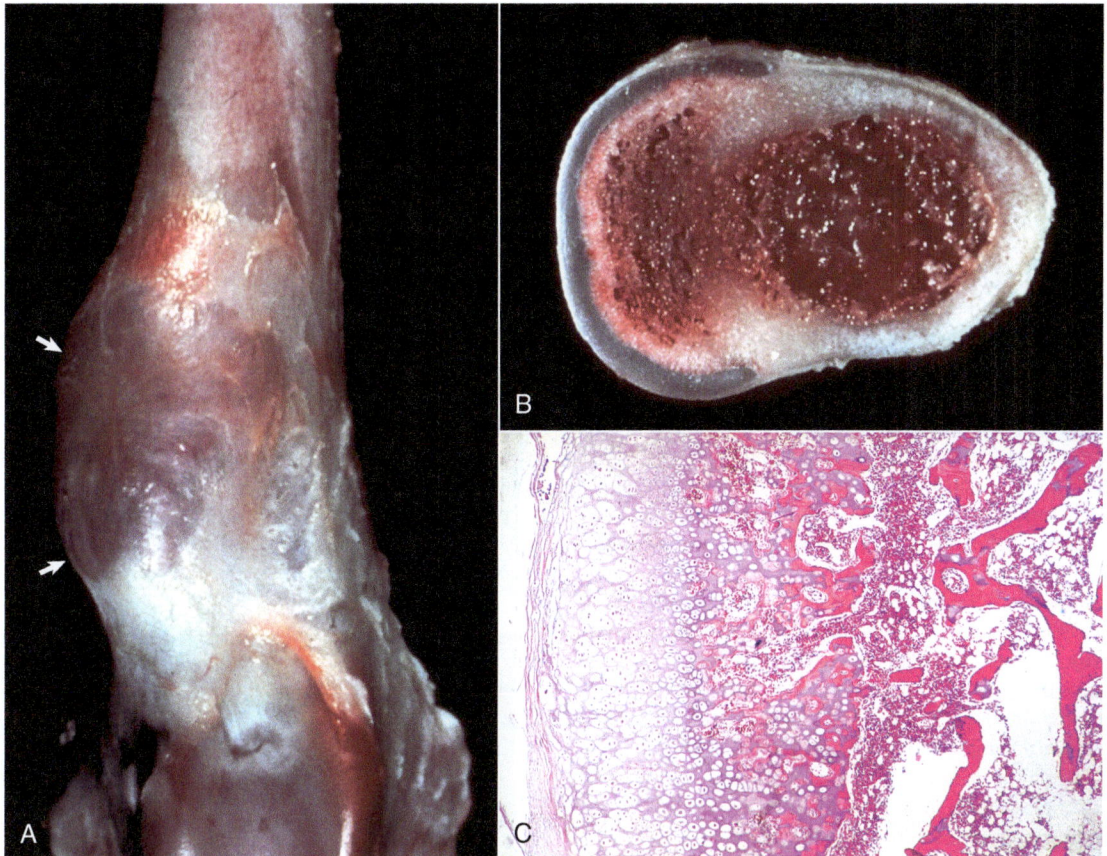

Figura 16-62 Osteocondroma (Exostose Cartilaginosa), Osso, Metáfise Femoral Distal, Cão. A, Uma massa semelhante a um platô (*esquerda; setas*) projeta-se a partir do córtex metafisário. **B,** No corte transverso, a massa (*esquerda*) possui uma cobertura cartilaginosa. **C,** Histologicamente, a cobertura cartilaginosa (*terço esquerdo da imagem*) está sofrendo ossificação endocondral, semelhante àquela que ocorre em um complexo cartilagem articular-epifisário. Coloração por HE. (Cortesia do Dr. S.E. Weisbrode, College of Veterinary Medicine, The Ohio State University.)

Tabela 16-4	Neoplasias Esqueléticas Primárias em Cães			
Nome	**Célula de Origem**	**Incidência**	**Localização Primária**	**Comportamento Biológico**
Osteoma	Osteoblasto	Rara	Ossos chatos	Benigno
Osteossarcoma	Osteoblasto	Comum	Predominantemente metáfises de ossos apendiculares maiores	Altamente maligno com metástases no início da evolução clínica
Condroma	Condroblasto/condrócito	Rara	Osso chatos	Benigno
Condrossarcoma	Condroblasto/condrócito	Relativamente rara	Costelas, esterno, cavidade nasal	Metástases incomuns e no final da evolução clínica
Fibroma	Fibroblasto			Não é comumente reconhecido como um tumor primário ósseo
Fibrossarcoma	Fibroblasto	Relativamente rara	Diáfise de ossos do esqueleto apendicular	Metástases relativamente tardias na evolução clínica

Fibromas Ossificantes. Os fibromas ossificantes são massas incomuns nas maxilas e mandíbulas de equinos e bovinos. Nos seus estágios iniciais, estas são neoplasias intramedulares; entretanto, embora considerados benignos, eles destroem o osso cortical e trabecular adjacentes por crescimento expansivo. Microscopicamente, eles são compostos por tecido fibroso bem diferenciado com espículas dispersas de osso não lamelar cobertas por osteoblastos.

Fibrossarcomas. Fibrossarcomas são neoplasias de fibroblastos que produzem tecido conjuntivo colagenoso, mas não produzem osso e cartilagem diretamente. Microscopicamente, a matriz de fibrossarco-mas não deveria sofrer mineralização ou aprisionar células em lacunas, como ocorre em ossos e cartilagens normais e neoplásicas, e as células frequentemente estão arranjadas em um padrão espiral ou interlaçado. Os fibrossarcomas centrais surgem do tecido fibroso dentro da cavidade medular, enquanto os fibrossarcomas periosteais surgem do tecido conjuntivo periosteal. Fibrossarcomas centrais devem ser distinguidos macroscopicamente e microscopicamente dos osteossarcomas. De forma geral, os fibrossarcomas centrais crescem mais lentamente, são acompanhados por menor formação de novo osso reativo, sofrem metástases mais lentamente e produzem uma massa tecidual menor do que os osteossarcomas. Macroscopicamente, os fibrossarcomas são branco-acinzentados, preenchem parte da cavidade medular e substituem osso esponjoso e cortical.

Condromas. Os condromas são neoplasias benignas de cartilagem hialina. Elas são neoplasias muito raras de cães, gatos e ovelhas, e surgem frequentemente de osso chatos; aqueles que surgem na cavidade medular são chamados *encondromas*. As neoplasias cartilaginosas no esqueleto não surgem a partir da cartilagem articular, mais provavelmente em razão de seu baixo potencial mitótico e avascularidade. Como elas usualmente ocorrem em animais adultos, os quais não possuem cartilagem de crescimento, a célula de origem presumivelmente é uma célula estromal com potencial condrogênico. Os condromas são multilobulados e possuem uma aparência azul pálida na superfície de corte. Eles tendem a crescer lentamente, mas progressivamente, e podem causar adelgaçamento do osso adjacente. Microscopicamente, eles são compostos por vários lóbulos de cartilagem hialina bem diferenciada que pode incluir áreas de ossificação endocondral. Pode ser muito difícil diferenciar os condromas de condrossarcomas de baixo grau, bem diferenciados; a distinção entre estes dois tipos de tumor pode requerer informação clínica.

Condrossarcomas. Condrossarcomas são neoplasias malignas nas quais as células neoplásicas produzem matriz cartilaginosa, mas não osteoide ou osso. Os condrossarcomas surgem mais frequentemente nos ossos chatos do esqueleto e ocorrem mais comumente em raças grandes de cães adultos e em ovinos (Figs. 16-63 e 16-64). Em cães, os principais locais de origem são os ossos nasais, costelas e pelve; em ovinos, eles surgem das costelas e esterno. A maioria dos condrossarcomas surge na cavidade medular e destrói o osso preexistente. Com o passar do tempo, eles se tornam neoplasias grandes e lobuladas, com uma superfície de corte cinza a azul pálida. Macroscopicamente, algumas neoplasias são gelatinosas, e algumas contêm grandes áreas de hemorragia e necrose. Microscopicamente (Fig. 16-65), a gama de diferenciação de células neoplásicas é ampla: Algumas neoplasias (condrossarcomas de grau I) são bem diferenciadas, não apresentam figuras mitóticas e são difíceis de distinguir de condromas. Os condrossarcomas de grau II são compostos por condrócitos pleomórficos, contêm números baixos a moderados de figuras mitóticas e não contêm áreas indiferenciadas. Os condrossarcomas de grau III exibem atipia nuclear marcante, diversas figuras mitóticas e contêm áreas

de sarcoma indiferenciado. Alguns condrossarcomas são compostos principalmente de tecido mesenquimal primitivo e contêm mucina intersticial basofílica em abundância e raros focos de diferenciação condroide (condrossarcoma mesenquimal). O osso não neoplásico pode estar presente como resultado da ossificação endocondral da cartilagem maligna; entretanto, a presença de osteoblastos malignos em íntima associação com focos/áreas de osteoide suporta um diagnóstico de osteossarcoma, mesmo em tumores nos quais a maioria do tecido presente é cartilaginoso. Os condrossarcomas possuem uma evolução clínica mais longa, crescem mais lentamente, e desenvolvem metástases mais tardiamente do que os osteossarcomas. As metástases são usualmente pulmonares através do sistema venoso, sem metástases aos linfonodos regionais ou brônquicos.

Osteomas. Os osteomas são neoplasias benignas incomuns mais frequentemente reconhecidas em equinos e bovinos, que usualmente surgem a partir de ossos formados por ossificação intramembranosa, geralmente ocorrendo na cabeça como uma massa densa e única que se projeta a partir da superfície do osso (Fig. 16-66). Eles não invadem ou destroem o osso adjacente; seu crescimento é lento e progressivo, mas não necessariamente contínuo. Microscopicamente, os osteomas

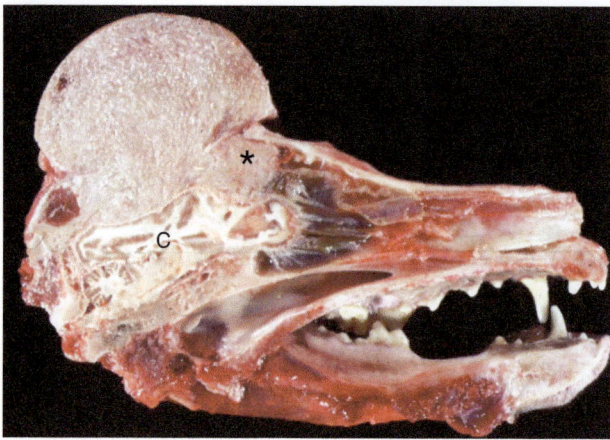

Figura 16-64 Condrossarcoma, Osso, Calvária, Cão. Um condrossarcoma que se projeta dorsalmente a partir do crânio, comprime o cérebro (C) subjacente, e invadiu o seio frontal (*asterisco*). Os focos brancos disseminados dentro da massa representam áreas de mineralização. (Cortesia do Dr. K. Read, College of Veterinary Medicine, Texas A&M University; e Noah's Arkive, College of Veterinary Medicine, The University of Georgia.)

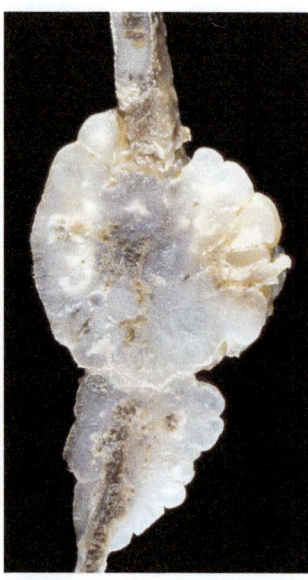

Figura 16-63 Condrossarcoma, Osso, Costela, Gato. Um condrossarcoma que surgiu em uma costela destruiu e substituiu a estrutura óssea normal. (Cortesia do Dr. S.E. Weisbrode, College of Veterinary Medicine, The Ohio State University.)

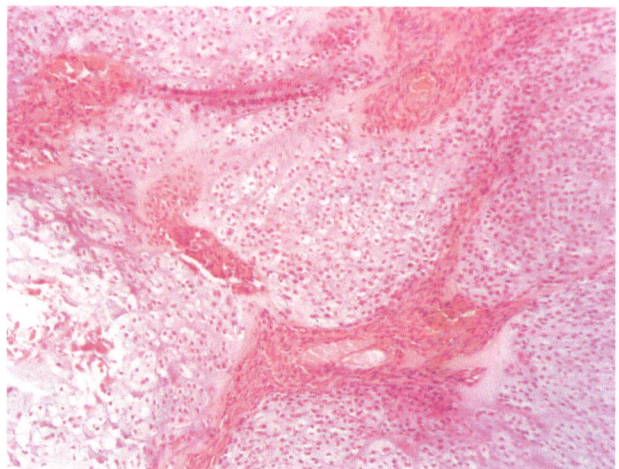

Figura 16-65 Condrossarcoma, Osso, Cão. Lacunas de condrócitos são evidentes em regiões bem diferenciadas (*esquerda*), mas são menos aparentes nas regiões mais pobremente diferenciadas (*canto inferior direito*). (Cortesia do Dr. S.E. Weisbrode, College of Veterinary Medicine, The Ohio State University.)

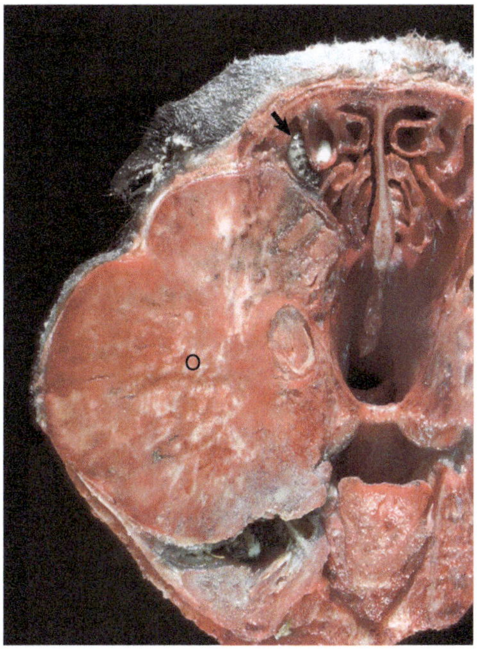

Figura 16-66 **Osteoma, Osso, Maxila e Seio Maxilar, Ovino.** O osteoma (O) proliferou e formou uma massa em formato de domo acima do contorno normal da maxila, e comprimiu o seio maxilar. Macroscopicamente, esta massa era difusamente rígida; histologicamente, era composta por trabéculas espaçadas intimamente revestidas por osteoblastos bem diferenciados. Uma larva de *Oestrus ovis* (*seta*) está presente na cavidade nasal. (Cortesia do Dr. S.E. Weisbrode, College of Veterinary Medicine, The Ohio State University.)

são cobertos por periósteo e são compostos por osso esponjoso; as trabéculas são revestidas por osteoblastos e osteoclastos bem diferenciados. Os espaços intratrabeculares contêm tecido fibroso delicado, adipócitos e tecido hematopoiético.

Osteossarcomas. Os osteossarcomas são neoplasias malignas, a célula de origem (célula-tronco mesenquimal, osteoblasto ou até mesmo osteócito) dos quais ainda não foi conclusivamente determinada, embora deva ter ou adquirir o potencial de produzir osteoide (o componente orgânico não mineralizado da matriz óssea). Estes tumores são neoplasias comuns em cães e gatos, nos quais eles correspondem aproximadamente a 80% e 50%, respectivamente, de todas as neoplasias ósseas primárias; entretanto, elas são raras em outros animais domésticos. Os osteossarcomas tipicamente ocorrem em cães adultos de raças grandes e gigantes, e surgem mais comumente nas metáfises.

Os locais de predileção incluem as regiões de apoio de peso dos ossos longos (especialmente úmero proximal e rádio distal; também fêmur, ulna distal e tíbia proximal) (Figa. 16-67 e 16-68); entretanto, os osteossarcomas também podem ocorrer em costelas, vértebras, ossos da cabeça e várias outras partes do esqueleto (Fig. 16-69). Raramente, eles surgem em tecidos moles/órgãos viscerais (*osteossarcoma extraesquelético*). O crescimento da neoplasia é frequentemente rápido, invasivo localmente de forma agressiva, e doloroso. Exceto por aqueles tumores que surgem no esqueleto axial e particularmente na cabeça, a metástase pulmonar hematógena precoce é comum. A metástase também pode ser disseminada, envolvendo tecidos moles, assim como outros ossos. O osteossarcoma também ocorre em cães de raças pequenas, mas menos comumente do que nas raças grandes e gigantes, representando menos de 50% de todas as neoplasias esqueléticas. Os osteossarcomas em cães pequenos frequentemente afetam o esqueleto

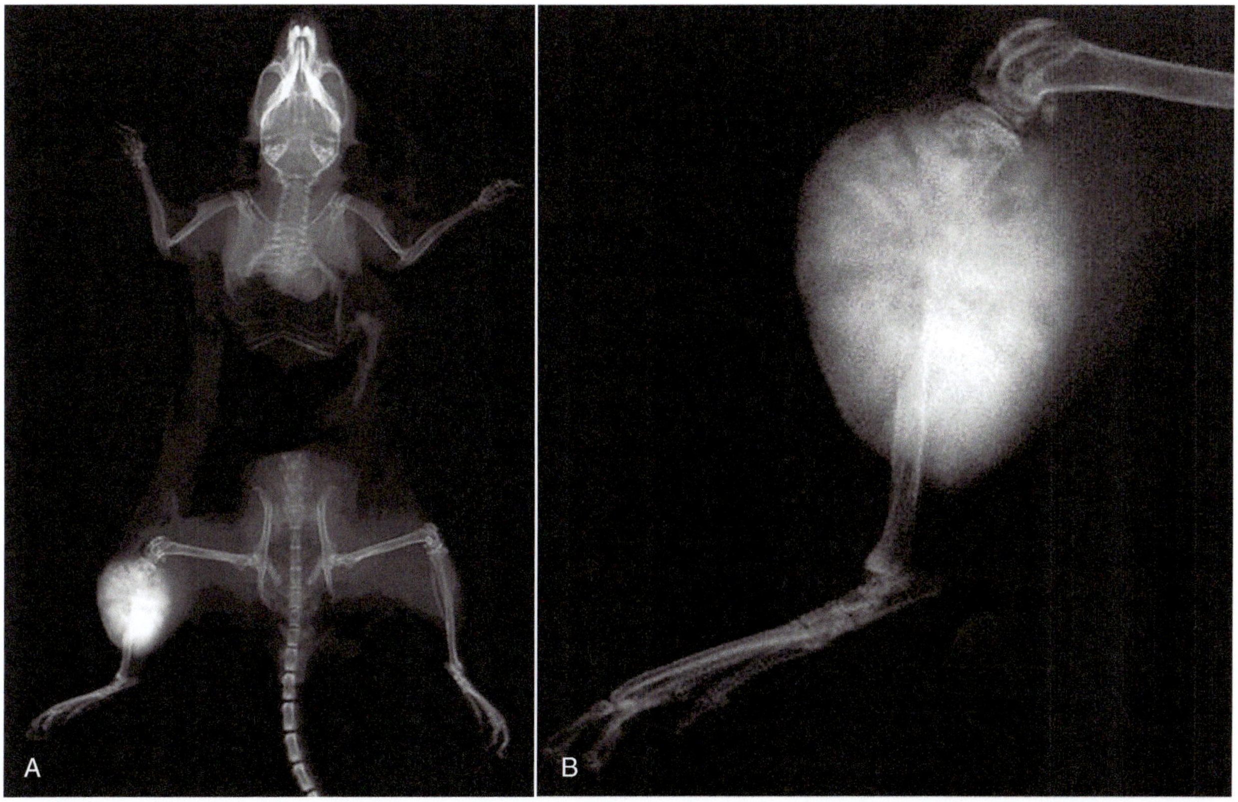

Figura 16-67 **Osteossarcoma, Osso, Tíbia/Fíbula, Rato. A,** Uma radiografia *post-mortem* de corpo inteiro demonstrando neoplasia focal envolvendo a tíbia e fíbula (*esquerda*); as áreas radioluscentes no tórax e abdome são resultado da remoção do tecido antes da radiografia. **B,** Maior aumento ilustrando a proliferação do osso neoplásico e reativo e destruição do osso preexistente. (Cortesia do Dr. C.S. Carlson, College of Veterinary Medicine, University of Minnesota.)

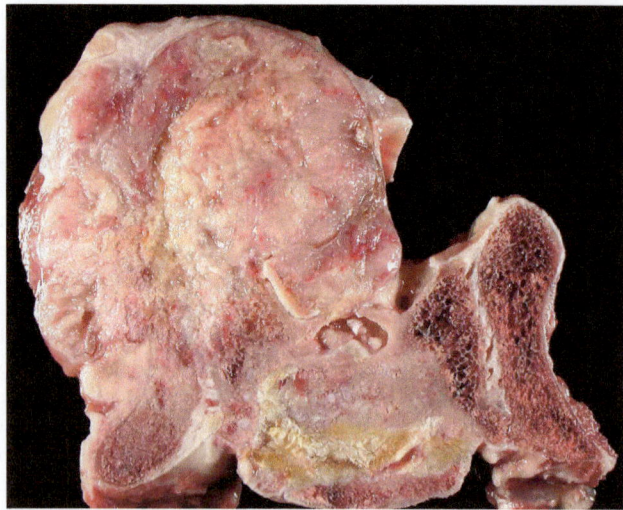

Figura 16-68 Osteossarcoma, Osso, Pelve, Cão. Massa envolvendo a pelve e sofrendo expansão por grande parte da pelve (incluindo a asa do ílio [*lado esquerdo*]). A massa cresceu por expansão em direção aos tecidos moles adjacentes e invasão das vértebras. (Cortesia do Dr. A. Wuenschmann, College of Veterinary Medicine, University of Minnesota.)

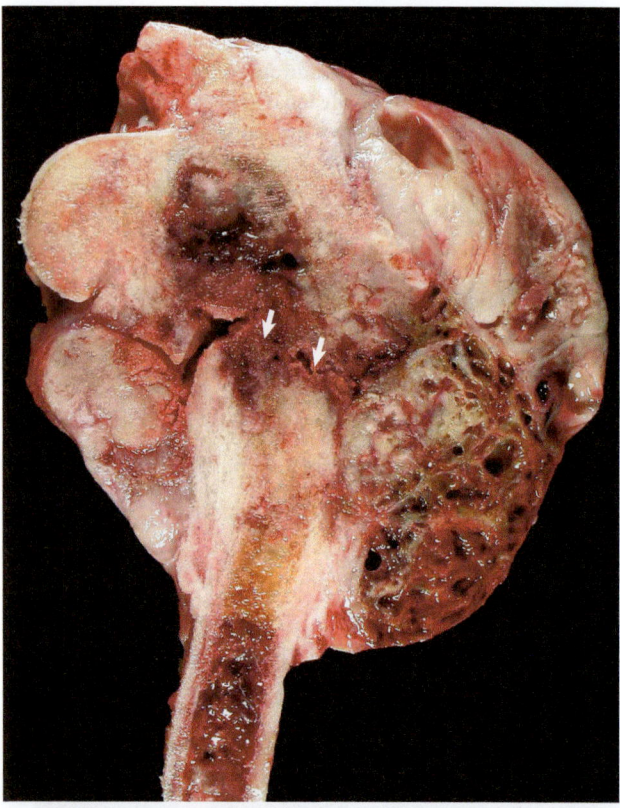

Figura 16-69 Osteossarcoma, Osso, Úmero, Porção Proximal, Cão. O osteossarcoma provocou lise do osso preexistente e formou uma grande massa de osso neoplásico; várias cavidades císticas estão presentes (hemorragia e necrose); possível fratura patológica (*setas*). (Cortesia do Dr. A. Wuenschmann, College of Veterinary Medicine, University of Minnesota.)

axial, sem predileção aparente pelo rádio, e tendem a ter um melhor prognóstico do que os osteossarcomas que ocorrem nas raças grandes e gigantes.

Os osteossarcomas podem ser classificados como simples (osso formado em uma matriz colagenosa), compostos (tanto osso como cartilagem estão presentes), ou pleomórficos (anaplásicos, com somen-

te algumas ilhas de osteoide presentes). A classificação também foi baseada no tipo celular e atividade (osteoblástico, condroblástico ou fibroblástico), aparência radiográfica (lítica, esclerótica ou mista), ou local de origem (central/intraósseo, justacortical ou periosteal). Uma forma incomum de osteossarcoma é o tipo telangiectásico que macroscopicamente se assemelha ao hemangiossarcoma e é composto por osteoblastos, osteoide e grandes cavidades císticas preenchidas por sangue, revestidas por osteoblastos malignos. Outra forma incomum de osteossarcoma é o tipo de células gigantes, o qual se assemelha ao osteossarcoma osteoblástico não produtivo, exceto por áreas nas quais as células tumorais gigantes predominam. Esta forma de osteossarcoma deve ser diferenciada do tumor de células gigantes primário maligno do osso, o qual é uma neoplasia muito rara em animais, caracterizada por um grande número de células gigantes multinucleadas que se assemelham a osteoclastos intimamente associados a células claras mononucleares neoplásicas. Como pode haver muita heterogeneidade dentro de um tumor individual, a classificação dos osteossarcomas pode ser difícil e não é recomendada quando o diagnóstico é baseado unicamente em uma pequena amostra de biópsia.

Osteossarcomas centrais (intraósseos) possuem uma aparência macroscópica cinza esbranquiçada e contêm quantidades variáveis de osso mineralizado. Áreas grandes e pálidas cercadas por zonas de hemorragia (áreas de infarto) e áreas irregulares de hemorragia localizadas randomicamente são comuns em neoplasias intramedulares de crescimento rápido. O tecido neoplásico tende a preencher a cavidade medular localmente e pode ser estender proximalmente e distalmente, mas tipicamente não penetra a cartilagem articular e, portanto, não invade o espaço articular. O osso cortical é usualmente destruído, e as células neoplásicas penetram e enfraquecem o periósteo, e podem se estender para fora como uma massa lobulada e irregular. A destruição do osso cortical é acompanhada por quantidades variáveis de osso periosteal reativo (não neoplásico), o qual pode ser diferenciado de um tumor ósseo microscopicamente por sua aparência regular e revestimento por osteoblastos bem diferenciados. Quantidades variáveis de osso não lamelar ou osteoide são produzidas pelos osteoblastos neoplásicos; de fato, a produção de osso/osteoide pelas células tumorais é a lesão característica desta neoplasia (Fig. 16-70 e 16-71). A formação do osso pelas células malignas pode ser abundante e disseminada, ou pode ser mínima, como ocorre nos osteossarcomas anaplásicos ou fibroblásticos que são compostos por folhetos de células mesenquimais pobremente diferenciadas ou tecido fibroblástico com mínimas evidências de formação óssea.

Osteossarcomas periosteais também podem ter um comportamento agressivo e invadir a cavidade medular a partir da periferia. Assim como com osteossarcomas centrais ou intraósseos, os osteossarcomas periosteais causam lise óssea e formação de osso reativo, além da produção de osso neoplásico. No momento do atendimento, é frequentemente impossível determinar se o osteossarcoma foi originado a partir do periósteo ou da cavidade medular. Raramente, os osteossarcomas também possuem origem justacortical (parosteal). Estas neoplasias surgem dentro do periósteo e formam uma massa expansiva que se adere ao córtex subjacente e cerca, mas não o invade. A invasão da porção central e as metástases podem ocorrer em casos de osteossarcomas parosteais, mas estes são eventos tardios; portanto, a excisão em bloco precoce pode resultar em cura. Embora os osteossarcomas parosteiais sejam muito raros, é importante distingui-los de osteossarcomas periosteais por conta de seu prognóstico mais favorável.

Osteossarcomas esqueléticos múltiplos (poliostótico; envolvendo vários ossos) ocorrem em seres humanos e cães, e essas podem representar uma neoplasia primária que sofreu metástase ao osso ou pode ter origem multicêntrica. As lesões ósseas possuem uma distribuição aleatória, e as metástases pulmonares provavelmente estarão presentes. Embora a causa dos osteossarcomas de ocorrência natural seja enormemente desconhecida tanto em seres humanos quanto em

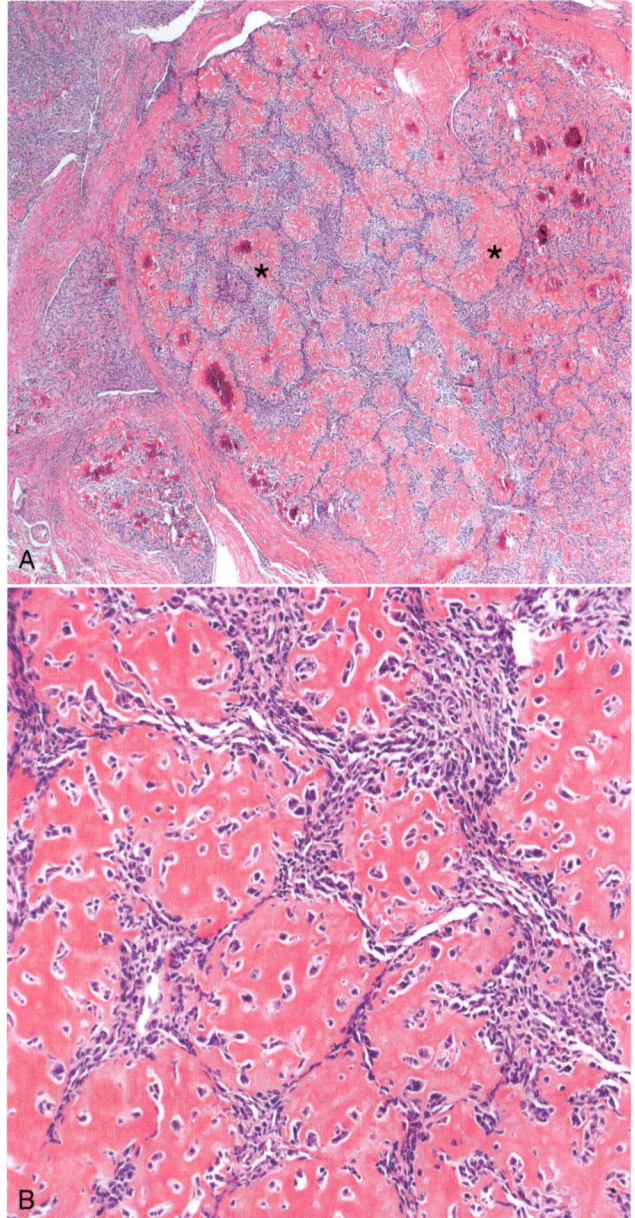

Figura 16-70 **Osteossarcoma, Osso, Cão. A,** Ilhas de osteoide eosinofílico (*asteriscos*), alguns com mineralização central (*roxo escuro*), estão sendo produzidos por agregados de osteoblastos malignos. **B,** Em maior aumento, os osteoblastos malignos circundam e invadem o osteoide (*áreas eosinofílicas*). A mineralização não é aparente neste campo. Coloração por HE. (Cortesia dos Dr. C.S. Carlson e Dr. E.J. Olson, College of Veterinary Medicine, University of Minnesota.)

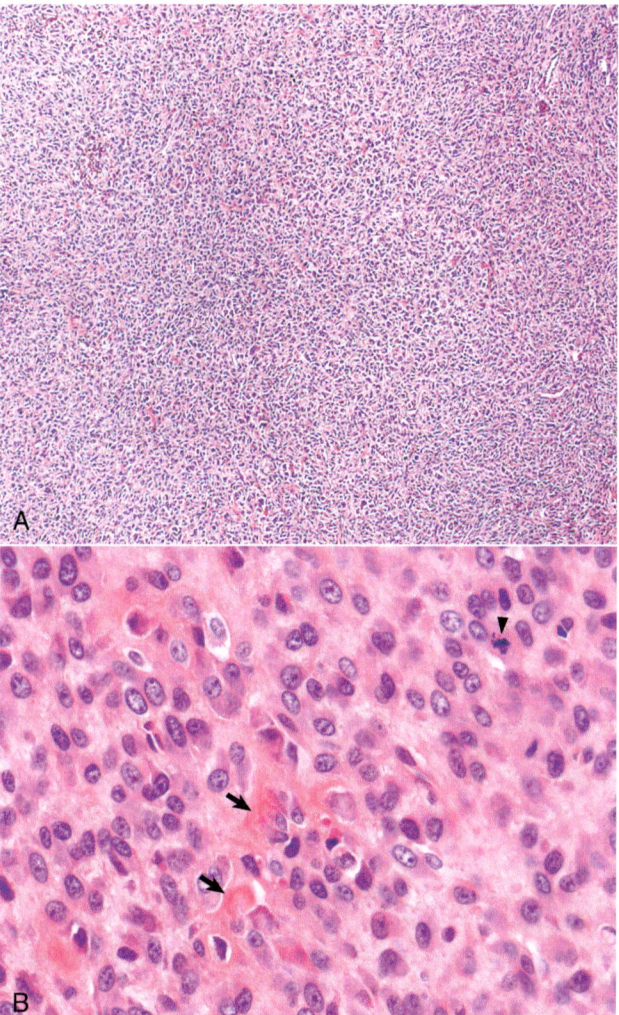

Figura 16-71 **Osteossarcoma, Osso, Cão. A,** Um exemplo de osteossarcoma com muito pouca produção de osteoide. **B,** Em maior aumento, as células tumorais exibem atipia, figuras mitóticas estão presentes (*pontas de seta*), e osteoide é reconhecível (*setas*); compare com a Figura 16-70, B. Coloração por HE. (Cortesia dos Dr. C.S. Carlson e Dr. E.J. Olson, College of Veterinary Medicine, University of Minnesota.)

animais domésticos, é sabido que os osteossarcomas podem ocorrer em associação ou subsequentes a outras condições na mesma localização óssea, incluindo infarto, fratura e a presença de implantes metálicos ortopédicos. Vários fatores incitantes ou causais foram propostos para o desenvolvimento de sarcomas associados a implantes ou fraturas, incluindo infecção e inflamação crônica, reação tecidual local ao implante, corrosão do implante e efeitos resultantes dos produtos da corrosão no tecido local, retardo da cicatrização óssea e diminuição da vascularização do osso fraturado. Os osteossarcomas de origem viral são relatados em camundongos e osteossarcomas esofágicos são relatados subsequentemente a infecções por *Spirocerca lupi* em cães.

Uma forma singular de neoplasia esquelética ocorre no crânio de cães e é bizarramente chamada de *tumor multilobular ósseo* (referido como *condroma rodens* na literatura mais antiga). Estes tumores são massas imóveis únicas, nodulares, de contorno liso, que ocorrem nos ossos chatos do crânio (formados por ossificação intramembranosa) e o palato duro. O tecido neoplásico é firme, e a superfície de corte é composta por lóbulos múltiplos, cinzas e parcialmente mineralizados, separados por tecido fibroso. Estas neoplasias possuem crescimento lento e são localmente invasivas, e podem comprimir e invadir o cérebro. Elas sofrem metástases para os pulmões tardiamente no curso clínico; entretanto, as metástases são frequentemente pequenas e clinicamente silenciosas. Histologicamente, estes tumores consistem de vários lóbulos, cada um com cartilagem ou osso localizados na porção central, a qual é rodeada por células mesenquimais roliças que se juntam ao tecido fibroso interlobular bem diferenciado.

Várias outras neoplasias, como os lipossarcomas, tumores de células gigantes e hemangiomas/hemangiossarcomas, podem surgir no osso, e neoplasias como linfomas e mielomas de plasmócitos podem envolver a medula óssea e o osso circundante.

Neoplasias Secundárias. Na autópsia, 60% dos pacientes humanos com câncer possuem metástases esqueléticas. Estas metástases ocorrem predominantemente na medula óssea vermelha (hematopoiética), na qual o sistema sinusoidal vascular é aparentemente predisposto a aprisionar células malignas circulares. A incidência verdadeira da metástase esquelética em animais é desconhecida, e estimativas podem ser artificialmente baixas porque a eutanásia feita precocemente encurta a evolução da doença, e porque o escaneamento ósseo e outras técnicas de imagem clínicas são realizadas menos frequentemente do que em seres humanos. Neoplasias metastáticas no osso podem estar associadas à dor, hipercalcemia, lise óssea, fraturas patológicas e formação de novo osso reativo. A porção central das costelas, corpos vertebrais e metáfises umeral e femoral (esqueleto apendicular proximal) são locais comuns de neoplasias metastáticas em cães, e estas mais comumente envolvem carcinomas. Os locais mais comuns de tumores primários são as mesmas que aquelas de carcinomas humanos (glândula mamária, fígado, pulmão e próstata). Em gatos, metástases esqueléticas são raras, mas, quando presentes, parecem envolver o esqueleto apendicular distal. Há relatos de carcinomas pulmonares clinicamente silenciosos em gatos que sofrem metástase para os dígitos, particularmente a terceira falange, causando destruição do epitélio do leito ungueal e perda das garras.

Em aproximadamente 50% dos carcinomas que são identificados no esqueleto apendicular proximal no cão, não existem evidências clínicas de um tumor primário e nem há a localização *post-mortem*, levantando a possibilidade que estes são carcinomas intraósseos primários. Carcinomas intraósseos primários são relatados na mandíbula e maxila de seres humanos, mas são incomuns e quase sempre são diagnosticados como carcinomas de células escamosas, alguns dos quais possuem características que indicam uma origem odontogênica.

Reparo da Fratura

Fraturas ósseas são uma ocorrência comum; portanto, é importante compreender como e porque estas fraturas cicatrizam e, mais importante ainda, porque elas algumas vezes não cicatrizam. As fraturas podem ser classificadas como *traumáticas* (osso normal quebrado por força excessiva) ou *patológicas* (um osso anormal quebrado por trauma mínimo ou por apoio de peso normal). Osteopenia, osteomielite e neoplasia ósseas são exemplos de lesões que podem enfraquecer um osso e predispô-lo à fratura patológica.

Placa de crescimento: A classificação Salter-Harris das fraturas na placa de crescimento tem sido amplamente aceita e pode ser prontamente observada em textos sobre ortopedia clínica. Este esquema de classificação envolve até nove diferentes tipos; entretanto, os cinco primeiros (I a V) são considerados como os mais comuns. Fraturas que envolvem somente a placa de crescimento (Salter-Harris I = fratura na placa de crescimento) e/ou trabéculas ósseas primárias (II = fratura na placa de crescimento e metáfise) usualmente cicatrizam com poucas ou nenhuma complicação. Fraturas que cruzam a placa de crescimento (III = fratura através da placa de crescimento e epífise; e IV = fratura através da placa de crescimento, epífise e metáfise) ou que esmagam a placa de crescimento (V) possuem o potencial de cicatrizar com anormalidades secundárias de crescimento. Fraturas que esmagam ou atravessam a placa de crescimento podem lesar irreversivelmente os condrócitos da camada celular de reserva (repouso) da placa de crescimento ou lesar o ramo da artéria epifisária que nutre estas células. A perda das células de reserva pode gerar fechamento prematuro da placa de crescimento nestas regiões, resultando potencialmente nas deformidades angulares dos membros.

Osso trabecular: Fraturas das trabéculas sem deformidade externa do córtex são chamadas *infrações*. A inflamação e/ou necrose do osso frequentemente são fatores predisponentes.

Osso cortical: Fraturas do osso cortical podem ser classificadas de várias formas: *fechada* ou *simples*, se a pele permanecer intacta; *aberta* ou *composta*, se a pele for danificada e o osso for exposto ao ambiente externo; *cominutiva*, se o osso for estilhaçado em diversos pequenos fragmentos; *avulsionada/avulsão*, se a fratura foi causada pela tração de um ligamento em sua inserção no osso; *em galho verde*, se um córtex do osso estiver quebrado e o outro córtex estiver intacto, então não há

Tabela 16-5	Reparo de Fratura Estável	
Tempo	**Tecido no Local de Reparo**	**Estabilidade**
Imediato	Hematoma	Instável
24-48 horas	Células mesenquimais indiferenciadas e neovascularização	Instável
36 horas	Osso não lamelar mais precoce	Instável
4-6 semanas	Calo primário de osso não lamelar e possivelmente cartilagem hialina	Estável
Meses a anos	Modelamento de osso não lamelar em osso lamelar	Estável

separação ou deslocamento do local da fratura; *transversa/espiral/oblíqua*, dependendo da orientação da linha de fratura; e *compressão/impactada/impactação*, na qual fragmentos ósseos estão comprimidos juntos.

O reparo de fraturas estáveis significa que as pontas da fratura foram imobilizadas para dar relativa estabilidade clínica (não necessariamente capacidade de apoiar peso), mas não foram rigidamente fixadas cirurgicamente (Tabela 16-5). Os eventos que normalmente ocorrem na cicatrização de uma fratura estável fechada de osso cortical estão resumidos aqui; entretanto, o leitor deve compreender que esta descrição representa um resumo de um processo complexo que está sujeito a uma ampla gama de variações. No momento da fratura, o periósteo está quebrado, fragmentos ósseos estão deslocados, o tecido mole está traumatizado e ocorre hemorragia para formar um hematoma (Fig. 16-72). Por conta do transtorno do fluxo sanguíneo e da presença de fragmentos ósseos isolados, o osso e o tecido medular adjacentes aos locais de fratura podem (e frequentemente sofrem, pelo menos em alguma extensão) sofrer necrose. O hematoma e o tecido necrótico podem ser importantes para formação subsequente do calo ósseo. Fatores de crescimento são liberados por macrófagos e plaquetas no coágulo sanguíneo e pelo tecido osteogênico em proliferação, e mesmo pelo osso morto por meio da lise e acidificação da matriz. Estes fatores de crescimento (proteínas morfogenéticas ósseas [BMPs], TGF-β e PDGFs, dentre outros) são importantes ao estimular a proliferação de tecido de reparo (osso não lamelar). Células mesenquimais indiferenciadas com potencial osteogênico, em conjunto com vasos sanguíneos em proliferação, começam a penetrar o hematoma a partir da periferia em 24 a 48 horas. As células mesenquimais são derivadas do periósteo, endósteo, células-tronco na cavidade medular, e possivelmente pela metaplasia de células endoteliais. Estas células mesenquimais se proliferam no hematoma a fim de formar um tecido conjuntivo frouxo, que combinado à neovascularização, é chamado de *tecido de granulação*; entretanto, isso é enganoso, pois o resultado final do tecido de granulação é o tecido fibroso, enquanto as células mesenquimais nos estágios iniciais da cicatrização da fratura possuem o potencial de sofrer metaplasia em cartilagem e osso. O osso não lamelar é visível microscopicamente em até 36 horas, e as fibras nervosas em regeneração são visíveis no hematoma em até 3 dias após a ocorrência da fratura.

O termo *calo* se refere a uma malha desorganizada de osso não lamelar que se forma após uma fratura. Pode ser externo (formado pelo periósteo) ou interno (formado entre as pontas dos fragmentos e na cavidade medular ou endósteo). Este calo "primário" deve cobrir o orifício, circundar o local da fratura e estabilizar a área (Fig. 16-73). Após um tempo, o osso não lamelar no local da fratura é substituído por osso lamelar maduro e mais forte (calo "secundário"). Dependendo das forças mecânicas que atuam no local, o calo pode eventualmente ser reduzido em tamanho por osteoclastos até que o formato normal do osso seja restaurado. Este processo, entretanto, pode levar anos até

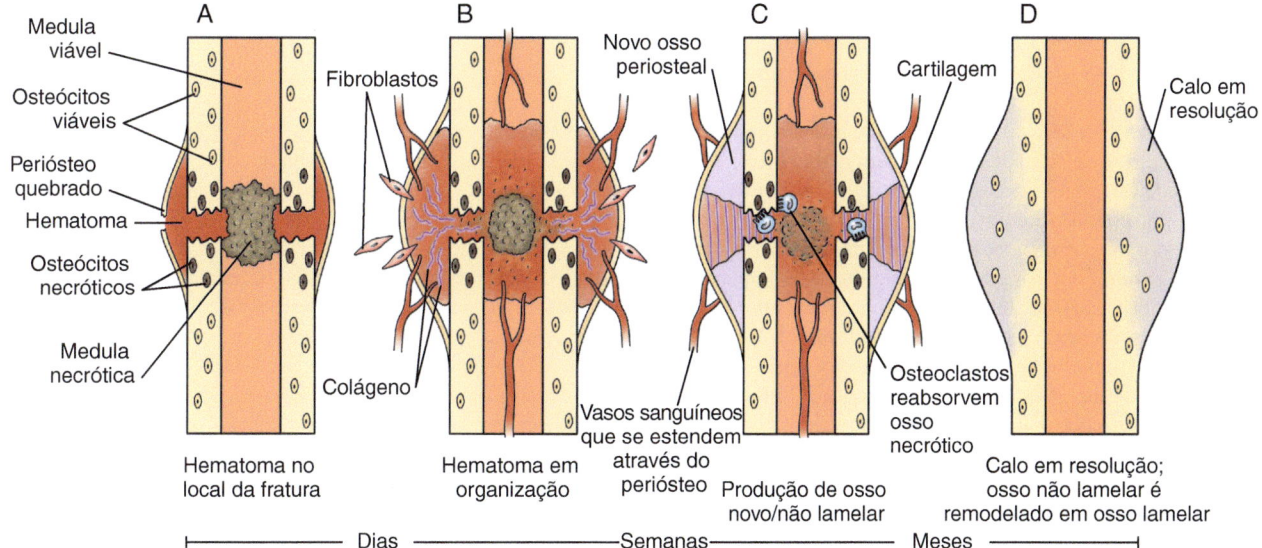

Figura 16-72 Evolução Temporal da Formação de Calo e Reparo de Fratura. A, No momento da fratura, o periósteo está quebrado, seguido por necrose dos osteócitos próximos ao local da fratura, formação de hematoma e necrose da medula óssea adjacente. **B,** Durante um período de dias, o hematoma é organizado por meio de neovascularização e produção de colágeno por fibroblastos. **C,** Durante um período de meses, o osso necrótico é reabsorvido por osteoclastos, a cartilagem é formada centralmente dentro do calo, e o novo osso periosteal se torna evidente. **D,** Durante um período de meses, a cartilagem e novo osso periosteal são substituídos por osso lamelar. Eventualmente, o osso é restaurado a seu formato original (não demonstrado).

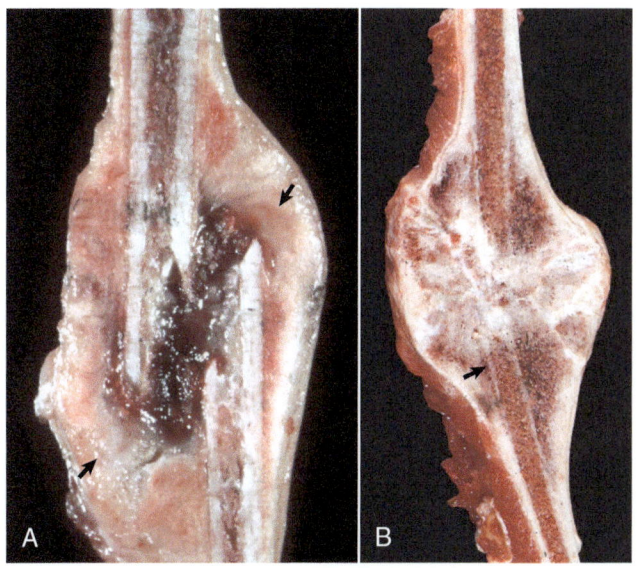

Figura 16-73 Fraturas, Estável e Instável, Osso, Costela. A, Fratura instável. As margens fraturadas da costela estão alinhadas impropriamente, e há abundante calo externo composto por cartilagem e osso (*setas*); também presentes estão áreas de tecido fibroso em meio à hemorragia. O tecido fibroso é produzido em regiões de tensão em uma fratura instável. **B,** Fratura estável. As margens da fratura da costela estão adequadamente alinhadas, e a fratura está estabilizada por calo cartilaginoso abundante que é parcialmente substituído por novo osso. Note a localização do córtex original (*seta* indica a superfície periosteal original). (**A** Cortesia de College of Veterinary Medicine, University of Illinois. **B** Cortesia do Dr. F.A. Leighton, College of Veterinary Medicine, University of Saskatchewan; e Noah's Arkive, College of Veterinary Medicine, The University of Georgia.)

ser concluído, dependendo de diversas variáveis, incluindo localização anatômica, idade e nível de atividade.

Um calo frequentemente contém cartilagem hialina, a quantidade da qual reflete a adequação ao suprimento sanguíneo, já que um suprimento de oxigênio menor que o ideal faz com que as células-tronco mesenquimais se diferenciem em condroblastos em vez de osteoblas-tos. A cartilagem não fornece um calo tão forte como um osso não lamelar; entretanto, eventualmente sofrerá ossificação endocondral e, portanto, contribui finalmente para a formação do calo ósseo.

O reparo de fratura rígido é usualmente o resultado de intervenção cirúrgica que envolve a aplicação de dispositivos para manter as pontas do osso em contato ou muito próximas para estabilidade durante o processo de reparo. Idealmente (mas raramente alcançado por toda uma fratura), a cicatrização por contato ocorre onde as pontas da fratura estão em contato uma com a outra e não há instabilidade. Sob estas condições, a cicatrização ocorre por formação osteonal em ponte direta do local da fratura. Osteoclastos que formam canais para novos ósteons cruzarão a linha de fratura, e os novos ósteons unirão o osso sem formação de um calo. Se uma abertura menor que um milímetro estiver presente entre as pontas do osso, as células ósseas migrarão a partir das pontas da fratura e formarão osso lamelar em um ângulo reto à linha de fratura. Isso eventualmente será modelado em osso osteonal paralelo ao eixo longo do osso. Em fraturas rígidas com aberturas maiores que um milímetro, o osso não lamelar preenche a abertura e deve ser modelado em osso osteonal.

As complicações mais comuns da cicatrização da fratura são o inadequado suprimento sanguíneo, instabilidade e infecção. Se o suprimento sanguíneo for menor que o ideal, cartilagem hialina será formada; se o suprimento sanguíneo for prejudicado até chegar ao ponto de anóxia, ocorrerá necrose. A tensão e compressão mecânica no local da fratura também influenciam o processo reparador, pois o movimento excessivo e tensão favorecem o desenvolvimento de tecido fibroso. O tecido fibroso maduro não é desejável; ele não estabiliza a fratura e, ao contrário da cartilagem, não atua como uma moldura para formação do osso. O tecido fibroso em excesso entre as pontas do osso em uma fratura pode resultar em não união. Com o passar do tempo, as pontas ósseas da não união podem se tornar lisas e se mover em um bolsão de tecido fibroso e cartilagem para formar uma articulação falsa ou *pseudoartrose*. Outros fatores que podem interferir com o processo de reparo normal incluem desnutrição e a interposição de grandes fragmentos de osso necrótico, músculo ou outro tecido mole que possa resultar no atraso da união ou não união. Fraturas cicatrizam mais lentamente em animais idosos provavelmente em razão da diminuição da medula hematopoiética e de suas células-tronco estromais constituintes.

Existem diversas complicações do reparo de fraturas associadas especificamente a implantes metálicos utilizados na estabilização de fraturas. Dispositivos metálicos que são muito grandes privam o osso de forças mecânicas normais (proteção contra estresse) e resultam em perda óssea (atrofia por desuso). Dispositivos de fixação intramedular possuem o potencial de prejudicar o suprimento sanguíneo. O material implantado (metal, plástico e cimento ósseo) frequentemente é separado do osso circundante por uma fina camada de tecido fibroso, algumas vezes acompanhado por cartilagem metaplásica que é formada em resposta ao trauma cirúrgico, movimentação do implante ou corrosão do implante. Além disso, a superfície do implante pode ser um nicho para crescimento bacteriano, e a mistura de bactérias com fluido amorfo do hospedeiro pode formar um biofilme que é resistente a antibióticos e células inflamatórias do hospedeiro. Debris particulados microscópicos dos materiais de fixação implantados ("debris por desgaste") pode ocasionar uma resposta de macrófagos ou células gigantes multinucleadas. Estas células inflamatórias podem liberar citocinas e fatores de crescimento que resultam em reabsorção óssea e deterioração na superfície osso-implante, causando afrouxamento e falha do implante. A neoplasia supostamente induzida por dispositivos metálicos de fixação de fratura foi raramente relatada na literatura humana e veterinária, e é usualmente secundária à osteomielite crônica, mas também supostamente relacionada com a presença de fragmentos metálicos que são liberados dos implantes. O mecanismo pelo qual a osteomielite crônica poderia ser um fator predisponente para o desenvolvimento de osteossarcoma não é conhecido com certeza. Geralmente, acredita-se que qualquer lesão que cause proliferação celular (como seria esperado na osteomielite crônica e também em osteotomias/"corte" cirúrgico do osso) pode aumentar a chance de câncer em decorrência de danos espontâneos ao DNA por radicais livres, por exemplo.

A embolização pulmonar da gordura da medula pelo trauma da fratura ou por trauma associado ao reparo da fratura pode causar severa doença clínica em seres humanos. Embora a frequência da embolização gordurosa secundária ao trauma à medula óssea pareça ser relativamente comum em seres humanos e cães, as consequências clínicas de tal embolização são relativamente raras. Experimentalmente, a embolização gordurosa pode ser criada prontamente em cães pelo desgaste da medula óssea, seguida por pressurização. De maneira interessante, a gordura liberada da medula óssea em cães pelo desgaste é maior a partir de ossos intactos do que de ossos fraturados, em razão da descompressão da cavidade medular pela fratura no último caso.

Articulações

As articulações, ou junções entre os ossos, pode ser classificada como aquelas que não permitem essencialmente movimentos (articulação fibrosa ou sinartrose [p. ex. suturas entre os ossos do crânio]), aquelas que permitem movimentação limitada (articulação cartilaginosa ou anfiartrose [p. ex. articulações intervertebrais]), e articulações que são livremente móveis (articulação sinovial ou diartrose [p. ex. articulação do joelho]).

Anormalidades de Crescimento e Desenvolvimento

Artrogripose. Ver Distúrbios dos Ruminantes (Bovinos, Ovinos e Caprinos).

Displasia Coxofemoral. Ver Distúrbios dos Cães.

Lesões Inflamatórias

O termo *sinovite* é restrito à inflamação da sinóvia, enquanto o termo *artrite* implica que lesões também estão presentes na cartilagem articular. Embora a artrite seja caracterizada pela presença de células inflamatórias na membrana sinovial, a natureza do processo inflamatório é frequentemente melhor refletida pelo volume e característica do exsudato no fluido articular. De forma geral, é útil classificar as doenças articulares como inflamatórias (p. ex. artrite reumatoide) ou não inflamatórias (p. ex. osteoartrite, melhor chamada de *osteoartrose*), embora algum grau de inflamação possa estar presente em doenças articulares não inflamatórias. A artrite também pode ser classificada pela causa (bacteriana, viral, imunomediada estéril, ou depósitos de urato por gota), duração (aguda, subaguda ou crônica), ou natureza do exsudato produzido (seroso, fibrinoso, supurativo ou linfoplasmocítico). O termo *artropatia* é bastante abrangente e se refere a qualquer doença articular. Como a osteomielite, a artrite pode ser uma ameaça séria ao bem-estar de um animal, por causar dor e resultar em deformidade permanente. A cronicidade pode ser resultado de uma incapacidade do animal em remover o agente ou substância causadora, trauma repetitivo, persistência de material da parede celular bacteriana, ou inflamação imunomediada corrente. Se houver dano extenso à cartilagem ou sinóvia, mesmo se a causa da inflamação primária for resolvida, a articulação pode progredir para doença articular degenerativa. De fato, a artrite reumatoide em estágio final em seres humanos (o protótipo da artrite inflamatória) pode ser indistinguível da osteoartrite em estágio final (considera pela maioria como uma condição não inflamatória). A injúria a estruturas intra-articulares pode ser o resultado do agente ou substância ofensiva, inflamação, enzimas proteolíticas liberadas pelas células da cartilagem ou tecidos sinoviais, ativação das metaloproteinases de matriz latentes, ou falha dos condrócitos em degeneração ou necróticos em manter o conteúdo proteoglicano da matriz. Mediadores da inflamação que contribuem para a injúria articular incluem prostaglandinas, citocinas, leucotrienos, enzimas lisossomais, radicais livres, óxido nítrico, neuropeptídios e produtos dos sistemas de coagulação ativada, tais como a cinina, complemento e sistema fibrinolítico no líquido sinovial.

Artrite Infecciosa. A bacteremia neonatal secundária à onfalite ou via oral-intestinal comumente resulta em poliartrite em cordeiros, bezerros, leitões e potros. Embora menos comum, as bactérias também podem alcançar a articulação por inoculação direta (como em uma ferida perfurante), por extensão direta a partir de tecidos moles periarticulares, ou por extensão a partir do osso adjacente. A osteomielite bacteriana pode se estender pelo córtex na metáfise em direção à articulação (Fig. 16-35 a 16-37) (especialmente em animais jovens nos quais o córtex neste local é delgado ou incompleto). De maneira alternativa, a osteomielite epifisária pode lisar diretamente toda a cartilagem articular (Fig. 16-54). A artrite bacteriana não é comum em cães ou gatos. Em um estudo retrospectivo em um hospital veterinário de uma universidade, a maioria dos casos de artrite bacteriana em cães envolveu o joelho e ocorreu em decorrência de complicação cirúrgica.

As lesões da artrite infecciosa podem ser muito semelhantes independentemente do agente incitante; portanto, as lesões na próxima seção são apresentadas por momento de ocorrência e se os exsudatos iniciais são principalmente neutrofílicos (artrite supurativa) ou fibrinosos (artrite fibrinosa) (Tabela 16-2 e Fig. 16-74).

Cartilagem articular: A resposta da cartilagem à inflamação depende da natureza e severidade dos exsudatos. Na inflamação aguda, independente da natureza do exsudato inicial, a cartilagem articular está macroscopicamente e microscopicamente normal. Na artrite subaguda supurativa ou fibrinosa, a cartilagem pode estar mais fina devido à lise e erosão (ver discussão anterior) da matriz colagenosa pelas enzimas nos exsudatos, ativação de metaloproteinases de matriz e colapso da cartilagem como resultado da perda e incapacidade de substituir os proteoglicanos que se ligam à água pelos condrócitos degenerados ou necróticos. Na artrite supurativa crônica, é esperada extensa erosão e ulceração da cartilagem. Na artrite fibrinosa crônica, a ulceração da cartilagem pode ocorrer, mas não tão consistentemente como na artrite supurativa crônica. A formação de pannus também pode ocorrer na artrite fibrinosa crônica,

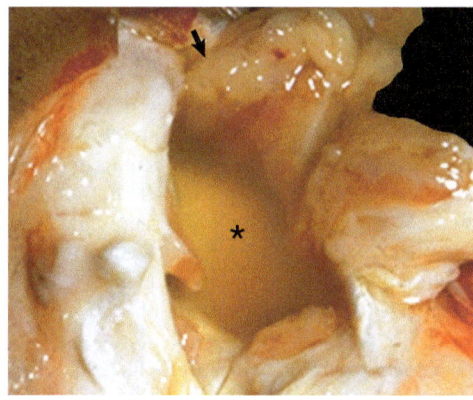

Figura 16-74 Artrite Serofibrinosa, Articulação Tíbio-társica, Potro. Articulação aberta revela aumento da quantidade de líquido sinovial turvo e amarelo (*asterisco*), característico de artrite serofibrinosa de causa inespecífica; proliferação sinovial (*seta*) indica algum grau de cronicidade. (Cortesia de University of Minnesota Veterinary Diagnostic Laboratory Arkive.)

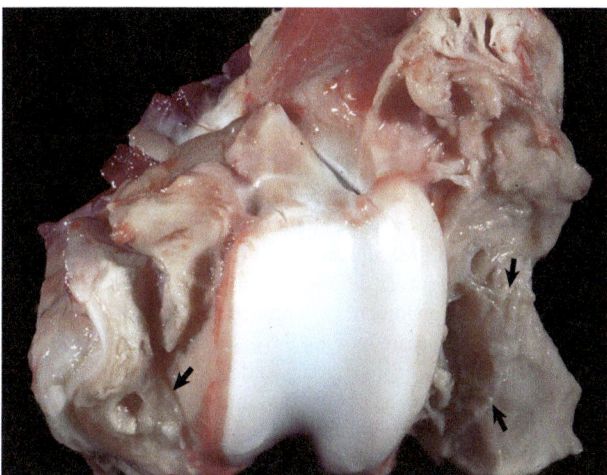

Figura 16-75 Artrite Fibrinosa Aguda, Osso, Articulação Tíbio-társica (Calcâneo), Bezerro. O espaço articular está distendido por camadas de fibrina marrom-amarelada que cobre a superfície sinovial (*setas*) da cápsula articular; a cartilagem articular está branca e reluzente. (Cortesia do Dr. C.S. Patton, College of Veterinary Medicine, University of Tennessee.)

resultando em erosão e ulceração da cartilagem, mas é incomum na artrite supurativa crônica. Na artrite infecciosa crônica na qual não há exsudato agudo na articulação, a perda de cartilagem pode ser discreta e ocorre secundariamente à sinovite linfoplasmocítica de baixo grau (ver discussão posterior).

Cápsula articular/sinóvia/líquido sinovial: Na artrite supurativa aguda e fibrinosa, o líquido sinovial possui usualmente redução da viscosidade em razão da combinação de digestão enzimática dos glicosaminoglicanos e diluição do líquido sinovial por edema. O fluido pode estar túrbido devido à presença de neutrófilos e filamentos de fibrina, e pode estar avermelhado devido à hemorragia discreta. O exsudato no líquido sinovial pode ser extenso em lesões agudas (Fig. 16-75), enquanto a membrana sinovial pode parecer apenas discretamente hiperêmica e edematosa, mesmo microscopicamente. Portanto, na artrite aguda, a avaliação do líquido sinovial pode ser muito mais informativa do que a avaliação da membrana sinovial; entretanto, para aumentar a probabilidade de um diagnóstico correto, pode ser prudente cultivar ambos os locais e avaliar a membrana sinovial histologicamente. Na artrite fibrinosa aguda ou bacteriana supurativa que foi tratada efetivamente com antibióticos, as lesões podem ser resolvidas sem defeitos residuais.

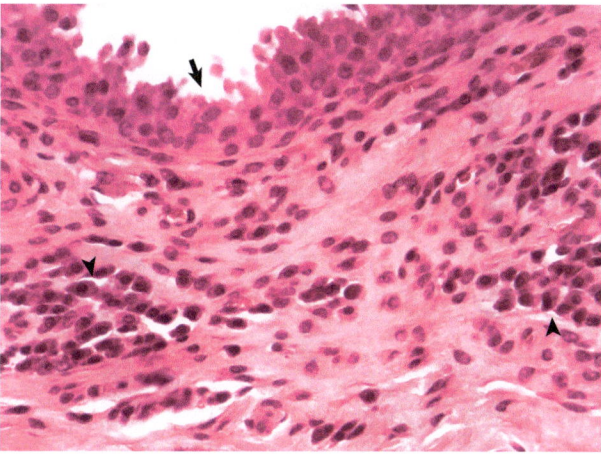

Figura 16-76 Sinovite Subaguda, Cápsula Articular, Cão. Há marcante hiperplasia celular sinovial (*seta*) e infiltração de linfócitos e plasmócitos na subíntima sinovial (*pontas de seta*). Coloração por HE. (Cortesia do Dr. S.E. Weisbrode, College of Veterinary Medicine, The Ohio State University.)

Na artrite supurativa subaguda e fibrinosa, e na artrite infecciosa subaguda, nas quais não há exsudação aguda na articulação, é esperado que a sinóvia contenha inflamação linfoplasmocítica e exiba hiperplasia variável das células de revestimento sinovial, independentemente da causa (Fig. 16-76). A inflamação linfoplasmocítica reflete a imunogenicidade do agente infeccioso. A hiperplasia celular sinovial é uma resposta inespecífica, mas presumivelmente é uma tentativa de aumentar a produção de líquido sinovial. Na artrite supurativa subaguda (e crônica) e fibrinosa, é incomum observar número significativos de neutrófilos e depósitos de fibrina, respectivamente, na membrana sinovial, pois é esperado que eles sofram exsudação a partir da membrana e adentrem o espaço articular.

Na artrite supurativa crônica, o tecido de granulação com pronunciada inflamação linfoplasmocítica pode substituir a membrana sinovial e pode haver notável fibrose da cápsula articular. Se a artrite fibrinosa persistir e se os depósitos de fibrina forem extensos, eles podem ser substituídos por tecido fibroso, resultando em restrição do movimento articular. A artrite fibrinosa (p. ex. causada por *Erysipelothrix rhusiopathiae* e *Mycoplasma* sp. [ver discussão posterior]) de longa duração é frequentemente acompanhada por pronunciada hipertrofia/hiperplasia vilosa, sinovite linfoplasmocítica e formação de pannus, e destruição progressiva da cartilagem (Fig. 16-77). Tanto na artrite fibrinosa crônica quanto na artrite supurativa crônica, a fibrina e o exsudato supurativo (pus) continuam a ser produzidos e estão presentes no espaço articular em lesões ativas (bactéria ainda está presente). A anquilose fibrosa (rigidez/fusão) das articulações pode ocorrer em casos severos crônicos de artrite fibrinosa ou supurativa.

Osso subcondral: O osso subcondral é afetado apenas secundariamente na artrite infecciosa. Na artrite supurativa crônica, os exsudatos podem erodir a cartilagem sobrejacente e se estender até a placa do osso subcondral (Fig. 16-78). Se houver claudicação crônica, o osso subcondral pode sofrer atrofia por desuso e se tornar osteopênico.

Artrite Bacteriana. Várias diferentes bactérias causam artrite em animais. A duração da artrite bacteriana é variável; alguns organismos são rapidamente removidos e a sinovite possui curta duração. Em outras situações, as bactérias podem persistir, e o processo inflamatório pode se tornar crônico, mas permanecer ativo. A extensão e mecanismo da destruição da cartilagem diferem de certa forma dependendo da natureza dos exsudatos. Por sua vez, a natureza dos exsudatos pode depender do agente infeccioso envolvido. Geralmente, a inflamação fibrinosa é esperada mais frequentemente com bactérias Gram-negativas, enquanto a artrite supurativa é esperada mais frequentemente com bactérias Gram-positivas. Os exsudatos na articulação nos estágios

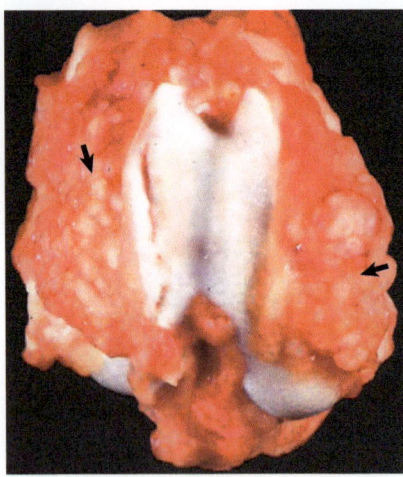

Figura 16-77 Sinovite Fibrinosa (Ativa) Crônica, Erisipelas, Articulação do Joelho, Suíno. Uma artrite crônica causada por *Erysipelothrix rhusiopathiae* resultou em hipertrofia vilosa (*setas*) da membrana sinovial. As pontas de algumas vilosidades estão hemorrágicas e necróticas. (Cortesia do Dr. D. Harrington, College of Veterinary Medicine, Purdue University; e Noah's Arkive, College of Veterinary Medicine, The University of Georgia.)

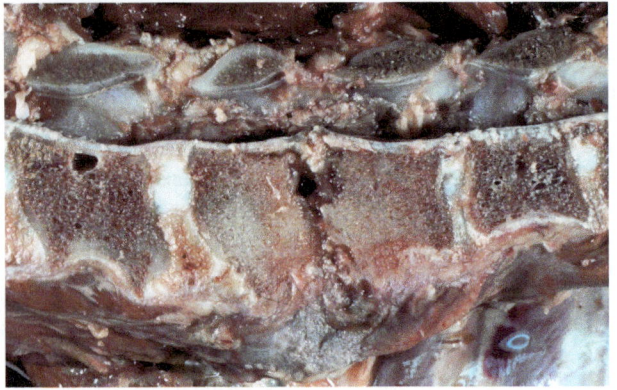

Figura 16-78 Discoespondilite Supurativa, Articulação, Disco Intervertebral, Cão. Discoespondilite supurativa crônica marcante (inflamação do disco intervertebral e vértebras adjacentes) com lise marcante (*centro da imagem*) do disco e córtex, epífises e metáfises das vértebras adjacentes. (Cortesia do Dr. S.E. Weisbrode, College of Veterinary Medicine, The Ohio State University.)

agudos da infecção por bactérias gram-positivas, entretanto, podem ser principalmente fibrinosos, mas se tornar supurativa com o passar do tempo. Um exemplo de artrite fibrinosa crônica ocorre em suínos nos quais a causa é a septicemia por *Erysipelothrix rhusiopathiae*. Esta é uma exceção notável à generalidade prévia sobre a inflamação fibrinosa ser causada por bactérias Gram-negativas. A *Erysipelothrix rhusiopathiae*, uma bactéria Gram-positiva, causa uma artrite fibrinosa que não se torna supurativa com o passar do tempo. Os sobreviventes podem apresentar lesões secundárias à localização do *Erysipelothrix rhusiopathiae* na pele, articulações sinoviais, endocárdio valvar ou discos intervertebrais. A poliartrite crônica e dolorosa é uma sequela comum. A *Trueperella* (anteriormente *Arcanobacterium*) *pyogenes* é uma causa comum de artrite supurativa em bovinos e suínos. A *Escherichia coli* e estreptococos inicialmente causam septicemia em bezerros neonatos e leitões antes da localização em articulações, meninges e, algumas vezes, superfícies serosas. A sinovite frequentemente é agudamente serofibrinosa, tornando-se mais supurativa com o passar do tempo. O *Haemophilus parasuis* causa a doença de Glässer em suínos com 8 a 16 semanas de idade. As lesões consistem de polisserosite fibrinosa, poliartrite e meningite. A poliartrite serofibrinosa aguda é observada frequentemente em bovinos que morrem por meningoencefalite

trombótica causada por *Histophilus somni* (anteriormente *Haemophilus somnus*).

A *Borrelia burgdorferi*, uma espiroqueta que é transmitida por carrapatos, é a causa da doença de Lyme (borreliose). A artrite ocorre associada à doença de Lyme em cães, bovinos e equinos, e afeta uma ou várias articulações. Em estudos experimentais em cães, a claudicação ocorreu em aproximadamente metade dos animais afetados 2 meses ou mais após a infecção. Nos estágios agudos da doença, o exsudato é uma combinação de inflamação fibrinosa e supurativa (fibrinossupurativa). Nos estágios crônicos, pannus (usualmente uma sequela da artrite fibrinosa) e inflamação supurativa crônica podem ser observados.

Artrite por Mycoplasma. Geralmente, as lesões da artrite causadas por *Mycoplasma* sp. são semelhantes àquelas descritas anteriormente para bactérias que causam artrite fibrinosa. Várias articulações geralmente estão envolvidas, o que é indicativo de uma via hematógena de infecção. *Mycoplasma hyorhinis* causa poliartrite fibrinosa e polisserosite em suínos pós-desmame, e *Mycoplasma hyosynoviae* causa poliartrite fibrinosa em suínos com mais de 3 meses de idade. Ainda não está certo o motivo pelo qual estas micoplasmas ganham acesso à circulação e, finalmente, às articulações; entretanto, a via é provavelmente oral-faríngea/pulmonar facilitada pelo estresse ou doença respiratória concomitante, já que ambos os agentes são comumente isolados a partir de regiões nasais e faríngeas em indivíduos assintomáticos. O *Mycoplasma bovis* causa poliartrite fibrinosa a piogranulomatosa em bovinos confinados, e a doença é caracterizada por claudicação e edema das grandes articulações sinoviais dos membros, as quais podem conter grandes volumes de exsudato serofibrinoso a francamente supurativo. O *Mycoplasma bovis* provavelmente ganha acesso às articulações através de uma via hematógena, possivelmente secundariamente à pneumonia ou mastite por micoplasma.

Artrite Viral. A artrite reoviral em galinhas foi a primeira artrite viral a ser descoberta, e foi seguida pela descoberta da artrite reoviral em perus. Embora fosse esperado que uma etiologia viral também poderia ser demonstrada em artrites idiopáticas, como a artrite reumatoide, a artrite viral não parece ser uma doença significativa, ou até mesmo reconhecida, em mamíferos domésticos, com exceção de caprinos. O vírus da artrite-encefalite dos caprinos (CAE) (um retrovírus lentiviral) causa artrite fibrinosa crônica em caprinos mais velhos. A doença é caracterizada por claudicação debilitante, higromas carpais (bolsa preenchida por líquido das articulações afetadas), e distensão das maiores articulações sinoviais. Casos crônicos exibem sinovite linfoplasmocítica, hipertrofia/hiperplasia vilosa sinovial, e formação de pannus típica da artrite fibrinosa crônica. Uma lesão adicional que é peculiar aos casos crônicos da doença é a necrose e mineralização dos vilos sinoviais, que podem dar à membrana uma aparência branca arenosa.

Artrite Não Infecciosa. A artrite não infecciosa inclui doenças articulares específicas que possuem inflamação como o evento inicial, mas sabidamente são estéreis. Estes distúrbios são frequentemente classificados como erosivos ou não erosivos, dependendo se a cartilagem articular está ou não envolvida. A seguir são apresentados três exemplos de artrite erosiva estéril. Estas doenças frequentemente são crônicas, e algumas vezes duram por meses, pois podem ser muito difíceis de controlar de forma medicamentosa (p. ex. com agentes anti-inflamatórios e imunomoduladores).

Artrite Reumatoide. Ver Distúrbios dos Cães.

Artrite Reativa. A *artrite reativa* é o nome dado a uma oligoartrite erosiva estéril (que afeta um pequeno número de articulações) de patogenia incerta. Esta condição é raramente relatada em animais domésticos, mas é um problema reconhecido em colônias de pesquisa de primatas de ocorrência subsequente a distúrbios que causam diarreia, e é provavelmente subdiagnosticada em outras espécies. A artrite reativa é definida clinicamente como inflamação estéril em articulações que ocorre subsequente à inflamação infecciosa em outros órgãos sistêmicos — usualmente intestinal e urogenital em seres humanos, e geralmente causadas por bactérias como *Yersinia*, *Salmonella*, *Campylobacter* e *Shigella*. Várias hipóteses que não são mutuamente exclusivas foram apresentadas, incluindo reação cruzada (mimetismo molecular) entre proteínas de choque térmico bacterianas e glicosaminoglicanos articulares, inexplicável alojamento de linfócitos sensibilizados intestinais nas articulações, e inexplicável localização de peptideoglicanos bacterianos antigênicos em articulações.

Artrite Estéril Pós-infecciosa.

A artrite estéril pós-infecciosa supostamente representa a reação imune aos produtos de quebra antigênicos das paredes celulares bacterianas que podem permanecer sequestrados em uma articulação após a confirmação de uma infecção bacteriana dentro da articulação. Uma descrição das lesões que ocorrem em todos os três tipos de artrite erosiva não infecciosa está a seguir.

Cartilagem articular: A erosão da cartilagem que está claramente relacionada com a presença de pannus é esperada nas fases subagudas da doença e é depois seguida pela ulceração que pode ser extensa.

Cápsula/sinóvia/líquido sinovial articular: Macroscopicamente, as lesões em casos avançados consistem de hipertrofia/hiperplasia vilosa marcantes da membrana sinovial, formação de pannus que pode parecer uma camada semelhante a veludo sobrejacente ao osso subcondral, osteófitos periarticulares e, em alguns casos, anquilose fibrosa das articulações afetadas. Microscopicamente, as alterações na articulação incluem hipertrofia/hiperplasia das células de revestimento sinoviais e infiltração da sinóvia por grandes quantidades de plasmócitos e linfócitos. Além disso, focos necróticos, exsudato fibrinoso e neutrófilos infiltrados podem estar presentes. O líquido sinovial contém grande número de neutrófilos.

Osso subcondral: Particularmente em casos de doença ativa nos quais há formação de pannus, o osso subcondral exibe alterações líticas. A osteoartrite secundária pode estar presente na doença crônica e pode resultar na esclerose óssea subcondral.

Artrite Não Infecciosa e Não Erosiva.

A artrite não infecciosa e não erosiva tem sido melhor descrita no cão. A maioria dos casos envolve oligoartrites idiopáticas simétricas, mas eles podem estar associados a doenças imunomediadas estéreis concomitantes, como a meningite/arterite responsiva a esteroides, neoplasias, inflamação infecciosa em outros órgãos sistêmicos (artrite reativa não erosiva) e lúpus eritematoso sistêmico (LES). Cães com LES também podem ter dermatite, anemia, trombocitopenia, polimiosite e glomerulonefrite. Não está claro o motivo pelo qual a artrite não infecciosa e não erosiva, a qual supostamente é mediada por imunocomplexos sinoviotrópicos, não resulta em destruição articular, como ocorre na artrite reumatoide.

Cartilagem articular: As lesões na cartilagem articular não são esperadas na artrite não erosiva, mesmo em casos crônicos.

Cápsula/sinóvia/líquido sinovial articular: Hipertrofia/hiperplasia vilosa pode ser mínima a marcante, com variável sinovite neutrofílica e linfoplasmocítica. A formação de pannus não ocorre; o exsudato no líquido sinovial na artrite não erosiva crônica é neutrofílico.

Osso subcondral: As lesões do osso subcondral não são esperadas na artrite não erosiva.

Na doença articular inflamatória estéril, um diagnóstico definitivo frequentemente não é possível. Deve ser lembrado que a resposta aos antibióticos não confirma que um processo foi resultado de agentes infecciosos. Os antibióticos que reduzem bactérias Gram-positivas no intestino podem permitir crescimento excessivo de coliformes e aumento da produção de lipopolissacarídeos (LPS). O aumento da absorção intestinal de LPS está associado à diminuição dos sinais clínicos na artrite autoimune, possivelmente pela regulação do sistema imune ou pelo estabelecimento de um reconhecimento imunológico de si próprio mais rigoroso.

Doença por Deposição de Cristais.

A doença por deposição de cristais é caracterizada por depósitos de minerais, como uratos, fosfatos de cálcio e pirofosfatos de cálcio na cartilagem articular e/ou tecidos moles das articulações. A doença clínica causada por deposição de cristais é rara em animais domésticos. Espécies que não possuem a enzima uricase (certos primatas não humanos, pássaros e répteis), que promove a oxidação de ácido úrico em alantoína, podem sofrer com o acúmulo excessivo de ácido úrico na circulação sanguínea. A sinovite induzida por cristais com degeneração secundária da cartilagem articular ocorre quando cristais de urato são depositados nas articulações e ao redor delas, uma condição conhecida como *gota*. Depósito de urato, chamados *tofos*, incitam uma inflamação granulomatosa e podem surgir macroscopicamente como material caseoso branco. A doença articular que envolve uma ou várias articulações também já foi relatada em cães jovens resultando da deposição de cálcio e fósforo em diferentes formas (doença por deposição de pirofosfato de cálcio [DDPC; previamente conhecida como pseudogota] e doença por deposição de fosfato de cálcio) no tecido mole da sinóvia, cápsula articular e ligamentos adjacentes. A doença metabólica de base nesta condição não é reconhecida. A doença por deposição de cristais intra-articulares é talvez a mais comum das doenças por deposição de cristais, mas geralmente é clinicamente silenciosa. Esta condição é usualmente causada por deposição de pirofosfato de cálcio e pode ocorrer em localizações em equinos e cães que estejam sujeitos ao aumento da utilização mecânica (articulação escápulo-umeral de cães de corrida e articulações metacarpo-falangeanas e metatarso-falangeanas em equinos). A deposição de cristais é iniciada ao redor dos condrócitos e pode ser observada macroscopicamente como focos arenosos brancos brilhantes. O significado da deposição é incerto, mas pode ter um papel na progressão da doença articular degenerativa.

Doença Articular Degenerativa

A doença articular degenerativa (osteoartrite, osteoartrose), reconhecida desde a antiguidade, é uma doença destrutiva das articulações sinoviais que ocorre em todos os animais com um esqueleto ósseo (Tabela 16-6). Pode ser monoarticular (afetando uma única articulação) ou poliarticular (afetando várias articulações), pode acometer animais imaturos ou adultos, e pode ser sintomática ou clinicamente silenciosa. Animais afetados possuem graus variados de aumento e deformidade, dor, e disfunção articular. A etiopatogenia da doença articular degenerativa é incompletamente compreendida, e é provável que o termo compreenda uma série de doenças que possuem um estágio final comum. Alterações iniciais podem ser o resultado de lesão traumática à cartilagem articular; inflamação da sinóvia; aumento da rigidez do osso subcondral; ou anormalidades na conformação, estabilidade articular e congruência das superfícies articulares. O fator de risco número um para a doença articular degenerativa em seres humanos é a idade, embora a doença não seja considerada como uma consequência inevitável do envelhecimento. A maioria dos casos em seres humanos é primária (sem causa identificável); entretanto, em animais parece ser secundária, sendo que a osteocondrose é um importante fator predisponente naquelas espécies que possuem uma alta prevalência desta doença.

A alteração bioquímica inicial na cartilagem articular na doença articular degenerativa é a perda de agregados proteoglicanos. Nos estágios iniciais da degeneração, esta perda de proteoglicanos está associada a um incremento do conteúdo hídrico na matriz da cartilagem que causa edema do tecido. Isso pode parecer contraditório porque os proteoglicanos na cartilagem normal têm um papel crítico ao se ligarem à água. A explicação não está clara; entretanto, o aumento da água na matriz na doença articular degenerativa inicial não é ligado normalmente aos proteoglicanos e não contribui para a lubrificação normal e transporte de nutrientes e produtos do catabolismo. Além disso, as proteínas centrais dos agregados proteoglicanos são susceptíveis

Tabela 16-6	Doença Articular Degenerativa	
Nome do Estágio	**Aparência Macroscópica**	**Lesão Microscópica**
Degeneração inicial	Normal, cartilagem articular pode estar de certa forma amaciada à palpação	Aumento discreto na espessura da cartilagem articular; diminuição do conteúdo de proteoglicanos aparente com colorações histoquímicas para polissacarídeos sulfatados (p. ex. azul de toluidina e safranina O)
Discreta	Pode parecer normal; a cartilagem articular pode conter erosões superficiais e pode possuir espessura normal ou reduzida	Alterações degenerativas envolvendo a cartilagem articular superficial, incluindo degeneração/morte de condrócitos e fibrilação superficial
Moderada	Cartilagem articular contém áreas localmente extensas de fibrilação (aparência desgastada)	Perda da integridade da cartilagem articular, com fibrilação e perda tecidual que se estende até as zonas média e profunda; esta alteração pode estar acompanhada por uma discreta sinovite, aumento da espessura localmente extenso do osso subcondral, e a presença de osteófitos periarticulares
Crônica	Perda da espessura total da cartilagem articular com exposição do osso subcondral, o qual está espessado; a superfície do osso subcondral espessado pode estar lisa (eburnação); osteófitos podem estar macroscopicamente visíveis e a cápsula articular está espessada	A perda de cartilagem até o nível do osso subcondral; osso subcondral pode estar severamente espessado; osteófitos periarticulares estão frequentemente presentes; cistos subcondrais podem estar presentes; sinóvia exibe inflamação crônica e fibrose

à ação de proteoglicanases neutras, as quais estão aumentadas na doença articular degenerativa inicial. Em micrografias eletrônicas, os achados na doença articular degenerativa inicial incluem perda focal de camada amorfa que cobre a superfície da cartilagem articular e desgaste das fibras colágenas superficiais. A perda contínua de proteoglicanos interfere com a lubrificação articular e permite que as fibras de colágeno colapsem em conjunto com linhas perpendiculares à superfície articular em razão da perda do gel hidratado de proteoglicanos e água que normalmente mantém as fibras separadas.

A sinovite na doença articular degenerativa é geralmente discreta e ocorre secundariamente à liberação de mediadores inflamatórios por condrócitos lesados e por macrófagos sinoviais que fagocitaram produtos da quebra cartilaginosa.

Cartilagem articular: As lesões com frequência são topograficamente variáveis dentro de uma articulação. A perda de proteoglicanos e ligação imprópria da água (aumento verdadeiro no conteúdo hídrico) faz com que a cartilagem articular se torne macia (*condromalácia*). Em articulações do tipo dobradiça, ranhuras lineares frequentemente estão presentes na cartilagem articular, particularmente em equinos (Fig. 16-15). Histologicamente, estas representam depressões lineares na cartilagem associadas à condrócitos necróticos dispersos e perda localizada de proteoglicanos. A patogenia destas ranhuras é incerta, mas elas podem representar sequelas a bolsões de fluido sinovial secundárias a incongruidades das superfícies articulares. De forma alternativa, elas podem parecer em uma superfície articular oposta à lesão como uma fratura em lasca, em tal caso que a injúria mecânica direta é mais provável. A condromalácia é seguida por desgaste anormal da cartilagem e perda de cartilagem articular superficial (erosão inicial). Conforme a lesão progride, as erosões se tornam mais profundas (a cartilagem se torna mais delgada) e macroscopicamente o desgaste aparente das fibras colágenas em conjunto com seu arranjo radial pode ser observado (*fibrilação* [ver Figs. 16-25 e 16-26]). Este resultado pode ser apreciado macroscopicamente como uma superfície articular áspera e opaca, frequentemente com descoloração amarela ou marrom da cartilagem. Lesões avançadas podem ter perda notável de cartilagem até o nível da camada calcificada e osso subcondral (*ulceração* [Fig. 16-27]).

Cápsula/sinóvia/líquido sinovial articular: A sinovite caracterizada por hipertrofia vilosa, hiperplasia de sinoviócitos e infiltração de linfócitos, plasmócitos e macrófagos está usualmente presente em casos crônicos, mas a magnitude da inflamação é consideravelmente menor do que aquela que ocorre nas artrites inflamatórias. O líquido sinovial não contém exsudatos e é claro e incolor, mas pode ter viscosidade reduzida em razão do aumento do filtrado do plasma relativo aos glicosaminoglicanos no líquido sinovial e aumento da degradação de glicosaminoglicanos por enzimas liberadas pela sinóvia inflamada. A fibrose da cápsula articular causada pela instabilidade da articulação ou liberação de citocinas, como a TGF-β, poderia contribuir, em conjunto com a osteofitose e incongruidade articular, à rigidez articular e limitação da amplitude de movimentação observada na doença articular degenerativa avançada.

Osso subcondral: Na doença avançada, a esclerose do osso subcondral, a qual pode ser grave, é um achado consistente. Alguns pesquisadores consideram um discreto aumento na espessura do osso subcondral como uma lesão inicial da doença articular degenerativa, possivelmente precedendo o dano da cartilagem articular. Se a cartilagem articular for ulcerada e a articulação permanecer em uso, o osso subcondral exposto pode surgir com uma aparência lisa e polida (eburnação). Osteófitos marginais (periarticulares) são formados, particularmente após instabilidade articular, e pode haver pronunciado modelamento do osso epifisário e metafisário em razão da alteração do uso mecânico. A fusão articular, causada por uma combinação de comunicação óssea e fibrosa (anquilose) do espaço articular, pode ocorrer. Cistos do osso subcondral, cavidades no osso subcondral com um revestimento semelhante à sinóvia e lise e fibrose óssea osteoclástica periférica, podem estar presentes, particularmente em casos severos. Presumivelmente, estes cistos surgem secundariamente a fissuras na cartilagem sobrejacente ou osso eburnado que permitem que o líquido sinovial seja forçado em direção ao osso subcondral. Estes cistos parecem ser mais comuns em seres humanos do que em animais domésticos, possivelmente pelo resultado da maior duração da doença em seres humanos. Os porcos-da-Índia da variedade Hartley espontaneamente desenvolvem doença articular degenerativa nas articulações dos joelhos antes de um ano de idade. Os cistos subcondrais estão presentes na superfície articular tibial proximal, e neste modelo, eles parecem ser invaginações das membranas sinoviais ao redor dos ligamentos cruzados conforme se inserem no osso subcondral.

Degeneração de Discos Intervertebrais

A degeneração de discos intervertebrais é um fenômeno relacionado com a idade em várias espécies. De forma geral, a perda de água e proteoglicanos, redução da celularidade, e um aumento no conteúdo

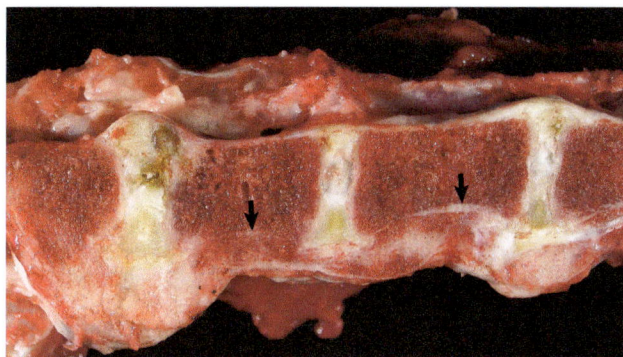

Figura 16-79 Espondilose Anquilosante e Doença do Disco Intervertebral, Coluna Lombar, Cão. A proliferação óssea (ventralmente) comunicou os espaços intervertebrais entre as vértebras adjacentes e causou fusão (anquilose) de diversas articulações; o novo osso proliferativo está presente ventral à superfície cortical vertebral preexistente (*setas*). Os discos intervertebrais estão descoloridos (manchas amarelas-esverdeadas) e exibem protrusão dorsal variável em direção ao canal espinhal. (Cortesia dos Dr. M.S. Bouljihad e Dr. N.A. Robinson, College of Veterinary Medicine, University of Minnesota.)

de colágeno do núcleo pulposo ocorrem, o que faz com que a distinção entre os núcleos pulposos e ânulos fibrosos fique obscurecida. Macroscopicamente, a parte central do disco degenerado é amarela-amarronzada e é composta por material fibrocartilaginoso friável (Fig. 16-79). Estas alterações degenerativas são provavelmente causadas por diversos insultos metabólicos e mecânicos, que resultam em quebra dos agregados proteoglicanos no núcleo pulposo e a alterações degenerativas no ânulo fibroso. Tanto o movimento do tipo rotacional quanto o compressivo podem lesar ainda mais o ânulo fibroso. Alterações na estrutura do núcleo pulposo, em conjunto com um ânulo enfraquecido, frequentemente resultam em lacerações ou fissuras concêntricas e radiais no ânulo que permitem abaulamento ou herniação do material do núcleo pulposo (Fig. 16-80). A herniação costuma ocorrer dorsalmente em animais domésticos devido, em parte, ao fato de que o ânulo fibroso é mais delgado dorsalmente do que ventralmente. Em seres humanos (raramente em animais domésticos), o material do disco pode sofrer extrusão através da placa final em direção ao corpo vertebral, produzindo uma lesão conhecida como *nódulo de Schmorl*.

Em raças de cães condrodistróficos, como o Teckel, a metaplasia condroide do núcleo pulposo é seguida por calcificação durante o primeiro ano de vida. Estas alterações podem resultar em prolapso do disco, com ruptura total do ânulo fibroso e frequentemente extrusão rápida ou aguda do material do disco em direção ao canal vertebral nos locais de estresse mecânico, como as vértebras cervicais e toracolombares (herniação de Hansen tipo I) (Fig. 16-80 e 16-81).

A doença senil degenerativa do disco é independente da raça no cão e também ocorre em suínos e equinos. Estas lesões são caracterizadas por desidratação progressiva e colagenização do núcleo pulposo, além de degeneração do ânulo fibroso. As lesões ocorrem lentamente e a calcificação é rara. O prolapso do disco é secundário à ruptura parcial do ânulo fibroso e é caracterizado por abaulamento da superfície dorsal do disco em direção ao canal vertebral (herniação de Hansen tipo II) (Fig. 16-80 e 16-82). O prolapso ou herniação pode ser dorsal (compressão da medula espinhal) ou lateral (compressão de nervo espinhal e aprisionamento). Como cada articulação intervertebral é um complexo de três articulações (articulação intervertebral e duas facetas articulares), a redução da espessura do disco que segue a degeneração e desidratação permite a sobreposição das facetas articulares e algum grau de instabilidade articular. Estas alterações contribuem para o desenvolvimento de doença degenerativa e aumento das facetas articulares, o que pode causar um impacto nos nervos espinhais e até mesmo compressão do canal espinhal, pois o aspecto medial destas

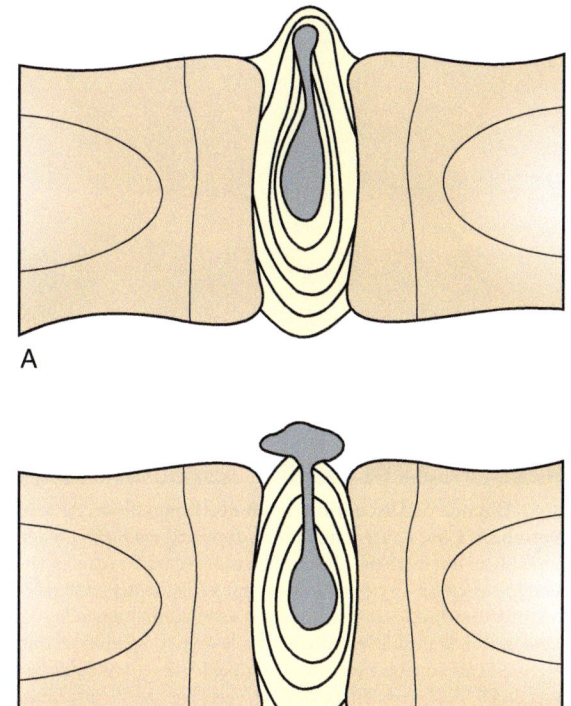

Figura 16-80 Estágios do Prolapso do Núcleo Pulposo na Doença do Disco Intervertebral. A, Prolapso do núcleo pulposo pode ser secundário à ruptura parcial do ânulo fibroso (Hansen tipo II). **B,** Ruptura completa do ânulo fibroso permite extrusão do núcleo pulposo em direção ao canal vertebral (Hansen tipo I).

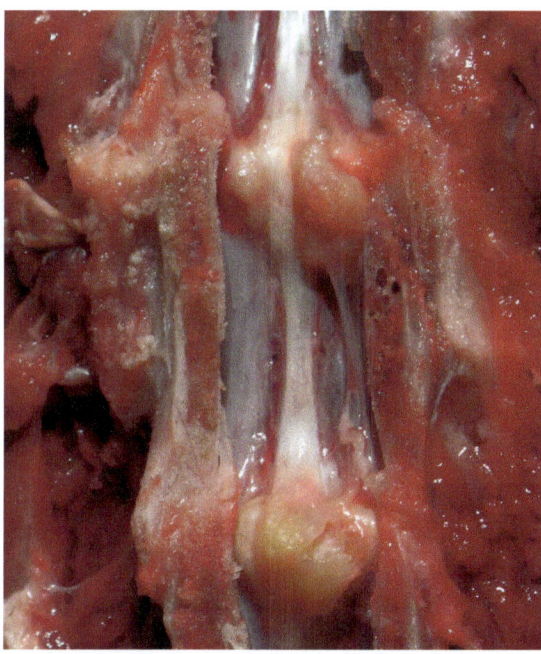

Figura 16-81 Doença do Disco Intervertebral, Disco Intervertebral Degenerado, Disco Prolapsado, Articulação Intervertebral, Cão. Os arcos dorsais e medula espinhal foram removidos para demonstrar dois locais nos quais há extrusão dorsal do material do disco intervertebral em direção ao canal espinhal. (Cortesia dos Dr. M.D. Chalkey e Dr. E.J. Olson, College of Veterinary Medicine, University of Minnesota.)

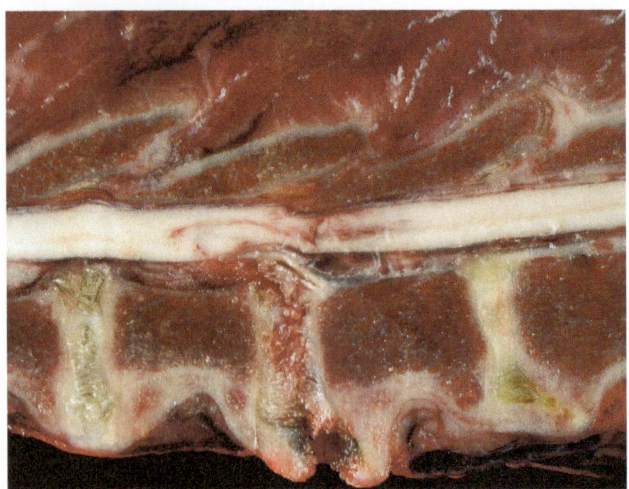

Figura 16-82 Doença do Disco Intervertebral e Espondilose, Articulação Intervertebral, Cão. Corte longitudinal das vértebras torácicas demonstrando três discos intervertebrais adjacentes, todos exibindo graus variáveis de degeneração e associados à espondilose ventral. O disco intervertebral central sofreu extrusão em direção ao canal espinhal sobrejacente causando compressão e hemorragia da medula espinhal. Uma lesão por espondilose fraturada está presente ventralmente e pode ter contribuído para a instabilidade local. (Cortesia do Dr. A.G. Armién, College of Veterinary Medicine, University of Minnesota.)

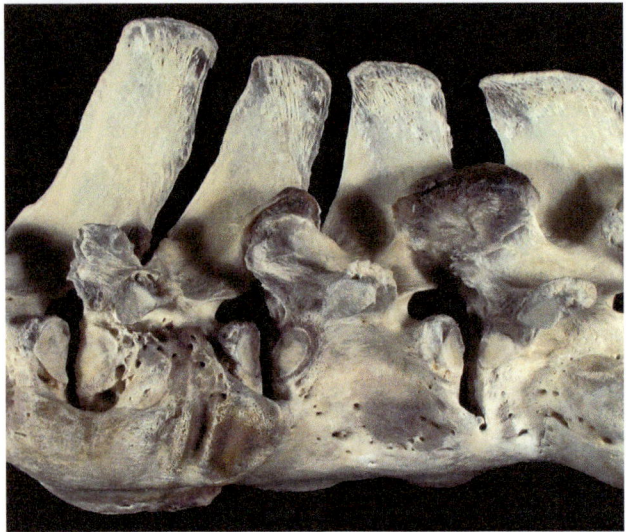

Figura 16-83 Espondilose Anquilosante, Coluna Torácica, Alce. Proliferação periosteal marcante ventral e lateral neste caso severo de espondilose anquilosante resultou em pontes ósseas em corpos vertebrais adjacentes. Espécime macerado. (Cortesia dos Dr. E.J. Olson e Dr. A. Wuenschmann, College of Veterinary Medicine, University of Minnesota.)

facetas está adjacente aos forames intervertebrais. A degeneração dos discos intervertebrais (frequentemente no ânulo fibroso ventral, resultando no estiramento do ligamento longitudinal ventral) e a instabilidade resultante da articulação intervertebral podem resultar no desenvolvimento de formação de novo osso periosteal nas superfícies ventral (mais comumente), lateral ou dorsal das vértebras. Isso é chamado de *espondilose*; ocorre em várias espécies, incluindo cães, bovinos, suínos e equinos; e pode resultar na fusão óssea (anquilose) de várias articulações intervertebrais adjacentes (Figs. 16-82, 16-83 e 16-84).

Neoplasias

Neoplasias primárias dentro das articulações surgem a partir da membrana sinovial e são consideradas como malignas, mas elas variam

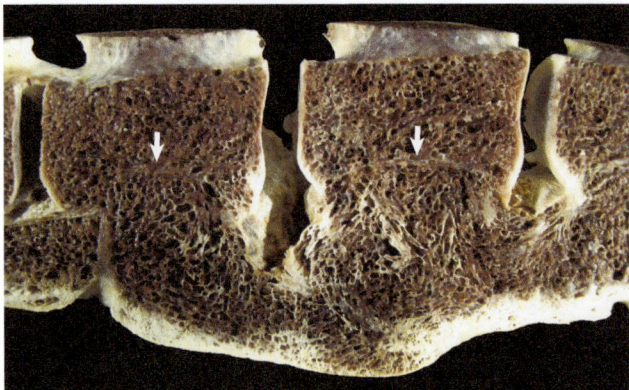

Figura 16-84 Espondilose Anquilosante, Coluna, Cão. Corte longitudinal médio da coluna vertebral, demonstrando marcante proliferação óssea, formando uma ponte óssea entre os corpos vertebrais adjacentes; margens ventrais preexistentes dos corpos vertebrais (*setas*). Espécime macerado. (Cortesia dos Dr. B.A. Goupil, Dr. E.J. Olson e Dr. A. Wuenschmann, College of Veterinary Medicine, University of Minnesota.)

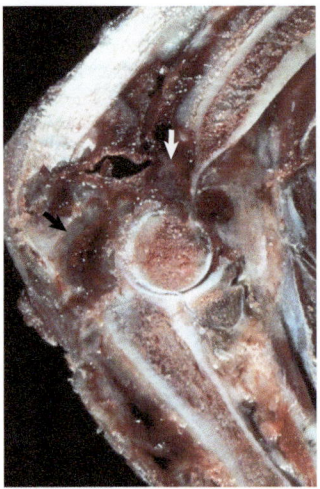

Figura 16-85 Sarcoma de Células Sinoviais, Articulação, Cotovelo, Cão. O sarcoma de células sinoviais apresentado como uma massa escura e hemorrágica dentro da articulação, que invadiu o côndilo umeral distal (*seta branca*) e causou lise pronunciada da ulna proximal (*seta preta*). (Cortesia do Dr. S.E. Weisbrode, College of Veterinary Medicine, The Ohio State University.)

notavelmente em seu potencial metastático. Estes tumores são incomuns em cães e muito raros em outras espécies. Duas diferentes neoplasias da sinóvia são reconhecidas. Uma é derivada de histiócitos e é chamada de *sarcoma histiocítico*. Como o nome implica, estas células possuem um fenótipo histiocítico; a atipia é algumas vezes extrema com figuras mitóticas bizarras e pleomorfismo pronunciado. Sarcomas histiocíticos possuem uma alta probabilidade de metástases distantes.

O *sarcoma de células sinoviais* é o termo dado a uma neoplasia de origem de fibrócitos sinoviais (Fig. 16-85). Estes tumores são mais comuns em articulações, mas também podem ocorrer na sinóvia de bainhas tendíneas. As células neoplásicas que compreendem o sarcoma de células sinoviais são imunonegativas para marcadores de células histiocíticas (p. ex. CD18) e imunopositivas para marcadores mesenquimais (vimentina); inexplicavelmente, uma pequena porcentagem é imunopositiva para marcadores epiteliais (citoqueratinas). Tal expressão de células epiteliais não é observada na sinóvia de articulações normais. Os sarcomas de células sinoviais possuem uma chance moderada a baixa de metástases distantes. Alguns tumores de células fibrocíticas na sinóvia possuem notável metaplasia mixomatosa e têm sido chamados de *mixomas*. Os mixomas algumas vezes exibem comportamento infiltrativo, incluindo invasão óssea, e são considerados neoplasias de baixo grau, mas não parecem ter potencial metastático.

Cartilagem articular: A cartilagem articular usualmente não é afetada, a menos que secundariamente, como resultado da perda do suporte do osso subcondral, causada pela invasão do tumor.

Cápsula/sinóvia/líquido sinovial articular: Macroscopicamente, a sinóvia pode estar espessada assimetricamente e de forma marcante pela presença de uma massa cinza a escura; mixomas possuem uma aparência gelatinosa. Microscopicamente, sarcomas sinoviais possuem a aparência de uma fibrossarcoma de grau moderado a baixo, com pouca produção de colágeno. Mixomas são caracterizados pela presença de várias ilhas mixomatosas.

Osso subcondral: Radiograficamente, todos os três tipos de tumores podem exibir evidências de invasão em direção ao osso subcondral e periosteal, usualmente em ambos os lados do espaço articular, variando de mínimas a extensas. Entretanto, esta invasão do osso pode ser sutil e frequentemente não é aparente ao exame macroscópico.

Tendões e Ligamentos

Das 33 milhões de lesões musculoesqueléticas relatadas nos Estados Unidos em seres humanos a cada ano, aproximadamente 50% envolvem lesões ao tecido mole, incluindo tendões e ligamentos. Estas lesões também são comuns na medicina veterinária, particularmente em cães e equinos. Injúrias traumáticas podem resultar em descontinuidades parciais ou completas de ligamentos ou tendões. As alterações relacionadas com o envelhecimento, que ocorrem em tendões/ligamentos, incluindo metaplasia condroide, isquemia e proliferações fibroblásticas locais, podem torná-los mais susceptíveis à lesão traumática, embora estas alterações frequentemente estejam presentes em animais com tendões/ligamentos intactos.

A degeneração e ruptura do ligamento cruzado cranial é uma causa comum de claudicação em algumas raças grandes de cães. A ruptura do ligamento cruzado cranial pode resultar em severa doença articular degenerativa. A patogenia não é bem compreendida, mas parece necessitar da presença de inflamação sinovial e é provavelmente complicada por fatores genéticos e conformacionais. É incerto se a patogenia da sinovite associada a esta doença é a mesma ou diferente da patogenia da sinovite observada na doença articular degenerativa (ver seção anterior) de outras causas. As alterações degenerativas no ligamento rompido consistem de um grau variável de necrose de coagulação e perda de fibroblastos, metaplasia condroide de alguns dos fibroblastos remanescentes, e perda do friso normal das fibras colágenas (ver seção anterior).

Neoplasias

Uma lesão chamada *tenossinovite nodular localizada* já foi diagnosticada ocasionalmente em cães e pode de fato ser melhor caracterizada como uma neoplasia benigna. Histologicamente, a lesão possui espaços semelhantes a fendas revestidos por sinoviócitos e tecido conjuntivo fibroso em proliferação. Números variáveis de células gigantes multinucleadas, macrófagos preenchidos por hemossiderina e células inflamatórias mononucleares também estão presentes. Alguns nódulos contêm uma população de células fusiformes, lembrando um fibroma. As lesões que contêm um maior número de células gigantes multinucleadas podem cair para a categoria de tumores de células gigantes benignos, mas podem simplesmente ser uma variante da tenossinovite nodular localizada. De maneira semelhante, os fibromas que surgem a partir do mesênquima do paratendão já foram descritos em equinos, mas estes podem de fato ser variantes escleróticas da tenossinovite nodular localizada. Independentemente do subtipo histológico, estas lesões possuem crescimento lento, não possuem alteração maligna e não são relatadas metástases. Tumores malignos que se originam em tendões e ligamentos são raros.

Distúrbios dos Equinos

Para distúrbios que ocorrem em duas ou mais espécies de animais, ver a seção sobre Distúrbios dos Animais Domésticos.

Osso
Ver Distúrbios dos Animais Domésticos.

Articulações
Ver Distúrbios dos Animais Domésticos.

Tendões e Ligamentos
Ver Distúrbios dos Animais Domésticos.

Distúrbios dos Ruminantes (Bovinos, Ovinos e Caprinos)

Para distúrbios que ocorrem em duas ou mais espécies de animais, ver a seção sobre Distúrbios dos Animais Domésticos.

Osso
Distúrbios de Ossificação Endocondral
Condrodisplasias (Síndrome do Cordeiro Aranha [Fig. 16-39]). Ver Distúrbios dos Animais Domésticos, Osso, Anormalidades do Crescimento e Desenvolvimento, Distúrbios da Ossificação Endocondral, Condrodisplasias.

Articulações
Ver Distúrbios dos Animais Domésticos.

Anormalidades do Crescimento e Desenvolvimento
Artrogripose. A artrogripose se refere a uma contratura congênita de uma ou mais articulações, uma condição que usualmente ocorre com simetria bilateral. A causa da artrogripose frequentemente não é estabelecida quando ocorre esporadicamente. Entretanto, a patogenia é bem estabelecida em surtos que envolvem danos ao sistema nervoso central (SNC) fetal após infecções virais intrauterinas (p. ex. vírus Akabane [Bunyaviridae] e vírus da língua azul [Reoviridae]) em bovinos e ovinos. Em outros casos, lesões do SNC que são claramente hereditárias ocorrem, afetando números significativos da prole após introdução de um novo reprodutor. Independentemente da causa, as lesões do SNC provavelmente resultam em algum grau de paralisia fetal. É sabido que a intoxicação materna por certos alcaloides (coniina na cicuta venenosa e anagirina em tremoços) resulta em paralisia fetal. A falta de movimentação fetal durante uma janela crítica de desenvolvimento resulta na artrogripose, e isso já foi bem documentado experimentalmente. Na artrogripose que ocorre secundariamente à falta de movimentação do feto *in utero*, as articulações são morfologicamente normais. Em raras circunstâncias, as más formações articulares resultam em incongruidade das superfícies articulares.

Cartilagem articular: A cartilagem articular está usualmente normal, mas más formações sutis podem estar presentes.

Cápsula/sinóvia/líquido sinovial articular: Cápsula/sinóvia/líquido sinovial articular não possuem lesões macroscópicas, a não ser pela falta de flexibilidade.

Osso subcondral: O osso subcondral geralmente está normal.

Tendões e Ligamentos
Ver Distúrbios dos Animais Domésticos.

Distúrbios dos Suínos

Para distúrbios que ocorrem em duas ou mais espécies de animais, ver a seção sobre Distúrbios dos Animais Domésticos.

Osso

Anormalidades de Crescimento e Desenvolvimento

Distúrbios de Modelamento

Hiperostose Cortical Congênita. A hiperostose cortical congênita é uma doença hereditária recessiva autossômica de suínos neonatos que é caracterizada por formação anormal periosteal óssea, que envolve os principais ossos longos. Um ou vários membros podem ser afetados. A fisiopatologia das lesões ósseas não é compreendida.

Placa de crescimento: As placas de crescimento não estão envolvidas.

Osso trabecular: O osso trabecular não está envolvido.

Osso cortical: O córtex subperiosteal está normal; entretanto, as trabéculas do osso não lamelar, orientadas perpendicularmente ao eixo longo do córtex, irradiam para fora a partir de sua periferia. Estas trabéculas surgem a partir da camada de câmbio do periósteo e, além da extensão da alteração, são típicas da reação inespecífica do periósteo à lesão previamente descrita.

Articulações

Ver Distúrbios dos Animais Domésticos.

Tendões e Ligamentos

Ver Distúrbios dos Animais Domésticos.

Distúrbios dos Cães

Para distúrbios que ocorrem em duas ou mais espécies de animais, ver a seção sobre Distúrbios dos Animais Domésticos.

Osso

Anormalidades de Crescimento e Desenvolvimento

Distúrbios de Modelamento

Osteopatia Craniomandibular. A osteopatia craniomandibular, também conhecida como *mandíbula de leão*, tipicamente ocorre como uma condição autossômica recessiva em West Highland White terriers; entretanto, lesões semelhantes já foram relatadas como ocorrências isoladas em outras raças e também já foram associadas à deficiência da molécula de adesão de leucócitos (CLAD) em uma colônia de filhotes de Setter irlandês que apresentaram osteopatia metafisária concomitante (ver a discussão sobre inflamação não infecciosa do osso na seção sobre Distúrbios dos Animais Domésticos, Osso, Inflamação).

As lesões são bilateralmente simétricas, resultando em espessamento difuso e irregular da mandíbula(s), ossos occipital e temporal, e, ocasionalmente, outros ossos do crânio (Fig. 16-86). As

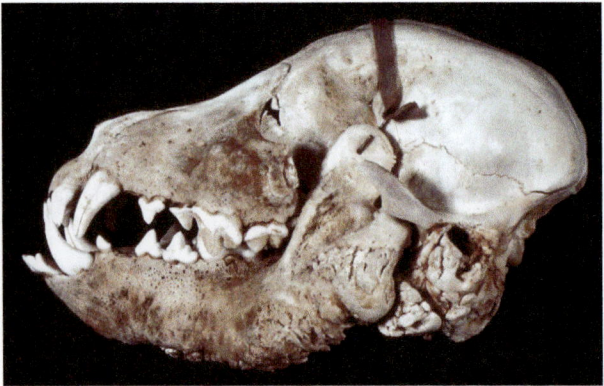

Figura 16-86 Osteopatia Craniomandibular, Osso, Crânio, Cão (West Highland White Terrier). Formação extensa de novo osso periosteal nas superfícies laterais do corpo e ramo da mandíbula, maxila caudolateral, bula timpânica e côndilo occipital. Espécime macerado e descolorado. (Cortesia do Dr. H. Leopold, College of Veterinary Medicine, Kansas State University.)

bulas timpânicas são frequentemente afetadas de forma severa. Menos comumente, a doença pode afetar o esqueleto apendicular. A doença frequentemente se torna aparente entre os 4 e 7 meses de idade, e pode regredir. Para cães afetados, a mastigação é dolorosa e difícil, e os músculos do crânio se tornam atrofiados pelo desuso. A etiopatogenia desta doença é desconhecida. Uma doença autolimitante semelhante foi recentemente relatada na calvária de jovens cães Bullmastiff (síndrome hiperostótica do calvário [SHC]).

Placa de crescimento: As placas de crescimento não estão envolvidas.

Osso trabecular: Nas cavidades medulares dos ossos do crânio e mandíbula, as trabéculas se tornam escleróticas (aumento do osso por unidade de área) em razão da proliferação de osso não lamelar pelos osteoblastos do endósteo, com subsequente modelamento e remodelamento (ver próxima discussão sobre osso cortical).

Osso cortical: No crânio e mandíbula, os córtex estão espessados por conta da proliferação de osso não lamelar periosteal. A característica da doença são os rápidos modelamento e remodelamento desorganizados, causando um mosaico de linhas reversas de cimento com regiões de osso lamelar adjacentes às regiões de osso não lamelar.

Distúrbios da Ossificação Endocondral

Condrodisplasias. Ver Distúrbios dos Animais Domésticos, Osso, Anormalidades do Crescimento e Desenvolvimento, Distúrbios da Ossificação Endocondral, Condrodisplasias.

Doenças Metabólicas

Osteodistrofia Renal. A osteodistrofia renal é um termo geral que se refere às lesões esqueléticas que ocorrem secundariamente à doença renal crônica e severa. Em seres humanos, isso pode incluir a osteomalácia e osteodistrofia fibrosa, seja como doenças separadas ou em combinação. Embora a osteodistrofia fibrosa seja a consequência mais comum da doença renal crônica em animais, particularmente em cães, isso algumas vezes é complicado pela osteomalácia. Os sinais clínicos da doença incluem dor óssea (claudicação) e perda de dentes, e deformidade da maxila ou mandíbula como resultado da reabsorção osteoclástica do osso e substituição por tecido fibro-ósseo. A osteodistrofia renal possui uma patogenia complexa que provavelmente depende da extensão e natureza da doença renal e disponibilidade de vitamina D na dieta. A perda da função glomerular, incapacidade de excretar fosfato, inadequada produção renal de 1,25-diidroxivitamina D (calcitriol), e acidose são centrais para seu desenvolvimento. Conforme a taxa de filtração glomerular cai na doença renal crônica, ocorre hiperfosfatemia, o que estimula a síntese e secreção de PTH. A hiperfosfatemia também suprime a hidroxilação renal da 25-hidroxivitamina D inativa em 1,25-diidroxivitamina D (calcitriol). A hipocalcemia ocorre principalmente pela diminuição da absorção intestinal de cálcio em razão dos baixos níveis séricos de calcitriol. Foi demonstrado que os baixos níveis séricos de calcitriol, hipocalcemia e hiperfosfatemia promovem independentemente a síntese e secreção de PTH. Se os níveis séricos de PTH permanecerem elevados, ocorre osteodistrofia fibrosa. A redução da produção de 1,25-diidroxivitamina D pelos rins doentes em conjunto com o distúrbio da mineralização por conta da acidose da uremia explicam o desenvolvimento da osteomalácia.

Inflamação

Inflamação Não Infecciosa

Osteopatia Metafisária. Osteopatia metafisária, anteriormente chamada de *osteodistrofia hipertrófica* (ODH), é uma doença de cães jovens (usualmente 3 a 6 meses de idade) em crescimento de raças grandes e gigantes, que resulta em dor severa localizada nas metáfises dos ossos longos. O rádio distal e ulna são mais severamente afetados; ossos distais ao tarso e carpo são usualmente poupados.

Ambos os nomes, infelizmente, são enganosos, pois a lesão inicial é uma osteomielite supurativa e fibrinosa do osso trabecular da metáfise, o qual é substituído nos estágios crônicos da doença pela formação de novo osso periosteal em abundância. Remissões/exacerbações podem ocorrer após semanas a meses, mas a maioria dos casos apresenta cura completa se a dor for tratada com sucesso. A causa e patogenia são desconhecidas; embora a lesão inicial seja inflamatória, agentes infecciosos não foram isolados ainda. Existem relatos de osteopatia metafisária em ninhadas de Weimaraner, nas quais houve suspeita de granulocitopatias, e em filhotes da mesma ninhada de Setter irlandês, nos quais foi confirmada a deficiência da adesão de leucócitos caninos (CLAD). A falta de expressão de CD18 na superfície dos neutrófilos nos Setter irlandeses afetados resulta na incapacidade de marginação ou extravasamento de neutrófilos, assim como incapacidade destas células em realizar fagocitose pelo CD18. Cães afetados possuem um defeito genético de base que é expresso clinicamente em graus variados, variando de normais ao desenvolvimento de infecções repetidas e severas. De forma interessante, 75% a 85% destes cães desenvolveram osteopatia metafisária entre as 10 e 12 semanas de idade, e transplantes de células-tronco hematopoiéticas resultaram na resolução de todas as lesões. Com base nestes achados, é possível que o aprisionamento de neutrófilos na junção condro-óssea na metáfise (mesma localização que é predisposta ao desenvolvimento de osteomielite em animais jovens; ver a seção sobre Portas de Entrada) resulte em autoinflamação e necrose, com proliferação periosteal ocorrendo como um evento secundário. Clinicamente, a osteopatia metafisária é caracterizada por claudicação, febre e metáfises edemaciadas e doloridas em diversos ossos longos.

Placa de crescimento: Lesões na placa de crescimento não são esperadas na osteopatia metafisária.

Osso trabecular: As lesões são usualmente bilateralmente simétricas. Radiograficamente, as zonas metafisárias alternantes de aumento da radioluscência e aumento da densidade estão presentes paralelas às fises, resultando em uma "linha fisária dupla" (Fig. 16-87, A e B). Microscopicamente, as áreas radioluscentes representam inflamação fibrinosupurativa e necrose da medula e osso metafisário (Fig. 16-87, C). A morte de osteoblastos resulta em trabéculas primárias que não são reforçadas pela aposição da matriz óssea. Estas trabéculas sofrem colapso e fraturas sem distorção externa do osso (infrações) e parecem radiograficamente como regiões relativamente densas.

Osso cortical: A inflamação pode se estender a partir da medula através da zona de corte em direção ao periósteo. Esta inflamação periosteal, em conjunto com a instabilidade mecânica causada pelas infrações metafisárias, pode causar formação de novo osso periosteal e metafisário marcante em casos crônicos.

Panosteíte. A panosteíte (também conhecida como panosteíte eosinofílica) é outra doença óssea canina com um nome infeliz porque a lesão não é nem inflamatória ou eosinofílica. A causa é desconhecida, e a doença é quase sempre autolimitante e, desta forma, é raramente observada na necropsia. Ocorre em cães em crescimento (comumente de raças grandes), usualmente entre os 5 e 12 meses de idade, os quais apresentam membros doloridos. Cães da raça Pastor alemão parecem ser predispostos. Estudos morfológicos são escassos, pois a doença é facilmente reconhecida clinicamente e sofre cura espontânea, o que faz com que a avaliação por biópsia seja raramente necessária. Radiograficamente, as lesões são reconhecidas como aumentos das densidades na cavidade medular na diáfise, usualmente iniciando próximo ao forame nutriente; estes também podem estar presentes no periósteo. O aumento das densidades é resultado da proliferação de osso não lamelar diferenciado e tecido fibroso. Não há inflamação presente. A causa da claudicação presumivelmente é a pressão sobre nervos pelo osso não lamelar em proliferação dentro da cavidade medular e do periósteo.

Articulações

Anormalidades de Crescimento e Desenvolvimento

Luxação de Patela. Uma *luxação* é um deslocamento completo de uma articulação, e uma *subluxação* é um deslocamento parcial de uma articulação. Luxações patelares são herdadas como um traço poligênico e ocorrem comumente em cães (especialmente de raças pequenas) e menos comumente em equinos. A maioria está associada a defeitos anatômicos de desenvolvimento, como a hipoplasia de uma ou ambas as cristas trocleares.

Displasia Coxofemoral. A displasia coxofemoral em cães é um importante problema ortopédico e ocorre mais comumente em raças grandes e gigantes. É herdada como um traço poligênico complexo; a expressão gênica em indivíduos pode ser modificada por fatores ambientais, incluindo peso e exercícios. Cães com ingestão calórica restrita apresentam um atraso significativo do momento de início da displasia coxofemoral e doença articular degenerativa. Várias diferentes teorias com relação à etiopatogenia sofreram avanços, mas a maioria concorda que é uma doença biomecânica na qual a frouxidão articular do quadril (instabilidade) é um dos achados

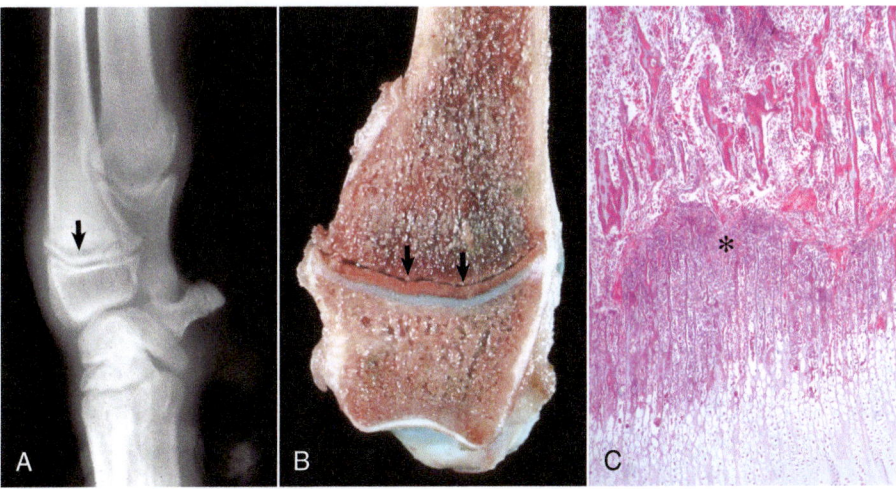

Figura 16-87 Osteopatia Metafisária, Osso, Rádio Distal, Cão. A, Radiografia. A linha radioluscente na metáfise (*seta*), paralela à placa de crescimento, é característica de osteopatia metafisária. **B,** Macroscopicamente, esta linha parece ser uma fratura (*setas*) dentro da metáfise. **C,** Histologicamente, esta linha é uma banda hipercelular (*asterisco*) de neutrófilos entre as trabéculas primárias e secundárias. (Cortesia do Dr. S.E. Weisbrode, College of Veterinary Medicine, The Ohio State University.)

precoces essenciais, eventualmente resultando em subluxação crônica e doença articular degenerativa secundária severa com marcante modelamento do acetábulo e cabeça e colo femoral. As lesões não estão presentes ao nascimento, mas podem estar bem avançadas com um ano de idade. A lesão radiográfica mais precoce é o atraso da ossificação do aro acetabular craniodorsal, o qual pode ser identificado em até 7 semanas de idade em indivíduos severamente afetados.

A displasia coxofemoral também ocorre como uma doença hereditária (recessiva, ligada ao sexo) em touros de determinadas raças de corte, incluindo Herefords. Animais afetados possuem acetábulos superficiais, e frouxidão e instabilidade articular, o que resulta na doença articular degenerativa no início da vida.

Cartilagem articular: Na doença avançada, há erosão e ulceração notáveis da cartilagem articular, tanto da cabeça femoral quanto do acetábulo.

Cápsulas/sinóvia/líquido sinovial articular: Na doença avançada, a cápsula articular está distendida e espessada, contendo algumas vezes áreas de metaplasia óssea e condroide, e há aumento da quantidade de líquido sinovial. O ligamento redondo da cabeça femoral pode estar rompido.

Osso subcondral: Na doença avançada, o aro dorsal do acetábulo está achatado e se torna superficial e largo. Subsequente à ulceração da cartilagem da cabeça femoral, há eburnação do osso subjacente e formação de osteófitos periarticulares, tanto no fêmur proximal quanto no acetábulo (Fig. 16-21).

Lesões Inflamatórias

Artrite Não Infecciosa

Artrite Reumatoide. A artrite reumatoide em cães é uma poliartrite erosiva, incomum, crônica e estéril que se assemelha à doença em seres humanos. A causa é desconhecida em ambas as espécies, embora seja claro que o processo é imunomediado (imunidade humoral e celular). Anticorpos (fator reumatoide) das classes de imunoglobulina (Ig) G (IgG) ou IgM são produzidos em resposta a um estímulo desconhecido. Fatores que podem estar envolvidos incluem alterações na configuração estérica de IgG, componentes persistentes da parede celular bacteriana que fazem reação cruzada com proteoglicanos normais, anticorpos anticolágeno, e atividade supressora defeituosa de linfócitos T. Os neutrófilos que são ativados por fagocitose de imunocomplexos liberam enzimas lisossomais, as quais sustentam a reação inflamatória e lesam estruturas intra-articulares. Além dos mediadores inflamatórios e seus efeitos sobre a sinóvia e cartilagem, a artrite reumatoide caracteristicamente inclui a formação exuberante de pannus (Figs. 16-29 e 16-30). Os fibroblastos no pannus podem degradar enzimaticamente a cartilagem. Além disso, o pannus pode atuar como uma barreira física entre o líquido sinovial e a cartilagem, a fim de prevenir a liberação de nutrientes aos condrócitos. Os anticorpos contra colágenos da cartilagem articular normal ou alterada estão presentes em casos humanos de artrite reumatoide e podem ser importantes mediadores da inflamação e lesão articular contínuas que ocorre nesta doença. Em cães, a artrite reumatoide é caracterizada clinicamente por claudicação progressiva que envolve principalmente as articulações distais dos membros (articulações carpais, tarsais e falangenas).

Degeneração de Discos Intervertebrais

Ver Distúrbios dos Animais Domésticos, Articulações, Degeneração dos Discos Intervertebrais.

Tendões e Ligamentos

Ver Distúrbios dos Animais Domésticos.

Distúrbios dos Gatos

Para distúrbios que ocorrem em duas ou mais espécies de animais, ver a seção sobre Distúrbios dos Animais Domésticos.

Osso

Ver Distúrbios dos Animais Domésticos.

Articulações

Ver Distúrbios dos Animais Domésticos.

Tendões e Ligamentos

Ver Distúrbios dos Animais Domésticos.

Envelhecimento

Envelhecimento Ósseo. As alterações do envelhecimento do osso têm sido bem caracterizadas em seres humanos e incluem alterações quantitativas e qualitativas (alterações nas dinâmicas das populações de células do osso, alterações na arquitetura óssea, acúmulo de microfraturas, disparidade localizada na concentração de minerais depositados, alterações nas propriedades cristalinas de depósitos minerais, e alterações no conteúdo de proteínas da matriz mineral). O resultado final destas alterações é a perda de arquitetura, densidade e força do osso.

Envelhecimento de Tendões e Ligamentos. As alterações do envelhecimento em tendões e ligamentos que já foram documentadas em seres humanos incluem alterações vasculares e composicionais pobremente caracterizadas que alteram sua mecanotransdução, biologia, capacidade de cicatrização e função biomecânica.

Resumo. As alterações do envelhecimento no osso, tendões e ligamentos de animais domésticos presumivelmente são semelhantes àquelas relatadas em seres humanos, mas são muito menos documentadas devido em parte ao fato de que a maioria dos animais domésticos são reprodutivamente ativos durante a maior parte de sua vida e não sofrem a redução dramática nos hormônios sexuais que ocorre, por exemplo, em mulheres após a menopausa. A idade é um importante fator de risco em várias das doenças ortopédicas degenerativas em animais domésticos, incluindo, mas não limitadas à osteoartrite, doença do disco intervertebral, ruptura de tendões/ligamentos e espondilose.

O Tegumento

Ann. M. Hargis e Sherry Myers

Estrutura

A pele é o maior órgão do corpo e possui partes com mais (hirsuta) e menos pelos (glabra) (Figs. 17-1 e 17-2). Ela consiste em epiderme, derme, subcutâneo e anexos (folículos pilosos e glândulas sebáceas, sudoríparas e outras). A estrutura histológica varia muito de acordo com a localização anatômica e entre as diferentes espécies de animais. A pele hirsuta é mais espessa ao longo do dorso do corpo e na região lateral dos membros. É mais fina na parte ventral do corpo e na área medial das coxas. A pele hirsuta tem a epiderme mais fina, enquanto a pele glabra do nariz e coxim possui epiderme mais grossa (Figs. 17-1 e 17-2). A pele dos grandes animais geralmente é mais espessa que a dos pequenos. O subcutâneo, que consiste nos os lóbulos de tecido adiposo e fáscia, conecta as camadas mais superficiais (epiderme e derme) com a fáscia subjacente e musculatura.

Epiderme

A epiderme é dividida em duas camadas baseada nos achados morfológicos de queratinócito, o tipo celular predominante na epiderme. A epiderme da pele hirsuta consiste em quatro camadas (estratos) básicas: estrato córneo, granuloso, espinhoso e basal (Fig. 17-3). A epiderme da pele hirsuta tem uma camada adicional, o estrato lúcido, que é localizado entre os estratos granuloso e córneo (Fig. 17-2). Queratinócitos originam das células germinativas no estrato basal da epiderme, ascendem pelas camadas da epiderme, mudando sua aparência e outras características em cada camada até alcançarem o estrato córneo como corneócitos mortos, totalmente cornificados. Queratinócitos são frequentemente descamados do estrato córneo. O tempo de trânsito de um queratinócito do estrato basal até sua liberação pelo estrato córneo é de aproximadamente 1 mês. No entanto, este tempo pode ser acelerado em alguns doenças, como a seborreia primária caracterizada clinicamente por descamação.

A camada mais externa da epiderme é o estrato córneo, que contém muitas camadas de folhas decélulas cornificadas achatadas, denominadas corneócitos. A queratina é uma fibra proteica intracelular que é, em parte, responsável pela tenacidade da epiderme, transformando-a em uma barreira protetora. A próxima camada é o estrato granular, composta por células contendo grânulos basófilos de querato-hialina. Na pele glabra, o estrato córneo e granuloso são separados por uma camada adicional compacta de células totalmente

cornificadas, denominada estrato lúcido (Fig. 17-2), melhor observada no coxim dos animais. Esta camada tem a aparência translúcida devido a presença de eleidina, uma proteína similar à queratina, mas com diferente afinidade de coloração. Sob o estrato granuloso está o estrato espinhoso, uma camada de células em formato poliédrico, presas umas às outras por desmossomos. Durante a fixação e processamento histológico para análise microscópica, as células do estrato espinhoso se contraem, exceto nos locais de ligações desmossomais. Essas ligações e contrações citoplasmáticas criam pontes intracelulares com a aparência de "espinhos", o que dá o nome desta camada. A visualização dessas pontes intracelulares é mais pronunciada quando há edema intercelular da epiderme. O estrato espinhoso nas áreas hirsutas é mais espessa em equinos, bovinos e suínos e mais fina em cães e gatos. A camada mais interna da epiderme é a camada germinativa, ou estrato basal, que consiste em uma camada única de células cuboidais, apoiada em uma membrana basal. Entremeados por células da camada basal, estão localizados os melanócitos, células de Langerhans e de Merkel.

Os melanócitos, derivados embriologicamente das células da crista neural, também estão presentes nas camadas mais inferiores do estrato espinal e produzem o pigmento melanina, dando à pele e ao pelo a sua coloração. Grânulos melanocíticos são transferidos aos queratinócitos e distribuídos dentro da célula como um aglomerado de grânulos semelhante à um chapéu sobre o núcleo para ajudar a protegê-lo de lesões nos cromossomos induzidas pela radiação ultravioleta (UV). Células de Langerhans são derivadas da medula óssea da linhagem monocítica-macrofágica. Elas processam e apresentam o antígeno com a finalidade de sensibilizar os linfócitos T, modulando, assim, a resposta imunológica da pele. Células de Langerhans estão presentes nas camadas basal, espinhosa e granular da epiderme, mas tem preferência pela posição suprabasal (ou seja, logo acima do estrato basal). As células de Merkel estão localizadas na camada basal, aderidas aos queratinócito pelos desmossomos e expressam as queratoproteínas 8, 18, 19 e 20. As células de Merkel estão localizadas na pele hirsuta e glabra, particularmente nas regiões do corpo com mais sensibilidade tátil (dedos e lábios) e na porção externa dos folículos pilosos. Quando as células de Merkel estão associadas a um axônio, elas formam um complexo célula-neurito e agem como um mecanorreceptor de adaptação lenta. As áreas especializadas da pele que contêm estes complexos células-neurito de Merkel são conhecidas como *tilotrix* (discos de Merkel, coxins táteis). Os axônios associados às células de

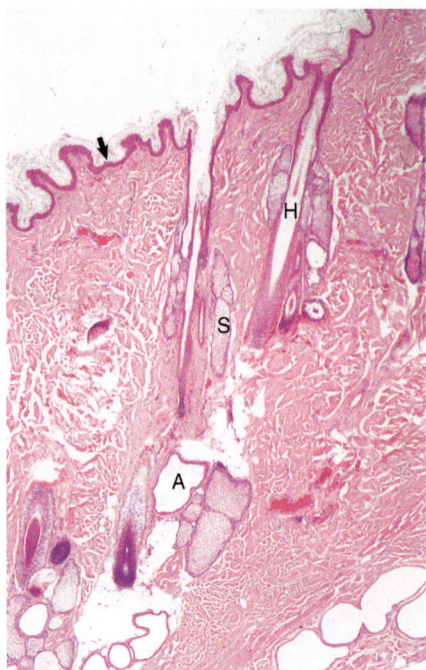

Figura 17-1 Pele Normal, com Pelos, Tórax, Cão. A epiderme (*seta*) na pele hirsuta tem uma superfície ondulada, mas perde as projeções (cristas ou processos). A epiderme na pele hirsuta tem menor camada de células nucleadas que a epiderme da pele alopécica (calva), assim como no nariz e pálpebras (Figura 17-2), de forma que isso é referido como pele "fina". Os folículos pilosos (*H*), glândulas apócrinas (*A*) e glândulas sebáceas (*S*) estão presentes. A formação de cristas não é requerida porque os folículos pilosos fortalecem a aderência entre a epiderme e a derme. A pele com pelo é mais grossa na face dorsal do corpo e na face lateral dos membros, e é mais fina na face ventral do corpo e na face medial das coxas. Coloração por HE. (Cortesia de Dr. Ann M., DermatoDiagnostics.)

Merkel são mielinizados. No entanto, próximo à epiderme, a bainha de mielina é perdida e as fibras nervosas terminam na face basal da célula de Merkel. As células de Merkel têm grânulos que possuem mediadores químicos (metencefalina, peptídeo intestinal vasoativo, cromogranina A, acetilcolina, peptídeo relacionado com o gene da calcitonina, enolase específica de neurônioe sinaptofisina). Além de funcionarem como mecanorreceptores, as células de Merkel também podem influenciar na proliferação de queratinócito, na estimulação e manutenção das células de folículo piloso, na alteração do fluxo sanguíneo e na produção de suor. A origem da célula de Merkel parece ser da célula-tronco epidermal primitiva.

Membrana Basal

A epiderme e a derme estão separadas pela membrana basal. Nas áreas glabras, como coxim e plano nasal, esta junção é irregular devido às projeções epidermais (p. ex. cristas epiteliais, também conhecidas como cume epitelial ou processo epitelial) que interdigitam com a papila dermal, resultando no fortalecimento da adesão derme-epiderme e da resistência ao rasgo. Nas áreas com pelagem densa, a junção é mais lisa e tem uma aparência ondulada porque a adesão dermoepidermal é fortalecida pelos folículos pilosos. Os suínos têm a pele com pelos mais esparsos e, por isso, possuem mais interdigitações dermoepidermais (cristas epiteliais) e menos folículos pilosos. A zona da membrana basal é composta por hemidesmossomos de células basais (p. ex. filamentos intermediários de queratinas e placas anexas), a lâmina lúcida (membrana celular, placa densa subdesmossômica e filamentos de ancoragem) e a lâmina densa (p. ex. colágeno tipo IV), que também serve para ancorar a epiderme à derme (Fig. 17-4). A importância da membrana basal na função de ancoragem é observada

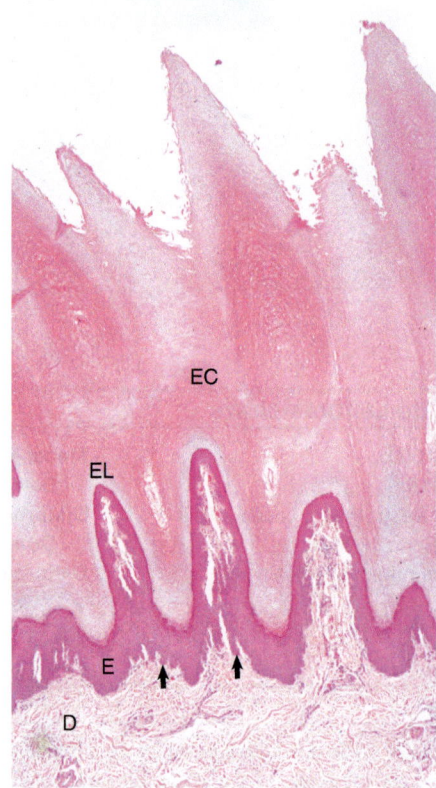

Figura 17-2 Pele Normal, com Pelo, Coxim, Cão. A epiderme (*E*) na pele alopécica (calva) tem uma camada de células nucleadas mais grossa do que a epiderme na pele com pelo, estrato córneo mais grosso e uma camada adicional chamada estrato lúcido (*EL*), sendo denominada pele "grossa". Note a densa zona de estrato córneo (*EC*) compacto na superfície. As cristas epidermais (*setas*) e as papilas dermais na derme superficial (*D*) interdigitam e fortalecem as adesões entre a epiderme e a derme. Note também que no coxim do cão, o contorno da superfície cornificada segue o contorno epidermal e, então, forma a papila. Coloração por HE. (Cortesia de Dr. Ann M. Hargis, DermatoDiagnostics.)

em algumas doenças imunomediadas, nas quais os anticorpos alvo, ligam e geralmente lesionam um dos componentes da membrana basal e resultam na formação de bolhas (ver a discussão sobre as reações caracterizadas macroscopicamente como vesículas ou bolhas como lesões primárias e histologicamente por vesículas ou bolhas dentro da membrana basal [dermatoses bolhosas] na sessão de Reações Autoimunes Selecionadas). A zona da membrana basal também serve como base para migração de células epidermais na cicatrização de feridas e como uma barreira inicial à invasão da derme por células neoplásicas originadas na epiderme.

Derme

A derme (corium) consiste no colágeno e fibras elásticas em uma matriz de glicosaminoglicanas. Elas ancoram os folículos pilosos, glândulas, vasos e nervos. Por convenção, a derme é genericamente subdividida em camadas superficial e profunda que estão misturadas sem uma linha definida de demarcação. A derme superficial delimita e contorna a epiderme, e geralmente ancora a porção superior do folículo piloso e das glândulas sebáceas. Ela é composta de finas fibras colágenas e é mais fina na pele de cavalos e bovinos do que na de cães e gatos. A derme profunda ancora a porção inferior do folículo piloso e glândulas apócrinas e é composta de feixes colágenos mais espessos do que aqueles da derme superficial. Fibras musculares lisas do músculo eretor do pelo conectam a bainha do tecido conectivo do folículo piloso à epiderme e são responsáveis por manter o pelo ereto. As fibras musculares esqueléticas do músculo cutâneo se estendem para

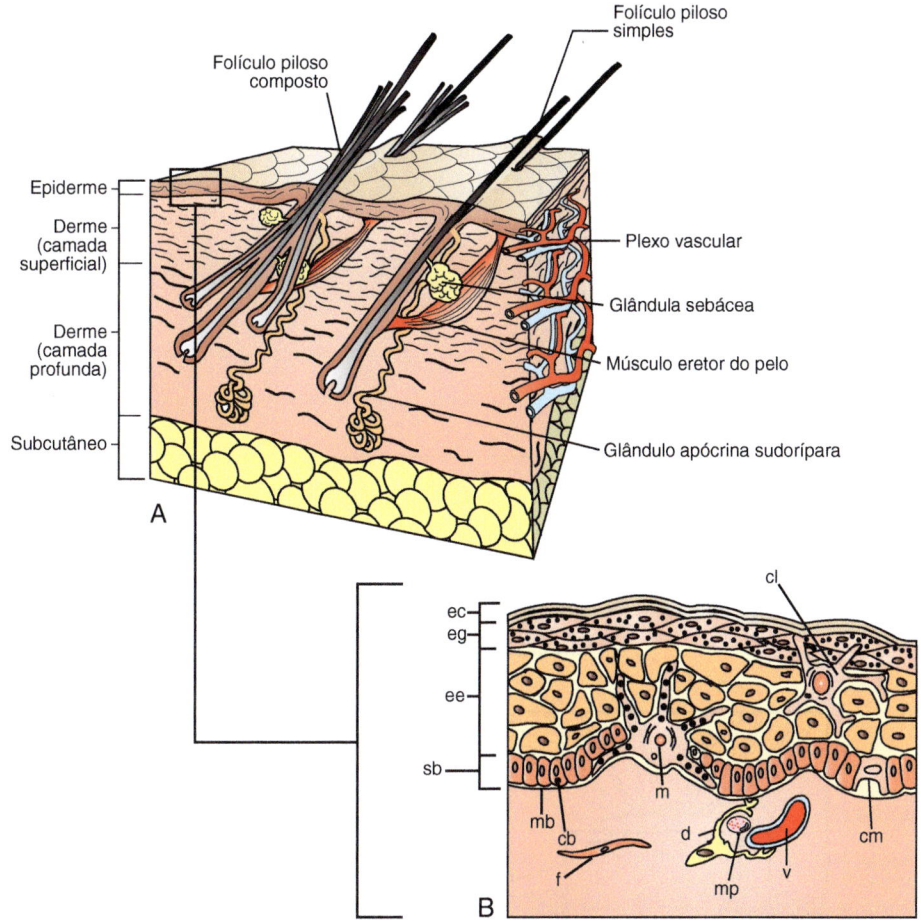

Figura 17-3 **Estrutura da Pele. A,** A pele é composta de epiderme, derme e subcutâneo, com folículos pilosos, glândulas sebáceas, glândulas apócrinas e músculo eretor do pelo. O plexo vascular, superficial, médio e profundo estão ilustrados do lado direito. **B,** Esta projeção da epiderme demonstra a maturação progressiva para cima das células basais (*cb*) do estrato basal (*eb*) através do estrato espinhoso (*ee*), estrato granuloso (*eg*) e estrato córneo (*ec*). Melanócitos (*m*), células de Langerhans (*cl*) dendríticas epidermais médias e células de Merkel (*cm*) também estão presentes. A derme subjacente contém pequenos vasos (*v*), fibroblastos (*f*), mastócitos perivasculares (*mp*) e dendrócitos (*d*), potencialmente importantes na imunidade e reparos da derme. (Revisado e redesenhado de Dellman DH, Brown EM: *Textbook of veterinary histology,* ed 3, Philadelphia, 1987, Lea e Febiger; e Gawkrodger DJ: *Dermatology: na illustrated colour text,* ed 2, New York, 1997, Churchill Livingstone.)

a derme inferior e são responsáveis pelos movimentos voluntários da pele. Os mastócitos, linfócitos, plasmócitos e macrófagos (raramente, eosinófilos e neutrófilos) podem ser encontrados na derme normal. Estas células são derivadas da medula óssea e alcançam o tecido através da circulação sanguínea. Por isso, estão tipicamente concentradas ao redor de pequenos vasos sanguíneos superficiais.

Vasos e Nervos

Artérias cutâneas dão origem a três plexos vasculares: profundo, médio e superficial (Fig. 17-3). O plexo profundo supre o subcutâneo, as porções profundas dos folículos e glândulas apócrinas; o plexo médio supre as glândulas sebáceas, porção média dos folículos e o músculo eretor do pelo; e o plexo superficial supre as porções superficiais dos folículos e epiderme. Capilares linfáticos surgem na derme superficial e conectam-se ao plexo subcutâneo. Os vasos linfáticos então convergem para formar grandes canais que eventualmente alcançam linfonodos periféricos.

A pele é um importante órgão sensorial que contem milhões de terminações nervosas microscópicas que percebem coceira (prurido), dor, temperatura, pressão e tato (Fig. 17-5). As terminações nervosas consistem em corpúsculos de Meissner, corpúsculos de Pacini ou pacinianos, terminações nervosas sensoriais livres e órgãos de terminações mucocutâneas (similares aos corpúsculos de Meissner, mas localizados na região mucocutânea). Essas terminações nervosas são pequenas e as terminações nervosas sensoriais livres são tão delicadas que requerem técnicas especiais de coloração, como a impregnação por prata, para serem visualizadas microscopicamente. As sensações de coceira, dor, tato, temperatura e deslocamento dos pelos corporais são detectadas pelas terminações nervosas sensoriais livres. A coceira, uma forma de dor branda que promove o desejo de arranhar, é uma das reações animais mais comuns apresentada aos veterinários. As sensações de pressão e tato são detectadas pelos corpúsculos de Meissner e de Pacini. Sensações detectadas pelas terminações nervosas sensoriais livres e pelos corpúsculos são transmitidas para a medula espinhal através do gânglio da raiz dorsal. As fibras sensoriais para a pele facial são supridas pelo nervo trigêmeo. Fibras motoras (adrenérgicas e colinérgicas) são supridas pelos componentes sinápticos do sistema nervoso autônomo (Fig. 17-5). As fibras adrenérgicas percorrem a medula espinhal através das fibras pós-ganglionares nos nervos periféricos e ramificam-se em plexos que inervam vasos sanguíneos, músculo eretor no pelo e glândulas sudoríparas apócrinas. A estimulação por estas fibras adrenérgicas causa vasoconstrição e piloereção (elevação dos pelos). As fibras colinérgicas percorrem a medula espinhal e se ramificam no plexo que inervam as glândulas sudoríparas écrinas. Na pele hirsuta, as glândulas sudoríparas écrinas são consideradas do tipo epitriquial (apócrina), pois o ducto abre no canal folicular perto da

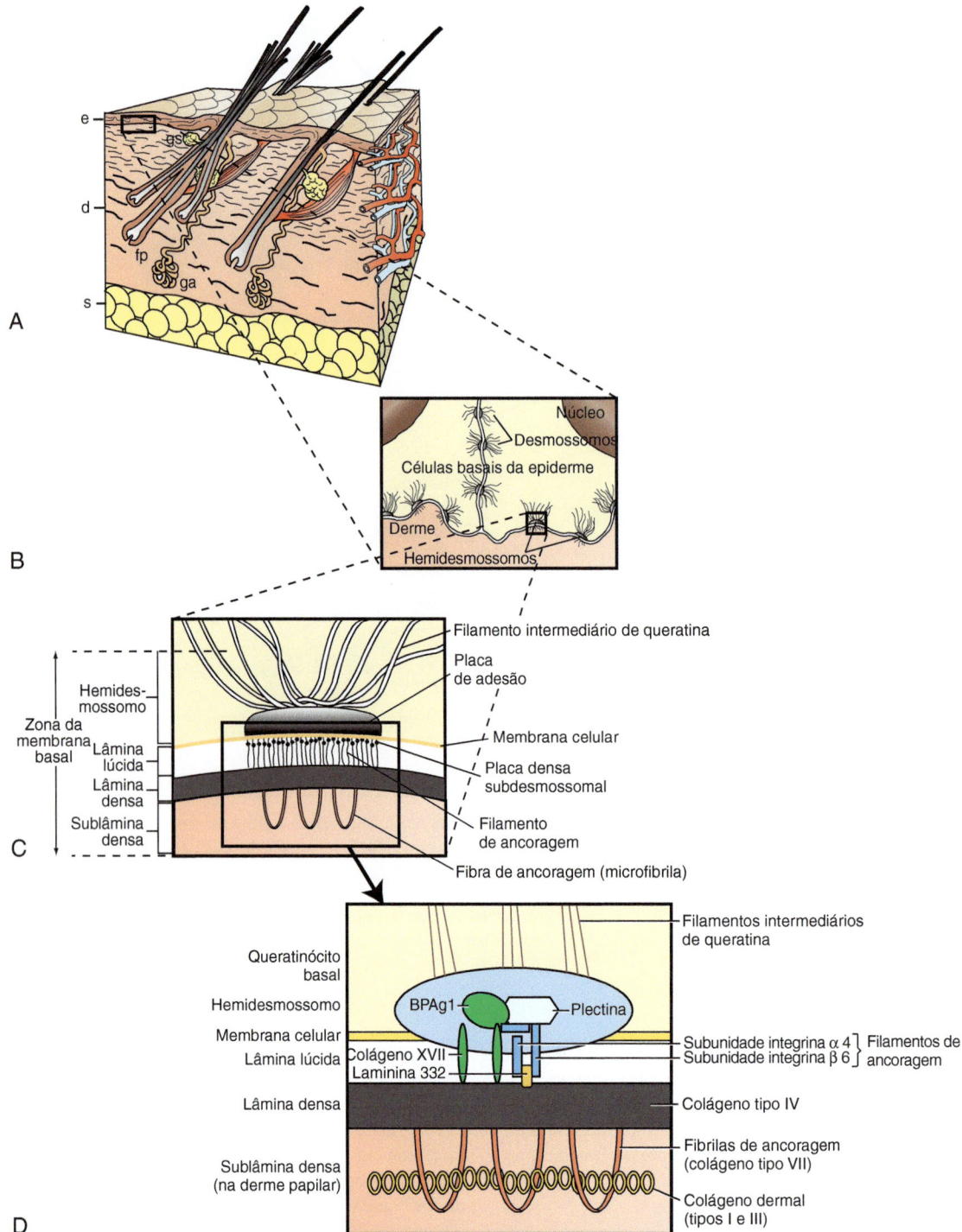

Figura 17-4 Estrutura da Membrana Basal da Pele. Ilustração da pele (**A**) com epiderme (*e*), derme (*d*) e subcutâneo (*s*), folículos pilosos (*fp*), glândulas sebáceas (*gs*) e glândulas apócrinas (*ga*). Os queratinócitos estão aderidos a cada um pelos desmossomos e as células basais aderem-se na membrana basal pelos hemidesmossomos (**B**). Projeções **C** e **D** ilustram as múltiplas camadas interconectadas da zona da membrana basal. A camada mais superficial consiste das células basais hemidesmossomais (filamentos intermediários de queratina e placas anexas). A próxima camada, a lâmina lúcida, é uma zona eletro-lucente composta da membrana de células basais, placas densas subdesmossomais e filamentos de ancoragem. A camada mais profunda é a lâmina densa, uma zona eletro-densa que consiste de colágeno tipo IV. Fibras de ancoragem (colágeno tipo VII) servem para aderir a lâmina densa e a epiderme à derme papilar. As camadas interconectantes da zona da membrana basal promovem uma função importante na adesão derme-epiderme, servindo como uma barreira contra a invasão de tumores epidermais malignos e podendo ter expressão reduzida ao nascimento (epidermólise bolhosa) ou ser um ponto de deposição de reagentes imunes em doenças cutâneas com formação de bolhas subepidermais (Tabela 17-13). (Revisado e redesenhado de Dellman DH, Brown EM: *Textbook of veterinary histology,* ed 3, Philadelphia, 1987, Lea e Febiger; Rubin E, Farber JL: *Pathology,* ed 3, Philadelphia, 1999, Lippincott-Raven; e Elder DE: *Lever's histopathology of the skin,* ed 10, Philadelphia, 2009, Lippincott Williams & Wilkins.)

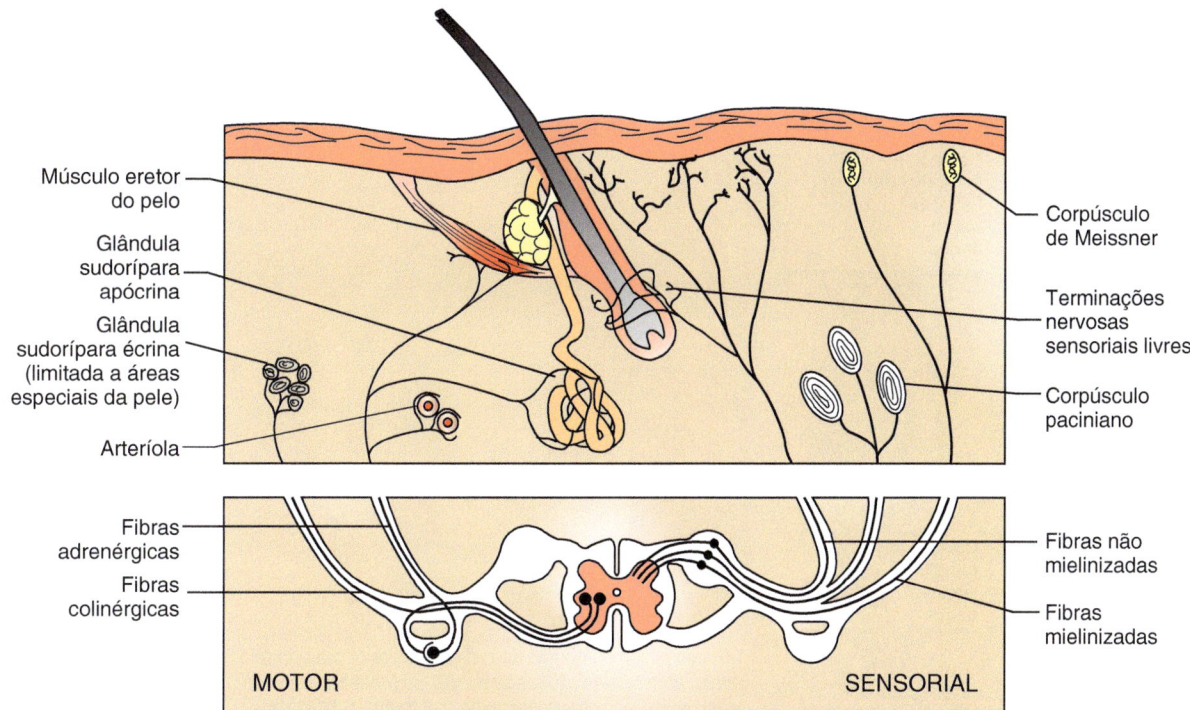

Figura 17-5 Inervação Cutânea. As terminações nervosas cutâneas transmitem as sensações de coceira (prurido), dor, temperatura, pressão e tato via gânglio da raiz dorsal ao sistema nervoso central. As fibras motoras na pele são supridas pelo sistema nervoso autônomo. As fibras adrenérgicas ativam as arteríolas, músculo eretor do pelo e glândulas apócrinas sudoríparas; as fibras colinérgicas estimulam as glândulas sudoríparas écrinas. (Adaptado de Moschella SL, Pillsbury, DM, Hurley JH Jr: *Dermatology*, ed 2, Philadelphia, 1975, WB Saunders.)

superfície da pele. Menos comumente, o ducto pode abrir em uma depressão perto da abertura do folículo ou diretamente na superfície da pele. Como acontece nos humanos, a sudorese no cavalo é importante na termorregulação. Entretanto, os mecanismos precisos de controle da sudorese nos cavalos são desconhecidos. Os cavalos têm um rico suprimento de vasos e nervos ao redor das glândulas sudoríparas. Sugere-se que a secreção das glândulas sudoríparas nos cavalos é controlada por uma interação de fatores neuronais, humorais e parácrinos. O único animal doméstico no qual a secreção da glândula apócrina é feita para desempenhar um papel na termorregulação é o bovino, mas a sudorese não é tipicamente observada clinicamente, com exceção do cavalo. Cães e gatos não possuem glândulas écrinas na pele hirsuta; entretanto, a estimulação de fibras colinérgicas e, em menor grau, adrenérgicas, em cães e gatos, causa sudorese das glândulas écrinas dos coxins em períodos de excitação ou agitação.

Subcutâneo (Panículo, Hipoderme)

O subcutâneo adere a derme aos músculos ou ossos adjacentes (com algumas exceções em regiões da pele, onde o tecido subcutâneo pode ser ausente, como ao redor dos lábios, bochecha, pálpebras, orelha externa e ânus) e consiste em tecido adiposo e fibras colágenas e elásticas, que promovem flexibilidade. O tecido adiposo isola contra a variação de temperatura e, no caso dos coxins, contribui com a absorção de impactos. O tecido adiposo também armazena calorias em forma de triglicerídeos. Além disso, existe uma evidência recente que as células adiposas secretam, via autócrina, parácrina e por mecanismos endócrinos, uma variedade de citocinas, quimiocinas e fatores hormonais como a adiponectina, leptina, resistina, fator de necrose tumoral-α (TNF-α) interleucina 6 (IL-6) e proteínas de fase aguda. Esses fatores têm sido denominados de adipocinas e acredita-se que desempenham um papel no metabolismo e podem contribuir em eventos adversos associados à obesidade.

Anexos

Folículos pilosos

Estrutura

Tipos de folículos pilosos. Os folículos pilosos são classificados em muitos tipos, primário ou secundário, simples ou composto (Tabela 17-1). Os folículos pilosos primários são grandes e produzem pelos primários ou protetores. Eles têm um bulbo capilar localizado profundamente da derme ou no subcutâneo, glandulas sebáceas e apócrinas e um músculo eretor do pelo. Os folículos pilosos secundários geralmente são menores que os primários e produzem pelos secundários (também chamados de subpelos ou fibras de lã). Eles possuem uma haste pilosa localizada superficialmente na derme. Podem ter glândula sebácea, mas não glândula apócrina e músculo eretor do pelo. Folículos pilosos simples possuem uma haste pilosa única que emerge do folículo para a superfície e pode ser tanto do tipo primário quanto secundário. Em contraste, os folículos pilosos compostos possuem múltiplas hastes pilosas, sendo uma primária e múltiplas secundárias, ou apenas múltiplos folículos secundários, que emergem de um folículo que se abre na epiderme (Tabela 17-7). Cada folículo que forma o folículo composto tem seu próprio segmento, e eles estão agrupados a nível deducto sebáceo para formar uma abertura única e simples na superfície da pele.

Os pelos táteis (pelos sinuais e tilotrix) funcionam como mecanorreceptores (isto é, receptores de toque). Os pelos sinuais, também denominados bigodes ou vibrissas, surgem de folículos simples com seios repletos de sangue, localizados entre as camadas interna e externa da bainha dermal. Os pelos sinuais geralmente ocorrem no nariz, acima dos olhos e nos lábios e pescoço, e, nos gatos, na face palmar do carpo. Os pelos tilotrix também surgem de folículos simples e estão dispersos ao longo dos pelos corporais regulares. Cada pelo tilotrix está associado a um coxim tátil, e juntos eles funcional como um mecanorreceptor.

Subdivisões estruturais dos folículos pilosos. Os folículos pilosos completamente desenvolvidos são tradicionalmente divididos em três

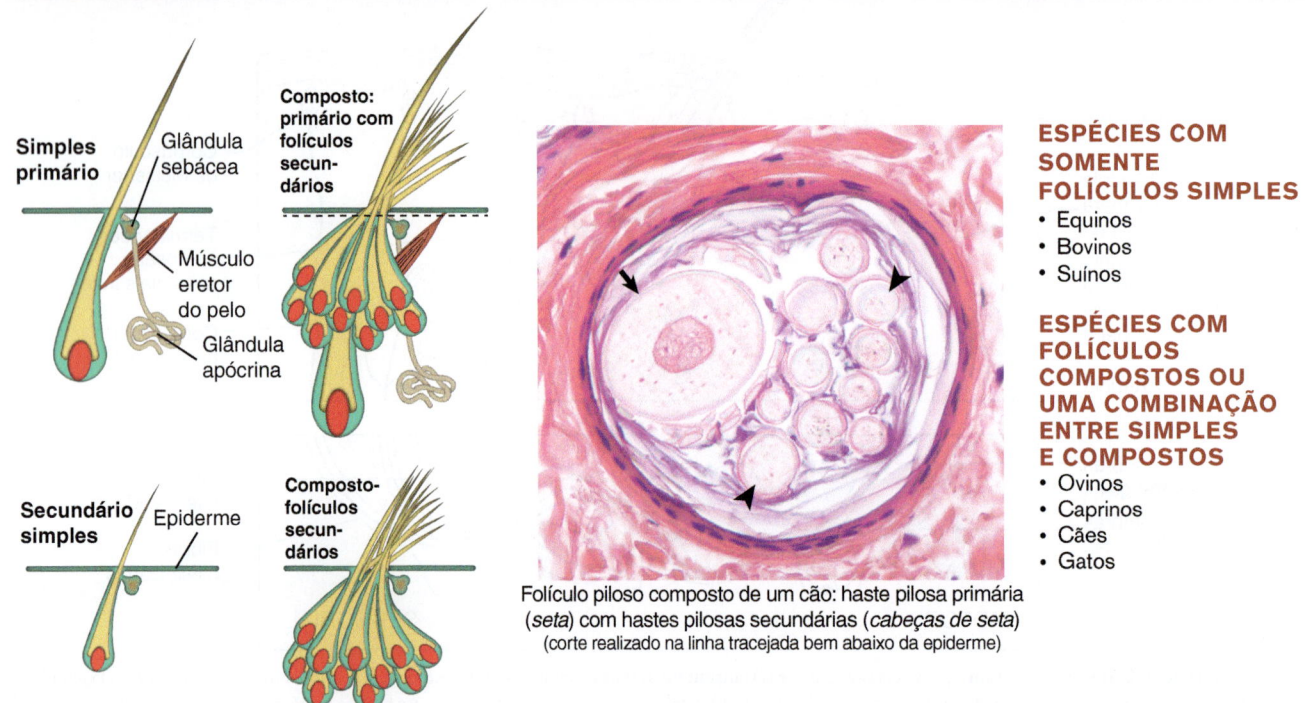

Folículo piloso composto de um cão: haste pilosa primária (*seta*) com hastes pilosas secundárias (*cabeças de seta*) (corte realizado na linha tracejada bem abaixo da epiderme)

ESPÉCIES COM SOMENTE FOLÍCULOS SIMPLES
- Equinos
- Bovinos
- Suínos

ESPÉCIES COM FOLÍCULOS COMPOSTOS OU UMA COMBINAÇÃO ENTRE SIMPLES E COMPOSTOS
- Ovinos
- Caprinos
- Cães
- Gatos

Inserto cortesia de Dr. A.M. Hargis, Dermatodiagnostics; Dr. S. Myers, Prairie Diagnostic Services; e Dr. J.F. Zachary, College of Veterinary Medicine, University of Illinois.

segmentos anatômicos: superficial, médio e profundo. O segmento superficial, ou infundíbulo, estende-se da abertura folicular na superfície da epiderme até o nível onde o ducto sebáceo entra no folículo. As células do infundíbulo são idênticas e em continuidade com as da epiderme. Elas se queratinizam lentamente e formam uma camada de células granulares antes de se cornificarem (em um processo denominado de cornificação infundibular). O segmento médio, ou istmo, é muito curto e estende do nível do ducto sebáceo para se aderir ao músculo eretor do pelo. As células do istmo folicular queratinizam sem a formação de camada de células granulosas antes da cornificação (por um processo denominado de cornificação tricolemal). O segmento profundo (ou inferior) consiste do folículo abaixo da aderência do músculo eretor do pelo e inclui o bulbo piloso, que consiste na matriz pilosa que parcialmente envolve a papila folicular, também chamada de papila dermal. Dois padrões de queratinização com cornificação ocorrem na porção inferior do folículo. Uma forma é a cornificação da matriz pilosa (tricogênica), que ocorre abruptamente (não forma a camada de células granulosas) e retém o contorno do núcleo de queratinócitos, produzindo o córtex da haste pilosa. A outra forma é a cornificação da bainha radicular interna, que é opaca e compacta e consiste nas camadas de Henle e Huxley, que contêm grânulos trico-hialinos vermelhos. A cornificação de queratinócitos viáveis é primeiramente reconhecida na área denominada *franja de Adamson*, localizada na margem superior da zona queratogênica, entre o bulbo mitoticamente ativo e a haste pilosa.

Segmento Profundo dos Folículos Pilosos/Bulbo do Pelo. A parte profunda dos folículos/bulbo piloso varia entre as espécies. Em equinos e bovinos, os bulbos de pelos anágenos (em crescimento) estão na derme média, enquanto em cães e gatos, o bulbo de pelos anágenos de folículos primários estão na junção derme-subcutâneo. Em todas as espécies, a base dos folículos telógenos (folículos em repouso) é localizada mais superficialmente do que a base dos folículos anágenos.

Desenvolvimento dos Folículos Pilosos e da Haste Pilosa. Após o nascimento, o folículo piloso e a haste pilosa se formam pela prolife-

ração e diferenciação das células da matriz capilar do bulbo piloso em diferentes camadas da parede folicular, com subsequente queratinização com cornificação central para formar a haste pilosa. Em resumo, durante a fase anágena do ciclo piloso, a matriz celular do pelo no bulbo piloso prolifera-se e sofre diferenciação para formar múltiplas camadas celulares distintas e concêntricas (ou folhas) que formarão a parede do folículo piloso (Tabela 17-2). A estrutura da parede do folículo, olhando de dentro para fora, inclui a haste pilosa, a bainha radicular interna (BRI), as camadas associadas (Huxley e Henle), a bainha radicular externa (BRE), a membrana basal e a bainha de tecido conjuntivo (BTC). As células da matriz pilosa localizadas no centro do bulbo piloso formam a haste pilosa. Se melanócitos estão presentes no bulbo piloso, a melanina é transferida para as células da matriz do pelo que formam o córtex e a medula da haste pilosa. Conforme as células que formam o córtex piloso cornificam, elas endurecem, morrem e são empurradas para cima em direção à superfície da pele, enquanto as matrizes celulares do pelo no bulbo piloso continuam a proliferar e a haste pilosa a ser produzida. As proteínas da queratina constituem a maior parte da haste pilosa e são estabilizadas principalmente por ligações dissulfeto. Essas ligações fortes deixam as proteínas da queratina unidas e conferem dureza e força aos pelos. A cutícula do pelo também confere durabilidade à haste pilosa através das proteínas ricas em enxofre associadas aos queratinócitos e hidrofobicidade à superfície pilosa por meio dos ácidos graxos de cadeia longa. As células da cutícula pilosa se achatam, assemelhando-se a escamas conforme emergem do bulbo piloso. De modo similar às células que formam o córtex piloso, à medida que as células da cutícula se cornificam, elas deixam de funcionar e morrem. Algumas hastes pilosas, mas não todas, contêm medula, cuja função ainda não é completamente conhecida. A medula é normalmente ausente nos pelos secundários.

A BRI estende-se do bulbo piloso até o istmo folicular. Ela se diferencia em três camadas e tem uma variedade de funções (Tabela 17-2). A haste pilosa e a BRI são seguramente conectadas entre si por meio da interligação das células cuticulares para que, durante o crescimento,

Tabela 17-2 Estrutura e Função dos Componentes do Bulbo Piloso

Função dos Componentes Mesenquimais e Melanocíticos	Camadas Celulares	Funções Selecionadas das Camadas Celulares
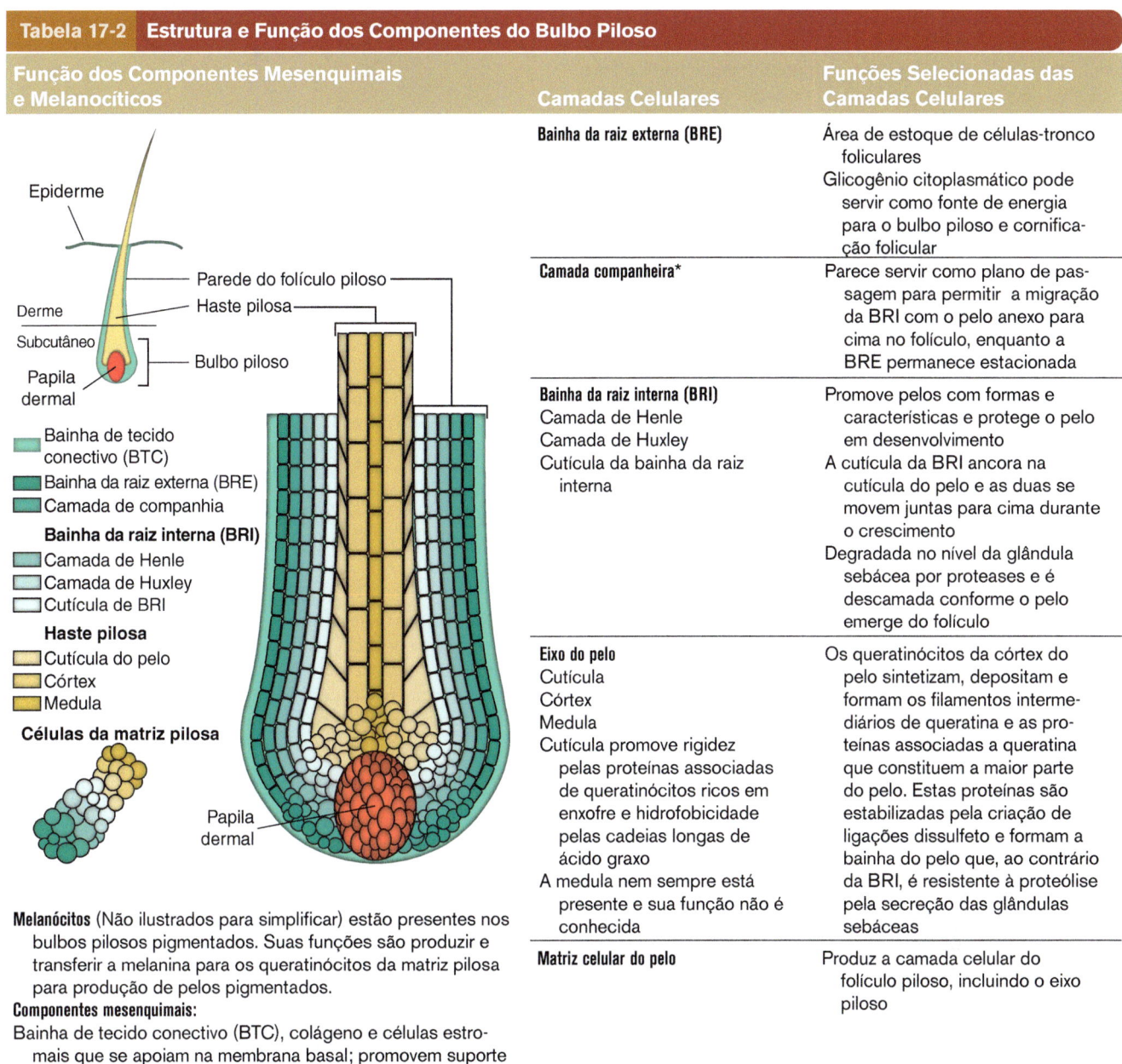	**Bainha da raiz externa (BRE)**	Área de estoque de células-tronco foliculares Glicogênio citoplasmático pode servir como fonte de energia para o bulbo piloso e cornificação folicular
	Camada companheira*	Parece servir como plano de passagem para permitir a migração da BRI com o pelo anexo para cima no folículo, enquanto a BRE permanece estacionada
	Bainha da raiz interna (BRI) Camada de Henle Camada de Huxley Cutícula da bainha da raiz interna	Promove pelos com formas e características e protege o pelo em desenvolvimento A cutícula da BRI ancora na cutícula do pelo e as duas se movem juntas para cima durante o crescimento Degradada no nível da glândula sebácea por proteases e é descamada conforme o pelo emerge do folículo
	Eixo do pelo Cutícula Córtex Medula Cutícula promove rigidez pelas proteínas associadas de queratinócitos ricos em enxofre e hidrofobicidade pelas cadeias longas de ácido graxo A medula nem sempre está presente e sua função não é conhecida	Os queratinócitos da córtex do pelo sintetizam, depositam e formam os filamentos intermediários de queratina e as proteínas associadas a queratina que constituem a maior parte do pelo. Estas proteínas são estabilizadas pela criação de ligações dissulfeto e formam a bainha do pelo que, ao contrário da BRI, é resistente à proteólise pela secreção das glândulas sebáceas
	Matriz celular do pelo	Produz a camada celular do folículo piloso, incluindo o eixo piloso

Legenda da figura (coluna esquerda):

Epiderme
Parede do folículo piloso
Derme
Haste pilosa
Subcutâneo
Papila dermal
Bulbo piloso

■ Bainha de tecido conectivo (BTC)
■ Bainha da raiz externa (BRE)
■ Camada de companhia
Bainha da raiz interna (BRI)
□ Camada de Henle
□ Camada de Huxley
□ Cutícula de BRI
Haste pilosa
□ Cutícula do pelo
□ Córtex
□ Medula

Células da matriz pilosa

Papila dermal

Melanócitos (Não ilustrados para simplificar) estão presentes nos bulbos pilosos pigmentados. Suas funções são produzir e transferir a melanina para os queratinócitos da matriz pilosa para produção de pelos pigmentados.

Componentes mesenquimais:
Bainha de tecido conectivo (BTC), colágeno e células estromais que se apoiam na membrana basal; promovem suporte físico e podem ser reserva de células-tronco mesenquimais.
A papila dermal regula o crescimento do folículo piloso, e parece ser reserva de células-tronco.

*A camada companhia é considerada por alguns uma parte da BRE, para outros uma parte da BRI e, mais recentemente, parece representar uma camada separada.
Cortesia de Dr. A.M. Hargis, DermatoDiagnostics; Dr. S. Myers, Prairie Diagnostic Services; e Dr. J.F. Zachary, College of Veterinary Medicine, University of Illinois.
Revisado e reescrito por: Schneider MR, Schmidt-Ullrich R, Paus R, Curr Biol. 2009 Feb 10; 19 (3):R132-42.

a haste pilosa e BRI se movem junto para cima pelo folículo. A BRI dá à haste pilosa a sua forma e características e serve como uma rígida proteção ao redor do pelo em desenvolvimento. As proteínas da queratina da BRI e do córtex piloso possuem diferentes composições. As proteínas da BRI são degradadas por proteases da glândula sebácea, mas as da haste pilosa não são, permitindo assim a emersão da haste pilosa como uma estrutura independente da abertura folicular.

A camada associada (Tabela 17-2), localizada entre a BRI e BRE, está hermeticamente ancorada na BRI, mas não à BRE. Acredita-se que elas atuem como uma superfície de deslizamento sobre o qual a BRI e a haste pilosa podem se mover durante o crescimento do pelo, enquanto a BRE continua parada. A BRE se estende do bulbo piloso para todo o comprimento do folículo e é contínua à face externa da glândula sebácea e epiderme sobrejacente. A BRE também serve como estoque de células-tronco foliculares. Além disso, na zona do folículo piloso onde ocorre a cornificação (na margem superior da zona queratogênica, franja de Adamson), as células de BRE têm o citoplasma rico em glicogênio que provavelmente serve como forma de energia para as atividades de proliferativas dos bulbos pilosos e cornificação folicular. A bainha de tecido conectivo e sua membrana basal promovem suporte físico ao folículo piloso e podem ser uma reserva de células-tronco mesenquimais.

Diferenças entre Espécies

Equinos. Equinos possuem folículos simples, dos tipos primários e secundários, que estão uniformemente distribuídos pela pele.

Ruminantes (Bovinos, Ovinos e Caprinos). Bovinos possuem folículos pilosos simples, dos tipos primários e secundários, que estão distribuídos pela pele em trios. Caprinos têm folículos primários em trios e cada grupo normalmente apresenta de três a seis folículos secundários. Folículos compostos em caprinos são compostos de folículos secundários. Folículos pilosos em ovinos estão sendo amplamente estudados devido a sua importância na produção de lã. Ovinos mostram predominância de folículos simples nas regiões escassamente pilosas, incluindo a face, membros distais e orelha, e compostos, em particular, nas áreas densamente cobertas por lã. O grupo folicular típico tem três folículos e 15 a 16 folículos secundários. Os folículos compostos nos ovinos consistem em múltiplos folículos secundários que originam-se na região da glândula sebácea por ramificação de um folículo secundário original. Cruzamentos selecionados aumentaram substancialmente o número de folículos secundários em ovinos e caprinos de lã fina e média.

Suínos. Suínos apresentam pelagem escassa composta principalmente por folículos pilosos primários simples, amplamente espassados, que ocorrem em grupos de dois ou quatro com os grupos rodeados por tecido conectivo denso.

Cães e Gatos. Cães e gatos têm principalmente folículos compostos que estão arranjados em grupos de um a seis. Os grupos mais frequentemente consistem em três folículos primários associados a um grande número de folículos secundários menores (Tabela 17-1). Existe variação racial no número de folículos secundários de algumas raças, como pastor alemão, que possuem mais folículos secundários do que raças de pelo curto, como os terriers. Gatos possuem mais folículos secundários (10 a 20) quando comparados a cães (2 a 15). As hastes dos folículos primários podem emergir independentemente por uma abertura única, enquanto os pelos secundários emergem de uma abertura comum. Os três folículos primários maiores de um grupo folicular estão localizados perto da cabeça, enquanto os folículos secundários menores estão localizados caudais aos folículos primários (Fig. 17-6). Dentro do grupo folicular, os folículos secundários também se tornam progressivamente menores em direção à região caudal (isto é, o rabo) do animal. Este padrão de estrutura de grupo folicular com orientação inclinada das hastes pilosas resulta em uma pelagem que cobre suavemente a superfície da epiderme com pelos revestindo os sobrepelos da camada interna.

Crescimento e Distribuição do Pelo. Durante a morfogênese embriológica da pele, os folículos pilosos desenvolvem-se de uma invaginação da epiderme para a derme e subcutâneo. Eles povoam áreas específicas da pele em diferentes densidades e, com raças exceções, nenhum folículo piloso é formado após isso. A distribuição e o tipo de folículo piloso varia entre as diferentes espécies, raças e indivíduos. De maneira geral, a pelagem dos animais geralmente é mais densa na face dorsal e lateral do corpo e espaçada na região ventral. Os folículos pilosos tendem a crescer obliquamente em um ângulo de 30 a 60 graus, com relação à superfície da epiderme, para que a haste pilosa incline-se geralmente à região caudoventraldo animal, criando uma pelagem mais aerodinâmica e repelente à água.

Ciclo do Pelo. Após o nascimento, os folículos pilosos desenvolvidos durante a morfogênese entram em estágios de crescimento e regressão, o que é denominado ciclo do pelo ou folicular (Fig. 17-7). A razão pela qual o crescimento do pelo ocorre em ciclos não está clara, mas o ciclo permite ao animal: (1) controlar o comprimento do pelo do corpo em diferentes localizações anatômicas, (2) queda para limpeza da superfície corporal, (3) adaptar e mudar a pelagem em resposta a diferentes estações do ano (inverno ou verão) ou condições sociais, ou (4) proteção contra a transformação maligna que podem ocorrer em tecidos de rápida divisão celular.

Durante os estágios de ciclo piloso, as porções infundibulares e istmicas do folículo são permanentes porque permanecem estrutural e visualmente as mesmas. Em contraste, a porção inferior do folículo abaixo do istmo regride e é reestruturada a cada ciclo. Os estágios de folículo piloso incluem crescimento do pelo, regressão, quiescência,

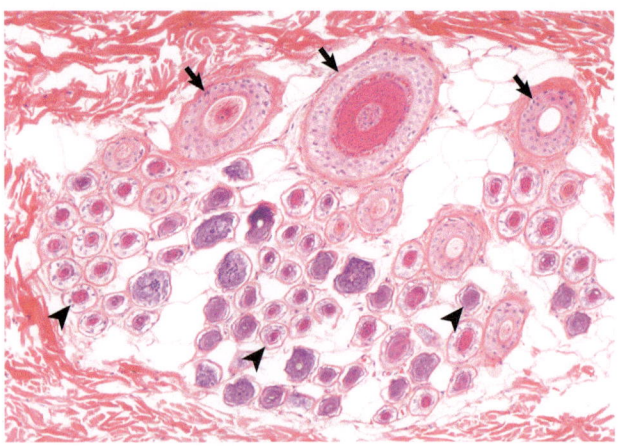

Figura 17-6 Grupo de Folículo Piloso, Pele, Cão. Corte horizontal de um grupo de folículos pilosos da pele de um cão. Os três folículos primários grandes (*setas*) estão localizados na cabeça do cão. Os folículos menores secundários (*cabeça de seta*) estão localizados caudais aos folículos primários. Os folículos secundários tornam-se progressivamente menores na direção da porção caudal do corpo. Coloração por HE. (Cortesia de Dr. Ann M. Hargis, DermatoDiagnostics.)

queda (ou perda da haste pilosa) e latência (Quadro 17-1 e Fig. 17-7). Na fase anágena do ciclo piloso, inicia-se a atividade mitótica e o crescimento. O estágio catágeno é de regressão, impulsionado pela apoptose, durante o qual cessa a proliferação celular e as células do folículo piloso são perdidas pela morte celular programada. O folículo piloso entra em repouso ou estágio relativamente quiescente (fase telógena) antes do recomeço da e nova produção de pelo. O estágio quenógeno refere-se a folículos que perderam sua haste pilosa e permanecem vazios por um período indeterminado de tempo antes que a fase anágena seja reiniciada. Este estágio também é referido como "alopecia telógena". Em muitas doenças de perda de pelo em animais domésticos, um aumento no número de folículos quenogênicos é histologicamente evidente. Exógena é a fase em que a haste pilosa velha cai. A exógena ocorre independentemente do estágio do ciclo piloso, mas de modo geral segue a telógena.

Todos os pelos do corpo passam pelo ciclo do pelo, mas a duração do ciclo e dos estágios individuais e a velocidade de produção de hastes pilosas variam entre os animais e regiões anatômicas específicas. Na superfície corporal humana, cada folículo piloso tem seu próprio ritmo e, por isso, os ciclos pilosos são assincrônicos. A anágena é a fase mais longa do ciclo e, em consequência disto, o pelo humano cresce mais constantemente. Em contraste, o crescimento do folículo piloso ocorre sincronicamente em muitos outros mamíferos, resultando em queda periódica ou eflúvio dos pelos. Muitos mamíferos têm o ciclo de pelo baseado na telógena, no qual as hastes pilosas crescem em um comprimento pré-determinado e depois o folículo entra em um estágio prolongado de inatividade (telógena), enquanto a haste pilosa permanece firmemente aderida ao folículo. O ciclo do pelo baseado na telógena costuma ter uma vantagem na conservação de proteína e energia requerida para a síntese de pelo. Existem exceções a este padrão, pois alguns animais têm o crescimento de pelo contínuo, semelhante ao couro cabeludo de seres humanos (ciclo piloso predominantemente anágeno), como os pelos da crina e cauda dos equinos, a lã fleece dos ovinos Romney e os pelos dos cães da raça poodle.

O crescimento cíclico dos pelos é dirigido pelas células-tronco no folículo piloso e por fatores biológicos da papila dermal por vias de sinalização complexas e não completamente compreendidas. A propriedade de regenerar uma porção do tecido é exclusiva dos folículos pilosos. Os mecanismos que governam as células-tronco e as vias intrínsecas de sinalização que controlam a regeneração dos folículos

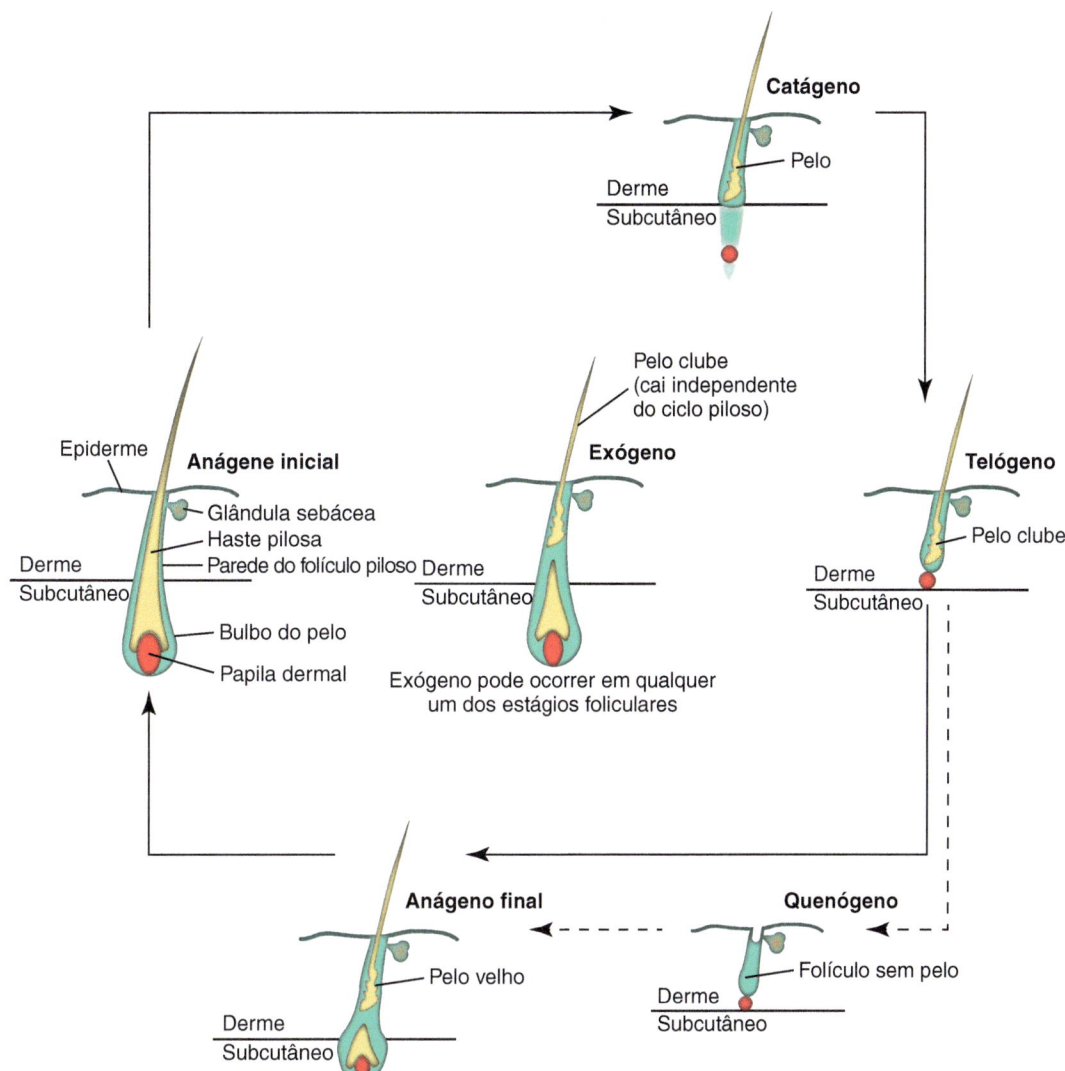

Figura 17-7 O Ciclo Piloso. Anágene é o período de crescimento. Durante o início da anágen, os germes secundários crescem para baixo, para se anexar à papila (papila folicular), e um novo bulbo capilar se forma. O pelo antigo permanece na porção do folículo piloso. O pelo é produzido por mitose da matriz celular do pelo que cobre o ápice da papila dermal. No final do anágeno, o pelo geralmente cai e um novo pelo emerge da abertura folicular. Catágeno é o estágio de regressão. A constrição ocorre na haste pilosa e o bulbo capilar ao seu redor torna-se um "pelo em queda". A parede folicular dos pelos em queda torna-se grossa e ondulada. Telógene é referida como a fase de parada ou quiescência, onde os folículos estão menores e a papila dermal é menor e localizada na base do folículo. Exógeno refere-se à queda das velhas hastes pilosas, que pode ocorrer em diferentes estágios ou ciclos (p. ex. anágeno e telógeno), dependendo do tipo de pelo e espécie. Quenógeno refere-se aos folículos pilosos que perderam suas hastes pilosas e permanecem vazios por um período de tempo indefinido antes do anágeno ser reiniciado. Este estágio também é chamado de "telógene com pouco pelo". Note a localização da linha horizontal no diagrama indicando a localização do bulbo piloso em relação à junção dermal-subcutânea. Os pelos em anágene e exógene estão localizados mais profundos que os pelos em catágeno, telógeno e quenógeno. (Cortesia de Dr. Ann M. Hargis, DermatoDiagnostics; Dr. S. Myers, Prairie Diagnostic Servicess; and Dr. J.F. Zachary, College of Veterinary Medicine, University of Illinois.)

Quadro 17-1	Estágios do Folículo Piloso
Estrutura	**Função/Resultado**
Folículo piloso em anágeno	Crescimento do folículo piloso
Folículo piloso em catágeno	Regressão do folículo piloso
Folículo piloso em telógeno	Folículo piloso quiescente (repouso)
Folículo piloso em exógeno	Queda do pelo do folículo piloso
Folículo piloso em quenógeno	Folículo piloso latente (pouco pelo)

estão em investigação, e serão usados para se promover o uso das células-tronco na regeneração dos folículos pilosos, epiderme e outros tecidos. As células-tronco dos folículos pilosos estão sendo estudadas mais extensivamente em seres humanos, camundongos e, mais recentemente, cães. As células-tronco dos folículos pilosos estão localizadas na área da BRE, na região do istmo folicular. As células-tronco na BRE dão origem a uma segunda população de células-tronco, denominadas germinações secundárias, localizadas diretamente acima da papila dermal do folículo em telógeno. Durante a fase final do telógeno e início da fase anágena, as células germinativas secundárias tornam-se ativadas em resposta a sinais da papila dermal, proliferam-se e rodeiam a papila dermal, iniciando a fase de crescimento anágeno do ciclo.

As células-tronco na BRE também se tornam ativadas, mas proliferam depois e mais devagar (durante o anágeno), provavelmente para sustentar o crescimento do folículo piloso ao longo da fase anágena. Além das células-tronco dos folículos pilosos, as células-tronco dos melanócitos também residem na ORS e na germinação secundária. Durante o desenvolvimento fetal, as células-tronco melanocíticas migram da crista neural e colonizam o folículo em desenvolvimento. As células-tronco melanocíticas e dos folículos pilosos são ativadas ao mesmo tempo durante a fase anágena. As células-tronco melanocíticas fornecem melanócitos maduros à haste pilosa, os quais produzem e transferem melanina para as células da matriz pilosa e resultam na formação de uma haste pilosa pigmentada.

Fatores extrínsecos também são importantes na organização do ciclo e crescimento do pelo. Por exemplo, a nutrição e estado de saúde têm influência significativa no crescimento e qualidade do pelo. O pelo é principalmente composto por proteínas. Assim, uma dieta pobre em proteína ou estados enfermos associados à grave perda proteica, como a enteropatia com perda de proteína (Capítulo 7), resultam em pelagem de pobre qualidade. Além disso, em estados enfermos, a formação da cutícula pode ser defeituosa, resultando em pelo opaco ou seco. O crescimento do pelo responde a fotoperíodos e, em menor grau, à temperatura ambiente. Os efeitos do fotoperíodo atuam via hipotálamo, glândula hipófise e pineal, as quais secretam hormônios trópicos, assim como a melatonina, prolactina e hormônios gonadais, tireoidais e adrenais, que influenciam o crescimento do pelo. Alguns hormônios, como os hormônios tireoidianos e do crescimento, estimulam o crescimento do pelo, enquanto concentrações excessivas de estrógeno ou glicocorticoides suprimem o crescimento folicular. Fatores intrínsecos e extrínsecos também interagem. Por exemplo, as células da papila dermal (de origem mesenquimal) que mediam os sinais de estimulação do crescimento das células da matriz pilosa parecem ser as células-alvo primárias que respondem a esses hormônios trópicos.

Músculo Eretor do Pelo
Os músculos eretores do pelo são feixes de músculos macios que estão orientados quase perpendicularmente à parede do folículo e são bem-desenvolvidas nas costas dos animais, especialmente cães. Em um lado, o músculo eretor do pelo se conecta à membrana basal da epiderme. O outro lado insere-se na bainha de tecido conectivo na junção das porções média e inferior dos folículos pilosos. A contração do músculo causa ereção dos pelos e a expulsão do conteúdo das glândulas sebáceas.

Glândulas Sudoríparas
Existem dois tipos básicos de glândulas sudoríparas: apócrinas e écrinas. As glândulas apócrinas estão localizadas nas áreas hirsutas da pele dos animais domésticos e são glândulas tubulares ou saculares (Fig. 17-3). Os ductos das glândulas apócrinas abrem-se na porção superficial do folículo piloso; então essas glândulas também são chamadas de glândulas epitriquiais. As glândulas são delineadas por epitélio secretor cuboidal a colunar baixo, rodeado por células mioepiteliais contráteis. Outras glândulas apócrinas incluem as glândulas do conduto auditivo externo e pálpebras de animais domésticos, as glândulas interdigitais de pequenos ruminantes, o órgão mental do porco e as glândulas dos sacos anais de cães e gatos. As glândulas écrinas são de secreção merócrinas. Os ductos das glândulas écrinas, ao contrário das glândulas apócrinas, abrem-se diretamente na superfície epidermal. Desta maneira, as glândulas écrinas também são chamadas de glândulas atriquiais. Elas são glândulas tubulares delineadas por epitélio cuboidal, circundadas por mioepitélio e estão confinadas principalmente na região da ranilha dos ungulados, nasolabial dos ruminantes e suínos, no carpo dos suínos e nos coxim dos cães e gatos.

Glândulas Sebáceas
As glândulas sebáceas são formações glandulares alveolares simples, ramificadas ou compostas, com secreção holócrina por ductos que se abrem nos folículos dos pelos, exceto nas junções mucocutâneas, onde as glândulas se abrem para a superfície da pele (p. ex. glândula de meibômio, também conhecida como glândula tarsal). Glândulas sebáceas bem-desenvolvidas são encontradas nas glândulas prepuciais de cavalos; nas regiões infraorbital, inguinal e interdigital de ovinos; na base do chifre dos caprinos; nas glândulas supracaudais da base do rabo dos cães e gatos; nos sacos anais de gatos e no órgão submental do queixo dos gatos.

Estruturas Especializadas[1]
Os sacos anais são estruturas cutâneas especializadas que são especialmente inclinadas a desenvolverem lesões. Eles são divertículos bilaterais localizados entre a parte interna e externa do músculo do esfíncter anal em cães e gatos, e têm ductos que abrem para o ânus na altura da junção anocutânea. Os ductos e sacos são delimitados por epitélio escamoso estratificado. Nos cães, a parede do saco anal tem apenas glândulas apócrinas, mas, nos gatos, a parede do saco possui glândulas sebáceas e apócrinas. Os sacos anais podem se distender pela produção de secreção, romper após trauma e causar infecção bacteriana e inflamação crônica (reação a corpo estranho) nos tecidos adjacentes. As células malignas de carcinomas de glândulas apócrinas do saco anal em cães estão frequentemente associadas à síndrome paraneoplásica de produção de proteína relacionada com o paratormônio (PTH-rP) e hipercalcemia.

As glândulas hepatoides (adanal ou perianal) ocorrem mais comumente na pele ao redor do ânus, mas também estão presentes na pele próxima ao prepúcio, rabo, flanco e virilha. Elas são glândulas sebáceas modificadas que não tem ductos patentes e são compostas por células periféricas de reserva que rodeiam os lóbulos de células diferenciadas semelhantes à hepatócitos, o que resulta no nome "hepatoides". Os adenomas das glândulas perianais em cães machos são geralmente dependentes de testosterona.

O casco dos cavalos é formado pela parede, sola e ranilha. A parede do casco compreende três estruturas cornificadas distintas, que, de fora para dentro, incluem o estrato externo, médio e interno. O estrato externo é uma fina camada escamosa cornificada que se origina das células germinativas (células basais) da epiderme do períoplo (área de pele modificada acima da banda coronária do casco). Indo na direção da parte de trás do pé, o períoplo se expande para formar uma extensa área cornificada ou bulbo (calcanhar), ancorado pelo cório (derme). O estrato médio consiste de cornostubulares e intertubulares (o componente cornificado mais duro, estrato córneo), que se originam das células da membrana basal da epiderme que delineia a banda coronária, ou *coroa*. É a camada mais grossa da parede do casco e o principal suporte das estruturas do casco equino. A epiderme coronária é ancorada pela derme coronária, que forma longas papilas que se estendem para a epiderme e são orientadas paralelamente à parede externa do casco. As células coronárias basais da ponta distal e ao lado das papilas dérmicas formam o tecido córneo tubular, que também é paralelo à parede externa do casco. Na seção transversal, o córneo tubular pode ser circular, oval ou em forma de cunha, e consiste centralmente em áreas medulares pouco organizadas, delimitadas por três camadas densas ou frouxamente onduladas de células corticais. O padrão ondulado (semelhante a uma mola) do tecido córneo tubular ajuda a reduzir as forças compressivas do casco. As células coronárias basais da derme interpapilar formam o tecido córneo intertubular, que circunda o córneo tubular. O estrato interno (estrato *lamelar*) do interior da parede do casco está presente desde a borda profunda da região coronária até a sola. É uma estrutura complexa composta por aproximadamente 600 lamelas epidermais primárias cornificadas paralelas que se estendem internamente (em direção à falange distal) a partir do estrato médio no qual são firmemente incorporadas ou

---

[1]Estruturalmente, a glândula mamária (mama[s]) é parte da pele; entretanto, devido a tradições históricas na prática da patologia veterinária, esse assunto está inserido no Capítulo 18, Sistema Reprodutor Feminino e Mama.

fundidas. Cada lamela epidermal primária tem aproximadamente 150 a 200 ramificações externas de lamelas epidermais secundárias, sendo que a face dérmica de cada uma delas se orienta em direção à falange distal. A lamela epidermal secundária consiste de um núcleo central de camadas de células espinhosas parcialmente cornificadas que conectam suas superfícies apicais para as laterais da lamela epidermal primária, e uma simples camada de células basais que se ligam à lamela dermal secundária subjacente via hemidesmossomos na membrana basal (Fig. 17-4). As lamelas epidermais primárias e secundárias se interdigitam com as lamelas dérmicas primárias e secundárias, promovendo uma extensa superfície no interior da parede do casco. As veias que nutrem as células epidermais estão localizadas na lamela dérmica. Em um lado da membrana basal, as células epidermais da lamela epidermal estão firmemente fixadas e, no outro lado, as fibras colágenas da lâmina e sublâmina densa são estreitamente entrelaçadas como um tendão de tecido conectivo, que está firmemente fixado à face parietal da falange distal. Assim, ancoram o interior da parede do casco à derme, que cobre a falange distal. Desta forma, a lamela epidermal e a dérmica servem como um aparato suspensório da falange distal e, se essa fixação falhar, as forças de cisalhamento do peso do corpo e do movimento podem resultar na separação da falange distal do interior da parede do casco, o que pode gerar condição de dor e laminite (também denominada laminopatia), mais comumente observada em equinos e bovinos (ver seção Manifestações Cutâneas das Doenças Sistemicas, Laminite). A sola é composta pela epiderme que se interdigita com a derme, a qual se mistura com o periósteo da face distal da falange distal. A epiderme da sola forma o córneo tubular e intertubular, a qual está frouxamente ligada e pode ser facilmente removida como pequenos flocos. Na junção da epiderme da sola e do estrato lamelar, epiderme lamelar é redirecionada (muda a orientação) em direção ao aspecto distal do casco, e córneo do estrato lamelar se junta e interconecta com o córneo tubular e intertubular da epiderme da sola. O córneo da epiderme lamelar tem um grau diferente de compactação e orientação, que promove uma variação de cores, e tem sido denominado de *linha* ou *zona branca*. A cor diferente permite que a parede do casco seja visualmente distinguida da sola. A ranilha é constituída por córneos tubulares e intratubulares que são mais macios que os córneos da sola do cascos e são apoiados pela derme que se mistura com a almofada digital, uma massa em forma de cunha composta de colágeno, tecido elástico e adiposo que serve para ajudar a absorver o impacto da caminhada e da corrida. Glândulas écrinas (atriquiais) também estão presentes na ranilha.

As castanhas e os espigões dos equinos são considerados vestígios do primeiro, segundo e quarto dedo do cavalo. As castanhas estão localizadas na área supracarpal e tarsal na face medial do membro. Os espigões estão localizados na flexão do boleto (articulação metacarpo-falangeal). As castanhas e os espigões são histologicamente similares e consistem de uma fina camada de córneo tubular e intertubular envolvendo uma fina camada de células da epiderme. A crista da rede (*rete peg*) é longa e se interdigita com as longas papilas dérmicas.

Os cascos dos ruminantes e suínos são rachados ou divididos em duas partes, cada uma composta por uma parede, sola e um bulbo proeminente (também chamado de salto). As características histológicas da parede e da sola dos cascos são similares à dos equinos. No entanto, as lamelas interdigital são menores e menos desenvolvidas, e apenas a lamela primária está presente. Ao invés de ranilha, os bovinos e suínos tem um bulbo proeminente revestido por uma fina epiderme macia que é contínua com a pele e forma uma grande parte da face distal do casco. As unhas (garras) dos gatos e cachorros protegem a falange distal e consistem de parede (dorsal e lateral) e sola (distal). Ambos são compostos por epiderme escamosa estratificada e cornificada. A epiderme da parede produz uma camada cornificada dura (estrato córneo), enquanto que a da sola gera um estrato córneo mais macio. A derme das garras é composto por denso colágeno, tecido elástico e

vasos sanguíneos que podem sangrar abundantemente se a unha for cortada muito curta. A dobra da unha é uma dobra da pele que cobre um pequeno pedaço da parede lateral e dorsal.

Os coxins digitais dos cães e gatos têm uma fina epiderme composta por todas as camadas, incluindo o estrato lúcido. A superfície é coberta por uma camada compacta de estrato córneo e é suave nos gatos; no entanto, em cães, a superfície é coberta por papilas cônicas em conformidade com o contorno da face epidermal (Fig. 17-2). A epiderme e a derme se interdigitam via crista da rede e papilas dérmicas, promovendo resistência às forças de cisalhamento. Glândulas écrinas (atriquiais) estão presentes na derme e no tecido adiposo. Lóbulos de tecido adiposo que agem como amortecedores são subdivididos por estroma colagenoso e tecido elástico.

Função

Os pelos exercem uma variedade de funções para os animais, incluindo termorregulação, proteção física, percepção sensorial, interação social e como mecanismo de camuflagem (Quadro 17-2). A pele não é apenas o maior órgão do corpo, mas um dos mais importantes. Sem ela, a vida dos mamíferos em terra não seria possível. A pele previne perdas consideráveis de fluido e eletrólitos (barreira do estrato córneo), protege contra lesões químicas e físicas (barreira do estrato córneo, filamentos de queratina, junções desmossômicas e hemidesmossômicas, colágeno e fibras elásticas), participa da regulação térmica e da pressão sanguínea (pelagem, glândulas de suor e suprimento vascular), produz vitamina D (pela fotólise do deidrocolesterol pela luz ultra-violeta [UV]), serve como um órgão sensorial (pelos táteis, células de Merkel e nervos) e armazena gordura, água, vitaminas, carboidratos, proteínas e outros nutrientes (gordura subcutânea). Absorção, apesar de não ser a função principal, também acontece. Adicionalmente, os queratócito, a maior fonte de citocinas e peptídeos antimicrobianos, agora são considerados como parte integral do sistema imune inato e adaptativo, protegendo contra lesões microbianas e participando no processo de inflamação e reparação tecidual.

Disfunção/Respostas à Lesão

Introdução aos Padrões Histológicos em Resposta à Lesão

Muitos termos "novos" comumente utilizados para se classificar as doenças de pele serão amplamente usados neste capítulo. Apesar de haver muitos termos para se aprender, o sistema usado para formar estes termos será similar ao utilizado em sistemas anatômicos. Basicamente, prefixos e sufixos são adicionados à palavra raiz para criar termos específicos que definem a patologia da pele (dermatopatologia). Por exemplo, o prefixo "epi" (significa "em" ou "acima de") combinado com o termo raiz "dermato" (referente à pele), cria-se o nome "epiderme", a qual simplesmente significa a porção da pele acima da derme. Da mesma forma, o termo hipoderme refere-se à porção da pele abaixo da derme, também chamado de subcutâneo ou panículo. Os sufixos

Quadro 17-2	Funções da Pele

Promover uma barreira de proteção contra as perdas de fluidos, agentes microbiológicos, químicos e injúria física
Regular a temperatura corporal e a pressão sanguínea
Produzir vitamina D
Funcionar como órgão sensorial
Armazenar nutrientes
Superfície de absorção
Participação nas imunidades inata e adaptativa, inflamação e reparo

são utilizados da mesma forma. O sufixo"ite" significa "inflamação". Quando combinado com a palavra raiz "dermato", eles formam a palavra "dermatite", a qual simplesmente significa inflamação da pele. Similarmente, termos referentes à inflamação, predominantemente na epiderme, folículos ou panículo, são epidermite, foliculite e paniculite, respectivamente. O sufixo "ose" se refere a processos não inflamatórios. Assim, combinando dermato e oses, forma-se o termo dermatose, que significa qualquer doença da pele, especialmente aquelas não caracterizadas por inflamação. O termo "dermatoses" é o plural do termo dermatose e significa tipicamente doenças da pele não inflamatórias. Contudo, o termo "dermatose" também é utilizado menos especificamente para se referir a um grupo de doenças da pele, como as dermatoses imunomediadas.

Numerosos fatores endógenos e exógenos podem potencialmente lesionar a pele (Fig. 17-8). Determinar um diagnóstico definitivo de uma doença da pele frequentemente depende da obtenção de um histórico completo, incluindo idade, raça e sexo do animal; da condução do exame físico completo, na atenção especial da distribuição das lesões da pele e da realização testes com exames complementares, como raspado de pele, exame citológico, hemograma completo e bioquímica sérica, exames fecais (p. ex. ovos de ancilóstomas), amostras de pele para biópsia e cultura microbiológica. Os resultados das biópsias de pele são frequentemente úteis e podem ser necessários para estabelecer o diagnóstico definitivo da doença de pele. Entretanto, a pele tem um número limitado de respostas às lesões, e a distribuição e o tipo de células inflamatórias na lesão geralmente representam um padrão reconhecido que pode ser usado para (1) formular uma lista de agentes etiológicos que poderiam causar a lesão, ou (2) sugerir categorias de doenças com lesões similares e uma patogênese comum. Algoritmos (um conjunto de diretrizes ou direções para se realizar alguma tarefa que tenha um ponto final reconhecido) têm sido desenvolvidos para reconhecer padrões histológicos na dermatopatologia veterinária (Tabela 17-3). O reconhecimento de padrões clínicos e histológicos podem facilitar o diagnóstico diferencial das doenças de pele (Tabela 17-4). Os padrões de respostas às injúrias estão ilustrados pelas alterações da epiderme, derme, órgãos anexos e panículo e serão discutidos no próximo capítulo.

Respostas da Epiderme às Lesões

Alterações no Crescimento e na Diferenciação da Epiderme. As células basais (células epidermais basais) em seu estado pós-mitótico migram para fora da camada basal, eventualmente formando a camada córnea (estrato córneo) da epiderme. Em uma epiderme normal, um equilíbrio é estabelecido entre a taxa de proliferação das células basais (células germinativas) e a taxa de perda superficial de células diferenciadas (corneócitos), resultando em constante espessamentoda epiderme e a formação de cada um de seus estratos. A proliferação ordenada, diferenciação e cornificação das células epiteliais é regulada por citocinacitocinas (p. ex. fator de crescimento epidermal, fator de crescimento de fibroblastos [FCF], fator de crescimento semelhante à insulina [IGF], interleucinas e TNF), hormônios (p. ex. cortisol e vitamina D_3), e fatores nutricionais como as proteínas, zinco, cobre, ácidos graxos, vitamina A e B. As citocinas que regulam o crescimento e a diferenciação dos queratinócitos são produzidos por uma variedade de tipos celulares, incluindo células endoteliais, leucócitos, fibroblastos e queratinócitos. Desta forma, os queratinócitos também possuem um mecanismo autorregulador (autócrino) em seu crescimento e diferenciação. As células inflamatórias e outros tipos celulares também podem influenciar o crescimento e a diferenciação dos mesmos.

Distúrbios da Cornificação. Distúrbios da cornificação (alterações na formação do estrato córneo) podem ser primárias, como ocorre na seborreia primária, mas frequentemente são secundárias a uma variedade de fatores, como a inflamação, trauma superficial, condições

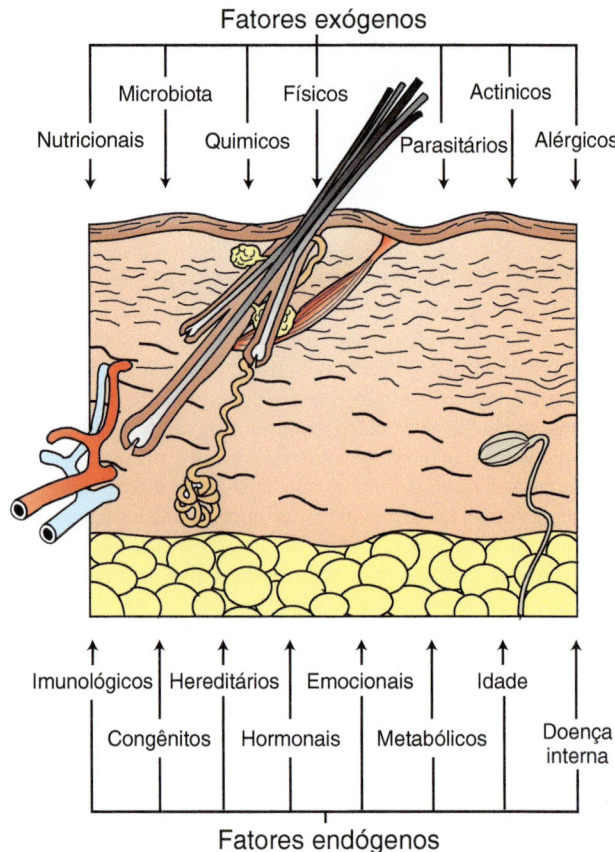

Figura 17-8 **Exemplos de Fatores Exógenos e Endógenos que Influenciam a Pele.** Muitos fatores exógenos e endógenos influenciam a aparência grosseira e microscópica da pele. Como a pele pode responder a estes fatores apenas em um número limitado de vezes, muitos distúrbios da pele podem ter aparências histopatológicas semelhantes. A identificação da causa de uma lesão de pele frequentemente requer não somente uma avaliação histopatológica, mas também um histórico, incluindo a distribuição clínica da lesão, aparência, duração, localização, medicações utilizadas e outros dados clínicos. (Revisado e reescrito por Dellman DH, Brown EM: *Textbook of veterinary histology,* ed 3, Philadelphia, 1987, Lea e Febiger.)

ambientais (p. ex. baixa umidade), ou doenças metabólicas e nutricionais. Uma doença da cornificação denominada hiperqueratose é caracterizada por um aumento na espessura do estrato córneo. Existem duas formas de hiperqueratose (ortoqueratótica e paraqueratótica) que são distinguidas pela plenitude do processo de cornificação e se o queratócito perde ou retem o núcleo no final do processo. Na hiperqueratose ortoqueratose (também referida como hiperqueratose), o queratócito sofre completa cornificação, perde o núcleo e se torna anucleada, enquanto que na hiperqueratose paraqueratótica (também referida como paraqueratose), o queratócito sofre apenas cornificação parcial ou incompleta, mantendo o núcleo. Subtipos de hiperqueratoses incluem: trama de cesto (padrão exagerado de ondulação das camadas do estrato córneo normal), compacto (camadas compactadas do estrato córneo) e laminado (camadas do estrato córneo que estão mais lineares, homogêneas e menos onduladas). Tanto a paraqueratose quanto a hiperqueratose são respostas não específicas comuns aos estímulos crônicos (p. ex. trauma superficial, inflamação ou exposição crônica ao sol), mas também podem ocorrer como lesão primária. Por exemplo, hiperqueratose é uma característica das doenças de cornificação: seborreia primária do cocker spaniel (Fig. 17-9), ictiose e deficiência de vitamina A. Paraqueratose difusa é característica da dermatose responsiva ao zinco e da dermatite necrolítica superficial (síndrome hepatocutânea) (Fig. 17-10). Hiperqueratose e paraqueratose pode ser acompanhada pela alterações na espessura da camada de

Tabela 17-3	Exemplos de Padrão Diagnóstico da Pele		
Componente da Pele	**Reação a Lesão**	**Padrão**	**Exemplos de Doenças**
Epiderme	Hiperqueratose proeminente	Doenças hiperqueratóticas da epiderme	Seborreia primária Ictiose Deficiência de vitamina A Calo
Derme	Interface de inflamação	Dematite de interface	Lúpus eritematoso Dermatomiosite
Folículo	Inflamação do lúmen folicular	Foliculite luminal	Infecção por *Stapylococos*, dermatofitose
Panículo (subcutâneo)	Inflamação predominantemente neutrofílica	Paniculite neutrofílica	Abscesso Pansteatite felina (precoce)

O padrão consiste em duas partes: um componente da pele (p. ex. epiderme) + uma reação histológica deste componente à lesão (p. ex. hiperqueratose) = padrão (doenças hiperqueratóticas da epiderme).

Tabela 17-4	Diagnóstico Diferencial de Padrões Selecionados que Podem Ser Reconhecidos Clinica e Histologicamente

PADRÃO

Pústulas Crostas (epidermais)	Vesículas Bolhas (epidermais a subepidermais)	Necrose ou ulceração (epidermal)	Lesão de escalada ou outras lesões hiperqueratóticas* (epidermais)	Nódulos ± cavidades que drenam (dérmicas e paniculares)	Alopecia (anexiais)	Hipopigmentação ou despigmentação (epidermal)

DISTÚRBIOS

| Infecção bacteriana superficial
Pênfigo
Foliáceo e pênfigo panepidermal pustular
Dermatofilose
Epidermite exsudativa
Dermatose subcorneal pustular
Coxins*
Pênfigo foliáceo
Dermatite superficial necrolítica
Lúpus eritematoso | Pênfigo vulgar
Pênfigo paraneoplásico
Lúpus eritematoso
Dermatomiosite
Dermatoses bolhosas subdermais
Reações medicamentosas
Queimaduras térmicas e químicas
Fotosensibilidade
Doenças virais | Vasculite/infarto
Queimaduras térmicas ou químicas
Dermatites necrolíticas superficiais
Eritema multiforme
Síndrome de Stevens-Johnson
Necrólise epidermal tóxica
Ferrugem/toxicidade da grama fescue
Congelamento
Úlcera indolente do gato
Síndrome da dermatite ulcerativa do felino
Lúpus eritematoso cutâneo vesicular
Autotraumatização
Epiteliogene imperfeita | Seborreia primária
Ictiose
Dermatose responsiva ao zinco
Adenite sebácea
Seborreia da margem auricular
Dermatite responsiva a vitamina A
Dermatite esfoliativa felina com e sem timoma
Calo
Corno cutâneo
Dermatite solar (actínica) | Massas causadas por infecções profundas por bactérias, fungos, algas, *Pitiose*, parasitas migratórios (p. ex. abcessos, actinomicose, lepra felina, micetoma, blastomicose, pitiose, habronemose)
Inflamação nodular "estéril" (p. ex. reações por corpo estranho, histiocitose, piogranuloma estéril, xantoma, feridas por peçonhentos, reações no local de injeções, granulomas eosinofílicos)
Paniculite/esteatite
Neoplasias | Foliculite: infecciosas/não infecciosas
Pós-inflamatórias e pós-traumáticas
Alopecia endócrina
Alopecias cíclicas, idiopáticas e sazonais
Eflúvio telógeno
Eflúvio anágeno
Alopecia prolongada pós tosa
Displasia folicular
Alopecia congênita e hipotricose
Alopecia psicogênica felina
Nutrição pobre com deficiência de proteína
Alopecia paraneiplásica pancreática felina | Vitiligo
Síndrome úveo-dermatológica
Lúpus eritematoso
Deficiência de cobre
Alopecia areata (estágio de cura)
Doenças hereditárias (síndrome de Chédiak-Higashi, Maltês e outras diluições da cor do pelo)
Síndrome tipo Waardenburg
Piebaldismo
Albinismo
Hematopoiese cíclica
Contato com borracha |

Algumas destas alterações podem apresentar-se em diferentes padrões. Por exemplo, doenças caracterizadas por vesículas ou bolhas podem desenvolver em um padrão ulcerativo após a ruptura das bolhas ou vesículas.
*Doenças hiperqueratóticas também podem afetar o plano nasal e coxins; ver Quadro 17-16.

células granulares (estrato granuloso). Geralmente, a hiperqueratose é associada ao aumento na espessura da camada de células granulares (hipergranulose), e a paraqueratose, a uma diminuição na espessura da camada de células granulares (hipogranulose).

Hiperplasia Epidermal. A hiperplasia epidermal é uma alteração no crescimento ou na diferenciação da epiderme, caracterizada pelo aumento no número de células da epiderme, mais frequentemente no estrato espinhoso (acantose). Hiperplasia é uma resposta comum a uma variedade de estímulos, geralmente crônicos, e pode ser do tipo regular, irregular, papilar e pseudocarcinomatosa (pseudoepiteliomatosa) (Fig. 17-11). Algumas formas de hiperplasia epidermal (regular, irregular e pseudocarcinomatosa) podem se desenvolver uma após a outra. Nos estágios iniciais da hiperplasia epidermal, a interface dermo-epidérmeica está levemente ondulada. No entanto, com a evolução do processo, que pode ser regular ou irregular, há frequentemente um alongamento das cristas da rede, que se estendem para dentro da derme e se interdigitam com as papilas dérmicas. Na hiperplasia epidermal regular, as cristas da rede são do mesmo tamanho e formato. Contudo, na hiperplasia epidermal irregular, as cristas da rede são menos uniformes, variando de tamanho. A hiperplasia pseudocarcinomatosa é o estágio crônico e tardio da hiperplasia epidermal que se desenvolve após as formas mais brandas regular e irregular. É caracterizada pela hiperplasia mais acentuada da epiderme, resultando em muitas ramificações e projeções epidermais anastomosantes (cristas da rede) que se interdigitam profundamente com as fibras colágenas da derme. Figuras mitóticas podem ser numerosas em células basais proliferadas, mas, em contraste com o carcinoma de células escamosas, os queratinócitos mantêm a polaridade normal, não são atípicos e não penetram a membrana basal. Hiperplasia pseudocarcinomatosa se desenvolve após injúrias crônicas, como observado na inflamação dermal supurativa ou granulomatosa crônica e também nas bordas de úlceras não cicatrizadas e persistentes. Hiperplasia epidermal psoriasiforme é um tipo exagerado de hiperplasia epidermal regular, no qual a epiderme forma cristas de rede alongadas que possuem

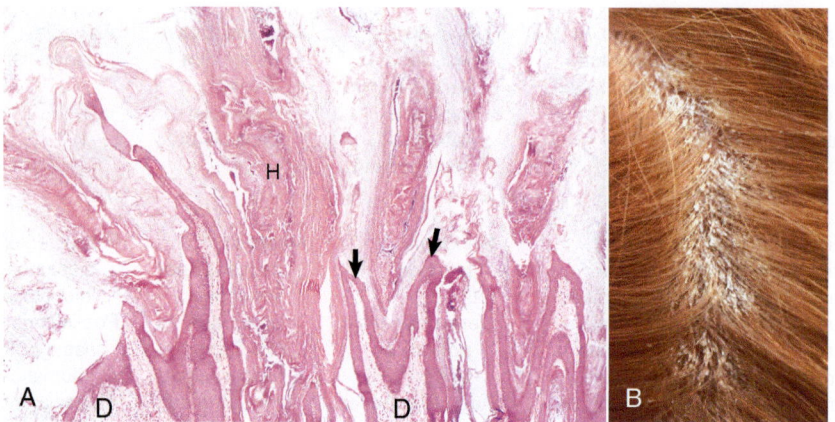

Figura 17-9 **Seborréia Idiopática Primária, Pele, com Pelo, Cão. A,** Note a marcada hiperqueratose ortoqueratótica (*H*). O estrato córneo com os folículos pilosos está em quantidade aumentada; estende-se pelas aberturas foliculares para a superfície externa da pele, onde rodeia as hastes pilosas na superfície epidermal formando os "moldes dos pelos"; e aberturas foliculares distendidas (*setas*), criando uma aparência papilomatosa na epiderme. *D*, Derme. Coloração por HE. **B,** Pelo repartido para mostras descamação excessiva e descamações de queratina que estão aderidas às hastes pilosas perto da base, resultado de hiperqueratose ortoqueratótica. (Cortesia de Dr. A.M. Hargis, DermatoDiagnostics.)

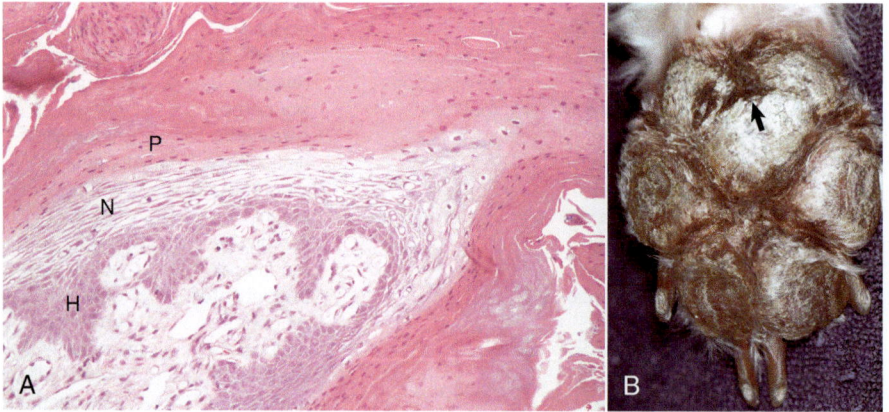

Figura 17-10 **Dermatite Necrolítica Superficial, Pele, Cão. A,** O núcleo do estrato córneo espesso foi retraído (hiperqueratose paraqueratótica [paraqueratose]). A epiderme tem um padrão trilaminar (vermelho, rosa e azul) criado por três camadas: (1) camada paraqueratótica (*P*), (2) edema subparaqueratótico/camada necrolítica (*N*), e (3) camada hiperplásica epidermal profunda (*H*). A patogenia da dermatite necrolítica superficial não é completamente entendida, mas é especulada em muitos casos como sendo o resultado de uma doença sistêmica concomitante (como grave doença hepática ou diabetes melito) que interfere no metabolismo normal de nutrientes necessários para formar uma epiderme saudável. Coloração por HE. **B,** Coxim. Note a fissura (*seta*) e crostas. As crostas são resultado de paraqueratose. Infecções secundárias por bactérias, colônias e fungos também podem contribuir para a formação de crostas pelo acúmulo de líquido, leucócitos e outros restos celulares na superfície. (Cortesia de Dr. A.M. Hargis, DermatoDiagnostics.)

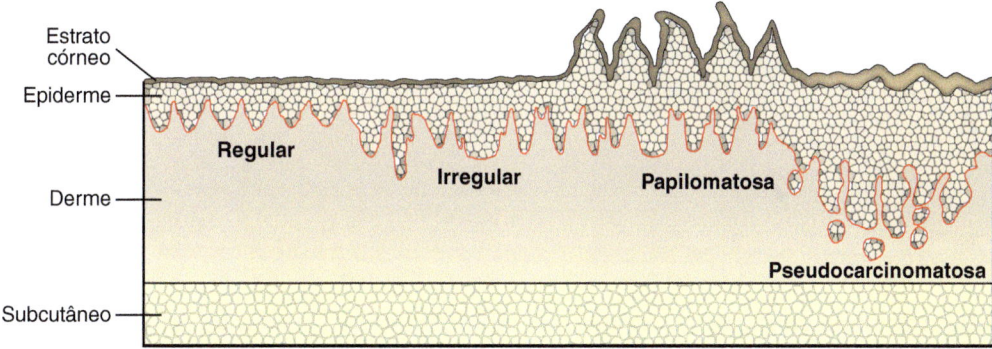

Figura 17-11 Padrão de Hiperplasia Epidermal. A hiperplasia epidermal é um aumento no número de células na epiderme e é resultado de uma variedade de insultos crônicos; então frequentemente é considerada como um achado inespecífico. As quatro formas de hiperplasia epidermal, regular, irregular, papilomatosa e pseudocarcinomatosa, estão ilustradas com uma membrana basal intacta (*linha vermelha*). Cada forma de hiperplasia epidermal pode se desenvolver independentemente da outra, e algumas formas podem se desenvolver em consequência da outra. A hiperplasia epidermal não penetra ou se liga à membrana basal, que é um achado importante de distinção de carcinomas invasivos. (Cortesia de Dr. Myers, Prairie Diagnostic Services; e Dr. J.F. Zachary, College of Veterinary Medicine, University of Illinois.)

comprimento e largura semelhantes, interdigitando-secom papilas dérmicas que também estão alongadas. Este tipo de hiperplasia tem uma aparência histopatológica muito regular e uniforme. É característico de certas síndromes, como a dermatite liquenoide psoriasiforme do springer spaniel e da dermatite psoriasiforme pustular juvenil dos suínos (pitiríase rosa). Hiperplasia epidermal papilar é a única forma de hiperplasia em que projeções digitiformes (papilares) da epiderme se desenvolvem sobre a superfície da pele. É característica de alguns papilomas, hamartomas e calos. Ocasionalmente, podem se formar em resposta à terapia medicamentosa com ciclosporina em cães.

Apoptose. Apoptose é à morte celular programada (Capítulo 1), um processo importante, normal e fisiológico que contribui para o desenvolvimento embriológico, cicatrização de feridas, remoção de células mortas, homeostase e remodelamento tecidual. É também responsável pela regressão do segmento inferior do folículo piloso durante o estágio catágeno do ciclo piloso. A apoptose é um processo minuciosamente regulado, já que muita ou pouca apoptose pode resultar em processos patológicos. Neoplasias podem se desenvolver quando há um aumento na proliferação e na remoção inadequada promovida pela apoptose de células com dano ao DNA. Em contraste, a presença de numerosos queratinócitos apoptóticos é um achado em algumas doenças imunomediadas, como eritema multiforme (Fig. 17-12) e em condições mais raras, incluindo a necrólise epidermal tóxica e doença de enxerto contra o hospedeiro. As células apoptóticas tipicamente se condensam e se fragmentam em pequenos corpos que são fagocitados pelas células parenquimatosas adjacentes ou macrófagos. Entretanto, queratinócitos, de maneira oposta a outras células do corpo, contém tonofilamentos que promovem estrutura e certo grau de rigidez para a célula. A fragmentação em pequenos pedaços é menos completa em queratinócitos apoptóticos do que em outras células do corpo. Isto é uma característica particular dos queratinócitos que acumularam mais filamentos pelo processo de maturação na epiderme. Os termos *disqueratose* ou *degeneração filamentosa* têm sido usados para descrever estes queratinócitos. Os corpos fragmentados (apoptóticos) em queratinócitos disqueratóticos são normalmente maiores que as outras células e tendem a resistir à fagocitose. Queratinócitos disqueratóticos estão separados dos queratinócitos adjacentes e possuem núcleo picnótico e citoplasma fortemente eosinofílico e brilhante. A apoptose difere significativamente da necrose, na qual a lise celular libera os conteúdos celulares no espaço extracelular e induz uma resposta inflamatória. O desenvolvimento de uma resposta inflamatória aguda não ocorre na apoptose por causa da fagocitose de queratinócitos apoptóticos pelos queratinócitos adjacentes, antes da sua desintegração celular.

Necrose. A necrose refere-se à morte celular e é caracterizada pela picnose nuclear (núcleo pequeno e denso), cariorrexia (ruptura da membrana nuclear com fragmentação e liberação do conteúdo) ou cariólise (dissolução completa do núcleo com perda da cromatina), tumefação das organelas, ruptura da membrana celular e liberação dos elementos citoplasmáticos no espaço extracelular, acompanhado por uma resposta inflamatória aguda. As causas de necrose epidermal incluem lesões físicas (lacerações, queimaduras), químicas (dermatite de contato irritante) e resultantes de isquemia e infarto (vasculite e tromboembolismo). Necrose da epiderme pode causar erosão (perda parcial da espessura de uma área da epiderme) ou ulceração (perda total da epiderme e uma porção da derme, algumas vezes de tecidos mais profudos).

Displasia. A displasia é definida como um desenvolvimento anormal de tecidos ou órgãos. O termo é usado em duas situações diferentes: (1) em associação a anormalidades congênitas ou hereditárias do desenvolvimento e (2) em associação a uma maturação anormal de células dentro de um tecido (p. ex. lesões pré-neoplásicas). Nesta segunda situação, refere-se a uma alteração no tamanho, formato e organização de células adultas (queratinócitos). A displasia é um estágio de desenvolvimento anormal que precede a formação de um carcinoma não invasivo (*in situ*). Este é o estágio do carcinoma que ocorre antes das células epidermais anormais penetrarem a membrana basal. Os achados histopatológicos da displasia incluem a perda da estratificação de queratinócitos, variação no tamanho celular e nuclear, aumento no número de mitoses e núcleos grandes e hipercromáticos.

Atrofia Epidermal. A atrofia é a diminuição no número e no tamanho das células da epiderme e ocorre em consequência de injúria celular subletal. A atrofia cutânea pode afetar a epiderme, folículos, glândulas sebáceas e o colágeno dermal e ocorre em resposta a desequilíbrios hormonais, como hiperadrenocorticismo em cães e gatos, isquemia parcial e desnutrição grave.Pode também se desenvolver em consequência da idade.

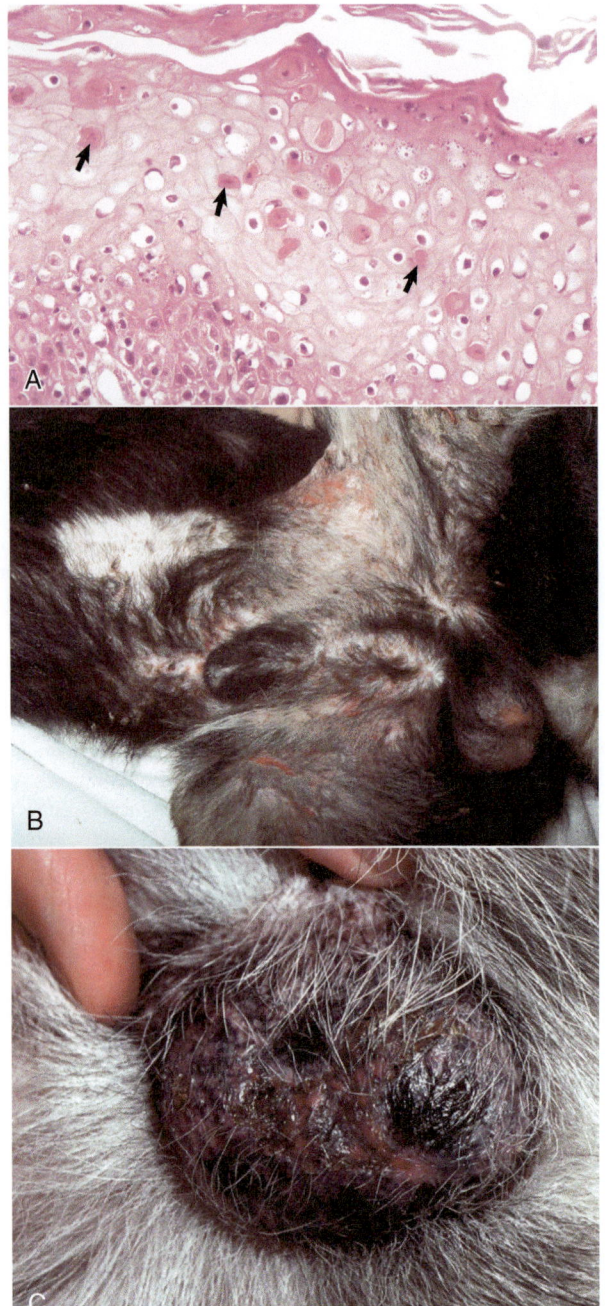

Figura 17-12   Eritema Multiforme, Pele, Cão. A, Queratinócitos apoptóticos (*setas*) estão presentes em múltiplas camadas da epiderme. O aumento da intensidade da coloração dos queratinócitos apoptóticos é resultado da condensação das organelas e núcleos citoplasmáticos. Coloração por HE. **B,** Pele do abdome, região inguinal e escroto. Note as erosões lineares e circulares. As lesões clínicas resultantes dos queratinócitos apoptóticos dependem da prevalência e localização das células apoptoticas no estrato epidermal. Numerosos queratinócitos apoptóticos localizados profundamente podem provocar perda parcial ou total da epiderme, resultando em erosão e ulceração. **C,** Escroto, eritema, ulceração e crostas estão presentes. As crostas são formadas porque a ulceração (lesão) resulta na ativação de mediadores inflamatórios, resultando no acúmulo de fluido e exsudato celular que cobre e drena na superfície ulcerada. (**A** Cortesia de Dr. Hargis, Dermatodiagnostic. **B** Cortesia de Clínical Dermatology Service, College of Veterinary Medicine, University of Florida. **C** Cortesia do Dr. A. Werner, Valley Veterinary Specialty Service.)

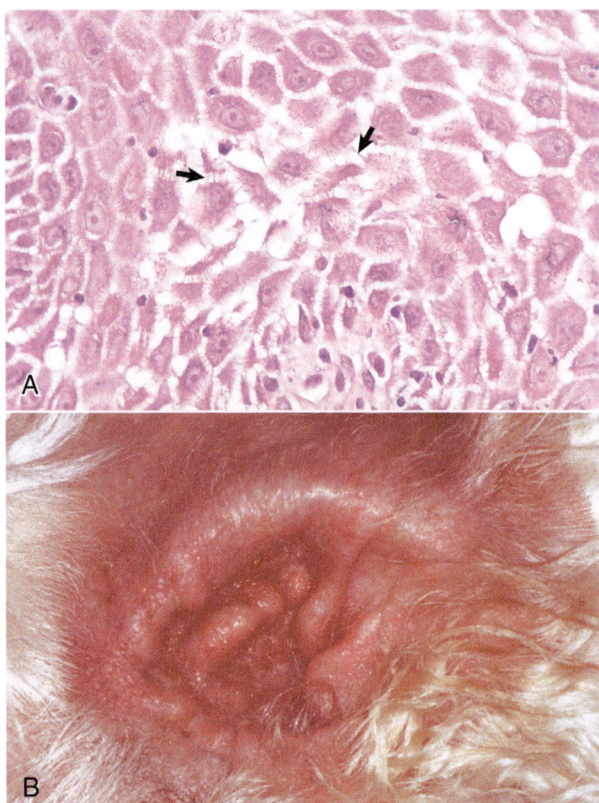

Figura 17-13   Edema, Pele, Cão. A, Edema epidermal intercelular. A epiderme parece "esponjosa" e as "espinhas" entre os queratinócitos (*setas*) estão acentuadas pelo edema que alarga os espaços intercelulares. Os queratinócitos permanecem conectados uns com os outros via locais de adesão desmossomal (Fig. 17-4). Coloração por HE. **B,** Otite alérgica aguda, orelha. A superfície da pele parece úmida e brilhante pelo edema dermal e epidermal, e há eritema da congestão dérmica (hiperemia). (**A** Cortesia de Dr. A.M. Hargis, Dermato-Diagnostics. **B** Cortesia de Dr. D. Duclos, Animal skin and Allergy Clinic.)

Alterações no Equilíbrio Hídrico da Epiderme e na Adesão Celular

Edema e Acúmulo de Fluido Intracelular. Edema refere-se ao acúmulo de fluido entre as células. O edema intercelular da epiderme é chamado de espongiose pois, conforme o espaço intercelular se expande com o fluido, a epiderme desenvolve uma aparência "esponjosa" (Fig. 17-13). O termo "espongiose" é usado em outros capítulos deste livro para descrever respostas a lesões que são únicas a outros tecidos ou sistemas. Nessas circunstâncias, o termo "espongiose" tem significados diferentes. Edema intercelular acentuado da epiderme resulta na formação de vesículas espongióticas, que são fendas ou ou espaços da epiderme de vários tamanhos. As vesículas espongióticas frequentemente se misturam ao espaço intercelular, o qual está dilatado mas em menor grau. Nesses locais, as pontes intercelulares frequentemente estão mais proeminentes entre os queratinócitos que rodeiam as vesículas espongióticas. A espongiose é comum na inflamação epidermal (epidermite) causada por estafilococos e *Malassezia* sp.

O acúmulo de fluido intracelular provoca a tumefação do citoplasma dos queratinócitos e, se o edema for acentuado, os queratinócito podem explodir, formando microvesículas delimitadas pela parede das célula rompidas. Este tipo de dano epidermal é denominado *degeneração reticular*. O acúmulo de líquido intracelular apenas na camada basal é denominado *degeneração hidrópica* ou *vacuolar* e pode resultar na formação de vesículas intrabasais. A degeneração hidrópica é uma consequência ao dano aos queratinócitos basais quando os eles não conseguem manter a homeostase normal e o fluido acumula-se dentro das células (Fig. 17-14). A rápida tumefação citoplasmática resulta na ruptura da membrana celular e destruição típica das organelas de células necrosadas. Esse processo é denominado *oncose*. Exemplos de doenças que resultam em degeneração hidrópica incluem lúpus eritematoso, dermatomiosite e erupções medicamentosas. Degeneração balonosa, uma forma de acúmulo de líquido intracelular de queratinócitos nas camadas mais superficiais da epiderme, como o estrato espinhoso, é caracterizada por células acentuadamente tumefeitas que perdem suas junções intercelulares. Este tipo de degeneração pode resultar na formação de uma vesícula repleta de fluido. Alguns vírus que infectam as células da epiderme, tais como os poxvírus e parapoxvírus, podem causar lise da queratina citoplasmática e acúmulo excessivo de fluido, resultando em degeneração balonosa (ver a seção de Reações Patológicas de Toda a Pele).

Acantólise. A acantólise é a ruptura das junções intercelulares (desmossomos) entre os queratinócitos da epiderme. O processo se inicia com a lesão nas glicoproteínas transmembranosas pertencentes às moléculas de adesão da família das caderinas e provoca a divisão do núcleo extracelular dos desmossomos. Subsequentemente, as placas desmossômicas se dissolvem e os filamentos intermediários retraem-se para a região perinuclear dos queratinócitos. A acantólise ocorre em doenças imunomediadas, como

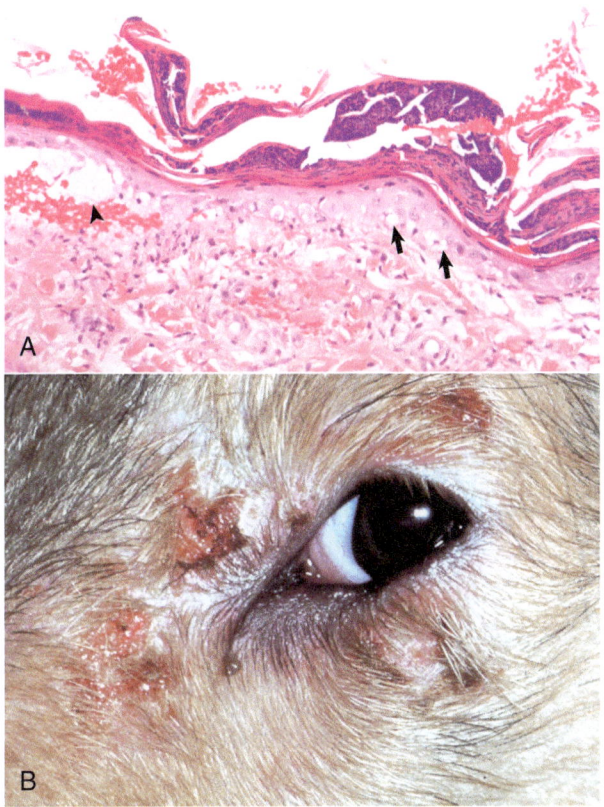

Figura 17-14 Degeneração Hidrópica, Pele, Cão. A, Note a vacuolização das células da camada basal (*setas*). As células basais vacuolizadas resultaram em fenda (*cabeça de seta*) entre a epiderme e a derme. Poucos linfócitos também estão presentes na derme superficial e camadas inferiores da epiderme. Coloração por HE. **B,** Dermatomiosite, periocular. Eritema, despigmentação, erosão e crostas são resultados de lesão nas células basais. A degeneração vacuolar das células basais enfraquece a adesão derme-epiderme e resulta na formação de vesículas, erosões e úlceras. Além disso, mediadores inflamatórios são ativados, resultando em exsudato e fluido celular, que drenam na superfície e formam crostas. (Cortesia de Dr. A.M. Hargis, DermatoDiagnostics.)

observado no pênfigo (hipersensibilidade do tipo II citotóxica), na liberação de toxinas esfoliativas por *Staphylococus*, observado na pioderma superficial e, mais raramente, em algumas infecções por *Trichophyton* sp., presumidamente devido à secreção de proteases pelos fungos. As lesões microscópicas variam de acordo com a localização da acantólise dentro das camadas da epiderme. No pênfigo foliáceo (PF), a acantólise ocorre na região subcorneal, resultando na liberação de queratinócitos para o interior de vesículas e pústulas subcorneais (Fig. 17-15). No pênfigo vulgar (PV), a acantólise ocorre na epiderme acima da camada basal. Isto resulta na separação das camadas superiores da epiderme e das células basais (frequentemente denominada "fileira de lápides"), as quais estão aderidas à derme pela membrana basal (Fig. 17-16). O acúmulo de líquido entre as camadas separadas da epiderme formam vesículas de diferentes tamanhos e formatos.

Vesículas. As vesículas são cavidades cheia de fluidos dentro ou abaixo da epiderme (Fig. 17-17). Se a cavidade possui menos que 1cm de diâmetro, ela é chamada de vesícula; se é maior que 1 cm, é denominada bolha. As vesículas podem se desenvolver em qualquer camada de epiderme ou abaixo dela, e podem ser formadas como resultado da acantólise, edema epidermal ou dermal e degeneração das células basais e queratinocitos. Pode ocorrer por outros processos, como doenças imunomediadas que lesam componentes da membrana basal, ou trauma por fricção e queimaduras, as quais destroem as proteínas e resultam em perda da coesão entre as células ou entre a epiderme e a derme, causando o acúmulo de líquido dentro de uma cavidade. A localização das vesículas ou bolhas dentro das camadas da epiderme é sugestiva de determinadas doenças. Por exemplo, vesículas intraepidermais podem ocorrer em infecções virais, vesículas subcorneais no pênfigo foliáceo, vesículas panepidermais no pênfigo pustular panepidermal, vesículas suprabasais no pênfigo vulgar e vesículas subepidermais no pênfigoides bolhoso ou nas queimaduras por calor (Figs. 17-17 e 17-18).

Lesões Inflamatórias da Epiderme. A inflamação aguda da epiderme geralmente começa na derme, com hiperemia ativa, edema e migração de leucócitos, frequentemente neutrófilos (ver Doenças Inflamatórias da Derme). O líquido do edema provém das veias dilatadas e pode se mover intracelularmente através da epiderme, ampliando os espaços intercelulares e causando espongiose (Fig. 17-13). Em queimaduras por calor, grande quantidade de fluidos se acumulam entre ou acima da epiderme, formando vesículas (Fig. 17-18); o fluido que atinge a superfície epidermal seca e forma uma extensa crosta acelular. Os leucócitos (frequentemente neutrófilos na inflamação aguda) migram dos vasos dermais superficiais pela derme superficial e pelos espaços intercelulares da derme profunda e, então, para as camadas superficiais da epiderme. A migração de leucócitos pela epiderme é denominada exocitose. A exocitose de leucócitos é comum na inflamação e geralmente é acompanhada por espongiose. Se a inflamação progride, a migração dos leucócitos forma pústulas dentro da epiderme ou do estrato córneo. As pústulas geralmente secam rapidamente e tornam-se crostas (Fig. 17-19). O tipo de leucócito recrutado na epiderme é influenciado por interações complexas de citocinas envolvidas na patogênese da doença e pode ser útil na classificação e no diagnóstico da doença. Por exemplo, eosinófilos intraepidermais podem ser observados em associação a mordidas de ectoparasitas. Infiltrados linfocíticos na epiderme geralmente são observados em doenças imunomediadas, como o lúpus eritematoso. O linfoma maligno que afeta predominantemente a epiderme (epiteliotrópico) também é caracterizado por linfócitos intraepidermais. Eritrócitos também podem estar presentes na epiderme, geralmente associados a trauma ou doenças circulatórias, como ocorre na vasodilatação acentuada e vasculite.

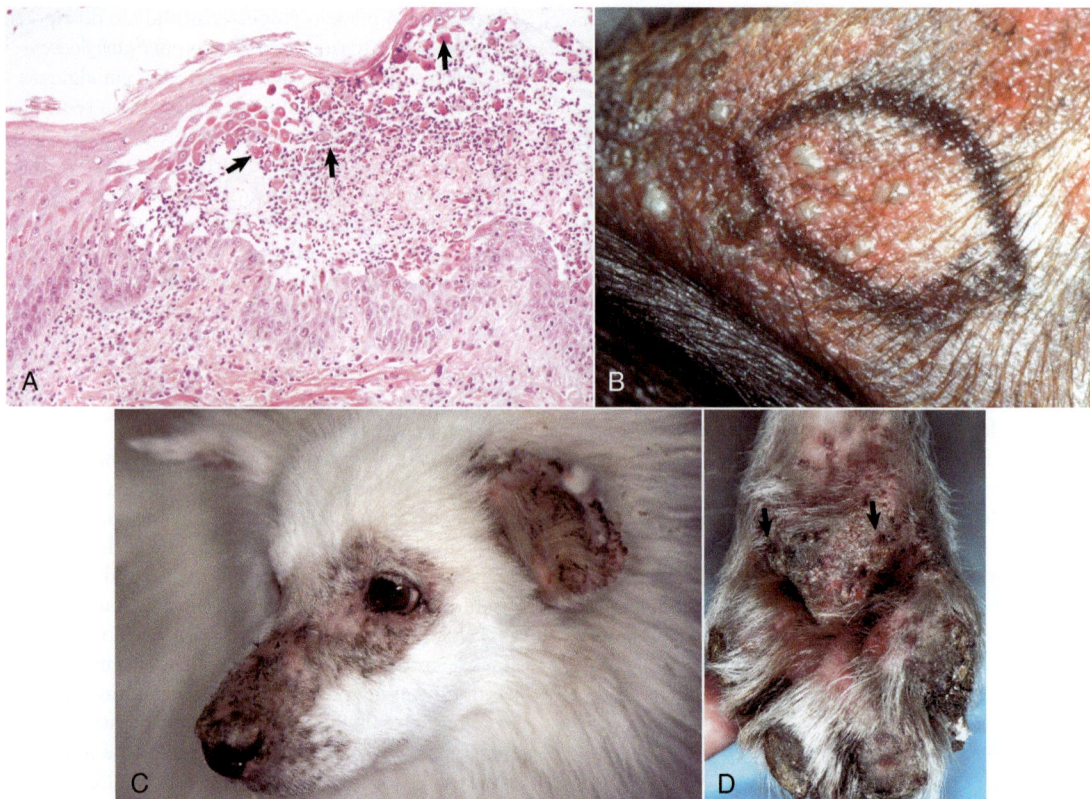

Figura 17-15 **Pênfigo Foliáceo, Pele. A,** Equino. As pústulas no pênfigo foliáceo são localizadas na epiderme superficial, como esta pústula subcorneal que contém neutrófilos e numerosas células acantolíticas, que são células epidermais separadas umas das outras pela perda de adesões desmossomais. As células acantolíticas podem surgir como individuais (*setas*) ou em grupos. A cobertura da pústula é o estrato córneo e a base da pústula é o estrato espinhoso. As pústulas superficiais podem romper para formar erosões e crostas. Um corte fundo ou lavagem da superfície da fenda pode causar a ruptura e, então, deixar a amostra não diagnosticável. Coloração por HE. **B,** Região inguinal, cão. Múltiplas pústulas (acúmulos circunscritos de pus na epiderme visível como uma áreas bronzeadas de elevação irregular, ovóide, brilhante e amarelada) estão presentes na pele hirsuta escassos da região inguinal. A pele dentro da elipse preta foi injetada com anestésico na preparação da amostra de biópsia. **C,** Face, cão. Eritema, alopecia, erosão focal, crosta e despigmentação estão presentes na superfície medial da orelha, pele periocular e dorso do focinho e plano nasal. As crostas desenvolvem-se como resultado de um crescimento ascendente da epiderme e ruptura de pústulas. As erosões desenvolvem-se como resultado da perda do estrato córneo e exsudato pustular, que expõe o estrato espinhoso. A despigmentação pode resultar da inflamação e dano às células epidermais que contêm pigmento. **D,** Coxim, cão (mesmo cão da **C**). Erosões (*setas*), despigmentação e crostas estão presentes, e tipicamente afetam todos os coxins. (**A** Cortesia de Dr. P.E. Ginn, College of Veterinary Medicine, University of Florida. **B** Cortesia de Dr. D. Duclos, Animal Skin and Allergy Clinic. **C** e **D** Cortesia de Dr. A.M. Hargis, Dermatology.)

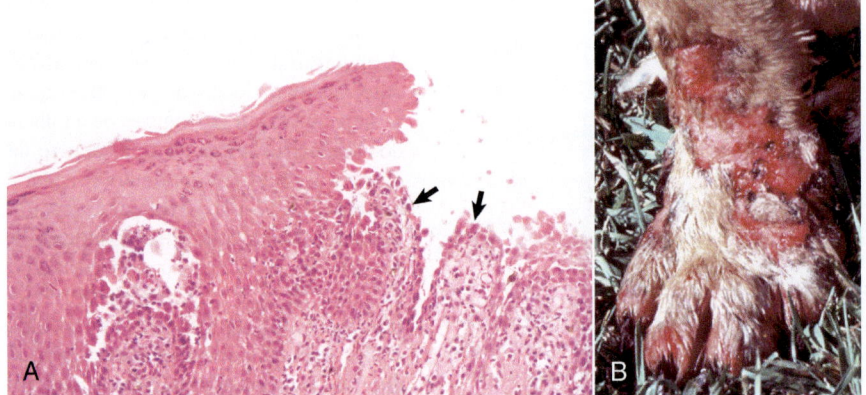

Figura 17-16 **Pênfigo Vulgar, Pele, Cão. A,** Fissuras suprabasilares deixaram uma fileira de células basais (*setas*) aderidas na derme pela membrana basal. A fileira simples de células basais é frágil e facilmente lesionada, ocasionando a formação de úlceras, com perda subsequente de fluidos e infecção bacteriana secundária. Coloração por HE. **B.** Note o eritema e amplas áreas de ulceração. No contrário do pênfigo foliáceo (mais comumente caracterizado por vesículas, erosões e crostas), o pênfigo vulgar é caracterizado por úlceras maiores e confluentes porque a acantólise no pênfigo vulgar ocorre profundamente na epiderme e as vesículas rapidamente progridem para úlceras. (**A** Cortesia do Dr. A.M. Hargis, DermatoDiagnostics. **B** Cortesia do Dr. A. Mundell, Animal Dermatology Service.)

Pústulas. As pústulas (microabcessos) são acúmulos de células inflamatórias (pus) dentro da epiderme (Fig. 17-15). As pústulas epidermais variam em seu conteúdo celular inflamatório e localização na epiderme, dependendo da patogênese da doença. As pústulas de infecção bacterianas superficiais geralmente contêm neutrófilos degenerados e bactérias cocoides e frequentemente estão localizadas abaixo do estrato córneo (subcorneal). Na hipersensibilidade a ectoparasitas, pênfigo foliáceo e na placa eosinofílica felina, as pústulas podem estar preenchidas por eosinófilos. Pequenas pústulas contendo linfócitos neoplásicos (microabcessos de Pautrier) estão presentes no linfoma epiteliotrópico.

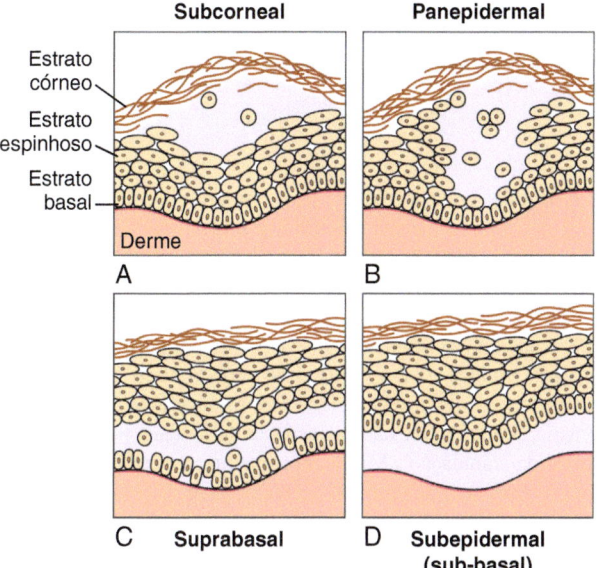

Figura 17-17 **Localização dos Tipos de Vesículas que se Formam na Pele.** **A,** Vesícula subcorneal (como no impetigo ou pênfigo foliáceo) é localizada entre o estrato córneo e as camadas superficiais do estrato espinhoso. **B,** Vesícula panepidermal (como no pênfigo pustular panepidermal no cão) estende-se por múltiplos níveis do estrato espinhoso e o estrato córneo pode formar a limitação da vesícula. **C,** Em uma vesícula suprabasal, uma porção da derme (estrato espinhoso) forma a limitação (como no pênfigo vulgar). **D,** Em uma vesícula subepidermal, a epiderme inteira é separada da derme e forma a limitação (como no pênfigo bolhoso). A limitação da vesícula pode ser perdida nas amostras de biópsia.

Crostas. As crostas são compostas por fluidos secos e restos celulares (exsudatos secos) localizados na superfície epidermal. As crostas são, portanto, indicativas de processo exsudativo prévio. As crostas não são um diagnóstico específico, mas podem ser peças-chave para o diagnóstico de algumas doenças. Por exemplo: na dermatofilose, a região principal da amostra para o diagnóstico é a crosta, a qual está multilaminada (ou estratificada) e contém o organismo cocoide ramificado Gram-positivo *Dermaphilus congolensis*. De modo semelhante, as crostas formadas pelo envelhecimento das pústulas no pênfigo foliáceo são multilaminadas devido aos numerosos episódios de erupções pustulares. As crostas frequentemente possuem numerosas células acantolíticas. As crostas também podem conter hastes pilosas infectadas com esporos e hifas de dermatófitos.

Alterações na Pigmentação Epidermal. As alterações pigmentares incluem hiperpigmentação, hipopigmentação e incontinência pigmentar. A melanina é produzida por melanócitos localizado nas camadas basal e parabasal da epiderme, na bainha radicular externa, matriz pilosa dos folículos e na região perivascular da derme. Os melanócitos têm receptores de superfície para hormônios, como o hormônio estimulador de melanócitos, os quais regulam a melanogênese. Outros fatores que influenciam a quantidade de pigmento melanina na pele e nos pelos são: genes, idade, temperatura e inflamação.

Hiperpigmentação. A hiperpigmentação resulta de um aumento na produção da melanina de melanócitos existentes ou um aumento no número de melanócitos. Um exemplo de hiperpigmentação causado pelo aumento no número de melanócitos é o lentigo, uma rara proliferação não neoplásica e localizada de melanócitos, confinada à epiderme, e que resulta na formação de uma lesão circunscrita macular preta, que geralmente é menor que 1 cm de diâmetro. A maioria das hiperpigmentações da epiderme resultam de um aumento na produção de melanina de melanócitos existentes. Os possíveis mecanismos de aumento na produção de melanina incluem: aumento na taxa produção de melanossomos (isto é, grânulos dentro dos melanócitos que contêm tirosinase e sintetizam melanina), no tamanho dos melanossomos, na taxa de transferência de melanossomos para queratinócitos e no aumento da sobrevida dos melanossomos nos queratinócitos. Exemplos de hiperpigmentação epidermal pelo aumento na produção de melanina incluem doenças inflamatórias crônicas (mais comum), tais como dermatites alérgicas crônicas e dermatoses endócrinas, como o hiperadrenocorticismo. A hiperpigmentação secundária à inflamação parece resultar da liberação de fatores estimulantes de melanócitos

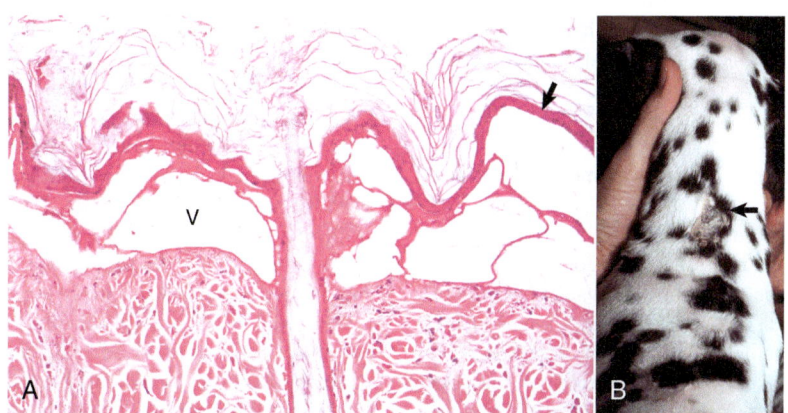

Figura 17-18 **Queimadura Dérmica, Espessura Completa (Terceiro Grau) da pele, Cão. A,** Há necrose da epiderme (*seta*), infundíbulo folicular e derme que é indicada pela marcação profunda difusa acidofílica, perda de definição celular e ausência de núcleo. Devido ao aumento da permeabilidade capilar, o fluido acumulou entre a derme e a epiderme, formando vesículas (*V*). Coloração por HE. **B,** A pele necrótica úmida é o local da queimadura (*seta*). (De Hargis AM, Lewis TP: Full thickness cutaneous burn in black haired skin on the dorsum of the body of a Dalmatian puppy, *Vet Dermatol* 10:69-83, 1991.)

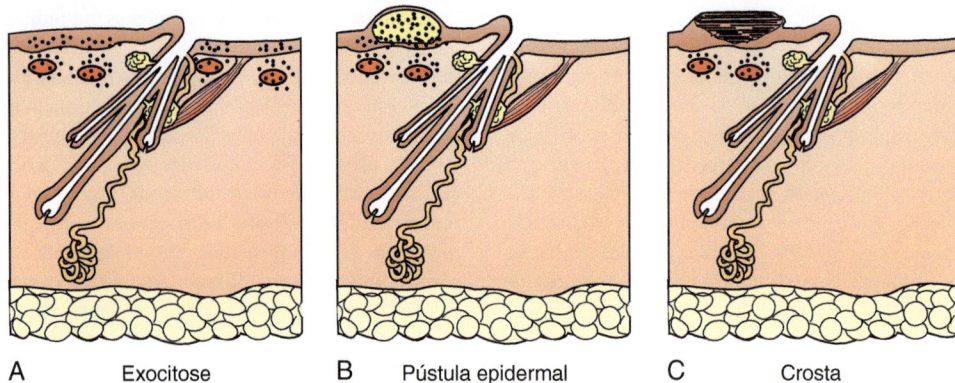

Figura 17-19 **Padrão Inflamatório da Epiderme. A,** Leucócitos (*pontos pretos*) migram da derme perivascular para a epiderme, um processo chamado exocitose. **B,** Leucócitos migram pela epiderme e se agrupam para formar a pústula. **C,** A pústula drena para formar a crosta. (Redesenhado de Dr. A.M. Hargis, Dermato-Diagnostics; e Dr. P.E. Ginn, College of Veterinary Medicine, University of Florida.)

pelos queratinócitos. Acredita-se que estes fatores estejam presentes na epiderme normal e que haja o aumento do nível ou da atividade em resposta à estimulação ou estresse dos queratinócitos.

Hipopigmentação. A hipopigmentação pode ser congênita ou hereditária e se desenvolve devido à falta de melanócitos, falha dos mesmos em produzir melanina ou falha na transferência de melanina para as células epidermais. A hipopigmentação também pode ser adquirida pela perda de melanina ou de melanócitos existentes (despigmentação). Como o cobre é um componente da tirosinase, a produção de melanina é dependente de cobre. A deficiência deste mineral pode resultar em pigmentação reduzida. Além de prover cor para a pele, pelo e olhos, os melanócitos também são importantes no ouvido interno, onde atuam no controle do transporte iônico necessário para a função do ouvido. Por isso, animais sem melanócitos no ouvido interno são frequentemente surdos.

Incontinência Pigmentar. A incontinência pigmentar refere-se à perda da melanina da camada basal da epiderme, bainha radicular externa ou bulbo dos folículos pilosos, causada pelo dano às células da camada basal ou dos componentes foliculares e o acúmulo de pigmento nos macrófagos da derme superficial ou das regiões perifoliculares, respectivamente. A incontinência pigmentar da camada basal pode ser uma lesão não específica associada à inflamação. Entretanto, ela também é observada em doenças que lesionam especificamente as células basais ou melanócitos, tais como o lúpus eritematoso e o vitiligo. Incontinência pigmentar perifolicular ocorre em doenças nas quais a inflamação afeta a parede folicular, como a demodicose, ou quando existe um crescimento ou desenvolvimento anormal dos folículos pilosos, como em alguns tipos de displasia folicular. Leucotriquia e leucoderma (Fig. 17-20) referem-se à diminuição da pigmentação do pelo e pele, respectivamente.

Respostas da Derme a Lesões
Alterações no Crescimento, Desenvolvimento ou Manutenção Tecidual

Atrofia Dermal. Atrofia dermal é resultado da diminuição na quantidade de fibras colágenas e fibroblastos na derme, o que resulta em diminuição na espessura da mesma. É observada clinicamente por uma pele fina, translúcida e com vascularização mais visível. As principais causas de atrofia dermal em animais domésticos são: doenças catabólicas associadas a degradação de proteínas, tais como o hiperadrenocorticismo (particularmente em cães e gatos) e desnutrição. Em gatos com hiperadrenocorticismo, a perda de colágeno é suficiente para aumentar a fragilidade da pele, a qual pode rasgar com a manipulação. Atrofia dermal grave também pode ser causada por repetidas aplicações tópicas de glicocorticoides.

Fibrose. A fibrose (fibroplasia) desenvolve-se em resposta a diferentes injúrias, particularmente após ulceração da epiderme. Ela consiste na proliferação de fibroblastos e fibras colágenas neoformadas (matriz extracelular). No estágio inicial da fibroplasia (denominado tecido de granulação), o eixo longo dos fibroblastos e fibras colágenas estão paralelos à superfície da pele e orientados perpendicularmente aos vasos proliferados, os quais estão verticalmente alinhados. Clinicamente, os capilares são observados na superfície como pequenos pontos vermelhos que dão um aspecto "granular", por isso o nome "tecido de granulação". Microscopicamente, o padrão de orientação dá uma aparência de "treliça" ao tecido (Fig. 17-21). A fibrose é a deposição e maturação gradual do colágeno para formar a cicatriz. Durante a fibrose, a produção de colágeno aumenta e o número de fibroblastos e capilares diminui, resultando em menos células por entre as fibras de colágeno denso, orientadas em arranjos paralelos de espessos feixes hialinos (cicatriz), o que dá a ela uma aparência clínica branca, grosseira e reluzente.

Displasia Colágena. A displasia colágena é geralmente uma anormalidade hereditária que resulta na diminuição na força de tensão e no aumento da habilidade da pele em se esticar além dos limites normais. Devido à redução da força de tensão, qualquer pequeno trauma pode causar um rasgo na pele, o que resulta na formação de cicatrizes. Os achados microscópicos variam, dependendo dos diferentes tipos displasia colágena, e podem incluir feixes colágenos que variam em tamanho e forma, consistindo de fibras emaranhadas com um padrão anormal de organização. Entretanto, em algumas dessas displasias, a pele não tem alterações microscópicas detectáveis.

Elastose Solar. A elastose solar é causada pela exposição crônica da pele à luz com espectro UV. A radiação UV (RUV) consiste de UVA (400 a 315 nm), UVB (315 a 280 nm) e UVC (280 a 100 nm). Conforme a luz solar passa pela atmosfera, os UVC e praticamente 90% dos UVB são absorvidos. O espectro UVA é menos influenciado pela atmosfera, de modo que a maioria da RUV que chega à superfície é UVA e, em menor quantidade, UVB. Os raios UVB penetram a epiderme e derme superficial e são a porção de luz UV mais danosa para a pele. Os UVA penetram profundamente na derme, mas o seu papel na geração da lesão cutânea é um pouco menos entendida. Tanto UVB quanto UVA parecem contribuir para o fotoenvelhecimento e carcinogênese. A quantidade de RUV que atinge a pele depende da variedade de fatores ambientais e do hospedeiro, os quais podem ser fortemente influenciados pela incidência geográfica e a localização anatômica da lesão solar.

Fatores ambientais incluem a quantidade de ozônio, poluição e a camada de nuvens que tendem a absorver e dissipar alguns raios UV. Altitude e latitude também são muito importantes. A atmosfera em

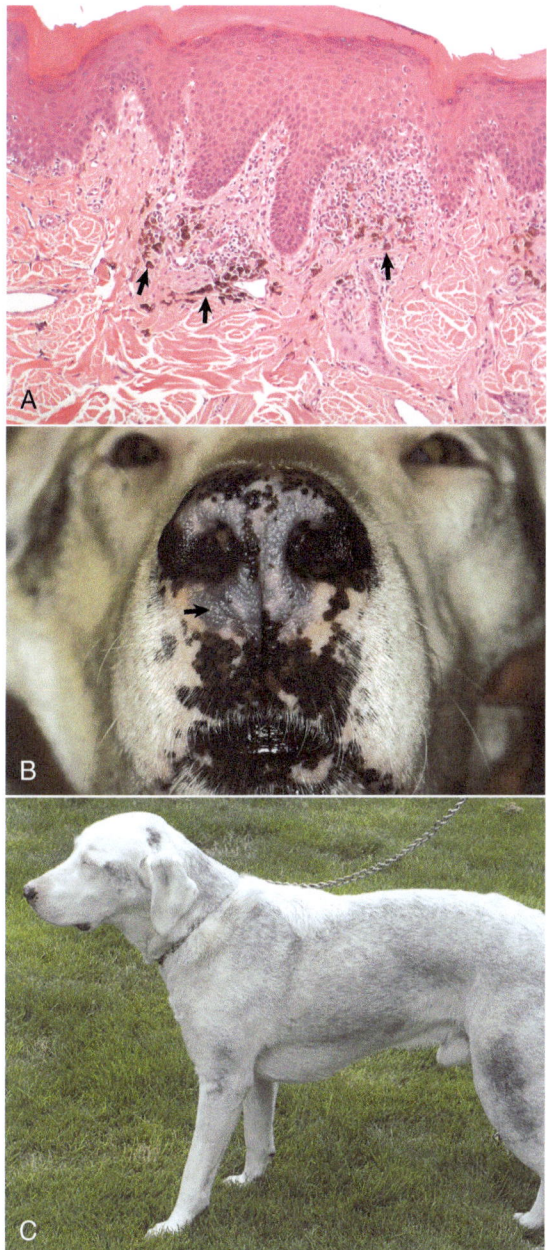

Figura 17-20 Leucodermia, Pele, Cão. A, Lesão nas células que contêm pigmento da epiderme (predominantemente melanócitos) causou perda do pigmento melanina na epiderme (leucodermia). O pigmento dos melanócitos lesionados foi fagocitado por macrófagos dermais (incontinência pigmentar) (*setas*). Inflamação linfocítica média a moderada está presente ao longo da interface epiderme e derme. Coloração por HE. **B,** Nariz e lábios. As áreas que normalmente têm pele preta do plano nasal e lábios foram parcialmente (*cinza azulado*) ou totalmente (*cor-de-rosa*) despigmentadas. As áreas cinza-azulado estão em processo de se tornarem despigmentadas. Amostras de biópsia devem ser coletadas das áreas cinza azuladas (*setas*) para identificação de inflamação ativa e diagnóstico das lesões. Amostras de biópsia da pele preta ou aleatoriamente de pele totalmente despigmentada provavelmente mostrarão apenas aparência preta normal ou não pigmentada, respectivamente, sem evidência de inflamação. **C,** Leucotriquia, corpo. Este cão é o mesmo demonstrado em **B,** Ele era um labrador retriever preto misto. Mais de 90% do pelagem preto tornou-se branca (leucotriquia). Amostras de biópsia das áreas com pelo branco podem estar normais porque é possível que o evento inflamatório que causou a perda de pigmento já tivesse passado no momento em que as hastes pilosas não pigmentadas emergiram dos folículos pilosos. (**A** Cortesia do Dr. Hargis, DermatoDiagnostics. **B** e **C** Cortesia do Dr. D. Duclos, Animal Skin e Allergy Clinic.)

altas altitudes é mais fina, com menos oxigênio e partículas de matéria para absorver e dissipar os raios UV. A latitude também é criticamente importante. Estima-se que a incidência de câncer induzida pela luz solar em pessoas dobre a cada 412 km, contados a partir da linha do equador. Em latitudes maiores, o caminho que a luz solar atravessa na camada de ozônio é maior que em baixas latitudes. Ozônio, portanto, absorve mais RUV prejudicial. O menor caminho percorrido pela luz solar pela camada de ozônio também é uma das razões para que raios UV sejam mais danosos nos meses de verão e ao meio-dia. O aumento na velocidade do vento também tem demonstrado influência nos efeitos danosos da RUV na pele. Fatores ambientais locais podem influenciar a quantidade de luz UV que atinge a pele do animal. Tais fatores incluem: disponibilidade de abrigos na forma de árvores, coberturas ou edificações, e cor do terreno (p. ex. a areia clara pode aumentar a exposição à luz UV por meio da reflexão). Fatores relacionados com os animais incluem: quantidade de pelo, grau de pigmentação, espessura do estrato córneo e fatores genéticos. Portanto, lesões cutâneas solares são mais prevalentes em locais de altas e baixas latitudes e em animais que vivem fora de ambientes cobertos por longos períodos de tempo. As lesões geralmente ocorrem em áreas do corpo de baixa densidade pilosa e de menor pigmentação. A elastose solar se desenvolve na derme superficial da pele cronicamente exposta ao sol, e consiste no aumento do número de fibras basofílicas, entrelaçadas e espessas, com coloração característica de elastina (por isso a denominação de elastose solar). Na pele não pigmentada do abdome de cães, a elastose solar pode se desenvolver de forma misturada, com ou abaixo de uma banda linear de cicatriz dermal, paralela à face epidermal (fibrose laminar). A patogênese do desenvolvimento de elastose solar é complexo, não totalmente compreendido e pode variar de acordo com a espécie. Evidências recentes envolvendo estudos em seres humanos e camundongos apoiam a teoria de que a maior parte do material elastótico (elastina, fibrina e glicosaminoglicanas) é criado como resultado da alteração da função dos fibroblastos danificados pelo sol. No entanto, a degradação das proteínas da matriz dermal preexistente, incluindo a elastina e provavelmente o colágeno, também parece estar envolvida. Elastose solar é menos proeminente na pele de animais domésticos do que em seres humanos. No entanto, é muito proeminente na pele e pálpebras pouco pigmentadas, com pouco pelo e expostas ao sol, de cavalos e bovinos da raça Hereford que vivem em regiões ensolaradas.

Distúrbios Degenerativos do Colágeno na Derme. O termo "degeneração do colágeno" tem sido utilizado para se referir às alterações histológicas das fibras colágenas em secções coradas por hematoxilina e eosina (HE). É observado como um material eosinofílico, brilhante, granular a amorfo que circunda as fibras e dificulta a visualização dos detalhes das mesmas. As fibras colágenas e o material eosinofílico circundante também têm sido referidos como figuras em formato de chama, em parte devido às arestas irregulares e radiadas de coloração eosinofílica intensamente brilhante. Estudos de microscopia eletrônica em gatos e humanos indicam que as fibras colágenas podem estar rompidas, mas não estão degeneradas. Dessa forma, o material granular e amorfo fortemente eosinofílico consistiria de agregados de muitos eosinófilos e grânulos eosinofílicos que circundam as fibras colágenas normais ou rompidas. Essas figuras em formato de chama são observadas em condições nas quais os eosinófilos são evidentes, incluindo reações a picadas de insetos, mastocitomas e granulomas eosinofílicos (granuloma colagenolíticos) (Fig. 17-22). A colagenólise refere-se à dissolução das fibras colágenas, consistindo morfologicamente por material amorfo fracamente eosinofílico com perda de detalhes fibrilares. A colagenólise é geralmente um evento secundário causado pela liberação de enzimas proteolíticas por uma variedade de células, incluindo eosinófilos (colagenase) e neutrófilos (proteinase colagenolítica, colagenase).

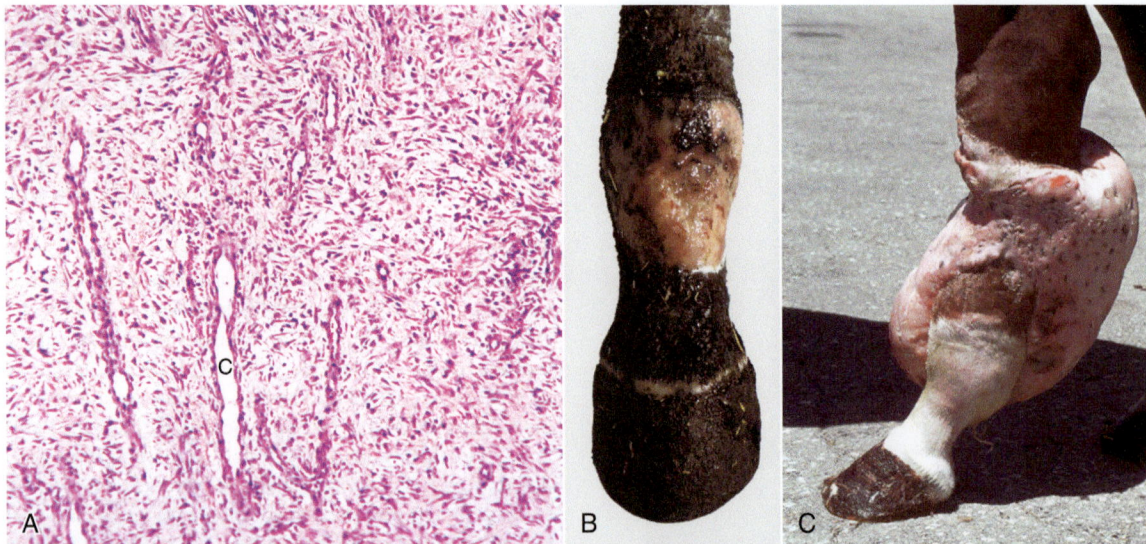

Figura 17-21 **Tecido de Granulação, Pele, Cavalo. A,** Note os capilares orientados verticalmente (C) e fibroblastos orientados horizontalmente e poucas fibras colágenas promovendo aparência de "treliça" ao tecido de granulação. **B,** Membro. Note a área de ulceração preenchida por tecido de granulação. **C,** Tecido de granulação exuberante, membro. O tecido de granulação é um componente normal da cura de feridas. Entretanto, tecido de granulação excessivo ou exuberante pode se desenvolver como um processo patológico. Esta condição ocorre, especialmente em equinos, quando uma úlcera falha na sua reepitelização. Apesar de este processo ser comumente chamado de "tecido de granulação exuberante", no estágio de registro desta foto, muito tecido de granulação foi convertido em tecido conectivo fibroso. (Cortesia de Dr. M.D. McGavin, College of Veterinary Medicine, University of Tennessee.)

Distúrbios Caracterizados por Depósitos Anormais na Derme

Amiloide. Amiloide é uma substância proteinácea anormal que pode se depositar em alguns locais do corpo (limitado a um órgão ou tecido) ou podem ser "sistêmicas", na qual múltiplos órgãos são envolvidos. Na forma sistêmica, a deposição de amiloide pode ser o resultado de uma anormalidade primária dos plasmócitos (amiloidose primária), no qual o amiloide é derivado dos componentes da imunoglobulina de cadeia leve (amiloide AL), ou resultado de condições inflamatórias crônicas (amiloidose secundária). Nesses casos, o amiloide é derivado da proteína associada a amiloide sérica (proteína AAS), em uma reação de fase aguda produzida pelo corpo em resposta à inflamação. Deposição cutânea de amiloide pode ocorrer em associação a amiloidose sistêmica, mas o acometimento visceral é o mais comum e clinicamente importante. Deposição cutânea de amiloide é rara, mas tem sido observada em cavalos, cães e gatos. Em cavalos, ela pode ocorrer em associação à amiloidose sistemica secundária ou localizada (limitada a um órgão). Na amiloidose localizada limitada a um órgão, a pele e ou o aparelho respiratório superior são tipicamente envolvidos. A condição não é associada a causas desencadeadoras conhecidas, e o amiloide é produzido da imunoglobulina de cadeia curta (amiloide AL). As lesões clínicas variam de pápulas, placas ou nódulos que normalmente são coberto pelo pelo normal do animal. Nódulos similares podem se desenvolver na mucosa respiratória e linfonodos regionais. Lesões histológicas incluem dermatite granulomatosa nodular a difusa e paniculite com deposição de amiloide, um material hialino e eosinofílico. Deposição cutânea de amiloide em cães e gatos geralmente é do tipo localizada e é observada em associação ao plasmócitoma extramedular (amiloide AL). No entanto, a deposição cutânea de amilode em cães também pode ser desencadeada por gamotapia monoclonal (amiloide AL). Lesões clínicas e histológicas refletem a doença desencadeadora.

Mucina. A mucina (glicosaminoglicano [GAG]), um componente normal da substância fundamental da derme, é uma proteína ligada ao ácido hialurônico e pode ser depositada em quantidade aumentada em focos ou difusamente pelo corpo. Como o ácido hialurônico tem gran-de afinidade à água, a pele fica grossa e com aparência edemaciada nos casos de deposição cutânea de mucina (mucinose). Em casos severos de mucinose, a pele, quando furada com uma agulha, pode exsudar mucina (um material fluido filamentoso). Nos cortes histológicos, a água é retirada e a mucina aparece como finos grânulos ou fibrilas anfofílicas que separam o colágeno dermal. Exemplos de doenças com deposição dermal de mucina são: mixedema no hipotireoidismo e mucinose cutânea nos cães da raça Shar Pei chinês (hialuronose cutânea hereditária).

Deposição de Cálcio. Mineralização é um termo genérico para a deposição de minerais insolúveis e inorgânicos no tecido cutâneo e normalmente consiste de cálcio em combinação com fosfato ou carbonato. Como o mineral mais frequentemente depositado é o cálcio, os termos mineralização e calcificação geralmente são intercambiáveis. Mineralização pode ocorrer de quatro formas básicas: (1) distrófica, (2) metastática, (3) idiopática e (4) iatrogênica. Mineralização também pode ocorrer em tecidos que tenham sido traumatizados, que pode abranger mais de um desses mecanismos patogenéticos. Mineralização distrófica ocorre como resultado de lesão ou degeneração dos componentes celulares ou extracelulares da pele, com concentrações normais de cálcio sérico, e sem anormalidades no metabolismo do cálcio. Exemplos incluem a deposição de minerais em granulomas e calcinose cutânea, observada em alguns casos de hiperadrenocorticismo. Na mineralização metastática, os depósitos de cálcio se desenvolvem sem lesão ou degeneração tecidual precedente e em associação a hipercalcemia, normalmente resultado de metabolismo anormal do cálcio, fósforo ou vitamina D. Exemplos incluem a deposição de sais de cálcio na doença renal crônica e na intoxicação por colecalciferol (vitamina D_3). As mitocôndrias têm grande afinidade por cálcio e fosfato e participam da calcificação distrófica e metastática por meio do aumento da concentração intracelular de cálcio e fósforo a níveis que permitem cristalização. Os mecanismos que resultam na deposição de cálcio na mineralização distrófica envolvem a diminuição do pH do tecido lesionado, o influxo de cálcio nas células lesionadas e, então, para as mitocôndrias. A calcificação metastática pode ser resultado do aumento das concentrações de cálcio extracelulares e da falha

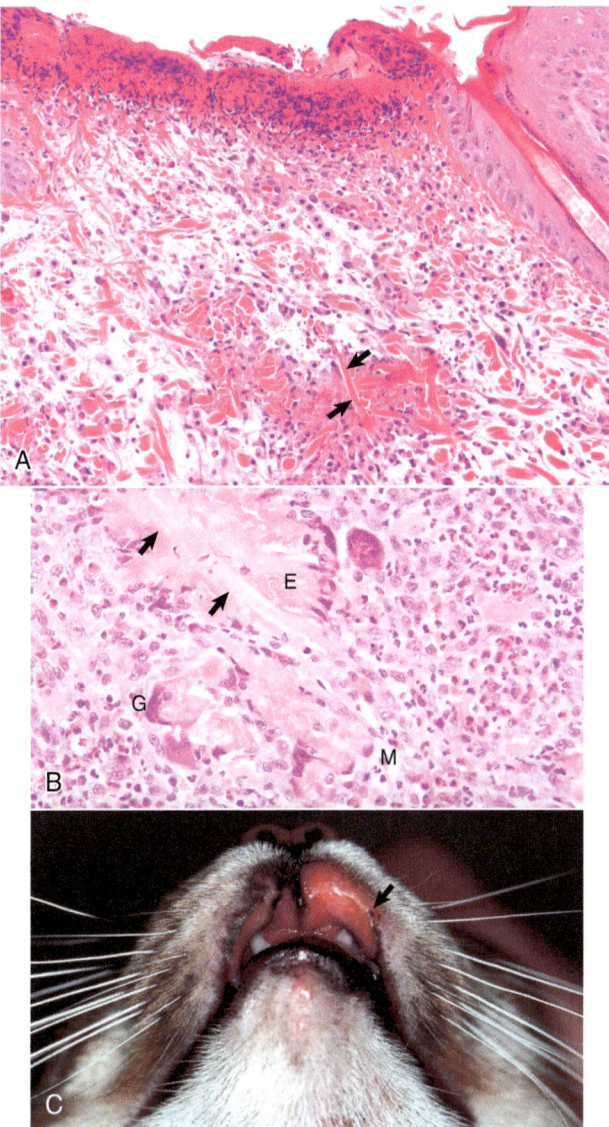

Figura 17-22 Granuloma Eosinofílico, Pele do Lábio, Gato. A, Pele ulcerada (esquerda) com colágeno fragmentado (*setas*) é rodeada por eosinófilos degranulados. Coloração por HE. **B,** Colágeno fragmentado (*setas*) é rodeado por uma fileira de macrófagos (M), células gigantes multinucleadas (G) e eosinófilos degranulados (E), que se assemelha a uma chama ("figura em chama"). Coloração por HE. **C,** Lábio superior. Úlceras bilaterais estão presentes nos lábios superiores, mas a úlcera no lado direito da foto é maior (*seta*). (Cortesia de Dr. A.M. Hargis, DermatoDiagnostics.)

na capacidade normal das células em regular estritamente o cálcio intracelular, resultando no acúmulo dentro da mitocôndria.

A mineralização pode afetar fibras colágenas individuais ou em grupo, resultando em basofilia aumentada e fragmentação das fibras em cortes corados por HE. As causas da mineralização idiopáticas não são conhecidas e ocorrem na ausência de lesão tecidual ou anormalidades no metabolismo de cálcio ou fósforo. Calcinose circunscrita é uma forma de mineralização na qual o cálcio é depositado como agregados nodulares amorfos em tecidos moles da língua e no tecido subcutâneo do coxim de cães. A patogenia não é conhecida, mas alguns casos são considerados idiopáticos, enquanto outros podem ser resultado de trauma tecidual. Depósitos de cálcio podem induzir uma resposta inflamatória granulomatosa, uma reação de corpo estranho aos depósitos. Mineralização iatrogênica se desenvolve pela exposição direta a sais de cálcio, como ocorre na exposição tópica a soluções descongelantes de cloreto de cálcio.

Doenças Inflamatórias da Derme. Dermatite é a inflamação da derme. Dermatite aguda começa com hiperemia ativa (aumento no fluxo sanguíneo) edema e migração de leucócitos e resulta da liberação da citocinas e outros mediadores de inflamação aguda (Capítulo 3). Hiperemia ativa é causada pela vasodilatação de arteríolas que causam aumento de fluxo sanguíneo e redução da velocidade para os leitos capilares e vênulas pós-capilares. O edema é causado pelo aumento na permeabilidade vascular. O fluido deixa os vasos principalmente pela junções celulares interendoteliais alargadas. Com um aumento moderado da permeabilidade vascular, o fluido do edema é claro (seroso) porque há poucas proteínas plasmáticas. Com o aumento da permeabilidade vascular ou da lesão celular endotelial, proteínas moleculares maiores, como fibrinogênio, escapam dos vasos e o fluido do edema torna-se mais eosinofílico e amorfo a fibrilar (fibrinoso). O próximo passo na dermatite aguda é a migração de leucócitos dos vasos para derme perivascular. A diminuição da velocidade do fluxo sanguíneo e a expressão celular endotelial de moléculas de adesão que ligam leucócitos circulantes permitem a migração de leucócitos na inflamação aguda. A lentidão do fluxo sanguíneo permite a movimentação dos leucócitos do centro do vaso, onde o fluxo sanguíneo é mais rápido, para a margem, onde entram em contato e aderem às células endoteliais ativadas.

Após a adesão às células endoteliais ativadas, os leucócitos migram entre as células endoteliais para a derme perivascular. O tipo de leucócito que migra e a sequência de influxo celular depende de ativação de diferentes moléculas de adesão e fatores quimiotáticos em diferente fases da inflamação. Em muitos tipos de inflamação aguda, o neutrófilo é o primeiro tipo celular a chegar. Neutrófilos predominam nas primeiras 6 a 24 horas de lesão e geralmente são substituídos por macrófagos em 24 a 48 horas. Essa sequência de exsudação celular pode variar. Por exemplo, em reações mediadas por ligação cruzada de imunoglobulina E (IgE), como nas respostas de hipersensibilidade tipo I, mastócitos (localizados na derme perivascular) são estimulados a liberar o conteúdo dos grânulos (ocorre em segundos) e sintetizar e liberar mediadores inflamatórios (prostaglandina, leucotrienos e citocinas), resultando no influxo de eosinófilos, basófilos, linfócitos CD4+ T auxiliar tipo 2 (T_H2) e macrófagos. A degranulação de mastócitos e a ativação de linfócitos T_H2 causam acúmulo de eosinófilos em grande número. Assim, esses eosinófilos frequentemente constituem a maior parte dos leucócitos nas reações inflamatórias contra parasitas e outras reações alérgicas.

Dermatite aguda tipicamente resulta em uma das quatro consequências seguintes. Primeiro, pode haver resolução completa, que ocorre quando o estímulo inicial for de curta duração e há pouca lesão tecidual que é completamente reparada. Segundo, pode formar um abcesso, que ocorre em infecções por bactérias produtoras de pus (piogênicas). Terceiro, a cicatrização ocorre pela substituição da área lesionada por tecido conjuntivo fibroso (cicatriz), que ocorre quando há destruição tecidual significativa (como em queimadura profunda), na qual o tecido parenquimatoso é perdido e não se pode regenerar. Quarto, há a progressão da dermatite aguda para crônica.

A dermatite crônica é a inflamação da pele que dura por semanas ou meses. Os achados histológicos da dermatite crônica incluem: acúmulo de macrófagos, linfócitos e plasmócitos; destruição tecidual causada em parte pelas células inflamatórias e a resposta reparadora do hospedeiro com fibrose e angiogênese. Dermatite crônica normalmente é causada por infecções persistentes, frequentemente associada à hipersensibilidade tardia e a formação de granulomas (p. ex. *Mycobacteria* sp.), presença de corpo estranho na pele (p. ex. sutura incorporada), ou reações autoimunes, nas quais auto-antígenos provocam uma resposta inflamatória imunológica contínua contra o tecido do hospedeiro (p. ex. lúpus eritematoso). Macrófagos são as células-chave na dermatite crônica. Eles surgem dos monócitos no sangue periférico e maturam para macrófagos, cuja função primária é a fagocitose. Macrófagos também se tornam ativados por uma variedade de mediadores químicos, incluindo a citocina interferon-γ secretada pelos linfócitos T sensibilizados. Quando ativados, macrófagos também secretam muitos mediadores de lesão tecidual (metabólitos tóxicos de oxigênio, proteases e fatores de coagulação) que contribuem para inflamação crônica e fibrose (fatores de crescimento, da angiogênese e colagenase). A presença de linfócitos e plasmócitos na inflamação crônica é indicativa de resposta imune do hospedeiro.

O ambiente inflamatório na progressão da dermatite aguda e crônica pode ser mais complicado por outros fatores associados, lesão física notável por autotrauma, infecção bacteriana secundária da superfície lesada, lesão por picadas de insetos atraídos por odor ou exsudato e moderação da resposta imune pelo hospedeiro ou tratamento. Assim, a resposta inflamatória dermal a diferentes estímulos frequentemente tem características histológicas sobrepostas, representando um desafio diagnóstico para o dermatopatologista. Apesar disso, a distribuição dos leucócitos geralmente tem um padrão reconhecível que, quando combinado com o tipo de célula inflamatória e outras mudanças morfológicas, sugere um grupo de diagnósticos diferenciais, causa ou a patogênese de uma doença específica (Tabelas 17-3 e 17-4). Padrões dermais de inflamação que têm sido usados no diagnóstico histológico incluem: dermatite perivascular, vasculite, dermatite de interface (inflamação afetando a epiderme basal e a derme superficial que frequentemente obscurece a interface dermoepidermal), dermatite nodular a difusa com agentes infecciosos, e dermatite nodular a difusa sem agentes infecciosos (Fig. 17-23).

Por exemplo, dermatite perivascular com eosinofilia é sugestiva de hipersensibilidade associada a parasitas ou outros antígenos; dermatite de interface com linfócitos é sugestiva de uma resposta imune direcionada às células epidermais, como no lúpus eritematoso ou eritema multiforme; e dermatite nodular com macrófagos epitelioides (dermatite granulomatosa) indica estímulo persistente, como infecções com bactérias álcool-acido resistentes ou fungos. Estes padrões de inflamação combinados com a composição celular dos infiltrados são muito úteis no diagnóstico microscópico.

Respostas dos Anexos a Lesões

O termo anexo refere-se aos apêndices ou partes adjuntas que na pele incluem: folículos pilosos e glândulas. As principais alterações clínicas e histológicas incluem os folículos pilosos e, por isso, as lesões foliculares são enfatizadas na próxima discussão.

Alterações na Manutenção, Crescimento e Desenvolvimento

Atrofia. Atrofia refere-se à redução gradual (involução) do tamanho e pode ser fisiológica ou patológica. A atrofia fisiológica é relacionada com progressão normal do ciclo do folículo piloso (isto é, o estágio de transição do ciclo piloso: transição [catágeno], repouso [telógeno], queda [exógeno] e latência [quenógeno]). Atrofia patológica ocorre quando o grau de atrofia é maior que o esperado para aquele estágio do ciclo piloso e pode envolver uma frequência e duração maiores do quenógeno. Causas de atrofia folicular incluem:

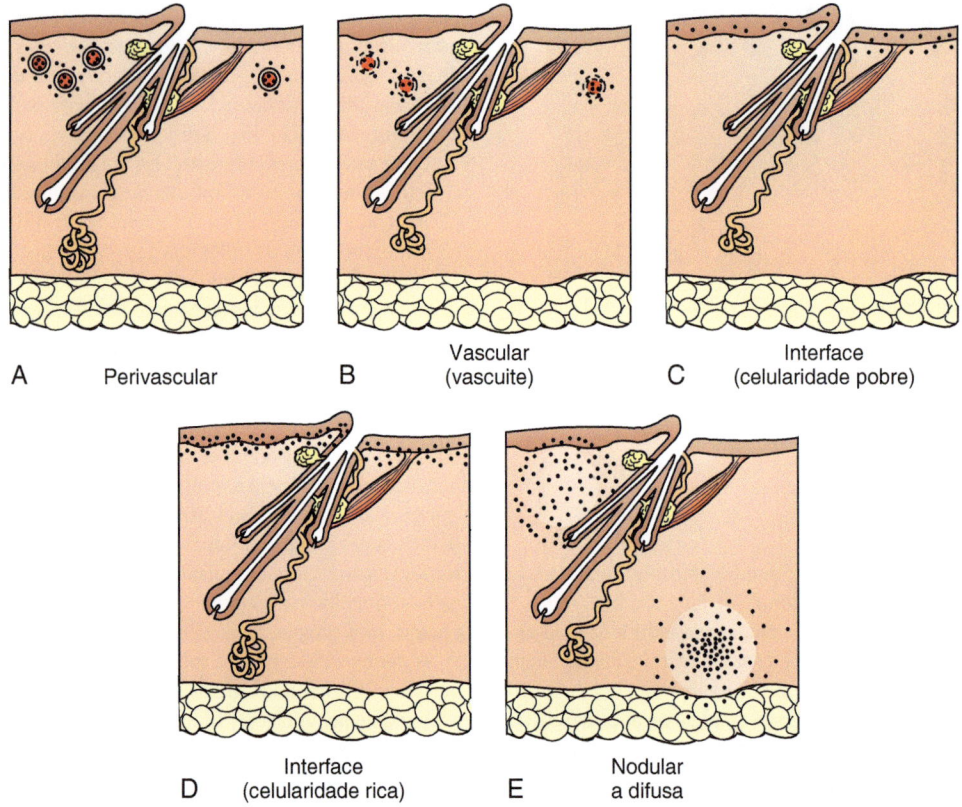

Figura 17-23 **Padrão Inflamatório da Derme. A,** Perivascular: Leucócitos (*pontos pretos*) migram dos vasos dermais para a derme perivascular. Este é o padrão menos específico porque todos os padrões inflamatórios passam por este estágio perivascular. **B,** Vascular (vasculite): Leucócitos atingem a parede do vaso, resultando em necrose, inflamação, liberação de fibrina e células vermelhas sanguíneas e, se graves, trombose e infarto. **C,** Interface, pobre em células: inflamação média, frequentemente linfocítica, localizada ao longo da interface derme-epiderme com degeneração vacuolar ou degeneração apoptótica das células basais. **D,** Interface, rica em células: densa banda de inflamação ao longo da interface derme-epiderme, ofuscando a camada basal da epiderme e com degeneração vacuolar ou apoptótica das células basais. **E,** Nodular a difusa com ou sem microrganismos. Inflamação, tipicamente granulomatosa ou piogranulomatosa, que particularmente desfaz a arquitetura da derme e pode estar associada a agentes infecciosos ou ser estéril. (Redesenhado de Dr. A.M. Hargis, DermatoDiagnostics; e Dr. P.E. Ginn, College of Veterinary Medicine, University of Florida.)

anormalidades hormonais, nutricionais, suprimento inadequado de sangue, inflamação e estado geral de saúde, incluindo eventos estressantes ou doenças sistêmicas. Alguns tipos de atrofia podem ser reversíveis quando a causa subjacente é corrigida. Dano às células epiteliais germinativas pode resultar na destruição ou perda completa dos anexos, com a substituição por uma cicatriz. Exemplos incluem inflamação extensa e ruptura dos folículos (foliculite e furunculose) de glândulas e da derme, destruindo uma porção significativa de anexos germinativos epiteliais, queimaduras térmicas suficientemente profundas para envolver os anexos e vasos dermais, trombose causando infarto (p. ex. erisipela suína) e trauma físico grave, como lacerações que removem componentes da pele, incluindo anexos.

Hipertrofia. Hipertrofia é um aumento no tamanho de uma unidade estrutural ou célula individual. Hipertrofia folicular (folículos mais longos e largos que o normal) desenvolvem-se secundariamente a repetidos traumas na superfície, como observado na dermatite acral por lambedura. Hiperplasia é o aumento no número de células em uma estrutura. Espessamento de órgãos anexos, uma resposta comum às lesões, normalmente envolve ambos (hipertrofia e hiperplasia) e é observada em folículos, glândulas sebáceas e apócrinas associadas a dermatite alérgica crônica.

Anormalidades dos Estágios do Ciclo do Pelo. As anormalidades dos estágios do ciclo do pelo ocorrem quando há interrupção na progressão normal dos estágios anágeno, catágeno, telógeno, exógeno e quenógeno do ciclo do pelo (Fig. 17-7). Lesões clínicas e histopatológicas podem variar. O eflúvio telógeno é associado à queda súbita e notável da pelagem (pelos telógenos) que pode resultar em alopecia bilateral, em múltiplas áreas ou mais difusa. Em animais domésticos, não foram realizados estudos científicos buscando a causa ou patogenia. Alguns estudos normalmente associam a condição a episódios antigos de doença sistêmica ou estresse grave, como febre alta, prenhez, lactação ou anestesia e cirurgia. A doença ou evento estressante parecem causar a sincronização do ciclo piloso, resultando na entrada simultânea de muitos folículos pilosos à fase anágena, com subsequente perda dos pelos telógenos. Não está claro se existem diferenças no eflúvio telógeno de animais com ciclo piloso predominantemente em anágeno (como ocorre em animais com crescimento contínuo da pelagem, como os poodles) e animais com ciclo de pelo dominante em telógeno (como ocorre na maioria animais domésticos). Em muitos casos, a perda de pelo tipicamente não se desenvolve por semanas ou meses após a doença sistemica ou estresse e eventualmente resolve-se conforme a nova haste pilosa emerge dos folículos e a nova pelagem se torna visível. O diagnóstico geralmente é clínico, com o histórico de perda de pelo rápida e difusa após doença sistêmica ou estresse grave. A avaliação das hastes pilosas revelam bulbo piloso em telógeno (normalmente ereto, de superfície áspera, em formato de trevo ou lança e sem pigmento). A maioria dos casos clínicos tem amostras de biópsia coletadas durante estágios tardios (estágio de queda excessiva), quando a maioria dos folículos estão em estágio anágeno do ciclo piloso (estágio de recuperação). Neste caso, a avaliação histopatológica é mais útil na exclusão de outras doenças que também podem causar alopecia.

O eflúvio anágeno tem sido mais estudado em seres humanos e é associado à perda de pelo súbita que ocorre dias após a lesão aos folículos pilosos anágenos que prejudica sua atividade mitótica ou metabólica. A alopecia é geralmente associada a agentes quimioterápicos utilizados no tratamento do câncer, especialmente pela combinação de altas doses de fármacos. Danos na matriz celular do folículo podem resultar na falha da produção da haste pilosa ou na produção de pelo frágil, estreito e com haste susceptível a quebra. A avaliação das hastes pilosas afetadas revela fratura na área estreitada. Lesões histopatológicas incluem apoptose e núcleo fragmentado de células da matriz pilosa dos bulbos pilosos em anágeno. Eflúvio anágeno tem sido relatado em animais que tiveram febre, doenças infecciosas, metabóli-

cas ou que utilizaram medicamentos antimitóticos. Entretanto, como muito animais possuem ciclo piloso baseado no telógeno com poucos folículos pilosos no estágio anágeno de crescimento, o grau e o padrão da perda de pelo no eflúvio anágeno é variável e animais com ciclos dominantemente anágenos (como os poodles) podem ser predispostos a este efeito colateral. O diagnóstico geralmente é feito com base no histórico de terapia com medicamentos ou doenças e avaliação dos pelos afetados em conjunto com início súbito de alopecia. Avaliação histopatológica raramente é realizada.

Outros animais com anormalidades no ciclo piloso possuem perda progressiva, mas gradual, das hastes pilosas associadas à interrupção do ciclo piloso, como ocorre no hiperadrenocorticismo.

Displasia Folicular. A displasia folicular é o desenvolvimento incompleto ou anormal da estrutura dos folículos e hastes pilosas e que resultam em alopecia. A estrutura é a constituição física permanente do folículo piloso, em contraste com as alterações temporárias que podem ocorrer ciclicamente. A displasia folicular geralmente é uma anormalidade hereditária dos folículos pilosos na qual há a produção de hastes pilosas defeituosas, falha na manutenção do pelo no folículo ou falha no crescimento do pelo. Displasia folicular pode ser congênita (presente no nascimento) ou tardia (início ao longo da vida). Diferentes tipos de síndromes de displasia folicular são descritos em animais, mas muitos são pouco caracterizados. Os achados clínicos incluem pelagem reduzida, ausente ou de qualidade ruim. Achados microscópicos variam, mas englobam queratinócitos anormais na matriz do pelo ou componentes da parede folicular formados erroneamente. Em contraste às síndromes de displasia folicular que não são associadas à coloração da pelagem, as síndromes de displasia folicular ligadas à cor, como a alopecia mutante de cor (displasia folicular por diluição de cor, alopecia por diluição da cor) e displasia folicular do pelo preto (Fig. 17-24), têm lesões microscópicas mais óbvias, nas quais as anormalidades da pigmentação por melanina servem como um marcador para a displasia. Essas anormalidades da pigmentação incluem grânulos de melanina anormalmente agrupados em queratinócitos e melanócitos na epiderme e no bulbo piloso; agregados de

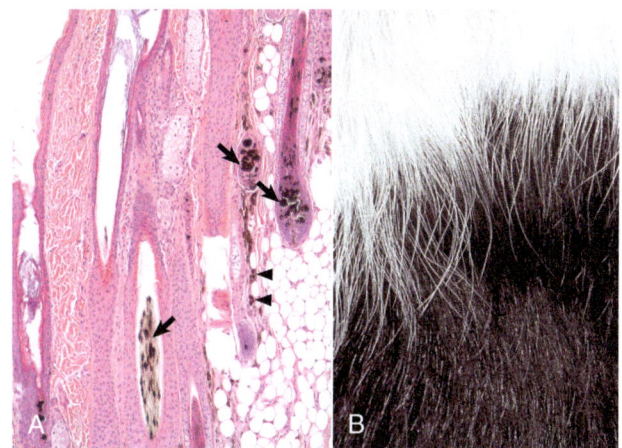

Figura 17-24 Displasia Folicular do Pelo Preto (Escuro), Pele, Cão. A, Os grânulos de pigmento melanina nas hastes pilosas e matriz da célula pilosa são grandes e de tamanhos, formato e distribuição variados (*setas*). Macrófagos perifoliculares (*cabeças de setas*) que são mais proeminentes perto dos bulbos pilosos têm fagocitado pigmento melanina presumidamente liberado das células da matriz pilosa lesionada. Coloração por HE. **B,** A pelagem é normal nas áreas de pelo branco. A alopecia afeta apenas as áreas com pelo preto, mas é difícil de reconhecer a distância porque a pele nas áreas afetadas também é preta. (**A** Cortesia de Dr. A.M. Hargis, DermatoDiagnostics. **B** Cortesia de Hargis AM, Brignac MM, Al-Bagdadi FAK, et al: Black hair follicular dysplasia in black and white Saluki dogs: differentiation from color mutant alopecia in the Doberman pinscher by microscopic examination of hairs, *Vet Dermatol* 2:69-83, 1991.)

pigmentos de melanina de tamanho, forma e distribuição irregular na haste pilosa que podem resultar em fragilidade pilosa e quebra sob a superfície epidermal; e melanófagos perifoliculares que são mais proeminentes próximos ao bulbo do pelo e que têm melanina fagocitada, presumidamente liberada das células da matriz pilosa lesionadas. A patogênese desta coloração anormal parece envolver hastes pilosas enfraquecidas que se quebram em áreas de depósito de pigmento aberrantemente grandes, desenvolvimento anormal da cutícula e possivelmente desenvolvimento anormal da haste pilosa, causada pelas células da matriz pilosa denificadas. Os folículos displásicos também podem se tornar atróficos com o tempo, contribuindo com a alopecia.

Deve ser notado que nem todos os cães que apresentam diluição da cor do pelo têm displasia folicular, pois a prevalência da displasia folicular variar entre raças com coloração diluída do pelo. A propensão ao desenvolver de displasia folicular é maior em algumas raças com coloração diluída do pelo, como os dobermanns. Por exemplo, é estimado que a displasia folicular ocorra em aproximadamente 93% dos dobermanns azuis e 75% dos dobermanns ferrugem.

Displasia da Glândula Sebácea. O desenvolvimento anormal da glândula sebácea é raro. Parece ter origem genética e tem sido relatado em cães e gatos. A patogenia é desconhecida. Histologicamente, em estágios iniciais, há o aumento do número de pequenas células epiteliais de reserva quando comparado com as células sebáceas maduras. O número de células sebáceas maduras pode ser reduzido, a vacuolização citoplasmática pode ser irregular e a diferenciação ordenada das células de reserva em células maduras é perdida ou ausente. No estágio final, há atrofia subtotal com remanescência de apenas algumas células de reserva e maduras. A lesão clínica consiste de descamação aderente, pelagem de pouca qualidade e alopecia progressiva. A pelagem de pouca qualidade e a alopecia parecem ser o resultado da atrofia folicular e displasia que se desenvolvem após ou secundariamente às lesões na glândula sebácea.

Doenças Inflamatórias Anexas

Foliculite. Inflamação do folículo piloso (foliculite) afeta a maioria dos animais domésticos. É histologicamente classificada de acordo com o componente afetado do folículo piloso, o tipo de leucócito no infiltrado inflamatório e a gravidade da inflamação (Fig. 17-25). Os tipos de inflamação folicular incluem perifoliculite, foliculite mural, luminal e inflamação do bulbo piloso (bulbite). A inflamação do folículo piloso começa nos vasos sanguíneos perifoliculares com as mesmas alterações hemodinâmicas, de permeabilidade e leucocitárias que constituem a inflamação dermal. Leucócitos migram dos vasos sanguíneos perifoliculares para a derme, resultando em perifoliculite (inflamação ao redor, mas não envolvendo o folículo piloso). Perifoliculite não é específica para alguma categoria de doença, mas é um evento inicial do desenvolvimento da foliculite. Perifoliculite frequentemente coexiste com foliculite em muitas causas. As células inflamatórias perifoliculares migram pela parede folicular resultando na foliculite mural (inflamação limitada à parede do folículo). Dependendo da causa do processo inflamatório, os leucócitos podem continuar localizados na parede folicular ou podem progredir pelo lúmen folicular.

Mural. Na foliculite mural, os leucócitos permanecem amplamente confinados à parede folicular. Foliculite mural também é subdividida pela localização, tipo ou gravidade de acometimento da parede folicular em foliculite mural de interface (face externa da parede

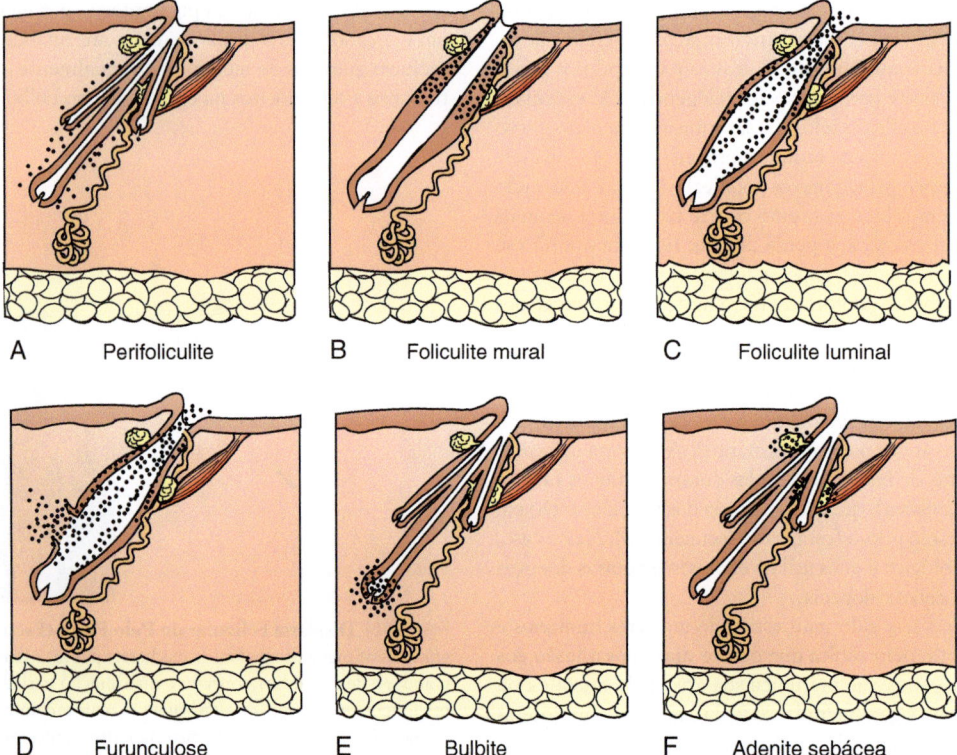

Figura 17-25 **Padrões Inflamatórios dos Anexos. A,** Perifolicular: Leucócitos (*pontos pretos*) migram dos vasos dermais perto dos folículos para a derme folicular. **B,** Foliculite mural: marcadores inflamatórios na parede dos vasoos. Existem subtipos de foliculite mural que variam com o nível de envolvimento (superficial *versus* inferior), tipo de inflamação (pustular *versus* necrosante) e o grau ou gravidade de penetração na parede folicular (interface *versus* superfície). **C,** Foliculite luminal: exsudato inflamatório está presente no lúmen folicular e a inflamação também envolve normalmente a parede, frequentemente resposta a infecção folicular. **D,** Furunculose: Interrupção da parede folicular, resultando em perda do conteúdo luminal pela margem da derme. **E,** Bulbite: Marcadores inflamatórios no segmento interno do bulbo piloso do folículo do pelo. **F,** Adenite sebácea: inflamação marcando as glândulas sebáceas. Para simplificação, um folículo piloso simples foi ilustrado nas partes **B, C** e **D.** (Redesenhado de Dr. A.M. Hargis, DermatoDiagnostics; e Dr. P.E. Ginn, College of Veterinary Medicine, University of Florida.)

folicular), infiltrativa (mais infiltrada na parede folicular), pustular (presenças de pústulas na parede folicular) ou necrosante (necrose e ruptura da parede folicular). O subtipo de foliculite mural pode dar pistas da patogênese da foliculite. Por exemplo, a foliculite pustular mural é uma característica do pênfigo foliáceo e a foliculite mural de interface é observado na demodicose (Fig. 17-26).

Bulbite. Bulbite refere-se à inflamação direcionada à porção mais profunda do folículo piloso (bulbo). Alopecia areata é um exemplo específico de bulbite que se desenvolve em equinos, bovinos, cães e gatos. A inflamação e o dano subsequente às células da matriz pilosa do bulbo piloso em crescimento geralmente resultam em alopecia. Apesar da alopecia areata ser reconhecida como uma doença imunomediada, sua etiopatogenia precisa é incerta. Em cães e equinos, a imunidade mediada por células antifoliculares e humoral podem ter papel na gênese. Em alguns casos de alopecia areata, o melanócito do bulbo piloso também pode ser alvo. Lesões microscópicas consistem em infiltrados linfocíticos nos bulbos pilosos em crescimento (anágeno) ou ao redor deles até o nível istmal. Os infiltrados celulares no bulbo piloso são predominantemente linfócitos citotóxicos CD8$^+$ e células dendríticas CD1$^+$ apresentadoras de antígenos, enquanto os linfócitos T CD4$^+$ dominam o infiltrado linfocítico peribulbar. O papel dos anticorpos circulantes que atuam sobre a trico-hialina, queratina do pelo e outros componentes do folículo piloso permanece desconhecido; entretanto, aparecimento desses anticorpos antes do início da alopecia clinicamente aparente em muitos casos de alopecia areata sugere que esses anticorpos não são simplesmente produzidos como resposta secundária ao dano ao folículo piloso. A inflamação associada ao bulbo piloso anágeno parece atrapalhar a função dos folículos, que subsequentemente entram nos estágios catágeno e telógeno do ciclo piloso. Alopecia areata pode se resolver espontaneamente, mas o novo pelo em crescimento pode ser branco ao invés de pigmentado, provavelmente como resultado de dano aos melanócitos no bulbo piloso. Em alguns casos, a inflamação desaparece, mas as células da matriz do pelo não se recuperam completamente e, ao invés disso,

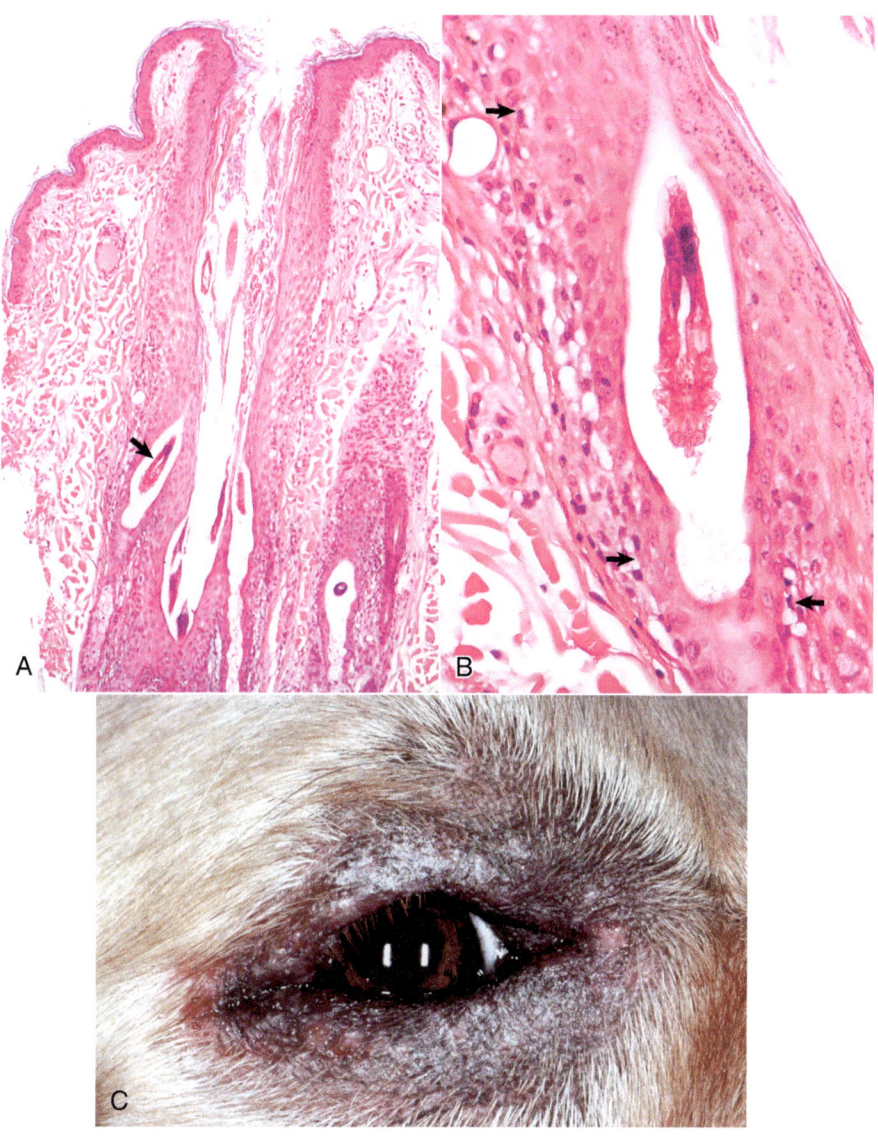

Figura 17-26 Demodicose, Pele, Cão. A, Note ácaros profundos no lúmen do folículo (*setas*) e também inflamação na parede externa do folículo (foliculite mural da interface) e na derme perifolicular (perifoliculite). Coloração por HE. **B,** Note o ácaro no lúmen folicular. Poucos linfócitos margeiam a parede folicular e há degeneração vacular das células basais (*setas*) (foliculite mural linfocítica de interface) da parede do folículo. Coloração por HE. **C,** Demodicose localizada, periocular. A pele é alopécica e liquenificada, com hiperpigmentação malhada e hipopigmentação que é causada possivelmente pela inflamação, iniciada por uma resposta a infestação por ácaros e possivelmente infecções bacterianas secundárias, que resulta em dano e algumas vezes interrupção da parede folicular (furunculose). (Cortesia de Dr. Hargis, DermatoDiagnostics.)

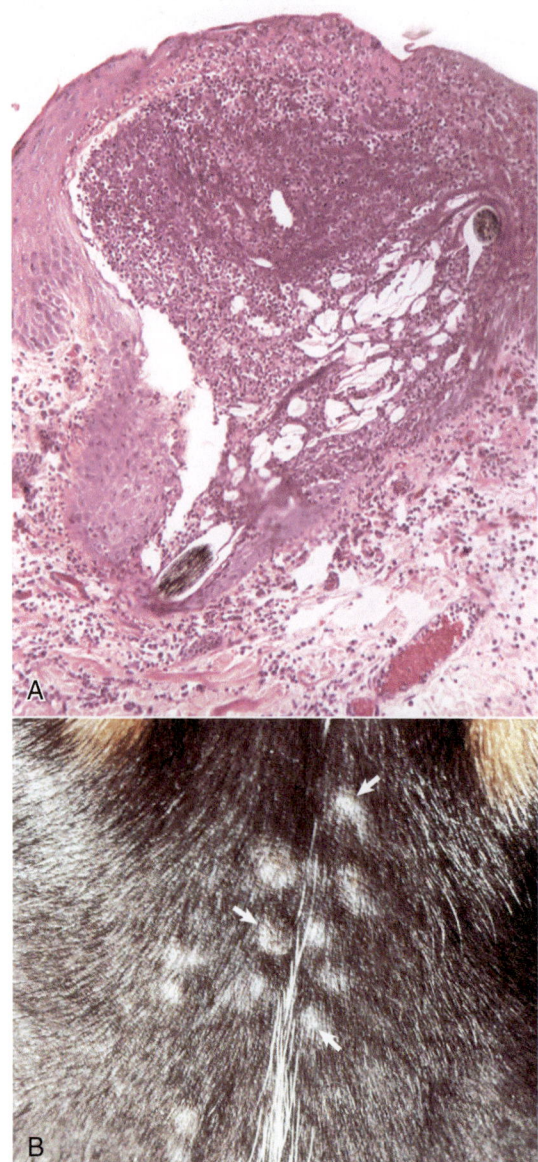

Figura 17-27 Foliculite Intraluminal, Pele, com Pelo, Cão. A, O lúmen do folículo piloso está distendido com células inflamatórias (principalmente neutrófilos). Coloração por HE. **B,** Multiplas pápulas alopécicas (*setas*) são causadas por inflamação perifolicular, congestão e edema, folículos pilosos distendidos com exsudato. (**A** Cortesia de Dr. M.D. McGavin, College of Veterinary Medicine, University of Tennessee. **B** Cortesia de Dr. A.M. Hargis, DermatoDiagnostics.)

os folículos desenvolvem formas ou contornos anormais e produzem hastes pilosas defeituosas. No passado, esses folículos pilosos não inflamados e anormais eram erroneamente considerados como uma forma primária de displasia folicular. Agora sabe-se que os folículos anormais são resultado de inflamação prévia do bulbo piloso e células de matriz do pelo que não recuperaram completamente sua função.

Luminal. Foliculite luminal refere-se à inflamação que predominantemente envolve o lúmen e normalmente a parede do folículo. Ela se desenvolve quando leucócitos migram da parede para o lúmen. Eles são atraídos por muitos estímulos intraluminais, tais como infecção folicular com bactéria (estafilococos), dermatófitos (*Microsporum*, *Trichophyton*) ou infestação por parasitas (*Demodex*, *Pelodera*) (Fig. 17-27). A inflamação pode enfraquecer a parede folicular, cau-

sando ruptura, conhecida como *furunculose* (Fig. 17-28), e liberação de conteúdo folicular na derme. Existem outras causas de furunculose, incluindo trauma à superfície da pele resultando em hiperplasia epidermal em óstio folicular, entupimento folículo pelo estrato córneo e acúmulo dos conteúdos foliculares, incluindo secreções glandulares (formação de comedão). O acúmulo gradual deste material luminal pode causar a distenção do folículo e afinamento da parede folicular, resultando em ruptura. Independentemente da causa da furunculose, a presença de pelos fragmentados, proteínas queratinizadas e possíveis agentes infecciosos na derme induzem uma resposta inflamatória supurativa que progride para inflamação piogranulomatosa crônica de longa duração e cicatrização. Perifoliculite, foliculite luminal e furunculose frequentemente ocorrem em sequência (Fig. 17-29). A inflamação pode se resolver com tratamento apropriado, se estender pela derme profunda e panículo e/ou formar cavidades que drenam pela superfície da pele e são difíceis de resolver. Inflamação grave pode ocasionar destruição completa das unidades anexas e substituição por tecido cicatricial, o que diminui a probabilidade de novo crescimento de pelo e a completa recuperação da pele.

Adenite Sebácea. A adenite sebácea é uma reação inflamatória específica de causa não definida que atinge as glândulas sebáceas e resulta em alopecia e hiperqueratose epidermal e folicular. É uma doença do cão (Fig. 17-30), mas pode ser raramente observada em equinos e gatos. Lesões histopatológicas iniciais são caracterizadas por acúmulo de linfócitos ao redor dos ductos sebáceos ou glândulas. A lesão completamente desenvolvida consiste de linfócitos, neutrófilos e macrófagos que obliteram as glândulas sebáceas. Lesões crônicas apresentam perda total das glândulas sebáceas (atrofia), fibrose, hiperqueratose folicular e epidermal e atrofia folicular. A inflamação das glândulas sebáceas parece ser resultado de uma resposta imunomediada celular, mas a patogênese da alopecia e da descamação não é completamente entendida. A inflamação da glândula sebácea também pode ocorrer secundariamente à foliculite, demodicose, síndrome uveodermatológica ou leishmaniose, nas quais a inflamação primeiro atinge outras áreas da pele (folículo, células epidermais ou derme) e depois envolve as glândulas sebáceas adjacentes devido a sua proximidade com a inflamação.

Hidradenite. A hidradenite, que é a inflamação das glândulas apócrinas, raramente tem sido estudada com detalhes em animais domésticos. Hidradenite supurativa tem sido descrita em cães, nos quais muitos casos desenvolvem-se em conjunto com foliculite estafilocócica e furunculose, afetando tanto a mesma unidade folicular quanto outras. Especula-se, devido à conexão física entre a glândula apócrina e o folículo piloso, que a hidradenite supurativa em cães seja mais frequentemente uma extensão da infecção do folículo, resultado da bactéria que causa a foliculite. Não há sinais clínicos únicos que sugiram a presença de hidradenite além da associação a infecção bacteriana folicular. Histologicamente, cães com hidradenite associada à foliculite e furuculose bacteriana têm inflamação supurativa da glândula apócrina e da derme ao redor.

Resposta dos Vasos à Lesão

A vasculite (Fig. 17-23, *B*), inflamação na qual os vasos são o alvo primário de lesão, pode ser resultado de infecções por agentes infecciosos, lesão imunomediada, toxinas, agentes químicos fotodinâmicos, luz UV, coagulação intravascular disseminada (CID) ou pode ser idiopática. As espécies que mais comumente apresentam vasculite são os equinos e os cães. Muitos casos são idiopáticos, nos quais uma causa específica não pode ser determinada. O diagnóstico histopatológico da vasculite geralmente é desafiador devido à dificuldade na diferenciação entre vasos que fazem parte da inflamação, simplesmente por promoverem a condução das células inflamatórias para cada ponto de lesão na epiderme ou derme, e vasos que são destruídos pela sua proximidade com a inflamação severa ou que

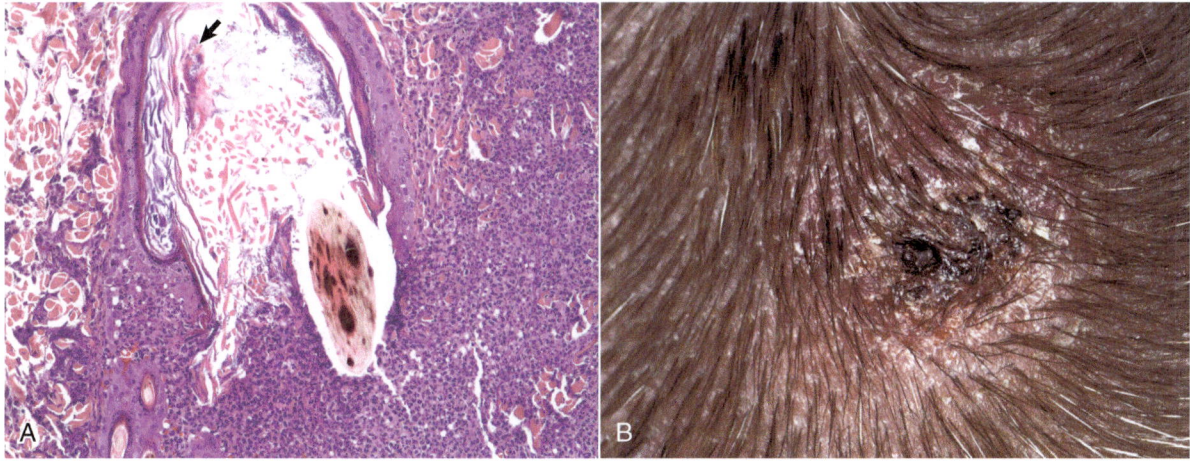

Figura 17-28 **Foliculite e Furunculose, Pele, com Pelo, Cão. A,** A parede do folículo é rompida, resultando na perda dos componentes foliculares (haste pilosa, estrato córneo do folículo e exsudato) na derme. O lúmen folicular também contém numerosas bactérias cocóides (*setas*). Note que a haste pilosa tem tamanhos variados e grânulos de pigmentos em formato de melanina, indicando que este cão também tem cor diluída do pelo, o que pode aumentar a susceptibilidade à foliculite. Coloração por HE . **B,** Área circular de eritema, descamação e crostas (*no centro da imagem*) é causada pela inflamação folicular e ruptura (furunculose). O exsudato na derme perifolicular estendeu-se para a derme ao redor e na superfície da pele por uma cavidade drenante, drenando para formar a crosta. (Cortesia de Dr. A.M. Hargis, DermatoDiagnostics.)

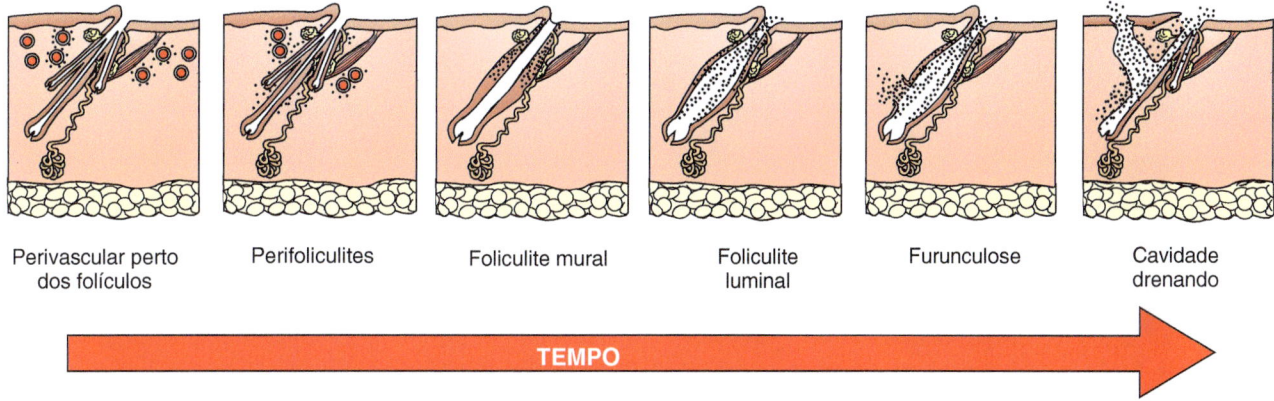

| Perivascular perto dos folículos | Perifoliculites | Foliculite mural | Foliculite luminal | Furunculose | Cavidade drenando |

TEMPO

Figura 17-29 **Progressão da Foliculite.** A inflamação comela com a migração de leucócitos (*pontos pretos*) dos vasos dermais perivasculares para a derme perifolicular (perifoliculite). A inflamação progride para formar a parede folicular (foliculite mural) e então o lúmen (foliculite luminal). Se a inflamação continua, a parede folicular é quebrada e se rompe e o conteúdo folicular é liberado para a derme (furunculose). A inflamação pode se estender na derme profunda e panículo e/ou formar cavidades que drenam para a superfície da pele. Para simplificar, um folículo piloso simples foi ilustrado em alguns quadros. (Redesenhado de Dr. A.M. Hargis, DermatoDiagnostics; e Dr. P.E. Ginn, College of Veterinary Medicine, University of Florida.)

são verdadeiramente os alvos da lesão. Além disso, o tipo de célula inflamatória que participa da reação de vasculite pode variar mais com o tempo da lesão vascular do que com o tipo de processo patológico que iniciou o estímulo. Lesões histológicas na vasculite incluem dano à parede do vaso, como a presença de poucas células necróticas ou focos de necrose fibrinoide, infiltrado mural de leucócitos e edema, e hemorragia ou exsudação de fibrina intramural ou perivascular. Lesão vascular induz alterações clínicas de edema e hemorragia e, se acentuadas, pode incluir necrose isquêmica e infarto subcutâneo. Ulceração com ou sem perda da pele pode ocorrer. Isquemia parcial crônica pode resultar em alterações atróficas nos componentes da pele. Exemplos clássicos incluem a deposição de imunocomplexos na parede dos vasos (lúpus eritematoso sistêmico e púrpura hemorrágica equina), vasculite e dermatopatia isquêmica associada à vacinação antirrábica

subcutânea, infecção com um organismo endoteliotrópico (*Rickettsia rickettsii*) e septicemia com embolismo bacteriano e infarto em suínos (*Erysipelothrix rhusiopathiae*).

Resposta do Panículo à Lesão

Paniculite. A paniculite, inflamação do tecido adiposo subcutâneo, afeta principalmente animais domésticos e pode ser causada por agentes infecciosos (bactéria, fungos), doenças imunomediados (lúpus eritematoso sistêmico), lesão física (trauma, injeção de material irritante, corpos estranhos), doenças nutricionais (deficiência de vitamina E), pancreáticas (pancreatite, carcinoma pancreático), ou pode ter causa indeterminada (idiopática). Paniculite pode ser primária ou secundária. Na paniculite primária, o tecido adiposo subcutâneo é o alvo do processo da doença (Fig. 17-31). Um exemplo de paniculite

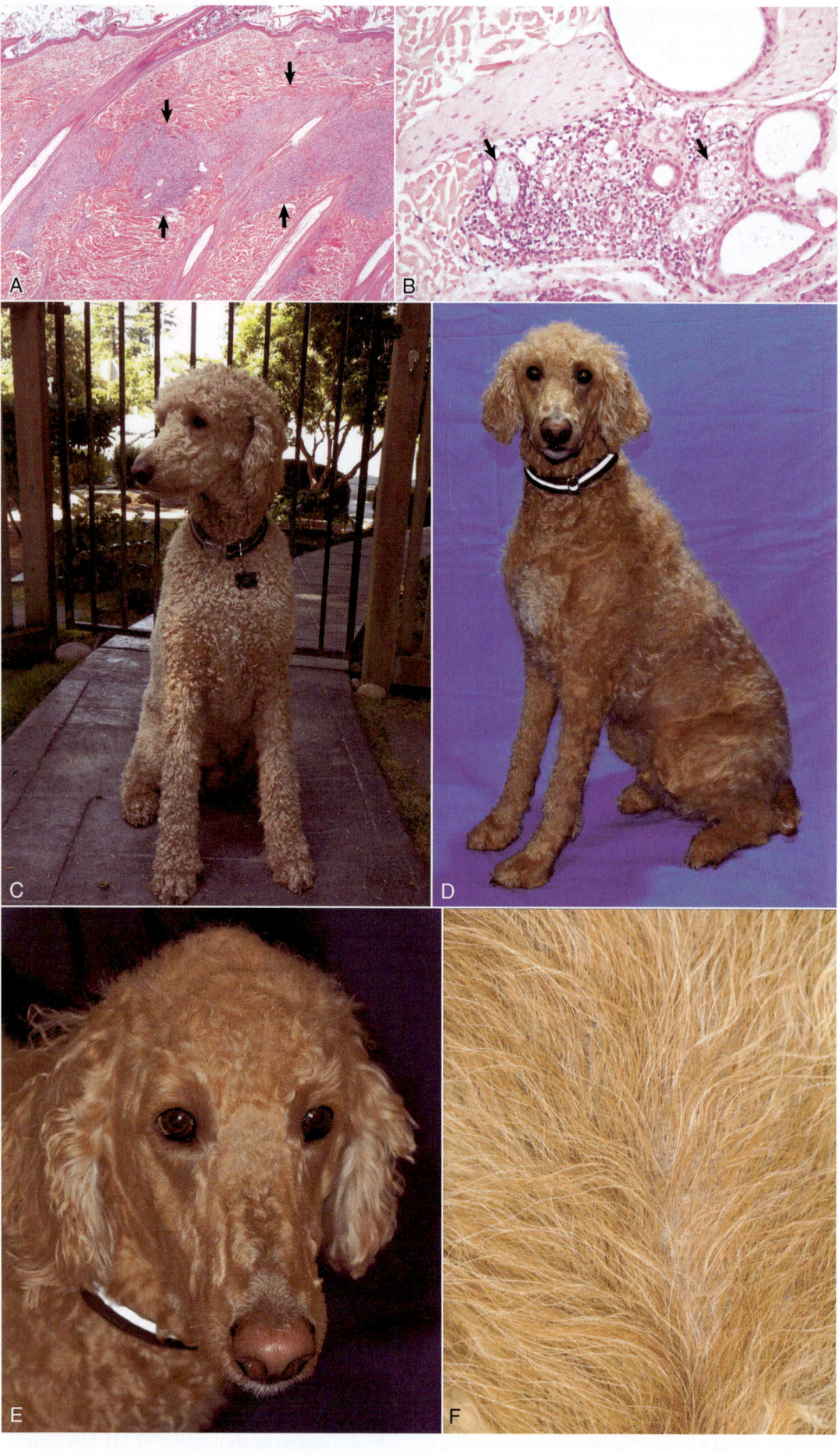

Figura 17-30 Adenite Sebácea, Pele, com Pelo, Cão. A, A inflamação nestas lesões de adenite sebácea completamente desenvolvida forma uma fileira paralela de células inflamatórias na derme, ao nível das glândulas sebáceas (*setas*), que estão ausentes. Hiperqueratose infundibular e epidermal estão presentes. Coloração por HE. **B,** A inflamação nesta lesão de adenite sebácea moderada ou precoce está começando a apagar as glândulas sebáceas. Poucas glândulas sebáceas estão vivíveis na área de inflamação (*setas*). Coloração por HE. **C,** Pelagem normal encaracolada antes do desenvolvimento da adenite sebpacea (face e patas estão cortadas mais perto). **D a F,** Pelagem depois do desenvolvimento da adenite sebácea. Muita da pelagem do corpo inteiro caiu gradualmente. O poodle foi tratado com terapia, alguns pelos regrediram, mas a pelagem que permaneceu é mais fina que o normal e as hastes pilosas são enegrecidas, grossas e alisadas. A pele da área lombar dorsal é visível através do pelagem (**F**). (**A a C** Cortesia de Dr. A.M. Hargis, DermatoDiagnostics. **D a F** Cortesia de Dr. D. Duclos, Animal Skin and Allergy Clinic.)

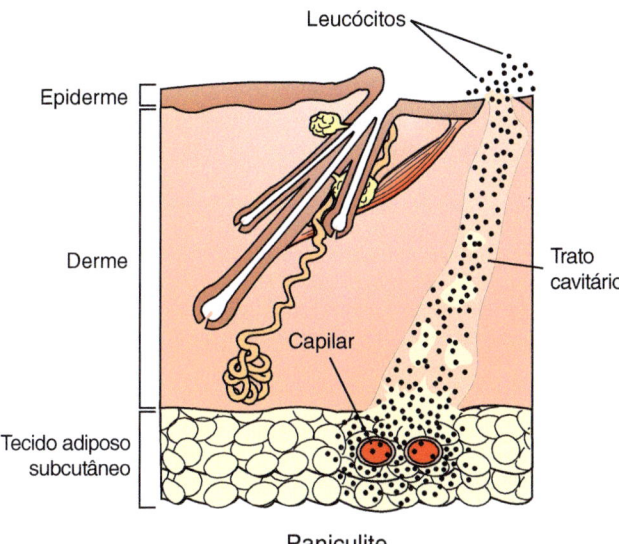

Figura 17-31 Inflamação do Panículo. Note a inflamação leucocítica (*pontos pretos*) no tecido adiposo subcutâneo (paniculite). Associada ao espalhado localmente, a inflamação pode formar um trato cavitário pela derme e epiderme para a superfície. O exsudato pode ter uma composição oleosa como resultado do conteúdo gorduroso do panpiculo, que é liberado após a lesão e forçado pela pressão física aplicada localmente na pele para a superfície da pele pelo trato cavitário (Redesenhado de Dr. A.M. Hargis, DermatoDiagnostics; e Dr. P.E. Ginn, College of Veterinary Medicine, University of Florida.)

primária é a pansteatite felina, que ocorre em gatos alimentados com dietas ricas em ácidos graxos polinsaturados e baixa quantidade de antioxidantes, como a vitamina E. A falta de vitamina E provoca oxidação dos lipídios do tecido adiposo subcutâneo (peroxidação lipídica da membrana induzida por radicais livres), incitando uma resposta inflamatória piogranulomatosa. Na paniculite secundária, o subcutâneo é afetado pela inflamação primariamente envolvendo a derme contígua; a inflamação se estende ventralmente para o subcutâneo. Por exemplo, foliculite bacteriana profunda com furunculose pode causar paniculite secundária, assim como uma ferida perfurante contaminada com agentes microbianos ou corpo estranho. Animais com paniculite apresentam nódulos clinicamente palpáveis que podem ulcerar e drenar um material oleoso ou hemorrágico (Fig. 17-31). Lesões ocorrem mais frequentemente no tronco e na região proximal dos membros, podendo ser individuais ou multifocais. Lesões individuais podem ser curadas por excisão, enquanto as múltiplas podem ser resolvidas com tratamento específico ou resultar na formação de cicatriz. Em animais, a paniculite é subdividida baseada no tipo celular e na presença ou ausência de microrganismos nas seguintes categorias básicas: predominantemente neutrofílica, predominantemente linfocítica, predominantemente granulomatosa a piogranulomatosa com agentes infecciosos, predominantemente granulomatosa a piogranulomatosa, sem agentes infecciosos e fibrosante.

Reações Patológicas de Toda a Pele

Dermatopatias raramente afetam apenas um componente da pele (p. ex. apenas epiderme ou o lúmen dos folículos pilosos). Mais frequentemente, múltiplos componentes da pele estão envolvidos no desenvolvimento da doença. Adicionalmente, as lesões se desenvolvem em diferentes estágios: algumas podem se resolver ou pode haver lesões secundárias, como a trauma autoinduzido, complicando a lesão inicial. Portanto, múltiplas amostras de biópsias coletadas de diferentes áreas da pele frequentemente são necessárias para ajudar a ilustrar a amplitude das lesões, de modo que permita um diagnóstico. Múltiplas amostras de biópsia promovem uma visão mais representativa do processo da doença do que uma simples amostra. Além disso, a avaliação de múltiplas amostras de biópsia nem sempre indica um diagnóstico específico, mas o padrão de lesão identificada frequentemente sugere uma categoria de doença e exclui outros diagnósticos diferenciais.

O acometimento de múltiplos componentes da pele pode ser demonstrado na infecção por poxvírus (Fig. 17-32). Quando o poxvírus invade a epiderme, o vírus se replica nas células do estrato espinhoso e induz edema citoplasmático (degeneração balonosa) e ruptura (degeneração reticular) de algumas células epidermais. Inclusões virais citoplasmáticas são formadas em algumas células. Os componentes celulares liberados das células epidermais lesionadas atuam como mediadores químicos da resposta inflamatória aguda e são quimiotáticos para leucócitos. Esses mediadores químicos e fatores quimiotáticos (1) aumentam o fluxo sanguíneo para o ponto de invasão viral pela dilatação de arteríola, (2) causam a marginação de leucócitos nos capilares e vênulas pós-capilares na derme, (3) aumentam a permeabilidade vascular (edema dermal) e (4) provocam a migração de leucócitos para fora dos vasos em direção aos tecidos, dando início à formação de máculas. A degeneração epidermal, edema dermal e inflamação perivascular podem progredir para lesões exsudativas. Degeneração balonosa e reticular dos queratinócitos resulta na formação de vesículas intraepidermais. Leucócitos em espaços perivasculares, sob a influência de mediadores inflamatórios da epiderme, migram através da epiderme e penetram a vesícula para formarem pústula. Alguns poxvírus também causam hiperplasia epidermal pela estimulação da síntese de DNA pela célula do hospedeiro, presumidamente por um produto do gene viral semelhante ao fator de crescimento epidermal, resultando em hiperplasia pseudocarcinomatosa. A pústula cresce e eventualmente se rompe, liberando o exsudato na superfície da pele. O exsudato seca e forma a crosta. As lesões primárias de vesículas e pústulas são frágeis e temporárias, durando apenas horas. Por isso, são de difícil identificação e coleta em amostras de biópsia. As lesões secundárias de crostas e cicatrizes são tipicamente observadas na apresentação clínica porque duram mais tempo, mas estas lesões mais velhas (estágio tardio) têm menos valor diagnóstico pela histologia. Deste modo, múltiplos componentes da pele participam do

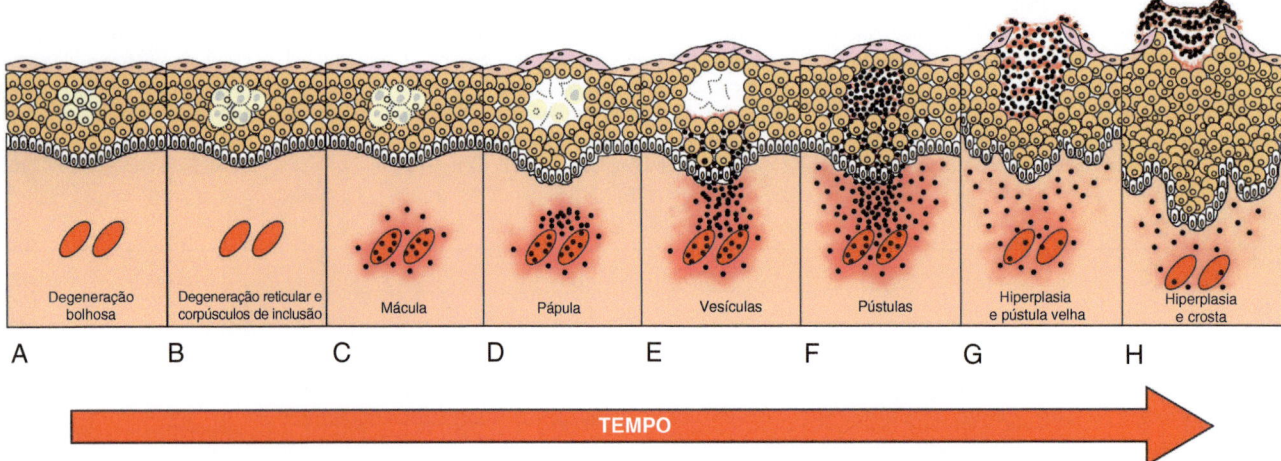

Figura 17-32 Desenvolvimento da Lesão por Poxvírus ao Longo do Tempo. A, Degeneração bolhosa dos queratinócitos. **B,** Degeneração reticular dos queratinócitos com corpúsculos de inclusão virais intracitoplasmáticos mostrados no cinza pálido. **A** e **B** são estágios subclínicos. **C,** Congestão, edema (ilustrados em cor-de-rosa escuro nas imagens **C** a **H**), marginalização e migração de leucócitos (*pontos pretos*) formam o estágio macular. **D,** Degeneração reticular epidermal continuada, hiperplasia epidermal (acantose), edema dermal e inflamação perivascular formam o estágio de pápula. **E,** O estágio de vesícula desenvolve pelas áreas coalescentes de degeneração reticular (queratinócitos com inchaço interrompido). **F,** Células inflamatórias migram e o fluido (ilustrado em cor-de-rosa escuro nas imagens **C** a **H**) estende-se dos vasos dermais para a vesícula e as células inflamatórias e acúmulo de fluido na vesícula para formar o estágio pustular. **G,** A epiderme começa a proliferar e torna-se mais acantolíticas e a pústula velha é movida em direção à superfície epidermal. **H,** Hiperplasia epidermal progride com a formação de interdigitações derme-epiderme alongadas, e a pústula velha se rompe para formar a crosta. Pústulas grandes podem ser umbilicadas ou criar uma superfície epidermal papilar mais irregular, e resultar em descamação. (Redesenhado de Dr. A.M. Hargis, DermatoDiagnostics; e Dr. P.E. Ginn, College of Veterinary Medicine, University of Florida.)

desenvolvimento das lesões e são responsáveis pelos estágios clínicos de mácula, pápula, vesícula, pústula, crosta e cicatriz.

Hipersensibilidade e Mecanismos de Reação Autoimune do Tecido Lesionado

Doenças associadas à resposta imunológica excessiva ou exagerada são classificadas como hipersensibilidade (alergia) ou autoimunes. Hipersensibilidade é uma reação leve a acentuada que ocorre em resposta a componentes estranhos normalmente inofensivos, incluído antissoro, pólen e veneno de insetos. De maneira contrária, doenças autoimunes desenvolvem-se quando anticorpos ou linfócitos T reagem contra antígenos próprios por falha nos mecanismos de autotolerância. Tipicamente, o sistema imune gera, de maneira aleatória, milhões de linfócitos que podem responder a diferentes proteínas externas e subsequentemente também remover qualquer linfócito que seja capaz de responder a um autoantígeno. A falha na remoção ou fuga de linfócitos que respondem a autoantígenos pode resultar em doenças autoimunes. Doença autoimune, nesta seção, é um termo genérico que se refere a um grupo de doenças no qual os mecanismos autoimunes parecem participar da produção da lesão. Quatro reações imunes básicas, tipos I, II, III e IV, mediam o dano tecidual nas doenças de hipersensibilidade e autoimunes (Tabela 17-5). Muitas reações cutâneas de hipersensibilidade são mediadas tanto por reações do tipo I quanto reações do tipo IV, ou por uma combinação de uma ou mais das quatro reações. Em contrapartida, muitas reações autoimunes tendem a ser mediadas por reações dos tipos II ou III, apesar de mais de um mecanismo estar envolvido. Reações de hipersensibilidade são comuns em cães, menos comuns em gatos e incomuns em animais de produção. Doenças autoimunes com manifestações cutâneas são incomuns em animais domésticos, representando 1% a 2% das dermatoses em muitas espécies. Dentre as doenças autoimune cutâneas, o pênfigo foliáceo é o mais prevalente, seguido pela incidência pelo lúpus eritematoso discoide e sistêmico. Em animais domésticos, algumas raças de cavalos, cães e gatos, parecem ser predispostos ao desenvolvimento particular de doenças autoimunes.

Reações do Tipo I

As reações do tipo I são mediadas pelas substâncias farmacologicamente ativas, pré-formadas ou recentemente sintetizadas liberadas pelos mastócitos e basófilos após reação entre antígeno exógenos e anticorpos específicos (normalmente IgE), ligados a receptores de IgE de alta afinidade na membrana dos mastócitos ou basófilos (Tabela 17-5). As substâncias pré-formadas liberadas incluem: histamina, fatores quimiotáticos para eosinófilos e neutrófilos, prostaglandinas, serina esterase e TNF-α. Substâncias sintetizadas pela estimulação de mastócitos incluem: leucotrienos, citocinas e fator de ativação plaquetária. Hipersensibilidade do tipo I pode ser sistêmica (anafilaxia), localizada na pele, ou ambas. Na pele, a reação resulta clinicamente em feridas pruriginosas, circunscritas, com bordas elevadas e eritematosas. A reação ocorre em duas fases, imediata (15 a 30 minutos) e tardia (6 a 12 horas), e geralmente é referida como reação de hipersensibilidade imediata. Os produtos eosinofílicos, proteína básica principal e proteínas catiônicas eosinofílicas são tóxicas para as células epidermais e contribuem para o dano tecidual na fase tardia da reação. A produção de IgE é controlada geneticamente e, por isso, há predisposição genética à hipersensibilidade tipo I. Reações de hipersensibilidade cutânea tipo I incluem dermatites atópicas (mais comuns), urticária, angioedema, hipersensibilidade resultante de picadas de moscas como *Culicoides* sp. e ácaros como *Sarcoptes* sp., a presença de parasitas gastrointestinais e componentes ingeridos da dieta (p. ex. proteínas, grãos, conservantes). Este tipo de reação é microscopicamente caracterizada por degranulação de mastócitos, dilatação de capilares, edema e infiltrados eosinofílicos.

Reações do Tipo II

Reações do tipo II, também chamadas de *reações citotóxicas*, dependem de anticorpos IgG ou IgM formados contra a membrana celular antigênica normal ou alterada. A reação acopla no receptor Fc e mecanismos efetores mediados pelo complemento. O dano celular ocorre pela lise mediada pelo complemento, citoxidade mediada por

Tabela 17-5 Mecanismos de Dano Tecidual na Hipersensibilidade Cutânea ou Doença Autoimune

Existem quatro tipos de reações cutâneas de hipersensibilidade (tipo I, II, III, IV) que causam dano tecidual por mecanismos imunológicos. Tipos I, II e III são mediadas por anticorpos e distinguidas pelo tipo de antígeno e classe de anticorpo envolvido. Respostas tipo I são mediadas pela ligação de IgE a receptores com alta afinidade por IgE na superfície dos mastócitos. Ligação de antígeno externo (exógeno) a IgE faz reação cruzada com esses receptores, induzindo a ativação de mastócitos. Respostas tipo II são mediadas por IgG ou IgM direcionadas a antígenos ligantes à superfície da célula ou parte da membrana celular. A reação pode se empenhar no receptor Fc e mecanismos efetores mediados pelo complemento. Respostas tipo III são mediadas por IgG ou IgM diretamente contra antígenos solúveis, e o dano tecidual é causado por resposta desencadeada por complexos imunes. Reações de hipersensibilidade tipo IV são mediadas por linfócitos T e podem ser subdivididas em três grupos. No primeiro grupo, o dano tecidual é causado por linfócitos CD4⁺ T$_H$1 direcionados a antígenos solúveis ligados a MHC II e suas citocinas relacionadas, incluindo IFN-γ, resultando em resposta inflamatória via ativação de macrófagos. Em segundo, o dano é causado pela ativação por linfócitos CD4⁺ T$_H$2 (auxiliar) direcionados a antígenos solúveis ligados a MHC II e suas IL-4 e IL-5 relacionadas, resultando em uma resposta inflamatória na qual os eosinófilos predominam. Na terceira, o dano é causado por linfócitos T citotóxicos (CD8⁺) direcionados a antígeno associado a célula ligado a MHC I.

	Tipo I	Tipo II	Tipo III	Tipo IV		
Reagente imune	IgE	IgG ou IgM	IgG ou IgM	Linfócito CD4⁺, tipo T$_H$1	Linfócito CD4⁺, tipo T$_H$2 (T auxiliar)	Linfócito citotóxico CD8⁺
Prazo	15-30 min	Minutos a horas	3-10 hs	48-72 hs	48-72 hs	48-72 hs
Antígeno	Antígeno exógeno	Antígeno é ligado na superfície da célula ou é parte da membrana celular	Antígeno solúvel ou exógeno	Antígeno solúvel ligado a MHC II – injetado na pele	Antígeno solúvel ligado a MHC II	Antígeno associado a célula ligado a MHC I
(Exemplos)	(Pólen, molduras, antígenos da saliva de insetos)	(Proteínas dermissomicas ou hemidesmossomais)	(DNA), histonas, ribossomos (*Streptococcus equi*)	(Tuberculina)	(Dermatite atópica: ácaros, pólens)	(Antígenos de contato ou autoantígenos)
Mecanismo efetor	Ativação de mastócitos	Células FcR⁺ (macrófagos, células NK) complemento	Células complemento FcR⁺	Ativação de macrófagos	Ativação de eosinófilos	Citotoxicidade
Exemplos de hipersensibilidade	Dermatite atópica, urticária, anafilaxia	Pênfigo, penfigóide	Lúpus eritematoso sistêmico Púrpura na infecção por *S. equi*	Diagnóstico de infecções por *Mycobacteria* spp. e infecções fúngicas sistêmicas	Dermatite atópica	Hipersensibilidade por contato, doença receptor *versus* hospedeiro

FcR, Fragmento cristalizado de receptor de proteína; *IFN-γ*, interferon-γ; *Ig*, imunoglobulina; *IL*, interleucina; *MHC*, complexo de maior histocompatibilidade; *NK*, *natural killer*.
Modificado de Janeway CA, Travers P, Walport M, et al: *Immunobiology: the imune system in health and disease*, ed 5, New York, 2001, Garland Publishing.

célula dependente de anticorpo, ou disfunção celular direcionada ao anticorpo (Tabela 17-5). Os dois primeiros mecanismos são mais comuns nas reações tipo II afetando a pele. Exemplos incluem a deposição de autoanticorpos à desmogleína 1, desmocolina 1 ou desmogleína 3 que são proteínas transmembrana encontradas nos desmossomos. Elas promovem conexões físicas entre os queratinocitos e estão presentes no pênfigo (incomum) e anticorpos contra antígeno 2 do penfigoide bolhoso (também chamado colágeno XVII), uma molécula transmembrana hemidesmossômica de 180-kD, e no pênfigo bolhoso (raro). As lesões variam com a localização do antígeno alvo. No pênfigo foliáceo, o dano desmossomal resulta na formação de vesículas epidermais superficiais que rapidamente se tornam pústulas ou crostas, enquanto que no pênfigo bolhoso, o dano hemidesmossomal profundo provoca a formação de vesículas subepidermais que rapidamente se tornam úlceras.

Reações do Tipo III

Reações do tipo III são mediadas por complexos imunes solúveis, principalmente da classe IgG formados na circulação ou nos tecidos. O antígeno pode ser exógeno (p. ex. bacteriano) ou endógeno (específico do organismo como no lúpus eritematoso sistêmico) os complexos imunes são frequentemente depositados na parede dos vasos e resultam na fixação do complemento e na geração de citocinas e fatores leucotáticos, provocando vasculite (Tabela 17-5). O dano tecidual resulta da liberação de enzimas lisossômicas dos neutrófilos, ativação do sistema complemento e de coagulação, agregação plaquetária e radicais livres de oxigênio. Acredita-se que a vasculite por imunocomplexos seja responsável pela púrpura observada nas infecções de equinos com *Streptococcus equi* e por algumas das lesões do lúpus eritematoso sistêmico. Lesões clínicas associadas a danos vasculares por imunocomplexos incluem: hemorragias e edema com exsudação serosa. Em casos graves, o dano vascular resulta em necrose isquêmica e ulceração da pele. Lesões microscópicas consistem de paredes vasculares rompidas por neutrófilos (vasculite neutrofílica), edema perivascular, hemorragia e exsudação de fibrina.

Reações do Tipo IV (Reações Mediadas por Linfócitos T)

As reações do tipo IV são mediadas por linfócitos T efetores antígenos-específicos. Esses incluem os linfócitos CD4+ sensibilizados (T$_H$1 ou T$_H$2) ou linfócitos CD8+ (linfócitos T citotóxicos) (Tabela 17-5). A reação mediada por linfócitos CD4+ T$_H$1 sensibilizados desenvolve-se após contato com um antígeno específico persistente ou não degradável (como a tuberculina), causando a liberação de citocinas e recrutamento de outros linfócitos e macrófagos. A reação depende amplamente do INF-γ ou outras citocinas, incluindo IL-2. O INF-γ ativa macrófagos que agem para eliminar o antígeno-alvo. Em reações mediada por linfócitos CD4+ T$_H$2 (linfócitos T auxiliar), o contato com antígeno solúvel ligado ao complexo de histocompatibilidade principal classe II (MHC II) resulta em resposta inflamatória com predomínio de eosinófilos. Acredita-se que este tipo de reação participe na patogenia da dermatite atópica. Na reação citotóxica, linfócitos T CD8+ matam as células-alvo do hospedeiro diretamente. Este é o mecanismo de dano na dermatite alérgica de contato associada a antígenos como na hera venenosa. Também pode participar na doença do enxerto. Reações do tipo IV levam muitas horas para se desenvolver e são iniciadas pela ligação de antígenos a moléculas de histocompatibilidade principal da célula do hospedeiro. Reações do tipo IV mediadas por linfócitos T CD4+ T$_H$1 são utilizadas no diagnóstico de doenças como tuberculose, histoplasmose e coccidioidomicoses. A reação da pele tipicamente se desenvolve 24 a 48 horas após a exposição a um antígeno específico e consiste de acúmulos de perivasculares de células mononucleares e edema dermal.

Reações Combinadas

A categorização estrita das reações de hipersensibilidade é uma simplificação. Categorias e lesões podem se sobrepor e existem diferenças entre as espécies. Hipersensibilidade a pulgas, carrapatos, *Staphylococcus* sp., hormônios e drogas são mediadas por uma combinação das reações dos tipos I, II, III e IV. Por isso, a avaliação histopatológica pode promover a categorização geral do padrão de reação inflamatória e excluir outros processo patológicos de doenças, mas pode não levar ao diagnóstico de um tipo específico de hipersensibilidade presente.

Alterações de Envelhecimento

Existem duas causas básicas ou dois tipo de envelhecimento cutâneo. A primeira é chamada intrínseca (ou natural) e é controlada pelo genoma do animal e por genes específicos (vida útil do telômeros [Capítulo 1]). Distúrbios genéticos em seres humanos incluindo progeria (mutação no gene LMNA) e síndrome da pele enrugada (mutações no gene PYCR1) que aceleram o processo de envelhecimento estão incluídos nesta categoria. O segundo tipo de envelhecimento é chamado extrínseco e é causado por fatores externos como a exposição crônica ao sol (luz UV), trauma mecânico, dieta e outros bem menos entendidos.

Os efeitos do envelhecimento na pele são manifestados pela perda de estrutura normal e função, tal como a perda dos sistemas de barreira, de colágeno e elastina, lipídios, de secreções das glândulas sebáceas e sudoríparas, da microvascularização cutânea, da capacidade reparativa e regenerativa (cicatrização de feridas) e da função nervosa sensorial. Essas perdas ocorrem junto com o afinamento da pele, redução da elasticidade e resiliência, afinamento e embranquecimento do pelo e aumento da prevalência de transformações neoplásica.

O envelhecimento cronológico da pele em animais domésticos ainda não foi investigado seriamente mas parece ser semelhante a alguns aspectos do envelhecimento relatados em seres humanos e em experimentos em animais de laboratório. Alterações do envelhecimento talvez sejam mais óbvias nas espécies de animais domésticos que compartilham uma relação muito próxima com os seres humanos, vivendo suas vidas e envelhecendo ao lado deles. Doenças decorrentes do envelhecimento de animais domésticos são discutidas mais tarde e ilustradas no Quadro 17-3. As alterações clinicamente mais óbvias do envelhecimento da pele de animais domésticos incluem transformações neoplásicas e afinamento e embranquecimento do pelo. Com poucas exceções, a maioria dos tumores cutâneos benignos ou malignos desenvolve-se em animais adultos a idosos. Em seres humanos, muitas alterações relacionadas com a idade na pele, incluindo o desenvolvimento de neoplasias específicas, surgem por mecanismos extrínsecos de exposição ambiental crônica à luz UV do sol. Apesar do mesmo ser verdade em pele escassamente pigmentada e pilosa de animais domésticos, como a pele ao redor dos olhos, nariz, lábios, genitais ou no abdome ventral, a exposição crônica ao sol é um problema muito menor para muitos animais domésticos devido a proteção usual da pelagem. Para mais discussão, ver a seção de dermatite solar (actínica), queratose e neoplasia.

A evidente visibilidade da pelagem e regeneração natural dos folículos pilosos podem explicar porque o afinamento e embranquecimento dos pelos, comum a muitas espécies, é um achado notável no envelhecimento. Afinamento e embranquecimento do pelo com a idade têm sido estudados mais extensivamente em seres humanos e modelos de ratos. Apesar de ocorrerem alterações similares na pelagem de animais domésticos idosos, pouco tem sido investigado ou publicado sobre estas alterações, em parte, talvez, devido à irrelevância destas alterações em animais quando comparados aos seres humanos, ou porque a maioria dos animais domésticos não parece ser bons modelos para a condição humana em função das diferenças no tipo de folículo piloso (compostos *versus* simples), a duração do ciclo piloso

Quadro 17-3	Alterações do Envelhecimento da Pele de Animais Domésticos

ANIMAIS DOMÉSTICOS EM GERAL
Aumento da incidência de neoplasia e dermatose solar

EQUINOS
Mudanças Macroscópicas
Embranquecimento do pelo na face ao redor dos olhos e algumas vezes outras localizações anatômicas

Embranquecimento da pelagem relacionado com a raça genética e a formação de melanoma

Pelagem seca e opaca

Perda de massa muscular dorsal, resultando em "balanço para trás"

Diminuição dos sulcos acima dos olhos

Pelagem excessivamente longa, encaracolada ou falha em cobertura; relacionado com tumor da glândula hipófise da pars intermédia, como visto em cavalos velhos

Estrato externo ausente ou reduzido da parede do casco

CÃES
Mudanças Macroscópicas
Embranquecimento dos pelos da face ao redor das bochechas e olhos, algumas vezes também de outras localizações anatômicas

Pelagem opaca e seca, algumas vezes fina

Alopecia e formação de calo em pontos de pressão

Hiperplasia da glândula sebácea nodular

Hiperqueratose nasodigital

Unhas fracas e malformadas

Mudanças Histopatológicas
Hiperqueratose da epiderme e folículos pilosos

Atrofia da epiderme

Aumento do número de folículos em telógene e quenógene

Mineralização da membrana basal do folículo piloso

Diminuição da celularidade junto com a degeneração de feixes elásticos

Glândulas apócrinas císticas (cistomatose apócrina) podem ser uma alteração degenerativa senil

GATOS
Mudanças Macroscópicas
Unhas grossas, frágeis e algumas vezes com sobre crescimento

Pelo fosco, odor da pele e inflamação (limpeza menos frequente ou menos efetiva)

Pele fina e menos elástica, mais propensa a infecção e com diminuição da circulação sanguínea

Alteração Histopatológica
Hiperqueratose folicular e epidermal variável

Folículos atróficos (ocasionais)

Fibras colágenas fragmentadas, granular (ocasional)

Glândulas sebáceas atrofiadas e vacuolizadas (ocasional)

Músculo eretor do pelo pode parecer fragmentado e mais vacuolizado e eosinofílico que o normal (ocasional)

Glândulas ceruminosas císticas (cistomatose ceruminosa) podem ser uma alteração senil em alguns gatos

ou até aproximadamente os 40 anos. Após isso, existe uma redução gradual na produção do pigmento melanina em cada folículo piloso, resultando em crescimento das hastes pilosas grisalhas e brancas, sugerindo uma exaustão do potencial da produção de pigmento relacionada com genética e envelhecimento de cada folículo piloso. Este processo biológico parece estar associado à perda de melanócitos no bulbo piloso e das células-tronco de melanócitos na região do ístmo da BRE. Estresse oxidativo endógeno que se desenvolve da hidroxilação da tirosina e a oxidação de diidroxifenilalanina (DOPA) para formar a melanina podem contribuir na redução de pigmento, provocando envelhecimento prematuro seletivo e apoptose de melanócitos. Adicionalmente, estudos usando folículos capilares de humanos idosos e ratos trangênicos têm demonstrado a perda da manutenção de células-tronco melanocíticas, a qual pode envolver a diferenciação prematura de células-tronco ou a ativação do programa de senescência. Se as células-tronco se diferenciam prematuramente, elas perdem a habilidade de manter suas capacidades de células-tronco. Outros fatores que danificam as células-tronco dos melanócitos incluem: redução ou ineficiência do sistema antioxidativo e estresse oxidativo por fontes exógenas como inflamação, luz UV, estresse psicoemocional e outros. A radiação ionizante utilizada experimentalmente em camundongos também tem mostrado causar danos irreparáveis no DNA, o que elimina completamente a renovação das células-tronco de melanócitos. Lesão oxidativa, principalmente o alto grau de estresse oxidativo endógeno da produção do pigmento melanina, pode ser os fator mais importante em seres humanos, que possuem um ciclo capilar baseado na fase anágena com uma longa fase de crescimento, resultando na produção de hastes pilosas frequentemente longas e fortemente pigmentadas. Em contraste, muitos animais domésticos têm um ciclo piloso baseado na fase telógena e, por isso, possuem pelos mais curtos, o que teoricamente resulta em menos dano oxidativo para a produção de melanina da unidade folicular. Também pode explicar porque a formação de pelos grisalhos é menos extenso e generalizado em animais idosos. Alternativamente, animais podem ter sistemas antioxidantes mais eficientes ou melhorados ou ser menos susceptíveis às varias causas de dano aos melanócitos ou às células-tronco melanocíticas. Por exemplo, em cavalos e cães, as duas espécies domésticas nas quais o embranquecimento das pelagem relacionado com a idade é relatado, ele ocorre predominantemente na face ao redor focinho e olhos, apesar de pelos grisalhos dispersos também aparecerem em outras área anatômicas do corpo. Um componente genético parece ter um papel no embranquecimento do pelo em cães, pois certas raças (como cães das raças pastor alemão, setter irlandês, labrador retriever e golden retriever) parecem ser mais predispostos ao desenvolvimento de pelos grisalhos no focinho e no queixo em idade relativamente mais jovem.

Os mecanismos envolvidos na perda de pelo em animais idosos não é claramente conhecido, mas parece envolver a progressão para um ciclo piloso baseado na fase telógena em adição à perda de pelo senescente. Ela pode estar relacionada com a redução das células-tronco epiteliais do folículo piloso associada a redução da renovação, diferenciação prematura, apoptose ou senescência celular. A perda de cabelos relacionadas com a idade em seres humanos parece resultar de um ciclo capilar defeituoso que causa um encurtamento do estágio anágeno (ou de crescimento), aumento da razão de folículos telógenos para folículos anágenos e persistência dos folículos telógenos. Estudos em camundongos também têm demonstrado que a duração do estágio telógeno aumenta a cada ciclo piloso e que o ciclo completo desacelera consideravelmente com o envelhecimento. Semelhantemente, considera-se, de forma geral, que o ciclo piloso em muitos animais torna-se mais telogênico com a idade. De modo interessante, alterações semelhantes às descritas em seres humanos e em camundongos têm sido observadas em alguns cães idosos com ciclo piloso baseado na fase anágena, como os poodles. Histologicamente, essas alterações

(telógeno *versus* anágeno) e forte influência sazonal e nutricional no ciclo piloso e na pelagem dos animais.

O mecanismo de embranquecimento do pelo não é totalmente conhecido. Talvez a sequência temporal mais relevante e estudada do embranquecimento do pelo ocorra em seres humanos. A regeneração perfeita de uma unidade pilosa folicular pigmentada intacta, que é formada por melanócitos produtores de pigmentos ancorados na membrana basal sobre a papila dermal e queratinócitos produtores da haste pilosa no bulbo do pelo, ocorre durante os 10 primeiros ciclos pilosos

incluem um aumento gradual no número de folículos pilosos em estágio telógeno com o envelhecimento e a pelagem de alguns destes poodles idosos se torna menos densa ao longo do tempo. Entretanto, por muitos cães e outros mamíferos terem um ciclo piloso baseado na fase telógena e devido à existência de influências sazonais associadas ao ciclo, é difícil avaliar clinicamente ou histologicamente uma prolongação insidiosa do estágio telógeno do ciclo em muitas espécies domésticas. De qualquer forma, a prolongação da fase telógena com o envelhecimento poderia resultar, teoricamente, na presença de hastes pilosas mais velhas e desgastadas, similar ao que é observado em algumas doenças do ciclo piloso (como as alopecias endócrinas). De fato, cavalos e cães idosos tendem a ter pelos opacos e pelagem seca, que poderia estar associado à prolongação do estágio telógeno. Apesar da pelagem baseada em telógeno ser de menor qualidade, os folículos telógenos com haste pilosa retida podem ser mais benéficos para o animal idoso, porque acredita-se que seja um estágio piloso energeticamente mais eficiente (não requer produção de proteína para formar a haste pilosa), e o bulbo telógeno inativo que perdeu sua atividade mitótica também pode reduzir o risco de transformação neoplásica.

Portas de Entrada/Vias de Disseminação

A pele normal intacta tem muitas defesas naturais e barreiras que promovem a sua impermeabilidade a muitos organismos e protegem o corpo de uma variedade de insultos que incluem: pressão, fricção, trauma mecânico leve, temperaturas extremas, exposição à luz UV e absorção química (ver Mecanismos de Defesa/Sistemas de Barreira).

Para iniciar a doença, muitos agentes infecciosos precisam primeiro entrar no corpo por rotas denominadas *portas de entrada* (Fig. 17-33). A pele se torna uma porta eficiente de entrada para microrganismos apenas quando a barreira é primeiramente lesionada por trauma, umidade excessiva, calor ou frio; ou alteração na microbiota normal do tegumento. Entretanto, alguns poucos patógenos, como o ancilóstoma e a larva *Cuterebra*, são capazes de penetrar a pele intacta. Alguns organismos também podem usar mais do que uma porta. Por exemplo, a larva *Cuterebra* consegue entrar no corpo por meio de ingestão durante a higiene pelo hospedeiro. Ela também pode migrar pela pele para aberturas corporais, como narinas, onde ela consegue penetrar mais facilmente em uma barreira menos defensiva, a mucosa. Dermatófitos são capazes de colonizar estruturas cornificadas não viáveis como o pelo, unha e estrato córneo e causam doenças sem nunca entrar no tecido vivo. Doença clínica (ou dermatofitose) resulta da reação do hospedeiro ao organismo e ao seus subprodutos. Numerosos microrganismos (p. ex. *Staphylococcus pseudointermedius*, *Streptococcus* sp., *Corynebacterium pseudotuberculosis*, *Pasteurella* sp., *Proteus* sp., *Pseudomonas* sp. e *Escherichia coli*) também entram no corpo por poros naturais, como folículos pilosos ou glândulas com ductos que atravessam a epiderme, ou pela rota parenteral, que inclui todos os tipos de perda de continuidade da pele incluindo injeções, picadas de insetos e outros tipos de feridas. Organismos que são capazes de habitar folículos pilosos, como os ácaros ou bactérias, entram em contato com o corpo quando a parede do folículo é rompida, resultando em liberação de conteúdo folicular na derme. Semelhantemente, ruptura de glândulas ou ductos podem permitir a entrada de alguns destes microrganismos. Uma vez na derme, os agentes infecciosos podem estimular uma resposta imune robusta do hospedeiro ou possivelmente a propagação para outras áreas do corpo pela entrada na corrente sanguínea ou em linfonodos regionais e distantes via corrente linfática.

A pele intacta com sua barreira à prova d'água promove alguma proteção contra ácidos fracos, substâncias alcalinas e componentes solúveis em água, mas certos componentes solúveis em lipídios podem ser absorvidos diretamente pela pele intacta, como alguns gases artifi-

cialmente criados e desenvolvidos para guerra química. Radiação UV (RUV) pode lesionar a pele por exposição direta se as defesas naturais do corpo, como a pelagem e pigmentos melanina, não estiverem presentes ou forem inadequados. As lesões de dermatite solar (actínica) (ver Distúrbios de Lesão Física, por Radiação ou Química; Dermatose (Actínica), Queratose, e Neoplasia Solar/Actínica) tipificam os efeitos da exposição crônica à RUV. Adicionalmente à dermatite solar, os carcinomas de células escamosas, hemangiomas e hemangiossarcomas possuem uma tendência aumentada de desenvolvimento na pele cronicamente lesionada por RUV. Neoplasias cutâneas também têm sido relatadas em cabras Angorá expostas à RUV. Cães da raça dobermann pinscher com albinismo oculocutâneo autossômico recessivo também desenvolvem melanomas na pele, lábios, pálpebras e íris. No entanto, os melanomas se desenvolvem nos locais expostos e não expostos ao sol e, por isso, o papel da luz UV na indução de tumores nestes cães ainda não está elucidado.

Os capilares dermais podem ser porta de entrada da pele pela via hematógena. A embolização de agentes infecciosos como bactérias (*E. rhusiopathiae* [erisipelose ou ruiva]) ou fungos (infecção sistêmica por *Blastomyces dermatitidis*) podem danificar a pele durante a disseminação hematógena. Células tumorais (hemangiossarcoma) também podem embolizar para a pele e induzir metástase tumoral focal ou possível infarto cutâneo. A rota hematógena para a pele também é um dos sistemas mais comuns de distribuição de medicamentos (reação cutânea adversa à administração de sulfonamida e trimetoprim; dermatite por fotossensibilização dermal que pode ocorrer por ingestão de fenotiazina) e de toxinas (ergotismo gangrenoso causado por micotoxina da *Claviceps purpurea*).

Raramente, um agente infeccioso que é neurotrópico pode migrar de uma gânglio ao longo de nervos sensoriais via fluxo axonal para a pele e causar dermatite. Um exemplo é a reativação da infecção por herpesvírus felino 1 (FHV-1) que resulta na dermatite herpesviral felina. A pele também pode ser infectada secundariamente, traumatizada ou lesionada por extensão de processos patológicos afetando tecidos adjacentes ou estruturas de suporte, como osso, músculo, linfonodos ou glândulas (carcinoma de glândula mamária localmente invasivo, resultando em ulceração cutânea).

Mecanismos de Defesa/Sistemas de Barreira

A pele é um órgão complexo composto por muitos componentes integrados, desenhados estrutural e funcionalmente para a proteção do hospedeiro. As defesas do hospedeiro contra lesões consistem principalmente de três tipos de mecanismos: (1) defesa física (2) defesa imunológica e (3) mecanismos de reparo. A defesa mais crítica é a barreira derivada das camadas mais superficiais da pele, que incluem o estrato córneo, epiderme, membrana basal e derme superficial. Sem essas camadas externas da pele, o animal não pode sobreviver (considere, por exemplo, os efeitos deletérios de uma queimadura extensa e da doença imunomediada ulcerativa, como o pênfigo vulgar). Uma das células mais importantes da pele é o queratinócito que sofre diferenciação terminal para formar o estrato córneo, a barreira mais externa da pele. Os queratinócitos produzem filamentos de queratina, desmossomos e hemidesmossomos, promovendo a integridade estrutural ao citoplasma e uma relação interconectante que ancora um queratinócito ao outro e à membrana basal. Queratinócitos produzem citocinas (incluindo IL-1, IL-6, IL-8, IL-3, TNF-α, fatores de estimulação de colônias) e fatores de crescimento (incluindo fatores-α de crescimento transformador [TGF-α], TGF-β, fator de crescimento derivado de plaquetas [PDGF], FGF), participando, portanto, da imunidade inativa e adaptativa, e na comunicação entre as duas. Queratinócitos também dissolvem desmossomos e hemidesmossomos para formar filamentos de actina. Dessa forma, podem migrar para cobrir feridas cutâneas e se proliferar para regenerar a pele. Portanto,

EPIDERME (e)

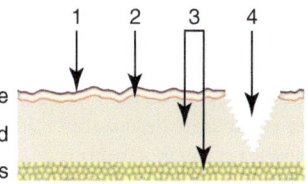

1. Contato direto com calor, frio, substâncias irritantes, cáusticas e agentes microbianos

2. Absorção dentro ou através do estrato córneo e epiderme, incluindo radiação ultravioleta B

3. Penetração da ultravioleta A, substâncias solúveis em lipídios ou penetração da radiação mais profunda profundamente

4. Trauma penetrante, incluindo injeção do exterior

ANEXO

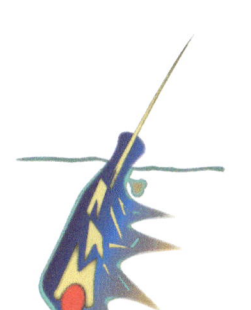

Penetração por aberturas foliculares

Ruptura de folículos, glândulas ou outras estruturas (saco anal)

DERME (d) **E SUBCUTÂNEO** (s)
Vasos (hematógena)
Drogas ou toxinas

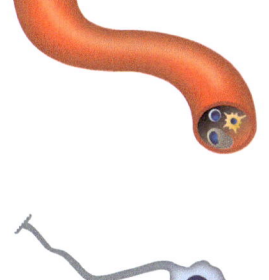

Localização nas camas capilares

Embolismo

Tráfego de leucócitos

Nervos

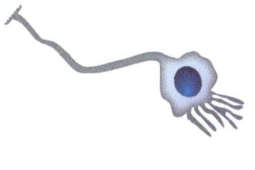

Migração do gânglio ao longo de nervos sensoriais via fluxo axonal a células epiteliais

ESTRUTURAS DE SUPORTE

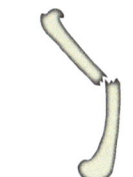

Trauma penetrante de fratura óssea

Extensão de um tumor ou injeção do linfonodo adjacente, glândula, focinho ou osso

Figura 17-33 Portas de Entrada para a Pele. As portas de entrada incluem epiderme, anexos, derme e subcutâneo, nervos e estruturas de suporte como osso. (Cortesia de Dr. A.M. Hargis, DermatoDiagnostics; Dr. S. Myers, Prairie Diagnostic Services; e Dr. J.F. Zachary, College of Veterinary Medicine, University of Illinois.)

os queratinócitos não só orquestram as atividades da pele, mas também servem como muitos membros da orquestra.

Mecanismos de Defesa Física

Sistemas de Barreiras

Barreiras da pele contra lesões físicas estão listadas no Quadro 17-4. A pelagem, particularmente a densa e longa de alguns cães e gatos, serve como barreira física para temperaturas extremas, RUV e pequenos traumas. Pelos do rabo de cavalos também podem ser usados para golpear insetos e reduzir as lesões relacionadas com as picadas. A pelagem também se impermeabiliza como resultado de lipídios providos pela secreção das glândulas sebáceas. Vibrissas, ou pelos táteis, e neurônios sensoriais promovem a consciência do ambiente físico, permitindo que o animal tenha reações apropriadas para sobrevivência, como as respostas de reflexo ao calor e a outros estímulos nocivos. As garras, especialmente nos gatos, servem como barreira efetiva contra predadores pela promoção de tração para escalada e como armas a serem usadas contra agressores. Cascos e garras também podem funcionar como "escudos" que cobrem e protegem ossos adjacentes de traumas ou fraturas. Cascos, sola e coxins também permitem a locomoção sobre superfícies que são ásperas, desiguais, quentes ou frias. O plano nasal de cães tem um estrato córneo espesso que promove proteção adicional contra pequenos traumas.

O estrato córneo é um componente extremamente importante da barreira, promovendo proteção do exterior e prevenindo a perda de água do interior. O estrato córneo é amplamente composto por queratinas, uma família de proteínas chamada *filamentos intermediários*. As queratinas são as principais proteínas estruturais da pele, pelo e unhas. O estrato córneo é considerado como "os blocos e a argamassa" da barreira. Os blocos são as células cornificadas achatadas (corneócitos) com seus envelopes celulares resistentes e microfibrilas de queratinas, e a argamassa consiste dos lipídios intercorneócitos.

Os blocos são formados no nível do estrato granuloso quando os queratinócitos são transformados em corneócitos achatados. A transformação ocorre quando (1) o núcleo é digerido, (2) os filamentos intermediários de queratina agregam em microfilamentos orientados paralelamente à superfície da pele, (3) os lipídios são liberados no espaço intercelular e (4) a membrana celular é convertida em um envelope celular resistente de proteínas com ligação cruzada com lipídios ligados a sua superfície. A filagrina (que é um acrônimo para proteína agregadora de filamentos) dos grânulos querato-hialinos no estrato granuloso tem um papel significativo na formação dos blocos pela participação na agregação de filamentos queratinizados em feixes justos. Os filamentos intermediários de queratina e filagrina compõem 80% a 90% da massa proteica da epiderme. Posteriormente, a filagrina é digerida por enzimas proteolíticas para produzir componentes de aminoácidos que formam o "fator natural de hidratação" do estrato córneo, que serve para ajudar na manutenção da hidratação, flexibilidade e descamação ordenada que preserva a barreira epidermal.

Concorrentemente com a agregação dos filamentos de queratina, o envelope cornificado resistente é transformado para membrana celular fosfolipídica permeável à água dos queratinócitos quando as enzimas ligadas da membrana (p. ex. transglutaminases) são cruzadas dos grânulos querato-hialinos (p. ex. loricrina) e citoplasma (p. ex. involucrina) em ligações isopeptídicas. Outras proteínas (incluindo trico-hialina e pequenas proteínas ricas em prolina) são similarmente cruzadas e, com o tempo, toda a membrana celular passa a ser constituída de proteínas cruzadas. As proteínas do envelope cornificado compõem 7% a 10% da massa proteica da epiderme. Os corneócitos são ligados por desmossomos modificados daqueles queratinócitos ligados na camada inferior da epiderme através da adição de uma proteína chamada corneodesmosina. Esses desmossomos do estrato córneo são denominados *corneodesmossomos*.

A argamassa é formada quando lipídios dos corpos lamelares no estrato granuloso são liberados no espaço intercelular. Esses lipídios interconeócitos (glicosilceramidas, colesterol, ésteres de colesterol e ácidos graxos de cadeia longa) são hidrofóbicos e previnem a perda de água transepidermal. Corpos lamelares têm outras funções importantes: (1) provem enzimas que geram ceramidas e ácidos graxos livres que são incorporados na membrana lipídica; (2) promovem proteases e antiproteases que regulam a digestão dos corneodesmossomos e a liberação de células cornificadas para o exterior; e (3) secretam peptídeos antimicrobianos, incluindo defensinas, no compartimento intercelular do estrato córneo. O componente lipídico do estrato córneo circunda o componente proteico para o ele é covalentemente ligado e promove a adesão das células cornificadas (blocos) aos lipídios intercelulares (argamassa). Camadas de corneócitos e seus envelopes (bloco) e lipídios intercelulares (argamassa) formam uma barreira de proteção resistente e resiliente. Os queratinócitos e lipídios derivados do sebo ajudam a formar a camada córnea repelente à àgua.

Outras funções da barreira da pele incluem: defesa contra lesão antioxidante, provida pela vitamina E da secreção de glândulas sebáceas, e proteção contra luz UV, promovida pelo pelagem e também pelo pigmento melanina nos queratinócitos. A capa de pigmento melanina sobre o núcleo dispersa e absorve os raio UV e protege contra a lesão do DNA. A zona da membrana basal serve como uma barreira inicial para a invasão da derme por células epidermais neoplásicas. O panículo serve como isolamento contra temperaturas extremas e a secreção de glândulas apócrinas (sudorese) em bovinos e equinos promove defesa contra calor excessivo.

Resistência a Forças Mecânicas

Características anatômicas da pele que promovem resistência contra lesões físicas estão listadas no Quadro 17-4. Os folículos pilosos ajudam a ancorar a epiderme à derme, como fazem as interdigitações dermoepidermais; estas interdigitações são mais numerosas no plano nasal e coxins, onde os folículos pilosos são ausentes e a resistência a forças de cisalhamento é necessária. A defesa do hospedeiro contra lesão mecânica também é promovida pelos filamentos de queratina bem-empacotados dos corneócitos, a resiliência do envelope cornificado, a adesão do envelope cornificado e os lipídios intercelulares e os corneodesmossomos. Além disso, os queratinócitos contêm filamentos de queratina e formam junções desmossômicas com células adjacentes (Fig. 17-4). Os filamentos de queratina têm papel estrutural (citoesqueleto) nas células, e os desmossomos promovem adesão das células epidermais e resistência ao estresse mecânico. A membrana basal ancora a epiderme na derme via hemidesmossomos, promovendo integridade estrutural contra trauma. O colágeno dermal e o tecido elástico promove resiliência e tensão para a pele e suporte para os vasos, nervos e anexos. O panículo protege contra traumas superficiais pela promoção de alguma absorção do choque (p. ex. coxins), pela facilitação do movimento e a ancoragem da derme à fáscia. Os diferentes componentes da epiderme, derme, anexos e panículo promovem flexibilidade e uma forte estrutura interconectante para proteger o hospedeiro contra lesão mecânica.

Mecanismos de Defesa Imunológica

Exemplos de Doenças pela Perda de Função das Barreiras

Dermatite atópica serve como exemplo de uma doença comum associada ao comprometimento da função da barreira epidermal e imunidade. É uma doença de pele multifatorial, crônica e recidivante, geralmente muito pruriginosa, que afeta seres humanos, cavalos, cães e gatos. Ela pode causar grave desconforto, incluindo perda de sono por coceira e é associada a infecções secundárias de pele. Apesar da etiopatogenia da dermatite atópica ter sido estudada mais extensivamente em seres humanos, muitas semelhanças com a doença humana têm sido identificadas em cães atópicos. Avanço no conhecimento da dermatite atópica canina ocorreram por meio do recente desenvolvimento e validação de modelos animais para a doença; esses modelos têm permitido estudos investigativos mais profundos em cães e comparações mais precisas entre seres humanos e cães. Dermatite atópica é um problema comum em cães. A prevalência varia de acordo com cada estudo, mas é estimado que afete mais de 27% da população canina nos Estados Unidos (Fig. 17-34). É também uma doença comum em seres humanos, afetando 10% a 20% das crianças. Semelhanças da doença em seres humanos e cães incluem: início em idade jovem; herança genética; distribuição da lesão clínica; lesões histopatológicas, incluindo infiltração por células dendríticas IgE$^+$ CD1c$^+$; pele seca com aumento da perda de água transepidermal; diminuição das ceramidas do estrato córneo (lipídios); diminuição da filagrina epidermal (em alguns tipos de cães); colonização aumentada de estafilococos na superfície; teste dermal positivo para atopia; aumento da resposta específica IgE mais comumente direcionada contra alérgenos ambientais; na doença aguda, com resposta imune dominante T$_H$2; e na doença crônica, com interrupção da resposta imune de T$_H$2 a T$_H$1. A principal diferença da doença é que crianças com dermatite atópica geralmente desenvolvem asma e rinite alérgica, enquanto cães afetados com dermatite atópica, não; a razão para esta diferença é desconhecida atualmente.

Dermatite atópica em humanos é uma doença genética heterogênica multifatorial e surge em associação a fatores ambientais. Defeitos em três grupos de genes importantes na função de barreira epidermal na epiderme de seres humanos atópicos têm sugerido que, em muitos casos, as alterações na barreira epidermal contribuem para o desenvolvimento de dermatite atópica e podem representar o evento primário. O tipo e o grau de defeito genético, junto com a interação com fatores ambientais, parecem influenciar a gravidade ou probabilidade de desenvolvimento da doença. Um defeito na barreira epidermal facilita a penetração de alérgenos pela pele, bem como a interação dos alérgenos com as células locais apresentadoras de antígenos locais e imunes efetoras. Alterações nos genes codificadores de proteínas estruturais (especialmente filagrina), proteases epidermais e inibidores de protease têm sido identificados em seres humos com dermatite atópica. Esses defeitos servem para: reduzir a hidratação do estrato córneo e aumentar a perda de água transepidermal, aumentar a clivagem de junções corneodesmossomais, diminuir a secreção do corpo lamelar e, portanto, de lipídios do estrato córneo, aumentar o pH e reduzir as propriedades antimicrobianas do estrato córneo. Essas alterações da barreira favorecem a proliferação de bactérias patogênicas e não patogênicas e a entrada de substâncias alergênicas pela barreira. Os alérgenos são fagocitados por células dendríticas que apresentam o alérgeno aos linfócitos T$_H$ e recrutam outros linfócitos T CD4$^+$ para o local. As células dendríticas ativadas e citocinas produzidas pelos linfócitos T CD4$^+$ (particularmente IL-4) induzem a mudança da resposta de T$_H$1 para T$_H$2 (em lesões iniciais), a liberação de citocinas pró-inflamatórias e a produção de IgE, que ativam os mastócitos na presença do alérgeno. Na dermatite atópica há uma interação complexa entre o sistema imune e o sistema nervoso que pode promover a sensação de coceira. Por exemplo, pelo menos uma citocina pró-inflamatória T$_H$2 se liga a receptores nos neurônios para estimular a coceira; então, ela contribui significativamente com o prurido, uma marca da dermatite atópica. Outros mediadores inflamatórios, como

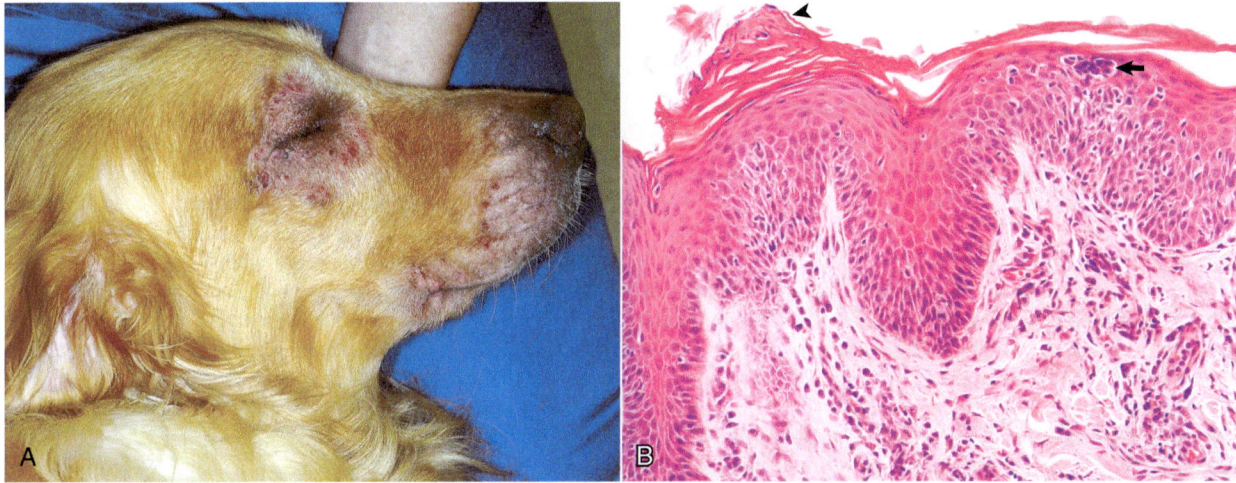

Figura 17-34 Dermatite Atópica, Pele, Cão. A, Este golden retriever tem eritema, alopecia e erosão afetando a pele ao redor dos olhos e focinho. A lesão é causada por autotraumatização pela fricção e coceira como resultado do prurido. **B,** Fotomicrografia de uma lesão indizida experimentalmente da dermatite atópica na pele do cão. A epiderme tem acontose, espongiose branda, alguns linfócitos e células de Langerhans desorientadas (*flecha*). Paraqueratótica focal (*cabeça da seta*) é secundária à espongiose. A derme superficial contém um suave infultrado perivascular de pequenos linfócitos, plasma celulares, célula de mastócito e fibroblastos. Coloração por HE. (**A** Cortesia de Dr. D. Duclos, Animal Skin and Allergy Clinic. **B** Cortesia de Dr. T. Olivry, College of Veterinary Medicine, North Carolina State University.)

neurotrofinas ou peptídeos neuroativos, também contribuem para a coceira. Células de Langerhans colaboram igualmente com as lesões iniciais porque iniciam linfócitos T imaturos para o tipo T_H2 (com alta produção de IL-4). IL-4 também pode ser produzida por mastócitos, basófilos ou eosinófilos. Fatores exógenos também contribuem. Por exemplo, proteases de ácaros da poeira doméstica podem facilitar a quebra dos corneodesmossomos e contribuir adicionalmente para o dano da barreira epidermal. O resultado da inflamação causa prurido, que estimula a coceira, danificando ainda mais a barreira epidermal (e queratinócitos, resultando na liberação de citocinas pró-inflamatórias adicionais, incluindo IL-1), criando um ciclo vicioso que perpetua a doença, tornando-a difícil de se controlas. Infecções secundárias por *Staphylococcus* e *Malassezia* também contribuem pois as proteínas destas infecções passam mais facilmente pela barreira epidermal afrouxada e podem resultar no desenvolvimento de hipersensibilidade bacteriana mediada por IgE e leveduras. Aproximadamente 25% dos seres humanos com dermatite atópica grave têm anticorpos IgE direcionados contra as próprias proteínas. Esses anticorpos podem se desenvolver depois de as proteínas intracelulares dos queratinócitos serem liberadas, quando os queratinócitos são lesionados pela coceira. Essas proteínas dos queratinócitos podem mimetizar a estrutura microbiana e induzir autoanticorpos IgE que perpetuam ainda mais a doença. Resumidamente, a dermatite atópica é uma doença complexa, multifatorial e heterogênica, na qual a função da barreira epidermal alterada parece contribuir para a patogeneia por meio da facilitação da penetração dos alérgenos pela pele, bem como a interação do alérgenos com as células apresentadoras de antígeno e imunes efetoras. Isso serve como um exemplo da importância da barreira epidermal em proteger o hospedeiro contra danos por alérgenos, infecções microbianas e doenças autorreativas.

Definição de Termos Clínicos

O conhecimento das aparências clínicas das lesões de pele, distribuição das lesões e correlação entre a lesão macroscópica e histológica é geralmente crítico na formulação do diagnóstico diferencial e final. Nas doenças de pele, a lesão clínica representa a lesão macroscópica e é tipicamente examinada pelo veterinário, não pelo patologista; portanto, os médicos são necessariamente os olhos do patologista. É extremamente importante para o médico desenvolver a habilidade de reconhecer de forma acurada as características morfológicas da lesão clínica e transcrever estas informações ao patologista. Para facilitar este processo, a Tabela 17-6 é fornecida para ilustrar as características morfológicas de varias lesões clínicas e fornecer exemplos de processos de doenças nas quais elas ocorrem.

Técnica para Amostragem de Biópsia de Pele

Importantes dicas para biópsia de pele estão listadas na Tabela 17-7. Instruções sobre o que fazer ou não em biópsias estão listadas, respectivamente, nos Quadro 17-5 e 17-6.

Quando Coletar Biópsias de Pele

Saber quanto coletar amostras de biópsia auxilia na obtenção da maioria das amostras diagnósticas; facilita a obtenção de amostras de início agudo, graves ou de doenças neoplásicas diagnosticadas precocemente; e previne a frustação e perda econômica quando amostras são inapropriadamente coletadas, tal como quando a terapia corrente pode alterar o diagnóstico da lesão, quando a lesão está no estágio quiescente e pode não ser diagnosticada, e quando a evolução clínica dermatológica pode ser o método para fechar o diagnóstico. Saber quando a biópsia não é a conduta certa a ser tomada é igualmente importante. A biópsia não deveria ser observada como uma opção substituta ou equivalente a encaminhar o caso ao ao médico veterinário especialista em dermatologia. Se houver algum em sua região, é recomendada a avaliação por um médico veterinário especialista

em dermatologia antes ou durante a coleta da amostra de biópsia. Biópsias são recomendadas quando os seguintes itens estão presentes:

1. A terapia para as doenças de pele é associada a efeitos colaterais significativos (para confirmar o diagnóstico antes de começar a terapia).
2. A lesão nodular, úlcera ou ferida não cicatrizante pode representar um tumor (para que a excisão cirúrgica do tumor possa ser feita o quanto antes).
3. Aparecimento de lesões repentinas, severas, ou pouco comuns (auxiliar na identificação de doenças graves para que as terapias possam ser instituídas rapidamente).
4. Lesões que se desenvolvem durante o tratamento (para identificar uma potencial reação adversa ao medicamento da terapia).
5. Lesões ativas e que podem alterar a aparência histológica da lesão depois do uso da terapia, presença de múltiplos diagnósticos diferenciais clínicos, e impossibilidade de diferenciar a lesão por meio do exame clínico dermatológico.
6. A doença da pele parece não responder aparentemente à terapia apropriada, ou a doença responde a terapia, mas volta quando esta é interrompida (para estabelecer o diagnóstico correto ou avaliar os fatores predisponentes). Recordar que a terapia anti-inflamatória pode alterar as lesões.

Escolha do Local

Muitos locais representativos das variações das lesões de pele podem ser selecionados para biópsia. Lesões primárias totalmente desenvolvidas e não tratadas, como máculas, pápulas, pústulas, nódulos, neoplasias, vesículas e erupções são geralmente as mais úteis para o diagnóstico (Tabela 17-6). No entanto, a lesão primária pode não estar presente na hora em que o animal for examinado. Então, a lesão secundária, como a descamação, crosta, úlcera, comedões ou descamações, deve ser amostrada e analisada (Tabela 17-6). Essas lesões secundárias podem ser diagnósticas ou contribuir substancialmente para o diagnóstico quando múltiplos locais da pele são selecionados para biópsia. Uma das lesões secundárias mais úteis é a crosta, pois células acantolíticas de pústulas secas no pênfigo foliáceo e organismos, como *D. congolensis* ou dermatófitos, podem ser identificados na crosta, promovendo a informação necessária para o diagnóstico. As bordas das úlceras crônicas também podem representar o carcinoma de células escamosas, ou a descamação da borda do colarete epidermal (expansão anelar periférica da descamação epidermal) pode representar pioderma superficial disseminado, fornecendo a chave para o diagnóstico.

Métodos

Biópsia excisional (lesão inteira) é recomendada para grandes pústulas ou vesículas que podem ser danificadas pelo uso de um pequeno instrumento para a biópsia denominado "punch". Biópsias excisionais profundas são geralmente necessárias para o diagnóstico de lesões, como paniculite, que se aprofundam na derme e epiderme. A amputação do dígito pode ser requerida, particularmente nos cães, para o diagnóstico das lesões leito ungueal. Eletrocauterização ou laser não devem ser usados para pequenas biópsias, porque a amostra pode ser danificada e não resultar em diagnóstico. A pinça (de dentes pequenos) deve pinçar apenas uma parte da margem que não estiver afetada, preferencialmente o subcutâneo.

Preparação do Local

Geralmente, o local da punção da biópsia não deve ser cirurgicamente preparado porque o processo pode remover a porção diagnóstica da amostra. Depilação suave e preparação cirúrgica da pele são aceitáveis para a excisão de lesões profundas à epiderme. Para coletar biópsias em áreas alopécicas, desenhar uma linha com caneta permanente de ponta fina na direção do crescimento dos pelos ajuda o técnico do laboratório a orientar a amostra (Fig. 17-35, A).

| Tabela 17-6 | Definição e Achados Morfológicos das Lesões de Pele Primárias e Secundárias |

Definição da Lesão	Desenho	Foto Clínica

CALO*

Placa fina, firme, hiperqueratótica com pouco pelo e com dobras de pele ou fissuras aumentadas. Na pele com pelo, também podem se desenvolver comedões e folículos obstruídos

Exemplo: Trauma nas proeminências ósseas como cotovelo, esterno ou lateral do dígito

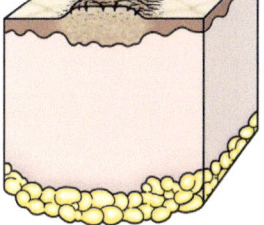

Calo

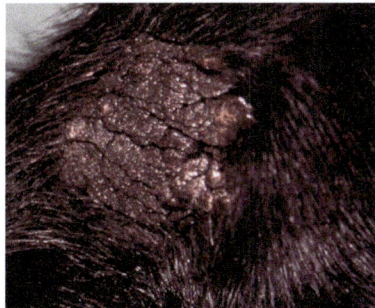

COMEDÃO†

Plugue do estrato córneo e gordura entram no lúmen de um folículo piloso, provocando distensão folicular. O material na superfície da imagem clínica foi expressado, para propósitos de ilustração, de muitos comedões (*setas*).

Exemplos: Dermatite solar canina (actínica), síndrome do comedão do schnauzer, hiperadrenocorticismo, cistos interdigitais palmares e plantares

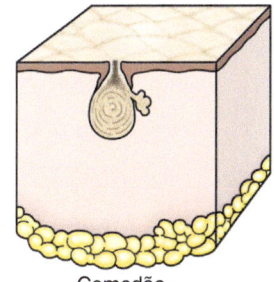

Comedão

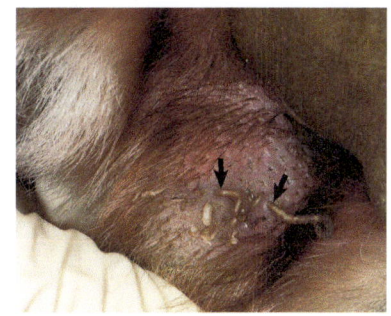

CROSTA‡

Exsudato drenado composto de muitos componentes, incluindo fluido, sangue, restos celulares, descamação ou microrganismos na superfície da pele

Exemplo: Estágio crônico de doença pustular como infecção estafilocócica ou pênfigo foliáceo

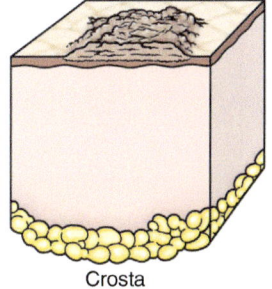

Crosta

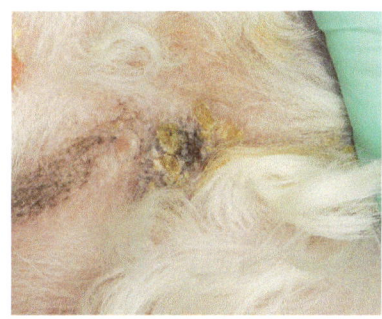

CISTO

Cavidade limitada por epitélio e preenchida por líquido ou material semi-sólido localizado na derme ou subcutâneo; pode comunicar com a superfície por um poro.

Exemplos: Cisto folicular, cisto dermoide, cisto de glândula apócrina

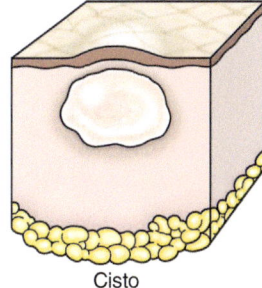

Cisto

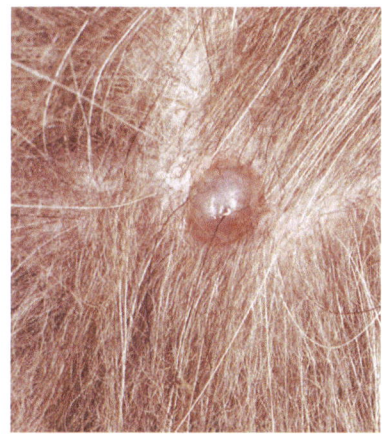

(Continua)

Tabela 17-6	Definição e Achados Morfológicos das Lesões de Pele Primárias e Secundárias (*cont.*)	
Definição da Lesão	**Desenho**	**Foto Clínica**
COLARETE EPIDERMAL Uma fina camada da escala que expande periferica-mente e forma um anel (*setas*) Exemplos: Infecção bacteriana superficial, picada de inseto, infecção fúngica	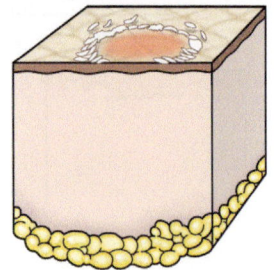 Colarete epidermal	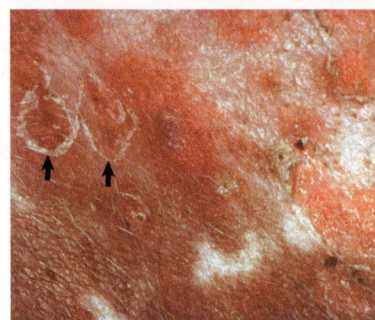
EROSÃO Perda parcial da espessura da epiderme resultando em depressão rasa, úmida e brilhante (*setas*) Exemplos: Secundária a ruptura de vesícula ou pús-tula, ou secundária a trauma na superfície	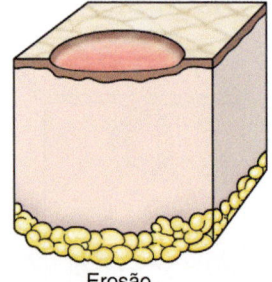 Erosão	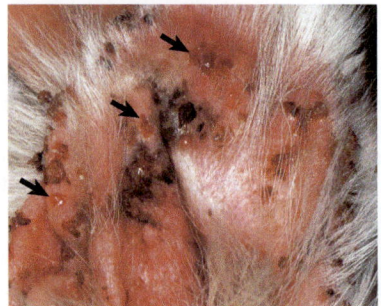
ESCORIAÇÃO‡ Quebra rasa com orientação verticalmente linear na superfície da pele (epiderme) (*setas*) Exemplo: Abrasão ou arranhadura	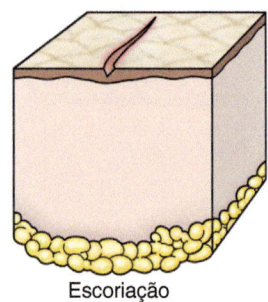 Escoriação	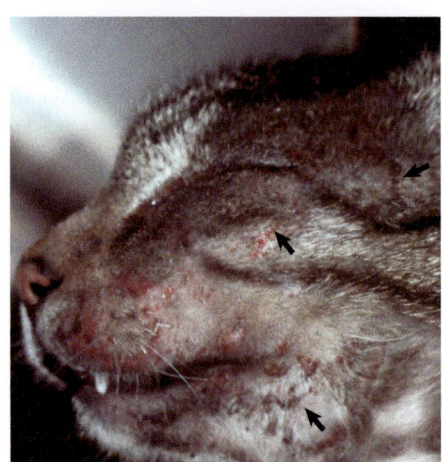
FISSURA Fenda ou quebra profunda com orientação vertical-mente linear (*setas*) da epiderme para a derme Exemplos: Fissura no coxim observada no pênfigo poliáceo, dermatite necrolítica superficial ou hiperqueratose digital	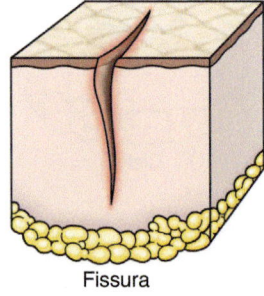 Fissura	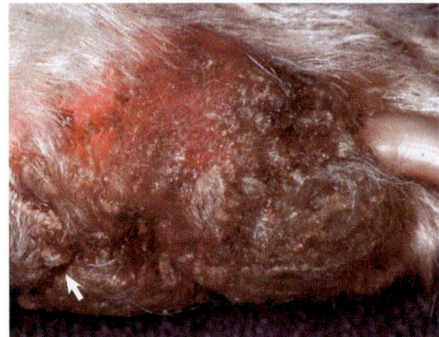

| Tabela 17-6 | Definição e Achados Morfológicos das Lesões de Pele Primárias e Secundárias (*cont.*) |

Definição da Lesão	Desenho	Foto Clínica
LIQUENIFICAÇÃO[§] Derme áspera e espessada secundária a atrito, coceira ou irritação persistentes; pode ter aumento na pigmentação Exemplo: Dermatite crônica	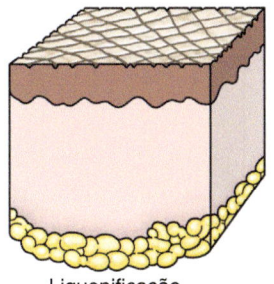 Liquenificação	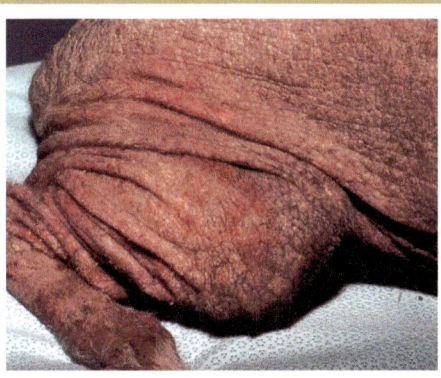
MÁCULA Área não palpável, curcunscrita e plana que é uma alteração na coloração da pele, <1 cm de diâmetro Exemplos: Hemorragia, lentigo, vitiligo	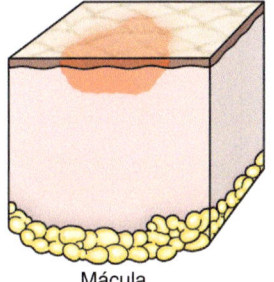 Mácula	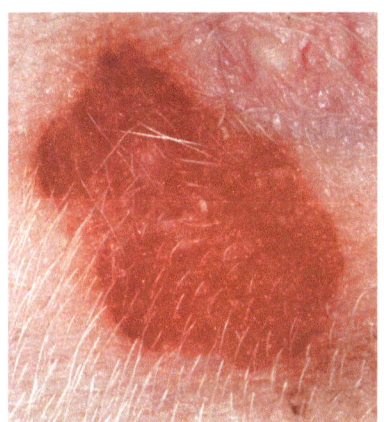
NEOPLASIA[‡] "Uma massa tecidual anormal, o crescimento que excede e é descoordenado em relação tecido normal e persiste da mesma maneira após término do estímulo que induziu a alteração"[‖] Exemplos: Lipoma, mastócitos, carcinoma de células escamosas	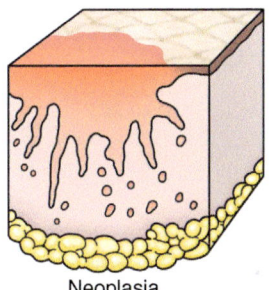 Neoplasia	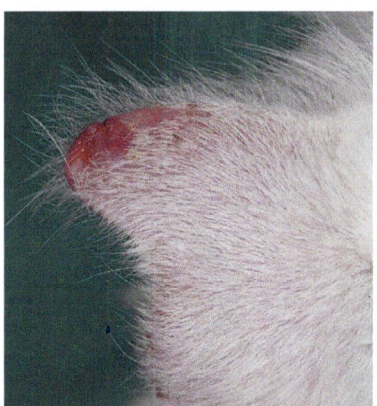
NÓDULO[¶] Lesão elevada, frequentemente firme, circunscrita, sólida e palpável ≥1 cm de diâmetro. Frequentemente localizado na derme ou subcutâneo Exemplos: Infecção bacteriana ou fúngica, granuloma infeccioso ou estéril	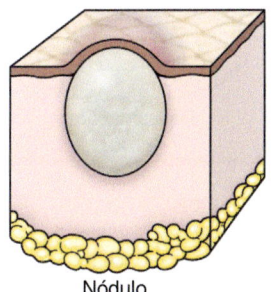 Nódulo	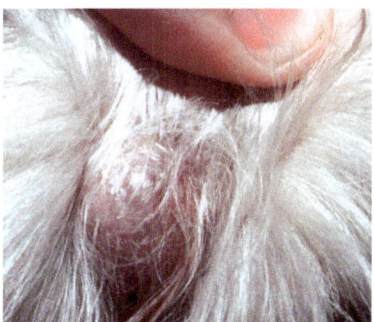

(Continua)

| Tabela 17-6 | Definição e Achados Morfológicos das Lesões de Pele Primárias e Secundárias (*cont.*) |

Definição da Lesão	Desenho	Foto Clínica

PÁPULA

Área elevada, firme, palpável, circunscrita
< 1 cm de diâmetro (*setas*), mas pode ocorrer em agrupamentos, coalescer ou formar placa
Exemplos: Picada de insetos, papiloma, foliculite superficial

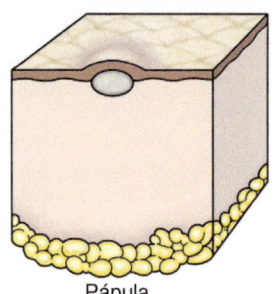
Pápula

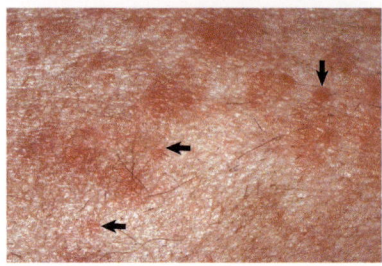

PLACA

Lesão elevada, geralmente firme, achatada, circunscrita, palpável, ≥1 cm de diâmetro, pode coalescer ou formar uma grande lesão
Exemplos: Calcinose cutânea, histiocitose reativa, placa eosinofílica

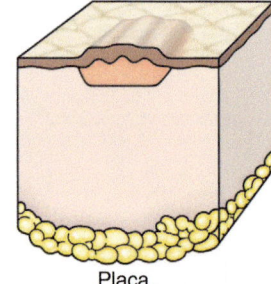
Placa

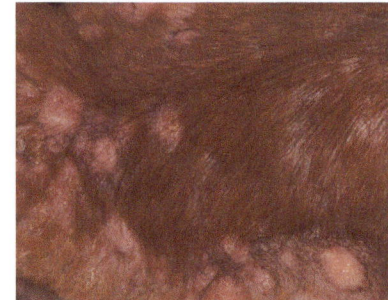

PÚSTULA, EPIDERMAL‡

Acúmulo elevado superficial circunscrito de fluido purulento na epiderme (*seta*)
Exemplos: Infecção bacteriana, pênfigo foliáceo

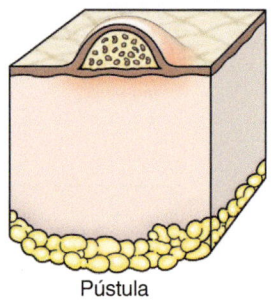
Pústula

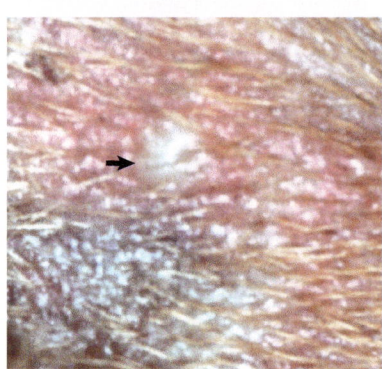

DESCAMAÇÃO

Fileiras de células cornificadas que se dividem horizontalmente e separam da epiderme adjacente como fragmentos irregulares, grosseiros ou finos, secos ou oleosos, e podem aderir no pelo. Variações incluem prateado, em pó, gorduroso, arenoso e policlonal
Exemplos: Distúrbios cornificados, adenite sebácea, ictiose

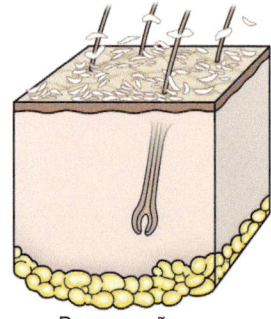
Descamação

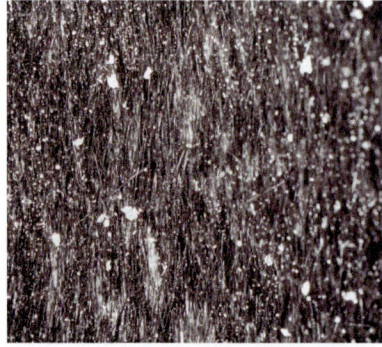

Tabela 17-6	Definição e Achados Morfológicos das Lesões de Pele Primárias e Secundárias (*cont.*)

Definição da Lesão	Desenho	Foto Clínica

CICATRIZ

Tecido fibroso fino a grosso que repõe a pele normal após injúria ou laceração na derme; repilamento pode não ocorrer

Exemplos: Ferida curada, cicatriz cirúrgica

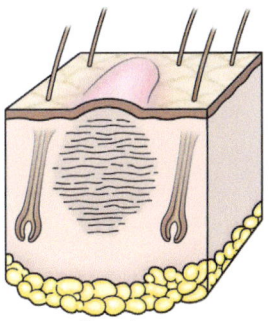

Cicatriz

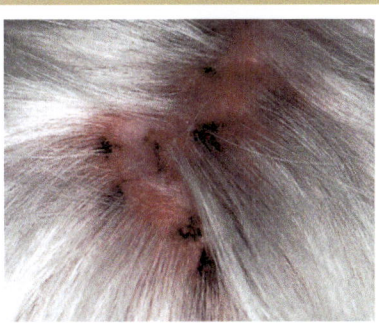

ÚLCERA‡

Perda de toda a espessura da epiderme e da membrana basal e pelo menos uma porção da derme com depressão da superfície exposta. Pode estender para tecidos profundos

Exemplos: Lesões isquêmicas resultando em vasculite, úlcera indolente, dermatite por herpesvírus felino, síndrome da dermatite ulcerativa felina

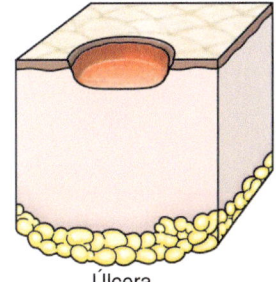

Úlcera

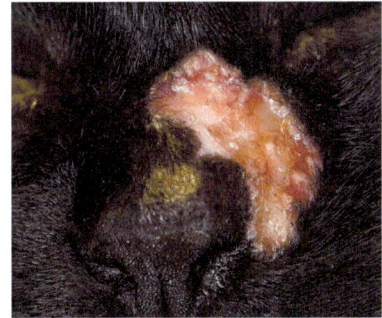

VESÍCULA E BOLHA**

Lesão elevada, circunscrita, horizontal, preenchida por líquidos e diferenciada pelo tamanho. Fluido pode ser claro, amarelado ou vermelho (hemorrágico)

Vesícula: <1 cm de diâmetro

Bolha: >1 cm de diâmetro (*setas*)

Exemplos: Queimadura, infecção viral, doenças imunomediadas como pênfigo bolhoso

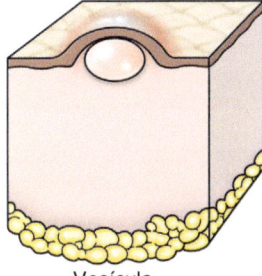

Vesícula

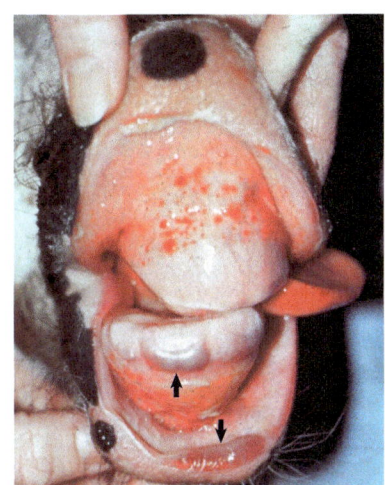

Tabela 17-6	Definição e Achados Morfológicos das Lesões de Pele Primárias e Secundárias (*cont.*)		
Definição da Lesão		**Desenho**	**Foto Clínica**

PÁPULA[‡]

Área elevada de superfície irregular com edema dermal; sólido, normalmente intermitente, geralmente com centro achatado com anel eritematoso (*setas*)

Exemplos: Picadas de insetos, urticária, reação alérgica

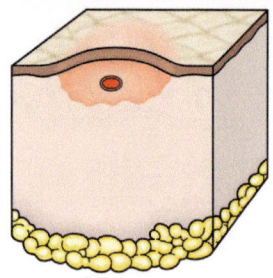

Pápula

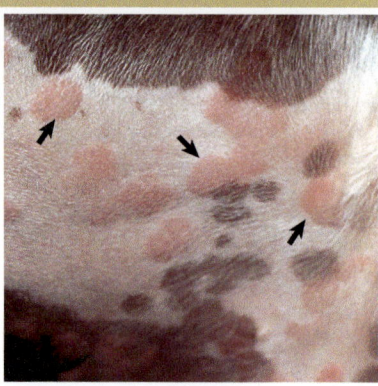

Todas as fotos cortesia de Dr. A.M. Hargis, DermatoDiagnostic, exceto quando indicado o contrário.

*Cortesia de Washington Animal Disease Diagnostic Laboratory.

[†]Cortesia de Dr. D. Duclos, Animal Skin and Allergy Clinic; e Duclos DD, Hargis AM, Hanley PW: *Vet Dermatol* 19:134-141, 2008.

[‡]Cortesia de Dr. D. Duclos, Animal Skin and Allergy Clinic.

[§]Cortesia de Dr. H. Power, Dermatology for Animals.

[||]De Willis RA: *Pathology of tumors,* Philadelphia, 1948, FA Davis.

[¶]Cortesia de Dr. A. Mundell, Animal Dermatology Service.

**Cortesia de Dr. P.E. Ginn, College of Veterinary Medicine, University of Florida; e Ginn PE, Hillier A, Lester GD: *Vet Dermatol* 9: 249-256, 1998.

Tabela 17-7	Dicas para Amostra de Biópsia
Preparação	Gentilmente com grampo ou tesoura, se necessário.
	Não prepare cirurgicamente o ponto de biópsia se as amostras de lesões são na epiderme ou derme.
	Importante: Pode fazer preparação do local de excisão, se a lesão é profunda no subcutâneo ou em caso de remoção de massa nodular grande como neoplasia.
Lesões	Coletar múltiplas amostras representativas das variedades de lesões.
	Se ela for significante, coletar a crosta, embrulhar em papel e colocar em formol.
	Para condições alopécicas: coletar amostras das áreas mais alopécicas; desenhar uma linha em uma amostra na direção do pelagem.
	Para úlceras ou lesões despigmentadas (importante juncional): use método incisional ou excisional, ou biópsia de 8 mm com instrumento de punch, e desenhe uma linha na amostra perpendicular à junção entre a lesão e a pele normal.
Amostras com punch	Usar instrumento de punch de 6 a 8 mm para pele com pelo.
	Usar punch de 4 mm para pele periocular, coxins ou plano nasal.
Amostras incisionais ou excisionais	Usar métodos incisionais ou excisionais, se o menor punch puder lesionar uma grande pústula ou vesícula.
	Gentilmente, faça amostras incisionais ou excisionais, subcutâneo voltado para baixo, em um pedaço de cartão; deixe aderir por aproximadamente 30 segundos, então coloque em formol (prevenindo deformação). Nota: não deixe a amostra desidratar.
	Para lesões no panículo, use método incisional ou excisional para garantir que a amostra é de tamanho e profundidade suficientes para o diagnóstico.
Fixação	Fixar amostras em formol tamponado a 10% com 10 vezes o volume de formol para cada volume de amostra.
	Para diagnóstico de doença de pele autoimune ou tumor, comece com avaliação histopatológica padrão; colorações imuno-histoquímicas selecionadas normalmente podem ser feitas depois nas amostras fixadas em formol se desejado.
Final importante	Submeter o histórico com diagnóstico diferencial ou condições específicas que você queira excluir.

Quadro 17-5	O que Fazer Quanto às Amostra de Biópsia

Considerar se deve encaminhar o animal para um dermatologista pode ser uma opção melhor que a biópsia de pele.

Ser gentil.

Fazer a biópsia cedo.

Coletar múltiplas amostras representativas da variação de lesões.

Incluir crostas (crosta adicional pode ser descascada de lesões e imersas em formol com a amostra de biópsia).

Fazer biópsia antes do uso de terapia anti-inflamatória.

Usar o procedimento de biópsia correto para o tipo de lesão.

Imergir imediatamente as amostras em formol.

Fazer amostras de diferentes áreas.

Protejar as amostras de temperaturas extremas durante envio.

Submeter o histórico e fotos, se disponível.

Quadro 17-6	O que Não Fazer Quanto às Amostra de Biópsia

Não preparar cirurgicamente o local, se a lesão é em epiderme ou derme.

Não usar eletrocautério ou laser para amostras pequenas de biópsia.

Não apertar as amostras de biópsia com punch ou áreas de lesão de grandes amostras com um fórceps tecidual.

Não usar um instrumento de biópsia muito pequeno (4 mm é o menor diâmetro indicado).

No laboratório, a amostra é cortada ao longo da linha para que os folículos pilosos estejam orientados longitudinalmente (Fig. 17-35, B). Se a linha não estiver desenhada, a amostra pode ser cortada, mas os folículos podem estar atravessados ou tangencialmente localizados, ao invés de longitudionalmente seccionados (Fig. 17-35, C), o que reduz o valor histológico da amostra quando avaliada para doenças foliculares. Para coleção de úlceras, lesões despigmentadas, ou outras lesões nas quais a junção entre a pele normal e afetada é crítica para o diagnóstico, a coleta de amostras incisionais ou excisionais da pele afetada junto com pele normal é preferida. No entanto, um punch grande de biópsia (8 mm), pode ser usado para coletar a junção entre pele normal e afetada, se uma linha perpendicular à junção entre a pele normal e afetada for desenhada com caneta permanente de ponta fina antes da coleta da amostra (Fig. 17-36). Esta linha instrui o técnico do laboratório como cortar a amostra para garantir que as áreas críticas estejam presentes na avaliação dermatológica. Em lesões com suspeita de tumores invasivos, a completa excisão da massa, incluindo 3 cm de margem clinicamente normal ao redor da borda, é recomendada (Fig. 17-37).

Fixação
Amostras de biópsia de punch devem ser colocada em 10 vezes o seu volume de formol neutro tamponado (FNT) a 10%. Para prevenir o entortamento da amostra na fixação, finos espécimes podem ser gentilmente colocados sob um objeto plano, como um pedaço de cartão ou espátula, e deixar secar por 20 a 30 segundos. Esse é o tempo necessário para a amostra aderir ao objeto. A amostra e o objeto plano são, então, imediatamente imersos em formol. Cuidado deve ser tomado para não deixar a amostra se desidratar (p. ex. permanecer fora do fixador por mais de 20 a 30 segundos), o que pode danificar as características morfológicas da pequena amostra e lesão. Em climas muito frios, durante os meses de inverno, amostra de biópsia devem ser colocadas em FNT a 10%, fixada durante a noite e depois transferida para álcool 70% para envio, a fim de reduzir a chance de congelamento da amostra durante o transporte.

Histórico
O diagnóstico hitopatológico acurado e a interpretação requerem conhecimento das características macroscópicas da lesão. Dessa forma, é essencial incluir junto a amostra de biópsia as seguintes informações: (1) idade, raça e sexo do animal; (2) localização, aparência macroscópica, e duração da lesão; (3) presença ou ausência de simetria na lesão (distribuição no paciente); e (4) presença ou ausência de prurido (Quadro 17-7). Informações clínicas, incluindo resultados das avalições laboratoriais (p. ex. hemograma, análise bioquímica sérica e urinálise), resultado da cultura microbiológica de pele, raspagem ou avaliação citológica; utilização de medicação; e resposta à terapia, devem ser incluídas com a lista de doenças diferenciais clínicas. O hitórico pode ser crítico para o fechamento do diagnóstico. Por exemplo, presença de foliculite mural ou luminal com agentes infecciosos foliculares não aparentes em coloração por HE, juntamente com o falta de resposta aos antibióticos terapêuticos apropriados, podem sugerir ao patologista que se realize uma coloração histológica para fungo para dermatófitos ocultos. Sem o histórico da falta de resposta à terapia antibiótica apropriada, o padrão da foliculite poderia ser facilmente presumida de origem bacteriana, e a infecção fúngica poderia ser negligenciada.

Procedimento Auxiliares
Outros procedimentos diagnósticos podem complementar o ganho de informação do exame histológico da amostra de biópsia. Esses procedimentos incluem a aspiração do conteúdo pustular ou exsudato para avalição citológica, realização de imprints da superfície de corte de lesões suspeitas de neoplasia ou de infecção, por avaliação citológica, coleta asséptica de amostra de tecido para cultura microbiana, coleta de amostra de biópsia para imunomarcação de suspeita de doenças

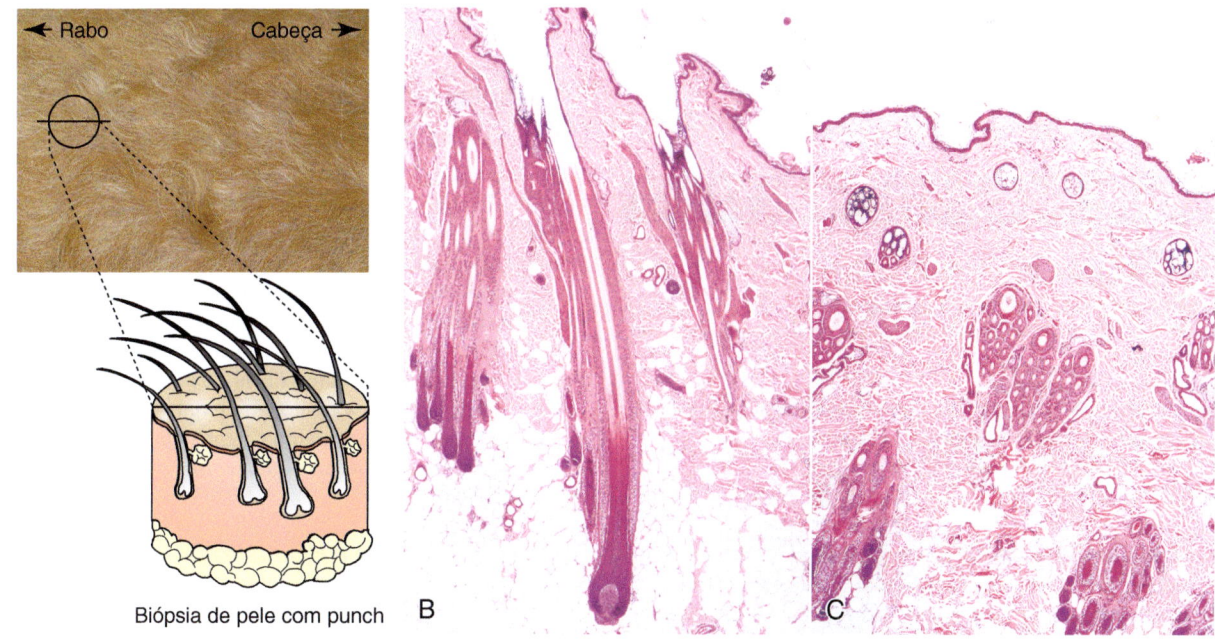

Figura 17-35 Amostra de Pele para Avaliação Histopatológica, com Pelo, Cão. A, Fotografia clínica do pelo no tórax dorsal que ilustra um exemplo de amostra de biópsia (*círculo*) com uma linha desenhada na direção do pelagem. A linha direciona o profissional do laboratório a cortar e embutir a amostra paralela aos folículos pilosos. O resultado é que os folículos são visualizados ao longo de toda sua espessura, que é importante para a avaliação histológica de causas de alopecia. Para simplificar, folículos secundários simples são usados nesta ilustração. **B,** Corte longitudinal da pele aparada paralelamente aos folículos pilosos. Note que os folículos pilosos são cortados longitudinalmente, então, todo seu comprimento é visível. Coloração por HE. **C,** Corte não longitudinal (horizontal) da pele. Note que os folículos pilosos são cortados em corte tangencial ou cruzado e que apenas seções parciais de cada folículo estão presentes para examinação, o que reduz a capacidade de avaliação dos achados morfológicos foliculares ou anormalidades do ciclo do pelo. Coloração por HE. (**B** e **C** Cortesia de Dr. A.M. Hargis, DermatoDiagnostics.)

Labels in figure: Rabo / Cabeça / Biópsia de pele com punch / A / B / C

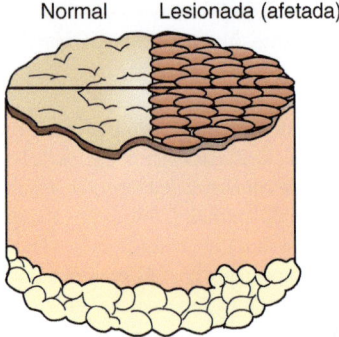

Normal Lesionada (afetada)

Figura 17-36 Coletado da Junção da Pele Normal com a Lesionada. Quando coletado da junção da pele normal com a lesionada para avaliação de úlcera ou lesões despigmentadas usando um instrumento de punch largo (8 mm), é necessário desenhar uma linha na amostra da pele normal para a afetada para direcionar o profissional do laboratório a cortar e emblocar a amostra, de modo que a junção entre a amostra normal e a lesionada esteja presente na avaliação microscópica. Sem esta linha, a amostra pode ser cortada em um ângulo direito ao desejado e, então, perder a junção entre a pele normal e a afetada, essencial para a avaliação histopatológica da área mais propensa a ter alterações diagnósticas.

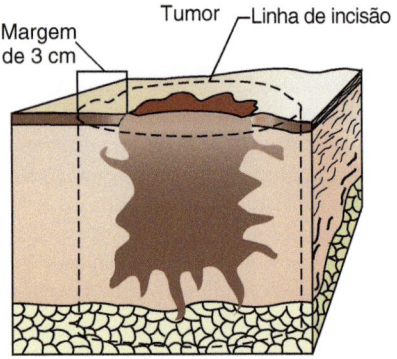

Margem de 3 cm   Tumor   Linha de incisão

Figura 17-37 Amostra Excisional. Se possível, margens de 3 cm devem ser coletadas se houver suspeita de que o nódulo é um tumor invasivo. Isso facilita a avaliação das margens para completar a excisão.

Quadro 17-7   O que Constitui o Histórico?

Idade, raça, sexo
Distribuição das lesões
Aparência da lesão, gravidade e duração
Influência de medicação específica e/ou recente que pode alterar as lesões
Outros problemas clínicos
Anormalidades em resultados de exames de sangue e urina
Avaliação de resultados de exames de fezes
Diagnósticos diferenciais (importante)

---

imunomediadas ou para tumores pouco diferenciados. Avaliação citológica é o teste potencialmente mais rápido e sensível para detecção de agentes infecciosos do que a avaliação histopatológica. O diagnóstico rápido pela avaliação citológica pode ajudar a guiar testes futuros ou terapia. Uso da imunomarcação para identificação de proteínas da superfície celular ou citoplasmáticas (para ajudar no diagnóstico de tumores) ou de imunoglobulinas, complementos ou outros antígenos (para ajudar no diagnóstico de doenças da pele imunomediadas, como o pênfigo) pode ser de grande auxílio em alguns casos. O tecido fixado em formol para a avaliação histopatológica também pode ser usado para a maioria dos procedimento de rotinas de imuno-histoquímica,

pois a maioria usa marcação por imunoperoxidase ao invés de imuno-fluorescência (IF).

Infelizmente, técnicas de imunomarcação para doenças de pele imunomediadas podem dar resultados falso-positivos ou falso-negativos. Desta forma, devem ser realizados sempre em conjunto com a avaliação histopatológica padrão. Para doenças autoimunes, a avaliação de IF é preconizada. As amostras devem ser fixadas em meio de Michel, o qual preserva imunoglobulinas e complementos. Se a marcação imuno-histoquímica (imunoperoxidase) é utilizada, as amostras devem ser fixadas em formol; no entanto, para melhores resultados, as amostras não devem ser deixadas em formol por mais de 48 horas. Fixação prolongada em formol resulta em ligação cruzada de proteínas e resultados falso-negativos. Para doenças autoimunes, novas técnicas que detectam mais especificamente os antígenos, tal como a desmogleína (glicoproteína transmembrânica encontrada em desmossomos e que promovem conexão física entre queratinócitos), uso de "salt-split" (técnica utilizada em imunomarcação da pele na qual o cloreto de sódio separa a epiderme da derme pela lâmina lúcida, permitindo uma melhor diferenciação das dermatoses bolhosas subepidermais), de melhores substratos para imunomarcação indireta, e de immunoblotting e técnicas de ensaio de imunoabsorção enzimática (ELISA) podem melhorar a acurácia do diagnóstico de doenças da pele imuno-mediadas no futuro.

Identificação de proteínas da superfície celular ou citoplasmáticas podem auxiliar na identificação do tipo celular de tumores pouco diferenciados (Tabela 17-8). Contudo, pode haver expressão anômala de proteínas em alguns tumores (p. ex. expressão anômala de citoqueratina em melanoma); Por isso, a avaliação de uma série de anticorpos (painel) é preferível, pois o padrão de coloração com um painel é mais confiável que com um ou dois anticorpos. Adicionalmente, alguns laboratórios também oferecem "painéis prognósticos" para alguns tumores (p. ex. mastocitomas e melanomas) que podem ajudar a direcionar a terapia. Amostras fixadas em formol são aceitáveis para a maioria dos procedimentos, mas, para outros, amostras frescas ou congeladas são preferíveis. A conversa com o patologista em relação a quando utilizar os procedimentos de imunomarcação é recomendada.

Distúrbios dos Animais Domésticos

Distúrbios Congênitos e Hereditários

Os termos congênito e hereditário não são sinônimos. Lesões congênitas desenvolvem-se no feto (no útero), estão presentes ao nascimento e têm uma variedade de causas. Um exemplo é a hipotricose no feto associada à deficiência maternal de iodo na dieta. Condições hereditárias são transmitidas geneticamente e nem sempre são manifestadas fenotipicamente no útero ou ao nascimento, mas podem se desenvolver tardiamente na vida. Um exemplo é adenite sebácea, que pode não se desenvolver até os 1 ou 2 anos e depois. Existem muitas outras doenças (p. ex. vasculopatia renal glomerular e cutânea em galgos ingleses, dermatite atópica em algumas raças) que também podem ser hereditárias, mas o modo de transmissão ainda não foi documentado.

Alopecia Congênita e Hipotricose

A alopecia congênita ou atriquia (ausência de pelos na pele onde o pelo normalmente é presente) e hipotricose (quantidade de pelo menor que o normal) têm sido relatados em muitas espécies de animais domésticos. Na maior parte, a hipotricose congênita é uma condição hereditária causada por mutações genéticas espontâneas afetando os genes responsáveis ou que influenciam o desenvolvimento normal e/ou manutenção dos folículos pilosos ou outros componentes da pele. Em muitos casos, a mutação exata não foi identificada. Em alguns desses animais, a alopecia ou hipotricose tem sido reconhecida como padrão de raça (p. ex. o porco pelado mexicano, cão de crista chinês, o

Tabela 17-8	Exemplos de Anticorpos de Superfície ou Proteínas Citoplasmáticas que Podem Diferenciar Tumores com Aparência Histológica Semelhante		
Tipo Tumoral	**Anticorpos**		
	VIMENTINA		**PANCITOQUERATINA**
Carcinoma	–		+
Sarcoma	+		–
	CITOQUERATINA 5/6		**CITOQUERATINA 8**
Carcinoma de células escamosas	+		–
Carcinoma de células sudoríparas	–		+
	ACTINA α DE MÚSCULO LISO		**GFAP**
Neurofibrossarcoma	–		+
Leiomiossarcoma	+		–
	CITOQUERATINA		**FATOR III RELACIONADO COM O ANTÍGENO**
Carcinoma	+		–
Hemangiossarcoma epitelioide	–		+
	CD3		**CD79A**
Linfoma de linfócito B	–		+
Linfoma de linfócito C	+		–

GFAP, proteína ácida de fibrilação glial; *CD*, grupo de diferenciação.

cão pelado mexicano e o gato Sphynx) e a mutação é propositalmente propagada. A alopecia congênita e as síndromes de hipotricose têm sido consideradas formas de displasia folicular congênita, pois existe um desenvolvimento anormal dos folículos pilosos. Animais com hipotricose hereditária congênita podem ter defeitos em outros locais do corpo, incluindo bragnatismo (diminuição anormal da mandíbula), anormalidades dentais, tímicas e genitais. Quando a condição envolve o folículo piloso, glândulas anexas e dentes, os quais todos surgem da ectoderme, a condição também é denominada displasia ectodermal. Em adição a problemas de saúde criados pelos defeitos orais, dentais ou tímicos (inabilidade mastigar ou pastar e imunodeficiência que pode resultar em morte), animais com hipotricose são mais susceptíveis a queimaduras de sol, temperaturas extremas, infecções fúngicas e bacterianas. O grau, localização e idade de início da perda de pelo ou hipotricose variam. O pelo presente normalmente é grosseiro ou fino e é facilmente quebrado ou epilado. Alterações microscópicas na pele e folículo pilosos variam de espécie para espécie, representando principalmente diferenças nas mutações. Um exemplo útil é a hipotricose com anodontia em vacas Holstein alemãs (Fig. 17-38). Nesta condição, hipotricose, a perda de muitos dentes e ausência completa de glândulas nasolabiais écrinas é hereditária por um trato recessivo monogênico ligado ao X. Por afetar os folículos pilosos, algumas glândulas anexas e dentes, também é classificada como uma displasia ectodermal. A condição varia em gravidade, com algumas vacas mais afetadas que outras. As vacas afetadas possuem um número reduzido de pelos por área de superfície em muitas localizações anatômicas (especialmente cabeça, orelha, pescoço, dorso e rabo), e também apresentam redução de comprimento e do número de cílios e vibrissas. A alopecia e hipotricose são mais graves em vacas recém-nascidas porque o número de pelos finos aumenta com a idade. Não existe defeito nos chifres, glândulas endócrinas, órgãos genitais ou outros órgãos internos. Histologicamente, os folículos pilosos e glândulas anexas são ausentes na pele atrás da orelha. A densidade de folículos pilosos é frequentemente reduzida em outras áreas. Quando presente, os bulbos pilosos são pequenos e pobremente desenvolvidos. Em algumas áreas, as glândulas apocrinas estão reduzidas em quantidades e as glândulas nasolabiais écrinas estão ausentes.

Especialmente para efeitos de manejo de saúde de rebanho e prevenção de doença, é importante diferenciar a alopecia congênita hereditária de doenças alopécicas e de hipotricose congênitas não genéticas. Os últimos incluem: hipotricose congênita causada por deficiência maternal de iodo em potros, bezerros, cordeiros e suínos; infecção uterina pelo vírus da diarreia viral bovina ou vírus da peste suína; e defeitos em outros sistemas como a hipoplasia adeno-hipofiseal em algumas raças de bovinos (Tabela 17-9). Diagnóstico diferencial destas condições geralmente é feito por uma combinação de avaliação clínica ou macroscópica (p. ex. anormalidades em glândulas tireoide, hipófise ou dentárias), exame microscópico (p. ex. presença ou ausência de folículos pilosos ou outros anexos) e, em alguns casos, avaliação para agentes infecciosos (p. ex. avaliação imuno-histoquímica dos folículos pilosos para vírus da diarreia viral bovina na pele de bezerros). Para melhores resultados nas avaliações microscópicas, é importante coletar amostras de pele das áreas mais alopécicas, bem como de áreas com muitos pelos em localizações anatômicas similares do corpo, se possível, e submeter as amostras em potes separados e identificados.

Displasia do Colágeno

Displasia do colágeno (astenia cutânea, hiperelastose cutânea, dermatosparaxia, síndrome semelhante à Ehlers-Danlos) ocorre na maioria dos animais domésticos e compreende um grupo clínica, genética e bioquimicamente heterogêneo de doenças raras. Em cada uma, a pele se rasga facilmente, é hiperextensível e solta, mas a gravidade destas lesões varia entre as espécies. Defeitos em enzimas específicas afetando a síntese ou o processamento do colágeno são a causa de muitas síndromes de displasia colágena. Síntese ou processamento anormal do colágeno causa anormalidade estrutural do colágeno dermal que tem força de tensão diminuída. A causa de algumas síndromes de displasia colágena ainda não foi estabelecida. Lesões grosseiras consistem em hiperextensão cutânea e frouxidão (Fig. 17-39), seromas ou hematomas, feridas de pele frequentes resultado da manipulação e atividade normal, e numerosas cicatrizes que são resultado de rasgos prévios aos tecidos conjuntivos dermais. Achados microscópicos variam de acordo com os diferentes tipos de síndrome de displasia do colágeno e, em algumas síndromes, a pele está histologicamente normal. Se

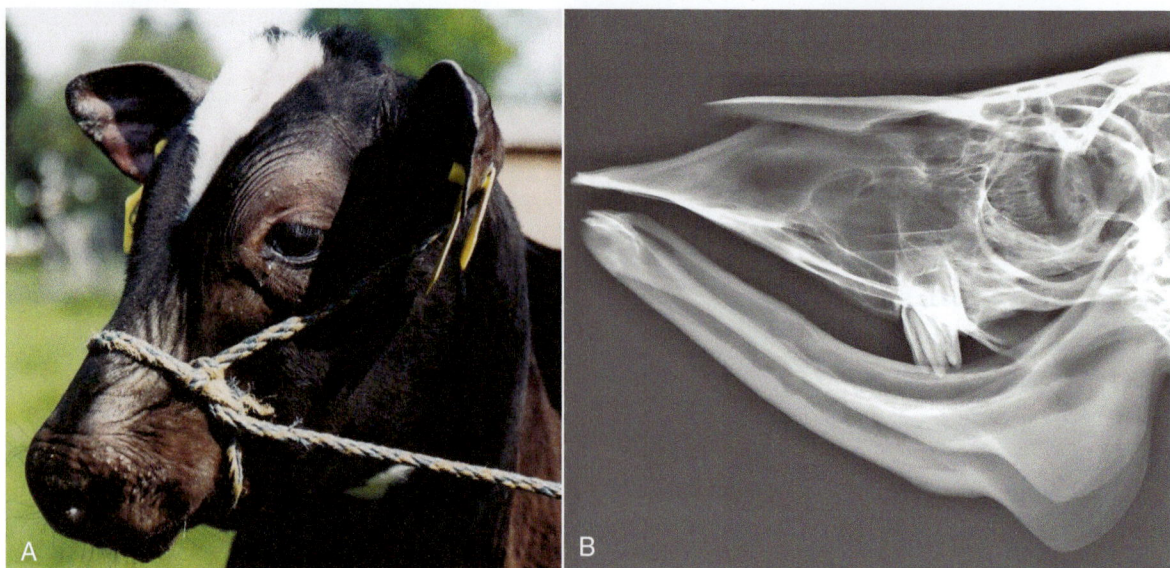

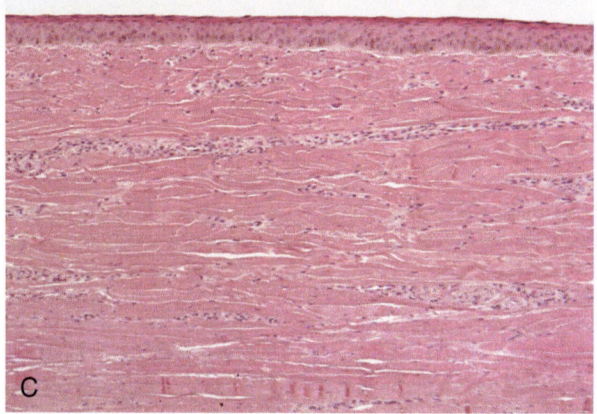

Figura 17-38 Hipotricose Congênita com Anodontia, Bezerro. A, A pelagem é espassada e curta. Cílios e pelos táteis também são espassados e muito curtos. O rabo (não nesta fotografia) tem aproximadamente um terço do comprimento normal. **B,** Radiografia, crânio. Note que quase todos os dentes foram perdidos (isto é, anodontia). Quando a hipotricose congênita envolve os folículos pilosos junto com as glândulas anexas e dentes, que derivam todos da actoderme, a condição também é chamada de *displasia ectodérmica*. **C,** Pele afetada. Note a perda de folículos pilosos e outros anexos. Animais com hipotricose são suscetíveis a temperaturas extremas e a pele é mais propensa a sustentar lesões traumáticas e infecção secundária devido à perda da pelagem de proteção. Ausência de glândulas sudoríparas pode complicar a capacidade de termorregulação dos animais afetados (equinos e bezerros com displasia ectodérmica). Coloração por HE. (**A** Cortesia de Professor T. Leeb, Institute of Animal Breeding, School of Veterinary Medicine Hannover; e Drogemuller C, Kuiper H, Peters M, et al: *Vet Dermatol* 13: 6; 307-313, 2002. **B** Cortesia de Professor T. Leeb, Institute of Animal Breeding, School of Veterinary Medicine Hannover; e T. Prax. **C** Cortesia de Dr. F. Seeliger, Department of Pathology, Tieraerztliche Hochschule Hannover.)

as lesões microscópicas estão presentes, os feixes colágenos podem variar em tamanho e forma, podendo ser separados por espaços largos, ter divisões laminares em muitos níveis da derme, ou apresentar um organização aleatória. Microscopia eletrônica ou análise bioquímica são requeridas em alguns casos para o diagnóstico definitivo.

Apesar de rara, uma das síndromes de displasia colágena mais comuns, a astenia dermal regional hereditária equina (HERDA) é uma doença autossômica recessiva que ocorre em cavalos quarto de milhas jovens e seus ancestrais. Essa síndrome é causada por uma mutação genética no cromossomo 1 na ciclofilina B equina, e um teste genético para diagnóstico está disponível. Tem sido demonstrado que cavalos possuem interações proteína-ciclofilina B alteradas e que o dobramento do colágeno é afetado, causando presumidamente lesões clínicas, as quais tendem a se desenvolver na pele do tronco dorsal quando os cavalos jovens são treinados com sela, sugerindo inicialmente que o defeito de colágeno era apenas regionalmente presente. Entretanto, outras áreas do corpo podem desenvolver lesões e estudos adicionais têm indicado que a anormalidade do colágeno está uniformemente presente na pele de cavalos afetados e outros fatores como trauma,

calor ou lesão associada à luz UV podem influenciar no desenvolvimento da lesão. Apesar da disfunção do colágeno em órgãos internos não ter sido notada, os cavalos afetados podem ter articulações hiperextensíveis, tendões e ligamentos fracos e um risco aumentado para desenvolvimento de osteoartrite, assim como uma incidência maior que a esperada de úlceras de córnea. Lesões clínicas normalmente se desenvolvem nos primeiros 2 anos de vida e incluem edema cutâneo (seromas e/ou hematomas), feridas abertas, pele frouxa com perda da facilidade da pele em voltar para posição original, cicatrizes e pelos brancos (possivelmente associados a dano folicular durante o rasgo da derme). Lesões histológicas são mais óbvias na derme profunda e consistem de fibras colágenas pequenas e finas organizadas em grupos separados por claros espaços, algumas vezes acompanhadas por tecido de granulação e fibrose, presumidamente de lesão prévia. No entanto, as lesões são súbitas e podem ser inconclusivas. É importante incluir a derme profunda nas biópsias pois amostras de áreas mais superficiais (como a pele de seromas, hematomas ou feridas) podem incluir apenas a derme superficial sobre a separação dermal patológica e, portanto, podem não ser diagnósticas. Avaliação ultraestrutural falha ao diferenciar

Tabela 17-9	Categorias, Causas e Idade de Início da Hipotricose e Alopecia		
Categoria	**Causa**	**Idade de Início**	**Espécie**
Hipotricose ou alopecia congênita	Normalmente hereditária, pode ser acompanhada de defeitos odontogênicos, tímicos, genitais ou outros defeitos que influenciem a viabilidade neonatal; pode ser classificado com síndromes de displasia folicular congênita	Normalmente presente ao nascimento ou nos primeiros meses de vida	Principalmente bezerros, menos frequente em leitões e raramente em potros
	Influência da dieta materna (p. ex. deficiência de iodo)	Presente ao nascimento	Bezerros, leitões, cordeiros, potros
	Secundária a outros defeitos (hipoplasia adeno-hipofiseal)	Presente ao nascimento	Bezerros Guernsey e Jersey
	Infecção *in utero* pelo vírus da diarreia bovina ou vírus da cólera do porco	Presente ao nascimento	Bezerros, suínos
Displasia folicular estrutural tardia	Normalmente hereditária	Meses a anos após o nascimento	Cães, bovinos e equinos
Pardão adquirido de alopecia (miniaturização folicular)	Desconhecida, suspeita-se de predisposição genética	Jovem, 6 meses até 1 ano	Cães
Distúrbios do ciclo do pelo de origem endócrina (distúrbios endócrinos)*	Função anormal da hipófise, tireoide ou glândulas adrenais, ou gônadas; ou exposição a hormônios endógenos (sistêmico iatrogênico, administração tópica ou exposição tópica acidental a cremes usados na pele humana)	Desenvolve-se em desde jovens adultos a velhos	Predominantemente cães
Distúrbios do ciclo piloso de origem não endócrina	Fatores que influenciam o crescimento do pelo como terapia com drogas antimitóticas (quimioterapia); estresse, febre, doença (eflúvio telógeno); tosa baixa, especialmente de raças de cães com muito pelo (alopecia prolongada após tosa†); ou causa desconhecida (alopecia X)	Tipicamente adultos	Qualquer espécie, frequentemente cães Raças de cães com muito pelo: alopecia prolongada após tosa e alopecia X
Condições inflamatórias ou trauma	Infecção folicular Pós-traumática e inflamatória Adenite sebácea Alopecia areata Alopecia por tração	Qualquer idade	Qualquer espécie; cães mais frequentemente afetados com infecção folicular e adenite sebácea
Limpeza excessiva	Reações de hipersensibilidade, causas psicogênicas, ocasionalmente hipertireoidismo felino	Qualquer idade, mais velhos no hipertireoidismo	Afeta mais frequentemente os gatos
Nutrição	Nutrição proteica grave ou caloria proteica	Qualquer idade, especialmente jovens e prenhes	Qualquer espécie
Neoplasia	Paraneoplásica: tumor interno, frequentemente de pâncreas	Idosos	Gatos
	Envolvimento direto da epiderme, derme ou anexos (p. ex. linfoma)	Normalmente adultos a idosos	Cães, gatos
Alopecia sazonal Causa desconhecida	Alopecia sazonal em cavalos	Cavalos, pelagem lisa ou encaracolada	Cavalos
	Alopecia idiopática do inverno em bois	Jovens adultos, frequentemente touros	Gado de corte
	Alopecia idiopática do flanco (cíclica, sazonal)	Cães	Cães

*Endócrinas:
1. Doença endócrina manifestada clinicamente em gatos, geralmente causada por hiperadrenocorticismo, no qual a atrofia dérmica intensa resulta em rasgo da pele em procedimentos manuais normais. A alopecia pode ser um achado, mas a fragilodade da pele é o problema mais significante.
2. Doença endócrina manifestada clinicamente em cavalos é geralmente causada por hiperadrenocorticismo e é paradoxicamente tipificada mais por hipertricose do que por alopecia (possivelmente causada pela produção excessiva de andrógenos adrenais, outros hormônios ou pressão da hipófise nas áreas de termorregulação do hipotálamo).
†Alopecia prolongada após tosa: a patogenia desta doença é indeterminada, mas, como o crescimento do pelo pode ocorrer em um ano ou mais, suspeita-se de um atraso no desenvolvimento do ciclo piloso.

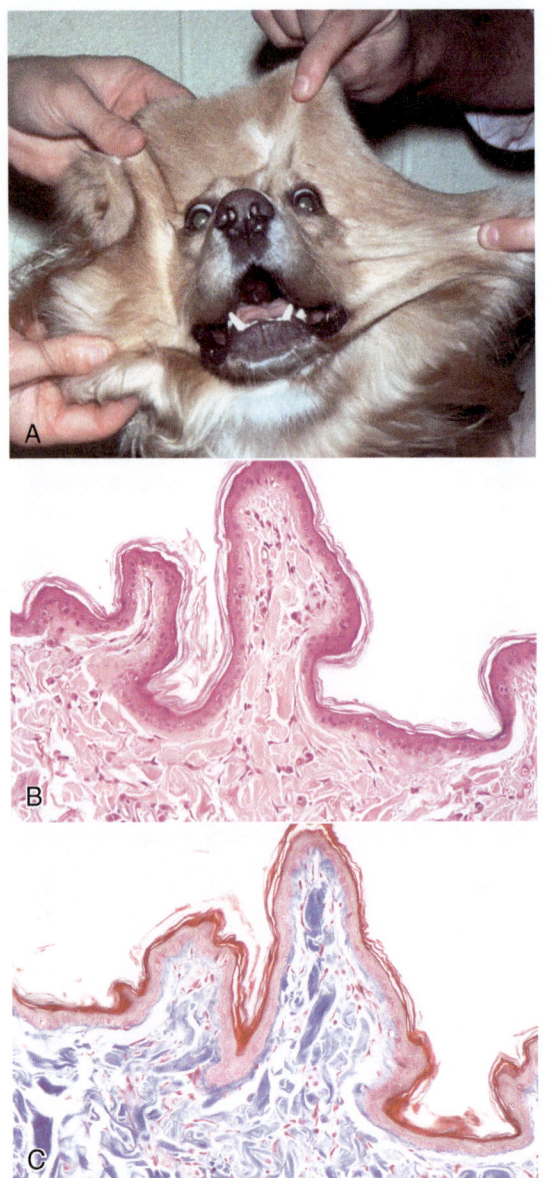

Figura 17-39 Displasia Colágena. Pele, Cão. A, A pele é hiperextensível. Neste cão, a pele pode ser estendida mais que a pele de um cão normal. **B,** Os feixes colágenos são irregulares em tamanho e formato, e estão arranjados ao acaso. O colágeno anormalmente formado é responsável pela hiperextensibilidade da pele, que predispõe a machucados no manuseamento e atividade normal da pele. Coloração por HE. **C,** Nível profundo (corte em etapa) da amostra mostrada em **B.** Feixes colágenos estão corados de azul. A variação no diâmetro e formato dos feixes colágenos e seu arranjo ao acaso é acentuado com esta coloração. Coloração tricomo de Masson. (**A** Cortesia de Dr. B. Baker, Washington State University. **B** e **C** Cortesia de Dr. A. M. Hargis, DermatoDiagnostics.)

consistentemente amostras controle e afetadas e, por isso, é considerado uma avaliação menos sensível. O diagnóstico definitivo está, portanto, baseado no teste genético.

Síndrome de displasia colágena diferente da HERDA tem se desenvolvido em vários outras raças de cavalo, incluindo o quarto de milha e, em particular, o puro sangue inglês. Ao contrário da HERDA, contudo, a lesão se desenvolve em potros jovens, tem lesões clínicas de distribuição mais generalizada e, quando realizado o teste genético para HERDA, ele tem sido negativo, indicando que mais de um tipo de doença displásica do colágeno está presente no cavalo.

Linfedema

Linfedema Progressivo Crônico de Cavalos de Tiro (Tração). Linfedema progressivo crônico é uma doença debilitante do sistema linfático periférico, que tem sido descrita em uma variedade de raças de cavalos de tração. Lesões clínicas precoces consistem no espessamento da pele, edema e descamação que progride para áreas de extenso espessamento moderado e permanente (fibrose), com dobras na pele e nódulos, descamação, ulceração, exudação e alargamento do diâmentro da perna. As lesões são geralmente escondidas pelos longos pelos e podem ser inaparentes até se tornarem mais crônicas e extensas. Bactérias e parasitas frequentemente infectam a pele linfedematosa. A inflamação associada à infecção secundária agrava mais o linfedema, eventualmente resultando em prejuízo mecânico, claudicação e, em alguns casos, a eutanásia. A causa e a patogênese desta condição não são totalmente conhecidas, mas sugere-se ser multifatorial com um fator genético subjacente (Capítulo 10).

Linfedema Congênito. Linfedema congênito também é uma doença do sistema linfático periférico que tem sido descrita em bovinos, suínos, cães e gatos. O início das lesões ocorre normalmente ao nascimento ou durante os primeiros meses de vida do animal. A lesão clínica consiste em edema generalizado ou regional que varia na severidade, dependendo da espécie. A condição geralmente é hereditária (Capítulo 10).

Epidermólise Bolhosa

Epidermólise bolhosa refere-se ao grupo de doenças mecanobolhosas que resultam no desenvolvimento de bolhas cutâneas em resposta a um pequeno trauma mecânico. Bolhas se desenvolvem como resultado da fraca coesão entre a epiderme e derme como resultado de defeitos estruturais na zona da membrana basal. Os defeitos estruturais são resultados da mutação no gene responsável pela síntese de vários componentes estruturais desta região anatômica da pele e incluem: anormalidades nos filamentos intermediários de queratina, proteínas associadas aos hemidesmossomos e fibras de ancoragem como o colágeno tipo VII. A doença varia em herdabilidade, manifestações clínicas e localização anatômica das bolhas. Animais afetados por esta doença geralmente morrem pela inabilidade em se alimentar, perda de fluido e proteína e infecção secundária que resulta em bacteremia. Epidermólise bolhosa tem sido relatada em cavalos, bovinos, ovinos, cães e gatos. As lesões podem estar presentes ao nascimento ou se desenvolver rapidamente logo após, e estão localizadas onde a superfície epitelial é submetidas a pequenos traumas mecânicos, como a mucosa oral, lábios, e extremidades. As lesões podem incluir o despendimento das unhas, cascos ou coxins. Forças de cisalhamento que normalmente não causam problemas são suficientes para lesionar esses animais. Lesões microscópicas são as mesmas das doenças vesiculares epidermais, na qual vesículas se formam em diferentes locais (subepiderme, junção dermoepidermal ou intraepidermal) dependendo da doença específica. As vesículas progridem para úlceras ou são infectadas secundariamente, tornando-se pústulas. Conforme a cura vai ocorrendo, a reepitelização resulta no despendimento do exsudato seco sobre a úlcera e a pústula seca, formando crostas.

Epiteliogênese Imperfeita (Aplasia Cutânea)

Epiteliogênese imperfeita é a falha do epitélio escamoso estratificado da pele, anexos, e/ou mucosa oral em se desenvolver completamente. A doença varia em severidade e tem sido descrita na maioria dos animais domésticos. Ela é resultado de mutações genéticas hereditárias em algumas espécies, mas a hereditariedade não é comprovada em outras. Informações adicionais em relação a patogenia não são conhecidas. Sem a proteção da cobertura do epitélio escamoso estratificado, o tecido subjacente é facilmente traumatizado, pode se infectar e desenvolver bacteremia. Macroscopicamente, a lesão consiste de áreas bem-demarcadas desprovidas de epiderme e anexos ou mucosa, expondo a derme/submucosa subjacente vermelha e úmida. As lesões são mais frequentemente localizadas na face, extremidades ou membranas

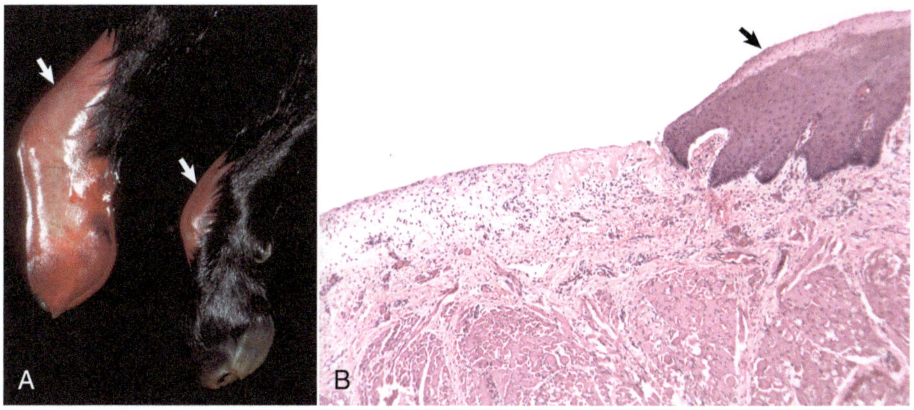

Figura 17-40 **Epiteliogenese Imperfeita. Bezerro. A,** Pele. Áreas da epiderme ao longo das extremidades estão perdidas (*setas*). A condição é resultado de uma mutação genética hereditária em algumas espécies, mas a hereditariedade não é provada em outras espécies. **B,** Mucosa oral. Junção da membrana mucosa afetada e normal. Epitélio está presente na direita (área normal) (*seta*), mas é abruptamente perdido na esquerda. A perda do epitélio germinal resulta na falha do desenvolvimento completo das epiderme, anexos ou mucosa. Pele, anexo e mucosa oral podem ser afetados nesta doença. (Cortesia de Dr. M.D. McGavin, College of Veterinary Medicine, University of Tennessee.)

mucosa e podem ser pequenas (1 cm) ou envolver regiões extensas, como toda a parte distal do membro (Fig. 17-40). Pequenas lesões podem se cicatrizar e não interferir na vida. Com envolvimento extensivo, a pele inteira pode estar acometida, incluindo cascos, orelhas, lábios e pálpebras, podendo resultar no aborto do feto. Os animais com extensas lesões nascem com vida, mas geralmente morrem de infecção, desidratação ou desequilíbrio eletrolítico pela grande perda de fluido através da superfície não epitelizada.

Hipertricose Congênita
Ver em Distúrbios dos Ruminantes (Bovinos, Ovinos e Caprinos).

Dermatose Vegetante
Ver em Distúrbios dos Suínos.

Distúrbios de Lesão Física, por Radiação ou Química
Lesões Solares (Actínicas). A maior parte das radiações ultravioletas (RUV) que alcança a superfície da Terra é UVA e uma menor quantidade é UVB (ver Respostas da Derme a Lesões, Alterações no Crescimento, Desenvolvimento ou Manutenção Tecidual, Elastose Solar). A radiação UVB penetra a epiderme e a derme superficial e é a porção da luz UV mais perigosa porque ela é absorvida pela pele e danifica o DNA. A UVA penetra profundamente na derme, mas é menos eficiente em caudar danos ao DNA, porque não é significantemente absorvida pelo DNA nativo. Contudo, a UVA pode atuar indiretamente por causar fotorreações secundárias aos danos ao DNA induzidos pelo UVB ou, alternativamente, danificar o DNA por reações de fotosensibilização indireta. Por exemplo, se substâncias químicas fotodinâmicas estão presentes na pele, elas podem reagir quimicamente com as ondas de luz longas (UVA e, às vezes, ao espectro de luz visível), liberando energia e resultando na formação de intermediários de oxigênio reativo. Eles iniciam uma cadeia de reações que resultam em lesões cutâneas (fotossensibilização, fototoxidade).

Dermatose, Queratose e Neoplasia Solar/Actínica. A lesão na pele causada pela luz UV pode ser aguda (queimadura solar) ou crônica (dermatose solar, neoplasia). Um eritema transiente e precoce pode ser causado pelo efeito de calor dos feixes de luz e possivelmente por alterações fotoquímicas. O eritema de desenvolvimento tardio é chamado de "eritema de queimadura solar". A pele fica quente, macia e inchada. A patogenia do eritema de queimadura solar pode envolver a difusão de mediadores da inflamação, como as citocinas, a partir dos queratinócitos lesionados pela radiação ou pelo dano direto pela luz

UV às células endoteliais dos capilares da derme superficial. Exposição crônica ao sol, particularmente ao UVB, causa dano primariamente na epiderme e resulta no desenvolvimento de neoplasias. Os danos ocorrem em três amplas categorias descritas abaixo:

1. Uma das mudanças mais prejudicias ocorre quando a radiação UVB atinge o núcleo e provoca a formação de "fotoprodutos", os quais são ligações anormais covalentes ou simples entre duas bases adjacentes de pirimidina no filamento de DNA. Os dois principais fotoprodutos induzidos pelo UVB são os dímeros de pirimidina (ligações covalentes entre duas bases de timina ou citocina) e fotoprodutos 6-4 (ligação simples do carbono 4 em uma citocina e do carbono 6, também em uma citocina ou timina). Esses fotoprodutos se formam no DNA do queratinócito (e também no DNA das células de Langerhans e das células dendríticas da derme). O dano pode ser fácil e acuradamente reparado antes da célula entrar em mitose pela excisão do nucleotídeo pelo sistema enzimático reparador que remove a área danificada e sintetiza uma nova cadeia de DNA. No entanto, se a célula entra em mitose antes do defeito ser reparado, uma lacuna na fita de DNA é deixada no local do fotoproduto. A lacuna é reparada pelo método de reparação pós-replicação que é considerada sujeita a erros, podendo causar mutação e o desenvolvimento de neoplasias. Fatores que irritam a pele e elevam a taxa de divisão celular aumentam o número de células reparadas pelo método de reparação pós-replicação e, portanto, podem aumentar a chance do desenvolvimento de neoplasias.

2. Exposição crônica à radição UVB também causa danos ao DNA na forma de mutação dos genes supressores do tumor, particularmente o gene p53. Normalmente, alterações no DNA por RUV causam a indução do gene p53 dos queratinócitos e o interrompimento do ciclo celular. Dessa forma, os danos no DNA causados pelo RUV permitem ser corrigidos pelo sistema de reparo pela excisão de nucleotídeos antes da célula entrar em mitose. O gene p53 funcional também facilita a apoptose (morte programada) da célula com muitos danos irreparáveis no DNA para que as células defeituosas sejam removidas. A mutação no gene p53 ocorre quando fotoprodutos induzidos por RUV não são reparados antes da mitose dos queratinócitos. Os fotoprodutos formam pequenas anormalidades estruturais na fita de DNA que podem resultar em pares de bases falhas (isto é, mutações) durante a replicação. A mutação é caracterizada pela substituição da citocina pela tiamina (C para T) ou alterações em duas bases na qual um dímero citocina é substituído por duas bases tiamina não dimerisadas (CC para TT). Apesar das mutações no gene p53 ocorrerem em uma variedade de tumores,

essas alterações causadas pela RUV (as mutações C para T ou CC para TT) são únicas e não ocorrem em outros tipos de dano ao DNA ou em tumores não associados à RUV. Ela é, portanto, denominada mutação assinatura.

3. UVB causa imunossupressão pela diminuição das reações imunes mediadas por células do hospedeiro que normalmente servem para eliminar ou destruir as células mutadas proliferadas. Uma variedade de mecanismos contribuem e envolvem os queratinócitos lesionados por RUV, células de Langerhans, células dendríticas e outras. Os mecanismos incluem: a liberação de citocinas imunossupressoras como IL-10 e IL-4, redução do número de células de Langerhans (células apresentadoras de antígenos), uma mudança na apresentação de antígenos da célula de Langerhans dos linfócitos T_H1 (envolvidos na resposta imune contra tumores) para T_H2 (que liberam citocinas imunossupressoras), indução de linfócitos T supressores e liberação de citocinas e outros modificadores de resposta biológica que regulam negativamente a resposta imune.

Outros fatores também parecem contribuir para o desenvolvimento de carcinomas de células escamosas associadas à radiação do sol. Por exemplo, papilomavírus foi recentemente identificado em mucosa e pele de carcinoma de células escamosas *in situ* e invasivo, incluindo carcinoma de células escamosas invasivas que se originam da pele exposta ao sol em gatos. Entretando, ainda não se sabe se o papilomavírus identificado dentro do tumor está meramente infectando o tumor ou se o vírus poderia ter um papel na indução tumoral. Alguns produtos de genes virais do papiloma têm demonstrado se ligar aos produtos proteicos do gene supressor tumoral p53 em carcinoma de células escamosas da cérvix de mulheres, o que resulta na quebra da regulação do ciclo celular.

As lesões induzidas pelo sol ocorre em todos os animais domésticos. Em cavalos, a lesão ocorre nas pálpebras, nariz e ao redor do prepúcio. As pálpebras de bovinos Hereford são locais comuns de desenvolvimento de lesões. Em caprinos de leite pouco pigmentados, a lesão pode se desenvolver da lateral do úbere e tetos. Suínos jovens pouco pigmentados também são suceptíveis a lesões mais agudas causadas pelo sol. A orelha e a ponta do rabo podem ser destruídas se a lesão for muito grave. Em cães, as lesões se desenvolvem mais comumente na pele despigmentada e com poucos pelos da região abdominal ventral, inguinal e perianal (Fig. 17-41). Em gatos, a lesão macroscópica ocorre onde há pouco ou nenhum pelo, particularmente nas pontas das orelhas, pálpebras, nariz e lábios, e são mais severas em gatos brancos. Macroscopicamente, as lesões começam como eritema, descamação e crostas. Após anos de exposição, a pele

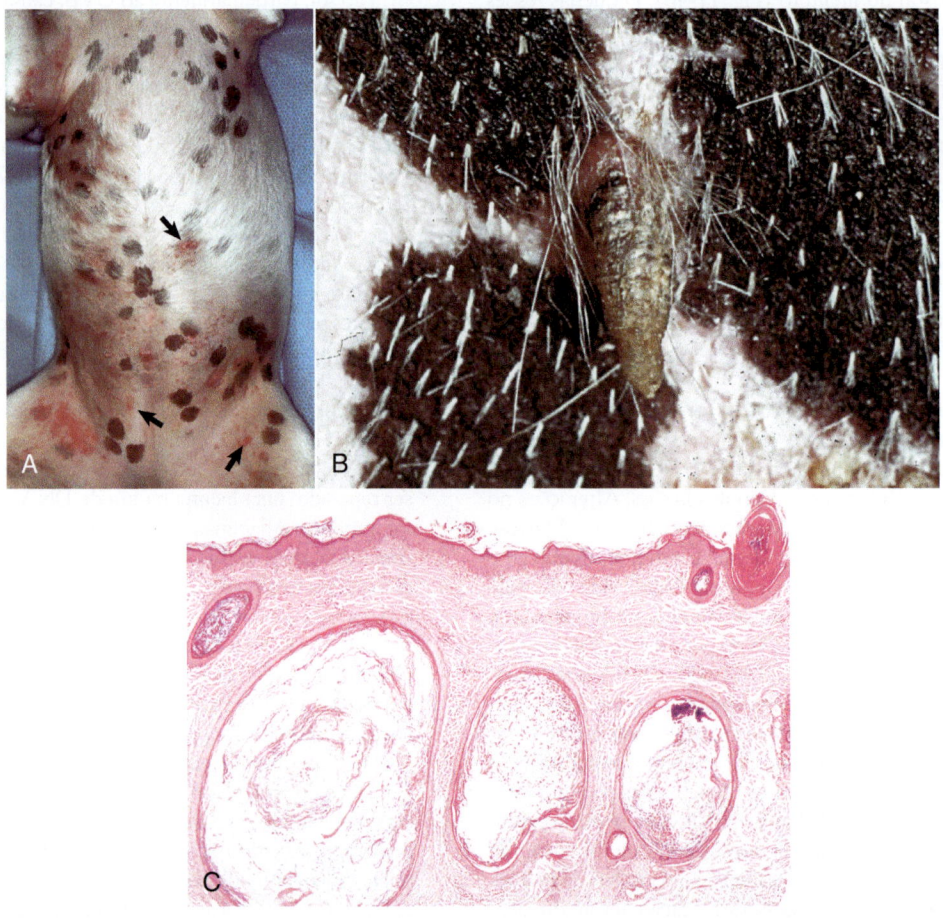

Figura 17-41 **Dermatitre Solar, Pele, Cão. A,** Abdome ventral e tórax. As manchas não pigmentadas e pigmentadas são afetadas, mas as manchas pretas densamente pigmentadas são clinicamente normais. A pele com pelo não pigmentada e com pelo espaçado é eritematosa, tem comedões e crostas e é palpavelmente mais grossa. Comedões podem romper (furunculose), liberando os componentes foliculares que causam resposta inflamatória de corpo estranho e infecção bacteriana secundária (*setas*). Clinicamente, a inflamação é proeminente (eritema e furunculose), podendo ser erroneamente interpretada como primária; também, o padrão de distribuição da pele não pigmentada e com pelo espassado, assim como o não acometimento da pele pigmentada e hirsuta, apoia o diagnóstico de dermatite solar. **B,** Abdome ventral. Dermatite solar com queratose solar (actínica) que formou um chifre cutâneo. Chifre cutâneo é composto de queratoses formadas por múltiplas camadas de estrato córneo compactado. Elas podem surgir de lesões benignas ou malignas na epiderme (queratite solar actínica, carcinoma de células escamosas) ou anexos (acantoma queratinizante infundibilar). **C,** A epiderme é espessada por acantócitos e três comedões (distensão folicular e hiperqueratose) estão presentes. Se os comedões se rompem, uma grande quantidade de material endógeno (estrato córneo, haste pilosa e sebo) é liberada para a derme, causando uma resposta inflamatória de corpo estranho. Bactérias também são liberadas e causam infecções bacterianas secundárias. Coloração por HE. (Cortesia de Dr. A.M. Hargis, DermatoDiagnostics.)

se torna enrugada e secundariamente engrossada pela hiperplasia epidermal, hiperqueratose, fibrose e, em algumas espécies, elastose. Uma ou mais pápulas ou focos semelhantes a placas cobertas por descamação espessa (hiperqueratose), conhecidas como *queratose solar/actínica*, podem se desenvolver. Alguns desses focos podem progredir para carcinoma de células escamosas invasivo. Ocasionalmente, a hiperqueratose é densa e compacta e assemelha-se a um "chifre" (Fig. 17-41, *B*). Hemangiomas e hemangiossarcomas se desenvolvem na conjuntiva não pigmentada de cavalos e cães, assim como na derme pouco pigmentada e com pelos esparsos de cães, gatos e em algumas raças de caprinos. Hemangiomas e hemangiossarcomas cutâneos são frequentemente observados no abdome e no flanco de cães que ficam descansando expostos ao sol. A diferença no tipo de neoplasia pode ser resultado, em parte, da espessura da epiderme que influencia na profundidade de penetração dos raios UV. Luz UV também pode ter um papel no desenvolvimento de melanomas em caprinos. Melanomas também se desenvolvem na pele, lábios, pálpebras e íris de cães dobermann pinscher com albinismo oculocutâneo autossômico recessivo. Entretanto, o melanoma se desenvolve em locais expostos e não expostos ao sol e, por isso, o papel da luz UV na indução tumoral nesses cães ainda não está claro.

Microscopicamente, nas lesões precoces induzidas por UV, as células apoptóticas (células de queimadura solar) espalhadas na epiderme podem ser tão numerosa que elas acabam aglomerando-se em uma banda, junto com edema intercelular, vacuolização de queratinócitos e perda da camada de células granulosas. Em 72 horas, hiperqueratose paraqueratótica e acantose estão presentes junto com as lesões dermais de hiperemia, edema, infiltrado perivascular mononuclear, edema de células endoteliais de capilares e hemorragia. Hiperose paraqueratótica e acantose podem persistir. Comedões (folículos pilosos dilatados com um plugue de estrato córneo folicular e sebo) se desenvolvem em alguns cães (Fig. 17-41, *C*). O folículos afetados frequentemente estão rodeados por uma camada fina de fibrose. Em cães, vasos dermais superficiais podem ter paredes hialinizadas ou escleróticas e células endoteliais podem estar ausentes (vasculopatia solar). Em alguns animais e em certas localizações anatômicas, o tecido elástico e o colágeno são lesionados por radiação solar e a derme pode ser espessada por uma zona de fibrose paralela à superfície epidermal (fibrose dermal laminar). Elastose solar, caracterizada pela deposição de fibras de elastina basofílicas onduladas na derme superficial frequentemente esta presente em cavalos e algumas vezes em cães. A queratose solar se desenvolve com a exposição continuada à luz UV. A superfície epidermal está espessada por hiperqueratose ortoqueratótica compacta ou paraqueratótica. A epiderme acantótica tem queratinócitos atípicos iniciando na camada basal e progredindo para a camada espinhosa. Os queratinócitos estão irregularmente estratificados e possuem tamanho e formato irregulares. Os núcleos são grandes e frequentemente variam em tamanho. Os nucléolos podem ser grandes. Pode haver um aumento nas mitoses e em queratinócitos apoptóticos. Os queratinócitos podem formar proliferações para a derme, normalmente como pequenas brotações, mas ocasionalmente como extensas ramificações e epidermais anastomosantes. Entretanto, na queratose solar a membrana basal permanece intacta. Carcinoma de células escamosas invasivo pode se desenvolver em local de queratose solar quando queratinócitos atípicos rompem a membrana basal e invadem a derme contígua e, menos frequentemente, o subcutâneo. Em algumas instâncias, os queratinócitos atípicos invadem os canais linfáticos e podem metastatizar e se disseminar mais amplamente para os linfonodos e o pulmão.

Fotossensibilização. Fotossensibilização é um distúrbio causado por RUV de onda longa (UVA) ou, menos frequentemente, por luz visível, absorvida por produtos químicos fotodinâmicos na pele ou por um complexo de molécula fotodinâmica e substrato biológico. Este processo resulta na liberação de energia que produz moléculas de oxigênio reativo, incluindo radicais livres. A geração de moléculas de oxigênio reativo provoca degranulação de mastócitos e a produção de mediadores inflamatórios, os quais causam dano às membranas celulares, ácidos nucleicos e organelas. O agente fotodinâmico normalmente entra na derme via circulação sistêmica. Entretanto, o contato direto e a absorção de alguns agentes fotodinâmicos, como ocorre na fitofotodermatite, pode resultar em fotossensibilização por contato localizada, e, apesar da maioria dos casos ocorrerem na pele despigmentada exposta ao sol, a pele escura pigmentada também pode ser afetada.

Fotossensibilização pode ocorrer de muitas formas. Tipo I ou fotossensibilização primária é frequentemente causada pela ingestão de substâncias fotodinâmicas pré-formadas contidas em uma varidade de plantas; por isso, os herbívoros são mais comumente afetados. As plantas que causam fotossensibilização normalmente contêm heliantronas ou furocumarinas. Os pigmentos heliantronas são pigmentos vermelhos fluorescentes como a hipericina (encontrada em *Hypericum perforatum* [Erva-de-São-João]) e fagofirina (encontrada na *Fagopyrum esculentum* [trigo sarraceno]). Fotossensibilização atribuída ao pigmento furocumarina é causada pela presença de psoralenos, agentes fotodinâmicos encontrados em uma variedade de plantas, incluindo *Cymopterus watsonii* (salsa da primavera), *Ammi majus* (âmio-maior ou âmio vulgar) e *Thamnosma texana* (rutácea). Pigmentos furocumarinas também formam fitoalexinas, um grupo de componentes concebidos em plantas em resposta à infecção fúngica ou outra lesão que inibe ou destrói o agente invasor. As fitoalexinas formadas no nabo e no aipo infectados pelo fungo têm causado fotodermatite quando são absorvidas pela pele e reagem com a luz UV.

Fotossensibilização primária também pode ocorrer com a administração de medicamentos como fenotiazina, que é convertida em um metabólito fotorreativo no trato intestinal. Este metabólito normalmente é convertido em um composto não fotorreativo no fígado por oxidases de funções mistas, mas ocasionalmente o metabólito não reativo pode passar direto pelo fígado ou a atividade da oxidase de função mista pode estar comprometida ou insuficiente. Dessa forma, os metabólitos reativos podem alcançar a pele.

Fotossensibilização tipo II se desenvolve devido ao metabolismo anormal de porfirina e provoca acúmulo no sangue e tecidos de agentes fotodinâmicos. Essas doenças normalmente são hereditárias devido a uma deficiência de enzima, resultando na síntese anormal de agentes fotodinâmicos, incluindo uroporfirina e coproporfirina. Exemplos incluem: porfirina congênita bovina e protoporfirina eritropoiética (hematopoiética) bovina. Fotossensibilização causada por metabolismo anormal de porfirina também tem sido relatada em suínos e gatos.

Fotossensibilização tipo III ou hepatógena é causada pelo comprometimento da capacidade do fígado em excretar filoeritrina, que é formada no trato alimentar da pela quebra da clorofila. Este é o tipo mais recorrente de fotossensibilização e ocorre mais comumente em herbívoros, mas qualquer animal com doença hepática generalizada em uma dieta rica em clorofila e que é exposto a radiação solar suficiente pode desenvolver fotossensibilização hepatógena. Fotossensibilização hepatógena ocorre secundariamente ao dano hepatocelular primário, defeito hepático hereditário ou obstrução do ducto biliar. Plantas tóxicas, incluindo, entre outras *Lantana câmara* (lantana), *Tribulis terrestris* (ramo de videira) e micotoxinas, como esporodesmina, são as causas mais comuns deste tipo de fotossensibilização. Outras plantas que ocasionam lesões hepáticas (como aquelas que contêm alcaloides pirrolizidínicos) também podem contribuir para o desenvolvimento da fotossensibilização hepatógena.

A maior parte das fotossensibilizações causam lesões que são localizadas em áreas do corpo com pele e pelo não pigmentados e em partes do corpo expostas ao sol, tal como face, nariz e extremidades distais de cavalos. Em bovinos, lesões ocorrem nas áreas de pelo branco, nos tetos, úbere, períneo e nariz. Em ovinos com lã densa, as lesões ocorrem na orelha, pálpebras, face, nariz e banda coronária. No entanto, em ovinos tosqueados, as lesões podem ocorrer nas costas. Ovinos podem ter edema extenso da cabeça gerando os termos sinonímicos "cara inchada" e "eczema facial". O início das lesões pode levar poucas horas e inicialmente incluem eritema e edema, seguido de bolhas, exsudação, necrose e descolamento de tecido necrótico. Lesões microscópicas consistem de necrose coagulativa da derme e possivelmente do folículo piloso, glândulas anexas e derme superficial. Vesiculação subepidermal pode ocorrer. Células endoteliais dos vasos dermais superficiais, médios e profundos estão edematosas e necróticas. Degeneração fibrinoide e trombose podem resultar em edema, infarto, descolamento da epiderme, derme e anexos; e infecção bacteriana secundária.

Lesão por Radiação Ionizante

Avanços no tratamento do câncer em animais de companhia têm permitido a ocorrência de lesão cutânea induzida por radiação. Radiação ionizante consiste de radiação eletromagnética (raios-X, raios-γ) e particulada (elétrons, nêutrons, prótons) e é mais danosa a células altamente proliferativas, como aquelas da matriz pilosa anágena, mas células basais epidermais e endoteliais vasculares também são afetadas. Modalidades de radiação disponíveis oferecem diferentes graus de penetração tecidual e, com consequência, potencial diferente para lesão tecidual. Algumas formas de radioterapia penetram profundamente os tecidos enquanto poupam a pele, e outros são mais concentrados em tecidos superficiais e preferencialmente absorvidos por tecidos específicos. O tipo de radioterapia e a escolha, dose, intensidade e duração de exposição ditam as variedades de efeitos colaterais. Fótons ionizantes rompem as ligações químicas nas células, resultando em lesão ou morte celular. Algumas células não são letalmente lesionadas, mas mantêm o dano no DNA de maneira que a replicação e/ou a reposição não são mais possíveis. Os efeitos do dano da radiação podem ser divididos em formas aguda e crônica.

A lesão aguda por radiação na pele é resultado de dano às células de rápida divisão. O dano é autolimitante e a recuperação está associada à rápida renovação celular. Lesões clínicas da dermatite por radiação aparecem 2 a 4 semanas após a exposição. Inicialmente, ocorre eritema, dor, edema e calor, seguido (muitas semanas depois) por descamação seca ou úmida, dependendo do grau de lesão. Histologicamente, as lesões à queimadura de segundo grau, com formação de bolha suprabasilar ou subepidermal, edema dermal com exsudação de fibrina e intenso infiltrado leucocítico. Reepitelização ocorre em um período de 10 a 60 dias. O dano sustentado às células germinativas dos folículos pilosos e glândulas sebáceas causa alopecia em 2 a 4 semanas após a exposição. Um novo crescimento do pelo ocorre nos meses seguintes, mas o dano às glândulas sebáceas não é reversível e resulta em cicatriz permanente, manifestada histologicamente como hiperqueratose. As lesões crônicas por radiação, evidentes meses a anos depois do tratamento, são primariamente resultado do dano à microvasculatura. Mudanças crônicas incluem alterações pigmentares (hiperpigmentação em baixas doses e hipopigmentação em altas doses), leucotriquia (despigmentação da hastes pilosas devido à perda de melanócitos foliculares), descamação dermal, atrofia epidermal e ulceração. A epiderme é fina, friável e hiperplásica em algumas áreas e pode se tornar neoplásica. Carcinoma de células escamosas pode se desenvolver em alguns locais de dano severo por radiação pela alteração subletal do DNA. Úlceras exsudativas não cicatrizadas e crônicas podem se desenvolver, mas o tecido de granulação não se forma. A derme é fibrosada com fibroblastos atípicos, telangectasia e com possíveis alterações arteriolares profundas. Edema endotelial, necrose e trombose resultam em oclusão e excessiva proliferação endotelial que, quando combinada com os efeitos da ruptura vascular, causa colapso vascular. Esta condição, caracterizada por anormalidades vasculares progressivas, é referida como *endarterite obliterativa* e que forma uma barreira "histo-hemática" (tecido-sangue) aos tecidos adjacentes, resultando em contínua anóxia e diminuição dos nutrientes.

Lesão Química

A lesão química à pele pode resultar da aplicação local diretamente sobre a pele ou da absorção de químicos via trato gastrointestinal e subsequente distribuição para a pele. Para um químico causar lesão via local de aplicação, ele deve penetrar o pelo e as camadas epidermais de proteção. A penetração é aumentada por danos físicos ao estrato córneo, especialmente aqueles causados por umidade excessiva. Lesões químicas da pele incluem dermatite de contato irritante (aplicação local), químicos distribuídos sistemicamente, como o arsênico, mercúrio, tálio, iodo, organoclorados, organobrominas, intoxicação por plantas contaminadas por fungos e plantas que contenham selênio, mimosina e tricotecenos. Os agentes aplicados externamente e que produzem dermatite de contato irritante induzem dano cutâneo por alteração na capacidade de retenção de água da epiderme ou pela penetração da epiderme, lesionando diretamente as células. Agentes químicos sistemicamente absorvidos e distribuídos causam lesões por uma grande variedade de mecanismo, alguns dos quais ainda não são conhecidos. Um exemplo é a toxicidade causada pela absorção sistêmica de alguns compostos organoclorados e organobrominas, como naftalenos altamente clorados, que são usados como aditivos em lubrificantes para maquinários de fazenda, como equipamentos de peletização de alimentos. Como resultado, naftalenos altamente clorados são frequentes contaminantes de alimentos. Intoxicação ocorre mais comumente em bovinos, a espécie mais susceptível, e é conhecida como doença X ou hiperqueratose bovina. Felizmente, esta intoxicação é muito interessante historicamente, pois naftalenos altamente clorados não tem sido mais utilizados em lubrificantes de máquinas desde 1950. Lesões da intoxicação por naftalenos clorados são o resultado da interferência na conversão de caroteno em vitamina A, o que resulta na deficiência dessa vitamina. Vitamina A é necessária para a diferenciação normal do epitélio escamoso estratificado. Lesões clínicas consistem de alopecia e liquenificação, com presença de placas fissuradas de descamação que poupam somente as pernas. Lesões histológicas consitem de hiperqueratose acentuada da epiderme e folículos. Metaplasia escamosa do revestimento epitelial das glândulas e ductos do fígado, pâncreas, rins e trato reprodutivo também se desenvolve.

Dermatite de Contato Irritante. Existem duas formas de dermatite de contato. Uma forma é a dermatite de contato alérgica, que é imunomediada e requer exposição prévia (sensibilização) ao agente ofensor em um indivíduo hipersensível (ver discussão em dermatite de contato alérgico na seção de Reações de Hipersensibilidade Selecionadas). A outra forma é a dermatite de contato irritante, que muitas vezes não é de origem imunológica, mas sim causada pelo contato direto com substâncias como ácidos, bases, sabonetes, detergentes, fluidos corporais (urina ou diarreia profusa), secreções de feridas, algumas plantas e alguns medicamentos tópicos. Essas substâncias sobrepujam os mecanismos de proteção da pele e lesionam diretamente as células. É importante notar que os dois tipos de dermatite de contato podem induzir lesões histológicas semelhantes. Por isso, a diferenciação entre as dermatites de contato imunomediadas e irritantes depende principalmente do histórico, sinais clínicos e distribuição anatômica das lesões. Equinos desenvolvem lesões no nariz, ventre, patas traseiras, onde a sela entra em contato com o corpo, no períneo e no aspecto caudal das pernas traseiras. Em cães e gatos, lesões da dermatite de contato desenvolvem-se na pele glabra (ou com pelo escasso) do abdome, axila, flanco, espaços interdigitais, região perianal, ventral do rabo, ventral do peito, pernas, pálpebras e pé. Macroscopicamente, desenvolvem-se manchas eritematosas, pápulas e, raramente, vesículas, mas o autotrauma pode provocar úlceras e crostas. Microscopicamente, as lesões consistem de dermatite espongiótica, vesiculopústulas neutrofílicas e inflamação neutrofílica perivascular da derme superficial. Lesões crônicas consistem de hiperplasia epidermal, hiperqueratose, algumas vezes com paraqueratose confluente e inflamação perivascular superficial. Lesões podem ser obscurecidas por trauma autoinflingido, dificultando o diagnóstio histológico. Substâncias corrosivas (ácidos ou bases fortes) podem causar necrose epidermal.

Reações no Local de Injeções. Injeções de vacinas ou de medicamentos terapêuticos no tecido subcutâneo podem incitar uma resposta imunológica local e persistente (crônica), resultando em nódulos granulomatosos palpáveis. Não há descrição histológica relatada da resposta inflamatória aguda ou subaguda a estes materiais injetados. Alterações histológicas representadas por estes nódulos crônicos no local de injeção consistem de uma área de necrose localizada na derme profunda ou no subcutâneo, contendo material estranho circundado por macrófagos e células gigantes multinucleadas, com uma zona periférica de linfócitos e quantidade variável de plasmócitos e eosinófilos (granuloma por corpo estranho). Os macrófagos geralmente estão preenchidos por material estranho granular e anfofílico. O desenvolvimento de folículos linfoides na margem dessas lesões pode ser extenso. Apesar de muitas lesões melhorarem sem consequências graves, em alguns gatos existe uma relação causal entre injeções e desenvolvimento de sarcomas como fibrossarcomas, mixossarcomas, osteossarcomas, rabdomiossarcomas, condrossarcomas e sarcomas histiocíticos. A substância injetada, inflamação e proliferação fibroblástica parecem ser fatores importantes na predisposição de alguns gatos à formação de sarcomas. Especula-se que, durante o reparo tecidual, fibroblastos ou miofibroblastos são estimulados no local da lesão e sua resposta, combinada com outros fatores como alteações em oncogenes ou a presença de carcinógenos não identificados, resultam em transformação maligna das células. O desenvolvimento do tumor pode levar meses a anos, com eventual transformação neoplásica das células mesenquimais. Qualquer tipo de vacina, materiais injetados, microchips, suturas não absorvíveis ou traumas tem o potencial de contribuir para a formação do sarcoma. Atualmente, ainda não se sabe como identificar gatos com risco ao desenvolvimento desses tipos de sarcomas. Fibrossarcomas raramente se desenvolvem em locais de vacinação na pele de cães.

Em cães de raças pequenas, frequentemente de pelos macios, especialmente poodles, injeções subcutâneas de vacina antirrábica inativada podem resultar em paniculite linfoplasmocítica localizada, vasculite leve e isquemia localizada, causando atrofia folicular severa na derme adjacente (Fig. 17-42), clinicamente caracterizada por área focal de alopecia e hiperpigmentação. Marcação por imunofluores-

cência tem identificado antígenos da raiva nos vasos e células dos folículos pilosos. A vasculite de imunomediada de baixo grau, que resulta em hipóxia tecidual, induz a alterações atróficas nos anexos e tem sido sugerida como patogenia. Lesões vasculares são caracterizadas por hialinização da parede dos vasos, perda de células endoteliais, restos cariorréticos intramurais e infiltrados linfocíticos perivasculares. Raramente, um pequeno número de linfócitos é encontrado dentro da parede de vasos afetados.

Granuloma eosinofílico com o centro necrótico em local de injeção tem sido relatado em cavalos 1 a 3 dias após injeções de várias substâncias usando agulhas revestidas de silicone. Suspeita-se que a reação seja uma forma de hipersensibilidade tardia.

Mordida/Picada de Serpentes e Aranhas (Envenenamentos). As famílias Elapidae (cobra-coral) e Viperidae (cascavel, mocassim-d água e cabeça-de-cobre) contêm a maioria das serpentes venenosas dos Estados Unidos. Os gêneros *Latrodectus* (viúva-negra) e *Loxosceles* (aranha-marrom) são as aranhas venenosas mais comuns que causam lesões na pele. Os efeitos dependem da composição do veneno (peçonha), resposta individual do animal, localização anatômica e características específicas da serpente ou aranha, as quais podem ser influenciadas pela estação do ano, localização geográfica, tempo da última picada ou mordida, profundidade da lesão e outras. Diferentes espécies de animais respondem de forma diferente ao mesmo veneno.

Mordidas de serpentes geralmente ocorrem na face ou pernas. A aranha-marrom (*Loxosceles reclusa*) é o aracnídeo mais conhecido capaz de induzir necrose dermal, apesar de existirem inúmeros outros. O veneno da aranha-marrom contém numerosas enzimas, incluindo lipase, hialuronidase e esfingomielinase-D que degradam o tecido. Uma bolha com halo pálido e um eritema periférico ao redor caracterizam as reações iniciais documentadas em seres humanos e em alguns animais experimentais. A formação de necrose e descamação ocorre dentro de 5 a 7 dias. Ulceração pode ser extensa. Histologicamente, há edema e hemorragia, vasculite neutrofílica e necrose da parede arterial. Há infarto da derme e epiderme, que pode se estender até o subcutâneo e músculos adjacentes. Paniculite pode estar presente. Posteriormente, há cicatrização e substituição do subcutâneo e músculos por tecido conjuntivo hipocelular. A picada da aranha-marrom em seres humanos pode provocar hemólise massiva. Diagnósticos diferenciais incluem outras peçonhas, vasculites, ulceração causada pela injeção iatrogênica de substâncias irritantes, queimaduras térmicas, fasciíte necrosante ou outras infecções cutâneas, embolização séptica

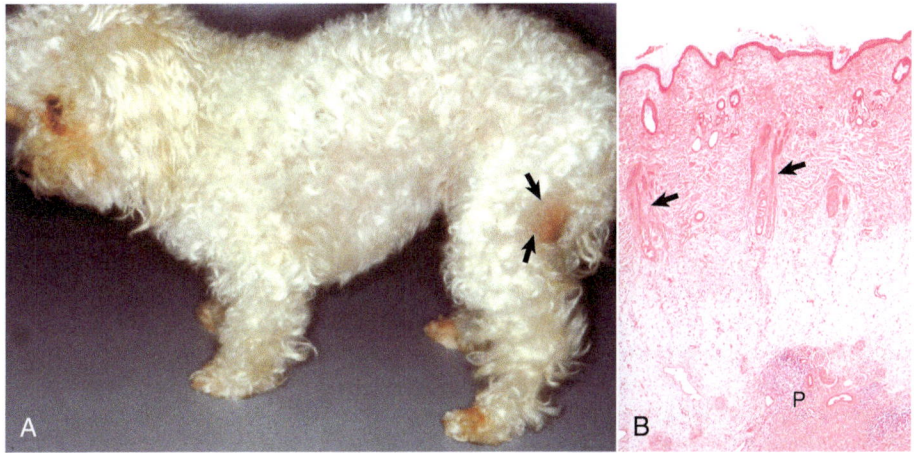

Figura 17-42 **Alopecia Localizada Associada a Vacinação Antirrábica Subcutânea, Pele, com Pelo, Cão. A,** Este tipo de alopecia (*setas*) geralmente desenvolve 3 a 6 meses após a vacinação e é resultado de isquemia parcial. **B,** Note o panículo (*P*) com linfócitos, plasmócitos e histiócitos que resultaram da injeção subcutânea da vacina antirrábica morta. Folículos pilosos pequenos e atróficos (*setas*) estão na derme. Coloração por HE. (**A** Cortesia de Dr. L. Schmeitzel, College of Veterinary Medicine, University of Tennessee. **B** Cortesia de Dr. A.M. Hargis, DermatoDiagnostics.)

ou traumas. Algumas supostas picadas de aranhas (e possivelmente picadas de vespas e abelhas) em cães resultam no desenvolvimento de lesões agudas, doloridas e inchadas nas regiões dorsal ou lateral do nariz. Elas são histologicamente caracterizadas por foliculite e furunculose eosinofílica (ver discussão em furunculose eosinofílica da face de cães, na seção Distúrbios Caracterizados por Infiltrados Eosinofílicos e Plasmócitos, Distúrbios dos Cães) levando à teoria de que essas lesões são provavelmente causadas por reação de hipersensibilidade ao veneno injetado.

Mordidas de cobra são comuns em cavalos e cães, e, em menor grau, em gatos. Elas frequentemente ocorrem na cabeça e membros. Peçonhas de serpentes contêm numerosas enzimas, proteínas, peptídeos e cininas. Dos cinco gêneros de serpentes venenosas nos Estados Unidos, o veneno crotálico (cascavel, cabeça-de-cobre, boca-de-algodão e outros) possui a maior concentração de enzimas proteolíticas. Envenenamento por mordida de serpentes induz dor, edema e eritema que, se severo, é seguido por necrose, perda tecidual e algumas vezes a morte do animal. Efeitos sistêmicos variados podem ocorrer, incluindo paralisia, doença de coagulação, choque, aumento da permeabilidade capilar, danos no miocárdio, rabdomiólise e falência renal.

Selênio. Intoxicação por selênio é causada por sobredose suplementar de selênio ou pela ingestão de plantas que acumulam concentrações tóxicas de selênio. Algumas plantas acumulam selênio de maneira seletiva, independentemente da concentração de selênio so solo. Essas acumuladoras seletivas (acumuladores obrigatórios; por exemplo, *Astragalus, Stanleya*) necessitam de selênio para crescerem. Geralmente não são palatáveis, e são ingeridas apenas quando não há disponibilidade de outras plantas. Muitas outras plantas (acumuladoras facultativas; por exemplo, *Aster, Atriplex*) não necessitam de selênio para o crescimento, mas acumulam concentrações tóxicas se crescem em solos com alta concentração de selênio. Essas plantas acumuladoras facultativas são comumente ingeridas por animais de produção e são as causas mais frequentes de intoxicação. O mecanismo pelo qual acredita-se que o selênio exerça seus efeitos na pele e anexos parece ser a substituição competitiva com o enxofre, modificando a estrutura da queratina (molécula que contém enxofre). A substituição do enxofre pelo selênio em outras moléculas também pode contribuir para a intoxicação. Intoxicação aguda ou crônica por selênio tem sido observada na maioria dos animais domésticos, apesar da suceptibilidade à intoxicação por selênio variar de acordo com a espécie, dosagem, dieta, taxa de consumo, forma química e outros fatores. Na intoxicação aguda, os sinais estão relacionados com o envolvimento de múltiplos sistemas. Intoxicação crônica por selênio normalmente ocorre em animais de produção (equinos, bovinos e ovinos) que consomem forragem ricas em selênio. Ocorre no mundo todo, porém, mais frequentemente nos estados americanos do Nebrasca, Wyoming e das Dakotas e no oeste do Canadá. Animais intoxicados cronicamente por selênio são emaciados, com qualidade de pelo muito ruim e alopecia parcial. Cavalos perdem os pelos longos da crina e rabo, desenvolvem deformidades na parede do casco e posteriormente sofrem perda completa.

Intoxicação por Ervilhaca e Doenças Semelhantes. Intoxicação por ervilhaca é mais comumente observada como uma síndrome caracterizada por dermatite, conjuntivite, diarreia e inflamação granulomatosa em múltiplos órgãos. Ela ocorre em bovinos e em menor extensão em cavalos depois do consumo de pastos que contenham ervilhaca. A ervilhaca-peluda (*Vicia villosa* Roth) é uma leguminosa utilizada como pasto, feno e silagem em grande parte dos Estados Unidos e outros países. A toxicidade das sementes da ervilhaca é conhecida como resultado da presença do ácido prússico. A causa da inflamação granumatosa nesta síndrome permanece incerta. Uma patogenia proposta é que a ingestão da ervilhaca (ou outras substâncias) resulta em formação de antígeno na forma de hapteno ou completo que sensibiliza linfócitos e induzem resposta imuno-mediada celular após repetidas exposições.

Lesões iniciais em bovinos consistem em pelagem áspera, com pápulas e crostas afetando a pele do úbere, tetos, parte traseira do úbere períneo e pescoço, seguido do acometimento do tronco, face e membros. A pele se torna alopécica, liquenificada e menos flexível. Prurido intenso provoca escoriações por trauma autoinduzido. A derme tem infiltrados perivasculares a difusos de monócitos, linfócitos, plasmócitos, células gigantes multinucleadas e eosinófilos. Há acentuada hiperqueratose e edema dermal e epidermal.

A síndrome clínica inicia duas ou mais semanas após o consumo e consiste em dermatite pruriginosa, diarreia (possivelmente sanguinolenta) e definhamento. A morbidade é baixa e a mortalidade é alta. Bovinos Holandês e Angus com idade acima de 3 anos são mais frequentemente afetados. A morte ocorre em aproximadamente 10 a 20 dias após o início da doença. Na necropsia, infiltrados nodulares amarelos de leucócitos mononucleares parecem alterar a arquitetura de uma grande variedade de órgãos, mas são mais severos no miocárdio, rins, linfonodos, tireoide e glândula adrenal. Em bovinos, outras espécies de *Vicia* e compostos adicionais são capazes de induzir doença indistinguível da intoxicação por ervilhaca. Esses incluem: aditivos alimentares como o diureido isobutano e polpa cítrica.

Toxicose por ervilhaca-peluda em cavalos se assemelha à intoxicação em bovinos, exceto pelo achado infrequente de eosinófilos no infiltrado e o não envolvimento cardíaco. Lesões muito semelhantes à intoxicação por ervilhaca também têm sido relatadas em cavalos sem exposição à planta. Esses casos costumam ser referidos como *sarcoidose equina; doença granulomatosa sistêmica, generalizada ou idiopática equina;* ou *dermatite/doença histiocítica equina* (ver Doenças Inflamatórias Granulomatosas Nodulares sem Microrganismos, Sarcoidose Equina). Essas doenças idiopáticas no cavalo são indistinguíveis e são diagnósticos diferenciais para a toxicose da ervilhaca-peluda.

O diagnóstico da intoxicação por ervilhaca-peluda ou doenças semelhantes é por exclusão. Ele é feito após revisão do histórico do rebanho, características e distribuição das lesões e exclusão de outras causas de inflamação granulomatosa, como agentes infecciosos.

Ergot e Festuca-Alta. Ver Distúrbios dos Ruminantes (Bovinos, Ovinos e Caprinos).

Lesão Física
Dermatite Acral por Lambedura. Ver Distúrbios dos Cães.

Dermatite Piotraumática (Dermatite Úmida Aguda, "Hot Spots"). Ver Distúrbios dos Cães.

Síndrome da Dermatite Ulcerativa Felina. Ver Distúrbios dos Gatos.

Calo. O calo é o espessamento localizado, elevado e irregular da pele que se desenvolve devido à fricção, geralmente sob pontos de pressão em proeminências ósseas ou no esterno (Tabela 17-5). Calosidades podem se desenvolver em todos os animais domésticos, mas são particularmente comuns em suínos e raças gigantes de cães que permanecem em chão de concreto ou de outro material duro sem cama adequada. Foliculite secundária, furunculose e ulceração podem se desenvolver. Microscopicamente, a epiderme e o infundíbulo folicular estão espessados por hiperqueratose e acantose. Hiperplasia epidermal regular (crista de rede e interdigitação dermal papilar) também ocorre. Comedões estão presentes em algumas lesões. A abertura folicular pode estar dilatada por grande quantidade de queratina. Folículos dilatados podem se romper (furunculose) liberando bactéria, queratina e sebo, resultando em pioderma secundário e resposta inflamatória por corpo estranho em função dos componentes foliculares (pioderma de calo).

Intertrigo (Dermatite da Dobra de Pele). Intertrigo é uma dermatite superficial que ocorre em justaposições de pele. Ocorre em vacas com grandes úberes pendulosos, entre o úbere e a coxa medial. Intertrigo também acontece na dobra facial de pele de cães (raças braquicefálicas), dobra do lábio inferior (raças com lábios grandes, como o são-bernardo), dobras do corpo (raça shar-pei), dobras vulvares (cadelas obesas com vulva pequena) e dobra do rabo (cães com rabos em saca-rolhas, como os buldogues ingleses) (Fig. 17-43). A causa e a patogenia envolvem o contato da pele justaposta, trauma por fricção entre as superfícies, umidade acumulada (lágrima, saliva, secreção de glândulas cutâneas, urina ou água após ingestão, nado ou banho) e infecção bacteriana. A umidade e o trauma por fricção predispõem ao crescimento bacteriano e de leveduras e subsequente infecção. Lesões macroscópicas iniciais da dermatite intertriginosa tipicamente consistem de eritema e edema. Posteriormente, pústulas, úlceras e crostas podem se desenvolver. As lesões crônicas em vacas podem ser graves, com ocasional perda da pele e subcutâneo. Microscopicamente, em estágios iniciais, há congestão e edema, com inflamação perivascular que progride para inflamação difusa na derme superficial, paralela à epiderme, mas frequentemente poupando a junção derme-epiderme. Células inflamatórias incluem plasmócitos, poucos linfócitos, neutrófilos e macrófagos. Em casos mais graves, pode ocorrer exocitose de neutrófilos na epiderme, pústulas epidermais, crostas, úlceras e, em vacas, necrose que causa desprendimento e perda de tecido. Se a causa é corrigida, lesões leves iniciais e crônicas curam sem cicatriz (maioria dos casos). Entretanto, quando há ulceração ou necrose e desprendimento de tecido (minoria dos casos), as lesões cicatrizam por segunda intenção com a formação de tecido de granulação, contração da ferida e cicatriz.

Distúrbios Microbianos e Parasitários

Infecções cutâneas desenvolvem-se quando há interrupção nos mecanismos de defesa da pele (ver Mecanismos de Defesa/Sistemas de Barreira). Fatores predisponentes a infecções da pele envolvem o comprometimento da integridade da barreira epidermal causada por fricção, trauma, umidade excessiva, sujeira, pelo emaranhado, agentes químicos, congelamento ou queimadura, irradiação e infestação parasitária. A supressão da função imune, resultado da nutrição inadequada, terapia com glicocorticoides e outras anormalidades imunológicas hereditárias ou adquiridas, também pode contribuir para aumentar a susceptibilidade a infecções microbianas e parasitárias. Agentes infecciosos penetram no corpo através de portas de entrada específicas (ver Portas de Entrada/Vias de Disseminação), que incluem travessia da superfície epidermal, entrada pelos folículos pilosos ou ductos de glândulas, migração via nervos ou algumas vezes por rota hematógena.

Infecções Virais

Poxviroses. Ver Distúrbios dos Equinos, Distúrbios dos Ruminantes (Bovinos, Ovinos e Caprinos) e Distúrbios dos Suínos para poxviroses espécie-específicas.

Poxvírus são vírus DNA que infectam muitos animais domésticos, silvestres, animais de laboratório e aves (Tabela 17-10). Cães e gatos raramente são infectados por poxvírus, apesar da infecção por parapoxvírus (ectima contagioso de ovinos) ter sido relatada em cães e infecções cutâneas por poxvírus do gênero *Orthopoxvirus* (varíola bovina) ter sido relatada em gatos e raramente em cães na Europa. Há raros relatos curiosos de infecção por poxvírus na pele de gatos na América do Norte. No entanto, com exceção de um caso, o poxvírus ou vírus envolvido não foi caracterizado. No único caso no qual o vírus foi identificado, reação em cadeia da polimerase

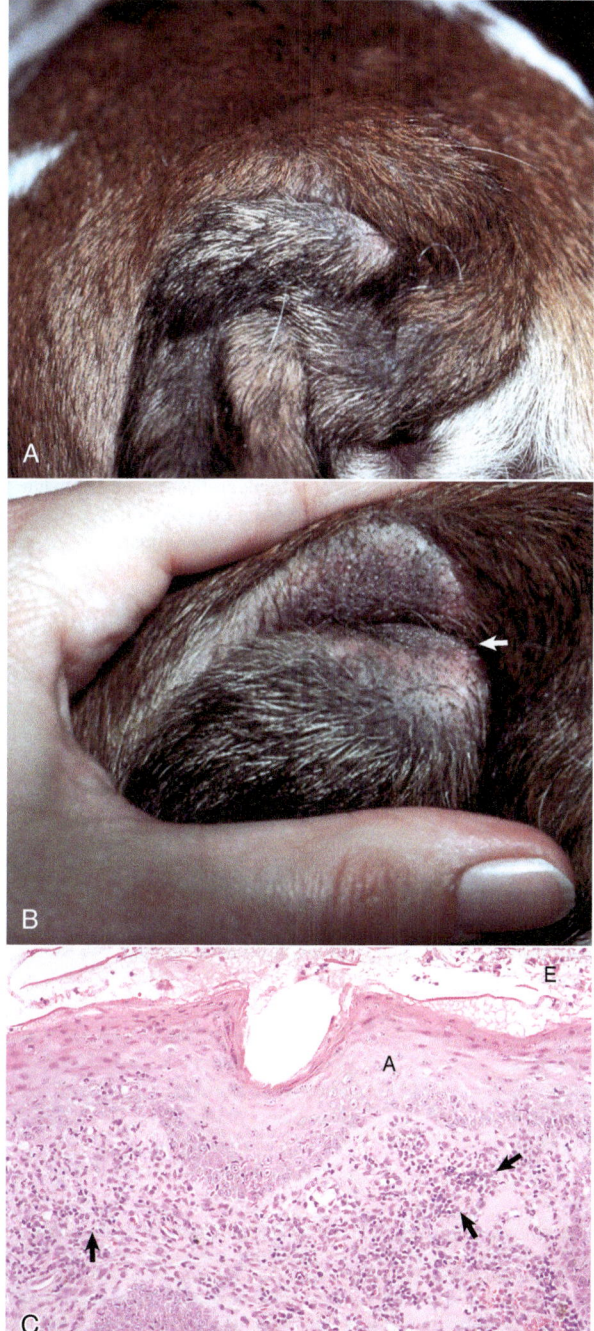

Figura 17-43 Inflamação Intertriginosa (Causa de Parafuso), Pele, Rabo, Cão. A, "causa em parafuso", buldogue inglês. Dobras de pele excessivas ao redor do rabo causam fricção e acúmulo de umidade, predispondo ao crescimento de bactérias. **B,** Pioderma intertriginosa, buldogue inglês. A dobra de pele (*seta*) do cão retratado em **A** foi aberta para expor o eritema, hiperpigmentação e liquenificação. **C,** Dermatite intertriginosa. A epiderme é acantótica (*A*) e parcialmente coberta por restos de fluidos e exsudato celular (*E*) e há inflamação perivascular e intersticial composta de inúmeros plasmócitos e poucos linfócitos e neutrófilos na derme (*setas*). Coloração por HE. (**A** e **B** Cortesia de Dr. A. Werner, Valley Veterinary Specialty Servise. **C** Cortesia de Dr. A.M. Hargis, DermatoDiagnostics.)

(PCR) e sequenciamento genético identificaram raccoonpox, um ortopoxvírus, das lesões cutâneas. Existem grandes diferenças entre diferentes poxvírus e na variação de espécies que eles infectam; alguns são espécie-específicos e outros são zoonoses. Muitos poxvírus de animais, como o ectima contagioso por parapoxvírus, podem causar lesões de pele em seres humanos.

Tabela 17-10	Infecções Virais da Pele		
Vírus	**Doença**	**Especies Afetadas**	**Distribuição**
Parapoxvírus	Eczema infeccioso	Ovinos, caprinos, bovinos, raramente cães	Cutânea
	Estomatite papular	Bovinos	
	Pseudovaríola bovina	Vacas de leite, zoonose	
Orthopoxvírus	Varíola bovina	Muitas espécies, incluindo gatos e raramente cães na Europa	Cutânea
Molluscipoxvírus	Molusco contagioso	Cavalos, raramente cães	Cutânea
Caprinopoxvírus	Varíola ovina	Ovinos	Sistêmica
	Varíola caprina	Caprinos	
	Doença de pele Lumpy	Bovinos	
Suipoxvírus	Varíola suína	Suínos	Cutânea
Poxvírus não classificado	Dermatite ulcerativa de ovinos	Ovinos	Cutânea
Herpesvírus equino 2	Dermatite granulomatosa	Cavalo	Cutânea
Herpesvírus equino 5	Dermatite pustular da face		Raros casos únicos relatados
Herpesvírus bovino 2 (dermatotrópico)	Mamilite ulcerativa bovina (mamilite herpética bovina)	Bovino	Cutânea
	Doença pseudogrumosa		
Herpesvírus bovino 4 (dermatotrópico)	Dermatite pustular mamária por herpes bovino	Bovino	Cutânea
Herpesvírus ovino 2	Febre catarral maligna	Bovino	Cutânea, oral, sistêmica
Herpesvírus felino 1	Dermatite por herpesvírus felino	Gatos	Cutânea, oral, ocular, trato respiratório superior
Papilomavírus	Papiloma, verruga	Todas as espécies	Cutânea, oral, mucocutâneo
Papilomavírus*	Placas virais	Cavalo, cão, gato	Cutânea, orelha medial de cavalos
Papilomavírus*	Carcinoma intestinal localizado (carcinoma multicêntrico *in situ*, doença de Bowen)	Gato, menos frequente em cão	Cutânea
Papilomavírus*	Carcinoma de células escamosas invasivo *in situ*	Cavalo	Ganital/Pênis
		Cão, gato	Cutânea
Papilomavírus*	Fibropapiloma	Bovinos	Cutânea, genital
Papilomavírus*	Sarcoide (fibropapiloma)	Cavalo, gato	Cutânea
Picornavírus	Doença do pé e da mão	Ruminantes, suínos	Oral, cutânea
Picornavírus	Doença vesicular felina	Suínos	Oral, cutânea
Rabdovírus	Estomatite vesicular	Cavalos, bois, suínos	Oral, cutânea
Calicivírus	Exantema vesicular	Suínos	Oral, cutânea
Calicivírus	Calicivírus felino	Gatos	Oral, cutânea, sistêmica
Parvovírus	Parvovírus porcino	Leitões	Oral, cutânea
Parvovírus	Parvovírus canino 2	Filhotes de cães	Oral, cutânea
Retrovírus	Vírus da leucemia felina	Gatos	Infecções bacterianas secundárias; feridas cutâneas com vírus da leucemia felina
	Vírus da Imunodeficiência Felina		
Coronavírus, mutado	Peritonite infecciosa felina com rara dermatite concomitante	Gatos	Doença cutânea é rara; associada a doença sistêmica

*Como o papiloma vírus pode ser encontrado na pele normal e na pele inflamada por uma variedade de causas, a simples identificação do papilomavírus intralesional de tecidos de lesões proliferativas como placas virais, sarcoides e carcinoma de células escamosas não provam que o papilomavírus é a causa da lesão.

Poxvírus induzem lesões por uma variedade de mecanismos. As lesões se desenvolvem secundariamente à invasão epidermal, necrose isquêmica causada pela lesão vascular e à estimulação do DNA da célula hospedeira, resultando em hiperplasia epidermal (Fig. 17-32). A hiperplasia ocorre pela expressão de um gene presente em muitos poxvírus, incluindo molluscopoxvírus (molusco contagioso), cujo produto tem homologia significativa com o fator de crescimento epidermal. O poxvírus também possui genes para sobrepujar as defesas do hospedeiro. Incluem genes relacionados com serpin (uma super-família de proteínas importantes na regulação das serina proteases que medeiam cininas e as vias de complemento, fibrinolíticas e de coagulação) e genes que codificam atividades anti-interferon. A gravidade da infecção por poxvírus varia, dependendo se a infecção é localizada (cutânea) ou sistêmica e se existem infecções secundárias.

A sequência de lesões cutâneas é mácula, pápula, vesícula (variando em severidade), pústula umbilicada, crosta e cicatriz (Fig. 17-32).

Histologicamente, as lesões começam como tumefação citoplasmática e vacuolização de queratinócitos, normalmente afetando as células do estrato espinhoso. Ruptura do queratinócito lesionado produz vesículas multiloculadas, também denominada de degeneração reticular. A lesão dermal inicial inclui congestão, edema, dilatação vascular, infiltrado de células mononucleares perivasculares e um infiltrado neutrofílico variável. Neutrófilos migram pela epiderme e se agregam em vesículas para formarem microabcessos. Pústulas intraepidermais grandes podem se formar e algumas vezes se estenderem para a derme superficial. Normalmente, há severa hiperplasia epidermal, e algumas vezes, hiperplasia pseudocarcinomatosa da epiderme adjacente. Isto contribui para a elevação da borda da pústula umbilicada. Ruptura ou secagem da pústula produz uma crosta, frequentemente colonizada na sua superfície por bactérias. Lesões por poxvírus frequentemente contêm corpúsculos de inclusão viral intracitoplasmáticos eosinofílicos característicos. São únicas ou múltiplas e variam em tamanho e duração. As inclusões são primariamente compostas por proteínas. Varíola ovina e caprina possuem os poxvírus mais patogênicos e as infecções causam mortalidade significativa, especialmente em animais jovens como resultado de doença sistêmica. Essas doenças não ocorrem nos Estados Unidos ou Canadá.

Herpesvírus. Herpesvírus são vírus DNA que ocasionalmente produzem lesão cutânea (Tabela 17-10). Lesões cutâneas têm sido raramente relatadas em infecções por herpesvírus não dermatotrópicos como a rinotraqueíte infecciosa bovina 1 (herpesvírus bovino 1), exantema coital equino (herpesvírus equino 3) e em gatos com infecção por FHV-1. Infecções dermatotrópicas com importância econômica ocorrem na infecção por herpesvírus bovino 2 e 4. Os herpesvírus podem ser latentes, com vírus inativo persistindo no tecido, como o gânglio do nervo trigêmeo. Especula-se que mais de 80% dos gatos adultos que se recuperaram da infecção por FHV-1 quando filhotes ou jovens têm infecções latentes por FHV-1. Durante períodos de estresse, o vírus é reativado e as lesões podem recorrer. Herpesvírus infectam as células epiteliais e se replicam no núcleo, causando lise dos componentes nucleares. Conforme as partículas virais imaturas penetram no citoplasma, ocorre degeneração das organelas citoplasmáticas, acúmulo de lipídios citoplasmáticos e precipitação de proteínas. Morte dos queratinócitos provoca disseminação do vírus para as células vizinhas, resultando em rápida necrose de áreas focalmente extensas da epiderme. Lesões macroscópicas consistem de vesículas que se rompem para formar úlceras que serão, então, recobertas por crostas. Lesões microscópicas em infecções por herpesvírus dependem do estágio, mas as alterações degenerativas iniciais incluem degeneração balonosa e reticular, sequela da degeneração das celular epidermais e acantólise. Células sinciciais também podem ser observadas. Inclusões virais intranucleares se desenvolvem, mas, devido ao rápido desenvolvimento de necrose, nem sempre elas são encontradas. Elas podem ser observadas nas margens da úlcera. A aparência das inclusões virais variam de acordo com a espécie de herpesvírus. Alguns herpesvírus produzem inclusões anfofílicas hialinas grandes que preenchem o núcleo (FHV-1), enquanto outras (herpesvírus bovino dermatotrópico 2) produzem típicas inclusões Cowdry tipo A, que também são intranucleares, mas menores e eosinofílicas.

Herpesvírus Bovino Tipo 2 e Tipo 4. Ver Distúrbios dos Ruminantes (Bovino, Ovino e Caprino).

Dermatite por Herpesvírus Felino. Ver Distúrbios dos Gatos.

Papilomavírus. Papilomavírus são patógenos tipicamente espécie-específicos e locais-específicos que infectam o epitélio escamoso e podem infectar fibroblastos, casuando formação de massas proliferativas benignas e, menos comumente, tumores malignos. Conforme métodos mais precisos de identificação de papilomavírus são desenvolvidos, incluindo hibridização *in situ*, PCR e sequenciamento de DNA, uma quantidade maior de papilomavírus e lesões associadas a eles tem sido identificada. Papilomavírus podem infectar o epitélio escamoso e fibroblastos; entretanto, com a rara exceção do papilomavírus bovino 2, a reprodução ocorre exclusivamente no núcleo do queratinócito e os vírions completos são produzidos apenas no epitélio escamoso. Recentemente, tem sido mostrado que o papilomavírus bovino 2 pode se replicar em outros epitélios, como o epitélio transicional da bexiga, epitélio coriônico da placenta e, possivelmente, também em linfócitos. O papilomavírus ganha acesso por defeitos no epitélio, entrando na camada basal das células epiteliais. Uma vez no interior das células, existem três possibilidades: (1) o vírus pode permanecer dentro do núcleo da célula basal fora do cromossomo em um DNA epissomal circular onde o vírus se replica sincronicamente com as células hospedeiras, causando infecção latente sem alterações morfológicas nos queratinócitos; (2) conforme as células basais maturam, os vírus podem se converter de latente

para infecção produtiva com a formação de vírions infecciosos completos e com alterações morfológicas reconhecidas como mudanças citopatológicas virais, incluindo hiperplasia epitelial, queratinócitos com citoplasma claro e núcleo pinótico e, algumas vezes, com corpúsculos de inclusão viral citoplasmáticos ou intranucleares; ou (3) o vírus pode se tornar integrado ao genoma da célula hospedeira, resultando em transformação maligna e alterações morfológicas neoplásicas. Transformação maligna ocorre porque os genes virais que permanecem após a integração na célula do hospedeiro são associados à regulação celular. Esses genes virais promovem o crescimento da célula do queratinócito pela inativação de proteínas supressoras tumorais, como a p53 e pRb. Esses eventos resultam em proliferação celular descontrolada, inabilidade na reparação de dano ao DNA e eventual transformação maligna.

Todos os animais domésticos são afetados por um ou mais papilomavírus (Tabela 17-10), mas algumas infecções cruzadas entre espécies tem sido detectadas, particularmente com o papilomavírus bovino. Há raros relatos de infecções por papilomavírus humano em gatos. O tipo (ou tipos) específicos de papilomavírus envolvidos em algumas infecções ainda precisam ser determinados. Infecções por papilomavírus causam diversas lesões clínicas e histológicas, incluindo papilomas, placas virais e fibropapilomas, enre eles os sarcoides. O DNA de papilomavírus também tem sido identificado em carcinoma de células escamosas *in situ* e invasivo de animais. Entretanto, como os papilomavírus podem ser encontrados na pele normal, bem como na pele inflamada por uma variedade de causas diferentes, a simples identificação do papilomavírus em algumas lesões proliferativas como placas virais, sarcoides e carcinomas de células escamosas não provam que o papilomavírus é a causa da lesão. Por isso, mais estudos são necessários para provar a relação causa-efeito para algumas destas lesões presuntivamente associadas ao papilomavírus.

Um tipo comum de infecção cutânea por papilomavírus (papiloma, verruga) consiste de formações papilíferas benignas que podem ser exofíticas (proliferando para o exterior) (Fig. 17-44) ou endofíticas (invertida). Outros papilomas podem ser chatos, em formato de placas, sem projeções papilomatosas proeminentes. Histologicamente, o epitélio escamoso estratificado é acantótico, coberto por um estrato córneo orto ou paraqueratótico espesso. Nos papilomas exofíticos e endofíticos, há interdigitações dermoepidermais alongadas que se projetam para dentro ou para fora, dependendo do tipo de crescimento. Em alguns papilomas, queratinócitos, especialmente os do estrato espinhoso superior, estão tumefeitos, tem citoplasma claro ou halo perinuclear e núcleo picnótico. Esses queratinócitos são chamados de coilócitos (significando convexo ou côncavo). Grânulos de querato-hialina frequentemente são grandes e irregulares. Além disso, corpúsculos de inclusão viral intranucleares basofílicos pálidos ocorrem em alguns, mas não em todos, os papilomas. São localizados nas células degeneradas nas camadas externas do estrato espinhoso e granuloso, nas quais a produção do vírion ocorre. Muitos papilomas regridem espontaneamente e, nos estágios de regressão, há redução da hiperplasia epidermal, aumento na proliferação de fibroblastos, deposição de colágeno e infiltração de linfócitos T na interface derme-epiderme e no epitélio. Alguns papilomas frequentemente não regridem, tais como aqueles que ocorrem nos genitais ou na face interna das orelhas de cavalos (também denominada placa aural) e tetos de bovinos.

Placas virais têm sido descritas em cães e gatos. Placas virais pigmentadas caninas estão associadas à infecção por papilomavírus em algumas raças (schnauzers miniatura, pugs e shar-peis) ou em outras raças de cães que estão imunossuprimidas. Muitos papilomavírus novos têm sido detectados em algumas destas placas. Lesões clínicas ocorrem mais comumente no abdome ventral, virilha, tórax ventral ou pescoço e consiste de máculas ou placas

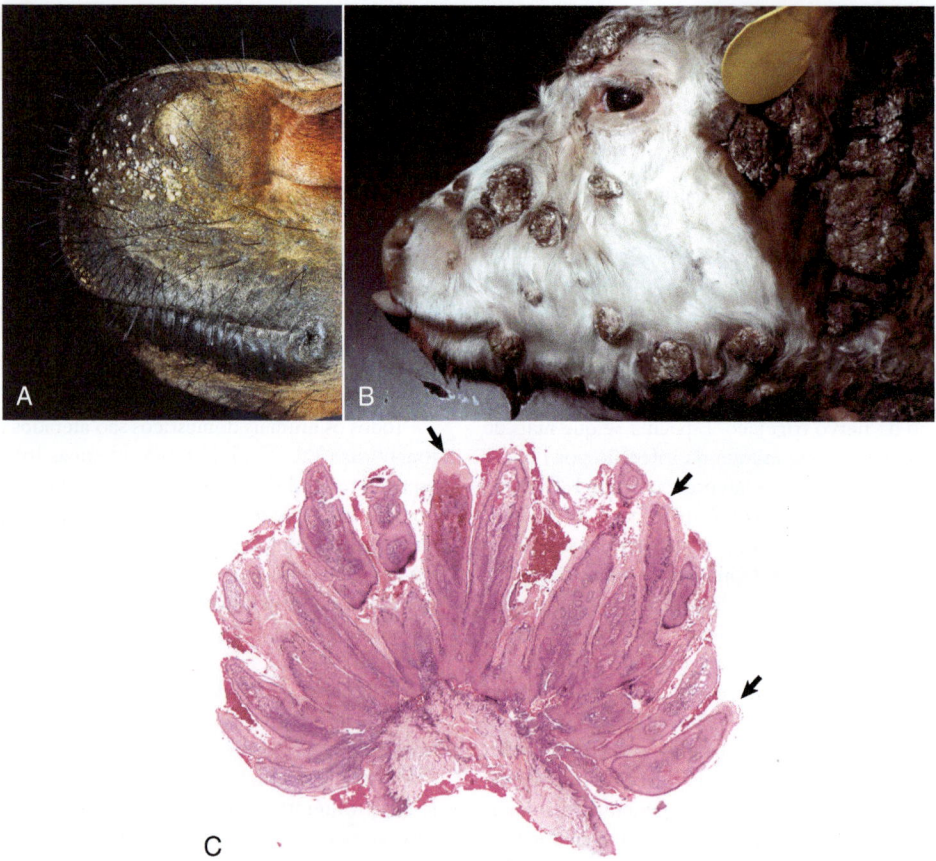

Figura 17-44 **Papiloma Cutâneo, Pele, A,** Queixo, cavalo. Note múltiplos papilomas verrucoides pequenos surgindo da pele. **B,** Cabeça, vaca. Note papilomas verrucoides múltiplos irregulares, alopécicos. **C,** As projeções papilares (*setas*), geralmente chamadas de frondes, são compostas de epiderme hiperqueratótica cobrindo o núcleo colágeno. Coloração por HE. (**A** Cortesia de Dr. D. Duclos, Animal Skin and Allergy Clinic. **B** e **C** Cortesia de Dr. M.D. McGavin, College of Veterinary Medicine, University of Tennessee.)

pigmentadas variavelmente irregulares. Histologicamente, as lesões são nitidamente demarcadas, com foco hipequeratótico ou placas com epiderme acantótica pigmentada e grânulos de querato-hialina grandes. As placas virais caninas não regridem, são lentamente progressivas e ocasionalmente se transformam em carcinoma de células escamosas. Placas virais felinas são normalmente múltiplas, ovoides, levemente elevadas, pigmentadas ou não pigmentadas, ligeiramente descamadas e com placas ásperas menores que 8 mm na maior largura. Papilomavírus têm sido detectado nas lesões e o papilomavírus felino 2 é o mais frequentemente identificado, sugerindo que este vírus seja o agente etiológico. Histologicamente, há uma transição abrupta entre o epitélio normal e a placa, que consiste de epiderme espessada por hiperqueratose, hipergranulose e acantose. Grânulos de querato-hialina podem ser grandes, coilócitos (queratinócitos com citoplasma claro e núcleo picnótico) e pseudo-incusões citoplasmáticas podem estar presentes. Transformação maligna ocorre comumente; lesões se assemelham ao carcinoma bowenoide *in situ* (ver a seguir).

Infecção por papilomavírus também tem sido implicada no desenvolvimento de outra síndromes em gatos e menos comumente em cães, denominada *carcinoma de células escamosas in situ multicêntrico* (carcinoma bowenoide *in situ*, doença de Bowen). Apesar de nem todos os fatores contribuintes para a formação da lesão terem sido documentados, o DNA do papilomavírus tem sido identificado nessas lesões em gatos, o que sugere uma infecção não produtiva promotora da hiperplasia epitelial característica desta doença. O papilomavírus identificado em algumas destas lesões tem homologia com o papilomavírus humano, mas o papilomavírus felino 2 parece ser o agente etiológico mais comum e provável. O carcinoma de células escamosas multicêntrico *in situ* consiste clinicamente de formação descamada verrucosa ou em forma de placa irregular, nitidamente demarcada, única ou frequentemente múltipla, medindo 0,5 a 3,0 cm de diâmetro, que pode se desenvolver na pele pigmentada ou não pigmentada. Histologicamente, a epiderme e os infundíbulos foliculares estão espessados pela proliferação de queratinócitos basais, que tendem a permancer juntos, promovendo uma aparência de "levada pelo vento" para a epiderme. O núcleo frequentemente varia de tamanho, com núcleo hipercromatico, nucléolo grande e numerosas mitoses que estão localizadas acima da camada basal. A membrana basal, no momento da examinação histológica, está intacta. A maioria das lesões permanecem como carcinomas *in situ* indefinitivamente, mas uma lesão ocasional pode progredir para carcinoma de células basais ou de células escamosas invasivo.

Alguns tipos de papilomavírus, particularmente os papilomavírus bovinos 1 e 2, podem infectar fibroblastos e causar fibropapilomas. São formações verrucosas, chatas ou massas nodulares, nas quais a proliferação dos fibroblastos dermais é a característica principal (Fig. 17-45). Fibropapilomas ocorrem em cavalos, mulas, burros, bovinos, ovinos e gatos. As lesões em cavalos são denominadas de *sarcoides*. Acredita-se que representam uma infecção não produtiva por papilomavírus bovino 1 e 2. Sarcoide equino é um tumor fibroblástico de pele localmente agressivo e não metastático de cavalos, mulas e burros. É o tumor de pele mais comum de cavalos,

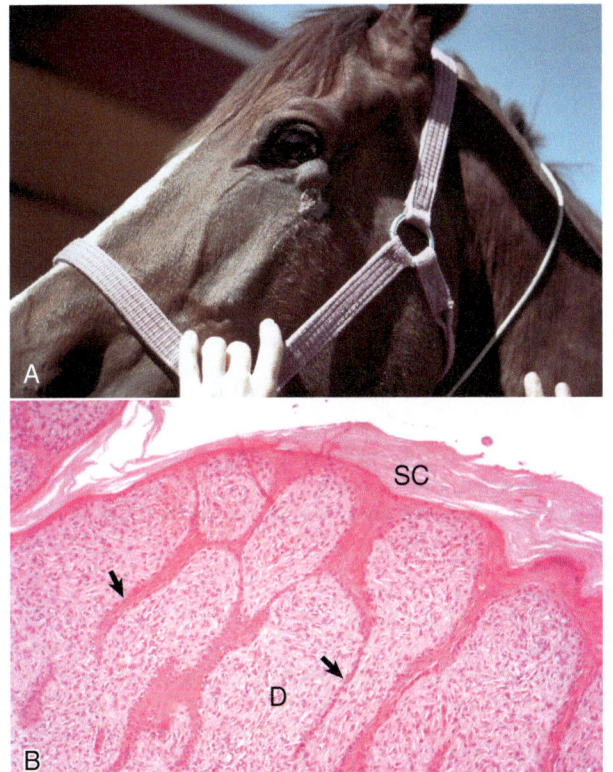

Figura 17-45 Sarcoide, Pele, Cavalo. A, Sarcoide equino, face. A massa irregular multinuclear é presente na pele periocular vantrolateral, especialmente abaixo dos olhos. **B,** Sarcoide. O sarcoide consiste de um componente epidermal e dermal. A epiderme hiperplásica é coberta por um estrato córneo compacto espesso *(SC)* e cristas da rede que se estendem para a derme *(setas).* A derme *(D)* é espessada pela proliferação de fibroblastos e colágeno. Coloração por HE. (**A** Cortesia de Dr. H. Power, Dermatology for Animals. **B** Cortesia de Dr. P.E. Ginn, College of Veterinary Medicine, University of Florida.)

sarcoide maligno é profundamente invasivo e agressivo. As formas de sarcoides de crescimento lento e menos agressivos podem se tornar mais proliferativos e agressivos se traumatizados, incluindo o trauma da biópsia. Por isso, geralmente é recomendado, antes de considerar a realização da biópsia, que um plano de tratamento seja estabelecido caso o diagnóstico de sarcoide equino seja confirmado. Nenhum protocolo de tratamento é universalmente eficaz, então não é possível garantir que a lesão vai permanecer inofensiva ou ser tratada com sucesso.

Histologicamente, sarcoides são tumores tipicamente bifásicos, compostos por componentes dermais e epidermais; entretanto, o componente epidermal pode ser mínimo ou ausente em alguns tumores, especialmente aqueles com ulceração extensa. Quando a epiderme está intacta, os achados comuns são hiperqueratose, paraqueratose e acantose com formação de finas cristas. O componente dermal consiste de fibroblastos e colágeno em diferentes proporções. Os fibroblastos possuem núcleo volumoso e o nucléolo pode ser proeminente. O índice mitótico normalmente é baixo. Fibroblastos na junção derme-epiderme frequentemente são orientados perpendicularmente à membrana basal em um padrão de "cerca de piquete", que é um achado histológico distinto observado na maioria dos sarcoides. As células são arranjadas em circunferências, feixes interlaçados ou aleatórios de densidade variada. As margens tumorais tipicamente são indistintas e a delimitação adequada das margens excisionadas frequentemente é difícil de se determinar histologicamente. A remissão espontania é incomum. Os tumores são caracterizados por alta taxa de recidiva, mais que 50% após excisão cirúrgica. Terapias adicionais (p. ex. crioterapia, quimioterapia, imunoterapia e outras) geralmente são recomendadas ou necessárias na tentativa de prevenir recidivas. Fibropapilomas felinos (também denominados *sarcoides*) são morfologicamente semelhantes à lesão equina e também representam uma infecção viral cruzada não produtiva por papilomavírus bovino. Gatos afetados frequentemente vivem em áreas rurais e estão expostos ao gado. Fibropapilomas bovinos são causados pelo papilomavírus bovino 1 (tetos, pênis) ou 2 (cabeça, pescoço, cotovelo, membros e tetos) e ocorrem em animais jovens. As lesões geralmente regridem espontaneamente em 1 a 12 meses.

Papilomavírus, ainda não identificados por tipo, têm sido encontrados em carcinoma de células escamosas invasivo de cavalos, cães e gatos. Entretanto, a presença do vírus nos tumores não permite a diferenciação entre indução atual do tumor e a mera infecção do tumor. Trabalhos científicos são necessários para caracterizar os tipos de papilomavírus e o papel que eles exercem na hiperplasia epidermal e neoplasia.

Infecções Bacterianas

As portas de entradas para bactérias na pele incluem poros (aberturas foliculares), disseminação hematógena ou entrada direta pela pele lesionada. Infecções cutâneas bacteriana variam de acordo com a localização (p. ex. epiderme, derme, subcutâneo, anexos ou sistêmica), características morfológicas (p. ex. piogênica, granulomatosa ou necrosante), distribuição (p. ex. focal, multifocal, regional, mucocutânea, pele hirsuta ou interdigital) e gravidade (p. ex. moderada e assintomática à acentuada com sinais sistêmicos). A variação é causada pelo organismo específico envolvido, fatores predisponentes ou coexistentes e resposta imune do hospedeiro. As infecções bacterianas superficiais e profundas frequentemente são produtoras de pus (piogênicas) e denominados piodermas. Em contrate, granulomas bacterianos são caracterizados por uma abundância de macrófagos e geralmente são causados por implantação traumática das bactérias que geralmente são saprófitas e de baixa virulência. Infecções bacterianas sistêmicas ou infecções localizadas com bactérias produtoras de toxina costumam ser mais graves devido ao dano vascular

contabilizado 35% a 90% dos tumores em muitos estudos. Ocorre em qualquer raça, sexo ou idade. Cavalos jovens adultos, com idades de 3 a 6 anos, são mais comumente afetados. Apesar do sarcoide não metastatizar e tipicamente não serem lesões que colocam em risco a vida, eles comprometem o valor do cavalo devido a sua natureza infecciosa e progressiva. Dependendo da localização anatômica, podem comprometer o uso do cavalo. Sarcoides frequentemente se desenvolvem em áreas sujeitas a traumas ou em locais de feridas que ocorreram 3 a 6 meses antes. Eles desenvolvem em qualquer lugar, mas são mais comuns na cabeça, membros e região ventral do tronco. Podem ser únicos ou múltiplos. Sarcoides são clinicamente subclassificados como: oculto, verrucoide, nodular, fibroblástico, misto ou agressivo (chamado de maligno ou malevolente). A forma oculta consiste em uma área da pele levemente espessada, de crescimento lento, com ligeira rugosidade superficial e alopecia que permanece estática por um longo período de tempo. O tipo verrucoso geralmente é de crescimento lento, com pequenas papilas, frequentemente medindo menos que 6 cm de diâmetro, com superfície seca, irregular (verrucosa) e alopecia variável. Sarcoides nodulares são massas firmes, dermais ou subcutâneas, frequentemente circunscritas, com uma superfície não ulcerada. O tipo fibroblástico de sarcoide normalmente tem uma superfície elevada e ulcerada com tendência à hemorragia e se assemelha a um tecido de granulação exuberante. O sarcoide misto tem mais de uma forma clínica e é frequentemente observado em lesões crônicas ou em animais sujeitos a traumas repetidos. O sarcoide misto pode se tornar clinicamente mais agressivo conforme mais transformação fibroblástica ocorrer. O

ou à presença de endo ou exotoxinas que resultam em consequências sistêmicas. As infecções bacterianas mais comuns de pele estão listadas no Quadro 17-8.

Doença cutânea bacteriana é mais frequentemente observada em cães do que em outras espécies domésticas, possivelmente resultado de estrato córneo fino com pouca quantidade de lipídios, perda da camada lipídica de proteção na abertura dos folículos pilosos e o pH relativamente alto da pele canina. Até recentemente, *Staphylococcus intermedius* tinha sido considerado a principal causa do pioderma em cães. Entretanto, estudos moleculares recentes envolvendo múltiplos genes sequenciados têm revelado que isolados bacterianos consistentes fenotipicamente com *S. intermedius* se constituem de três espécies separadas (considerados do grupo *S. intermedius)*, incluindo *S. intermedius*, *S. pseudointermedius* e *Staphylococcus delphini*. *S. pseudointermedius* agora é considerado responsável por muitos casos de pioderma em cães, que se apresenta mais frequentemente como inflamação do segmento superficial do folículo piloso. Estafilococos coagulase-positivo também são as bactérias mais comumente isoladas de pioderma em cavalos (*Staphylococcus aureus*, *S. intermedius*), e em bovinos, ovinos e caprinos (*S. aureus*). Estudos moleculares são requeridos para identificar a espécie envolvida em algumas dessas infecções, particularmente aquelas do grupo *S. intermedius*. *Staphylococcus hyicus* causa epidermite exudativa em leitões e tem sido associada ao pioderma superficial em muitas outras espécies. Muitas outras bactérias podem causar infecções de pele. *D. congolensis* é responsável por pioderma superficial em muitas espécies. Muitas bactérias Gram-negativas são patógenos oportunistas que podem invadir a pele já doente ou comprometida.

Estafilococos, especialmente em cães, mas também em outros animais domésticos, incluindo cavalos, têm se tornado altamente resistentes a uma variedade de antibióticos (meticilina e múltiplas drogas), o que tem limitado as opções de tratamento, resultando em aumento da morbidade, mortalidade e custo da terapia. Além disso, há uma preocupação em relação à potencial transmissão de cepas com resistência antimicrobiana de animais para seres humano e vice-versa. Então, é importante reconhecer precocemente as infecções bacterianas e manejá-las apropriadamente para evitar aumento na prevalência de cepas com resistência antimicrobiana que afetem adversamente a saúde de animais e humanos e cujas opções de tratamento estão se tornando limitadas.

Infecções Bacterianas Superficiais (Piodermas Superficiais). Infecções bacterianas superficiais (piodermas superficiais) envolvem a epiderme e o infundíbulo superior dos folículos pilosos. Normalmente, curam sem formação de cicatriz e não envolvem os linfonodos regionais. Lesões macroscópicas incluem eritema, alopecia, pápulas, pústulas, crostas e anéis de descamação que se expandem para a periferia, também chamados "colaretes epidermais" (Tabela 17-6). O achado microscópico inicial de infecção bacteriana superficial que envolve a epiderme é a dermatite pustular intraepidermal. As pústulas intraepidermais são frágeis e podem romper, resultando na formação de crosta e descamação superficial. O principal achado microscópico da infecção bacteriana superficial que envolve os folículos é a foliculite luminal supurativa superficial. O infiltrado celular nos folículos pilosos, ao redor deles, a congestão dérmica e o edema correspondem às alterações clínicas de pápulas e pústulas orientadas pelos folículos. A lesão folicular provoca alopecia. Apesar de cocos Gram-positivos como *Staphylococcus* spp. normalmente serem a causa das infecções bacterianas superficiais, a bactéria nem sempre é demonstrada histologicamente, mas a sua presença geralmente é suspeitada quando exsudatos pustulares ou luminares contêm neutrófilos pouco preservados. Fatores predisponentes, como alergia, seborreia, imunodeficiência e outras causas de inflamação ou disfunção folicular geralmente também têm seu papel. Foliculite bacteriana superficial é

Quadro 17-8 Infecções Bacterianas Cutâneas

PIODEMITES SUPERFICIAIS
Dermatite pustular superficial (impetigo)
Epidrmite exsudativa
Pioderma superficial canino (pioderma espalhado superficial)
Pioderma mucocutâneo
Dermatofilose
Apodrecimento da lã de ovinos
Foliculite superficial (ver foliculite bacteriana e furunculose abaixo)

PIODERMAS PROFUNDOS
Foliculite bacteriana e furunculose
Abcessos
Celulite

DERMATITE GRANULOMATOSA BACTERIANA
Granulomas micobacterianos
Granulomas causados por bactérias não filamentosas
  Staphylocoddus spp
  Strepytococcus spp.
  Pseudomonas aeruginosa
  Actinobacillus lignieresii
  Proteus spp.
Granulomas por bactérias filamentosas
  Nocardia spp.
  Actinomyces spp.
  Streptomyces spp.
  Actinomadura spp.

REAÇÕES SISTÊMICAS OU TÓXICAS
Erysipelothrix rhusiopathiae
Salmonelose sistêmica, pasteurelose, infecção por *Escherichia coli*
Síndrome do choque tóxico em cães
Dermatite clostridial

INFECÇÕES BACTERIANAS DIGITAIS DE EQUINOS E RUMINANTES
Pododermatite proliferativa (cavalo)
Pododermatite necrosante (cavalo)
Dermatite digital papilomatosa (bovinos)
Necrobacilos do pé (bovino e ovino)
Podridão contagiosa dos cascos (bovinos e ovinos)
Dermatite digital ovina contagiosa (ovino)

discutida na sessão de Foliculite e Furunculose Bacteriana Superficial e Profunda e Pioderma Profundo.

Dermatite Pustular Superficial. Dermatite pustular superficial tipicamente causada por estafilococos engloba numerosas síndromes, incluindo: impetigo em muitas espécies animais, epidermite exsudativa em suínos (ver Distúrbios dos Suínos) e pioderma superficial em cão (ver Distúrbios dos Cães). A patogenicidade pode estar correlacionada com diferentes proteínas e toxinas produzindas pela bactéria e parece atuar como fatores de virulência. Um dos fatores sob recente escrutínio inclui a toxina esfoliativa. Estas toxinas têm sido isoladas de cepas de *S. aureus* em seres humanos com impetigo, uma infecção de pele bacteriana superficial contagiosa que normalmente afeta crianças. É caracterizada por vesículas e pústulas que formam crostas amarelas. Além disso, toxinas esfoliativas similares têm sido identificadas como causas de outras infecções de pele, normalmente afetando recém-nascidos e crianças, denominada síndrome da pele escaldada estafilocócica, que é tipificada por bolhas generalizadas e esfoliação superficial do estrato córneo. No impetigo e na síndrome da pele escaldada estafilocócica, as toxinas esfoliativas produzidas por formas virulentas de *S. aureus* causam a perda da adesão dos queratinócitos na epiderme superficial. Essas toxinas são proteases séricas glutamato específicas que quebram uma única ligação peptídica simples na desmogleína 1, presente no núcleo proteico extracelular do desmossomo. A separação desses queratinócitos superficiais resulta em fissura intraepidermal e início do desenvolvimento de lesão nessas infecções. No impetigo, o *S. aureus* produtor de toxinas esfoliativas pode ser isolado de pústulas intactas. Em contraste, na síndrome de pele escaldada estafilocócica, culturas das vesículas intactas normalmente são negativas para *S. aureus* produtores de exotoxinas. Sugere-se que as toxinas esfoliativas são produzidas em uma área distante e atingem a pele via corrente sanguínea (processo denominado bacteremia). Estudos investigativos em duas espécies domésticas (suínos e cães) sugerem que um mecanismo patogênico semelhante envolvendo toxinas esfoliativas tenha um papel no desenvolvimento da dermatite pustular superficial causada por estafilococos. Por exemplo, tem sido demonstrado que *S. hyicus*, causadora da epidermite exudativa em leitões, produz uma toxina esfoliativa que pode quebrar a desmogleína suína 1 e produzir esfoliação cutânea semelhante a de suínos com epidermite exudativa. Semelhantemente, uma toxina esfoliativa isolada de cepas de *S. pseudointermedius* de cães com pioderma causa esfoliação cutânea quando injetada na pele de cães. Em adição, o gene da toxina esfoliativa foi identificado em *S. pseudointermedius* isolado da pele, ferida e infecções de ouvido em cães, sugerindo um papel da toxina na patogenia. Apesar das toxinas esfoliativas no pioderma canino ainda não terem sido completamente caracterizadas, esses achados sugerem que algumas cepas de *Staphylococcus* spp. em cães e *S. hyicus* em suínos podem causar infecções bacterianas por um mecanismo patogênico envolvendo essas toxinas. Mais estudos são necessários para determinar se as toxinas esfoliativas ou outros fatores de virulência contribuem para o desenvolvimento de pioderma superficial em outras espécies.

Impetigo. Impetigo é observado de modo mais recorrente em vacas, ovelhas e cães, e normalmente é causado por *Staphylococcus* sp. coagulase-positiva. Fatores predisponentes podem contribuir, como abrasões cutâneas, infecções virais, aumento da umidade e baixa nutrição. Lesões de impetigo em vacas e ovelhas ocorrem predominantemente no abdome ventral, períneo, coxa medial, vulva, rabo ventral, tetos e úbere. Em cães, lesões são observadas geralmente na pele glabra ventral. Animais jovens geralmente são saudáveis, mas cães mais velhos com impetigo apresentam outras doenças, incluindo imunossupressão associada ao hiperadrenocorticismo. Lesões macroscópicas consistem de pústulas não foliculares que se desenvolvem para crostas. A lesão microscópica é uma pústula subcorneal neutrofílica não folicular. No impetigo bolhoso, uma condição mais grave que ocorre em animais idosos com doença concomitante, as lesões são pústulas flácidas interfoliculares grandes (bolhas) que, quando rompidas, causam perda extensa da epiderme superficial. Células acantolíticas podem estar presentes nas pústulas, provavelmente resultado da clivagem da desmogleína 1 pela toxina esfoliativa, requerendo diferenciação entre impetigo e pênfigo foliáceo (Fig. 17-15). A presença de bactérias cocoides na pústula intacta pode ajudar a dar suporte para a origem bacteriana da lesão. Inflamação neutrofílica a mista, perivascular a intersticial, está presente.

Dermatofilose (Estreptotricose, Lã de Pau dos Ovinos). Dermatofilose, causada por *D. congolensis*, é caracterizada por lesões cutâneas crostosas (Fig. 17-46) e ocorre em equinos, bovinos e ovinos com mais frequência do que em caprinos, suínos, cães ou gatos. A bactéria é transmitida por animais portadores e é mais comum em climas tropicais e subtropicais e durante o período chuvoso, daí o termo popular "mela" ou "chorona", principalmente no Mato Grosso do Sul, geralmente associado a pastagens de *Brachiaria decumbens* ou *B. brizantha*. A lesão tem tende a se desenvolver no dorso, nas costas e na extremidade distal após irritação epidermal por ectoparasitas, trauma ou exposição prolongada da pele, pelo ou lã à água. Esses fatores facilitam a penetração da epiderme lesionada por "zoósporos"

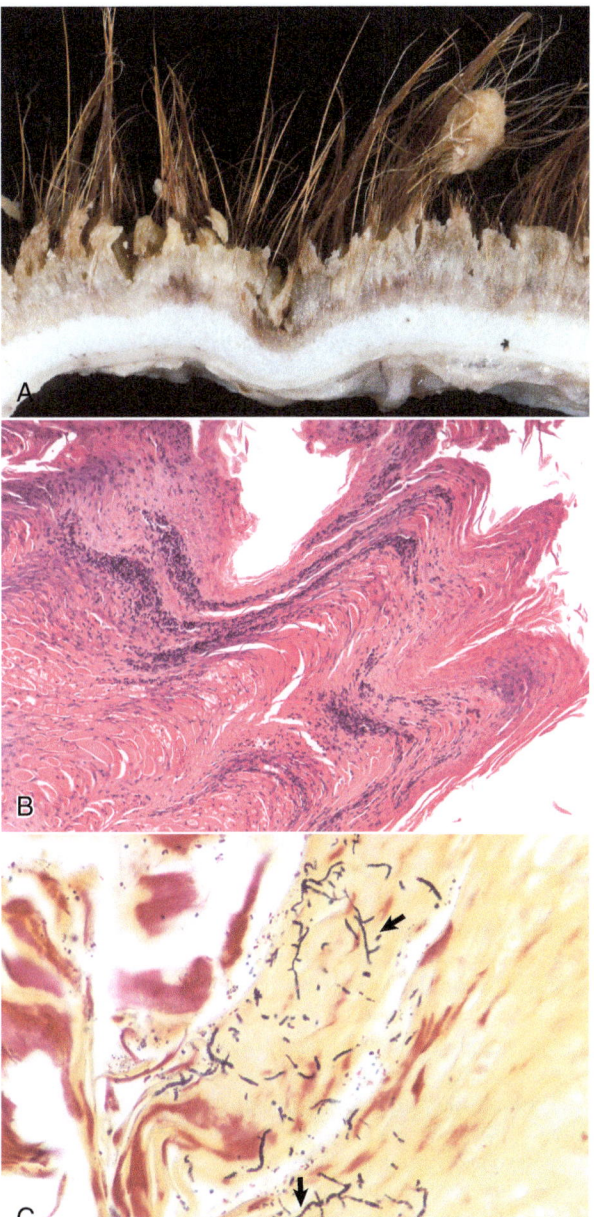

Figura 17-46 **Infecção por** *Dermatophilus congolensis*, **Pele, com Pelo, Vaca. A,** O pelo está emaranhado por uma grossa crosta composta de exsudato drenado, estrato córneo e bactéria. **B,** A crosta é estratificada e formada por camadas alternantes de estrato córneo hiperqueratótico/paraqueratótico, fluido proteinado e neutrófilos degenerados. Coloração por HE. **C,** O estrato córneo contém bactérias Gram-positivas (*setas*) que subdividem longitudinalmente e transversalmente e podem resultar em filamentos que têm a "via férrea" (não evidente aqui) ou aparência "ramificada". Coloração Brown e Brenn. (**A** Cortesia de Dr. F. Lozano-Alarcon. **B** Cortesia de Dr. M.D. Mc Gavin, College of Veterinary Medicine, University of Tennessee. **C** Cortesia Dr. A.M. Hargis, DermatoDiagnostics.)

de *Dermatophilus*. O organismo também sintetiza vários produtos incluindo proteases, queratinases e ceramidase que podem ter um papel na virulência e patogenia.

Quando o *D. congolensis* supera a barreira da pele, os filamentos invasivos formam crescimentos pela subdivisão longitudinal e transversal na BRE do folículo piloso e epiderme e superficial (Fig. 17-46). Essas bactérias estimulam uma resposta inflamatória aguda na qual neutrófilos migram de vasos superficiais para a derme e pela epiderme para formar microabscessos intraepidermais. A inflamação inibe mais penetração de bactérias na derme. Entretanto, microrganismos residuais subsequentemente invadem a epiderme regenerada. Por isso, ciclos repetidos de crescimento bacteriano e regeneração epidermal resultam na formação de crostas pustulares estratificadas. Macroscopicamente, as lesões consitem de pápulas, pústulas e espessas crostas que podem coalescer e agregar o pelo ou lã (Fig. 17-46). As lesões microscópicas consistem de dermatite perivascular superficial hiperplásica, com crostas estratificadas de camadas alternadas de estrato córneo, fluido proteináceo e neutrófilos cobrindo a superfície da pele. Amostras de crostas obtidas por biópsia são necessárias para a identificação do organismo e para o diagnóstico definitivo. Infecções em pessoas têm sido relatadas após contato com animais afetados e, por isso, a dermatofilose pode ser considerada uma potencial zoonose.

Podridão da Lã de Ovinos. Ver Distúrbios dos Ruminantes (Bovinos, Ovinos e Caprinos).

Epidermite Exsudativa de Suínos. Ver Distúrbios dos Suínos.

Pioderma Superficial Generalizada Canina. Ver Distúrbios dos Cães.

Pioderma Mucocutâneo. Ver Distúrbios dos Cães.

Foliculite e Furunculose Bacteriana Superficial e Profunda e Pioderma Profundo

(Tabela 17-11). Numerosas bactérias, incluindo *Staphylococcus* sp., *Streptococus* sp., *C. pseudotuberculosis*, *Pasteurella* sp., *Proteus* sp., *Pseudomonas* sp. e *E. coli*, podem causar foliculite e furunculose, mas os estafilococos são mais comumente envolvidos. Bactérias entram tipicamente pela pele via folículos pilosos, e as infecções podem ser superficiais ou profundas. Infecções superficiais envolvem o infundíbulo folicular, mas podem se espalhar e envolver porções mais profundas dos folículos. Foliculite discreta a moderada sem ruptura do folículo piloso pode se resolver completamente com terapia antimicrobiana adequada. Entretanto, foliculite grave ou não tratada pode progredir e envolver as partes mais profundas do folículo e resultar em distenção folicular com ruptura (furunculose) e liberação do conteúdo folicular (pelo, sebo, bactéria, queratina) para a derme e algumas vezes subcutâneo, resultando em pioderma profundo. A proliferação de bactérias na derme profunda e subcutâneo pode atingir os linfonodos. Seios drenantes podem surgir devido à infecção bacteriana e a uma resposta do tipo corpo estranho ao conteúdo folicular liberado. Por isso, na foliculite e furunculose bacteriana profunda (pioderma profundo) a infecção e severa inflamação se espalham pela derme e subcutâneo, resultando na necessidade de tratamento intensivo no longo prazo, aumento no potencial para infecção sistêmica e formação de cicatriz local. Infecção bacteriana profunda dos folículos pilosos frequentemente tem causas predisponentes como imunossupressão, demodicose (cão) ou distúrbios associados à hiperqueratose folicular (calo ou formação de comedão). Também pode se originar como sequela de foliculite bacteriana superficial. Foliculite e furunculose estafilocócica desenvolvem-se mais comumente no cão (Figs. 17-27 e 17-28) e frequentemente afetam equinos, ovinos e caprinos, mas são incomuns na vaca, suíno e gato. Infecções bacterianas profundas são menos comuns que as superficiais e se desenvolvem mais frequentemente em cães.

Em equinos, as lesões se desenvolvem mais comumente em áreas de contato/aderência, especialmente na pele da área com sela, rabo ou lado caudal da quartela (articulação interfalangeal proximal) ou boleto (articulação metacarpofalangeana). Foliculite e furunculose estafilocócica da quartela ou boleto podem envolver um ou mais membros e é um diagnóstico diferencial para síndrome multifatorial da dermatite da quartela equina (ver Distúrbios dos Equinos, Dermatite da Quartela Equina). Na avaliação clínica inicial e, algumas vezes, na avaliação microbiológica ou histopatológica, pode ser necessária a diferenciação da foliculite estafilocócica afetando a pele da quartela da dermatite da quartela equina e outras condições que podem afetar a pele dessa região.

Em ovinos adultos, as lesões se desenvolvem na face, especialmente ao redor dos olhos, nos membros ou mamas. Em cordeiros saudáveis, lesões discretas se desenvolvem mais comumente nos lábios e períneo e normalmente regridem espontaneamente. Em cabras, as regiões mais comumente afetadas são o úbere, abdome ventral, coxas mediais e períneo.

Em cães, lesões são localizadas ou generalizadas e se desenvolvem na região dorsal do nariz, pontos de pressão, áreas interdigitais e queixo. Outra áreas cutâneas também podem ser afetadas, especialmente se existem fatores predisponentes (p. ex. displasia folicular, doenças de cornificação ou demodicose). Pioderma profunda do pastor alemão adulto (foliculite, furunculose e celulite do pastor alemão) é o único pioderma profundo com aparente predisposição genética. As lesões são localizadas na região lombossacral dorsal, abdominal ventral e coxas. Hipersensibilidade a picadas de pulgas ou alterações na função imunológica ou dos neutrófilos têm sido propostas como causas predisponentes, mas muitas dessas causas potenciais têm sido descartadas. Foliculite profunda e furunculose, especialmente na área da bochecha ou pescoço de alguns cães de raça grande (golden e labrador retriever, são-bernardo e terra-nova), podem se assemelhar clinicamente à dermatite piotraumática superficial (dermatite úmida aguda) devido à natureza profunda das lesões.

Furunculose pós-tosa é incomum, mas é uma forma de furunculose aguda, grave e dolorosa no cão e acredita-se que esteja associada à tosa. Uma variedade de bactérias tem sido isolada das lesões, incluído *S. pseudointermedius*, *Pseudomonas aeroginosa*, *E. coli* e *Proteus* sp.

Lesões macroscópicas de foliculite superficial incluem pápulas, pápulas com crosta, pústulas, colaretes epidermais e alopecia. O envolvimento do folículo piloso por pústulas podem ser difícil de ver macroscopicamente. Áreas multifocais a coalescentes de alopecia resultam em aparência de "caminho de traça" à pelagem e podem ser a única lesão visível da foliculite bacteriana superficial, especialmente em raças de cães com pelo curto. Foliculite profunda pode ter lesões semelhantes e a formação de bolhas hemorrágicas, nódulos e seios dremantes. O padrão microscópico inclui foliculite luminal superficial ou profunda, furunculose piogranulomatosa, seios drenantes e ocasionalmente paniculite. Lesões microscópicas incluem foliculite luminal supurativa com distenção folicular, geralmente em conjunto com furunculose. Dermatite piogranulomatosa em resposta à liberação de conteúdo folicular geralmente é grave e pode alterar a arquitetura dermal, estender-se à derme profunda e panículo, e formar seios que drenam para a superfície. A cicatrização pode provocar perda das estruturas anexas e alopecia permanente localizada na pele afetada.

Abscessos Subcutâneos. Abscessos subcutâneos são coleções localizadas de exsudato purulento localizado na derme e subcutâneo. Abscessos são comuns em gatos devido à contaminação bacteriana frequente de feridas por perfurações. Abscessos também são comuns em grandes animais. Associadas a feridas penetrantes, outras causas prediponentes incluem: corpos estranhos, injeções, feridas por tosa e cortes. Tecido de granulação, ou conjuntivo fibroso maduro, circunda o exsudato. Abscessos subcutâneos frequentemente se rompem, drenam espontaneamente e cicatrizam. Uma grande variedade de bactérias podem causar abscessos subcutâneos. As bactérias comumente isoladas incluem *Pasteurella multocida* (feridas por mordidas em cães e gatos), *C. pseudotuberculosis* (equinos, ovinos e caprinos) e *Trueperella (Arcanobacteriun) pyogenes* (bovinos, ovinos, caprinos e suínos). Outras bactérias frequentemente isoladas incluem estreptococos β-hemolíticos, *Fusobacterium* sp., *Peptostreptococcus* sp., *Bacteroides* sp., *Staphylococcus* sp. e *Clostridiun* sp. Menos frequentemente, abscessos podem se desenvolver de uma causa não infecciosa, como a injeção de material estéril.

Tabela 17-11	Foliculite Bacteriana e Furunculose					
Organismos	Causas Predisponentes	Portas de Entrada	Lesões Clínicas	Lesões Histológicas	Localização Anatômica	Espécie
Staphylococcus sp. são mais frequentemente envolvidos Outros: *Streptococcus* sp. *Corynebacterium pseudotuberculosis* *Pasteurella* sp. *Proteus* sp. *Pseudomonas* sp. *Escherichia coli*	**Foliculite superficial:** Alergia Seborreia Infestações parasitárias Fatores hormonais Irritantes locais Pelagem emaranhada **Dermatite profunda:** Sequela de foliculite bacteriana superficial Imunossupressão Estresse (grandes animais) Demodicose (cães) Hiperqueratose folicular (calo ou comedões) Irritação de aderência (cavalos) Aumento da temperatura e umidade ambiental (cavalos) **Foliculite da quartela*(cavalos):** Umidade excessiva, trauma, dermatite de contato, infestação por ácaros	Abertura de folículos foliculares	**Foliculite superficial:** Pápulas, pápulas crostosas, pústulas, colaretes epidermais e alopecia **Foliculite profunda:** Mesmo que foliculite superficial mais bolha hemorrágica, nódulos e cavidades drenantes	**Superficial:** Foliculite luminal superficial **Profunda:** Foliculite luminal supurativa profunda e superficial com distenção folicular frequentemente em conjunto com furunculose Dermatite piogranulomatosa em resposta à liberação de conteúdos foliculares Cavidades que drenam para a superfície Descamação com perda de anexos e alopecia permanente localizada na pele afetada	Nariz dorsal, pontos de pressão, áreas interdigitais, queixo e pode ser generalizada Área coberta por aderências, especialmente a pele da área da sela, o rabo ou na face caudal da pastagem* ou boleto† Face, orelha, membros distais e áreas glabras do úbere, abdome ventral, coxas mediais e períneo Ovino adulto: face, especialmente ao redor dos olhos, orelhas, base dos chifres, membros e tetos Cordeiros: lesões suaves, mais comumente em lábios e períneo; normalmente regridem espontaneamente Rabo, períneo; menos frequentemente escroto e face Leitões menores que 8 semanas: parte do quarto traseiro do corpo generalizada, abdome, peito Leitões jovens em crescimento: lesões na face relacionadas com dentes caninos afiados Erupção papular crostosa indistinguível de dermatite miliar, em qualquer lugar, incluindo cabeça e pescoço	Cão; comum Cavalo; frequente Caprinos; frequente Ovino, frequente Bovinos, mais em touros jovens; incomum Leitões; incomum Gato, rara

*Quartela (articulação interfalangeal proximal).
†Boleto (articulação metacarpofalangeal).

Celulite. Celulite bacteriana, diferentemente do abscesso, é uma infecção bacteriana supurativa pouco delineada que disseca a derme e subcutâneo e se espalha pro todo tecido mole adjacente. A pele afetada é geralmente edemaciada, eritematosa e quente e pode se tornar desvitalizada e descolada. A bactéria pode causar um cheiro desagradável e algumas, como *Clostridiun* sp., podem produzir bolhas de gás no subcutâneo (enfisema subcutâneo). Celulite pode vir acompanhada de febre e aumento dos linfonodos regionais. As lesões histológicas consitem em áreas pobremente delineadas de inflamação purulenta a piogranulomatosa que podem incluir hemorragia, necrose, e trombose. A bactéria pode ser visível histologicamente. Como em um abscesso subcutâneo, a fonte de infecção é normalmente uma ferida penetrante na área da infecção. Uma variedade de bactérias, incluindo aquelas encontradas no abscesso subcutâneo, podem causar celulite. Um subtipo raro, mas particularmente severo de celulite, chamado fasciíte necrosante, tem sido descrito com mais frequência em cães, associado à infeção por *Streptococcus canis* (ver discussão posterior de infeção por bactérias produtoras de toxina).

Dermatite Granulomatosa Bacteriana (Granulomas Bacterianos). Dermatite granulomatosa bacteriana é geralmente causada pela implantação traumática da bactéria, que é, na maioria das vezes, saprófita e de baixa virulência. Organismos causadores normalmente estimulam uma forte resposta imunomediada celular por persistirem como um antígeno na pele. Macroscopicamente, as lesões são de progressão lenta, nodular ou difusa, e podem ulcerar e drenar através da superfície da pele via formação de seios. As lesões microscópicas consistem de uma mistura de células inflamatórias, especialmente macrófagos epitelioides. Por isso, as lesões são granulomatosas à piogranulomatosas. Células gigantes multinucleadas e necrose caseosa estão presentes em algumas lesões. Agentes casuais podem estar presentes nos macrófagos, exsudatos, soltos ou em vacúolos de gordura, mas geralmente estão em quantidades muito menores que são difíceis de serem identificadas em seções histológicas.

Granulomas Micobacterianos. Micobactérias produzem dermatite e paniculite granulomatosa à piogranulomatosa em muitas espécies animais, particularmente gatos e menos frequentemente em outras espécies, incluindo cavalo, bovinos e cães. A maioria das micobactérias são patógenos intracelulares que são capazes de persistir no organimos por estar dentro dos macrófagos. Muitas são capazes de sobreviver e replicar dentro dos macrófagos por meio da inibição da fusão com lisossomos. A destruição tecidual resulta da persistência do antígeno no tecido e da resposta inflamatória celular. A infecção ocorre obrigatoriamente pela presença de um patógeno que requer um hospedeiro vertebrado para multiplicar ou de saprófitos no meio ambiente para ocasionalmente causar infecção oportunista. Infecção ocorre com o grupo das tuberculoses, consideradas patógenos obrigatórios (*Mycobacterium tuberculosis*, *Mycobacterium bovis*, *Mycobacterium microti*), o grupo das leproses, também consideradas patógenos obrigatórios (*Mycobacterium lepraemurium*), e o grupo das oportunistas, consideradas saprófitas ou patógenos facultativos (subdivididos com base na taxa de crescimento e produção de pigmentação). Organismos oportunistas de crescimento rápido (*Mycobacterium fortuitum*, *Mycobacterium smegmatis*, *Mycobacterium chelonae*, *M. abscessus* e *Mycobacterium thermoresistible*) e organismos oportunistas de crescimento lento (complexo *Mycobacterium avium-intracellulare*, *Mycobacterium kansaii* e *Mycobacterium ulcerans*) são habitantes do solo, água, e vegetação em decomposição, e a infecção tende a acontecer por meio de ferida ou implantação traumática. Para evitar confusão na terminologia, por convenção, infecções causadas por M. *tuberculosis* e M. *bovis* são referidas como tuberculose. Em contraste, infecções causados por outros agentes micobacteriano são referidos como micobacteriose, os quais, algumas vezes, são mais definidos pelo grupo de agentes envolvidos (p. ex. atípico, oportunista ou aviário).

Infecção micobacteriana é mais comum com micobactérias oportunistas de crescimento rápido (também chamadas *micobatérias atípicas*) e infecções são mais comuns em gatos, nos quais as lesões são caracterizadas por nódulos recidivantes com seios drenantes frequentemente localizados na derme e subcutâneo da área inguinal. Lesões microscópicas são caracterizadas por inflamação piogranulomatosa. Organismos são mais frequentemente encontrados fora das células (extracelular) em vacúolos, algumas vezes delimitados por neutrófilos (Fig. 17-47). Infecções por micobactérias oportunistas de crescimento lento são mais comumente disseminadas (não limitadas à pele) e lembram aquelas causadas por M. *tuberculosis*.

Em bovinos, infecções cutâneas por microrganismos micobacterianos oportunistas, historicamente chamados de *tuberculose cutânea*, ocorrem como nódulos únicos ou múltiplos de 1 a 8 cm de diâmetro na derme e subcutâneo, particularmente dos membros inferiores. Mas lesões podem se espalhar pelas coxas, região proximal dos membros torácicos, ombros e abdome pela via linfática da pele. A pele do

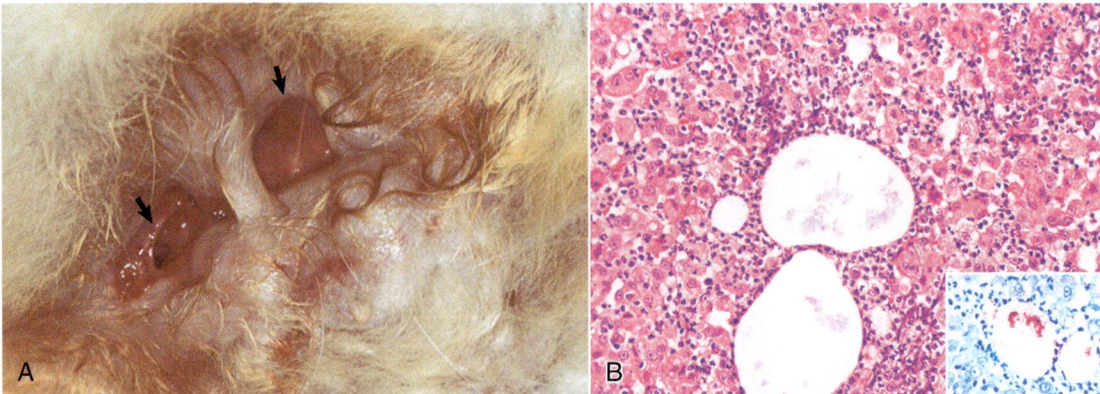

Figura 17-47 **Micobacteriose Atípica (Infecção Micobacteriana Oportunista), Crescimento Rápido de** *Mycobacterium* **sp., Paniculite Piogranulomatosa, Pele, Abdome, Gato. A,** Note a cavidade drenando (*setas*) que rodeia áreas de inflamação nodular na derme e panículo. **B,** Note a inflamação piogranulomatosa (neutrófilos e macrófagos) rodeando o vacúolo contendo colônias de bactérias. Em infecções atípicas por *Mycobacterium* sp. deste tipo, o organismo micobacteriano é extracelular. Coloração por HE. *Inserto,* Inflamação piogranulomatosa com um vacúolo contendo colônias de bacilo ácido-resistente que estão corados de vermelho. Método da fita para organismos ácido-resistentes. (**A** Cortesia de Dr. D. Duclos, Animal Skin and Allergy Clinic. **B** e inserto Cortesia de Dr. P.E. Ginn, College of Veterinary Medicine, University of Florida.)

úbere pode estar envolvida. Os linfonodos não estão afetados. Os agentes causadores parecem ser micobactérias atípicas saprófitas que provavelmente penetram por abrasões cutâneas. Em muitos casos de infecção, a micobactéria específica não é identificada pela cultura, mas M. *kansasii* tem sido identificada em poucos casos. O nome mais apropriado para esta condição é *micobacteriose oportunista cutânea bovina*. Lesões clínicas são nódulos firmes ou flutuantes conectados por finos cordões de tecidos que representam canais linfáticos inflamados (linfangite). Os nódulos firmes consistem de inflamação piogranulomatosa com fibrose e, por vezes, mineralização. Os nódulos flutuantes são abscessos com paredes grossas que podem ulcerar, romper e drenar exsudato espesso amarelado. Pequenas lesões podem se resolver espontaneamente, mas grandes lesões são persistentes. A doença se torna aparente durante todo o período de esforço para a erradicação da tuberculose intensa, pois a infecção por estes organismos micobacterianos oportunistas pode causar reações falso-positivas nos testes de tuberculina bovina. Micobacteriose oportunista cutânea bovina é muito menos identificada agora, em parte devido à sua prevalência e em parte em função da diminuição da realização de testes para tuberculose bovina.

Lepra felina (ver Distúrbios dos Gatos) causada por M. *lepraemurium* e provavelmente outras micobactérias (ver discussão a seguir) desenvolve-se em gatos que vivem em áreas frias e chuvosas do mundo, incluindo o nordeste dos Estados Unidos e Canadá.

Raramente, uma dermatite granulomatosa nodular causada por bacilos álcool-ácido resistentes desenvolve-se na cabeça, orelha dorsal ou outras extremidades distais dos cães, frequentemente com pelagem curta (síndrome do granuloma leproide canino). Micobactérias saprófitas transmitias por picadas de moscas parecem ser a causa desta síndrome. Os cães são geralmente saudáveis e as culturas são negativas.

Infecções cutâneas causadas por M. *tuberculosis* e M. *bovis* são raras; infecções pulmonares e alimentares são mais comuns, mas infecção de pele pode se desenvolver sozinha ou em combinação com infecção disseminada. Suspeita diagnóstica de infecções micobacterians é feita considerando a espécie animal infectada, aparência e localização da lesão clínica e detecção citológica ou histopatológica de bacilos álcool-ácido resistentes. No passado, a cultura era requerida para a identificação definitiva do organismo envolvido. Os bacilos álcool-ácido resitentes podem ser raros em cortes teciduais, especialmente as agentes oportunistas saprófitas, como aquelas da lepra felina e da síndrome do granuloma leproide canino. São extremamente difíceis de se cultivar em meio de cultura e, por isso, o diagnóstico é desafiador. Felizmente, a necessidade da identificação pela cultura está sendo reduzida pelo uso de avaliação imuno-histoquímica e técnicas de PCR, os quais podem identificar o organismo ou seu material genético no tecido em poucos dias. O uso de técnicas genéticas está aumentando nos estudos de doenças micobacterianas em seres humanos e animais. É provável que a taxonomia das doenças micobacterianas seja refinada, baseada no uso de técnicas genéticas.

Dermatite Granulomatosa Bacteriana Causada por Outras Bactérias.

Botriomicose é o termo para dermatite granulomatosa causada por bactérias não filamentosas, tipicamente *Staphylococcus* spp., *Streptococcus* spp., *P. aeruginosa*, *Actinobacillus lignieresii* e *Proteus* spp. Na botriomicose, essas bactérias formam "grânulos de enxofre", amarelos e pequenos, que consistem de colônias bacterianas localizadas centralmente, rodeadas por corpos radiantes em forma de clava de material eosinofílico e homogêneo, denominado Splendore-Hoeppli (Fig. 7-51). Considera-se que esse material seja formado de complexos antígeno-anticorpo, restos teciduais e fibrina. Clinicamente, as lesões são massas nodulares progressivas, cutâneas ou subcutâneas, compostas por inflamação granulomatosa com colônias bacterianas incorporadas delimitadas por Splendore-Hoeppli. Diagnósticos diferenciais his-

tológicos de botriomicose incluem infecções por bactérias filamentosas que causam nódulos semelhantes (micetomas actinomicóticos) e nódulos causados por fungos (micetomas eumicóticos).

Bactérias filamentosas também causam dermatite granulomatosa bacteriana com grânulos delimitados por Splendore-Hoeppli e são diferenciadas das botromicoses pela coloração de Gram e cultura. As bactérias são introduzidas por lesões traumáticas; são Gram-positivas, filamentosas e ramificadas; e incluem várias espécies de *Nocardia* e *Actinomyces*. Outros actinomicetos (p. ex. *Actinomadura*, *Streptomyces*), também podem contribuir. Os grânulos contêm filamentos miceliais de 1 μm ou menos de diâmetro. *Nocardia* spp. possuem uma tendência limitada à aglomeração e, por isso, elas tipicamente não formam grânulos. Lesões clínicas são de nódulos ou massas progressivas cutâneas e subcutâneas, frequentemente com cavidade drenante, que podem se estender e envolver ossos adjacentes. Essas massas nodulares são chamada *micetomas actinomicóticos*. Lesões histológicas são caracterizadas por áreas nodulares de inflamação granulomatosa com fibrose abundante e colônias bacterianas circundadas por Splendore-Hoeppli. Diagnósticos diferenciais histológicos incluem botromicose e micetomas causados por fungos (ver a discussão de micetoma actinomicótico em Micoses Subcutâneas). Um clássico exemplo de micetoma actinomicótico em bovino é a actinomicose, em que a infecção começa por implantação traumática de *Actinomyces bovis* na mucosa mandibular (mais do que na pele) e progride para o osso mandibular (Capítulo 16).

Lesões de Pele Secundárias a Infecções Bacterianas Sistêmicas ou Infecção por Bactérias Produtoras de Toxina.

Infecções bacterianas sistêmicas podem causar lesões de pele em animais por embolização bacteriana para a pele durante a sepse, produção de toxina, infecção direta de células endoteliais vasculares ou precipitação de imunocomplexos. Em algumas infecções, mais de um mecanismo está envolvido. Lesões frequentemente refletem danos vasculares, especificamente vasculite e trombose. Lesões cutâneas causadas por *E. rhusiopathiae* (erisipela) e salmonelose sistêmica são discutidas em Distúrbios dos Suínos.

Síndrome do Choque Tóxico.

Recentemente, condições que lembram a síndrome do choque tóxico em seres humanos têm sido raramente descritas em cães e, mais raramente, em outras espécies domésticas. Em seres humanos, a síndrome do choque tóxico é uma doença febril aguda que resulta em hipotensão, choque, lesão cutânea extensa e acometimento de três ou mais sistemas orgânicos viscerais. A patogenia envolve a liberação de toxinas bacterianas (p. ex. toxina da síndrome do choque tóxico 1 e enterotoxinas) produzidas por certas cepas de *S. aureus* que normalmente causam infecções menores ou ocultas. As exotoxinas atuam como superantígenos e, por isso, não precisam ser processadas por células apresentadoras de antígenos para causar ativação de linfócito T. Como resultado, um número substancial de linfócitos T é ativado em um curto período de tempo causando, subsequentemente, a liberação de citocinas pró-inflamatórias. Essas incluem TNF-α, IL-2, IL-1 e INF-γ, que parecem causar dano tecidual e os sinais da síndrome do choque tóxico. Menos comumente, estreptococos do grupo A são as causas da síndrome do choque tóxico. Entretanto, em contraste às infecções mínimas ou ocultas associadas à síndrome do choque tóxico por *S. aureus*, a síndrome do choque tóxico estreptocócico geralmente está associada à bacteremia e fasciíte necrosante (inflamação da gordura do subcutâneo e fáscias). O estreptococos envolvido produz exotoxina pirogênica A, que tem semelhanças com a toxina 1 da síndrome do choque tóxico e parece contribuir com o desenvolvimento da síndrome.

Assim como em seres humanos, dois tipos da síndrome do choque tóxico ocorrem em cães. Em uma, *S. canis* é normalmente a causa da infecção localizada severa na pele ou em outros locais (p. ex. pulmão e trato urogenital) com liberação presumida de toxina bacterianas que causam grave choque sistêmico secundário. Clinicamente, a lesão de pele chamada *fasciíte necrosante* é dolorosa, quente e inchada. A dor é desproporcionalmente severa, dependendo do tamanho da lesão. A gordura, fáscia e pele ao redor podem se tornar necrosados e descolar. O edema é causado pela necrose da gordura e acúmulo de exsudato entre os planos fásciais (fasciíte e/ou celulite). Lesões histológicas incluem edema, hemorragia, necrose, inflamação supurativa e trombose. Ocasionalmente, vasculite e colônias de cocos são observadas. A condição pode provocar rapidamente sepse, falência de múltiplos órgãos e morte, se não tratada precoce e agressivamente. Febre ou sinais de choque estão presentes. Com exceção da área com fasciíte necrosante, a pele não é afetada. O diagnóstico da fasciíte necrosante é clínico e consiste de dor grave desproporcional ao grau de lesão na pele, fáscia necrótica, perda de sangue da fáscia e perda da resistência da fáscia à brusca dissecção durante cirurgia.

O segundo tipo de síndrome semelhante ao choque tóxico tem sido descrita em cães sem fasciíte necrosante concomitante. Essa síndrome tem similaridades clínicas e histológicas à síndrome do choque tóxico estafilocócico de seres humanos, mas o local de infecção e a produção de exotoxinas ainda não foram documentados. Os cães estão deprimidos, febris e anoréxicos. As lesões clínicas de pele incluem eritema macular generalizado predominantemente envolvendo a cabeça, tronco e pernas. Alguns cães também apresentam edema dos membros. Vesículas ou pústulas são observadas em alguns cães e podem progredir para crostas. Úlceras podem ser observadas em lesões avançadas. Lesões histológicas são idênticas às observadas na síndrome do choque tóxico estafilcócico. Os cães apresentam dermatite perivascular superficial a dermal perianexal, neutrofílica ou com celularidade mista, com congestão dermal, edema e, algumas vezes, hemorragia. O único achado é a presença de queratinócitos apoptóticos em múltiplas camadas da epiderme e folículos pilosos superficiais rodeados por neutrófilos ou eosinófilos ocasionais. Pústulas epidermais superficiais e crostas podem ser observadas. Apoptose pode se tornar confluente, resultando em necrose espessa e ulceração da epiderme. A síndrome pode ser fatal sem terapia precoce com antibiótico apropriado.

Antraz Cutâneo. Antraz é causado por *Bacillus antracis*, uma bactéria Gram-positiva formadora de esporos. O mecanismo de lesão é necrose de coagulação aguda das células causada pela toxina bacteriana. Esporos germinam em bactérias vegetativas que desenvolvem uma cápsula e produzem uma exotoxina mortal de três partes (toxina AB) que age na membrana celular para causar lesão vascular, edema, hemorragia, trombose e infarto (Capítulo 4). A cápsula é o maior fator de virulência, cujo papel primário é estabelecer a infecção. Ela faz isso protegendo a bactéria contra vários fatores bactericidas e de fagocitose do hospedeiro ou, se fagocitada, contra morte mediada por fagocitose. Uma vez estabelecida a infecção, as toxinas antraz são produzidas. Elas possuem três componentes antigênicos que, quando individualizados, perdem atividade biológica significativa. Mas, quando dois ou três destes componentes são combinados juntos, um novo grupo se torna altamente potente.

De maneira geral, o resultado da exposição à bactéria antraz depende da susceptibilidade do hospedeiro à infecção e toxinas, virulência do organismo, dose infectiva e rota ou local de infecção. Em infecções naturais de animais domésticos, ruminantes são considerados os animais mais susceptíveis, seguidos por equinos e suínos; cães e gatos são considerados resistentes. Em animais domésticos, infecções por antraz ocorrem nas formas gastrointestinal (Capítulo 7), respiratória (Capítulo 9) e cutânea. Muitas infecções são gastrintestinais e a rota usual de infecção é a ingestão de solo, alimento, água ou subprodutos animais que contêm material infectante (esporos

ou bactéria vegetativa). Antraz respiratório é raro, mas pode resultar da inalação de poeira contaminada por esporos. Lesões cutâneas podem se desenvolver secundárias à infecção gastrintestinal ou respiratória sistêmica, ou como infecção primária que começa na pele (antraz cutâneo). As lesões cutâneas que se desenvolvem secundárias ao antraz gastrintestinal ou respiratório resultam de dano vascular sistêmico e incluem inchaço por edema intenso e hemorragias que ocorrem em pescoço, tórax ventral e abdome, períneo, genital externo e ombro nas espécies mais susceptíveis como ruminantes e cavalos, e nas regiões da face e pescoço nas espécies menos susceptíveis, como suínos e carnívoros.

Antraz cutâneo, em contraste com outras formas, resulta da introdução de material infectante pela lesão mecânica penetrante da pele através de abrasões, feridas por semente de grama ou picada de moscas. Antraz cutâneo pode se desenvolver em conjunto com surtos de antraz gastrintestinal ou respiratório porque, durante os surtos, bactéria vegetativa dos exsudatos ou sangue de animais doentes ou mortos contaminam o ambiente e formam esporos. Esporos (ou forma vegetativa) servem como formas disponíveis de material infectante que podem entrar em contato com feridas ou serem transferidos por picadas das moscas. Lesões de pele parecem ser importantes na patogenia do antraz cutâneo, o qual aparece clinicamente em dois padrões básicos: (1) inchaço edematoso (equinos, bovinos, ovinos) ou (2), raramente, como discretas áreas necróticas denominadas "carbúnculos", que se assemelham às lesões mais típicas do antraz cutâneo em seres humanos (bovinos e, com menos frequência, cães). Em animais domésticos, o inchaço edematoso na pele pode se desenvolver secundariamente à doença sistêmica ou de infecções primárias de pele. Como a rota de infecção nem sempre é estabelecida, a patogenia e a importância das lesões cutâneas do antraz em animais domésticos nem sempre está clara. Entretanto, em bovinos, tanto os inchaços edematosos quanto os carbúnculos da pele têm se desenvolvido em animais imunizados quando a resistência do rebanho ao antrax diminui. Carbúnculos também têm sido relatados na bochecha de cães, uma espécie considerada com resistência natural ao antraz. Nesse exemplo, o bacilo antraz pode ter sido introduzido na pele durante a ingestão de sangue contendo o microrganismo. Por isso, o carbúnculo cutâneo parece se desenvolver em animais que têm contato com o esporo ou bacilo e que possuem imunidade parcial, seja ela natural ou provida pela vacinação. Além disso, carbúnculos em bovinos, quando presentes em conjunto com inchaço edematoso, podem ajudar clinicamente a diferenciar o antraz cutâneo de outras doenças que causam inchaço edematoso nesta espécie.

Suporte para a hipótese que o dano na pele facilita a infecção cutânea veio de modelos experimentais em camundongos que revelaram que esporos apresentam habilidade limitada em penetrar a pele não lesionada, e que o dano à epiderme resulta em infecção mais intensa. Dano à epiderme parece aumentar a susceptibilidade à infecção de componentes dos folículos pilosos e epiderme residual, apesar da invasão dermal direta também ocorrer. Subsequente invasão e proliferação do organismo no folículo piloso e epiderme parecem facilitar o desenvolvimento de infecções profundas.

Em contrate aos animais domésticos, o antraz cutâneo é a forma mais comum de doença em seres humanos, e inclui mais de 95% dos casos. Muitas infecções humanas resultam do contato cutâneo com o material infectante de animais doentes, mortos ou subprodutos animais. No antraz cutâneo de ocorrência natural em seres humanos, a lesão inicial é uma pápula pruriginosa que surge 3 a 5 dias após a infecção. O edema geralmente é extenso durante os estágios iniciais do desenvolvimento da lesão. A pápula progride para vesícula hemorrágica que se rompe, com necrose central que se seca, resultando em crosta dura e escura com eritema periférico, denominado carbúnculo. A crosta seca e se solta em um período de 1 a 2 semanas. Avaliação histopatológica da lesão revela uma úlcera coberta por restos necróticos que substituem a derme superficial e epiderme. A derme subjacente e subcutâneo estão acentuadamente edematosos, com vasculite, hemorragia e número variável de leucócitos mistos. Hastes largas típicas do bacilo antraz podem ser identificadas.

O diagnóstico do antraz geralmente é realizado em animais com doença sistêmica, vivos ou mortos, quando organismos típicos são encontrados no esfregaço de exsudatos hemorrágicos de orifícios ou de sangue periférico. Bactérias coletadas de veias periféricas estão menos danificadas pela putrefação. Animais suspeitos de terem morrido por antraz não devem ser submetidos à necropsia para evitar a contaminação do meio ambiente com bactérias que rapidamente se transformam em esporos em condições ambientais favoráveis. Os esporos de antraz são extremamente resilientes e fonte de infecção para animais e seres humanos.

Infecções por Bactérias Produtoras de Toxina por Extensão Direta.
Infecções bacterianas também podem se desenvolver por meio de extensão direta de uma infecção de tecidos mais profundos, como a miosite e celulite clostridial. *Clostridium novyi* pode causar celulites severa, toxemia, e morte em carneiros jovens que se machucam durante a estação de monta. Esporos no solo penetram a pele por lacerações cutâneas na base dos chifres, germinam, produzem toxina (incluindo toxinas α) e resultam em celulite e toxemia. As toxinas α de *C. novyi* causam perda da integridade do endotélio vascular, com grave edema doloroso local, hipotensão, insuficiência renal e morte. Inchaço da cabeça e pescoço resultam no termo *cabeça inchada*. *Clostridium chauvoei* é um invasor secundário de feridas, onde esporos podem germinar, proliferar e produzir exotocinas necrosantes e hemolíticas, resultando em extensa necrose da pele e tecidos adjacentes (gangrena gasosa).

Infecção por *Rickettsia rickettsii*.
A febre das Montanhas Rochosas, doença por rickettsia mais importante associada a lesões cutâneas, é causada por *R. rickettsii*, um microrganismo que infecta células endoteliais. Este organismo é transmitido por carrapatos, principalmente *Dermacentor andersoni* e *Dermacentor variabilis*. A doença é sazonal, correspondendo com a atividade aumentada de carrapatos e o contato com eles. Em associação aos sinais sistêmicos, os cães afetados têm eritema cutâneo, ocular, genital e oral, com petéquias, edema, necrose e ulceração como resultado do dano celular endotelial direto e vasculite causada pela rickettsia.

Infecções Bacterianas de Pododermatite e Digital de Equinos e Ruminantes (Bovinos, Ovinos e Caprinos). (Tabela 17-12)
Pododermatite Proliferativa (Canker). Ver Distúrbios dos Equinos.

Pododermatite Necrosante. Ver Distúrbios dos Equinos.

Dermatite Digital Papilomatosa. Ver Distúrbios dos Ruminantes (Bovinos, Ovinos e Caprinos).

Necrobacilose de Bovinos. Ver Distúrbios dos Ruminantes (Bovinos, Ovinos e Caprinos).

Podridão ou Pododermatite Contagiosa dos Cascos. Ver Distúrbios dos Ruminantes (Bovinos, Ovinos e Caprinos).

Infecções Fúngicas (Micoses)
Infecções micóticas têm sido classificadas em quatro categorias básicas: superficial, cutânea, subcutânea e sistêmica (Quadro 17-9). A habilidade em montar uma resposta inflamatória é primordial para a eliminação da infecção. Infecções micóticas tendem a ocorrer mais frequentemente em animais com resistência comprometida devido a doenças sistêmicas debilitantes, como o diabetes melito ou neoplasias, ou em animais tratados com glicocorticoides, outros agentes imunossupressores ou antibióticos de amplo espectro no longo prazo.

Micoses Superficiais. Micoses superficiais são infecções restritas ao estrato córneo ou pelo, com reação dermal mínima ou ausente. Piedra (tricosporonose) é uma micose superficial rara causada por *Trichosporon* spp. e tem sido relatada em cavalos e cães. As lesões consistem de inchaços restritos à porção extrafolicular da haste pilosa.

Micoses Cutâneas. Micoses cutâneas (incluindo as micoses superficiais por alguns autores) são infecções do tecido cornificado, incluindo pelos, unhas e epiderme. Os fungos normalmente estão restritos às camadas cornificadas e apenas muito raramente são encontrados na derme ou subcutâneo. No entanto, a destruição tecidual e resposta do hospedeiro podem ser extensas. Infecções em animais incluem dermatofitoses, candidíase cutânea e dermatite por *Malassezia*.

Dermatofitose. Dermatofitoses são infecções fúngicas da pele, pelo e unhas dos animais causadas por fungos taxonomicamente conhecidos como dermatófitos. Os gêneros patogênicos incluem *Epidermophyton*, *Microsporum* e *Trichophyton*. Dermatofitose ocorre no mundo todo e é a micose cutânea (superficial) mais importante. É comum em seres humanos e animais, especialmente gatos. Micoses superficiais e cutâneas (dermatofitoses) são adquiridas pelo contato com animais infectados ou por contato com material infectante como balança, pelo no ambiente ou em fomites (p. ex. pentes, escovas, tosadores, equipamentos para cavalos). Dermatófitos são capazes de colonizar estruturas conificadas (pelo e cascos) e o estrato córneo, causando doença sem ter entrado em contato com tecidos vivos. Doença clínica em uma infecção por dermatofitose é resultado da reação do hospedeiro ao organismo e seus produtos. Dermatófitos são mais contagiosos que outras infecções fúngicas, mais comuns em ambientes quentes e úmidos, e animais jovens são mais suscetíveis que animais adultos. Animais mantidos em ambientes superlotados, sujos ou úmidos, com nutrição inadequada ou imunossuprimidos também são mais suscetíveis. A resposta imune mediada por células é o principal meio de combate à infecção. Espécies de fungos que mais comumente infectam animais domésticos estão incluídas no gênero *Microsporum* e *Trichophyton*. *Epidermophyton* está adaptado aos seres humanos (antropofílico) e raramente infecta animais. Dermatófitos zoofílicos (p. ex. *Microsporum canis* e *Trichophyton mentagrophytes*) são patógenos primários de animais, mas podem infectar seres humanos. *M. canis* está tão bem-adaptado, especialmente em gatos de pelos longos e de raça pura, que pode ocorrer infecção inaparente. Yorkshire terriers e gatos persas e dos Himalaias parecem predispostos à dermatofitose por *M. canis*. A fonte de infecção por *M. canis* é geralmente outro gato infectado. Infecções por *Trichophyton* spp. são normalmente adquiridas por contato com hospedeiros reservatórios. No caso do *T. mentagrophytes*, os hospedeiros são os roedores presentes nos ambientes em que eles vivem. Dermatófito geofílico (p. ex. *Microsporum gypseum*) ocorre no solo como saprófito, mas, sob condições favoráveis, pode infectar seres humanos ou animais se a integridade da pele estiver quebrada ou o sistema imune do hospedeiro estiver comprometido.

Dermatófitos invadem o tecido cornificado (estrato córneo, fios de cabelo e unhas) por meio da produção de enzimas proteolíticas (p. ex. queratinase, elastase e colagenase) que ajudam a penetrar a superfície cornificada e cutícula do cabelo. No entanto, outros fatores, como lesões mecânicas e aumento na umidade, podem facilitar a penetração. Artrosporos são a típica porção infectante do organismo e são formadas pela segmentação e fragmentação da hifa fúngica. Eles aderem fortemente à queratina e germinam após poucas horas do contato com a pele e invasão do tecido cornificado, e, como resultado, a infecção do pelo não progride abaixo da zona onde a cornificação ocorre (zona queratogênica; ver sessão sobre desenvolvimento do folículo piloso e da haste pelo). Os produtos elaborados pelos dermatófitos causam irritação dermal e danos à epiderme. Os produtos fúngicos e as citocinas liberadas pelo queratinócitos danificados resultam em

Tabela 17-12	Infecções Bacterianas dos Equinos e Ruminantes				
Espécie	Distúrbio	Fatores predisponentes	Bactérias contribuintes	Gravidade	Contagiosa
Cavalo	Pododermatite proliferativa (gangrena)	Umidade, ambiente não limpo	*Bacteroides* sp., *Fusobacterium necrophorum*, *Treponema* spp., possível papilomavírus bovino	Claudicação, pode ser grave	Não
Cavalo	Pododermatite necrosante (tordo)	Umidade, adubo impactado, lama, conformação do casco	*F. necrophorum*	Claudicação grave, descarga suja, perda e deformidade da ranilha, infecção de tecidos profundos	Não
Bovinos	Dermatite digital papilomatosa (verrugas dos pés; verrugas peludas do calcanhar)	Condições úmidas prolongadas	Provavelmente *Treponema* sp. Possivelmente *Serpens* spp.	Claudicação moderada a grave	Sim
Bovinos	Necrobacilos dos pés (falta no pé, flegmão interdigital, necrobacilose interdigital)	Trauma, umidade	*F. necrophorum*, *Prevotella melaninogenica*	Pode ser grave com celulite envolvendo os tendões, articulações e ossos	Não
Bovinos	Podridão dos cascos contagiosa (podridão dos cascos benigna, podridão dos cascos estável, dermatite interdigital)	Trauma e umidade	*Dichelobacter nodosus* *F. necrophorum* Outras bactérias	Normalmente discreta; semelhante à podridão dos cascos benigna em ovinos	Sim
Ovinos	Podridão dos cascos contagiosa, forma virulenta	Umidade e trauma	Cepas de *D. nodosus* mais *F. necrophorum* e outras bactérias	Grave, cepas virulentas de *D. nodosus* produzem mais enzimas proteolíticas	Sim
	Podridão dos cascos contagiosa, forma benigna	Umidade e trauma	Cepas de *D. nodosus* mais *F. necrophorum* e outras bactérias	Suave; cepas menos virulentas de *D. nodosus* produzem poucas enzimas proteolíticas e são menos patogênicas	Sim
	Necrobacilose dos pés I. Dermatite ovina interdigital		*F. necrophorum* Outras bactérias, mas não *D. nodosus*	Clinicamente semelhantes à podridão benigna dos cascos	Não
	II. Abscessos nos pés A. Abscessos no calcanhar (necrose bulbar infecciosa) B. Abscessos no dedo do pé (abscessos lamelares)	Estações úmidas Ovino adulto pesado	*F. necrophorum* *Trueperella (Arcanobacterium) pyogenes*	Pode causar claudicação grave com deformidade permanente dos cascos	Não
Ovinos	Dermatite digital ovina contagiosa	Umidade e trauma	*Treponema* spp. O papel de outras bactérias, incluindo *D. nodosus* e *F. necrophorum,* é incerto	Claudicação grave, dor, com possível descamação da parede do casco	Sim

hiperplasia epidermal (hiperqueratose, paraqueratose e acantose) e inflamação dermal. Células inflamatórias chegam pelas veias superficiais (dermatite superficial perivascular) e subsequentemente migram através das camadas epidermais (exocitose) para as camadas cornificadas invadidas, formando microabscessos intracorneais. Exocitose de células inflamatórias para dentro da parede e luz folicular resulta em foliculite mural e luminal. Se a parede folicular for destruída, ocorre furunculose. Infecção bacteriana secundária aumenta a severidade da foliculite e furunculose. As lesões macroscópicas e histológicas são altamente variáveis. Elas podem se apresentar como uma infecção assintomática, um nódulo eruptivo (kerion), uma massa dermal a subcutânea granulomatosa profunda, contendo hifa fúngica distorcida (pseudomicetomas), ou unhas descoloridas, malformadas, friáveis, quebradiças ou soltas (onicomicose).

Lesões macroscópicas na pele hirsuta são geralmente áreas descamadas circulares ou de forma irregular, ou placas crostosas de alopecia. (Fig. 17-48), que podem coalescer envolvendo extensas áreas do corpo. Os fungos tendem a morrer em áreas de inflamação no centro da lesão, mas são viáveis na periferia, resultando no aspecto de anel vermelho periférico, com nome de *tinha* ou *ringworm*. Queda de pelo

é causada pela quebra e perda da haste pilosa no folículo inflamado. Pápulas foliculares e pústulas podem estar presentes. Em animais com furunculose severa, a inflamação pode se extender para dentro da derme profunda e subcutâneo, resultando na formação de seios drenantes. Padrões microscópicos incluem perifoliculite, foliculite luminal ou furunculose e hiperplasia epidermal com microabcessos intracorneais. Em muitas lesões, hifas septadas ou esporos estão presentes no fio dos pelos e no estrato córneo da epiderme ou folículo (Fig. 17-48, B). Cultura e avaliação de macroconídios da superfície da cultura fúngica identificam o organismo envolvido. Apesar das infecções em muitos animais se resolverem espontaneamente em 3 meses, terapia específica é geralmente recomendada em animais afetados para diminuir a liberação de material infectante (descamação e pelos) para o ambiente.

Candidíase. Candidíase é uma infecção fúngica causada por *Candida* spp., habitante normal da pele e trato gastrointestinal (Figs. 7-7 e 7-8). A infecção ocorre quando a resistência do hospedeiro está comprometida. Infecções por *Candida* spp. são raras em animais domésticos e geralmente ocorrem em membranas mucosas e na junção mucocutânea. A lesão macroscópica consiste em inflamação exudativa/pustular a ulcerativa dos lábios (queilite), mucosa oral (estomatite) e canal do ouvido externo (otite externa). As lesões microscópicas consistem de inflamação pustular neutrofílica, espongiótica, paraqueratose e ulceração com exsudação. Os organismos fúngicos estão presentes nos exsudatos superficiais. A cultura identifica o organismo envolvido.

Dermatite por Malassezia. Infecção por *Malassezia* é geralmente mais observada em cães e gatos, e causadas por *Malassezia pachydermatis* (*Pityrosporum canis*), um fungo lipofílico (mas não dependente de lipídio) considerado como um organismo comensal em cães e gatos. Pode ser isolado do canal do ouvido externo normal, pele, sacos anais e mucosa superficial. As M. *pachydermatis* vivem no estrato córneo e se tornam patogênicas quando fatores predisponentes alteram o microambiente da pele do hospedeiro, a barreira epidérminca ou o sistema imune. Os fatores incluem: aumento da temperatura e umidade, alteração na quantidade da composição de lipídios da superfície em resposta às alterações hormonais, distúrbios de cornificação e nutricionais, presença de doenças alérgicas como dermatites atópicas, ou doenças associadas ao comprometimento imune, como o vírus da imunodeficiência felina (FIV) ou dermatose paraneoplásica em gatos. Algumas raças de cães (basset hound, west highland white terrier, cocker spaniels e outras) e de gatos (sphynx e devon rex) parecem predispostas à infecção.

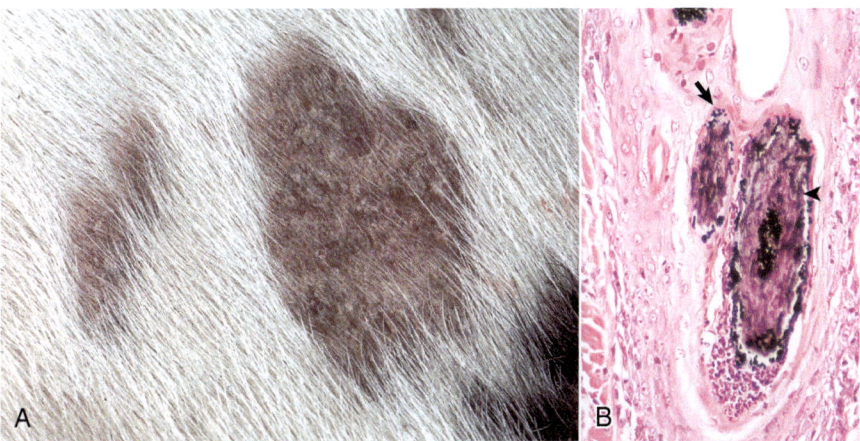

Figura 17-48 **Dermatofilose, Foliculite, Pele, com Pelo. A,** Dermatofitose, presumida por ser *Trichophyton verrucossum*, vaca. Note as áreas ovoides irregulares com pelos castanho escuros com poucas crostas na superfície. **B,** Infecção por dermatófitos presumidas por ser *Microsporum canis*, envolvendo folículo piloso, cão. Note os esporos (*setas*) na periferia e a hifa (*cabeça de seta*) na haste pilosa está manchada de preto. A perda de pelo é causada pela quebra das hastes pilosas e foliculite mural e limunal, que interferem com a produção de novos pelos e causam aumento da perda de pelos velhos. A coloração de metenamina de prata de Gomori – Corante de contraste HE. (**A** Cortesia de Dr. H.D. Liggitt, University of Washington. **B** Cortesia de Dr. A.M. Hargis, DermatoDiagnostics.)

Dermatite por *Malassezia* é muito mais comum em cães e gatos, e é mais frequentemente encontrada em cães com dermatose recorrente, especialmente dermatite por hipersensibilidade ou foliculite bacteriana estafilocócica. A M. *pachydermatis* parece ter relação simbiótica com estafilococos, ambos produzindo fatores mutuamente benéficos que facilitam seu crescimento. As lesões podem ser regionais (pescoço ventral, interdigital, ouvido, perianal, paroniquial ou intertriginosa) ou mais generalizadas (Fig. 17-49). Macroscopicamente, as lesões são eritematosas, alopécicas, frequentemente liquenificadas e podem ser hiperpigmentadas. A superfície da lesão geralmente é oleosa e pode ser malcheirosa. Unhas afetadas e pelos paroniquiais podem ter descoloração vermelho-amarronzada. As lesões são variavelmente pruriginosas. Como a M. *pachydermatis* não invade o estrato córneo adjacente, é mais provável que os animais que desenvolvem prurido intenso associado à dermatite por *Malassezia* tenham uma reação de hipersensibilidade a seus produtos ou antígenos. Lesões microscópicas consistem de hiperqueratose, paraqueratose focal, dermatite pustular espongiótica variável, exocitose linfocítica, acantose, dermatite perivascular e intersticial mista, e presença de M. *pachydermatis* na superficial cornificada (queratinizada). Lesões associadas a doenças concomitantes também podem estar presentes.

Por outro lado, em gatos saudáveis, dermatite por *Malassezia* pode ser regional e observada em associação a acne no queixo, dermatite facial ou otite externa. Em gatos saudáveis de raças criadas geneticamente para terem poucos pelos (p. ex. sphynx e devon rex), *Malassezia* ssp. (frequentemente M. *pachydermatis*) também são comumente encontradas em associação a graus variados de exudato oleoso marrom-escuro nas unhas, dobras de unha, áreas interdigitais palmares e plantares, axila, virilha e, algumas vezes, orelhas. Essas raças de gatos também desenvolvem frequentemente uma dermatite oleosa mais generalizada na qual *Malassezia* (frequentemente M. *pachydermatis*) é isolada de múltiplos locais de pele. Em contraste, dermatite generalizada associada à *Malassezia* spp. em gatos sem alopecia congênita sugere a presença concomitante de doenças sistêmicas, como a alopecia paraneoplásica pancreática felina, dermatite esfoliativa felina com ou sem timoma, diabetes melito e infecção por FIV.

Como a camada superficial com *Malassezia* spp. pode ser perdida durante o processamento do tecido, a avaliação citológica frequentemente é o método mais confiável para a detecção e contagem das leveduras. A cultura raramente é necessária. A *Malassezia* spp pode ser identificada na pele normal e observada em associação a outros processos de doenças. Por isso, o papel da *Malassezia* spp. em causar ou contribuir para a doença de pele deve ser interpretado com base nos achados clínicos e resposta ao tratamento.

Micoses Subcutâneas. Micoses subcutâneas são causadas por fungos que, após a implantação traumática, invadem a pele e o subcutâneo. Algumas infecções permanecem localizadas, mas outras atingem os vasos linfáticos. Doenças nesta categoria incluem: micetomas eumicóticos, pseudomicetoma dermatofítico, feoifomicose subcutânea, hialoifomicose subcutânea, esporotricose, entomoftoromicose subcutânea e oomicose (pitiose e lagenidiose, fungos não verdadeiros). A aparência macroscópica das micoses subcutâneas e infecções granulomatosas profundas causadas por bactérias são semelhantes. Normalmente, há um ou mais nódulos ulcerativos, algumas vezes com seios drenantes. Microscopicamente, as lesões da micose subcutânea consistem em inflamação nodular a coalescente, supurativa, piogranulomatosa ou granulomatosa. A cultura identifica o organismo envolvido. Entretanto, alguns fungos, especialmente os considerados "dimórficos" (aqueles que crescem como leveduras em temperatura ambiente e como hifas na temperatura do corpo) podem ser perigosos para a cultura de amostras na rotina de laboratórios de microbiologia pois a fase micelial é infectante para seres humanos. Exemplos de fungos dimórficos incluem algumas espécies do gênero *Sporothrix*, *Histoplasma*, *Blastomyces* e *Coccidioides*. Se estes organismos são suspeitados clinicamente, o laboratório deve ser notificado quando as culturas são submetidas.

Micetomas Eumicóticos. Micetomas eumicóticos desenvolvem-se mais frequentemente em cavalos e cães, e são infecções fúngicas raras, resultando em aumentos nodulares progressivos cutâneos ou subcutâneos de inflamação granulomatosa que podem ter seios drenantes. Podem lembrar as lesões de botromicose e micetomas actinomicóticos. A porta de entrada é por lesão traumática na derme ou subcutâneo, e a maioria dos fungos envolvidos nesta infecção é saprófita. *Curvularia geniculata* é o fungo mais comumente isolado em animais. Outros gêneros de fungos incluem *Madurella*, *Acremonium* e *Pseudallescheria*. Lesões histológicas são nódulos de inflamação granulomatosa com fibrose e exsudato, no qual há grânulos compostos por agregados de hifas septadas medindo 2 a 4 μm de diâmetro. Os

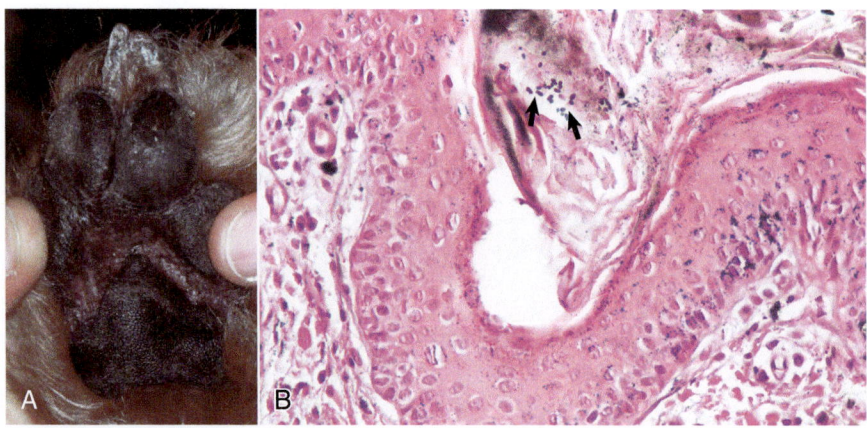

Figura 17-49 Dermatite Interdigital (*Malassezia pachydermatis*), Pele, Cão. A, Neste cão com dermatite atópica, a pele interdigital é eritematosa, úmida e um pouco liquenificada, indicando cronicidade. **B,** Pele com pelo. Estrato córneo contém numerosas cepas de M. *pachydermatic* (*setas*), que são bilobadas (formato de "amendoim") e corados de preto. A derme é um pouco edematosa—note a discreta separação dos feixes colágenos pelo líquido claramente anfofílico extracelular. Coloração de metenamina de prata de Grocott—Corante de contraste HE. (**A** Cortesia de Dr. D. Duclos, Animal Skin and Allergy Clinic. **B** Cortesia de Dr. A. M. Hargis, DermatoDiagnostics).

grânulos variam em tamanho, formato, cor e textura, e são rodeados por material Splendore-Hoeppli. A cultura identifica o organismo envolvido.

Pseudomicetoma Dermatofítico.

Ver Distúrbios dos Gatos.

Feoifomicose.

Feoifomicose é uma infecção micótica causada por espécies de fungos pigmentadas (dematiáceos) com uma variedade de gêneros que possuem hifas com parede enegrecida e septada. Os gêneros incluem *Alternaria*, *Drechslera*, *Exophiala*, *Phialophora* e outros. Estes fungos são patógenos de plantas, saprófitas de solo ou, algumas vezes, da microbiota normal. Muitas destas infecções permanecem localizadas na pele e tecido subcutâneo, mas podem se espalhar para outros tecidos via drenagem linfática em hospedeiros imunocomprometidos. Macroscopicamente, as lesões consistem de nódulos cutâneos alopécicos e com pelo, que podem ulcerar e drenar (Fig. 17-50). Microscopicamente, as lesões consistem de focos de inflamação granulomatosa, piogranulomatosa ou rica em linfócitos, contendo organismos fúngicos pigmentados. A cultura é necessária para a identificação específica do fungo envolvido. Feoifomicose subcutânea ocorre em equinos, bovinos, gatos e, raramente, em cães. Hialoifomicose (pecilomicose) é semelhante à feo-hifomicose, exceto que a hifa do fungo no tecido não é pigmentada (não dematiácea). Organismos incluem *Pseudallescheria* sp., *Acremonium* sp., *Fusarium* sp., *Paecilomyces* sp. e *Geotrichum* sp.

Esporotricose.

Esporotricose, causada pelo complexo *Sporothrix schenckii*, é uma micose incomum que ocorre nas formas cutâneas, cutaneolinfática e disseminada em equídeos, bovinos, gatos e cães. As espécies de interesse médico importantes no complexo *S. schenckii* são *Sporothrix brasiliensis*, *S. schenckii*, *Sporothrix globosa* e *Sporothrix luriei*. A espécie mais importante na América do Norte é o *S. schenckii*, um fungo dimórfico, saprófito, encontrado em restos orgânicos úmidos e que entra no corpo por implantação traumática. Nódulos cutâneos ulcerados e seios drenantes desenvolvem-se no local de inoculação e ao longo de vasos linfáticos (linfangite), mas a disseminação visceral é incomum. Inflamação piogranulomatosa da derme profunda ao subcutâneo se desenvolve. Os organismos são ovoides a alongados (forma de charuto), que, com frequência, são espaçadamente distribuídos e difíceis de se encontrar em cortes histológicos, mas podem ser detectados em preparações citológicas. Avaliação imuno-histoquímica, cultura fúngica ou ambas podem ser necessárias para diagnosticar a infecção. O exsudato contendo organismos é infeccioso para seres humanos se introduzidos em feridas cutâneas.

Oomicose (Pitiose e Lagenidiose).

Oomicose refere-se à infecção da derme e subcutâneo por *Pythium insidiosum* ou *Lagenidium* sp., que são cepas aquáticas dimórficas e membros da classe dos Oomicetos. Pitiose afeta mais frequentemente a pele dos membros e tronco de cavalos, bovinos, cães e gatos. Lagenidiose tem sido relatada apenas em cães. Muitas infecções se desenvolvem em conjunto com exposição à água parada. Contaminação de pequenas feridas de pele parece ser necessária para a infecção ocorrer. Infecções são mais comuns em climas tropicais ou subtropicais, incluindo a Costa do Golfo dos Estados Unidos, e são caracterizadas clinicamente por lesões nodulares eritematosas, algumas vezes necrosantes, que ulceram e drenam (Fig. 17-51). Pode haver destruição extensa de tecido por inflamação e necrose. O único achado macroscópico da pitiose no cavalo é a presença de fragmentos amarelos, friáveis, de tecido necrótico e hifas, que podem ser desprendidos da lesão (kunker). Pitiose no cão é uma doença rapidamente progressiva, debilitante e muitas vezes fatal, observada mais frequentemente em cães jovens de raças grandes. Apesar da pitiose cutânea ser mais comum, a forma gástrica também pode ocorrer concomitantemente. Lagenidiose no cão também é uma doença muito agressiva e cães podem ter mais lesões nos órgãos do que na pele e linfonodos. Histologicamente, hifas ou estruturas semelhantes à hifas estão presentes em áreas de inflamação eosinofílica a piogranulomatosa na derme ou subcutâneo. Organismos podem não ser visíveis nos cortes corados por HE; Por isso, colorações especiais, como a impregnação por metenamina de prata de Gomori (ou Grocott) pode ser necessária para identificação. Apesar da pitiose e da lagenidiose terem achados morfológicos hifais semelhantes à fungos, elas são consideradas bolores aquáticos e não respondem à terapia antifúngica medicamentosa; por isso, ela precisam ser diferenciadas de fungos, especialmente as entomoftoromicoses (zigomicoses; ver discussão na próxima seção). Diagnóstico definitivo de pitiose pode ser feito por testes sorológicos (ELISA), cultura ou diagnóstico molecular usando PCR. Entretanto, para a cultura, é necessária técnicas especiais de manuseio e cultivo. O diagnóstico de lagenidiose é realizado por cultura de tecido fresco, seguido de sequenciamento genético de RNA ribossomal (rRNA).

Entomofitoromicose (Zigomicose).

Entomofitoromicose consiste de infecções dermais e subcutâneas causadas por *Basiobolous* sp. e *Coniobolus* sp. São fungos saprófitos que entram no corpo por inalação ou implantação traumática por feridas ou insetos. A maioria das infecções por *Basidiobolus* sp. tem sido relatadas no cavalo. Infecções por

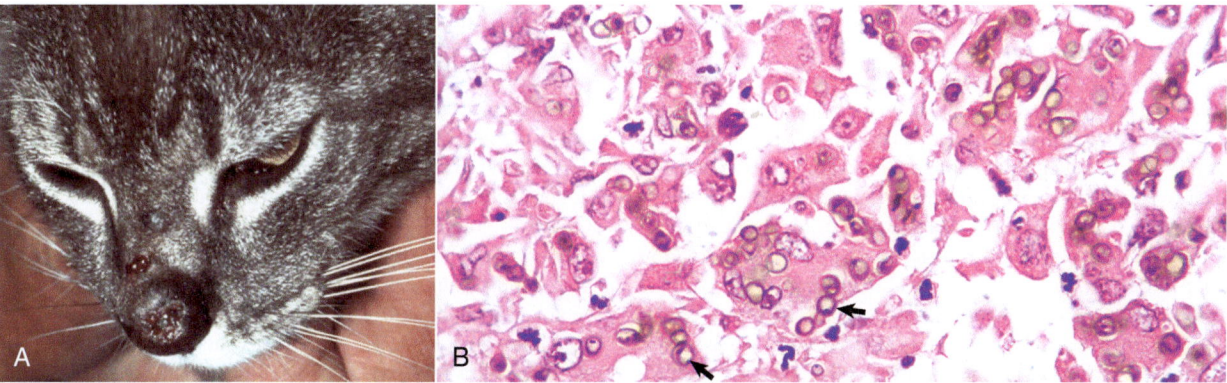

Figura 17-50 **Infecção Fúngica Cutânea Oportunista, Feo-hifomicose, Dermatite Granulomatosa, Pele, Gato. A,** Infecção do plano nasal e dorso do focinho. Há dermatite nodular ulcerativa e granulomatosa afetando o plano nasal. Uma úlcera está no dorso do focinho. **B,** Dermatite granulomatosa. Os macrófagos contêm fungos semelhantes a uma levedura pigmentada (dematiáceos) (*setas*) que indicam que é feo-hifomicose. O pigmento distingue a feo-hifomicose da hialo-hifomicose. Cultura fúngica não foi realizada neste caso. Coloração por HE. (**A** Cortesia de Dr. A. Werner, Valley Veterinary Specialty Service. **B** Cortesia de Dr. A.M. Hargis, DermatoDiagnostics.)

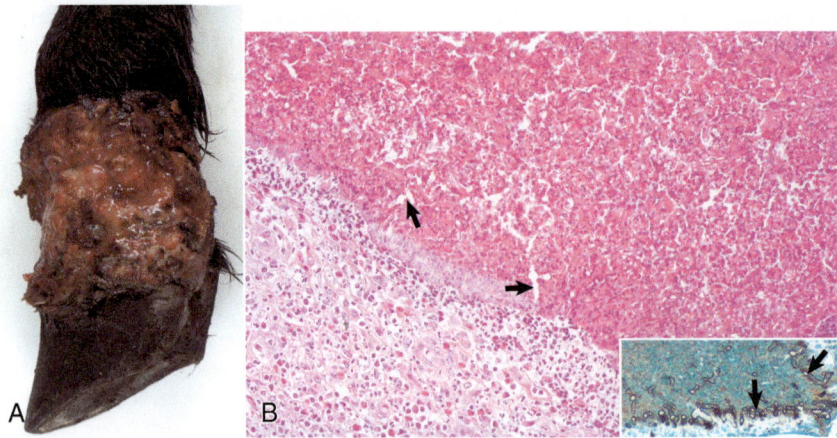

Figura 17-51 **Pitiose Cutânea,** *Pythium insidiosum,* **Pele, Equino. A,** Membro distal. Infecção por *P. insidiosum* resulta em dermatite ulcerativa grave, localmente extensiva com múltiplos nódulos exsudativos coalescentes. Tecido necrótico e restos inflamatórios exudam da superfície ulcerada. **B,** Note a margem de restos necróticos (*metade direita superior da figura*) e dermatite grenulomatosa e eosinofílica (*canto esquerdo inferior da figura*). Estruturas tipo hifas de *P. insidiosum* têm coloração pobre com HE, mas podem ser visíveis como espaços irregulares sem cor ou limpos incorporados com restos necróticos (*setas*). Coloração por HE. *Inserto,* numerosos organismos *P. insidiosum* corados de preto (*setas*). Coloração de metenamina de prata de Gomori. (**A** Cortesia de University of Florida Clinical Dermatology Service. **B** e inserto, Cortesia de Dr. P.E. Ginn, College of Veterinary Medicine, University of Florida.)

Conidiobolus sp. têm sido descritas em cavalos, lhamas, ovinos e cães. Disseminação sistêmica do *Conidiobolus* sp. foi observada em ovinos e cães. Como na oomicose, as infecções são mais comuns em climas tropicais e subtropicais. Achados clínicos e histológicos são semelhantes àqueles de oomicose. A diferenciação entre entomoftoromicose e oomicose requer cultura (pitiose, entomoftoromicose, lagenidiose), PCR ou ELISA (pitiose) ou sequenciamento genético de rRNA após a cultura (lagenidiose). O diagnóstico é terapeuticamente importante porque as infecções por zigomicetos (fungos verdadeiros) podem ser responsivas ao tratamento antifúngico, enquanto as infecção por oomicetos não são.

Micoses Sistêmicas. O trato respiratório, especialmente o pulmão, é quase invariavelmente a rota primária de entrada das micoses sistêmicas, mas as infecções cutâneas e subcutâneas podem ocorrer como parte da doença disseminada ou por implantação direta do fungo por trauma. Micoses sistêmicas incluem *Blastomyces dermatitidis, Coccidioides immitis, Cryptococcus neoformans* e *Histoplama capsulatum*. Infecções com esses fungos podem ocorrer em animais com função imune aparentemente normal, mas são mais extensas e severas em animais imunocomprometidos. Macroscopicamente, uma ou mais áreas nodulares na pele podem ulcerar e conter seios drenantes. Histopatologicamente, existem áreas nodulares de inflamação granulomatosa ou piogranulomatosa na derme e possivelmente subcutâneo. *C. neoformans* pode causar resposta granulomatosa, mas geralmente a inflamação é menos severa que as causadas por outros fungos. Os organismos têm cápsula de mucina que não cora por HE. Quando a inflamação é discreta, as cápsulas do numerosos organismos na lesão dão ao tecido a aparência microscópica multicística (lesão em bolha de sabão). Avaliação citológica ou microscópica é necessária para o diagnóstico. Os achados morfológicos dos organismos (incluindo cápsula de *C. neoformans* positiva para a coloração de mucicarmina) normalmente são suficientes para o diagnóstico; entretanto, a cultura pode ser necessária em casos em que a formação capsular é mínima. Existem sobreposições morfológicas entre as micoses sistêmicas e pode ser necessária a cultura para confirmar qualquer uma dessas infecções, principalmente quando o organismo está presente em baixo número. Ver a seção em Micoses Subcutâneas a respeito das precauções ao se submeter culturas de fungos dimórficos.

Infecções Parasitárias

Os ectoparasitas incluem carrapatos e ácaros (que apresentam oito membros quando adultos) e piolhos, pulgas e moscas (que tem seis membros quando adulto) (Quadro 17-10). A presença desses ectoparasitas é denominada infestação. Endoparasitas causadores de lesões cutâneas incluem nematódeos, trematódeos e protozoários, e a sua presença é chamada de infecção. Parasitas causam efeitos desagradáveis, como dano ao couro e predisposição a infecções secundárias. Parasitas artrópodes (de membros articulados) também servem como vetores de bactérias, espiroquetas, infecções helmínticas, rickettsiais, protozoárias e virais. Reações cutâneas a parasitas variam de acordo com a quantidade de parasitas, localização, hábitos alimentares e resposta imune do hospedeiro. A reação cutânea geralmente é mediada em parte por mecanismos imunes (hipersensibilidade). O diagnóstico de infestações e infecções parasitárias requer a identificação do parasita específico envolvido e isto pode não ser possível apenas com a avaliação da biópsia de pele. Os únicos ácaros que são rotineiramente observados em amostras de biópsia de pele em animais domésticos são os *Demodex* spp.

Ácaros. Infestações por ácaros podem causar graves lesões cutâneas em animais domésticos e perdas econômicas em animais de produção. Infestações por ácaros são raras em cavalos, exceto por *Chorioptes* sp., que produz dermatite distal de membros em raças pesadas. Bovinos podem ser infestados por uma variedade de ácaros, incluindo *Sarcoptes, Psoroptes* e *Chorioptes*, que são doenças relatadas nos Estados Unidos. Ovinos nesse país são livres de infestações por ácaros, exceto por *Demodex* sp. Infestações por ácaros também são doenças cutâneas graves em cães (*Demodex canis, Sarcoptes scabiei, Otodectes cynotis*), gatos (*Demodex cati, Demodex gatoi, O. cynotis, Notoedres cati*) e suínos (*S. scabiei*). Nas infestações por *S. scabiei* pode ser difícil encontrar os ácaros, exceto nas infestação da pele ou orelha externa de suínos.

Muitas espécies de ácaros *Demodex* passam seu ciclo de vida inteiro no lúmen dos folículos pilosos ou glândulas sebáceas como parte da fauna normal da pele em muito mamíferos. Quando o equilíbrio normal entre o hospedeiro e parasita é alterado, há o favorecimento da proliferação do ácaros e as lesões da sarna demodécica são produzidas. Por isso, a identificação de grande número de ácaros adultos ou um aumento no número de ácaros imaturos em raspados ou biópsia de pele

Quadro 17-10	Infestações e Infecções Parasitárias Cutâneas

ÁCAROS
Demodex sp.
Sarcoptes sp.
Noroedres sp.
Otodectes sp.
Psoroptes sp.
Chorioptes sp.
Cheyletiella sp.
Psorergates sp.
Neotrombicula e *Eutrombicula* spp.

CARRAPATO
Argasídae (macio)
Ixodidae (dura)

PIOLHO
Mallofaga (cortante)
Anoplura (sugadora de sangue)

PULGA
Ctenocephalides felis e *Ctenocephalides canis*

MOSCAS
Mordida de mosca adulta
Mosca do chifre, mosca do estábulo, mosca varejeira, mosca dos cervos, mosca preta, mosquitos que picam, mosquitos, mosca de ovinos (*Melophagus ovinus*)
Miíase
Calliforidae, Sarcofagidae, *Cutenebra* sp., *Hypoderma* sp., gusano, *Dermatobia* sp.

HELMINTOS
Larvas
Ancilostomas, *Habronema* sp., *Pelodera* sp., *Necator* sp., *Strongyloides* sp., *Gnathostoma* sp., *Bonustomum* sp.

Filárias
Onchocerca sp., *Stephanofilaria* sp., *Elaeophora* sp., *Parafilaria* sp., *Suifilaria* sp., *Dirofilaria* sp., *Acanthocheilonema* sp.

PROTOZOÁRIOS
Leishmania sp.
Raramente outros gêneros

---

afetadas. *Demodex aries* está localizado nas glândulas sebáceas da vulva, prepúcio e narinas e pode causar lesões papulares, raramente pustulares ou nodulares.

Demodex phylloides de suínos causa pápulas cobertas por descamação, progredindo para nódulos que são preenchidos por restos queratinosos e ácaros. A formação de nódulos lesiona o couro. As lesões se desenvolvem na pele da parte ventral do corpo, pálpebras e focinho.

Demodicose é uma das doenças de pele mais comuns em cães na América do Norte. Muitos ácaros demodécicos diferentes têm sido identificados em cães: *Demodex canis* (mais comum), *D. injai* (raro) e *D. cornei* (raro), um ácaro de corpo curto. *D. canis* e *D. injai* vivem nos folículos pilosos e podem ser encontrados em glândulas sebáceas. *D. cornei* é encontrado na superfície da pele. Infecções mistas por *D. canis* e *D. injai*, e *D. canis* e *D. cornei* têm sido relatadas. *D. injai* tem sido associada à demodicose generalizada e pelagem clinicamente oleosa. *D. cornei* costuma ser associado à demodicose generalizada e localizada. Muitos casos de demodicose canina são causados por *D. canis* e ocorrem em duas formas clínicas, localizada e generalizada, ambas mais comuns em cães jovens. A transmissão da mãe para os filhotes ocorre pelo contato de pele próximo, como ocorre durante a amamentação. Cães de variadas raças puras são predispostos a infestações, sugerindo uma base genética para a doença relacionada com a deficiência na imunidade mediada por células. Pesquisas sugerem que o defeito é uma disfunção no linfócito T auxiliar, resultando em dano por linfócitos T citotóxicos. Lesões ativas de demodicose resultam em foliculite linfocítica mural com dano mediado por linfócito aos queratinócitos da parede folicular. Suspeita-se que o queratinócito folicular expressa autoantígenos alterados ou *Demodex*, que resultam na destruição imunomediada da parede folicular. Imunodeficiência secundária, causada por supressão de linfócito T, também está associada à demodicose, particularmente se uma infecção secundária por *S. pseudointermedius* está presente. A imunodeficiência secundária melhora conforme a demodicose se resolve. Resultados de estudos são conflitantes sobre se a imunodeficiência secundária é causada pela infecção bacteriana ou pela infestação por ácaros. Demodicose ocorre em cães adultos com doenças metabólicas concomitantes (hipotireoidismo, hiperadrenocorticismo) ou que estejam recebendo medicações (glicocorticoides ou drogas citotóxicas) que possam comprometer o sistema imune. Casos idiopáticos também podem ocorrer.

Lesões macroscópicas de demodicose localizada no cão consistem de uma a numerosas áreas pequenas eritematosas, alopécicas e descamadas na face ou membros pélvicos (Fig. 17-26). Demodicose canina generalizada normalmente envolve áreas amplas do corpo; as lesões consistem de áreas grandes e coalescentes de eritema, alopecia, comedões, descamação e crostas. As lesões microscópicas iniciais incluem hiperqueratose epidermal, perifoliculite e foliculite mural de interface linfocítica, incluindo degeneração discreta de células basais foliculares, incontinência pigmentar folicular e ácaros intraluminais (Fig. 17-26). Folículos podem se tornar preenchidos com grande número de ácaros, queratina e sebo. Infecção bacteriana secundária resulta em foliculite neutrofílica que, em conjunto com a proliferação de ácaros e hiperqueratose folicular, progridem para a ruptura folicular. Ácaros, bactérias, queratina e sebo são derramados na derme, estimulando uma dermatite granulomatosa a piogranulomatosa. Granulomas perifoliculares com fragmentos de ácaros têm sido observados. Lesões macroscópicas em cães com grave infecção bacteriana secundária incluem pápulas, pústulas, edema e seios drenantes. Na demodicose grave, a inflamação e a presença de organismos se propagam no subcutâneo e podem ocasionar o desenvolvimento de linfadenite e septicemia. Lesões crônicas graves consistem de fibrose dermal e obliteração das estruturas anexas.

Em gatos, demodicose é rara e tipicamente causada por duas espécies de ácaros: *Demodex cati*, que vive nos folículos e glândulas sebáceas e *D. gatoi*, que reside na superfície da pele, dentro do estrato

---

é requerido para o diagnóstico de demodicose. Demodicose é causada por ácaros hospedeiro-específicos, sendo um problema maior em cães e incomum em outros animais.

Demodicose. A sarna demodécica é rara no equino. *Demodex caballi* é encontrado com frequência na unidade pilosebácea das pálpebras e focinho, geralmente sem produzir lesões. Em contraste, *Demodex equi* está distribuída pelo corpo. Lesões clínicas são raras, mas, quando presentes, se desenvolvem na face, pescoço, ombro ou membros torácicos e consistem de alopecia difusa a localizada e descamação ou de pápulas, nódulos e pústulas.

Demodicose em bovinos (*Demodex bovis*, *Demodex tauri* e *Demodex ghanaensis*) e caprinos (*Demodex caprae*) é de pouca significância clínica, mas infecção intensa pode lesionar couros pelo desenvolvimento de nódulos na pele do ombros, pescoço e face ou em uma distribuição mais generalizada. Nódulos correspondem à cistos foliculares que são preenchidos por ácaros e material queratinoso. A ruptura destes cistos provoca grave dermatite granulomatosa e dano ao couro.

Ovinos têm duas espécies de ácaros. *Demodex ovis* está localizada no folículo piloso ou glândula sebácea, distribuída ao longo do corpo e pode causar alopecia, eritema, descamação, pústulas e emaranhamento de pelo. As lesões se desenvolvem na face, pescoço, ombro e costas, mas as orelhas, membros e bandas coronárias também podem ser

córneo. Uma terceira espécie de sarna demodécica no gato (*Demodex* sp., ainda não nomeada) assemelha-se ao *D. gatoi*, mas é maior que ele. A significância desta sarna ainda não foi determinada. A menos que a resposta imune esteja comprometida, as lesões associadas a *D. cati* normalmente estão localizadas no queixo, pálpebras, cabeça ou pescoço. Quando a resposta imune está comprometida, como nas infecções retrovirais felinas, lesões como eritema, descamação, alopecia, pústulas e crostas tendem a se desenvolver. Histologicamente, gatos com *D. cati* têm hiperqueratose epidermal e atrofia folicular. Inflamação é mínima. O sinal mais comum associado à presença de *D. gatoi* é prurido, resultando em limpeza excessiva e alopecia simétrica. *D. gatoi* é contagioso entre os gatos, e existe um estado de hospedeiro assintomático.

Escabiose. A escabiose é causada por *S. scabiei.*. Esta sarna é altamente contagiosa e zoonótica. É o ectoparasita mais importante de suínos, e é comum em cães e incomum a raro em equinos, bovinos, ovinos, caprinos e gatos. A sarna cava túneis no estrato córneo e causa intenso prurido, especialmente como resultado de reações de hipersensibilidade, apesar da irritação das secreções também terem um papel. Lesões começam nas orelhas externas, cabeça e pescoço e podem se tornar generalizadas. Lesões macroscópicas iniciais incluem máculas eritematosas, crostas e escoriações. Lesões crônicas são escamosas, liquenificadas e com pouco pelo (Fig. 17-52). Microscopicamente, lesões iniciais consistem de dermatite perivascular superficial com eosinófilos, mastócitos e linfócitos. Espongiose focal discreta pode ser observada. Crostas paraqueratóticas pequenas podem se desenvolver com a cronicidade das lesões espongióticas. Lesões crônicas estão associadas à acantose epidermal com formação evidente de cristas em rede, hiperqueratose compacta, paraqueratótica, crostas e dermatite perivascular com eosinófilos, mastócitos e linfócitos. Em áreas de escoriação, neutrófilos e, com o tempo, fibrose dermal, podem ser evidentes. Ácaros, ovos ou fezes de ácaros podem ser encontrados nos túneis no estrato córneo (Fig. 17-2, *B*), mas não são comumente observadas em cortes teciduais devido ao pequeno número de ácaros. Por isso, a avaliação microscópica das crostas de pele geralmente é requerida para o diagnóstico.

Sarna Notoédrica. Infestação por sarna notoédrica é causada por *Notoedres cati*. Essa sarna infesta gatos, coelhos e, ocasionalmente, raposa, cães e seres humanos. Ela é uma doença rara, mas altamente contagiosa e pruriginosa, caracterizada inicialmente por erupção cutânea papular eritematosa, seguida por descamação, crosta, alopecia e, quando crônica, liquenificação. Lesões iniciam-se no pescoço e orelha e estendem-se para a cabeça, face e patas. Elas podem se tornar generalizadas. Lesões microscópicas consistem de dermatite hiperplásica perivascular eosinofílica, com espongiose discreta e crostas. Em gatos, as sarnas são encontradas no estrato córneo em cortes teciduais ou raspados de pele.

Sarna Otodécica. Infestação por sarna otodécica causada por *Otodectes cynotis* ocorre no canal auditivo externo de cães e gatos e ocasionalmente pode estar presente em outras partes do corpo. A sarna vive na superfície da pele e pode ser observada por visualização direta. Como a sarna *Otodectes* pode estar presente em outras partes do corpo além das orelhas, é importante diferenciá-la da sarna *Sarcoptes* e *Notoedres* que pode ser identificada em avaliações microscópicas de raspados de pele ou, às vezes, em cortes teciduais.

Sarna Psoróptica. Infestação por sarna psoróptica em equinos, bovinos, ovinos, caprinos, coelhos e outros animais é causada por muitas espécies de sarnas hospedeiro-específicas. *Psoroptes cuniculi* vive na superfície da pele alimentando-se de lipídios e, posteriormente, de crostas serosa e hemorrágicas que exsudam da pele traumatizada. Ela infesta o canal auditivo externo de equinos, ovinos, caprinos e coelhos. *Psoroptes equi* infesta a base da crina, rabo e pele abaixo do topete de equinos. *Psoroptes ovis* causa doença grave em bovinos e ovinos, produzindo lesões parasitárias de pele espessada, descamação seca e crostas que se iniciam na cernelha e se espalham devido ao trauma autoinduzido persistente. Em ovinos, a infestação por sarna psoróptica é denominada escabiose ovina. Lesões se desenvolvem na cernelha e laterais. As áreas lanadas estão principalmente envolvidas com crostas que se tornam aderentes ao velo emaranhado. As lesões se expandem com o tempo e coalescem. O dano é resultado do trauma autoinduzido, causado pelo prurido associado à irritação e reação de hipersensibilidade. A lesão microscópica é de dermatite espongiótica, hiperplásica, hiperqueratótica ou exsudativa superficial perivascular com eosinófilos. Autotrauma resulta em erosões, úlceras e exsudação de soro e leucócitos. Nenhum caso de *P. ovis* foi relatado em ovinos nos Estados Unidos desde 1970.

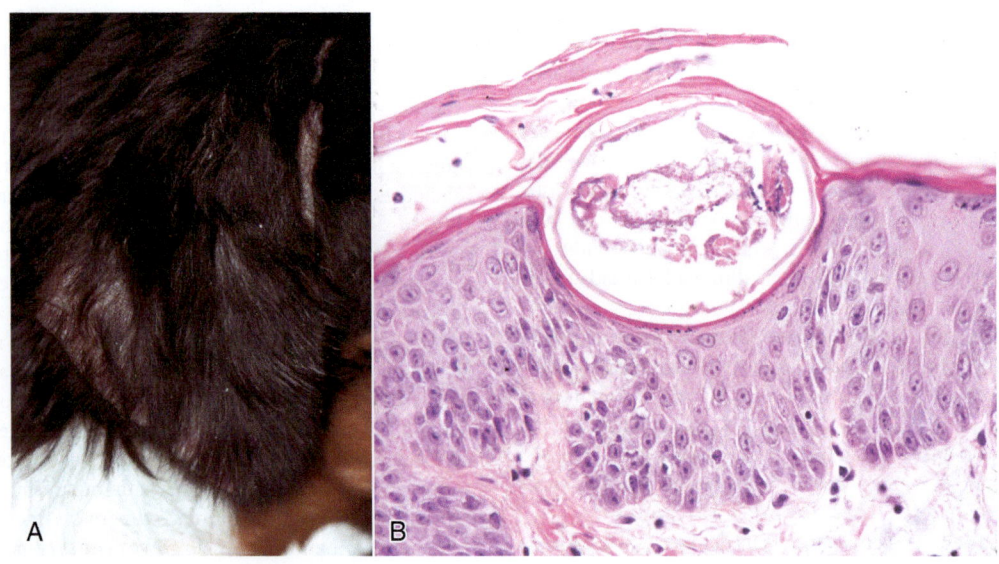

Figura 17-52 **Infestação por** *Sarcoptes scabiei,***Pele, Cão. A,** Orelha. Note a alopecia, eritema e descamação ao longo da margem da orelha. **B,** Note o corte de um ácaro no túnel dentro do estrato córneo. Hiperqueratose epidermal, acantose e formação de redes em resposta ao ácaro propriamente e também ao autotrauma causando pelo prurido intenso. Coloração por HE. (**A** Cortesia de Dr. A.M. Hargis, DermatoDiagnostics. **B** Cortesia de Dr. M.D. McGavin, College of Veterinary Medicine, University of Tennessee.)

Sarna Corióptica. Sarna corióptica causada por *Chorioptes bovis* afeta bovinos, equinos, caprinos e, em alguns países, ovinos. A sarna não é hospedeiro-específica. Os ácaros na superfície da pele causam irritação e prurido, provocando autotrauma e lesões macroscópicas de pele eritematosa, papular, crostosa, com descamação, alopecia e espessamento nos membros pélvicos, escroto, rabo, períneo, úbere e coxa de bovinos; região distal de membros pélvicos e rabo de equinos; escroto e região distal de membros torácicos de ovinos; e membros pélvicos, região caudal e abdome de caprinos. Lesões microscópicas são semelhantes às observadas em outras infestações por ácaros que colonizam a superfície da pele.

Carrapatos. Carrapatos compreendem duas famílias: Ixodidae (carrapato duro que tem um escudo, uma placa quitinosa forte na superfície dorsal anterior) e Argasidae (carrapato macio que perdeu o escudo). A maioria dos carrapatos patogênicos estão na família Ixodidae. Uma exceção é o *Otobius megnini*, o qual é parasita de todos os animais domésticos e causa severa otite externa. Infestação muito severa por carrapatos, particularmente por exemplares adultos da família Argasidae que ingurgitam rapidamente, pode causar anemia. Como ectoparasitas sugadores de sangue obrigatórios, carrapatos também servem como vetor de muitas doenças severas transmitidas pelo sangue, incluindo: febre macular, borreliose, babesiose, anaplasmose e erliquiose. A picada do carrapato também causa danos diretos à pele, que predispõe à infecções secundárias por bactérias que podem causar abscessos ou septicemia e miíase. Reações adversas à picada de carrapato dependem em parte do conteúdo das secreções salivares. Tem sido mostrado que a saliva do carrapato contém fatores que são anti-hemostáticos, anti-inflamatórios e imunossupressores. Esses fatores são conhecidos por facilitar a alimentação e a transmição de doenças transmitidas pelo sangue pela picada do carrapato. Adicionalmente, a secreção salivar de numerosas espécies de carrapatos ixodides (p. ex. *Dermacentor andersoni* e *D. variabilis*, na América do Norte) contém neurotoxinas que podem causar paralisia aguda dos neurônios motores inferiores do hospedeiro. Se os carrapatos forem removidos, os sintomas desaparecem rapidamente.

A severidade e o tipo da reação local cutânea varia não somente da secreção salivar, mas também da resistência do hospedeiro e se picadas por carrapatos doentes ainda estão acontecendo. Em estudos experimentais, tem sido mostrado que, em hospedeiro não sensibilizados, as partes bucais embutidas profundamente na derme desenvolvem reação inflamatória local imediata, composta amplamente por neutrófilos, diminuindo em aproximadamente dois dias após a picada. Em contraste, hospedeiros previamente sensibilizados desenvolvem mais rapidamente uma intensa reação local (tão rápido quanto 1 hora após a picada). Lesões cutâneas estão presentes a grandes distâncias do local da picada, e basófilos, eosinófilos e neutrófilos estão presentes na epiderme e derme. Hipersensibiliade basofílica cutânea, uma forma de hipersensibilidade tardia, tem papel muito importante na imunidade contra o carrapato. Nos casos naturais, as lesões macroscópicas incluem pápulas vermelhas que progridem para áreas circulares eritematosas maiores que 2 cm de diâmetro. As lesões progridem para focos de necrose, erosão, úlceras, crostas e, em alguns animais, nódulos. Lesões se curam por cicatrização e alopecia. As lesões histológicas incluem congestão, edema, e algumas vezes hemorragia, com formação de cavidade intradérmica abaixo, na qual partes das peças bucais do carrapato podem estar presentes. Inflamação consiste de acúmulo perivascular ou difuso de neutrófilos, eosinófilos e basófilos. No entanto, basófilos podem ser de difícil identificação histológica. O desenvolvimento de lesões tardias incluem necrose dermal e epidermal, leucócitos granulocíticos na lesão mais aguda somada ao acúmulo de linfócitos e macrófagos na margem da necrose dermal. Em secção vertical da pele (da epiderme para o panículo), essas lesões podem

ser triangulares, com o ápice no panículo. Algumas lesões consistem de granulomas (granuloma por picada de artrópode), nas quais células inflamatórias obliteram a arquitetura da tecido e formam folículos linfoides.

Piolho. Pediculose é a infestação por piolhos causada por duas ordens do inseto: Mallophaga (piolho mordedor) e Anoplura (piolho sugador de sangue). Infestação é relativamente hospedeiros espécie-específicos, são transmitidos por contato direto e são relativamente fáceis de se controlar pelo ciclo de vida ocorrer interiamente no hospedeiro. A pediculose ocorre mais frequentemente no inverno, quando as temperaturas estão baixas, a lã ou pelo estão longos, os animais estão concentrados e a nutrição está diminuída. Por isso, infestações fortes são indicativos de problemas subjacentes, como superlotação e problemas na sanidade ou nutrição. Geralmente, pediculose não é um problema significativo para o hospedeiro, e animais com baixa infestação podem não ter sinais clínicos ou lesão. O problema maior está relacionado com irritação da pele que resulta em prurido. No entanto, o Anaplura tem um aparelho bucal perfurante e suga o sangue; assim, uma infestação grave pode causar anemia. Adicionalmente, *Haematopinus suis*, um piolho sugador que parasita suínos, é economicamente importante pois ele transmite o *Mycoplasma (Eperythrozoon) suis*, poxvírus suíno e a febre suína africana. O Mallophaga causa sinais menos severos porque se alimenta dos restos celulares da derme. Lesões primárias causadas por piolho são poucas e, na maior parte, secundárias à coceira, fricção ou mordida. A causa do prurido não é conhecida, mas considera-se ser o resultado de mais do que um mecanismo de irritação. Macroscopicamente, a lesão consiste de pápula, crosta, escoriações e trauma autoinduzido ao pelo ou lã. Os ovos e os piolhos são visíveis no pelo ou na lã. Animais infestados com piolhos sugadores podem estar anêmicos. Perda de peso e redução na produção de leite podem ser resultado da constante irritação associada a algumas infestações.

Pulgas. Infestação por pulgas é o principal problema em cães e gatos. *Ctenocephalides felis* é a pulga mais comum, causando infestação. Ela também trasmite o *Dipylidium caninum*. Infestação também pode ocorrer com *Ctenocephalides canis* e, menos comumente, com pulgas que parasitam outros mamíferos ou aves. As pulgas podem causar irritação severa na pele por causa das frequentes picadas e liberação de enzimas, anticoagulantes e substâncias histamínicas; reação de hipersensibilidade a saliva; e trauma secundário autoinduzido pelo hospedeiro por coceira e mordida. Infestação severa pode causar perda de sangue (anemia), especialmente em filhotes de cães e gatos e adultos jovens debilitados. Lesões ocorrem sobre a região lombosacral (Fig. 17-53), caudomedial das coxas, abdome ventral, flanco e pescoço em gatos, e consistem de múltiplas pápulas vermelhas e escoriações secundárias (ver Hipersensibilidade a Picadas de Insetos).

Moscas. Reações cutâneas causadas por picadas de moscas variam de leves a severas e são causadas pela picada de moscas adultas e miíases pela larva. Reações a picadas de moscas variam e incluem irritação, anemia, toxicidade direta e hipersensibilidade. Moscas picadoras incluem *Haematobia irritans* (mosca do chifre), *Stomoxys calcitrans* (mosca do estábulo), mutucas, mosca do veado, mosca preta, mosquitos e moscas de ovinos (*Melophagus ovinus*), que é um mosquito sem asas comum que suga sangue. Lesões por picadas de moscas são de irritação local e inclui manchas e pápulas centradas ao redor da ferida da punção que podem sangrar. Essas lesões podem persistir com perda de pelo, descamações, crostas hemorrágicas, eritema e escoriações secundárias devido ao trauma autoinfligido, especialmente se os animais são hipersensíveis às mordidas. Essa hipersensibilidade ocorre com *Culicoides* sp. em equinos (ver Reações de Hipersensibilidade Selecionadas) e mosquitos em gatos (ver a

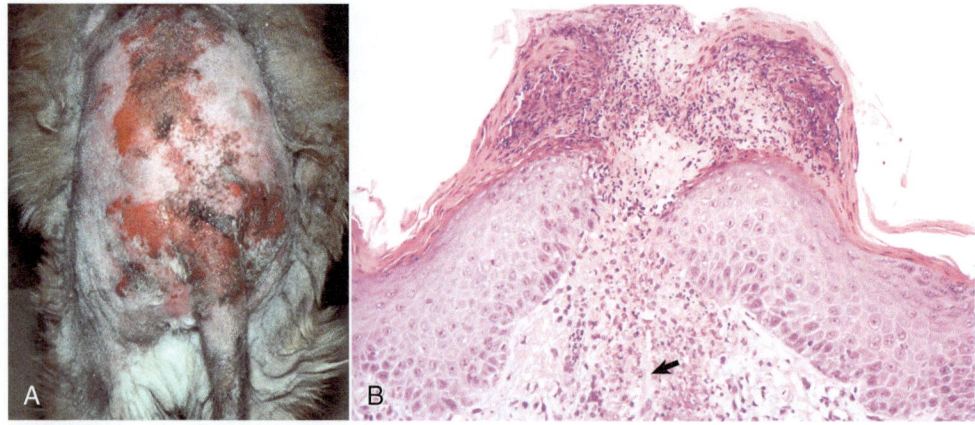

Figura 17-53 **Hipersensibilidade a Picada de Inseto, Pele, Dermatite Aguda Úmida (Dermatite piotraumática), Cão. A,** Hipersensibilidade a picada de inseto. O pelo foi cortado para permitir melhor visualização das lesões. Reações de hipersensibilidade a picadas de insetos podem ser pruriginosas e iniciam com um arranhão e resultam em dermatite aguda úmida. Trauma autoinduzido é em grande parte a fonte de erosão, exsudação úmida e crosta na pele deste cão afetado por hipersensibilidade a picada de pulga. **B,** Picada de inseto. A crosta sorocelular na superfície epidermal cobre o defeito na epiderme, abaixo da qual, na derme, há uma zona vertical de necrose (*seta*) infiltrada por eosinófilos. Coloração por HE. (**A** Cortesia de Dr. B. Baker, Washington State University. **B** Cortesia de Dr. A.M. Hargis, DermatoDiagnostics.)

discussão sobre hipersensibilidade a picadas de insetos em gatos na seção Distúrbios dos Gatos). Lesões macroscópicas associadas à picadas de insetos variam, dependendo da mosca envolvida. Hemorragia dermal e edema com área central de necrose epidermal são as lesões iniciais observadas na picada de alguns insetos. Crostas hemorrágicas cobrem as áreas de necrose e inflamações perivasculares mistas do tipo neutrofílica, eosinofílica e mononuclear podem ser observadas. Eosinófilos intraepidermais, incluindo pústulas eosinofílicas, são observadas algumas vezes, e a foliculite eosinofílica e furunculose podem estar presentes nas reações a picadas de mosquitos. Hiperplasia epidermal, hiperqueratose, paraqueratose e crostas estão associadas a autotrauma.

Míiase é a infestação dos tecidos pela larva de mostas dípteras (que voam com duas asas ou com apêndices semelhantes às asas) e é uma doença negligenciada. Lesões desenvolvem-se na pele úmida e suja com urina, fezes ou secreções corpóreas. As moscas são atraídas pelo odor dessas áreas. Ovinos, principalmente com podridão da lã (ver Distúrbios dos Ruminantes [Bovinos, Ovinos e Caprinos], Infecções Bacterianas) são mais comumente afetados. Na míiase causada por moscas voadoras (Calliphoridae) e moscas de carne (Sarcophagidae), os ovos são depositados em feridas ou no pelo sujo ou lã. Lesões macroscópicas consistem de pelo ou lã emaranhados e múltiplos orifícios cutâneos irregulares ou úlceras com odor ofensivo. Secreção de enzimas proteolíticas por larvas dissemina as lesões. Morte pode ser resultado de septicemia ou toxemia.

Na míiase por *Cuterebra*, ovos de *Cuterebra* sp. são depositados em ossos ou vegetação perto das tocas de coelhos e roedores, seus hospedeiros naturais. Menos frequentes, gatos ou cães tornam-se infestados. Os ovos eclodem para o primeiro estágio de larva na vegetação e, quando o hospedeiro entra em contato com a vegetação, a larva adere à pelagem e se move para a pele. Uma vez ali, ela avança para as aberturas naturais do corpo, como as narinas, onde penetra a mucosa. Outras portas de entrada são a penetração direta da pele ou ingestão pelo hospedeiro durante a limpeza do corpo. A larva migra pelo subcutâneo, produz um nódulo subcutâneo semelhante a cisto onde as larvas amadurecem e cavam um túnels na pele para respuração. A larva alimenta-se de restos celulares. Feridas se curam lentamente após a remoção ou liberação da larva, mas pode-se desenvolver infecção bacteriana secundária.

Na míiase por *Hypoderma*, larva de *Hypoderma lineatum* e *Hypoderma bovis* penetram a pele dos membros de bovinos e, com menos frequência, equinos, então migram proximalmente pelo subcutâneo do

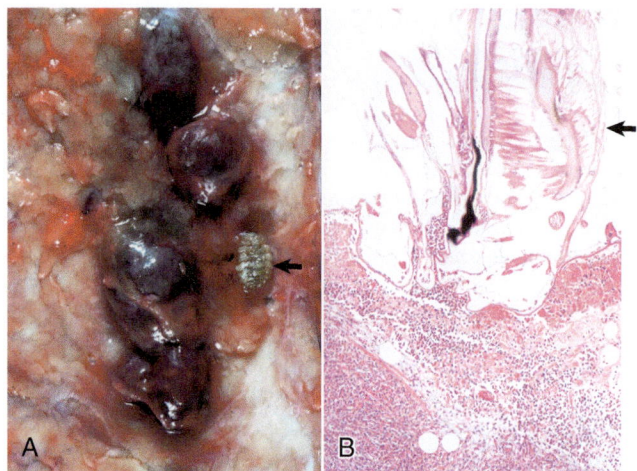

Figura 17-54 **Míiase, Pele, Subcutâneo. A,** Míiase *Hypoderma*, larva *Hypoderma* sp., vaca. Múltiplos nódulos hemorrágicos contendo cada um uma única larva. Um nódulo (*direita*) foi incisado para expor a larva (*seta*). **B,** Míiase *Cutenebra*, larva *Cutenebra*, cão. Note uma porção do nódulo cístico subcutâneo que contém um segmento da larva (*seta*). A inflamação subcutânea é amplamente composta de eosinófilos. Poucos vacúolos lipídicos no exsudato (*estruturas circulares claras*) são remanescentes da gordura subcutânea. Coloração por HE. (Cortesia de Dr. A.M. Hargis, DermatoDiagnostics.)

membro. A larva pode ser encontrada em muitas áreas do corpo. Após semanas a meses, larvas de primeiro estágio atingem o esôfago (*H. lineatum*) ou canal vertebral (*H. bovis*), onde se desenvolvem para o segundo estágio larval. Este segundo estágio larval migra para o subcutâneo das costas e se estabelece em nódulos subcutâneos semelhantes aos da *Cuterebra* sp., com uma abertura para respiração, e maturam para o terceiro estágio larval (Fig. 17-54). Microscopicamente, essas larvas estão localizadas na cavidade preenchida por fibrina, sangue e poucos eosinófilos, margeadas por tecido de granulação contendo agregados de eosinófilos.

Bicheira é causada por dois tipos de larvas dípteras, *Cochliomyia hominivorax* (Coquerel) e *Chrysomyia bezziana* (Villeneuve). *C. hominivorax* ocorre em regiões tropicais e subtropicais do Hemisfério Ocidental, incluindo Américas Central e do Sul e algumas ilhas do Caribe. Ela foi erradicada dos Estados Unidos, México e Panamá. *C. bezziana* (Villeneuve) é encontrada em regiões tropicais e semitropicais do Hemisfério Oriental, incluindo África, Índia e Sul da Ásia. As moscas da bicheira depositam ovos nas feridas ou perto das junções mucocutâneas de animais vivos. Os ovos se desenvolvem para o primeiro estágio larval, que se entoca no tecido de cabeça para baixo em formato de parafuso, usando ganchos de bocas pontiagudas que rasgam o tecido vivo. A larva se alimenta de tecidos liquefeitos pelas secreções de enzimas proteolíticas. A bicheira é uma doença importante em animais domésticos e selvagens, pois a larva se desenvolve apenas em tecido vivo, destruindo tecidos viáveis. Macroscopicamente, as feridas malodorosas contêm larvas, pedaços de tecido e quantidades grandes de fluido marrom-avermelhado. Uma vez infestado, a morte do animal é quase inevitável a não ser que as larvas sejam removidas. A bicheira é uma doença reportável em alguns países, incluindo os Estados Unidos. Quando é necessário diferenciar a bicheira da míase cutânea causada por outras moscas, as larvas podem ser presenvadas em álcool 70% e submetidas para identificação.

Larvas de berne (*Dermatobia hominis*) causam míase cutânea em seres humanos e muitas espécies de animais, mais comumente e importante em bovinos na América do Sul e Central. Tem sido sugerido que elas sua infestação sobrepõe todos as outras *Cuterebras* em termos econômicos e de importância em saúde pública. Exemplares adultos de *D. hominis* liberam seus ovos nas patas de outros insetos que, então, transportam seus ovos para os hospedeiros mamíferos. Esta estratégia única de dispersão de ovos é responsável pela ampla quantidade de hospedeiros afetados por *D. hominis* quando comparada com outras espécies de moscas. Enquanto os insetos se alimentam, os ovos são depositados na pele, chocam em larvas e penetram rapidamente a pele do hospedeiro mamífero. A larva cresce nos nódulos subcutâneos, que são semelhantes aos de *Cutenebra* sp., com uma abertura na superfície da pele para respiração. Após isso, eles deixam o nódulo e caem no chão para completar seu ciclo de vida. Alguns bovinos podem ser infestados por milhares de larvas. Míase por *Dermatobia* é de importância econômica porque predispõe a pele para míase por outras moscas, resultando em perdas por mortalidade de bovinos ou tornando o animal impróprio para o abate, com condenação de carcaças.

Helmintos. Infecções cutâneas por helmintos geralmente não ameaçam a vida, mas podem ser desagradáveis e irritantes em animais de companhia e causar dano oculto em animais de produção. Infecções são causadas pela migração das larvas helmínticas que vivem em locais não cutâneos quando adultas, ou são filariais (dermatite filarial), nas quais os adultos de microfilária passam algum tempo na pele ou subcutâneo. Causas de dermatite filarial incluem *Onchocerca* sp., *Stephanofilaria* sp., *Elaeophora* sp., *Parafilaria* sp., *Suifilaria* sp. e raramente *Dirofilaria* sp. ou *Acanthocheilonema* sp.

Larva Migrans Helmíntica
Habronemose Cutânea. Ver Distúrbios dos Equinos.
Dermatite por Ancilóstomas. Ver Distúrbios dos Cães.
Dermatite Filarial. Ver Distúrbios dos Equinos e Distúrbios dos Ruminantes (Bovinos, Ovinos e Caprinos).

Doenças Imunológicas da Pele
Mecanismos de Danos Teciduais na Hipersensibilidade e Reações Autoimunes
Para uma descrição detalhada dos mecanismos ver seção de Reações de Hipersensibilidade e Autoimunes—Mecanismos de Dano Tecidual.

Reações de Hipersensibilidade Selecionadas
Urticária e Angioedema. Urticária e angioedema ocorrem mais comumente em equinos e cães e consistem de áreas multifocais ou localizadas de edema. Na urticária, o edema envolve a derme superficial, enquanto o angioedema envolve a derme profunda e sub-

cutâneo. Existem estímulos imunológicos (alimentos, medicamentos, antissoros, picadas de insetos, plantas [como urtiga], e exposição a químicos) e não imunológicos (pressão, luz solar, calor, frio, exercício e estresse) para a produção da lesão. Mecanismos imunológicos envolvem reações de hipersensibilidade tipos I e III. Prurido nem sempre está presente, particularmente no cavalo. Uma única forma de urticária tem sido descrita em bovinos Jersey e Guernsey por reação de hipersensibilidade tipo I à caseína presente em seu leite. Lesões urticariformes são pápulas que surgem subitamente e permanecem por poucas horas, apesar da urticária crônica (permanecendo semanas ou mais) já ter sido descrita. Em animais sensíveis, particularmente cães de pelos curtos ou equinos de raças puras, a pressão aplicada na pele pode resultar em lesões urticariais lineares denominadas dermografismo. Em alguns animais, soro escorre das pápulas, manchando a pelagem. Angioedema é uma área localizada generalizada de extenso edema na derme profunda e subcutâneo. Lesões histológicas na urticária e angioedema são súbitas e consistem de dilatação vascular e edema com ou sem dermatite perivascular eosinofílica a mononuclear mista. O edema pode não ser facilmente observado porque o fluido do edema pode ser removido durante o processamento tecidual. Ocasionalmente, o edema epidermal intercelular (espongiose) progride para vesículas epidermais, exsudação de soro e crostas serosas. O prognóstico geralmente é favorável. Fatalidades são raras e ocorrem provavelmente devido à anafilaxia ou angioedema associado envolvendo as passagens respiratórias.

Dermatite Atópica (Atopia, Dermatite a Alérgenos Inalados). Dermatite atópica é definida como uma doença de pele inflamatória e pruriginosa, com predisposição genética, com características clínicas associadas mais comumente aos anticorpos IgE contra os alérgenos ambientais. É um exemplo de reação de hipersensibilidade tipo I, apesar dos mecanismos tipo IV também participarem. A pele é o maior órgão-alvo em equinos, cães e gatos. Há muitas evidências que demonstram que a maior rota de exposição aos alérgenos seja percutânea e que a quebra da função da barreira epidermal contribua para o desenvolvimento da dermatite atópica. A discussão da patogenia da dermatite atópica pode ser observada em Exemplos de Doenças pela Perda de Função das Barreiras.

O sinal clínico predominante da dermatite atópica é o prurido. Equinos podem ter prurido na cabeça, orelha, ventre, membros e base da cauda ou urticária recorrente. Prurido faz com que os equinos mordam a si próprios, esfreguem-se contra objetos, batam os pés e balancem seus rabos. Em cães, prurido geralmente é manifestado como o movimento de esfregar a face (Fig. 17-34), coceira do ouvido e lambedura das patas. Cães gravemente acometidos não conseguem dormir e podem perder peso devido à coceira frequente e persistente. Prurido pode afetar a face, extremidade distal, orelhas e ventre, ou pode ser generalizado. Prurido da extremidade distal e otite externa são achados frequentes em cães com dermatite atópica. Sinais clínicos de dermatite atópica variam e incluem prurido na face, pescoço ou orelhas ou prurido generalizado manifestado por trauma autoinduzido ou alopecia. De maneira geral, dermatite atópica é considerada uma doença sem a presença de lesões cutâneas primárias. Em equinos, urticária pode acompanhar o prurido. Em alguns cães, erupções papulares, maculares ou erupções tipo placas tem sido relatadas. Pápulas crostosas multifocais denominadas "dermatite miliar", complexo granuloma eosinofílico e alopecia simétrica são achados frequentes na dermatite atópica felina, mas não são específicos da dermatite atópica felina porque podem ser observados também em outras condições alérgicas. A maioria das lesões cutâneas, tais como as escoriações, eritema e alopecia, são secundárias, resultado de autotrauma. Lesões mais crônicas incluem liquenificação e hiperpigmentação. Lesões microscópicas têm sido muito estudadas em cães afetados e as lesões coletadas de peles não traumatizadas consistem de acúmulos perivasculares superficiais de linfócitos, mastócitos, número variável de eosinófilos e células com aparência morfológica histiocítica. Avaliação imuno-histoquímica da pele de cães atópicos tem revelado que os linfócitos são T e as células com aparência histiocítica são dendríticas apresentadoras de antígenos. A epiderme é hiperplásica e algumas vezes o edema intercelular (espongiose) progride para pequenos focos de paraqueratose (Fig. 17-34, B). Raramente, eosinófilos intraepidermais e microabscessos subcorneais eosinofílicos têm sido observados em cães afetados. Lesões de autotrauma, como as escoriações e infecções secundárias por estafilococos e *Malassezia* sp. com inflamação perivascular e exocitose de leucócitos na epiderme, algumas vezes associada a pústulas epidermais ou foliculares, podem mascarar lesões discretas da dermatite atópica. A inflamação em equinos e gatos é frequentemente mais profunda que em cães, e consiste de dermatite perivascular com eosinófilos como células inflamatórias predominantes. Equinos e gatos com dermatite atópica também podem desenvolver foliculite eosinofílica ou granulomas eosinofílicos. Não existe teste definitivo para a dermatite atópica. Por isso, o diagnóstico geralmente é baseado no histórico, sinais clínicos, avaliação física e exclusão de outras doenças pruriginosas com apresentação semelhante (p. ex. hipersensibilidade a parasitas ou alimentos). Avaliação histopatológica pode ser útil no suporte ao diagnóstico clínico. Testes de pele intradermais e avaliação sorológica para níveis elevados de alérgenos específicos IgE não são testes diagnósticos, mas podem ser considerados se a imunoterapia é planejada.

Hipersensibilidade a Picadas de Insetos

Hipersensibilidade a Culicoides. Hipersensibilidade a *Culicoides* em equinos é uma dermatite pruriginosa comum no mundo inteiro, causada principalmente por reações de hipersensibilidade tipos I e IV a antígenos salivares da picadas de *Culicoides* sp. Sinais podem ser sazonais ou não, dependendo do clima da prevalência de *Culicoides*. Sinais normalmente se desenvolvem em cavalos com mais de 2 anos que residem em áreas geográficas nas quais o *Culicoide* vive, e os sinais pioram com a idade. As lesões macroscópicas dependem do estágio da doença e severidade do prurido. Lesões inciais são as pápulas. Lesões de desenvolvimento tardio são as pústulas e nódulos. Autotrauma podem causar escoriações, erosões e, algumas vezes, úlceras, crostas, alopecia e liquenificação. As localizações mais comuns são base da cauda, cernelha e cabeça. Lesões microscópicas mais comuns incluem dermatite superficial perivascular e profunda com numerosos eosinófilos. Alguns cavalos também têm foliculite eosinofílica, pústulas intraepidermais, crostas, erosões ou úlceras, e granulomas eosinofílicos. Lesões mais antigas são inespecíficas e consistem de hiperplasia epidermal, hiperqueratose, crostas celulares e fibrose dermal, normalmente resultado de ulcerações ou foliculite e furunculose.

Hipersensibilidade a Picadas de Pulga. Hipersensibilidade a picadas de pulga é a dermatite mais comum por hipersensibilidade em cães e gatos. Ela é mediada pelas reações tipos I e IV, incluindo hipersensibilidade cutânea basofílica. Hipersensibiliade a picadas de pulga é pruriginosa. Em cães, lesões cutâneas ocorrem principalmente nas áreas ao longo da região lombossacra (Fig. 17-53), abdome ventral, aspecto caudomedial das coxas e flancos. Em gatos, as lesões ocorrem ao redor do pescoço, mas podem ser generalizadas, especialmente em animais altamente sensíveis. As lesões secundárias são causadas pelo autotraumatismo. Macroscopicamente, observa-se dermatite papular com escoriações secundárias. Lesões crônicas incluem liquenificação, a qual é não específica (Tabela 17-6), e alguns cães desenvolvem multiplos nódulos firmes, alopécicos (nódulos fibropruríticos), na área lombossacra dorsal. Microscopicamente, hipersensibilidade por picada de pulga em cães consite de acúmulos dermais perivasculares superficiais de mastócitos, basófilos, eosinófilos, linfócitos e histiócitos. Ocasionalmente, um pequeno foco de necrose epidermal e eosinófilos (local da picada) é observado. Essas lesões sugerem fortemente hipersensibilidade por picada de inseto. Nódulos fibropruríticos consistem

de um núcleo de feixes de colágeno espesso recoberto por uma epiderme hiperplásica, o qual é o resultado final da inflamação crônica associada à picadas de insetos. Em gatos, as lesões inflamatórias estão presentes na derme superficial perivascular e profunda. Foliculite eosinofílica e furunculose também podem ser um achado. A epiderme adjacente frequentemente está acantótica.

Hipersensibilidade por Picadas de Mosquito em Gatos. Ver Distúrbios dos Gatos.

Dermatite Alérgica por Contato. Dermatite alérgica por contato, um exemplo de hipersensibilidade tipo IV, é, primariamente, resultado de contato com químicos como corantes anilina em carpetes, resinas de plantas, químicos de xampus e medicações, e, historicamente, com plásticos de vasilhas de alimentação. Essas substâncias químicas contêm haptenos de baixo peso molecular que requerem ligação a proteínas associadas a células antes de serem reconhecidas por linfócitos T citotóxicos ($CD8^+$). As lesões se desenvolvem na reexposição ao antígeno. As lesões são pruriginosas, resultando em trauma autoinduzido, e variam em gravidade. O fato mais importante é que elas são localizadas em regiões de contato com o antígeno, tipicamente em áreas de peles glabras (liso e hirsuto ou com pouco pelo), a menos que o antígeno seja um líquido ou aerossol. Macroscopicamente, as lesões consistem de eritema, pápulas com ou sem vesículas e esxudatos que se transformam em crostas. Lesões crônicas são não específicas e consistem de liquenificação, hiperpigmentação e alopecia. Lesões microscópicas iniciais são dermatite superficial perivascular espongiótica com linfócitos, macrófagos e, normalmente, raros eosinófilos. Entretanto, algumas lesões possuem muitos eosinófilos perivasculares e pústulas epidermais eosinofílicas. Lesões mais crônicas, aquelas frequentemente observadas nas amostras de biópsias, são não específicas e consitem de acantose e focos de crostas celulares paraqueratóticas. Lesões associadas a trauma autoinduzido também podem ser observadas. A localização das lesões nos locais de contato que tipicamente afetam a pele pobre ou desprovida de pelos é importante no diagnóstico, pois as lesões histológicas na dermatite alérgica por contato podem estar presentes em outros tipos de alergia cutânea.

Reações de Hipersensibilidade a Medicamentos. Reações de hipersensibilidade a medicamentos são incomuns em cães e gatos, são raros em outros animais domésticos e podem resultar em qualquer um dos quatro tipos de reações de hipersensibilidade. Os fármacos mais comumente relacionados com reações de hipersensibilidade são a penicilina e as sulfonamidas potencializadas por trimetoprim, mas qualquer medicamento pode causar uma reação de hipersensibilidade. Lesões macro e microscópicas variam muito. Lesões microscópicas têm diferentes padrões histopatológicos e incluem dermatite perivascular, dermatite de interface, necrose epidermal, vasculite, dermatite vesiculopustular, dermatite citotóxica, foliculite perfurante (isto é, furunculose) ou paniculite. A presença de mais de um padrão histológico pode sugerir fortemente a resposta de hipersensibilidade a medicamentos.

Reações Autoimunes Selecionadas

Reações Caracterizadas Macroscopicamente por Vesículas ou Bolhas como Lesões Primárias e Histologicamente por Acantólise. Pênfigo representa um grupo complexo de doenças caracterizadas clinicamente por vesículas ou bolhas transitórias e histologicamente por acantólise (Tabela 17-13). Uma variedade de fatores parece predispor ao desenvolvimento de alguns casos de pênfigo em seres humanos, incluindo influências genéticas, uso de medicamentos, infecções virais, radiação UV, estresse emocional e outros. Em cães e gatos, a adminstração de drogas tem mostrado contribuir em alguns casos de pênfigo e poucas raças de cães parecem ser predispostas ao desenvolvimento da doença, sugerindo que fatores genéticos possam contribuir em alguns desses animais. O grupo pênfigo de

Tabela 17-13	Dermatoses Imunomediadas nas quais as Vesículas ou Bolhas Formam na Epiderme ou Abaixo ou no Epitálio Mucoso				
Distúrbio	**Espécie**	**Prevalência Relativa**	**Distribuição Clínica**	**Antígeno(s), se Conhecidos**	**Localização da Vesícula ou Bolha**
Pênfigo foliáceo (PF)*	Equino Caprino Cão Gato	Comum, mas rara em caprino	Pele	Cão: Dsc 1 Dsg 1	Subcorneal
Subtipo PF*	Cão	Incomum	Pele, amplamente facial	Não definido imunologicamente	Panepidermal
Pênfigo vulgar (PV)*	Cavalo Cão Gato	Raro	Tipos mucoso ou mucocutâneo	Cão: Dsg 3 (mucoso) Cão, Equino‡: Dsg 3 + Dsg 1 (mucocutâneo)	Suprabasilar
Pênfigo paraneoplásico (PNP)*	Cão Gato	Rara, um suposto em gato	Oral, pele, mucocutâneo	Dsg 3, envoplaquina, periplaquina, desmoplaquina	Suprabasilar
Epidermolise bolhosa juncional adquirida (AJEB)†	Cão	Rara	Oral, pele	Laminin-332	Lâmina lucida inferior
Pênfigo bolhoso (PB)†	Cavalo Suíno Cão Gato	Rara, mas observada em múltiplas espécies	Pele, mucosa, mucocutânea, Suínos: apenas pele	Colágeno XVII	Lâmina lucida superior
Subtipo bolhoso de lúpus eritematoso sistêmico	Cão	Subtipo bolhoso raro	Oral, pele, mucocutânea	Colágeno VII e antígenos nucleares	Sublâmina densa em fibras ancoradas
Epidermolise bolhosa adquirida (EBA)†	Cão	Rara, mas uma das AISBDs mais comuns em cães	Oral, junções mucocutâneas, pele, áreas de trauma	Colágeno VII	Sublâmina densa em filbas ancoradas
Dermartite bolhosa linear IgA (LAD)†	Cães	Rara	Oral, pele da face e extremidades	Forma extracelular processada de colágeno XVII	Lâmina lúcida superior
AISBD mista†	Cão	Rara	Pele e mucosa	Colagen VII Laminina-332	Lâmina densa e/ou lâmina lúcida inferior
Pênfigo de membrana mucosa (MMP)†	Cão Gato	Rara, mas uma das AISBDs mais comuns em cães	Principalmente mucosa, junções mucocutâneas	Cão e gato: Colágeno XVII Laminina-332 Cão: BPAG 1	Lâmina lúcida

AISBD, dermatite bolhosa subepidermal autoimune; *BPAG*, antígeno penfigoide bolhoso; *Dsc*, desmocolina; *Dsg*, desmogleína; *Subtipo PF*, pênfigo pustular panepidérmico.
*Vesículas ou bolhas formadas na epiderme ou epitélio mucoso.
†Vesículas ou bolhas abaixo da epiderme ou epitélio mucoso.
‡Cão, principalmente antígeno Dsg.

doenças é causado por uma resposta tipo II, responsável por envolver a produção de autoanticorpos contra proteínas desmossomais (p. ex. desmogleínas, desmocolinas e plaquinas), mas autoanticorpos contra proteínas não desmossomais também podem ter um papel. Tradicionalmente, os antígenos de proteínas mais importantes que parecem contribuir em várias espécies são desmogleína 1 e 3, e, recentemente, desmocolina 1 em cães. Desmossomos são os lugares onde as células do estrato espinhoso se aderem umas as outras e, durante a fixação e processamento para a avalição microscópica, as células do estrato espinhoso se contraem, exceto por aderências desmossomais que dão a aparência de "espinhos" ou pontes intercelulares (ver Estrutura, Epiderme). Esses antígenos de proteínas desmossomais são encontrados em muitos epitélios escamosos estratificados, incluído pele, junções mucocutâneas, mucosa oral, esôfago e vagina. Danos aos desmossomos parecem resultar em acantólise, ocasionando a formação de vesículas ou bolhas em vários níveis da epiderme e epitélio mucoso, de acordo com a localização do antígeno-alvo. Anticorpos contra mais de

uma proteína desmossomal têm sido identificados em seres humanos e cães afetados, e diferenças na proteína desmossomal específica ou proteínas-alvo podem contribuir para algumas variações morfológicas na doença clínica e histológica. A patogenia da acantólise ainda não é completamente compreendida e é uma área ativa de investigação. Entretanto, os autoanticorpos contra desmogleínas são considerados patogênicos pois induzem acantólise quando injetados em camundongos neonatos e também causam dissociação de queratinócitos nos meios de cultura. Existem múltiplas teorias a respeito de como os autoanticorpos induzem acantólise, e nem todas são mutuamente exclusivas. Uma teoria sugere que os anticorpos causam obstáculos estéreis no local de adesão da desmogleína, interferindo diretamente com a adesão. Outra teoria sugere que anticorpos obrigatórios contra desmossomos servem como gatilhos intracelulares, sinalizando vias que causam interrupção dos desmossomos e perda de coesão intercelular pela indução de separação da placa desmossomal do filamento de citoesqueleto intermediário e/ou interferindo com a renovação desmossomal. Outra teoria relativamente recente, a hipótese de múltiplas causas, tem se desenvolvido em parte devido às discrepâncias na correlação de autoanticorpos antidesmogleínas sozinhos com o tipo e gravidade da doença clínica em seres humanos afetados. Isso pode ocorrer em conjunto com a descoberta de outros antígenos que podem ser alvo da autoimunidade do pênfigo, incluindo não apenas as caderinas desmossomais, mas outras moléculas de adesão, receptores de membrana celular e proteínas mitocondriais. Alguns autoanticorpos contra antígenos não desmossomais envolvidos na adesão celular (incluindo receptores de acetilcolina no queratinócito) têm induzido lesões tipo pênfigo quanto injetados em camundongos neonatos, sugerindo que esses outros autoanticorpos contribuam para a acantólise em algumas formas de pênfigo. A hipótese de múltiplas causas propõe que a acantólise no pênfigo é causada pelo sinergismo e efeito acumulativo de autoanticorpos de diferentes tipos com alvo em antígenos da membrana celular do queratinócito, que incluem moléculas que regulam o formato e a adesão celular (p. ex. receptores acetilcolina) e moléculas que medeiam a adesão célula-a-célula (p. ex. caderinas desmossomais). A hipótese também propõe que a gravidade da doença depende das taxas dos diferentes tipos de autoanticorpos em cada caso. Estudos futuros podem esclarecer a patogenia da acantólise no pênfigo, auxiliando no estabelecimento de terapias mais específicas.

Pênfigo Foliáceo. O pênfigo foliáceo é a forma mais comum e branda de pênfigo e tem sido relatada em animais domésticos como equinos, caprinos, cães e gatos. A doença se desenvolve espontaneamente e, em cães e gatos, como um reação adversa à terapia medicamentosa. Em seres humanos, autoanticorpos de pênfigo foliáceo reconhecem a proteína desmossomal desmogleína 1, que é expressada predominantemente nas camada superiores da epiderme. O padrão de expressão da desmogleína 1 em conjunto com o padrão de expressão de outras moléculas de adesão intercelulares e as vias de sinalização parecem ter um papel na localização das vesículas e no padrão de distribuição anatômica das lesões. Anticorpos contra desmogleína 1 causam mais lesões cutâneas que orais, e o processo acantolítico ocorre no nível superficial da epiderme, produzindo lesões clínicas que são tipicamente esfoliativas (Fig. 17-55). Pênfigo foliáceo em animais parece ser semelhante ao de seres humanos. De fato, autoanticorpos contra desmogleína 1 têm sido identificados no soro de uma pequena porcentagem de cães com pênfigo foliáceo. Entretanto, autoanticorpos contra desmocolina 1, uma proteína desmossomal também localizada na epiderme superficial, têm sido identificados no soro de uma grande população de cães com pênfigo foliáceo. Por isso, a desmocolina 1 atualmente parece ser o principal autoantígeno no pênfigo foliáceo canino. Dessa forma, sugere-se que o pênfigo foliáceo seja imunologicamente heterogêneo e que autoanticorpos, incluindo aqueles direcionados contra proteínas desmossomais, contribuem para a patogenia do pênfigo foliáceo canino. Autoanticorpos envolvidos no desenvolvimento do pênfigo foliáceo em equinos, caprinos ou gatos ainda não foram estudados.

As lesões macroscópicas são semelhantes em todas as espécies. As lesões primárias consistem de vesículas transitórias que rapidamente se transformam em pústulas localizadas em áreas específicas da pele (nariz, orelha, pele periocular, coxins, leito ungueal e bandas coronárias), ou podem ser mais generalizadas e simétricas. As pústulas estão presentes na epiderme superficial, cobertas apenas por um pequeno estrato córneo ou poucas células epidermais. Como as pústulas são

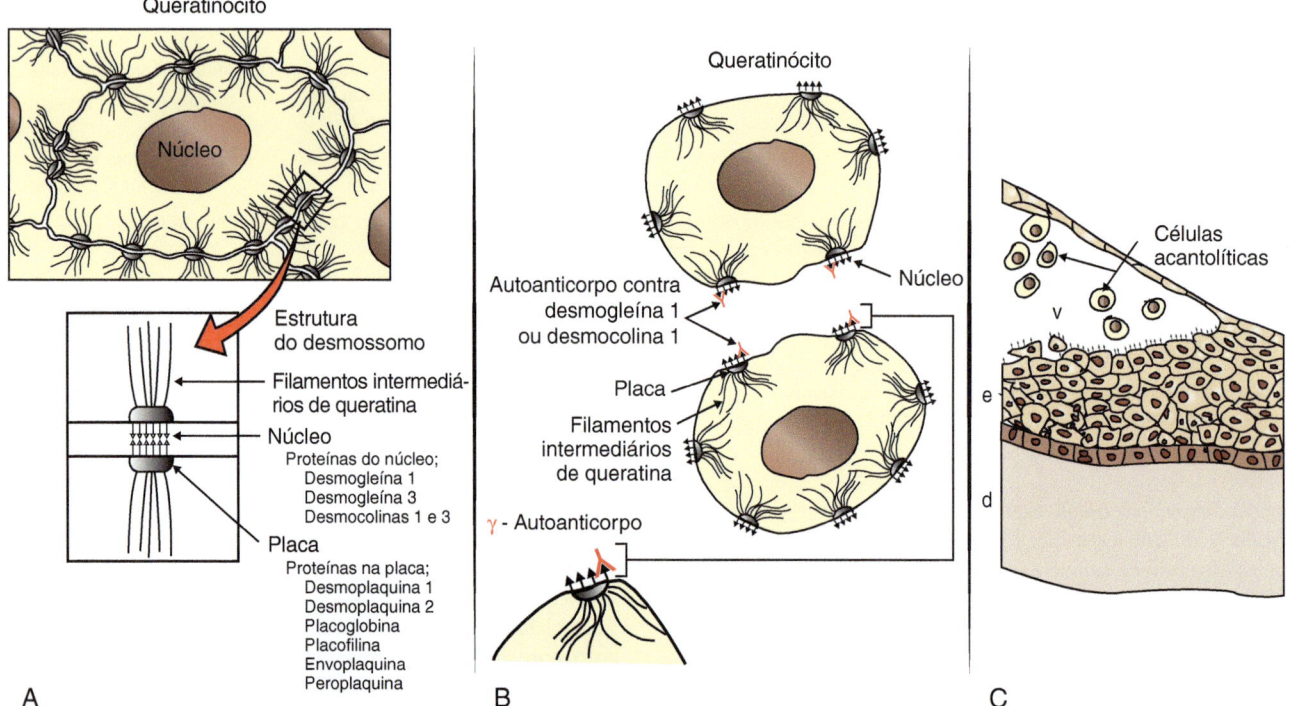

Figura 17-55 **Desenvolvimento da Acantólise no Pênfigo Foliáceo.** Pênfigo foliáceo se desenvolve em associação a anticorpos contra proteínas que são expressas predominantemente nas camadas superiores de queratinócitos. O principal antígeno no pênfigo foliáceo, dermogleína 1 (em seres humanos) de desmocolina 1 (em cães), são glicoproteínas do meio extracelular do desmossomo. **A,** Desmossomos promovem conecções físicas entre os queratinócitos e consistem de filamentos intermediários de queratina, uma região de placa de adesão intracitoplasmática, na qual os filamentos intermediários se inserem, e uma região de núcleo extracelular. **B,** Acantólise no pênfigo foliáceo parece ser iniciada quando anticorpos se ligam a antígenos que são importantes na adesão célula a célula (também chamada caderinas), particularmente desmogleína 1 ou desmocolina 1. Apesar de autoanticorpos terem sido demonstrados no soro de indivíduos afetados, o mecanismo preciso que ultimamente resulta em acantólise é incompletamente entendido. **C,** Vesícula intraepidermal superficial contendo queratinócitos acantolíticos (esfoliados) é o resultado da perda de aderências desmossomais entre queratinócitos das camadas superiores da epiderme e as vezes folículos pilosos. *d,* Derme; *e,* epiderme; *v,* vesícula. (Revisado e redesenhado de Rubin E, Farber, JL: *Pathology,* ed 3, Philadelphia, 1999, Lippincott-Raven; e Lin MS, Mascaro JM Jr, Liu Z, et al: *Clin Exp Immunol* 107 (suppl 1): 9-15, 1997.)

frágeis, elas rapidamente se rompem com mínima pressão mecânica na superfície, e isso provoca a formação de crostas secundárias, descamação, alopecia e erosões superficiais (Fig. 17-15). Em equinos, as lesões frequentemente começam na face ou nas extremidades distais ou podem ser localizadas nas bandas coronárias. A maioria dos cavalos apresenta crostas multifocais a generalizada, descamação e alopecia da face, pescoço, tronco e extremidades. Alguns equinos se tornam deprimidos e letárgicos. Em caprinos, pústulas, crostas, descamação e alopecia se desenvolvem na face, abdome, membros, períneo e cauda e, em fêmeas, úberes e tetos. Em muitos cães, as lesões são bilaterais e simétricas e aparecem primeiro na face dorsal do focinho, plano nasal, pele periocular e orelhas. Os coxins frequentemente estão envolvidos e as unhas podem ser afetadas e cair. Em mais da metade dos casos, as lesões se tornam generalizadas. Lesões mucosas raramente são observadas em cães com pênfigo foliáceo. Prurido está presente em aproximadamente um quarto dos cães afetados. Sinais sistêmicos (anorexia, depressão, febre e perda de peso) normalmente são observados em cães com lesões mais generalizadas e erosivas. Nos gatos, as lesões são semelhantes às dos cães e ocorrem na face, orelhas e pés, e consistem de erosões e crostas, pois as pústulas são excepcionalmente transitórias. A pele ao redor dos mamilos pode estar afetada. Exsudato pustular e crostas podem ser observadas na pele das dobras da unha. Em qualquer espécie, as lesões podem se tornar generalizadas.

Microscopicamente, as lesões em todas as espécies são semelhantes. Acantólise subcorneal e intragranular resulta na formação de "vesículas" muito transitórias (em animais, o estágio de vesícula não é o maior achado clínico como observado em seres humanos, pois o estágio de vesícula em animais progride muito rapidamente para o estágio pustular). Pústulas contêm neutrófilos, e menos frequentemente eosinófilos e queratinócitos acantolíticos. Os queratinócitos acantolíticos podem se "aderir" no teto da pústula ou podem se elevar da base da pústula, ocorrendo em grupos. Em cães, células que lembram queratinócitos apoptóticos têm sido observadas, mas seu significado ainda não é conhecido. Pústulas são frequentemente grandes, amplas e extensas e ligam múltiplos folículos. As pústulas podem afetar o infundíbulo folicular, e progridem para crostas. No cavalo, pústulas subcorneais ou intragranulares são observadas, mas no cão, as pústulas podem ocorrer no estrato espinhoso. Crostas devem ser incluídas nas amostras de biópsia, especialmente se as pústulas bem-desenvolvidas não estão presentes. As crostas laminadas com células acantolíticas podem ajudar a estabelecer o diagnóstico histológico. A crosta arrancada é composta por múltiplas camadas de pústulas secas, uma em cima da outra, que são resultado de episódios prévios de formações de vesículas e pústulas no local. A derme contém acúmulos perivasculares a intersticiais de células inflamatórias mistas. Eosinófilos são as células inflamatórias predominantes em aproximadamente um terço dos casos caninos e equinos. Deposição de IgG nas pontes intercelulares em todas as camada da epiderme suprabasilar ou na epiderme superficial demonstrada por IF ou imuno-histoquímica (IHQ) é um achado do pênfigo foliáceo, mas não é específico para o mesmo. Na imunomarcação por IHQ, são frequentes resultados falso-negativos (local de lesão mal-selecionada, terapia prévia com glicocorticoides ou terapia com imunossupressores) e resultados falso-positivos (lesões de pele crônicas com plasmócitos e difusão de imunoglobulinas secundárias na epiderme); por isso, a imunomarcação deve ser interpretada cuidadosamente em associação aos achados clínicos e histológicos. Novas técnicas que detectam antígenos mais específicos, como desmocolina ou desmogleína, e usam substratos melhores para a imunomarcação indireta podem melhorar a acurácia diagnóstica das formas superficiais de pênfigo no futuro.

Pênfigo Vulgar. Pênfigo vulgar (PV) é uma forma muito grave de pênfigo e tem sido relatada em equinos, cães e gatos (Tabela 17-13). No cavalo e no cão, autoanticorpos são formados contra desmogleína 3, uma das proteínas desmossomais mais predominantes envolvidas na adesão de células basais da epiderme e mucosas. Em adição, autoanti-

corpos contra outras proteínas envolvidas na adesão celular têm sido relatados em alguns cães com pênfigo vulgar (incluindo desmogleína 1) e parecem contribuir no equino com pênfigo vulgar (desmogleína 1). Parece que o padrão de distribuição da desmogleína 3 em conjunto com desmogleína 1 na pele e mucosa oral, em combinação com anticorpos contra outras proteínas envolvidas na adesão intercelular, resultam em lesões vesiculares profundas na epiderme, mucosa oral ou ambas. Por isso, algumas formas de pênfigo vulgar afetam amplamente a mucosa oral (pênfigo vulgar predominante na mucosa), enquanto outras afetam a pele e mucosa oral (pênfigo vulgar mucocutâneo). As lesões vesiculares profundas resultam na formação de vesículas ou erosões e úlceras secundárias na mucosa oral, na junção mucocutânea, e/ou pele submetida ao estresse mecânico, como na axila ou virilha. Os animais podem ficar febris, deprimidos, anoréticos e ter leucocitose. Salivação intensa muitas vezes é a queixa principal, pois o envolvimento da mucosa oral está quase sempre presente. Lesões microscópicas consistem na separação de queratinócitos parte de baixo da epiderme, ocasionando perda das ligações intercelulares. No entanto, queratinócitos das células basais permanecem ligados à membrana basal, resultando em uma vesícula suprabasal. As células basais permanecem ligadas à membrana basal ("fileira de lápides") (Fig. 17-16). Está normalmente acompanhada por inflamação mista superficial perivascular a de interface. Imunofluorescência direta (IF) ou IHC revelam imunoglobulinas e, algumas vezes, complemento na epiderme intercelular. IF indireta tem revelado anticorpos antiqueratinócitos circulantes, tipicamente a desmogleína 3.

Pênfigo Paraneoplásico. Pênfigo paraneoplásico (PNP) é raro, e a forma mais agressiva de pênfigo, geralmente (mas não sempre) associada a neoplamas sólido ou hematopoiéticos (Tabela 17-13). Pênfigo paraneoplásico tem sido documentado em seres humanos, cães e um caso apenas em gato. Lesão cutânea pode preceder a detecção do processo neoplásico e são resistentes ao tratamento. As lesões consistem em bolhas e erosões severas na mucosa e região mucocutânea. Histologicamente, as lesões têm padrão combinado ou misturado de eritema multiforme (uma forma de dermatite citotóxica) juntamente com acantólise suprabasilar se assemelhando ao pênfigo vulgar. Dermatite de interface rica em células linfo-histiocíticas e com apoptose de queratinócitos estão presentes. Adicionalmente, linfócitos circundam queratinócitos apoptóticos (isso é frequentemente denominado satelitose linfocítica). O patomecanismo do pênfigo paraneoplásico é desconhecido. A marcação das ligações intracelulares é detectada por IHC ou IF. Em seres humanos com pênfigo paraneoplásico, autoanticorpos séricos visando antígenos cutâneos múltiplos, incluindo desmogleína 3, desmoplaquina, antígenos do penfigoide bolhoso, envoplaquina, periplaquina, e outros, têm sido descritos. Similarmente em cães afetados por pênfigo paraneoplásico, autoanticorpos de evoplaquina, periplaquina, desmogleína 3 e desmoplaquina têm sido descritos; assim, pênfigo paraneoplásico em cães parece similar ao pênfigo paraneoplásico em seres humanos e parecem ter uma base imunológica.

Subtipos de Pênfigo. Subtipos de pênfigos incluem: pênfigo eritematoso, pênfigo vegetante e pênfigo foliáceo predominantemente facial. Pênfigo eritematoso ocorre em cães e gatos e é considerado uma variação do pênfigo foliáceo com uma distribuição facial das lesões. Atualmente, não há evidências clínicas, histológicas, imunológicas ou prognósticas que separem claramente pênfigo eritematoso do pênfigo foliáceo predominantemente facial.

Pênfigo vegetante tem sido raramente descrito em cão. As designações originais do pênfigo vegetante em cães foram baseadas na similaridade ao pênfigo vegetante em seres humanos, uma condição mucocutânea na qual pústulas evoluem para lesões cutâneas hiperplásicas verrucosas (vegetativas) juntamente com acantólise da mucosa suprabasal, assim como observado no pênfigo vulgar. Anticorpos para desmogleína 3 são identificados em pacientes humanos e, algumas vezes, anticorpos circulantes para outras proteínas envolvidas na adesão intracelular tem sido identificadas. Alguns cães diagnosticados com pênfigo vegetante não tiveram lesões orais. Em outro cão com lesões sugestivas de pênfigo vegetante, foram identificados anticorpos para desmogleína 1 em vez de desmogleína 3; por isso, o caso raro de pênfigo vegetante diagnosticado em cães até o momento não é diretamente comparável aos casos em humanos.

Pênfigo pustular panepidermal (PPP) se refere à forma de pênfigo em cães que apresenta algumas características do pênfigo foliáceo, vegetante e eritematoso. Ela parece representar um variação do pênfigo foliáceo. O termo foi originamente desenvolvido quando a forma de pênfigo foliáceo predominantemente facial foi observada em akitas, chow chows e várias outras raças de cães. Nesses casos, foi necessário reconsiderar a classificação dos subtipos de pênfigo. A principal característica diagnóstica usada para distinguir cães com pênfigo pustular panepidermal daqueles com pênfigo foliáceo é baseada somente na avaliação histopatológica: a presença de pústulas com células acantolíticas que abrangem todas as camadas da epiderme e a camada BRE infundibular folicular (p. ex. pústulas localizadas mais profundamente na epiderme mais do que o típico para pênfigo foliáceo [Fig. 17-17, B]). Uma explicação para a diferença na profundidade da pústula pode simplesmente refletir a variação regional de vários antígenos-alvo por autoanticorpos em diferentes localizações anatômicas da pele canina. Por exemplo, tem sido mostrado que a desmogleína 1 pode ser identificada nos queratinócitos em todas as camadas da epiderme da pele do focinho dorsal, orelha e coxins, enquanto a desmogleína 1 é detectada apenas nas camadas superiores da epiderme da pele do ombro, virilha ou abdome. Por isso, a diferença na expressão da desmogleína poderia influenciar na localização da pústula. Classificação posterior de subtipos de pênfigo requer estudos mais profundos, incluindo imunopatologia, bem como os resultados de testes terapêuticos.

Reações Macroscopicamentes Caracterizadas por Vesículas ou Bolhas como Lesão Primária ou Histologicamente por Vesículas ou Bolhas na Membrana Basal (Dermatoses Bolhosas).

Dermatoses bolhosas são um grupo raro de doenças autoimunes clinicamente tipificadas por vesículas ou bolhas na pele e frequentemente mucosa oral, causadas por autoanticorpos direcionados contra um ou mais antígenos da zona da membrana basal. São coletivamente denominadas "dermatoses bolhosas subepidermais autoimunes" (DBSA) (ver Estrutura, Zona da Membrana Basal; Tabela 17-13). As dermatoses bolhosas subepidermais autoimunes devem ser diferenciadas das dermatoses bolhosas hereditárias/congênitas (ver Distúrbios dos Animais Domésticos, Distúrbios Congênitos e Hereditários, Epidermólise Bolhosa) e de reações adversas à terapia medicamentosa. Muito do que se sabe sobre as dermatoses bolhosas subepidermais autoimunes tem sido extrapolado da literatura humana, na qual essas doenças são classificadas baseadas nos achados clínicos, histológicos e imunológicos que identificam antígenos-alvo e autoanticorpos. Em animais domésticos, devido à raridade dessas doenças, e à dificuldade e ao custo da produção de antígenos recombinantes estáveis, as classificações imunológicas estão tipicamente limitadas a estudos laboratoriais e têm sido realizadas principalmente em cães. Entretanto, poucas dermatoses bolhosas subepidermais autoimunes têm sido identificadas em equinos, suínos e gatos. No meio veterinário, o diagnóstico dessas doenças é baseado principalmente na informação obtida de estudos de pesquisas anteriores que tenham documentado predisposições raciais, padrões de distribuição das lesões clínicas e achados histológicos que ajudam a identificação de lesões consistentes com dermatoses bolhosas subepidermais autoimunes e que excluem outras doenças que possam causar vesículas ou bolhas (p. ex. lúpus eritematoso cutâneo vesicular, dermatomiosite e pênfigo vulgar). O prognóstico para dermatoses bolhosas subepidermais autoimunes é difícil de prever devido a sua raridade e ao fato de estudos imunológicos terem permitido diagnósticos mais definitivos apenas nos últimos 15 anos. Entretanto, relatos indicam que, em cães tratados com combinação terapêutica apropriada, pode haver remissão completa durante a terapia. Pode também ocorrer remissão sustentada após suspensão da terapia em alguns casos. Em animais domésticos, as dermatoses bolhosas subepidermais autoimunes incluem epidermólise bolhosa juncional adquirida (cão), pênfigo bolhoso (equino, suíno, cão, gato) lúpus eritematoso sistêmico bolhoso (cão), epidermólise bolhosa adquirda (cão), dermatose bolhosa IgA linear (cão), dermatoses bolhosas subepidermais autoimunes mistas (cães) e penfigoide mucomembranoso (cão, gato). No cão, a espécie em que muitas dermatoses formadoras de bolhas subepidermais autoimunes têm sido documentadas, aproximadamente 50% dos casos são penfigoide mucomembranoso, aproximadamente 25% são epidermólise bolhosa adquirida, menos que 10% são pênfigo bolhoso e outras doenças constituem o restante. Os achados básicos das doenças bolhosas subepidermais estão listados na Tabela 17-13. Pênfigo bolhoso é descrito na próxima seção porque afeta um grande número de espécies mais do que outras dermatoses formadoras de bolhas subepidermais autoimunes.

Penfigoide Bolhoso. Penfigoide bolhoso (PB) é causado por anticorpos direcionados contra proteínas hemidesmossomais. Em seres humanos, os autoanticorpos são direcionados contra antígenos penfigoides bolhosos 1e (BPAG1e), um antígeno intercelular de 230-kD e colágeno tipo XVII (também chamado de BPAG2), uma molécula transmembrana hemidesmossomal de 180-kD. Em animais, o colágeno tipo XVII tem sido identificado como o principal antígeno. Penfigoide bolhoso tem sido relatado em equinos, miniporcos Yucatan, cães e gatos. A patogenia da formação de vesículas parece envolver uma resposta imunológica tipo II, em que autoanticorpos se ligam ao antígeno-alvo e se desenvolve a ativação do complemento (Tabela 17-5). Isto resulta em degranulação de mastócitos, recrutamento e ativação de neutrófilos e eosinófilos e a liberação de uma variedade de enzimas proteolíticas que ocasionam perda da adesão célula a matriz e em vesiculação subepidermal. Também é possível que os autoanticorpos possam interferir diretamente na função dos antígenos-alvo ou ativando a sinalização celular e induzindo citocinas pró-inflamatórias. Lesões clínicas são semelhantes entre as espécies e consistem de vesículas, erosões, úlceras e crostas. A localização e gravidade das lesões clínicas variam. Em equinos, as lesões são graves e associadas a sinais sistêmicos; envolvem a mucosa oral, o revestimento escamoso do esôfago e estômago em alguns casos; e são generalizadas na pele (Fig. 17-56). Em miniporcos Yucatan, as lesões normalmente estão limitadas à pele das costas e garupa. Cães normalmente são pouco afetados e apresentam lesões cutâneas na pele do abdome e axila, orelha côncava ou junções mucocutâneas. Lesões orais ocorrem em aproximadamente metade dos cães. Normalmente, os gatos têm poucas lesões, limitadas à face e à mucosa oral. A separação dos hemidesmossomos das células da camada basal da lâmina lúcida superior da membrana basal causa lesões microscópicas de vesículas e bolhas, frequentemente com eosinófilos e neutrófilos na derme superficial ou nas vesículas subepidermais. Lesões em cães e suínos possuem mais células inflamatórias do que as em equinos e gatos. Marcação por IF direta mais comumente revela IgG (complemento em alguns cães) linearmente distribuído na junção dermoepidérmica. Avaliação por divisão por sal dos substratos epiteliais com IF indireta revela marcação do lado epitelial da divisão artificial, ajudando a diferenciar o penfigoide bolhoso da epidermólise bolhosa adquirida, na qual a marcação está localizada na sublâmina densa ou lado dermal da separação artificial. A presença de eosinófilos é considerada sugestiva de penfigoide bolhoso.

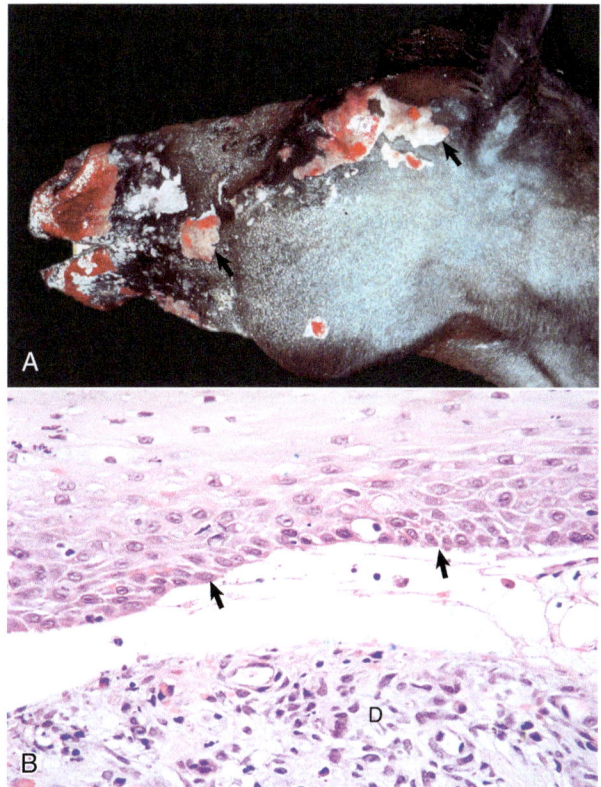

Figura 17-56 Dermatite Tipo Pênfigo Bolhoso, Pele. A, Dermatite tipo pênfigo bolhoso, face, equino. Grave ulceração e hemorragia estão presentes na pele, em particular lateralmente e abaixo dos olhos, no nariz e no queixo. Os dois lados do corpo cutâneo e mucocutâneo delimitados por epitélio escamoso estratificado estão afetados. A epiderme é separada facilmente da derme adjacente, resultando em formação de vesículas, bolhas e áreas de ulceração (*setas*). **B,** Dermatite bolhosa subepidermal, cão. Note vesículas subepidermais formadas quando a epiderme intacta, incluindo o estrato basal (*setas*) se separa da derme (*D*). A fenda resultante contém pequenas quantidades de fibrina e restos celulares. Coloração por HE. (**A** Cortesia de Dr. S. Terrell, College of Veterinary Medicine, University of Florida. **B** Cortesia de Dr. A.M. Hargis, DermatoDiagnostics.)

Reações Caracterizadas por Despigmentações, Erupções Eritematosas Pleomórficas, Erosão e Ulceração, ou Descamação/Crosta e Comedões, e Histologicamente por Degeneração da Célula Basal ou Queratinócito (Dermatite Citotóxica). Dermatite de interface, mais recentemente referida como dermatite citotóxica, é um padrão histológico de inflamação que afeta a junção dermoepidermal (interface) (Fig. 17-14) ou, em algumas instâncias, em queratinócitos localizados mais superficialmente. As células basais estão lesionadas por oncose (degeneração hidrópica ou vacuolar) ou apoptose (células encolhidas devido à morte celular programada), enquanto o dano aos queratinócitos mais superficiais é tipicamente devido à apoptose (Fig. 17-12). A inflamação pode ser esparsa e referida como pobre em células, ou densa, referida como rica em células. Este tipo de dermatite é chamada de *citotóxica* porque a patogênese envolve, em parte, a citotoxidade mediada por linfócitos T das células basais epidermais ou queratinócitos. Os achados clínicos deste padrão de reação histológica são muito variáveis, e sua causa não é completamente reconhecida; entretanto, a localização dos queratinócitos apoptóticos está correlacionada com o grau de lesão clínica. Por exemplo, se a apoptose ou dano celular é mais prevalente na camada basal da epiderme, despigmentação, erosão e ulceração resultam da perda da camada basal de queratinócitos e melanócitos. Em contraste, se a apoptose é mais prevalente nas camadas mais superficias da epiderme e/ou folículos pilosos, a hiperqueratose e paraqueratose resultam em achados clínicos de descamação espessa/crosta e comedões.

Síndromes do Lúpus Eritematoso. Lúpus eritematoso sistêmico (LES) é uma doença multisistêmica de cães e raramente de gatos e equinos. Fatores envolvidos no desenvolvimento incluem predisposição genética, infecção viral, hormônios e luz UV. LES é uma doença da desregulação do sistema autoimune, com anormalidades em ambas imunidades celular e humoral, incluindo defeitos na função dos linfócitos T supressores e desgulação das citocinas. A desregulação da função dos linfócitos T supressores podem ser causadas por autoanticorpo antilinfócito T ou uma deficiência primária nos linfócitos T supressores. Isso resulta em hiperatividade dos linfócito B e na formação de autoanticorpos a uma variedade de antígenos de membrana e antígenos solúveis, incluído ácidos nucleicos. Anticorpos são também direcionados para antígenos órgão-específicos, fatores de coagulação e células (p. ex. eritrócitos, leucócitos e plaquetas). O título de anticorpo antinuclear deveria ser positivo. Apesar dos autoanticorpos poderem danificar os tecidos, o mecanismo principal de dano do lúpus eritematoso sistêmico ocorre via ligação antígeno-anticorpo (formação de imunocomplexos) e deposição desses complexos em uma variedade de tecidos, incluindo a pele. A deposição desses imunocomplexos, que, na pele, ocorre na membrana basal e na parede dos vasos sanguíneos da derme, resulta em resposta de hipersensibilidade tipo III. As lesões se intensificam quando expostas à luz UV. O aumento do dano pode ocorrer via expressão induzida por UV de antígenos nucleares na superfície dos queratinócitos, ligação de autoanticorpos aos novos antígenos expressos, resultando em dano aos queratinócitos com liberação de citocinas (p. ex. IL-1, IL-6 e TNF-α) pelos queratinócitos. A luz UV também pode agir por meio da indução da expressão das moléculas de adesão, facilitando o tráfego dos leucócitos para a epiderme. Sinais sistêmicos são variáveis, mas podem incluir poliartrite, miosite, febre, anemia, proteinúria (da glomerulonefrite) e trombocitopenia.

Lesões cutâneas são altamente variáveis e podem ser localizadas ou generalizadas. Comumente envolvem a face, pina e extremidades distais. As lesões consistem de eritema, despigmentação, alopecia, descamação, crostas e ulcerações. Estomatite ou paniculite podem estar presentes. Lesões microscópicas incluem: dermatite de interface linfo-histiocítica, com apoptose das células basais, incontinência pigmentar e presença de vacuolização subepidermal. A degeneração das células basais e vacuolização subepidermal podem provocar a formação de vesículas subepidermais que podem ulcerar e virar crosta rapidamente. Espessamento da membrana basal causada pelo acúmulo de imunocomplexos e vasculite de pequenos vasos dermais por imunocomplexos também podem ser observadas.

Lúpus eritematoso discoide (LED), também denominado *lúpus eritematoso cutâneo localizado ou crônico (LECLC)* e *dermatite nasal fotossensível,* é observado mais comumente em cães, mas é raro em cavalos. Histologicamente, lúpus eritematoso discoide tem sido considerado uma variação leve do lúpus eritematoso sistêmico, no qual não há envolvimento de outros sistemas e ocorre titulação negativa para anticorpos antinucleares. Lesões clínicas do lúpus eritematoso discoide consistem em despigmentação, eritema, descamação, erosão, ulceração e crostas. Geralmente ocorre na pele do plano nasal, face dorsal do nariz e menos comumente na orelha, lábios, região periocular e raramente mucosa oral. O plano nasal pode perder a arquitetura superficial normal e se tornar atrófico, cicatrizado e sangrar facilmente quando traumatizado. LED pode ser exacerbado pela luz solar. Lesões microscópicas incluem acúmulo de linfócitos e plasmócitos na interface dermo-epidermal. Em lesões agudas, o infiltrado pode estar esparso. Em algum casos, o infiltrado linfoplasmocítico está organizado em bandas densas que obscurecem a interface dermo-epidermal. Adicionalmente, há apoptose das células basais resultando em perda da pigmentação epidermal que é fagocitada pelos macrófagos da derme (incontinência pigmentar). Assim como no lúpus eritematoso sistêmico, a degeneração das células basais pode, nos casos mais severos, resultar em formação de vesículas subepidermais, perda da epiderme, ulceração e crosta. O principal diagnóstico diferencial do LED inclui pioderma mucocutâneo (ver Infecções Bacterianas Superficiais, Distúrbios dos Cães), que pode ser diferenciada da LED pelo sucesso no tratamento do pioderma mucocutâneo com antibioticoterapia.

Lúpus eritematoso mucocutâneo (LEMC) em cães é uma nova doença descrita e que se acredita ser uma variação do LED. Esta condição afeta mais frequentemente cães pastores alemães entre 4 a 8 anos, mas outras raças e idades podem ser afetadas. Fêmeas podem estar super-representadas. Assim como no LED, sinais clínicos sugestivos de LES estão ausentes. Lesões macroscópicas ocorrem mais comumente em regiões genital, perigenital, anal e perianal, mas também podem afetar regiões periocular, perioral e perinasal. Consistem de úlceras e erosões simétricas, bem-demarcadas, frequentemente acompanhadas de eritema, crostas e hiperpigmentação. Lesões microscópicas são consistentes com aquelas descritas para o lúpus eritematoso cutâneo, mas geralmente são desiguais e secundariamente infectadas por bactérias. Deposição focal de IgG na membrana basal é o achado imunológico mais frequente. Muitos doenças requerem diferenciação de LEMC. Elas incluem:

1. Pioderma mucocutâneo, que é diferenciado por sua resposta completa à antibioticoterapia e ausência de erosões proeminentes ou crostas.
2. Penfigoide mucomembranoso (ver Reações Macroscopicamente Caracterizadas por Vesículas ou Bolhas como Lesão Primária ou Histologicamente por Vesículas ou Bolhas na Membrana Basal (Dermatoses Bolhosas), que é diferenciada pelo usual acometimento oral significativo e presença de vesículas e cicatrizes no penfigoide mucomembranoso.
3. Eritema multiforme (ver Eritema Multiforme, Síndrome de Stevens-Johnson e Necrólise Epidermal Tóxica), que é diferenciado pela presença de lesões de pele em outros lugares não mucocutâneos no eritema multiforme.
4. Lúpus eritematoso discoide, que é diferenciado pela restrição usual das lesões à pele da face no LED.

Lúpus eritematoso cutâneo esfoliativo era conhecido como *dermatose lupoide do braço alemão de pelo curto*. As lesões se desenvolvem em animais dessa raça entre 3 meses e 3 anos de idade. Lesões clínicas consistem de descamação e crostas observadas primeiramente na face, orelhas e costas. Elas podem se tornar generalizadas. As lesões persistem, mas melhoram e pioram. Febre e linfadenopatia podem estar presentes. Raramente, há título positivo de anticorpos antinucleares. Lesões histológicas consistem de dermatite de interface linfocítica com degeneração hidrópica das células basais e apoptose de queratinócitos. Inflamação de interface também afeta as células basais dos folículos e glândulas sebáceas, resultando em atrofia da glândula sebácea.

Lúpus eritematoso cutâneo vesicular é uma doença previamente conhecida como *dermatite ulcerativa do collie e do pastor-de-shetland*. As lesões se desenvolvem em cães de meia idade a idosos. Pastor-de-shetland, collie e border collie parecem predispostos ao desenvolvimento de lesões. Cães com esta forma de lúpus tem títulos negativos de anticorpos antinucleares, mas alguns possuem anticorpos contra antígenos nucleares extraíveis (solúveis) (p. ex. Ro/SSA e La/SSB). Lesões clínicas desenvolvem-se mais comumente nas áreas de virilha e axilas, mas também podem ocorrer nas junções mucocutâneas ao redor dos olhos, boca, genitais externos e ânus. Lesões consistem de vesículas e bolhas que progridem para úlceras, e podem ser cíclicas, piorando em associação ao estro. Elas também tendem a ocorrer na primavera e verão. A sazonalidade, associada à localização em áreas com menos pelos, tem sugerido um possível papel da luz solar na patogenia das lesões. Lesões histológicas incluem dermatite linfocítica

de interface com degeneração hidrópica das células basais, apoptose de queratinócitos, e vesículas e bolhas extensas na junção derme-epiderme que progridem para úlceras. Inflamação mista está presente nas lesões ulceradas e a fibrose subepidermal pode ser intensa.

Paniculite por lúpus é uma rara manifestação do lúpus eritematoso e é observada em cães. Lesões clínicas consistem de nódulos ocorrendo predominantemente no subcutâneo do tronco e face proximal dos membros. Lesões histológicas consistem de massas nodulares de inflamação linfoplasmocítica e histiocítica, frequentemente com necrose da gordura. Vasculite também pode estar presente. Além disso, pode haver degeneração apoptótica das células basais, incontinência pigmentar e espessamento da membrana basal.

Imuno-histoquímica nos casos de lúpus eritematoso pode revelar a presença de imunoglobulina, complemento, ocasionalmente, ou ambas na membrana basal.

Eritema Multiforme, Síndrome de Stevens-Johnson e Necrólise Epidermal Tóxica.

Eritema multiforme (EM), síndrome de Stevens-Johnson (SJS) e necrólise epidermal tóxica (NET) são condições incomuns a raras afetando a pele e algumas vezes as membranas mucosas. Elas têm sido relatadas em seres humanos, equinos, bovinos, suínos, cães e gatos, e estudadas mais extensivamente em humanos e um pouco menos em cães. Até recentemente, considerava-se que a condição representasse diferentes expressões ou gravidades da mesma doença clínica, com eritema multiforme na extremidade leve e necrólise epidermal tóxica na extremidade grave do espectro. Entretanto, estudos mais profundos, examinando o caráter e a extensão das lesões clínicas e histológicas, com relação ao histórico clínico, têm provocado essa modificação. Atualmente, o eritema multiforme em seres humanos é considerado uma entidade separada com aproximadamente 90% dos casos associados à infecção por herpesvírus, agora denominado eritema multiforme associado ao herpesvírus (EMAH), mas apenas fragmentos virais, como DNA polimerase ou vírions não completos, são detectados nas lesões de eritema multiforme. Por isso, o eritema multiforme associado ao herpersvírus não é uma infecção viral ativa ou produtiva. Menos comumente, o eritema multiforme em seres humanos está associado a outras infecções ou a drogas. Em contraste, síndrome de Stevens-Johnson e necrólise epidermal tóxica representam mais frequentemente reações adversas a medicamentos. A classificação do eritema multiforme, síndrome de Stevens-Johnson e necrólise epidermal tóxica em animais é controversa. Os resultados de um estudo de múltiplos centros de pesquisa que objetivou uma melhor definição destas condições em cães sugeriu que, apesar da síndrome Stevens Johnson e da necrólise epidermal tóxica estarem mais associadas à exposição a fármacos ou medicamentos, esse não é o caso do eritema multiforme. Variedades de causas para o eritema multiforme em animais foram propostas até aqui, sem qualquer comprovação, porém. Elas incluem: infecções, neoplasia, resposta adversa a substâncias da dieta, medicamentos ou vacinação. Infecções virais têm sido implicadsa como possíveis causas de eritema multiforme em animais, incluindo herpesvírus (equinos, suínos e gatos) e parvovírus (cães), mas essas infecções não estão definitivamente comprovadas como uma causa específica ou elas diferem do eritema multiforme associado ao herpesvírus humano por serem infecções ativas ou produtivas. Muitos casos de eritema multiforme em animais permanecem ser idiopáticos. Medicamentos (sulfonamidas, cefalexina, levamisol e outros) parecem ser a principal causa da síndrome de Stevens-Johnson e necrólise epidermal tóxica em animais, mas a causa medicamentosa não é normalmente comprovada devido à dificuldade em se propor a reexposição do paciente ao medicamento suspeito. Entretanto, um novo algoritmo doença-específico, denominado Avaliação da Causalidade do Fármaco na Necrólise Epidermal, tem sido validado em seres humanos com síndrome de Stevens-Johnson/necrólise epidermal tóxica. Ele tem sido usado em poucos cães e se mostra promissor em ajudar a determinar se o medicamento pode ter contribuído para o desenvolvimento da lesão por necrólise epidermal tóxica. A patogenia do eritema multiforme, bem como da síndrome de Stevens-Johnson e da necrólise epidermal tóxica, parece envolver uma resposta imune mediada por células (tipo IV) redirecionada contra antígenos (peptídeos estranhos que são componentes de agentes infecciosos, medicamentos ou outros) expressos na superfície dos queratinócitos. As principais células efetoras são os linfócitos T citotóxicos (linfócitos CD8⁺) (Tabela 17-5) e linfócitos *natural killer* (linfócitos NK) que reconhecem e se ligam ao complexo de peptídeo estranho-MHC I na superfície dos queratinócitos, resultando em apoptose. No eritema multiforme, a apoptose dos queratinócitos é tipicamente focal e associada à citotoxidade direta mediada por linfócitos. Ela se contrasta com a síndrome de Stevens-Johnson e necrólise epidermal tóxica, nos quais a apoptose é normalmente mais extensa e pode ser confluente. A patogenia para a apoptose mais extensa na síndrome de Stevens-Johnson e necrólise epidermal tóxica é incerta, mas o número de células inflamatórias em seres humanos afetados é considerado muito pouco para causar a apoptose generalizada de queratinócitos. Mediadores solúveis, tais como granulosina liberadas por linfócitos T citotóxicos e *natural killers*, perforina e ligantes de Fas são considerados responsáveis pela morte generalizada de queratinócitos. O papel dos mediadores solúveis na patogenia da síndrome de Stevens-Johnson e necrólise epidermal tóxica em animais é desconhecida.

Em animais, o eritema multiforme tem sido mais estudado em cães e é caracterizado clinicamente por lesões iniciais de pápulas polimórficas, máculas ou placas que são distribuídas bilateralmente, que podem coalescer e formar áreas circulares de eritema com bordas firmes. Apesar de algumas lesões precoces do eritema multiforme poderem lembrar urticária, em contraste com a verdadeira urticária, as lesões do eritema multiforme não são transitórias. O eritema desaparece centralmente, produzindo lesões em forma de alvo que são mais comuns no tronco, axilas e virilha, mas que podem ser vistas na face interna da orelha, coxins e junções mucocutâneas. As áreas eritematosas podem progredir para vesículas, erosões, úlceras e lesões eritematosas serpiginosas (Fig. 17-12) ou espessamento, descamação ou placas crostosas. Eritema multiforme pode ocorrer nas formas principal e menor, dependendo da extensão do acometimento clínico. No eritema multiforme menor, geralmente todas as superfícies mucosas não estão envolvidas ou as lesões estão restritas a um lado. Em contraste, o envolvimento mais extenso de membranas mucosas e pele é observado no eritema multiforme principal, referido como *síndrome de Stevens-Johnson* (SJS) por alguns autores. Nela, as lesões clínicas podem ser mais extensas, hemorrágicas, vesiculobolhosas e ulcerativas. Eritema multiforme pode ter um curso clínico discreto, autolimitante e as lesões podem se resolver, especialmente se o fator predisponente foi identificado e removido. Entretanto, especialmente em cães, e ao contrário de muitos casos de eritema multiforme associado ao herpesvírus em humanos, o curso clínico tende a ser crônico ou recidivante e podem durar por anos. Sinais sistêmicos têm sido descritos e parecem ocorrer mais em casos graves (eritema multiforme principal ou síndrome de Stevens-Johnson). Histologicamente, queratinócitos individuais em todas as camadas da epiderme sofrem apoptose (Fig. 17-12) e são rodeados por linfócitos (satelitose linfocítica). Queratinócitos apoptóticos podem coalecer, resultando em erosões clinicamente visíveis e possivelmente úlceras. Há infiltração perivascular de células mononucleares na derme, com leve obscurecimento da interface derme-epiderme. Em animais, necrólise epidermal tóxica é observada principalmente em cães e gatos. É uma condição muito mais séria do que o eritema multiforme e pode se sobrepor nos espectros das lesões macroscópicas e histológicas com a síndrome de Stevens-Johnson. Tanto a síndrome de Stevens-Johnson quanto a necrólise epidermal tóxica são consideradas emergências clínicas com alta taxa de mortalidade em todas as espécies. Necrólise epidermal tóxica, em particular, é um distúrbio com risco de vida que clinicamente começa como

máculas e pápulas generalizadas, com formato irregular, eritematosas ou pruriginosas (de cor púrpura ou vermelha, devido à hemorragia) que progridem rapidamente para erosões confluentes e dolorosas. A epiderme se destaca facilmente (necrólise significa separação do tecido devido à necrose) e forma grandes áreas de folhas translucentes que descamam da derme. Geralmente, as lesões estão presentes na face, orelha medial e junções mucocutâneas (especialmente periocular e perilabial), mas podem ser mais generalizadas. A pele interdigital pode ser afetada e o acometimento dos coxins é relatado em alguns casos. Histologicamente, as lesões lembram aquelas do eritema multiforme e síndrome de Stevens-Johnson, com queratinócitos apoptóticos em todos os níveis da epiderme ou mucosa, normalmente acompanhados por linfócitos (satelitose linfocítica). No entanto, o número e a localização das células apoptóticas podem variar. Necrose de coagulação de todas as camadas também é uma característica. Folículos pilosos, particularmente o infundíbulo folicular, são similarmente afetados. Inflamação dérmica nas lesões agudas são mínimas e presentes apenas em pequenas áreas. Quando presentes, os linfócitos estão localizados na interface derme-epiderme e na derme perivacular superficial. As lesões de necrose de coagulação na necrólise epidermal tóxica são distinguidas de queimaduras térmicas pela ausência da necrose dérmica na necrólise epidermal tóxica. O diagnóstico do eritema multiforme, síndrome de Stevens-Johnson e necrólise epidermal tóxica requer achados clínicos e histológicos porque, apesar de haver algumas diferenças histológicas, essas diferenças podem ser súbitas ou não detectadas em casos individuais (número pequeno de amostras ou amostra de ulceração). Por isso, essas condições não podem ser diferenciadas apenas por avalição histopatológica. A presença de sinais sistêmicos e a extensão do envolvimento clínico que inclui a presença ou ausência de lesões mucosas são primordiais. De modo semelhante, existem outras condições nas quais a apoptose de queratinócitos está presente em múltiplas camadas da epiderme, que pode requerer diferenciação de alguns casos de eritema multiforme, síndrome de Stevens-Johnson e necrólise epidermal tóxica. Tais condições incluem: doença do enxerto versus hospedeiro, na qual tenha ocorrido transplante de medula óssea (normalmente experimental), dermatite esfoliativa em gatos com e sem timoma (ver Distúrbios dos Gatos, Síndromes Paraneoplásicas), e foliculite mural infundibular e dermatite proliferativa, linfocítica, com apoptose folicular proeminente e agregados paraqueratóticos em cães (ver Distúrbios dos Cães).

Dermatite Esfoliativa Felina com ou sem Timoma.
Ver Distúrbios dos Gatos, Síndromes Paraneoplásicas.

Foliculite Mural Infundibular, Linfocítica, Proliferativa e Dermatite com Apoptose Folicular Proeminente e Agregados Paraqueratóticos. Ver Distúrbios dos Cães.

Reações Caracterizadas Macroscopicamente por Hemorragia, Edema, Necrose, Ulceração, Infarto ou Alopecia e Cicatrização e Histologicamente por Vasculite ou Trombose. O diagnóstico histológico da vasculite cutânea é desafiador porque pode ser difícil de distinguir entre células inflamatórias mirando vasos sanguíneos e inflamação simplesmente migrando pelo vaso como rota outro lugar na epiderme ou derme. Um número desproporcional de células inflamatórias na parede do vaso, em comparação com a derme ao redor, sugere que o vaso é o alvo principal da inflamação. Vasculite pode ser primária ou secundária a processos sistêmicos como ingestão de drogas (p. ex. sulfonamidas), doença de tecido conjuntivo (p. ex. lúpus eritematoso sistêmico), infecções (p. ex. *R. rickettsii, E. rhusiopathiae)*, e pode ser um processo incidental a local com ulceração ou queimadura térmica. Em muitas instâncias, a causa da vasculite é desconhecida (idiopática). Dois mecanismos principais parecem contribuir com a patogenia da vasculite; esses são a invasão direta dos vasos por agentes infecciosos (p. ex. *Rickettsia*, herpesvírus) e mecanismos imunomediados (p. ex. alérgicos, citotóxicos mediados por anticorpos, imunocomplexos ou mediada por células). O tipo de células inflamatórias pode sugerir a patogenia. Por exemplo, eosinófilos podem predominar nas reações alérgicas (picadas por artrópodes ou granulomas colagenolíticos), neutrófilos podem predominar em reações imunológicas associadas a deposição de imunocomplexos (lúpus eritematoso, reações a algumas drogas) e linfócitos podem predominar na resposta imunomediada por células (febre catarral maligna). Entretanto, o tipo celular pode simplesmente refletir o estágio da doença mais do que o mecanismo. Em muitos casos, a celularidade é mista. Em animais, reações de hipersensibilidade tipo III (mediado por imunocomplexos) parece contribuir para muitos casos de vasculite imunológica, mas é mais provável que múltiplos mecanismos imunológicos contribuam. Evidência para o papel da deposição de imunocomplexos é derivada de estudos experimentais (fenômeno de Arthus e doença do soro) e da identificação de imunocomplexos no soro e tecidos de pacientes com vasculite causada por agentes infecciosos e reações de hipersensibilidade a drogas. Por isso, os agentes infecciosos podem contribuir para a vasculite mediada por imunocomplexos. Os imunocomplexos podem se formar na circulação, na parede dos vasos ou ambos.

Pequenas arteríolas, capilares e vênulas pós-capilares são os vasos mais comumentes afetados. Acometimento de plexos vasculares profundos sugerem que um componente sistêmico contribua com a vasculite. Lesões clínicas incluem edema, hemorragia e, nos casos graves, nos quais as tromboses podem se desenvolver, necrose isquêmica e infarto. Ulceração e algumas vezes descolamento da pele podem ocorrer. Em certos casos, isquemia parcial resultando em alopecia e cicatrização são os achados principais. Lesões histológicas podem incluir a presença de números variados de células inflamatórias intramurais, edema intramural ou perivascular, hemorragia ou exsudação fibrinosa. Necrose e exsudação fibrinosa (necrose fibrinoide) pode ocorrer, mas raramente são observadas em pequenos animais. Trombose pode se desenvolver. Frequentemente, há sobreposição na lesões clínicas e histológicas da vasculite, dependendo da gravidade e do estágio da doença no período que as lesões são avaliadas. Vasculite é mais comum em equinos e cães, e é rara em bovinos, ovinos, suínos e gatos.

Vasculite em Cavalos
Púrpura Hemorrágica. Ver Distúrbios dos Equinos.
Vasculite Leucocitoclástica da Quartela. Ver Distúrbios dos Equinos.
Vasculite em Ruminantes. Ver Distúrbios de Ruminantes (Bovinos, Ovinos e Caprinos).
Vasculite em Suínos. Ver Distúrbios dos Suínos.
Vasculite de Cães. Ver Distúrbios dos Cães.
Vasculite de Gatos. Ver Distúrbios dos Gatos.

Distúrbios com Alopecia ou Hipotricose
(Tabela 17-9)
Distúrbios do ciclo do pelo de origem endócrina são resultado de desequilíbrios hormonais e geralmente são manifestados como alopecia ou hipotricose não pruriginosa, bilateralmente simétrica. A pelagem remanescente é opaca, seca, facilmente epilada e falha em crescer após queda. A epiderme frequentemente é hiperpigmentada ou descamada. As lesões são referidas como alopecia endócrina. Em distúrbios associados a alterações em hormônios sexuais, alopecia frequentemente se inicia nas áreas perineal e genital e pode se estender cranialmente. Entretanto, não é incomum um distúrbio endócrino cutâneo apresentar alopecia assimétrica e hiperpigmentação epidermal acompanhadas de pioderma secundária e seborreia. Microscopicamente, doenças endócrinas descomplicadas da pele consistem de epiderme normal, atrófica ou hiperplásica, hiperqueratose epidermal e aumento na pigmentação epidermal; hiperqueratose infundibular folicular e aumento da cornificação triquilemal; número reduzido de

folículos em crescimento (anágeno); número aumentado de folículos pilosos em queda (telógeno) que pode variar com a raça; número aumentado de folículos que perdem suas hastes e também podem ser atróficos (folículos cenógenos, também chamados de folículos telógenos sem pelo). Apesar desses achados gerais, incluindo aumento no número de folículos cenógenos, sustentarem o diagnóstico de dermatose endocrinopática, eles normalmente não são diagnóstico para uma doença endócrina específica. Além disso, a inflamação causada pela seborreia secundária, pioderma ou terapia prévia com glicocorticoides para dermatite alérgica recorrente frequentemente complica as alterações microscópicas. Achados clínicos e histológicos selecionados de distúrbios endócrinos individuais (p. ex. evidência clínica de atrofia epidermal, dermal e muscular, com evidência histológica de deposição de minerais, no caso de hiperglicocorticismo), em conjunto com o histórico medicamentoso e testes clínicos, são usados para estabelecer um diagnóstico mais definitivo. Distúrbios endócrinos cutâneos são mais comuns em cães do que em equinos, ruminantes ou gatos.

Distúrbios do Ciclo Piloso de Origem Endócrina (Disturbios Endócrinos Cutâneos)
Hipotireoidismo. Ver Distúrbios dos Cães.

Hiperadrenocorticismo. Ver Distúrbios dos Cães.

Doença da Hipófise de Equinos. Ver Distúrbios dos Equinos.

Hiperestrogenismo. Ver Distúrbios dos Cães.

Hipersomatotropismo. Ver Distúrbios dos Cães.

Hipossomatotropismo. Ver Distúrbios dos Cães.

Distúrbios do Ciclo Piloso de Origem Não Endócrina
Alopecia Prolongada Pós-tosa. Ver Distúrbios dos Cães.

Alopecia X. Ver Distúrbios dos Cães.

Eflúvio Telógeno e Eflúvio Anágeno. Ver Respostas dos Anexos a Lesões, Anormalidades dos Estágios do Ciclo do Pelo.

Alopecia Relacionada com Quimioterapia. Ver Distúrbios dos Cães.

Distúrbios Alopécicos Associados a Folículos Normais
Limpeza excessiva, particularmente em gatos, pode resultar em alopecia simétrica ou hipotricose que clinicamente se assemelham a dermatoses endócrinas. Limpeza excessiva pode ser resultado de prurido (normalmente associado a reações de hipersensibilidade cutânea) ou supostamente por problemas psicogênicos como tédio ou estresse (alopecia psicogênica felina). Limpeza excessiva também tem sido relatada em hipertireodismo felino. Por isso, é importante determinar se a alopecia ou hipotricose é resultado de limpeza excessiva, e, se for, qual o estímulo comcomitante.

Alopecia Psicogênica Felina. Ver Distúrbios dos Gatos.

Alopecia Causada por Reações de Hipersensibilidade no Gato. Ver Distúrbios dos Gatos.

Distúrbios Associados a Folículos Displásicos
Síndromes de Displasia Folicular. Síndromes de displasia folicular, definidas como o desenvolvimento anormal ou incompleto das estruturas do folículo e hastes pilosas, compreendem um grupo

de distúrbios pobremente caracterizados, reconhecidos mais comumente em cães (Quadro 17-11). Ocorre ocasionalmente em equinos, bovinos e gatos. A estrutura se refere à estrutura física permanente do folículo piloso em contraste com alterações temporárias que podem ocorrer ciclicamente. As condições podem ser congênitas (presentes ao nascimento; ver Distúrbios dos Animais Domésticos, Distúrbios Hereditários e Congênitos) ou tardias (desenvolvem-se meses a anos após o nascimento) (Tabela 17-9). Lesões clínicas são alopecia ou hipotricose, e, consequentemente, nos animais que desenvolvem displasia folicular estrutural tardia, pode haver semelhança clínica com doenças endócrinas. Os achados microscópicos ajudam a diferenciar síndromes de displasia folicular de dermatoses endócrinas. Displasia folicular associada à cor é discutida em Respostas dos Anexos a Lesões, Displasia Folicular.

Outras Condições Associadas a Alopecia

Alopecia Cíclica ou Sazonal. Alopecia aparentemente associada a alterações sazonais ocorre em equinos, bovinos e cães. Pouco é conhecido sobre a causa ou patogenia da alopecia sazonal em equinos, pois muitos relatos são anedóticos, mas ela é descrita em quatro situações diferentes. Equinos islandeses na Áustria desenvolvem áreas recorrentes de perda de pelo e descamação na base da orelhas, canto lateral do olho, pescoço dorsal e, ocasionalmente, cranial do ombro. A perda de pelo se desenvolve em novembro, se resolve em maio ou junho e recidiva em novembro. Os equinos são saudáveis em outros momentos. Avaliação histopatológica da pele afetada revela que os folículos estão em estágio de regressão do ciclo pilosos e a inflamação dermal é mínima. Apesar do conteúdo nutricional da alimentação (feno e silagem neste caso) estar normal, a suplementação com vitaminas, iodo, cobalto e selênio previne a recidiva. Em outras situações, diferentes equinos desenvolvem alopecia na primavera ou início do verão, com resolução no outono ou início do inverno. As lesões estão limitadas à pele da face. Duas situações adicionais de perda de pelo excessiva têm sido relatadas em associação à perda de pelo na primavera em cavalos com pelagem ereta e alguns equinos com pelagem encaracolada. Em equinos com pelagem ereta, lesões se desenvolvem na face, ombro e garupa. Nos cavalos com pelagem encaracolada, o tronco e algumas vezes a crina e o rabo são áreas afetadas. Após perda excessiva (perda de

Quadro 17-11	**Síndromes de Displasia Folicular Selecionadas Tardias* Estruturais†**

Alopecia por diluição da cor (alopecia do mutante da cor) – muitas raças de cães, poucos bovinos com pelagem com cor diluída e alopecia desenvolvendo nas áreas com pelo com cor diluída

Displasia folicular do pelo preto (escuro) – muitas raças de cães com pelagem sólida, bi ou tricolor, e alopecia restrita às áreas com pelagem preta (escura)

Displasia folicular do weimaraner (pode ser uma variante da alopecia por diluição da cor)

Displasia folicular do husky siberiano e malamute-do-alasca

Displasia folicular do dobermann pinscher (preto ou vermelho), pinscher miniatura, manchester terriers, com coloração do pelo não diluído

Displasia folicular do cão d'água irlandês, cão d'água português, retrievers de pelagem encaracolada

Displasia folicular de outras raças de cães – insuficientemente caracterizada

*Tendo sinais clínicos que se desenvolvem lentamente ou que aparecem tardiamente no desenvolvimento.
†Estrutural se refere à estrutura física permanente do folículo piloso em contraste com alterações temporárias que podem ocorrer ciclicamente.

pelo ao grau de alopecia) a pelagem cresce novamente. Avaliação histopatológica não é descrita.

Alopecia idiopática do inverno se desenvolve em bovinos de corte adultos, saudáveis em rebanhos bem-manejados localizados na região ocidental do Canadá. Nas avaliações clínicas, raspado de pele e amostra de biópsia não identificaram as causas. A única lesão clínica é a alopecia que ocorre mais comumente na linha media dorsal, mas pode se desenvolver em qualquer lugar. Múltiplos animais no rebanho desenvolvem a alopecia, mas touros são mais afetados do que as vacas. Alopecia se desenvolve durante o fim do inverno e início da primavera, e se resolve espontaneamente no fim da primavera ou início do verão. O momento da biópsia de pele nos bovinos afetados frequentemente coincide com a fase de resolução da alopecia. Ela releva um predomínio de folículos pilosos em crescimento, mas nenhuma outra lesão. Biópsia de pele pode ser utilizada para excluir outras causas de alopecia, mas não é diagnóstica. Histórico clínico e avaliações para excluir outras condições também são necessárias para o diagnóstico.

Alopecia idiopática do flanco (também chamada de cíclica ou sazonal) se desenvolve mais comumente em cães que moram mais ao norte do globo. A causa desta condição não é conhecida, mas alterações no fotoperíodo e, consequentemente, na liberação de melatonina pela glândula pineal deve ter um papel. Muitas raças são afetadas, mas os buldogues ingleses, boxers e airedale terriers são as raças mais comumente afetadas. Alopecia se desenvolve muito rapidamente, sazonalmente ou ciclicamente na pele do flanco (Fig. 17-57). A alopecia normalmente tem padrão bilateral simétrico, mas pode apresentar variação na severidade de um lado para o outro. A alopecia também pode acometer áreas mais craniais da pele, como o ombro. Pode haver manchas de pele não afetadas (completamente com pelos), localizadas nas áreas alopécicas. Hiperpigmentação geralmente acompanha a alopecia. Avaliação histopatológica das áreas mais alopécicas nos estágios relativamente iniciais da doença revelam folículos no estágio telógeno do ciclo piloso, geralmente sem hastes pilosas (perda de pelo telógena/cenógena) e folículos acentuadamente dilatados por hiperqueratose. A hiperqueratose folicular também distende as aberturas dos folículos secundários conforme ele adentra o folículo primário, dando aos folículos a aparência distorcida de uma "pegada" de cabeça para baixo (Fig. 17-57). As porções dos folículos primários e secundários abaixo do infundíbulo podem estar presentes em configurações de ondas irregulares. Amostras de biópsia coletadas no curso clínico tardio da doença ou em estágio imediatamente antes do crescimento do pelo têm numerosos folículos anágenos que indicam que o crescimento do pelo deve estar próximo. A condição, como o nome sugere, geralmente é transitória, mas pode ser recorrente.

Alopecia de Padrão Adquirida (Calvície de Padrão). Ver Distúrbios dos Cães.

Alopecia Relacionada com o Trauma. Alopecia por tração em cães e alopecia pós-traumática em gatos são presumidamente resultado de interferência no fluxo sanguíneo local a folículos e pele adjacente. Alopecia por tração se desenvolve em raças de cães com pelo longo nos quais elásticos ou outros dispositivos são usados repetidas vezes ou continuamente para aplicar tensão ao pelo. Lesões normalmente ocorrem no topo da cabeça ou nas orelhas, locais onde os dispositivos de tração são normalmente aplicados. Alopecia pós-traumática tem sido relatada em gatos que tenham sofrido fratura pélvica traumática. Lesões alopécicas se desenvolvem nas costas inferior ou caudal muitas semanas após a fratura. A lesão macroscópica em ambas as condições é alopecia, que é duradoura e geralmente permanente. Histologicamente, em ambas as alopecias

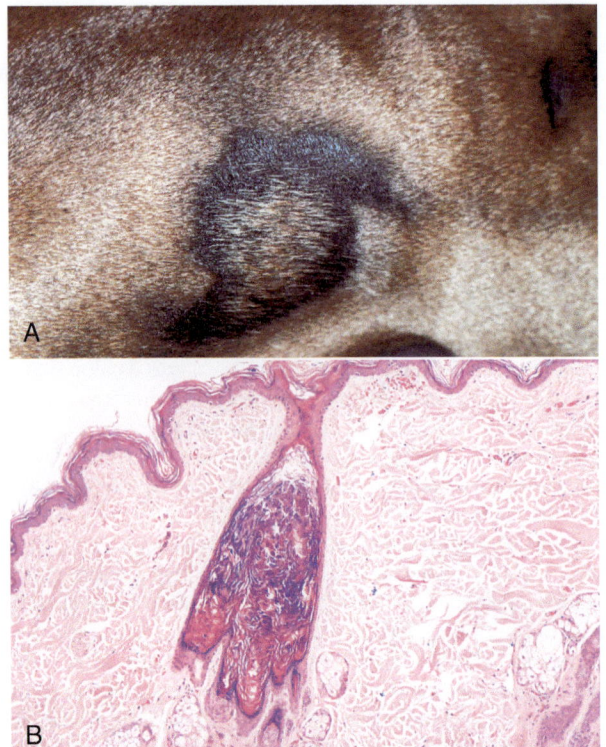

Figura 17-57 **Alopecia Idiopática do Flanco (Cíclica ou Sazonal), Pele, Cão. A,** Alopecia e hiperpigmentação estão presentes na pele do flanco de um boxer sadio em outro momento. A raça do cão, localização da alopecia e natureza frequentemente sazonal ou cíclica da doença sugerem que a alopecia idiopática (cíclica ou sazonal) do flanco seja o diagnóstico mais provável. Recrescimeto espontâneo do pelo na área central da alopecia (*área marrom na zona hiperpigmentada*) indica que a lesão está se resolvendo. **B,** Avaliação histopatológica de uma lesão "clássica" ou estágio relativamente precoce ilustram um folículo distorcido com dilatações na base infundibular que lembram uma "pegada" de cabeça para baixo. Este achado histológico, em conjunto com o histórico clínico ou lesões sazonais na região do flanco, nas raças predispostas, sustentam o diagnóstico da doença. Coloração por HE. (**A** Cortesia de Dr. D. Duclos, Animal Skin and Allergy Clinic. **B** Cortesia de Dr. A.M. Hargis, DermatoDiagnostics.)

por tração e pós-traumática, folículos estão em perda de pelo telógeno, são atróficos e podem estar parcial ou completamente perdidos e substituídos por fibrose dermal. Glândulas anexas normalmente também estão atróficas e podem estar ausentes. Na alopecia por tração, alguns folículos podem conter hastes pilosas lesionadas (pelos maláicos) ou restos de pigmento melanina, indicando tração prévia ou fratura dos pelos. Na alopecia pós-traumática, a força de tração é grave e abrupta e resulta em degeneração do tecido adiposo panicular e cicatrização dermal e subcutânea superficial mais extensa.

Distúrbios Relacionados com Desequilíbrios, Deficiências ou Alteração no Metabolismo
Deficiência de Zinco
Deficiência de zinco ocorre principalmente em suínos e cães e é de menor importância em ruminantes. Resulta de dietas contendo alta concentração de ácido fítico (que se liga ao zinco), baixa concentração de zinco, alta concentração de cálcio (reduz a absorção do zinco) ou de defeito hereditário na absorção ou metabolismo. Em bovinos, ovinos e caprinos, lesões cutâneas incluem alopecia, descamação e crostas na pele da face, orelha, pescoço, extremidades distais, pontos de pressão e junções mucocutâneas. Em casos não complicados, lesões microscópicas consistem de paraqueratose e, algumas vezes, hiperqueratose.

Deficiência de Zinco na Dieta de Ruminantes. Ver Distúrbios dos Ruminantes (Bovinos, Ovinos e Caprinos).

Deficiência Hereditária de Zinco em Bovinos e Caprinos. Ver Distúrbios dos Ruminantes (Bovinos, Ovinos e Caprinos).

Deficiência de Zinco em Suínos. Ver Distúrbios dos Suínos.

Dermatose Canina Responsiva ao Zinco. Ver Distúrbios dos Cães.

Acrodermatite Letal do Bull Terrier. Ver Distúrbios dos Cães.

Deficiência de Vitamina E
Ver Distúrbios dos Gatos.

Dermatose Responsiva à Vitamina A
Ver Distúrbios dos Cães.

Distúrbios do Crescimento ou Diferenciação da Epiderme
Hiperqueratose Epidermal Predominante (Descamação)
Seborreia Idiopática Primária. A seborreia idiopática primária é um distúrbio de hiperproliferação epidermal que resulta em aumento na produção de corneócitos e descamação visíveis. Ocorre mais comumente em cães e menos em equinos e gatos. Muitos trabalhos experimentais têm sido realizados em cocker spaniels. A patogenia da doença envolve a hiperproliferação da epiderme, infundíbulo do folículo piloso e glândulas sebáceas. Os índices de marcação de células basais são três a quatro vezes maiores em cocker spaniels com seborreia do que em cães normais. A hiperproliferação resulta em diminuição no tempo de recuperação epidermal para aproximadamente um terço (p. ex. de 22 dias para 8 no cocker spaniel). No cocker spaniel, a doença parece ser resultado de um defeito celular primário no queratinócito, pois as células epidermais permanecem hiperproliferativas quando crescem na cultura e após serem enxertadas na derme de cães normais. Entretanto, a base molecular do defeito ainda não foi estudada. Na seborreia, estudos quantitativos na produção de sebo ainda não foram realizados, mas sabe-se que há um aumento relativo em ácidos graxos livres e diminuição relativa de ceras de diéster na superfície da pele seborreica de várias raças. Alem disso, há uma mudança nos estafilococos coagulase-positivas residentes não patogênicas para patogênicas. Clinicamente, duas formas de seborreia têm sido descritas, a forma seca (seborreia seca), com pele seca e camadas brancas a cinza que esfoliam (Fig. 17-9), e uma forma oleosa (seborreia oleosa), com descamação e excesso de quantidade de lipídios castanhos a amarelos que se aderem à superfície da pele e pelo. Um animal pode ter seborreia seca em algumas partes do corpo e oleosa em outras. Lesões microscópicas incluem hiperqueratose evidente da epiderme e infundíbulo folicular. A epiderme tem aparência papilar causada pelo alargamento do ósteo folicular pela hiperqueratose folicular (Fig. 17-9). Comedões (folículos dilatados com um plug de estrato córneo folicular e sebo) estão presentes em alguns animais. Nas bordas do óstio folicular, focos de paraqueratose se formam sobre a epiderme espongiótica contendo poucos leucócitos espalhados. A superfície dermal é congesta e edematosa.

Ictiose. As ictioses são um grupo heterogêneo de doenças de pele hereditárias observadas principalmente em bovinos e cães. Nas formas graves de ictiose, a pele é espessada por acentuada descamação e pode se rachar em placas lembrando escamas de peixes; por isso, a doença é chamada "ichthys" palavra grega que significa peixe. Avanços recentes no diagnóstico molecular melhoraram o entendimento dos defeitos em algumas dessas doenças. Em seres humanos, muitas ictioses estão associadas a defeitos na barreira epidermal, incluindo as camadas intercelulares de lipídios, envelope cornificado e proteínas de queratinas. Estes defeitos resultam em aumento na produção do estrato córneo (descamação), uma característica da doença que pode ocasionar aumento na prevalência de infecções secundárias. Recentemente, defeitos moleculares semelhantes aos da ictiose humana têm sido identificados como causa de algumas formas de ictiose em bovinos e cães.

Em bovinos, duas formas da doença têm sido descritas; ambas parecem ter um modo autossômico recessivo de hereditariedade. Uma é letal (ictiose fetal), e muitos bovinos afetados por ela são natimortos ou morrem dias após o nascimento. Ictiose fetal se assemelha muito a ictiose arlequim em crianças. Defeitos em um gene (*ABCA12*, um membro da família cassete ligada à adenosina trifosfato [ATP]) têm sido identificados como causa da ictiose arlequim. O gene *ABCA12* está envolvido na produção de uma proteína necessária para a transferência lipídica nos grânulos lamelares, um processo necessário para a formação das camadas lipídicas intercelulares e a estrutura e função da barreira epidermal. Devido à disfunção da barreira, crianças com ictiose arlequim desenvolvem excessiva perda de fluidos (desidratação) e infecções com risco de vida nas primeiras semanas de vida. A perda funcional da proteína ABCA12 interrompe o desenvolvimento normal da epiderme, resultando em descamação espessa e dura, característica da ictiose arlequim. Recentemente, a mutação no *ABCA12* tem sido identificada em bovinos Chianina, uma das raças de bovinos conhecidas por desenvolver ictiose fetal, confirmando a semelhança do defeito genético para a doença em bovino e seres humanos. Macroscopicamente, placas cornificadas e espessas, separadas por fissuras, cobrem a pele de bovinos afetados. Fissuras da pele podem resultar em exsudação de proteína, infecções bacterianas e fúngicas secundárias que frequentemente causam morte ou eutanásia. As orelhas podem ser pequenas e ter eversão das pálpebras, lábios e outras áreas de junção mucocutânea. Microscopicamente, a epiderme é espessada por hiperqueratose compacta marcada, com paraqueratose variável. O infundíbulo folicular também é afetado e o estrato córneo margeia os pelos presos. Na forma menos grave de ictiose em bovinos (ictiose congênita), o defeito molecular ainda não foi identificado.

Lesões podem ser discretas ao nascimento e progredir com a idade. A pele se torna espessa, dobrada e coberta por descamação tipo placas separadas por fissuras rasas nas quais os pelos ficam presos. Lesões mais graves são observadas onde o pelo é mais curto, particularmente nos membros, abdome e nariz. Microscopicamente, a superfície epidermal é enrugada, variavelmente espessada por acantólise e coberta por hiperqueratose ortoqueratótica laminar proeminente.

Ictiose em cães geralmente está divida em dois subtipos básicos: epidermolítico e não epidermolítico, baseado na presença ou ausência de vacuolização dos queratinócitos do estrato espinhoso e granuloso superficial em conjunto com hiperqueratose. As bases moleculares da ictiose canina raramente são investigadas. Entretanto, recentemente, a ictiose lamelar recessiva deficiente em transglutaminase 1, um distúrbio hereditário autossômico recessivo em cães jack russell terrier, tem sido descrita. A doença é não epidermolítica e se assemelha à ictiose lamelar de seres humanos, a qual está associada a defeitos no envelope das células cornificadas e é causada pela mutação no gene da transglutaminase 1. Transglutaminases catalisam a ligação cruzada de proteínas que formam o envelope cornificado. Lesões clínicas em jack russell terrier incluem camadas de descamação frouxa e aderente generalizada, bem como pele com pelos esparsos com descamação grande, branca ou bronzeada (Fig. 17-58). Coxins são moderadamente hiperqueratóticos e as unhas são moles. Infecções secundárias com bactérias cocoides e leveduras são comuns, como resultado do defeito da barreira epidermal. Lesões histológicas consitem de hiperqueratose laminada a compacta da epiderme e infundíbulo folicular, sem epidermólise. Infecções secundárias resultam em inflamações. Ultraestruturalmente, muitas camada de corneócitos estão presentes. Corneócitos possuem margens irregulares e inclusões lamelares lineares ou ovais e, em comparação com animais controle, envelopes cornificados finos ou menos proeminentes.

Talvez a forma mais comum de hiperqueratose não epidermolítica em cães ocorra em golden retrievers jovens e saudáveis. O modo de hereditariedade é autossômico recessivo e o defeito genético é devido a uma mutação no gene PNPLA1. A proteína codificada por este gene pertence à família da fosfolipase tipo patatina (PNPLA) e é importante no metabolismo lipídico. Um teste genético está disponível e pode detectar portadores (heterôgeneos para a mutação), bem como cães afetados (homozigotos para a mutação). O gene PNPLA1 é importante na formação da barreira lipídica epidermal. Lesões clínicas variam em gravidade e consistem em extensas descamações planas na superfície da pele e pelagem. Coxins e plano nasal não são afetados. Lesões histológicas consistem de em hiperqueratose ortoqueratótica

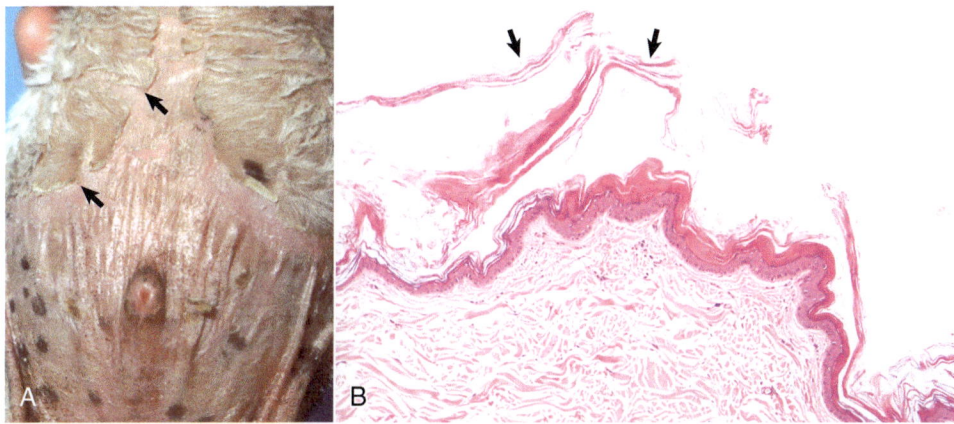

Figura 17-58 Ictiose, Pele, Cão. A, Abdome. A pele está coberta com placas aderentes (*setas*), e a superfície da pele é enrugada. **B,** Hiperqueratose compacta está presente. Placas de estrato córneo estão separadas umas das outras e estão levantando a superfície (*setas*). Coloração por HE. (**A** Cortesia de Dr. D. Lewis, College of Veterinary Medicine, University of Florida. **B** Cortesia de Dr. A.M. Hargis, DermatoDiagnostics.)

compacta discreta a moderada sem acantose epidermal, epidermólise ou inflamação dermal. Ultraestruturalmente, cães afetados possuem corneócitos mais coesos e corneodesmossomos em maior número, sugerindo que a doença possa ser causada por um atraso na degranulação dos corneodesmossomos.

A base molecular de uma forma hereditária autossômica recessiva de hiperqueratose epidermolítica tem sido descrita recentemente em cães norfolk terrier que têm a mutação no gene que codifica para queratina 10 (KRT10). Lesões histológicas semelhantes têm sido observadas em outras poucas raças de cães (Fig. 17-59). Esta condição é similar à hiperqueratose epidermolítica em seres humanos, causada por defeitos na proteína queratina 1 e 10. Filamentos intermediários de queratina são importantes proteínas estruturais na epiderme, e defeitos podem ser associados a agregação de filamentos de queratina

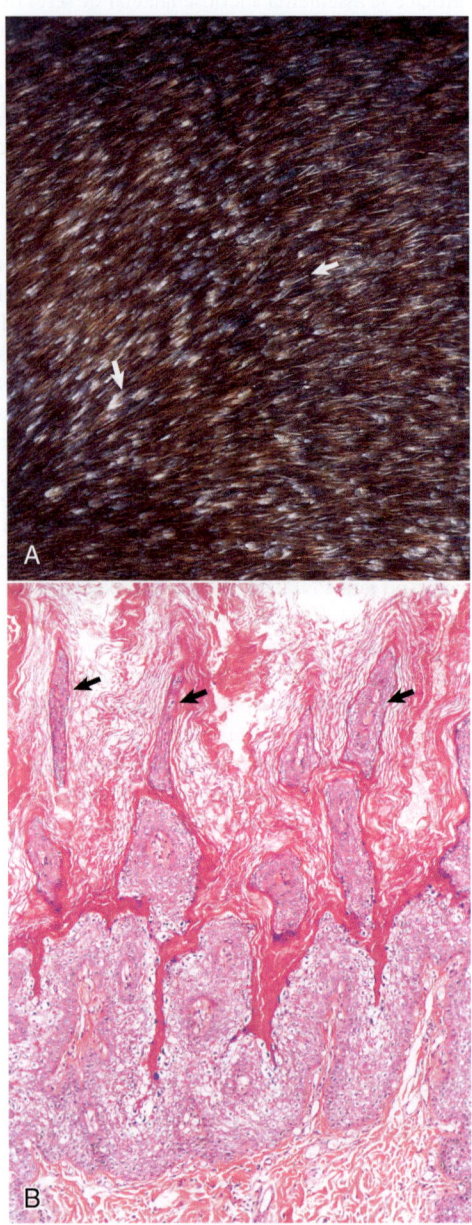

Figura 17-59 **Hiperqueratose Epidermolítica, Pele, Cão. A,** Tórax lateral do Rhodesian ridgeback. Existem fronds de queratina aderentes ao pelo (*setas*). **B,** Hiperplasia epidermal papilar com ruptura e fissura da camada granular e grânulos grandes de querato-hialina. A hiperplasia papilar com papila epidermal e hiperqueratose (*setas*) contribui para o acúmulo de queratina aderida aos pelos nesta raça de cão. Coloração por HE. (Cortesia de Dr. A.M. Hargis, DermatoDiagnostics.)

irregulares e perda de força, resultando na separação dos queratinócitos, especialmente em associação a trauma. Em cães norfolk terriers, as lesões clínicas incluem descamação e fragilidade epidermal, e a epiderme superficial pode se soltar após suave trauma mecânico. Descamação pigmentada, especialmente em áreas intertriginosas está presente. Coxins, unhas e pelos são normais. Histologicamente, há hiperplasia epidermal papilar com hiperqueratose mínima a moderada, grandes grânulos de querato-hialina e separação (epidermólise) e formação de fendas dos queratinócitos da camada granular (Fig. 17-59). Ultraestruturalmente, queratinócitos no estrato espinhoso superior e granuloso apresentam uma redução dos tono-filamentos e agregação filamentar anormal.

Adenite Sebácea. Adenite sebácea, inflamação das glândulas sebáceas, ocorre mais comumente em cães, sendo poucas vezes observada em gatos e já tendo sido relatada em um equino. Dois tipos básicos de apresentações clínicas da adenite sebácea têm sido relatadas no cão e incluem os tipos observados em raças de pelo longo e curto. No entanto, devido à distinta diferença na apresentação clínica das lesões nas raças de cães de pelo curto, tem sido sugerido que a adenite sebácea nessas raças seja um entidade separada. As raças de pelo longo mais comumente afetadas incluem o poodle standard, akita, springer spaniel inglês, havanês, pastor alemão e Salmoieda, mas muitas outras raças podem ser afetadas. As raças de pelo curto mais comumente afetadas incluem vizsla, pinscher miniatura, beagle e dachshund. A causa e a patogenia são incertas, mas um componente hereditário para a doença é proposto para poodle standard e akita. Estudos imuno-histológicos têm demonstrado uma predominância de células dendríticas apresentadoras de antígenos e linfócitos T em áreas de inflamação da glândula sebácea, sugerindo uma imunopatogenia mediada por células. A gravidade da lesão clínica e a localização variam entre as raças de cães, mas, nos cães de pelo longo, descamação com formação de frondes de queratina aderidas às hastes pilosas (moldes foliculares) e pelagem progressivamente pobre, seca e frágil estão consistentemente presentes. A perda de pelo muitas vezes inicia em regiões mais craniais e dorsais, mas o rabo pode ser gravemente afetado em alguns casos. A pelagem pode se tornar mais clara ou mais escura, e o pelo dos poodles que se desenvolvem após o início da doença são ondulados ou lisos mais do que firmemente enrolados (Fig. 17-30). Foliculite bacteriana secundária e otite externa se desenvolvem comumente. Em raças de cães com pelo curto, as lesões clínicas se desenvolvem no tronco (ocasionalmente na face) e consistem de placas focais firmes e nódulos com alopecia e descamação aderida que podem se expandir e coalescer. Os moldes foliculares pilosos podem estar presentes, mas a foliculite bacteriana secundária é rara. Algumas vezes, edema da face ou grave ulceração da orelha podem se desenvolver. Esses não são achados da doença em raças de pelo longo, o que sugere que a forma de pelo curto da adenite sebácea seja uma entidade diferente. Gatos tem áreas multifocais, circulares, de perda de pelo, descamação, crostas e moldes de queratina folicular que começam na cabeça, orelha e pescoço e se disseminam caudalmente. Placas progressivas de descamação não pruriginosas, crostas, alopecia e leucodermia são relatadas no equino. A razão pela qual a descamação e a alopecia se desenvolvem em associação à perda das glândulas sebáceas é especulativa. Lesões microscópicas incluem linfócitos, neutrófilos e macrófagos que apagam as glândulas sebáceas e algumas vezes formam granulomas microscópicos (Fig. 17-30). Em alguns cães, há hiperqueratose ortoqueratótica extensa. Cães cronicamente afetados não possuem glândulas sebáceas remanescentes, mas inflamação residual discreta e fibrose estão presentes na derme perifolicular próxima ao istmo (local normalmente ocupado pelas glândulas sebáceas). Inflamação ou perda das glândulas sebáceas podem ocorrer em outras condições, como foliculite, demodicose, síndrome uveodermatológica ou leishmaniose, na qual a inflamação atinge primariamente outras áreas da pele (folículos, células epidermais ou derme) e envolve as glândulas sebáceas recém-formadas, devido à proximidade delas com a inflamação. Por isso, essas condições são diagnósticos diferenciais histológicos para adenite sebácea predominantemente em cães.

Hiperqueratose do Plano Nasal ou Coxins em Cães. Ver Distúrbios dos Cães.

Hiperqueratose Folicular Predominante (Comedões)

Comedões (Tabela 17-6) ocorrem em inúmeros distúrbios de pele, incluindo aqueles associados a trauma superficial (calo, dermatite solar), dermatose endócrina (especialmente hiperadrenocorticismo), distúrbios nutricionais ou endócrinos de cornificação (seborreia primária, dermatite responsiva à vitamina A) e em alguns distúrbios associados a infecção folicular (especialmente demodicose). Além disso, comedões são proeminentes em três condições nas quais eles são considerados a principal característica da doença.

Síndrome dos Comedões do Schnauzer. Ver Distúrbios dos Cães.

Cistos Foliculares e Comedões Interdigitais Palmares e Plantares Caninos. Ver Distúrbios dos Cães.

Acne. Acne felina desenvolve-se na pele do queixo, lábios inferiores e menos comumente nos lábios superiores. Gatos de diversas idades, sexo e comprimento de pelo são afetados. A causa e o prognóstico são pouco claros, mas defeito na cornificação folicular e maus hábitos de higiene têm sido sugeridos. Macroscopicamente, as lesões consistem de comedões que podem progredir para pápulas, crostas, nódulos e edema difuso. Lesões histológicas começam com hiperqueratose folicular leve e progridem para comedões, que podem se tornar secundariamente infectados por bactérias, resultando em foliculite, ruptura folicular (furunculoses) e dermatite localizada a difusa, paniculite e celulite. M. *pachydermatis* pode contribuir para casos de acne felina nos queixos que são refratários às terapias.

A acne canina é uma doença crônica que se desenvolve na pele do queixo e lábios de animais jovens, normalmente de pelo curto. A causa desse distúrbio não é conhecida, mas uma doença da cornificação folicular ainda não foi definitivamente documentada. Lesões iniciais consitem em pápulas foliculares e comedões que com o tempo aumentam para nódulos que podem ulcerar e drenar. Histologicamente, as lesões iniciais consitem de hiperqueratose moderada a acentuada, furunculose e seios drenantes (lesões nodulares, ulceradas e drenantes).

Hiperplasia Epidermal Predominante (Liquenificação ou Crosta)

Distrofia da Banda Coronária Equina. Ver Distúrbios dos Equinos.

Dermatite Psoriasiforme Pustular de Suíno Jovens (Pitiríase Rosa). Ver Distúrbios dos Suínos.

Seborreia Secundária. Seborreia secundária não é um distúrbio primário de cornificação; contudo, ela se assemelha clinicamente a doenças primárias de cornificação (descamação seca e esfoliante ou oleosa e aderente) e por isso ela precisa ser diferenciadas delas. Seborreia secundária é comum e causada por uma variedade de doenças cutâneas não relacionadas, incluindo: alergia; ectoparasitismo; infecções bacterianas, demodécicas e fúngicas; dietas deficientes; distúrbios endócrinos e internos. As lesões de seborreia secundária se resolvem completamente se a doença concomitante for eliminada. Alterações microscópicas incluem hiperqueratose folicular e epidermal com ou sem paraqueratose somada a lesões associadas a doença subjacente.

Distúrbio da Pigmentação

Melanócitos produzem o pigmento melanina que é responsável pela coloração do pelo, pele e olhos e exerce um importante papel na fotoproteção. Adicionalmente, melanócitos estão presentes no ouvido interno, onde controlam o transporte de íons e a função do ouvido interno. A ausência de melanócitos pode resultar em surdez. Melanina é sintetizada por melanócitos, que são células dendríticas originadas como melanoblastos da crista neural. Melanoblastos se desenvolvem na crista neural e migram para a região periférica, incluindo camada espinhosa e basal da epiderme, folículo piloso e derme. Melanoblastos se diferenciam em melanócitos que sintetizam melanossomos e melanina. Tirosina, uma enzima detentora de cobre, exerce um papel crítico na síntese de melanina. Mutações genéticas que afetam algum passo da formação da melanina podem causar hipopigmentação hereditária. Muitos tipos de influências exógenas, como a inflamação, RUV, endocrinopatias, doenças autoimunes e estado nutricional, podem afetar os melanócitos da pele, resultando em hipopigmentação ou hiperpigmentação adquirida.

Hipopigmentação

Distúrbios associados à redução de pigmentos podem ser (1) herdados ou adquiridos, (2) envolver pele ou pelo, (3) localizados ou generalizados, ou (4) idiopáticos ou relacionados com alguma outra doença. Redução na pigmentação da pele é denominada leucoderma e, do pelo, leucotriquia. Leucoderma e leucotriquia podem ocorrer independentemente. Eles podem resultar em diminuição da melanina (hipomelanose) a uma completa ausência de melanina (amelanose), ou da perda excessiva de melanina (despigmentação). Eseses eventos ocorrem tanto da ausência de melanócitos sintetizantes de pigmento quanto da falha do melanócito em produzir a quantidade normal de melanina ou de transferi-la ao queratinócito adjacente. Uma vez que cobre é um componente da tirosina, a produção de melanina depende desse mineral. Por isso, deficiência de cobre pode resultar em redução da pigmentação.

Hipopigmentação Hereditária. Hipopigmentação hereditária pode ser dividida em hipomelanocítica/hipomelanose amelanocítica, caracterizada pela redução ou ausência de melanócitos em áreas afetadas, e hipomelanótica/hipomelanose amelanótica, na qual os melanócitos estão presentes, mas defeituosos. Hipopigmentação pode ser localizada, extensa ou generalizada. Mutações que causam hipopigmentação podem interferir com melanócitos em pontos específicos do seu desenvolvimento e função, resultando em síndromes específicas, incluindo: (1) migração de melanoblastos (síndrome de Waardenburg, piebaldismo), (2) síntese de melanina no melanossomo (albinismo oculocutâneo), (3) formação de melanossomos dentro dos melanócitos (síndrome de Chédiak-Higashi) e (4) transferência dos melanossomos maduros para a ponta dos dendritos (síndrome de Griscelli em seres humanos, como tem sido sugerido pela displasia folicular associada a cor em cães münster-länder e possivelmente em outras raças). Falha na migração dos melanócitos, diferenciação e sobrevivência podem resultar em surdez. Por isso, animais com síndrome semelhante a de Waardengurg e piebaldismo podem ser surdos.

Síndrome análoga à síndrome humana de Waardenburg tem sido descrita em cavalos, cães e gatos. Neste distúrbio hipomelanocítico, há falha na migração dos melanoblastos da crista neural para pele, olhos e orelha interna ou falha em sobreviver nesses locais. Animais afetados tipicamente possuem pelagem branca e íris azuis ou heterocromática e são surdos. Em cães, esta síndrome tem sido descrita em raças como dálmata, bull terrier, sealyham terrier, collie e dogue alemão. Em cavalos e cães, a condição é hereditária como um característica autossômica dominante com penetração incompleta. Em gatos, a herdabilidade é autossômica dominante com penetração completa para a perda de pigmentação e incompleta para degeneração do ouvido interno.

Síndrome letal do overo branco em potros, análoga à síndrome de Waardenburg tipo 4 (doença de Hirschsprung), tem sido relatada em cavalos da raça paint horse americana, na qual potros brancos do acasalamento entre dois paint horse overo manchado nascem com cólon aganglionar. Essa condição tem herdabilidade autossômica recessiva e é resultado da mutação genética na via de sinalização da endotelina, que é crítica para o desenvolvimento correto e migração das células da crista neural. Células da crista neural dão origem aos melanócitos e neurônios entéricos. Esses potros desenvolvem cólica pela grande distenção do cólon e morrem ou são submetidos à eutanásia rapidamente após o nascimento.

Piebaldismo também é uma forma de hipomelanose hipomelanocítica genética, resultando em manchas multifocais brancas, nas quais há ausência de melanócitos por falha congênita na migração dos melanoblastos da crista neural e inabilidade em sobreviver e se proliferar na pele. Piebaldismo tem sido observado em muitas espécies de cavalo, bovinos, cães (como dálmatas) e gatos.

As várias formas de albinimos são exemplos de hipomelanose hipomelanocítica. Em animais albinos e seres humanos, os melanócitos estão presentes e distribuídos normalmente, mas possuem defeitos na função e falham em produzir melanina. A extensão do defeito bioquímico varia. Por isso, albinismo cobre um espectro da amelanose e albinismo oculocutânea através da diluição gradiente de pigmentação. Albinismo oculocutâneo e diluição da pigmentação são hereditários com características autossômicas recessivas, associadas a uma variedade de mutações genéticas. Uma deleção parcial do gene *SLC45A2* tem sido descrita como causadora do albinismo oculocutâneo em cães doberman pinscher que desenvolvem melanomas na pele, lábios, pálpebras e íris.

A síndrome de Chédiak-Higashi em seres humanos, bovinos Hereford, Brangus e Preto Japonês (Wagyu), gato persa e várias outras espécies de animais é um exemplo de albinismo parcial e uma característica hereditária autossômica recessiva. Apesar da melanina ser produzida, há uma mutação no gene bege, que tem o papel mais importante na geração de organelas celulares. Isto resulta em uma membrana defeituosa que causa a formação de melanossomos gigantes, que são transferidos com dificuldade para o queratinócito. O agrupamento desses melanossomos gigantes produzerm o efeito de diluição na cor. A síndrome de Chédiak-Higashi é discutida no sistema hematopoiético (Capítulo 13).

Hematopoiese cíclica (neutropenia cíclica), uma doença hereditária letal em cães collie, é causada por uma mutação no gene canino *AP3B1*, que resulta na diminuição da atividade enzimática da elastase neutrofílica. Essa é uma doença genética autossômica recessiva com efeitos pleiotrópicos na diluição da cor da pelagem. Cães afetados são cinza-prateados. A coloração anormal dos pelos resulta da formação diminuída de melanina de seus precursores tirosina em vez de formarem aglomerados de pigmento. A coloração normal da pelagem do collie é parcialmente restaurada em animais que recebem transplante de medula óssea para corrigir a hematopoiese cíclica. Os aspectos hematológicos dessa doença estão considerados na discussão do sistema hematopoiético no Capítulo 13.

A diluição da cor da pelagem tem sido descrita em muitas espécies. Ela ocorrem em muitas raças de cavalos, bovino, cães e gatos, mas são particularmente comum em gatos siameses. Aglomeração de grandes grânulos de melanina nos pelos e células da matriz pilosa é responsável pela coloração pálida da pelagem. Semelhantemente, o acúmulo de grânulos de melanina ocorre nos melanócitos da epiderme. Em gatos, acredita-se que a diluição da cor da pelagem seja resultado das características autossômicas recessivas (diluição do maltês) devido à deleção de uma base simples na melanofilina. Uma ou mais mutações dentro ou próximo ao gene da melanofilina também são responsáveis pela diluição na coloração do pelagem em cães.

Hipopigmentação Adquirida. Hipopigmentação adquirida ocorre após danos à unidade de melanina da epiderme por várias lesões, incluindo trauma, inflamação, radiação, contato, endocrinopatias, infecções, deficiência nutricional e neoplasia. Em geral, a severidade da injúria determina se a lesão irá resultar em hipo ou hiperpigmentação. Lesões leves reultam em incontinência pigmentar e hipopigmentação epidermal pela morte de queratinócitos contendo melanina. No entanto, hiperpigmentação pode ocorrer, possivelmente pela liberação de fatores de estimulação de melanócito pelos queratinócitos sobreviventes e subsequentemente aumentam a produção dos melanossomos. Acredita-se que esses fatores estão presentes na epiderme normal, mas seus níveis ou atividade estão diminuídos em resposta aos estímulos ou estresse dos queratinócitos. Em contraste, lesão severa resulta na morte dos melanócitos, os quais não se regeneram e, por isso, não há repigmentação.

Vitiligo é uma hipomelanose hipomelanocítica de seres humanos e animais, caracterizada pela expansão gradual de máculas pálidas que geralmente tem distribuição simétrica ou segmentar. A causa imediata de vitiligo é a destruição dos melanócitos. Teorias sobre a patogenia dessa doença incluem destruição autoimune dos melanócitos, teoria neurogênica sobre o envolvimento neuroquímico dos nervos periféricos que inibem a melanogenese, teoria autodestrutiva que envolve falha na proteína dos melanócitos contra os efeitos tóxicos dos precursores da melanina, ou uma combinação de fatores. Vitiligo tem sido descrito em cavalos, bovinos, cães e gatos. A condição é melhor caracterizada em cães pastor belga tevuren. A despigmentação nessa raça ocorre principalmente na pele e membrana mucosa da face e boca em cães adultos jovens. Exames histológicos da pele afetada revelam epiderme desprovida de ambos, grânulos de pigmentação e células DOPA-positivas. Microscopia eletrônica confirma a falta de melanócitos na lesão. Seu lugares são tomados pelas células de Langerhans ou dendríticas intermitentes.

Síndrome uveodermatológica (síndrome semelhante à Vogt-Koyanagi-Harada [VKH]) é uma síndrome rara da dermatite de interface histiocítica e uveíte granulomatosa em cães, particularmente akita, chow chow, samoieda, malamute-do-alasca e huskies siberianos. A forte associação à raça sugere que há uma base hereditária para a doença. De fato, em akitas, os genes alelos classe II dos antígenos leucocitários caninos específicos (DLA) parecem predispor ao desenvolvimento desta doença. A patogênese parece envolver um ataque imunomediado contra melanina ou melanócitos, particularmente um ataque celular imunomediado por linfócitos T auxiliar contra antígenos dos melanócitos, mas resposta imune humoral também pode ter um papel. Lesões oculares normalmente se desenvolvem antes das lesões cutâneas e são mais importantes, pois podem provocar cegueira. Lesões clínicas consistem de manchas simétricas a difusas de dispigmentação da pele do nariz, lábios, pálpebras, escroto ou vulva, pele da região anal, orelhas e coxins. Ocasionalmente, as lesões são mais generalizadas. Leucotriquia dos pelos adjacentes podem estar presentes. Menos comumente, as lesões são mais severas e consistem de ulceração, erosão e crostas. Lesões histológicas completamente desenvolvidas são de inflamação de interface rica em células, primariamente de células histiocíticas contendo melanina (incontinência pigmentar). A inflamação ocorre paralela à superfície epidermal, mas normalmente não altera a interface e pode se estender ao redor dos anexos. Degeneração das células basais é incomum.

Despigmentação cutânea em equinos e cães pode ser resultado do contato com borracha. O éter monobenzeno de hidroquinona, um ingrediente comum na borracha, inibe a melanogenese. Em equinos, lesões resultam do contato com equipamentos como protetores de bitola de borracha, correias ou baldes de alimentação (lábios, nádegas e face). Em cães, lesões resultam do contato com pratos de borracha ou brinquedos (lábios ou nariz).

Em cães, hipopigmentação pode ocorrer em doenças imunomedia-das com alvo na interface derme-epiderme, como o lúpus eritematoso e dermatomiosite, em associação a condições neoplásicas, como linfoma epiteliotrópico (micose fungoide). A hipopigmentação se desenvolve da lesão e subsequente perda de queratinócitos ou melanócitos que contenham melanina. Leucotriquia (despigmentação do pelo) pode ser observada no estágio de recuperação da alopecia areata, uma condição imunomediada clinicamente caracterizada por alopecia e microscopicamente por inflamação linfocítica do bulbo piloso.

Hiperpigmentação

Hiperpigmentação Primária

Lesões Hiperplásicas (Lentigo) ou Neoplásicas (Melanoma). Ver Quadro 17-12.

Acantose Nigrans. Ver Distúrbios dos Cães.

Hiperpigmentação Secundária. Hiperpigmentação pode resul-tar de uma grande variedade de estímulos, incluindo inflamação, trauma, distúrbios metabólicos, terapia medicamentosa (p. ex. doxor-rubicina), lesão subtotal às células da camada basal por irradiação, calor moderado ou distúrbios imunomediados e algumas condições para as quais as causas são desconhecidas (alopecia X). Consequen-temente, hiperpigmentação é observada em todas as espécies com pigmento melanina epidermal. Hipermelanose resulta de uma taxa aumentada de produção de melanossoma, um aumento no tamanho do melanossoma ou aumento na taxa de de melanização do melanos-soma. Normalmente, ela é associada a uma recuperação acelerada de melanócitos com aumento no número de melanossomas.

Distúrbios Cutâneos Diversos

Distúrbios Caracterizados por Infiltrados de Eosinófilos ou Plasmócitos

Distúrbios caracterizados por infiltrados de eosinófilos ou plasmócitos estão listados no Quadro 17-13. Adicionalmente às síndromes dis-cutidas aqui, eosinófilos são, com frequência, o achado proeminente da hipersensibilidade ou dermatite parasitária, especialmente em gatos e equinos, e muitas vezes são um achado na dermatite felina por herpesvírus.

Placas Eosinofílicas. Ver Distúrbios dos Gatos.

Granulomas Eosinofílicos (Granulomas Colagenolíti-cos). Lesões granulomatosas e eosinofílicas com material brilhante eosinofílico, granular a amorfo margeando as fibras colágenas e obscu-recendo os detalhes da fibra (figuras em chama) ocorrem em equinos, cães e gatos. As causas dessas síndromes ainda são pouco entendidas. A alteração tintorial pode se desenvolver em qualquer lesão com grande número de eosinófilos como as reações a parasitas, corpos estranhos (incluindo pelo) ou em tumores de mastócitos e em alguns casos de linfoma cutâneo. Agregados eosinofílicos e degranulação perto dos feixes colágenos causam a alteração tintorial. Degranulação de eosi-nófilos resulta na liberação de ampla variedade de proteínas tóxicas granulares (p. ex. proteína básica principal), enzimas (peroxidase, colagenase), citocinas (IL-3, IL-5, fator estimulante de colônia gra-nulocítico-macrofágico [GM-CSF]), quimiocinas (IL-8) e mediadores lipídicos (leucotrienos e fator de ativação plaquetário), aumentanto a resposta inflamatória. Lesões macroscópicas incluem pápulas, nódulos, placas (algumas vezes lineares) e úlceras na pele (Fig. 17-22). Lesões nodulares ou ulceradas também podem se desenvolver na mucosa oral de cães e gatos e nos coxins de gatos. Microscopicamente, dermatite nodular (ou estomatite) consiste de uma resposta inflamatória com predomínio de eosinófilos, figuras em chama e macrófagos, alguns dos quais são multinucleados (Fig. 17-22). Colagenólise se desenvolve em algumas lesões, principalmente como um evento secundário,

causado pelas enzimas proteolíticas (p. ex. colagenase). Algumas úlceras indolentes no lábio superior de gatos apresentam áreas de figuras em chama e inflamação granulomatosa. São consideradas granulomas eosinofílicos.

Furúnculos Eosinofílicos da Face de Cães. Ver Distúrbios dos Cães.

Síndromes Hipereosinofílicas com Sinais ou Lesões Sis-têmicas

Doença Epiteliotrópica Eosinofílica Multisistêmica no Equi-no. Ver Distúrbios dos Equinos.

Síndrome Hipereosinofílica Felina. Ver Distúrbios dos Gatos.

Dermatite Eosinofílica com Edema no Cão. Ver Distúrbios dos Cães.

Pododermatite Plasmocítica. Ver Distúrbios dos Gatos.

Distúrbios Inflamatosos Granulomatosos Nodulares sem Microrganismos

Doenças inflamatórias granulomatosas nodulares sem microrganis-mos estão listados no Quadro 17-14. As doenças desta categoria tradicionalmente têm sido consideradas estéreis, pois nenhum microrganismo tem sido identificado pela avaliação microscópica, incluindo colorações especiais e IHC para organismos, pela avaliação por microscopia eletrônica, por culturas ou por avaliação citológica. Entretanto, novas técnicas, incluindo PCR que detecta concen-trações mínimas de DNA, sugerem um potencial para participação microbiana na patogenia de algumas dessas doenças inflamatórias que parecem estéreis, especialmente em seres humanos. É possível, por exemplo, que uma resposta imune anormal para um antígeno microbiano ainda não identificado inicie uma resposta inflamatória dominada por macrófagos. Defeito na regulação negativa da resposta imune contra o organismo pode resultar em processos inflamatórios granulomatosos persistentes. Atualmente, este capítulo permanece não resolvido, mas, como mais dessas lesões estão sendo testadas para agentes microbianos, um melhor entendimento destas doenças infla-matórias "estéreis" ainda se desenvolverá. É considerado importante, quando possível, o uso de novas técnicas (como PCR) nesses casos antes considerados estéreis.

Dermatite Granulomatosa Estéril Juvenil e Linfadenite (Celulite Juvenil, Pioderma Juvenil). Ver Distúrbios dos Cães.

Granuloma e Piogranuloma Estéril Idiopático (Síndrome do Piogranuloma Estéril). Granuloma e piogranuloma estéril idiopático, ou síndrome do piogranuloma estéril, são observados mais comumente em cães e raramente equinos e gatos. São de causa des-conhecida e macroscopicamente caracterizados por pápulas, placas ou nódulos únicos ou multifocais na pele da cabeça e extremidades. Lesões microscópicas iniciais incluem acúmulos nodulares perianexais ou coalescentes de leucócitos, consistindo predominantemente de macrófagos (histiócitos), neutrófilos e linfócitos. Granulomas orga-nizados e piogranulomas estão presentes. Lesões mais antigas podem invadir os anexos e se estender para o subcutâneo. Nenhum mi-crorganismo ou material estranho foi encontrado microscopicamente. Culturas e avaliação citológica para organismos também são negativas. As lesões devem ser diferenciadas daquelas doenças granulomatosas infecciosas e histiocitose reativa em cães.

Histiocitose Reativa Canina. Ver Distúrbios dos Cães.

Histiocitose das Células de Langerhans Canina. Ver Dis-túrbios dos Cães.

O texto continua na p. 1111

Quadro 17-12 **Exemplos de Tumores de Pele**

TUMORES ECDERMAIS
Trichoblastoma

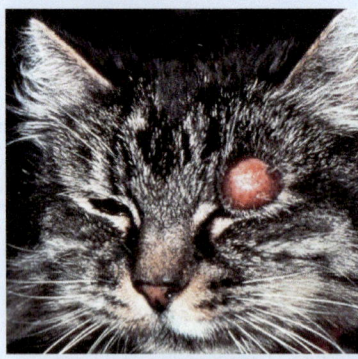

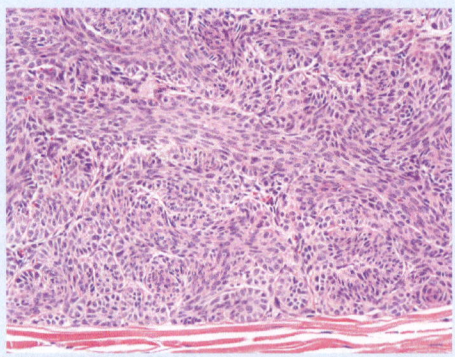

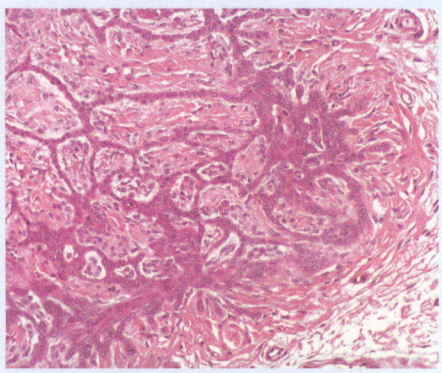

Trichoblastoma, pele, pálpebra superior e dorsal do olho, gato. O tumor é circunscrito, enraizado e com pelos escassos. O tumor e a pele ao redor podem ser facilmente movidos para os lados e nos tecidos acima porque o tumor não invadiu os tecidos adjacentes.*

Trichoblastoma, pele, gato. O tumor circunscrito presumidamente de origem em pelo germinativo primitivo arranjados em agregados irregulares. Alguns trichoblastos são alongados (forma de fuso), um achado de alguns trichoblastomas em gatos. Coloração por HE.†

Trichoblastoma, pele, cão. Note padrão em forma de fita (medusoide) produzido pela proliferação das células basais. Este é um dos muitos padrões (em forma de fita, trabecular, célula granular, célula em fuso) típicos de trichoblastomas em cães. Coloração por HE.‡

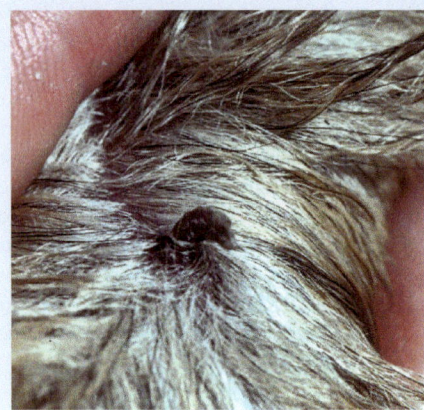

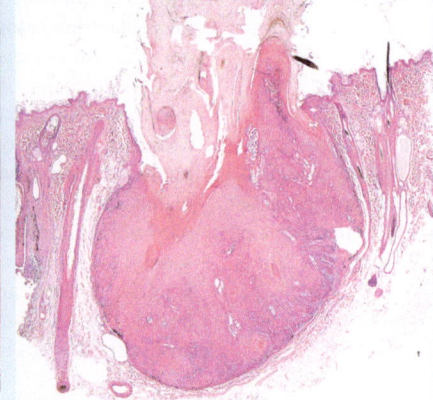

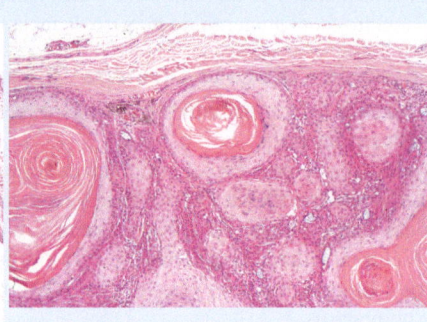

Acantoma infundibular queratinizante (epitelioma cornificante intracutâneo, queratoacantoma), pele, cão. Note crescimento de córneo (chifre cutâneo) projetando da superfície do tumor. Cornos cutâneos podem surgir de uma variedade de lesões epidermais benignas ou malignas (papiloma viral, queratose solar; Fig. 17-41, *B*, carcinoma de células escamosas) ou lesões anexas, especialmente acantomas infundibulares queratinizantes.§

Acantoma infundibular queratinizante, pele, cão. Note o tumor circunscrito localizado na derme ou subcutâneo. O tumor consiste de lóbulos de tamanhos irregulares de epitélio cornificante escamoso estratificado sustentado por uma pequena quantidade de estroma colágeno. O tumor geralmente é "cístico" e contém laminações de estrato córneo, que pode se estender pela superfície epidermal e formar "chifre cutâneo". O epitélio formando os lóbulos do tumor se mistura com a epiderme adjacente. Coloração por HE.

Acantoma infundibular queratinizante, pele, cão. Acantoma infundibular queratinizante, pele, magnificação maior da parede do tumor. Os lóbulos margeiam as laminações concêntricas do estrato córneo e são suportadas por estroma mucinoso escasso. Estes tumores lembram o carcinoma de células escamosas, mas têm uma margem não invasiva circunscrita. Coloração por HE.

Quadro 17-12 **Exemplos de Tumores de Pele** *(Cont.)*

Adenoma de Glândula Sebácea

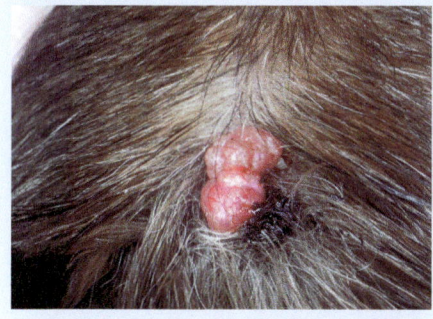 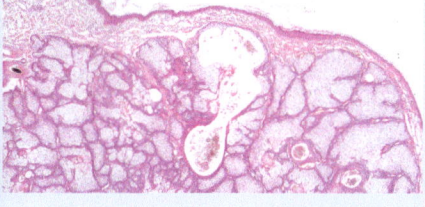 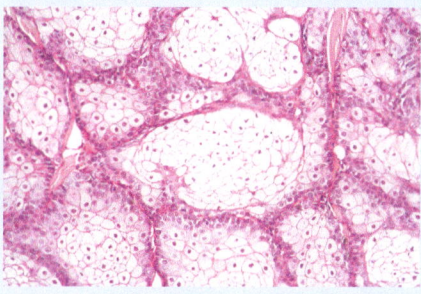

Adenoma de glândula sebácea, pele, cão. Este tumor comum da glândula sebácea frequentemente protrui na superfície epidermal. Os tumores não possuem muito pelo, são gordurosos e podem ser brilhantes devido à secreção da glândula sebácea.

Adenoma de glândula sebácea, pele, cão. Lóbulos de glândulas sebáceas bem-diferenciadas estão presentes na derme e causam elevação polipoide da epiderme ao redor. Um ducto com secreção sebácea também está presente. Coloração por HE.

Adenoma de glândula sebácea, pele, cão. Note a grande semelhança dos lóbulos das células tumorais com as glândulas sebáceas não neoplásicas, um achado sugerindo comportamento benigno. Coloração por HE.

Carcinoma de Células Escamosas

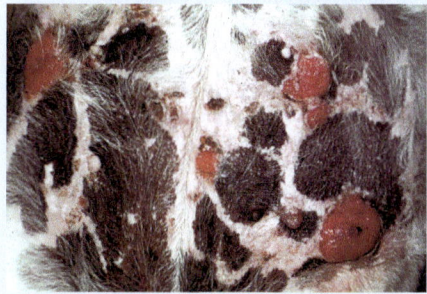 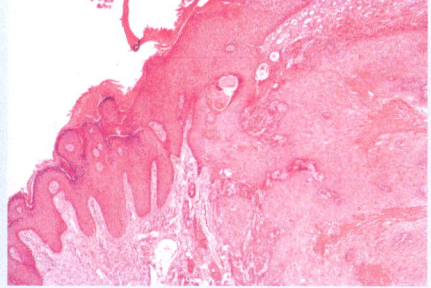 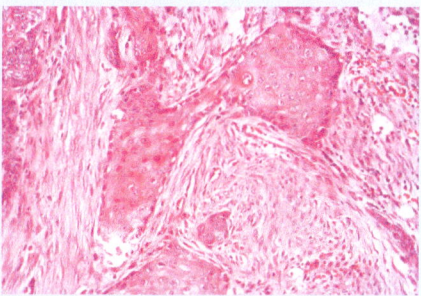

Carcinoma de células escamosas, pele, cão. Note múltiplos carcinomas de células escamosas ulcerados na pele abdominal não pigmentada com pelo espassado. Estes são carcinomas de células escamosas que se desenvolveram em um beagle que vive fora de casa, em uma região de alta altitude onde o nível de luz UV do sol é aumentado.

Carcinoma de células escamosas, pele, cão. Células neoplásicas que surgiram da epiderme (*acima do centro*), invadiram a derme e formaram ilhas irregulares de células com diferenciação escamosa. Coloração por HE.[†]

Carcinoma de células escamosas, pele, cão. Ilhas de células neoplásicas com diferenciação escamosa têm invadido a derme e estão rodeadas pelos fibroblastos proliferativos e colágeno (desmoplasia). Coloração por HE.[†]

TUMORES MESODERMAIS
Histiocitoma Cutâneo

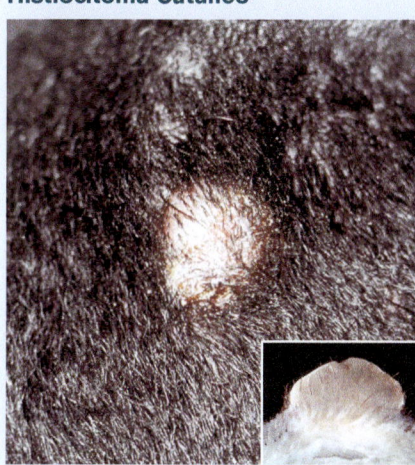 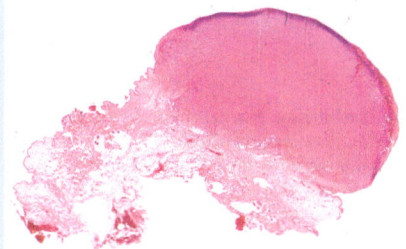 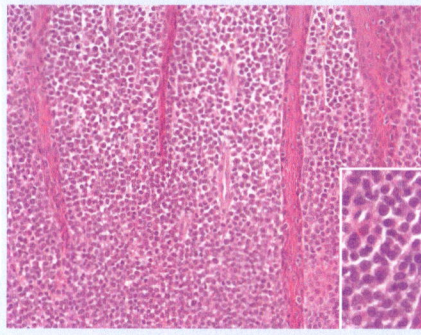

Histiocitoma cutâneo, pele, nariz, cão. Nódulo bronzeado, circular elevado está presente. Histiocitomas cutâneos frequentemente regridem espontaneamente.
Inserto, Corte de histiocitoma cutâneo ilustrando a massa dérmica não encapsulada e sólida protruindo da superfície epidermal.

Histiocitoma cutâneo, pele, nariz, cão. O histiocitoma eleva a superfície epidermal e consiste de uma massa sólida de células histiocíticas. Coloração por HE.[†]

Histiocitoma cutâneo, pele, nariz, cão. Note as células poliédricas a redondas na derme e crescimento para baixo alongado da epiderme (cristas epidermais) no histiocitoma (um achado comum destes tumores). *Inserto,* Magnificação maior das células histiocíticas. Coloração por HE.

(Continua)

Linfoma Cutâneo

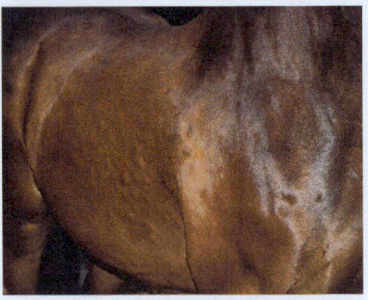

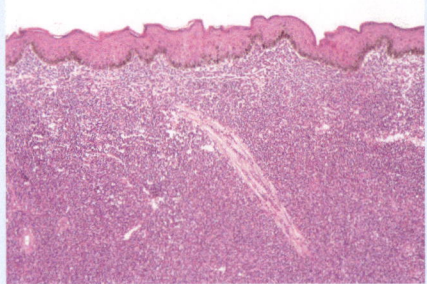

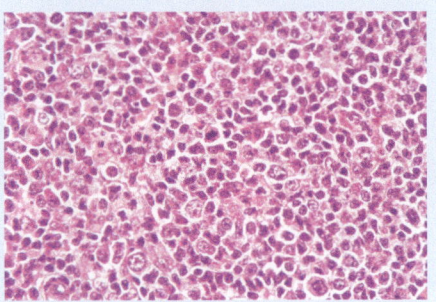

Linfoma cutâneo, pele, pescoço e tórax lateral, equino. Note os nódulos que são massas de linfócitos neoplásicos e linfócitos não neoplásicos infiltrando a derme, causando elevação da epiderme adjacente.[II]

Linfoma cutâneo, pele, equino. Camadas de linfócitos neoplásicos e linfócitos não neoplásicos infiltrados obliteram a arquitetura normal da derme, exceto pelo músculo eretor do pelo *(centro)*. A epiderme ao redor é normal. Coloração por HE.

Linfoma cutâneo, pele, equino. Note a população de células linfoides com aparência diferente. Algumas lembram linfócitos normais e são pequenas e bem-diferenciadas, enquanto outras são grandes e pleomórficas com núcleo vesicular e nucléolo. Estudos de imuno-histoquímica e genéticos de muitos casos de linfoma cutâneo no cavalo têm demonstrado que os linfócitos pequenos bem-diferenciados são linfócitos T não neoplásicos, enquanto os linfócitos pleomórficos grandes são linfócitos B neoplásicos. É especulado que os linfócitos B neoplásicos produzam citocinas que causam a infiltração de linfócitos T não neoplásicos e, algumas vezes, outros linfócitos. Linfoma cutâneo no equino com esses achados morfológicos e imunofenótipo é referido como subtipo de linfoma rico em linfócito T e linfócito B grande. Coloração por HE.

Linfoma Epiteliotrópico

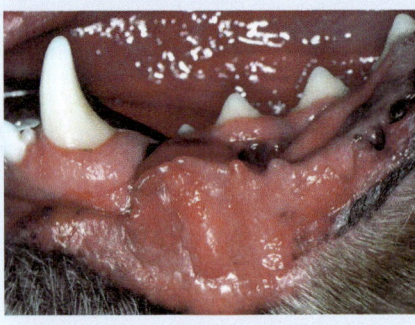

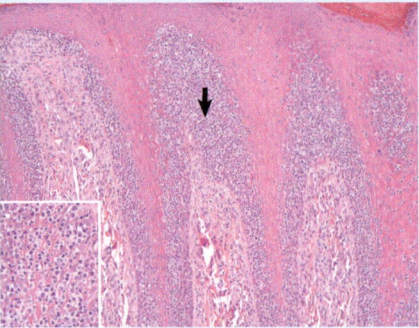

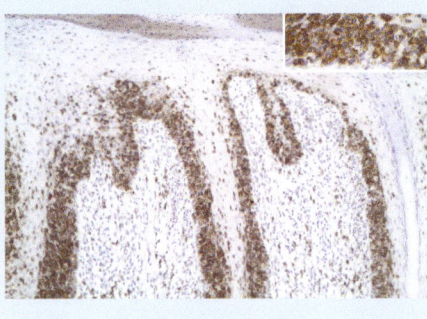

Linfoma epiteliotrópico, pele dos lábios e mucosa oral, cão. Note inchaço, eritema e despigmentação. Linfócitos invadem o epitélio e podem causar despigmentação pelo deslocamento e dano às células epiteliais que contêm pigmentos e aos melanócitos residentes da região basal da mucosa ou epiderme. Devido ao acometimento da mucosa oral e junção mucocutânea, assim como a presença de despigmentação e, às vezes, erosões, o linfoma epiteliotrópico pode ser clinicamente confundido com doenças imunomediadas, como lúpus eritematoso sistêmico.

Linfoma epiteliotrópico, pele, coxim, cão. Neste caso, linfócitos neoplásicos são localizados predominantemente nas camadas inferiores da epiderme *(seta)*. *Inserto*, magnificação maior dos linfócitos neoplásicos da epiderme. Alguns linfócitos estão agrupados juntos, formando microabscessos (microabscessos de Pautrier). Coloração por HE.

Linfoma epiteliotrópico, pele, coxim, cão. Linfócitos neoplásicos são localizados predominantemebte nas camadas inferiores da epiderme e marcados por CD3 *(coloração castanha, neste caso)*, indicando que são linfócitos T. *Inserto*, Maior magnificação dos linfócitos malignos na epiderme. Coloração de imuno-histoquímica para linfócitos CD3+.

Quadro 17-12 **Exemplos de Tumores de Pele** *(Cont.)*

Mastocitoma

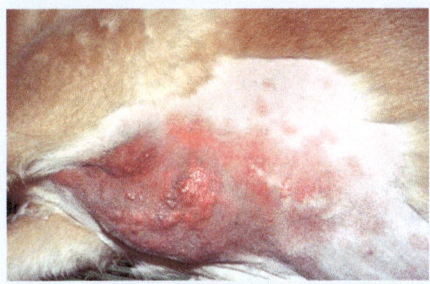

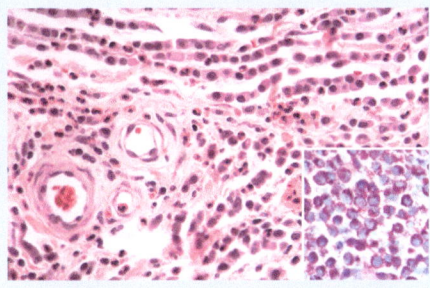

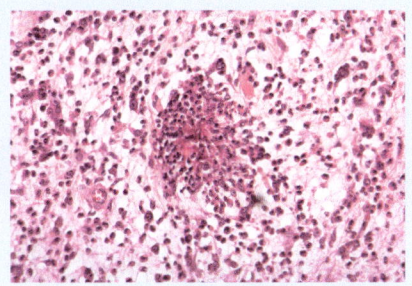

Mastocitoma, pele, tórax ventral, cão. Note massas nodulares irregulares e eritematosas. Mastocitomas em cães, clinicamente, às vezes lembram áreas de inflamação porque podem degranular e induzir a liberação de mediadores inflamatórios (p. ex. fatores quimiotáticos para eosinófilos e neutrófilos, prostaglandinas, esterases séricas e FNT-α) causando a resposta inflamatória.[II]

Mastocitoma, pele, cão. A derme é infiltrada por mastócitos neoplásicos bem-diferenciados com citoplasma abundante cinza a azul, finamente granular e núcleo localizado centralmente. Coloração por HE. *Inserto,* Mastócito corado para ilustrar grânulos metacromáticos. Em alguns casos, pode ser difícil de diferenciar tumores de células redondas, como histiocitomas, linfomas, tumores de plasmócitos e tumores de mastócitos uns dos outros. Demonstração de grânulos citoplasmáticos metacromáticos é um indicativo da presença de mastócitos. Metacromasia significa que o tecido ou componente celular corou de cor diferente da coloração usada, devido à reação química entre o corante e componentes teciduais. Por exemplo, coloração púrpura de grânulos do mastócito com coloração azul de toluidina azul. Coloração azul de toluidina.[†]

Mastocitoma, pele, cão. Mastocitoma com eosinófilos degranulados que margeiam a fibra colágena. As fibras colágenas e o material eosinofílico ao redor têm sido referidos como *figuras em chama* devido a sua intensidade de coloração eosinofílica brilhante e bordas irregulares, às vezes radiantes. Coloração por HE.[†]

Fibrossarcoma

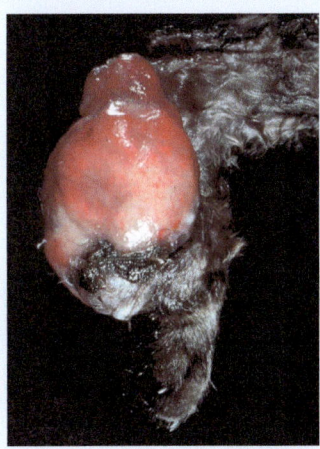

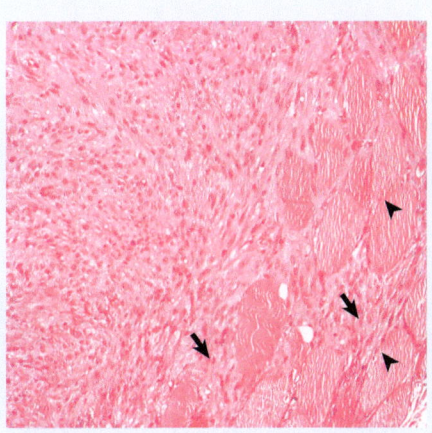

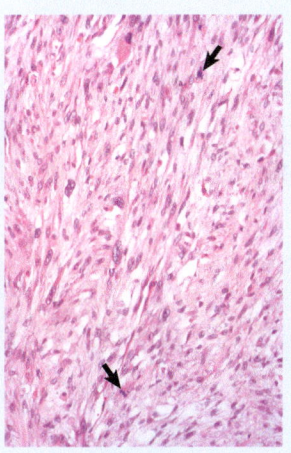

Fibrossarcoma, pele, membro, gato. O tumor cresceu a um grau que causou ulceração da epiderme. Fibrossarcomas são localmente invasivos e difíceis de excisar completamente. A amputação do membro é uma opção para fibrossarcomas localizados nas extremidades distais.

Fibrossarcoma, pele, gato. Células do fibrossarcoma *(setas)* infiltraram entre as fibras musculares esqueléticas *(cabeças de setas)*. Coloração por HE.

Fibrossarcoma, pele, gato. Note os feixes de inserção arranjados ao acaso de células neoplásicas anaplásicas com formato de fuso no estroma colágeno. Células anaplásicas são pleomórficas, variam no tamanho e formato celular, e têm núcleo grande, vesicular, e com aumento no número e tamanho do nucléolo. Numerosas figuras de mitose também estão presentes *(setas)*. Coloração por HE.[†]

(Continua)

Quadro 17-12 **Exemplos de Tumores de Pele** *(Cont.)*

Hemangioma

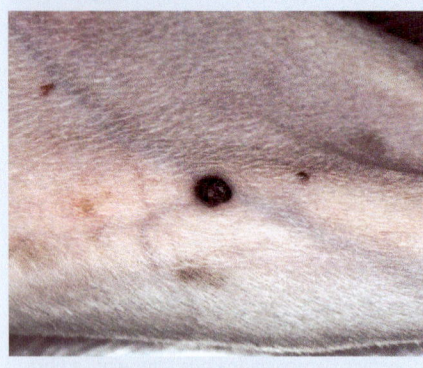
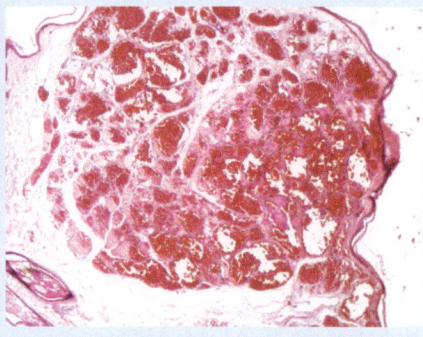
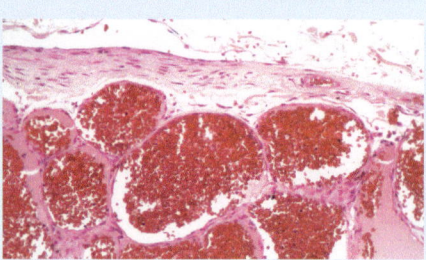

Hemangioma, pele, membro posterior, cão. Note a massa elevada circunscrita vermelha a vermelha escura na pele não pigmentada e com pelos escassos.

Hemangioma, pele, cão. Massa bem-definida com canais vasculares proliferativos, cheios de sangue na derme, elevando a epiderme. Coloração por HE.

Hemangioma, pele, cão. A derme está expandida por uma massa circunscrita com canais vasculares cheios de sangue delimitados por células endoteliais bem-diferenciadas. As células endoteliais bem-diferenciadas achatadas formam uma camada única uniforme. Coloração por HE.[†]

Hemangiossarcomas

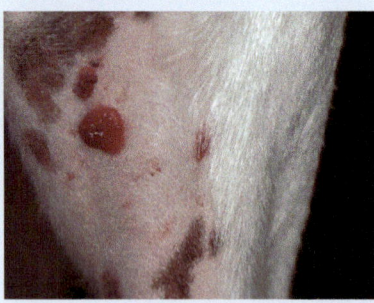
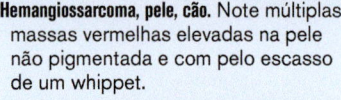
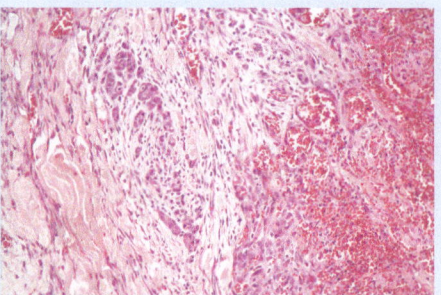
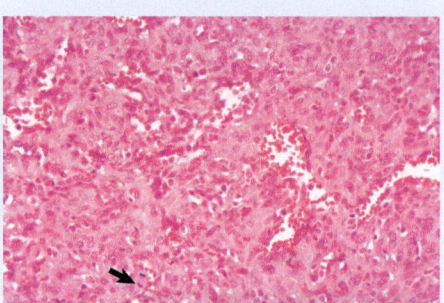

Hemangiossarcoma, pele, cão. Note múltiplas massas vermelhas elevadas na pele não pigmentada e com pelo escasso de um whippet.

Hemangiossarcoma, pele, cão. Note a margem pobremente demarcada entre o tumor (principalmente na *direita*) e o tecido normal (principalmente na *esquerda*). Coloração por HE.

Hemangiossarcoma, pele, cão. A derme está apagada por canais vasculares altamente irregulares delimitados por células endoteliais hipercromáticas gordurosas com numerosas fifuras de mitose (*setas*). Coloração por HE.[†]

TUMORES MELANOCÍTICOS
Melanócitoma e Melanoma

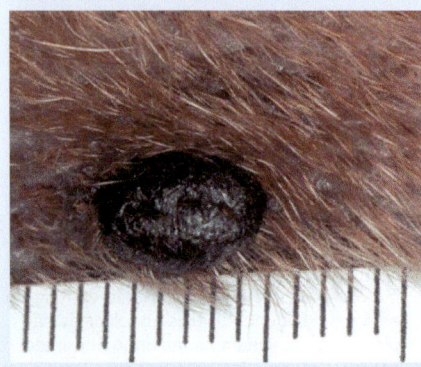
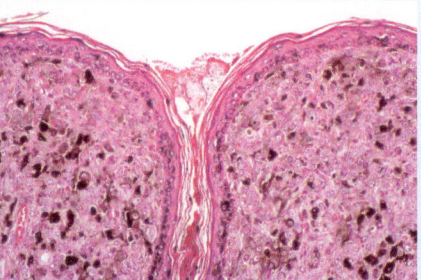
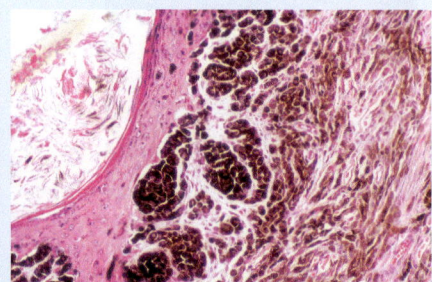

Melanócitoma, pele, cão. Note a massa elevada pigmentada castanho a preta e com pouco pelo.[‖]

Melanócitoma, pele, cão. A derme está difusamente infiltrada por cristas de melanócitos variavelmente pigmentados, os quais possuem nucléolo evidente e variação moderada no tamanho das células e núcleo. Coloração por HE.[†]

Melanoma, pele, cão. Note agrupamentos de melanócitos pigmentados na epiderme. Isso é chamado *atividade juncional* e é um achado em tumores melanocíticos. Coloração por HE.[†]

Todas as fotografias cortesia de Dr. Ann M. Hargis, DermatoDiagnostics, exceto quando indicado o contrário. CD3, Cluster of differentiation 3; HE, hematoxilina e eosina; FNT-α, fator de necrose tumoral-α; UV, ultravioleta.
[*]Cortesia de Dr. P. Ihrke, College of Veterinary Medicine, University of California-Davis.
[†]Cortesia Dr. P.E. Ginn, College of Veterinary Medicine, University of Florida.
[‡]Cortesia Dr. M.D. McGavin, College of Veterinary Medicine, University of Tennessee.
[§]Cortesia de Dr. H. Power, Dermatology for Animals.
[‖]Cortesia de Dr. D. Duclos, Animal Skin and Allergy Clinic.

Quadro 17-13	Distúrbios Caracterizados por Infiltrados de Eosinófilos ou Plasmócitos

Dermatite por hipersensibilidade e parasitária
Granulomas eosinofílicos em equinos, cães e gatos
Furunculose eosinofílica da face em cães
Placas eosinofílicas em gatos
Síndromes hipereosinofílicas com sinais ou lesões sistêmicas
   Doença epiteliotrópica eosinofílica multisistêmica em cavalos
   Dermatite eosinofílica com edema em cães
   Síndrome hipereosinofílica felina
Pododermatite plasmocitária felina
Dermatite por herpesvírus felino

Quadro 17-14	Distúrbios Inflamatórios Granulomatosos Nodulares sem Microrganismos

Sarcoidose equina
Dermatite granulomatosa estéril juvenil e linfadenite
Síndrome do piogranuloma estéril (granuloma estéril idiopático e piogranuloma)
Paniculite nodular estéril idiopática
Histiocitose reativa canina
Histiocitose da célula de Langerhans canina
Histiocitose progressiva felina
Xantoma (xantogranuloma)
Pansteatite felina (nutricional)

Histiocitose Progressiva Felina. Ver Distúrbios dos Gatos.

Paniculite Nodular Estéril Idiopática. Paniculite nodular estéril idiopática se desenvolve em cães, gatos, e raramente em cavalos. Essas lesões são de causa desconhecida e caracterizadas macroscopicamente por placas (ou nódulos) únicas ou multifocais no subcutâneo e ocasionalmente na derme profunda de qualquer lugar anatômico. Lesões podem romper, drenar e envolver a derme secundariamente. Lesões microscópicas consitem de acúmulos discretos, coalescentes ou difusos de macrófagos (histiócitos), neutrófilos, linfócitos e ocasionalmente outros leucócitos. As lesões devem ser diferencidas daquelas de distúrbios granulomatosos infecciosos, síndrome do piogranuloma estéril e histiocitose reativa em cães.

Xantomas (Xantogranulomas). Xantomas são pápulas, placas ou nódulos raros, normalmente multifocais, bronzeados ou amarelados, localizados na pele de gatos ou mais raramente de equinos e cães. As lesões recebem seu nome a partir do grego "xanthos", que significa amarelo. Alguns xantomas são associados a anomalias no metabolismo de triglicerídeos ou colesterol e são então observados em animais com defeitos hereditários no metabolismo lipídico, ou com distúrbios metabólicos, como diabetes melito, hipotireoidismo ou hiperadrenocorticismo. Histologicamente, xantomas associados a anormalidades no metabolismo de triglicerídeos ou colesterol consistem de folhas de macrófagos com citoplasma espumoso, células gigantes dispersas e áreas intersticiais de material lipídico granular a amorfo, com fendas de colesterol. Os lipídios na lesão promovem uma coloração amarela a bronzeada nas lesões clínicas, a qual é responsável por seu nome. Raramente, xantogranulomas também se desenvolvem em cães e gatos aparentemente normais.

Distúrbios da Unha e Leito Ungueal de Cães e Gatos

Uma variedade de termos é usada para definir as doenças da unha ou leito ungueal. Oniquite refere-se à inflamação em algum lugar da unidade da unha, onicodistrofia (onicodisplasia) a formação anormal das unhas, onicomadese à perda das unhas e paroníquia à inflamação da pele da dobra da unha. Paroníquia e distúrbio de múltiplas unhas em múltiplos membros podem estar associados a doenças que também afetam a pele, incluindo infecções (bacterianas, fúngicas ou parasitárias), distúrbios imunomediados (p. ex. pênfigo, lúpus eritematoso, dermatites bolhosas), e processos de doenças sistêmicas (p. ex. hiperadrenocorticismo, coagulação intravascular disseminada). Entretanto, doenças que afetam somente as unhas são incomuns ou raras. Uma exceção é o trauma físico, que é uma das causas mais comuns em cães e gatos. Normalmente, as lesões são assimétricas e limitadas a uma ou poucas unhas. No entanto, podem afetar todas as unhas em cães que, por exemplo, tenham corrido excessivamente em superfícies quentes ou em cascalho.

Oniquite lupoide (também chamada de onicodistrofia lupoide) provavelmente é a causa mais comum de onicomadese, que resulta em onicodistrofia de múltiplas unhas envolvendo múltiplos membros em cães. A condição afeta múltiplas raças de cães saudáveis de idades variadas. Histórico clínico inclui sinais de dor, manifestada como claudicação e perda súbita de uma ou mais unhas em múltiplos membros, eventualmente envolvendo todas as unhas de todos os membros. Ocorre crescimento parcial de unhas disformes e friáveis que continuam se soltando. Paroníquia normalmente é ausente. O diagnóstico pode requerer amputação da falange distal e da pele adjacente proximal à dobra da unha para avaliação histopatológica. Lesões histológicas são mais proeminentes no aspecto dorsal da unha e pele do leito ungueal e incluem inflamação linfoplasmocítica de interface com vacuolização das células basais, apoptose e incontinência pigmentar. Infecção bacteriana secundária e osteomielite podem se desenvolver. Entreanto, as lesões histopatológicas podem representar um padrão de reação não específico ou estereotipado da unha. Por isso, o histórico clínico e outros testes laboratoriais devem ser necessários para o diagnóstico. Onicodistrofia idiopática também foi descrita em cães e é diferenciada da oniquite lupoide pela falta de onicomadese precedendo a onicodistrofia.

Manifestações Cutâneas de Doenças Sistêmicas

Laminite

O termo *laminite* tecnicamente se refere à inflamação das estruturas lamelares (laminares) do casco. Contudo, laminite é uma síndrome multifatorial complexa que, ultimamente, resulta em danos à lamela e, então, ao aparato suspensório da falange distal. A inflamação lamelar pode nem sempre contribuir significantemente com a patogenia da doença, ao menos inicialmente. A região lamelar do casco consiste da lamela primária e secundária, epidermal e dermal, que se interdigitam para formar um componente significativo do sistema de suporte dos pés (ver Anexos, Estruturas Especializadas) (Fig. 17-60). Laminite pode ser observada em qualquer animal ungulado, mas em animais domésticos é de maior importância em equinos e bovinos. Sinais clínicos de laminite podem variar de discretos a graves. Tipicamente, incluem dor, que é manifestada com posição anormal, claudicação e relutância em se mover. A laminite pode resultar em eutanásia.

Em equinos, tradicionalmente considera-se que a laminite progrida por uma série de estágios, incluindo: em desenvolvimento (prodromal, pré-clínica), aguda, subaguda e crônica. O estágio em desenvolvimento ocorre entre a lesão causadora inicial e o surgimento da primeira claudicação aguda. Dura até 72 horas sem evidência física ou radiográfica de colapso mecânico do pé ou, alternativamente, o estágio agudo pode terminar abruptamente com colapso digital e, então, evoluir diretamente para o estágio crônico. Se não houver evidência física ou radiográfica de colapso digital após 72 horas do início da claudicação aguda, o estágio subagudo começa e dura no mínimo 8 a 12 semanas, mas pode ter um curso mais prolongado, dependendo da gravidade da doença. Na laminite grave (Fig. 17-61), a rotação pode

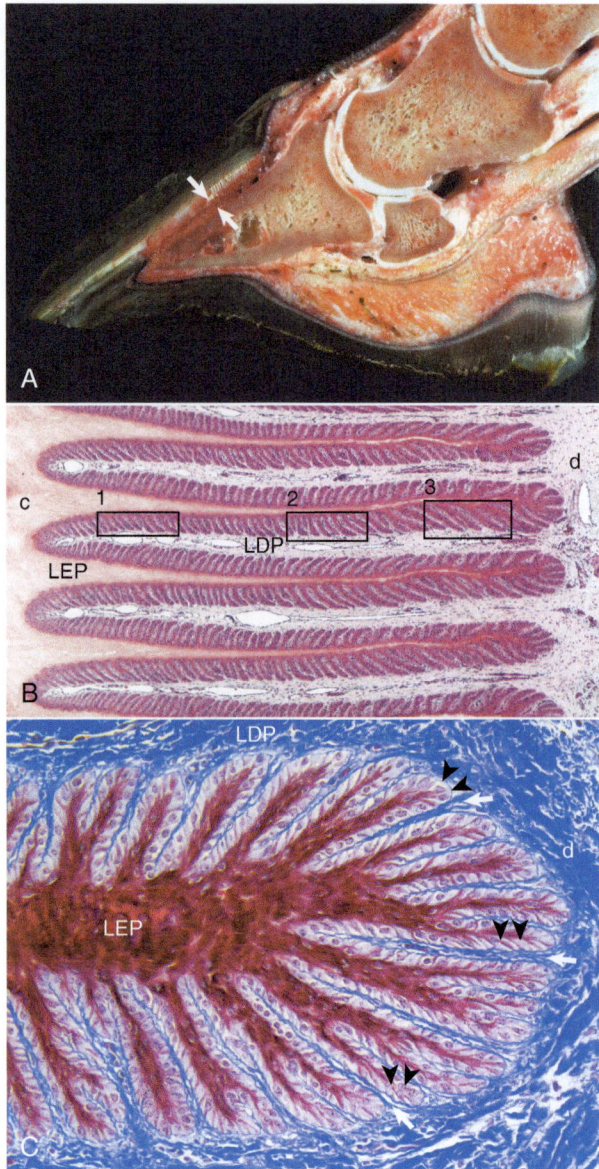

Figura 17-60 **Pés Normais, Equino. A,** Pés normais, corte mediosagital. Note que a superfície parietal da falange distal é paralela à lamela epidermal da superfície interna da parede do casco (*setas*). Nenhum espaço é visível nesta junção ou na junção da superfície distal da falange distal e a superfície interna do casco. **B,** Fotomicrografia das lamelas primárias e secundárias epidermais e dérmicas do casco equino. Lamela epidermal primária (*LEP*); lamela dérmica primária (*LDP*); lamela secundária epidermal e dérmica na região mais próxima da parede do casco (1), região média (2) e região mais perto da falange distal (3); derme (corium) na região mais perto da falange distal (*d*); estrato córneo epidermal na região mais próxima da parede do casco (*c*). Coloração por HE. **C,** Fotomicrografia com maior magnificação da lamela normal do casco equino na região mais perto da falange distal. O colágeno da lamela dérmica primária (LDP) e lamela dérmica secundária (*setas*) foram corados de azul, enquanto o estrato córneo da lamela epidermal primária (*LEP*) e o núcleo parcialmente cornificado da lamela epidermal secundária coraram de vermelho. A lamela epidermal primária única (uma de aproximadamente 600) está ilustrada. Cada lamela epidermal primária tem aproximadamente 150 a 200 lamelas epidermais secundárias irradiando para fora do lado dermal, que estão orientados em direção à falange distal. As células epidermais lamelares secundárias (*cabeças de setas*) estão aderidas via desmossomos à membrana basal na interface derme/epiderme. Um grande número de interdigitações na lamela dérmica e epidermal criam uma grande área de superfície para a parede interna do casco, que, juntas com as aderências hemidesmossomais fortes entre as lamelas epidermais e dérmicas secundárias (e ultimamente a superfície parietal da falange distal), servem como aparato suspensório do pé. Corante tricromo de Masson. (**A** Cortesia de Dr. P.E. Ginn, College of Veterinary Medicine, University of Florida. **B** e **C** Cortesia de Professor C. Pollitt e Dr. A. van Eps, School of Veterinary Science, The University of Queensland.)

ocorrer tão cedo quanto 24 horas após a manifestação da claudicação. Laminite crônica (também chamada *founder*, em inglês) se refere ao estágio de laminite associada à evidência radiográfica ou física de rotação ou deslocamento vertical da falange distal relativa à parede do casco (Fig. 17-62). Associado aos quatro estágios reconhecidos tradicionalmente da laminite, estudo recente sugere que exista uma forma ou estágio subclínico, no qual episódios repetidos de lesão lamelar ocorrem antes do início de dor ou claudicação facilmente reconhecíveis, mas lesões macroscópicas podem ser aparentes em cascos de animais afetados subclinicamente, indicando que a lesão lamelar já ocorreu (Fig. 17-63).

Existem quatro categorias principais de laminite de ocorrência natural em equinos (Tabela 17-14): (1) laminite inflamatória ou relacionada com a sepse, a qual é frequentemente associada a doença sistêmica como sobrecarga de carboidratos, endotoxemia, septicemia, retenção de placenta, endometrite séptica, enterocolite, pleuropneumonia ou contato com cascas de noqueira preta (*Juglans nigra*); (2) laminite endocrinopática (ou laminopatia), a qual é considerada de origem hormonal como resistência insulínica (incluindo laminite relacionada com o pasto e síndrome metabólica equina), disfunção da pars intermedia da hipófise, ou administração de glicocorticoides;

(3) laminite do membro de suporte ou contralateral (ou laminopatia), que se desenvolve nos pés do membro contralateral em equinos com laminite unilateral grave que persiste por mais que muitas semanas (devido ao suporte de peso excessivo no membro contralateral); e (4) laminite traumática "fundador de estradas", que ocorre em associação a treinamento intenso e contusão excessiva por traumas repetidos nos pés.

Na laminite inflamatória ou relacionada com sepse, toxinas bacterianas ou outros fatores associados a alterações na microbiota intestinal do intestino grosso após a sobrecarga de carboidratos ou condições sépticas ganham acesso à circulação sistêmica. Essa forma de laminite tende a ser temporariamente muito relacionada com o início da doença sistêmica. Muitas teorias têm sido propostas para ajudar a explicar como a estrutura lamelar do casco é inicialmente lesionada por esses fatores, mas nenhuma ainda foi provada. Algumas são controversas e mais de um mecanismo pode contribuir. A teoria vascular sugere que existam anormalidades no fluxo sanguíneo no casco, incluindo aumento da pressão capilar (que causa aumento na pressão tecidual e edema), fluxo em anastomoses arteriovenosas e vasoconstrição, que diminuem o oxigênio/nutrientes da lamela e podem provocar isquemia. A teoria enzimática

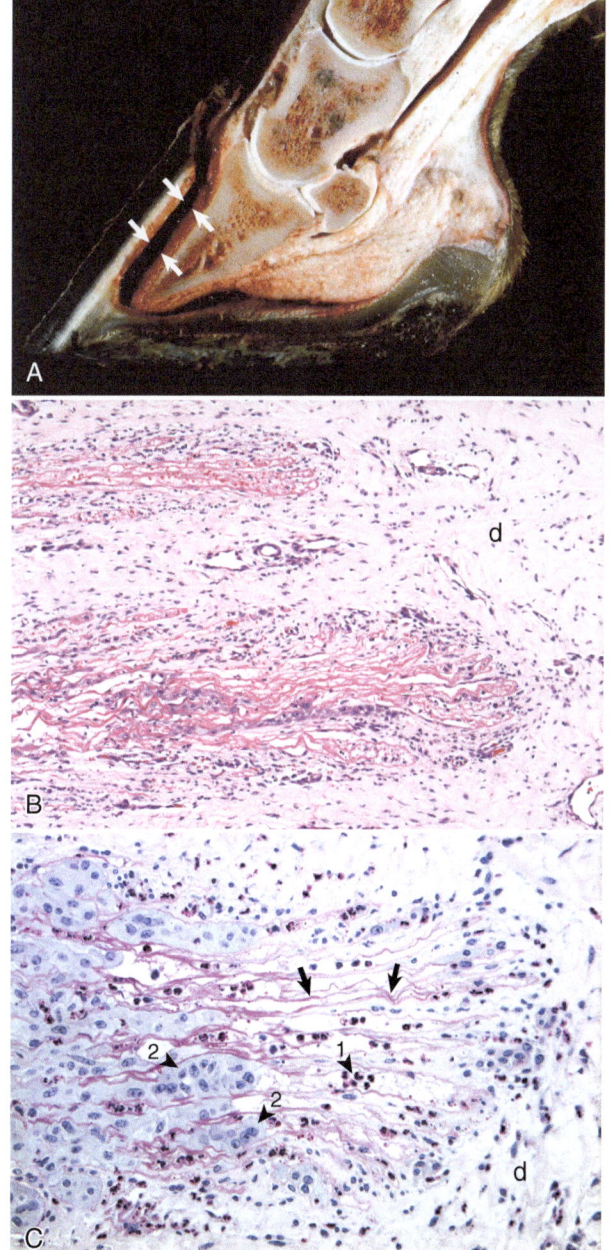

Figura 17-61 Laminite Grave com Separação Lamelar, Equino. A, Laminite grave com separação lamelar e corte midsagital do pé perdido. Note que a superfície parietal da falange distal se separou da superfície interna da parede do casco (*setas*), deixando uma grande lacuna devido à completa separação da lamela (uma lesão em luva), um achado que pode ser visto na laminite inflamatória séptica grave. A ponta da falange distal afundou distalmente em direção à sola, esmagando o córium solar (causa de dor intratável e aflição). **B,** Fotomicrografia de laminite inflamatória grave em equino. A lesão foi suficientemente grave para resultar em eutanásia. Há inflamação neutrofílica com extensa perda da lamela epidermal secundária e lise e separação da membrana basal mostrada na região lamelar mais próxima da falange distal. O estrato córneo epidermal à esquerda (perto da parede do casco) não está mostrado nesta imagem. Coloração por HE. **C,** Magnificação maior ilustrando a lamela epidermal secundária deslocada (*cabeças de seta 2*) após a separação da membrana basal (*setas*). Há perda do formato normal e da disposição das células epidermais remanescentes (*cabeças de seta 2*). Células inflamatórias estão presentes (*cabeça de seta 1*). O estrato córneo epidermal à esquerda (perto da parede do casco) não está mostrado nesta imagem. Coloração PAS. *d,* derme (corium). (**A** Cortesia de College of Veterinary Medicine, University of Illinois. **B** e **C** Cortesia de Professor Chris Pollitt e Dr. Andrew van Eps, School of Veterinary Science, The University of Queensland.)

sugere que enzimas como as metaloproteinases de matrix (MMPs) (especialmente MMP-2 e MMP-9) localizadas em neutrófilos e em outros tecidos (incluindo epiderme) desempenhem um papel. Tem sido mostrado que essas enzimas contribuem com a separação das células epidermais lamelares da membrana basal. Entretanto, novas evidências indicam que elas estão presentes na forma inativa ou se tornam ativadas horas após a degradação da membrana basal. Por isso, as MMP-2 e MMP-9 não devem ser tão importantes quanto pensado originalmente. O papel de outras enzimas, MMPs e outras proteínas (como as proteoglicanas) estão sob investigação. A teoria inflamatória sugere que nos estágios iniciais da laminite, citocinas digitais locais (IL-1β, IL-6 e IL-8) e expressão genética de moléculas de adesão (molécula de adesão intercelular 1 e E-seletina) estão associadas à infiltração de leucócitos no tecido lamelar, resultando em inflamação e dano tecidual.

A forma endocrinopática de laminite é a mais comum em cavalos e pôneis. O termo laminopatia tem sido usado para esta forma de laminite porque a inflamação não é considerada um achado primário inicial do desnvolvimento da lesão. Esta forma de laminite é frequentemente associada ao início lento da doença, recorrente e difícil de tratar, e estudos sugerem que esteja relacionada com episódios repetidos de laminite subclínica que ocorrem antes do início da dor clinicamente reconhecível. Cavalos e pôneis com anormalidades metabólicas/endocrinopáticas apresentam um risco aumentado para o desenvolvimento da laminite, e a hiperinsulinemia parece ter um papel chave. As razões para isso são incertas, mas tem sido mostrado que laminite pode ser induzida em pôneis saudáveis pela manutenção de concentrações circulantes superfisiológicas de insulina. Então, tem sido hipotetizado que a laminite pode ser iniciada em um cavalo ou pônei com resistência insulínica em condições que aumentam

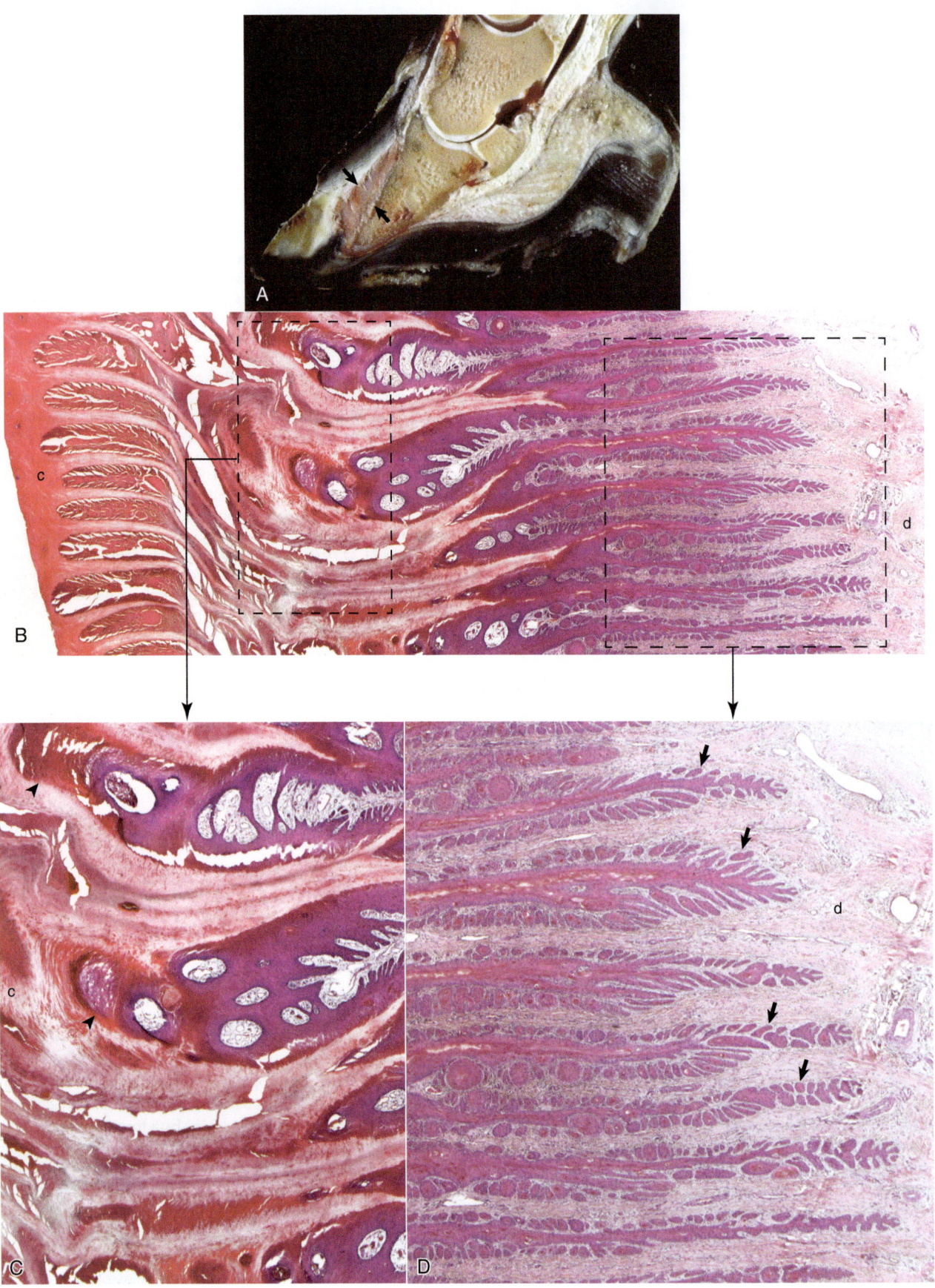

Figura 17-62 **Laminite Crônica Grave, Equino. A,** Laminite crônica grave, pés, corte midsagital. Há um grande espaço preenchido pela lamela epidermal anormalmente cornificada (*setas*) entre a superfície parietal da falange distal e a superfície interna da parede do casco. A ponta da falange distal rotacionou distalmente em direção à sola. A superfície externa da sola do casco foi alterada e a capacidade de suportar peso pelos pés foi comprometida, provocando elevação de desgaste irregular da região do dedo do pé e espessamento da sola do casco no calcanhar. **B** a **D,** Fotomicrografia da laminite crônica após sobrecarga de carboidratos. A lamela epidermal primária está alongada (**B**) e as colunas de células epidermais cornificadas anormais rodeiam a lamela dérmica primária na região mais próxima da parede do casco (*cabeças de setas*, **C**). Com o tempo, essa massa de estrato córneo anormal se alarga, diminuindo a integridade estrutural do pé e complicando a recuperação. Algumas das lamelas epidermais secundárias que aparecem como ilhas (*setas*, **D**) têm sido mostradas em análises de cortes seriados como isoladas da lamela epidermal primária. Ilhas isoladas da lamela epidermal secundária podem se desenvolver quando as células basais que sobrevivem à lesão aguda reconstroem a membrana basal, mas são anexadas por elas antes que estejam capazes de readerirem à lamela epidermal primária. *c*, estrato córneo epidermal na região mais próxima da parede do casco; *d*, derme (corium) na região mais perto da falange distal. (**A** Cortesia de Dr. T. Boosinger, College of Veterinary Medicine, Auburn University; e Noah's Arkive, College of Veterinary Medicine, The University of Georgia. **B** a **D** Cortesia de Professor C. Pollitt e Dr. A. van Eps, School of Veterinary Science, The University of Queensland.)

a resistência à insulina ou hiperinsulinemia (p. ex. dietas ricas em carboidratos, superalimentação ou administração de glicocorticoides).

Para laminite do membro contralateral ou de suporte, também referida como laminopatia, pouco se sabe sobre as lesões iniciais. Ela ocorre em menos de 20% dos equinos adultos em risco, semanas a meses após a lesão ou infecção que causou a laminite primária (ou primeira). É tipicamente um processo localizado de doença, geralmente não associado a doença sistêmica, e a lesão lamelar resultante é tipicamente restrita ao pé sobrecarregado. Hipotetiza-se que o mecanismo de lesão envolva a compressão dos vasos da lamela associada à carga, que pode causar diminuição do fluxo de sangue lamelar, com ativação plaquetária subsequente e formação de microtrombos, resultando em isquemia lamelar. Outros fatores, como inflamação secundária e ativação enzimática, podem ocorrer. Além disso, fatores ainda não conhecidos que provavelmente são específicos ao animal individual (idiossincrásicos) também devem contribuir.

Há poucos estudos detalhados sobre a laminite traumática. Relatos históricos indicam que a sobrecarga mecânica excessiva pode resultar diretamente em falha no aparato de suspensão da falange distal e dano lamelar traumático.

Estudos recentes sugerem que existam ligações interconectantes entre essas diferentes formas de laminites. Elas provavelmente não são mutuamente exclusivas e mais de uma forma de laminite pode estar presente concomitantemente em um animal afetado. Por exemplo, em um pônei com obesidade e resistência à insulina que pode ter laminite endocrinopática e desenvolver endometrite séptica, que, por sua vez, pode contribuir para inflamação lamelar relacionada com a sepse, ou em um cavalo com inflamação lamelar relacionada com sepse forçado a carregar peso excessivo em um membro, desenvolvendo laminite do membro de suporte.

O diagnóstico de laminite é baseado principalmente nos achados clínicos, radiográficos e macroscópicos. Estudos histopatológicos em casos de laminite de ocorrência natural são incomuns. A avalição histológica detalhada geralmente tem sido realizada em associação a vários modelos experimentais de laminite para auxiliar no entendimento da patogenia da síndrome e para identificar estratégias terapêuticas e preventivas mais específicas. Estes modelos experimentais incluem modelos com excesso de carboidrato (excesso de amido, excesso de oligofrutose), o modelo de estrato de noz preta e o modelo induzido por insulina. Os modelos têm avançado o entendimento da patofisiologia da laminite, mas também têm gerado muitas novidades e questões ainda sem respostas.

Achados macroscópicos externos do pé na laminite aguda podem ser mínimos. Inchaço ou edema da banda coronária podem ser vistos. Extravasamento de soro pela pele na banda coronária é indicativo de laminite aguda grave. Na laminite crônica, lesões macroscópicas comuns incluem anéis circunferenciais do casco (cristas, anéis moldadores, anéis divergentes do casco) que são mais largos ao nível do calcanhar (Fig. 17-63, A), forma do casco alterada, separação da parede da epiderme na coroa, depressão da banda coronária, sola achatada e, alguns casos, penetração da falange distal pela sola. Em cavalos, a laminite pode afetar um ou mais membros, mas os torácicos são os mais comumente afetados, presumidamente devido ao aumento do suporte de peso (no cavalo em pé, a massa corporal é dividida entre os membros torácicos e pélvicos em uma proporção aproximada de 60:40). Avaliação macroscópica externa do pé de cavalos ou pôneis com risco para desenvolvimento para laminite é uma estratégia importante na prevenção de alguns casos, particularmente a forma endocrinopática. Por exemplo, a presença de anéis divergentes do casco (Fig. 17-63, A) em um cavalo ou pônei antes do início de dor clinicamente reconhecível sugere a presença de lesão lamelar subclínica, que pode permitir a implementação precoce de estratégias de manejo para retardar ou prevenir mais lesão lamelar.

Nos modelos com excesso de carboidratos e extrato de noz preta, lesões histológicas de laminite aguda incluem perda da aparência normal e organização das células basais e parabasais lamelares, lise e separação da membrana basal. Além disso, leucócitos estão presentes no estágio de desenvolvimento do modelo de extrato de noz preta e na fase aguda do modelo por excesso de carboidrato. Sua presença também precede alterações histológicas significantes que sugerem que a infiltração de leucócitos ocorre precocemente e pode ser uma causa da separação da membrana basal e na falha estrutural do membro (Fig. 17-61, B e C para um exemplo de lesões histológicas na laminite aguda). Lesões histológicas 7 dias após a indução da laminite no modelo com excesso de carboidrato incluem alterações significativas na arquitetura lamelar. Células basais lamelares que sobrevivem à lesão aguda reconstroem a membrana basal, mas são incluídas por elas depois que são capazes de reconectar a lamela epidermal primária. Isto resulta em lamela epidermal secundária, que é de formato e tamanho irregulares e geralmente separada da lamela epidermal primária. Essas alterações reduzem a área de superfície das interdigitações derme-epiderme e enfraquecem o aparato suspensor da falange distal. Além disso, a lamela epidermal primária se alonga. Algumas vezes, as colunas de células epidermais cornificadas anormais podem rodear a lamela dermal primária na região mais próxima da parede do casco. Com o tempo, essa coluna de estrato córneo anormal se prolonga, reduzindo a integridade estrutural do pé e, então, complicando a recuperação. Lesões histológicas na laminite endocrinopática crônica de ocorrência natural com hiperinsulinemia ocorrem predominantemente nas regiões lamelares próximas à parede do casco e incluem hiperplasia epidermal e apoptose, fusão e substituição parcial do tecido lamelar por quantidades aumentadas de estrato córneo anormal, que pode conter restos celulares, e acúmulo de fluído proteináceo. Essas lesões resultam em margem irregular entre a zona cornificada da parede interna do casco e o tecido lamelar

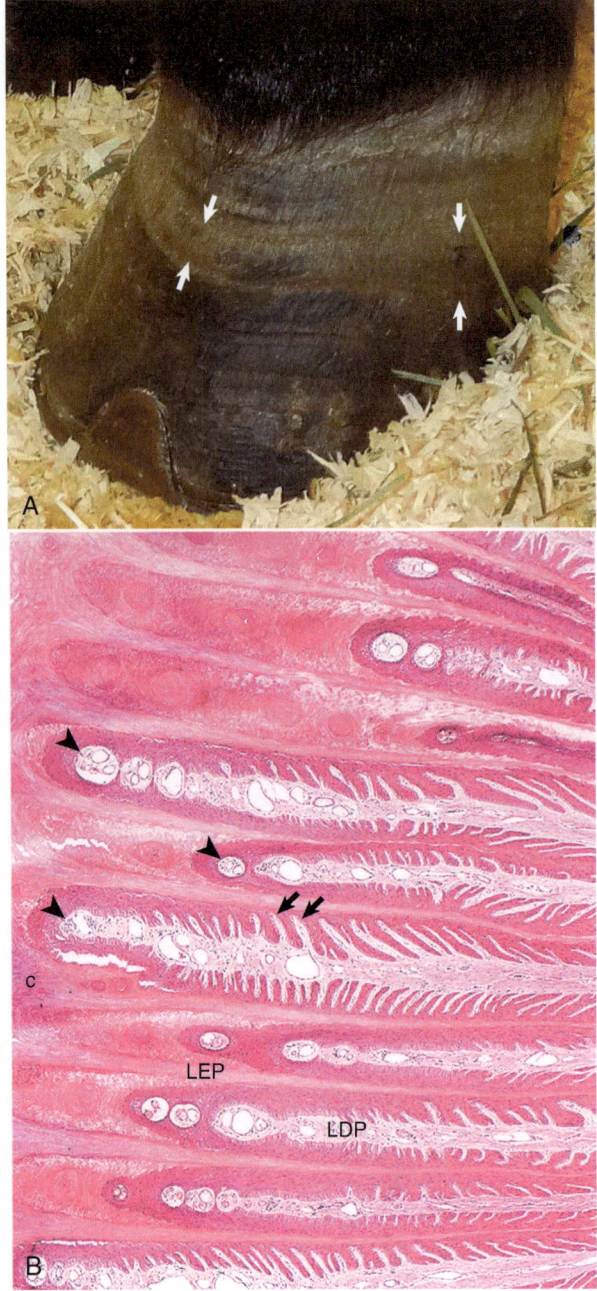

Figure 17-63 **Laminite Endrocrinopática, Equino. A,** Laminite endocrinopática de ocorrência natural, crônica, casco. Note anéis divergentes (não concêntricos) (*setas*) na parede externa do casco de um equino com nível basal de insulina elevado, uma forma de laminite endocrinopática. Anéis divergentes no casco indicam a presença de dano na parede do casco e podem ser evidente antes da detecção clínica da claudicação. Os anéis no casco são mais largos no calcanhar. **B,** Fotomicrografia da parede do casco médio sagital de um equino com laminite endocrinopática crônica de ocorrência natural e níveis elevados de insulina basal. A margem lamelar do casco altamente irregular na região perto da parede do casco está ilustrada. O comprimento irregular da lamela dérmica primária (*cabeças de seta*) ocorrem devido a pontes do tecido lamelar dermal por colunas anormais de células epidermais degeneradas e queratinizadas que formam estrato córneo excessivo. O resultado é uma borda irregular entre a zona cornificada da parede interna do casco e o tecido lamelar. A gravidade destas alterações varia entre os animais afetados. Coloração por HE. *Setas,* lamela dérmica secundária; *LDP,* lamela dérmica primária; *LEP,* lamela epidermal primária; estrato córneo epidermal na região mais perto da parede do casco (*c*). (**A** e **B** Cortesia de Karikoski NP, McGowan CM, Singer ER, et al: Pathology of natural cases of equine endocrinopathic laminitis association with hyperinsulinemia, *Vet Pathol* 52 (5):945-956, 2015.)

(Fig. 17-63, *B*). Separação aguda pode se desenvolver, geralmente entre a epiderme e derme lamelar, mas, algumas vezes, entre a lamela da epiderme primária e secundária. Lamelas epidermais primárias e secundárias também se prolongam. A alteração mais frequente na região próxima à falange distal é o afilamento da lamela epidermal. Inflamação mínima é notada e a falha na membrana basal não é extensa nessa forma de laminite.

A sequela da progressão em laminite crônica que pode se desenvolver em alguns casos é a hiperplasia irregular e produção de estrato córneo anormal da lamela epidermal que forma massa de formato triangular chamada espessamento ou crista lamelar. A crista lamelar está localizada entre a parede interna do casco e a epiderme lamelar proliferativa e é evidente em cortes sagitais dos membros afetados. A crista se forma como consequência do deslocamento da falange distal e é associada ao remodelamento desta falange. A aparência da crista lamelar varia com a gravidade, duração da doença e intervenções terapêuticas. Histologicamente, a crista lamelar consiste de quantidades variáveis de epiderme proliferativa, estrato córneo anormal e, algumas vezes, acúmulos de fluido e hemorragia. As alterações na falange distal também estão presentes na laminite crônica, incluindo o aumento na porosidade da cortical do osso devido à reabsorção osteoclástica que excede a proliferação osteoblástica. Edema, proliferação de vasos sanguíneos de pequenos calibres, inflamação e proliferação de matriz fibromixoide podem se desenvolver nos espaços medulares dos ossos. O tendão flexor digital profundo pode desenvolver neovascularização e fibroplasia associada a osteoclase e modelamento ósseo na inserção da falange distal.

Laminite ocorre em bovinos de corte e de leite e, ao contrário dos equinos, os membros pélvicos são mais comumente afetados. Isso pode ser devido ao fato dos dígitos exteriores (cascos) das pernas das vacas suportarem o fardo da carga do peso que muda continuamente. Descrições incluem quatro estágios diferentes de laminite: aguda, subaguda, crônica e subclínica. Laminite aguda não é comum e está associada a doenças como metrite, mastite ou consumo acidental de grandes quantidades de grãos e geralmente é problema de um único animal. Laminite subaguda ocorre em bovinos de corte submetidos a testes de alimentação e bezerros alimentados com dietas ricas em carboidratos. Assim, as Laminites agudas e subagudas estão mais associadas a doenças sistêmicas, incluindo doença gastrintestinal induzida por carboidrato (acidose ruminal) e liberação subsequente de mediadores inflamatórios na circulação sistêmica que podem afetar a lamela. O modelo de laminite bovina aguda confirma a associação entre sobrecarga dietética de carboidratos (oligofrutose) e o desenvolvimento de laminite. Laminites agudas e subagudas estão associadas a dor digital e os cascos podem estar quentes, com pulso digital evidente. Os achados histopatológicos da forma mais aguda de laminite em bovinos têm sido estudados pelo modelo de sobrecarga de carboidrato, no qual tem sido mostrado que as lesões iniciais são: alongamento da lamela, edema dermal, hemorragia e alterações morfológicas nas células basais, com leucócitos na derme e descolamento da membrana basal.

A forma mais comum de laminite em bovinos tem sido descrita em vacas de leite perto do período do parto e a claudicação pode não ser evidente inicialmente. Por isso, esta forma de laminite tem sido chamada de *laminite subclínica*. Entretanto, o papel da inflamação e o envolvimento da lamela neste caso são incertos nesta forma de doença, e a etiopatogenia da laminite subclínica em vacas de leite é controversa. Múltiplos fatores complexos, incluindo sistemas de manejo intenso, contribuem com o desenvolvimento desta forma de doença. Estes fatores incluem: (1) dieta ou nutrição com vitaminas (biotina) e minerais que influenciam a qualidade do estrato córneo (chifre), ou fatores associados ao aumento do consumo de carboidrato que pode contribuir para acidose ruminal

Tabela 17-14	Laminite Equina, Tipos, Animais Afetados, Tempo de Curso, Patogenia Proposta e Modelos Experimentais			
Tipo de Laminite	**Doenças Associadas**	**Equinos Afetados**	**Tempo de Curso***	**Patogenia Proposta**
Laminite relacionada com sepse (laminite inflamatória)	Sobrecarga de carboidratos Endotoxemia Septicemia Endometrite séptica Retenção de placenta Enterocolite Pleuropneumonia Contato com aparas de noz preta	Equinos de qualquer idade que possam desenvolver as condições de doenças associadas	Aguda, temporariamente relacionada com doenças sistêmicas Forma subaguda pode ocorrer se a doença sistêmica for menos grave e o dano lamelar for médio e subtotal	Toxinas inflamatórias na circulação sistêmica associadas a alterações na grande microbiota intestinal após sobrecarga por carboidratos, ou condições sépticas que possam alterar o fluxo sanguíneo, resultando em disfunção endotelial e vascular, degradação da matriz extracelular e infiltração por leucócitos na lamela que precede a separação da epiderme da membrana basal. Modelos experimentais incluem sobrecarga por oligofrutose e amido, e modelos induzidos pela noz preta.
Laminite endocrinopática Laminopatia é um termo alternativo porque a inflamação não é considerada um achado primário precoce Forma mais comum de laminite	Síndrome metabólica[†]: Obesidade (maior fator de risco) Resistência insulínica Hiperinsulinemia Disfunção da pars intermédia da hipófise: hiperadrenocorticismo Administração de glicocorticoide	Síndrome metabólica: equinos e pôneis jovens ou de meia idade Frequentemente, quando o pasto está exuberante com carboidratos não estruturais abundantes Disfunção da pars intermédia da hipófise: equinos idosos (50% a 80% dos cavalos com esta condição têm laminite)	Início lento Recorrente Episódios repetidos de laminite subclínica após o primeiro início dos sinais clínicos	Mecanismo de desenvolvimento da lesão na hiperinsulinemia é desconhecido. Inflamação não parece ser o achado principal. Alteração vascular pode contribuir. Hiperinsulinemia, disfunção endotelial vascular e estado pró-inflamatório associado a síndromes metabólicas podem atuar individual ou coletivamente para diminuir o limiar para o desenvolvimento da laminite quando outros fatores, como fermentação intestinal de carboidratos da pastagem, induzem uma resposta inflamatória sistêmica e/ou alteram o fluxo sanguíneo digital Glicocorticoides podem aumentar os níveis plasmáticos de insulina, atuar pelo efeito catabólico na membrana basal ou contribuir com a vasoconstrição. Modelos incluem a laminite induzida pela insulina e possivelmente induzida por glicocorticoides.
Laminite do membro contralateral ou do membro de apoio Laminipatia é um termo alternativo porque a inflamação não é um achado primário inicial	Claudicação unilateral causando aumento do suporte de peso no mebro contralateral Pode afetar o membro contralateral anterior ou posterior Normalmente não associado a doença sistêmica	Menos de 20% dos equinos de risco Adultos Raramente de um ano ou potros Equinos mais pesados podem ser predispostos Equinos com duração mais longa e mais grave da lesão inicial no membro	Semanas a meses após aumento da carga de peso associada à primeira claudicação do membro Quando se desenvolve, geralmente há separação lamelar catastrófica, extensiva e grave, extendendo circunferencialmente ao redor de toda a parede do casco Sem estudos detalhados	Carregamento cíclico e não carregamento dos pés é integral na manutenção da perfusão adequada da lamela digital e hipotetiza-se que a redução na frequência deste carregamento cíclico predisponha e potencialmente inicie esta forma de laminite. Comprometimento vascular induzido possivelmente pelo carregamento também resulta em ativação plaquetária, microtrombos e possível ativação secundária de mediadores enzimáticos e inflamatórios; perda da disponibilidade de glicose pode participar. Sobrecarga mecânica do aparato suspensório da falange distal pode ser um evento secundário. Fatores individuais do equino como inflamação sistêmica co-existente ou hiperinsulinemia, ou ou hipercortisolemia relacionada com dor ou estresse com resistência insulínica.
Laminite traumática (termo histórico, "fundador de estradas")	Treino intenso ou trauma repetido nos pés	Equinos sobrecarregados ou no trabalho de alta intensidade em equinos de esportes	Associado a sobrecarga, mas sem estudos detalhados	Sobrecarga mecânica excessiva dos cascos resultando em falha no aparato suspensório da falange distal e dano lamelar traumático.

*Cada forma pode progredir para o estágio crônico de laminite.
†Alguns consideram laminite associada a pastagem como uma forma de síndrome metabólica equina. Pôneis parecem ser particularmente predispostos à síndrome metabólica e laminite endocrinopática.

subaguda; (2) alterações hormonais na reprodução que alterem a resiliência dos membros aos estresses externos; (3) lesões traumáticas por meio da redução da espessura da almofada digital, ou aumento dos traumas ou desgaste da sola pela manutenção do gado em superfícies duras com tempo inadequado de descanso; e (4) predisposição genética. Por exemplo, tem sido mostrado em gado de leite que dietas com grandes proporções de carboidratos de fermentação rápida com quantidade e qualidade insuficiente de fibras aumentam a prevalência de laminite. Isso ocorreria possivelmente por influenciar no metabolismo ruminal e consequente liberação de toxinas ou mediadores inflamatórios para dentro da circulação sistêmica. Vacas de leite criadas em chão duro (concreto), ao contrário da esteira de borracha, e vacas incapazes de se deitar e descansar suficientemente, têm alta prevalência de laminite, possivelmente pelo aumento no trauma dos cascos. Adicionalmente, o aparato suspensório dos bovinos é menos desenvolvido que o dos cavalos e, por isso, a almofada digital (uma estrutura composta por tecido adiposo de baixo da falange distal) suporta grande quantidade de peso corporal. Bovinos de leite com almofada digital mais fina apresentam maior prevalência de claudicações e condições tradicionalmente associadas a laminite subclínica, como úlceras na sola, sugerindo que essas lesões estão relacionadas com contusões no casco. Então, a patogenia das lesões na laminte subclínica é multifatorial e pode variar entre indivíduos dependendo do grau e do tipo de contribuição dos variados fatores nutricionais, hormonais, mecânicos e genéticos. Lesões clínicas em bovinos de corte afetados antes do início da claudicação incluem hemorragia na sola e na linha branca (ver Estrutura, Estruturas Especializadas), descoloração amarela e amolecimento da sola do casco. Essas alterações nas vacas de leite parecem predispor a outras condições, como ulceração da sola, separação e fissura da linha branca e abcesso subsolar, o qual pode ser a principal causa de claudicação nesta forma de laminite em bovinos de leite.

Se o dano no casco na laminite aguda, subaguda ou subclínica é subtotal, recuperação parcial pode ocorrer. Entretanto, a lamela lesionada e possivelmente as estruturas de suporte adjacentes são menos capazes de se recuperar durante episódios repetidos de laminite, de modo que a laminite crônica pode ocorrer. Laminite crônica está associada à deformação dos cascos, que se tornam achatados e grandes, com parede dorsal côncava e rugosa devido à ruptura, perda da integridade da lamela e deslocamento da falange distal.

Síndromes Paraneoplásicas Cutâneas

Síndromes paraneoplásicas cutâneas são dermatoses raras que ocorrem em associação com tumores internos (Quadro 17-15). Confirmação da dermatose como síndrome paraneoplásica requer o estabelecimento de minuciosos critérios clínicos, histopatológicos e, algumas instâncias, imunológicos. O agrupamento de condições desses critérios reconhecidos atualmente em animais incluem: pênfigo paraneoplásico (discutido em Reações Autoimunes Selecionadas); alopecia paraneoplásica e malignidade internas no gato; dermatose esfoliativa e timoma no gato, cão e coelho; e dermatite necrolítica superficial no cão e no gato.

Quadro 17-15	Principais Síndromes Paraneoplásicas Cutâneas

Dermatite necrolítica superficial
Paniculite pancreática (paniculite necrosante)
Dermatofibrose nodular e tumores renais ou uterinos em cães
Pênfigo paraneoplásico
Alopecia paraneoplásica pancreática felina
Dermatite esfoliativa felina com ou sem timoma

Dermatofibrose no gato, paniculite pancreática e doença eosinofílica multisistêmica no cavalo também têm sido associadas a neoplasias concomitantes. Entretanto, ainda não foi provado que elas estejam relacionadas diretamente com síndromes paraneoplásicas. Essa lista não inclui as dermatoses endócrinas associadas a tumores funcionais de órgãos endócrinos. Muitas outras síndromes são documentadas em seres humanos e provavelmente também serão documentadas em animais no futuro. A natureza refratária dessas síndromes e seu significado como indicador de doença sistêmica aumentam a importância do seu reconhecimento.

Alopecia Paraneoplásica Pancreática Felina. Ver Distúrbios dos Gatos.

Dermatite Esfoliativa Felina com ou sem Timoma. Ver Distúrbios dos Gatos.

Dermatite Necrolítica Superficial (Dermatopatia Diabética, Síndrome Hepatocutânea, Eritema Migratório Necrolítico, Necrose Epideral Metabólica). Ver Distúrbios dos Cães.

Paniculite Pancreática (Paniculite Necrosante). Ver Distúrbios dos Cães.

Dermatofibrose Nodular e Doença Renal no Cão. Ver Distúrbios dos Cães.

Pênfigo Paraneoplásico. Ver a discussão sobre pênfigo paraneoplásico em Reações Autoimunes Selecionadas.

Neoplasia Cutânea

A pele é um local comum de crescimento neoplásico em muitos animais. As neoplasias são de origem ectodermal, mesodermal e melanocítica (Quadro 17-12). Neoplasias ectodermais da epiderme e anexos são mais frequentemente benignas, com exceção das neoplasias das glândulas apócrinas sudoríparas, do saco anal e das neoplasias da epiderme superficial (carcinoma de células escamosas).

Neoplasias benignas não metastatizam ou invadem o tecido adjacente. De maneira geral, neoplasias benignas são circunscritas, crescem por expansão e são compostas de células bem-diferenciadas que lembram bastante as células ou tecido de origem (Quadro 17-12). Neoplasias malignas são localmente invasivas e metastatizam com frequência. Elas são mais comumente compostas por células anaplásicas com alto índice mitótico e que não se assemelham muito com as células de origem. Células anáplasicas são pleomórficas (variam em tamanho e formato celular) e tipicamente tem núcleo grande, vesicular, com aumento no tamanho e número de nucléolos (Quadro 17-12). Células malignas desenvolvem alterações superficiais como antigenicidade alterada, diminuição no número ou alteração na localização dos receptores para células adjacentes e aumento nos receptores para componentes da matriz extracelular. Alterações como essas permitem às células malignas se destacarem do foco primário de crescimento tumoral, moverem através dos tecidos e, em alguns casos, fugirem ou escaparem da detecção do sistema imune do hospedeiro. Um exemplo específico é a perda das E-caderinas (proteínas responsáveis pela adesão epitelial célula a célula) por alguns tipos de carcinomas. E-caderinas são parcialmente responsáveis pela "inibição por contato" que resulta no controle da densidade e inibe a proliferação descontrolada das células epiteliais.

Neoplasias da pele se desenvolvem secundariamente aos mesmos condutores moleculares básicos que ocasionam o desenvolvimento de tumores em qualquer tecido. A transformação neoplásica de uma célula é o resultado final de uma série de eventos que causam dano ao DNA celular. Muitos agentes que sabidamente são carcinogênicos atigem e lesionam o DNA. Radição solar, radiação-x, infecção viral e traumas contínuos são importantes contribuidores para a transformação neoplásica dos componentes da pele. Traumas contínuos contribuem para o desenvolvimento tumoral pelo aumento da renovação celular que, por sua vez, aumentam a possibilidade de mutação. Nem todos os fatores que contribuem para o desenvolvimento de neoplasias cutâneas são conhecidos.

Quatro categorias de gene codificam um grande número de proteínas responsáveis pela regulação da proliferação celular e diferenciação. Essas categorias são: genes supressores de tumor, proto-oncogeneses, genes que regulam a apoptose, e genes que regulam a reparação do DNA. Danos nesses genes resultam em ganho ou perda de função defeituosa nas proteínas como o fator de crescimento, receptor do fator de crescimento, sinal de transdução de proteína, regulação do ciclo celular e fator de transcrição nuclear. A maioria das neoplasias malignas tem evidências desses danos (mutações) de múltiplos genes dentro dessas categorias. Mutações são geralmente acumuladas de forma gradual pelas células, que pouco a pouco aumentam o grau de potencial maligno. Essas mudanças moleculares são conhecidas por se correlacionarem com alterações morfológicas e comportamento clínico de alguns neoplasmas. Por exemplo, sabe-se que o carcinoma de células escamosas geralmente se desenvolve de maneira progressiva por vários estágios reconhecidos: hiperplasia (aumento no número de células; sem células atípicas ou desorganização tecidual) → displasia (aumento das mitoses, células atípicas e desorganização tecidual consistindo de perda da polaridade) → carcinoma *in situ* (aumento da desorganização tecidual, mitose, núcleos anaplásicos, mas sem invasão da membrana basal subjacente) → carcinona de células escamosas (quebra da membrana basal com invasão dermal pelas células carcinomatosas anaplásicas).

A progressão da doença de hiperplasia para carcinoma invasivo representa uma série de eventos moleculares pelos quais a população de células abriga um número aumentado de genes lesionados (mutações), pertencentes às quatro categorias de genes listados. Essas séries de mudanças ocorrem por longos períodos de tempo, frequentemente anos, antes que o tumor atinja total potencial de malignidade. Muitas mutações genéticas são neutras (ou passageiras); Entretanto, outras são consideradas "condutoras" porque guiam e sustentam a seleção de um clone maligno (células malignas que surgem de uma célula-pai individual com a mutação genética). Sob a influência de mutações condutoras, populações clonais de células malignas ganham vantagem de seleção sobre as outras células e também de variadas interações com o microambiente tumoral, uma parte essencial da fisiologia, estrutura e função tumoral. O microambiente inclue qualquer célula não tumoral e componentes como células endoteliais, mesenquimais, imunes, inflamatórias e matriz extracelular. As interações complexas das células tumorais e seu microambiente adjacente contribuem para o crescimento do tumor e metástase e estão sendo investigadas atualmente visando identificação de terapia anticâncer mais específicas.

Muitas neoplasias cutâneas são primárias porque a pele é um local incomum a raro para metástase; entretanto, a pele pode ser um local para crescimento de tumores secundários. Exemplos incluem neoplasia de glândulas mamárias que invadem a pele adjacente, carcinomas broncogenicos pulmonares felinos que metastatizam para múltiplos dedos dos membros e hemangiossarcoma visceral canina que podem metastatizar para a pele.

Distúrbios dos Equinos

Para distúrbios ocorrendo em duas ou mais espécies de animais, ver a seção de Distúrbios dos Animais Domésticos.

Infecções Virais
Poxviroses

Para mais detalhes da patogênese, ver a seção de Distúrbios dos Animais Domésticos, Distúrbios Microbianos e Parasitários, Infecções Virais, Poxviroses.

Infecções Bacterianas
Pododermatite Proliferativa (Canker)

Pododermatite proliferativa em equinos, também chamada de canker (Tabela 17-12), é uma condição dolorosa, proliferativa e inflamatória do casco. A causa da pododermatite proliferativa no equino é desconhecida, mas a doença parece ter natureza polimicrobiana. A condição tem sido associada à presença de uma variedade de bactérias Gram-positivas e negativas, e, em alguns casos, à colonização tecidual por espiroquetas *Treponema* spp., *Bacteroides* sp. e *Fusobacterium necrophorum* tem sido isolados em alguns casos. Recentemente, papilomavírus bovino 1 e 2 têm sido detectados por técnicas baseadas em PCR, mas não se sabe se esses vírus possuem um papel causativo. A patogenia da formação das lesões ainda não é conhecido, mas ambientes úmidos e sujos frequentemente predispõem à condição. Ela afeta mais frequentemente os membros pélvicos de cavalos de tiro, mas podem acometer qualquer membro ou múltiplos membros de qualquer raça de equinos, até aqueles mantidos em ambientes secos e limpos. Lesões iniciais consistem de uma lesão focal rosa, elevada, lembrando tecido de granulação, que sangra facilmente e é rodeada por uma zona cinza ou castanha localizada na ranilha. Essa lesão vai progredir para proliferações excessivas, macias, semelhantes às lesões filiformes papilomatosas emanando da ranilha, hastes, sola e algumas vezes paredes dos cascos dos pés afetados. Alguns casos serão malcheirosos e terão coleções superficiais de exudato branco caseoso. Microscopicamente, áreas de hiperplasia epidermal papilar marcada, associadas a hiperqueratose e infiltrados neutrofílicos da epiderme estão presentes. O estrato espinhoso externo pode ter áreas de severa degeneração bolhosa. A derme contém infiltrados superficiais neutrofílicos a linfoplasmocíticos. Uma população mista de bactérias Gram-positivas e negativas pode ser identificada na superfície da epiderme, mas os organismos não são consistentemente associados às áreas de inflamação. Em alguns casos, espiroquetas têm sido identificadas dentro da epiderme proliferada.

Pododermatite Necrosante (Broca)

Pododermatite necrosante do cavalo (Tabela 17-12), comumente conhecida como broca, é uma condição dolorosa e necrosante da ranilha e sulco central e lateral do casco. É causada pela bactéria anaeróbica *Fusobacterium necrophorum*. Aprisionamento de umidade e material bacteriano agregado, tal como estrume e lama, resulta em amolecimento do tecido da ranilha e permite a colonização bacteriana. A condição afeta mais frequentemente os membro pélvicos, mas pode acometer todos os cascos. Lesões iniciais consistem de coloração preta e amolecimento da ranilha, acompanhados por odor muito desagradável. Com o tempo, a coloração preta e o amolecimento se espalham para envolver tecidos profundos e mais áreas da ranilha. As lesões consistem de exsudato preto malcheiroso e perda de tecido da ranilha. Em casos crônicos graves, a região distal do membro pode estar inchada e a ranilha se tornar esponjosa e irregular, facilmente fragmentada e com possível sangramento. Pode haver atrofia da ranilha no longo prazo, conforme há a desintegração tecidual. Características macroscópicas geralmente são diagnósticas, mas lesões microscópicas consistem de degeneração, necrose e inflamação supurativa da epiderme da ranilha e, algumas vezes, de tecidos mais profundos. A colonização bacteriana dos tecidos geralmente está presente.

Dermatite Granulomatosa Bacteriana (Granulomas Bacterianos)

Granuloma Micobacteriano. Ver Distúrbios dos Animais Domésticos, Distúrbios Microbianos e Parasitários, Infecções Bacterianas, Dermatite Granulomatosa Bacteriana (Granulomas Bacterianos), Granulomas Micobacterianos.

Infecções Parasitárias

Larva Migrans Helmíticas

Habronemose Cutânea. Habronemose cutânea (ferida de verão) ocorre em cavalos e é causada por infecção pelas larvas de *Habronema* sp. ou *Draschia* sp. depositadas na pele pela mutuca ou moscas do estábulo. A deposição larval e lesões ocorre em partes do corpo onde a pele também é traumatizada, como as pernas, ou úmidas e macias, como o prepúcio e o canto medial dos olhos (Fig. 17-64). As larvas são incapazes de penetrar a pele normal, mas as mutucas causam danos suficientes para permitir a penetração larval. Macroscopicamente, massas nodulares únicas ou múltiplas, proliferativas, ulceradas, vermelhas a castanhas estão presentes. Em corte, há focos arenosos, pequenos, amarelos a brancos. A lesão microscópica é de dermatite nodular com eosinófilos, macrófagos epitelioides e algumas vezes células gigantes margeando a larva ou restos necróticos (Fig. 17-64). Tecido de granulação infiltrado por neutrófilos está presente na superfície ulcerada.

Dermatite Filarial

Oncocercose é uma dermatite filarial que afeta principalmente equinos. Parasitas adultos estão localizados em nódulos no tecido conectivo e podem ser assintomáticos. Microfilárias estão localizadas na derme, particularmente na linha média ventral, e são o principal tipo de lesão. Hospedeiros intermediários como os Simuliidae (borrachudos, pernilongo *Culex*) e Queratopogonidae (maruim, mosquitinho-do-mangue) transmitem a microfilária. Nem todos os cavalos com microfilárias apresentam sinais clínicos ou lesões. Nos equinos com inflamação cutânea atribuída à microfilária, as microfilárias mortas ou que estão morrendo induzem grande parte da inflamação intensa, que pode ser exacerbada pela terapia microfilaricida.

Diferenças na gravidade das lesões entre os cavalos podem refletir graus distintos de hipersensibilidade à microfilária, graus variados de hipersensibilidade às picadas dos hospedeiros intermediários, e possivelmente outros fatores. Evidências recentes na doença filarial humana revelaram que uma resposta inflamatória aguda em duas doenças importantes, elefantíase e cegueira dos rios (oncocercose ou mal do garimpeiro), pode amplamente ser resultado da bactéria endosimbiótica (*Wolbachia*) protegida pelos parasitas filariais e liberada no sangue pelos parasitas vivos ou após a morte por dano aos adultos ou microfilárias. O estímulo inflamatório parece ser induzido por citocinas pró-inflamatórias e quimiotáticas e depende dos PRR conhecidos para contribuir com a imunidade inata. *Wolbachia* tem sido identificada em alguns parasitas filariais de animais, incluindo *Onchocerca gutturosa*, *O. lienalis*, *O. cervicalis*, *O. ochengi*, *Dirofilaria immitis* e *D. repens*. *O. ochengi* em bovinos passou a ser estudado como um modelo para oncocercose humana, na qual tem sido mostrado que a terapia com antibióticos selecionados contra *Wolbachia* resulta na redução do número de *Wolbachia* sp., redução no número de *O. ochengi* adultos e de microfilárias. Esses achados indicam que a *Wolbachia* tem uma importante relação simbiótica com *O. ochengi* (bem como muitos outros parasitas filariais) e pode representar um novo alvo contra parasitas filariais e microfilariais.

Na oncocercose equina, lesões clínicas relacionadas com microfilárias se desenvolvem na cabeça, pescoço, parte medial dos membros torácicos, tórax ventral e abdome e consistem em alopecia irregular a difusa, eritema, crosta, descamação e mudanças pigmentares. Alguns equinos possuem uma área de dermatite característica, variavelmente

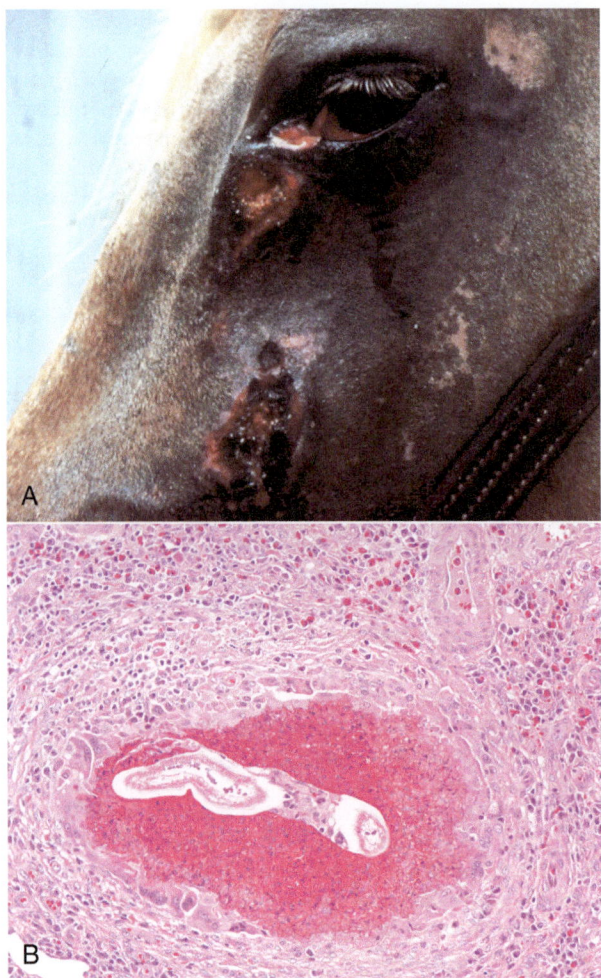

Figura 17-64 **Habronemose Cutânea**, *Habronema* **sp., Pele, Equino. A,** Face. Granulomas nodulares múltiplos coalescendo e áreas ulceradas estão presentes na pele do canto medial, pele imediatamente ventral aos olhos e a pele da superfície lateral da face. Lesões da habronemose cutânea se desenvolvem em áreas da pele que são traumatizadas (frequentemente as pernas) ou na pele úmida macia (ao redor dos genitais ou olhos). Neste caso, a umidade da secreção ocular (lágrimas) pode ter predisposto a picadas pelas moscas da casa ou do estábulo, com subsequente emergência e migração da larva de *Habronema* sp. na derme. **B,** Note cortes nas larvas nos restos eosinofílicos necróticos rodeados por macrófagos e inflamação mista, incluindo eosinófilos. Coloração por HE. (**A** Cortesia de Dr. V. Fadok, College of Veterinary Medicine, University of Florida. **B** Cortesia de Dr. P.E. Ginn, College of Veterinary Medicine, University of Florida.)

pigmentada e circular na fronte. Queratite, conjuntivite e uveíte são observadas em alguns equinos. Lesões cutâneas microscópicas variam de nenhuma dermatite até dermatite superficial e profunda, perivascular a intersticial, com eosinófilos, linfócitos e microfilárias. Fibrose é observada em lesões mais antigas.

Doenças Imunológicas da Pele Resultantes de Reações Autoimunes

Vasculite

Púrpura Hemorrágica. Púrpura (do latim "roxo") são máculas ou placas vermelhas ou roxas causadas por hemorragia na pele ou membranas mucosas. Púrpura hemorrágica no equino ocasiolnalmente se desenvolve como sequela de infecção por *Streptococcus equi*, frequentemente acometendo o trato respiratório com abscedação no lado interno. Menos comumente, a púrpura hemorrágica é observada subsequente a outras infecções ou vacinações. Equinos afetados podem estar febris, anoréxicos, deprimidos e relutantes em se movimentar.

Linfonodos podem romper e drenar secreção para o exterior. As lesões clínicas como edema subcutâneo e petéquias (algumas vezes equimoses) de pele e membranas mucosas se desenvolvem como consequência de vasculite por imunocomplexos, que também podem afetar vasos de outros órgãos, como o trato gastrintestinal. Pode haver exsudação serosa nas extremidades distais. Pele gravemente edematosa pode secretar material seroso, necrosar e desenvolver crosta. Lesões microscópicas consistem no rompimento da parede vascular por neutrófilos (vasculite neutrofílica), edema perivascular, hemorragia e exsudação de fibrina.

Vasculite Leucócitoclástica da Quartela. Vasculite leucocitoclástica da quartela pode representar uma dermatose fotoestimulada; contudo, a causa e a patogenia são desconhecidas. Exposição ao sol parece iniciar o desenvolvimento da lesão em alguns cavalos, mas ela nem sempre é curada com a remoção do animal à exposição ao sol. A doença não é considerada uma forma de fotossensibilização porque a função hepática está normal e exposição a químicos fotossensibilizantes não tem sido documentada. As lesões desenvolvem-se tipicamente nas pernas com pelos brancos, mas, raramente, lesões similares ocorrem nas pernas cobertas com pelo preto. Lesões iniciais consistem em eritemas bem-delimitadas, úmidas e áreas com crostas. Lesões mais crônicas consistem em placas de acantólise epidermal, hiperqueratose e crostas. Microscopicamente, lesões ocorrem em pequenas veias de parede fina da papila da derme superficial. Lesões iniciais incluem degeneração da parede das veias ou necrose e trombose. Há uma controvérsia em relação à presença de inflamação e vasculite verdadeira. Apesar da leutocitoclasia de neutrófilos ser descrita, a falha em demonstrar vasculite ativa em alguns casos leva alguns veterinários dermatologistas e patologistas a preferirem o termo *vasculopatia*. Alterações crônicas incluem espessamento e hialinização das paredes dos vasos. Alterações epidermais incluem degeneração e hiperplasia, dependendo do estágio da doença. Pode ser que haja inflamação perivascular mista.

Distúrbios do Ciclo do Pelo de Origem Endócrina (Distúrbios Endócrinos Cutâneos)
Hirsutismo (Disfunção da Hipófise)
Tumor da pars intermedia da glândula hipófise ocorre em cavalos velhos e pode ser grande, destruir a glândula hipófise e causar hipopituitarismo e diabetes insípido. Os sinais clínicos em cavalos com tumor da pars intermedia da hipófise (polifagia, polidipsia, poliúria, aumento da sudorese e pelagem excessivamente comprida e espessa) são amplamente mediados pela disfunção do hipotálamo ou neuroipófise, causada por uma expansão do tumor hipofisário adjacente. A pelagem comprida, também chamada de *hipertricose* ou *hirsutismo*, é o resultado da falha da perda sazonal; o ciclo piloso é controlado pelo hipotálamo. Alguns tumores da pars intermedia são funcionais e resultam na produção de pro-opiomelanocortina (POMC), que é transformada em altas concentrações de vários peptídeos derivados da pars intermedia, incluindo peptídeos do lobo intermediário semelhante à corticotropina, hormônio estimulador do melanócito, β-endorfina e em menores concentrações de adrenocorticotropina. A combinação da disfunção hipotalâmica e expressão diferencial de peptídeos derivados da pars intermedia, além da adrenocorticotropina, resultam em uma síndrome única de hiperpituitarismo em equinos que difere de tumores hipófises funcionais de cães e gatos, os quais normalmente estão associados a altas concentrações de adrenocorticotropina. Alguns equinos com tumores hipofisários grandes também desenvolvem hiperglicemia por resistência à insulina, que pode ser resultado da menor regulação de receptores insulínicos secundários à polifagia crônica e à hiperinsulinemia. A resistência à insulina é associada ao aumento na prevalência de laminite.

Hiperplasia Epidermal Predominante (Liquenificação ou Crosta) Resultando do Distúrbio do Crescimento Epidermal ou Diferenciação
Distrofia da Banda Coronária Equina
Distrofia da banda coronária equina é uma condição de patogenia e etiologia desconhecidas. Clinicamente, a banda coronária (borda coronária do casco) é espessada, dura e com descamação. Rachaduras e fissuras podem provocar laminite. A castanha e o ergot (protuberâncias cornificadas consideradas como sendo vestígios do primeiro, segundo e quarto dígitos) são semelhantemente afetados e podem estar ulcerados. Normalmente, os quatro membros são afetados; entretanto, a lesão pode não envolver toda a banda coronária. Histologicamente, a epiderme das áreas afetadas apresenta hiperplasia epidermal papilar evidente (Fig. 17-11) e marcada à hiperqueratose orto e paraqueratótica. Em algumas áreas, ocorre degeneração balonosa dos queratinócitos. Inflamação dermal é mínima, até que a infecção secundária esteja presente. O diagnóstico é realizado pela exclusão de outros diagnósticos diferenciais, incluindo pênfigo foliáceo, síndrome hepatocutânea, infecção bacteriana ou fúngica, toxicose por selênio, infestação por ácaros e dermatite esfoliativa eosinofílica. A condição é crônica e o tratamento, paliativo. Apesar da condição afetar equinos adultos de qualquer raça, raças de tração são consideradas predispostas.

Distúrbios Caracterizados por Infiltrados de Eosinófilos ou Plasmócitos
Ver Distúrbios dos Animais Domésticos, Distúrbios de Pele Diversos, Distúrbios Caracterizados por Infiltrados de Eosinófilos ou Plasmócitos.

Granulomas Eosinofílicos (Granulomas Colagenolíticos)
Ver Distúrbios dos Animais Domésticos, Distúrbios de Pele Diversos, Distúrbios Caracterizados por Infiltrados de Eosinófilos ou Plasmócitos, Granulomas Eosinofílicos (Granulomas Colagenolíticos).

Síndromes Hipereosinofílicas com Sinais ou Lesões Sistêmicas
Doença Epeliotrópica Eosinofílica Multisistêmica no Equino. Doença Epeliotrópica Eosinofílica Multisistêmica é uma dermatite generalizada e esfoliativa de equinos com etiologia desconhecida; entretanto, um caso relatado documentou a coexistência de um linfoma intestinal de linfócito T e foi postulado o papel da célula tumoral na superprodução de IL-5, uma potente eosinofilopoitina. Lesões cutâneas iniciais incluem descamação seca e exsudatos serosos do epitélio da pele da cabeça, bandas coronárias e mucosa oral. As lesões progridem para escoriações generalizadas com úlceras e alopecia. Infecções secundárias são comuns. Histologicamente, há dermatite superficial e profunda perivascular a intersticial, eosinofílica e linfoplasmocítica, algumas vezes granulomatosas, com hiperplasia epidermal irregular e hiperqueratose orto e paraqueratótica. Eosinófilos, linfócitos e queratinócitos apoptóticos podem ser proeminentes na epiderme e foliculite eosinofílica, furunculose e figuras em chamas são observadas ocasionalmente. A dermatite é acompanhada por uma resposta inflamatória semelhante com fibrose em outros órgãos incluindo o trato alimentar, pâncreas, fígado, útero e epitélio bronquial. Clinicamente, muitos cavalos afetados perdem peso, tornam-se progressivamente debilitados e morrem naturalmente ou são eutanasiados.

Distúrbios Inflamatórios Granulomatosos Nodulares sem Microrganismos
Sarcoidose Equina
Sarcoidose equina (doença granulomatosa equina idiopática, generalizada ou sistêmica; doença/dermatite histiocítica equina) é um distúrbio raro, geralmente com dermatite esfoliativa,

emaciação e inflamação granulomatosa em múltiplos sistemas, apesar de casos ocasionais limitados a pele terem sido relatados. A causa e a patogenia são desconhecidas, mas uma reação imunológica contra um componente ou agente infeccioso ou alérgeno é hipotetizada. Uma variedade de raças de equinos, normalmente após 3 anos de idade, tem sido afetadas. Apesar de alguns estudos relatarem que as fêmeas estejam mais representadas em estudos, outros relatam que machos são mais frequentemente afetados. A dermatite normalmente começa como descamação, crosta e alopecia na face e tronco (ou membros) e progridem para dermatite esfoliativa multifocal ou generalizada. Nódulos cutâneos são raros e linfonodos podem estar aumentados. Apesar da pele parecer ser o único órgão afetado, muitos equinos progridem para envolvimento sistêmicos, incluindo muitas vísceras, sistema nervoso central (SNC) e ossos. Clinicamente, manifesta-se como perda de peso, edema ventral, febre e sinais associados à disfunção dos órgãos. O prognóstico varia porque muitos cavalos evoluem para dermatite progressiva e pioram ao longo do curso em semana a meses, e eventualmente são eutanasiados. Entretanto, existem relatos de respostas positivas à terapia, especialmente se iniciada precocemente no curso da doença. Recuperação espontânea tem sido relatada. Equinos com poucas lesões isoladas, limitadas à pele, normalmente são saudáveis. Lesões histopatológicas incluem inflamação granulomatosa nodular a difusa com células gigantes multinucleadas misturadas com pequeno número de linfócitos, plasmócitos e neutrófilos. Microscopia eletrônica, estudos de inoculação em animais, imunofluorescência e imuno-histoquímica têm sido negativos para microrganismos. O diagnóstico é realizado pela avaliação histopatológica, excluindo agentes infecciosos que também possam causar dermatite granulomatosa e avaliação do histórico sobre exposição dietética à toxinas, como ervilhaca peluda (*Vicia* sp.).

Doenças Diversas de Origem Desconhecida ou Complexa

Dermatite da Quartela Equina

Dermatite da quartela equina é uma síndrome complexa na qual foliculite secundária por *Staphylococcus* é comum e complica o diagnóstico. Pode haver predisposição genética, que inclui a pelagem longa na quartela, principalmente em cavalos de tração. Outros fatores predisponentes incluem umidade excessiva, trauma e dermatite de contato. Adicionalmente, muitas outras condições afetam a pele da quartela em equinos, incluindo doenças imunomediadas (pênfigo foliáceo, vasculite, ou fotossensibilização), outras infecções (dermatofilose, dermatofitose), linfedema crônico progressivo do cavalo de tração, e infestação por ácaro (*Chorioptes* sp.). Dermatite equina da quartela ocorre em cavalos machos e fêmeas adultas de uma variedade de raças, é normalmente bilateral e afeta mais comumente a face caudal dos membros pélvicos, mas as lesões podem progredir para a face cranial dos membros. Os membros torácicos podem ser acometidos. Lesões iniciais incluem edema, eritema e descamação que progride rapidamente para exsudação, pelos emaranhados e crosta. Úlceras podem estar presentes. Lesões crônicas incluem espessamento e fissura da pele, são geralmente doloridas e podem resultar em laminite. O diagnóstico é facilitado pela obtenção do histórico completo e realização de avaliação física, dermatológica, microbiológica e histopatológica precoce no curso da doença. Lesões histopatológicas podem variar de acordo com o estágio e gravidade da doença. A avaliação histopatológica é mais útil na exclusão de outras condições que afetam a pele da quartela. Nas lesões crônicas graves, as causas desencadeantes podem não ser identificáveis e as lesões histológicas frequentemente não são específicas. Elas consistem de ulceração, crostas e descamação, com infiltrado inflamatório misto.

Distúrbios dos Ruminantes (Bovinos, Ovinos, e Caprinos)

Quatro distúrbios ocorrem em duas ou mais espécies de animais. Ver Distúrbios dos Animais Domésticos.

Distúrbios Congênitos e Hereditários

Hipertricose Congênita

Hipertricose congênita refere-se ao crescimento excessivo do pelo, o qual pode ser congênito ou hereditário. Hipertricose congênita se desenvolve em fetos de carneiro, secundário à hipertermia em ovelhas prenhes que vivem em áreas de altas temperaturas ambientais. Em adição à hipertricose, os carneiros são pequenos e poucos sobrevivem aos dois primeiros dias de vida.

No útero, a infecção pelo vírus da doença da fronteira em fetos de carneiros resulta em pelagem anormal ao nascimento, tremores musculares, mielinização deficiente no cérebro e medula espinhal, conformação anormal do corpo, baixo crescimento e baixa viabilidade. A pelagem anormal e os tremores musculares resultam na doença chamada síndrome do pelo arrepiado (*hairy shaker*). Anormalidade na pelagem são observadas apenas nas raças de lãs finas ou médias. Infecção fetal antes dos 80 dias de gestação resulta em uma fase inicial do retardo do crescimento folicular, seguida por um período extenso de crescimento rápido do folículo primário. A taxa de crescimento alterada dos folículos ocasiona a produção de pelos primários grandes, mais pesadamente medulados, e a aparência clínica de novelo de lã denso. O mecanismo exato que controla a crescimento exagerado do folículo primário é desconhecido. Tem sido especulado que a redução no número de fibras secundárias de desenvolvimento tardio possa ser o resultado da nutrição prejudicada pela placentite. Microscopicamente, o folículo primário e pelos estão aumentados, e o número de folículos secundários e fibras de lã está reduzido (ver discussão em folículos pilosos na seção Estrutura; Fig. 17-6). O diagnóstico pode ser confirmado em carneiros afetados pela avaliação histopatológica do SNC com coloração de imuno-histoquímica para o vírus, pelo isolamento viral usando soro pré-colostral ou capa flogística, pela detecção por ELISA do antígeno viral usando ácido etilenodiaminotetracético (EDTA) ou sangue heparinizado, e pela PCR transcriptase reversa (RT-PCR) dos espécimes clínicos.

Distúrbios de Lesão Física, por Radiação ou Química

Intoxicação por Ergot—Lesão Química

Intoxicação por ergot é causada pela ingestão de alcaloides tóxicos produzidos pelo fungo *Claviceps purpurea*. Este fungo infecta sementes de gramíneas e grãos. Os alcaloides, particularmente a ergotamina, causam estimulação direta dos nervos adrenérgicos que enervam os músculos lisos das arteríolas, resultando em vasoconstrição arteriolar periférica evidente e dano ao endotélio capilar. Espasmos arteriolares e dano ao endotélio capilar causam trombose e necrose isquêmica (infarto) dos tecidos. Temperaturas frias aumentam a severidade das lesões. As espécies mais comumente intoxicadas são bovinos alimentados com grãos contaminados ou bovinos pastando em pastagens infectadas com fungos produtores de alcaloides. As lesões se desenvolvem aproximadamente uma semana após o consumo e começam como inchaço e vermelhidão das extremidades, particularmente dos membros pélvicos. As lesões começam nas bandas coronárias e estendem-se para o boleto (articulação metatarso falangeana). O pé pode se tornar necrótico, com tecido viável e não viável separados por uma linha distinta (gangrena seca). As mãos e a extremidade das orelhas, tetos e rabo podem ser afetados. Em casos graves, esses tecidos podem ser perdidos.

Ingestão de Festuca Alta—Lesão Química

Lesões idênticas às da intoxicação por ergot ocorrem após a ingestão do pasto festuca alta, infectada pelo fungo endofítico *Neotyphodium coenophialum* (previamente *Acremonium coenophialum*). As lesões se desenvolvem aproximadamente duas semanas após a ingestão da planta tóxica e consistem de necrose (gangrena seca) das extremidades distais. Os alcaloides do ergot, particularmente ergovalina, são responsáveis pela toxicidade e atuam como vasoconstritores periféricos.

Toxicose por Ervilhaca e Doença Semelhantes à Ervilhaca—Lesão Química

Ver Distúrbios dos Animais Domésticos; Distúrbios de Lesão Física, por Radiação ou Química; Lesão Química.

Infecções Virais
Poxviroses

Para mais detalhes do mecanismo, ver Distúrbios dos Animais Domésticos, Distúrbios Microbianos e Parasitários, Infecções Virais, Poxvirose.

Varíola Bovina. Infecções pelo vírus da varíola bovina ocorrem raramente em bovinos no Reino Unido e outras áreas da Europa. Há um aumento nas evidências de que pequenos roedores selvagens (p. ex. rato, esquilos e ratazanas) servem como reservatórios para infecção e que bovinos, gatos e, raramente, outros mamíferos se tornam infectados pelo contato com roedores selvagens. Infecções cutâneas em bovinos normalmente se desenvolvem nos tetos e no úbere de vacas e no focinho de bezerros em amamentação. Para infecções por varíola bovina no gato, ver Distúrbios dos Gatos.

Estomatite Papular Bovina. O vírus da estomatite papular bovina tem distribuição mundial. Apesar de causar doença principalmente em bovinos maiores de 2 anos, a doença pode ocorrer em qualquer idade ou raça. As lesões acometem o focinho, narina, lábios e boca. Vacas com bezerros lactentes podem desenvolver lesões nas tetas e úbere. O desenvolvimento e a aparência da lesão são similares aos da pseudovaríola bovina, com resolução da lesão em dias à semanas. Uma forma crônica tem sido descrita em que a dermatite necrótica exsudativa envolve o tronco e a boca. Os animais morrem em 4 a 6 semanas. Transmissão aos humanos provocam lesão idêntica à "lesão do ordenhador" causada pelo *vírus Pseudocowpox*. A aparência histopatológica da lesão é típica da infecção por poxvírus.

Doenças Capropoxvirais. Capripoxvírus são a causa de varíola de ovinos e caprinos. Essas viroses causam perdas econômicas importantes em países onde são endêmicas e a distribuição geográfica dessas viroses está se expandindo. As varíolas ovinas e caprinas estão presentes na África, Ásia, Oriente Médio e grande parte do subcontinente indiano, onde, apesar das tentativas de vacinação, o capripoxvírus é responsável por ciclos de doença epidêmica seguidos por períodos de manutenção endêmica com baixa mortalidade. A doença é exótica nas Américas, Austrália e Nova Zelândia. Apesar das medidas de erradicação terem eliminado a doença da Grã-Betanha em meados do século XIX, essas medidas apenas recentemente foram bem-sucedidas nos países da Europa Oriental. A doença por capripoxvírus causa embargos no comércio internacional de gado e produtos relacionados e pode impedir a importação de novas raças de ovinos ou caprinos para áreas endêmicas devido às taxas de fatalidade serem muito altas em raças não nativas. Capripoxvírus são altamente contagiosos e se espalham pelo trato respiratório em períodos de contatos próximos e mecanicamente por vetores insetos e fômites. O vírus é eliminado na saliva, secreções conjuntivais, leite, urina e fezes, bem como nas lesões na pele e crostas. Vacinação dos animais susceptíveis para varíola ovina e caprina promove imunidade vitalícia. As viroses compartilham alta porcentagem de homologia nas concentrações de nucleotídeos e aminoácidos, mas são fenotipicamente distinguíveis usando técnicas de PCR de polimorfismo de restrição

de fragmentos (PCR-RFLP). Esses vírus também são considerados potenciais agentes de agroterrorismo.

Varíola Ovina. Varíola ovina é causada pelo vírus da varíola ovina e é a doença mais séria das varíolas em animais domésticos. Varíola ovina causa grandes perdas econômicas pela alta mortalidade; redução da produção de carne, leite ou redimento das lãs; inibição comercial por quarentena; e pelo custo da prevenção da doença.

A transmição da doença é pelo contato direto com carneiros doentes ou contato indireto por meio de ambientes contaminados. O vírus da varíola ovina é resistente à dessecação e permanece viável por mais de 2 meses na lã ou 6 meses em crostas secas. Há diferenças na suceptibiliade da doença entre as raças. Ovinos Merino de pelagem fina são particularmente sensíveis. Contudo, raças nativas em áreas endêmicas, como ovino Arlegiano, são comparativamente resistentes. Varíola ovina ocorre em todas as idades de ovinos, com morbidade e mortalidade tão alta quanto 50%, mas a doença é mais grave em cordeiros, com mortalidade chegando a 80% a 100%. Um alto nível de imunidade, como ocorre em áreas endêmicas do Quênia, está associado à baixa mortalidade, mesmo em animais jovens.

Varíola ovina é uma doença sistêmica. A infecção normalmente ocorre pelo trato respiratório, mas pode ocorrer pelas abrasões na pele. O período de incubação varia de 4 a 21 dias e é seguido por viremia associada a leucócitos. O vírus se localiza em muitos órgãos, incluindo a pele, onde a concentração viral é maior 10 a 14 dias após a infecção. Os sinais clínicos iniciais são febre, lacrimejamento, sialorreia, secreção nasal serosa e hiperestesia. Lesões de pele se desenvolvem em 1 a 2 dias, têm predileção pelas áreas com lã espassada e tipicamente envolvem as pálpebras, bochechas, narinas, vulva, úbere, escroto, prepúcio, superfície ventral do rabo e medial da coxa. Normalmente, há linfoadenopatia superficial concomitante.

As lesões macroscópicas seguem o padrão típico da infecção por poxvírus. Máculas eritematosas progridem para pápulas, que podem ser firmes. Lesões por varíola ovina têm estágio vesicular proeminente variável. O estágio pustular é caracterizado pela formação de crosta fina. Nos animais gravemente afetados, as lesões coalescem e formam áreas de edema, hemorragia, necrose e endurecimento, envolvendo todas as camadas da pele e subcutâneo (Fig. 17-65). Essas áreas correspondem ao desenvolvimento de vasculite, que será descrita nas lesões microscópicas (Fig. 17-65, B). Animais altamente susceptíveis geralmente desenvolvem pápulas hemorrágicas na mucosa no curso inicial da doença. Lesões ulcerativas nos tratos gastrintestinal e respiratório se desenvolvem tardiamente. Aproximadamente um terço dos animais desenvolvem lesões pulmonares múltiplas que constituem focos de consolidação pulmonar. Os rins possuem nódulos multifocais, circulares e carnudos em todo o córtex renal.

A recuperação das lesões de pele é lenta, levando mais do que 6 semanas, e uma cicatriz pode permanecer. Na forma leve da doença, observada em áreas endêmicas, o estágio completo das lesões poxvirais não se desenvolve. Ao invés disso, a proliferação epidermal produz pápulas cobertas por descamação e crostas, as quais descamam em poucos dias. Essas lesões geralmente ocorrem na superfície ventral do rabo.

Lesões da varíola ovina têm as alterações epiteliais poxvirais microscópicas típicas, incluindo corpúsculos de inclusão citoplasmáticos. As lesões afetam ambas as superfícies epidermais e folículos pilosos. Também há lesões dermais severas, refletindo a rota sistêmica do acometimento cutâneo e possivelmente lesões imunomediadas em adição àquelas causadas pelo dano viral direto. As lesões dermais iniciais, correspondentes à macula eritematosa macroscópica, são edema evidente, hiperemia e exocitose neutrofílica. Durante o estágio papular, grande número de células mononucleares se acumulam na derme mais edematosa. Essas células mononucleares são chamadas *células da varíola ovina* e são características da doença. O núcleo

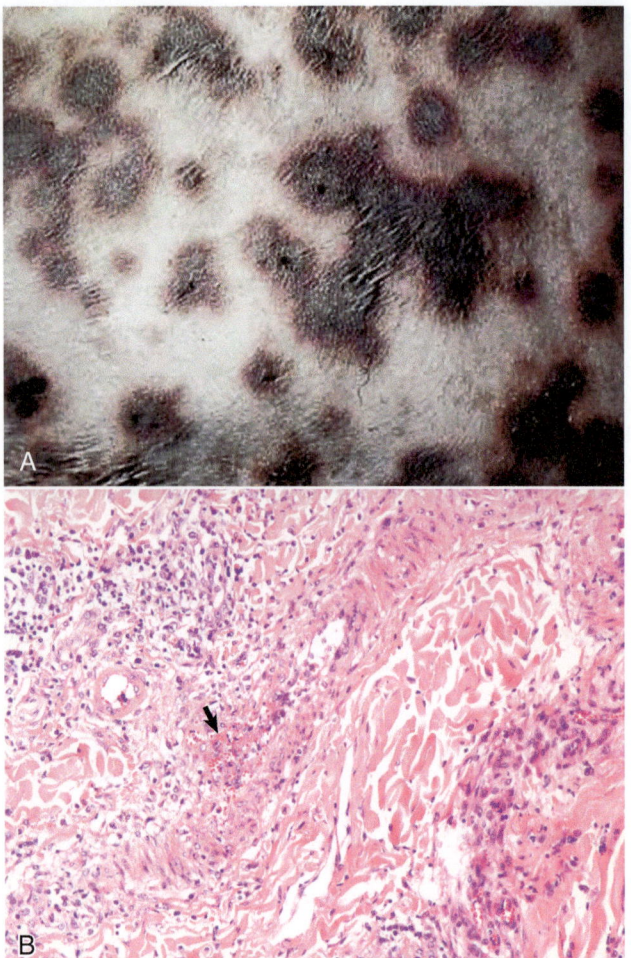

Figura 17-65 Varíola Ovina (Caprinopox), Pele, Cordeiro. A, As lesões clínicas são máculas e placas multifocais coalescentes que são endurecidas, hemorrágicas e necróticas, como resultado de vasculite. **B,** Note a necrose da parede dos vasos com deposição de fibrina, células sanguíneas vermelhas e neutrófilos e linfócitos na derme ao redor (vasculite) (*seta*). Coloração por HE. (**A** Cortesia de *Foreign animal diseases*, ed 7, 2008, United Stated Animal Health Association. **B** Cortesia de Dr. A.M. Hargis, DermatoDiagnostics. Fotografados de slides feitos pela Division of Animal Medicine, Animal Technology Institute Taiwan. De AFIP WSC 8 de Outubro de 2008, Conferência 5, Caso III.)

das células do pox ovino é vacuolizado e tem cromatina periférica. O citoplasma vacuolizado tem corpúsculos de inclusão intracitoplasmáticos eosinofílicos únicos, ocasionalmente múltiplos. Células da varíola ovina são monócitos, macrófagos e fibroblastos infectados pelo vírus, mas não células endoteliais. Aproximadamente 10 dias após a infecção e correspondendo com as lesões epiteliais mais proeminentes e pico da infectividade da pele, vasculite necrosante grave se desenvolve nas arteríolas e vênulas pós-capilares (Fig. 17-65, B). Partículas virais não têm sido identificadas em células endoteliais e a vasculite deve ser resultado da deposição de imuno-complexos. Pode ocorrer necrose isquêmica da derme e epiderme ao redor. As lesões pulmonares são de alveolite e bronquiolite proliferativa com áreas focais de necrose caseosa. Células septais alveolares contêm corpúsculos de inclusão intracitoplasmáticos. Lesões histológicas adicionais, caracterizadas pelo acúmulo de células de varíola ovina, podem aparecer no coração, rim, fígado, glândula adrenal, tireoide e pâncreas.

O curso e evolução da varíola ovina depende não somente da relação usual vírus-hospedeiro, mas também da natureza e localização das infecções secundárias. O vírus sozinho pode causar morte durante a fase febril e eruptiva da doença. Infecções bacterianas secundárias e também septicemia e pneumonia podem ser a causa da morte. Os animais também são susceptíveis à picada de moscas.

Varíola Caprina. Varíola caprina, causada pelo vírus da varíola caprina, ocorre nas regiões geográficas descritas previamente, e uma forma benigna ocorre na Califórnia e Suécia. Os sinais clínicos do pox caprino variam nas diferentes áreas geográficas. A doença é geralmente mais discreta do que a varíola ovina, com uma baixa taxa de mortalidade (5%), apesar de poderem ocorrer erupções generalizadas com taxa de mortalidade chegando a 100%, com o curso da doença semelhante às infecções varíola ovina. As lesões cutâneas têm predileção pelas mesmas áreas da varíola ovina. Em filhotes recém-nascidos, as lesões podem aparecer na mucosa ou narinas. Em animais com alto níveis de resistência, as lesões podem ser confinadas ao úbere, tetos, aspecto interno das coxas ou superfície ventral do rabo.

Ectima Contagioso. Ectima contagioso (dermatite pustular contagiosa, Orf) é uma infecção localizada comum de ovinos jovens e caprinos, causada por um parapoxvírus (Orf vírus) com distribuição mundial. Menos comumente, seres humanos, bovinos, ungulados selvagens e cães são infectados. Morbidade em cordeiros normalmente é alta e, apesar da mortalidade geralmente ser baixa, pode chegar a 15% em cordeiros. Lesões são iniciadas por abrasões, entretanto, estudo recente demonstrou que a infecção viral ativa permanece nos queratinócitos proliferados em resposta à lesão cutânea, de maneira oposta à própria lesão cutânea. Abrasões cutâneas tipicamente são adquiridas da pastagem ou forragem; começam nas comissuras orais e atingem os lábios (Fig. 17-66), mucosa oral, pálpebras e patas; e são suscetíveis a infecções bacterianas secundárias. Em contraste a outras infecções por poxvírus, a infecção pelo Orf vírus tipicamente é limitada à pele e não tem uma fase sistêmica da infecção, o que pode explicar o porquê da resposta humoral não ser particularmente importante ou eficaz para a imunidade contra infecção. Isso difere de muitas outras infecções por poxvírus que também ganham entrada pela pele, mas sua disseminação a outros órgãos pode ocorrer e ser particularmente controlada por resposta ao anticorpo. O Orf vírus pode persistir por longos períodos de tempo no ambiente com material infectado como crostas descamadas. Isso é importante porque a infecção natural anterior não confere imunidade contra reinfecção. De maneira contrária a outras poxviroses, para as quais vacinas atenuadas podem ser usadas para proteção contra infecção, a proteção contra ectima contagioso é melhor provida pelo uso de vacinas totalmente virulentas, o que pode resultar em focos de doenças causadas pela vacina. Cordeiros podem transferir o vírus para as tetas das ovelhas e a lesão pode se espalhar para a pele do úbere. Ectima contagioso é economicamente importante devido à perda de peso resultante de cordeiros, que relutam em comer pela dor associada às lesões oral e perioral. A patogenia da formação da lesão, achados macroscópicos e microscópicos são consistentes com lesões poxvirais cutâneas (ver discussão prévia; Fig. 17-32), com exceção do estágio vesicular, que é muito breve. O estágio de úlcera e crosta persiste e é clinicamente proeminente. A epiderme é acentuadamente hiperplásica. Corpúsculos de inclusões virais geralmente não são indentificados histologicamente porque são apenas brevemente detectáveis durante os estágios iniciais da infecção.

Herpesviroses

Para mais detalhes do mecanismo, ver Distúrbios dos Animais Domésticos, Distúrbios Microbianos e Parasitários, Infecções Virais, Herpesviroses.

Herpesvírus Bovinos 2. Herpesvírus bovino 2, um vírus dermatotrópico (vírus Allerton) pode causar doença generalizada (*pseudo-lumpy skin disease*) ou infecção localizada no teto chamada

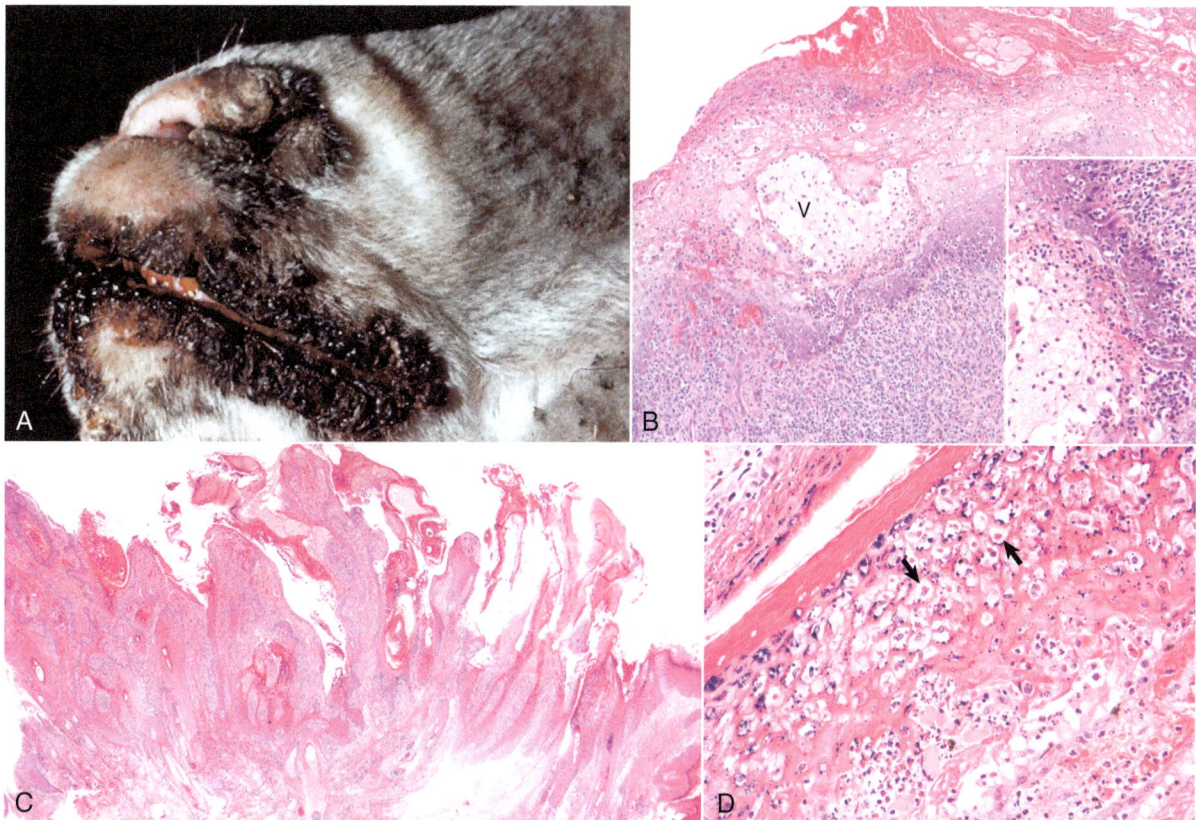

Figure 17-66 Ectima Contagioso (Dermatite Pustular Contagiosa, Orf, Boca Ferida ou Cheia de Casca), Pele, Cordeiro. A, Note as crostas ao redor do nariz e lábios. Estas lesões, o estágio final da doença, são formadas após a ruptura de vesículas e pústulas e responsáveis pelo nome informal "boca sarnenta". Sangue pode ser incorporado às crostas após grave exsudação e inflamação que pode lesionar secundariamente a parede dos vasos. O sangue pode contribuir para a coloração enegrecida das crostas observadas em **A. B,** Note a hiperplasia da epiderme (acantose), degeneração balonosa, vesícula (*V*), e neutrófilos que se acumulam na vesícula, o que subsequentemente resulta na formação de uma pústula. Ao lado esquerdo da vesícula, há eritrócitos livres presentes na epiderme. Hiperplasia epidérmica, no movimento ascendente da pústula, e ruptura da vesícula ou pústula contribuem para a formação de crosta conforme visto em A. Destaque, Aumento maior de uma porção da vesícula. Coloração por HE. **C,** Hiperplasia marcante da epiderme e infundíbulo folicular resulta no aspecto papiliforme da superfície, e isso é acentuado ainda mais por elevações e colunas de crosta exsudativa que recobrem as papilas dérmicas congestas e inflamadas. Coloração por HE. **D,** Segmento de degeneração balonosa de queratinócitos no estrato granuloso próximo à borda da lesão. Os queratinócitos afetados estão tumefatos com citoplasma eosinofílico pálido (degeneração balonosa). Os grânulos querato-hialinos estão na periferia, mas o núcleo permanece no centro do queratinócito. Estão presentes um ou mais corpúsculos de inclusão viral citoplasmática grandes, típicos da infecção por parapoxvírus (*setas*). Coloração por HE. (A Cortesia de Dr. M.D. McGavin, College of Veterinary Medicine, University of Tennessee. B Cortesia de Dr. A.M. Hargis, DermatoDiagnostics. C e D Cortesia de Dr. S. Myers, Prairie Diagnostic Services.)

de *mamilite ulcerativa* (mamilite herpética bovina). Mamilite é a inflamação do teto ou mamilo. Infecção localizada ocorre mais comumente em vacas de leite lactantes, mas pode se desenvolver em vacas de corte, novilhas prenhes e bezerros em amamentação. O trauma é implicado na patogenia porque a pele normal é resistente à penetração viral. A patogenia da formação da lesão foi discutida anteriormente. Mamilite ulcerativa bovina é importante economicamente devido à diminuição na produção de leite e mastite bacteriana secundária. Lesões se desenvolvem nos tetos, na pele próxima ao úbere e ocasionalmente períneo. Bezerros em aleitamento desenvolvem lesões no focinho (nariz).

Herpesvírus Bovino 4. Herpesvírus bovino 4 (dermatite pustular mamária por herpesvírus bovino) causa doença semelhante, porém mais branda, que a forma localizada de herpesvírus bovino 2.

Infecções Bacterianas

Podridão do Velo em Ovinos (Infecção Bacteriana Superficial [Pioderma Superficial])

Podridão do velo ovino é uma dermatite bacteriana normalmente causada por umidade excessiva (normalmente na forma de chuva) que penetra no velo (lã), molha a pele e causa proliferação de *Pseudomonas* spp. Aproximadamente uma semana de umidade contínua costuma ser suficiente para causar proliferação intensa da bactéria na pele e no velo. Isto é seguido por uma resposta inflamatória aguda com exsudação serosa e emaranhamento do velo. O velo também está com coloração alterada devido à produção de pigmentos (cromógenos) pela bactéria *Pseudomonas* e tem um odor podre. A condição pode ser complicada por outras infecções bacterianas concomitantes como dermatofilose. Lesões microscópicas incluem dermatite pustular epidermal e foliculite superficial. A podridão do velo é importante economicamente porque o mal cheiro atrai moscas predispondo a miíase (infestação do tecido pela larva de moscas dípteras) e o valor da lã afetada é reduzido.

Dermatite Granulomatosa Bacteriana (Granulomas Bacterianos)

Granuloma Micobacteriano. Ver Distúrbios dos Animais Domésticos, Distúrbios Microbianos e Parasitários, Infecções Bacterianas, Dermatite Granulomatosa Bacteriana (Granulomas Bacterianos), Granulomas Micobacterianos.

Dermatite Digital Papilomatosa (Pododermatite Bacteriana)

Dermatite digital papilomatosa (Tabela 17-12), também conhecida como *papilomatose digital*, é uma dermatite dolorosa e contagiosa das patas, primariamente de bovinos de alta produção de leite. Ocorre em todo o mundo. A causa da dermatite digital papilomatosa é multifatorial e envolve principalmente predisposição genética, condições de manejo que permitem os pés dos bovinos permaneçam molhados por períodos prolongados de tempo sem acesso a ar, em combinação com múltiplas espécies de bactérias, incluindo espiroquetas do gênero *Treponema*, com um papel principal. Dermatite digital papilomatosa afeta mais comumente a pele proximal e adjacente ao espaço interdigital (palmar e plantar) das patas. Lesões macroscópicas iniciais são placas vermelhas bem-circunscritas, redondas a ovais, com mais de 6 cm de diâmetro com superfície granular úmida, mais propensa a sangrar e com odor muito forte e pungente. Lesões são parcial a completamente alopécicas e podem ser rodeadas por pelos hipertrofiados duas a três vezes mais longos que o normal. Lesões microscópicas precoces estão limitadas à epiderme, com envolvimento dermal mínimo, consistindo principalmente de inflamação perivascular mínima. Lesões epidermais consistem de hiperplasia com focos de erosão, necrose, degeneração bolhosa e microabscessos. Bactérias mistas podem estar presentes nos restos necróticos externos, mas apenas espiroquetas estão presentes na epiderme viável profunda. As lesões tornam-se progressivamente mais proliferativas e menos dolorosas com o tempo. Lesões maduras são de crescimentos verrucosos irregulares ou papilas filamentosas que medem 0,5 a 1,0 mm de diâmetro e 1 mm a 3 cm de comprimento. São amarelo-pálidos, cinzas ou castanhos. Histologicamente, as lesões mais velhas são compostas de projeções digitiformes em frondes ou placas com epiderme acentuadamente hiperplásica com parecerratose e hiperqueratose. Focos de necrose e hemorragia, degeneração bolhosa e agregados de neutrófilos estão espalhados por toda epiderme hiperplásica (Fig. 17-67). Neste estágio tardio, a inflamação é mais intensa na derme e os plasmócitos podem ser numerosos. As lesões são dolorosas, forçando o animal a mudar seu peso para o dedo da pata afetada, o que resulta em lesão digital e atrofia dos bulbos dos calcanhares.

Dermatite digital papilomatosa é economicamente importante porque frequentemente causa claudicação moderada a grave que resulta em perda de peso, diminuição da produção de leite e diminuição da performance reprodutiva. A grande maioria dos casos ocorre em vacas de leite, mas a infecção também tem sido relatada em bovinos de corte. Apesar da doença ocorrer em bovinos de todas as idades, a maior incidência parece ser novilhas leiteiras em substituição.

Necrobacilose de Bovinos (Pododermatite Bacteriana)

Necrobacilose (necrobacilose interdigital, podridão dos cascos, *Foot Rot*) (Tabela 17-12) de bovinos é uma infecção na pele interdigital causada por *F. necrophorum* e *Prevotella melaninogenica* (previamente *Bacteroides melaninogenicus*). Fatores predisponentes incluem trauma interdigital em combinação com umidade aumentada, calor ou baixas condições das instalações que permitem o contato com estrume ou urina. *F. necrophorum* e *P. melaninogenica* são microrganismos do rúmen, passam pelo trato gastrintestinal e contaminam o ambiente. *F. necrophorum* produz uma exotoxina (leucotoxina) que causa necrose e danos leucocitários. A infecção normalmente envolve todos os dígitos de uma única pata, mas muitas patas podem estar acometidas em bovinos. A doença progride rapidamente e está associada a mau cheiro. Lesões iniciais são edema e eritema dos tecidos moles do espaço interdigital e banda coronária. A leucotoxina causa necrose e exsudação, que pode progredir para celulite. Pode se estender para as estruturas mais profundas das patas, como a falange distal, osso

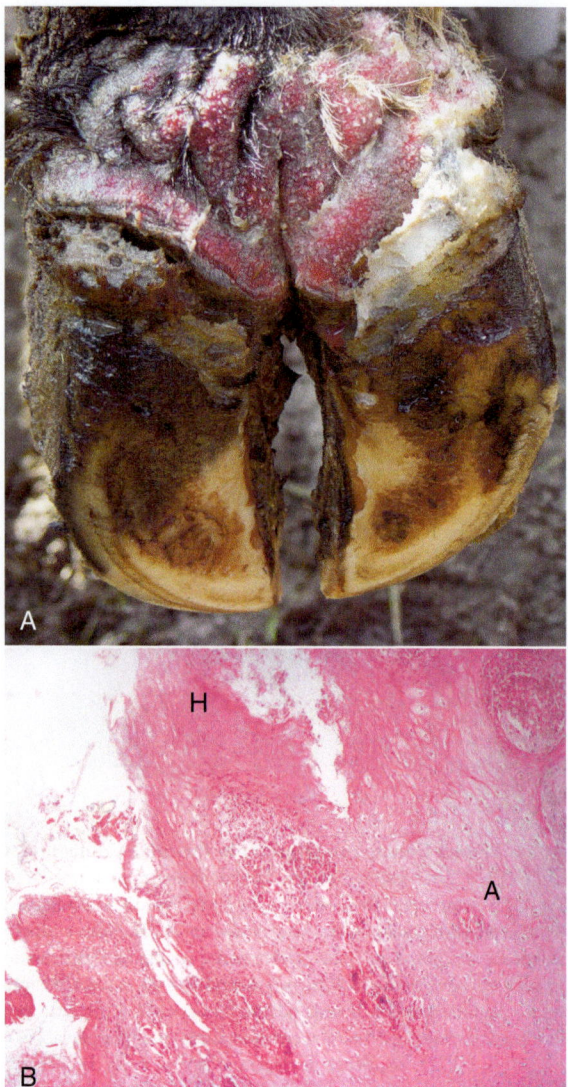

Figura 17-67 Dermatite Papilomatosa Digital, Pele, Vaca. A, Note a placa alopécica úmida, irregular e avermelhada no bulbo do pé. As lesões são crônicas, com duração de várias semanas a alguns meses. **B,** Note a hiperplasia epidermal papilomatosa (Fig. 17-11). A epiderme está espessada pela hiperqueratose (*H*) e acantose (*A*). A maioria das células acantólicas tem degeneração bolhosa. A epiderme hiperplásica cobre a papila dérmica, a qual contém veias congestas e foco de células inflamatórias misturadas. Coloração por HE. (**A** Cortesia de Dr. J. Shearer, College of Veterinary Medicine, University of Florida. **B** Cortesia de Dr. P.E. Ginn, College of Veterinary Medicine, University of Florida.)

sesamoide distal, articulação interfalangial distal e tendões. Extensa necrose pode resultar na perda dos tecidos afetados. A infecção causa dor extrema e claudicação, e indivíduos afetados podem ter febre e anorexia. O diagnóstico geralmente é feito pela avaliação clínica das patas afetadas porque as lesões clínicas e o mau cheiro geralmente são suficientes para o diagnóstico.

Podridão dos Contagiosa dos Cascos, Podridão Benigna dos Cascos em Bovinos (Pododermatite Bacteriana)

Podridão contagiosa dos cascos (podridão benigna dos cascos, dermatite interdigital) (Tabela 17-12) é uma infecção lentamente progressiva de baixo grau da pele interdigital que é observada mais comumente em vacas leiteiras de grande produção ou com pobre higiene. Umidade e trauma lesionam a epiderme interdigital e permitem a entrada de populações mistas de bactérias, nas quais a bactéria obrigatoriamente anaeróbica *Dichelobacter nodosus* é considerada a mais importante. Outras bactérias, incluindo *F. necrophorum*, podem contribuir. A infecção é disseminada de vacas infectadas para as não infectadas pelo ambiente. A bactéria invade a epiderme, mas geralmente não penetra a derme e pode progredir para erosões e úlceras que causam desconforto. Exsudato pode drenar das comissuras do espaço interdigital e secar, formando crostas. O diagnóstico geralmente é feito pela avaliação clínica. O principal diagnóstico diferencial é a dermatite digital papilomatosa.

Podridão Contagiosa dos Cascos em Ovinos (Pododermatite Bacteriana)

Podridão contagiosa dos cascos em ovinos (Tabela 17-12) é uma doença grave e economicamente importante que ocorre em muitos países produtores de ovinos. A infecção é causada pela bactéria Gram-negativa anaeróbica *D. nodosus*. Dependendo do clima, dos fatores do hospedeiro e da virulência da cepa bacteriana, as lesões variam de dermatite interdigital discreta (podridão dos cascos benigna) à grave separação do casco (podridão dos cascos virulenta). Os maiores fatores de virulência do *D. nodosus* são as fímbrias tipo IV (apêndices finos curtos que rodeiam a bactéria e permitem a colonização da epiderme) e proteases extracelulares que degradam o tecido. A forma virulenta é causada pela *D. nodosus* mais virulenta que produz significantemente mais enzimas proteolíticas (proteases incluindo elastase), permitindo mais penetração bacteriana na epiderme. As proteases na forma virulenta também tendem a ser mais termoestáveis. Podridão dos cascos virulenta é mais persistente (e pode durar por mais de um ano, se não tratada), afeta alta porcentagem de ovinos, mais de uma pata e pode resultar em morte do ovino devido à emaciação como resultado de dor grave e relutância em pastar. Lesões iniciais da podridão do casco virulenta começam na região axial interdigital (interna), afetam ambos os dígitos e consistem de pele vermelha, úmida e pele erodida inchada. A infecção se espalha para a matriz epidermal do casco e resulta em exsudato mau cheiroso que separa o casco da pele interdigital. As lesões progridem para o bulbo (calcanhar), a sola e finalmente para a superfície abaxial (externa) da parede do casco. A epiderme germinal não é destruída, mas, apesar da regeneração ocorrer, o casco novo é destruído. Nas infecções crônicas, os cascos se tornam mais longos e deformados. Podridão dos cascos benigna é discreta, confinada na pele interdigital e pode ter leve separação do casco do calcanhar. O casco pode mostrar sobrecrescimento. Diagnóstico da podridão do casco em ovinos geralmente é feito com a avaliação clínica do rebanho, a gravidade da lesão e avaliação dos esfregaços ou culturas para *D. nodosus*. Entretanto, cultura e identificação, assim como para outras bactérias anaeróbicas obrigatórias, é difícil, laboriosa e não é amplamente disponível em laboratórios diagnósticos. A cultura, por si só, também pode não distinguir entre as cepas virulentas e não virulentas. Mais recentemente, têm sido desenvolvidos testes de PCR que detectam e diferenciam as cepas virulentas e não virulentas de *D. nodosus*.

Necrobacilose de Ovinos (Pododermatite Bacteriana)

Necrobacilose dos cascos de ovinos incluem a dermatite interdigital e abscessos dos pés (Tabela 17-12). Dermatite interdigital ovina é uma dermatite necrosante aguda que é clinicamente similar à podridão benigna dos cascos. Tanto a podridão benigna dos cascos quanto a dermatite interdigital ovina têm sido chamadas "escalda pés". Dermatite digital ovina pode ser diferenciada da podridão dos cascos pela falha em demonstrar *D. nodosus* em esfregaços ou culturas de exsudato, ou com PCR de casos de dermatite interdigital ovina, mas estes testes de diferenciação não são sempre realizados. Condições semelhantes à podridão benigna das patas e dermatite interdigital ovina ocorrem em caprinos. Em ovinos, os abscessos nas patas afetam o casco (necrose

bulbar infectante) ou o dedo (abscesso lamelar). Abscessos nas patas são mais comuns em estações úmidas e em ovinos adultos pesados. Em associação ao *F. necrophorum*, *Trueperella pyogenes* (*Arcanobacterium pyogenes*) pode ser isolado das lesões.

Dermatite Digital Ovina Contagiosa (Pododermatite Bacteriana)

Dermatite digital ovina contagiosa (CODD) (Tabela 17-12) é uma infecção severa dos cascos de ovinos reportada no Reino Unido, com relatos iniciais em 1997. A doença se espalhou amplamente na população de ovinos e é de grande preocupação em matéria de bem-estar animal. Afeta mais comumente uma pata, mas múltiplos dígitos podem ser afetados e 80% dos ovinos afetados podem mancar. A causa desta forma de dermatite digital em ovinos não é completamente definida, mas parece ser polimicrobiana, com espiroquetas dentro do gênero *Treponema*, incluindo *Treponema* sp. filogeneticamente idêntica àquelas associadas a dermatite digital bovina, frequentemente isolada de ovinos afetados. *D. nodosus* e *F. necrophorum* também têm sido isolados de ovinos afetados, mas seu papel na patogenia da doença é incerto. A condição difere da podridão do casco contagiosa típica de ovinos, na qual as lesões têm início agudo, são mais graves e caracterizadas por lesões ulcerativas da banda coronárias e parede dos cascos em alguns cascos (lesões da podridão dos cascos contagiosas afetam o calcanhar e a região interdigital). Terapias antibióticas sistêmicas selecionadas melhoram a recuperação e reduzem a taxa de desenvolvimento de novas infecções. A patogenia da formação das lesões não é muito conhecida. Lesões macroscópicas iniciais consistem de úlceras na banda coronária e progridem para a perda e possivelmente queda da parede do casco ou cápsula. Lesões interdigitais não são relatadas. Lesões microscópicas não têm sido descritas.

Infecções Parasitárias
Dermatite Filarial

Estefanofilariose, uma dermatite filarial de bovinos, búfalos e caprinos, é transmitida por moscas e causadas por seis espécies de parasitas do gênero *Stephanofilaria*. Cada espécie de *Stephanofilaria* causa lesões em diferentes localizações do corpo. Lesões cutâneas são causadas por uma reação ao parasita livre na derme. As picadas das moscas que servem como vetor e trauma autoinduzido. *Stephanofilaria stilesi* ocorre em bovinos nos Estados Unidos e causa lesões ao longo da linha média ventral que consiste inicialmente de manchas pequenas (1 cm) circulares com pelos mais eretos, foco de hemorragia epidermal e exsudação serosa. Esses focos se expandem e coalescem em uma grande área coberta por crostas que, na reparação, consistem de placas alopécicas tão grandes quanto 25 cm de diâmetro (Fig. 17-68). Lesões microscópicas consistem de dermatite perivascular superficial e profunda com eosinófilos, hiperqueratose epidermal, paraqueratose, acantose com espongiose, microabscessos eosinofílicos e crostas, e podem ser vistos parasitas adultos e microfilárias. Em adição, parasitas adultos e microfilárias também podem ser identificados em raspados de pele profundos que são macerados em solução salina isotônica e avaliados microscopicamente.

Doenças Imunológicas da Pele Resultantes de Reações Autoimunes
Vasculite

Vasculite é rara em bovinos. É observada na febre catarral maligna (Capítulos 4 e 7). O vírus da varíola caprina na "lumpy skin" em bovinos causa danos às células endoteliais, resultando em vasculite. Ela é o aspecto central na patogenia das lesões nesta condição. Infecções sistêmicas por *Salmonella dublin* também podem causar gangrena das extremidades distais, rabo e orelha como resultado de trombose venosa relacionada com endotoxinas.

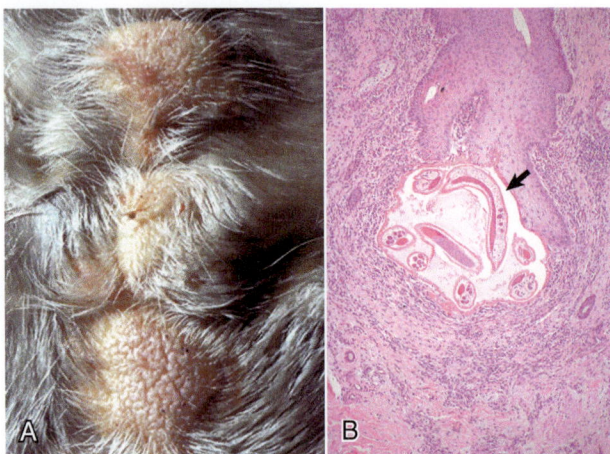

Figura 17-68 **Dermatite por** *Stephanofilaria*, *Stephanofilaria stilesi*, **Pele, Vaca. A,** Abdome ventral. Note o espessamento de áreas plaquetárias com alopecia e liquenificação. **B,** Note corte transversal e longitudinal de um nematode adulto. O nematode adulto normalmente vive em um espaço cístico da base do folículo piloso (*flecha*) e pode destruir o folículo. Note o infiltrado marcante de células inflamatórias mistas ao redor do espaço cístico e base do folículo (perifoliculite). O folículo tem uma parede hiperplásica e irregular. Coloração por HE. (**A** Cortesia de Dr. M.D. McGavin, College of Veterinary Medicine, University of Tennessee. **B** Cortesia de Dr. P.E. Ginn, College of Veterinary Medicine, University of Florida.)

Vasculite em ovinos e caprinos também é rara e vista como parte de infecções sistêmicas no vírus da varíola caprina (ver Infecções Virais).

Distúrbios dos Suínos

Para distúrbios ocorrendo em duas ou mais espécies de animais, ver Distúrbios dos Animais Domésticos.

Distúrbios Congênitos e Hereditários

Dermatose Vegetante

Dermatose vegetante é um distúrbio hereditário de suínos jovens caracterizado por lesões de pele vegetantes, mau formação dos cascos e pneumonia por células gigantes. A condição é autossômica recessiva simples e característica de suínos Landrace. A patogenia da formação das lesões é desconhecida. Lesões de pele podem estar presentes ao nascimento, mas podem não se desenvolver antes dos primeiros 2 a 3 meses de vida. Lesões começam como pápulas eritematosas no abdome ventral e aspecto medial das coxas e possivelmente nas laterais e costas. As pápulas crescem perifericamente para formar placas com o centro deprimido, preenchidas por material brilhante granular cinza à marrom-enegrecido. Cada placa crostosa tem formato demarcado da pele normal por uma margem hiperêmica elevada. As lesões se espalham perifericamente e coalescem para formar áreas córneas extensas semelhantes a papilomas, cobertas por crostas pretas. Lesões no casco, quando ocorrem, estão sempre presentes ao nascimento. Geralmente todos os dígitos, incluindo os acessórios, são afetados em mais de um membro. A região coronária está acentuadamente inchada e eritematosa, e um material gorduroso amarelo-acastanhado recobre a pele. A parede do casco é espessada por anéis e sulcos paralelos à banda coronária. Histologicamente, lesões cutâneas completamente desenvolvidas apresentam marcada hiperqueratose ortoqueratótica e paraqueratótica, hiperplasia epidermal irregular proeminente, edema intercelular, pústulas intraepidermais e microabscessos contendo eosinófilos e neutrófilos. Leitões afetados frequentemente morrem de infecções secundárias quando as lesões de pele atingem o estágio típico semelhante à papiloma (5 a 8 semanas de idade), tanto pela contaminação por bactéria nas lesões de pele quanto por complicações da pneumonia bacteriana ou por

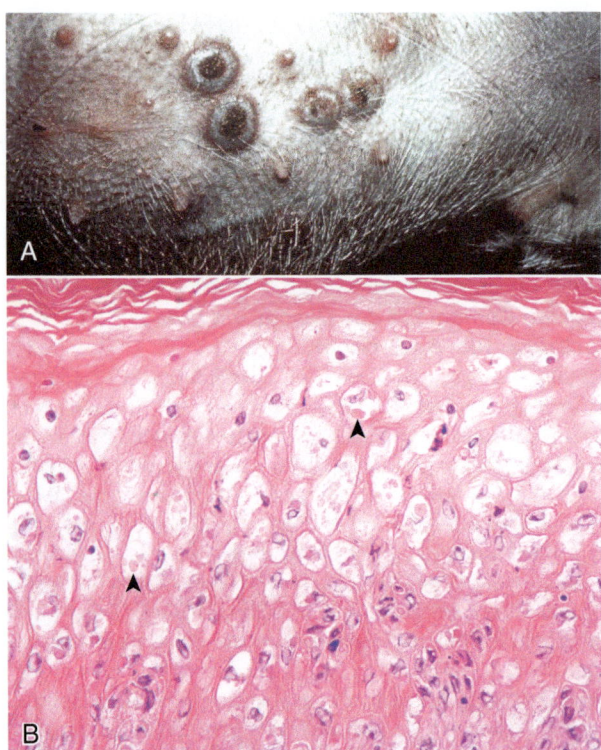

Figura 17-69 **Varíola Suína, Pele, Suíno. A,** Note as quatro pústulas umbilicadas na pele do abdome. **B,** Note queratinócitos com degeneração bolhosa e corpúsculo de inclusão eosinofílico citoplasmático viral (*ponta da seta*). Degeneração bolhosa se desenvolve após a formação de vesículas. Coloração por HE. (**A** Cortesia de Dr. M.D. McGavin, College of Veterinay Medicine, University of Tennessee. **B** Cortesia de Dr. A.M. Hargis, DermatoDiagnostics. Fotografado do slide fornecido pelo Department of Veterinary Pathology, Western College of Veterinary Medicine, University of Saskatchewan AFIP WSC 21 de janeiro de 1998, Conferência 15, Caso IV.)

células gigantes, característica desta doença. Lesões de pele começam a se resolver se o suíno sobreviver.

Infecções Virais

Poxviroses

Para mais detalhes do mecanismo, ver a seção de Distúrbios dos Animais Domésticos, Distúrbios Microbianos e Parasitários, Infecções Virais, Poxviroses.

Varíola Suína. Lesões da varíola suína são causadas pelo poxvírus hospedeiro-específico *Suipoxvírus* (varíola suína). Normalmente, o poxvírus é transmitido pelo contato, apesar da infecção transplacentária não ter sido excluída. O piolho sugador *Haematopinus suis* frequentemente atua como um vetor mecânico e assiste a infecção causando trauma de pele. O vírus persiste nas crostas secas de animais infectados. A patogenia da formação da lesão e achados morfológicos das lesões macroscópicas e histológicas são consistentes com a infecção típica por poxvírus. As lesões macroscópicas tipicamente afetam o abdome ventral e lateral, tórax lateral e face medial do membro torácico e coxa. Ocasionalmente, as lesões no dorso predominam. Lesões podem ser generalizadas e raramente envolvem a mucosa oral, faringe, esôfago, estômago, traqueia e brônquios. As pápulas eritematosas normalmente se transformam em pústulas umbilicadas sem o estágio vesicular significativo (Fig. 17-69). As crostas inflamatórias eventualmente caem para deixar uma cicatriz branca. A doença ocorre no mundo inteiro e é endêmica em áreas de produção intensiva de suínos. A doença afeta leitões jovens, em crescimento, e é discreta, com mortalidade muito baixa.

Infecções Bacteriana (Infecções Bacterianas Superficiais [Pioderma Superficial])

Para mais detalhes do mecanismo ver Distúrbios dos Animais Domésticos, Distúrbios Microbianos e Parasitários, Infecções Bacterianas, Infecções Bacterianas Superficiais (Piodermas Superficiais), Dermatite Pustular Superficial.

Pioderma Exsudativa de Suínos (Doença do Porco Gorduroso)

Epidermite exudativa, normalmente causada por *Staphylococcus hyicus*, é uma dermatite aguda e frequentemente fatal de leitões neonatos, mas é uma discreta em leitões velhos. Fatores predisponentes incluem lacerações cutâneas e subnutrição. Em leitões, exsudatos acastanhados se desenvolvem ao redor dos olhos, orelha, focinho, queixo e região medial das pernas e se espalham pelo tórax ventral e abdome, dando ao animal uma aparência "gordurosa" (Fig. 17-70). As lesões rapidamente coalescem e se tornam generalizadas, resultando em exsudatos oleosos e mal cheirosos recobrindo a pele eritematosa. Se os suínos sobrevivem, o exsudato endurece, quebra e se formam fissuras. A doença subaguda se desenvolve gradualmente em leitões velhos, e as lesões são geralmente localizadas na pele da face, orelha e região periocular. Macroscopicamente, a epiderme está espessada e com descamação. A lesão hitopatológica inicial é de dermatite pustular subcorneal, que se estende ao folículo piloso, resultando em uma foliculite superficial supurativa. No desenvolvimento completo da lesão, a epiderme é hiperplásica e possui crostas grossas de queratina, microabscessos e cocos. O termo *epidermite exsudativa* é descrito nesta seção porque as alterações inflamatórias envolvem principalmente a epiderme e há acúmulo de exsudato na superfície. A derme é congesta e edematosa. Nos estágios iniciais, a dermatite é superficial e perivascular, com neutrófilos e eosinófilos. Nos estágios tardios, ela é perivascular e mononuclear.

Dermatite Granulomatosa Bacteriana (Granulomas Bacterianos)

Granuloma Micobacteriano

Ver as seções Distúrbios dos Animais Domésticos, Distúrbios Microbianos e Parasitários, Infecções Bacterianas, Dermatite Granulomatosa Bacteriana (Granulomas Bacterianos), Granulomas Micobacterianos.

Infecções Bacterianas com Bactérias Produtoras de Toxinas

Para mais detalhes do mecanismo ver Distúrbios dos Animais Domésticos, Distúrbios Microbianos e Parasitários, Infecções Bacterianas, Lesões de Pele Secundárias a Infecções Bacterianas Sistêmicas ou Infecção por Bactérias Produtoras de Toxinas.

Erisipela

Lesões cutâneas causadas por *E. rhusiopathiae* (erisipela) em suínos são resultado de embolização bacteriana para a pele durante a sepse. Lesões consistem de áreas quadradas a romboides, firmes, elevadas, rosas a roxa-escuras (Fig. 17-71), e são causadas por vasculite, trombose e isquemia (infarto). A aparência romboide representa principalmente a área da pele que não recebe suporte sanguíneo do vaso trombosado.

Infecção Septicêmica por Salmonella sp., Pasteurella multocida ou Escherichia coli

Salmonelose septicêmica causa cianose das orelhas externas e abdome devido à dilatação capilar, congestão e trombose. A trombose resulta em necrose das extremidades distais. O mecanismo de dano vascular envolve a trombose venosa induzida por endotoxinas. Infecções sistêmicas por *P. multocida* pode causar lesões semelhantes em suínos. Produção por *E. coli* de toxina Shiga 2e (verotoxina 2e) causa doença edematosa que afeta primariamente suínos saudáveis de crescimento rápido. A toxina Shiga é produzida no intestino, absorvida na circulação e atinge o endotélio vascular com altas concentrações de receptores da toxina globotetraosilceramida. Isto resulta em degeneração vascular, necrose, edema e hemorragia. Lesões macroscópica na pele na doença edematosa consistem de acúmulos de fluido limpo (edema) no subcutâneo do focinho, pálpebras, área submandibular, abdome ventral e áreas inguinais. Histologicamente, o subcutâneo é edematoso e pode ter edema, hemorragia, microtrombos, necrose de músculos lisos e degeneração hialina da túnica média das artérias pequenas, arteríolas na pele e outras áreas do corpo.

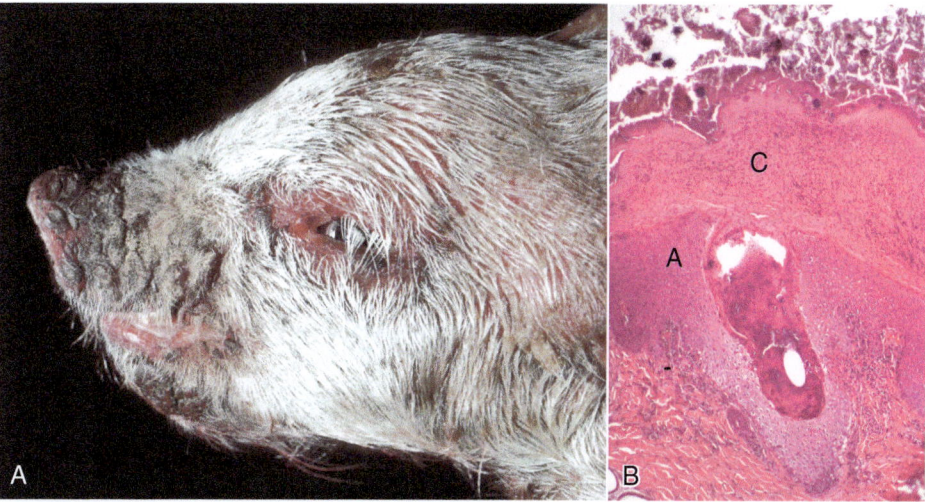

Figura 17-70 **Epidermite Exsudativa,** *Staphylococcus hyicus (hyos),* **Pele, Suíno. A,** Cabeça. Epidermite exsudativa é também chamada de doença do suíno gorduroso. A pele destes suínos é muito encrostada, liquenificada e fissurada. Exsudato gorduroso é aderido focalmente ao pelo e superfície da pele. **B,** Note a hiperplasia epidermal (acantose *[A]* e exsudato supurativo no lúmen do folículo piloso e na superfície epidermal. O exsudato foi drenado para formar a crosta pustular espessa (C) que é fragmentada superficialmente. Coloração por HE. (**A** Cortesia de Dr. M.D. MsGavin, College of Veterinary Medicine, University of Tennessee. **B** Cortesia de Dr. P.E. Ginn, College of Veterinary Medicine, University of Florida.)

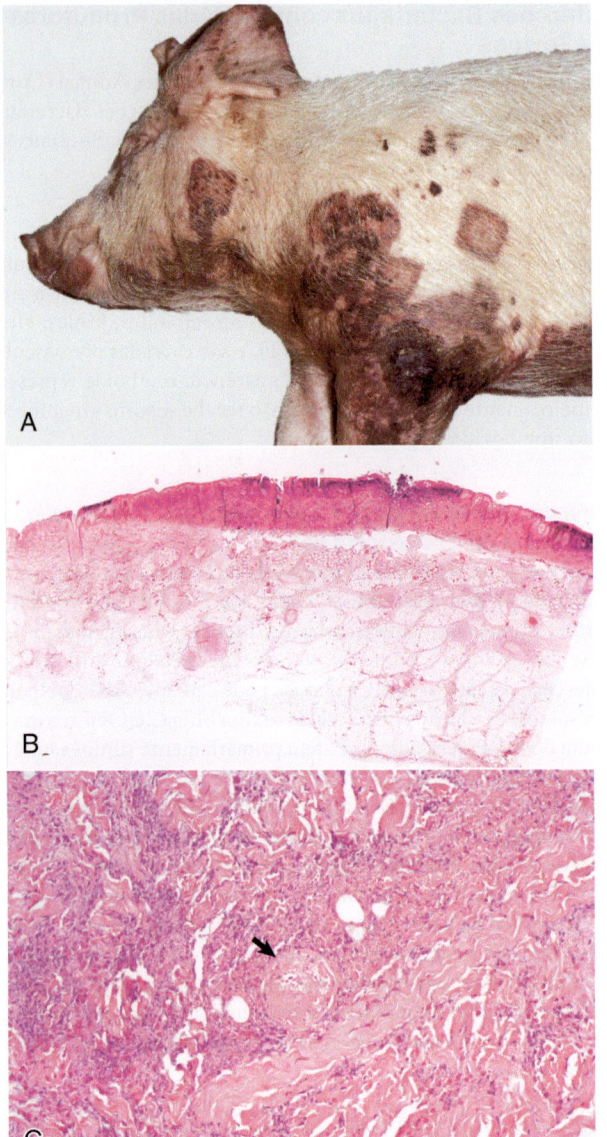

Figura 17-71 **Infecção por** *Erysipelothrix rhusiopathiae,* **Pele, com Pelo, Suíno. A,** As lesões romboidais vermelhas na pele são infartos secundários à trombose, da embolização de embolo séptico. **B,** A epiderme e a derme são acentuadamente necróticas por infartos com apenas pequenas quantidades de derme normal e epiderme na extrema esquerda. Coloração por HE. (**A** e **B** Cortesia de Dr. M.D. McGavin, College of Veterinary Medicine, University of Tennessee. **C** Cortesia de Dr. P.E. Ginn, College of Veterinary Medicine of Florida.)

Doença de Pele Imunológica Resultante de Reações Autoimunes

Vasculite

Vasculite é incomum a rara em suínos e normalmente é observada em associação a infecção bacteriana como *E. rhusiopathaiae* e septicemias por bactérias Gram-negativas como a *Salmonella, Pateurella* ou *E. coli.* Além disso, uma condição chamada *síndrome da nefropatia e dermatite suína,* afetando predominantemente os vasos na pele e rins, tem sido descrita. A incidência geralmente é baixa (menos que 1%); entretanto, epizootias nas quais a incidência chega a 10% a 20% ou mais têm sido descritas. A mortalidade é alta (80% a 90%). A causa e a patogenia são desconhecidas, mas a condição pode ser associada à infecção por circovírus suíno 2, vírus da síndrome respiratória e reprodutiva suína ou *P. multocida.* Entretanto, o papel destes agentes etiológicos na síndrome

nefropatia e dermatite suína ainda não foi provado. Deposição de imunocomplexos parece desempenhar um papel. Imunoglobulina e complemento têm sido detectados nas paredes dos vasos cutâneos e glomérulos. Lesões clínicas consistem de pápulas cutâneas de início agudo, eritematosas a hemorrágicas, máculas e placas que progridem para crostas vermelhas, elevadas e multifocais, com centro preto, que são mais graves nos membros torácicos, abdome ventral, flanco e períneo. Necrose e ulceração podem se desenvolver. Lesões histológicas são de vasculite neutrofílica necrosante, com hemorragia, edema e deposição de fibrina, afetando artérias de pequeno e médio calibre, rins e outros tecidos, acompanhadas de trombose e infarto. Sinais sistêmicos incluem febre e letargia e a condição é comumente fatal.

Hiperplasia Epidermal Predominante (Liquenificação ou Crostas) Resultantes de Distúrbios do Crescimento ou da Diferenciação Epidermal

Dermatite Psoriasiforme Pustular Juvenil Suína (Pitiríase Rósea)

Dermatite psoriasiforme pustular juvenil suína (pitiríase rósea) se desenvolve em suínos lactentes e jovens (3 a 14 semanas de vida), normalmente se resolve espontaneamente após quatro semanas do início, e parece ser hereditária. Tanto apenas alguns leitões quanto a ninhada inteira podem ser afetados. Lesões são simétricas e se desenvolvem no abdome, virilha e coxa medial, e começam como pápulas pequenas cobertas por crostas castanhas. As lesões coalescem, se espalham e se desenvolvem em placas umbilicadas com centro branco e eritematoso, bordas escamosas que podem progredir em um padrão mosaico (Fig. 17-72). Essas lesões clínicas se assemelham àquelas de dermatofitose, varíola suína e dermatose vegetante, das quais elas precisam ser diferenciadas. Por outro lado, as lesões clínicas não têm muito significado. Microscopicamente, as lesões histológicas iniciais são dermatite perivascular superficial e profunda, mista, neutrofílica, eosinofílica e mononuclear. Espongiose epidermal e exocitose leucocítica resultam em pústulas espongiformes. Posteriormente, as lesões consistem de hiperplasia epidermal psoriasiforme evidente (hiperplasia epidermal regular com projeções epidermais de comprimento e largura uniformes) e crosta celular paraqueratótica.

Distúrbios dos Cães

Para distúrbios ocorrendo em duas ou mais espécies de animais, ver Distúrbios dos Animais Domésticos.

Distúrbios Congênitos e Hereditários

Ver também Distúrbios dos Animais Domésticos, Distúrbios Congênitos e Hereditários.

Mucinose (Hialuronose Cutânea Hereditária) do Cão Shar Pei Chinês

Mucinose dermal é um distúrbio hereditário do tecido conjuntivo dermal em cães shar pei, nos quais a presença da mucina cutânea ocasiona a formação de pele espessada e enrugada, típica desta raça. A variação no grau de deposição de mucina dermal varia amplamente, com alguns cães shar pei tendo pequenas quantidades de mucina dermal e pele minimamente enrugada, enquanto outros cães possuem quantidades excessivas de mucinas, pele grossa enrugada e lagos de mucina dermal que podem criar vesículas clinicamente evidentes. O principal componente da mucina dermal é o ácido hialurônico (hialuronan), um glicosaminoglicano produzido por

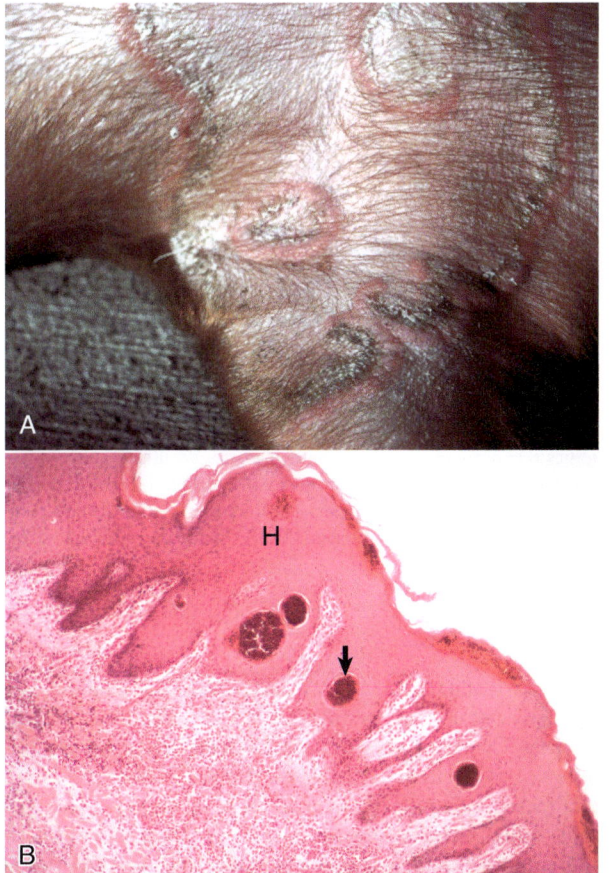

Figura 17-72 Dermatite Psoriaseforme Pustular do Suíno Juvenil (Pitiríase Rosea), Pele, Suíno. A, Abdome. Note a lesão circular, anular ou serpiginosa (ondulado) com bordas elevadas distintas e eritematosas, e descamação adjacente. Essas lesões precisam ser diferenciadas daquelas da dermatofitose, varíola suína e dermatose vegetans. **B,** Note a hiperplasia epidermal (acantose com alongamento das interdigitações) *(H)* e pústulas intraepidermais *(seta)*. A derme contém acúmulo difuso de neutrófilos e mistura de células inflamatórias mononucleares. Essa doença recebe este nome porque seu início, a formação da pústula epidermal e a hiperplasia epidermal regular exagerada (hiperplasia psoriasiforme) ocorrem cedo na vida do animal. Coloração por HE. (**A** Cortesia de Dr. M.D. Mcgavin, College of Veterinary Medicine, University of Tennesse. **B** Cortesia de Dr. P.E Ginn, Colege of Veterinary Medicine, University of Florida.)

várias células da pele, incluindo fibroblastos e queratinócitos. Ele tem uma habilidade marcante em reter água, contribuindo para o espessamento dermal observado clinicamente. Acredita-se que a causa do excesso de ácido hialurônico em sharp pei seja a sobreativação do gene da hialuronan sintase 2 (HAS2). Cães dessa raça têm a concentração sérica de ácido hialurônico aumentada, o que pode ocorrer como resultado da drenagem do ácido hialurônico para dentro dos vasos linfáticos da derme e subsequentemente para o sangue. Histologicamente, a mucina é um material anfofílico amórfico que separa fibras colágenas dermais, algumas vezes formando lagos de material. Nessas áreas de acúmulos de mucina, há uma redução concomitante nas fibras colágenas dermais e canais linfáticos podem estar dilatados. Essas áreas da pele são frágeis e, quando traumatizadas, mucina transparente, limpa e espessa exsuda da derme.

Deposição de mucina, também consistindo de glicosaminoglicanos, notavelmente ácido hialurônico, pode se desenvolver em associação a mixedema do hipotireoidismo. Mixedema está presente também em aproximadamente um terço dos cães com hipersomatotropismo.

Distúrbios de Lesão Física, por Radiação ou Química

Demartite Acral por Lambedura (Lesão Física)

Dermatite acral por lambedura (granuloma por lambedura, nódulo pruriginoso acral, neurodermatite) normalmente se desenvolve nas extremidades (acral = extremidade ou ápice) em cães e é causada pela lambedura persistente ou mastigação. O distúrbio é comum e pode ser psicogênico na origem, associado a processos de doenças na pele (p. ex. infecção local ou neoplasia) ou subjacente às articulações ou ossos. O tédio pode ter papel importante em alguns casos. A constante lambedura e mordedura da pele é uma forma de trauma repetido e resulta em alterações macroscópicas e histológicas. Normalmente, uma lesão única se desenvolve na pele da face anterior do carpo, metacarpo, tarso, metatarso, tíbia ou rádio. Macroscopicamente, as lesões iniciais podem ser eritematosas, com ou sem pelo, descamação ou crosta, ovoide, ocasionalmente com máculas ou placas erodidas (Fig. 17-73). Com o tempo, as lesões se tornam firmes, com placas ou nódulos sem pelos que também são extensas ou multifocais e ulceradas. As úlceras são tipicamente margeadas por uma borda elevada. Microscopicamente, há compacta hiperqueratose e acantose da epiderme e infundíbulo folicular. Erosões e úlceras podem estar presentes. A derme está espessada pela fibrose, e capilares e fibras colágenas estão orientadas paralelamente ao folículo piloso, denominado estriações verticais, resultado da irritação crônica pela lambedura. Glândulas sebáceas e folículos pilosos estão hiperqueratóticos e há dermatite plasmocítica perivascular e perianexos. Algumas lesões têm complicações pela foliculite bacteriana secundária, furunculose e cicatrização severa que pode destruir os anexos.

Dermatite Piotraumática (Dermatite Úmida Aguda, "Hot Spots") (Lesões Físicas)

Dermatite piotraumática, especialmente comuns em cães, é secundária à irritação e principalmente o resultado de trauma autoinduzido por picada ou coceira pela dor ou prurido causado pela alergia, parasitas, pelo emaranhado ou irritação química. Cães com pelos longos e subpelos densos são predispostos. As lesões se desenvolvem mais comumente em ambientes quentes e úmidos. Hipersensibilidade por picada de mosquitos é uma causa predisponente muito comum, e a lesão pode coalescer para envolver grandes porções da região dorsal lombar da pele (Fig. 17-53). Reação de hipersensibilidade tipo 1 a picadas de mosquito resulta em pruridos severos e autotrauma. Escoriada, a pele úmida é porta de entrada para a colonização de bactérias. Macroscopicamente, as lesões são desprovidas de pele, vermelhas, exsudam fluidos, e têm bordas circunscritas. Microscopicamente, cães afetados podem apresentar tanto erosão superficial à dermatite ulcerativa exsudativa quanto foliculite supurativa profunda (foliculite piotraumática, pioderma profundo). As lesões de foliculite piotraumática são consideradas representantes de pioderma profundo e se desenvolvem mais comumente na bochecha e pescoço de cães golden retriever jovens, são-bernardo, labrador retriever e terra nova. Biópsia é requerida para diferenciar a dermatite piotraumática mais superficial da foliculite supurativa profunda.

Infecções Bacterianas

Infecções Bacterianas Superficiais (Piodermas Superficiais)

Para mais detalhes do mecanismo de ação, ver Distúrbios dos Animais Domésticos, Distúrbios Microbianos e Parasitológicos, Infecções Bacterianas, Infecções Bacterianas Superficiais (Pioderma Superficial).

Dermatite Pustular Superficial

Para mais detalhes do mecanismo de ação, ver Distúrbios dos Animais Domésticos, Distúrbios Microbianos e Parasitológicos, Infecções Bacterianas, Infecções Bacterianas Superficiais (Pioderma Superficial), Dermatite Pustular Superficial.

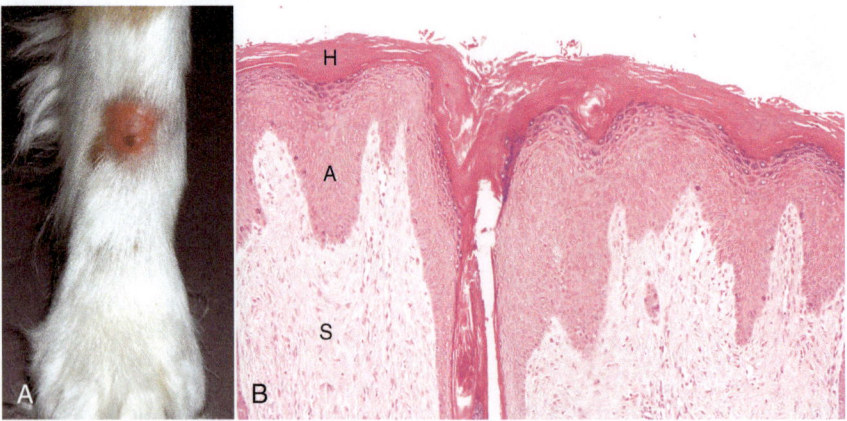

Figura 17-73 **Dermatite Acral por Lambedura, Pele, Perna, Cão. A,** Lambedura crônica tem resultado em áreas bem-demarcadas de alopecia com pequenas úlceras escuras na área alopécica. Remocão mecânica do pelo ou quebra do pelo pela lambedura podem causar alopecia, e nos casos de foliculite secudária, alopecia pode também ser provocada pela inflamação folicular (foliculite) e algumas vezes ruptura folicular (furunculose). Trauma mecânico da superfície da pele também pode causar ulceração. **B,** A epiderme é espessa pela hiperqueratose compacta (*H*) e acantose (*A*), e a derme é espessa pelo tecido de granulação e fibrose (cicatriz [*S*]). Coloração por HE. (Cortesia de Dr. A.M. Hargis, DermatoDiagnostics).

Pioderma Superficial Canino (Pioderma Superficial Difuso)

Pioderma superficial difusa é uma infecção bacteriana superficial comum, frequentemente pruriginosa, causada por S. *pseudintermedius*. Lesões clínicas costumam ser reconhecidas na pele glabra do tórax ventral e abdome, mas podem afetar a pele com pelo do tronco dorsal e lateral. Lesões clínicas iniciais incluem máculas eritematosas, pápulas e pústulas transitórias. Lesões clínicas tardias incluem colaretes epidermais, crostas, alopecia e hiperpigmentação. Lesões microscópicas iniciais são pústulas epidermais espongióticas superficiais que rapidamente formam crostas e restos basofílicos, frequentemente com cocos na superfície da epiderme. Esses restos basofílicos podem se separar perifericamente (lateralmente) entre a epiderme e o estrato córneo e parecem formar a borda da lesão que clinicamente representa o colarete epidermal. Neste ponto, as lesões "se espalham" para fora da lesão inicial. Ocasionalmente, o pioderma superficial difuso pode se originar de foliculite superficial, na qual a formação pustular folicular é menor e a formação de colarete epidermal é mais proeminente. Lesões dermais incluem acúmulos mistos superficiais perivasculares a intersticiais de neutrófilos, eosinófilos e células mononucleares. Alguns cães têm vasculite neutrofílica envolvendo vênulas superficiais, possivelmente causada pela deposição de imunocomplexos, um achado sugestivo de resposta de hipersensibilidade a antígenos bacterianos. Congestão dermal e edema normalmente estão presentes.

Pioderma Mucocutâneo

Pioderma mucocutâneo é uma infecção supostamente bacteriana da junção mucocutânea da pele de cães. A responsividade a antibióticos sugere que há contribuição bacteriana; entretanto, a etiologia parece mais complexa e também pode envolver fatores imunológicos. Uma variedade de raças é afetada, mas pastores alemães parecem ser mais predispostos. A patogenia é desconhecida. Lesões clínicas podem ser dolorosas e consistem de eritema, edema e crostas e, em casos graves, fissuras e úlceras. Despigmentação pode se desenvolver em casos crônicos. As lesões são mais comuns na pele mucocutânea e comissuras dos lábios, mas a região mucocutânea em outros locais, incluindo o prepúcio, vulva, ânus, narinas e pálpebras, pode ser afetada. Lesões histológicas incluem uma banda densa de inflamação linfoplasmocítica com números variáveis de neutrófilos na junção derme-epiderme (inflamação liquenoide), tipicamente sem degeneração da célula

basal. Outros achados incluem espongiose e exocitose celular na epiderme, crostas pustulares neutrofílicas e foliculite dos folículos adjacentes. Com o tempo, a incontinência pigmentar se desenvolve. Apesar dos casos clássicos não apresentarem degeneração da célula basal, queratinócitos apoptóticos ao longo da camada basal podem estar presentes. Adicionalmente, pode haver inflamação da interface obscurecendo a interface derme-epiderme. Esses achados evitam a diferenciação histológica definitiva de lúpus eritematoso discoide. Pioderma mucocutâneo pode coexistir com o pioderma da dobra cutânea (intertriginosa) e a lesão pode parecer histologicamente semelhante; entretanto, lesões do pioderma mucocutâneo não se originam da dobra cutânea.

Dermatite Granulomatosa Bacteriana (Granulomas Bacterianos)

Granuloma Micobacteriano. Ver Distúrbios dos Animais Domésticos, Distúrbios Microbianos e Parasitários, Infecções Bacterianas, Dermatite Granulomatosa Bacteriana (Granulomas Bacterianos), Granuloma Micobacteriano.

Síndrome do Choque Tóxico

Ver Distúrbios dos Animais Domésticos, Distúrbios Microbianos e Parasitários, Infecções Bacterianas, Lesões de Pele Secundárias a Infecções Bacterianas Sistêmicas ou Infecção por Bactérias Produtoras de Toxina.

Infecções Fúngicas (Micóticas)

Ver Distúrbio dos Animais Domésticos, Distúrbios Microbianos e Parasitários, Infecções Fúngicas (Micóticas), Micoses Superficiais. Ver também Distúrbios dos Animais Domésticos, Distúrbios Microbianos e Parasitários, Infecções Fúngicas (Micóticas), Micose Cutânea.

Infecções Parasitárias

Dermatite por Ancilóstoma (Larva Migrans Cutânea)

Dermatite por ancilóstoma é causada pela migração cutânea da larva do *Ancylostoma* spp. ou *Uncinaria* sp. Lesões se desenvolvem nas áreas da pele em contato com ambientes insalubres contaminados pela larva do ancilostoma, incluindo membros distais e patas, tórax e abdome ventral, rabo e coxa caudal. As lesões se iniciam como pápulas vermelhas que coalescem até áreas eritematosas que mais tarde se tornam liquenificadas e alopécicas. Os coxins podem se tornar macios. A porção cornificada pode se separar e dermatite bacteriana secundária e paroníquia podem se desenvolver. Dermatite perivascular espongiótica hiperplásica com eosinófilos e neutrófilos, crosta serocelular e caminhos de migração (túneis) são as lesões microscópicas. Avaliação parasitológica do tecido fresco pode identificar a larva.

Outros parasitas helmintos associados à migração cutânea da larva incluem *Pelodera*, *Necator*, *Strongyloides*, *Gnathostoma* e *Bunostomum*. Cercárea de esquistossomas, especialmente de aves, pode causar lesão semelhante.

Doenças Imunológicas da Pele

Reações de Hipersensibilidade

Hipersensibilidade a Picada de Pulgas. Ver Distúrbios dos Animais Domésticos, Doenças Imunológicas da Pele, Reações de Hipersensibilidade Seletiva, Hipersensibilidade a Picadas de Insetos, Hipersensibilidade a Picadas de Pulgas.

Reações Autoimunes (Vesículas ou Bolhas como Lesões Primárias)

Pênfigo. Ver Distúrbios dos Animais Domésticos, Doenças Imunológicas da Pele, Reações Autoimunes Seletivas, Reações Caracterizadas Macroscopicamente por Vesículas ou Bolhas como Lesões Primárias e Histologicamente por Acantólise.

Reações Autoimunes (Despigmentação, Erupções Eritematosas Pleomórficas, Descamação/Crostas ou Ulcerações)

Foliculite Mural Infundibular, Linfocítica, Proliferativa e Dermatite com Apoptose Folicular Proeminente e Agregados Paraqueratóticos. Um raro distúrbio de pele descrito recentemente em labradores retriever consiste de extensões variáveis, multifocais, verrucosas, pápulas e placas crostosas e comedões ou plugues foliculares. A lesões se desenvolve na pele hirsuta. Lesões histopatológicas consistem de hiperqueratose paraqueratótica mais proeminente que a ortoqueratótica do infundíbulo folicular que resulta na formação de coleção folicular e uma superfície epidermal papilar. Histologicamente, queratinócitos apoptóticos e linfócitos CD3$^+$ (dermatite citotóxica) estão presentes no estrato superficial do infundíbulo folicular e epiderme. A causa da condição não é conhecida, mas sugere-se uma resposta imune direta em direção a antígenos não identificado expressos na superfície do queratinócito. As lesões são indistinguíveis das da otite externa necrosante e proliferativa em gatos, que pode também afetar a pele hirsuta em outro locais (Capítulo 20). Por causa dos linfócitos intraepidermais e queratinócitos apoptóticos, esta condição histopatologicamente se assemelha ao eritema multiforme, especialmente quando descamação ou crostas são proeminentes.

Reações Autoimunes (Hemorragia, Edema, Necrose, Ulcerações e Infarto)

Vasculite

Dermatomiosite e Distúrbios Similares com Lesões Vasculares e Cutâneas (Dermatopatia Isquêmica). Dermatomiosite é um distúrbio hereditário com expressão variável que ocorre na formas de início juvenil e adulto em collies e pastor-de-shetland (Fig. 17-74). Outras raças são afetadas ocasionalmente. A patogenia envolve vasculite da pele, músculo e algumas vezes outros tecidos. As lesões vasculares são súbitas e incluem espessamento moderado da parede dos vasos, ocasionais células picnóticas na parede dos vasos e linfócitos dentro da parede. Essas alterações são denominadas *vasculite pobre em células*. Imunocomplexos circulantes têm sido identificados e devem desempenhar um papel. Dermatomiosite se desenvolve em filhotes tão jovens quanto 8 semanas de vida. Lesões iniciais incluem dermatite vesicular da face, lábios e ouvidos externos, as quais progridem para envolver as extremidades distais, especialmente sobre

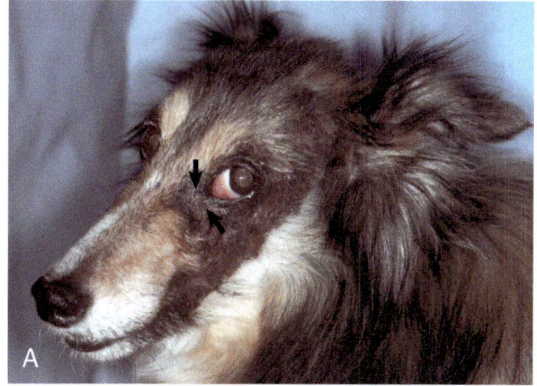

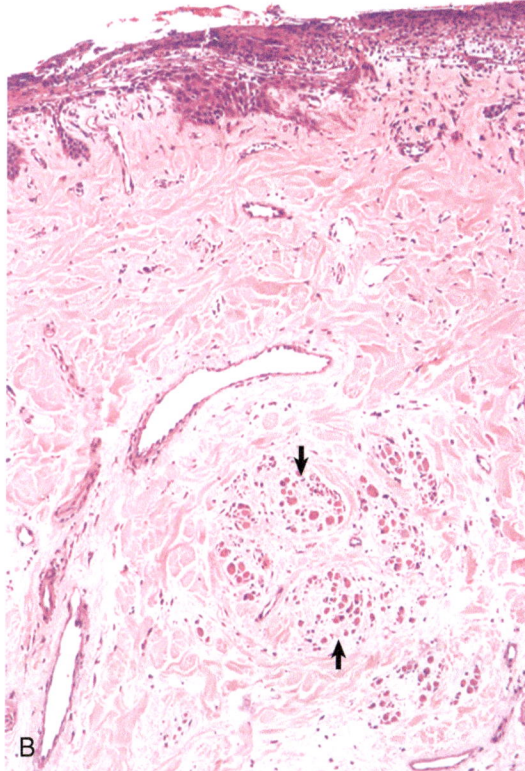

Figura 17-74 Dermatomiosite, Pele, Cão. A, Face. Lesão crônica da perda de pelo, hiperpigmentação, e cicatriz são presentes na pele ao redor dos olhos e na lateral da face. Dermatite interfacial, miosite e vasculite têm resultado em atrofia folicular isquêmica, atrofia muscular e cicatriz. A cicatriz e também possivelmente alguns músculos atrofiados contribuem para a contração da pele da pálpebra e na inabilidade em fechar a pálpebra completamente no canto medial *(seta)*. **B,** Lábios. Erosão está presente na superfície da pele dos lábios na extrema-direita. Atrofia dos anexos, não presente aqui, e derme podem predispor a lesão na epiderme e derme superficial por traumas menores. Atrofia muscular *(seta)* e cicatriz ao redor das fibras musculares estão presente. O diagnóstico de dermatomiosite é fortalecido se atrofia muscular ou miosite estão presentes na amostra de biópsia de pele. Coloração por HE. (Cortesia de Dr. A.M. Hargis, DermatoDiagnostics.)

proeminências ósseas e ponta do rabo. Inflamação do leito ungueal pode resultar em formação anormal ou amolecimento das unhas. Miosite e atrofia dos músculos da mastigação, extremidades distais e algumas vezes esôfago se desenvolvem após a dermatite (Fig. 17-74). A miosite é variavelmente grave e multifocal, mas é mais prevalente em localizações anatômicas periféricas. A inflamação do músculo consiste de linfócitos, plasmócitos, histiócitos e poucos neutrófilos ou eosinófilos. Atrofia miofibrilar perifascicular (atrofia na periferia dos fascículos musculares) ocorre ocasionalmente. A porção rostral e mais superficial do músculo temporal é o local de escolha para a biópsia para confirmar a miosite. Dermatomiosite varia em gravidade. Lesões de pele discretas melhoram sem cicatrização, mas lesões moderadas de pele melhoram com foco permanente de alopecia, hiperpigmentação ou hipopigmentação e cicatriz. A hipopigmentação se desenvolve pelo dano às células que contêm melanina na camada basal da epiderme. Lesões de pele e músculo nos cães com doença grave são progressivas e desfigurantes, resultado de lesão grave da pele e atrofia do músculo. Lesões de pele microscópicas incluem dermatite de interface pobre em células, com degeneração de células basais da epiderme e parede folicular, variáveis vesículas e pústulas epidermais, atrofia folicular e cicatriz dermal. Vasculite pobre em células, o principal achado que contribui com as lesões na dermatomiosite, nem sempre é identificada em amostras pequenas de biópsia. A combinação da dermatite de interface e foliculite mural com atrofia folicular e vasculite pobre em células tem sido considerada como representativas das lesões isquêmicas e é chamada de *dermatopatia isquêmica*.

Lesões de pele e vasos indistinguíveis daqueles da dermatomiosite (p. ex. dermatopatia isquêmica) têm se desenvolvido em cães de outras raças e idades, às vezes em associação a vacinação. Elas têm sido organizadas nos seguintes grupos: (1) cães juvenis além dos collies e pastores-de-shetland sem predileção racial conhecida à dermatomiosite, algumas vezes com associação temporal a vacinação; (2) cães com reações locais a injeções subcutâneas de vacinas antirrábicas inativas, e algumas vezes outras vacinas inativas; (3) cães com doenças mais generalizadas relacionadas com vacinação antirrábica; e (4) cães com dermatopatia isquêmica generalizada, na qual a correlação com vacinação prévia não pode ser documentada.

Dermatite isquêmica induzida pela vacinação antirrábica se desenvolve como uma forma localizada limitada ao local de vacinação e na forma mais generalizada, ambas se desenvolvendo meses após a vacinação antirrábica. Poodles, yorkshires, silky terriers e outras raças de pelo macio de cães são predispostos à forma localizada, mas ela pode ocorree em qualquer raça. Na forma localizada, uma mancha alopécica e hiperpigmentada de pele atrófica aparece no local da vacinação (Fig. 17-42).

Microscopicamente, em associação às lesões da *dermatopatia isquêmica*, vasculite discreta crônica linfocítica pobre em células, um aumento discreto difuso nas células mononucleares na derme e paniculite nodular linfocítica estão presentes. Antigenos antirrábicos têm sido detectados nos folículos pilosos e em vasos na pele afetada. Na forma generalizada, as lesões estão presentes no local de vacinação, margens auriculares, pele periocular, sobre proeminências ósseas, ponta do rabo e coxins. Erosões linguais e úlceras também ocorrem. Além disso, alguns cães desenvolvem atrofia muscular perifascicular e fibrose perimisial com componentes complemento 5b-9 (C5b-9) na microvasculatura. As lesões microscópicas são semelhantes à forma localizada, com adição de possíveis lesões musculares, mas a paniculite linfocítica nodular é ausente em locais distantes dos locais de vacinação. O desenvolvimento de lesões após a vacinação e a identificação do antígeno do vírus da raiva nos vasos e folículos pilosos em cães com a forma localizada da dermatite induzida pela vacina antirrábica têm resultado na especulação de que as lesões podem ser resultado de uma reação imunológica idiossincrática a antígenos virais naqueles locais nos cães geneticamente predispostos.

Vasculopatia Familiar do Cães Pastores Alemães. Vasculopatia familiar do pastor alemão parece tem uma base genética, mas a causa concomitante e a patogenia são desconhecidas. Lesões cutâneas e vasculares têm semelhanças com a dermatopatia isquêmica. Filhotes de aproximadamente 1 a 2 meses de idade são afetados. Alguns desenvolvem lesões após vacinação. A maioria das lesões clínicas é edema dos coxins, e alguns filhotes desenvolvem úlceras nos coxins, margens das orelhas, ponta da cauda, e plano nasal, com despigmentação do plano ou comissuras nasais. Histologicamente, lesões vasculares iniciais incluem infiltrados neutrofílicos de pequenas veias e arteríolas, entretanto, mais comumente, lesões vasculares são súbitas e consistem de vasculite pobre em células (espessamento discreto dos vasos com células picnóticas ocasionais e linfócitos na parede). Além disso, lesões cutâneas consistem de dermatite de interface discreta com incontinência pigmentar. As lesões nodulares nos coxins são na derme e subcutâneo e as lesões iniciais consistem de degeneração colágena focal margeada por neutrófilos e células mononucleares. Lesões crônicas apresentam fibrose dermal e subcutânea, algumas vezes acompanhada por degeneração e fibrose dos feixes musculares esqueléticos.

Vasculopatia Glomerular Renal e Cutânea do Greyhound. Greyhounds com vasculopatia glomerular renal e cutânea tipicamente são de ambientes de corridas. A causa e a patogenia são desconhecidas; entretanto, especula-se que o distúrbio seja semelhante à síndrome urêmica hemolítica de seres humanos, na qual uma verotoxina (toxina semelhante à Shiga) lesiona o endotélio vascular. Muitos greyhounds de corrida comem carne crua, a qual pode conter a *E. coli* produtora de toxina. Lesões clínicas incluem máculas hemorrágicas que progridem para úlceras profundas no tarso, pescoço ou coxa interna. Ocasionalmente, as lesões se desenvolvem nas patas da frente, virilha ou tronco. As lesões se curam lentamente (normalmente em 1 ou 2 meses) com fibrose. Histologicamente, capilares, vênulas e arteríolas na derme e, ocasionalmente, subcutâneo têm paredes degeneradas com núcleos picnóticos ou cariorréticos, bem como necrose fibrinoide ocasional. Trombo de fibrina pode resultar em infarto cutâneo. Aproximadamente 25% dos greyhounds afetados também possuem sinais sistêmicos de falência renal devido à inflamação arteriolar glomerular, necrose e trombose.

Distúrbios do Ciclo Piloso de Origem Endócrina (Distúrbios Endócrinos Cutâneos)

Hipotireoidismo

Deficiência do hormônio tireoidiano se desenvolve mais comumente em cães e normalmente é causada por atrofia idiopática da tireoide e tireoidite linfocítica. Hormônios da tireoide têm um papel essencial no crescimento normal e desenvolvimento de muitos órgãos, incluindo a pele, e pode resultar em uma variedade de sinais, lesões sistêmicas e cutâneas. Em cães, o folículo piloso é considerado um alvo importante dos hormônios tireoidianos, onde os hormônios parecem necessários para o início do estágio anágeno do ciclo piloso. Lesões clínicas da deficiência tireoidiana incluem pelo opaco, seco e parcialmente epilado que falha em crescer após tosa. A alopecia se desenvolve em áreas de atrito, incluindo o rabo, cotovelo, quadril, ao redor do pescoço (contato com coleira) e na superfície dorsal do nariz. Alopecia simétrica do tronco não é tão comum como se pensava. Microscopicamente, em áreas de alopecia avançada, os folículos pilosos estão em estágio telógeno do ciclo piloso ou, mais comumente, perderam suas hastes pilosas (quenógeno). Hiperqueratose infundibular folicular com obstrução da abertura folicular também está presente. Outras alterações histológicas incluem acantose da epiderme e infundíbulo folicular e derme mais espessa, achados que ajudam a diferenciar as lesões de hipotireoidismo de outras endocrinopatias. Mixedema, um aumento na mucina que resulta em espessamento dermal, é uma manifestação rara do hipotireoidismo. Infecção estafilocóccica secundária pode se desenvolver.

Hipotireoidismo também pode ser resultado de uma deficiência congênita de iodo. Deficiência de iodo se desenvolve em fetos devido à ingestão maternal deficiente de iodo ou de substâncias que interferem com a produção dos hormônios tireoidianos (bociogênicas). Esses fatores resultam em síntese insuficiente de tiroxina e concentrações sanguíneas diminuídas de tiroxina e triiodotironina. As concentrações reduzidas desses hormônios são detectadas pelo hipotálamo e glândula hipófise, estimulando a secreção de tirotropina e resultando em hiperplasia das células foliculares tireoidianas. Regiões da América do Norte que são deficientes em iodo incluem a bacia dos grandes lagos, as montanhas rochosas, as grandes planícies do norte, o vale superior do rio Mississippi e a região da costa do Pacífico. Paradoxalmente, dietas maternas ricas em iodo também podem resultar em hipotireoidismo congênito. Altos níveis sanguíneos de iodo também interferem em uma ou mais etapas da produção de hormônios da tireoide, resultando em baixas concentrações sanguíneas de tiroxina, estimulação hipotalâmica e da hipófise e secreção de tireotropina. Deficiência congênita de iodo pode ocorrer em qualquer animal doméstico, mas normalmente é observada em grandes animais, sendo associada ao nascimento de fetos mortos ou neonatos fracos. Estes neonatos podem ter alopecia e as glândulas tireoidianas geralmente estão maiores devido à hiperplasia celular folicular.

Hiperadrenocorticismo

Hiperadrenocorticismo resulta em lesões cutâneas, principalmente em cães, menos frequente em gatos e raramente em outros animais domésticos. Ela costuma ser causada por hiperplasia cortical adrenal bilateral secundária à neoplasia de hipófise funcional e com menos frequência por uma neoplasia cortical adrenal funcional, ou um nódulo funcional da hiperplasia cortical. Particularmente em cães, a administração de glicocorticoides exógenos também é uma causa. Raramente, contato tópico acidental com glicocorticoides usados na pele de seres humanos pode causar lesões, particularmente em cães pequenos. Em cães, lesões cutâneas incluem alopecia endócrina que geralmente preserva a cabeça e extremidades, afinamento da pele, comedões, aumento de machucados, pobre cicatrização de feridas e susceptibilidade aumentada a infecções (Fig. 17-75). Calcificação distrófica da derme da região dorsal do pescoço, áreas inguinais e axilares pode ocorrer em cães, particularmente em cães com hiperadrenocorticismo iatrogênico (calcinose cutânea) (Fig. 17-76). Macroscopicamente, as lesões da calcinose cutânea são placas ou nódulos firmes, espessos, algumas vezes arenosos, frequentemente ulcerados e alopécicos (Fig. 17-76). Em gatos afetados com hiperadrenocorticismo, a calcinose cutânea tipicamente não se desenvolve; entretanto, as fibras colágenas dermais podem estar acentuadamente finas e atróficas, resultando em pele extremamente frágil que pode se machucar com a manipulação normal. Microscopicamente, as lesões do hiperadrenocorticismo incluem atrofia epidermal, dermal e folicular (Fig. 17-75) e hiperqueratose folicular com a formação de comedões. Folículos pilosos estão no estágio telógeno do ciclo piloso ou, mais comumente, perderam suas hastes pilosas (quenógeno). Calcinose cutânea pode se desenvolver em cães afetados (Fig. 17-76) e reação de corpo estranho (inflamação granulomatosa) e cavidades drenantes podem se estabelecer em associação aos depósitos de cálcio. Em gatos, os folículos pilosos atróficos frequentemente têm cornificação tricolemal eosinofílica brilhante, um achado associado ao telógeno prolongado e considerado altamente sugestivo de hiperadrenocorticismo.

Hiperestrogenismo

Hiperestrogenismo pode se desenvolver em cães machos e fêmeas. Nas fêmeas, o estrógeno se origina de cistos ovarianos (raramente uma neoplasia ovariana ou da administração de estrógeno). Em machos, concentrações séricas elevadas de estrógeno geralmente são derivadas de tumor de células de Sertoli testicular funcional. A administração iatrogênica de estrógeno também tem causado hiperestrogenismo em cães machos (Fig. 17-77). Raramente, contato tópico acidental com estrógeno usado na pele de seres humanos pode causar lesões, particularmente em cães pequenos. Em adição à alopecia endócrina, as

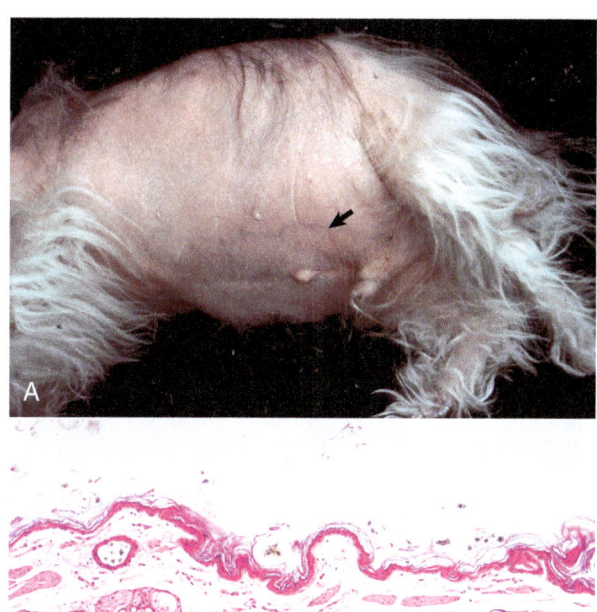

Figura 17-75 Alopecia do Tronco, Hiperadrenocorticismo, Pele, Cão. A, Note a alopecia, abdome distendido e pele afinada na qual vasos sanguíneos são facilmente visíveis (*seta*). O abdome distendido e vasos sanguíneos visíveis são resultado do catabolismo de proteínas e perda de colágeno muscular e dermal, respectivamente. A distenção abdominal e o afinamento da pele com a visualização facilitada dos vasos sanguíneos em conjunto com alopecia simétrica sugere que uma doença endócrina catabólica, como o hiperadrenocorticismo, é provável. **B,** Atrofia das fibras colágenas dérmicas é tão severa que o colágeno chega a desaparecer, e as glândulas anexas e os músculos eretores do pelo são prontamente visíveis. Folículos pilosos estão em estágio telógeno e quenógeno do ciclo piloso. Coloração por HE. (**A** Cortesia de Dr. A. Mundell, Animal dermatology Service. **B** Cortesia de Dr. A.M. Hargis, DermatoDiagnostics.)

cadelas possuem uma vulva alargada e anormalidades no ciclo estral. Cães machos podem desenvolver ginecomastia, prepúcio pendular ou aumento de próstata devido à metaplasia escamosa dos ductos prostáticos. Lesões cutâneas microscópicas incluem hiperqueratose ortoqueratótica, queratose folicular e folículos telógenos que perderam suas hastes (cenógeno) (Fig. 17-77).

Hipersomatotropismo

Hipersomatotropismo raramente ocorre em cães adultos e é resultado de concentrações excessivas de hormônio do crescimento (somatotropina). O excesso do hormônio do crescimento pode surgir de tumores acidófilos da glândula hipófise anterior, injeção de estratos da glândula hipófise, administração de progestinas ou na fase metaestro (lútea) do ciclo estral em cadelas inteiras. Concentrações elevadas do hormônio do crescimento resultam na produção aumentada de tecido conectivo, ossos e vísceras. Lesões clínicas consistem de acromegalia (aumento de partes do esqueleto, especialmente extremidades distais) e pele grossa, mixedematosa ao longo da cabeça, pescoço e extremidades. A pelagem pode ser longa e grossa, e as unhas podem ser grossas e duras. Lesões histológicas incluem derme espessada, causada por um aumento na produção de glicosaminoglicanos e colágeno pelos fibroblastos dermais. Mixedema está presente em aproximadamente um terço dos casos.

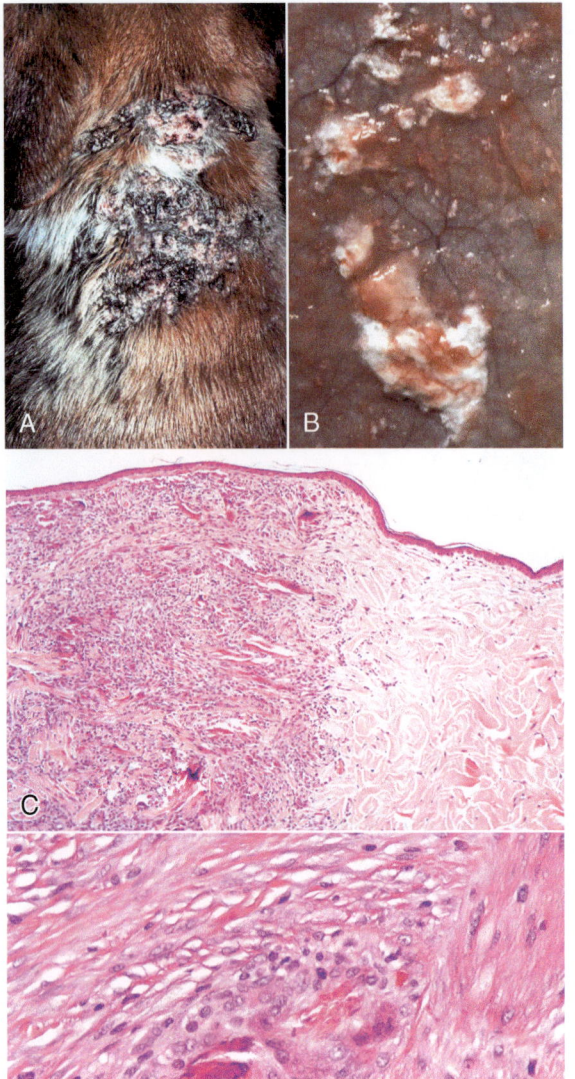

Figura 17-76 Calcinose Cutânea, Hiperadrenocorticismo, Pele, Cão. A, Pescoço dorsal. A pele está parcialmente alopécica, ulcerada, com crostas, e é palpavelmente grossa e dura. **B,** Subcutâneo, a pele foi removida do corpo e a superfície do subcutâneo foi exposta. A deposição de mineral é visível como pápulas brancas e placas irregulares aos nódulos. **C,** Pele da margem da placa é espessada pela mineralização dérmica e inflamação granulomatosa (*metade esquerda*). Coloração por HE. **D,** Grande ampliação da mineralização dérmica (*seta*) e inflamação granulomatosa. Coloração por HE. (**A** Cortesia de Dr. A. Mundelle, Animal Dermatology Service. **B** Cortesia de Dr. M.D. McGavin, College of Veterinary Medicine, University of Tennessee. **C** e **D** Cortesia de Dr. A.M. Hargis, DermatoDiagnostics.)

Hipossomatotropismo

Deficiência do hormônio de crescimento em cães menores que 3 meses de idade normalmente é resultado da falha do desenvolvimento normal da glândula hipófise, que provoca formação de cisto. Deficiências de hormônios da tireoide, adrenal e gonadal são problemas concomitantes e frequentes. Deficiência da hipófise resulta em falha no crescimento, retenção da pelagem de filhote e desenvolvimento de alopecia endócrina. Microscopicamente, os achados são consistentes com alopecia endócrina (p. ex. hiperqueratose da epiderme superficial e dos folículos pilosos; epiderme normal ou atrófica; dilatação folicular por hiperqueratose; aumento no número de folículos telógenos [com mais pelo] e quenógeno [com menos pelo] e pigmentação epidermal aumentada). O número de fibras elásticas dermais está diminuído na pele de alguns cães.

Distúrbios do Ciclo Piloso de Origem Não Endócrina ou Desconhecida
Alopecia Prolongada Pós-tosa

Alopecia prolongada pós-tosa é uma falha de crescimento de pelo em cães aparentemente normais após tosa baixa. A condição normalmente ocorre em raças de cães com pelagens longas ou densas, com os chow chow. A patogenia desta condição é indeterminada, mas como o crescimento do pelo pode levar 1 ano ou mais, suspeita-se de uma falha no ciclo piloso. Alternativamente, é possível que as raças de cães com pelagem densa tenham estágio telógeno prolongado do ciclo piloso, possivelmente para conservar energia, evitando ciclos frequentes de queda. A tosa quando a pelagem está em estágio inativo prolongado do ciclo piloso pode resultar na falta de novo crescimento rápido. A pelagem pode não crescer até que ocorra uma nova fase com crescimento significativo, o qual pode levar 6 a 12 meses. Muitos cães afetados apresentam crescimento do pelo após passarem por um ciclo de queda intensa. Lesões histológicas consistem de epiderme, derme e glândulas sebáceas normais e folículos pilosos no estágio telógeno do ciclo piloso com retenção de hastes pilosas. Os folículos podem ter cornificação tricolemal proeminente e assemelhar folículos em chama.

Alopecia X

A alopecia X (alopecia do hormônio sexual adrenal, dermatite responsiva à castração, dermatite responsiva ao hormônio do crescimento) é observada mais comumente em raças de cães com pelagem de pelúcia (p. ex. spitz alemão, chow chow, salmoieda, keeshond e malamute-do-alasca). Poodles toy, miniatura e esporadicamente outras raças de cães também são afetadas. Cães com esta condição (ou condições) estão agrupados por terem em comum: (1) pelagem de pelúcia no estágio normal (quando não afetados com esta condição); (2) alopecia, poupando a cabeça e extremidades distais; (3) exclusão de hipotireoidismo e hiperadrenocorticismo; e (4) amostras de biópsia de pele com folículos telógenos que retêm suas hastes pilosas (telógene com pelo) e frequentemente folículos em chama proeminentes (folículos com cornificação tricolemal proeminente que formam picos no estrato espinhoso folicular). A alopecia geralmente se desenvolve com 1 ou 2 anos de idade em cães saudáveis de ambos os sexos. A alopecia é simétrica e envolve o períneo, caudal das coxas, ventral do abdome e tórax, pescoço e tronco. A cabeça e extremidades distais são poupadas. Hiperpigmentação geralmente está presente (Fig. 17-78). Testes de função tireoidiana, de resposta ao hormônio adrenocorticotrópico, de supressão com baixa dose de dexametasona e resultados de análises bioquímicas são normais. Apesar de anormalidades em numerosos hormônios terem sido detectadas, a causa desta condição permanece desconhecida. Lesões microscópicas incluem folículos telógenos com pelo e formação difusa e proeminente de folículos em chama (Fig. 17-78, B). Formação difusa e proeminente de folículos em chama é sugestiva de alopecia X, mas os folículos em chama podem ser vistos em outras dermatoses endócrinas (hiperestrogenismo e hiperadrenocorticismo, particularmente em raças com pelagem de pelúcia) e na displasia folicular do husky siberiano. Folículos similares aos folículos em chama, mas como picos menos exagerados de cornificação triquelemal e com fios de pelos retidos, são vistos em raças de cães com pelo de pelúcia normal e em alopecia prolongada pós-tosa. Hiperpigmentação epidermal e atrofia dermal e epidermal são variáveis.

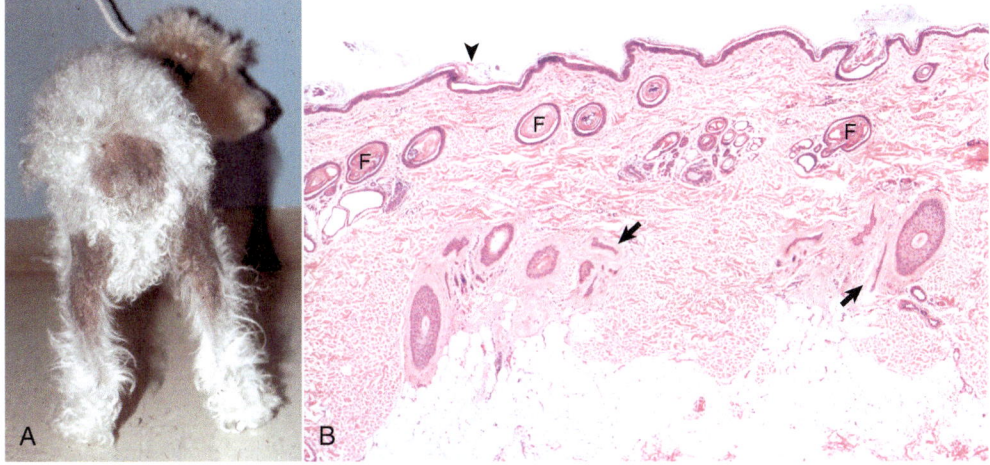

Figura 17-77 Alopecia Simétrica e Hiperpigmentação, Hiperestrogenismo (Iatrogênica da Terapia com Dietilestilbestrol), Pele, Cão Macho. A, Note a alopecia simétrica e hiperpigmentação sobre o tronco caudal dorsal e caudolateral da perna traseira. Em cães machos, a alopecia simétrica, em conjunto com o aumento dos mamilos, prepúcio pendular, e atração por outros machos, sugere a possibilidade de hiperestrogenismo. B, Note hiperqueratose ortoqueratótica epidermal *(ponta da seta)*, folículos dilatados com queratina *(F)*, e pequenos folículos inativos *(seta)* no estágio telógeno e quenogeno do ciclo piloso. Coloração por HE. (Cortesia de Dr. A.M. Hargis, DermatoDiagnostics.)

Alopecia Relacionada com Quimioterapia

Alopecia relacionada com quimioterapia é melhor documentada em seres humanos e ocorre quando há grave lesão aos bulbos pilosos em anágeno (ou crescimento) e, por isso, é denominada *eflúvio anágeno*. Em geral, é diagnosticado clinicamente pela avaliação dos pelos puxados e, por isso, a amostra de biópsia raramente é realizada. É o resultado de uma lesão que interrompe a atividade mitótica das células da matriz celular no bulbo piloso que tem maior atividade proliferativa quando comparada a outras células foliculares pilosas. A interrupção abrupta da atividade mitótica parece resultar no enfraquecimento das hastes pilosas em desenvolvimento anageno perto do bulbo piloso, com subsequente quebra neste ponto mais fraco ou mais estreito no canal piloso. A consequência do eflúvio anágeno é a perda de pelo que normalmente começa uma a duas semanas após o início da quimioterapia e se completa 1 a 2 meses após a terapia. Como aproximadamente 90% dos pelos do couro cabeludo humano estão na fase anágena, a perda de pelo/cabelo normalmente é significativa e há alopecia óbvia. O diagnóstico pode ser realizado no início do curso da perda de pelo pela gentil retirada do pelo anágeno que tem terminação mais estreita irregular ou com pontas e pode conter pigmento melanina quando avaliado microscopicamente. O diagnóstico também pode ser feito tardiamente, depois que os pelos anágenos forem perdidos. Como o folículo de pelo telógeno é imune a esta lesão, ele permanece intacto. Por isso, a avaliação microscópica dos pelos arrancados durante o estágio tardio da perda de pelo revela uma grande quantidade de pelos telógenos, confirmando essencialmente a presença de eflúvio anágeno (pelos anágenos foram perdidos). Alopecia relacionada com quimioterapia também ocorre em cães e gatos, mas não tem sido bem-estudada. Em cães, tem sido relacionda mais comumente com terapia com doxorubicina e ocorre em raças de pelagem mais longa, como poodles e sheepdogs ingleses, e também em algumas raças terriers. A fase pilosa anágena prolongada em algumas dessas raças de pelo mais longo pode explicar porque elas são predispostas. O grau de perda de pelo varia substancialmente e depende da medicação, dose, método de administração e do protocolo de tratamento, bem como de variáveis de animais individuais (cães com fase do ciclo piloso anágeno longo e curto). A perda de pelo pode começar em 7 a 10 dias e normalmente é aparente em 1 a 2 meses. A perda de pelo pode ser completa ou parcial (afinamento generalizado do pelagem ou perda dos pelos primários e secundários) e afetar diferentes regiões do corpo (cabeça e locais de injeção intravenosa de medicamentos; pele do tronco ventral e medial das pernas; bem como o acometimento simétrico da pele da face). A perda de pelo pode incluir vibrissas em cães e gatos. Com a terapia com doxorrubicina, a hiperpigmentação cutânea também está presente. O crescimento do pelo retorna após o término da terapia, mas a cor e a textura da pelagem podem estar alteradas. O diagnóstico é baseado no histórico clínico, avalição física e microscópica dos pelos arrancados. Avaliação histopatológica raramente tem sido feita e não é considerada diagnóstica. Ela tem revelado uma proeminência de folículos telógenos, que é mais consistente com um estágio inicial do eflúvio telógeno. A razão para esta discrepância é desconhecida, mas pode refletir o estágio de perda de pelo no momento da amostra de biópsia (tardia no curso da perda de pelo) ou diferenças no ciclo dos folículos pilosos, resposta à lesão química ou capacidades regenerativas entre cães e seres humanos.

Outras Condições Associadas à Alopecia
Alopecia Padrão Adquirida (Calvície Padrão)

Alopecia padrão adquirida se desenvolve em raças selecionadas de cães com pelagem fina e curta (dachshund, boston terries, chihuahua, greyhound italiano e whippet). Predileção racial sugere uma base genética. De modo geral, antes de 1 ano de idade, esses cães gradualmente desenvolvem uma pelagem fina bilateral e simétrica em áreas específicas do corpo, como as orelhas, pele caudal às orelhas, medial das coxas, perineal, pescoço ventral, tronco e abdome. Os cães, no entanto, são saudáveis. Achados histológicos revelam folículos pilosos miniaturizados e pequenas hastes pilosas (velo).

Distúrbios Relacionados com Desequilíbrios Nutricionais, Deficiências ou Alteração no Metabolismo
Deficiência de Zinco

Dermatose Canina Responsiva ao Zinco. Dermatose canina responsiva ao zinco ocorre em duas formas. Uma forma ocorre principalmente em huskies siberianos e malamutes-do-alasca, mas outras raças de cães grandes podem ser acometidas. Malamutes-do-alasca têm uma habilidade hereditária reduzida em absorver zinco no intestino. Descamação e crostas se desenvolvem na pele ao redor da boca, queixo e olhos (Fig. 17-79), ouvido externo, pontos de pressão e coxins. A segunda forma de deficiência de zinco ocorre em filhotes de crescimento rápido de raças de cães grandes, alimentadas com baixas concentrações de zinco ou altas concentrações de cálcio ou fitato, que

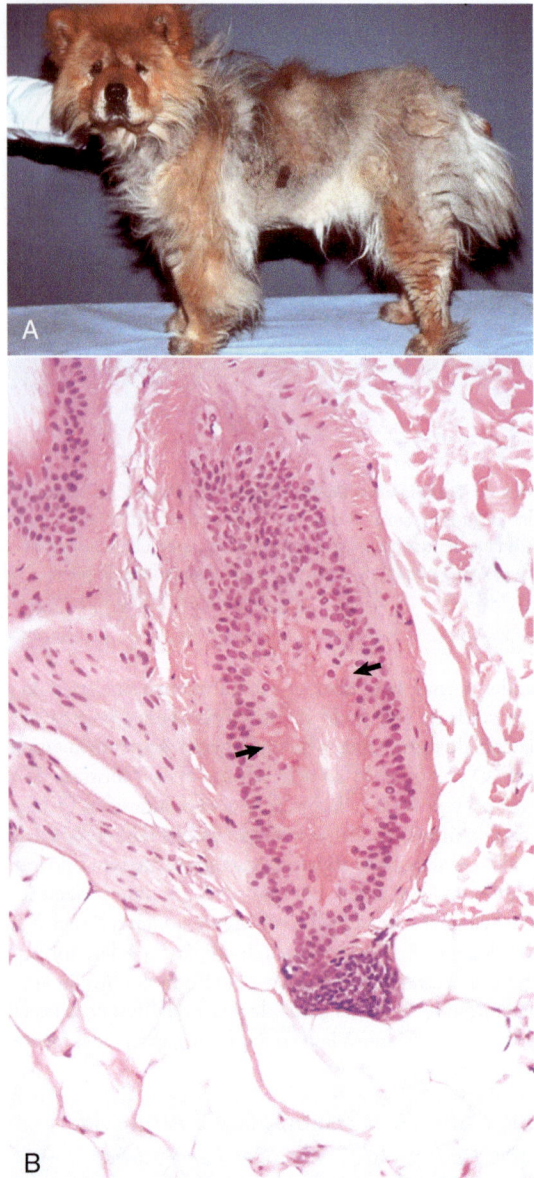

Figura 17-78 **Alopecia X, Pele, Cão. A,** Alopecia X em chow chow. Note a alopecia parcial e hiperpigmentação do tronco. A alopecia não é diagnóstico para condição específica. As raças com pelagem densa sugerem que a alopecia X deve ser considerada como um diagnóstico diferencial. **B,** Folículos em chama, pele com pelo. O folículo piloso está no estágio telógeno do ciclo piloso e tem excessiva cornificação triquilemal, lembrando o formato de uma chama (*seta*) e é consistente como um "folículo em chama". Coloração por HE. (**A** Cortesia de Dr. A. Mundell, Animal Dermatology Service. **B** Cortesia de Dr. A.M. Hargis, DermatoDiagnostics.)

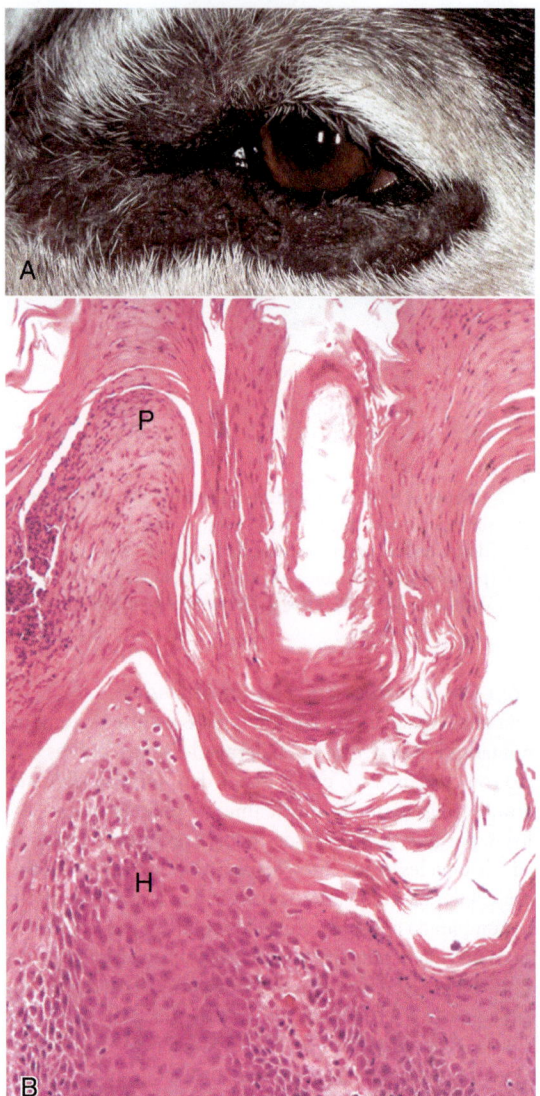

Figura 17-79 **Dermatose Responsiva ao Zinco, Pele, Cão. A,** Husky siberiano. A pele periocular é espessada, alopécica, pigmentada e coberta por uma fina camada de descamação aderente. Em huskies siberianos e malamutes-do--alsaca, em particular, descamação e crostas se desenvolvem na pele ao redor da boca, queixo, olhos, e orelha externa, pontos de pressão e coxins. **B,** Note a hiperplasia epidermal papilar (*H*) com hiperqueratose marcante (*P*). A hiperqueratose paraqueratótica e acantose da descamação fina e aderente. Apesar da hiperplasia epidermal e paraqueratose serem características da dermatose responsiva ao zinco, elas podem ocorrer em outras condições (como a dermatite necrolítica superficial, trauma superficial crônico e paraqueratótica nasal). Portanto, raça, distribuição da lesão e outros fatores do histórico clínico são importantes para o diagnóstico diferencial. Coloração por HE. (Cortesia de Dr. A.M. Hargis, DermatoDiagnostics.)

pode interferir na absorção de zinco. Clinicamente, esses animais têm placas descamadas localizadas nas áreas da pele sujeitas a traumas repetitivos (p. ex. cotovelo ou jarrete), os coxins e plano nasal. Microscopicamente, há paraqueratose difusa, acentuada (Fig. 17-79), que se estende através dos folículos pilosos e uma dermatite concomitante perivascular superficial linfocítica e algumas vezes eosinofílica. Um outro distúrbio, dermatose alimentar genérica canina, uma doença histórica que ocorreu nos anos 1980 em cães alimentados com alimentos genérico para cães, tem lesões clínicas e histológicas semelhantes àquelas da dermatite canina responsiva a zinco. Entretanto, cães com dermatite alimentar genérica apresentam início das lesões mais agudos e também sinais sistêmicos como febre, depressão, linfadenopatia e edema das áreas dependentes. O início agudo e os sinais sistêmicos

sugerem que uma deficiência além do zinco tem um papel na dermatite alimentar genérica canina.

Acrodermatite Letal dos Bull Terriers. Acrodermatite letal é uma doença hereditária autossômica recessiva de deficiência do metabolismo do zinco em bull terriers brancos. A causa exata ou patogenia da doença não é conhecida. Apesar do defeito no metabolismo e/ou metabolismo de zinco parecer desempenhar um papel, cães afetados não respondem à suplementação oral ou parenteral de zinco. As concentrações de zinco e cobre séricos são baixas nos bull terriers afetados, quando comparadas com as de cães-controle, sugerindo que a deficiência de cobre pode contribuir. Lesões geralmente começam entre as primeiras 6 a 10 semanas de vida. Muitos cães afetados morrem aos 15 meses de idade, normalmente devido à broncopneumonia. O timo é pequeno ou ausente e linfócitos T são deficientes nos tecidos linfoides, contribuindo com a imunodeficiência e aumentando o potencial de infecção. Lesões cutâneas começam entre os dígitos e nos coxins e progridem para acometer as áreas mucocutâneas, especialmente da face. Pioderma interdigital grave, paroníquia (inflamação da pele ao redor das unhas) espessamento viloso e fissuras da queratina dos coxins se iniciam. Dermatite esfoliativa também pode se desenvolver na orelha, narina externa, cotovelo e jarrete e, em alguns cães, pode-se tornar mais generalizada, com crostas, ulceração e pioderma secundário. Microscopicamente, as principais lesões são hiperqueratose paraqueratótica difusa extensa, responsável pela dermatite esfoliativa e acantose. Lesões de infecções secundárias consistem de dermatite pustular epidermal e foliculite.

Dermatite Responsiva à Vitamina A

Dermatite responsiva à vitamina A é um distúrbio raro que ocorre primariamente em cocker spaniels, apesar de outras poucas raças de cães terem sido afetadas. Como as lesões respondem à terapia com vitamina A e recidivam quando o tratamento é suspenso, a vitamina A tem um papel na patogenia. Entretanto, a deficiência de vitamina A não é a causa das lesões porque as concentrações plasmáticas de vitamina A estão dentro dos valores normais. Vitamina A pode contribuir com a resolução da lesão influenciando na diferenciação epitelial. Lesões macroscópicas consistem de descamação generalizada, pelagem seca e placas hiperqueratóticas com grandes "frondes" de estrato córneo estendendo das aberturas foliculares distendidas (comedões abertos e grandes). As placas são mais proeminentes na pele do tórax ventral e lateral e abdome, mas também podem ocorrer na face e pescoço. Lesões microscópicas consistem de discreta hiperqueratose ortoqueratótica, discreta hiperplasia epidermal irregular e folículos acentuadamente distendidos por hiperqueratose.

Hiperqueratose Epidermal Predominante (Descamação) Resultante de Distúrbios do Crescimento ou Diferenciação Epidermal

Hiperqueratose do Plano Nasal ou Coxins de Cães

Hiperqueratose nasal e/ou digital tem uma variedade de causas concomitantes, incluindo doenças infecciosas (p. ex. cinomose [Capítulo 14], leishmaniose), distúrbios imunomediados (p. ex. pênfigo foliáceo e lúpus eritematoso), distúrbios familiares ou hereditárias (p. ex. seborreia idiopática, hiperqueratose familiar do coxim de terriers irlandeses e mastiffs franceses, ictiose, paraqueratose nasal do labrador retriever e acrodermatite dos bull terriers), doença metabólica ou nutricional (p. ex. dermatite necrolítica superficial, dermatite responsiva à zinco), reação adversa à terapia medicamentosa e neoplasia (p. ex. linfoma cutâneo) (Quadro 17-16). Em alguns casos, a causa adjacente não é determinada; então, a condição é considerada idiopática (ocorre mais comumente em cães velhos). Em algumas doenças nas quais a hiperqueratose nasal ou digital é um achado, há também a presença de lesões de pele em outros locais e, possivelmente, de doença sistêmica. Lesões macroscópicas nos coxins e plano nasal incluem uma superfície seca, espessa, irregular e áspera, na qual pode-se desenvolver crostas, fissuras ou erosões (Figs. 17-10 e 17-15). As extremidades dos coxins são mais gravemente afetadas devido à fricção nas superfícies do estrato córneo excessivamente espesso. Lesões histológicas da hiperqueratose nasal e/ou digital podem refletir a causa adjacente (p. ex. infecciosa, imunomediada, metabólica ou neoplásica). Na hiperqueratose nasodigital idiopática de cães velhos, hiperplasia epidermal irregular com hiperqueratose para a ortoqueratótica evidente está presente. Na paraqueratose nasal familiar do labrador retriever, há hiperqueratose paraqueratótica variável com

| Quadro 17-16 | Hiperqueratose do Plano Nasal ou Coxins em Cães |

IMUNOMEDIADA
Pênfigo foliáceo
Lúpus eritematoso
Reação medicamentosa

INFECÇÕES
Cinomose
Leishmaniose

METABÓLICA
Dermatite necrolítica superficial
Dermatite responsiva a zinco

HEREDITÁRIA
Hiperqueratose familiar do coxim (pode ser uma forma de ictiose)
Ictiose
Paraqueratótica nasal do labrador retriever
Acrodermatite de bull terriers

IDIOPÁTICA
Seborreia idiopática
Hiperqueratose nasodigital idiopática

NEOPLÁSICA
Linfoma cutâneo

soro intraepidermal e exocitose leucocítica. A derme tem inflamação mista perivascular a de interface ou intersticial. Na hiperqueratose familiar dos coxins, há acantose epidermal moderada a acentuada e hiperqueratose ortoqueratótica difusa evidente, na qual a superfície do estrato córneo forma múltiplas projeções papilares.

Hiperqueratose Folicular Predominante (Comedões) Resultando de Distúrbios do Crescimento ou Diferenciação Epidermal

Síndrome do Comedão do Schnauzer

Síndrome do comedão do schnauzer afeta alguns cães dessa raça do tipo miniatura e provavelmente tem uma base hereditária. Lesões macroscópicas se desenvolvem na região dorsal das costas e consistem de comedões, pápulas e crostas. Lesões histológicas são de folículos distendidos com um plugue de estrato córneo folicular e sebo (comedões). Como a abertura folicular é conectada com a epiderme, os folículos dilatados podem conter bactérias cocoides. Os folículos dilatados podem se romper (furunculose) e liberar seu conteúdo na derme, resultando em reação de corpo estranho e infecção bacteriana.

Comedões Interdigitais Palmar e Plantar Canino e Cistos Foliculares

Comedões interdigitais e cistos foliculares se desenvolvem na pele palmar e plantar de cães e causam claudicação recorrente, dor, nódulos ou cavidades drenantes que se rompem na superfície digital dorsal da pata (Tabela 17-6). As lesões se desenvolvem mais comumente no tecido interdigital palmar e lateral das patas da frente, onde ocorre maior sobrecarga de peso. A patogenia parece resultar de trauma na superfície externa na face palmar/plantar da pele interdigital com pelo que causa obstrução folicular e retenção dos conteúdos foliculares. Como os folículos pilosos caninos são predominantemente compostos (Fig. 17-6), 15 ou mais folículos secundários podem existir em uma abertura folicular comum, então o estreitamento ou obstrução de uma abertura folicular pode resultar na formação de múltiplos comedões ou cistos foliculares. Os folículos dilatados e formando cistos podem se romper e causar uma resposta inflamatória ao material liberado dos folículos, com infecção bacteriana secundária. Exsudato dos folículos rompidos podem coalescer e formar um seio drenante que se rompe na face dorsal da pata. Algumas vezes, isso causa uma opinião errada de que a lesão se origina dorsalmente ao invés de ventralmente. A pele interdigital palmar e plantar está normalmente alopécica e pode ter espessamento da pele, como calos, e proeminentes comedões por meio dos quais o conteúdo folicular pode ser visto. Lesões histológicas consistem de comedões e cistos foliculares, alguns deles rompidos, e inflamação piogranulomatosa contendo pelos e estrato córneo folicular que formam seios drenantes.

Acne

Ver Distúrbios dos Animais Domésticos, Distúrbios de Crescimento e Diferenciação da Epiderme, Hiperqueratose Folicular Predominante (Comedões), Acne.

Distúrbios da Pigmentação

Acantose Nigricans

Acantose nigricans idiopática primária é considerada uma genodermatose (distúrbio da pele geneticamente determinado) de dachshunds jovens. O distúrbio é manifestado pela hiperpigmentação axilar bilateral, liquenificação e alopecia, as quais podem envolver grandes áreas da pele e também incluir pioderma e seborreia secundária. Lesões histológicas não são muito bem-conhecidas, mas incluem dermatite hiperplásica com hiperqueratose orto e paraqueratótica, acantose e formação de cristas. Todas as camadas da pele estão fortemente melanizadas. Podem estar presentes: espongiose, exocitose neutrofílica e crostas serosas. A reação dermal inflamatória é leve, pelomórfica no tipo celular e superficial perivascular no local. O termo acantose nigricans também tem sido aplicado erroneamente a uma variedade de doenças inflamatórias e pruriginosas que, em suas formas crônicas, são clinicamente manifestadas pela liquenificação axilar ou difusa da genodermatose primária em dachshunds jovens. Consequentemente, o diagnóstico da acantose nigrans primária requer a lesão clínica esperada, raça e idade apropriadas do cão, além da avalição histológica que descarte outras causas de acantoses e hiperpigmentação.

Distúrbios Caracterizados por Infiltrados Plasmócitos ou Eosinófilos

Ver Distúrbios dos Animais Domésticos, Distúrbios Variados da Pele, Distúrbios Caracterizados por Infiltrados de Eosinófilos ou Plasmócitos.

Granuloma Eosinofílico (Granuloma Colagenolítico)

Ver Distúrbios dos Animais Domésticos, Distúrbios Variados da Pele, Distúrbios Caracterizados por Infiltrados de Eosinófilos ou Plasmócitos, Granulomas Eosinofílicos (Granulomas Colagenolíticos).

Furunculose Eosinofílica da Face de Cães

Furunculose eosinofílica se desenvolve primariamente na face dorsal e lateral do focinho de cães jovens e acredita-se que seja resultante da picada de artrópode (abelha, vespa, aranha). Lesões se desenvolvem agudamente e são geralmente áreas doloridas e inchadas que rapidamente ulceram e drenam fluido sanguinolento. As lesões podem progredir e envolver a pele periocular, orelha e algumas vezes abdome ventral glabro. Pela lesão se desenvolver rapidamente parecer clinicamente severa, amostras de biópsias são tipicamente coletadas no início do curso da doença, quando lesões microscópicas consistem de ulceração, inflamação eosinofílica à mista, intersticial superficial ou profunda, com foliculite e furunculose eosinofílica profunda.

Síndrome Hipereosinofílica com Sinais ou Lesões Sistêmicas

Dermatite Eosinofílica com Edema em Cães. Dermatite eosinofílica com edema afeta cães adultos de uma variedade de raças, contudo, labradores retriever podem estar sobrerepresentados. A causa

não é conhecida, mas a reação de hipersensibilidade a medicamentos, picadas de artrópodes ou outros antígenos é suspeita. Macroscopicamente, a lesão consiste de máculas extremamente eritematosas que progridem e coalescem para placas arciformes e serpiginosas. O edema facial ou generalizado geralmente é visto. Lesões envolvem a orelha, ventral do abdome e tórax e menos frequentemente as extremidades. Lesões histológicas consistem de dermatite difusa predominantemente eosinofílica, dilatação vascular e edema. Agregação eosinofílica e degranulação são observadas em algumas lesões. Depressão, hipoproteinemia, doença gastrointestinal e febre estão presentes em alguns cães.

Doenças Inflamatórias Granulomatosas Nodulares sem Microrganismos

Dermatite Granulomatosa Estéril Juvenil e Linfadenite (Celulite Juvenil, Pioderma Juvenil)

Dermatite granulomatosa estéril juvenil e linfadenite, também conhecida como celulite juvenil e pioderma juvenil, é um distúrbio de causa desconhecida que ocorre em filhotes menores que 4 meses (Fig. 17-80), com um ou mais filhotes de uma ninhada com dermatite nodular e pustular, edema da face, orelhas e junções mucocutâneas. As lesões pustulares e nodulares tendem a romper, drenar e formar crostas. Microscopicamente, lesões iniciais consistem de perifoliculite e dermatite granulomatosa ou piogranulomatosa (Fig. 17-80). Lesões iniciais são adjacentes, mas não envolvem primariamente os folículos; entretanto, foliculite, furunculose, paniculite, celulite e linfadenite granulomatosa a piogranulomatosa se desenvolvem com a progressão da doença. As lesões inicialmente são consideradas estéreis, mas infecção bacteriana secundária se desenvolve e pode causar sepse, se não tratada. Aproximadamente metade dos filhotes são letárgicos e também pode ocorrer anorexia, febre e dor articular. Ocasionalmente, esta condição tem sido relatada em cães adultos.

Histiocitose Reativa Canina

Histiocitose reativa canina é um distúrbio ainda pouco entendido que ocorre nas formas cutâneas e sistêmicas em cães de uma variedade de idades e raças, mas boiadeiro de berna, rottweiler, labrador retrievers, wolfhounds irlandeses e algumas outras raças de cães parecem ser predispostas à forma sistêmica. A forma cutânea é muito mais comum que a sistêmica, que é rara. Histiocitose reativa parece ser resultado de desregulação imune mediada por antígenos, mas culturas e colorações especiais falharam em revelar agentes etiológicos e nenhum outro antígeno foi detectado. A doença tipicamente tem um curso lentamente progressivo que melhora e piora, mas pode se resolver espontaneamente. Pode ter resposta favorável, pelo menos por um período, à terapia imunomoduladora. As lesões requerem manejo longo e geralmente resultam em morte, particularmente se houver acometimento sistêmico. A forma cutânea consiste de placas ou nódulos únicos ou multifocais, não dolorosos, compostos predominantemente por células histiocíticas que são imunofenotipicamente identificadas como células dermais apresentadoras de antígeno (intersticiais) dendríticas ativadas que expressam marcadores CD1a, CD4, CD11c/CD18, CD90, MHC de classe II. Também misturadas com as células histiocíticas estão os linfócitos T, principalmente do tipo CD8$^+$ e neutrófilos. O papel dos linfócitos CD8$^+$ é desconhecido. Eles podem estar envolvidos na ativação das células dendríticas pela liberação de citocinas como GM-CSF e TNF-α, sabidamente envolvidas na proliferação e diferenciação das células dendríticas. A forma sistêmica é imunofenotipicamente idêntica, mas também pode envolver a mucosa nasal, pálpebra, esclera, pulmão, baço, fígado, medula óssea e múltiplos linfonodos, além da pele. Lesões macroscópicas na forma cutânea são restritas à pele e subcutâneo e podem ser alopécicas ou com pelo e são mais frequentes no nariz, face, pescoço, tronco, períneo, escroto e extremidades, algumas vezes incluindo coxins. Histologicamente, há infiltrados nodulares únicos ou multifocais, redondo a ovais, de histiocitos misturados com linfócitos e neutrófilos que, nas lesões iniciais, estão na derme média perivascular e perianexal. Podem ser alongados e orientados verticalmente. Mais tarde, os infiltrados coalescem em massas grandes na derme profunda e subcutâneo. Os vasos geralmente estão rodeados e invadidos pelos infiltrados (vasculite linfo-histiocítica), o que pode resultar em necrose, trombose, infarto e úlceras.

Histiocitose das Células de Langerhans Caninas

Histiocitose das células de Langerhans caninas é uma condição rara em cães resultante da progressão de histiocitomas cutâneos caninos únicos ou múltiplos, persistentes ou recorrentes, que se espelham para linfonodos regionais e subsequentemente órgãos internos. A célula de origem é a de Langerhans, uma célula imunofenotipicamente identificada como dendrítica intraepitelial apresentadora de antígenos que expressa marcadores CD1a, CD11c/CD18, CD45, MHC II e normalmente E-caderina. A expressão da E-caderina pode diminuir conforme as células de Langerhans perdem suas conexões com as células epidermais e foliculares. A lesão começa com o desenvolvimento de um ou mais nódulos em formato de cúpula, geralmente massas sem pelo (histiocitomas). Em contraste com a maioria dos histiocitomas, a lesão falha em regredir e se torna persistente, ou eles podem regredir após a excisão. As massas se estendem mais profundamente até o subcutâneo. Há um aumento dos linfonodos regionais, resultado da disseminação das células de Langerhans até eles. Com o tempo, massas nodulares infiltrativas das células de Langerhans se desenvolvem nos órgãos internos.

Histologicamente, a lesão inicial consiste de uma ou mais massas paniculares superficiais ou dermais, circuncritas, mas não encapsuladas, que são mais largas na superfície do que na base. As massas consistem de cordões e folhas de células redondas a poliédricas com um núcleo arredondado, algumas vezes indentado ou dobrado (células de Langerhans). A epiderme pode estar acantótica com interdigitações exageradas da derme-epiderme. As células de Langerhans estão frequentemente presentes na epiderme. Ulceração e infecção bacteriana secundária podem se desenvolver. Nas lesões persistentes, o infiltrado celular se estende mais profundamente até o subcutâneo, se torna menos diferenciado e tem aumento da taxa de mitose. Há ausência de linfócitos T infiltrados perifericamente e focos de necrose (características de regressão do mais comum e típico histiocitoma cutâneo). Adicionalmente, aglomerados de células de Langerhans estão localizados dentro de canais linfáticos dermais. Essas células se espalham, apagam a arquitetura dos linfonodos regionais e formam massas nodulares infiltradas nos órgão internos. A condição tem prognóstico ruim. Terapia imunomuduladora não é efetiva nem recomendada em casos de histiocitose das células de Langerhans.

Síndrome Paraneoplástica Cutânea (Manifestação dos Distúrbios Sistêmicos)

Dermatite Necrolítica Superficial (Dermatopatia Diabética, Síndrome Hepatocutânea, Eritema Migratório Necrolítico, Necrose Epidermal Metabólica)

Dermatite necrolítica superficial (também conhecida como dermatopatia diabética, síndrome hepatocutânea, eritema migratório necrolítico, necrose epidermal metabólica) é um doença incomum descrita primariamente em cães idosos com doença nutricional metabólica associada à disfunção hepática, diabetes melito, hiperglucagonemia, má absorção ou, em pequena porcentagem dos cães, tumor secretor de glucagom normalmente dentro das ilhas pancreáticas. Terapia anticonvulsivante de longo prazo e a taxa de ingestão de micotoxinas tem precedido o desenvolvimento de dermatite necrolítica

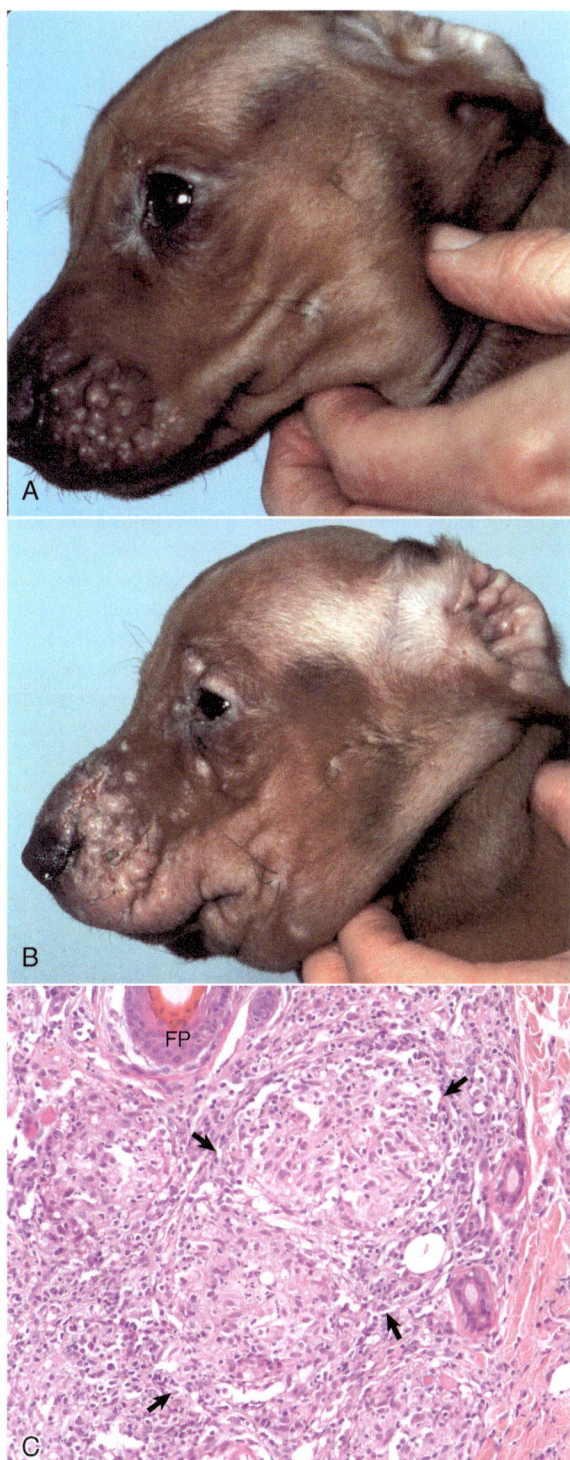

Figura 17-80 Dermatite Granulomatosa Estéril Juvenil e Linfoadenite (Pioderma Juvenil), Dermatite Granulomatosa, Pele, Cão. A, A pústula sobre o focinho tem duração de 1 dia. O linfonodo mandibular (entre polegar e dedo indicador) é acentuadamente aumentado. **B,** A lesão, com 12 dias de duração no mesmo cão (**A**), progrediu e incluiu alopecia, espessamento da pele pelo edema, crosta, e ulceração. O linfonodo mandibular (entre polegar e dedo indicador) dobrou de tamanho. **C,** Note a discreta dermatite granulomatosa nodular (*seta*) que consiste de uma mistura de macrófagos, poucos linfócitos, plasmócitos e neutrófilos localizados abaixo e adjacentes ao folículo piloso (*HF*). Não há presença de microrganismos. Coloração por HE. (**A** e **B** Cortesia de Dr. D. Prieur, College of Veterinary Medicine, Washington State University. **C** Cortesia de Dr. A.M. Hargis, DermatoDiagnostics.)

superficial. A doença é rara em gatos e tem sido associada, em alguns casos, ao carcinoma pancreático e/ou hepatopatia, e em um gato ao carcinoma neuroendócrino hepático primário produtor de glucagon. A patogenia da dermatite necrolítica superficial não é completamente conhecida e pode variar com os defeitos subjacentes. Quando os níveis de glucagom estão elevados, acredita-se que a gliconeogênese persistente resulte em balanço negativo de nitrogênio com degradação de proteína, incluído proteínas da epiderme. Contudo, quando os níveis de glucagon não estão elevados, como ocorre em seres humanos com algum tipo de doença hepática ou de má absorção, e em cães com diabetes e hepatopatia vacuolar multinodular, parece que a deficiência de alguns ácidos graxos essenciais, zinco e aminoácidos tem um papel importante. Ultimamente, acredita-se que baixas concentrações sanguíneas de aminoácidos resultam no desenvolvimento de lesões cutâneas. Em cães, essas lesões consistem em descamação, crostas espessas aderidas, eritema, alopecia, erosão e úlceras na junção mucocutânea, genitais, orelha, pele subjacente ao trauma (cotovelo e jarrete) e tórax ventral. Lesões nos coxins consistem de crostas e fissuras ou ulcerações (Fig. 17-10) e resulta em laminite. Em gatos, alopecia e descamação do tronco e membros têm sido observadas; um outro gato teve alopecia ventral do tronco e medial das coxas, ulceração e crostas da região mucocutânea oral e interdigitais. Lesões microscópicas, quando totalmente desenvolvidas, são consideradas diagnósticas e consistem de espessamento trilaminar da epiderme na qual o estrato córneo tem acentuada paraqueratose. O estrato córneo espinhoso superior é pálido com degeneração reticular e o estrato espinhoso inferior e a camada de células basais estão hiperplásicas (Fig. 17-10). Infecções secundárias com bactérias ou leveduras frequentemente complicam a lesão. Infecções secundárias com dermatófitos também tem sido observada.

Paniculite Pancreática (Paniculite Necrosante)
Paniculite pancreática (paniculite necrosante) é um distúrbio agudo e raro, que tem se desenvolvido em cães com neoplasia pancreática ou pancreatite. É observado com menos frequência em gatos. As lesões parecem ser resultado da diminuição das enzimas pancreáticas (p. ex. lipase) tanto por danos na células pancreáticas exócrinas quanto por neoplasia das células exócrinas. A lipase entra no sistema circulatório e subsequentemente atinge o panículo. As lesões macroscópicas estão localizadas principalmente no tronco e consistem de múltiplos nódulos frequentemente hemorrágicos e ulcerados ou inchaço pouco definido no subcutâneo. As lesões podem drenar material purulento e oleoso. Histopatologicamente, há necrose do tecido adiposo (causado pela lipase), com granulação basofílica fina (causada pela mineralização ou necrose do tecido adiposo). Inflamação supurativa a piogranulomatosa ocorre na região periférica do foco da necrose. Hemorragia e exudação de fibrina pode estar evidente e as lesões podem se estender através da derme e se romper através da epiderme.

Dermatofibrose Nodular e Doença Renal em Cães
Na dermatofibrose nodular, múltiplos nódulos cutâneos compostos de colágenos excessivos coexistem com cistoadenomas renais, cistoadenocarcinomas, cistos epiteliais hiperplásicos ou tumores de músculo liso uterino. Lesões renais são geralmente bilaterais e podem não ser clinicamente detectáveis por meses a anos após o aparecimento dos nódulos cutâneos. A síndrome tem sido descrita mais comumente no pastor alemão, mas tem sido observada em muitas outras raças puras ou mistas de cães. Acredita-se que haja um modo dominante autossômico de hereditariedade no pastor alemão. Não se sabe se a condição é uma síndrome paraneoplásica verdadeira, com neoplasia renal induzindo fibrose dermal, ou ocorrem duas condições independentes simultaneamente com uma ligação hereditária comum indeterminada. As lesões macroscópicas consistem de nódulos dermais e subcutâneos firmes na perna, cabeça, ou orelhas. Lesões histológicas

consistem de nódulo dermais e agregados subcutâneos pobremente celulares, feixes de colágenos dermal maduros que estão ligeiramente espessados. Na derme, os feixes de colágeno se misturam imperceptivelmente com o colágeno da borda, mas no subcutâneo os nódulos são geralmente circunscritos. Anexos são normais ou hiperplásicos. Os nódulos cutâneos são benignos, mas servem como marcadores para lesões renais mais sérias.

Distúrbios dos Gatos
Para distúrbios ocorrendo em duas ou mais espécies animais, ver Distúrbios dos Animais Domésticos.

Distúrbios de Lesões Físicas
Síndrome da Dermatite Ulcerativa Felina
A síndrome da dermatite ulcerativa felina é um distúrbio incomum que pode ter mais de uma causa subjacente. Infecções prévias e hipersensibilidade parecem iniciar a síndrome em alguns gatos, mas não todos. A patogenia ainda não é conhecida, mas autotrauma aparenta contribuir significativamente para a perpetuação da lesão. As lesões se desenvolvem mais frequentemente na pele dorsal do pescoço ou na região interescapular e macroscopicamente consistem de úlceras não curáveis com exsudato serocelular que podem agregar os pelos adjacentes. Lesões microscópicas consistem de úlcera recoberta por crosta fibrinonecrótica. A derme subjacente à úlcera contém componentes necróticos da derme e anexos, misturados com neutrófilos degenerados. A obliteração dos anexos pela fibrose é observada nos casos severos. Inflamação na derme profunda e adjacente é variável, mas geralmente escassa, e consiste de poucos neutrófilos, eosinófilos e uma mistura de células mononucleares. Lesões crônicas consistem de acantose da borda epidermal com uma banda linear de fibrose abaixo e paralela à epiderme adjacente intacta. Nos casos atribuídos à vacinação prévia, está presente paniculite nodular linfoplasmócita à histiocítica.

Infecções Virais
Infecção por Varíola Bovina em Gatos
Infecção por varíola bovina em gatos é incomum e normalmente ocorre em gatos de vida livre, vivendo em áreas rurais, presumidamente pela caça e contato com roedores portadores do poxvírus. Lesões cutâneas primárias tipicamente se desenvolvem na face, pescoço ou pernas e consistem de ulceração, mácula com crostas ou placas. A lesão pode se desenvolver no interior das úlceras profundas que se reparam com formação de tecido de granulação ou menos comumente se desenvovem em abscesso ou celulite. Raramente, áreas juncionais orais ou mucocutâneas são afetadas. Adicionalmente, lesões cutâneas secundárias podem se desenvolver dentro de aproximadamente duas semanas após a distribuição virêmica para outros locais cutâneos e menos comumente no sistema respiratório superior ou inferior. As lesões microscópicas estão bruscamente demarcadas, geralmente caracterizadas por úlceras profundas recobertas por exsudato fibronecróticos. Corpúsculos de inclusão viral intracitoplasmáticos nos queratinócitos, células foliculares ou das glândulas sebáceas ajudam a estabelecer o diagnóstico. A infectividade viral pode durar meses na crosta. Uma variedade de espécies pode ser infectada, incluindo seres humanos.

Herpesviroses
Para mais detalhe do mecanismo, ver Distúrbios dos Animais Domésticos, Distúrbios Microbianos e Parasitários, Infecção Viral, Herpesvirose.

Dermatite Felina por Herpesvírus. FHV-1 é uma causa incomum de estomatite ou dermatite facial ulcerativa, geralmente persistente, em gatos de várias idades e sexos. Menos comum, lesões similares têm se desenvolvido na pele em outros locais. Acredita-se que terapia com glicocorticoides ou estresse, como superlotação, desempenhe um papel importante no desenvolvimento da lesão. A maioria das lesões, particularmente aquelas que afetam a face ou a cavidade oral, desenvolvem-se sob circunstâncias que sugerem a reativação da infecção do herpesvírus latente. A patogenia é típica daquelas descritas para herpesviroses nas seções anteriores. Lesões macroscópicas são de úlceras e crostas (Tabela 17-6). Histologicamente, há necrose extensa da epiderme, folículo e algumas vezes glândulas sebáceas, acompanhadas pela proeminente inflamação dermal mista que frequentemente tem numerosos eosinófilos. Folículos pilosos podem ser destruídos e queratina livre na derme está associada à presença de eosinófilos e focos de degranulação eosinofílica que margeiam fibras colágenas degeneradas. Grandes inclusões intranucleares anfofílicas ou hialinas estão presentes na superfície e epitélio anexos. Corpúsculos de inclusão são frequentemente negligenciados, variam em números e algumas vezes estão presentes em apenas algumas células epiteliais rodeadas por restos necróticos ou em crostas. As lesões são diferentes daquelas previamente descritas em gatos domésticos nas quais elas persistem e muitas são limitadas à pele da face e mucosa oral e geralmente tem inflamação eosinofílica significativa. A inflamação na dermatite felina por herpesvírus sobrepõe àquela da reação de hipersensibilidade, incluindo hipersensibilidade por picada de mosquito, e também àquelas das úlceras eosinofílicas, permitindo assim que a procura por corpúsculos de inclusão intranuclear seja minuciosa ou que se usem testes mais sensíveis, como a imuno-histoquímica para herpesvírus felino.

Infecções Bacterianas

Dermatite Granulomatosa Bacteriana (Granuloma Bacteriano)

Granuloma Micobacteriano. Ver Distúrbios dos Animais Domésticos, Distúrbios Microbianos e Parasitários, Infecções Bacterianas, Dermatite Granulomatosa Bacteriana (Granuloma Bacteriano), Granuloma Micobacteriano.

Lepra Felina. Lepra felina é causada pelo *Mycobacterium lepraemurim* ou *M. visibile* que são considerados organismos saprófitos que tipicamente não crescem em cultura. O diagnóstico definitivo pode ser feito pelo PCR e sequenciamento de DNA, mas nem todos os laboratórios realizam este teste. Diagnóstico diferencial inclui a infecção zoonótica por tuberculose. Lepra felina se desenvolve tipicamente em gatos que vivem em áreas frias e úmidas do mundo, incluindo o nordeste dos Estados Unidos e Canadá. O modo de transmissão não é conhecido, mas mordidas de gatos ou roedores, contaminação da ferida cutânea com o solo, ou possível transmissão via picada de insetos vetores podem estar envolvidos. As lesões se desenvolvem mais comumente na cabeça, pescoço e membros, mas podem ocorrem em qualquer lugar (Fig. 17-81). Histologicamente, dois padrões morfológicos distintos de inflamação estão presentes. Em um, há inflamação granulomatosa difusa sem necrose e com grande número de bacilos acidófilos intracelulares; algumas destas infecções tem sido causadas pelo *M. visibile*. No outro padrão, há granulomas com necrose central rodeados por uma zona de linfócitos. Pouco a moderado número de bacilos acidófilos são geralmente limitados às áreas de necrose. Muitas destas lesões são causadas pelo *M. lepraemurium*. No entanto, tem sido sugerido que o número de organismos micobacteriano tem mais a ver com a imunocompetência do hospedeiro que com o próprio agente micobacteriano, com infecções em hospedeiros imunocompetentes com menos micobactérias que nas infecções em imunocomprometidos.

Infecções Fúngicas (Micóticas)

Ver Distúrbios dos Animais Domésticos, Distúrbios Microbianos e Parasitários, Infecções Fúngicas (Micóticas), Micoses Superficiais.

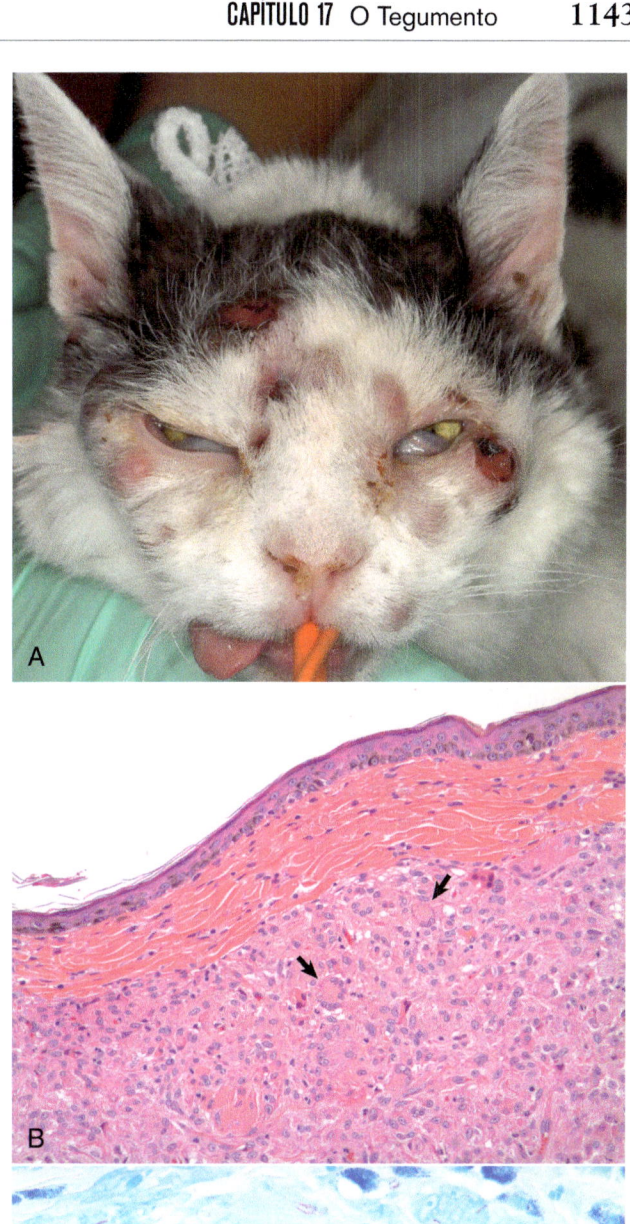

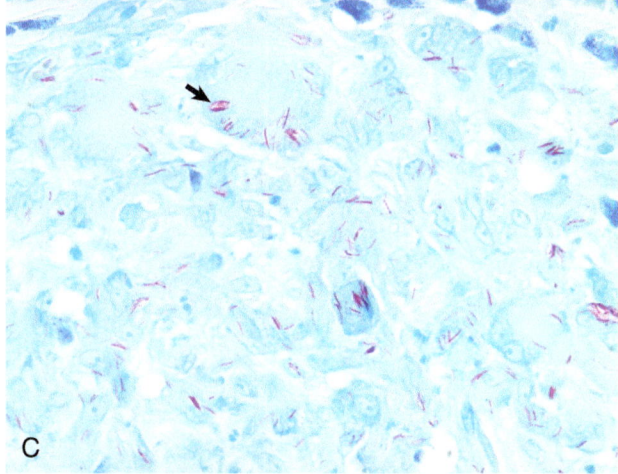

Figura 17-81 Síndrome da Leprose Felina, *Mycobacterium lepraemurium* **(e Algumas Vezes Outras** *Mycobacterium* **sp., como a** *Mycobacterium visibile***), Dermatite Granulomatosa Nodular. Gato. A,** Face e orelha. Note as múltiplas alopecias parciais e nódulos ulcerados focais, que histologicamente consistem de inflamação granulomatosa. Na leprose felina, nódulos de crescimento lento estão presentes na pele especialmente na face, patas dianteiras ou tronco. **B,** O nódulo dermal consiste de macrófagos e células gigantes multinucleadas (*seta*). Coloração por HE. **C,** Macrófagos contêm numerosas micobactérias que estão coradas em vermelho (*seta*). Coloração de Fite Faraco. (**A** Cortesia de Dr. D. Duclos, Animal Skin e Allergy Clinic. **B** e **C** Cortesia de Dr. A.M. Hargis, DermatoDiagnostics, Edmonds, Washington.)

Ver também Distúrbios dos Animais Domésticos, Distúrbios Micro-bilógicos e Parasitários, Infecções Fúngicas (Micoses), Micose Cutânea.

Pseudomicetoma Dermatofítico

Pseudomicetoma dermatofítico é uma infecção rara, dermal profunda e subcutânea, normalmente causada por *Microsporum canis*, que se desenvolve predominantemente em gatos Persas, sugerindo a possibilidade de uma deficiência genética específica na imunidade inata e adaptativa nesta raça. Presume-se que a ruptura dos folículos libere os dermatófitos na derme subfolicular. Lesões macroscópicas são semelhantes a outras micoses subcutâneas. Lesões microscópicas ocorrem na derme subfolicular ou subcutâneo e consistem de resposta inflamatória granulomatosa e agregados misturados com hifas fúngicas com dilatações irregulares. Hastes pilosas nos folículos adjacentes contém hifas de *Microsporum canis* e esporos.

Doenças Imunológicas da Pele

Reações de Hipersensibilidade

Hipersensibilidade a Picadas de Pulgas. Ver Distúrbios dos Animais Domésticos, Doenças Imunológicas da Pele, Reações de Hipersensibilidade Selecionadas, Hipersensibilidade a Picada de Insetos, Hipersensibilidade a Picadas de Pulgas.

Hipersensibilidade a Picadas de Mosquitos em Gatos. Hipersensibilidade a picadas de mosquitos se desenvolve em gatos hipersensíveis a antígenos de mosquito, presumidamente presentes na saliva injetada pelo mosquito. Estudos experimentais usando testes de pele intradermaiss e de Prausnitz-Küstner em gatos indicam que essas lesões iniciam-se como uma reação de hipersensibilidade tipo I. Uma reação de hipersensibilidade tardia também pode ocorrer, mas ainda não está completamente caracterizada. Hipersensibilidade a picadas de mosquitos se desenvolve primariamente na pele hirsuta do nariz, mas as lesões podem envolver o plano nasal, pele periocular, orelha e menos comumente a superfície flexora do carpo e margens do coxim. Lesões começam como pápulas

eritematosas e progridem para crostas, erosões, úlceras e alopecia (Fig. 17-82). Lesões inativas podem ser hipo ou hiperpigmentadas, presumidamente por dano ou hiperplasia regenerativa de células que contenham melanina na epiderme. Lesões histológicas incluem extensa dermatite superficial a profunda, perivascular e intersticial, eosinofílica a mista, ocasionalmente com foco de eosinófilos degranulados (figuras em chama), foliculite eosinofílica e furunculose. A epiderme é acantótica com focos de erosão, ulceração e crostas celulares (Fig. 17-82).

Reações Autoimunes com Vesículas ou Bolhas

Pênfigo. Ver Distúrbios dos Animais Domésticos, Doenças Imunológicas da Pele, Reações Autoimunes Selecionadas, Reações Caracterizadas Macroscópicamente por Vesículas ou Bolhas como Lesão Primária e Histologicamente por Acantólise.

Distúrbios do Ciclo Piloso de Origem Endócrina (Distúrbios Endócrinos Cutâneos)

Hiperadrenocorticismo

Ver Distúrbios dos Cães.

Distúrbios Alopécicos Associados a Folículos Normais

Alopecia Psicogênica Felina

Alopecia psicogênica ocorre em gatos das raças mais sensíveis ou que demandam atenção, incluindo siameses, absínios e possivelmente outros. A alopecia parcial é resultado da quebra dos pelos pela lambedura gentil, mas persistente. Áreas lineares ou simétricas de alopecia são encontradas ao longo da linha média dorsal e caudal ou nas áreas perineal, genital, caudomedial ou caudolateral da coxa ou abdominal. Microscopicamente, a pele geralmente é normal, mas pode ter tricomalácia (hastes pilosas retorcidas ou quebradas nos folículos pilosos). O principal diagnóstico diferencial é alopecia resultante de hipersensibilidade (ver próxima discussão). Alopecia relacionada com doenças endrócrinas é rara em gatos, mas tem sido

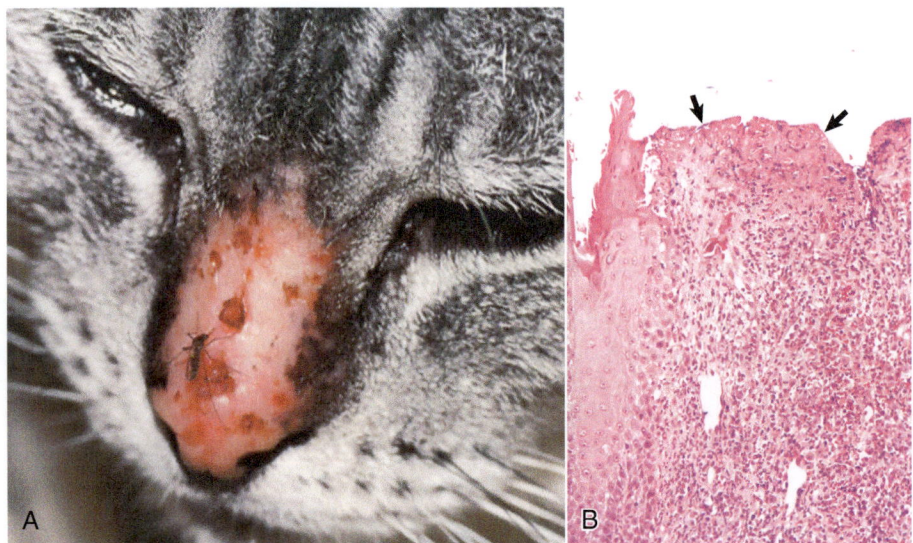

Figura 17-82 **Resolvendo Dermatite por Hipersensibilidade a Picada de Mosquito, Pele, Face, Gato. A**, Alopecia, eritema, e erosão estão presentes. Note o mosquito picando a pele. As duas depressões vermelhas perto do mosquito são locais de coleta de biópsia anteriormente, durante o estágio mais ativo da doença. Mosquitos foram mantidos longe deste gato por um semana, permitindo que algumas lesões com hemorragia ativa, com crostas, se resolvam. Algumas depressões vermelhas (erosões e ulcerações) permanecem. **B**, Dentro da úlcera (*seta*), a derme é fortemente infiltrada com eosinófilos, linfócitos e plasmócitos. Coloração por HE. (**A** Cortesia de Dr. K.V. Mason, Animal Allergy and Dermatology Service, Springwood, Queensland, Australia. **B** Cortesia de Dr. A.M. Hargis DermatoDiagnostics.)

observada em associação a lambedura persistente em gatos com hipertireoidismo.

Alopecia Causada por Reações de Hipersensibilidade no Gato

Sinais clínicos de alopecia causada por reações de hipersensibilidade geralmente são idênticos àqueles da alopecia psicogênica felina. O prurido tipicamente é resultado de reações de hipersensibilidade a uma variedade de causas (alergia alimentar, parasitismo ou dermatite atópica). Histologicamente, há dermatite perivascular, normalmente com eosinófilos, mastócitos e linfócitos. A inflamação ajuda a distinguir a alopecia associada à hipersensibilidade da alopecia psicogênica felina.

Distúrbios Nutricionais, Deficiências ou Alterações no Metabolismo

Deficiência de Vitamina E

Dietas para gatos contendo um excesso de ácidos graxos polinsaturados, como atum vermelho enlatado, podem desenvolver inflamação do subcutâneo e gordura abdominal (pansteatite). Essa condição se desenvolve quando a dieta é rica em gordura e o processamento ou oxidação alimentar inativam a vitamina E. A vitamina E tem um número de funções que contribui com seu papel como um antioxidante que estabiliza lisossomos. Gatos afetados podem ser anoréxicos, letárgicos e com dor à palpação ou ao movimento. Macroscopicamente, a gordura subcutânea contém massas firmes, nodulares, amarelas a alaranjadas. Lesões microscópicas consistem de necrose gordurosa que estimula um neutrofilia nodular a difusa, seguida por resposta inflamatória granulomatosa. Macrófagos e células gigantes multinucleadas contêm pigmento ceroide, que é responsável pela coloração amarela a alaranjada da gordura afetada.

Hiperqueratose Folicular Predominante (Comedões) Resultante de Distúrbios do Crescimento ou Diferenciação Epidermal

Acne

Ver Distúrbios dos Animais Domésticos, Distúrbios do Crescimento ou Diferenciação da Epiderme, Hiperqueratose Folicular Predominate (Comedões), Acne.

Distúrbios Caracterizados por Infiltrados de Eosinófilos ou Plasmócitos

Ver a seção de Distúrbios dos Animais Domésticos, Distúrbios de Pele Diversos, Distúrbios Caracterizados por Infiltrados de Eosinófilos ou Plasmócitos.

Placas Eosinofílicas

Placas eosinofílicas são lesões comuns da pele de gatos que ocorrem no abdome e coxa medial, e parecem estar associadas a reações de hipersensibilidade. Lesões consistem de placas elevadas, eritematosas, de tamanhos variados, pruriginosas e erodidas à ulceradas. Microscopicamente, lesões epidermais incluem acantose, espongiose variável, erosões e ulcerações, acompanhadas de dermatite superficial e profunda, perivascular a difusa, predominantemente eosinofílica.

Granulomas Eosinofílicos (Granulomas Colagenolíticos)

Ver Distúrbios dos Animais Domésticos, Distúrbios de Pele Diversos, Distúrbios Caracterizados por Infiltrados de Eosinófilos ou Plasmócitos, Granulomas Eosinofílicos (Granulomas Colagenolíticos).

Síndromes Hipereosinofílicas com Sinais ou Lesões Sistêmicas

Síndrome Eosinofílica Felina. Síndrome eosinofílica felina é um distúrbio raro multisistêmico e progressivo de causa desconhecida que está associado à eosinofilia periférica, moderada a acentuada, e infiltrados de eosinófilos maduros em múltiplos órgãos, algumas vezes incluindo a pele. Gatas fêmeas de meia-idade são mais frequentemente afetadas. Lesões macroscópicas da pele incluem eritema e escoriações associadas a grave prurido. Histologicamente, existe dermatite perivascular superficial a profunda com eosinófilos proeminentes. Sinais clínicos incluem anorexia, diarreia, perda de peso e vômitos.

Pododermatite Plasmocítica

Pododermatite plasmocítica felina é uma condição incomum de causa ou patogenia indeterminada. Marcações imuno-histoquímicas com anticorpos policlonais anti-*Mycobacterium bovis* com reação cruzada com grandes espectros de fungos, bactérias e PCR para uma variedade de patógenos felinos potenciais, incluindo *Bartonella* spp., *Erlichia* spp., *Anaplasma phagocytophilum*, *Chlamydia* (previamente *Chlamydophila*) *felis*, *Mycoplasma* spp., *Toxoplasma gondii* e FHV-1, tem sido negativas. Entretanto, alguns gatos têm testado positivo para FIV. Gatos afetados apresentam hipergamaglobulinemia e resposta à terapia imunomoduladora, resultando na hipótese de que a pododermatite plasmocítica felina seja uma doença imunomediada idiopática. Clinicamente, é caracterizada por amolecimento, inchaço doloroso de múltiplos coxins que podem provocar colapso e ulceração do coxim, hemorragia e claudicação. Histologicamente, a pele do coxim está intensamente infiltrada por plasmócitos com quantidades variadas de imunoglobulinas intracitoplasmáticas (corpúsculos de Russell), neutrófilos e linfócitos. Esta condição está ás vezes associada a estomatite plasmocítica, glomerulonefrite imunomediada ou amiloidose renal.

Distúrbios Granulomatosos Inflamatórios Nodulares sem Microrganismos

Histiocitose Progressiva Felina. A histiocitose progressiva felina é uma condição rara em gatos de meia-idade a idosos resultando no desenvolvimento de massas histiocíticas cutâneas, mais frequentemente na cabeça, extremidades distais ou tronco. Imunofenotipicamente, as células histiocíticas têm revelado a expressão de CD1a, CD11/18, MHC II e a falta da expressão da E-caderina. Esses achados são mais consistentes com células dendríticas intersticiais. Também presentes estão os linfócitos reativos que expressam CD3 e CD8. Histiocitose progressiva felina se comporta como um sarcoma histiocitico de baixo grau. Lesões macroscópicas começam com o desenvolvimento de uma ou mais massas dermais que podem crescer e coalescer em áreas maiores semelhantes a placas que podem permanecer limitadas à pele. Em alguns casos, pode haver evolução para linfonodos regionais. Além disso, algumas massas podem se tornar pobremente diferenciadas e desenvolver características invasivas de sarcoma histiocítico com acometimento de um ou mais órgãos internos.

Lesões histológicas consistem de massas circunscritas, mas não encapsuladas, na derme e panículo, que são maiores na superfície do que na base. A massa consiste de células histiocíticas redondas, grandes a poliédricas, com núcleo vesicular central grande. Menos da metade dos casos apresentam epiteliotropismo (extensão das células histiocíticas para a epiderme). Associados aos linfócitos, podem estar presentes neutrófilos e macrófagos vacuolizados.

Manifestações Cutâneas de Distúrbios Sistêmicos

Síndromes Paraneoplásicas

Alopecia Paraneoplásica Pancreática Felina. Alopecia paraneoplásica pancreática felina associada a tumores internos no gato (síndrome paraneoplásica pancreática) é uma alopecia simétrica rapidamente progressiva, distribuída ampla e ventralmente, que se desenvolve em gatos velhos com carcinomas pancreáticos metastáticos ou biliares. A patogenia desta condição não é conhecida. A alopecia afeta tipicamente o abdome ventral, tórax e membros. As orelhas e pele periocular são menos frequentemente acometidas.

A pele alopécica é mole, macia e frequentemente tem uma aparência brilhante ou cintilante. Os coxins são secos, com anéis circulares de descamação e podem ser dolorosos. Histologicamente, a pele afetada possui folículos pilosos inativos pequenos com redução ou ausência de estrato córneo. Alguns gatos se limpam excessivamente e tem sido sugerido que a aparência brilhante amolecida da pele é causada pela ausência de estrato córneo. Em outras áreas da pele, existe hiperqueratose paraqueratótica e ortoqueratótica na qual a M. *pachydermatis* algumas vezes é identificada. Associada à alopecia, gatos têm sinais sistêmicos de anorexia, perda de peso e letargia.

Dermatite Esfoliativa Felina com ou sem Timoma. Uma dermatite esfoliativa generalizada tem sido documentada como uma síndrome paraneoplásica em gatos velhos com timomas. Mais recentemente, a condição tem sido reconhecida em cães e coelhos. Desregulação imune dos linfócitos T provavelmente exerce um papel no desenvolvimento da lesão. Raramente, lesões cutâneas idênticas são reconhecidas em gatos sem evidência de neoplasma subjacente ou doença interna, sugerindo que a lesão histológica na doença desta síndrome possa representar uma reação cutânea associada à disfunção imune do linfócito T. Lesões macroscópicas são de descamação e eritema da cabeça, pescoço e orelhas e progridem para alopecia generalizada com descamação, crostas e úlceras. Histologicamente, as lesões incluem degeneração hidrópica das células basais, exocitose linfocítica e agrupamento de linfócitos ao redor dos queratinócitos apoptóticos da epiderme e bainha da raiz folicular externa. Glândulas sebáceas podem ser ausentes. Lesões histológicas são semelhantes, mas geralmente mais discretas do que aquelas no espectro de eritema multiforme ou reação enxerto *versus* hospedeiro. Prurido é variável, mas pode ser grave em alguns gatos. M. *pachydermatis* algumas vezes é identificada. Gatos com esta síndrome podem ter sinais clínicos de massa intratorácica, resultando em dispneia.

CAPÍTULO 18

Sistema Reprodutor Feminino e Mama

Robert A. Foster

Sumário de Leituras-chave

O sistema reprodutor é, sem dúvida, o sistema de órgão mais importante para a sobrevivência de uma espécie. Em animais de produção, a reprodução é essencial para o abastecimento contínuo de produto, seja ele carne, fibra, leite ou muitos outros subprodutos. Nosso entendimento de muitos dos processos reprodutivos progrediu imensamente, e muitos dos dogmas aceitos têm sido testados e/ou modificados. Além disso, a abordagem tradicional do estudo de doenças do sistema reprodutivo tem-se centrado em doenças específicas para as quais a informação é conhecida, em vez de considerar a importância global do ambiente clínico. Neste capítulo, é enfatizada a importância relativa de doenças ou processos específicos em cada região ou componente anatômico do sistema reprodutor. Historicamente, estudos de doenças reprodutivas geralmente focam apenas em bovinos. Aproximadamente durante a década passada, doenças de animais de companhia passaram a ser estudadas em maiores detalhes e também serão discutidas neste capítulo.

Estrutura

Sistema Reprodutor Feminino

O sistema reprodutor feminino dos animais domésticos consiste de um par de ovários, cada um acompanhado de tuba uterina, e um útero bicorno, cérvix e vagina. Embora diversas em anatomia, estas formações compartilham muitas similaridades em estrutura e função. Tradicionalmente, o desenvolvimento embrionário do trato reprodutor feminino tem sido considerado o resultado padrão quando o trato reprodutor masculino não se forma, mas agora sabemos alguns dos muitos genes únicos e processos subsequentes que determinam qual gênero origina durante a diferenciação sexual.

Genes iniciam as vias de diferenciação e desenvolvimento ovarianos. *NROB1* (*DAX1*) e *FOXL2* são genes femininos específicos que promovem o desenvolvimento ovariano e inibem o desenvolvimento testicular, mas nenhum é determinante de ovário como a região determinante de sexo (p. ex. gene determinante de testículo) do cromossomo Y (*SRY*) em machos. No desenvolvimento do ovário, as células germinativas sofrem meiose, e as células suporte que cercam o oócito se tornam as células da granulosa e da teca dos folículos. A diferenciação de um fenótipo feminino requer o desenvolvimento (1) dos ductos paramesonéfricos (Müllerianos) para formar a tuba uterina, útero e vagina cranial, e (2) do sino urogenital para formar a vagina caudal e vulva.

Ovário

O arranjo estrutural do ovário é similar em todas as espécies, exceto a égua, que possui uma fossa de ovulação em torno da qual estão localizadas as estruturas corticais (p. ex. folículos de Graaf e estroma cortical). O ovário é apoiado pelo mesovário, que contém o plexo vascular pampiniforme do ovário. O ovário possui uma camada externa de epitélio que é de origem mesotelial. Abaixo desta camada está a cápsula do ovário. O córtex do ovário contém folículos, tecido conjuntivo estromal, vasos sanguíneos e, em algumas espécies, células endócrinas intersticiais. A medular possui grandes vasos sanguíneos, vasos linfáticos, nervos e tecido conjuntivo frouxo. Os remanescentes dos túbulos mesonéfricos, chamados *rete ovarii*, estão presentes nesta região.

O óvulo se desenvolve dentro de folículos, que são nomeados de acordo com o seu estágio de desenvolvimento: tipos primordial, primário, secundário e terciário. Cada folículo em desenvolvimento apresenta múltiplas camadas de células granulosas e periféricas da teca. A ovulação ocorre quando o folículo se rompe, liberando o óvulo e permitindo que o espaço seja preenchido por sangue e posteriormente com células luteais para formar os corpos hemorrágico e lúteo, respectivamente. Folículos que não ovulam se tornam atrésicos. Juntamente a esta variedade de estruturas ovarianas, gatos possuem células endócrinas intersticiais proeminentes. O ovário canino apresenta pequenos crescimentos da superfície ovariana, chamados *estruturas epiteliais subsuperficiais*, e estruturas chamadas *restos de células da granulosa* que são agregadas das células da granulosa em um arranjo tubular.

A oogênese (p. ex. a produção e/ou desenvolvimento de um óvulo) é geralmente completada no nascimento. Na puberdade, na maioria das espécies, a ovulação ocorre através da superfície externa do ovário, e o óvulo é coletado pelo infundíbulo da tuba uterina.

O ovário da égua difere das demais espécies em diversas formas. As gônadas fetais dos equinos sofrem hipertrofia em que as células endócrinas intersticiais, estimuladas pela gonadotrofina coriônica equina (anteriormente chamada gonadotrofina sérica da égua gestante) dos cálices endometriais, se expandem em número e produzem uma gônada extremamente grande. As células endócrinas intersticiais hiperplásicas produzem de-hidroepiandrosterona (DHEA), que é convertida em diferentes estrogênios incluindo estrona, equilina e equilenina. As células endócrinas intersticiais atrofiam e desaparecem antes do parto, resultando em atrofia gonadal e o retorno do ovário a um tamanho "normal". O ovário da égua possui um formato de rim com uma depressão denominada de *fossa de ovulação*. O óvulo é liberado a partir desta depressão. Na égua, os folículos podem atingir um tamanho grande — até 7 cm ou mais de diâmetro. Portanto, as éguas podem formar um grande corpo hemorrágico. Ocasionalmente, um corpo hemorrágico e um corpo lúteo podem ser visíveis externamente como estruturas que se estendem para fora através da fossa da ovulação.

Tuba Uterina

A tuba uterina apresenta quatro regiões — o infundíbulo, ampola, istmo e junção útero — tubária (listadas na ordem na qual o óvulo passa através de cada região). Ela é suportada pela mesossalpinge. A mesossalpinge do cão engloba completamente o ovário para formar uma bursa e possui grande quantidade de gordura; uma pequena abertura conecta o aspecto interior da bursa à cavidade abdominal. O infundíbulo circunda o ovário de cada espécie, exceto na égua, na qual somente cobre a fossa de ovulação. A tuba uterina é onde ocorre a fertilização, e o concepto posteriormente migra para o útero.

Útero

Todas as espécies possuem um útero bicorno com cornos uterinos e um corpo uterino. O útero da égua tem dobras longitudinais. Cálices endometriais estão presentes no endométrio entre 37 e 150 dias de gestação e são os locais de produção da gonadotrofina coriônica equina (Fig. 18-1). Estes tipicamente se formam ao redor do corno gravido na bifurcação. O seu desaparecimento é um evento imunomediado. A placenta do cavalo é difusa e microcotiledonária. Em ruminantes, cada corno uterino contém quatro fileiras de protuberâncias que dão origem às carúnculas, que podem ser pigmentadas em ovelhas. A placenta dos ruminantes é cotiledonária. A placenta da porca é difusa com pequenas cristas. Cães e gatos possuem uma placenta zonária com hematomas marginais.

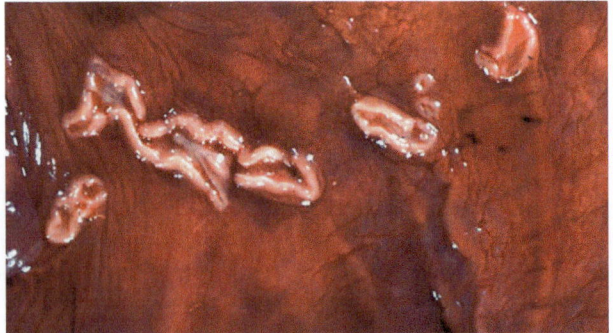

Figura 18-1 Cálices Endometriais, Útero, Égua. Cálices endometriais são estruturas tipo placas no endométrio que se formam quando trofoblastos invadem o endométrio no estágio inicial da gestação. Eles estão presentes entre 37 e 150 dias de gestação e secretam gonadotrofina coriônica equina. A superfície coriônica oposta a cada cálice é chamada de bolsa corioalantóica e não possui vilosidade. (Cortesia de Dr. K. Read, College of Veterinary Medicine, Texas A&M University; e Noah's Arkive, College of Veterinary Medicine, The University of Georgia.)

Cérvix

A cérvix separa a genitália externa do útero e é uma eficiente barreira do ambiente externo. O muco cervical é viscoso, exceto durante o estro, quando se torna mais abundante e líquido. A cérvix na égua, cão e gatos não apresenta dobras transversais como nos ruminantes e nas porcas. A cérvix do cão e gato se abre no aspecto dorsal da vagina cranial.

Tipos celulares do Sistema Reprodutor Feminino

O epitélio das partes tubulares do trato reprodutivo forma a principal barreira (p. ex. sistema de barreira) ao ambiente externo. Modificações do epitélio e das respostas imunológicas, inata e adaptativa, durante o ciclo estral e com a gestação alteram a estrutura e função destas barreiras.

Ovário

Os tipos celulares do ovário incluem o epitélio (epitélio superficial, estruturas epiteliais subsuperficiais da cadela e *rete ovarii*), o estroma, células germinativas e células foliculares. As células linfoides estão geralmente ausentes. O controle da função ovariana ocorre por meio do eixo hipotalâmico-hipofisário-(glândula pituitária)-gonadal (ovário), através da liberação do hormônio liberador de gonadotrofina (GnRH) (Capítulo 12), bem como do hormônio folículo-estimulante (FSH) e do hormônio luteinizante (LH) (Fig. 12-3).

Útero

O endométrio é um ambiente único separado do trato reprodutivo caudal pelo colo do útero. O endométrio tem um revestimento de células colunares epiteliais e, às vezes, ciliadas. Há também o estroma do endométrio, onde estão presentes células inflamatórias e imunes, particularmente durante o estro, quando a cérvix está aberta e o útero está exposto a contaminantes e espermatozoides ou sêmen (cavalos e suínos têm inseminação intrauterina). A inflamação é uma parte "normal" do ciclo estral, como a que ocorre na endometrite pós-acasalamento.

Vulva, Vagina e Cérvix

A vulva, a vagina e parte da cérvix são revestidas por epitélio escamoso estratificado, que varia em espessura e morfologia celular com o estágio do ciclo. Esta variação é melhor ilustrada na cadela e na gata, nas quais a citologia vaginal é um guia prático para determinar o estágio do ciclo. Durante o anestro, o epitélio é predominantemente de tipo basal, uma vez que cada célula epitelial tem um núcleo grande e uma pequena quantidade de citoplasma. Com a abordagem progressiva do estro (p. ex. durante o proestro), o epitélio torna-se mais maduro de modo que no estro a maioria das células são células epiteliais superficiais com núcleos picnóticos ou sem núcleos. Os folículos linfoides abaixo do epitélio são uma parte natural da vagina distal.

A gestação provoca alterações consideráveis no sistema reprodutivo. A manutenção da gestação e a troca de O_2/CO_2, nutrientes e subprodutos de resíduos entre mãe e feto dependem das interações dos trofoblastos com o endométrio. Durante a gestação, os trofoblastos estão em contato direto com o epitélio endometrial, e em algumas espécies, incluindo carnívoros, certos trofoblastos estão em contato direto com o estroma endometrial. A manutenção da gestação é dependente de múltiplos fatores que tendem a variar com as espécies. Por exemplo, em bovinos, depende da inibição da produção de prostaglandina $F_{2\alpha}$ no endométrio, para que não ocorra luteólise. Os cálices endometriais são essenciais para estimular a produção de progesterona pelo ovário na égua, durante as fases iniciais da gestação. Os trofoblastos devem evitar a rejeição imunológica da mãe (também conhecida como matriz) e manter um sistema de barreira operacional, mas ainda proporcionar um mecanismo para a troca eficaz de nutrientes e resíduos de produtos.

Algumas células normalmente consideradas "inflamatórias" têm funções específicas diferentes de suas funções habituais. Assim, macrófagos uterinos, células *natural killer* (NK) e, em alguns casos, neutrófilos, têm funções independentes e distintas. Por exemplo, os macrófagos são importantes na manutenção do tamanho e forma das carúnculas bovinas, os linfócitos T CD2$^+$ e as células tipo NK são importantes em estabelecer e manter a gestação precoce em suínos, e os neutrófilos estão envolvidos no relaxamento cervical no parto em ovinos. Deste modo, a função habitual das células inflamatórias pode ser modificada ou utilizada pelo trato reprodutivo para fins específicos, mas, de modo inesperado, que resultem na manutenção da gestação. Este resultado é provavelmente iniciado e regulado por uma série de hormônios endócrinos e outras moléculas bioativas de trofoblastos, bem como a partir de tipos celulares dos tecidos fetais e do trato reprodutivo, e glândulas endócrinas.

A Mama (Também Conhecida como Glândulas Mamárias)

Desenvolvimento Mamário, Lactação e Involução

O ectoderma ventrolateral do embrião se torna a crista mamária e, em seguida, o complexo mamário. No desenvolvimento, os botões mamários empurram para o mesênquima com o seu número se igualando à quantidade de mamas: éguas, 2; vacas, 4; ovelhas e cabras, 2; porcas, 14; cadelas, 10; e gatas, 8. Brotos se formam a partir de cada botão mamário, e o número se iguala ao número de ductos papilares (e, portanto, glândulas mamárias) por mama: éguas, 2; vacas, ovelhas, e cabras, 1; porcas, 2; cadelas, 8 a 14; e gatas, de 3 a 7. Cada mama possui uma única papila (teto). As mamas se desenvolvem em embriões machos, mas, em espécies domesticadas, elas só regressam completamente no garanhão.

À medida que a puberdade se aproxima, há ramificação dos ductos mediada pelo estrogênio, progesterona, prolactina, hormônio do crescimento, fatores de crescimento semelhantes à insulina e muitos outros fatores. Este processo é facilitado por uma interação íntima entre o mesênquima e o epitélio na formação de ductos e alvéolos. O desenvolvimento mamário é máximo no início da lactação. O leite flui dos alvéolos através dos ductos lactíferos para um seio lactífero (em grandes animais) e com a sucção, por meio de um ducto papilar e do óstio papilar.

Há variação entre as espécies na quantidade de regressão que ocorre quando a ordenha cessa. Todas as espécies reduzem o volume de epitélio secretor e aumentam a quantidade relativa de estroma da glândula. Quando a secreção cessa completamente, o fluido mamário é reabsorvido. As glândulas mamárias dos bovinos não regridem tanto quanto em outras espécies, e completam a involução em aproximadamente duas semanas. Ovelhas levam aproximadamente quatro semanas para regredir. Os leucócitos, especialmente os macrófagos, aumentam em número na glândula que está regredindo.

Tipos celulares

Cada glândula mamária é isolada do ambiente por funções de contenção (p. ex. sistemas de barreira) do esfíncter do óstio papilar mamário (teto) e do ducto papilar, e, pelo menos em ruminantes, está revestida por epitélio escamoso queratinizado. O seio lactífero e os ductos lactíferos são revestidos por células colunares epiteliais, enquanto que os alvéolos são cobertos por epitélio secretor. A secreção do leite ocorre nos alvéolos. As células epiteliais mamárias são de dois tipos: (1) as secretoras luminais dos ductos e dos alvéolos secretórios, e (2) as basais. As células secretoras epiteliais têm receptores para a imunoglobulina (Ig) G que permitem a transferência do anticorpo do sistema circulatório, por meio das células secretoras, para dentro do leite, formando o colostro. Os receptores, presentes cerca de

uma semana antes do parto, desaparecem durante a lactação. Estas células epiteliais também facilitam a transferência de IgA produzida localmente por plasmócitos subepiteliais para dentro dos lúmens alveolares e leite. O estroma das glândulas mamárias contém capilares, linfócitos e plasmócitos.

As células linfoides das glândulas normais são derivadas do sangue, e há linhagem dos linfócitos do intestino (a via entero-mamária [Capítulo 5]) para as mamas como parte do sistema imunológico da mucosa comum. Linfócitos do sistema imune celular também estão presentes, mas em pequeno número.

Função

Sistema Reprodutor Feminino

A função geral do trato reprodutivo feminino é proporcionar um local para a concepção, desenvolvimento e eventual liberação de descendentes viáveis. Um bezerro é suficiente para vacas leiteiras, mas para outros animais de produção, o maior número possível de crias é pretendido. Cada unidade anatômica (p. ex. ovário, tuba uterina, útero, cérvix, vagina e vulva) do sistema reprodutor feminino tem a sua própria função.

A função do ovário é desenvolver e liberar um óvulo, assim como produzir hormônios, como estrogênio e progesterona, para influenciar o comportamento e afetar outros órgãos e tecidos, de forma que a gestação seja preservada. Ele é controlado como parte de um sistema de feedback endócrino do ciclo hipotálamo–hipofisário–gonadal (Capítulo 12).

A tuba uterina atua como um sistema de transporte e local de armazenamento para espermatozoides. Ela coleta e transporta o óvulo ou óvulos e proporciona o ambiente ideal para a fertilização. O concepto é nutrido e eventualmente transportado para o útero, onde será desenvolvido, subsequentemente.

O útero fornece um ambiente adequado para o desenvolvimento do concepto. O endométrio e a placenta proporcionam proteção, nutrição, respiração e atividades endócrinas. Também ocorre troca de nutrientes, fatores tróficos, resíduos e componentes imunológicos, como moléculas de imunoglobulina. Esta troca ocorre através de locais placentários que aumentam a área de superfície da interface entre os tecidos maternal e fetal. Num momento apropriado para o parto, os músculos do útero contribuem para a expulsão e nascimento do feto desenvolvido.

A cérvix funciona como uma porta, prendendo os produtos da concepção dentro do útero até o nascimento. Ela também fornece um selo que impede microrganismos e substâncias de entrar na vagina craniana. Sua dilatação é um passo importante no processo de parto.

A vagina e a vulva fornecem uma passagem que permite que os espermatozoides sejam depositados no trato reprodutivo, evitando a contaminação excessiva com microrganismos e materiais que causem inflamação, ou infectem o útero e a tuba uterina. A vagina também reduz a contaminação da cérvix, especialmente durante a gestação. É também um portal para o feto durante o parto.

Mama

As mamas fornecem nutrientes, macromoléculas para imunidade humoral e células para imunidade mediada por células ao recém-nascido. Entre os nutrientes estão incluídos proteínas, carboidratos e lipídios. O leite é também a fonte de muitas substâncias humorais, incluindo moléculas antimicrobianas, anti-inflamatórias e imunomoduladoras, tais como anticorpos, proteínas do complemento e peptídeos antimicrobianos. Componentes do sistema imune celular, tais como linfócitos e citocinas, também são transferidos no leite. Durante as primeiras 24 horas após o parto, a transferência de imunoglobulinas através do colostro é um importante meio de proporcionar imunidade para a prole de todas as espécies de animais domésticos. A maioria dos animais domésticos depende do colostro como a única fonte de imunoglobulina sérica no início da vida porque seus sistemas imunológicos humorais são imaturos e recebem, antes do nascimento, uma quantidade limitada ou inexistente de imunidade passiva pela placenta. Cães e gatos são exceções, pois apresentam alguma transferência transplacentária. Após o período pós-natal imediato (primeiras 24 horas), substâncias no leite ingerido (incluindo a imunoglobulina) proporcionam alguma proteção local contra patógenos intestinais e respiratórios.

Distúrbios/Respostas à Lesão

Sistema Reprodutor Feminino

Pouco se conhece sobre a resposta do ovário à infecção ou traumas. Observações sobre a presença das inflamações neutrofílica e, em infecções virais, linfocítica indicam que o ovário apresenta resposta inflamatória e imune similar à observada em outras partes do corpo. Hiperplasia do epitélio superficial é uma resposta comum à irritação, lesão e inflamação, assim como é com o mesotélio em outros locais.

A tuba uterina é uma estrutura tão estreita que sua função é prontamente alterada com edema, inflamação e cicatrizes. A exocitose dos neutrófilos dos vasos sanguíneos por meio do interstício pode ser rápida. Em número suficiente, o pus é formado. As respostas imunes locais podem se desenvolver e resultar na presença de linfócitos, plasmócitos e, em alguns casos, folículos linfoides no estroma de suporte. A formação de tecido de granulação em condições inflamatórias severas resulta na formação de cicatrizes e a subsequente obstrução da tuba uterina é seguida por um acúmulo de líquido (hidrossalpinge) ou pus (piossalpinge).

Há muitos estudos sobre a resposta do útero à infecção. A inflamação varia de leve, em distúrbios tais como endometrite pós-acasalamento, a grave, em distúrbios tais como metrite bacteriana e piometra. Na inflamação aguda leve do endométrio (endometrite) dos animais das espécies domésticas — com exceção do cão e do gato (ver parágrafo seguinte) —, os neutrófilos e macrófagos migram através do epitélio para o lúmen e o estrato compacto se apresenta edematoso. Este resultado torna-se mais vistoso com um aumento da gravidade. Neutrófilos e restos necróticos acumulam-se no útero até se formar a piometra. Os linfócitos e plasmócitos acumulam-se no estroma do endométrio. Com cronicidade e em situações graves, o epitélio torna-se escamoso; assim, desenvolve-se metaplasia escamosa (Capítulo 1). A necrose e a erosão do epitélio resultam na formação de tecido de granulação e variados graus de fibrose com cicatrizes são comuns na endometrite por infecção severa ou inflamatória.

Em particular, tanto o endométrio canino quanto o felino respondem com hiperplasia endometrial cística (Fig. 18-19). Qualquer lesão ou trauma, seja por corpo estranho, seja por microrganismos patogênicos infecciosos, estimula esta resposta hiperplásica, particularmente no diestro. O epitélio luminal desenvolve papilas e pode se assemelhar a um local placentário.

Na vulva e na vagina, inflamação e infecção da parte externa do trato reprodutivo resultam em hiperplasia e queratinização do epitélio escamoso estratificado. Ocorre exocitose de células inflamatórias, predominantemente com neutrófilos. Estas células inflamatórias migram pelo epitélio com dificuldade devido às junções intercelulares "oclusivas" (Capítulo 1) entre as células epiteliais. A resposta inflamatória é tipicamente linfocítica e plasmocitária, e estas células podem formar uma faixa espessa de células por baixo do epitélio. Folículos linfoides muitas vezes formam e dão à região afetada da vagina uma aparência macroscópica granular.

Placenta

As reações da placenta à lesão dependem fortemente do sistema imunológico materno e, em menor escala, fetal. A variabilidade da espécie em relação à lesão é, em geral, relacionada com o tipo de placentação da espécie afetada e à via de infecção. Os trofoblastos são fagocíticos e removem detritos, sangue e microrganismos infecciosos. A exsudação de fluidos e respostas do tecido conjuntivo, tais como formação de tecido de granulação e fibrose, são similares aos que ocorrem em outros sistemas de órgãos. As reações de macrófagos e neutrófilos fetais são menos óbvias do que as respostas observadas em situações nas quais os leucócitos maternos são facilmente acessíveis. A placentite ocorre quando há tempo suficiente para uma resposta; morte fetal e expulsão podem ser rápidas, com sofrimento fetal, e pode não haver tempo suficiente para montar uma resposta imunológica eficaz. Lesões crônicas são muito mais óbvias e ocorrem especialmente em ruminantes. Na placenta cotiledonária dos ruminantes, a placenta intercotiledonária parece ter uma área maior que os cotilédones; contudo, a extensa quantidade de papilas do cotilédone do placentoma produz uma área de superfície extremamente grande. A região intercotiledonária é um espaço em potencial que pode acumular um grande volume de exsudato. A inflamação crônica em ruminantes é comum e identificada pela fibrose da placenta. Os neutrófilos são provavelmente de origem materna. Os folículos linfoides e os plasmócitos são um componente menor da reação, mas os linfócitos se acumulam sob a camada de trofoblastos e ao redor dos vasos sanguíneos. Na placenta dos equinos, a placentite envolve uma pequena área, geralmente em torno da estrela cervical (Fig. 18-37). Não há espaço potencial entre a placenta tipo microcotiledonária difusa, e, assim, os exsudatos e a supuração são muito menos proeminentes; a placentite crônica é rara. A reação inflamatória em placentas de suínos, do cão e do gato é, com frequência, muito leve, e a placentite crônica é rara.

Mamas

Os componentes glandulares e ductal das mamas são geralmente estéreis, mas podem responder rapidamente a infecções ou outros irritantes. As células epiteliais colunares podem tornar-se hiperplásicas, mas não são capazes de suportar lesão na mesma extensão que o epitélio escamoso estratificado; assim, a metaplasia escamosa é uma ocorrência frequente quando são introduzidos irritantes, tais como infecção ou preparações intramamárias. A necrose do epitélio é comum em doenças infecciosas, e são frequentes a granulação e cicatrização do revestimento dos ductos e seios.

Embora o sistema imune adaptativo das glândulas mamárias normais seja quiescente, a lesão resulta no recrutamento rápido de vários elementos inatos e adaptativos. Neutrófilos e macrófagos são recrutados depressa. As respostas imunes, humoral e celular, são tipicamente vistas em distúrbios causados por microrganismos infecciosos. A presença de um grande número de plasmócitos ocorre com o desenvolvimento e resposta do sistema imune local, e é um componente invariável da resposta imune na infecção. Edema e subsequente fibrose também são parte da reação à lesão. O fluxo de leite é muitas vezes interrompido e/ou bloqueado por lesões e exsudatos; assim, ocorre o processo involutivo normal que resulta na reabsorção da secreção (macrófagos e absorção epitelial).

Portas de Entrada/Vias de Disseminação

Sistema Reprodutor Feminino

É crítico que os microrganismos infecciosos sejam eliminados do útero; caso contrário, a fertilidade ou a gestação podem ser comprometidas. As portas de entrada estão listadas no Quadro 18-1. Os microrganismos que causam lesão e inflamação do útero podem entrar através da vulva (infecção ascendente), através da via sanguínea (infecção hematógena) ou, em raras circunstâncias, por meio de lesão perfurante através da parede uterina. A reinfecção dos órgãos genitais externos a partir das terminações nervosas (transporte axonal [Capítulo 14]) é uma característica única da infecção com alguns herpesvírus que têm fases de latência nos seus ciclos de vida (Capítulo 4).

Infecções Ascendentes

As infecções ascendentes ocorrem em estro, reprodução e parto. No estro, a cérvix está aberta para admitir espermatozoides. A contaminação da vagina craniana é muito importante para determinar se há ou não infecção do útero. Alterações da conformação e da estrutura na vulva e vagina também são determinantes importantes da infecção, sendo discutidas em maiores detalhes posteriormente. Uma subcategoria de infecção ascendente é causada pela contaminação por microrganismos infecciosos do sêmen utilizado para inseminação artificial. Existem muitos microrganismos, incluindo bactérias, vírus, protozoários, e *Ureaplasma* spp. e *Mycoplasma* spp., que causam distúrbios uterinos pela via de infecção ascendente. Estas alterações são discutidas mais adiante nas secções sobre distúrbios do útero. A infecção ascendente é a principal porta pela qual a placenta dos equinos se torna infectada com bactérias ou fungos. A cérvix da égua é "frouxa" e pode ser aberta prontamente com pressão digital. É praticamente impossível penetrar a cérvix de outras espécies com uma sonda sem criar trauma grave. A infecção do útero e/ou placenta pela via ascendente com *Streptococcus zooepidemicus* é comum na égua, mas a maioria das infecções ascendentes em outras espécies inclui uma vasta gama de bactérias. As infecções pós-parto, em particular, apresentam este desfecho.

Infecções Hematogênicas

As infecções hematogênicas são menos comuns e estão normalmente envolvidas em distúrbios microbianos específicos, como na brucelose, salmonelose, pestivírus e infecções por herpesvírus, e geralmente ocorrem durante a gestação. Muitas das infecções fúngicas da placenta ocorrem pela via hematógena.

Penetração Direta

A penetração direta do útero é rara. É relatada em éguas que ingerem as cerdas de lagartas processionárias (lagarta dos pinheiros).

Infecções Descendentes

Infecções descendentes podem ocorrer e parecem envolver bactérias que descendem do ovário através do lúmen do tubo uterino até o útero. Algumas infecções virais, por clamídia e *Ureaplasma*, também podem ser descendentes.

Infecções Transaxonais

A infecção transaxonal do trato reprodutivo distal ocorre por meio de alguns herpesvírus, onde eventos estressantes, como o parto, provocam recrudescência de infecções latentes. Neonatos podem ser expostos e infectados por esta via, mas a doença clínica é incomum na mãe.

Mamas

As portas de entrada para as mamas estão listados no Quadro 18-2. A maioria dos microrganismos infecciosos e material estranho (preparações intramamárias) entram na glândula de forma ascendente através do ducto papilar. Pequenos (bactérias) e grandes (sanguessugas) patógenos podem entrar na glândula por meio desta via. Existem alguns casos raros em que os microrganismos "voltam" às glândulas mamárias através da infecção sistêmica. Vírus, tais como os retrovírus da artrite e encefalite caprina, maedi-visna ovina e *Mycoplasma* spp., são bons exemplos. Lesões penetrantes são raras.

Mecanismos de Defesa/Sistemas de Barreira

Sistema Reprodutor Feminino

Fatores inatos, não imunes e físicos (estruturais) são muito importantes na defesa do sistema reprodutor. Após a falha destes fatores ocorre uma resposta imune adaptativa. Em muitos casos, a falha desses fatores resulta em infecção do trato reprodutivo, infertilidade e falha da gestação. Os mecanismos de defesa estão listados no Quadro 18-3.

Imunidade Inata (Inflamação Aguda)

O aparelho reprodutivo requer um sistema de defesa que proporcione um ambiente estéril para o feto, mas também permita a entrada de materiais antigênicos e potencialmente infecciosos, tais como sêmen. O aparelho consegue fazer isso graças à presença de um epitélio especializado (ver mais adiante) no ambiente "contaminado" da vulva e da vagina, e apresenta uma estrutura especializada, a cérvix, que exclui a maioria dos microrganismos das regiões "estéreis" craniais compostas pelo útero e pelas tubas uterinas. Todas as partes do trato reprodutivo tubular são revestidas por epitélio, em que as células são unidas por junções oclusivas (Capítulo 1) e ancoradas à matriz extracelular (ECM) e ao estroma por uma membrana basal. O muco envolve o epitélio, especialmente durante o estro. O epitélio vaginal é do tipo estratificado escamoso e possui muitas camadas de junções intercelulares oclusivas que inibem a migração transepitelial de microrganismos e moléculas. Existe também uma microbiota vaginal normal que pode inibir bactérias patogênicas. Todas as partes da genitália tubular, incluindo o útero e a vagina, têm moléculas de receptores de reconhecimento de padrões (MRRPs), que detectam padrões moleculares associados a patógenos (PAMPs), incluindo receptores *Toll-like* e defensinas. Estas moléculas iniciam uma cascata de mecanismos inflamatórios que excluem ou matam muitos patógenos antes que possam danificar ou atravessar o epitélio. Células *natural killer*, macrófagos, neutrófilos e células dendríticas estão todos presentes como componentes celulares do sistema inato e da inflamação aguda.

A anatomia e a integridade "normal" da cérvix são muito importantes na manutenção de seu papel funcional (a capacidade de fechar completamente), excluindo microrganismos infecciosos do útero. Nas éguas, a conformação "normal" da genitália externa é um fator físico muito importante para minimizar a contaminação da vagina craniana. Por exemplo, em éguas multíparas mais velhas, a vulva é frequentemente mais alta do que o assoalho do canal pélvico e tende a se tornar horizontal. O ar e contaminantes, incluindo fezes, são sugados para dentro ou tem a entrada permitida na vagina ou até mesmo no útero. A urina pode se acumular na vagina de éguas com função defeituosa dos músculos vestibular e vulvar. Quando ocorre a contaminação e acúmulo da urina, o vestíbulo e a vagina tornam-se inflamados. Subsequentemente, a cérvix e o útero são afetados pelo contato direto com microrganismos do ambiente ou pela propagação local da inflamação.

As contrações musculares do útero e a drenagem gravitacional das secreções (muco, lóquios) do útero e da vagina são também fatores físicos (funcionais) que podem eliminar microrganismos infecciosos. Malformações congênitas e anomalias, como o hímen persistente, podem reduzir o fluxo de saída e aumentar o acúmulo na vagina e no útero. O ambiente alterado da vagina em cadelas castradas e obesas pode predispor a vagina e a vulva à infecção.

Após a infecção por microrganismos ou irritação por uma substância como o sêmen, o reconhecimento de PAMPs e padrões moleculares associados a danos (DAMPs) por receptores moleculares de reconhecimento de padrões inatos, tais como os receptores tipo Toll e defensinas-β no endométrio, iniciam a inflamação aguda. Este processo ocorre pela liberação de mediadores inflamatórios, incluindo citocinas, quimiocinas e prostaglandinas, que resulta em eventos tanto fluídos quanto celulares (Capítulo 3). As alterações incluem hiperemia e edema do endométrio e acumulação de líquido no lúmen do útero. Estes processos têm o efeito de diluir substâncias irritantes e isolar/aprisionar microrganismos infecciosos, para que possam ser expelidos para fora do útero e da vagina ou atacados durante a fase celular da inflamação aguda. O recrutamento de neutrófilos do sangue ocorre em resposta a substâncias quimiotáticas liberadas por bactérias, pelo complemento e por mediadores inflamatórios do endométrio e dos leucócitos. Os neutrófilos atraídos infiltram no endométrio, entram no lúmen uterino e contribuem com quantidades adicionais de mediadores inflamatórios, proporcionando estímulos quimiotáticos adicionais. Moléculas de reconhecimento de padrões e ativação do complemento, diretamente, por meio de bactérias através da via alternativa, ou por intermédio de anticorpos específicos, através do método clássico, podem eliminar bactérias, quer por lise, após ataque às suas membranas, quer por fagocitose e fusão fagolisossômica reforçada pela opsonização (Capítulos 3 e 4).

Imunidade Adaptativa

O trato reprodutivo é um ambiente único, pois deve responder adequadamente ao desafio de patógenos e ainda tolerar os alogênicos, como os espermatozoides e feto. As respostas imunes adaptativas, sejam elas humorais ou celulares, têm de ser cuidadosamente controladas. Diferentes expressões de citocinas de células epiteliais e seus efeitos sobre os linfócitos T reguladores produzem "decisões" quanto aos tipos e extensão das respostas. Como resultado, as respostas nos compartimentos "estéreis" do útero e da tuba uterina são diferentes das da vagina e ectocérvix (p. ex. parte vaginal da cérvix) "não estéreis".

Embora o trato reprodutivo superior (cranial) (p. ex. ovários, tubas uterinas e útero) seja parte do sistema imunológico comum da mucosa, difere da mucosa intestinal e brônquica por não possuir tecido linfoide associado à mucosa (MALT) análogo à placa de Peyer. Esta diferença ocorre devido à falta de estimulação antigênica contínua. Os folículos linfoides, no entanto, estão presentes na vulva e na vagina caudal. O útero também apresenta adicionalmente a influência potencial de hormônios reprodutivos (p. ex. estrogênios, progesteronas e andrógenos) que podem modificar as respostas imunológicas da mucosa.

Pouco se sabe acerca das respostas dos linfócitos T e do sistema imune mediado por células no trato reprodutivo; muito mais é conhecido a respeito de seu sistema imune humoral. Os linfócitos T são críticos para determinar se a resposta imunitária adaptativa apropriada é predominantemente humoral ou mediada por células. Os linfócitos T CD8⁺ são os linfócitos mais comuns do epitélio endometrial luminal e do estroma (especialmente estrato compacto), embora haja variação, dependendo da localização no útero. Por exemplo, os linfócitos CD4⁺ são mais comuns nos cornos uterinos das éguas, enquanto que os linfócitos CD8⁺ são mais numerosos no corpo.

Geralmente, acredita-se que os anticorpos produzidos localmente são mais importantes nas doenças adquiridas por infecção ascendente, tal como *Tritrichomonas fetus* em bovinos, enquanto que a imunidade sistêmica é mais importante em infecções adquiridas por via sistêmica ou hematógena, tais como a infecção por *Brucella* sp. A generalização de que IgA é o principal anticorpo na mucosa não é sempre o caso porque algumas espécies e indivíduos dentro de uma espécie respondem com IgG₁ ou IgG₂. A resposta a microrganismos infecciosos específicos não é uniforme, e há diferentes perfis de respostas de imunoglobulina entre espécies. A proteção contra o *Tritrichomonas fetus* em bovinos, por exemplo, acontece majoritariamente por IgG₁. A transferência local de imunoglobulina ocorre em todos os níveis do trato.

A exsudação de soro para o interior do lúmen uterino a partir do endométrio inflamado também contribui para o teor de anticorpos do fluido uterino. A opsonização de bactérias por anticorpos, especialmente IgG, promove uma fagocitose mais eficiente por neutrófilos e macrófagos; assim, aumentam a resposta celular inata pelos fagócitos.

A influência do ciclo estral nas respostas e perfis de anticorpos no útero é controversa, mas os dados sugerem que as concentrações de imunoglobulinas luminais e células contendo imunoglobulina no endométrio não são influenciadas pela fase do ciclo estral.

A IgA produzida localmente (Capítulos 3, 4 e 5) interfere com a ligação das bactérias nas superfícies mucosas e pode ativar o complemento através da via alternativa. Ela não é diretamente bactericida nem atua como opsonina ou um ativador de macrófagos. Entre as espécies, as variações onde a concentração de IgA é maior ocorrem na região do trato reprodutivo, sendo os locais correspondentes aos de deposição de sêmen (útero em éguas, vagina em vacas).

Influências Hormonais na Imunidade Inata e Adaptativa

Infeções do útero são mais facilmente superadas no estro do que em outras fases do ciclo. Esta resistência à infecção no estro é provavelmente atribuível, pelo menos em parte, a uma melhor drenagem do útero através de uma cérvix aberta. Tanto o estrogênio quanto a progesterona afetam as funções dos neutrófilos e dos linfócitos, mas há variação nos resultados obtidos quando os efeitos dos hormônios são estudados. Em algumas espécies, como o camundongo, o estrogênio induz um aporte de neutrófilos e macrófagos (em estro). Estrogênio também pode estar envolvido na regulação positiva de subpopulações de linfócitos T. Durante o ciclo estral, há variação no número de linfócitos no trato reprodutivo. Mesmo assim, há evidências de que os linfócitos CD4⁺ aumentam em número com aumentos na concentração de estrogênio. A progesterona, que domina durante a fase lútea e gestação, antagoniza a atividade "pró-inflamatória" do estrogênio. Em ovinos e bovinos, durante a fase folicular do ciclo estral, quando há predomínio de estrogênio, existe uma regulação positiva das respostas de linfócitos T e B. A expressão do complexo de histocompatibilidade principal II (MHC II) é aumentada no estro em correlação direta com a expansão da concentração de estrogênio. A influência do ciclo estral sobre os anticorpos no útero é controversa, mas os dados sugerem que as concentrações de imunoglobulinas luminais e células contendo imunoglobulina no endométrio não são influenciadas pelo estágio do ciclo estral. Geralmente, o útero é mais suscetível à infecção durante a fase progestacional ou lútea do ciclo estral e durante a gestação. O útero não grávido é altamente resistente à infecção. Os mecanismos envolvidos no efeito dos hormônios sexuais sobre os neutrófilos são desconhecidos e não foram identificados receptores para hormônios sexuais.

As prostaglandinas são normalmente produzidas pelo epitélio do endométrio. Na maioria das espécies (com exceção do cão, do gato e dos primatas), as prostaglandinas são responsáveis pela lise do corpo lúteo. Na inflamação aguda, a produção de prostaglandina pelo endométrio é aumentada e ocorre a lise do corpo lúteo. Quando existe perda de superfície epitelial e de mucosa, a produção de prostaglandina é diminuída, o corpo lúteo persiste e o ambiente uterino pró-gestação mais suscetível (à infecção) é mantido.

Mamas

Como com o corpo em geral, as mamas têm uma gama completa de mecanismos para prevenir e controlar doenças infecciosas. A resistência à infecção depende fortemente do isolamento estrutural das estruturas anatômicas. A estrutura e função do ducto papilar do teto e a queratina que se acumula formam um tampão que impede muitos patógenos em potencial de entrar na glândula, ascendendo em alvéolos, e interagindo com células epiteliais. As secreções da glândula contêm substâncias antimicrobianas, anti-inflamatórias e imunomoduladoras. Mecanismos de defesa inata estão listados no Quadro 18-4. Dentro da glândula, há também defesas humorais e celulares.

Imunidade Inata (Inflamação Aguda)

Fatores físicos são muito importantes na resistência à infecção. O óstio papilar, com seu esfíncter, e o ducto papilar oferecem resistência mecânica à entrada de microrganismos. A queratina e os componentes semelhantes à cera do aspecto interno do ducto papilar servem de proteção. Estes constituintes apresentam ácidos graxos bactericidas e também podem auxiliar na morte e eliminação de bactérias que tentam entrar na glândula por adsorção de bactérias nos componentes tipo cera e, em seguida, descamando os restos revestidos com bactérias. O atraso na formação do tampão de queratina na secagem após lactação ou fissuras na extremidade da papila aumenta o risco de infecção intramamária ascendente. A ordenha regular das glândulas mamárias em lactação provavelmente é um mecanismo de defesa natural devido à eliminação de microrganismos e produtos de inflamação da glândula.

Uma vez que as bactérias ou outros microrganismos entram na glândula, os sistemas imunes inatos sentinela e efetor (inflamação aguda) passam a operar. Receptores de reconhecimento de padrões,

Quadro 18-4	**Defesas Inatas ou Não Específicas das Mamas**

Fatores físicos
- Esfíncter e queratina do orifício papilar
- Ação de descarga do leite

Fatores solúveis
- Lactoferrina
- Lisozima
- Complemento
- Citocinas

Fatores celulares
- Moléculas de reconhecimento microbiano
- Macrófagos
- Neutrófilos
- Células natural killer

tais como *Toll-like* e *NOD-like*, em células epiteliais alveolares e ductais e em leucócitos no leite (células somáticas), reconhecem PAMPs na superfície de bactérias. Estas interações ligante-receptor (Capítulo 4) iniciam a inflamação e incluem a liberação de peptídeos antimicrobianos, citocinas pró-inflamatórias e proteínas de fase aguda que resultam em efeitos vasculares (fase fluídica [Capítulo 3]) e atração de neutrófilos e macrófagos (fase celular [Capítulo 3]). A liberação de citocinas, como o fator de necrose tumoral (TNF), é um componente importante no resultado final da infecção.

Os fatores solúveis são numerosos e contribuem para a resistência à infecção. A lactoferrina, principal proteína de ligação do ferro da saliva e do leite, é um fator protetor natural inespecífico no leite. As células epiteliais mamárias produzem a maior parte da lactoferrina. A concentração de lactoferrina é aumentada na mastite aguda e na glândula que está involuindo. A ligação com a lactoferrina retira o ferro de bactérias patogênicas e, portanto, tem um efeito bacteriostático. O sistema lactoperoxidase-tiocianato-H_2O_2 inibe temporariamente algumas bactérias estafilocócicas, estreptocócicas e coliformes. A lactoperoxidase é sintetizada pelo epitélio mamário, o tiocianato é derivado de certos alimentos verdes, e H_2O_2 é produzido por fontes exógenas ou por atividade enzimática de *Streptococcus* spp. sobre os constituintes do leite. O hipotiocianato produzido pelo sistema lactoperoxidase danifica a membrana bacteriana interna, matando as bactérias. Lisozima, que é sintetizada localmente ou a partir do sangue, destrói as bactérias por lise do peptidoglicano da parede celular. O complemento ativado na mastite pela via alternativa em resposta à presença de endotoxina bacteriana pode ser importante na atividade bactericida, opsonização e promoção da inflamação. O leite normal é anti-inflamatório.

As células que não fazem parte do sistema imune adaptativo ou adquirido incluem macrófagos, neutrófilos e células *natural killer* (p. ex. células da inflamação aguda). Os macrófagos são geralmente os leucócitos mais numerosos nas secreções mamárias. Eles fagocitam bactérias e atuam como células apresentadoras de antígenos. Os macrófagos podem ser encontrados livres nos alvéolos e no interstício, bem como na lâmina própria do seio lactífero e dos ductos lactíferos interlobulares e intralobulares. Na vaca em lactação, pelo menos 500.000 fagócitos por mililitro de leite são necessários para a defesa das glândulas mamárias contra bactérias invasoras. Nas glândulas mamárias bovinas não infectadas, estão presentes entre 50.000 a 200.000 neutrófilos e macrófagos por mililitro de leite, com predomínio dos macrófagos. Os linfócitos representam aproximadamente 10% dos leucócitos na lactação. Neutrófilos estão presentes apenas em baixos números, a menos que haja infecção bacteriana ou lesão, quando seu influxo pode aumentar dramaticamente. Os neutrófilos desempenham um papel extremamente importante na ação antibacteriana pela fagocitose e pela liberação de substâncias antibacterianas. Sua função é inibida no período de periparto. O recrutamento pode ser tão rápido que os neutrófilos se tornam as células predominantes num período de 2 horas após a infecção. A contagem de células no leite pode atingir 700.000 por mililitro em quartos infectados subclinicamente, e nas infecções clínicas são comuns milhões de neutrófilos por mililitro.

Embora neutrófilos recrutados a partir do sangue sejam importantes na luta contra a infecção nas glândulas mamárias, eles não matam as bactérias tão bem no leite como fazem no sangue. O leite parece ser um meio pobre para a função dos neutrófilos. Algumas razões possíveis incluem a ausência de glicose no leite para o metabolismo glicolítico dos neutrófilos, quantidades reduzidas de glicogênio "armazenado" nos neutrófilos do leite, deficiência de opsoninas e complemento no leite, revestimento da superfície de neutrófilos com caseína, perda de pseudópodes dos neutrófilos causada por fagocitose de gordura, e uma diminuição de enzimas hidrolíticas dentro de neutrófilos após fagocitose de caseína e gordura.

Na mastite estafilocócica experimental, o número de células inflamatórias (principalmente neutrófilos) no leite oscila para cima e para baixo durante vários dias, com um ciclo inverso correspondente ao número de bactérias viáveis. Quando a contagem de células fagocíticas atinge um pico, a fagocitose é ótima e a atividade bactericida por célula é mais eficiente, até 10.000 vezes maior. A frequência e periodicidade do ciclo, assim como a amplitude de células fagocíticas e o número de bactérias, são independentes para cada quarto infectado. A fonte provável de reinfecção das glândulas mamárias são os neutrófilos, incapazes de matar as bactérias fagocitadas no momento da baixa contagem de células. À medida que estas células sofrem necrose e lise, as suas bactérias viáveis intracelulares previamente protegidas são liberadas para se multiplicarem, e prosseguem o ciclo inverso de neutrófilos e números bacterianos.

Na primeira semana após o parto, quando os neutrófilos são necessários para lidar com infecções mamárias, os neutrófilos do sangue bovino já são defeituosos antes de passar para as glândulas mamárias. Eles possuem significativa perda da quimiocinese (1) e diminuição da produção de ânions superóxidos, (2) da citotoxicidade mediada por células dependentes de anticorpos e da (3) fagocitose de bactérias. As causas são, provavelmente, alguma combinação dos efeitos do estresse, da deficiência energética e da demanda proteica da lactação precoce e dos fluxos hormonais desta etapa do ciclo reprodutivo. No período do parto, a concentração de glicocorticoides é aumentada. Esta relação significa que a função leucocitária é menos eficaz porque a expressão de L-selectina e CD18 em neutrófilos é regulada negativamente por glicocorticoides. Este resultado diminui a adesão entre neutrófilos e endotélio vascular e a migração transendotelial de neutrófilos em tecidos e áreas contendo bactérias. Os neutrófilos também são importantes na criação de lesão do espectador de tecido mamário quando os produtos dos grânulos de neutrófilos, tais como ânions de superóxido e enzimas, são liberados durante a fagocitose e com a destruição de neutrófilos.

Células *natural killer* usam perforina para matar bactérias em uma forma independente do complexo de histocompatibilidade, e isso faz parte das defesas não específicas da glândula mamária.

Imunidade Adaptativa

O sistema imune humoral atua de várias maneiras na mama, além da transferência de imunoglobulina no colostro e durante o aleitamento. A concentração de anticorpos no leite bovino normalmente é pequena, aproximadamente 1 mg/ml, e inclui IgA, IgM, IgG_1 e IgG_2. As imunoglobulinas IgA e IgM são sintetizados localmente no tecido estromal dos ácinos das glândulas mamárias e podem ser parte da ligação enteromamária (Capítulo 5) do sistema imune das mucosas, em que os linfócitos do tecido linfoide associado ao intestino (GALT) migram para glândula. A maioria da IgG é derivada do soro; IgG_1 é seletivamente transferida para as secreções mamárias e é a principal classe de imunoglobulina no leite obtido de glândulas mamárias saudáveis. A imunoglobulina IgG_2 não apenas derivada do soro, como também é produzida localmente por plasmócitos residentes, especialmente na inflamação.

Antígenos particulados, como por exemplo, bactérias, estimulam uma resposta de anticorpos nas mamas da vaca, já os antígenos solúveis não estimulam este tipo de resposta. No colostro e no leite de mamas inflamadas, a concentração de anticorpo se aproxima de 50 mg/mL. No início de inflamação, IgG_1 e IgG_2 opsonizam bactérias para aumentar a fagocitose por macrófagos, mas posteriormente a importância da IgG_2 como uma opsonina aumenta com a entrada de neutrófilos na glândula. Os neutrófilos podem transportar IgG_2 para as glândulas mamárias à medida que se movem para o local da inflamação. A IgM também funciona como uma opsonina. A IgA não opsoniza, mas pode impedir a aderência bacteriana ao epitélio, impedir a multiplicação bacteriana, neutralizar toxinas bacterianas inibidoras de leucócitos, e aglutinar as bactérias. As concentrações de imunoglobulina são reduzidas no período de periparto e podem contribuir para o aumento da susceptibilidade à infecção da glândula.

A imunidade celular na glândula é estimulada por doença infecciosa. Interleucinas de macrófagos presentes na glândula estimulam o sistema imune ativando linfócitos T e B. Apenas alguns linfócitos B estão presentes nas glândulas mamárias e leite. Os linfócitos T presentes no tecido mamário normal e no leite de vacas e porcas são principalmente linfócitos T $CD4^+/CD8^+$. A razão $CD4^+/CD8^+$ é <1, que é o inverso da razão no sangue. Portanto, a mama apresenta um trânsito seletivo de linfócitos, favorecendo linfócitos $CD8^+$, que possuem tanto função citotóxica quanto supressora. Os linfócitos T e macrófagos estão subrepresentados no tecido mamário normal e no leite. Linfócitos T $CD8^+$ são encontrados no ducto lactífero e no epitélio alveolar, enquanto que números menores de linfócitos $CD4^+$ (T helper [T_H]) e B estão agrupados nos tecidos conjuntivos. No início da lactação, os linfócitos $CD8^+$ do leite atuam mais como supressores do que citotóxicos, mas a situação se inverte no meio e final da lactação. Linfócitos $CD4^+$ predominam nas glândulas mamárias de cabras e na mastite. Em resposta a uma infecção bacteriana, um aporte de linfócitos T $CD4^+$ ocorre no leite, e estes linfócitos eventualmente superam o número de linfócitos T $CD8^+$. Durante o período de periparto, linfócitos T_H2 (resposta mediada por célula) secretor de IL-4 e IL-10 predominam sobre os T_H1 (resposta humoral mediada) secretores de IL-2 e de interferon-γ. Os linfócitos T podem ser citotóxicos, migram preferencialmente para superfícies epiteliais e podem destruir as células epiteliais alteradas. Os linfócitos T $CD4^+/CD8^+$ estão presentes em maior número nas secreções mamárias e no parênquima se comparado com sangue. A percentagem de linfócitos T $CD4^+/CD8^+$ do parênquima mamário diminui no período pós-parto, um momento de aumento da susceptibilidade das glândulas mamárias às enfermidades, o que sugere que linfócitos T $CD4^+/CD8^+$ podem ser importantes na defesa contra a infecção.

Distúrbios dos Animais Domésticos

Sistema Reprodutor Feminino

Desenvolvimento Sexual Normal

Uma compreensão do desenvolvimento do aparelho reprodutor de animais domésticos é o resultado de estudos em várias espécies, incluindo seres humanos, camundongos de laboratório e porcos. O sequenciamento de genomas de animais torna a identificação de genes e de processos responsáveis pelo desenvolvimento sexual aplicável para reconhecer e compreender as anomalias reprodutivas em medicina veterinária. Há também uma razão pragmática para examinar a embriologia: é mais fácil aprender os mecanismos de como anomalias ocorrem, e determinar sua significância, do que memorizar cada transtorno possível.

Durante a última década, a nomenclatura para os distúrbios do desenvolvimento sexual e suas manifestações clínicas e síndromes sofreu significativa mudança. Distúrbios reprodutivos e síndromes foram classificados com base no sexo cromossômico, gonadal e fenotípico, utilizando terminologias como: hermafrodita ou pseudo-hermafrodita, feminilização e masculinização, e reversão sexual. Durante a última década, desenvolveu-se um sistema mais lógico e simplificado de nomenclatura, baseado na determinação do cariótipo (cromossomos sexuais), genótipo, tipo gonadal e determinação, e arranjo (ou fenótipo) da genitália tubular.

O desenvolvimento sexual ocorre em três processos sequenciais: (1) o tipo de cromossomo sexual é estabelecido no momento da concepção, (2) o tipo gonadal é estabelecido no início do desenvolvimento, e (3) o tipo e disposição da genitália tubular, e particularmente a genitália externa, são estabelecidos após o tipo gonadal ser definido. Células germinativas migram do saco vitelino para a crista genital, e sem células germinativas os ovários não se desenvolvem e o resultado é a disgenesia gonadal. Durante o desenvolvimento embrionário, gônada indiferenciada e bi potencial adquirem células germinativas, mesenquimais, epiteliais celômicas e epiteliais mesonéfricas. Estas células-tronco dão origem aos principais tipos de células "adultas" na gônada desenvolvida: células germinativas; células de suporte e produtoras de esteroides e mesênquima não especializado; e epitélio. Antes da diferenciação em fenótipo masculino ou feminino, o embrião tem um conjunto duplo de ductos: os ductos (e túbulos) mesonéfricos (Wolffiano) e os ductos paramesonéfricos (Müllerianos) (Fig. 18-2). Em indivíduos com um cariótipo de XX (feminino), sem a região determinante do sexo do cromossomo Y (SRY–), há ativação de genes e produtos de genes, e então o ovário normal se desenvolve.

O desenvolvimento do testículo é inibido. A genitália tubular feminina desenvolve-se a partir dos ductos paramesonéfricos, e os ductos mesonéfricos e túbulos desaparecem. Os ductos paramesonéfricos estão emparelhados e se localizam no seio urogenital. Eles se fundem para formar a vagina cranial e corpo uterino. O seio urogenital forma a vulva e a vagina caudal. O tubérculo genital externo forma o clitóris. Todas as etapas do desenvolvimento da genitália estão sob o controle de genes e produtos de genes.

Distúrbios do Trato Reprodutivo

Distúrbios Congênitos do Trato Reprodutivo. Há um grande número de etapas individuais envolvidas no desenvolvimento e diferenciação sexual, e a falta ou alteração de um destes passos neste processo pode ter efeitos importantes na diferenciação subsequente. Doenças congênitas do trato reprodutivo são tradicionalmente divididas em distúrbios que resultam em (1) alterações antecipadas da aparência do genital ou fenótipo (intersexo, reversão sexual, e genitália externa ambígua ou alterada), (2) desenvolvimento falho ou alterado das gônadas e/ou da genitália tubular interna, e (3) miríade de remanescentes císticos. Do ponto de vista da patogênese, todas as anomalias do sistema reprodutor são distúrbios do desenvolvimento sexual (DDS) e são classificadas e discutidas como tal, posteriormente, neste capítulo. Com base somente na aparência macroscópica ou histológica, é quase impossível classificar com êxito toda e qualquer anomalia, seja coincidência (sem efeito sobre o potencial reprodutivo) ou se resultar em infertilidade. Uma localização anormal e/ou um tamanho anormal da genitália externa pode criar ambiguidade fenotípica do sexo e, portanto, é geralmente uma indicação de uma importante anomalia de base. Para categorizar o DDS, é preciso saber se o cariótipo é anormal ou padrão e avaliar os (1) cromossomos sexuais, (2) a presença ou ausência de genes, como a região determinante do sexo do cromossomo Y (SRY), (3) o tipo gonadal, e (4) fenótipo genital.

Existem três categorias principais de DDS: (1) um cromossomo sexual anormal ou ausente, (2) um cariótipo feminino normal, e (3) um cariótipo masculino normal. *Cromossomos sexuais* DDS são aqueles com um número anormal e/ou com mistura de cromossomos sexuais, incluindo XXY (síndrome de Klinefelter), X_ (síndrome de Turner), e XX/XY (quimerismo). Distúrbios XY do desenvolvimento sexual são aqueles com alteração no desenvolvimento testicular, distúrbios de síntese ou ação de andrógenos, e com condições diversas (Capítulo 19). DDS XX inclui transtornos do desenvolvimento ovariano, excesso de andrógenos, ou alterações diversas. A maior disponibilidade de testes para o gene SRY e de outros genes significa maior capacidade de definir com mais precisão a anomalia de base. Distúrbios com um cariótipo XY ou XX padrão são subdivididos em genótipos XY SRY positivo (+) e XY SRY negativo (–). Uma vez que o cariótipo e o genótipo são identificados, o tipo gonadal torna-se importante para a compreensão do desenvolvimento de um tipo específico de DDS.

As anomalias gonadais são identificadas no momento da cirurgia ou exame *post-mortem*. A avaliação histológica é necessária para diferenciar entre gônadas rudimentares (disgenesia gonadal), testículos, ovários e ovotéstis (uma combinação de ambas as estruturas gonadais masculina e feminina em uma única gônada). A natureza da gônada muitas vezes determina o eventual fenótipo genital de um animal. Os fenótipos femininos com uma incompatibilidade de tipo gonadal são frequentemente identificados pela clínica devido à ausência de um ciclo estral, à presença de um clitóris aumentado, e/ou à existência de uma distância maior entre o ânus e a vulva. As descrições das anomalias fenotípicas e gonadais são, muitas vezes, feitas sem o benefício do cariótipo, mas é preferível descrever completamente o distúrbio como discutido a seguir.

Distúrbios do Desenvolvimento Sexual. O termo "distúrbios do desenvolvimento sexual (DDS)" é preferido atualmente e substitui as palavras utilizadas anteriormente como intersexo, hermafroditismo,

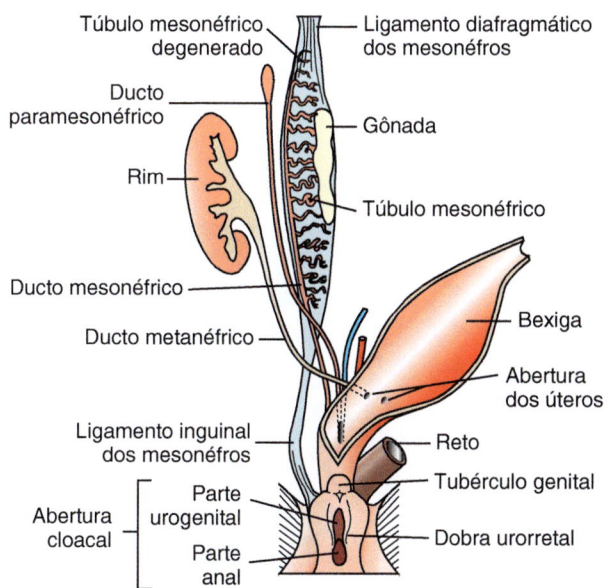

Figura 18-2 Diagrama Esquemático dos Componentes Normais do Sistema Reprodutor Feminino e as Estruturas Embrionárias, Especialmente o Ducto Paramesonéfrico (Mülleriano) e Seio e Tubérculo Urogenital dos Quais Eles são Derivados. Os pares de ductos paramesonéfricos se fundem para formar o corpo do útero, cérvix e vagina cranial. Os túbulos mesonéfricos permanecem, enquanto a *rete ovarii* microscópica e os ductos mesonéfricos geralmente regridem completamente.

Labels da figura:
- Túbulo mesonéfrico degenerado
- Ligamento diafragmático dos mesonéfros
- Ducto paramesonéfrico
- Gônada
- Rim
- Túbulo mesonéfrico
- Ducto mesonéfrico
- Ducto metanéfrico
- Bexiga
- Abertura dos úteros
- Ligamento inguinal dos mesonéfros
- Reto
- Abertura cloacal
- Parte urogenital
- Tubérculo genital
- Parte anal
- Dobra urorretal

reversão sexual e muitos outros pseudônimos. Os DDS comuns estão listados na Tabela 18-1. Os distúrbios estão divididos em três categorias principais: os DDS do cromossomo sexual, o DDS XY e o DDS XX. O DDS XX é o principal foco deste capítulo. Quando o cromossomo sexual é desconhecido, o DDS é classificado de acordo com o tipo de gônada; assim, existem o DDS de disgenesia gonadal, DDS testicular, DDS ovariano e DDS ovotesticular. É sempre preferível determinar o complemento cromossômico sexual.

Distúrbios do Cromossomo Sexual do Desenvolvimento Sexual. O DDS do cromossomo sexual verdadeiro é muito raro. São relatados casos de X_ (síndrome de Turner) e XXY (síndrome de Klinefelter). Eles geralmente possuem disgenesia gonadal e um fenótipo feminino. O *quimerismo* é mais comum. Quimeras e mosaicos têm dois ou mais tipos de células somáticas, cada um com uma constituição cromossômica diferente. As quimeras possuem dois tipos celulares geneticamente distintos que vêm de indivíduos diferentes, ao passo que o *mosaicismo* é uma constituição cromossômica diferente a partir da mitose alterada. A quimera mais comum em animais domésticos é o bezerro *freemartin* (Fig. 18-3, *B*). Os vasos sanguíneos das placentas de dois fetos diferentes se fundem e trocam sangue entre os fetos. Cada feto se torna uma quimera hematopoiética. A anastomose dos vasos placentários ocorre mais frequentemente em espécies bovinas e menos frequentemente em outros ruminantes e suínos. O freemartin é a fêmea de uma gestação de gêmeos macho e fêmea. Os produtos dos genes das células do feto masculino induzem as células de Sertoli fetais e estruturas semelhantes ao cordão seminífero nos ovários do gêmeo do sexo feminino. Os ovários são pequenos e podem ter um número reduzido ou inexistente de células germinativas. Alguns freemartins possuem ovotéstis. Os derivados do ducto paramesonéfrico (Mülleriano) podem apresentar tanto estruturas quase normais quanto

Tabela 18-1	**Síndromes Comuns dos Distúrbios de Desenvolvimento Sexual (DDS)**		
Categoria do DDS	**Síndrome**	**Espécies**	**Comentários**
DDS Cromossomo Sexual	Freemartinismo	Bovina, ovina	Quimerismo em geminação
DDS testicular XX *SRY* –	Reversão sexual XX	Cocker spaniel americano	Herança autossômica recessiva
DDS testicular XX *SRY* –	Reversão sexual XX	Caprinos mochos	Ligado ao gene que determina o caráter mocho
DDS testicular XY *SRY* +	Síndrome de feminilização do macho	Todas as espécies	Falta de receptores de testosterona
DDS testicular XY *SRY* +	Síndrome de persistência do ducto Mülleriano	Schnauzer miniatura	Genitália tubular interna feminina completa
DDS testicular XY *SRY* +	Falha de descida testicular	Todas as espécies	Discutido no âmbito do sistema genital masculino
DDS ovariano XX *SRY* – ou DDS testicular XY *SRY*+	Aplasia segmentar	Todas as espécies	Anomalias raras frequentemente não detectadas no exame clínico
	Hipoplasia gonadal	Todas as espécies	Especialmente os machos

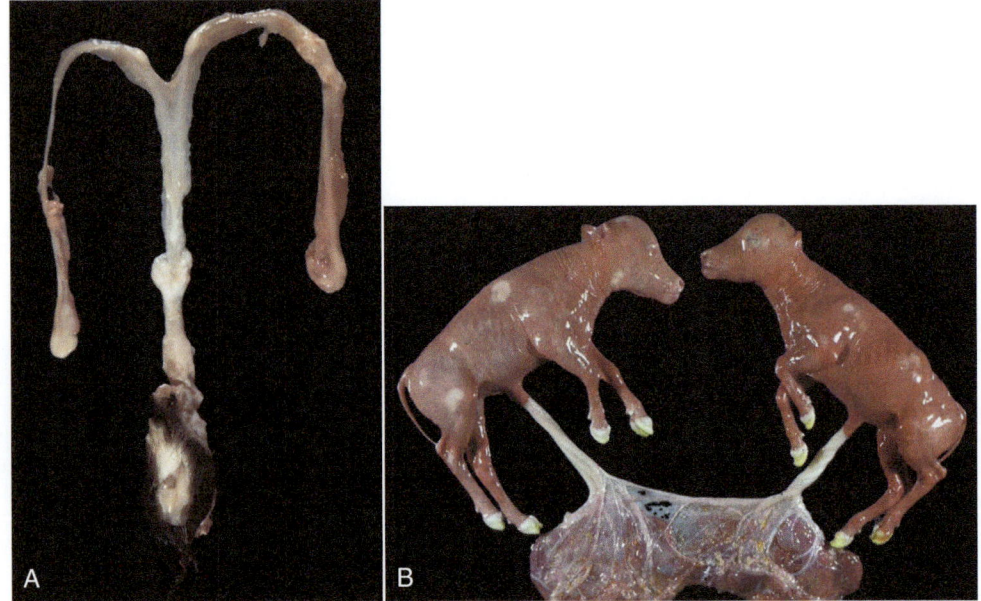

Figura 18-3 **Distúrbio do Cromossomo Sexual do Desenvolvimento Sexual, Freemartinismo Bovino, Vaca. A,** Fenotipicamente fêmea, trato reprodutivo, vaca. O freemartin é a fêmea do conjunto de gêmeos de macho e fêmea. Freemartins são quimeras. Há uma vulva e uma vagina com um clitóris proeminente. A genitália interna consiste de glândulas bulbouretral e vesicular, ducto deferente e segmento curto e incompleto do útero. As gônadas são testículos com epidídimos acoplados. Esta anomalia maior torna a vaca infértil. **B,** Placenta, fetos gêmeos. Anastomoses vasculares placentárias, que permite troca de sangue entre os fetos, é uma exigência para freemartinismo. Estas anastomoses ocorrem mais frequentemente na espécie bovina. (Cortesia de Dr. R.A. Foster, Ontário Veterinary College, University of Guelph.)

semelhantes ao cordão, mas seus lúmens não se comunicam com a vagina. A vagina, vestíbulo e vulva são hipoplásicos. As glândulas vesiculares estão sempre presentes; outras estruturas mesonéfricas (wolffianas) estão presentes em graus variáveis. Externamente, o animal possui fenótipo feminino, mas o vestíbulo e a vagina são curtos, a vulva é hipoplásica e o clitóris está aumentado. O gêmeo macho é pouco afetado.

Distúrbios do Desenvolvimento Sexual XX. O DDS XX mais tradicional possui um fenótipo ambíguo. A maioria deles são XX, DDS ovotesticular *SRY-* e um fenótipo feminino, porém ambíguo. Geralmente são hermafroditas verdadeiras com ambas as gônadas masculina e feminina (Fig. 18-4). Eles são fenotipicamente femininos com masculinização, tal como um clitóris aumentado. O cocker spaniel americano e algumas outras raças de cães possuem esse trato autossômico recessivo. Em caprinos, ele está associado ao gene mocho. A confirmação desta síndrome requer cariotipagem, pois, no caso de caprinos, a presença do desenvolvimento mamário em bodes nem sempre é um indicativo de DDS XX. Todos os DDS com um cariótipo feminino normal (XX) registrados em animais são *SRY-* (DDS XX *SRY–*). Eles são subcategorizados com base na possibilidade de a gônada ser um ovário, testículo, ovotéstis ou possui uma disgenesia gonadal. Considerando a prevalência, a maioria dos distúrbios XX são de natureza mínima ou incidental, e são encontrados em fêmeas normais com ovários normais. Esses casos são *DDS ovarianos XX SRY-e fenótipo feminino.* As anomalias, discutidas posteriormente, variam de achados insignificantes ou incidentais para aqueles que interferem na fertilidade e parto.

Distúrbios do Desenvolvimento Sexual XY. O DDS XY é discutido em mais detalhes no Capítulo 19. Os DDS XY são divididos em subcategorias, tendo como base seu tipo gonadal, incluindo a presença de testículo, ovário, ovotéstis ou disgenesia gonadal. A maioria dos distúrbios são DDS testicular XY *SRY+* e são de natureza incidental ou secundária, incluindo remanescentes císticos dos ductos embrionários. Os tipos mais dramáticos possuem um cromossomo masculino normal (XY) e um fenótipo feminino. Eles possuem o desenvolvimento gonadal anormal que provoca anomalias fenotípicas, síntese de androgênio anormal ou ausência de receptores androgênicos. O exemplo comum é o DDS testicular XY *SRY+* e fenótipo feminino. Esses distúrbios foram chamados de *pseudo-hermafroditismo masculino, feminização testicular, ou sexo XY reverso* (Fig. 18-5). Eles geralmente não possuem receptores androgênicos. A testosterona sérica está presente, mas as genitálias são femininas. Uma forma leve ocorre em schnauzers miniatura com síndrome do ducto Mülleriano persistente. Eles são machos XY com órgãos sexuais masculinos normais e um sistema paramesonéfrico completo, incluindo tuba uterina, útero e porção cranial da vagina. Eles não possuem o hormônio anti-Mülleriano (AMH; anteriormente chamado de substância Mülleriana inibitória) ou seu receptor. O DDS de disgenesia gonadal XY *SRY* – com fenótipo feminino é outra categoria encontrada em cavalos e outras espécies. Eles possuem gônadas hipoplásicas ou não diferenciadas e um fenótipo feminino.

Cistos. Os distúrbios menores ou incidentais no trato reprodutivo são incontáveis. A maioria deles são cistos numerosos e remanescentes tubulares. Os cistos periovarianos (também chamados de paraovarianos) são extremamente comuns e podem ser confundidos com neoplasmas císticas. Eles são derivados dos ductos paramesonéfricos, ductos mesonéfricos ou túbulos. A Tabela 18-1 lista as localizações e nomes das lesões císticas incidentais comuns. Elas são discutidos em mais detalhes posteriormente.

Os cistos de inclusão do trato reprodutivo são isolados e não derivados de elementos embrionários. O cisto de inclusão serosa do útero é um tipo comum em cadelas (Fig. 18-6). Eles originam-se de um pequeno grupo de células mesoteliais aprisionadas abaixo da superfície serosa durante a involução do útero. Esses agrupamentos de cistos de parede delgada, semitransparentes, semelhantes a uvas, estão localizados na superfície serosa do útero. A distensão e o aumento subsequentes ocasionam vários cistos em desenvolvimento.

Distúrbios do Crescimento. Distúrbios mais significantes incluem a falha da maturação normal, hipoplasia, ou aplasia de partes da genitália interna ou externa. Uma vez que o desenvolvimento normal exige uma sincronia dos eventos, incluindo regressão de algumas partes, a junção dos ductos e túbulos, migração dos componentes de um lado para o outro, interação de genes e fatores hormonais e locais, não há dúvidas de que existem inúmeras anomalias.

A aplasia segmental do ducto paramesonéfrico pode afetar qualquer parte do ducto, e pouco se sabe sobre esta patogenia. É implicada uma base genética em bovinos shorthorn, na qual está ligada ao gene recessivo para pelagem branca. A forma mais simples é a falha do ducto paramesonéfrico em realizar uma conexão adequada com o seio urogenital, deixando um hímen persistente, uma membrana no local onde dois tecidos precursores se unem (Fig. 18-7). Algumas

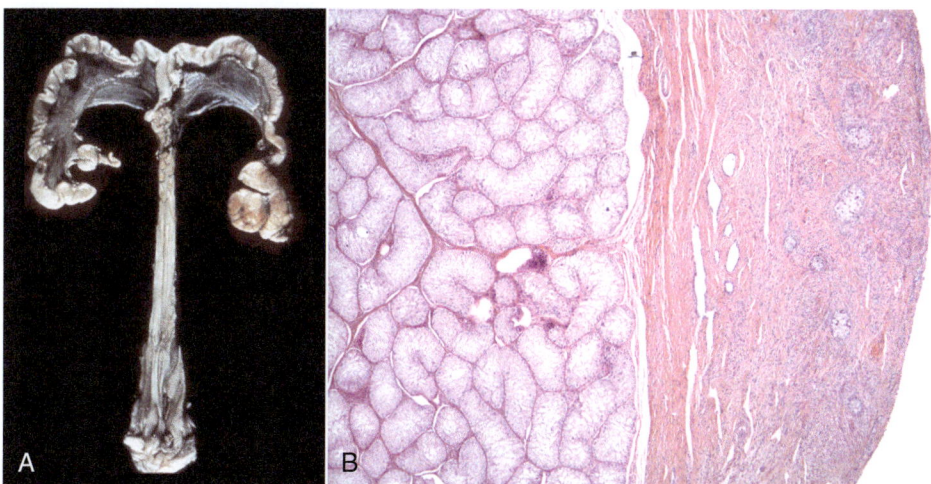

Figura 18-4 Distúrbio do Desenvolvimento Sexual Ovotesticular com Genitália Feminina, Trato Reprodutivo. A, Porca, um ovotéstis está na esquerda e um testículo na direita. Note o útero, a cérvix e a vagina bem-desenvolvidos. **B,** Cadela, ovotéstis, na periferia (*metade direita da imagem*) está o componente ovariano com cápsula e estroma. Nenhum folículo ativo está visível. O componente testicular contém túbulos seminíferos alinhados por células de Sertoli (*metade esquerda da imagem*). Não há espermatogênese nestes túbulos. Coloração por HE. (**A** Cortesia de Dr. K. McEntee, Reproductive Pathology Collection, University of Illinois. **B** Cortesia de Dr. J.F. Zachary, College of Veterinary Medicine, University of Illinois.)

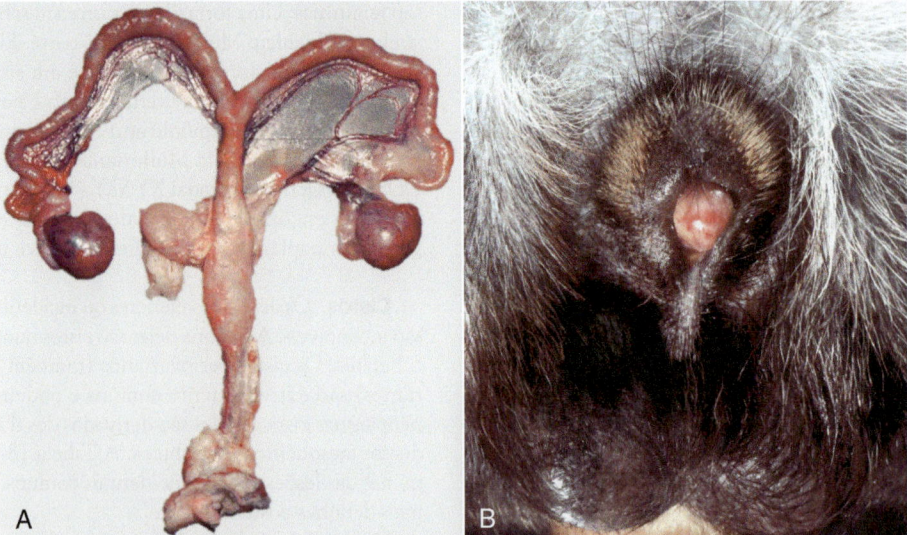

Figura 18-5 **Distúrbio do Desenvolvimento Sexual Testicular com Genitália Feminina, Trato Reprodutivo. A,** Porco. Um testículo e epidídimo estão presentes de cada lado. Note o útero, a cérvix, e a vagina bem-desenvolvidos. Nenhum tecido ovariano está presente. **B,** Aumento do clitóris, cão. O clitóris protrui entre o lábio da vulva e é visível no assoalho ventral da vulva. Note a formação de um escroto bífido ventral à vulva. (Cortesia de Dr. K. McEntee, Reproductive Pathology Collection, University of Illinois.)

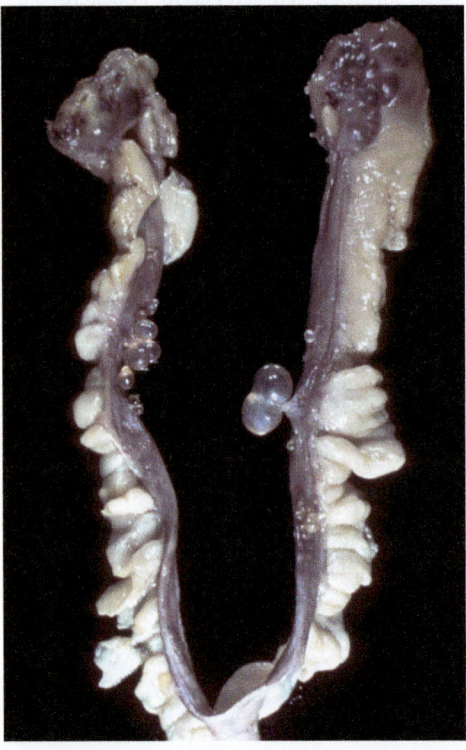

Figura 18-6 **Cisto de Inclusão da Serosa Uterina, Trato Reprodutivo, Cadela.** Acredita-se que os cistos que se projetam da superfície serosa do útero surjam a partir de células mesoteliais aprisionadas dentro do tecido conjuntivo da serosa. Estes cistos são um achado acidental na ovário-histerectomia. Note que também há a presença de múltiplos cistos de parede fina ao redor do ovário direito. Estes cistos são remanescentes de ductos embrionários e são chamados de cistos periovarianos. (Cortesia de Dr. K. McEntee, Reproductive Pathology Collection, University of Illinois.)

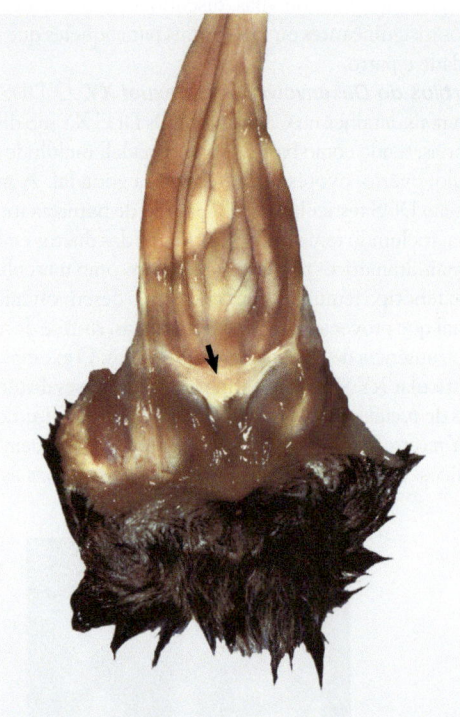

Figura 18-7 **Distúrbios do Desenvolvimento Sexual XX, Hímen Persistente, Vagina e Vulva, Cadela.** A membrana (*seta*) separa parcialmente o vestíbulo da vagina e está imediatamente cranial à abertura uretral. Esta anomalia menor é de pequena consequência e não interfere com o coito ou parto. (Cortesia de Dr. R.A. Foster, Ontario Veterinary College, University of Guelph.)

vezes o hímen perfurado persiste e não é clinicamente significante. Se o hímen está completo e não existe drenagem de fluido do útero, a porção cranial da vagina, cérvix e útero se distendem com secreções normais. Nas formas mais severas de aplasia segmental, um ou mais segmentos da vagina, cérvix, corpo e cornos uterinos estão ausentes

ou são rudimentares. No bovino ocorre a aplasia de um segmento do útero (Fig. 18-8). A prostaglandina pode ser sintetizada e liberada do corno uterino de terminação cega, assim como é produzida por um corno uterino conectado de forma normal. Nestes animais, que possuem uma via útero-ovariana local para luteólise, como a vaca, a ausência de um segmento do útero pode resultar em $PGF_{2\alpha}$ insuficiente para causar a regressão do corpo lúteo. No suíno, no qual a circulação

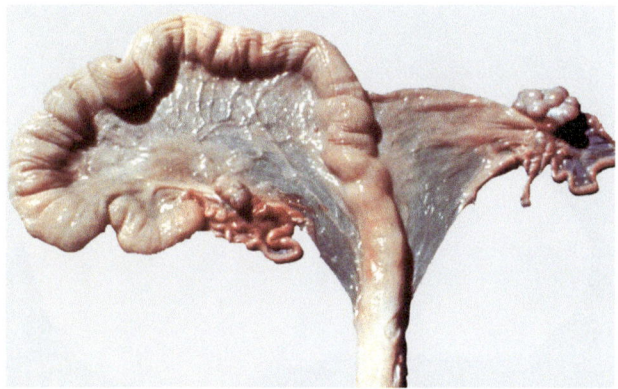

Figura 18-8 **Distúrbio do Desenvolvimento Sexual XX, Aplasia Segmental de um Corno Uterino, Útero, Porca.** O corno uterino direito está completamente ausente. (Cortesia de Dr. K. McEntee, Reproductive Pathology Collection, University of Illinois.)

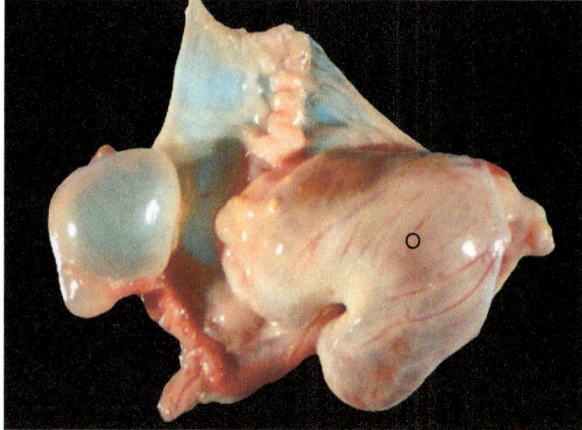

Figura 18-9 **Cisto Remanescente do Ducto Paramesonéfrico (Hidátide de Morgagni), Ovário, Égua.** Esta estrutura cística está localizada na fímbria, adjacente ao ovário (O). Eles são muito comuns em éguas e remanescentes císticos dos ductos paramesonéfricos. (Cortesia de Ontario Veterinary College, University of Guelph.)

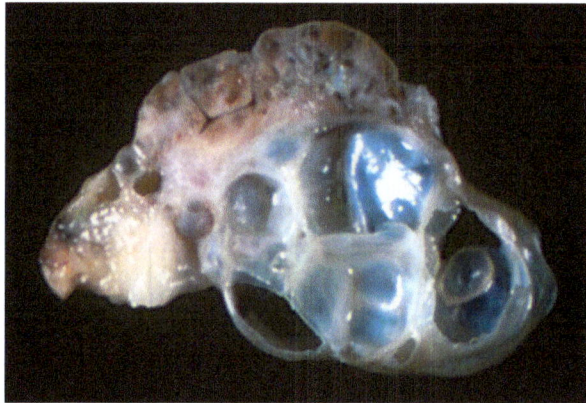

Figura 18-10 **Cistos Múltiplos Rete Ovarii, Ovário, Cadela.** Note os múltiplos cistos (*metade direita inferior da imagem*) dentro do ovário no hilo. Eles são achados acidentais em cadelas e são de pequenas consequências. Eles se desenvolvem a partir da rete (túbulos mesonéfrico) do ovário e se tornam cisticamente distendidos. Em gatos, eles podem ser uniloculares e muito grandes e causam atrofia por pressão do ovário. Devem ser diferenciados histologicamente de cistoadenomas e cistoadenocarcinomas. (Cortesia de Dr. R.A. Foster, Ontario Veterinary College, University of Guelph.)

de $PGF_{2\alpha}$ sistêmica do endométrio para o corpo lúteo é importante, as prostaglandinas do corno uterino cego podem ter efeito lítico sobre o corpo lúteo da gestação no ovário contralateral. No ovário de cães e gatos, o útero não tem um papel na regressão do corpo lúteo.

A fusão lateral imperfeita dos ductos paramesonéfricos pareados geram anomalias. Normalmente, os dois ductos se unem primeiro na terminação cloacal para formar a vagina cranial. A fusão se move cranialmente, concebendo a cérvix e corpo uterino. As malformações causadas por fusão imperfeita são mais comuns na cérvix ou adjacentes a ela. Elas variam de uma banda fibrosa dorsoventral na vagina cranial, falha na fusão da cérvix caudal com a bifurcação do canal cervical, até a duplicação completa da cérvix e corpo do útero (útero didelfo).

Hipoplasia (e seu extremo, aplasia) de uma porção do trato reprodutivo separada da genitália tubular apresenta-se em diferentes graus. A hipoplasia gonadal é comum, especialmente em machos, e é discutida em seções posteriores e no Capítulo 19.

Distúrbios do Ovários

Anomalias do Desenvolvimento

Cistos no e em torno do Ovário. Os cistos periovarianos (paraovarianos) são cistos que são externos ao ovário. Eles são achados comuns em cães e gatos durante a ovário-histerectomia. Cistos intraovarianos são aqueles que aparecem dentro do ovário. Eles devem ser diferenciados de neoplasmas císticos (a seguir).

Cistos Periovarianos. Os cistos periovarianos geralmente são remanescentes císticos de estruturas embrionárias, tanto ductos paramesonéfricos quanto túbulos ou ductos mesonéfricos. A localização do cisto auxilia a diferenciá-los. Os restos císticos dos ductos paramesonéfricos incluem o cisto fimbrial e a tuba uterina acessória cística. Esta morfologia é comum em éguas e é chamada de *hidátide de Morgagni* (Fig. 18-9). A hidátide de Morgagni tem muitos centímetros de diâmetro e estão no mesovário, craniais ao ovário. As tubas uterinas acessórias císticas estão localizadas na mesossalpinge.

Histologicamente, eles se assemelham ao útero normal e tem uma fina cobertura muscular. Existem cistos que originam-se dos remanescentes mesonéfricos, tanto de ductos quanto de túbulos. Os cistos do ducto mesonéfrico estão no mesovário cranial ou caudal e histologicamente possuem uma espessa cobertura de músculo liso.

Cistos Intraovarianos. Os cistos intraovarianos são numerosos e comuns. Muitos são derivados dos folículos de Graaf, mas outros são epiteliais, originando-se do epitélio superficial ou da rete ovarii intraovariana — isto é, estruturas embrionárias de origem tubular mesonéfrica. O cisto mais comum na égua é um cisto de inclusão epitelial; em cães e gatos, é a rete ovarii cística (Fig. 18-10).

Cistos de inclusão epitelial em éguas podem causar infertilidade. Eles estão localizados no ovário ao redor da fossa ovulatória. O epitélio da superfície do ovário fica preso e incorporado no estroma durante a ovulação. Este epitélio produz fluido que faz com que o cisto aumente e eventualmente atinja muitos centímetros de diâmetro. Eles possuem aparência idêntica aos folículos grandes, porém não aparecem e desaparecem como os folículos; a avaliação histológica é necessária para confirmar o diagnóstico. O tamanho e número deles podem bloquear a ovulação. Os cistos de inclusão epitelial em outras espécies, ou cistos de estruturas epiteliais subsuperficiais em cadelas, se formam de um modo semelhante, mas estão na cápsula do ovário e geralmente são pequenos e incidentais.

Folículos ovarianos císticos (de Graaf), ou cistos foliculares, são definidos como folículos que são maiores que o normal. Eles são especialmente importantes em vacas e porcas. A doença nas vacas é chamada de *degeneração ovariana cística* (DOC). Folículos císticos bovinos têm 2,5 cm de diâmetro ou mais (Fig. 18-11) e permanecem por 10 dias ou mais sem a formação de um corpo lúteo. O prolongamento do intervalo pós-parto até o primeiro estro (assim chamado

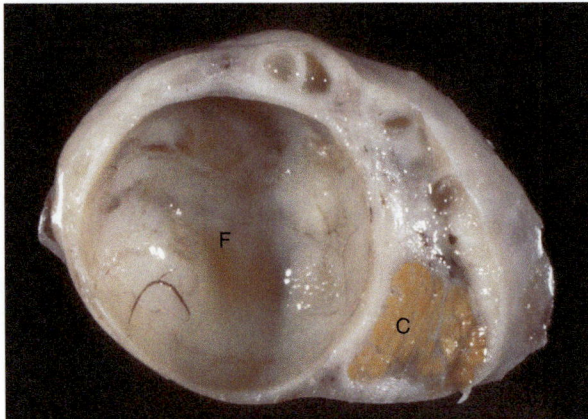

Figura 18-11 **Folículo de Graaf Cístico, Ovário, Vaca (Também Denominado Cistos Foliculares).** Cistos foliculares (*F*) são maiores do que folículos normais e geralmente superiores a 2,5 cm de diâmetro. Eles são as lesões macroscópicas da doença cística ovariana na vaca. Surgem quando a ovulação de um folículo normal não ocorre. C, Corpo lúteo. (Cortesia de Dr. R.B. Miller, Ontario Veterinary College, University of Guelph.)

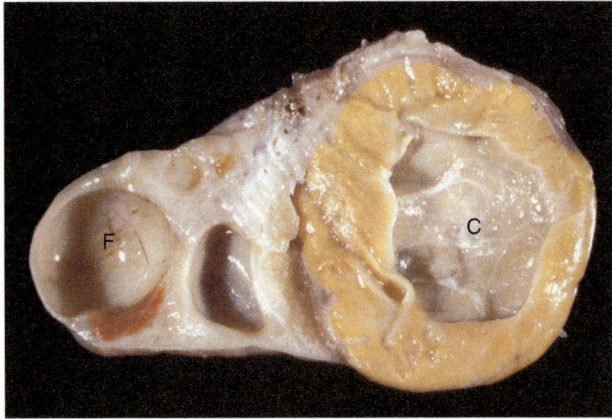

Figura 18-12 **Corpo Lúteo Cístico, Ovário, Vaca.** Um corpo lúteo cístico (*C*) é um corpo lúteo normal completo com uma papila de ovulação e um centro cístico proeminente. Há também presente um folículo de Graaf normal (*F*). (Cortesia de Dr. R.B. Miller, Ontario Veterinary College, University of Guelph.)

de *período de serviço*) é a principal consequência dos folículos císticos. Não ocorre a ovulação. Esses cistos provavelmente se desenvolvem de uma anomalia do eixo hipotálamo-hipófise-ovariano que causa uma deficiência do hormônio luteinizante (LH) ou do receptor de LH no ovário. As evidências sugerem que o estresse está envolvido onde o hormônio adrenocorticotrófico (ACTH) ou cortisol inibe a liberação de GnRH do hipotálamo, e impede a regulação dos receptores de LH no ovário. Concentrações elevadas de progesterona podem ter um efeito semelhante. O resultado final é uma onda de LH inadequada e falha na ovulação. A degeneração ovariana cística é tratada com GnRH, que causa a liberação de LH pela glândula pituitária, e também é tratada com gonadotrofina coriônica (elevado teor de LH). A infecção uterina pós-parto (endometrite) pode gerar folículos císticos. A infecção do útero com *Escherichia coli* aumenta as concentrações séricas de metabólitos de $PGF_{2\alpha}$ e cortisol. Endotoxinas bacterianas ou prostaglandinas produzidas por danos causados por endotoxinas estimulam a secreção adrenocortical de cortisol; o excesso de cortisol suprime a liberação pré-ovulatória de LH, resultando no desenvolvimento de cistos foliculares.

Os cistos luteinizados são cistos foliculares luteinizados que não ovulam. Eles se desenvolvem a partir de cistos foliculares por liberação de LH retardada ou insuficiente e, portanto, são parte da DOC. Assim, eles ocorrem em vacas e porcas com maior frequência que em outras espécies. As células luteinizadas se alinham na cavidade cística. Os folículos císticos e os cistos luteinizados podem ocorrer no mesmo ovário.

O corpo lúteo cístico é um corpo lúteo com um centro cístico. Não se sabe porque o folículo afetado falha ao se luteinizar completamente. O centro cístico é maior que a pequena cavidade central, que normalmente ocorre em alguns corpos lúteos. A ovulação ocorre em um folículo normal, porém se desenvolve um grande centro cístico irregular (Fig. 18-12). O comprimento do ciclo estral não é afetado, e a maioria dos corpos lúteos císticos são incidentais.

Diversas Anomalias Ovarianas do Desenvolvimento

Agenesia. A agenesia, uma ausência total do tecido ovariano, pode envolver um ou ambos os ovários. Todo o trato reprodutivo também pode estar ausente. Nos casos de agenesia bilateral, a genitália tubular permanece infantil.

Duplicação. A duplicação de um ovário é uma anomalia rara que se origina por dois mecanismos diferentes: (1) separadamente ou (2) pela divisão de um ovário já em desenvolvimento em dois. Este último é uma possibilidade hipotética e geralmente é utilizada para explicar

casos nos quais gatos e cães castrados de modo incompleto entram em cio (estro) novamente (síndrome do ovário remanescente). Este último tipo está próximo ao ovário com localização normal e pode estar conectado a ele.

Hipoplasia. A hipoplasia dos ovários é relatada mais frequentemente em vacas. Ela ocorre em bovinos Swedish Highland como um trato autossômico recessivo com penetrância incompleta. Ela é bilateral ou unilateral. O número de folículos primordiais e a proporção dos folículos de Graaf estão menores que o normal. A hipoplasia ovariana ocorre com DDS do cromossomo sexual, como cromossomos XXX e X_ em égua e cariótipo XXX em vacas. Geralmente ela é bilateral, porém não simétrica, e afeta vacas jovens. Os ovários afetados são pequenos e não possuem folículos ou cicatrizes superficiais de ovulação. Microscopicamente, o estroma e os folículos corticais ou os óvulos estão ausentes ou pouco desenvolvidos. A genitália tubular permanece infantil após o tempo de puberdade esperado. Outras causas de um trato reprodutivo infantil são a desnutrição e debilidade. Entretanto, os ovários nestes animais possuem folículos primordiais numerosos e podem responder aos hormônios gonadotróficos após a remoção do fator debilitante.

Hamartomas Vasculares. Os hamartomas vasculares do ovário são achados incidentais na égua, vaca e porca, e são extremamente raros em outras espécies. Eles aparecem como uma massa vermelha escura na superfície do ovário e consistem de tecido conjuntivo e canais vasculares revestidos por células endoteliais maduras.

Inflamação do Ovário

Ooforite. A ooforite, ou inflamação do ovário, é rara em animais domésticos. A viremia por vírus da rinotraqueíte infecciosa bovina (herpesvírus bovino tipo 1 [BoHV-1]) em estudos experimentais pode induzir ooforite necrosante na vaca pós-estro. Um fluido turvo fibrinoso preenche os folículos. Microscopicamente, as lesões no corpo lúteo variam de hemorragia difusa e necrose para necrose focal e a presença de células mononucleares. A maioria dos ovários afetados também têm folículos necróticos além de linfócitos e plasmócitos no estroma. O vírus da diarreia viral bovina (BVD), um vírus de transmissão vertical e horizontal responsável pela doença entérica leve a fatal e insuficiência reprodutiva, pode se localizar em oócitos e células do cumulus[1] de bovinos e causar ooforite crônica. A infecção de oócitos ovarianos com o vírus da BVD é uma das diversas vias possíveis de

---

[1]Células que cercam o oócito no folículo e depois da ovulação.

transmissão do vírus da vaca para o feto. A periooforite bacteriana é encontrada ocasionalmente em gatos e cães. Nestes últimos, ela deve ser diferenciada da peritonite infecciosas felina (PIF). A inflamação está localizada ao redor do ovário e dentro da tuba uterina, sugerindo que a bactéria causal pode ascender do útero.

Distúrbios Não Inflamatórios

Senescência. A medida que os animais envelhecem, as células germinativas diminuem em número até que um número mínimo crítico seja alcançado, no qual o animal para de ciclar e ovular. O eixo hipotalâmico-pituitário-ovariano deixa de funcionar e o estro para de ocorrer. O ovário se torna atrófico e não ocorre mais a alteração cíclica na genitália tubular. Ela também se torna atrófica.

Folículos Supranumerários. Os folículos supranumerários ocorrem em ovários de bovinos quando o hormônio folículo-estimulante (FSH) é utilizado em doses que causem superovulação na preparação para a transferência de embriões. Pode haver mais de uma dúzia de folículos ovarianos ou corpos lúteos bem-desenvolvidos.

Adesões. As adesões entre o infundíbulo e o ovário variam de bandas delgadas a grandes folhetos de tecido conjuntivo fibroso unindo as paredes. Geralmente a lesão é bilateral em vacas e resulta de uma infecção ascendente após a metrite pós-parto. O trauma físico por palpação retal e manipulação do ovário é outra causa possível; adesões infundibulares são comuns em novilhas de corte. As adesões podem obstruir ou ocasionar retenção de fluidos e provocar um infundíbulo cístico.

Hemorragia. Uma pequena quantidade de hemorragia é normal no momento da ovulação em todas as espécies. A égua é uma exceção, pois os folículos são grandes e a cavidade do folículo ovulado se preenche com sangue para formar um grande corpo hemorrágico. Em casos raros, a hemorragia pode ser extensa o bastante para formar um hematoma ovariano ou até mesmo um hemoperitônio, que pode ser fatal. Se o hematoma se estende através da fossa de ovulação, o corpo lúteo se desenvolve na porção externa da cápsula ovariana. Na égua e na vaca, uma região focal de serosite é detectável no ponto de ovulação. A progressão através de um estágio fibrinoso para um fibroso é rápida, e é formada uma "marca de ovulação". A expressão manual de um corpo lúteo persistente na vaca algumas vezes resulta em hemorragia perioovariana severa. A organização do hematoma resulta em adesões entre o ovário e estruturas adjacentes, como o infundíbulo da tuba uterina, e provoca infertilidade. A hemorragia excessiva para os folículos pode estar presente em bezerros, e a hemorragia para os folículos císticos ocorre ocasionalmente na cadela.

Folículos Atrésicos. Folículos atrésicos são aqueles que param em qualquer estágio do desenvolvimento e então regridem. Em qualquer ciclo estral, somente um ou um pequeno número de folículos está destinado a maturar, ao passo que os outros sofrem atresia em vários estágios de maturação. Um processo semelhante ocorre no anestro estacional e em todas as espécies domésticas durante a gestação, exceto para a égua. A atresia folicular é considerada anormal quando é uma parte de qualquer processo patológico que interfere na liberação de GnRH ou na resposta pituitária a este hormônio. O desenvolvimento do folículo pode ser interrompido em qualquer estágio, e após uma quantidade de tempo indeterminada, ele se degenera. Inicialmente o óvulo sofre apoptose (Capítulo 1); então, as células da granulosa se tornam picnóticas, vacuolizadas e descamadas. O folículo permanece como um cisto com um revestimento delgado parcial de células da granulosa ou é substituído por macrófagos, células da teca e tecido conjuntivo fibroso, eventualmente se tornando uma pequena cicatriz.

Neoplasmas do Ovário.
Existem três grupos principais de neoplasmas ovarianos primários nos animais domésticos: células germinativas, cordão sexual/estromal e epitelial. Pouco se sabe sobre a carcinogênese ovariana. Neoplasmas raramente sofrem metástase para o ovário dos animais domésticos.

Neoplasmas de Células Germinativas. Neoplasmas originados de células germinativas podem se diferenciar ao longo das linhas embrionárias e extraembrionárias, e são benignos ou malignos. A maioria dos neoplasmas de células germinativas são benignos e indiferenciados (disgerminoma), ou benignos com diferenciação (teratomas) de células somáticas (p. ex. célula não germinativa).

Disgerminoma. O disgerminoma é um neoplasma ovariano raro de todas as espécies. Geralmente é uma massa sólida, lobulada, friável e branca com áreas de hemorragia e necrose. Ele é composto de células redondas grandes com uma proporção nuclear citoplasmática elevada e muitas mitoses. Este neoplasma é idêntico ao seminoma nos testículos. As metástases são raras.

Teratomas Ovarianos. Os teratomas ovarianos são raros e geralmente são bem-diferenciados e benignos. Eles possuem elementos desorganizados de pelo menos duas de três folhetos germinativos embrionários: ectoderme, incluindo neuroepitélio; mesoderme; e endoderme. Geralmente existe a presença de pele com cabelo (Fig. 18-13). Osso, cartilagem, tecido nervoso, gordura e epitélio respiratório são observados frequentemente. Os teratomas malignos ocorrem com menor frequência, e geralmente são pouco diferenciados com tipos de tecido primitivo.

Neoplasmas do Estroma Gonadal. Os neoplasmas do estroma gonadal têm um fenótipo que se assemelha aos tecidos derivados do cordão sexual e/ou folículos. A maiorias dos tumores possuem regiões com combinações de fenótipos de célula da granulosa, célula da teca, célula luteal, célula de Sertoli ou célula endócrina intersticial. Geralmente o fenótipo de célula da granulosa predomina; portanto, a maioria é chamada de *tumores de células da granulosa*. A maior parte destes tumores produzem hormônio anti-Mülleriano (AMH), estrógenos, andrógenos e/ou inibina. A inibina é uma proteína que inibe a síntese e secreção de FSH. Nas fêmeas, origina-se das gônadas, glândula pituitária, placenta ou corpo lúteo; em machos, origina-se das células de Sertoli nos testículos. A égua pode ter sinais de anestro (produção de inibina), ninfomania (produção de estrógeno), ou comportamento de garanhão (produção de andrógeno); ela tende a ter estro prolongado e pode desenvolver piometra.

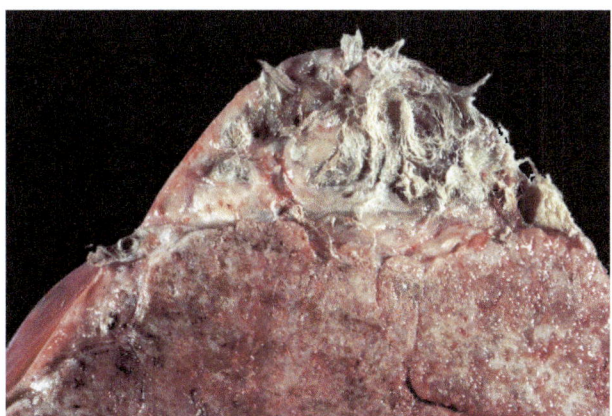

Figura 18-13 Teratoma Ovariano, Ovário, Cadela. Estes tumores possuem células das três linhagens de células germinativas: ectodérmica (epitélio, incluindo neuroepitélio), mesodérmica (tecido mesenquimal) e endoderme (tecidos intestinal e respiratório). Os tecidos mais comumente vistos macroscopicamente são pelo, cartilagem e osso. Este teratoma estava com 30 cm de diâmetro e envolvido por uma bursa, mas não foi achado tecido ovariano residual. Pelo (*metade superior da imagem*) e osso são as principais estruturas visíveis. (Cortesia de Dr. R.A. Foster, Ontario Veterinary College, University of Guelph.)

Tumores de Células da Granulosa. Os tumores de células da granulosa são os neoplasmas ovarianos mais comuns relatados em grandes animais. Eles são unilaterais, de superfície lisa, redondos e podem ter de 20 a 30 cm de diâmetro. Eles podem ser sólidos, císticos ou policísticos (Fig. 18-14, A e B). Os cistos podem variar de tamanho microscópico para vários centímetros de diâmetro. Geralmente, o fluido dentro dos cistos é vermelho-marrom. Microscopicamente, as células neoplásicas se assemelham às células da granulosa normais e frequentemente estão arranjadas como estariam nos folículos de Graaf normais: em fileira única ou múltiplas fileiras de células colunares a redondas revestindo os espaços preenchidos por fluido (Fig. 18-14, C). Nas regiões menos diferenciadas, as células neoplásicas estão arranjadas em lâminas. Os corpúsculos de Call-Exner (p. ex. rosetas de células da granulosa ao redor de um espaço central) podem estar presentes. O estroma pode estar escasso ou abundante. Os tumores de células da granulosa na égua e na vaca geralmente são benignos, algumas vezes são malignos na cadela, e são frequentemente malignos em gatas; o critério de prognóstico não está estabelecido.

Os tecomas puros são tumores do estroma gonadal predominantemente com diferenciação tecal. O citoplasma das células de um tecoma contêm gotículas de lipídeos, assim como as células da teca interna. Ocorrem áreas de luteinização em neoplasmas de estroma gonadal, porém os luteomas puros, neoplasmas com uma população uniforme de células luteinizadas, são raros. Também foram relatados tumores de células endócrinas intersticiais. Os tumores de células de Sertoli são discutidos no Capítulo 19.

Neoplasmas Epiteliais. A única camada de células revestindo os ovários, enquanto contígua com o mesotélio, é chamada de epitélio ovariano. Este revestimento celômico é o mesmo tecido que invagina no início da vida fetal para formar o revestimento de célula epitelial da genitália tubular interna. Os neoplasmas do epitélio da superfície ovariana, tuba uterina e endométrio podem ter aparência semelhante. Em algumas espécies, acredita-se que a neoplasia do epitélio ovariano venha da genitália tubular. Os neoplasmas do epitélio ovariano, adenoma e carcinoma ocorrem comumente na cadela (Fig. 18-15, A). Nos cães, elas se originam de estruturas do epitélio superficial, que são invaginações do epitélio para a cápsula do ovário. Geralmente, são multifocais e bilaterais, não provêm de metástase, mas de múltiplos desenvolvimentos *de novo*. Macroscopicamente, o ovário afetado é grande e multinodular, e possui uma aparência cística ou desalinhada. Histologicamente, elas têm uma combinação de regiões papilares e císticas (Fig. 18-15, B). Quando predominantemente papilares, elas são chamadas de *adenoma* ou *adenocarcinoma papilar*; se são principalmente císticas, são chamadas de *cistoadenomas* ou *cistoadenocarcinoma*. É muito difícil diferenciar alguns tumores epiteliais de tumores do estroma gonadal baseado na histologia e imuno-histoquímica, devido às semelhanças no fenótipo e na coloração imuno-histoquímica entre os dois grupos. A maioria dos tumores epite liais se coram para citoqueratina (CK) 7, e a maioria dos tumores do estroma gonadal se coram para inibina. As formas malignas geralmente se disseminam sobre a superfície peritoneal, tanto por extensão lateral direta quanto por semeadura (Fig. 18-15, C), ou sofrem metástase para os linfonodos e outros órgãos. A ascite resulta da obstrução dos vasos linfáticos diafragmáticos, que falham em reabsorver o fluido peritoneal, e/ou pelo excesso de secreção de fluido pelo neoplasma. Os neoplasmas que se originam na rete ovarii do hilo ovariano são extremamente raros.

Distúrbios das Tubas Uterinas

Lesões das tubas uterinas ocorrem tanto por infecção em andamento quanto por infecção anterior, ou são remanescentes císticos incidentais de ductos embrionários.

Salpingite (Incluindo Piossalpinge). A salpingite é a inflamação da tuba uterina, e a piossalpinge é uma tuba uterina preenchida por pus. Ambas geralmente resultam da infecção bacteriana. A salpingite

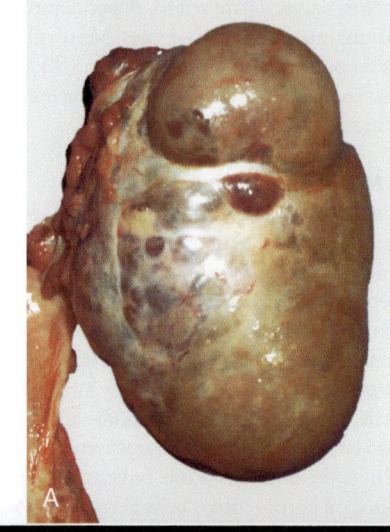

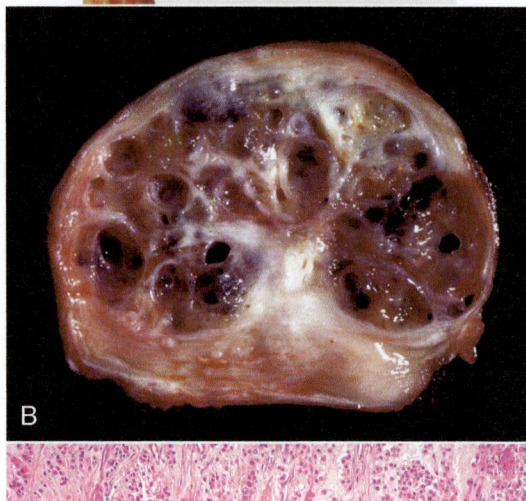

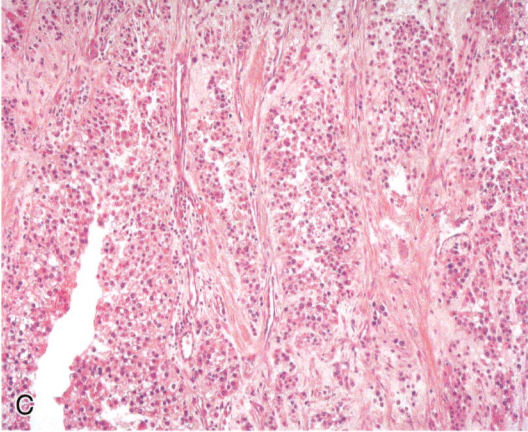

Figura 18-14 **Neoplasma do Estroma Gonadal, Tumor de Células da Granulosa, Ovário, Vaca. A,** Este neoplasma grande e lobulado destruiu a estrutura normal do ovário. Podem ser sólidos (como neste caso) ou multicístico. **B,** Cistos múltiplos preenchidos por fluido e áreas sólidas causaram o dramático alargamento ovariano. Tumores de células da granulosa são parte do grupo de neoplasmas conhecido como neoplasma do estroma gonadal. **C,** Este tumor de células da granulosa possui regiões sólidas e císticas. Os cistos são revestidos por células que se assemelham a células da granulosa do folículo. Coloração por HE. (**A** Cortesia de College of Veterinary Medicine, University of Illinois. **B** e **C** Cortesia de Dr. R.A. Foster, Ontario Veterinary College, University of Guelph.)

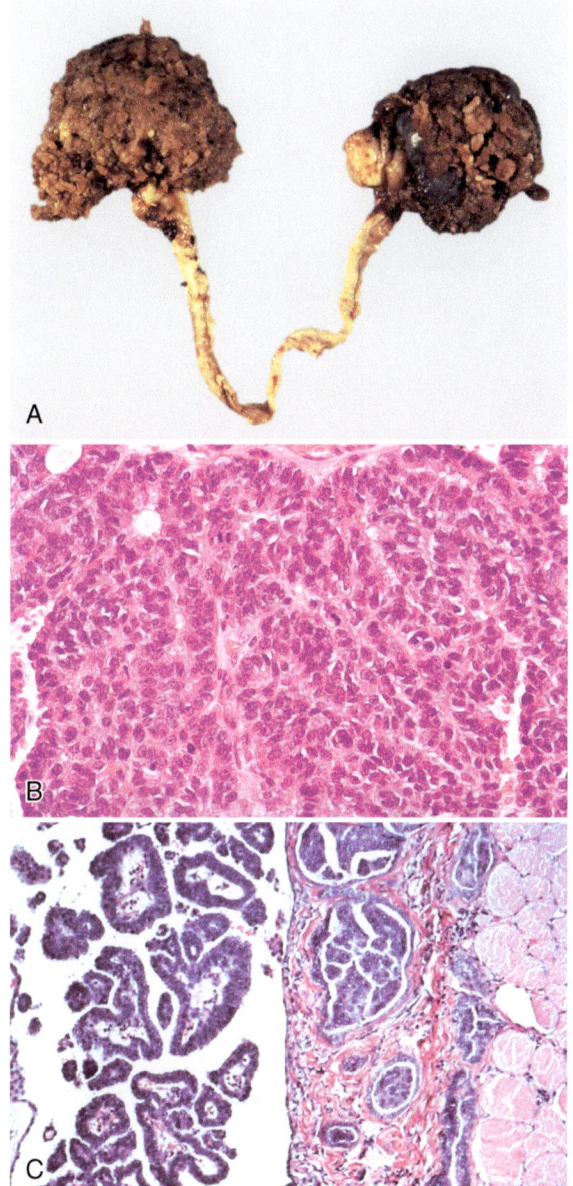

Figura 18-15 Carcinoma Ovariano Papilar, Ovário, Cadela. A, Ambos os ovários são ampliados pelo epitélio neoplásico que formou estruturas papilares, dando às massas uma superfície externa aveludada. Esses neoplasmas são considerados malignos e semeiam o abdômen, produzindo carcinomatose. **B,** Células epiteliais neoplásicas são dispostas em cordões e papilas, são pleomórficas e apresentam muitas mitoses. Coloração por HE. **C,** Este carcinoma papilar semeou a cavidade abdominal, implantou no peritônio, invadiu o músculo do diafragma, e está em vasos linfáticos subserosos adjacentes ao músculo esquelético diafragmático (*direita*). Coloração por HE. (**A** Cortesia de Dr. R.B. Miller, Ontario Veterinary College, University of Guelph. **B** Cortesia de Dr. M.D. McGavin, College of Veterinary Medicine, University of Tenessee. **C** Cortesia de Dr. K. McEntee, Reproductive Pathology Collection, University of Illinois.)

acompanha endometrite, metrite ou piometra na maioria das espécies; portanto, é o resultado de infecção ascendente e geralmente é bilateral. A salpingite é uma lesão rara no cão. A infecção descendente do ovário pode ocorrer com a infecção viral. A infecção hematógena direta é possível. As lesões macroscópicas são mínimas. Elas podem ser a hiperemia, espessamento da mucosa e pequenas quantidades de exsudato luminal. A inflamação do infundíbulo da tuba uterina acompanha a periooforite. Microscopicamente, a inflamação varia de leve a severa, e de aguda a crônica. Lesões iniciais leves são a perda de cílios e descamação das células epiteliais nas pontas das pregas da mucosa. Quando severa, a salpingite pode envolver outras partes da mucosa e, ocasionalmente, a camada muscular. O exsudato está presente no lúmen. Quando as adesões se formam entre as erosões e a mucosa adjacente, a tuba se torna cística, reepitelizada ou é substituída por tecido de granulação. A obstrução da tuba uterina combinada à inflamação supurativa ocasiona a piossalpinge, que é uma tuba uterina dilatada preenchida por pus. Os neutrófilos predominam e formam grandes lagos no lúmen ou nos cistos da mucosa, derivados das glândulas e da tuba. Assim como na piometra, o epitélio está ausente, hiperplásico ou desenvolve metaplasia escamosa.

Hidrossalpinge. A hidrossalpinge é uma tuba uterina dilatada e repleta de fluido. A obstrução da tuba uterina impede que o fluido normal saia do útero. A obstrução resulta de salpingite e cicatrização anteriores, por trauma em bovinos após a palpação retal agressiva ou expressão manual de um corpo lúteo, hematoma ovariano, dilatação cística dos restos de ductos de tecidos embrionários ou aplasia segmental. Macroscopicamente, existe a dilatação da tuba uterina com fluido claro, de modo que ela passa a apresentar parede delgada, forma tortuosa e parece estar mais longa que o normal.

As lesões encontradas comumente em cães e gatos são remanescentes do ducto na mesossalpinge, mais frequentemente tendo como origem o ducto mesonéfrico (estruturas tubulares simples revestidas por células colunares a cuboides) do que o ducto paramesonéfrico (revestido por uma mucosa dobrada semelhante a mucosa da tuba uterina). Os remanescentes dos ductos mesonéfrico e paramesonéfricos são descritos na discussão sobre cistos periovarianos na seção sobre o Ovário.

Gestação Ectópica. A gestação ectópica de seres humanos ocorre quando o feto se desenvolve na trompa de Falópio (tuba uterina) ou na endocérvix. Uma condição equivalente não foi registrada em mamíferos domesticados. A gestação ectópica em cães e gatos ocorre com a ruptura traumática do útero gravídico e libera o feto na cavidade peritoneal.

Distúrbios do Útero

A doença uterina é uma causa significativa de infertilidade e mortalidade. A maior parte desses distúrbios são doenças inflamatórias, geralmente o resultado da contaminação do útero com bactéria.

Distúrbios Inflamatórios. A maioria das infecções uterinas são o resultado de infecção ascendente quando a cérvix está aberta — no estro, parto ou período pós-parto. A infecção também pode resultar de uma via de disseminação hematógena, particularmente na gestação quando a interface uteroplacentária é o local de localização preferencial de microrganismos como *Brucella*, *Coxiella*, *Chlamydia* e *Ureaplasma* spp. A placenta e/ou endométrio são os alvos, pois sua interface é um ambiente único, adequado para a multiplicação de muitos microrganismos infecciosos. A infecção também pode descender do ovário e da tuba uterina, ou entrar no útero por extensão direta de vísceras adjacentes. A resistência do útero à infecção é influenciada por mecanismos de defesa imune inatos ou adquiridos, e pelo ambiente hormonal alterado, conforme discutido anteriormente.

Endometrite. A endometrite é a inflamação do endométrio. Ela ocorre mais comumente pelo acasalamento (inseminação) em animais não gestantes (endometrite pós-acasalamento). Na gestação, os microrganismos que causam a placentite, infecção fetal e falha na gestação também provocam inflamação do endométrio. A endometrite pós-parto ocorre após uma gestação e parto normais. Ela é especialmente comum e mais severa após um parto anormal (p. ex. distocia) ou falha do útero em regredir. Lóquios, o fluido e os restos descarregados do útero por um curto período de tempo após o parto, é um excelente meio nutriente para o crescimento bacteriano.

Casos de endometrite leve não são detectados macroscopicamente. Nos casos mais severos, a mucosa está inchada e possui uma superfície ondulada, geralmente com fibrina aderente e restos necróticos. Com a avaliação microscópica, as lesões da mucosa variam de descamação de algumas células epiteliais superficiais a necrose severa de todo o endométrio. São observados neutrófilos no estroma e glândulas endometriais. As lesões leves se resolvem completamente ou incompletamente com alterações residuais de glândulas císticas e fibrose periglandular. A endometrite severa geralmente se torna crônica, e o endométrio necrótico é substituído por tecido de granulação e subsequentemente por tecido conjuntivo fibroso. Em grandes animais (p. ex. gado e cavalos) com endometrite, a liberação de PGF$_{2\alpha}$ do endométrio, após 4 ou 5 dias de exposição a progesterona, causa a regressão prematura do corpo lúteo e encurtamento do ciclo estral. A ausência do endométrio resultante de necrose endometrial na endometrite severa reduz a quantidade de PGF$_{2\alpha}$ liberada, especialmente na égua e na vaca, e resulta em um corpo lúteo persistente.

A endometrite persistente induzida pelo acasalamento ocorre mais comumente em éguas, mas também acontece em outras espécies de animais domésticos. É normal que a inflamação na égua, presumivelmente pelos efeitos locais do fluido seminal, resolva-se dentro de 24 a 36 horas. Entretanto, alguns animais afetados são incapazes de resolver a inflamação. A posição do útero parece ter papel importante, e éguas normais têm um útero mais horizontal que permite melhor drenagem do fluido que a orientação mais inclinada ou vertical de éguas "susceptíveis". A maior susceptibilidade ocorre com gestações repetidas, e perda de condição corporal e genética. As éguas susceptíveis possuem contratilidade uterina reduzida por disfunção neuromuscular intrínseca ou por liberação de óxido nítrico no endométrio. Uma vez que não conseguem remover o fluido seminal e resolver a inflamação, ocorre o edema persistente e fibrose endometrial. Esta situação é a base para a biópsia endometrial na égua.

A biópsia endometrial é uma ferramenta de manejo na reprodução utilizada mais comumente na égua, mas também na vaca e na cadela. A severidade da endometrite e fibrose está diretamente relacionada com a incapacidade do óvulo fertilizado se aderir ou permanecer aderido ao endométrio e levar um feto a termo. Nas éguas, o prognóstico para levar um potro a termo está baseado em (1) uma combinação de características clínicas, como a falha em produzir um potro na temporada anterior, e (2) características morfológicas do endométrio. Estas últimas alterações incluem o estágio histológico do ciclo estral comparado ao estágio clínico, conteúdos luminais, morfologia do epitélio luminal do endométrio, presença e número de células inflamatórias/imunes, e frequência e severidade da fibrose periglandular (Fig. 18-16). Em relatos patológicos, as lesões do endométrio de éguas são categorizadas em graus 1, 2 ou 3, que se equiparam a probabilidade elevada, reduzida ou baixa de a égua parir um potro vivo, respectivamente.

Metrite (Incluindo Metrite Pós-parto). A metrite é literalmente a inflamação de todas as camadas da parede uterina (Fig. 18-17). Na teriogenologia, geralmente é sinônimo de um quadro mais severo e avançado de endometrite. Em seu estágio inicial, a serosa é opaca, finamente granular e tem hemorragias petequiais e filamentos finos de fibrina aderidos ao mesotélio. O endométrio aparece inchado, vermelho, opaco, geralmente ulcerado e possui um fluido sanguinolento floculado e com mau cheiro. Microscopicamente, são observados edema e neutrófilos no endométrio, e este processo e o exsudato resultante se estendem ao longo das camadas musculares para lesionar e inflamar a serosa.

Piometra. A piometra (acúmulo de pus no lúmen uterino) ocorre como uma sequela à endometrite ou metrite. É a infecção do útero com dilatação e acúmulo de pus no lúmen (Fig. 18-18). O fechamento da cérvix nem sempre é completo, e se não é, o exsudato é liberado para a vagina. Em vacas, a endometrite e a piometra impedem a

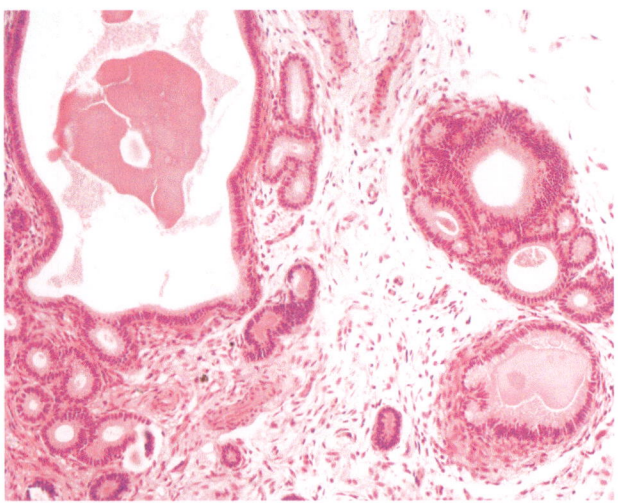

Figura 18-16 **Fibrose Endometrial, Biópsia Endometrial, Égua.** Fibrose de inflamação endometrial e edema resultam em glândulas endometriais formando ninhos (*direita*) e cistos (*esquerda*). Esta fibrose resulta em redução da fertilidade devido à falta de adesão do concepto, ou uma falha de formação de microcotilédones normais e uma redução na área placentária. Coloração por HE. (Cortesia de Dr. R.A. Foster, Ontario Veterinary College, University of Guelph.)

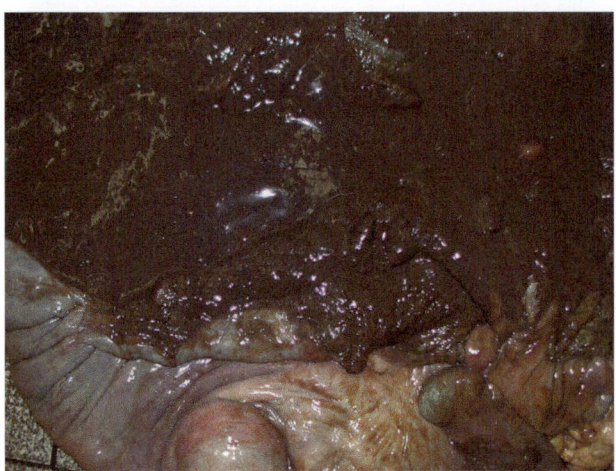

Figura 18-17 **Metrite Pós-Parto, Útero, Vaca.** O útero está distendido e cheio com fluido marrom escuro com mau cheiro. O endométrio estava vermelho-escuro e opaco, indicando uma endometrite secundária à infecção bacteriana. Esta vaca desenvolveu uma metrite severa imediatamente após o parto. (Cortesia de Dr. R.A. Foster, Ontario Veterinary College, University of Guelph.)

liberação de prostaglandina e o corpo lúteo é retido, mimetizando, assim, a gestação. Na cadela e na gata, a piometra segue a endometrite, que requer um corpo lúteo para o seu desenvolvimento (ver a discussão sobre hiperplasia endometrial cística neste capítulo) (Fig. 18-18, A e B). A cor e a consistência dos exsudatos variam de acordo com a bactéria infectante. O exsudato é tipicamente viscoso e marrom com a infecção por *Escherichia coli* e amarelo cremoso com *Streptococcus* spp. O útero pode estar muito distendido, mas não necessariamente de modo uniforme. Macroscopicamente, estão presentes áreas necróticas, ulceradas e hemorrágicas no endométrio, com regiões secas, brancas, espessadas e delicadamente císticas. Microscopicamente, as áreas brancas secas têm hiperplasia e metaplasia escamosa, uma ocorrência comum na inflamação crônica de qualquer membrana mucosa. As áreas císticas são de hiperplasia endometrial cística (Fig. 18-19).

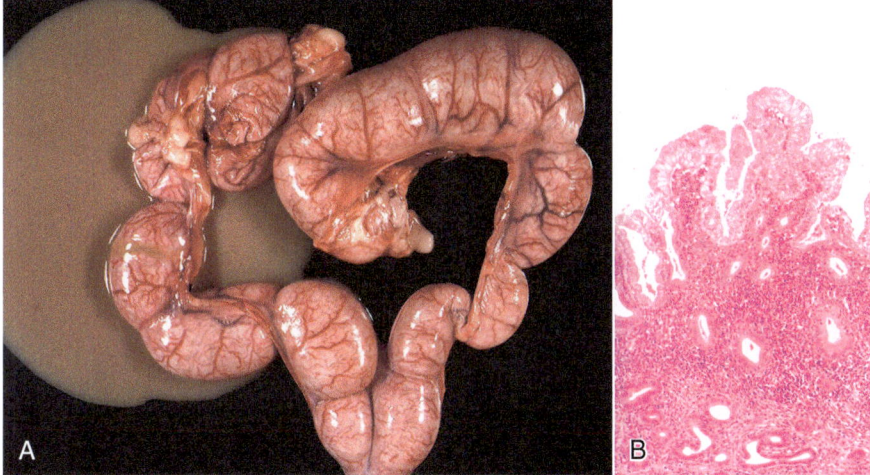

Figura 18-18 Hiperplasia Endometrial-Metrite-Piometra, Útero, Cadela. A, Piometra ocorre várias semanas após o estro. As bactérias crescem no útero e induzem uma resposta supurativa. O útero enche-se de pus e está distendido. **B,** Endometrite e piometra. Há um grande número de linfócitos e plasmócitos no estroma endometrial. O epitélio superficial é hiperplástico e papilar. As células epiteliais luminais são altamente vacuolizadas. Pus no lúmen do útero foi removido durante o processamento da seção histológica. Coloração por HE. (**A** Cortesia de Dr. J. Wright, College of Veterinary Medicine, North Carolina State University; e Noah's Arkive, College of Veterinary Medicine, The University of Georgia. **B** Cortesia de Dr. R.A. Foster, Ontario Veterinary College, University of Guelph.)

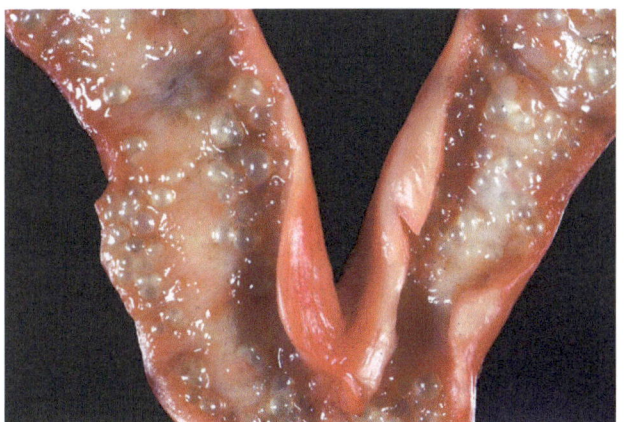

Figura 18-19 Hiperplasia Cística Endometrial, Útero, Cadela. Observe os cistos na mucosa do endométrio. Esta alteração ocorre sob a influência da progesterona após o estro. A hiperplasia cística pode proporcionar um ambiente adequado para as bactérias crescerem e causarem piometra, ou, alternativamente, a hiperplasia cística pode ser secundária à infecção uterina e à endometrite. (Cortesia de Dr. W. Crowell, College of Veterinary Medicine, The University of Georgia; e Noah's Arkive, College of Veterinary Medicine, The University of Georgia.)

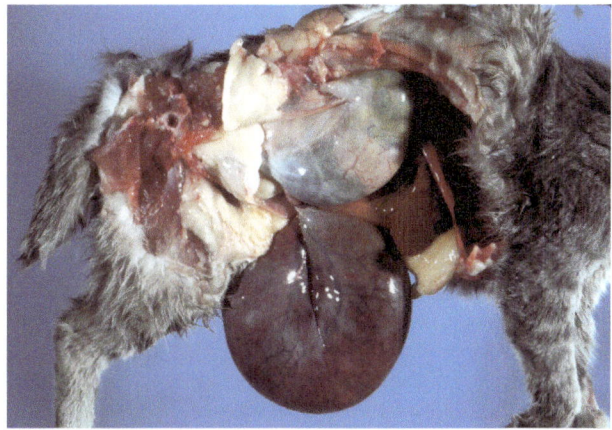

Figura 18-20 Torção Uterina, Gato. A estrutura vermelho-escura (*centro inferior*) é um corno uterino torcido que contém um feto. Sua cor é resultado de infarto venoso. (Cortesia de Dr. R.A. Foster, Ontario Veterinary College, University of Guelph.)

As lesões fora do trato genital, secundárias à piometra, incluem a hematopoiese extramedular disseminada e a glomerulopatia por imunocomplexo (Capítulo 11), sendo mais comuns na cadela.

Distúrbios Não Inflamatórios

Alterações do Envelhecimento. O útero está sob controle hormonal do ovário, e com a senescência e a ausência de ciclos estrais, o endométrio se torna atrófico. Além disso, com a paridade maior,[2] as paredes das artérias uterinas se tornam mais espessas e proeminentes. Histologicamente, as camadas íntima e muscular estão mais espessas e de coloração homogênea (hialina).

Torção. A torção do útero ocorre em animais gestantes e mais frequentemente na vaca. Ela raramente acontece na cadela e gata gestantes (Fig. 18-20), mas podem ocorrer quando o útero está aumentado pela piometra ou mucometra (acúmulo de muco no lúmen uterino). A rotação é ao redor do mesométrio e na vaca e na égua ocorre no nível da cérvix, e em cadelas e gatas, na junção do corno e corpo uterinos. A torção provoca o comprometimento circulatório e infarto venoso. As veias, que possuem uma pressão inferior e paredes mais delgadas, são comprimidas e obstruídas antes das artérias. A parede uterina e a placenta se tornam congestas e edematosas. O feto morre e mumifica, ou, se a cérvix está aberta o bastante para permitir a entrada de bactérias ou fungos, sofre putrefação. A parede uterina é friável e propensa a rupturas.

Ruptura. A ruptura do útero ocorre como uma sequela da torsão, na distocia e durante o tratamento de doenças uterinas por infusão de medicamente e fluidos. As rupturas relacionadas com torsão e distocia geralmente são fatais, devido à hemorragia ou infecção bacteriana. A ruptura que segue após infusão vigorosa de medicamentos para o

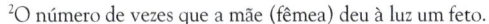

[2]O número de vezes que a mãe (fêmea) deu à luz um feto.

útero ocorre na menor curvatura de um corno uterino infundido, se disseca abaixo da serosa e para o mesométrio, e resulta na inflamação ao redor do útero (perimetrite) ou peritonite.

Prolapso. O prolapso do útero após o parto é importante na vaca, ovelha e porca. Um útero flácido e o esforço excessivo são condições predisponentes. Os fatores que causam a inércia uterina, como a distocia prolongada, hipocalcemia e ingestão de plantas estrogênicas, geralmente contribuem para o prolapso do útero. As estruturas anatômicas prolapsadas podem estar restritas ao corno anteriormente gravídico, cérvix ou vagina, ou incluir todo o útero, a bexiga e algumas vezes um pouco do intestino delgado. A medida que as estruturas prolapsam, ocorre a compressão, seguida pelo comprometimento vascular, resultando em congestão e edema (Fig. 18-21). A contrição pelos tecidos da vagina e da vulva exacerba este processo comprimindo os vasos sanguíneos, e à medida que o edema se desenvolve, os tecidos expostos para o ambiente externo continuam a inchar, ficam pendurados (como ação da gravidade), desidratam e se tornam traumatizados. Este resultado agrava o inchaço. O esforço constante e os efeitos da gravidade sobre os tecidos prolapsado contribuem para o alongamento das estruturas internas, incluindo ligamentos e vasos sanguíneos. A hemorragia e o choque podem causar a morte, mesmo se o útero é retornado manualmente à sua posição anatômica normal na cavidade abdominal. Se o animal sobrevive à intervenção do ressecamento e do trauma, o infarto venoso e a infecção que ocorrem podem impedir a fertilidade futura.

Retenção das Membranas Fetais. A retenção das membranas fetais por um tempo maior que o normal após o parto é comum, especialmente na vaca. Nas vacas, as membranas são consideradas retidas se não forem expelidas entre 12 a 24 horas de pós-parto; na égua, o prazo é de 3 horas. No bovino, no qual este processo é mais estudado, acredita-se que existam muitos mecanismos que causem a separação da interface fetomaternal (cotilédone e carúncula). Esses mecanismos incluem os seguintes:

1. Os efeitos das concentrações de relaxina crescentes e progesterona decrescentes sobre a crescente atividade de colagenase para favorecer a quebra enzimática das ligações de colágeno
2. A expressão de MHC-1 por trofoblastos e uma resposta imune materna elevadas para permitir que os leucócitos (especialmente neutrófilos) e citocinas promovam a separação

3. Efeitos mecânicos da contração uterina, induzidos pela prostaglandina e a regulação estrogênica, aumentando os receptores de ocitocina
4. Uma reversão das células epiteliais maternas da carúncula na gestação normal, de modo que, quando o parto se aproxima, há uma perda gradual e achatamento das células

A separação normal da unidade fetomaterna envolve a assim chamada *maturação fetomaterna* com proliferação reduzida de células da mucosa, apoptose elevada, atividade proteolítica aumentada, alterações na composição de colágeno, alta atividade de enzimas dos neutrófilos e isquemia local. O parto antes que haja a "maturação" completa da unidade fetomaterna ocasiona a retenção dos tecidos placentários. Ela é comum em casos nos quais a cesariana é clinicamente necessária antes do momento do parto normal, pois não há tempo suficiente para ocorrer a maturação completa. Além disso, fatores infecciosos, nutricionais, hormonais, circulatórios, hereditários e climáticos podem inibir o processo de "maturação". As membranas retidas podem atuar como um meio nutriente para o crescimento de bactérias contaminantes e o desenvolvimento de endometrite severa, a partir de uma endometrite pós-parto leve transitória. A endometrite bacteriana pode até causar doença sistêmica, como toxemia, septicemia ou coagulação intravascular disseminada (DIC).

Subinvolução dos Locais Placentários. A subinvolução dos locais placentários é um distúrbio exclusivo de cães, discutido na seção sobre Distúrbios dos Cães, Útero.

Pseudogestação. A pseudogestação é um distúrbio exclusivo de cães, discutido na seção sobre Distúrbios dos Cães, Útero.

Atrofia Endometrial. A atrofia endometrial geralmente resulta da perda da função ovariana. Ela ocorre (1) no anestro, (2) com desnutrição e caquexia, e (3) em distúrbios do desenvolvimento sexual. A atrofia endometrial focal de causa desconhecida ocorre em éguas. O endométrio atrófico é macroscopicamente delgado. Na égua, as dobras longitudinais são indistintas, e na vaca, as carúnculas estão achatadas. Microscopicamente, o útero da égua é mais estudado, pois os dados de biópsias uterinas são frequentemente utilizados para o manejo da reprodução. O endométrio do útero da égua em anestro tem epitélio luminal e glandular cuboide, com glândulas retilíneas e curtas.

Pólipos Endometriais. Pólipos endometriais são lesões comuns em cadelas e gatas mais velhas. A causa é desconhecida, porém eles geralmente ocorrem com hiperplasia endometrial cística. Esses pólipos são nódulos hiperplásicos localizados e frequentemente pedunculados de estroma e glândulas endometriais, que variam de microscópicos a vários centímetros de comprimento (Fig. 18-22). Eles podem causar obstrução do lúmen uterino e mucometra.

Hiperplasia Endometrial. A hiperplasia endometrial pode ser localizada ou generalizada; é uma lesão importante em ovelhas, cadelas e gatas; e é rara em éguas. Folículos de Graaf císticos, neoplasmas ovarianos (especialmente tumores de células da granulosa) e estrogênios de plantas são causas de hiperplasia endometrial em vacas. Nas ovelhas, ela é causada por hiperestrogenismo prolongado. O trevo estrogênico ingerido, como o trevo subterrâneo (*Trifolium subterraneum*) e o vermelho (*Trifolium pratense*), é a fonte mais provável de estrogênio. Em ovelhas, a hiperplasia endometrial provoca a redução na fertilidade, distocia e prolapso uterino devido à hipotonicidade uterina. As glândulas do tipo endométrico podem se desenvolver na mucosa cervical. Mesmo quando não gestantes, as ovelhas têm a glândula mamária aumentada. Os cistos endometriais se desenvolvem ao lado e abaixo das carúnculas, têm aproximadamente 1 cm de diâmetro e são preenchidos por fluido claro. A micotoxina zearalenona estrogênica obtida de alimentos embolorados causa cistos endometriais na porca. Na cadela e presumivelmente na gata, a hiperplasia endometrial cística (HEC) é uma resposta comum do útero (Fig. 18-19) no diestro. A doença é reproduzida experimentalmente pela preparação dos cães ao estrógeno, seguida pela administração de progesterona,

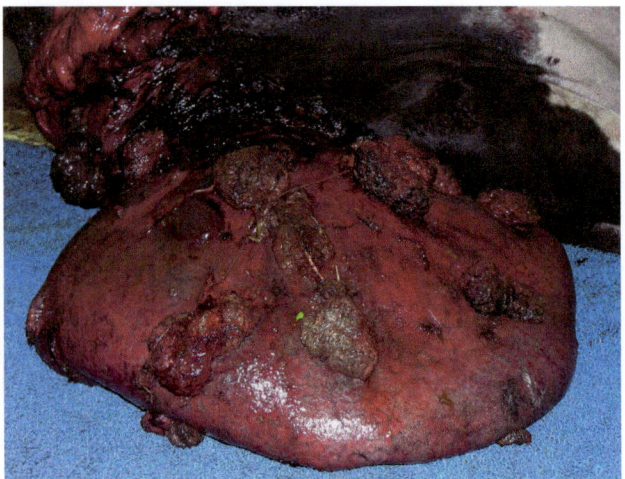

Figura 18-21 Prolapso Uterino, Vulva, Vaca. O útero, cérvix e parte da vagina prolapsaram. O útero tornou-se inchado devido ao edema dependente e do fluxo venoso reduzido. A mucosa do útero, incluindo as carúnculas, estão exteriorizadas e expostas ao ambiente, tornando-se assim desidratadas e traumatizadas. (Cortesia de Dr. R.A. Foster, Ontario Veterinary College, University of Guelph.)

porém, este resultado pode não ser o mecanismo fisiológico para a lesão. As bactérias estão presentes quase sempre no útero de cães com HEC e provavelmente são a causa. A concentração de progesterona elevada no fim do estro ou no início do diestro, assim como a função hormonal anormal, pode alterar a expressão do receptor hormonal. Este resultado pode preparar o útero de modo que a inflamação ou a irritação por bactérias (ou outras substâncias, como um material de sutura e óleo) estimulem o útero a sofrer hiperplasia e o tipo de alteração observada no início da gestação.

A hiperplasia endometrial simples pode ser negligenciada macroscopicamente quando o endométrio tem espessamento irregular ou difuso. Quando ele está cístico, a lesão é reconhecida rapidamente na cirurgia ou exame *post-mortem*. Microscopicamente, o principal componente da hiperplasia endometrial é um aumento no tamanho e área das glândulas, sem alteração no estroma, exceto pelo edema. O epitélio glandular tem aparência progestacional (p. ex. as células

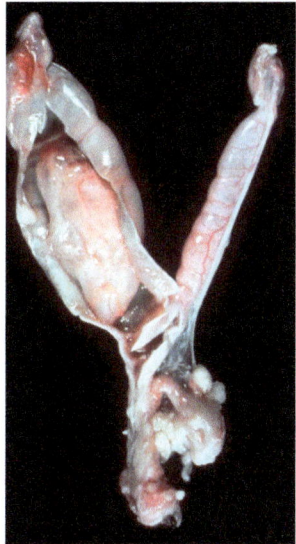

Figura 18-22 **Pólipo Endometrial, Gato.** O corno uterino na esquerda está distendido por um pólipo cilíndrico sólido que está conectado ao endométrio por um caule estreito. (Cortesia de Dr. G. Foley, Pfizer, Inc.)

são colunares, hipertróficas e hiperplásica e têm um citoplasma vacuolizado claro) (Fig. 18-18, B). À medida que as glândulas se tornam císticas com o aumento da pressão da secreção retida (ver a seção seguinte, sobre Mucometra e Hidrometra), o epitélio das glândulas se torna achatado e do tipo escamoso simples (atrofia por compressão).

Mucometra e Hidrometra. A mucometra e a hidrometra são o acúmulo de muco e fluido claro, respectivamente, no lúmen uterino (Fig. 18-23, A e B). A causa é a obstrução congênita ou adquirida do fluxo de saída do fluido e/ou muco produzido pelo endométrio e liberado quando a cérvix está aberta. Entretanto, a hidrometra e a mucometra podem se desenvolver com a produção excessiva no hiperestrogenismo. A hidrometra e a mucometra ocorrem na pseudogestação, na qual elas se resolvem espontaneamente.

Adenomiose. A adenomiose é a presença do endométrio dentro do miométrio, e o efeito geralmente é negligenciado nos animais domésticos, que não menstruam. A adenomiose é observada em vacas, cadelas e gatas. Acredita-se que o endométrio seja forçado para o miométrio por pressão da gestação, piometra ou que o epitélio "migre". Em primatas, a adenomiose é considerada parte da *endometriose*, que é um termo geral no qual o endométrio é encontrado em locais ectópicos. A endometriose, na qual o endométrio pode ser visto nas superfícies serosas, ao redor do ovário ou no tórax, não é relatada em espécies domésticas. A alteração macroscópica na adenomiose é principalmente o espessamento localizado do miométrio, especialmente próximo da cérvix. Em casos dramáticos, formam-se cistos no miométrio. Algumas vezes, nas cadelas, o útero sofre aumento difuso simétrico ou assimétrico focal próximo à cérvix (Fig. 18-24). Microscopicamente, as glândulas endometriais, estroma ou ambos estão dentro do miométrio.

Neoplasmas. Os neoplasmas uterinos são incomuns nos animais domésticos. O linfoma, que afeta múltiplos locais do corpo, é um neoplasma comum na vaca. Dos outros tipos de neoplasmas, os tumores de músculo liso na cadela e o carcinoma na vaca são os observados com maior frequência.

Linfoma. O linfoma do útero é uma doença básica em bovinos, portanto é discutida na seção sobre Distúrbios dos Ruminantes (Bovinos, Ovinos e Caprinos), Útero.

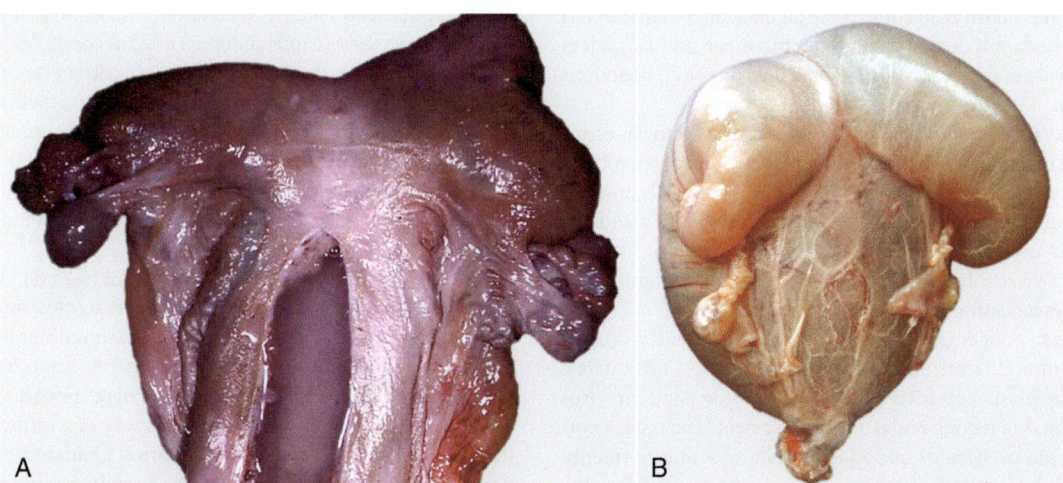

Figura 18-23 **Mucometra e Hidrometra, Útero. A,** Mucometra, égua. Observe o acúmulo de muco dentro do corpo aberto do útero distendido. **B,** Hidrometra, cabra. Os cornos uterinos e corpo estão preenchidos com o líquido aquoso transparente. (**A** Cortesia de Dr. K. McEntee, Reproductive Pathology Collection, University of Illinois; e Dr. J. King, College of Veterinary Medicine, Cornell University. **B** Cortesia de Dr. P.W. Ladds, James Cook University of North Queensland.)

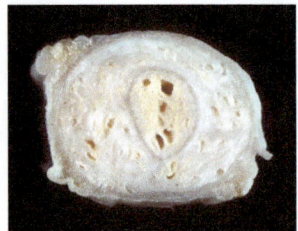

Figura 18-24 **Adenomiose, Corpo Uterino, Cadela. Espécie Fixada em Formalina.** O miométrio (*porção externa*) contém e é expandido por múltiplos cistos de glândulas endometriais. Muitos destes cistos estão cheios de pus e o endométrio é expandido como resultado da inflamação secundária à infecção bacteriana. (Cortesia de Dr. R.B. Miller, Ontario Veterinary College, University of Guelph.)

Tumores de Musculatura Lisa. Os tumores da musculatura lisa uterina são observados principalmente em cães e são discutidos na seção sobre Distúrbios dos Cães, Útero.

Carcinoma Endometrial. O carcinoma endometrial é uma doença bastante conhecida de bovinos e é observada com uma frequência menor em cães e gatos. Ele é discutido na seção sobre Distúrbios dos Ruminantes (Bovinos, Ovinos e Caprinos), Útero.

Distúrbios da Cérvix

As doenças envolvendo somente a cérvix são raros nos animais domésticos, pois a maioria são extensões de doenças uterinas. Existe uma variação considerável entre as espécies na anatomia da cérvix, e esta variação possui um impacto na saúde uterina e placentária. A cérvix equina é delgada e se abre facilmente (por isso é chamada "frouxa"), ao contrário da cérvix de bovinos e cães. As respostas à lesão e à inflamação são idênticas àquelas do útero, pois a cérvix é uma parte do útero. As características anatômicas e as respostas à lesão foram detalhadas anteriormente neste capítulo. Humanos e alguns primatas desenvolvem infecção por papilomavírus e subsequentemente o carcinoma cervical; as espécies domesticadas, não.

Distúrbios Não Inflamatórios

Anomalias. As anomalias da cérvix são distúrbios raros do desenvolvimento sexual. Elas ocorrem mais comumente na vaca, na qual pode haver hipoplasia de toda a estrutura, aplasia de uma ou mais pregas, tortuosidade e dilatação ou a formação de divertículo do canal cervical. Foram descritas duas cérvices completas ou uma única cérvix bifurcada. Um destes resultados pode ocorrer como a única lesão em todo o sistema reprodutivo ou como parte de uma falha mais extensa da fusão apropriada dos ductos paramesonéfricos pareados, e podem ser encontradas com uma vagina dividida e dois úteros competentes (útero didelfo).

Substâncias Estrogênicas. Ovelhas expostas a substâncias estrogênicas após o consumo de trevo subterrâneo e vermelho desenvolvem infertilidade permanente devido à alteração da cérvix. Os animais afetados têm uma cérvix que fundiu as pregas cervicais e glândulas semelhantes às uterinas, que produzem um muco menos viscoso. A alteração da viscosidade do muco cervical afeta a migração de espermatozoides e ocasiona a redução da fertilidade.

Neoplasmas. A doença neoplásica da cérvix de animais domésticos é muito rara, diferentemente de seres humanos, nos quais a displasia e a neoplasia cervicais ligadas aos tipos de papilomavírus humano são bastante reconhecidas. Os tipos de neoplasmas que ocorrem na cérvix são os mesmos que aqueles discutidos anteriormente para o útero.

Distúrbios Inflamatórios

Cervicites. A inflamação da cérvix (cervicite) geralmente ocorre como uma lesão menor simultaneamente com a endometrite ou

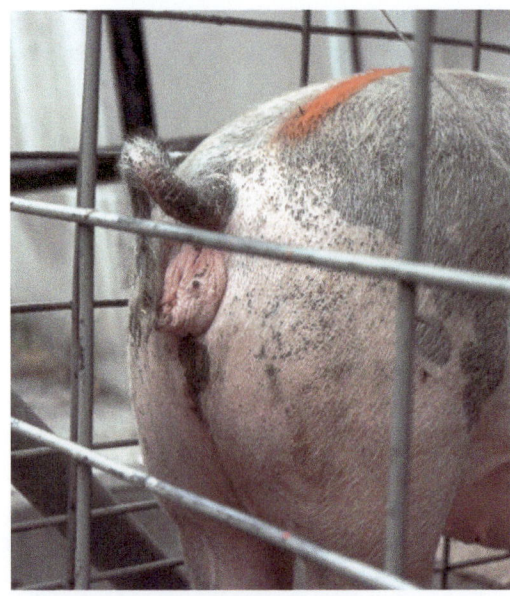

Figura 18-25 **Hipertrofia de Vulva e Edema, Efeito Estrogênico, Porca.** A vulva desta porca está inchada com edema. Este inchaço é típico de hiperestrogenismo secundário a micotoxicose. (Cortesia de Dr. J. Simon, College of Veterinary Medicine, University of Illinois.)

vaginite. Ela é observada em doenças infecciosas específicas, como *metrite contagiosa equina* causada por *Taylorella equigenitalis*, e em endometrite, metrite e vaginite pós-parto inespecíficas. A inflamação restrita à cérvix podem surgir do trauma da mucosa resultando de inseminação artificial mal-realizada. Em vacas com cervicite aguda, as pregas caudais estão edematosas e podem prolapsar para a vagina. O exsudato inflamatório cobre o epitélio cuboide simples e é coletado na vagina. Enquanto a mucosa cervical é delgada, o tecido fibromuscular subjacente é espesso e relativamente insensível à infecção; assim, a maioria dos casos de cervicite se resolvem rapidamente. As infecções que resultam de distocia traumática com lacerações provavelmente envolvem a camada muscular desde o início e podem produzir lesões severas, incluindo abscessos paracervicais, peritonite local com granulações para o tecido conjuntivo do canal pélvico, estenose com adesões através do lúmen da cérvix em regiões sem epitélio, e/ou cistos glandulares cervicais preenchidos por muco ou neutrófilos.

Vulva e Vagina

As duas principais categorias de doença da vagina e vulva são (1) as doenças infecciosas (e inflamatórias) e (2) as condições não inflamatórias. Para a maioria das doenças, as lesões ocorrem esporadicamente, e a enfermidade em uma espécie tem a aparência semelhante à de outra espécie. Entretanto, existem poucas doenças de vulva e vagina que são exclusivas de uma espécie animal domesticada ou que comumente afetem uma espécie específica, e esses distúrbios são discutidos posteriormente nas seções sobre distúrbios de espécies individuais.

Distúrbios Não Inflamatórios. O inchaço da vulva é normal durante o estro. O inchaço excessivo ou persistente é anormal e ocorre comumente em cães (ver a seguir), e ocasionalmente em bovinos. Ele também acontece no hiperestrogenismo, como nos neoplasmas ovarianos produtores de estrógeno ou na exposição a substâncias estrogênicas (Fig. 18-25), incluindo cremes e géis utilizados na terapia de reposição de estrógeno de proprietários. Quando a mucosa vaginal incha com edema, ela protrui através da vulva, expondo a mucosa.

Pólipos Vaginais. Os pólipos vaginais ocorrem na maioria das espécies, mas são particularmente comuns em cães (Fig. 18-26; seção sobre Distúrbios dos Cães). Eles começam como edema focal de mucosa e seu estroma está normal (submucosa), porém inchado com fluido

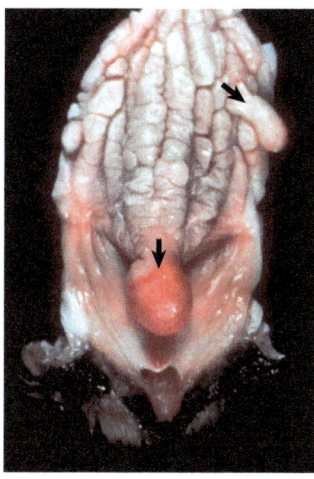

Figura 18-26 **Pólipos, Vagina, Cadela.** Existem vários pólipos vaginais (*setas*) surgindo da parede da vagina. O pólipo caudal maior adjacente à uretra sobressai caudalmente através dos lábios da vulva e está ulcerado. (Cortesia de Dr. K. McEntee, Reproductive Pathology Collection, University of Illinois.)

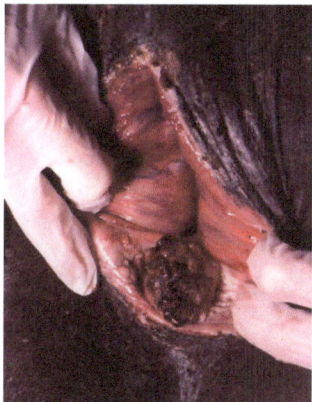

Figura 18-27 **Carcinoma de Células Escamosas, Vulva, Égua.** O clitóris foi substituído por um tumor multinodular e ulcerado. (Cortesia de Dr. J. King, College of Veterinary Medicine, Cornell University.)

edematoso, ou há uma fibrose difusa do edema de longa duração. A medida que o processo progride com o tempo, a estrutura se alonga para assumir a aparência característica de "pólipo". Eles podem, se grandes o bastante, protruir da vulva e ulcerar frequentemente.

Cistos. Os cistos na parede vaginal surgem de remanescentes de ductos mesonéfricos (ductos de Gartner) ou de glândulas vestibulares (de Bartholin). As causas de formação do cisto incluem a inflamação do revestimento do ducto ou glândula e hiperestrogenismo, no qual o edema causado pela estimulação de estrógeno é prolongado. Além disso, ocorrem diversos distúrbios menores e maiores do desenvolvimento sexual na vagina. A vagina cranial é uma derivação paramesonéfrica, e a vagina caudal é de derivação do seio urogenital. Os ductos mesonéfricos não são parte do desenvolvimento sexual da vagina, porém os remanescentes ocorrem na parede da vagina. Quando estes remanescentes se tornam císticos, eles formam cistos únicos ou múltiplos, ou um tubo tortuoso no assoalho lateral da vagina, entre a cérvix e perto da abertura uretral.

As principais glândulas vestibulares são encontradas nas paredes ventral e lateral do vestíbulo e se tornam císticas quando o edema, a inflamação ou os tecidos de cicatrização obstruem suas aberturas. Outros distúrbios do desenvolvimento sexual da vagina e vestíbulo incluem hímen persistente e septo vaginal (vagina dupla). Constrição, ou estenose da vagina ou vestíbulo, ocorre como um distúrbio do desenvolvimento sexual, ou após a lesão traumática no parto.

Neoplasmas. O neoplasma mais comum da vagina e da vulva é o carcinoma de células escamosas da vulva induzido pela luz solar. Os tumores de musculatura lisa e o carcinoma da vagina ocorrem esporadicamente em todas as espécies, mas são mais comuns em cães. Eles são discutidos na seção sobre Distúrbios dos Cães.

O carcinoma de células escamosas da vulva ocorre em todas as espécies, porém especialmente na vaca, ovelha e égua (Fig. 18-27). A exposição a luz solar (luz ultravioleta [radiação UVB]) é uma causa conhecida. A vulva de ovelhas sujeitas à operação Mules (cirurgia do períneo e região inguinal para prevenir que a urina molhe a lã) e à caudectomia, assim como a vulva de bovinos com caudectomia, tem maior exposição ao sol e uma incidência maior de carcinoma de células escamosas da vulva. A ausência de pigmentação da vulva é um fator de risco adicional. O carcinoma de células escamosas se origina sobre a pele sem pelo e menos pigmentada da vulva e tem a aparência e o comportamento biológico de carcinomas de células escamosas do olho e conjuntiva, pele e outros locais (Fig. 21-33). A neoplasia sofre metástase ao final do curso da doença para os linfonodos ilíacos mediais.

Distúrbios Inflamatórios

Vulvite e Vaginite Pós-parto. A vulvite e vaginite pós-parto se desenvolvem por trauma e laceração da mucosa durante distocia, e, subsequentemente, a infecção bacteriana secundária pode exacerbar a lesão original. O trauma sem relação com o parto, como durante o coito, inseminação artificial, transferência de embrião ou outras atividades humanas, também pode progredir de modo semelhante. A inflamação da cérvix e vagina cranial após a distocia pode ter um resultado mais severo, devido à disseminação local da infecção para a cavidade através da parede da cérvix e/ou vagina para a cavidade peritoneal.

Vulvite Granular. A vulvite granular descreve a aparência clínica da vulva e da vagina em doenças inflamatórias. A inflamação gera a coloração vermelha (hiperemia) e exsudato, e a aparência granular geralmente é o resultado do desenvolvimento e hiperplasia de folículos linfoides (Fig. 18-28). Portanto, qualquer microrganismo infeccioso pode ser uma causa se há tempo suficiente para o desenvolvimento de imunidade adaptativa.

Infecção Genital por Herpesvírus. A infecção genital por herpesvírus ocorre na maioria das espécies. O vírus é disseminado de modo venéreo e causa a morte das células epiteliais da mucosa em múltiplas localizações, resultando na formação das vesículas microscópicas e erosões após as rupturas. Assim como na patogenia geral da infecção por herpesvírus (Capítulo 4), o vírus entra nos nervos e permanece nos corpos celulares e gânglios neuronais em um estado latente até que haja recrudescência e extravasamento. As lesões macroscópicas começam como focos de 1 a 2 mm, brancos, elevados, e que logo sofrem erosão (Fig. 18-29). A formação da vesícula clinicamente visível é incomum. Em algumas espécies, as lesões irão se expandir e coalescer para formar úlceras grandes, com muitos centímetros de diâmetro (Fig. 18-30). A pele pigmentada afetada perde a pigmentação e permanece, após a cicatrização, como áreas brancas de despigmentação (Fig. 18-31).

Feto e Placenta

Gestação Normal. A gestação começa na concepção, e o produto da concepção é o concepto. Ele começa como um óvulo fertilizado, se desenvolve para um blastocisto e então se desenvolve ainda mais, de modo que o concepto é composto de membranas fetais e do embrião. O embrião é a parte do concepto que dá origem ao adulto. O momento em que o embrião se torna feto é tema de debate; alguns acreditam que é o momento no qual o embrião desenvolve características que permitem que sua espécie e sexo sejam determinados fenotipicamente, e outros consideram que seja quando o embrião comece a movimentação espontânea. Essa movimentação ocorre com aproximadamente 35 a 45 dias de idade em grandes animais.

Manutenção da Gestação. A manutenção de gestação é um desses eventos milagrosos que desafiam a lógica, e há muito a ser aprendido sobre a gestação e o desenvolvimento embrionário/fetal. O concepto é alogênico[3] e, portanto, estranho para a mãe. No entanto, ele sobrevive, ainda que o feto e a mãe possam montar uma resposta imune entre si. A tolerância ou a supressão do sistema imune materno

---

[3]Animais da mesma espécie que são geneticamente diferentes o bastante para interagir antigenicamente através de respostas imunes.

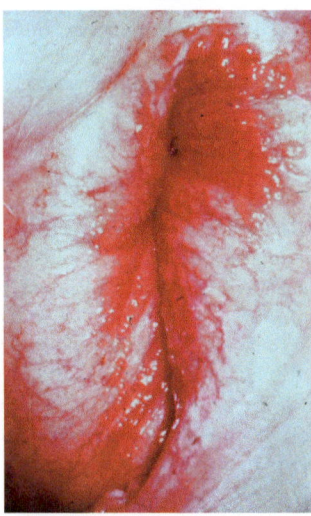

Figura 18-28 **Vulvite Granular, Vulva, Vaca.** Vulvite granular é uma condição inespecífica resultante do desenvolvimento e hiperplasia de folículos linfoides subepiteliais da vulva e vestíbulo. A inflamação da vulva, nos estágios iniciais, causa hiperemia. Há subsequente hiperplasia do tecido linfoide, visível como nódulos brancos salientes de 1 a 2 mm na mucosa vulvar. É comumente visto em vacas com infecção da vulva ou vagina com *Ureaplasma diversum* e resulta em um aspecto granular da mucosa. (Cortesia de Dr. R.B. Miller, Ontario Veterinary College, University of Guelph.)

é necessária, mas os mecanismos não são completamente conhecidos. Os mecanismos em roedores e primatas são estudados em detalhes e envolvem diversos processos potenciais, incluindo os seguintes:

- Um papel ativo de sistemas, como o sistema ligante Fas/Fas, no qual as células imunes ativas sofrem apoptose quando entram em contato com trofoblastos expressando o ligante Fas.
- A supressão da imunidade materna no endométrio pela produção de indolamina 2,3-dioxigenase (IDO), que inibe o triptofano, um aminoácido necessário no crescimento e desenvolvimento de linfócitos T.
- A ausência de expressão de MHC em trofoblastos.
- Alteração do equilíbrio de linfócitos T_H e T_S.

As considerações imunológicas são apenas parte da narrativa da manutenção da gestação. Existem também as influências hormonais, especialmente a manutenção das concentrações de progesterona sérica e uterina pelo corpo lúteo e placenta. Estressores e citocinas sistêmicas, como as prostaglandinas, podem causar luteólise do corpo lúteo e interromper a gestação durante seu curso, quando ela é dependente do corpo lúteo (toda a duração da gestação de bovinos, caprinos, suínos e cães, e mais de 50 dias de gestação em cavalos, ovinos e gatos).

Acredita-se que os fetos da maioria das espécies iniciem o próprio parto, e o processo é complexo. Condições patológicas podem mimetizar os eventos resultando em parto normal, de modo que, com o estresse fetal, como ocorre na patologia materna ou fetal, hipertermia e hipóxia, a glândula pituitária fetal secreta ACTH, ocasionando na subsequente produção de glicocorticoide (p. ex. corticosteroides) pela glândula adrenal fetal. Os corticosteroides aumentam a síntese de estrógenos na placenta, que causa a regulação dos receptores de ocitocina na musculatura lisa do útero (miométrio), e a síntese e liberação de $PGF_{2\alpha}$ do endométrio. A $PGF_{2\alpha}$ inicia a contração do miométrio, causa a luteólise e reduz a produção de progesterona. A lise do corpo lúteo também resulta na secreção de relaxina e um posterior declínio na concentração de progesterona. A secreção de relaxina e a progesterona diminuída possibilitam a separação placentária do endométrio pela promoção da atividade da colagenase. O início do parto por este processo resulta em um feto fresco (não autolisado). Se houver morte fetal rápida, a perda da gestação ocorre por outros mecanismos, e o feto, tendo passado tempo adicional em temperatura corporal, será autolisado.

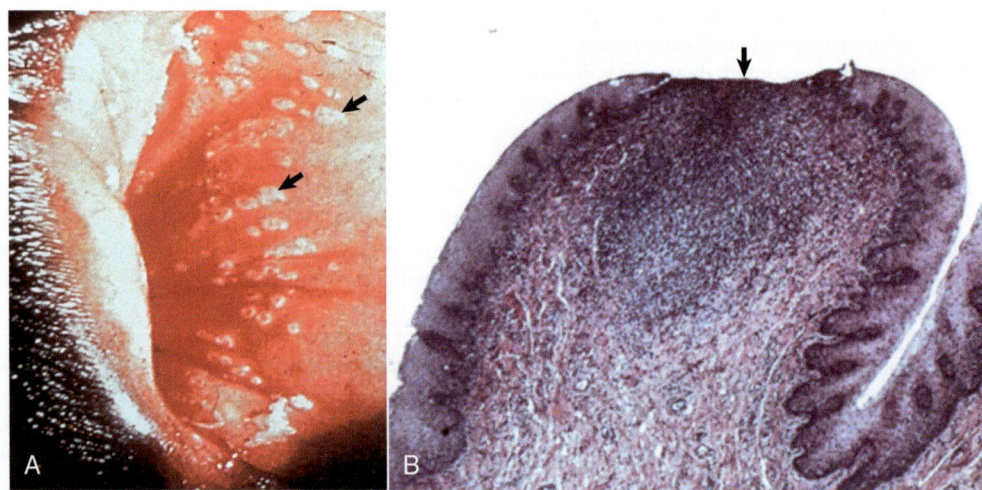

Figura 18-29 **Vulvovaginite Pustular Infecciosa (IPV), Infecção por Herpesvírus Bovino Tipo 1, Vaca. A,** Ulceração focal da mucosa do vestíbulo. As múltiplas regiões brancas (*setas*) são áreas de epitélio necrótico e ulceração. **B,** Ulceração da mucosa do vestíbulo. Observe a úlcera (*seta*) com perda do epitélio sobre um agregado de linfócitos. Coloração por HE. (Cortesia de Dr. K. McEntee, Reproductive Pathology Collection, University of Illinois.)

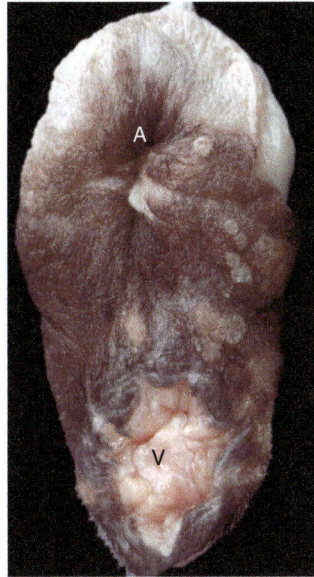

Figura 18-30 Vulvite Ulcerativa, Infecção por Herpesvírus Caprino Tipo 1, Cabra. A vulva (V) tem numerosas vesículas na mucosa. A pele da região perineal ao redor do ânus (A) e vulva apresentam múltiplas regiões circulares de necrose epitelial e erosão. A infecção por herpesvírus do trato genital tem as lesões clássicas de microvesículas que se rompem para formar úlceras, que são irregularmente distribuídas nas áreas afetadas. (Cortesia de Dr. P.W. Ladds, James Cook University of North Queensland.)

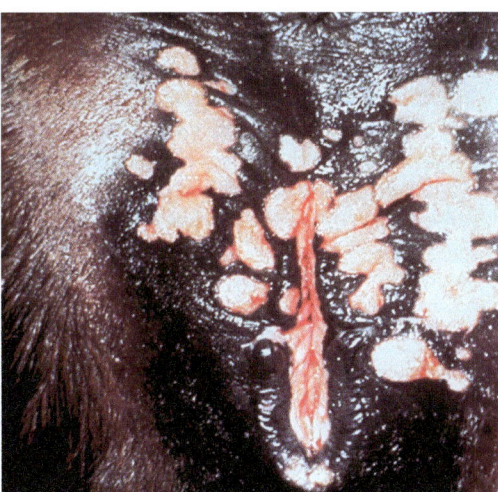

Figura 18-31 Exantema Coital, Vulvite Ulcerativa, Herpesvírus Equino Tipo 3, Égua. Grandes úlceras de espessura total ao redor do períneo e na pele vulvar cicatrizam com regiões despigmentadas. (Cortesia de Dr. K. McEntee, Reproductive Pathology Collection, University of Illinois.)

Falha da Gestação

Características Fetais. A falha da gestação é dividida em três subcategorias baseadas no desenvolvimento fetal e na potencial viabilidade do feto, conforme o seguinte:

Mortalidade embrionária precoce ocorre no estágio embrionário, geralmente com menos de 35 a 45 dias pós-concepção em grandes animais, e aproximadamente 20 dias pós-concepção em cães e gatos.
Perda fetal (aborto) ocorre no estágio do desenvolvimento fetal, quando o feto não está viável independentemente (p. ex. não pode viver sem o ambiente placentário e uterino).
Natimorto ocorre quando o feto está potencialmente viável.

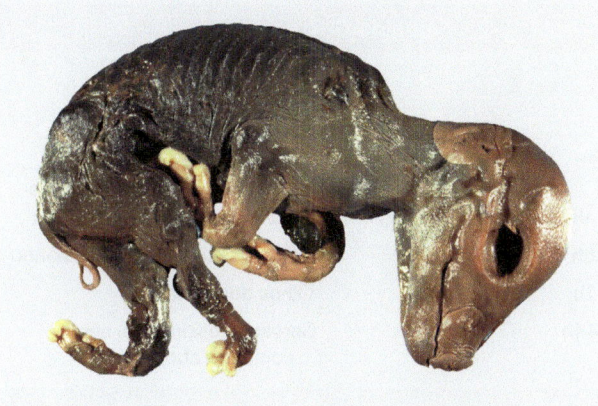

Figura 18-32 Falha na Gestação, Feto Mumificado, Porca. Este feto morreu no útero e os fluidos foram reabsorvidos. A desidratação do feto no útero, após sua morte, geralmente leva mais de uma semana para ocorrer. (Cortesia de Ontario Veterinary College, University of Guelph.)

Características Maternas. O resultado exato da mortalidade embrionária precoce e da morte fetal na mãe é imprevisível e influenciado pela causa da falha da gestação, espécie afetada, estágio da gestação e número de fetos. Os principais resultados são os seguintes:
1. Morte embrionária e retorno do estro no intervalo normal
2. Morte embrionária e retorno retardado ao estro normal
3. Perda fetal (aborto) sem autólise
4. Perda fetal (aborto) com autólise
5. Mumificação do feto/fetos
6. Maceração do feto/fetos
7. Natimorto

Características da Mortalidade Embrionária e Perda Fetal. A *mortalidade embrionária* ocorre em todas as espécies, e as causas são discutidas na seção sobre Causas da Falha da Gestação. A *perda fetal* sem autólise é o padrão em cavalos, ovinos e caprinos. Na cadela e na gata, a perda fetal com autólise é o padrão, pois, quando ocorre a morte embrionária ou fetal, o corpo lúteo e os produtos do concepto podem ser retidos no útero até o momento do parto normal.

Mumificação. A mumificação é um dos possíveis resultados da morte fetal. Ao invés de ser expelido logo após a morte, o feto é retido e desidrata progressivamente para se tornar uma massa firme, seca, que é descolorida pela hemoglobina degradada para marrom ou preto, e consiste de pele coriácea envolvendo os outros órgãos desidratados (Fig. 18-32). A causa da morte pode ser infecciosa ou não, e a bactéria que promove a lise do tecido morto deve estar ausente, e a cérvix, fechada, para impedir a entrada de bactérias putrefativas. As situações nas quais a mumificação ocorre mais comumente estão listadas na Tabela 18-2. Na gestação gemelar da égua, o feto mumificado e o sobrevivente são abortados juntos. Na infecção por parvovírus na porca, os fetos mumificados são retidos e podem nascer a termo juntamente com os fetos vivos. Em qualquer espécie com uma gestação de um "único feto", o feto mumificado pode ser expelido a qualquer momento ou retido indefinidamente.

Maceração. A maceração ocorre quando o feto se torna liquefeito (Fig. 18-33). Este resultado requer a infecção bacteriana do feto. As bactérias poderiam ser a causa da morte fetal ou os contaminantes que entraram no útero pela cérvix aberta. Além da desintegração do feto (Fig. 18-33), o útero também tem lesões. Endometrite ou piometra está presente; o tipo de lesão depende se a cérvix permanece aberta ou fechada. A endometrite e a piometra tendem a se tornarem severas e crônicas. O enfisema ocorre quando as bactérias são formadoras de gás, como acontece com *Clostridia* spp. A toxemia e a morte materna são prováveis se as bactérias produzem exotoxinas ou endotoxinas potentes. Os ossos fetais resistem à maceração, e se o útero eventual-

Tabela 18-2	Falha da Gestação
GUIA PARA AUTÓLISE FETAL*	
Tempo até o Nascimento	**Alteração**
12h	Opacidade de córnea, líquido amniótico tingido de sangue
24h	Fluido em cavidades do corpo
36h	Fluido gelatinoso no subcutâneo
72h	Olhos desidratados
144h	Carcaça desidratada, sem conteúdo abomasal

CAUSAS COMUNS DE MUMIFICAÇÃO FETAL	
Égua	Gêmeos
Vaca	Infecção por vírus da diarreia viral bovina, tricomoníase
Cadela	Herpesvírus canino
Gata	Torção de um corno uterino
Porca	Infecção por parvovírus

MICRORGANISMOS INFECCIOSOS COMUNS A TODAS AS ESPÉCIES

Brucella sp.
Campylobacter sp.
Chlamydia abortus
Coxiella burnetii
Herpesvírus
Leptospira interrogans
Listeria monocytogenes
Mycoplasma e *Ureaplasma* spp.
Neospora caninum
Salmonella sp.
Toxoplasma gondii

ALGUMAS CAUSAS NÃO INFECCIOSAS COMUNS A TODAS AS ESPÉCIES

Anomalias
   Cromossômica, genética e epigenética
   Visíveis macroscopicamente ou microscopicamente
   Proteômica ou metabolômica
Hidrâmnios, hidroalantoide
Hipertermia
Doenças nutricionais
   Excessiva
   Inadequada
   Deficiência de nutrientes individuais
Toxicose
   Planta
   Elementos
   Outros
Hipoluteísmo e outras desregulações hormonais
Número excessivo de fetos, incluindo gêmeos
Estresse ambiental, incluindo trauma

*Dados de Dillman RC, Dennis SM: Am J Vet Res 37:403-407,1976.

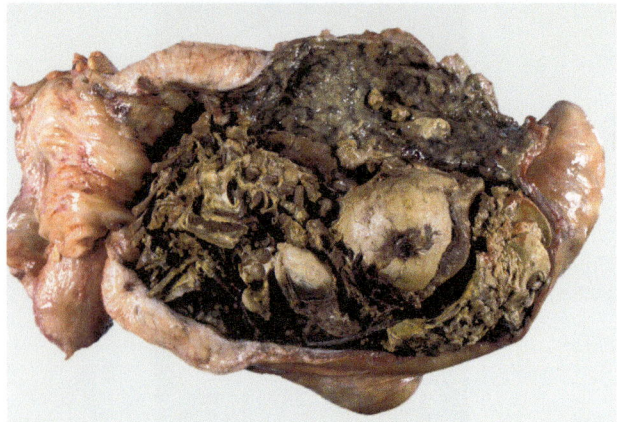

Figura 18-33 Falha na Gestação, Feto Macerado, Cordeiro. Ossos fetais, pelos e material pastoso marrom preenche o útero. A ovelha estava infértil. (Cortesia de Dr. R.A. Foster, Ontario Veterinary College, University of Guelph.)

(Tabela 18-3), pois as infecções geralmente são fáceis de diagnosticar. Esta correlação resultou em abordagem geral para determinar se a perda da gestação ocorreu por uma lesão reconhecida e se a causa é infecciosa ou não.

A identificação da causa da morte embrionária é muito difícil, pois raramente existem tecidos embrionários ou placentários para examinar, e a maioria dos laboratórios são capazes de identificar apenas causas infecciosas. Acredita-se que o embrião se dissolva, mas o concepto é tão pequeno que pode não ser encontrado. Existem causas infecciosas reconhecidas de mortalidade embrionária precoce, e a infecção geralmente ocorre no momento do coito ou concepção, ou próximo a ele. Microrganismos como *Campylobacter*, *Tritrichomonas*, *Ureaplasma* e infecções endometriais inespecíficas estão entre os exemplos comuns. As causas não infecciosas de mortalidade embrionária precoce parecem ser de anomalias cromossômicas e outros traços genéticos letais.

Avaliação do Feto e Placenta em uma Falha de Gestação. A investigação da falha da gestação requer um sentido afiado do que pode ser atingido. A investigação pode ter impacto econômico, identificar uma doença zoonótica ou recorrer a curiosidade científica. Os fatores maternos, fetais e placentários devem ser considerados enquanto se identificam quaisquer lesões e microrganismos infecciosos significantes. Existem causas infecciosas comuns a todas as espécies (Tabela 18-2), outras que são espécies específicas (Tabela 18-4), e também aquelas que são geograficamente importantes. Os casos sem uma causa infecciosa reconhecida são assumidos como não infecciosos.

A avaliação do feto e da placenta, assim como a amostragem de tecidos, é realizada para responder principalmente a seguinte questão: Existem quaisquer anomalias ou lesões fetais ou placentárias que expliquem a falha da gestação? Parte da falta de sucesso na determinação da causa de uma falha de gestação é a incapacidade de examinar todos os órgãos e de enviar as amostras apropriadas. Quando possível, devem ser enviados o feto e a placenta ao laboratório. Se isto não é possível, o sucesso em descartar fatores fetais ou placentários depende de uma avaliação cautelosa de todas as estruturas e da submissão de amostras corretas. Cada laboratório diagnóstico possui um guia de envio que recomenda amostras para submissão, maximizando o sucesso do diagnóstico.

Cada espécie e raça de animal possui uma taxa de desenvolvimento fetal e um tamanho médio ao nascimento esperados. A variação deste desenvolvimento fetal normal indica uma anormalidade que precisa ser explicada. O peso do feto e da placenta, o tamanho fetal, incluindo o comprimento craniocaudal, e o grau de desenvolvimento para o tempo de gestação (em dias) são parâmetros básicos, e alterações do "normal" podem indicar nutrição materna aumentada ou inadequada, doença concorrente ou suficiência placentária.

mente recupera uma parte do tônus muscular, os ossos podem causar perfuração.

Os laboratórios de diagnóstico veterinário que publicam dados de prevalência de diversas causas da falha de gestação *esporádica* (especificamente o aborto) identificam uma causa em menos de 50% (e, com frequência, aproximadamente 20%) dos casos individuais. Entretanto, as causas de surtos de aborto em rebanhos são identificadas na maioria dos casos. Muitas dessas causas reconhecidas são infecciosas

Tabela 18-3 Ocorrência de Causas de Falha Esporádica da Gestação em Várias Espécies Domesticadas

Causa	Equino (%)	Bovino (%)	Ovino (%)	Caprino (%)	Suíno (%)
Sem diagnóstico	40	60	60	52	53
Não Infecciosa	26*	3	5	10	1
Infecciosa	34	37	35	38	46
Placentite	12	5	9	3	7
Viral	9	3	0	0	20
Bacteriana	10	16	25	31	32
Protozoário	0	16	10	7	0

*Ver Quadro 18-5.

Tabela 18-4 Doenças Específicas ou Regionais Importantes que Causam Falha da Gestação

Espécies	Causa
Equina	Progesterona sérica insuficiente
	Herpesvírus equino tipo 1
	Toxicose por festuca (*Neotyphodium coenophialum*)
	Hiperplasia da tireoide/síndrome musculoesquelética
Bovina	*Brucella abortus*
	Aborto do sopé da montanha
	Aborto pelo pinheiro Ponderosa
	Campylobacter fetus
	Tritrichomonas foetus
Ovina	*Listeria monocytogenes*
	Brucella ovis
	Doença de Wesselsbron
	Febre do Vale do Rift
	Vírus do Vale Cache
	Salmonella sp.
	Deficiência de Iodo
Caprina	*Brucella melitensis*
	Deficiência de Iodo
Suína	Leptospirose

Estas não são as mais comuns em todas as áreas. As causas comuns estão listadas na Tabela 18-2.

O grau de autólise fetal e a evidência de sofrimento fetal fornecem informações úteis. A autólise fetal foi estudada em ovinos e oferece uma aproximação do momento da morte fetal antes da expulsão. Geralmente acredita-se que um feto autolisado morre muito rapidamente para iniciar o próprio parto, como poderia ocorrer com septicemia ou viremia, ao passo que o feto sem autólise é capaz de iniciar o próprio parto. Quando em sofrimento e hipóxico, um feto engasga e aspira os conteúdos amnióticos, e o mecônio[4] é liberado para o fluido amniótico. A mancha da pele por mecônio pode ser observada na avaliação *post-mortem* (Fig. 18-34). Escamas de queratina e o mecônio do fluido amniótico são encontrados nos pulmões com avaliação histológica.

Um feto preso no canal do parto por um período de tempo suficiente (p. ex. distocia) desenvolve inchaços localizados da língua e face (Fig. 18-34), hemorragia e contusão, e um inchaço em um ou ambos os membros. A pressão do canal do parto restringe o fluxo

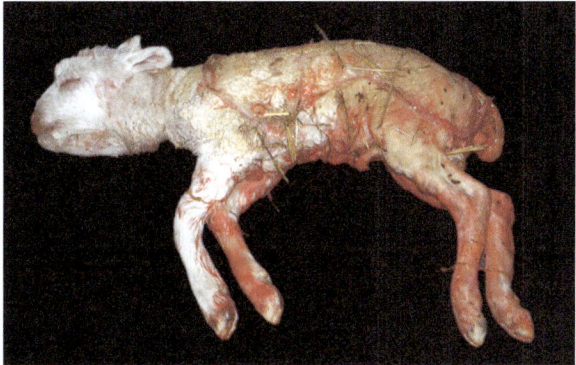

Figura 18-34 Distocia, Cordeiro. Este cordeiro morreu durante o parto. Estava preso no canal vaginal pelos ombros e pela perna dianteira direita, que estava flexionada (dobrada para trás). O cordeiro tornou-se hipóxico e defecou o mecônio, visível como um depósito amarelo na pele do corpo caudal ao ombro. A cabeça e a perna dianteira esquerda incharam e a lã ficou seca. O resto do corpo está úmido de líquido amniótico (e mecônio), indicando que esta porção do corpo estava na vagina e útero. (Cortesia de Dr. R.A. Foster, Ontario Veterinary College, University of Guelph.)

venoso e linfático, e qualquer parte fetal presa exterior ao canal do parto está edematosa.

O feto é semelhante a um adulto nas respostas gerais à doença, particularmente próximo ao parto, porém muitas das respostas imunes inata (inflamatória) e adaptativa são rudimentares, dependendo do estágio da gestação. O feto está em um ambiente estéril e não possui flora nem fauna. A exposição a microrganismos ambientais ou patogênicos ocorre a partir do contato com o ambiente externo ou com a infecção materna.

Causas da Falha da Gestação. Cada espécie tem causas comuns e conhecidas, além de perfis e condições que resultam na falha da gestação. Essas causas são discutidas em detalhes a seguir, nas seções que cobrem os distúrbios específicos de cada espécie. A Tabela 18-3 lista a probabilidade do sucesso do diagnóstico laboratorial e os tipos de doenças e condições a serem esperadas.

Na maioria das espécies, causas comuns conhecidas de falha da gestação são doenças infecciosas e, portanto, um dos processos diagnósticos iniciais é separar as causas em infecciosas e não infecciosas. Uma abordagem semelhante é dividir as causas naquelas com ou sem lesões. Determinar a existência de lesões requer o conhecimento da anatomia normal do feto e placenta; essas características estão listadas a seguir.

Muitas causas conhecidas de falha da gestação são infecciosas, e alguns desses microrganismos infecciosos afetam todas as espécies (Tabela 18-2). Microrganismos do mesmo gênero produzem lesões semelhantes em diferentes espécies. É sempre importante correlacionar um microrganismo infeccioso com uma lesão e histórico clínico apropriados. Em alguns casos, os microrganismos infecciosos podem ser

[4]Fezes compostas de materiais ingeridos durante a gestação, incluindo células epiteliais intestinais, muco, fluido amniótico, bile e água.

identificados por cultura ou técnicas moleculares, porém eles podem não ser responsáveis pelos sinais apresentados. Especialmente desafiadoras são aquelas falhas de gestação nas quais a lesão inicial não está aparente, é difícil de detectar ou inacessível, como ocorre com algumas falhas de gestação induzidas por vírus. Entretanto, é mais comum que as infecções bacterianas estimulem uma resposta inflamatória fetal e a cascata de inflamação envolvendo citocinas e estresse oxidativo, que resultam na falha da gestação com lesões *post-mortem* visíveis.

Causas Infecciosas de Falha da Gestação. Vírus importantes que causam a falha da gestação incluem herpesvírus, pestivírus e buniavírus. Os herpesvírus causam falha da gestação em vacas, éguas, porcas e, menos frequentemente, em outras espécies de animais domésticos. Geralmente, as lesões macroscópicas em fetos afetados são múltiplos focos de necrose celular aguda, distribuídos aleatoriamente, pálidos, cinzas a brancos, observados mais comumente no fígado (Fig. 18-35, A). Geralmente, o fígado fetal está aumentado, e os focos necróticos são grandes o bastante para serem vistos como áreas brancas de 1 a 2 mm (Fig. 18-35, B). Os focos podem ser vermelhos pela hiperemia e hemorragia. Lesões semelhantes ocorrem menos frequentemente em outros órgãos, incluindo pulmões, rins, cérebro ou virtualmente em qualquer outro órgão. A placenta pode estar edematosa, porém, na maioria dos mamíferos domésticos, não existem outras lesões. Os pestivírus em bovinos (vírus da diarreia viral bovina), ovinos (vírus da doença da fronteira) e suínos (vírus da peste suína clássica) também causam falhas da gestação e produzem um espectro de lesões seme-

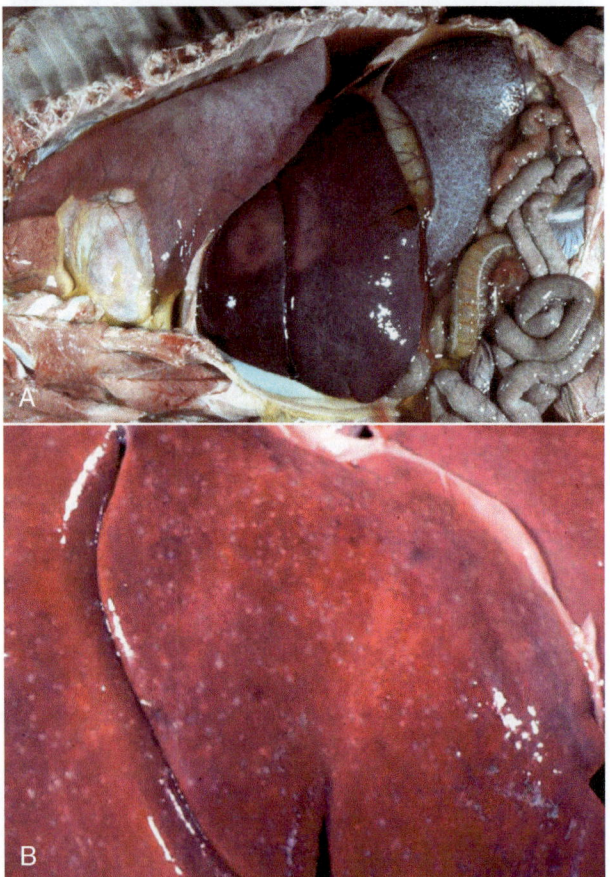

Figura 18-35 **Infecção por Herpesvírus Equino Tipo 1, Feto Equino Abortado. A,** As alterações típicas de aborto por herpesvírus incluem pulmões sólidos de aparência elástica e múltiplos focos de necrose no fígado. **B,** Os focos brancos múltiplos de 1 mm no fígado, distribuídos aleatoriamente, são característicos da necrose causada pela infecção por herpesvírus. Este caso é mais marcado do que a maioria. (**A** Cortesia de Dr. R.B. Miller, Ontario Veterinary College, University of Guelph. **B** Cortesia de Dr. J. King, College of Veterinary Medicine, Cornell University.)

lhantes. Eles causam morte ou malformação fetal, dependendo da cepa viral, idade fetal e estágio de desenvolvimento do sistema imune fetal. Lesões placentárias e fetais estão ausentes ou restritas aos agregados de linfócitos microscópicos no coração e cérebro. As malformações fetais causadas por esses vírus são discutidas na próxima seção, no Capítulo 14, que abrange o sistema nervoso, e outros capítulos.

As espécies bacterianas que causam inflamação da placenta e sepse fetal são numerosas. Quase qualquer organismo que provoque bacteremia e septicemia pode infectar o útero gravídico; exemplos comuns são *Brucella*, *Salmonella*, *Listeria* e *Campylobacter* spp. A entrada no corpo geralmente ocorre depois da transmissão fecal-oral, seguida por disseminação hematógena. Alguns microrganismos ganham acesso por transmissão venérea. Os gêneros importantes estão listados nas Tabelas 18-2 e 18-4. Em todas as espécies de animais domésticos, *Salmonella*, *Campylobacter* e *Listeria* spp. causam doença intestinal materna e, se ocorrer a bacteremia, podem ocasionar infecções placentárias e fetais. Algumas bactérias, como *Brucella*, *Leptospira*, *Chlamydia* e *Coxiella* spp., possuem uma afinidade particular pelo trato reprodutivo, e esses são gêneros que virtualmente infectam todas as espécies de animais domésticos. As causas bacterianas importantes de falha da gestação são discutidas nas seções seguintes que abrangem os distúrbios de espécies individuais.

Os protozoários de importância são *Toxoplasma gondii* e *Neospora caninum*. *Toxoplasma gondii* pode causar falha da gestação em virtualmente todas as espécies, exceto em bovinos. Do mesmo modo, a lista de animais domésticos afetados por *Neospora caninum* está crescendo. Também existem casos esporádicos de aborto por *Sarcocystis* sp. As lesões observadas com estes protozoários incluem necrose placentária multifocal e focos microscópicos de necrose e inflamação em muitos órgãos fetais, especialmente o cérebro.

Causas Não Infecciosas de Falha da Gestação. Qualquer falha da gestação sem uma causa infecciosa é colocada na categoria de falha da gestação não infecciosa. A lista potencial é muito longa, e as condições específicas variam com as espécies domésticas. Os laboratórios diagnósticos são capazes de identificar uma infinidade de microrganismos infecciosos, mas, com exceção de surtos de rebanhos, as causas não infecciosas são responsáveis pela maioria dos casos de falha da gestação. As causas não infecciosas estão listadas na Tabela 18-2. Algumas são óbvias, pois existem lesões presentes, especialmente anomalias como a hidrocefalia, artrogripose, schistosomus reflexus, hidropisia fetal, ciclopia e várias outras. Esses distúrbios são o resultado de causas infecciosas, alimentares, tóxicas, genéticas ou desconhecidas. Anomalias menos óbvias, como fenda palatina, anomalias cardíacas e doença hematológica congênita, necessitam de avaliação cautelosa dos órgãos apropriados. Deficiências nutricionais (e, em alguns casos, excessos), como as deficiências de iodo, selênio e vitamina E, podem resultar em lesões afetando a glândula tireoide, músculos cardíaco e esquelético, ou outros tecidos. Testes genéticos dos cromossomos e genes de animais com falha da gestação não são realizados rotineiramente, a menos que haja uma circunstância especial, e, mesmo assim, geralmente são coletadas as amostras paternas ou maternas. Outras causas conhecidas incluem hipertermia e infertilidade sazonal de suínos. A avaliação cautelosa de registros de rebanhos e o conhecimento do ambiente local e de práticas de manejo são essenciais para identificar as causas não infecciosas da falha da gestação.

Mamas

Mastite e neoplasia mamária são as principais doenças das glândulas mamárias em todas as espécies. Suas taxas de prevalência individuais variam consideravelmente de espécie para espécie. Distúrbios importantes e exclusivos da glândula mamária, incluindo neoplasia, são específicos de cada espécie, e são discutidos nas seções dos distúrbios de espécies animais individuais.

A mastite é a inflamação da glândula mamária. A maioria dos casos de mastite começa com *galactoforite*, que é a inflamação dos ductos lactíferos. A mastite é uma doença economicamente importante de animais utilizados para a produção de leite, portanto é gasto um tempo considerável para discuti-la.

Galactostasia, conhecida como falha da descida do leite, é a retenção desse líquido. As glândulas se tornam inchadas, quentes e dolorosas, mimetizando a mastite, porém não há doença sistêmica. Ela ocorre após o desmame ou pseudogestação, e acredita-se que resulte da liberação de ocitocina inadequada por medo, estresse ou falta de estimulação mamária.

A *agalaxia* é a falha da produção de leite pela glândula e é uma condição rara. Ela é uma manifestação da infecção do vírus da artrite e encefalite caprina (CAEV) em cabras e vírus maedi-visna em ovelhas. Os úberes estão rígidos — portanto são chamados *teto duro* — e não produzem leite. Geralmente a inflamação intersticial microscópica está presente.

A *galactorreia* (também chamada de lactação inapropriada e lactação precoce) é igualmente incomum. Ela é observada em caprinos do sexo masculino de linhagens de alta produção de leite. Em cadelas, á parte da pseudogestação e ocorre ao final do diestro, quando há uma onda de prolactina em resposta a uma redução na concentração de progesterona. Ela também ocorre ocasionalmente após a ovário-histerectomia durante o diestro.

Distúrbios dos Equinos

Sistema Reprodutivo Feminino

Distúrbios do sistema reprodutivo feminino que afetam as éguas, mas que não são exclusivos deste animal, são discutidos na seção sobre Distúrbios dos Animais Domésticos.

Ovário

Os folículos císticos e a doença ovariana cística ocorrem menos comumente no ovário de éguas comparados àqueles de vacas e porcas. As éguas desenvolvem folículos sazonais ou anovulatórios, que crescem a um tamanho grande antes da manifestação do estro regular e da maturação dos folículos "regulares". Elas também podem desenvolver folículos anovulatórios hemorrágicos que se assemelham a um corpo lúteo normal, exceto que eles ocorrem em folículos anovulatórios. Com a ovulação, algumas éguas desenvolvem hemorragia considerável, que pode resultar em um hematoma ovariano, ou, se severa, hemoperitônio. Dentre os neoplasmas ovarianos, os tumores do estroma gonadal, particularmente do tipo de células da granulosa, ocorrem mais comumente.

Tubas Uterinas

Os distúrbios da tuba uterina da égua são raros e são discutidos na seção sobre Distúrbios dos Animais Domésticos, Tubas Uterinas.

Útero

A égua é particularmente propensa a desenvolver endometrite pós-coito, e as endometrites subclínica e clínica são muito comuns. A biópsia endometrial é utilizada durante a avaliação da aptidão reprodutiva para estabelecer a categoria ou "grau" de endometrite, e avaliar seu efeito sobre a gestação subsequente. Essas técnicas são discutidas na seção sobre Distúrbios dos Animais Domésticos, Útero.

Cérvix

A cérvix da égua é extremamente importante na patogenia da endometrite e placentite, pois sua estrutura é diferente das de outras espécies. A cérvix da égua não forma uma barreira tão oclusiva e impenetrável como faz em outras espécies, portanto é "frouxa". Mais detalhes são discutidos na seção sobre Distúrbios dos Animais Domésticos, Útero e Cérvix.

Vulva e Vagina

Éguas desenvolvem uma gama de doenças da vulva e vagina conforme discutido na seção sobre Distúrbios dos Animais Domésticos, Vulva e Vagina.

Exantema Coital Equino. O herpesvírus equíno tipo 3 é a causa de exantema coital equino. É uma doença de herpesvírus da vulva, que se dissemina de modo venéreo e resulta em vesículas e erosões transitórias da genitália externa de éguas e garanhões (Fig. 18-31). A despigmentação da pele da vulva pigmentada ocorre com a cicatrização das lesões.

Feto e Placenta
Falha da Gestação

Falha da Gestação Não Infecciosa. A lista potencial de causas de falha da gestação não infecciosa é muito longa, e as condições específicas variam com as espécies de mamíferos domésticos. Todas as espécies domésticas possuem anomalias fetais, hiperplasia tireoide e bócio (Fig. 18-36), e distocia esporádicas. Os cavalos são únicos, pois têm um grande número de causas de falha da gestação não infecciosa (Quadro 18-5) relacionadas, em alguns casos, com a aparente ausência de reserva placentária e sua placenta microcotiledonária.

As anomalias fetais geralmente são raras e esporádicas em cavalos. Em algumas regiões, especialmente onde a qualidade do alimento durante o inverno é inadequada, os potros morrem dentro do útero devido à hiperplasia tireoide e doença musculoesquelética (TH-MSD). A lesão tireoide é a hiperplasia microscópica, porém não existe o aumento macroscópico das glândulas. A avaliação histológica de rotina das glândulas tireoides é, portanto, necessária para confirmar

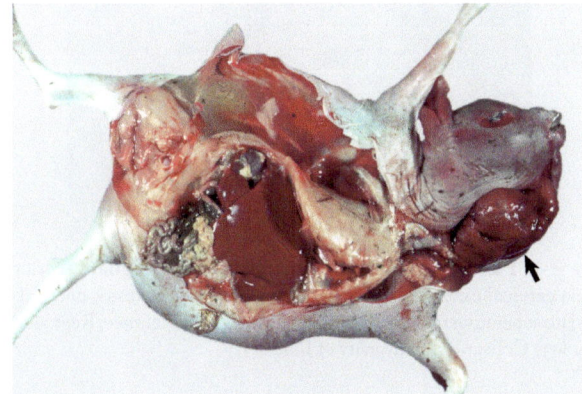

Figura 18-36 **Deficiência de Iodo, Bócio, Feto de Cabra.** Este feto tem glândulas tireoideas extremamente aumentadas (*seta*) bilateralmente, alopecia e mixedema evidente no subcutâneo sobre o tórax e abdômen, que são as lesões clássicas de hipotireoidismo severo. (Cortesia de Dr. R.A. Foster, Ontario Veterinary College, University of Guelph.)

Quadro 18-5 **Causas Não Infecciosas de Falha de Gestação Exclusivas de Equinos**
Geminação
Anomalias do cordão umbilical
• Tamanho excessivo
• Torção
• Muito curto
Desenvolvimento inadequado de vilosidades
• Fibrose endometrial
Hiperplasia da tireoide e doença musculoesquelética
Separação placentária prematura
Gestação corporal

este diagnóstico. As doenças musculoesqueléticas observadas nesta síndrome incluem o prognatismo, deformidade flexural, frouxidão articular e rupturas de tendão, presumivelmente por hipotireoidismo.

A avaliação da placenta para lesões requer conhecimento da anatomia normal, e existem muitas características e estruturas que estão normais, mas possuem a aparência de serem uma lesão (Quadro 18-6). É importante avaliar a placenta equina para os seguintes:

- Qualquer coisa que reduza a área da placenta, como regiões sem vilosidade (placenta avilosa) e gestação gemelar
- Lesões da estrela cervical (Fig. 18-37)
- Comprimento excessivo (o normal é de 36 a 83 cm) e torsão (Fig. 18-38) do cordão umbilical

Quadro 18-6	Estruturas Normais da Placenta Equina Confundidas com Lesões

Placas amnióticas
Regiões sem vilosidades:
- Bolsas corioalantoicas
- Grandes vasos
- Inserção do cordão

- Localização da tuba uterina
- Estrela cervical
Hipomane
Bolsas alantoicas
Saco vitelínico remanescente

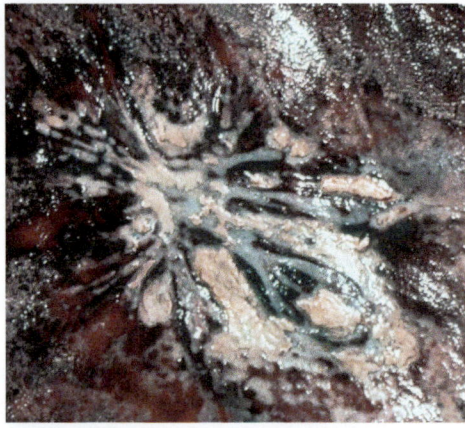

Figura 18-37 Placentite Bacteriana, Estrela Cervical, Égua. O córion na estrela cervical está espessado pelo edema e há fibrina, restos necróticos e exsudato supurativo na superfície. (Cortesia de Dr. K. McEntee, Reproductive Pathology Collection, University of Illinois.)

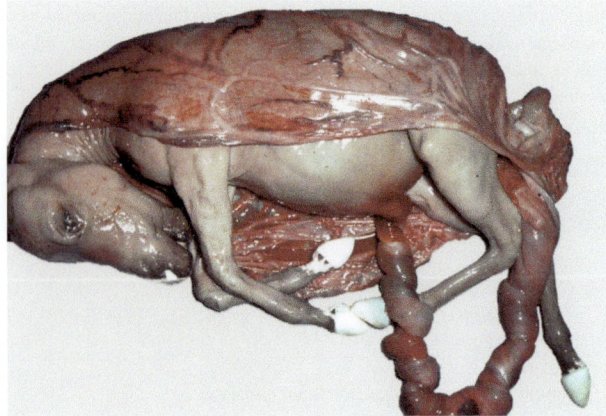

Figura 18-38 Torção do Cordão Umbilical, Feto Equino. Este feto abortado, envolto em seu âmnio, tem um cordão umbilical muito longo e torcido. Os cordões torcidos são frequentemente maiores do que 83 cm, um fator de risco para a torção do cordão. (Cortesia College of Veterinary Medicine, University of Illinois.)

- Lesões do âmnio (hiperplasia alantoica e âmnio nodoso)

Normalmente, os vilos coriônicos se desenvolvem onde existe contato entre o endométrio e o córion. Regiões pequenas e insignificantes da placenta avilosa ocorrem nas seguintes áreas:

- Na área de contato entre o córion e a endocérvix (estrela cervical)
- Nos locais dos cálices endometriais (bolsas corioalantoicas)
- Onde existem dobras no córion
- Sobre grandes vasos no corialantoide
- No local de inserção do cordão umbilical

As estruturas que frequentemente causam confusão são as placas amnióticas, hipomane e remanescente do saco vitelínico. As placentas de todas as espécies possuem placas amnióticas, e elas são mais prevalentes no cordão umbilical próximo ao feto e sobre a membrana amniótica (Fig. 18-39, A). Quase todas as placentas de equinos têm hipomane na cavidade alantoica. Essas estruturas são concreções borrachudas de precipitados alantoicos que variam de cor, de branco, ao bronzeado e ao vermelho (Fig. 18-39, B). O saco vitelínico remanescente é o seu próprio tecido restante e é uma estrutura cística circular encontrada na porção alantoica do cordão umbilical, próximo a coriolantoide. Ele pode estar dentro do cordão umbilical ou se estender dele como um pedúnculo (Fig. 18-39, C). Este remanescente geralmente está mineralizado e possui um centro preenchido por fluido e uma parede ossificada. A superfície externa é lisa, mas a superfície interna possui um padrão que se assemelha à superfície interna do calvário. Algumas vezes ele é confundido com o crânio de um feto gemelar ou um *amorphous globosus* (consultar seção sobre Falha da Gestação em Ruminantes; Fig. 18-43). O achado final comum é a bolsa alantoica. Essas são bolsas externas de alantoide para a cavidade alantoica, que formam um pequeno pólipo. Algumas vezes eles possuem um longo pedúnculo.

A gestação gemelar é uma causa não infecciosa comum de aborto em éguas. Os vilos coriônicos não se desenvolvem sobre a área de contato entre as duas placentas. Assim, a área funcional combinada dos córions de ambos os fetos é apenas ligeiramente maior que para um único potro normal. Fetos gêmeos geralmente têm crescimento retardado. Fetos equinos gemelares abortados geralmente parecem ter morrido em momentos diferentes. Acredita-se que a morte ocorra por insuficiência placentária. Quando o espaço disponível no útero é dividido de modo semelhante, o que acontece em aproximadamente 80% dos casos, de modo geral, os gêmeos morrem e são abortados no meio da gestação. Em casos nos quais existe grande disparidade na divisão do espaço, o gêmeo favorecido tem uma chance de sobreviver, ao passo que o outro morre e mumifica.

Existem diversas anomalias comuns do cordão umbilical equino: comprimento inadequado, comprimento excessivo e torsão. Na torsão do cordão umbilical, o cordão geralmente é maior que o normal e excessivamente torcido (mais de três voltas completas). Para um cordão torcido se qualificar como funcionalmente significante, deve haver comprometimento (oclusão) dos vasos umbilicais e úraco. A parede do úraco é mais fina e flexível que as artérias e veias umbilicais e, portanto, é constrito mais facilmente. A distensão local do úraco ocorre entre as voltas e em qualquer local ao longo de seu curso no cordão do umbigo para a cavidade alantóica. O cordão está edematoso e hemorrágico, e os segmentos distendidos vermelhos alternam com os segmentos torcidos constritos pálidos (Fig. 18-38). Algumas vezes a fibrina está presente na superfície externa das áreas afetadas do cordão. Funisite, a inflamação do cordão umbilical, é uma lesão relatada em cavalos afetados pela síndrome da perda reprodutiva em éguas causada pelas cerdas de lagartas processionárias.

Na égua, a fibrose endometrial, geralmente o resultado de uma endometrite anterior, reduz a área do endométrio disponível para a formação da interface maternofetal (Fig. 18-16). As vilosidades coriônicas microcotilédones não se desenvolvem completamente nas regiões afetadas. Assim, com grandes áreas de fibrose endometrial, o córion não desenvolve área de superfície suficiente, de modo que as

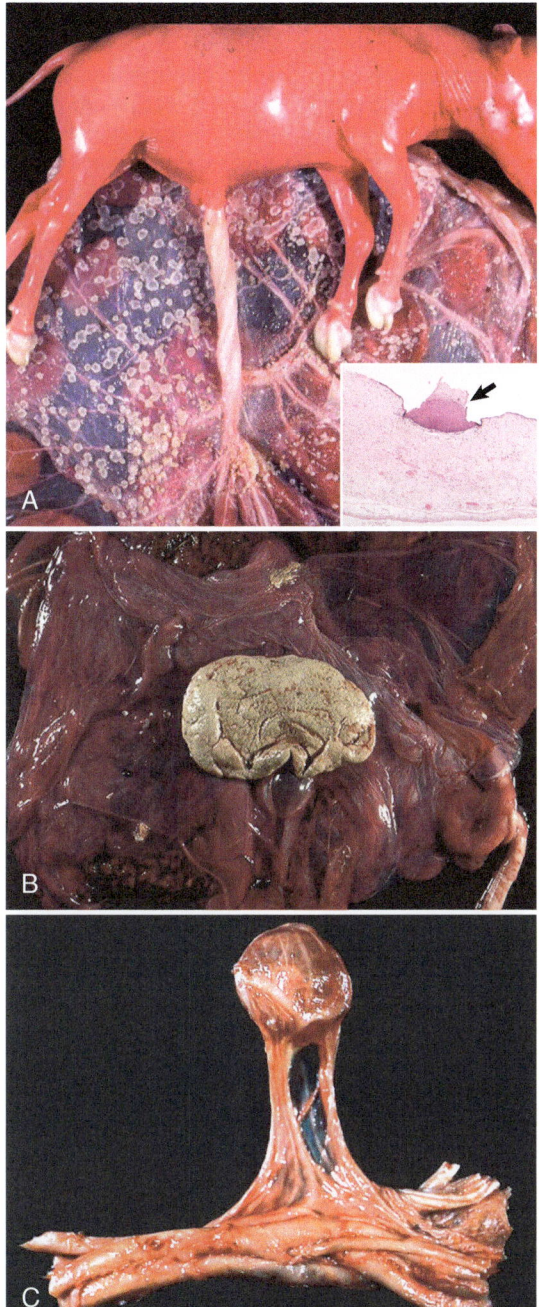

Figura 18-39 Estruturas Incidentais, Placentas. A, Placas amnióticas, feto bovino e placenta. Várias placas circulares brancas e salientes de até 1,5 cm de diâmetro estão presentes no lado fetal do âmnio. São estruturas incidentais normais compostas de epitélio escamoso estratificado queratinizado. *Destaque,* Uma placa amniótica (*seta*). Coloração por HE. **B,** Hipomane, alantoide, placenta equina. Estes discos achatados elásticos de até 10 cm de diâmetro são o resultado final da agregação de sedimentos de fluido alantoico no cavalo e em outras espécies. São achados incidentais. **C,** Remanescente do saco vitelino mineralizado, cordão umbilical, feto equino. Os remanescentes do saco vitelino observados na porção alantoide do cordão umbilical são estruturas incidentais. Note-se que, neste caso, o saco vitelino é conectado por uma haste contendo vasos sanguíneos e está localizado na junção do cordão umbilical e do corioalantoide. (**A** Cortesia de Department of Veterinary Biosciences, The Ohio State University; e Noah's Arkive, College of Veterinary Medicine, The University of Georgia. Destaque cortesia do Dr. M.D. McGavin, College of Veterinary Medicine, University of Tennessee. **B** Cortesia de Dr. M. McCracken, College of Veterinary Medicine, University of Tennessee; e Noah's Arkive, College of Veterinary Medicine, The University of Georgia. **C** Cortesia de Dr. J. King, College of Veterinary Medicine, Cornell University.)

éguas severamente afetadas podem engravidar, mas não carregam o feto a termo pois a área funcional da placenta é muito pequena.

A separação prematura da placenta na égua tem duas formas. Uma forma ocorre próximo do momento do parto, fazendo com que o corioalantoide apareça na vulva com a estrela cervical intacta. Este resultado é conhecido como o parto de um "saco vermelho", pois o córion exposto tem uma cor vermelha brilhante. A segunda forma causa o rompimento do corioalantoide através do corpo da placenta, ao invés da estrela cervical. O rompimento ocorre quando a parte caudal do corioalantoide se desprende do útero e a parte cranial permanece no local. Esta forma ocorre em qualquer momento antes do parto. As áreas desprendidas de modo prematuro se tornam marrons e desidratadas.

Outra doença placentária equina é chamada de *gestação de corpo*. A morte fetal e o aborto ocorrem como resultado de insuficiência placentária e desnutrição fetal, ou ainda com infecção da placenta. O local inicial de adesão embrionária fetal ocorre no corpo do útero e não na bifurcação dos cornos uterinos. O feto ocupa apenas o corpo uterino, ao invés do corpo e cornos, e a placenta está subdesenvolvida nos cornos. Alguns fetos expandem de tamanho e a placenta se estende ao longo da cérvix, onde é avilosa e se torna infectada com microrganismos vaginais.

Falha da Gestação Infecciosa
Infecções Virais
Herpesvírus Equino. O herpesvírus equino tipo 1 (EHV-1) (família Alphaherpesvirinae, gênero *Varisellovirus*) é uma causa importante de falha de gestação em éguas. O EHV-1 infecta o epitélio respiratório e, após o envolvimento do linfonodo, o vírus é transportado para o útero (e outros tecidos) em leucócitos, onde ocorre a infecção das células endoteliais de arteríolas uterinas. O dano microvascular resultante causa trombose, edema, hemorragia e infarto. O endométrio tem linfócitos, neutrófilos e histiócitos perivasculares. O fluido que escapa através do endométrio danificado separa as camadas materna e fetal, permitindo assim que o vírus do endométrio penetre na placenta e então no feto. As células endoteliais fetais e da maioria dos órgãos são, então, infectadas com o vírus. A lesão clássica, como na maioria dos herpesvírus, é a necrose hepática focal. A necrose focal também ocorre microscopicamente em muitos outros órgãos. A morte das células epiteliais bronquiolares e a exsudação de fibrina produzem uma pneumonia difusa. Os moldes de fibrina na traqueia são formados em alguns casos, e esta é uma lesão diagnóstica característica. O EHV-3 (exantema coital equino) e EHV-4 produzem uma lesão semelhante, porém com frequência bem menor.

Arterite Viral Equina. O vírus da arterite equina (família Arteriviridae, gênero *Arterivirus*) na égua provoca falha da gestação, mas, na maioria dos casos, não existem lesões no feto. O mecanismo provavelmente é a hipóxia fetal causada por compressão (obstrução) dos vasos sanguíneos uterinos, ocasionada pelo edema e inflamação secundários da miometrite induzida pelo vírus, embora sejam descritos alguns casos de arterite no córion e miocárdio de fetos abortados.

Infecções Bacterianas. Na égua, a maioria das bactérias patogênicas entram da vagina para o útero gravídico através da cérvix (Fig. 18-37), e diversas bactérias estão envolvidas. A cérvix equina é relativamente "frouxa", e as bactérias parecem se transferir rapidamente da vagina para a placenta na estrela cervical. As principais bactérias responsáveis comumente pela placentite em éguas incluem os estreptococos hemolíticos, em especial *Streptococcus equi subsp. zooepidemicus* (frequentemente cultivado de órgãos fetais, placenta e descargas uterinas), *Escherichia coli* e outras bactérias Gram-negativas. A inflamação do corioalantoide é mais severa na estrela cervical, oposta a cérvix. A expulsão e morte fetais ocorrem devido à uma redução na área placentária causada por placentite, sepse fetal ou uma cascata inflamatória resultando em citocinas que entram nos fluidos fetais e afetam o feto. Uma vez que muitos casos têm apenas uma pequena área da placenta afetada, a estrela cervical deve ser examinada cuidadosamente para placentite. As partes afetadas da placenta estão edematosas, marrons e cobertas por pequenas quantidades de exsudato fibrinonecrótico. As lesões fetais macroscópicas atribuídas à infecção são raras. Microscopicamente, as lesões incluem neutrófilos em restos na superfície de microcotilédones afetados, inflamação severa do estroma de microcotilédones e descamação de trofoblastos. As lesões fetais microscópicas são raras, apesar de facilidade com a qual as bactérias são recuperadas de muitos órgãos fetais.

Mamas

Os distúrbios das mamas que afetam as éguas, mas que não são exclusivas deste animal, são discutidas na seção sobre Distúrbios dos Animais Domésticos.

A doença mamária é esporádica em éguas, embora ocorra uma gama completa de distúrbios de outras espécies. A mastite é a doença relatada mais prevalente. Supõe-se que a patogenia da mastite nas éguas seja semelhante à de outras espécies, especialmente porque os microrganismos são semelhantes, pelo menos no tipo. *Streptococcus zooepidemicus* é a espécie mais prevalente, com as espécies Gram-negativas em segundo lugar. O desmame de potros precoce e a disseminação pela alimentação sazonal de insetos estão implicados na predisposição das éguas à mastite. A mastite ocorre em qualquer estágio da lactação, geralmente é unilateral, e pode afetar somente uma glândula mamária em uma mama (éguas possuem de duas a três glândulas mamárias por mama); ela resulta em dor, inchaço e pirexia locais em aproximadamente 50% dos casos.

O carcinoma mamário também é esporádico e muito raro. Não existem causas conhecidas. Os relatos de caso indicam que eles geralmente são metastáticos.

Distúrbios dos Ruminantes (Bovinos, Ovinos e Caprinos)

Sistema Reprodutivo Feminino

Os distúrbios do sistema reprodutivo feminino que afetam os ruminantes, mas não são exclusivos de ruminantes, são discutidos na seção sobre Distúrbios dos Animais Domésticos.

Ovário

A degeneração ovariana cística é uma doença importante em gado leiteiro de alta produção. Ela e outras doenças são discutidas na seção sobre Distúrbios dos Animais Domésticos, Ovário.

Tubas Uterinas

Doenças das tubas uterinas ocorrem esporadicamente e são discutidas na seção sobre Distúrbios dos Animais Domésticos, Tubas Uterinas.

Útero

Inflamação. A doença uterina mais comum e importante de bovinos é a endometrite pós-parto, também conhecida como doença uterina pós-parto. *Escherichia coli*, *Trueperella pyogenes* (anteriormente chamada de *Arcanobacterium pyogenes*) e *Fusobacterium necrophorum* são comumente encontradas em um grande número de distúrbios afetando bovinos de leite, e são discutidos na seção sobre Distúrbios dos Animais Domésticos, Útero. A doença uterina pós-parto em gado de leite possui um grande efeito negativo sobre a produção de bezerros (e leite) pelo aumento crítico do intervalo entre o parto e a concepção. Embora seja normal para o útero estar contaminado com bactérias após o parto, a remoção da infecção bacteriana é rápida em vacas com "saúde normal".

Neoplasmas

Carcinoma Endometrial. O carcinoma endometrial, bastante conhecido em bovinos, é encontrado no momento da inspeção da carne. Apesar desta observação, ele raramente é identificado

clinicamente ou na avaliação *post-mortem* em laboratórios diagnósticos. A causa é desconhecida. A lesão microscópica inicial é mais frequente em regiões profundas das glândulas endometriais dos cornos, e menos frequente no corpo do útero. A medida que aumenta de tamanho, o neoplasma deixa a parede uterina mais espessa sem a alteração do epitélio luminal. Uma resposta esquirrosa, a deposição de grandes quantidades de tecido fibroso, é uma lesão característica, e esta resposta torna o neoplasma firme e resistente, e provoca a constrição localizada de bandas sobre a superfície serosa. O neoplasma pode ser pequeno e circular, ou envolver uma grande área da parede uterina. Microscopicamente, o neoplasma é rapidamente diferenciado do endométrio normal pelo aumento, pleomorfismo e desorganização das células epiteliais glandulares e pela reação esquirrosa acompanhante. A metástase ocorre para os linfonodos regionais (ilíaco medial) e pulmões, podendo semear as superfícies serosas do abdômen.

Linfoma. O linfoma no linfoma enzoótico bovino, causado pelo vírus da leucemia bovina (BLV), afeta comumente o coração, abomaso e útero, assim como os linfonodos. No útero, assim como em outras localizações, as células neoplásicas podem ser focais, multifocais, multifocais à coalescentes ou confluentes. As lesões têm mais de 3 cm de espessura (Fig. 18-40). As regiões afetadas são brancas a amarelas claras, ligeiramente friáveis, apresentam, algumas vezes, necrose central, e envolvem qualquer ou todas as camadas da parede uterina. Um útero envolvido do modo extenso pode suportar a gestação, mesmo em um estágio avançado.

Cérvix

Consultar a seção sobre Distúrbios dos Animais Domésticos, pois os distúrbios da cérvix de ruminantes (bovinos, ovinos e caprinos) são aqueles observados em todas as espécies.

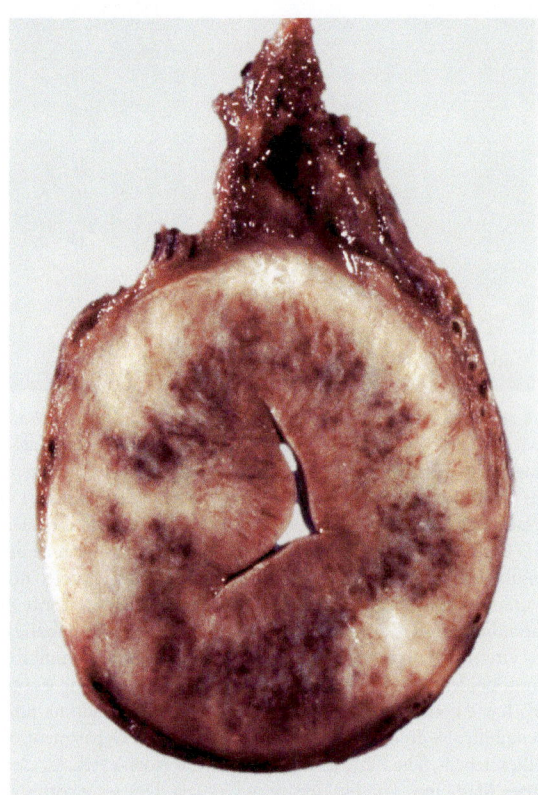

Figura 18-40 Linfoma (Linfossarcoma), Útero, Corte Transversal, Vaca. A mucosa, lâmina própria e miométrio estão expandidos por linfócitos neoplásicos. As regiões vermelho-escuro a marrom são áreas de necrose e hemorragia. (Cortesia de Dr. R.A. Foster, Ontario Veterinary College, University of Guelph.)

Vulva e Vagina

Vulvite Granular. Muitos microrganismos diferentes causam a vulvite granular em bovinos. Ela começa como uma vulvite aguda ou uma doença subclínica. *Ureaplasma diversum* é a causa clássica de vulvite granular. No estágio agudo, há uma descarga vulvar purulenta e uma mucosa vulvar hiperêmica. Subsequentemente se desenvolvem grânulos elevados de 2 mm (Fig. 18-28). As lesões se resolvem dentro de 3 meses. Em aproximadamente 10% das vacas infectadas, nódulos discretos, elevados e brancos de hiperplasia folicular linfoide, de 2 a 5 mm de diâmetro, ocorrem em fileiras ou aglomerados na parede dorsolateral da vulva. A infecção geralmente é autolimitante, porém rebanhos podem ter uma infecção persistente. O prepúcio do touro e seu sêmen podem permanecer infectados e disseminar a infecção durante o acasalamento ou inseminação artificial. A infertilidade reduzida com o retorno do serviço ou o aborto ocorrem como uma sequela da infecção do embrião ou placenta com microrganismos de cepas patogênicas.

Vulvovaginite Pustular Infecciosa. A vulvovaginite pustular infecciosa (VPI) de bovinos é causada por BoHV-1, que é semelhante ao BoHV-1, a causa da rinotraqueíte infecciosa bovina (IBR). As duas doenças se comportam como entidades separadas, mas suas ocorrências podem se sobrepor em um rebanho ou em um indivíduo. A vulvovaginite é transmitida pelo coito, inseminação artificial e possivelmente pelo contato do nariz com a vulva. As primeiras lesões da doença incluem hiperemia e edema da vagina e vulva, seguidas por hemorragias petequiais e superfícies mucosas ligeiramente nodulares (inchaço), devido ao edema dentro das células epiteliais. Segue uma erosão multifocal da mucosa, de coalescência rápida (Fig. 18-29). Microscopicamente, as lesões são detectadas no epitélio, lâmina própria e nódulos linfoides. O epitélio desenvolve inclusões eosinofílicas intranucleares e sofre degeneração balonosa ou apoptose, seguida por descamação, porém geralmente sem estágios discretos de formação de vesículas ou pústulas. A lâmina própria está hiperêmica e edematosa. Os nódulos linfoides subepiteliais se tornam proeminentes e hiperplásicos. A resolução da doença é rápida, por volta de 7 a 10 dias após a manifestação, as lesões são um ligeiro espessamento do epitélio e nódulos linfoides hiperplásicos. As lesões no pênis de touros afetados são semelhantes. Uma doença idêntica ocorre em caprinos (herpesvírus caprino tipo 1) (Fig. 18-30) e raramente em ovinos.

Feto e Placenta

Falha da Gestação. O processo diagnóstico utilizado para determinar a falha da gestação em ruminantes é semelhante ao de outras espécies. Existem muitas similaridades na patogenia e morfologia das lesões da falha da gestação entre os ruminantes, pois todos possuem placentas cotiledonárias. Há diversas estruturas anatomicamente normais que frequentemente são confundidas por lesões, incluindo a placentação adventícia, mineralização das membranas fetais e placenta, e placas amnióticas.

A placentação adventícia em bovinos é a formação de placentônios adicionais (Fig. 18-41) e ocorre mais comumente em vacas com paridade elevada. Ela é considerada uma resposta hiperplásica à inadequação da área de superfície de placentônios existentes. Uma diminuição na área de placentônios pela perda de carúnculas pode ocorrer devido à endometrite, remoção de cotilédones durante manipulações agressivas, remoção de membranas placentárias retidas e placentite crônica. A compensação por uma área diminuída também é alcançada pelo aumento de placentônios funcionais existentes. A placentação adventícia também é observada no hidroalantoide e quando os fetos são o resultado de clonagem. Essas regiões adventícias formam-se inicialmente próximas aos placentônios normais, mas podem expandir para envolver muito da superfície intercotiledonária. A mineralização de membranas fetais e placenta aparece como

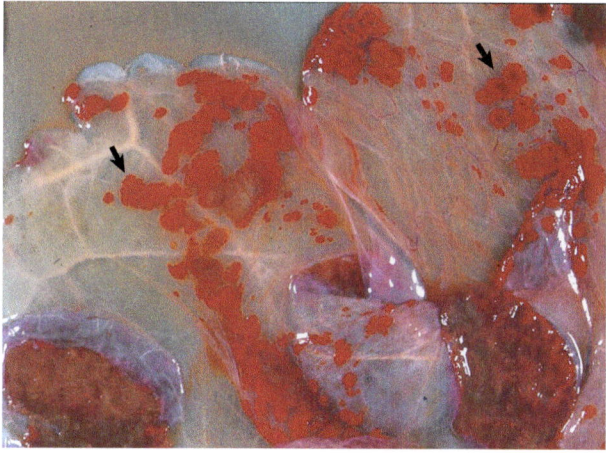

Figura 18-41 **Placentação Adventícia, Placenta, Córion, Vaca.** Locais adicionais de placentação são visíveis no córion intercotiledonário. Eles aparecem como placas vermelhas (*setas*), às vezes com vilosidades, que se estendem dos cotilédones. Existe uma alteração correspondente no endométrio. (Cortesia de Dr. W. Crowell e Dr. D.E. Tyler, College of Veterinary Medicine, University of Georgia; e Noah's Arkive, College of Veterinary Medicine, University of Georgia.)

uma alteração rendilhada branca, especialmente do córion. Todas as espécies têm placas amnióticas (Fig. 18-39, A). Elas são pequenas áreas elevadas de tecido epitelial, e algumas podem ter crescimento de pelo. Em ruminantes, elas medem mais de 2 cm de diâmetro e estão somente no âmnio, portanto do mesmo lado do feto.

Uma vez que a placentação de ruminantes é cotiledonária, existe um grande espaço potencial entre os placentônios nos quais podem se acumular exsudato e microrganismos. A placentite crônica, envolvendo as áreas pericotiledonárias e as porções intercotiledonárias do córion, é comum. As lesões são estereotipadas e incluem o seguinte:
1. Edema e fibrose placentários
2. Depleção de cotilédone
3. Exsudato sobre a superfície coriônica
4. Necrose cotiledonária

A maioria dos microrganismos causam lesões semelhantes, e o diagnóstico etiológico depende das culturas microbiológicas. A lista de possíveis microrganismos infecciosos é longa, embora existam espécies de bactérias e fungos que são mais prevalentes em algumas localizações geográficas e espécies de ruminantes.

Falha da Gestação Não Infecciosa. A falha da gestação não infecciosa em ruminantes, em geral, é idêntica àquela que ocorre em todas as espécies de animais domésticos. Um exemplo clássico é a gestação prolongada em ovelhas que ingerem a planta *Veratum californicum* no 14° dia de gestação. Juntamente com a ciclopia (Fig. 18-42) e holoprosencefalia, a glândula pituitária pode estar ausente, e, sem um eixo pituitário-adrenal normal para iniciar o parto, é observada a gestação prolongada.

Além disso, o *amorphous globosus* é um achado raro e incidental, especialmente em placentas bovinas. Ele é um tipo de monstro acardíaco e é um segundo feto severamente anômalo. Macroscopicamente, ele geralmente é esférico, coberto de pelo e aderido à placenta por um cordão (Fig. 18-43). Histologicamente, vários órgãos podem ser identificados dentro da estrutura.

Hidrâmnio e Hidroalantoide. Hidrâmnio e hidroalantoide se referem a um acúmulo excessivo de fluido nos sacos amnióticos e alantoides, respectivamente. Essas lesões ocorrem principalmente em vacas, mas podem acontecer em qualquer espécie. O volume e composição dos fluidos placentários são regulados principalmente por membranas do âmnio e alantoide, e a natureza da desregulação no hidrâmnio e hidroalantoide é desconhecida. O hidrâmnio também ocorre com algumas anomalias da fáscia muscular e esqueleto fetais,

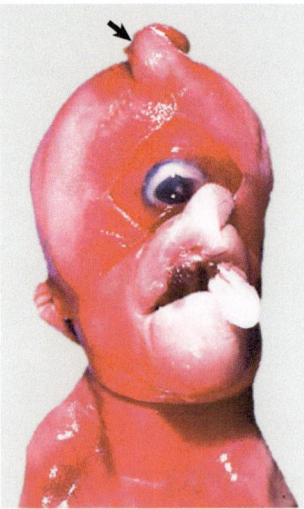

Figura 18-42 Ciclopia, Feto Suíno. Um defeito de desenvolvimento ocular e craniano resultou na fusão dos olhos (ciclope) e uma probóscide (*seta*) acima do olho. A ciclopia pode ocorrer nos cordeiros de ovelhas que ingerem a planta *Veratrum californicum* no dia 14 da gestação. (Cortesia de Dr. J. King, College of Veterinary Medicine, Cornell University.)

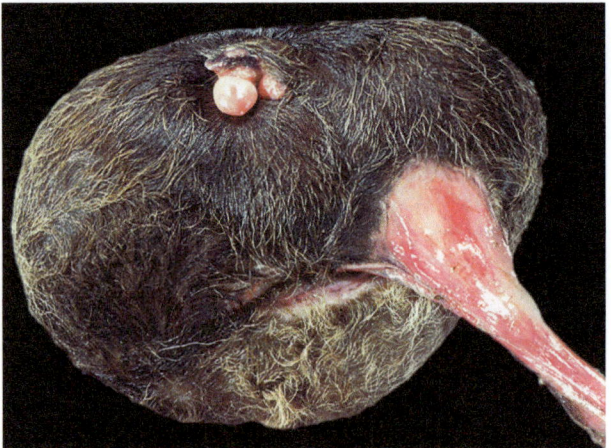

Figura 18-43 Monstro Acardíaco (Amorphous Globosus Bovino). Esta estrutura, coberta com pelo, é o remanescente de um feto gêmeo e é anexado à placenta do gêmeo normal por um pedúnculo. É um achado raro em bovinos e geralmente de pouca consequência. (Cortesia de Dr. J. Edwards, College of Veterinary Medicine, Texas A&M University; e Dr. J. King, College of Veterinary Medicine, Cornell University.)

nas quais o comprometimento do reflexo de deglutição reduz a remoção do fluido amniótico pelo feto. O fluido alantoide é formado em parte pela urina fetal recebida através do úraco; portanto, é implicada a micção excessiva. Na vaca, o hidroalantoide ocorre em conjunto com a placentação adventícia e em algumas gestações gemelares. A composição do fluido alantoico, que antes era normal, passa a se assemelhar ao fluido extracelular materno ou fetal. Quando essas membranas são retidas após o parto de um feto, algumas vezes elas continuam a produzir fluido.

Falha da Gestação Infecciosa

Distúrbios dos Bovinos. Em bovinos, *Neospora caninum* e bactérias específicas (discutidas em detalhes a seguir) estão entre as causas mais comuns de falha da gestação, de acordo com os resultados de laboratórios diagnósticos por todo o mundo.

Doenças por Protozoários

Neospora Caninum. *Neospora caninum* é uma causa importante de abortos em vacas. Os fetos estão com 3 a 9 meses de idade gestacional

e não possuem lesões macroscópicas, exceto em casos raros nos quais existe a insuficiência cardíaca fetal por miocardite. Não existem lesões placentárias macroscópicas. No cérebro fetal, múltiplos focos de necrose ou aglomerados de células microgliais estão frequentemente adjacentes aos capilares. Os zoítos de *Neospora caninum* nos focos ou ao redor deles são extracelulares ou ocorrem nas células da glia, ou nas endoteliais. No coração, as lesões incluem epicardite multifocal, miocardite, endocardite e protozoários nas miofibras e células endoteliais. Também são observados hepatite portal linfocítica, necrose hepatocelular multifocal e trombos de fibrina em sinusoides hepáticos. Estão presentes focos de linfócitos em órgãos adicionais, incluindo a placenta.

Tritrichomonas Foetus. *Tritrichomonas foetus* causa vaginite, cervicite e endometrite transitórias, e, portanto, infertilidade. Ele pode acarretar mortalidade embrionária precoce, porém provoca aborto apenas ocasionalmente. As lesões macroscópicas geralmente estão ausentes. Microscopicamente, há o edema de placenta, uma leve corionite linfocítica e histiocítica, e necrose focal de trofoblastos. Estão presentes grandes números de tricomonas. A pneumonia fetal com neutrófilos, macrófagos e algumas células gigantes multinucleadas intrabronquiolares pode ocorrer em metade dos casos. O diagnóstico é confirmado quando as tricomonas são observadas no conteúdo do abomaso ou nos tecidos fetais e placentários. A endometrite pode ser severa e resultar em piometra.

Infecções Bacterianas

Brucella Abortus. A brucelose causada por *Brucella abortus* foi erradicada de diversos países, porém é uma doença que ainda é economicamente importante devido às regulamentações de importação/exportação. Os bovinos são infectados pela exposição aos fluidos placentários infectados em diversas portas de entrada, porém mais frequentemente por meio da ingestão e do trato alimentar. A infecção é possível através da conjuntiva e inalação. Após a exposição, a bactéria é encontrada nos macrófagos em linfonodos locais, regionais e drenando a mucosa. A bacteremia segue, e ocorre a infecção sistêmica e a localização no útero gravídico, testículos (em touros) e mamas. O tropismo da *Brucella abortus* pelo útero gravídico parece estar relacionado com alguns efeitos desconhecidos do eritritol e de hormônios esteroides sobre o órgão, seus tecidos e células. As bactérias entram nos trofoblastos eritrofagocíticos do órgão hemofágico do placentônio, na base dos vilos coriônicos. Elas se replicam no retículo endoplasmático rugoso de trofoblastos periplacentônios e interplacentônios, um mecanismo único do parasitismo intracelular. As lesões macroscópicas da placenta são aquelas típicas de placentite e incluem o espessamento e edema de corioalantoides intercotiledonários, um revestimento fibrinonecrótico do córion intercotiledonário e escavação do cotilédone. Não existem lesões exclusivas, porém, histologicamente, são observados grandes números de bactérias nos trofoblastos e ocorre vasculite nos tecidos maternos e fetais, uma lesão que poderia ser uma resposta à endotoxina liberada pela *Brucella*. A maioria dos fetos desenvolve pneumonia que varia de mínima a severa. Microscopicamente, a pneumonia pode ser uma broncopneumonia com vários macrófagos e linfócitos, além de alguns neutrófilos, ou uma pneumonia fibrinosa. Os granulomas microscópicos, que incluem células gigantes multinucleadas, ocorrem em órgãos como o pulmão, fígado, baço e linfonodos.

Leptospirose. A leptospirose é outra doença na qual a falha da gestação é um resultado comum. Os resultados de exames sorológicos indicam que uma grande percentagem de bovinos é infectada, porém a maioria não possui sinais clínicos. Diversos sorovares diferentes são responsáveis por aborto, especialmente *Leptospira interrogans* sorovar *hardjo*. Em animais adultos, as bactérias raramente causam a doença clínica, porém se localizam nos rins após a fase de bacteremia. O aborto é considerado esporádico. As vacas gestantes abortam dentro de algumas semanas a meses após a fase de bacteremia, geralmente no último trimestre. As lesões placentárias geralmente estão limitadas ao edema; as lesões fetais frequentemente são leves e mascaradas pela autólise. Alguns fetos mortos, expelidos próximos a termo, possuem lesões macroscópicas de ascite e peritonite fibrinosa. As lesões fetais microscópicas incluem nefrite intersticial e hepatite necrosante. As leptospiras podem ser demonstradas no fluido da cavidade peritoneal ou pleural, por avaliação microscópica em campo escuro e nos lúmens tubulares renais por coloração de prata ou por imuno-histoquímica. A aferição de anticorpo antileptospira em fluidos fetais (soro, fluidos cavitários) também é utilizada para diagnóstico.

Aborto Epizoótico Bovino. O aborto epizoótico bovino (AEB), também conhecido como *aborto do sopé da montanha*, ocorre na Califórnia e estados adjacentes. O microrganismo causal, conhecido como o "agente do AEB", é um novo Deltaproteobacterium que é carreado e transmitido pelo carrapato *Ornithodoros coriaceus*. A doença fetal é crônica, com notáveis lesões microscópicas 50 dias após a exposição da fêmea aos carrapatos. As lesões são suficientemente específicas para um diagnóstico em fetos cuja idade gestacional é maior que 100 dias. As lesões macroscópicas incluem hemorragias petequiais da conjuntiva e cavidade oral, um fígado nodular aumentado e ascite (ambos presumivelmente por insuficiência cardíaca secundária à miocardite), assim como linfonodos e baço aumentados. Microscopicamente, os folículos linfoides estão hiperplásicos e têm um grande número de histiócitos. O timo está atrófico devido à perda de linfócitos corticais. O parênquima e interstício tímicos contêm muitos histiócitos. Estão presentes focos de necrose aguda em vários órgãos, especialmente linfonodos e baço. Esses focos frequentemente se desenvolvem em piogranulomas. A vasculite ocorre em vários órgãos. Depósitos de IgG e IgM podem ser vistos nas lesões vasculares.

Ureaplasma Diversum. *Ureaplasma diversum* causa falha da gestação em diferentes momentos da gestação em bovinos. A lesão macroscópica característica observada em abortos é a amnionite, uma alteração observada apenas ocasionalmente em outras infecções bacterianas e fúngicas das membranas fetais. No início do processo, existe vermelhidão do âmnio e também do corioalantoide. Mais tarde, com a cronicidade, há o espessamento e coloração amarela do âmnio (Fig. 18-44). As lesões são crônicas e contínuas com fibrose, edema, inflamação e necrose do âmnio ocorrendo junto com a inflamação e necrose focais dos cotilédones e corioalantoide intercotiledonários. Muitos fetos têm broncopneumonia com grandes folículos linfoides próximos aos brônquios.

Outras Bactérias. Outras causas bacterianas de placentite produzem lesões semelhantes e frequentemente idênticas. *Bacillus licheniformis* é uma causa comum. A patogenia do *Bacillus licheniformis*, baseada em estudos experimentais, sugere que existe a localização nos placentônios após a bacteremia. A necrose cotiledonária e a inflamação supurativa ocorrem com infecção fetal, resultante de bacteremia fetal ou ingestão de fluido amniótico contaminado.

A campilobacteriose é uma doença esporádica, a menos que seja recentemente introduzida em um rebanho. *Campylobacter fetus* var. *venerealis* pode habitar em longo prazo a cavidade prepucial de touros. Ele é transmitido venereamente e pode sobreviver na mucosa vaginal, mas a vaca deve engravidar para que ele se estabeleça no útero. A morte embrionária precoce é a manifestação mais provável da campilobacteriose, e frequentemente as únicas anomalias clínicas são um ciclo estral irregular ou o retorno do estro de um animal que acreditava-se estar prenhe. Com uma frequência bem menor, ocorre o aborto. As vacas se tornam resistentes às infecções subsequentes pela bactéria. As lesões macroscópicas e microscópicas nas placentas são semelhantes àquelas descritas na brucelose (edema de corioalantoide intercotiledonária e necrose dos cotilédones com inflamação microscópica de ambos), mas são menos severas e com poucas bactérias em trofoblastos descamados.

Além disso, quaisquer bactérias com uma fase de bacteremia em vacas podem causar lesões na placenta e no feto. *Salmonella* spp., *Mannheimia* spp., *Pasteurella* spp. e *Histophilus somni* são, portanto, causas potenciais de placentite, pneumonia fetal, hepatite ou outras lesões, e falha da gestação.

Infecções Virais. A frequência das causas virais de falha da gestação em bovinos provavelmente é sub-reportada, especialmente aquelas causadas pelo vírus da diarreia viral bovina (BVDV). Existem raras lesões macroscópicas e microscópicas de infecção de BVDV no feto e na placenta, e o vírus pode não ser encontrado. A patogenia do BVD é discutida nos Capítulos 4 e 7.

Herpesvírus Bovino. O herpesvírus bovinos tipo 1 (BoHV-1) é uma causa esporádica de aborto em bovinos. A autólise fetal geralmente está presente devido à rápida morte do feto. As lesões fetais são típicas de infecção por herpesvírus em outras espécies e incluem necrose e hemorragia multifocais (ver discussão anterior). Geralmente não existem lesões placentárias macroscópicas ou microscópicas, embora ocorra a necrose do endotélio vascular e vilos cotiledonários com neutrófilos no tecido necrótico na infecção experimental. Além disso, BoHV-1 e 4 produzem uma endometrite necrosante aguda no corpo uterino ou partes caudais dos cornos uterinos da vaca, particularmente no período pós-parto. Microscopicamente, as lesões variam de endometrite linfocítica focal leve a metrite necrosante difusa severa.

Outras Infecções Virais. Buniavírus, como o vírus Schmallenburg, vírus Akabane e vírus da língua azul, causa infecção e aborto fetal, e produz uma gama de lesões no sistema nervoso central do feto em desenvolvimento, incluindo hidranencefalia, microcefalia, hipoplasia cerebelar e uma ausência de neurônios do cordão espinhal no corno ventral. As lesões espinhais causam atrofia muscular neuropática que resulta em artrogripose (fixação das articulações dos membros) e deformidades esqueléticas como torcicolo e escoliose.

Infecções Fúngicas. O aborto por fungos causado por *Aspergillus* spp. e Zigomicetos (*Absidia*, *Mortierella*, *Rhizopus* e *Mucor*) em bovinos é a principal causa em algumas localidades geográficas, mas é esporádico na maioria dos locais. Os fungos se disseminam para a placenta através do sangue, pois os placentônios são envolvidos primeiro e ocorre o envolvimento multifocal. Em alguns casos, as lesões ocorrem na placenta na ponta do corno com o grau de fibrose sugerindo o movimento caudal; isso sugere a disseminação intrauterina descendente. As alterações placentárias são aquelas da placentite necrótica crônica, conforme os cotilédones se tornam aumentados, marrons e friáveis, e a corioalantóide intercotiledonária se torna coriácea e coberta com um exsudato marrom (Figs. 18-45 e 18-46). Em um pequeno número de casos, o âmnio pode estar espesso, branco ou amarelo, com áreas coriáceas se assemelhando às lesões causadas por *Ureaplasma diversum*. A dermatite fetal pode estar presente, enquanto placas pequenas, brancas e elevadas podem ser vistas sobre a pele do feto, geralmente sobre o pescoço e o ombro. Microscopicamente, as lesões incluem

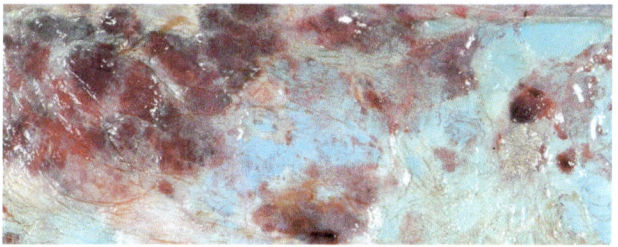

Figura 18-44 Amnionite, Infecção por *Ureaplasma Diversum*, Vaca. O âmnio possui grandes áreas opacas, vermelhas e brancas de granulação e tecido fibroso, respectivamente (*metade esquerda da imagem*). Amnionite sem placentite em bovinos é um bom indicador de infecção por *Ureaplasma* sp. (Cortesia de Dr. R.B. Miller, Ontario Veterinary College, University of Guelph.)

grandes números de neutrófilos, macrófagos e linfócitos no âmnio (se afetado) e corioalantoide, e necrose e descamação de trofoblastos. Os vasos na base dos cotilédones possuem vasculite e invasão vascular fúngica. As lesões do feto podem incluir uma dermatite perivascular superficial e hiperqueratótica, além de broncopneumonia. As hifas fúngicas, septadas em *Aspergillus* e não septadas em Zigomicetos, são abundantes nas lesões da placenta. Os fungos também podem ser recuperados do estômago fetal, presumivelmente do fluido amniótico engolido.

Distúrbios dos Ovinos

Infecções Bacterianas. Em ovinos, muitos casos de falha da gestação são causados por bactérias, incluindo *Chlamydia* (*Chlamydophila*) *abortus*, *Campylobacter fetus* e *Brucella ovis*.

Aborto Enzoótico. O aborto enzoótico em ovelhas (AEO) é causado por *Chlamydia* (*Chlamydophila*) *abortus* e é um dos microrganismos abortivos mais comuns em ovelhas. Ele ocorre em todos os países produtores de ovinos e produz aborto tardio. Este aborto acontece em duas formas: surtos, quando introduzido pela primeira vez em rebanhos susceptíveis, ou como uma condição enzoótica de cordeiros. O microrganismo está presente em fluidos de placentas infectadas, e a cavidade oral é a porta de entrada. As ovelhas abortam ao menos uma vez, mas podem permanecer como carreadoras. As ovelhas infectadas antes de 5 ou 6 semanas de gestação abortam ao seu final, porém as ovelhas infectadas após 5 ou 6 semanas abortam na gestação subsequente. A

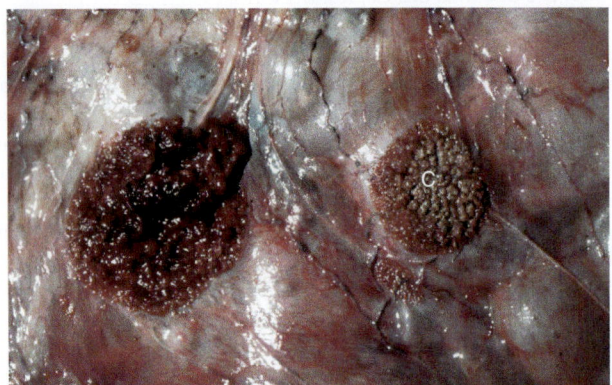

Figura 18-45 Placentite Intercotiledonária Micótica, Vaca. Edema acentuado, fibrose e espessamento da placenta intercotiledonária fizeram com que ficasse opaca. O cotilédone (C) à direita está necrótico. (Cortesia de Dr. R.A. Foster, Ontario Veterinary College, University of Guelph.)

patogenia envolve a infecção de animais susceptíveis e a persistência de *Chlamydia abortus* em um local desconhecido dentro do corpo. Após aproximadamente 90 dias de gestação, ocorre a proliferação de *Chlamydia abortus* no placentoma e então em trofoblastos na placenta intercotiledonária. Este processo resulta em uma cascata de citocina e quimiocina, com inflamação e trombose dos vasos placentários e aborto subsequente. A placentite é semelhante àquela descrita para os bovinos (ver discussão sobre doença bacteriana na seção sobre Distúrbios dos Bovinos). Os microrganismos distendem os trofoblastos e estão evidentes com colorações especiais, como Ziehl-Neelsen ou Gimenez modificados. No feto, os focos de linfócitos e macrófagos podem estar presentes no fígado, pulmões e músculo. *Coxiella burnetii* (ver a seção sobre Distúrbios dos Caprinos) e *Brucella ovis* induzem uma placentite semelhante.

Coxielose. Os ovinos desenvolvem coxielose (febre Q) causada por *Coxiella burnetii*, mas a doença é mais comum em caprinos e é descrita na seção sobre Distúrbios dos Caprinos.

Brucelose. *Brucella ovis* em ovinos é transmitida de modo venéreo de carneiros infectados com epididimite, sendo disseminada no sêmen. As lesões macroscópicas são semelhantes àquelas que ocorrem com *Brucella abortus* em bovinos. Não existem lesões fetais específicas. São relatadas placas calcificadas sobre os cascos, porém esta não é uma lesão específica. Microscopicamente, assim como infecções de *Brucella* sp. em outras espécies, grandes números de cocobacilos são encontrados em trofoblastos e estão livres no mesênquima coriônico. Existe a vasculite que envolve os grandes vasos coriônicos. Quando presentes, as lesões no feto incluem pneumonia, linfadenite, nefrite intersticial e pericolangite. Em fetos mais jovens, as células são os histiócitos, ao passo que os fetos mais velhos possuem nódulos bem-formados de linfócitos e plasmócitos.

Campilobacteriose. *Campylobacter fetus* ssp. *fetus* e *Campylobacter jejuni* habitam principalmente o intestino. Essas bactérias são transmitidas via fecal-oral, por placentas ou fluidos infectados pela cavidade oral. A falha da gestação ocorre em surtos e de modo contínuo, em ciclos através do rebanho, conforme os microrganismos se disseminam de uma ovelha que está abortando para uma ovelha não infectada. A infecção do útero gravídico resulta no aborto tardio ou no nascimento de cordeiros vivos doentes. As ovelhas se tornam imunes após a primeira infecção. A placentite resulta em uma corioalantoide intercotiledonária edematosa e friável, cotilédones amarelos, como é observado em outros casos de placentite aguda. Na necropsia, aproximadamente 25% dos fetos têm múltiplos focos hepáticos amarelos, bem-circunscritos, acima de 20 mm de diâmetro com centros

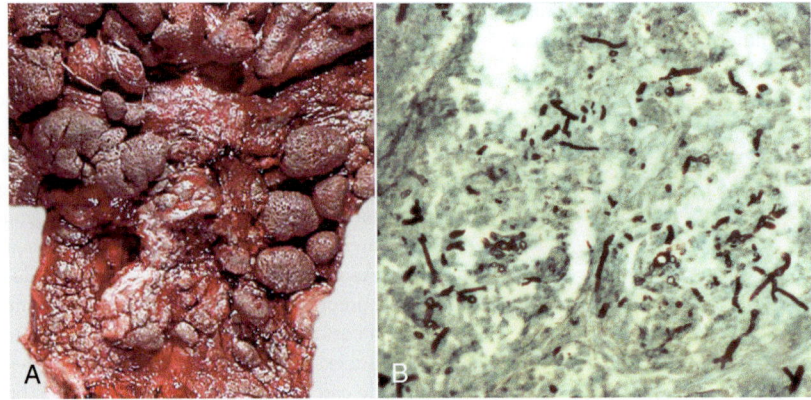

Figura 18-46 Endometrite Micótica, Útero Pós-Parto, Vaca. A, A superfície endometrial da porção média e inferior deste útero está irregularmente espessada e ondulada. Carúnculas estão pequenas ou ausentes. **B,** A placenta está necrótica e as numerosas hifas fúngicas (*pretas*), irregulares em diâmetro, não apresentam septação regular e ramificam-se em ângulos incomuns — todas características típicas dos zigomicetos. Coloração de prata de metenamina de Gomori. (**A** Cortesia de Dr. J. King, College of Veterinary Medicine, Cornell University. **B** Cortesia de Dr. K. McEntee, Reproductive Pathology Collection, University of Illinois.)

vermelhos deprimidos, que são áreas de necrose. Microscopicamente, as lesões são aquelas de uma placentite neutrofílica aguda (supurativa) e necrótica, como ocorre com outras bactérias, incluindo *Brucella ovis*. O corioalantoide e especialmente o cotilédone têm neutrófilos e trofoblastos necróticos ao longo da superfície. Os microrganismos *Campylobacter* são abundantes entre as células inflamatórias, dentro de trofoblastos, e podem haver êmbolos densos de bactérias nos capilares dos vilos coriônicos. A lesão hepática é uma hepatite multifocal necrosante com bactérias intralesionais abundantes. *Flexispira rappini* causa uma lesão idêntica na placenta de ovinos e no fígado fetal, porém as infecções são menos comuns e esporádicas.

Listeriose. A listeriose do feto e placenta, causada por *Listeria monocytogenes*, é uma causa de abortos esporádicos em muitas espécies, incluindo bovinos, ovinos e caprinos, e de surtos de aborto em ovinos. Embora ocorram as doenças neurológica e reprodutiva no mesmo rebanho, é raro que ambas ocorram concorrentemente no mesmo animal. Os abortos por Listeria ocorrem no último trimestre da gestação. Algumas fêmeas abortando estão septicêmicas e também têm endometrite. A lesão placentária, assim como em outras placentite bacterianas, é a placentite necrosante e supurativa difusa severa do cotilédone e das áreas intercotiledonárias. No feto abortado, existem focos múltiplos, de 1 mm, amarelos ou brancos, em muitos órgãos, mas eles são rapidamente observados em grandes números no fígado. Esses focos são regiões de hepatite necrosante multifocal aguda na qual microrganismos Gram-positivos de *Listeria* são numerosos. As lesões microscópicas na placenta são idênticas àquelas da campilobacteriose e brucelose, exceto que os trofoblastos, especialmente nas áreas intercotiledonárias, estão preenchidos por bacilos Gram-positivos de *Listeria*.

Infecção por Protozoário

Toxoplasmose. *Toxoplasma gondii* é uma causa importante de aborto em ovelhas. As ovelhas susceptíveis ingerem alimento contaminado por fezes de gato (geralmente filhotes) que contêm oocistos. As lesões macroscópicas na placenta são focos brancos, de 1 a 2 mm, de necrose nos cotilédones (Fig. 18-47). Pode haver edema de corioalantoides intercotiledonários. Microscopicamente, as lesões cotiledonárias são distintas e consistem de focos múltiplos de necrose com raros grupos de *Toxoplasma* dentro de trofoblastos. As técnicas de marcação imuno-histoquímica geralmente são necessárias para detectar o microrganismo. Uma pequena porcentagem de fetos afetados tem leucoencefalomalácia cerebral, um efeito inespecífico de anóxia fetal secundária a placentite. Necrose e gliose focais, assim como a presença de protozoários, são mais provavelmente encontradas em partes do cérebro rostrais à ponte e nos tratos ópticos, localizações que não podem ser amostradas rotineiramente durante a necropsia.

Distúrbios dos Caprinos
Infecções Bacterianas

Coxielose. A infecção por *Coxiella burnetii* é extremamente importante em caprinos e ovinos, e potencialmente em todas as espécies. *Coxiella burnetii*, a causa da febre Q em humanos, causa aborto ou nascimento de cordeiros ou crianças mortas ou fracas. O aborto ocorre em indivíduos recém-expostos (também conhecidos como *nannies*), e infecções repetidas resultando em aborto podem acontecer. A *Coxiella* é adquirida por ingestão ou inalação. Ela é transmitida nas descargas vaginais no parto e no leite. Nas placentas afetadas, o corioalantoide intercotiledonária está espesso, coriáceo, amarelo e coberto com exsudato viscoso (Fig. 18-48). Não existem lesões fetais macroscópicas. Microscopicamente, as lesões placentárias são mais severas nas regiões intercotiledonárias, onde existem restos inflamatórios necróticos sobre a superfície coriônica e neutrófilo, macrófagos e linfócitos no estroma coriônico. Os trofoblastos hipertróficos contêm diversas *Coxiellas*. As lesões fetais, se presentes, consistem de linfócitos peribronquiolares, medulares renais e porta hepáticos.

Outras Bactérias. Os caprinos desenvolvem clamidiose e campilobacteriose como descrito em ovinos. A infecção por *Brucella melitensis* em caprinos (e ovinos) ocorre principalmente em países mediterrâneos. Há uma fase de bacteremia inicial, e subsequentemente, a inflamação está localizada nas mamas e útero gravídico. Os caprinos desenvolvem uma doença febril mais severa e uma mastite mais grave que em ovinos. As lesões são semelhantes àquelas causadas por *Brucella abortus* em bovinos e *Brucella ovis* em ovinos. A toxoplasmose em caprinos é comum, porém menos que em ovelhas.

Mamas

Distúrbios das mamas que afetam ruminantes, mas não são exclusivos destes animais, são discutidos na seção sobre Distúrbios dos Animais Domésticos.

Mastite das Vacas

A mastite em gado de leite é uma doença extremamente importante. A maioria dos microrganismos responsáveis pela mastite são bactérias, e o número e gama de lesões que elas causam são grandes. A maioria dos casos são causados por *Staphylococcus aureus* e são formas subclínicas ou de clínica moderada.

As condições predisponentes que podem contribuir potencialmente para o desenvolvimento da mastite incluem: (1) uma vaca

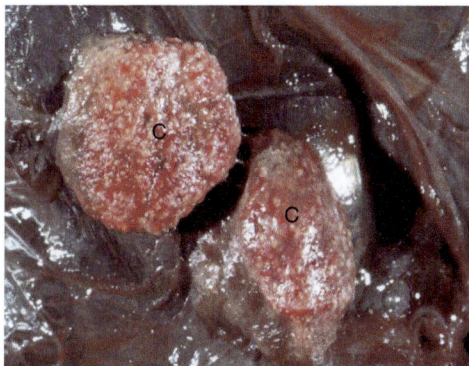

Figura 18-47 Necrose Cotiledonária Focal Ovina, Toxoplasmose, Aborto, Placenta, Ovelha. Os cotilédones (C) têm centenas de focos brancos de necrose, uma lesão característica do aborto induzido por *Toxoplasma gondii* em ovinos e caprinos. (Cortesia Ontario Veterinary College, University of Guelph.)

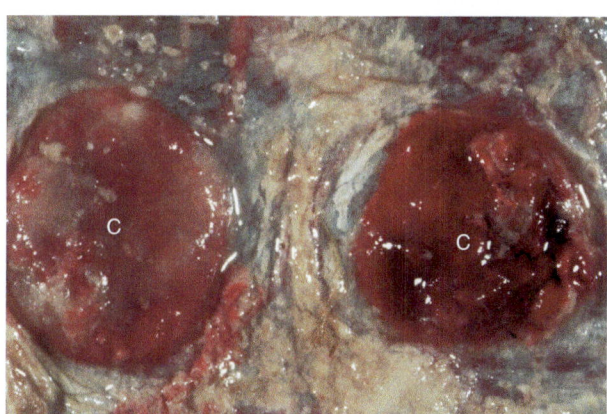

Figura 18-48 Placentite Intercotiledonária (*Coxiella Burnetii*), Cabra. Observe a opacidade da placenta intercotiledonária causada pelo espessamento da inflamação e fibrose. Os cotilédones (C) apresentam áreas variáveis de descoloração cinza, indicando necrose e exsudato inflamatório. O aspecto macroscópico das lesões da placentite tende a ser semelhante, independentemente do microrganismo etiológico identificado pelo exame microbiológico. (Cortesia de Dr. R.A. Foster, Ontário Veterinary College, Universidade de Guelph.)

leiteira com produção elevada; (2) vácuo excessivamente elevado nas ordenhadeiras; (3) a presença de lesões nas "terminações" das papilas; (4) contaminação das mamas com material fecal; (5) higiene mamária ruim enquanto se realiza a ordenha; e (6) contato das mamas com alguns tipos de moscas.

A mastite é dividida em múltiplos grupos sobrepostos baseados na fonte da infecção, manifestações clínicas e microrganismo etiológico.

Fonte de Infecção. Determinar a fonte de infecção das mamas é muito importante na compreensão da patogenia da mastite e, portanto, seu tratamento e prevenção. As bactérias infectantes são patógenos mamários obrigatórios ou microrganismos contaminantes ambientais. *Streptococcus agalactiae*, *Staphylococcus aureus* e *Mycoplasma* sp. persistem ou residem nas mamas e não sobrevivem por muito tempo no ambiente de "fazenda" fora da glândula. Esses microrganismos são transmitidos de vaca para vaca. Os contaminantes ambientais incluem microrganismos coliformes como *Escherichia coli*. Eles contaminam a terminação da papila e são adquiridos do ambiente externo, como matéria fecal, solo, água ou cama. A ocorrência de novas infecções mamárias em vacas leiteiras causada por patógenos ambientais é maior durante as primeiras e as 2 últimas semanas de um período não lactante de 60 dias. As bactérias ambientais adquiridas durante o período não lactante estão presentes no momento do parto e causam mastite clínica logo depois. Um grupo sobreposto, capaz de persistir na mama ou no ambiente, inclui *Streptococcus uberis* e *Streptococcus dysgalactiae*.

Manifestações Clínicas da Mastite. A mastite é clinicamente dividida em severa (com ou sem necrose), supurativa e subclínica. A mastite granulomatosa também é incluída neste grupo.

Mastite Necrosante (Gangrenosa) Severa. A mastite necrosante (gangrenosa) severa geralmente tem efeitos sistêmicos concorrentes e é causada mais comumente por patógenos Gram-negativos que ganham acesso para as glândulas e liberam endotoxinas. A liberação massiva de citocinas resulta em necrose e vazamento vascular severo (Fig. 18-49) na glândula. Uma reação sistêmica de fase aguda causa febre, anorexia, leucopenia, hiperfibrinogenemia e hipocalcemia. Esta última característica pode ser confundida por hipocalcemia primária (febre do leite). O edema da mama e áreas circundantes geralmente é proeminente. As lesões locais incluem a morte e sequestro do tecido glandular, onde as regiões da glândula se tornam ressecadas, friáveis e cercadas por uma margem vermelha de hiperemia e hemorragia (Fig. 18-50). O fluido do edema causa um inchaço dramático e uma mama rígida, e o "leite" está aquoso e/ou contém fibrina. A fibrina

pode obstruir os ductos lactíferos e papilares. Este tipo de mastite não apenas é potencialmente fatal pela endotoxemia, mas também os efeitos severos sobre a glândula frequentemente resultam em defesas reduzidas para a proliferação secundária de outros patógenos piogênicos.

A mastite necrosante severa também é causada quando bactérias Gram-positivas necrosantes, incluindo *Staphylococcus aureus* e estreptococos virulentos, entram na mama. Com a mastite estafilocócica severa, os neutrófilos entram no tecido dentro de minutos ou horas, e os produtos dos grânulos neutrofílicos contribuem para a morte do tecido glandular. Produtos celulares associados à superfície (adesões, proteína A e polissacarídeos capsulares) e secretórios extracelulares (leucotoxinas, enzimas extracelulares e coagulase) desses microrganismos também contribuem para o dano. O resultado combinado é a hemorragia e a morte da glândula, o que faz com que toda a mama ou parte dela se torne rígida, seca e vermelha-preta (e, portanto, gangrenosa). Quando severos, os efeitos sistêmicos da resposta de fase aguda causado pelas citocinas induzem febre, anorexia, perda de peso, leucopenia e hiperfibrinogenemia.

Mastite Severa. A mastite severa sem necrose clinicamente aparente do tecido é causada por bactérias Gram-positivas e Gram-negativas, mas com menos danos teciduais. Exotoxinas (bactérias Gram-positivas) e endotoxinas (bactérias Gram-negativas) são liberadas, mas produzem uma doença menos dramática, geralmente apenas com efeitos locais de edema, exsudação de fibrina e uma resposta predominantemente neutrofílica. Embora haja morte do tecido dos ductos e glândulas, não há a formação de sequestro necrótico e o efeito sistêmico é leve ou ausente.

Mastite Supurativa. A mastite supurativa ocorre quando bactérias Gram-positivas, formadoras de pus, não induzem o grau de necrose, as lesões vasculares e os efeitos sistêmicos que ocorrem com a mastite necrosante (gangrenosa) severa e a mastite severa. *Trueperella pyogenes*, *Mycoplasma bovis*, *Streptococcus dysgalactiae*, e vários outros organismos aeróbios e anaeróbios podem causar individualmente a mastite supurativa. A infecção com esses microrganismos, especialmente *Trueperella pyogenes*, pode ocorrer com preparações intramamárias de longa ação utilizadas no período não lactante ou seco das vacas. A ocorrência em vacas secas, incialmente reconhecida nos meses de verão, dá nome de "mastite de verão". Cerca de cinco ou seis espécies diferentes de bactérias (*Trueperella*, *Streptococcus*, *Bacteroides*, *Peptostreptococcus* e o gênero *Fusobacterium*) podem estar

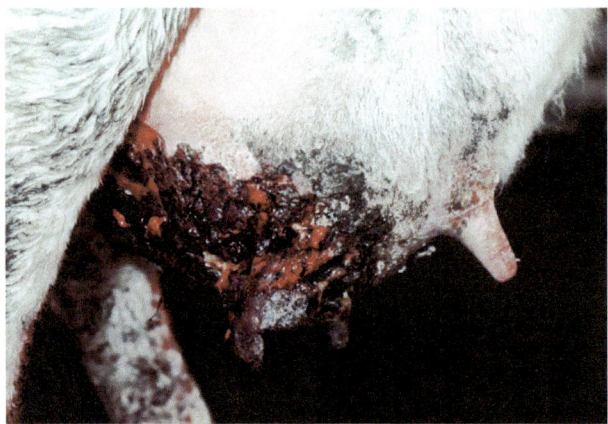

Figura 18-49 **Mastite Necrótica Severa, Mastite por Coliformes, Mamas, Vaca.** O soro escorre pela pele morta do quarto traseiro direito afetado. (Cortesia de Dr. M.D. McGavin, College of Veterinary Medicine, University of Tennessee.)

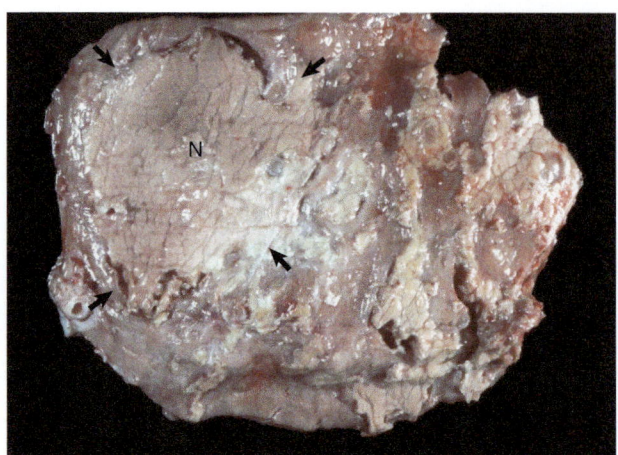

Figura 18-50 **Mastite Necrosante, Mastite por Coliforme, Mamas, Secção Transversa, Vaca.** Observe a área seca e cinza-branca pálida, típica da necrose coagulativa, à esquerda do centro (*delineada por setas*). O tecido necrótico (*N*) está parcialmente rodeado por uma zona de edema e uma fina faixa cinza clara de tecido fibroso. O tecido necrótico encapsulado é designado por "sequestro" (Cortesia de College of Veterinary Medicine, University of Illinois.)

simultaneamente presentes na doença. Essas bactérias invocam uma resposta neutrofílica que domina a lesão e resulta no acúmulo de restos leucocíticos necróticos que tipifica a resposta supurativa. As lesões que elas induzem estão centradas nos ductos e seios lactíferos, que são preenchidos por exsudato supurativo (Fig. 18-51). Vacas secas geralmente não são monitoradas de perto, portanto a mastite é tipicamente crônica, com exsudatos espessos e fibrose intramamária.

Mastite Granulomatosa. A mastite granulomatosa na vaca ocorre quando medicamentos para o tratamento ou prevenção da mastite são introduzidos pelo teto e estão contaminados com *Nocardia asteroides*, *Cryptococcus neoformans*, *Mycobacterium* sp. atípico (outros que não o *Mycobacterium bovis*) ou *Candida* spp. Esses microrganismos também podem causar doença mamária espontânea. A mastite por Nocardia é a mais conhecida, pois ocorre em surtos. Vacas severamente afetadas desenvolvem pirexia, que pode durar por muitas semanas. As vacas se tornam letárgicas e perdem peso, como é esperado para a liberação de citocina sistêmica. As glândulas estão quentes e inchadas, e podem ter abscessos ou granulomas múltiplos. Pequenas partículas brancas podem ser encontradas no exsudato. As lesões estão centradas nos ductos e seios lactíferos, visto que a galactoforite é a lesão proeminente. Uma vez que a lesão é crônica e ascendente, os lóbulos são afetados em graus variáveis. Microscopicamente predominam granulomas e piogranulomas. Esses granulomas geralmente são cercados por tecido fibroso, e o envolvimento extenso resulta na substituição da glândula por uma estrutura de tecido fibroso cercando bolsas de células inflamatórias e restos necróticos centrais (Fig. 18-52). Um úbere afetado com mastite por criptococose tem o mesmo material gelatinoso amarelo típico de lesões criptocócicas em outros sistemas de órgãos.

Mastite Subclínica. A infecção e inflamação da glândula mamária, a um nível muito baixo para causar uma doença clínica, é chamada de mastite subclínica, podendo ser identificada pela presença de uma contagem de células somáticas maior que a normal. As taxas de infec-

ção frequentemente excedem 50%. Uma pequena porcentagem dessas vacas com infecções intramamárias subsequentemente desenvolvem mastite clínica.

Mastites Causadas por Bactérias Específicas

Mastite Estreptocócica. *Streptococcus agalactiae* foi o patógeno mais importante da mama bovina na era anterior à higienização mamária adequada e ao uso de medicamentos antibacterianos eficientes. A resistência das vacas à mastite causada por este organismo é assunto de grande variação individual; em geral, a resistência diminui com a idade. A mama é o único órgão afetado por este organismo. O *Streptococcus agalactiae* não permanece muito no ambiente de "fazenda". Entretanto, uma vez uma vaca é infectada, o organismo permanece no seio lactífero, com ondas periódicas de multiplicação, aumento na virulência e invasão tecidual. A aparência macroscópica depende do estágio da doença; estágios diferentes podem ocorrer simultaneamente em diferentes regiões da glândula. Geralmente é envolvida mais de uma mama. No estágio inicial, há a hiperemia do seio lactífero. A qualidade do leite é alterada, e filetes ou aglomerados de restos ou pus estão presentes no leite. Áreas com edema parenquimal são cinzas e túrgidas. Grupos de alvéolos com secreção retida por obstrução do ducto, se assemelham a pequenos abscessos. O parênquima em regressão e o parênquima fibrótico têm aparências semelhantes e são difíceis de serem diferenciados macroscopicamente. Os seios lactíferos se tornam granulares e espessados, devido às áreas de projeção subjacentes do tecido de granulação e fibrose circundante.

A resposta microscópica inicial à invasão de *Streptococcus agalactiae* é o edema intersticial e um influxo de neutrófilos para o interstício e alvéolos. O edema do epitélio alveolar sofre uma hiperplasia ou vacuolização breve, e então descamação. Os macrófagos aparecem rapidamente nos alvéolos infectados, e a fibrose rapidamente obstrui o lúmen desses alvéolos. Edema, células inflamatórias e fibrose são lesões encontradas nos alvéolos infectados e adjacentes, de modo que a pressão aumenta dentro do lóbulo e dos lóbulos adjacentes. A pressão elevada causa a interrupção do fluxo de leite, iniciando, assim, a involução prematura de uma parte da glândula. Após a fase inicial, ocorre a fibrose periductal e o tecido de granulação substitui parte do epitélio cuboide a colunar normal dos pequenos ductos. Se severa, podem ocorrer pólipos fibrosos que obstruem completamente o fluxo de leite. Pode ocorrer a regeneração do epitélio ductal. Os

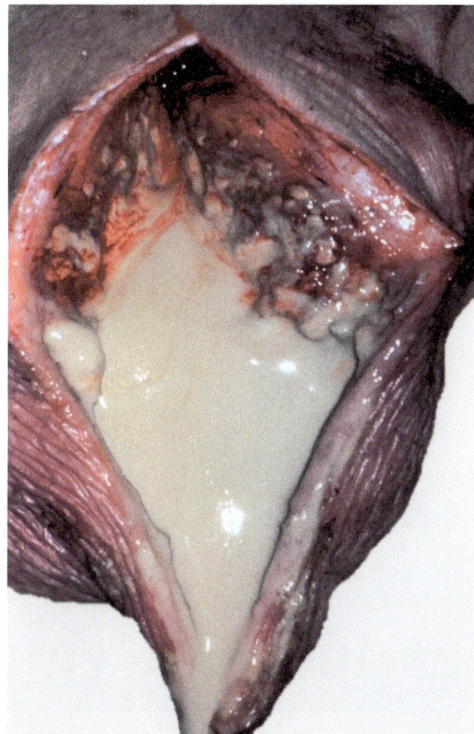

Figura 18-51 Mastite Supurativa, Mamas, Vaca. O seio e ducto lactífero estão preenchidos com pus amarelo viscoso. (Cortesia de College of Veterinary Medicine, University of Illinois.)

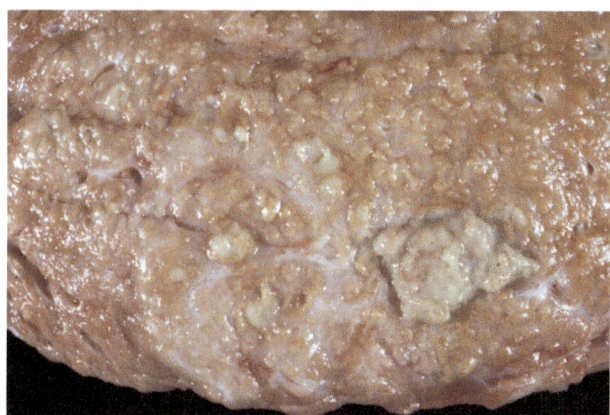

Figura 18-52 Mastite Crônica e Galactoforite (*Nocardia* Spp.), Mamas, Secção Transversal, Vaca. A inflamação crônica dos ductos lactíferos e da glândula mamária adjacente resultou na substituição da maior parte dessa glândula por piogranulomas e abscessos contendo pus amarelo. O tecido glandular normal adjacente regrediu. Esta vaca foi infectada quando a medicação de vaca seca foi contaminada por *Nocardia* spp. (Cortesia de Dr. R.A. Foster, Ontário Veterinary College, Universidade de Guelph.)

ductos e seios lactíferos, com seus epitélios colunares de duas camadas normais, são afetados de modo similar, porém com menor severidade, geralmente passando por uma fase de metaplasia escamosa do epitélio.

Mastite Estafilocócica. *Staphylococcus aureus* causa uma mastite semelhante à mastite estreptocócica, mas tem uma propensão maior de invadir o tecido intersticial entre os alvéolos e induzir uma doença mais severa. Isolados de *Staphylococcus aureus* obtidos de glândulas mamárias bovinas variam de não patogênicos a altamente patogênicos. A forma de mastite estafilocócica mais severa é a gangrenosa (Fig. 18-53), geralmente observada logo após o parto e envolvendo uma proporção variável do úbere. A inflamação severa, com sintomas clássicos de calor, vermelhidão, inchaço e dor, progridem para uma área fria, de cor azul-preto, e com fluido exsudativo, indicando a morte tecidual. Microscopicamente, durante as primeiras 48 horas após a infecção com *Staphylococcus aureus* toxigênico, o tecido apresenta edema intersticial severo que aumenta a área do estroma interalveolar. Inchaço, vacuolização e erosão focal progressivas das células epiteliais ocorrem por todos os ductos e estão proeminentes próximos à junção do epitélio escamoso estratificado e epitélio colunar do ducto papilar. As bactérias se aderem às células epiteliais, causando danos focais, e posteriormente podem ser observadas sobre, dentro, e abaixo dos epitélios do ducto e alvéolo. A respostas dos neutrófilos é rápida; eles são observados incialmente nos tecidos subepiteliais do sistema de ducto, em seguida dentro do epitélio e, posteriormente, no lúmen dos alvéolos.

A forma menos severa de mastite estafilocócica segue um curso semelhante àquele da mastite estreptocócica. Inicialmente, ocorre o dano ao epitélio do seio lactífero e ductos lactíferos maiores. O número de bactérias aumenta rapidamente ao longo dos ductos e produz inflamação em grupos de alvéolos terminais adjacentes. Em quartos infectados cronicamente, os macrófagos são o principal tipo celular no epitélio de revestimento, nos lúmens e, em particular, no interstício glandular. Os linfócitos aumentam em número, mas alguns pesquisadores relatam uma ausência de aumento nos plasmócitos; assim os linfócitos mamários podem se tornar hiporresponsivos à estimulação antigênica nas glândulas mamárias infectadas cronicamente. A extensão de regeneração do tecido glandular é desconhecida; não está claro se os alvéolos danificados desenvolvem novamente o tecido secretório, se o tecido saudável remanescente sofre hipertrofia compensatória, ou se os dois processos ocorrem.

Na mastite estafilocócica supurativa, a formação de abscessos segue a doença inicial. Quanto ao tamanho, os abscessos podem ser tanto microscópicos quanto macroscopicamente visíveis. Algumas vezes, as bactérias estafilocócicas estão cercadas por material claviforme da reação de Splendore Hoeppli (o termo *botriomicose* foi aplicado para tais lesões [Fig. 7-51]). A obstrução do fluxo de leite pelo tecido de granulação e pressão da fibrose circundante ocasiona a involução. A doença causada por cepas menos patogênicas de estafilococos, como cepas coagulase-negativas não hemolíticas, progride de forma menos dramática e não necessariamente com formação de abscessos evidente. Entretanto, os mesmos componentes do tecido de granulação e fibrose estão presentes, causando obstrução e pressão, que, por sua vez, provocam a atrofia dos lóbulos adjacentes.

Mastite por Coliformes. A mastite por coliformes ocorre quando bactérias Gram-negativas do ambiente contaminam a abertura do ducto papilar e ascendem. Atualmente, as bactérias coliformes mais comuns na medicina veterinária são *Escherichia coli*, *Enterobacter aerogenes* e *Klebsiella pneumoniae*. As bactérias coliformes provavelmente exercem seu efeito nocivo através da endotoxina e subsequente liberação de citocinas atuando na vasculatura. Na forma severa da doença, as lesões são hiperemia, hemorragia e edema das áreas afetadas centradas nos ductos lactíferos. O fluido nos seios lactíferos é turvo, corado de sangue e possui aglomerados de fibrina (Fig. 18-54). Microscopicamente, os septos interlobulares estão edematosos e formam-se trombos de fibrina nos vasos da linfa. O epitélio dos ductos e alvéolos está necrótico, e são observados apenas pequenos números de células inflamatórias. As bactérias coliformes são numerosas dentro dos alvéolos e no epitélio. A severidade da doença em vacas pós-parto é atribuída a um atraso no influxo de neutrófilos. A resposta da vaca à endotoxina é influenciada pelo estágio do ciclo reprodutivo. As glândulas mamárias não lactantes são bem menos sensíveis aos efeitos da endotoxina que as glândulas lactantes.

Se a vaca sobrevive a endotoxemia, o tecido mamário necrótico, que pode ser uma grande porção da mama, se separa do tecido viável e é sequestrado ou eventualmente descamado (Fig. 18-55). As vacas em lactação inicial com mastite por coliforme menos severa desenvolvem, de modo geral, mastite supurativa ou subclínica que microscopicamente possui hiperplasia, desorganização e processos filiformes do revestimento epitelial do ducto papilar e seios lactíferos.

Figura 18-53 Mastite Gangrenosa, Mamas, Secção Transversal, Vaca. A maior parte do quarto direito e um pedaço do quarto esquerdo adjacente estão vermelho-escuros com hemorragia. Uma borda bem-demarcada hiperêmica (vermelho escuro) se formou na sua junção com a glândula normal adjacente (*lado direito do úbere*). Há também edema subcutâneo acentuado entre a glândula e a pele. (Cortesia de Dr. R.A. Foster, Ontário Veterinary College, Universidade de Guelph.)

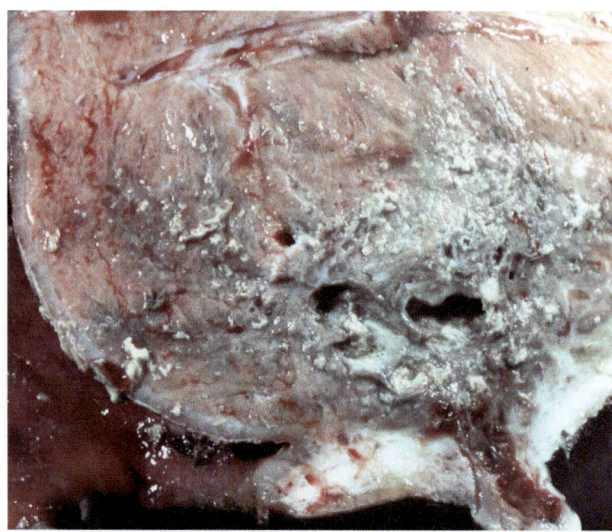

Figura 18-54 Mastite por Coliforme, Mamas, Vaca. Há acentuado espessamento das paredes dos ductos lactíferos. Fibrose e pus de coloração branca a amarela foi colecionado nos ductos lactíferos e na porção superior do seio lactífero. (Cortesia de College of Veterinary Medicine, University of Illinois.)

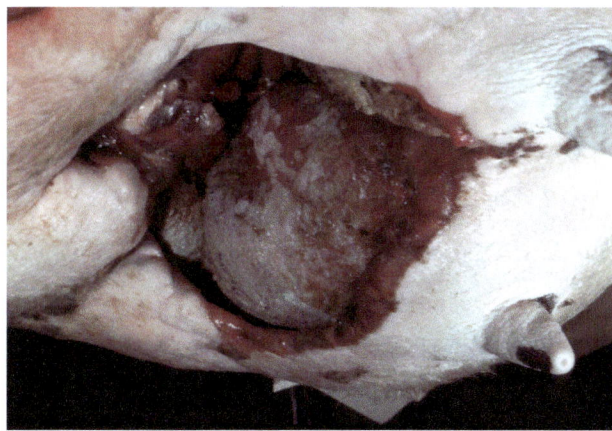

Figura 18-55 Quarto Descartado, Mastite Necrosante, Mamas, Vaca. A mama traseira direita necrótica foi recentemente descartada, deixando uma grande área ulcerada coberta por uma fina camada cinzenta de exsudato. A superfície da úlcera é finamente granular, indicando a formação de tecido de granulação. (Cortesia de College of Veterinary Medicine, University of Illinois.)

Mastite por Mycoplasma. A mastite por *Mycoplasma* em vacas ocorre como casos individuais esporádicos ou em surtos. Diversos micoplasmas são capazes de causar mastite bovina, mas o *Mycoplasma bovis* é o mais prevalente. A doença causada por *Mycoplasma bovis* pode afetar uma, algumas ou todas as mamas; os micoplasmas inoculados em uma mama frequentemente se disseminam para algumas ou todas as mamas. A disseminação hematógena e a contaminação da papila são, portanto, rotas pelas quais as mamas se tornam infectadas. Os quartos afetados inicialmente apresentam-se aumentados, firmes e marrons claros, e têm um parênquima nodular. Os nódulos possuem abscessos que podem ter mais de 10 cm de diâmetro. Nos estágios iniciais, são encontrados grandes números de neutrófilos no interstício lobular e alvéolos. Esse padrão muda com o tempo para incluir linfócitos e macrófagos. A vacuolização e degeneração iniciais do epitélio alveolar são seguidas por hiperplasia e então por metaplasia escamosa. O epitélio ductal erodido é substituído por tecido de granulação. Agregados de linfócitos ocorrem no interstício lobular e ao redor dos ductos. A fibrose intersticial e a atrofia lobular ocorrem nos estágios tardios. Pode ocorrer a disseminação do organismo em bezerros, além de otite, artrite e pneumonia.

Mastite por Trueperella. *Trueperella* (antigamente chamada de *Arcanobacterium*) *pyogenes* causa a mastite em glândulas mamárias de bovinos lactantes, não lactantes e até mesmo em glândulas imaturas. É um patógeno ambiental comum afetando bovinos, que induz abscessos nos pequenos e grandes ductos lactíferos nas mamas. Os abscessos variam de tamanho microscópico a facilmente visíveis. As fístulas dos abscessos podem se formar na base da papila. A fibrose das paredes dos abscessos pode ocasionar a perda de pequenos ductos não afetados e a involução da fibrose do parênquima que eles drenam.

Mastite em Ovinos e Caprinos

Os dois principais microrganismos recuperados das mamas dos ovinos são *Mannheimia haemolytica* e *Staphylococcus aureus*. Em muitos rebanhos de ovelhas, a principal manifestação da infecção com esses microrganismos é a morte inesperada, pois estas bactérias são responsáveis por uma mastite necrosante ou gangrenosa severa. A morbidade pode ser de aproximadamente 5%, e a mortalidade, 20%. A mastite em caprinos é semelhante e, assim como na doença em ovinos, assume-se que tenha uma patogenia similar à doença em bovinos. Para a mastite por micoplasma, *Mycoplasma agalactiae* ou *Mycoplasma mycoides ssp. mycoides* geralmente são os microrganismos causais.

Caprinos infectados com o vírus da artrite encefalite caprina (CAEV) podem desenvolver "úbere duro". O úbere torna-se rígido, e pouco leite pode ser expressado a partir da papila. A recuperação ocorre, mas a produção de leite é reduzida. Histologicamente, existem grandes números de linfócitos e folículos linfoides no interstício entre os alvéolos glandulares. O vírus se desenvolve no epitélio mamário e está presente no leite. O neonato é infectado por meio do leite contaminado. É observada uma doença semelhante em ovinos com o vírus maedi-visna (MVV). A patogenia é fornecida em mais detalhes nos Capítulos 4 e 9. Resumidamente, o vírus se dissemina através das secreções respiratórias ao invés do leite, e se replica em macrófagos, ocasionando lesões de progresso lento com grandes números de linfócitos e plasmócitos em muitos órgãos, com a mama sendo um deles.

Distúrbios dos Suínos

Distúrbios do sistema reprodutor feminino que afetem suínos, mas que não são exclusivos destes animais, são discutidos na seção sobre Distúrbios dos Animais Domésticos.

Sistema Reprodutor Feminino
Ovário
A lesão mais comum do ovário de suínos é a doença ovariana cística. Consultar seção sobre Distúrbios dos Animais Domésticos, Ovário.

Tubas Uterinas
Consultar seção sobre Distúrbios dos Animais Domésticos, Tubas Uterinas.

Útero
Metrite, como parte da síndrome mastite, metrite e agalaxia (MMA), é uma doença importante do útero de porcas. Consultar seção sobre Distúrbios dos Animais Domésticos, Útero.

Cérvix
Consultar seção sobre Distúrbios dos Animais Domésticos, Cérvix.

Vulva e Vagina
Hipertrofia Vaginal e de Vulva. A toxicose de suínos causada pela micotoxina zearalenona encontrada no *Fusarium* sp. — cereais e milho infectados são uma causa de hipertrofia vaginal e de vulva, particularmente em porcas pré-púberes (Fig. 18-25). A toxina é um estrógeno não esteroidal que se liga ao receptor de estrógeno. As lesões da vagina e vulva são edemas de estroma. Outros efeitos da micotoxina são o tempo do primeiro estro alterado, precoce e tardio; números reduzidos de embriões vivos; folículos ovarianos proeminentes; hiperplasia endometrial; e desenvolvimento mamário precoce.

Feto e Placenta
Falha da Gestação. Os princípios do diagnóstico utilizados em outras espécies se aplicam aos suínos (a presença ou ausência de lesões, a presença ou ausência de doença infecciosa e doença da mãe, feto ou placenta); entretanto, a abordagem na produção intensiva de suínos é diferente e de natureza mais epidemiológica. A biossegurança severa eliminou muitas doenças potenciais.

Para a maioria das causas, não existem lesões fetais ou placentárias, e a avaliação para microrganismos infecciosos é de natureza microbiológica e molecular (p. ex. reação de cadeia polimerase [PCR]).

Falha da Gestação Não Infecciosa. Existem muitas causas em potencial não infecciosas de falha da gestação, e em aproximadamente 70% dos casos existem causas infecciosas não reconhecidas. Muitas anomalias fetais e o bócio são identificados rapidamente, mas muitas outras não. Geralmente não existem lesões na mãe, placenta ou feto. A infertilidade sazonal, onde há a falha da gestação em tempos regulares a cada ano, é muito comum em grandes unidades de produção. Ela pode ocorrer no verão, onde está implicado o calor, no outono, ou com a manifestação de tempo frio. Este diagnóstico é baseado no histórico apropriado e uma falha ao identificar outras causas.

Falha da Gestação Infecciosa

Infecções Virais. As doenças virais são as causas infecciosas mais importantes de falha da gestação em suínos. O vírus da síndrome reprodutiva e respiratória de suínos (VSRRS), parvovírus suíno (PPS), circovírus de suíno tipo 2 (OCV-2) e vírus da pseudoraiva (PRV; herpesvírus suíno tipo 1) são os vírus mais importantes.

Síndrome Reprodutiva e Respiratória de Suínos. O VSRRS, um Arterivírus, é transmitido horizontalmente pelos fluidos corporais e verticalmente para os fetos de porcas sem imunidade. A infecção transplacentária de fetos de suínos causa aborto, geralmente nos estágios mais avançados da gestação, porém existem raras lesões macroscópicas e microscópicas em fetos e placentas. O diagnóstico é baseado na exposição do rebanho, sorologia materna e isolamento do vírus. As lesões, quando presentes, são hemorragias segmentais ou difusas no cordão umbilical como resultado de arterite umbilical necrosante. Ascite, hidrotórax e edema do tecido perirrenal, ligamento esplênico e mesentério são observados em alguns fetos. Microscopicamente, ocorre uma arterite segmental no umbigo e pulmões, coração e rins fetais. As paredes dos septos alveolares nos pulmões estão espessadas por linfócitos e histiócitos, e também por proliferação de pneumócitos do tipo 2. Agregados de linfócitos, plasmócitos e macrófagos estão presentes nos vasos sanguíneos no coração, tratos portais e substância branca cerebelar. A endometrite e a miometrite também ocorrem com edema, e linfócitos e histiócitos no interstício e ao redor dos vasos uterinos.

Parvovírus Suíno. O PPV é uma causa importante de perda embrionária e fetal, provocando morte e mumificação de fetos afetados (Fig. 18-56). As porcas geralmente não estão doentes, porém, os fetos estão infectados e morrem em estágios variáveis — todos em uma gestação. Este resultado sugere a transmissão feto a feto dentro do útero. Os achados característicos nos fetos são, portanto, fetos frescos e estágios variáveis de autólise e mumificação, com a maioria dos

fetos mumificados sendo os menores. Este padrão indica que a morte fetal ocorre em diferentes estágios da gestação. Microscopicamente, os fetos infectados após o desenvolvimento da imunocompetência têm linfócitos e células plasmáticas disseminados no fígado, pulmões, rins e cerebelo.

Circovírus Suíno Tipo 2. O PCV-2 é capaz de causar falha reprodutiva em qualquer estágio da gestação. O vírus atravessa a placenta e se replica nos tecidos linfoides. A morte e expulsão do feto ocorrem sem lesões macroscópicas ou microscópicas. Algumas leitegadas afetadas têm fetos frescos, autolisados e mumificados. Podem ocorrer edema intersticial do coração, uma miocardite intersticial linfocítica, ascite e congestão hepática por insuficiência cardíaca.

Herpesvírus da Pseudoraiva (Doença de Aujeszky). PHV (Herpesvírus suíno tipo 1; SHV-1) está erradicado de muitas jurisdições. Ele pode causar lesões típicas de herpesvírus (Capítulos 4, 8 e 9) em fetos suínos, e é um dos poucos exemplos nos quais os corpos de inclusão típicos de herpes (Figs. 8-45 e 9-32) são observados no córion.

Infecções Bacterianas. Várias bactérias estão implicadas na falha da gestação. Qualquer bactéria que se tornasse bacterêmica poderia estar localizada na placenta e causar a falha da gestação; elas estão listadas nas Tabelas 18-2 e 18-4. As bactérias que são especialmente importantes são *Brucella suis* e *Leptospira* sp.

Brucella Suis. *Brucella suis* causa a falha da gestação, mas a doença em suínos é diferente da brucelose em ruminantes em vários aspectos. Podem ocorrer endometrite supurativa, granulomas focais e múltiplos nódulos linfoides hiperplásicos no endométrio de porcas não gestantes. As glândulas endometriais se tornam distendidas por neutrófilos, e o epitélio luminal é perdido e sofre metaplasia escamosa focal. Na gestação, o lúmen do útero entre as placentas apresenta exsudato mucopurulento, no qual os trofoblastos contêm bactérias intracelulares. O corioalantoide tem edema e um pouco de hemorragia focal. Microscopicamente, existem muitos neutrófilos no tecido, restos necróticos sobre a superfície coriônica e a perda de trofoblastos.

Leptospirose. A leptospirose é uma importante causa de falha da gestação. A patogenia é semelhante à de bovinos e é discutida nos Capítulos 4 e 11. *Leptospira interrogans* sorovar *pomona* é comumente isolada. As porcas abortam após uma fase bacterêmica, e não existem lesões placentárias. Os fetos se tornam septicêmicos, morrem e são autolisados. Alguns desenvolvem nefrite e/ou os neutrófilos podem ser encontrados na serosa peritoneal.

Mamas

Distúrbios das mamas que afetam as porcas, mas não são exclusivos destes animais, são discutidos na seção sobre Distúrbios dos Animais Domésticos.

Agalaxia

Agalaxia em porcas frequentemente é parte de uma síndrome pósparto conhecida como mastite, metrite e agalaxia (MMA), ou síndrome de disgalactia pós-parto. As porcas afetadas têm produção de colostro e leite insuficientes durante os primeiros dias de pós-parto, e elas apresentam mastite e pirexia. Os leitões não ingerem colostro e leite suficientes com o desenvolvimento subsequente de um balanço energético negativo, infecção secundária, diarreia e morte. Acredita-se que a agalaxia seja uma falha na responsividade da glândula mamária à ocitocina. Existe uma predisposição genética para esta doença.

Mastite

Presume-se que a mastite por coliformes, estafilococos e estreptococos tenham a mesma patogenia como em bovinos, e são discutidas na seção sobre Distúrbios dos Ruminantes (Bovinos, Ovinos e Caprinos), Mamas.

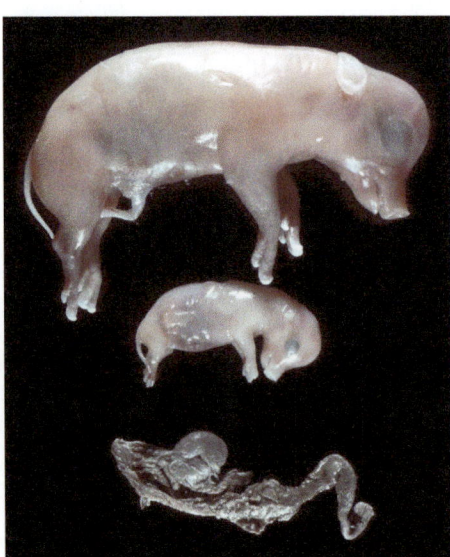

Figura 18-56 Natimorto, Mumificação, Morte Embrionária e Infertilidade (SMEDI), Aborto, Feto Suíno. Vírus, tais como parvovírus porcino e enterovírus porcino, induzem SMEDI. Estes vírus afetam os fetos em diferentes graus e em diferentes fases da gestação. Os fetos que morrem no início da gestação são normalmente mumificados (*feto inferior*) ou reabsorvidos. (Cortesia de College of Veterinary Medicine, University of Illinois.)

Distúrbios dos Cães

Sistema Reprodutor Feminino

Distúrbios do sistema reprodutor feminino que afetam cadelas, mas não são exclusivos destes animais, são discutidos na seção sobre Distúrbios dos Animais Domésticos.

Ovário

As lesões comuns do ovário do cão são principalmente cistos dentro (rete ovarii cístico) e ao redor do ovário (remanescentes císticos do ducto paramesonéfrico ou túbulos e ductos mesonéfricos), e também neoplasmas incluindo os tumores do estroma gonadal e carcinomas. Os carcinomas geralmente se desenvolvem nas estruturas da subsuperfície epitelial do cão e podem ser multifocais. Esses distúrbios e outras doenças são discutidos na seção sobre Distúrbios dos Animais Domésticos, Ovário.

Tubas Uterinas

Doenças das tubas uterinas de cães são raras e são discutidas na seção sobre Distúrbios dos Animais Domésticos, Tubas Uterinas.

Útero

Distúrbios Não Inflamatórios

Subinvolução de Locais Placentários. A subinvolução de locais placentários é uma doença exclusiva de cadelas. É a permanência de locais placentários no útero além das 12 semanas normais após o parto. Na placenta canina normal, os trofoblastos são encontrados no endométrio e ao redor dos vasos sanguíneos do miométrio, porém eles se degeneram rapidamente no período pós-parto. A subinvolução dos locais placentários é identificada clinicamente por uma descarga vaginal sanguinolenta excessiva que dura semanas ou meses, ao invés de 1 a 6 semanas. Macroscopicamente, os locais placentários subinvoluídos têm aproximadamente o dobro da largura normal para o mesmo período após o parto, porém a aparência deles é idêntica à normal, exceto que a fibrina aderida no local está mais proeminente (Fig. 18-57). Como tal, múltiplos espessamentos segmentais das paredes dos cornos uterinos estão visíveis da superfície serosa. As superfícies luminais de cada local estão elevadas, ásperas, irregulares, com placas hemorrágicas e de fibrina cinzas a marrons. Microscopicamente, a parte luminal da placa consiste de restos celulares, hematomas, fibrina e endométrio em regeneração. Na porção mais profunda da região, as alterações são uma matriz eosinofílica abundante, hemorragia, distensão e densidade de glândulas endometriais reduzida. Os trofoblastos parecem ser mais numerosos nos locais de subinvolução que nos placentários com involução normal, e são abundantes na porção mais profunda da matriz eosinofílica; essas células podem invadir o miométrio e penetrar através de toda a espessura da parede do útero e perfurá-la. Os animais afetados têm uma descarga sanguínea prolongada e podem se tornar anêmicos, e aqueles cães com distúrbios de coagulação, como a doença de von Willebrand, podem exsanguinar. O útero está propenso a desenvolver infecção ascendente, endometrite e piometra aberta.

Pseudogestação. A pseudogestação é uma forma exagerada de processo fisiológico normal. Cada cadela não castrada possui uma fase luteal prolongada do estro, e esta fase é chamada de *pseudogestação oculta* ou *pseudogestação fisiológica*. Alguns cães, especialmente de raças em miniatura, desenvolvem uma reação exagerada. O mecanismo é pouco conhecido, porém a prolactina, ou seus receptores, tem um papel neste distúrbio. A presença de progesterona é necessária para que ocorra a alteração tecidual. Cadelas evidentemente pseudogestantes têm uma concentração elevada de prolactina ou uma sensibilidade aumentada à prolactina, que pode ocorrer com um declínio de progesterona mais rápido que normal, quando as cadelas são castradas durante o diestro. A hiperprolactinemia, que ocorre em resposta aos estímulos visuais da presença de outros neonatos

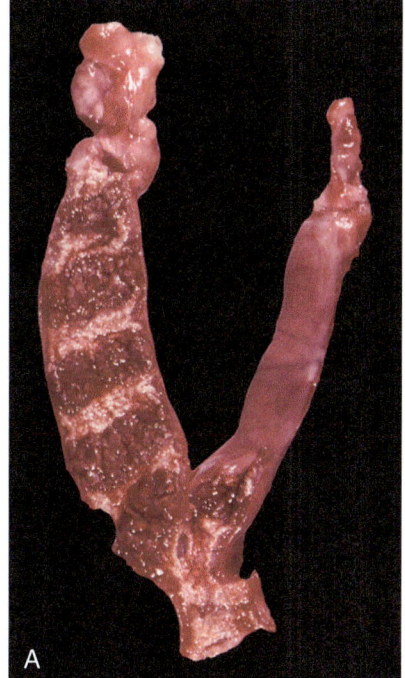

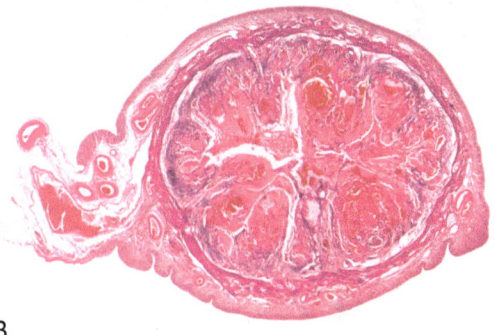

B

Figura 18-57 **Subinvolução de Locais Placentários, Útero, Cadela. A,** Locais placentários com involução incompleta. As faixas transversais vermelhas são locais placentários com hemorragia, fibrina e restos necróticos. Eles são maiores do que os locais normais para o mesmo estágio após o parto e permanecem por mais tempo, quando os locais normais já teriam desaparecido (12 a 15 semanas pós-parto). **B,** Secção transversal do útero em um local placentário subinvoluído. As duas camadas exteriores cor-de-rosa são miométrio normal e estroma endometrial subjacente. A maior parte do lúmen distendido é preenchida por grandes coágulos de sangue, fibrina e restos necróticos de tamanho irregular ao redor dos quais estão epitélio endometrial e trofoblastos. Coloração por HE. (Cortesia de Dr. M.D. McGavin, College of Veterinary Medicine, University of Tennessee.)

que não os seus, resulta no desenvolvimento mamário, lactação, comportamento materno e outras alterações clinicamente aparentes da pseudogestação. As alterações uterinas na pseudogestação podem incluir a formação de estruturas semelhantes aos locais placentários (agora chamados de *pseudogestação da hiperplasia endometrial localizada* ou *hiperplasia endometrial por pseudoplacentação*) e mucometra; obviamente, não existem fetos.

Adenomiose. A adenomiose é a presença de tecido epitelial endometrial dentro do miométrio. Sua aparência é idêntica à de glândulas endometriais, e geralmente está cercada de estroma endometrial. Ele se torna distendido de modo cístico e contém restos celulares, queratina, quando há metaplasia escamosa, e exsudato inflamatório. Algumas cadelas desenvolvem a adenomiose severa que causa espessamento dramático da parede uterina, particularmente no corpo uterino.

Neoplasmas

Tumores de Musculatura Lisa Uterina. Os tumores de músculo liso na cadela geralmente ocorrem na cérvix e vagina, e ocasionalmente no útero (Fig. 18-58, A e B). Os estrogênios provavelmente têm um papel importante na manutenção desses neoplasmas, pois a ovariectomia pode ocasionar o desaparecimento de tumores cirurgicamente inacessíveis. Entretanto, em outras espécies domésticas, esses neoplasmas são raros e tendem a ser solitários. Eles são bem-demarcados, não encapsulados, esféricos e variam de tamanho. Se são pequenos, estão confinados dentro da parede da vagina, cérvix ou útero, podendo protruir para o lúmen ou se projetar para a superfície serosa do útero ou para o canal pélvico. Alguns neoplasmas luminais, especialmente aqueles na vagina, são susceptíveis ao trauma ou necrose. Eles geralmente são firmes, rosas ou brancos, e ocasionalmente calcificados ou edematosos. A cor está relacionada com a quantidade de tecido fibroso associado presente com células musculares lisas espiraladas; nos neoplasmas macroscopicamente brancos, o tecido fibroso é o componente dominante. A grande maioria dos tumores de células musculares lisas são benignos e raramente sofrem metástase. Não existem características histológicas reconhecíveis de metástase

maligna/potencial. Embora sejam classificados como leiomiomas ou leiomiossarcomas, o prognóstico é o mesmo.

Cérvix

Doenças da cérvix, separadas das doenças uterinas, são muito raras. As doenças da cérvix são discutidas na seção sobre Distúrbios dos Animais Domésticos, Cérvix.

Vulva e Vagina

Vaginite ou Vulvite. Em cadelas, as assim chamadas vaginites ou vulvites não específicas são comuns. As lesões variam de vaginite aguda a vulvite granular crônica (ver seção anterior).

Hiperplasia Vaginal. Hiperplasia vaginal, hipertrofia, e/ou prolapso de cadelas são doenças comuns observadas durante o estágio folicular (proestro) do primeiro ao terceiro período de estro em animais jovens, particularmente de raças braquiocefálicas. Assume-se uma elevada sensibilidade ao estrógeno, e existe o edema excessivo dos tecidos da submucosa da vagina. A mucosa vaginal incha e interfere no coito. O inchaço dramático pode, se severo, resultar em um tecido vaginal protruindo da vulva que se torna escoriado e ulcerado. A regressão espontânea durante o diestro é normal.

Pólipos Vaginais. Os pólipos vaginais são relativamente comuns em cadelas mais velhas, geralmente intactas (Fig. 18-26). Eles geralmente são solitários, com muitos centímetros de diâmetro e têm um pedúnculo delgado de aderência à parede vaginal. Além disso, são macroscopicamente indistinguíveis de leiomiomas. A excisão geralmente é curativa.

Tumor Venéreo Transmissível Canino. O tumor venéreo transmissível canino (TVTC) de cães é transmitido no coito pela transferência de células neoplásicas intactas. As células do TVTC têm 59 cromossomos comparados ao cariótipo canino normal de 78 cromossomos. A avaliação imuno-histoquímica sugere um fenótipo histiocítico. Ambos os sexos são afetados. O neoplasma começa como um nódulo abaixo da mucosa vaginal ou vestibular e, quando aumentado, rompe através da mucosa subjacente. A lesão geralmente começa na parede dorsal da vagina, na junção com o vestíbulo. Ela forma uma protuberância para o lúmen da vagina e pode protruir através da vulva como uma massa ulcerada, friável (Fig. 18-59, A). Microscopicamente, as células neoplásicas são grandes, redondas a ovais e de tamanho uniforme (Fig. 18-59, B), mas com núcleos ocasionais grandes e bizarros. O citoplasma tem coloração pálida e pode apresentar vacúolos periféricos. A citotoxicidade mediada por

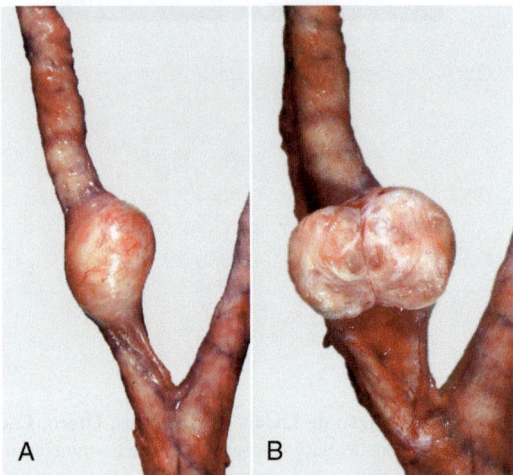

Figura 18-58 **Tumor do Músculo Liso, Útero, Cadela. A,** Observe a massa firme bem-circunscrita no corno uterino esquerdo. **B,** A secção cortada do leiomioma revela conteúdo gelatinoso e bandas de músculo liso e tecido conjuntivo. Esta massa está dentro e se origina do miométrio. (Cortesia de Dr. D.D. Harrington, College of Veterinary Medicine, Purdue University; and Noah's Arkive, College of Veterinary Medicine, The University of Georgia.)

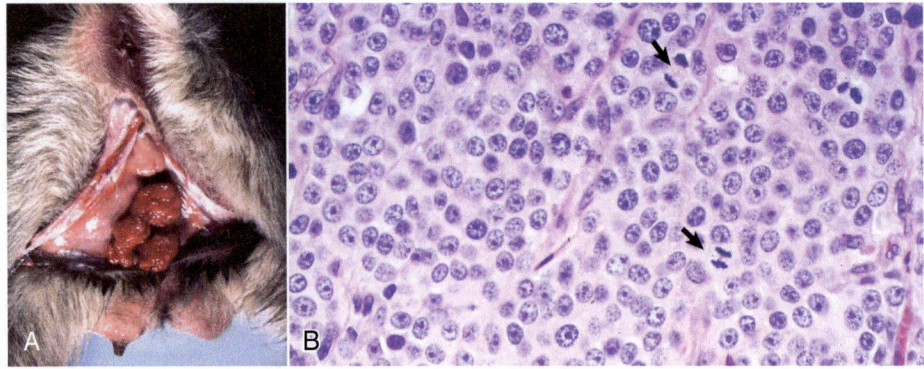

Figura 18-59 **Tumor Venéreo Transmissível Canino (TVTC), Vulva e Vagina, Cadela. A,** Os tumores multinodulares distendem marcadamente os lúmens da vagina e vestíbulo e são macroscopicamente característicos de TVTC. **B,** Células neoplásicas são redondas e muitas vezes divididas em pacotes por um estroma fibroso fino. Mitoses são frequentes (*setas*). Coloração por HE. (**A** Cortesia de Dr. J. King, College of Veterinary Medicine, Cornell University. **B** Cortesia de Dr. M.J. Abdy, College of Veterinary Medicine, The University of Georgia; e Noah's Arkive, College of Veterinary Medicine, The University of Georgia.)

linfócitos ocorre em alguns casos e resulta na regressão dos tumores. Este neoplasma é particularmente sensível à vincristina. Em países com cães errantes e com saúde debilitada, as metástases para outros locais, especialmente a pele, são relativamente comuns.

Tumores de Músculo Liso. As cadelas desenvolvem tumores únicos ou múltiplos de musculatura lisa (leiomiomas) da vagina. Esses tumores geralmente ocorrem apenas em cadelas intactas (não castradas), por isso é proposta uma ligação hormonal. A ovário-histerectomia pode ser curativa, apoiando uma dependência hormonal. O diagnóstico diferencial comum do leiomioma é o pólipo vaginal (ver discussão anterior). A avaliação histológica geralmente é necessária para diferencia-los, pois cada um é um nódulo bem-circunscrito com muitos centímetros de diâmetro, originando-se da parede vaginal (Fig. 18-58). A probabilidade de metástase é muito baixa.

Carcinomas. O carcinoma de vagina em cadelas é uma entidade reconhecida. Alguns claramente surgem da uretra, especialmente quando se estendem do orifício uretral. Outros originam-se do epitélio vaginal, mas pouco se sabe sobre suas causas. Eles são fenotipicamente semelhantes aos carcinomas de células de transição (Capítulo 11). O prognóstico de longo prazo é ruim, mas a prevalência da doença metastática varia e a obstrução uretral geralmente é a complicação difícil de controlar.

Feto e Placenta
Falha da Gestação. Pouco se publica na literatura revisada a respeito da falha da gestação em cães. Existem muitas publicações a respeito de animais de produção, nos quais a importância econômica da falha da gestação oferece um incentivo para identificar a causa e prevenir a doença futura.

Falha da Gestação Não Infecciosa. Assume-se que a abordagem geral e as causas da falha da gestação não infecciosa em cães sejam semelhantes àquelas de falhas da gestação não infecciosa, conforme discutidas na seção sobre Distúrbios dos Animais Domésticos, Feto e Placenta, Falha da Gestação.

Falha da Gestação Infecciosa
Infecções Virais
Herpesvírus Canino. O herpesvírus canino tipo 1 (CaHV-1) é capaz de causar falha da gestação, embora seja a causa mais provável de morte em filhotes acima de 8 semanas de idade. As lesões da infecção de filhotes por herpesvírus são semelhantes àquelas dos herpesvírus discutidas em outras espécies. Em filhotes, a infecção é adquirida no período perinatal a partir da recrudescência do vírus na cadela. O resfriamento dos filhotes e a subsequente baixa temperatura corporal facilitam a replicação viral e disseminação virêmica (Capítulo 11). A hemorragia multifocal do rim é uma alteração característica, e, microscopicamente, existe a necrose focal disseminada e hemorragia com típicos corpúsculos de inclusão intranucleares de herpesvírus (Fig. 11-74).

Infecções Bacterianas
Brucella Canis. *Brucella canis*, assim como outras brucelas, é adquirida pelo cão pela transmissão oral (ingestão), nasal, conjuntival ou venérea. Cães adultos que adquirem a bactéria por ingestão inicialmente desenvolvem linfadenite, da cabeça e pescoço, e bacteremia. A epididimite e a degeneração testicular são as lesões nos cães machos, e fêmeas gestantes desenvolvem placentite microscópica e endocardite, pneumonia e hepatite fetais. Microscopicamente, podem haver necrose coagulativa multifocal da placenta e neutrófilos e macrófagos adjacentes. Os trofoblastos do hematoma marginal e placenta zonaria são embalados com *Brucella*, e podem haver neutrófilos dentro do córion. Outras lesões fetais possíveis incluem hepatite portal, hemorragia renal multifocal e linfadenite.

Outras Bactérias. Existem relatos de sorovares de *Salmonella* sp., *Campylobacter jejuni*, *Streptococcus canis* e *Leptospira* causando aborto em cães. A doença e a bacteremia maternas ocasionam a infecção da placenta, mas as lesões são leves e frequentemente limitadas a uma placentite neutrofílica.

Infecções por Protozoários. Ambos *Toxoplasma gondii* e *Neospora caninum* são causas comuns de falha da gestação. As lesões macroscópicas em fetos estão ausentes, e, microscopicamente, pode haver necrose focal de todos os tecidos, porém os protozoários com frequência podem ser identificados apenas imuno-histoquimicamente.

Leishmania infantum é uma causa relatada de falha da gestação. As lesões placentárias são grandes números de amastigotas dentro dos trofoblastos da porção zonaria da placenta. Não são relatadas lesões em outros tecidos.

Mamas
Distúrbios das mamas que afetam as cadelas, mas que não são exclusivas destes animais, são discutidas na seção sobre Distúrbios dos Animais Domésticos.

Doenças Infecciosas
Mastite. Em cães, a mastite ocorre no início da lactação ou pseudogestação. *Staphylococci* spp., *Streptococci* spp., e *Escherichia coli* são os principais isolados. Ocasionalmente, também são identificadas espécies de micoplasma. Assume-se que as vias patogênicas da mastite em cães são as mesmas daquelas para vacas de leite. A infecção de fissuras nas papilas e pele adjacente se dissemina através de ductos lactíferos para as glândulas, ocasionando a inflamação supurativa e/ou abscessos. A mama se torna inchada, grande, firme e edematosa devido às toxinas e destruição tecidual causadas pelos microrganismos, conteúdos de grânulos de neutrófilos e citocinas. Pode estar sobreposta sobre a hiperplasia mamária ou neoplasia mamária, especialmente com tumores de ductos. A doença sistêmica é frequentemente observada.

Neoplasmas
Neoplasia da glândula mamária é comum em cães. O cão possui a maior incidência entre todas as espécies domésticas (Fig. 18-60). A maioria dos tumores mamários caninos são clinicamente benignos, independentemente de seu fenótipo. Mesmo alguns classificados como carcinomas mamários possuem baixa taxa metastática. Entretanto, é

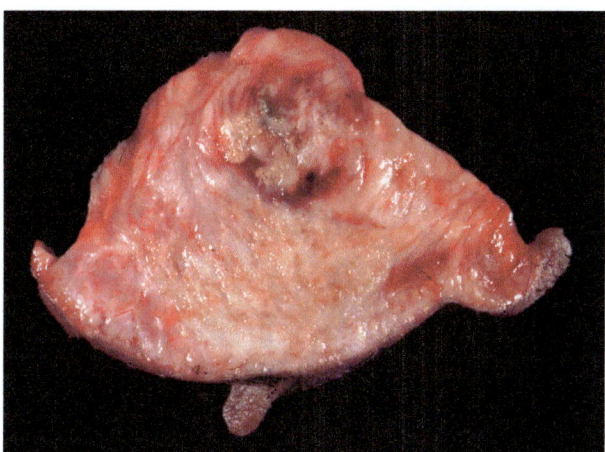

Figura 18-60 Carcinoma Mamário, Mama, Cadela. Este carcinoma mamário infiltrou e substituiu a glândula mamária normal e os tecidos moles contíguos. O nódulo superior é o neoplasma, e os tecidos brancos inferiores e circundantes são compostos por células neoplásicas infiltrantes e tecido fibroso, resultado de uma resposta desmoplásica. (Cortesia de Dr. R.A. Foster, Ontário Veterinary College, Universidade de Guelph.)

mais importante identificar os tumores que têm um maior potencial de ser metastáticos.

Tem havido muito interesse em neoplasia mamária canina do ponto de vista de prognóstico e tratamento, do ponto de vista patogenético lógico, e como uma ferramenta na oncogênese comparativa. Embora o fenômeno da neoplasia mamária seja bem-reconhecido, a causa ainda não é bem-esclarecida. A ovário-histerectomia após o segundo estro aumenta drasticamente a prevalência desta doença. A janela de suscetibilidade é até 2 anos de idade. Uma dieta rica em proteínas diminui a suscetibilidade, enquanto que o tratamento com acetato de medroxiprogesterona e ser de raça pura aumentam a suscetibilidade.

Os neoplasmas mamários são um grupo diverso, dominado por tumores epiteliais e combinados epiteliais e mioepiteliais. Os sarcomas, como o fibrossarcoma e o osteossarcoma, são muito menos comuns, embora sejam particularmente agressivos e metastáticos. A embriologia das glândulas mamárias envolve uma estreita associação entre o epitélio e mesênquima, portanto não é surpreendente que os tumores sejam frequentemente combinações de estroma e epitélio; estes são os adenomas e carcinomas complexos. O tumor misto mamário é bastante conhecido no cão e tem, além de mioepitélio e epitélio, cartilagem e osso.

O desenvolvimento de neoplasia epitelial mamária pode evoluir de hiperplasia ductal ou lobular para displasia e neoplasia, com subsequente progressão para adenoma benigno a carcinoma não invasivo e formas metastáticas (Fig. 18-61). Uma cadela que desenvolve um tumor mamário irá gerar, frequentemente, múltiplas massas mamárias subsequentes. O prognóstico para cada massa subsequente não é dependente da anterior, e muitos tipos diferentes de neoplasia podem ser encontrados nas mamas do mesmo animal.

A presença de metástase é a indicação final de prognóstico ruim. Prever a probabilidade de metástase em carcinomas é uma ciência inexata. Existem seis características principais que são significativas para o prognóstico de tumores mamários, e estão listadas, a seguir, de pior prognóstico para melhor prognóstico:

• Metástase para linfonodos de drenagem
• Êmbolos tumorais intravasculares
• Invasão na periferia da massa (invasão periférica)
• Fenótipos histológicos exclusivos
• Grau histológico, incluindo grau de displasia e índice mitótico
• Tamanho do tumor

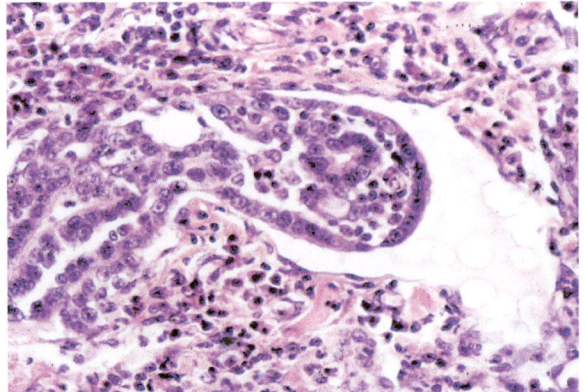

Figura 18-61 **Adenocarcinoma, Invasão em Vasos Linfáticos, Cadela.** Observe as células neoplásicas infiltrando-se por meio da parede linfática (*acima à esquerda*). A invasão microscópica pelo carcinoma mamário na parede linfática, como descrito aqui, indica um mau prognóstico. Neste caso, existem linfócitos e plasmócitos nos tecidos perilinfáticos. Coloração por HE. (Cortesia de Dr. M. Domingo, Autonomous University of Barcelona; e Noah's Arkive, College of Veterinary Medicine, The University of Georgia.)

A biópsia excisional e avaliação dos nódulos linfáticos de drenagem é o melhor procedimento para o diagnóstico e prognóstico em cães; citologia pode ser útil na identificação de inflamação e sarcomas, mas pode dar uma falsa impressão de malignidade em tumores epiteliais. As neoplasias que surgem são variáveis em seus fenótipos; como tal, o esquema de classificação amplamente usado da Organização Mundial de Saúde descreve mais de 30 tipos de massas mamárias. As informações a seguir caracterizam a significância prognóstica dos comportamentos de tumores mamários:

Metástase em linfonodos: A presença da metástase tem uma correlação muito alta com um curto intervalo de sobrevivência após o diagnóstico. A sobrevivência de 2 anos é muito baixa.

Invasão intravascular: A invasão intravascular é um prelúdio para o desenvolvimento de metástase para linfonodos e a sobrevivência da circulação de células neoplásicas. Sobrevida após o diagnóstico é muito menor com evidências de invasão linfática.

Invasão periférica: A capacidade das células neoplásicas para invadir o tecido circundante normalmente é um passo inicial no desenvolvimento de metástases. Estes neoplasmas que mostram invasão na periferia do tumor, e que, por isso, não são bem-circunscritos, são mais propensos a desenvolver metástase do que tumores bem-definidos/circunscritos. Carcinomas invasivos têm aproximadamente metade da sobrevida de 2 anos que os tumores bem-demarcados do mesmo fenótipo.

Fenótipo histológico do neoplasma: Embora existam muitos tipos diferentes de neoplasia mamária em cães, os menos diferenciados são mais propensos a eventualmente causar morte por metástase. Há uma redução progressiva na sobrevivência de 1 ou 2 anos com os subtipos de carcinomas papilar, tubular, sólido e anaplásico. Há também alguns carcinomas mamários excepcionais que apresentam um prognóstico muito ruim. Incluem-se, entre estes, o carcinoma rico em lipídios, comedocarcinoma, carcinoma invasivo micropapilar e carcinomas anaplásicos.

Grau histológico: Há um esquema de classificação de carcinoma mamário adaptado para uso em cães. Os carcinomas são divididos em três graus: I, II e III. As três características histológicas que definem estes graus são porcentagem de formação de túbulos, pleomorfismo nuclear e contagem mitótica. Tumores de grau III têm um prognóstico muito ruim.

Tamanho do tumor: Devido à existência de um potencial para a progressão de neoplasmas benignos para neoplasmas malignos (tanto por causa do rápido crescimento quanto por ter tempo adicional para o desenvolvimento), tumores maiores do que 3 cm e, especialmente, 5 cm de diâmetro têm um prognóstico pior.

Cães machos podem desenvolver tumores mamários, mas eles são raros e geralmente benignos.

Distúrbios dos Gatos

Sistema Reprodutor Feminino

Distúrbios do sistema reprodutor feminino que afetam as gatas, mas que não são exclusivos destes animas, são discutidos na seção sobre Distúrbios dos Animais Domésticos.

Ovário

A lesão ovariana mais comum em gatos é ovário remanescente a partir da remoção cirúrgica inadequada na ovário-histerectomia. Distúrbios ovarianos são discutidos na seção sobre Distúrbios dos Animais Domésticos, Ovário.

Tubas Uterinas

Doenças da tuba uterina em felinos são raras, e as lesões são discutidas na seção sobre Distúrbios dos Animais Domésticos, Tubas Uterinas.

Útero

Hiperplasia cística do endométrio, pólipos endometriais e piometra são as doenças mais comuns do útero felino. As lesões são discutidas na seção sobre Distúrbios dos Animais Domésticos, Útero.

Cérvix

Doença primária da cérvix é excepcionalmente rara e é discutida na seção sobre Distúrbios dos Animais Domésticos, Cérvix.

Vulva e Vagina

Distúrbios da vulva e vagina são raros e são discutidos na seção sobre Distúrbios dos Animais Domésticos, Vulva e Vagina.

Feto e Placenta

Falha da Gestação. A falha da gestação em gatos é abordada de forma idêntica à do cão e outras espécies domésticas. Falhas não infecciosas da gestação são semelhantes às discutidas anteriormente para outras espécies. As causas infecciosas de falha da gestação com base em dados diretos ou epidemiológicos incluem o herpesvírus felino tipo 1, vírus da leucemia felina, vírus da panleucopenia felina e o vírus da peritonite infecciosa felina. A falha da gestação parece resultar de doença materna e não de lesões placentárias ou fetais. As causas bacterianas da falha da gestação incluem *Coxiella burnetii* e *Salmonella* spp.

Mamas

Distúrbios das mamas que afetam as gatas, mas que não são exclusivas desta espécie, são discutidas na seção sobre Distúrbios dos Animais Domésticos.

Distúrbios Não Infecciosos

Hiperplasia Fibroadenomatosa. A hiperplasia fibroadenomatosa (hipertrofia mamária), que ocorre em gatas jovens inteiras, é altamente prevalente e é a doença mais comum da glândula. As gatas com menos de 2 anos são mais propensas a desenvolver hipertrofia mamária, que geralmente ocorre na cria e com os primeiros ciclos estrais. Grande parte do que se sabe sobre esta doença baseia-se na sua coincidência com a fase lútea do estro, no início da gestação ou após o tratamento com progestina. Concentrações elevadas de progesterona ou substâncias similares à progesterona são o elo comum. Como esperado, o tratamento progestogênico em um macho ou fêmea castrados de idade avançada também pode induzir esta lesão. O que é difícil de explicar é a distribuição da lesão, pois podem ser afetadas todas as mamas, apenas uma ou uma única glândula mamária. A lesão é a proliferação de ductos mamários e estroma adjacente (Fig. 18-62). Esta estimulação exacerbada de um processo normal é o resultado de uma desregulação do crescimento do tecido com a estimulação de receptores pela progesterona. Alguns pesquisadores especulam, também, uma resposta exagerada à prolactina. Podem ocorrer hemorragias, necrose coagulativa e/ou ulceração de áreas afetadas. Em gatas jovens, a resolução é espontânea, ou a ovário-histerectomia é eficaz. As gatas castradas mais velhas com um progestogênico necessitam de retirada da droga e, às vezes, mastectomia.

Neoplasmas

Neoplasia mamária em gatos é relativamente incomum, portanto os estudos de fatores causais são limitados. Não há a mesma relação com a castração precoce como há em cães. A progressão da hiperplasia focal para adenoma e carcinoma é reconhecida, mas esta progressão é presumivelmente rápida porque muitos dos carcinomas são pequenos. A

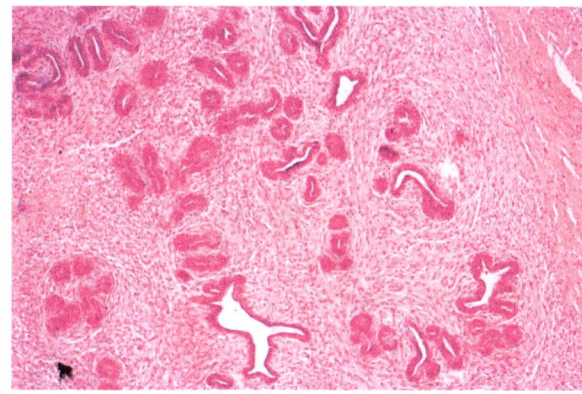

Figura 18-62 **Hipertrofia Mamária (Hiperplasia Fibroadenomatosa), Mama, Gata**. Os ductos mamários proliferaram e estão rodeados por abundantes tecidos do estroma dispostos frouxamente. Tipicamente, as gatas com hipertrofia mamária são jovens e desenvolvem o aumento de uma ou várias mamas na cria. Coloração por HE. (Cortesia de Dr. W. Crowell, College of Veterinary Medicine, The University of Georgia; e Noah's Arkive, College of Veterinary Medicine, The University of Georgia.)

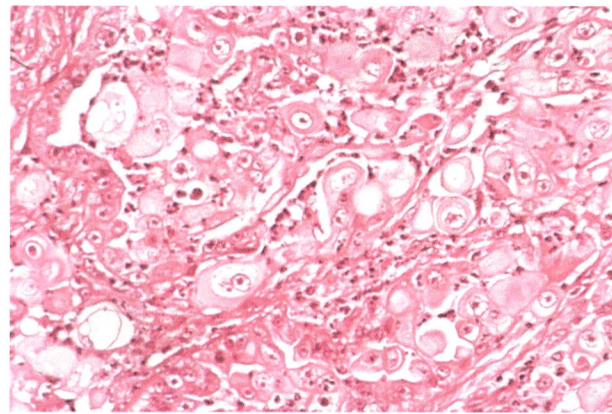

Figura 18-63 **Carcinoma Mamário, Mama, Gata.** As células deste neoplasma anaplásico não se assemelham às do epitélio normal, mas são grandes e redondas. Estão dispostas em agrupamentos ou como células individuais dentro de um estroma fibroso. Células inflamatórias, incluindo neutrófilos e linfócitos, também estão presentes. Coloração por HE. (Cortesia de College of Veterinary Medicine, University of Illinois.)

maioria dos neoplasmas em gatos são carcinomas, e geralmente sofrem metástase. São geralmente únicos e ocorrem no tecido adjacente ao mamilo; 75% a 96% são adenocarcinomas e apresentam crescimento rápido (Fig. 18-63). Eles sofrem metástase para linfonodos regionais (linfonodos axilares ou inguinais superficiais), pulmões ou outras glândulas mamárias. A idade média dos animais afetados é de 11 anos, e há um platô de risco entre 7 a 9 anos. Animais inteiros correm um risco ligeiramente maior, mas o efeito da esterilização é controverso. O prognóstico é baseado na presença de metástase em linfonodos, invasão linfovascular, grau histológico e tamanho da massa. O pior prognóstico é quando os gatos afetados são mais velhos e apresentam carcinomas com metástase para linfonodos regionais, invasão linfovascular, grau histológico III e neoplasmas maiores que 3 cm de diâmetro. O intervalo entre o diagnóstico e a morte é frequentemente curto, inferior a 1 ano, mas o intervalo é amplo. Os tumores bem-diferenciados (grau histológico I) têm bom prognóstico.

Sistema Reprodutor Masculino

Robert A. Foster

O sistema reprodutor masculino é crítico para a sobrevivência de uma espécie. Na indústria de animais de produção, a reprodução bem-sucedida é essencial para o fornecimento contínuo de mão de obra, carne, fibras, leite ou outros produtos. A maioria das unidades de produção animal depende de um pequeno número de machos como reprodutores, portanto, além de ser 50% da população reprodutora, um macho infértil ou carreador de um traço genético indesejável pode ter um grande impacto na produtividade da unidade.

A infertilidade em machos é difícil de ser revertida, a menos que a causa possa ser rapidamente encontrada e corrigida. Determinar a causa é o que torna importante o conhecimento de processos patológicos, respostas à lesão e prognóstico.

A pesquisa na compreensão dos distúrbios da reprodução em animais de produção é bem-estabelecida, e também está aumentando em animais de companhia. Portanto, o objetivo aqui é enfatizar os distúrbios reprodutivos em machos, nas espécies de animais de produção e de companhia, e destacar os mecanismos e reações do trato reprodutivo masculino ao examinar os distúrbios de cada localização anatômica principal.

Estrutura

O trato reprodutivo masculino é dividido em três grandes áreas baseadas na localização anatômica, função, e importantes processos das doenças. Essas áreas são o escroto e seus conteúdos, as glândulas genitais acessórias, e o pênis e prepúcio.

O Escroto e Conteúdos

O propósito do escroto e seus conteúdos é de produzir espermatozoides e hormônios, especialmente testosterona. Embora o foco geral neste capítulo seja o testículo e células germinativas dos túbulos seminíferos, outras partes do conteúdo, como a túnica vaginal e o cordão espermático (ducto deferente, plexo pampiniforme e músculo cremaster) possuem funções importantes que permitem que a espermatogênese e o transporte de esperma para a fêmea ocorram com sucesso. O desenvolvimento testicular está quiescente do nascimento até a puberdade quando a espermatogênese começa. Entretanto, os testículos são pequenos até a puberdade, quando eles aumentam até o tamanho adulto. Eles são revestidos por uma cápsula (outrora chamada de *túnica albugínea*), que é relativamente não expansiva e geralmente

mantém os conteúdos testiculares sob leve pressão. Nos testículos estão as regiões intersticial e intratubular. O interstício (p. ex. região intertubular ou intersticial) contém células endócrinas intersticiais (anteriormente chamadas de células de Leydig), vasos sanguíneos e linfáticos, e células imunes como macrófagos, células dendríticas, mastócitos e linfócitos T (Fig. 19-1). Cada túbulo seminífero possui um revestimento de células mióides (funções semelhantes às células musculares lisas) e uma membrana limitante (Fig. 19-1). Existe uma membrana basal entre essas estruturas. O arranjo do túbulo seminífero no testículo varia de espécie para espécie, mas o resultado final é a formação de espermatozoides. Após a espermatogênese, os espermatozoides são transportados pelos túbulos retos para os ductos eferentes e então para o epidídimo, um ducto único e extremamente longo. Ao fazê-lo, os espermatozoides amadurecem e são concentrados. O caminho para fora da região escrotal é através do ducto deferente (comumente chamado de *vas*).

O propósito do escroto, túnica vaginal e cordão espermático (ducto deferente, plexo pampiniforme e músculo cremaster) é de proteger e manter a espermatogênese a uma temperatura ligeiramente inferior à temperatura corporal. Os testículos são suspensos ou rebaixados de acordo com a temperatura ambiente, pelos músculos cremaster e dartos escrotal. Além disso, existe um sistema vascular de contracorrente que permite que os testículos estejam em uma temperatura inferior à temperatura do corpo; o plexo pampiniforme auxilia este processo. A natureza pulsátil do fluxo sanguíneo arterial é alterada para formar um sistema de pressão inferior e contínuo. Além disso, a pele escrotal, que é fina e geralmente sem pelo, e na maioria das espécies possui abundantes glândulas sudoríparas apócrinas, ajuda a dissipar o calor e a manter a temperatura testicular e epididimária inferior. A túnica vaginal, que é uma invaginação do peritônio, permite o movimento livre dos testículos dentro do saco escrotal. O escroto é composto de pele, músculo dartos, e fáscia escrotal. Ela está fusionada com a camada parietal da túnica vaginal.

Tipos Celulares

Os tipos celulares do conteúdo escrotal incluem as células germinativas e espermatozoides; células de Sertoli; células endócrinas intersticiais (Leydig); células epiteliais que revestem os diversos ductos, como os túbulos retos, dúctulos eferentes e epidídimo; e células que formam as glândulas genitais acessórias.

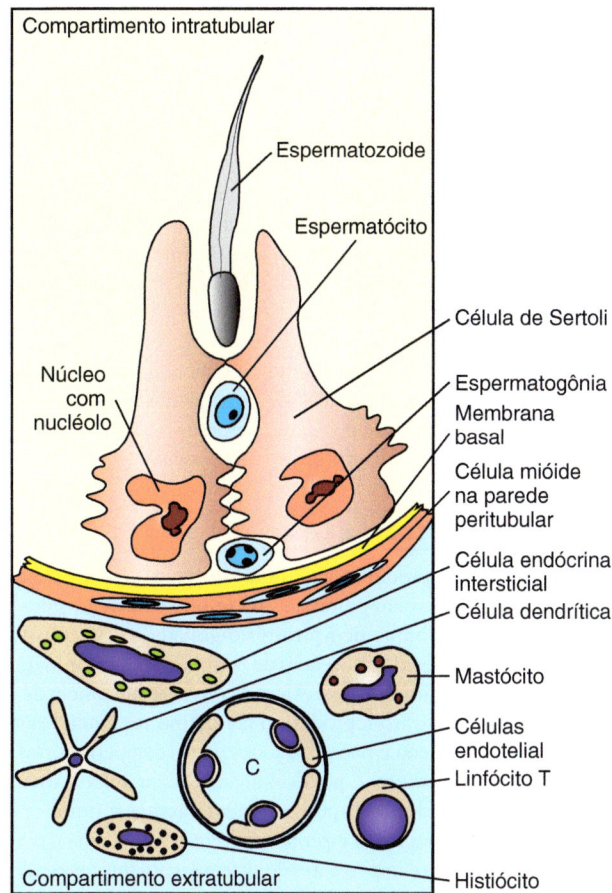

Figura 19-1 Diagrama Esquemático dos Componentes Normais do Testículo. As células de Sertoli, células germinativas e células endócrinas intersticiais estão intimamente integradas, e ocorre uma comunicação considerável entre elas. A barreira hematotesticular se localiza ao nível das células de Sertoli, com contribuições de células mióides e membrana basal. As espermatogônias estão no lado intersticial da barreira hematotesticular. C, Lúmen capilar.

Espermatozoides. Os espermatozoides são formados de células germinativas (tronco) por um processo chamado espermatogênese. A espermatogênese ocorre em três estágios: os estágios proliferativo, meiótico e espermatogênico. A fase proliferativa envolve a espermatogônia mitoticamente ativa, as células-tronco. Elas estão presentes na periferia dos túbulos seminíferos sobre a membrana basal. A segunda fase é a fase meiótica, na qual são formados os espermatócitos. Na fase espermatogênica, são formadas as espermátides e, finalmente, os espermatozoides. Os espermatozoides possuem cabeça, corpo e cauda. A cabeça contém o núcleo e um acrossomo, o qual contém enzimas necessárias para a penetração da zona pelúcida do óvulo. O corpo ou peça central contém mitocôndrias, e a cauda é um flagelo.

Células de Sertoli. As células de Sertoli fornecem suporte, nutrientes, hormônios e citocinas para facilitar a espermatogênese. Durante a espermatogênese, as células espermatogênicas passam para uma região que está separada e externa ao sistema imune do corpo. A barreira é chamada de *barreira hematotesticular*, e é mantida principalmente por células de Sertoli e também pela membrana basal e células peritubulares (Fig. 19-1). O controle da espermatogênese é atingido através de uma combinação de fatores centrais (hormônio luteinizante [LH] sobre as células endócrinas intersticiais e hormônio folículo estimulante [FSH] sobre células de Sertoli) e locais (moléculas parácrinas e autócrinas, incluindo testosterona), e existe uma considerável "comunicação cruzada" entre as células germinativas, células de Sertoli e células endócrinas intersticiais. A modificação local da espermatogênese

é alcançada pela apoptose aumentada ou reduzida, em qualquer estágio do desenvolvimento. Muitas dessas desordens e condições que afetam a espermatogênese aumentam ou diminuem a taxa apoptótica.

Células Endócrinas Intersticiais (Leydig). As células endócrinas intersticiais são essenciais para a função testicular normal. Produzem testosterona para manter as características sexuais secundárias, as glândulas genitais acessórias e a espermatogênese. Também produzem citocinas que, com a testosterona, mantêm o ambiente anti-inflamatório do testículo. A comunicação normal entre as células endócrinas intersticiais e células mióides dos túbulos seminíferos, células de Sertoli, células endócrinas e outras células do compartimento intertubular (Fig. 19-1) é essencial para a função normal de todos os componentes do testículo.

Células Epiteliais de Revestimento. As células de revestimento dos diversos ductos, incluindo os túbulos retos, ductulos eferentes e epidídimo, são células epiteliais com uma variedade de funções, além de serem uma barreira. Absorção, fagocitose e secreção são parte de seu papel fisiológico. O movimento dos espermatozoides ao longo destes ductos e túbulos é realizado pela contração do músculo liso peritubular e cílios.

Células que Formam as Glândulas Genitais Acessórias. Nas glândulas genitais acessórias (ver próxima seção), o armazenamento de espermatozoides (particularmente na ampola, quando presente) e a secreção de várias substâncias, são os principais papéis do epitélio dessas glândulas. A partir da uretra pélvica e através da uretra peniana, as células de revestimento são do tipo urotelial (p. ex. epitélio de transição).

As Glândulas Genitais Acessórias

A estrutura das glândulas acessórias fornece o microambiente para o armazenamento, transporte e liberação de espermatozoides. Além disso, as glândulas acessórias fornecem nutrição e um meio de transporte para espermatozoides. Existem quatro glândulas acessórias principais: a ampola do ducto deferente, glândulas vesiculares, próstata e glândulas bulbouretrais. Existem variações consideráveis de espécies no tamanho, tipo e arranjo destas glândulas acessórias. Cavalos e ruminantes possuem todas as quatro glândulas, embora a próstata de ruminantes seja muito pequena (touro) ou dispersa na uretra pélvica (cordeiro e bode). Porcos não possuem ampola, os cães possuem somente a próstata e os gatos possuem a próstata e glândulas bulbouretrais. A secreção da glândula vesicular e próstata é serosa, mas a glândula bulbouretral geralmente possui um produto mucoide viscoso.

O Pênis e o Prepúcio

Existe uma diferença estrutural considerável entre o pênis e prepúcio de várias espécies. Em animais pré-púberes, o prepúcio está completamente ligado ao pênis, mas eles ficam mais separados com a maturidade sexual. O pênis de cavalos é erétil e está localizado dentro de um prepúcio que produz um material espesso e ceroso chamado *esmegma*. Os ruminantes e porcos possuem um pênis longo e fibroso, com pouco tecido erétil, uma série de dobras chamadas de flexura sigmoide, e um músculo retrator para manter o pênis no prepúcio. Também existe uma extensão da uretra em pequenos ruminantes que é chamada de *processo uretral* (outrora também chamado de *apêndice vermiforme*). Durante a ejaculação, este apêndice gira e pulveriza o sêmen na cérvix. A cabeça do pênis (outrora chamada de glândula peniana) do cachaço possui um formato de saca rolhas que o permite ser inserido na cérvix. O pênis de cães e, em uma extensão menor, de gatos, é erétil e possui um osso no pênis. Quando ereto, o pênis do cão possui inchaços laterais chamados bulbos. Todos os conteúdos intraprepuciais e os bulbos do pênis canino são parte da cabeça do pênis. O gato possui projeções do epitélio chamadas de *espículas* ou *farpas* em seu pênis, e elas são dependentes de testosterona.

Função

A função geral do sistema reprodutor masculino é fornecer material genético (número haploide de cromossomos em cada espermatozoide) para a fêmea, para combinação (fertilização) com o material genético feminino (número haploide de cromossomos em cada óvulo) para produzir a prole (zigotos) com uma composição genética combinada (diploide) e, espera-se que isso seja geneticamente melhor. Além disso, as funções do sistema reprodutor masculino são a produção de hormônios, especialmente testosterona, e a produção e transporte de espermatozoides. Esses objetivos são alcançados por diversas áreas separadas — o escroto e conteúdo, glândulas genitais acessórias, pênis e prepúcio.

O Escroto e Conteúdo

A função do testículo é fornecer material genético para transferir à fêmea. Metade dos cromossomos (número haploide) são produzidos por processo de meiose nos túbulos seminíferos no processo da espermatogênese (ver seção sobre células do sistema reprodutor masculino). As células endócrinas intersticiais (Leydig) dos testículos produzem o hormônio testosterona para garantir o desenvolvimento do fenótipo masculino e características comportamentais e, quando apropriado, os sinais que estimulam as fêmeas a entrar no cio e se tornar receptivas. O testículo também produz outras moléculas para a regulação da espermatogênese. Os espermatozoides deixam os testículos em um volume elevado de fluido — chamado *rete testis* — e entram no epidídimo. O epidídimo possui a função de apoiar e direcionar a maturação e capacitação espermáticas (o processo pelo qual o esperma se torna capaz de fertilizar um oócito), assim eles podem se mover e fertilizar o oócito, e concentrar os espermatozoides para a ejaculação. A função do testículo e epidídimo depende de requisitos únicos, incluindo a manutenção da temperatura abaixo da temperatura corporal e um fluxo sanguíneo não pulsátil constante. O escroto oferece proteção, suporte e, com o músculo cremaster em ação com o músculo dartos da parede escrotal, termorregulação através da elevação dos testículos e epidídimo próximos à parede do corpo. O plexo pampiniforme é um sistema de contracorrente que auxilia na manutenção de uma temperatura inferior, e a artéria testicular longa e tortuosa remove os pulsos do suprimento arterial. O ducto deferente é o conduto para levar os espermatozoides concentrados para a uretra, onde eles são misturados às secreções das glândulas genitais acessórias.

As Glândulas Genitais Acessórias

A função das glândulas acessórias é produzir fluido ejaculatório para abastecer, nutrir e proteger os espermatozoides à medida que eles são transferidos para a fêmea. A fonte de energia dos espermatozoides inclui a frutose produzida por glândulas acessórias, geralmente as glândulas vesiculares. As glândulas genitais acessórias também fornecem um pouco de fluido para a marcação territorial com odor. As espécies domésticas possuem tamanhos e arranjos diferentes das glândulas acessórias. A quantidade e tipo de fluido varia de acordo com os arranjos e comportamento de acasalamento exclusivos das espécies. O coito em ruminantes é um evento rápido, e eles produzem uma pequena quantidade de ejaculado altamente concentrado, que é depositado ao redor do orifício externo da cérvix. Na outra ponta da escala estão os suínos, para os quais o coito leva aproximadamente 20 minutos, a inseminação é intrauterina e o ejaculado tem o volume elevado (acima de 500 mL). Os porcos possuem glândulas vesiculares grandes que produzem um fluido aquoso, e glândulas bulbouretrais grandes que produzem um produto mucoide viscoso. A próstata do cão é a única glândula, e fornece todo o fluido seminal. Todas as espécies, exceto o cão e o porco, possuem

ampola do ducto deferente; essas glândulas fornecem secreção e um local de armazenamento para os espermatozoides.

O Pênis e o Prepúcio

O pênis é projetado para entrar na vagina da fêmea e para depositar o ejaculado em uma localização exclusiva para cada espécie. Os suínos e os cavalos realizam inseminação intrauterina, ao passo que os outros depositam o sêmen ao redor da cérvix e vagina proximal. Esses processos garantem proteção aos espermatozoides, incluindo a prevenção à dessecação. Também existem adaptações e funções que garantem aos espermatozoides do macho dominante ser aqueles a fertilizar os óvulos. Esta necessidade pode explicar o porquê de os porcos e os cães realizarem o coito prolongado. O pênis do gato possui espículas que estimulam a vagina da fêmea e induzem a ovulação. Os pequenos ruminantes possuem um processo uretral que pulveriza os espermatozoides ao redor da cérvix, e o porco possui um divertículo prepucial para a produção de odor.

Disfunção/Respostas à Lesão

A lesão ao sistema reprodutor masculino ocorre de diversas formas, e existem muitos alvos em potencial, incluindo os mecanismos de controle do eixo hipotalâmico-pituitário-gonadal (Capítulo 12), células endócrinas intersticiais, células de Sertoli, células germinativas espermatogênicas e vários ductos. Além da óbvia redundância de ter sistemas bilaterais, o trato reprodutivo masculino tem uma reserva funcional muito pequena e não pode sofrer danos compensatórios de qualquer grau significativo. É possível alguma hipertrofia testicular compensatória e será discutida posteriormente neste capítulo.

A formação de *granulomas espermáticos* (Fig. 19-2) é uma das respostas mais dramáticas e importantes do sistema reprodutor masculino à lesão. Os granulomas espermáticos ocorrem com a ruptura de um túbulo seminífero ou ruptura de um ducto; a espermiostase (p. ex. estase e acúmulo anormais de espermatozoides nos túbulos ou ductos do epidídimo e ducto deferente) e esparmotecele (p. ex. uma cavidade preenchida por espermatozoides) são estágios preliminares usuais. Os espermatozoides são "estranhos" para o corpo. A imunidade aos espermatozoides, com a formação de anticorpos antiespermáticos, é um fenômeno bem-reconhecido. Os constituintes da parede celular e o elevado conteúdo de cromatina (p. ex. complexo de DNA e proteína) torna-os resistentes à degradação. Qualquer lesão que exponha os espermatozoides ao tecido intersticial do corpo resulta em uma inflamação grave, do tipo granulomatosa em sua maior parte. Essa resposta pode ser do tipo corpo estranho, uma resposta imune, ou ambas. A inflamação produzida resulta em fibrose grave, que posteriormente obstrui os túbulos e ductos, causando inflamação ainda maior, de modo que ela se torna autoperpetuante. Portanto, é essencial prevenir tal lesão.

O Escroto e Conteúdo

A lesão aos testículos podem ser o resultado de um ataque primário sobre um alvo celular ou pode ser secundária à interrupção da regulação hormonal, seja sistêmica ou local. O ponto final de uma lesão, no entanto, pode ser de longo alcance. Independentemente do alvo primário, a maioria dos eventos que causam lesão resultam em degeneração, morte e depleção de célula germinativa. As células germinativas são sensíveis à lesão, mas as células de Sertoli são relativamente resistentes à lesão. Como resultado, a lesão grave geralmente resulta em túbulos seminíferos contendo somente espermatogônias e células de Sertoli. Conforme as células de Sertoli se degeneram, elas se tornam vacuolizadas e inchadas. O epitélio espermatogênico responde à lesão aumentando ou diminuindo a apoptose, ocasionando a parada espermatogênica ou uma insuficiência completa da espermatogênese. Ocorre a formação de espermátides do tipo células gigantes multinucleadas e fagocitose de espermatozoides por células de Sertoli. Enquanto as espermatogônias permanecerem, a espermatogênese pode recomeçar.

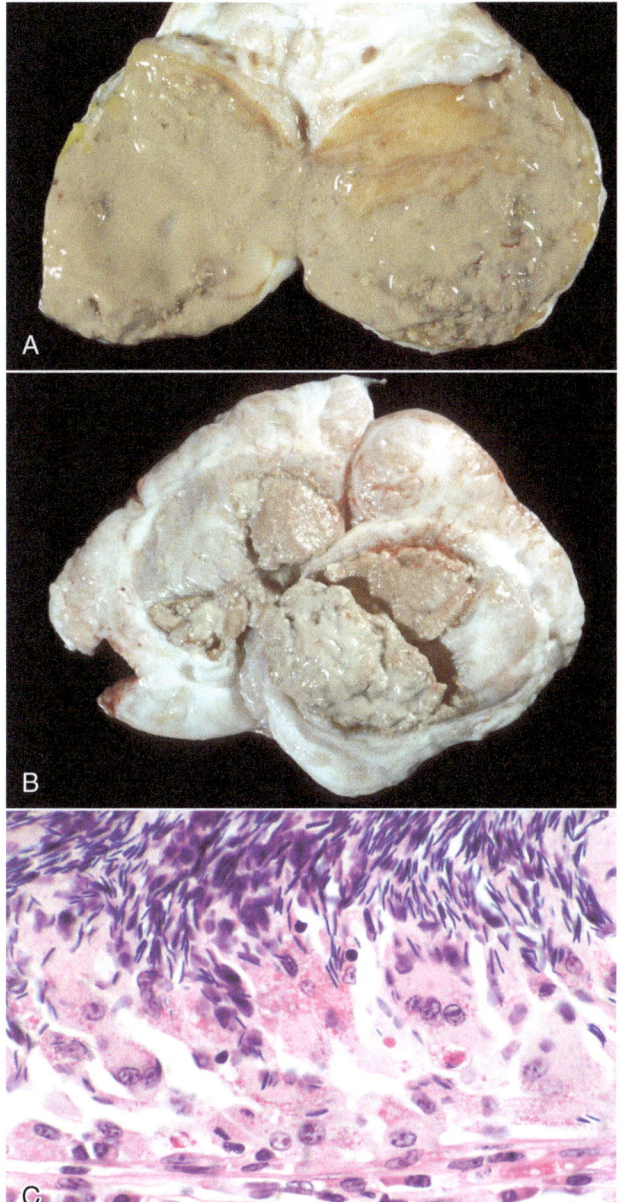

Figura 19-2 Granulomas Espermáticos, Cauda do Epidídimo, Carneiro. A, A maior parte da cauda do epidídimo (seccionada e rebatida) é substituída por um granuloma espermático semilíquido, amarelo-bronzeado. Esses granulomas são de qualquer cor entre branco e vermelho. Eles frequentemente são chamados incorretamente de abscessos. **B,** Múltiplos granulomas espermáticos encapsulados (crônicos) com centros caseosos brancos. **C,** Uma massa de espermatozoides livres no interstício (*metade superior da imagem*) é cercada por macrófagos epitelioides e células gigantes multinucleadas, algumas das quais fagocitaram espermatozoides. Linfócitos, plasmócitos e tecido conjuntivo fibroso cercam esses granulomas (*metade inferior da imagem*). Coloração por HE. (**A** e **B** Cortesia de Dr. P.W. Ladds e Dr. R.A. Foster, James Cook University of North Queensland. **C** Cortesia de Dr. R.A. Foster, Ontario Veterinary College, University of Guelph.)

A espermatogênese e as células dos testículos em geral, são bastante suscetíveis à lesão por radicais livres, e o equilíbrio entre a atividade oxidante e antioxidante é importante. Um leve desequilíbrio ocasiona o dano por radicais livres às membranas e o aumento da apoptose. A lesão, incluindo um discreto aumento na temperatura corporal, resulta em um aumento de radicais livres, que explica porque a lesão a um testículo afeta o testículo contralateral e porque as condições sistêmicas afetam a espermatogênese em geral.

Um grande efeito da lesão às células endócrinas intersticiais (também conhecidas como células de Leydig) é a falha na liberação da testosterona. Este resultado pode interromper efetivamente a espermatogênese por aumentar a apoptose e por inibir a maturação das espermátides. O dano direto aos espermatozoides pode afetar a capacidade de motilidade e fertilização. A recuperação da lesão, embora leve tempo, é atingida ao reiniciar a espermatogênese a partir da espermatogônia relativamente resistente.

O testículo é um ambiente imunológico especializado e possui uma responsividade imune reduzida, sem dúvida devido à importância de não desenvolver uma resposta imunológica às células germinativas. Infelizmente, se ocorre uma resposta inflamatória dentro do testículo, é provável que seja contínua. Ela também irá gerar mais radicais livres e causar lesão.

A lesão ao epidídimo pode ter efeitos permanentes e devastadores. A lesão não afeta somente as funções do epidídimo — incluindo maturação e armazenamento de espermatozoide, reabsorção de fluido, e secreção de materiais — mas a lesão grave também resulta em inflamação. Qualquer constrição do ducto epididimário ocasiona a espermiostase, potencial ruptura, e formação de granulomas espermáticos. Uma vez que o epidídimo é muito limitado em suas respostas, a alteração na estrutura e função do epidídimo é frequentemente permanente, e afeta a fertilidade de um modo dramático.

Os tecidos peritesticulares, particularmente a túnica vaginal, também são propensos à lesão de doenças peritoneais intra-abdominais e reações locais secundárias à doença epididimária, ou de uma lesão penetrante direta. A reação desses tecidos é idêntica à do peritônio, e, como tal, a fibrose e adesão são respostas comuns à lesão. A adesão pode limitar o movimento dos testículos e alterar sua habilidade de termorregulação.

As Glândulas Genitais Acessórias

A lesão às glândulas genitais acessórias não é comum, e elas podem cicatrizar, mas frequentemente com função reduzida. A reserva funcional frequentemente é suficiente para manter a fertilidade. Se a lesão é grave o bastante para que não cicatrizem completamente, elas se tornam fibróticas ou podem ser incapazes de secretar fluido suficiente. A fertilidade ainda é possível, mas a viabilidade de congelar o sêmen pode ser alterada.

O Pênis e Prepúcio

O pênis é protegido pelo prepúcio da maioria das lesões. Há uma biota prepucial normal, que pode se tornar excessiva e induzir a inflamação quando as defesas prepuciais estão diminuídas. O prepúcio possui um conjunto completo de funções imunes inata e local, e as respostas à lesão incluem a hiperplasia epitelial e a metaplasia com queratinização, hiperplasia dos elementos linfoides para formar folículos linfoides, e a formação de tecido de granulação se a lesão é particularmente grave ou contínua. A adesão do pênis ao prepúcio é um evento incomum. O trauma direto do pênis e prepúcio pode ocorrer durante a micção ou coito, e a resposta de cicatrização pode ser particularmente exagerada no prepúcio com edema, eversão e formação de tecido de granulação. A fibrose e estenose subsequente do orifício prepucial podem impedir a extrusão do pênis e, se graves, a micção. O inchaço excessivo e a eversão/prolapso podem produzir o mesmo efeito. O prepúcio também é suscetível aos efeitos irritantes da urina, particularmente se existe a estase urinária a partir da estenose ou eversão prepucial.

Portas de Entrada/Vias de Disseminação

Existem quatro principais portas de entrada de microrganismos infecciosos e agentes nocivos ao trato reprodutivo masculino (Quadro 19-1): penetração e lesão diretas, infecção ascendente, localização hematógena e disseminação peritoneal.

O Escroto e Conteúdo

Das quatro principais portas de entrada, a infecção ascendente e a disseminação hematógena de microrganismos infecciosos ou outros agentes, são as principais vias em que os testículos, epidídimo e cordão espermático são afetados.

A infecção ascendente ocorre esporadicamente em adultos, embora seja particularmente um problema em animais púberes, quando as alterações hormonais tornam o sistema mais propenso à infecção bacteriana. Essa mudança puberal foi demonstrada por *Actinobacillus seminis* e *Histophilus somni*, que são da biota residente do prepúcio de ovinos. Microrganismos infecciosos também podem ascender para o epidídimo. Isto é extremamente raro, devido à longa extensão do epidídimo, para que o testículo esteja envolvido na infecção ascendente.

A localização hematógena é uma porta de entrada reconhecida para patógenos específicos, como as diversas *Brucella* spp. O epidídimo é o principal alvo, porém os testículos podem ser infectados por esta rota.

A túnica vaginal é potencialmente afetada pela lesão de penetração direta, mas exceto em lesões por mordeduras, esta é uma ocorrência rara. Como é uma invaginação da cavidade peritoneal, qualquer processo afetando o peritônio, seja infeccioso ou neoplásico, afeta os tecidos peritesticulares.

A pele escrotal está exposta ao ambiente externo e é afetada por condições patológicas assim como a pele em geral (Capítulo 17). Ocasionalmente, as fístulas de doenças da túnica vaginal ou epidídimo afetam a pele escrotal.

As Glândulas Genitais Acessórias

A infecção ascendente é comum nas glândulas genitais acessórias, com patógenos se movendo do prepúcio de forma retrógrada ao fluxo de espermatozoides. Elas também podem ser afetadas de modo secundário à infecção do epidídimo, com patógenos sendo transferidos com espermatozoides ou exsudatos do testículo ou epidídimo. A localização hematógena de patógenos ocorre com exemplos clássicos incluindo *Brucella* spp., e *Mycoplasma* spp.

O Pênis e Prepúcio

A localização externa do pênis e prepúcio os torna propensos a lesão penetrante direta e ao trauma contuso. Embora raro, isso geralmente ocorre na extrusão durante a penetração ou masturbação. O trato reprodutivo masculino também é um alvo de patógenos que são disseminados por atividade sexual. A disseminação venérea de fêmeas ou, em alguns casos, de outros machos é bem-reconhecida.

Mecanismos de Defesa/Sistemas de Barreira

O trato reprodutivo masculino, e, particularmente, a genitália interna, é extremamente sensível à lesão, ou seja, é extremamente importante prevenir a lesão que combatê-la. O efeito combinado de elevada antigenicidade do espermatozoide e o sistema de ductos extremamente longo e estreito, denota que existe uma tolerância mínima para a inflamação, necrose, fibrose ou outras situações nocivas. Muito do sistema reprodutor masculino depende do isolamento para proteção e prevenção da infecção ou lesão. Portanto, o sistema imune inato geralmente é mais importante que o sistema imune adaptativo ou adquirido.

Imunidade Inata

Cada localização geral do sistema reprodutivo masculino depende amplamente do isolamento e funções de barreira do epitélio. O padrão de reconhecimento das moléculas, fatores solúveis nas secreções e a presença de fluxo contínuo, todos contribuem para prevenir a infecção. A habilidade de rapidamente obter respostas celulares não específicas, especialmente neutrófilos e macrófagos, oferece proteção nas infecções.

Imunidade Adaptativa

A maior parte do trato reprodutivo pode produzir uma resposta imune adaptativa se estimulado antigenicamente. Esta resposta é particularmente importante nas glândulas genitais acessórias e prepúcio. Infelizmente, o desenvolvimento de uma resposta adaptativa no testículo e epidídimo geralmente é do tipo "muito pouca e muito tarde". Além disso, o desenvolvimento de respostas adaptativas no testículo é inibido por fatores imunossupressores locais. Entretanto, esse arranjo não previne a imunidade adaptativa de se desenvolver nos testículos. O epidídimo e ducto deferente não possuem um sistema imune da mucosa desenvolvido, porém ele ocorre nas glândulas genitais acessórias, particularmente na ampola e glândulas bulbouretrais. Quando há infecção, ocorre a imunidade local e a transferência das imunoglobulinas séricas. A imunidade prepucial também é mediada por mecanismos humorais e celulares locais. Estão presentes os sistemas baseados nas imunoglobulinas G (IgG) e A (IgA). Pouco é conhecido sobre os mecanismos imunes mediados por células no trato reprodutivo masculino.

Há pouco sucesso em se utilizar a imunidade local para se proteger contra doenças infecciosas, particularmente doenças sexualmente transmissíveis. A resposta à vacinação tem sido variável, com alguns indivíduos obtendo imunidade protetora, particularmente com infecção de *Campylobacter fetus* em touros. A imunidade sistêmica à doença reprodutiva é de efetividade variada. Embora proteja contra infecção sistêmica, em alguns casos o desafio para o trato reprodutivo aumenta a resposta à infecção e causa mais danos que ocasionaria normalmente.

Inflamação

Em termos gerais, a inflamação (Capítulo 3) do trato reprodutivo masculino é semelhante à de outros sistemas. O que é único a respeito do trato genital masculino é a resposta inflamatória dos espermatozoides. Os espermatozoides e células germinativas fora da barreira hematotesticular atuam como material estranho e são antigênicos. Também há componentes antigênicos no fluido seminal. Os espermatozoides possuem antígenos que atraem células imunes e também se ligam de modo inespecífico às imunoglobulinas. Essas reações podem ter efeito mínimo direto nos tecidos e atuam por aglutinação ou opsonização dos espermatozoides. Em alguns casos, o efeito é mais dramático, e a imunização contra os espermatozoides pode ocasionar uma resposta inflamatória grave. É mais provável que ocorra esta inflamação quando a barreira tecido-espermatozoide está enfraquecida. A barreira hematotesticular é a mais forte, e em muitas espécies, os ductulos eferentes e o epidídimo possuem uma barreira relativamente fraca. Esta assim chamada reação autoimune aos espermatozoides pode ser criada experimentalmente, mas a correlação clínica é pouco frequente. Os efeitos locais, entretanto, são mais reconhecidos. O dano direto ao parênquima testicular pode resultar em inflamação granulomatosa centrada nos túbulos seminíferos, a assim chamada orquite intratubular. O local em que os espermatozoides são expostos aos tecidos intersticiais do corpo, a reação é a de inflamação granulomatosa. Os macrófagos e células gigantes multinucleadas são encontrados adjacentes aos espermatozoides (Fig. 19-2, C). Ao menos inicialmente, os linfócitos T CD4+ são abundantes. São encontradas células produtoras de imunoglobulinas, particularmente as células contendo IgG. Os granulomas são formados com o aspecto característico composto de camadas de macrófagos epitelióides, com células gigantes multinucleadas e então linfócitos e plasmócitos com um tecido fibroso ao redor (Fig. 3-22). Em casos avançados, os espermatozoides concentrados são encontrados dentro de uma cápsula fibrosa. A produção de uma cápsula fibrosa e contração resultante causam obstrução dos ductos e túbulos adjacentes, com espermiostase e espermatocele, e formação de granuloma espermático. Portanto, essa inflamação possui efeitos devastadores sobre a fertilidade. As complicações posteriores ocorrem se os espermatozoides são liberados na cavidade das túnicas vaginais, pois se desenvolve uma periorquite grave e resulta em fibrose e falta de habilidade de termorregulação adequada dos testículos.

O Escroto e Conteúdo

Os testículos e epidídimo estão escondidos do ambiente externo por suas localizações intraescrotais e pelo tubo extremamente longo e estreito (o ducto deferente), que os conectam com o mundo externo. O fino diâmetro luminal e o comprimento extremo do ducto deferente torna a infecção ascendente improvável. Além disso, há um fluxo quase contínuo de fluido ao longo do epidídimo e ducto deferente; portanto a ação do fluxo é protetora.

O fluido testicular e epididimário possui propriedades antibacterianas. O elevado conteúdo de cloreto pode ser parcialmente responsável. As proteínas antimicrobianas no plasma seminal são numerosas e incluem a plasmina seminal bovina, lactoferrina, β-defensinas, quimiocina CXC antibacteriana e a proteína-2/CXCL6 quimiotática de granulócitos. Algumas destas proteínas são adquiridas no epidídimo, onde elas estão ligadas aos espermatozoides. Também existem numerosas citocinas, como as interleucinas (IL)-1β, IL-8, fator transformador de crescimento (TGF)-α e fator de necrose tumoral (TNF)-α, normalmente produzidos no trato. As células epiteliais do trato reprodutivo possuem proteínas de barreira física, incluindo mucina, que previne a infecção, e receptores *Toll-like* para estimular a inflamação.

Barreira Hematotesticular

A barreira hematotesticular foi identificada como a principal barreira entre o epitélio germinativo e o interstício do testículo. A barreira física está predominantemente no nível das junções intercelulares entre as células de Sertoli (Fig. 19-1). A membrana basal e as células peritubulares contribuem. O interstício testicular há muito foi reconhecido como uma localização anti-inflamatória, na qual são silenciadas as respostas imunes e a inflamação. A testosterona e as células endócrinas intersticiais são instrumentais na manutenção desta barreira, e existe uma "comunicação cruzada" considerável entre as células do endotélio capilar, células dendríticas, mastócitos, células peritubulares e células endócrinas intersticiais. As funções imunes são suprimidas, e o ambiente geralmente é anti-inflamatório. Os neutrófilos normalmente não estão presentes no plasma seminal, porém podem se infiltrar rapidamente se necessário. Os macrófagos estão presentes nos tecidos reprodutivos masculinos, e particularmente nos testículos, nos quais são recrutados e mantidos por células endócrinas intersticiais. Sua presença inibe a resposta imune. As respostas mediadas por células, como as células natural killer, células killer ativadas por linfócitos e linfócitos T citotóxicos, são inibidas como parte do privilégio e tolerância imunológica.

As Glândulas Genitais Acessórias

As glândulas genitais acessórias estão localizadas na pelve, e estão em um ambiente no qual a penetração direta raramente ocorre. As células epiteliais formam uma barreira para o ambiente externo — o lúmen das glândulas. Além disso, as glândulas genitais acessórias estão protegidas pela ação do fluxo de urina e pelo comprimento da uretra, especialmente em ruminantes e suínos.

O Pênis e o Prepúcio

O pênis passa a maior parte de seu tempo dentro do prepúcio e está em contato direto com o epitélio de revestimento interno do prepúcio. Ele está coberto pelo epitélio que é do tipo estratificado escamoso. Ele é expulso para a micção e penetração. O orifício prepucial previne que a maioria dos contaminantes entre no espaço prepucial. Pouco se sabe sobre o padrão de reconhecimento dos receptores no prepúcio, mas a urina e os fluidos genitais e suas atividades antibacteriana inerentes oferecem proteção. Existe a imunidade local adaptativa humoral e, particularmente próximo ao orifício do prepúcio, os folículos linfoides geralmente estão presentes ou podem se formar com a estimulação antigênica. A cavidade prepucial possui sua própria biota. O componente externo do prepúcio é o mesmo da pele em geral.

Distúrbios dos Animais Domésticos

Distúrbios do Desenvolvimento Sexual

Todos os distúrbios do desenvolvimento sexual (DDS) agora estão agrupados e categorizados de acordo com os cromossomos sexuais, genótipo, tipo gonadal, fenótipo e causa. A adoção da nomenclatura uniforme eliminou a ênfase na categorização de animais com DDS como masculinos ou femininos. Ela simplifica muito a classificação.

Os cromossomos, gônadas ou fenótipos sexuais anormais geralmente se manifestam como anormalidades no dimorfismo sexual. Muitas das anormalidades resultam em um fenótipo feminino e são mencionados com mais detalhes no Capítulo 18. O foco aqui é naquelas desordens que envolvem animais que possuem gônadas masculinas ou são predominantemente do fenótipo masculino. A definição completa de um DDS requer conhecimento sobre cromossomos, gônadas e fenótipo sexuais. Quando os cromossomos sexuais não são conhecidos, a classificação começa com o tipo de gônada.

De modo pragmático, a maioria dos animais com desordens dramáticas do desenvolvimento sexual possui fenótipo feminino. Além disso, o esquema de categorização agora em uso inclui todas as anormalidades do trato reprodutivo, pois cada uma possui um fundamento no desenvolvimento sexual. Um esquema muito mais detalhado é oferecido no Capítulo 18.

Existe um grande número de anormalidades do sistema reprodutor masculino (Quadro 19-2). Algumas possuem relevância clínica e outras

---

Quadro 19-2 Distúrbios Selecionados do Desenvolvimento Sexual

DISTÚRBIOS IMPORTANTES
Discinesia ciliar (síndrome dos cílios imóveis)
Criptorquidismo
Hipospadias
PIS (síndrome do mocho-interssexo), caprino
Faixa prepucial retida
Aplasia segmentar do ducto mesonéfrico
Distúrbios do cromossomo sexual – quimerismo, freemartin
Síndromes do sexo XX reverso
Granuloma espermático da cabeça do epidídimo
Hipoplasia testicular

DISTÚRBIOS INCIDENTAIS
Cistos de inclusão
Ductos mesonéfricos remanescentes
  • Paradídimos internos e externos
Síndrome do ducto Mülleriano persistente
Ductos paramesonéfricos (Müllerianos) remanescentes
  • Apêndice testicular
  • *Uterus masculinus* cístico
Marcas penianas ou prepuciais da faixa prepucial retida

não. A diferenciação entre elas é muito importante. Algumas das anormalidades representam a doença mais comum de uma espécie em particular. Quando este é o caso, a doença é discutida sob desordens de uma localização anatômica específica, pois este é o local com maior relevância clínica. As anormalidades são discutidas com base nos efeitos sobre a fertilidade e sobre potenciais futuros cruzamentos do animal. Algumas anormalidades possuem uma base genética e tais indivíduos não devem ser utilizados como reprodutores, mesmo que o animal ainda seja fértil.

Desenvolvimento Sexual Masculino Normal

O mapeamento de cromossomos e o sequenciamento de genomas de animais agora tornou mais fáceis a identificação dos genes e processos responsáveis pelo desenvolvimento sexual. Em animais normais, o tipo de cromossomo sexual e seus arranjos genéticos determinam o desenvolvimento sexual. Os machos normais possuem um único cromossomo X e um único cromossomo Y. A diferenciação da gônada fetal bipotencial para um testículo depende da presença de um gene chamado de região de determinação sexual do cromossomo Y (*SRY*). O *SRY* codifica um produto (outrora chamado de fator de determinação testicular) que basicamente resulta na formação de um testículo, e atua sobre os genes que fazem com que as células germinativas interrompam a mitose. As células de suporte se tornam células de Sertoli, as células produtoras de esteroides se tornam células endócrinas intersticiais (Leydig), e o mesênquima desenvolve a aparência de um testículo. O desenvolvimento seguinte requer a ativação de muitos outros genes que não estão no cromossomo Y. A expressão do *SRY* ocorre brevemente nas células somáticas de gônadas não diferenciadas (ou cristas genitais). Uma vez que a expressão é brevemente interrompida antes das células de Sertoli serem reconhecidas, propõe-se que o produto funcional gene *SRY* influencie outros genes, como o *SOX9*, que garante a diferenciação e manutenção das células de Sertoli. O *SOX9* é regulado positivamente em indivíduos XY pouco antes da diferenciação gonadal. As células de Sertoli sinalizam para outras linhagens de células precursoras de apoio para se diferenciarem ao longo da via masculina. No início da diferenciação, o embrião tem um conjunto duplo de ductos que surgem por invaginação da cavidade de revestimento celômica. Os ductos mesonéfricos (Wolff) são precursores masculinos dos epidídimos, ductos deferentes, glândulas vesiculares e ampola. A *rete testis* e os ductulos eferentes são derivados dos túbulos mesonéfricos. Eles são aproximadamente 20 dúctulos eferentes, com o número variando por espécie (Fig. 19-3).

Os testículos se desenvolvem no tecido da crista genital, e as células germinativas migram a partir do saco vitelínico. As células de Sertoli secretam o hormônio polipeptídeo anti-Mülleriano (AMH; chamado anteriormente de substância inibitória Mülleriana) durante o desenvolvimento e em baixas concentrações no período pós-natal. O AMH causa a regressão do ducto paramesonéfrico ipsilateral, indiretamente através da ação do tecido mesenquimal. As células de Sertoli estimulam a diferenciação das células endócrinas intersticiais de outras células do interstício testicular. As células endócrinas intersticiais secretam o hormônio esteroide testosterona, que causa a persistência e diferenciação dos ductos mesonéfricos. A testosterona provavelmente é transportada para baixo para os ductos mesonéfricos ao invés de se mover por simples difusão. Di-hidrotestosterona, um metabólito da testosterona, é necessária para a formação da próstata, o fechamento das dobras uretrais e a formação do pênis e escroto. A enzima esteroide 5α-redutase é produzida por células no seio urogenital, tubérculo genital, e inchaços genitais e reduz a testosterona em di-hidrotestosterona. Os receptores andrógenos funcionais sobre os tecidos-alvo são necessários para a diferenciação e crescimento dependentes de andrógeno. Existem diferenças entre as espécies quanto se a produção de testosterona por células endócrinas intersticiais está sob o controle da gonadotrofina produzida pela glândula pituitária fetal ou pela placenta. As células endócrinas intersticiais fetais são substituídas por células endócrinas intersticiais pós-natais, que ficam relativamente quiescentes até a puberdade. A produção de testosterona é regulada pelo hormônio luteinizante (LH), que está sob o controle do hormônio liberador da gonadotrofina (GnRH) do hipotálamo. O GnRH também controla o hormônio folículo-estimulante (FSH), que é produzido pela glândula pituitária anterior. O FSH regula a atividade das células de Sertoli e, portanto, pode influenciar a produção de AMH. As células de Sertoli estimuladas pelo FSH produzem uma glicoproteína, proteína ligadora de andrógenos, que promove a elevada concentração de testosterona ao redor das células germinativas para o progresso da espermatogênese.

A genitália externa se forma quando o tubérculo genital é masculinizado pela presença de androgênios. O alongamento do tubérculo forma o falo, os dobramentos uretrais opostos formam a uretra peniana, e os inchaços genitais se fundem para formar o escroto.

Descida Testicular. Os testículos e o epidídimo passam pela descida de suas localizações originais para o escroto. Existem três fases

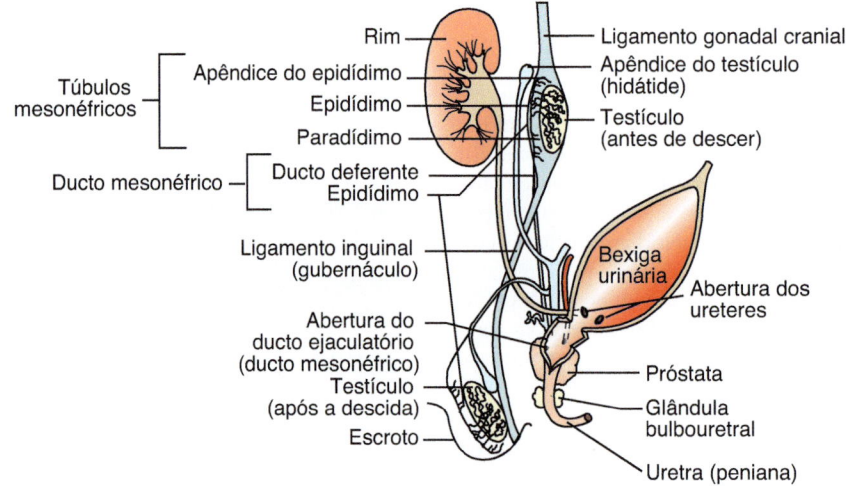

Figura 19-3 **Diagrama Esquemático dos Componentes Normais do Sistema Reprodutivo Masculino e as Estruturas Embrionárias, Especialmente o Ducto Mesonéfrico (de Wolff) e o Seio Urogenital e Tubérculo, Dos Quais Eles São Originados.** *Os tubulos rete* e dúctulos eferentes são formados a partir dos túbulos mesonéfricos; o epidídimo, ducto deferente, ampolas e glândulas vesiculares se formam a partir do ducto mesonéfrico; a próstata e glândulas bulbouretrais se formam do seio urogenital; e o pênis, prepúcio e escroto se formam a partir do tubérculo genital e seus nódulos (inchaço).

principais na descida testicular: translocação abdominal, migração transinguinal e migração inguinoescrotal. As gônadas em desenvolvimento são mantidas no local por ligamentos suspensórios cranial e caudal. O ligamento caudal, o *gubernaculum testis* primitivo, fixa os testículos em desenvolvimento no local do canal inguinal. Ele se desenvolve em uma parte intra-abdominal e extra-abdominal que protrui para o escroto. A evaginação do peritônio forma o canal inguinal e a túnica vaginal.

Na fase de translocação abdominal, a estimulação das células mesenquimais do gubernáculo em roedores é controlada pelo hormônio peptídeo (INSL) semelhante à insulina, INSL3. O receptor para o INSL parece ser o GREAT/LGR8. Provavelmente outras moléculas estão envolvidas. O aumento subsequente do gubernáculo e o enfraquecimento progressivo do ligamento suspensório cranial ancoram os testículos para que com o crescimento fetal, os testículos mantenham suas posições próximas ao canal inguinal.

Pouco se sabe a respeito da fase transinguinal, além da ausência de envolvimento da testosterona ou INSL3. A dilatação do canal inguinal pelo gubernáculo e, assim a pressão intra-abdominal, estão envolvidas com o movimento do testículo através do canal inguinal para trazer os testículos e epidídimo para uma localização subcutânea. A terceira fase da descida testicular, inguinoescrotal, é mediada pela produção induzida pelo hipotálamo-pituitária de androgênios gonadais. Entretanto, os animais domésticos com alguma falha na descida testicular para o escroto, raramente têm uma deficiência de testosterona ou uma ausência de receptor androgênico. O nervo genitofemoral e as proteínas relacionadas com o gene da calcitonina ou locais de ligação estão envolvidos no caso dos roedores.

Distúrbios do Desenvolvimento Sexual Ligados ao Cromossomo Sexual

Os cromossomos sexuais podem estar em número e estruturas normais. Dois exemplos de estrutura do cromossomo Y anormal são a deleção do braço menor e a formação de isocromossomo (duplicação de um braço e perda de outro). Os indivíduos afetados possuem um fenótipo feminino e gônadas extremamente hipoplásicas. Alguns bovinos foram identificados com um isocromossomo Y. Com a duplicação de um dos cromossomos sexuais em um indivíduo com um cromossomo Y (XYY ou XXY), ou um mosaico (como ocorre com gatos machos calicos ou tricolores), a genitália externa tem características masculinas. A síndrome de Klinefelter (XXY) é discutida na seção sobre Hipoplasia Testicular. Quimeras, como XX/XY, fenotipicamente tem sexualidade ambígua, e o grau depende das quantidades relativas de cada cromossomo. Os freemartins são quimeras e são discutidos no Capítulo 18.

Distúrbios do Desenvolvimento Sexual XX

Esses animais têm os cromossomos sexuais XX, porém possuem testículos ou ovotéstis e um fenótipo masculino. Estes animais são determinados como sexo reverso XX. Eles podem ser *SRY*-positivos ou *SRY*-negativos. A DDS testicular XX *SRY*-negativo é relatado em muitas raças de cães, em caprinos, e em cavalos. Supõe-se que eles possuem uma região de determinação testicular em outro cromossomo. A DDS XX *SRY*-positivo não é relatado em mamíferos domésticos.

DDS XX ovotesticular pode ter genitália ambígua e pode ter o fenótipo masculino, feminino ou várias combinações dos dois, dependendo da quantidade de hormônios, incluindo testosterona e AMH, durante o desenvolvimento. A maioria dos ovotéstis tem tecido testicular central com uma periferia de estruturas ovarianas. Raramente, o ovotéstis tem um arranjo de ponta-a-ponta de tecido ovariano e testicular, com clara demarcação entre os dois.

Distúrbios do Desenvolvimento Sexual XY

Os distúrbios do desenvolvimento sexual XY são classificados como aqueles com gônadas anormais como a disgenesia gonadal ou ovotéstis,

aqueles com ovários e aqueles com testículos. As DDS testiculares XY são as mais comuns. Eles podem ser *SRY*-positivos ou *SRY*-negativos. A DDS XY *SRY*-negativo geralmente tem gônadas primitivas e não diferenciadas, chamada *disgenesia gonadal*, e um fenótipo feminino.

DDS Testicular XY *SRY*-Positivo e um Fenótipo Feminino. Indivíduos com DDS testicular XY SRY-positivo e um fenótipo feminino são *chamados pseudo-hermafroditas masculinos* (Figs. 19-4 e 19-5). A diferenciação do trato genital pode ser discretamente ou muito anormal. Em muitos casos, o mecanismo para a diferenciação anormal é desconhecido, mas existem síndromes bem-reconhecidas nas quais a patogenia subjacente é conhecida. Essas são a síndrome da persistência do ducto Mülleriano (PMDS), insensibilidade androgênica e deficiência do esteroide 5α-redutase.

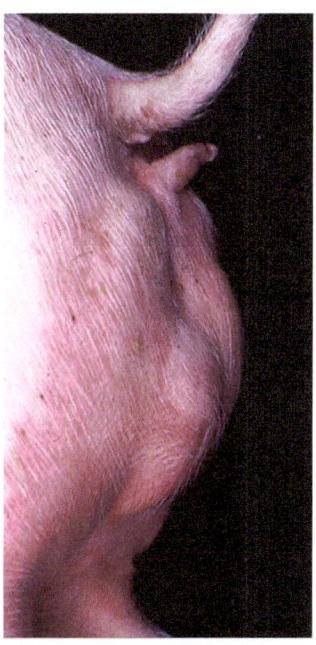

Figura 19-4 Distúrbio Testicular do Desenvolvimento Sexual XY, Genitália Externa Feminilizada, Cachaço. Este suíno tem um escroto e testículos intraescrotais, mas o pênis é pequeno e semelhante ao clitóris e possui uma abertura uretral terminal (ventral à cauda). (Cortesia de Dr. D. Dodd; e Noah's Arkive, College of Veterinary Medicine, The University of Georgia.)

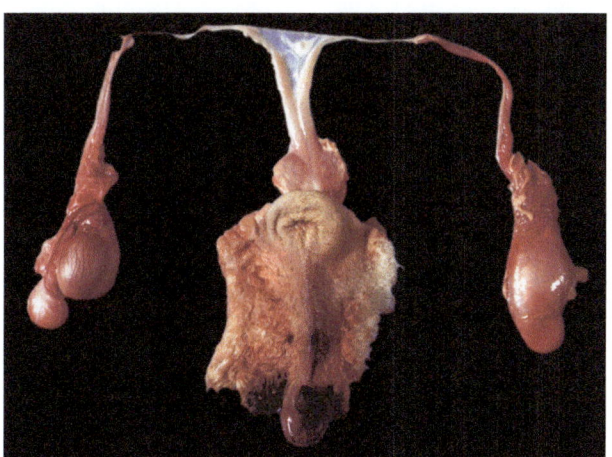

Figura 19-5 Distúrbio Testicular do Desenvolvimento Sexual XY, Genitália Externa Feminilizada do Trato Reprodutivo, Carneiro. Esse ovino tem testículo, ductos deferentes e glândulas genitais acessórias, mas também uma vulva e um clitóris proeminente. Um defeito do receptor androgênico explica essas anomalias. (Cortesia de Dr. R.A. Foster, Ontario Veterinary College, University of Guelph.)

A PMDS é uma desordem rara na produção ou função do hormônio anti-Mülleriano (AMH). Nos seres humanos afetados, o AMH pode estar ausente ou presente; a síndrome pode ser um resultado de uma mutação no gene *AMH* ou no receptor AMH. Em animais, a síndrome é descrita em cães Schnauzer miniatura e Basset hounds com um modo de hereditariedade autossômica recessiva, e em um caprino com um modo de hereditariedade desconhecida. Os cães afetados têm cromossomos XY e testículos, e externamente eles são machos normais, com a exceção comum do criptorquidismo unilateral ou bilateral. Entretanto, os testículos estão aderidos às terminações craniais dos cornos uterinos. Quando um testículo desce para o escroto, o corno uterino passa através do anel inguinal. O ducto deferente pode ser encontrado microscopicamente no miométrio. Frequentemente estão presentes a vagina cranial e a próstata. O AMH está presente nos testículos de cães machos normais acima de 143 dias de idade. O AMH também está presente nos testículos de cães jovens afetados, e está bioativo. Uma mutação no gene estrutural para receptor de AMH ocasiona a resistência de AMH em cães afetados pela PMDS. Os cães com testículos escrotais unilaterais ou bilaterais podem ser férteis. Os cães afetados podem desenvolver tumores de células de Sertoli, hidrometra e piometra. As anormalidades testiculares na PMDS, como a espermatogênese reduzida e esclerose tubular, podem ser atribuídas ao criptorquidismo. O criptorquidismo poderia ser o resultado da interferência com a função AMH controlada do gubernáculo na fase transabdominal da descida.

As desordens do receptor androgênico estão se tornando cada vez mais reconhecidas. A maioria dos casos é causada por uma mutação no gene do receptor de androgênio, que está localizado no cromossomo X e, portanto, em uma única cópia. Centenas de mutações foram identificadas em outras espécies. O receptor de androgênio normal possui um domínio de ligação hormonal e de ligação com DNA; uma vez ativado pelo androgênio, o domínio muda o formato e é capaz de se ligar às sequências de DNA específicas e regular a transcrição de outros genes específicos, resultando na diferenciação masculina normal. Em seres humanos com insensibilidade androgênica, o gene raramente está deletado, porém foram identificados diversos pontos de mutações no gene do receptor, a maioria nos domínios de ligação hormonal e de ligação com DNA. Se o resultado é parcial ou completo, a insensibilidade androgênica depende da localização e da mutação, e da alteração na função do receptor. A di-hidrotestosterona se liga ao receptor androgênico com afinidade maior que aquela da testosterona, e o receptor pode interagir com genes diferentes do receptor ligado a testosterona, quando ele atua como fator de transcrição. Em animais domésticos, a insensibilidade androgênica completa é descrita em equinos, bovinos e felinos. Os testículos geralmente são criptorquídicos e localizados na região inguinal. A primeira e segunda fases da migração testicular são normais. A terceira fase, inguinoescrotal, que está sob o controle androgênico, não ocorre. O AMH produzido pelos testículos causa a regressão dos ductos paramesonéfricos. Na insensibilidade androgênica completa, as genitálias externas são femininas, com uma ligação vaginal cranial cega, e nenhum dos sistemas de ductos paramesonéfricos ou mesonéfricos estão presentes.

A deficiência da 5α-redutase tipo 2, herdada como um traço autossômico recessivo em seres humanos, ainda não foi documentada em animais, mas há possibilidade de existir. A enzima converte a testosterona em di-hidrotestosterona, que é necessária para a masculinização dos seios urogenitais, tubérculos e inchaços genitais. Sem a di-hidrotestosterona, estas estruturas se tornam a vagina caudal, clitóris e vulva. Internamente, são desenvolvidas as estruturas mesonéfricas (ducto deferente, epidídimo). Os testículos provavelmente são retidos.

DDS Testicular XY SRY-Positivo com Fenótipo Masculino. A ampla maioria das anormalidades congênitas do trato reprodutivo masculino, são de machos normais com testículos e uma aparência masculina. Existem diversas síndromes bastante conhecidas incluídas neste grupo. Elas são discutidas nas seções posteriores sobre distúrbios do escroto e conteúdo, glândulas genitais acessórias, ou pênis e prepúcio.

Criptorquidismo. O criptorquidismo é uma anormalidade comum e é discutida em detalhes como uma entidade separada na seção sobre o testículo em Distúrbios do Escroto e Conteúdo.

Aplasia Segmentar do Ducto Mesonéfrico. A aplasia segmentar das estruturas de origem do ducto mesonéfrico (epidídimo, ducto deferente, ampola ou glândula vesicular) pode envolver qualquer uma das estruturas, porém ela envolve mais comumente apenas o epidídimo (Fig. 19-6), e menos comumente as outras estruturas. A aplasia segmentar é relatada principalmente em touros, mas é observada periodicamente em cães. Ela envolve mais comumente o corpo e cauda do epidídimo, e é unilateral. Acredita-se que sua hereditariedade seja autossômica recessiva. Os espermatozoides se tornam impactados (espermiostase), pois o ducto epididimário tem uma terminação cega; a dilatação ou ruptura local ocorre secundariamente, permitindo o escape de espermatozoides e a formação de granulomas espermáticos.

Discinesia Ciliar (Síndrome dos Cílios Imóveis). A discinesia ciliar é causada por defeitos estruturais no flagelo dos espermatozoides e no centríolo de células epiteliais ciliadas de diversos sistemas de órgãos. É uma doença rara identificada em seres humanos, cães, suínos, camundongos e ratos. É proposto um modo de hereditariedade autossômica recessiva. Relata-se em cães a heterogeneidade das anomalias ultraestruturais dos microtúbulos duplos e seus braços de dineína, ou microtúbulos centrais. O efeito sobre o sistema reprodutor masculino são (1) espermatozoides imóveis ou com hipomotilidade causada por lesões flagelares ou (2) oligospermia (uma concentração de espermatozoides subnormal) ou azoospermia (nenhum espermatozoide), presumivelmente devido aos cílios defeituosos no epidídimo e ducto eferente. A infertilidade feminina está relacionada com a função defeituosa dos cílios da tuba uterina (Capítulo 18).

Em outros sistemas de órgãos, a discinesia ciliar afeta o epitélio ciliado. Como exemplos, os cílios defeituosos na mucosa nasal, mucosa bronquial e bronquiolar e epêndima, e comumente causam rinite, broncopneumonia e bronquiectasia. Os cílios defeituosos no epêndima podem causar hidrocefalia. A discinesia ciliar também pode estar relacionada com o *situs inversus*, mas a patogenia da reversão da orientação esquerda e direita normais dos órgãos é desconhecida.

Granuloma Espermático da Cabeça do Epidídimo. O desenvolvimento de um granuloma espermático na região da cabeça do epidídimo é uma anormalidade que não é diagnosticada ou é confundida com epididimite infecciosa.

Na gônada em desenvolvimento estão os cordões sexuais, que se unem aos remanescentes do *rete testis* e ductulos eferentes, derivados dos túbulos mesonéfricos. Os ductulos eferentes entram em um único ducto do epidídimo; existem aproximadamente 20 dúctulos eferentes, mas os números variam com as espécies. Os dúctulos eferentes cegos ocorrem quando não há conexão com o epidídimo, e podem ser reabsorvidos ou permanecerem e aumentarem para formar cistos ou se romperem. Os dúctulos eferentes de final cego podem estar presentes

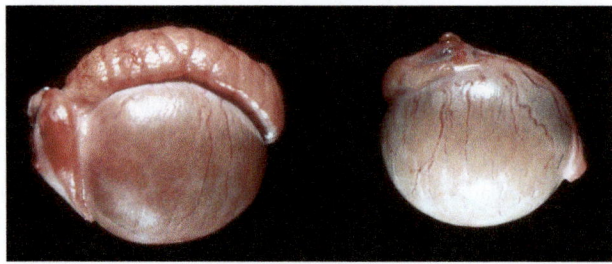

Figura 19-6 **Aplasia Segmentar do Ducto Mesonéfrico, Epidídimo, Cão.** Não há cauda do epidídimo do testículo direito. Esta porção do ducto mesonéfrico não se desenvolveu. O testículo esquerdo está normal. (Cortesia de College of Veterinary Medicine, University of Illinois.)

em números suficientes para causar espermiostase, espermatocele e granulomas espermáticos. É assim estabelecida a condição conhecida como *granuloma espermático da cabeça do epidídimo* (SGEH) (ver seção sobre Granulomas Espermáticos e Epididimite).

Cistos do Trato Reprodutivo. Há uma miríade de anormalidades menores que são de pouca importância, exceto quando elas são confundidas com condições que afetam a fertilidade. A principal das anormalidades menores são os vários cistos que ocorrem como resultado da duplicação ou falha na regressão dos ductos e túbulos embrionários. Geralmente é difícil identificar a origem de um cisto individual ou de um grupo de cistos. Em muitos casos, a localização anatômica é o fator determinante. Alguns cistos são simplesmente chamados de *cistos de inclusão* (Fig. 19-7). Estes cistos têm uma parede de colágeno comprimido, um revestimento interno delgado de células achatadas semelhantes às mesoteliais, e um conteúdo fluido límpido. Eles são encontrados onde as células mesoteliais são aprisionadas adjacentes à uma superfície serosa. Os cistos de inclusão aderidos à cabeça do epidídimo são bons exemplos.

Desconectados com o lúmen do ducto epidimário e ductos eferentes, os remanescentes dos túbulos mesonéfricos podem formar cistos adjacentes à cabeça do epidídimo (paradídimo externo) ou dentro da cabeça do epidídimo (paradídimo interno). Os cistos, conectados ou desconectados com o sistema de ductos, são revestidos por epitélio colunar ciliado. Apresentam importância clínica se eles se tornam grandes o bastante para causar espermiostase nas estruturas adjacentes. O remanescente do ducto paramesonéfrico, chamado de apêndice testicular, não é clinicamente significante e está localizado na superfície cranial ou cranioventral (dependendo da orientação testicular da espécie) do testículo, próximo a cabeça do epidídimo. Algumas vezes, este pequeno nódulo tecidual pode parecer cístico. Uma estrutura cística semelhante é encontrada na faixa de tecido entre as ampolas. Ela é chamada de *útero cístico masculino* (Fig. 19-8). Alguns cistos prostáticos de cães tem uma origem semelhante.

Distúrbios do Escroto e Conteúdo

A avaliação clínica do escroto e seus conteúdos começa com a observação e palpação da pele escrotal, túnica vaginal, testículo, epidídimo e cordão espermático. Os distúrbios mais comuns e economicamente importantes são aqueles que afetam o testículo e epidídimo, porém a pele e a túnica são essenciais para a termorregulação e função normal do testículo e epidídimo. Estas estruturas são extremamente sensíveis a uma elevação na temperatura e ao estresse oxidativo, e alterações discretas podem ocasionar a infertilidade. O escroto e seu conteúdo também são propensos ao trauma. O trauma frequentemente resulta de chutes de éguas em cavalos no acasalamento; lutas de touros, carneiros e bodes; e mordidas de cães e gatos.

O Escroto

A fusão primordial pareada da pele escrotal depende dos androgênios produzidos por células endócrinas intersticiais (células de Leydig) da gônada após sua diferenciação em testículo. A concentração androgênica alterada ou a ausência de receptores androgênicos pode causar defeitos no escroto, como a falha na fusão, formação de fenda ou bifurcação. Os defeitos podem ser locais, limitados ao escroto e ao pênis, ou parte de uma ampla gama de desordens do desenvolvimento sexual. A *hipospadia*, na qual a uretra se abre na porção ventral do pênis, pode ser parte dessas anormalidades.

A dermatite da pele escrotal é comum (Capítulo 17). Geralmente ela é parte da dermatopatia generalizada. A dermatite restrita ao escroto pode resultar de trauma, frio (Fig. 19-9), ou exposição à irritantes ambientais como pó de cimento. O escroto é um local de predileção para alguns patógenos. Estes incluem o *Dermatophilus congolensis* e *Besnoitia besnoiti* em touros e *Chorioptes bovis* em carneiros (Fig. 19-10).

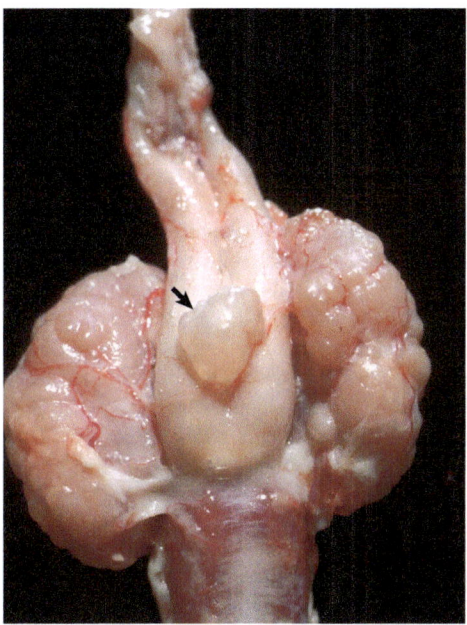

Figura 19-8 *Uterus Masculinus* **Cístico, Glândulas Genitais Acessórias, Carneiro.** Este ovino tem um cisto de 1 cm de parede delgada no tecido entre as ampolas dos ductos deferentes (*setas*). (Cortesia de Dr. P.W. Ladds e Dr. R.A. Foster, James Cook University of North Queensland.)

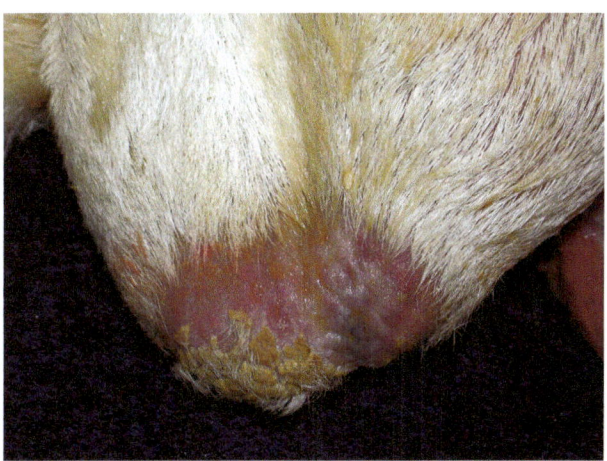

Figura 19-9 **Congelamento, Escroto, Carneiro.** A pele da porção inferior do saco escrotal está descamada. A pele escrotal ventral está alopécica ou recoberta por crostas de congelamento anterior. (Cortesia de Dr. R.A. Foster, Ontario Veterinary College, University of Guelph.)

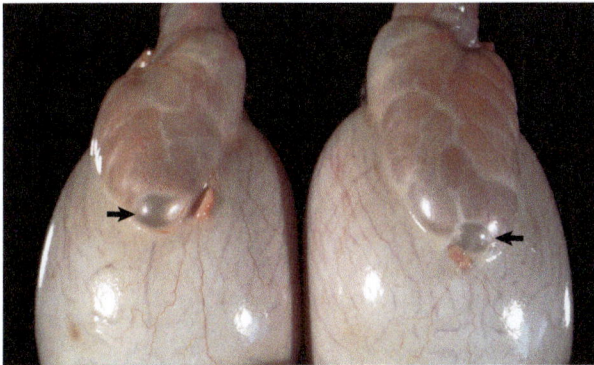

Figura 19-7 **Cistos de Inclusão Congênitos, Testículo e Epidídimo, Carneiro.** Esses cistos de 7 mm (*setas*) no tecido, entre a cabeça do epidídimo e o testículo, são achados incidentais e não são significativos. (Cortesia de Dr. P.W. Ladds e Dr. R.A. Foster, James Cook University of North Queensland.)

A dermatite escrotal pode interferir na função de termorregulação do escroto ao gerar mais calor ou por impedir o resfriamento, resultando em uma degeneração testicular.

As neoplasias de pele podem ocorrer, mas são bem menos comuns na pele escrotal. Elas incluem papilomas em cachaços e mastocitomas e hemangiossarcoma no cão. Os tumores testiculares, especialmente os tumores de células de Sertoli e tumores de células intersticiais (Leydig), ocorrem no escroto de cães e gatos machos anteriormente castrados, respectivamente, presumivelmente a partir de células transplantadas inadvertidamente na cirurgia. As anormalidades vasculares, geralmente chamadas de *hemangiomas* e que provavelmente são hamartomas, ocorrem no escroto do javali e do cão. As veias escrotais de touros, algumas vezes se tornam varicosas.

Túnica Vaginal

A túnica vaginal é a extensão do peritônio. Elas alinham o saco escrotal como a camada parietal, e revestem o testículo, epidídimo e cordão espermático como a camada visceral. A cavidade entre as duas camadas é contínua com a cavidade peritoneal. Consequentemente, a túnica e a cavidade estão sujeitas a todas as desordens do peritônio e cavidade peritoneal. A ascite, entretanto, resulta na hidrocele, fluido na túnica ao redor dos conteúdos escrotais. A poliserosite em suíno e a peritonite infecciosa felina (PIF) são exemplos de doenças que causam a inflamação da túnica e a perioquite. A neoplasia é incomum; o mesotelioma e a carcinomatose peritoneal são mais frequentemente encontrados. Os parasitas, especialmente as larvas de metacestódeos *Cysticercus tenuicollis* em carneiros, ocorrem periodicamente e podem ser confundidos com cistos ou granulomas espermáticos.

A inflamação da túnica vaginal, sem a inflamação inicial do peritônio abdominal, ocorre por trauma ou infecção local. Esta geralmente é uma extensão da orquite ou epididimite. Causas especialmente bem-conhecidas são a tripanossomíase em touros, carneiros e bodes; *Brucella abortus* em touros; *Brucella ovis* e *Actinobacillus seminis* em carneiros; e *Brucella melitensis* em bodes. As adesões entre as túnicas vaginais parietal e visceral são inicialmente fibrinosas e depois se tornam fibrosas.

Testículo e Epidídimo

O testículo e o epidídimo são inseparáveis, e a doença de um geralmente resulta na doença do outro. A palpação escrotal é o principal método clínico para identificar anormalidades, e as alterações de tamanho são as mais óbvias. As doenças que causam pequenos conteúdos escrotais são discutidas a seguir, seguidas por aquelas que resultam no aumento de uma ou mais estruturas intraescrotais (Quadro 19-3).

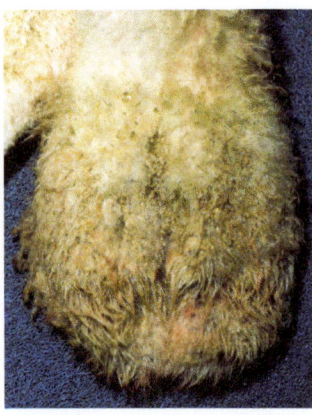

Tamanho Testicular e Epididimário Reduzidos. Muitos distúrbios do desenvolvimento sexual resultam em uma redução de tamanho ou na ausência dos conteúdos escrotais. Componentes ausentes ou aplásicos são raros. Um exemplo é a aplasia segmentar do ducto mesonéfrico, manifestada como aplasia da cauda epididimária (Fig. 19-6). Foi descrita anteriormente na seção sobre Distúrbios do Desenvolvimento Sexual, DDS Testicular *SRY*-Positivo e Fenótipo Masculino. Se um lado completo do conteúdo escrotal está ausente, pode ter sido realizada a castração unilateral ou o animal afetado é um criptorquida unilateral. Algumas vezes, o testículo e epidídimo que não desceram o fazem subsequentemente, ou o operador da castração pode ter perdido o testículo e epidídimo. Ovinos afetados, por exemplo, geralmente têm o escroto removido e o testículo está localizado abaixo da pele subjacente. A ausência do conteúdo escrotal dos dois lados pode representar castração ou criptorquidismo bilateral e requer avaliação adicional, incluindo verificações de concentrações hormonais (testosterona, AMH), especialmente após o tratamento com GnRH, ou exploração cirúrgica. Uma pesquisa para características secundárias que são dependentes de testosterona, como as espículas no pênis do gato e a presença da próstata em cães, pode auxiliar na separação de características comportamentais de comportamentos semelhantes em machos com castração incompleta.

O tamanho testicular reduzido é de grande importância, especialmente para animais de produção, pois o débito espermático diário está correlacionado com volume e peso testicular. O tamanho reduzido indica hipoplasia ou atrofia. Essas lesões podem ser difíceis de ser diferenciadas, a menos que haja um histórico de alteração de tamanho. A hipoplasia é uma condição congênita, na qual o testículo não aumenta para o seu tamanho pleno na puberdade. Geralmente é observada como parte de outras desordens do desenvolvimento sexual, mais comumente o criptorquidismo.

Criptorquidismo. O criptorquidismo ocorre quando há uma descida incompleta do testículo (a descida testicular normal foi previamente discutida). Na maioria das espécies de mamíferos, o testículo desce para o escroto no nascimento. O criptorquidismo é mais frequentemente unilateral que bilateral, com o lado afetado sendo espécie dependente. Muitos testículos que não descem estão no lado direito. No cavalo, a distribuição é igual para os lados direito e esquerdo, e no touro, geralmente o lado esquerdo é afetado. O

Quadro 19-3	Doença Intraescrotal Baseada nas Diferenças de Tamanho do Testículo e/ou Epidídimo

TAMANHO REDUZIDO
Criptorquidismo
Hipoplasia
Aplasia segmentar
Atrofia/degeneração testicular

TAMANHO AUMENTADO (INCLUINDO MASSAS)
Estruturas embrionárias císticas retidas
Epididimite
Hérnia inguinal
Orquite
Perioquite
Linfadenopatia escrotal
Granuloma espermático da cabeça epididimária
Neoplasia testicular
- Seminoma, teratoma
- Tumor de células de Sertoli
- Tumor de células intersticiais
Torção
Varicocele

testículo que não desceu pode estar em qualquer lugar ao longo de seu caminho, a partir do polo caudal do rim (Figs. 19-11 e 19-12, A) até o escroto, porém comumente está dentro do abdome próximo ao anel inguinal interno, no canal inguinal ou em uma localização subcutânea fora do anel inguinal externo. O desenvolvimento do epidídimo é coordenado com o desenvolvimento testicular, e consequentemente é retardado no criptorquidismo.

O criptorquidismo é a desordem mais comum do desenvolvimento sexual (DDS). A maioria das desordens é DDS testicular XY *SRY*-positiva. Tem uma base poligenética e herança autossômica recessiva. Pode ser o resultado de falha na produção normal de testosterona ou falha da regulação por um ou mais genes para a produção de testosterona, receptor androgênico, INSL3, receptor INSL3, e/ou proteína relacionada com o gene da calcitonina. As descrições do criptorquidismo devem incluir se ele é unilateral ou bilateral, e qual

estágio da descida está anormal (translocação abdominal, migração transinguinal e migração inguinoescrotal).

No cavalo, a retenção testicular esquerda e direita são de ocorrência quase igual, e o testículo esquerdo retido provavelmente está localizado no abdome e não na região inguinal. Em um grande estudo de criptorquidismo baseado em dados hospitalares, estão super-representadas três raças (Percheron, Saddlebred Americano e o quarto de milha), pôneis e cavalos mestiços.

As anormalidades no gubernáculo podem causar criptorquidismo por sua falha de desenvolvimento, posicionamento inadequado, crescimento excessivo ou falha ao regredir. Em seres humanos, alguns outros fatores predisponentes ou que contribuem para o criptorquidismo incluem hipoplasia testicular; exposição ao estrógeno durante a gestação; parto com apresentação pélvica comprometendo o suporte sanguíneo para os testículos; e o fechamento tardio do umbigo, atrasando a habilidade de aumentar a pressão abdominal.

Um testículo criptorquida permanece pequeno na puberdade, provavelmente devido à sua temperatura mais elevada. A atrofia superimposta ocorre no testículo criptorquida após a puberdade. O testículo está pequeno e fibrótico e tem deposição intersticial de colágeno, espessamento hialino das membranas basais tubulares, e a degeneração do epitélio germinal para que somente poucas espermatogônias permaneçam com o complemento normal de células de Sertoli (Fig. 19-12, B).

Os testículos criptorquidas estão muito mais propensos a desenvolver neoplasia que os posicionados no escroto. No cão, é mais provável que ocorram os tumores de células de Sertoli nos testículos presentes no abdome (Fig. 19-13), ao passo que os seminomas tendem a se desenvolver mais comumente nos testículos na localização inguinal. O testículo contralateral também está sob risco elevado para o desenvolvimento de uma neoplasia, mesmo se este testículo estiver localizado no escroto. Um testículo retido, especialmente se aumentado por uma neoplasia, é propenso à torção.

O criptorquidismo é uma DDS fenotípica. Muitos animais com outras DDS têm criptorquidismo, e a avaliação citogenética e genética pode identificar essas desordens. Alguns desses indivíduos apresentam ovotéstis. Quanto maior proporção de tecido testicular a ovariano, maior a probabilidade da descida de um ovotéstis para o escroto.

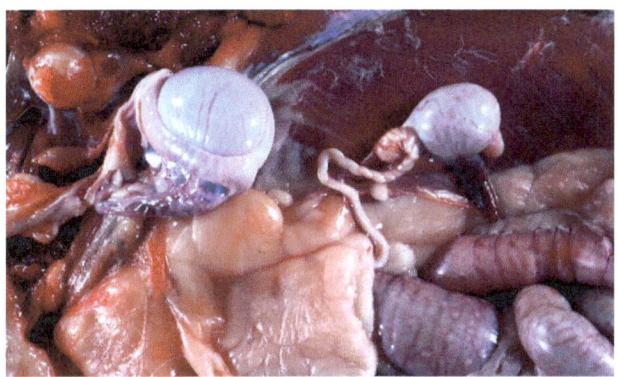

Figura 19-11 **Testículo Criptorquídico, Intra-abdominal, Cão.** O testículo e o epidídimo retidos (*direita*) estão hipoplásicos. O outro testículo descendente (esquerda) está normal. Os intestinos estão abaixo do testículo direito. (Cortesia de Dr. Y. Niyo, College of Veterinary Medicine, Iowa State University; e Noah's Arkive, College of Veterinary Medicine, The University of Georgia.)

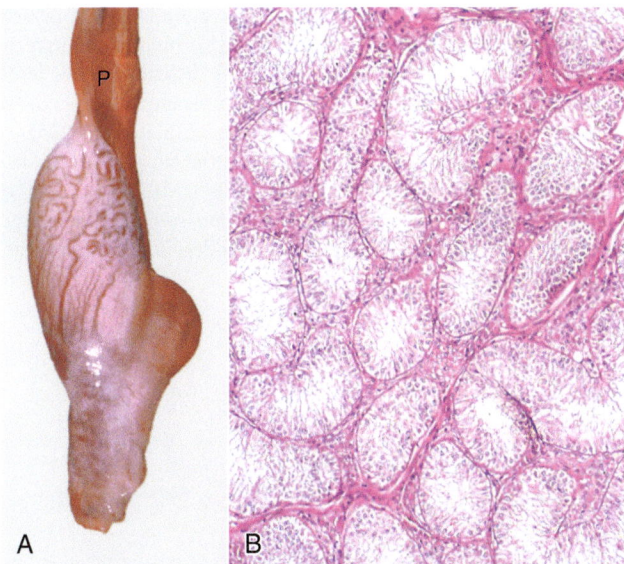

Figura 19-12 **Testículo Criptorquídico. A,** Testículo e epidídimo criptorquidas, bezerro. O testículo e epidídimo estão hipoplásicos e um pouco maiores que o plexo pampiniforme acima (*P*). Não existem adesões à túnica vaginal. **B,** Testículo criptorquida, cão. Há a ausência completa da espermatogênese; entretanto, as células de Sertoli estão normais. Coloração por HE. (**A** Cortesia de Dr. R.A. Foster, Ontario Veterinary College, University of Guelph. **B** Cortesia de Dr. J.A. Ramos-Vara, College of Veterinary Medicine, Michigan State University; e Noah's Arkive, College of Veterinary Medicine, The University of Georgia.)

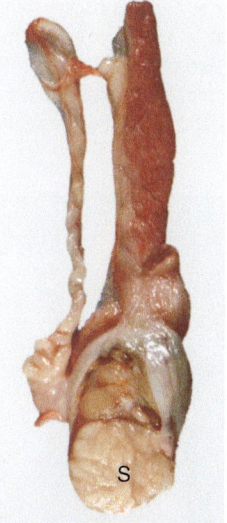

Figura 19-13 **Tumor de Células de Sertoli, Testículo Criptorquida, Cão.** O parênquima testicular é substituído por um tumor multilobular esbranquiçado de células de Sertoli (*S*). A textura é firme, indicando fibrose. Este cão teve os testículos retidos bilateralmente, epididimite e tumores de células de Sertoli bilaterais. (Cortesia de Dr. R.A. Foster, Ontario Veterinary College, University of Guelph.)

O ovário ou a porção ovariana de um ovotéstis é histologicamente normal, mas os túbulos seminíferos de um testículo ou ovotéstis estão anormais devido a uma combinação de temperatura elevada e efeitos do estrógeno produzido pelo tecido ovariano.

Hipoplasia Testicular. A hipoplasia dos testículos é uma condição comum e um desordem do desenvolvimento sexual. O testículo está menor que o normal para a idade do animal, e frequentemente está presente em desordens como criptorquidismo e outras DDS. O foco aqui é a hipoplasia do testículo e epidídimo em um indivíduo do sexo masculino normal.

É difícil diferenciar a hipoplasia da atrofia testicular pelo uso de características morfológicas. Tanto a hipoplasia quanto a atrofia testicular pode ocorrer sozinha, sem nenhum fator contribuidor ou influência aparente; ambas também podem ser associadas, secundárias a, ou fazer parte de outras lesões. A hipoplasia testicular e epididimária (Fig. 19-14, A e B) casualmente é ligada à nutrição geral ruim, deficiência de zinco, genes específicos na raça bovina Sueca vermelha e branca, e anormalidades endócrinas e citogenéticas. As desordens endócrinas que causam hipoplasia testicular são aquelas que reduzem tanto a produção do hormônio luteinizante pela glândula pituitária, que por sua vez influencia a produção de testosterona por células endócrinas intersticiais (Leydig), quanto do FSH pela glândula pituitária, que estimula a função de nutrição das células de Sertoli.

Uma ampla gama de anomalias citogenéticas, de translocações e mosaicos a não disjunções causando a polissomia de cromossomos sexuais, ocasiona a hipoplasia testicular. O exemplo mais conhecido de polissomia é o cariótipo XXY da síndrome de Klinefelter, observada em garanhões, touros, cachaços, cães e gatos tricolores. Em gatos, a síndrome é reconhecida em machos com pelagem do tipo tricolor, casco de tartaruga e calicos. Esses gatos podem ser XXY, XX/XXY, ou quimeras ou mosaicos mais complexos com dois ou mais cromossomos X e um ou mais cromossomos Y. São carreados um gene por cromossomo X, tanto para a cor preta quanto para a cor laranja, portanto um gato macho normal não possui pelos de ambas as cores.

Teoricamente, a hipoplasia testicular pode ocorrer quando o número e comprimento dos túbulos seminíferos está reduzido, ou quando não existem células germinativas ou elas são insuficientes. Geralmente, antes da puberdade, os túbulos seminíferos possuem somente células de Sertoli e espermatogônias (Fig. 19-14, B). Na puberdade, os túbulos dos testículos hipoplásicos sofrem uma esclerose progressiva irregular e se tornam colagenosos, presumivelmente por degeneração simultânea. As células endócrinas intersticiais parecem ser mais numerosas e agrupadas.

A hipoplasia testicular não é aparente até a passagem da puberdade. A hipoplasia unilateral é mais comum que a hipoplasia bilateral,

mas essa diferença na prevalência poderia ser um reflexo da relativa facilidade de reconhecer uma diferença de tamanho quando o testículo contralateral normal está disponível para comparação rápida. A hipoplasia unilateral é de difícil explicação porque a maioria dos casos parece vir de ação sistêmica, portanto deveria produzir um efeito bilateral.

A variação de tamanho de um testículo hipoplásico geralmente vai de um pré-puberal (Fig. 19-14, A) ao quase normal. A consistência de um testículo hipoplásico à palpação é próxima da normal. A gravidade da hipoplasia pode ser histologicamente graduada pela proporção dos túbulos hipoplásicos dispersos por todo o órgão. Os túbulos hipoplásicos têm um diâmetro pequeno e são revestidos somente por células de Sertoli e, algumas vezes, por algumas espermatogônias. As células endócrinas intersticiais parecem proporcionalmente mais numerosas, mas só porque a região tubular está reduzida e a quantidade relativa de interstício está elevada. Na hipoplasia testicular grave, a maioria ou todos os túbulos estão anormais; os túbulos têm um diâmetro pequeno e um aspecto microscópico uniforme, somente com vacuolização pouco frequente de células de Sertoli e sem um espessamento da membrana basal. Na hipoplasia moderada, menos túbulos estão pequenos, aqueles de tamanho normal possuem alguma diferenciação de epitélio seminífero, e alguns túbulos possuem espermatogênese completa. Entretanto, na maioria dos túbulos, quando o estágio de formação de espermatócito é alcançado, os espermatócitos sofrem apoptose ou degeneração, deixando os túbulos revestidos por células de Sertoli com um citoplasma vacuolizado. O lúmen destes túbulos pode conter debris celulares e células multinucleadas, que se formam quando as células em divisão falham ao se separar. Quando a hipoplasia é discreta, somente alguns túbulos pequenos estão revestidos por células de Sertoli; a maioria dos túbulos possui espermatogênese normal. A hipoplasia discreta é difícil de diferenciar da degeneração testicular. Não é esperado o aumento do número de túbulos hipoplásicos com o avanço da idade, pois os túbulos não surgem após a puberdade. A hipoplasia discreta é detectada quando a circunferência escrotal é menor que a aceita clinicamente como diâmetro mínimo.

Degeneração e Atrofia Testicular. Os testículos que diminuem de tamanho após a puberdade são chamados de atróficos, e a alteração microscópica é chamada de degeneração dos túbulos seminíferos. A atrofia testicular é uma lesão comum. A degeneração testicular discreta pode ser detectada apenas microscopicamente, mas quando ela é grave e crônica, o testículo é pequeno e firme (Fig. 19-15). As causas são muitas, e em um indivíduo em particular, a causa específica geralmente é desconhecida. A degeneração pode ser unilateral ou bilateral, dependendo se a causa é local ou sistêmica. Em machos jovens em crescimento, a distinção entre a degeneração testicular e

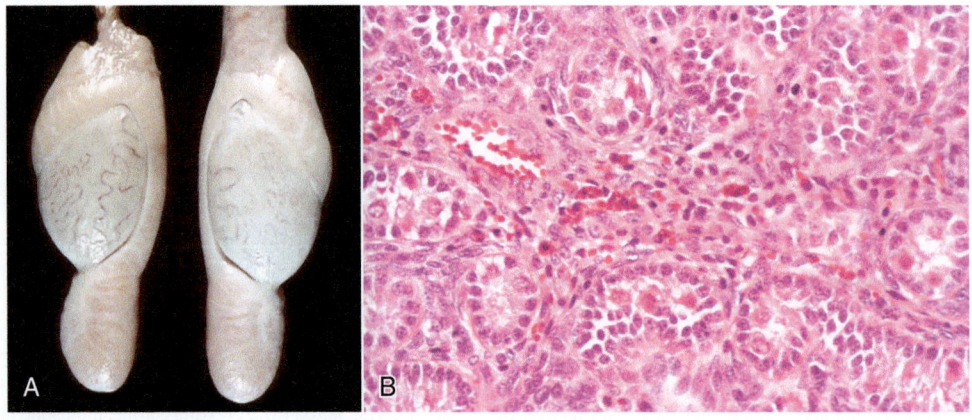

Figura 19-14 Hipoplasia Bilateral, Testículos, Carneiro de Um Ano. A, Os testículos e epidídimos deste cordeiro de um ano estão muito pequenos comparados aos de animais normais de mesma idade. **B,** Túbulos seminíferos são revestidos somente por células de Sertoli, e não há espermatogênese. Coloração por HE. (Cortesia do Dr. R.A. Foster, Ontario Veterinary College, University of Guelph.)

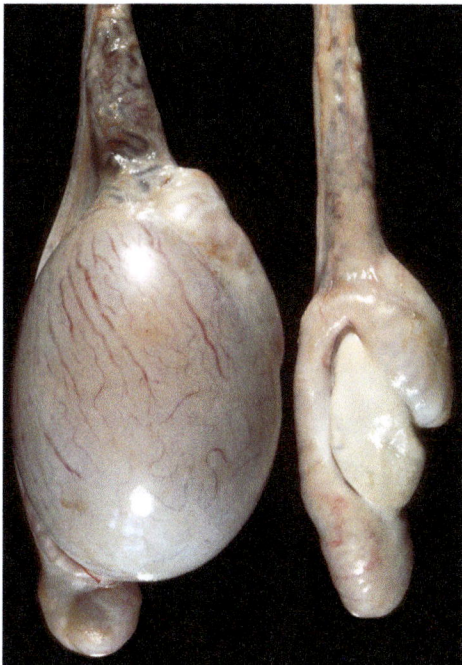

Figura 19-15 Atrofia Testicular Unilateral e Epididimite, Testículo e Epidídimo, Carneiro. O testículo afetado (*direita*) está pequeno, e as veias testiculares não estão visíveis na cápsula do testículo devido à fibrose e contração do tecido conjuntivo. O outro testículo (*esquerda*) está bulboso, indicando hipertrofia. (Cortesia de Dr. P.W. Ladds e Dr. R.A. Foster, James Cook University of North Queensland.)

Quadro 19-4	Algumas das Causas Conhecidas de Atrofia/Degeneração Testicular em Mamíferos (Incluindo Roedores)

Idade avançada
Naftalenos clorados
Epididimite
Químicos
- Quimioterapia
- Componentes halogenados, incluindo hexaclorofeno
- Componentes contendo nitrogênio, incluindo benzimidazóis e nitrofuranos

Calor
Hormônios
- Dexametasona
- Estrógeno
- Testosterona
- Zearalenona
- Outros disruptores endócrinos

Toxicose por componente metálico
Neoplasia
- Tumores da pituitária
- Tumores de células de Sertoli

Distúrbios nutricionais
- Balanço energético negativo
- Deficiência de ácidos graxos
- Hipovitaminose A
- Hipervitaminose A
- Hipovitaminose B
- Hipovitaminose E
- Hipovitaminose C
- Estresse oxidativo
- Deficiência de proteína e aminoácido
- Deficiência de zinco

Plantas
- *Locoweed* (*Astragalus*)
- Sementes de lisina
- Gossipol

Radiação
Doença escrotal
Estresse/terapia com corticoides
Trauma
Ultrassom
Infecção viral
- Vírus da diarreia viral bovina
- Vírus da cinomose
- Vírus da síndrome reprodutiva e respiratória dos suínos

a hipoplasia geralmente é difícil de realizar utilizando características morfológicas. Ambas as lesões frequentemente estão presentes em conjunto, pois os testículos hipoplásicos são propensos à degeneração. A inflamação também pode ser superimposta sobre a degeneração, quando existe a espermiostase resultando em mineralização e formação de granuloma espermático. A cicatrização de um testículo com degeneração e retorno da estrutura e função normais são possíveis se o agente nocivo é eliminado e o dano não é tão grave.

As causas específicas da degeneração testicular são numerosas (Quadro 19-4). A apoptose aumentada de células germinativas é um ponto final comum de muitas causas, independente se o efeito inicial está sobre o eixo endócrino hipotálamo-pituitário-gonadal ou sobre o eixo célula de Sertoli-célula intersticial-célula germinativa. A febre ou o calor local da inflamação da pele escrotal é uma causa clássica de degeneração. A obstrução do fluxo de espermatozoides causa a degeneração testicular. A obstrução pode ser o resultado de desordens do desenvolvimento, como a aplasia segmentar dos derivados de ductos mesonéfricos, lesão local ou inflamação do epidídimo. Os eventos vasculares, como o comprometimento por idade, torsão ou esmagamento grave do cordão espermático, causam a degeneração. Os fatores nocivos sistêmicos incluem deficiência nutricional, aberrações hormonais, toxinas e irradiação. A hipovitaminose A e a deficiência de zinco são deficiências nutricionais específicas; a desnutrição geral também causa a degeneração testicular. Acredita-se que muitas destas causas aumentam o estresse oxidativo no testículo.

A interferência com o GnRH, LH e seu controle da produção de androgênio por células endócrinas intersticiais, ou FSH e seu efeito sobre a produção de proteína de ligação a andrógenos por células de Sertoli, pode ter um efeito deletério sobre o epitélio seminífero. Tal interferência poderia acontecer, por exemplo, quando uma neoplasia da glândula pituitária causa compressão local da glândula pituitária, do hipotálamo, ou ambos. O estrógeno produzido por tumores de células de Sertoli induzem a degeneração testicular. Os disruptores endócrinos provenientes do ambiente também podem estar implicados. Algumas drogas terapêuticas, como a anfotericina B, gentamicina e compostos quimioterápicos, causam a degeneração testicular.

Muitas toxinas são capazes de causar a degeneração testicular, e a maioria danifica a espermatogônia e espermatócitos primários em divisão, mas alguns danificam estágios mais tardios (p. ex espermatócitos e espermátides) ou lesionam as células de Sertoli.

Um testículo que sofre atrofia inicialmente é mais macio que o normal, e conforme a degeneração progride, o testículo se torna menor. A superfície de corte do testículo normal incha discretamente, e inicialmente ocorrerá o mesmo com o testículo degenerado. Com o tempo, o testículo degenerado se torna mais firme e possui pequenas manchas ou regiões de mineralização, especialmente em ruminantes. A degeneração pode ser generalizada ou regional, ocorrendo na porção ventral do testículo de touros ou na parte dorsal do testículo (próximo a cabeça do epidídimo) em carneiros. Se a degeneração é causada por isquemia após um acidente vascular no cordão espermático, pequenas ilhas de parênquima abaixo da cápsula testicular podem sobreviver ao infarto devido à difusão de oxigênio e nutrientes dos vasos do epidídimo e cápsula do testículo. A degeneração pode ocorrer de forma localizada ao redor de uma lesão, como uma neoplasia, que expande e causa compressão.

Microscopicamente, a mudança inicial é a parada espermatogênica em um ou mais estágios do ciclo espermatogênico. Os túbulos seminíferos têm um diâmetro menor. Com o aumento da degeneração, há um espessamento e ondulação da membrana basal, números reduzidos de células germinativas, células de Sertoli vacuolizadas, espermátides intratubulares multinucleadas e fibrose intersticial (Fig. 19-16, A e B). Uma lesão chave na diferenciação da degeneração testicular da hipoplasia testicular é a ondulação da membrana basal encontrada na degeneração testicular, pois os túbulos afetados alcançaram em algum grau o tamanho pleno e então, subsequentemente colapsaram. No estágio final da degeneração testicular, as células de Sertoli são as únicas de revestimento remanescentes, mas com o tempo, elas também desaparecem, deixando apenas as membranas basais. A mineralização pode envolver debris de células intratubulares, membranas basais tubulares ou o interstício.

A degeneração do epidídimo é bem menos estudada, porém ocorre. Em condições degenerativas, é bem menos provável que o epidídimo tenha o tamanho reduzido. Esta ausência de redução de tamanho pode ser útil na diferenciação macroscópica entre a atrofia testicular e a hipoplasia. Nesta última, o epidídimo se aproxima do tamanho adulto, ao passo que na hipoplasia o epidídimo está pequeno.

Aumento Testicular e Epididimário. Existem diversas desordens que ocasionam aumento testicular e epididimário. Em primeiro lugar está a inflamação, especialmente epididimite e orquite. A neoplasia testicular é uma causa comum de aumento testicular em cães.

Granulomas Espermáticos e Epididimite. O granuloma espermático da cabeça do epidídimo é uma desordem congênita única da maioria das espécies. Não é uma condição infecciosa, mas a inflamação predomina como uma resposta aos espermatozoides extravasados. Ela afeta primeiro a região do dúctulo eferente e então se dissemina para envolver a cabeça do epidídimo (Fig. 19-17, A). Todos os ductulos eferentes devem se conectar a um único ducto epididimário na cabeça

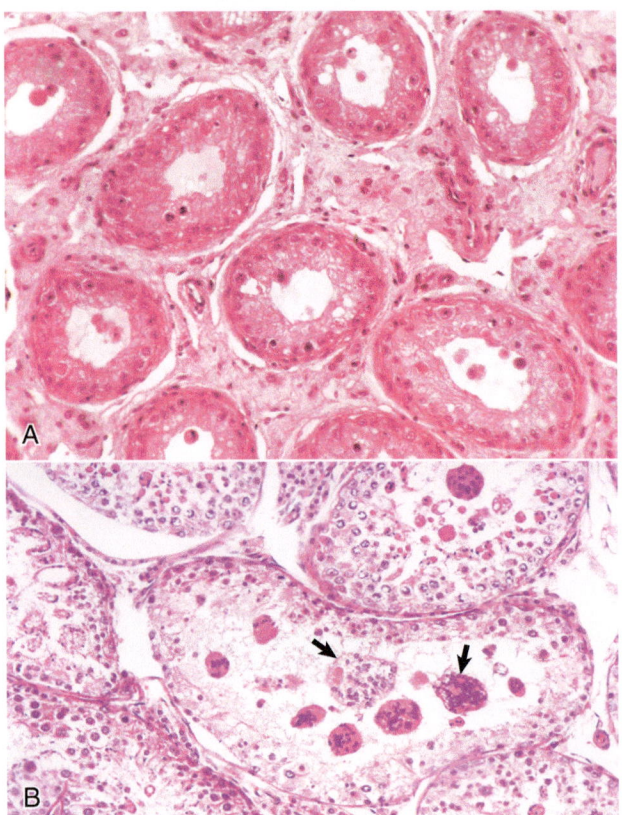

Figura 19-16 **Degeneração Testicular, Testículo. A,** Carneiro. Há uma fibrose intersticial que separa os túbulos seminíferos. Estão presentes a parada da espermatogênese no estágio de espermatócitos, a vacuolização de células de Sertoli e uma membrana basal ondulada causada por uma redução no diâmetro tubular. Coloração por HE. **B,** Cão. Além da espermatogênese reduzida, existe a formação de espermátides multinucleadas (*setas*) como resultado da falha de separação das espermátides. Esta é uma alteração comum na degeneração testicular. (Cortesia de Dr. R.A. Foster, Ontario Veterinary College, University of Guelph.)

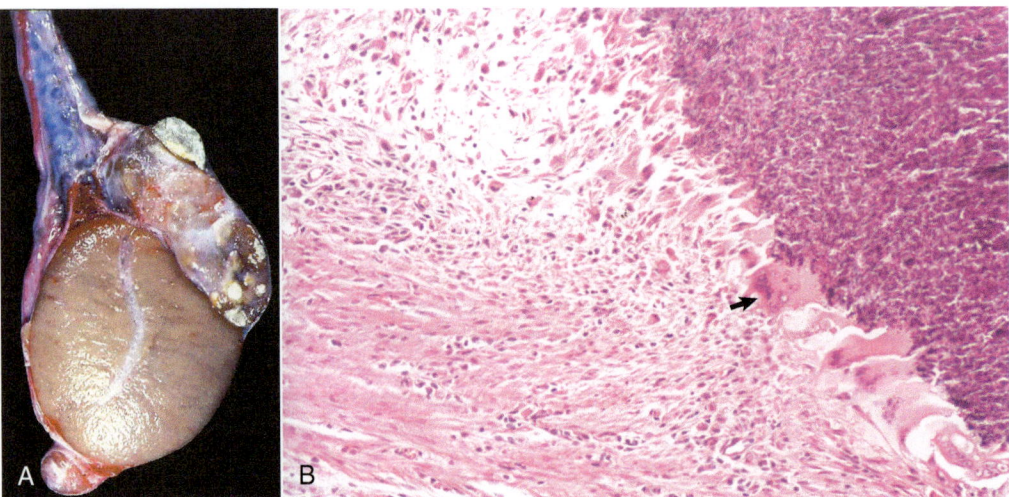

Figura 19-17 **Granuloma Espermático da Cabeça do Epidídimo, Cabeça do Epidídimo, Carneiro. A,** A cabeça do epidídimo está aumentada por granulomas espermáticos (*massas branco-amareladas*). O corpo e a cauda do epidídimo (ventral) estão pequenos, uma vez que os granulomas espermáticos obstruíram o fluxo de espermatozoides do testículo para o epidídimo. **B,** A massa de espermatozoides (*direita*) no tecido conjuntivo intersticial do epidídimo está cercada por macrófagos e células gigantes multinucleadas (*seta*). Coloração por HE. (**A** Cortesia de College of Veterinary Medicine, University of Illinois. **B** Cortesia de Dr. K. McEntee, Reproductive Pathology Collection, University of Illinois; e Dr. J. King, College of Veterinary Medicine, Cornell University.)

do epidídimo, mas alguns são de terminação cega. Na puberdade, os dúctulos de fundo cego são preenchidos com espermatozoides, e a espermiostase resultante prossegue para espermatocele e então granulomas espermáticos (Fig. 19-17, *B*). Essas lesões progridem com o tempo e ocasionam a infertilidade devido à obstrução do ducto epididimário. A pressão contrária produzida por granulomas espermáticos, causa dilatação do mediastino do testículo e atrofia testicular.

A epididimite é muito importante em carneiros (Fig. 19-18; consultar seção sobre Distúrbios dos Ruminantes (Bovino, Ovino e Caprino), O Escroto e Conteúdo, Epididimite) e cães (Fig. 19-19; consultar seção sobre Distúrbios dos Cães e Gatos, O Escroto e Conteúdo, Epididimite Infecciosa com Orquite), e rara em outras espécies. A cauda do epidídimo é quase sempre afetada, permitindo que a maioria das causas sejam diferenciadas do granuloma espermático da cabeça epididimária. Uma vez que o epidídimo é somente um único ducto enrolado, qualquer lesão ao longo de seu comprimento tem potencial para causar obstrução do fluxo de espermatozoides e a formação de granulomas espermáticos. Portanto, o epidídimo é frequentemente acompanhado por granulomas espermáticos e também periorquite. A epididimite é encontrada frequentemente como uma lesão unilateral,

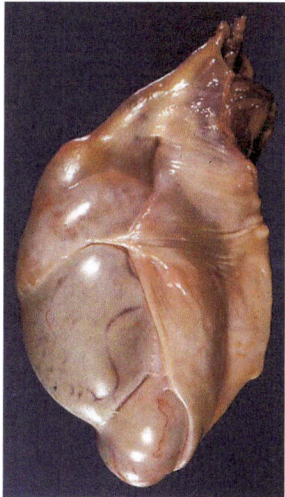

Figura 19-18 Epididimite (*Brucella ovis*), Adesões às Túnicas, Epidídimo, Carneiro. Observar o aumento drástico do epidídimo (*porções superior e inferior esquerdas*) e a adesão da túnica vaginal parietal à túnica vaginal visceral ao redor do epidídimo afetado. (Cortesia de Dr. K. McEntee, Reproductive Pathology Collection, University of Illinois; e Dr. J. King, College of Veterinary Medicine, Cornell University.)

crônica, da cauda do epidídimo e, assim, pode ser reconhecida na comparação de tamanho e formato do órgão anormal com o contralateral normal. Na inflamação aguda, o epidídimo está inchado e macio. Na inflamação crônica, ele está aumentado e firme devido ao tecido fibroso abundante e a presença de granulomas espermáticos. A epididimite é uma das causas de degeneração testicular, e macroscopicamente, o testículo está atrófico. As adesões fibrinosas focais ou fibrosas ocorrem entre as túnicas vaginais visceral e parietal sobre o epidídimo (Fig. 19-18). Se um granuloma espermático se rompe na cavidade da túnica vaginal, pode ocorrer a inflamação difusa (Fig. 19-20), seguida por adesões na cavidade. Em alguns casos, as fístulas liberam seu conteúdo pelo escroto.

Microscopicamente, as lesões iniciais do epidídimo começam quando as bactérias estão no lúmen do ducto. O infiltrado neutrofílico, e seus produtos enzimáticos e antimicrobianos combinados com os produtos bacterianos, como a exotoxina e endotoxina, causam necrose do ducto e estroma, exsudação de fibrina e edema. Os espermatozoides extravasam e formam os granulomas espermáticos. Com o tempo, haverá neutrófilos e macrófagos dentro dos túbulos, hiperplasia epitelial, metaplasia, cavidades intraepiteliais, ou lúmens, e muitos linfócitos e plasmócitos no interstício (Fig. 19-21).

As causas não infecciosas de epididimite são extremamente raras, e frequentemente os casos que não têm agentes recuperáveis possuem granulomas espermáticos que permanecem depois de uma infecção anterior controlada.

Orquite. A orquite verdadeira (inflamação do testículo) é bem menos comum que a epididimite, provavelmente porque o testículo apresenta localização "superior" ao epidídimo e possivelmente devido ao seu ambiente imunológico alterado, que é anti-inflamatório. A orquite é, infelizmente, o termo clínico para inflamação dos conteúdos escrotais, mesmo que a maioria dos casos seja epididimite. A orquite geralmente é acompanhada por epididimite; ela pode ser uma extensão da epididimite. A orquite primária geralmente é hematógena, com exemplos incluindo infecção por *Brucella abortus* em touros, *Corynebacterium pseudotuberculosis* em carneiros, e *Brucella suis* em cachaços. A orquite ocorre de diversas formas. A orquite intratubular está centrada nos túbulos seminíferos, portanto assume-se que o agente e a reação inflamatória começam lá. A orquite intratubular apresenta aspecto macroscópico com focos amarelados pouco definidos, acima de 1 cm, que se tornam firmes e esbranquiçados à medida que as lesões se tornam mais velhas. Inicialmente, os túbulos afetados possuem debris inflamatórios agudos. O revestimento dos túbulos é perdido, mas o contorno tubular permanece. Frequentemente são formados granulomas espermáticos. No centro destes granulomas, os espermatozoides estão nos macrófagos ou livres dentro do tecido. Os macrófagos e linfócitos cercam os espermatozoides e com o tempo, o colágeno é

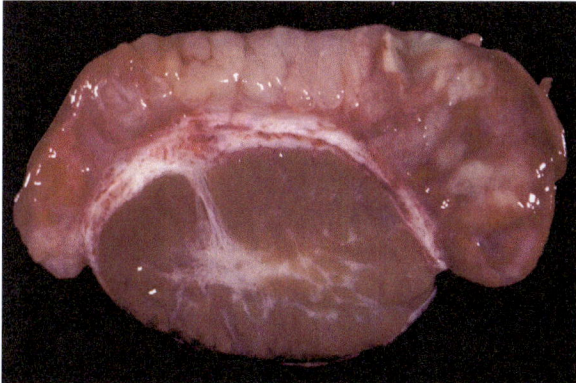

Figura 19-19 Epididimite Aguda, Epidídimo, Cão. A cabeça (*esquerda*) e cauda (*direita*) do epidídimo estão macroscopicamente hiperêmicas e contêm focos pálidos de exsudato supurativo e espermatozoides. (Cortesia de Dr. K. McEntee, Reproductive Pathology Collection, University of Illinois; e Dr. J. King, College of Veterinary Medicine, Cornell University.)

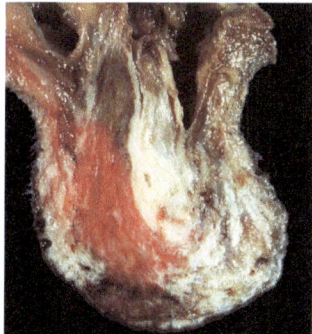

Figura 19-20 Celulite e Periorquite Escrotais, Escroto (Testículo Foi Removido), Cão. A túnica vaginal está espessa por exsudato inflamatório, tecido de granulação e tecido fibroso. A inflamação se estende para a pele. Há uma úlcera na pele (ventral) por automutilação. (Cortesia de Dr. R.A. Foster, Ontario Veterinary College, University of Guelph.)

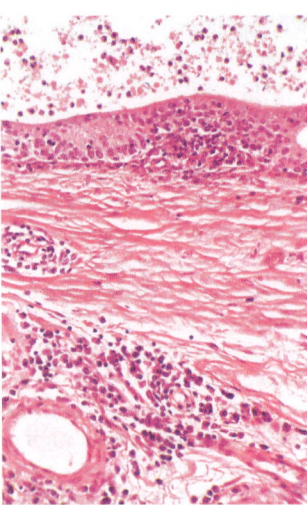

Figura 19-21 Epididimite Crônica, Epidídimo, Carneiro. Observar a fibrose intertubular e os muitos linfócitos e plasmócitos no interstício (*metade inferior da imagem*). O epitélio do ducto epididimário (*topo*) está hiperplásico, e o lúmen contém neutrófilos e espermatozoides. Coloração por HE. (Cortesia de Dr. R.A. Foster, Ontario Veterinary College, University of Guelph.)

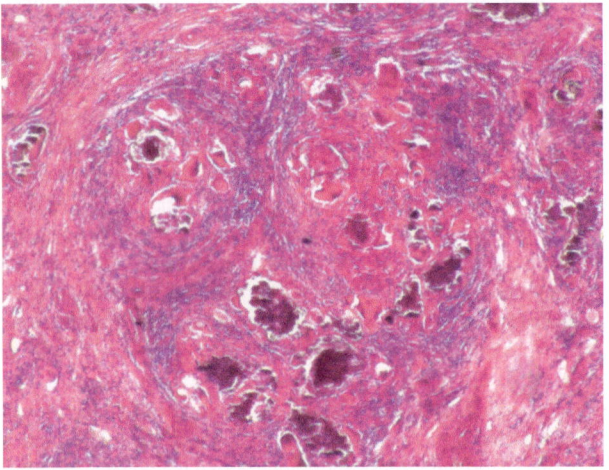

Figura 19-22 Orquite Intersticial Granulomatosa, Testículo, Carneiro. Existe uma inflamação granulomatosa ao redor dos agregados de espermatozoides e minerais que substituíram os túbulos seminíferos após sua destruição. Linfócitos e plasmócitos predominam no interstício adjacente. Coloração por HE. (Cortesia de Dr. R.A. Foster, Ontario Veterinary College, University of Guelph.)

formado na margem da lesão. Quando a lesão está predominantemente no interstício, ela é chamada de *orquite intersticial* (Fig. 19-22).

A orquite necrosante, como a causada por *Brucella abortus* e *Brucella suis*, é a forma de orquite mais grave. Ela é uma forma mais grave de orquite intratubular ou intersticial, mas em alguns casos as regiões afetadas estão tão acentuadamente inflamadas e a necrose é tão extensa que as estruturas originais formam uma massa caseosa. Os debris necróticos cinza-amarronzados, inicialmente macios e posteriormente firmes, substituem uma porção grande, porém irregular, do testículo. Em alguns casos extremamente graves, uma fístula se desenvolve através do escroto. Uma manifestação da peritonite infecciosa felina (PIF) em gatos é uma orquite fibrinosa e necrótica (Fig. 19-23).

A orquite granulomatosa, especialmente orquite tuberculosa, atualmente é bastante rara, uma vez que os países erradicaram o *Mycobacterium bovis*. A orquite micótica causada por *Blastomyces dermatitidis* ocorre esporadicamente em cães em regiões endêmicas.

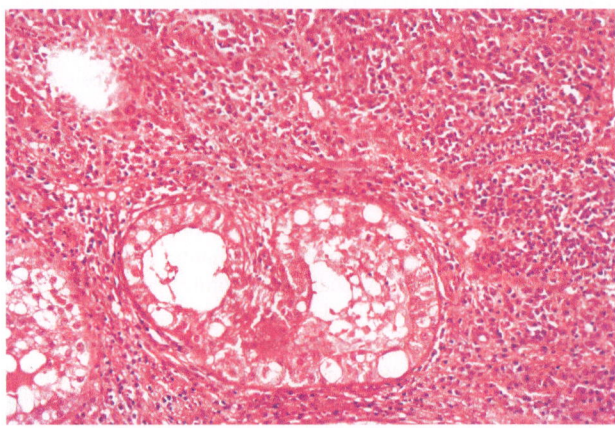

Figura 19-23 Orquite Intersticial Fibrinosa Grave, Peritonite Infecciosa Felina (PIF), Testículo, Gato. Observar a orquite grave com uma mescla de fibrina e plasmócitos no interstício. Os túbulos estão degenerados e não são envolvidos de modo direto. A lesão testicular foi a primeira manifestação da PIF neste gato. Coloração por HE. (Cortesia de Dr. R.A. Foster, Ontario Veterinary College, University of Guelph.)

Neoplasia. As neoplasias testiculares são comuns em cães mais velhos, bem menos frequentes em cavalos, e raras em outras espécies. Geralmente se originam de células germinativas, células endócrinas intersticiais (Leydig), ou células de Sertoli. Ocasionalmente, são encontradas neoplasias dos tecidos testiculares mesenquimais ou neoplasias metastáticas. As três neoplasias primárias comuns são os seminomas (origem de célula germinativa), tumor de célula intersticial e tumor de células de Sertoli; elas ocorrem sozinhas ou em combinação. Essas neoplasias primárias são quase sempre benignas, e não existem características que indiquem a probabilidade de metástase. Quando ocorre a metástase, é identificada por nódulos no cordão espermático, linfonodo escrotal, ou além destes locais.

Neoplasias de Células Germinativas. As neoplasias de células germinativas são os seminomas, teratomas e outros tipos menos comuns como o carcinoma embrionário. *Seminoma* é a neoplasia testicular mais comum em garanhões idosos e a segunda neoplasia testicular mais comum em cães (Fig. 19-24, A). É mais prevalente em testículos criptorquidas que em testículos que desceram. São características a origem multicêntrica no testículo e a invasividade local, mas a metástase é rara. A neoplasia é homogênea, esbranquiçada ou rosa-acinzentada e firme; forma um arco ao corte; e tem uma trabécula fibrosa delgada. Microscopicamente, os seminomas são intratubulares ou difusos, e as células neoplásicas são células redondas grandes com citoplasma escasso e um núcleo grande com um nucléolo proeminente. A anisocariose é de até seis vezes, mas a maioria das células é grande e de tamanho uniforme. O índice mitótico geralmente é elevado. Por vezes estão presentes células gigantes, com um único núcleo ou múltiplos núcleos (Fig. 19-24, B). Frequentemente estão presentes agregados de linfócitos T CD8[+] ao redor de vasos sanguíneos nos seminomas, e são uma característica diagnóstica útil, pois não são observados em outras neoplasias testiculares. *Teratoma* se origina de células germinativas primordiais totipotenciais. É incomum, porém ocorre em cavalos jovens, especialmente em um testículo criptorquídico. As neoplasias podem ser grandes, císticas ou policísticas e podem conter pelos, muco, osso ou até mesmo dentes reconhecíveis. Microscopicamente, estão presentes derivados de duas ou três camadas germinativas embrionárias (ectoderme, mesoderme e endoderme). A maioria dos teratomas apresenta tecido bem-diferenciado e é benigno.

Neoplasias de Célula Endócrina Intersticial (Leydig). O tumor de célula intersticial é a neoplasia testicular mais comum do touro, cão

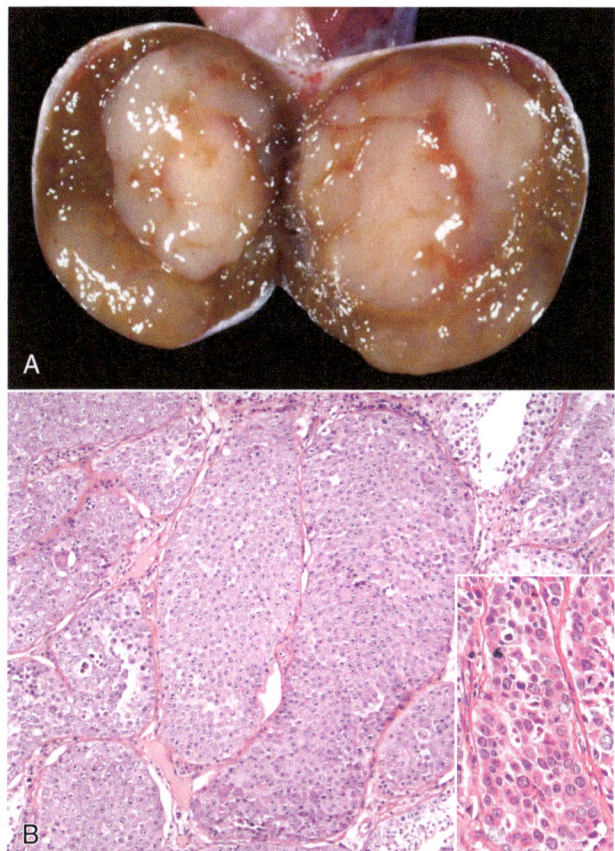

Figura 19-24 **Seminoma, Testículo, Bissecção e Secção Rebatida, Cão. A,** Observar a massa rosa pálida a bege, circunscrita, homogênea. A superfície de corte tem uma textura gelatinosa e ligeiramente arqueada na incisão. O testículo contralateral estava atrófico. **B,** Seminomas consistem de células germinativas redondas com uma elevada proporção núcleo-citoplasma e mitoses frequentes *(não apresentadas aqui)*. Observar como as células tem túbulos seminíferos preenchidos e expandidos. *Destaque*, Aumento maior de células neoplásicas. Observar as mitoses. Apesar desta aparência "maligna", a maioria apresenta comportamento benigno. Coloração por HE. (**A** Cortesia de Dr. K. Read, College of Veterinary Medicine, Texas A&M University; e Noah's Arkive, College of Veterinary Medicine, The University of Georgia. **B** Cortesia de College of Veterinary Medicine, University of Illinois. Destaque cortesia de Dr. R.A. Foster, Ontario Veterinary College, University of Guelph.)

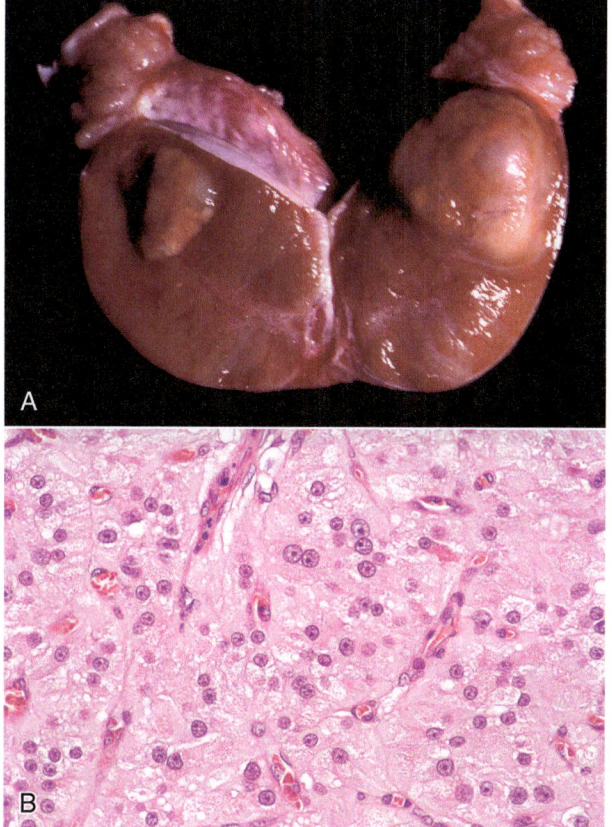

Figura 19-25 **Tumor de Células Intersticiais, Testículo, Bissecção e Secção Rebatida, Cão. A,** Observar a massa bem-demarcada, amarela-bronzeada, que arqueia ao corte. Tais massas se tornam hemorrágicas quando aumentam. A atrofia de um testículo afetado como resultado de pressão é comum quando o tumor está grande. **B,** Células estão arranjadas em pacotes cercados por um fino estroma fibroso típico de células endócrinas. Seu citoplasma está pálido, eosinofílico e abundante, e geralmente tem vacúolos finos. As mitoses são raras. Coloração por HE. (**A** Cortesia de Dr. M.D. McGavin, College of Veterinary Medicine, University of Tennessee. **B** Cortesia do Dr. W. Crowell, College of Veterinary Medicine, The University of Georgia; e Noah's Arkive, College of Veterinary Medicine, The University of Georgia.)

e gato. Essas neoplasias são quase sempre benignas. Provavelmente começam como regiões de hiperplasia nodular. Alguns tumores produzem hormônios, incluindo substâncias estrogênicas. Macroscopicamente, podem ser rapidamente identificados, pois eles são esféricos e bem-demarcados (Fig. 19-25, A), de cor bronzeada a alaranjada, frequentemente com regiões de hemorragia. Microscopicamente, eles são não invasivos e finamente encapsulados. As células neoplásicas são arranjadas em lâminas sólidas ou formando pequenos grupos com um fino estroma fibroso (Fig. 19-25, B). As células das neoplasias bovinas variam pouco, mas no cão, as células podem ser grandes, redondas e poliédricas ou mesmo fusiformes. As células têm citoplasma abundante, que frequentemente está finamente vacuolizado e geralmente tem pigmento marrom de lipofuscina. Os núcleos são redondos, e a anisocariose geralmente é mínima. Hemorragia e necrose são comuns.

Neoplasias de Células de Sertoli. O tumor de células de Sertoli é a terceira neoplasia testicular mais comum do cão. É rara em outras espécies. No cão, mais de 50% dos tumores de células de Sertoli estão localizados nos testículos retidos. A neoplasia é bem-circunscrita, expansiva, firme, esbranquiçada e lobulada por faixas fibrosas, e pode causar o aumento drástico do testículo afetado (Fig. 19-26, A). A metástase é rara, mas quando presente, está no cordão espermático e ocasionalmente se dissemina para o linfonodo inguinal superficial (escrotal). Foram relatadas metástases além do linfonodo regional, porém são muito raras. Microscopicamente, o tecido fibroso abundante nos tumores de células de Sertoli os diferencia de outros tipos comuns de neoplasias testiculares. As células de Sertoli neoplásicas têm um arranjo intratubular ou difuso e tendem a ficar em paliçada ao longo do estroma fibroso ou formam estruturas tubulares (Fig. 19-26, B). Até se parecem com células de Sertoli normais ou estão pleomórficas. Além dos efeitos da pressão e invasão local, aproximadamente um terço dos tumores de células de Sertoli produzem um efeito feminizante, causando ginecomastia (aumento das glândulas mamárias), alopecia, hiperplasia, ou metaplasia escamosa dos ácinos prostáticos (Fig. 19-26, C). A quantidade de hormônio produzida geralmente é proporcional ao tamanho da neoplasia. Embora alguns produzam estrógeno, muito produzem inibina, que inibe a secreção de GnRH e subsequentemente a liberação de LH e FSH. Este arranjo altera o equilíbrio entre a produção de estrógeno e testosterona. Um efeito possivelmente deletério do hiperestrogenismo é a mielotoxicidade, resultando em uma anemia arregenerativa, granulocitopenia e trombocitopenia.

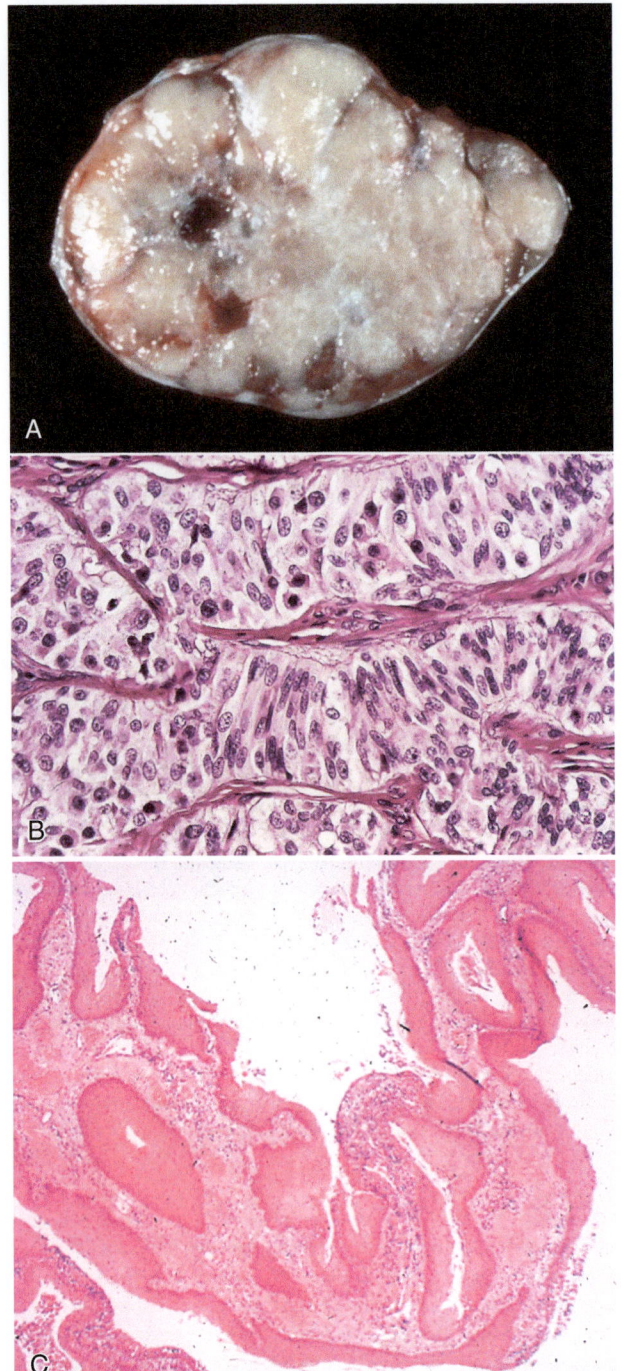

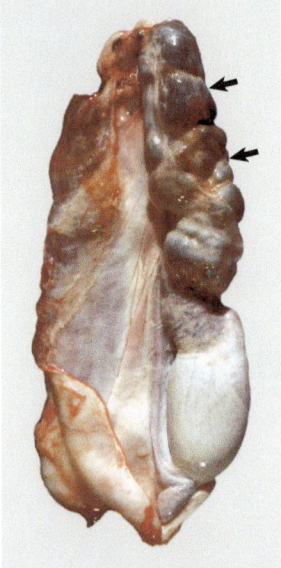

Figura 19-27 **Varicocele, Plexo Pampiniforme, Carneiro.** Esta varicocele extremamente grande (setas) é maior que o testículo. Ela é multinodular devido à grande trombose preenchendo as veias dilatadas. (Cortesia de Dr. P.W. Ladds, James Cook University of North Queensland.)

Também são descritas neoplasias mistas de células germinativas-estromais. O testículo neoplásico é grande e frequentemente é criptorquida. O testículo está parcialmente ou completamente substituído por uma massa multilobulada firme, cinza-esbranquiçada a bronzeada, única que tem aparência quase idêntica a um tumor de células de Sertoli. Microscopicamente, as células germinativas se entremeiam às células de Sertoli nas estruturas tubulares de tamanhos variados, portanto, é um misto de seminoma e tumor de células de Sertoli.

Cordão Espermático

O cordão espermático é composto do ducto deferente, plexo pampiniforme e músculo cremaster. O linfonodo escrotal e o canal inguinal são estruturas adjacentes. A doença mais comum é a *varicocele* ou dilatação de veias varicosas do plexo pampiniforme (Fig. 19-27) em carneiros mais velhos e é descrita na seção sobre Distúrbios dos Ruminantes. Pode ser encontrada em qualquer espécie.

A torção do cordão espermático geralmente é observada em testículos retidos, especialmente quando há uma neoplasia testicular presente. A torção também ocorre periodicamente no garanhão e é uma causa de cólica. Ela causa oclusão venosa, com consequente infarto venoso do testículo e menos frequentemente do epidídimo.

A inflamação do cordão espermático (funisite, cordão esquirroso) ocorre após a contaminação da ferida de castração. Algumas vezes a lesão é neutrofílica e necrosante (inflamação aguda), mas mais frequentemente ela é crônica e é encontrado um cordão esquirroso. O grande aumento da parte distal do cordão é causado por tecido de granulação exuberante (Capítulo 3), no qual estão dispersas pequenas bolsas de pus. Os estafilococos frequentemente são as bactérias isoladas do pus de cavalos. O termo *botriomicose* geralmente é utilizado para nomear esses piogranulomas estafilocócicos. Os depósitos eosinofílicos radiantes, em formato de clava (reação de Splendore-Hoeppli [Capítulo 3, 5 e 7]), estão presentem ao redor de agrupamentos centrais de bactérias. Esta área, por sua vez, está cercada por neutrófilos e células gigantes multinucleadas, e então por granulação e tecido fibroso.

A *hérnia inguinal* é um diagnóstico diferencial para massas ou inchaços na região do cordão espermático e escroto. Os garanhões, carneiros mais velhos e algumas raças de porcos Pietrain são particularmente

Figura 19-26 **Tumor de Células de Sertoli, Testículo, Cão. A,** Os tumores de células de Sertoli são firmes, esbranquiçados e frequentemente lobulados, e os lóbulos estão cercados por faixas fibrosas. **B,** Histologicamente, os tumores de células de Sertoli possuem estruturas tubulares revestidas por células que se assemelham às de Sertoli e são apoiadas por septos finos do tecido fibroso. Coloração por HE. **C,** Próstata, metaplasia escamosa. Hiperestrogenismo de tumores de células de Sertoli funcionais induz a hiperplasia e/ou metaplasia escamosa da próstata. O epitélio normal dos ductos prostáticos e ácinos glandulares (colunar) é substituído por epitélio escamoso estratificado queratinizado. Coloração por HE. (**A** Cortesia do Dr. K. McEntee, Reproductive Pathology Collection, University of Illinois. **B** Cortesia de Dr. R.A. Foster, Ontario Veterinary College, University of Guelph. **C** Cortesia de Dr. W. Crowell, College of Veterinary Medicine, The University of Georgia; e Noah's Arkive, College of Veterinary Medicine, The University of Georgia.)

propensos a hérnia inguinal. É uma causa importante de aumento escrotal e cólica em garanhões. Pouco se sabe a respeito da causa de hérnia inguinal em animais domesticados. As estruturas herniadas geralmente são partes do intestino, e elas podem estar livres dentro das túnicas vaginais ou presas em uma segunda dobra do peritônio. Em garanhões, o intestino aprisionado sofre infarto venoso, causando cólica fatal. Em outras espécies, os infartos intestinais são incomuns.

A *linfadenopatia escrotal* é outra causa de inchaço na região do cordão espermático. A linfadenite caseosa em carneiros e o linfoma nos cães são causas de aumento de linfonodos escrotais.

Distúrbios das Glândulas Genitais Acessórias

As glândulas genitais acessórias incluem as ampolas, glândulas vesiculares, próstata e glândulas bulbouretrais. As ampolas e glândulas vesiculares são derivadas do ducto mesonéfrico, a próstata e glândulas bulbouretrais são derivadas do seio urogenital. Devido às suas localizações na pelve, elas não são examinadas na rotina. Entretanto, elas deveriam ser avaliadas rotineiramente.

Ampolas de Ducto Deferente

As doenças da ampola são incomuns e a maioria é microscópica. Os touros possuem variação nos padrões de inserção das ampolas ao colículo seminal. As ampolas podem estar acima ou abaixo das glândulas vesiculares. Este arranjo estrutural pode contribuir para a maior ocorrência de ampolite em touros. A membrana entre as ampolas também é a localização do ducto paramesonéfrico remanescente — *uterus masculinus* cístico — em touros e carneiros. O hiperestrogenismo pode aumentar muito o tamanho dos ductos remanescentes.

A ampolite é uma característica de infecção com microrganismos que causam epididimite e adenite vesicular, incluindo *Brucella abortus*, *Brucella ovis*, *Actinobacillus seminis* e *Histophilus somni*. Pode preceder a epididimite como parte de uma infecção ascendente ou ocorrer quando os organismos e produtos inflamatórios passam através do ducto deferente de um epidídimo infectado.

Glândulas Vesiculares

A principal doença das glândulas vesiculares (glândulas seminais) é a inflamação da glândula, e frequentemente seu curso clínico é silencioso, exceto em touros, nos quais ela é uma doença importante (seção sobre Distúrbios dos Ruminantes (Bovino, Ovino e Caprinos), As Glândulas Genitais Acessórias, Adenite Vesicular).

A *adenite vesicular* é observada ocasionalmente em garanhões de pode ser uma parte de lesões causadas por *Burkholderia pseudomallei*

em cachaços e muitas *Brucella* spp., especialmente *Brucella ovis* em ovinos (Fig. 19-28).

Próstata

A próstata é derivada do seio urogenital. Estrogênios e androgênios têm tropismo pela próstata.

A única espécie que apresenta certa frequência de doença prostática é o cão. Existem três desordens principais e suas prevalências são, em ordem descrescente, hiperplasia (Fig. 19-29), prostatite (Fig. 19-30) e neoplasia (Fig. 19-31). Essas desordens são discutidas em detalhes na seção sobre Distúrbios dos Cães e Gatos, Glândulas Genitais Acessórias, Hiperplasia da Próstata (Prostática), Cistos Prostáticos e Paraprostáticos, Prostatite, Carcinoma de Próstata).

Glândulas Bulbouretrais

As glândulas bulbouretrais, assim como a próstata, são derivadas do seio urogenital. Existem poucas lesões nas glândulas bulbouretrais, indubtavelmente devido à sua estrutura densa e ausência de lúmen para permitir o crescimento e persistência bacterianos. A principal doença desta glândula é observada em ovinos machos castrados que pastam trevo subterrâneo e vermelho de pastos com um elevado conteúdo estrogênico (fitoestrogênios). As glândulas destes animais se tornam tão grandes que causam inchaços perineais. As glândulas apresentam hipertrofia massiva, metaplasia escamosa e formação de cisto.

Distúrbios do Pênis e Prepúcio

Os distúrbios do pênis e prepúcio são relativamente raros, mas a infecção é comum e extremamente importante em animais de produção como um meio de transmissão de doenças. Muitos organismos com transmissão venérea, como *Tritrichomonas foetus*, *Campylobacter fetus*, herpesvírus e papilomavírus, estão presentes no prepúcio e não causam doença grave, ou têm um curso brando e autolimitante. O pênis está protegido do trauma e ressecamento pelo prepúcio, e este ambiente é permissivo para muitas infecções. Somente algumas induzem uma reação imune e/ou inflamação.

A *fimose* é a incapacidade de extruir o pênis, *parafimose* é a incapacidade de retrair o pênis para o prepúcio, e o *priapismo* é uma ereção persistente; todas são observadas ocasionalmente.

Distúrbios do Desenvolvimento Sexual

O frênulo persistente é uma faixa de tecido entre a rafe ventral do pênis e o prepúcio. A rafe do pênis e o prepúcio são resquícios do

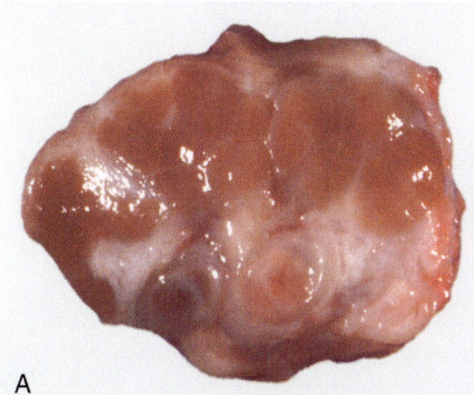
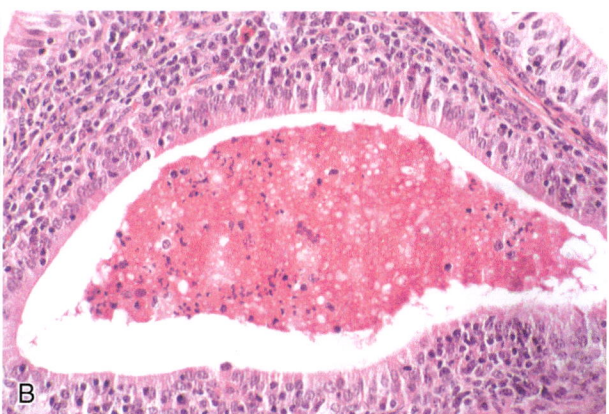

Figura 19-28 Adenite Vesicular Crônica, Glândula Vesicular, Superfície de Corte, Carneiro. A, A lobulação normal da glândula vesicular é distorcida por tecido fibroso branco-acinzentado que cerca o tecido glandular. **B,** Adenite vesicular crônica (*Brucella ovis*). Os ácinos glandulares estão preenchidos com neutrófilos degenerados e debris, e os neutrófilos estão migrando através do epitélio acinar. O interstício contém muitos plasmócitos e linfócitos. Coloração por HE. (Cortesia de Dr. R.A. Foster, Ontario Veterinary College, University of Guelph.)

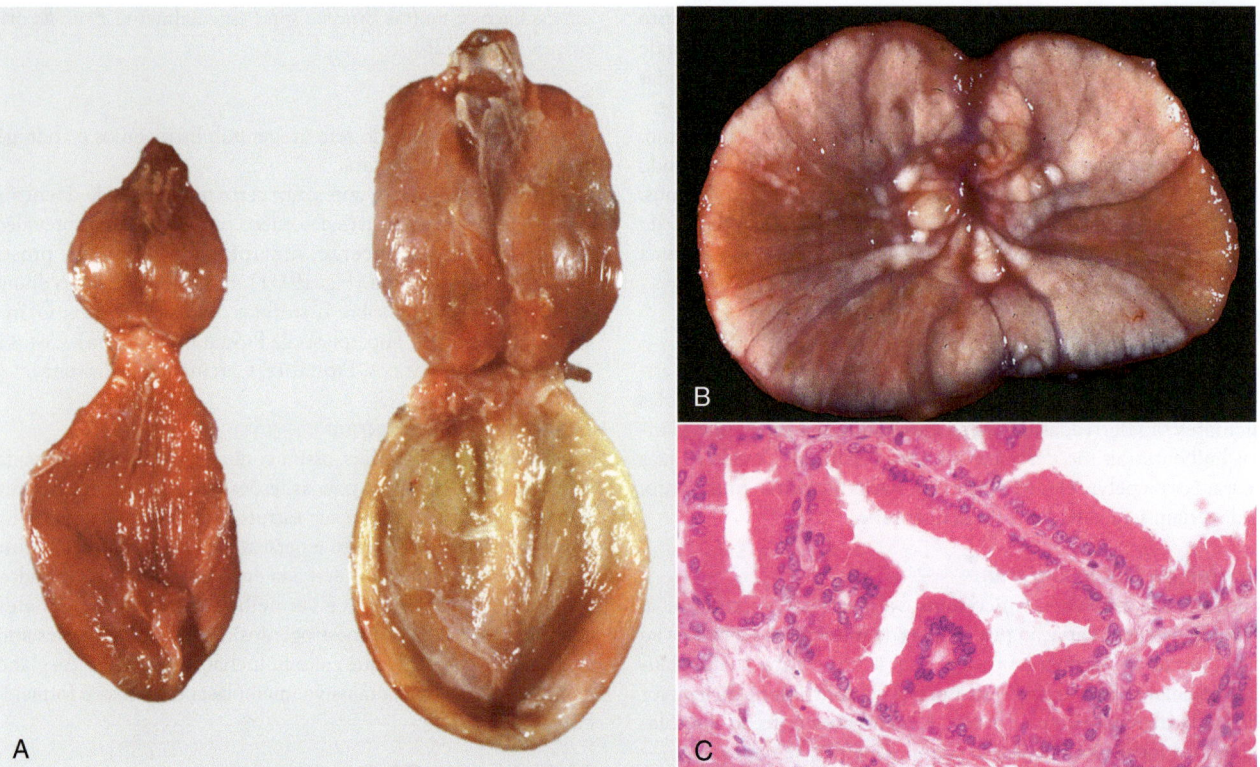

Figura 19-29 **Hiperplasia Prostática, Próstata, Cão. A,** Próstatas de dois cães de idades diferentes (o mais velho na direita [crescimento relacionado com idade]). Ambas as próstatas estão bilateralmente e simetricamente maiores que próstatas pós-púberes normais. **B,** Os tecidos brancos mais claros que arqueiam em algumas áreas da superfície de corte são áreas de hiperplasia. A próstata hiperplásica está simetricamente aumentada e detectável na palpação retal, ultras-sonografia, ou por avaliação macroscópica no *postmortem*. **C,** Os ácinos prostáticos estão maiores que o normal, assim como o epitélio está hiperplásico e as células aumentadas (hipertrofia). Observar o citoplasma apical granular abundante e o tamanho e formato uniformes das células. Atividade mitótica está muito baixa. Coloração por HE. (**A** Cortesia de Dr. R.A. Foster, Ontario Veterinary College, University of Guelph. **B** Cortesia de Department of Veterinary Biosciences, The Ohio State University; e Noah's Arkive, College of Veterinary Medicine, The University of Georgia. **C** Cortesia de Dr. R.K. Myers, College of Veterinary Medicine, Iowa State University.)

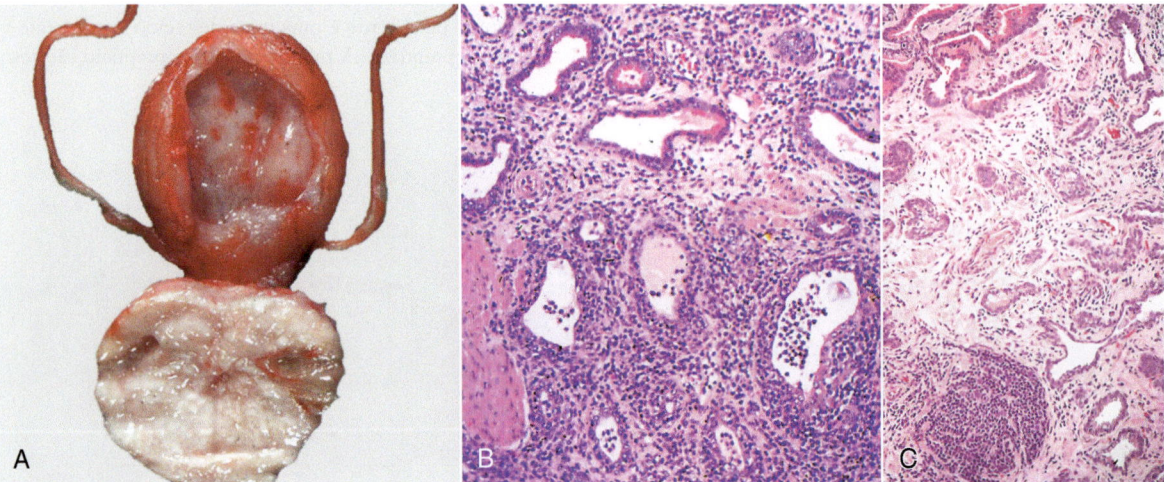

Figura 19-30 **Prostatite, Próstata, Cão. A,** Prostatite aguda grave, superfície de corte. A próstata está aumentada com edema, e existem muitos focos esbranquiçados de células inflamatórias ao invés da superfície normalmente rósea-esbranquiçada lisa. Clinicamente, esta condição geralmente é dolorosa. **B,** Prostatite aguda. Observar que as glândulas e interstício contêm muitos neutrófilos. A maioria dessas infecções é de origem bacteriana e se desenvolvem após a ascensão bacteriana pela uretra. Coloração por HE. **C,** Prostatite crônica. Observar que as glândulas e interstício contêm muitos linfócitos e macrófagos e um grande nódulo linfoide (*metade inferior da imagem*). Hiperplasia folicular linfoide é um achado comum no tecido cronicamente infectado. O estroma intersticial abundante se origina da fibroplasia e inflamação crônica. A maioria dos casos de prostatite crônica é de origem bacteriana. Coloração por HE. (Cortesia de Dr. W. Crowell, College of Veterinary Medicine, The University of Georgia; e Noah's Arkive, College of Veterinary Medicine, The University of Georgia.)

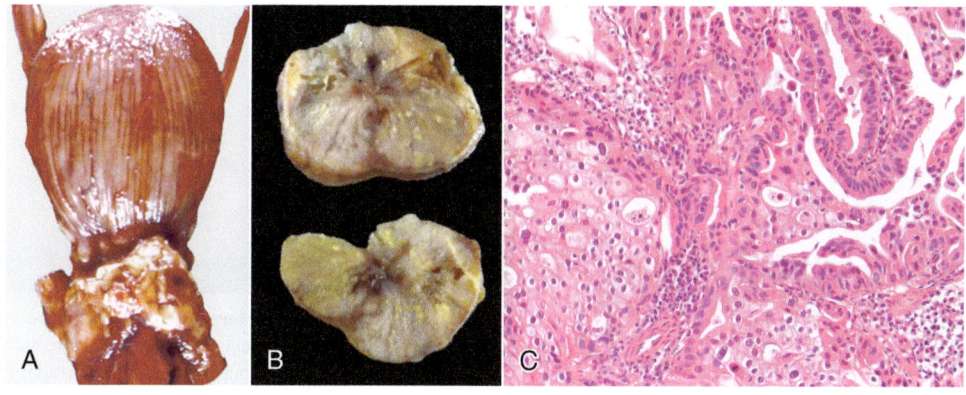

Figura 19-31 Carcinoma, Próstata, Cão. A, Os tecidos pélvicos adjacentes deste cão contêm muitos nódulos coalescentes de carcinoma metastático que se disseminaram da próstata, a qual mal se reconhece abaixo da bexiga *(aberta, metade superior da imagem)*. Os carcinomas prostáticos geralmente são massas assimétricas e lobuladas de cor branca a cinza, que expandem o tamanho da glândula e podem comprimir a uretra (disúria) e o cólon (dificuldade de defecção, fezes em fita). **B,** Secção transversa. Observar o aumento assimétrico. As regiões brancas focais são áreas de necrose em uma glândula que está aumentada por células epiteliais neoplásicas que induzem o tecido fibroso abundante, que também está presente. **C,** Observar as células epiteliais prostáticas anaplásicas nas papilas *(parte superior direita)* e os nódulos sólidos *(parte inferior esquerda)*. As mitoses podem ser frequentes em alguns casos. Também pode haver invasão estromal ou linfática e desmoplasia (resposta esquirrosa). Coloração por HE. (**A** Cortesia de Dr. M. Howard, College of Veterinary Medicine, Iowa State University; e Noah's Arkive, College of Veterinary Medicine, The University of Georgia. **B** Cortesia de Dr. J.A. Ramos-Vara, College of Veterinary Medicine, Michigan State University; e Noah's Arkive, College of Veterinary Medicine, The University of Georgia. **C** Cortesia de Dr. R.A. Foster, Ontario Veterinary College, University of Guelph.)

frênulo, uma membrana delgada ventral ao pênis. O epitélio peniano e prepucial está completamente fundido antes da puberdade e separado, provavelmente como resultado de forças mecânicas simples. Faixas balanoprepuciais, que não se separam, estão localizadas em outro local do pênis. Elas são relativamente comuns e são anormalidades anatômicas menores e não defeitos graves, porém podem ter um efeito deletério importante limitando a extensão na qual o pênis pode ser protruído da bainha e fazer com que o pênis ereto esteja curvado e não retilíneo (Fig. 19-32). O frênulo permanente é importante em touros e cachaços. A julgar pela ocorrência frequente de grandes folhetos e marcas de tecido na rafe ventral do pênis, a persistência transitória do frênulo é bastante comum.

O pênis está sujeito a muitas anormalidades de tamanho e forma, como a ausência congênita, hipoplasia, duplicação, derivações direcionais e, em ruminantes, a ausência da flexura sigmoide e localizações anormais das inserções do músculo retrator do pênis. Nenhuma destas lesões é comum.

As hipospadias e epispadias são malformações do canal uretral, que criam aberturas anormais da uretra sobre a superfície ventral (hipospadia) ou superfície dorsal (epispadias) do pênis. Nas hipospadias, a abertura urinária está em qualquer local entre a glande e o corpo do pênis, junção penoscrotal ou períneo. Sua importância está no potencial de causar a obstrução urinária e interferência na inseminação normal.

Hemorragia e Hematoma Penianos

O pênis é uma estrutura altamente vascular, e a presença de tecido erétil e pressões elevadas durante a ereção e o coito criam o potencial alto para hemorragia grave, e até mesmo fatal (Fig. 19-33). Geralmente o responsável é o trauma peniano; cortes, lacerações e incisões cirúrgicas sangram profusamente. O desvio peniano forçado em ruminantes causa ruptura e hemorragia (seção sobre Distúrbios dos Ruminantes (Bovino, Ovino e Caprino), O Pênis e Prepúcio, Desvio Peniano Forçado e Hematoma), que pode ser fatal.

Inflamação

A inflamação do pênis é a *falite*, a da cabeça (glande) do pênis é a *balanite*, e a do prepúcio é a *postite*. A inflamação do pênis e prepúcio *(falopostite* ou *balanopostite)* ocorre principalmente em animais castrados. Esta consequência pode ser o resultado de alterações da estrutura devido a uma ausência de testosterona e/ou desenvolvimento

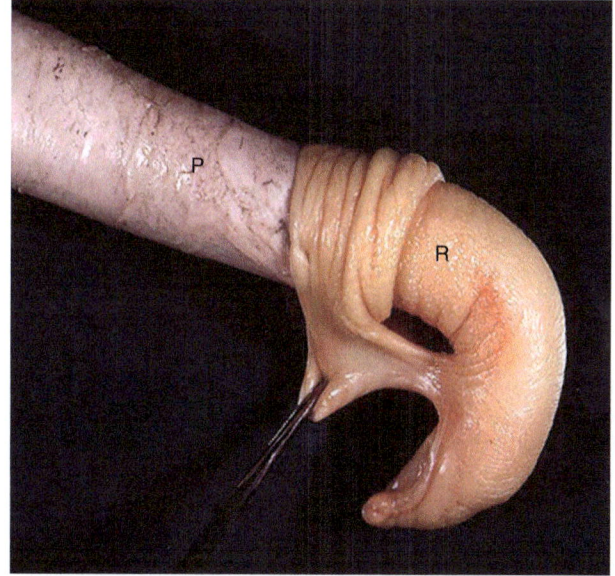

Figura 19-32 Frênulo Persistente, Pênis, Touro. Uma faixa de tecido *(fórceps)*, um frênulo remanescente, conecta a superfície ventral do pênis ao prepúcio *(R)* em sua reflexão do pênis e fez com que o pênis *(P)* se curvasse ventralmente à medida que o animal amadureceu, impossibilitando a penetração. (Cortesia de Dr. W. Crowell, College of Veterinary Medicine, The University of Georgia; e Noah's Arkive, College of Veterinary Medicine, The University of Georgia.)

normal, e a tendência de estes animais urinarem em seu prepúcio. A retenção de urina na cavidade prepucial irrita e danifica a membrana mucosa e cria um ambiente para o crescimento excessivo de bactérias. As bactérias que produzem urease quebram a ureia em amônia, uma molécula tóxica que posteriormente danifica o epitélio prepucial, causando erosão e ulceração. A postite ovina (discutida posteriormente) é uma doença clássica.

A postite inespecífica ocorrem em todas as espécies, mas é mais comum nos castrados. Acredita-se que ocorre em animais castrados devido a uma ausência da extrusão do pênis, com uma consequente produção de esmegma ceroso e crescimento bacteriano excessivo. O resultado é um prepúcio com odor fétido e postite. Os cães comumente desenvolvem uma secreção purulenta e inespecífica no prepúcio.

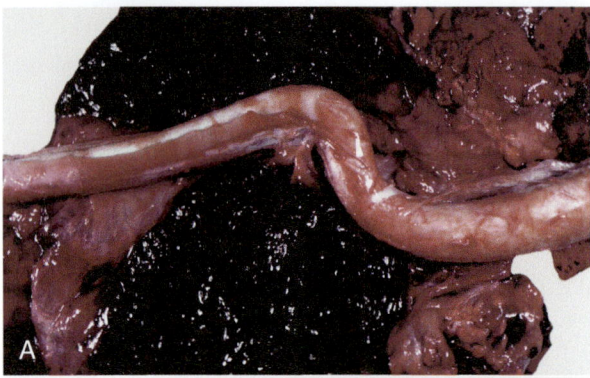

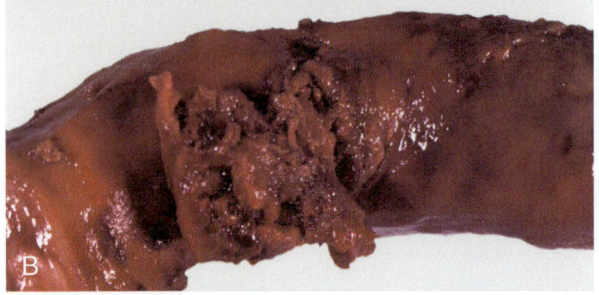

Figura 19-33 **Hematoma Peniano, Pênis, Touro. A,** A grande hemorragia ao redor do pênis, na flexura sigmoide, é um hematoma de ruptura do pênis durante o desvio forçado. **B,** Está ilustrado o local de ruptura do pênis com um coágulo sanguíneo preenchendo o local da ruptura. (Cortesia de Dr. M.D. McGavin, College of Veterinary Medicine, University of Tennessee.)

O herpesvírus causa a falopostite multifocal em diversas espécies. O herpesvírus equino tipo 3 é a causa do *exantema coital equino*, uma doença de garanhões e éguas com um curso clínico curto, porém com a formação de úlceras grandes (15 mm) com uma predileção maior pelo corpo do que pela glande do pênis. O herpesvírus bovino tipo 1 (BoHV-1) causa a falopostite no touro, progredindo em alguns dias com o curso de hiperemia e inchaço para vesículas e pústulas, e então para úlceras de 1 a 2 mm, especialmente na cabeça do pênis (Fig. 19-34). No estágio vesiculopustular, os corpúsculos de inclusão intranucleares estão pouco presentes nas células epiteliais do pênis e prepúcio. A balanopostite ulcerativa com inclusões intranucleares acidofílicas foram observadas em caprinos e é considerada um resultado de infecção por herpesvírus caprino tipo 1. O herpesvírus canino tipo 1 causa inflamação na base no pênis com reflexos para o prepúcio, mas não causa pústulas ou úlcera. A resolução dessas lesões nas espécies afetadas é rápida, deixando somente nódulos linfoides hiperplásicos da mucosa e pequenas áreas de mucosa despigmentada (Capítulo 18). O BoHV-1, herpesvírus suíno tipo 1 (vírus da pseudorraiva) em suínos, herpesvírus caprino tipo 1, e o herpesvírus canino tipo 1 podem permanecer em um estado latente, capazes de se tornarem reativados pelo estresse ou tratamento com corticosteroides.

Outros organismos são capazes de causar falopostite. Esses organismos incluem as larvas de *Habronema* spp. no cavalo e *Strongyloides papillosus* no touro. As doenças bovinas com transmissão venérea bastante conhecidas, como a campilobacteriose e tricomoníase não causam lesões ou causam lesões inespecíficas mínimas no pênis e prepúcio, mesmo sendo organismos residentes destes locais.

Por vezes é encontrado material estranho no prepúcio; touros, carneiros, bodes e gatos podem ter um emaranhado de pelo ao redor do pênis formando um anel de constrição (chamado coloquialmente de anel de pelo). Este "anel" pode causar postite ou até mesmo necrose peniana avascular. Presume-se que a deposição de pelo neste local é, ao menos em ruminantes, o resultado de atividade homossexual e a fricção do pênis na região posterior de outros animais. Cães, espe-

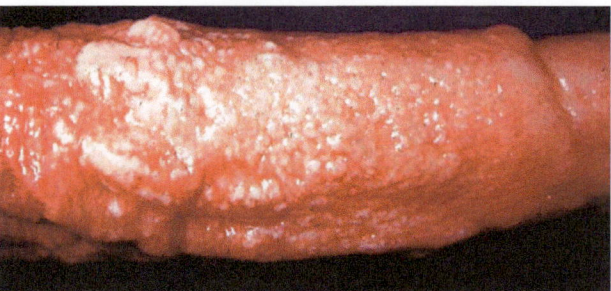

Figura 19-34 **Falopostite, Herpesvírus Bovino Tipo 1, Pênis (Parte Livre), Touro.** Observar as vesículas e pústulas da mucosa. O herpesvírus bovino tipo 1 causa hiperemia, inchaço, vesículas, pústulas e úlceras de 1 a 2 mm, especialmente do prepúcio. Corpúsculos de inclusão intranuclear estão presentes microscopicamente, discretamente nas células epiteliais do pênis e no prepúcio durante o estágio vesiculopustular. (Cortesia de Dr. K. McEntee, Reproductive Pathology Collection, University of Illinois; e Dr. J. King, College of Veterinary Medicine, Cornell University.)

cialmente aqueles de raças condrodistróficas com membros curtos, impactam seu prepúcio com areia.

Todas as espécies podem apresentar lesões traumáticas com uma variedade na gravidade e nos tipos, resultantes de lesões do acasalamento. O acasalamento ou a tentativa de acasalamento através de cercas pode causar lacerações com gravidade variável. Proprietários tentando "separar" os cães em acasalamento podem causar lesões de desenluvamento (a pele é rasgada ou arrancada) do pênis. Cavalos com laceração peniana podem desenvolver tecido de granulação exuberante ("carne esponjosa") no pênis.

Muitas espécies desenvolvem prolapso prepucial, porém ele é bem conhecido no touro e é discutido na seção sobre Distúrbios dos Ruminantes (Bovino, Ovino e Caprino).

Os papilomavírus afetam o pênis de muitas espécies. São produzidas "verrugas" típicas no cão, sarcoides são observados em cavalos e o touro desenvolve fibropapiloma (Fig. 19-35, A e B). A doença no bovino é discutida na seção sobre Distúrbios dos Ruminantes (Bovino, Ovino e Caprino), O Pênis e Prepúcio, Fibropapiloma Peniano.

A obstrução da uretra peniana, especialmente na flexura sigmoide de todos os ruminantes e no processo uretral de pequenos ruminantes, é comum pela urolitíase (Capítulo 11). A porção mais estreita da uretra é o processo uretral, e pequenos urólitos que passam pelas outras partes da uretra ficam alojados próximos a ponta. Dependendo do grau de obstrução, necrose e ruptura, pode ocorrer a necrose peniana e prepucial. Muitos animais morrem pela ruptura da bexiga antes de ocorrer necrose do processo uretral e do pênis.

Neoplasias

As neoplasias primárias do pênis e prepúcio estão mais restritas a um número limitado de tipos de neoplasias e espécies afetadas. As neoplasias metastáticas ou multicêntricas raramente afetam esses tecidos. Os cães desenvolvem *o tumor venéreo transmissível canino* por alotransplante (TVTC; seção sobre Distúrbios dos Cães e Gatos, O Pênis e Prepúcio, Tumor Venéreo Transmissível Canino). As células que formam o tumor têm de 57 a 64 cromossomos, ao passo que as células somáticas normais em cães têm 78 cromossomos. O *papiloma* e o *carcinoma de células escamosas* ocorrem em cavalos (Distúrbios dos Cavalos, Carcinoma de Células Escamosas), touro, cachaço e cão e são discutidos nas seções que abrangem estas espécies. O cavalo desenvolve *sarcoide* do pênis, que é descrito em maiores detalhes na seção sobre Distúrbios dos Equinos.

Distúrbios dos Equinos

Os distúrbios mais comuns do sistema reprodutor masculino dos cavalos estão listados na Tabela 19-1.

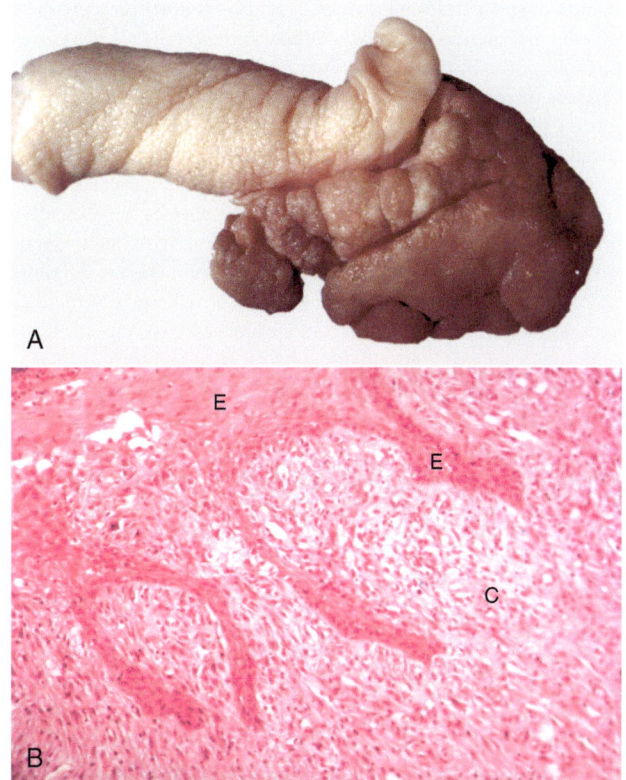

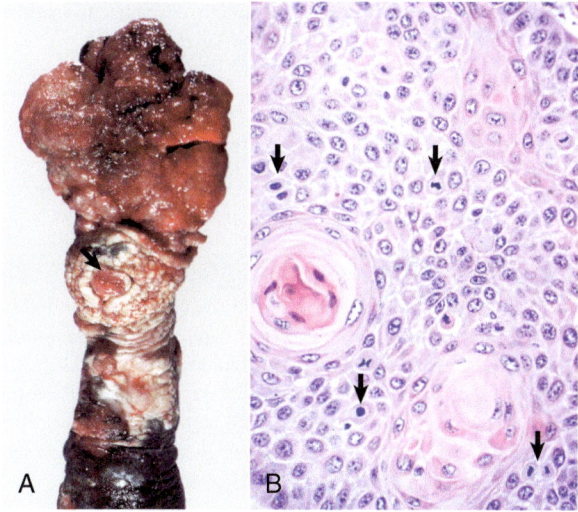

Figura 19-36 **Carcinoma de Células Escamosas, Pênis, Superfície Ventral, Cavalo (Castrado). A,** Uma grande massa ulcerada protrui da glande peniana. A abertura uretral está visível (*seta*). **B,** Células epiteliais escamosas neoplásicas frequentemente estão arranjadas ao redor de "pérolas de queratina". Mitoses são frequentes (*setas*). Coloração por HE. (**A** Cortesia do Dr. R.A. Foster, Ontario Veterinary College, University of Guelph. **B** Cortesia do Dr. M.J. Abdy, College of Veterinary Medicine, The University of Georgia; e Noah's Arkive, College of Veterinary Medicine, The University of Georgia.)

Figura 19-35 **Fibropapiloma Peniano, Cabeça do Pênis, Touro. A,** Existe uma grande massa papilar exofítica protruindo do epitélio peniano. Esta grande lesão proliferativa sobre o pênis é típica de um fibropapiloma. **B,** Observar o abundante tecido conjuntivo (*C*) coberto por epitélio estratificado escamoso hiperplásico (*E*) que está espessado e tem interdigitações epidérmica-dérmicas alongadas, que penetram profundamente no tecido conjuntivo. Coloração por HE. (**A** Cortesia do Dr. R.A. Foster, Ontario Veterinary College, University of Guelph. **B** Cortesia do Dr. J. Simon, College of Veterinary Medicine, University of Illinois.)

Tabela 19-1	Equinos: Distúrbios Comuns e Importantes do Sistema Reprodutor Masculino
Espécie	**Distúrbios**
Garanhão	Escroto e conteúdos
	Criptorquidismo
	Seminoma e teratoma
	Torção
	Hérnia inguinal
	Pênis e prepúcio
	Carcinoma de células escamosas

O Escroto e Conteúdo

Os distúrbios comuns e importantes do escroto e conteúdo são o trauma, criptorquidismo, torção testicular e epididimária, cordão esquirroso e hérnia inguinal. Os cavalos jovens podem desenvolver teratomas testiculares e os cavalos idosos podem desenvolver seminomas. Esses distúrbios são descritos em maiores detalhes na seção sobre Distúrbios dos Animais Domésticos, Distúrbios do Escroto e Conteúdo.

Glândulas Genitais Acessórias

Distúrbios de glândulas genitais acessórias são raras em garanhões.

O Pênis e Prepúcio

A gama de possíveis lesões são aquelas descritas na seção sobre Distúrbios dos Animais Domésticos, Distúrbios do Pênis e Prepúcio.

No pênis e prepúcio são comuns o carcinoma de células escamosas, habronemíase, sarcoide equino, tecido de granulação exuberante, e postite inespecífica em animais castrados.

Carcinoma de Células Escamosas Peniano

Os garanhões e os animais castrados desenvolvem o carcinoma de células escamosas da cabeça do pênis (Fig. 19-36, A). Esta neoplasia causalmente está relacionada com o papilomavírus equino *Equus caballus* papilomavírus tipo 2 (EcPV-2). Embora ocorram massas exofíticas, o padrão de crescimento normal é o infiltrativo. Esses carcinomas induzem o tecido fibroso abundante, que resulta em um pênis aumentado, firme e com úlceras focais. Microscopicamente, a neoplasia é bem-diferenciada, com o aspecto clássico de ninhos, cordões e nódulos invasivos de epitélio neoplásico com diferenciação ao estrato espinhoso, frequentemente com pérolas de queratina bem-desenvolvidas (Fig. 19-36, B), ou escamas de queratina mescladas aos neutrófilos. As células neoplásicas são cercadas por tecido fibroso, assim como linfócitos e plasmócitos. A metástase ocorre nos linfonodos inguinal superficial (escrotal), inguinal profundo, e/ou ilíaco medial. O prepúcio frequentemente se torna edematoso devido à obstrução linfática gerada pela neoplasia, e a cavidade prepucial fica distendida pelo esmegma, debris inflamatórios e urina retidos.

Habronemíase Peniana, Sarcoide e Tecido de Granulação Exuberante

A habronemíase é a lesão causada pela migração aberrante de larvas de *Habronema muscae* e *Draschia megastoma*, que são depositadas por moscas infectadas sobre lesões (ou em outro local) no pênis ou prepúcio de cavalos. A lesão macroscópica consiste em uma massa ulcerada, frequentemente exofítica, no pênis ou prepúcio. Tem o mesmo aspecto do tecido de granulação exuberante ou do sarcoide equino. Entretanto, microscopicamente, as lesões consistem de múltiplos nódulos distintos e trajetos contendo as larvas e/ou preenchidos com debris e eosinófilos. O tecido de granulação e o tecido fibroso cercam os nódulos e os trajetos.

O sarcoide equino e o tecido de granulação exuberante do pênis ou prepúcio são idênticos às suas contrapartes dérmicas (Capítulos 3 e 17). Assim como na habronemíase, essas desordens formam lesões ulceradas proliferativas no pênis e prepúcio. A avaliação histológica é necessária para diferenciar entre essas desordens.

Distúrbios dos Ruminantes (Bovinos, Ovinos e Caprinos)

Os distúrbios mais comuns do sistema reprodutor masculino de touros, carneiros e bodes estão listados na Tabela 19-2.

O Escroto e Conteúdo

Touros, carneiros e bodes desenvolvem uma variedade de lesões no escroto, túnica vaginal, testículo e epidídimo, observadas em todas as espécies (consultar seção sobre Distúrbios dos Animais Domésticos, Distúrbios do Escroto e Conteúdo). Criptorquidismo, hipoplasia testicular e atrofia/degeneração são importantes. Em carneiros, o epidídimo e a varicocele são importantes. Esses distúrbios que são tão exclusivas quanto bem-estudadas, são descritas aqui.

Epididimite

A epididimite infecciosa é mais comum e importante em carneiros. Ela ocorre em duas vias principais: hematógena por *Brucella ovis* e por infecção ascendente com bactérias como *Actinobacillus seminis*, *Histophilus somni* e *Escherichia coli*. Independente do micro-organismo causador, a lesão é semelhante e é dominada macro e microscopicamente por inchaço, e então, pela formação de granulomas espermáticos. Macroscopicamente, as lesões geralmente são restritas à cauda do epidídimo, independente da bactéria causadora. A cauda do epidídimo está aumentada em mais de 10 vezes e fica maior quando se formam os granulomas espermáticos. Microscopicamente, os lúmens dos ductos contêm uma mescla de espermatozoides, neutrófilos e macrófagos e células gigantes multinucleadas do tipo corpo estranho. O epitélio muda de colunar simples e ciliado para colunar pseudoestratificado e

Tabela 19-2	Ruminantes (Bovinos, Ovinos e Caprinos): Distúrbios Comuns e Importantes do Sistema Reprodutor Masculino
Espécie	**Distúrbios**
Touro	Escroto e conteúdos
	Criptorquidismo
	Hipoplasia testicular
	Atrofia/degeneração testicular
	Glândulas genitais acessórias
	Adenite vesicular
	Pênis e prepúcio
	Fibropapiloma
	Hematoma peniano
	Prolapso prepucial
Carneiro	Escroto e conteúdos
	Epididimite
	Atrofia/degeneração testicular
	Hipoplasia testicular
	Varicocele
	Glândulas genitais acessórias
	Adenite vesicular
	Pênis e prepúcio
	Postite ovina
	Urolitíase
Bode	Escroto e conteúdos
	Atrofia/degeneração testicular
	Pênis e prepúcio
	Anel de pelo
	Herpesvírus caprino tipo 1

cuboide com hiperplasia focal. Essas regiões frequentemente desenvolvem um lúmen secundário ou lúmens intraepiteliais. Uma parte do epitélio se torna do tipo estratificado escamoso (metaplasia escamosa). A parede de músculo liso do ducto e o interstício contém muitos linfócitos e plasmócitos, além de edema e fibrina inicialmente. O tecido fibroso se desenvolve rapidamente começando com tecido de granulação e eventualmente formando tecido fibroso maduro (Fig. 19-21). Os abscessos intersticiais e granulomas espermáticos se desenvolvem após a morte do tecido ou ruptura do ducto e desenvolvimento de uma espermatocele. A espermatocele pode romper na cavidade das túnicas vaginais e produzir uma periorquite grave. Com o tempo e a gravidades, as túnicas se tornam espessadas com o edema e a deposição de fibrina, seguidos por tecido de granulação e finalmente fibrose.

Varicocele

A varicocele é a dilatação local da veia espermática no plexo pampiniforme. Carneiros mais velhos são os mais comumente afetados, embora o defeito subjacente seja desconhecido. Aproximadamente metade dos casos são bilaterais, e os casos unilaterais são distribuídos igualmente entre o lado esquerdo e direito. É comum a trombose dos vasos afetados. As veias dilatadas estão localizadas próximas ao anel inguinal; a parte distal complexa do plexo pampiniforme não é afetada (Fig. 19-27). Os vasos dilatados e com trombose têm mais de 10 cm de diâmetro e estão tão grandes que interferem na termorregulação, tanto pelo tamanho absoluto quanto pela interferência no sistema de contracorrente. Teoricamente, o fluxo venoso do testículo poderia ficar restrito, e isso poderia subsequentemente alterar a tensão de oxigênio testicular e criar o estresse oxidativo, resultando assim a degeneração testicular, baixa motilidade de espermatozoides e espermatozoides imaturos no sêmen.

As Glândulas Genitais Acessórias

Touros, carneiros e bodes podem desenvolver uma gama de lesões das glândulas genitais acessórias observadas em todas as espécies (consultar seção sobre Distúrbios dos Animais Domésticos, Distúrbio das Glândulas Genitais Acessórias). A adenite vesicular é única e importante.

Adenite Vesicular

A adenite vesicular (vesiculite seminal) é uma doença significante, pois ela reduz a fertilidade, particularmente em touros jovens. A inflamação nas glândulas vesiculares fornece células inflamatórias e mediadores para o sêmen. Também reduz a sobrevivência dos espermatozoides ao congelamento. Os touros mais jovens, em sua primeira estação de monta, são especialmente afetados. A causa mais provável é a infecciosa; vários organismos, incluindo vírus, protozoários, *Chlamydia* sp., *Ureaplasma diversum*, *Mycoplasma* sp., *Brucella abortus*, e outras bactérias, foram pesquisadas por anos. A patogenia é incerta, mas as hipóteses incluem a infecção ascendente, infecção descendente, disseminação hematógena, malformação congênita impedindo a excreção de fluido e espermatozoides, e refluxo de espermatozoides ou urina para as glândulas.

A forma comum de adenite vesicular em touros é uma inflamação intersticial crônica (Fig. 19-28, A e B). Ela começa como uma forma inflamatória aguda em que as glândulas estão inchadas com edema, e são dolorosas à palpação. Microscopicamente, os neutrófilos entram no lúmen das glândulas, e há edema e fibrina no interstício. Na forma intersticial e de maior duração, ambas as glândulas vesiculares estão aumentadas e firmes, e têm perda da lobulação. Os lúmens glandulares contêm neutrófilos e debris, mas existem muitos linfócitos e plasmócitos no interstício, e o colágeno é depositado entre os ácinos (Fig. 19-28, B). Desenvolve-se a metaplasia do epitélio glandular, e é comum o tipo estratificado escamoso. A adenite vesicular em carneiros e bodes não pode ser detectada com observação macroscópica e, portanto, é diagnosticada por microscopia.

O Pênis e Prepúcio

Touros, carneiros e bodes podem desenvolver uma gama de lesões do pênis e prepúcio, observada em todas as espécies (consultar seção sobre Distúrbios dos Animais Domésticos, Distúrbios do Pênis e Prepúcio). Esses distúrbios que são únicos e importantes são descritos aqui.

Desvio Peniano Forçado e Hematoma

O hematoma peniano (desvio peniano; fratura de pênis) após o desvio forçado é uma doença importante em touros. Uma doença semelhante é relatada em carneiros. Durante o acasalamento, o pênis penetra a vulva, e quando apropriado, o impulso de copulação e a ejaculação são realizados com grande força. Se o pênis se desvia de seu alvo, é aplicada uma pressão lateral à região da flexura sigmoide e à inserção do músculo retrator do pênis, resultando em ruptura e hemorragia (Fig. 19-33). O inchaço do hematoma é cranial ao escroto e pode ter mais de 50 cm de diâmetro. Em casos graves, ocorre o choque hemorrágico. Pequenos hematomas cicatrizam sem complicações, mas dependendo da extensão da lesão e do tamanho do hematoma, a granulação e o tecido cicatricial são formados e impedem a extensão do pênis (fimose). Alguns hematomas se tornam infectados e resultam em abscesso peniano.

Fibropapiloma Peniano

O fibropapiloma ocorre na cabeça do pênis de touros jovens (Fig. 19-35, *A* e *B*). É causado pela infecção pelo papilomavírus bovino tipo 1, porém a patogenia não é completamente conhecida. Os animais afetados são jovens, geralmente em sua primeira estação de monta, e as lesões são autolimitantes. Neoplasias maiores podem interferir na procriação ao causar dor ou por seu tamanho físico. Os touros afetados podem desenvolver uma aversão ao acasalamento. Macroscopicamente, massas verrucosas únicas ou múltiplas apresentam epitélio papilar e um núcleo fibroso. Geralmente a ulceração da superfície é extensa. Histologicamente, elas são típicas de fibropapilomas em qualquer outra localização, com hiperplasia epitelial e estromal e longas projeções do epitélio para o tecido fibroso. Os corpúsculos de inclusão intranucleares são observados no epitélio em alguns casos. As proporções de tecido epitelial e fibroso variam muito de caso a caso.

Prolapso Prepucial

Touros do tipo *Bos indicus* têm um prepúcio pendular, e muitos têm um músculo retrator do pênis ausente ou pequeno. A eversão temporária do prepúcio para a micção é comum em touros, porém os afetados têm um controle muscular inadequado. A mucosa prepucial evertida está lesionada e se torna inchada com edema e inflamação. O prepúcio permanece evertido (prolapsado), incha ainda mais, resseca, e então lacera, deixando um ciclo de lesão e inflamação que é permanente. Os touros afetados são incapazes de acasalar.

Postite Ovina

A postite ovina (balanopostite enzoótica) é uma doença que afeta principalmente de carneiros castrados, e é causada por *Corynebacterium renale* produtor de urease. Quando a dieta tem nível de proteína elevado e a urina possui uma concentração elevada de ureia, o *Corynebacterium renale* quebra a ureia em amônia, que é citotóxica. Esta condição produz ulceração do prepúcio próxima ao orifício. A ausência de testosterona (pela castração) também está envolvida, pois a doença pode ser prevenida pela administração de androgênios para os carneiros castrados. Se o orifício prepucial é bloqueado pelo inchaço, a doença se torna bem mais grave, se estendendo além da pequena úlcera inicial sobre a pele sem pelos do prepúcio para envolver a mucosa difusamente, com ulceração da cabeça do pênis e perda do processo uretral. Podem ocorrer cicatrização e fimose. Nos casos graves, o orifício prepucial fica bloqueado e os animais morrem por retenção urinária.

Tabela 19-3	Suínos: Distúrbios Comuns e Importantes do Sistema Reprodutor Masculino
Espécie	**Distúrbios**
Cachaço	Escroto e conteúdos
	Criptorquidismo
	Hemangiomas escrotais
	Atrofia/degeneração testicular
	Pênis e prepúcio
	Diverticulite prepucial

Distúrbios dos Suínos

Os distúrbios mais comuns do sistema reprodutor masculino de cachaços estão listados na Tabela 19-3.

O Escroto e Conteúdo

Os cachaços desenvolvem uma gama completa de lesões do escroto e seus conteúdos, assim como as outras espécies. Esses distúrbios estão descritos na seção sobre Distúrbios dos Animais Domésticos, Distúrbios do Escroto e Conteúdo.

A pele escrotal de cachaços comumente desenvolve o que é chamado de hamartomas escrotais ou hemangiomas escrotais. Essas lesões consistem de múltiplas proliferações focais, vermelho-escuras a enegrecidas da pele escrotal que histologicamente são agrupamentos de capilares. Elas não têm nenhum efeito conhecido sobre a fertilidade, mas podem ulcerar e sangrar. Também podem ser formados papilomas no escroto.

Criptorquidismo é muito comum em cachaços, e a torção do testículo criptorquida é frequentemente encontrada em abatedouros. Também ocorrem a hipoplasia testicular e atrofia/degeneração testicular. *Brucella suis* é a *Brucella* spp. comum de suínos, mas ela está amplamente erradicada de granjas de criação intensiva (produção de suínos em confinamento). Ela causa orquite e epididimite.

As Glândulas Genitais Acessórias

Embora as glândulas genitais acessórias de cachaços, particularmente as glândulas vesiculares e glândulas bulbouretrais, sejam muito grandes, pouco se tem publicado a respeito de suas doenças. A variedade de doenças potenciais está descrita na seção sobre Distúrbios dos Animais Domésticos, Distúrbios das Glândulas Genitais Acessórias.

O Pênis e Prepúcio

Muitas condições diferentes do pênis e prepúcio são possíveis em cachaços, assim como o são em outras espécies (consultar seção sobre Distúrbios dos Animais Domésticos, Distúrbios do Pênis e Prepúcio).

De destaque particular, por serem exclusivas do suíno, estão a infecção por papiloma vírus e a diverticulite prepucial.

Diverticulite Prepucial

Os suínos são os únicos animais domesticados com divertículo prepucial; está localizado dorsalmente ao orifício prepucial. A inflamação do divertículo prepucial é chamada de diverticulite prepucial e sua patogenia é desconhecida. Suspeita-se que a deflexão do pênis para o divertículo, devido à malformação ou masturbação, ocasione a infecção local. Macroscopicamente, existe um inchaço acima do orifício prepucial, e pode ocorrer o fluido exsudativo com mau odor e não o fluido claro normal. Histologicamente, o epitélio está erodido e coberto por fibrina, debris e neutrófilos. Os linfócitos, plasmócitos e tecido de granulação estão localizados na parede. O divertículo também é um local para o desenvolvimento de papilomas genitais transmissíveis.

Distúrbios dos Cães e Gatos

Os distúrbios mais comuns do sistema reprodutor masculino do cão e do gato estão listados na Tabela 19-4.

O Escroto e Conteúdo

Cães e gatos desenvolvem uma ampla gama de lesões do escroto e seus conteúdos, assim como outras espécies. Elas estão descritas na seção sobre Distúrbios dos Animais Domésticos, Distúrbios do Escroto e Conteúdo.

O criptorquidismo é uma doença comum e importante nos cães e nos gatos, e é a doença testicular mais comum dos gatos. Nos cães, atrofia/degeneração testicular é muito comum, particularmente em cães mais velhos. A hipoplasia do testículo também ocorre frequentemente. Os cães comumente desenvolvem neoplasias testiculares primárias, e elas são descritas na seção sobre Distúrbios dos Animais Domésticos. A epididimite infecciosa com orquite concorrente é uma doença importante com algumas características únicas, descritas a seguir.

Epididimite Infecciosa com Orquite

A epididimite infecciosa ocorre mais comumente em cães adultos, e não somente na puberdade. A razão para isto é desconhecida. A maioria dos casos é causada por bactérias Gram-negativas como *Escherichia coli* e presumivelmente por infecção ascendente. A orquite infecciosa surpreendentemente também é comum, e a disseminação hematógena ou local é possível. Em casos graves, os cães apresentam um escroto aumentado, dolorido e frouxo, além de endotoxemia e uma resposta sistêmica à infecção com anorexia, letargia e febre. Geralmente são afetadas a cauda do epidídimo e a túnica vaginal, mas, em alguns casos, também se desenvolve uma orquite necrosante grave. Os cães lamberão e mordiscarão o escroto afetado, podendo criar uma fístula para o conteúdo escrotal (Fig. 19-20). A infecção por *Brucella canis* também causa a epididimite por via hematógena. As lesões no testículo e epidídimo (Fig. 19-18) são idênticas àquelas descritas anteriormente na discussão sobre epididimite na seção de Distúrbios dos Ruminantes (Bovinos, Ovinos e Caprinos). A atrofia e degeneração testiculares são consequências invariáveis da epididimite, e muitos cães também têm prostatite.

Tabela 19-4	Cães e Gatos: Distúrbios Comuns e Importantes do Sistema Reprodutor Masculino
Espécie	**Distúrbios**
Cão	Escroto e conteúdos
	Criptorquidismo
	Epididimite
	Neoplasia testicular
	Tumor de célula intersticial
	Seminoma
	Tumor de célula de Sertoli
	Glândulas genitais acessórias
	Carcinoma de próstata
	Cistos paraprostáticos
	Hiperplasia prostática
	Prostatite
	Pênis e prepúcio
	Postite inespecífica
	Papiloma
	Tumor venéreo transmissível
Gato	Escroto e conteúdos
	Criptorquidismo
	Pênis e prepúcio
	Urolitíase

Neoplasias Testiculares

As três neoplasias testiculares primárias mais comuns no cão são seminoma, tumor de células de Sertoli e tumor de células intersticiais (Leydig); elas ocorrem sozinhas ou combinadas. Para mais detalhes sobre esses tumores importantes, consultar seção sobre Distúrbios dos Animais Domésticos, Distúrbios do Escroto e Conteúdo, Testículo e Epidídimo, Aumento Testicular e Epididimário, Neoplasia.

As Glândulas Genitais Acessórias

A única glândula genital acessória do cão é a próstata, e ela desenvolve todas as principais doenças prostáticas que ocorrem em seres humanos. Os gatos têm próstata e glândulas bulbouretrais, mas a doença destes órgãos é extremamente rara. Quando presente, é semelhante à doença nos cães.

Hiperplasia da Próstata (Prostática)

O cão é a única espécie doméstica que desenvolve a hiperplasia prostática espontaneamente com a idade (Fig. 19-29, A e B). A consequência clínica do aumento prostático inclui a constipação pelo efeito "válvula redonda" de uma próstata grande forçada na pelve durante a tentativa de defecação. Embora a obstrução da uretra seja uma característica de hiperplasia prostática em seres humanos, a estenose da uretra só ocorre de forma ocasional na doença canina. O aumento da próstata tem relação hormonal, mas os mecanismos precisos são desconhecidos. Nos cães castrados, não ocorre o aumento da glândula na puberdade, e a remoção de androgênios pela castração de cães após a puberdade causa a atrofia. A administração de estrogênio inicialmente pode reduzir o tamanho de uma próstata aumentada, mas eventualmente causa o aumento da glândula, pois o estrógeno e a testosterona operam juntos (Fig. 19-29, C). O aumento da glândula geralmente é uniforme. Ocasionalmente, a hiperplasia é cística, e em casos extremos, são encontrados um cisto grande e único ou múltiplos cistos pequenos. Microscopicamente, há hiperplasia do epitélio acinar, e as células epiteliais individuais estão maiores que o normal e seu citoplasma apical está expandido e preenchido por glóbulos eosinofílicos. A hiperplasia estromal gera uma grande quantidade de estroma fibromuscular interlobular e, em uma menor proporção, intralobular. Alguns ácinos estão distendidos com fluido e apresentam epitélio achatado.

A hipertrofia da próstata canina induzida por estrogênio é observada mais frequentemente com o tumor de células de Sertoli. O hiperestrogenismo também causa a metaplasia escamosa do epitélio acinar, ductos, uretra prostática e o *uterus masculinus* (Fig. 19-26, C). As células epiteliais queratinizadas achatadas são descamadas nos ácinos, e estão presentes neutrófilos e outras células inflamatórias. A metaplasia escamosa da próstata de cães não é pré-neoplásica.

Cistos Prostáticos e Paraprostáticos

Os cistos prostáticos e paraprostáticos ocorrem periodicamente em cães, e sua origem gera debates. Os cistos intraprostáticos ocorrem na hiperplasia prostática, metaplasia escamosa e prostatite. Os cistos paraprostáticos estão do lado externo da cápsula da próstata. Alguns são o *uterus cisticus masculinus* aumentado (consultar seção sobre Distúrbios do Desenvolvimento Sexual, Cistos do Trato Reprodutivo), e alguns são cistos ou pseudocistos de inclusão serosa que não possuem um revestimento epitelial. Provavelmente muitos são cistos hiperplásicos formados quando os ácinos císticos extruíram através da camada muscular incompleta da cápsula prostática, de um modo semelhante à adenomiose do útero. Os cistos paraprostáticos podem obter proporções tão extensas quanto 30 cm de diâmetro. Alguns cistos se tornam infectados e com abscessos. Eles possuem uma parede delgada, e alguns possuem mineralização e ossificação do colágeno na cápsula. Microscopicamente, eles têm um revestimento interno de epitélio cuboide achatado, células que se assemelham ao mesotélio, ou granulação e tecido fibroso. Eles também têm uma fina cápsula fibrosa. Aqueles cistos com mineralização e ossificação possuem o tecido normal ou osso lamelar dentro da cápsula. A maioria não tem inflamação.

Prostatite

A prostatite é observada periodicamente e pode ser clinicamente significante se a infecção é acompanhada por toxemia ou se existe a obstrução urinária. A prostatite é encontrada em animais mais velhos, geralmente associada a hiperplasia, ou em animais jovens sem hiperplasia. Embora as concentrações aumentadas de zinco no fluido prostático tenham propriedades antimicrobianas em seres humanos e cães, a resistência à infecção e a resolução da infecção não estão correlacionadas com as concentrações de zinco no tecido prostático do cão. A prostatite pode ser dividida em forma inflamatória aguda, inflamatória crônica, uma forma de abscesso, e uma forma causada por *Brucella canis*. Na forma inflamatória aguda, bactérias como *Escherichia coli* e *Proteus vulgaris* ascendem da uretra. A próstata afetada pode estar envolvida do modo difuso ou focal, inchada, vermelha e edematosa (Fig. 19-30, A). A lesão microscópica inicial após a infecção bacteriana é a inflamação neutrofílica, e os ácinos contêm neutrófilos e debris. O grau de necrose varia e em alguns casos é extenso. Sem a resolução da causa, a forma aguda passa para a forma inflamatória crônica da prostatite. Também podem ser formados abscessos (Fig. 19-30, B). Os abscessos podem persistir ou ser substituídos por tecido fibroso. Com a continuação da infecção, estão presentes muitos linfócitos e plasmócitos no interstício. Geralmente a fibrose é uma alteração associada (Fig. 19-30, C). A prostatite é parte do espectro de lesões causadas por *Brucella canis* no cão, e a próstata pode ser o local da persistência bacteriana.

Carcinoma da Próstata

O carcinoma prostático canino é a única neoplasia prostática de importância nos animais domésticos (Fig. 19-31, A). Uma doença semelhante é extremamente rara nos gatos. A causa não é conhecida, e a castração não previne. A hiperplasia e metaplasia prostáticas parecem não anteceder a neoplasia, embora a hiperplasia e o carcinoma sejam encontrados juntos em cães intactos. A neoplasia intraepitelial prostática (NIP) é encontrada somente em alto grau na próstata que já tem carcinoma. As NIPs de grau baixo e intermediário são muito raras para sugerir progressão de um grau ao outro. Alguns dos sinais clínicos do carcinoma da próstata são semelhantes àqueles da hiperplasia prostática devido ao aumento do órgão. O carcinoma e sua metástase causam caquexia e anormalidade locomotoras através da pressão e invasão das estruturas próximas, incluindo os ossos da coluna e pelve. Macroscopicamente, há dois aspectos gerais. O mais óbvio é o tipo que causa aumento assimétrico extremo (Fig. 19-31, B). A próstata se torna muito grande e aderida às outras estruturas pélvicas. O segundo tipo é principalmente periuretral, com uma cavidade necrótica e cística na cápsula prostática. Causa o aumento mínimo da glândula, mas estão presentes a obstrução urinária e a doença metastática. Os cães castrados geralmente são afetados por esta última forma.

Muito tem sido escrito e dito a respeito da prevalência dos diferentes tipos de neoplasia da próstata. Os carcinomas provavelmente se originam dos ductos prostáticos e, portanto, apresentam fenótipos de carcinomas escamosos (carcinoma de células escamosas), glandulares (adenocarcinoma), de transição (carcinoma de células transicionais) e mistos. Tentativas de fenotipar precisamente os carcinomas por métodos histológicos, imuno-histoquímicos e moleculares são malsucedidas e imprecisas, pois não existem marcadores específicos para separar os tipos celulares do ducto acinar e do epitélio urotelial. Isto provavelmente ocorre devido à origem embriológica comum dos ductos e glândulas prostáticos e do urotélio em geral. Por este dilema e a tendência dos carcinomas de apresentar múltiplos fenótipos em uma mesma neoplasia, o termo *carcinoma da próstata* é o termo geral de preferência. Adenocarcinoma, carcinoma misto, carcinoma de células escamosas e carcinoma de células transicionais são subcategorias utilizadas quando o tipo histológico é puramente glandular, misto, escamoso ou urotelial, respectivamente. O aspecto do carcinoma reflete a tentativa de diferenciação aos tecidos glandular, urotelial ou epidérmico, ou uma mescla de dois ou mais (Fig. 19-31, C). Existem graus variados de estroma entre as células epiteliais neoplásicas. Alguns também contêm tecido sarcomatoso.

O prognóstico para carcinoma da próstata geralmente é ruim. Aproximadamente 80% dos cães afetados apresentam metástase para um linfonodo e/ou pulmão no momento do diagnóstico, e 20% dessas neoplasias apresentam metástase óssea.

O Pênis e Prepúcio

Cães e gatos desenvolvem uma ampla gama de lesões do pênis e prepúcio, assim como outras espécies. Esses distúrbios são descritos na seção sobre Distúrbios dos Animais Domésticos, Distúrbios do Escroto e Conteúdo. Existem características únicas do pênis de cães e gatos. Os cães possuem bulbos eréteis, e a parte intraprepucial do pênis é totalmente a cabeça do pênis. Os gatos possuem espículas penianas dependentes de testosterona na superfície. Os cães desenvolvem postite inespecífica. Eles também desenvolvem uma doença única de grande importância — tumor venéreo transmissível canino.

Tumor Venéreo Transmissível Canino

O tumor venéreo transmissível canino (TVTC) é um tipo de alotransplante. Baseado em estudos imunológicos, citogenéticos e de sequências de nucleotídeos, acredita-se que a neoplasia se origine de uma alteração genética específica de histiócitos caninos, seguida por transmissão de células anormais de cão para cão através de contato direto com o tumor (Fig. 18-59). A neoplasia primária geralmente está sobre a genitália externa, mas também podem ocorrer as neoplasias primárias extragenitais e metastáticas, particularmente em cães errantes e naqueles com saúde debilitada. A neoplasia é encontrada no pênis, mais frequentemente nas partes proximais, e com pouca frequência no prepúcio (Fig. 19-37, A). A neoplasia pode ser única ou múltipla e com mais de 10 cm de diâmetro, com a superfície avermelhada, ulcerada e multinodular. Microscopicamente, as células neoplásicas formam uma lâmina difusa com estroma mínimo. As células são grandes, redondas ou ovais, e de tamanho uniforme, assemelhando-se aos linfócitos (Fig. 19-37, B). O citoplasma apresenta coloração pálida e pode ter vacúolos periféricos que são rapidamente identificados nas preparações citológicas. Esta neoplasia pode desenvolver necrose multifocal e regredir espontaneamente devido à citotoxicidade mediada por linfócitos.

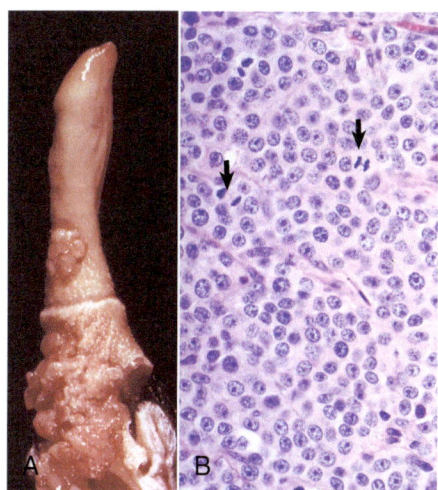

Figura 19-37 Tumor Venéreo Transmissível, Pênis, Cão. A, Existe uma massa multinodular envolvendo o pênis e o prepúcio em sua reflexão do pênis. **B,** as células neoplásicas são redondas, uniformes e frequentemente divididas em pacotes por um fino estroma fibroso. Mitoses são frequentes (*setas*). Coloração por HE. (**A** Cortesia do Dr. M.D. McGavin, College of Veterinary Medicine, University of Tennessee. **B** Cortesia do Dr. M.J. Abdy, College of Veterinary Medicine, The University of Georgia; e Noah's Arkive, College of Veterinary Medicine, The University of Georgia.)

A Orelha

Bradley L. Njaa

A orelha é um órgão sensorial especializado formado por uma mistura altamente organizada dos tecidos cutâneos, nasofaríngeos, ósseos e neurológicos. Dentro da orelha há várias interfaces cheias de ar e líquido envolvidas na transdução das ondas sonoras para potenciais de ação que são conduzidos pelo sistema nervoso para o cérebro para interpretação e respostas motoras e cognitivas adequadas.

No contexto de interagir com animais, a audição muitas vezes é considerada de importância secundária ou terciária quando comparada à visão ou ao olfato. Por muitos anos, raças específicas predispostas à disfunção auditiva foram mantidas em colônias para facilitar a investigação como modelos animais de doença humana. Mais recentemente, em todo o mundo, os seres humanos surdos e com audição comprometida estão recebendo grandes benefícios de cães com a audição profissionalmente treinada. Além disso, os treinadores de animais, os donos e os produtores dependem de um sistema auditivo completamente funcional para treinar, abordar, proteger ou arrebanhar seus animais. Portanto, uma compreensão muito melhor das condições que afetam este sentido especial é necessária.

Muitos livros didáticos atuais concentram-se em uma espécie ou um aspecto da orelha. O foco deste capítulo é (1) esclarecer a anatomia da orelha, comparando e contrastando as características anatômicas das espécies de animais domésticos, (2) abordar as respostas à lesão e os mecanismos de defesa que protegem contra ela, e (3) delinear as diversas doenças óticas que afetam muitas espécies diferentes ou são mais exclusivas para certas espécies.

Estrutura e Função

Orelha Externa

A orelha externa compreende a orelha (também conhecida como pina) e o meato acústico externo, terminando medialmente na membrana timpânica. Em relação ao desenvolvimento, a orelha externa surge das elevações teciduais chamadas de *saliências auriculares*, três do primeiro arco branquial ou faríngeo e três do segundo arco branquial ou faríngeo. O primeiro sulco faríngeo, ou fenda faríngea, entre os dois arcos forma o meato acústico externo. Como eles entraram em aposição no início de desenvolvimento, a orelha e o meato acústico externo são formados. A orelha é uma estrutura cartilaginosa altamente móvel e flexível coberta por pele pilosa com anexos mais densos sobre a superfície convexa do que sobre a côncava. As características

estruturais das orelhas estão intimamente ligadas às especificações das raças. Entre as espécies e raças abordadas nesse capítulo, as orelhas podem ser eretas, semieretas, pendentes, pendulares, micróticas ou dobradas.

A orelha tem como função coletar, focar e direcionar o som pelo meato acústico externo em forma de funil até a membrana timpânica (Fig. 20-1). O movimento da orelha em torno de seu eixo central exige um deslocamento coordenado dos complexos grupos dorsal, rostral, caudal e ventral dos músculos auriculares. Todos os músculos são inervados pelos ramos motores do nervo facial. A posição da orelha pode sinalizar o comportamento ou emoção de um animal. Quando estão com medo, os gatos costumam abaixar as orelhas em uma postura defensiva, ao passo que, quano nervosos, os cavalos tendem a abaixar completamente suas orelhas de maneira caudal como um alerta inicial antes do ataque. Em contrapartida, um cão pode abaixar as orelhas quando está contente ou quando está sendo repreendido verbalmente.

O *meato acústico externo* (canal auditivo) é uma abertura cônica composta por cartilagem elástica e osso (Fig. 20-2). As porções mais laterais são compostas pela cartilagem auricular que se estreita e se sobrepõe com a cartilagem anular. O tecido conjuntivo fibroso denso forma uma ponte entre o anel de cartilagem anular e a porção óssea do meato acústico externo. Em gatos e cães, a porção óssea (1) é uma margem muito estreita do osso e (2) é uma ampla abertura expondo a membrana timpânica que é facilmente visível durante o exame ótico. Em cavalos, ruminantes e porcos, a porção óssea do meato acústico externo é um cilindro alongado do osso com um lúmen estreito (Fig. 20-3). Em cavalos, a junção entre as porções cartilaginosas e ósseas do meato acústico externo é grosseiramente identificada por uma mudança abrupta do epitélio pigmentado para não pigmentado. A visualização das porções mais profundas do meato acústico externo em espécies de criação exige equipamentos especializados e sedação pesada.

Embora haja grandes variações de espécies, as porções cartilaginosas e ósseas do meato acústico externo são revestidas por uma epiderme fina, formada por epitélio escamoso estratificado, e uma derme fina que contém um loteamento relativamente uniforme de glândulas sebáceas, poucos folículos pilosos e muitas glândulas ceruminosas em comparação às porções mediais e laterais (Fig. 20-4). As glândulas sebáceas são compostas de 6 a 10 ácinos em forma de taco cercados por um tecido fibroso com ductos que se abrem para os folículos pilosos

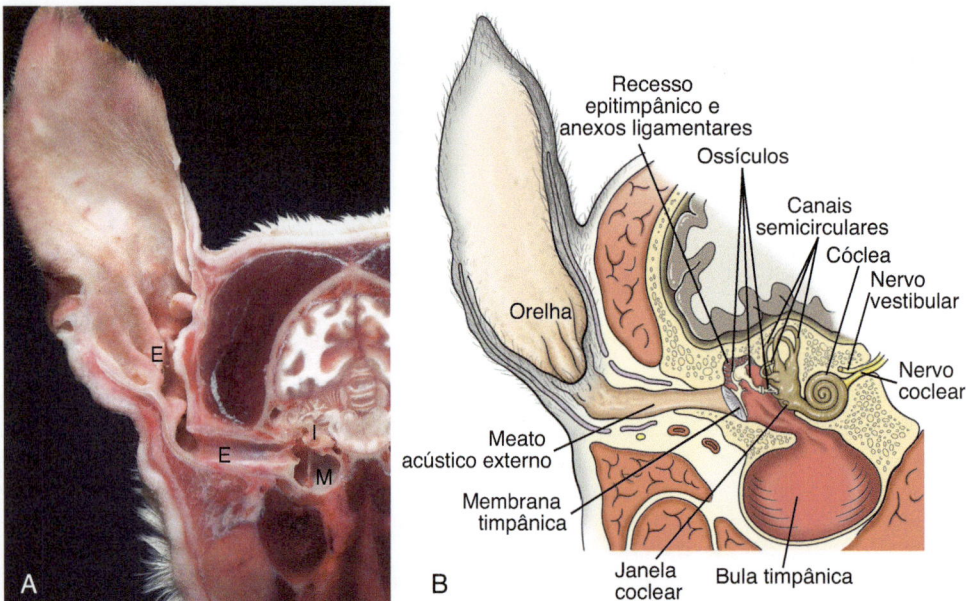

Figura 20-1 Principais Regiões da Orelha. A, Secção transversal, da cabeça até a orelha direita, superfície rostral, cão. As orelhas externa *(E)*, média *(M)* e interna *(I)* são ilustradas. A membrana timpânica foi removida nesta secção. A orelha externa consiste na orelha e no meato acústico externo; a orelha média consiste dos ossículos, da cavidade timpânica e da bula; e a orelha interna consiste da cóclea e dos canais semicirculares. **B,** Diagrama esquemático ilustrando uma secção transversal através das orelhas externa, média e interna de um cão. **(A** Cortesia de Dr. B.L. Njaa, Center for Veterinary Health Sciences, Oklahoma State University.)

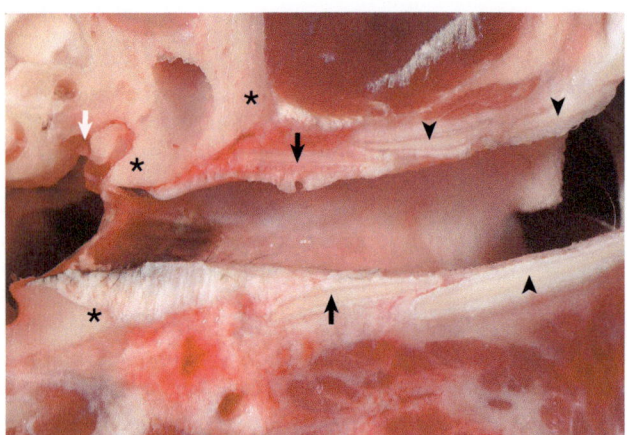

Figura 20-2 Meato Acústico Externo, Porções Ósseas e Cartilaginosas, Secção Transversal Através da Orelha Esquerda, Cão. A cartilagem anular *(setas pretas)* e auricular *(cabeças de setas pretas)* formam a estrutura da porção cartilaginosa do meato acústico externo. O tecido conjuntivo fibroso, branco e denso anexa a cartilagem anular ao anel ósseo do meato acústico externo *(asteriscos)*. A articulação incudoestapediana é visível nesta imagem *(seta branca)*. A membrana timpânica foi removida nesta secção. (Cortesia de Dr. B.L. Njaa, Center for Veterinary Health Sciences, Oklahoma State University.)

associados. Com relação às glândulas ceruminosas, as sebáceas tendem a situar-se na derme mais superficial. As glândulas ceruminosas são glândulas simples, espiraladas e tubulares que se assemelham às sudoríparas apócrinas. Seus ductos abrem-se para os folículos pilosos ou diretamente para a superfície epidérmica.

Embora a inervação motora dos músculos do meato acústico externo é proporcionada pelo nervo craniano facial, a inervação sensorial é mais complexa. Os ramos dos nervos cranianos trigeminais, faciais e vagais e os ramos do segundo nervo espinhal cervical inervam a pele. A inervação sensorial para a derme e epiderme do meato acústico externo é proporcionada pelo ramo mandibular dos nervos cranianos trigeminais e auriculotemporais. O fornecimento de

sangue primário na orelha ocorre por meio da artéria auricular caudal, que se ramifica para as artérias laterais, intermediárias, profundas e auriculares mediais. A artéria auricular caudal é um ramo principal da artéria carótida externa.

Orelha Média

Membrana Timpânica (Tímpano)

A membrana timpânica, também conhecida como tímpano, é uma membrana extremamente fina, de três camadas, semitransparente suspensa perifericamente do anel timpânico por um anel fibrocartilaginoso a um ósseo. A membrana timpânica é formada quando a endoderme da primeira bolsa faríngea entra em contato com a ectoderme da primeira fenda faríngea ou sulco faríngeo. A maior parte da membrana timpânica é mantida sob tensão, para que possa responder às ondas sonoras (Fig. 20-5), e cobre a extremidade medial do meato acústico externo, demarcando a junção entre a orelha externa e a orelha média. Ambas as superfícies da membrana timpânica têm uma interface de ar.

Na maioria das espécies, o tímpano é uma estrutura oval a redonda, ao passo que, nos ruminantes, sua forma é mais como um amplo triângulo (Fig. 20-6). Incorporado no tímpano está o manúbrio do martelo. O posicionamento do manúbrio na membrana timpânica é altamente variável entre as espécies. Nos cavalos, está localizado mais centralmente, enquanto nos ruminantes e porcos sua localização é mais rostromedial.

O tímpano é dividido em duas porções: a *pars tensa* e a *pars flaccida*. Grande parte da membrana timpânica é composta pela pars tensa, que é uma membrana bastante fina, translúcida e tensa que incha convexamente para a cavidade timpânica (Fig. 20-6, *E*). A pars tensa é composta por três camadas: (1) camada externa de epitélio escamoso queratinizante derivado da ectoderme do primeiro sulco faríngeo; (2) camada média de tecido conjuntivo fibroso fino e variavelmente vascularizado originando-se da parede faríngea; e (3) camada interna de epitélio escamoso cuboidal muito baixo a não queratinizante, que se origina da bolsa faríngea.

A porção mais dorsal da membrana timpânica é a pars flaccida, que é quase triangular, mais espessa, mais vascular e flácida em comparação à pars tensa (Fig. 20-6, *E*). Recoberto pelo epitélio queratinizado, o

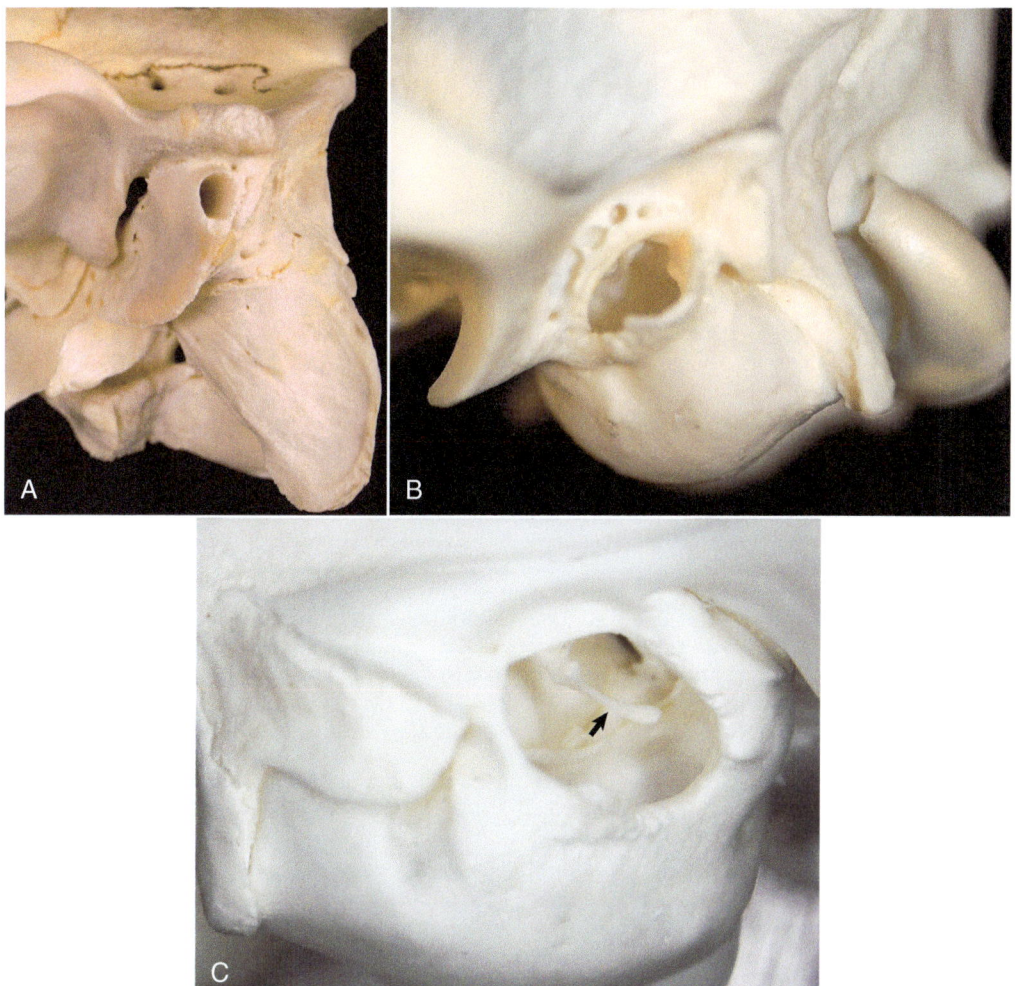

Figura 20-3 **Meato Acústico Externo Ósseo, Espécimes Macerados. A**, Boi. O meato acústico externo ósseo na maioria dos animais é muito mais longo e estreito quando comparado aos cães e gatos. A visualização da orelha média está obscurecida pelo meato acústico externo ósseo alongado. **B**, Cão. A porção óssea do meato acústico externo é uma borda fina do osso, permitindo a fácil visualização da orelha média. **C**, Gato. A porção óssea do meato acústico externo é muito fina e a abertura é muito grande, permitindo a fácil visualização da orelha média e do martelo (*seta*). (Cortesia de Dr. B.L. Njaa, Center for Veterinary Health Sciences, Oklahoma State University.)

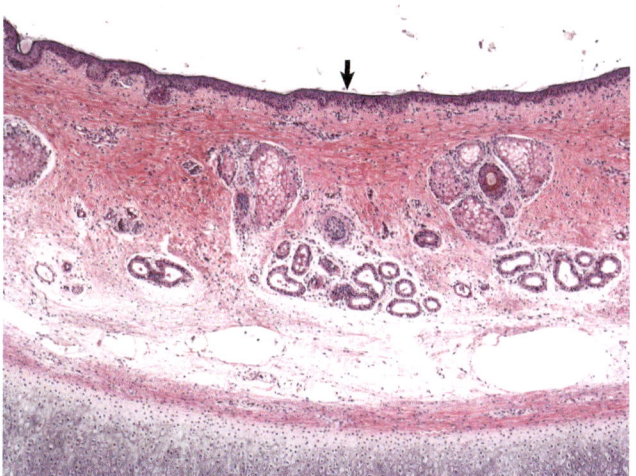

Figura 20-4 **Epitélio do Meato Acústico Externo e seus Anexos, Porco.** Epitélio escamoso estratificado (*seta*) reveste o meato acústico externo. Os anexos presentes são misturas das glândulas sebáceas, mais frequentemente flanqueando os folículos pilosos, e das glândulas écrinas mais profundas chamadas de *glândulas ceruminosas*. A cartilagem auricular está presente ao longo da borda inferior da imagem. Coloração por HE. (Cortesia de Dr. B.L. Njaa, Center for Veterinary Health Sciences, Oklahoma State University.)

estroma subjacente da pars flaccida em cães é composto por colágeno frouxamente organizado, mastócitos raros e poucas fibras de elastina. Esta última característica está em direto contraste com os seres humanos, nos quais existem fibras de elastina abundantes. Visualizada do meato acústico externo, esta parte da membrana timpânica pode inchar para dentro ou para fora da orelha média.

A membrana timpânica é colocada aproximadamente em um ângulo de 45 graus em relação ao eixo central da porção horizontal do meato acústico externo (Fig. 20-7, *A*). No entanto, o posicionamento real comum da membrana timpânica é mais variável com a superfície externa, côncava da membrana timpânica em um ângulo mais rostral (Fig. 20-7, *B* e *C*). Os gatos têm uma orientação semelhante ao seu tímpano (Fig. 20-8). Curiosamente, a área de superfície da membrana timpânica de um cavalo de aproximadamente 550 kg é maior do que a membrana timpânica de um cão maltês, mas é aproximadamente 15% menor do que a área de superfície da membrana timpânica de um cão pastor alemão. Além disso, o tímpano da cabra doméstica é cerca de 20% maior do que o de cães de grande porte.

Cavidade Timpânica

A cavidade timpânica é um compartimento cheio de ar cercado por osso que é separado da orelha externa por uma membrana timpânica fina (tímpano) e está em comunicação direta com a faringe

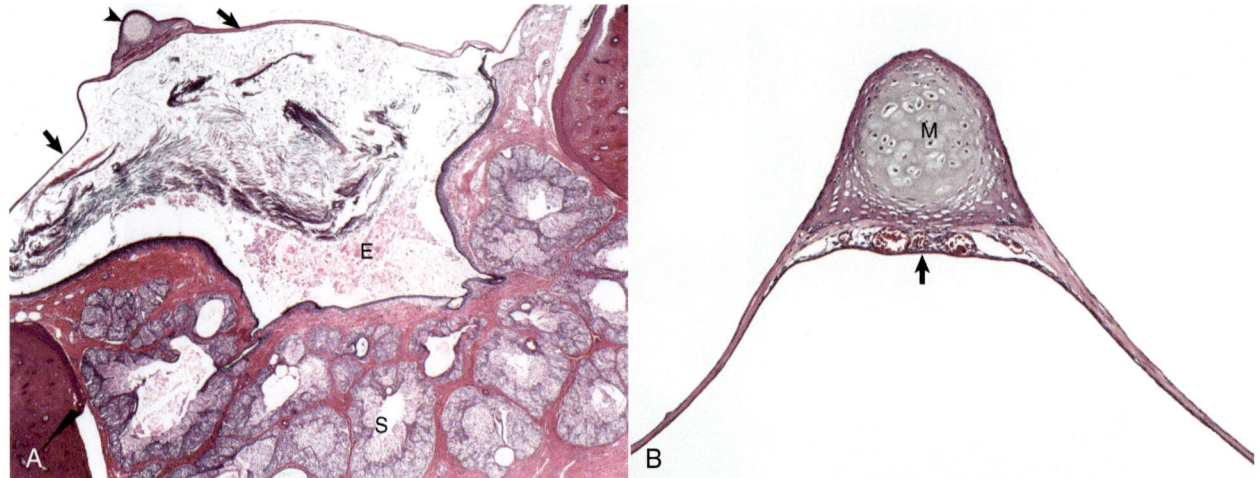

Figura 20-5 **Membrana Timpânica. A**, Gato. Secção transversal através da membrana timpânica (*setas*), manúbrio do martelo (*cabeça de seta*) e meato acústico externo (*E*). Uma membrana timpânica intacta no nível da pars tensa é muito fina. É revestida por uma única camada de células epiteliais escamosas cornificadas externamente, e o epitélio cuboidal baixo ao epitélio escamoso não cornificado alinha a superfície interna. A queratina abundante dentro do meato acústico externo não é incomum. As glândulas sebáceas proeminentes, múltiplas, ramificadas (*S*) são comuns nas porções mais profundas do meato acústico externo. Coloração por HE. **B**, Maior ampliação da membrana timpânica e do martelo, porco. O manúbrio (*M*) do martelo é incorporado na membrana timpânica. Inúmeros vasos sanguíneos estão presentes sob o manúbrio (*seta*) e se localizam na camada média da membrana timpânica sob a superfície côncava externa, que corresponde com a região do epitélio germinativo. Coloração por HE. (Cortesia de Dr. B.L. Njaa, Center for Veterinary Health Sciences, Oklahoma State University.)

por meio da tuba auditiva (também conhecida como trompa de Eustáquio ou tuba faringotimpânica). Tanto a cavidade timpânica quanto a tuba auditiva são derivadas da endoderme da primeira bolsa faríngea. O recesso epitimpânico é a extremidade dorsal da cavidade timpânica, que abriga a cabeça do martelo e o ramo curto da bigorna. Os ligamentos estabilizam e ancoram a articulação incudomalear e o ramo curto da bigorna dentro deste recesso (Fig. 20-9).

Em muitas espécies há uma porção bulbosa, ventral da cavidade timpânica chamada de *bulla timpânica* (Fig. 20-3, *B* e *C*). Dentro da bulla do cão e do gato há um septo ósseo chamado de *bulla do septo*. No gato, a bulla do septo confina a porção petrosa do osso temporal e separa a cavidade timpânica em dois compartimentos: cavidade epitimpânica dorsolateral e cavidade timpânica ventromedial (Fig. 20-8). Essa separação é incompleta, o que permite a comunicação entre os dois compartimentos por meio de uma abertura estreita entre a bulla do septo e porção petrosa do osso temporal, e uma abertura maior em sua extremidade caudal. No cão, este septo é uma crista óssea bem menor e incompleta que só faz contato com a porção petrosa do osso temporal rostralmente. O mucoperiósteo representa uma fusão da mucosa e do periósteo que reveste a superfície de estruturas ósseas da orelha média. Em cães e gatos o epitélio de revestimento varia, dependendo da localização. Dorsalmente, próximo da abertura da tuba auditiva, o mucoperiósteo compreende a maior parte das células colunares ciliadas misturadas com células caliciformes e basais contíguas com as mucosas nasofaríngeas (Fig. 20-10 e Fig. 20-20). Ventralmente, o número de células ciliadas e células caliciformes diminui, e o número de células cuboidais, menos diferenciadas, aumenta. As superfícies da porção petrosa do osso temporal, os ossículos auditivos e a membrana timpânica geralmente são revestidos por epitélio cuboidal ao epitélio escamoso não cornificante. Em bovinos, caprinos, camelídeos e suínos, a porção ventral da cavidade timpânica ou bula é composta de vários outros compartimentos ósseos revestidos por epitélio escamoso não cornificante (não queratinizante) (Fig. 20-11). Em bovinos e suínos, esses compartimentos são cheios de ar com comunicação direta com a cavidade timpânica. Em camelídeos e caprinos, as bullas ventrais mantêm a comunicação limitada com a cavidade timpânica. Os

cavalos têm bullas timpânicas rasas com diversas prateleiras ósseas incompletas formando pequenos compartimentos. Os ovinos têm bullas abertas bulbosas semelhantes aos cães e gatos.

Ossículos Auditivos

Uma cadeia de três ossos, ou ossículos auditivos, forma o sistema de transdução mecânica da audição: o martelo, a bigorna e o estribo (Figs. 20-12 e 20-13). O martelo e a bigorna, assim como o músculo tensor do tímpano, derivam do mesênquima do primeiro arco branquial ou faríngeo. O estribo e o músculo estapédio originam-se do mesênquima do segundo arco branquial ou faríngeo.

Martelo. O maior dos ossículos é o martelo. O manúbrio do martelo está incorporado na membrana timpânica (Fig. 20-5). A convexidade mais ventromedial do martelo é o "umbo" (Figs. 20-6, *F* e 20-12). O processo muscular do manúbrio próximo do pescoço do martelo é o local de fixação de uma porção tendinosa fina do músculo tensor do tímpano. Uma série de ligamentos estabiliza o martelo na cavidade epitimpânica ancorando o processo rostral longo e fino, o pescoço e a cabeça do martelo. A cabeça do martelo articula com a superfície articular do corpo da bigorna, formando a articulação incudomalear (Figs. 20-9, 20-12 e 20-13). No cavalo, na vaca e em cães e gatos mais velhos, a cápsula da articulação incudomalear é um ligamento estreito, porém espesso, que dificulta a desarticulação e dá o aspecto externo de uma articulação falsamente fundida. Em cães e gatos mais jovens, o ligamento incudomalear não chega a ser aderente, e a desarticulação é muito mais fácil.

Bigorna. A bigorna é um osso em forma de bicúspide que se encontra caudal e dorsal ao martelo. Tem dois ramos, um designado como ramo curto, que está ancorado no recesso epitimpânico ao longo do corpo da bigorna por uma banda do tecido conjuntivo estreito, e o outro designado como ramo longo, que transmite vibrações para o estribo. O processo lenticular é um apêndice ósseo na extremidade do ramo longo (Fig. 20-13), e é um osso separado em animais jovens. Em animais mais velhos, o processo lenticular funde-se com a extremidade distal do ramo longo da bigorna e articula

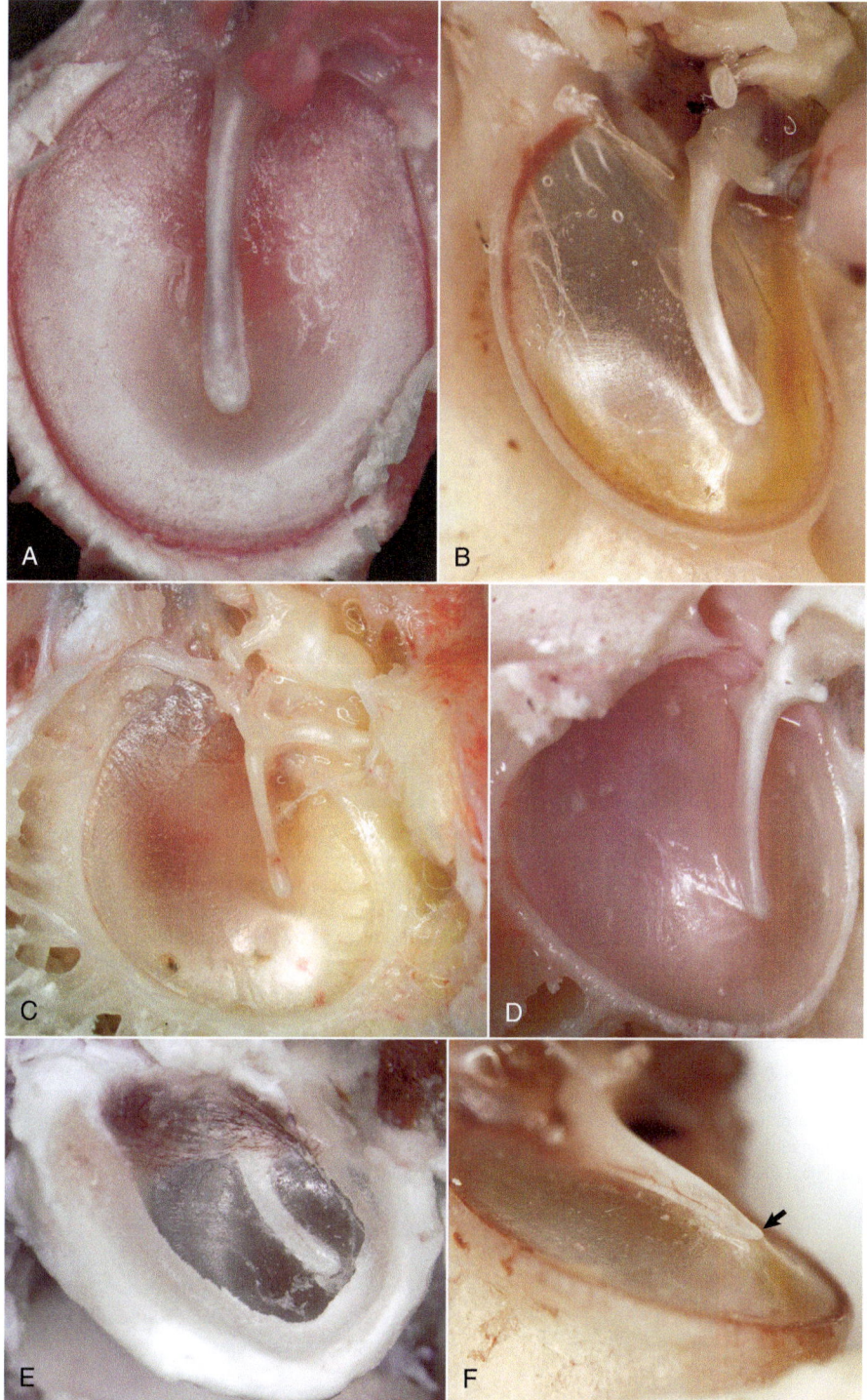

Figura 20-6 Membrana Timpânica. A, Cavalo. No cavalo, a membrana timpânica (tímpano) é mais redonda do que nas outras espécies. O manúbrio do martelo forma um arco muito raso e está centralmente localizado no tímpano. **B**, Cão. O tímpano tem uma forma oval ou de vírgula nos cães, e o manúbrio do martelo tem a forma de C. **C**, Porco. O formato da membrana timpânica é semelhante ao do cão, mas o manúbrio do martelo é mais curto e mais reto. **D**, Cabra. Os ruminantes tendem a ter uma membrana timpânica com um formato mais triangular. Tanto nos porcos quanto nos ruminantes o manúbrio do martelo é mais rostral e medial do que nas outras espécies. **E**, Cão. Vista lateral da membrana timpânica. A porção transparente da membrana timpânica mantida sob tensão e associada ao manúbrio do martelo é a pars tensa. Os destaques ilustram as estriações radiais da pars tensa normal. Dorsalmente, a membrana timpânica é mais espessa, altamente vascular e está sob muito menos tensão, e é designada como pars flaccida. **F**, Cão. A membrana timpânica é convexa em sua superfície medial na cavidade timpânica. A extremidade ventromedial do manúbrio é chamada de umbo (*seta*). (Cortesia de Dr. B.L. Njaa, Center for Veterinary Health Sciences, Oklahoma State University.)

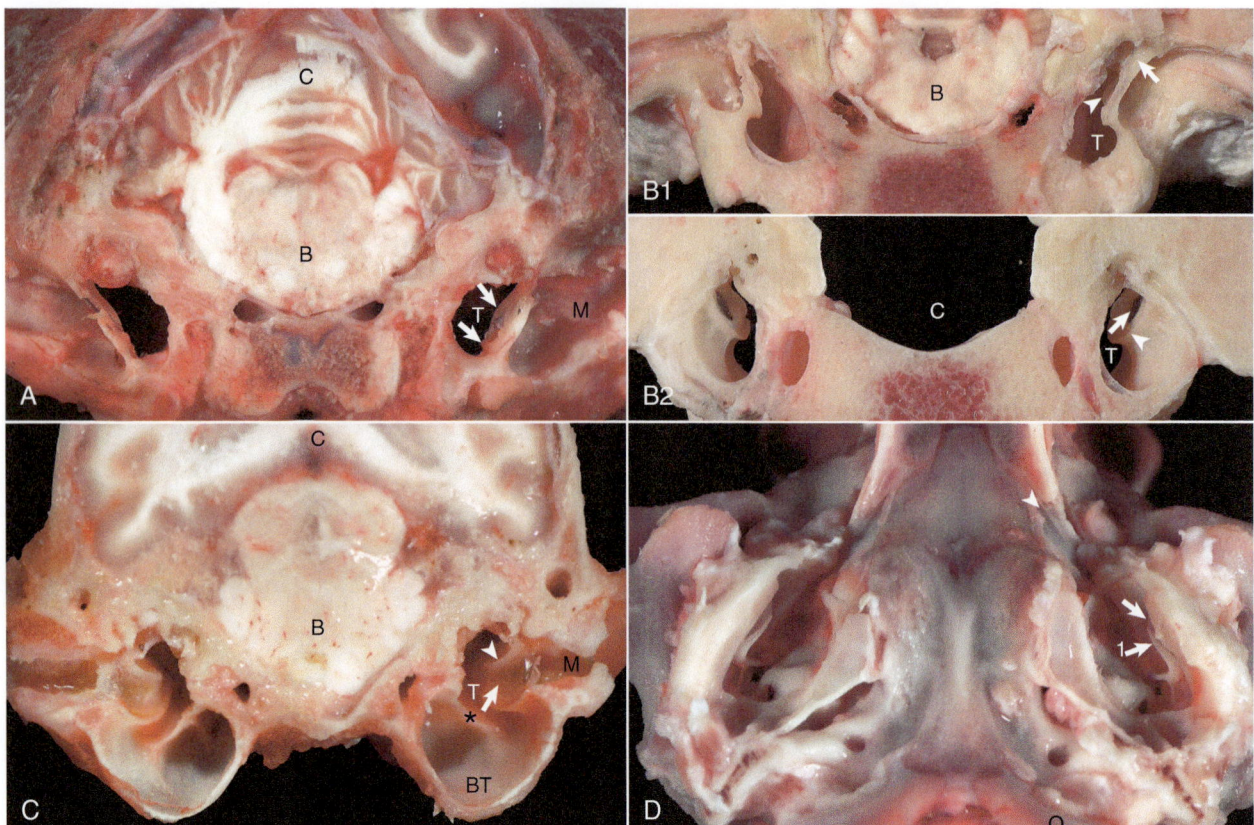

Figura 20-7 Meato Acústico Externo, Membrana Timpânica, Cavidade Timpânica. Comparar o Lado Contralateral Não Rotulado Com o Lado Rotulado Para Mais Detalhes Estruturais. A, Secção transversal, superfície rostral, cão. A membrana timpânica (*setas*) estende-se medialmente em direção à cavidade timpânica (*T*) em um ângulo aproximado de 45 graus do eixo dorsal ao ventral, em relação ao eixo central da parte horizontal do meato acústico externo (*M*). As porções da borda rostral do anel timpânico foram removidas inadvertidamente durante a preparação da amostra. B, Tronco cerebral; C, cerebelo. **B,** Secção transversal, superfícies rostral (**B1**) e caudal (**B2**), cabra. A cavidade timpânica (*T*) foi aberta bilateralmente. Na vista craniana (**B1**), a membrana timpânica não é visualizada porque está escondido pelo anel timpânico (*seta*) que circunda a membrana. O manúbrio do martelo (*cabeça de seta*) é minimamente visível. No entanto, da vista caudal (**B2**), a membrana timpânica (*seta*) é claramente visível e está posicionada de modo que a superfície côncava ou externa fique inclinada rostralmente. *Cabeça de seta*, Anel timpânico; *B*, tronco cerebral; *C*, calvária onde o tronco cerebral estaria posicionado. **C,** Secção transversal, superfície caudal, cão. A superfície externa ou côncava da membrana timpânica (*seta*) tem um ângulo quase totalmente rostral em vez de lateral. Observe que as bulas do septo (*asterisco*) são curtas e incompletas nos cães, quando comparadas a um gato (Fig. 20-10). *Cabeça de seta*, Manúbrio do martelo; *B*, tronco cerebral; *C*, cerebelo; *M*, meato acústico externo; *T*, cavidade timpânica; *BT*, bulas timpânicas. *D*, Vista ventral-dorsal, bulas abertas. Bilateralmente, a superfície côncava das membranas timpânicas (*seta*) está inclinada rostralmente. Os côndilos occipitais (*O*) aparecem ao final da imagem. Estendendo-se rostral e medialmente da cavidade timpânica estão as tubas auditivas (*cabeça de seta*), que fornecem comunicação direta entre a cavidade timpânica e a nasofaringe. *Seta 1*, Manúbrio do martelo. (Cortesia de Dr. B.L. Njaa, Center for Veterinary Health Sciences, Oklahoma State University.)

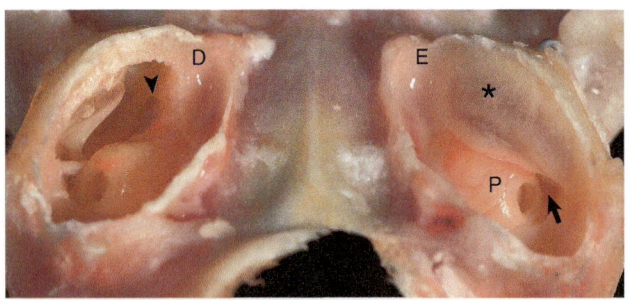

Figura 20-8 Bulas Timpânicas, Gato. Secção caudoventral, com ambas as bulas timpânicas abertas ventralmente. A bula do septo (*asterisco*) está intacta na bula esquerda (*E*) e aberta ventralmente na bula direita (*D*). De rostral a caudal, a bula do septo confina dorsalmente a porção petrosa do osso temporal. Em seu extremo caudal há uma abertura que permite a comunicação entre as duas cavidades (*seta*). A abertura da tuba auditiva para a cavidade timpânica é observada na extremidade dorsal e rostral da cavidade epitimpânica direita (*cabeça de seta*). A grande protuberância rostral à janela redonda corresponde ao início da cóclea e é chamada de promontório (*P*). Em ambos os espécimes a membrana timpânica está inclinada rostralmente. (Cortesia de Dr. B.L. Njaa, Center for Veterinary Health Sciences, Oklahoma State University.)

com a cabeça do estribo. Independentemente da idade, o ligamento capsular da articulação incudoestapediana é mais translúcido do que a cápsula da articulação incudomalear e há inerentemente mais frouxidão da articulação.

Estribo. O estribo geralmente é considerado o menor osso do corpo.[1] Contudo, o seu tamanho e forma são um pouco variáveis, dependendo da espécie (Fig. 20-14). A sua base ou plataforma é convexa e firmemente encaixada na janela vestibular (oval) da parte petrosa do osso temporal e ancorada pelo ligamento anular do estribo. Esta combinação forma uma sindesmose entre a base do estribo e a cartilagem da janela vestibular (Fig. 20-15). O músculo estapédio, adequadamente chamado de o menor músculo no corpo, está anexado ao processo muscular do ramo caudal mais curto perto da cabeça do estribo. As vibrações da membrana timpânica são transportadas para as vibrações do estribo que resultam em ondas fluidas da perilinfa da orelha interna.

---

[1]Esta categorização depende da idade do animal. Em animais jovens, o processo lenticular não fundido dos ramos longos da bigorna é o menor osso no corpo.

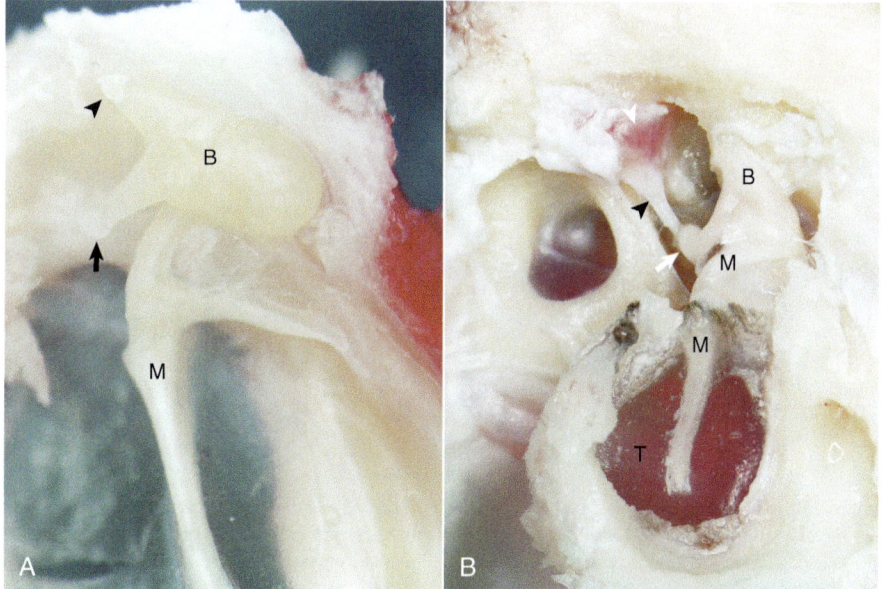

Figura 20-9 **Martelo, Bigorna, Articulação Incudomalear, Intervalo Epitimpânico. A,** Gato. Visão médica. Encaixadas no intervalo epitimpânico estão a cabeça arredondada do martelo (*M*) e a bigorna (*B*); articulam-se em conjunto para formar a articulação incudomalear. O menor ramo da bigorna (*cabeça de seta*) e a cabeça do martelo são ancorados no intervalo epitimpânico por ligamentos (Fig. 20-1). No final do ramo mais longo da bigorna está o processo lenticular (*seta*). **B,** Girafa. Visão lateral, orelha direita. A membrana timpânica é intacta (*T*). O menor ramo da bigorna (*B*) e a cabeça do martelo (*M*) se ancoram firmemente no intervalo epitimpânico por ligamentos anexos. O processo lenticular do ramo longo articula-se com a cabeça do estribo encaixado na janela oval para formar a articulação incudoestapediana (*seta branca*). O nervo facial foi removido para expor o músculo estapédio (*cabeça de seta branca*), que é firmemente anexado aos estribos por meio de seu tendão (*cabeça de seta preta*). (Cortesia de Dr. B.L. Njaa, Center for Veterinary Health Sciences, Oklahoma State University.)

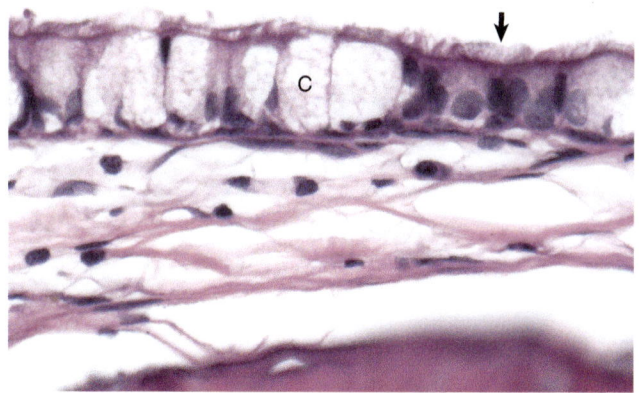

Figura 20-10 **Cavidade Timpânica, Mucoperiósteo, Gato.** O mucoperiósteo da cavidade timpânica não é uniforme. Em gatos e cães o epitélio mucosal nas porções mais dorsais da bula morfologicamente refletidas na mucosa da nasofaringe. Estão incluídas as células epiteliais colunares ciliadas (*seta*) e caliciformes (*C*) mescladas com menos células epiteliais colunares não ciliadas. Uma malha do tecido conjuntivo forma a submucosa fundida e periósteo recobre o osso. Coloração por HE. (Cortesia de Dr. B.L. Njaa, Center for Veterinary Health Sciences, Oklahoma State University.)

Músculos e Nervos da Orelha Média

A orelha média tem dois músculos associados aos ossículos auditivos que ajudam a modular a transdução auditiva e um terceiro grupo muscular que controla a permeabilidade da tuba auditiva. O músculo tensional do tímpano origina-se rostralmente e medialmente do intervalo ósseo na parte petrosa do osso temporal e faz a sua inserção tendinosa para o processo muscular do pescoço do martelo (Fig. 20-13, A e 20-16). Ele recebe a sua inervação por meio de um ramo motor do nervo trigêmeo. A contração do músculo tensional do tímpano puxa a membrana timpânica medialmente e rostralmente, colocando grande tensão na cadeia do ossículo auditivo, que resulta em um aumento da frequência ressoante do sistema de condução do som auditivo.

O músculo estapédio origina-se na fossa do músculo estapédio localizada dorsomedial a esta fossa e obscurecida pelo nervo facial ao percorrer o canal facial (Falópio) do osso temporal (Fig. 20-17). O ramo estapedial do nervo facial inerva este músculo à medida que converge em um tendão fino que insere para o processo muscular do ramo curto próximo à cabeça do estribo. No gato a variação de deslocamento do estribo em sua janela vestibular é de aproximadamente 0,2 μm, enquanto a contração máxima do músculo estapédio resulta no deslocamento dorsal e caudal do osso estapédio de 40 para 60 μm. Este deslocamento, que é perpendicular ao movimento normal do estribo, atenua a transmissão sonora em até 30 decibéis. A contração do estapédio e dos músculos tensionais do tímpano são partes integrantes do *reflexo acústico*, definido como consensual, e que é uma contração reflexiva dos músculos em resposta aos estímulos (pressão sonora tipicamente de alta energia), resultando em transmissão acústica atenuada.

O músculo tensor do véu palatino resulta de uma ranhura na parte petrosa do osso temporal medial e ventral ao músculo tensional do tímpano. Junto com o seu nervo, o nervo de tensor do véu palatino, um ramo do nervo trigêmeo, este músculo longo e escasso estende-se rostralmente da cavidade timpânica paralela à tuba auditiva. De comum acordo com o músculo elevador do véu palatino, que é inervado pelo nervo facial, a contração coordenada destes músculos abre o orifício faríngeo da tuba auditiva.

Dois nervos cranianos fornecem ramos motores aos músculos da orelha média. Os ramos do nervo trigêmeo denominado para os seus respectivos músculos inervam o tensor do tímpano e músculos de tensor do véu palatino dentro da cavidade timpânica. O nervo

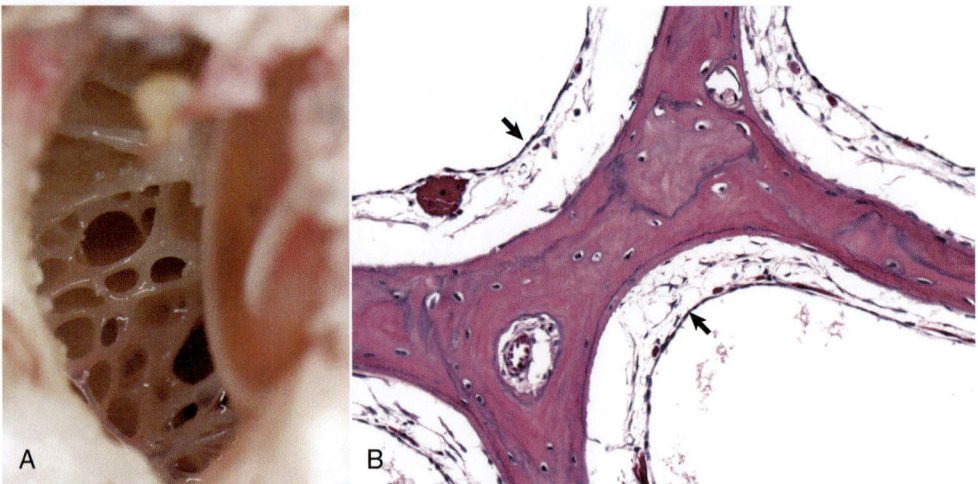

Figura 20-11 **Cavidade Timpânica e Bula. A,** Visão dorsal da orelha média, boi. Gado, cabras e porcos possuem cavidades timpânicas menores, mas bulas timpânicas maiores. As bulas são constituídas de múltiplos canais arborizados preenchidos por ar com numerosos septos ósseos, como mostrado aqui. **B,** Corte histológico da bula timpânica, porco. Os septos ósseos são revestidos por células epiteliais escamosas cuboides baixas não queratinizadas *(setas)*. Coloração por HE. (Cortesia de Dr. B.L. Njaa, Center for Veterinary Health Sciences, Oklahoma State University.)

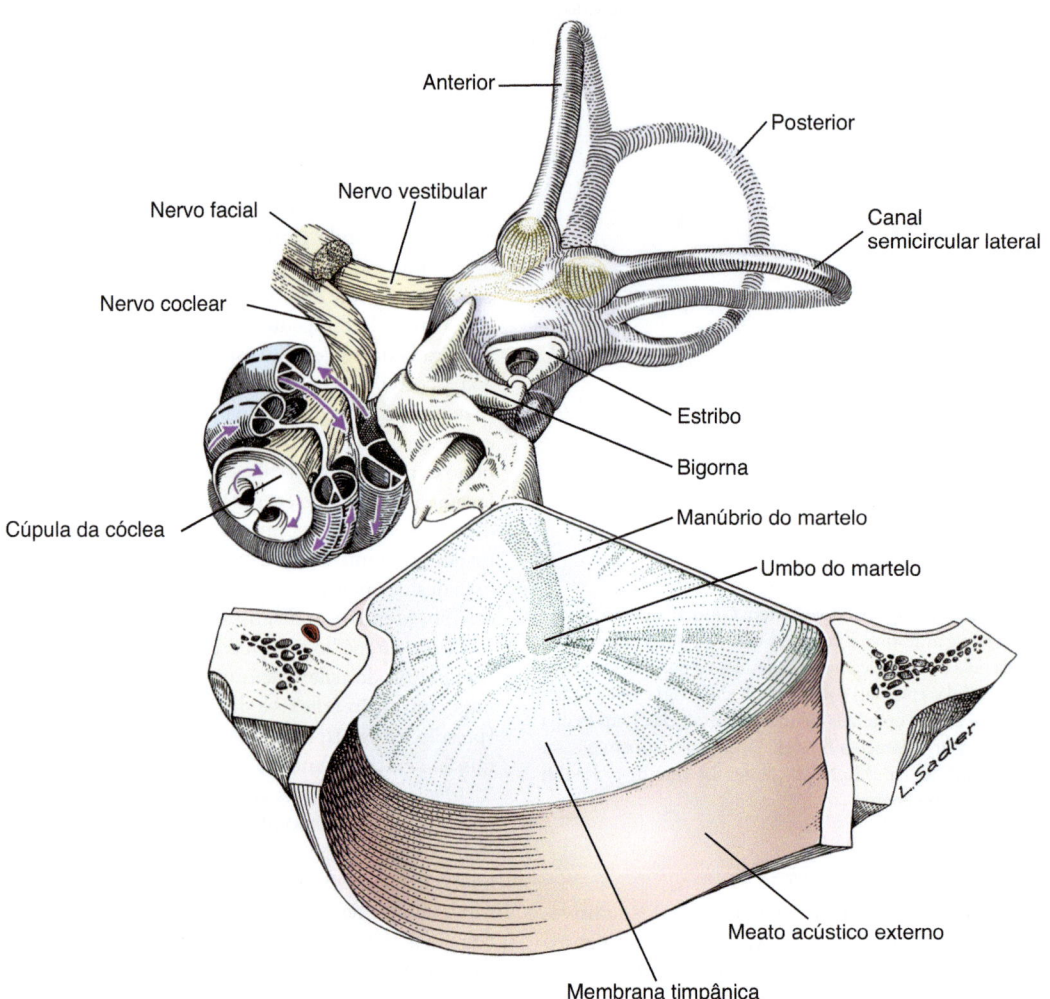

Figura 20-12 **Orelha Média e Interna, Cão.** Membrana timpânica, ossículos auditivos e labirinto membranoso. O labirinto ósseo foi removido para demonstrar a orientação da cóclea e canais semicirculares referentes aos ossículos auditivos e a membrana timpânica. Os nervo facial e vestibulococlear entram juntos na orelha pelo meato acústico interno.

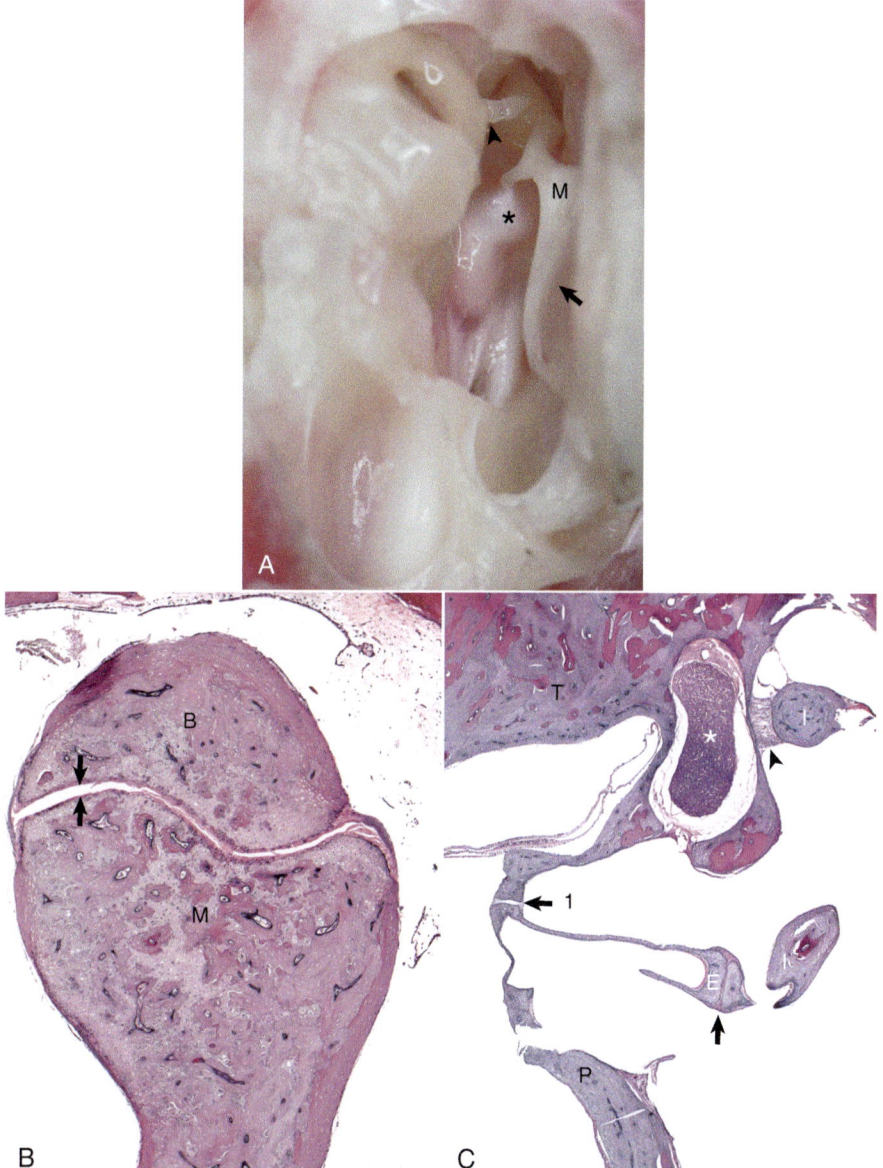

Figura 20-13 Ossículos Auditivos e Articulações Ossiculares, Gato. A, Cavidade timpânica, membrana timpânica, ossículos auditivos, parte petrosa do osso temporal, músculos auditivos, visão ventral. O manúbrio do martelo fica embutido na membrana timpânica. A cabeça do martelo e a bigorna ancoram-se no intervalo epitimpânico e formam a articulação incudomalear. O ramo longo da bigorna se mostra articulado com o estribo para formar a articulação incudoestapediana *(cabeça de seta)*. Ligado ao processo muscular do martelo *(M)* está o músculo tensor do tímpano *(asterisco)*. *Seta,* Membrana timpânica. **B,** O corte histológico das articulações incudomaleares *(entre as setas)*, normal. A articulação do marttelo *(M)* e a bigorna *(B)* é mostrada no intervalo epitimpânico. Semelhante à parte petrosa do osso temporal, estes ossos ossiculares não possuem medula. **C,** Corte histológico da articulação incudoestapediana. Posicionado na janela vestibular está o estribo *(E)*, mantido no lugar por uma sindesmose *(seta 1)*. A aresta mais ventral do estribo possui fratura artefatual. Articulada com a cabeça do estribo está o processo lenticular do ramo longo da bigorna *(B)*, formando a articulação incudoestapediana *(seta)*. O processo lenticular da bigorna é para a direita da articulação incudoestapediana. Uma parte do ramo curto se posiciona no intervalo epitimpânico, ancorado por um ligamento anexo *(cabeça de seta)*. O nervo facial está presente dentro do sulco facial *(asterisco)*. Observe que a abertura do canal ósseo é chamada de forame do sulco facial, permitindo a comunicação com a cavidade timpânica. *P*, Promontório; *T*, parte petrosa do osso temporal. Coloração por HE. (**A** e **B** Cortesia de Dr. B.L. Njaa, Center for Veterinary Health Sciences, Oklahoma State University.)

facial inicialmente deixa a cavidade craniana pelo meato acústico interno (Fig. 20-17), junto com o nervo craniano vestibulococlear, passando pelo canal facial da parte petrosa do osso temporal próximo à janela vestibular (Fig. 20-18).

Vários milímetros mediais e laterais ao tendão do músculo estapédio, a cobertura óssea do canal facial é incompleta, formando um forame do canal facial. Esta abertura permite uma conexão desimpedida entre o tendão de estapédio e o estribo. Também permite a comunicação direta entre o tecido conjuntivo epineurial do nervo facial e da cavidade timpânica (Fig. 20-18). Esta proximidade e a exposição do nervo facial à cavidade timpânica potencialmente explica porque a doença da orelha média pode se manifestar como disfunção de nervo facial. O nervo facial emerge da orelha média pelo forame estilomastóideo imediatamente caudal ao meato acústico externo.

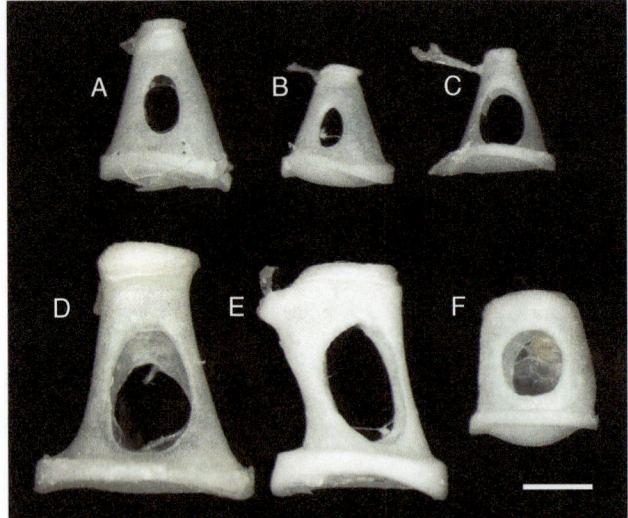

Figura 20-14 **Estribo, Variações de Espécies.** Estribos são altamente variáveis em tamanho e forma, dependendo das espécies. Os dois primeiros estribos começam na linha superior esquerda e pertencem a cães de tamanhos diferentes. O estribo maior é de um cão de raça indefinida de 20 kg (**A**). O estribo menor é de um cão maltês (**B**). O terceiro estribo, da linha superior, é de um gato (**C**). A linha mais baixa apresenta estribos de um cavalo (**D**), uma vaca (**E**) e um porco em idade de abate (**F**). Em todos os casos a placa inferior do estribo é convexa. Também, em cada caso o anexo tendinoso do músculo estapédio está afixado ao ramo curto ou no membro do estribo. Barra de escala = 1 mm. (Cortesia de Dr. B.L. Njaa, Center for Veterinary Health Sciences, Oklahoma State University.)

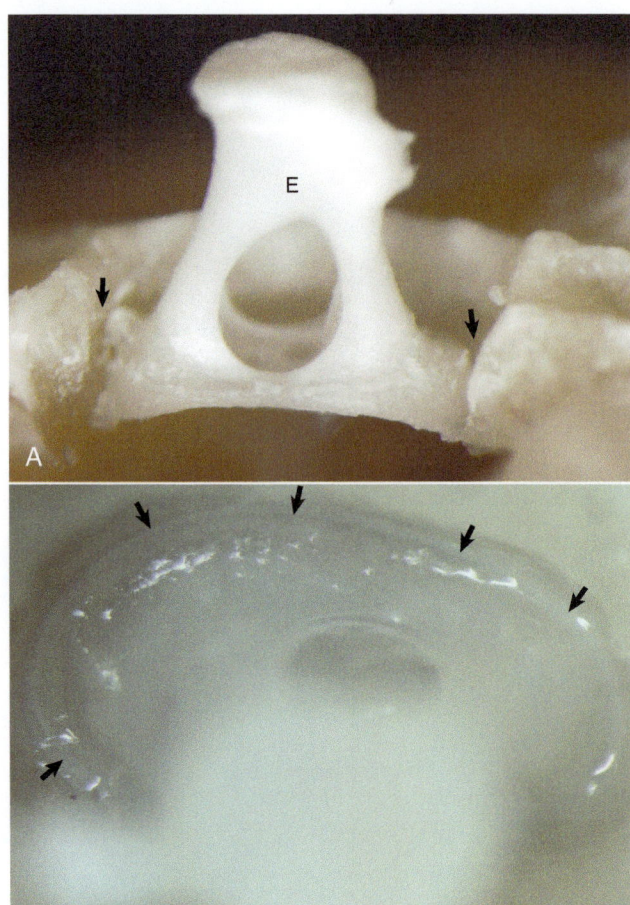

Figura 20-15 **Estribo *in Situ*, Cavalo. A,** Janela oval parcialmente aberta. O estribo (*E*) senta-se na janela oval unida à parte petrosa do osso temporal pelo ligamento anular (*setas*). **B,** Visão ventrolateral do estribo, *in situ*. Uma borda fina da cartilagem anular é visível, denotando a sindesmose formado entre o estribo e a cartilagem da janela oval da parte petrosa do osso temporal (*setas*). (Cortesia de Dr. B.L. Njaa, Center for Veterinary Health Sciences, Oklahoma State University.)

Tuba auditiva (Trompa de Eustáquio ou Tuba Faringotimpânica)

Na maior parte das espécies mamíferas, a orelha média se comunica com a faringe pela tuba auditiva, que se origina da primeira bolsa faríngea (Fig. 20-19). Na orelha média a tuba auditiva se abre na parte mais rostral e dorsal da cavidade timpânica, chamada *cavidade epitimpânica*. Na faringe, a tuba auditiva origina-se de uma abertura estreita semelhante a uma fenda na cavidade nasofaríngea, e é revestida pelo epitélio contíguo à nasofaringe, denominada de epitélio pseudoestratificado colunar ciliado mesclado com células caliciformes (Fig. 20-20). Em algumas espécies, acompanhando a tuba auditiva estão grupos de linfócitos designados como *tonsila tubária*.

Os organismos infecciosos podem migrar através da tuba auditiva entre a nasofaringe e a orelha média, servindo, assim, como uma porta de entrada para cada área. Adicionalmente, a tuba auditiva é uma via importante para a depuração de um organismo infeccioso da orelha média por meio da nasofaringe para os sistemas respiratórios e alimentares.

Único em cavalos e outros equídeos, as bolsas guturais (Capítulos 9 e 17) são divertículas aumentadas das tubas auditivas que se estendem rostral, medial e ventralmente quando comparadas com as tubas auditivas de outras espécies mamíferas. Embora a função exata de bolsas guturais permaneça controversa, sua proximidade com as artérias carótidas internas e a sua capacidade de inflar durante o exercício vigoroso tornam a ideia de um aparelho de resfriamento cerebral extracalvarial uma hipótese intrigante.

Orelha Interna

A orelha interna é limitada a um único osso, a parte petrosa do osso temporal. Na maior parte das espécies mamíferas é um osso triangular e em forma de cunha, que cria a margem dorsomedial da cavidade timpânica. Muitas vezes tratado como o osso mais sólido do corpo, é frequentemente um pouco mais amarelado do que o osso circundante e necessita da disposição do osso esponjoso ou das cavidades medulares presentes em outras porções dos ossos temporais. A orelha interna é proveniente de uma área focal da ectoderme chamada de *placódio ótico*. Eventualmente, ela forma uma vesícula óptica e, por meio da interação com os tecidos embrionários circundantes, diferencia-se neste tecido altamente especializado.

A orelha interna é essencialmente constituída por vários compartimentos membranosos, coletivamente conhecidos como o *labirinto membranoso*, provindo do ectoderme, que contêm a *endolinfa*. Os compartimentos labirínticos membranosos incluem o ducto coclear, o sáculo, o utrículo e os três canais semicirculares organizados em três planos geométricos (Fig. 20-21). Rodeando o labirinto membranoso e provindo do mesoderma, o *labirinto ósseo* (isto é, a parte petrosa do osso temporal) representa um compartimento que necessita de um revestimento epitelial e é preenchido com perilinfa. O labirinto ósseo é classicamente um tubo ou ducto rostralmente espiralado com um compartimento intermediário ou vestíbulo e uma região do canal semicircular caudal. Contudo, a forma da parte petrosa do osso temporal é muito diferente. O giro basal da cóclea é indicado pela protuberância proeminente na parte petrosa do osso temporal

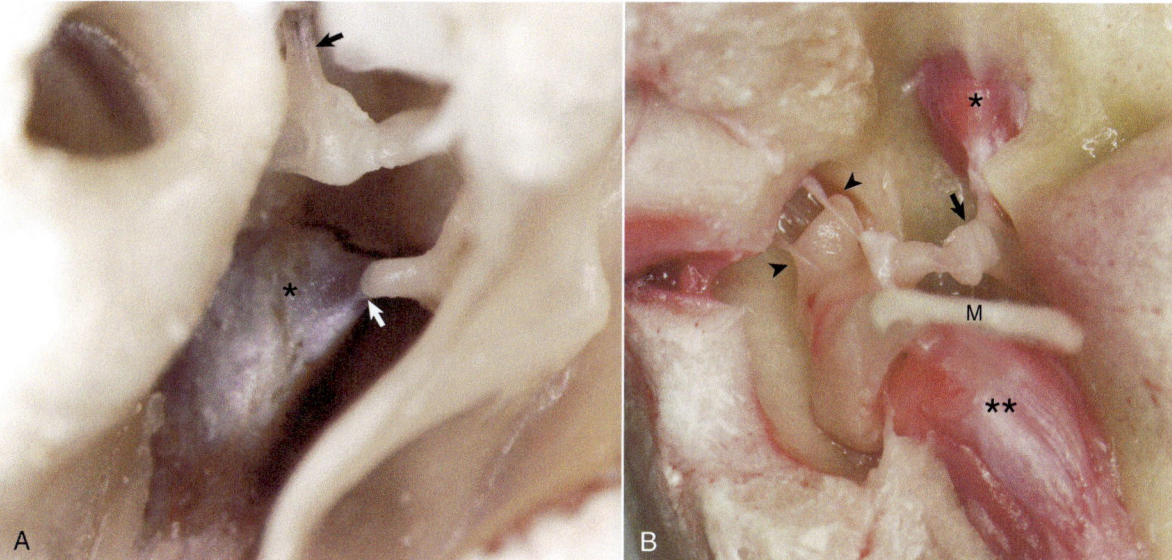

Figura 20-16 Músculos dos Ossículos Auditivos. A, Orelha média, visão caudal, boi. Nesta imagem, o meato acústico externo está à direita, com a borda caudal da membrana timpânica retirada. O músculo tensor do tímpano (*asterisco*) é ligado por meio de seu tendão ao processo muscular do martelo (*seta branca*). O tendão do músculo estapédio (*seta preta*) é ligado ao osso estribo perto da cabeça do estribo. **B,** Orelha média, ventral visão, cavalo. O meato acústico externo ósseo, a membrana timpânica e o tecido conjuntivo associado foram removidos. A bigorna articulada e o martelo formam as articulações incudomaleares e são ancoradas no intervalo epitimpânico (*cabeças de setas*). A articulação incudoestapediana está aberta (*seta*). O nervo facial e alguns dos ossos circundantes foram removidos para expor o músculo estapédio (*asterisco*) ancorado na fossa do sulco facial e ligado ao estribo. O processo muscular do martelo está ocultado pela posição do manúbrio (*M*) do martelo, que está ligado ao músculo tensor do tímpano (*asterisco duplo*). (Cortesia de Dr. B.L. Njaa, Center for Veterinary Health Sciences, Oklahoma State University.)

conhecido como *promontório*. Caudalmente, as partes deste osso dão a aparência de um labirinto membranoso tubular que provavelmente representa os canais semicirculares. Dentro do labirinto membranoso estão as células ciliadas mecanossensoriais biológicas (ver a seguir) responsável por ouvir (o compartimento auditivo) e por avaliar a posição da cabeça, da aceleração e do equilíbrio (o compartimento vestibular).

Cóclea

A cóclea é a parte mais complexa dos labirintos membranosos e ósseos, compreendendo duas estruturas tubulares fechadas que são extremamente enroladas (Fig. 20-21). O núcleo central do osso em volta do qual a cóclea se enrola é o modíolo. As ondas sonoras vibram a membrana timpânica e são convertidas por movimentos coordenados do martelo, da bigorna e do estribo em ondas fluidas dentro da perilinfa por vibrações da janela vestibular. As ondas fluidas viajam pela perilinfa da escala vestibular em direção a cúpula, alcançando o helicotrema, e logo depois regressando para dentro da escala timpânica em direção à janela coclear (redonda). Posicionado entre a escala vestibular e a escala timpânica está o segundo compartimento fechado conhecido como o *ducto coclear*, que é preenchido por endolinfa. O ducto coclear está separado da escala vestíbular pela membrana vestibular (também conhecido como membrana de Reissner) e a escala timpânica pela membrana basilar. O órgão espiral (órgão de Corti) é o transdutor de som dentro do ducto coclear que transforma a deflexão mecânica de ondas fluidas em impulsos neurológicos (potenciais de ação), que viajam via neurônios ao tronco encefálico e ao córtex auditivo, onde são reconhecidos como som.

As células ciliadas sensoriais, internas e externas, basicamente contatam células interfalangeanas que, por sua vez, são ancorados basalmente na membrana basilar. As células ciliadas interiores estão mais próximas do modíolo interno e separadas das células ciliadas externas por células pilares internas e externas que formam o túnel em espiral interno. Sobrepondo as células ciliadas está uma tira semelhante a uma faixa de matriz extracelular, chamada *membrana tectorial*.

É composta de vários tipos de colágenos geneticamente distintos (colágenos tipos II, IX e XI) e três glicoproteínas não colagenosas distintas (α-tectorina, β-tectorina e otogelina). A membrana tectorial apoia-se e está afixada nas pontas das células ciliadas externas que compõem a parte mecanosensorial do órgão espiral presente na membrana basilar (Fig. 20-22). Há uma série de três ou mais linhas de células ciliadas externas e uma linha única de células ciliadas internas (Fig. 20-22). As ondas fluidas na escala vestibular acabam distorcendo a membrana basilar, resultando, por sua vez, na distorção e despolarização dos apêndices apicais das células ciliadas (isto é, estereocília), e a transmissão aferente de potenciais de ação por meio do ramo coclear do nervo craniano vestibulococlear ao troncoencefálico e córtex auditivo.

A membrana basilar do órgão espiral varia na sua espessura e largura ao longo do seu comprimento. Resumidamente, a cóclea é definida por suas voltas, com a parte basal em grande proximidade com o vestíbulo e janela vestibular, ao passo que o ápice coclear é a porção mais rostral, onde as escalas vestibular e timpânica são conectadas. Na parte basal da cóclea, a membrana basilar é a mais ampla e a mais fina, enquanto que no ápice coclear a membrana basilar é a mais estreita e a mais grossa. A membrana basilar no turno coclear basal detecta sons de alta frequência, enquanto que a parte apical da membrana basilar detecta sons de baixa frequência. Ao longo de todo o seu comprimento, as células ciliadas são "sintonizadas" à frequência ressonante inerente à seção da membrana basilar e correspondem à parte "sintonizada" do córtex auditivo. Assim, os sons da frequência particular resultam na distorção de uma parte do órgão espiral mais em sintonia com essa frequência. Danos em partes do órgão espiral resultam em detecção e percepção de som prejudicada.

Sistema Vestibular

O sistema vestibular é formado por vários compartimentos repletos de endolinfa localizados no terço caudal à metade da parte petrosa do osso temporal. Representa um importante sistema sensorial que

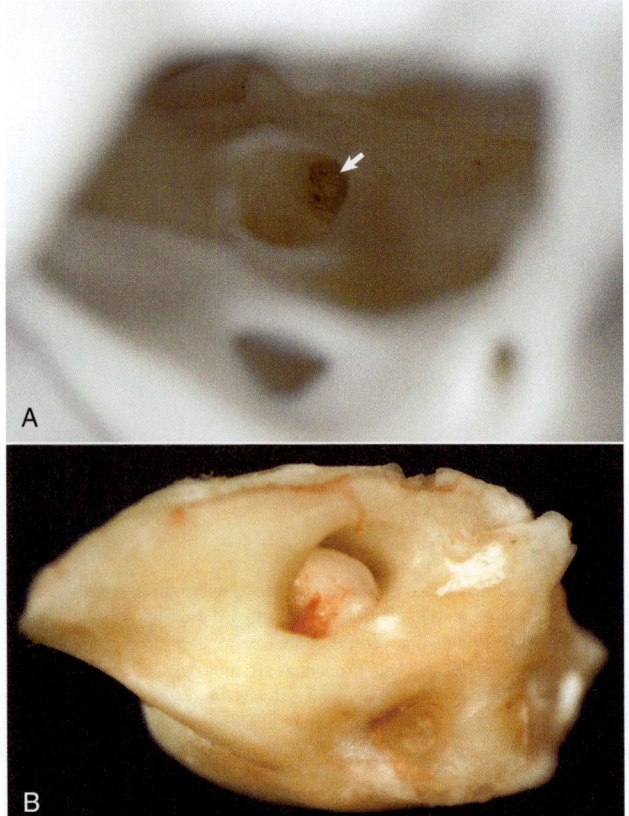

Figura 20-17 **Meato Acústico Interno, Gato. A,** Meato acústico interno direito. Visto através do meato acústico externo esquerdo aberto, o meato acústico interno direito (*seta*) representa a abertura óssea na parte petrosa do osso temporal, pelo qual o nervo vestibuloclear e o nervo facial saem da cavidade craniana. **B,** Parte petrosa do osso temporal, gato. A tonalidade amarela é muito típica para este osso em todas as espécies. A grande abertura central é o meato acústico interno, dentro do qual estão os nervos vestibulares e coclear. (Cortesia de Dr. B.L. Njaa, Center for Veterinary Health Sciences, Oklahoma State University.)

(1) mantém o equilíbrio em conjunto com propriocepção geral e sistemas visuais, (2) coordena a postura corporal e (3) ajuda a manter a posição ocular em relação à posição ou movimento da cabeça. Incluído no sistema vestibular estão os canais semicirculares, utrículo, sáculo, gânglios vestibulares, porção vestibular do nervo craniano VIII (nervo vestibulococlear), núcleos vestibulares e lóbulos vestibulares do cerebelo.

Existem três canais semicirculares orientados perpendicularmente entre si, ocupando três planos. Cada canal tem uma dilatação terminal, ou ampola, que contém um órgão sensorial superficial especializado chamado *crista*. No agregado, a parte sensorial é chamada de *crista ampular*. Cada crista é alinhada por células ciliadas sensoriais especializadas que enviam sinais neurais tônicos contínuos ao núcleo vestibular. A deflexão destas células ciliadas sensoriais durante a aceleração, desaceleração ou rotação resulta na variação dos sinais tônicos enviados ao núcleo vestibular. Contudo, as células ciliadas não são ativadas durante a velocidade constante.

Máculas são receptores localizados dentro do utrículo membranoso e do sáculo do vestíbulo. A mácula sacular está orientada no plano vertical, enquanto a mácula do utrículo está orientada no plano horizontal. As células ciliadas neuroepiteliais de revestimento da superfície da mácula projetam em uma membrana otolítica um trabéculo filamen-

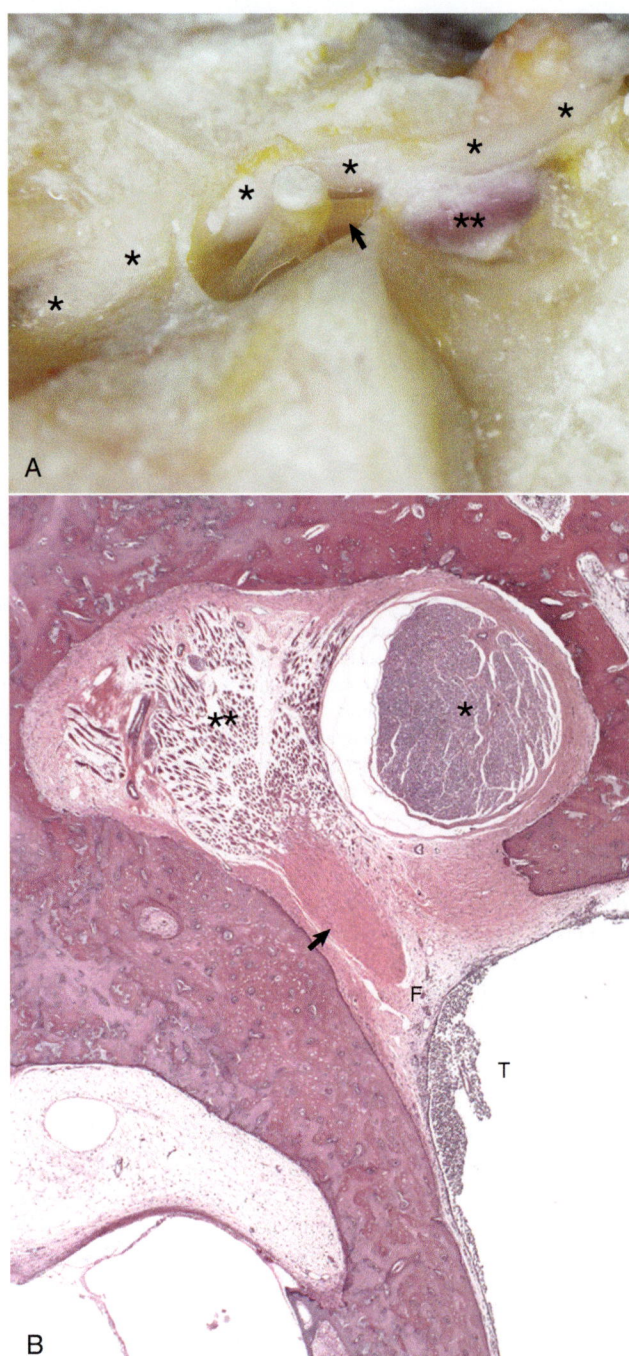

Figura 20-18 **Músculo Estapédio, Sulco Facial, Forame do Sulco Facial e o Nervo Facial. A,** Cavalo. O nervo facial (*asterisco*) percorre o sulco facial próximo ao estribo e obscurece parcialmente o músculo estapédio (*asteriscos duplos*). O tendão do músculo estapédio (*seta*) mostra-se anexado ao ramo curto do estribo, perto da cabeça do estribo. **B,** Cão. Corte histológico do sulco facial, forame no sulco facial, nervo facial, músculo estapédio e a sua concavidade e tendão estapédio. O nervo facial (*asterisco*) está presente dentro do sulco facial e obscurecendo parcialmente o músculo estapédio (*asteriscos duplos*) ancorado em sua fossa do músculo estapédio. O tendão do músculo estapédio (*seta*) é observado em oblíquo, secção transversal, estendendo-se em direção ao estribo através do forame do sulco facial (*F*), mas o estribo não está neste plano da secção. Dentro da cavidade timpânica (*T*) existe moderado número de neutrófilos, indicativo de otite média supurativa. Coloração por HE. (Cortesia de Dr. B.L. Njaa, Center for Veterinary Health Sciences, Oklahoma State University.)

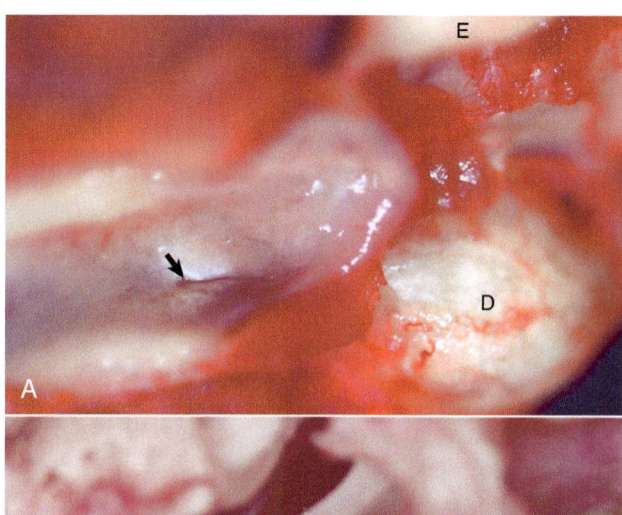

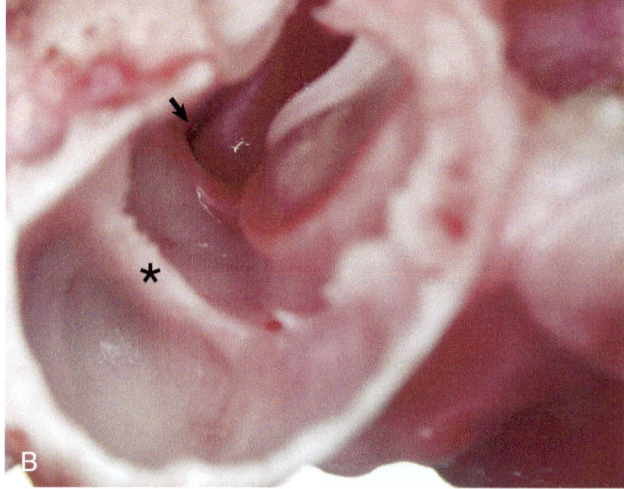

Figura 20-19 **Tuba Auditiva. A,** Nasofaringe, gato. Uma fina fenda aberta, normalmente mantida em posição fechada, representa a abertura da tuba auditiva direita pela nasofaringe *(seta)*. *E,* Côndilo occipital esquerdo; *D,* côndilo occipital direito. **B,** Orelha média, bula timpânica, orelha direita, caudoventral, visão oblíqua, cão. A tuba auditiva *(seta)* localiza-se dorsal, medial, e rostral ao anel timpânico da membrana timpânica somente para a esquerda da membrana timpânica e manúbrio do martelo. O septo da bula *(asterisco)* é uma crista óssea curta e incompleta quando comparada a do gato. (Cortesia de Dr. B.L. Njaa, Center for Veterinary Health Sciences, Oklahoma State University.)

toso de mucopolissacarídeo integrado com *otolitos* cristalinos ricos em carbonato de cálcio *(otoconia)*. O movimento da membrana otolítica causa a deflexão das células ciliadas e desencadeia o potencial de ação. Como no caso da crista ampular, os receptores maculares fornecem uma entrada contínua nervosa tônica, com um efeito líquido de manter o posicionamento estático da cabeça quanto à gravidade.

Na estimulação das terminações dos nervos sensoriais, os potenciais de ação são transmitidos por células bipolares, cujos corpos celulares estão localizados no gânglio vestibular do ramo vestibular do nervo vestibulococlear. Os sinais viajam aos núcleos vestibulares na medula. Dos núcleos vestibulares, as conexões são feitas com os núcleos oculomotor, troclear e abducentes do tronco cerebral rostral através do fascículo medial longitudinal, o vestibulocerebelo pelo pedúnculo cerebelar caudal e a medula espinhal por meio do trato vestíbulo-espinhal localizado no funículo ventral.

Disfunção/Respostas à Lesão

As respostas da orelha ao dano estão listadas no Quadro 20-1.

Orelha Externa

A orelha externa é uma extensão do tegumento, e responde aos estímulos inflamatórios da mesma forma. Todas as marcas da inflamação

---

Quadro 20-1 Respostas à Lesão da Orelha

ORELHA EXTERNA
Inflamação, aguda e crônica
Hiperplasia epitelial e anexa
Fibrose
Metaplasia óssea
Neoplasia (ocasionalmente)

ORELHA MÉDIA
Inflamação (miringite)
Reparação da membrana timpânica
Metaplasia de células caliciformes
Deficiencia na limpeza mucociliar (provável atrofia de células epiteliais ciliadas)
Osteosclerose da bula timpânica
Formação de pólipos inflamatórios
Síndrome de Horner/Síndrome de Pourfour du Petit

ORELHA INTERNA
Degeneração/morte das células sensoriais
Inflamação: lesão da cadeia ossicular auditiva (osteólise/osteonecrose)

---

ocorrem na otite externa. Inicialmente existe vermelhidão e o calor da aurícula afetada, associada à otite externa, causada pela dilatação vascular e hiperemia. A transudação de fluido fora dos vasos com vazamentos resulta no edema que afeta tanto a aurícula (Fig. 17-15) quanto o meato acústico externo. O edema dentro dos tecidos resulta em inchaço dos tecidos e desconforto quando os tecidos são tocados. Conforme a resposta inflamatória progride, o transudato se torna um exsudato, infiltrando a derme da orelha externa. As modificações epiteliais e anexiais, descritas posteriormente, resultam em maior expansão da derme da orelha externa. Eventualmente o lúmen do meato acústico externo pode se tornar tão estenótico que a função auditiva fica prejudicada.

Como já foi descrito, o meato acústico externo e a aurícula são alinhados pela pele pilosa. As glândulas sebáceas grandes, abundantes, múltiplas, ramificadas e ativamente secretoras são mais proeminentes na derme superficial das partes mais profundas do meato acústico externo associadas a folículos pilosos (Fig. 20-5, A). As glândulas sudoríparas menores, tubulares, écrinas, denominadas como *glândulas ceruminosas*, estão localizadas nas camadas mais profundas da derme. A epiderme, que é melhor estudada em cães, responde à inflamação se tornando hiperplásica e hiperqueratótica, embora, em algumas condições, torne-se ulcerada. As modificações glandulares incluem glândulas sebáceas menores, menos abundantes, menos ativas e glândulas ceruminosas mais numerosas, tipicamente grandes e dilatadas. Os neutrófilos, os linfócitos e os macrófagos tipicamente infiltram a derme, assim como as glândulas ceruminosas ectásicas (Fig. 20-23). Os agregados de linfócitos se formam quando o processo é crônico. Com a cronicidade aumentada, há maior infiltração por fibroblastos e colágeno, que pode resultar em modificações estenóticas mais permanentes. Os estágios avançados da otite externa estão associados a ossificação dos tecidos moles, que é decorrente do arcabouço do pericôndrio auricular representado como ossificação abrupta semelhante à ossificação intramembranosa, mas que é, provavelmente, uma mudança metaplásica para inflamação crônica grave.

As aurículas de gatos com pigmentação clara cronicamente expostas à luz ultravioleta (UV) estão propensas ao desenvolvimentos de carcinoma de célula escamosa (descrito posteriormente no capítulo; ver também o Capítulo 17). A luz de UVB resulta em transformação celular das células epiteliais, o que produz uma população clonal de células epiteliais escamosas neoplásicas.

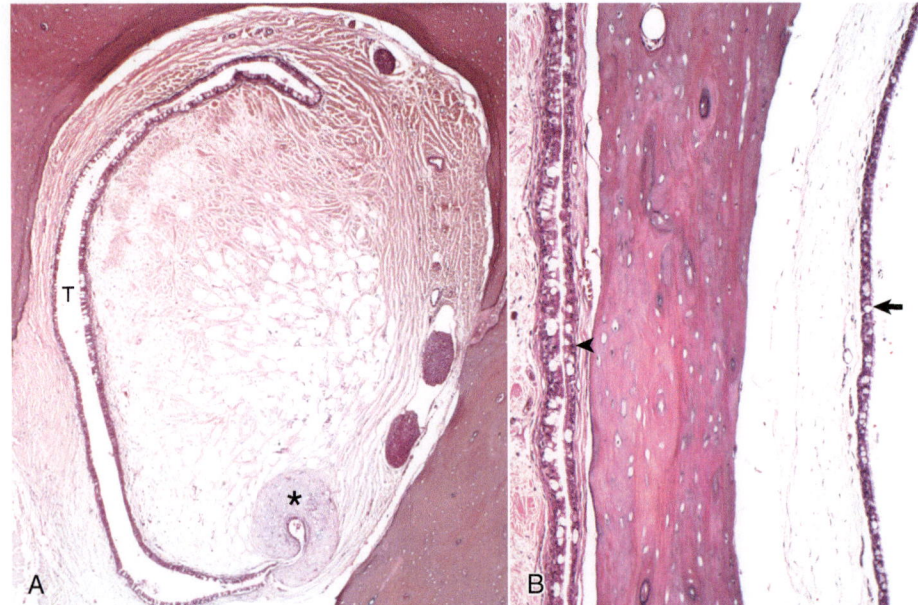

Figura 20-20 Secção Histológica da Mucosa da Tuba Auditiva, Gato. A, Abertura rostral da tuba auditiva. A tuba auditiva (*T*) em secção transversal é tipicamente na forma C. A cartilagem em forma de vírgula (*asterisco*) fornece suporte estrutural às partes da tuba auditiva. O epitélio da mucosa é composto por epitélio pseudoestratificado colunar ciliado, mesclado com células caliciformes e células epiteliais não ciliadas. Coloração por HE. **B,** Secção transversal através da bula timpânica e da tuba auditiva. O mucoperiósteo (*seta*) e a mucosa da tuba auditiva (*cabeça de seta*) são compostas por células epiteliais colunares ciliadas pseudoestratificadas, mescladas com células caliciformes e células basais. Este epitélio é contíguo com a mucosa nasofaríngea. Coloração por HE. (Cortesia de Dr. B.L. Njaa, Center for Veterinary Health Sciences, Oklahoma State University.)

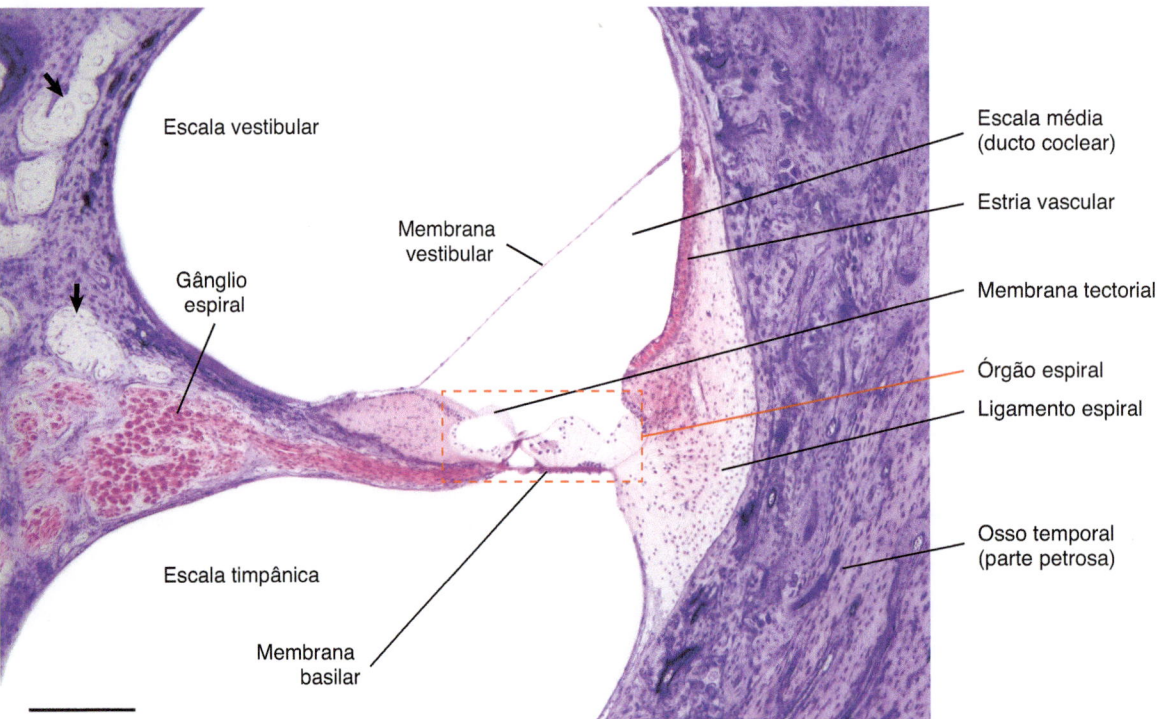

Figura 20-21 Estrutura da Cóclea, Giro Basal da Cóclea, Gato. As escalas vestibular e timpânica são preenchidas com perilinfa e representam o labirinto ósseo da cóclea. O ducto coclear é o labirinto membranoso da cóclea, derivado da vesícula ótica e preenchido com endolinfa. O órgão em espiral é destacado (*retângulo vermelho tracejado*). Coloração por HE; incorporado em celoidina; descalcificação lenta por EDTA. *Setas,* Resíduos do núcleo ósseo do osso temporal petroso que resultam de núcleos de cartilagem durante a formação do osso. (Cortesia G. Pagonis, Massachusetts Eye and Ear Infirmary.)

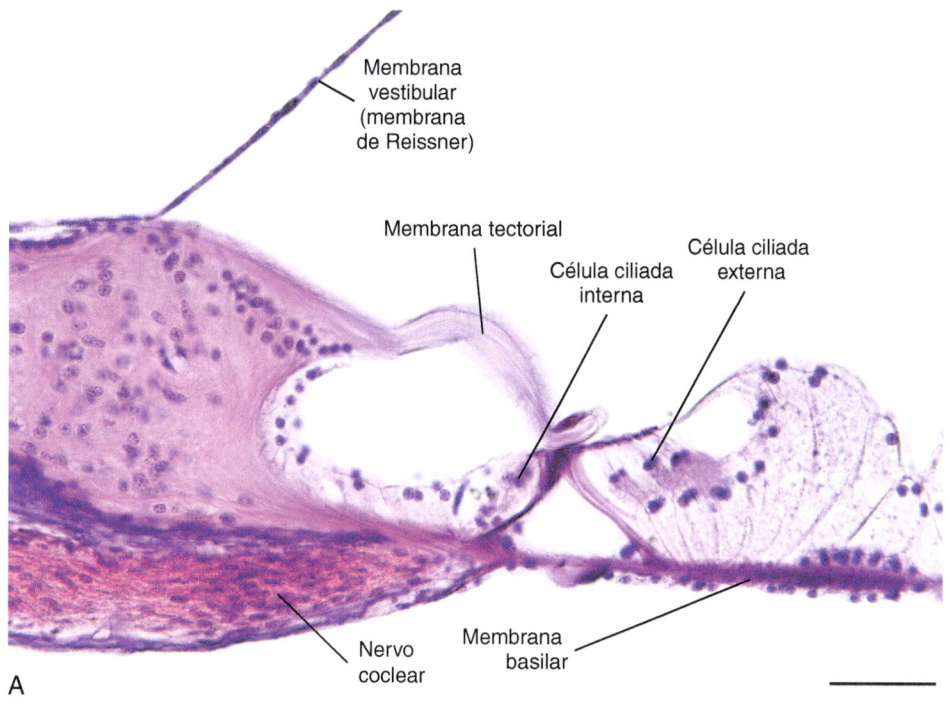

Membrana
vestibular
(membrana
de Reissner)

Membrana tectorial

Célula ciliada
interna

Célula ciliada
externa

Nervo
coclear

Membrana
basilar

A

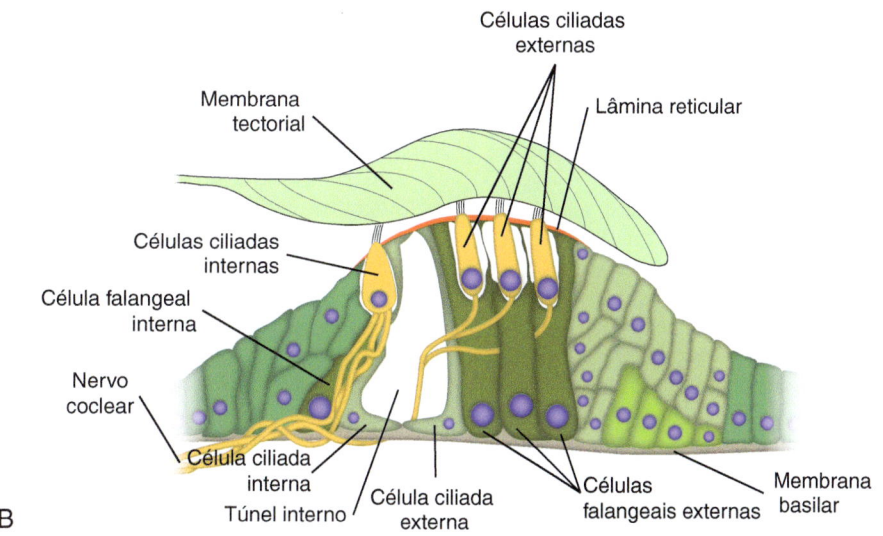

Células ciliadas
externas

Membrana
tectorial

Lâmina reticular

Células ciliadas
internas

Célula falangeal
interna

Nervo
coclear

Célula ciliada
interna

Túnel interno

Célula ciliada
externa

Células
falangeais externas

Membrana
basilar

B

Figura 20-22 **Órgão Espiral (Órgão de Corti), Gato. A,** Maior ampliação do órgão espiral na Figura 20-21. Coloração por HE; incorporado em celoidina; descalcificação lenta por EDTA. **B,** Diagrama esquemático do órgão espiral descrevendo três fileiras de células ciliadas externas e uma única fileira de células ciliadas internas. As células ciliadas internas e externas são apoiadas por células falangeais internas e externas, respectivamente, que são ancoradas à membrana basal. As células pilares formam um túnel triangular interior e servem como um fulcro. As ondas fluidas viajam na escala vestibular e resultam no desvio da membrana basilar. Esta estrutura resulta em desvio dos estereocílios apicais das células ciliadas. O nervo associado termina na borda basolateral das células ciliadas e conduz a deflexão mecânica na detecção do som. (**A** Cortesia G. Pagonis, Massachusetts Eye and Ear Infirmary. **B** Cortesia Dr. B.L. Njaa, Center for Veterinary Health Sciences, Oklahoma State University; e Dr. J.F. Zachary, College of Veterinary Medicine, University of Illinois.)

Orelha Média

Miringite

A inflamação da membrana timpânica é chamada de *miringite* e é mais comumente causada pela infecção bacteriana da orelha média ou externa (Fig. 20-39, *B*). Macroscopicamente, a membrana timpânica pode ser congestionada, hemorrágica ou espessa, resultando em opacidade. Microscopicamente, a membrana timpânica tem todas as características da inflamação aguda e, se a causa incitante não estiver resolvida, resulta na inflamação crônica (Capítulo 3). A miringite

prolongada e severa pode resultar em perfuração da membrana timpânica e impedir a sua reparação.

Reparação da Membrana Timpânica

A membrana timpânica é regionalmente bastante vascularizada e possui uma interface aérea ao longo de cada superfície. Pode ser perfurada por lesão traumática, exposições repentinas à altas pressões, enzimas degradativas e pressões de inflamação aguda e crônica, infestação crônicas de ácaros e neoplasmas. Único à membrana timpânica,

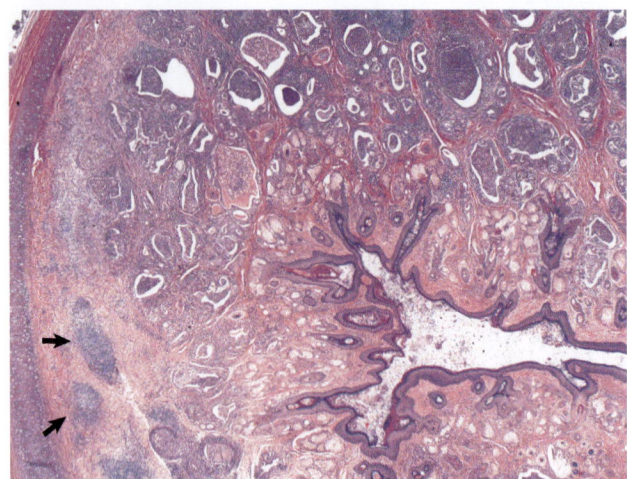

Figura 20-23 Otite Externa, Meato Acústico Externo, Cão. Nesta secção histológica a derme contém números aumentados de glândulas ceruminosas que são dilatadas e preenchidas com células inflamatórias, tipicamente neutrófilos, macrófagos, linfócitos e plasmócitos. Estas células inflamatórias também estão presentes na derme perianexial. Os agregados linfoides formam nódulos (setas) na derme profunda perto dos anéis cartilaginosos do meato acústico externo. A epiderme sobrejacente é de suave a moderadamente espessa (acantose). O diâmetro luminal foi acentuadamente reduzido, o que pode agravar ainda mais o problema da otite externa. Coloração por HE. (Cortesia Dr. B.L. Njaa, Center for Veterinary Health Sciences, Oklahoma State University.)

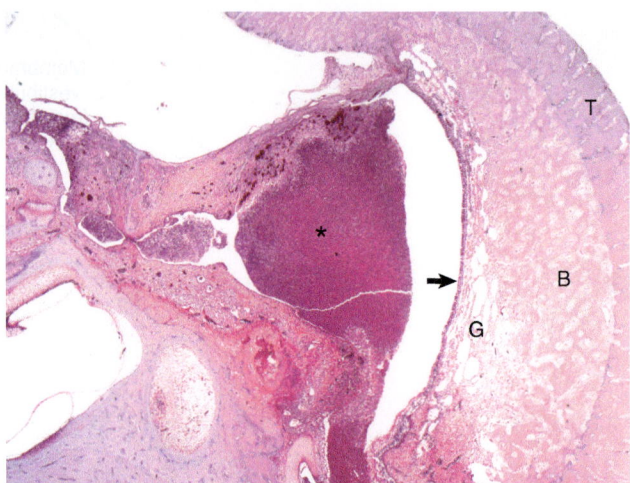

Figura 20-24 Otite Média Crônica com Proliferação Óssea, Cobaia. A cavidade timpânica é parcialmente preenchida com exsudato supurativo (asterisco, centro da imagem). A bula timpânica está espessada, epitélio da mucosa hiperplásica (seta). O mucoperiósteo está espessado pelo tecido de granulação (G), que se sobrepõe à formação de novas proliferações ósseas (O) em resposta à inflamação crônica. Tintorialmente, a bula timpânica (T) é a área azul escura ao longo da margem direita da imagem. Coloração por HE. (Cortesia de Dr. B.L. Njaa, Center for Veterinary Health Sciences, Oklahoma State University.)

e provavelmente relacionado com sua função, é a sua capacidade inerente de cicatrizar rapidamente enquanto mantém sua estrutura fina durante a cicatrização por meio de um processo chamado *migração epitelial*. Diferentemente da maioria dos outros tecidos, nos quais o tecido de granulação forma e atravessa o defeito, seguido de reepitelização, a membrana timpânica fecha o defeito primeiro com células epiteliais migratórias, para então ativar uma resposta do tecido de granulação que fecha a parte mesenquimal da membrana timpânica.

Dentro de minutos a horas da perfuração inicial, o tecido prejudicado na borda da perfuração inicia uma resposta inflamatória aguda. Algumas horas depois, as células epiteliais proliferam inicialmente ao longo do anel e da margem do manúbrio, correspondendo a áreas nas quais o suprimento sanguíneo é a mais proeminente e onde se acredita residirem as células-tronco epiteliais do tímpano. O epitélio que prolifera avança em direção à perfuração usando a queratina como um arcabouço para inicialmente ligar e reepitelizar o defeito. Como este epitélio está migrando através do defeito, o tecido de granulação se forma na borda interna da membrana perfurada. Ancorada no epitélio que inicialmente fecha a perfuração, a camada média e mesenquimal da membrana timpânica é corrigida por este tecido de granulação avançado. À medida que o tecido de granulação remodela à sua camada fina normal, a camada epitelial interna finalmente liga o defeito para completar o processo de cicatrização. Em um modelo animal experimental, as perfurações de 2,5 mm se curaram completamente 9 dias após a lesão.

Metaplasia de Célula Caliciforme e Limpeza Mucociliar Deficiente

Um mecanismo de defesa importante da orelha média é o aparelho mucociliar da tuba auditiva e a cavidade timpânica contígua. A otite média crônica causa uma diminuição no número de células ciliadas (atrofia ciliar) na mucosa da tuba auditiva. Os estudos em gatos determinam que neutrófilo lisado (provavelmente composto de enzimas degradativas), ou lipopolissacarídeo, não reduziu significativamente o número de células ciliadas na tuba auditiva, mas a obstrução de tuba

auditiva e, provavelmente, o aumento da pressão na orelha média resultaram em uma redução dramática no número de células epiteliais ciliadas. No mesmo estudo houve um aumento marcado no número total de células caliciformes no mucoperiósteo da orelha média. Foi suposto que a obstrução da tuba auditiva elevou a pressão parcial do dióxido de carbônico (pCO_2) na camada de muco da mucosa, desencadeando as células-tronco da mucosa para se diferenciarem em células caliciformes, em vez de ciliadas. A viscoelasticidade do muco produzido por estas células caliciformes foi maior do que o normal e resultou em uma redução marcada da liberação mucociliar da orelha média, contribuindo mais adiante provavelmente para a obstrução da tuba auditiva, o aumento da pressão na orelha média e a metaplasia de células ciliadas em células caliciformes.

Metaplasia Óssea da Bula Timpânica

Em infecções da orelha média causadas por microrganismos, os mediadores da inflamação aguda e crônica, como citocinas e enzimas degradativas, podem resultar na proliferação periosteal excessiva do novo osso e no engrossamento da parede da bula timpânica (Fig. 20-24; Capítulo 16). A bula pode ficar macroscopicamente distorcida e, caracteristicamente, o volume do lúmen diminuir. A inflamação também pode contribuir para a lise óssea. Nos casos mais severos, o osso proliferativo possui compartimentos medulares que contêm a medula óssea.

Formação de Pólipos Inflamatórios Auriculares

Os pólipos inflamatórios auriculares serão discutidos adiante, mas supõe-se que representam respostas tanto inflamatórias quanto hiperplásicas à lesão induzida pela otite média. A inflamação aguda da orelha média resulta na expansão rápida do mucoperiósteo por edema, congestão e células inflamatórias agudas (Capítulo 3); a inflamação crônica resulta na expansão mucoperiosteal caracterizada por agregados de células inflamatórias crônicas e tecido de granulação (Capítulo 3). Esta expansão também pode resultar na formação de massas polipóides por um mecanismo indeterminado. Em seguida, estas massas resultam na doença clínica referente a onde exercem o seu maior efeito. Os pólipos que envolvem a tuba auditiva e a nasofaringe podem resultar em disfagia e dispneia, enquanto aqueles que envolvem a membrana timpânica e meato acústico externo resultam em sinais da otite externa.

Síndrome de Horner/Síndrome de Pourfour du Petit

As fibras nervosas pós-ganglionares simpáticas seguem a carótida interna que passa pela fissura tímpano-occipital e entra no canal carótico medial à bula timpânica. Estes axônios inervam o músculo liso da bainha periorbital, conhecido como músculo orbital, que estende grupos de fibras musculares à base da terceira pálpebra, bem como ambas as pálpebras superiores e inferiores. Atualmente, é debatido se os ramos destes nervos pós-ganglionares simpáticos percorrem a orelha média. Acredita-se que a otite média em cães e gatos induz a lesão destes axônios, resultando em sinais de desenervação ao olho que inclui miose, enoftalmia, abertura palpebral estreita, protrusão da terceira pálpebra e vasodilatação periférica da pele da face no lado afetado. Esta constelação de sinais é coletivamente denominada síndrome de Horner. De maneira interessante, e relacionada com uma trajetória anatômica diferente, a otite média em animais de fazenda e cavalos não afetam de mesmo modo estas fibras simpáticas.

A irritação das fibras pós-ganglionares simpáticas pode, menos frequentemente, resultar em hiperexcitabilidade ou hiperirritabilidade. Isto é mais comumente relatado em gatos que tiveram suas orelhas examinadas, amostradas e lavadas enquanto sob anestesia. Os sinais clínicos incluem midríase, exoftalmia, alargamento da abertura palpebral e pele fria da face. Em todos os casos relatados, os sinais clínicos resolveram-se espontaneamente. Esta síndrome de hiperirritabilidade é o oposto da síndrome de Horner, e é referida por alguns como *síndrome de Pourfour du Petit*.

Orelha Interna
Degeneração/Morte das Células Sensoriais

Dentro do órgão espiral (órgão de Corti) estão as células ciliadas sensoriais internas e externas, assim como neurônios do gânglio espiral. As células ciliadas sensoriais são as mais vulneráveis a lesão. O dano às células sensoriais ou ganglionares resulta na função prejudicada que muitas vezes é permanente. Se a causa é labirintite, perda auditiva induzida pelo ruído (nível de pressão sonora 85-dB ou superior), ototoxinas químicas ou a desordem pouco compreendida chamada *presbiacusia* (isto é, perda auditiva relacionada com idade), as células ciliadas sensoriais são alvo e sofrem degeneração ou morte, resutando em deficiência auditiva. Explosões de ruídos intensos geram desarranjo ou quebra dos estereocílios apicais, enquanto a exposição contínua ao ruído prejudicial resulta em morte da célula ciliada.

Dano à Cadeia Ossicular Auditiva

A otite média crônica pode potencialmente resultar em perda auditiva condutiva, danificando os ossículos auditivos. A exposição crônica a infecções, toxinas bacterianas ou fúngicas e enzimas degradativas da inflamação podem resultar em lise óssea. Ossos extremamente líticos podem desenvolver fraturas patológicas. Adicionalmente, a inflamação crônica pode resultar na fibrose, que pode restringir o movimento dos ossículos. Finalmente, a inflamação crônica pode danificar as articulações dos ossículos, prejudicando, assim, a transmissão de vibrações.

Envelhecimento

A senescência tem muitas manifestações e a perda auditiva neurossensorial é uma característica comum do envelhecimento. *Presbiacusia* é o termo usado para a perda auditiva relacionada com o envelhecimento (ARHL), que é o resultado de modificações sensoriais e neurais que envolvem o órgão espiral associado aos neurônios cocleares, bem como de disfunção no nível do córtex auditivo. As características morfológicas da presbiacusia confirmadas com audiometria incluem a perda

de células ciliadas internas e externas, a perda de células de suporte, acumulação de lipofuscina em células ciliadas remanescentes e células de suporte, perda de neurônios cocleares, atrofia da estria vascular e atrofia do ligamento espiral. Estas características histológicas têm sido observadas em gatos e roedores estudados como animais modelos da perda de audição relacionada com a idade em seres humanos e em coleções de ossos temporais humanas.

Os mecanismos que fundamentam as características morfológicas da perda auditiva relacionada com a idade são numerosos, mas alguns serão discutidos. *KL* é o gene supressor do envelhecimento que codifica para Klotho, uma proteína envolvida com a homeostase do cálcio e localizada na proximidade imediata com o co-transportador Na-K-Cl nas células da estria vascular. Este gene participa da regulação dos componentes iônicos da endolinfa. A estria vascular tem miríades de mitocôndrias e células marginais. As mitocôndrias são importantes para a energia necessária, e as células marginais têm uma alta densidade apical de canais de potássio e bombas, coletivamente funcionando para manter o potencial endococlear. Ambas são reduzidas na perda auditiva relacionada com o envelhecimento. Finalmente, os fibrócitos senescentes podem resultar em perda da integridade estrutural do órgão espiral e na redução da elasticidade mecânica da membrana basilar da cóclea, assim como em perda auditiva relacionada com a idade.

Portas de Entrada/Caminhos de Propagação

Os portais da entrada na orelha estão listados no Quadro 20-2.

Orelha externa
Extensão do Ambiente Externo

A extensão do ambiente externo é uma porta de entrada comum na orelha externa. Como o meato acústico externo se estreita gradualmente, sua forma de funil está favorável à direção de materiais estranhos, fômites, parasitas e/ou microrganismos infecciosos para a orelha externa e em direção à membrana timpânica do orelha média. Além disso, o seu ambiente potencialmente úmido pode favorecer a colonização da pele por microrganismos patogênicos (Tabela 20-1). Embora a dermatite possa afetar qualquer parte da derme, incluindo a orelha externa, ocasionalmente, o envolvimento da orelha é uma característica importante usada para chegar a um diagnóstico definitivo.

Disseminação Hematogênica

A disseminação hematogênica é um portal da entrada na orelha externa. Acredita-se que as septicemias e/ou tipos específicos de viremias contribuam para o desenvolvimento da doença da orelha externa. A

Quadro 20-2	Portas de Entrada na Orelha

ORELHA EXTERNA
Extensão do ambiente externo (meato acústico)
Disseminação hematogênica
Extensão da orelha média

ORELHA MÉDIA
Extensão por meio de perfuração da membrana timpânica
Ascensão da tuba auditiva
Extensão por degeneração da articulação temporo-hioide
Extensão por erosão através da bula timpânica
Migração ao longo das vias vasculares ou neurais

ORELHA INTERNA
Extensão da orelha média
Disseminação hematogênica
Migração ao longo das vias vasculares ou neurais

Tabela 20-1	Fatores de Predisposição e Causas Primárias de Otite Externa
Fatores de predisposição	**Resultados**
Conformação	Meato acústico externo estenótico
	Excesso de pelos dentro do meato externo
	Pina pendular
Umidade excessiva	Orelha de nadador
	Clima de alta umidade
Produção excessiva de cerume	Glândulas hiperativas
Efeitos do tratamento	Trauma por tratamento com swabs
	Irritação por produtos tópicos
	Alteração de microbiota normal
Doença obstrutiva da orelha	Neoplasmas
	Pólipos
	Granulomas
Doença sistêmica	Supressão imune
	Doença viral
	Debilitação
	Estados catabólicos
Causas Primárias	**Resultados**
Parasitas	Carrapatos, ácaros, nematoides
Reações de hipersensibilidade	Dermatite atópica
	Hipersensibilidade alimentar
	Hipersensibilidade por contato
	Reações medicamentosas
Desordens de queratinização	Seborreia idiopática primária
	Doenças endócrinas
	Desequilíbrios hormonais sexuais
	Condições relacionadas com os lipídios
Corpos estranhos	Plantas (especialmente Rabo de Raposa)
	Pelo
	Areia, pó
	Secreções endurecidas, medicamentos
Desordens glandulares	Hiperplasia das glândulas seruminosas
	Hiperplasia ou hipoplasia das glândulas sebáceas
	Taxa de secreção alterada
	Tipos alterados de secreções
Doenças autoimunes	Lúpus eritematoso
	Pênfigo foliáceo
	Pênfigo vulgar
	Pênfigo eritematoso
Doenças vasculares	Doença por aglutininas a frio
	Dermatite solar
	Queimadura de frio
	Vasculite
	Celulite juvenil
	Condrite auricular
Causas secundárias	**Resultados**
Bactérias	*Staphylococcus* spp.
	Proteus spp.
	Pseudomonas spp.
	Escherichia coli
	Klebsiella spp.
Fungos	*Malassezia* spp.
	Candida albicans

Modificada de Griffin CE, Kwochka KW, MacDonald JM: Otitis externa and media. Em *Current veterinary dermatology: the art and science of therapy*, St. Louis, 1993, Mosby; and Scott DW, Miller WH, Griffin CE: *Muller & Kirk's small animal dermatology*, ed 6, Philadelphia, 2001, WB Saunders.

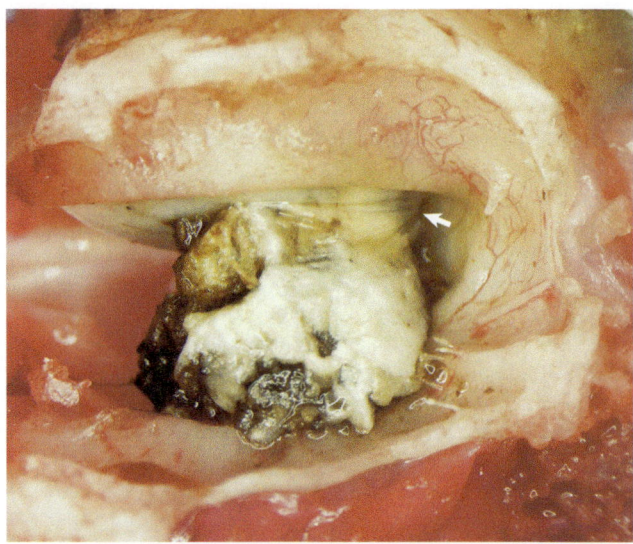

Figura 20-25 Membrana Timpânica Rompida, Cão. Um grande agregado de cerume cresce através de um rasgo na parte caudal da parte tensa entre o manúbrio do martelo e o anel timpânico ósseo caudal na cavidade timpânica. A ponta enrugada da parte tensa rasgada pode ser vista *(seta)*. Não houve evidência de otite média, e provavelmente o rasgo foi agudo. Um adenoma na glândula ceruminosa foi identificado na parte horizontal do meato acústico externo não associado à membrana timpânica, causando a obstrução completa. (Cortesia de Dr. B.L. Njaa, Center for Veterinary Health Sciences, Oklahoma State University.)

otite externa, assim como, possivelmente, a surdez, tem sido atribuída ao vírus da cinomose canina, mas não está claro se o vírus é uma causa primária ou um dos vários fatores que resultam em doença ótica. Em um animal com septicemia, as bactérias circulantes têm o potencial de aderir ao endotélio dos leitos capilares da derme, colonizar o endotélio e propagar-se aos tecidos adjacentes (Capítulo 4).

Extensão da Orelha Média

A extensão da orelha média é outra porta de entrada para a orelha externa, especialmente em cavalier king charles spaniels com a otite média secretora primária. Na otite média secretora primária, a orelha externa não é afetada, a menos que a membrana timpânica esteja rompida e resíduos mucoides se espalhem no meato acústico externo. Porém, tem sido sugerido que esta raça possa ter insuficiência subjacente das mucosas da orelha média, predispondo estes spaniels a disfunção da tuba auditiva e, assim, a otite média, resultando em ruptura da membrana timpânica.

Orelha Média

Extensão Através da Perfuração da Membrana Timpânica

A extensão da orelha externa através de uma membrana timpânica perfurada é uma porta de entrada na orelha média (Fig. 20-25). Em cães com a otite crônica externa, a otite média secundária pode ocorrer em até 80% dos cães afetados. No momento do diagnóstico clínico, a membrana timpânica está muitas vezes intacta, embora alguns estudos relatem perfurações em mais de 40% de casos com otite externa e otite média simultânea. Com base nos resultados de estudos bacteriológicos, nota-se que uma maioria de cães com otite externa simultânea e média têm diferentes bactérias isoladas de cada compartimento. Assim, é pouco nítido se a porta de entrada na otite média envolve perfuração da membrana timpânica e a propagação da otite externa na orelha média, com a cura subsequente da membrana timpânica, ou se a otite média resulta de bactérias precedendo uma tuba auditiva que mal funciona. Múltiplos estudos envolvem o mecanismo posterior (ver a seguir). Em gatos, um estudo recente determinou que a otite média raramente associada a otite externa simultânea e a membrana timpânica permaneceu intacta.

Ascensão da Tuba Auditiva

A ascensão da tuba auditiva é uma porta da entrada na orelha média. Parece que a disfunção da tuba auditiva é um precursor necessário do desenvolvimento da otite média e provavelmente resulta em liberação deficiente das efusões da orelha média e períodos prolongados da pressão negativa dentro da cavidade timpânica. A disfunção pode estar relacionada com a deficiência da abertura da tuba auditiva na faringe durante a deglutição, quando a equalização da pressão ocorre, ou pode ser relativa a alterações da limpeza mucociliar facilitadas por células epiteliais que revestem a tuba. Qualquer que seja o mecanismo, parece que os microrganismos podem usar esta porta para alcançar a orelha média. A disfunção da tuba auditiva é o mecanismo suposto para muitos casos de otite média em gatos e leitões.

Extensão por Degeneração da Articulação Temporo-Hióide

A extensão direta na orelha média pode ocorrer da degeneração da articulação temporo-hióide e da liberação de microrganismos. Ver a discussão sobre o osteoartropatia temporo-hióidea na seção Distúrbios dos Equinos.

Extensão por Erosão Através da Bula Timpânica

A erosão através das bulas timpânicas é uma rara porta de entrada para a orelha média. Os processos neoplásicos, como carcinomas de células escamosas orais, linfossarcoma regional ou compressão local por um abcesso, podem resultar em remodelação óssea, bem como lise óssea, com a extensão subsequente para a orelha média.

Migração ao Longo de Vias Vasculares ou Neurais

Os ramos da artéria auricular caudal e o nervo facial atravessam dentro da orelha média e têm o potencial para servir como caminhos de propagação de microrganismos e neoplasmas do orelha média à cavidade craniana ou vice-versa. (Lembre-se que o nervo facial comunica-se diretamente com a orelha média pelos forames no canal facial. Consulte a seção anterior em Músculos e Nervos da Orelha Média.) Este processo migratório provavelmente ocorre por meio da matriz extracelular das artérias e nervos (Capítulos 3, 10 e 14) e via transporte axonal anterógrado em nervos (Capítulo 14). Como um exemplo, há relatos de tumores da bainha do nervo craniano (Capítulo 14) no cérebro migrando ao longo dos ramos do nervo facial e dos nervos vestibulococlear e entrando na orelha média através do meato acústico interno.

Orelha Interna

Extensão da Orelha Média

A extensão da orelha média é uma porta de entrada para a orelha interna; assim, a otite interna ou labirintite é naturalmente considerada como resultado da extensão direta de uma infecção da orelha média. A porta mais provável é a janela coclear. Tendo como base estudos em gatos, a permeabilidade da janela coclear membranosa é aumentada por elementos (sódio) e macromoléculas (albumina tritiada) durante os casos leves de otite média experimentalmente induzida. A penetração pela janela vestibular é menos provável por causa do sindesmose anular que é formado entre a parte petrosa do osso temporal e o estribo (Fig. 20-26). Embora a otite média possa ser diagnosticada em isolamento, a otite interna é raramente diagnosticada sem a otite média simultânea.

Disseminação Hematogênica

A entrada pela disseminação hematogênica ocorre na orelha interna (ver a discussão anterior sobre a orelha média na seção Portas de Entrada/Caminhos de Propagação para detalhes).

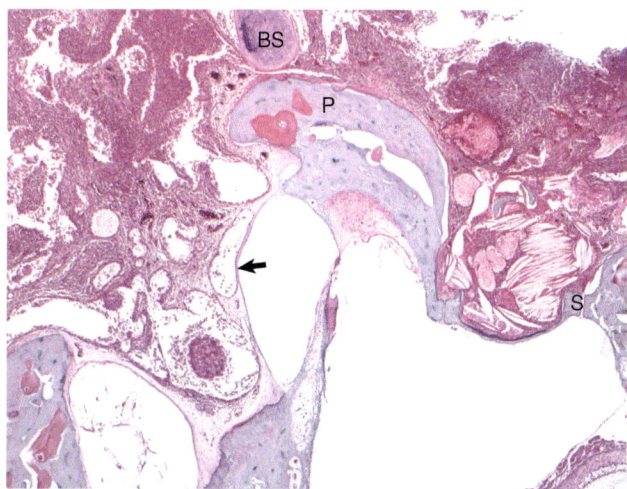

Figura 20-26 Otite Média Crônica, Gato. Secção histológica da orelha média, parte petrosa do osso temporal através da janela coclear redonda e janela vestibular oval com o estribo *in situ*. A sindesmose formada entre o osso da janela vestibular da parte petrosa do osso temporal e estribo parece impedir a otite média de se estender pela orelha interna. Por outro lado, a cobertura membranosa da janela coclear está infiltrada por células inflamatórias. Durante os episódios de otite média, a permeabilidade desta membrana é aumentada. A otite interna foi diagnosticada neste gato (não representado nesta imagem). Na parte superior da imagem está a ponta da bula do septo (*BS*) adjacente à parte petrosa do osso temporal, indicação anatômica de que vem de um gato. *Seta*, membrana da janela coclear; *P*, promontório; *E*, borda do estribo. Coloração por HE. (Cortesia de Dr. B. L. Njaa, Center for Veterinary Health Sciences, Oklahoma State University.)

Migração ao longo de Vias Vasculares ou Neurais

A migração ao longo de vias vasculares ou neurais como uma porta de entrada ocorre na orelha interna (ver a discussão anterior sobre a orelha média na seção Portas de Entrada/Caminhos de Propagação para detalhes).

Mecanismos de Defesa/Sistemas de Barreira

Os mecanismos de defesa da orelha estão listados no Quadro 20-3.

Orelha externa

Defesas Tegumentares

Os mecanismos de defesa da pele são discutidos nos Capítulos 3, 4 e 17.

Migração Epitelial

A migração de células epiteliais cornificadas à periferia da membrana timpânica e para a epiderme do meato acústico externo constantemente substitui a camada epidérmica estéril da membrana timpânica. A migração epitelial é, assim, um importante meio de manutenção da espessura da membrana timpânica, da liberação de resíduos e possivelmente microrganismos e parasitas da membrana timpânica e do meato acústico externo, e da conservação da sensibilidade vibratória. As alterações neste padrão migratório epitelial podem resultar ou ser a causa da doença da orelha externa ou média. Como discutido anteriormente, a migração epitelial é também o método pelo qual as perfurações da membrana timpânica são reparadas.

Anexos e Cerume

O cerume é uma emulsão oleosa que cobre e protege o tegumento do meato acústico externo. Suas propriedades naturalmente hidrofóbicas formam uma barreira importante para a entrada da umidade excessiva nas células epidérmicas ou derme subjacente. Em orelhas normais de cães, o cerume é feito de células escamosas superficiais descamadas

---

ORELHA EXTERNA
Defesas tegumentares
Migração epitelial
Barreira de cerume e acidez
Imunoglobulinas do cerume
Organismos comensais
Defesa estrutural do meato acústico externo ósseo

ORELHA MÉDIA
Aparelho mucociliar
Surfactante
Tecido linfoide associado à tuba auditiva
Microrganismos comensais

ORELHA INTERNA
Defesa estrutural da parte petrosa do osso temporal
Reflexo acústico

misturadas com secreções de glândulas ceruminosas e sebáceas. Há um alto conteúdo de lipídios no cerume composto de lipídios neutros. Em orelhas com otite, o cerume se altera porque as glândulas ceruminosas são tipicamente mais numerosas e ativas durante os períodos da inflamação e, assim, contribuem mais para o conteúdo do cerume (Fig. 20-25). Uma consequência é uma diminuição no conteúdo de lipídio, uma redução em hidrofobicidade e a deficiência de uma barreira natural.

O cerume em orelhas com otite se torna mais ácido que a normal, que se acreditava afetar o crescimento bacteriano. Este resultado se deve à grande contribuição das glândulas ceruminosas durante os períodos de inflamação de orelha externa. O pH do meato acústico externo é variável em cães, variando de 4,6 a 7,2. Durante os períodos de inflamação o pH médio em otite aguda externa pode diminuir, enquanto que o pH médio em otite crônica externa tende a aumentar. As consequências mecânicas destas modificações são mal-compreendidas.

Foram identificadas as imunoglobulinas A, G, e M (IgA, IgG e IgM) no cerume canino; entretanto, a imunoglobulina predominante é IgG. Acredita-se que este alto nível de IgG está relacionado com a transudação do soro na orelha externa inflamada. As lisozimas e interleucinas também foram identificadas no cerume e fornecem uma função antimicrobiana.

Organismos Comensais
Uma mistura de bactérias e levedura normalmente ocupam o meato acústico externo. Várias espécies de microrganismos "potencialmente patogênicos" têm sido cultivadas nas orelhas externas de cães sem evidência da doença. Eles incluem *Bacillus* spp., *Corynebacterium spp.*, *Escherichia coli*, *Micrococcus spp.*, *Staphylococcus* spp., *Streptococcus* spp., e organismos de leveduras, mais comumente *Malassezia spp.* Raramente, o *Pseudomonas spp.* e o *Proteus* spp. têm sido isolados. Baseado em um único estudo com cavalos, o *Corynebacterium spp.* e o *Staphylococcus intermedius* foram isolados de orelhas normais. Presumivelmente, estes organismos vivem simbioticamente, e os mecanismos de defesa limitam ou previnem a proliferação de uma monocultura. Porém, o espectro de microrganimos cultivado de orelhas externas doentes reflete estreitamente esta lista.

Meato Acústico Externo Ósseo
O comprimento e o diâmetro da porção óssea do meato acústico externo são altamente variáveis entre espécies e fornecem um mecanismo único de defesa estrutural. Os animais com porções ósseas mais longas e estreitas têm cavidades timpânicas e membranas timpânicas que são melhores protegidas do que aquelas com porções ósseas mais curtas.

Orelha Média
Aparelho Mucociliar
Várias porções da orelha média são revestidas pelo epitélio semelhante ao encontrado na nasofaringe. Uma combinação de células caliciformes e epiteliais colunares ciliadas estendem-se pela tuba auditiva na cavidade timpânica. Ver os Capítulos 4 e 9 com a discussão do aparelho mucociliar.

Surfactante
O surfactante no pulmão há muito tempo tem sido reconhecido por seu papel central na redução da tensão superficial em alvéolos, permitindo-lhes se expandir e encolher normalmente durante a inspiração e a expiração, respectivamente (Capítulo 9). Ainda assim, recentemente tem sido mostrado que o surfactante tem outros papéis, em especial na função da tuba auditiva. O surfactante é uma mistura complexa composta de 90% de lipídios e fosfolípidos e de 10% de proteína surfactante, designadas proteína A do surfactante (SP-A), SP-B, SP-C e SP-D. Células epiteliais cuboidais que revestem a tuba auditiva são a fonte de surfactante e contêm grânulos secretores apicais equivalentes aos que são vistos nos pneumócitos do tipo II do pulmão. Uma diferença importante entre os surfactantes pulmonar e da tuba auditiva é o índice de fosfatidilcolina a esfingomielina. O surfactante pulmonar tem um índice de 67 para 1, enquanto o da tuba auditiva tem um índice de 2 a 1. Esta diferença dramática no teor fosfolípidico do surfactante da tuba auditiva é refletido em uma capacidade reduzida de modificar a tensão superficial.

A proteína surfactante mais abundante no pulmão é SP-B, uma proteína fortemente hidrofóbica com a alta atividade superficial. Entretanto, o surfactante da tuba auditiva tem uma escassez de SP-B e relativa abundância de SP-A e SP-D, duas proteínas surfactantes fortemente hidrofílicas. Esta diferença pode indicar uma função diferente do surfactante de tuba auditiva, designadamente, atuando como um agente de lançamento e antiadesivo em vez de uma substância modificadora da tensão superficial. As propriedades antiadesivas facilitariam abrir a tuba auditiva.

As proteínas surfactantes são colectinas que apresentam dois domínios: (1) uma metade de lectina que se liga à superfície de substâncias e organismos estranhos e (2) um domínio colagenoso que funciona como um ligante para fagocitose e ativação de complemento (Capítulos 3, 4 e 5). Finalmente, acredita-se que o surfactante desempenhe um papel protetor contra radicais livres pela terminação precoce da propagação de radical livre e protegendo contra a lesão oxidativa. A bolsa de ligações lipídicas nas proteínas surfactantes podem impedir os radicais livres de se propagarem.

Tecido Linfoide Associado à Tuba Auditiva (ATALT)
Dorsal à abertura da tuba auditiva está um agregado do tecido linfoide. Em seres humanos, cavalos e roedores, este agregado é chamado de *tonsila tubária*. Os relatos prévios determinaram que cães e gatos não têm tonsilas tubárias distintas. O tecido linfoide na nasofaringe pode proliferar e tornar-se localmente proeminente em resposta à inflamação ou à infecção.

Microrganismos Comensais
As microbiotas residentes na orelha média são semelhantes a microrganismos encontrados na nasofaringe e na orelha externa. Incluem bactérias aeróbicas e anaeróbicas e leveduras em pequenos números. *Staphylococcus* spp., *Streptococcus* spp., *E. coli*, *Branhamella spp.*, *Bordetella bronchiseptica*, *Enterococcus spp.*, e *Bacillus* spp. foram isolados da orelha média de cães normais. *Clostridium perfringens* também têm sido isolados de cavidades timpânicas de cães normais.

Orelha Interna
Parte Petrosa do Osso Temporal

Titulado como o osso mais duro no corpo, a parte petrosa do osso temporal é o labirinto ósseo que reveste e protege o labirinto membranoso existente dentro. O osso espesso e extremamente denso garante máxima proteção às porções sensoriais da orelha interna. Além disso, a sua posição dorsomedial no corpo, abaixo do meato acústico externo, proporciona um dos lugares mais protegidos no corpo.

Reflexo Acústico

A contração reflexiva dos músculos tensor do tímpano e estapédios em resposta ao barulho alto e prejudicial funciona para proteger as partes sensoriais delicadas da orelha interna, amortencendo a condutância do som. A contração do tensor do tímpano puxa o martelo rostralmente e aplica a tensão à membrana timpânica. O músculo estapédio aplica tensão ao estribo em uma direção dorsocaudal em relação ao músculo tensor do tímpano, paralelo ao eixo longo da janela vestibular e perpendicular à direção que o estribo oscila na janela vestibular.

Distúrbios dos Animais Domésticos

Anomalias do Desenvolvimento da Orelha Externa
Agenesia/Aplasia Auricular

A agenesia/aplasia auricular (também conhecida como anotia) tem sido relatada em ovelhas, gado e um cão. As elevações auriculares ou cumes do primeiro e segundo arcos branquiais (faríngeos), que normalmente interagem para formar a aurícula e a primeira ranhura ou fissura que, em geral, forma-se entre os dois arcos, tornando-se o meato acústico externo, falham ao interagir adequadamente durante o desenvolvimento embrionário. Este fracasso em se desenvolver normalmente resulta em anotia e uma falta no meato acústico externo. Isto pode se manifestar como uma lesão unilateral ou bilateral. Em ovelhas, a agenesia auricular tem sido associada a surdez, assim como outras anomalias congênitas.

Hipoplasia Auricular

A hipoplasia auricular (também conhecida como microtia) é uma característica normal de certas raças de animais. As aurículas são o que distingue a La Mancha de outras raças de cabra. O comprimento da orelha em cabras é herdado como um traço dominante incompleto. Dois fenótipos auriculares existem na raça La Mancha: "orelhas pregueadas" e "orelhas de elfo". As cabras com orelhas pregueadas têm orelhas micróticas que possuem pouca ou nenhuma cartilagem auricular e se dobram dorsalmente ou ventralmente. As cabras de La Mancha com orelhas de elfo têm aurículas micróticas que são maiores do que as orelhas pregueadas, com até 5 cm de comprimento, e a cartilagem auricular distorcida que dobra (Fig. 20-27, A) tanto para cima quanto para baixo.

Os gatos Scottish Fold possuem orelhas ligeiramente micróticas com uma característica da cartilagem auricular para a frente ou rostralmente dobradas. Os gatos com esta simples característica hereditariamente autossômica dominante têm aurículas não afetadas no nascimento, mas a dobra da aurícula começa a se desenvolver com 3 a 4 semanas de idade. Acredita-se que a cartilagem defeituosa seja o problema principal nestes gatos, pelo qual ambas cartilagens auriculares se desenvolvem anormalmente ou sem elasticidade, sucumbindo às forças gravitacionais. Presumivelmente, os gatos Scottish Fold dos dias atuais são descendentes de um único gato Scottish fêmea que tinha uma mutação espontânea do alelo da orelha dobrada (Fd). Acredita-se também que todos os gatos Scottish Fold com o fenótipo da orelha dobrada têm formas leves (heterozigóticas) ou severas (homozigóticas) da osteocondrodisplasia dos seus membros distais e caudas. O modo da herança desta anormalidade esquelética é considerado o dominante incompleto.

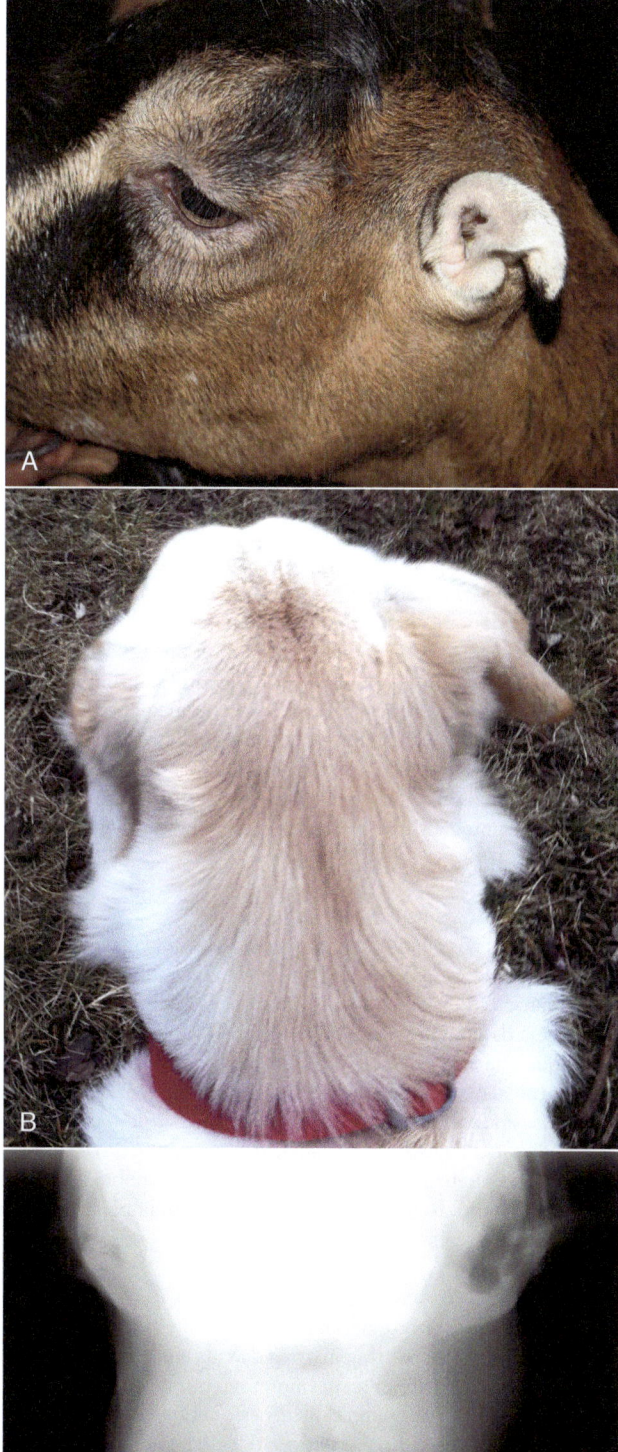

Figura 20-27 Orelhas Micróticas e Deformadas, Cabra e Cão. A, Cabra La Mancha. As orelhas de elfo são uma de dois fenótipos auriculares de raça padrão aceito para o registro de cabrinos La Mancha. **B,** Cão Labrador Retriever. A aurícula esquerda é menor que a direita e sempre foi. O cão é surdo em consequência do desenvolvimento prejudicado da orelha. **C,** Radiografia do mesmo cão que está em **B**. O meato acústico externo esquerdo, orelha média e a bula são muito pequenos e subdesenvolvidos quando comparados ao lado direito. (**A** Cortesia Dr. M. Smith, College of Veterinary Medicine, Cornell University. **B** e **C** Cortesia Dr. T. Lykins, Pet Pro, e Sra T. Maxey, proprietária.)

A microtia unilateral foi relatada pela primeira vez em 1950, envolvendo seis porcos de abate na Dinamarca. As aurículas afetadas foram um terço do seu tamanho normal e houve atresia tanto das porções ósseas quanto das cartilaginosas do meato externo. Além disso, a cavidade timpânica foi mal-desenvolvida, com ausência completa de membranas timpânicas e ossículos auditivos. Os espécimes nunca foram examinados histologicamente. Outras espécies, como cães, podem ser afetadas esporadicamente (Fig. 20-27, *B*).

Agenesia/Aplasia Auricular

As malformações pré-auriculares (marcas, cistos, cavidades, lesões e seios) são um grupo de desordens relacionado com o desenvolvimento de tecidos moles que ocorre rostral à aurícula. As marcas pré-auriculares são crescimentos pediculados da pele que não contêm componentes ósseos, cartilaginosos ou cisticos e não se comunicam com a orelha externa ou média. As malformações restantes muitas vezes possuem uma abertura rostral à aurícula, contígua com um trato do seio que se desloca sob a pele e segue ao lado da cartilagem do meato acústico externo. Estas últimas malformações são revestidas por células epiteliais escamosas, que podem resultar em formação de cistos cheios de resíduos da célula escamosa ou, se infeccionado por microrganismos, podem resultar em abcessos e, com a ruptura, fascite (celulite).

As malformações pré-auriculares devem ser diferenciadas de cistos branquiais que surgem no desenvolvimento da primeira fenda branquial. As malformações da fenda estão intimamente associadas a outras estruturas que podem desenvolver normalmente das fendas e arcos como o meato acústico externo, membrana timpânica e nervo facial. Os animais com malformações pré-auriculares ou de fendas devem ser examinados por anomalias congênitas que afetam outros sistemas orgânicos.

Orelhas Cortadas ou Talhadas

As orelhas cortadas ou talhadas foram uma deformidade identificada em um grupo de gado Highland, afetando 45 de 46 descendentes de um reprodutor. A herança foi determinada como de incompleta dominância de um único gene autossômico. Outras anomalias auriculares que têm sido relatadas, principalmente em ovelhas, incluem poliotia (presença de mais de uma aurícula), macrotia (aurículas alargadas), sinotia (fusão de aurículas) e aurículas deslocadas (otia heterotópica). Um único caso relatado de um cruzamento de bezerro Friesian com epiteliogênese imperfeita tinha uma orelha deformada pelo enrolamento de suas margens laterais seguida pela fusão das superfícies, após serem aproximadas.

Atresia do Meato Acústico Externo

O meato acústico externo é normalmente evidente com uma abertura muito estreita durante os primeiros dias da vida em animais altriciais, mas é mais amplamente evidente no momento do nascimento em animais precociais.[2] Por exemplo, além deste período neonatal inicial, a atresia do meato acústico externo é relatada como congênita ou secundária ao trauma (Fig. 20-28). Quando congênita, ocorre em animais como um único defeito ou com outras anormalidades congênitas como anotia, microtia, hipoplasia da orelha média, malformação ossicular auditiva ou agenesia, agenesia de musculatura ossicular, posicionamento anormal do nervo facial, hidrocéfalo e hipoplasia do palato mole. O meato acústico externo surge da primeira fenda branquial ou ranhura e as desordens de seu desenvolvimento embrionário resultam em atresia congênita. A atresia tem sido descrita em todas as espécies tipicamente abrangidas neste texto.

---

[2]*Altricial* se refere a animais que são indefesos no nascimento e necessitam de maior cuidado parental (isto é, filhotes de cachorros e gatos). *Precocial* se refere a animais que são prontamente ativos após o nascimento (isto é, bezerros, cordeiros, cabritos, potros e leitões).

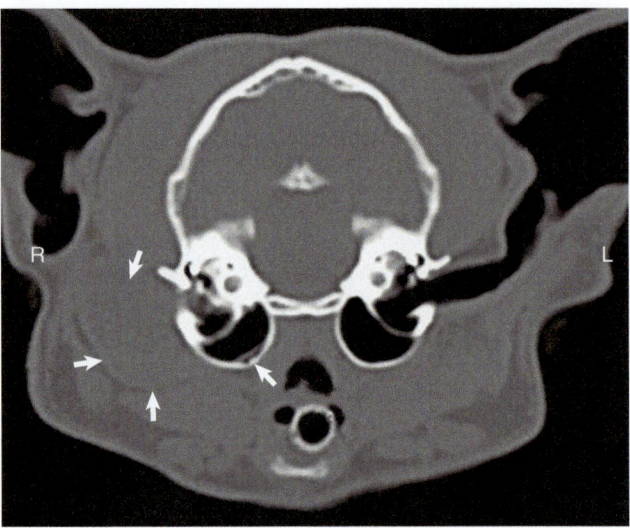

Figura 20-28 Atresia Congênita Unilateral do Meato Acústico Externo, Orelha Direita, Gato. A tomografia computadorizada axial da cabeça do gato demonstrando substituição do canal horizontal direito por um círculo hipodenso, material de fluido atenuado bem-discriminado imediatamente localizado na lateral da bula timpânica direita, delineadas pelas sólidas setas brancas. As setas brancas ilustram o material de tecido mole acumulado na porção dependente da bula. *E*, Lado esquerdo; *D*, lado direito. (Com permissão de *J Feline Med Surg* 11:864-868, 2009.)

Estenose do Meato Acústico Externo (Hipotireoidismo Congênito)

Os meatos acústicos externos estenóticos podem ocorrer em toy fox terriers que desenvolvem bócio causado por uma mutação *nonsense* autossômica recessiva e completamente penetrante do gene da peroxidase, resultando em disormonogênese e hipotireoidismo congênito. Clinicamente, os filhotes de cachorros são letárgicos, não andam e são capazes de ouvir normalmente.

Um hipotireoidismo congênito e a síndrome de dismaturidade com múltiplas anormalidades músculoesqueléticas congênitas têm sido descritas em potros no oeste do Canadá. Além da frouxidão do tendão e modificações ósseas, alguns potros têm orelhas frouxas que provavelmente são causadas por defeitos congênitos na formação da cartilagem auricular. O meato acústico externo, a orelha média ou as anormalidades da orelha interna nunca foram investigadas em potros afetados por esta síndrome.

Ortognatia

Ortognatia, uma boca acessória rudimentar encontrada na base do pavilhão auricular, é uma condição incomum relatada em ovelhas e bovinos. Este orifício acessório é tanto em fundo de saco quanto contíguo com a faringe, revestido por uma membrana mucosa que pode conter dentes rudimentares, ossos parecidos com mandíbula e extensões laterais da língua. Tanto a ortognatia unilateral quanto a bilateral foram relatadas. Embriologicamente, a primeira bolsa branquial (origem endodérmica) entra em contato com a primeira fenda branquial (origem ectodérmica), eventualmente afinando para formar uma membrana, que normalmente se torna a membrana timpânica. Em ortognatia, durante o desenvolvimento, esta membrana entre a primeira fenda faríngea em desenvolvimento e a primeira bolsa faríngea, rompe-se e forma uma fístula persistente. Os cistos dentígeros, mais comumente relatados em cavalos e descritos posteriormente, podem ter uma origem embrionária semelhante.

Inflamação da Orelha Externa

Otite Externa

A otite externa é raramente uma condição primária, mas é originária da interação de fatores predisponentes, causas primárias e causas secundárias (Tabela 20-1). Fatores predisponentes, como conformação, fenótipo auricular, a raça e a umidade de orelha externa, atuam como fatores de risco inerentes para o desenvolvimento da otite externa, mas não são diretamente a causa. As causas primárias, como ectoparasitas, defeitos de queratinização, corpos estranhos, reações de hipersensibilidade e desordens sistêmicas imunomediadas que afetam o tegumento, podem iniciar uma inflamação do meato acústico externo. Os fatores secundários, como infecções bacterianas e fúngicas, tendem a intensificar a reação inflamatória e a gravidade subsequente da otite externa.

Os cães são os mais severamente afetados e, por isso, mais examinados. As causas primárias mais comuns incluem dermatite atópica, reações adversas à comida, ectoparasitas e corpos estranhos. Estima-se que o predomínio da otite externa em cães seja de 15% a 20,4%, o que é muito mais alto do que o predomínio previsto de 4% em gatos. As longas infecções crônicas das orelhas externas, que têm respostas excessivas de cicatrização com fibrose extensa, remodelação da cartilagem e metaplasia óssea para-auricular, podem dificultar ou tornar quase impossível um eventual retorno à estrutura e à função normais.

Macroscopicamente, a otite externa pode incluir a secreção da orelha (também conhecido como otorreia), hemorragia da orelha (também conhecido como otorragia) e a dor provocada ao apalpar a orelha (também conhecido como otodinia ou otalgia). As aurículas tendem a estar vermelhas, quentes e edematosas (Fig. 17-15) devido ao aumento da congestão de vasos sanguíneos dérmicos (Fig. 20-29). Com a cronicidade, a epiderme pode ficar espessa e bocelada, assim como hiperpigmentada. A cartilagem auricular, normalmente flexível, pode se modificar por fibrose ou metaplasia óssea e ficar mais rígida. As orelhas afetadas mais severamente podem desenvolver estenose adquirida do meato acústico externo. Esta característica é um importante fator de perpetuação que promove episódios recorrentes de otite externa e previne a resolução satisfatória.

Microscopicamente, muitas das modificações já foram discutidas. A derme inicialmente se torna mais espessa por causa do edema seguido de exsudação e infiltração por células inflamatórias. Inicialmente, os neutrófilos predominam, e, mais tarde, com mais inflamação crônica, os macrófagos são proeminentes, misturados com linfócitos e plasmócitos. A formação de múltiplos agregados linfoides não é incomum (Fig. 20-25). Os anexos transformam-se de uma população de glândulas sebáceas inicialmente dominante em uma superabundância de glândulas ceruminosas que tendem a ser grandes, ectásicas e infiltrados por células inflamatórias. A epiderme suprajacente é caracteristicamente tanto hiperplásica quanto hiperqueratótica, embora possa ser multifocalmente erodida ou ulcerada em episódios agudos. Todo este espessamento resulta em uma redução do diâmetro luminal do meato acústico externo.

Em orelhas cronicamente afetadas, as faixas largas de tecido conjuntivo fibroso e denso substituem os anexos dérmicos. A falta de glândulas ceruminosas e sebáceas resulta na ausência da produção de cerume. Sem esta barreira natural, tipicamente hidrofóbica, a superfície epidérmica é perpetuamente hiperplásica e hiperqueratótica. A hidrofobicidade reduzida resulta em uma maior quantidade de umidade, o que cria, superficialmente, um maior edema intercelular (Fig. 17-15) da epiderme. A cartilagem pode sofrer modificações metaplásicas, resultando na formação de nódulos cartilaginosos, ou, mais comumente, na ocorrência de metaplasia óssea. O efeito líquido é uma redução permanente e grave do diâmetro luminal do meato acústico externo.

Clinicamente, os animais afetados apresentam uma tendência maior de coçar suas orelhas ou chacoalhar as cabeças incessantemente. A otite externa se associa frequentemente a um corrimento aural malcheiroso ou otiasma (alternativamente, otorreia miasmática).[3] Em geral, os animais apresentam relutância em permitir o exame das orelhas afetadas. Para aqueles animais que são afetados cronicamente, os sinais da doença da orelha média e interna podem se desenvolver.

Trauma Vascular da Orelha Externa

Infarto

O dano vascular à aurícula ocorre em todas as espécies de animais domésticos e resulta em respostas variando desde a necrose da ponta da orelha até a descamação de toda a aurícula. Muitas causas, como septicemia bacteriana, vasculite imunomediada, queimadura pelo frio e toxinas, prejudicam e ativam o endotélio, as plaquetas e a cascata de coagulação, muitas vezes resultando em trombose vascular. Em porcos, a salmonelose septicêmica e suas endotoxinas podem prejudicar o endotélio vascular, resultando em trombose de pequenos vasos e infarto de tecido da ponta de orelha e do rabo (Capítulo 2). As orelhas inicialmente são vermelho-escuras a preto-púrpura, dolorosas, logo tornam-se secas (gangrena seca), crostosas e, consequentemente, descamam-se. Em gatos com a peritonite infecciosa felina (FIP), presume-se que em cães da raça pastor alemão com vasculopatia familiar (padrão de herança autossômica recessiva), e em reações medicamentosas, especialmente reações de vacina, a vasculite mediada por imunocomplexo (hipersensibilidade do tipo III) tem o potencial para causar vasculites sistêmica ou cutânea de extremidades como as orelhas, rabos, e potencialmente, pés. As reduções severas de temperatura ambiente em animais recém-nascidos ou animais mal-protegidos podem resultar em queimadura pelo frio. Nestes casos, o sangue é desviado das extremidades para conservar a temperatura do corpo central, e extremidades mal-perfundidas, como orelhas, rabos, pés e nariz são comprometidos. Os tecidos afetados demonstram uma linha clara de demarcação entre o tecido que morreu ou se tornou infartado como resultado da circulação inadequada e o tecido que conservou a circulação adequada. O tecido morto escurece, é frio ao toque e fica seco por gangrena seca (Fig. 20-30). As toxinas pré-formadas ingeridas, como alcaloides da ergotamina, causam vasoconstrição, o que resulta em comprometimento vascular, infarto e descamação das extremidades.

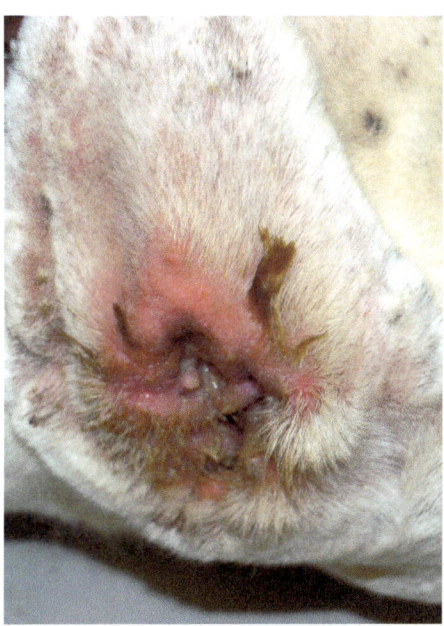

Figura 20-29 Otite Externa, Cão. A aurícula está espessada, avermelhada e dolorosa (otalgia) com otorreia evidente e suspeita de otomiasma. (Cortesia Dr. W.H. Miller, College of Veterinary Medicine, Cornell University.)

---

[3]*Otomiasma* é um termo proposto para otorreia com mau cheiro, derivada de dois radicais: *oto* de orelha e *miasma* de odores nocivos de matéria orgânica pútrida.

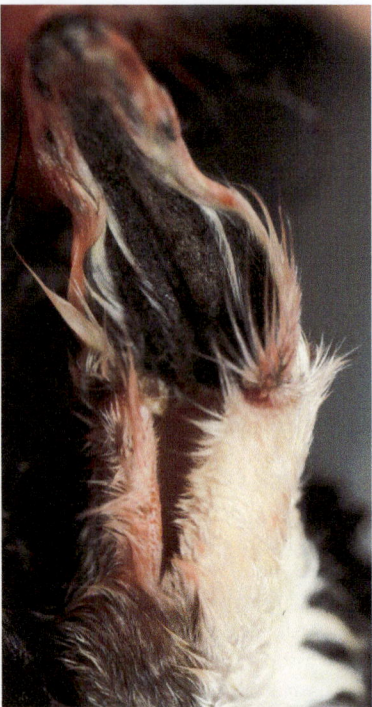

Figura 20-30 **Infarto Auricular, Queimadura por Frio, Cabra.** Observe que a metadedistal (superior) da orelha tem a gangrena seca pela queimadura por frio. (Cortesia Dr. B.L. Njaa, Center for Veterinary Health Sciences, Oklahoma State University.)

Hematomas

Os animais com doença crônica da orelha externa ou média, muitas vezes, respondem clinicamente ao desconforto, balançando contínua e energicamente suas cabeças. Esta ação aplica forças severas de cisalhamento (trauma) nos vasos sanguíneos e cartilagem auricular nas laterais e nas pontas das aurículas. A cartilagem auricular é uma placa de cartilagem elástica que normalmente contém perfurações por meio das quais os vasos sanguíneos passam entre as superfícies convexas e côncavas do pavilhão. O trauma repetitivo resulta em fraturas da cartilagem auricular, muito provavelmente nessas áreas da perfuração. Pode-se presumir que as bordas afiadas da cartilagem fraturada e as forças de cisalhamento resultam em laceração dos vasos sanguíneos associados. A hemorragia desses vasos sanguíneos auriculares rompidos é a gênese de hematomas auriculares com a coleções de sangue tanto intracondrial quanto subparacondrialmente.

Os hematomas auriculares são mais comuns em cães, porcos e gatos, mas têm sido relatados em ovelhas, cabras, uma vaca e um potro. As aurículas afetadas são marcadamente inchadas, mais evidentes na superfície côncava, quentes, hiperêmicas, dolorosas, pesadas e tendem a se inclinar (Fig. 20-31, A). Os cães de raças grandes, em particular, golden retrievers e labradores retrievers, e cães de meia-idade ou mais velhos com a doença de orelha são propensos a desenvolver hematomas auriculares. Se não tratados, os hematomas eventualmente cicatrizam-se por fibrose, resultando em uma aurícula muito firme e dura, engrossada e permanentemente malformada. Quando aberta, a cavidade que se forma é preenchida do sangue coagulado e uma malha de fibrina (Fig. 20-31, B). As modificações microscópicas tipicamente incluem fraturas e divisão de cartilagem, errosão da cartilagem, tecido de granulação e hemorragia.

Doenças Parasitárias da Orelha Externa

Numerosos ectoparasitas parasitam ou infestam animais selvagens e domésticos, incluindo ácaros, carrapatos e nemátodos. A maioria afeta seus hospedeiros infestando várias partes do sistema tegumentar (Capítulo 17). Uma pequena proporção destes organismos infesta preferencialmente a orelha. As reações variam da irritação mínima à deformidade

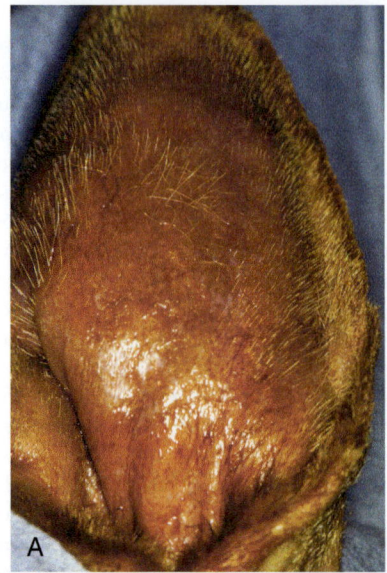

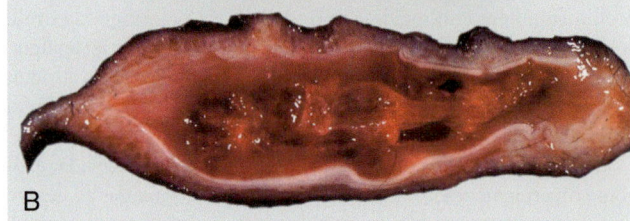

Figura 20-31 **Hematoma Auricular, Cão. A,** Aurícula esquerda. A superfície côncava auricular tornou-se convexa devido à expansão do tecido conjuntivo subjacente por misturas de sangue e fibrina. **B,** Aurícula, secção transversal. As partes da cartilagem auricular estão presentes em ambos os lados da cavidade. Dentro da cavidade estão abundantes filamentos de fibrina eosinofílica mais claros mesclados com coágulos de sangue vermelho mais escuros e mais espessos. (**A** Cortesia Dr. M.C. Rochat, Center of Veterinary Health Sciences, Oklahoma State University. **B** Cortesia de Dr. D.D. Harrington, School of Veterinary Medicine, Purdue University; e Noah' s Arkive, College of Veterinary Medicine, The University of Georgia.)

macroscópica. As infecções da orelha externa podem ser isoladas ou se estender às orelhas médias e internas. Os sinais clínicos são prototípicos, incluindo agitação da cabeça, contrações repetidas da orelha, prurido excessivo da orelha e traumatização da aurícula e da base da orelha.

Infestação de Ácaros na Orelha (Otoacaríase)

Os ácaros são classificados como escavadores ou não escavadores. Muitas espécies, como *Sarcoptes spp.* (Fig. 17-54) e *Demodex spp.*, podem causar lesões mais generalizadas com o possível envolvimento da orelha. Contudo, há poucos ácaros que passam muito ou todo do seu ciclo de vida dentro da porção côncava da aurícula ou no meato acústico externo.

Octodectes Cynotis. O *Octodectes cynotis* infesta o meato acústico externo de gatos domésticos e selvagens, cães e, ocasionalmente, ruminantes. A principal rota de infestação é da mãe para sua prole. Outras rotas de propagação incluem pentes, escovas, roupa de cama ou outros acessórios de higiene contaminados. São ácaros não escavadores e se alimentam de cerúmen, queratina e lipídeos. Esses ácaros são uma causa primária importante da otite externa, que se desenvolve em até 50% dos gatos e 10% dos cães. Eles causam irritação por meio de mecanismos ainda não muito bem-compreendidos. Produção abundante de cerúmen continua até que uma otorreia (exsudato) marrom-escura, cerosa e espessa obstrua o meato acústico externo. As aurículas são, com frequência, alopecias e apresentam "feridas de coceira" devido ao trauma formado em resposta a intenso prurido. Essas áreas também podem se tornar infectadas secundariamente por bactérias. A epiderme tem acantose com hiperqueratose paraqueratótica e crostas que contêm ácaros e detritos de ácaros misturados com cerúmen. Um número pequeno a moderado de linfócitos e macrófagos infiltra a derme e a hipoderme. Glândulas ceruminosas são tipicamente hipertrofiadas e hiperplásicas e podem conter detritos celulares e neutrófilos.

Apesar da maioria dos gatos estar infestada, uma minoria manifesta doença clínica, provavelmente devido à exposição prévia enquanto eram filhotes e ao desenvolvimento de reações de hipersensibilidade do tipo imediato e de Arthus.

Notoedres Cati. O *Notoedres cati* é essencialmente um patógeno de gatos, mas pode infestar cães, raposas, coelhos e, raramente, humanos. As infestações normalmente são restritas às aurículas, cabeça, face, pescoço e ombros. A infestação produz alopecia, prurido, crosta espessa e escoriação do pavilhão rostral conforme a fêmea do ácaro se aloja no estrato córneo e ocasionalmente penetra folículos pilosos e glândulas sebáceas. Lesões microscópicas incluem hiperplasia epidérmica e espongiose com dermatite eosinofílica perivascular e crostas.

Espécies Raillietia. *Raillietia spp.* de ácaros é mais comum em bovinos, búfalos e caprinos de quase todos os continentes. O gado normalmente é parasitado por *Raillietia auris*, enquanto o ácaro que infesta orelhas de caprinos é o *Raillietia caprae*. *Raillietia flechtmanni* é encontrado nas orelhas de búfalos e bovinos. Esses ácaros com frequência passam despercebidos devido ao seu tamanho pequeno e sua tendência de residir no fundo do meato acústico externo adjacente à membrana timpânica, e eles normalmente não causam doença clínica. Quando clinicamente aparente, há, com frequência, um tampão espesso de cerúmen e detritos, com supuração variável, atrás do qual os ácaros residem. Adicionalmente, o meato acústico pode estar ulcerado. Os animais afetados raramente desenvolvem sinais do sistema nervoso central relacionados com intensas infestações que penetram a orelha média e interna. Otite externa é mais grave com infecção bacteriana simultânea ou se o hospedeiro também estiver infectado com *Rhabditis spp.* de nematoides. Em caprinos muitas vezes há infecções concomitantes como *R. caprae* e *Mycoplasma spp.* patogênico.

Psoroptes cuniculi. Otoacaríase psoróptica é geralmente causada por *Psoroptes cuniculi*, que infesta ovinos, caprinos, cervos, equinos, asnos, mulas e antílopes. Apesar de ser capaz de se alimentar de qualquer parte do animal, esse parasita prefere a orelha em caprinos, ovelhas e cavalos. Eles vivem na superfície, se alimentando de lipídeos, queratina, crostas e cerúmen. O prurido pode ser intenso e está relacionado com a irritação da superfície devido à infestação de ácaros e reações de hipersensibilidade, resultando em autotrauma da pele auricular e periauricular. Conforme descrito (Capítulo 17), lesões histológicas incluem dermatite eosinofílica perivascular que pode ser espongiótica, hiperplásica, hiperqueratótica ou exsudativa. Em caprinos afetados, é preciso ter cuidado para verificar se a infestação não é complicada por *Raillietia spp.*

Carrapatos

Carrapatos e doenças oriundas de carrapatos são classificados como algumas das restrições de saúde mais importantes da pecuária em muitas partes do mundo. Os carrapatos servem como vetores para a propagação da doença, afetam os parâmetros de produção, como ganho de peso ou produção de leite, podem causar anemia significativa, prejudicar a imunidade individual ou do rebanho e ser uma fonte de complicações ou irritação. Pontos de fixação e alimentação ocorrem em múltiplos lugares, mas muitas espécies de carrapatos têm partes preferidas. O que se segue é uma discussão de algumas espécies de carrapatos que se alimentam preferencialmente nas orelhas.

Espécies Rhipicephalus. O carrapato marrom de orelha, *Rhipicephalus appendiculatus*, é normalmente encontrado em países do sul e sudeste da África. Adultos se fixam principalmente na orelha de ruminantes domésticos e selvagens, enquanto larvas e ninfas se fixam nas orelhas, cabeça e pescoço da maioria das espécies de ruminantes, bem como em equinos, carnívoros e lebres. Os bovinos *Bos indicus* tornam-se bastante resistentes a infestações de carrapatos, mas bovinos *Bos taurus* exóticos podem ter perda de produção grave e dano na orelha significativo. O *R. appendiculatus* secreta proteínas em sua saliva, algumas das quais reagem com as enzimas do animal hospedeiro para formar um cone de alimentação rígido e outras têm atividade enzimática inerente. A proteína que forma o cone, chamada *cimento*, fornece uma âncora para alimentar carrapatos e pode interferir com a reação inflamatória robusta do animal hospedeiro. Orelhas afetadas podem variar de minimamente lesionadas a muito deformadas e, às vezes, podem parecer cortadas. Microscopicamente, nos locais de alimentação, neutrófilos predominam na derme imediatamente em torno da camada eosinofílica brilhante de cimento e também se misturam com macrófagos e um variável número de eosinófilos. A intoxicação por carrapatos marrom de orelha é uma condição pouquíssimo compreendida que ocorre em bovinos suscetíveis, possivelmente como resultado de toxinas da saliva dos carrapatos. Algumas toxinas oriundas da saliva têm efeito imunossupressor, apesar de o mecanismo exato não ser compreendido. Esses animais podem ter supressão das respostas imune adaptativas, perdendo a proteção contra outros patógenos ambientais que tenham encontrado e resistido anteriormente. Em alguns casos, a intoxicação por carrapato pode ser fatal.

Carrapato de Orelha da Costa do Golfo. Outro carrapato que preferencialmente infesta a orelha é geralmente chamado de carrapato da Costa do Golfo, ou carrapato de orelha da Costa do Golfo. O *Amblyomma maculatum* é nativo das Américas do Norte, Central e Sul. Na América do Norte, esse carrapato pode ser encontrado ao longo de toda a Costa do Golfo, adentrando os Estados Unidos até Oklahoma, Kansas e Arkansas, e ao longo da Costa Sul do Atlântico. Os carrapatos adultos se alimentam preferencialmente de bovinos, ovinos, equinos e mulas, fixando-se na orelha externa, mas também podem infestar cervos, gatos, raposas, cães e porcos. Infestações graves causam inflamação e inchaço auricular intensos e ainda podem ocasionar a destruição da cartilagem auricular, resultando em uma orelha caída ou troncha, chamada, em inglês, de "gotch ear"[4] (Fig. 20-32). O *A. maculatum* é um vetor experimental para transmissão de *Ehrlichia ruminantium*, o agente causador do hidropericárdio, mas não está relacionado com surtos no campo ocorridos na América do Norte. Também foi demonstrado que, nos estados da Flórida, Geórgia, Kentucky, Mississippi, Oklahoma e Carolina do Sul, o carrapato de orelha da Costa do Golfo pode servir de reservatório para *Rickettsia parkeri*.

Carrapato Espinhoso da Orelha. O *Otobius megnini, ou* "carrapato espinhoso da orelha", tem uma ampla variedade de hospedeiros, incluindo ungulados, ovinos, caprinos, bovinos, equinos, cães e seres humanos. Os adultos têm vida livre e não são parasitários, exceto nos estágios de larva e ninfa. As larvas recém-nascidas permanecem no ambiente até que subam em um hospedeiro ideal. Devido ao seu tamanho pequeno e à propensão para viver bem no fundo do meato acústico externo, as larvas raramente são identificadas nas orelhas dos hospedeiros. Conforme esses carrapatos mudam e amadurecem, alguns podem ser encontrados fixados ou se alimentando de sangue nas porções mais superficiais do meato acústico externo ou fixados à pele auricular (Fig. 20-33). Após vários meses se alimentando dentro ou sobre a orelha do hospedeiro, as ninfas deixam o hospedeiro em busca de lugares secos e protegidos onde podem se transformar em adultos. As lesões são atribuídas à sucção do sangue, que resulta em irritação local e otite

---

[4]"Gotch ear" é um termo coloquial de origem espanhola cunhado por vaqueiros e definido como um tipo de marca de orelha usado para identificar o gado que sofreu flexão severa da aurícula rostral, medial e ventral.

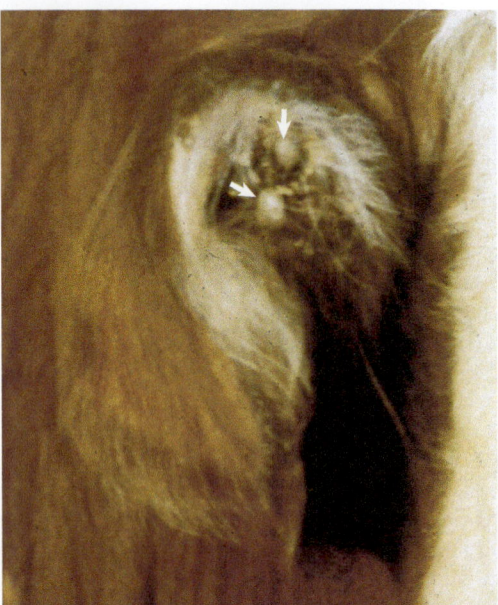

Figura 20-32 Orelha Troncha, Bovino. A orelha direita de uma vaca Hereford gravemente deformada devido à infestação de inúmeros carrapatos da Costa do Golfo, *Amblyomma maculatum*. Os corpos de vários carrapatos (*setas*) estão fixados na superfície côncava da aurícula desviada medialmente, ventralmente e rostralmente. (Cortesia Dr. J.A. Hair, Oklahoma State University.)

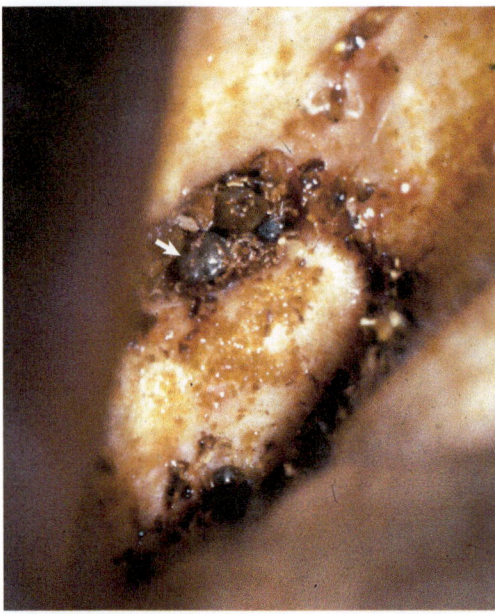

Figura 20-33 Carrapato Espinhoso da Orelha, Bovino. Dentro da superfície côncava da aurícula, no fundo, encontram-se vários *Otobius megnini*, ou carrapatos espinhosos de orelha (*seta*). O aumento da quantidade de exsudato ceruminoso marrom está associado a esses carrapatos. (Cortesia de Dr. J.A. Hair, Oklahoma State University.)

externa secundária. Conforme já descrito, reações locais nos pontos de alimentação incluem dermatite perivascular a intersticial repleta de neutrófilos e eosinófilos. Os animais infestados podem desenvolver sintomas clínicos relacionados com a sucção de sangue das ninfas e linfa da pele do meato acústico externo, como chacoalhar a cabeça e prurido.

Doenças Bacterianas da Orelha Externa
Dermatofilose (Estreptotricose)
A dermatofilose (também conhecida como estreptotricose) é causada pela *Dermatophilus congolensis* e é uma bactéria zoonótica da pele e

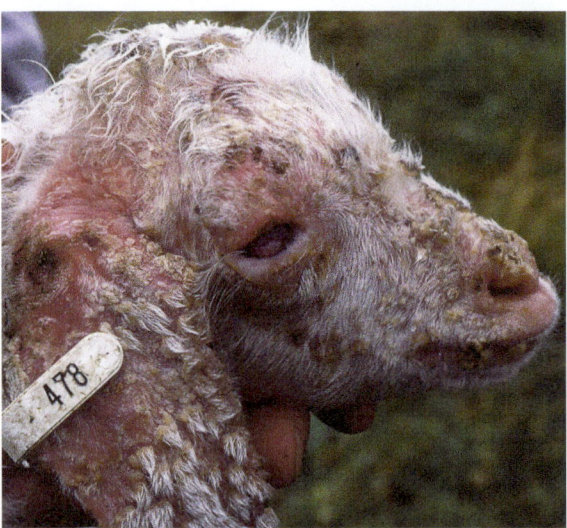

Figura 20-34 Dermatofilose Cutânea, Caprino. A pele auricular, bem como a do focinho, face e região periocular, está opacificada por uma grave dermatite exsudativa causada por *Dermatophilus congolensis*. (Cortesia de Dr. K.G. Thompson, Institute of Veterinary, Animal, and Biomedical Science, Massey University.)

mucosa do nariz, comissura dos lábios, membros distais ou proximais e orelhas, mas pode se proliferar praticamente em qualquer lugar do corpo. A bactéria prefere áreas úmidas e precisa que a integridade (ou seja, a barreira) da pele esteja prejudicada. Assim, a pele danificada por crostas e cascas no rosto e nas orelhas são locais de colonização por *D. congolensis* em animais mais jovens. *D. congolensis* é transmitida durante a amamentação da pele úmida e danificada da região inguinal de mães lactantes para as orelhas dos filhotes amamentados (Fig. 20-34). A colonização começa com a invasão de zoósporos flagelados que penetram a epiderme e alcançam o nível da membrana basal, no qual se transformam em estruturas filamentosas. Eles também penetram na derme e anexo folicular, incitando resposta neutrofílica proeminente. Essa inflamação aguda impede futuras invasões. No entanto, colônias bacterianas residuais conseguem penetrar a epiderme nascente e regenerada. Esse ciclo de crescimento bacteriano, inflamação e regeneração da epiderme resulta em crostas pustulares multilaminadas típicas de dermatofilose. Danos no sistema de barreira cutânea também podem ser causados por outras bactérias invasoras, fungos ou ectoparasitas, como, por exemplo, ácaros e carrapatos. Macroscopicamente, as lesões são caracterizadas por formação de crosta e dermatite exsudativa (Capítulo 17) com crostas espessas cobrindo a epiderme que está ulcerada e hemorrágica. Microscopicamente, as crostas são constituídas de camadas alternadas notáveis de hiperqueratose paraqueratótica, neutrófilos degenerados e necrose de coagulação, todas preenchidas com *D. congolensis*. Isso pode ser identificado pela estrutura filamentosa com septos transversos e longitudinais (Fig. 17-48).

Neoplasmas da Orelha Externa
Na maioria das vezes, neoplasia auricular é uma doença unilateral; envolvimento bilateral é raro. Tumores de glândulas sebáceas, histiocitomas, plasmocitomas e mastocitomas (Capítulo 6) são os tipos de neoplasmas auriculares mais comuns em cães. Tumores de glândulas sebáceas frequentemente são benignos, mas o diagnóstico de massas auriculares que se assemelham a glândulas sebáceas inclui hiperplasia das glândulas sebáceas, adenoma sebáceo, epitelioma sebáceo e, raramente, adenocarcinoma sebáceo. A diferenciação entre histiocitomas, plasmocitomas e mastocitomas requer biópsia cirúrgica (Capítulos 6 e 17) e exame histológico.

Em gatos, tricoblastomas, tumores vasculares e carcinomas de células escamosas são os tipos de neoplasmas auriculares mais comuns. Neoplasmas vasculares e carcinomas de células escamosas surgem em aurículas pouco pigmentadas de gatos expostos ao sol por períodos de tempo prolongados como resultado de luz UVB – transformação neoplásica induzida (Capítulo 6). Com carcinomas de células escamosas, as margens na base e as pontas das orelhas são mais frequentemente afetadas (Fig. 20-35). Entretanto, ambos também podem ocorrer dentro do meato acústico externo e cavidade e bula timpânicas. Macroscopicamente, são neoplasmas elevados, ulcerados e hemorrágicos. A evolução é com frequência uma combinação de invasão estromal local e invasão vascular concomitante, com metástase via vasos linfáticos regionais. Inicialmente, esses tumores podem sem erroneamente diagnosticados como lesões de dermatite exsudativa.

Neoplasmas do meato acústico externo em cães ou gatos são diagnosticados com pouca frequência, mas os tipos mais comuns incluem tumores de glândulas ceruminosas, tumores sebáceos e neoplasmas epiteliais de origem indeterminada. De fato, a maioria (85%) dos neoplasmas auriculares de felinos são malignos, em comparação com 60% dos neoplasmas auriculares de cães que também são malignos. Dentre esses, adenocarcinomas de glândula ceruminosa são os neoplasmas mais comuns diagnosticados no meato acústico externo de tanto de cães quanto de gatos. Normalmente, os animais afetados são os de meia-idade ou mais velhos.

Em cães, pode ser difícil diferenciar a hiperplasia de glândula ceruminosa e os adenomas de glândula ceruminosa. Adenomas são massas únicas ou múltiplas, pequenas, pedunculadas, irregulares e firmes. Essas massas podem se desenvolver secundariamente a ataques recorrentes de otite externa crônica, ou seu crescimento pode obstruir o meato acústico externo, resultando em otite externa secundária. Alguns anos atrás, especulou-se que a hiperplasia e adenomas de glândula ceruminosa precediam o desenvolvimento de tumores malignos de glândulas ceruminosas, mas essa conjectura nunca foi totalmente comprovada. Os adenocarcinomas de glândulas ceruminosas tendem a ser localmente invasivos e expansivos.

Em contrapartida, em gatos, adenocarcinomas de glândulas ceruminosas são diagnosticados com mais frequência do que adenomas, e são responsáveis por até 2% de todas os neoplasmas em felinos (Fig. 20-36, A). Tumores de glândulas ceruminosas diagnosticados em cães tendem a ser geralmente malignos. É comum serem localmente invasivos, e relatou-se que até 50% metastatizam para linfonodos regionais, pulmões ou vísceras sistêmicas. Há maior tendência de adenocarcinomas serem diagnosticados em gatos machos mais velhos.

Esses neoplasmas são capazes de crescer com facilidade entre áreas sobrepostas de cartilagem auricular se estendendo para dentro da derme periauricular e hipoderme (Fig. 20-36, B). Histologicamente, as células neoplásicas tendem a formar ácinos, pequenos ductos, estruturas tubulares irregulares ou pequenas aglomerações (Fig. 20-36, C). Células neoplásicas variam de tipicamente basaloides a baixo colunares com citoplasma intensamente basofílico. Os tamanhos dos núcleos e das células são variáveis, mas células neoplásicas podem ser bastante uniformes. A ocorrência e o número de figuras mitóticas são altamente variáveis. Há tendência de haver resposta desmoplásica muito proeminente ao tecido circundante. Grandes áreas de necrose não são incomuns.

A combinação de vários tumores de glândulas ceruminosas é raramente observada em cães. Como as glândulas seruminosas são glândulas apócrinas modificadas, elas são associadas a células mioepiteliais. De maneira incomum, tumores de glândulas ceruminosas podem apresentar metaplasia cartilaginosa ou óssea no tecido mioepitelial proliferado. A combinação de tumores de glândulas ceruminosas pode ser benigna (adenomas) ou maligna (adenocarcinomas).

Distúrbios Variados da Orelha Externa
Alopecia da Pina
A alopecia da pina ocorre como doença congênita em bovinos ou como doença adquirida em cães e gatos. Em bezerros Hereford Mocho, essa doença congênita começa no nascimento como uma doença alopécica do focinho, margens auriculares e base das orelhas. A análise da linhagem sugere que essa desordem é uma doença hereditária, mas

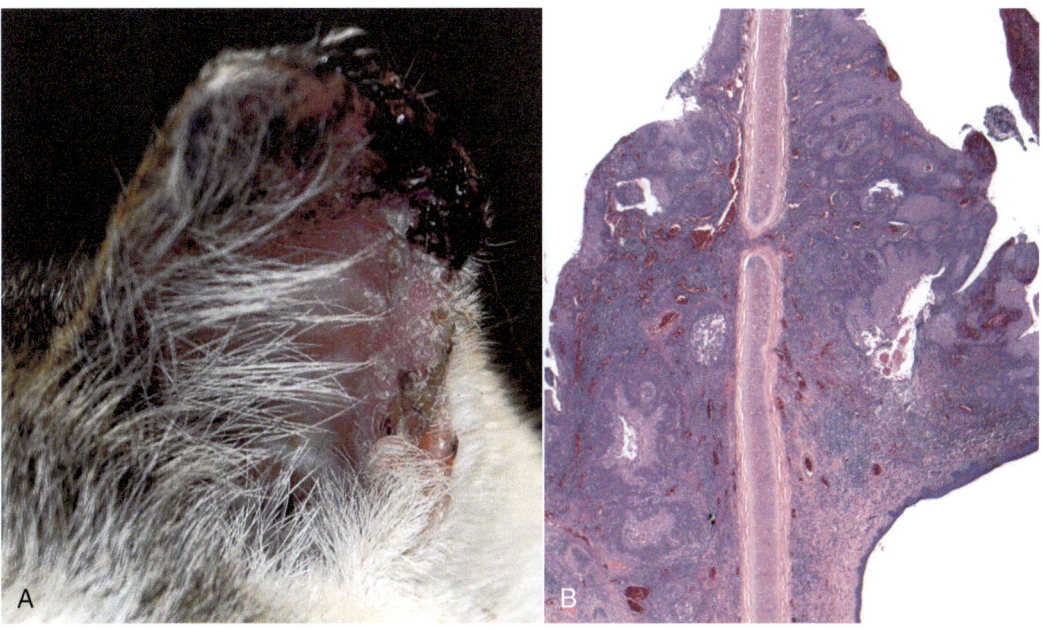

Figura 20-35 Carcinoma de Célula Escamosa Auricular, Gato. A, Visão lateral. A margem lateral e ponta da aurícula esquerda estão ulceradas e cobertas por uma crosta sero-hemorrágica causada por carcinoma de células escamosas subjacente. **B,** Corte histológico de carcinoma de célula escamosa auricular. Observe os cordões e ilhas das células epiteliais escamosas anaplásicas que infiltraram a derme. O tumor pode penetrar a cartilagem auricular conforme cresce. Coloração por HE. (**A** Cortesia de Dr. W.H. Miller, College of Veterinary Medicine, Cornell University. **B** Cortesia de Dr. B.L. Njaa, Center for Veterinary Health Sciences, Oklahoma State University.)

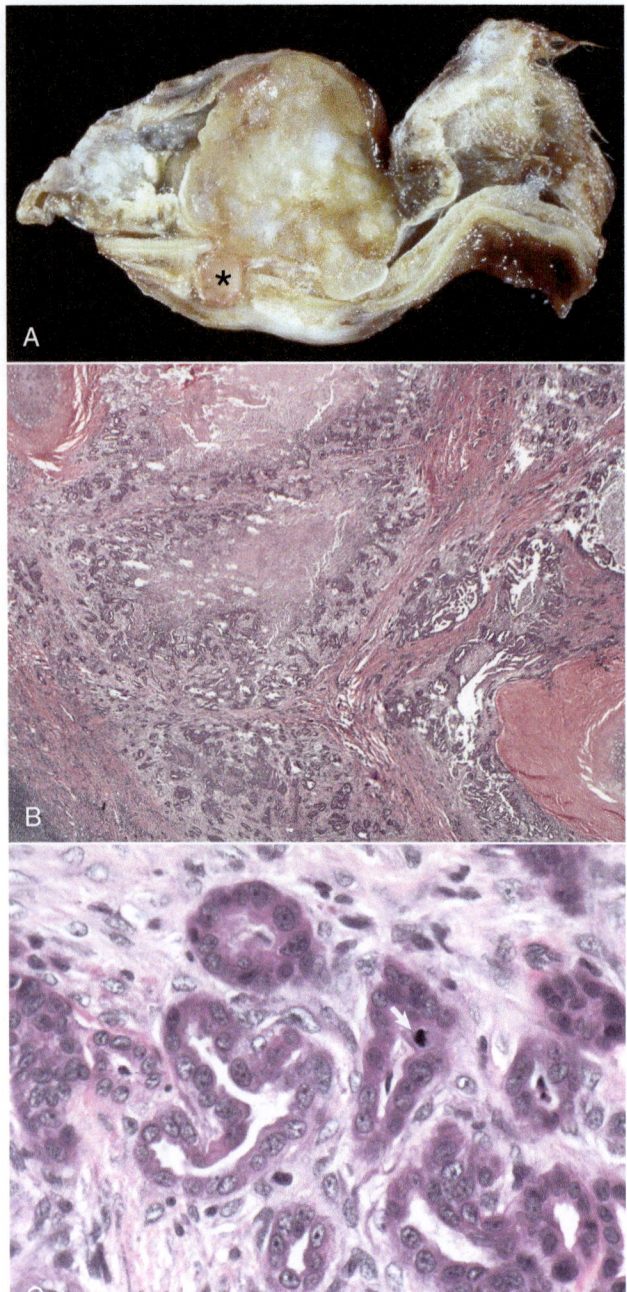

Figura 20-36 **Adenocarcinoma de Glândula Ceruminosa. A,** Corte transversal do meato acústico externo. Esse adenocarcinoma de glândula ceruminosa preenche o meato acústico externo e expande seu diâmetro luminal. Ventralmente, há uma pequena extensão do neoplasma (*asterisco*), tanto através quanto entre camadas sobrepostas de cartilagem auricular e anular. **B,** Corte histológico de carcinoma de glândula ceruminosa. As glândulas ceruminosas neoplásicas induzem uma resposta desmoplásica e são mostradas invadindo por meio da cartilagem (*parte inferior central da imagem*). Coloração por HE. **C,** Ampliação de **B.** Células neoplásicas estão organizadas ao acaso e formam túbulos e ácinos com evidência de anaplasia e atividade mitótica aumentada (*seta*). O crescimento pode ser observado através da cartilagem auricular. Coloração por HE. (**A** Cortesia de Dr. W.N. Evering, Pfizer Global Research. **B** e **C** Cortesia de Dr. B.L. Njaa, Center for Veterinary Health Sciences, Oklahoma State University.)

Quadro 20-4 **Causas da Alopecia da Pina**

Reações adversas a medicamentos
Alopecia areata
Atopia
Hipotireoidismo canino
Alopecia auricular canina
Alopecia da diluição da cor
Anemia congênita, disqueratose e alopecia progressiva de Hereford Mocho
Hipotricose congênita
Demodicose
Dermatofitose
Linfoma de linfócitos T epiteliotrópico
Dermatose responsiva ao estrógeno
Hipotireoidismo felino
Alopecia auricular felina
Alergia alimentar
Hiperadrenocorticismo
Leishmaniose
Calvície
Alopecia induzida por esteroides tópicos
Vasculite/dermatite isquêmica

meses de idade. Enrugamento proeminente da pele se desenvolveram sobre o rosto e o pescoço conforme os bovinos envelheciam. Microscopicamente, a densidade dos folículos pilosos era normal, mas uma alta proporção desses folículos estava em fase telógena. Ademais, houve queratinização e degeneração prematuras da bainha da raiz interna dos folículos, atrofia das glândulas sebáceas e glândulas sudoríparas dilatadas que estavam revestidas por um epitélio afinado. Esse processo resultou na fácil depilação do pelo. Em bezerros mais velhos afetados, a pele hiperqueratótica também estava inflamada com uma dermatite perivascular linfocítica leve e superficial. Curiosamente, as lesões hiperqueratóticas também afetaram a mucosa ruminal. Clinicamente, a anemia foi caracterizada como não regenerativa, variando de normocítica a macrocítica e normocrômica.

Alopecia da pina adquirida ocorre principalmente em cães e gatos (Quadro 20-4). Em cães, a condição afeta principalmente dachshunds, mas também foi relatada em chihuahuas, boston terriers, whippets e greyhounds italianos. É mais comum que gatos siameses sejam diagnosticados com alopecia auricular adquirida que varia de irregular a completa, mas que, ao contrário do que ocorre em cães, resolve espontaneamente. Em cães, é com frequência simétrica, e os pelos auriculares da superfície convexa se tornam miniaturizados. Então, com o tempo, a aurícula gradualmente se torna alopécica (Fig. 20-37). É raro que a aurícula se torne completamente alopécica; no entanto, o restante dos pelos do corpo não é tipicamente afetado. Resultados de biópsia mostram folículos pilosos anágenos que são menores em diâmetro ou mais baixos.

Anomalias de Desenvolvimento da Orelha Média
Discinesia Ciliar Primária (Síndrome dos Cílios Imóveis)
Descrita de maneira mais completa em cães, também houve suspeita ou confirmação de discinesia ciliar primária (também conhecida como síndrome dos cílios imóveis) em cavalos, ruminantes, porcos e gatos. Tipicamente, os animais afetados têm menos de 1 ano, apresentam tosse persistente e secreção nasal relacionadas com a rinite crônica, bem como doença respiratória crônica recorrente relacionada com deficiência ou ineficácia da limpeza mucociliar sem evidência de comprometimento imunológico.

Nos cães, os defeitos ciliares mais comuns incluem deficiência nos braços de dineína, padrões microtubulares anormais, orientação aleatória dos microtúbulos e inclusões densas de elétrons no corpo basal que ancora o cílio na célula. Nos cavalos, o número total de

o modo como é herdada permanece indeterminado. Uma análise detalhada dessa condição encontrou consistentemente evidência de maturação epidérmica e defeitos de queratinização. No nascimento, a camada de pelo era endurecida, firmemente enrolada e removida com facilidade. Alopecia e hiperqueratose se tornaram generalizadas aos 3

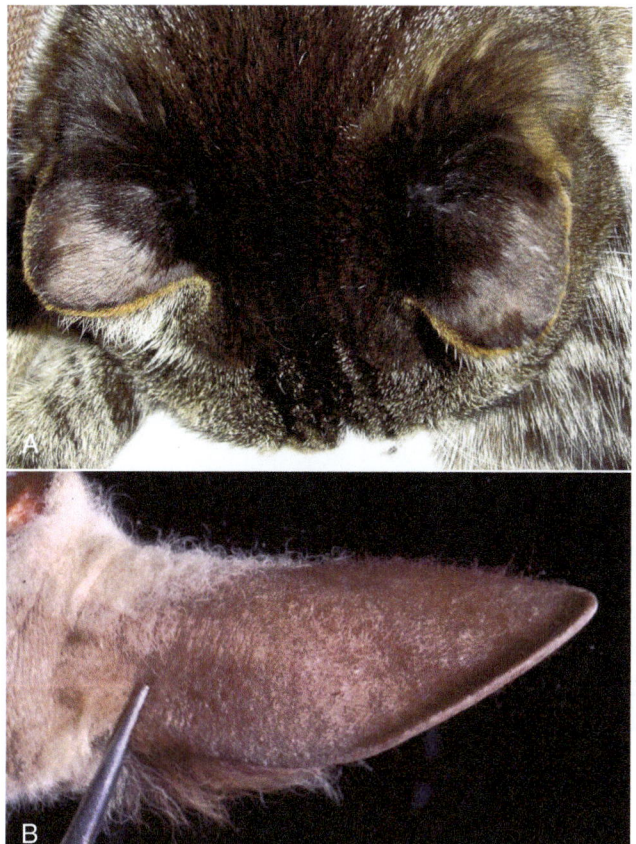

Figura 20-37 Alopecia auricular. A, Visão dorsal, gato. A alopecia está presente em forma de lesões simétricas bilaterais que afetam severamente a superfície convexa das aurículas da metade distal de cada uma das orelhas (*áreas rosa-claras*). No cão, essa lesão tende a ser permanente, enquanto que no gato, especialmente nas raças siamesas, ela desaparece espontaneamente. **B,** Aurícula, superfície convexa, bezerro. Observe a ausência de pelos na superfície convexa da orelha. Esse caso exemplifica a alopecia congênita em bezerros Hereford Mochos. (**A** Cortesia de Dr. W.H. Miller, College of Veterinary Medicine, Cornell University. **B** Cortesia de Drs. W. Crowell and D.E. Tyler, College of Veterinary Medicine, The University of Georgia; and Noah's Arkive, College of Veterinary Medicine, The University of Georgia.)

cílios deve ser menor, e a grande maioria apresenta defeitos no par de microtúbulos centrais. A orelha média baseia-se, em parte, no funcionamento completo das células epiteliais ciliadas e caliciformes produtoras de muco para limpeza de fluido e restos através da tuba auditiva. Nesse sentido, anormalidade ciliar equivale à anormalidade da limpeza da tuba auditiva.

As lesões macroscópicas incluem rinite mucopurulenta bilateral, sinusite e traqueíte crônica. Frequentemente, ocorre otite média uni ou bilateral evidente com exsudato mucopurulento ou material gelatinoso estéril preenchendo a cavidade timpânica. As bulas timpânicas podem ficar mais espessas ou escleróticas. Microscopicamente, a cavidade timpânica contém material proteináceo misturado com número variável de células inflamatórias, principalmente neutrófilos e macrófagos com agregados variados de linfócitos e plasmócitos.

Clinicamente, os animais apresentam tosse crônica e secreção nasal persistente, e os sintomas não respondem a antibióticos. É comum os sinais da orelha média ou interna não serem clinicamente evidentes. Com frequência, os animais são neutrofílicos, provavelmente por causa de infecções bacterianas secundárias persistentes do trato respiratório superior. Machos afetados são muitas vezes inférteis.

Inflamação da Orelha Média
Otite Média

Infecções da orelha média afetam todas as espécies de animais domésticos, mas variam na prevalência e em quais patógenos são isolados. Ruminantes e porcos são os mais gravemente afetados, enquanto é menos comum em gatos.

Em porcos, a otite média ocorre naturalmente como resultado de ascensão nasofaríngea de bactéria através das tubas auditivas. *Pasteurella multocida, Trueperella pyogenes* e *Mycoplasma hyorhinis* são patógenos prováveis, separadamente ou concomitantemente, que primeiro colonizam a nasofaringe e sobem à tuba auditiva para ganhar entrada e causar otite média. Estudos sobre a patogênese da otite média em leitões jovens sugerem que a disfunção da tuba auditiva é um fator de contribuição inicial. A disfunção está ligada à inflamação aguda, hiperplasia de células caliciformes do mucoperiósteo e eventual exsudato inflamatório agudo da cavidade timpânica. Em porcos mais velhos, a otite média era mais grave e supurativa, e as lesões da tuba auditiva eram mais graves e caracterizadas por infiltração interepitelial por neutrófilos, exsudação intraluminal de neutrófilos e fibrina, hiperplasia marcada de célula caliciforme do mucoperiósteo, bem como erosão e ulceração e infiltração por linfócitos e macrófagos. Colônias bacterianas de *P. multocida* e *T. pyogenes* estavam presentes no exsudato. A colonização da cavidade timpânica resultou em lise óssea da parede e do septo ósseo da bula timpânica. Em casos graves, as lesões se espalharam e causaram otite interna e inflamação fibrinosa aguda da cóclea e do vestíbulo, bem como a extensão à leptomeninge e neurópilo do cérebro. Os porcos com mais de 4 meses geralmente tinham otite média grave e crônica com expansão extensiva, conforme descrito anteriormente.

Em ruminantes, *Histophilus somni, P. multocida, T. pyogenes, Mycoplasma bovis,* e *Streptococcus spp.* foram isolados de animais com otite média. A presença de muitos ácaros (ver discussão anterior) e nematoides também podem contribuir para a ocorrência e gravidade da doença. Assim como acontece com os porcos, a otite média é resultado de ascensão nasofaríngea de bactérias através da tuba auditiva. Em infecções naturais, as rotas potenciais de exposição inicial a essas bactérias incluem infecção congênita, ingestão de colostro ou leite contaminado, exposição a secreções vaginais infectadas ou, ainda, ingestão ou inalação de secreções respiratórias que resultam em colonização nasofaríngea. Outros fatores incluem infecções bacterianas ou virais concomitantes, estado nutricional do rebanho, nível de contaminação do ambiente e status imunológico do hospedeiro.

Macroscopicamente, as lesões podem ser uni ou bilaterais. O mucoperiósteo é congesto e edematoso (Fig. 17-15). As bulas timpânicas podem ser preenchidas com exsudato fibrinopurulento ou caseoso e o epitélio mucoperiósteo é com frequência ulcerado (Fig. 20-38). Pode haver reorganização do septo ósseo da bula timpânica ou osteólise, bem como osteólise de ossículos auditivos. Com cronicidade, o mucoperiósteo torna-se significativamente espesso pela fibrose e tecido de granulação. Em animais afetados gravemente, as membranas timpânicas e ossículos auditivos estão ausentes. As lesões microscópicas refletem o que é visto grosseiramente, isto é, lise óssea dos septos das bulas, infiltração de neutrófilos e macrófagos misturados, detritos celulares abundantes e quantidade variada de bactérias. Quando examinados, os ossículos auditivos apresentaram erosão superficial do osso. As características morfológicas do epitélio mucoperiósteo são altamente variáveis, com algumas áreas revestidas por epitélio escamoso, enquanto outras são revestidas por epitélio pseudoestratificado colunar ciliado misturado com células caliciformes. Com frequência, as cavidades císticas, que contêm ou estão rodeadas por exsudato e revestidas por células caliciformes e epitélio pseudoestratificado, estão incorporadas ao mucoperiósteo inflamado e espesso. Essas estruturas têm sido chamadas de estruturas glandulares, glândulas, pseudoglândulas ou glândulas

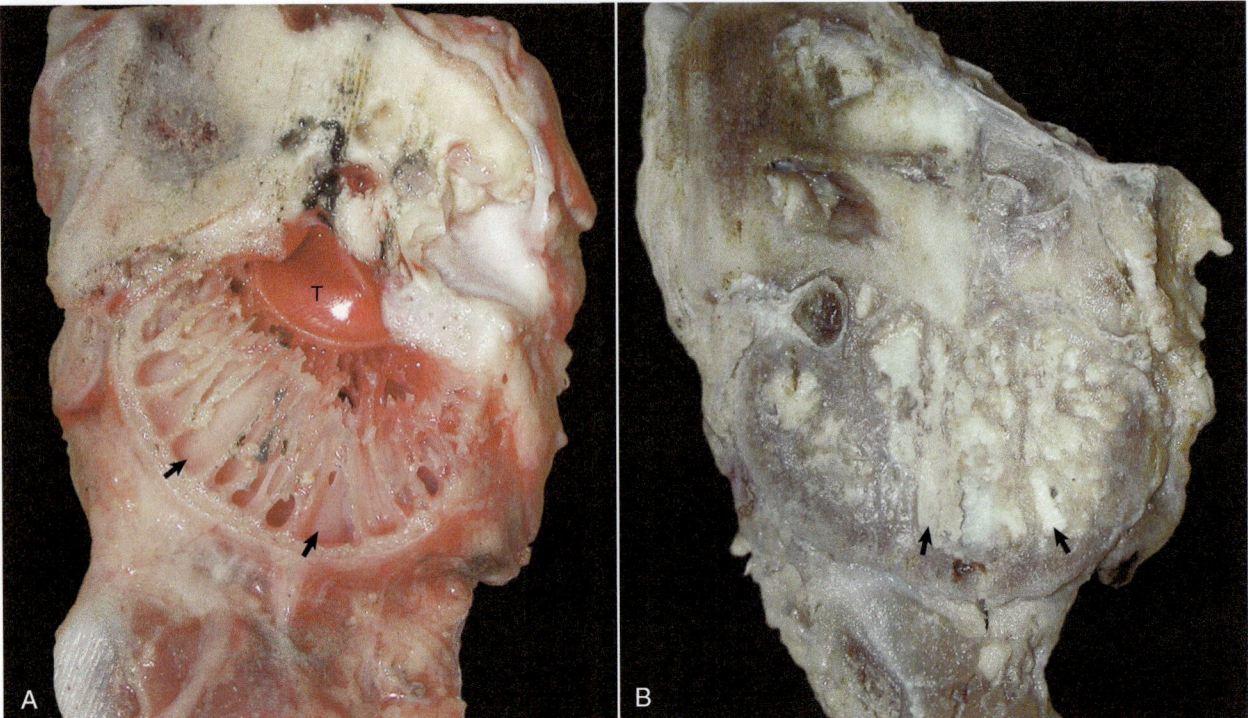

Figura 20-38 **Otite Média Supurativa, Bezerro. A,** Visão medial. Orelha média de um bezerro normal com 5 semanas de vida. As cavidades entre o septo ósseo e a bula timpânica estão vazias (*setas*). A metade ventral da membrana timpânica, o anel ósseo e o manúbrio do martelo estão parcialmente expostos (*T*). Dorsalmente, o osso de tonalidade amarela é a porção petrosa do osso temporal. **B,** Visão medial. Otite média em bezerro holandês com 5 semanas de vida. O exsudato necrótico e caseoso preenche as cavidades entre os septos ósseos na bula timpânica (*setas*). O *Mycoplasma bovis* foi confirmado pela reação em cadeia da polimerase nessa orelha e uma amostra pulmonar desse bezerro. (Cortesia de Dr. B.W. Brodersen, University of Nebraska Veterinary Diagnostic Center.)

invaginadas. Elas provavelmente representam dobras que se formam e são revestidas por epitélio mucoperiósteo. Além disso, o mucoperiósteo inflamado cronicamente com frequência conterá quantidades variáveis de fendas aciculares (fendas de colesterol), resultado do colesterol liberado das membranas celulares de células necróticas, locais prévios de hemorragia e de surfactante. A lâmina própria da submucosa do mucoperiósteo é infiltrada por uma quantidade variada de linfócitos, plasmócitos, macrófagos e neutrófilos.

Sinais clínicos frequentemente incluem paralisia do nervo facial, inclinação da cabeça, orelhas caídas, epífora e secreção nasal muco-purulenta. A otite média grave pode resultar em ruptura da membrana timpânica, o que causa otorreia e otomiasma purulentas. Raramente, as infeções se espalham de modo a causar meningite.

A otite média foi relatada como uma doença incomum em gatos; no entanto, um estudo prospectivo recente de gatos submetidos a autópsia por diversas razões determinou que a otite média é muito mais comum do que se pensava inicialmente. A otite média em gatos não está tipicamente associada à otite externa e provavelmente resulta de funções comprometidas da tuba auditiva. Em cães, a otite média frequentemente resulta secundariamente de otite externa, que pode causar ruptura da membrana timpânica; no entanto, no momento do diagnóstico, as membranas timpânicas costumam estar intactas.

Diversas bactérias foram isoladas, incluindo *E. coli*, *Enterobacter* spp., *Enterococcus* spp., *Streptococcus* spp., *Streptococcus* spp. β-hemolíti-co, *Staphylococcus* spp., *Proteus* spp. e *Clostridium* spp. Apesar de ser uma doença que com maior frequência é unilateral, também foi relatada de forma bilateral. Macroscopicamente, uma bula timpânica que conte-nha fluido de qualquer tipo deve estar sob suspeita de otite média. As efusões da orelha média podem ser translúcidas, mucoides cinzentas, amarelo-esverdeadas, tingidas de vermelho ou hemorrágicas (Fig. 20-39, A). Lavar a efusão é permitir a visualização da ruptura da membrana timpânica, proliferação óssea da bula timpânica ou deformidades dos

ossículos auditivos, quando o exame é realizado com microscópio de dissecação. Microscopicamente, há abundância de neutrófilos, em geral degenerados, misturados com macrófagos e quantidade variada de linfócitos e plasmócitos (Fig. 20-39, B). Muitas vezes, o epitélio pseudoestratificado colunar ciliado da bula timpânica é enfraquecido pela infiltração e frequentemente forma pseudoglândulas ou glândulas infundidas. Áreas de formação de fendas de colesterol são comuns, assim como áreas de hemorragia. A quantidade de tecido de granulação e fibrose dentro da cavidade timpânica é variável e está relacionada com a cronicidade da otite média. Proliferação óssea da bula timpânica é observada com maior frequência do que as erosões ósseas (Fig. 20-24). Como parte do exame de autópsia rotineiro, ambas as bulas timpânicas devem ser abertas ventralmente diante de qualquer evidência de efusão ou outras lesões, independentemente dos sinais clínicos relatados. A otite média unilateral ou bilateral sem evidência concomitante de otite externa ou doença vestibular pode ser clinicamente assintomática.

Pólipos Inflamatórios Auriculares (Pólipos Nasofaríngeos)

Os pólipos inflamatórios auriculares são as massas inflamatórias não neoplásicas mais comuns que afetam os gatos, frequentemente com menos de 2 anos. Eles também ocorrem com muito menos frequência em cães e foram relatados uma vez em um cavalo. Uma causa con-firmada ainda não foi determinada, mas causas prováveis incluem infecções crônicas do trato respiratório superior, otite média, infecções ascendentes da orelha média através da tuba auditiva ou defeitos congênitos como crescimentos aberrantes dos vestígios dos arcos branquiais. Como o próprio nome sugere, pólipos inflamatórios são pedunculados e polipoides, geralmente com superfície lisa (Fig. 20-40). Eles podem ser restritos à orelha média, projetarem-se através da tuba auditiva na nasofaringe, ou penetrar por meio de uma ruptura da membrada timpânica no meato acústico externo. Histologicamente,

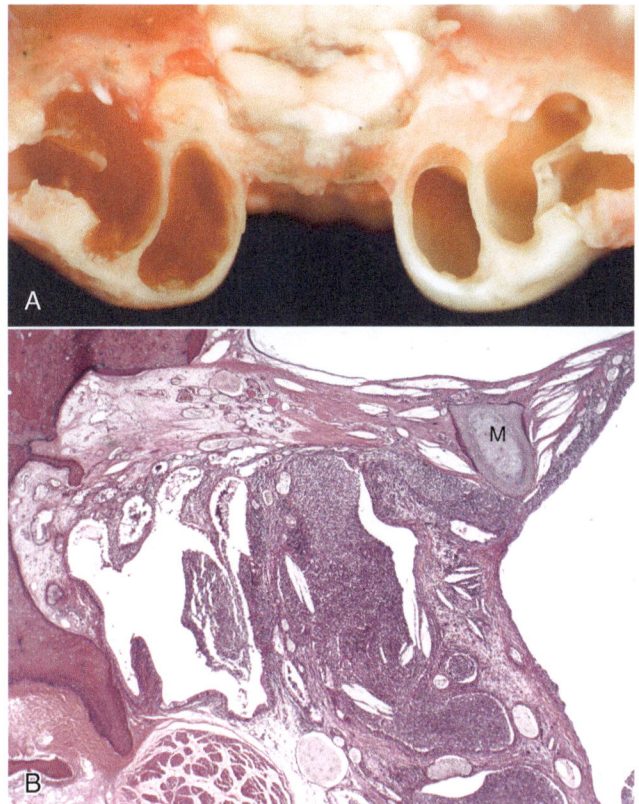

Figura 20-39 **Otite Média, Gato. A,** Visão rostral. Um fluido viscoso de coloração vermelha preenche os compartimentos timpânicos da orelha direita. A orelha esquerda está normal e sem exsudato luminal. O septo da bula está completo e separa a cavidade timpânica em cavidade epitimpânica dorsolateral e cavidade timpânica ventromedial. **B,** Corte histológico da orelha média. A cavidade timpânica contém exsudato supurativo em abundância (*centro*) misturado com diversas fendas de colesterol. O mucoperiósteo da cavidade timpânica está espesso por causa do tecido conjuntivo fibroso edematoso e tecido de granulação. Há numerosas glândulas invaginadas e pseudo-glândulas revestidas de epitélio pseudo-estratificado. O manúbrio (*M*) do martelo fica embutido na membrana timpânica que está espessa devido à inflamação crônica (miringite) com fibrose e formação de fenda de colesterol. Em conjunto, essas são as características morfológicas prototípicas da otite média crônica. Coloração por HE. (Cortesia de Dr. B.L. Njaa, Center for Veterinary Health Sciences, Oklahoma State University.)

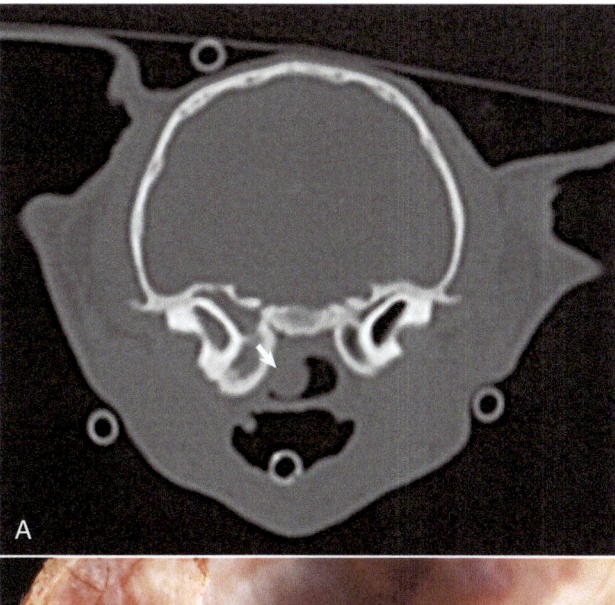

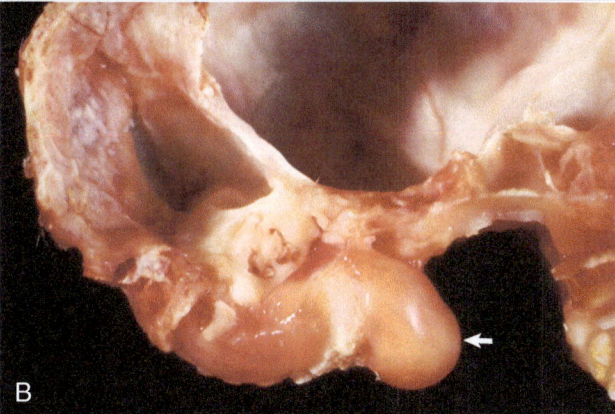

Figura 20-40 **Pólipo Inflamatório Auricular, Gato. A,** Tomografia computadorizada da bula timpânica e faringe. Uma pequena protuberância central de tecido hipoecoico (*seta*) se estende da cavidade timpânica esquerda para a nasofaringe, provavelmente por meio da tuba auditiva. **B,** Corte transversal pela bula timpânica esquerda e nasofaringe. Um pólipo inflamatório auricular (*seta*) preenche a bula timpânica e se estende pela tuba auditiva em direção à nasofaringe. A superfície lisa e brilhante indica que está coberto por epitélio. A orelha interna aparece aberta nessa visualização, e os lados espirais ventral e rostral da cóclea são mostrados. (**A** Cortesia de Dr. N. Dykes, College of Veterinary Medicine, Cornell University. **B** Cortesia de Dr. J. Render, North American Science Associates.)

pólipos inflamatórios têm um núcleo fibrovascular que é infiltrado por linfócitos, plasmócitos e macrófagos de quantidades variadas, e são cobertos por epitélio que pode estar gravemente ulcerado. O epitélio suprajacente reflete o tecido de origem, seja decorrente da tuba auditiva, bula timpânica ou outras partes da cavidade timpânica, e varia de epitélio escamoso estratificado a pseudoestratificado colunar ciliado misturado com células caliciformes (Fig. 20-41). Os pólipos inflamatórios são geralmente associados à otite média crônica e, portanto, apresentam características similares ao mucoperiósteo cronicamente inflamado, isto é, a formação de pseudoglândulas ou glândulas invaginadas conectadas com a superfície do epitélio do revestimento. Os sinais da doença variam, dependendo da localização dos pólipos. Sinais de otite externa ou média normalmente podem indicar a presença de pólipos. Outros sintomas incluem: secreção nasal, ocular ou ótica; dispneia; estridor; mudança na voz; disfagia; inclinação da cabeça; síndrome de Horner; nistagmo; e ataxia. Apesar de menos comum, pólipos obstrutivos podem resultar em cianose e síncope.

Um pequeno subconjunto de pólipos inflamatórios auriculares origina-se no meato acústico externo. Esses pólipos são tipicamente revestidos por epitélio escamoso com inflamação variável e edema no núcleo fibrovascular. Glândulas invaginadas ou pseudoglândulas não se desenvolverão em pólipos que se originam a partir da orelha externa.

Neoplasmas da Orelha Média

É raro que os neoplasmas ocorram na orelha média. Os carcinomas de células escamosas são diagnosticados com maior frequência em gatos, enquanto que os de origem indeterminada são mais comuns em cães. Os neoplasmas podem ser originados dentro da orelha média, ou surgir no canal auditivo externo e penetrar a cavidade timpânica por meio da membrana timpânica. O crescimento neoplásico tende a ser expansivo e infiltrativo com evidência de lise óssea das bulas timpânicas, lise da parte petrosa do osso temporal ou invasão intracraniana. Dano local do nervo facial ou do nervo vestibulococlear podem resultar em sinais vestibulares, paralisia do nervo facial ou síndrome de Horner. Tanto em cães quanto em gatos, é muito comum ocorrer dor ao abrir a boca.

O paraganglioma jugulo-timpânico é um tumor raro que surge na paragânglia em proximidade com a bula timpânica ou dentro da orelha média. Esse tumor só foi relatado em seres humanos e cães. Em alguns casos, em cães, tumores metastáticos são encontrados em órgãos parenquimatosos distantes.

Figura 20-41 Pólipos Inflamatórios Auriculares, Gatos. A, O epitélio cobrindo a superfície desse pólipo é escamoso estratificado (*seta*). O núcleo estromal foi infiltrado por uma população mista de células inflamatórias que localmente formam agregados linfoides (*cabeça de setas*). O epitélio escamoso luminal (superfície) cria "dobras" que não formam pseudo-glândulas. Essas características corroboram um pólipo auricular que provavelmente se originou na epiderme e derme do meato acústico externo. Coloração por HE. **B,** O epitélio da superfície é escamoso (*seta*) e se dobra formando pseudo-glândulas e transições de epitélio escamoso para epitélio pseudo-estratificado colunar ciliado misturado com células caliciformes (*asteriscos*). O núcleo é ricamente vascularizado e inflamado. Essas pseudoglândulas que se dobram são características de uma origem mucoperióstea da orelha média. Coloração por HE. **C,** O epitélio da superfície é pseudoestratificado colunar ciliado (*seta*). Uma única pseudoglândula dobrada está presente no estroma subjacente (*asterisco*). O núcleo é um estroma fibrovascular proliferativo com inflamação proeminente. Em conjunto, essas características morfológicas são específicas de origem mucoperióstea da orelha média. (Cortesia de Dr. B.L. Njaa, Center for Veterinary Health Sciences, Oklahoma State University.)

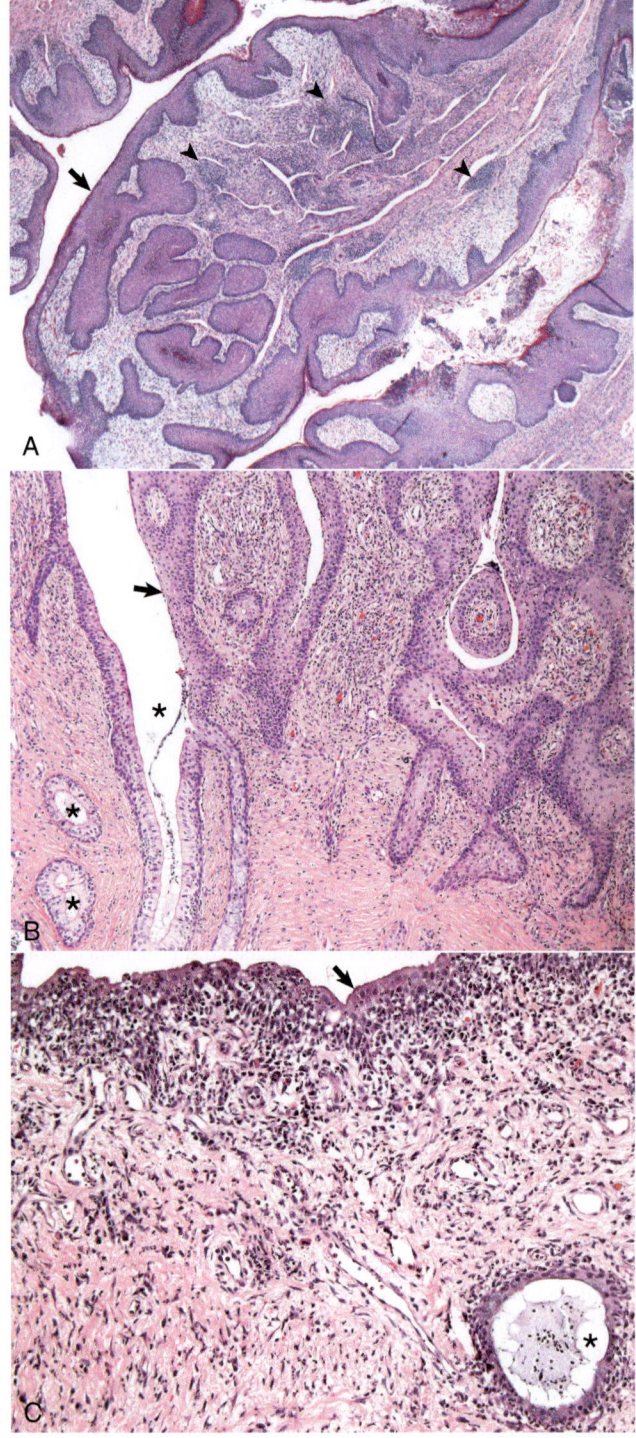

Inflamação da Orelha Interna

Otite Interna (Labirintite)

A otite interna resulta da extensão da otite média. Ela pode ocorrer com ou sem osteomielite da parte petrosa do osso temporal. Com o tempo e a gravidade, as lesões progridem de forma retrógrada através do meato acústico interno em direção à cavidade craniana, resultando em meningite, ventriculite e encefalite. Macroscopicamente, há um exsudato típico na orelha média que varia de serossanguinolento a supurativo e granulomatoso. Microscopicamente, o infiltrado inflamatório afetando a orelha média é tipicamente composto de neutrófilos, macrófagos, linfócitos e plasmócitos. Dentro do labirinto membranoso, uma pequena quantidade de neutrófilos misturados com fibrina podem ser encontrados na perilinfa (Fig. 20-42). Uma quantidade menor de linfócitos e plasmócitos pode infiltrar a lâmina própria do labirinto ósseo. O local de entrada mais plausível é por meio da cobertura membranosa da janela coclear (Fig. 20-21).

Doença Vestibular da Orelha Interna

O dano a qualquer parte do sistema vestibular (ver seção anterior sobre o Sistema Vestibular) resulta na condição comumente chamada de *doença vestibular*. Apesar da lesão provavelmente estar localizada perifericamente (sensores receptores da orelha interna, gânglio vestibular, ou axônios periféricos do VIII nervo craniano) ou centralmente (núcleo vestibular da medula, projeções vestibulares ao tronco encefálico rostral, cerebelo ou medula espinhal), animais afetados geralmente exibem inclinação da cabeça, nistagmo, ataxia assimétrica, andar em círculos e paralisia facial variável.

A doença vestibular congênita foi relatada ocorrendo em certas raças de cães (doberman, pinschers, pastores alemão, cocker spaniels, beagles ou akitas) e mais comumente em gatos das raças siamês, tonkinese ou burmês. A causa dessa doença não é bem-compreendida amplamente, pois a maioria dos animais afetados se recupera espontaneamente ou neutralizam a doença durante as primeiras semanas de vida. Lesões macroscópicas são tipicamente ausentes. Como resultado do curso clínico, as lesões histológicas geralmente não são relatadas. No entanto, houve um relato em que um pequeno número de filhotes de doberman pinscher demonstraram evidência de infiltração linfocítica intensa da submucosa própria da orelha média e interna. O sinal clínico mais comum é a inclinação da cabeça com graus variáveis de ataxia. Nistagmo foi relatado, mas é a característica menos proeminente. Também foi relatada surdez em alguns casos.

Otite média e otite interna concomitantes são uma causa comum da doença vestibular periférica. A otite média isolada provavelmente não resultará em doença vestibular (potencialmente, a temperatura elevada da orelha média relacionada com a otite média poderia instigar sinais vestibulares [calóricos] induzidos por temperatura), mas se déficits compatíveis com doença vestibular periférica forem detectados, presume-se que haja envolvimento concomitante da orelha interna. As causas incluem (1) infecções virais, como aquelas causadas por vírus da cinomose canina e vírus da peritonite infecciosa felina, e (2) várias infecções bacterianas, rickettsiais (febre maculosa das montanhas rochosas, ehrlichiose, bartonelose), protozoárias (toxoplasmose, neosporose) e micóticas (criptococose, blastomicose, histoplasmose, coccidiomicose). Um pequeno grupo de cavalos afetados também teve paralisia facial concomitante. Consulte as discussões anteriores sobre características macroscópicas e histológicas da otite média e da otite interna.

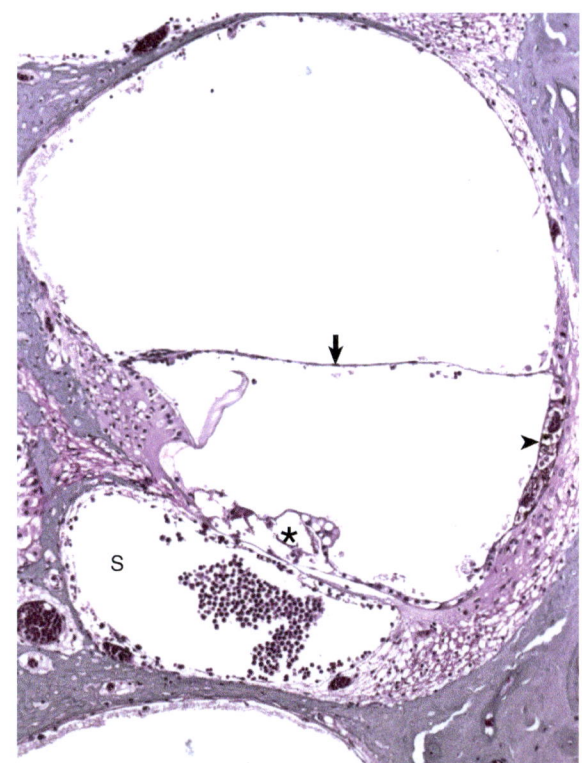

Figura 20-42 **Otite Interna, Cobaia.** A escala timpânica (E) contém um grande agregado luminal de células inflamatórias, em sua maioria heterófilos (neutrófilos). Há menos células inflamatórias presentes no ducto coclear e escala vestibular. A membrana vestibular (*seta*) está intacta. A membrana tectorial está artificialmente separada do órgão espiral (*asterisco*), que também é, presumivelmente, um artefato de fixação. Veja a Figura 20-21 para o diagrama da estrutura. *Cabeça de seta*, Estria vascular. Coloração por HE. (Cortesia de Dr. B.L. Njaa, Center for Veterinary Health Sciences, Oklahoma State University.)

A doença vestibular periférica idiopática é considerada a segunda forma mais comum dessa doença diagnosticada em cães e gatos. Os cães geralmente estão na fase geriátrica no momento do diagnóstico. Em gatos, a idade é menos importante, mas a maioria dos casos é diagnosticada nos meses do verão (junho a setembro) e outono (setembro a dezembro) das regiões nordeste e meio-atlântico dos Estados Unidos. A causa ainda não foi determinada, e lesões específicas não foram identificadas. Uma característica-chave para o diagnóstico é a presença de sinais de doença vestibular periférica na ausência de paralisia do nervo facial ou síndrome de Horne concomitante.

Neoplasia aural ou intracraniana pode surgir dentro, comprimir, ou infiltrar nas partes labirínticas ou neurais do sistema vestibular. Os neurofibromas vestibulares ou schwannomas raramente se originam no nervo vestibulococlear (Figs. 14-114 e 14-115). A compressão ou invasão dos tecidos moles da cabeça e orelha, do crânio, tronco cerebral ou cerebelo pode resultar em déficits vestibulares significativos. Com base no diagnóstico por imagem, lesões líticas das bulas timpânicas ou partes petrosas do osso temporal são associadas com mais frequência à neoplasia aural do que à otite média ou interna. Os sinais associados à neoplasia intracraniana dependem mais da localização do neoplasma do que do tipo de neoplasma. Macroscopicamente, o neoplasma pode surgir dentro ou infiltrar uma parte do sistema vestibular central. Por outro lado, a massa pode causar hidrocefalia obstrutiva ou herniação cerebral, resultando em déficits neurológicos mais abrangentes.

Diversos agentes terapêuticos podem causar doença vestibular. Agentes ototóxicos, como antimicrobianos aminoglicosídeos, furosemida e agentes antineoplásicos que contêm platina, bem como salicilatos, são algumas categorias de produtos químicos que causam

lesões ou degeneração de células ciliadas do labirinto membranoso. Em gatos, gentamicina resulta em dano das células ciliadas nas máculas vestibulares, enquanto a amicacina danifica as células ciliadas quase exclusivamente na cóclea. A perda auditiva com salicilatos e furosemida tende a ser transitória devido à interrupção temporária da condutância da membrana e resolve-se quando o tratamento é interrompido. O metronizadol é um agente antimicrobiano capaz de causar neurotoxicidade que resulta em doença vestibular. O mecanismo exato não é totalmente compreendido, mas há teorias de que é modulado por receptores do ácido γ-aminobutírico (GABA) no vestibulocerebelo e pode resultar em degeneração axonal. Os sinais costumam se resolver com a interrupção da terapia. Há pouquíssimos relatos publicados documentando lesões associadas à terapia com metronidazol.

Perda Auditiva e Surdez

A perda auditiva e a surdez podem ser congênitas ou adquiridas, e cada tipo pode ser categorizado como surdez de condução ou neurossensorial. A percepção do som pode ser inicialmente detectada por audiometria em filhotes de gato com 5 dias de idade e filhotes de cães com 14 dias. Animais com audição normal e que subsequentemente passaram por perda auditiva acabaram por apresentar surdez adquirida. Um meato acústico externo patente, uma membrana timpânica intacta, ossículos auditivos funcionando e perilinfa da cóclea normal definem a parte condutora da audição e, por isso, qualquer dano ou perda dessas estruturas causa surdez de condução. A contribuição neurossensorial à audição inclui estrias vasculares, endolinfa normal, células ciliadas sensoriais do órgão espiral e conexões neurais associadas. Qualquer interferência nas vias neurais ou dano ao órgão espiral mecanossensorial e às estrias vasculares resultam em surdez neurossensorial.

As causas de perda auditiva condutiva incluem: (1) estenose do meato acústico externo, que pode ser congênita ou adquirida secundariamente à otite externa; (2) otite externa crônica, resultando no estreitamento do meato acústico externo ou na ruptura da membrana timpânica e transmissão de som comprometida; (3) dano no ossículo auditivo ou lesão na membrana timpânica devido à otite média; e (4) dano causado por neoplasmas afetando qualquer parte do sistema condutor. O reparo ou remoção da causa da surdez de condução pode resultar em retorno à função normal da audição.

A surdez neurossensorial congênita hereditária é uma desordem comum, especialmente em cães e gatos. Alterações na função do fator de transcrição associado à microftalmia (MITF) ocorre em cães dálmatas com surdez neurossensorial congênita e íris de cor azul. O padrão de cor de merle é uma diluição de pigmento relacionada com a expressão variável do alelo merle do locus de pigmento, homólogo ao locus de pigmento *Silver* de ratos (SILV). Cães homozigóticos para o alelo merle dominante são significativamente mais propensos à surdez do que os heterozigotos. O gene piebald, que resulta em uma cor de pelagem que alterna entre branco e pigmentação escura, também foi associado à surdez. Tanto os genes merle quanto piebald causam (1) o fenótipo do olho azul pela supressão dos melanócitos na íris e (2) surdez pela supressão das células marginais na estria vascular da cóclea.

A surdez neurossensorial congênita foi classificada em duas grandes categorias com base em seu mecanismo: albinótica e abiotrófica. A forma albinótica, ou malformação de Scheibe, é também conhecida como degeneração cocleosacular. Ela está associada à hipopigmentação e disfunção da estria vascular. A surdez devido à disfunção da estria vascular está relacionada com células intermediárias anômalas. A endolinfa é produzida e mantida pela estria vascular, porém, células intermediárias disfuncionais afetam a formação da endolinfa. A endolinfa anômala está associada à degeneração de células ciliadas da cóclea caracterizada por atrofia da estria vascular, colapso do ducto coclear, degeneração do órgão espiral, membrana tectorial anômala, degeneração progressiva do gânglio espiral e colapso sacular

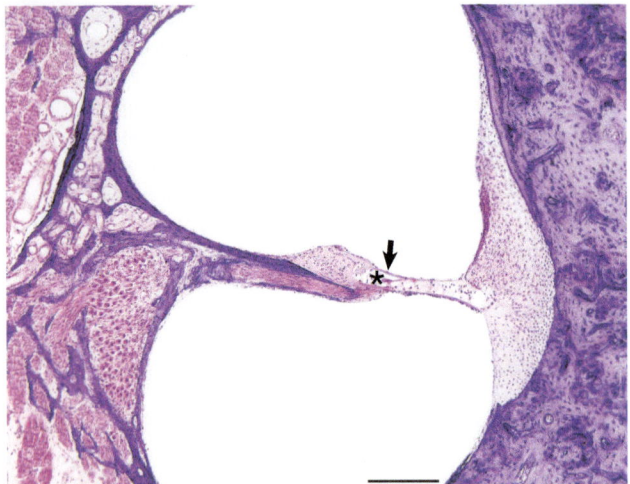

Figura 20-43 **Surdez Albinótica, Gato.** A membrana vestibular (*seta*) é recolhida para dentro do órgão espiral (*asterisco*), e a membrana tectorial está difícil de discernir neste corte. O ducto coclear está obliterado. O órgão espiral não apresenta detalhes normais devido à perda de células ciliadas e células de suporte. Compare com as Figuras 20-21 e 20-22. Coloração por HE. Barra de escala = 200 µm. (Cortesia de G. Pagonis, Massachusetts Eye and Ear Infirmary.)

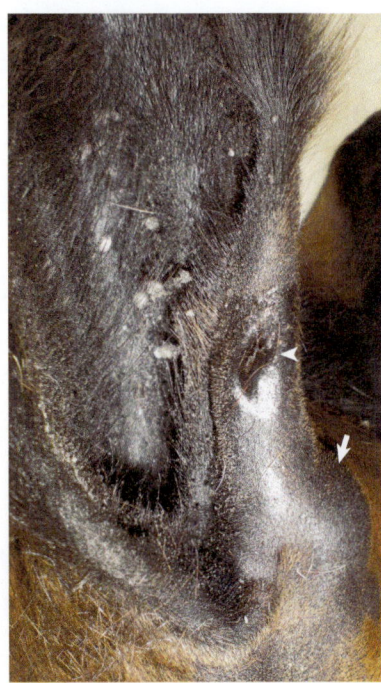

Figura 20-44 **Cisto Dentígero, Aurícula Direita, Cavalo**. Dentro da margem craniomedial da aurícula direita encontra-se uma massa firme que representa um cisto dentígero (*seta*). Ao longo da margem craniodorsal dessa massa encontra-se uma abertura externa para um trato fistuloso (*cabeça de seta*). Dispersas sobre a superfície côncava da aurícula estão várias placas auriculares pálidas (Fig. 20-46). (Cortesia de Dr. P. Fretz, The Western College of Veterinary Medicine, University of Saskatchewan.)

(Fig. 20-43). A surdez pode ser uni ou bilateral com até 50% dos gatos de pelagem branca e de olhos azuis afetados. Os dálmatas têm uma incidência de 30% da forma albinótica, a qual é herdada como um gene autossômico dominante.

A forma abiotrófica é causada por abiotrofia das células ciliadas sensoriais (neuroepitelial) com subsequente atrofia do órgão espiral, ainda que o ducto coclear e a estria vascular não sejam afetados morfologicamente. Sendo, em geral, uma condição bilateral, as células ciliadas do sistema vestibular e da cóclea são afetadas. Essa forma de surdez é uma condição progressiva, na maioria das vezes reconhecida em uma idade avançada. Esse mecanismo pode ser a causa da surdez em spaniels cavalier king charles, que normalmente não é reconhecida até os 3 ou 4 anos. Apesar de saber-se muito clínica e funcionalmente sobre essa doença, devido à necessidade de fixação rápida e descalcificação de tecidos afetados, pouco se sabe sobre a patogênese ou as características histopatológicas dessa forma.

É comum que a surdez neurossensorial adquirida ocorra secundariamente à otite média. A inflamação se estende ao longo da janela coclear ao compartimento do labirinto ósseo. Os mediadores inflamatórios podem resultar em degeneração das células ciliadas, resultando tanto em sinais vestibulares quanto em surdez.

Presbiacusia refere-se à surdez relacionada com a idade, que ocorre conforme um animal envelhece. A perda auditiva relacionada com a idade representa uma forma adquirida de surdez com uma patogênese multifatorial. Consulte a seção sobre envelhecimento para mais detalhes.

O trauma acústico causado por ruído tem sido estudado em gatos. A lesão tem como foco principal o órgão espiral, o ligamento espiral, os fibrócitos limbares e as células do gânglio espiral. Lacerações se formam nas estruturas de sustentação do órgão espiral, causando liberação de células ciliadas dentro da endolinfa e lesão vascular resultando em sangramento nos compartimentos da cóclea. Várias semanas após a lesão inicial, o órgão espiral fica completamente degenerado, devido inicialmente à perda de células ciliadas externas seguida de perda de células ciliadas internas. Há também degeneração retrógrada dos tratos nervosos da cóclea associados.

Ototoxicidade é outra forma de surdez adquirida. Muitos compostos são conhecidos como ototóxicos, incluindo antibióticos aminoglicosídeos, agentes quimioterápicos que contêm platina, furosemida, salicilatos e limpadores óticos. Para exercer toxicidade,

as ototoxinas devem alcançar a orelha interna. Esse processo pode ocorrer por meio da disseminação hematogênica, difusão reforçada por meio de uma membrana timpânica sob a influência de otite média ou, ainda, de uma membrana timpânica perfurada. Uma vez na cavidade timpânica, compostos ototóxicos ganham acesso à orelha interna ao difundirem-se através da janela coclear. O alvo da maioria dos ototoxicantes são as células ciliadas. Conforme já discutido anteriormente, as células ciliadas dos sistemas vestibular e coclear sucumbem é se tornam lesionadas ou morrem por apoptose. Surdez e doença vestibular podem ser permanentes ou transitórias, dependendo do agente ototóxico.

Distúrbios dos Equinos

Anomalias do Desenvolvimento

Cistos Dentígeros (Odontomas Temporais, Cistos Periauriculares)

Os cistos dentígeros (também conhecidos como ondontomas temporais, teratomas temporais, cistos temporais, fístulas aurais ou da orelha, dente da orelha e polidontia heterotópica) são cistos congênitos, raros e não hereditários que ocorrem rostralmente ou ventralmente à base da aurícula (Fig. 20-44). Eles também ocorrem na testa, nos seios paranasais e na parte petrosa do osso temporal. Normalmente com formato de frasco, devido a uma fístula longa e estreita que drena para a superfície, os cistos dentígeros são, na maioria das vezes, unilaterais, surgindo na região temporal como resultado de células-tronco do dente mal-posicionadas do primeiro arco branquial que são deslocadas dentro da primeira fenda branquial. Microscopicamente, a fístula e cavidade são revestidas por epitélio escamoso estratificado e dentes de diversos estágios de diferenciação compostos de dentina, cemento e esmalte. Os dentes são ligados aos ossos temporal ou parietal do crânio de maneira firme ou solta. Tecido das glândulas salivares também pode estar presente. Quando os cistos dentígeros não contêm dentes ou estruturas dentárias, eles são chamados *cistos dermoides*. Em ovelhas, os cistos dentígeros ocorrem na região do incisivo mandibular e são chamados *cistos odontogênicos ovinos*.

Distúrbios Diversos
Condrose Auricular

A condrose auricular é uma condição que ocorre em cavalos e apresenta similaridades com a condrite auricular (ver seção sobre Distúrbios dos Cães e Distúrbios dos Gatos), mas com uma diferença essencial, que consiste na falta de inflamação e condricte. Uma causa para essa condição ainda não foi determinada. A falta de inflamação e de resposta a corticoesteroides no único caso relatado indicam que a patogênese provavelmente é distinta da condricte auricular. Macroscopicamente, as lesões eram caracterizadas por espessamento nodular das duas aurículas que varia entre 3 e 8 mm de diâmetro palpável abaixo da superfície sem envolvimento aparente da epiderme sobrejacente. Com exceção da hiperqueratose paraqueratótica leve, as lesões microscópicas eram principalmente restritas à cartilagem auricular. Placas de cartilagem tornaram-se significativamente mais espessas com áreas centrais apresentando falta de condrócitos e regiões de degeneração e necrose. Outras regiões continham adipócitos e foram invadidas por pequenos vasos sanguíneos. Ao longo das margens da cartilagem danificada, havia áreas de formação de cartilagem nascente com condrócitos macrocíticos e matriz profundamente basofílica presente na interface. No entanto, não houve evidência de infiltração da cartilagem ou do tecido mole periférico por células inflamatórias. No único caso relatado, os nódulos eram indolores e persistentes.

Osteoartropatia Temporo-hioide

A articulação temporo-hioidea é uma sincondrose permanente conectando o osso estilo-hioide proximal à parte petrosa do osso temporal através da cartilagem timpano-hioide. Essa articulação encontra-se muito próxima da orelha média. Ainda não há uma compreensão completa do movimento normal da articulação, mas acredita-se que a articulação temporo-hioide funcione ao reduzir o movimento do aparelho hioide durante o movimento da língua. A osteoartropatia temporo-hioide é uma doença proliferativa óssea da articulação temporo-hioide que pode resultar de (1) agentes infecciosos incitando a doença pela extensão local da otite média/interna, disseminação hematogênica, infecção ascendente a partir do trato respiratório ou extensão da doença da bolsa gutural, ou (2) doença articular degenerativa da articulação temporo-hioidea.

Microrganismos Infecciosos. A otite média causa osteíte ventral do osso da bula timpânica e, devido à proximidade com a articulação temporo-hioidea, osteoartrite da articulação seguida de extensão da inflamação. A osteomielite e a proliferação periosteal do osso resultam em anquilose da articulação temporo-hioidea e na fusão do osso estilo-hioideo com a parte petrosa do osso temporal (Fig. 20-45). Ademais, a parte óssea do meato acústico externo também se encontra em aposição próxima e pode estreitar como resultado de exostose e osteoartrite. Os agentes infecciosos também podem afetar essa região por meio de outras vias, resultando em lesões similares.

Doença Articular Degenerativa. O espessamento do estilo-hioide proximal e a anquilose da articulação temporo-hioide podem resultar de doença articular degenerativa. Em um estudo recente, foram documentadas mudanças de remodelamento ósseo relacionadas com a idade na articulação temporo-hioide, incluindo (1) desenvolvimento em forma de clava para o osso estilo-hioideo proximal, (2) arredondamento da sinostose com a parte petrosa do osso temporal e (3) extensão dos osteófitos da parte petrosa do osso temporal, em geral envolvendo a cabeça estilo-hioide e, em alguns casos, transpondo a articulação. Essas mudanças proliferativas, em geral, foram observadas bilateralmente, mas nunca eram tão graves quanto as observadas na osteoartropatia temporo-hioide. Mudanças histológicas estavam mais

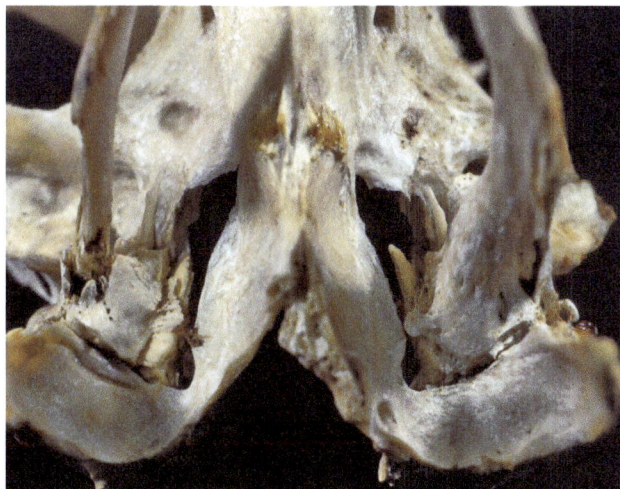

Figura 20-45 **Artropatia Temporo-hioide, Cavalo.** O osso estilo-hioide esquerdo desta égua de puro-sangue madura está espesso e fundido com o osso temporal. (Cortesia de Dr. R. Peters, Cummings School of Veterinary Medicine, Tufts University.)

acentuadas nos cavalos mais velhos do estudo. Houve notável desorganização da articulação com visível irregularidade na profundidade da fibrocartilagem articular, variação de partição a fragmentação da parte petrosa do osso temporal ao longo da margem articular, junções condro-ósseas acentuadamente irregulares, substituição fibrosa extensa do osso periarticular, espessamento periosteal acentuado e perceptível agrupamento de condrócitos com heterogeneidade da matriz envolvente e interveniente. Não houve áreas de inflamação ativa em nenhum dos cortes examinados.

A doença clínica é com frequência categorizada em duas síndromes. No primeiro cenário clínico, os cavalos demonstram comportamento anormal, como sacudir a cabeça, esfregar as orelhas e problemas de mastigação, parecendo ter algo em sua boca. Já a segunda síndrome está relacionada com fratura ao longo da articulação anquilosada e possível fratura da parte petrosa do osso temporal, resultando em sinais atribuíveis à lesão aguda do nervo vestibular ou facial. Raramente, os cavalos afetados podem desenvolver meningite.

Placas Aurais (Papilomatose Aural)

As placas aurais (também conhecidas como papiloma da orelha equina, acantoma papilar, dermatite hiperplásica da orelha ou "fungo de orelha") ocorrem em cavalos com mais de 1 ano e são causadas pelo vírus do papiloma espalhado entre cavalos por meio de picadas de moscas. Macroscopicamente, as lesões são caracterizadas como placas hiperqueratóticas, hipopigmentadas, bem-delimitadas e elevadas que surgem da superfície côncava da aurícula (Fig. 20-46, *A*). As placas têm normalmente de 1 a 3 mm de diâmetro, mas podem sobreporem-se para envolver áreas maiores. Microscopicamente, a epiderme é levemente hiperplásica com estrato córneo que é variavelmente hiperqueratótico. A camada granulosa tende a ser bastante proeminente. Espalhados ao longo da epiderme afetada encontram-se unidades ou aglomerados de coilócitos. As células epiteliais basais tendem a ser mais mal-pigmentadas quando comparadas com a epiderme mais normal e periférica (Fig. 20-46, *B*). Várias técnicas moleculares têm sido usadas para demonstrar o vírus do papiloma na epiderme das placas. Clinicamente, as placas aurais raramente se resolvem espontaneamente, mas são normalmente de pouca importância clínica, a menos que estejam infectadas por bactérias secundárias a trauma.

Doença da Bolsa Gutural
Ver Capítulos 9 e 17.

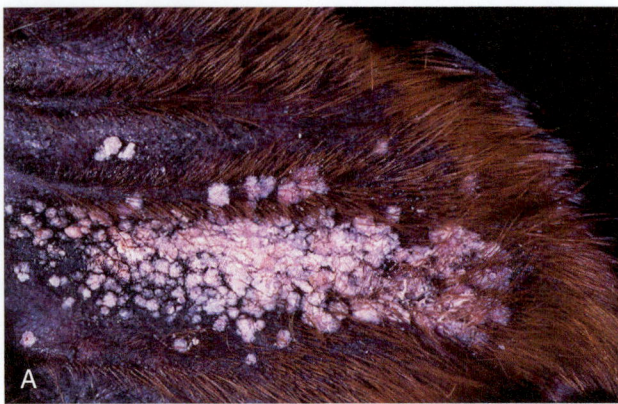

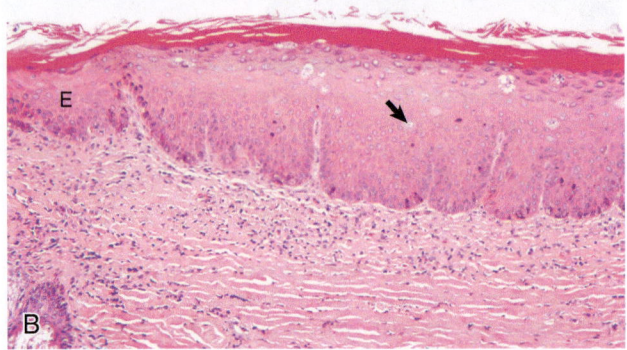

Figura 20-46 **Placas Aurais, Cavalo. A,** Superfície côncava da aurícula direita. As massas múltiplas, hipopigmentadas, exofíticas, cinzentas a bronzeadas cobrem a porção central da aurícula. Muitas vezes, essas placas coalescem para formar uma grande massa. **B,** Corte histológico de uma placa aural. O epitélio escamoso estratificado é hiperplásico. Quando comparadas com o epitélio adjacente mais normal e basalmente pigmentado (E), as células epiteliais basais são hipopigmentadas. Espalhados pela massa séssil estão os coilócitos (*seta*). Coloração por HE. (**A** Cortesia de Dr. R. Fairley, The Western College of Veterinary Medicine, University of Saskatchewan. **B** Cortesia de Dr. R. Bildfell, College of Veterinary Medicine, Oregon State University.)

Distúrbios dos Ruminantes (Bovinos, Ovinos e Caprinos)

Anomalias do Desenvolvimento

β-Manosidose de Bovinos e Caprinos

A β-manosidose é doença de acúmulo lisossomal autossômica recessiva causada por uma deficiência de glico-hidrolase β-D-manosidade, que resulta no acúmulo de substratos oligossacarídeos da β-manosidose em lisossomos de vários tipos celulares localizados nos tecidos nervoso, renal, tireoideo e linfoide. Essa doença foi inicialmente descrita em cabritos Nubianos e posteriormente relatada em bezerros Salers. Os animais recém-nascidos não conseguiam se levantar e tinham a cabeça em formato de cúpula, tremores involuntários, nistagmo e síndrome de Horner bilateral. Macroscopicamente, os animais afetados apresentam aurículas dobradas e retorcidas em ambos os lados que são mais graves em cabritos Nubianos, mas menos severas em bezerros Salers. Ademais, cabritos Nubianos apresentam surdez neurossensorial; bezerros Salers têm função auditiva normal. Nas duas espécies há estreitamento da parte cartilaginosa do meato acústico externo. As bulas timpânicas são normais em cabras, mas menores em bezerros. A mucosa da orelha média das cabras forma projeções polipoides proeminentes, reduzindo assim o volume da cavidade timpânica.

Microscopicamente, ambas as espécies apresentam vacúolos intracitoplasmáticos proeminentes (lisossomas, ver Capítulo 14) em células do ducto coclear, incluindo células ciliadas cocleares, células de suporte do órgão espiral, células da estria vascular, células mesoteliais

que cobrem a escala timpânica, neurônios do gânglio espiral, células da membrana vestibular, células endoteliais e fibroblastos.

Doenças Parasitárias

Otite por Estefanofilariose

A otite por estefanofilariose, comumente chamada de *chagas da orelha*, ocorre em bovinos e búfalos e é causada pelo *Stephanofilaria zaheeri*. Moscas que picam estão implicadas na transmissão do parasita à aurícula, e a infestação é dolorosa. As lesões macroscópicas são mais evidentes na superfície côncava da aurícula e variam entre congestão, inflamação com hemorragia, crostas severas (paraqueratose), quando crônicas, e alopecia com despigmentação. Microscopicamente, microfilárias estão presentes na epiderme e derme auricular junto com linfócitos, macrófagos, glândulas sebáceas hiperplásicas ou degeneradas e hemorragia. As microfilárias na derme geralmente estão mortas e localizadas em áreas infiltradas por macrófagos, eosinófilos e plasmócitos. Foi levantada a hipótese de que essa lesão pode ser uma forma de resposta imunomediada. Casos crônicos de "*chagas da orelha*" podem resultar em transformação displásica ou neoplásica de células da epiderme, provavelmente ligadas a mitoses celulares e mutações de genes excessivas que surgem em células somáticas se dividindo rapidamente (Capítulos 1 e 6).

Otite da Espécie Rhabditis

Um nematoide livre, saprofítico, rabditiforme do gênero *Rhabditis* é uma das causas de otite externa em bovinos. Infecções concomitantes ao ácaro da orelha *Raillietia auris* e ao fungo *Malassezia* spp. também são comuns. O *Rhabditis* spp. ocorre em zonas climáticas tropicais e subtropicais da África e em algumas regiões do Brasil. Além disso, o *Rhabditis* spp. infecta e se prolifera no meato acústico externo. O gado infestado pode não apresentar sintomas ou exibir depressão, otorreia, otite média e interna, paralisia de nervo craniano, meningite, andar em círculos, decúbito e morte. A elevação da temperatura ambiente e a alta umidade são fatores de risco primários que contribuem para a ocorrência dessa doença; fatores de risco adicionais incluem a raça, a presença de chifres, irritação ou lesão da pele auricular causada por certos tipos de inseticidas de imersão e idade. Exemplos de fatores de risco são: (1) bovinos *Bos indicus* de raça pura e de cruzamento, como Gir, cujas aurículas longas e suspensas proporcionam um ambiente mais favorável à infecção; (2) raças bovinas *Bos indicus*, cujos chifres parecem comprimir o meato acústico externo, aumentando, assim, a susceptibilidade à infecção; (3) o gado "tratado por imersão" com um acaricida, que tem infestações maiores com *Rhabditis* spp. quando comparado com o gado tratado por um método de pulverização; e (4) bovinos mais velhos que acumulam mais matéria orgânica no meato acústico externo, de modo que acredita-se que esse cenário proporcione um melhor ambiente de infestação com *Rhabditis* spp.

Neoplasmas

Melanomas Aurais de Caprinos Angorá

A radiação UV (Capítulo 6) desempenha um papel significativo na indução de melanomas malignos da superfície dorsal da aurícula de cabras Angorá (Fig. 20-47); um local menos comum é a base dos chifres e a banda coronária dos cascos. Macroscopicamente, esse neoplasma é caracterizada por nódulos pretos únicos ou múltiplos, tanto superficialmente quanto subcutaneamente. Os melanomas aurais são altamente agressivos e se espalham inicialmente por meio de invasão local de áreas como os seios frontais, seguida por metástases disseminadas rápida e amplamente para os linfonodos regionais e outros sistemas de órgãos, como o fígado. Microscopicamente, essas células neoplásicas são poligonais ou fusiformes, normalmente bastante pigmentadas e moderadamente pleomórficas. As figuras mitóticas podem ser numerosas. Tipicamente, as células neoplásicas colorem-se fortemente com melanina A. Um estudo determinou uma expressão forte de p53 em células neoplásicas, mas a sua importância permanece indeterminada (Capítulo 6).

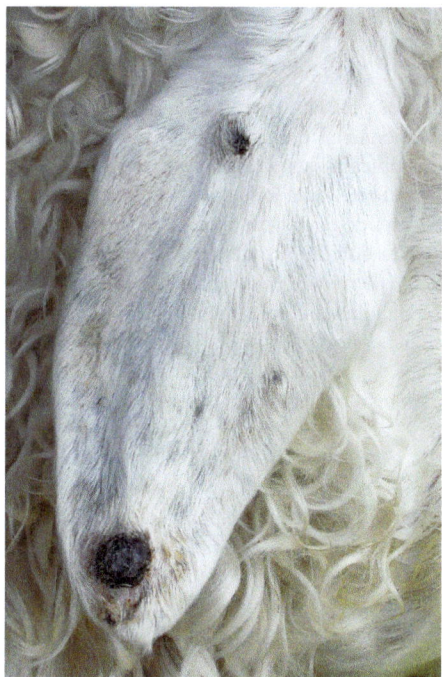

Figura 20-47 Melanomas Auriculares, Cabra Angorá Branca. Dois grandes melanomas ulcerados, exofíticos e escuros estão crescendo a partir da superfície convexa da aurícula. Uma inspeção mais próxima revela vários melanomas menores. Essas neoplasias são extremamente malignas e acredita-se que sejam causadas por radiação ultravioleta. (Cortesia de Dr. K.G. Thompson, Institute of Veterinary, Animal & Biomedical Sciences, Massey University.)

Distúrbios dos Suínos

Distúrbios Diversos

Mastigação Aural (Mastigação da Orelha ou Canibalismo da Orelha)

A mastigação aural (também conhecida como mastigação da orelha e canibalismo da orelha) parece estar relacionada com as práticas de sistema de criação em confinamento intensificado e corte da cauda. Alta densidade populacional, aumento da competição por alimentos, baixa proteína ou nutrição inadequada, tédio e condições microclimáticas inadequadas provavelmente aumentam o estresse e a irritabilidade dos leitões, resultando em inquietação e comportamentos anormais. É provável que o corte da cauda apenas redirecione o foco de tal comportamento para as orelhas, porque elas representam dois objetos salientes e facilmente avaliáveis. Eventualmente, os leitões começam a chupar ou mastigar as orelhas dos companheiros de pocilga até que elas fiquem avermelhadas e ulceradas. A aparência dessas lesões e o gosto do soro e sangue provavelmente atraem leitões adicionais para sugar ou mastigar as orelhas, agravando assim as lesões. Nesta fase, os leitões afetados sentem dor intensa. Macroscopicamente, as lesões são geralmente bilaterais, muitas vezes afetando as partes ventrais das orelhas, e são caracterizadas por margens auriculares com crostas, rasgadas e lesionadas. O restante da aurícula é tipicamente vermelho e espesso. O trauma repetido pode resultar na formação de abscesso intradérmico ou intracondral localizados. Também pode representar um foco de infecção que se dissemina sistemicamente em forma de septicemia, como o *Streptococcus* spp. Microscopicamente, as lesões são consistentes com as alterações teciduais descritas na inflamação aguda (Capítulo 3).

Necrose da Orelha (Síndrome da Orelha Necrótica e Espiroquetose Ulcerativa da Orelha)

A necrose da orelha, também conhecida como síndrome da orelha necrótica e espiroquetose da orelha, ocorre em leitões com 6 a 9 semanas de vida, e acredita-se ser causada por uma bactéria espiroqueta do gênero *Treponema*, que é transmitida entre os animais por meio de rachaduras na pele causadas por mordidas nas orelhas. Macroscopicamente, as lesões aparecem como áreas ulceradas, hemorrágicas e com crostas ao longo da margem inferior da aurícula, perto da base da orelha. Quando grave, pode afetar toda a margem da orelha. A derme e a hipoderme sob as crostas são tipicamente espessas devido à edema e hiperemia ativa e variam na cor entre cinza escuro e avermelhadas. Microscopicamente, as crostas serocelulares espessas, que frequentemente contêm cocos ou cocobacilos, cobrem a epiderme ulcerada que também contém grande número de neutrófilos misturados com resíduos celulares (inflamação aguda). A vasculite é evidente em ambas as arteríolas e vênulas da derme mais profunda com degeneração fibrinoide, hiperplasia da camada média e trombose. A epiderme adjacente não ulcerada é hiperplásica, com profundos prolongamentos invaginantes epidérmicos (resposta reparativa). A coloração de Warthin-Starry (metodologia de impregnação por prata) tem sido utilizada para identificar espiroquetas na junção entre tecidos necróticos e em reparação, bem como na derme mais profunda, que apresenta vasculite, edema e hemorragia.

Distúrbios dos Cães

Doenças Parasitárias

Dermatite Parasitária Auricular

A dermatite parasitária auricular é mais comumente chamada de dermatite por picada de mosca. As lesões se desenvolvem em cães que passam tempo ao ar livre durante os meses do verão em regiões que contêm *Simulium* spp. (borrachudos), *Chrysops* spp. (mutucas), ou *Stomoxys calcitrans* (mosca dos estábulos). Recentemente, a dermatite por picada de mosca foi subdividida em três tipos: as lesões do tipo I eram grandes, com 1 a 3 cm, em formato de alvo e sem crostas, envolvendo as superfícies laterais da aurícula; as lesões do tipo II eram pequenas, com 2 a 4 mm, hemorrágicas e com crostas que envolviam a superfície lateral da aurícula; e as lesões do tipo III eram ulceradas, com crostas e hemorrágicas nas pontas e dobras da aurícula. Nenhum dos cães apresentou prurido no momento do diagnóstico. Todas as lesões se resolveram espontaneamente, mas muitos cães continuaram a ter recidiva sazonal de lesões. Histologicamente, há uma dermatite intensa que varia entre perivascular e intersticial com áreas de necrose e infiltração por diversos eosinófilos, plasmócitos e macrófagos. A epiderme sobreposta é irregularmente acantótica com hiperqueratose compacta ortoqueratótica ou paraqueratótica e pode ser ulcerada dependendo da síndrome clínica.

Inflamação

Otite Externa, Média e Interna

Ver seção sobre Distúrbios dos Animais Domésticos.

Granuloma Leproide Canino

O granuloma leproide canino é uma doença micobacteriana incomum que afeta a hipoderme e a derme de cães. Um agente causador nunca foi cultivado, mas por meio de técnicas moleculares a causa do granuloma leproide canino é uma micobactéria nova e de crescimento lento do grupo *Mycobacterium simiae*. Acredita-se que a micobactéria seja um organismo saprofítico ambiental e que as lesões se formem como resultado da inoculação dérmica por meio de feridas traumáticas ou de vetores de artrópodes. Nódulos simples ou múltiplos, firmes e indolores surgem com maior frequência na superfície dorsal da aurícula em sua base, mas podem afetar a ponta da aurícula, a cabeça ou as extremidades distais. As maiores lesões, acima de 5 cm de diâmetro, são alopécicas e frequentemente ulceradas.

Histologicamente, um infiltrado piogranulomatoso que varia de multinodular a difuso estende-se da derme para a hipoderme (Fig. 20-48). Os macrófagos podem ser grandes, com citoplasma abundante, e formar

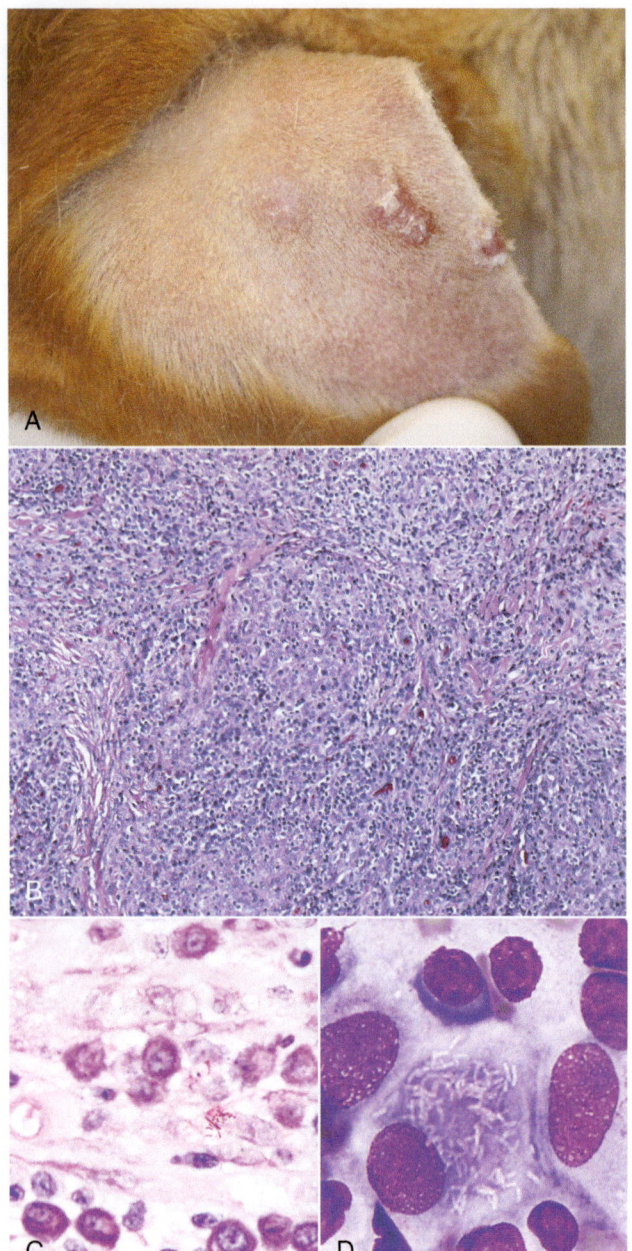

Figura 20-48 Granuloma Leproide (Lepromatoso) Canino, Aurícula, Cão.
A, Diversos piogranulomas estão presentes na hipoderme da superfície convexa da orelha externa. A pele suprajacente está erodida ou ulcerada; a úlcera à esquerda cicatrizou. **B,** Os granulomas contêm diversos macrófagos grandes, muitos linfócitos, mas poucos plasmócitos e neutrófilos. Coloração por HE. **C,** Ampliação de **B.** Bacilos álcool-ácido-resistentes, tanto curtos quantos longos (*cor vermelha*), alguns com estrutura em forma de contas, estão presentes no exsudato granulomatoso. Coloração álcool-ácido. **D,** Aspiração de agulha fina de uma massa. Nessa preparação citológica, há um grande macrófago que contém numerosos bacilos consistentes com o diagnóstico de um granuloma leproide canino. Coloração de Romanowsky aquosa. (**A** Cortesia de Dr. D. Crow, Animal Dermatology Clinic, Dallas, TX. **B** Cortesia de Dr. B.L. Njaa, The Center for Veterinary Health Sciences, Oklahoma State University. **C** e **D** Cortesia de Dr. R.W. Allison, The Center for Veterinary Health Sciences, Oklahoma State University.)

células gigantes multinucleadas. Os neutrófilos são misturados com os macrófagos ou podem se agregar, formando grupos focais. A ocorrência e o número de linfócitos e plasmócitos são bastante variáveis, muitas vezes espalhados e mais proeminentes ao longo da margem profunda da massa. As características morfológicas das micobactérias não são uniformes e incluem formas filamentosas a baciliformes, com ou sem saliências, ou cocoides. Ao contrário das micobactérias de crescimento rápido do grupo IV de Runyon, que normalmente apresentam centros piogranulomatosos discretos nos espaços claros que contêm bactérias acidorresistentes positivas, essa forma está ausente em granulomas leproides. Adicionalmente, exsudação caseosa e mineralização não são características típicas dos granulomas leproides. Essa condição é uma doença autolimitante, que normalmente se resolve espontaneamente dentro de 6 meses do diagnóstico inicial. Até o momento, não foram relatados nem envolvimento de linfonodos regionais, nem doença sistêmica. Raças de cães de pelo curto estão predispostas ao desenvolvimento de granuloma leproide canino, sem predileção sexual. Segundo estudos australianos, mais da metade dos casos foram descritos em boxers ou em mestiços da raça boxer. Em um estudo norte-americano muito menor, os pastores alemães foram sobrerrepresentados.

Otite Média Crônica com Fendas de Colesterol (Granulomas de Colesterol)

O mucoperiósteo na otite média crônica torna-se expandido por inflamação granulomatosa, formação de tecido de granulação, fibroplasia, glândulas invaginadas ou pseudoglândulas, e frequentemente contém fendas de colesterol (Fig. 20-49, A). O acúmulo de colesterol nessas regiões de otite média crônica tem sido observado em diversas espécies, incluindo cães, gatos, porcos e gado. As fontes de colesterol incluem membranas celulares de células necróticas, hemorragia prévia no local e surfactante. Assim, deveria ser considerado inapropriado designar o tecido de granulação exuberante com inflamação crônica, as pseudoglândulas ou as fendas de colesterol como granulomas de colesterol, quando essa resposta é a reação mucoperióstea prototípica à otite média crônica. Portanto, é preferível otite média crônica com fendas de colesterol proeminentes.

Além disso, os termos granuloma de colesterol e colesteatoma são, com frequência, confundidos. O granuloma de colesterol na orelha média é uma designação que deve ser evitada, porque a otite média crônica é tipicamente uma combinação de tecido de granulação inflamado integrado a fendas de colesterol. Colesteatoma precisa ser evitado e substituído por timpanoqueratoma, representando um cisto epitelial que se origina na membrana timpânica (consulte a próxima seção). Para colaborar com a confusão, a otite média crônica comumente acompanha essas lesões e acredita-se ter um papel no desenvolvimento de timpanoqueratomas (Fig. 20-49, B).

Distúrbios Variados
Timpanoqueratoma (Colesteatoma Aural)

Os timpanoqueratomas são cistos epidérmicos mais comumente encontrados na orelha média de cães de meia-idade ou mais velhos, sendo provavelmente mais comum em cocker spaniels (Fig. 20-49). Apesar de ser mais comumente chamado de colesteatoma aural, esse termo tem origem em uma literatura bem recente referindo-se a uma aparência macroscópica "perolada". De fato, os timpanoqueratomas são cistos benignos que surgem da epiderme da membrana timpânica. Em virtude da sua localização, otite média concomitante e crescimento expansivo, eles podem ser localmente destrutivos e raramente resultar em meningite por extensão.

Há duas teorias principais que explicam a origem desses cistos epiteliais. A primeira e menos provável (referente a cães) é a teoria congênita, na qual os restos epiteliais embrionários são a gênese para sua formação. No entanto, a ocorrência de otite média e externa em praticamente quase todos os casos caninos corrobora fortemente a formação de cistos como uma mudança adquirida. A patogênese mais provável é uma combinação das otite média e externa, resultando em pressão negativa prolongada dentro da orelha média, que causa deformidade e provável perfuração ou invaginação de uma parte da membrana timpânica na orelha média, formando um cisto revestido por epitélio escamoso estratificado cornificado. Devido à migração

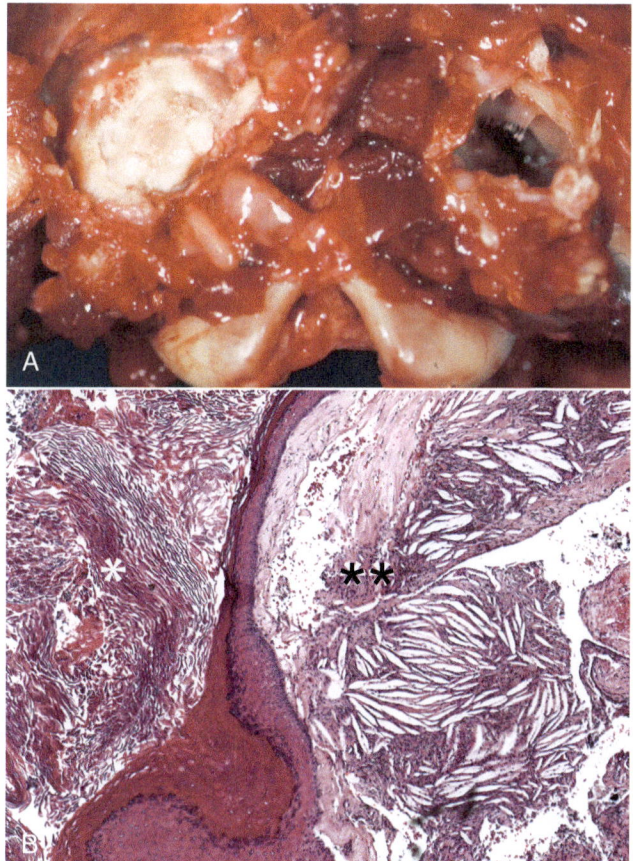

Figura 20-49 Timpanoqueratoma com Otite Média Crônica, Cão. A, Visão ventral-dorsal. A cavidade timpânica direita está preenchida por camadas de queratina e efusão associada da orelha média obliterando o lúmen. Considera-se que a cavidade timpânica esquerda está dentro dos limites de normalidade. Numerosas espículas ósseas finas com extremidades bulbosas surgindo da bula septal incompleta representam exostoses mucoperiosteais em cães. **B,** Corte histológico da cavidade timpânica direita representada em **A.** Na metade esquerda da figura pode-se observar um cisto preenchido epitelialmente com flocos de queratina. Esse é um timpanoqueratoma (*asterisco*). A metade direita da figura mostra a inflamação granulomatosa e o tecido de granulação carregado de fendas aciculares (fendas de colesterol) (*asteriscos duplos*). As fendas de colesterol são uma característica protoípica da otite média crônica. Os timpanoqueratomas em cães estão normalmente associados à otite média crônica. Coloração por HE. (**A** Cortesia de Dr. M. Rozmanec, College of Veterinary Medicine, Cornell University. **B** Cortesia de Ms. J.M. Cramer e Dr. A. Alcaraz, College of Veterinary Medicine, Cornell University.)

epidérmica inerente da superfície externa da membrana timpânica, esses cistos continuam a expandir-se como resultado da produção contínua de queratina. Além disso, a otite externa crônica pode causar obstrução ou estenose do meato acústico externo, impedindo que ocorra o fluxo normal de queratina da membrana timpânica externa ao meato acústico externo.

Macroscopicamente, esses cistos expansíveis podem ter aparência perolada e em camadas devido à abundância de queratina laminada. A expansão do cisto dentro da orelha média pode resultar no alargamento da bula timpânica, bem como em lise óssea das bulas. A lise da parte petrosa do osso temporal pode ocorrer e, quando grave, está associada a sinais neurológicos. Esclerose ou reações periosteais da articulação temporomandibular ipsilateral são sequelas comuns.

Microscopicamente, timpanoqueratomas são cistos epidérmicos simples comumente diagnosticados em outros lugares na pele. O lúmen contém camadas abundantes de flocos de queratina. Uma faixa de tecido conjuntivo fibroso bem-vascularizado, que pode conter neutrófilos, linfócitos e macrófagos, forma a parede do cisto. Fora da parede encon-

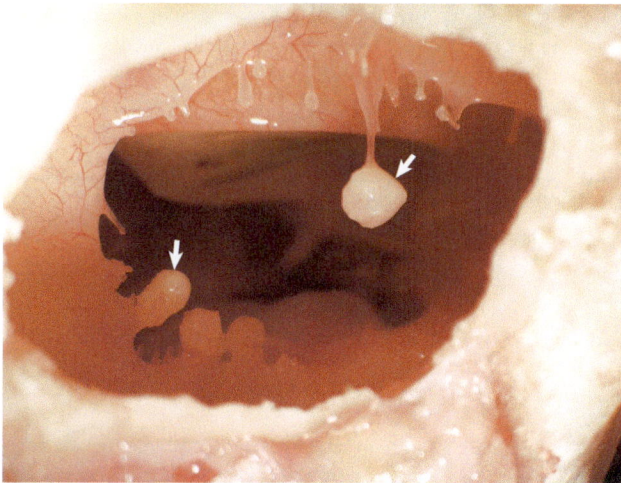

Figura 20-50 Exostose Mucoperiosteal, Cão. Espículas ósseas se estendem a partir da bula septal incompleta em um cão. Essas espículas podem ter extremidades afiadas, mas frequentemente são bulbosas (*setas*). Essa orelha média não apresenta evidência de otite média. (Cortesia de Dr. B.L. Njaa, Center for Veterinary Health Sciences, Oklahoma State University.)

tra-se o tecido de granulação madura, muito provavelmente uma resposta de reparação à otite média crônica recorrente. As fendas de colesterol podem se desenvolver junto com tecido de granulação, o que pode resultar em confusão e falso diagnóstico, como granuloma de colesterol.

Os sinais clínicos dizem respeito às otites externa e média concomitantes e podem incluir paralisia do nervo facial, inclinação da cabeça, ataxia, nistagmo e andar em círculos. As lesões são normalmente unilaterais. A perda auditiva pode ser (1) de natureza condutiva, devido a danos na membrana timpânica ou cadeia ossicular, ou (2) de natureza neurossensorial, relacionada com a lise da parte petrosa do osso temporal. O envolvimento da articulação temporomandibular geralmente resulta em dor ao abrir a boca.

Osteopatia Craniomandibular

A osteopatia craniomandibular é uma lesão não neoplásica proliferativa que afeta os ossos da cabeça, em particular as bulas timpânicas (Capítulo 16). Trata-se de uma desordem autossômica recessiva em raças terrier, especialmente west highland white terrier. Macroscopicamente, as bulas timpânicas são visivelmente expandidas e preenchidas com osso novo. Normalmente uma lesão bilateral, as bulas afetadas se fundem com a mandíbula adjacente, restringindo o movimento da mandíbula. Microscopicamente, o osso lamelar normal sofre reabsorção osteoclástica e é substituído por um tipo de osso primitivo e grosseiro que se expande para além das configurações normais do periósteo. Linfócitos, plasmócitos e neutrófilos invadem a periferia do osso afetado. Supostamente, o enchimento de bulas timpânicas com osso novo prejudica a audição ao interferir na função ossicular auditiva; contudo, há uma escassez de relatos confirmatórios.

Exostose Mucoperiosteal (Otolitíase)

As espículas ósseas que surgem das bulas septais incompletas em cães são pobremente definidas, mas costumam ser chamadas de exostoses mucoperiosteais. Elas podem ter aparência espinhosa ou extremidades bulbosas (Figs. 20-49, A e 20-50). Os dois relatos que documentam essa alteração referem-se a essas concreções ósseas como otólitos secundários à otite média, e esse termo errado persiste nas edições atuais de textos de radiologia. Otólitos ou otocônios em mamíferos referem-se a cristais ricos em carbonato de cálcio que se sobrepõem às máculas sensoriais do sáculo e utrículo. O primeiro relato dessa alteração óssea é abordado de forma resumida no maior relato de otite média em cães e foi considerado pelos autores como uma alteração incomum. No entanto, com base na experiência, essa alteração é encontrada com bastante frequência nas orelhas médias abertas na autópsia que não mostram grande evidência de otite média. É necessária uma investigação mais aprofundada para caracterizar melhor essa característica nas orelhas médias dos cães.

Distúrbios dos Gatos

Anomalias de Desenvolvimento

Microtia Felina Induzida por Armazenamento Lisossomal

A mucopolissacaridose (MPS) VI é uma doença de armazenamento lisossomal relatada mais comumente em gatos (Capítulo 14). Os gatos afetados têm mutações em seu gene de 4-sulfatase que causa o acúmulo de dermatan sulfato e sulfato de condroitina em lisossomos de células. Acredita-se que esse acúmulo conduza à inibição de outras enzimas lisossômicas e possivelmente ao acúmulo de outros glicolipídios. Além de outras características do dismorfismo facial, uma característica da mucopolissacaridose VI é a microtia ou pequenas aurículas que são tipicamente colocadas mais abaixo em suas cabeças (Fig. 20-51). As lesões macroscópicas podem ser extremamente sutis, a menos que uma comparação direta seja feita com gatos não afetados da mesma idade. Não há características histológicas específicas às aurículas. A doença clínica diz respeito a sintomas neurológicos (Capítulo 14).

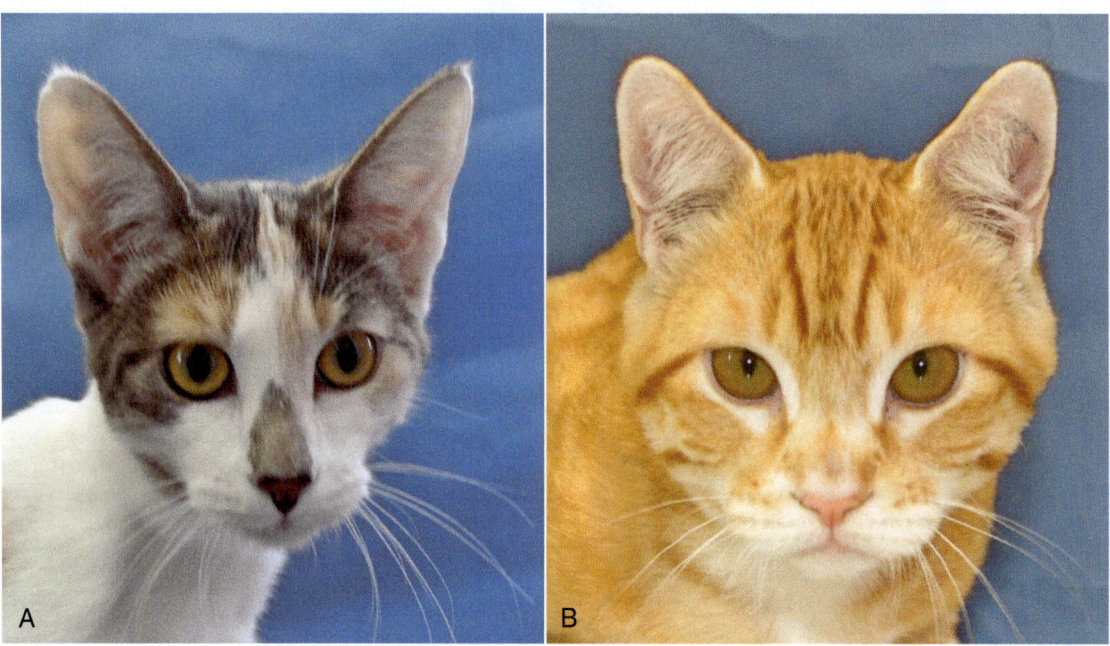

Figura 20-51 **Mucopolissacaridose VI, Gato** . **A,** Gato normal. **B,** Gato com mucopolissacaridose VI. As aurículas do gato com mucopolissacaridose VI são menores que as do gato normal. A ponte nasal também é mais ampla no gato com mucopolissacaridose VI quando comparada com a do gato normal. (Cortesia de Dr. M.E. Haskins, School of Veterinary Medicine, University of Pennsylvania.)

Figura 20-52 **Condrite Auricular, Gato. A,** Corte histológico de uma aurícula. A aurícula está espessa e expandida devido à inflamação crônica, incluindo linfócitos, macrófagos e neutrófilos. A cartilagem auricular está incompleta, cercada de células inflamatórias, e claramente hipereosinofílica. A cartilagem auricular é geralmente basófila, mas na condrite auricular a cartilagem hialina auricular é claramente eosinofílica devido à diminuição dos proteoglicanos matriciais. Coloração por HE. **B,** Ampliação de **A.** A cartilagem auricular é claramente eosinofílica com regiões multifocais de nódulos de cartilagem nascente e proliferativa. Os linfócitos abundantes infiltram na derme e formam múltiplos folículos linfoides. Os neutrófilos (*seta*) são mostrados invadindo e destruindo a cartilagem auricular preexistente. Coloração por HE. (Cortesia de Ms. J.M. Cramer, College of Veterinary Medicine, Cornell University.)

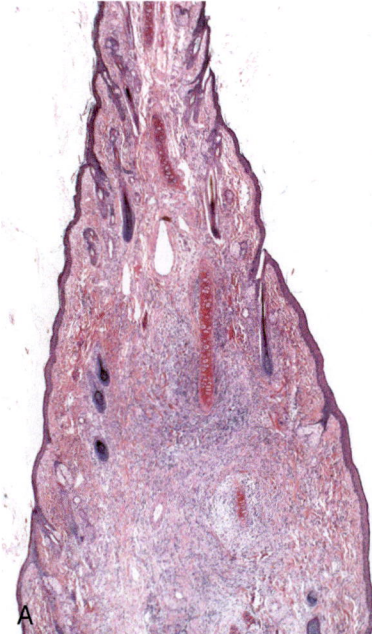

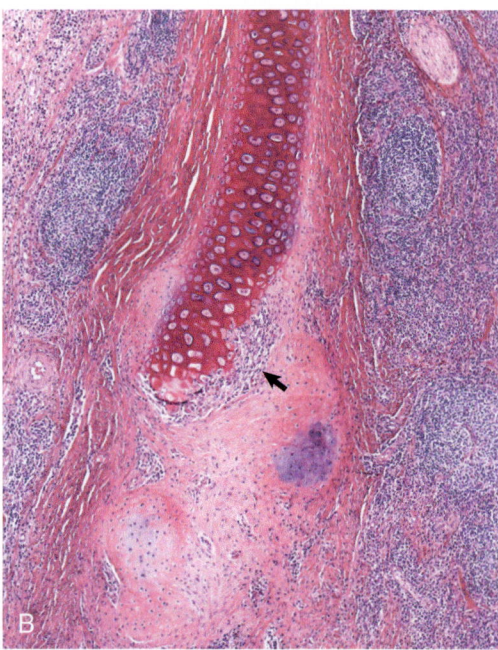

Inflamação
Otite Externa, Média e Interna
Ver seção sobre Distúrbios dos Animais Domésticos

Condrite Auricular (Policondrite Recidivante)
A condrite auricular é a manifestação auricular de uma condição inflamatória mais ampla e rara chamada policondrite recidivante (PR). Nos seres humanos, acredita-se que a policondrite recidivante seja causada por uma resposta imunomediada ao colágeno tipo II e à matrilina 1 (MATN1), uma proteína da matriz cartilaginosa. Além da condrite auricular, os seres humanos afetados com policondrite recidivante podem apresentar condrites do nariz, laringe, traqueia e brônquios, bem como conjuntivite, esclerite, ceratite, uveíte anterior, doença cardiovascular e perda auditiva neurossensorial. Curiosamente, os lóbulos da orelha em seres humanos permanecem inalterados.

A policondrite recidivante foi relatada em gatos positivos para o vírus da leucemia felina e em um único gato morrendo de linfoma, o que levantou a especulação de que outros sinais clínicos podem ter sido fenômenos paraneoplásicos. No entanto, a maioria dos gatos afetados manifesta apenas condrite auricular. A maioria dos gatos tem idade igual ou menor que 3 anos. As aurículas ficam, na maior parte das vezes, bilateralmente inchadas, eritematosas, doloridas, pruriginosas, variavelmente alopécicas e enroladas. Com o tempo elas podem se tornar permanentemente deformadas, espessas e firmes. Microscopicamente, a cartilagem auricular é distorcida e enrugada em vez de ser uma faixa reta típica causada pela degeneração da cartilagem (Fig. 20-52). Uma característica virtualmente patognomônica é uma transformação da cartilagem hialina normalmente basofílica em uma matriz eosinofílica. Inflamação caracterizada por infiltração com linfócitos, plasmócitos, macrófagos, células gigantes multinucleadas e neutrófilos é observada. Podem formar-se folículos linfoides distintos na periferia. Nos casos crônicos graves, a cartilagem auricular é necrótica com áreas de formação de nódulos condroides regenerativos ou displásicos, neovascularização e fibrose extensa. Uma condição semelhante foi relatada em um único cão.

Otite Externa Necrozante Proliferativa
A otite externa necrozante proliferativa é uma condição rara e única de etiologia desconhecida que afeta gatos. Placas eritematosas grandes e bem-demarcadas se desenvolvem sobre a superfície auricular côncava e são cobertas por detritos queratinosos grossos, castanhos a amarronzados (Fig. 20-53, A). Essas lesões podem estender-se para dentro do meato acústico interno e ocluí-lo parcialmente. Microscopicamente, essas placas são bem-diferenciáveis da pele normal adjacente. As principais características de diagnóstico incluem (1) acantose superficial com hiperplasia pronunciada da bainha externa da raiz do folículo piloso, (2) foliculite luminal neutrofílica pronunciada, (3) hiperqueratose folicular leve a moderada e (4) queratinócitos necróticos espalhados individualmente da bainha externa da raiz dos folículos pilosos (Fig. 20-53, B). A idade dos gatos pode variar entre 2 meses a 5 anos. As lesões provavelmente não causam desconforto ou prurido leve e dor, e tendem a se resolver espontaneamente.

Doenças Parasitárias
Mammomonogamus auris
O *Mammomonogamus auris*, um nematoide estrongiloide, é uma causa rara e regionalmente distinta de otite média em gatos da região do pacífico asiático. Ainda se sabe como o nematoide adulto infecta e se espalha nas orelhas médias dos gatos afetados. A membrana timpânica não é considerada como porta de entrada, pois sempre está intacta no momento do diagnóstico. A necessidade de um hospedeiro intermediário tem sido especulada, mas até o

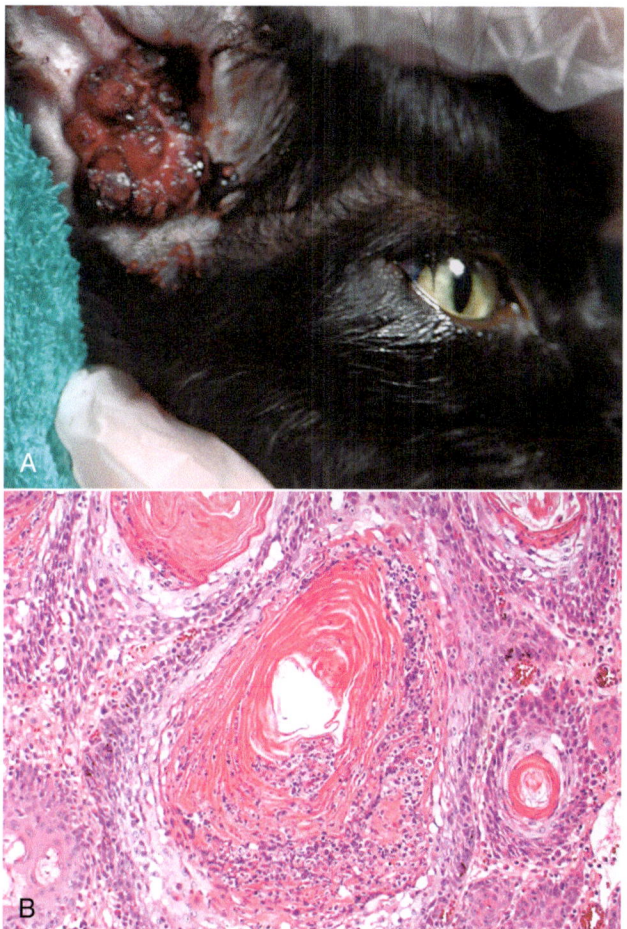

Figura 20-53 **Otite Externa Necrosante Proliferativa, Gato. A,** Uma massa grande, espessa e proliferativa cresce da superfície côncava interna da aurícula e se estende ao meato acústico externo. **B,** O epitélio do folículo piloso é visivelmente hiperplásico e hiperqueratótico com foliculite luminal. Diversos queratinócitos necróticos estão presentes dentro do lúmen folicular misturados com células inflamatórias necróticas e detritos celulares. Coloração por HE. (Cortesia de Dr. E.A. Mauldin, School of Veterinary Medicine, University of Pennsylvania.)

momento ainda não foi identificada. No entanto, após a infecção, alguns nematoides maturam na traqueia, laringe, seios nasais ou orelha média e podem facilmente entrar e sair desses locais através da tuba auditiva, nasofaringe e laringofaringe. Com frequência, uma infecção unilateral com um único par de vermes é observada, apesar de ocorrerem infecções bilaterais e até oito pares já terem sido retirados de orelhas médias de gatos infectados (Fig. 20-54). Amostras da orelha média nunca foram coletadas para exame microscópico ou microbiológico. A maioria dos gatos infectados com M. *auris* não apresenta sintomas, apesar de que sacudir a cabeça pode ser uma característica dessa doença.

Distúrbios Diversos
Pregueamento Auricular Adquirido
O pregueamento auricular adquirido é uma doença de início súbito em gatos adultos. Em praticamente todos os casos, os gatos afetados apresentam histórico prolongado de tratamento com preparações óticas contendo glicocorticoides. Os gatos afetados geralmente apresentam evidência bioquímica de insuficiência adenocortical iatrogênica. A lesão consiste em um pregueamento rostral e lateral do terço distal ou apical das aurículas. Elas são frias e finas, e parecem não possuir cartilagem normal palpável. As características histológicas não foram relatadas.

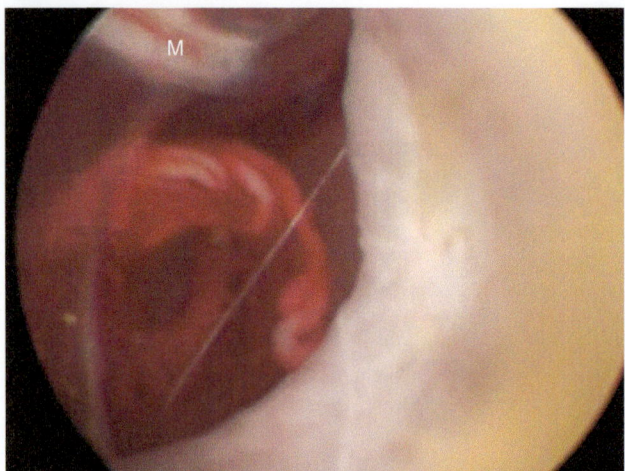

Figura 20-54 *Mammomonogamus Auris,* Orelha Média, Gato. *Mammomonogamus auris* é mostrado ao longo da membrana timpânica intacta por meio de vídeo-otoscopia. Manúbrio do martelo (M). (Com permissão de Tudor EG, Lee ACY, Armato DG, et al: *J Feline Med Surg* 10:501-504, 2008.)

Cistomatose Ceruminosa Felina

A causa da cistomatose ceruminosa felina é desconhecida. Ela é caracterizada por proliferação não neoplásica, cística e benigna de glândulas ceruminosas na superfície medial da aurícula, a base da aurícula, estendendo-se a profundidades variáveis no meato acústico externo. Essas glândulas podem ser notadamente dilatadas, agrupadas e preenchidas com uma secreção ceruminosa espessa marrom a basofílica. Sua aparência, que varia de azul-escura a preta, pode resultar em um erro de diagnóstico como neoplasmas melanocíticas ou vasculares (Fig. 20-55). Microscopicamente, as glândulas ectásicas e os cistos podem estar massivamente dilatados, cercados por inflamações plasmocíticas e linfocitárias de mínimas a moderadas. Os sinais clínicos variam entre irritação não aparente e progressiva das glândulas ceruminosas.

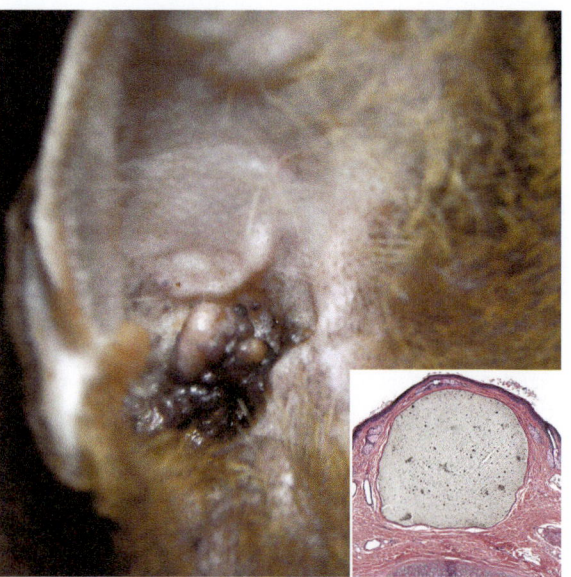

Figura 20-55 **Cistomatose Ceruminosa Felina, Aurícula, Gato Abissínio.** Nódulos múltiplos cinza escuros, azul ou pretos agregam-se ao longo da superfície côncava da aurícula e são característicos da cistomatose ceruminosa felina, uma dilatação cística e hiperplásica das glândulas ceruminosas. *Detalhe,* células epiteliais que variam entre cuboidais a achatadas revestem a superfície do cisto. Os lúmens ectáticos estão preenchidos com secreção cinza a basofílica. Coloração por HE. (Cortesia da figura por B. Moyes e Dr. B. Milleson, Briarglen Veterinary Clinic, Tulsa, OK. Cortesia do detalhe por Dr. B.L. Njaa, Center for Veterinary Health Sciences, Oklahoma State University.)

Neoplasmas

Carcinoma de Células Escamosas

Ver seção sobre Distúrbios dos Animais Domésticos, Neoplasmas da Orelha Externa e Fig. 20-35.

CAPÍTULO 21

O Olho

Philippe Labelle

Sumário de Leituras-chave

Entre todos os órgãos, os olhos têm, por sua localização anatômica superficial, e devido à transparência da córnea, a característica única de permitir exames diretos e detalhados no ambiente clínico. De fato, o exame clínico completo dos olhos de pacientes vivos fornece, em geral, um volume de informações igual ou superior ao obtido em exames necroscópicos ou avaliações macroscópicas de globos enucleados. Mesmo em olhos cuja córnea perdeu a transparência, a localização superficial é bastante conveniente para a realização de exames de imagem, como a ultrassonografia. A raiz da complexa terminologia das patologias oftálmicas está na terminologia da oftalmologia clínica. Termos históricos anatomicamente incorretos têm amplo uso tanto no ambiente clínico quanto no patológico. O "descolamento de retina", por exemplo, é um diagnóstico aceitável, denotando a separação entre a neurorretina sensorial e o epitélio pigmentado da retina, apesar de as duas estruturas fazerem parte da retina e estarem, na verdade, apostas, e não coladas. O termo "uveíte", em particular, causa confusão entre clínicos e patologistas. O diagnóstico histológico de uveíte é fortemente baseado na infiltração de leucócitos na úvea, ao passo que muitos dos processos e entidades clínicos diagnosticados como uveíte se referem a inflamações com mediação vascular. A avaliação histológica dessas lesões clínicas pode ser difícil, e podem é possível que elas não sejam identificadas. Por exemplo, fibrina discreta no humor aquoso da câmara anterior, com fácil diagnóstico clínico de turbidez aquosa, pode ser difícil de avaliar macroscopicamente e pode não ser identificada histologicamente, porque a preservação do humor aquoso não é a regra durante seccionamento e processamento. Além disso, histologicamente, as proliferações fibrovasculares secundárias à liberação de mediadores vasculares no globo e as inflamações com infiltração leucocitária são muitas vezes consideradas eventos separados. Desse modo, clínicos e patologistas precisam ter em mente que a ausência histológica de leucócitos no globo não é incompatível com o diagnóstico clínico de uveíte.

Há variações significativas de desenvolvimento embrionário, reações gerais a lesões e doenças específicas entre os diferentes componentes do globo. Algumas doenças acometem o olho como um todo, mas a maioria tende a afetar uma estrutura do globo de forma predominante ou exclusiva. Assim, as características anatômicas, fisiológicas e patológicas do globo são geralmente apresentadas de forma separada para cada porção: córnea e esclera; úvea; cristalino; corpo vítreo; retina e nervo óptico; e órbita. As características das doenças de pálpebra, conjuntiva e órbita são semelhantes às das doenças de pele, mucosas e tecido conjuntivo em outras áreas do corpo, mas existem particularidades das estruturas perioculares que justificam sua inclusão como parte de uma discussão específica sobre os olhos.

Os globos de todos os mamíferos adultos têm uma anatomia geral semelhante, mostrada na Figura 21-1. O globo é uma câmara biológica esférica e de superfície transparente que possui uma complexa lente com autofoco, derivada do ectoderma superficial, e uma retina capaz de absorver luz, criada a partir da evaginação de neurônios especializados do cérebro. As outras estruturas do interior do globo e aquelas adjacentes a ele atuam principalmente como suporte para assegurar o perfeito funcionamento da córnea, do cristalino e da retina, de maneira a sustentar a visão.

O olho se desenvolve como uma bolsa de tecido cerebral que se projeta até a superfície cutânea do embrião em desenvolvimento. A finalidade do olho é colher informações sensoriais na forma de fótons de luz, que são absorvidos por neurônios especificamente adaptados para converter luz em impulsos elétricos. Para facilitar o acesso desses fótons aos neurônios retinianos sensíveis à luz, o ectoderma superficial, que em outras regiões formaria normalmente pele opaca comum, sofre uma diferenciação especializada, originando a córnea e o cristalino, à medida que o tentáculo do cérebro se aproxima. Detalhes da embriogênese serão discutidos em seções posteriores deste capítulo.

Os olhos têm características anatômicas específicas, que são particularmente relevantes na patologia ocular. O globo, um órgão fechado que encerra meios fluidos, é protegido de lesões por uma órbita óssea e pálpebras móveis. Ele possui uma espessa camada fibrosa externa, formada pela córnea e pela esclera, e uma série de barreiras e mecanismos destinados a reduzir lesões por efeito espectador.

A correta função visual requer que se mantenham relações anatômicas muito precisas entre as partes que constituem o olho. Alterações pequenas, que seriam insignificantes na maioria dos outros tecidos, podem ter graves consequências no interior do globo. Por exemplo: até mesmo um acúmulo discreto de fluido atrás da retina (descolamento seroso de retina) pode causar cegueira; e a reparação com tecido de

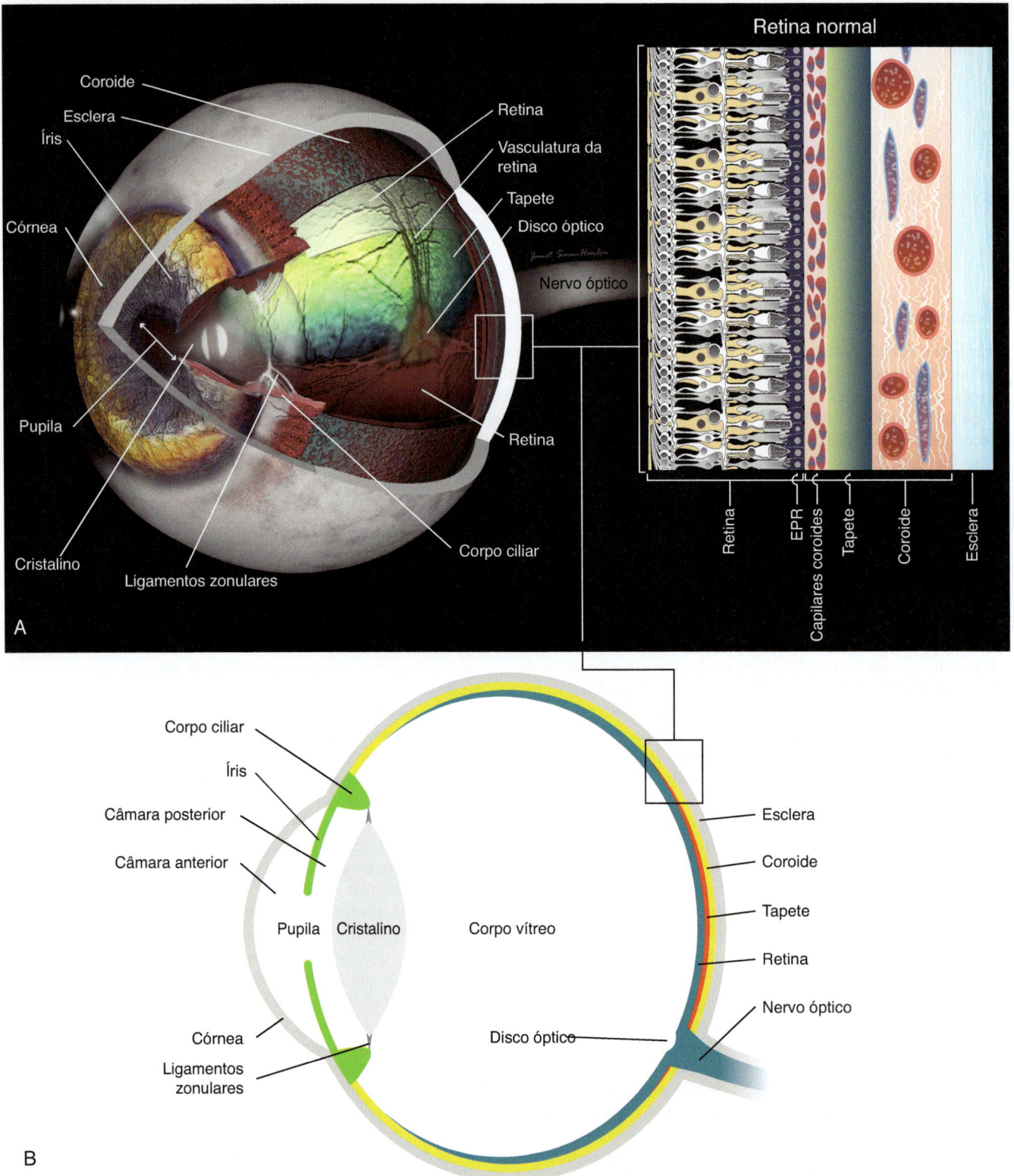

Figura 21-1 Anatomia do Olho, com Detalhes do Segmento Posterior. A, A córnea e a esclera formam a túnica fibrosa do globo. A úvea é a túnica vascular do globo. Ela é composta, anteriormente, pela íris e pelo corpo ciliar, e, posteriormente, pela coroide. Em algumas espécies, a coroide dorsal à cabeça do nervo óptico tem uma camada especializada denominada tapete lúcido. O cristalino é mantido em posição pelos ligamentos zonulares circunferenciais e pela pressão do corpo vítreo. A retina reveste o aspecto posterior do globo, localizado na parte interna da coroide. A porção do nervo óptico na esclera é o disco óptico. *Detalhe,* A retina inclui a neurorretina no aspecto interno e o epitélio pigmentado da retina (*EPR*), que deriva da camada externa do cálice óptico. A retina é anexada à coroide. **B,** Representação simplificada das estruturas oculares. A visão requer que a luz atravesse a córnea e o humor aquoso da câmara anterior — na pupila —, o cristalino e o corpo vítreo, até chegar à retina. Na retina, a luz atravessa diversas camadas antes de ser absorvida pelos fotorreceptores. A luz não absorvida pode ser refletida pelo tapete lúcido, para fornecer novo estímulo aos fotorreceptores. Em seguida, a luz é convertida em sinais elétricos neuronais, enviados ao cérebro pelo nervo óptico (**A** Cortesia de Ophthalmology Service e de The Design Group, College of Veterinary Medicine, University of Illinois, EUA. **B** Cortesia de dr. J. F. Zachary, College of Veterinary Medicine, University of Illinois.)

granulação, capaz de recuperar um pouco da função em outras regiões, pode resultar em opacidade e perda de percepção da luz.

A visão necessita que a córnea, o cristalino e os meios fluidos no interior do globo se conservem opticamente transparentes. Isso significa que acúmulo de exsudatos e alterações nas propriedades de refração decorrentes de condições como edema ou fibrose são extremamente prejudiciais à acuidade visual. Respostas que visam salvar o globo podem causar perda de função, basicamente anulando sua finalidade de protegê-lo.

A maioria dos tecidos essenciais para a visão no interior do globo tem capacidade regenerativa limitada ou ausente. Alguns, como a retina adulta, são fundamentalmente pós-mitóticos, não tendo capacidade de regeneração. Outros, como o cristalino e a córnea, podem se regenerar de maneira limitada, mas essa regeneração quase nunca cria uma réplica estruturalmente ou funcionalmente perfeita do tecido original. Muitas das lesões intraoculares mais significativas estão relacionadas com eventos de cicatrização — algumas vezes, após lesões muito pequenas. No globo, basicamente não existem lesões insignificantes do ponto de vista funcional, porque todas têm alguma consequência visual, mesmo quando o grau de prejuízo não é fácil de aferir ou depende de efeitos cumulativos.

As mesmas particularidades da anatomia e da fisiologia oculares que protegem o globo de lesões que afetam outras áreas do corpo são responsáveis por torná-lo vulnerável, depois de vencidas essas defesas, à propagação da lesão. As defesas que impedem a entrada de diversos tipos de agentes químicos e biológicos também impedem, ou limitam, a drenagem de perigosos subprodutos de inflamações e lesões teciduais. Os meios fluidos no interior do globo permitem a difusão de agentes tóxicos infecciosos e mediadores químicos de inflamação por todo o globo.

As lesões oculares por efeito espectador ocorrem quando uma lesão em um componente do globo se "espalha" e atinge outras partes do globo. Muitas doenças que acometem predominantemente uma porção do globo também podem causar, por extensão, danos funcionais significativos em componentes adjacentes. Entre os exemplos disso, estão:

- Efusão inflamatória provocada por coroidite, que pode causar descolamento da retina
- Alterações na composição e no fluxo do humor aquoso, que pode causar catarata
- Mediadores químicos da cicatrização na uveíte crônica, que estimulam vascularização estromal corneana e proliferação fibrovascular
- A proliferação fibrovascular, por sua vez, pode causar descolamento retiniano por tração ou glaucoma em decorrência de bloqueio pupilar ou sinequia anterior periférica

Estrutura e Função

Embriologia

O globo tem embriogênese complexa, que envolve interações cuidadosamente orquestradas entre o neuroectoderma, o ectoderma superficial e o mesoderma periocular ao longo de toda a embriogênese e no início da vida (Fig. 21-2). Nos carnívoros, o desenvolvimento ocular continua até a quinta ou sexta semana de vida. Assim, nem todas as falhas de desenvolvimento são congênitas, especialmente entre os carnívoros. Como o globo não é essencial para a sobrevivência no útero, anormalidades oculares congênitas, tanto leves quanto graves, são observadas em pacientes sem outras anomalias. As práticas de reprodução seletiva aumentaram a frequência de anormalidades oculares (as mais importantes e prevalentes são discutidas nas seções que abordam doenças de segmentos oculares específicos).

Os olhos começam a se desenvolver logo no início da gestação, como uma evaginação do ectoderma do tubo neural primitivo, essencialmente o prosencéfalo primitivo. Essa vesícula óptica primária cresce externamente ao cérebro, na direção do ectoderma superficial sobrejacente, mantendo-se conectada ao cérebro por meio do pedículo óptico. À medida que a vesícula óptica primária se aproxima, o ectoderma sobrejacente sofre um espessamento focal para formar o placoide do cristalino. O placoide do cristalino se espessa, se invagina e se separa do ectoderma superficial, migrando para o interior, como a vesícula do cristalino, para indentar a vesícula

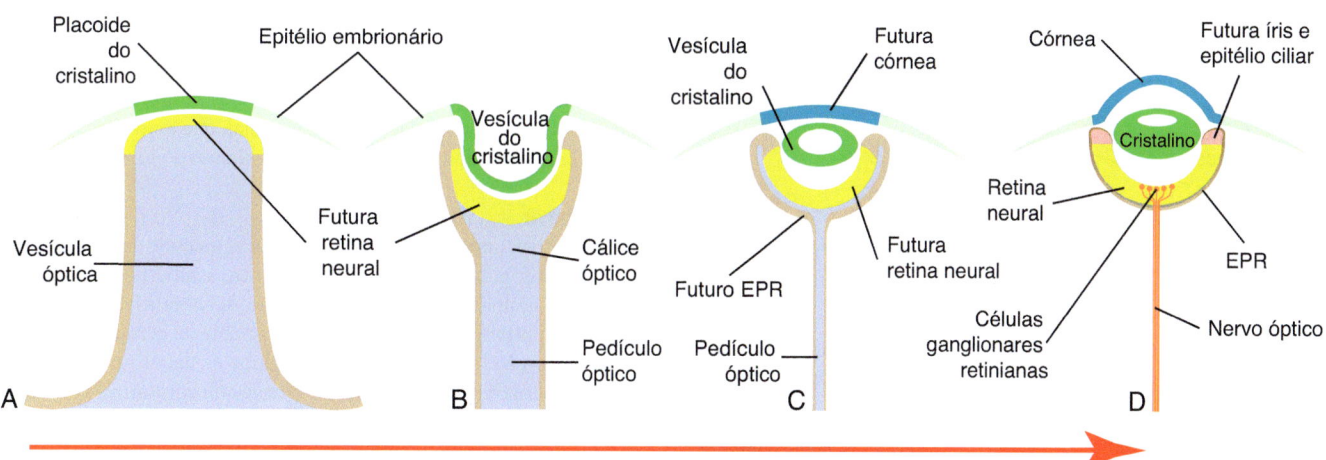

Progressão do desenvolvimento embrionário do olho

Figura 21-2 Desenvolvimento Embrionário do Olho. A, O ectoderma do tubo neural primitivo forma, como uma evaginação, a vesícula óptica primária. A vesícula óptica primária migra do cérebro para o ectoderma superficial sobrejacente, mantendo-se conectada ao cérebro por meio do pedículo óptico. O ectoderma sobrejacente sofre um espessamento e forma o placoide do cristalino. **B,** O placoide do cristalino se espessa e se invagina para formar a vesícula do cristalino, acabando por pressionar a vesícula óptica. A vesícula óptica também se invagina, formando uma cúpula óptica de duas camadas. **C,** A vesícula óptica se separa do ectoderma superficial, que se recompõe para dar origem ao epitélio corneano. A camada interna da cúpula óptica evolui para formar as camadas neuroblásticas interna e externa e, por fim, se diferenciar na neurorretina. O epitélio pigmentado da retina (*EPR*) se origina da camada pigmentada externa da cúpula óptica. **D,** As células ganglionares retinianas se desenvolvem primeiramente na camada neuroblástica interna, formada pela camada interna da cúpula óptica. Os epitélios da íris e do corpo ciliar se originam da borda anterior da cúpula óptica: o epitélio não pigmentado se origina da camada interna e o pigmentado, da camada externa. O nervo óptico é formado pelos axônios das células ganglionares e por elementos do pedículo (Cortesia de drs. P. Labelle, Antech Diagnostics, e J. F. Zachary, College of Veterinary Medicine, University of Illinois.)

óptica esférica. Sofrendo a pressão da vesícula do cristalino, a vesícula óptica colapsa e se invagina para formar uma cúpula óptica de duas camadas. Quando a vesícula do cristalino se separa do ectoderma de superfície, o ectoderma se recompõe, vindo a se tornar o epitélio corneano. A presença do epitélio corneano parece estimular uma ou mais ondulações de mesênquima periocular, que formam o estroma e o endotélio corneanos primitivos. Esse mesênquima periocular deriva da crista neural e vai dar origem também à esclera, ao estroma uveal e a uma rede bem-desenvolvida, mas transitória, de vasos sanguíneos intraoculares (artéria hialoide e *tunica vasculosa lentis*), que nutrem o cristalino e a retina em desenvolvimento (Fig. 21-3). Após indução do placoide do cristalino, a camada interna da cúpula óptica evolui para formar as camadas neuroblásticas interna e externa. Essas camadas neuroblásticas vão se diferenciar para formar a neurorretina. O epitélio pigmentado da retina (EPR) se origina da camada pigmentada externa da cúpula óptica. Para a diferenciação da neurorretina além das camadas neuroblásticas, é necessário um EPR funcional. As pálpebras, os músculos extraoculares, as glândulas lacrimais e as órbitas se desenvolvem, na maior parte, de forma independente do globo, não sendo, em geral, afetados pelas doenças que prejudicam o desenvolvimento dos olhos em si.

No globo adulto dos animais domésticos, somente os epitélios corneano e do cristalino derivam do ectoderma superficial. A neurorretina, o epitélio pigmentado da retina, o epitélio da íris posterior, o dilatador da íris, os músculos esfincterianos e o epitélio ciliar se originam do ectoderma neural. A crista neural dá origem ao estroma corneano, ao endotélio corneano, ao estroma uveal, ao músculo ciliar e às células trabeculares. O mesoderma dá origem ao endotélio vascular.

Pálpebra e Conjuntiva

A primeira linha de defesa do globo inclui a pálpebra, a conjuntiva e os tecidos moles e ossos da órbita. Eles criam uma barreira física protetora contra forças externas e o alastramento de doenças das estruturas circundantes (p. ex. as cavidades nasal e oral). Essa parede protetora permite a passagem da luz, mas impede a entrada dos muitos elementos do ambiente externo que poderiam lesionar as estruturas responsáveis pela visão (córnea, cristalino e retina).

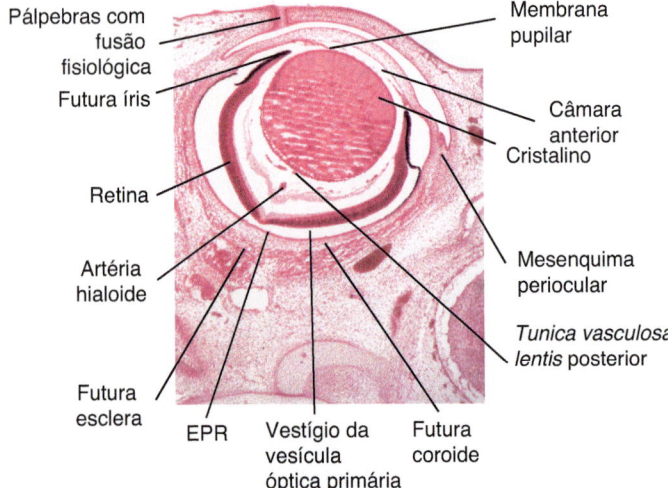

Figura 21-3 Globo Fetal, Idade Gestacional de 34 Dias, Cão. O mesênquima periocular está se organizando para dar origem à coroide e à esclera. A câmara anterior já se formou, mas o lábio anterior do cálice óptico ainda não se dobrou internamente para induzir a formação da íris e do corpo ciliar. O cristalino, relativamente grande, está cercado por uma rica túnica vascular derivada da artéria hialoide e membrana pupilar. *EPR*, epitélio pigmentado da retina; Coloração por HE. (Cortesia de Dr. B. Wilcock, Ontario Veterinary College.)

As doenças da pálpebra, da conjuntiva e da órbita tendem a mimetizar as de tecidos semelhantes em outras regiões do corpo, tendo menos características patológicas peculiares do que as doenças do globo em si. No entanto, as doenças dessas estruturas, em particular da pálpebra e da conjuntiva, representam uma parcela significativa das condições oculares observadas na oftalmologia clínica.

Pálpebra

O epitélio das pálpebras se desenvolve a partir do ectoderma superficial adjacente à córnea. Após a separação da vesícula do cristalino, o ectoderma superficial readquire continuidade e forma a córnea. O ectoderma na periferia da córnea migra, então, por sobre a superfície da córnea embrionária, acompanhado do mesênquima periocular sobrejacente, para formar as pálpebras. O ectoderma dá origem ao epitélio superficial e às glândulas; e o mesênquima periocular dá origem à derme e aos músculos da pálpebra. Essas pálpebras embutidas se fundem sobre a córnea central. A fusão fornece proteção física ao globo e proporciona à córnea imatura um ambiente estéril onde pode completar seu desenvolvimento embrionário. A fusão das pálpebras ou blefaroanquilose fisiológica é normal em cães e gatos no período pós-natal, persistindo por 10 a 15 dias, o que permite que a produção lacrimal atinja os níveis adequados.

As pálpebras maduras, que são pregas cutâneas móveis, deslizam pela superfície da córnea sobre uma película de muco e líquido conhecida como filme lacrimal. Esse movimento de piscar ajuda a distribuir o filme lacrimal — que tem efeito protetor — pela superfície da córnea, além de remover dessa superfície as partículas indesejáveis. Cada pálpebra tem uma superfície anterior de pele pilosa, com todas as glândulas acessórias, como observado na pele de outras regiões do corpo. A derme é modificada pela adição de músculos estriados (*orbicularis oculi* e músculos elevadores). A superfície interna da pálpebra, que se apõe à córnea e à conjuntiva bulbar, é coberta por uma membrana mucosa conhecida como conjuntiva palpebral (ver, a seguir, Conjuntiva). A transição entre a pele e a conjuntiva palpebrais, denominada borda da pálpebra, se caracteriza pela presença de diversas fileiras de grandes pelos modificados (cílios/pestanas), que funcionam como uma proteção direta. Os cílios são maiores e mais numerosos ao longo da borda da pálpebra superior, podendo ser infrequentes ou ausentes ao longo da inferior. A borda da pálpebra possui também uma fileira de grandes glândulas sebáceas modificadas, conhecidas como glândulas meibomianas (ou tarsais). O meibo que elas produzem constitui a camada lipídica superficial do filme lacrimal, que evita a evaporação e auxilia na distribuição do componente aquoso do filme.

Conjuntiva

A conjuntiva, uma membrana mucosa que se estende da borda palpebral à periferia da córnea, é contínua entre a superfície interna da pálpebra e a superfície do globo. A porção da conjuntiva que cobre a superfície posterior da pálpebra recebe o nome de conjuntiva palpebral, e a porção ligada à superfície do globo e em continuidade com a córnea periférica no limbo recebe o nome de conjuntiva bulbar. O epitélio da conjuntiva possui células caliciformes, melanócitos, células dendríticas e outros leucócitos. Próximo à sua origem, na borda palpebral, a conjuntiva da pálpebra é composta por epitélio escamoso estratificado e não queratinizado. A maior parte da conjuntiva palpebral consiste em epitélio colunar estratificado, com número variável de células caliciformes. A conjuntiva bulbar se estende por sobre o globo e se funde com o epitélio corneano no limbo. Não existem células caliciformes no epitélio da conjuntiva bulbar. Na junção entre a conjuntiva bulbar e o epitélio corneano, há uma população de células germinativas, que são replicativas permanentes do epitélio corneano (células-tronco). Elas são a fonte das células de reposição do epitélio da córnea em processos fisiológicos e nas respostas patológicas.

Legendas da Figura 21-3:
- Pálpebras com fusão fisiológica
- Futura íris
- Retina
- Artéria hialoide
- Futura esclera
- EPR
- Vestígio da vesícula óptica primária
- Futura coroide
- Membrana pupilar
- Câmara anterior
- Cristalino
- Mesenquima periocular
- *Tunica vasculosa lentis* posterior

O espaço entre as conjuntivas palpebral e bulbar é preenchido pelo saco conjuntival. O espaço entre as pálpebras superior e inferior é conhecido como fissura palpebral. O limite medial (nasal) dessa fissura (onde as pálpebras superior e inferior são contínuas) é o canto medial do olho. A borda lateral (temporal) da fissura é o canto lateral.

A substância própria das conjuntivas palpebral e bulbar se assemelha à lâmina própria de qualquer outra membrana mucosa. Ela é constituída por tecido conjuntivo frouxo bem-vascularizado. Na substância própria, há tanto tecido linfoide difuso quanto linfonodos (tecido linfoide associado à mucosa [MALT], e tecido linfoide associado à conjuntiva [CALT]). O CALT responde imunologicamente à microbiota no interior do saco conjuntival.

Conforme se transforma de conjuntiva palpebral em bulbar, a conjuntiva ventral passa por outra especialização, para formar a terceira pálpebra (membrana nictitante). Essa grande prega de conjuntiva, que se projeta do canto ventromedial para a superfície anterior da córnea, possui uma placa cartilaginosa central de sustentação e um estroma de tecido fibroso denso, contendo uma glândula lacrimal acessória (glândula da terceira pálpebra). Suas superfícies anterior e posterior são cobertas por epitélio escamoso estratificado e não queratinizado. Na maioria das espécies domésticas, seu movimento é passivo, servindo para cobrir o globo e proporcionar um nível extra de proteção quando o globo é retraído para a órbita pelo músculo retrator dos bulbos.

Córnea e Esclera

A córnea e a esclera formam a túnica fibrosa do globo. A córnea é o terço anterior da túnica fibrosa. No limbo, a córnea se funde com a conjuntiva e a esclera. A córnea e a esclera dão sustentação estrutural ao globo. Além disso, por sua transparência, a córnea permite a entrada da luz, possibilitando, portanto, a visão. A córnea possui quatro camadas histológicas (Fig. 21-4):

- Epitélio corneano e membrana basal
- Estroma da córnea
- Membrana de Descemet, a membrana basal do endotélio corneano
- Endotélio corneano

O filme lacrimal é uma camada funcional clinicamente importante que cobre o epitélio corneano, mas que não pode ser avaliada histologicamente. A córnea tem espessura de 0,5 a 0,8 mm, dependendo da espécie, da idade e da região da córnea. O epitélio corneano, a camada mais anterior, deriva do ectoderma superficial fetal e se constitui de epitélio estratificado e não queratinizado, possuindo células superficiais (escamosas não queratinizadas), intermediárias (aladas) e basais e uma membrana basal. O epitélio corneano, que tem 5 a 7 camadas em cães e gatos e cerca de 8 a 15 camadas em animais maiores, se renova completamente a cada 5 a 7 dias. O estroma corneano, que representa aproximadamente 90% da espessura da córnea, se compõe de raros ceratócitos, que são fibroblastos modificados. Os ceratócitos estão entremeados com as fibrilas de colágeno, que formam lamelas paralelas. O estroma também contém água em abundância e a matriz extracelular constituída de glicosaminoglicanos e outros componentes. Não há vasos sanguíneos no estroma da córnea. A superfície posterior (interna) é coberta por uma camada única de células epiteliais cuboides, conhecida como endotélio corneano, que, da mesma forma que o estroma, deriva do mesênquima periocular. A membrana basal do endotélio da córnea, denominada membrana de Descemet e localizada entre o estroma e o endotélio, é de fácil reconhecimento histológico. Na maioria dos mamíferos domésticos adultos, o endotélio corneano é pós-mitótico, e sua capacidade de replicação é limitada ou ausente.

A transparência da córnea, essencial para a visão, é resultado de uma série de características anatômicas e fisiológicas, listadas no

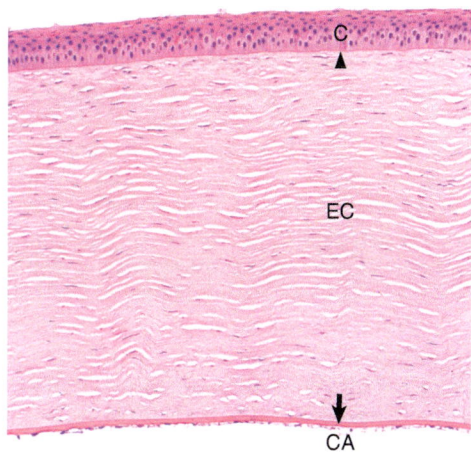

Figura 21-4 Córnea Normal, Cão. A córnea tem quatro camadas histológicas. O epitélio corneano (C) e sua membrana basal (*cabeça da seta*) formam a camada mais anterior e são compostos de células basais, intermediárias e superficiais. O estroma corneano (*EC*) possui células escassas, chamadas ceratócitos, mas representa cerca de 90% da espessura da córnea. A membrana basal do endotélio corneano é denominada membrana de Descemet (*seta*). O endotélio corneano, formado por uma camada única de células, faz a separação entre o humor aquoso da câmara anterior (*CA*) e o estroma da córnea. O filme lacrimal é uma camada funcionalmente importante que cobre o epitélio corneano, mas não pode ser avaliado histologicamente. Coloração por HE. (Cortesia de dr. P. Labelle, Antech Diagnostics.)

Quadro 21-1	Fatores que Contribuem para a Transparência da Córnea

- Superfície lisa e contínua, formada pelo filme lacrimal e pelo epitélio corneano
- Epitélio não queratinizado e não pigmentado
- Pequeno diâmetro das fibrilas de colágeno
- Disposição lamelar paralela das fibrilas de colágeno
- Disposição ortogonal das fibrilas de colágeno em lâminas adjacentes
- Baixa densidade celular do estroma
- Estado relativamente desidratado do estroma
- Estroma avascular

Quadro 21-1. No epitélio corneano, diferentemente do que ocorre nos epitélios da conjuntiva e da pele, não há queratinização ou pigmentação. O estroma da córnea se assemelha à substância própria da conjuntiva e à derme, mas não possui vasos sanguíneos, folículos capilares, glândulas ou leucócitos. As estreitas fibrilas de colágeno estão dispostas em lamelas compactas, separadas por um espaço que corresponde ao comprimento de onda da luz visível. Dessa forma, a córnea permite que a luz passe sem que ocorra dispersão. De modo a facilitar ainda mais a passagem limpa da luz, o estroma corneano se conserva em estado de desidratação, em comparação com o da maioria dos outros tecidos. Esse estado é mantido passivamente por junções intercelulares no epitélio e no endotélio da córnea, as quais eliminam a água do filme lacrimal e da câmara anterior, respectivamente. A desidratação também é mantida pela remoção ativa de solutos (e, portanto, fluidos) por bombas de sódio-potássio na membrana dependentes de energia, presentes no endotélio da córnea. O estroma corneano não possui vasos sanguíneos, e a córnea depende do filme lacrimal, do humor aquoso e dos vasos da conjuntiva e da esclera para obter nutrientes e oxigênio.

A esclera, que compõe a maior parte da túnica fibrosa do globo, possui três camadas. A mais externa é a episclera, uma camada fibrosa densamente vascularizada que conecta a cápsula de Tenon à esclera propriamente dita. A esclera propriamente dita (estroma escleral) é constituída de colágeno densamente comprimido, com fibras elásticas e fibroblastos, além de proteoglicanos e glicoproteínas. A camada mais interna é a lâmina fosca, que está em contato com a coroide. Os vasos sanguíneos e os nervos periféricos usam canais no interior da esclera para vascularizar e inervar o trato uveal. O plexo venoso escleral, responsável por uma parte do fluxo sanguíneo de saída do humor aquoso, está localizado no aspecto anterior da esclera — no interior da esclera propriamente dita. No aspecto posterior, existe uma área fenestrada especializada, denominada lâmina crivosa, que permite que os axônios das células ganglionares da retina deixem o globo e formem o nervo óptico.

Úvea

A úvea, ou trato uveal, é a túnica vascular do globo. Ela se divide em três porções: íris, corpo ciliar e coroide. A íris e o corpo ciliar formam a úvea anterior, e a coroide pode ser chamada de úvea posterior. O trato uveal não possui vasos linfáticos verdadeiros e praticamente não contém tecido linfoide residente.

O aspecto anterior da íris se constitui de uma camada de células estromais modificadas. A maior parte da íris é composta por estroma conjuntivo, com vasos sanguíneos e nervos. Um número variável de melanócitos se encontra disperso no estroma, principalmente no estroma posterior. As íris de olhos azuis possuem um número bem menor de melanócitos que as íris castanhas. Existem dois grupos de músculos lisos na íris, constritor e dilatador, que controlam o tamanho da pupila e, dessa forma, a entrada da luz. O aspecto posterior da íris se constitui de uma camada de neuroepitélio, denominada epitélio da íris posterior, que está em continuidade com sua correspondente no corpo ciliar. Em equinos e ruminantes, o epitélio da íris posterior forma uma estrutura nodular e cística, chamada corpo negro nos equinos e grânulo iridiano nos ruminantes. Essa protrusão de neuroepitélio também contribui para o controle da entrada de luz.

O corpo ciliar, que se estende da base da íris à junção com a coroide e a retina, se constitui de estroma conjuntivo, com vasos sanguíneos e nervos, e um músculo liso proeminente, o músculo ciliar, que está alinhado em um plano meridiano. Esse músculo permite uma acomodação, por meio de mudanças na posição ou no formato do cristalino, e sua contração aumenta a drenagem do humor aquoso através da malha trabecular. A porção anterior do corpo ciliar possui numerosos (70 a 100) processos ou pregas (porção plicada), que estão ausentes na porção posterior (porção plana). O corpo ciliar é revestido por duas camadas de neuroepitélio (Fig. 21-5). A camada interna não é pigmentada, mas a externa, sim. O epitélio ciliar, especificamente o não pigmentado, contribui para a produção de humor aquoso por meio de filtração e processos mediados de transporte ativo, como a via de anidrase carbônica. O epitélio ciliar fornece a matriz extracelular que forma os ligamentos zonulares, que suspendem o cristalino, e produz o ácido hialurônico incorporado ao corpo vítreo.

O ângulo iridocorneano é delimitado anteriormente pelo ligamento pectíneo, que se estende da base anterior da íris à córnea periférica interna, no limite da membrana de Descemet (Figs. 21-6 e 21-7). Em cães e gatos, a avaliação histológica do ligamento pectíneo normal é difícil, porque as fibras são mais delgadas e amplamente dispersas do que em outras espécies domésticas. Equinos e ruminantes têm ligamentos pectíneos robustos, e os dos suínos são intermediários entre os dos carnívoros e os dos herbívoros. O ângulo iridocorneano também inclui uma rede de trabéculas, denominada

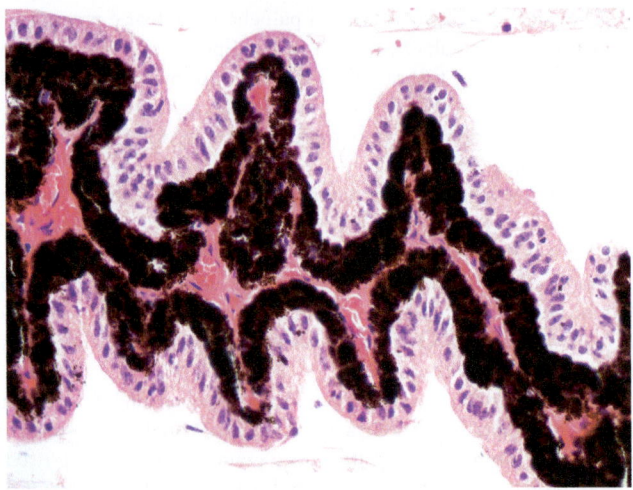

Figura 21-5 Processo Ciliar Normal, Cavalo. O corpo ciliar é revestido por um epitélio de duas camadas (neuroepitélio). A camada mais interna, que se comunica com a câmara posterior, não é pigmentada, mas a externa, sim. Coloração por HE. (Cortesia de dr. P. Labelle, Antech Diagnostics.)

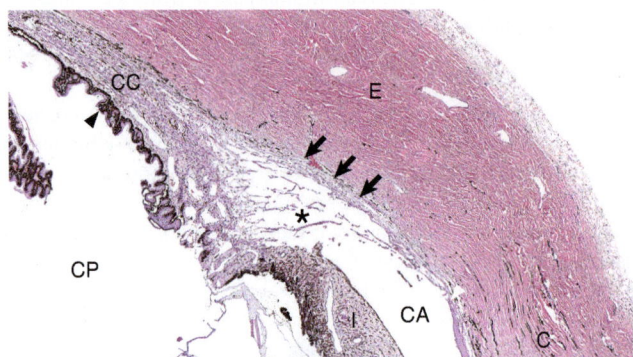

Figura 21-6 Ângulo Iridocorneano Normal (*Centro da Figura*)**, Gato.** O humor aquoso é produzido pelo epitélio ciliar (*cabeça de seta preta*), entra na câmara posterior (*CP*), flui pela borda pupilar da íris (*I*) e entra na câmara anterior (*CA*). Em seguida, o humor aquoso atravessa a fenda ciliar (*asterisco*) e a malha trabecular esclerocorneana (*setas*) para chegar às veias escleróticas. A maior parte do humor aquoso deixa o globo através das veias escleróticas (via "convencional"), e uma pequena parte, por meio do fluxo de saída uveoesclerótico (via "não convencional"). *Cabeça de seta branca*, limite da membrana de Descemet; C, córnea; E, esclera; CC, corpo ciliar. Coloração por HE. (Cortesia de dr. P. Labelle, Antech Diagnostics.)

fenda ciliar, e uma malha trabecular esclerocorneana que permitem a drenagem do humor aquoso. A fenda ciliar é posterior ao ligamento pectíneo e se constitui de feixes de colágeno amplamente separados e revestidos por células trabeculares. A malha trabecular esclerocorneana, incorporada à esclera interna, tem composição semelhante à da fenda ciliar, mas suas trabéculas e espaços intertrabeculares são menores.

A coroide, que é a porção posterior da úvea, se localiza entre a retina e a esclera. Sua camada mais interna é a coriocapilar, uma fina camada de capilares delimitada, no aspecto interior, por uma membrana basal (membrana de Bruch). A camada coriocapilar fornece nutrientes à retina externa. A camada intermediária é o estroma coroideano, que possui grande número de vasos sanguíneos, sustentados por um estroma conjuntivo que, tipicamente, tem intensa pigmentação. Nas espécies domésticas, com exceção dos suínos,

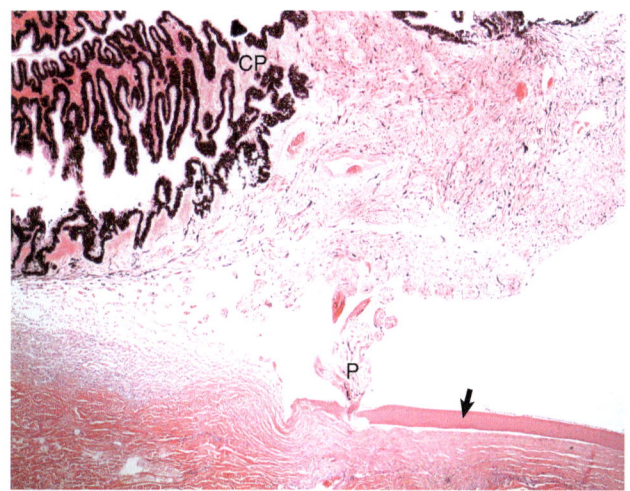

Figura 21-7 Ângulo Iridocorneano Normal, Cavalo. Equinos e ruminantes têm ligamentos pectíneos robustos (*P*). *Seta*, membrana de Descemet; *PC*, processos ciliares. Coloração por HE. (Cortesia de dr. P. Labelle, Antech Diagnostics.)

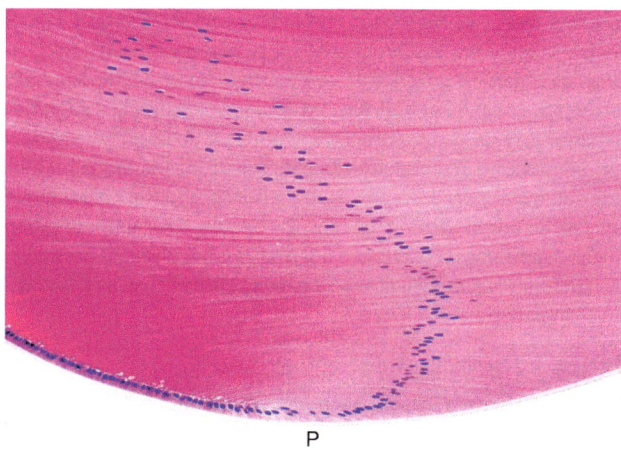

Figura 21-8 Cristalino Normal, Coelho. O epitélio do cristalino forma uma camada única, sobrejacente à cápsula anterior do cristalino. No equador, o epitélio do cristalino migra para o interior, para formar o arco do cristalino. Não há epitélio do cristalino ao longo da cápsula posterior (*P*). (Cortesia de Comparative Ocular Pathology Laboratory of Wisconsin.)

o aspecto interno do estroma coroideano inclui o tapete lúcido, uma camada especializada com localização apenas dorsal em relação ao nervo óptico. O tapete lúcido reflete a luz que já atravessou a retina, fornecendo um novo estímulo às células fotorreceptoras e melhorando a visão em ambientes com pouca luz. Os carnívoros domésticos têm um tapete lúcido celular, composto de células dispostas de forma regular, contendo bastonetes refletores sugestivos de melanócitos modificados. Nos herbívoros domésticos, o tapete lúcido é fibroso e composto de fibras de colágeno regularmente dispostas e, raramente, fibrócitos. Os suínos não possuem tapete lúcido. O aspecto externo do estroma coroideano contém vasos maiores. A camada mais externa da coroide é a supracoroide, que faz a transição entre a coroide e a esclera.

Cristalino

A função do cristalino é refratar a luz na retina e fornecer o foco. O cristalino é um acúmulo biconvexo, avascular e transparente de células epiteliais alongadas. Ele tem localização posterior à íris e anterior ao corpo vítreo e está suspenso pelos ligamentos zonulares (zônulas e fibras zonulares), formados pelo epitélio ciliar, sendo mantido em posição, em parte, pela presença/pressão do corpo vítreo. O tamanho relativo, o formato e a elasticidade variam de forma significativa entre espécies e, em menor proporção, com a idade. A cápsula do cristalino é a membrana basal do epitélio do cristalino. Ela se compõe predominantemente de colágeno tipo IV e é produzida ao longo de toda a vida pelo epitélio do cristalino. Embora seja impermeável a grandes proteínas, a cápsula permite a dispersão de água e eletrólitos que nutrem o epitélio do cristalino. O cristalino contém apenas um tipo de célula, o epitélio do cristalino, que forma uma camada única de células epiteliais cuboides no interior da cápsula anterior do cristalino. Não há epitélio na superfície posterior do cristalino. No equador do cristalino, as células epiteliais são mitoticamente ativas e mais colunares. As células migram para o interior, sofrem rotação e se alongam, tornando-se fibras do cristalino (Fig. 21-8), que se alongam para alcançar os polos opostos do cristalino. À medida que se diferenciam, as células perdem o núcleo e a maior parte das organelas citoplasmáticas. As fibras do cristalino estão dispostas em camadas, com interdigitações das membranas plasmáticas e junções *comunicantes* que permitem que cada fibra adira fortemente às fibras adjacentes. O epitélio do cristalino, que se origina do ectoderma superficial, sintetiza citoqueratina no início da embriogênese, mas o epitélio maduro sintetiza vimentina, um filamento típico de células mesenquimais.

O epitélio do cristalino produz novas fibras ao longo de toda a vida. À medida que as novas fibras são produzidas, há um aumento progressivo da densidade no centro do cristalino (núcleo do cristalino), que é formado pelas fibras mais velhas. O cristalino é avascular e depende do humor aquoso para o transporte de nutrientes e a eliminação de resíduos celulares. O metabolismo do cristalino se dá principalmente via glicólise anaeróbia e hexoquinase. Pela via de ácido cítrico, há glicólise aeróbica limitada. O humor aquoso carrega a glicose, que é absorvida através da cápsula do cristalino.

A função do cristalino é, outra vez, refratar a luz que atravessou a córnea e focalizar essa luz na retina. Desse modo, o cristalino precisa manter sua transparência e o posicionamento apropriado no orifício pupilar. A transparência do cristalino depende da orientação precisa das fibras do cristalino, da escassez de organelas citoplasmáticas, de proteínas intracelulares exclusivas do cristalino e da manutenção de um estado de desidratação. Essa desidratação é sustentada principalmente pela excreção de eletrólitos por meio de bombas de sódio-potássio ativas dependentes de adenosina trifosfatase, localizadas em especial nas membranas do epitélio anterior e nas fibras do cristalino. A posição do cristalino no orifício pupilar é mantida pelos ligamentos zonulares circunferenciais, que se estendem do corpo ciliar ao equador do cristalino. A contração e o relaxamento do músculo ciliar alteram a tensão nos ligamentos zonulares, o que resulta em mudanças de formato e posição do cristalino, facilitando, assim, a acomodação/foco.

Corpo Vítreo

O corpo vítreo, constituído de hidrogel elástico opticamente transparente, é um espaço extracelular modificado, não uma cavidade. Ele representa cerca de 80% do volume do globo e é composto quase somente de água (99%). O 1% restante se constitui, na maior parte, de colágeno, ácido hialurônico e células amplamente dispersas denominadas hialócitos. Pouco se sabe a respeito da produção e da renovação do humor vítreo. O epitélio ciliar produz ácido hialurônico e outros componentes. As células não neuronais da retina também podem dar uma contribuição. As fibras de colágeno formam uma rede complexa e são responsáveis pela ligação às estruturas adjacentes, incluindo a cápsula posterior do cristalino, o epitélio ciliar, a membrana limitadora interna da retina e a cabeça do nervo óptico.

Acredita-se que os hialócitos tenham funções secretórias e fagocitárias e sejam fonte de fibroblastos nas respostas de cicatrização. Ao longo da superfície anterior do corpo vítreo, há uma leve depressão, conhecida como fossa hialoide, na qual está localizada a superfície posterior do cristalino. A superfície anterior do corpo vítreo passa por um processo de condensação para formar a membrana hialoide anterior, que separa o corpo vítreo do humor aquoso. As principais funções do corpo vítreo parecem ser: manter o formato do globo; ajudar a sustentar o cristalino e a retina em suas posições normais; e proporcionar algum grau de amortecimento em eventuais traumatismos não penetrantes.

Retina e Nervo Óptico

A retina converte a luz visível em impulsos neuronais elétricos, que são transmitidos ao córtex visual, no cérebro. A luz atravessa a córnea, os meios oculares e o cristalino, que são transparentes, para chegar aos fotorreceptores da retina. Os fotorreceptores (cones e bastonetes) contêm fotopigmentos que ajudam a converter a energia luminosa em sinais neuronais. Os sinais elétricos, gerados pela ativação dos fotopigmentos, são transmitidos por etapas, da camada nuclear externa aos neurônios da camada nuclear interna, depois às células ganglionares e, por fim, através da camada de fibras nervosas, ao nervo óptico e ao cérebro. O número de fotorreceptores ligados a uma única célula ganglionar, que sofre grande variação entre espécies, é uma das variáveis que determinam a acuidade visual e a qualidade da visão em ambientes com pouca luz. Em todos os animais domésticos, exceto os suínos, a luz não absorvida pelos fotorreceptores é refletida pelo tapete lúcido para que estimule os fotorreceptores uma segunda vez. Acredita-se, então, que o tapete lúcido seja uma adaptação coroideana para aumentar a eficiência da visão em ambientes com pouca luz. O aspecto posterior do globo, com exceção da cabeça do nervo óptico, é revestido pela retina, que se localiza entre o corpo vítreo e a coroide. A neurorretina não está ligada ao epitélio pigmentado da retina (EPR) e/ou à coroide, exceto no disco óptico e na sua própria periferia, onde entra em continuidade com o epitélio da porção plana do corpo ciliar (o local de transição é conhecido como *ora ciliaris retinae*).

A retina possui três camadas de neurônios (nuclear externa, nuclear interna e de células ganglionares), separadas por camadas desprovidas de células criadas pelo entrelaçamento dos axônios e dos dendritos dos neurônios. As células encontradas na retina incluem cinco tipos de neurônio: células ganglionares, células bipolares, células horizontais, células amácrinas e fotorreceptores (cones e bastonetes). A retina também contém células gliais não neuronais de Müller. Os cones e os bastonetes transmitem os sinais neuronais, por meio das células bipolares, às células ganglionares. Os sinais são modulados pelas células horizontais e amácrinas. As células de Müller são células gliais não neuronais que dão sustentação à retina.

Histologicamente, a retina se divide em 10 camadas (Fig. 21-9). As nove camadas internas compõem a neurorretina (retina neurossensorial). A membrana limitadora interna é uma membrana basal que inclui os processos internos das células de Müller. A camada de fibras nervosas se constitui dos axônios das células ganglionares, que estão dispostos paralelamente à superfície retiniana e continuam formando o nervo óptico. Os axônios deixam o globo por meio de uma série de perfurações, conhecida como lâmina crivosa, que está presente na esclera, no polo posterior do globo. Os axônios da camada de fibras nervosas não são mielinizados, de forma a manter a transparência. Na maioria das espécies, os axônios se tornam mielinizados próximo do nível da lâmina crivosa, conforme deixam o globo. A camada de células ganglionares, que se constitui dos corpos celulares das células ganglionares, contendo, ocasionalmente, células amácrinas deslocadas, tem a espessura de apenas uma célula em toda a retina, exceto na retina central (*area centralis*). A densidade das células ganglionares varia entre espécies, mas é menor na retina periférica. A camada plexiforme interna se compõe de sinapses, incluindo aquelas entre as células ganglionares retinianas e as células bipolares e amácrinas. Também há sinapses entre as células bipolares e as amácrinas. A camada nuclear interna contém os núcleos das células bipolares, horizontais e amácrinas. Os núcleos das células não neuronais de Müller também se encontram na camada nuclear interna. A camada plexiforme externa é composta de sinapses entre os fotorreceptores (cones e bastonetes) e as células bipolares e

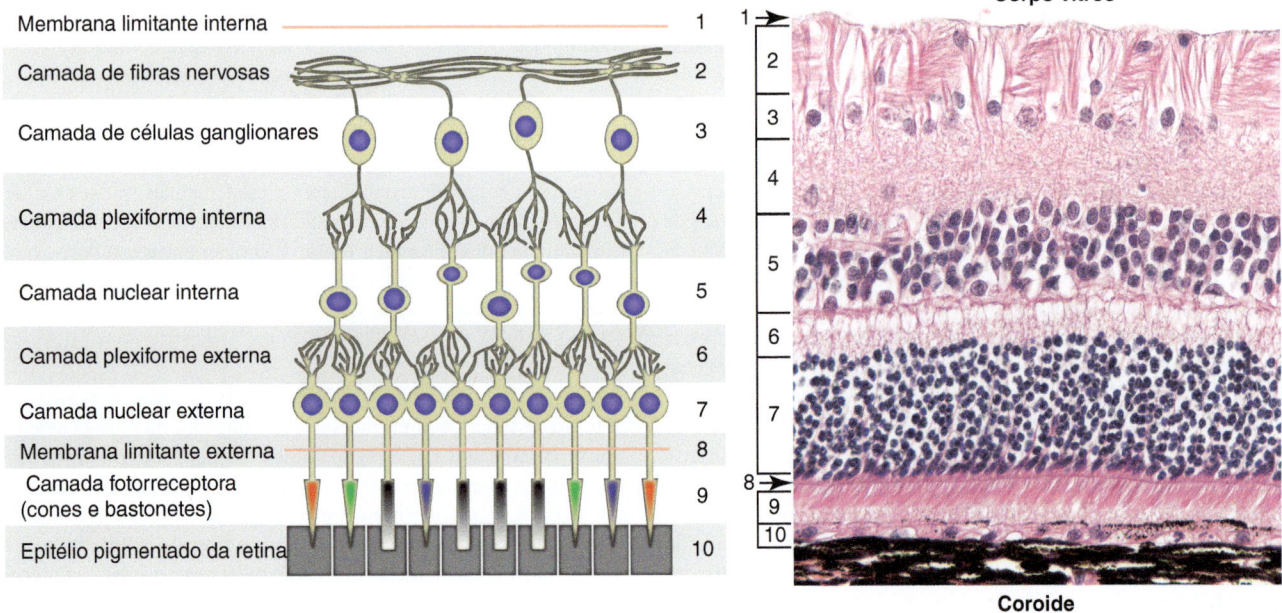

Corpo vítreo

Membrana limitante interna	1
Camada de fibras nervosas	2
Camada de células ganglionares	3
Camada plexiforme interna	4
Camada nuclear interna	5
Camada plexiforme externa	6
Camada nuclear externa	7
Membrana limitante externa	8
Camada fotorreceptora (cones e bastonetes)	9
Epitélio pigmentado da retina	10

Coroide

Figura 21-9 Retina Normal, Cão. A luz atravessa diversas camadas da retina para chegar aos fotorreceptores. Os sinais elétricos gerados pela ativação dos fotopigmentos presentes nos fotorreceptores são transmitidos da camada nuclear externa aos neurônios da camada nuclear interna, depois às células ganglionares e, por fim, através da camada de fibras nervosas em direção ao nervo óptico e ao cérebro. (Cortesia de drs. E. A. Driskell e J. F. Zachary, College of Veterinary Medicine, University of Illinois.)

horizontais, assim como de sinapses entre fotorreceptores adjacentes. A camada nuclear externa contém os núcleos dos fotorreceptores. A membrana limitadora externa não é uma estrutura real nem uma membrana basal, e sim uma faixa formada por junções de oclusão entre as membranas celulares dos fotorreceptores e das células de Müller. A membrana limitadora externa constitui uma barreira entre o espaço subretiniano potencial e a camada nuclear externa. A camada fotorreceptora se compõe dos segmentos interno e externo dos cones e dos bastonetes. Os segmentos internos contêm as organelas celulares, e os externos contêm os fotopigmentos nos quais a luz é convertida em sinais neuronais. O epitélio pigmentado retinal (EPR), a camada mais externa da retina, se constitui de uma camada única de células, que está em continuidade com o epitélio ciliar pigmentado e se localiza entre a neurorretina e a coroide. O EPR não está diretamente envolvido na visão, e sua embriogênese é diferente da embriogênese da neurorretina. Os fotorreceptores estão inseridos em sulcos na superfície do EPR adjacente, mas não há junções celulares verdadeiras. O espaço subretiniano potencial, que pode abrigar edemas, hemorragias e células inflamatórias, é remanescente do lúmen da vesícula óptica primária, estando delimitado pelas junções de oclusão entre as células do EPR e a membrana limitadora externa. Aquilo que recebe a denominação clínica de "espaço subretininano" está, tecnicamente, na retina, e não em posição subretiniana. O EPR sobrejacente ao tapete lúcido (dorsalmente) não é pigmentado. Em animais de cor atenuada, o EPR também pode não conter pigmentos. Nos suínos, que não possuem tapete lúcido, a pigmentação do EPR é difusa. O EPR auxilia a função fotorreceptora por meio da reativação de fotopigmentos exauridos. Ele também faz a fagocitose de porções dos segmentos externos dos fotorreceptores que são perdidas como parte do processo normal de renovação. O EPR transporta nutrientes para a retina externa e remove resíduos, além de eliminar radicais livres e ter propriedades antioxidantes.

Nas espécies domésticas, o suprimento sanguíneo da retina tem duas vias. Vasos sanguíneos na retina nutrem o aspecto interno, enquanto a retina externa, especificamente os fotorreceptores, é nutrida pela vasculatura coroideana. A presença dos vasos sanguíneos torna bastante raras as isquemias da retina interna, ao passo que as isquemias da retina externa, que depende da circulação dos vasos coroideanos, são mais comuns — sendo, inclusive, esperadas nos descolamentos retinianos. A distribuição dos vasos sanguíneos na retina varia de forma considerável entre espécies. Em ruminantes, suínos e carnívoros domésticos, os vasos sanguíneos estão distribuídos pela maior parte da retina (padrão holangiótico). Nos equinos, somente a área adjacente ao disco óptico é vascularizada, com o restante da retina sendo avascular (padrão paurangiótico), o que aumenta a dependência em relação ao suprimento coroideano. Histologicamente, vasos sanguíneos podem estar presentes nas camadas de fibras nervosas, de células ganglionares e plexiforme interna.

O nervo óptico, que é a continuação, no quiasma óptico e no cérebro, da camada de fibras nervosas dos axônios das células ganglionares, utiliza o tubo preexistente formado pelo pedículo óptico embrionário (Fig. 21-10). A porção do nervo óptico na esclera contém axônios, mielina e células gliais de sustentação, e é responsável pela formação da cabeça do nervo óptico (disco óptico). Os axônios das células ganglionares da retina deixam o globo por meio de uma série de perfurações, conhecida como lâmina crivosa, que está presente na esclera, no polo posterior do globo. Na maioria das espécies, os axônios se tornam mielinizados logo antes ou depois de atravessar a lâmina crivosa. Nos cães, a mielina se estende por vários milímetros na esclera ou no interior da lâmina crivosa, e essa extensão é responsável pela proeminência do disco óptico nessa espécie. O nervo óptico não é um nervo periférico verdadeiro, mas uma extensão do cérebro. A mielina é produzida por oligodendrócitos, e não pelas células de Schwann (Capítulo 14).

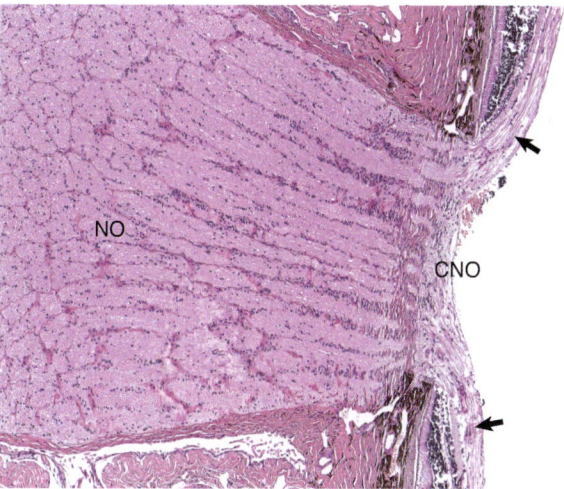

Figura 21-10 Nervo Óptico Normal, Cão. O nervo óptico (*NO*) é formado pela convergência dos axônios (*setas*) para as células ganglionares, que deixam o globo através de uma série de perfurações conhecida como lâmina crivosa. A porção do nervo óptico no interior da lâmina crivosa é sua cabeça (disco óptico [*CNO*]) (Cortesia de dr. P. Labelle, Antech Diagnostics.)

Órbita

A órbita óssea cerca a maior parte do globo, exceto a córnea, e o separa do cérebro. Ao longo de sua margem posterior, há numerosos foramens, por meio dos quais os vasos sanguíneos e os nervos chegam ao globo ou saem dele. A órbita é formada pela fusão de cinco a sete ossos, dependendo da espécie. Trata-se de uma concha óssea completa, exceto em cães, gatos e porcos, nos quais o teto dorsal da órbita é formado apenas pelo ligamento supraorbital, que se estende do osso frontal ao zigomático, deixando a órbita dorsal incompleta. Além do globo, a órbita contém músculos extraoculares, gordura em abundância, as glândulas lacrimal e salivar zigomática, e todos os músculos e nervos que sustentam essas estruturas.

A glândula lacrimal, que é salivar serosa especializada, está localizada na órbita, em posição dorsolateral ao globo. Junto com a glândula histologicamente semelhante da terceira pálpebra, a glândula lacrimal é responsável pela produção do componente seroso da lágrima. Ela se esvazia por meio de 15 a 20 pequenos ductos excretores, localizados na parte lateral do fórnix do saco conjuntival superior.

Disfunção/Respostas à Lesão

Pálpebra e Conjuntiva

Pálpebra

A pálpebra responde a agressões de modo semelhante ao da pele pilosa em outras regiões do corpo (Capítulo 17). Infecções, doenças imunomediadas e neoplasmas com predileção por cabeça e pescoço podem atingir a pálpebra diretamente ou por extensão. A pálpebra é afetada, com maior frequência, como parte de dermatopatias multicêntricas ou por doenças que podem acometer outras áreas da pele. As poucas doenças inflamatórias e neoplasmas com predileção pela pálpebra serão descritas mais tarde, em tópicos de doenças específicas.

Embora as respostas da pálpebra mimetizem às da pele pilosa de outras regiões, as alterações na estrutura e na função palpebrais podem ter consequências que ameacem a visão. Mudanças de formato decorrentes de inflamação, fibrose/cicatriz ou neoplasia podem interferir no fechamento e na função apropriados da pálpebra. Isso pode causar exposição imprópria da conjuntiva e da córnea, alterações no conteúdo e na distribuição do filme lacrimal e incapacidade de proteger o globo de lesões de forma adequada. Pálpebras anormais podem provocar lesões mecânicas, resultantes de contatos diretos com a córnea. Também pode acontecer extensão de inflamações ou neoplasias palpebrais à conjuntiva e à córnea adjacentes.

Conjuntiva

A reação da conjuntiva a lesões é comparável à de outras membranas mucosas. A biota normal da superfície conjuntival pode ser alterada por doenças da conjuntiva e também da córnea. O epitélio conjuntival responde a lesões agudas com necrose, que resulta em erosão ou ulceração. Lesões crônicas podem causar hiperplasia, metaplasia escamosa e queratinização, aumento ou diminuição do número de células caliciformes e hiperpigmentação. As respostas típicas da substância própria subjacente (submucosa conjuntival) a lesões agudas são o edema e a hiperemia. Nos casos de ulceração epitelial, pode haver presença de neutrófilos. Quase todas as causas de lesão conjuntival crônica resultam em infiltração de linfócitos e plasmócitos na substância própria (conjuntivite linfoplasmocítica inespecífica). Em algumas condições crônicas, pode ocorrer hiperplasia linfoide, em especial nos equinos, com os linfonodos podendo crescer e se tornar de fácil identificação clínica. Os eosinófilos são característicos de doença por hipersensibilidade/conjuntivite alérgica e reação a corpos estranhos em cães, gatos e cavalos, e muitas vezes estão presentes em grande número nas infecções parasitárias (habronemíase em cavalos e oncocercose em cães e gatos). Pode haver infiltração de macrófagos na conjuntiva em doenças parasitárias, lesões por corpo estranho e algumas enfermidades inflamatórias idiopáticas, como a episclerite nodular granulomatosa em cães. Alguns casos graves de lesão conjuntival e cicatrização resultam em fibrose/cicatriz e podem interferir na função da pálpebra, como mencionado anteriormente, dependendo da extensão e da localização. A exposição crônica ao sol pode causar elastose solar e outras formas de lesão solar na substância própria superficial, a exemplo do que ocorre na derme.

Córnea

A córnea responde a lesões de diversas maneiras, mas a maioria das doenças provoca alguns processos comuns, que podem aparecer combinados (Quadro 21-2).

Necrose Epitelial e/ou Estromal

Como a maior parte das lesões da córnea resulta de agressões externas, o epitélio corneano é comumente afetado. A necrose epitelial costuma ser resultado de lesões agudas por traumatismo, dessecação grave, queimadura química e, com menor frequência, doenças infecciosas. Lesões pequenas podem causar apenas erosões, mas as mais graves provocam perda da espessura total do epitélio (úlceras da córnea). Após a ulceração da córnea, ocorre imediata absorção osmótica de água do filme lacrimal no estroma anterior, causando edema estromal superficial focal. Úlceras corneanas expõem o estroma subjacente, o que pode ser detectado clinicamente com o uso de corantes hidrossolúveis, como a fluoresceína. Rapidamente, neutrófilos do filme lacrimal infiltram a área para proteger a córnea de infecções oportunistas e fornecer fatores de crescimento para a subsequente cicatrização da lesão. Lesões pequenas, sem complicações e com envolvimento mínimo do estroma

cicatrizam por deslizamento e proliferação epitelial (ver Cicatrização das Lesões de Córnea).

Lesões de córnea que se estendem para além do epitélio também causam necrose estromal, reconhecida clinicamente como ceratomalacia. Embora seja mais comum em úlceras de evolução rápida contaminadas com bactérias ou fungos, a necrose do estroma também pode ser observada em feridas estéreis. Muitos organismos produzem enzimas causadoras de necrose estromal. Além disso, neutrófilos migram do filme lacrimal e do limbo, em grande número, e liberam enzimas líticas, o que também contribui para a destruição do estroma, provocando ceratomalacia supurativa induzida por neutrófilos. Essas úlceras, que recebem a denominação clínica de úlceras derretidas, progridem de forma rápida, em poucos dias. Nesses casos, a cicatrização da córnea requer correção fibrótica. Os casos mais graves causam necrose estromal de espessura total, expondo a membrana de Descemet, que pode se projetar convexa e anteriormente para o interior do defeito criado pela perda do estroma e do epitélio subjacentes e criar uma descemetocele. Se não houver intervenção médica imediata, esse quadro costuma provocar ruptura da membrana de Descemet (úlcera perfurada), vazamento de humor aquoso da câmara anterior e, possivelmente, prolapso da íris.

Edema Corneano

Edema corneano (edema estromal) é a presença de líquido em excesso e a alteração do conteúdo de glicosaminoglicanos no estroma, resultando em separação das lamelas e diminuição da transparência. Há várias causas para a formação de edemas estromais, e eles podem ser acompanhados de lesões no próprio estroma, no epitélio e no endotélio (Quadro 21-3). Qualquer lesão que provoque interrupção do epitélio corneano pode causar edema estromal, por absorção osmótica de líquido do filme lacrimal. O excesso de líquido deve ser eliminado por ação do endotélio, após reepitelização do defeito. Inflamações/infiltrações leucocitárias que atinjam o estroma superficial, a conjuntiva ou a câmara anterior, podem ser acompanhadas de edema. A neovascularização do estroma pelo crescimento de vasos sanguíneos a partir do limbo resulta, frequentemente, em edema, porque vasos novos e imaturos tendem a sofrer vazamentos. O endotélio corneano, fundamental para a manutenção do estado desidratado do estroma, usa bombas de sódio-potássio dependentes de energia para transportar solutos para a câmara anterior (com o líquido saindo por osmose). Junções celulares de oclusão agem como barreira física para impedir a transferência de líquido do humor aquoso para o estroma. Qualquer lesão no endotélio da córnea pode provocar edema, por absorção de líquido do humor aquoso ou diminuição da capacidade de resposta a edemas secundários às lesões no epitélio ou no estroma. As causas comuns de lesão endotelial incluem glaucoma, inflamação intraocular (infiltração leucocitária) e contato do cristalino com o endotélio corneano devido a luxação anterior do cristalino.

Neovascularização Corneana

Neovascularização corneana (neovascularização estromal) é o crescimento de vasos sanguíneos do limbo para o estroma da córnea.

Quadro 21-2	**Respostas da Córnea a Lesões**

- Necrose epitelial
- Necrose estromal
- Edema corneano
- Neovascularização da córnea
- Degenerações e depósitos corneanos
- Inflamação da córnea (ceratite)
- Ceratite crônica inespecífica com epidermalização
- Cicatrização da lesão corneana
- Fibrose/cicatriz corneana (reparo fibrótico)

Quadro 21-3	**Causas de Edema Corneano**

- Interrupção do epitélio da córnea
- Ulceração
- Traumatismo penetrante
- Lesão estromal
- Inflamação
- Neovascularização
- Ruptura ou disfunção do endotélio corneano
- Deslocamento anterior do cristalino
- Pressão intraocular elevada (glaucoma)
- Distrofia primária do endotélio corneano
- Inflamação intraocular

Como o estroma normal é avascular, a neovascularização estromal é sempre considerada uma resposta patológica. A maioria dos casos de neovascularização da córnea segue uma série previsível de eventos (Quadro 21-4).

O espectro de possíveis causas de neovascularização corneana é amplo, incluindo traumatismos (acidentais ou cirúrgicos), inflamações, infecções, condições degenerativas e outras. Na maioria dos casos, a neovascularização é mediada principalmente pelo fator de crescimento vascular endotelial (VEGF), mas outros fatores de crescimento podem ter um papel nesse processo, dependendo da causa. Após o evento inicial, há um período de latência, durante o qual os níveis de VEGF aumentam. Esse período dura cerca de 24 horas. Em seguida, os vasos sanguíneos do limbo se dilatam, o que precede a neovascularização corneana e pode ser identificado clinicamente. Para que o brotamento vascular ocorra, deve haver digestão enzimática multifocal da membrana basal dos vasos do limbo, acompanhada de proliferação de células endoteliais. Essas células migram, então, em direção ao local da causa inicial, normalmente em um corte paralelo às lamelas do estroma corneano. Os brotos vasculares em crescimento se tornam tubos com um lúmen, unindo-se aos brotos próximos para formar arcos com fluxo sanguíneo. Se a causa inicial persistir, os vasos responsáveis pelos fluxos sanguíneos aferente e eferente amadurecem e se tornam arteríolas e vênulas que podem ser identificadas. Se a causa inicial for eliminada ou controlada, o processo de neovascularização da córnea pode ser interrompido. Por outro lado, a infraestrutura da neovascularização corneana pode persistir por um longo período após a causa inicial ter sido eliminada e o fluxo sanguíneo ter cessado ("vasos fantasma"). Essas paredes remanescentes dos vasos podem facilmente se encher de sangue, com estímulos apenas leves e sem a formação de novos vasos. Clínica e histologicamente, as neovascularizações corneanas são classificadas, em geral, como superficiais, de meia espessura estromal ou profundas. Tipicamente, a distribuição dos vasos corresponde à causa inicial (superficial *vs.* profunda). As neovascularizações de meia espessura estromal podem ser secundárias a uveíte, mesmo na ausência de outras doenças corneanas evidentes.

Degenerações e Depósitos Corneanos

Diversas condições, tanto herdadas quanto adquiridas, podem causar acúmulo ou depósito de materiais em excesso na córnea. Em medicina veterinária, a maioria dos exemplos diz respeito ao depósito de lipídios ou minerais. Exemplos específicos serão discutidos em Doenças da Córnea.

Inflamação da Córnea (Ceratite)

Tipicamente, os neutrófilos são os principais leucócitos na ceratite aguda. Quase todas as causas de lesão crônica da córnea resultam em infiltração de linfócitos e plasmócitos no estroma. Eosinófilos não são comuns na córnea, sendo observados geralmente em condições específicas (ver Ceratite Eosinofílica).

Quadro 21-4	Sequência de Eventos da Neovascularização Corneana

1. Causa inicial
2. Período de latência
3. Dilatação dos vasos sanguíneos no limbo
4. Dissolução da membrana basal de capilares e vênulas
5. Proliferação de células endoteliais vasculares
6. Migração de células endoteliais vasculares para o local da causa inicial
7. Formação de um sólido brotamento vascular, formação de lumens e fusão de brotos adjacentes
8. Maturação

Ceratite Crônica Inespecífica com Epidermalização. A ceratite crônica inespecífica com epidermalização (metaplasia cutânea) é uma resposta adaptativa a lesões corneanas leves, mas persistentes. Essas alterações inevitavelmente resultam em perda da transparência da córnea, embora seu objetivo seja manter a integridade corneana e evitar uma ruptura provocada pela lesão crônica. As causas mais comuns de irritação crônica leve são anormalidades do filme lacrimal e irritação mecânica. As anormalidades do filme lacrimal que causam dessecação incluem: doenças como ceratoconjuntivite seca, distribuição lacrimal inadequada devida a anormalidades de estrutura ou função da pálpebra, e qualquer condição que impeça as pálpebras de se fecharem de forma apropriada (lagoftalmia). As irritações mecânicas podem ser decorrentes de doenças palpebrais como entrópio e neoplasia da pálpebra, de distribuição/direção anormal das pestanas (distiquíase e triquíase) e de fricção nas pregas cutâneas nasais. Ao contrário das lesões agudas discutidas anteriormente, irritações persistentes leves não causam necrose. A resposta da córnea a lesões crônicas leves segue um padrão estereotípico de alterações no epitélio e no estroma (Fig. 21-11). As alterações epiteliais observadas na ceratite crônica inespecífica são hiperplasia com formação de cristas epiteliais, melanose e queratinização. A combinação dessas alterações foi denominada epidermalização corneana ou metaplasia cutânea, porque o epitélio da córnea adquire características observadas na epiderme da pele. A melanose corneana resulta da migração centrípeta dos melanócitos do limbo e do acúmulo de melanina nas células basais da córnea. As alterações estromais observadas na ceratite crônica inespecífica são neovascularização superficial e fibrose. Pode haver infiltração de células inflamatórias, na maioria das vezes, linfócitos e plasmócitos. Também pode ocorrer incontinência pigmentar (vazamento de melanina das células basais do epitélio) significativa, causando melanose estromal superficial por acúmulo de pigmentos nos macrófagos e fibroblastos. Nem todos os exemplos de ceratite crônica inespecífica envolvem o espectro completo de alterações adaptativas. É possível ocorrer, por exemplo, queratinização sem melanose e alterações epiteliais sem fibrose estromal e neovascularização. Se a causa subjacente for eliminada, algumas das lesões da ceratite crônica inespecífica são reversíveis, embora possa haver perda permanente de transparência. Clinicamente, essas alterações podem ser reconhecidas apenas como "ceratite crônica" ou "ceratite pigmentar", se as alterações incluírem melanose. A ceratite crônica inespecífica com melanose não deve ser confundida com a ceratopatia pigmentar de algumas raças

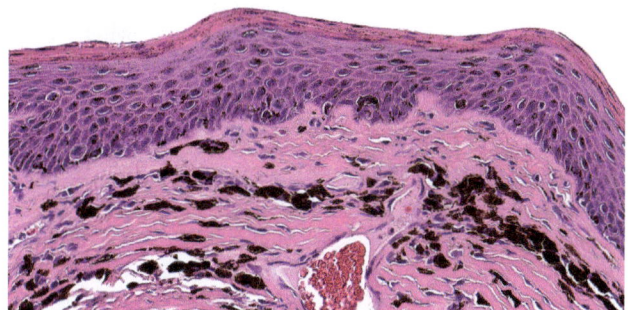

Figura 21-11 Ceratite Crônica Inespecífica, Córnea, Cão. A ceratite crônica inespecífica com epidermalização é uma resposta adaptativa a lesões corneanas de longa data. As alterações epiteliais incluem hiperplasia, melanose e, em alguns casos, queratinização (observar o espessamento do epitélio corneano contendo pigmento de melanina). As alterações estromais incluem incontinência pigmentar (p. ex. melanina no estroma e no interior dos macrófagos), fibrose e neovascularização. Também é um achado frequente a infiltração de linfócitos e plasmócitos. Coloração por HE. (Cortesia de dr. P. Labelle, Antech Diagnostics.)

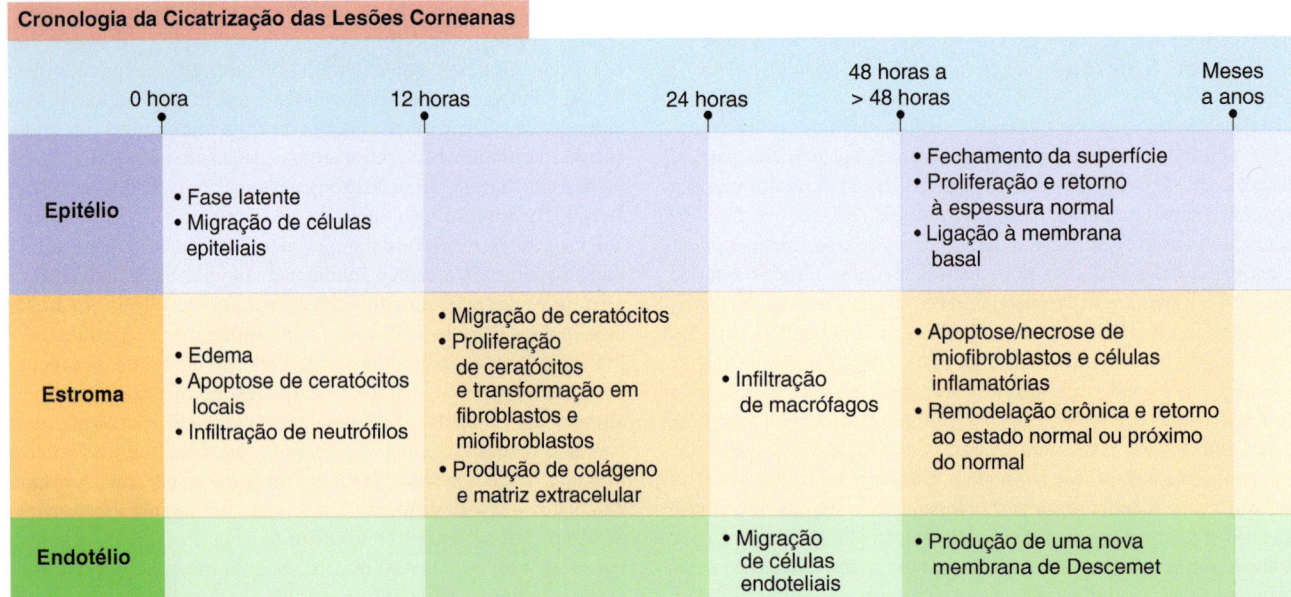

Figura 21-12 Cronologia dos Principais Eventos da Cicatrização Corneana. (Cortesia de drs. P. Labelle, Antech Diagnostics, e J. F. Zachary, College of Veterinary Medicine, University of Illinois.)

braquiocefálicas, como o pug, em que ocorre melanose corneana sem irritação persistente.

Cicatrização das Lesões de Córnea. A pele foi o modelo utilizado na maioria dos estudos básicos sobre cicatrização de lesões (Capítulos 3 e 17). Embora alguns dos princípios envolvidos na cicatrização de lesões de pele possam ser aplicados à córnea, as diferenças são significativas. Algumas são mecanicistas, porém, o mais importante é que o resultado desejado da cicatrização de lesões corneanas inclui a transparência. A derme e o estroma da córnea são análogos, mas o estroma corneano tem propriedades únicas e especializadas, como a disposição lamelar paralela das fibrilas de colágeno de pequeno diâmetro, a baixa densidade celular, a ausência de vasos sanguíneos e o estado relativamente desidratado (Quadro 21-1). Essas especializações são essenciais para a função e a transparência corneanas. A necessidade dessa organização estrutural tão precisa obriga o estroma da córnea a se submeter a um processo de remodelação homeostática mais rigoroso do que o da derme da pele e o da maioria dos outros tecidos colagenosos. Em comparação com o colágeno da derme, o colágeno do estroma corneano se renova a taxas excepcionalmente lentas, e os ceratócitos têm replicação lenta. A córnea é muito mais resistente a estímulos que desencadeariam respostas de correção fibrótica em outros tecidos — e, de fato, muitos mecanismos e adaptações da córnea têm como objetivo promover a cicatrização por regeneração, e não a correção fibrótica, de modo a conservar a transparência. A ausência de vasos sanguíneos no estroma da córnea também influi de forma significativa no processo de cicatrização. Na pele, plaquetas derivadas da vasculatura são uma importante fonte de correção fibrótica, estimulando e modulando os fatores. A resposta de cicatrização da córnea não envolve plaquetas, e outras células precisam fornecer as citocinas, os fatores de crescimento e outras substâncias necessárias. As respostas epiteliais da pele e da córnea também são diferentes. Na córnea, a migração epitelial e o fechamento da superfície da lesão são muito mais rápidos do que na pele. Além disso, o epitélio corneano produz substâncias que substituem as fornecidas pelas plaquetas.

Os mecanismos que regulam a cicatrização corneana respeitam uma complexa série de eventos, determinada pela etiologia e pela gravidade da lesão. Os princípios da cicatrização corneana por regeneração fornecem a estrutura mecanicista para que se compreenda

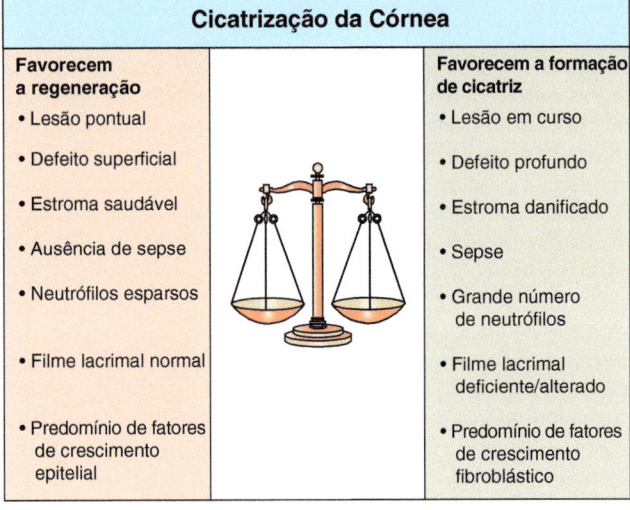

Figura 21-13 Cicatrização Corneana. O resultado da cicatrização da lesão corneana depende de uma série de fatores. Eventos isolados estéreis, leves e superficiais favorecem a regeneração, especialmente se a córnea era saudável no filme lacrimal. Lesões crônicas profundas ou infectadas têm maior probabilidade de induzir reparo fibrótico.

como a córnea responde a lesões (Fig. 21-12). Entretanto, poucos exemplos na clínica veterinária realmente ilustram a cicatrização apenas por regeneração, e a maioria das doenças clínicas que requerem intervenção incluem algum aspecto de correção fibrótica (Fig. 21-13). As incisões estéreis na córnea durante cirurgias (de catarata ou outras) são um exemplo no qual se espera a cicatrização por regeneração, apesar de se tratar de uma interrupção da espessura total da córnea. Além disso, a resposta às lesões corneanas não se limita à própria córnea. O filme lacrimal, por exemplo, está intimamente envolvido no processo, contribuindo com diversos fatores de crescimento e proteases e funcionando como meio para a movimentação dos leucócitos e a eliminação das células danificadas. Posteriormente, o humor aquoso da câmara anterior fornece o fibrinogênio necessário à formação dos coágulos de fibrina que selam as interrupções de espessura total, permitindo que o processo de cicatrização tenha início.

Epitélio Corneano. O epitélio da córnea é constantemente renovado pela migração centrípeta de células-tronco do limbo, para reposição das células basais. As células basais são mitoticamente ativas, e a maturação da superfície termina com a perda apoptótica das células superficiais. Quando saudável, o epitélio corneano passa por renovação completa em intervalos de 5 a 7 dias. A cicatrização das lesões no epitélio da córnea se divide em quatro fases. Durante a primeira, a fase latente, não há proliferação nem migração celular. As células danificadas sofrem apoptose e são despejadas no filme lacrimal. Sobre o local da lesão, ocorre polimerização de fibronectinas, que formam um suporte temporário de matriz extracelular, o qual facilita a movimentação das células. No início, a lesão interrompe a atividade mitótica, provoca retração e hipertrofia das células das bordas e causa a ruptura das ligações hemidesmossômicas à membrana basal. A fase latente pode durar várias horas. A segunda fase é a migração, na qual as células basais do epitélio deslizam das bordas do defeito, em migração centrípeta, para cobrir o defeito, em parte sob influência do Slug, um membro da família Snail de fatores de transcrição. As células continuam ligadas por desmossomos, formando uma lâmina de células coesivas capaz de cobrir a área desnudada. O deslizamento ocorre sem que haja proliferação celular. O epitélio da córnea pode deslizar até 1 mm por dia. Após a reepitelização do defeito, tem início a terceira fase, a proliferação, na qual as mitoses e a maturação se reiniciam, restabelecendo a espessura normal. A quarta fase, a ligação, consiste na formação de hemidesmossomos que promovem uma forte ligação à membrana basal. Se a membrana basal estiver danificada, a correção e a formação de hemidesmossomos podem ocorrer de forma simultânea. As alterações podem permanecer até que a integridade do estroma superficial subjacente esteja restabelecida. Úlceras corneanas com interrupção da membrana basal podem se reepitelizar rápido, mas o restabelecimento da função normal não ocorrerá até que a membrana basal tenha sido corrigida (semanas) (Fig. 21-14).

Estroma. A cicatrização do estroma requer transformação dos queratinócitos, produção de matriz e remodelação tecidual (Fig. 21-12). Inicialmente, as lesões estromais provocam edema, apoptose de queratinócitos locais e infiltração de neutrófilos do filme lacrimal entre 1 e 2 horas após o evento causador da lesão. A apoptose dos queratinócitos, evento-chave, evita uma resposta de correção fibrótica por meio da remoção das células mediadoras. Queratinócitos estromais adjacentes se transformam em fibroblastos ou miofibroblastos, proliferam, migram para o local da lesão e sintetizam colágeno e matriz extracelular. Monócitos também podem se diferenciar em fibroblastos, contribuindo para a cicatrização do estroma. Inicialmente, essa cicatrização resulta no depósito irregular de fibrilas de colágeno e na diminuição da transparência da córnea. Muitas vezes, a remodelação é

capaz de, ao longo de meses ou anos, restabelecer ao menos em parte a transparência e a resistência à tração. A cicatrização regenerativa pode ser dividida em três fases: migração de ceratócitos e secreção de fatores de crescimento, proteases e matriz extracelular (ECM); diferenciação em miofibroblastos contráteis e sem mobilidade e remodelação da ECM; fechamento da lesão e apoptose/necrose dos miofibroblastos. A persistência dos miofibroblastos pode causar superprodução de ECM e contração vigorosa, resultando em correção fibrótica e perda de transparência. O resultado final depende da causa e da gravidade da lesão; da contribuição do agente infeccioso; e do equilíbrio de mediadores e metaloproteinases da matriz.

Endotélio e Membrana de Descemet. As células endoteliais da córnea são pós-mitóticas, com potencial regenerativo mínimo ou ausente na maioria das espécies. Os defeitos do endotélio corneano cicatrizam por meio de deslizamento e hipertrofia das células endoteliais viáveis adjacentes. Se a densidade celular endotelial for suficiente (400 a 700 células/mm^2), a função normal pode ser restabelecida por deslizamento em poucos dias. As células endoteliais podem secretar uma nova membrana basal se a membrana de Descemet tiver sido danificada. Muitas vezes, esse processo é imperfeito, podendo resultar em duplicação da membrana de Descemet.

Regulação Molecular e Modulação da Cicatrização das Lesões de Córnea. Citocinas, fatores de crescimento e proteases exercem um papel significativo na modulação da cicatrização das lesões de córnea.

As citocinas liberadas após lesões epiteliais contribuem para a cicatrização da córnea das seguintes formas: 1) estimulando a migração epitelial; 2) influenciando a produção e a liberação de fatores de crescimento epitelial; 3) iniciando as respostas estromais. Lesões epiteliais induzem a liberação principalmente das citocinas interleucina-1 (IL-1), interleucina-6 (IL-6) e fator de necrose tumoral α (TNF-α). A liberação de IL-1 e IL-6 é proporcional à gravidade do dano epitelial. A IL-1 promove a cicatrização da lesão em combinação com o fator de crescimento epitelial (EGF); regula de forma crescente a liberação do fator de crescimento de hepatócitos (HGF) e do fator de crescimento de queratinócitos (KGF [membro da família do fator de crescimento de fibroblastos {FGF}]); e potencializa os efeitos do fator de crescimento derivado de plaquetas (PDGF). A IL-1 também estimula a resposta estromal, incluindo produção de colagenase e metaloproteinase da matriz (MMP) por ceratócitos, apoptose de ceratócitos e recrutamento de neutrófilos. A IL-6 medeia a migração de células epiteliais por meio da regulação crescente do receptor de integrina para fibronectina. O TNF-α promove apoptose de ceratócitos e recrutamento de neutrófilos, bem como influencia a cicatrização epitelial por meio da transformação do fator de crescimento beta (TGF-β). A IL-8, regulada de forma crescente pela IL-1 e pelo TNF-α, promove recrutamento de neutrófilos e angiogênese. Muitas outras citocinas (p. ex. RANTES e MCP-1) participam da cicatrização das lesões corneanas.

Os fatores de crescimento liberados após lesão epitelial e regulação crescente pela ação da citocina induzem a proliferação e a migração de células epiteliais. O EGF, o HGF, o fator de crescimento semelhante à insulina (IGF) e o KGF aumentam a proliferação de células epiteliais. O HGF e o IGF também facilitam a migração de células epiteliais e inibem a apoptose. Alguns membros da família do EGF (fator de crescimento semelhante ao EGF de ligação à heparina [HB-EGF] e fator de crescimento transformador α [TGF-α]) aumentam a proliferação, mas inibem a diferenciação terminal das células epiteliais da córnea. O fator de crescimento neural (NGF) e outros fatores neurotróficos promovem tanto a proliferação epitelial quanto a diferenciação. O PDGF é liberado do epitélio e aumenta a migração epitelial na presença de fibronectina. O PDGF também estimula a migração e a proliferação de ceratócitos, em parte pela mediação da ação do TGF-β. O TGF-β, também liberado do epitélio, inibe a proliferação epitelial por estímulo do EGF, do KGF e do HGF. O TGF-β age sobre os ceratócitos estromais quando a membrana basal está danificada e induz a diferenciação em

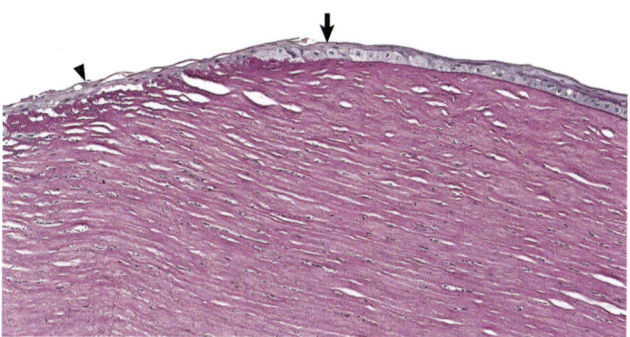

Figura 21-14 Cicatrização de Úlcera Corneana, Cão. A *seta* indica o local de interrupção da membrana basal do epitélio da córnea, correspondente à borda da úlcera prévia. O epitélio corneano migrou para cobrir o estroma (*cabeça de seta*). Um pequeno número de neutrófilos permanece no estroma. Reação do ácido periódico de Schiff (PAS). (Cortesia de dr. P. Labelle, Antech Diagnostics.)

fibroblastos/miofibroblastos, a migração e proliferação de ceratócitos e alterações na síntese da matriz extracelular. Outros fatores de crescimento têm menor participação na cicatrização das lesões de córnea.

As proteases (proteinases), que promovem e regulam a migração e a proliferação de células epiteliais durante a cicatrização do epitélio corneano, são essenciais para a remodelação do estroma da córnea. Algumas proteases, como as serinoproteases plasmina e ativador de plasminogênio tipo uroquinase (uPA), contribuem para a ruptura das ligações epiteliais à membrana basal, facilitando a migração. As proteases, principalmente as serinoproteases e as MMPs, são fundamentais para a remodelação do estroma. Lesões na córnea rompem o equilíbrio fisiológico entre proteases e inibidores de proteases que contribui para a manutenção e a renovação da córnea. As lesões na córnea fazem o equilíbrio pender para a degradação e a remodelação, reduzindo, assim, o papel de inibidores de proteases como α_2-macroglobulina, inibidor de α_1-proteinase, inibidores teciduais de metaloproteinases, maspina, inibidores de serinoproteases (serpinas), inibidor de protease liberada por leucócitos e calpeptina. As proteases produzidas por organismos infecciosos também promovem degradação. A MMP-2 e a MMP-9 são as mais estudadas. A MMP-9 é produzida por células epiteliais e leucócitos, sendo localizada principalmente na borda de ataque da lesão. A MMP-9 quebra as proteínas do colágeno e da membrana basal, modula a IL-1 e ativa o TGF-β. Além disso, a MMP-9 degrada a matriz temporária de fibronectina após o fechamento da lesão. A MMP-2 é produzida pelo epitélio corneano e pelos ceratócitos. Ela participa da renovação das córneas saudáveis e, após lesões corneanas, se eleva para influenciar a remodelação do estroma. Ao contrário de outras MMPs envolvidas na cicatrização da córnea, a MMP-2 não necessita de lesão epitelial para ser ativada. A MMP-1 e a MMP-7 modulam a migração epitelial. As MMP-3, -12, -13 e -14 regulam a remodelação do estroma.

Fibrose/Cicatriz Corneana (Reparo Fibrótico). Lesões estromais significativas, que superem a capacidade de cicatrização por regeneração da córnea, resultam em reparo fibrótico, comprometendo a transparência de forma permanente. Em pacientes veterinários, muitas lesões de córnea estão além da capacidade do globo de se cicatrizar de alguma forma que restabeleça a função normal. Nesses casos, é preferível um reparo fibrótico que preserve a integridade corneana do que uma ruptura de córnea. Os fatores que estimulam o reparo fibrótico incluem lesão extensa, lesão profunda ou de espessura total da córnea, infiltração de grande número de neutrófilos e presença de organismos infecciosos (Fig. 21-13). Histologicamente, o aumento e a hipercromasia dos fibroblastos e angioblastos do limbo se tornam visíveis 24 a 48 horas após a lesão, mas a migração não é evidente antes de aproximadamente quatro dias. Os fibroblastos e os vasos sanguíneos migram até 1 mm por dia, até alcançar o local da lesão. Se a causa da lesão for eliminada ou controlada, de modo que seja evitada a ruptura da córnea, o processo evolui para formar um leito de tecido de granulação coberto por epitélio. Ao longo do tempo, a remodelação pode ajudar a recuperar algum grau de transparência, mas nunca haverá um restabelecimento completo da estrutura e da função normais. Enxertos cirúrgicos servem geralmente para facilitar e acelerar o reparo fibrótico, de forma a preservar a integridade da córnea em pacientes nos quais há risco de ruptura, ou para promover o reparo fibrótico de córneas já rompidas.

Úvea

Uveíte

A terminologia da inflamação leucocitária da úvea é basicamente a mesma que a empregada na oftalmologia clínica (Quadro 21-5). O hipópio é o acúmulo, tipicamente ventral, de neutrófilos e fibrinas na câmara anterior. Inflamações na íris e no corpo ciliar são normalmente chamadas de uveítes anteriores (ou, com menor frequência, iridociclites). Inflamações restritas à coroide são chamadas de coroidites; inflamações restritas ao corpo vítreo, de hialites; inflamações em todo

---

| **Quadro 21-5** | **Correlação Clínico-Histológica na Uveíte** |

As manifestações macroscópicas de uveíte que podem ser identificadas em exames clínicos são:

- Humor aquoso dilatado: o aumento de proteínas no líquido aumenta a dispersão da luz
- Alteração de cor e edema da íris: hiperemia no estroma da íris, edema, acúmulo de leucócitos e proliferação fibrovascular
- Vermelhidão da conjuntiva: hiperemia dos vasos sanguíneos superficiais e profundos da conjuntiva em resposta a substâncias químicas vasoativas geradas pela uveíte
- Hipópio: acúmulo de neutrófilos e fibrina se instala ventralmente na câmara anterior
- Precipitados ceráticos: pequenos agregados de células inflamatórias que aderem ao endotélio da córnea
- Neovascularização do estroma médio da córnea periférica: inflamação persistente resulta em produção de fatores de crescimento angiogênicos em quantidade suficiente para estimular a migração "acidental" de vasos sanguíneos do limbo para a córnea periférica

---

o trato uveal, de pan-uveítes; e inflamações que acometem o trato uveal e componentes adjacentes (corpo vítreo e câmaras anterior e posterior), de endoftalmites. Uveítes ou endoftalmites que se estendem pela esclera são conhecidas como pan-oftalmites. Como discutido anteriormente, o diagnóstico histológico de inflamações oculares implica, em geral, o achado de infiltração leucocitária, enquanto muitos dos diagnósticos clínicos de inflamação ocular estão associados predominantemente a processos com mediação vascular.

Quase sempre, as inflamações uveais envolvem, em pelo menos algum grau, todas as partes da úvea, e se estendem de forma rápida pelos meios oculares. Além disso, é provável que ocorra ampla disseminação de mediadores inflamatórios e produtos tóxicos no globo. Assim, de uma perspectiva puramente histológica, quase todos os casos de uveíte podem ser tecnicamente classificados como endoftalmites. Para fins práticos, a terminologia adotada representa caracteristicamente o(s) componente(s) acometido(s) de forma mais grave ou a patogenia subjacente conhecida.

Causas de Uveíte. A uveíte pode ser iniciada por uma grande variedade de infecções, respostas imunes e traumatismos. Obviamente, a resposta varia de acordo com a causa e a gravidade da agressão. Em geral, os componentes do globo atuam como uma unidade integrada, e lesões em um dos componentes quase sempre se estendem a outras partes do globo. O estroma da íris, em particular, é altamente reativo, porque tem comunicação direta com o humor aquoso. Qualquer toxina, mediador químico de inflamação ou fator de crescimento secretado no humor aquoso é absorvido pela íris, provocando uma resposta dessa porção do trato uveal.

A maioria das causas infecciosas de uveíte se constitui de respostas oculares a doenças virais, bacterianas ou fúngicas sistêmicas em que o trato uveal é apenas um dos muitos tecidos afetados. A endoftalmite, como manifestação única de doença infecciosa, pode ser observada como sequela de lesões penetrantes ou úlceras perfuradas que permitem a entrada de organismos do ambiente no globo. Não há causas virais de endoftalmite, embora existam algumas infecções virais sistêmicas que causam vasculite ou retinite, que, por sua vez, provocam respostas inflamatórias do trato uveal (p. ex. peritonite infecciosa felina). Em animais de determinadas regiões geográficas, o envolvimento da úvea em prototecoses e micoses sistêmicas é comum. Ocasionalmente, a migração anormal de larvas de nematódeos ou trematódeos causa endoftalmite, assim como o faz a colonização ocular por diversos parasitas protozoários causadores de doenças sistêmicas (p. ex. toxoplasmose e encefalitozoonose).

Traumatismos oculares são uma causa frequente de endoftalmite. A lesão pode ser transitória em traumatismos não penetrantes ou penetrantes não contaminados, nos quais a perfuração se fecha rapidamente. Por outro lado, a entrada de bactérias no globo e a ruptura do cristalino causam endoftalmite de grande proporção.

As uveítes imunomediadas são comuns e se manifestam de várias formas, tipicamente, como condições crônicas com uveíte linfoplasmocitária inespecífica. Em alguns casos, não se sabe se a lesão é manifestação de uma doença imunomediada primária ou se é simplesmente a resposta a um agente infeccioso que não está mais presente. Inflamações preexistentes podem provocar a liberação de antígenos específicos da úvea e da retina, normalmente ocultos no interior das células, desencadeando, assim, uma resposta imune. Existem apenas algumas doenças cuja causa é conhecida. Os exemplos incluem: 1) síndrome uveodermatológica como reação a antígenos associados a melanócitos; 2) uveíte induzida pelo cristalino após exposição a proteínas do cristalino normalmente retidas.

A úvea responde a sinais nervosos aferentes e mediadores químicos liberados da córnea lesionada. Qualquer lesão corneana significativa pode causar uveíte anterior leve ("uveíte reflexa").

Como o trato uveal é um tecido vascularizado, a resposta a lesões é semelhante à de outros órgãos. Além disso, lesões que ultrapassam os mecanismos de barreira resultam em perda do privilégio imunológico, deixando todo o globo sujeito a respostas imunes e inflamatórias semelhantes às observadas em outros locais.

Consequências da Uveíte. As reações inflamatórias do trato uveal mimetizam as de outros órgãos, tanto em processos agudos quanto em crônicos. O que torna a uveíte única são as consequências da inflamação para a úvea e outras partes do globo. Inflamações do trato uveal podem resultar em lesão em todos os outros componentes do globo. A uveíte pode causar neovascularização e endotelite corneanas, sinequias, proliferação fibrovascular, catarata, descolamento retiniano e glaucoma.

A neovascularização de meia espessura do estroma corneano é comum na uveíte crônica. À medida que os vasos sanguíneos do limbo respondem a fatores angiogênicos produzidos no globo, como parte do processo de inflamação e cicatrização em curso, esses vasos crescem para o interior. A endotelite ocorre quando leucócitos passam do trato uveal ao humor aquoso, para chegar ao endotélio da córnea. A uveíte linfoplasmocitária e a peritonite infecciosa felina são causas comuns.

Sinequias são aderências entre a íris inflamada e a córnea ou o cristalino. *Sinequias anteriores* são aderências iridocorneanas. A aderência pode ser focal ou difusa, ao longo da córnea central ou periférica. As sinequias anteriores centrais são observadas com maior frequência como sequela de rupturas corneanas, com ou sem prolapso da íris. As sinequias anteriores periféricas normalmente acompanham membranas fibrovasculares pré-iridianas (ver discussão posterior). Aderências à superfície capsular anterior do cristalino (em globos normais, a íris se localiza junto à cápsula do cristalino) são conhecidas como *sinequias posteriores*. Devido à proximidade entre a íris e o cristalino, as sinequias posteriores são mais comuns que as anteriores. Muitas vezes, as aderências, que são inicialmente fibrinosas, ocorrem quando as proteínas do humor aquoso estão elevadas. Se não forem eliminadas, podem se transformar em uma firme membrana fibrovascular. Se a aderência for extensa o suficiente ao redor da borda pupilar (p. ex. abrangendo quase toda a circunferência da pupila), haverá prejuízo significativo ao fluxo de humor aquoso da câmara posterior para a anterior (bloqueio pupilar), resultando em glaucoma secundário. Pressão alta na câmara posterior, em presença de sinequia posterior circunferencial, provoca o abaulamento anterior da íris, conhecido como *íris bombé*.

A catarata é uma sequela frequente da uveíte, provavelmente em decorrência de nutrição deficiente. O cristalino, que é avascular, depende inteiramente do humor aquoso para receber nutrientes e eliminar resíduos metabólicos. A uveíte altera a composição e reduz a produção de humor aquoso. Além disso, a catarata pode resultar da difusão de mediadores inflamatórios e outros produtos tóxicos no humor aquoso do globo inflamado. Em alguns casos, a relação causa-efeito pode não ser evidente, e o histórico pode ser necessário para a diferenciação entre catarata secundária à uveíte e catarata que causa uveíte induzida pelo cristalino.

O descolamento retiniano é uma sequela comum da uveíte e da endoftalmite, seja pela exsudação da coroide, seja pela tração do corpo vítreo. A permeabilidade vascular elevada na coroide provoca efusão de líquido e de leucócitos no espaço sub-retiniano, causando descolamento exsudativo da retina. Como a neurorretina normal não está realmente ligada ao epitélio pigmentado retiniano (EPR), existe um espaço potencial, denominado espaço sub-retiniano, no qual o líquido que deixa a coroide durante inflamações pode se acumular. A exsudação da coroide ocorre no espaço sub-retiniano porque o líquido não pode se dispersar através da espessa esclera. Por outro lado, a proliferação fibrovascular no corpo vítreo pode diminuir, causando descolamento por tração.

A *phthisis bulbi* tem como resultado final um globo atrofiado e descompensado. Embora ela não seja sequela exclusivamente da uveíte, as uveítes graves são a causa mais comum.

Proliferação Fibrovascular e Neovascularização. Com frequência, separa-se a proliferação fibrovascular (neovascularização) da uveíte com infiltração de leucócitos. No entanto, a proliferação fibrovascular faz parte das respostas inflamatórias e de cicatrização, e muitas das formas de uveíte comumente diagnosticadas pelos clínicos correspondem a processos com mediação vascular, e não a infiltrações leucocitárias. Membranas fibrovasculares podem estar presentes nas uveítes leucocitárias, mas também nos neoplasmas, nos traumatismos e nos danos teciduais associados a hipóxia, como descolamento retiniano e glaucoma. Na verdade, as membranas fibrovasculares estão presentes em cerca de 75% de todos os globos enucleados de cães e em 20% a 30% dos globos enucleados de outras espécies. As membranas fibrovasculares se desenvolvem quando o equilíbrio entre fatores angiogênicos e antiangiogênicos favorece a neovascularização. Entre as muitas citocinas que contribuem para a proliferação fibrovascular, o fator de crescimento do endotélio vascular (VEGF) é a mais importante. As membranas fibrovasculares contêm vasos recém-formados, matriz extracelular colagenosa e células fusiformes compatíveis com fibroblastos e miofibroblastos. A contribuição de cada componente para a membrana fibrovascular depende, em parte, da causa e da cronicidade. Com frequência, as membranas fibrovasculares são descritas de acordo com sua distribuição: retrocorneanas, pré-iridianas, iridianas posteriores, cíclíticas e intravítreas. As membranas retrocorneanas revestem o aspecto posterior da córnea, muitas vezes obliterando o endotélio corneano. As membranas pré-iridianas são a forma mais comum de proliferação fibrovascular nos olhos (Fig. 21-15). Elas revestem o aspecto anterior da íris. As membranas têm origem no brotamento e migração de capilares a partir do estroma da íris (Fig. 21-16), e no recrutamento de fibroblastos e miofibroblastos, de modo similar a uma resposta de cicatrização em outros órgãos. A contração das membranas fibrovasculares pré-iridianas pode causar distorção da íris, mais frequentemente retração da borda pupilar da íris, anteriormente (ectrópio uveal) ou posteriormente (entrópio uveal). As membranas fibrovasculares pré-iridianas podem estar em continuidade com as membranas retrocorneanas ou se estender posteriormente. As membranas iridianas posteriores, que cobrem o epitélio posterior da íris, podem se estender para cobrir o corpo ciliar. As membranas cíclíticas se estendem a partir do epitélio ciliar, ao longo da face anterior do corpo vítreo, podendo se estender para cobrir a cápsula posterior do cristalino. As membranas intravítreas

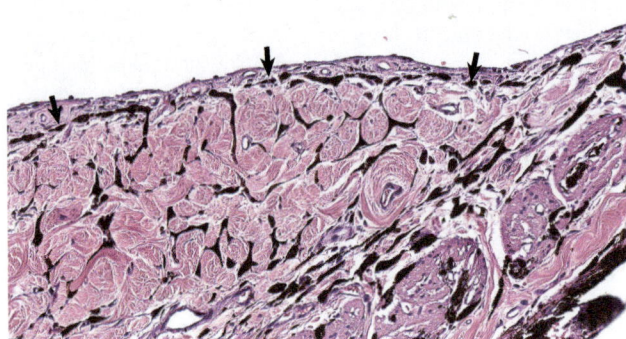

Figura 21-15 Membrana Fibrovascular Pré-Iridiana, Íris, Cão. A superfície anterior da íris, que está coberta por uma membrana que contém elementos celulares, fibrosos e vasculares, pode ser reconhecida pela fileira de melanócitos (*setas*). As membranas fibrovasculares pré-iridianas (MFPI) podem se estender por sobre o ângulo iridocorneano, causando obstrução do fluxo de saída do humor aquoso. As MFPIs também podem se contrair, provocando a retração da borda pupilar da íris (ectrópio ou entrópio uveal). Coloração por HE. (Cortesia de dr. P. Labelle, Antech Diagnostics.)

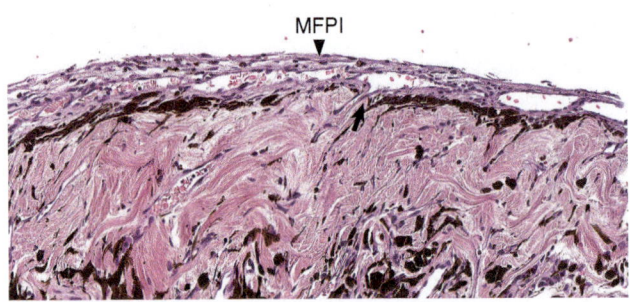

Figura 21-16 Membrana Fibrovascular Pré-Iridiana, Íris, Cão. A membrana fibrovascular pré-iridiana (*MFPI*) é formada pela proliferação de fibroblastos e capilares a partir do estroma da íris (*seta*). Do mesmo modo que o tecido de granulação, essas membranas se formam em resposta a mediadores inflamatórios e fatores de crescimento no humor aquoso. As MFPIs cobrem a superfície da íris e quase nunca envolvem o estroma da íris. Coloração por HE. (Cortesia de dr. P. Labelle, Antech Diagnostics.)

se originam tipicamente da porção plana do corpo ciliar, e podem tanto causar hemorragia do corpo vítreo quanto fazer parte da resposta a uma hemorragia intravítrea crônica. Membranas retinianas e epirretinianas, observadas em algumas condições em humanos, são raras em animais domésticos.

O desenvolvimento da proliferação fibrovascular no globo compartilha características mecanicistas com o tecido de granulação em outros órgãos. Porém, ao contrário do tecido de granulação em outras regiões, as membranas fibrovasculares intraoculares tendem a ter efeitos prejudiciais, e não benéficos, sobre a função. Os vasos recém-formados são frágeis e propensos a hemorragias, e a proliferação fibrovascular também pode contribuir para o desenvolvimento de glaucoma. As membranas fibrovasculares pré-iridianas podem se estender para cobrir e obstruir o ângulo iridocorneano ou se estender ao longo da córnea posterior, causando sinéquia anterior periférica, que, por sua vez, resulta em glaucoma secundário. As membranas pré-iridianas fibrovasculares também podem se estender sobre a superfície anterior do cristalino, contribuindo para sinéquia posterior e bloqueio pupilar, o que pode causar glaucoma. As membranas fibrovasculares intravítreas podem provocar tração no corpo vítreo, causando descolamento retiniano.

A proliferação fibrovascular quase nunca se desenvolve no estroma uveal em si. Somente nos casos em que há lesão grave do globo a

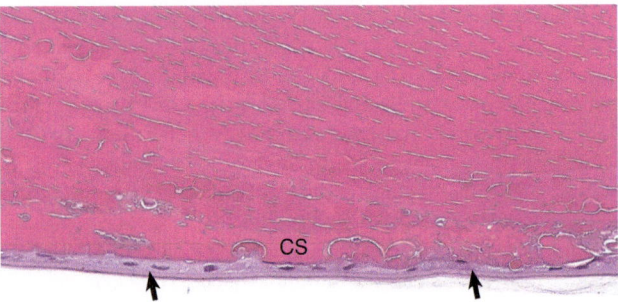

Figura 21-17 Catarata, Cristalino, Cão. A catarata é resultado de qualquer opacificação do cristalino. Observar a liquefação do córtex subcapsular (CS). Nos cristalinos normais, não há epitélio ao longo da fina cápsula posterior, e a migração posterior do epitélio do cristalino (*setas*) é uma forma de opacidade do cristalino. Coloração por HE. (Cortesia de dr. P. Labelle, Antech Diagnostics.)

Quadro 21-6	**Características Morfológicas da Catarata**

- Liquefação do córtex do cristalino
- Glóbulos morgagnianos
- Células vesiculares
- Migração posterior do epitélio do cristalino
- Hiperplasia/fibrometaplasia do epitélio do cristalino
- Mineralização
- Colapso do cristalino

proliferação fibrovascular ocorre no próprio estroma uveal, onde age de forma semelhante ao tecido de granulação em outras regiões. Os mecanismos por meio dos quais o trato uveal se protege de proliferação fibrovascular/tecido de granulação não foram esclarecidos, mas é provável que incluam uma variedade de fatores antiangiogêncios e que se sobreponham às adaptações moleculares que mantêm a córnea avascular.

Cristalino

A capacidade de resposta do cristalino a lesões é limitada. O cristalino é avascular, não possui células que não as do seu epitélio e impede a infiltração leucocitária por meio da cápsula. Normalmente, a resposta às lesões se limita a edema hidrópico ou degeneração das fibras do cristalino e a tentativas de regeneração por meio de proliferação e adaptação do epitélio do cristalino. Os resultados são basicamente idênticos, não importando a patogenia. Todas as alterações resultam em catarata de gravidade variável, definida, grosso modo, como opacificação do cristalino. Como a função normal do cristalino exige transparência, qualquer opacificação ou catarata é uma alteração patológica (Fig. 21-17).

As alterações microscópicas observadas na catarata são combinações variadas das que se seguem, listadas em ordem de frequência geral de ocorrência (Quadro 21-6):

- Fragmentação e liquefação das fibras corticais do cristalino, criando glóbulos esféricos hipereosinofílicos de proteína desnaturada conhecidos como glóbulos morgagnianos. O córtex liquefeito pode ter uma aparência "embaçada".
- Edema hidrópico de células que conservam o núcleo, uma tentativa ineficaz de regeneração. Essas células inchadas displásicas são denominadas *células em balão*.
- Migração posterior do epitélio do cristalino. O epitélio migra do equador do cristalino para revestir a cápsula posterior. Como o cristalino adulto normal não possui epitélio posterior ao equador, a presença de células ao longo da cápsula posterior é uma forma de opacidade.

- Hiperplasia e fibrometaplasia do epitélio do cristalino. O epitélio normal do cristalino possui uma única camada, e qualquer hiperplasia epitelial pode criar um espessamento do tipo placa. Em alguns casos, o epitélio do cristalino pode assumir um fenótipo de células fusiformes com ou sem metaplasia fibroblástica e depósito de colágeno.
- Alterações mais variáveis incluem: edema de cristalino na catarata aguda; encolhimento do cristalino, com enrugamento da cápsula, em cataratas avançadas ("hipermaduras"); necrose/apoptose de células epiteliais; e mineralização intralenticular.

As cataratas são mais bem-classificadas quando o clínico pode examinar todo o cristalino. Essa classificação é mais importante no diagnóstico clínico de cataratas herdadas e relacionadas com raça em cães. A catarata também pode ser classificada histologicamente, de acordo com a extensão, a localização e a causa. Em geral, de acordo com a extensão, ela pode ser classificada como incipiente (<15%), imatura (>15%, incompleta), madura (circunferencial) e hipermadura (com evidência de reabsorção ou colapso do cristalino). A catarata pode ser cortical, com liquefação, glóbulos morgagnianos e células em balão, ou subcapsular, com hiperplasia epitelial, fibrometaplasia e extensão posterior. Cataratas podem ser herdadas ou adquiridas/secundárias.

Corpo Vítreo

As respostas do corpo vítreo a lesões são limitadas. O corpo vítreo é avascular e não possui células que não os hialócitos. Lesões, incluindo inflamações e glaucoma, causam com frequência alterações de composição e perda de viscosidade, essencialmente, liquefação do corpo vítreo. O corpo vítreo tem alta susceptibilidade a hemorragias, e lesões crônicas podem provocar proliferação fibrovascular. A importância das lesões vítreas está nos possíveis efeitos sobre a retina: sua separação e aumento do risco de ruptura retiniana devido à liquefação; e tração e aderência à retina devido à proliferação fibrovascular.

Hialose Asteroide

A hialose asteroide é uma forma de degeneração do corpo vítreo. A lesão se constitui de numerosos corpos esféricos, de contorno irregular, inseridos na estrutura colagenosa do corpo vítreo (Fig. 21-18). Ocasionalmente, os corpos asteroides estão cercados por macrófagos ou contidos neles. Os corpos asteroides são compostos de complexos de cálcio e fosfolipídeos. A alteração é inespecífica e pode ser observada em doenças inflamatórias, degenerativas e neoplásicas. A hialose asteroide também pode ser uma alteração relacionada com a idade.

Hemorragia do Corpo Vítreo

Existem três mecanismos patológicos principais de hemorragia ocular: sangramento de vasos normais (traumatismo), sangramento de vasos anormais (hipertensão sistêmica e uveíte) e sangramento de vasos recém-formados e imaturos (membranas fibrovasculares e neoplasias). Desordens sanguíneas (p. ex. coagulopatias, anemia e anticoagulantes) são causas menos frequentes de hemorragia intraocular. Embora o princípio básico do catabolismo sanguíneo se aplique às hemorragias oculares, existem características da retirada de sangue do olho que são únicas. O sangue nas câmaras anterior e posterior é retirado pelo ângulo iridocorneano, se ele for funcional e não estiver obstruído. Hemorragias na úvea, que são raras, estão geralmente associadas a destruição uveal significativa, com colapso dos mecanismos de defesa ocular e do privilégio imunológico. Nesses casos, o catabolismo sanguíneo é semelhante ao observado em outros tecidos.

O catabolismo das hemorragias vítreas difere significativamente do observado na retirada hemorrágica em qualquer outro tecido (Quadro 21-7). A rápida formação de coágulo é facilitada pela rede colagenosa do corpo vítreo, que permite a agregação plaquetária e promove a via de coagulação intrínseca. A ausência de infiltração de leucócitos polimorfonucleares no início do processo reduz a fibrinólise.

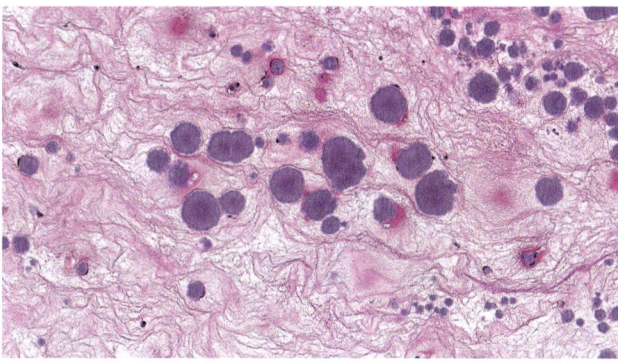

Figura 21-18 Hialose Asteroide, Corpo Vítreo, Cão. A hialose asteroide é uma forma de degeneração vítrea que pode estar associada à inflamação, neoplasia e envelhecimento. Os corpos asteroides "roxo-azulados", localizados predominantemente no centro da figura, se constituem de complexos de cálcio e fosfolipídeos. (Cortesia de dr. P. Labelle, Antech Diagnostics.)

Quadro 21-7	**Características da Retirada de Sangue do Corpo Vítreo**

- Rápida formação de coágulo de fibrina
- Ausência inicial de infiltração de leucócitos polimorfonucleares
- Fibrinólise lenta
- Hemólise extracelular de eritrócitos
- Persistência de eritrócitos intactos em longo prazo
- Baixa renovação de macrófagos

A falta de produtos de degradação da fibrina, por sua vez, limita a estimulação à migração de leucócitos polimorfonucleares para o local. Níveis reduzidos do ativador de plasminogênio tecidual no corpo vítreo também contribuem para tornar a fibrinólise mais lenta. Alguns eritrócitos sofrem hemólise extracelular como resultado da liberação da enzima lisossômica pelos macrófagos, ou de auto-hemólise secundária à falta das concentrações necessárias de oxigênio e glicose. A hemólise pode ser mais importante para a resolução da hemorragia vítrea do que a fagocitose pelos macrófagos. Alguns eritrócitos persistem por meses no corpo vítreo. Essas células precisam ter um metabolismo que lhes permita sobreviver no corpo vítreo alterado e escapar da fagocitose por macrófagos. Os eritrócitos intactos podem ser células novas sem opsoninas — proteínas identificadas pelos macrófagos em eritrócitos mais velhos que são alvo de fagocitose. Os macrófagos se infiltram no corpo vítreo em alguns dias, mas a resposta é lenta e se estende por meses. O número de macrófagos que respondem à hemorragia vítrea é significativamente menor que em outros órgãos. Alguns dos macrófagos parecem metabolicamente inertes, sendo submetidos a citólise com fagocitose por outras células. A resposta lenta é consequência da estimulação quimiotática reduzida, incluindo a falta de produtos de degradação da fibrina, e das propriedades vítreas do hialuronato, que impede a migração e inibe a fagocitose. O objetivo da resposta lenta pode ser preservar o privilégio imunológico e a função ocular, ao evitar uma reação acentuada que resulte na formação de tecido de granulação. Entre as consequências da hemorragia vítrea, está a liquefação do corpo vítreo. A presença dos óxidos férrico e ferroso, a redução da concentração de ácido hialurônico, a elevação da concentração de sulfato de condroitina e o efeito das proteases plasmáticas são responsáveis pela alteração. A viscosidade normal se restabelece após vários meses.

Retina e Nervo Óptico

A resposta da retina a lesões é semelhante à do sistema nervoso central (Capítulo 14). Os elementos neuronais da retina adulta não se regeneram;

os segmentos externos dos fotorreceptores, porém, se renovam rapidamente, e sua atividade metabólica está entre as mais elevadas do corpo. Enquanto os corpos celulares da camada nuclear externa se mantêm viáveis, os fotorreceptores são capazes de se regenerar de forma rápida. A resposta inflamatória da retina é similar à do sistema nervoso central: necrose neuronal, manguito perivascular e gliose. O EPR se conserva mitoticamente ativo ao longo de toda a vida. Como outros epitélios, ele se repara por meio do deslizamento de células viáveis para a área em que houve perda celular, seguido de mitose. O EPR pode sofrer fibrometaplasia. As células gliais de Müller são menos sensíveis a lesões do que os neurônios retinianos e têm capacidade de proliferação. Na maioria dos casos, a correção da necrose retiniana ocorre principalmente por meio da proliferação de células de Müller, que terminam por formar uma densa cicatriz glial não funcional. Ocasionalmente, astrócitos proliferam ao longo da face vítrea da retina, formando uma membrana fibroglial pré-retinial. Membranas subretinianas (entre os fotorreceptores e o EPR) de aparência microscópica semelhante são observadas, às vezes, nos descolamentos crônicos. Elas têm origem na migração de células de Müller ou em epitélio pigmentado retiniano que sofreram fibrometaplasia.

Descolamento Retiniano

A retina neurossensorial (não incluindo o EPR) está fisicamente ancorada apenas na *ora ciliaris retinae* e no disco óptico. Ela é sustentada em aposição ao EPR tanto pela presença física do corpo vítreo quanto pelas forças da membrana relacionadas com as intrincadas interdigitações entre fotorreceptores e sulcos superficiais no EPR. Desse modo, o termo descolamento retiniano, empregado comumente nos ambientes clínico e patológico, pode ser descrito de forma mais precisa como separação entre a neurorretina e o EPR. Ele não descreve uma desconexão entre o EPR e a coroide. O espaço potencial entre os fotorreceptores e o EPR é remanescente do lúmen da vesícula óptica primária, e persiste ao longo de toda a vida. O descolamento retiniano é uma complicação séria e frequente de muitas doenças oculares diferentes. Ele pode ser focal, multifocal ou difuso. A distância criada entre os fotorreceptores e o EPR pode ser pequena, ou a retina inteira pode estar separada e suspensa no corpo vítreo. Podem ocorrer rupturas da retina junto com o descolamento retiniano.

Os tipos mais frequentes de descolamento são os seguintes:
- Descolamento retiniano exsudativo: acúmulo de exsudatos serosos, fibrinosos ou celulares no espaço sub-retiniano, em consequência de coroidite, retinite ou neoplasia. Descolamentos hemorrágicos podem ser observados em traumatismos, hipertensão sistêmica ou neoplasias.
- Descolamento retiniano regmatogênico: vazamento do corpo vítreo liquefeito para o espaço subretiniano devido a interrupções traumáticas ou degenerativas da retina.
- Descolamento retiniano por tração: as membranas vítreas ou pré-retinianas que se desenvolvem em consequência de uveíte ou hemorragia crônica podem "puxar" a neurorretina e afastá-la do EPR.

Histologicamente, o descolamento da retina pode ser identificado pela presença de material no espaço sub-retiniano, pela atrofia da retina externa e pela hipertrofia do EPR subjacente. A presença de exsudatos serosos, fibrinosos, hemorrágicos ou celulares no espaço subretiniano é a característica diagnóstica mais confiável de descolamento de retina. A atrofia da retina externa é uma consequência esperada do descolamento retiniano. Dentro de dias, ocorre atrofia da camada fotorreceptora. A atrofia da camada nuclear externa sugere cronicidade (Fig. 21-19). A evolução da atrofia da retina externa é altamente variável, dependendo, em parte, da natureza do exsudato, da presença de células e mediadores inflamatórios, da extensão do descolamento e da integridade do suprimento vascular coroideano. Desse modo, não é possível determinar histologicamente, com

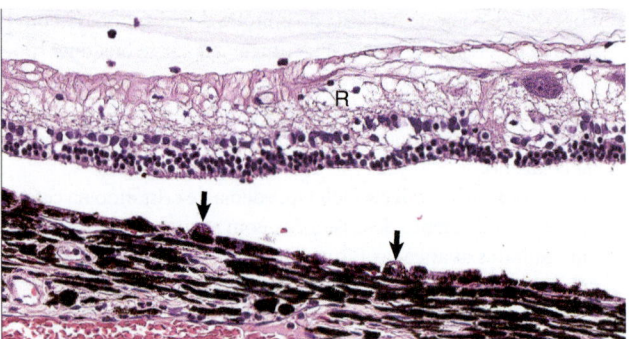

Figura 21-19 **Descolamento Retiniano Crônico, Retina, Cão.** Descolamento retiniano crônico com degeneração da camada fotorreceptora, atrofia da camada nuclear externa, colapso da camada plexiforme externa e atrofia da camada nuclear interna. Nesse estágio, as alterações na retina e a perda de visão associada são permanentes. Também há hipertrofia multifocal do epitélio pigmentado da retina (*setas*). Com o tempo, o descolamento crônico da retina pode evoluir para atrofia retiniana de espessura total. *R*, retina. Coloração por HE. (Cortesia de dr. P. Labelle, Antech Diagnostics.)

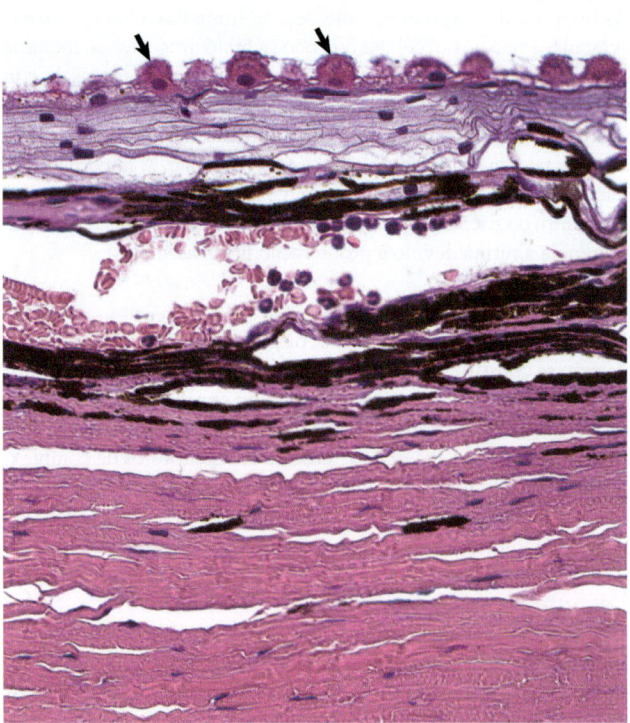

Figura 21-20 **Descolamento Retiniano, Retina, Cão.** Em alguns casos de descolamento da retina, ocorre hipertrofia do epitélio pigmentado da retina (EPR). As células aumentadas (*setas*) se projetam para o espaço sub-retiniano; a alteração recebeu o nome de *tombstoning*. (Cortesia de dr. P. Labelle, Antech Diagnostics.)

precisão, a idade dos descolamentos retinianos. A hipertrofia do EPR, chamada de *tombstoning*[1], é um indicador de descolamento da retina e pode ser observada 24 horas após o descolamento (variação de 1 a 3 dias) (Fig. 21-20). Entretanto, nem sempre a alteração está presente, dependendo em parte da saúde do EPR, da saúde da coroide e da natureza do exsudato subretiniano. Menos frequentemente, o EPR

---

[1]Nota da revisão científica: Tombstoning é a aparência de lápide (*tombstone*) que a célula adquire com relação a membrana basal, ou seja, se destacando do plano longitudinal.

pode apresentar hiperplasia multifocal. Descolamentos retinianos que ocorrem antes de glaucomas podem ter um efeito preservador na retina interna; mesmo com elevação significativa da pressão intraocular, pode não haver atrofia da retina interna. Histologicamente, os descolamentos retinianos precisam ser diferenciados de separações artefatuais, que ocorrem com frequência durante tratamentos. Nas separações artefatuais, não há material no espaço subretiniano. Não há atrofia da retina externa nem hipertrofia do EPR. A presença de segmentos de fotorreceptores na superfície apical do EPR também sugere separação artefatual.

A consequência imediata do descolamento retiniano é a perda de função — isto é, a perda da visão. A retina que sofreu descolamento é hipóxica e produz fatores de crescimento angiogênico, em especial fator de crescimento do endotélio vascular (VEGF). O objetivo é, presumivelmente, aumentar o suprimento sanguíneo da retina, porém há poucas evidências de estimulação da angiogênese retiniana em animais domésticos. Em vez disso, o VEGF se difunde no corpo vítreo e no humor aquoso, o que resulta em formação de membranas vasculares/fibrovasculares. Essas membranas podem provocar mais danos no globo, porque os novos vasos podem facilmente sofrer hemorragias. As membranas também podem causar glaucoma secundário, em consequência de obstrução do ângulo iridocorneano ou bloqueio pupilar.

A resposta do nervo óptico a lesões é semelhante à do sistema nervoso central (Capítulo 14).

Órbita

O osso, o tecido adiposo, o músculo esquelético e o tecido glandular que constituem a órbita respondem a lesões de forma semelhante à dos mesmos tipos de tecido em outras regiões do corpo. Essas respostas podem ter consequências significativas para o globo e a visão. Lesões que ocupam espaço na órbita, como neoplasias, cistos, inflamações, hematomas e edemas, podem resultar em protrusão do globo (exoftalmia), que pode, por sua vez, prejudicar o fechamento correto das pálpebras, resultando em dessecação e exposição da córnea. As lesões que ocupam espaço, em particular as neoplasias, também podem comprimir o nervo óptico, causando atrofia e cegueira. A miosite extraocular e outras condições que lesionam o músculo orbital podem resultar em posicionamento anormal do globo, com a possível presença de traumatismo corneano causado pela pálpebra ou de exposição e dessecação da córnea. Lesões na glândula lacrimal, tanto dacriocistite quanto extensões de lesões orbitais que afetam outros tecidos, podem alterar a produção de filme lacrimal e causar ceratoconjuntivite seca. Embora rara, a emaciação grave com atrofia do tecido adiposo orbital pode deslocar o globo para uma posição mais profunda na órbita, com a possível presença de entrópio e traumatismo corneano causado pela pálpebra.

Portas de Entrada/Vias de Disseminação

Pálpebra e Conjuntiva

Pálpebra

A superfície externa da pálpebra se constitui de pele e, portanto, é suscetível às mesmas doenças que afetam a pele de outras regiões do corpo. Para a pele palpebral, as portas de entrada são as mesmas que para as da pele em outras áreas:
- Colonização da superfície da pele ou das glândulas acessórias por agentes infecciosos adaptados ao nicho
- Lesões penetrantes
- Localização hematogênica (doenças imunomediadas, infecções)
- Lesões de contato (físicas ou químicas)

Conjuntiva

A conjuntiva é uma membrana mucosa de estrutura semelhante à de outras membranas mucosas e, portanto, é suscetível ao mesmo espectro de lesões físicas e químicas que afeta qualquer outra membrana mucosa. As vias de entrada são previsíveis:
- Colonização da superfície epitelial por agentes infecciosos adaptados ao nicho
- Lesões penetrantes
- Localização hematogênica (doenças imunomediadas, infecções)
- Lesões de contato (físicas ou químicas)

Córnea

As portas de entrada para a córnea estão listadas no Quadro 21-8. A dessecação, uma forma comum de lesão corneana, pode ser resultado da produção insuficiente ou alterada de filme lacrimal. Ela também pode ser causada por qualquer condição que prejudique o movimento e o fechamento apropriados das pálpebras, como exoftalmia, defeitos de conformação palpebral e massas palpebrais. Algumas doenças da pálpebra também podem causar traumatismos e irritação crônica, caso uma massa ou uma pálpebra deformada entre em contato direto com a superfície da córnea. Traumatismos penetrantes, basicamente lesões por corpo estranho, podem danificar o epitélio, se estender pelo estroma ou provocar uma ruptura de espessura total com extensão intraocular. Materiais de origem vegetal, as garras dos gatos e, em menor grau, mordeduras são fontes comuns de lesão traumática na córnea e no globo. As lesões químicas, que são raras, incluem exposição acidental a diversos agentes químicos e administração incorreta de preparações que não se destinam à superfície ocular (p. ex. formulações cutâneas). A extensão de doenças conjuntivais para a córnea não é comum, e as possibilidades incluem transbordamento de inflamações, neoplasias ou indução de alterações reativas inespecíficas (hiperplasia da córnea, neovascularização do estroma). As doenças da córnea por extensão intraocular, via lesões no endotélio corneano, podem ser resultado de endotelite ou endoftalmite, sinequia anterior, luxação anterior do cristalino e glaucoma. As portas de entrada para a esclera são, basicamente, traumatismos, vias hematogênicas, extensão de doenças intraoculares e, com menor frequência, extensão de doenças orbitais.

Úvea

As portas de entrada para a úvea estão listadas no Quadro 21-9. As lesões uveais podem ocorrer via corrente sanguínea (hematogênicas), por traumatismo ou pela extensão de doenças de outras partes do globo (humor aquoso, corpo vítreo, esclera). A porta hematogênica é utilizada por agentes infecciosos, neoplasias metastáticas e, menos frequentemente, toxinas. Lesões nos vasos sanguíneos originadas por

---

Quadro 21-8 Portas de Entrada para a Córnea

Lesões externas
- Dessecação
- Traumatismo
- Lesão química

Extensão desde a conjuntiva

Extensão de doenças intraoculares

Quadro 21-9 Portas de Entrada para a Úvea

Hematogênicas
- Agentes infecciosos
- Células neoplásicas
- Toxinas

Traumatismos
- Lesões penetrantes
- Trauma contuso

Extensão desde outras estruturas oculares

trombose ou obstruções por êmbolos neoplásicos podem causar danos isquêmicos. As lesões traumáticas podem resultar de penetração ou de forças contundentes. Os traumatismos penetrantes podem causar lesões diretas ou servir como porta de entrada para agentes infecciosos no globo e no trato uveal. Os traumatismos não penetrantes podem resultar em separação entre o trato uveal e a esclera, causando recessão traumática do ângulo ou ciclodiálise. Também é possível que traumatismos não penetrantes danifiquem os vasos sanguíneos, provocando hemorragia. Doenças da córnea e da esclera também podem envolver o trato uveal. Além disso, mediadores químicos de inflamação liberados da córnea, do cristalino e da retina lesionados se difundem pelo humor aquoso, pelo corpo vítreo ou diretamente na úvea, causando lesão uveal como parte da resposta inflamatória.

Cristalino

As portas de entrada para o cristalino estão listadas no Quadro 21-10. O cristalino é ocasionalmente ferido por uma lesão perfurante direta ou um trauma contuso. Nesses casos, outros componentes oculares possivelmente estarão envolvidos. A importância da lesão do cristalino dependerá de sua gravidade, assim como da gravidade do dano em algum outro lugar do globo ocular. Eletrocussão, embora seja um evento raro, pode causar degeneração do cristalino.

Muitas lesões ao cristalino refletem a sua dependência do humor aquoso. Pode haver distribuição inadequada de nutrientes por causa do fluxo defeituoso de humor aquoso ou do humor aquoso quimicamente anormal. As doenças metabólicas que causam catarata incluem níveis excessivos de glicose em animais com diabetes melito e catarata associada à hipocalcemia sistêmica. O humor aquoso também pode conter mediadores inflamatórios prejudiciais ou produtos químicos cataractogênicos, incluindo alguns medicamentos. Alterações degenerativas no cristalino também são vistas em cães com distúrbios fotorreceptores hereditários causados por difusão de subprodutos tóxicos de degeneração fotorreceptora. A catarata hereditária em cães é frequente, embora a patogênese bioquímica subjacente não tenha sido elucidada.

A lesão do cristalino induzida por luz é relevante principalmente para animais de laboratório, mas, ainda assim, é um mecanismo potencial de dano lenticular para animais domésticos. Da mesma forma, a radiação terapêutica é uma causa incomum de catarata em animais domésticos.

Como o cristalino é avascular e rodeado por uma cápsula colagenosa densa, é relativamente resistente à invasão por organismos infecciosos na ausência de trauma penetrante. Uma rara exceção em mamíferos domésticos é o direcionamento específico da cápsula do cristalino em alguns casos de micose sistêmica, normalmente aspergilose.

Estes fungos apresentam um tropismo para as membranas basais por todo o corpo, incluindo a cápsula do cristalino. Em coelhos, o cristalino é frequentemente afetado pelo microsporídio *Encephalitozoon cuniculi*, possivelmente a partir de infecção no útero. Há alguns relatos de *E. cuniculi* responsável por doença lenticular em gatos. Em peixes, a catarata induzida pela penetração intralenticular de larvas de verme é comum. Várias doenças virais, incluindo diarreia viral bovina, são ocasionalmente associadas à catarata congênita em consequência de infecção sistêmica no útero antes do estabelecimento da barreira sangue-olho.

Corpo Vítreo

As portas de entrada para o corpo vítreo incluem trauma penetrante, extensão da doença da úvea, difusão de mediadores inflamatórios e outros produtos químicos do humor aquoso, e a extensão da doença da retina.

Retina e Nervo Óptico

As portas de entrada para a retina estão listadas no Quadro 21-11. É importante ver esta lista em perspectiva. Apesar do longo catálogo de estímulos potencialmente prejudiciais e as inúmeras vias pelas quais eles podem afetar a retina, a doença da retina, no geral, é pouco frequente. A grande maioria das lesões da retina se enquadra nas quatro categorias a seguir:

1. Destruição dos elementos neurais da retina interna (camada de fibras nervosas, células ganglionares e camada nuclear interna) como resultado do aumento da pressão intraocular (consulte Glaucoma). A patogênese da destruição tanto da retina interna quanto do nervo óptico continua sendo uma fonte de grande controvérsia, e provavelmente varia entre espécies e com o tipo de glaucoma (consulte Glaucoma).

2. O descolamento de retina é uma consequência comum da doença inflamatória, infecciosa e vascular. Os fotorreceptores são, portanto, suscetíveis de se tornarem necróticos por isquemia e desnutrição

---

Quadro 21-10 **Portas de Entrada para o Cristalino**

Trauma
- Trauma penetrante
  - Através da córnea
  - Através da esclera
- Trauma contuso
  - Deslocamento do cristalino
  - Ruptura da cápsula do cristalino

Eletrocussão

Difusão do humor aquoso
- Nutricional
- Metabólico
  - Diabetes melito
- Tóxico
  - Mediadores inflamatórios
  - Produtos químicos

Radiação

Luz

Terapia (tratamento de câncer, raios X)

Infeccioso

Quadro 21-11 **Portas de Entrada na Retina**

Aumento da pressão intraocular (glaucoma)

Hematógeno
- Infeccioso
- Tóxico
- Hipertensão sistêmica
- Trombose/tromboembolismo
- Metástase

Radiação

Luz

Extensão do corpo vítreo
- Endoftalmite
- Descolamento tracional
- Liquefação

Extensão da coroide
- Descolamento de retina exsudativo
- Coroidite
- Anomalia do olho do collie

Extensão do nervo óptico
- Atrofia retrógrada
- Infecção retrógrada
- Malignidade retrógrada

Genético
- Displasia retiniana
- Retinopatias hereditárias

Doenças do armazenamento

Displasia vitreorretiniana

resultantes de seu deslocamento anatômico da RPE e diminuição do acesso aos nutrientes fornecidos pela vasculatura da coroide.

3. Inflamação como resultado da extensão da endoftalmite. A inflamação direcionada especificamente para a retina é rara e a extensão da encefalite é incomum. O descolamento de retina é uma complicação frequente da inflamação envolvendo a coroide.

4. Degeneração fotorreceptora não inflamatória da doença metabólica hereditária ou, menos frequentemente, toxicidade. As doenças fotorreceptoras hereditárias variam consideravelmente na patogênese, mas são indistinguíveis umas das outras com o uso de técnicas de exame histológico de rotina.

As causas menos comuns da lesão da retina incluem: (1) luz e outros tipos de radiação chegando pela córnea e pelo cristalino; (2) disseminação hematogênica de agentes químicos ou infecciosos; e (3) objetos penetrando a córnea ou a esclera. Como a retina é uma extensão do cérebro, é suscetível à maioria das doenças infecciosas, degenerativas e metabólicas do cérebro, incluindo as doenças de armazenamento.

As principais portas de entrada no nervo óptico são a extensão da doença orbital e os efeitos do aumento da pressão intraocular (glaucoma). O trauma que causa tração, com ou sem proptose, pode resultar em danos significativos do nervo óptico. A extensão da doença intraocular, da retina e das doenças cerebrais são causas menos frequentes de lesão do nervo óptico.

Órbita

As portas de entrada para a órbita são as seguintes:

- Trauma externo resultando em fraturas orbitais
- Lesão penetrante pela pele, cavidade oral ou cavidade nasal
- Extensão direta de doenças inflamatórias ou neoplásicas da cavidade oral ou da cavidade nasal
- Extensão direta da doença inflamatória ou neoplásica intraocular através da esclera
- Extensão direta da doença inflamatória ou neoplásica da conjuntiva ou da pálpebra
- Localização hematogênica (doenças imunomediadas, infecciosas, neoplasia)

Mecanismos de Defesa/Sistemas de Barreira

Pálpebras e Conjuntiva

Pálpebras

Como a pele em outros locais, as defesas da pálpebra contra lesões incluem funções de barreira, resistência à força mecânica e mecanismos de defesa imunológica (Capítulos 3, 5, 13 e 17). É importante observar que as pálpebras incluem a presença de pelos modificados (cílios e pelos sinusais). A piscada reflexiva não protege as pálpebras em si, mas defende as estruturas adjacentes.

Conjuntiva

A conjuntiva é protegida contra a maioria das lesões físicas e químicas causadas pelas pálpebras e pelo filme lacrimal. As células epiteliais são unidas por desmossomos e junções de oclusão para prevenir o fácil acesso de agentes infecciosos ou químicos na substância própria subjacente. É capaz de replicação rápida em caso de lesão e prontamente sofre metaplasia escamosa como um mecanismo adaptativo de sobrevivência em resposta à irritação crônica de baixo grau de qualquer tipo. As respostas imunológicas inatas e adaptativas contribuem para a defesa da superfície ocular (consulte Córnea, a seguir). O sistema imune residente na mucosa (MALT) na conjuntiva (CALT) funciona da mesma forma que os sistemas imunológicos em outros locais da mucosa, como o trato respiratório superior, os pulmões (tecido linfoide associado aos brônquios [BALT]) e o trato gastrointestinal (tecido linfoide associado ao trato gastrointestinal [GALT]) (Capítulos 4, 7, 9 e 13).

Córnea

A superfície ocular é uma unidade funcional integrada intrincada que inclui as pálpebras, glândula lacrimal, filme lacrimal, conjuntiva e córnea. As respostas imunológicas inatas e adaptativas contribuem para a defesa da superfície ocular. A resposta inata não é específica do antígeno. A córnea é protegida contra lesões mais físicas e químicas pela ação das pálpebras, decorrente de vários reflexos, pela órbita óssea e pelo fluxo constante do filme lacrimal. Diversos reflexos são ativados por estimulação mecânica das pálpebras ou da córnea. O reflexo de piscar faz com que as pálpebras fechem quando estimuladas pelo contato com qualquer material sólido ou fluxo de ar forte. A resposta à ameaça faz com que as pálpebras pisquem quando há percepção visual de uma ameaça ao globo. O reflexo da córnea faz com que as pálpebras fechem quando a córnea em si está irritada pelos estímulos externos. A retração por reflexo do globo na órbita, com deslizamento passivo subsequente da terceira pálpebra para cobrir a córnea, ocorre em resposta ao trauma da córnea.

O filme lacrimal é produzido pela glândula lacrimal e a glândula da terceira pálpebra, com contribuições de células caliciformes da conjuntiva, assim como de várias glândulas acessórias dentro da substância própria da conjuntiva e das glândulas meibomianas. O filme lacrimal fornece nutrição para a córnea avascular, uma camada de muco para evitar a evaporação do fluido protetor, substâncias químicas antibacterianas solúveis e uma ação irrigante para proteger a córnea contra agentes infecciosos e materiais estranhos.

A produção de mucinas por células caliciformes forma a camada interna do filme lacrimal e pode ser aumentada sob a influência de citosinas, incluindo interleucina-6 e interferon-γ, durante a inflamação e por diversos caminhos que incluem o fator nuclear-κB durante a infecção. As mucinas da superfície ocular fornecem uma âncora para unir o filme lacrimal e o epitélio corneano, inibir a colonização bacteriana e ajudar a remover materiais estranhos. As mucinas transmembranares produzidas pelas células da córnea e da conjuntiva podem ajudar a propagar os filmes lacrimais e a proteger contra a adesão bacteriana. Além do mais, o epitélio corneano tem complexos juncionais (junções de oclusão, junções comunicantes, desmossomos e hemidesmossomos) que evitam o fácil acesso de agentes infecciosos ou químicos no estroma subjacente, e pode lançar e renovar as camadas superficiais que estão comprometidas. As células dendríticas maduras e imaturas estão presentes na margem e as células dendríticas imaturas estão presentes no epitélio corneano central. Receptores *Toll-like* (TLRs) são expressos por toda a superfície ocular e podem desencadear uma resposta inata imediata ao patógeno e ativar a imunidade adaptativa. A regulação do TLR também é essencial para a tolerância da superfície ocular ao antígeno, incluindo poupar a biota comensal.

A resposta imunológica inata também inclui peptídeos antimicrobianos como lisozima, lactoferrina, lipocalina, angiogenina, fosfolipase A_2 secretora, imunoglobulina A (IgA) secretada, fatores do complemento, defensinas e outros que inibem a invasão de organismos infecciosos (Tabela 21-1). A lisozima liga-se à membrana externa das bactérias, criando um poro que resulta em morte celular. A lactoferrina se liga a cátions divalentes, como o ferro, que muitos microrganismos necessitam para o funcionamento e o crescimento. A lipocalina lacrimal elimina os produtos bacterianos e liga-se a sideróforos que transportam o ferro nos microrganismos. A angiogenina tem vários efeitos antimicrobianos. A fosfolipase A_2 secretora atua por meio de sua atividade enzimática lipolítica. A IgA é produzida pelos plasmócitos na glândula lacrimal e neutraliza os patógenos ao impedir sua ligação às células do hospedeiro. A IgA também se liga às moléculas de adesão em patógenos, causando sua agregação e facilitando a depuração pelo filme lacrimal. As β-defensinas do epitélio e as α-defensinas dos neutrófilos ajudam a proteger contra um amplo espectro de organismos por meio de permeabilização da membrana.

Tabela 21-1	Peptídeos Antimicrobianos da Superfície Ocular e sua Fonte
Peptídeo	**Fonte**
Lisozima	Glândula lacrimal
Lactoferrina	Glândula lacrimal
Lipocalina	Glândula lacrimal
Angiogenina	Células epiteliais
Fosfolipase A$_2$ secretora	Glândulas lacrimais, células epiteliais
IgA secretada	Plasmócitos (glândula lacrimal)
Fatores do complemento	Células epiteliais, neutrófilos, vasos da conjuntiva
β-Defensinas	Células epiteliais
α-Defensinas	Neutrófilos

As células apresentadoras de antígeno, ou seja, as células dendríticas residentes do epitélio da conjuntiva e da córnea, desempenham um papel crucial vinculando a resposta inata não específica e o desenvolvimento da imunidade adaptativa específica ao antígeno. Os TLRs e outros mecanismos também unem as respostas imunológicas inatas e adaptativas.

A córnea é um local imunológico privilegiado. A finalidade desta resposta imunológica alterada como um mecanismo de defesa é minimizar a lesão de espectador. Os fatores que contribuem para o privilégio imunológico na córnea incluem a falta de vasos sanguíneos e linfáticos e a barreira hematoaquosa (consulte a seção a seguir), resultando na separação das células imunológicas circulantes e na falta de transporte eferente para as células apresentadoras de antígenos (APCs). Além disso, somente as APCs imaturas que não expressam complexo principal de histocompatibilidade classe II estão presentes na córnea central. Embora sejam especialmente relevantes para o transplante de córnea, a baixa imunogenicidade do estroma e do endotélio contribui, junto com a indução do desvio imunológico associado à câmara anterior (ACAID) pelo endotélio (consulte Úvea), com o status imunológico único da córnea. A resposta imunológica adaptativa também é modificada pela presença de indolamina dioxigenase em queratócitos e, em menor medida, no epitélio e endotélio corneano. Esta enzima intracelular cataboliza o triptofano, um aminoácido essencial para a sobrevida dos linfócitos T.

Úvea

O trato da úvea é protegido contra lesão física pelas pálpebras, a túnica fibrosa do globo e a órbita óssea. A úvea é fundamental para a manutenção do privilégio imunológico ocular. O privilégio imunológico descreve os mecanismos anatômicos e moleculares da regulação imunológica que fornecem a proteção contra a lesão induzida por inflamação, mantendo a proteção contra patógenos. Dentro do olho, as câmaras anteriores e posteriores, o corpo vítreo e o espaço subretiniano são locais privilegiados imunologicamente. Proteger as estruturas oculares contra a lesão de espectador causada por inflamação é fundamental para manter a visão. As células endoteliais da córnea e algumas células da retina, por exemplo, têm capacidade limitada, ou nenhuma capacidade, para regeneração. Controlar a inflamação também ajuda a manter os meios oculares livres das células e moléculas que podem diminuir ou dispersar a luz. O privilégio imunológico ocular depende do fenômeno imunológico conhecido como ACAID, assim como das barreiras hemato-oculares. A ausência de verdadeiros vasos linfáticos dentro do trato da úvea também contribui para o status imunológico único do globo.

Barreira Hematoaquosa

A barreira hematoaquosa, uma das duas principais barreiras hemato-oculares, juntamente com a hematorretiniana, é criada por junções de oclusão entre as células endoteliais não fenestradas dos vasos sanguíneos da íris e junções de oclusão entre as células endoteliais adjacentes do epitélio ciliar não pigmentado interno. Na íris, grandes moléculas, assim como grandes proteínas, são incapazes de passar as barreiras dos vasos sanguíneos. No corpo ciliar, os vasos sanguíneos são fenestrados e permitem a passagem de proteínas plasmáticas e de moléculas no estroma como parte da produção de humor aquoso. Dessa forma, a barreira está localizada no epitélio não pigmentado onde as junções de oclusão são parte dos complexos juncionais que também incluem junções aderentes e comunicantes. As junções de oclusão limitam a difusão de grandes moléculas pelos espaços paracelulares e também evitam o refluxo do humor aquoso. Pequenas quantidades de proteína derivada do plasma vão atingir o humor aquoso por difusão do estroma ciliar para o estroma da íris e são liberadas na câmara anterior. A inflamação ocular pode causar o rompimento das barreiras hemato-oculares, resultando no aumento da permeabilidade vascular, porém uma inflamação significativa também pode ser o motivo do rompimento das barreiras hemato-oculares. Em ambos os casos, o rompimento permite que agentes infecciosos, mediadores inflamatórios e leucócitos acessem o trato da úvea, incluindo o estroma da íris, seguido pela extensão para o humor aquoso da câmara anterior e por todo o globo.

Desvio Imunológico Associado à Câmara Anterior

O desvio imunológico associado à câmara anterior (ACAID) é uma resposta imunológica especializada exclusiva do olho por meio da qual agentes infecciosos e outros antígenos introduzidos na câmara anterior induzem apenas uma resposta imunológica altamente controlada que elimina, de maneira eficaz, o antígeno provocador, limitando a lesão de espectador. O processo envolve a ausência de certos mecanismos de resposta normalmente ativos em outros órgãos, assim como uma tolerância elevada de alguns antígenos. O ACAID não é a ausência de uma resposta imunológica, mas, sim, uma resposta imunológica vigorosa que favorece os mecanismos efetores específicos e uma forma de incapacidade de resposta seletiva. O ACAID protege o olho de uma lesão imunomediada específica de antígenos de hipersensibilidade do tipo tardio e linfócitos B que secretam anticorpos de fixação de complementos. O ACAID depende de um ambiente imunológico intraocular exclusivo e de uma resposta sistêmica modificada.

As moléculas do complexo principal de histocompatibilidade (MHC) classe I são expressas em praticamente todas as células nucleadas, com exceção dos neurônios no sistema nervoso central, no endotélio da córnea e na retina. A baixa expressão das moléculas do MHC classe I clássico no endotélio da córnea e na retina impede a segmentação por linfócitos T citotóxicos. As moléculas do MHC classe I também regulam a citólise mediada por células natural killer (NK). As NK são programadas para destruir qualquer célula que não possua moléculas do MHC classe I, normalmente células infectadas ou neoplásicas. Para evitar a destruição mediada pelas NK, células endoteliais da córnea e da retina expressam as moléculas não clássicas do MHC, classe Ib, que podem interagir com as NK, transmitindo um sinal de "desligado" e evitando sua ativação.

O humor aquoso beneficia-se de várias moléculas imunossupressoras solúveis e ligadas à membrana. Estas moléculas são liberadas ou expressas pelo endotélio da córnea, células da malha trabecular, epitélio posterior da íris e epitélio do corpo ciliar. O fator de crescimento transformador-β (TGF-β) é o mais importante mediador molecular do privilégio imunológico. As células apresentadoras de antígenos (APCs) expostas pelo TGF-β promovem a geração dos linfócitos T reguladores (Treg) que suprimem as respostas imunológicas. O TGF-β modifica as APCs, inibindo a expressão da interleucina 12 (IL-12) e das CD40, moléculas que apoiam os linfócitos T ativados. O TGF-β solúvel também induz a expressão de TGF-β e IL-10 pelas APCs. O hormônio estimulante de melanócitos-α (α-MSH) também induz a geração de Treg e sinergiza com o TGF-β. O fator de crescimento transformador (TGF-β_2), α-MSH e peptídeo relacionado com o gene da calcitonina (CGRP) inibem a imunidade inata por interferir com a produção de óxido nítrico pelos macrófagos. TGF-β, α-MSH e o peptídeo intestinal vasoativo inibem a expressão de interferon-γ por linfócitos T CD4$^+$ ativados, modulando a diferenciação do linfócito T-*helper*. O humor aquoso contém proteínas reguladoras do complemento que inativam a cascata do complemento. O endotélio da córnea, a íris e o epitélio ciliar expressam moléculas de ligação da membrana, como CD86, TGF-β de ligação da membrana e trombospondina-1 para induzir a conversão de linfócitos T ativados em Treg por contato. Além disso, a expressão de superfície da célula ocular do ligante de morte programada 1/2 (PD-L1/PD-L2) e o ligante Fas (ligante CD95) podem induzir apoptose de linfócitos de T ativados. Algumas proteínas reguladoras do complemento são ligadas à membrana.

O ACAID pode ser separado em três fases: ocular, tímica e esplênica. A indução do ACAID começa com a fase ocular e a captura de antígeno na câmara anterior por macrófagos servindo como APCs. As APCs oculares agem sob a influência de moléculas supressivas imunológicas solúveis, principalmente o TGF-β. Depois de capturar o antígeno, as APCs passam a produzir a proteína inflamatória de macrófago-2 (MIP-2). As APCs oculares ativadas expressam CD1d. As moléculas CD1d têm uma estrutura semelhante às das moléculas do MHC classe I, mas apresentam antígenos de lipídios, e não de peptídeos. Dentro de 72 horas, as APCs oculares que capturaram antígenos migram para e através do ângulo iridocorneano e entram no plexo venoso da esclera e na circulação venosa. As APCs oculares mobilizadas saem do globo predominantemente pela corrente sanguínea para chegar ao timo e ao baço.

A fase tímica do ACAID visa fornecer os linfócitos T *natural killer* (NKT) necessários para a fase esplênica. No timo, as APCs oculares induzem a produção de uma única população de linfócitos NKT (linfócitos T CD4-CD8-NK1.1$^+$). Somente as APCs que expressam CD1d podem iniciar a geração destes linfócitos NKT especializados. Os linfócitos NKT tímicos migrarão para o baço dentro de 4 dias do início do ACAID no globo.

A fase esplênica começa quando as APCs oculares que capturaram antígenos atingem o baço. Algumas das características exclusivas das APCs oculares incluem a expressão de CD1d e o receptor do complemento 3b. Estas células também mostram o aumento da produção de IL-10, IL-13 e MIP-2, exceto a regulação decrescente de IL-12. Além disso, as APCs oculares migram para as zonas marginais compostas predominantemente por linfócitos B, e não por áreas-alvo dominadas pelos linfócitos T. Uma vez estabelecidas no baço, as APCs oculares secretam TGF-β, trombospondina-1 e interferon-α/β, criando um ambiente imunossupressor. Elas também secretam MIP-2, um quimiotático para os linfócitos NKT CD4$^+$. Estes linfócitos NKT CD4$^+$, por sua vez, produzem RANTES, que interagem com os linfócitos B da zona marginal e recrutam os linfócitos T CD4$^+$, T $\gamma\delta$ e T CD8$^+$, que diferenciam para tornar-se Tregs do ACAID de fase final. Os linfócitos NKT tímicos são necessários para produzir Tregs, embora seu papel exato ainda não tenha sido determinado.

Uma população de células Treg é a CD4$^+$, considerada "aferente" porque suprime a ativação e diferenciação inicial dos linfócitos T imaturos em células efetoras. As células Treg aferentes do ACAID atuam no tecido linfoide regional. A segunda população de células Treg é a CD8$^+$, considerada "eferente" porque inibe a expressão de hipersensibilidade do tipo tardio. As células Treg eferentes do ACAID atuam na periferia, incluindo o olho.

Cristalino

O cristalino é protegido contra a lesão física causada pelas pálpebras, túnica fibrosa do globo e órbita óssea. A cápsula do cristalino impede a invasão direta dos agentes mais infecciosos. Além disso, a cápsula protege o cristalino da lesão mediada por leucócitos, porém não dos mediadores químicos inflamatórios. O cristalino também se beneficia dos mecanismos de defesa em outros locais, incluindo o privilégio imunológico do globo/desvio imunológico associado à câmara anterior (ACAID) e as barreiras hemato-oculares.

Corpo Vítreo

O corpo vítreo é protegido contra a lesão física causada pelas pálpebras, túnica fibrosa do globo e órbita óssea. O corpo vítreo também se beneficia dos mecanismos de defesa em outros locais, incluindo o privilégio imunológico/ACAID do globo e as barreiras hemato-oculares, e possui mecanismos de defesa ativos mínimos. Os hialócitos podem se diferenciar em fibroblastos como parte de uma resposta cicatrizante.

Retina e Nervo Óptico

A retina é protegida contra a lesão física causada pelas pálpebras, a túnica fibrosa do globo e a órbita óssea. A retina também se beneficia dos mecanismos de defesa em outros locais, incluindo o privilégio imunológico/ACAID do globo. A retina contribui com as barreiras hemato-oculares. A barreira hematorretina inclui dois componentes: os vasos da retina e o epitélio pigmentar da retina (EPR). Nos vasos da retina, existem junções de oclusão entre as células endoteliais não fenestradas. Também existem junções de oclusão entre as células do EPR, atuando como uma barreira entre os vasos da coroide e a neurorretina. Essencialmente, a retina não tem defesa contra agentes infecciosos, radiação, produtos químicos ou doenças inflamatórias que se estendem de outros locais oculares. A lesão isquêmica é uma grande ameaça à viabilidade da retina. A retina beneficia-se de um sistema vascular autorregulado que permite que a perfusão da retina permaneça relativamente normal, apesar de flutuações na pressão arterial sistêmica. Este sistema ajuda a reduzir o risco de lesão isquêmica. A retina lesionada também produz fatores de crescimento angiogênicos e tem um poderoso sistema de depuradores para neutralizar os efeitos prejudiciais das neurotoxinas excitatórias, do óxido nítrico e de outros subprodutos da isquemia potencialmente prejudiciais. A retina não possui fagócitos residentes ou outros componentes celulares do sistema imunológico.

O nervo óptico é protegido contra a lesão física causada pelas pálpebras e órbita óssea. As meninges fornecem apoio e proteção. Os mecanismos de defesa celular e molecular no nervo óptico imitam aqueles do sistema nervoso central (Capítulo 14).

Órbita

A órbita é protegida contra as lesões mais físicas e químicas causadas pelas pálpebras e pele adjacente. Os tecidos conjuntivos e os músculos da órbita também são protegidos pelos ossos da órbita. As respostas imunológicas inatas e adaptativas dos tecidos conjuntivos da órbita são semelhantes às dos outros tecidos conjuntivos. A glândula lacrimal contribui para a produção do filme lacrimal e a defesa da superfície ocular (consulte Córnea).

Distúrbios dos Animais Domésticos

Anomalias do Desenvolvimento do Globo como um Todo

As anomalias oculares do desenvolvimento são divididas em falhas de indução, falhas de remodelação e falhas tardias na atrofia. Estão incluídas nesta seção apenas as anomalias na indução precoce que afetam o olho como um todo. As anomalias que resultam de defeitos que ocorrem posteriormente na remodelação ou de atrofia tendem a afetar predominantemente um componente e são discutidas nas seções que abordam cada componente do olho.

Anoftalmia é uma condição muito rara na qual não há desenvolvimento detectável do globo. Geralmente é bilateral. A grande maioria dos casos clinicamente diagnosticados como anoftalmia são descritos com maior precisão como microftalmia grave, e algum remanescente do globo pode ser encontrado dentro da órbita. A anoftalmia costuma acompanhar outras anomalias do desenvolvimento.

A microftalmia é a presença de um globo pequeno e desorganizado em uma órbita de tamanho relativamente normal. Em alguns casos, a anomalia não reflete um mal-desenvolvimento primário, mas, pelo contrário, uma involução após algum tipo de lesão exógena de um globo que, até esse estágio, possui um desenvolvimento normal. Isso inclui trauma no útero, lesão isquêmica e infecção. Estes globos podem ser notavelmente pequenos, apresentando-se como um nódulo pigmentado incorporado no tecido da órbita. Na maioria dos casos, há um tecido pigmentado que pode ser reconhecido como trato da úvea e algum tecido neural com características sugerindo a retina.

Ciclopia e sinoftalmia apresentam-se como uma estrutura ocular única da linha média (Fig. 21-21). Elas refletem a falha da divisão do primórdio óptico em pedículos ópticos simétricos emparelhados e vesículas que, portanto, resultam em um globo único na linha média. A maioria dos globos resultantes incluem duplicatas de algumas estruturas intraoculares e são adequadamente chamadas de *sinoftalmia*. Ciclopia e sinoftalmia normalmente acompanham outras deformidades craniofaciais e são condições raras. Os casos de ciclopia/sinoftalmia induzida ocorreram em ovelhas, além de lhamas e alpacas que ingeriram a planta *Veratrum californicum*. A planta contém três alcaloides esteroides: jervina, ciclopamina e cicloposina. Os alcaloides causam anomalias por meio da inibição da via de transdução de sinal sonic hedgehog, que desempenha um papel importante no crescimento celular e diferenciação incluindo desenvolvimento ocular. As ovelhas que ingerem a planta no 14° dia de gestação

dão à luz cordeiros com esta malformação ocular, além de outras. A ingestão da planta antes do décimo-quarto dia pode resultar em morte fetal, mas sem anomalias. A ingestão após o 14° dia resulta em várias anomalias, mas não ciclopia/sinoftalmia.

Coloboma é a menos grave das anomalias do desenvolvimento que afetam o globo como um todo (Fig. 21-22). Muitos resultam na falha da fissura óptica para fechar. Ela normalmente fecha no último terço da gestação, persistindo mais tempo perto do polo posterior do globo imediatamente ventral do nervo óptico. Se persistir por muito tempo, há a possibilidade de que a retina em desenvolvimento cresça externamente por meio deste defeito. Alguns colobomas são secundários a defeitos no neuroepitélio da úvea ou epitélio pigmentar da retina e falha para induzir corretamente a diferenciação do estroma da úvea derivado da crista neural. Em bovinos charolês, colobomas bilaterais, porém muitas vezes assimétricos, no nervo óptico ou próximo dele são herdados como um traço autossômico dominante com penetração incompleta. Em pastores australianos, os colobomas mostraram ser o resultado de um defeito primário no epitélio pigmentar da retina (EPR), causando hipoplasia da coroide adjacente e da esclera. Colobomas semelhantes ocorrem em outras raças merle e foram descritos em bovinos e gatos exibindo subalbinismo.

Doenças do Globo como um Todo
Glaucoma
Glaucoma não é uma doença única, mas um grupo diverso de doenças que compartilham características fisiológicas e estruturais específicas. É uma síndrome clínica caracterizada por um aumento sustentado da pressão intraocular que é prejudicial para a saúde do nervo óptico e da retina, resultando em perda de visão e eventual cegueira. O glaucoma provoca alterações em praticamente todos os tecidos dentro do globo, porém as alterações na retina e no nervo óptico são clinicamente mais importantes porque resultam diretamente em perda da visão. A condição é mais prevalente em cães do que em gatos ou cavalos. Glaucoma é uma causa frequente de dor ocular e cegueira em cães. É a principal razão para a remoção cirúrgica do globo (enucleação). É relativamente menos comum em gatos, e, no entanto, ainda é a principal causa para enucleação nesta espécie.

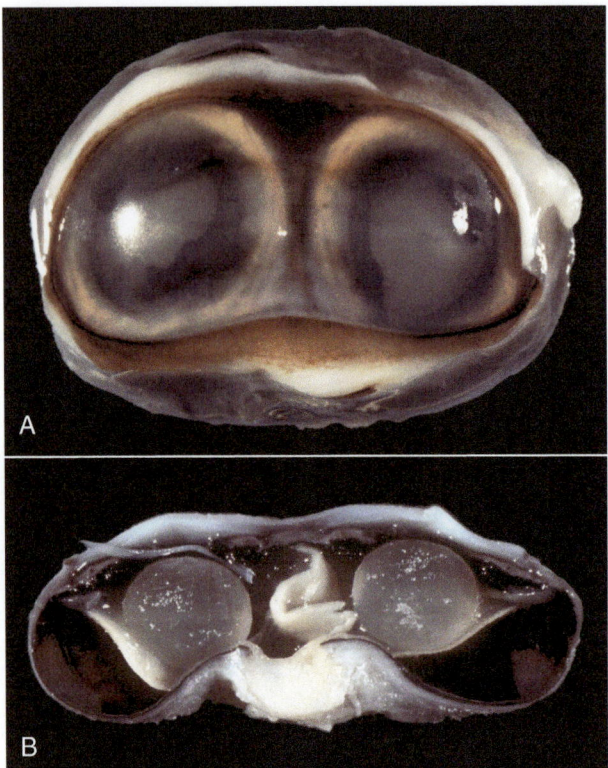

Figura 21-21 Sinoftalmia, Globo, Bezerro. A, Este globo fundido possui dois cristalinos, duas córneas e duplicação parcial da retina. **B,** Secção horizontal do globo fundido revelando dois cristalinos, porém uma retina de linha média fundida compartilhada. (Cortesia de Dr. B. Wilcock, Ontario Veterinary College.)

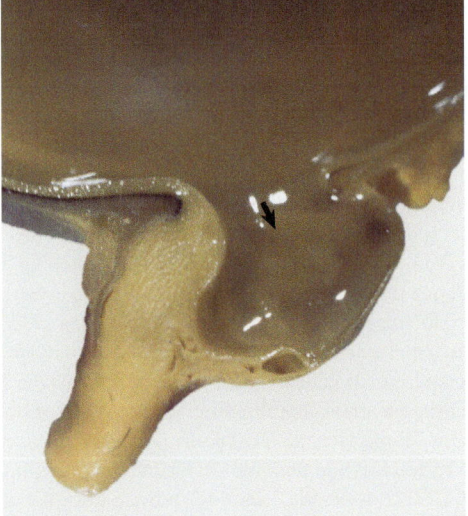

Figura 21-22 Coloboma Posterior, Anomalia do Olho do Collie, Globo, Cão. A falha de fechamento da parte mais posterior da fissura óptica permitiu a evaginação (*seta*) da retina em desenvolvimento, adjacente ao nervo óptico. A retina saliente está coberta por esclera. Este resultado tem impedido a formação local adequada de coroide e esclera, resultando na chamada ectasia escleral. Estes globos sempre têm hipoplasia da coroide. (Cortesia de Dr. B. Wilcock, Ontario Veterinary College.)

Sua frequência em cavalos pode ser extremamente subestimada por causa de sua apresentação clínica variável nesta espécie e porque a pressão intraocular não é medida tão consistentemente durante o exame clínico em cavalos.

Teoricamente, o glaucoma pode resultar de um aumento da produção de humor aquoso ou da diminuição em sua remoção. Entretanto, não há condições conhecidas em animais domésticos que resultam da produção excessiva patológica de humor aquoso. Todos os exemplos de glaucoma em animais domésticos resultam do comprometimento da saída aquosa. No geral, o glaucoma é categorizado como primário ou secundário. Glaucoma primário refere-se àqueles exemplos que ocorrem sem qualquer doença intraocular adquirida conhecida para explicar o aumento da pressão intraocular. A grande maioria destes resulta de erros de desenvolvimento na estrutura e função do ângulo iridocorneano e das vias de drenagem do humor aquoso. Glaucoma secundário refere-se àqueles exemplos em que há lesões adquiridas responsáveis pelo comprometimento da saída de humor aquoso como proliferação fibrovascular, luxação do cristalino, inflamação ou neoplasia intraocular. Há casos em que as lesões adquiridas ocorrerão em globos já predispostos ao glaucoma devido a anomalias estruturais do desenvolvimento. Pode ser desafiador, nesses casos, determinar a significância relativa das lesões adquiridas e de desenvolvimento e caracterizar o glaucoma como primário ou secundário.

O humor aquoso contido nas câmaras anteriores e posteriores é formado continuamente por uma combinação de filtração plasmática, difusão e secreção ativa pelo epitélio ciliar. O humor aquoso é secretado na câmara posterior, e circula perto do cristalino para fornecer nutrientes e remover os resíduos. O humor aquoso entra na câmara anterior pela pupila, circula dentro da câmara anterior para nutrir o endotélio corneano e o estroma e, em seguida, sai pelo ângulo iridocorneano na junção entre a córnea periférica e a íris. Este ângulo iridocorneano estende-se circunferencialmente ao redor do globo e tende a apresentar uma imensa capacidade de reserva para acomodar flutuações na produção aquosa e para fornecer uma margem substancial de segurança contra o desenvolvimento de glaucoma secundário à obstrução parcial da saída do humor aquoso por acúmulos de sangue ou detritos inflamatórios.

A manutenção da pressão do líquido intraocular é um equilíbrio entre a produção e a saída aquosa e em animais domésticos é influenciada principalmente pela resistência de saída. O caminho de saída é através do ângulo iridocorneano — uma série de perfurações no tecido conjuntivo da córnea periférica, esclera e estroma da íris que compõe a fissura ciliar e a malha trabecular corneoscleral (Figs. 21-6 e 21-7). Embriologicamente, a fissura ciliar e malha trabecular corneoscleral são formadas por rarefação do mesmo mesênquima que forma o estroma da íris. Nos carnívoros, esta remodelação continua por várias semanas após o nascimento. Em seguida, o humor aquoso que passa pelo ângulo iridocorneano entra em uma rede de grandes veias, conhecida como plexo venoso escleral, que está incorporado na esclera periférica.

Então, o humor aquoso que entra nestas veias é devolvido para a circulação sistêmica. Uma alternativa a este caminho "convencional" de drenagem é a saída uveoescleral, ou caminho "não convencional". A saída uveoescleral permite que uma pequena porcentagem de humor aquoso seja infiltrada pela raiz da íris e do interstício do corpo ciliar para alcançar o espaço supraciliar (entre o corpo ciliar e a esclera) ou o espaço supracoroideo (entre a coroide e a esclera) para sair do globo. A proporção de humor aquoso que sai do globo por esta via mais posterior varia conforme a espécie: 3% em gatos, 15% em cães e uma porcentagem maior (porém indeterminada) em cavalos. Estas vias de saída não são apenas conduítes passivos pelo qual o humor aquoso pode sair. Há uma importante resistência fisiológica para a saída responsável pela manutenção da pressão intraocular normal.

Os constituintes anatômicos e fisiológicos exatos da resistência desta saída permanecem incompletamente definidos, mas incluem importantes contribuições das células trabeculares que revestem os feixes de colágeno na malha trabecular, dos glicosaminoglicanos incorporados na matriz que apoia estas células trabeculares e da pressão sanguínea no plexo venoso escleral.

As lesões macroscópicas do glaucoma estão relacionadas com os efeitos secundários do aumento da pressão intraocular sobre os diversos componentes do globo. Embora o aumento na pressão intraocular seja o resultado da obstrução da saída do humor aquoso, a elevação da pressão intraocular é distribuída pelo meio fluido inteiro do globo, e os efeitos são sentidos por todos os componentes do globo. Estes efeitos são os mesmos, independentemente da patogênese do glaucoma, e variam de acordo com a rapidez do início, a gravidade da elevação da pressão intraocular e a duração da elevação. Eles também são influenciados pela idade do paciente e pelas espécies. As mais óbvias alterações macroscópicas incluem aumento ocular (buftalmo), edema corneano, dilatação pupilar e escavação do disco óptico.

Alterações Histológicas Associadas ao Glaucoma. O desafio para o patologista é que muitas alterações histológicas que podem ser secundárias ao glaucoma também podem contribuir para a causa do glaucoma. A distinção não é sempre possível nos casos individuais. Por exemplo, a luxação primária do cristalino pode resultar em bloqueio pupilar e glaucoma; em contrapartida, o glaucoma, que provoca buftalmo pode danificar os ligamentos zonulares, resultando na luxação do cristalino. Como tal, as alterações oculares sempre devem ser interpretadas à luz do histórico e dos achados clínicos.

As alterações histológicas mais úteis e frequentes no diagnóstico de glaucoma estão listadas no Quadro 21-12. As alterações listadas são mais comumente observadas com glaucoma crônico porque os globos com glaucoma agudo não são susceptíveis a serem enviados para a avaliação histopatológica.

Buftalmo é o estiramento do globo secundário ao aumento da pressão intraocular. É mais óbvio em cães e menos em cavalos. Histologicamente, a esclera torna-se fina. O buftalmo está associado à ativação dos receptores de estiramento e dor. O buftalmo crônico pode resultar em dessecação da córnea quando as pálpebras não conseguem fechar o globo alargado.

O edema da córnea desenvolve-se quando a pressão aquosa excede a capacidade da bomba de sódio dentro do endotélio corneano para desidratar a córnea (em cães, em aproximadamente 40 mmHg). O edema da córnea mais grave desenvolve-se como resultado da lesão induzida pela pressão ao endotélio, e essa lesão pode tornar-se permanente caso a lesão endotelial seja tão extensa a ponto de exceder a capacidade do endotélio corneano de reparar a si próprio. O edema corneano secundário ao glaucoma é muito mais frequente em cães do que em gatos. As estrias corneanas (estrias de Haab) são rupturas na membrana de Descemet que ocorrem secundárias ao estiramento da córnea. Elas são visíveis no exame clínico como tratos curvilíneos ou

---

Quadro 21-12	Lesões Histológicas Diagnósticas no Glaucoma

- Atrofia retiniana interna
  - Atrofia da camada da fibra nervosa e da camada da célula ganglionar
  - Atrofia da camada nuclear interna (cães)
- Colapso do ângulo iridocorneano
- Escavação da cabeça do nervo óptico
- Atrofia dos processos ciliares
- Afinamento escleral

de ramificação da opacidade estromal corneana profunda. A neovascularização corneana perilímbica é frequentemente vista secundária à liberação de fatores angiogênicos da retina ou do trato da úvea lesionados. A ceratite crônica com epidermização pode estar presente se houver dessecação da córnea associada a buftalmo.

O colapso do ângulo iridocorneano está presente com quase todas as formas e casos de glaucoma. A câmara anterior pode ser superficial. A atrofia da íris e dos processos ciliares ocorre posteriormente no progresso do glaucoma, provavelmente como consequência da isquemia induzida por pressão crônica. A atrofia dos processos ciliares eventualmente resulta em normalização da pressão intraocular e até mesmo à hipotonia, vista como parte do glaucoma de estágio final.

A catarata é comum no glaucoma, presumivelmente como resultado da dinâmica e composição alteradas do humor aquoso. A subluxação ou luxação do cristalino resulta do estiramento e eventual ruptura dos ligamentos zonulares secundários ao buftalmo. A luxação pode estar na câmara anterior ou no corpo vítreo. A liquefação do corpo vítreo pode ser secundária à inflamação que precede o glaucoma, mas também ocorre como consequência do glaucoma.

A atrofia da retina (degeneração) é a alteração mais importante secundária no glaucoma. É importante porque provoca cegueira como resultado de danos às células ganglionares, que não podem se regenerar, mesmo se a pressão intraocular retorna aos níveis normais. A degeneração causa atrofia da camada de fibra nervosa e perda de células ganglionares características (Fig. 21-23). Em cães, pode haver perda posterior de neurônios da camada nuclear interna. As células gliais de Müller permanecem intactas, embora algumas funções possam ser alteradas. Na atrofia retiniana glaucomatosa, a camada nuclear externa e os fotorreceptores podem permanecer não afetados por longos períodos de tempo. Este padrão de "atrofia da retina interna" com preservação da camada nuclear externa e dos fotorreceptores é característica do glaucoma. Outras formas de retinopatia, incluindo formas hereditárias, nutricionais e tóxicas, visam os fotorreceptores em vez da retina interna. Em alguns casos, a retina externa pode ser danificada como parte do glaucoma. Os aumentos agudos e graves da pressão intraocular podem resultar em necrose e apoptose dos fotorreceptores, possivelmente em resposta ao colapso induzido por pressão dos vasos sanguíneos superficiais da coroide e isquemia. Em cães, o glaucoma crônico pode causar atrofia da espessura total. Em globos com atrofia glaucomatosa da retina interna, a degeneração da retina pode ser mais grave ventralmente. Isto é denominado "região tapetal", mas também pode ser observado em globos atapetais. A região tapetal é mais comum e dramática em cães, embora possa ser vista em qualquer espécie.

A escavação da cabeça do nervo óptico é mais frequentemente observada com glaucoma (Fig. 21-24). As alterações microscópicas no nervo óptico incluem gliose e degeneração dos axônios (degeneração walleriana). Necrose e malácia podem ser observadas em casos agudos. A lesão do nervo óptico ocorre mais rapidamente e é mais proeminente em cães do que em outras espécies.

Patogênese do Glaucoma. O glaucoma representa um grupo heterogêneo de doenças. A patogênese exata para as alterações características da retina e do nervo óptico provavelmente varia entre as espécies e dentre os diferentes tipos de glaucoma, e é tema de muita controvérsia. A morte de células ganglionares da retina ocorre predominantemente por apoptose. Ambas as vias intrínsecas, principalmente os membros da família pró-apoptótica Bcl-2, e extrínsecas contribuem. A necrose provoca a morte de células ganglionares posteriormente na doença, e provavelmente em formas específicas de glaucoma. Diversos mecanismos contribuem com a morte de células ganglionares da retina. Alguns dos fatores contribuintes envolvidos na patogênese do glaucoma incluem o seguinte:

Dano isquêmico induzido pela pressão: Ocorre após o colapso dos vasos sanguíneos na retina, nervo óptico ou coroide em resposta ao aumento da pressão no corpo vítreo. O arqueamento externo relacionado com a pressão da lâmina crivosa contribui para o fluxo sanguíneo alterado. A isquemia e a hipoperfusão/hipóxia resultante podem contribuir para a morte de células ganglionares da retina por meio de vários mecanismos:

- Dano direto às células ganglionares da retina e indução de apoptose
- Dano excitatório da liberação de glutamato (consulte Excitotoxicidade a seguir)
- Estresse e dano oxidativo
- Disfunção mitocondrial

Comprometimento do fluxo axoplasmático anterógrado e retrógrado: Isso interfere no funcionamento das células ganglionares e é provocado pela compressão induzida por pressão dos axônios que passam pela lâmina crivosa. O fluxo axoplasmático alterado resulta na ruptura dos fatores neurotróficos do sistema nervoso central. Os fatores neurotróficos promovem a sobrevida dos neurônios ao inibir as vias de apoptose. O fator neurotrófico derivado do cérebro, o ciliar e o derivado da linhagem das células ganglionares têm efeitos neuroprotetores. A produção endógena de fatores neurotróficos na retina pode, inicialmente, proteger as células ganglionares. No entanto, apenas os neurônios expostos a níveis adequados de fatores neurotróficos podem escapar da apoptose, e ambos os fatores

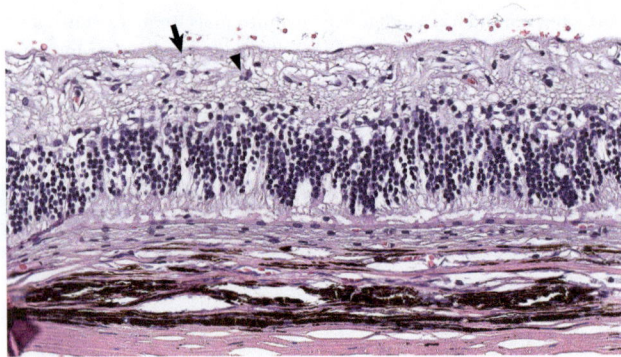

Figura 21-23 Atrofia da Retina Interna, Glaucoma, Retina, Cão. A atrofia retiniana secundária ao glaucoma resulta em atrofia da camada da fibra nervosa (*seta*) e perda de células ganglionares da retina (*cabeça de seta*). Em cães, também pode haver atrofia da camada nuclear interna (como é o caso nesta imagem). Coloração por HE. (Cortesia de Dr. P. Labelle, Antech Diagnostics.)

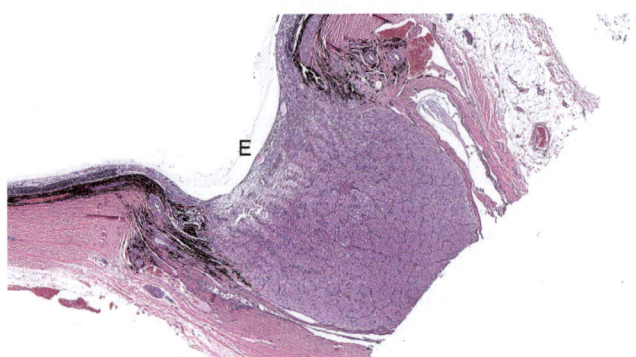

Figura 21-24 Escavação do Nervo Óptico, Nervo Óptico, Cão. A atrofia e o colapso da retina resultam na escavação externa (*E*) da cabeça do nervo óptico no glaucoma crônico. Consulte a Figura 21-10 para a estrutura do nervo óptico normal. Em coelhos, a cabeça do nervo óptico normalmente tem uma forma de taça profunda. Coloração por HE. (Cortesia de Dr. P. Labelle, Antech Diagnostics.)

neurotróficos endógenos e aqueles do sistema nervoso central são necessários para a sobrevida no longo prazo e o funcionamento das células ganglionares da retina.

Excitotoxicidade: As células ganglionares danificadas liberam compostos excitatórios, especialmente o neurotransmissor glutamato, que induz a apoptose de células ganglionares não lesionadas. Isso pode resultar em um ciclo vicioso de morte de células neuronais por excitotoxicidade. É improvável que a lesão retiniana resulte na liberação massiva de glutamato como ocorre com a lesão cerebral aguda. O excesso de glutamato é mais passível de ocorrer apenas no microambiente que representa as áreas de degeneração retiniana localizada. Os receptores retinianos de glutamato estão localizados na camada plexiforme externa, onde sinapses glutaminérgicas conectam os fotorreceptores às células bipolares e horizontais e na camada plexiforme interna, que contém a maior parte de sinapses glutaminérgicas entre as células ganglionares e bipolares da retina e as células amácrinas. O dano excitotóxico ocorre quando o excesso de glutamato se liga aos receptores de glutamato iono-trópico, desencadeando o influxo massivo de cálcio e a ativação das vias pró-apoptóticas. Os danos excitotóxicos substituem o efeito protetor dos fatores neurotróficos endógenos e exógenos. As células gliais que mantêm os níveis fisiológicos do glutamato são responsáveis pela captação do excesso de glutamato por meio de transportadores de glutamato/aspartato. Como tal, os déficits na função de transporte podem contribuir com o dano nas células ganglionares da retina. Além disso, o excesso de glutamato pode fazer com que as células gliais exacerbem a perda de células ganglionares pela liberação de fatores neurotóxicos como o fator de necrose tumoral-α, óxido nítrico e α_2-macromodulina.

A Classificação do Glaucoma

Glaucoma Primário. O glaucoma primário ocorre sem qualquer contribuição significativa da doença adquirida em outro lugar dentro do globo. Os glaucomas primários são subdivididos naqueles casos em que há mal-desenvolvimento detectável da malha trabecular (goniodisgenesia) e naqueles em que não há lesão histológica primária (glaucoma de ângulo aberto). Uma proporção muito pequena destes são os glaucomas verdadeiramente congênitos, nos quais os sinais clínicos do glaucoma são evidentes nas primeiras semanas de vida. A grande maioria, no entanto, não tem nenhum aumento clinicamente detectável nos sinais clínicos ou da pressão relacionados com glaucoma até a meia-idade ou mais. A razão para este atraso no aparecimento clínico é incerta.

Goniodisgenesia. Goniodisgenesia refere-se a um desenvolvimento anormal e incompleto do ângulo iridocorneano e da via de drenagem do humor aquoso. É uma doença essencialmente canina, embora existam relatos em outras espécies. Ocorre principalmente como uma doença hereditária em cães de raça pura. É o resultado da remodelação incompleta do tumor sólido do mesênquima da câmara anterior que dá origem ao estroma da córnea e úvea anterior. Em carnívoros, a maior parte desta remodelação ocorre nas primeiras semanas de vida e envolve a rarefação do que antes era uma massa mesenquimal sólida. Os casos extremamente graves de goniodisgenesia com essencialmente nenhuma rarefação do ângulo iridocorneano (chamado de hipoplasia trabecular) podem causar glaucoma congênito verdadeiro.

A anomalia histológica mais comum é a falha da porção mais anterior do ângulo iridocorneano a ser adequadamente remodelada, resultando no espessamento do ligamento pectíneo com tecido pigmentado do tipo estroma da íris que se estende da base da íris até a terminação da membrana de Descemet (displasia do ligamento pectíneo) (Fig. 21-25). A arborização da terminação da membrana de Descemet é um achado comum, porém não específico para a goniodisgenesia. A gravidade da lesão pode variar significativamente ao longo da circunferência do ângulo iridocorneano. Diversas áreas do ângulo iridocorneano devem ser examinadas histologicamente antes

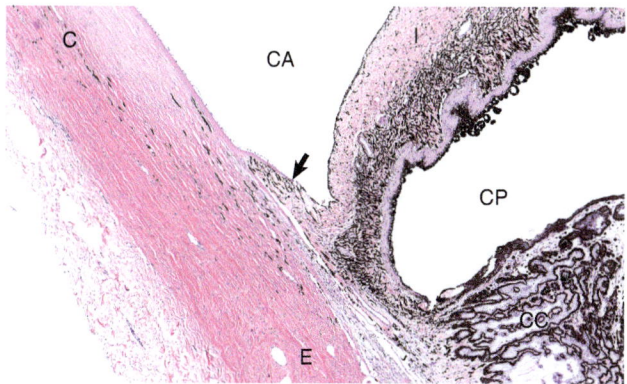

Figura 21-25 Goniodisgenesia, Glaucoma Primário, Ângulo Iridocorneano, Cão. O ligamento pectíneo é espesso com o tecido pigmentado assemelhando-se ao estroma da íris e estende-se desde a base da íris para arborizar a terminação da membrana de Descemet (*seta*). A fenda ciliar e a malha trabecular escleral da córnea entram em colapso (Fig. 21-6). CA, Câmara anterior; C, córnea; CC, corpo ciliar; I, íris; CP, câmara posterior; E, esclera. Coloração por HE. (Cortesia de Dr. P. Labelle, Antech Diagnostics.)

de excluir a goniodisgenesia, já que a lesão pode não ser reconhecível em cada secção. O risco de desenvolver glaucoma está correlacionado com a extensão em que a circunferência do ângulo iridocorneano está envolvida, o que deve ser avaliado clinicamente. A goniodisgenesia é invariavelmente bilateral, mas não necessariamente simétrica. Os ligamentos pectíneos robustos dos cavalos, dos ruminantes e, em menor grau, dos porcos não devem ser confundidos com displasia/goniodisgenesia do ligamento pectíneo (Fig. 21-7).

A goniodisgenesia deve ser considerada um fator de risco para o desenvolvimento de glaucoma e não uma causa específica. Na verdade, somente uma pequena porcentagem de animais afetados desenvolve glaucoma, incluindo aproximadamente apenas 15% da maioria dos cães gravemente afetados. Ademais, embora a lesão esteja presente ao longo da vida, cães com esta condição desenvolvem glaucoma quando atingem a meia-idade ou ficam idosos. Os cães que desenvolvem glaucoma em um olho relacionado com a goniodisgenesia correm alto risco para o glaucoma no olho contralateral. É provável que haja alterações funcionais associadas à goniodisgenesia que não tenham uma correlação histológica.

As razões para o atraso no surgimento dos sinais clínicos do glaucoma são mal-compreendidas. As alterações relacionadas com a idade podem ser fatores contribuintes. Sugere-se que a dispersão do pigmento, como resultado do contato entre o epitélio posterior pigmentado da íris e a cápsula do cristalino, desempenha um papel no desenvolvimento do glaucoma relacionado com a goniodisgenesia em alguns cães. É possível que uveíte leve ou outras lesões menores adquiridas, que podem não resultar em glaucoma em globos normais, sejam significativas em globos com goniodisgenesia. Qualquer mudança que diminua a capacidade de saída do humor aquoso tem a capacidade de aumentar o risco de glaucoma relacionado com a goniodisgenesia, talvez de uma maneira cumulativa. É improvável que os eventos desencadeantes sejam os mesmos em cada indivíduo.

Quando o glaucoma relacionado com a goniodisgenesia se desenvolve, os primeiros achados histológicos incluem colapso da malha trabecular corneoescleral, colapso parcial e gradual da fenda ciliar, rompimento do epitélio posterior da íris, com dispersão de pigmento, e infiltração neutrofílica dentro do ângulo iridocorneano. As primeiras alterações na retina incluem edema, infiltração neutrofílica e apoptose/necrose das células ganglionares. Pode haver lesão de espessura total com graves aumentos na pressão intraocular. Pode haver edema e neutrófilos dentro da cabeça do nervo óptico com eventual infiltração das células *gitter*.

A maioria dos globos é examinada histologicamente na fase crônica da doença. Com glaucoma crônico relacionado com a goniodisgenesia, há um colapso completo do ângulo iridocorneano, incluindo a fenda ciliar e a malha trabecular corneoescleral. O colapso do ângulo iridocorneano pode resultar em um vinco na junção do ligamento pectíneo e o estroma da íris imitando a recessão do ângulo (ocasionalmente denominado *ângulo falsamente recedido* ou *ângulo posteriormente deslocado*). A retina interna é atrófica e pode haver atrofia retiniana de espessura total em alguns cães, com ou sem região tapetal. A cabeça do nervo óptico é escavada, e o nervo óptico é gliótico. Atrofia dos processos ciliares, afinamento de esclera e outras alterações associadas ao glaucoma crônico podem estar presentes.

Glaucoma Primário de Ângulo Aberto. O glaucoma primário em cães, gatos e cavalos pode ocorrer em globos onde não há nenhuma anormalidade visível na estrutura do ângulo iridocorneano ou outras partes das vias de saída aquosa. Estes casos representam uma disfunção do ângulo iridocorneano, e não uma alteração anatômica. O mais conhecido é o glaucoma de ângulo aberto hereditário descrito em beagles, que tem sido usado como um modelo de laboratório de glaucoma primário em seres humanos. Nos estágios iniciais do glaucoma primário de ângulo aberto, todas as porções das vias de saída aquosa são histológica e ultraestruturalmente normais. O defeito genético é traço autossômico recessivo que resulta no acúmulo da matriz extracelular anormal dentro da malha trabecular e da saída de resistência do humor aquoso. Em gatos, o glaucoma primário de ângulo aberto pode ser unilateral, assimétrico ou bilateral. Não há nenhuma lesão histológica do ângulo iridocorneano, mas alguns casos mostram edema/alteração mixomatosa em torno dos vasos do plexo venoso escleral.

Glaucoma Secundário

Obstrução do Ângulo Iridocorneano. O ângulo iridocorneano aberto pode ser bloqueado por diversos exsudatos e células. Células neoplásicas, hemorragia/fibrina e infiltrados leucocíticos são as formas mais comuns de obstrução de ângulo aberto. Tais acúmulos de células e materiais dentro do ângulo iridocorneano são altamente improváveis de causar glaucoma, a menos que uma porção significativa da circunferência do ângulo iridocorneano seja afetada. A hemorragia e os infiltrados leucocíticos, em particular, têm uma tendência de acomodar-se ventralmente, permitindo a saída do humor aquoso em sentido dorsal. Como tal, estes tendem a contribuir para o desenvolvimento de glaucoma somente na presença de outras lesões.

O glaucoma neovascular é comum e ocorre quando o ângulo iridocorneano é obstruído por uma membrana fibrovascular pré-iridal. A membrana pode também se estender na córnea posterior periférica (sinequia anterior periférica) e contrair-se para causar ainda mais obstrução. O glaucoma neovascular é frequentemente visto com a lesão retiniana, especificamente o descolamento de retina. Também é comum com neoplasia intraocular, uveíte e traumatismo. Algumas das causas subjacentes do glaucoma neovascular (neoplasia e uveíte) também podem contribuir diretamente com a obstrução da saída do humor aquoso.

A neoplasia frequentemente infiltra o ângulo iridocorneano diretamente e pode atapetar a superfície anterior da íris para cobrir o ângulo iridocorneano. Além disso, dano no tecido, uveíte, proliferação fibrovascular, descolamento de retina e doença do cristalino podem contribuir para o glaucoma secundário à neoplasia. Os neoplasmas que mais frequentemente causam glaucoma por infiltração direta do ângulo iridocorneano são melanocitoma da úvea, melanoma maligno da úvea, linfoma metastático em cães, melanoma difuso da íris e linfoma metastático em gatos.

Bloqueio Pupilar. A passagem do humor aquoso pela pupila pode ser bloqueada ou comprometida pela extensão de uma membrana fibrovascular pré-iridal, de aderências entre a íris e o cristalino (sinequia posterior) secundárias à uveíte, luxação do cristalino ou pelo enorme inchaço da parte do cristalino de uma catarata intumescente. No bloqueio pupilar, o humor aquoso acumula-se na câmara posterior, o que pode resultar no arqueamento anterior da íris (íris bombé), deslocando assim a raiz da íris e sucumbindo o ângulo iridocorneano anteriormente.

Má Direção do Humor Aquoso. A má direção do humor aquoso (também denominado *glaucoma maligno* ou *bloqueio ciliar*) ocorre quando ele se acumula no corpo vítreo ou entre este e a retina. Isto desloca a íris, o cristalino e o corpo vítreo anteriormente, resultando em uma câmara anterior rasa e, com o tempo, no colapso do ângulo iridocorneano. O bloqueio pupilar desenvolve-se muitas vezes à medida que o cristalino é forçado contra a íris. É visto principalmente em gatos mais velhos.

Recessão do Ângulo. A recessão do ângulo desenvolve-se após o trauma contuso que altera o formato do globo, resultando na separação do corpo ciliar da esclera (ciclodiálise). À medida que o corpo ciliar se reconecta com a esclera, há deslocamento posterior do ângulo iridocorneano. A face anterior da *pars plicata* do corpo ciliar pode ser fina e ausente de processos ciliares. Supondo que as vias de saída do humor aquoso permanecem funcionais e não obstruídas por hemorragia ou proliferação fibrovascular no período imediato após o trauma, o glaucoma pode desenvolver-se posteriormente em parte devido à remodelação do ângulo iridocorneano. A fibrose pode ser reconhecida histologicamente em alguns casos.

Envelhecimento

Inúmeras alterações ocorrem à medida que o olho envelhece. Na córnea, a membrana de Descemet torna-se mais espessa enquanto o endotélio corneano fica mais escasso. A atrofia da íris senil é comum em animais mais velhos. Os cães podem desenvolver pequenos cistos/degeneração cística do epitélio da íris. Esclerose ou hialinização do colágeno na base dos processos ciliares e incontinência pigmentar do corpo ciliar tornam-se mais proeminente no cão idoso (Fig. 21-26). Gatos e cavalos mais velhos podem ter cistos dentro da *pars plana* do corpo ciliar. A cápsula do cristalino fica espessa e a esclerose nuclear é comum em animais domésticos mais velhos. Catarata senil é recorrente. Os cães mais velhos costumam desenvolver cistos que contêm ácido hialurônico na retina periférica na *ora ciliaris retinae* (também denominada degeneração cistoide periférica). A perda gradual de alguns fotorreceptores retinianos ocorre em animais mais velhos. A lipofuscina acumula-se no epitélio pigmentar da retina como parte do envelhecimento normal. Focos de mineralização podem ser encontrados na esclera de cavalos mais velhos.

Doenças das Pálpebras e da Conjuntiva
Anomalias do Desenvolvimento

As anomalias na formação das pálpebras, incluindo o formato da fissura palpebral, são comuns em cães. Em alguns casos, a "anomalia" também é uma característica da raça (p. ex. ectrópio em bloodhounds e são bernardos). A maioria destas anomalias não são examinadas

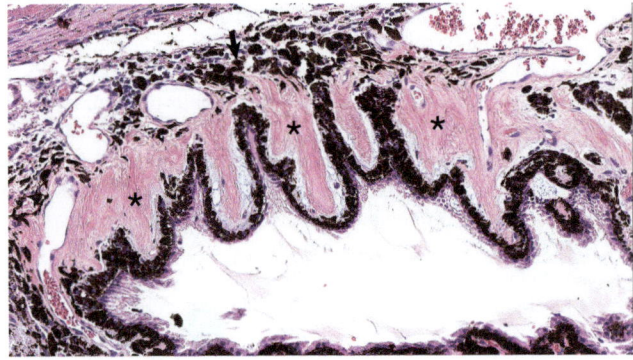

Figura 21-26 Alteração do Envelhecimento, Corpo Ciliar, Cão. À medida que os cães envelhecem, o colágeno na base dos processos ciliares torna-se hialinizado (*grandes áreas róseas aglutinadas [asteriscos]*) e não há infiltração de macrófagos que fagocitam melanina (*seta*) que vazou do epitélio ciliar pigmentado (incontinência pigmentar). Coloração por HE. (Cortesia de Dr. P. Labelle, Antech Diagnostics.)

microscopicamente porque são óbvias macroscopicamente. Elas são importantes na oftalmologia clínica e a correção cirúrgica destas anomalias é comum, porém o exame histológico é muito raro.

Agenesia Palpebral (Coloboma). Pode haver ausência parcial ou completa de uma pálpebra. Isso ocorre em todas as espécies, mas é mais comum em gatos, envolvendo a face lateral da pálpebra superior. Dermoide e hipoplasia/aplasia da glândula lacrimal podem estar presentes simultaneamente com agenesia palpebral. Os defeitos palpebrais podem resultar na dispersão inadequada do filme lacrimal ou evaporação excessiva, o que resulta em ceratite crônica e ulceração ocasionalmente corneana.

Separação Prematura da Pálpebra. Em carnívoros, as pálpebras normalmente são fundidas no nascimento (conhecido como anquilobléfaro fisiológico), que é essencial para proteger a córnea imatura contra infecção e desidratação. A separação prematura da pálpebra predispõe o olho a ceratite infecciosa, dessecação e ruptura da córnea.

Entrópio e Ectrópio. O entrópio conformacional é o rolamento para dentro da margem da pálpebra devido ao comprimento geral inadequado. O resultado comum é a irritação da córnea pelos cílios e/ou pelos da pálpebra. É uma anomalia bilateral comum em cães de raça pura que foram selecionados para reprodução fundamentada, em parte, no formato da fissura palpebral. Também é costumeira em ovelhas. A extensão e a magnitude do defeito variam muito entre animais individuais, mas tende a ser relativamente uniforme dentro de uma raça afetada. Dependendo da severidade da irritação, o entrópio pode resultar em ceratite crônica inespecífica ou ao progresso de ulceração da córnea. O entrópio pode também ser adquirido como resultado de blefaroespasmo, cicatrizes da pálpebra que são graves o suficiente para causar alterações na conformação ou lesões ao globo, como atrofia ocular ou microftalmia. A correção cirúrgica do entrópio é um procedimento comum.

O ectrópio é criado pela lassidão indevida de uma pálpebra excessivamente longa, resultando em uma eversão da margem palpebral. Como acontece com o entrópio, sua extensão e gravidade variam muito entre os animais individuais e as raças. A pálpebra inferior é mais frequentemente afetada. A anomalia tem menos importância do que o entrópio, porque não há nenhuma irritação corneana direta, mas pode resultar em ceratite crônica. Como o entrópio, cicatrizes graves da pálpebra podem causar ectrópio adquirido.

Anomalias dos Cílios: Triquíase, Distiquíase e Cílios Ectópicos. As anomalias dos cílios são predominantes em cães, um tanto menos em cavalos e incomuns em gatos. Podem ou não provocar sinais clínicos; sua importância reside na irritação da córnea que elas podem causar. Estas condições são mais bem-diagnosticadas clinicamente; não há necessidade de avaliação microscópica. Distiquíase é a presença de cílios ectópicos originários de ductos das glândulas meibomiana. O defeito normalmente é bilateral. Triquíase é a má direção dos cílios normais, de modo que eles entram em contato com a córnea. Cílios ectópicos são anormalmente posicionados dentro da lâmina própria da conjuntiva. Seu surgimento por toda a conjuntiva palpebral pode resultar em irritação corneana profunda e ulceração.

Dermoide Conjuntival. Dermoide é a única anomalia de desenvolvimento da conjuntiva que é razoavelmente prevalente. A conjuntiva bulbar é a mais afetada. Reflete a falha da ectoderme fetal em submeter-se à diferenciação corneana completa, fazendo com que uma porção da conjuntiva permaneça como pele. Clinicamente, é visível como um nódulo piloso. Histologicamente, aparece como um segmento da conjuntiva que é mais ou menos idêntico à pele normal. Alguns dermoides mostram o desenvolvimento completo da pele e dos folículos pilosos, ao passo que outros consistem apenas em folículos pilosos vestigiais. Os dermoides também ocorrem na córnea.

Doenças Palpebrais Adquiridas

As doenças adquiridas que afetam o aspecto cutâneo da pálpebra são essencialmente aquelas que afetam a pele e com uma predisposição para a cabeça ou junções mucocutâneas (Capítulo 17). Calázio é uma inflamação lipogranulomatosa estéril em resposta ao vazamento de secreções meibomianas dentro da derme circundante da margem palpebral. É muito mais comum em cães do que em qualquer outra espécie. Na maioria dos casos, a inflamação está associada à neoplasia da glândula meibomiana, embora também possa ocorrer com outras causas de secreções meibomianas, como adenite meibomiana. Histologicamente, a inflamação é um acúmulo de macrófagos e células multinucleadas na fronteira com o neoplasma ou a glândula meibomiana (Fig. 21-27). Em cães, estas células geralmente contêm fendas citoplasmáticas aciculares que correspondem aos materiais birrefringentes. Pode haver acúmulo de lipídios livres extracelulares (lagos lipídicos). Uma inflamação semelhante, com macrófagos e células multinucleadas (denominada conjuntivite lipogranulomatosa), desenvolve-se em gatos. Os lagos lipídicos tendem a ser proeminentes. Embora a inflamação lipogranulomatosa felina possa ser associada à doença de glândula meibomiana, também pode acompanhar outras formas de neoplasia, incluindo formas malignas como carcinoma de células escamosas. Desse modo, a lesão não é estritamente limitada à margem palpebral e pode ocorrer na conjuntiva bulbar ou na conjuntiva da terceira pálpebra.

Doenças Conjuntivais Adquiridas

Doenças Infecciosas. A oncocercose causa doenças conjuntivais em cães, gatos e cavalos. O ciclo de vida é provavelmente semelhante para todos os *Onchocerca* spp., com moscas pretas (*Simulium* spp.) ou mosquitos/pernilongos (*Culicoides* spp.), servindo como hospedeiros intermediários. Em animais pequenos, a doença é causada pelo *Onchocerca lupi* e foi relatada em cães e gatos do sul dos Estados Unidos e em cães da Europa. A condição apresenta-se como nódulos inflamatórios conjuntivais ou episclerais centrados em vermes nematoides filariais adultos (Fig. 21-28). Os nódulos orbitais podem estar associados a exoftalmo. A inflamação é predominantemente granulomatosa. Os eosinófilos podem estar presentes em grandes números, e pode haver fibrose. Em alguns casos, os parasitas provocam inflamação mínima e são limitados somente por uma fina faixa de tecido fibroso. O útero pareado dos vermes fêmeas adultos normalmente contêm microfilárias, o que sugere infecção patente. O *Onchocerca lupi* deve ser diferenciado principalmente do *Dirofilaria immitis*. O *Oncocercha* spp. tem cristas cuticulares anulares/circunferenciais visíveis em secção longitudinal,

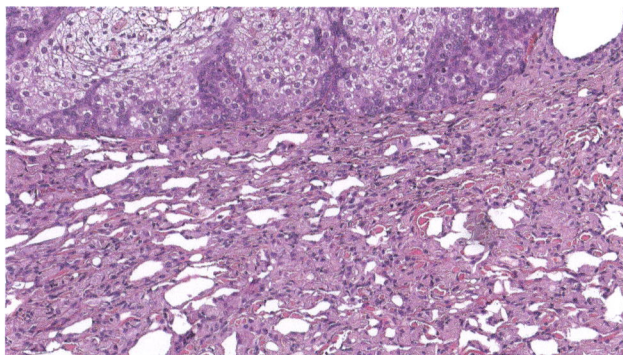

Figura 21-27 Calázio, Pálpebra, Cão. Inflamação lipogranulomatosa abaixo um adenoma de Meibomius localizado no quarto superior da figura. Os macrófagos e células gigantes multinucleadas muitas vezes contêm fendas aciculares citoplasmáticas e lagos lipídicos de fronteira (espaços claros na resposta inflamatória). Coloração por HE. (Cortesia de Dr. P. Labelle, Antech Diagnostics.)

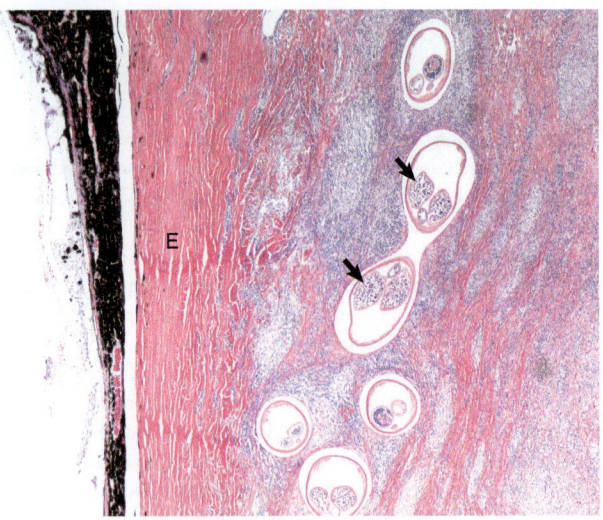

Figura 21-28 Oncocercose Orbital, Órbita, Cão. Inflamação granulomatosa episcleral e orbital centrada em nematoides. Microfilárias estão presentes com úteros emparelhados *(setas)*. *E*, Esclera. Coloração por HE. (Cortesia de Dr. P. Labelle, Antech Diagnostics.)

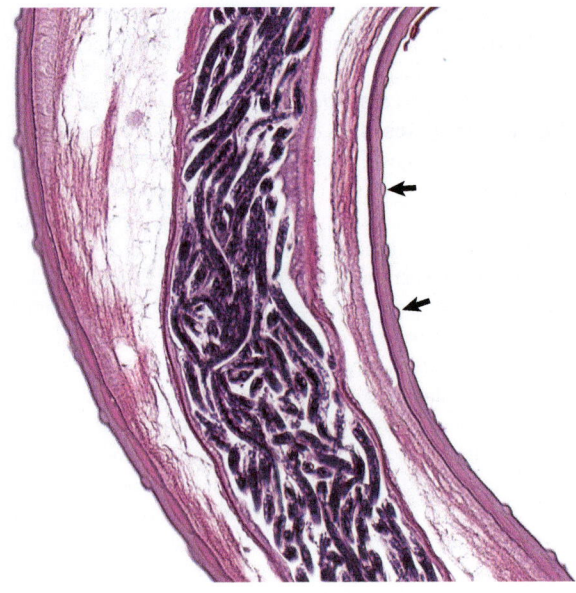

Figura 21-29 *Onchocerca Lupi*, Cão. Cristas cuticulares anulares/circunferenciais *(setas)* são visíveis em secções longitudinais do *Onchocerca lupi*. Microfilárias estão presentes dentro do útero. Coloração por HE. (Cortesia de Dr. P. Labelle, Antech Diagnostics.)

ao passo que o *Dirofilaria* spp. tem cristas longitudinais visíveis em secções transversais (Fig. 21-29). Em cavalos, as lesões oculares são causadas pelo *Onchocerca cervicalis* e são as microfilárias que causam as lesões, não os vermes adultos. Além da conjuntivite, pode haver ceratite e uveíte.

A conjuntivite por clamídia ocorre em muitas espécies. A *Chlamydophyla felis* é frequentemente associada à conjuntivite primária em gatos. A lesão costuma ser, a princípio, unilateral. Pode ser vista concomitantemente com rinite e/ou doença respiratória. A conjuntivite é inicialmente neutrofílica, mas progride para incluir também macrófagos, linfócitos e plasmócitos. No início da doença (entre os dias 7 e 14), corpos elementares intracitoplasmáticos podem ser vistos na citologia. Como os sinais clínicos são característicos, estes casos são improváveis de ser examinados histologicamente. O exame

histológico em casos crônicos geralmente exibe conjuntivite linfoplasmocítica inespecífica, muitas vezes incluindo hiperplasia linfoide, mas não há corpos elementares para confirmar o diagnóstico. Em ruminantes e porcos, a clamidofilose causa lesões em múltiplos órgãos e pode incluir conjuntivite. A infecção pode causar conjuntivite mucopurulenta e poliartrite em cordeiros e cabritos.

Thelazia spp. são nematoides finos, de mobilidade rápida, com 7 a 20 mm de comprimento que habitam o saco conjuntival e ducto lacrimal de uma variedade de animais selvagens e da maioria dos animais domésticos. Apenas uma pequena proporção de animais infectados com o parasita tem doença clínica. São transmitidos de animal para animal por moscas, que ingerem as larvas presentes nas secreções lacrimais do hospedeiro. Eles são de menor importância como parasitas de cavalos e de bovinos e causam conjuntivite linfofolicular moderada. Na Ásia e na Europa, o *Thelazia callipaeda* é uma causa de conjuntivite em cães e gatos.

Doenças Não Infecciosas
Conjuntivite Linfoplasmocítica. A infiltração linfoplasmocítica é a resposta inflamatória mais comum da conjuntiva. Este tipo de inflamação não sugere uma etiologia específica e representa o resultado final de uma variedade de agressão. Infecção crônica ou anterior, trauma físico, reações imunológicas, irritação crônica e assim por diante, são possíveis causas iniciantes ou contribuintes. Linfócitos e plasmócitos são os tipos de células predominantes. Macrófagos raros e mastócitos podem estar presentes. Casos moderados geralmente são perivasculares e superficiais na distribuição, enquanto casos mais graves podem ser difusos. Algum grau de hiperplasia folicular linfoide acompanhará os casos crônicos. A hiperplasia linfoide pode ser muito grave em cavalos. A conjuntivite linfoplasmocítica não costuma ser ulcerativa. O diagnóstico da conjuntivite linfoplasmocítica é especialmente comum em submissões de biópsia, uma reflexão do fato de que a conjuntiva é amostrada tardiamente no progresso da doença e muitas vezes após vários medicamentos terem sido testados durante o tratamento.

Conjuntivite Eosinofílica. Conjuntivite eosinofílica é o homólogo conjuntival da síndrome da ceratite eosinofílica vista em gatos e, ocasionalmente, em cavalos (consulte Distúrbios dos Gatos). Raramente, pode haver conjuntivite na ausência de ceratite. As lesões podem ser unilaterais ou bilaterais. Embora os eosinófilos sejam necessários para o diagnóstico, a proporção de eosinófilos dentro do infiltrado inflamatório varia muito entre os casos. A ulceração é comum em casos graves. Em casos crônicos, sobretudo naqueles em que a medicação anti-inflamatória foi usada, a inflamação é susceptível de ser predominantemente linfoplasmocítica com uma dispersão de eosinófilos. Em qualquer espécie, os eosinófilos podem estar presentes com doença alérgica/ hipersensibilidade e doença parasitária.

Lesões Solares. Como na pele, a exposição ultravioleta crônica resulta em lesões degenerativas na conjuntiva (Capítulo 17). Os fatores que contribuem com o desenvolvimento de lesões solares incluem altas altitudes, baixas altitudes, conjuntiva ligeiramente pigmentada e longa duração da exposição. As lesões incluem elastose solar, fibrose solar e vasculopatia solar (Fig. 21-30). A mudança mais comum e facilmente reconhecível consiste em elastose solar. A elastose solar desenvolve-se na substância própria superficial e é reconhecida como fibras espessas, basofílicas e irregularmente alinhadas. Estas fibras são visíveis com coloração padrão de hematoxilina e eosina e não exigem uma coloração especial para as fibras de elastina. As fibras da elastose solar representam um material principalmente recém-produzido em vez de uma degeneração das fibras preexistentes. As lesões costumam ser leves em cães, mas podem formar placas em cavalos e bovinos. A fibrose solar descreve uma banda de colágeno hipocelular, esclerótico alterado localizado imediatamente subjacente ao epitélio. A fibrose solar não é uma fibrose verdadeira. A vasculopatia solar raramente é vista na conjuntiva, mas apresenta-se como paredes espessadas,

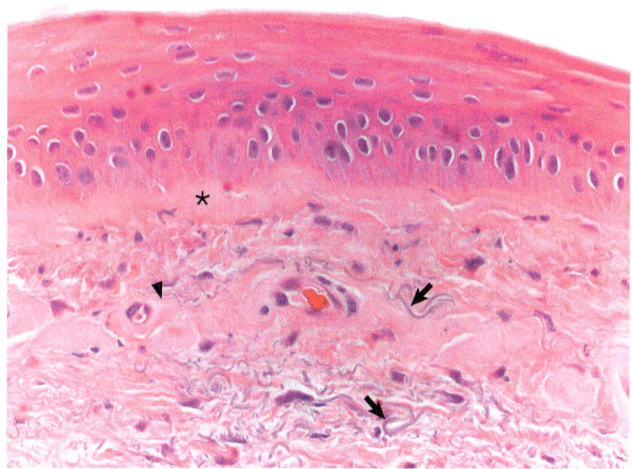

Figura 21-30 Lesões Solares Conjuntivais, Conjuntiva, Cão. A elastose solar consiste em fibras basofílicas espessas irregulares (*setas*). A banda de colágeno hipocelular, esclerótico na substância própria superficial é a fibrose solar (*asterisco*). Alguns desses vasos têm paredes espessadas e manchadas consistentes com a vasculopatia solar (*cabeça de seta*). Coloração por HE. (Cortesia de Dr. P. Labelle, Antech Diagnostics.)

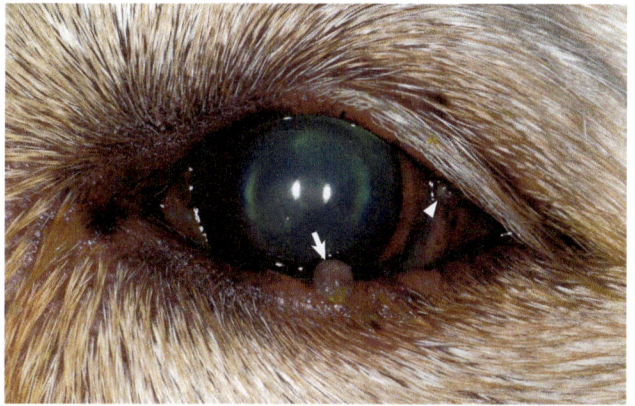

Figura 21-31 Adenomas Meibomianos, Pálpebras, Cão. Um adenoma da glândula meibomiana (*seta*) está presente na pálpebra inferior central, e um adenoma da glândula meibomiana com pigmentação escura está presente na pálpebra superior temporal (*cabeça de seta*). (Cortesia de Ophthalmology Service, College of Veterinary Medicine, University of Illinois.)

hialinas, "manchadas" dos vasos, com ou sem inchaço endotelial. As alterações epiteliais geralmente acompanham as lesões solares, incluindo hiperplasia, hiperpigmentação e queratinização. As lesões solares muitas vezes são vistas simultaneamente com o carcinoma conjuntival de células escamosas ou neoplasia vascular.

Neoplasmas das Pálpebras e da Conjuntiva

Neoplasmas da Glândula Meibomiana. Os adenomas e epiteliomas meibomianos são neoplasmas benignos muito comuns, e que representam até 70% de todos os neoplasmas palpebrais caninos. Os neoplasmas da glândula meibomiana surgem clinicamente como tumores castanhos, rosas, cinzas ou pretos, estendendo-se do orifício da glândula meibomiana ou, com menos frequência, irrompendo pela conjuntiva palpebral (Fig. 21-31). Histologicamente, os adenomas da glândula meibomiana são semelhantes aos adenomas sebáceos da pele. São bem-circunscritos e, muitas vezes, parcialmente exofíticos. São compostos por lóbulos de tamanhos variados das células meibomianas que mostram maturação normal, sejam elas pequenas células basais de reserva na periferia ou grandes células bem-diferenciadas maduras carregadas centralmente de lipídios (Fig. 21-32). As áreas de degenera-

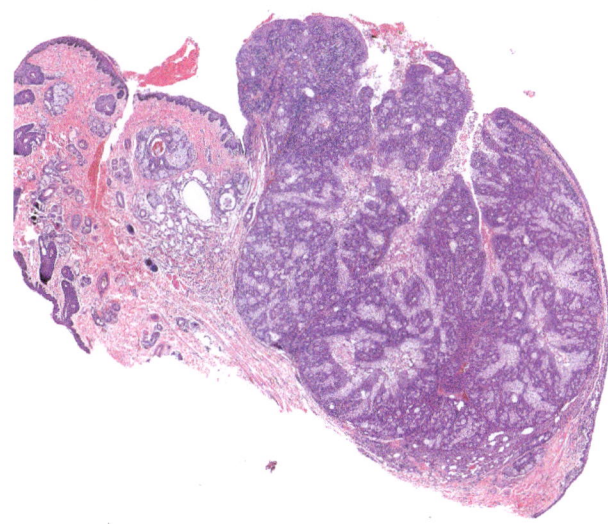

Figura 21-32 Adenoma Meibomiano, Pálpebra, Cão. O neoplasma bem-circunscrito está localizado na margem palpebral. É composto por lóbulos de células sebáceas com áreas de degeneração cística. Coloração por HE. (Cortesia de Dr. P. Labelle, Antech Diagnostics.)

ção cística são comuns. Os adenomas meibomianos geralmente incluem ductos arranjados ao acaso que variam em número e tamanho. Os epiteliomas meibomianos têm características histológicas semelhantes aos epiteliomas sebáceos cutâneos. Eles são tumores bem-circunscritos compostos por camadas densamente embaladas de pequenas células basais de reserva com diferenciação limitada para os lóbulos, ductos ou células únicas carregadas de lipídios. O índice mitótico é costumeiramente alto, porém, a atipia nuclear e o pleomorfismo são mínimos. Os epiteliomas devem ter uma "preponderância" das células basais. Muitos neoplasmas meibomianos são pigmentados. O vazamento das secreções meibomianas pode resultar em inflamação granulomatosa grave (calázio). A hiperplasia papilar do epitélio sobrejacente é comum.

Carcinoma Conjuntival de Células Escamosas. O carcinoma de células escamosas da conjuntiva ocorre em todas as espécies, mas é mais comum em bovinos e cavalos (Fig. 21-33). Em bovinos, é um neoplasma economicamente significativo. A conjuntiva bulbar, sobretudo no limbo lateral, é comumente afetada. O carcinoma de células escamosas é o neoplasma mais comum que afeta as estruturas oculares em cavalos. A terceira pálpebra e o limbo são os locais conjuntivais mais afetados em cavalos.

Tanto em bovinos quanto em cavalos, a patogênese inclui um papel para o dano associado à luz ultravioleta. A maioria dos neoplasmas alterou a expressão de p53. Os animais com pigmentação mínima das pálpebras e conjuntiva são mais suscetíveis. A ceratose actínica frequentemente precede o desenvolvimento da neoplasia. Vírus, como o papilomavírus bovino e o herpesvírus bovino 5, foram detectados dentro de carcinomas de células escamosas oculares bovinos, porém, seu papel causal não foi comprovado. Tal como acontece com o carcinoma de células escamosas na pele induzido por luz solar, os neoplasmas oculares passam por uma série de mudanças pré-cancerígenas em resposta à lesão actínica. A sequência de lesões é a seguinte: hiperplasia, displasia, carcinoma de células escamosas *in situ* e, eventualmente, carcinoma de células escamosas invasivo. Nem todas as lesões pré-cancerígenas evoluem para carcinomas. As lesões solares podem ser vistas simultaneamente.

Em gatos, o carcinoma de células escamosas geralmente afeta a pele da pálpebra em si, em vez da conjuntiva. Os carcinomas que ocorrem na conjuntiva devem ser diferenciados dos carcinomas

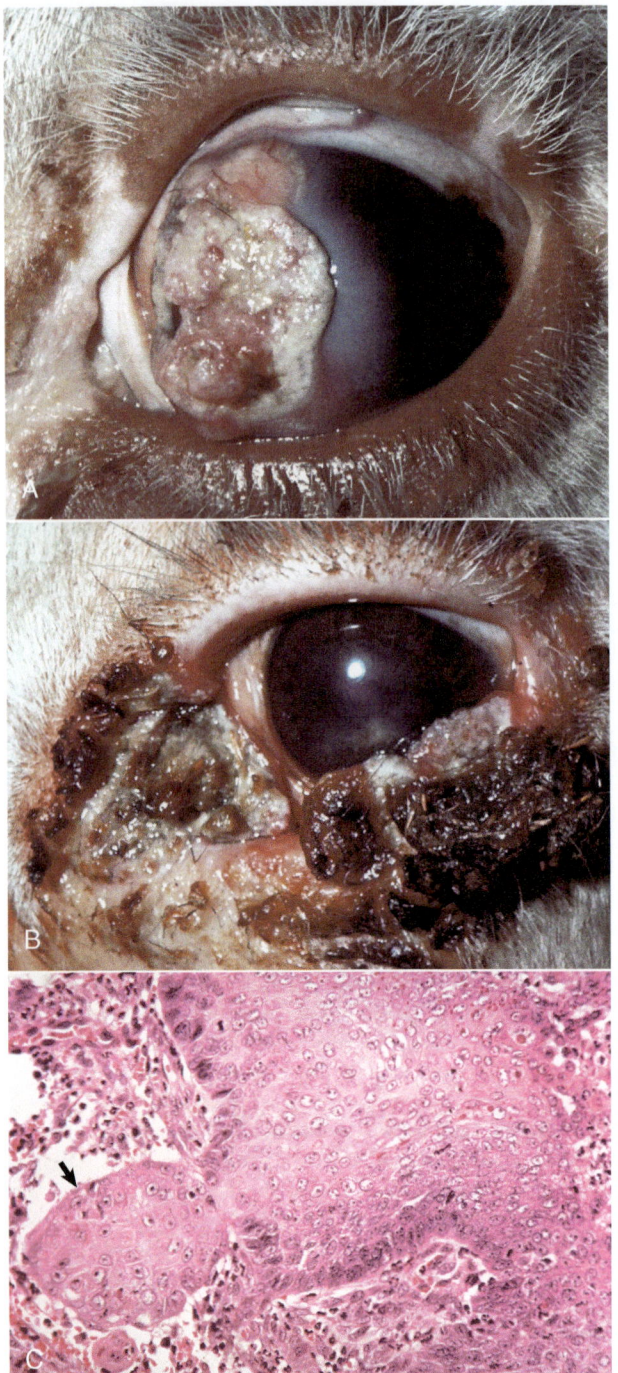

Figura 21-33 **Carcinoma de Células Escamosas, Pálpebras e Globo, Vaca Hereford. A,** Limbo medial. O carcinoma se espalhou sobre a córnea como um crescimento exofítico do seu local original no limbo medial. Observe o edema corneano (*área cinzenta*) adjacente à margem do carcinoma. **B,** Terceira pálpebra e pálpebras inferiores. Observe o carcinoma de células escamosas exofítico na terceira pálpebra, acantose na metade lateral da conjuntiva palpebral inferior e na pele do canto medial, e ceratose na pálpebra inferior. **C,** Carcinoma de células escamosas infiltrativo, conjuntiva palpebral inferior. Um ninho de células epiteliais atípicas (*seta*) infiltrou-se através da membrana basal do epitélio conjuntival. Coloração por HE. (Cortesia de Dr. M.D. McGavin, College of Veterinary Medicine, University of Tennessee.)

mucoepidermoides conjuntivais, que exibem alguma diferenciação glandular e costumam ser papilares na superfície. O carcinoma de células escamosas é incomum na conjuntiva de cães.

Tumor de Células Granulares. Os tumores de células granulares podem afetar a pálpebra de cães no canto medial. As características histológicas são semelhantes àquelas que afetam outros locais. As células neoplásicas são identificadas pelo citoplasma abundante que contém inúmeros grânulos ácido periódico de Schiff (PAS) positivos. Ultraestruturalmente, os grânulos são consistentes com lisossomos. As células mostram pleomorfismo mínimo e a atividade mitótica é mínima a ausente. A excisão geralmente é curativa.

Cistoadenoma Apócrino. Cistoadenomas apócrinos (hidrocistomas) são lesões benignas que afetam as pálpebras de gatos, mais frequentemente os persas. Macroscopicamente, as lesões se apresentam como massas multinodulares a massas pigmentadas multifocais. Histologicamente, os cistadenomas apócrinos consistem em múltiplos cistos de tamanhos variados revestidos por um epitélio cuboidal ou atenuado. A aparência escura dos nódulos é resultado das secreções marrons contidas nos cistos. Os macrófagos podem infiltrar os cistos. A excisão normalmente é curativa, mas lesões semelhantes adicionais podem se desenvolver.

Adenocarcinoma da Glândula da Terceira Pálpebra. Os adenocarcinomas da glândula da terceira pálpebra afetam cães e gatos. Eles são massas expansíveis e variavelmente infiltrativas. Alguns são bem-diferenciados e compostos por túbulos que se assemelham ao tecido da glândula normal, e outros são principalmente sólidos, com raros túbulos. A metaplasia escamosa é um achado comum. Os adenocarcinomas da glândula da terceira pálpebra em cães tendem a recorrem apenas com excisão incompleta, e eles só fazem metástase raramente. Apesar das características histológicas semelhantes, os adenocarcinomas da glândula da terceira pálpebra são mais agressivos em gatos e fazem metástase mais rapidamente do que em cães.

Neoplasmas Melanocíticas Conjuntivais. A neoplasia melanocítica conjuntival primária ocorre principalmente em cães e gatos. Em ambas as espécies, a grande maioria de neoplasmas melanocíticos conjuntivais é maligna. Em cães, a maioria ocorre na terceira pálpebra, ao passo que a conjuntiva bulbar é o local mais comum em gatos. Neoplasmas melanocíticos conjuntivais aparecem clinicamente como tumores róseos a tumores com pigmentação clara a escura da conjuntiva palpebral, bulbar e da terceira pálpebra. Histologicamente, as células variam de poligonais a fusiformes, e formam diversos padrões de crescimento. A atividade juncional, os ninhos intraepiteliais de células neoplásicas, está presente na maioria das massas onde o epitélio sobrejacente está intacto. Um índice mitótico pelo menos 4 por campo de 10400× indica malignidade, embora o índice mitótico geralmente seja muito maior. Focos de necrose são comuns, e melanófagos podem infiltrar-se nos neoplasmas. Melanomas conjuntivais malignos são invasivos com uma alta taxa de recorrência (30% em gatos e até 50% em cães). A metástase ocorre em 20% a 30% dos casos caninos e aproximadamente em 15% dos casos felinos.

Neoplasmas Vasculares Conjuntivais. Os neoplasmas vasculares surgem dentro da lâmina conjuntival de cães, gatos e cavalos. Hemangioma e hemangiossarcoma aparecem clinicamente como tumores lisos, elevados, róseos a vermelhos na superfície conjuntival. Os tumores que são bem-circunscritos e consistem em endotélio atenuado são classificados como hemangiomas, e aqueles com invasão formada por um endotélio arredondado são classificados como hemangiossarcomas. Entretanto, há uma sequência no aspecto histológico do hemangioma ao hemangiossarcoma. A maioria dos hemangiossarcomas conjuntivais é bem-diferenciada, e a distinção dos hemangiomas nem sempre é direta. Grande parte dos neoplasmas vasculares em cães e gatos são curadas por excisão completa, embora possa haver recorrência. O potencial metastático é mínimo. Em cães e gatos, a patogênese inclui um papel para o dano associado à luz ultravioleta, e lesões solares podem ser vistas simultaneamente. Em cavalos, a maioria dos neoplasmas vasculares são malignos. A maior parte são hemangiossarcomas mal-diferenciados (inicialmente descritos como angiossarcomas); no entanto, linfangiossarcomas raros foram relatados. Estes neoplasmas são localmente infiltrativos e podem fazer metástase.

Mastocitoma Conjuntival. Os mastocitomas conjuntivais em cães apresentam-se clinicamente como lisos, firmes e subconjuntivais e são histologicamente semelhantes aos da pele. As massas conjuntivais geralmente são pequenas e bem-circunscritas, e a maioria é composta por camadas de mastócitos bem-diferenciados. Nem os sistemas de classificação ou os marcadores de prognósticos estabelecidos para a neoplasia cutânea de mastócitos foram investigados em massas conjuntivais. Relata-se que a excisão cirúrgica completa é curativa para os mastocitomas conjuntivais, e a metástase não foi descrita.

Papilomas Conjuntivais. Papilomas escamosos benignos são lesões frequentes da conjuntiva bulbar de cães. Eles são formados por frondes papilares de epitélio hiperplásico, frequentemente pigmentado, suportado por estroma fibrovascular contínuo com a substância própria conjuntival. Sua importância reside principalmente como o diagnóstico diferencial para neoplasmas malignos, como carcinoma de células escamosas e o melanoma maligno conjuntival, quando pigmentado. A grande maioria dos papilomas conjuntivais está associada à infecção viral; no entanto, as lesões induzidas por papilomavírus podem afetar a conjuntiva.

Linfoma Conjuntival. O linfoma da conjuntiva ocorre esporadicamente em todas as espécies. A conjuntiva pode ser o local principal ou parte da doença sistêmica. O linfoma conjuntival tem características histológicas e comportamento semelhante ao da pele.

Doenças da Córnea e Esclera

Anomalias do Desenvolvimento da Córnea

Dermoide. Dermoide é a única anomalia da córnea que é razoavelmente prevalente. Como na dermoide conjuntival, a lesão é composta por folículos pilosos ectópicos e glândulas anexas dentro da córnea (Fig. 21-34). O tecido ectópico varia de apenas algumas glândulas sebáceas espalhadas a características de pele normal, incluindo folículo piloso maduro.

Doenças Adquiridas da Córnea

Úlceras Corneanas Indolentes (Úlceras Não Cicatrizantes/Persistentes/Recorrentes, Defeitos Epiteliais Corneanos Crônicos Espontâneos). As úlceras corneanas indolentes desenvolvem-se principalmente em cães, mas as úlceras não cicatrizantes também foram descritas em cavalos e gatos. A condição descreve úlceras superficiais que não foram capazes de cicatrizar corretamente apesar da ausência de uma causa subjacente. A lesão é iniciada possivelmente por trauma. Nas áreas afetadas, a membrana basal está ausente ou é descontínua e a superfície do estroma é coberta por fibronectina. A expressão de slug e outros fatores envolvidos na migração de células epiteliais estão ausentes ou foram reduzidos nas margens da úlcera. Após a ulceração e o deslizamento do epitélio, a aderência permanente exige a reforma da membrana basal, hemidesmossomos e filamentos de ancoragem hemidesmossômicos, que se estendem ao longo da membrana basal para ancorar-se no estroma superficial. Se o estroma é anormal, estes filamentos não podem ancorar no estroma em regeneração. Histologicamente, a lesão é reconhecida como grandes retalhos de epitélio separado do estroma (Fig. 21-35). O epitélio

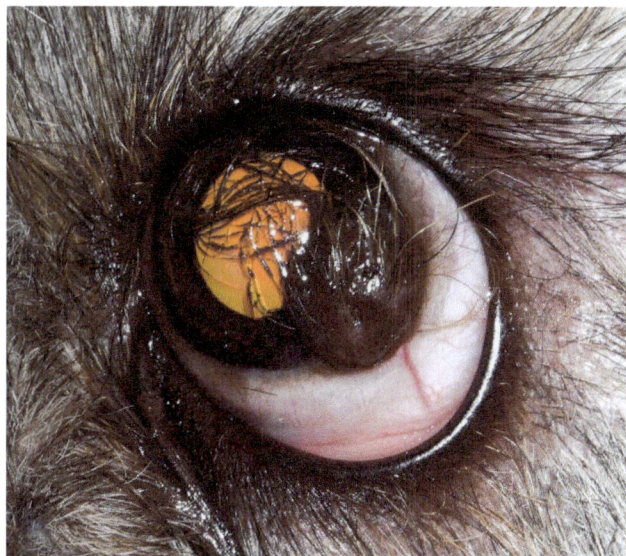

Figura 21-34 Dermoide, Córnea, Cão. Um nódulo piloso pigmentado está presente no quarto lateral da córnea e da conjuntiva bulbar. (Cortesia de Ophthalmology Service, College of Veterinary Medicine, University of Illinois.)

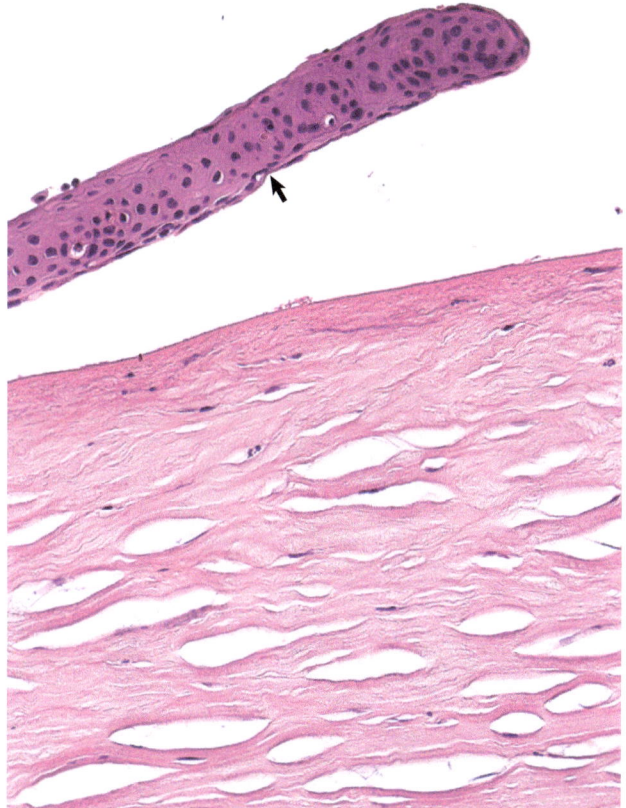

Figura 21-35 Úlcera Corneana Indolente, Córnea, Cão. Um grande retalho de epitélio corneano separado do estroma. O epitélio não mostra maturação e exibe perda de polaridade, incluindo falta de uma camada basal reconhecível (*seta*). A extremidade da úlcera é arredondada. O estroma superficial subjacente é hialinizado e acelular. Coloração por HE. (Cortesia de Dr. P. Labelle, Antech Diagnostics.)

não aderente não mostra maturação e exibe perda de polaridade. A extremidade epitelial tende a ser arredondada. O estroma superficial subjacente é hialinizado e acelular, formando uma fina faixa de tecido colagenoso pálido. As alterações do estroma podem ou não estar presentes em cavalos. Uma variedade de doenças do estroma corneano, incluindo edema corneano, pode, em alguns casos, causar separação de epitélio corneano, resultando em uma lesão histológica que imita as úlceras corneanas indolentes. Histologicamente, as úlceras corneanas indolentes podem precisar ser diferenciadas da separação artefatual do epitélio corneano: com separação artefatual, o epitélio corneano mantém a polaridade e a maturação, e a interrupção no epitélio é abrupta.

Sequestro Corneano. O sequestro corneano é condição predominante em gatos, mas também ocorre em cavalos e cães (Fig. 21-36). A lesão ocorre frequentemente após a ulceração crônica, mas a patogênese exata não é conhecida. Há imbibição do pigmento de cor marrom no estroma superficial. Isso resulta em uma pigmentação marrom-escura corneana central muito característica que é o aspecto predominante e essencialmente patognomônico desta doença. A origem do pigmento permanece indeterminada; há evidências para apoiar e refutar a presença de melanina e ferro/porfirinas. Histologicamente, a lesão é uma área bem-demarcada onde o estroma é desvitalizado e acelular (Fig. 21-37). Quando presente, a descoloração marrom é evidente histologicamente. Pode haver inflamação significativa, geralmente neutrofílica, que faz fronteira com o sequestro, mas não se estende nele.

Queratomalácia Supurativa ("Úlcera Derretida"). Os neutrófilos do filme lacrimal e do limbo podem liberar enzimas líticas, e muitos organismos produzem enzimas que causam necrose/malácia do estroma (Fig. 21-38). A queratomalácia pode ocorrer em lesões estéreis; no entanto, as úlceras que são contaminadas com bactérias ou fungos são especialmente sujeitas à queratomalácia supurativa destrutiva. Os casos mais graves irão progredir para descemetocele e perfuração da córnea. Na ausência de intervenção médica imediata, isso geralmente causa ruptura da membrana de Descemet (úlcera perfurante), vazamento de humor aquoso da câmara anterior e, possivelmente, prolapso de íris. Bactérias Gram-negativas, como *Pseudomonas* spp., são mais susceptíveis de causar queratomalácia supurativa. A contaminação por hifas de fungos oportunistas (especialmente *Aspergillus* spp. e *Fusarium* spp.) é uma causa particularmente frequente da queratomalácia em cavalos (consulte Ceratite Fúngica Equina). His-

tologicamente, há ulceração do epitélio, muitas vezes perda abrupta da organização lamelar do estroma, e infiltração de neutrófilos, em sua maioria, degenerados.

Distrofias e Deposições Corneanas. Dentre os animais domésticos, as distrofias e deposições corneanas são mais vistas em cães. As lesões podem afetar o epitélio, o estroma ou o endotélio. Distrofias verdadeiras são bilaterais e simétricas, frequentemente relacionadas com raça e ocorrem na ausência de doença inflamatória ou metabólica. Estes depósitos muitas vezes têm aspectos clínicos característicos (raça, idade, localização anatômica exata e aparência macroscópica) que permitem

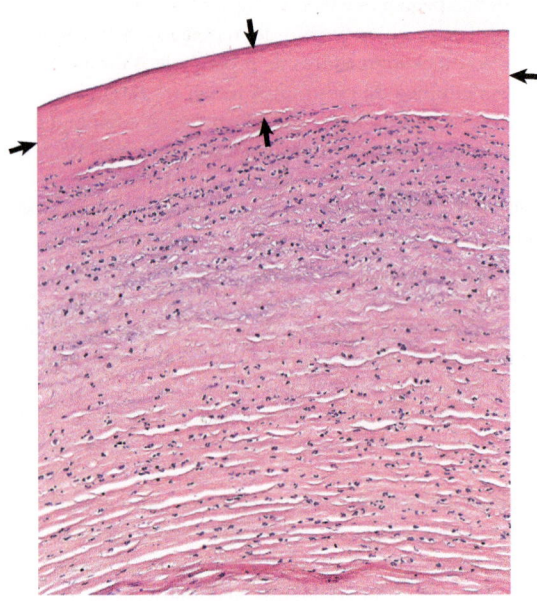

Figura 21-37 Sequestro Corneano, Córnea, Cão. A córnea é ulcerada com um sequestro superficial acelular, desvitalizado e bem-demarcado (*setas*) delimitado pelo estroma subjacente que está infiltrado por neutrófilos. Esse sequestro não é pigmentado. Coloração por HE. (Cortesia de Dr. P. Labelle, Antech Diagnostics.)

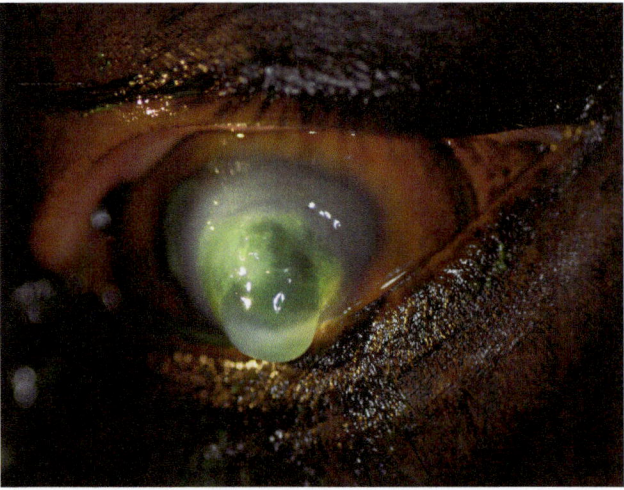

Figura 21-38 Queratomalácia, Córnea, Cavalo. Queratomalácia acentuada com deslocamento do estroma corneano está presente na córnea axial. Um edema corneano circunda a lesão. Uma coloração de fluoresceína foi aplicada na córnea, e o estroma ulcerado adjacente é fluoresceína positivo (*cor verde-claro*). (Cortesia Ophthalmology Service, College of Veterinary Medicine, University of Illinois.)

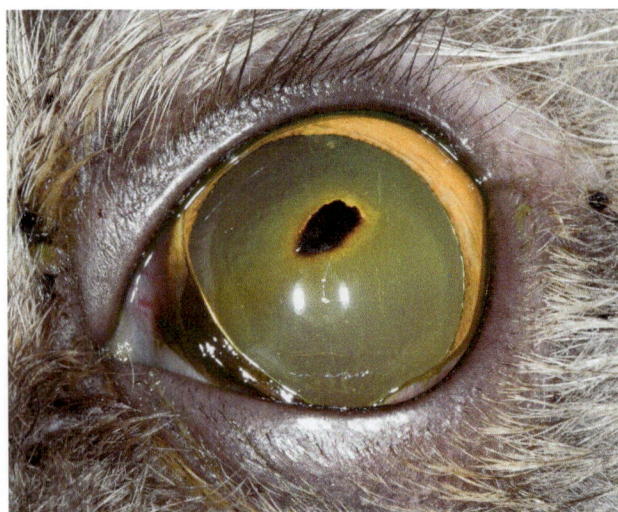

Figura 21-36 Sequestro Corneano, Córnea, Gato. Um sequestro corneano de cor marrom é visível nesta córnea axial. (Cortesia de Ophthalmology Service, College of Veterinary Medicine, University of Illinois.)

que um diagnóstico seja feito sem exame histopatológico. Os depósitos corneanos adquiridos resultam em doença corneana anterior ou como manifestações incidentais da doença metabólica sistêmica.

A distrofia corneana epitelial ocorre principalmente em cães. Essas lesões não são susceptíveis de serem examinadas histologicamente, mas consistem em anormalidades na membrana basal do epitélio corneano com disqueratose e necrose das células epiteliais. Distrofias do estroma corneano são raras, mas consistem em depósitos de lipídios ou minerais dentro do estroma corneano. A distrofia endotelial corneana é vista em várias raças de cães como edema corneano bilateral, difuso, secundário à destruição progressiva das células endoteliais corneanas. O edema não é acompanhado por qualquer evidência de inflamação ou fibrose do estroma. A perda de células endoteliais é difícil de ser avaliada histologicamente, mas uma atenuação sutil pode ser reconhecida. A lesão deve ser diferenciada de degeneração endotelial adquirida (p. ex. uveíte, glaucoma, cirurgia, luxação anterior do cristalino). Além do mais, a fixação de formalina pode causar vacuolização artefatual do endotélio.

A deposição mineral adquirida pode ocorrer na membrana basal do epitélio ou no estroma corneano, geralmente no aspecto superficial (ceratopatia em banda). Inflamação da córnea e hipercalcemia são possíveis causas da deposição mineral secundária. Em cavalos, pode ser vista com uveíte e administração de corticosteroide e soluções tópicas que contêm fosfato.

A lipidose corneana adquirida (ceratopatia lipídica) resulta em depósitos estromais leitosos ou cristalinos de lipídios séricos dentro do estroma corneano. Pode ser vista com doença corneana primária ou lesões em estruturas adjacentes que podem transbordar na córnea. A hiperlipidemia pode ser um fator contribuinte. Os lipídios são reconhecidos histologicamente como espaços claros ou fendas de colesterol entre as lamelas do estroma. Os ceratócitos do estroma podem acumular pequenos vacúolos lipídicos. Os macrófagos podem delimitar os focos da deposição de lipídios. As córneas afetadas são tipicamente bem-vascularizadas.

Neoplasmas da Córnea e da Esclera

Carcinoma de Células Escamosas Corneano. O carcinoma de células escamosas corneano ocorre predominantemente em cães e cavalos. Em cães, as lesões limitam-se mais frequentemente ao epitélio (carcinoma de células escamosas *in situ*). Os neoplasmas tendem a ser exofíticos, em vez de infiltrativos. O carcinoma de células escamosas corneano é mais visto em raças braquicefálicas e muitas vezes é associado a um histórico de ceratite crônica. Em cavalos, o carcinoma de células escamosas corneano tende a infiltrar-se difusamente no estroma em vez de formar uma massa distinta ou um crescimento exofítico. Alguns dos carcinomas de células escamosas corneanos invasivos do estroma podem se originar do limbo. As características histológicas destes neoplasmas são semelhantes àquelas de outros locais. A maioria dos carcinomas de células escamosas corneanos é bem-diferenciada.

Neoplasia Melanocítica Límbica (Epibulbar). A neoplasia melanocítica límbica (epibulbar) ocorre em cães e raramente em gatos. Estes neoplasmas macroscopicamente aparecem como tumores de pigmentação escura surgindo do limbo e expandindo para a córnea adjacente e esclera. Os neoplasmas melanocíticos límbicos surgem dos melanócitos que demarcam o limbo na junção do estroma corneano e a esclera. Histologicamente, quase todos são melanocitomas benignos. Estes neoplasmas nodulares amplos são compostos por células poliédricas arredondadas altamente pigmentadas não coesas frequentemente misturadas com células fusiformes menos pigmentadas. Não há atipia e as mitoses são raras ou ausentes. Estas massas crescem por expansão e podem estender-se de maneira intraocular. Melanomas malignos límbicos histologicamente raros foram descritos, e alguns outros neoplasmas benignos podem incluir áreas com células que são menos pigmentadas

ou amelanóticas e mitoticamente ativas. Os melanocitomas límbicos têm distribuição de idade bimodal, e tumores em cães mais velhos podem exibir um progresso particularmente lento. Excisão cirúrgica ou fotocoagulação pode ser considerada para massas maiores.

Doenças da Úvea
Anomalias do Desenvolvimento da Úvea

O epitélio na superfície posterior da íris, a superfície interna do corpo ciliar, o epitélio pigmentar da retina e a superfície interna da coroide são derivados de porções da vesícula óptica original. O estroma da úvea é derivado do mesênquima periocular, que se origina da crista neural. Após o crescimento e a invaginação posterior da vesícula óptica primária que formam a taça óptica, a migração intraocular do mesênquima periocular e sua remodelação parecem ser guiados por fatores solúveis liberados do neuroectoderma.

As anomalias do trato da úvea podem ser divididas naquelas que resultam de uma falha de indução ou migração inicial, uma falha de remodelação posterior ou uma falha de atrofia eventual (Tabela 21-2).

Durante a embriogênese precoce, há uma lacuna persistente entre a borda anterior da taça óptica e o epitélio corneano sobrejacente. Diversas ondas do mesênquima periocular migram por esta lacuna para formar o estroma corneano e o endotélio, o estroma anterior da úvea e a porção anterior da túnica vascular perilenticular. O crescimento interno do mesênquima para formar o estroma da íris é guiado pela invaginação da margem mais anterior da taça óptica, que formará as duas camadas do futuro epitélio da íris. Posteriormente, a proliferação papilar daquele epitélio da íris dará vazão ao epitélio dos processos ciliares. A migração interna adequada da neuroectoderma na borda anterior da taça óptica parece ser um pré-requisito para a migração subsequente do mesênquima para formar o estroma da íris e do corpo ciliar. Do mesmo modo, a maturação adequada do futuro epitélio pigmentar da retina da neuroectoderma posterior da taça óptica é necessária para a maturação adequada da retina, da coroide e da esclera.

Hipoplasia de Íris. A falha de crescimento interno do futuro epitélio da íris resulta em hipoplasia de íris, geralmente afetando apenas o estroma. Casos de hipoplasia de íris extrema são clinicamente conhecidos como aniridia. Isso é relativamente mais frequente em cavalos do que em outras espécies. É hereditária em pelo menos em alguns casos, e pode estar associada à catarata congênita.

Outras Anomalias do Desenvolvimento da Úvea
Goniodisgenesia. Goniodisgenesia é um mal-desenvolvimento do ângulo iridocorneano, e é extremamente comum como causa de glaucoma primário em cães, mas muito menos frequente em outras espécies. Resulta da atrofia incompleta do mesênquima na base da íris. A maior parte desta remodelação ocorre nas primeiras semanas de vida. Por razões que são mal-compreendidas, as manifestações clínicas de glaucoma atribuídas a esta anomalia do desenvolvimento não são detectadas normalmente até a meia-idade ou até mesmo posteriormente. A goniodisgenesia é descrita em mais detalhes na seção Glaucoma.
Membranas Pupilares Persistentes/Corpo Vítreo Primário Persistente. Membranas pupilares persistentes e corpo vítreo primário

Tabela 21-2	Anomalias do Desenvolvimento da Úvea
Falha de Formação	**Falha de Remodelação**
Hipoplasia de íris	Goniodisgenesia
Hipoplasia de coroide	Membrana pupilar persistente
	Hialoide persistente/corpo vítreo primário
	Disgenesia do segmento anterior

persistente referem-se à persistência anormal das porções da túnica vascular perilenticular ou da rede vascular dentro do corpo vítreo em desenvolvimento. Essas anomalias são comuns em cães. O cristalino embrionário é envolto em uma rede de vasos sanguíneos conhecida como *tunica vasculosa lentis*. Essa rede é criada pelas contribuições do mesmo mesênquima que forma o estroma da íris e do mesênquima vasogênico que cresce no corpo vítreo em desenvolvimento através da porção posterior da fissura óptica de fechamento lento. Os últimos vasos, que crescem próximos ao disco óptico, são o sistema da artéria hialoide. Juntos com outros elementos mesenquimais não angiogênicos, esses vasos formam o corpo vítreo primário. Este sistema embrionário da artéria hialoide cria uma rede vascular temporária ao longo da superfície da retina em desenvolvimento e também se junta aos vasos da câmara anterior para completar a túnica vascular do cristalino. Todas as porções deste sistema vascular elaborado sofrem atrofia antes da maturação do globo. A persistência de uma ou mais porções é recorrente, e a mais comum é a da porção anterior da túnica vascular do cristalino. Normalmente, ela é chamada de membrana pupilar persistente. Macroscopicamente, estas são vistas como linhas finas provenientes do círculo arterial menor da íris (Fig. 21-39). Elas não costumam ter sangue, mas são frequentemente pigmentadas. Podem ser inseridas no estroma anterior da íris, ou entrar em contato com a superfície da cápsula anterior do cristalino. Ocasionalmente, no que é provavelmente uma anomalia mais significativa, elas são inseridas na córnea. Estas membranas tornam-se clinicamente significativas se entram em contato com o cristalino ou a córnea, onde interferem com o desenvolvimento adequado da córnea ou do epitélio do cristalino, ou suas membranas basais associadas (membrana de Descemet e cápsula do cristalino, respectivamente). Histologicamente, as membranas pupilares persistentes são tubos endoteliais finos acompanhados por quantidades variáveis de estroma mesenquimal. Nos locais de contato com a córnea, podem causar metaplasia fibrosa do endotélio corneano. No ponto onde elas entram em contato com o cristalino, há geralmente proliferação epitelial e displasia da cápsula do cristalino, resultando em uma catarata focal.

A persistência de várias porções do sistema de artéria hialoide, com ou sem outras porções do corpo vítreo primário, inclui anomalias bem menos comuns, conhecidas como artéria hialoide persistente e

corpo vítreo primário persistente (hiperplásico). Quando os vasos sanguíneos persistentes são acompanhados por células fusiformes mesenquimais não angiogênicas hiperplásicas, a anomalia resultante é conhecida como corpo vítreo primário hiperplásico persistente. Foi descrita como uma lesão familiar prevalente em diversas raças de cães. O mesênquima não angiogênico sofre proliferação fibroblástica notável, às vezes com metaplasia cartilaginosa. A maioria dos cães afetados tem anomalias concomitantes, como membrana pupilar persistente, microftalmia, catarata congênita e formato lenticular anormal.

Disgenesia do Segmento Anterior. Disgenesia do segmento anterior é um termo geral para uma variedade de anomalias raras em que há uma falha de remodelação do mesênquima periocular que normalmente se torna o estroma corneano, o endotélio corneano, o estroma da íris e a porção anterior da túnica vascular do cristalino. A observação clínica habitual é a ausência da câmara anterior, a fusão aparente do estroma da íris ao estroma corneano e a ausência de endotélio corneano ou membrana de Descemet. A disgenesia do segmento anterior verdadeira deve ser diferenciada das lesões secundárias à perfuração perinatal da córnea. A perfuração perinatal da córnea com prolapso de íris pode resultar em sinequia anterior difusa e perda da câmara anterior.

Doenças Adquiridas da Úvea

Uveíte Linfoplasmocítica Idiopática. Uveíte linfoplasmocítica é o padrão histológico mais frequente de uveíte. Os linfócitos e plasmócitos infiltram o estroma da íris e corpo ciliar e também podem estender-se no neuroepitélio. O envolvimento da coroide é variável, mas tende a ser menos grave do que na úvea anterior. A uveíte linfoplasmocítica não é uma doença específica, e sim, pelo contrário, um padrão histológico compartilhado por muitas doenças distintas. É uma indicação de cronicidade da uveíte porque a avaliação microscópica dos globos com uveíte geralmente é feita apenas na doença duradoura, após as tentativas de terapia terem falhado. Alguns casos podem ser imunomediados, associados ao trauma ou à doença do cristalino (denominada *uveíte induzida pelo cristalino* ou *uveíte facolítica*), e os possíveis fatores contribuintes formam uma longa lista. No entanto, uma causa específica não costuma ser identificada histologicamente. O diagnóstico da uveíte induzida pelo cristalino (uveíte facolítica) muitas vezes é feito por exclusão e exige histórico e detalhes clínicos completos (a seguir). Em cães, a uveíte linfoplasmocítica normalmente não causa glaucoma por si só. Em cavalos e gatos, alguns casos de uveíte linfoplasmocítica podem causar glaucoma e garantem a discussão como entidades específicas (consulte Distúrbios dos Equinos e Distúrbios dos Gatos).

Uveíte Induzida pelo Cristalino. A uveíte induzida pelo cristalino pode ser separada entre uveíte facolítica e uveíte facoclástica. Uveíte facolítica é uma causa comum de uveíte anterior linfoplasmocítica moderada que ocorre em animais com catarata, na qual as proteínas do cristalino começam a desintegrar-se e vazar através da cápsula intacta do cristalino. A lesão tende a ser moderada e, em alguns casos, pode ser predominante de plasmócitos. Sinequias posteriores muitas vezes acompanham a inflamação. Entretanto, mesmo em globos com catarata, o diagnóstico final da uveíte facolítica deve ser feito à luz do histórico e dos achados clínicos. Nem a distribuição ou a natureza do infiltrado inflamatório é específica para a condição, uma vez que imitam a uveíte linfoplasmocítica idiopática.

A uveíte facoclástica é uma doença imunomediada em resposta à liberação de grandes quantidades de proteínas do cristalino intacto por meio da cápsula rompida do cristalino. Como as proteínas do cristalino são sequestradas do sistema imunológico durante o desenvolvimento embriológico, a liberação de grandes quantidades de proteínas altamente antigênicas do cristalino no humor aquoso provoca um tipo

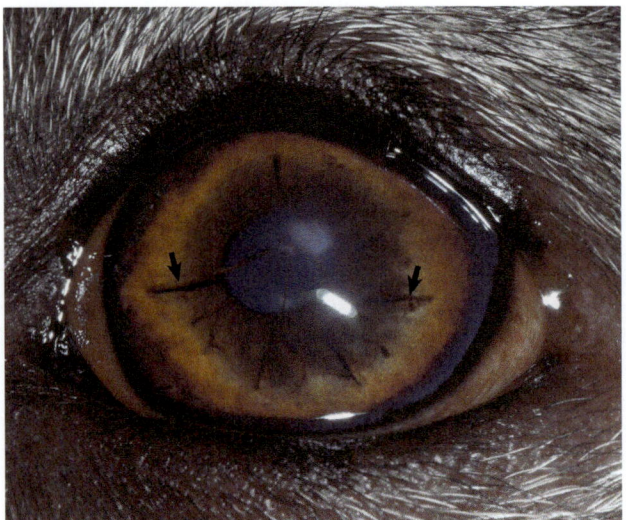

Figura 21-39 Membranas Pupilares Persistentes, Globo, Cão. Membranas pupilares persistente da íris-córnea são visíveis como cordões iridais normalmente corados (*setas*) aderindo a uma opacidade axial na córnea. (Cortesia de Ophthalmology Service, College of Veterinary Medicine, University of Illinois.)

de resposta da reação do corpo estranho. A lesão histológica é uma endoftalmite granulomatosa centrada no cristalino. A uveíte facoclástica também é vista em cães que têm catarata diabética de progressão rápida; contudo, nestes casos, a inflamação granulomatosa tende a ser mais difusa e pode atapetar o trato da úvea. A uveíte facoclástica ocorre em coelhos como resultado da penetração do cristalino por *Encephalitozoon cuniculi*. A uveíte facoclástica pode ser um fator contribuinte em casos de endoftalmite grave secundária ao trauma penetrante onde há ruptura da cápsula do cristalino.

A uveíte facoclástica verdadeira deve ser diferenciada da síndrome séptica do implante do cristalino. Esta ocorre após o trauma penetrante, onde há ruptura da cápsula do cristalino e propagação do cristalino com microrganismos, normalmente bactérias. A lesão traumática de início muitas vezes é um arranhão de gato. O evento traumático é seguido por um período de dormência que dura várias semanas, período durante o qual pode haver uma resposta favorável ao tratamento. Uma endoftalmite supurativa a piogranulomatosa grave centrada no cristalino com faquite supurativa desenvolve-se. O componente supurativo distingue a síndrome séptica do implante da uveíte facoclástica, que é predominantemente granulomatosa.

Doenças Sistêmicas Fúngicas, Causadas por Algas e Parasíticas.

Micoses sistêmicas, como blastomicose, criptococose, histoplasmose e coccidioidomicose, são causas frequentes de uveíte grave nas áreas geográficas onde os organismos são contaminantes ambientais comuns. Animais imunodeficientes podem desenvolver endoftalmite como parte da doença generalizada causada por fungos, como *Aspergillus* spp. ou *Candida* spp., mas esses casos são raros; esses mesmos agentes ocasionalmente causam endoftalmite quando introduzidos por corpos estranhos penetrantes da planta.

A frequência com a qual a endoftalmite acompanha a micose sistêmica é desconhecida. A maioria dos casos é encontrada em cães, com a exceção da criptococose em gatos. Envolvimento ocular é parte da doença sistêmica, mas, com bastante frequência, a doença ocular é a queixa inicial.

A blastomicose é de longe o exemplo mais prevalente de uma endoftalmite causada por micose sistêmica. Blastomicose é a micose intraocular mais frequentemente relatada em cães; é rara em gatos. Estima-se que aproximadamente 25% dos cães com a doença sistêmica têm uma doença ocular clinicamente aparente: endoftalmite unilateral ou bilateral, com uma frequência muito alta de descolamento de retina exsudativo. A lesão microscópica é endoftalmite piogranulomatosa difusa severa, que tende a ser mais grave no espaço coroide e subretiniano do que na úvea anterior. O maior acúmulo de leucócitos e organismos geralmente é no espaço subretiniano. Os organismos podem ser numerosos ou extremamente escassos, provavelmente dependendo da duração da doença e da terapia. Eles estão livres ou dentro do citoplasma de macrófagos e têm as características típicas do *Blastomyces* spp.: leveduras esféricas de paredes espessas, 8 a 25 µm de diâmetro, com brotamento ocasional de base ampla. Alguns casos podem ter uma predominância de organismos mortos onde apenas a cápsula vazia espessa é reconhecida. O diagnóstico pode ser feito por avaliação citológica dos exsudatos subretinianos, mais frequentemente realizada nos olhos que já estão cegos em decorrência do descolamento de retina. Outras lesões em globos afetados são aquelas vistas em qualquer uveíte grave: hemorragia intraocular, sinequia posterior, membranas fibrovasculares pré-iridais e catarata.

A criptococose é semelhante à blastomicose no sentido de que as lesões estão predominantemente no aspecto posterior do globo porque os locais de destino são a retina, a coroide e o nervo óptico. A criptococose ocular é mais prevalente em gatos do que em qualquer outro animal doméstico. Como ocorre quando a criptococose atinge outros tecidos felinos, a resposta inflamatória granulomatosa é frequentemente mínima. Grandes coleções de leveduras pleomórficas

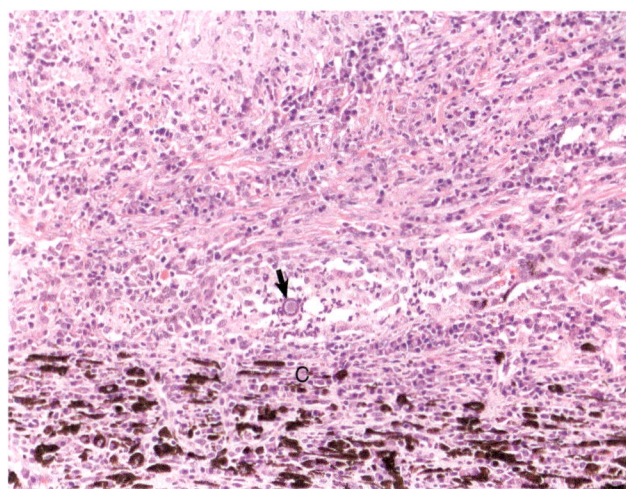

Figura 21-40 Coccidioidomicose, Coroide, Cão. Há infiltração severa de macrófagos na coroide (C) e espaço sub-retiniano. A inflamação granulomatosa é centrada focalmente em uma única levedura de *Coccidioides immitis* (seta). Coloração por HE. (Cortesia de Dr. P. Labelle, Antech Diagnostics.)

mal-coradas, circundadas por halos capsulares amplos, conferem-lhes um aspecto típico de "bolha de sabão" nas secções com coloração de hematoxilina e eosina (HE). Os organismos normalmente são numerosos. As leveduras medem de 2 a 10 µm dentro de uma cápsula até 30 µm de diâmetro com brotamento raro de base estreita. Em alguns casos, a reação granulomatosa é muito mais grave e imita aquela vista na blastomicose. Nestas lesões, os organismos são geralmente escassos.

A doença ocular causada pelo *Coccidioides immitis* assemelha-se à blastomicose, mas pode ser mais supurativa, destrutiva e propensa a progredir para panoftalmite (Fig. 21-40). Os organismos são muitas vezes raros e amplamente dispersos. O envolvimento da úvea anterior é mais comum do que nas outras micoses sistêmicas. A doença é vista somente em animais que vivem (ou visitaram) a região geográfica restrita em que o organismo é comum. A grande maioria dos casos é vista em cães de regiões desérticas do sudoeste dos Estados Unidos e algumas regiões da América Central e do Sul. Os organismos medem de 20 a 30 µm e podem conter endósporos. Não há brotamento. As lesões causadas por infecção ocular com *Histoplasma capsulatum* são distintas e muito diferentes de outras micoses sistêmicas. Normalmente há uma uveíte granulomatosa difusa com pouca supuração e sem muita destruição que caracteriza blastomicose e coccidioidomicose. Os organismos medem 3 a 6 µm e geralmente são muito numerosos e visíveis como pequenos corpos esféricos no citoplasma de macrófagos. Não há brotamento. Em gatos, a histoplasmose pode apresentar-se como conjuntivite granulomatosa nodular.

A prototecose é causada por algas incolores e saprófitas capazes de causar doença entérica, cutânea ou granulomatosa generalizada em uma variedade de espécies de mamíferos. As características clínicas e histológicas assemelham-se àquelas das micoses sistêmicas descritas anteriormente. As lesões oculares foram descritas somente em cães com a forma disseminada da doença. As lesões são semelhantes àquelas observadas com blastomicose. Na secção histológica, as algas estão livres ou dentro de macrófagos, e geralmente são numerosas. Os organismos são esféricos a ovais, de 2 a 10 µm de diâmetro, e têm uma parede celular refrátil que cora intensamente com a reação do PAS. A prototeca reproduz-se por fissão múltipla assexuada e diversos esporangiósporos (endósporos) podem estar presentes dentro de uma parede de célula única. Ao contrário da blastomicose e da criptococose, não há brotamento.

A leishmaniose é causada por um protozoário parasita, *Leishmania* spp., e requer transmissão por flebotomíneos. A doença ocular normalmente desenvolve-se como parte de uma infecção sistêmica, mas também pode ser a queixa clínica predominante ou apresentada. Em cães, a doença é endêmica na bacia do Mediterrâneo, bem como em áreas da África, Índia, e Américas Central e do Sul. A doença é menos comumente vista em gatos, em particular na Europa e na América do Sul. Embora incomum, existem relatos de ambas leishmanioses canina e felina na América do Norte. A infecção ocular mais frequentemente causa uveíte e conjuntivite nodular granulomatosa; no entanto pode estar presente em qualquer dos componentes oculares ou tecidos perioculares. Amastigotas com 3 a 5 µm de comprimento e 1 a 2 µm de largura são encontradas em macrófagos.

Cistos Iridociliares. Cistos adquiridos da íris posterior ou do epitélio do corpo ciliar ocorrem esporadicamente em todas as espécies. Mais frequentemente descobertos por acidente, eles podem tornar-se clinicamente significativos se forem múltiplos e largos e obstrutivos ao fluxo do humor aquoso. Raramente, os cistos individuais podem ser desalojados e deslocados na câmara anterior.

Em golden retrievers, os cistos iridociliares representam uma entidade específica, chamada uveíte pigmentar. O termo uveíte deriva da presença de dilatação aquosa e resíduos aquosos reconhecidos clinicamente, mas, histologicamente, a uveíte pigmentar não está associada à infiltração de leucócitos; em vez disso, a doença apresenta-se como cistos múltiplos a partir da íris posterior ou epitélio ciliar, com frequência delimitado apenas por uma única camada celular de células variavelmente pigmentadas que podem estar produzindo uma membrana basal (Fig. 21-41). Os cistos preenchem a câmara posterior, contatam as lentes e podem inchar através da pupila. Os casos suscetíveis a serem examinados histologicamente são aqueles nos quais o glaucoma secundário se desenvolve. Não há infiltração de leucócitos, mas pode haver formação de membrana fibrovascular tanto preiridal quanto retrocorneano. A sinequia posterior é comum. A liberação do pigmento a partir do cisto rompido, obstrução do escoamento do humor aquoso, proliferação fibrovascular, e deslocamento para a frente da íris são provavelmente fatores contribuintes para o glaucoma. Em cavalos da raça Rocky Mountain, o cisto ciliar pode estar presente como parte de uma doença hereditária que inclui outras anomalias oculares.

Neoplasmas da Úvea

Os neoplasmas uveais são comuns apenas em cães e gatos. Além de seu efeito direto na função ocular, neoplasmas são comumente associados a mudanças secundárias, como discoria, hemorragia, proliferação fibrovascular, luxação do cristalino, catarata, hialose asteroide e descolamento da retina, e são uma causa frequente de glaucoma secundário. A neoplasia primária é mais predominante do que a doença metastática no globo. Em todas as espécies, neoplasmas melanocíticos são seguramente os mais comuns entre todos os neoplasmas oculares. No entanto, há diferenças significativas intra-espécies que justificam a consideração de neoplasia melanocítica separadamente para cães, gatos e cavalos.

Neoplasmas Melanocíticos Uveais Caninos. Em cães, melanocitomas uveais benignos são mais comuns na íris e no corpo ciliar, normalmente afetando ambos. Apenas 6% dos melanocitomas uveais afetam principalmente a coroide. Melanocitomas da úvea anterior prontamente apagam o ângulo iridocorneano. Muitos irão expandir-se ao longo da malha corneoescleral, que se estende anteriormente à terminação da membrana de Descemet e combina com o estroma corneano periférico profundo. A extensão escleral é comum para ambos os melanocitomas uveal anterior e coroidal, e não é uma característica indicativa de malignidade (Fig. 21-42). Todos os melanocitomas têm uma aparência histológica similar independentemente de sua origem na íris, corpo ciliar, ou coroide. Os neoplasmas são compostos de proporções variáveis de células fusiformes fortemente pigmentadas e células poliédricas arredondadas fortemente pigmentadas desconexas. O melanoma maligno uveal é mais comum na úvea anterior do que na coroide. Apenas 3% dos melanomas malignos uveais são coroidais na origem. Aproximadamente 25% dos neoplasmas melanocíticos uveais anteriores e 15% dos neoplasmas melanocíticos coroidais são malignos. O índice mitótico é o parâmetro mais confiável no diagnóstico de melanoma maligno. Um limite de 4 mitoses em 10 campos de grande aumento (CGA) é o mais amplamente usado para estabelecer a malignidade em neoplasmas melanocíticos uveais (Fig. 21-43). Tal como acontece com os melanocitomas uveais, a expansão ao longo da rede corneoescleral, na esclera, e em tecidos extraesclerais é comum. Os melanomas malignos são menos pigmentados do que suas contrapartes benignas e podem ser amelanóticos. As células neoplásicas que contêm pigmentos não devem ser consideradas como melanócitos porque qualquer ruptura do trato uveal pode resultar em dispersão de pigmento e fagocitose pelas células neoplásicas. Para qualquer neoplasma melanocítico uveal, necrose e infiltração de melanófagos é comum. O envolvimento coroidal frequentemente causa descolamento da retina.

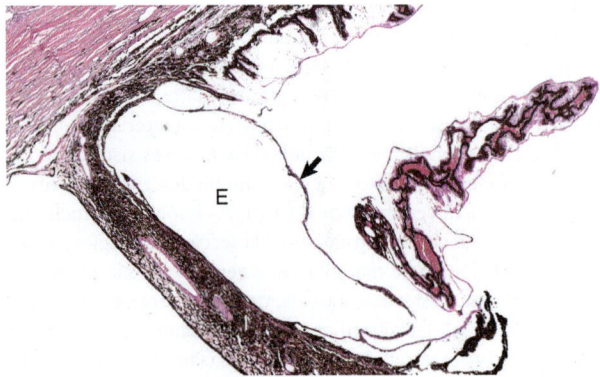

Figura 21-41 Cistos Iridociliares, Úvea, Cão. Múltiplos cistos de diferentes tamanhos surgem a partir da íris posterior e do epitélio ciliar. A maior parte deles (C) é delimitada por uma única camada de epitélio de pigmentações variadas (*seta*). A doença também é conhecida como uveíte pigmentar e uveíte do Golden retriever. Não há infiltrados leucocitários. *I*, Íris. Coloração por HE. (Cortesia de Dr. P. Labelle, Antech Diagnostics.)

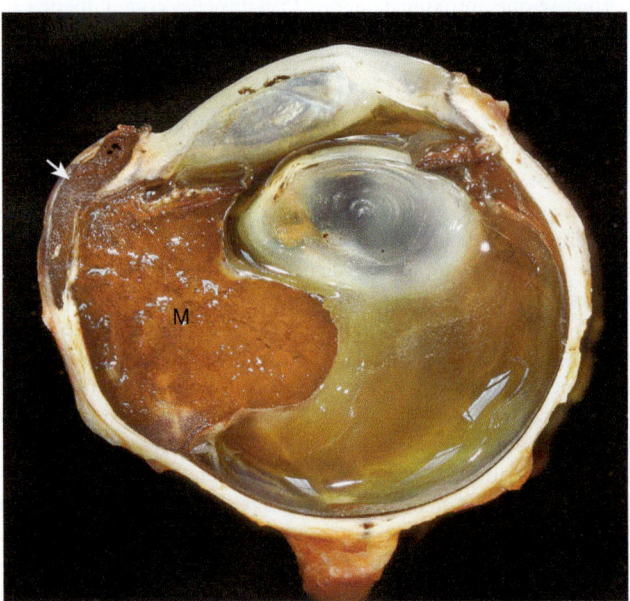

Figura 21-42 Melanocitoma, Globo, Secção Sagital, Cão. A íris, ângulo iridocorneano, corpo ciliar e coroide anterior são expandidos por um melanocitoma benigno (M). O neoplasma se estende à esclera (*seta*), o que não é indicação de malignidade. (Cortesia de Comparative Ocular Pathology Laboratory of Wisconsin.)

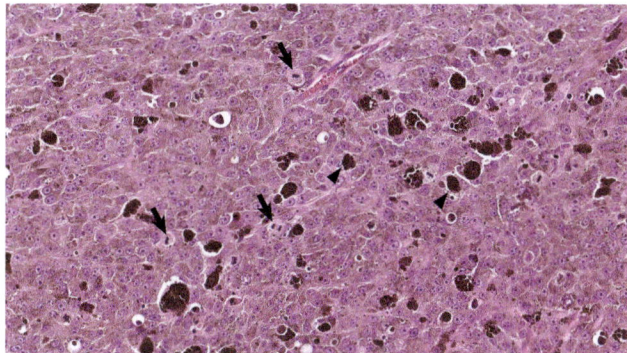

Figura 21-43 **Melanoma Maligno, Úvea, Cão.** Células neoplásicas fusiformes à poligonais. A maioria das células está levemente pigmentada com melanina. Há numerosas mitoses (*setas*) indicando malignidade. Os melanófagos estão dispersos no neoplasma (*cabeças de* setas). Coloração por HE. (Cortesia do Dr. P. Labelle, Antech Diagnostics.)

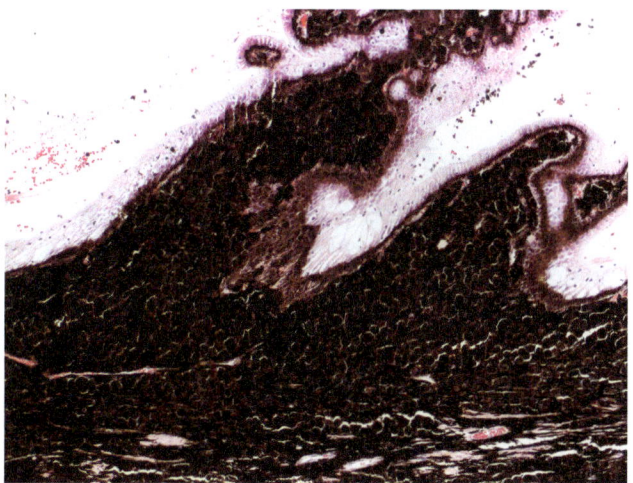

Figura 21-44 **Melanose ocular, Corpo Ciliar, Cão.** Há expansão difusa do corpo ciliar sem formação de massa. As células pigmentadas incluem tanto melanócitos quanto melanófagos. Não foi conclusivamente determinado se esta doença proliferativa é verdadeiramente neoplásica. Coloração por HE. (Cortesia do Dr. P. Labelle, Antech Diagnostics.)

Melanose Ocular. A melanose ocular (glaucoma pigmentar) é uma doença singular que deve ser distinguida de melanocitoma uveal e melanomas malignos em cães. Não está claro se a melanose ocular é verdadeiramente neoplásica. Ela é vista com maior frequência, mas não exclusivamente, em cairn terriers. Naquela raça, a análise de pedigree sugere que o traço tenha um modo autossômico dominante de herança. Os melanócitos em melanose ocular têm um imunofenótipo singular que difere dos melanócitos normais com uma coloração negativa para Melan-A e S-100. Macroscopicamente, a melanose ocular aparece como pigmentação difusa do trato uveal. O pigmento pode estar visível através da esclera. Histologicamente, é caracterizada por infiltração difusa uveal de células grandes arredondadas carregadas de pigmento sem a formação de uma massa distinta (Fig. 21-44). Tanto os melanócitos quanto os melanófagos contribuem para a expansão uveal. Também pode haver extensão ao longo das meninges ópticas. A doença é bilateral em cairn terriers. Em outras raças, é normalmente unilateral na apresentação, mas pode eventualmente afetar o globo contralateral.

Melanoma Difuso da Íris Felina. O melanoma difuso da íris felina (FDIM) é o neoplasma ocular mais comum em gatos. Na maioria dos casos, o melanoma difuso da íris começa como áreas focais ou multifocais de hiperpigmentação da íris. Estas áreas correspondem

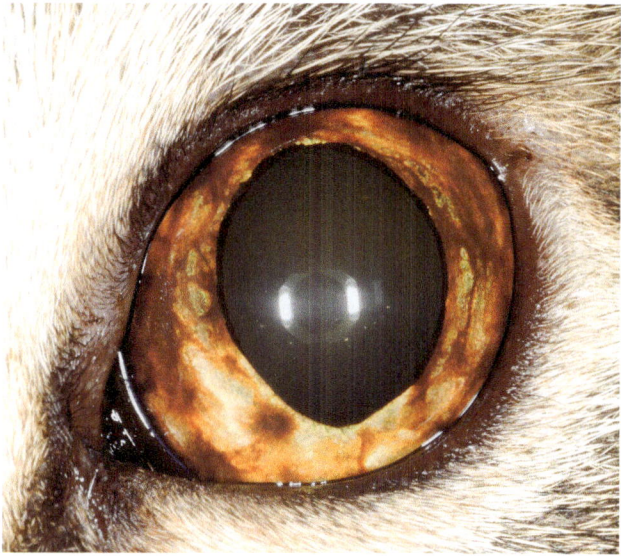

Figura 21-45 **Melanoma Difuso da Íris Felina, Íris, Gato.** Pigmentação irregular multifocal à coalescente do estroma da íris está presente juntamente com discoria da pupila. (Cortesia de Ophtalmology Service, College of Veterinary Medicine, University of Illinois.)

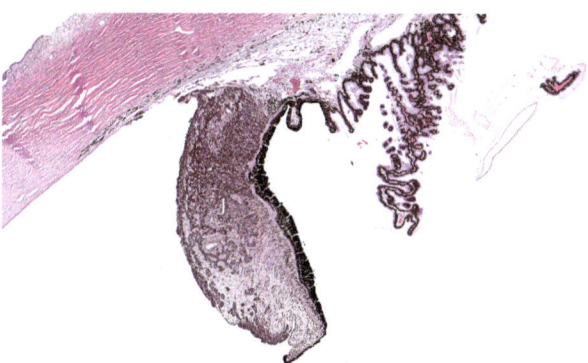

Figura 21-46 **Melanoma Difuso da Íris Felina, Íris, Gato.** A íris (*I*) é expandida por um melanoma difuso de íris. Aqueles limitados à íris são considerados de "estágio inicial". Neoplasmas no "estágio intermediário" infiltram-se na íris e ciliar. O "estágio avançado" indica extensão à coroide, esclera ou além. Coloração por HE. (Cortesia de Dr. P. Labelle, Antech Diagnostics.)

histologicamente à melanose da íris pré-neoplásica caracterizada por uma a cinco camadas de melanócitos fortemente pigmentados bem-diferenciados que cobrem a superfície anterior da íris. A melanose da íris pode permanecer estagnada por anos ou progredir lentamente pelo aumento do número e/ou tamanho dos focos. Uma vez que os melanócitos se estendem no estroma da íris subjacente, ele é considerado FDIM. A progressão de FDIM é altamente variável. Alguns casos podem progredir lentamente durante anos sem sinais clínicos, enquanto outros desenvolvem-se rapidamente, causando glaucoma e disseminação para outros órgãos. Quase todos os casos de FDIM seguem uma progressão similar, embora em ritmos diferentes (Fig. 21-45). A lesão começa como uma melanose da íris e então infiltra-se e expande o estroma da íris, seguido de extensão do corpo ciliar (Fig. 21-46). A lesão então alcança a esclera e/ou coroide, e alguns neoplasmas infiltram-se no plexo venoso escleral. Casos raros infiltram-se além da esclera dentro da conjuntiva ou órbita. Apesar deste padrão reproduzível de crescimento, a rapidez com a qual o FDIM progride é imprevisível. Portanto, não há critérios definitivos para guiar veterinários sobre o melhor momento para enuclear. No entanto, há um consenso geral de que globos com pigmentação progressiva compatível com FDIM que desenvolvem glaucoma devem ser enucleados. Histologicamente, o FDIM é composto de melanócitos neoplásicos que podem ser predominantemente fusiformes, poligonais ou redondos. A quantidade de pigmentação varia bastante, mas muito poucos são amelanóticos. Embora não sejam prognosticamente significantes, as células neoplásicas frequentemente exibem pleomorfismo significante com cariomegalia e células multinucleadas. Invaginações citoplasmáticas intranucleares também podem ser uma descoberta proeminente. As características histológicas que têm algum valor prognóstico incluem extensão do tumor, invasão vascular, índice mitótico e o volume de necrose dentro do tumor. O FDIM limitado a íris normalmente não causa glaucoma e a remoção naquele momento está associada aos tempos de sobrevivência similares aqueles de gatos não afetados sem risco de metástase. O FDIM sem extensão ao corpo ciliar e além tem maior probabilidade de desenvolver glaucoma e de fazer metástase, especialmente com extensão extraescleral. A invasão vascular ocorre normalmente no plexo venoso escleral e está normalmente associada às lesões avançadas ou extensivas. Um índice mitótico alto é um indicador prognóstico precário, e um limite de 7 mitoses por campo de 10400× pode ser usado como diretriz. O fígado e os pulmões são os locais mais frequentes de metástase. As metástases tendem a desenvolver-se lentamente e, em alguns casos, podem não ser reconhecidas por 1 a 3 anos após a enucleação. O FDIM deve ser diferenciado do melanoma atípico felino muito menos frequente. O melanoma atípico felino forma massas multinodulares no trato uveal em vez de expansão difusa da íris. É composto de melanócitos fortemente pigmentados, bem-diferenciados, com pleomorfismo mínimo e índice mitótico baixo. No entanto, apesar destas características normalmente associadas ao processo benigno, o melanoma atípico felino pode metastatizar.

Neoplasia Melanocítica Intraocular Equina.

A neoplasia melanocítica intraocular equina (EIMN) está associada ao melanoma cutâneo equino. A maioria das EIMN (67%) são diagnosticadas em cavalos conhecidos por terem melanoma cutâneo. Assim como acontece com o melanoma cutâneo, a maioria dos cavalos com EIMN são cavalos cinzas (85%). Histologicamente, a íris é frequentemente afetada, com alguns casos envolvendo a íris e o corpo ciliar. Menos casos expandem a úvea anterior bem como a coroide e/ou esclera. As características celulares de EIMN são similares àquelas de melanoma cutâneo equino. Quase todos os EIMNs são de pigmentação moderada a forte. As células são fusiformes a poligonais com atividade mitótica mínima ou ausente. Muitas massas são necróticas com infiltração de melanófagos. Membranas fibrovasculares pré-iridiais e pigmentos dentro do endotélio corneano são achados comuns. Glaucoma, no entanto, parece incomum. A patogênese é desconhecida; no entanto, a associação forte ao melanoma cutâneo sugere uma base genética.

Neoplasmas Neuroectodérmicos.

A neoplasia neuroectodérmica perde apenas para a neoplasia melanocítica em frequência. A maior parte é de adenomas iridociliares ou adenocarcinomas iridociliares bem-diferenciados. Meduloepiteliomas são raros. Neoplasmas iridociliares surgem a partir do neuroectoderma do corpo ciliar ou íris posterior. Macroscopicamente, eles são reconhecidos como massas discretas rosadas não pigmentadas a levemente pigmentadas que podem projetar-se para a abertura pupilar e deslocar a face da íris anteriormente. Os neoplasmas são compostos de células cuboides a colunares que formam cordões e ninhos com túbulos e ocasionalmente cistos. Túbulos e cistos podem conter ácido hialurônico. Células neoplásicas produzem material de membrana basal positivo para ácido periódico de Schiff (PAS). A maior parte dos neoplasmas inclui algumas células que contém pigmento, mas neoplasmas iridociliares fortemente pigmentados são incomuns. Aproximadamente 15% invadem a esclera e são considerados malignos (adenocarcinoma), mas o risco de metástase é baixo. Em gatos, muitos neoplasmas são predominantemente compostos de células alongadas em folhas, e alguns contém osso metaplásico; esses neoplasmas são frequentemente mal-diagnosticados

como sarcomas. Os neoplasmas iridociliares normalmente expressam marcadores neuroendócrinos e vimentina, mas os neoplasmas malignos em cães também podem expressar citoqueratina.

O meduloepitelioma é uma contraparte congênita relativamente rara de neoplasmas iridociliares, mais comumente visto em cavalos. Eles tendem a surgir a partir do corpo ciliar ou do nervo óptico, e menos frequentemente da retina. A aparência histológica reflete sua origem embrionária a partir de neuroectoderma primitivo ainda capaz de diferenciação tanto iridociliar quanto retiniana. Os neoplasmas são compostos de células estreladas hipercromáticas pequenas a redondas que formam folhas soltas e estruturas precariamente organizadas com múltiplas camadas tipo rosetas com cavidade central. Rosetas verdadeiras Flexner-Winterseiner e Homer-Wright podem estar presentes, e em algumas áreas podem apresentar características que lembram processos ciliares ou retina. Em cavalos, elas frequentemente contêm elementos heterotópicos que não são derivados normais do desenvolvimento embrionário ocular, como cartilagem e osso. Essas variantes são conhecidas como meduloepiteliomas teratoides. Embora sejam tumores congênitos por definição, seu crescimento é lento e pode não ser diagnosticado até muitos anos depois.

Schwannomas.

Schwannomas (também denominados *tumores de células fusiformes de cães de olhos azuis* ou *tumores da bainha dos nervos periféricos*) ocorrem quase exclusivamente em cães, mas também foram descritos em gatos. Esses neoplasmas podem não formar uma massa reconhecível clinicamente. Histologicamente, eles normalmente surgem na íris e se estendem ao corpo ciliar. As massas são não pigmentadas e compostas por tratos, fluxos e espirais entrelaçados. Padrões Antoni A e B são frequentemente reconhecidos. Aproximadamente metade dos neoplasmas são bem-diferenciados com índice mitótico baixo. A metástase é rara e foi descrita apenas em cães.

Neoplasmas Metastáticos.

Neoplasmas metastáticos ao globo são muito menos frequentes do que neoplasia ocular primária. O linfoma é o neoplasma secundário mais comum em todas as espécies, mas é particularmente predominante em gatos. Há dois padrões gerais de metástase ao globo. Os neoplasmas leucocitários como o linfoma e o sarcoma histiocítico normalmente causarão expansão difusa e obliteração do trato uveal (Fig. 21-47). Carcinomas e sarcomas não leucocitários mais frequentemente formarão massas multifocais. Alguns cobrirão a íris e o corpo ciliar e obstruirão os vasos sanguíneos. Adenocarcinomas mamários e adenocarcinomas pulmonares são os neoplasmas epiteliais secundários mais comuns em cães e gatos, respectivamente. Hemangiossarcoma, melanoma maligno, fibrossarcoma, e osteossarcoma são sarcomas não leucocitários comuns que se propagam ao olho.

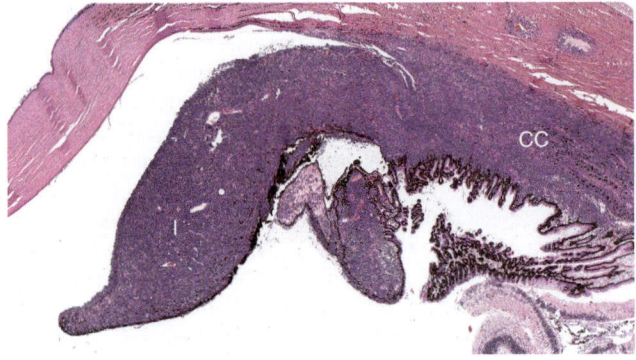

Figura 21-47 Linfoma metastático, Úvea, Gato. Infiltração difusa de linfócitos neoplásicos na íris (*I*) e corpo ciliar (CC). Este padrão é típico dos neoplasmas leucocitários. Carcinomas metastáticos e sarcomas não leucocitários mais frequentemente formam massas dentro do trato uveal, e células neoplásicas podem cobrir a úvea. Coloração por HE. (Cortesia de Dr. P. Labelle, Antech Diagnostics.)

Doenças do Cristalino

Anomalias de Desenvolvimento do Cristalino

O cristalino é derivado do espessamento do ectoderma induzido pelo contato com a vesícula óptica primária. Este placoide do cristalino migra interiormente, então, forçando a vesícula óptica a invaginar em si mesma para formar o cálice óptico primário. Conforme o faz, o placoide do cristalino cresce para tornar-se uma vesícula de cristalino e separar-se do ectoderma sobrejacente (Fig. 21-2). Esta vesícula inicialmente é apenas uma única camada de células epiteliais cuboides cercadas por uma cápsula bem fina. As células epiteliais ao longo da superfície posterior se alongam para obliterar o lúmen desta vesícula primitiva, criando as fibras de lentes primárias que persistem ao longo da vida como núcleo do cristalino. O desenvolvimento subsequente das fibras corticais do cristalino pós-natal depende inteiramente da atividade mitótica a partir do epitélio anterior do cristalino. Nenhum epitélio permanece ao longo da metade posterior do cristalino em qualquer tempo após o estágio de vesícula primária do cristalino.

O cristalino tem um papel indutivo central no desenvolvimento ocular, de forma que as anomalias significativas do cristalino estão quase sempre acompanhadas por anomalias oculares múltiplas, tais como microftalmia. É provável que muitas das anomalias de desenvolvimento do cristalino reflitam as mudanças degenerativas adquiridas (mesmo que ocorram no útero), resultando na regressão do que fora um cristalino em desenvolvimento normal. Tais mudanças incluem cristalino anormalmente pequeno (microfaquia) ou com formatos anormais (lenticone e lentiglobo).

Luxação do Cristalino

O deslocamento do cristalino pode ser parcial (subluxação) ou completo (luxação). O cristalino pode ser forçado para a câmara anterior, ou permanecer preso na câmara posterior (Fig. 21-48). Um cristalino completamente deslocado provavelmente desenvolverá uma catarata difusa, presumivelmente devido ao acesso inadequado ao humor aquoso e nutrição. A luxação do cristalino anterior é muito mais significativa porque causa dor e também predispõe ao glaucoma. A luxação do cristalino pode ser primária ou secundária. Deve-se tomar cuidado durante o processamento de globos para não causar deslocamento iatrogênico do cristalino que pode imitar luxação do cristalino.

A luxação primária do cristalino refere-se àquela que ocorre sem qualquer trauma conhecido ou outra doença ocular. Ela pode ser congênita ou aparecer mais tarde na vida. A luxação congênita é normalmente o resultado de um erro de desenvolvimento que causa zônulas anormais ou insuficientes. Muito mais prevalentes são as luxações espontâneas que ocorrem em cães adultos jovens de raças específicas (terriers e outros). A luxação é quase sempre bilateral. Em muitas raças, a luxação primária do cristalino é associada à mutação no gene ADAMTS17. Alguns casos de luxação primária do cristalino secundária à displasia do ligamento zonular podem ser reconhecidos histologicamente. Nestes casos, há material eosinofílico, hialino, acelular que cobre porções do epitélio ciliar não pigmentado (Fig. 21-49). Este material cora intensivamente com a reação do ácido periódico de Schiff (PAS), e a coloração tricrômica indica colágeno aumentado comparado aos ligamentos zonulares normais.

A luxação secundária do cristalino é mais frequentemente vista com alongamento excessivo dos ligamentos zonulares dentro do globo que se tornou muito alargado secundário ao glaucoma, trauma contuso que causa avulsão dos ligamentos zonulares, ou uveíte que afeta a qualidade dos ligamentos zonulares. O deslocamento do cristalino pode também ocorrer na presença de neoplasmas ocupando espaço. A catarata grave com intumescência ou colapso pode resultar também em alongamento excessivo dos ligamentos zonulares.

A distinção entre luxação do cristalino como causa de glaucoma e luxação do cristalino como consequência de glaucoma não é sempre óbvia em casos nos quais tanto luxação do cristalino quanto glaucoma

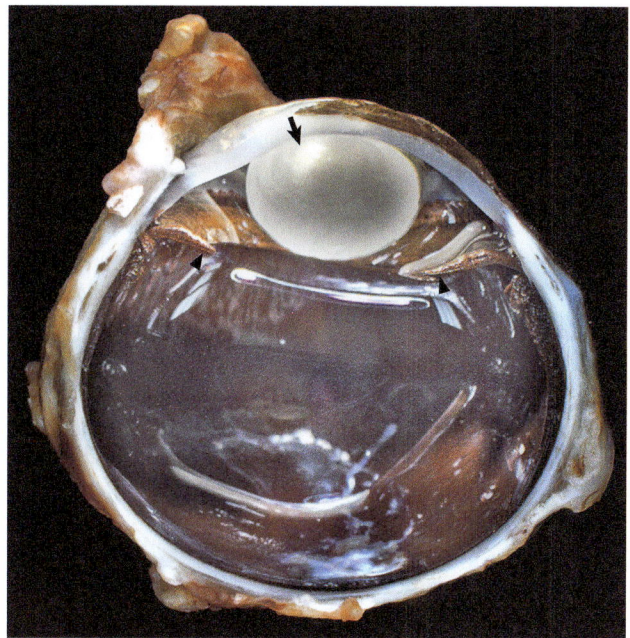

Figura 21-48 Luxação Anterior do Cristalino, Globo, Secção Sagital, Cão. O cristalino (*seta*), que normalmente encontra-se posterior à íris (*cabeças de setas*), foi deslocada anteriormente na câmara anterior. A maioria dos cristalinos luxados apresenta algum grau de catarata. O contato com a córnea pode danificar o endotélio corneano. As membranas fibrovasculares ao longo da córnea posterior e íris são comuns. Essas lesões podem contribuir para o desenvolvimento de glaucoma. (Cortesia de Comparative Ocular Pathology Laboratory of Wisconsin.)

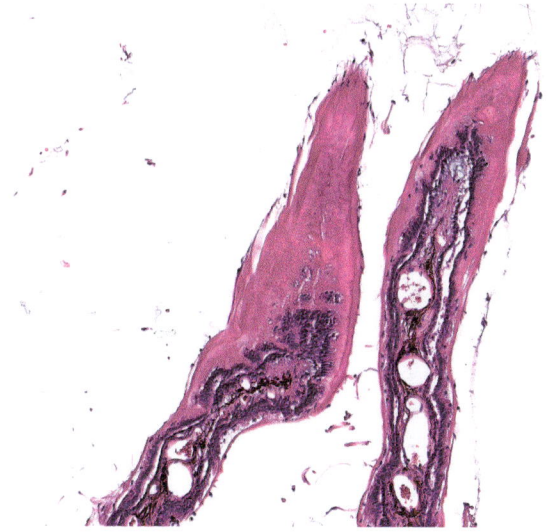

Figura 21-49 Displasia do Ligamento Zonular, Processos Ciliares, Cão. Os processos ciliares estão cobertos por material grosso, hialino, eosinofílico. O material está firmemente aderido ao epitélio ciliar não pigmentado e muito mais grosso do que os ligamentos zonulares normais. Coloração por HE. (Cortesia de Dr. P. Labelle, Antech Diagnostics.)

são diagnosticados no mesmo globo. A luxação do cristalino pode causar glaucoma se há bloqueio pupilar e da sinéquia posterior, pela obstrução do fluxo de humor aquoso na câmara anterior ou pelo deslocamento do corpo vítreo, o qual pode ser uma obstrução e predispor ao descolamento da retina. A luxação do cristalino pode ser uma consequência de glaucoma quando há um buftalmo que se alonga e rasga os ligamentos zonulares.

Catarata Diabética

A catarata diabética é a forma melhor estudada das doenças metabólicas do cristalino. Cataratas bilaterais que progridem rapidamente desenvolvem-se na maioria dos cães diabéticos. Após serem diagnosticados com diabetes melito, aproximadamente metade dos cães desenvolverão catarata dentro de 6 meses, e 80% dentro de 16 meses. Controlar a hiperglicemia e, por extensão, o nível de glicose no humor aquoso pode atrasar o desenvolvimento de cataratas. Uma vez que a lesão se desenvolve, a progressão para a opacidade cortical completa e, portanto, a deficiência visual ocorre dentro de dias a semanas. O edema pode ser tão rápido que a cápsula do cristalino se rompe. A catarata desenvolve-se devido ao alto nível de glicose dentro do humor aquoso. Quando a via hexocinase está sobrecarregada com glicose, o excesso de glicose absorvido pela lente é desviado para a via sorbitol, onde é transformado pela enzima aldose redutase em sorbitol. Isto resulta no acúmulo de sorbitol, o que cria um efeito hiperosmótico e o influxo de fluido. O resultado é edema rápido do cristalino e ruptura de sua arquitetura. O estresse osmótico também induz a apoptose das células epiteliais do cristalino. As características histológicas da própria catarata são similares àquelas de qualquer outra catarata grave, tornando crítica a anamnese para o diagnóstico. Alguns casos desenvolvem endoftalmite granulomatosa grave (uveíte facoclástica), que tende a cobrir o trato uveal em vez de estar centrado nas lentes. Esta forma de inflamação associada às cataratas diabéticas deve ser diferenciada de uveíte assimétrica (ver Distúrbios dos Cães). Raramente, gatos diabéticos também podem desenvolver cataratas, mas a lesão é menos grave do que em cães e parece ter significância clínica limitada. Gatos mais velhos apresentam atividade mais baixa da aldose-redutase do que cães e gatos jovens, o que pode fornecer proteção pela limitação da produção de sorbitol.

Neoplasmas do Cristalino

Sarcoma Ocular Pós-Traumático Felino. O sarcoma ocular pós-traumático felino (sarcoma ocular primário) (FPTOS) é o segundo neoplasma ocular primário mais comum em gatos. A doença é quase exclusiva aos gatos, embora alguns poucos casos tenham sido descritos em coelhos. Presume-se que o evento inicial seja trauma ocular ou doença ocular grave. Os neoplasmas são reconhecidos depois de um período de dormência normalmente durando muitos anos após o evento inicial (média de 5 anos). Morfologicamente, o neoplasma é um sarcoma e expressa vimentina. Acredita-se que ele surja a partir da transformação maligna de células epiteliais do cristalino. Alguns neoplasmas são imunopositivos para a proteína cristalina estrutural do cristalino αA, e a ruptura da cápsula do cristalino é reconhecida em quase todos os casos. Os neoplasmas são inicialmente centrados na lente, e as células neoplásicas multifocalmente depositam material tipo membrana basal/cápsula do cristalino que cora com PAS e é imunopositivo ao colágeno tipo IV. Em menor grau, a imunorreatividade à actina de musculo liso (AML) é também consistente com a origem do cristalino porque as células epiteliais do cristalino podem expressar AML especialmente em estados doentes como cataratas. Similarmente, a imunorreatividade ocasional à citoqueratina pode refletir a origem do epitélio do cristalino a partir da superfície ectodérmica; a expressão de citoqueratina é normalmente perdida durante a embriogênese.

Os resultados brutos refletem o fato de que a maior parte dos neoplasmas são reconhecidos tardiamente nos processos de doença. O globo é frequentemente quase cheio pelo neoplasma, e o cristalino pode estar colapsado (Fig. 21-50). A extensão escleral e do nervo óptico pode ser visível macroscopicamente. Histologicamente, lesões precoces são reconhecidas como fluxos de células fusiformes delimitando o cristalino na área da ruptura da cápsula do cristalino. Um aspecto característico de FPTOS é que, conforme o neoplasma progride, as células fusiformes irão inicialmente alinhar-se ao trato uveal, especialmente coroide. Eventualmente, o neoplasma desfaz a

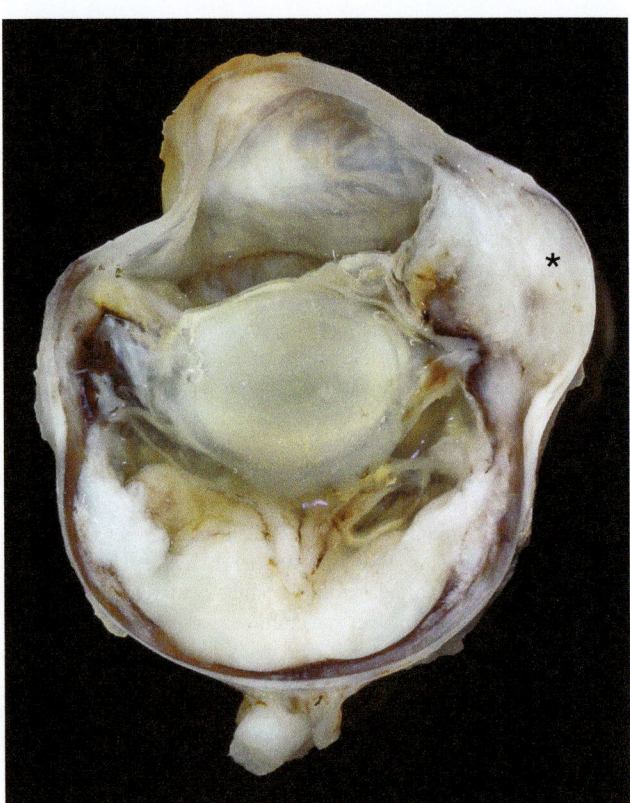

Figura 21-50 **Sarcoma Ocular Pós-Traumático, Globo, Secção Sagital, Gato.** Um neoplasma multinodular sólido parcialmente preenche o globo e invade a esclera (*asterisco*). Neoplasmas precoces irão delimitar o cristalino progredindo para alinhar e invadir a úvea. Em estágios tardios, o cristalino pode estar colapsado com apenas resquícios de células rompidas presas na massa. (Cortesia de Comparative Ocular Pathology Laboratory of Wisconsin.)

úvea, e pode haver extensão à esclera e ao nervo óptico. Em casos tardios, o globo é essencialmente preenchido pelo neoplasma. As células neoplásicas são normalmente fusiformes com pleomorfismo grave e índice mitótico alto. Células multinucleadas podem estar presentes. Em algumas áreas do neoplasma, as células neoplásicas podem estar separadas por material tipo membrana-basal. Uma pequena porcentagem de neoplasmas apresenta deposição de material condroide e/ou osteoide. Em neoplasmas extensivos, o cristalino pode ser reconhecido apenas como fragmentos de cápsula de cristalino. O FPTOS é altamente infiltrativo, e a extensão além da esclera é um indicador de prognóstico ruim. A extensão intracraniana rara ao longo do nervo óptico e metástase foram descritas. O FPTOS tem similaridades com sarcoma de local de vacina: evento inicial traumático, longo período de dormência entre a iniciação e o desenvolvimento do neoplasma e características histológicas similares. No entanto, não há associação conhecida entre estas duas entidades.

Há uma variante menos frequente de sarcomas felinos pós-traumáticos composta por células redondas pleomórficas. Estes casos são também associados ao trauma prévio e ruptura da cápsula do cristalino, e a maioria tem distribuição típica de FPTOS. As células neoplásicas têm características muito semelhantes ao linfoma pleomórfico; no entanto, a histogênese exata da variante de célula redonda de FPTOS é incerta. Em muitos casos, as células neoplásicas expressam marcadores tanto de linfócitos T quanto de linfócitos B.

Doenças da Retina e do Nervo Óptico

As doenças da retina categorizadas por lesão estão listadas na Tabela 21-3; as doenças da retina categorizadas por patogênese estão listadas na Tabela 21-4.

Tabela 21-3	**Doenças da Retina Categorizadas por Lesão**				
Atrofia de Célula Ganglionar (Retiniana Interna)	**Atrofia de Fotorreceptor (Retiniana Externa)**	**Necrose de Espessura Total**	**Retinite**		**Outras**
Glaucoma Lesão do nervo óptico (atrofia retrógrada)	Atrofia retiniana progressiva Degenerações/displasias fotorreceptoras hereditárias Descolamento da retina Retinopatia induzida pela luz Toxicidade Deficiência nutricional Isquemia coroidal	Glaucoma de alta pressão (apenas cães) Lesão isquêmica Hipertensão sistêmica Oclusão vascular (tromboembolia, metástase)	Infecção hematogênica Extensão da uveíte/ endoftalmite		Doenças do epitélio pigmentar da retina e doenças do armazenamento neuronal Anomalias de desenvolvimento

Tabela 21-4	**Doenças da Retina Categorizadas por Patogênese**				
Isquemia	**Inflamação**	**Trauma**	**Tóxico/Metabólico/ Oxidativo**	**Genética/de Desenvolvimento**
Glaucoma* Hipertensão sistêmica Oclusão vascular (tromboembolia, metástase) Descolamento da retina Vasculite	Infecção hematogênica Infecção por lesão penetrante Extensão da uveíte/ endoftalmite	Descolamento da retina Hemorragia/infarto Lesão do nervo óptico (atrofia retrógrada)	Deficiência nutricional Retinopatias tóxicas Retinopatia induzida pela luz	Degenerações/ displasias do fotorreceptor hereditárias Doenças de armazenamento neuronal Displasia da retina Descolamento da retina (displasia vitreorretiniana)

*Isquemia é um fator contribuinte para atrofia glaucomatosa da retina.

Anomalias de Desenvolvimento da Retina

Displasia da Retina. A displasia da retina é um termo geral que denota uma diferenciação anormal da retina caracterizada por camadas desorganizadas da retina. Sulcos adquiridos da retina, os quais podem desenvolver-se secundariamente ao descolamento e recuperação da retina ou posterior cicatrização da retina, devem ser considerados como uma entidade separada.

A displasia da retina é uma anomalia rara que resulta da indução inadequada da maturação retiniana pelo epitélio pigmentado da retina (EPR). A maior parte dos casos de displasia retiniana é vista em cães como uma doença hereditária. A displasia retiniana também pode ser uma de muitas malformações congênitas em globos gravemente afetados. Os detalhes da patogênese provavelmente variam dependendo da causa, mas todos envolvem a separação ou aposição inadequada entre a neuroretina e o EPR, ou disfunção do próprio EPR. O resultado é uma retina com desorganização multifocal à difusa das camadas da retina com rosetas variavelmente organizadas, variação em espessura, e, em muitos casos, descolamento da retina (Fig. 21-51). O dobramento retiniano é comumente visto com displasias da retina. Em alguns casos, os sulcos da retina estão presentes sem desorganização das camadas da retina, e nestes casos podem não representar displasia verdadeira da retina. Esses casos podem representar um globo onde o desenvolvimento da retina ocorreu mais rapidamente do que o desenvolvimento da coroide e esclera de apoio. A implicação é que tais sulcos retinianos são transitórios e desaparecerão conforme o animal envelhece e as estruturas de suporte continuam a crescer.

Em todas as espécies, a displasia da retina pode ocorrer depois de lesão retiniana durante o desenvolvimento da retina. A infecção viral é mais comum, mas outras causas incluem lesão tóxica, deficiências nutricionais, exposição à radiação e trauma intrauterino. Isto tipicamente

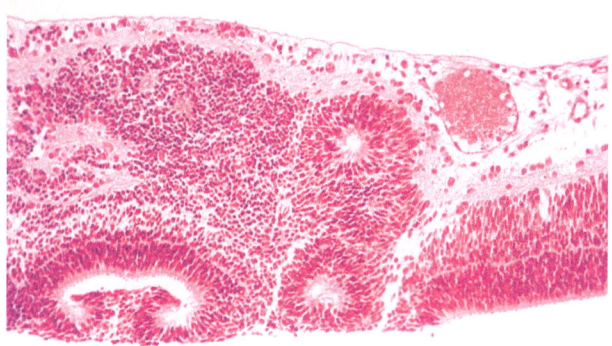

Figura 21-51 Displasia Retiniana, Retina, Filhote de Cão. As células das camadas retinianas são organizadas precariamente e organizadas ao acaso, às vezes criando estruturas do tipo acinar conhecidas como rosetas retinianas. Coloração por HE. (Cortesia de Dr. B. Wilcock, Ontario Veterinary College.)

implica doença no útero. No entanto, em cães e gatos, o período de susceptibilidade para alguns destes eventos estende-se por até 6 semanas após o nascimento, tempo durante o qual a retina continua a se desenvolver. Em contraste com a retina adulta, que não retém capacidade mitótica, a retina em desenvolvimento ainda pode reagir com ao menos alguma regeneração neuronal. Tal regeneração é normalmente misturada com cicatriz glial e não restabelece a organização normal da retina.

Os vírus que mais frequentemente causam displasia retiniana em animais domésticos são diarreia viral bovina e vírus da doença das mucosas (BVD-MD) em bovinos, vírus da língua azul em ovinos, herpesvírus e adenovírus em cães, e parvovírus e vírus da leucemia felina em gatos. Os vírus tipicamente causam necrose ou inflamação dentro da retina, e a tentativa de regeneração resulta em displasia retiniana. A displasia retiniana ocorre apenas se estas infecções virais danificam a retina enquanto seus neurônios ainda possuem capacidade proliferativa.

A cicatrização da retina como resultado de necrose e inflamação moderada pode persistir em alguns casos. A janela de susceptibilidade para o desenvolvimento de displasia da retina depende da espécie, já que o desenvolvimento retiniano varia com as espécies.

A infecção de fetos bovinos com BVD-MD é a mais frequente e a mais estudada das displasias retinianas induzidas por vírus. A infecção entre os dias 79 e 150 da gestação pode resultar em displasia retiniana pós-necrótica. A lesão ocular inicial é endoftalmite linfocítica necrosante com necrose aleatória da retina. A inflamação gradualmente desaparece, e frequentemente há inflamação mínima em fetos abortados mais tarde ou bezerros recém-nascidos mortos. Os componentes oculares que já estão bem-diferenciados no momento da endoftalmite, como a córnea, úvea e nervo óptico, podem permanecer normais ou exibir alguma cicatrização pós-necrótica. Apenas a retina, que ainda está em desenvolvimento, exibirá tentativas malsucedidas de regeneração. Devido a retina periférica permanecer mitoticamente ativa por diversas semanas após o amadurecimento da retina central, as lesões displásicas podem ser encontradas apenas na retina periférica. Bezerros com displasia retiniana associada a BVD-MD tipicamente também têm hipoplasia cerebelar.

Hipoplasia do Nervo Óptico. A hipoplasia do nervo óptico pode ser unilateral ou bilateral. Primeiramente documentada em cães, a hipoplasia do nervo óptico ocorre também em gatos, equinos, bovinos e suínos. A lesão não está necessariamente associada à deficiência visual. Ela é a consequência do mau desenvolvimento de células do gânglio retiniano, perda precoce de células do gânglio retiniano, ou falha dos axônios em sair do globo. É hereditária em algumas raças de cães. Histologicamente, o nervo óptico tem um diâmetro estreito com tecido conjuntivo aumentado em número aumentado de células gliais. A retina tem menos células do gânglio retiniano do que o normal, e a camada de fibras nervosas é fina. Em ovinos e suínos, a hipoplasia do nervo óptico deve ser diferenciada da atrofia do nervo óptico secundária a deficiência em vitamina A. A deficiência em vitamina A causa espessamento anormal dos ossos em crescimento, incluindo ossos orbitais. Isto resulta na atrofia de compressão do nervo óptico. Em suínos, a deficiência também pode afetar o globo com lesões como microftalmia. A deficiência de vitamina A causa degeneração da retina (ver Retinopatias Nutricionais).

Doença Adquirida da Retina

Retinopatias Isquêmicas. Um dano isquêmico à retina pode ser o resultado da oclusão dos vasos da retina ou, mais frequentemente, da interferência com o fornecimento de sangue na coroide. A tromboembolia, a doença metastática e a coroidite grave podem interferir com o fornecimento vascular apropriado para a retina. A vasculite na retina ou coroide é incomum, mas pode ser vista com doenças imunes ou infecciosas, como a meningoencefalite trombótica de bovinos, a febre maculosa, ou a erliquiose em cães. A isquemia também contribui para a lesão da retina como parte do descolamento da retina e é um dos fatores contribuintes para a atrofia da retina no glaucoma. A doença microvascular associada à diabete melito pode ser vista em cães e gatos, mas não tem o mesmo significado clínico que a retinopatia diabética em seres humanos.

A hipertensão sistêmica é uma causa relativamente comum para dano isquêmico da retina em cães e gatos. Ela é normalmente secundária à doença renal crônica, mas também pode estar associada a doenças endócrinas como hipertireoidismo, diabete melito, hiperadrenocorticismo e feocromocitoma, bem como doença cardiovascular. As descobertas clínicas frequentemente incluem hemorragia intraocular e retiniana, e edema e descolamento retiniano. Os globos

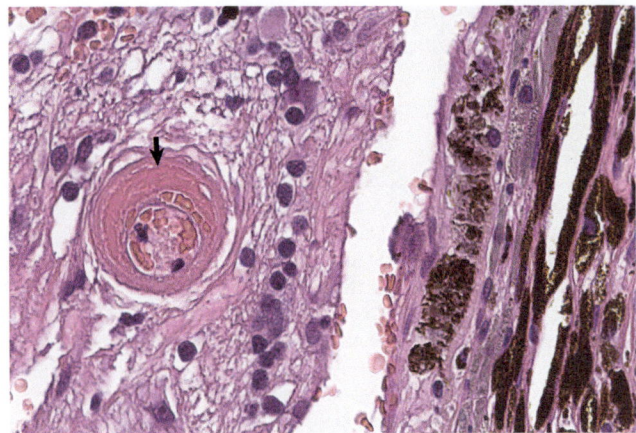

Figura 21-52 Vasculopatia Hipertensiva, Retina, Cão. Há necrose fibrinoide da arteríola retiniana (*seta*). A estratificação normal da retina não está mais presente depois do descolamento da retina e atrofia da retina de espessura total. (Cortesia de Dr. P. Labelle, Antech Diagnostics.)

submetidos ao exame histopatológico são tipicamente glaucomatosos. As lesões são normalmente bilaterais, mas podem ser assimétricas. As lesões histológicas diagnósticas são mais óbvias na retina e coroide, mas é possível encontrá-las ao longo da úvea. As arteríolas afetadas apresentam paredes hialinas engrossadas com lúmen estreitado (Fig. 21-52). As paredes estão expandidas por material positivo para ácido periódico de Schiff (PAS) que pode ser sólido ou disposto em camadas concentricamente, o que representa necrose fibrinoide da túnica média. O edema e hemorragia da retina, necrose segmental da retina, descolamento da retina com atrofia da retina externa e hemorragia intraocular comumente acompanham as lesões vasculares. Pode haver necrose do epitélio pigmentado da retina (EPR). Em casos nos quais há necrose e hemorragia grave da retina, as lesões vasculares de diagnóstico podem ser mais facilmente reconhecíveis na coroide. A proliferação fibrovascular secundária à liberação de mediadores vasculares a partir da retina lesionada está presente na maioria dos casos e é frequentemente a causa do glaucoma neovascular.

Retinopatias Nutricionais. A deficiência em vitamina A como causa para retinopatia foi relatada em bovinos, equinos e suínos que receberam uma ração deficiente em vitamina A por um período de tempo estendido. Os efeitos oculares da hipovitaminose A envolvem primeiro os segmentos fotorreceptores externos, especialmente bastonetes, nas quais a vitamina A (retinol) é um componente do fotopigmento rodopsina. A lesão pode progredir lentamente para atrofia fotorreceptora difusa, perda da camada nuclear externa, e eventualmente atrofia completa da retina. As lesões iniciais podem ser revertidas com terapia de vitamina A.

A deficiência em vitamina E em cães e cavalos manifesta-se como acumulação de lipofuscina em vários tipos de célula, incluindo o EPR, consistente com dano oxidativo. A acumulação no EPR é maior do que o esperado com envelhecimento normal. Histologicamente, a acumulação de lipofuscina no EPR é visível com coloração padrão de hematoxilina e eosina e pode estar destacada com coloração PAS. O EPR pode concorrentemente ser hipertrófico. Como consequência de disfunção do EPR, a deficiência em vitamina E crônica eventualmente progride para degeneração dos fotorreceptores. A distrofia epitelial do pigmento da retina/atrofia retiniana progressiva central (DEPR), reconhecida principalmente em algumas populações de cães na Europa, apresenta-se com achados histológicos indistinguíveis da deficiência em vitamina E. Com DEPR, as lesões ocorrem apesar do consumo adequado de vitamina E, sugerindo uma inabilidade de devidamente metabolizar a vitamina E que resulta funcionalmente em uma deficiência no nível celular.

Retinopatias Tóxicas. A lesão tóxica à retina é um evento raro. A intoxicação por *locoweed* afeta bovinos, ovinos e equinos. As lesões oculares mimetizam aquelas do sistema nervoso central e consistem em edema e vacuolização dos neurônios da retina bem como degeneração dos axônios (Capítulo 14). Os efeitos da toxicidade da samambaia são discutidos em Distúrbios dos Ruminantes, e os efeitos da toxicidade de enrofloxacina/fluoroquinolona são discutidos em Distúrbios dos Gatos.

Retinite

Retinite é mais frequentemente uma consequência da extensão direta da uveíte ou endoftalmite. Alguns casos de uveíte linfoplasmocitária idiopática também incluem manguitos perivasculares na retina. A presença de doença retiniana nestas instâncias não fornece pistas sobre a etiologia subjacente.

Doenças infecciosas sistêmicas podem afetar a retina, e as lesões normalmente mimetizam aquelas de outros locais. A retina pode ser alvo de infecções virais tais como cinomose canina, raiva, pseudo-raiva, peste suína clássica, doença de Borna e febre catarral maligna. Doenças bacterianas tais como erliquiose canina, febre maculosa e meningoencefalite tromboembólica bovina podem causar lesões retinianas como consequência de doença vascular. As doenças parasitárias da retina incluem toxoplasmose, neosporose e larva migrans ocular causada pela migração das larvas *Toxocara canis* e *Baylisascaris procyonis*.

Neoplasmas da Retina e do Nervo Óptico

Astrocitomas Oculares. Os astrocitomas oculares foram descritos apenas em cães. Clinicamente, os astrocitomas aparecem como uma massa discreta no fundo do olho, ou, mais frequentemente, como descolamento da retina com hemorragia vítrea secundária, hifema e glaucoma. Os astrocitomas podem surgir na retina ou no nervo óptico e frequentemente envolvem ambos. As características histológicas e classificação são similares àquelas no sistema nervoso central (Capítulo 14). O prognóstico é bom com excisão completa; no entanto, os neoplasmas com envolvimento do nervo óptico podem estender-se intracranialmente.

Meningiomas Orbitais. O meningioma orbital (meningioma do nervo óptico, meningioma retrobulbar) é uma doença de cães. Clinicamente, os meningiomas orbitais estão associados ao exoftalmo e à perda de visão. Meningiomas orbitais provavelmente surgem de ninhos extradurais de células aracnoides. Os neoplasmas apagam o tecido conjuntivo orbital (Fig. 21-53). As massas podem comprimir o nervo óptico, mas não o invadem até mais tarde na doença. Muito raramente, pode haver extensão para a esclera ou coroide, ou através do forame óptico ao calvário. As características histológicas de meningiomas orbitais diferem daquelas de meningiomas intracranianos/medulares. As células neoplásicas são grandes com citoplasma eosinofílico "vítreo" abundante. As células neoplásicas formam folhas e ninhos com espirais sutis. Na maioria das massas (>90%), há focos de metaplasia mixomatosa, condroide e/ou óssea. Apenas meningiomas orbitais raros apresentam características típicas de meningiomas intracranianos/medulares. A atrofia e degeneração do nervo óptico e a atrofia retrógrada da retina com perda de células ganglionares são achados secundários frequentes. Massas maiores podem causar remodelamento ósseo.

Doenças da Órbita

A celulite orbital não é uma doença específica, mas uma inflamação do tecido mole em resposta aos agentes infecciosos introduzidos por meio de uma ferida penetrante, um corpo estranho migrante, ou um foco inflamatório de tecidos adjacentes (p. ex. abscesso da raiz do dente). Apenas raramente a pan-oftalmite estende-se à órbita e causa celulite orbital, porque a esclera é geralmente uma barreira efetiva à migração de leucócitos e agentes infecciosos.

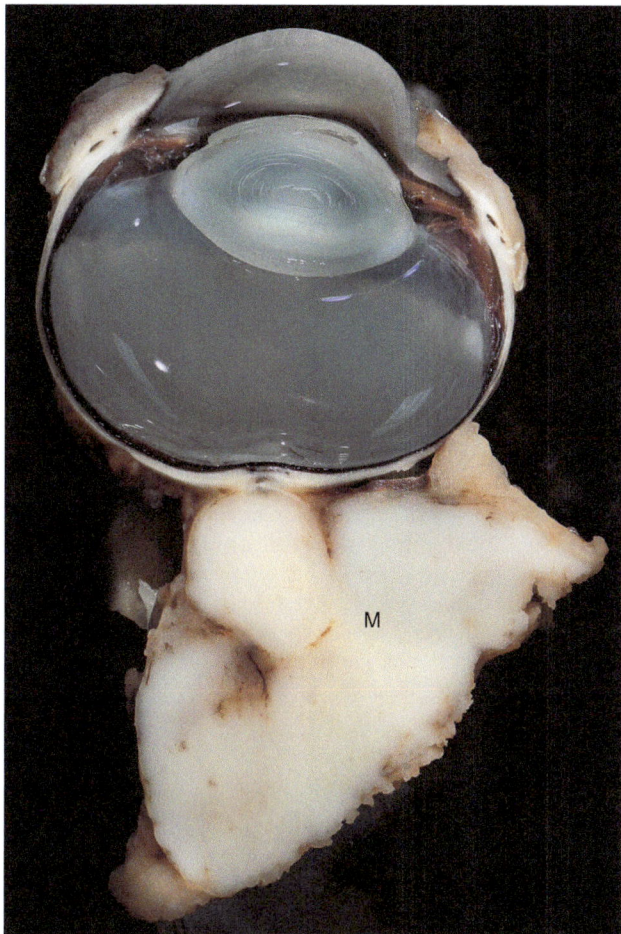

Figura 21-53 **Meningioma Orbital, Globo, Secção Sagital, Cão.** Uma massa multinodular (M) apaga os tecidos moles orbitais. Inicialmente, o neoplasma envolverá o nervo óptico, eventualmente causando atrofia com doença extensiva. (Cortesia de Comparative Ocular Pathology Laboratory of Wisconsin.)

Neoplasmas da Órbita

Neoplasmas orbitais são, em geral, pouco frequentes, com exceção, talvez, do linfoma orbital em bovinos. A maioria dos neoplasmas orbitais não é descoberta até que eles estejam grandes o suficiente para causar uma anormalidade no globo, tal como exoftalmo ou estrabismo. Quaisquer dos componentes do conjuntivo, músculo e osso da órbita podem dar origem aos neoplasmas, tais como tumor multilobular do osso (osteocondrossarcoma multilobular), osteossarcoma, fibrossarcoma, lipossarcoma, rabdomiossarcoma e adenocarcinoma salivar-lacrimal. Pode haver extensão direta de neoplasia conjuntival ou nasal. A doença metastática para a órbita também ocorre ocasionalmente.

Adenomas Orbitais Lobulares Caninos. Adenomas orbitais lobulares caninos surgem a partir da glândula lacrimal localizada dorsalmente ou glândula salivar zigomática localizada ventralmente. Clinicamente, adenomas orbitais lobulares apresentam-se como exoftalmo ou efeito de massa subconjuntival. As massas são moles e friáveis. Histologicamente, os neoplasmas são multilobulares e compostos de ninhos e cordões ocasionalmente com ácinos. Os lóbulos perdem ductos, e esta característica é essencial para fazer o diagnóstico de adenoma orbital lobular. A população de célula cuboidal assemelha-se ao tecido normal, e as mitoses estão ausentes. A recidiva local é comum porque a excisão completa é improvável sem exenteração.

Hibernomas. Hibernomas são neoplasmas benignos do tecido adiposo marrom e ocorrem como massas subconjuntivais ou orbitais. Os hibernomas oculares foram descritos apenas em cães.

Histologicamente, as massas são variavelmente encapsuladas e compostas de lóbulos de células vacuolizadas frequentemente que apresentam pleomorfismo leve e atividade mitótica mínima. Ultraestruturalmente, as células neoplásicas têm lamina basal bastante distinta, e o citoplasma contém numerosas mitocôndrias e gotículas lipídicas. O principal diagnóstico específico é o lipossarcoma bem-diferenciado, e a distinção pode nem sempre ser possível sem a anamnese, especialmente em amostras incisionais. Hibernomas são imunopositivos para proteína de desacoplamento 1 (UCP1) normalmente expressa no tecido adiposo marrom.

Distúrbios dos Equinos

Doenças das Pálpebras e Conjuntiva

Habronemose

A habronemose (feridas de verão) causa inflamação nodular mais frequentemente no canto mediano como resposta à infecção por larvas de nematódeos *Draschia megastoma*, *Habronema muscae* e *Habronema majus*. Os nematódeos adultos infectam a mucosa gástrica. As larvas são excretadas em fezes, ingeridas por vermes de moscas e transferidas para a pele periocular e conjuntiva por picadas de moscas. A lesão macroscópica é um nódulo sólido com resíduos amarelos caseosos no centro. Histologicamente, a lesão é similar àquela em qualquer lugar da pele e consiste em inflamação eosinofílica crônica e granulomatosa visando larvas vivas ou mortas que são frequentemente difíceis de ser identificadas em secções histológicas. As lesões conjuntivas podem desgastar a córnea e causar ceratite.

Doenças da Córnea e da Esclera

Ceratite Fúngica Equina

A ceratite fúngica (ceratomicose) ocorre frequentemente em cavalos e é relatada principalmente durante temperaturas mais elevadas e em climas quentes e úmidos. Infecções similares ocorrem com frequência bem menor em cães, gatos e outras espécies. Suspeita-se que o uso de antibióticos tópicos seja um fator predisponente para ceratite fúngica como resultado de mudanças na microbiota bacteriana normal com diminuição dos números de organismos Gram-positivos e aumento dos números de bactéria Gram-negativa. A bactéria Gram-positiva normalmente predominante produz substâncias antimicrobianas, incluindo a natamicina antifúngica. A administração tópica de corticosteroides também pode ser um fator predisponente, além de exacerbar o efeito de proteases e prejudicar a cicatrização da córnea. A patogênese envolve a ruptura do epitélio da córnea secundário a erosão, ulceração ou trauma penetrante. A lesão epitelial permite que organismos fúngicos do ambiente ou aqueles da microbiota normal ancorem, colonizem e invadam. A liberação de proteases pelos organismos e pelas células inflamatórias contribui com a lesão do estroma e fornece acesso à córnea profunda. Alguns organismos fúngicos também produzem metabólitos que inibem a angiogênese, alterando a resposta de cicatrização da córnea. *Aspergillus* spp. são os agentes isolados mais comuns. *Fusarium spp.* e outros também causam ceratite fúngica. A ceratite fúngica tipicamente provoca uma resposta supurativa com ceratomalacia (Figura 21-38). A inflamação pode ser superficial, mas há mais frequentemente o envolvimento do estroma profundo, e muitos organismos fúngicos mostram um tropismo para o estroma profundo e membrana de Descemet (Fig. 21-54). Estes organismos podem ter uma afinidade para glicosaminoglicanos, que são abundantes nestas áreas. A inflamação, que é predominantemente profunda, pode formar um abscesso estromal, o qual pode projetar-se à câmara anterior. Casos não tratados ou sem resposta podem progredir para ruptura da córnea. Apesar da extensão até ela e o envolvimento da membrana de Descemet, que essencialmente fornece acesso à câmara anterior, a ceratite fúngica não progride para endoftalmite na ausência de ruptura da córnea.

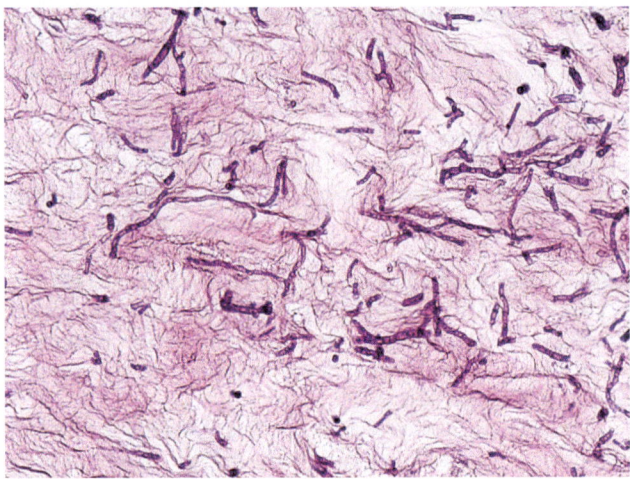

Figura 21-54 Ceratite Fúngica, Córnea, Cavalo. Numerosas hifas fúngicas (*Aspergillus* sp.) infiltram-se no estroma corneano. Na maioria dos casos, as hifas fúngicas são mais numerosas no estroma profundo e prontamente infiltram a membrana de Descemet. Coloração por HE. (Cortesia de Dr. P. Labelle, Antech Diagnostics.)

Ceratite Eosinofílica

A ceratite eosinofílica ocorre predominantemente em gatos e ocasionalmente em cavalos (ver Distúrbios dos Gatos).

Ceratopatias Imunomediadas

Ceratite imunomediada (IMMK) representa um grupo diverso de doenças corneanas não infecciosas e não ulcerativas. A IMMK ocorre na ausência de doença da úvea. As lesões podem ser epiteliais ou estromais (superficial, médio-estromal, endotelial). A etiologia ou causa inicial provavelmente varia entre os casos, mas presume-se que todas sejam, ao menos em parte, imunomediadas. Histologicamente, as descobertas são típicas de ceratite crônica e incluem fibrose estromal e neovascularização, com infiltrados inflamatórios compostos predominantemente por linfócitos e plasmócitos. Há predominância de linfócitos T, incluindo ambas as células CD4+ e CD8+.

Doenças da Úvea

Uveíte Recorrente Equina

A uveíte recorrente equina (URE) é uma doença mundial e é a causa mais comum de glaucoma e cegueira em cavalos. Clinicamente, é uma síndrome complexa definida por episódios repetidos de uveíte. Os períodos de inflamação ativa alternam com períodos de quiescência durante os quais há pouca ou nenhuma inflamação intraocular reconhecível. Os episódios de uveíte tendem a aumentar em frequência e severidade ao longo do tempo, causando danos cumulativos. Lesões iniciais de URE são pouco prováveis de serem examinadas histologicamente, mas consistem em infiltração neutrofílica da íris e corpo ciliar com uma transição rápida para linfócitos e diminuição de plasmócitos e macrófagos. A exsudação de fibrina e material proteináceo é uma característica da doença precoce.

As características histológicas da doença crônica estão listadas no Quadro 21-13. As lesões histológicas que caracterizam a doença crônica incluem infiltração grave variável de linfócitos e plasmócitos no trato uveal. O infiltrado tende a ser mais grave na íris e corpo ciliar, mas há quase sempre algum grau de envolvimento coroidal (panuveíte). A inflamação mais frequente inclui a formação de folículos linfoides, que se tornam cada vez mais organizados com cronicidade. Durante os períodos de quietude, o infiltrado linfoplasmocitário é mais suave e predominantemente perivascular. Muitas das mudanças de diagnóstico envolvem o epitélio ciliar não pigmentado. Os linfócitos e/ou plasmócitos infiltram o epitélio ciliar não

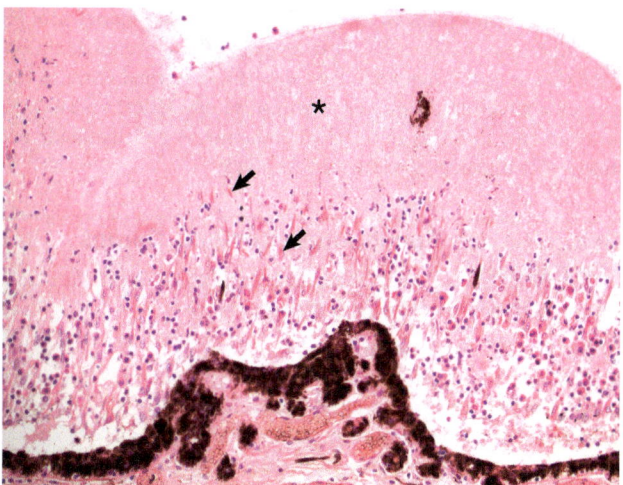

Figura 21-56 **Uveíte Recorrente Equina, Corpo Ciliar, Cavalo.** O epitélio ciliar não pigmentado está infiltrado por linfócitos e plasmócitos, e coberto e expandido por material eosinofílico hialino (amiloide) (*asterisco*). Há numerosas inclusões lineares eosinofílicas (*setas*). Coloração por HE. (Cortesia de Dr. P. Labelle, Antech Diagnostics.)

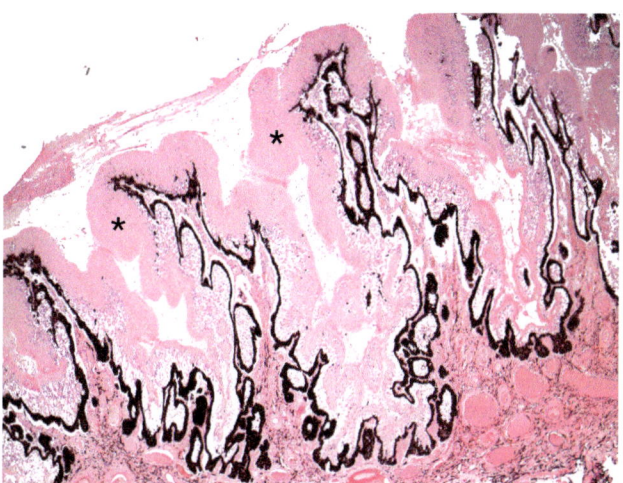

Figura 21-55 **Uveíte Recorrente Equina, Corpo Ciliar, Cavalo.** O epitélio ciliar não pigmentado está coberto e expandido por material eosinofílico hialino (amiloide) (*asteriscos*). Coloração por HE. (Cortesia de Dr. P. Labelle, Antech Diagnostics.)

pigmentado. O epitélio ciliar nãopigmentado é coberto/expandido por um material eosinofílico hialino acelular compatível com amiloide (Fig. 21-55). O material eosinofílico adquire uma coloração positiva com vermelho Congo e apresenta birrefringência verde-maçã sob luz polarizada. Ele demonstra imunorreatividade aos anticorpos específicos para amiloide AA, e a espectrometria de massa indica uma predominância de sérum amiloide proteína A1. O citoplasma de algumas das células epiteliais ciliares não pigmentadas contém inclusões lineares eosinofílicas (Fig. 21-56). Estas inclusões são matrizes cristalinas de proteína que aparecem para se desenvolver dentro da mitocôndria. A coloração com tricrômico de Masson facilita sua identificação. Embora típico da doença, os mecanismos envolvidos na deposição de amiloide e formação de inclusões eosinofílicas lineares são desconhecidos. Há uma série de lesões secundárias que podem desenvolver-se como consequência de URE e que podem estar presentes ou não em todos os casos. O URE é a causa mais comum de catarata em cavalos. Membranas fibrovasculares retrocorneanas ou preiridais são frequentes e podem resultar em sinéquias anteriores ou posteriores. Muitos casos apresentam descolamento da retina secundário a doença coroidal, o que pode incluir o espessamento dos vasos coroidais. O nervo óptico pode estar infiltrado por linfócitos e plasmócitos ou exibir cicatrização glial. Muitas das mudanças são não específicas ou secundárias aos efeitos do glaucoma. A doença eventualmente resulta em atrofia ocular.

Muitos dos detalhes da patogênese ainda não foram elucidados; no entanto, a URE é geralmente considerada uma doença imunomediada multifatorial. A maioria das células infiltrantes são linfócitos T CD4[+] e incluem linfócitos T auxiliares que secretam IL-2 e interferon-γ. Há também a secreção de IL-17 provavelmente causada por linfócitos T 17 auxiliares, indicando um papel para autoimunidade. Muitos casos de URE apresentam respostas imunes a proteínas oculares, mais frequentemente antígenos retinianos, tais como proteína de ligação do interfotorreceptor, antígeno-S, e proteína de ligação do retinaldeído celular. Alguns cavalos desenvolvem inflamação linfocítica na glândula pineal, a qual compartilha antígenos com a retina, incluindo o antígeno-S. Além disso, a doença está associada aos haplótipos específicos do complexo principal de histocompatibilidade de equinos.

Agentes infecciosos foram implicados no desenvolvimento da doença, e há alguma correlação entre a infecção com *Leptospira* spp. e URE. Anticorpos contra a *Leptospira* spp. são detectados no sérum, humor aquoso e corpo vítreo de alguns cavalos clinicamente afetados, e organismos leptospiras foram cultivados ou identificados por reação em cadeia de polimerase em alguns globos de URE. A doença também foi reproduzida experimentalmente pela exposição de pôneis a *L. interrogans* serovar *pomona*; os pôneis recuperaram-se da infecção sistêmica, mas desenvolveram lesões oculares durante os meses seguintes. Os anticorpos contra a *Leptospira* spp. reagem de forma cruzada com a córnea, cristalino, corpo ciliar e retina de equinos, sugerindo que o mimetismo molecular contribui para a patogênese da URE. Portanto, é possível que, além da uveíte que ocorre como parte da leptospirose sistêmica, a exposição a organismos leptospiras também estimule a autoimunidade.

Os mecanismos pelos quais se desenvolvem os episódios repetidos de uveíte permanecem obscuros, mas provavelmente envolvem a disseminação de epítopos. Na URE, há evidência para disseminação de epítopos tanto intramoleculares quanto intermoleculares. A disseminação de epítopos ocorre quando o dano imunomediado ao tecido expõe antígenos previamente não reconhecidos pelo sistema imune que agora podem ser alvos de lesões adicionais.

Doença da Retina e Nervo Óptico
Cegueira Noturna Congênita Estacionária
A cegueira noturna congênita estacionária em cavalos afeta predominantemente Appaloosas, embora tenha sido relatado em outras raças. Em Appaloosas, está associada ao gene do complexo de leopardo

responsável pelos padrões de revestimento branco manchado. Há transcrição anormal da codificação do gene para um canal de cátions (TRPM1), o qual é requerido para sinalização normal entre os bastonetes e as células bipolares. Isto resulta em déficit visual, mais notavelmente cegueira noturna (nictalopia). A anormalidade não causa lesões histologicamente reconhecíveis.

Distúrbios dos Ruminantes (Bovinos, Ovinos e Caprinos)

Doença das Pálpebras e Conjuntiva

Rinotraqueíte Infecciosa Bovina

A rinotraqueíte infecciosa bovina é causada pelo herpesvírus bovino tipo-1 (BoHV-1), um membro da família herpesvírus alfa. As várias cepas da doença podem causar lesões em sistemas de órgãos múltiplos. Os sinais oculares da doença incluem conjuntivite serosa a mucopurulenta. A lesão aguda consiste em conjuntivite serosa a mucopurulenta, enquanto a doença crônica tipicamente apresenta-se como hiperplasia linfoide folicular grave reconhecida tanto macroscopicamente quanto histologicamente. Depois da infecção, o principal local de latência para BoHV-1 é nos neurônios dos gânglios trigeminais.

Ceratoconjuntivite Infecciosa Bovina

A ceratoconjuntivite infecciosa bovina (também conhecida como olho rosa) é uma doença contagiosa mundial de considerável importância econômica. É causada pelo cocobacilo Gram-negativo *Moraxella bovis*. A doença é transmitida de animal para animal por vetores mecânicos como moscas, contato direto e fômites. Os surtos naturais ocorrem mais frequentemente durante o verão, e a mosca da face (*Musca autumnalis*) parece ser o vetor mais importante. A luz ultravioleta é um possível fator contribuinte por meio do dano ao epitélio da córnea, facilitando a colonização por bactéria. A infecção concorrente com o herpesvírus bovino tipo-1 (rinotraqueíte infecciosa bovina) aumenta a severidade da doença. Outros agentes infecciosos que podem contribuir incluem *Moraxella ovis*, *Mycoplasma* spp., *Listeria monocytogenes* e *Thelazia* spp.

A doença inicialmente apresenta-se como edema e congestão conjuntival. Dentro de 24 a 48 horas, úlceras corneanas superficiais se desenvolvem, provavelmente o resultado de citotoxinas epiteliais produzidas pela bactéria. Numerosos neutrófilos infiltram a área afetada, e alguns podem fagocitar os organismos. A ceratomalacia está associada à liberação de colagenase do epitélio corneano, ceratócitos e neutrófilo (Fig. 21-57). A *Moraxella bovis* não produz colagenases, mas produz uma citotoxina que danifica os neutrófilos em uma maneira dependente da dose. A citotoxina e a liberação de enzimas por neutrófilos contribuem para a lesão estromal. A lesão induz neovascularização estromal corneana rápida e proeminente, a qual alcança e cerca a córnea afetada dentro de 7 a 9 dias. A maioria dos casos melhorará significativamente dentro de poucas semanas, deixando apenas uma cicatrização suave da córnea. Em casos graves, a úlcera da córnea pode progredir para a ruptura da córnea com prolapso da íris e, em alguns casos, atrofia ocular.

A *Moraxella bovis* exibe vários fatores de virulência, mas apenas a presença de fimbrias (pili tipo IV) na superfície da célula bacteriana e a secreção de uma citotoxina β-hemolítica leucotóxica e corneotóxica impactam a doença clínica. Apenas cepas piliadas causam sinais clínicos: a pili Q facilita o anexo dos organismos à córnea, e a pili I habilita a manutenção de uma infecção estabelecida. As cepas hemolíticas de *Moraxella bovis* produzem uma citotoxina formadora de poros (citolisina/hemolisina) que induz úlceras corneanas pela lise das células epiteliais corneanas e neutrófilos. Cepas não hemolíticas de *Moraxella bovis* não são patogênicas para bovinos. Outros fatores de virulência que algumas cepas ou isolados podem exibir incluem fosfolipases, enzimas hidrolíticas e proteolíticas, e sistemas de aquisição de ferro.

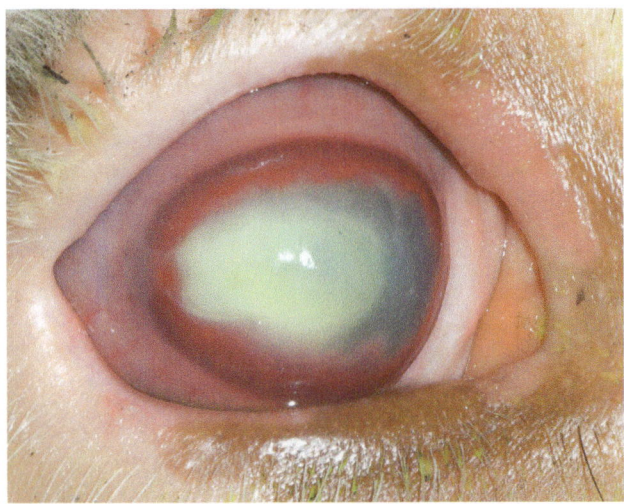

Figura 21-57 **Ceratoconjuntivite Infecciosa Bovina ("Olho Rosa"), Córnea, Vaca.** A metade axial da córnea está ulcerada com infiltração de neutrófilos (ceratomalacia supurativa) e cercada por uma margem de tecido vermelho de granulação. As lesões iniciais são úlceras corneanas superficiais e focos de ceratite estromal superficial supurativa com hiperemia conjuntival, seguida por crescimento vascular superficial circunferencial a partir da conjuntiva bulbar até as úlceras centrais. (Cortesia de Ophtalmology Service, College of Veterinary Medicine, University of Illinois.)

A ceratoconjuntivite infecciosa em ovinos e caprinos tem características histológicas e clínicas similares à doença bovina com o mesmo nome, mas a doença pode ser causada por uma ampla variedade de organismos. A *Chlamydophila pecorum* e *Mycoplasma* spp. são responsáveis pela maioria dos casos. As lesões inicialmente apresentam-se com edema e congestão conjuntival, seguidos de conjuntivite serosa ou mucopurulenta, e, com a cronicidade, hiperplasia folicular linfoide.

Doenças da Úvea

Febre Catarral Maligna

A febre catarral maligna é uma doença infecciosa sistêmica altamente fatal e esporádica que afeta bovinos e, menos frequentemente, outros ruminantes e suínos. Ela tem distribuição mundial e é economicamente significativa. A doença é causada pelo herpesvírus da família herpesvírus gama. A forma associada aos ovinos mundial é observada em todo o mundo e é causada pelo herpesvírus ovino 2 (OvHV-2), que é transmitido por ovinos e caprinos aos bovinos e outros hospedeiros suscetíveis. A forma associada aos gnus é causada pelo herpesvírus Alcelaphino 1 (AHV-1) e é transmitida por gnus. Esta forma ocorre majoritariamente na África, mas também pode ser encontrada em instalações de animais selvagens que abrigam gnus. A maioria dos bovinos com febre catarral maligna apresenta lesões oculares proeminentes incluindo edema corneano, neovascularização corneano e uveíte anterior. Estas lesões podem distinguir esta doença da diarreia viral bovina e doença das mucosas. No olho, a lesão consiste em vasculite necrozante com manguitos perivasculares. Os linfócitos T CD8+ predominam. A vasculite é mais frequentemente identificada dentro da íris, mas pode ser encontrada em qualquer lugar dentro do trato úveal ou retina. A neovascularização estromal corneana periférica e edema corneano estão frequentemente marcados. A endotelite corneana linfocítica também pode contribuir para o edema da córnea. A patogênese da doença não está clara. Suspeitou-se inicialmente de um processo linfocítico citotóxico mediado por células, mas a patogênese de interações diretas vírus-célula ou respostas imunomediadas dirigidas contra as células infectadas também foi proposta.

Doenças da Retina e do Nervo Óptico
Encefalopatias Espongiformes Transmissíveis

As encefalopatias espongiformes transmissíveis (EET) são um grupo de distúrbios neurodegenerativos causados por partículas infecciosas de proteínas (príons) (ver Capítulo 14 para discussão geral e lesões no sistema nervoso central). Além das lesões no sistema nervoso central, incluindo algumas que afetam o caminho visual, as EET também visam o tecido neural do globo. A encefalopatia espongiforme ovina (*scrapie*) causa atrofia das camadas nucleares internas e externas com atrofia da camada externa plexiforme. A membrana limitante externa é menos facilmente definida, e pode haver vacuolização da camada fotorreceptora. As células Müller são hipertróficas, e há aumento da imunorreatividade da proteína ácida fibrilar glial (GFAP). Príons podem ser detectados na retina da maior parte dos ovinos afetados. Pode haver degeneração do nervo óptico com vacuolização, degeneração Walleriana, gliose e infiltração de células *gitter*. Histologicamente, a lesão da encefalopatia espongiforme bovina inclui deslocamento de núcleos das camadas nucleares externas e internas para os fotorreceptores e camadas plexiformes internas. Também pode haver perda de células ganglionares retinianas. Uma mudança espongiforme/vacuolização rara pode ser vista. Príons podem ser detectados na retina da maior parte dos bovinos afetados.

Toxicidade da Retina

A toxicidade da samambaia (*Pteridium aquilinum*) é uma causa potencial para degeneração da retina em ovinos no Reino Unido. Além de seu efeito em outros sistemas de órgãos, a toxina ptaquilosídeo causa degeneração da camada fotorreceptora que eventualmente progride para atrofia retiniana de espessura total. Dado que animais gravemente afetados são cegos e apresentam pupilas dilatadas e hiperreflectividade tapetal, a doença foi denominada cegueira brilhante.

Distúrbios dos Suínos
Doenças das Pálpebras e Conjuntiva

Em suínos, a conjuntivite é frequentemente uma manifestação de doenças sistêmicas. A cólera suína pode causar conjuntivite grave. Pseudo-raiva, febre suína africana, influenza suína, síndrome respiratória reprodutiva suína, varíola suína, rubulavírus, clamidofilose e micoplasmose também são causas potenciais de conjuntivite. Algumas destas doenças podem causar ceratite, assim como de conjuntivite. Além das lesões superficiais, doenças como a cólera suína e a pseudorraiva podem causar lesões intraoculares em alguns casos. Em quase todas as instâncias, a conjuntivite não é a lesão ou sinal clínico mais significativo.

Doenças da Córnea e Esclera
Doença do Olho Azul

A doença do olho azul é causada pelo rubulavírus suíno, um membro da família paramixovírus. A doença foi relatada apenas no México; no entanto, paramixovírus estreitamente relacionados foram identificados em outros países. O vírus causa principalmente encefalite, pneumonia, e falha reprodutiva, bem como doença ocular. Os efeitos do vírus variam por idade. Leitões lactentes com menos de 21 dias estão mais suscetíveis. A mortalidade entre os leitões afetados pode ser tão elevada quanto 90%; no entanto, menos da metade dos leitões dentro de uma ninhada e apenas cerca de 20% das ninhadas serão afetados durante um surto. Apesar do nome da doença, só uma pequena porcentagem dos leitões desenvolve a opacidade corneana correspondente ao edema grave da córnea. Muitos casos também apresentam uveíte anterior suave, e alguns apresentam-se com conjuntivite. Suínos mais velhos tendem a desenvolver doença transitória não fatal, que pode incluir doença corneana.

Distúrbios dos Cães
Doenças do Globo como um Todo
Goniodisgenesia

Ver Distúrbios dos Animais Domésticos, Doenças do Globo como um Todo, Classificação de Glaucoma, Glaucoma Primário, Goniodisgenesia.

Doenças das Pálpebras e Conjuntiva
Entrópio e Ectrópio

Ver Distúrbios dos Animais Domésticos, Doenças das Pálpebras e Conjuntiva, Anomalias do Desenvolvimento, Entrópio e Ectrópio.

Blefarite Marginal Idiopática Granulomatosa

A blefarite marginal idiopática granulomatosa é vista apenas em cães como um espessamento nodular, multinodular ou difuso de uma ou ambas as margens da pálpebra. A lesão histológica consiste em nódulos coalescentes de macrófagos e neutrófilos com números variáveis de linfócitos e plasmócitos no tecido subconjuntival da margem da pálpebra. Granulomas e piogranulomas distintos caracterizam a lesão. A apresentação histológica é similar àquela de granulomas e piogranulomas estéreis idiopáticos (Capítulo 17). A inflamação não está associada aos folículos capilares ou glândulas. Microrganismos nunca são identificados.

Prolapso da Glândula da Terceira Pálpebra

O prolapso da glândula da terceira pálpebra ("olho de cereja") é comum em cães, e acredita-se que seja resultado da frouxidão do tecido conjuntivo que ancora a terceira pálpebra aos tecidos periorbitários. A glândula está histologicamente normal, embora possam haver mudanças inflamatórias secundárias.

Episclerite Nodular Granulomatosa

A episclerite nodular granulomatosa (ENG) é uma lesão nodular comum da conjuntiva. A lesão é mais frequentemente solitária e apresenta-se como uma massa lisa, bronzeada a vermelha, subconjuntival. Como o nome reflete, a vasta maioria dos casos ocorre no limbo, mas a lesão pode ser vista em outros locais conjuntivais e raramente na órbita. A ENG tem características histológicas distintas consistindo em um nódulo bem-circunscrito composto por células fusiformes e macrófagos epitelioides em proporções variáveis misturados com linfócitos e plasmócitos (Fig. 21-58). Algumas células fusiformes podem ser miofibroblastos. Células gigantes multinucleadas e eosinófilos são ocasionalmente misturados com infiltrados.

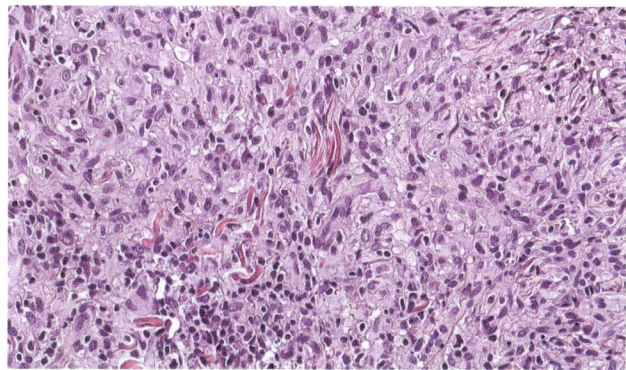

Figura 21-58 Episclerite Nodular Granulomatosa, Conjuntiva, Cão. A lesão consiste em um nódulo distinto de macrófagos epitelioides e fusiformes misturados com linfócitos e plasmócitos. Não há presença de granulomas. Não há microrganismos presentes. Coloração por HE. (Cortesia de Dr. P. Labelle, Antech Diagnostics.)

Granulomas distintos não são uma característica da doença. É provável que a lesão histológica represente uma reação a um estímulo diferente em vez de uma doença específica. Presume-se que a ENG seja uma reação imunomediada, e a maioria dos casos respondem à imunomodulação.

Conjuntivite Lenhosa

A conjuntivite lenhosa é uma entidade rara vista predominantemente em doberman pinscher e golden retrievers e descrita em outras raças. Macroscopicamente, a conjuntiva está bilateralmente sólida com um exsudato pseudomembranoso. Histologicamente, a principal descoberta é a presença de matriz eosinofílica hialina abundante precariamente celular na substância própria. A matriz é positiva para coloração com hematoxilina fosfotúngstica ácida (PTAH) e negativa para vermelho Congo, indicando fibrina. Material similar pode estar depositado em outros locais. Em alguns cães, a doença é causada por uma deficiência de plasminogênio.

Doenças da Córnea e da Esclera

Ceratite Superficial Crônica (Pannus)

A ceratite superficial crônica (CSC) é uma ceratite superficial clinicamente distinta vista em particular, mas não exclusivamente, em cães pastor-alemão e galgo. O mecanismo subjacente parece ser uma resposta imunomediada que visa antígenos específicos da córnea que foram alterados por fatores ambientais tais como luz ultravioleta. Há componente genético para a doença, e um haplótipo de risco do MHC classe II foi identificado em pastores-alemães. Cães homozigotos para o risco haplótipo têm probabilidade oito vezes maior de desenvolver CSC. A doença normalmente começa no limbo lateral como um espessamento conjuntival vermelho. A lesão se espalha em direção à córnea axial como um infiltrado estromal vascularizado, carnoso, superficial, envolvendo ambos os globos, embora nem sempre simetricamente. As lesões crônicas tornam-se intensamente pigmentadas, e, com o tempo, todo o estroma superficial pode ser vascularizado, fibrótico e pigmentado.

Histologicamente, a lesão é uma ceratite estromal linfoplasmocitária liquenoide densa com fibrose estromal e neovascularização. Casos com pigmentação tendem a mostrar incontinência pigmentária. O epitélio corneano é provavelmente hiperplástico, pigmentado e ceratinizante. Pode haver necrose/apoptose de uma única célula dentro do epitélio corneano. Em raças comumente afetadas, é possível que a lesão seja reconhecida clinicamente, e a maioria dos casos responde a terapia imunomoduladora no longo prazo. Uma doença similar em sinalização, histopatologia e provavelmente patogênese, tem como alvo a terceira pálpebra (conjuntivite plasmocitária/plasmoma). A lesão histológica de CSC se sobrepõe com ceratite crônica não específica e a distinção pode requerer informação clínica.

Esclerite Granulomatosa

A esclerite granulomatosa (esclerite necrosante) é uma doença de patogênese pouco clara. Suspeita-se que seja imunomediada, mas que não esteja associada às doenças imunomediadas que afetam outros locais. A inflamação não forma nódulos e está sempre predominantemente centrada na esclera. Pode haver extensão no trato uveal adjacente ou anteriormente na córnea em casos graves. A lesão histológica consiste em macrófagos com linfócitos e plasmócitos. Células gigantes multinucleadas raras podem estar presentes e é possível que alguns casos incluam neutrófilos. A colagenólise e vasculite são achados inconsistentes. O descolamento da retina é comum em casos com extensão na coroide. A lesão pode ser unilateral, mas em muitos casos o globo contralateral eventualmente desenvolverá uma lesão similar.

Doenças da Úvea

Síndrome Uveodermatológica (Síndrome de Vogt-Koyanagi-Harada)

A síndrome uveodermatológica é relativamente frequente em cães. Clinicamente, a doença é mais frequentemente vista em akitas, husky siberianos, samoiedas e pastores-australianos, embora muitas outras raças sejam afetadas. Os globos de raças menos comumente afetadas são mais prováveis de serem examinados histologicamente, talvez porque não é tão fácil reconhecer a doença clinicamente. A síndrome clínica de despigmentação dérmica e uveíte bilateral grave é distintiva. Lesões oculares tipicamente precedem lesões na pele. Em akitas, os alelos classe 2 de antígeno leucocitário específico de cães (DLA) predispõem ao desenvolvimento da doença. Os DLA são parte de um complexo principal de histocompatibilidade (MHC). A patogênese da lesão envolve inflamação imunomediada que tem como alvo uma proteína envolvida na produção de melanina em melanócitos, provavelmente tirosinase ou proteínas relacionadas com tirosinase. Histologicamente, a lesão consiste em panuveíte granulomatosa grave com dispersão proeminente de pigmentos (Fig. 21-59). A íris, o corpo ciliar e a coroide são todos tipicamente afetados, mas a inflamação pode não ser tão grave difusamente. A inflamação é surpreendentemente uveocêntrica com pouquíssima extensão em outras partes do globo. O descolamento da retina e glaucoma são achados secundários comuns.

Uveíte Assimétrica

A uveíte assimétrica descreve uma doença na qual a lesão a um olho causadora de um padrão específico de inflamação predispõe o globo contralateral à inflamação similar, mesmo que na ausência de causa inicial. Pensa-se que a vasta maioria dos casos seja iniciada por um trauma penetrante a um globo. A lesão consiste em endoftalmite granulomatosa a piogranulomatosa onde os leucócitos cobrem o trato uveal, a córnea posterior e/ou a retina interna (Fig. 21-60). O descolamento e necrose da retina são comuns. Normalmente dentro de semanas, o globo contralateral desenvolverá inflamação com uma distribuição e composição similar sem o trauma. No entanto, não é possível prever com precisão se ou quando o globo contralateral será afetado. Os médicos devem estar cientes deste risco para que o globo contralateral possa ser cuidadosamente monitorado e o tratamento precoce seja administrado. A patogênese não foi elucidada em cães, mas a uveíte assimétrica pode representar uma reação de hipersensibilidade do tipo retardada mediada por linfócitos T que visa o antígeno uveal. A informação clínica é frequentemente requerida para diferenciar uveíte assimétrica de uveíte facoclástica associada a

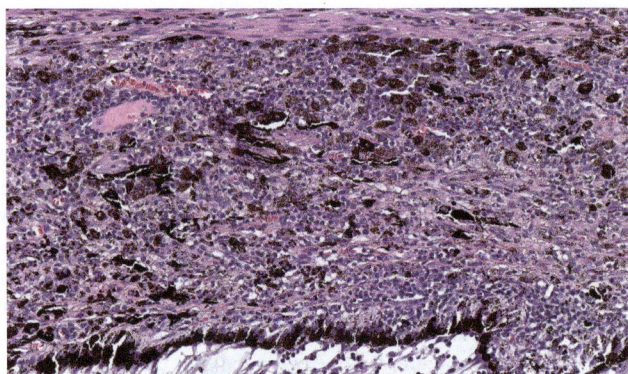

Figura 21-59 Síndrome uveodermatológica, Corpo Ciliar, Cão. Numerosos macrófagos com menos infiltrados linfócitos e plasmócitos no estroma uveal. Há liberação de grânulos de melanina pelos melanócitos uveais, que são posteriormente fagocitados por macrófagos (dispersão pigmentar). Coloração por HE. (Cortesia de Dr. P. Labelle, Antech Diagnostics.)

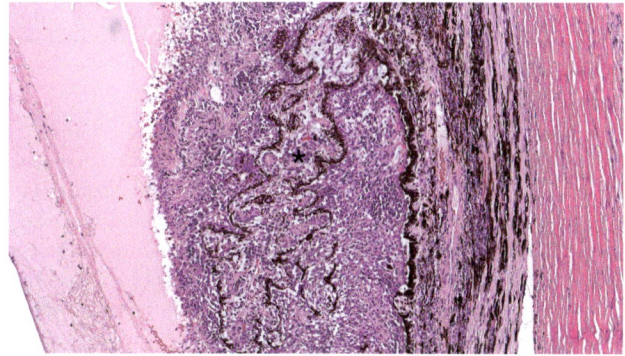

Figura 21-60 Uveíte Assimétrica, Corpo Ciliar, Cão. Numerosos macrófagos com menos linfócitos e plasmócitos cobrem o corpo e processo ciliar (*asterisco*). A inflamação dentro do estroma uveal está significativamente mais suave. Coloração por HE. (Cortesia de Dr. P. Labelle, Antech Diagnostics.)

cataratas diabéticas. Diferentemente da síndrome uveodermatológica, na qual a inflamação costuma estar dentro do trato uveal, a uveíte assimétrica predominantemente alinha ou cobre o trato uveal.

Xantoma Intraocular (Xantogranuloma)

O xantoma intraocular é uma doença rara vista principalmente em Schnauzers miniaturas. Macroscopicamente, o globo inteiro é preenchido com material escuro que mimetiza uma massa. Histologicamente, o material consiste em números massivos de macrófagos "espumosos" vacuolizados e células gigantes multinucleadas. Há depósitos extracelulares de lipídio que se apresentam como cristais birrefringentes e fendas. A hiperlipidemia primária idiopática, diabetes melito e uveíte induzida por cristalinos podem todos ser fatores contribuintes.

Doenças da Retina e do Nervo Óptico

Anomalia do Olho do Collie

A anomalia do olho do Collie (CEA) é uma síndrome recessivamente hereditária, congênita, bilateral. É mais comumente vista em collies ásperos e lisos, pastores-de-shetland, pastores-australianos, border collies, lancaster heeler, bem como outras raças. Pensa-se que a patogênese do defeito seja uma falha na camada externa do cálice óptico, o qual eventualmente torna-se o epitélio pigmentado da retina (EPR), ao induzir o desenvolvimento apropriado da coroide derivada da crista neural, tapetum lucidum, e esclera. A sinalização molecular entre o EPR e o mesênquima periocular é requerida para a diferenciação de melanócitos e desenvolvimento da vasculatura coroidal. Por exemplo, o VEGF do EPR é requerido para o desenvolvimento da vasculatura coroidiana. A mutação genética subjacente de CEA é uma eliminação intrônica do gene NEHJ1.

Os achados histológicos sempre incluem algum grau de hipoplasia coroidiana (Fig. 21-61). Há hipopigmentação coroidiana como um resultado de diminuição do número de melanócitos bem como com aplasia/hipoplasia tapetal segmental. A hipoplasia coroidiana tende a ser mais pronunciada lateralmente ao disco óptico, próximo a transição da coroide tapetal e não tapetal. Colobomas polares posteriores perto ou dentro do disco óptico podem ser unilaterais ou bilaterais e refletir um defeito na lâmina crivrosa ou esclera adjacente ao nervo óptico (Fig. 21-22). Os colobomas estão alinhados pelo tecido retiniano/neural. Outros achados podem incluir o descolamento da retina, displasia da retina e hemorragia intraocular. De interesse, a hipoplasia coroidiana por si só não conduz à visão prejudicada.

Atrofia Progressiva da Retina Canina

A atrofia progressiva da retina canina descreve um grupo de distúrbios de fotorreceptores hereditários ou suspeitamente hereditários

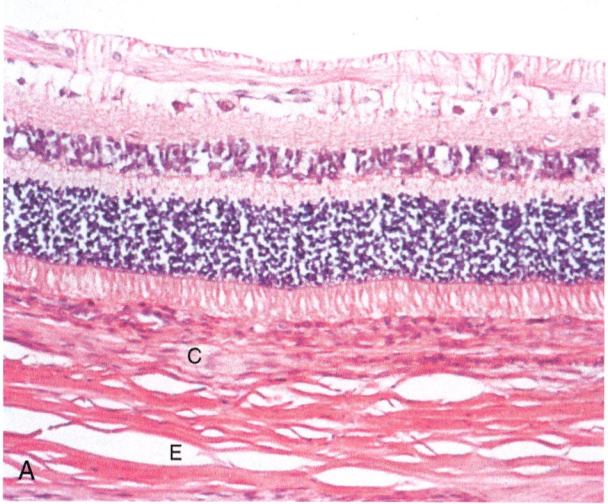

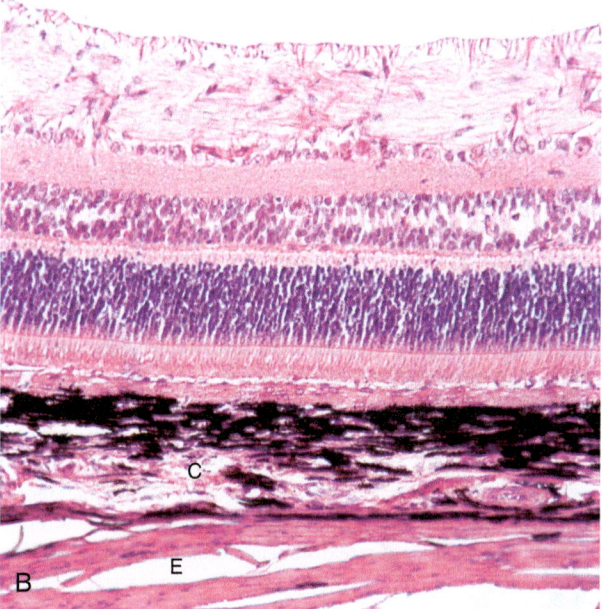

Figura 21-61 Hipoplasia Coroidal, Anomalia do Olho do Collie, Coroide, Cão. A, A coroide está com aproximadamente metade da espessura normal e não tem pigmento. Coloração por HE. **B,** Retina normal canina e coroide, controle compatível com idade. *C,* Coroide; *E,* esclera. Coloração por HE. (Cortesia de Dr. B. Wilcock, Ontario Veterinary College.)

de cães. É uma degeneração progressiva bilateral dos fotorreceptores que resulta em cegueira, na ausência de causa inflamatória ou tóxica. Alterações genéticas e bioquímicas subjacentes variam muito, mas estes distúrbios compartilham características clínicas e histológicas. O trabalho molecular em várias raças não se traduz em achados histológicos específicos. Este grupo de doenças inclui displasias de fotorreceptores de início precoce nos quais os fotorreceptores falham em se desenvolver normalmente, bem como degenerações de início tardio que mais frequentemente tornam-se significativas em adultos. A maior parte das doenças específicas de raça incluídas sob o termo amplo de atrofia progressiva da retina são doenças autossômicas recessivas. Muitas delas inicialmente têm como alvo os bastonetes, e a cegueira noturna (nictalopia) é uma queixa apresentada comum.

Devido à degeneração inicial da retina não causar glaucoma, os globos afetados são apenas avaliados histologicamente em estágios bem mais tardios da doença ou como parte da avaliação por outros distúrbios oculares. Naquela ocasião, as mudanças incluem perda multifocal de fotorreceptores que progride para envolvimento difuso

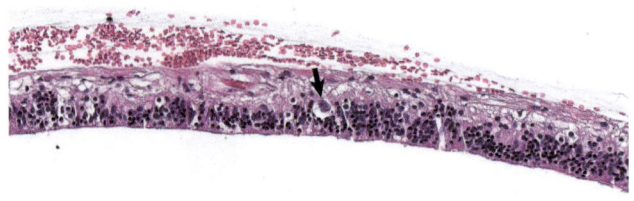

Figura 21-62 Atrofia Progressiva da Retina, Retina, Cão. Com doença crônica, há atrofia difusa da camada fotorreceptora e mistura das camadas externa e interna do núcleo. Observe a célula ganglionar, a qual "caiu" dentro da camada nuclear (*seta*). Coloração por HE. (Cortesia de Dr. P. Labelle, Antech Diagnostics.)

e eventualmente inclui a camada nuclear externa. Conforme a doença progride, há mistura das camadas nuclear interna e externa e células ganglionares não afetadas podem "cair" dentro daquela camada (Fig. 21-62). Invariavelmente, a doença prossegue para atrofia de espessura total da retina e cicatrização glial. As complicações da atrofia progressiva crônica da retina incluem descolamento da retina e catarata, ambas as quais podem resultar em glaucoma. Apenas a distribuição multifocal precoce pode ser útil para a sugestão de atrofia progressiva da retina por histologia. Assim que a lesão afeta difusamente os fotorreceptores, ela se torna indistinguível de qualquer outra causa de degeneração de fotorreceptores.

Degeneração Súbita Adquirida de Retina

A degeneração súbita adquirida de retina (SARD) é uma causa comum de degeneração dos fotorreceptores, permanente, de rápida progressão e aguda. A cegueira ocorre entre dias e semanas. Os cães afetados são adultos, e a doença pode afetar qualquer raça ou cruzamento. A lesão é bilateralmente simétrica e difusa através da retina. A causa é desconhecida. Alguns cães são, de forma geral, saudáveis, enquanto outros apresentam sinais clínicos que sugerem doença metabólica, tais como ganho de peso, poliúria, polidipsia, polifagia e alteração no sangue que às vezes sugere disfunção adrenal. Histologicamente, a lesão começa como um afinamento da camada plexiforme externa. A lesão progride para uma perda difusa uniforme de fotorreceptores e eventualmente para atrofia difusa de espessura total da retina. Uma vez que a lesão difusamente afeta os fotorreceptores, ela se torna indistinguível de qualquer outra causa de degeneração de fotorreceptores. Pode haver retinite linfoplasmocitária; no entanto, a mudança é histologicamente mínima. Porque a degeneração da retina não causa glaucoma, os globos afetados são apenas histologicamente avaliados em estágios muito tardios da doença ou como parte de uma avaliação por outros distúrbios oculares.

Doenças da Órbita
Polimiosite Extraocular Orbital

A polimiosite extraocular orbital afeta todos os músculos extraoculares, exceto o músculo retrator do bulbo. É uma doença rara, afligindo tipicamente cães mais jovens. Clinicamente, a doença apresenta-se como exoftalmo simétrico variável e bilateral, retração da pálpebra superior e quemose leve. Na doença crônica, há enoftalmia (retração do globo para a órbita) e estrabismo. Histologicamente, a lesão é uma miosite linfocítica predominante de CD3+ que resulta em mionecrose, seguida de tentativas de regeneração e eventualmente atrofia do músculo e fibrose. Suspeita-se que uma crise imunomediada dirigida especificamente contra os músculos extraoculares seja a causa deste distúrbio. Devido aos músculos extraoculares serem um local difícil de se obter uma biópsia, o diagnóstico é geralmente baseado em achados clínicos.

Distúrbios dos Gatos
Doenças da Córnea e Esclera
Ceratite por Herpesvírus

O herpesvírus 1 felino (FHV-1), um membro da família herpesvírus alfa, tem distribuição mundial e causa uma combinação de doença respiratória superior, conjuntivite e ceratite que predominantemente afeta filhotes. O vírus provoca citólise de célula epitelial, o que pode predispor a infecção bacteriana secundária. A conjuntivite também pode resultar em simbléfaro, adesões entre a córnea e a conjuntiva. Corpos de inclusão intranucleares estão presentes apenas durante os estágios iniciais da doença e são, portanto, quase nunca vistos histologicamente. Após a recuperação, a maioria dos filhotes de gatos desenvolve infecção latente primariamente nos gânglios trigeminais. O FHV-1 é a causa clinicamente diagnosticada mais comum de ceratite em gatos, presumidamente representando a doença recrudescente na maioria dos casos adultos. No entanto, o efeito causal de FHV-1 é difícil de ser documentado em casos clínicos. Provar o FHV-1 como a causa de ceratoconjuntivite é problemático porque mais de 95% dos gatos apresentam evidência serológica de exposição e até 50% dos gatos clinicamente normais contêm DNA de FHV-1 na córnea. Clinicamente, a doença pode apresentar-se como úlceras, tanto dendríticas, consideradas patognomônicas para a doença, quanto geográficas. O FHV-1 também pode causar uma ceratite estromal crônica com infiltração não específica de linfócitos e plasmócitos. Baseado amplamente na presença de DNA viral, alguns também propuseram um papel para o FHV-1 no sequestro corneano felino e ceratoconjuntivite eosinofílica felina. A ceratoconjuntivite de herpesvírus é essencialmente um diagnóstico clínico e as córneas afetadas são improváveis de serem examinadas por um patologista. As amostras que são analisadas histologicamente não mostram inclusões intranucleares, nem demonstram mudanças que possam ser especificamente atribuídas ao efeito citopático do vírus. Portanto, não é possível confirmar histologicamente a infecção por FHV-1.

Ceratite Eosinofílica

A ceratite eosinofílica é uma doença única que ocorre predominantemente em gatos, mas ocasionalmente em cavalos. A patogênese não foi determinada em uma ou outra espécie. A apresentação clínica varia, mas a doença tem características histológicas similares em ambas as espécies. Em gatos, a apresentação clínica típica consiste em placas proliferativas brancas a rosas, mais frequentemente envolvendo a córnea lateral de início (Fig. 21-63). Muitos casos têm lesões similares na conjuntiva adjacente e em alguns poucos as lesões são exclusivamente conjuntivais. A doença pode ser diagnosticada pela demonstração da presença de eosinófilos na citologia. Histologicamente, os eosinófilos são sempre um componente de inflamação, mas podem não ser o tipo celular predominante (Fig. 21-64). Devido à maioria dos casos amostrados serem crônicos, o infiltrado é frequentemente predominante linfoplasmocitário com números variáveis de eosinófilos. Mastócitos e macrófagos podem estar presentes em números variáveis. Alguns casos apresentam-se com uma banda de material hipereosinofílico granular ou na membrana basilar epitelial presumida de representar a degranulação eosinofílica. O epitélio sobrejacente está frequentemente intacto. O diagnóstico histológico de ceratite eosinofílica é normalmente feito em amostras de ceratectomia. A doença normalmente responde de forma favorável ao tratamento médico, e quase não há indicação para enucleação, embora a doença possa ser recorrente. A causa e patogênese são desconhecidas. Não há associação conhecida com complexo de granuloma eosinofílico cutâneo ou doenças sistêmicas. Um papel causal para herpesvírus felino 1 não foi estabelecido.

Ceratopatia Bolhosa Aguda

A ceratopatia bolhosa aguda ocorre quase exclusivamente em gatos, mas também foi relatada em cavalos. A doença descreve uma forma

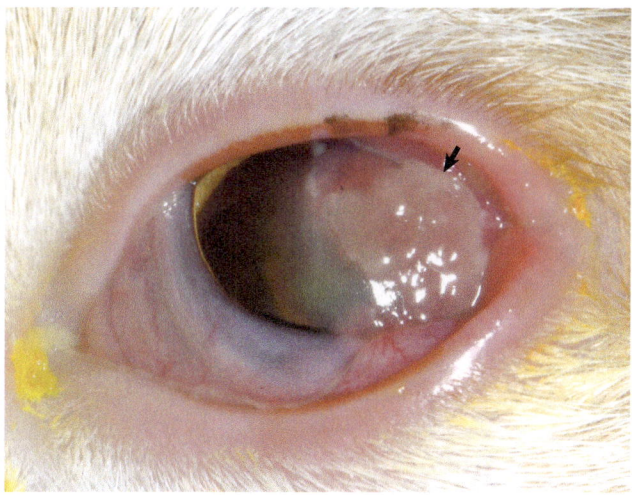

Figura 21-63 Ceratite Eosinofílica, Córnea, Gato. A metade temporal da córnea está coberta por uma placa levantada, rosa/branca, neste gato com ceratite eosinofílica (*seta*). A neovascularização corneana cerca a lesão. Hiperemia conjuntival marcada e quemose também está presente. (Cortesia de Ophthalmology Service, College of Veterinary Medicine, University of Illinois.)

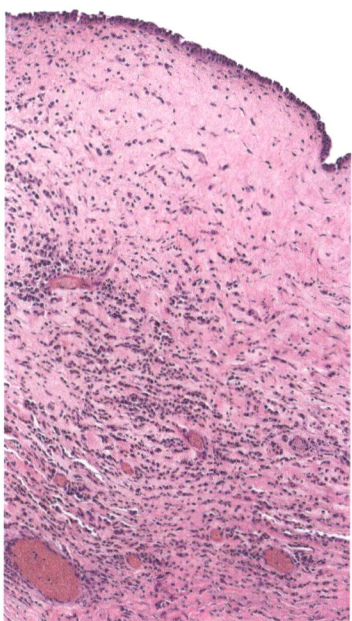

Figura 21-64 Ceratite Eosinofílica, Córnea, Gato. Numerosos eosinófilos misturados com linfócitos e plasmócitos infiltrados no estroma corneano. O estroma está edematoso, e há neovascularização. Coloração por HE. (Cortesia de Dr. P. Labelle, Antech Diagnostics.)

específica de ceratopatia bolhosa que se desenvolve dentro de horas. A ceratopatia bolhosa aguda desenvolve-se na ausência de doença pré-existente da córnea. Macroscopicamente, há edema corneano marcado e formação de bolhas estromais. Histologicamente, há uma expansão grave relativamente bem-circunscrita do estroma corneano. Não há inflamação associada. A causa da lesão parece ser a ruptura da membrana de Descemet, a qual pode ser reconhecida histologicamente. Ao contrário da maioria das causas de edema corneano, não há evidência de lesão ao epitélio corneano ou endotélio corneano. A patogênese subjacente é desconhecida; no entanto, uma associação

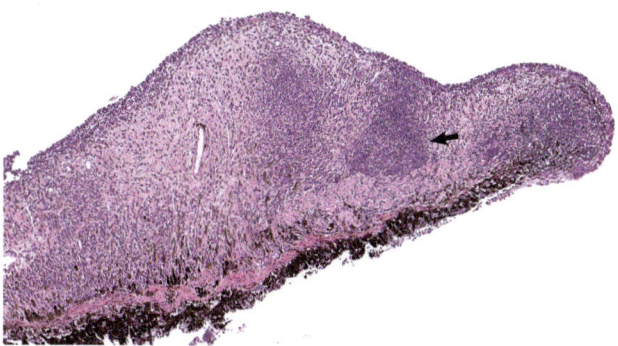

Figura 21-65 Uveíte Anterior Linfoplasmocitária, Íris, Gato. Numerosos linfócitos e plasmócitos infiltrados na íris com formação precoce de folículos (*seta*). Folículos linfoides tornam-se cada vez mais organizados com cronicidade. Coloração por HE. (Cortesia de Dr. P. Labelle, Antech Diagnostics.)

com administração de anti-inflamatório sistêmico ou terapia imunossupressora foi proposta.

Doenças da Úvea

Uveíte Linfoplasmocitária Felina

A uveíte linfoplasmocitária felina é o padrão histológico mais frequente de uveíte em gatos. Não é uma doença específica, mas, em vez disso, uma reação comum para uma variedade de lesões, incluindo trauma, doenças infecciosas e neoplasia. Presume-se que seja imunomediada; no entanto, a causa e patogênese provavelmente variam consideravelmente entre casos individuais. Histologicamente, há infiltração de linfócitos e plasmócitos predominantemente na íris, ângulo iridocorneano e corpo ciliar (Fig. 21-65). O infiltrado pode estender-se na íris posterior e epitélio ciliar. O envolvimento coroidal é variável, mas tende a ser suave. Também pode haver infiltração perivascular de linfócitos e plasmócitos na retina, o que não fornece quaisquer dicas sobre a causa inicial. Casos crônicos e graves frequentemente incluem a formação de folículos linfoides dentro da íris, ângulo iridocorneano ou corpo ciliar. A lesão indica cronicidade, e a causa inicial quase nunca é reconhecida histologicamente. A lesão pode ser unilateral ou bilateral, provavelmente um reflexo de numerosas causas potenciais. A uveíte linfoplasmocitária é significante por se tratar de uma causa comum de glaucoma em gatos. O mecanismo pelo qual a uveíte causa glaucoma não é claro. A obstrução e distorção funcional do ângulo iridocorneano pela inflamação são possíveis fatores contribuintes. A uveíte linfoplasmocitária grave pode clinicamente mimetizar um linfoma uveal.

Peritonite Infecciosa Felina

A peritonite infecciosa felina (PIF) tem uma distribuição mundial. O vírus PIF é uma cepa do coronavírus felino (FCoV) que adquiriu virulência, possivelmente por meio de uma mutação que permite replicação em macrófagos (Capítulos 4, 7 e outros). A PIF é uma causa comum de uveíte e endoftalmite em gatos, mais frequentemente em animais jovens. A doença ocular pode estar presente com ou sem sinais sistêmicos óbvios. As lesões macroscópicas incluem acumulação de material altamente proteináceo dentro da câmara anterior e/ou corpo vítreo. A apresentação histológica é altamente variável. Na maioria dos casos, a doença é mais grave na úvea anterior com extensão às câmaras anteriores e posteriores adjacentes. A inflamação tende a ser predominantemente neutrofílica com áreas de inflamação piogranulomatosas ou granulomatosas (Fig. 21-66). Alguns casos são com predomínio de plasmócitos. A endotelite neutrofílica ou linfoplasmocitária é comum. A vasculite pode ou não estar presente.

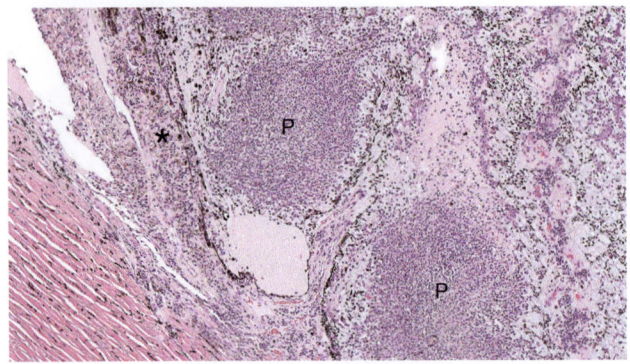

Figura 21-66 Endoftalmite Piogranulomatosa, Peritonite Infecciosa Felina, Úvea Anterior, Gato. Inflamação piogranulomatosa multifocal (P) dentro da câmara posterior. Plasmócitos e linfócitos infiltram a íris (*asterisco*) e corpo ciliar. (Cortesia de Dr. P. Labelle, Antech Diagnostics.)

A inflamação na coroide tende a ser linfoplasmocitária, e pode haver manguito perivascular na retina. O descolamento da retina é comum. A inflamação pode estender-se também ao nervo óptico e/ou meninges ópticas. Em globos enucleados de pacientes que não manifestam sinais sistêmicos óbvios e apresentam uveíte crônica insensível, a inflamação tende a ser com predomínio de plasmócitos. Embora as mudanças no globo sejam com frequência altamente suspeitas de PIF, um diagnóstico absoluto definitivo é raramente possível com base apenas na histopatologia ocular.

Doenças da Retina e do Nervo Óptico

Degenerações e Displasias Hereditárias da Retina

Degenerações e displasias hereditárias da retina foram relatadas como ocorrências esporádicas em uma variedade de raças de gatos. Duas doenças separadas foram descritas nos abissínios. Uma delas é uma displasia de bastonetes-cones de início precoce com sinais clínicos de reflexos pupilares de luz lentos, midríase e nistagmo desenvolvendo-se já nas primeiras 4 a 6 semanas de vida. Ela tem um modo dominante autossômico de herança e é o resultado de uma supressão de base única no gene CRX. Tanto cones quanto bastonetes mostram desenvolvimento anormal e retardado. A degeneração do fotorreceptor começa na retina central e progride em direção a periferia. Os cones são mais gravemente afetados do que os bastonetes. Com 1 ano, a doença está avançada e os gatos estão cegos. Em contraste, a degeneração de início tardio da retina é herdada como um traço autossômico recessivo, e os gatos afetados normalmente não apresentam sinais clínicos até aproximadamente os 2 anos. Há progressão variável para atrofia de espessura total da retina ao longo de 2 a 4 anos. Os

bastonetes são mais gravemente afetados do que os cones. As lesões histológicas iniciais são a desorganização dos fotorreceptores e a perda de neurônios da camada nuclear externa. Mais tarde na doença, há perda completa do segmento externo dos fotorreceptores com eliminação de alguns segmentos internos e afinamento de outras camadas da retina. Durante todos os estágios da doença, a retina central é menos gravemente afetada.

Deficiência de Taurina

A deficiência de taurina (também conhecida como degeneração da retina central felina) causa a degeneração de fotorreceptores em gatos. Diferentemente de outros animais domésticos, os gatos apresentam apenas uma capacidade limitada de sintetizar taurina a partir do aminoácido precursor cisteína devido aos níveis baixos de enzima cisteína ácido sulfínico descarboxilase. Gatos dependem da ingestão dietética para manter concentrações normais de tecido. Todos os componentes oculares contêm taurina, mas as concentrações são mais altas na retina e ainda mais nos fotorreceptores. A taurina desempenha um papel crítico no desenvolvimento e função normais da retina e também no córtex visual do cérebro. As funções exatas da taurina não estão claramente definidas, mas ela fornece citoproteção por meio de suas propriedades antioxidantes e também modula a atividade neuronal em uma maneira tipo neurotransmissora. Em gatos com deficiência de taurina, as lesões mais iniciais consistem na desorganização dos cones. Os cones são mais sensíveis do que os bastonetes na deficiência de taurina, e os bastonetes da retina periférica são os últimos a degenerar. Inicialmente, a lesão histológica é uma degeneração dos fotorreceptores na área central que progride para afetar mais amplamente a retina dorsal ao nervo óptico. Em alguns casos, a atrofia difusa da retina se desenvolve, resultando em cegueira. As mudanças cardíacas associadas à deficiência de taurina são descritas no Capítulo 10.

Toxicidade de Fluoroquinolona/Enrofloxacina

A toxicidade de fluoroquinolona causa degeneração de fotorreceptores em gatos. A lesão desenvolve-se agudamente e pode até ser vista em gatos que recebem uma única dose alta inapropriadamente. Histologicamente, pode haver edema e vacuolização dos fotorreceptores dentro de horas da exposição à dose tóxica. A degeneração difusa dos fotorreceptores é reconhecível após alguns dias. A susceptibilidade de gatos à toxicidade por fluoroquinolona tem uma base genética. Há mudanças específicas de aminoácidos para o transporte da proteína ABCG2 na barreira sangue-retina comparado com outras espécies. Estas mudanças permitem a acumulação de fluoroquinolona dentro da retina. As fluoroquinolonas são fotorreativas, e a exposição à luz pode gerar espécies reativas ao oxigênio que danificam as membranas lipídicas.

Técnicas Fotográficas em Patologia Veterinária

M. Donald McGavin

Iluminação do Estúdio

A configuração ideal de um estúdio para a fotografia de órgãos isolados é a demonstrada na Fig. 1, com uma luz principal para a esquerda produzindo sombras e uma luz de preenchimento à direita iluminando as sombras suficientemente, de modo a mostrar seus detalhes sem ser tão intensa a ponto de apagá-los. Para que se obtenha esse resultado, a luz de enchimento deve ser 1,5 a 3 vezes a distância da luz principal do objeto. Um bom padrão é 1,5 vezes a distância da amostra média. Para lançar as sombras para baixo, o eixo da luz principal deve ser de aproximadamente 30 graus acima do plano da amostra, na posição 10:30 horas (315 graus) ao redor do eixo da lente da câmera (Fig. 1). Isso significa que, para uma amostra anatômica e corretamente orientada, a fonte principal de luz deve vir da esquerda e de cima. Isso nos parece natural porque durante milhões de anos o homem foi programado para interpretar imagens com base na suposição de que há uma fonte de luz (o sol) e que ela vem de cima. A iluminação vinda de baixo molda as sombras para cima e faz parecer antinatural ou misterioso; isso é chamado de iluminação "fantasma", e por essa razão é usado em filmes de terror. Para realçar os "relevos e depressões" (ou seja, a textura) de uma superfície plana, como a mucosa intestinal ou a pele, a luz principal é reduzida para 15 a 25 graus acima do plano da amostra para produzir uma "luz de dispersão". Com uma câmera digital é fácil tentar diferentes ângulos da luz principal e imediatamente rever as imagens no visor.

Fotografia com Flash

Se a iluminação do estúdio não estiver disponível, ou se a amostra for muito grande para caber no plano de fundo ou não puder ser movida, a fotografia com flash será a alternativa. As câmeras de ponto e disparo produzem fotografias com excelente exposição e equilíbrio de cores, entretanto o flash incorporado produz iluminação axial (ou seja, luz no mesmo eixo que o eixo da lente da câmera). Por isso não lança nenhuma sombra, e são as sombras na superfície as responsáveis pelo retrato de formas tridimensionais (a modelagem) de órgãos e pela textura da sua superfície. A única solução é mover o eixo do feixe de luz para longe do eixo da lente da câmera. Há duas formas principais de se fazer isso. Para pequenas amostras (uma dimensão máxima de aproximadamente 23 cm), o flash pode ser montado em um suporte lateral (Fig. 2), mas, para amostras maiores, ele deverá ser sustentado pela mão do fotógrafo ou por um assistente (Figs. 3 e 4). São usados o fundo de uma caixa preta com tampa de vidro, um quadro pintado ou uma cartolina preta. Eles podem ficar manchados quando umedecidos por fluidos, mas isso é facilmente corrigido pelo Adobe Photoshop.

Os requisitos para uma fotografia macroscópica de amostra incluem o seguinte:
- Amostra apropriadamente dissecada
- Amostra orientada de modo anatomicamente correto
- Enquadramento adequado, de modo que os pontos de referência estejam incluídos, possam ser reconhecidos e utilizados para orientação pelo observador
- Focada corretamente, com profundidade de campo adequada
- Iluminação de cima que modele a superfície e a textura
- Composição interessante e esteticamente agradável, se possível
- Plano de fundo discreto — sem mesas de aço inoxidável, pisos de azulejos, ralos de chão ou fundos coloridos.

Fotomicrografia

A determinação de exposição automática, o balanceamento de cor automático e o foco com uso do monitor tornaram mais simples a fotomicrografia digital, entretanto, alguns passos para se obterem fotomicrografias perfeitas (Fig. 5) ainda são de responsabilidade do operador. A iluminação Koehler é particularmente importante e precisa que dois passos sejam realizados depois que a amostra já estiver em foco no microscópio: (1) focar a imagem do diafragma no campo de visão do microscópio (mais fácil fazer do que descrever) e (2) ajustar a posição de abertura do diafragma. A abertura do diafragma controla três características importantes da imagem: (1) a resolução, que pode ser definida como a capacidade da lente de separar os pontos adjacentes na imagem; (2) o contraste, as diferenças entre os tons claro e escuro (escala de cinza) das cores, e (3) a profundidade de campo (por exemplo, a espessura da amostra em foco).

A resolução máxima ocorre quando a abertura do diafragma está aberta de modo que seu círculo de luz no plano focal traseiro (RFP) da objetiva (visível somente quando o ocular é removido) possua o mesmo diâmetro do círculo de luz da objetiva (Fig. 6). Esta configuração é conhecida como *cone 100%* e é uma expressão para os diâmetros relativos dos círculos iluminados pela objetiva e pelo condensador, como vista no RFP. O fechamento da abertura do diafragma aumenta o contraste (semelhante a "abaixar" o condensador), mas se este estiver fechado demais, haverá difração e a resolução será substancialmente reduzida (Fig. 5, *B*). Portanto, a melhor escolha é o equilíbrio entre a resolução e o contraste. Existem algumas regras básicas para se obter uma resolução máxima e um bom contraste. Com amostras delgadas, como esfregaço sanguíneo e cortes finos de tecidos (de 3 a 4 μm de espessura), abra a abertura do diafragma em 90% do cone para que o círculo de iluminação do condensador esteja visível apenas dentro do RFP. Para cortes histológicos bem corados, usa-se um diâmetro de cone entre 80% e 90%, porém, se o contraste do corte corado for baixo, como por causa de uma densidade inadequada de coloração, pode ser necessário usar um diâmetro do cone de 70% a 80%. Para amostras de contraste muito baixo, pode haver necessidade de fechar a abertura do diafragma ainda mais, aumentando o risco de difração, caso a amostra esteja visível. Com lâminas histológicas, o segredo é

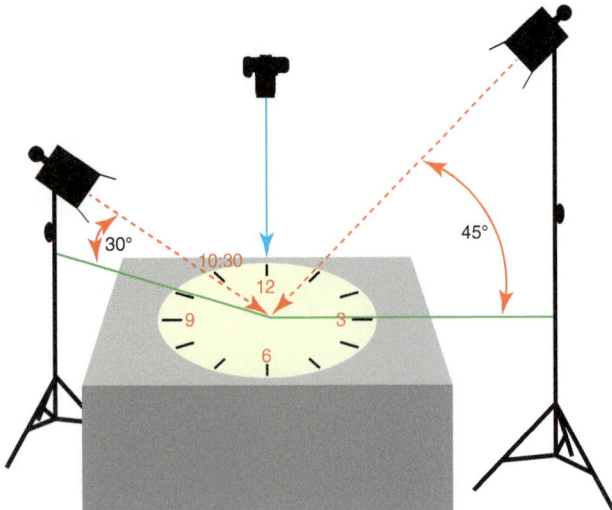

Figura 1 Preparação da Iluminação de Estúdio. Note que o eixo da luz principal (à *esquerda*) está 30 graus acima do plano da amostra para produzir sombras que irão mostrar a topografia da superfície. Além disso, a luz principal está na posição 10h30 para garantir que a luz venha do canto superior esquerdo. A luz de preenchimento à direita está na posição das 3 horas, porém mais distante (1,5 a 3 vezes) da amostra do que a luz principal, para garantir que o jogo de sombras não seja obliterado pela luz principal. (Cortesia de Dr. M.D. McGavin, College of Veterinary Medicine, University of Tennessee.)

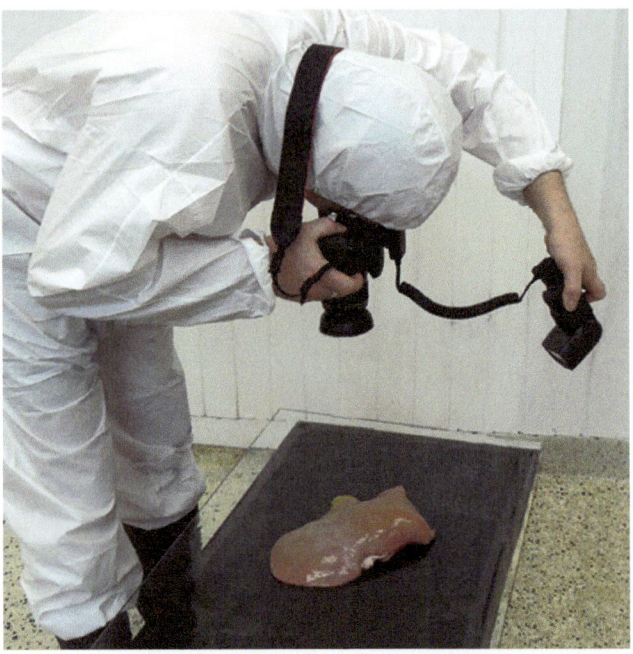

Figura 3 *Flash* Fora da Câmera. Para se conseguir um modelo de amostra cujas dimensões sejam superiores a aproximadamente 23 cm, a luz principal tem que ser colocada mais à esquerda possível usando-se um suporte de câmera. Assim, o flash é mantido na mão na posição 10h30 e aproximadamente 30 graus acima do plano da amostra pelo fotógrafo, mas, para amostras maiores, é necessário um assistente. O plano de fundo nesse caso é uma lâmina de vidro apoiada em uma caixa preta (Cortesia de Dr. C. O' Muireagain, Regional Veterinary Laboratory, Sligo, Ireland.)

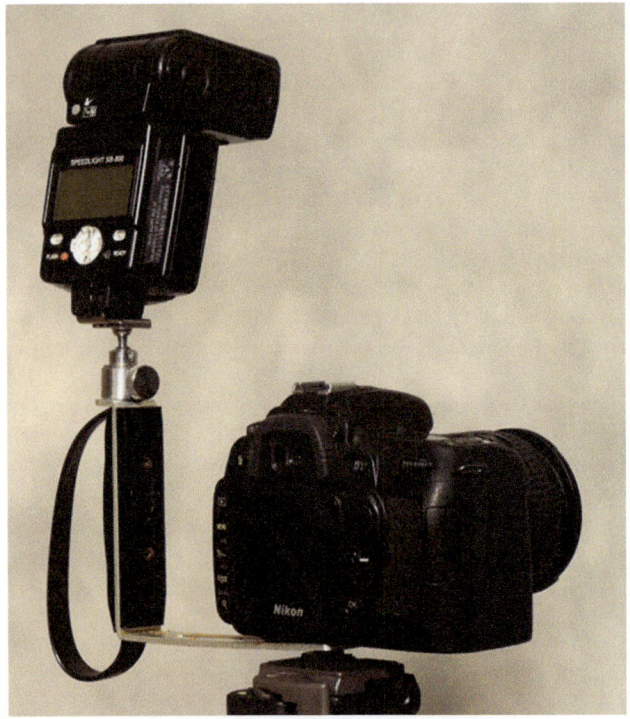

Figura 2 Câmera, Suporte e Unidade de Flash. O suporte mantém a unidade de flash aproximadamente 15 cm para o lado da câmera. resultando em produção de sombras por sua luz e, portanto, a modelagem para amostras pequenas de menos de 23 cm de comprimento. A distâncias maiores, o flash está tão próximo do eixo da lente da câmera que não produz sombras grandes o suficiente para reproduzir o modelo. Observe também que o eixo da lente da câmera é direcionado para a amostra aproximadamente à posição de 10h30. A alça é extremamente útil quando se segura a câmera em um laboratório de necropsia. (Cortesia de Sr. P.D. Snow, College of Veterinary Medicine, University of Tennessee.)

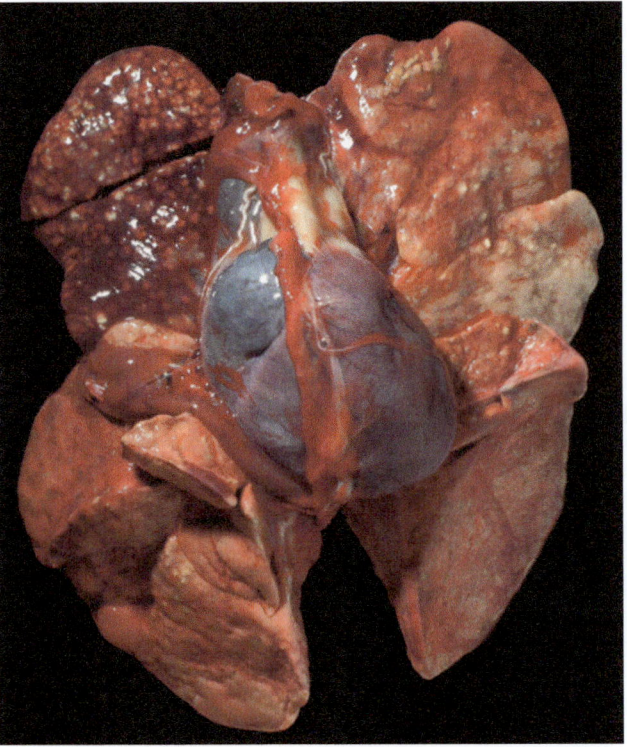

Figura 4 Vísceras Torácicas, Pulmões, Texugo, Tuberculose. O flash foi mantido à mão, na posição 10h30, como evidenciado pelas sombras do coração. Observe a excelente definição do formato dos lobos pulmonares, dos tubérculos da tuberculose no lobo superior esquerdo (cranial direito) e do coração. O fundo preto homogêneo foi obtido por meio de edição digital usando-se o Adobe Photoshop. (Cortesia de Dr. C. O'Muireagain, Regional Veterinary Laboratory, Sligo, Ireland.)

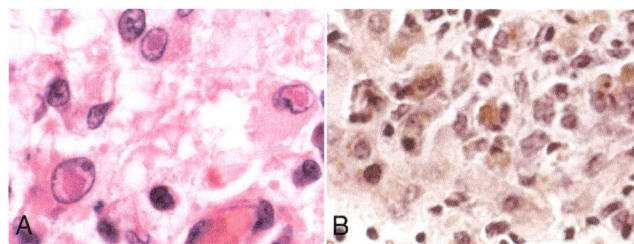

Figura 5 **Resultados da Iluminação Koehler. A**, Iluminação Koehler com resolução otimizada e contraste. Cérebro, cinomose canina, corpúsculos de inclusão. Coloração HE. Objetiva acromática plana de 40X. **B**, Iluminação Koehler com difração e resolução reduzida. Exsudato caseoso. A abertura do diafragma foi muito fechada – para cone 50%. Objetiva apocromática plana de 40X. (Cortesia de Dr. M.D. McGavin, College of Veterinary Medicine, University of Tennessee. B cortesia Dr. P. W. Ladds, James Cook University, Australia.)

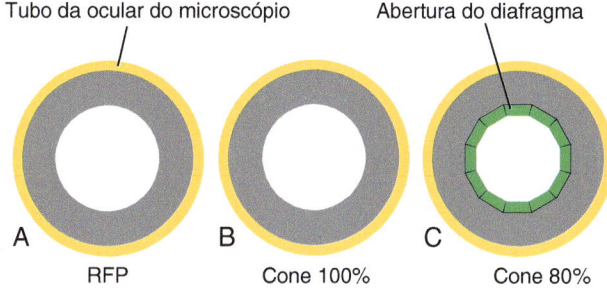

Figura 6 **Iluminação Koehler.** A ocular (peça) foi removida do microscópico para mostrar o plano focal traseiro (RFP) da objetiva. **A**, RFP da objetiva com a abertura (condensador) do diafragma totalmente aberta, para que não seja visível e também para mostrar o diâmetro total da abertura da objetiva. **B**, RFP da objetiva com a abertura do diafragma em cone 100%. O diâmetro interno da imagem da abertura do diafragma possui o mesmo diâmetro interno da abertura da objetiva. **C**, RFP da objetiva com a abertura do diafragma em 80% do cone. O diâmetro interno da imagem da abertura do diafragma é 80% da abertura da objetiva (*cinza*). *Amarelo*, tubo ocular; *cinza*, superfície interna do tubo ocular; *verde*, abertura (condensador) do diafragma da íris; *branco*, plano focal traseiro. (Cortesia de Dr. M.D. McGavin, College of Veterinary Medicine, University of Tennessee; e Dr. J.F. Zachary, College of Veterinary Medicine, University of Illinois.)

ter cortes bem corados com uma boa cor e um bom tom de contraste (na escala de cinza). Se a amostra for espessa (de 7 a 9 µm), para focar a imagem pode haver a necessidade de fechar a abertura do diafragma ao ponto de quase difração, especialmente com objetivas de alta magnificação, que possuem a profundidade de campo mais rasa (ou seja, a profundidade do tecido em foco).

Avaliação da Fotomicrografia

1. **Foco.** A imagem deve estar completamente em foco no monitor. Se as margens estiverem fora de foco (recuo), esta aparência pode ser causada por má correção no campo plano (ou objetivas planas), ou pelo fechamento inadequado da abertura do diafragma para aumentar a profundidade de campo. Antes do uso de câmeras digitais e do ajuste de foco na tela do computador, o ajuste era feito com a imagem aérea do microscópio, "flutuando" sobre a imagem da retícula, quando vista através do telescópio da câmera. Esse método tinha problemas significativos. As correções eram feitas segundo a visão do observador e para as lentes objetivas com uma grande profundidade de campo; as objetivas de pequeno aumento

e as 4× eram particularmente difíceis de focar. Com estas, era necessário focar em um plano no corte que passasse a impressão de que o campo todo estava em foco, e não uma célula única que poderia ou não estar no plano, e que faria com que as células acima e abaixo também fossem focalizadas. Entretanto, o ajuste do foco na tela do monitor é relativamente mais confiável e evita esses problemas.

2. **Exposição.** A exposição é avaliada pela visão do plano de campo claro do microscópio na impressão ou imagem digital. O plano de fundo deve ter uma densidade leve, geralmente cinza, a não ser que haja uma variação de cores. Na fotomicrografia impressa deve haver apenas uma densidade leve, um pouco mais escura que o tom de branco de uma folha de papel.

3. **Matizes de cor.** O plano do campo claro do microscópio deve ser branco e não conter matizes de cor. As matizes comuns são amarela, laranja ou azul devido à temperatura incorreta da cor. Ocasionalmente, as matizes de cor dominante são esverdeadas por causa de uma lente cromática incorreta (normalmente de uso doméstico). Matizes de cores podem ser facilmente evitadas na fotomicrografia digital, basta ajustar o balanço de branco antes de cada exposição, geralmente selecionando uma área de densidade leve no plano de fundo de campo claro do microscópio, e apertar o "ajuste de branco".

4. **Iluminação irregular.** A iluminação irregular acontece devido a erros no ajuste da iluminação Koehler; no entanto, também é um problema comum de objetivas de pequeno aumento, 4× e menores. Para obter uma iluminação regular com objetivas de pequeno aumento de menos de 4×, são necessários condensadores especiais e objetivas de alta correção. Porém, um método mais simples para resolver este problema é usar um software para corrigir a imagem do computador.

5. **Contraste.** Os fatores envolvidos no controle de contraste são:
   - A qualidade, a cor da amostra e o tipo de corante escolhido (por exemplo, tricrômico *vs.* van Gieson).
   - A qualidade da objetiva (por exemplo, objetivas apocromáticas possuem um contraste mais alto do que objetivas acromáticas).
   - O posicionamento correto da abertura do diafragma. Utilizando-se a iluminação Koehler, a posição da abertura do diafragma controla a resolução, o contraste e a profundidade de campo. O posicionamento correto é especialmente importante com objetivas de 100× com imersão em óleo e objetivas secas.
   - As lamínulas e espessuras de montagem, que, juntas, devem ter 0,17 mm, exigindo uma lamínula n° 1.
   - A limpeza da superfície da lamínula.
   - A qualidade da câmera digital, incluindo software de correção de imagem, se fornecido.
   - Aumento da objetiva: As objetivas de menor aumento e as de maior aumento (ou as secas e as de imersão em óleo) possuem um contraste menor do que as objetivas de 10× e 25× de mesma correção ótica (ou seja, todas as objetivas apocromáticas e acromáticas).

Uma preparação conveniente para o operador é fazer uma lista de verificação que se aplique ao procedimento de tirar fotomicrografias com um microscópio específico e uma câmera digital. As listas de verificação podem ser tediosas, todavia, são essenciais para assegurar que a sequência e os passos corretos na iluminação Koehler sejam seguidos. Infelizmente, a iluminação de Koehler não é um processo intuitivo. Programas de computador estão disponíveis para corrigir áreas desfocadas dos campos de curvatura, densidade incorreta do plano de fundo claro do microscópio, matizes de cor e contraste.

Índice